Traité de Médecine

5ᵉ ÉDITION

Sous la direction de
Loïc Guillevin, Luc Mouthon, Hervé Lévesque

Traité de Médecine

5e ÉDITION **TOME 1**

avec
F. Aubrun, P. Cacoub, A. Cordier, O. Dubourg, F. Goldwasser,
P. Hausfater, M. Leporrier, P. Priollet, C. Richard et B. Riou

Préface du Professeur Pierre Godeau

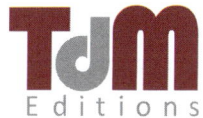

1ʳᵉ édition, 1981
2ᵉ édition, 1987
3ᵉ édition, 1996
4ᵉ édition, 2004
5ᵉ édition, 2018

Direction éditoriale : Emmanuel Leclerc
Coordination éditoriale : Béatrice Brottier
Composition : Nord Compo

Les vidéos sont accessibles sur le site : **https://traitedemedecine.fr**
Le code d'accès indiqué en fin de volume vous permet de vous y inscrire

ISBN 978-2-901094-01-2
© 2018, Éditions du Traité de Médecine, Paris

Coordonnateurs

GUILLEVIN Loïc — Professeur émérite des Universités, Praticien hospitalier, service de Médecine interne, hôpital Cochin, Paris
MOUTHON Luc — Professeur des Universités, Praticien hospitalier, service de Médecine interne, hôpital Cochin, Paris
LÉVESQUE Hervé — Professeur des Universités, Praticien hospitalier, service de Médecine interne, CHU, Rouen

Liste des collaborateurs

ACKERMANN Félix	Médecin spécialiste, service de Médecine interne, hôpital Foch, Suresnes	S03-P01-C31
ADAM Frédéric	Praticien hospitalier, centre d'Évaluation et Traitement de la douleur, hôpital Ambroise-Paré, Boulogne-Billancourt	S10-P01-C01
ADAVANE Saroumadi	Praticien hospitalier, service de Cardiologie, hôpital Saint-Antoine, Paris	S05-P03-C06
AGAPÉ Philippe	Hématologue, Praticien spécialiste de CLCC, département d'Oncologie médicale, centre René-Gauducheau/institut de Cancérologie de l'Ouest, Saint-Herblain	S04-P03-C08
AL DANDACHI Ghanima	Praticien hospitalier, service d'Urgences médico-légales, hôpital Lariboisière, Paris	S08-P01-C09
ALLALI Slimane	Praticien hospitalier, service de Pédiatrie, hôpital Necker-Enfants malades, Paris	S03-P01-C11
AMEISEN Jean-Claude	Comité national d'éthique, Paris	S02-P01-C01
AMOURA Zahir	Professeur des Universités, Praticien hospitalier, service de Médecine interne et Immunologie clinique, hôpital Pitié-Salpêtrière, Paris	S03-P01-C29
ANIORT Julien	Chef de clinique-Assistant, service de Néphrologie, CHU, Clermont-Ferrand	S07-P03-C01
ANNANE Djillali	Professeur des Universités, Praticien hospitalier, service de Médecine intensive et Réanimation, hôpital Raymond-Poincaré, Garches	S07-P04-C03
ARACTINGI Selim	Professeur des Universités, Praticien hospitalier, service de Dermatologie, hôpital Cochin, Paris	S03-P01-C21
ARLET Jean-Benoît	Praticien hospitalier, service de Médecine interne, hôpital européen Georges-Pompidou, Paris	S03-P01-C19
ARRONDEAU Jennifer	Praticien contractuel, Praticien hospitalier, service d'Oncologie médicale, hôpital Cochin, Paris	S09-P01-C03
ARSLAN Maria	Praticien attaché, service de Cardiologie, hôpital Ambroise-Paré, Boulogne-Billancourt	S05-P03-C03
ASFAR Pierre	Professeur des Universités, Praticien hospitalier, service de Réanimation médicale et Médecine hyperbare, CHU, Angers	S07-P02-C05
ATTAL Nadine	Professeur associé, Praticien hospitalier, centre d'Évaluation et Traitement de la douleur, hôpital Ambroise-Paré, Boulogne-Billancourt	S10-P01-C07
AUBRUN Frédéric	Professeur des Universités, Praticien hospitalier, service d'Anesthésie-Réanimation, hôpital de la Croix-Rousse, Lyon	S10-P01-C02
AUTHIER Nicolas	Professeur des Universités, Praticien hospitalier, centre d'Évaluation et de Traitement de la douleur, CHU, Clermont-Ferrand	S10-P01-C11
AUZEL Olivier	Chef de clinique, service de Cardiologie, hôpital Ambroise-Paré, Boulogne-Billancourt	S05-P03-C03
AZIB Selma	Praticien hospitalier, service de Dermatologie, CHRU, Lille	S03-P01-C21
AZOULAY Élie	Professeur des Universités, Praticien hospitalier, service de Réanimation médicale, hôpital Saint-Louis, Paris	S07-P08-C01
BABUTY Dominique	Professeur des Universités, Praticien hospitalier, service de Cardiologie, CHU, Tours	S05-P01-C02
BACHIR Dora	Praticien hospitalier, centre de référence des Syndromes drépanocytaires majeurs UMGGR, hôpital Henri-Mondor, Créteil	S04-P03-C03
BAJOLLE Fanny	Praticien hospitalier, service de Cardiologie, hôpital Necker-Enfants malades, Paris	S03-P01-C11
BAYLOT Denis	Médecin spécialiste, consultation Douleur, Clinique mutualiste, Saint-Étienne	S10-P01-C10
BEAUVAIS Florence	Praticien hospitalier, service de Cardiologie, hôpital Lariboisière, Paris	S05-P03-C02
BELONCLE François	Maître de conférences des Universités, Praticien hospitalier, département de Réanimation médicale et Médecine hyperbare, CHU, Angers	S07-P10-C02
BENHAMOU Murielle	Praticien hospitalier, service de Médecine vasculaire, CHU, Montpellier	S06-P01-C08

Liste des collaborateurs

BENMOSTEFA Nouria	Médecin spécialiste, laboratoire des Maladies cardiovasculaires d'origine génétique et nutritionnelle, université Fehrat Abbas, Sétif	S03-P01-C05
BENZIDI Younes	Praticien hospitalier, service de Réanimation, CHRU, Lille	S07-P06-C02
BIERLING Philippe	Professeur des Universités, Praticien hospitalier, Établissement français du sang d'Île-de-France, Ivry-sur-Seine	S04-P05-C01
BOBBIA Xavier	Praticien hospitalier, service d'Urgences-SMUR, CHU, Nîmes	S08-P01-C04
BOCCARA Franck	Professeur des Universités, Praticien hospitalier, service de Cardiologie, hôpital Saint-Antoine, Paris	S05-P03-C06
BODDAERT Jacques	Professeur des Universités, Praticien hospitalier, unité péri-opératoire gériatrique, hôpital Pitié-Salpêtrière, Paris	S08-P01-C19
BOISSIER Florence	Praticien hospitalier, service de Réanimation médicale, CHU, Poitiers	S07-P01-C01
BOUDOU-ROUQUETTE Pascaline	Praticien hospitalier, service d'Oncologie médicale, hôpital Cochin, Paris	S09-P01-C05
BOUHASSIRA Didier	Praticien attaché, centre d'Évaluation et Traitement de la douleur, hôpital Ambroise-Paré, Boulogne-Billancourt	S10-P01-C07
BOUILLET Laurence	Professeur des Universités, Praticien hospitalier, service de Médecine interne, CHU, Grenoble	S03-P01-C35
BOULLE Geoffroy	Praticien hospitalier, service d'Oncologie médicale, hôpital Cochin, Paris	S09-P01-C02
BOURDARIAS Jean-Pierre	Professeur émérite des Universités, service de Cardiologie, hôpital Ambroise-Paré, Boulogne-Billancourt	S05-P01-C01
BOURGARIT Anne	Professeur des Universités, Praticien hospitalier, service de Médecine interne, hôpital Jean-Verdier, Bondy	S01-P01-C03
BOUTBOUL David	Praticien hospitalier, service d'Anesthésie, hôpital Saint-Louis, Paris	S03-P01-C45
BRÉCHOT Nicolas	Praticien hospitalier, service de Réanimation médicale, hôpital Pitié-Salpêtrière, Paris	S07-P10-C01
BRISSOT Pierre	Professeur des Universités, Praticien hospitalier, service des Maladies du foie, CHU, Rennes	S03-P01-C32
BRUN-BUISSON Christian	Professeur des Universités, Praticien hospitalier, service de Réanimation médicale, hôpital Henri-Mondor, Créteil	S07-P07-C04
CABANE Jean	Professeur émérite des Universités, Paris	S01-P01-C02
CACOUB Patrice	Professeur des Universités, Praticien hospitalier, service de Médecine interne et Immunologie clinique, hôpital Pitié-Salpêtrière, Paris	S03-P01-C16, C17, S06-P01-C05, C06, C12
CAILLET Jean-Bernard	Praticien hospitalier, centre d'Étude et de Traitement de la douleur, Hôpital neurologique, Lyon	S10-P01-C11
CARIOU Alain	Professeur des Universités, Praticien hospitalier, service de Réanimation médicale, hôpital Cochin, Paris	S07-P02-C01
CARLI Pierre	Professeur des Universités, Praticien hospitalier, Samu 75, hôpital Necker-Enfants malades, Paris	S07-P02-C01
CARRÉ François	Professeur des Universités, Praticien hospitalier, service de Médecine du sport, CHU, Rennes	S05-P03-C11
CASADEVALL Nicole	Professeur des Universités, Praticien hospitalier, service d'Hématologie, hôpital Saint-Antoine, Paris	S04-P01-C05, P03-C05
CASALINO Enrique	Professeur des Universités, Praticien hospitalier, service des Maladies infectieuses et tropicales, hôpital Bichat-Claude Bernard, Paris	S08-P01-C06
CAVE Fabien	Médecin spécialiste, département de Réanimation médicale et Médecine hyperbare, CHU, Angers	S07-P09-C02
CHAHLA Wadih Abou	Praticien hospitalier, service de Pédiatrie, CHRU, Lille	S03-P01-C31
CHAIGNE Benjamin	Praticien hospitalier, service de Médecine interne, hôpital Cochin, Paris	S03-P01-C01, S06-P01-C10
CHANDESRIS Marie-Olivia	Praticien hospitalier, service d'Hématologie adultes, hôpital Necker-enfants malades, Paris	S03-P01-C30, S04-P03-C06
CHANSON Philippe	Professeur des Universités, Praticien hospitalier, service d'Endocrinologie adulte, hôpital Bicêtre, Le Kremlin-Bicêtre	S07-P06-C01
CHARLES Pierre	Praticien hospitalier, service de Médecine interne, hôpital Cochin, Paris	S03-P01-C13
CHARLOTTE Frédéric	Praticien hospitalier, service d'Anatomie et Cytologie pathologiques, hôpital Pitié-Salpêtrière, Paris	S03-P01-C29
CHARPENTIER Sandrine	Professeur des Universités, Praticien hospitalier, service d'Urgences, CHU, Toulouse	S08-P01-C11
CHARRON Cyril	Praticien hospitalier, service de Réanimation médico-chirurgicale, hôpital Ambroise-Paré, Boulogne-Billancourt	S05-P03-C06, S07-P02-C06
CHARRON Philippe	Professeur des Universités, Praticien hospitalier, centre de référence pour les Maladies cardiaques héréditaires, hôpital Pitié-Salpêtrière, Paris	S05-P03-C03
CHASTRE Jean	Professeur des Universités, Praticien hospitalier, service de Réanimation médicale, institut de Cardiologie, hôpital Pitié-Salpêtrière, Paris	S07-P07-C03
CHAUCHARD Maria	Praticien hospitalier, service de Médecine interne, hôpital Saint-Antoine, Paris	S03-P01-C22
CHENAF Chouki	Praticien hospitalier, service de Pharmacologie médicale, CHU, Clermont-Ferrand	S10-P01-C11
CHICHE Laurent	Praticien hospitalier, service de Médecine interne, Hôpital européen, Marseille	S07-P01-C02
CHIKLI Franck	Cardiologue, service de Cardiologie, hôpital Ambroise-Paré, Boulogne-Billancourt	S05-P01-C07
CHIRONI Gilles	Ancien Maître de conférences des Universités, Praticien hospitalier, Chek-up unit, centre hospitalier Princesse Grace, Monaco	S05-P02-C02, C03, C04

Liste des collaborateurs

Chvetzoff Giselle	Praticien hospitalier, département interdisciplinaire des Soins de support du patient en oncologie, centre régional de lutte contre le cancer Léon-Bérard, Lyon	S10-P01-C08
Claessens Yann-Erick	Professeur des Universités, département de Médecine d'urgence, centre hospitalier Princesse Grace, Monaco	S08-P01-C03
Claret Pierre-Géraud	Praticien hospitalier, pôle Anesthésie-Réanimation-Douleur-Urgences, CHU, Nîmes	S08-P01-C04
Clementy Nicolas	Praticien hospitalier, service de Cardiologie et laboratoire d'Électrophysiologie, CHU, Tours	S05-P01-C02
Coggia Marc	Professeur des Universités, Praticien hospitalier, service de Chirurgie vasculaire, hôpital Ambroise-Paré, Boulogne-Billancourt	S06-P01-C04
Cohen Ariel	Professeur des Universités, Praticien hospitalier, service de Cardiologie, hôpital Saint-Antoine, Paris	S05-P03-C06
Cohen Sarah	Médecin spécialiste, centre de recherche des Cordeliers, Inserm UMRS 1138, Paris	S05-P03-C09
Cohen-Aubart Fleur	Praticien hospitalier, service de Médecine interne et Immunologie clinique, hôpital Pitié-Salpêtrière, Paris	S03-P01-C29
Cohen-Solal Alain	Professeur des Universités, Praticien hospitalier, service de Cardiologie, hôpital Lariboisière, Paris	S05-P03-C02
Combes Alain	Professeur des Universités, Praticien hospitalier, service de Réanimation médicale, institut de Cardiologie, hôpital Pitié-Salpêtrière, Paris	S07-P07-C03, P10-C01
Coppo Paul	Professeur des Universités, Praticien hospitalier, service d'Hématologie, hôpital Saint-Antoine, Paris	S04-P03-C03
Cordier Alain	Comité national d'éthique, Paris	S02-P01-C01
Cormier Bertrand	Cardiologue, service de Cardiologie, hôpital Jacques-Cartier, Massy	S05-P03-C07
Cornolle Claire	Praticien hospitalier, service de Cardiologie, CHU, Bordeaux	S05-P03-C13
Coscas Raphaël	Praticien hospitalo-universitaire, service de Chirurgie vasculaire, hôpital Ambroise-Paré, Boulogne-Billancourt	S06-P01-C04
Costedoat-Chalumeau Nathalie	Professeur des Universités, Praticien hospitalier, service de Médecine interne, hôpital Cochin, Paris	S03-P01-C02, C03
Dacher Jean-Nicolas	Professeur des Universités, Praticien hospitalier, service de Radiologie, unité d'Imagerie cardiaque, CHU, Rouen	S05-P01-C06
Damaj Gandhi	Professeur des Universités, Praticien hospitalier, service d'Hématologie, CHU, Caen	S03-P01-C30, S04-P03-C06
Danchin Nicolas	Professeur des Universités, Praticien hospitalier, service de Cardiologie, hôpital européen Georges-Pompidou, Paris	S05-P02-C01
Daubert Jean-Claude	Professeur des Universités, Praticien hospitalier, service de Cardiologie, CHU, Rennes	S05-P03-C05
Dejode Patrick	Praticien hospitalier, service de Cardiologie, hôpital Lariboisière, Paris	S05-P03-C03
Delhommeau François	Professeur des Universités, Praticien hospitalier, service d'Hématologie biologique, hôpital Saint-Antoine, Paris	S04-P03-C06
Delluc Aurélien	Praticien hospitalier, service de Médecine interne, CHU, Brest	S08-P01-C15
Demondion Pierre	Praticien hospitalier, service de Chirurgie thoracique et cardiovasculaire, hôpital Pitié-Salpêtrière, Paris	S05-P03-C07
Demoule Alexandre	Professeur des Universités, Praticien hospitalier, service de Pneumologie et Réanimation médicale, hôpital Pitié-Salpêtrière, Paris	S07-P01-C04
Denjoy Isabelle	Praticien attaché, service de Cardiologie, hôpital Bichat-Claude Bernard, Paris	S05-P03-C03
Der Sahakian Guillaume	Praticien hospitalier, structure d'Urgence, FMI Nord Vaucluse, centre hospitalier d'Orange	S08-P01-C14
Desbois Anne Claire	Médecin spécialiste, service de Médecine interne et Immunologie clinique, hôpital Pitié-Salpêtrière, Paris	S06-P01-C06, C12
Detaint Delphine	Praticien hospitalier, service de Cardiologie, hôpital Bichat-Claude Bernard, Paris	S03-P01-C39
Deybach Jean-Charles	Professeur émérite des Universités, Praticien hospitalier, centre français des Porphyries, hôpital Louis-Mourier, Colombes	S03-P01-C34
Diehl Jean-Luc	Professeur des Universités, Praticien hospitalier, service de Réanimation médicale, hôpital européen Georges-Pompidou, Paris	S07-P01-C01
Dijos Marina	Praticien hospitalier, service de Cardiologie, CHU, Bordeaux	S05-P03-C13
Djibre Michel	Praticien hospitalier, unité de Réanimation médico-chirurgicale, hôpital Tenon, Paris	S07-P01-C05
Djoudi Rachid	Docteur en Médecine, Établissement français du sang d'Île-de-France, Ivry-sur-Seine	S04-P05-C01
Dombret Hervé	Professeur des Universités, Praticien hospitalier, service d'Hématologie, hôpital Saint-Louis, Paris	S04-P03-C10
Donnet Anne	Praticien hospitalier, centre d'Évaluation et Traitement de la douleur, hôpital la Timone, Marseille	S10-P01-C09
Dres Martin	Praticien hospitalier, service de Pneumologie et Réanimation médicale, hôpital Pitié-Salpêtrière, Paris	S07-P01-C04
Dreyfus François	Professeur des Universités, Praticien hospitalier, service d'Hématologie clinique hôpital Cochin, Paris	S04-P03-C05
Dreyfus Marie	Praticien hospitalier, service d'Hématologie, hôpital Bicêtre, Le Kremlin-Bicêtre	S04-P04-C02
Dreyfuss Didier	Professeur des Universités, Praticien hospitalier, service de Réanimation médico-chirurgicale, hôpital Louis-Mourier, Colombes	S07-P03-C02
Dubourg Benjamin	Praticien hospitalier, service de Radiologie, unité d'Imagerie cardiaque, CHU, Rouen	S05-P01-C06

Liste des collaborateurs

DUBOURG Olivier	Professeur des Universités, Praticien hospitalier, service de Cardiologie, hôpital Ambroise-Paré, Boulogne-Billancourt	S05-P03-C03, C07, C12
DUCHAMP Marie	Attaché hospitalo-universitaire, centre de référence des Déficits immunitaires héréditaires (CEREDIH), hôpital Necker-Enfants malades, Paris	S03-P01-C45
DUCROS Anne	Professeur des Universités, Praticien hospitalier, service de Neurologie, CHU, Montpellier	S08-P01-C13
DUPUIS-GIROD Sophie	Praticien hospitalier, service de Génétique, hospices civils de Lyon	S03-P01-C40
DURANTEAU Jacques	Professeur des Universités, Praticien hospitalier, service d'Anesthésie-Réanimation, hôpital Bicêtre, Le Kremlin-Bicêtre	S07-P02-C03
EBBO Mikael	Maître de conférences des Universités, Praticien hospitalier, service de Médecine interne, hôpital de la Timone, Marseille	S03-P01-C27
ECOLLAN Patrick	Praticien hospitalier, SAMU de Paris, hôpital Pitié-Salpêtrière, Paris	S08-P01-C01
EDERHY Stéphane	Praticien hospitalier, service de Cardiologie, hôpital Saint-Antoine, Paris	S05-P03-C06
EHRMANN Stephan	Professeur des Universités, Praticien hospitalier, service de Réanimation-Médecine intensive, CHRU, Tours	S07-P09-C02
EL MAHMOUD Rami	Praticien hospitalier, service de Cardiologie, hôpital Ambroise-Paré, Boulogne-Billancourt	S05-P03-C01
ESCHALIER Alain	Professeur des Universités, Praticien hospitalier, service de Pharmacologie médicale, CHU, Clermont-Ferrand	S10-P01-C11
ESCHALIER Bénédicte	Chef de clinique, département de Médecine générale, CHU, Clermont-Ferrand	S10-P01-C11
EXTRAMIANA Fabrice	Professeur des Universités, Praticien hospitalier, service de Cardiologie, hôpital Bichat-Claude Bernard, Paris	S05-P03-C03
FARTOUKH Muriel	Professeur des Universités, Praticien hospitalier, unité de Réanimation médico-chirurgicale, hôpital Tenon, Paris	S07-P01-C05
FAUCHIER Laurent	Professeur des Universités, Praticien hospitalier, service de Cardiologie, CHU, Tours	S05-P01-C02
FAUTREL Bruno	Professeur des Universités, Praticien hospitalier, service de Rhumatologie, hôpital Pitié-Salpêtrière, Paris	S03-P01-C20
FERMAND Jean-Paul	Professeur des Universités, Praticien hospitalier, service d'Immuno-Hématologie, hôpital Saint-Louis, Paris	S04-P03-C08
FERMÉ Christophe	Praticien hospitalier, service d'Hématologie, institut Gustave-Roussy, Villejuif	S04-P03-C08
FLAMANT Martin	Professeur des Universités, Praticien hospitalier, service d'Explorations fonctionnelles, unité de Physiologie rénale, hôpital Bichat-Claude Bernard, Paris	S07-P03-C02
FLETCHER Dominique	Professeur des Universités, Praticien hospitalier, service d'Anesthésie, hôpital Ambroise-Paré, Boulogne-Billancourt	S10-P01-C02
GARCIA Gilles	Professeur des Universités, Praticien hospitalier, service de Pneumologie, hôpital Bicêtre, Le Kremlin-Bicêtre	S07-P01-C03
GARDIE, Betty	Maître de conférences des Universités, École pratique des hautes études, Nantes	S04-P03-C07
GARNIER Robert	Maître de conférences des Universités, Praticien hospitalier, centre antipoison de Paris, hôpital Fernand-Widal, Paris	S04-P03-C03
GAST Claire	Praticien, service d'Accueil des urgences, hôpital Tenon, Paris	S08-P01-C08
GENRE GRAND-PIERRE Romain	Praticien hospitalier, service d'Urgences-SMUR, CHU, Nîmes	S08-P01-C04
GEORGIN-LAVIALLE Sophie	Praticien hospitalier, service de Médecine interne, hôpital Tenon, Paris	S03-P01-C36, C37, C46
GÉRI Guillaume	Maître de conférences des Universités, Praticien hospitalier, service de Réanimation médico-chirurgicale, hôpital Ambroise-Paré, Boulogne-Billancourt	S07-P02-C01, P07-C01
GIRODON François	Professeur des Universités, Praticien hospitalier, service d'Hématologie biologique, CHU, Dijon	S04-P03-C07
GODEAU Bertrand	Professeur des Universités, Praticien hospitalier, service de Médecine interne, hôpital Henri-Mondor, Créteil	S04-P04-C02
GOËAU-BRISSONNIÈRE Olivier	Professeur des Universités, Praticien hospitalier, service de Chirurgie vasculaire, hôpital Ambroise-Paré, Boulogne-Billancourt	S06-P01-C04
GOLDWASSER François	Professeur des Universités, Praticien hospitalier, service d'Oncologie médicale, hôpital Cochin, Paris	S09-P01-C01, C02, C03, C04, C05
GOUYA Laurent	Professeur des Universités, Praticien hospitalier, centre français des Porphyries, hôpital Louis-Mourier, Colombes	S03-P01-C34
GRADOS Aurélie	Chef de clinique-Assistant, service de Médecine interne, hôpital de la Timone, Marseille	S03-P01-C27
GRATEAU Gilles	Professeur des Universités, Praticien hospitalier, service de Médecine interne, hôpital Tenon, Paris	S03-P01-C36, C37, C46
GUÉRET Pascal	Professeur émérite des Universités Paris-Est Créteil, Praticien hospitalier, service de Cardiologie, hôpital Ambroise-Paré, Boulogne-Billancourt	S05-P01-C03, C04, C05

Liste des collaborateurs

Guérin Laurent	Praticien hospitalier, service de Réanimation médicale et Surveillance médicale continue, hôpital Bicêtre, Le Kremlin-Bicêtre	S07-P05-C01
Guervilly Christophe	Praticien hospitalier, service de Réanimation médicale-Détresses respiratoires et Infections sévères, hôpital Nord, Marseille	S07-P01-C02
Guillevin Loïc	Professeur émérite des Universités, Praticien hospitalier, service de Médecine interne, hôpital Cochin, Paris	S03-P01-C07, C08, C09, C10, C13
Guitton Corinne	Praticien hospitalier, service de Rhumato-Hématologie pédiatrique, hôpital Bicêtre, Le Kremlin-Bicêtre	S04-P03-C03
Habib Gilbert	Professeur des Universités, Praticien hospitalier, service de Cardiologie, hôpital la Timone, Marseille	S05-P03-C08
Harlé Jean-Robert	Professeur des Universités, Praticien hospitalier, service de Médecine interne, hôpital la Timone, Marseille	S03-P01-C27
Haroche Julien	Professeur des Universités, Praticien hospitalier, service de Médecine interne et Immunologie clinique, hôpital Pitié-Salpêtrière, Paris	S03-P01-C29
Harrois Anatole	Médecin spécialiste, service d'Anesthésie-Réanimation, hôpital Bicêtre, Le Kremlin-Bicêtre	S07-P02-C03
Hausfater Pierre	Professeur des Universités, Praticien hospitalier, service d'Accueil des urgences, hôpital Pitié-Salpêtrière, Paris	S08-P01-C02
Hayem Gilles	Praticien hospitalier, service de Rhumatologie, hôpital Ambroise-Paré, Boulogne-Billancourt	S03-P01-C04
Henneton Pierrick	Médecin spécialiste, service de Médecine vasculaire, CHU, Montpellier	S06-P01-C08
Henri Christine	Cardiologue, service de Cardiologie, CHU, Sart Tilman, Liège	S05-P03-C07
Hermine Olivier	Professeur des Universités, Praticien hospitalier, service d'Hématologie adultes, hôpital Necker-enfants malades, Paris	S03-P01-C30, S04-P03-C06
Hermouet Sylvie	Maître de conférences des Universités, Praticien hospitalier, service d'Hématologie, CHU, Nantes	S04-P03-C07
Hosseini Hassan	Professeur des Universités, Praticien hospitalier, service de Neurologie, hôpital Henri-Mondor, Créteil	S03-P01-C42
Hraiech Sami	Maître de conférences des Universités, Praticien hospitalier, service de Réanimation médicale-Détresses respiratoires et Infections sévères, hôpital Nord, Marseille	S07-P01-C02
Humbert Marc	Professeur des Universités, Praticien hospitalier, service de Pneumologie, hôpital Bicêtre, Le Kremlin-Bicêtre	S07-P01-C03
Ichai Philippe	Praticien hospitalier, service de Réanimation médicale et Surveillance médicale continue, hôpital Bicêtre, Le Kremlin-Bicêtre	S07-P05-C02
Iserin Laurence	Praticien hospitalier, unité des Cardiopathies congénitales de l'adulte, hôpital européen Georges-Pompidou, Paris	S05-P03-C09
Iung Bernard	Professeur des Universités, Praticien hospitalier, service de Cardiologie, hôpital Bichat-Claude Bernard, Paris	S05-P03-C10
Jaccard Arnaud	Professeur des Universités, Praticien hospitalier, service d'Hématologie clinique et Thérapie cellulaire, CHU, Limoges	S03-P01-C38
Jauvert Gaël	Praticien attaché, service de Cardiologie, hôpital Ambroise-Paré, Boulogne-Billancourt	S05-P03-C05
Javerliat Isabelle	Praticien hospitalier, service de Chirurgie vasculaire, hôpital Ambroise-Paré, Boulogne-Billancourt	S06-P01-C04
Jeny Florence	Chef de clinique, service de Pneumologie, hôpital Avicenne, Bobigny	S03-P01-C23
Jonard Marie	Praticien hospitalier, service de Réanimation, CHRU, Lille	S07-P06-C02
Jondeau Guillaume	Professeur des Universités, Praticien hospitalier, service de Cardiologie, hôpital Bichat-Claude Bernard, Paris	S03-P01-C39, S05-P03-C04
Jouan Youenn	Chef de clinique-Assistant, service de Réanimation-Médecine intensive, CHRU, Tours	S07-P09-C02
Jouanolle Anne-Marie	Praticien hospitalier, service de Génétique moléculaire, CHU, Rennes	S03-P01-C32
Jourdain Mercè	Professeur des Universités, Praticien hospitalier, service de Réanimation, CHRU, Lille	S07-P06-C02
Jozwiak Mathieu	Chef de clinique-Assistant, service de Réanimation médicale, hôpital Cochin, Paris	S07-P02-C02
Kahn Jean-Emmanuel	Médecin spécialiste, service de Médecine interne, hôpital Foch, Suresnes	S03-P01-C31
Kalamarides Sophie	Praticien hospitalier, service d'Addictologie et de Psychiatrie, hôpital Beaujon, Clichy	S08-P01-C10
Kaltenbach Sophie	Praticien hospitalier, service d'Histo-Embryologie et Cytogénétique, hôpital Necker-Enfants malades, Paris	S04-P01-C04
Kaminsky[†] Pierre	Professeur des Universités, Praticien hospitalier, service de Médecine interne, CHU, Nancy	S03-P01-C26
Komajda Michel	Professeur des Universités, Praticien hospitalier, service de Cardiologie, hôpital Pitié-Salpêtrière, Paris	S05-P03-C03
Korwin (de) Jean-Dominique	Professeur des Universités, Praticien hospitalier, service de Médecine interne et d'Immunologie clinique, CHU, Nancy	S01-P01-C01
Koskas Fabien	Professeur des Universités, Praticien hospitalier, service de Chirurgie vasculaire, hôpital Pitié-Salpêtrière, Paris	S06-P01-C01, C02, C03, C06
Kossy Sandra	Médecin spécialiste, service de Rhumatologie, hôpital Pitié-Salpêtrière, Paris	S03-P01-C20
Labbé Jean-Philippe	Cardiologue, service d'Explorations fonctionnelles, hôpital Saint-Camille, Bry-sur-Marne	S05-P03-C03

Liste des collaborateurs

Labbé Vincent	Praticien hospitalier, unité de Réanimation médico-chirurgicale, hôpital Tenon, Paris	S07-P01-C05
La Coussaye (de) Jean-Emmanuel	Professeur des Universités, Praticien hospitalier, service d'Urgences-SMUR, CHU, Nîmes	S08-P01-C04
Lafitte Stéphane	Professeur des Universités, Praticien hospitalier, service de Cardiologie, CHU, Bordeaux	S05-P03-C13
Lamy Thierry	Professeur des Universités, Praticien hospitalier, service d'Hématologie clinique adulte, CHU, Rennes	S04-P03-C08
Lancellotti Patrizio	Professeur de Cardiologie, service de Cardiologie, CHU, Sart Tilman, Liège	S05-P03-C07
Lantéri-Minet Michel	Praticien hospitalier, centre d'Évaluation et Traitement de la douleur, CHU, Nice	S10-P01-C09
Lardoux Hervé	Professeur associé de Cardiologie, institut Mutualiste Montsouris, Paris	S05-P03-C06
Laroche Jean-Pierre	Praticien hospitalier, service de Médecine vasculaire, CHU, Montpellier	S06-P01-C08
Lascarrou Jean-Baptiste	Praticien hospitalier, service de Réanimation médicale, centre hospitalier départemental de Vendée, La Roche-sur-Yon	S07-P09-C01
Laurian Claude	Consultant, service de Chirurgie vasculaire, hôpital Saint-Joseph, Paris	S06-P01-C11
Lautrette Alexandre	Professeur des Universités, Praticien hospitalier, service de Réanimation médicale, CHU, Clermont-Ferrand	S07-P03-C01
Lavenu-Bombled Cécile	Praticien hospitalier, centre de références des Pathologies plaquettaires, hôpital Bicêtre, Le Kremlin-Bicêtre	S04-P04-C02
Lazareth Isabelle	Médecin adjoint, service de Médecine nucléaire, hôpital Saint-Joseph, Paris	S06-P01-C13
Lazarovici Julien	Hématologue, service d'Hématologie, institut Gustave-Roussy, Villejuif	S04-P03-C08
Le Dû Katell	Hématologue, clinique Victor-Hugo, Le Mans	S04-P03-C08
Le Garff-Tavernier Magali	Praticien hospitalier, service d'Hématologie biologique, hôpital Pitié-Salpêtrière, Paris	S04-P01-C03
Le Guern Véronique	Praticien hospitalier, service de Médecine interne, hôpital Cochin, Paris	S03-P01-C02, C03
Le Heuzey Jean-Yves	Professeur des Universités, Praticien hospitalier, service de Cardiologie, hôpital européen Georges-Pompidou, Paris	S05-P03-C05
Leenhardt Antoine	Professeur des Universités, Praticien hospitalier, service de Cardiologie, hôpital Bichat-Claude Bernard, Paris	S05-P03-C03
Lefevre Guillaume	Praticien hospitalier, service de Médecine interne, CHRU, Lille	S03-P01-C31
Legendre Paul	Chef de clinique-Assistant, service de Médecine interne, hôpital Cochin, Paris	S03-P01-C05
Lemiale Virginie	Praticien hospitalier, service de Réanimation médicale, hôpital Saint-Louis, Paris	S07-P08-C01
Leporrier Michel	Professeur émérite des Universités, ancien Chef du service d'Hématologie clinique, CHU, Caen	S04-P01-C01, C02, P02, P03-C01, C02, C03, C04, C08
Leprince Pascal	Professeur des Universités, Praticien hospitalier, service de Chirurgie thoracique et cardiovasculaire, hôpital Pitié-Salpêtrière, Paris	S05-P03-C07
Lerolle Nicolas	Professeur des Universités, Praticien hospitalier, département de Réanimation médicale et Médecine hyperbare, CHU, Angers	S07-P09-C02
Lesoil Constance	Chef de clinique-Assistant, service de Neurologie, hôpital Henri-Mondor, Créteil	S03-P01-C42
Leverger Guy	Professeur des Universités, Praticien hospitalier, service d'Hémato-Immuno-Oncologie pédiatrique, hôpital Armand-Trousseau, Paris	S04-P03-C10
Lidove Olivier	Praticien hospitalier, service de Médecine interne-Rhumatologie, groupe hospitalier Diaconesses-Croix-Saint-Simon, Paris	S03-P01-C43
Loréal Olivier	Directeur de recherches, institut NuMeCan, Inserm U1241, université de Rennes 1	S03-P01-C32
Lortholary Olivier	Professeur des Universités, Praticien hospitalier, service des Maladies infectieuses et tropicales, hôpital Necker-Enfants malades, Paris	S03-P01-C30
Luyt Charles-Édouard	Professeur des Universités, Praticien hospitalier, service de Réanimation médicale, institut de Cardiologie, hôpital Pitié-Salpêtrière, Paris	S07-P07-C03
Lvovschi Virginie	Praticien hospitalier, service d'Accueil des urgences adultes, CHU, Rouen	S08-P01-C16
Mabo Philippe	Professeur des Universités, Praticien hospitalier, service de Cardiologie, CHU, Rennes	S05-P03-C05
Macchi Marc-Alexis	Médecin assistant, département de Médecine d'urgence, centre hospitalier Princesse Grace, Monaco	S08-P01-C03
Magy Laurent	Professeur des Universités, Praticien hospitalier, service de Neurologie, CHU, Limoges	S03-P01-C38
Mahieu Rafaël	Médecin spécialiste, service des Maladies infectieuses et tropicales, CHU, Angers	S07-P02-C05
Malaquin Dorothée	Praticien hospitalier, service de Cardiologie, CHU, Amiens	S05-P03-C07
Mallet Christophe	Maître de conférences des Universités, département de Pharmacologie, Inserm U1107, facultés de Pharmacie et Médecine, Clermont-Ferrand	S10-P01-C11
Mallet-Coste Thomas	Praticien hospitalier, département de Médecine d'urgence, centre hospitalier Princesse Grace, Monaco	S08-P01-C03
Mansencal Nicolas	Professeur des Universités, Praticien hospitalier, service de Cardiologie, hôpital Ambroise-Paré, Boulogne-Billancourt	S05-P03-C03, C07

MARTINEZ Valéria	Professeur des Universités, Praticien hospitalier, service d'Anesthésie, hôpital Raymond-Poincaré, Garches	S10-P01-C03
MAWET Jérôme	Praticien hospitalier, centre d'Urgences céphalées, hôpital Lariboisière, Paris	S08-P01-C13
MÉGARBANE Bruno	Professeur des Universités, Praticien hospitalier, service de Réanimation médicale et Toxicologie, hôpital Lariboisière, Paris	S08-P01-C17
MENTHON (DE) Mathilde	Praticien hospitalier, service de Médecine interne, hôpital Saint-Louis, Paris	S03-P01-C28
MERCAT Alain	Professeur des Universités, Praticien hospitalier, service de Réanimation médicale et Médecine hyperbare, CHU, Angers	S07-P10-C02
MERLE-BÉRAL Hélène	Professeur des Universités, Praticien hospitalier, service d'Hématologie biologique, hôpital Pitié-Salpêtrière, Paris	S04-P01-C03
MESNARD Laurent	Maître de conférences des Universités, Praticien hospitalier, service des Urgences néphrologiques et Transplantation rénale, hôpital Tenon, Paris	S07-P03-C02
MESSALI Anne	Praticien hospitalier, service de Cardiologie, hôpital Bichat-Claude Bernard, Paris	S05-P03-C03
MESTRE-GODIN Sandrine	Praticien hospitalier, service de Médecine vasculaire, CHU, Montpellier	S06-P01-C08
MICHAUD Pierre	Praticien hospitalier, service de Cardiologie, hôpital Ambroise-Paré, Boulogne-Billancourt	S05-P03-C01
MICK Gérard	Praticien hospitalier, unité Douleur, centre hospitalier de Voiron ; centre d'Étude et de Traitement de la douleur, Hôpital neurologique, Lyon	S10-P01-C05
MILLERON Olivier	Praticien hospitalier, service de Cardiologie, hôpital Bichat-Claude Bernard, Paris	S03-P01-C39, S05-P03-C04
MIRA Jean-Paul	Professeur des Universités, Praticien hospitalier, service de Médecine intensive-Réanimation, hôpital Cochin, Paris	S07-P02-C05, P07-C01
MIRAULT Tristan	Praticien hospitalier, service de Médecine vasculaire, hôpital européen Georges-Pompidou, Paris	S03-P01-C14
MOIGNET Aline	Chef de clinique-Assistant, service d'Hématologie clinique adulte, CHU, Rennes	S04-P03-C08
MONIN Jean-Luc	Professeur associé des Universités, Praticien hospitalier, service de Cardiologie, hôpital Henri-Mondor, Créteil	S05-P03-C07
MONNET Xavier	Professeur des Universités, Praticien hospitalier, service de Réanimation médicale et Surveillance médicale continue, hôpital Bicêtre, Le Kremlin-Bicêtre	S07-P02-C02
MOREAU Alexandre	Praticien hospitalier, service d'Urgences-SMUR, CHU, Nîmes	S08-P01-C04
MOUTHON Luc	Professeur des Universités, Praticien hospitalier, service de Médecine interne, hôpital Cochin, Paris	S03-P01-C01, C05, C15
NAVARRO Vincent	Professeur des Universités, Praticien hospitalier, service de Neurologie, hôpital Pitié-Salpêtrière, Paris	S08-P01-C07
NAVEZ Marie-Louise	Praticien hospitalier, centre de la Douleur, CHU, Saint-Étienne	S10-P01-C06, C10
NOU-HOWALDT Monira	Praticien hospitalier, service de Médecine vasculaire, CHU, Montpellier	S06-P01-C08
NSEIR Saad	Professeur des Universités, Praticien hospitalier, service de Réanimation, CHRU, Lille	S07-P07-C05
NUNES Hilario	Professeur des Universités, Praticien hospitalier, service de Pneumologie, hôpital Avicenne, Bobigny	S03-P01-C23
NURDEN Paquita	Hématologue, centre de références des Pathologies plaquettaires, CHU, Bordeaux	S04-P04-C02
OKSENHENDLER Éric	Professeur des Universités, Praticien hospitalier, service d'Immunologie clinique, hôpital Saint-Louis, Paris	S03-P01-C45
OSMAN David	Praticien hospitalier, service de Réanimation médicale et Surveillance médicale continue, hôpital Bicêtre, Le Kremlin-Bicêtre	S07-P05-C01
OUTIN Hervé	Chef du service de Réanimation médico-chirurgicale, hôpital de Poissy-Saint-Germain-en-Laye	S07-P04-C02
PAPAZIAN Laurent	Professeur des Universités, Praticien hospitalier, service de Réanimation médicale-Détresses respiratoires et Infections sévères, hôpital Nord, Marseille	S07-P01-C02
PAPO Thomas	Professeur des Universités, Praticien hospitalier, service de Médecine interne, hôpital Bichat-Claude Bernard, Paris	S03-P01-C24
PARMENTIER-DECRUCQ Erika	Praticien hospitalier, service de Réanimation, CHRU, Lille	S07-P07-C05
PARROT Antoine	Praticien hospitalier, unité de Réanimation médico-chirurgicale, hôpital Tenon, Paris	S07-P01-C05
PATERON Dominique	Professeur des Universités, Praticien hospitalier, service d'Accueil des urgences, hôpital Saint-Antoine, Paris	S08-P01-C12
PEFFAUT DE LATOUR Régis	Professeur des Universités, Praticien hospitalier, service d'Hématologie-Greffe de moelle, hôpital Saint-Louis, Paris	S04-P03-C03, C05
PEZZANO Michel	Médecin des Hôpitaux, centre hospitalier, Alès	S05-P03-C06
PICARD Capucine	Professeur des Universités, Praticien hospitalier, centre de référence des Déficits immunitaires héréditaires (CEREDIH), hôpital Necker-Enfants malades, Paris	S03-P01-C45
PICHEREAU Claire	Praticien hospitalier, service de Réanimation, hôpital de Poissy-Saint-Germain-en-Laye	S07-P08-C01
PIERRE Bertrand	Praticien hospitalier, service de Cardiologie, CHU, Tours	S05-P01-C02
PIETTE Jean-Charles	Professeur des Universités, Praticien hospitalier, service de Médecine interne et Immunologie clinique, hôpital Pitié-Salpêtrière, Paris	S03-P01-C03

Liste des collaborateurs

PILLEBOUT Évangéline	Praticien hospitalier, service de Néphrologie, hôpital Saint-Louis, Paris	S03-P01-C12
PIOCHE Pierre-Antoine	Interne des Hôpitaux, service de Néphrologie, CHU, Clermont-Ferrand	S07-P03-C01
PISSARD Serge	Maître de conférences des Universités, Praticien hospitalier, service de Génétique, hôpital Henri-Mondor, Créteil	S04-P03-C03
PLAISANCE Patrick	Professeur des Universités, Praticien hospitalier, service d'Urgences-SMUR, hôpital Lariboisière, Paris	S08-P01-C09
PLANTEVIN Frédéric	Praticien hospitalier, centre d'Évaluation et Traitement de la douleur, centre hospitalier, Mâcon	S10-P01-C10
PLAT Arnaud	Praticien hospitalier, CSAPA Charonne, Paris	S08-P01-C10
POUCHOT Jacques	Professeur des Universités, Praticien hospitalier, service de Médecine interne, hôpital européen Georges-Pompidou, Paris	S03-P01-C19
POUJOIS Aurelia	Praticien hospitalier, service de Neurologie, hôpital Lariboisière, Paris	S03-P01-C33
POURRIAT Jean-Louis	Professeur émérite des Universités en Anesthésie, Réanimation et Médecine d'urgence, Paris.	S08-P01-C18
PRIOLLET Pascal	Chef du service de Médecine vasculaire, hôpital Saint-Joseph, Paris	S06
PUÉCHAL Xavier	Praticien hospitalier, service de Médecine interne, hôpital Cochin, Paris	S03-P01-C18, C25
PUY Hervé	Professeur des Universités, Praticien hospitalier, centre français des Porphyries, hôpital Louis-Mourier, Colombes	S03-P01-C34
PUYMIRAT Étienne	Maître de conférences des Universités, Praticien hospitalier, service de Cardiologie, hôpital européen Georges-Pompidou, Paris	S05-P02-C01
QUÉRÉ Isabelle	Professeur des Universités, Praticien hospitalier, service de Médecine vasculaire, CHU, Montpellier	S06-P01-C08
RADFORD Isabelle	Praticien hospitalier, service d'Histo-Embryologie et Cytogénétique, hôpital Necker-Enfants malades, Paris	S04-P01-C04
RAFAT Cédric	Praticien hospitalier, service des Urgences néphrologiques et Transplantation rénale, hôpital Tenon, Paris	S07-P03-C02
RAY Patrick	Professeur des Universités, Praticien hospitalier, service d'Accueil des urgences, hôpital Tenon, Paris	S08-P01-C08, C19
RÉANT Patricia	Praticien hospitalier, service de Cardiologie, CHU, Bordeaux	S05-P03-C13
RÉGENT Alexis	Maître de conférences des Universités, Praticien hospitalier, service de Médecine interne, hôpital Cochin, Paris	S03-P01-C15
REIGNIER Jean	Professeur des Universités, Praticien hospitalier, service de Médecine intensive-Réanimation, CHU, Nantes	S07-P09-C01
REPESSÉ Xavier	Praticien hospitalier, service de Réanimation médico-chirurgicale, hôpital Ambroise-Paré, Boulogne-Billancourt	S05-P03-C06, S07-P02-C06
REVUZ Sabine	Chef de clinique-Assistant, service de Médecine interne et d'Immunologie clinique, CHU, Nancy	S01-P01-C01
REY Caroline	Praticien hospitalier, service d'Urgences médico-judiciaires, Hôtel-Dieu, Paris	S08-P01-C18
RICHARD Christian	Professeur des Universités, Praticien hospitalier, service de Réanimation médicale et Surveillance médicale continue, hôpital Bicêtre, Le Kremlin-Bicêtre	S07-P02-C04, P06-C01
RICHARD Pascale	Praticien hospitalier, unité fonctionnelle Cardiogénétique et Myogénétique moléculaire et cellulaire, hôpital Pitié-Salpêtrière, Paris	S05-P03-C03
RIOU Bruno	Professeur des Universités, Praticien hospitalier, service d'Accueil des urgences, hôpital Pitié-Salpêtrière, Paris	S08
RIQUÉ Thomas	Médecin spécialiste, département de Médecine d'urgence, centre hospitalier Princesse Grace, Monaco	S08-P01-C03
ROBERT René	Professeur des Universités, Praticien hospitalier, service de Réanimation médicale, CHU, Poitiers	S07-P09-C03
ROBERT Thomas	Praticien hospitalier, centre de Néphrologie et de Transplantation rénale, hôpital de la Conception, Marseille	S07-P03-C02
ROHAUT Benjamin	Praticien hospitalier, service de Neurologie, hôpital Pitié-Salpêtrière, Paris	S07-P04-C01
ROOS Caroline	Praticien hospitalier, centre d'Urgences céphalées, hôpital Lariboisière, Paris	S08-P01-C13
ROPERT Martine	Praticien hospitalier, service de Biochimie spécialisée, CHU, Rennes	S03-P01-C32
ROQUEFEUIL (DE) Florence	Praticien attaché, service de Cardiologie, hôpital Ambroise-Paré, Boulogne-Billancourt	S05-P02-C03
ROTHSCHILD Chantal	Praticien hospitalier, service d'Hématologie adultes, hôpital Necker-Enfants malades, Paris	S04-P04-C03
ROUDAUT Raymond	Professeur des Universités, Praticien hospitalier, service de Cardiologie, CHU, Bordeaux	S05-P03-C13
ROUSSELOT Philippe	Professeur des Universités, Praticien hospitalier, service d'Hématologie et Oncologie, centre hospitalier de Versailles, Le Chesnay	S04-P03-C06
ROUSSET Hugues	Professeur des Universités, Praticien hospitalier, service de Médecine interne, centre hospitalier Lyon Sud	S03-P01-C44
ROUX Damien	Maître de conférences des Universités, Praticien hospitalier, service de Médecine intensive-Réanimation, hôpital Louis-Mourier, Colombes	S07-P03-C02
ROY Pierre-Marie	Professeur des Universités, Praticien hospitalier, département de Médecine d'urgence, CHU, Angers	S08-P01-C15
RUDLER Marika	Praticien hospitalier, service d'Hépato-Gastro-entérologie, hôpital Pitié-Salpêtrière, Paris	S08-P01-C05

SAADOUN David	Professeur des Universités, Praticien hospitalier, service de Médecine interne et Immunologie clinique, hôpital Pitié-Salpêtrière, Paris	S03-P01-C16, C17, S06-P01-C12
SACRÉ Karim	Professeur des Universités, Praticien hospitalier, service de Médecine interne, hôpital Bichat-Claude Bernard, Paris	S03-P01-C22, C24
SALAUN Erwan	Praticien hospitalier, service de Cardiologie, hôpital la Timone, Marseille	S05-P03-C08
SAMSON Maxime	Praticien hospitalier, service de Médecine interne et immunologie clinique, CHU, Dijon	S03-P01-C08
SAMUEL Didier	Professeur des Universités, Praticien hospitalier, service d'Hépatologie, hôpital Paul-Brousse, Villejuif	S07-P05-C02
SATTLER Caroline	Chef de clinique, service de Pneumologie, hôpital Bicêtre, Le Kremlin-Bicêtre	S07-P01-C03
SCHLEINITZ Nicolas	Professeur des Universités, Praticien hospitalier, service de Médecine interne, hôpital la Timone, Marseille	S03-P01-C27
SCHMIDT Julien	Service de Rhumatologie, hôpital Ambroise-Paré, Boulogne-Billancourt	S03-P01-C04
SCHMIDT Matthieu	Maître de conférences des Universités, Praticien hospitalier, service de Réanimation médicale, hôpital Pitié-Salpêtrière, Paris	S07-P10-C01
SCHORTGEN Frédérique	Praticien hospitalier, service de Réanimation polyvalente adulte, Centre hospitalier intercommunal, Créteil	S07-P10-C03
SCHVED Jean-François	Professeur des Universités, Praticien hospitalier, service d'Hématologie biologique, CHU, Montpellier	S04-P04-C01, C03
SEC Isabelle	Praticien hospitalier, service d'Urgences médico-judiciaires, Hôtel-Dieu, Paris	S08-P01-C18
SEGAL Nicolas	Médecin spécialiste, service d'Urgences médico-légales, hôpital Lariboisière, Paris	S08-P01-C09
SEGUIN Amélie	Praticien hospitalier, service de Réanimation médicale, CHU, Caen	S04-P03-C09
SEROR Raphaèle	Praticien hospitalier, service de Rhumatologie, hôpital Bicêtre, Le Kremlin-Bicêtre	S03-P01-C06
SERRIE Alain	Praticien hospitalier, service de Médecine de la douleur et de Médecine palliative, hôpital Lariboisière, Paris	S10-P01-C06
SERVY Amandine	Attaché, service de Dermatologie, hôpital Henri-Mondor, Créteil	S03-P01-C41
SHARSHAR Tarek	Professeur des Universités, Praticien hospitalier, service de Réanimation médico-chirurgicale, hôpital Raymond-Poincaré, Garches	S07-P04-C01
SIAM-TSIEU Valérie	Médecin spécialiste, service de Cardiologie, hôpital Ambroise-Paré, Boulogne-Billancourt	S05-P03-C03, C07
SICARD Didier	Professeur émérite des Universités, Comité national d'éthique, Paris	S02-P01-C01
SICRE DE FONTBRUNE Flore	Praticien hospitalier contractuel, service d'Hématologie-Greffe de moelle, hôpital Saint-Louis, Paris	S04-P03-C03, C05
SIMILOWSKI Thomas	Professeur des Universités, Praticien hospitalier, service de Pneumologie et Réanimation médicale, hôpital Pitié-Salpêtrière, Paris	S07-P01-C04
SIMON Alain	Professeur émérite des Universités, Paris	S05-P02-C02, C04
SIRIEIX Marie-Emmanuelle	Praticien hospitalier, service de Prévention cardiovasculaire, hôpital européen Georges-Pompidou, Paris	S05-P02-C02
SIRINELLI Agnès	Praticien hospitalier, service de Chirurgie cardiaque, CHU, Tours	S05-P03-C12
SOCIÉ Gérard	Professeur des Universités, Praticien hospitalier, service d'Hématologie-Greffe de moelle, hôpital Saint-Louis, Paris	S04-P03-C03, C05
SOLAL-CELIGNY Philippe	Hématologue, Praticien spécialiste de CLCC, département d'Oncologie médicale, centre René-Gauducheau/institut de Cancérologie de l'Ouest, Saint-Herblain	S04-P03-C08
SOUCHET Laetitia	Praticien hospitalier, service d'Hématologie clinique, hôpital Pitié-Salpêtrière, Paris	S04-P05-C02
SOULAT Gilles	Praticien hospitalier, service d'Imagerie, hôpital européen Georges-Pompidou, Paris	S05-P03-C06
SOULAT-DUFOUR Laurie	Praticien hospitalier, service de Cardiologie, hôpital Saint-Antoine, Paris	S05-P03-C06
SOUWEINE Bertrand	Professeur des Universités, Praticien hospitalier, service de Néphrologie, CHU, Clermont-Ferrand	S07-P03-C01
STANKOVIC STOJANOVIC Katia	Praticien hospitalier, service de Médecine interne, hôpital Tenon, Paris	S03-P01-C36, C37, C46
TAPON Marc	Praticien hospitalier, service de Dermatologie, CHU, Montpellier	S06-P01-C08
TAZI MEZALEK Zoubida	Professeur, service de Médecine interne, hôpital Ibn Sina, Rabat	S06-P01-C07
TEBOUL Jean-Louis	Praticien attaché, service de Cardiologie, centre hospitalier Camille-Guérin, Chatellerault	S07-P02-C04
TERRIER Benjamin	Maître de conférences des Universités, Praticien hospitalier, service de Médecine interne, hôpital Cochin, Paris	S03-P01-C07, C11, C16
THABUT Dominique	Professeur des Universités, Praticien hospitalier, service d'Hépato-Gastro-entérologie, hôpital Pitié-Salpêtrière, Paris	S08-P01-C05
THUNY Franck	Professeur des Universités, Praticien hospitalier, service de Cardiologie, hôpital Nord, Marseille	S05-P03-C08
THURET Isabelle	Praticien hospitalier, service d'Hématologie pédiatrique, hôpital la Timone, Marseille	S04-P03-C03

Liste des collaborateurs

TIGAUD Jean-Marie	Praticien hospitalier, service d'Oncologie médicale, hôpital Cochin, Paris	S09-P01-C04
TRIBOUILLOY Christophe	Professeur des Universités, Praticien hospitalier, service de Cardiologie, CHU, Amiens	S05-P03-C07
TROUILLET Jean-Louis	Praticien hospitalier, service de Réanimation médicale, institut de Cardiologie, hôpital Pitié-Salpêtrière, Paris	S07-P07-C03
TRUCHOT, Jennifer	Praticien contractuel, service d'Urgences médico-légales, hôpital Lariboisière, Paris	S08-P01-C09
UZUNHAN Yurdagül	Maître de conférences des Universités, Praticien hospitalier, service de Pneumologie, hôpital Avicenne, Bobigny	S03-P01-C23
VALEYRE Dominique	Professeur des Universités, Praticien hospitalier, service de Pneumologie, hôpital Avicenne, Bobigny	S03-P01-C23
VALEYRIE-ALLANORE Laurence	Attaché, service de Dermatologie, hôpital Henri-Mondor, Créteil	S03-P01-C41
VARET Bruno	Professeur émérite des Universités, Praticien hospitalier, service d'Hématologie adultes, hôpital Necker-Enfants malades, Paris	S04-P03-C05
VERNANT Jean-Paul	Professeur des Universités, Praticien hospitalier, service d'Hématologie clinique, hôpital Pitié-Salpêtrière, Paris	S04-P05-C02
VIDAL-PETIOT Emmanuelle	Maître de conférences des Universités, Praticien hospitalier, service d'Explorations fonctionnelles, unité de Physiologie rénale, hôpital Bichat-Claude Bernard, Paris	S07-P03-C02
VIEILLARD-BARON Antoine	Professeur des Universités, Praticien hospitalier, service de Réanimation médico-chirurgicale, hôpital Ambroise-Paré, Boulogne-Billancourt	S05-P03-C06, S07-P02-C06
VIGNES Stéphane	Praticien hospitalier, unité de Lymphologie, hôpital Cognacq-Jay, Paris	S06-P01-C09
VINANT Pascale	Praticien hospitalier, équipe mobile de Soins palliatifs, hôpital Cochin, Paris	S09-P01-C04
VINCENT Cécile	Praticien hospitalier, service de Cardiologie, CHU, Bordeaux	S05-P03-C13
VOIRIOT Guillaume	Praticien contractuel, service de Pneumologie, hôpital Tenon, Paris	S07-P01-C05
VOLCKMANN Pierre	Médecin spécialiste en Médecine physique et de réadaptation, Lyon	S10-P01-C04
WAHBI Karim	Maître de conférences des Universités, Praticien hospitalier, service de Cardiologie, hôpital Cochin, Paris	S05-P03-C01
WEBER Simon	Professeur des Universités, Praticien hospitalier, service de Cardiologie, hôpital Cochin, Paris	S05-P03-C01
WECHSLER Bertrand	Professeur au Collège de Médecine, service de Médecine interne et Immunologie clinique, hôpital Pitié-Salpêtrière, Paris	S03-P01-C17
WOIMANT France	Praticien hospitalier, service de Neurologie, hôpital Lariboisière, Paris	S03-P01-C33
WOLFF Michel	Professeur des Universités, Praticien hospitalier, service de Réanimation médicale et infectieuse, hôpital Bichat-Claude Bernard, Paris	S07-P07-C02
WOLKENSTEIN Pierre	Professeur des Universités, Praticien hospitalier, service de Dermatologie, hôpital Henri-Mondor, Créteil	S03-P01-C41
ZAFRANI Lara	Maître de conférences des Universités, Praticien hospitalier, service de Réanimation médicale, hôpital Saint-Louis, Paris	S07-P03-C02
ZENUT Marie	Praticien hospitalier, centre régionale de Pharmacovigilance, CHU, Clermont-Ferrand	S10-P01-C11

Sommaire

Préface (Pierre Godeau) XXI

Avant-propos (Loïc Guillevin) XXIII

S01 GRANDS SYNDROMES
(Loïc Guillevin)

Asthénie (Jean-Dominique de Korwin et Sabine Revuz) S01-P01-C01

Amaigrissement (Jean Cabane) S01-P01-C02

Fièvres persistantes de l'adulte (Anne Bourgarit) S01-P01-C03

S02 ÉTHIQUE MÉDICALE
(Alain Cordier)

L'in-quiétude éthique est fondatrice de la médecine (Alain Cordier, Jean-Claude Ameisen et Didier Sicard) S02-P01-C01

S03 MÉDECINE INTERNE
(Loïc Guillevin)

Mécanismes de l'immunité, complément et auto-anticorps (Benjamin Chaigne et Luc Mouthon) S03-P01-C01

Lupus érythémateux systémique (Véronique Le Guern et Nathalie Costedoat-Chalumeau) S03-P01-C02

Syndrome des antiphospholipides (Nathalie Costedoat-Chalumeau, Véronique Le Guern et Jean-Charles Piette) S03-P01-C03

Connectivites mixtes (Julien Schmidt et Gilles Hayem) S03-P01-C04

Sclérodermie systémique (Nouria Benmostefa, Paul Legendre et Luc Mouthon) S03-P01-C05

Syndrome de Gougerot-Sjögren (Raphaèle Seror) S03-P01-C06

Classification des vascularites systémiques (Loïc Guillevin et Benjamin Terrier) S03-P01-C07

Périartérite noueuse (Loïc Guillevin et Maxime Samson) S03-P01-C08

Granulomatose éosinophilique avec polyangéite (Churg-Strauss) (Loïc Guillevin) S03-P01-C09

Granulomatose avec polyangéite (Wegener) (Loïc Guillevin) S03-P01-C10

Maladie de Kawasaki (Benjamin Terrier, Fanny Bajolle et Slimane Allali) S03-P01-C11

Purpura rhumatoïde (Évangéline Pillebout) S03-P01-C12

Polyangéite microscopique (Loïc Guillevin et Pierre Charles) S03-P01-C13

Artérite de Takayasu (Tristan Mirault) S03-P01-C14

Maladie de Horton et pseudo-polyarthrite rhizomélique (Alexis Régent et Luc Mouthon) S03-P01-C15

Vascularites cryoglobulinémiques (Patrice Cacoub, Benjamin Terrier et David Saadoun) S03-P01-C16

Maladie de Behçet (David Saadoun, Patrice Cacoub et Bertrand Wechsler) S03-P01-C17

Polychondrite chronique atrophiante (Xavier Puéchal) S03-P01-C18

Syndrome de Cogan (Jacques Pouchot et Jean-Benoît Arlet) S03-P01-C19

Maladie de Still de l'adulte (Bruno Fautrel et Sandra Kossy) S03-P01-C20

Fasciite avec éosinophilie (Selma Azib et Selim Aractingi) S03-P01-C21

Fibroses systémiques (Maria Chauchard et Karim Sacré) S03-P01-C22

Sarcoïdose (Dominique Valeyre, Yurdagül Uzunhan, Florence Jeny et Hilario Nunes) S03-P01-C23

Granulomatoses systémiques (Karim Sacré et Thomas Papo) S03-P01-C24

Maladie de Whipple (Xavier Puéchal) S03-P01-C25

Sommaire

Maladie de Gaucher
(Pierre Kaminsky†) C03-P01-C26

Maladie associée aux IgG$_4$ (Mikael Ebbo,
Aurélie Grados, Jean-Robert Harlé
et Nicolas Schleinitz) S03-P01-C27

**Histiocytose à cellules de Langerhans
de l'adulte** (Mathilde de Menthon) S03-P01-C28

Maladie d'Erdheim-Chester
(Fleur Cohen-Aubart, Zahir Amoura,
Frédéric Charlotte et Julien Haroche) S03-P01-C29

Mastocytoses (Marie-Olivia Chandesris,
Gandhi Damaj, Olivier Lortholary
et Olivier Hermine) S03-P01-C30

Hyperéosinophilies (Jean-Emmanuel Kahn,
Félix Ackermann, Wadih Abou Chahla
et Guillaume Lefevre) S03-P01-C31

Hémochromatoses (Pierre Brissot,
Martine Ropert, Anne-Marie Jouanolle
et Olivier Loréal) S03-P01-C32

Maladie de Wilson (France Woimant
et Aurelia Poujois) S03-P01-C33

Porphyries (Laurent Gouya,
Jean-Charles Deybach et Hervé Puy) S03-P01-C34

Œdèmes angioneurotiques et angiœdèmes
(Laurence Bouillet) S03-P01-C35

Fièvre méditerranéenne familiale
(Katia Stankovic Stojanovic,
Sophie Georgin-Lavialle et Gilles Grateau) ... S03-P01-C36

Amyloses (Gilles Grateau,
Sophie Georgin-Lavialle
et Katia Stankovic Stojanovic) S03-P01-C37

Syndrome POEMS (Arnaud Jaccard
et Laurent Magy) S03-P01-C38

**Syndromes de Marfan et apparentés,
syndromes d'Ehlers-Danlos, ostéogenèse
imparfaite et pseudo-xanthome élastique**
(Guillaume Jondeau, Olivier Milleron
et Delphine Detaint) S03-P01-C39

Maladie de Rendu-Osler
(Sophie Dupuis-Girod) S03-P01-C40

Phacomatoses (Amandine Servy,
Laurence Valeyrie-Allanore
et Pierre Wolkenstein) S03-P01-C41

Méningites chroniques (Constance Lesoil
et Hassan Hosseini) S03-P01-C42

Maladie de Fabry (Olivier Lidove) S03-P01-C43

Pathologie factice (Hugues Rousset) S03-P01-C44

Déficits immunitaires héréditaires
(Éric Oksenhendler, Capucine Picard,
Marie Duchamp et David Boutboul) S03-P01-C45

Syndromes auto-inflammatoires
(Sophie Georgin-Lavialle, Katia Stankovic
Stojanovic et Gilles Grateau) S03-P01-C46

S04 HÉMATOLOGIE
(Michel Leporrier)

S04-P01 Examens en hématologie

Hémogramme (Michel Leporrier) S04-P01-C01

Examen de la moelle osseuse
(Michel Leporrier) S04-P01-C02

**Cytométrie en flux : principes
et applications cliniques** (Hélène Merle-Béral
et Magali Le Garff-Tavernier) S04-P01-C03

Cytogénétique (Sophie Kaltenbach
et Isabelle Radford) S04-P01-C04

Progéniteurs hématopoïétiques
(Nicole Casadevall) S04-P01-C05

S04-P02 Orientation diagnostique

Anémie (Michel Leporrier) S04-P02-C01

Polyglobulie (Michel Leporrier) S04-P02-C02

Neutropénie (Michel Leporrier) S04-P02-C03

Polynucléose neutrophile
(Michel Leporrier) S04-P02-C04

Lymphocytopénie (Michel Leporrier) S04-P02-C05

Lymphocytose (Michel Leporrier) S04-P02-C06

Éosinophilie (Michel Leporrier) S04-P02-C07

Monocytose (Michel Leporrier) S04-P02-C08

Myélémie (Michel Leporrier) S04-P02-C09

Thrombopénie (Michel Leporrier) S04-P02-C10

Thrombocytose (Michel Leporrier) S04-P02-C11

**Splénomégalie, hyposplénisme
et asplénie** (Michel Leporrier) S04-P02-C12

S04-P03 Pathologie hématologique

Anémies par carence en fer
(Michel Leporrier) S04-P03-C01

Anémies macrocytaires/mégaloblastiques
(Michel Leporrier) S04-P03-C02

Anémies hémolytiques S04-P03-C03
   Anémies hémolytiques par anomalies
   de la membrane érythrocytaire (Corinne Guitton) 1
   Syndromes thalassémiques et drépanocytaires
   (Dora Bachir et Isabelle Thuret) 3
   Anémies hémolytiques par déficit enzymatique
   (Serge Pissard et Isabelle Thuret) 11
   Anémies hémolytiques auto-immunes
   (Michel Leporrier) 15
   Micro-angiopathies thrombotiques (Paul Coppo) 20
   Anémies hémolytiques toxiques (Robert Garnier) 26

Hémoglobinurie paroxystique nocturne
(Flore Sicre de Fontbrune, Régis Peffaut de Latour
et Gérard Socié) 28

Cytopénies sanguines par idiosyncrasie
(Michel Leporrier) S04-P03-C04

Insuffisances médullaires S04-P03-C05
Insuffisances et aplasies médullaires (Gérard Socié,
Flore Sicre de Fontbrune et Régis Peffaut de Latour) 1
Érythroblastopénies chroniques acquises de l'adulte
(Nicole Casadevall et Bruno Varet) 7
Syndromes myélodysplasiques (François Dreyfus) 9

Syndromes myéloprolifératifs S04-P03-C06
Maladie de Vaquez (François Delhommeau) 1
Leucémie myéloïde chronique (Philippe Rousselot) 4
Myélofibrose primaire (François Delhommeau) 11
Mastocytoses de l'adulte (Gandhi Damaj, Marie-Olivia
Chandesris et Olivier Hermine) 14
Thrombocytémie essentielle (François Delhommeau) 20

Érythrocytoses héréditaires
(Betty Gardie, Sylvie Hermouet
et François Girodon) S04-P03-C07

Syndromes lymphoprolifératifs S04-P03-C08
Leucémie lymphoïde chronique (Michel Leporrier) 1
Syndromes de prolifération à grands lymphocytes
(Thierry Lamy et Aline Moignet) 9
Leucémie à tricholeucocytes (Michel Leporrier) 11
Macroglobulinémie de Waldenström
(Jean-Paul Fermand) 14
Myélome (Jean-Paul Fermand) 17
Immunoglobulines monoclonales
de signification indéterminée (Jean-Paul Fermand) 23
Maladie des chaînes lourdes (Jean-Paul Fermand) 25
Lymphomes non hodgkiniens de l'adulte
(Philippe Solal-Celigny, Katell Le Dû et Philippe Agapé) 28
Lymphome de Hodgkin (Christophe Fermé
et Julien Lazarovici) 39

**Syndromes d'activation lymphohistiocytaire
de l'adulte** (Amélie Seguin) S04-P03-C09

Leucémies aiguës
(Hervé Dombret et Guy Leverger) S04-P03-C10

S04-P04 Hémostase

Examens de routine
(Jean-François Schved) S04-P04-C01

Hémostase primaire S04-P04-C02
Purpuras vasculaires 1
Purpura thrombopénique auto-immun
(Bertrand Godeau) 1
Thrombopénies et thrombopathies constitutionnelles
(Paquita Nurden, Cécile Lavenu-Bombled
et Marie Dreyfus) 6

Coagulation S04-P04-C03
Hémophilie et autres déficits en facteur de coagulation
(Chantal Rothschild) 1
Maladie de von Willebrand (Chantal Rothschild) 7
Thrombophilies (Jean-François Schved) 11
Coagulation intravasculaire disséminée
(Jean-François Schved) 14

S04-P05 Transfusion et cellulothérapie

**Transfusion sanguine : indications
et effets indésirables de la transfusion
de produits sanguins labiles** (Rachid Djoudi
et Philippe Bierling) S04-P05-C01

**Allogreffes de cellules souches
hématopoïétiques : réalisation et complications**
(Laetitia Souchet et Jean-Paul Vernant) S04-P05-C02

S05 CARDIOLOGIE
(Olivier Dubourg)

S05-P01 Sémiologie cardiovasculaire et explorations

Sémiologie cardiovasculaire
(Jean-Pierre Bourdarias) S05-P01-C01

Électrocardiogramme (Nicolas Clementy,
Bertrand Pierre, Dominique Babuty
et Laurent Fauchier) S05-P01-C02

Échocardiographie-Doppler
(Pascal Guéret) S05-P01-C03

**Imagerie cardiaque non invasive
pour détecter l'ischémie myocardique**
(Pascal Guéret) S05-P01-C04

Imagerie des artères coronaires
(Pascal Guéret) S05-P01-C05

IRM cardiaque (Benjamin Dubourg
et Jean-Nicolas Dacher) S05-P01-C06

Explorations rythmologiques
(Franck Chikli) S05-P01-C07

S05-P02 Épidémiologie et facteurs de risque cardiovasculaire

Épidémiologie des maladies cardiovasculaires
(Nicolas Danchin et Étienne Puymirat) S05-P02-C01

**Facteurs de risque cardiovasculaire
traditionnels** (Marie-Emmanuelle Sirieix,
Alain Simon et Gilles Chironi) S05-P02-C02

**Nouveaux facteurs de risque
cardiovasculaire** S05-P02-C03
Obésité, marqueurs métaboliques et inflammatoires
(Gilles Chironi) 1
Syndrome d'apnées du sommeil
(Florence de Roquefeuil) 6

Estimation du risque cardiovasculaire
(Alain Simon et Gilles Chironi) S05-P02-C04

S05-P03 Pathologie cardiovasculaire

Maladie coronaire S05-P03-C01
Physiopathologie de la maladie coronaire
(Simon Weber et Karim Wahbi) 1
Classification de la maladie coronaire
(Pierre Michaud et Rami El Mahmoud) 6

XVII

Sommaire

Syndromes coronaires aigus (Rami El Mahmoud et Pierre Michaud) 7
Maladie coronaire chronique (Simon Weber et Karim Wahbi) 26

Insuffisance cardiaque
(Alain Cohen-Solal et Florence Beauvais) S05-P03-C02

Cardiomyopathies S05-P03-C03
- Classification (Nicolas Mansencal et Olivier Dubourg) 1
- Cardiomyopathie dilatée (Nicolas Mansencal, Olivier Auzel, Valérie Siam-Tsieu et Olivier Dubourg) 3
- Cardiomyopathie hypertropique (Olivier Dubourg, Philippe Charron et Nicolas Mansencal) 10
- Cardiomyopathie restrictive (Olivier Dubourg, Maria Arslan et Nicolas Mansencal) 26
- Dysplasie ventriculaire droite arythmogène (Antoine Leenhardt, Anne Messali, Jean-Philippe Labbé, Patrick Dejode, Isabelle Denjoy et Fabrice Extramiana) 35
- Cardiomyopathies inclassables (Nicolas Mansencal et Olivier Dubourg) 40
- Cardiomyopathies et génétique (Philippe Charron, Pascale Richard et Michel Komajda) 45

Myocardites
(Guillaume Jondeau et Olivier Milleron) S05-P03-C04

Troubles du rythme S05-P03-C05
- Troubles du rythme supraventriculaires (Jean-Yves Le Heuzey) 1
- Troubles du rythme ventriculaires (Gaël Jauvert) 8
- Troubles de la conduction (Jean-Claude Daubert et Philippe Mabo) 16

Maladies du péricarde S05-P03-C06
- Péricardite aiguë (Hervé Lardoux et Michel Pezzano) 1
- Tamponnade cardiaque (Xavier Repessé, Cyril Charron et Antoine Vieillard-Baron) 9
- Péricardite constrictive (Laurie Soulat-Dufour, Gilles Soulat, Stéphane Ederhy, Saroumadi Adavane, Franck Boccara et Ariel Cohen) 15

Valvulopathies S05-P03-C07
- Rétrécissement aortique calcifié (Jean-Luc Monin) 1
- Insuffisance aortique (Christophe Tribouilloy et Dorothée Malaquin) 10
- Rétrécissement mitral (Bertrand Cormier) 17
- Insuffisance mitrale (Patrizio Lancellotti et Christine Henri) 26
- Valvulopathies tricuspides (Nicolas Mansencal, Valérie Siam-Tsieu et Olivier Dubourg) 39
- Chirurgie de remplacement valvulaire aortique et mitral et état des lieux sur les endoprothèses valvulaires (Pierre Demondion et Pascal Leprince) 43

Endocardite infectieuse (Gilbert Habib, Erwan Salaun et Franck Thuny) S05-P03-C08

Cardiopathies congénitales
(Laurence Iserin et Sarah Cohen) S05-P03-C09

Cœur et grossesse
(Bernard Iung) S05-P03-C10

Cœur et sport
(François Carré) S05-P03-C11

Tumeurs cardiaques
(Olivier Dubourg et Agnès Sirinelli) S05-P03-C12

Dissection aortique et autres maladies de l'aorte thoracique
(Raymond Roudaut, Claire Cornolle, Cécile Vincent, Marina Dijos, Patricia Réant et Stéphane Lafitte) S05-P03-C13

S06 PATHOLOGIE VASCULAIRE
(Patrice Cacoub et Pascal Priollet)

Anévrysmes artériels
(Fabien Koskas) S06-P01-C01

Coarctations aortiques
(Fabien Koskas) S06-P01-C02

Embolies artérielles périphériques
(Fabien Koskas) S06-P01-C03

Artérites infectieuses (Raphaël Coscas, Isabelle Javerliat, Olivier Goëau-Brissonnière et Marc Coggia) S06-P01-C04

Artériopathies iatrogènes et toxiques
(Patrice Cacoub) S06-P01-C05

Tumeurs malignes primitives de la veine cave inférieure (Patrice Cacoub, Anne Claire Desbois et Fabien Koskas) S06-P01-C06

Maladie thrombo-embolique veineuse
(Zoubida Tazi Mezalek) S06-P01-C07

Insuffisance veineuse chronique
(Monira Nou-Howaldt, Isabelle Quéré, Sandrine Mestre-Godin, Murielle Benhamou, Pierrick Henneton, Marc Tapon et Jean-Pierre Laroche) S06-P01-C08

Lymphœdèmes (Stéphane Vignes) S06-P01-C09

Phénomène de Raynaud
(Benjamin Chaigne) S06-P01-C10

Malformations vasculaires
(Claude Laurian) S06-P01-C11

Maladie de Buerger
(David Saadoun, Anne Claire Desbois et Patrice Cacoub) S06-P01-C12

Ulcères de jambe (Isabelle Lazareth) S06-P01-C13

S07 MÉDECINE INTENSIVE-RÉANIMATION
(Christian Richard)

S07-P01 Défaillance respiratoire aiguë

Insuffisance respiratoire aiguë : orientation diagnostique et conduite à tenir
(Florence Boissier et Jean-Luc Diehl) S07-P01-C01

Syndrome de détresse respiratoire aiguë
(Sami Hraiech, Christophe Guervilly, Laurent Chiche et Laurent Papazian) S07-P01-C02

Asthme aigu grave (Caroline Sattler,
Marc Humbert et Gilles Garcia) S07-P01-C03

**Décompensation aiguë
des insuffisances respiratoires chroniques**
(Martin Dres, Thomas Similowski
et Alexandre Demoule)................................ S07-P01-C04

**Hémoptysies graves et hémorragies
intra-alvéolaires** (Antoine Parrot,
Guillaume Voiriot, Michel Djibre,
Vincent Labbé et Muriel Fartoukh) S07-P01-C05

S07-P02 **Défaillance circulatoire aiguë**

Arrêt cardiaque (Guillaume Géri,
Pierre Carli et Alain Cariou) S07-P02-C01

**États de choc : orientation diagnostique
et conduite à tenir** (Mathieu Jozwiak
et Xavier Monnet)...................................... S07-P02-C02

Choc hypovolémique et anaphylactique
(Anatole Harrois et Jacques Duranteau)........ S07-P02-C03

Choc cardiogénique
(Christian Richard et Jean-Louis Teboul) S07-P02-C04

Choc septique (Rafaël Mahieu,
Jean-Paul Mira et Pierre Asfar)..................... S07-P02-C05

Cœur pulmonaire aigu (Xavier Repessé,
Cyril Charron et Antoine Vieillard-Baron)...... S07-P02-C06

S07-P03 **Défaillance rénale aiguë
et troubles métaboliques**

Insuffisance rénale aiguë en réanimation
(Pierre-Antoine Pioche, Alexandre Lautrette,
Julien Aniort et Bertrand Souweine) S07-P03-C01

Troubles électrolytiques et acidobasiques
(Didier Dreyfuss) S07-P03-C02

    Troubles acidobasiques (Martin Flamant
    et Emmanuelle Vidal-Petiot)........................... 1
    Hypercalcémie (Damien Roux et Lara Zafrani)............... 5
    Dyskaliémies (Thomas Robert et Laurent Mesnard)......... 7
    Hyperphosphorémie (Lara Zafrani et Damien Roux)...... 11
    Dysnatrémie (Cédric Rafat et Didier Dreyfuss)............... 12

S07-P04 **Défaillance neurologique**

Troubles de la conscience, coma
(Benjamin Rohaut et Tarek Sharshar) S07-P04-C01

États de mal épileptiques de l'adulte
(Hervé Outin)... S07-P04-C02

**Polyradiculonévrites et neuromyopathies
de réanimation** (Djillali Annane) S07-P04-C03

S07-P05 **Pathologie hépato-gastro-entérologique
en réanimation**

Hémorragies digestives
(Laurent Guérin et David Osman).................. S07-P05-C01

Insuffisance hépatique aiguë
(Philippe Ichai et Didier Samuel).................... S07-P05-C02

S07-P06 **Pathologie endocrinienne
et obstétricale en réanimation**

Urgences endocriniennes
(Philippe Chanson et Christian Richard)........ S07-P06-C01

**Complications graves de la grossesse
et du post-partum** (Younes Benzidi,
Marie Jonard et Mercè Jourdain) S07-P06-C02

S07-P07 **Pathologie infectieuse
en réanimation**

Susceptibilité génétique aux infections graves
(Guillaume Géri et Jean-Paul Mira) S07-P07-C01

Infections graves communautaires
(Michel Wolff) S07-P07-C02

Médiastinites aiguës
(Jean-Louis Trouillet, Alain Combes,
Charles-Édouard Luyt et Jean Chastre).......... S07-P07-C03

Infections nosocomiales en réanimation
(Christian Brun-Buisson)............................. S07-P07-C04

Pneumonies nosocomiales
(Erika Parmentier-Decrucq et Saad Nseir)..... S07-P07-C05

S07-P08 **Patient immunodéprimé
en réanimation**

**Pronostic du patient
d'oncohématologie admis en réanimation**
(Claire Pichereau, Virginie Lemiale
et Élie Azoulay).. S07-P08-C01

S07-P09 **Suivi du patient et éthique
en réanimation**

Nutrition en réanimation
(Jean Reignier et Jean-Baptiste Lascarrou) S07-P09-C01

Syndrome post-réanimation
(Youenn Jouan, Fabien Cave, Stephan Ehrmann
et Nicolas Lerolle)...................................... S07-P09-C02

**Limitations et arrêts thérapeutiques
en réanimation** (René Robert) S07-P09-C03

S07-P10 **Suppléance des défaillances
d'organes en réanimation**

Assistance circulatoire
(Nicolas Bréchot, Matthieu Schmidt
et Alain Combes).. S07-P10-C01

Assistance respiratoire
(François Beloncle et Alain Mercat) S07-P10-C02

Épuration extrarénale en réanimation
(Frédérique Schortgen) S07-P10-C03

S08 URGENCES MÉDICALES
(Pierre Hausfater
et Bruno Riou)

Pathologies circonstancielles
(Patrick Ecollan).. S08-P01-C01

Sommaire

Coup de chaleur (Pierre Hausfater) S08-P01-C02

Biomarqueurs diagnostiques en médecine d'urgence (Yann-Erick Claessens, Thomas Riqué, Thomas Mallet-Coste et Marc-Alexis Macchi) S08-P01-C03

Traumatisme crânien bénin (Pierre-Géraud Claret, Xavier Bobbia, Romain Genre Grand-Pierre, Alexandre Moreau et Jean-Emmanuel de La Coussaye) S08-P01-C04

Hémorragies digestives (Marika Rudler et Dominique Thabut) S08-P01-C05

Accidents d'exposition aux agents viraux transmissibles par le sang ou par transmission sexuelle (Enrique Casalino) S08-P01-C06

Crises d'épilepsie et états de mal épileptiques (Vincent Navarro) S08-P01-C07

Dyspnée et détresse respiratoire aiguë (Claire Gast et Patrick Ray) S08-P01-C08

Arrêt cardiaque (Jennifer Truchot, Nicolas Segal, Ghanima Al Dandachi et Patrick Plaisance) S08-P01-C09

Toxicomanie et addictions aux urgences (Arnaud Plat et Sophie Kalamarides) S08-P01-C10

Démarche diagnostique devant une douleur thoracique (Sandrine Charpentier) S08-P01-C11

Démarche diagnostique devant une douleur abdominale (Dominique Pateron) S08-P01-C12

Démarche diagnostique devant une céphalée aiguë (Jérôme Mawet, Caroline Roos et Anne Ducros) S08-P01-C13

Démarche diagnostique devant une perte de conscience brève (Guillaume Der Sahakian) S08-P01-C14

Maladie thrombo-embolique veineuse (Pierre-Marie Roy et Aurélien Delluc) S08-P01-C15

Prise en charge de la douleur aiguë spontanée de l'adulte aux urgences (Virginie Lvovschi) S08-P01-C16

Intoxication médicamenteuse aiguë (Bruno Mégarbane) S08-P01-C17

Urgences médico-judiciaires (Isabelle Sec, Caroline Rey et Jean-Louis Pourriat) S08-P01-C18

Patient gériatrique aux urgences (Jacques Boddaert et Patrick Ray) S08-P01-C19

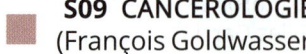

S09 CANCÉROLOGIE
(François Goldwasser)

Évolution des concepts en cancérologie et leurs applications cliniques (François Goldwasser) S09-P01-C01

Critères d'évaluation et scores en cancérologie (Geoffroy Boulle et François Goldwasser) S09-P01-C02

Médicaments antitumoraux (Jennifer Arrondeau et François Goldwasser) S09-P01-C03

Maladie métastatique (Jean-Marie Tigaud, Pascale Vinant et François Goldwasser) S09-P01-C04

Un modèle de tumeur maligne : les sarcomes des tissus mous (Pascaline Boudou-Rouquette et François Goldwasser) S09-P01-C05

S10 DOULEUR
(Frédéric Aubrun)

Physiopathologie et sémiologie de la douleur (Frédéric Adam) S10-P01-C01

Douleurs post-opératoires (Frédéric Aubrun et Dominique Fletcher) S10-P01-C02

Douleurs chroniques post-chirurgicales (Valéria Martinez) S10-P01-C03

Lombalgies aiguës et chroniques (Pierre Volckmann) S10-P01-C04

Douleurs musculaires (Gérard Mick) S10-P01-C05

Douleurs orofaciales (Marie-Louise Navez et Alain Serrie) S10-P01-C06

Douleurs neuropathiques (Nadine Attal et Didier Bouhassira) S10-P01-C07

Douleur en oncologie (Giselle Chvetzoff) S10-P01-C08

Céphalées chroniques quotidiennes (Michel Lantéri-Minet et Anne Donnet) S10-P01-C09

Syndrome douloureux régional complexe (Denis Baylot, Frédéric Plantevin et Marie-Louise Navez) S10-P01-C10

Traitement de la douleur S10-P01-C11
 Approche pharmacologique (Nicolas Authier, Bénédicte Eschalier, Chouki Chenaf, Marie Zenut, Christophe Mallet et Alain Eschalier) 1
 Approche non pharmacologique (Jean-Bernard Caillet) ... 10

Liste des principales abréviations A-1

Index I-1

Préface

Lorsque mon regretté Maître Jean Hamburger me proposa de coordonner avec lui-même l'édition d'un *Traité de médecine*, j'acceptai après une brève hésitation de m'adonner à cette tâche.

Je n'avais pas évalué avec précision l'immensité du travail imposé et la difficulté de réunir les dizaines d'auteurs choisis en fonction de leur compétence et de leur ponctualité.

Le respect des contraintes de rédaction permettant d'obtenir un texte homogène, d'éviter les doublons en gardant un juste milieu entre des données de pointe et des considérations triviales, savoir conserver des données essentielles, noyau dur des connaissances indispensables et résistant à l'épreuve du temps, éliminer ou réduire au minimum de supposées avancées résultant d'un effet de mode… tels étaient les principaux défis à relever…

Il m'apparut rapidement que la mission qui m'avait été confiée ne pouvait être réussie qu'avec une collaboration étroite de deux de mes élèves, Jean-Charles Piette et Serge Herson à qui s'ajoutèrent au fil du temps une dizaine de mes élèves. Le résultat fut à la mesure des difficultés surmontées. Je ne pouvais pas espérer qu'un demi-siècle plus tard ce *Traité de médecine* continuerait à occuper une place de choix dans la bibliothèque des médecins généralistes et aussi de nombreux spécialistes intéressés par l'évolution de la médecine en dehors du domaine plus ou moins étroit de leur propre discipline. Cet ouvrage permet également à plusieurs générations d'étudiants d'obtenir une information d'ensemble et non déséquilibrée, comblant d'éventuelles lacunes dans certains secteurs échappant à l'enseignement par certificats, progrès appréciable mais susceptible de laisser dans l'ombre de larges pans de la médecine.

Des rééditions permirent à l'ouvrage de s'adapter au renouvellement de plus en plus rapide des connaissances médicales et viser parallèlement à une amélioration continue de la qualité du livre. Ce fut là l'objectif des éditions successives de 1981, 1987, 1996 et 2004 réalisées grâce à une collaboration sans nuage avec Flammarion Médecine-Sciences.

Quand le relais fut transmis aux éditions Lavoisier, il se posa le problème de la poursuite de cette œuvre littéraire et scientifique. J'y étais particulièrement attaché car elle avait contribué efficacement à maintenir, voire développer, l'influence de ma discipline – la Médecine interne – et celle de la francophonie. Cependant, dès la quatrième édition en 2004, une réflexion s'était imposée : était-il judicieux, et non anachronique, de garder confiance en un livre alors que les moyens modernes d'information via internet permettaient une réponse immédiate à toutes les questions que peuvent se poser les médecins ? Nous avions eu le sentiment qu'il n'y avait pas d'opposition mais une complémentarité entre ces deux modes d'information, ce qui fut confirmé par le succès de cette édition.

À mon sens, la situation reste la même. Restait alors à convaincre les rédacteurs de s'adonner à nouveau à un lourd travail de fond…

Personnellement, j'avais considéré que ma tâche était terminée et que je devais, comme l'avait fait jadis Jean Hamburger, transmettre la flamme olympique à un plus jeune. Une étude exploratoire auprès de l'ensemble de mes élèves convainquit qu'un renouvellement total de l'équipe rédactionnelle s'imposait. S'imposait également un nom : celui de Loïc Guillevin unanimement apprécié par les milieux internistes mais aussi par l'ensemble de la profession médiale et dont la renommée internationale était acquise.

Personnellement, Loïc fut un de mes premiers élèves et j'avais pu apprécier ses qualités dès le début de son internat. Notre attachement réciproque n'avait pas été émoussé par l'épreuve du temps, ayant été témoin à distance de sa brillante carrière et me réjouissant de sa réussite. Il m'avait fait la confiance et l'honneur de lui remettre la Croix de la Légion d'honneur et c'est avec le plus vif plaisir que j'ai pu l'accueillir auprès de moi au sein de l'Académie nationale de médecine où il personnifie désormais la place de la Médecine interne et de la Thérapeutique. Je suis certain qu'il était le seul à pouvoir mener à bien cette tâche à lui confiée et d'offrir une deuxième carrière au *Traité de médecine*.

Professeur Pierre GODEAU
Professeur émérite de la faculté Pierre et Marie Curie
Membre de l'Académie nationale de médecine

Avant-propos

Depuis plusieurs décennies le *Traité de Médecine* coordonné par le Professeur Pierre Godeau fait autorité dans le monde médical francophone. Une nouvelle édition nous a donc paru devoir être publiée, réunissant l'ensemble des connaissances actuelles sur la quasi-totalité des thématiques médicales. Les meilleurs spécialistes français ont coordonné les diverses sections de l'ouvrage et sélectionné des auteurs spécialistes de chacun des chapitres de l'ouvrage. Le lecteur va découvrir un *Traité* plus volumineux que les précédents, comprenant trois tomes réunissant 5 500 pages, et auquel près 1 000 auteurs ont participé.

Toutefois le *Traité de Médecine* évolue. Il ne se contente plus, comme de nombreux ouvrages dont le support exclusif est le papier, d'être un livre dont la durée de vie risque d'être brève, en vieillissant au fil des années, d'autant plus rapidement que la connaissance médicale progresse constamment.

L'ouvrage « papier » est désormais publié avec un abonnement à un site internet dédié, reprenant les chapitres du livre en permettant leur actualisation au fil des années et l'introduction de suppléments sous forme de textes, de photographies, de tableaux ou de vidéos.

Ce nouvel ensemble éditorial fait du *Traité de Médecine* un livre actualisé en permanence, apportant au lecteur une somme de connaissances récentes.

Le *Traité de Médecine* est destiné aux étudiants en médecine, aux médecins généralistes, aux spécialistes d'organe, mais aussi à l'ensemble des acteurs du monde de la Santé, intéressés par un livre médical de référence.

Professeur Loïc GUILLEVIN

Grands syndromes

LOÏC GUILLEVIN

S01

Chapitre S01-P01-C01

Asthénie

Jean-Dominique de Korwin et Sabine Revuz

Définitions

La fatigue correspond à une sensation normale physiologique, aussi bien physique que psychologique, permettant un contrôle de la fonction vitale. La fatigue physiologique associe une baisse des performances (musculaires, sensorielles ou cognitives), à une impression désagréable (inconfort physique) incitant à cesser l'effort. Elle est réversible après le repos.

La fatigue est pathologique lorsqu'elle survient sans effort (asthénie physique ou psychique) ou pour des efforts modérés avec modification par rapport à un état antérieur. Elle devient chronique, quand cette sensation anormale se prolonge, entraînant un handicap avec un retentissement social et professionnel.

Le terme d'asthénie est fréquemment utilisé dans le langage médical pour signifier une fatigue pathologique généralement chronique, non améliorée par le repos. L'asthénie peut être d'origine somatique, psychologique ou fonctionnelle, avec différentes significations et des terminologies maintenant peu utilisées : *psychasthénie* pour le caractère psychogène, *neurasthénie* quand on veut mettre l'accent sur les manifestations somatiques [6].

Il convient de distinguer l'asthénie de la *fatigabilité*, qui se traduit par l'apparition anormalement précoce de la sensation de fatigue au cours de l'effort. Si elle s'exprime dans le domaine musculaire en l'absence de sensation de fatigue au repos, elle doit faire rechercher une affection neuromusculaire : anomalie de la jonction neuromusculaire en priorité (myasthénie auto-immune, myasthénie congénitale, syndrome de Lambert-Eaton ou botulisme), mais également sclérose latérale amyotrophique, neuropathie sensitivomotrice de Charcot-Marie-Tooth et cytopathies mitochondriales [4].

Épidémiologie

La fatigue est un symptôme très fréquent dans la population générale (10 à 20 % des adultes lors d'enquêtes orientées), qui ne conduit pas toujours à consulter, les facteurs déclenchants de la consultation en médecine générale (environ 3 % des consultations) étant principalement sa persistance ou son association à d'autres plaintes somatiques ou bien la détresse psychologique qui en résulte.

Les causes de l'asthénie diffèrent selon le niveau de soins auquel est adressé le patient, les centres spécialisés tertiaires étant plus souvent confrontés à la psychopathologie et à la pathologie fonctionnelle (syndrome de fatigue chronique) que les soins primaires.

Démarche diagnostique

La plainte de « fatigue » exprimée par le patient résulte d'un phénomène complexe allant de la perception d'une sensation anormale, modulée par l'interaction de facteurs génétiques et environnementaux (stress, infections, traumatismes), à la recherche d'une cause médicale dans un contexte personnel, familial et socioprofessionnel.

La démarche diagnostique a pour but de reconnaître la fatigue, de la caractériser en identifiant la plainte et la demande du patient, et d'en déterminer la ou les causes. Elle s'appuie sur une première phase clinique rigoureuse, basée sur l'interrogatoire et un examen physique approfondi (Tableau S01-P01-C01-I). Les données cliniques permettent d'orienter vers les principales catégories étiologiques, en particulier organiques, psychiatriques ou fonctionnelles, qui motiveront l'essentiel du bilan complémentaire (Tableau S01-P01-C01-II). Une intrication des différentes causes n'est pas rare. L'enquête doit prendre en compte d'emblée les différentes éventualités, qui seront explorées parallèlement tout au long de la démarche.

Tableau S01-P01-C01-I Inventaire clinique de la plainte « fatigue » chronique.

Interrogatoire	Caractéristiques
Plainte	Décryptage Attentes du patient
Conditions de vie	Situation socioprofessionnelle Activités physiques Traitements, médicaments Addictions Vie affective et familiale
Antécédents	Personnels et familiaux
Fatigue	Expression physique, intellectuelle, sexuelle Intensité/retentissement Durée, rythme nycthéméral Effet du repos Facteurs déclenchants, aggravants ou améliorants Fatigabilité musculaire
État général	Anorexie, amaigrissement Prise de poids Fièvre, sueurs
Symptômes fonctionnels/d'alarme	Cardiaques, respiratoires, neurologiques, musculaires, rhumatologiques, digestifs…
Sommeil	Endormissement, réveils, ronflements, apnées, siestes… Vigilance (somnolence diurne)
Psychisme	Détresse psychique, souffrances Anxiété, dépression, autres troubles
Fonctions supérieures	Troubles cognitifs (mémoire, concentration, raisonnement…)
Troubles fonctionnels	Critères diagnostiques syndromes somatiques fonctionnels
Examen physique	**Caractéristiques**
Appareils Systèmes Organes	Anomalies physiques d'orientation, en particulier : – neurologiques et musculaires – hypotension artérielle (orthostatique…) – arthrites – organomégalies : hépatomégalie, splénomégalie… – adénopathies – tumeurs, masse abdominale – souffles vasculaires – nodules thyroïdiens – lésions peau, phanères, muqueuses…

Grands syndromes

Tableau S01-P01-C01-II Catégories étiologiques de l'asthénie.

Physiologique
Dette de sommeil
Surmenage
Malnutrition
Toxique
Médicaments
Toxiques
Addictions/sevrages
Alcool
Tabac
Caféine
Stupéfiants
Internet, jeux
Organique ou somatique
Maladies
Psychique
Anxiété
Trouble panique
Trouble obsessionnel-compulsif
Dépression
Psychoses
Troubles somatoformes
Fonctionnelle
Burn-out
Fibromyalgie
Syndrome de fatigue chronique

Les examens complémentaires et les avis spécialisés, somatiques et psychiatriques, sont orientés par les anomalies cliniques et les hypothèses diagnostiques [2, 6]. En l'absence de cause précise retrouvée, il importe de suivre l'évolution et de renouveler l'examen clinique approfondi.

Démarche clinique

L'interrogatoire est essentiel pour éliminer les symptômes exprimés sous le vocable fatigue mais dont la signification est autre, tout en pouvant s'associer à l'asthénie : dyspnée, lipothymie, ou somnolence par exemple. Parfois, des expressions trompeuses sont un reflet d'une authentique fatigue (manque d'énergie, de motivation, besoin de repos, lassitude…).

L'interrogatoire précise la plainte du patient, en décryptant ses propres termes pour révéler une composante psychique importante (« je suis fatigué ») ou un lien avec l'effort (« je fatigue ») dans les pathologies neuromusculaires ou les dyspnées d'origine cardiaque ou pulmonaire.

Les attentes du patient seront identifiées en les rapportant au contexte de vie : profession, charge de travail professionnel et domestique, conditions socio-économiques, traumatismes physiques ou psychiques, facteurs de stress. L'objectif est d'apprécier au mieux le retentissement et la participation psychologique à l'état de fatigue, et de guider la prise en charge.

Il importe de préciser les caractéristiques de la fatigue : son expression (physique, mentale, sexuelle) et sa relativité par rapport au niveau d'activité antérieur, son mode de survenue (brutal ou non, facteurs déclenchants), sa durée (récente ou chronique), son rythme (permanente, plutôt le matin ou le soir) et sa fréquence (répétée ou chronique), ses fluctuations suivant les périodes de repos. La sévérité et le retentissement de l'asthénie (handicap fonctionnel) peuvent être évalués à l'aide d'échelles de cotation (*performance status* de l'Organisation mondiale de la santé…).

Le diagnostic est orienté suivant le sexe et l'âge, et l'existence d'antécédents personnels (maladies chroniques, histoire de vie…) et familiaux (maladies rares, dysimmunitaires, neurologiques, musculaires), la consommation de médicaments ou de produits toxiques, les addictions et leurs formes nouvelles (internet et jeux en ligne) [1, 7].

La présence de certaines anomalies oriente vers l'organicité, mais pas toujours, qu'ils s'agissent des signes généraux (amaigrissement à chiffrer dans la durée, fièvre > 38 °C) et des symptômes fonctionnels évocateurs d'une pathologie organique. On s'attachera à en préciser la spécificité et à en rechercher les signes d'alarme déclenchant les investigations complémentaires : douleur thoracique et dyspnée (cardiopathies et bronchopneumopathies), anomalies neurologiques/cognitives (neuropathies centrales ou périphériques, maladie de Parkinson, sclérose en plaques, démences), douleur et inflammation articulaire (rhumatismes inflammatoires, maladies auto-immunes systémiques), amaigrissement et/ou adénopathies et/ou hépatomégalie et/ou splénomégalie (cancers, hémopathies malignes) [10].

D'autres manifestations font suspecter une origine psychiatrique ou fonctionnelle, mais peuvent aussi être réactionnelles et faire égarer le diagnostic : troubles de l'humeur principalement l'anxiété et la dépression à rechercher par quelques questions posées avec tact au fil de l'entretien (inversion du rythme nycthéméral « mieux le soir que le matin », perte de l'élan vital et des capacités de plaisir), troubles du sommeil avec difficultés d'endormissement ou réveils nocturnes et somnolence diurne excessive, plaintes somatiques orientant vers un syndrome fibromyalgique, un syndrome de l'intestin irritable, un syndrome des jambes sans repos, des céphalées de tension…

L'examen physique complet est, le cas échéant, guidé par les manifestations fonctionnelles associées à la fatigue, la recherche des signes orientant vers l'organicité, leur absence ne l'écartant pas (*voir* Tableau S01-P01-C01-I). Son intérêt est également de mettre en confiance le patient pour le rassurer en l'absence d'anomalie.

Examens complémentaires

L'examen clinique oriente le choix des examens complémentaires. Ils seront ciblés sur les signes d'appel clinique et les hypothèses diagnostiques. En cas de fatigue isolée, sans orientation particulière, un ensemble d'explorations systématiques est généralement mis en œuvre [2, 8] (Tableau S01-P01-C01-III). Elles ont pour but d'orienter les investigations en cas de syndromes biologiques généraux (anémie,

Tableau S01-P01-C01-III Examens complémentaires de débrouillage face à une asthénie apparemment isolée.

Examens biologiques (première intention)
Hémogramme (anémie ou hémopathie)
Protéine C réactive, vitesse de sédimentation (inflammation, hypergammaglobulinémie)
Glycémie à jeun (diabète, particulièrement en cas d'amaigrissement chez un sujet jeune)
Créatininémie et bandelette urinaire (néphropathie)
Ionogramme sanguin (hypokaliémie ou hyponatrémie)
TSH (hypothyroïdie, hyperthyroïdie)
Transaminases et γ-GT (hépatopathies)
Ferritinémie et saturation de la transferrine (déficit ou surcharge en fer)
Test de grossesse (si approprié)
Examens biologiques (seconde intention)
Calcémie (hypoparathyroïdie ou hyperparathyroïdie)
Électrophorèse des protéines sériques (hypoalbuminémie [dénutrition, malabsorption] ; hypergammaglobulinémie monoclonale [myélome, lymphome] ou polyclonale [cirrhose, maladies auto-immunes])
Cortisolémie (insuffisance surrénalienne ou corticotrope)
T_4 libre (insuffisance thyréotrope)
Créatine kinases (CPK, myopathie ou myosite)
Sérologies hépatites B et C et VIH (viroses chroniques)
Anticorps antinucléaires (connectivites)
Examens d'imagerie (seconde intention)
Radiographie thoracique (tuberculose, pneumopathie interstitielle, tumeur primitive ou secondaire)
Échographie ou tomodensitométrie abdominale (hépatomégalie, splénomégalie, adénopathies profondes, tumeurs rénale, pancréatique, panniculite mésentérique, fibrose rétropéritonéale, aortite…)

CPK : créatine phosphokinase ; γ-GT : γ-glutamyl transpeptidase ; TSH : *thyroid-stimulating hormone*.

inflammation, dysglobulinémies, troubles ioniques…) ou de découvrir des causes somatiques parfois trompeuses avec un examen clinique normal : endocrinopathies, hépatopathies chroniques, néoplasies profondes…

Le bilan de première intention en médecine générale comporte des examens biologiques simples, à la recherche de causes fréquentes : hémogramme, protéine C réactive et vitesse de sédimentation, ionogramme sanguin, glycémie à jeun, créatininémie et bandelette urinaire, TSH (*thyroid-stimulating hormone*), transaminases et γ-GT (γ-glutamyl transpeptidase), ferritinémie et saturation de la transferrine. Sa rentabilité est faible [8].

En l'absence d'orientation diagnostique, d'autres examens biologiques paraissent utiles en deuxième ligne à la recherche de pathologies moins fréquentes ou plus ciblées : calcémie, cortisolémie, T_4 libre, créatine phosphokinase (CPK), sérologies des hépatites B et C et du VIH (si facteurs de risque), anticorps antinucléaires. En imagerie, on pratiquera une radiographie thoracique, puis une échographie abdominale et pelvienne ou une tomodensitométrie abdominale (plus performante pour l'exploration digestive, pancréatique et rétropéritonéale).

Devant un tableau d'asthénie chronique (> 6 mois), une partie des investigations (bilan sanguin inflammatoire et biochimique, hémogramme, sérologies virales…) a souvent déjà été réalisée et n'a pas besoin d'être répétée [8]. Les examens paracliniques seront choisis en fonction des maladies suspectées, avec le cas échéant des avis spécialisés, l'objectif étant d'exclure une pathologie organique avant de conclure à un syndrome de fatigue chronique (SFC) (Tableau S01-P01-C01-IV).

Diagnostic étiologique

De nombreuses causes recoupant les grands chapitres des maladies peuvent être responsables d'asthénie. Il convient d'écarter en premier lieu les fatigues physiologiques non contrôlées, liées au surmenage par

Tableau S01-P01-C01-IV Principaux diagnostics d'exclusion du syndrome de fatigue chronique et examens d'orientation.

Pathologie	Diagnostic	Investigations
Infectieuse	Hépatites virales chroniques B et C Autres virus : VIH, EBV, CMV Maladie de Lyme, syphilis	Sérologies ± Western-blot et PCR
	Déficit immunitaire	EPP, DPIG, typage lymphocytaire
	Tuberculose	Radiographie pulmonaire, Quantiféron®
	Maladie de Whipple	PCR, biopsies duodénales
Endocrinienne	Hypothyroïdie, hyperthyroïdie	TSH, T_4
	Hyper- et hypoparathyroïdies	Calcémie, phosphorémie, PTH
	Insuffisances surrénalienne, antéhypophysaire, hypercorticismes	ACTH, cortisolémie
	Diabète, hypoglycémie	Glycémie
Auto-immune et inflammatoire systémique	Syndrome de Gougerot-Sjögren	Anticorps antinucléaires, anti-SS-A (Ro)/SS-B (La), BGSA
	Lupus érythémateux systémique	Anticorps antinucléaires, anti-ADN natif
	Maladie cœliaque	Anticorps antitransglutaminase, biopsies duodénales
	Maladies inflammatoires chroniques de l'intestin	Tomodensitométrie abdominale, endoscopies
	Sarcoïdose	Radiographie pulmonaire, ECA, BGSA…
	Vascularites (maladie de Horton, périartérite noueuse)	Biopsie de l'artère temporale, imagerie vasculaire
Génétique	Hémochromatose génétique	Ferritinémie, CSTf ± tests génétiques
	Maladies de surcharge (Fabry, Gaucher, Wilson)	Dosages enzymatiques/biochimiques, génétique
Neurologique	Myopathies/myosites/mitochondriopathies	CPK, ENMG, biopsie musculaire, test d'effort
	Sclérose en plaques	IRM cérébrale, ponction lombaire
	Myasthénie	Anticorps antirécepteurs de l'acétylcholine, anti-Musk
Néoplasique	Cancers (pancréas, rein…), hémopathies	Tomodensitométrie thoraco-abdomino-pelvienne, endoscopies, myélogramme
Hématologique	Anémie	Hémogramme
	Carence martiale	Ferritinémie, CSTf
Troubles du sommeil	SAS, narcolepsie, mouvements périodiques hypersomnie idiopathique	Polysomnographie
Autre	Troubles ioniques	Natrémie, kaliémie
	Déficit vitaminique	Vitamine B_{12}, folates, homocystéinémie
	Régimes alimentaires déséquilibrés	Enquête diététique
	Insuffisance hépatique	Albuminémie, temps de Quick, enzymes hépatiques
	Insuffisance rénale	Créatininémie, albuminurie…
	Amyloses	BGSA, biopsies dirigées
Psychiatrique	Anxio-dépression	Questionnaire HAD, consultation spécialisée
	Toxicomanie	Anamnèse, consultation spécialisée

ACTH : hormone adrénocorticotrope ; anti-MuSK : antityrosine kinase musculaire ; BGSA : biopsie des glandes salivaires accessoires ; CMV : cytomégalovirus ; CPK : créatine phosphokinase ; CSTf : coefficient de saturation de la transferrine ; DPIG : dosage pondéral des immunoglobulines ; EBV : virus d'Epstein-Barr ; ECA : enzyme de conversion de l'angiotensine ; EPP : électrophorèse des protéines plasmatiques ; ENMG : électroneuromyogramme ; HAD : *hospital anxiety and depression scale* ; MICI : maladies inflammatoires chroniques de l'intestin ; PTH : parathormone ; PCR : réaction en chaîne de la polymérase ; SAS : syndrome d'apnées du sommeil ; TSH : *thyroid-stimulating hormone*.

manque de sommeil, à l'inadaptation au travail, à la malnutrition et au surentraînement physique.

Face à un patient souffrant d'une fatigue inexpliquée depuis plus de 6 mois, les affections du sommeil, les troubles psychiatriques et les pathologies somatiques cachées doivent être recherchées en priorité, la clinique étant essentielle. Des outils diagnostiques cliniques ont été validés pour confirmer certaines hypothèses : somnolence diurne excessive (test d'Epworth), burn-out (*Maslach burn-out inventory*), syndrome anxieux ou dépressif à l'aide du questionnaire HAD (*Hospital anxiety and depression scale*), syndrome fibromyalgique par le questionnaire FiRST de dépistage.

En dernière analyse, c'est souvent l'interniste qui est sollicité pour réorienter le diagnostic vers une cause rare ou de présentation atypique. C'est au terme d'un bilan « raisonnable », orienté ou non, qu'en présence des critères diagnostiques, un syndrome de fatigue chronique sera aussi envisagé [10].

Sont envisagées successivement les asthénies d'origine somatique, psychique et fonctionnelle, avec quelques caractéristiques en rapport avec la fatigue.

Causes somatiques

Cancers

Tous les cancers solides évolués sont responsables d'une asthénie, souvent par mise en jeu des protéines de l'inflammation ou un saignement occulte digestif. Une nette altération de l'état général avec anorexie et amaigrissement significatif (par exemple, 10 % du poids du corps en 3 mois) est souvent associée. Il peut aussi s'agir de syndromes paranéoplasiques.

Hémopathies

Les hémopathies, bénignes ou malignes, peuvent être responsables d'asthénie plus ou moins isolée. L'anémie, quelle que soit sa cause (inflammatoire, carentielle, hémolytique, centrale…), cause une asthénie d'autant plus intense qu'elle est profonde et d'installation rapide. Les leucémies, aiguës ou chroniques, lymphoïdes ou myéloïdes et les lymphomes peuvent être révélés par une asthénie ou par des signes d'accompagnement. L'asthénie peut révéler un myélome multiple ou une maladie de Waldenström et s'accompagner de symptômes évocateurs d'un syndrome d'hyperviscosité sanguine.

Infections

Une tuberculose est évoquée devant une asthénie accompagnée de fièvre, de signes respiratoires et d'une altération de l'état général chez des personnes à risque : migrants, immunodéprimés, sujets exposés, sujets âgés (infection tuberculeuse insuffisamment traitée dans leur jeunesse avec réactivation à la faveur d'une immunosuppression passagère). Des signes radiologiques (radiographie pulmonaire) et biologiques évocateurs sont recherchés.

De même, l'*infection par le VIH* ne doit pas être négligée. La primo-infection peut se manifester par un syndrome grippal avec asthénie, qui est rarement inaugural du diagnostic. Une asthénie peut être révélatrice à la phase d'état, compliquée ou non d'infection tuberculeuse, de lymphoprolifération.

Rarement isolée, l'*endocardite subaiguë* peut être pauci-symptomatique. À l'asthénie, s'associe classiquement une fièvre au long cours. La recherche des critères de Dukes permettra d'affirmer le diagnostic.

Les *infections virales* se manifestent classiquement par une asthénie (infections par virus d'Epstein-Barr, cytomégalovirus, virus des hépatites) et un syndrome grippal. L'asthénie post-infectieuse est définie par la persistance de l'asthénie après guérison de la virose. L'évolution est classiquement favorable mais peut durer plusieurs semaines. L'infection hépatique chronique par le virus de l'hépatite C, peut être responsable d'asthénie, indépendamment de la présence ou non d'une cryoglobulinémie et indépendamment du traitement prescrit.

Enfin, la *maladie de Lyme* est souvent incriminée dans la survenue d'une asthénie. Celle-ci est rarement au premier plan lors des phases primaire et tertiaire. L'imputabilité de la borréliose dans des signes neurologiques polymorphes associés à une asthénie chronique nécessite des preuves biologiques (synthèse intrathécale d'immunoglobulines). La description du « syndrome post-Lyme » correspond à une asthénie, des algies diffuses et des plaintes cognitives à l'issue d'une borréliose de Lyme correctement traitée. La physiopathologie et l'imputabilité de la borréliose sont mal connues. Le traitement est mal codifié mais la reprise d'une antibiothérapie ne modifie pas l'évolution de ce syndrome.

Troubles métaboliques

Les grands troubles métaboliques (carence martiale, surcharge en fer en lien avec une hémochromatose, hypo- et hypercalcémie, hypokaliémie, hypoglycémie) sont pourvoyeurs d'asthénie. La démarche sera alors étiologique avec des investigations orientées selon la présentation (hépato-gastro-entérologiques, gynécologiques, génétiques, endocrinologiques, néphrologiques, pharmacologiques)…

Troubles endocriniens

Les endocrinopathies sont presque toutes responsables d'asthénie (diabète, insuffisance antéhypophysaire, insuffisance surrénalienne, hypercorticisme, hypo- ou hyperthyroïdies, hypo- et hyperparathyroïdies). La symptomatologie peut être fruste, en particulier en cas de dysthyroïdie ou d'insuffisance surrénalienne. Le dosage de TSH doit donc être systématique devant une asthénie isolée. De même, l'insuffisance surrénalienne peut en imposer pour une néoplasie devant une grande altération de l'état général avec asthénie, vomissements pouvant entraîner un amaigrissement massif. Est évocatrice du diagnostic la présence d'une hypotension artérielle, en règle bien tolérée, d'une hyponatrémie, d'une hyperkaliémie et d'une hypoglycémie, néanmoins inconstantes.

Entéropathies

Les entéropathies sont en général accompagnées de signes digestifs (diarrhée, malabsorption) ou de manifestations extradigestives ou biologiques (anémie inflammatoire et/ou ferriprive) qu'il faudra rechercher à l'interrogatoire pour orienter vers une maladie cœliaque, une maladie inflammatoire chronique de l'intestin (maladie de Crohn ou autre entéropathie inflammatoire) ou plus rarement vers une maladie de Whipple.

Défaillances d'organes

Les grandes défaillances chroniques d'organes s'accompagnent habituellement d'une asthénie : insuffisance cardiaque et troubles du rythme (fibrillation atriale…), insuffisance rénale, insuffisance hépatique des cirrhoses, insuffisance respiratoire. Le diagnostic est en général aisé, mais l'asthénie peut persister malgré le traitement spécifique.

Maladies systémiques et auto-immunes

Les maladies systémiques et auto-immunes s'accompagnent souvent d'asthénie en phase de poussée. Pour certaines vascularites et myosites, l'altération de l'état général est marquée, avec un amaigrissement massif qui fait partie des critères de classification (périartérite noueuse). Une asthénie peut révéler une maladie de Horton chez le sujet âgé. Pour le syndrome de Gougerot-Sjögren, voire le lupus érythémateux systémique ou les rhumatismes inflammatoires, l'asthénie et les douleurs diffuses peuvent être au premier plan, même en l'absence d'autres signes cliniques ou biologiques d'activité de la maladie ou après un traitement actif, posant la difficile question d'une autre cause associée (iatrogène, fonctionnelle, psychiatrique…). Plus rarement, la sarcoïdose, dans sa forme disséminée extrathoracique, s'exprime par des signes généraux avec asthénie, anorexie, amaigrissement.

Maladies neuromusculaires

Les maladies musculaires sont des affections rares dominées par un tableau d'asthénie, de myalgies et de faiblesse musculaire : dystrophies musculaires, myopathies stéroïdiennes ou thyroïdiennes, myopathies métaboliques (maladie de McArdle ou maladie de Pompe). On recherchera un déficit musculaire au testing. Les examens complémentaires iront du dosage des enzymes musculaires jusqu'à la biopsie musculaire.

Les maladies neurologiques comme les neuropathies périphériques, la sclérose en plaques ou la maladie de Parkinson ont un tableau neurologique au premier plan. Il faut aussi évoquer les affections tumorales ou dégénératives comportant un syndrome frontal (état pseudo-dépressif et adynamie).

Maladies de surcharge

Bien que très rares, les maladies de surcharge (maladies de Fabry, de Gaucher ou de Wilson) sont à évoquer devant un caractère familial établi ou d'autres signes cliniques spécifiques. L'asthénie peut persister sous traitement spécifique.

Pathologie du sommeil

Les maladies du sommeil (syndromes d'apnées obstructives ou centrales, narcolepsie, mouvements périodiques du sommeil…) sont, de loin, la principale cause de fatigue chronique, parfois dans un contexte évocateur. Leur dépistage est facilité par la recherche d'une somnolence diurne excessive à l'aide du test d'Epworth. La confirmation passe par un avis spécialisé et un enregistrement polysomnographique.

Pathologie iatrogène

En règle générale, et a fortiori en cas d'asthénie isolée, une étude précise des effets secondaires des médicaments pris par le patient permet d'identifier une asthénie iatrogène. Les classes médicamenteuses les plus fréquemment imputées sont les diurétiques, les bêtabloquants, les psychotropes, les antihypertenseurs centraux, les antinéoplasiques, les inhibiteurs calciques, l'interféron, les immunosuppresseurs ainsi qu'une chimiothérapie anticancéreuse. Attention au syndrome de sevrage de la corticothérapie prolongée à l'occasion d'épisodes de stress infectieux ou traumatiques.

Causes toxiques

Dans certaines situations de grande précarité (habitat ancien) ou chez les enfants en bas âge pouvant ingérer des particules du sol ou des enduits riches en plomb (peintures), une intoxication au plomb (saturnisme) peut être évoquée. S'y associent alors des troubles de l'attention et du sommeil et une anémie microcytaire. Suivant le contexte, on peut suspecter une intoxication au monoxyde de carbone.

Conduites addictives

Une asthénie isolée ou associée à des troubles de l'humeur à type d'irritabilité, chez un sujet jeune, doit faire questionner sur la présence de conduites addictives (consommation de cannabis, jeux en ligne…) [1, 2].

Causes psychiatriques

En psychiatrie, la fatigue est l'un des symptômes les plus fréquemment rapportés par les patients. Elle tranche souvent par rapport à l'état clinique rassurant et s'accompagne de troubles de l'appétit et de variations pondérales.

Dépression

Le diagnostic de dépression doit être systématiquement évoqué devant la triade symptomatique : asthénie-plaintes somatiques sans organicité évidente-perte de l'élan vital, sans qu'une tristesse de l'humeur (sans ralentissement psychomoteur) ou d'autres expressions des affects (idées noires et pessimistes) y soient forcément associées. L'interrogatoire recherchera des idées de dévalorisation, de perte de confiance en l'avenir, un isolement social, une baisse de l'appétit et de la libido, un ralentissement psychomoteur, une irritabilité ou des troubles du sommeil.

La somatisation est souvent au premier plan avec des plaintes variées (douleurs multiples, troubles cognitifs, troubles digestifs, insomnie…). Il importe de distinguer la dépression, cause directe de la fatigue et des manifestations associées, de la dépression réactionnelle à une asthénie chronique d'origine organique ou fonctionnelle empêchant les activités et une vie normale.

Pathologie anxieuse

Il convient de distinguer les états anxieux proprement dits (anxiété généralisée, phobie sociale) du trouble panique qui s'identifie par ses particularités cliniques et thérapeutiques (efficacité des inhibiteurs de la recapture de la sérotonine). La fatigue est fréquente, particulièrement dans la phase post-critique de l'attaque de panique dans un contexte anxieux par crainte de récidive. Les troubles obsessionnels compulsifs, représentés par les actes obligatoires et répétitifs (*compulsions*) en réponse à des *obsessions*, s'accompagnent presque systématiquement d'une asthénie chronique, souvent au premier plan de la plainte, en raison de l'hyper-investissement psychique et physique inhérent aux nombreux rituels envahissant la vie sociale, professionnelle et familiale [6].

Psychoses

La schizophrénie peut débuter sous une forme productive de type bouffée délirante, de diagnostic facile dans ce cas, ou se manifester de façon plus insidieuse dans un registre déficitaire évoquant une asthénie, parfois dans le cadre d'une dépression inaugurale trompeuse (adolescent). Certains traits peuvent être évocateurs : froideur affective, contact distant, bizarrerie des conduites… Seule parfois l'évolution permettra de confirmer l'évolution psychotique [6].

Troubles somatoformes

Il convient d'identifier un trouble somatoforme (somatisation, conversion, hypocondrie) devant l'association d'une personnalité particulière avec une histoire de vie évocatrice et des manifestations somatiques inexpliquées.

Causes fonctionnelles

Burn-out

Aux niveaux sémiologique et diagnostique, il s'agit d'un spectre d'altérations des émotions, des perceptions et du comportement pouvant parfois recouvrir les critères d'un trouble de l'adaptation ou d'un trouble dépressif, suivant un modèle tridimensionnel associant un épuisement émotionnel (impression d'abattement physique et psychique), une dépersonnalisation et une diminution de la performance subjective. Le *burn-out* découle d'un état de stress chronique, c'est-à-dire d'un déséquilibre entre la perception qu'une personne a des contraintes que lui impose son environnement et la perception qu'elle a des ressources pour y faire face. En tant que processus, il reflète principalement les interactions entre les contraintes professionnelles et certaines vulnérabilités personnelles. En premier lieu, il s'agit de confirmer, à l'aide de différents outils d'auto-évaluation, le diagnostic et de s'assurer qu'aucune affection somatique ne participe au trouble [3].

Syndrome fibromyalgique

L'asthénie, dans un contexte de douleurs diffuses inexpliquées et généralement anciennes, est souvent la plainte principale des patients, habituellement des femmes hyperactives. Elle s'intrique avec les troubles du sommeil eux-mêmes favorisés par la permanence des douleurs et de l'allodynie. Le diagnostic est posé à l'aide des critères consensuels faisant appel ou non à la mise en évidence des 18 points douloureux à la pression de Yunus. La recherche d'autres syndromes somatiques fonctionnels fréquemment associés (syndrome de l'intestin irritable...) et de co-morbidités psychiatriques (dépression souvent réactionnelle et troubles anxieux) fait partie de la démarche clinique. La difficulté diagnostique réside dans l'identification des causes de la fatigue, en cas d'association fréquente du syndrome fibromyalgique aux maladies inflammatoires et auto-immunes systémiques.

Syndrome de fatigue chronique

Le syndrome de fatigue chronique (SFC) est une affection reconnue par l'Organisation mondiale de la santé et figurant dans la classification internationale des maladies (code G93.3). La prévalence du SFC est diversement appréciée suivant les critères de définition plus ou moins stricts, entre 0,2 et 2,6 %. Le rapport femmes/hommes est de 4/1, avec une prédominance chez l'adulte jeune (20-40 ans), mais une atteinte est possible à tout âge et une prédisposition génétique. De 836 000 à 2,5 millions d'Américains et 250 000 Britanniques (SFC avec malaise post-effort) en souffriraient avec des degrés d'incapacité variable et parfois sévères générant des coûts de santé élevés. La reconnaissance du SFC comme problème majeur de santé publique et l'absence de consensus sur la classification diagnostique à retenir ont conduit les autorités sanitaires des États-Unis à produire, en 2015, un rapport de l'Institute of Medicine (IOM) définissant un nouveau cadre diagnostique et proposant une nouvelle dénomination et une prise en charge codifiée.

Le SFC est classiquement défini par une fatigue chronique (depuis au moins 6 mois) physique et intellectuelle, invalidante et non améliorée par le repos et le sommeil avec parfois un malaise post-effort, fréquemment associée à d'autres symptômes (mal de gorge, céphalées, faiblesse musculaire, myalgies, arthralgies et autres douleurs, troubles digestifs...) ou des signes cliniques (fièvre modérée, adénopathies fluctuantes, hypotension et tachycardie...). C'est un diagnostic d'élimination d'une autre cause somatique ou psychique de fatigue chronique ou d'asthénie [10].

Une revue de la littérature récente [5] récapitule les cadres diagnostiques cliniques que l'on peut synthétiser en trois entités :
– le SFC « classique » ;
– l'encéphalomyélite myalgique (EM) avec ou sans SFC ;
– la nouvelle entité de l'IOM, la *systemic exercice intolerance disease* (SEID), dont la traduction française pourrait être « maladie (ou syndrome) d'intolérance systémique à l'effort » (MISE ou SISE).

Deux théories physiopathologiques caractérisent l'évolution des concepts et la nosologie du SFC. L'une « psychosomatique » dérivant de celle de la *neurasthénie* évoluant d'une origine physique vers un trouble mental. L'autre, défendant une cause organique inflammatoire ou immunologique à l'origine des dysfonctionnements multiples constatés, conduisant au concept d'encéphalomyélite myalgique.

Malgré les nombreuses anomalies constatées, la preuve d'une pathologie inflammatoire neurologique ou musculaire causale fait toujours débat, tant sur le plan physiopathologique que thérapeutique. Le problème est rendu complexe, en raison de l'existence de fatigue chronique prolongée et inexpliquée, sans les critères diagnostiques de SFC/encéphalomyélite myalgique [2], et de la possibilité de syndromes de chevauchement avec d'autres syndromes somatiques fonctionnels (par exemple, syndrome fibromyalgique ou syndrome de l'intestin irritable, par association de manifestations évocatrices à la fatigue) ou avec des maladies inflammatoires ou auto-immunes caractérisées (syndrome de Gougerot-Sjögren, connectivites, thyroïdites auto-immunes...).

Traitement

Lorsque le bilan étiologique a mis en évidence une cause somatique, le traitement étiologique traitera en général la fatigue. Mais plusieurs causes somatiques, psychiques et fonctionnelles peuvent s'intriquer et se potentialiser. La prise en charge sera donc globale, prenant en compte la détresse psychologique au même titre que la pathologie somatique ou le trouble fonctionnel, dans une relation de confiance (accueil de la plainte, attitude compréhensive et empathique, disponibilité) et éducative (acceptation de la maladie ou du trouble psychiatrique ou fonctionnel par le patient, adhésion aux mesures thérapeutiques et au suivi) [2, 6].

Les asthénies post-infectieuses ou la fatigue du syndrome post-Lyme peuvent perdurer après résolution de l'épisode infectieux, faisant distinguer les infections comme cause ou facteur déclenchant (SFC...). Il en est de même pour certaines maladies inflammatoires, avec parfois intrication de troubles psychologiques entretenant la fatigue.

Le traitement de ces asthénies persistantes après traitement étiologique, ou sans cause retrouvée, peut alors consister en un traitement d'épreuve par antidépresseurs, compléments vitaminiques ou alimentaires, supplémentation martiale (ferritinémie < 50 µg/l) et médicaments anti-asthéniques symptomatiques dont la liste est souvent aussi impressionnante que leur efficacité est douteuse. Il faudra évaluer l'efficacité de ces traitements au bout de quelques semaines et les arrêter en l'absence d'amélioration. Une psychothérapie adaptée peut être efficace. Les patients ont parfois recours à des thérapies complémentaires personnalisées (acupuncture, homéopathie, médecines traditionnelles...), mais dont les preuves d'efficacité sont souvent faibles ou absentes.

Dans le SFC et les troubles somatiques fonctionnels en général, la démarche thérapeutique est plurielle : approches médicamenteuse, psycho-comportementale et socioprofessionnelle (travail, hygiène de vie, gestion des activités). Dans le SFC, les thérapies cognitivo-comportementales et les efforts physiques gradués ont fait la preuve d'une certaine efficacité dans les essais contrôlés [9].

Bibliographie

1. Aichmüller C, Soyka M. Fatigue in substance abuse disorders. Rev Méd Suisse, 2015, *11* : 927-930.
2. Cathébras P, Toinon M. Asthénie : conduite à tenir. Rev Prat Méd Gén, 2012, *26* : 111-116.
3. Collange J, Tavani J-L, Soula MC. Regards croisés sur le *burn-out* : aspects médicaux et psychologiques. Arch Mal Prof Environ, 2013, *74* : 35-43.
4. Feasson L, Camdessanche JP, El Mandhi L et al. Fatigue et affection neuromusculaire. Ann Readapt Med Phys, 2006, *49* : 289-300.
5. Haney E, Smith MEB, McDonagh M et al. Diagnostic methods for myalgic encephalomyelitis/chronic fatigue syndrome : a systematic review for a National Institutes of Health pathways to prevention workshop. Ann Intern Med, 2015, *162* : 834-840.
6. Hatron PY, Cabane J, Cardon T et al. Asthénie-fatigue. Paris, Elsevier-Masson, 2006, 240 pages.
7. Lin SC, Tsai KW, Chen MW, Koo M. Association between fatigue and internet addiction in female hospital nurses. J Adv Nurs, 2013, *69* : 374-383.
8. Rosenthal TC, Majeroni BA, Pretorius R, Malik R. Fatigue : an overview. Am Pham Physician 2008, *78* : 1173-1179.
9. Smith ME, Haney E, McDonagh M et al. Treatment of myalgic encephalomyelitis/chronic fatigue syndrome : a systematic review for a National Institutes of Health pathways to prevention workshop. Ann Intern Med, 2015, *162* : 841-850.
10. Yancey JR, Thomas SM. Chronic fatigue syndrome : diagnosis and treatment. Am Fam Physician, 2012, *86* : 741-746.

Toute référence à cet article doit porter la mention : Korwin JD (de), Revuz S. Asthénie. *In* : L Guillevin, L Mouthon, H Lévesque. Traité de médecine, 5ᵉ éd. Paris, TdM Éditions, 2018-S01-P01-C01 : 1-6.

Chapitre S01-P01-C02

Amaigrissement

Jean Cabane

L'amaigrissement est un motif fréquent de consultation, car la perte de poids est un critère populaire de mauvaise santé. Les mécanismes en cause sont complexes [10].

L'amaigrissement correspond à une perte de poids chez un sujet antérieurement en bonne santé. Cette perte de poids devient significative dès qu'elle atteint 5 % du poids précédent sur une période de 6 à 12 mois. Le paramètre clef d'évaluation est l'indice de masse corporelle de Quetelet : IMC = poids/(taille)^2. La maigreur se définit comme un IMC inférieur à 18,5.

Une grande variété d'affections peuvent entraîner un amaigrissement : métaboliques, inflammatoires, tumorales, infectieuses et assez souvent psychiatriques [1, 6]. La crainte du médecin est de méconnaître une cause organique, en particulier un cancer, éventuellement curable. Dans certains cas, l'interrogatoire et l'examen clinique permettront de guider la procédure diagnostique, et l'expertise du clinicien aide à démasquer les causes cachées [6], mais certains amaigrissements restent isolés [9], pouvant entraîner des bilans invasifs et coûteux. La hiérarchisation du bilan doit tenir compte de la fréquence des pathologies en cause et de l'évolution. Malgré un bilan et un suivi, aucun diagnostic n'est trouvé dans 10 % à 23 % des cas [8, 9]. Une démarche adaptée aux personnes âgées a été proposée [3].

Au-dessus du réglage du métabolisme de la thyroïde, le poids corporel est régulé par un ensemble de structures cérébrales, notamment par les noyaux gris centraux, au sein desquels il semble que les noyaux accumbens jouent un rôle important. Ils interviennent en effet dans le système de récompense et l'assuétude (accoutumance, dépendance), le plaisir, la peur et l'effet placebo [3]. Néanmoins, il est exceptionnel qu'une pathologie cérébrale, notamment limbique ou de la tête du noyau caudé donne un amaigrissement, et une imagerie n'est donc pas indiquée en première ligne devant un amaigrissement inexpliqué.

Diagnostic d'amaigrissement

Il faut confirmer qu'on est bien face à un amaigrissement et non à une maigreur constitutionnelle.

La maigreur est l'état stable d'un sujet dont le poids est inférieur à la norme. En fait, les normes varient avec l'environnement socioculturel, les époques, la mode. On peut arbitrairement retenir pour sa définition médicale un IMC inférieur à 18,5 kg/m^2.

L'amaigrissement est une perte de poids survenant de novo quel que soit le poids initial. Il est pathologique lorsqu'il ne survient pas au cours d'un régime hypocalorique médicalement justifié par une surcharge pondérale. La comparaison du poids actuel avec les mesures pondérales relevées lors de consultations antérieures s'avère utile tout comme la recherche d'autres éléments objectifs : changement de vêtement, changement de tour de cou ou de taille, photographies… Il est utile, avec les pesées antérieures, de tracer a posteriori un graphique de poids. L'exploration étiologique d'un amaigrissement est une enquête multidimensionnelle qui rappelle celle d'une altération de l'état général, d'une fièvre ou d'un syndrome inflammatoire inexpliqués [1, 3, 6, 8, 9, 10].

Évaluation des apports alimentaires

L'évaluation des apports alimentaires se fait au cours d'un interrogatoire diététique (qui peut être fait par le médecin ou prescrit sous le terme « inventaire diététique ») : consommation du jour précédent (rappel de 24 heures), consommation alimentaire sur une semaine (histoire alimentaire), fréquence de consommation de certains aliments. On évalue le total calorique entrant et la possibilité de carences. Bien entendu, ce rappel dépend du patient et, s'il est discordant, on pourra le confronter aux dires de l'entourage, voire à l'observation directe au cours d'une hospitalisation.

En situant le niveau et la nature des ingesta, l'enquête alimentaire précise la notion d'appétit et d'anorexie. La persistance de l'appétit, voire l'existence d'une hyperphagie, oriente vers une maigreur constitutionnelle, une malabsorption ou une hyperthyroïdie. L'anorexie élective à la viande évoque un processus néoplasique, alors qu'une pseudo-anorexie avec refus actif de se nourrir associé à une distorsion de l'image corporelle est en faveur d'une anorexie mentale [5].

Évaluation clinique initiale incontournable

Le contexte clinique est utile : âge, sexe, antécédents (maigreur familiale ou séquellaire d'une affection antérieure), prise médicamenteuse, conditions de vie, conduites à risque d'infections aériennes, orales, veineuses ou sexuelles, contexte psychologique et professionnel.

L'interrogatoire reconstitue l'histoire pondérale afin d'établir l'importance et la cinétique de la perte de poids. Il recherche des signes généraux (fièvre, asthénie, anorexie) et fonctionnels associés (diarrhée, thermophobie, tremblements, sueurs, troubles du caractère) pour faciliter le diagnostic étiologique. On évalue aussi le comportement et les activités physiques, les préférences alimentaires, la prise de toxiques (tabac, alcool, opiacés, stimulants, produits « naturels », médicaments). Il faut s'enquérir de régimes auto-infligés sous des prétextes divers (esthétique, mode, intolérances supposées).

L'examen physique complet recherche le moindre signe d'orientation :

– *mesures anthropométriques* : le poids (P) en kilogrammes évalue la masse totale (dont la principale variable est la masse grasse), la taille (T) en centimètres permet d'apprécier l'indice de masse corporelle (IMC), c'est-à-dire le rapport P/T^2. Si la toise révèle une perte de taille, cela suggère une ostéoporose. L'épaisseur cutanée tricipitale (ECT) mesure la masse adipeuse ;

– *signes cutanés* : ictère (affections biliopancréatiques), pâleur (saignement occulte ou carence), œdèmes (faisant craindre un amaigrissement plus important qu'il n'y paraît), pli cutané (déshydratation/atrophie), mélanodermie (insuffisance surrénalienne, maladie de Whipple), dépigmentation (panhypopituitarisme), myxœdème prétibial ;

– recherche d'une *masse tumorale* : palpation abdominale (masse colorectale, hépato-splénomégalie), aires ganglionnaires (cou, aisselles, abdomen, ganglion de Troisier), touchers pelviens (tumeurs prostatiques ou gynécologiques) ;
– recherche d'un *goitre* homogène ou nodulaire ;
– *anomalies cardiorespiratoires* : insuffisance cardiaque ou respiratoire évoluée, tachycardie, signes d'hyperdébit cardiaque (pouls bondissant, souffles) ;
– examen de la *cavité buccale* : troubles de la mastication, édentation, sécheresse buccale, caries ;
– *examen neurologique* et *psychologique* : examen des fonctions supérieures (*mini-mental state* ou MMS), recherche de signes de dépression (autodépréciation, démotivation, tristesse) ou d'angoisse, image corporelle et comportement, sommeil, asthénie, perception par le patient de son état de santé et de son poids par rapport au poids idéal.

Causes à évoquer au terme de ce premier contact

Amaigrissement avec altération de l'état général

Affections néoplasiques

Les mécanismes de l'amaigrissement sont multiples chez les patients atteints de cancer [10] : la production de cytokines dont le TNF (*tumor necrosis factor*), la douleur, les conséquences directes sur l'alimentation des cancers digestifs et ORL, l'augmentation de la consommation d'énergie du fait de la taille de la tumeur, la mauvaise tolérance digestive de la chimiothérapie, l'état dépressif, la fièvre. Tout concourt au catabolisme.

Maladies infectieuses

Toutes les maladies infectieuses peuvent entraîner un amaigrissement. Néanmoins, deux affections prédominent : la tuberculose et l'infection par le VIH.

L'*infection par le VIH* peut s'accompagner d'un amaigrissement important, indépendamment de toute infection opportuniste (*wasting syndrome*). La sérologie du VIH doit être proposée de façon systématique, surtout en cas de facteur de risque ou de pathologie opportuniste (mycobactériose, pneumocystose, syndrome de Kaposi, candidose œsophagienne).

La réalisation d'une intradermoréaction à la tuberculine et d'une radiographie pulmonaire, systématique, ne dispense pas d'autres recherches de *tuberculose*, incluant les tests de production in vitro d'interféron, dont les résultats sont à interpréter de façon critique. Il est classique, dans la tuberculose, d'avoir un amaigrissement avec fébricule vespérale et sueurs nocturnes, anorexie et conservation d'une langue rose, par opposition à d'autres pathologies où celle-ci est saburrale. On pèsera l'intérêt d'un traitement antituberculeux en fonction du faisceau d'arguments cliniques.

Amaigrissement avec perte d'appétit

Troubles des conduites alimentaires, en particulier l'anorexie mentale

Le diagnostic est typiquement suspecté chez une jeune fille affirmant manger exagérément qui consulte sous la pression de l'entourage. L'absence de fatigue, l'augmentation de l'activité physique, le déni de l'amaigrissement et de la maigreur, l'aménorrhée, les conduites déviantes sont les principaux éléments du diagnostic.

À l'examen clinique, la maigreur est souvent frappante avec un IMC très inférieur à 18,5. Les autres signes cliniques sont nombreux : déplétion du tissu adipeux, amyotrophie, frilosité, troubles des phanères, acrosyndromes, lanugo, parotidomégalie et troubles des dents (surtout si vomissements), bradycardie, hypotension, hypothermie, constipation. Les modifications ioniques (baisse du potassium, du chlore et alcalose) peuvent suggérer des vomissements autoprovoqués ou une consommation de laxatifs/diurétiques. Au cours de l'évolution, des fractures de fatigue peuvent survenir (ostéoporose, ostéomalacie). Des épisodes de boulimie peuvent alterner avec les phases d'anorexie.

Dépression

L'anorexie et l'amaigrissement font partie des signes cliniques majeurs de la dépression. Lorsque tous les critères d'une dépression sont présents, il est facile de relier l'amaigrissement à cette affection psychiatrique. La relation est moins facile à établir lorsque les symptômes de dépression sont frustes, ce qui est souvent le cas chez les personnes âgées. L'angoisse avec éventuellement des attaques de panique peut passer au premier plan, au moins temporairement, et il est important de retracer le parcours psychologique dans le temps, les événements de vie rythmant souvent le cours de la psychopathologie anxiodépressive et entraînant les fluctuations du poids. Le test thérapeutique avec remontée du poids sous antidépresseurs peut être spectaculaire.

Syndrome de glissement

Détérioration rapide de l'état général et du comportement, le syndrome de glissement survient volontiers chez le sujet âgé polypathologique dans les suites d'une maladie en voie de guérison ou d'un événement perturbant. Il est marqué par l'anorexie, la dénutrition, un comportement de repli et d'opposition. Il peut être le début d'une maladie d'Alzheimer [3].

Alcoolisme et tabagisme

Chez un patient éthylique et/ou tabagique, l'amaigrissement fait redouter une néoplasie sous-jacente induite. Cependant, la consommation excessive d'alcool et/ou de tabac peut donner à elle seule des amaigrissements par l'anorexie et les carences nutritionnelles.

Amaigrissement avec signes associés

Diabète insulinoprive

Le diabète insulinoprive décompensé s'accompagne d'un amaigrissement important dont le mécanisme associe la perte de glucose urinaire, la déshydratation par polyurie osmotique et les maladies associées, notamment infectieuses. L'existence d'un syndrome polyuro-polydipsique est évocatrice, et le diagnostic est facile, vu la glycosurie massive et les glycémies élevées en permanence. Chez le diabétique traité, l'amaigrissement traduit soit une insuffisance de traitement, soit une faillite de production d'insuline endogène (pancréatite, cancer), soit une augmentation des besoins en insuline (infection intercurrente). La découverte d'un diabète impose la recherche d'une cause pancréatique (pancréatite chronique ou cancer). La cétose s'accompagne de gêne épigastrique et de nausées qui concourent à l'amaigrissement.

Hyperthyroïdie

Évoquée sur la thermophobie, la tachycardie, la dyspnée d'effort, le tremblement, les troubles du caractère et la diarrhée motrice, parfois l'insuffisance cardiaque à débit élevé, l'hyperthyroïdie est confirmée par la coexistence d'une TSH (*thyroid-stimulating hormone*) effondrée avec augmentation des hormones thyroïdiennes.

Phéochromocytome

Il est à évoquer devant une hypertension artérielle instable ou paroxystique avec parfois hypotension orthostatique, et la triade classique : céphalées, sueurs, palpitations.

Insuffisance surrénalienne

La perte de poids est massive, s'accompagnant d'une amyotrophie. Les signes évocateurs sont la mélanodermie, l'asthénie, l'hypotension et les troubles digestifs. Les vomissements et les douleurs abdominales font craindre une décompensation aiguë qui aggrave encore l'amaigrissement par déshydratation. Une carence d'apport en sel ou la prescription de diurétiques, un stress sont des facteurs déclenchants classiques. Le dosage du cortisol en urgence précède (mais ne doit pas différer de plus de quelques minutes) le traitement substitutif salvateur.

Amaigrissement des maladies digestives

Le syndrome de malabsorption est à évoquer devant des selles abondantes, pâteuses, ou diarrhéiques. Cependant, ces signes digestifs sont parfois au second plan et l'amaigrissement domine. Des éléments cliniques pointant vers une affection digestive sont l'ostéoporose/ostéomalacie, l'aménorrhée, les carences vitaminiques, l'anémie ferriprive ou mixte. Il faut prescrire une coprologie fonctionnelle avec stéatorrhée, évaluation de la clairance de l'α_1-antitrypsine et test au D-xylose. La maladie cœliaque, la maladie de Crohn, les gastro-entéropathies exsudatives, les amputations du grêle et la pancréatite chronique en sont les causes principales.

Grandes défaillances de l'organisme

Les grandes insuffisances hépatiques, cardiaques, rénales ou respiratoires sont compliquées d'un amaigrissement important qui a une valeur pronostique péjorative. À titre d'exemple, les maladies respiratoires chroniques avec emphysème évoluent vers la cachexie avec aggravation de l'état respiratoire du fait de l'amyotrophie des muscles respiratoires.

Examens complémentaires

Lorsque l'interrogatoire et l'examen clinique trouvent des signes d'orientation, les examens complémentaires sont demandés en fonction de ces éléments. Lorsque l'amaigrissement semble isolé, des examens complémentaires de « débrouillage » sont utiles (Tableau S01-P01-C02-I). L'abaissement des taux de l'albumine, de la pré-albumine, du cholestérol, de la glycémie et des lignées sanguines est associé aux amaigrissements de toute cause ; les carences, particulièrement en fer et en vitamines, peuvent s'y ajouter pour abaisser les paramètres, notamment de l'hémogramme.

Moyens thérapeutiques

Le meilleur traitement est étiologique. La guérison confirmera le bien-fondé du diagnostic.

En cas d'amaigrissement lié à une pathologie chronique multifactorielle du sujet âgé ou à défaut d'identifier une cause facilement curable, une augmentation des ingesta peut être obtenue en prenant des mesures d'accompagnement social, en favorisant la convivialité, en tenant compte des préférences, en préconisant une alimentation diversifiée, en augmentant la palatabilité des plats (le sel, les aromates et le jus de citron peuvent aider) et en maintenant un niveau de boissons suffisant. Le recours aux compléments nutritionnels protéino-énergétiques ou la nutrition assistée aident à lutter contre la dénutrition.

Tableau S01-P01-C02-I Examens complémentaires utiles en cas d'amaigrissement de cause non évidente.

Numération-formule sanguine, vitesse de sédimentation, plaquettes, CRP
Sodium, potassium, chlore, bicarbonates, calcium, phosphore, urée, créatininémie
Glycémie à jeun
Transaminases, phosphatases alcalines, taux de prothrombine
TSH, T_4 libre
Sérologie du VIH
ECBU
Électrophorèse des protéines évaluant l'albumine et la pré-albumine
Radiographie du thorax, face et profil
Échographie abdominale
Fibroscopie digestive haute (si malade de plus de 50 ans ou symptomatologie suggestive)
Dépistage d'une malabsorption : albuminémie, vitamine B_{12}, folates, stéatorrhée, test au D-xylose.

La prise en charge psychiatrique et une approche comportementale trouvent leur place en cas d'anorexie mentale ou d'anorexie d'origine psychique.

Conclusion

À bien y regarder, l'amaigrissement est rarement isolé et inexpliqué. La cause peut en être plus ou moins difficile à mettre en évidence, mais l'observation du comportement alimentaire et l'examen clinique couplé à un bilan simple de bon sens sont le plus souvent suffisants [4]. La simple surveillance est ensuite plus raisonnable qu'une surenchère d'explorations peu rentables [7].

Bibliographie

1. Bossu-Estour C, Leduc C, Massot C. Amaigrissements involontaires isolés. Diagnostics difficiles en médecine interne. Paris, Maloine, 2008 . 63-72.
2. Carr KD. Nucleus accumbens AMPA receptor trafficking upregulated by food restriction : an unintended target for drugs of abuse and forbidden foods. Curr Opin Behav Sci, 2016, 9 : 32-39.
3. Huffman GB. Evaluating and treating unintentional weight loss in the elderly. Am Fam Physician, 2002, 65 : 640-650.
4. Kechichian J. Amaigrissement quel bilan ? Rev Prat Méd Gén, 2011, 866 : 583-585.
5. Malaty J, Malaty IAC. Smell and taste disorders in primary care. Am Fam Physician ; 2013, 88 : 852-859.
6. Marton KI, Sox HC Jr, Krupp JR. Involuntary weight loss : diagnostic and prognostic significance. Ann Intern Med, 1981, 95 : 568-574.
7. Metalidis C, Knockaert DC, Bobbaers H, Vanderschueren S. Involuntary weight loss. Does a negative baseline evaluation provide adequate reassurance ? Eur J Intern Med, 2008, 19 : 345-349.
8. Pavic M, Rousset H. Amaigrissement. Rev Prat, 2005, 55 : 893-898.
9. Rabinovitz M, Pitlik SD, Leifer M et al. Unintentional weight loss. A retrospective analysis of 154 cases. Arch Intern Med, 1986, 146 : 186-187.
10. Reife CM. Involuntary weight loss. Med Clin North Am, 1995, 79 : 299-313.

Toute référence à cet article doit porter la mention : Cabane J. Amaigrissement. *In* : L Guillevin, L Mouthon, H Lévesque. Traité de médecine, 5ᵉ éd. Paris, TdM Éditions, 2018-S01-P01-C02 : 1-3.

Grands syndromes

Chapitre S01-P01-C03

Fièvres persistantes de l'adulte

Anne Bourgarit

Définitions

La *fièvre* est définie par une température corporelle (mesurée par voie rectale ou buccale) supérieure à 38,3 °C.

La *fièvre prolongée* ou *persistante* est une fièvre supérieure à 38,3 °C de durée supérieure à 21 jours.

La *fièvre prolongée d'origine indéterminée* est une fièvre prolongée sans diagnostic étiologique après trois jours d'hospitalisation ou trois consultations [4] et la réalisation d'un bilan diagnostique standardisé comportant un interrogatoire détaillé, un examen clinique complet, hémogramme, frottis sanguin, vitesse de sédimentation (VS), protéine C réactive (CRP), créatinine, ionogramme sanguin, protides, électrophorèse des protéines, bilan hépatique, lacticodéshydrogénase (LDH), créatine phosphokinase (CPK), anticorps antinucléaires, facteur rhumatoïde, examen cytobactériologique des urines, trois hémocultures, radiographie de thorax, échographie abdominale ou tomodensitométrie, intradermoréaction (IDR) à la tuberculine et l'arrêt des médicaments pouvant induire une fièvre [3] (Tableau S01-P01-C03-I). Sont exclues les fièvres survenant chez le patient neutropénique et chez le patient infecté par le VIH et les infections nosocomiales.

Les *fièvres périodiques* sont définies par au moins deux épisodes fébriles avec un intervalle libre d'au moins deux semaines et une apparente rémission dans ces intervalles.

Épidémiologie

Les quatre grandes causes des fièvres persistantes sont les infections, les pathologies néoplasiques, les pathologies inflammatoires et les causes inconnues. Les proportions relatives de ces causes, selon les études, sont très dépendantes de facteurs géographiques locaux et de l'évolution des moyens diagnostiques. Par exemple, du fait du développement et de l'augmentation de l'accessibilité de l'imagerie au cours des cinquante dernières années, la proportion des fièvres d'origine néoplasique a beaucoup diminué aux dépens des causes inflammatoires et des causes inconnues. Ces dernières représentent 23 % (7-51 %) des fièvres d'origine inconnue (*fever of unknown origine* ou FUO) dans les études les plus récentes [3, 5, 10]. Dans les pays à ressources limitées, les causes infectieuses restent majoritaires [11].

La mortalité liée aux fièvres prolongées est dépendante de l'étiologie : 50 à 100 % dans les causes néoplasiques, 15 % pour les causes infectieuses, la mortalité est en revanche très faible dans les fièvres d'origine inconnue restant sans cause (3,2 % à 5 ans), ce d'autant que beaucoup voient une résolution spontanée de la fièvre [5, 10].

Physiopathologie de la fièvre [7]

(Figure S01-P01-C03-1)

Thermorégulation et physiopathologie de la fièvre

La température corporelle humaine est maintenue constante (homéothermie) par le centre thermorégulateur situé dans l'hypothalamus (noyau pré-optique antérieur). Celui-ci gère l'équilibre entre production de chaleur (catabolisme du foie, cerveau, activité musculaire…) et élimination par radiation, convection et surtout évaporation.

La fièvre correspond donc à l'augmentation du thermostat central autorisant l'augmentation de la température corporelle. C'est une réponse adaptative à l'inflammation systémique quasiment universelle chez les vertébrés, et sa conservation dans l'évolution de l'espèce rend très vraisemblable son rôle protecteur dans la défense de l'hôte contre les agents pathogènes : diminution de la réplication virale, augmentation de la prolifération lymphocytaire… Elle est surtout l'un des « marqueurs » de la réponse inflammatoire qui constitue la phase aiguë de la réponse immune anti-agression.

Mécanismes de la fièvre

L'augmentation de la température est permise par le décalage du thermostat central et l'accumulation de chaleur. Les deux méca-

Tableau S01-P01-C03-I Bilan diagnostique d'une fièvre prolongée.

Bilan initial standardisé (3 jours d'hospitalisation ou 3 consultations)
Authentification de la fièvre
Interrogatoire détaillée, examen clinique complet
NFS, frottis sanguin, protéines, électrophorèse des protéines, bilan hépatique, LDH, CPK, ferritine
Anticorps antinucléaires, facteur rhumatoïde, ECBU, 3 hémocultures
Radiographie de thorax
Échographie ou tomodensitométrie abdominale
Arrêt des médicaments pouvant induire une fièvre
Bilan de deuxième intention
Définition de cibles cliniques par :
– interrogatoire détaillé, histoire de la fièvre, antécédents familiaux, examen clinique complet
– sérologies virales : VIH, cytomégalovirus, virus d'Epstein-Barr, hépatites virales A, B, C, E, parvovirus B19, chikungunya
– intradermoréaction et/ou IGAR, BK crachats
– hémocultures fongiques, mycobactéries, germes à croissance lente
– sérologies : brucellose, salmonellose, borrélioses, bartonelloses, rickettsioses, tréponème, *Coxiella*, mycoplasme, *Yersinia*, *Candida*, aspergillose
– bilan immunologique de seconde ligne : ANCA, cryoglobuline, complément sérique, IgD en cas de suspicion de syndrome auto-inflammatoire, enzyme de conversion de l'angiotensine, TSH
– complément morphologique : tomodensitométrie thoraco-abdomino-pelvienne, échographie cardiaque, tomodensitométrie des sinus, panoramique dentaire
– TEP-TDM marquée au ^{18}F-FDG
– fond d'œil
– biopsie de l'artère temporale si âge > 65 ans (voire 55 ans)
– biopsie ganglionnaire (plus d'une cytologie par aspiration)
– endoscopies, échographie-Doppler veineuse, biopsies hépatiques et médullaire selon les éléments d'orientation
Bilan troisième édition
Reprendre l'interrogatoire et l'examen clinique
Attendre

nismes sont liés et dus à des substances dites pyrogènes. À point de départ exogène dans la réponse anti-infectieuse (lipopolysaccharide [LPS], toxines bactériennes, peptidoglycane...), elles font intervenir des pyrogènes endogènes composés essentiellement des cytokines pro-inflammatoire de la phase précoce : interleukines 1, 6 et TNF-α (*tumor necrosis factor* α), puis la production de prostaglandines PGE_2 par l'endothélium périphérique et hypothalamique.

Antipyrétiques

Les principaux antipyrétiques sont les inhibiteurs de la cyclo-oxygénase 2 (anti-inflammatoires non stéroïdiens [AINS]), le paracétamol, les corticoïdes et l'aspirine. Ils sont tous inhibiteurs de la production de PGE_2, uniquement au niveau central pour le paracétamol, central et périphérique pour les autres, ce qui explique leur action anti-inflammatoire associée.

Les fièvres infectieuses font intervenir l'ensemble des mécanismes pyrogènes, alors que les fièvres inflammatoires sont dépendantes des cytokines pro-inflammatoires. Cela explique la différence de réponse aux inhibiteurs spécifiques (anti-IL-1, anti-IL-6...).

Prise en charge d'une fièvre persistante inexpliquée

La stratégie diagnostique d'une fièvre persistante est fondée sur la prévalence locale des étiologies, les performances diagnostiques des tests, le rapport coût/risque et surtout sur l'existence de pistes (*clinical clues*) à l'issue d'un interrogatoire poussé, d'un examen clinique complet et de premières analyses biologiques et morphologiques de « débrouillage » (Tableau S01-P01-C03-I).

Bilan diagnostique

Le bilan diagnostique, quoique non standardisé, comporte classiquement plusieurs phases : débrouillage et premier bilan systématique, bilan orienté sur les pistes clinico-biologiques ou bilan plus large.

Premier bilan

Le premier bilan de « débrouillage » débute par :
• l'authentification de la fièvre par une mesure pluriquotidienne, dont le matin au réveil de la température centrale, par le personnel paramédical en cas de doute sur sa réalité ;
• un interrogatoire qui :
– caractérise la fièvre : date des premiers symptômes, mode d'apparition, courbe de température, signes associés tels que frissons, sueurs, signes fonctionnels d'orientation (urinaire, pulmonaire, digestif, ORL, cutané, neurologique, articulaire), autres signes généraux ; âge de début des symptômes pour une fièvre récurrente, durée des épisodes, symptômes associés (éruption cutanée, œdèmes, douleurs abdominales, arthralgies, sérites, adénopathies, troubles neurologiques, conjonctivite), durée de l'intervalle libre, facteurs déclenchants ou calmants, évolution des symptômes au cours du temps, réponse aux traitements, antécédents/histoire familiale de fièvre ;
– reprendra les éléments d'habitus : pays de naissance, profession, loisirs, voyages, animaux de compagnie, comportements à risques (sexuels, toxicomanie...), alimentation (lait cru et brucellose, intoxication alimentaire), contage, vaccin, transfusion, chirurgie et matériel étranger, immunodépression, néoplasies traitées ;
• une analyse détaillée de l'ordonnance du patient à la recherche de fièvre induite par les médicaments, sans oublier les traitements de médecine alternative comme les infusions..., l'anamnèse précisera la prise d'antibiotiques ;
• les antécédents familiaux qui peuvent orienter vers une pathologie congénitale ou un contage familial.

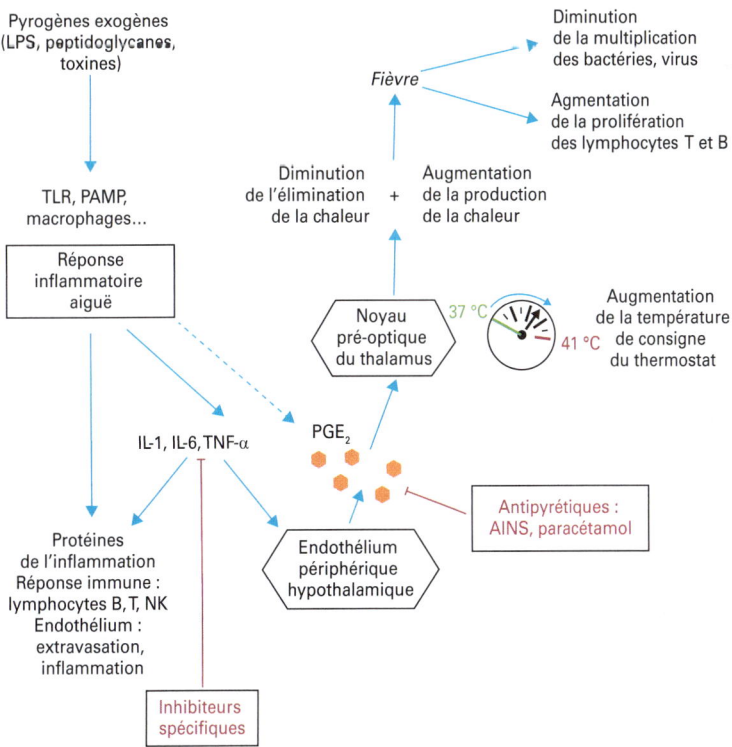

Figure S01-P01-C03-1 Physiopathologie de la fièvre. AINS : anti-inflammatoires non stéroïdiens ; IL : interleukine ; LPS : lipopolysaccharide ; NK : *natural killer* ; PAMP : *pathogen-associated molecular patterns* ; PGE_2 : prostaglandine E_2 ; TNF : *tumor necrosis factor*.

L'examen clinique complet recherchera des adénopathies, une organomégalie, un souffle cardiaque, une éruption cutanée, une piqûre d'insecte, des arthralgies. Seront réalisés systématiquement un examen de la gorge, de la thyroïde, la palpation des pouls temporaux, un examen ophtalmologique, cutané complet et l'examen des organes génitaux externes à la recherche d'une maladie sexuellement transmissible. Cet examen clinique complet sera répété pour noter l'apparition de signes initialement absents ou fugaces.

Cela permettra d'exclure une fièvre factice ou une fièvre liée aux médicaments.

Le bilan biologique et morphologique de base (voir Tableau S01-P01-C03-I) corrélé à l'examen clinique permettra d'authentifier l'existence d'un syndrome inflammatoire associé et le plus souvent de définir des pistes qui orienteront la suite des investigations : en particulier les prélèvements histologiques.

Bilan systématique

En cas d'absence de piste, le bilan systématique comporte :
– des sérologies virales : VIH, cytomégalovirus, virus d'Epstein-Barr, hépatites virales A, B, C et E ;
– une intradermoréaction et/ou un IGRA (interferon gamma releasing assay) (voir plus loin) ;
– des hémocultures à la recherche d'une infection fongique, par mycobactéries, par germes à croissance lente ; des sérologies de brucellose, salmonelloses, borrélioses, bartonelloses, rickettsioses, tréponématose, légionellose, leptospirose, mycoplasme, Chlamydiæ, candidoses, aspergillose, toxoplasmose, histoplasmose ;
– le bilan immunologique se situe deuxième ligne : recherche d'anticorps antinucléaires, d'ANCA (anticorps anticytoplasme des polynucléaires neutrophiles), de cryoglobuline, dosage du complément, dosage des immunoglobulines D (IgD) en cas de suspicion de syndrome auto-inflammatoire ;
– un complément morphologique : tomodensitométrie thoraco-abdomino-pelvienne ;
– la place de la TEP-TDM marquée au ^{18}F-FDG dans l'exploration systématique d'une fièvre persistante est encore en évaluation : en première ligne pour orienter la suite des explorations et réduire ainsi coût et morbidité de cette prise en charge [1] ou en seconde ligne après une première série d'examens morphologiques. La sensibilité de la TEP-TDM dans l'aide au diagnostic varie de 67 à 100 % selon le recrutement des patients, elle est de l'ordre de 100 % dans la détection de néoplasie et de 90 % pour le diagnostic d'infection de prothèse vasculaire [6], sa négativité orientant donc plus vers les pathologies inflammatoires systémiques [5, 8] ;
– une biopsie de l'artère temporale systématique si le patient est âgé de plus de 65 ans (voire 55 ans) ;
– une biopsie ganglionnaire (plus qu'une cytologie par aspiration) pour rechercher un granulome, une hémopathie lymphoïde, une maladie de Kikuchi-Fujimoto… ;
– la place des endoscopies, de l'échographie-Doppler veineuse, des biopsies hépatiques et médullaires systématiques est discutée. Il ne semble pas y avoir de corrélation entre la positivité de la biopsie hépatique et les perturbations du bilan hépatique biologique ou l'existence d'une hépatomégalie. La biopsie médullaire est rentable en présence d'une cytopénie ou chez le patient infecté par le VIH s'il y a une mise en culture [9].

En l'absence de diagnostic et en troisième ligne

Il est recommandé de reprendre interrogatoire et examen clinique à la recherche d'un point d'appel et d'attendre car 50 à 100 % des fièvres sans cause retrouvée disparaîtront spontanément.

Traitement

Les traitements dits « d'épreuve » sont à éviter autant que possible et ne sont justifiés que devant une évolution rapide et/ou un retentissement majeur sur l'état général du patient. Selon les caractéristiques et les hypothèses les plus probables, on pourra débuter :
– une quadrithérapie antituberculeuse dont l'efficacité spectaculaire en quelques jours sur la fièvre peut être diagnostique ;
– des anti-inflammatoires non stéroïdiens (indométacine, naproxène) en cas de suspicion de fièvre néoplasique ;
– une corticothérapie systémique en cas de suspicion de maladie de Horton ou autre vascularite, mais l'importance de l'obtention d'une preuve diagnostique histologique doit faire réserver cette attitude uniquement aux situations où le pronostic vital ou fonctionnel (vision) est en immédiatement en jeu, ceci doit être exceptionnel ;
– des antibiotiques à efficacité intracellulaire (tétracyclines).

Principales causes

Les principales causes sont reprises dans le tableau S01-P01-C03-II.

Causes infectieuses

Les causes infectieuses représentent entre 15 et 60 % des étiologies selon la localisation géographique de vie ou d'origine du patient. Elles restent une urgence diagnostique car le plus souvent curables et avec une mortalité de 8 à 22 %.

Infections bactériennes

On différencie les infections localisées (abcès profonds, infection de matériel étranger ou de prothèse, spondylodiscite, ostéomyélite) et les infections générales ou « systémiques » à germes atypiques.

Tableau S01-P01-C03-II Principales causes des fièvres persistantes.

Causes infectieuses (32 %)
Bactériennes : – infections localisées : abcès profonds (os, canaux ORL, stomatologie), infections de prothèses, matériel étranger – infections « systémiques » : endocardite, tuberculose, bartonelloses, borrélioses, brucellose, Yersinia, maladie de Whipple, salmonellose, syphilis, légionellose, leptospirose, mycoplasme, Chamydiæ, Coxiella Virales : primo-infections à cytomégalovirus, virus d'Epstein-Barr, VIH, infections à parvovirus B19, chikungunya Parasitaires et mycosiques : paludisme, amibiases, toxoplasmose, candidose systémique, aspergillome, histoplasmose
Causes néoplasiques (13 %)
Tumeurs solides : rein, ovaire, estomac, côlon, pancréas, myxome de l'oreillette Hémopathies : maladie de Hodgkin, lymphome non hodgkinien, maladie de Castleman, histiocytoses, myélodysplasies
Causes inflammatoires (24 %)
Maladies systémiques : – vascularites : maladie de Horton, périartérite noueuse, vascularites à ANCA, maladie de Behçet – maladies auto-immunes : lupus érythémateux systémique, myosites, dermatomyosites – rhumatismes inflammatoires – granulomatoses : sarcoïdose, maladie de Crohn – fibroses : syndrome d'hyper-IgG$_4$, fibrose rétropéritonéale, maladie d'Erdheim-Chester, goutte Fièvres périodiques : fièvre méditerranéenne familiale, syndrome d'hyper-IgD
Autres causes (6 %)
Thromboses, hématomes, dissections aortiques Fièvres médicamenteuses Fièvres endocriniennes : thyroïdite de De Quervain, insuffisance surrénalienne, phéochromocytome Fièvres centrales : hyperthermie, coup de chaleur, syndrome malin des neuroleptiques Fièvres factices
Inconnues (> 25 %)

La tuberculose reste une cause majeure de fièvre prolongée, en particulier dans les pays à ressources limitées ou chez les patients qui en sont originaires. Les prélèvements pulmonaires et ou localisés à visée bactériologique restent le *gold standard*. La place des tests indirects comme les tests immunologiques IGRA qui ne détectent que la trace d'une infection à *Mycobacterium tuberculosis* et dont la sensibilité reste très imparfaite, n'est pas clairement établie. Indispensables avant de débuter un traitement immunodépresseur (corticoïdes, anti-TNF), pour le diagnostic de tuberculose maladie ils ne doivent rester qu'un élément du diagnostic.

Les infections bactériennes profondes : endocardites, abcès profonds, ostéomyélites et surtout infections de matériel étranger seront à rechercher par des prélèvements systématiques, la recherche de liquide péri-articulaire. L'intérêt de la TEP-TDM marquée au ^{18}F-FDG pour la mise en évidence de ces causes est clairement prouvé [2]. Les critères de Duke, avec une spécificité de 99 % (IC 95 % : 97-100) et une sensibilité proche de 82 %, permettent d'évoquer une endocardite infectieuse, éventuellement dite « à hémocultures négatives » et ainsi sensibiliser le laboratoire de bactériologie pour des mises en culture prolongées sur milieux spécialisés.

D'autres infections bactériennes systémiques sont à rechercher tant à l'interrogatoire que par des sérologies : brucellose, rickettsioses, fièvre typhoïde, borréliose, syphilis, fièvre Q (*voir* Tableau S01-P01-C03-I).

Infections virales

Les infections virales chroniques par le VIH, le cytomégalovirus et le virus d'Epstein-Barr sont à rechercher systématiquement sous la forme de primo-infections. Les réactivations surviennent le plus souvent dans un contexte d'immunodépression qui sort de ce chapitre. Les hépatites virales B, C et E sont à rechercher en cas d'anomalies du bilan hépatique ; le parvovirus B19 et le chikungunya en cas de manifestations rhumatologiques.

Infections parasitaires et fongiques

Les toxocaroses, toxoplasmoses, histoplasmoses et anaplasmoses, et infection à leishmanies seront évoquées en fonction du contexte épidémiologique. Le paludisme aura été éliminé par un frottis goutte épaisse au premier bilan.

Les candidoses systémiques et profondes sur matériel ou chez le patient immunodéprimé seront recherchées dans ce contexte par hémocultures spécifiques et sérologies.

Causes néoplasiques

Les causes néoplasiques représentent 10 à 20 % [5] des fièvres prolongées, leur fréquence ayant beaucoup diminué ces dernières années avec le développement et l'accessibilité des techniques d'imageries. La TDM-TEP marquée au ^{18}F-FDG permet une orientation rapide de la région ou lésion à explorer pour obtenir le prélèvement histologique indispensable au diagnostic. La réalisation systématique de marqueurs tumoraux de dépistage n'a d'intérêt que pour les marqueurs extrêmement spécifiques et ne remplacera pas la preuve histologique.

Les tumeurs solides avec syndrome paranéoplasique fébrile sont le plus souvent des tumeurs profondes (rein, pancréas, estomac) ou des tumeurs bénignes (myxome de l'oreillette) dont le diagnostic se fera sur l'échographie cardiaque systématique.

Les hémopathies (myéloïdes ou lymphoïdes, myélodysplasie, proliférations) sont à rechercher sur une biopsie ganglionnaire et médullaire, dont la positivité est corrélée à l'existence d'une cytopénie.

Causes inflammatoires non infectieuses

Toutes les pathologies inflammatoires systémiques peuvent se révéler par une fièvre, toutefois le plus souvent, les éléments de l'examen clinique et des premiers bilans biologiques conduiront au diagnostic (par exemple, sensibilité > 80 % des anticorps antinucléaires). Une cause inflammatoire systémique sera évoquée devant une fièvre prolongée quand la TDM-TEP marquée au ^{18}F-FDG est négative.

Le problème le plus fréquent est celui de la maladie de Horton, parfois peu symptomatique en dehors d'un syndrome inflammatoire et d'une altération de l'état général, sa fréquence justifie la réalisation très facile d'une biopsie de l'artère temporale systématique chez le patient de plus de 65, voire 55 ans. Par ailleurs, dans ces vascularites de gros vaisseaux, la TEP-TDM peut s'avérer d'une grande aide diagnostique pour une artérite et/ou pour une pseudo-polyarthrite rhizomélique.

Fièvres récurrentes

Il n'existe pas de définition validée de fièvre récurrente, toutefois celle de Knockaert est admise par tous : deux épisodes séparés par au moins deux semaines d'intervalle libre. Outre les infections insuffisamment traitées et les fièvres paranéoplasiques, les fièvres récurrentes doivent faire évoquer les maladies auto-inflammatoires monogéniques comme la fièvre méditerranéenne familiale ou la maladie périodique.

Ces pathologies sont caractérisées par une réaction inflammatoire récurrente, médiée par les cytokines, sans facteur déclenchant. L'interrogatoire recherchera des antécédents familiaux, l'âge et le mode de début, l'existence de signes d'accompagnement (urticaire au froid, exanthème, douleurs abdominales, arthralgies, adénopathies… ainsi que l'âge de début et la durée des crises. L'ensemble de ces éléments permettra d'orienter entre la fièvre méditerranéenne familiale, le TRAPS (*tumor necrosis factor receptor-associated periodic syndrome*), le syndrome d'hyper-IgD, les CAPS (*cryopyrin associated periodic syndrome*) (syndrome CINCA ou chronique, infantile, neurologique, cutané, articulaire, syndrome de Muckle-Wells…) et ainsi orienter la recherche des anomalies génétiques.

Outre ces maladies monogéniques, on y rapproche la maladie de Still de l'adulte, le syndrome de Schnitzler (avec une gammapathie monoclonale IgM), la goutte…

Causes diverses

Hyperthermies non inflammatoires

Les hyperthermies centrales sont causées par un déficit du contrôle du thermostat : accident vasculaire cérébral, hypertension intracrânienne, traumatismes cérébraux.

Les hyperthermies périphériques sont causées par une thermogenèse excédant les capacités de thermolyse : hyperthyroïdie, coup de chaleur, hyperthermie aux anesthésiques, syndrome malin des neuroleptiques.

Causes médicamenteuses

Les fièvres associées aux médicaments sont le plus souvent des fièvres bien tolérées, en plateau. Elles peuvent être associées à d'autres signes d'hypersensibilité (rash, prurit, hyperéosinophilie…), mais sont « nues » dans 50 % des cas. Elles disparaissent après l'arrêt du médicament. Les médicaments les plus fréquemment associés à une fièvre médicamenteuse sont les β-lactamines, les dérivés des quinines, les chimiothérapies, les anti-épileptiques et l'allopurinol.

Thromboses et hématomes profonds, dissection aortique

Les pathologies « vasculaires » thrombotiques, hématomes ou dissection artérielle peuvent être responsables d'une fièvre ou d'un syndrome inflammatoire persistants. Elles seront le plus souvent mises en évidence par l'examen clinique, l'imagerie systématique et éventuellement une échographie-Doppler orientée.

Fièvres endocriniennes

L'hyperthyroïdie et plus particulièrement la thyroïdite subaiguë de De Quervain peuvent se révéler par une fièvre isolée. L'association à des cervicalgies et un goitre douloureux orientera le diagnostic. L'insuffisance surrénalienne peut aussi se manifester par une fièvre isolée sans syndrome inflammatoire, mais les anomalies du bilan hydrosodé et l'asthénie seront évocateurs. Les flushs de catécholamines au cours d'un phéochromocytome devront faire rechercher les autres éléments de cette sécrétion inappropriée : tachycardie, sueurs, rougeur.

Fièvres factices

Les fièvres factices ou simulées auront été le plus souvent éliminées lors de la phase initiale par une authentification de la courbe de température par prises de température objectives (personnel médical ou paramédical). Elles se rapportent le plus souvent au syndrome de Münchhausen pouvant aller jusqu'à l'auto-injection de produits pyrogènes : matériel septique... L'appartenance au milieu médical ou approchant est de ce fait nécessaire, les multiples hospitalisations et nomadisme médical contrastant avec un état général conservé et un examen clinique très pauvre sont évocateurs et nécessitent une prise en charge spécialisée.

Fièvre prolongée idiopathique

Les facteurs significativement associés à la découverte d'une étiologie à la fièvre étaient le caractère continu de la fièvre, une durée inférieure à 180 jours, une CRP ou une vitesse de sédimentation anormale, et une anomalie à la todomodensitométrie thoracique ou à la TDM-TEP marquée au ^{18}F-FDG [3]. En cas de négativité de l'ensemble de cette procédure, il s'agit d'une « fièvre prolongée inexpliquée » dont la proportion au sein des fièvres prolongées augmente paradoxalement au fur et à mesure de l'amélioration des techniques diagnostiques. Toutefois, ces diagnostics sont de bon pronostic car une grande majorité d'entre elles auront disparu spontanément à 6 mois avec une mortalité extrêmement faible (3,3 % à 5 ans).

De ce fait, en cas de bilans de première et deuxième lignes négatifs, il est recommandé d'attendre l'évolution spontanée. En cas de persistance de la fièvre après plusieurs mois, il faut reprendre la procédure diagnostique à zéro (interrogatoire et examen clinique compris), les « traitements d'épreuve » étant à réserver aux formes d'emblée sévères et/ou avec un retentissement majeur sur l'état général du patient.

Conclusion

Après une approche clinique et paraclinique standardisée et rigoureuse, la fièvre prolongée n'est le plus souvent plus inexpliquée et les grandes causes menaçant le pronostic vital ont été diagnostiquées. Dans le cas contraire, il s'agit le plus souvent de causes bénignes ou spontanément résolutives et ne nécessitent en tout cas pas d'explorations plus invasives et coûteuses.

Bibliographie

1. Balink H, Verberne HJ, Bennink RJ, van Eck-Smit BL. A Rationale for the use of F18-FDG PET/CT in fever and inflammation of unknown origin. Int J Mol Imaging, 2012, *2012* : 165080.
2. Bleeker-Rovers CP, Vos FJ, Corstens FH, Oyen WJ. Imaging of infectious diseases using [^{18}F] fluorodeoxyglucose PET. Q J Nucl Med Mol Imaging, 2008, *52* : 17-29.
3. Bleeker-Rovers CP, Vos FJ, de Kleijn EM et al. A prospective multicenter study on fever of unknown origin : the yield of a structured diagnostic protocol. Medicine (Baltimore), 2007, *86* : 26-38.
4. Durack DT, Street AC. Fever of unknown origin : reexamined and redefined. Curr Clin Top Infect Dis, 1991, *11* : 35-51.
5. Hayakawa K, Ramasamy B, Chandrasekar PH. Fever of unknown origin : an evidence-based review. Am J Med Sci, 2012, *344* : 307-316.
6. Keidar Z, Engel A, Hoffman A et al. Prosthetic vascular graft infection : the role of ^{18}F-FDG PET/CT. J Nucl Med, 2007, *48* : 1230-1236.
7. Kluger MJ, Kozak W, Conn CA et al. Role of fever in disease. Ann NY Acad Sci, 1998, *856* : 224-233.
8. Kouijzer IJ, Bleeker-Rovers CP, Oyen WJ. FDG-PET in fever of unknown origin. Semin Nucl Med, 2013, *43* : 333-339.
9. Labrador J, Perez-Lopez E, Martin A et al. Diagnostic utility of bone marrow examination for the assessment of patients with fever of unknown origin : a 10-year single-centre experience. Intern Med J, 2014, *44* : 610-612.
10. Mourad O, Palda V, Detsky AS. A comprehensive evidence-based approach to fever of unknown origin. Arch Intern Med, 2003, *163* : 545-551.
11. Sharma BK, Kumari S, Varma SC et al. Prolonged undiagnosed fever in northern India. Trop Geogr Med, 1992, *44* : 32-36.

Toute référence à cet article doit porter la mention : Bourgarit A. Fièvres persistantes au long cours. *In* : L Guillevin, L Mouthon, H Lévesque. Traité de médecine, 5e éd. Paris, TdM Éditions, 2018-S01-P01-C03 : 1-5.

Éthique médicale | ALAIN CORDIER

S02

Chapitre S02-P01-C01

L'in-quiétude éthique est fondatrice de la médecine

Alain Cordier, Jean-Claude Ameisen et Didier Sicard

La médecine est indissociablement liée à la connaissance, à la science et à la recherche. Chaque acte médical, chaque décision chirurgicale et chaque geste de soin reposent sur un vaste ensemble évolutif de recherches fondamentales et cliniques et sur un acquis de connaissances, de compétences et d'expériences pratiques.

Et il y a peu d'approche aussi humaniste que la médecine, dont la vocation est d'accompagner les blessés de la vie, de soulager leur souffrance, de préserver la vie, la santé et le bien-être. Ce dont témoigne l'engagement quotidien des médecins et soignants, auprès de toutes et tous, et plus particulièrement encore auprès des plus pauvres, des plus démunis, en France et hors de France.

Pourtant, comme toute entreprise humaine au service des autres, la médecine nécessite en permanence, pour répondre à sa vocation même, d'être soumise à un questionnement constant.

Ce n'est pas d'une attention bienveillante, venant comme un bonus à l'exercice de la recherche ou de la clinique, dont il s'agit, c'est d'un questionnement éthique permanent. Faute de celui-ci, la culture médicale ne peut en effet que devenir une culture d'activisme, encouragée par la prime à la seule évaluation quantitative et technique, où par exemple maintenir à tout prix l'espoir sur une énième ligne de chimiothérapie apparaît préférable au respect d'une qualité de vie pour le temps qui reste, respectueuse des souhaits du malade.

Nous voici en réalité au cœur de la clinique lorsque se confrontent l'exigence d'une médecine qui veut sauver et l'exigence d'une médecine qui doit, avec discernement, savoir écouter, dialoguer et « lâcher prise ». Nous voici au cœur de la médecine lorsque l'ultime de la réflexion est de comprendre que l'acte médical est fondé avant tout sur un mouvement vers l'autre, une reconnaissance de l'autre, une mise au service de l'autre.

La médecine ne peut pas, à elle seule, déterminer ses finalités. Elle doit le faire en prenant en compte le point de vue de la personne malade, de la personne en situation de handicap, des associations de patients et de personnes handicapées, et de la société dans son ensemble. La démarche éthique ne prend son sens que si elle s'inscrit dans une délibération ouverte, qui inclut tous.

La médecine n'est pas d'abord dans son pouvoir mais dans sa responsabilité. Parler de responsabilité, c'est laisser venir au jour le retournement des certitudes confortables et du pouvoir sécurisant que provoque le visage de celui qui souffre. Le sens de la médecine se révèle en cherchant du côté d'une « in-quiétude éthique », d'une impossible quiétude du savoir, du vouloir, du pouvoir.

L'éthique n'est ni un ornement ni une contrainte. L'éthique n'est ni le retour aux formules incantatoires des médecins des pièces de Molière, ni l'expression d'un ordre moral. L'éthique est le cœur de tout acte de prévention, de soin et de traitement médical ou chirurgical. Elle n'est pas complémentaire de celui-ci mais son essence. Car toute démarche médicale est toujours plus complexe qu'il n'y paraît et ne peut jamais se réduire à un échange scientifique que la compassion viendrait seulement encadrer. D'autant plus que les questions de santé dépassent largement la médecine.

La réflexion éthique donne sens à la science, à la technique, aux algorithmes. Mais plus encore, c'est par elle que vient au jour la qualité ultime de la clinique, de la recherche diagnostic et de la décision thérapeutique. C'est dans ce sens que l'on peut dire que l'in-quiétude éthique est fondatrice de la médecine.

Mieux soigner grâce à l'inscription des compétences dans une relation d'humanité

Soigner autrui, c'est bien sûr lui faire bénéficier du corpus de connaissances et de compétences que permet la médecine. Mais cet apport sera insuffisant sans une grande capacité d'empathie et de sympathie, d'écoute et de discernement.

Soigner autrui, c'est se mettre au service de la personne, lui donner toute sa place, l'informer le plus clairement et le plus honnêtement possible, respecter à la fois son droit de savoir et son droit de ne pas savoir, et lui donner, à chaque fois qu'elle le souhaite, la possibilité de choisir, et respecter ses choix. Mais même cela ne suffit pas. Il faut de l'humilité sans démission, de l'intérêt pour l'autre sans fusion, une ouverture au dialogue, un sens de la responsabilité.

Depuis Hippocrate, la médecine répond du devoir de soins, c'est-à-dire d'une obligation de moyens. Mais un principe de précaution mal compris et une forme d'exigence « consumériste » réunis affectent cette idée même de responsabilité.

Une stratégie fondée sur la seule précaution, multipliant les examens inutiles, sans examen clinique approfondi, sans dialogue et sans proposer la voie diagnostique ou thérapeutique la mieux adaptée, dans la seule crainte d'une plainte en justice, constitue une dérive grave pour la médecine.

C'est d'autant plus regrettable que la prévention – forme première de la précaution – est le parent pauvre de notre système de santé, dont le budget public, l'un des plus élevés au monde, consacre plus de 97 % de ses dépenses aux traitements et aux soins et moins de 3 % à la prévention des maladies.

L'éthique est donc là, dans la façon de se poser la question du sens du métier de soignant. Elle est dans la conscience permanente que la souffrance du malade, si elle reste inaccessible, doit néanmoins toujours être prise en compte, et que plus la technique envahit la médecine, plus la vérité de la personne lui échappe, plus la personne disparaît derrière la maladie.

Deux principes majeurs apparaissent alors :
– le savoir absolu n'existe pas, l'incertitude disputera toujours la première place à la certitude, l'impuissance à la puissance ;
– le respect du malade conduit toujours à le considérer et à le traiter comme une personne.

Déontologie et éthique

La *déontologie* crée une obligation réglementaire d'application de règles auxquelles tout praticien doit se conformer.

Ainsi, le Code de déontologie médicale dit dans son article 2 que « le médecin, au service de l'individu et de la santé publique, exerce

Éthique médicale

sa mission dans le respect de la vie humaine, de la personne et de sa dignité », dans son article 37 qu'« en toute circonstance, le médecin doit s'efforcer de soulager les souffrances de son malade, l'assister moralement et éviter toute obstination thérapeutique dans les investigations et la thérapeutique », et dans son article 38 que « le médecin doit accompagner le mourant jusqu'à ses derniers moments, assurer par des soins et mesures appropriées la qualité d'une vie qui prend fin afin de sauvegarder la dignité du malade et réconforter son entourage ».

L'expertise médicale et en santé publique ainsi que la formation initiale et la formation continue doivent répondre aux principes d'impartialité, de transparence, de pluralité et du contradictoire. Les liens d'intérêts peuvent susciter des conflits d'intérêts. C'est pourquoi la loi a rendu obligatoire une déclaration publique d'intérêts de toute nature lorsque la mission demandée, notamment l'expertise sanitaire, l'exige, afin de permettre une appréciation collective et une vérification indépendante de l'existence ou de l'absence de conflit d'intérêts au regard de cette mission.

L'*éthique* de son côté pose la question des choix dans les situations qui ne sont jamais simples, où surgissent non seulement des conflits d'intérêts, mais aussi des conflits de valeur en termes différentiels d'exigence. L'éthique est avant tout destinée à ce que les problèmes ne soient pas esquivés au nom des règles et des contingences de tous ordres.

Autant il peut y avoir des règles déontologiques, autant il ne peut y avoir de règles éthiques. Car une fois les textes respectés, les questions commencent.

Par exemple, si le consentement libre et informé d'un malade – ou plutôt son choix libre et informé – est d'ordre déontologique, son sens et le processus qui y conduit sont d'ordre éthique car, justement, la réflexion éthique s'interroge sur la meilleure façon de rendre possible et d'accompagner un choix ou un consentement.

Mais s'il n'y a pas de règles éthiques, il y a des conditions nécessaires à l'exercice de la réflexion éthique : non seulement la déclaration des liens d'intérêts et une appréciation indépendante de l'absence de conflits d'intérêts, mais aussi l'inscription de la réflexion dans une démarche collective, ouverte sur la société au-delà du seul champ de la biologie et de la médecine, et impliquant les associations de patients et de personnes en situation de handicap et de perte d'autonomie.

Éthique médicale et bioéthique

L'*éthique médicale* est une exigence de réflexion et de comportement des médecins et soignants au service de la personne. Exigence indéfiniment renouvelée et questionnée, fondée sur la sollicitude et la responsabilité.

La *bioéthique* est une réflexion transdisciplinaire – impliquant non seulement des biologistes, des médecins et des soignants, mais aussi des philosophes, des juristes, des anthropologues, des sociologues, des économistes, des psychologues, des personnes choisies uniquement en raison de leur appartenance à la société, etc. –, fondée sur le questionnement qu'ouvrent les conflits de valeurs suscités par le développement des sciences et des techniques dans le domaine du vivant.

Mais les deux termes ont des champs d'application voisins, d'où des débats sémantiques plus vains qu'utiles et qui se résolvent parfois par le concept d'« éthique biomédicale », sachant qu'au total le point commun est :
– d'une part, le respect de la personne, en deux champs de réflexion différents, problématique générale d'un côté (bioéthique ou santé publique), relation directe à la personne malade de l'autre (éthique médicale) ;
– d'autre part, la nécessité toujours d'ouvrir la réflexion au-delà du seul champ de la biologie et de la médecine, et de se confronter au point de vue d'autrui.

Les grands principes

Leur définition

Depuis l'ouvrage fondateur *Principles of Biomedical Ethic* de T.L. Beauchamp et J.S. Childress de 1979, l'éthique biomédicale se fonde sur quatre grands principes :
– le respect de l'autonomie de la personne ;
– la non-malfaisance ;
– la bienfaisance ;
– la justice.

Le respect de l'*autonomie de la personne* signifie :
• l'informer clairement et loyalement pour :
– ou bien lui permettre de choisir, si elle le souhaite, une stratégie diagnostique ou thérapeutique ;
– ou bien accepter son refus ;
• ne pas asséner d'emblée toutes les informations, afin de tenir compte de la durée nécessaire à une claire réception d'un message, afin de veiller, aussi, dans le même temps, au respect, le cas échéant, de son droit de ne pas savoir.

La *non-malfaisance*, « d'abord ne pas nuire » (*primum non nocere*), signifie :
– ne pas infliger de souffrances inutiles physiques ou psychiques ;
– ne pas exercer d'obstination déraisonnable (ou d'acharnement thérapeutique), en particulier en fin de vie ;
– ne pas refuser d'accéder à une demande réfléchie de la personne malade, y compris lorsqu'il s'agit d'un changement de lieu de soin.

La *bienfaisance* signifie :
– d'abord soulager la douleur et la souffrance ;
– se préoccuper du bien-être de la personne sans paternalisme ;
– être attentif à une balance positive bénéfice/risque.

La *justice* signifie traiter de façon équitable les personnes, en veillant à conférer à chacune une égalité des chances.

Les failles d'une éthique uniquement principielle

Deux failles surgissent immédiatement à l'esprit :
– la contradiction éventuelle entre ces principes ;
– l'importance et la pertinence différentes accordées à chacun de ces principes selon le médecin ou selon le malade.

Chacun de ces principes peut en effet entrer en opposition avec l'autre, sans oublier que traiter chaque personne malade de façon identique conduit à méconnaître l'histoire singulière et l'importance des déterminants sociaux, économiques, environnementaux et culturels dans la survenue des maladies de chaque personne et pour les risques qu'elle encourt.

L'instrumentalisation de l'éthique

L'éthique affichée comme une certitude, ou sa confiscation par le médecin ou le soignant, peut devenir un bouclier protecteur paradoxal, décourageant toute question dérangeante. Or le questionnement est sans fin, il ne peut se réduire à des règles dont l'application, sans réflexion ni dialogue, tiendrait lieu de totems d'action. Une charte peut se revêtir de volonté d'éthique, mais elle ne peut se substituer au questionnement éthique. Ainsi un usage incantatoire de l'éthique peut-il entrer en contradiction avec son exigence pratique.

Prendre en premier compte le point de vue de la personne malade et des citoyens

Un soignant n'est jamais propriétaire de la réflexion éthique. C'est au malade seul de juger s'il a été respecté dans son autonomie, traité avec justice, bienveillance et non malveillance. D'où la nécessaire importance croissante de la place du jugement des malades en plus du jugement des médecins.

Ainsi, par exemple, si l'on se place du point de vue de la personne malade, des termes tels que démarche diagnostique ou traitements « inutiles et disproportionnés » peuvent prendre une tout autre signification que celle qu'ils ont pour le soignant, quand bien même il s'agit de traitements justifiés du point de vue des bonnes pratiques médicales.

Il n'est pas toujours, voire rarement, aisé de déterminer le caractère utile ou inutile, proportionné ou disproportionné d'un traitement, et encore moins le moment où un traitement initialement utile et efficace est devenu inutile. Ni la science ni la clinique ne sont certaines. La complexité et l'imprécision de la notion de traitements « inutiles et disproportionnés » rendent nécessaire de faire appel aux bonnes pratiques médicales et à une concertation approfondie au sein de l'équipe soignante, et avant tout à la prise en compte du choix et du point de vue de la personne malade.

En tout état de cause est raisonnable une approche médicale réfléchie, ouverte sur l'autre, prête à évoluer et prenant en compte à la fois les connaissances, l'incertitude, et la complexité. Par opposition, on pourra considérer comme déraisonnable une obstination excessive, rigide, fondée uniquement sur des certitudes ou des a priori idéologiques, fermée à toute remise en question.

La loi du 4 mars 2002 relative aux droits des malades et à la qualité du système de santé retient que « toute personne prend, avec le professionnel de santé et compte tenu des informations et des préconisations qu'il lui fournit, les décisions concernant sa santé », ajoutant que « le médecin doit respecter la volonté de la personne après l'avoir informée des conséquences de ses choix ».

L'on citera ici l'affirmation forte de la Commission de réflexion sur la fin de vie : « avant tout, l'impératif du respect de la parole du malade et de son autonomie ». On ne peut pas admettre qu'un tiers puisse savoir si la vie d'une personne doit ou non continuer à être vécue et puisse juger de la qualité de sa vie.

C'est dire la nécessité de partager l'information médicale pour envisager les différentes possibilités diagnostiques, thérapeutiques et d'accompagnement, et faire en sorte que la personne malade puisse exprimer ses préférences, y compris le choix de ne pas agir. Quel que soit le choix la personne, l'accompagnement est toujours indispensable.

De ce point de vue, le modèle dit de la *décision médicale partagée* mérite d'être souligné en ce qu'il décrit deux étapes clefs de la relation entre un professionnel de santé et un patient, que sont l'échange d'informations et la délibération en vue d'une prise de décision de la personne, acceptée d'un commun accord.

De son côté, le processus de *certification des établissements de santé*, via en particulier le « compte qualité » et le « patient traceur » est appelé à évaluer :
– la dimension éthique dans la prise en charge du patient ;
– la prévention de la maltraitance ;
– la promotion de la bientraitance ;
– le respect de la dignité et de l'intimité du patient ;
– le respect de la confidentialité des informations relatives au patient ;
– le respect des libertés individuelles ;
– le traitement de la douleur ;
– l'information du patient sur son état de santé et les soins proposés ;
– le respect des droits des patients en fin de vie ;
– le soin et l'accompagnement des personnes présentant une vulnérabilité et des risques particuliers : personnes âgées, enfants et adolescents, personnes atteintes d'un handicap, patients porteurs de maladies chroniques ;
– l'accueil et l'accompagnement de l'entourage ;
– l'implication des usagers, de leurs représentants et des associations.

La loi retient que « dans chaque établissement de santé, une commission des usagers a pour mission de veiller au respect des droits des usagers et de contribuer à l'amélioration de la qualité de l'accueil des personnes malades et de leurs proches et de la prise en charge ».

La loi entend également que soit pris en compte le point de vue des citoyens, en retenant que : « Tout projet de réforme sur les problèmes éthiques et les questions de société soulevés par les progrès de la connaissance dans les domaines de la biologie, de la médecine et de la santé doit être précédé d'un débat public sous forme d'états généraux. Ceux-ci sont organisés à l'initiative du Comité consultatif national d'éthique pour les sciences de la vie et de la santé, après consultation des commissions parlementaires permanentes compétentes et de l'Office parlementaire d'évaluation des choix scientifiques et technologiques. À la suite du débat public, le Comité établit un rapport qu'il présente devant l'Office parlementaire d'évaluation des choix scientifiques et technologiques, qui procède à son évaluation.

« Ces états généraux prennent la forme de conférences de citoyens, choisis de manière à représenter la société dans sa diversité. Après avoir reçu une formation préalable, ceux-ci débattent et rédigent un avis ainsi que des recommandations qui sont rendus publics. Les experts participant à la formation des citoyens et aux états généraux sont choisis en fonction de critères d'indépendance, de pluralisme, et de pluridisciplinarité. »

On retiendra également que les espaces régionaux de réflexion éthique ont également vocation à participer à l'organisation de débats publics afin de promouvoir l'information et la consultation des citoyens sur les questions de bioéthique. Ainsi :
• le vote de la loi de bioéthique de 2011 a été précédé d'états généraux en 2009, avec trois conférences de citoyens, chacune de ces conférences concernant des sujets distincts : cellules souches et recherche sur l'embryon, assistance médicale à la procréation, prélèvements et greffes d'organe, de tissus et de cellules ;
• la réflexion et le débat publics sur la fin de vie en 2012-2014, retracés dans le rapport du Comité consultatif national d'éthique sur le débat public sur la fin de vie (octobre 2014), ont bénéficié de plusieurs formes de contributions, différentes et complémentaires, sans oublier de nombreux livres, documentaires et films :
– des débats dans différentes régions impliquant des citoyens ou des professionnels de santé ;
– la synthèse, sous forme de verbatim, des débats tenus dans neuf villes par la Commission de réflexion sur la fin de vie en est une illustration ;
– une conférence de citoyens ;
– des avis ou rapports, incluant des recommandations, réalisés par différentes instances de réflexion, pour certaines après avoir procédé à des auditions ou réalisé des enquêtes ;
– des réunions publiques d'« experts », suivies de questions de la part de l'assistance ou de questionnaires lui permettant d'exprimer son avis ;
– des auditions de proches de personnes en fin de vie et des enquêtes sur la situation des personnes en fin de vie ;
– des jugements dans le cadre de contentieux concernant, d'une part, la notion d'obstination déraisonnable et de maintien artificiel de la vie lorsqu'une personne qui n'est pas en fin de vie est hors d'état d'exprimer sa volonté et, d'autre part, l'euthanasie.

La qualité des débats sur la fin de vie, qui se sont succédés dans la durée (plus de deux ans), favorisant l'écoute, le dialogue et une prise de conscience progressive de la singularité de chaque fin de vie, de la complexité et de la diversité des différentes problématiques concernant la fin de vie, a conduit à un approfondissement, voire à une reformulation de certains questionnements et, au total, à l'adoption à une très large majorité d'une loi. Cet exemple souligne l'enjeu déterminant de ce type de réflexion partagée.

L'in-quiétude éthique

Une approche préventive, un geste diagnostique, a fortiori thérapeutique, impliquent toujours des choix de valeurs où interviennent trois acteurs, parfois animés d'objectifs contradictoires, au sein même de leurs enjeux :
– la *personne malade*, qui demande la préservation de sa santé, la guérison ou au moins le soulagement, ce qui peut conduire simultanément

Éthique médicale

au recours à l'hyperspécialiste et au spécialiste de médecine générale pour maintenir l'unité de son corps. C'est au généraliste qu'il peut présenter des symptômes physiques pour lui demander en fait de donner un sens à sa vie. Il peut aussi s'agir de la personne de confiance, ou des proches, qui témoignent de la volonté qu'avait exprimée la personne qui est devenue incapable de s'exprimer, ou encore de la personne qui parle au nom de celle ou de celui qui ne peut pas encore exprimer sa volonté ;

– les *parents* de nouveau-nés ou de nourrissons ;

– le *médecin*, qui souhaite assumer toutes les responsabilités, mais qui récuse une responsabilité qui lui demande des comptes ;

– la *société* enfin, qui demande à la médecine de prévenir, de soigner, de sauver et d'accompagner pour accomplir ce que garantit à chacun le Préambule de notre Constitution – le droit à la protection de sa santé –, mais qui demande tout à la fois un développement de la médecine, de la santé publique et de la solidarité, une multiplication des actes techniques, une approche fondée sur l'écoute et le dialogue et une réduction des dépenses de santé.

En se confrontant à la loi commune, sans pour autant se dérober à leur responsabilité en propre, il est un devoir impérieux pour les médecins et soignants, celui de savoir prendre le temps de réfléchir, de faire un pas de côté, pour confronter l'épreuve de leur propre expérience à celle des autres, identifier leurs propres tensions psychiques, bénéficier de l'avis de référents.

Une tendance à la déshumanisation peut paradoxalement se produire à l'insu même du soignant qui se protège ainsi, par une indifférence protectrice, d'une possible souffrance née d'une activité trop intense ou d'un trop d'affects.

Enjeu majeur que le temps et la qualité du questionnement et du discernement. Le *discernement* ne se décrète pas « d'en haut » ou « d'ailleurs ». Aucune recommandation ne peut recouvrir tous les cas de figure, ni comprendre la singularité de chaque malade et de chaque situation.

In-quiétude éthique, impossible quiétude du savoir, du vouloir, du pouvoir : l'éthique c'est le questionnement et la discussion, quand la déontologie relève de l'application. Le *questionnement* éthique fait droit aux trois conflits que soulève tout discernement :

– le conflit de points de vue, au sens « le lieu d'où j'observe ». Le point de vue du médecin n'est pas celui de la personne malade, ni de l'infirmière, ni celui du statisticien, du biologiste, du juriste, de l'économiste, du sociologue, etc. S'impose par exemple la confrontation des observations, parfois contradictoires, du médecin et de l'infirmière, et même entre médecins, parfois dépositaires de savoirs différents, pour mieux comprendre, accompagner et respecter le choix d'un malade ;

– le conflit de valeurs et de normes. Au fondement de la démocratie, il y a l'intelligence du croisement des cultures et des sagesses. Plus nous avançons, plus nos sociétés sont riches de leur diversité et plus le « vivre ensemble » devient exigence ;

– le conflit entre la règle générale et la sollicitation pour autrui, entre l'autorité de la loi et la démarche compassionnelle.

C'est à chaque occasion d'accueil des blessés de la vie que l'éthique se trouve engagée. Le vécu des médecins et soignants les appellera toujours à une réflexion éthique, qu'elle soit a priori – pour mieux faire face à l'urgence le jour venu et mieux choisir la démarche diagnostique et le geste thérapeutique – ou a posteriori – pour mieux évaluer une pratique et tirer les leçons d'expérience et l'enseignement d'un éventuel échec –, sauf à fuir tout questionnement de peur d'être submergé.

Le point clef est de se méfier de l'acte routinier qui évite la liberté du questionnement et la remise en cause de ce qui paraissait acquis à jamais. Quelle vérité dans quelle qualité et quelle durée de dialogue avec le malade et ses proches ? La compétence de la personne malade est-elle reconnue comme première ? Quel secret dans quelles circonstances quand l'impératif de santé publique cogne à la porte du respect de l'intimité ? Quelle reconnaissance du handicap, quel prolongement thérapeutique, quel risque diagnostique ou thérapeutique, quelle probabilité d'effets secondaires ? En plus des progrès scientifiques et techniques, avons-nous franchi quelques pas supplémentaires pour une plus grande humanité dans l'accompagnement de la personne malade ou en situation de handicap ?

Il s'agit aussi de réfléchir au vocabulaire utilisé, et à ce qu'il peut avoir de froid, voire de déshumanisant, et ce qu'il peut exprimer en termes de mise à distance et d'indifférence. Ainsi :

– on parle de « placer » la personne, comme l'on place un objet à un endroit. Pourquoi ne pas parler d'accueil ?

– on parle de « prise en charge », comme s'il s'agissait d'un poids. Pourquoi ne pas parler d'accompagnement ?

– on parle de « dépendance ». Définir une personne en situation de handicap (quel que soit son âge) comme « dépendante » vis-à-vis des autres constitue une régression majeure par rapport à la loi du 11 février 2005 pour l'égalité des droits et des chances, la participation et la citoyenneté des personnes handicapées, et à la convention de l'ONU du 13 décembre 2006 relative aux droits des personnes handicapées, ratifiée par notre pays. Le fait que cette expression soit utilisée sélectivement pour caractériser les personnes âgées malades ou en situation de handicap traduit une forme de mise à l'écart de ces personnes et un manque de respect pour leurs droits fondamentaux. Pourquoi, au lieu de personne « dépendante », ne pas parler de personne ayant besoin d'aide et de solidarité pour pouvoir exercer son autonomie ?

La question ici n'est pas tant une focalisation sur les mots en tant que tels, qu'une réflexion sur les notions implicites qu'ils traduisent et qu'ils contribuent à propager.

Apprendre la nécessaire humilité de la médecine tout autant que sa puissance

Il s'agit d'engager résolument nos forces et nos savoir-et-pouvoir-faire face aux dérèglements biologiques et métaboliques, aux errements cellulaires et génétiques, à la douleur et à la souffrance, avec ce que cela comporte de compagnonnage tout autant que de connaissances validées par l'expertise.

La recherche de performance rythme à bon droit notre engagement. Mieux vaut être efficace et efficient qu'inutile et dispendieux. Mais le danger d'inhumanité pointe lorsque la performance devient la seule finalité.

Si toute entreprise humaine vise à améliorer sa performance, l'interrogation première sur sa signification et sa justesse ne peut être éludée. La prise en compte d'effets indésirables à l'occasion de toute forme d'actions appelle une vision systémique et anthropologique, et une vigilance sur les effets collatéraux, dans la durée. Et même avec une finalité incontestable, la recherche de la performance et de la puissance pour l'atteindre peut faire oublier ce qui est premier, la rencontre en humanité et donc une rencontre en humilité.

Si la performance est considérée comme d'autant plus importante qu'elle est obtenue rapidement, en y consacrant le moins de temps possible, alors le risque est qu'elle s'accomplisse aux dépends du temps indispensable à l'écoute, au dialogue, au respect de la personne.

Être médecin et soignant, c'est, en même temps que la passion de savoir apprendre, l'humilité teintée d'inquiétude pour l'autre. L'hôpital comme le domicile du souffrant ou le cabinet médical sont des lieux d'humanité, parce qu'ici, avant toute autre considération, l'homme couché y oblige l'homme debout, la faiblesse s'y impose à la force. Telle est la subversion radicale que signifie le questionnement éthique !

Le métier de médecin conserve tout son sens quand la médecine n'a plus de capacité technique d'efficacité. La médecine découvre sa vocation le jour où la rencontre de l'autre n'est plus uniquement arcboutée à une capacité technique. Alors seulement, une fois que le médecin aura intégré cette dimension essentielle de son métier, quand la technique permet de prévenir, de traiter ou de guérir, il pourra intégrer la puissance de la technique dans une véritable démarche d'humanité.

Aussi admirable que soit la prouesse d'un acte chirurgical ou médical, aussi fondamental est le refus de considérer un malade comme le « faire valoir » d'une compétence. La relation qui se noue avec le malade, respectueuse de la liberté de celui-ci, s'inscrit dans une exigence de responsabilité qui vaut pour tous, dans l'intérêt de tous. Le respect de l'intimité, de la pudeur et de la rigueur scientifique n'empêche nullement la qualité de l'information médiatique. Il y contribue. Ainsi, lors de premières chirurgicales, une attention plus forte qu'à l'accoutumée doit-elle être portée au strict respect de l'intimité du malade et de ses proches.

Concevoir le soin et le « prendre soin » comme un seul soin

Près de 15 millions de personnes en France connaissent des situations de vie rendant nécessaire le recours à de nombreux professionnels de santé et à un accompagnement, en raison de maladies chroniques, de poly-pathologies ou d'une autonomie altérée, souvent liées à un défaut de prévention. Ces personnes et leur entourage souffrent de ruptures dans le soin et l'accompagnement en raison d'une insuffisante coordination entre tous ces professionnels. Mettre fin à ces ruptures est le devoir premier d'humanité qui donne sens à notre engagement professionnel.

Il s'agit de la qualité du soin. Chaque médecin et chaque soignant fait de plus en plus aujourd'hui l'expérience du fait que la qualité de sa démarche dépend de la qualité des démarches des autres professionnels de santé. Nous savons la nécessité d'une étroite combinaison entre prévention, médecine curative et médecine de support ou de soutien ou palliative. Et le renforcement de la qualité et de la sécurité des soins passe, pour beaucoup, par une meilleure communication entre les professionnels de santé. Mais là encore, n'en restons pas à l'affirmation d'une volonté bienveillante en surplomb des pratiques.

Le questionnement éthique renvoie à la nécessité de recommandations pluridisciplinaires adaptées à la prise en charge de situations sanitaires et sociales complexes (et notamment de comorbidités, de poly-pathologies et d'expositions aux risques). Il souligne la validité d'une démarche clinique sachant associer le soin et le prendre soin, sachant les concevoir comme un seul soin.

C'est dire l'importance du questionnement d'une médecine aux connaissances de plus en plus spécialisées, confrontée au risque, trop souvent avéré, de considérer la maladie plutôt que le malade, avec le médecin tendant à devenir un « technicien de l'organe malade » et le malade un « usager ». C'est dire le nécessaire questionnement des pratiques et des logiques administratives.

Par exemple, lorsque la médecine offre des possibilités très sophistiquées de traitements contre la douleur, mais que leur mise à disposition auprès des soignants et leur maniement concret font défaut. Il y a peu de cours pratiques au profit d'abondants cours théoriques de pharmacologie sur les effets secondaires. La loi ou la règlementation hospitalière aggravent la situation en empêchant des soignants infirmiers de prescrire de leur propre initiative des médications antalgiques, en urgence, la nuit par exemple, sans une prescription médicale.

Par exemple, lorsque l'examen clinique et l'écoute du malade sont volontiers remplacés par des images, des chiffres et des écrans d'ordinateur, ce qui créée des malentendus fréquents entre l'histoire singulière et les sentiments profonds des malades et le caractère scientifique et abstrait des informations.

Par exemple, lorsque l'évolution de l'hôpital conçu par certains comme une entreprise fait de l'augmentation de la part de marché et de la croissance de l'activité, quel qu'en soit le coût pour l'assurance maladie, un signe de réussite plus important que la qualité du temps consacré à l'information réelle et à l'écoute des malades, ou lorsque la comptabilité analytique des établissements de santé justifie une utilisation productiviste des machines et des plateaux techniques.

Par exemple, lorsque le paiement à l'acte (en médecine libérale) et la tarification à l'activité (en établissements de santé) rendent plus aisées la valorisation de l'acte technique et de la prescription, et beaucoup moins celle du temps d'observation clinique, d'écoute de la souffrance du malade et de ses conditions de vie, d'information, de dialogue et d'accompagnement du choix de la personne. La tarification à l'activité des établissements de santé a aussi instillé, par des effets de rente lié à l'écart entre tarifs et coûts, une notion de malades plus « rentables » que d'autres, notion tout à fait contraire à l'éthique médicale et soignante, tout comme est contraire au sens de la médecine l'idée de concurrence.

Par exemple, lorsque la distorsion est grande entre la prise en charge par l'assurance maladie et les complémentaires dans le secteur sanitaire, et l'ampleur des restes à charge dans le secteur médicosocial, et lorsque les modalités financières de compensation de la perte d'autonomie diffèrent tellement selon une barrière d'âge établie d'un point de vue juridique au motif d'économies budgétaires : il est alors souvent difficile, voire impossible, d'éviter les ruptures dans les parcours de santé des personnes en perte d'autonomie quel qu'en soit le motif.

Redonner son véritable sens à la notion de soins palliatifs

La « dimension palliative » est présente dans toutes les circonstances de la vie où il s'agit de soulager la souffrance. Le soin est un et unique : la littérature médicale souligne qu'il n'y a pas de sens à le diviser en soin curatif versus soin palliatif, et certains, de plus en plus nombreux, proposent pour y contribuer l'appellation *soins de soutien* plutôt que soins palliatifs.

La visée principale des traitements au début d'une maladie grave est certes curative, mais elle comporte aussi d'emblée une nécessité d'accompagnement. Au fil de l'évolution de la maladie, le principal objectif des traitements peut devenir palliatif et prendre en compte notre destin de finitude, sans nécessairement abandonner tout effort curatif. Il n'existe donc qu'un seul soin en continu.

Mais la dimension palliative n'étant évoquée dans notre pays qu'à l'approche de la mort, elle semble pour certains malades et familles survenir comme un « oiseau de mauvais augure ».

En outre, les disciplines étiquetées palliatives ainsi que la prise en charge de la douleur n'ont que peu ou pas de reconnaissance universitaire. Ceux qui choisissent cette voie s'écartent d'emblée des plus hautes reconnaissances et sont considérés par les praticiens de la médecine curative comme des « humanitaires », certes nécessaires, mais dont le statut doit rester modeste.

La séparation trop radicale entre soins palliatifs et soins curatifs finit par empêcher le développement d'une culture de la « démarche palliative ». Cette culture signifie l'intégration d'une compétence en soins palliatifs dans toute pratique clinique et évite l'enfermement dans une activité spécialisée.

Enfermer la médecine palliative dans les seules unités de soins palliatifs serait en effet source de dérives :
– d'une part, le soulagement de la douleur et de la souffrance ne doit en aucun cas être restreint aux situations de fin de vie ;
– d'autre part, les questions concernant la fin de la vie ne doivent en aucun cas être encloses dans le seul giron de la médecine, y compris palliative.

Autrement dit, s'il apparaît indispensable de faire émerger une spécialité et une reconnaissance universitaire (pour favoriser la formation et la recherche dans le domaine de la fin de vie), celles-ci n'exonéreront jamais la médecine générale et les autres spécialités de leur responsabilité, ni à l'égard du soulagement de la douleur et de la souffrance, ni à l'égard de l'accompagnement de la fin de vie. La visée doit être de favoriser une formation et une culture commune faite de concertations, de questionnements, d'échange des savoirs qui, au lieu d'opposer « curatif » et « palliatif », les conjuguent.

Éthique médicale

Alors que la loi du 9 juin 1999 garantit à toute personne dont l'état le requiert le droit d'accès aux soins palliatifs, et que la loi du 4 mars 2002 relative aux droits des malades oblige à mener une réflexion éthique concernant l'accueil et l'accompagnement des patients hospitalisés jusqu'à la fin de la vie, il existe trop peu de prise en compte de ce sujet dans les services de médecine curative. Et des efforts importants doivent être faits pour favoriser grandement l'accompagnement par les médecins généralistes des personnes en fin de vie à leur domicile, en veillant à ne pas occulter les difficultés pour les proches à assumer ces situations sans la présence et le soutien de personnes formées à l'accompagnement.

L'éthique appliquée

Accompagner un choix libre et informé

L'information sur la pathologie, les traitements, les gestes chirurgicaux, les modalités d'accompagnement, les moyens de prévention et les adaptations nécessaires de la vie quotidienne est essentielle pour qu'un patient soit en mesure – avec l'aide de ses proches, des professionnels de santé et, quand cela est nécessaire, des professionnels des services sociaux – de faire face à l'épreuve, d'adhérer aux traitements proposés et, tout simplement, de continuer à vivre le mieux possible.

Le questionnement éthique est centré sur la nécessité absolue de considérer à titre premier la place de sujet de la personne malade, même et plus encore si l'autonomie et la capacité décisionnelle se voient diminuées au fil d'une pathologie. Aucune personne ne doit être considérée comme un objet passif de soins.

L'ambition est de s'assurer que la personne puisse bénéficier des informations les plus claires, compréhensibles et objectives, ainsi que du temps de dialogue et de réflexion nécessaires à l'exercice de son libre jugement afin de décider de manière autonome.

La première des compétences est celle du malade. Le médecin ou le soignant ne font que s'approcher de la souffrance du malade, de ses inquiétudes, du bouleversement que constitue la maladie ou le handicap, de ses espoirs ; ils ne les éprouvent pas. Les meilleures thérapeutiques sont celles qui sont issues de décisions partagées par le malade et le médecin. Entre une thérapeutique extrêmement efficace mais assortie de contraintes lourdes et un traitement moins efficace mais moins astreignant, la question doit être clairement abordée avec la personne malade. Le questionnement doit aussi aborder la relation entre la durée éventuelle de vie et sa qualité éventuelle.

La clinique se déploie dans la narration. Les recommandations de bonne pratique préconisent pour beaucoup la communication orale, ne se « contentant » pas de la remise d'un document écrit – qui, lorsqu'il se substitue au dialogue, ne permet pas le respect du droit de ne pas savoir – et se distançant d'une signature contractuelle. Reconnaître que le malade a toujours son mot à dire, cela signifie un temps d'information et de dialogue suffisamment long et profond pour que les confins de ce dire puissent venir au jour d'un dit.

Parce que la durée de l'échange n'est pas la même, les mots d'un malade peuvent varier quand ils sont dits à un médecin, quand ils sont confiés à un autre soignant ou quand ils sont murmurés à un proche. Et le dialogue du jour n'est presque jamais celui du soir, encore moins celui de la nuit. Accueillir le silence du malade, lui laisser son temps propre, sans impatience, a parfois plus d'importance que les mots échangés. Car le récit n'est pas seulement dans les mots, il est aussi dans le silence, le regard, le mouvement du bras, de la main ou de la jambe. Tenir la tête d'un malade, toucher son corps, serrer de façon insistante la main d'une épouse angoissée, voilà une gestuelle, qui fait passer quelque chose du dire. La parole est à entendre non pas seulement dans les pleins du dit mais aussi dans les déliés. Le non-dit est parfois une part importante du dire.

Cela signifie en réalité que c'est d'une *aide à un choix libre et informé* dont il s'agit et non pas d'un *consentement*, fût-il éclairé, et encore moins d'une signature au bas d'un formulaire administratif qui rendrait quitte en exonérant à bon compte juridique le médecin. Il ne s'agit ni de faire cocher à la va-vite les cases d'un formulaire, ni, à l'inverse, de laisser la personne malade seule, face à elle-même, se débrouiller pour choisir sa thérapeutique.

Cela emporte des exigences organisationnelles et engage un choix de priorités dans les arbitrages budgétaires – voire une remise en cause radicale des modes de tarification ou de rémunération.

Le choc de l'« annonce »

L'exigence d'être clairement et loyalement informé est revendiquée par de nombreuses associations de patients, elle est portée par le développement des outils numériques, elle est reconnue par la loi.

Une « annonce », telle qu'on la pratique dans les gares ou les aéroports, s'adresse à tout le monde, et donc à personne en particulier. Elle n'appelle aucune réponse de la part de la personne. Elle n'implique même pas de savoir s'il y a une personne qui a entendu l'annonce. Ainsi retenir le terme d'« annonce » en médecine, c'est méconnaître que toute information qui respecte la personne ne peut s'inscrire que dans un dialogue.

Il serait aussi grave d'assener une vérité pour s'en débarrasser que de cacher une vérité pour s'en alléger. Asséner en bloc à une personne malade la certitude des données concernant sa maladie :
– risque de constituer une violence, d'autant que la maladie est grave, voire incurable, en raison du choc provoqué par une annonce brutale ;
– rend impossible le respect du droit de la personne de ne pas savoir, que seul un dialogue permet de mettre au jour ;
– ne tient, de toute façon, pas compte du temps dont la personne malade aura besoin pour s'approprier l'annonce ;
– peut réduire l'efficacité d'une thérapeutique.

Le médecin ou le soignant qui assénerait une moyenne statistique, en guise d'information, oublierait tout simplement que, dans la « vraie vie », pour une personne, la maladie ou le handicap ne sont jamais des probabilités : la personne sera malade ou ne le sera pas.

Qui n'a pas été un jour surpris de devoir constater chez un malade une rémission plus longue que prévue ou, au contraire, une fin de vie plus rapide qu'attendue ? Qui n'a pas été confronté à la douleur d'un corps dans lequel pourtant aucune technique d'investigation la plus sophistiquée ne permet de détecter une cause à cette douleur ?

De plus, le choc de l'annonce d'une maladie sérieuse, et plus encore d'une maladie chronique, ne permet pas toujours à la personne malade et à ceux qui l'entourent de tout comprendre des explications données. Les mots eux-mêmes piègent : « tumeur bénigne » pourra se traduire par « cancer » – dans « tumeur » s'entend « tu meurs » –, « néoplasie » pourra se comprendre comme un état très rassurant. Parfois, il est même impossible à la personne de simplement entendre les mots, compte tenu d'une forme de sidération et du changement radical de vie que provoque et constitue l'irruption de la maladie.

Il y a des malades qui ne posent pas de questions, mais qui pourtant attendent des réponses et en feront le meilleur usage. Il y à l'inverse des malades qui veulent savoir, mais qui ne veulent pas au fond d'eux-mêmes connaître les réponses et qui ne les entendent pas. On connaît l'exemple de médecins devenus malades, se refusant obstinément à entendre en profondeur le diagnostic de leurs confrères.

Il y a même nécessité d'une durée de dialogue et d'appropriation quand l'information donnée cherche à concilier au mieux liberté et sécurité de la personne, à son domicile ou en établissement, ou au moment où doit s'opérer un accompagnement partagé entre aidants professionnels et aidants familiaux, quand l'intime d'une vie de couple et familiale revendique toute sa place et quand le nécessaire de l'acte professionnel s'impose tout autant.

Les directives anticipées

L'annonce d'une maladie grave ne peut faire l'économie d'un dialogue approfondi sur la fin de vie, en restant avant tout attentif aux choix de la personne. Il s'agit de l'une des occasions pour le médecin de s'approcher de la personne qui est face à lui, de sa conception de l'existence, de ses valeurs.

Les directives anticipées sont une exigence d'écoute devant une incapacité durable à s'exprimer et dans un contexte de probabilité de gestes irréversibles, pour faire au mieux de ce que la personne souhaitait. Autrement dit, ces directives n'ont pas vocation à se substituer à l'expression d'une personne se trouvant dans un état crépusculaire, mais bien à s'exercer dans une situation d'inconscience prolongée, évaluée comme telle par la médecine, dans les limites des connaissances médicales.

Le citoyen est invité à imaginer (même si cela est probablement inimaginable) ce qu'il souhaiterait pour sa fin de vie. Bien évidemment, il n'est pas question de se prononcer, à vingt ans, à cinquante ans ou à quatre-vingt ans, sur tout ce qui sera susceptible de survenir au cours de la vie : l'inconnu est, dans ce domaine, une donnée essentielle. Néanmoins, il est important de pouvoir, un jour, si on le souhaite, s'exprimer, que l'on se sache ou non atteint d'une affection grave au moment de cette expression, d'autant plus que les directives anticipées sont révisables et révocables à tout moment et par tout moyen. Les directives anticipées constituent un acte de liberté d'un citoyen qui impose à la médecine le devoir de respecter cette liberté.

Si les directives imposent un certain formalisme, cela ne signifie pas pour autant que le document doive prendre la forme d'un questionnaire fermé, avec des cases à cocher. Plus encore, le recueil du consentement d'une personne ne doit pas se réduire être un simple formulaire médicolégal.

Le citoyen ne doit pas être placé dans une situation d'obligation ou de contrainte, avec la nécessité de cocher des cases, de façon très binaire, seul derrière son écran, comme pour réserver une place de train, d'avion ou d'hôtel. La personne qui estimerait que le document proposé n'est pas adapté à ce qu'elle souhaite exprimer doit pouvoir ajouter des feuillets libres pour rédiger ses directives avec son langage et sa culture.

Dans le cadre du respect du principe d'égalité de tous devant la loi, pour les personnes ayant de grande difficultés à s'exprimer par écrit, ou à s'exprimer en langue française, ou à trouver une personne de confiance capable de les aider dans cet effort de rédaction, une expression des directives anticipées sous forme d'enregistrement audio ou vidéo doit pouvoir être envisagée dans ces cas particuliers (y compris en prévoyant de faciliter l'accès à un interprète.)

L'élaboration du document doit être l'occasion d'un dialogue avec le médecin et, si la personne le souhaite ou l'accepte, avec la famille ou les proches. Il s'agit là de souligner le rôle particulier du médecin traitant dans sa capacité à saisir le moment d'évoquer avec la personne malade cette question — question difficile, pour des raisons différentes, autant pour la personne qui s'engage dans ce processus que pour le médecin.

Chez les personnes malades, les entretiens successifs sont l'occasion de donner des informations, notamment sur la maladie et son évolution, les traitements possibles et ce qui peut advenir en cas de non-réponse ou d'effets secondaires. L'échange peut concerner les soins curatifs et palliatifs dans les phases avancées ou terminales de la maladie, l'efficacité et les conséquences attendues d'une éventuelle réanimation cardiorespiratoire et des dispositifs de suppléance des fonctions vitales, les modalités de soulagement de la douleur et de la souffrance, y compris l'éventualité d'une sédation profonde et continue jusqu'au décès, tout autant que les souhaits de la personne concernant son lieu d'accompagnement pour la fin de sa vie.

Au moment où la loi prévoit que l'expression de la volonté de la personne s'impose dans le domaine des décisions médicales qui concernent sa fin de vie, il serait choquant que la personne n'ait pas été informée, à l'occasion de la rédaction de ses directives anticipées, de l'existence des dispositions légales qui prévoient la possibilité de prélèvement d'organes après le décès.

Il est important que la personne comprenne la distinction entre ses volontés concernant les actes et l'accompagnement qui auront lieu « de son vivant », et ses volontés concernant les événements qui auront lieu « après sa mort » – tels que les éventuels prélèvements d'organes, les obsèques, ou l'accompagnement, par les soignants, de la famille de la personne après le décès. Tout en soulignant la nécessité que l'information concernant les directives anticipées et le dialogue avec le médecin rendent explicite cette distinction, l'expression éventuelle, dans les directives anticipées, d'une opposition au prélèvement d'organe doit être considérée comme ayant la même valeur qu'une inscription sur le Registre national des refus.

Toute demande ne sera pas considérée comme recevable du seul fait qu'elle sera consignée dans un formulaire de directives anticipées. Le caractère contraignant ne se suffit pas à lui-même et n'exonère pas de se conformer à la loi. Les volontés exprimées, qui s'imposent au médecin, ne préjugent pas de la situation clinique rencontrée, ni ne prévalent sur les dispositions législatives interdisant l'assistance au suicide et l'euthanasie.

En effet, la loi du 2 février 2016 créant de nouveaux droits en faveur des malades et des personnes en fin de vie prévoit : « Les directives anticipées s'imposent au médecin pour toute décision d'investigation, d'intervention ou de traitement, sauf en cas d'urgence vitale pendant le temps nécessaire à une évaluation complète de la situation et lorsque les directives anticipées apparaissent manifestement inappropriées ou non conformes à la situation médicale. La décision de refus d'application des directives anticipées, jugées par le médecin manifestement inappropriées ou non conformes à la situation médicale du patient, est prise à l'issue d'une procédure collégiale définie par voie réglementaire et est inscrite au dossier médical. Elle est portée à la connaissance de la personne de confiance désignée par le patient ou, à défaut, de la famille ou des proches. »

Les directives anticipées doivent être connues dans leur existence et pouvoir être accessibles. C'est dire l'importance d'un Registre général les recensant et, sur ce sujet comme sur tant d'autres, l'exigence de dossiers médicaux bien tenus, aisément accessibles et transmissibles.

La personne de confiance doit nécessairement connaître les directives anticipées ; elle doit en être la dépositaire si, par hasard, le moment venu, les directives rédigées ne sont pas, pour une raison ou une autre, accessibles.

L'accompagnement en fin de vie

Lorsque la personne en situation de fin de vie – ou ses directives anticipées – demande expressément à interrompre tout traitement susceptible de prolonger sa vie, voire toute alimentation et hydratation artificielles, il serait cruel de la « laisser mourir » ou de la « laisser vivre », sans lui apporter la possibilité d'un geste accompli par un médecin pour soulager la souffrance, même si ce geste peut accélérer la mort.

La loi du 2 février 2016 a ainsi retenu la sédation profonde et continue comme thérapeutique ultime des soins palliatifs : « À la demande du patient d'éviter toute souffrance et de ne pas subir d'obstination déraisonnable, une sédation profonde et continue provoquant une altération de la conscience maintenue jusqu'au décès, associée à une analgésie et à l'arrêt de l'ensemble des traitements de maintien en vie, est mise en œuvre dans les cas suivants :

« 1° Lorsque le patient atteint d'une affection grave et incurable et dont le pronostic vital est engagé à court terme présente une souffrance réfractaire aux traitements ;

« 2° Lorsque la décision du patient atteint d'une affection grave et incurable d'arrêter un traitement engage son pronostic vital à court terme et est susceptible d'entraîner une souffrance insupportable.

« Lorsque le patient ne peut pas exprimer sa volonté et, au titre du refus de l'obstination déraisonnable, dans le cas où le médecin arrête un traitement de maintien en vie, celui-ci applique une sédation profonde et continue provoquant une altération de la conscience maintenue jusqu'au décès, associée à une analgésie.

Éthique médicale

« La sédation profonde et continue associée à une analgésie prévue au présent article est mise en œuvre selon la procédure collégiale définie par voie réglementaire qui permet à l'équipe soignante de vérifier préalablement que les conditions d'application prévues aux alinéas précédents sont remplies.

« À la demande du patient, la sédation profonde et continue peut être mise en œuvre à son domicile, dans un établissement de santé ou un établissement [médicosocial]. »

C'est parce que les critères d'une loi dans ce type de décision ne pourront jamais contenir toute la complexité et la diversité du réel qu'il incombe de savoir tout au long d'une vie professionnelle laisser venir au jour le questionnement éthique, ne serait-ce que pour nourrir en humanité la procédure collégiale, en soulignant ici, comme le rappelle le rapport de la Commission de réflexion sur la fin de vie, qu'un « véritable accompagnement de fin de vie ne prend son sens que dans le cadre d'une société solidaire qui ne se substitue pas à la personne, mais lui témoigne écoute et respect au terme de son existence ».

Les greffes de cellules et d'organes

L'évolution des techniques médicales et de la science, et en particulier les techniques concernant la transplantation d'organes ou la greffe de cellules ou de tissus, ont conduit, d'une part, à une chaîne de solidarité, du fait du don de cellules ou d'organes par des personnes vivantes et des prélèvements d'organes après le décès et, d'autre part, à une augmentation considérable du nombre des patients en attente de transplantation.

La loi indique que « chacun a droit au respect de son corps. Le corps humain est inviolable. Le corps humain, ses éléments et ses produits ne peuvent faire l'objet d'un droit patrimonial ». Le corps humain et les éléments qui le constituent sont ainsi placés hors du champ du commerce.

Ce statut du corps humain est fondé sur le principe que le corps est indisponible, ce qui limite par définition le droit pour chacun de disposer de son corps et des éléments de celui-ci. Le droit protège la personne, préservant l'intégrité de son corps et la mettant à l'abri de pressions exercées par autrui dans un but « utilitariste ». La personne, même soumise à des pressions, est ainsi protégée contre elle-même et ne peut abandonner à autrui des éléments de son corps autrement que dans le cadre d'un don.

Mais si l'indisponibilité du corps humain est un principe majeur, le législateur a amendé cette notion : « Il ne peut être porté atteinte à l'intégrité du corps humain qu'en cas de nécessité médicale pour la personne ou à titre exceptionnel dans l'intérêt thérapeutique d'autrui. »

Les grands principes du prélèvement d'organes sur lesquels est bâtie l'actuelle loi sont les suivants :
– inviolabilité du corps humain : consentement révocable à tout moment ;
– interdiction de toute publicité en faveur d'une personne ou d'un organisme ;
– non-patrimonialité du corps humain ;
– anonymat donneur receveur (sauf pour le don d'organe entre vivants) ;
– principes de sécurité sanitaire.

La greffe entre vivants (moelle osseuse, rein, partie d'un foie, partie d'un poumon) illustre avec une singulière acuité les problèmes éthiques du don. Si le prélèvement de moelle est la manifestation concrète d'un altruisme sans risque autre que le désagrément et l'inconfort de l'acte, la question est plus lourde pour les autres greffes. Le questionnement éthique n'est pas de discuter le don en soi ou les motivations profondes du donneur, mais davantage d'organiser un accompagnement élaboré du donneur à la hauteur du risque qu'il consent et des conséquences dans sa vie : peut-on accepter un risque significatif pour le donneur ? Le donneur doit bénéficier d'une information complète, claire, impartiale et accessible lui permettant d'assurer sa faculté de délibération et de discernement et d'élaborer son choix librement, en l'absence de toute pression exercée.

En ce qui concerne les prélèvements d'organe chez les personnes décédées, il ne s'agit pas, dans la loi française, d'un consentement à un don fait par la personne de son vivant – bien que le terme de don soit souvent utilisé, à tort – mais d'une simple absence d'opposition.

La loi prévoit en effet que les organes et tissus de toute personne décédée (en état de mort cérébrale) peuvent être prélevés (cœur, poumon, rein, foie, intestin, pancréas, cornée, utérus, face, etc.), à moins que la personne ne se soit inscrite de son vivant sur le Registre national des refus.

La loi du 6 août 2004 relative à la bioéthique demandait de s'enquérir auprès des proches d'une absence d'opposition exprimée de son vivant par la personne. La loi du 26 janvier 2016 de modernisation de notre système de santé ne prévoit désormais qu'une information des proches (« le médecin informe les proches du défunt, préalablement au prélèvement envisagé, de sa nature et de sa finalité »).

Mais le décret d'application de la loi prévoit que la personne puisse exprimer son refus non seulement sur le Registre national des refus, mais aussi dans un document transmis aux proches ou à la personne de confiance, ou oralement, les proches ou la personne de confiance témoignant dans ce cas de ce refus exprimé de son vivant par la personne.

Différentes enquêtes indiquent que seule une petite minorité de personnes est informée :
– d'une part, des dispositions prévoyant la possibilité de prélèvement d'organes après le décès chez toute personne qui n'a pas manifesté de son vivant son opposition ;
– d'autre part, de l'existence d'un Registre national des refus de prélèvement d'organes après le décès.

D'où la nécessité d'une information de la population, d'une part, sur l'importance de l'acte de solidarité qu'est le prélèvement d'organes, qui sauve la vie de nombreuses personnes en attente de greffe et, d'autre part, sur l'existence d'une possibilité de refuser, information sans laquelle la notion d'absence d'opposition est vidée de son sens. Une information d'autant plus importante pour aider à penser le conflit intime pour les proches entre le choc de la mort et la possibilité, liée au non-refus par la personne décédée, d'offrir la vie en permettant à autrui de bénéficier d'un greffon, conflit intime entre le respect du cadavre opposé au principe de bienveillance avec les patients en attente de greffe.

L'extension des possibilités de prélèvements d'organes dans ce cadre de Maastricht III (lors d'une décision d'arrêt de tous les traitements qui maintiennent une personne en vie) renforce l'importance de créer un lien possible et direct entre la volonté d'un arrêt des traitements en fin de vie exprimée par la personne dans ses directives anticipées et la possibilité ou non (en fonction de la volonté exprimée antérieurement par la personne) de réalisation des prélèvements d'organes lors du décès programmé par l'arrêt des traitements.

L'assistance médicale à la procréation

La loi relative à la bioéthique prévoit que l'assistance médicale à la procréation (AMP) est destinée à répondre à la demande parentale d'un couple formé d'un homme et d'une femme, vivants, en âge de procréer, mariés ou vivant maritalement depuis au moins deux ans et consentant ensemble à la technique proposée. D'après la loi font donc obstacles à la réalisation d'une AMP la ménopause, le décès d'un membre du couple, le dépôt d'une requête en divorce ou en séparation de corps, la cessation de la vie commune, la révocation du consentement de l'un des membres du couple ainsi que les demandes d'AMP faites par des femmes seules ou des couples de femmes.

L'AMP s'entend des techniques cliniques et biologiques permettant l'insémination artificielle, la conception in vitro, le transfert d'embryons ainsi que toutes techniques permettant la procréation en dehors du processus naturel, dont la liste est fixée par arrêté après avis de l'Agence de la biomédecine. Les techniques d'assistance ont pour objet de remédier à l'infertilité pathologique médicalement constatée mais également d'éviter, par un diagnostic préimplantatoire, la transmission à l'enfant d'une maladie d'une particulière gravité.

La loi prévoit que l'embryon conçu in vitro ne peut l'être que dans une finalité d'AMP et ne peut être conçu qu'à partir de gamètes provenant d'au moins un des membres du couple.

Les deux membres du couple peuvent consentir par écrit que soit tentée la fécondation d'un nombre d'ovocytes pouvant rendre nécessaire la conservation d'embryons dans l'intention de réaliser ultérieurement leur projet parental. Cependant, un couple dont des embryons ont été conservés ne peut bénéficier d'une nouvelle tentative de fécondation in vitro (FIV) avant le transfert de ceux-ci, sauf si un problème de qualité affecte ces embryons.

La durée de *conservation des embryons* est de cinq ans maximum. Les deux membres du couple sont consultés chaque année sur le maintien de leur projet parental. S'ils n'ont plus de projet parental, ils peuvent demander à ce que les embryons soient accueillis par un autre couple, accepter que l'embryon fasse l'objet d'une recherche ou qu'il soit mis fin à sa conservation (demande écrite après un délai de réflexion de trois mois).

Le *don de gamètes* consiste en l'apport par un tiers de spermatozoïdes ou d'ovocytes en vue de contribuer à une AMP. Ce don de gamètes est gratuit et anonyme. Si le donneur fait partie d'un couple, les deux membres de ce couple doivent avoir consenti par écrit à ce don (idem pour le couple receveur). Le consentement est révocable à tout moment jusqu'à l'utilisation des gamètes. Le recours à un même donneur est autorisé pour faire naître jusqu'à dix enfants.

La loi interdit l'insémination par sperme frais ou par mélange de plusieurs dons, et la gestation pour autrui.

Le don de gamètes renvoie à un questionnement ontologique sur les gamètes prélevés :
– sont-ce des produits du corps humain comme les autres relevant du seul consentement de la personne prélevée ?
– ou bien sont-ce des éléments particuliers du fait de leur finalité première de procréer, justifiant ainsi que l'information développée rappelle qu'il s'agit d'une démarche engageant le couple en tant que tel et non un seul des deux membres du couple ?

Le droit de connaître ses origines reste quant à lui largement débattu, l'anonymat du donneur demeurant pour le moment la règle.

Questionner la loi n'est pas l'enfreindre. L'un des principaux questionnements porte sur la résolution des infertilités sans cause médicale, la loi actuelle stipulant que le caractère pathologique de l'infertilité soit médicalement diagnostiqué. Le législateur a actuellement fait le choix d'un usage très encadré et limité par la fonction thérapeutique dévolue à la médecine.

La réflexion reste profonde, par exemple, en ce qui concerne le don post-mortem, en particulier lorsqu'une procédure de FIV se voit interrompue du fait du décès du donneur. Interrompre un processus, ce n'est pas la même chose que de ne pas le commencer.

De même, les différentes disjonctions qu'introduisent les techniques d'AMP, et en particulier la disjonction entre sexualité et procréation, et celle entre procréation et filiation, sont autant de questionnements anthropologiques.

De même, l'impossibilité aujourd'hui pour des couples de femmes, même mariées, et pour des femmes seules d'accéder à l'AMP soulève des questions anthropologiques, sociologiques, juridiques, économiques nouvelles qui se tressent entre elles. Cela rend impérative la conduite dans la durée d'un débat public et d'une réflexion approfondis, pour nourrir le discernement sans chercher à réduire trop vite la complexité du questionnement éthique au profit de l'effet de loupe médiatique soupesant le poids des partisans ou des opposants.

Un autre questionnement est celui d'éventuels refus « normatifs » à l'AMP au regard de l'âge des parents. L'âge moyen de la ménopause est de 49 ans, et l'âge limite de remboursement par la sécurité sociale des actes d'AMP est de 43 ans. On sait qu'au-delà de 42 ans, les taux de grossesse s'effondrent (sans être nuls) et que les taux de complications obstétricales et générales augmentent. La plupart des équipes médicales ne prennent pas en charge un couple dont l'homme a dépassé 60 ans. Les CECOS (Centre d'étude et de conservation des œufs et du sperme humains) ont depuis longtemps limité l'âge des donneurs anonymes à 45 ans, et de nombreuses études montrent désormais l'impact de l'âge paternel sur la descendance (anomalies chromosomiques, mutations géniques spontanées). De plus, l'âge élevé du père peut avoir un impact psychologique important sur l'enfant.

Au total, rares sont les équipes médicales qui n'ont pas de facto fixé un seuil. Mais la limite d'âge se voit de fait susceptible d'appréciations différentes d'une équipe médicale à l'autre, créant ainsi des inégalités d'accès pour les couples. Cela étant, une limite normative d'âge ne ferait pas suffisamment droit aux différences clinico-biologiques et psychologiques pouvant exister entre les personnes. Et, quel que soit le for intérieur de chacun quant à une sagesse de vie, qui peut ériger une norme d'âge pour être parent ?

Le secret médical

Vis-à-vis de tout tiers, la personne a droit au respect de sa vie privée et du secret des informations la concernant, sachant que le secret couvre l'ensemble des informations relatives à la personne, venues à la connaissance ou à la compréhension du professionnel de santé. Il s'agit autant d'une exigence déontologique et éthique que d'une garantie juridique

Aucun secret ne peut être opposé par le médecin à la personne qui le consulte, son droit d'être informé ayant pour fonction de lui permettre de prendre, en connaissance de cause, une décision relative à sa santé. Mais le droit de ne pas savoir demeure et une personne peut rester, si elle le souhaite, dans l'ignorance d'un diagnostic ou d'un pronostic. Le secret a pour objectif de protéger la personne contre toutes formes d'indiscrétions concernant l'ensemble des données médicales recueillies, qui sont des données sensibles.

Depuis la loi du 4 mars 2002, le secret médical relève de deux catégories de règles différentes qui peuvent s'appliquer cumulativement :
– au titre du Code pénal, « la révélation d'une information à caractère secret » par le médecin à tout tiers, c'est-à-dire à une autre personne que le patient, constitue une infraction pénale susceptible de poursuites, sauf exceptions prévues par la loi ;
– au titre du Code de la santé publique, la violation du droit au respect du secret ouvre à son titulaire la possibilité d'une réparation sur le fondement du non-respect du droit en tant que tel, sans qu'il ait à démontrer ni faute, ni préjudice.

La loi a précisé le contenu du secret et prévu que des catégories de personnes autres que le patient pouvaient accéder légitimement aux informations le concernant. Le médecin qui communique les informations relatives à un patient à ces personnes ne se rend pas coupable d'une révélation de secret, car il y est autorisé par la loi, avec cependant – règle fondamentale – une restriction qui est la volonté contraire exprimée explicitement par le malade. Sont ainsi concernés les professionnels de santé participant à la prise en charge d'un même malade, dans l'objectif d'une continuité des soins, de même que les ayants droit du patient décédé, si la personne n'a pas exprimé un refus de son vivant pour leur permettre de connaître les causes de la mort et de défendre la mémoire du défunt ou de faire valoir leurs droits.

Le secret ne s'oppose pas à ce que des tiers reçoivent les informations nécessaires destinées à leur permettre d'apporter un soutien direct à l'intéressé, sauf opposition de sa part. Seul un médecin peut délivrer, sous sa responsabilité, ces informations. En revanche, il n'est pas question d'atténuer la force du secret médical dans le cadre des contrats d'assurance ou de la médecine du travail. Ainsi aucune donnée médicale ne doit-elle être communiquée à un médecin d'assurance ou du travail lors de l'hospitalisation d'un malade. Les données réclamées par le médecin d'assurance ou

Éthique médicale

du travail ne peuvent être fournies que par la personne elle-même, lors de l'enregistrement d'un contrat ou d'une embauche.

La loi organise le secret autour du don de gamètes lors de l'AMP et du prélèvement d'organes lors de la greffe (en dehors bien sûr de la greffe à partir de donneurs vivants). Ni le donneur, ni le receveur ne connaissent l'origine ou le destin du don.

Il y a cependant des exceptions au caractère absolu du maintien du secret médical. Ainsi l'article 226-14 du Code de la santé publique lorsqu'il s'agit d'agressions sexuelles exprimées ou révélées par une personne mineure de moins de 15 ans ou par une personne incapable de se protéger ; ainsi les modalités de suivi épidémiologique de maladies à déclaration obligatoire qui peuvent demander des données à caractère nominatif ; ainsi des résultats d'analyses génétiques qui peuvent concerner des apparentés.

De nouveaux défis

La place de la technique en médecine

La place de la technique en médecine est essentielle. Elle sauve à chaque seconde des vies. Une médecine qui en serait privée serait totalement perdue. Avec les nouveaux « stéthoscopes » du praticien qui amènent l'échographie, donc l'image, directement sur le corps du malade, la technique peut, dans certains cas, s'inscrire désormais dans l'approche clinique.

La question qui demeure est celle de sa place seconde et non première. Elle doit être sollicitée et non précéder la demande en faisant fi du raisonnement. Elle doit faire l'objet d'une réflexion sur son emploi pour ne pas être indifférent aux conséquences en termes humains, mais aussi économiques, qu'entraîne son usage sans discernement.

Là vient au jour la réflexion éthique. Le temps de la technique n'est pas celui de la rencontre. Il impose son rythme indifférent à celui de la personne.

Plus que sa temporalité, la technique impose sa vérité. L'imagerie finit en particulier par se substituer à la subjectivité et confisque, à son profit, les signes cliniques qui finissent par perdre leur valeur sémiologique.

Le discernement devient d'autant plus complexe que la puissance technologique donne une série de réponses à des questions non posées, dont des réponses à l'interprétation difficile ou des réponses sans perspectives thérapeutiques, ce qui, au demeurant, renforce le questionnement sur le consentement et sur le sens de la vérité en médecine.

La technique met souvent en évidence des anomalies ou des particularités biologiques, parfois extrêmement discrètes, qui ne peuvent être interprétées en termes de santé ou de maladie et qui enferment, au détriment du bon sens, l'esprit du malade (anticorps divers, anti-cytomégalovirus, anti-virus d'Epstein-Barr, antinucléaires, variants génétiques sans signification clinique connue, etc.), et qui n'ont la plupart du temps qu'une valeur d'orientation nulle ou réduite. Elle peut aussi découvrir des images inattendues dont la médecine ne sait comment les interpréter et qu'elle nomme pudiquement des « incidentalomes ».

De surcroît, le risque grandit d'une béance entre, d'un côté, un progrès technique permettant de répondre efficacement à certains symptômes et, de l'autre, une médecine désarmée devant les maux nés de la vulnérabilité et de la précarité.

La médecine de précision, appelée à tort « médecine personnalisée »

Traiter par antibiotique une personne infectée en vérifiant que la bactérie est sensible à cet antibiotique, adapter au fonctionnement rénal de la personne la dose d'un médicament éliminé par le rein, prendre en compte le groupe sanguin de la personne dans les transfusions de sang et son groupe HLA dans les greffes sont des démarches traditionnelles de la médecine moderne, qui préfigurent une approche médicale de plus en plus adaptée à la singularité biologique de la personne.

Le développement de thérapies davantage ciblées s'avère comme une voie des plus prometteuses, en particulier en cancérologie. Le but est d'améliorer l'efficacité des traitements, d'éviter des traitements inutiles et d'améliorer la qualité de vie des patients. L'ambition est de faire du « sur mesure » pour chaque patient, pour une plus grande efficacité de la prise en charge et une meilleure qualité de vie.

Différentes voies y contribuent : le séquençage à haut débit qui permet de séquencer l'intégralité du génome des cellules cancéreuses afin d'y trouver des mutations responsables de la tumeur ; les biomarqueurs qui peuvent être prédictifs d'une réponse positive à une thérapie ciblée ou encore de l'évolution d'une tumeur ou de sa sévérité ; les progrès constants de l'imagerie médicale ; le repérage de molécules ciblant spécifiquement une protéine ou un mécanisme en cause dans la tumeur, comme un récepteur ou un facteur de croissance.

Ce que l'on appelle la « médecine de précision » – et qui correspond plus à un changement d'échelle qu'à un changement de paradigme – est une approche qui prend en compte, au mieux, les particularités biologiques du corps de la personne. Mais il faut comprendre que ce n'est pas le corps en tant que tel qui est pris en compte – comme le fait la clinique – mais un corps abstrait, numérisé, réduit à son génome, son protéome, son métabolome, son microbiome...

Évidemment, la « médecine de précision » ne prend pas non plus en compte la personne en tant que telle – son histoire, ses attentes, ses inquiétudes, sa subjectivité, sa souffrance éventuelle, son contexte social, économique, culturel et son environnement. Elle n'inclut ni l'écoute, ni le dialogue avec la personne.

Pour cette raison, utiliser le terme de médecine « personnalisée » est inadéquat et trompeur. En effet, penser que cette approche médicale est, à elle seule, « personnalisée », expose paradoxalement – si le soignant ne fait pas l'effort de prendre en compte, en plus, la personne – au risque d'une médecine « dépersonnalisée ».

Non seulement cette approche n'est pas « personnalisée », mais elle n'est pas non plus « individualisée », « sur mesure », au sens où, contrairement à ce qui est souvent implicitement attendu, elle n'est pas fondée sur une prise en compte exclusive des données biologiques de la personne.

La raison en est simple : si l'on veut pouvoir juger de la validité et de l'efficacité d'une « médecine de précision », il faut qu'elle puisse s'inscrire dans la démarche de la « médecine fondée sur des preuves », qui est une médecine fondée sur les statistiques. Il s'agit donc, comme pour toutes les démarches de la médecine fondée sur des preuves, d'apparier de la manière la plus congruente possible des données biologiques de la personne à des données biologiques d'autres groupes de personnes. Et c'est la qualité de la congruence de l'appariement de ces données à des données provenant d'autres sous-groupes qui définit la notion même de « médecine de précision ».

La « médecine de précision » est – comme tous les domaines de la médecine fondée sur des preuves, et notamment les domaines nouveaux – à la fois une démarche médicale et un sujet de recherche. Un effort de formalisation mathématique, encore débutant, est en cours, qui vise à considérer le corps des personnes comme un ensemble de réseaux de molécules, de gènes, de boucles de régulation... Et la « médecine de précision » fait appel à un découpage du corps virtuel de la personne en une mosaïque de différents réseaux de composantes biologiques qui pourront, chacun, être appariés à des groupes différents.

C'est le cas, par exemple, en cancérologie où, d'une part, le séquençage du génome ou du protéome de la tumeur permettra d'apparier la tumeur du patient aux tumeurs (d'autres patients) dont le génome et le protéome seront les plus semblables, afin de proposer les traitements qui auront, dans ces cas, fait statistiquement la preuve de leur plus grande efficacité et, d'autre part, le séquençage du génome du patient permettra de l'apparier au génome des personnes auquel il sera le plus semblable afin, à l'aide d'études de pharmacogénétique, de choisir les traitements qui auront fait statistiquement la preuve de leurs moindres effets secondaires néfastes.

L'accumulation et la numérisation des données biologiques les plus diverses d'une personne et leur comparaison aux données numériques engrangées sous la forme de ce qu'on appelle les *big data* présentent, si l'on n'y prend pas garde, d'une part, le risque de réduire la personne à ce qu'on a pu en mesurer et, d'autre part, en rangeant la personne dans un groupe dont on prédit, en termes de probabilité, le devenir, de penser que l'on peut prédire l'avenir individuel d'une personne. Or, la notion même de *médecine prédictive* pose des problèmes éthiques.

Une autre question éthique est que la « médecine de précision », qui a pour but d'apparier au mieux des sous-groupes de patients, va transformer les maladies fréquentes en les subdivisant en une multitude de maladies rares pour lesquelles il conviendrait de pouvoir disposer d'un traitement spécifique adapté. Sur le plan économique, cela implique, de la part de l'industrie pharmaceutique de développer des médicaments qui ne seront utilisés que par un nombre réduit de patients – donc un risque de traitements extrêmement chers (ce qui a commencé dans le domaine de l'oncologie) ou développer d'autres modèles économiques d'innovation thérapeutique, comme l'a fait le Généthon pour les maladies rares d'origine génétique.

Paradoxalement, le développement de la « médecine de précision » comporte pour les patients, si l'on n'y prend pas garde, un risque d'exclusion et de perte de chance. En effet, s'il existe pour les patients d'un sous-groupe donné d'une maladie fréquente un traitement particulièrement efficace avec des effets secondaires rares, que deviendront les patients qui appartiennent aux sous-groupes pour lesquels on ne dispose pas de médicaments adaptés efficaces et bien tolérés ? Leur refusera-t-on l'accès au traitement ? Et si l'on décide de donner accès à ce traitement aux patients de tous les sous-groupes, la séparation initiale des patients en sous-groupes perd rétrospectivement de son utilité.

Si l'on veut que ces avancées puissent être le plus utile possible et permettre à la personne d'exercer un choix libre et informé, il faut informer au mieux la société de ce qu'est la « médecine de précision ». Le questionnement éthique vient au jour dans les imprévus et surprises. Parler de traitements ciblés et de « médecine de précision » ne saurait faire oublier qu'aucune efficacité parfaite de traitements ne peut être garantie.

Le questionnement éthique révèle la nécessité de ne pas oublier, en se focalisant sur les données recueillies à l'intérieur du corps de la personne, l'importance des effets de l'environnement sur la santé et la nécessité de développer des politiques de santé publique qui permettent de prévenir les effets négatifs des déterminants environnementaux et sociaux de la santé, dont on lira, plus tard, si on ne les prévient pas, les empreintes dans le corps sous forme de maladie ou de handicap.

Tout en soulignant que l'adjectif « personnalisée » attaché au mot médecine doit renvoyer non pas à une approche technique particulière, mais avant tout au respect et à la prise en compte de la personne, à la reconnaissance que chaque situation clinique est un cas particulier car aucune personne n'est la copie conforme d'une autre, quand bien même il n'est pas de médecine sans recommandations de bonnes pratiques, fondées soit sur des preuves soit le plus souvent sur des avis d'experts. Tout en soulignant que l'individualisation de la prise en charge doit tenir compte des déterminants environnementaux et sociaux et de la nécessaire personnalisation du parcours de santé.

Les enjeux éthiques de la médecine numérique

La médecine numérique révolutionne la pratique du soin et permet théoriquement de mieux organiser les parcours de soin, en rassemblant des acteurs différents autour des personnes. Elle permet aussi d'identifier de nouvelles stratégies à partir de l'isolement de données statistiques, de nouvelles corrélations, sans cesse remises à jour.

Mais corrélation ne signifie pas relation de causalité. Plus le nombre des nouvelles corrélations qui apparaîtront sera important, plus il sera nécessaire de développer un grand nombre de recherches pour explorer la signification de ces corrélations en termes de causalité.

À cette contrainte s'ajoute un questionnent éthique qui interpelle le développement sans réflexion de cette démarche, à commencer par la capture de sa logique par des acteurs industriels dont les stratégies sont éloignées des besoins réels en termes de santé.

Le corps numérique (abstrait) qui remplace le corps réel est fondé sur l'appariement à des groupes de plus en plus précis qui isolent chaque partie du corps en rompant son homogénéité. La véritable personne est hors champ. Plus la médecine numérique parle de médecine personnalisée, plus elle dépersonnalise. Elle transforme des maladies fréquentes en une myriade de maladies orphelines, justifiant chacune des traitements coûteux avec des risques d'exclusions nouvelles en ne se préoccupant pas de ceux qui sont écartés des bénéfices annoncés.

Le questionnement éthique vient au jour avec le privilège accordé aux éléments techniques, images, chiffres, données plutôt quantitatives, au détriment des facteurs personnels, de l'environnement social, en un mot du ressenti réel. Le clivage est croissant entre une médecine arrimée à des explorations de plus en plus complexes, fondée sur des traitements validés par la recherche de l'efficacité, et la démarche qui part des besoins réels des personnes dont les objectifs peuvent être sinon opposés, tout au moins très différents de ceux que propose la médecine. La grande précarité a souvent de la peine à s'adapter au langage numérique, par essence indifférent aux subtilités, nuances qui concourent souvent au désastre social.

En un mot, une survalorisation de la médecine numérique écarte la véritable complexité de toute personne humaine.

Le séquençage du génome

Les données génétiques ouvrent plusieurs champs majeurs de recherche, elles sont autant questions que réponses.

L'extrême complexité de l'agencement et du fonctionnement des séquences d'ADN, révélée par les techniques d'analyses globales, ne coïncide plus avec les représentations traditionnelles du « tout génétique ». Des variants génétiques peuvent, par exemple, ne pas se traduire par des symptômes, en entraîner chez certains individus et non chez d'autres. Ainsi, la notion de « génome normal », dans l'acception d'« idéal génomique » n'a-t-elle pas de sens. Les mutations, les variations, les recombinaisons génétiques lors de la gamétogenèse et le brassage dû à la reproduction sexuée sont à l'origine de la diversité et de la diversification génétique permanente de l'humanité.

Par ailleurs, un domaine de recherche en pleine expansion – l'*épigénétique* – indique que la façon dont les cellules et le corps utilisent les gènes, en fonction de l'histoire, de l'environnement et du mode de vie de la personne, peut souvent avoir autant d'importance en termes de conséquences physiologiques et de santé que la séquence de ces gènes.

Le questionnement éthique est en particulier celui de la délivrance d'une information fiable, compréhensible, interprétable et pertinente en thérapeutique. La quantité considérable des informations apportées par le séquençage d'ADN de grande ampleur, la difficulté d'interprétation de la plupart de ces informations et l'évolutivité de cette interprétation posent des problèmes considérables dans le domaine du consentement libre et informé (*conseil génétique*) et en termes de réflexion et de formation des médecins.

On se trouve face à un décalage de plus en plus grand, que signalait le CCNE dès 2007, entre ce à quoi la technique donne accès (le séquençage complet ou quasi complet de l'ADN), les règles mises en place sur le choix libre et informé (choisir de connaître le résultat d'un test portant sur une seule séquence génétique) et ce que le médecin et la personne peuvent faire de l'information.

Le médecin doit-il tout lire et choisir ensuite ce que l'on va dire, faire le tri entre ce qui est interprétable et non interprétable ? Ne faut-il informer la personne que sur ce quoi elle a donné son consentement ? Faut-il ne pas tout lire ? Ce serait alors la première fois dans la médecine que des médecins s'interdiraient d'acquérir une informa-

Éthique médicale

tion par peur de ne pas savoir quoi en faire. Cette masse d'informations et la difficulté de l'interpréter engendrent des problèmes éthiques nouveaux.

Mais plus que jamais, le médecin doit occuper une place particulière, interlocuteur à la fois de ses patients et des progrès de la connaissance, clinicien et partenaire de la recherche. Si le médecin se voyait ôter tout pouvoir de jugement et toute capacité de répondre dans le détail aux nombreuses interrogations que les résultats d'un séquençage suscitent, il serait déresponsabilisé, au sens éthique plus encore que juridique, alors même qu'il lui incombe toujours d'assurer le suivi de son patient. Pour autant, il faut qu'une information claire et compréhensible soit accessible à tous afin que chaque personne comprenne la signification des données génétiques et soit capable d'élaborer un choix libre et informé dans ce domaine.

Il faut aussi que la nécessaire attention portée aux données génétiques ne fasse pas oublier ou méconnaître le fait que l'immense majorité des maladies fréquentes et graves ne résulte pas de la présence de séquences génétiques particulières, mais de facteurs liés à l'environnement et aux conditions et modes de vie.

L'information des résultats des tests génétiques

La loi spécifie qu'un examen génétique ne peut être réalisé qu'à des fins médicales, judiciaires ou de recherche scientifique, et uniquement dans des laboratoires autorisés.

Lorsque le test est réalisé avec une finalité médicale :
– il se fait toujours avec le consentement libre et informé de la personne concernée, ou de ses représentants s'il s'agit d'un mineur ;
– la personne peut refuser de connaître le résultat de son test génétique.

Le questionnement éthique se pose lorsque sont découvertes certaines séquences génétiques associées à des maladies ou handicaps graves. Les membres de la parentèle peuvent être porteurs des mêmes séquences génétiques. Si la personne ne souhaite pas informer les membres de la parentèle (et, par là, les informer du fait qu'elle est elle-même porteuse), le secret médical doit-il obliger le médecin à ne pas informer la parentèle ? Le médecin généticien éprouve alors le poids du secret médical, en particulier lorsqu'une prévention ou des interventions seraient possibles pour les membres de la parentèle.

De son côté, la personne, dès lors qu'elle est elle-même informée, est conduite au même discernement en conscience. Certes, il reste exceptionnel qu'il y ait un refus total de parler. Mais ce cas existe en pratique. Il y a alors une « tension éthique », puisque la perspective du bien commun est de révéler cette donnée génétique, alors même que le principe du secret médical doit être respecté.

La question n'est pas nouvelle. Elle a été débattue à propos du VIH et des maladies psychiatriques. Et les conclusions ont été que le secret absolu devait être maintenu, la responsabilité pénale faisant que c'est à la personne d'informer si elle expose autrui à un risque.

La question a aussi été posée en génétique. Elle a entraîné des réflexions qui conservent tout leur intérêt. Aujourd'hui, la pharmacogénétique met de même en évidence des séquences particulières codant des gènes de récepteurs, de transporteurs, d'enzymes ou d'autres protéines impliquées dans la réponse à de nombreux médicaments. Ces séquences génétiques permettent de comprendre pourquoi certains malades développent des effets indésirables majeurs, une toxicité ou une inefficacité thérapeutique à des médicaments d'usage courant ou d'intérêt thérapeutique majeur. Dans ces conditions, le praticien peut considérer qu'une information de la parentèle est nécessaire.

Se trouvent ainsi confrontés le droit, dont toute personne dispose, de garder le silence sur ses données médicales, et l'exigence éthique du bien commun conduisant à un questionnement de responsabilité pour cette personne, lorsque des tiers courent un risque grave. Le législateur a cherché une voie possible pour permettre dans ce cas l'information de la parentèle, en cherchant à tenir compte des difficultés légitimes de certaines personnes à devoir révéler ce type d'information à leurs proches.

La personne concernée est informée, avant la réalisation de l'examen de ses caractéristiques génétiques, de l'obligation qui pèse sur elle, au cas où une anomalie génétique grave serait diagnostiquée, d'informer les membres de sa famille potentiellement concernés, dès lors que des mesures de prévention ou de soins peuvent leur être proposées.

Différentes voies d'information de la parentèle sont proposées. En particulier, si la personne souhaite être tenue dans l'ignorance du diagnostic ou si elle ne souhaite pas transmettre elle-même l'information aux membres de sa famille potentiellement concernés, elle peut demander au médecin de porter à leur connaissance l'existence d'une information susceptible de les concerner. En sachant qu'une autre question éthique concerne le respect du droit de la parentèle de ne pas savoir, de ne pas être informée, ce qui supposerait de lui demander son souhait d'être ou non informée avant l'envoi de toute information.

Les apparentés sont invités à se rendre à une consultation de génétique, sans que leur soient dévoilés ni le nom de la personne ayant fait l'objet de l'examen, ni l'anomalie génétique, ni les risques qui lui sont associés. Le médecin consulté par la personne apparentée est informé par le médecin prescripteur de l'anomalie génétique en cause.

La réglementation précise les différentes modalités de l'information de la parentèle. Elle fixe la liste des informations qui doivent être consignées au dossier médical de la personne concernée et encadre les échanges entre les différents médecins au cours de la procédure.

Dans l'hypothèse où la personne qui va faire l'objet de l'examen aurait fait un don de gamètes ou d'embryons à un centre d'assistance médicale à la procréation, et si cette personne y consent, le médecin prescripteur pourra, le cas échéant, porter à la connaissance du responsable du centre l'existence de l'anomalie génétique diagnostiquée, afin que celui-ci procède à l'information des personnes nées du don. Notons que cette différence par rapport à la situation prévue pour les apparentés, pose un problème éthique, dans la mesure où le souci de la santé de l'autre ne se manifeste, selon la loi, que dans le cadre d'une relation généalogique « reconnue ».

Les cellules souches

L'utilisation thérapeutique des cellules souches s'est longtemps réduite aux cellules souches hématopoïétiques de la moelle osseuse. Ces cellules permettent les greffes de moelle qui ont révolutionné le traitement de certaines leucémies et maladies de système. Puis la découverte de telles cellules souches dans le sang du cordon ombilical a permis d'augmenter les ressources pour les greffes.

La découverte de la possibilité de transformer in vitro des cellules embryonnaires totipotentes ou pluripotentes en différentes cellules souches somatiques pouvant donner naissance aux plus de deux cents familles de cellules qui composent notre corps, et la découverte plus récente de la capacité à induire in vitro la transformation de cellules somatiques adultes (même provenant de personnes âgées) en cellules souches pluripotentes (IPS) sont à la source d'une espérance de nombreuses applications thérapeutiques nouvelles – sous forme de réparation cellulaire des organes, le retour à l'origine pouvant changer le destin d'une lignée cellulaire épuisée, disparue ou mutée.

À la découverte d'un nouveau pouvoir de générer des cellules souches, de favoriser leur renouvellement et d'orienter leur différenciation s'est ajoutée la découverte de la présence de cellules souches dans certains organes dont on pensait qu'ils en étaient dépourvus. L'exemple le plus spectaculaire est le cerveau, avec la présence des cellules souches neuronales dans l'hippocampe, siège privilégié de la mémoire. Elles sont à la source d'une plasticité cérébrale présente jusqu'à la fin de la vie. Leur renouvellement dépend de leur stimulation par le désir, la curiosité, le mouvement.

Le questionnement éthique lié au développement des applications thérapeutiques fondées sur l'utilisation des cellules souches concerne notamment :

– un risque de focalisation excessive sur la réparation plutôt que sur la prévention. Notre société est plus encline à réparer qu'à prévenir ;

– une maîtrise des conséquences en termes économiques, avec, comme pour le développement des nouveaux médicaments, notamment dans le cadre de la médecine dite de précision, le risque d'un coût prohibitif qui mettrait en péril la justice distributive.

La question est plus encore d'avoir à l'esprit et d'anticiper les questions éthiques qui ne manqueront pas de se poser. Ainsi l'éventualité de pouvoir transformer des cellules somatiques (cellules souches pluripotentes induites) en gamètes (spermatozoïdes ou ovules) pose le problème de leur utilisation en vue de la conception in vitro d'un embryon et de son implantation dans le cadre d'un projet parental (la production de spermatozoïdes et d'ovules, à partir de cellules somatiques d'une même personne, pourrait aussi permettre la conception in vitro d'un embryon à partir de deux gamètes provenant d'une même personne).

La recherche sur les cellules embryonnaires et sur l'embryon

La loi interdit toute conception in vitro d'embryon à visée de recherche.

La réflexion éthique n'est pas tellement dans l'affirmation d'un statut de l'embryon, question insoluble, source d'un affrontement idéologique sans compromis. Le regard scientifique peine à se prononcer sur la nature de l'embryon, car si toute personne a été rencontre de gamètes puis embryon, tout embryon ne devient pas nécessairement une personne. Le juriste de son côté ne semble pas beaucoup plus à l'aise dans la définition d'un statut de l'embryon.

L'in-quiétude éthique ne se formule pas en termes d'« absolus » dogmatiques. L'élaboration des règles et leur mise en œuvre impliquent des compromis que le principe éthique du moindre mal peut rendre tolérables. La recherche de compromis n'est pas une incapacité à choisir, mais elle est au contraire, en démocratie, le choix d'une conduite raisonnée, partageable, refusant les certitudes.

On peut inférer de l'ensemble des avis du CCNE qu'il a toujours considéré que les deux circonstances dans lesquelles les embryons créés in vitro sont détruits pour des raisons médicales, qui n'ont rien à voir avec leur utilisation éventuelle ultérieure dans une recherche – embryons surnuméraires après abandon du projet parental et absence d'accueil par un autre couple stérile, et embryons chez qui est détectée, au cours d'un diagnostic pré-implantatoire (DPI), la séquence génétique qui a motivé la réalisation du DPI – constituent des solutions inévitables, ce qui éthiquement n'en fait pas pour autant un bien, et que le CCNE traduit par la notion de moindre mal.

Qu'il s'agisse des embryons surnuméraires ou des embryons porteurs de la séquence génétique recherchée au cours du diagnostic pré-implantatoire, on notera au demeurant que, du point de vue du droit, la destruction de l'embryon humain correspond à une exception, validée par le Conseil constitutionnel, aux dispositions de l'article 16 du Code civil qui indique que la loi « assure la primauté de la personne, interdit toute atteinte à la dignité de celle-ci et garantit le respect de l'être humain dès le commencement de sa vie ».

Du point de vue du questionnement éthique, on notera que le législateur n'a pas encadré ces deux conduites sous la forme d'une dérogation à un interdit, mais sous la forme d'une autorisation sous condition. Or ces deux formulations de dérogation à un interdit et d'autorisation sous condition n'ont pas la même signification.

Une dérogation à un interdit peut en effet avoir au moins deux significations très différentes :

– pour une première catégorie de conduite, la dérogation ne concerne pas une exception ponctuelle à un interdit, mais une conduite dont les conditions de réalisation et les objectifs sont précisément définis ;

– pour une seconde catégorie de conduite, la dérogation à un interdit est d'une tout autre nature : il consiste à s'assurer que la dérogation reste une exception, la dérogation étant elle-même une transgression qu'il s'agit de limiter au cas par cas autant que faire se peut.

Si la première forme de dérogation peut être considérée comme très proche d'une autorisation sous condition, il n'en est pas du tout de même de la seconde.

C'est pour cette raison que le CCNE a toujours proposé d'utiliser la formule d'autorisation sous condition pour caractériser la conduite de la destruction de l'embryon humain surnuméraire après abandon du projet parental, qu'il définit comme une conduite encadrée de moindre mal. Plus récemment, il a proposé d'utiliser la formule de la dérogation à un interdit pour caractériser la création d'embryon à visée de recherche, qu'il considère comme une exception ne pouvant être envisagée qu'au cas par cas dans le cadre de l'évaluation de nouvelles techniques d'AMP.

La thérapie génique germinale

La loi interdit toute modification génétique des cellules germinales ou d'un embryon visant à la conception in vitro et à la naissance d'un enfant, y compris dans le cas où cette modification génétique permettrait la prévention d'une maladie actuellement incurable et d'une particulière gravité. La question éthique ici est celle d'une modification génétique qui, réalisée pour traiter un enfant à naître, se propagerait, à travers les générations (par l'intermédiaire des cellules germinales).

La loi interdit aussi les recherches in vitro visant à entraîner une modification génétique permanente des cellules germinales. Mais elle n'interdit pas les recherches visant à entraîner, in vitro, une modification génétique des cellules embryonnaires et des embryons, tant qu'une implantation de l'embryon n'est pas envisagée.

L'alternative, autorisée par la loi, en cas de maladie familiale d'origine génétique, est le *diagnostic pré-implantatoire*. Mais il ne permet pas, dans certains cas rares, de concevoir in vitro un embryon exempt des séquences génétiques à l'origine de la maladie – par exemple, en cas de maladie d'origine génétique liée aux mitochondries (transmises par les ovules de la mère).

La Grande-Bretagne a récemment autorisé la première thérapie génique germinale dans le monde, sous la forme d'un transfert de mitochondries.

Les possibilités ouvertes par les avancées récentes des techniques d'ingénierie génétique (telles que la technique CRISPR-CAS 9 [*clustered regularly interspaced short palindromic repeats, associated protein 9*]) ont relancé, au niveau international, le questionnement éthique sur la thérapie génique germinale.

S'il peut parfois être « confortable » de poser un interdit lorsqu'il n'est pas possible ou difficile de faire, le questionnement devient plus exigeant et urgent lorsqu'il devient plus aisé techniquement de faire, en soulignant que tout ce qui est possible à l'humanité n'est pas nécessairement bon pour l'humanité, en sachant identifier, dans le questionnement éthique, la confrontation entre le nécessaire développement de la recherche cognitive et les problèmes posés par les éventuelles applications de ces recherches en termes d'approches thérapeutiques.

Les biobanques et le pillage génétique

Les biobanques

Une biocollection, ou une biobanque, rassemble des prélèvements biologiques, cellulaires, tissulaires, voire d'éléments du corps humain, issus de malades identifiés et sélectionnés, qui ont donné leur accord. Ces prélèvements conservés dans des conditions précises, centralisées, ont pour objectif de permettre, par leur rassemblement, des recherches généralement impossibles chez une seule personne. Une étude génétique, cytologique, histologique peut ainsi, même plusieurs années après les prélèvements, permettre de vérifier des hypothèses ou en susciter de nouvelles.

Éthique médicale

Ces biobanques favorisent la recherche translationnelle en mettant en place un guichet unique, un catalogue et en établissant des règles de fonctionnement claires et engageant leur responsabilité. Une biobanque peut être à destinée régionale, nationale ou internationale.

Ces biobanques ont des impératifs éthiques majeurs :

– elles sont en effet adossées à des données de santé concrètes des personnes donneuses. Les données anonymisées peuvent perdre une grande partie de leur intérêt scientifique. Dans les cas où il n'y a pas d'anonymisation, le secret de l'identité des personnes doit donc être bien gardé, de façon rigoureuse, afin d'éviter que même les autorités judiciaires et de police puissent y avoir accès ; même en cas d'anonymisation, des recoupements entre différentes données, en particulier génétiques, peuvent permettre d'identifier la personne, et des précautions drastiques doivent être prises pour protéger ces données ;

– leur mise à disposition pour les chercheurs n'est possible que si les demandes d'accès sont précises, pertinentes d'un point de vue scientifique, que si les chercheurs ont fait la preuve qu'ils pourront protéger les données, et que si ces demandes sont évaluées par un comité indépendant ;

– la question du consentement est très importante. Quand un malade a donné son accord pour un prélèvement, il le fait généralement avec une finalité précise. Or, par définition, la science échafaude sans cesse de nouvelles hypothèses, inconnues au moment de la finalisation du consentement. Il faut donc demander à la personne si elle est d'accord pour que son consentement à la recherche ne soit pas enfermé dans une finalité trop étroite ;

– si, par hasard, une caractéristique héritable à l'origine d'une maladie était découverte un jour, les conséquences éventuelles pour les apparentés pourraient être importantes et les modalités de leur éventuelle information doivent donc être envisagées ;

– enfin, le modèle économique est complexe. Les prélèvements sont par essence gratuits. Mais leur conservation et leur mise à disposition ont un coût qui doit faire l'objet d'un modèle économique satisfaisant. Si un brevet est déposé, le donneur ou sa famille ont-ils des droits ? A priori non, mais cette question éthique mérite d'être posée clairement. D'une façon plus générale, la question éthique est de savoir s'il convient ou non, dans le cadre du consentement libre et informé, d'informer la personne du modèle économique envisagé et de lui donner la possibilité d'exercer un choix quant à une utilisation à but lucratif ou non.

Les banques du sang

Elles concernent les dons du sang, dans les centres de transfusion, du sang de cordon et les prélèvements de moelle osseuse. Ces dons et prélèvement sont destinés à des usages thérapeutiques (transfusions, greffes hétérologues et autologues, thérapies immunogènes) et à des produits sanguins dérivés qui sont commercialisés.

La question de l'usage autologue ou hétérologue est une question éthique importante. Un donneur de sang n'a pas vocation à donner son sang pour lui-même, même si, pendant la période du SIDA transfusionnel, des malades ont pu exiger d'être transfusés avec leur propre sang prélevé antérieurement dans cette finalité.

De la même façon, des mères peuvent être tentées de réclamer que le sang de cordon de leur enfant lui soit réservé ou soit réservé aux apparentés, en cas de besoin, et non à la mise à disposition des centres de greffe.

Un enfermement autologue nuirait naturellement à la capacité d'une humanité de pouvoir accéder à des greffes compatibles en fonction des différents groupes HLA.

Le pillage génétique et le pillage des connaissances traditionnelles

Il est tentant pour des équipes de recherche d'effectuer des prélèvements chez des populations relativement homogènes d'un point de vue génétique pour mettre en évidence de nouvelles séquences génétiques et explorer leur implication en termes de santé, sans que les populations elles-mêmes puissent en tirer le moindre bénéfice. Ce qui est particulièrement injuste ! Un rôle accru des comités d'éthique en amont de telles propositions de participation à des recherches est donc indispensable.

De la même façon, la connaissance par les populations de remèdes traditionnels peut être l'occasion pour des équipes de recherche de se saisir de ce savoir souvent millénaire pour identifier les principes actifs et les transformer en médicaments. Il serait naturel, éthiquement, que les profits soient partagés entre les populations qui ont apporté leur savoir et les laboratoires qui ont transformé ce savoir en produits thérapeutiques.

Les fondements éthiques de la recherche

La recherche est indispensable pour faire progresser les connaissances et la qualité des soins. Elle vient en complément de la démarche clinique et doit la renforcer.

Selon la loi, aucune recherche biomédicale ne peut être pratiquée sur une personne sans son *consentement libre et éclairé*, donné par écrit ou, en cas d'impossibilité, attesté par un tiers indépendant de l'investigateur et du promoteur. La personne doit être au préalable informée, notamment des bénéfices attendus, des contraintes et risques prévisibles, des éventuelles alternatives médicales et des modalités de prise en charge médicale prévues en cours et en fin de recherche.

Les *mineurs* ne peuvent être concernés que si les titulaires de l'exercice de l'autorité parentale ont donné leur autorisation, si des recherches d'une efficacité comparable ne peuvent être effectuées sur des personnes majeures, si l'importance du bénéfice escompté le justifie pour le mineur concerné ou d'autres mineurs, et si le mineur ne s'y oppose pas.

Les *personnes privées de liberté* par une décision judiciaire ou administrative et les *personnes faisant l'objet de soins psychiatriques* ne peuvent être sollicitées pour se prêter à des recherches biomédicales que si l'importance du bénéfice escompté pour elles est de nature à justifier le risque encouru, ou si ces recherches se justifient au regard du bénéfice pour d'autres personnes se trouvant dans la même situation, à condition que des recherches d'une efficacité comparable ne puissent pas être effectuées sur une autre catégorie de la population. La réserve est de même pour les personnes majeures faisant l'objet d'une mesure de protection légale ou hors d'état d'exprimer leur consentement.

Selon la loi également, la recherche ne peut être mise en œuvre qu'après avis favorable d'un *comité de protection des personnes* et doit se fonder notamment sur le respect des droits fondamentaux de la personne, le dernier état des connaissances scientifiques et une expérimentation préclinique suffisante.

La *Commission nationale des recherches impliquant la personne humaine* exerce plusieurs missions, et notamment : elle assure la coordination et l'harmonisation du fonctionnement des comités de protection des personnes, donne son avis sur toute question relative à l'interprétation des textes relevant de la compétence exclusive des comités de protection des personnes, élabore une synthèse des rapports annuels d'activité des comités de protection des personnes, diffuse à l'ensemble des comités de protection des personnes pour information les avis défavorables et les analyse en vue d'élaborer des recommandations. Toute demande d'avis sur un projet de recherche impliquant la personne humaine est adressée au secrétariat de cette commission qui a pour mission, sous l'autorité de son président, de procéder par tirage au sort à la désignation du comité de protection des personnes compétent pour se prononcer sur chaque demande d'avis.

Beaucoup des questions qui se posent ou se poseront en médecine clinique sollicitent une recherche clinique : la recherche, c'est l'inquiétude sur le statut des connaissances.

La recherche clinique avec ce qu'elle comporte de relation d'un autre type avec les personnes malades ou leur entourage, de procédures de soumission des protocoles aux instances compétentes, de présentations des résultats dans les rencontres scientifiques, peut susciter dans certains services universitaires une culture médicale particulière, en quelque sorte parallèle au monde du soin, voire distanciée de celui-ci.

Pour le médecin investigateur, un conflit d'intérêt majeur existe entre l'attention qu'il doit à chaque malade individuellement et ses motivations profondes qui sont autres : le progrès des connaissances, l'avancée de la médecine, la nécessité de la publication scientifique, la vie académique.

L'étendue de la recherche dans les hôpitaux (on évalue à plusieurs centaines de milliers les malades qui acceptent d'y participer chaque année en France), les risques qu'elle leur fait nécessairement courir, la nécessaire traçabilité et transparence appellent un questionnement éthique permanent sur les pratiques de la recherche aussi bien que sur sa légitimité et ses contraintes.

S'il n'existe pas de réponse univoque en ce domaine, le questionnement éthique n'en a que plus d'importance. La réflexion ici concerne en particulier le conflit latent qui surgit chez la personne malade entre le désir du chercheur soucieux de données observables et de limites repoussées, et la responsabilité de médecin ou de soignant, préoccupé de soins et d'accompagnement.

La question, par exemple, de la *phase 1 de recherche* de traitement anticancéreux qui ne peut être effectuée par essence chez des volontaires sains, est celle de l'information d'un malade généralement en échec thérapeutique, à qui l'on propose l'administration d'une nouvelle molécule issue de la recherche sur l'animal. Cette phase dite 1 n'évalue que la tolérance et non l'efficacité. La tendance actuelle est donc de proposer si possible une phase 1-2 évaluant simultanément la tolérance et l'efficacité, voire de phase 3 (cohortes d'extension). L'intégrité morale et physique de la personne ne peut être sacrifiée sur l'autel d'un altruisme utilitariste. La déclaration d'Helsinki de l'Association médicale mondiale, qui énonce les principes qui doivent guider la recherche biomédicale, indique dans son article 5 : « les intérêts de la science et de la société ne doivent jamais prévaloir sur le bien-être de la personne ».

Un autre questionnement concerne les *essais thérapeutiques de phase 3* et le caractère souvent très restrictif des critères d'inclusion des personnes dans ces essais. Quand il n'existe pas d'alternative au traitement testé et que le pronostic vital ou fonctionnel des patients est en jeu à court terme, se pose, pour les personnes qui ne peuvent être incluses dans l'essai, la question d'un accès au traitement sous forme compassionnelle.

Les autres questionnements éthiques sont nombreux : détermination des critères du recrutement du volontaire sain – « altruiste » ou tenté par des rémunérations parfois non négligeables pour des personnes qui sont dans une situation économique précaire –, usage du placebo lorsqu'il n'existe pas de comparateur thérapeutique, critères d'inclusion dans les « bras » d'un essai, usage du « double aveugle », où chercheurs et personnes se prêtant à la recherche ignorent qui prend ou non le médicament.

La distinction des recherches selon qu'elles sont avec ou sans bénéfice individuel direct pour la santé du malade a été contestée dans la littérature médicale internationale et n'est plus retenue aujourd'hui. Elle est remplacée dans la loi par le discernement en termes de *bénéfice/risque*. Ce n'était pas parce qu'il y avait un bénéfice que l'on pouvait prendre des risques ! Le malade inclus dans un essai, même s'il a été honnêtement prévenu de la démarche « altruiste » qui lui est proposée, va inévitablement espérer un bénéfice individuel de sa participation. D'autant que l'évidence de premiers résultats comparatifs peut parfois conduire prématurément à stopper l'un des « bras » de l'essai pour donner à toutes les personnes le même traitement. Le protocole de recherche qui doit être appliqué est soumis auparavant à des comités de protection des personnes qui donnent ou non leur aval.

La déclaration d'Helsinki de l'Association médicale mondiale stipule que « les bénéfices, les risques, les inconvénients, ainsi que l'efficacité d'une nouvelle intervention doivent être testés et comparés à ceux des meilleures interventions avérées. »

Le questionnement porte également sur le champ de la recherche clinique et de la recherche en sciences sociales et humaines. Notons, par exemple, l'insuffisance d'études approfondies chez les personnes âgées, atteintes de poly-pathologies ou sur l'accompagnement en fin de vie, etc.

Les recherches visant à évaluer les *soins courants*, autres que celles portant sur les médicaments – c'est-à-dire lorsque tous les actes sont pratiqués et les produits utilisés de manière habituelle, mais que des modalités particulières de surveillance sont prévues par un protocole –, sont également obligatoirement soumises à l'avis d'un comité de protection des personnes. Dans ce cas de figure, le document sollicité comprend notamment :

– les éléments démontrant l'utilisation habituelle des stratégies médicales objets de la recherche au regard de la population concernée, comprenant, le cas échéant, une enquête de pratiques accompagnée d'une description de la méthode utilisée (nombre de questionnaires, personnes interrogées, revue de littérature, etc.) ;

– des références bibliographiques, quand elles existent, démontrant l'existence d'un consensus professionnel relatif aux stratégies médicales faisant l'objet de la recherche ;

– lorsque la recherche porte sur une comparaison de stratégies médicales, des données scientifiques permettant de s'assurer qu'aucune de ces stratégies ne peut, en l'état des connaissances, être considérée comme supérieure à l'autre en termes de sécurité et d'efficacité.

Si la recherche biomédicale, la recherche clinique et la recherche en santé sont des démarches indispensables à l'avancée des connaissances et de leurs applications dans le domaine de la santé, il est évident qu'elles ne prennent leur dimension éthique que si elles se traduisent par le partage des avancées de ces connaissances et applications.

Or l'*accessibilité des résultats de ces recherches*, et en particulier des recherches financées par l'argent public, pose actuellement un problème éthique. Le paradoxe est que les résultats de la recherche publique, dans le monde, sont vendus, très cher, par des entreprises privées à but lucratif.

En effet, l'immense majorité des articles originaux dans le domaine biomédical est publiée par de grandes entreprises d'édition privées et n'est accessible que par des abonnements très coûteux. Seuls les grands instituts de recherche et les grandes universités des pays riches peuvent payer ces nombreux abonnements et les rendre disponibles à leurs chercheurs. Les chercheurs des pays pauvres, les associations de patients, etc. ne peuvent y avoir accès. Ce partage et cette accessibilité des résultats de la recherche, et notamment des résultats de la recherche financée par l'argent public, est un enjeu éthique majeur.

Au début des années 2000, une initiative internationale d'un certain nombre de chercheurs a abouti à la création de la famille des journaux à comité de lecture PLoS (*public library of science* ou bibliothèque publique de la science), qui publient à prix coûtant les résultats de la recherche biomédicale, les institutions de recherche des pays riches prenant en charge ce coût de publication de leurs chercheurs, plus un léger surcoût, qui permet une publication gratuite des recherches des chercheurs des pays pauvres. Des initiatives internationales sont en cours pour tenter de généraliser ce système.

Certains éditeurs privés sont en train d'envisager la possibilité de réaliser leurs bénéfices en demandant un surcoût aux institutions des chercheurs dont ils publient les résultats, et non pas en demandant aux lecteurs de payer.

Un autre enjeu éthique important est celui de la *reproductibilité des résultats*, qui a conduit récemment les plus grands journaux scientifiques dans le domaine biomédical à demander un exposé précis et une justification des méthodologies statistiques utilisées, un examen particulièrement attentif de cet aspect par les examinateurs (*reviewers*), voire, lors de la soumission des résultats, une première preuve de confirmation des résultats par une autre équipe.

Enfin, un enjeu essentiel est non seulement la *déclaration des liens d'intérêts* (souvent omis dans les comptes rendus des publications originales par les revues secondaires et la presse grand public) mais, d'une manière plus générale, l'intégrité scientifique. En raison de la décou-

Éthique médicale

verte récente d'un certain nombre de fraudes scientifiques, aboutissant à la publication de résultats fabriqués, de nombreuses initiatives internationales sont en cours pour tenter de déterminer les meilleurs moyens d'assurer l'intégrité scientifique des chercheurs.

Les enjeux éthiques des données de santé

Des données de santé collectives offrent aux statisticiens et aux chercheurs des informations très précieuses. Elles ne disent pas « la vérité », mais peuvent révéler des impasses stratégiques en matière de prévention, de diagnostic et de traitement, permettre d'ouvrir d'autres stratégies, mettre au jour des effets médicamenteux inattendus, des pathologies émergentes, être un outil majeur de la veille sanitaire.

Ainsi les observatoires de santé publique, comme les Centers for Disease Control and Prevention (CDC) d'Atlanta, qui reçoivent des informations de nature épidémiologiques de l'ensemble des États-Unis, ont-ils été alertés en 1981 par quelques cas de pneumocystoses pulmonaires totalement inhabituels chez des sujets jeunes. Après des dizaines d'années de développement méconnu de la maladie en Afrique, l'histoire tragique du SIDA commençait dans l'hémisphère Nord.

L'*épidémiologie*, au sens cognitif du terme, est en France toujours en retard par rapport à l'épidémiologie de nature économique. Il a fallu longtemps au PMSI (Programme de médicalisation des systèmes d'information) et au SNIIRAM (Système national d'informatisation inter-régimes de l'assurance maladie) pour que les chercheurs s'en emparent pour effectuer quelques études épidémiologiques. Mais l'outil PMSI est moins adapté à ces recherches de connaissance qu'à la gouvernance économique. Et l'activité libérale en ville n'a même pas l'équivalent de cet outil.

L'usage des données de santé est majeur pour la recherche en santé publique comme clinique, pour la veille sanitaire, et tout autant pour la compréhension du rôle des exposomes – entendus selon la loi comme l'intégration sur la vie entière de l'ensemble des expositions à l'environnement qui peuvent influencer la santé humaine. Il est paradoxal que la France qui a le système d'information le plus homogène et centralisé au monde ne l'exploite pas davantage !

Trois grandes sources sont identifiées :
– les *big data*. Ce sont des données de natures diverses, issues des grands opérateurs nationaux et internationaux, destinées à répondre essentiellement à des besoins commerciaux. L'un des problèmes éthiques majeurs concerne la régulation de la validité des données et de leur traitement et la régulation de leur usage ;
– les *open data stricto sensu* sont des données anonymisées, issues de bases publiques, dans le respect de règles visant à protéger la vie privée des personnes. Rien n'interdit dans ce cadre à des opérateurs de travailler ces données pour offrir des services de cartographie, par exemple, sur l'offre de soins hospitalière ou libérale, ou montrer des tableaux d'excellence de nature à privilégier telle ou telle structure ;
– l'*open data régulé* désigne un mode de mise à disposition contrôlée des données à des personnes nommément désignées, bien identifiées dans le cadre de procédures rigoureuses et qui concernent la seule recherche.

L'Institut des données de santé devenu l'Institut national des données de santé en 2016, en liaison avec la CNIL, autorise les accès et supervise les dispositifs d'ouverture des données à ceux qui les demandent, en fonction de la légitimité de cette quête et des garanties apportées à la préservation de l'anonymat des personnes.

Cet ensemble de données constitue donc une ressource fondamentale que l'on ne peut ignorer, mais qui suscite des questions éthiques, au premier rang desquelles le risque de *rupture de confidentialité*. Malgré les contrôles de la CNIL, il sera toujours possible pour un esprit malveillant de décadenasser une donnée identifiante. S'il ne faut pas surestimer ce risque qui reste réduit en raison de l'anonymisation des données et des conséquences graves de l'infraction par rapport au bénéfice attendu, il faut néanmoins souligner qu'une véritable anonymisation des données devient de plus en plus difficile, voire impossible.

Le développement des systèmes informatiques peut porter atteinte à la notion de confidentialité. La loi de 1978 relative à l'informatique des fichiers et des libertés qui enjoint au responsable de tel fichier d'assurer les garanties des secrets protégés par cette loi est malheureusement bafouée chaque jour au nom de l'efficacité du partage d'informations. Une attention très particulière doit donc être apportée aux risques de dérive du secret médical lié à un usage désinvolte des données. La conception et l'utilisation des *big data* exposent à une rupture d'anonymat, malgré la complexité du système d'anonymisation.

La question éthique est de trouver les moyens de concilier la nécessaire protection de la vie privée et du libre choix des personnes, et le développement des informations utiles à la recherche et à la santé de tous. L'utilisation et le développement d'une technologie doivent être pensés. L'utilisation d'algorithmes de plus en plus performants, tout autant que la maîtrise des lois physiques, chimiques ou biologiques, renvoient à l'articulation du comment faire et du pourquoi faire.

L'interprétation purement statistique des données sans évaluation critique pourrait conduire à une médecine qui réduirait les personnes à des unités informatiques, totalement contraire au souci de la médecine de la personne. Le « pour l'autre » du dévoilement doit se confronter au « pour l'autre » de la responsabilité, d'où l'importance d'une formation spécifique rigoureuse sur les enjeux éthiques de l'usage des données pour les extracteurs et les utilisateurs.

Enfin, rappelons que les *big data* permettent d'établir des corrélations. Établir des critères permettant d'opérer un choix parmi la multitude et la diversité des corrélations qui vont apparaître pour tenter de déterminer celles qui pourront être explorées par un développement des recherches posera un problème auquel il serait bon de réfléchir dès aujourd'hui.

L'exigence d'une réflexion éthique est renforcée par :
– la porosité entre les données pour la recherche et celles nécessaires aux soins ;
– la confrontation entre, d'un côté, l'apport des séquençage à haut débit, des objets connectés, de la puissance des algorithmes permettant des thérapeutiques très ciblées et, de l'autre, l'impact d'anomalies à coup sûr détectées sur la vie et la psychologie des personnes, là où cette information n'est que de portée inutile ou indésirable ;
– la nécessaire protection de l'intime ;
– l'impératif de réguler les acteurs du marché pour ne pas transformer les données de santé en données de consommation commerciale ;
– la confrontation du point de vue de la santé publique avec l'apport en ce domaine de *big data* génétiques et le droit de ne pas savoir.

La recherche des pays du Nord dans les pays du Sud

Comment penser une approche éthique de la recherche dans les pays du Sud à la fois universelle et singulière ?

Il est coutume de dire que 90 % des malades sont dans les pays du Sud et 90 % des médicaments dans les pays du Nord. Chaque essai thérapeutique mené dans les pays du Sud apparaît donc comme une chance.

Mais des questions éthiques majeures se posent dans plusieurs domaines :
– les exigences éthiques en France aboutissent à des « délocalisations » de recherche. Les comités d'éthique des pays du Sud – lorsqu'ils existent, ce qui renvoie à l'absence, inacceptable (comme l'avait signalé le CCNE dès les années 1990), d'obligation d'un avis préalable d'un comité de protection des personnes pour les projets de recherche français conduits dans les pays du Sud –, compte tenu de l'urgence des besoins, peuvent hésiter à refuser un essai qui pourrait apporter pour le pays un espoir de retombées en termes médical et économique ;
– l'accès dans les pays du Sud aux médicaments restant précaire, participer à un essai est parfois la seule façon de recevoir un traitement. Le consentement est alors biaisé ;

– il est toujours difficile, même si c'est possible dans certains cas, de faire un essai contre placebo dans les pays du Nord. En revanche, dans les pays du Sud peu médicalisés, la tentation est grande de faire un essai contre placebo qui garantit des résultats probants. Le caractère variable de l'usage du placebo, selon les standards de soins du pays étudié – un médicament contre un autre ou le médicament contre rien – n'est pas acceptable ;

– dans l'environnement spécifique des pays du Sud, faire un essai transitoire avec un médicament, par exemple antipalustre, sans fournir aux personnes des possibilités d'un accès ultérieur au médicament, n'est pas acceptable et peut de plus créer un risque paradoxal d'exposition aggravée, en ayant supprimé une forme d'immunité naturelle, dite de prémunition ;

– il en est de même pour les médicaments contre le VIH. Un malade sorti de l'essai devrait avoir droit à ce traitement sa vie entière s'il en avait besoin. Il ne peut être abandonné à son sort ;

– les maladies infectieuses et parasitaires du Sud intéressent peu les pays du Nord, car le retour sur investissement issu de la recherche s'avère modeste, d'autant plus que de très nombreuses maladies infectieuses dans les pays du Sud sont peu présentes dans les pays du Nord. Or, les pays du Sud ont essentiellement besoin d'essais adaptés à leur pathologie spécifique ;

– les brevets obtenus par cette recherche privilégient surtout les chercheurs des pays du Nord et restent exceptionnellement une source de revenus pour les pays du Sud.

Au total, plus les pays du Nord exigent pour la recherche des précautions rigoureuses, plus ils contribuent à abaisser le seuil de ce même respect en délocalisant dans les pays du Sud des protocoles de recherche éthiquement moins sourcilleux. Alors que les pays du Nord parlent du respect des droits de l'homme, les pays du Sud sont menacés de son non-respect.

La recherche sur l'homme ne peut être à géométrie variable selon les latitudes ou le niveau de PIB, même si l'argument de l'urgence et de l'efficacité nécessaires évacue souvent ces questions éthiques majeures.

C'est dire l'importance de la Charte d'éthique de la recherche dans les pays en développement, édictée par l'Agence nationale de recherche sur le SIDA (ANRS), qui décrit les éléments à inclure dans un projet de recherche, et notamment :
• la protection de la personne :
– évaluation du rapport bénéfices/risques ;
– consentement libre et informé non biaisé ;
– description des moyens pris pour assurer la confidentialité (confidentialité liée à la séropositivité VIH, aux données personnelles…) ;
– description des moyens mis en œuvre pour éviter les conséquences discriminatoires ou stigmatisantes de la recherche ;
– désignation d'un médecin référent pour chaque participant ;
• la prise en charge :
– description des modalités du diagnostic et du conseil pré- et post-test ;
– description des modalités de la prise en charge médicale pendant la recherche (par le projet, par le système de santé du pays, etc.) ;
– définition des conditions de prise en charge post-recherche ;
– communication des résultats et accès aux applications de la recherche pour la personne participante ;
• les bonnes pratiques :
– constitution d'un conseil scientifique et d'un comité indépendant (recherches biomédicales) ;
– consultation des associations représentant les personnes atteintes lors de la préparation, la mise en place et le déroulement du projet de recherche ;
– respect et signature de la charte d'éthique de l'ANRS ;
– engagement de mise en œuvre des principes d'intégrité scientifique ;
– déclaration de conflits d'intérêt.

Le questionnement éthique concernant les applications de la recherche souligne également l'abîme qui sépare les sociétés riches des pays pauvres : ici, l'on s'interroge sur le séquençage du génome ou sur la recherche sur l'embryon ou sur la sédation profonde et continue en fin de vie ; là, le cri premier est celui de celles et ceux qui meurent de faim. Cet abîme se creuse au demeurant de la même manière dans les pays du Nord entre les personnes dont les situations de vie sont favorables et celles qui subissent la précarité, la discrimination ou l'exclusion.

Les problèmes éthiques essentiels qui se posent aujourd'hui au niveau mondial ne concernent pas les stades les plus précoces de développement de futurs êtres humains, mais la mort prématurée et la souffrance d'enfants et d'adultes, dues à la famine, aux maladies infectieuses, aux massacres, aux traitements inhumains, au déni de santé, d'accès aux droits fondamentaux de liberté et de dignité.

L'éthique de la santé publique

Rappelons que « la santé est un état de complet bien-être physique, mental et social, et ne consiste pas seulement en une absence de maladie ou d'infirmité ». Cette définition, adoptée en 1946 et figurant en préambule de la Constitution de l'Organisation mondiale de la santé (OMS), n'a jamais été modifiée depuis. C'est dire sa pertinence. Mais cette définition, qui privilégie la personne, doit aussi pouvoir être pensée en termes de santé publique.

La santé dépasse le champ de la médecine. Plus on va vers la prévention et l'accompagnement, moins on est dans le domaine de la médecine au sens classique du terme. Les médecins sont des acteurs essentiels, mais partiels de la santé. De ce point de vue, l'exigence est de remettre en question une médicalisation complète des problèmes que se pose la société. La médecine ne peut tout et ne doit pas tout pouvoir. Mais c'est aux médecins d'informer la société sur les problèmes qu'elle doit résoudre pour préserver au mieux la santé de chacun.

L'*économie du système de santé* dépend en profondeur des exigences éthiques que l'on a à l'égard de la médecine. Le même diagnostic médical peut légitimer une prise en charge très différente. Le retour à domicile suppose… un domicile. Le « virage ambulatoire » est une incantation vaine si n'est pas pris en compte l'ensemble des déterminants de santé : pour une même pose de prothèse, celui-ci peut sortir de l'hôpital et revenir six heures après à son domicile, celui-là, dont l'environnement de vie est difficile, pourra mourir s'il doit quitter l'établissement aussi vite sans disposer de l'environnement nécessaire qui permet une surveillance et un accompagnement sécurisant.

La place des déterminants sociaux

De nombreux travaux d'épidémiologie ont montré que les comportements individuels défavorables à la santé ne sont pas les seuls en cause pour expliquer les inégalités de santé. À facteurs de risque égaux au regard des comportements individuels, d'autres facteurs essentiels apparaissent. Ce sont ces facteurs que l'OMS, dans son rapport de 2008, a appelé des « déterminants sociaux de la santé ».

Les déterminants sociaux de la santé sont à l'origine de disparités extrêmement importantes en termes d'espérance de vie et d'espérance de vie en bonne santé, de survenue de maladies et de handicaps. Ces déterminants sociaux ont aussi pour conséquence qu'une même maladie aura une évolution différente. On estime (source OMS) que 60 % des décès maternels évitables et 53 % des décès d'enfants de moins de 5 ans surviennent dans les situations de conflit, de déplacement de populations et de catastrophe naturelle.

La Commission des déterminants de la santé (OMS) retient les interactions que des déterminants dits « structurels » des inégalités sociales de santé entretiennent avec des déterminants dits « intermédiaires » de l'état de santé. Les *déterminants structurels* relèvent du contexte politique et socio-économique du pays (politiques publiques, culture et valeurs de la société, etc.). Les *déterminants intermédiaires* se rapportent aux conditions matérielles (logement, pouvoir d'achat d'aliments sains et de vêtements chauds, etc.), psychologiques (réseau relationnel, soutien social, conditions de travail, etc.), aux facteurs génétiques, aux comportements (nutrition, activité physique, addictions, etc.) ainsi qu'au rôle de l'accès au système de santé.

Une assurance maladie universelle est un grand progrès, mais elle ne peut pas prendre en compte tous les déterminants environnementaux, sociaux, économiques et culturels de la santé. Négliger ces facteurs contribue à maintenir, voire à renforcer les inégalités de santé.

Compte tenu de son organisation, le système de santé français favorise les approches curatives aux dépens de la prévention qui ne représente que 3 % de notre budget public de santé. L'exemple des objectifs sélectionnés par l'assurance maladie illustre la place prépondérante du « dépistage » dans notre système de santé. Et rien ne concerne les déterminants sociaux et culturels des inégalités de santé.

La question des *déterminants socio-économiques* de la santé est d'autant plus essentielle que les travaux de l'Insee et de l'Observatoire des inégalités indiquent qu'il y avait, en 2013 en France (selon la manière dont ce seuil est estimé), entre 5 et 8,5 millions de personnes vivant sous le seuil de pauvreté, dont plus de 3 millions de mineurs (soit un enfant sur cinq) (rapport Unicef 2015).

Donner une priorité à la prévention ne va pas de soi. La *prévention* se révèle d'autant plus efficace qu'elle s'adresse à des groupes de population à risques, au travers de mesures ciblées – à condition qu'elles ne soient ni stigmatisantes ni discriminantes – et non à la population générale sans distinction. Il est établi que les interventions menées à destination de la population générale bénéficient aux plus favorisés sans toucher les plus fragiles. La recherche d'amélioration des seuls indicateurs moyens aura pour effet, au moins dans un premier temps, de creuser les inégalités de santé. Cet objectif est contradictoire avec celui de gain d'homogénéité et donc de réduction des inégalités sociales de santé.

La nécessité est reconnue d'une approche multisectorielle. Assurance maladie, Éducation nationale, collectivités locales, entreprises doivent s'allier pour offrir aux populations, en les mobilisant de façon participative, les actions de santé publique que réclame la réduction puissante de nos inégalités sociales de santé. De même, l'organisation de la santé scolaire et celle de la santé universitaire sont en mesure – si elles sont adéquatement développées – de contribuer à une politique active de prévention. L'organisation de la santé au travail peut elle aussi apporter une contribution active à la formation et à l'information de la population à la santé, en même temps qu'elle contribue à la protection de l'état de santé des travailleurs face aux effets délétères d'un environnement à risque, à certaines conditions de travail, aux conséquences d'accidents du travail, sources de handicaps humainement et économiquement coûteux.

L'inégalité en matière de prévention et de soins est le reflet de l'inégalité sociale, d'où la notion de *diagnostic de la personne*, facteur déterminant de prévention et de lutte contre les inégalités d'accès aux soins et d'accompagnement. Il s'agit de mettre en place les conditions nécessaires et suffisantes à l'élaboration d'un diagnostic santé complet (social, sanitaire et environnemental).

Le questionnement éthique surgira dans le repérage des fragilités et des risques, fragilité d'autonomie, fragilité mentale, fragilité des organes, fragilité dans l'altération des fonctions cognitives, fragilité dans l'addiction, fragilité sociale : l'évolution d'une personne se caractérise par le passage par des phases de fragilité croissante, et il est important d'anticiper ces points d'inflexion quand l'évolution est encore réversible ou contrôlable.

Les inégalités de santé

« La Nation garantit à tous […] la protection de la santé. » Soulignons ici que, par définition, ce principe constitutionnel ne concerne pas seulement le traitement des maladies et l'accompagnement du handicap. Il s'adresse aussi, et même avant tout, à la prévention des maladies et des situations de handicap.

En ce qui concerne les soins, ce principe constitutionnel se traduit par une valeur structurante, visage puissant de notre pacte social pour vivre ensemble : la solidarité entre bien-portants et malades, qui ne prend en considération que la maladie et son coût et qui répond à l'objectif d'accessibilité des soins pour tous les malades, simplement parce qu'ils sont malades, et donc sans considération de leurs revenus.

Ainsi les prestations d'assurance maladie ne s'adressent pas seulement à ceux qui n'ont pas les moyens de se soigner, et la solidarité riches-pauvres est d'abord affaire de prélèvements obligatoires. C'est un choix de société et l'on peut noter qu'il n'en est pas de même pour d'autres besoins vitaux, comme la nourriture et le logement.

L'assurance maladie s'interdit de renoncer à rembourser des soins au seul motif qu'ils seraient trop chers, et elle s'oblige à être extrêmement attentive aux innovations techniques et thérapeutiques, en veillant à leur juste emploi, sans négliger la prise en charge de soins de première intention.

Plus encore, notre système de solidarité garde pour finalité première et ultime d'éviter tout renoncement aux soins, notamment pour des raisons économiques, ce qui conduit à des dispositifs publics spécifiquement dédiés aux personnes les plus pauvres.

Pourtant le Haut Conseil pour l'avenir de l'assurance maladie (HCAAM) a établi qu'une proportion non négligeable de la population était exposée à des *restes à charge* (RAC) annuels après assurance maladie obligatoire d'un montant très conséquent, quand bien même 70 % des assurés présentaient un RAC relativement peu élevé. Les principaux enseignements de l'analyse sont notamment les suivants :
– les personnes qui supportent les RAC les plus importants (5 % de la population) sont en moyenne bien plus âgées, davantage atteintes d'une affection longue durée (ALD) et plus de trois fois plus souvent hospitalisées que l'ensemble de la population ;
– des personnes atteintes de maladies chroniques peuvent avoir des RAC extrêmement élevés.

Les rapports et propositions concernant la permanence des soins et l'accueil aux *urgences des hôpitaux* s'accumulent depuis tant d'années. Des progrès substantiels sont constatés. Et pourtant, l'observation reste constante d'un engorgement des services d'urgence, du fait d'une inadaptation des recours entre permanence des soins en ville et à l'hôpital – inadaptation qui renvoie en particulier à des enjeux de formation, d'organisation et d'accessibilité financière aux soins.

Tout ce qui entrave l'accès aux soins – reste à charge, éloignement géographique, indisponibilité des professionnels, non-accès à l'innovation – a un impact négatif sur la santé de la population. L'observation est partagée pour considérer que les différences de modalités de paiement et le niveau de reste à charge conduisent, pour une bonne part, à un recours inapproprié aux urgences hospitalières.

Trop sollicitée, mal sollicitée, en partie parce que ses liens ne sont pas assez étroits et fluides avec son environnement ambulatoire et médicosocial, l'hospitalisation est un point de passage majeur, inévitable, souvent répété, du parcours de santé des personnes âgées.

Le taux des admissions des *personnes très âgées* en hospitalisation qui ont transité par un service d'urgences s'élève brutalement après 85 ans et est de trois à quatre fois plus important que pour toutes les tranches d'âge situées entre 30 et 70 ans. Ce fort écart est un indicateur approché qui montre que, pour une grande part des personnes très âgées qui s'y présentent, les services d'urgences hospitalières constituent le réceptacle de demandes de soins qui n'ont pas su ou pas pu trouver à temps soit une réponse préventive adaptée, soit un cheminement plus direct vers l'intervention requise en services aigus de médecine ou de chirurgie.

Dans son rapport 2013, l'Observatoire national de la fin de vie indiquait que 13 000 personnes âgées de 75 ans ou plus, dont 4 000 personnes âgées de 90 ans ou plus, décèdent aux urgences chaque année :

« Plus de 60 % de ces patients sont hospitalisés pour une pathologie dont l'évolution prévisible et les symptômes nécessitent des soins palliatifs. Près de la moitié de ces personnes décèdent au cours de la nuit qui suit leur entrée aux urgences. À l'admission aux urgences, plus d'un tiers de ces patients en fin de vie subissent des traitements intensifs inappropriés. [...] Faillite à tous les niveaux du système de prise en charge de patients en évolution terminale d'une pathologie chronique évolutive. »

« L'absence d'accompagnement des mourants aux urgences aboutira alors souvent à la situation paradoxale et tragique d'une mort sur un brancard dans une salle ou un couloir, dans une situation de stress intense pour les proches, ou dans la solitude et l'indifférence générale », souligne le rapport de la Commission de réflexion sur la fin de vie en France.

Au total, l'analyse conduit à identifier dans l'engorgement des urgences un symptôme majeur :
– d'une permanence des soins qui reste insatisfaisante dans certains territoires ;
– de l'insuffisante présence médicale et soignante dans de nombreux établissements d'hébergement pour personnes âgées dépendantes (EHPAD) ;
– de l'absence de filières gériatriques organisées entre les EHPAD et les établissements hospitaliers ;
– des défauts d'organisation dans la gestion des lits hospitaliers et de leur articulation avec les structures d'aval ;
– des progrès nécessaires dans la gestion des services d'accueil des urgences (SAU) et de leur articulation avec les plateaux techniques.

Les permanences d'accès aux soins dans les hôpitaux

Les hôpitaux reçoivent aux urgences un nombre de plus en plus élevé, notamment dans les grandes villes, de personnes en situation de précarité. Conséquences d'une société à deux vitesses, les maux de l'exclusion sont venus bousculer la tranquille assurance de certains qui pensaient que tous les problèmes avaient été réglés par les progrès de la médecine et par la rigueur de la gestion.

Le Code de déontologie médicale précise que « le médecin doit soigner avec la même conscience tous ses malades, quels que soient leur condition, leur nationalité, leur religion, leur réputation et les sentiments qu'ils lui inspirent ». Le Code de la santé dispose que les établissements de santé « garantissent l'égal accès de tous aux soins qu'ils dispensent. Ils sont ouverts à toutes les personnes dont l'état requiert leurs services. Ils doivent être en mesure de les accueillir de jour et de nuit, éventuellement en urgence, ou d'assurer leur admission dans un autre établissement... Ils dispensent aux patients les soins préventifs, curatifs ou palliatifs que requiert leur état et veillent à la continuité de ces soins, à l'issue de leur admission ou de leur hébergement. Ils ne peuvent établir aucune discrimination entre les malades en ce qui concerne les soins ».

Les permanences d'accès aux soins de santé (PASS) dépassent les enjeux de précarité en identifiant des problématiques passées habituellement sous silence, en pointant les failles et dysfonctionnements des vigies de l'état social et sanitaire des populations les plus fragiles.

Plus encore, en replaçant l'humain au cœur du système, les PASS sont porteuses d'innovations décisives. Ces structures ne devraient donc pas demeurer un secteur dédié aux personnes en situation de précarité, mais, au contraire, devenir un modèle pour l'hôpital dans son ensemble – et pour toutes les formes d'offres de santé :
– des espaces d'écoute, d'empathie, de réflexion pour une meilleure adéquation d'un soin à une souffrance ;
– compte tenu de la contrainte budgétaire, des choix les plus adaptés à chacun et non uniquement formalisés à partir de protocoles souvent indifférents à la personne ;
– une éthique délibérative, collégiale, créatrice, source d'une démarche holistique, exigeante, fondée avant tout sur le souci de l'autre, ouvrant sur une réflexion sur le système de santé et qui devrait avoir toute sa place dans l'enseignement ;
– un changement de paradigme en ce que la médecine est appelée à s'exercer « avec » et non pas « pour » les personnes malades et vulnérables, en partant de l'expérience de ce que les personnes vulnérables et en situation de précarité ne trouvent pas dans les réponses d'une médecine que technique ;
– soulignant ainsi que plus qu'une rencontre entre une conscience et une confiance, le soin et le prendre soin sont une rencontre entre deux vulnérabilités, celle de la personne malade ou en situation de handicap ou de précarité, celle tout autant du médecin et du soignant faite d'humilité et d'écoute, d'abord d'écoute.

Protéger la santé de ceux qui sont les plus vulnérables et les plus démunis, comme compenser le mieux possible la perte d'autonomie des personnes en situation de handicap, est le meilleur moyen de créer les conditions qui permettront de protéger la santé de tous et d'aider chacun à vivre plus longtemps autonome.

L'environnement

La notion d'environnement est une notion multidimensionnelle qui comprend :
– l'environnement humain : familial, professionnel, relationnel, social, économique, culturel, et en termes d'accès à l'éducation, à un logement, à la nourriture, à la prévention, aux soins, à la liberté d'expression et d'association, et ayant trait aux situations de discriminations, persécutions, guerres, etc. ;
– l'environnement vivant non humain : les animaux, les plantes, les micro-organismes, dont les micro-organismes pathogènes, etc. ;
– l'environnement non vivant : climat, qualité de l'air, eau potable, pollution, etc.

Un rapport de l'OMS de 2016 indique qu'un quart des décès dans le monde (soit plus de 12 millions de morts par an) sont dus à des causes environnementales, notamment la pollution de l'air, de l'eau et des sols, l'exposition à des substances chimiques, les changements climatiques, l'exposition aux UV, les accidents de la circulation, les maladies infectieuses, etc.

De très nombreuses maladies aiguës et chroniques sont dues à des causes environnementales. La seule pollution de l'air extérieur est responsable de 3 millions de décès par an dans le monde et de 40 000 décès par an dans notre pays.

Aujourd'hui, dans le monde, les principaux problèmes de santé sont causés par les tragédies quotidiennes de la pauvreté, de la sous-alimentation, de la famine, des maladies infectieuses, de la traite des femmes et des enfants, des massacres et de la guerre, des exodes et déplacements forcés de population, et des drames que vivent les réfugiés qui fuient ces désastres, mourant avant d'arriver aux portes des pays riches qui leur ferment leurs frontières.

Il faut souligner ici le rôle majeur joué par les ONG telles que Médecins sans frontières et Médecins du monde, non seulement dans les soins apportés aux victimes de guerre, de famine, de catastrophes écologiques et d'épidémies, mais aussi dans l'hébergement et l'accueil des réfugiés et des migrants.

Il faut à ce sujet souligner le rôle pionnier de Médecins sans frontière à la fin des années 1960, lors du génocide au Biafra, en changeant profondément le rôle des professionnels de santé – qui, depuis la Croix rouge, était de soigner en silence – en inventant le *devoir d'ingérence humanitaire*, le devoir de témoigner lorsque la maladie et la mort était causées par des actions humaines. Cette notion de devoir d'ingérence a conduit, au niveau de l'ONU, très au-delà du champ de la médecine, à l'élaboration de la notion de « responsabilité de protéger ».

Actuellement, dans le monde, 2 milliards de personnes vivent dans l'insécurité alimentaire, sans savoir si elles mangeront demain ; 1,2 milliard de personnes n'ont accès ni à l'eau potable, ni à des sani-

Éthique médicale

taires ; et des études indiquent que le développement mental de 250 millions d'enfants sera profondément altéré par la pauvreté, la pollution et la sous-alimentation.

Chaque année, dans les pays pauvres, plusieurs millions de personnes – dont 5 millions d'enfants de moins de 5 ans – meurent encore de maladies infectieuses pour lesquelles nous disposons collectivement des vaccins et des médicaments qui permettraient de les sauver ; 850 millions de personnes souffrent des maladies de la faim et de la dénutrition ; et 3 millions d'enfants sont morts de faim l'année dernière (les famines sont dues, dans la quasi-totalité des cas, non pas à une production insuffisante de nourriture, mais à l'existence d'inégalités, à une absence de solidarité, de partage, de véritable démocratie et d'accès de certaines populations ou personnes à leurs droits fondamentaux).

La plupart des maladies émergentes sont des zoonoses, la plupart des zoonoses sont dues à des déséquilibres de l'environnement provoqués par des actions humaines. Le questionnement éthique vient au jour de la prise de conscience que tout est lié et que nos diagnostics comme nos thérapeutiques pourront de moins en moins faire abstraction des évolutions de la biosphère.

La prévention et le « dépistage »

La médecine contemporaine est obsédée, à juste titre, par la recherche d'un diagnostic le plus précoce possible pour rendre la maladie moins grave et souvent tenter de la guérir.

Mais un « dépistage » n'est pas une prévention au sens vrai du terme, il est une proposition de *diagnostic précoce*, faite de manière systématique à des personnes appartenant à un groupe de personnes qui présentent une probabilité plus ou moins élevée de présenter une maladie encore asymptomatique ou un risque important de maladie.

Certes, à la naissance, faire le diagnostic d'hypothyroïdie, de phénylcétonurie, par exemple, permet d'empêcher l'apparition d'une maladie avant que ses manifestations ne surviennent. Mais le diagnostic précoce, non pas d'une maladie mais d'un risque de maladie à venir, soulève des questions éthiques complexes quand il n'existe pas de mesure préventive ou thérapeutique.

C'est pourquoi, le terme de « dépistage », qui donne l'impression d'une conduite obligatoire et automatique, n'est pas approprié : la proposition de diagnostic précoce d'une maladie, ou d'un risque de maladie, ne peut jamais être fait sans que la personne ou ceux qui ont à la connaître ait compris les enjeux et y ait consenti.

Par exemple, la qualité de l'information apportée et le temps nécessaire laissé à la réflexion sont des éléments clefs en matière de proposition de diagnostic prénatal de la trisomie 21, pour laisser une vraie place à la qualité du discernement lors des décisions à prendre au vu des résultats obtenus.

Par exemple chez une femme qui a des apparentés ayant développé des cancers graves et précoces du sein ou des ovaires, la proposition d'un séquençage des gènes *BRCA1* et *BRCA2* (visant à rechercher des séquences associées à un risque de l'ordre de 60 % de développement de formes précoces, rapidement évolutives et très graves de ces cancers) a pour conséquence, en cas de résultat positif, un choix difficile entre la proposition d'une surveillance rapprochée et un traitement mutilant à titre préventif – une mastectomie bilatérale et une castration.

Quant aux propositions systématiques de *diagnostic précoce de masse*, ils ont permis de grandes améliorations pronostiques, mais ils ne sont pas non plus sans soulever des problèmes éthiques.

Ainsi, par exemple, une proposition généralisée de diagnostic précoce du cancer du sein entre 50 et 74 ans peut aboutir à découvrir des petits cancers dont l'évolution est inconnue, mais qui vont donner lieu à des gestes chirurgicaux et radiothérapeutiques invasifs (par exemple, entraînant un risque de coronaropathies), sans que le bénéfice réel en termes de réduction de la mortalité soit certain – celui-ci est estimé à l'évitement d'une mort pour 2 000 femmes suivies pendant 10 ans.

La proposition généralisée de diagnostic précoce du cancer de la prostate repose abusivement sur le dosage du PSA dont on sait qu'il n'est ni sensible, ni spécifique. Des travaux ont indiqué que la découverte de petits cancers, dont beaucoup n'évolueront pas du vivant de la personne, conduit à des interventions sources de séquelles qui peuvent être importantes.

Le diagnostic du cancer du côlon repose sur la coloscopie. Si l'efficacité remarquable de cette dernière est reconnue, d'autres moyens de diagnostic précoce moins utilisés et moins coûteux (tomodensitométrie, même si la découverte de polypes justifie secondairement une coloscopie pour les retirer) ont, en termes d'efficacité, un intérêt comparable.

Il ne faut pas confondre ce qu'on appelle improprement le « dépistage » – c'est-à-dire la proposition généralisée de diagnostic précoce – avec la *prévention*. Les indications d'une telle démarche peuvent parfois relever davantage d'une culture automatique qui semble évidente à qui les met en œuvre que d'un bénéfice réel pour les personnes.

En définitive, le questionnement éthique majeur qui vient au jour avec les diverses techniques de dépistage est celui de l'intérêt réel de la personne, d'autant plus que des intérêts catégoriels indifférents à cet intérêt réel peuvent parfois être en jeu.

Les vaccins

Toute la conception vaccinale date de la fin du XIXe siècle. Peu à peu, ses bienfaits spectaculaires (disparition de la variole, par exemple) ont été oubliés, au regard de l'émergence et de l'affirmation récente du droit des personnes au choix libre et informé concernant les questions de santé.

La nature du questionnement éthique tient ici à la nature *obligatoire* de certains vaccins, en application d'un principe de prévention, vécue comme une intrusion dans la vie personnelle et se confrontant à la pratique contemporaine d'un choix libre et informé dans le domaine de la santé.

Un autre questionnement tenant au fait que les vaccins constituent une *prévention*, est qu'un risque d'éventuels effets secondaires liés à une démarche préventive n'est pas la même chose qu'un risque d'éventuels effets secondaires liés au traitement d'une maladie existante.

Il y a une difficulté collective à concevoir la vaccination comme une démarche de santé publique. La particularité de la plupart des vaccins est que si une proportion suffisante de la collectivité se vaccine, à partir d'un certain seuil, la transmission de l'agent infectieux est interrompue, et l'ensemble de la population, y compris les plus fragiles, sera protégé. Cette dimension altruiste, cette dimension de solidarité, de la vaccination est souvent négligée.

Pour autant ce questionnement varie selon les vaccins. Les vaccins contre la diphtérie, la polio, la rougeole, la rubéole, la coqueluche sont utiles pour protéger à la fois soi-même et les autres. En période épidémique, le vaccin antiméningococcique protège la collectivité autour de la personne atteinte. En revanche les vaccins antitétanique, antipneumococcique ou anti-*Hæmophilus influenzæ* ne protègent que la personne vaccinée.

Pour prévenir les morts dans les épidémies de grippe, la recommandation est de vacciner les personnes les plus fragiles. On ne dit pas « protégeons nous tous les uns les autres », on dit vacciner les personnes fragiles. Or les soignants, s'ils ne sont pas fragiles, peuvent être transmetteurs. C'est donc une exigence éthique pour eux de se faire vacciner, ce qui est malheureusement rarement le cas. Les discours antivaccins des professionnels de santé sont particulièrement irresponsables !

Une conséquence paradoxale de la vaccination peut résider dans un éventuel encouragement à des conduites à risque chez les personnes vaccinées, comme par exemple par le vaccin contre le papillomavirus, alors qu'être vacciné dans ce cas ne protège pas des autres maladies sexuellement transmissibles et ne justifie pas l'abandon de la surveillance, par frottis vaginal, de la survenue d'un éventuel cancer.

La gestion du système de santé

Si le Code de déontologie en son article 2 commence par souligner que le médecin est au service de l'individu, il ajoute qu'il est tout autant au service de la santé publique, introduisant ainsi d'emblée une *dimension collective* dans le colloque singulier et les choix cliniques.

Le face à face épineux entre les contraintes nées d'un financement des soins par la solidarité collective et l'étendue toujours croissante des besoins n'est rien d'autre que la confrontation entre une soif de toujours plus d'excellence technique et médicale pour soi et la préservation de l'égalité dans l'accès de tous à des soins de qualité.

Poser cette alternative, c'est en réalité comprendre que la rencontre à deux est toujours interpellée par un « tiers » qui s'introduit symboliquement dans le colloque singulier. Il y a toujours un autre malade qui attend dans le lit ou dans le box d'à côté, une autre pathologie plus prioritaire, un autre malade qui crie son attente.

Comparaison alors épouvantablement difficile, mais pourtant imposée de fait et sans évitement possible, que cette comparaison des malades comme une comparaison des incomparables. Lequel des autres passe avant tous les autres, lequel des malades compte plus que tous les autres ?

C'est pourquoi la gestion du système de santé renvoie pleinement, elle aussi, à la nécessaire in-quiétude éthique, lorsqu'il s'agit notamment de rechercher l'optimum dans l'allocation des ressources issues de l'assurance maladie.

Par exemple, faute de discernement et de courage éthique se développent, au sein même de nos sociétés riches, des segments paupérisés ou des comportements malthusiens par nécessité, côtoyant, à l'inverse, des secteurs inconsidérément pourvus au regard de l'intérêt général ou de leur efficience sanitaire.

Par exemple, si l'engagement premier est la prévention et le soin, la question se pose de l'investissement humain et économique qui doit être consacré pour mesurer, évaluer et contrôler. La complexité de notre système de protection sociale est en réalité inutilement coûteuse. Identifier l'écart parfois phénoménal entre le droit théorique et le droit « réel » – il faut en quelque sorte « faire la preuve de sa précarité », ce que précisément la précarité ne permet pas de faire – aide à mieux prendre la mesure de l'énergie déployée à gérer des procédures administratives toujours plus complexes. Malgré de très bonnes raisons, leurs coûts de gestion croissant les conduisent à devenir contre-productives, voire dangereuses du point de vue de la santé publique.

Par exemple, l'exigence du discernement concerne, outre une meilleure allocation des ressources consacrées à la médecine curative, le transfert d'une partie de la médecine curative, génératrice de consommation de ressources parfois inutiles, vers la prévention, portion si congrue des politiques publiques, et vers la médecine de support, de soutien ou palliative, toujours plus fragile dans la pérennité de ses financements, vers l'accompagnement médicosocial et social.

Par exemple, l'exigence du discernement c'est faire en sorte qu'un robot chirurgical, un appareil d'IRM plus performant, un cœur artificiel, des chimiothérapies au coût considérable ne soient pas toujours privilégiés dans les choix budgétaires au détriment de l'embauche d'un personnel médical et soignant et de structures faisant peu appel à la technique, toujours plus difficiles à évaluer dans un monde qui se plaît quasi exclusivement à évaluer et à valoriser les seuls actes techniques.

Par exemple, le discernement conduit à considérer l'impératif du décloisonnement et du franchissement des frontières qui séparent les professions et les métiers, les établissements et les professionnels libéraux, le système de santé et le système médicosocial et social, etc. Et cet impératif-là traverse tous les questionnements liés au système de santé. Y souscrire est en réalité le chemin pour tenter de lever les impasses qui obscurcissent notre avenir :

– le questionnement sur la fin de vie met au jour la nécessaire abolition de la frontière entre soin curatif et soin palliatif, entre établissements et domicile, entre professionnels et aidants naturels ;

– le droit de la personne vulnérable et démunie est en réalité l'éclaireur et l'éveilleur du droit commun (d'autant que le droit commun emporte l'égalité de traitement, mais tout autant la réponse personnalisée). Par exemple, un examen clinique rendu difficile par une communication hésitante met au jour qu'une clinique sans temps de récit est vouée à la répétition automatique d'actes parfois inadaptés ;

– au total, l'amélioration de la qualité des « parcours » de soins, en portant prioritairement l'attention aux situations complexes, par la capacité de chacune des différentes compétences à intervenir en coordination avec les autres, et au bon moment, est la voie décisive de la qualité soignante et tout autant de l'efficacité économique de notre système de santé.

La recherche du bien commun passe par la garantie de la meilleure prévention et des meilleurs soins possibles pour tous et non pas de l'excellence pour seulement quelques-uns. L'in-quiétude éthique questionnera cependant toujours le gestionnaire et le médecin de santé publique, garants de l'intérêt général, en ce qu'ils ne seront jamais quitte de l'intérêt particulier, et le médecin et le soignant, garants de l'intérêt particulier, en ce qu'ils ne seront jamais quitte de l'intérêt général. En définitive, cela signifie que la justice – la visée du gestionnaire et du médecin de santé publique – ne peut être rendue sans comprendre intimement la plus profonde des proximités – responsabilité première du médecin et du soignant.

La réflexion éthique

La conscience commence dans l'acte d'étonnement qui se prolonge dans une multiplicité de questions et le désir de comprendre, voire de se comprendre.

Un enseignement académique en éthique aurait peu de sens pour ceux qui se préparent à exercer ou qui exercent une profession de santé, aussi longtemps qu'il resterait désincarné. La réflexion éthique se nourrit d'abord du travail en équipe, de l'exemplarité, d'une réflexion ouverte avec les personnes malades, les personnes en situation de handicap, les associations, puis d'un « travail » académique personnel.

Parler d'enseignement de l'éthique, c'est donc d'abord enseigner le questionnement, l'écoute, le dialogue, le croisement des regards, l'ouverture à l'autre. C'est éviter les certitudes toutes faites. C'est toujours fonder la réflexion éthique sur un trépied : le légal, le moral, la pratique.

Dès lors qu'un compagnonnage se donne aussi pour objet de favoriser l'émergence d'une réflexion éthique confrontée à des situations concrètes, l'enseignement académique, intégrant la participation des personnes malades, de leurs associations, et le temps de recul pris par chacun permettent en quelque sorte de fournir un « alphabet », c'est-à-dire les éléments académiques nécessaires à toute réflexion, à condition toutefois de ne pas réserver cette part d'alphabet académique aux seuls enseignements dits d'éthique.

Chaque étudiant doit être éveillé par les enseignants de toutes les disciplines physiologiques, et des sciences humaines et sociales, à « une mise en profondeur » de l'acte de soins. L'étudiant doit entendre que le professeur a intégré dans sa pratique une réflexion éthique et le dialogue avec les personnes malades ou en situation de handicap et de perte d'autonomie, et avec leurs associations, comme aussi importants que la trilogie signes, diagnostic, traitement.

Cette réflexion éthique peut être stimulée par le concours de référents en éthique médicale (médecins, soignants, universitaires des sciences humaines et sociales, espaces éthiques, etc.), mais il ne s'agit pas pour autant de favoriser l'émergence d'éthiciens professionnels. L'objectif ne doit pas être de rassurer à bon compte une communauté soignante par la présence d'experts capables de la protéger dans les actions contentieuses ou susceptibles de penser pour elle face aux situations les plus difficiles. L'objectif est au contraire de favoriser l'émergence d'une réflexion éthique ouverte et partagée au sein de la communauté médicale et soignante. Ces référents en éthique médicale doivent aider à identifier les principales questions, à clarifier le questionnement lorsqu'il y a risque de confusion et à évaluer les réponses apportées. Ce sont les veilleurs qui font vivre les valeurs...

Centrée sur l'homme dans toutes ses dimensions, la médecine partage des réflexions qui concernent aussi bien les sciences humaines et sociales que les sciences expérimentales. De ce point de vue, elle est au cœur d'une approche « culturelle ». L'enseignement de la clinique et des sciences expérimentales ne peut enseigner l'ouverture à l'autre, le souci d'autrui, l'empathie et la sympathie. C'est la raison pour laquelle un enseignement des humanités et une initiation aux arts – part du cursus des études médicales dans les meilleures facultés anglo-saxonnes – doivent être développées.

Il pourrait à cet égard être intéressant de développer la recherche universitaire en « axiologie médicale ». Ce mot est à comprendre comme une réflexion scientifique sur les valeurs, mettant en jeu les fondements légaux, politiques et sociaux des options éthiques retenues par une société en son ensemble aussi bien que le discernement de chaque malade, chaque famille, chaque acteur des soins. Cela concerne aussi bien les approches fondamentales que les applications concrètes dans la sphère intime comme dans l'espace public.

De même, il est essentiel de développer une approche internationalisée de la réflexion éthique. Une meilleure connaissance des réflexions et recherches menées dans d'autres pays, avec d'autres fondements culturels, ainsi qu'un travail de rapprochement entre les différentes initiatives sont de nature à renforcer la qualité du discernement éthique, voire à ouvrir des pistes nouvelles dans le domaine de la formation comme dans le choix des bonnes structures.

Il reste que la conscience est l'aptitude à s'engager sur son jugement en mettant en jeu sa responsabilité propre. Pour autant, la conscience n'est ni abstraite, fondée sur une « immortelle ou céleste voix », ni spontanée, ni nourrie de la seule initiative du sujet, sauf à se laisser conduire par les seules pulsions immédiates de l'affect ou par la seule reproduction des préjugés sociaux. La conscience s'éveille parce qu'elle n'est pas une faculté immédiate comme le sont l'audition ou la vision (le regard, lui, s'éveille...). La conscience s'éveille notamment au contact des autres, dans l'échange avec d'autres, dans la confrontation des points de vue.

La conscience n'est jamais formée une fois pour toutes. Il n'est pas de pouvoir infaillible, ni de certitudes définitives. L'expérience est aussi formatrice de la conscience. Chacun a besoin d'enrichir ce qu'il pense, d'en éprouver la validité, par la confrontation avec d'autres consciences et d'autres expériences, par l'écoute d'autres convictions pour, in fine, nourrir la prise de décision, médicale ou chirurgicale, responsabilité ultime. Il faut donc savoir « veiller » en permanence, cela pour ne pas atteindre le seuil d'une éthique pragmatique ou d'une éthique de la bonne conscience, voire des fausses évidences, tendant à rendre maîtrisable ce qui ne l'est justement pas.

Une décision mérite d'être d'autant plus soumise au temps de la confrontation qu'elle est complexe à prendre et se situe aux confins de l'incertain. Chacune et chacun agit compte tenu de la manière dont elle ou il prend en compte le questionnement éthique, qui s'exprime notamment en ceci :
– le paradoxe d'une personne présente, mais inaccessible, qui interroge ce qui fait la personne, un être de relation, ou un être au-delà de la seule communication dans la relation, au-delà de la seule capacité de communiquer ;
– l'attention portée à la vulnérabilité et à la dignité ;
– la place donnée à l'autonomie, selon qu'elle est érigée en fondement premier ou qu'elle est aussi comprise comme naissant d'une relation dans l'altérité ;
– la souffrance de la personne et de ses proches, dans ses multiples dimensions ;
– la conciliation entre le devoir de mieux soigner et la responsabilité du choix des priorités dans l'engagement de l'argent public ;
– le sens de la vie, en sachant que l'interrogation porte sans doute moins sur le sens de la vie que sur le sens des modalités d'accompagnement engagées par les médecins, les soignants et les proches ;
– le rapport au temps, qui renvoie à la difficulté du pronostic individuel lorsque la connaissance ne peut être que statistique et probabiliste, et à l'espérance de vie à prendre en considération dans sa qualité tout autant que dans sa dimension temporelle ;
– la réalité du soin. Quelle que soit la qualité de l'équipe soignante, quel que soit le degré d'implication de la famille et des proches, il arrive des moments d'épuisement liés à la non-évolution de l'état clinique, à la difficulté de prévention des complications qui peuvent conduire à la perte de tout espoir ou au sentiment qu'un accompagnement optimal de la personne ne peut plus être assuré ;
– l'impossibilité à penser la mort, que ce soit la sienne ou celle d'autrui, quand on tente de se mettre à sa place. La mort touche à ce qui est fondamentalement irreprésentable sur le plan psychique.

Le travail soignant est de plus en plus un travail d'équipe, pour la recherche comme pour la démarche clinique et l'efficacité thérapeutique, sans oublier la valeur inestimable et incontournable de la participation des personnes malades ou en situation de handicap et de l'ouverture à d'autres secteurs de la société.

On comprend alors la nécessité de ne pas se réfugier trop vite dans des réglementations hâtives ou des déclarations péremptoires et d'en appeler, pour chacun, à l'exercice du questionnement éthique. L'exercice médical et soignant ne vaudra qu'à la hauteur d'un éveil des consciences mettant au jour la « vocation médicale de l'homme ».

L'un des mots clefs pour cela est celui de *discernement*. C'est poser la question du « pour qui ? » et du « pour quoi ? », et ne pas se borner au seul « comment ? ». Ce discernement-là n'est d'ailleurs pas réservé au seul colloque singulier avec le malade, ni aux seuls confins de la recherche. Il concerne tout autant les politiques publiques, avec le choix entre diverses priorités. Et l'on ne voit pas comment nous pourrions mieux réussir à marier frugalité et solidarité autrement qu'en renversant radicalement nos ordres habituels de jugements et de priorités.

C'est pourquoi il importe de poursuivre « un questionnement fondamental appelant au discernement en conscience et à une sage humilité dans l'élaboration des réponses [pour] esquisser des pistes de réflexion qui puissent aider la société à discerner les enjeux éthiques et à élaborer les meilleures réponses possibles » (avis 112 du CCNE).

Au total, retenons en l'éthique comme une subversion de toute suffisance, une conscience qui se pose inconditionnellement, un « exercice herméneutique » plus nécessaire que jamais.

Espérance décisive alors que signifie l'in-quiétude éthique, parce qu'elle trace les voies pour sortir d'impasses grandissantes dans l'exercice médical et soignant, pour relever le défi d'une iatrogénie biologique mais aussi économique et juridique, et pour donner à la médecine sa pleine dimension humaine, c'est-à-dire son essence même.

Le nouveau paradigme

Le changement de paradigme de la relation médecin-malade vient au jour de l'in-quiétude éthique. La confiscation technique de cette relation crée en effet une césure majeure :
– d'un côté des malades dépistés, diagnostiqués et traités à l'aide de stratégies validées, identifiées et dépendantes des techniques ;
– de l'autre, des personnes, malades ou non, en situation de précarité, sans accès facile aux moyens techniques ou sans désir ou besoin réel de ces accès, qui sont abandonnées, alors même que leur besoin d'écoute, de conseils et d'information sont majeurs.

L'objectif est donc de ne plus se contenter d'attendre que la personne malade entre dans le domaine dominant de l'« usager » auquel le médecin s'adresse par une débauche de moyens coûteux, sans limite et rarement évalués. Il est, au contraire, d'aller à la rencontre des personnes dans leur détresse, leurs difficultés de communication, leur enfermement mental parfois lié à une addiction « licite » ou « illicite ».

La « prise en charge » est alors une *prise en soins* avec les personnes. Elle n'est pas nécessairement fondée sur un objectif de guérison ou de retour à l'ordre moral, mais sur une aide pour que ces personnes retrouvent un minimum de maîtrise sur elles-mêmes.

Le changement de paradigme est là. Ne pas demander à la médecine de sauver seulement avec ses moyens techniques et avec un financement sans limites. Il est de refuser le divorce entre le projet de prévention, le projet thérapeutique (*cure*) et le projet de soin, de santé et d'accompagnement (*care*). Il est de penser différemment l'offre de santé. En sachant qu'intégrer dans un même ensemble la dimension sanitaire et sociale implique la présence d'autres acteurs que les professionnels habituels.

Aller à la rencontre des personnes c'est faire de celles-ci l'alpha et l'oméga de la relation, c'est écouter leur détresse pour mieux les conseiller, c'est prendre en compte leur environnement familial, amical, social et professionnel. Tel est l'un des enjeux majeurs de la médecine du futur.

Les instances de réflexion éthique en France

Les instances de réflexion éthique ne sont considérées comme légitimes dans le monde que si elles sont indépendantes et si elles permettent un croisement des regards au-delà de l'expertise.

De telles instances doivent comporter, en plus des experts dans le domaine biomédical – des biologistes, des médecins, des soignants –, des philosophes, des anthropologues, des sociologues, des psychologues, des juristes, des économistes et des personnes choisies pour leur simple appartenance à la société.

L'idée de base est que le recours à une seule focale, à une seule forme d'expertise, à une seule grille de lecture – aussi valide soit-elle – est toujours insuffisant quand le problème concerne le respect des droits humains fondamentaux. Parce que la protection de la vie et de la santé dépend de facteurs économiques, sociaux, culturels, écologiques, énergétiques, il est nécessaire de croiser les regards, des regards différents, de confronter les points de vue.

Comités consultatifs d'éthique

Le *Comité consultatif national d'éthique pour les sciences de la vie et de la santé* (CCNE), créé en 1983, premier comité de ce type au monde, est une autorité indépendante qui, selon la loi, « a pour mission de donner des avis sur les problèmes éthiques et les questions de société soulevés par les progrès de la connaissance dans les domaines de la biologie, de la médecine et de la santé ».

Pour encourager le débat public, permettre à la société de prendre du recul, faire ressortir la complexité des problèmes, dégager les enjeux, explorer et présenter les différentes options pour permettre à chacun de s'approprier la réflexion et de s'exprimer à partir d'un « choix libre et informé », le CCNE s'efforce d'instaurer un dialogue avec les citoyens.

Les Journées annuelles d'éthique, notamment le Forum des lycées, et l'organisation de colloques sont des moments privilégiés de ce dialogue. Depuis 2011, le CCNE s'est vu conférer par le législateur de nouvelles missions dans l'organisation du débat public. En cas de « projet de réforme » portant sur le champ de ses missions (et tous les cinq ans en l'absence de projet de réforme), il doit initier et organiser un débat public, sous forme d'états généraux comportant des conférences de citoyens, et rendre un rapport sur ce débat public.

Un forum européen (NEC Forum) réunit une à deux fois par an les comités nationaux d'éthique de tous les pays de l'Union européenne. Un sommet mondial réunit tous les deux ans l'ensemble des comités nationaux d'éthique des cinq continents. Les objectifs qui sont soutenus par l'Unesco, l'OMS, le Conseil de l'Europe et la Commission européenne sont les suivants :
– réunir les comités nationaux d'éthique du monde entier afin de partager réflexions et expériences en relation avec les questions de bioéthique ;
– servir de forum international pour l'échange de vues sur les questions de bioéthique d'intérêt mondial commun ;
– contribuer à une compréhension commune, voire à un consensus entre les nations ;
– aider les pays à développer leur cadre institutionnel et réglementaire national sur la bioéthique et les lignes directrices ;
– fournir l'espace et la possibilité de convoquer des forums régionaux de comités nationaux d'éthique (à ce titre le CCNE français se réunit régulièrement avec ses homologues d'Allemagne et de Grande-Bretagne).

L'ensemble des avis du CCNE depuis sa création sont disponibles sur son site internet (http://www.ccne-ethique.fr/fr/type_publication/avis).

Le *comité d'éthique de l'Inserm* a pour vocation d'être un acteur à part entière dans le dialogue entre la communauté scientifique et médicale et la société dans son ensemble. Il apporte son soutien aux personnels de l'Inserm pour identifier et intégrer les questions d'éthique dès la conception de leurs projets et pour penser leurs pratiques. Il a vocation à fédérer le travail en éthique des organismes de recherche en sciences de la vie réunis au sein d'Aviesan.

Le comité d'évaluation éthique de l'Inserm/Institutional Review Board (CEEI/IRB) a pour mission de rendre des avis sur des projets de recherche impliquant l'homme, dans le but de protéger les droits et le bien-être des personnes impliquées dans la recherche.

Le *comité d'éthique pour les sciences du CNRS* (COMETS), instance consultative, indépendante, traite des questions dont le saisissent le conseil d'administration, le conseil scientifique ou le Directeur général du CNRS. Il développe la réflexion sur les aspects éthiques que suscite la pratique de la recherche, en tenant compte de ses finalités et de ses conséquences ; il propose des principes éthiques qui concernent les activités de recherche, les comportements individuels, les attitudes collectives et le fonctionnement des instances de l'organisme.

Le *Comité consultatif commun d'éthique pour la recherche agronomique*, placé auprès des présidents du CIRAD et de l'INRA, a une mission de réflexion, de conseil, de sensibilisation et, au besoin, d'alerte. Il examine les questions éthiques que peuvent soulever l'activité et le processus de recherche, en France et hors de France, dans les domaines de l'agriculture, de l'alimentation, de l'environnement et du développement durable, et notamment celles qui intéressent les relations entre sciences et société.

Placé auprès de la direction de l'Institut de recherche pour le développement (IRD), le *Comité consultatif de déontologie et d'éthique* (CCDE) conçoit sa mission comme une instance d'aide aux personnels de l'Institut pour identifier et intégrer les questions d'éthique dans leurs projets de recherche et penser leurs pratiques dans l'objectif du partenariat et du développement des pays partenaires.

Le *centre d'Éthique clinique*, sis à l'hôpital Cochin à Paris, a été créé en accompagnement de la loi des droits des malades du 4 mars 2002. À la disposition tant des patients que des soignants, et en accordant autant d'importance à la parole de chacun, le centre propose sous la forme d'une médiation éthique une aide et un accompagnement à la décision médicale. À cette fin, l'équipe du centre est constituée de soignants et de non-soignants, psychologues, philosophes, sociologues, juristes, théologiens et autres représentants de la société civile, tous formés à l'éthique clinique. Il existe de même un centre identique d'Éthique clinique au CHU de Nantes.

Éthique médicale

Espaces régionaux de réflexion éthique

Les *espaces de réflexion éthique*, créés par la loi du 6 août 2004 relative à la bioéthique, suite à l'une des préconisations du rapport de 2003 « Éthique et professions de santé » – mais il a fallu attendre l'arrêté du 4 janvier 2012 pour leur mise en place –, ont vocation à susciter et à coordonner les initiatives en matière d'éthique dans les domaines des sciences de la vie et de la santé. Ils assurent des missions de formation (du DU au doctorat), de documentation et d'information, de rencontres et d'échanges interdisciplinaires. Ils constituent un observatoire des pratiques éthiques inhérentes aux domaines des sciences de la vie et de la santé, de promotion du débat public et de partage des connaissances dans ces domaines.

L'*espace éthique de l'Assistance publique-Hôpitaux de Paris*, créé en 1995, premier des espaces éthiques, a été désigné en 2013 Espace de réflexion éthique de la région Île-de-France (ERE/IDF). Il s'était déjà vu confier en 2010 le développement de l'Espace national de réflexion éthique sur la maladie d'Alzheimer (EREMA) dans le cadre du plan Alzheimer 2008-2012. Depuis 2010, son équipe de recherche développe la composante « Éthique, science, santé et société » (ES3) de l'équipe d'accueil 1610 « Étude sur les sciences et les techniques » de l'université Paris Sud, dans la continuité du département de recherche en Éthique Paris Sud créé en septembre 2003.

L'*espace éthique méditerranéen de l'Assistance publique des Hôpitaux de Marseille* se définit avant tout comme un lieu de rencontres au service des soignants, médecins, chercheurs et tous les représentants de la société civile qui se sentent concernés par les problèmes d'éthique médicale. Il se présente ensuite comme un pôle de recherche universitaire et d'enseignement par la voie d'un master « Éthique, science, santé et société » et d'autres formations diplômantes ainsi que d'une équipe d'accueil « Éthique et philosophie de la médecine et de la biologie ».

Toute structure collective qui permet de croiser les regards est bienvenu pour les médecins. Il existe à cet égard de multiples initiatives. On citera par exemple l'une des plus anciennes, l'*espace Bioéthique aquitain*, association loi 1901, qui promeut depuis 1996 un débat interdisciplinaire et interculturel sur les problèmes d'éthique de la vie et de la santé. Ou encore, l'*espace de réflexion éthique Bourgogne et Franche-Comté*, créé en 2009, qui associe débats et recherches transdisciplinaires, régionaux et transfrontaliers.

Instances éthiques décisionnelles

Les *comités de protection des personnes* (CPP) pour les recherches avec expérimentation humaine (quarante répartis sur sept inter-régions de recherche clinique) ont une responsabilité décisionnelle. Leur rôle est de s'assurer que tout projet de recherche biomédicale sur l'être humain mené en France respecte diverses mesures (médicales, éthiques et juridiques), visant à assurer la protection des personnes qui participeront à cette recherche. Obligatoirement saisis pour tout projet de recherche ou d'essai thérapeutique, leur avis est conforme. Un avis défavorable peut faire l'objet d'une procédure d'appel auprès d'un autre CPP désigné par le ministère de la Santé.

Pour veiller au respect des patients et des donneurs, et des principes éthiques dans les activités relevant de ses compétences, l'*Agence de la biomédecine* s'appuie sur un *conseil d'orientation*. La mission de celui-ci, définie par la loi de bioéthique, s'articule autour de deux axes : veiller à la cohérence de la politique médicale et scientifique de l'Agence, et faire respecter les principes réglementaires et éthiques dans chacune de ses activités. Le conseil d'orientation rend de nombreux avis préalables aux décisions concernant notamment les autorisations des recherches sur l'embryon, les autorisations d'activité des centres pluridisciplinaires de diagnostic prénatal et de diagnostic pré-implantatoire. Il peut également être saisi sur des questions éthiques et rendre des avis argumentés.

Centres de recherche et d'enseignement universitaires

Sont ici engagées l'ensemble des facultés de médecine et les différentes propositions de diplôme universitaire ou interuniversitaire en éthique médicale. Citons quelques centres parmi d'autres :
– le département de recherche en Éthique de l'université Paris Sud et de l'espace éthique Île-de-France ;
– le laboratoire d'éthique médicale et de médecine légale de l'université Paris Descartes ;
– le centre européen d'enseignement et de recherche en Éthique à l'université de Strasbourg ;
– le département d'Éthique de l'Institut catholique de Lille.

Instances impliquées dans la protection des droits et libertés

La *Commission nationale consultative des droits de l'homme* (CNCDH) assure, auprès du gouvernement et du Parlement, un rôle de conseil et de proposition dans le domaine des droits de l'homme, du droit et de l'action humanitaire et du respect des garanties fondamentales accordées aux citoyens pour l'exercice des libertés publiques. La CNCDH, conformément aux Principes de Paris, fonde son action sur trois grands principes :
– l'indépendance, qui est inscrite dans la loi n° 2007-292 du 5 mars 2007. La CNCDH est saisie ou se saisit de projets de loi ou de propositions relatifs aux droits de l'homme ;
– le pluralisme. La CNCDH est le reflet de la diversité des opinions s'exprimant en France sur les questions liées aux droits de l'homme ;
– la vigilance. La CNCDH se consacre au respect et à la mise en œuvre des droits de l'homme en France. Elle combat les atteintes aux libertés publiques et aux droits fondamentaux.

Le *défenseur des droits* fait connaître les droits de chacun. Il défend les personnes discriminées, les personnes qui ont un problème avec les forces de sécurité publiques ou privées, les personnes qui ont des difficultés dans leurs relations avec les services publics, les enfants dont les droits ne sont pas respectés.

Citons encore le *Haut Conseil des biotechnologies* (HCB) pour l'utilisation confinée d'organismes génétiquement modifiés, la *Commission du génie biomoléculaire* (CGB) pour la dissémination d'organismes génétiquement modifiés ou encore le *Comité consultatif sur le traitement de l'information en matière de recherche dans le domaine de la santé* (CCTIRS) qui rend notamment des avis sur la pertinence des données nominatives à caractère personnel par rapport à l'objectif de la recherche.

Instances éthiques internationales

Le *Comité international de bioéthique* (Unesco), créé en 1993 :
– favorise la réflexion sur les enjeux éthiques et juridiques des recherches dans les sciences de la vie, leurs applications ;
– encourage l'échange d'idées et d'information ;
– encourage des actions de sensibilisation de l'opinion, des milieux spécialisés et des décideurs, publics et privés, intervenant dans le domaine de la bioéthique ;
– coopère avec les organisations internationales gouvernementales et non gouvernementales concernées par les questions posées par la bioéthique ainsi qu'avec les comités nationaux et régionaux de bioéthique et instances assimilées ;
– contribue à la diffusion des principes énoncés dans les déclarations de l'Unesco en matière de bioéthique et à l'approfondissement des questions que posent leurs applications et l'évolution des techniques en cause.

Le *Comité intergouvernemental de bioéthique* (Unesco) a été créé en 1998, en vertu de l'article 11 des statuts du Comité international de bioéthique (CIB). Il est composé de trente-six États membres dont les représentants se réunissent au moins une fois tous les deux ans pour examiner les avis et recommandations du CIB. Il informe le CIB de son point de vue et soumet ses opinions ainsi que ses propositions concernant la suite à donner aux avis et recommandations du CIB, au Directeur général de l'Unesco afin qu'il les transmette aux États membres, au Conseil exécutif et à la Conférence générale.

La mission du *Comité de bioéthique*, rattaché au Comité directeur pour les droits de l'homme (Conseil de l'Europe), est d'évaluer les nouveaux enjeux éthiques et juridiques dans le domaine des sciences et des technologies biomédicales en constante évolution, tels que ceux de la génétique et des biobanques, de développer, dans des domaines spécifiques, les principes inscrits dans la Convention sur les droits de l'homme et la biomédecine, et de contribuer à sensibiliser à ces principes et à en faciliter la mise en œuvre.

Les principaux textes de référence

Lois relatives à la bioéthique

Les lois de bioéthique de 1994 recouvraient à la fois l'affirmation des principes généraux de protection de la personne humaine qui ont été introduits notamment dans le Code civil, les règles d'organisation de secteurs d'activités médicales en plein développement tels que ceux de l'assistance médicale à la procréation ou de greffes ainsi que des dispositions relevant du domaine de la santé publique ou de la protection des personnes se prêtant à des recherches médicales.

Les principales dispositions de la *loi de 2004* sont les suivantes :
– le clonage, reproductif ou thérapeutique, est interdit ;
– la recherche sur l'embryon et les cellules embryonnaires est en principe interdite ;
– par dérogation, les recherches peuvent être autorisées sur l'embryon et les cellules embryonnaires, pour une période limitée à cinq ans si elles sont susceptibles de permettre des progrès thérapeutiques majeurs ;
– le cercle des personnes pouvant procéder à un don d'organe pour une greffe est élargi ;
– la brevetabilité est autorisée pour une invention constituant l'application technique d'une fonction d'un élément du corps humain ;
– une Agence de la biomédecine est créée ;
– la loi de bioéthique sera réexaminée par le Parlement dans un délai de cinq ans.

Les principales innovations de la *loi de 2011* portent sur les points suivants :
– autorisation du don croisé d'organes intervenant en cas d'incompatibilité entre proches : deux personnes, candidates au don pour un proche mais incompatibles avec leur proche malade, s'échangent leur receveur respectif s'ils leur sont compatibles. Cette possibilité, concernant essentiellement les greffes de rein, permettrait d'en réaliser cent ou deux cents de plus chaque année ;
– une nouvelle définition des modalités et des critères permettant d'autoriser les techniques d'assistance médicale à la procréation et d'encadrer leur amélioration. Ainsi la congélation ovocytaire ultrarapide (ou vitrification) devrait-elle être autorisée ;
– un amendement adopté lors du débat en première lecture au Sénat modifiait le régime des recherches sur l'embryon et les cellules souches embryonnaires en les soumettant à un régime d'autorisation réglementée. L'Assemblée nationale a rétabli un régime d'interdiction pour ces recherches, avec possibilité de quelques dérogations ;
– les députés ont également refusé une disposition adoptée par le Sénat qui permettait aux femmes homosexuelles de recourir à l'assistance médicale à la procréation ;
– l'Assemblée nationale a adopté un amendement rejetant l'ouverture d'une possibilité d'accès à l'identité du donneur pour les personnes issues d'un don de gamètes, prévue par le texte du projet de loi initial.
– la mission du CCNE est d'initier et d'organiser un débat public.

Code de la santé publique

• Code de déontologie médicale (https://www.conseil-national.medecin.fr/sites/default/files/codedeont.pdf). On notera en particulier l'article 3 : « Le médecin doit, en toutes circonstances, respecter les principes de moralité, de probité et de dévouement indispensables à l'exercice de la médecine. »
• Loi n° 99-477 du 9 juin 1999 visant à garantir le droit à l'accès aux soins palliatifs.
• Loi n° 2002-303 du 4 mars 2002 relative aux droits des malades et à la qualité du système de santé.
• Loi n° 2005-102 du 11 février 2005 pour l'égalité des droits et des chances, la participation et la citoyenneté des personnes handicapées.
• Loi n° 2005-370 du 22 avril 2005 relative aux droits des malades et à la fin de vie, et loi n° 2016-87 du 2 février 2016 créant de nouveaux droits en faveur des malades et des personnes en fin de vie.
• Charte de la personne hospitalisée, circulaire DHOS/E1/DGS/SD 1B/SD 1C/SD 41 n° 2006-90 du 2 mars 2006 relative aux droits des personnes hospitalisées.
• Loi n° 2011-2012 du 29 décembre 2011 relative au renforcement de la sécurité sanitaire du médicament et des produits de santé, et notamment son titre Ier : transparence des liens d'intérêts.
• Loi n° 2012-300 du 5 mars 2012 relative aux recherches impliquant la personne humaine.
• Loi n° 2016-41 du 26 janvier 2016 de modernisation de notre système de santé.

Textes fondamentaux

• *Serment d'Hippocrate* (V^e ou IVe siècle av. J.-C.) : « Je dirigerai le régime des malades à leur avantage, suivant mes forces et mon jugement, et je m'abstiendrai de tout mal et de toute injustice. [...] Je tairai ce qui n'a jamais besoin d'être divulgué. »
• *Code de Nuremberg* (1947) : issu du procès des médecins nazis accusés de s'être livrés à des expérimentations cruelles, ce code est fondateur de la réflexion sur l'expérimentation sur l'homme. « Le consentement volontaire du sujet humain est absolument essentiel. Cela veut dire que la personne intéressée doit jouir de capacité légale totale pour consentir [...] Il faut aussi qu'elle soit suffisamment renseignée. [...] Les risques encourus ne devront jamais excéder l'importance humanitaire du problème que doit résoudre l'expérience engagée. »
• *Déclaration universelle des droits de l'homme* (1948).
• *Déclaration d'Helsinki* de l'Association médicale mondiale (dernière version en 2013) : elle exprime depuis cinquante ans les principes fondamentaux applicables à toutes les formes de recherche médicale. On notera par exemple ceci : « Certains groupes ou personnes faisant l'objet de recherches sont particulièrement vulnérables et peuvent avoir une plus forte probabilité d'être abusés ou de subir un préjudice additionnel. Tous les groupes et personnes vulnérables devraient bénéficier d'une protection adaptée. La recherche médicale impliquant un groupe vulnérable se justifie uniquement si elle répond aux besoins ou aux priorités sanitaires de ce groupe et qu'elle ne peut être effectuée sur un groupe non vulnérable. En outre, ce groupe devrait bénéficier des connaissances, des pratiques ou interventions qui en résultent. »
• *Déclaration de Manille* de l'OMS et du CIOMS (1981) : elle insiste sur la nécessité d'avoir un comité d'éthique indépendant des projets de recherche.
• *Convention d'Oviedo* (1997) : cette convention pour la protection des droits de l'homme et de la dignité de l'être humain à l'égard des applications de la biologie et de la médecine (Conseil de l'Europe) insiste sur le fait que toute forme de discrimination à l'encontre d'une personne en raison de son patrimoine génétique est interdite. Elle reprend, dans le domaine de la biologie et de la médecine, les principes développés par la Convention européenne des droits de l'homme. Ce texte est une convention-cadre de protection des droits fondamentaux.

Éthique médicale

Les États la ratifiant s'engagent à appliquer ses dispositions. Son but est de protéger l'être humain dans sa dignité et son identité, et de garantir à toute personne, sans discrimination, le respect de son intégrité et de ses autres droits et libertés fondamentales à l'égard des applications de la biologie et de la médecine. Considérée comme le traité européen sur les droits des patients, la convention traite également de manière spécifique de la recherche biomédicale, de la génétique et de la transplantation d'organes et de tissus. Les dispositions de la convention sont développées et complétées par des protocoles additionnels portant sur des domaines spécifiques :

– protocole additionnel portant interdiction du clonage d'êtres humains ;
– protocole additionnel relatif à la transplantation d'organes et de tissus d'origine humaine ;
– protocole additionnel relatif à la recherche biomédicale ;
– protocole additionnel relatif aux tests génétiques à des fins médicales ;
– recommandation du Comité des ministres sur la xénotransplantation ;
– recommandation du Comité des ministres relative à la protection des droits de l'homme et de la dignité des personnes atteintes de troubles mentaux ;
– recommandation du Comité des ministres sur la recherche utilisant du matériel biologique d'origine humaine.

• *Déclaration universelle sur le génome humain et les droits de l'homme* (UNESCO) : elle stipule notamment que « le génome humain sous-tend l'unité fondamentale de tous les membres de la famille humaine, ainsi que la reconnaissance de leur dignité intrinsèque et de leur diversité. Dans un sens symbolique, il est le patrimoine de l'humanité. »

• *Charte d'éthique de la recherche dans les pays en développement* (ANRS).
• *Déclaration universelle sur la bioéthique et les droits de l'homme* (Unesco).
• *Convention de l'ONU du 13 décembre 2006 relative aux droits des personnes handicapées.*

Autres sources

• Avis, rapports et observations du CCNE (http://www.ccne-ethique.fr/).)
• Publications des espaces régionaux de réflexion éthique et en particulier de l'espace de la région Île-de-France (http://www.espace-ethique.org/).
• Rapport éthique et professions de santé. Rapport au ministre de la Santé, de la Famille et des Personnes handicapées, mai 2003 (www.ladocumentationfrancaise.fr/var/storage/rapports-publics/034000226.pdf).
• *Questionnement éthique dans les établissements et services sociaux et médicosociaux.* Saint-Denis, ANESM, 2010.
• *Penser solidairement la fin de vie.* Commission de réflexion sur la fin de vie en France. Rapport au Président de la République. Paris, La Documentation française, décembre 2012.
• Rapport du Comité des sages, « Un projet global pour la stratégie nationale de santé, 19 recommandations du comité des "sages" », juin 2013 (www.ladocumentationfrancaise.fr/var/storage/rapports-publics/134000632/0000.pdf).
• *Éthique, médecine et société. Comprendre, réfléchir, décider*, sous la direction d'Emmanuel Hirsch. Paris, Vuibert, 2007.
• *Les Principes de l'éthique biomédicale*, Tom Beauchamp et James Childress. Trad. fr. Paris, Les Belles Lettres (actualisations en langue anglaise).

Toute référence à cet article doit porter la mention : Cordier A, Ameisen JC, Sicard D. L'in-quiétude éthique est fondatrice de la médecine. In : L Guillevin, L Mouthon, H Lévesque. Traité de médecine, 5ᵉ éd. Paris, TdM Éditions, 2018-S02-P01-C01 : 1-26.

Médecine interne

S03

LOÏC GUILLEVIN

Chapitre S03-P01-C01
Mécanismes de l'immunité, complément et auto-anticorps

BENJAMIN CHAIGNE ET LUC MOUTHON

Le système immunitaire est un système biologique constitué d'un ensemble coordonné d'éléments de reconnaissance et de défense qui protègent l'organisme des agressions infectieuses et des proliférations malignes. Il existe deux grands types de mécanismes de défense : les mécanismes de défense non spécifiques ou innés, et les mécanismes de défense spécifiques ou acquis, mettant en jeu les lymphocytes.

Loin d'être exhaustif, ce chapitre vise à mettre en place les principes fondamentaux de fonctionnement du système immunitaire normal, qui permettront de comprendre la physiopathologie de maladies auto-immunes et/ou inflammatoires chroniques.

Mécanismes fondamentaux [3]

L'immunité innée, barrière contre les agressions extérieures

L'immunité innée est la première ligne de protection contre les agressions extérieures. Elle est non spécifique, rapidement mise en place et transitoire.

Revêtements cutanéomuqueux

Les revêtements cutanéomuqueux, grâce aux épithéliums de surface de la peau, des muqueuses digestives, respiratoires ou génitales, constituent une première barrière de défense contre les infections. Cette barrière est triple, à la fois mécanique, chimique et microbiologique. Mécaniquement, les cellules épithéliales sont réunies par des jonctions dites serrées, et leur surface est littéralement balayée par l'air ou les liquides en contact avec les épithéliums. Chimiquement, les cellules des muqueuses produisent des enzymes et/ou des peptides qui participent à la défense antimicrobienne : lysozyme (salive, sueurs, larmes), pepsine (tube digestif), peptides antibactériens (défensines au niveau de l'intestin). Enfin, la peau et les muqueuses sont recouvertes, chez tout individu sain, d'une flore commensale qui entre spontanément en compétition avec les agents microbiens pathogènes ; que ce soit pour les substances nutritives ou pour les zones d'attachement aux épithéliums.

Réaction inflammatoire

En présence d'une substance étrangère, l'organisme met en place un ensemble de mécanismes réactionnels de défense par lesquels il reconnaît, détruit et élimine cette substance. C'est la réaction inflammatoire. Elle met en jeu les cellules de l'inflammation, résidentes tissulaires ou sanguines circulantes (Tableau S03-P01-C01-I). Chronologiquement, elle peut se diviser en trois étapes :
– une réaction vasculo-exsudative perceptible cliniquement, par exemple sous forme d'un placard inflammatoire au niveau de la jambe (érysipèle) (Figure S03-P01-C01-1) ;
– une phase cellulaire avec recrutement des cellules phagocytaires ;
– une phase de réparation.

Tableau S03-P01-C01-I Cellules de l'inflammation.

Cellules sanguines circulantes
Polynucléaires neutrophiles
Monocytes
Polynucléaires éosinophiles
Polynucléaires basophiles
Plasmocytes
Lymphocytes
Plaquettes
Cellules résidentes tissulaires
Macrophages
Histiocytes
Mastocytes
Cellules endothéliales
Fibroblastes

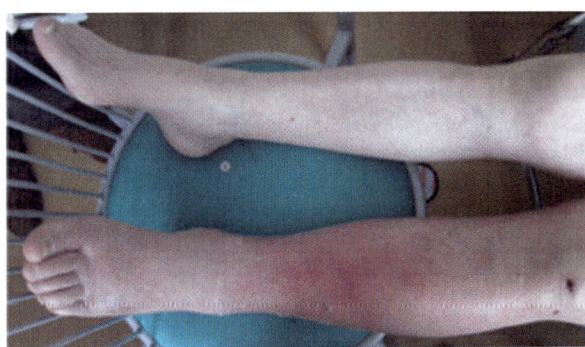

Figure S03-P01-C01-1 Érysipèle de la jambe gauche.

Cellules phagocytaires

L'un des premiers mécanismes de défense au cours de l'inflammation est la phagocytose qui correspond à l'ingestion, puis à la destruction, par les macrophages, les polynucléaires neutrophiles ou les monocytes, de particules bactériennes au sein d'une vésicule appelée phagosome.

Les neutrophiles, absents des tissus en période non inflammatoire, sont présents en grand nombre au site de l'inflammation. Ils possèdent d'autres activités microbicides que la phagocytose, dépendantes ou non de l'oxygène. Ainsi, ils peuvent subir une explosion respiratoire au cours de laquelle ils libèrent des radicaux libres et/ou déverser le contenu de leurs granules, riches en protéases.

Les cellules phagocytaires (ainsi que les cellules dendritiques), possèdent à leur surface des récepteurs dénommés *pattern recognition receptors* (PRR) qui reconnaissent des motifs moléculaires conservés appelés *pathogen associated molecular patterns* (PAMP). Ce sont ces récepteurs qui permettent la distinction entre le soi et le non-soi. Les récepteurs Toll-*like* (TLR), qui sont au nombre de 10 chez l'homme, sont un exemple de PRR. Ils sont capables de reconnaître l'ARN viral simple (TLR7-8) ou double brin (TLR3), le lipopolysaccharide (LPS) des bactéries à Gram négatif (TLR4), les flagelles des bactéries (TLR5)…

Cellules tueuses naturelles et cellules lymphoïdes innées

Incapables de phagocytose, d'autres cellules interviennent dans la destruction des cellules cancéreuses ou dans la destruction de cellules infectées par un virus : ce sont les cellules tueuses naturelles ou *natural killer* (NK). Elles interviennent en l'absence d'activation ou d'immunisation et agissent principalement par induction d'une apoptose par le relargage de granules lytiques ou par cytotoxicité dépendante de l'anticorps (ADCC).

De découverte plus récente, d'autres cellules lymphoïdes participent aussi à la réaction immunitaire innée. Il s'agit de cellules appelées cellules lymphoïdes innées (ILC) caractérisées par leur facteur de transcription (T-bet pour les ILC-1, GATA-3 pour les ILC-2, et ROR-γ pour les ILC-3). Bien qu'on retrouve les NK dans les ILC-1, les ILC interviennent principalement dans l'immunité des muqueuses intestinales et/ou respiratoires.

D'autres cellules immunitaires innées sont en cours de caractérisation. On citera à titre d'exemple les iNKT (*invariant natural killer T*) et les MAIT (*mucosal-associated invariant T*) dont l'intérêt en recherche fondamentale est grandissant.

Cytokines inflammatoires

Une fois activés au site de l'inflammation, les macrophages sont capables de libérer des cytokines pro-inflammatoires qui participent à la réaction immune innée. À titre d'exemple, on citera les interleukines (IL) 1, 6, 8, 12 et le *tumor necrosis factor* α (TNF-α). L'IL-1, l'IL-6 et le TNF-α sont des cibles privilégiées dans les traitements par biomédicaments des maladies auto-immunes et auto-inflammatoires.

Système du complément

Le système du complément est un ensemble de protéines circulant dans le plasma, principalement synthétisées dans le foie, et de récepteurs membranaires cellulaires, assurant un rôle anti-infectieux [5]. Il intervient dans l'immunité innée mais participe aussi à l'action des anticorps, en stimulant l'opsonisation des cellules complexées à un anticorps, participe à l'homéostasie cellulaire, et à la modulation de la réponse spécifique et de l'inflammation.

Voies d'activation

Il s'agit d'un système organisé en trois cascades protéiques qui convergent vers une voie finale commune : la voie classique, la voie des lectines et la voie alterne. Chacune de ces voies a ses propres mécanismes d'activation et de régulation [4] (Figure S03-P01-C01-2).

Voie classique

La voie classique s'active lorsque la fraction C1q se fixe à un complexe antigène-anticorps d'isotype IgM ou IgG (à l'exception de l'IgG$_4$). Cette fraction peut aussi se fixer à la protéine C réactive (CRP), aux acides nucléiques, aux LPS… La fixation du C1q à sa cible entraîne une série de réactions enzymatiques permettant le clivage des fragments C4, puis C2 et la formation de la C3 convertase classique.

Voie des lectines

La voie des lectines est proche de la voie classique et permet aussi la formation de la C3 convertase classique. Les protéines activées dans la voie des lectines sont les ficolines et la lectine MBL (*mannan binding lectin*). Ces protéines reconnaissent les structures glycosylées des bactéries.

Voie alterne

Indépendamment des deux premières et conduisant à la formation d'une C3 convertase alterne, la voie alterne est activée par le LPS des bactéries, des virus ou de cellules transformées. Comme la C3 convertase classique, la C3 convertase alterne clive le fragment C3 en C3a et en C3b. Cependant, à la différence de la voie classique et de la voie des lectines, en présence d'une surface activatrice, la C3 convertase alterne peut être stabilisée, permettant une auto-amplification de cette voie et également une amplification de l'activation des deux autres voies.

Voie finale commune

Une fois le clivage du C3 obtenu, chaque C3 convertase, classique ou alterne, a la capacité de fixer des fragments C3b pour acquérir une activité C5 convertase. Du clivage de C5, sont obtenus l'anaphylatoxine C5a, et le fragment C5b. C5b s'associe consécutivement aux fragments C6, C7, C8, puis C9 pour former le complexe d'attaque membranaire. Ce dernier, en se fixant à la membrane cellulaire, crée un pore transmembranaire et provoque la lyse osmotique de la cellule.

Participation du complément à l'inflammation et à l'immunité

La formation du complexe d'attaque membranaire induit la destruction de la cellule cible par apoptose, ce qui provoque ensuite l'activation des plaquettes et des cellules endothéliales et contribue à amplifier la réponse inflammatoire. Mais au cours de la formation de la voie finale commune, ont aussi été libérés, d'une part, le fragment C3b et, d'autre part, les anaphylatoxines C3a et C5a. Ces fragments contribuent aussi à amplifier la réponse inflammatoire. La fixation du C3b au neutrophile provoque la libération d'espèces réactives de l'oxygène, et la libération de C3a et de C5a augmente le chimiotactisme des cellules inflammatoires, la production de cytokines pro-inflammatoires et l'activation de plaquettes et de cellules endothéliales.

Mécanismes de régulation du complément

Le C1 inhibiteur est une protéine régulatrice de la voie classique qui interagit avec C1. Les protéines régulatrices de la voie alterne sont I, H et MCP1.

Immunité adaptative

L'immunité adaptative est complémentaire de l'immunité innée. Elle est plus lente à se mettre en place et repose sur la coordination d'autres effecteurs cellulaires que sont les cellules dendritiques et les lymphocytes T (LT) et/ou B (LB). Elle est caractérisée par l'acquisition d'une mémoire immunologique et par une grande spécificité de reconnaissance antigénique.

Différents acteurs de la réponse adaptative

Antigène

La réponse immunitaire adaptative est spécifique d'un antigène. Ainsi appelle-t-on antigène une substance capable d'initier une réponse immune spécifique, humorale et/ou cellulaire. On peut regrouper les antigènes en plusieurs familles : les haptènes, les antigènes protéiques, les lipides, les polysaccharides et les acides nucléiques. Afin de permettre l'activation de cellules ayant la capacité de produire des anticorps ou de participer à la réponse immunitaire,

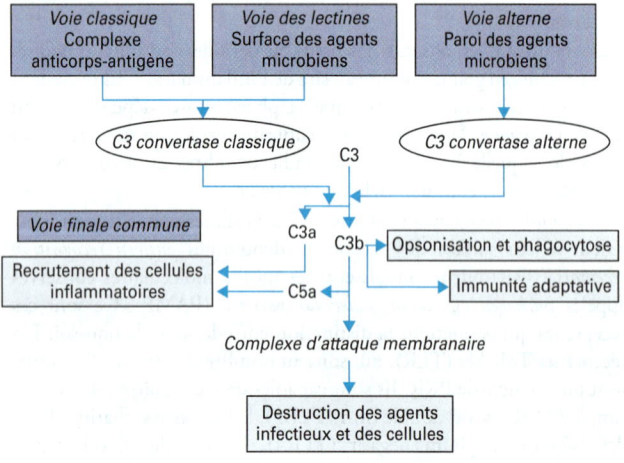

Figure S03-P01-C01-2 Système du complément.

il est nécessaire que l'antigène soit reconnu ou présenté aux lymphocytes T.

Cellules présentatrices de l'antigène et cellules dendritiques

On distingue deux catégories de cellules présentatrices de l'antigène (CPA), les CPA dites professionnelles que sont les cellules dendritiques, et les autres CPA, principalement les lymphocytes B et les macrophages. Toutes captent l'antigène et l'apprêtent à leur surface par l'intermédiaire de molécules du complexe majeur d'histocompatibilité (CMH) pour le présenter aux lymphocytes T dans les organes lymphoïdes périphériques.

Lymphocytes

Les lymphocytes sont séparés en deux, les lymphocytes B responsables de l'immunité humorale (production d'anticorps) et les lymphocytes T responsables de la médiation cellulaire. Ces cellules possèdent toutes deux un récepteur de surface spécifique capable de reconnaître l'antigène, le récepteur du lymphocyte T (TCR) ou le récepteur du lymphocyte B (BCR), qui est une immunoglobuline de surface. Pour ces deux types cellulaires, plusieurs sous-populations ont également été décrites. Ainsi dans les lymphocytes T, on distingue les lymphocytes T CD8+ dits cytotoxiques capables de provoquer l'apoptose de cellules infectées, et les lymphocytes lymphocytes T CD4+, dits auxiliaires. Parmi les lymphocytes T CD4+, on retrouve les CD4+ T_H1 (T_H1), les CD4+ T_H2 (T_H2), les CD4+ T_H9 (T_H9), les CD4+ T_H17 (T_H1), les CD4+ *follicular helper* (Tf$_H$) et, enfin, les lymphocytes T régulateurs (Treg). Chacune de ces sous-populations différent par leurs marqueurs membranaires, leurs facteurs de transcriptions et leurs fonctions (Figure S03-P01-C01-3).

Activation lymphocytaire T

Présentation antigénique

Selon l'origine de l'agent pathogène, la présentation de l'antigène au lymphocyte T ne se fera pas de la même façon.

Si l'agent pathogène est d'emblée intracellulaire, il est d'abord dégradé dans le cytoplasme de la cellule par l'intermédiaire du protéasome. Les peptides ainsi générés rejoignent ensuite le réticulum endoplasmique où ils sont apprêtés à des molécules du CMH de classe I pour passer ensuite dans l'appareil de Golgi, être intégrés à une vésicule d'exocytose, et rejoindre la membrane cellulaire pour que le peptide soit présenté à un lymphocyte T CD8+.

Si l'agent pathogène est exogène, il est internalisé dans la cellule puis dégradé dans le compartiment endolysosomial par des protéases. Les molécules du CMH de classe II, également synthétisées dans le réticulum endoplasmique, passent aussi dans l'appareil de Golgi puis dans le compartiment endolysosomial où est apprêté le peptide antigénique issu de l'agent pathogène dégradé. Le transfert à la membrane permet ensuite la présentation aux lymphocytes T CD4+. Cette voie de présentation peut aussi se faire pour des protéines cellulaires endogènes : on parle alors de présentation croisée.

Activation des lymphocytes T

La présentation antigénique aux lymphocytes T par l'intermédiaire des molécules du CMH constitue le premier signal d'activation du lymphocyte T. Il est nécessaire, mais insuffisant à leur activation (Figure S03-P01-C01-4). Le deuxième signal est directement consécutif de la reconnaissance du complexe CMH-peptide et implique les molécules de co-stimulation. Le troisième signal est un signal de prolifération cytokinique liée à l'IL-2. C'est l'ensemble de ces signaux qui permettent l'activation du lymphocyte T qui consiste en une prolifération et une différenciation.

Lymphocytes T CD4+

Une fois activé par une cellule dendritique présentant l'antigène par l'intermédiaire d'une molécule de CMH de classe II, en fonction de l'environnement cytokinique, le lymphocyte T CD4+ se différencie en un sous-type de lymphocyte T (*voir* Figure S03-P01-C01-3). Par exemple, en présence de cytokine, d'IL-12 et d'interféron γ (IFN-γ), les CD4+ se différentient en T_H1 caractérisés par le facteur de transcription T-bet, la sécrétion d'IL-2 et d'IFN-γ, dont le rôle est d'activer les macrophages infectés et d'aider les lymphocytes B à la synthèse d'anticorps. En présence d'IL-4, la différenciation T_H1 est inhibée au profit d'une différenciation T_H2. Ces lymphocytes T sont caractérisés par le facteur transcriptionnel GATA-3 et la synthèse d'IL-4 et d'IL-5. Les lymphocytes T_H2 contribuent à la commutation isotypique du lymphocyte B vers l'isotype E et la défense antiparasitaire.

Lymphocytes T CD8+

Lorsque le pathogène est présenté après apprêtement sur une molécule du CMH de classe I, il ne peut être reconnu que par le lymphocyte T CD8+. Cette reconnaissance correspond au premier signal d'activation du lymphocyte T CD8+. Les signaux de costimulation et le troisième signal d'activation sont secondairement apportés par les cellules dendritiques, parfois aidées des lymphocyte T CD4+. Une fois activé, le CD8+ a la capacité de lyser la cellule porteuse de

	Facteurs de transcription	Cytokines produites	Fonctions
T_H1	T-bet, STAT-4	IFN-γ, TNF-α, IL-2	Inflammation, infection intracellulaire
T_H2	STAT-5, GATA-3	IL-4, Il -5, IL-6, IL-13	Allergie, infection parasitaire, stimulation des lymphocytes B
T_H9	STAT-6, GATA-3, PU-1, IRF-4	IL-9, IL-21	Réponse antitumorale infection parasitaire
T_H17	STAT-3, ROR-γ	IL-17, IL-21, IL-22	Infection fongique et bactérienne, auto-immunité
TF$_H$	↗ Bcl-6 ↘ Blimp-1	IL-4, IL-21	Différenciation du lymphocyte B dans le centre germinatif, auto-immunité
Treg	FoxP3	TGF-β, IL-10	Homéostasie du système immunitaire
T_H22	AHR	IL-22, IL-10, IL-13, TNF-α	Inflammation, auto-immunité

Figure S03-P01-C01-3 Différentes sous-populations lymphocytaires T CD4+. AHR : *aryl hydrocarbon receptor* ; Bcl-6 : *B cell lymphoma 6* ; Blimp-1 : *B lymphocyte induced maturation protein 1* ; CD : cluster de différenciation ; FoxP3 : *forkhead box P3* ; IFN : *interféron* ; IL : interleukine ; IRF : *interferon regulatory transcription factor* ; ROR-γ : *retinoic acid receptor-related orphan receptor* γ ; STAT : *signal transducer and activator of transcription* ; T-bet : *T-box transcription factor expressed in T cells* ; Tf$_H$: *T follicular helper* ; TGF : *transforming growth factor* ; T_H : lymphocyte T *helper* ; TNF : *tumor necrosis factor* ; Treg : lymphocyte T régulateur.

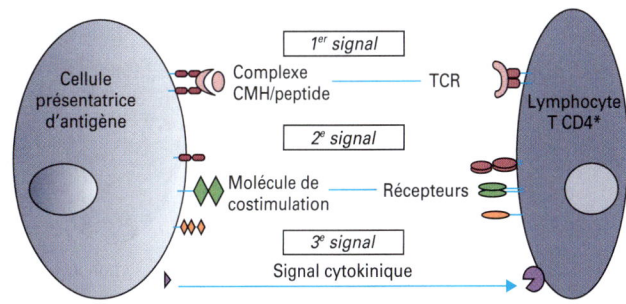

Figure S03-P01-C01-4 Activation du lymphocyte T. TCR : récepteur du lymphocyte T.

l'antigène qu'il reconnaît, là encore, par le CMH de classe I. Cette lyse passe par la sécrétion de cytotoxines telles que la perforine, les granzymes (protéases induisant l'apoptose intracellulaire), l'IFN-γ ou bien par l'expression membranaire du ligand de Fas dont le récepteur, s'il est porté par la cellule cible, induit l'apoptose.

Activation lymphocytaire B

L'activation du lymphocyte B est aussi dépendante de l'antigène. Dans le cas d'un antigène dit thymodépendant, elle nécessite la reconnaissance préalable de l'antigène par le BCR, suivie d'une activation secondaire par un lymphocyte T_H2 spécifique de l'antigène. En effet le lymphocyte T_H2 reconnaît le complexe peptide antigénique-CMH II présenté à la surface du lymphocyte B et transmet un second signal par l'intermédiaire de l'interaction moléculaire CD40-CD40 ligand qui l'active (Figure S03-P01-C01-5).

Dans le cas des antigènes thymo-indépendants, après reconnaissance de l'antigène par le BCR, des PRR reconnaissent l'antigène et transmettent un signal activateur.

Les conséquences de cette activation sont une prolifération du lymphocyte B activé et une différenciation dans le centre germinatif du ganglion en lymphocyte B mémoire ou en plasmocyte, cellules sécrétrices d'anticorps spécifiques de l'antigène préalablement reconnu.

Si l'anticorps sécrété est spécifique de l'antigène, ses fonctions, son site d'action et sa distribution sont en partie déterminés par son isotype. Il existe cinq isotypes : IgM, IgG, IgE, IgA et enfin IgD. Les IgM et les IgD caractérisent les lymphocytes B naïfs, c'est-à-dire qui ne sont pas encore passés par le centre germinatif. Le changement d'isotype s'opère dans le centre germinatif au cours de la commutation isotypique, influencée par l'environnement cytokinique produit par les lymphocytes T. Les IgG sont principalement représentées dans le sang et les fluides extracellulaires tandis que les IgA sont proches des épithéliums des muqueuses respiratoires et intestinales. Les IgE sont présentes à faible concentration dans le sang, dans les fluides extracellulaires et sous les muqueuses, mais se lient avec une forte affinité à leur récepteur.

Classification de Gell et Coombs

Bien qu'imparfaite, la classification proposée par Gell et Coombs permet de regrouper les réponses immunitaires en quatre types :
– type I : réactions anaphylactiques et atopiques secondaires à la liaison d'un antigène sur une immunoglobuline de type IgE précédemment fixée à la membrane des basophiles ou des mastocytes provoquant l'activation de ces cellules et consécutivement la libération de médiateurs tels l'histamine ;
– type II : réactions de cytotoxicité à la fixation d'un anticorps à son antigène. Une autre réponse considérée comme de type II est la fixation d'un anticorps d'isotype G dirigé contre un récepteur de surface cellulaire. Cette fixation peut soit activer de façon incontrôlable le récepteur, soit bloquer ses fonctions ;
– type III : réactions secondaires aux effets des complexes immuns qui se forment in situ ou qui circulent et peuvent se déposer dans les organes ;
– type IV : réactions à médiations cellulaires qui se produisent en l'absence d'anticorps, via les lymphocytes T.

Tolérance et auto-immunité

Au cours de leur développement, les lymphocytes B et T sont sélectionnés par leur capacité, via leurs récepteurs spécifiques, à reconnaître les agents pathogènes pour contribuer à les détruire. Ils sont aussi sélectionnés de façon à ne pas réagir contre les antigènes du soi. L'ensemble de ces mécanismes de sélection s'appelle la tolérance immunitaire. Elle est à la fois centrale et périphérique.

Les lymphocytes T, subissent une sélection centrale au niveau du thymus qui consiste en une sélection positive des clones capables de reconnaître les molécules du CMH puis en une sélection négative, ou délétion clonale, des clones autoréactifs. À la périphérie, la tolérance est obtenue par plusieurs mécanismes dont l'anergie des clones autoréactifs, la ségrégation de l'auto-antigène dans des sites peu accessibles aux lymphocytes et aux cellules dendritiques, ou enfin par les Treg dont l'une des fonctions est la suppression de la réponse T. Des mutations du facteur de transcription des Treg (FoxP3) conduisent au syndrome auto-immun IPEX -*immune dysregulation, polyendocrinopahty, autoimmune enteropathy, X-linked*).

La tolérance B, centrale et périphérique, dont les mécanismes testent l'affinité du BCR pour son antigène, a aussi pour but de limiter le développement de clones B autoréactifs et la production d'auto-anticorps.

Cependant ces mécanismes de tolérance sont imparfaits et on retrouve à la périphérie des clones T autoréactifs et des plasmocytes sécréteurs d'auto-anticorps, naturels ou pathogènes.

Auto-anticorps

Historiquement tous les auto-anticorps étaient considérés comme pathogènes et leur existence s'expliquait par l'émergence d'un *forbidden clone*, ce que l'on traduirait par clone interdit ou, plus communément, clone autoréactif [7]. La mise en évidence d'auto-anticorps chez des individus sains et chez la plupart des espèces vertébrées mit à mal ce dogme [6]. Ainsi tous les auto-anticorps ne sont-ils pas pathogènes.

Auto-anticorps naturels [1]

Il s'agit d'anticorps dirigés contre des antigènes du soi ou auto-anticorps sans caractère pathogène. Ils sont le plus souvent de faible affinité, d'isotype M, peu spécifiques, et ont un répertoire immunologique restreint. Ils sont principalement produits par un groupe de lymphocytes B de caractérisation récente, les lymphocytes B_1 qui se définissent par la présence des marqueurs CD20, CD27 et CD43 et l'absence du marqueur CD70 à leur surface. Le développement de ces auto-anticorps se fait en l'absence d'immunisation, indépendamment d'une stimulation par un antigène extérieur.

Bien que leurs fonctions n'aient pas encore été entièrement élucidées, il semble qu'ils aient un rôle dans l'homéostasie en éliminant les auto-antigènes endogènes ou exogènes. En effet ils pourraient concourir à la suppression de cellules apoptotiques en recrutant les protéines du complément et en permettant l'opsonisation et/ou la phagocytose. Les auto-anticorps naturels pourraient aussi être protecteurs. D'une part, parce qu'ils ont été conservés au cours de l'évolution et, d'autre part, parce

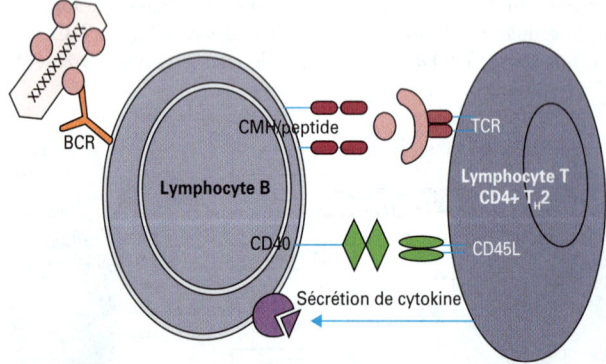

Figure S03-P01-C01-5 Activation thymo-dépendante du lymphocyte B. BCR : récepteur du lymphocyte B ; CD : cluster de différenciation ; CD40L : ligand de CD40 ; CMH : complexe majeur d'histocompatibilité ; TCR : récepteur du lymphocyte T ; T_H : lymphocyte T *helper*.

Tableau S03-P01-C01-II Situations cliniques pouvant être associées à la détection d'anticorps antinucléaires en l'absence de maladies auto-immunes.

Situations pathologiques
Infections chroniques : hépatites virales, virus de l'immunodéficience humaine, endocardite d'Osler
Mononucléose infectieuse
Tumeur solide
Hémopathies lymphoïdes
Médicaments : bêtabloquants, quinine, procaïnamide, D-pénicillamine, hydralazine, méthyldopa, mynocycline, infliximab…
Situations non pathologiques
Sujet sain
Grossesse
Vieillissement

Tableau S03-P01-C01-III Propriétés des auto-anticorps naturels et des auto-anticorps pathogènes.

	Auto-anticorps naturels	Auto-anticorps pathogènes
Isotypes	IgM	IgG
Affinité	Faible	Forte
Avidité	Forte	Faible
Connexité	Forte	Faible
Idiotypes	Publics	Privés
Gènes	Germinaux	Mutés

Tableau S03-P01-C01-IV Exemples d'auto-anticorps et de maladies auto-immunes associées.

Maladie	Auto-anticorps
Maladies auto-immunes spécifiques d'organes	
Diabète de type 1	Anti-îlots, anti-GAD, anti-insuline, anti-IA2
Vascularites à anticorps anti-GBM	Antimembrane basale glomérulaire
Maladie de Basedow	Antithyréoperoxydase, antirécepteur de la TSH
Thyroïdite d'Hashimoto	Antithyroglobuline, antithyréoperoxydase
Maladie d'Addison	Antisurrénale
Cirrhose biliaire primitive	Antimitochondries (M2), antipyruvate déshydrogénase
Myasthénie	Antirécepteurs de l'acétylcholine
Maladies auto-immunes systémiques	
Vascularites à anticorps anticytoplasme des polynucléaires neutrophiles	Anticytoplasme des polynucléaires (antimyéloperoxydase ou antiprotéinase 3)
Lupus érythémateux systémique	Anti-SS-A (Ro), anti-SS-B (La), anti-SM, anti-RNP, anti-ADN natif
Syndrome des antiphospholipides	Anticoagulant circulant, anti-cardiolipines, anti-β_2-GPI
Syndrome de Gougerot-Sjögren	Anti-SS-A (Ro), anti-SS-B (La)
Polyarthrite rhumatoïde	Anticorps antipeptides citrullinés, facteur rhumatoïde
Sclérodermie systémique	Anti-Scl-70, anticentromères, anti-ARN polymérase III

GAD : glutamate acide décarboxylase ; GBM : membrane basale glomérulaire ; RNP : ribonucléoprotéine ; TSH : *thyroid-stimulating hormone*.

qu'ils ont été rapportés comme un marqueur pronostique favorable. Ainsi les IgM anti-acide désoxyribonucléique dans le lupus érythémateux systémique sont-ils négativement corrélés avec la sévérité de la néphrite lupique. Un rôle cardioprotecteur leur a aussi été attribué…

À titre d'exemple d'auto-anticorps naturels non pathogènes, nous citerons tout d'abord le facteur rhumatoïde qui est fréquemment retrouvé dans la population vieillissante, indépendamment de la survenue d'une polyarthrite rhumatoïde. De la même manière, les anticorps anti-nucléaires peuvent être détectés dans de nombreuses situations pathologiques comme dans le contexte d'une inflammation chronique, d'une tumeur maligne, ou lors de la prise de médicaments sans qu'on puisse l'associer à la survenue de manifestations auto-immunes (Tableau S03-P01-C01-II).

Bien qu'ayant des cibles communes, les auto-anticorps naturels diffèrent des auto-anticorps pathogènes par leurs caractéristiques structurales et fonctionnelles (Tableau S03-P01-C01-III).

Auto-anticorps pathogènes

Origine

Le principal mécanisme expliquant la survenue d'auto-anticorps pathogènes est le mimétisme moléculaire. Il s'agit de l'existence de similitudes (complètes ou partielles) entre un antigène microbien et un antigène de l'hôte infecté. Du point de vue cellulaire, cela conduit au développement de lymphocytes T ou B reconnaissant des épitopes communs entre l'hôte et le microbe. Par exemple, il a été rapporté que le développement de thrombopénie auto-immune chez des patients infectés par le virus de l'immunodéficience humaine est lié à des similitudes entre la protéine virale Gp120 et la glycoprotéine plaquettaire GpIIIa. Le développement d'une réponse immunitaire contre le virus conduit à la formation d'anticorps anti-Gp120 qui réagissent aussi contre l'auto-antigène GpIIIa et induisent la destruction plaquettaire et la thrombopénie.

Cibles des auto-anticorps

Les cibles des auto-anticorps sont multiples. De façon non exhaustive, on trouve des acides nucléiques, des ribonucléoprotéines, des enzymes, des hormones, et leurs récepteurs phospholipides, gangliosides, protéines structurales ou protéines fonctionnelles. Elles sont associées à des maladies auto-immunes systémiques ou spécifiques d'organe et une même cible peut appartenir à deux pathologies différentes (Tableau S03-P01-C01-IV). On estime que ces cibles sont susceptibles de subir des modifications post-traductionnelles. De telles modifications, comme par exemple la phosphorylation, l'acétylation ou la glycosylation, peuvent être considérées comme des mécanismes de contrôle dont l'absence ou l'excès pourrait conduire à une augmentation de leur réactivité vis-à-vis du système immunitaire.

Mécanismes pathogéniques [2]

Un auto-anticorps est pathogène s'il est responsable de la survenue de lésions ou de perturbation du fonctionnement cellulaire. Plusieurs mécanismes pathogéniques ont été décrits pour ces auto-anticorps :
– la cytotoxicité, soit par cytotoxicité associée au complément, soit par cytotoxicité dépendante de l'anticorps (ADCC) ;
– l'induction de phagocytose par les macrophages ;
– la fixation à la surface de la cellule sans cytolyse, activant ou inhibant le récepteur fixé ;
– la fixation à des molécules extracellulaires ;
– la formation de complexes immuns ;
– la pénétration d'auto-anticorps dans des cellules vivantes ;
– la translocation d'antigène intracellulaire à la membrane.

Utilité et détection

La détection d'un auto-anticorps est un élément important dans la prise en charge d'une maladie auto-immune. Du point de vue diagnostique, c'est un argument essentiel mais non exclusif. En effet, la présence d'un auto-anticorps peut précéder la survenue de la maladie auto-immune et inciter à une surveillance régulière. Par ailleurs, la présence d'un auto-anticorps peut être associée à la survenue d'un symptôme ou d'une manifestation clinique particulière, permettre d'estimer la progression ou la sévérité de la maladie. Cependant, on insistera à nouveau sur le fait que tous les auto-anticorps ne sont pas pathogènes et qu'il y a des maladies auto-immunes pour lesquelles on ne retrouve pas d'auto-anticorps.

En routine hospitalière, la détection des auto-anticorps se fait en deux étapes : le dépistage puis l'identification. Le dépistage se fait par immunofluorescence, classiquement sur cellules Hep-2 et l'identification, si elle n'a pas pu être faite en immunofluorescence, peut se faire par méthodes immuno-enzymatiques et/ou immuno-empreintes (*dot-blot*).

Conclusion

Si le système immunitaire nous permet de nous défendre contre les agressions extérieures, il ne s'agit pas d'un système infaillible. Un excès de réponse peut conduire à un emballement de la réponse inflammatoire lors d'une infection et une réponse immunitaire dirigée contre le soi peut engendrer le développement d'une maladie auto-immune. Afin de pallier de telles erreurs, il existe de nombreux mécanismes de régulation, comme par exemple la tolérance immunitaire qui permet de limiter la survenue de clones autoréactifs et la production d'auto-anticorps pathogènes. Ces mécanismes de régulation peuvent aussi être mis en cause dans le développement de pathologies. Ainsi les maladies associées au complément sont-elles souvent le reflet d'un déficit d'une protéine du système ou, plus fréquemment, d'un déficit de régulation du complément. Non seulement la compréhension de l'immunité, des mécanismes de production des anticorps par les lymphocytes B et le fonctionnement du système du complément a permis d'améliorer la compréhension de la physiopathologie des maladies auto-immunes, mais elle a également permis le développement de thérapeutiques ciblées, en particulier des biomédicaments, utilisés quotidiennement dans de nombreuses spécialités.

Bibliographie

1. Amital H, Shoenfeld Y. Natural autoantibodies, heralding protecting and inducing autoimmunity. *In :* Y Shoenfeld, ME Gershwin, PL Meroni. Autoantibodies, 2nd ed. New York, Elsevier, 2007 : 7-12.
2. Cervera R, Shoenfeld Y. Pathogenic mechanims and clinical relevance of autoantibodies. *In :* Y Shoenfeld, ME Gershwin, PL Meroni. Autoantibodies, 2nd ed. New York, Elsevier, 2007 : 29-35.
3. Chatenoud L, Bach JF. Immunologie, 6e éd. Paris, Lavoisier, 2012, 470 pages.
4. Dragon-Durey MA, Frémeaux-Bacchi V. Le système du complément. *In :* L Chatenoud, JF Bach. Immunologie, 6e éd. Paris, Lavoisier, 2012 : 46-54.
5. Kemper C, Pangburn MK, Fishelson Z. Complement nomenclature 2014. Mol Immunol, 2014, *61* : 56-58.
6. Lacroix-Desmazes S, Kaveri SV, Mouthon L et al. Self-reactive antibodies (natural antibodies) in healthy individuals. J Immunol Methods, 1998, *216* : 117-137.
7. Oertelt S, Invernizzi P, Podda M, Gershwin ME. What is an autoantibody ? *In :* Y Shoenfeld, ME Gershwin, PL Meroni. Autoantibodies, 2nd ed. New York, Elsevier, 2007 : 3-6.

Chapitre S03-P01-C02
Lupus érythémateux systémique

VÉRONIQUE LE GUERN ET NATHALIE COSTEDOAT-CHALUMEAU

Prototype des maladies auto-immunes non spécifiques d'organe, le lupus érythémateux systémique (LES) est une connectivite fréquente, d'expression clinique très variable, allant de formes cliniques bénignes à certaines formes spontanément très sévères. Son évolution est marquée par la survenue de poussées et de rémissions successives. Cette affection est caractérisée par la production d'anticorps dirigés contre le noyau des cellules et plus particulièrement par la production d'anticorps anti-ADN double brin (ou anti-ADN natif). Il s'associe parfois à une biologie antiphospholipides, voire à un syndrome des antiphospholipides défini par l'association de thromboses récidivantes ou de manifestations obstétricales et d'anticorps antiphospholipides (*voir* Chapitre S03-P01-C03).

Épidémiologie

La prévalence du LES est estimée entre 50 et 250 cas pour 100 000 habitants, plus élevée dans certains groupes ethniques, notamment chez les Asiatiques et les Afro-Américains. Le lupus touche principalement les femmes jeunes, avec une prédominance entre 20 et 40 ans et neuf femmes atteintes pour un homme à cette période. Cette prédominance féminine est moins marquée chez les enfants et les personnes plus âgées. Une étude française récente ayant utilisé des données de l'assurance maladie retrouve une prévalence moyenne de 47 cas pour 100 000 habitants, et une incidence de 3,32 cas pour 100 000 habitants. De grandes disparités étaient retrouvées selon les régions avec une prévalence maximale aux Antilles (126,7 cas pour 100 000 habitants) et minimale dans les régions du nord ouest de la métropole (29,6 cas pour 100 000 habitants). Au total, on estime, en France, à 25 000, le nombre de patients ayant un LES [1].

Pathogénie

Il s'agit d'une maladie complexe, multifactorielle, résultant de l'interaction de facteurs génétiques et environnementaux.

De nombreux éléments plaident en faveur d'une prédisposition génétique du LES, avec en particulier une prévalence accrue de la maladie chez les sujets apparentés au premier degré. Notamment, le taux de concordance entre jumeaux monozygotes varie entre 24 et 56 %. De nombreux gènes impliqués dans la voie interféron de type I (*IRF5, 7, 8*), dans l'ubiquitination et la voie NF-κB, dans l'apoptose (*ITGAM*, FcγR) et dans certaines anomalies lymphocytaires T et B (*BANK1, BLK, STAT4*), sont associés à la survenue d'un LES. Il existe également une association à certains allèles du système HLA (*human leucocyte antigen*) de classe II (DR2, DR3). Enfin, certains déficits génétiques en composants précoces de la voie classique du complément sont associés à un risque plus élevé de développer un LES. Notamment, les déficits en C1q prédisposent fortement à la survenue d'un LES. Cette prédisposition concerne à un degré moindre les autres protéines de la voie classique telles que le C1r, C1s, C4 et C2.

Les principaux facteurs environnementaux exogènes identifiés dans la genèse de la maladie sont les agents infectieux (rôle possible dans la genèse ou l'exacerbation de poussées lupiques de certains virus du groupe herpès, tels que le cytomégalovirus, le parvovirus B19, le virus d'Epstein-Barr, certains rétrovirus, certains virus à ARN), les rayonnements ultraviolets (caractère photosensible de l'éruption lupique, poussées systémiques possibles après exposition), certains médicaments (on parle alors de lupus induit) (Tableau S03-P01-C02-I).

Tableau S03-P01-C02-I Liste (non exhaustive) des principaux médicaments inducteurs de lupus.

Classe thérapeutique	DCI
Anti-arythmiques	Procaïnamide (NC) Quinidine (NC)
Antihypertenseurs	Hydralazine (NC) Méthyldopa
Bêtabloquants	Acébutolol Aténolol Labétalol Oxprénolol (NC) Propranolol Timolol
Inhibiteurs de l'enzyme de conversion	Captopril Énalapril
Diurétiques	Hydrochlorothiazide Spironolactone
Anti-agrégants plaquettaires	Ticlopidine
Statines	Atorvastatine Fluvastatine Lovastatine Pravastatine Simvastatine
Antipsychotiques	Chlorpromazine Lithium carbonate Valpromide
Anticonvulsivants	Carbamazépine Phénytoïne Éthosuximide Primidone Triméthadione Lamotrigine
Antibiotiques	Isoniazide Rifabutine Minocycline Tétracycline
Antithyroïdiens	Propylthiouracile
Anti-inflammatoires	D-pénicillamine Sulfasalazine
Anti-TNF	Étanercept Infliximab Adalimumab Golimumab
Interleukines	Interleukine 2
Interférons	Interféron α Interféron β Interféron γ
Inhibiteurs de la pompe à protons (lupus cutané subaigu)	Ésoméprazole Oméprazole
Divers	Minoxidil

DCI : dénomination commune internationale ; NC : non commercialisé ; TNF : *tumor necrosis factor*.

Les facteurs hormonaux (surreprésentation de la maladie chez les femmes en période d'activité génitale, rôle possiblement délétère de la contraception œstroprogestative et de la grossesse) constituent le facteur endogène prédominant.

Cette interaction entre facteurs de susceptibilité génétiques et environnementaux aboutit à une réponse immune anormale, avec une hyperréactivité lymphocytaire T et B et la production d'auto-anticorps pathogènes, directement responsables des lésions tissulaires. Cette hyperactivation lymphocytaire B est la conséquence d'une rupture de la tolérance aux antigènes du soi [5].

Critères de classification

Les critères ACR (American college of Rheumatology), modifiés en 1997, sont en passe d'être supplantés par les critères SLICC (*systemic lupus international collaborating clinics*) disponibles depuis 2012 (Tableau S03-P01-C02-II) [18]. Ces nouveaux critères sont plus sensibles mais moins spécifiques que les critères de l'ACR, et permettent notamment d'intégrer les atteintes rénales histologiquement prouvées avec présence d'auto-anticorps lupiques, même en l'absence d'autres atteintes cliniques. Les éléments ajoutés dans la classification du SLICC (par rapport à la classification de l'ACR) ont été soulignés dans le tableau S03-P01-C02-II. Selon les critères du SLICC, un patient peut être classé comme ayant un LES s'il remplit au moins quatre critères, dont au moins un critère clinique et un critère immunologique ou s'il a une glomérulonéphrite lupique prouvée histologiquement associée à la présence d'anticorps antinucléaires ou d'anticorps anti-ADN double brin. Rappelons qu'il s'agit ici de critères de classification et non pas de critères diagnostiques [7].

Expression clinique

La présentation clinique très polymorphe de cette maladie rend la description d'une présentation typique difficile. Nous aborderons donc les différents systèmes atteints, chaque atteinte pouvant révéler la maladie.

Manifestations cutanéomuqueuses

L'atteinte cutanée est la manifestation clinique la plus fréquente au cours du LES, à tel point que le nom de la maladie lupique découle de cette atteinte particulière. Une atteinte cutanée survient au cours de la maladie chez 70 à 80 % des patients, et il s'agit de la première manifestation de la maladie chez un patient sur quatre. Elle est cependant inconstante, et près de 30 % des patients ne présenteront jamais d'atteinte cutanée. L'aspect clinique peut être extrêmement variable, rendant le diagnostic parfois difficile, une confirmation histologique du diagnostic étant alors utile. Schématiquement, on peut classer les différentes atteintes cutanées lupiques en trois groupes : les lésions lupiques spécifiques, les lésions vasculaires, et les autres manifestations.

Lésions cutanées lupiques spécifiques

Les lésions lupiques peuvent être de type aigu, subaigu ou chronique, parfois associées chez un même malade. Ces atteintes diffèrent par leurs aspects cliniques, histologiques, et par leur évolution [11].

Les lésions de *lupus érythémateux aigu* sont caractérisées cliniquement par leur aspect érythémateux, parfois œdémateux ou squameux, voire papuleux. Dans une forme localisée, ces lésions se situent principalement sur les joues et le nez (en vespertilio ou encore en ailes de papillon ou de chauve-souris), respectant relativement les sillons nasogéniens, s'étendant souvent sur le front, les orbites, le cou et dans la zone du décolleté. Il peut y avoir une forte composante œdémateuse,

Tableau S03-P01-C02-II Critères de classification SLICC (*systemic lupus international collaborating clinics*) de 2012.

Critères cliniques
1. *Lupus cutané aigu*, incluant au moins l'un des critères suivants : – érythème malaire (ne compte pas si lupus discoïde) – lupus bulleux – nécrolyse toxique épidermique lupique – éruption maculopapuleuse lupique – éruption lupique photosensible, en l'absence de dermatomyosite, *ou* – lupus cutané subaigu
2. *Lupus cutané chronique*, incluant au moins l'un des critères suivants : – Lupus discoïde classique localisé (au-dessus du cou) – généralisé (au-dessus et au-dessous du cou) – lupus hypertrophique ou verruqueux – panniculite lupique ou *lupus cutaneous profundus* – lupus chronique muqueux – lupus tumidus – lupus engelure – forme frontière lupus discoïde/lichen plan
3. *Ulcères buccaux* – palais, bouche, langue, *ou* – ulcérations nasales
4. *Alopécie non cicatricielle*
5. *Synovite* (> 2 arthrites) ou arthralgies de plus de deux articulations avec dérouillage matinal de plus de 30 minutes
6. *Sérites* – pleurésie typique > 24 h *ou* épanchement pleural *ou* frottement pleural – douleur péricardique typique > 24 h *ou* épanchement péricardique *ou* frottement péricardique *ou* signes électriques de péricardite en l'absence d'autres causes
7. *Atteinte rénale* – rapport protéinurie/créatinine urinaire (ou protéinurie des 24 h) > 500 mg/24 h, *ou* – cylindres hématiques
8. *Atteinte neurologique* – convulsions, psychose – mononévrite multiple en l'absence d'autre cause connue comme une vascularite primitive – myélite – neuropathie périphérique ou atteinte des paires crâniennes en l'absence d'autre cause – syndrome confusionnel aigu en l'absence d'autres causes
9. *Anémie hémolytique*
10. *Leucopénie* (< 4 000/mm^3 un épisode suffit) en l'absence d'autre cause connue (syndrome de Felty, médicaments, hypertension portale...), *ou Lymphopénie* (< 1 000/mm^3 un épisode suffit) en l'absence d'autre cause (corticothérapie, médicaments, infections...)
11. *Thrombopénie* (< 100 000/mm^3 un épisode suffit) en l'absence d'autre cause (médicaments, hypertension portale, purpura thrombotique thrombocytopénique...)
Critères immunologiques
1. *Facteurs antinucléaires* (FAN) : titre au-dessus du seuil de référence du laboratoire
2. *Anticorps anti-ADN natif* : titre au-dessus du seuil de référence du laboratoire supérieurs, ≥ 2 fois la dilution de référence si test ELISA
3. *Anticorps anti-Sm*
4. *Anticorps antiphospholipides*, positivité de l'un des tests suivants : – présence d'un anticoagulant circulant – sérologie syphilitique faussement positive – anticorps anticardiolipine (IgA, IgG ou IgM) à un titre moyen ou fort – anticorps anti-β$_2$-glycoprotéine 1 (IgA, IgG, ou IgM)
5. *Diminution du taux du complément* : – C3, C4, CH50
6. *Test de Coombs direct positif* (en l'absence d'anémie hémolytique)

ELISA : *enzyme-linked immunosorbent assay* ; Ig : immunoglobulines.

pouvant gêner l'ouverture des yeux. Dans une forme plus diffuse, ces lésions prédominent généralement sur les zones photo-exposées, réalisant une éruption morbilliforme, papuleuse, voire eczématiforme ou bulleuse. Sur le dos des mains, les lésions du lupus atteignent surtout les zones interarticulaires. Certaines formes suraiguës de lupus sont très fortement bulleuses, avec de vastes décollements en zones érythémateuses lupiques. Les lésions buccales de lupus érythémateux aigu sont érosives, localisées préférentiellement sur le palais, les gencives, la muqueuse jugale, les lèvres (Figure S03-P01-C02-1). Elles peuvent être très bien tolérées ou, au contraire, douloureuses, gênant alors l'alimentation. Toutes ces lésions de lupus régressent rapidement sans cicatrice, en dehors d'une possible hyperpigmentation séquellaire chez le sujet à peau noire.

Les lésions de *lupus érythémateux subaigu* se manifestent par des lésions maculeuses érythémateuses ou papuleuses d'aspect annulaire ou psoriasiforme. Dans la forme annulaire, les lésions ont des contours polycycliques à bordure érythémato-squameuses ou vésiculo-croûteuses (Figure S03-P01-C02-2). Dans la forme psoriasiforme, les lésions sont papulo-squameuses, peuvent confluer, pour réaliser une forme profuse. Les lésions ont une topographie évocatrice du fait d'une distribution prédominant sur les zones photo-exposées. Leur régression est plus ou moins rapide, sans atrophie cicatricielle, mais avec parfois des troubles pigmentaires et des télangiectasies séquellaires.

Les lésions de *lupus érythémateux chronique* regroupent plusieurs formes d'atteinte cutanée dont le lupus discoïde, le lupus tumidus, le lupus engelure et le lupus profond (encore appelé panniculite lupique). Dans sa forme classique, le lupus discoïde se présente sous forme de plaques bien limitées associant :
– un érythème, plus net en bordure, parcouru de fines télangiectasies ;
– des squames ;
– une atrophie cicatricielle, prédominant au centre de la lésion, souvent dépigmentée.

Les lésions sont volontiers multiples, symétriques, localisées sur les zones photo-exposées (notamment arête du nez, pommettes, régions temporales, oreilles), et cuir chevelu avec une évolution possible vers une alopécie cicatricielle définitive avec un aspect de pseudo-pelade.

Lésions vasculaires

Certaines lésions vasculaires témoignent le plus souvent d'une vasculopathie thrombosante (Figure S03-P01-C02-3), et il s'agit dans ce cas des manifestations fortement liées à la présence d'anticorps antiphospholipides. On retiendra ici la présence d'un livedo ramifié ou racemosa, (volontiers associé à l'existence d'une valvulopathie, à des manifestations vasculaires ischémiques cérébrales), d'hémorragies sous-unguéales en flammèche, d'ulcères de jambes dont la nature thrombotique est affirmée par une étude histologique, de nécroses cutanées extensives, d'une ischémie distale et de lésions d'anétodermie.

Certaines lésions vasculaires peuvent plus rarement être de nature inflammatoire, vascularitique, dont l'expression clinique est variée, allant d'un purpura infiltré à des lésions d'ulcérations cutanées, avec, à l'histologie, des lésions de vascularite leucocytoclasique. On observe également de rares cas de vascularites urticariennes, associées à une baisse du complément.

Parmi les autres lésions vasculaires observées au cours du LES, on retient la présence d'un syndrome de Raynaud, chez 15 à 45 % des patients, qui peut précéder l'apparition du LES, et qui ne justifie que rarement d'un traitement spécifique, ainsi que de rares cas d'érythermalgies.

Autres manifestations cutanées

De façon plus récente, ont été décrites des formes de lupus érythémateux neutrophilique. Parmi ces formes, le lupus bulleux se manifeste cli-

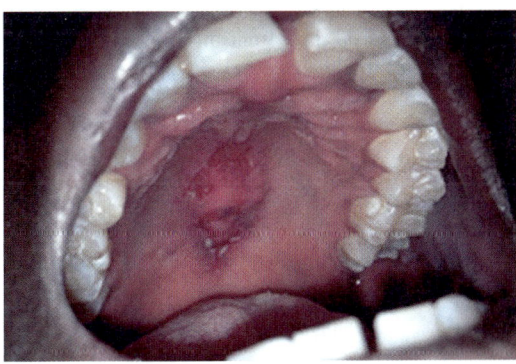

Figure S03-P01-C02-1 Érosion étendue du palais dur, en accord avec des lésions de lupus aigu.

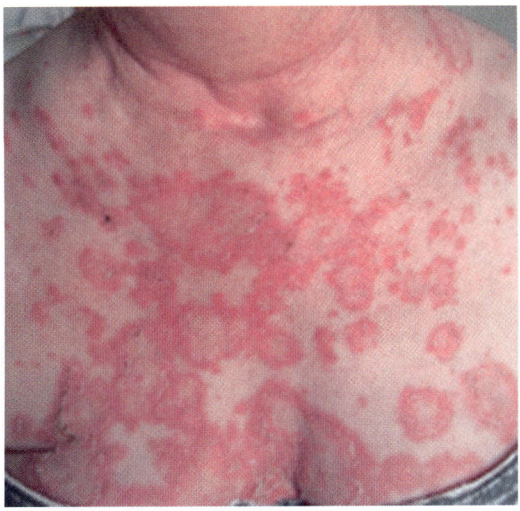

Figure S03-P01-C02-2 Lupus subaigu dans une forme annulaire.

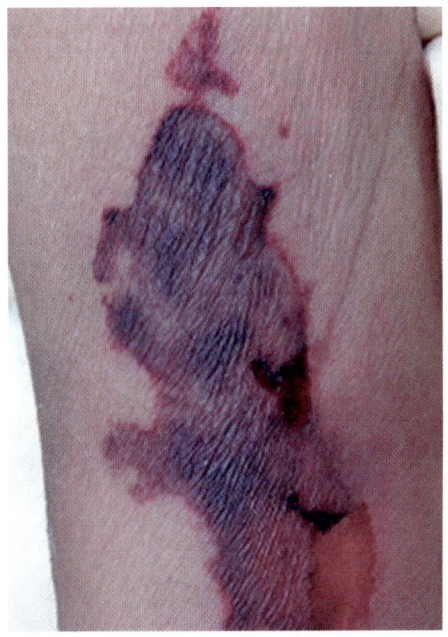

Figure S03-P01-C02-3 Vasculopathie thrombosante.

niquement par l'apparition, sur une peau saine, de bulles ou de vésiculo-bulles, parfois regroupées en bouquet, en zones photo-exposées ou non. Au plan histologique, il s'agit de bulles sous-épidermiques comportant un infiltrat de polynucléaires neutrophiles et éosinophiles, associé fréquemment à une vascularite leucocytoclasique dermique. Dans ces formes neutrophiliques, sont également décrites des pustuloses aseptiques des plis et des dermatoses neutrophiliques urticariennes.

Enfin, une alopécie diffuse peut être également observée, en règle générale régressive avec le traitement du LES.

Manifestations articulaires

Les atteintes articulaires sont fréquentes, inaugurales dans près de la moitié des cas, et présentes à un moment ou un autre de l'évolution de la maladie chez 80 % des patients. On peut observer des arthromyalgies ou arthralgies migratrices, très fréquentes et souvent révélatrices de la maladie, mais également une polyarthrite bilatérale et symétrique aiguë touchant volontiers les poignets, les articulations interphalangiennes (proximales ou distales) et métacarpophalangiennes, voire les genoux et les chevilles. Ces arthrites ne sont généralement pas destructrices. Le rhumatisme de Jaccoud, non spécifique du lupus, est une forme d'arthropathie déformante non érosive avec luxations et ruptures tendineuses qui entraînent une désaxation de la main réductible [17].

Manifestations rénales

Les atteintes rénales ont une *importance pronostique majeure*. Elles sont fréquentes et concernent 20 à 50 % des patients. Elles peuvent être inaugurales ou se déclarent volontiers au cours des premières années d'évolution du lupus. Plus fréquentes dans certains groupes ethniques, notamment chez les sujets asiatiques ou afro-américains, elles sont généralement associées à des titres élevés d'anticorps anti-ADN natif et à une hypocomplémentémie [15, 16].

Plusieurs tableaux cliniques peuvent être rencontrés lors d'une néphropathie lupique :

– un syndrome de néphropathie glomérulaire associe à des degrés divers protéinurie non néphrotique et asymptomatique (justifiant la recherche régulière et systématique d'une protéinurie), hématurie microscopique, voire insuffisance rénale généralement modérée et hypertension artérielle ;
– un syndrome néphrotique est possible, avec un syndrome œdémateux ou un épisode thrombo-embolique révélateur ;
– plus rarement, un syndrome de glomérulonéphrite rapidement progressive peut survenir, avec dégradation de la fonction rénale en quelques jours, hématurie microscopique, et protéinurie le plus souvent modeste.

Au cours du lupus systémique, les indications de la biopsie rénale sont très larges, en raison de la discordance fréquente entre les manifestations clinico-biologiques et l'atteinte histologique. Elle va permettre de confirmer le diagnostic, de classer l'atteinte rénale dans les différents sous-types histologiques, d'établir un pronostic et de guider le traitement.

La classification histologique des glomérulonéphrites lupiques a fait l'objet de multiples conférences de consensus, permettant d'obtenir une nomenclature internationale admise de façon consensuelle. Cette classification ISN/RPS (Internal Society of Nephrology/Renal Pathology Society) de 2003 permet de classer de façon plus reproductible les glomérulonéphrites lupiques dans l'une des six catégories et de faire la part entre les lésions chroniques et les lésions actives en déterminant les index d'activité et de chronicité de la maladie rénale (Tableau S03-P01-C02-III).

Le pronostic rénal d'une néphropathie lupique dépend, d'une part, du type histologique et, d'autre part, du délai de réponse au traitement. Les glomérulonéphrites de classe I ont un excellent pronostic tandis que les glomérulonéphrites de classe VI témoignent d'une néphropathie très évoluée, responsable d'une insuffisance rénale terminale ou préterminale, pour lesquelles les traitements spécifiques ne sont pas efficaces et donc inutiles. Les glomérulonéphrites extramembraneuses pures, de classe V, peu fréquentes, sont associées à une survie rénale plutôt bonne à court terme (> 90 % à 10 ans), un peu moins bonne à

Tableau S03-P01-C02-III Classification ISN/RPS (Internal Society of Nephrology/Renal Pathology Society) de 2003.

Classe	Description	Fréquence	Clinique	Pronostic
I	*Glomérulonéphrite mésangiale à dépôts minimes* Glomérule normal en microscopie optique avec dépôts immuns mésangiaux en immunofluorescence			Excellent
II	*Glomérulonéphrite proliférative mésangiale* Épaississement mésangial et/ou hypercellularité modérée	15 %	Rien ou hématurie microscopique et/ou protéinurie	Plutôt bon
III	*Glomérulonéphrite proliférative segmentaire et focale* Prolifération endocapillaire ± extracapillaire de moins de 50 % des glomérules – III(A) : lésions actives – III(A/C) : lésions actives et chroniques – III(C) : lésions chroniques Dépôts immuns mésangiaux diffus et sous-endothéliaux segmentaires	25 %	Protéinurie (± syndrome néphrotique) Hématurie ± insuffisance rénale	Correct Évolution vers une classe IV possible
IV	*Glomérulonéphrite proliférative diffuse* Plus de 50 % des glomérules Prolifération endocapillaire ± extracapillaire Atteinte segmentaire (IV-S) ou globale (IV-G)	50 %	Protéinurie (syndrome néphrotique fréquent) Hématurie ± insuffisance rénale	Survie rénale : 70 % à 10 ans
V	*Glomérulonéphrite extramembraneuse* Peu ou pas de prolifération endocapillaire	10 %	Protéinurie (syndrome néphrotique très fréquent) ± Hématurie	Bon
VI	*Glomérulonéphrite sclérosante avancée* Stade cicatriciel d'une classe III ou IV (plus de 90 % de glomérules sclérosés)		Insuffisance rénale chronique	Insuffisance rénale terminale

distance, notamment dans les formes dont la mise en rémission n'a pu être obtenue. Les glomérulonéphrites de classe II, considérées habituellement comme ayant un bon pronostic, méritent cependant une surveillance attentive, car les données à long terme sur la survie rénale sont mitigées, avec un passage fréquent à des formes plus agressives, et une survie rénale à 20 ans évaluée sur une étude récente à environ 80 % [25]. Les glomérulonéphrites prolifératives (classes III ou IV) sont celles qui ont le moins bon pronostic, en amélioration cependant depuis quelques années puisque « seulement » 5 à 10 % des patients inclus dans les essais randomisés de ces dix dernières années développent une insuffisance rénale terminale à 5 à 10 ans d'évolution.

Parallèlement, on assiste à une augmentation importante de l'incidence de l'insuffisance rénale terminale conduisant à la dialyse et due au LES dans une étude épidémiologique américaine récente, confirmant que les thérapeutiques actuelles ne sont pas optimales (*voir* plus loin, « Traitement »). L'absence de réponse rapide au traitement immunosuppresseur d'induction (protéinurie persistante, absence, le cas échéant, de normalisation de la fonction rénale à 6 mois) est aujourd'hui considérée comme le facteur de mauvais pronostic à long terme le plus important. En revanche, la valeur prédictive positive d'une bonne réponse rénale à long terme est de 90 % chez les patients chez qui on observe une réduction de la protéinurie d'au moins 50 % dans les six premiers mois de traitement, impliquant un suivi très régulier dès l'instauration du traitement immunosuppresseur d'induction, durant les premiers mois de traitement. Les autres facteurs de mauvais pronostic sont l'origine ethnique (clairement plus défavorable chez des patients d'origine afro-américaine ou latino-américaine, en lien avec certains facteurs génétiques spécifiques), un faible statut socio-économique, la sévérité de la présentation clinique initiale et l'importance des lésions chroniques sur la biopsie rénale initiale.

Manifestations neuropsychiatriques

En 1999, l'American College of Rheumatology (ACR) a défini dix-neuf types d'atteintes neuropsychiatriques qui peuvent être observées au cours du LES, en les divisant en deux catégories, l'une concernant le système nerveux central comportant douze types d'atteintes et l'autre le système nerveux périphérique avec sept types de manifestations (Tableau S03-P01-C02-IV).

Tableau S03-P01-C02-IV Syndromes neuropsychiatriques observés au cours du lupus érythémateux systémique.

Système nerveux central
Méningite aseptique
Maladie cérébrovasculaire
Atteinte démyélinisante
Céphalée incluant migraine et hypertension intracérébrale bénigne
Mouvements anormaux (chorée)
Myélopathie
Comitialité
État confusionnel aigu
État anxieux
Troubles cognitifs
Trouble de l'humeur
Psychose

Système nerveux périphérique
Polyradiculonévrite aiguë inflammatoire démyélinisante (syndrome de Guillain-Barré)
Troubles dysautonomiques
Mononeuropathie (isolée ou multiple)
Neuropathie des paires crâniennes
Syndrome myasthénique
Atteinte plexique
Polyneuropathie

Plusieurs de ces manifestations (maladie cérébrovasculaire, épilepsie, chorée) sont fortement associées aux anticorps antiphospholipides et ne nécessitent en général pas la mise en place d'un traitement par corticostéroïdes ou immunosuppresseurs.

En revanche, certaines manifestations cérébrales diffuses (état confusionnel aigu, troubles psychotiques), plus spécifiques de la maladie lupique, sont préférentiellement liées à des mécanismes immunologiques complexes qui incluent des phénomènes vasculaires, le rôle d'auto-anticorps dirigés contre certaines structures neuronales, et des médiateurs inflammatoires, justifiant un traitement associant corticostéroïdes et immunosuppression [3].

Les troubles cognitifs constituent l'atteinte neurologique centrale la plus fréquente, généralement peu sévère. Ils peuvent concerner tous les domaines de la cognition, et notamment les fonctions exécutives, le langage, le raisonnement, l'attention, les mémoires verbales et visuelles, entraînant des difficultés d'insertion sociale. L'exploration de ces troubles cognitifs est fondée sur la réalisation de tests neuropsychologiques, qui permettent d'en évaluer la gravité, et d'en suivre l'évolution.

La confusion mentale aiguë est la forme clinique la plus sévère, se caractérisant par la survenue aiguë ou subaiguë d'un tableau d'encéphalite fébrile, avec céphalées et crises comitiales. Dans cette situation, il importe d'exclure une infection, un trouble métabolique sous-jacent, une encéphalopathie hypertensive ou toute autre cause de confusion mentale. Sans traitement, ce tableau peut conduire à un coma et avoir une issue fatale. Au cours d'un LES, ce tableau d'encéphalite lupique aiguë est rarement isolé et s'accompagne souvent, mais non nécessairement, d'autres manifestations cliniques, d'un titre élevé d'anticorps anti-ADN natif et d'une hypocomplémentémie.

Les crises comitiales, très diverses dans leur présentation, ont été longtemps considérées comme des manifestations neurologiques très spécifiques du LES et font partie des critères diagnostiques de la maladie. Elles sont cependant surtout associées à la présence d'anticorps antiphospholipides et doivent bien sûr faire éliminer une autre cause d'épilepsie, telle qu'une thrombose veineuse ou artérielle cérébrale, une cause infectieuse ou iatrogène. Elles sont partielles ou de type grand mal, surviennent le plus fréquemment de façon ponctuelle, et sont, dans ce cas, de bon pronostic. Une convulsion isolée ne relève pas nécessairement d'un traitement anticomitial prolongé.

Les mouvements choréiques peuvent survenir chez des patients lupiques. La chorée est souvent inaugurale et s'associe, dans la grande majorité des cas, à une biologie antiphospholipides. Un traitement symptomatique est généralement suffisant pour obtenir une résolution en quelques jours ou semaines, ces patients relevant généralement simplement d'un traitement par anti-agrégants plaquettaires et hydroxychloroquine (*voir* Chapitre S03-P01-C03).

De la même façon, les accidents vasculaires surviennent le plus souvent dans le cadre d'un syndrome des antiphospholipides associé au LES, responsable de phénomènes thrombotiques artériels ou veineux ou d'embolies d'origine valvulaire cardiaque. En l'absence de traitement, ils comportent un risque majeur de récidive. Moins fréquemment et dans un contexte clinique un peu différent (lupus ancien, facteurs de risque associés), les accidents vasculaires peuvent être liés à une athérosclérose accélérée. Par ailleurs, une authentique vascularite cérébrale peut survenir, rarement, au cours du LES.

Une myélite transverse se traduit généralement par l'installation brutale d'une para- ou d'une quadriplégie flasque. L'IRM médullaire (séquences T2) met en évidence un aspect de myélite, avec présence d'hypersignaux intramédullaires. Une atteinte médullaire s'étendant sur plus de trois niveaux vertébraux définit une myélopathie longitudinale et évoque d'avantage une atteinte lupique spécifique qu'une sclérose en plaque associée. L'association à une biologie antiphospholipides est fréquente. Dans ce contexte, il convient d'éliminer une neuromyélite optique (NMO) (syndrome de Devic avec névrite optique et anticorps anti-NMO, dirigés contre l'aquaporine 4).

Enfin, les manifestations psychiatriques sont très fréquentes au cours du LES (37 à 65 % des cas). On distingue cependant les manifestations névrotiques ou dépressives réactionnelles à la maladie, souvent sans lésions organiques décelables, et les manifestations psychotiques qui peuvent témoigner d'une atteinte encéphalique spécifique. Il ne faut pas non plus méconnaître le rôle des traitements par fortes doses de corticoïdes, pouvant être responsables d'authentiques troubles psychotiques (bouffée délirante aiguë survenant souvent quelques semaines après l'instauration du traitement).

Manifestations cardiovasculaires

Manifestations cardiaques

Les manifestations cardiaques au cours du lupus peuvent concerner les trois tuniques du cœur, ainsi que les coronaires [17].

Les péricardites sont les manifestations cardiaques les plus fréquentes au cours du LES. Elles se caractérisent généralement par leur grande cortico-sensibilité (à noter l'intérêt de la colchicine dans ces formes, efficace et permettant une épargne cortisonique).

Les myocardites (ou myopéricardites) lupiques peuvent se manifester par une insuffisance cardiaque congestive, des troubles du rythme ou de la conduction et une élévation de la troponine.

Les endocardites, fortement associées à la présence d'anticorps antiphospholipides, prédominent sur les valves du cœur gauche, l'atteinte mitrale étant plus fréquente. Elles sont plus volontiers associées à des insuffisances qu'à des rétrécissements valvulaires. Il s'agit généralement d'épaississement diffus des valves, voire d'un aspect d'endocardite de Libman-Sacks. Elles se caractérisent par un risque emboligène, voire infectieux (greffes oslériennes).

Enfin, des thromboses coronariennes s'intègrent généralement dans un syndrome des anticorps antiphospholipides associé, ou sont liées à une athérosclérose précoce, complication tardive liée à l'évolution de la maladie inflammatoire chronique et à la corticothérapie prolongée.

Manifestations vasculaires

Une hypertension artérielle est souvent associée à une glomérulonéphrite lupique et/ou à une corticothérapie prolongée. Une hypertension artérielle pulmonaire, isolée, primitive, peut également être observée, et mérite d'être dépistée par une échographie cardiaque, en cas de symptômes évocateurs tels qu'une dyspnée inexpliquée par ailleurs ou des douleurs thoraciques atypiques. Cette atteinte rare peut répondre à un traitement immunosuppresseur. Elle complique très rarement une pneumopathie interstitielle fibrosante.

Un tableau de vascularite systémique peut également être observé : il s'agit le plus souvent d'une atteinte cutanée, mais des atteintes viscérales autres (digestives, neurologiques centrales…) sont possibles au cours du lupus systémique. Les manifestations cutanées sont représentées par un purpura vasculaire, un livedo sévère, des infarctus cutanés, des ulcères, une urticaire persistante. Il s'agit le plus souvent d'une atteinte des vaisseaux de petit calibre [17].

Manifestations respiratoires

Les manifestations respiratoires peuvent toucher tous les compartiments du système respiratoire (plèvre, parenchyme pulmonaire, voies aériennes, circulation pulmonaire et muscles respiratoires). L'atteinte pleurale est cependant la plus fréquente [17].

La pleurésie lupique peut être uni- ou bilatérale, responsable d'une douleur thoracique, d'une toux sèche, de fièvre et de dyspnée. Le liquide pleural est exsudatif et lymphocytaire (si la ponction est effectuée, ce qui n'est pas la règle). Elle s'associe volontiers à une élévation de la protéine C réactive (CRP) (qui est sinon inhabituelle au cours du LES). Elle est parfois cliniquement latente, et très cortico-sensible.

D'autres atteintes pulmonaires parenchymateuses sont possibles. L'aspect radiologique le plus fréquent comporte des infiltrats bilatéraux non systématisés migrateurs, parfois un aspect d'atélectasies sous-segmentaires qui doit faire éliminer une complication infectieuse. Plus rarement, on peut observer une hémorragie alvéolaire, une pneumopathie interstitielle diffuse fibrosante ou une bronchiolite oblitérante.

Enfin, on peut également observer une atteinte diaphragmatique (*shrinking lung syndrome*) qui associe dyspnée, douleurs thoraciques de type pleural, petit poumon radiologique avec coupoles diaphragmatiques surélevées, atélectasies des bases, syndrome restrictif, qu'il convient de différencier d'une atteinte musculaire liée à une corticothérapie prolongée.

Manifestations hématologiques

Une polyadénopathie, plus fréquente au début de la maladie ou au cours des poussées, peut survenir chez approximativement 50 % des patients. Il s'agit le plus souvent de ganglions inflammatoires, superficiels, rarement profonds. Leur persistance et/ou leur augmentation de taille, doit conduire à la réalisation d'une biopsie ganglionnaire, afin de ne pas méconnaître un éventuel processus infectieux ou une lymphoprolifération. Une splénomégalie peut également être rarement observée en dehors de toute hémolyse ou de thrombopénie périphérique. D'exceptionnelles ruptures spontanées spléniques ont été rapportées. Ont été également décrites des calcifications multiples de la rate, en l'absence d'autres causes que le lupus [17].

L'anémie est l'anomalie hématologique la plus fréquente au cours du LES. Il s'agit le plus souvent d'une anémie de type inflammatoire. L'anémie hémolytique avec un test de Coombs direct positif, de type IgG et complément est plus rare (5 % des patients), contrastant avec la grande fréquence de la positivité du test de Coombs direct sans hémolyse. Cette anémie s'associe volontiers à une thrombopénie autoimmune, aux thromboses, et aux anticorps antiphospholipides. Une anémie est également habituelle en cas d'insuffisance rénale chronique. Les causes plus rares d'anémies au cours du LES sont une micro-angiopathie thrombotique, une érythroblastopénie auto-immune, une myélofibrose et une aplasie médullaire.

Une leucopénie est très volontiers notée à un moment ou un autre de l'évolution de la maladie lupique, et concerne de 20 à 80 % des patients. Cette leucopénie porte essentiellement sur la lignée lymphocytaire. Une neutropénie isolée est plus rare. Elle concernera cependant près de 50 % des patients lupiques durant l'évolution. Rarement profonde, cette neutropénie résulterait d'une augmentation de l'apoptose des polynucléaires.

Une thrombopénie inférieure à 100 000/mm^3 est également relativement fréquente, concernant 10 à 50 % des patients. Il s'agit le plus souvent d'une thrombopénie périphérique, rarement profonde. Son association à une anémie hémolytique auto-immune, à test de Coombs positif, constitue le syndrome d'Evans et concerne moins de 3 % des patients lupiques.

De rares observations de pancytopénies peuvent s'expliquer par la survenue d'un syndrome d'activation macrophagique, qui peut s'observer au cours de poussées de lupus, mais aussi être lié à une infection favorisée par l'immunosuppression. Enfin, la présence d'une anémie d'installation progressive, d'une érythromyélémie doit faire évoquer une myélofibrose associée au LES et conduire à une exploration médullaire [10].

Les troubles de l'hémostase sont dominés par la présence d'un anticoagulant circulant de type lupique, dépisté chez environ 20 % des patientes lupiques (*voir* Chapitre S03-P01-C03). Cet anticorps peut exceptionnellement être associé à une hypoprothrombinémie comportant un risque hémorragique (*lupus anticoagulant-hypoprothrombinemia syndrome*).

Manifestations gastro-entérologiques et hépatiques

Manifestations gastro-entérologiques

Les manifestations gastro-intestinales, au cours du LES, correspondent à des entités variables, de pronostic très différent. Ces atteintes diverses restent rares mais potentiellement très sévères, engageant le pronostic vital des patients [22].

On retiendra certaines formes de vascularites mésentériques lupiques, qui regroupent plusieurs entités telles que les entérites lupiques, les vascularites ou artérites digestives. Ces atteintes, qui peuvent se traduire par des ulcérations coliques, une hémorragie digestive, un tableau d'entérite aigu avec œdème de la paroi intestinale, sont les principales causes de survenue d'un tableau douloureux abdominal aigu au cours du LES. Le mécanisme sous-jacent de ces atteintes pourrait être une vasculopathie thrombotique et/ou inflammatoire.

Les pancréatites aiguës œdémateuses sont également une complication rare (0,7 à 4 % des patients selon les séries) décrite au cours du LES, dont les mécanismes pathogéniques ne sont pas connus, avec cependant la description de phénomènes vasculaires thrombotiques et/ou inflammatoires. Il ne faut cependant pas méconnaître les autres causes de survenue d'une pancréatite chez ces patients, notamment médicamenteuses (corticostéroïdes inducteurs d'hypertriglycéridémie, azathioprine), lithiasiques ou toxiques.

Enfin, il existe d'exceptionnels cas d'entéropathies exsudatives et de pseudo-obstructions intestinales chroniques (volontiers associées à une utérohydronéphrose, par atteinte de la musculature lisse).

Manifestations hépatiques

Les manifestations hépatiques au cours du lupus sont rarement spécifiques, même si certains auteurs ont décrit d'authentiques hépatites lupiques ou encore lupoïdes. L'apparition d'anomalies du bilan hépatique au cours d'un lupus doit faire éliminer en priorité les autres causes d'hépatite. Enfin, de rares cas de syndrome de Budd-Chiari sont décrits, généralement dans le contexte d'un syndrome des anticorps antiphospholipides.

Anomalies biologiques

Syndrome inflammatoire

La protéine C réactive (CRP) reste classiquement normale au cours du lupus, sauf en cas d'atteinte des séreuses ou d'infection associée. Une anémie modérée de type inflammatoire est fréquente. La vitesse de sédimentation est généralement élevée au cours des poussées, et peut le rester en dehors des poussées en cas d'hypergammaglobulinémie associée notamment [17].

Anomalies immunologiques

Anticorps (ou facteurs) antinucléaires

Ces auto-anticorps sont détectés par immunofluorescence indirecte sur des cellules Hep-2. C'est une méthode globale de détection, très sensible (99 %) mais peu spécifique du LES. Ils sont en effet retrouvés au cours de nombreuses autres affections auto-immunes, hépatopathies ou hémopathies lymphoïdes notamment. Au cours du lupus, divers aspects de fluorescence, parfois associés, sont rencontrés : la fluorescence homogène est la plus fréquemment retrouvée, ainsi que la fluorescence mouchetée, correspondant à des auto-anticorps dirigés contre un ou plusieurs antigènes nucléaires solubles. Les autres aspects de fluorescence sont plus rares [17].

Anticorps anti-ADN natif (double brin, bicaténaire)

Il s'agit d'un test moins sensible, mais plus spécifique du LES. Trois techniques de détection sont actuellement disponibles : le test radio-immunologique de Farr qui est le plus spécifique, l'immunofluorescence indirecte sur *Crithidia luciliæ*, et les tests ELISA (*enzyme-linked immunosorbent assay*), permettant de caractériser les IgG, IgM, voire IgA. Les anticorps anti-ADN natif sont présents chez 70 % des sujets lupiques à un moment quelconque de leur évolution. Le taux d'anticorps anti-ADN natif mesuré par test de Farr est corrélé à la survenue d'une atteinte rénale proliférative et à l'évolutivité de la maladie.

Anticorps antinucléosomes

Ces anticorps, détectés par une technique ELISA, sont présents chez 60 à 80 % des patients lupiques et constituent ainsi un bon marqueur d'activité du LES.

Anticorps spécifiques d'antigènes nucléaires solubles

Les anticorps anti-Sm, très spécifiques, sont présents chez 10 à 15 % des patients lupiques caucasiens, et 30 % des sujets lupiques afro-américains.

Les anticorps anti-SS-A (Ro) sont présents chez 30 à 50 % des patients, plus particulièrement au cours de certaines formes cliniques telles que le lupus cutané subaigu, les lupus avec déficit congénital en complément et le bloc auriculoventriculaire congénital.

La coexistence d'anticorps anti-SS-A (Ro) et anti-SS-B (La) n'est cependant retrouvée que chez 10 % des patients lupiques, plus habituelle en cas d'association à un syndrome de Gougerot-Sjögren.

Les anticorps anti-RNP, définissant les connectivites mixtes, sont retrouvés chez 30 % des patients lupiques.

Autres anomalies immunologiques

Un facteur rhumatoïde est retrouvé chez 20 % des patients notamment en cas de début tardif de la maladie. Les anticorps antiglobules rouges sont mis en évidence par un test de Coombs direct et ne témoignent pas nécessairement d'une anémie hémolytique. Les anticorps antiplaquettes, non systématiquement recherchés, sont mis en évidence par un test de Dixon, ou une technique MAIPA (*monoclonal antibody immobilization of platelet antigens*).

Complément

Une hypocomplémentémie est retrouvée chez 40 à 60 % des patients. Elle résulte soit d'un déficit congénital, partiel ou complet, en fraction du complément (notamment déficit en C4A, plus rarement C4B, déficit complet en C2 à évoquer devant un CH50 non mesurable, avec des taux de C3 et C4 normaux), soit d'une consommation par la voie classique, volontiers associée à une atteinte rénale, du fait de la présence de complexes immuns.

Formes cliniques

Lupus à début pédiatrique

Quinze à 20 % des cas de lupus systémiques sont diagnostiqués avant l'âge de 16 ans, et 10 % des cas avant l'âge de 10 ans. Par rapport à la population adulte, le sex-ratio est un peu plus faible avec 7 filles pour 3 garçons touchés. Ces formes pédiatriques sont volontiers plus graves que les formes de l'adulte au moment du diagnostic avec une atteinte rénale plus fréquente. Ces lupus survenant très précocement justifient la recherche d'un déficit génétique homozygote en fractions précoces du complément (C1q, C1r, C1s, C4), voire de syndrome monogéniques : interféronopathies (syndrome d'Aicardi-Goutières, spondylenchondrodysplasie) ou déficit de l'apoptose des lymphocytes B (déficit en PKC-δ) [3].

Lupus et syndrome des anticorps antiphospholipides

Ce point est abordé et développé dans le chapitre S03-P01-C03.

Lupus, grossesse et contraception

Lupus et grossesse

La survenue d'une grossesse est une situation devenue habituelle. Il est démontré que cette période d'hyperœstrogénie physiologique peut influencer l'évolution et l'activité du lupus et exposer à des complications à la fois maternelles et fœtales. Même si le pronostic de ces grossesses s'est nettement amélioré, il s'agit de grossesses à risque et l'optimisation de leur prise en charge nécessite une collaboration étroite entre les différents intervenants (médecin interniste ou rhumatologue, obstétricien, anesthésiste et pédiatre). La gestion d'une grossesse dans ce contexte nécessite la prise en compte de quatre aspects différents :
– le lupus et son activité, qui doit être minimale ;
– la présence d'une biologie et/ou d'un syndrome des antiphospholipides (SAPL), qui va conduire à la mise en place de traitements spécifiques ;
– la présence d'anticorps anti-SS-A (Ro) et/ou anti-SS-B (La) (risque faible estimé entre 1 et 2 % de lupus néonatal), qui va conduire à proposer une surveillance particulière du fœtus, notamment la recherche de troubles de la conduction auriculoventriculaire, particulièrement entre la 16e et la 24e semaine d'aménorrhée ;
– les différents traitements qui doivent être adaptés et compatibles avec la grossesse.

La consultation préconceptionnelle est, dans ce contexte, l'une des clefs du succès de la grossesse. Cette consultation, idéalement à proposer à toutes les patientes lupiques, permet d'anticiper certains problèmes, de proposer une information complète au couple, d'organiser une prise en charge multidisciplinaire, d'adapter les traitements, de vérifier la validité des vaccinations. La généralisation de ce type de consultation devrait permettre de réduire les risques fœtomaternels chez ces jeunes femmes, et d'améliorer encore le pronostic de ces grossesses.

La surveillance de la grossesse sera adaptée à la pathologie maternelle sous-jacente (lupus ± antécédent d'atteinte rénale, syndrome des anticorps antiphospholipides) et aux anticorps présents. La surveillance clinique et obstétricale devra être régulière, adaptée aux antécédents maternels et obstétricaux. Elle est idéalement mensuelle, voire plus fréquente si nécessaire, rapprochée au dernier trimestre et maintenue au cours du post-partum. Cela permettra de traiter rapidement une éventuelle poussée qui influencerait directement le devenir maternel et fœtal [12].

Lupus et contraception

Une contraception efficace est tout particulièrement indiquée chez les femmes porteuses d'un LES et est indispensable en cas de traitement potentiellement tératogène (cyclophosphamide, méthotrexate, acide mycophénolique). Les contraceptions à base d'œstrogènes restent classiquement contre-indiquées, même si les données sont rassurantes en l'absence de forte biologie antiphospholipides ou de lupus sévère. La contraception hormonale repose donc sur des progestatifs (acétate de chlormadinone [Lutéran®], désogestrel), la mise en place d'un dispositif intra-utérin (qui peut contenir de la progestérone), voire un implant progestatif. Les contraceptions d'urgence sont également possibles car elles ne contiennent que des progestatifs [12].

Évolution et pronostic

Le lupus évolue spontanément par poussées successives, entrecoupées de rémission, dont la durée et la qualité sont très variables. Sa sévérité peut être très variable, allant d'une forme cutanée et/ou articulaire peu sévère à des atteintes viscérales qui peuvent mettre en jeu le pronostic vital ou fonctionnel. Les atteintes rénales ou neurologiques centrales sont souvent inaugurales ou diagnostiquées au cours des premières années d'évolution. Des rémissions spontanées sont possibles, notamment dans des formes cutanéo-articulaires mais aussi au cours de formes viscérales graves. La ménopause s'accompagne souvent d'une amélioration de l'activité de la maladie.

En plus d'une surveillance clinique attentive, le suivi de la maladie est fondé sur une surveillance biologique comportant la recherche régulière d'une protéinurie, le dosage des anticorps anti-ADN, et surtout des fractions du complément (CH50, C3, C4).

Le taux de mortalité chez les patients atteints d'un LES s'est nettement amélioré. Le taux de survie est aujourd'hui globalement estimé à plus de 90 % à 10 ans. Le taux de mortalité reste cependant plus élevé chez les patients lupiques par rapport à la population générale avec des ratios de mortalité standardisée compris entre 2 et 5 dans les différentes études épidémiologiques. Cette mortalité est liée à l'activité de la maladie, mais également aux complications infectieuses, métaboliques, néoplasiques, rénales et notamment à l'insuffisance rénale terminale et aux événements cardiovasculaires.

Une distribution bimodale de la mortalité au cours du lupus a été rapportée avec un premier pic au cours de la première année suivant le diagnostic, globalement attribuée à l'activité de la maladie et aux infections, et un second pic survenant plus tard et plus vraisemblablement lié à des événements cardiovasculaires [21].

Traitement

Principes généraux, objectifs à atteindre

La très nette amélioration du pronostic du LES, que l'on considère d'avantage aujourd'hui comme une maladie chronique, est très largement due à une prise en charge thérapeutique optimisée et à des thérapeutiques plus ciblées.

Un groupe de consensus établi sous l'égide de l'EULAR (European League Against Rheumatism) a récemment élaboré, après une revue systématique de la littérature, une liste comportant quatre principes fondamentaux et onze recommandations (Tableau S03-P01-C02-V), pour une prise en charge thérapeutique ciblée au cours du LES (*treat to target*). Cette approche (cible thérapeutique) a notamment été récemment développée au cours de rhumatismes inflammatoires chroniques telles que la polyarthrite rhumatoïde, les spondylarthropathies, avec d'excellents résultats en termes d'évolution clinique, de séquelles à long terme et de statut fonctionnel [23].

Parmi ces principes et recommandations, l'obtention de la rémission est le principal objectif à atteindre chez les patients lupiques. Il s'agit également de prévenir la survenue de séquelles d'atteinte d'organe, très fortement corrélées à la survenue de nouvelles séquelles (même organe ou un autre) et à une augmentation du taux de mortalité.

Les corticoïdes, volontiers prescrits au cours du LES, sont largement pourvoyeurs de séquelles à moyen et long terme, conduisant les experts à plaider en faveur d'une diminution de leur prescription en traitement d'induction puis en phase d'entretien (recherche de la dose minimale efficace) (*voir plus loin*, « Glucocorticoïdes »). L'arrêt de la corticothérapie, en situation de rémission, est également recommandé dès que possible.

Éducation thérapeutique

Comme le rappelle le principe fondamental n° 1 (*voir* Tableau S03-P01-C02-V), ces objectifs ne sont raisonnablement envisageables que s'il existe une coopération forte entre le patient et le médecin/l'équipe médicale qui le suit. Dans ce contexte, la mise en place de programmes d'éducation thérapeutique est une avancée importante dans la prise en

Tableau S03-P01-C02-V *Treat to target* au cours du lupus érythémateux systémique : principes fondamentaux et recommandations.

	***Treat to target* : principes fondamentaux**
Principe fondamental n° 1	La prise en charge du LES doit être fondée sur des décisions partagées entre le médecin spécialiste du LES et son patient, informé et impliqué
Principe fondamental n° 2	Le traitement du LES a pour but d'assurer la survie à long terme, de prévenir la survenue de séquelles, d'optimiser la qualité de vie du patient, de contrôler l'activité de la maladie en réduisant les co-morbidités et les toxicités médicamenteuses
Principe fondamental n° 3	La prise en charge médicale du LES nécessite une compréhension et une connaissance de ces nombreux aspects et formes cliniques, au sein d'une équipe médicale multidisciplinaire
Principe fondamental n° 4	Les patients lupiques requièrent un suivi à long terme avec une réévaluation et/ou une adaptation régulière de la prise en charge thérapeutique
	***Treat to target* : recommandations**
Recommandation n° 1	L'objectif du traitement au cours du LES est l'obtention de la rémission des signes systémiques et des manifestations viscérales, ou, si la rémission n'est pas obtenue, l'obtention d'une activité de la maladie la plus faible possible, mesurée par un index d'activité validé et/ou des marqueurs spécifiques d'organe
Recommandation n° 2	La prévention des poussées (et, plus spécifiquement, des poussées sévères) est un objectif réaliste au cours du LES et doit constituer un objectif thérapeutique
Recommandation n° 3	Une escalade thérapeutique uniquement fondée sur une activité immunologique stable ou persistante n'est pas recommandée chez les patients cliniquement asymptomatiques
Recommandation n° 4	Les séquelles d'organe étant prédictives de la survenue de nouvelles séquelles et associées à une mortalité augmentée, la prévention de la survenue de séquelles doit être un objectif thérapeutique majeur
Recommandation n° 5	Les facteurs qui influencent négativement la qualité de vie tels que l'asthénie, la douleur, la dépression doivent être pris en compte, parallèlement au contrôle de l'activité de la maladie et à la prévention des séquelles
Recommandation n° 6	Le diagnostic précoce d'une atteinte rénale lupique et la mise en route rapide de son traitement sont fortement recommandés
Recommandation n° 7	Après le traitement d'induction des glomérulonéphrites lupiques, un traitement immunosuppresseur d'entretien d'au moins 3 ans est recommandé pour optimiser le devenir
Recommandation n° 8	Le traitement d'entretien du LES doit reposer sur le plus faible dosage possible de corticostéroïdes. L'arrêt de la corticothérapie est à envisager dès que possible
Recommandation n° 9	La prévention et le traitement d'un syndrome des antiphospholipides doit être un objectif associé à la prise en charge thérapeutique globale
Recommandation n° 10	L'utilisation des antipaludéens de synthèse doit être systématiquement envisagée, quels que soient les autres traitements utilisés
Recommandation n° 11	Les thérapeutiques adjuvantes (antihypertenseur, hypolipémiants…) ajoutées au traitement de fond doivent être considérées dans le but de contrôler les co-morbidités associées.

charge du LES, permettant au patient et à son entourage d'appréhender plus sereinement le vécu de sa maladie, et finalement d'obtenir une meilleure adhésion aux traitements proposés.

Les objectifs de l'éducation thérapeutique sont multiples [9, 14]. Il s'agit de mieux connaître les symptômes de la maladie et les signes évocateurs d'une poussée qui doivent conduire à consulter. Il s'agit également de comprendre l'intérêt du suivi (réalisation des examens de surveillance selon un planning prédéfini). Ces ateliers permettent de rappeler l'intérêt d'une photoprotection adaptée (éviction solaire), l'importance de l'éviction du tabac, de la prévention du risque cardiovasculaire, et l'importance d'une bonne adhésion au traitement. Ils permettent de repréciser l'intérêt et l'importance des vaccinations.

Adhésion au traitement

L'adhésion au traitement est un point essentiel pour l'obtention d'une rémission prolongée [9]. Comme dans toutes les maladies chroniques, il s'agit d'un problème quotidien dont l'évaluation est difficile. En fonction des techniques d'évaluation, les études rapportent des taux de « non-adhésion » variant entre 10 et 50 %. Le dosage d'hydroxychloroquine, traitement de fond du LES, a permis de progresser dans ce domaine. En effet, le taux de cette molécule reste assez stable dans le temps du fait de sa longue demi-vie d'élimination. Les patients ont, dans notre expérience, un taux moyen aux alentours de 1 000 ng/ml avec une grande variabilité interindividuelle, les extrêmes allant de 0 à plus de 3 000 ng/ml. Une concentration d'hydroxychloroquine indétectable ou très basse, traduit nécessairement une non-adhésion prolongée au traitement par hydroxychloroquine et élimine un oubli isolé précédant la consultation. Le dosage sanguin d'hydroxychloroquine est donc préconisé dans le suivi de cette affection et en particulier lors d'une poussée de lupus. En effet, un dosage d'hydroxychloroquine effondré lors d'une poussée témoigne d'une non-adhésion qui explique probablement la poussée et peut éviter, dans certains cas, une inutile escalade thérapeutique. La prise en charge repose alors sur des entretiens avec le patient pour essayer de comprendre les résistances à la prise du traitement et essayer de trouver avec lui des moyens pour y remédier.

Vaccinations

En raison de craintes concernant la survenue d'éventuelles poussées de la maladie après vaccinations, la couverture vaccinale a longtemps été très faible chez les patients lupiques, comme cela a été démontré pour la vaccination antigrippale.

Actuellement, les recommandations sont de recueillir l'historique des vaccinations, de respecter le calendrier vaccinal habituel, de respecter les vaccinations conseillées aux personnes voyageant (sous réserve de l'absence d'immunosuppression pour le vaccin contre la fièvre jaune), et de vacciner par principe plutôt en phase de quiescence de la maladie.

Par conséquent, chez ces patients, selon les recommandations du Haut Conseil de la santé publique, on proposera, en l'absence de protection vaccinale antérieure, une vaccination contre l'hépatite B, un rappel contre la diphtérie, le tétanos, la poliomyélite, et la coqueluche par une vaccination tétravalente à réaliser tous les 10 ans, une vaccination contre *Hæmophilus influenzæ* b et le méningocoque C (conjugué) en cas d'asplénie ou d'un déficit en properdine. La vaccination contre le papillomavirus (HPV) est également recommandée chez les jeunes filles lupiques, comme pour la population générale, de façon à éviter la survenue de lésions HPV induites sous immunosuppresseurs et, ainsi, à limiter le risque de néoplasie [13].

Les seules contre-indications concernent les vaccins vivants (BCG, vaccin rougeole/oreillons/rubéole, vaccins contre la fièvre jaune, la varicelle, la poliomyélite pour le vaccin oral, grippe vivants atténués) chez les sujets sous immunosuppresseurs, biothérapies ou traités par plus de 10 mg de prednisone. Par conséquent, il est recommandé de mettre à jour les vaccinations le plus tôt possible au cours du LES avant la mise en route du traitement immunosuppresseur, en particulier pour les vaccins vivants atténués.

Enfin, les vaccinations antigrippales et antipneumococciques sont recommandées chez tous les patients traités par corticoïdes et/ou immunosuppresseurs, chez les patients avec néphropathie et chez les patients splénectomisés. La vaccination contre les infections invasives à pneumocoque doit se faire, selon les recommandations, avec le vaccin polyosidique conjugué suivi du vaccin non conjugué.

Traitements spécifiques

Antipaludéens de synthèse

La chloroquine, mais surtout l'hydroxychloroquine, sont les deux principaux antipaludéens de synthèse utilisés au cours du lupus depuis plus de 50 ans. Plusieurs études ont en effet montré l'efficacité de l'hydroxychloroquine dans la prévention des poussées lupiques, mais également dans la prévention des séquelles de la maladie. L'hydroxychloroquine a également une action antithrombotique et hypocholestérolémiante, effet particulièrement intéressant chez des patients à risque cardiovasculaire élevé. Ce traitement peut et doit être maintenu au cours de la grossesse chez les patientes lupiques. L'allaitement est également possible sous ce traitement.

Sa posologie habituelle est de 400 mg/j en une prise. L'incidence de la toxicité rétinienne est généralement estimée à moins de 1 % pour l'hydroxychloroquine, mais une étude, publiée en 2015 et utilisant des méthodes de dépistage très sensibles, trouve une incidence de rétinopathie de 7,5 % chez les patients traités plus de 5 ans. Principalement liée à la dose cumulée reçue, cette toxicité est exceptionnelle dans les cinq premières années de traitement. La Société ophtalmologique américaine a proposé un programme de surveillance, qui a été révisé/adapté au niveau français (Tableau S03-P01-C02-VI) [6, 8].

En dehors de la toxicité rétinienne, ses effets secondaires sont finalement rares (troubles digestifs, prurit aquagénique, coloration ardoisée de la peau), et la seule contre-indication absolue à ce traitement reste un antécédent de rétinopathie.

Tableau S03-P01-C02-VI Planification de la surveillance ophtalmologique sous hydroxychloroquine [23].

	Bilan de référence	1 à 5 ans	≥ 5 ans
Examen ophtalmologique avec fond d'œil	Oui	1 fois/an si facteurs de risque[(1)]	1 fois/an
Champ visuel central automatisé	Oui	1 fois/an si facteurs de risque[(1)]	1 fois/an
Électrorétinogramme multifocal	Oui	1 fois/an si facteurs de risque[(1)]	1 fois/an (si possible)

(1) Facteurs de risque : posologie journalière supérieure à 400 mg/j (ou 6,5 mg/kg/j) pour les individus de petite corpulence, patients âgés, insuffisance hépatique ou rénale, pathologie rétinienne maculaire.

Enfin, en ces temps de restrictions budgétaires, il faut également rappeler qu'il s'agit d'un traitement dont le prix est extrêmement faible (0,18 euro le comprimé de 200 mg), sans commune mesure avec celui des innovations thérapeutiques coûteuses.

Glucocorticoïdes

La corticothérapie reste l'une des pierres angulaires du traitement du lupus systémique. En traitement d'attaque ou en traitement de fond, l'attitude actuelle va cependant vers une épargne cortisonique maximale, afin de réduire les effets indésirables de ce traitement à moyen et à long terme. Certains auteurs préconisent l'utilisation de méthylprednisolone en perfusion intraveineuse, pour prescrire ensuite une dose plus faible de corticostéroïdes (< 30 mg/j) en traitement des formes actives de LES, avec une décroissance rapide, dans un but d'épargne cortisonique, avec des résultats encourageants [19, 20].

Les traitements d'épargne cortisonique comportent également l'utilisation d'immunosuppresseurs (méthotrexate dans les formes cutanéo-articulaires, azathioprine), ou de la colchicine dans les péricardites.

Enfin, de nouveaux protocoles thérapeutiques dans le traitement de l'atteinte rénale montrent qu'il est possible d'obtenir une rémission partielle voire complète dans des schémas thérapeutiques ne comportant que peu ou pas de corticostéroïdes [5].

Immunosuppresseurs

Les immunosuppresseurs sont utilisés au cours du lupus en traitement des formes viscérales sévères, mais également, afin de permettre l'épargne cortisonique souhaitée chez des patients cortico-dépendants. Ils permettent par ailleurs de diminuer le risque de rechute. Plusieurs molécules sont disponibles. Il s'agit du cyclophosphamide, de l'acide mycophénolique (mycophénolate mofétil, acide mycophénolique sodique), de l'azathioprine, du méthotrexate. La ciclosporine et le tacrolimus sont également parfois utilisés.

Le *cyclophosphamide* par voie intraveineuse tend à être utilisé à plus faible dose pour limiter sa toxicité, notamment ovarienne : le schéma Eurolupus, qui comporte six perfusions intraveineuses de 500 mg de cyclophosphamide espacés de 2 semaines, peut être utilisé à la place du schéma classique de six bolus mensuels de 500 à 750 mg/m^2 [15, 16], en traitement des atteintes rénales. Ce schéma n'a pour l'instant été validé que dans une population européenne, à prédominance caucasienne. Au cours des atteintes neurologiques centrales, il n'existe cependant pas d'essais montrant l'équivalence d'un tel un schéma d'épargne et les protocoles plus classiques restent préférés.

L'*acide mycophénolique* peut également être utilisé en traitement d'induction de la rémission des atteintes rénales prolifératives du lupus systémique, notamment chez les femmes pour lesquelles la fonction ovarienne doit être préservée. Cette molécule a, selon les études, une efficacité équivalente, mais non supérieure, au cyclophosphamide pour l'induction d'une rémission partielle ou complète de la néphropathie lupique. Elle serait peut-être plus efficace dans cette indication dans certaines populations, notamment afro-américaines et hispaniques. Ce médicament a également montré son efficacité en traitement d'entretien de la rémission, avec, selon les études, une supériorité ou une équivalence d'efficacité par rapport à l'azathioprine. Ce traitement est cependant contre-indiqué au cours de la grossesse, l'azathioprine étant alors préférentiellement utilisé [15, 16].

Les inhibiteurs des calcineurines, notamment la *ciclosporine* et plus récemment le *tacrolimus*, ont fait également l'objet d'essais contrôlés et d'études ouvertes. Le tacrolimus, dans un essai ouvert randomisé récent, a montré des résultats encourageants, non inférieurs à l'acide mycophénolique dans le traitement des glomérulonéphrites lupiques prolifératives.

Biothérapies

Grâce aux importants progrès biotechnologiques, et à une meilleure compréhension de la physiopathologie de cette affection, de nouvelles thérapeutiques plus spécifiques ont été développées dans le traitement du LES.

Les principales molécules visant une inhibition lymphocytaire B sont le rituximab, anticorps monoclonal chimérique dont la cible est le récepteur CD20 des lymphocytes B, l'épratuzumab, anticorps monoclonal humanisé anti-CD22, le bélimumab, anticorps monoclonal humanisé $IgG_{1\lambda}$ fixant la molécule BLyS soluble, inhibant ainsi son activité biologique [24].

Seul le *bélimumab* a obtenu une autorisation de mise sur le marché (AMM) en 2011 en France pour le traitement du lupus extrarénal et extraneurologique actif, avec présence d'anticorps anti-ADN élevés, et d'un complément bas sur la base de deux essais randomisés positifs de phase III.

Le *rituximab*, malgré de nombreuses études ouvertes encourageantes, n'a pas fait la preuve de son efficacité dans les deux essais randomisés (l'un au cours du lupus non rénal, l'autre au cours du lupus rénal) de grande ampleur. De ce fait, cette molécule ne bénéficie plus du protocole thérapeutique temporaire initialement accordé. Elle reste utilisée au cours des cytopénies auto-immunes et dans les situations d'échec ou d'intolérance aux immunosuppresseurs. Une stratégie thérapeutique dans l'atteinte rénale du lupus associant le rituximab au mycophénolate mofétil, sans corticoïdes est en cours d'évaluation, avec des résultats préliminaires encourageants [5].

L'*épratuzumab* a fait l'objet d'essai de phase II encourageants, les essais de phase III sont actuellement en cours.

D'autres voies d'immunomodulation sont également étudiées. Il s'agit essentiellement des anti-interférons, de certaines anticytokines.

Autres traitements

Les échanges plasmatiques sont parfois discutés dans certaines formes neurologiques ou psychiatriques sévères, en association aux corticoïdes à fortes doses et aux immunosuppresseurs. Ils sont également utilisés au cours d'hémorragies alvéolaires, complication très rare du LES.

Les immunoglobulines intraveineuses sont également discutées, notamment au cours des thrombopénies auto-immunes réfractaires aux corticoïdes, avant un recours au rituximab, ou à la splénectomie.

La thalidomide a une place importante dans le traitement de lésions cutanées actives. Cette molécule est efficace, même sur certaines lésions anciennes. Il s'agit cependant d'un traitement de deuxième intention, du fait de ses nombreux effets secondaires et de sa tératogénicité.

La dapsone (Disulone®) est efficace dans certaines atteintes cutanées (formes urticariennes ou bulleuses). Cette molécule nécessite, en raison de sa toxicité hématologique, un dépistage d'un éventuel déficit en G-6-PD avant le début du traitement et une surveillance de l'hémogramme, du fait d'une hémolyse qui peut s'ajouter à une méthémoglobinémie constante.

Un tableau de synthèse est proposé concernant les différentes stratégies thérapeutiques selon les manifestations du LES (Tableau S03-P01-C02-VII).

En conclusion, grâce à une recherche clinique et thérapeutique active, tenant compte des nombreuses dimensions de cette pathologie complexe, la dernière décennie a été marquée par des progrès importants dans la prise en charge quotidienne des patients. Ces progrès devraient se poursuivre dans les années à venir, avec le développement de nouvelles molécules prometteuses, la généralisation des programmes d'éducation thérapeutique, la mise en place d'essais thérapeutiques ciblés, visant d'une part l'obtention d'une rémission, mais aussi l'amélioration globale de la qualité de vie des patients.

Tableau S03-P01-C02-VII Traitements des différentes manifestations du LES.

Lupus quiescent
Hydroxychloroquine seule et surveillance simple
Atteinte cutanée
Hydroxychloroquine Dermocorticoïdes Tacrolimus (topique) Méthotrexate Thalidomide
Atteinte articulaire
Hydroxychloroquine AINS et antalgiques (arthralgies) Si besoin, corticothérapie faible (arthrites) Méthotrexate, en alternative à visée la corticothérapie ou à visée d'épargne cortisonique Bélimumab si formes articulaires réfractaires et activité immunologique forte (anti-ADN natif, complément)
Glomérulonéphrites lupiques de classes III et IV (traitement d'induction de la rémission)
Hydroxychloroquine Corticothérapie Méthylprednisolone, 250 mg à 1 g de J1 à J3 Prednisone, 0,5 (voire 1 mg/kg) en relais pendant 3 à 4 semaines et décroissance progressive rapide avec pour objectif de revenir à 5 mg, voire d'arrêter ce traitement Immunosuppresseur Cyclophosphamide par voie intraveineuse, 0,5 à 0,8 g/m^2, toutes les 4 semaines pendant 6 mois, en fonction de la tolérance hématologique, de la fonction rénale, *ou* Cyclophosphamide par voie intraveineuse, 500 mg, toutes les 2 semaines pendant 3 mois (Euro-Lupus), validé chez les patients caucasiens, *ou* Mycophénolate mofétil, 2 à 3 g/j, 6 mois
Glomérulonéphrites lupiques de classes III et IV (traitement de maintien de la rémission ou d'entretien)
Hydroxychloroquine Immunosuppresseur Mycophénolate mofétil, 2 g/j à maintenir pendant 2 à 5 ans, *ou* Azathioprine, 2 à 2,5 mg/kg/j à maintenir pendant 2 à 5 ans Corticothérapie arrêtée ou à dose minimale
Atteintes pleuropéricardiques
Hydroxychloroquine Colchicine (en traitement des péricardites) Si besoin, prednisone 0,5 mg/kg (ou 20 à 30 mg/j), parfois précédée de bolus intraveineux de méthylprednisolone dans les formes sévères
Atteintes neurologiques centrales
Hydroxychloroquine Corticothérapie à forte dose Méthylprednisolone, 250 mg à 1 g de J1 à J3 Prednisone, 0,5 à 1 mg/kg ensuite pendant 3 à 4 semaines et décroissance progressive Immunosuppresseur Cyclophosphamide intraveineux, 0,5 à 0,8 g/m^2, toutes les 4 semaines pendant 6 mois Relais par azathioprine ou mycophénolate mofétil Échanges plasmatiques dans les fromes réfractaires
Hémolyse sévère, thrombopénie auto-immune
Hydroxychloroquine Méthylprednisolone, 250 mg à 1 g de J1 à J3 Relais par prednisone, 1 mg/kg Immunoglobulines intraveineuses Pour les formes réfractaires : – danatrol – rituximab – splénectomie

Bibliographie

1. ARNAUD L, FAGOT JP, MATHIAN A et al. Prevalence and incidence of systemic lupus erythematosus in France : a 2010 nation-wide population-based study. Autoimmun Rev, 2014, *13* : 1082-1089.
2. BADER-MEUNIER B. Quelles sont les particularités du lupus érythémateux de l'enfant. *In :* D Lipsker, J Sibilia. Lupus érythémateux. Paris, Elsevier-Masson, 2013 : 93-97.
3. BERTSIAS GK, IOANNIDIS JP, ARINGER M et al. EULAR recommendations for the management of systemic lupus erythematosus with neuropsychiatric manifestations : report of a task force of the EULAR standing committee for clinical affairs. Ann Rheum Dis, 2010, *69* : 2074-2082.
4. BLANCO P, DUFFAU P, LAZARO E, RICHEZ C. Physiopathologie du lupus. *In :* L Guillevin, O Meyer, É Hachulla, J Sibilia. Traité des maladies et syndromes systémiques, 6ᵉ éd. Paris, Lavoisier, 2015 : 169-209.
5. CONDON MB, ASHBY D, PEPPER RJ et al. Prospective observational single-centre cohort study to evaluate the effectiveness of treating lupus nephritis with rituximab and mycophenolate mofetil but no oral steroids. Ann Rheum Dis, 2013, *72* : 1280-1286.
6. COSTEDOAT-CHALUMEAU N, DUNOGUE B, MOREL N et al. Hydroxychloroquine : a multifaceted treatment in lupus. Presse Méd, 2014, *43* : e167-e180.
7. COSTEDOAT-CHALUMEAU N, FRANCÈS C, POUCHOT J, PIETTE JC. Les nouveaux critères de classification du lupus systémique (SLICC). Rev Méd Interne, 2014, *35* : 487-490.
8. COSTEDOAT-CHALUMEAU N, INGSTER-MOATI I, LEROUX G et al. Lecture critique des nouvelles recommandations américaines sur le suivi ophtalmologique des patients traités par hydroxychloroquine. Rev Méd Interne, 2012, *33* : 265-267.
9. COSTEDOAT-CHALUMEAU N, POUCHOT J, GUETTROT-IMBERT G et al. Adherence to treatment in systemic lupus erythematosus patients. Best Pract Res Clin Rheumatol, 2013, *27* : 329-340.
10. FAYYAZ A, IGOE A, KURIEN BT et al. Haematological manifestations of lupus. Lupus Sci Med, 2015, *2* : e000078.
11. FRANCÈS C. Lupus érythémateux. *In :* D Bessis. Manifestations cutanées et muqueuses des connectivites, vasculites et affections systémiques apparentées. Paris, Springer, 2007 : 1-18.
12. GUETTROT-IMBERT G, LE GUERN V, MOREL N et al. Lupus systémique et syndrome des antiphospholipides : comment prendre en charge la grossesse ? Rev Méd Interne, 2015, *36* : 173-181.
13. HAUT CONSEIL DE LA SANTÉ PUBLIQUE. Vaccinations des personnes immunodéprimés ou aspléniques. Recommandations. HSCP, 2012 (www.hcsp.fr/explore.cgi/hcspa20120216_recovaccimmuno.pdf).
14. HERVIER B, MAGAR Y, ALLAB F et al. Intervention des patients dans l'animation d'un programme d'éducation thérapeutique dédié au lupus systémique : définitions, mise en place et bénéfices. Rev Méd Interne, 2015, *36* : 654-650.
15. HOUSSIAU FA, LAUWERYS BR. Current management of lupus nephritis. Best Pract Res Clin Rheumatol, 2013, *27* : 319-328.
16. KARRAS A. Atteinte rénale du lupus érythémateux disséminé. Presse Méd, 2012, *41* : 260-266.
17. MEYER O. Lupus érythémateux systémique. *In :* L Guillevin, O Meyer, É Hachulla, J Sibilia. Traité des maladies et syndromes systémiques, 6ᵉ éd. Paris, Lavoisier, 2015 : 201-364.
18. PETRI M, ORBAI AM, ALARCON GS et al. Derivation and validation of the Systemic Lupus International Collaborating Clinics classification criteria for systemic lupus erythematosus. Arthritis Rheum, 2012, *64* : 2677-2686.
19. RUIZ-ARRUZA I, BARBOSA C, UGARTE A, RUIZ-IRASTORZA G. Comparison of high versus low-medium prednisone doses for the treatment of systemic lupus erythematosus patients with high activity at diagnosis. Autoimmun Rev, 2015, *14* : 875-879.
20. RUIZ-ARRUZA I, UGARTE A, CABEZAS-RODRIGUEZ I et al. Glucocorticoids and irreversible damage in patients with systemic lupus erythematosus. Rheumatology (Oxford), 2014, *53* : 1470-1476.
21. THOMAS G, MANCINI J, JOURDE-CHICHE N et al. Mortality associated with systemic lupus erythematosus in France assessed by multiple-cause-of-death analysis. Arthritis Rheumatol, 2014, *66* : 2503-2511.
22. TIAN XP, ZHANG X. Gastrointestinal involvement in systemic lupus erythematosus : insight into pathogenesis, diagnosis and treatment. World J Gastroenterol, 2010, *16* : 2971-2977.
23. VAN VOLLENHOVEN RF, MOSCA M, BERTSIAS G et al. Treat-to-target in systemic lupus erythematosus : recommendations from an international task force. Ann Rheum Dis, 2014, *73* : 958-967.
24. VAN VOLLENHOVEN RF, PARODIS I, LEVITSKY A. Biologics in SLE : towards new approaches. Best Pract Res Clin Rheumatol, 2013, *27* : 341-349.
25. YANG J, LIANG D, ZHANG H et al. Long-term renal outcomes in a cohort of 1814 Chinese patients with biopsy-proven lupus nephritis. Lupus, 2015, *24* : 1468-1478.

Toute référence à cet article doit porter la mention : Le Guern V, Costedoat-Chalumeau N. Lupus érythémateux systémique. *In :* L Guillevin, L Mouthon, H Lévesque. Traité de médecine, 5ᵉ éd. Paris, TdM Éditions, 2018-S03-P01-C02 : 1-12.

Chapitre S03-P01-C03

Syndrome des antiphospholipides

Nathalie Costedoat-Chalumeau, Véronique Le Guern
et Jean-Charles Piette

Le syndrome des antiphospholipides (SAPL) est défini par l'association de manifestations thrombo-emboliques et/ou obstétricales et d'anticorps antiphospholipides détectables sur au moins deux prélèvements espacés de plus de 12 semaines (conférence de consensus de Sydney de 2005 [13], voir Tableau S03-P01-C03-I). Ces auto-anticorps sont les anticoagulants circulants lupiques (ACC ou LA pour lupus anticoagulant), les anticorps anticardiolipine (aCL) et les anticorps anti-β_2-glycoprotéine de type I (anti-β_2-GPI). Le SAPL constitue la première cause de thrombophilie acquise.

Les autres manifestations possibles sont essentiellement cutanées [9], neurologiques (convulsions et chorée), hématologiques (thrombopénie et anémie hémolytique), surrénaliennes ou valvulaires [19].

Tableau S03-P01-C03-I Consensus international sur les critères de classification du SAPL défini [13].

Critères cliniques
1. *Thrombose vasculaire* (artérielle, veineuse ou microcirculatoire) ≥ 1 épisode clinique (à l'exception des phlébites superficielles) confirmé par l'imagerie ou l'histologie
2. *Morbidité obstétricale* ≥ 1 mort inexpliquée d'un fœtus morphologiquement normal à partir de 10 semaines d'aménorrhée, *ou* ≥ 1 naissance prématurée d'un nouveau-né morphologiquement normal avant 34 semaines d'aménorrhée, due à une pré-éclampsie sévère ou à une insuffisance placentaire[(1)], *ou* ≥ 3 fausses couches consécutives inexpliquées avant 10 semaines d'aménorrhée, après exclusion des causes anatomiques, hormonales et chromosomiques
Critères biologiques
1. *Anticorps anticardiolipine* IgG et/ou IgM, à un titre moyen ou élevé (> 40 UGPL ou UMPL ou > 99e percentile par une méthode standardisée ELISA)
2. *Anticoagulant circulant de type lupique* présent dans le plasma selon les recommandations internationales (ISTH)[(2)]
3. *Anticorps (anti-β_2-GPI)* IgG et/ou IgM à un titre > 99e percentile, par une méthode standardisée ELISA
Il suffit d'un critère clinique et d'un critère biologique avec les restrictions suivantes : le critère biologique doit être présent sur 2 examens au moins à 12 semaines d'intervalle, entre 12 semaines et 5 ans après l'événement clinique

(1) L'insuffisance placentaire correspond à la présence d'un retard de croissance in utero, d'un oligo-amnios, d'anomalies du Doppler ombilical ou du rythme cardiaque fœtal.
(2) Recommandations de l'International Society on Thrombosis and Hemostasis (ISTH) : allongement d'un temps de coagulation dépendant des phospholipides par un test de dépistage : TCA, TCK, dRVVT, TTD, temps de textarine ; absence de correction du test de dépistage par mélange avec un plasma normal déplété en plaquettes ; correction totale ou partielle du test de dépistage par adjonction d'un excès de phospholipides ; exclusion d'une autre coagulopathie.
β_2-GPI : β_2-glycoprotéine I ; dRVVT : *dilute Russell viper venom time* ; ELISA : *enzyme-linked immunosorbent assay* ; Ig : immunoglobulines ; TCA : temps de céphaline activée ; TCK : temps de céphaline-kaolin ; TTD : temps de thromboplastine diluée ; UGPL : unités d'IgG antiphospholipides ; UMPL : unités d'IgM antiphospholipides.

On parle de « SAPL primaire » voire de « syndrome de Hughes » lorsque le SAPL est isolé, c'est-à-dire sans autre maladie auto-immune ou anomalies cliniques et biologiques particulières (Tableau S03-P01-C03-II). Quand le patient a une autre maladie auto-immune (le plus souvent un lupus systémique complet ou incomplet), on parle de « SAPL associé ». Comme il n'y a pas de lien de causalité entre la maladie auto-immune et le SAPL, il est préférable d'éviter l'emploi du terme « SAPL secondaire ».

Anticorps antiphospholipides

Les anticorps antiphospholipides regroupent une famille hétérogène d'anticorps dirigés principalement contre des protéines associées aux phospholipides, principalement la β_2-glycoprotéine de type I. Ils présentent la particularité d'induire à la fois un état prothrombotique in vivo et un allongement paradoxal des tests de coagulation in vitro [14].

Les anticorps antiphospholipides sont principalement détectés par deux techniques différentes dont les résultats sont parfois discordants : des méthodes de coagulation qui dépistent in vitro leur activité fonctionnelle (LA), et des tests sérologiques ELISA (*enzyme-linked immuno-sorbent assay*) faisant appel à leur spécificité antigénique.

Tests de coagulation

Le dépistage d'un LA comporte plusieurs étapes :
– la présence d'un LA est *suspectée* sur l'allongement d'un temps de coagulation phospholipide-dépendant, essentiellement le TCA (temps de céphaline activée) et le dRVVT (*dilute Russell viper venom time*). À ce stade, il peut s'agir soit d'un déficit en facteur de coagulation, soit d'un anticorps (inhibiteur) de type anticorps antiphospholipides ou dirigé contre un facteur de la coagulation ;
– la présence d'un inhibiteur est *démontrée* par l'étude du mélange des plasmas (malade + témoin) dont le temps de coagulation demeure allongé quand un inhibiteur est présent ;

Tableau S03-P01-C03-II Critères d'exclusion du SAPL primaire [16].

La présence de l'un quelconque de ces critères n'est pas compatible avec le diagnostic de SAPL primaire :
– éruption malaire
– lupus discoïde
– ulcération orale ou pharyngée (sauf ulcération ou perforation de la cloison nasale)
– arthrite franche
– pleurésie, en l'absence d'embolie pulmonaire ou d'insuffisance cardiaque gauche
– péricardite, en l'absence d'infarctus myocardique ou d'insuffisance rénale marquée
– protéinurie > 0,5 g/j, due à une glomérulonéphrite par complexes immuns prouvée histologiquement
– lymphopénie inférieure à 1 000/μl
– anticorps anti-ADN natif, par radio-immunologie ou immunofluorescence sur *Crithidia*
– anticorps anti-antigènes nucléaires solubles
– anticorps antinucléaires à un titre supérieur à 1/320
– traitement connu comme inducteur d'anticorps antiphospholipides

– la présence d'un LA est *confirmée* par un test de neutralisation qui corrige le temps de coagulation en ajoutant des phospholipides en excès ;
– la dernière étape consiste en l'exclusion d'une autre anomalie de la coagulation associée aux anticoagulants circulants lupiques, notamment d'autres coagulopathies comme un inhibiteur du facteur VIII. Notons que la recherche de LA n'est pas possible sous nouveaux anticoagulants oraux.

Le temps de céphaline activée (TCA) permet de dépister entre 50 et 70 % des LA : sa normalité n'exclut donc pas la présence d'un LA. En cas de suspicion clinique de SAPL, il est donc important de poursuivre les investigations par un test dans le dRVVT, même lorsque le TCA est normal.

Tests immunologiques, de type ELISA

Les tests immunologiques utilisent des plaques ELISA recouvertes de phospholipides. La cardiolipine est le phospholipide le plus fréquemment utilisé, la technique employée permettant la détection des aCL « β_2-GPI-dépendants ». Le résultat est fourni sous forme quantitative, en unités GPL pour les anticorps de classe IgG, MPL pour ceux de classe IgM. Le dosage des aCL de classe IgA n'est pas réalisé en routine. Seuls les résultats moyennement ou fortement positifs (> 40 UGPL ou UMPL, ou > 99e percentile) sont pris en compte dans les critères internationaux (*voir* Tableau S03-P01-C03-I), la signification des résultats faiblement positifs étant très incertaine, en raison de la reproductibilité imparfaite des tests et de la fluctuation spontanée des titres d'aCL.

Les tests ELISA pour la détection d'anticorps anti-β_2-GPI utilisent comme antigène la β_2-GPI et détectent les anticorps d'isotype IgG et/ou IgM. Un test doit être pris en considération si son titre est moyen ou élevé (> 99e percentile) [13]. Ces tests, comme les tests ELISA utilisés pour la recherche d'aCL, ne sont pas standardisés.

Il existe également des kits commerciaux dont les plaques sont recouvertes d'un mélange de phospholipides anioniques (incluant la cardiolipine) et neutres (phosphatidyléthanolamine) et des tests recherchant la présence d'anticorps dirigés électivement contre la phosphatidyléthanolamine ou la phosphatidylsérine. Leur emploi semble indiqué quand les tests usuels sont négatifs dans un contexte clinique évocateur de SAPL.

Une positivité dissociée des réactions syphilitiques (VDRL [*venereal disease research laboratory test*] positif, TPHA [*Treponema pallidum hemagglutination assay*] négatif) est parfois retrouvée en l'absence de LA et d'aCL, mais cet examen est peu sensible et ne fait pas partie des critères de classification du SAPL.

Circonstances associées à la présence d'anticorps antiphospholipides

Elles sont très nombreuses. Les anticorps antiphospholipides sont parfois mis en évidence fortuitement chez des sujets apparemment sains, à l'occasion d'une grossesse (VDRL positif dissocié) ou du bilan d'hémostase préalable à un geste chirurgical (LA). Dans la population générale, la prévalence des anticorps antiphospholipides est inférieure à 3 %, tant pour le LA que pour les aCL. Elle semble augmenter chez les sujets âgés.

Des anticorps antiphospholipides peuvent aussi être présents de façon transitoire lors d'infections (maladie de Lyme, fièvre Q, syphilis, infections à virus de l'immunodéficience humaine et virus de l'hépatite C, par exemple) ou d'autres affections confondantes (tumeurs, hémopathie, insuffisance respiratoire, diverses maladies auto-immunes, alcoolisme chronique par exemple). La présence de ces anticorps n'est alors en général pas accompagnée de thrombose (sauf dans le cas de cancers solides et d'hémopathies myéloïdes) et ne correspond donc pas à un diagnostic défini de SAPL. Il s'agit généralement d'aCL, la présence d'un LA étant peu fréquente et celle d'anti-β_2-GPI exceptionnelle (ces anticorps ayant donc un intérêt pour distinguer les anticorps antiphospholipides pathogènes de ceux qui constituent un épiphénomène au cours d'affections confondantes). Cela justifie la nécessité de confirmer la présence des auto-anticorps à au moins 12 semaines pour remplir les critères de classification du SAPL.

L'administration prolongée de certains médicaments inducteurs potentiels de lupus érythémateux systémique (LES) peut s'accompagner de la production d'anticorps antiphospholipides généralement de classe IgM, rarement responsables de thromboses.

Enfin, au cours du LES, la prévalence d'un LA est d'environ 15 à 30 % et celle des aCL de 20 à 45 %. Un SAPL survient chez 25 à 30 % des patients lupiques si le recul est suffisant.

Quand demander une recherche d'anticorps antiphospholipides ?

Le tableau S03-P01-C03-III résume les principales indications. L'âge du patient constitue un point crucial. L'existence de causes « évidentes » de thrombose, telles que la grossesse ou l'association tabac et contraception œstroprogestative, ne doit pas dispenser de la recherche d'anticorps antiphospholipides. Celle-ci est impérative devant une manifestation vasculaire concernant un territoire veineux « atypique », récidivante et/ou en présence d'antécédents personnels ou familiaux d'affection systémique ou dysimmunitaire. Par ailleurs, la détermination des anticorps antiphospholipides est justifiée chez tout malade atteint de lupus érythémateux systémique.

Les examens de première ligne comportent une recherche de LA, un dosage d'aCL et d'anticorps anti-β_2-GPI. La présence d'aCL est plus sensible et celle d'un LA plus spécifique pour le diagnostic de SAPL. La négativité des examens de première ligne pratiqués dans un contexte clinique évocateur peut nécessiter de répéter ces tests, une chute du titre des anticorps antiphospholipides ayant été décrite lors des épisodes thrombotiques.

Anticorps antiphospholipides et risque obstétrical ou de thrombose

Le risque de thrombose ou de complication obstétricale n'est pas le même selon le type d'anticorps retrouvé. Ainsi le LA a-t-il le plus fort pouvoir pathogène, et l'association des trois marqueurs (LA, anticorps anticardiolipine et anticorps anti-β_2-GPI), communément appelée « triple positivité », augmente encore le risque thrombotique et obsté-

Tableau S03-P01-C03-III Indications de la recherche d'une biologie antiphospholipides.

Thromboses artérielles et veineuses (ou embolies pulmonaires) si récidivantes, survenues chez un sujet jeune (< 45 ans), de siège inhabituel (cave inférieur, sus-hépatique, rénal, par exemple)
Manifestations artérielles systémiques répétées, entre 45 et 65 ans, hors athérome
Mort fœtale (≥ 10 semaines d'aménorrhée)
Récidives (≥ 3) de fausses couches spontanées précoces
Éclampsie ou pré-éclampsie, surtout si atypique, retard de croissance in utero non expliqué, hématome rétroplacentaire
Thrombopénie durable inexpliquée
Sérologie syphilitique dissociée
Lupus érythémateux systémique
Livedo racemosa, manifestations dermatologiques liées à un processus thrombotique non inflammatoire
Végétation ou épaississement valvulaire cardiaque de cause inconnue survenant avant 45 ans
Indications rares : chorée non familiale, nécrose surrénalienne bilatérale, micro-angiopathie thrombotique inexpliquée par ailleurs

trical [15, 19]. Les patients ayant un lupus systémique associé sont également exposés à un risque accru de thromboses et, dans ce contexte, la présence d'anticorps anticardiolipine est aussi fortement associée aux valvulopathies que celle de l'anticoagulant circulant.

Physiopathologie

Le SAPL, qu'il soit thrombotique ou obstétrical, reste encore aujourd'hui considéré comme une seule et même maladie, caractérisé essentiellement par la survenue de thromboses. Ces thromboses surviennent sur une paroi vasculaire saine et peuvent toucher tous les territoires vasculaires quels que soient leur type ou leur calibre (artères, artérioles, capillaire, veinules, veines profondes ou veines superficielles). Ces mécanismes thrombotiques ne semblent cependant pouvoir expliquer la totalité de la pathologie obstétricale, au cours de laquelle d'autres mécanismes physiopathologiques semblent impliqués.

Thromboses

Les thromboses compliquant le SAPL résultent de l'implication de plusieurs voies pathogéniques, incluant la formation de caillots, une diminution de l'activité des inhibiteurs physiologiques de l'hémostase et une inhibition de la fibrinolyse. Ainsi, dans différents modèles de thromboses induites chez des souris et des hamsters, par des traumatismes mécaniques, chimiques ou photochimiques, la présence d'aPL explique la formation d'un thrombus au niveau de l'arbre vasculaire veineux et/ou artériel. Par ailleurs, un transfert passif d'aPL d'isotype IgG humaines et d'un peu de liposaccharides (LPS) chez le rat induit des thromboses dans la microcirculation mésentérique [12].

De nombreuses études soulignent le rôle clef des aPL dans la survenue d'anomalies vasculaires. Il s'agit notamment d'une altération de l'expression de molécules d'adhérence endothéliales, d'une augmentation de la sécrétion de monoxyde d'azote et de facteur tissulaire sur l'endothélium artériel. Parallèlement, les plaquettes sont également impliquées dans la formation de thrombi artériels induits par une technique photochimique, et une augmentation de l'expression du facteur tissulaire a été rapportée sur des monocytes de souris ayant reçu de façon passive des aPL [10].

La β_2-glycoprotéine de type I (β_2-GPI) a fait l'objet de nombreux travaux au cours de ces dernières années. Cette protéine également appelée apolipoprotéine H, est composée de cinq domaines distincts. Elle est synthétisée par le foie et circule dans le plasma où elle se trouve sous forme libre (deux tiers) ou sous forme associée aux lipoprotéines (un tiers). Cette protéine présente une forte affinité pour les molécules chargées négativement comme l'ADN, l'héparine et les phospholipides anioniques comme la phosphatidylsérine. C'est au niveau du cinquième domaine que se situe le site de liaison aux phospholipides anioniques. La β_2-GPI peut exister potentiellement sous une forme circulaire (dans ce cas, le domaine I interagit avec le domaine V). Dans cette conformation, l'épitope reconnu par la partie Fab de l'anti-β_2-GPI est invisible par les cellules du système immunitaire. En liant une surface phospholipidique chargée négativement via le domaine V, la forme circulaire de la β_2-GPI s'ouvre, exposant l'épitope du domaine I et permettant ainsi sa liaison aux anticorps anti-β_2-GPI dirigés contre le domaine I [1].

Les anticorps anti-β_2-GPI pathogènes induisent une dimérisation de la β_2-GPI à l'origine d'une plus forte affinité de ce complexe anticorps/antigènes pour les surfaces anioniques. Cette dimérisation de la β_2-GPI induite par ces aPL in vivo serait ainsi responsable des manifestations cliniques du SAPL en perturbant l'activité des inhibiteurs physiologiques de la coagulation, en inhibant le système fibrinolytique et en activant les cibles cellulaires comme les plaquettes, les cellules endothéliales et les monocytes.

Les aPL dépendant de la β_2-GPI humaine sont pathogènes dans tous les modèles in vivo étudiés et sont considérés comme la sous-population d'anticorps responsables des manifestations thrombotiques au cours du SAPL. Ainsi l'anticoagulant circulant dépendant de la β_2-GPI est-il plus fortement corrélé à la survenue de thromboses par rapport à un anticoagulant circulant en général et notamment à un anticoagulant dépendant de la prothrombine [12].

Au final, la survenue d'une thrombose au cours du SAPL pourrait répondre à la théorie des deux événements (*two hit model*). Le premier événement (*first hit*) correspondrait à la présence de l'auto-anticorps, qui induirait un état procoagulant. La thrombose ne survient alors qu'en présence d'un deuxième événement, correspondant à un autre facteur de thrombophilie. Ainsi, la survenue de microthromboses mésentériques chez le rat ne survient qu'après administration d'une faible quantité de LPS, en plus d'un transfert passif d'aPL humains. Ce deuxième événement (*second hit*) pourrait être de nature infectieuse. On notera dans cet esprit que, au cours du syndrome catastrophique des aPL, une infection, ou une chirurgie récente sont des facteurs déclencheurs reconnus. De nombreux travaux se sont penchés sur le rôle des récepteurs Toll-*like* (TLR), et notamment de TLR-2 et TLR-4 qui pourraient contribuer à l'activation des cellules endothéliales et des monocytes via des aPL dépendant de la β_2-GPI [10].

Pertes fœtales et manifestations obstétricales

Les aPL représentent le facteur de risque acquis le plus fréquent de pertes fœtales répétées et de complications de la grossesse (pré-éclampsie volontiers précoce et sévère, HELLP syndrome [*haemolysis elevated liver enzyme, low platelet count*], hématome rétroplacentaire, retard de croissance intra-utérin). Une telle association est soutenue par de nombreuses études épidémiologiques, mais également par des modèles expérimentaux montrant que le transfert passif d'aPL d'isotype IgG induit des pertes fœtales et un retard de croissance chez des souris naïves [12].

Thromboses placentaires

Les thromboses intraplacentaires, conduisant à une altération des échanges sanguins fœto-maternels, ont été initialement considérées comme étant le mécanisme pathogénique principal de la perte fœtale. Des thromboses placentaires et des infarctus ont été rapportés dans des études in vitro, montrant que les aPL pouvaient induire un état procoagulant au niveau placentaire du fait de plusieurs mécanismes. Il a été notamment montré que les aPL (notamment les anti-β_2-GPI), étaient capables de bloquer l'action de l'annexine A_5 (protéine recouvrant physiologiquement les surfaces intervilleuses), inhibant ainsi ses propriétés anticoagulantes. Il a été montré que sa distribution est très diminuée à la surface placentaire des patients présentant un SAPL en comparaison avec un groupe contrôle. Plus récemment, la même équipe a montré, de façon intéressante, que l'hydroxychloroquine entraînait une diminution de la fixation des anti-β_2-GPI à la bicouche phospholipidique des membranes plasmiques et permettait de rétablir l'activité anticoagulante de l'annexine A_5 in vitro à des concentrations utilisables en thérapeutique [17].

Phénomènes inflammatoires

Au cours du SAPL obstétrical, il est aujourd'hui admis qu'en plus de mécanismes purement thrombotiques, d'autres voies sont impliquées, et notamment des mécanismes inflammatoires. De nombreux travaux suggèrent notamment l'implication des protéines du complément dans la survenue de thromboses et de pertes fœtales liées aux aPL. Ainsi, dans des modèles murins, l'activation du complément, médiée par la formation des complexes aPL/phospholipides à la surface placentaire, aboutit à la libération d'anaphylatoxines (C3a et surtout C5a), initiant une réaction inflammatoire locale au niveau placentaire, avec recrutement de cellules inflammatoires effectrices. Ces cellules effectrices (polynucléaires neutrophiles, monocytes), ainsi activées par les produits de clivage du complément, produisent des substances procoagulantes, et notamment du facteur tissulaire, permettant d'expliquer la survenue de thromboses et d'infarctus placentaires [10].

Les mécanismes sont un peu moins clairs dans l'espèce humaine. On dispose cependant de quelques études avec analyse immunohistochimique de placentas de patientes avec SAPL et événements obstétricaux, mettant également en évidence la présence de dépôts de protéines du complément (C4d et C3c) à la surface des cellules trophoblastiques, ces dépôts étant corrélés aux anomalies placentaires [12].

Par ailleurs, l'augmentation des cellules NK (*natural killer*) au niveau endométrial semble être prédictive de la survenue de fausses couches spontanées récurrentes. Certains auteurs ont ainsi montré que des patientes avec SAPL et fausses couches spontanées récurrentes avaient plus de cellules NK que des patientes avec SAPL sans événements obstétricaux. Dans le même temps, les cellules NK activées provoquent une augmentation de l'apoptose des cellules trophoblastiques, et diminuent ainsi la production de l'hormone chorionique gonatotrophique (hCG). Les cellules NK jouent également un rôle au cours de la pré-éclampsie, par le biais de la production, avec les macrophages, d'un certain nombre de cytokines pro-inflammatoires [22].

Des travaux plus récents mettent l'accent sur la capacité des anticorps antiphospholipides à affecter le versant placentaire maternel en se liant directement aux cellules endothéliales endométriales, affectant ainsi l'angiogénèse endométriale.

Enfin, parmi les mécanismes protecteurs physiologiques capables d'induire la tolérance immunologique requise au cours de la grossesse, on retient que les cellules trophoblastiques n'expriment pas les molécules du complexe majeur d'histocompatibilité de classes I et II, mais qu'il existe une forte expression de HLA-G, molécule de classe I non conventionnelle, capable de prévenir l'activation des cellules NK maternelles. Une altération de l'expression de HLA-G à la surface trophoblastique a été incriminée dans la survenue de fausses couches spontanées récurrentes, mais aussi dans la pré-éclampsie [22].

Ces différentes observations indiquent que les aPL interfèrent avec le placenta via de multiples mécanismes, et notamment des mécanismes inflammatoires. Ceux-ci sont finalement responsables d'une diminution de l'invasion trophoblastique, d'une altération de la différenciation des cellules endothéliales endométriales, interférant avec la placentation physiologique. Cela aboutit aux complications de la grossesse liées aux anticorps antiphospholipides, qu'il s'agisse des fausses couches précoces ou des complications liées à une insuffisance placentaire.

Manifestations cliniques

Au sein de ce syndrome, il est possible de distinguer des sous-groupes cliniques caractérisés par des manifestations obstétricales isolées (« SAPL obstétrical »), des manifestations thrombotiques artérielles (« SAPL artériel », d'expression surtout neurologique) ou des manifestations thrombotiques veineuses (« SAPL veineux »). Le livedo, les accidents vasculaires cérébraux (syndrome de Sneddon), les valvulopathies, la comitialité, la chorée et l'atteinte rénale micro-angiopathique sont statistiquement associés au phénotype artériel, dont les manifestations sont souvent différées de plusieurs années. Celui-ci comporte volontiers une traduction clinique plus sévère et il justifie probablement une attitude thérapeutique plus agressive.

Manifestations obstétricales

Les complications maternelles liées à la présence d'une biologie antiphospholipides sont [6] :
– la pré-éclampsie, voire l'éclampsie. Celle-ci peut être précoce, dès 16 semaines d'aménorrhée ;
– un syndrome HELLP : il peut survenir dès le deuxième trimestre, mais également au cours du post-partum. Il n'est pas toujours associé à une pré-éclampsie et peut être le mode révélateur d'un authentique SAPL ;
– des thromboses artérielles ou veineuses, voire un syndrome catastrophique des antiphospholipides (CAPS) défini par l'atteinte d'au moins trois organes en moins d'une semaine avec confirmation histologique de la présence de thrombi dans les capillaires. Une complication obstétricale, une infection, une poussée lupique, une interruption de l'anticoagulation au cours du travail peuvent précipiter sa survenue [11].

Les complications fœtales liées à ces anticorps sont les pertes fœtales, le retard de croissance intra-utérin (RCIU), une naissance prématurée (souvent induite médicalement devant une insuffisance placentaire sévère). En l'absence de traitement, le taux de grossesse menée à terme est d'environ 10 %. Sous traitement, ce taux avoisine les 70 %.

Les facteurs de mauvais pronostic sont la présence d'une forte positivité de la biologie antiphospholipides (en particulier la triple positivité et la présence d'un anticoagulant circulant), l'association à un lupus érythémateux systémique et un antécédent de thrombose.

La décision thérapeutique est adaptée au risque maternel et obstétrical, l'aspirine à dose anti-agrégante et l'héparine étant le traitement de choix (Tableau S03-P01-C03-IV) [6].

Tableau S03-P01-C03-IV Traitement du SAPL au cours de la grossesse.

	Traitement au cours de la grossesse
Biologie antiphospholipides positive sans antécédent thrombotique ou obstétrical	Aspirine[(1)] seule (100 mg/j) Si présence d'un anticoagulant circulant, une HBPM préventive peut se discuter HBPM préventive 6 semaines en post-partum, puis discuter aspirine à long terme
SAPL avec antécédent de thrombose	Aspirine à faible dose (100 mg/j) associée à une HBPM curative (par exemple, énoxaparine 100 UI anti-Xa/kg toutes les 12 heures en sous-cutané). Une adaptation régulière à l'activité anti-Xa peut se discuter Reprise des AVK en post-partum
SAPL sans antécédent de thrombose mais avec fausses couches spontanées à répétition	Aspirine[(1)] à faible dose (100 mg/j) associée à une HBPM à dose prophylactique (par exemple, énoxaparine 0,4 ml/j en sous-cutané). HBPM préventive 6 semaines en post-partum, puis aspirine à long terme
SAPL sans antécédent de thrombose, mais avec antécédent de mort fœtale in utero, pré-éclampsie, HELLP ou autre manifestation d'insuffisance placentaire	En l'absence de traitement antérieur : aspirine[(1)] à faible dose (100 mg/j) associée à une HBPM à dose préventive (par exemple, énoxaparine 0,4 ml/j en sous-cutané). Malgré un traitement antérieur (ou parfois d'emblée) : aspirine[(1)] à faible dose (100 mg/j), associée à une HBPM à dose curative (par exemple, énoxaparine 100 UI anti-Xa/kg toutes les 12 heures en sous-cutané). Une adaptation régulière à l'activité anti-Xa peut se discuter HBPM préventive 6 semaines en post-partum puis aspirine à long terme

(1) L'aspirine sera commencée avant la conception.
Les thérapeutiques proposées seront associées au port de bas de contention.
AVK : antivitamine K ; HBPM : héparine de bas poids moléculaire ; HELLP : *haemolysis, elevated liver enzyme, low platelet count* ; SAPL : syndrome des antiphospholipides.

Manifestations non obstétricales

Les thromboses dominent la symptomatologie. Elles surviennent sur une paroi vasculaire indemne d'inflammation préalable, ce qui différencie largement le SAPL des vascularites systémiques. Tous les types de vaisseaux peuvent être concernés : artères, artérioles, capillaires et/ou veines. L'évolution spontanée est marquée par un risque élevé de récidives.

Les thromboses veineuses sont les plus fréquentes. L'atteinte des veines profondes des membres inférieurs est plus fréquente, mais toutes les localisations sont possibles : membres supérieurs, veine cave, veines rénales, mésentériques, sus-hépatiques et porte, veines pulmonaires, rétiniennes, sinus duraux cérébraux et veines superficielles.

Les événements artériels affectent principalement le territoire cérébral, mais toutes les localisations sont également possibles : artères des membres, coronaires, rénales, mésentériques, hépatique, splénique, rétiniennes.

Les microthromboses sont généralement mises en évidence par biopsie cutanée ou rénale, mais tous les organes peuvent être concernés lors du CAPS [5].

Manifestations neurologiques

Les manifestations neurologiques sont dominées par les accidents ischémiques : accidents transitoires parfois difficiles à distinguer d'une migraine avec aura, ou accidents constitués, le plus souvent limités et générateurs de peu de séquelles. Leur topographie concerne surtout le territoire de l'artère sylvienne et de ses branches. Ces accidents résultent d'une thrombose artérielle in situ ou d'une embolie d'origine cardiaque, rarement d'une thrombose des sinus duraux. Les infarctus cérébraux sont aisément visualisés par l'IRM, qui montre en outre fréquemment sur les séquences T2 ou FLAIR la présence d'hypersignaux millimétriques aspécifiques de la substance blanche périventriculaire. Devant un accident constitué, l'angio-IRM montre typiquement l'occlusion d'une artère ou d'une branche intracrânienne; elle est parfois normale, témoignant de la lyse du thrombus. En l'absence de traitement, ces accidents ischémiques comportent un risque important de récidive à court ou moyen terme, pouvant conduire à une démence vasculaire irréversible avant l'âge de 50 ans. La reconnaissance de la place majeure occupée par le SAPL au sein des manifestations neurologiques focales du lupus systémique a transformé son abord thérapeutique.

Les autres manifestations neurologiques comportent :
– la comitialité, statistiquement associée à la présence d'anticorps antiphospholipides au cours du lupus systémique ;
– la chorée, statistiquement annonciatrice de manifestations artérielles et obstétricales qu'il faudra donc prévenir. Cette chorée auto-immune est généralement résolutive en quelques semaines et ne nécessite pas de traitements lourds ;
– divers troubles, dont les liens avec le SAPL demeurent discutés : myélopathie transverse, surdité de perception brutale, désordres cognitifs, voire migraine.

Manifestations cardiaques

Elles sont fréquentes au cours du SAPL et sont dominées par les valvulopathies, à type d'épaississement valvulaire diffus ou plus rarement de végétation localisée, qui affectent par ordre décroissant de fréquence les valves mitrale, aortique, et exceptionnellement tricuspide. Cela peut entraîner une insuffisance valvulaire et/ou moins souvent une sténose. Souvent asymptomatiques, ces valvulopathies se compliquent rarement d'embolies artérielles, d'une dégradation hémodynamique tardive, voire exceptionnellement, d'une greffe oslérienne. Les études histologiques disponibles lors des rares remplacements valvulaires montrent des lésions aspécifiques avec parfois du thrombus cruorique mural et plus fréquemment des amas plaquettaires, une inflammation avec présence de néovaisseaux, une fibrose, voire des calcifications.

À l'exception des infarctus myocardiques du sujet jeune et des anomalies de la fonction diastolique, les autres manifestations cardiaques sont plus rares : myocardiopathie secondaire à des microthromboses distales, notamment au cours du CAPS, thromboses intracavitaires parfois difficiles à différencier d'un myxome ou d'une volumineuse végétation, cœur pulmonaire chronique post-embolique, voire hypertension artérielle pulmonaire « primitive ».

Manifestations dermatologiques

Elles sont parfois révélatrices. Un livedo racemosa permanent, non infiltré, à mailles fines, est fréquemment observé sur le tronc et les membres. Son association à des manifestations ischémiques cérébrales définit le syndrome de Sneddon au cours duquel la prévalence des anticorps antiphospholipides est d'environ 40 %. Les autres atteintes sont très diverses : phlébites superficielles, ulcérations, purpura nécrotique, nécroses distales (exceptionnellement extensives), hémorragies sous-unguéales en flammèche, anétodermie. Pour des données plus détaillées, nous renvoyons les lecteurs à une revue complète sur ces manifestations [9].

Manifestations néphrologiques

Elles sont dominées par une micro-angiopathie thrombotique aiguë ou chronique qui touche les artérioles intraparenchymateuses et les capillaires glomérulaires, et se traduit par une hypertension artérielle parfois maligne, une protéinurie généralement modérée et une insuffisance rénale d'importance et d'évolutivité très variables [7]. Cette atteinte peut survenir dans le SAPL primaire ou se surajouter à une néphropathie lupique. Les lésions des gros troncs sont plus rares : thrombose ou sténose de l'artère rénale provoquant des infarctus rénaux ou une hypertension artérielle rénovasculaire, thrombose des veines rénales. Enfin, la prévalence des anticorps antiphospholipides est élevée au cours de l'insuffisance rénale terminale, quelle que soit la néphropathie causale.

Manifestations respiratoires

Elles sont dominées par les embolies pulmonaires, fréquentes et parfois révélatrices, qui compliquent plus d'un tiers des thromboses veineuses. Exceptionnellement, elles peuvent révéler une thrombose auriculaire droite. Au cours du LES, le risque de méconnaître l'origine embolique d'un épanchement pleural en apparence « banal » est réel. Les liens entre anticorps antiphospholipides et hypertension artérielle pulmonaire sont discutés, l'essentiel pour le clinicien étant de ne pas méconnaître une éventuelle origine post-embolique. Enfin, un syndrome de détresse respiratoire aiguë avec hémorragie intra-alvéolaire peut survenir, en particulier au cours du CAPS.

Manifestations hématologiques

Le SAPL primaire comporte fréquemment une thrombopénie périphérique, généralement modérée et fluctuante. En pratique, une thrombopénie supérieure à 70 000/μl ne contre-indique pas l'emploi des anticoagulants et ne nécessite guère de traitement propre au cours du SAPL primaire. L'anémie hémolytique auto-immune est plus rare dans le SAPL primaire et est alors statistiquement annonciatrice de l'évolution possible vers un lupus systémique. Une lymphopénie modérée n'est pas rare au cours du SAPL primaire, mais lorsqu'elle est marquée, un lupus est généralement associé.

Autres atteintes

Elles comprennent :
– l'infarctus hémorragique des surrénales, pouvant conduire à une insuffisance surrénale aiguë ;
– des manifestations hépatobiliaires, rares et diverses : thrombose des veines sus-hépatiques ou du tronc porte, infarctus hépatique, hyperplasie nodulaire régénérative, cholécystopathie ou cholangiopathie ischémique ;

– un infarctus splénique, testiculaire, hypophysaire, une pancréatopathie, une ischémie digestive, source de perforation ou d'hémorragie, l'occlusion des artères ou des veines rétiniennes, une ostéonécrose aseptique, une nécrose médullaire extensive, se traduisant par une pancytopénie, une perforation de la cloison nasale ;
– l'exceptionnel syndrome « LA-hypoprothrombinémie », caractérisé par un syndrome hémorragique lié à une spécificité particulière des anticorps antiprothrombine, responsable d'une hypoprothrombinémie vraie.

Syndrome catastrophique des antiphospholipides

La chronologie des événements thrombotiques permet d'opposer les formes habituelles du SAPL, comportant un risque spontané de récidives dans un délai de quelques mois, et le SAPL catastrophique (CAPS), aussi dénommé syndrome d'Asherson. Celui-ci est caractérisé non seulement par le caractère simultané des thromboses et par leur diffusion, mais aussi par leur prédilection pour la microcirculation [2, 5] (Tableau S03-P01-C03-V).

En quelques jours, survient un tableau de défaillance multiviscérale pouvant associer un syndrome de détresse respiratoire, une atteinte rénale avec hypertension artérielle sévère, une atteinte neurologique centrale, une myocardiopathie et des manifestations digestives ou cutanées. Le CAPS complique moins de 1 % des SAPL, qu'ils soient primaires ou associés à un lupus systémique. Il peut être inaugural et donc révélateur du SAPL (50 % des cas environ), ou survenir en cours d'évolution. La survenue du CAPS est volontiers favorisée par une infection, un geste chirurgical ou un arrêt transitoire de l'anticoagulation. La mortalité à court terme du CAPS a diminué au cours de la dernière décennie et est actuellement inférieure à 30 %. Les principaux diagnostics différentiels sont les autres micro-angiopathies thrombotiques et la thrombopénie induite par l'héparine.

Le traitement curatif du CAPS repose sur l'association empirique d'une anticoagulation efficace, d'une corticothérapie et soit d'échanges plasmatiques, soit de perfusions d'immunoglobulines intraveineuses à fortes doses. Le cyclophosphamide est indiqué s'il existe un lupus érythémateux systémique actif.

La prévention du CAPS repose sur une prise en charge adaptée de la période péri-opératoire lorsqu'une intervention chirurgicale ne peut être évitée, sur le traitement rapide des épisodes infectieux et sur l'éducation des patients atteints de SAPL. Nous renvoyons le lecteur à une conférence de consensus [20] et à une revue de la littérature publiée récemment [21].

Concept du « SAPL séronégatif »

Plus récemment a été décrit un tableau de « SAPL séronégatif » [18]. Les critères proposés pour cette entité sont la présence d'une atteinte clinique incluse dans les critères de classification du SAPL qui doit être associée à au moins deux manifestations mineures ne faisant pas partie des critères, et ceci en l'absence du critère biologique de classification du SAPL (voir Tableau S03-P01-C03-I) [18]. Ces manifestations mineures comportent le livedo racemosa, le phénomène de Raynaud, les migraines, les troubles des fonctions supérieures, les convulsions, la chorée, les tableaux simulant une sclérose en plaques, les anomalies de la substance blanche sur l'IRM, les valvulopathies mitrales, les valvulopathies aortiques, un antécédent d'une ou deux fausses couches spontanées avant 10 semaines d'aménorrhée et la thrombopénie (< 100 000/mm^3). Pour finir, ce diagnostic de SAPL séronégatif ne peut être posé qu'après avoir éliminé une vascularite présente ou passée.

Ces critères sont discutables, n'ont pas fait l'objet d'un consensus et les auteurs ne détaillent pas ce qu'ils entendent par la négativité de la biologie antiphospholipides (absence d'anticorps antiphospholipides, y compris ceux non inclus dans les critères comme les anticorps antiphosphatidyléthanolamine ou antiphosphatidylsérine, ou la présence d'aCL ou d'anti-β$_2$-GPI à taux faibles seulement, par exemple). Néanmoins, les patients répondant aux critères proposés pour ce syndrome ont un risque thrombotique et obstétrical identique à celui des patients ayant un authentique SAPL et justifient de ce fait une prise en charge thérapeutique identique [18].

Épidémiologie

La cohorte européenne de 1 000 SAPL [3] comporte 82 % de femmes et 18 % d'hommes, le sex-ratio F/H étant de 3,5 quand le SAPL est primaire (53 % des patients) contre 7 quand il s'associe à un lupus érythémateux systémique (36 %). L'âge moyen lors de la première manifestation est de 34 ans. Les formes pédiatriques de SAPL sont rares et assez fréquemment familiales. La survenue des premières manifestations thrombotiques après 60 ans est inhabituelle et doit faire rechercher une affection sous-jacente, en particulier néoplasique.

Traitement

Le traitement du SAPL n'est que partiellement codifié. En l'absence de mesures thérapeutiques spécifiques permettant de faire disparaître durablement les anticorps antiphospholipides, la discussion se résume au choix des modalités du traitement antithrombotique. Nous renvoyons le lecteur à une revue de la littérature [21].

Tableau S03-P01-C03-V Syndrome catastrophique des antiphospholipides : consensus international sur les critères de classification [2].

Critères de classification
1. Atteinte d'au moins trois organes, systèmes et/ou tissus
2. Développement des symptômes simultanément ou en moins d'une semaine
3. Confirmation anatomopathologique d'une occlusion de petits vaisseaux dans au moins un organe ou tissu
4. Confirmation biologique de la présence d'anticorps antiphospholipides (présence d'un anticoagulant circulant de type lupique et/ou d'un anticorps anticardiolipine)

CAPS certain
Présence des quatre critères

CAPS probable
Présence des critères 2, 3 et 4, mais atteinte de seulement deux organes, systèmes ou tissus
Présence des critères 1, 2 et 3, mais absence de confirmation biologique à au moins 6 semaines d'intervalle, due au décès précoce d'un patient jamais testé pour la présence d'anticorps antiphospholipides avant la survenue du CAPS
Présence des critères 1, 2 et 4
Présence des critères 1, 3 et 4, avec développement du troisième événement clinique une semaine à un mois après le début du CAPS, en dépit du traitement anticoagulant

L'atteinte rénale est définie par une augmentation de 50 % de la créatinine, une hypertension artérielle sévère (> 180/100 mmHg) et/ou une protéinurie > 0,5 g/24 h.
Notons que l'atteinte hématologique ne compte pas comme un « organe » atteint.
En 2010, ces critères ont été en partie revus par un groupe d'expert lors du 13e congrès sur le SAPL (à Galveston, États-Unis) [8]. Par analogie aux modifications des critères du SAPL, le critère biologique du CAPS (critère 4) inclut maintenant les anticorps anti-β$_2$-GPI et nécessite un contrôle de la biologie antiphospholipides après au moins 12 semaines (au lieu de 6).

Traitement du SAPL thrombotique

Traitement médicamenteux

Le traitement curatif des thromboses repose sur l'héparine. Une surveillance stricte des plaquettes est indispensable, en raison des similitudes physiopathologiques qui rapprochent les fréquentes thrombopénies du SAPL de celles induites par l'héparine. La prévention secondaire des manifestations thrombo-emboliques est assurée par le traitement antivitamine K au long cours. Le niveau d'INR (*international normalized ratio*) visé demeure discuté : un INR proche de 2,5 semble suffisant dans les formes veineuses ; en cas d'atteinte artérielle, l'objectif est plus discuté, se situant dans notre pratique clinique aux alentours de 3. La survenue d'une récidive malgré un INR satisfaisant peut conduire à l'adjonction d'aspirine à dose anti-agrégante. Notons que la présence d'une thrombopénie modérée ne contre-indique pas les antivitamine K.

La place des nouveaux anticoagulants oraux dans le SAPL reste à définir, même si des données préliminaires ne mettent pas en évidence de risque particulier.

Notons enfin que les anti-agrégants sont parfois employés empiriquement dans les formes artérielles quand les antivitamine K sont jugés trop dangereux ou si le diagnostic est incertain. L'hydroxychloroquine est parfois prescrite dans le SAPL primaire, en raison de son activité antithrombotique et hypocholestérolémiante.

Mesures associées

L'information et l'éducation des malades au maniement des antivitamines K revêt évidemment une importance primordiale. Dans notre expérience, les complications hémorragiques sévères sont dominées par la survenue d'un hémopéritoine par rupture d'un kyste ou d'un corps jaune ovarien. Un traitement antigonadotrope préventif adapté (généralement l'acétate de chlormadinone [Lutéran®]) peut être discuté, même en l'absence de nécessité d'une contraception efficace. Par ailleurs, la forte potentialisation des antivitamines K lors de perfusions de méthylprednisolone (motivées, par exemple, par une poussée d'un lupus associé) doit impérativement être prise en compte [4].

Chez certains malades porteurs d'un LA très puissant, l'INR semble peu fiable pour la surveillance du traitement antivitamine K, le suivi biologique reposant alors en milieu spécialisé sur les dosages des facteurs II ou X.

Les facteurs de risque associés de thrombose et d'athérosclérose doivent être supprimés ou contrôlés, notamment le tabagisme, la contraception œstroprogestative, le surpoids, l'hypertension artérielle, les anomalies glucidiques ou lipidiques, l'hyperhomocystéinémie parfois associée. L'instauration d'une relation de confiance prenant en compte la dimension psychologique de cette maladie durable est évidemment indispensable et la mise en place d'ateliers d'éducation thérapeutique est certainement bénéfique dans ce contexte.

Prise en charge d'une biologie antiphospholipides isolée

La découverte fortuite d'anticorps antiphospholipides asymptomatiques (chez un sujet sain ou ayant un lupus érythémateux systémique) fait généralement proposer l'aspirine pour la prévention primaire des thromboses. Une héparinisation préventive doit être entreprise dans les circonstances exposant au risque de thrombose veineuse, en particulier dans le post-partum.

Aspects obstétricaux

La prise en charge de ces grossesses à risque est multidisciplinaire (interniste, anesthésiste, obstétricien) et nécessite une consultation préconceptionnelle afin de rechercher les rares contre-indications et d'optimiser le traitement. Celui-ci repose sur l'aspirine à faible dose associée à de l'héparine dont la posologie varie selon les antécédents de la patiente. La durée de la fenêtre thérapeutique autour de l'accouchement dépend du type d'antécédents mais doit être courte afin de limiter les risques maternels en post-partum (thrombose, syndrome HELLP, CAPS).

La surveillance clinique (poids, pression artérielle), et biologique (notamment plaquettes, transaminases, créatininémie, protéinurie) est mensuelle, plus rapprochée si nécessaire en fin de grossesse. L'échographie obstétricale avec Doppler, réalisée régulièrement, recherche notamment la présence de notchs (incisure protodiastolique) sur les artères utérines qui témoignent d'une augmentation du risque de complication vasculaire placentaire. Le traitement du lupus systémique vient compléter celui du SAPL quand les deux affections sont associées (*voir* Chapitre S03-P01-C02).

L'association d'un traitement adapté et d'une surveillance multidisciplinaire rapprochée améliore nettement le pronostic et permet le plus souvent d'obtenir une issue favorable à la grossesse [6].

Bibliographie

1. AGAR C, VAN OS GM, MORGELIN M et al. Beta2-glycoprotein I can exist in 2 conformations : implications for our understanding of the antiphospholipid syndrome. Blood, 2010, *116* : 1336-1343.
2. ASHERSON RA, CERVERA R, DE GROOT PG et al. Catastrophic antiphospholipid syndrome : international consensus statement on classification criteria and treatment guidelines. Lupus, 2003, *12* : 530-534.
3. CERVERA R, PIETTE JC, FONT J et al. Antiphospholipid syndrome : clinical and immunologic manifestations and patterns of disease expression in a cohort of 1,000 patients. Arthritis Rheum, 2002, *46* : 1019-1027.
4. COSTEDOAT-CHALUMEAU N, AMOURA Z, AYMARD G et al. Potentiation of vitamin K antagonists by high-dose intravenous methylprednisolone. Ann Intern Med, 2000, *132* : 631-635.
5. COSTEDOAT-CHALUMEAU N, ARNAUD L, SAADOUN D et al. Le syndrome catastrophique des antiphospholipides. Rev Méd Interne, 2012, *33* : 194-199.
6. COSTEDOAT-CHALUMEAU N, GUETTROT-IMBERT G, LE GUERN V et al. Grossesse et syndrome des antiphospholipides. Rev Méd Interne, 2012, *33* : 209-216.
7. DAUGAS E, NOCHY D, HUONG DL et al. Antiphospholipid syndrome nephropathy in systemic lupus erythematosus. J Am Soc Nephrol, 2002, *13* : 42-52.
8. ERKAN D, ESPINOSA G, CERVERA R. Catastrophic antiphospholipid syndrome : updated diagnostic algorithms. Autoimmun Rev, 2010, *10* : 74-79.
9. FRANCÈS C, BARÈTE S, SORIA A. Manifestations dermatologiques du syndrome des antiphospholipides. Rev Méd Interne, 2012, *33* : 200-205.
10. GIANNAKOPOULOS B, KRILIS SA. The pathogenesis of the antiphospholipid syndrome. N Engl J Med, 2013, *368* : 1033-1044.
11. HANOUNA G, MOREL N, LE THI HUONG D et al. Catastrophic antiphospholipid syndrome and pregnancy : an experience of 13 cases. Rheumatology (Oxford), 2013, *52* : 1635-1641.
12. MERONI PL, BORGHI MO, RASCHI E, TEDESCO F. Pathogenesis of antiphospholipid syndrome : understanding the antibodies. Nat Rev Rheumatol, 2011, *7* : 330-339.
13. MIYAKIS S, LOCKSHIN MD, ATSUMI T et al. International consensus statement on an update of the classification criteria for definite antiphospholipid syndrome (APS). J Thromb Haemost, 2006, *4* : 295-306.
14. MIYARA M, DIEMERT MC, AMOURA Z, MUSSET L. Anticorps antiphospholipides en pratique. Rev Méd Interne, 2012, *33* : 176-180.
15. PENGO V, RUFFATTI A, LEGNANI C et al. Incidence of a first thromboembolic event in asymptomatic carriers of high risk antiphospholipid antibody profile : a multicenter prospective study. Blood, 2011, *118* : 4714-4718.
16. PIETTE JC, WECHSLER B, FRANCÈS C et al. Exclusion criteria for primary antiphospholipid syndrome. J Rheumatol, 1993, *20* : 1802-1804.
17. RAND JH, WU XX, QUINN AS et al. Hydroxychloroquine directly reduces the binding of antiphospholipid antibody-beta2-glycoprotein I complexes to phospholipid bilayers. Blood, 2008, *112* : 1687-1695.
18. RODRIGUEZ-GARCIA JL, BERTOLACCINI ML, CUADRADO MJ et al. Clinical manifestations of antiphospholipid syndrome (APS) with and without antiphospholipid antibodies (the so-called "seronegative APS"). Ann Rheum Dis, 2012, *71* : 242-244.
19. RUIZ-IRASTORZA G, CROWTHER M, BRANCH W, KHAMASHTA MA. Antiphospholipid syndrome. Lancet, 2010, *376* : 1498-1509.

20. Ruiz-Irastorza G, Cuadrado MJ, Ruiz-Arruza I et al. Evidence-based recommendations for the prevention and long-term management of thrombosis in antiphospholipid antibody-positive patients : report of a task force at the 13th International Congress on antiphospholipid antibodies. Lupus, 2011, *20* : 206-218.
21. Saadoun D, Piette JC, Wahl D, Costedoat-Chalumeau N. Traitement du syndrome des anticorps antiphospholipides. Rev Méd Interne, 2012, *33* : 217-222.
22. Tsatsaris V, Fournier T, Winer N. Physiopathologie de la preeclampsie. Ann Fr Anesth Reanim, 2010, *29* : e13-e18.

Chapitre S03-P01-C04

Connectivites mixtes

Julien Schmidt et Gilles Hayem

L'appellation « connectivite mixte » (*mixed connective tissue disease* ou MCTD) a été initialement proposée par Sharp en 1972 : cette affection regroupe en proportion variable des signes de lupus érythémateux systémique (LES), de sclérodermie systémique, de dermatopolymyosite et de polyarthrite rhumatoïde ; elle est associée à une variété particulière d'auto-anticorps, anti-U1RNP.

Critères diagnostiques

Il existe quatre principaux systèmes de critères diagnostiques : les critères de Sharp, de Kusakawa, de Kahn et d'Alarcon-Segovia. Jusqu'à présent, les différentes études ont indiqué des résultats similaires pour ces critères, en termes de sensibilité et de spécificité, mais une étude récente a indiqué une sensibilité supérieure pour les critères de Kasukawa par rapport à ceux proposés par Alarcon-Segovia et Sharp (*in* [2]).

L'hétérogénéité et la faible sensibilité de ces critères s'expliquent par le débat, toujours d'actualité, cherchant à classer la MCTD soit comme une entité propre, soit comme un syndrome de chevauchement entre plusieurs connectivites, synchrones chez un même patient (*in* [1]). De plus, le diagnostic de plus en plus précoce des connectivites a donné naissance au concept des UCTD (*undifferentiated connective tissue disease*), qui ne répondent ni aux critères de classification des connectivites caractérisées, ni aux critères de MCTD.

Description clinique

Manifestations cutanéomuqueuses et acrosyndrome

Le *phénomène de Raynaud* est quasi constant (> 90 %), mais son absence n'est pas un critère d'exclusion. Les anomalies capillaroscopiques paraissent fréquentes et sont voisines de celles observées dans la sclérodermie systémique (mégacapillaires, hémorragies).

Certains patients (35 %) développent une authentique acrosclérose, mais les télangiectasies multiples sont rares.

L'érythème malaire et la photosensibilité sont des atteintes possibles.

Une calcinose sous-cutanée et une panniculite nécrosante ont été rapportées de manière exceptionnelle.

Les nodules rhumatoïdes sont observés aux sites habituels.

Les doigts boudinés paraissent découler d'une atteinte mixte, articulaire, ténosynoviale et cutanée. Réversible initialement sous corticoïdes, elle évolue chez certains patients vers une sclérodactylie caractérisée.

Des ulcérations buccales peuvent s'observer.

Atteinte musculaire

À la phase initiale, il s'agit le plus fréquemment de myalgies sans myosite biologique ou histologique associée (2 %). À la phase d'état, cependant, les myalgies sont retrouvées entre 50 et 70 %, avec une atteinte principalement proximale. Les études anatomopathologiques font ressortir des lésions variées, principalement une atrophie ou une nécrose avec un infiltrat lymphocytaire périvasculaire et interstitiel, parfois avec vascularite.

Atteinte ostéo-articulaire

Le plus souvent, il s'agit d'une polyarthrite symétrique touchant les articulations distales, mimant une polyarthrite rhumatoïde débutante. L'atteinte des autres articulations est plus rare. Les destructions articulaires sont en général absentes, bien que possibles.

Plusieurs cas d'ostéonécrose aseptique ont été rapportés (sans lien avec la corticothérapie). La résorption des houppes phalangiennes s'observe dans les acroscléroses évoluées, proches de celles de la sclérodermie systémique.

Atteinte pulmonaire (*in* [4])

L'*hypertension artérielle pulmonaire* (HTAP), définie par une pression artérielle pulmonaire systolique (PAPs) supérieure à 35 mmHg, est objectivée chez 5 % des patients. La physiopathologie semble liée à de multiples microthromboses veineuses. L'installation, parfois insidieuse, d'une fatigue et d'une dyspnée d'effort doit faire réaliser une échographie cardiaque, voire un cathétérisme cardiaque droit pour objectiver cette complication de mauvais pronostic, source de mortalité à long terme. Il est par ailleurs souhaitable de réaliser régulièrement une échographie cardiaque de dépistage. Le retentissement cardiaque droit est d'installation plus tardive.

La *pneumopathie interstitielle* est la complication la plus fréquente, atteignant 35 à 66,6 % des patients. La toux sèche et la dyspnée sont les signes les plus fréquemment retrouvés. La tomodensitométrie thoracique retrouve des infiltrats en verre dépoli prédominant aux bases, ainsi que des épaississements septaux, plus rarement et tardivement des images en rayon de miel. Les explorations fonctionnelles respiratoires (EFR) montrent un bloc alvéolocapillaire d'aggravation progressive.

Plus rarement, un épanchement pleural, voire une pachypleurite ont été signalés.

L'*hémorragie intra-alvéolaire* avec capillarite pulmonaire est une complication exceptionnelle, mais souvent mortelle.

Atteinte cardiaque

La *péricardite aiguë* peut être symptomatique, ou de découverte fortuite à l'échographie cardiaque. L'évolution vers la tamponnade est possible mais reste exceptionnelle.

La *myocardite*, complication rare, n'est pas systématiquement associée à une myosite sévère. L'atteinte myocardique peut également être ischémique, par vascularite coronarienne, ou secondairement à des lésions athéromateuses, chez des patients souvent traités par corticothérapie au long cours.

Atteinte digestive

L'*œsophagite* est l'atteinte digestive la plus fréquente (75 % des patients sur une série autopsique), mais semble moins sévère au cours de la sclérodermie systémique.

Rarement ont été décrits des hépatites, des syndromes de Budd-Chiari, des vascularites spléniques ou biliaires, des pancréatites, voire des perforations œsophagiennes.

Atteinte neurologique

Les *atteintes centrales* sont polymorphes : ataxie cérébelleuse, myélite transverse, neuromyélite optique, hémorragie intracérébrale, ou encore ischémie cérébrale par atteinte vasculitique.

Des cas de méningites aseptiques, voire de pachyméningite ont été rapportés.

Les *manifestations périphériques* sont également très polymorphes : mononévrites, mononévrites multiples ou polyneuropathie distale sensitive pure.

Les céphalées sont le signe fonctionnel le plus fréquent et doivent faire rechercher une migraine vraie ou une algie vasculaire de la face.

Les manifestations psychiatriques sont peu étudiées, et se restreignent souvent à des troubles cognitifs, moins sévères qu'au cours du LES.

Atteinte rénale

L'atteinte rénale reste rare au cours de la MCTD. Tous les types histologiques ont été observés, mais la glomérulonéphrite extramembraneuse semble l'atteinte la plus fréquente (50 %).

Une atteinte vasculaire proliférative de type sclérodermique est possible.

Atteinte hématologique

Des polyadénopathies ou une splénomégalie peuvent s'observer au cours des MCTD. Plusieurs cas de syndrome de Kikuchi ont été décrits.

La lymphopénie est fréquente, de même que l'anémie inflammatoire au cours des poussées. Ont été décrits de rares cas d'anémie hémolytique auto-immune et de purpura thombopénique immunologique.

L'existence d'un syndrome des antiphospholipides associé est plus rare qu'au cours du LES, mais la positivité des anticorps anti-β_2-glycoprotéine I semble associée à une augmentation du risque d'HTAP.

Association à d'autres maladies auto-immunes

Le *syndrome de Gougerot-Sjögren* est une association fréquente. Une analyse histologique systématique des glandes salivaires accessoires révèle un score de Chisholm de grade 3 ou 4 chez 81 % des patients.

L'association avec une *thyroïdite d'Hashimoto* est fréquente, contrairement aux maladies de Basedow, beaucoup plus rares. Une hypothyroïdie est constatée dans 18 à 22 % des cas.

Plus rarement ont été décrites des associations avec une cirrhose biliaire primitive, une hépatite auto-immune, une myasthénie, ou un diabète à anticorps anti-insuline.

Biologie/auto-anticorps

Lors des poussées, il existe un syndrome inflammatoire biologique, avec anémie et augmentation inconstante de la protéine C réactive.

Classiquement, la MCTD est associée à un titre élevé d'anticorps anti-U1RNP, qui possèdent, dans les modèles animaux, une action pathogène directe. Cependant, les anticorps anti-U1RNP sont trouvés dans d'autres connectivites, comme le LES (20-50 %), la sclérodermie systémique ou le syndrome de Gougerot-Sjögren.

Différents auto-anticorps, non spécifiques de la MCTD, peuvent également être détectés : les anticorps anti-ADN natif (avec possibilité d'évolution vers un authentique LES), les anticorps anti-Scl 70 (anti-topo-isomérase I), les anticorps anti-SS-A (Ro) et SS-B (La) (associés au syndrome de Gougerot-Sjögren). Les anticorps anti-organes sont majoritairement représentés par les anticorps antithyroïdiens, positifs une fois sur cinq environ. Les anticorps anticardiolipine sont retrouvés entre 7,1 et 15 % des cas.

Approche thérapeutique générale

Agents anti-inflammatoires d'action rapide

Les formes articulaires de MCTD sont habituellement sensibles aux anti-inflammatoires non stéroïdiens (AINS), voire à de faibles doses de corticostéroïdes (prednisone, 5 à 10 mg/j).

Certaines manifestations, aiguës et transitoires, justifient le recours direct aux corticoïdes : myocardite, péricardite, pleurésie ou méningite.

D'autres atteintes cortico-sensibles connaissent une évolution chronique (polyarthrite, polymyosite, glomérulonéphrite proliférative) et justifieront généralement le recours à un traitement immunomodulateur.

Enfin, certains symptômes sont typiquement cortico-résistants : phénomène de Raynaud, acrosclérose, neuropathies périphériques, syndrome néphrotique.

Agents immunomodulateurs

Les *antipaludéens de synthèse* sont généralement proposés en cas de manifestations cutanéo-articulaires persistantes, nécessitant le maintien d'une corticothérapie au long cours.

Le *méthotrexate* permet généralement de contrôler les formes cortico-dépendantes de polyarthrite et de polymyosite, à condition d'une vigilance particulière en cas d'atteinte respiratoire associée, avec une surveillance par EFR avec mesure de la DL_{CO} (capacité de diffusion des poumons pour l'oxyde de carbone).

D'autres médicaments immunosuppresseurs, comme le cyclophosphamide ou le mycophénolate mofétil, sont à réserver à aux atteintes viscérales graves ou diffuses, notamment pulmonaires ou rénales.

Les interventions immunomodulatrices plus ciblées (biothérapies antilymphocyte B en particulier) n'ont pas fait l'objet d'études contrôlées, mais représenteront assurément une voie thérapeutique de choix dans l'avenir.

Mesures thérapeutiques spécifiques

Phénomène de Raynaud et complications de l'acrosyndrome

Éviter d'exposer ses extrémités au froid et aux microtraumatismes, arrêter tout tabagisme et proscrire tout médicament vasoconstricteur sont les principaux conseils à prodiguer. Le phénomène de Raynaud est habituellement amélioré par les inhibiteurs calciques de la classe des dihydropyridines, nécessitant parfois jusqu'à huit prises par jour.

Les formes compliquées de nécrose pulpaire ou de gangrène plus étendue représentent une bonne indication de l'iloprost, analogue de la prostacycline.

Hypertension artérielle pulmonaire

L'*iloprost* a été testé dans une étude contrôlée, effectuée sur une population de patients atteints d'une HTAP secondaire à une connectivite (dont 18 et 20 % de MCTD dans les groupes placebo et verum, respectivement). Après 12 semaines d'administration, une amélioration significative de la dyspnée, ainsi que des tests de marche et des résultats hémodynamiques, a été notée dans le groupe traité.

Le *bosentan*, molécule s'opposant à l'effet vasoconstricteur de l'endothéline, a fait l'objet d'une étude randomisée contre placebo, dans des formes sévères d'HTAP, primitive ou associée à une connectivite (LES ou sclérodermie systémique). Cette molécule a permis une amélioration significative de la dyspnée et des tests de marche, sans toutefois d'effet notable sur la survie globale. L'expérience au cours des MCTD reste limitée, avec une tolérance hépatique parfois mauvaise.

L'inhibition spécifique de la phosphodiestérase PDE_5, assurée par des molécules comme le *sildénafil*, a comme conséquence une accumulation locale de guanosine monophosphate cyclique (GMPc), exerçant un effet vasodilatateur par relaxation des cellules musculaires lisses. L'intérêt de cette thérapeutique reste à évaluer au cours de la MCTD.

L'utilisation d'un traitement anticoagulant continu par antivitamine K a donné lieu à de bons résultats, venant appuyer l'idée d'un facteur pathogène rhéologique.

Atteintes digestives

En plus des mesures physiques et hygiénodiététiques classiques, les médicaments utiles sont les inhibiteurs de la pompe à protons, les prokinétiques stimulant la motricité œso-gastro-duodénale (dompéridone, érythromycine) et les protecteurs de la muqueuse œsophagienne (alginates).

Atteintes neurologiques

Certaines manifestations neurologiques spécifiques de la MCTD, plus souvent aiguës et transitoires, représentent une indication des corticoïdes, à doses fortes et pendant une durée généralement brève : méningite aseptique, y compris médicamenteuse, névrite optique rétrobulbaire.

Les atteintes médullaires, longtemps regroupées sous le terme myélite transverse, sont sans doute pour l'essentiel de nature ischémique, éventuellement favorisées par un syndrome des anticorps antiphospholipides. Au cours de certaines atteintes neurologiques centrales, les échanges plasmatiques ont été utilisés, avec un bénéfice apparent.

D'autres localisations sont presque constamment cortico-résistantes : migraine, algie vasculaire de la face, névralgie du trijumeau, neuropathies périphériques. La prise en charge repose sur des produits comme le clonazépam, l'amitriptyline ou la gabapentine.

Atteintes sévères et/ou multiviscérales

Dans les formes comportant une atteinte viscérale menaçante (glomérulonéphrite rapidement progressive, myocardite ou péricardite compressive, vascularite systémique), il est nécessaire de recourir aux corticoïdes, à doses orales fortes (1 à 2 mg/kg/j), voire en bolus intraveineux. Dans la majorité des cas, ces atteintes graves s'avèrent corticosensibles, mais posent secondairement le problème d'une corticodépendance. Dans certains cas avec atteinte rénale ou multiviscérale, l'utilisation du cyclophosphamide en bolus séquentiels intraveineux semble logique.

Les échanges plasmatiques ont été proposés, notamment en cas de coexistence d'un syndrome des anticorps antiphospholipides.

Bibliographie

1. Cappelli S, Bellando Randone S, Martinović D et al. "To be or not to be", ten years after : evidence for mixed connective tissue disease as a distinct entity. Semin Arthritis Rheum, 2012, *41* : 589-598.
2. Hayem G. Traité des maladies et syndromes systémiques, 6ᵉ éd. Paris, Lavoisier, 2015 : 591-608.
3. Hoffman RW, Maldonado ME. Immune pathogenesis of mixed connective tissue disease : a short analytical review. Clin Immunol Orlando Fla, 2008, *128* : 8-17.
4. Prakash UB, Luthra HS, Divertie MB. Intrathoracic manifestations in mixed connective tissue disease. Mayo Clin Proc, 1985, *60* : 813-821.
5. Tani C, Carli L, Vagnani S et al. The diagnosis and classification of mixed connective tissue disease. J Autoimmun, 2014, *48-49* : 46-49.

Médecine interne

Chapitre S03-P01-C05

Sclérodermie systémique

NOURIA BENMOSTEFA, PAUL LEGENDRE ET LUC MOUTHON

La sclérodermie systémique (ScS) est une maladie systémique rare, associant des anomalies microcirculatoires responsables de phénomènes de vasoconstriction et de remodelage, une accumulation de collagène aboutissant à une fibrose de divers organes (peau, poumon, tube digestif...) et une composante auto-immune avec l'identification d'auto-anticorps.

La prévalence de la ScS varie de 3 à 24 cas pour 100 000 habitants avec des maxima observés aux États-Unis et en Australie [7]. Son incidence est également variable, comprise entre 0,4 et 2 cas pour 100 000 habitants/an. La ScS touche 3 à 8 femmes pour un homme et débute rarement avant l'âge de 20 ans ; on observe un pic de fréquence entre 45 et 60 ans.

Certains facteurs environnementaux et professionnels contribuent à augmenter le risque de développer une ScS. Parmi ces derniers, le rôle de la silice cristalline est communément admis, et la documentation d'une exposition à la silice autorise une reconnaissance de la ScS au titre de maladie professionnelle (Tableau 25 bis). Les études cas-témoins récentes sont en faveur de la responsabilité d'autres toxiques, en particulier les solvants organiques.

Physiopathologie

La physiopathologie de la ScS est caractérisée par une micro-angiopathie précoce et généralisée, une fibrose systémique, vasculaire et tissulaire ainsi qu'une réponse immunitaire activée et dérégulée conduisant à des phénomènes d'auto-immunité [3].

L'atteinte microcirculatoire résulte d'interactions anormales entre différents acteurs : cellules endothéliales, fibroblastes et cellules immunitaires, en particulier cellules de l'immunité adaptative (lymphocytes B et T) (Figure S03-P01-C05-1) [2]. Les cellules endothéliales des patients atteints de ScS, sous la pression de facteurs environnementaux, sécrètent de grandes quantités d'endothéline 1 (ET-1), puissant vasoconstricteur qui active les fibroblastes. Par ailleurs, fibroblastes et cellules endothéliales activées produisent des espèces réactives de l'oxygène qui accélèrent le remodelage vasculaire, conduisant à une oblitération des petits vaisseaux. Ces phénomènes sont en jeu au cours des atteintes circulatoires périphériques, mais également en cas d'hypertension artérielle pulmonaire (HTAP). D'autres médiateurs clefs semblent impliqués : le facteur d'hypoxie (HIF pour *hypoxia inducible factor*) et la cytokine pro-angiogénique (VEGF pour *vascular endothelial growth factor*). Leur activation chronique et dérégulée contribuerait à une angiogenèse inefficace et au développement de mégacapillaires détectés en capillaroscopie périunguéale. L'activation/agression endothéliale semble générer une inflammation locale en particulier au niveau des lésions dermiques.

La fibrose est le trait spécifique de la ScS : les fibroblastes en sont les principaux effecteurs ; activés, ils ont une capacité accrue à se différencier en myofibroblastes avec des capacités de synthèse de collagène encore augmentées. Certaines de ces anomalies peuvent être reproduites en stimulant des fibroblastes normaux par du TGF-β (*transforming growth factor* β), cytokine clef de la fibrogenèse, produite par de nombreuses cellules : monocytes/macrophages, lymphocytes T et fibroblastes. La voie de signalisation la plus classique du TGF-β est celle des protéines transductrices appelées *smad*. Une dérégulation de l'expression des récepteurs du TGF-β et/ou des protéines smad a été identifiée dans la ScS, en particulier un excès de smad 2 et smad 3, activatrices et une diminution de smad 7, inhibitrice.

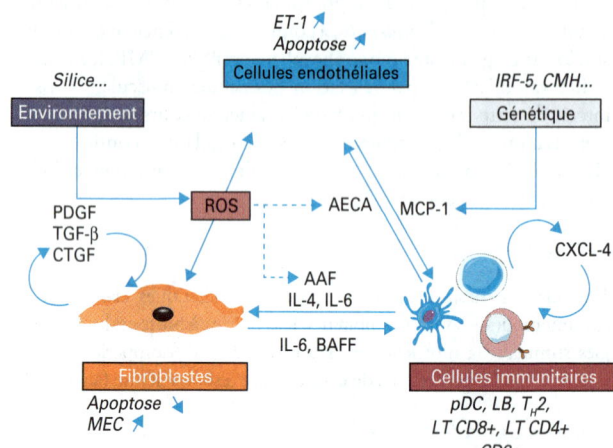

Figure S03-P01-C05-1 Schéma récapitulatif de la physiopathologie de la sclérodermie systémique. AAF : acétylaminofluorène ; AECA : anticorps anticellules endothéliales ; BAFF : *B-cell activating factor* ; CD : cluster de différenciation ; CMH : complexe majeur d'histocompatibilité ; CTGF : *connective tissue growth factor* ; CXCL 4 : facteur plaquettaire 4 ; ET-1 : endothéline 1 ; IL : interleukine ; IRF-5 : *interferon-regulatory factor 5* ; LB : lymphocyte B ; LT : lymphocyte T ; MEC : matrice extracellulaire ; MCP-1 : *monocyte chemoattractant protein 1* ; pDC : cellules dendritiques plasmacytoïdes ; PDGF : *platelet derived growth factor* ; ROS : *reactive oxygen species* (espèces réactives de l'oxygène) : TGF-β ; *transforming growth factor β*. (Modifié d'après Dumoitier N, Lofek S, Mouthon L. Pathophysiology of systemic sclerosis : state of the art 2014. Presse Méd, 2014, 43 : e267-e278.)

L'inflammation et l'auto-immunité pourraient avoir des cibles privilégiées, l'inflammation ayant par exemple un rôle physiopathologique important dans l'atteinte interstitielle pulmonaire. Les lymphocytes B sont peu nombreux dans le derme ; cependant, l'immunité humorale joue un rôle important comme en atteste la présence d'auto-anticorps spécifiques tels les anticentromères, antitopo-isomérase I, ARN polymérase III ou dirigés contre les fibroblastes et/ou les cellules endothéliales [3]. Enfin, les cellules dendritiques plasmacytoïdes ont été identifiées comme actrices dans le développement de la ScS, notamment via la sécrétion de facteur plaquettaire 4 (CXCL4).

En association aux facteurs environnementaux, certaines prédispositions génétiques semblent intervenir dans le déclenchement d'une ScS. À partir de trois cohortes américaines, un risque pour les apparentés de premier degré proche a été identifié avec un taux de récurrence à 1,6 contre 0,026 % dans la population générale. Des études ont montré l'association, à la ScS, de polymorphisme d'IRF-5 (*interferon-regulatory factor 5*), un facteur transcriptionnel impliqué dans la signalisation des récepteurs Toll-*like* (TLR) et l'activation des gènes cibles de l'interféron α.

Diagnostic

Les groupes de l'American College of Rheumatology (ACR) et de l'European League Against Rheumatism (EULAR) (ACR/EULAR) ont développé de nouveaux critères de classification de la ScS (Tableau S03-P01-C05-I). Selon cette nouvelle classification, un patient remplit les critères diagnostiques de ScS s'il a des lésions de sclérose cutanée des doigts des deux mains remontant au-dessus des articulations métacarpophalangiennes. En l'absence de ce critère, si le patient accumule sur un ensemble de sept critères au moins neuf points – lésions digitales (doigts boudinés, sclérodactylie), cicatrices pulpaires ou pertes de substance, télangiectasies, anomalies à la capillaroscopie unguéale, HTAP et/ou pneumopathie interstitielle diffuse (PID), phénomène de Raynaud et/ou auto-anticorps spécifiques de la ScS –, il est classé comme ayant une ScS [9].

Les résultats des tests de validation montrent que la sensibilité est de 91 %, et la spécificité est de 92 % pour ces nouveaux critères de classification ACR/EULAR 2013 comparativement à une sensibilité de 75 % et une spécificité de 72 % pour les critères ACR 1980. Il est important de noter que, parmi les différents critères de classification de l'ACR/EULAR 2013, apparaissent les doigts boudinés et l'HTAP qui n'étaient pas présents parmi les critères de l'ACR 1980. La biopsie cutanée n'a aucun intérêt diagnostique.

Classification

On distingue deux formes principales de ScS selon l'étendue de l'atteinte cutanée : une forme diffuse qui se caractérise par une sclérose de la peau remontant au-dessus des coudes et/ou des genoux et une forme limitée au cours de laquelle la sclérose cutanée est limitée à la distalité des membres et au visage.

Sclérodermies systémiques limitées

Au cours de ces formes, par définition, l'atteinte cutanée ne remonte pas au-dessus des coudes ou des genoux. Le phénomène de Raynaud précède la survenue des lésions de sclérose cutanée de 5 à 10 ans. Les ScS limitées sont associées dans 40 à 80 % des cas à la détection d'anticorps anticentromères.

En dehors de l'atteinte œsophagienne, les atteintes viscérales sont rares au cours des formes limitées, essentiellement représentées par une HTAP et/ou une pneumopathie interstitielle diffuse.

Sclérodermies systémiques diffuses

Elles sont caractérisées par une infiltration cutanée de la racine des membres et/ou du tronc. La sclérose cutanée débute habituellement moins d'un an après le début du phénomène de Raynaud. Des anticorps anti-topo-isomérase I (Scl-70) sont trouvés dans 20 à 70 % des cas. Les anticorps anti-ARN polymérase III sont moins fréquents et associés à des atteintes rénales. Les complications viscérales sont fréquentes, surviennent en général dans les trois premières années et ont une incidence pronostique considérable.

Sclérodermie sine scleroderma

Il s'agit d'une forme clinique de ScS qui associe un phénomène de Raynaud et des anomalies capillaroscopiques sans atteintes spécifiques d'organes et sans qu'il existe de sclérose cutanée.

Manifestations cliniques

Phénomène de Raynaud

Le phénomène de Raynaud est un phénomène vasomoteur paroxystique des extrémités déclenché par le froid et évoluant en trois phases : une phase syncopale (doigts blancs et froids), (Figure S03-P01-C05-2b) une phase asphyxique (doigts cyanosés et douloureux) (Figure S03-P01-C05-2c), puis une phase érythémateuse précédant le retour à la normale. Ce syndrome est retrouvé chez 95 % des patients atteints de ScS. Il peut précéder de plusieurs années la survenue des autres signes de ScS. L'atteinte est le plus souvent symétrique, intéresse tous les doigts, y compris les pouces, touche parfois les pieds, le nez, la langue et les oreilles. Des complications trophiques à type d'ulcérations punctiformes, d'ischémie pulpaire sont relativement fréquentes.

Ulcères digitaux

Les ulcères digitaux sont une complication fréquente de la ScS. Leur prévalence est estimée entre 35 et 58 % selon les études. Dans 70 % des cas, les ulcères digitaux apparaissent dans les cinq premières années d'évolution.

On distingue les ulcères digitaux d'origine vasculaire, de localisation classiquement pulpaire (Figure S03-P01-C05-3d), et ceux en rapport avec la survenue de microtraumatismes répétés, situés préférentiellement au niveau de la face d'extension des doigts (Figure S03-P01-C05-3b) et/ou en regard des lésions de calcinose.

En dehors des douleurs intenses retentissant sur la qualité de vie, les complications les plus fréquentes sont la récidive et les infections (Figure S03-P01-C05-3c). Le risque majeur est l'amputation, soit spontanée, soit chirurgicale.

Les ulcères digitaux sont plus fréquents chez les hommes, les patients à peau noire, dans les formes diffuses de ScS et chez les patients atteints de certaines complications viscérales (pulmonaires). Leur présence est

Tableau S03-P01-C05-I Critères de classification de la sclérodermie systémique (ScS) de l'American College of Rheumatology (ACR)/European League Against Rheumatism (EULAR) [9].

Item	Sous-item	Score
Lésions cutanées		
Sclérose cutanée des doigts s'étendant au-delà des articulations métacarpophalangiennes *(critère suffisant)*		9
Épaississement des doigts *(seul compte le score le plus élevé)*	Doigts boudinés	2
	Sclérodactylie	4
Lésions digitales distales *(seul compte le score le plus élevé)*	Ulcération digitale	2
	Cicatrices pulpaires	2
Vasculopathie périphérique		
Télangiectasies		2
Anomalies à la capillaroscopie		2
Phénomène de Raynaud		3
Atteinte pulmonaire		
Atteinte interstitielle pulmonaire ou hypertension artérielle pulmonaire *(score maximal : 2)*	Atteinte interstitielle pulmonaire	2
	Hypertension artérielle pulmonaire	2
Anomalies biologiques		
Auto-anticorps en rapport avec la ScS *(score maximal : 3)*	Anti-centromère Anti-topo-isomérase I Anti-ARN polymérase III	3

Ces critères sont applicables à tout patient incluable dans une étude sur la ScS. Ces critères ne sont pas applicables à des patients qui ont des épaississements cutanés épargnant les doigts ou à des patients ayant une pseudo-sclérodermie pouvant mieux expliquer leurs manifestations (par exemple, fibrose néphrogénique, morphée généralisée, fasciite à éosinophiles [syndrome de Shulman], sclérose diabétique, scléromyxœdème, érythromyalgie, porphyrie, lichen scléreux, réaction du greffon contre l'hôte, cheiro-arthropathie diabétique). Le score total est déterminé par l'addition des scores maximaux dans chaque catégorie. Les patients totalisant un score ≥ 9 sont classés comme ayant une ScS.

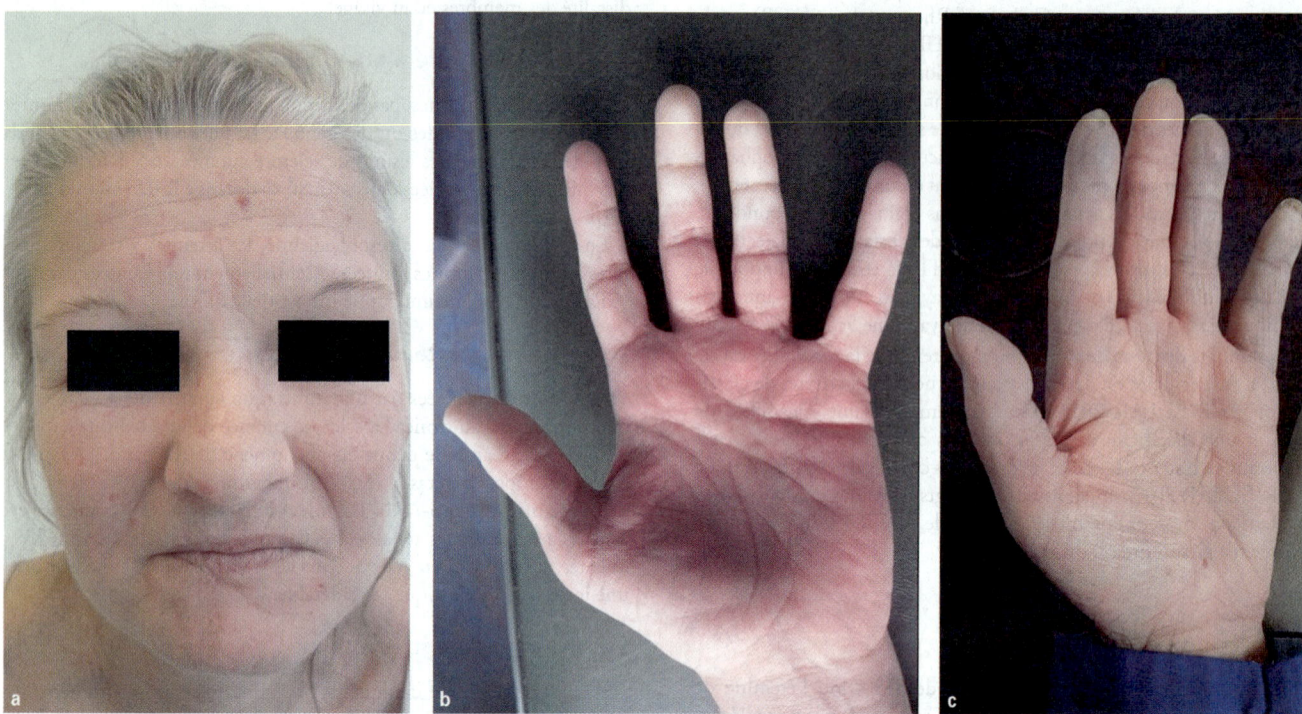

Figure S03-P01-C05-2 Sclérodermie systémique. **a)** Télangiectasies multiples du visage. **b)** Phénomène de Raynaud, phase syncopale. **c)** Phénomène de Raynaud, phase asphyxique.

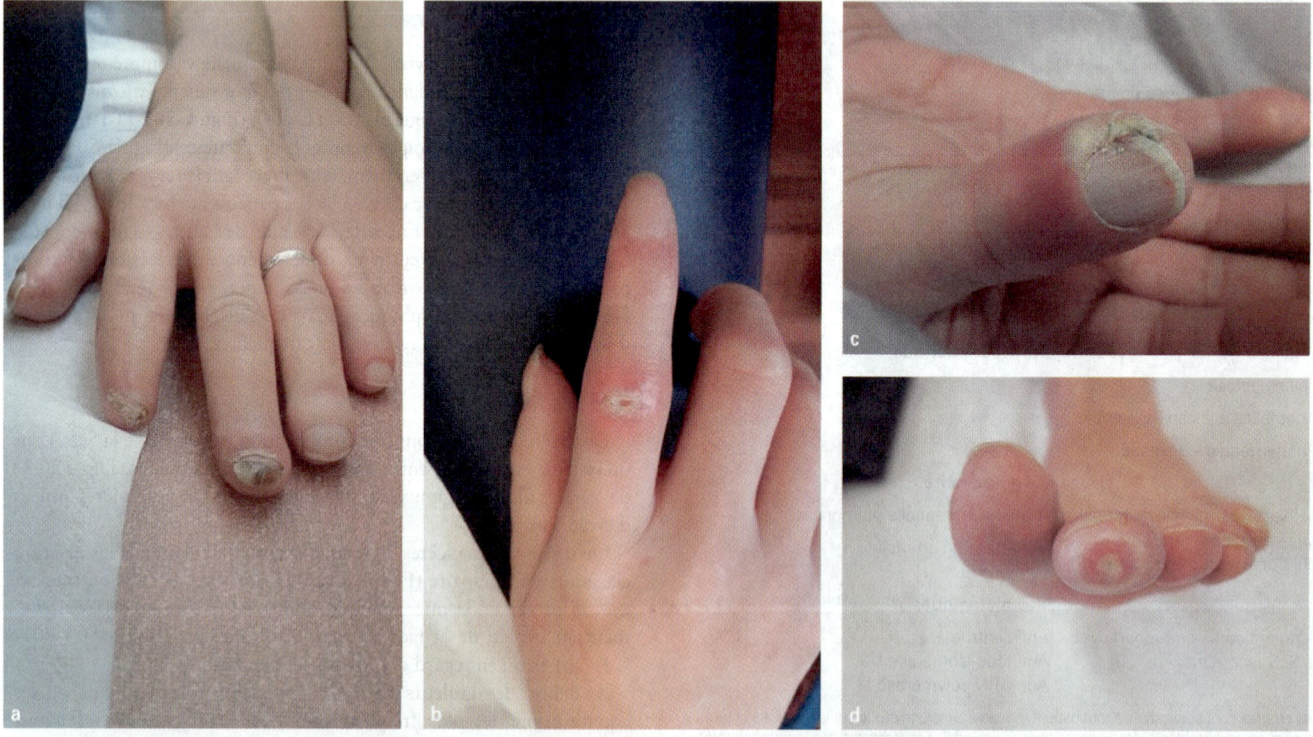

Figure S03-P01-C05-3 Sclérodermie systémique. **a)** Acro-ostéolyse distale du 2e rayon de la main gauche. **b)** Ulcération en regard de l'interphalangienne proximale du 2e rayon de la main droite. **c)** Ulcère digital surinfecté du pouce droit. **d)** Ulcération distale du 2e orteil du pied droit.

également corrélée à la durée d'évolution de la ScS et à la sévérité de l'atteinte cutanée mesurée par le score de Rodnan modifié. Dans certaines séries, une corrélation avec la détection d'anticorps anti-topo-isomérase I (Scl-70) est retrouvée.

Alivernini et al. ont rapporté que les meilleurs prédicteurs indépendants d'ulcères digitaux chez les patients atteints de ScS sont le taux d'interleukine 6 (IL-6) dans le plasma, la présence d'un anticoagulant circulant de type lupique et la présence de zones avasculaires à la capillaroscopie [1] (Figure S03-P01-C05-4).

Quant aux calcinoses (Figure S03-P01-C05-5c), elles constituent également une cause d'ulcères digitaux et un facteur important de leur chronicité.

Il faut savoir que la ScS est responsable d'une augmentation du handicap global par rapport à la population générale et que le handicap de la main, à lui seul, contribue pour 75 % au handicap global au cours de cette maladie.

Autres signes cutanés

La sclérose cutanée peut évoluer en trois phases :

– une phase *œdémateuse*, inconstante, est observée surtout dans les formes diffuses, elle est caractérisée par un gonflement des doigts et des mains qui sont infiltrés donnant un aspect boudiné (Figure S03-P01-C05-6d) ;

– une phase *indurée*, durant laquelle surviennent les lésions de sclérose cutanée, peut aller, si on prend l'exemple des doigts, d'une sclérodactylie modérée à un épaississement cutané très marqué, la peau n'étant quelquefois plus plissable, pouvant adhérer aux plans profonds et conduisant progressivement à la rétractation irréductible des doigts en flexion, à l'origine du signe de la prière (Figure S03-P01-C05-5b). La sclérose du visage est responsable d'une disparition des rides du front, d'un nez aquilin, d'une diminution de l'ouverture buccale (microstomie) mesurée par la distance entre les arcades dentaires (< 40 mm) (Figure S03-P01-C05-5a) ;

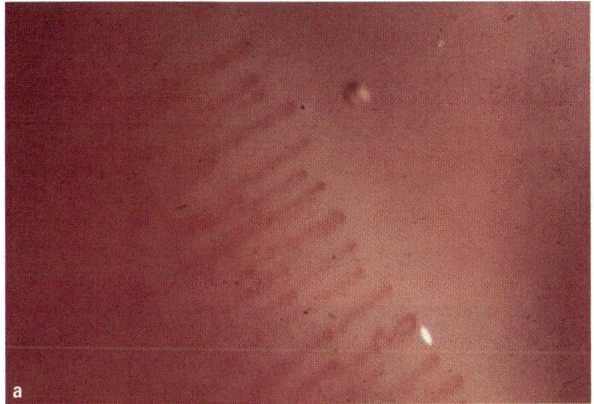
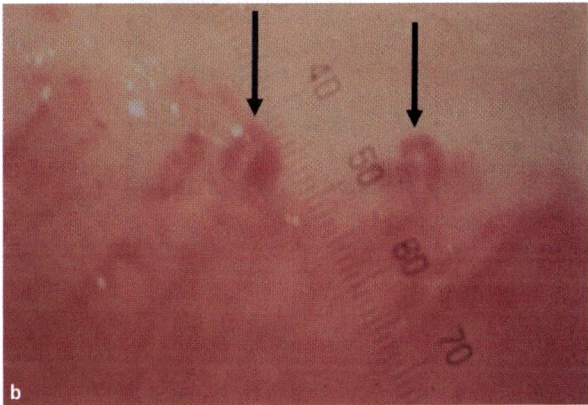

Figure S03-P01-C05-4 Capillaroscopie péri-unguéale. **a)** Sujet sain : capillaroscopie normale. **b)** Patient sclérodermique : présences de mégacapillaires (flèches) et de zones avasculaires.

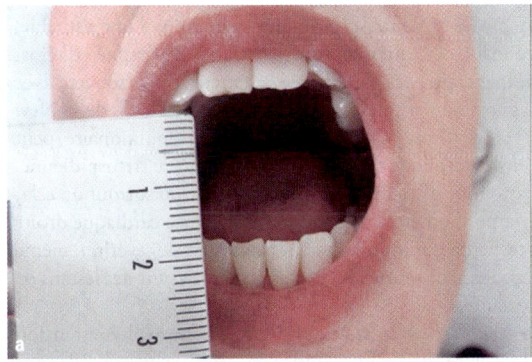
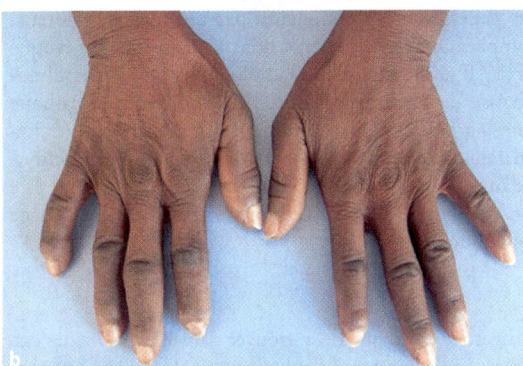
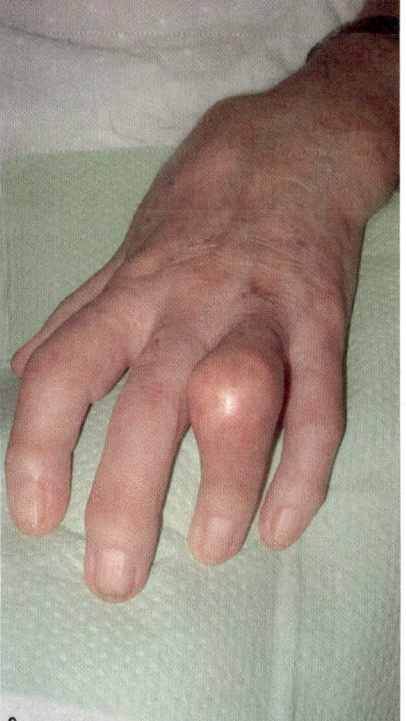
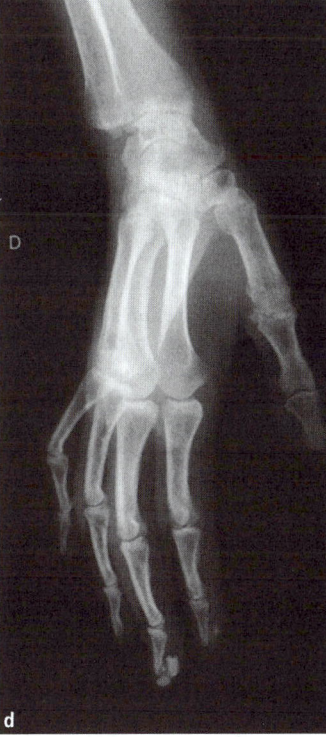

Figure S03-P01-C05-5 Sclérodermie systémique. **a)** Limitation d'ouverture buccale (microstomie), objectivée par la mesure de la distance interincisive (ici 19 mm pour une normale supérieure à 40 mm). **b)** Sclérodactylie. **c)** Calcinose sous-cutanée du 4e doigt de la main gauche. **d)** Radiographie de la main droite de profil ; calcifications sous-cutanées distales des 2e et 3e rayons.

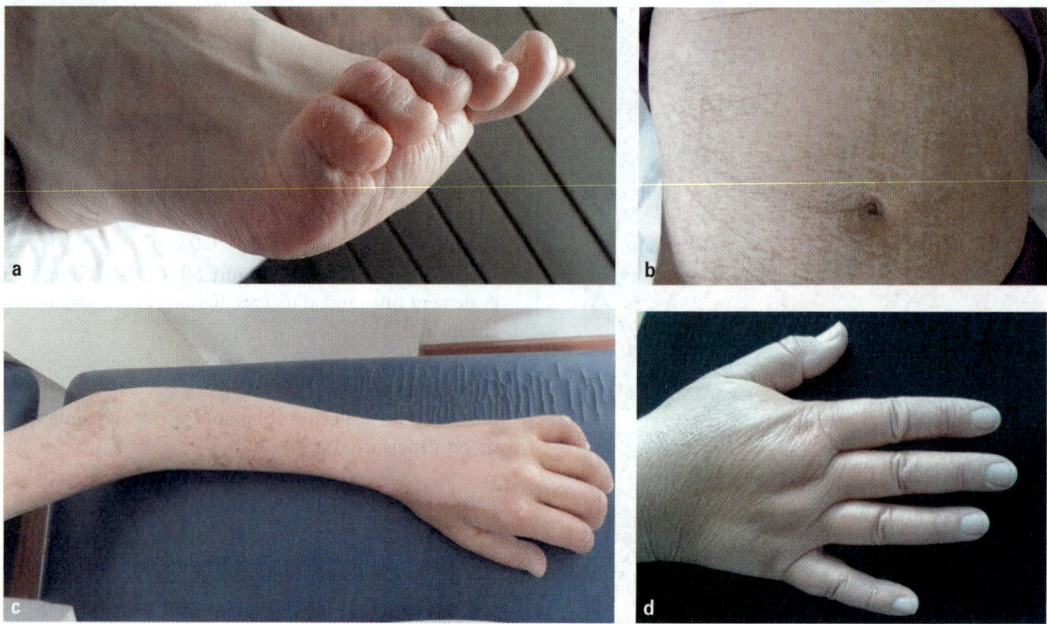

Figure S03-P01-C05-6 Sclérodermie systémique. **a)** Orteils en griffe. **b)** Plages de sclérose cutanée abdominale avec dépigmentation (forme diffuse). **c)** Sclérose et dépigmentation cutanée du membre supérieur gauche (forme diffuse). **d)** Aspect de doigts boudinés de la main droite.

– dans la phase *atrophique*, il existe une atrophie puis une disparition de l'hypoderme aboutissant à une peau fine, des lèvres fines et une accentuation des plis radiés péribuccaux.

Les atteintes cutanées se compliquent souvent de troubles trophiques, de télangiectasies (Figure S03-P01-C05-2a) (mains, visage, lèvres et cavité buccale) et de troubles de la pigmentation qui peuvent associer des plages de dépigmentation ou d'hyperpigmentation (Figure S03-P01-C05-6b et c).

La mesure de la sclérose cutanée se fait par le score de Rodnan modifié (mRSS). Ce score évalue, en dix-sept zones du corps, par la simple palpation cutanée, l'importance de l'épaississement (0 : épaisseur cutanée normale ; 1 : épaississement minime ; 2 : épaississement modéré ; 3 : épaississement majeur, avec adhérence aux plans profonds).

Atteinte pulmonaire

Pneumopathie interstitielle diffuse

La pneumopathie interstitielle diffuse (PID) est l'une des atteintes viscérales les plus fréquentes de la ScS (40 à 50 %, voire 80 à 100 % dans des séries autopsiques), qui se voit le plus souvent chez des patients présentant une forme diffuse de la maladie et en cas de positivité des anticorps anti-topo-isomérase I (Scl-70). La PID est la première cause de mortalité, représentant 33 % des décès liés à la ScS et 16 % de la mortalité globale. La pneumopathie interstitielle non spécifique est la forme la plus fréquemment rencontrée.

La PID, initialement asymptomatique, si elle ne fait pas l'objet d'un dépistage, se révèle par une dyspnée à l'effort, une toux sèche, une asthénie importante avec des crépitant « velcro » des bases à l'auscultation pulmonaire. Enfin, chez certains patients ayant une forme diffuse de la maladie, elle peut s'associer à des lésions de sclérose du tronc qui peuvent gêner l'ampliation thoracique.

Hypertension artérielle pulmonaire

Les patients atteints de ScS sont à haut risque d'HTAP. L'HTAP est définie par une pression artérielle pulmonaire (PAP) moyenne (PAPm) mesurée à 25 mmHg ou plus au repos à l'occasion d'un cathétérisme cardiaque droit. Dans 55 % des cas, l'HTAP survient dans les cinq années qui suivent le premier symptôme hors phénomène de Raynaud. La prévalence de l'HTAP mesurée par cathétérisme cardiaque droit, dans la ScS, varie de 7,85 à 13 %. Le cathétérisme cardiaque droit permet de différencier une hypertension artérielle pulmonaire d'une insuffisance ventriculaire gauche.

Cliniquement, les patients se plaignent volontiers d'une asthénie, signe précoce mais bien entendu non spécifique. La dyspnée d'effort passe souvent inaperçue. Les patients se présentent le plus souvent avec un retard diagnostique et une dyspnée de classe III ou IV de la New York Heart Association (NYHA). L'auscultation pulmonaire peut révéler un souffle systolique fonctionnel d'insuffisance tricuspidienne, un souffle diastolique d'insuffisance pulmonaire et/ou surtout un éclat du B2 au foyer pulmonaire. Les signes d'insuffisance cardiaque droite doivent être recherchés minutieusement (un indice de sévérité), même s'ils sont assez rarement retrouvés chez les patients ayant des lésions de sclérose importante.

La *maladie veino-occlusive* est une entité distincte de l'hypertension artérielle pulmonaire. Elle se caractérise par une occlusion diffuse et extensive des petites veines pulmonaires par un processus fibreux. C'est une complication rare de la ScS, dont le diagnostic est évoqué devant une HTAP sévère, des signes radiologiques d'œdème pulmonaire, une baisse de la diffusion libre du monoxyde de carbone (DL_{CO}) et une aggravation des symptômes à l'instauration du traitement vasodilatateur. Au cours de la ScS, une hypertension pulmonaire secondaire à une fibrose pulmonaire peut également être observée, conséquence de l'hypoxie et non de lésions de remodelage des artérioles pulmonaires.

Manifestation digestives

L'atteinte digestive est fréquente, retrouvée dans 75 à 90 % des cas. Elle peut intéresser l'ensemble du tube digestif. L'atteinte œsophagienne est la plus fréquente, précoce et parfois asymptomatique. La symptomatologie est celle d'un reflux gastro-œsophagien. La dysphagie doit être un signe d'alarme faisant suspecter une complication de type œsophagite érosive, sténose peptique, voire d'endobrachyœsophage pouvant faire le lit du cancer.

La survenue de vomissements tardifs par rapport aux repas doit faire évoquer une gastroparésie. De plus, des hémorragies digestives peuvent compliquer des ectasies vasculaires et un estomac pastèque. La survenue d'épisodes de constipation tenace avec distension abdominale, éventuellement suivis d'une débâcle diarrhéique, doit faire évoquer une pseudo-obstruction intestinale chronique, à l'origine d'une pullulation microbienne. Une atteinte colique peut également être à l'origine d'une alternance de diarrhée et de constipation. L'atteinte anorectale est relativement fréquente, se traduisant, le plus souvent, par une incontinence fécale et quelquefois à l'origine d'un prolapsus rectal.

Manifestations cardiaques

L'atteinte myocardique de la ScS est la conséquence d'une atteinte microcirculatoire à l'origine d'une fibrose myocardique. Des lésions myocardiques sont fréquemment rapportées dans les séries autopsiques. Lorsqu'elle a une traduction clinique, l'atteinte cardiaque a un pronostic péjoratif, la mortalité à 2 ans étant estimée à environ 60 %. La fibrose myocardique, et la dysfonction diastolique gauche qui en résulte, est la principale manifestation du cœur sclérodermique. L'atteinte des artères coronaire est très rare au cours de la ScS, conséquence de lésions athéromateuses chez des patients ayant des facteurs de risque.

La survenue d'une insuffisance ventriculaire gauche nécessitera la recherche de facteurs favorisant cette décompensation, en particulier une dysfonction diastolique du ventricule gauche, un trouble du rythme (arythmie complète par fibrillation auriculaire) ou d'une inflation volémique dans le contexte d'une crise rénale à l'origine d'une oligurie.

Les troubles de la conduction sont assez rares, mais doivent être dépistés au moindre doute, comme les troubles du rythme, par un Holter électrocardiogramme. La prévalence de la péricardite au cours de la ScS est estimée entre 11 et 41 % sur la base de données cliniques ou échographiques. La survenue d'une tamponnade est exceptionnelle.

Manifestations rénales

La crise rénale sclérodermique survient chez environ 5 % des patients sclérodermiques, particulièrement dans les quatre premières années d'évolution dans les formes diffuses de la maladie. Elle se caractérise par une hypertension artérielle (HTA) maligne d'apparition brutale, et une insuffisance rénale aiguë. Les facteurs prédictifs de la survenue d'une crise rénale sclérodermique sont une progression rapide de l'atteinte cutanée dans les formes diffuses, une durée d'évolution inférieure à 4 ans, un événement cardiaque récent (péricardite, insuffisance ventriculaire gauche), une anémie de survenue récente, la présence d'anticorps anti-ARN polymérase III ou un traitement par prednisone supérieur à 15 mg/j dans les trois mois précédents. Les patients à risque de crise rénale sclérodermique doivent donc régulièrement effectuer une autosurveillance de leur pression artérielle.

L'insuffisance ventriculaire gauche et l'encéphalopathie hypertensive dominent le tableau clinique. Sur le plan biologique, il existe une insuffisance rénale rapidement évolutive oligurique, une anémie hémolytique avec des schizocytes et une thrombopénie réalisant un tableau de micro-angiopathie thrombotique. La pression artérielle est normale dans 10 % des cas. Les formes normotensives se caractérisent par une plus grande fréquence de micro-angiopathie thrombotique et un pronostic plus réservé. La réalisation d'une biopsie rénale n'est pas utile dans les formes typiques. Le pronostic de la crise rénale sclérodermique s'est considérablement modifié depuis l'introduction des inhibiteurs d'enzyme de conversion et l'amélioration des techniques de dialyses. Cependant, la survie à 5 ans des patients sclérodermiques ayant développé une crise rénale n'est que de 65 %.

Manifestations ostéo-articulaires et neuromusculaires

Les atteintes articulaires touchent plus de la moitié des patients. Il s'agit plus souvent de polyarthralgies d'horaire inflammatoire que d'arthrites, quelquefois de synovites. Des crissements tendineux (associés à un moins bon pronostic), des déformations des mains, conséquences de subluxations et rétractions tendineuses, peuvent s'observer. Une résorption des houppes des phalanges distales peut être constatée sur les radiographies des mains.

Les myalgies sont fréquentes et une faiblesse musculaire des ceintures n'est pas exceptionnelle. Elles peuvent s'accompagner d'une élévation des enzymes musculaires et d'un syndrome myogène électrique. En revanche, les myopathies inflammatoires sont rares, identifiées chez moins de 5 % des patients.

Les calcinoses correspondent au dépôt de cristaux d'hydroxyapatite dans les tissus mous sous-cutanés (Figure S03-P01-C05-5c). L'évolution peut se faire vers l'extériorisation et la survenue de plaies chroniques avec le risque de surinfection.

Les atteintes de l'appareil locomoteur sont à l'origine d'un handicap important et d'une diminution notable de la qualité de vie.

Les atteintes neurologiques périphériques les moins rares sont les compressions du nerf médian au poignet réalisant un syndrome du canal carpien. Des crises comitiales sont décrites, le plus souvent dans le cadre d'encéphalopathies hypertensives.

Examens paracliniques

Capillaroscopie

La capillaroscopie permet de visualiser les anomalies vasculaires rencontrées au cours de la ScS : des capillaires géants (mégacapillaires), une raréfaction vasculaire (phase précoce), des plages avasculaires et des hémorragies peuvent être observées (phase active), ainsi que des lésions de néovascularisation (phase tardive) (voir Figure S03-P01-C05-4). La mise en évidence d'anomalies capillaroscopiques constitue un élément très important pour le diagnostic de la ScS, même si des mégacapillaires peuvent également être observés au cours de la dermatomyosite et des connectivites mixtes.

Explorations pulmonaires

Les explorations fonctionnelles respiratoires (EFR) permettent de mesurer les débits bronchiques (débitmétrie), les volumes pulmonaires (spirométrie), ainsi que la qualité des échanges gazeux (DL_{CO}). La pneumopathie interstitielle diffuse peut se manifester aux EFR par un trouble de la diffusion alvéolocapillaire (diminution de la DL_{CO}) qui est souvent le signe le plus précoce ou un trouble ventilatoire restrictif. En cas de PID, l'analyse spirométrique par pléthysmographie peut également révéler une diminution des volumes pulmonaires : une diminution de la capacité vitale forcée (CVF) ou une diminution de la capacité pulmonaire totale, synonyme de syndrome restrictif si sa valeur est inférieure à 80 % de la valeur prédite. Toute diminution isolée de la DL_{CO} inférieure à 60 % sans réduction significative des volumes pulmonaires fait suspecter une HTAP existante ou à risque de se développer. Le test de marche de 6 minutes avec monitoring de la saturation artérielle en oxygène et l'évaluation de la dyspnée à l'aide de l'indice de Borg, font partie des examens d'évaluation et de suivi des patients atteints de ScS.

La radiographie thoracique est souvent normale initialement. La tomodensitométrie thoracique haute résolution (TDM HR) en coupes

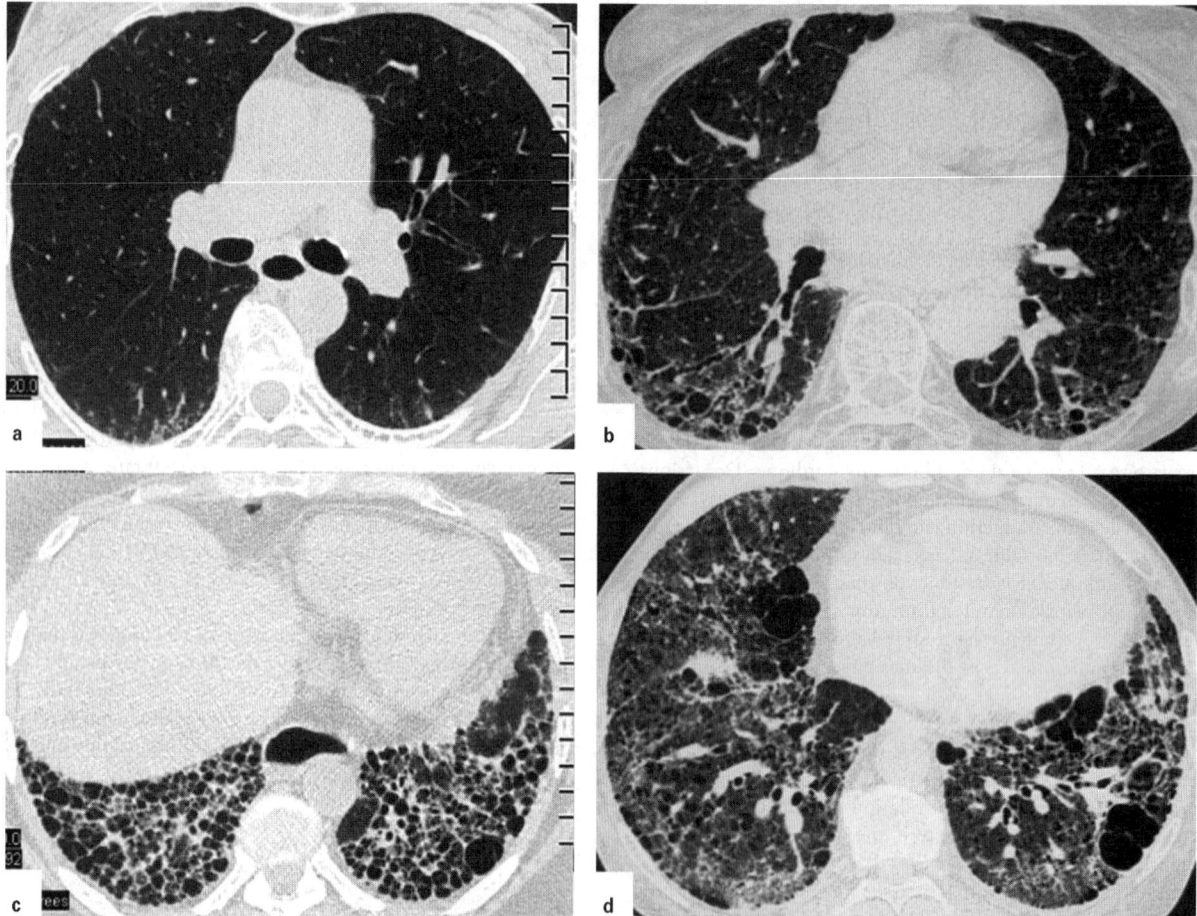

Figure S03-P01-C05-7 Sclérodermie systémique. Images de pneumopathie interstitielle diffuse en tomodensitométrie pulmonaire haute résolution en coupes horizontales. **a)** Discrètes images en verre dépoli et réticulation intralobulaire prédominant aux bases. **b)** Discrètes opacités en verre dépoli prédominant dans les régions postéro-basales, bronchectasies par traction et lésions fibreuses en rayon de miel. **c)** Fibrose en rayon de miel, étendue aux bases. **d)** Fibrose pulmonaire évoluée bilatérale, bulles d'emphysème, destruction parenchymateuse.

fines met en évidence précocement des micronodules, des opacités en verre dépoli prédominant aux régions postéro-basales (Figure S03-P01-C05-7a et b). Des bronchectasies par traction et des opacités en rayon de miel se voient dans les formes plus évoluées (Figure S03-P01-C05-7c et d). Les opacités en « verre dépoli » s'observent plutôt dans les pneumopathies interstitielles non spécifiques alors que les destructions en « rayon de miel » sont généralement la lésion dominante des pneumopathies interstitielles communes.

Le lavage broncho-alvéolaire n'a d'intérêt que dans les situations de doute diagnostique comme la suspicion d'une infection opportuniste respiratoire, chez des patients immunodéprimés par leur traitement. La biopsie pulmonaire chirurgicale n'a pas d'utilité au cours d'une PID compliquant une ScS.

Explorations cardiaques

Les données de l'ECG peuvent mettre en évidence des troubles du rythme et/ou de la conduction. L'ECG est également utile au dépistage de l'HTAP qui sera suspectée en présence de signes d'hypertrophie ventriculaire.

L'échocardiographie transthoracique est l'examen de référence pour le dépistage de l'HTAP. Il est recommandé de réaliser une échocardiographie annuelle chez tout patient sclérodermique symptomatique selon l'algorithme suivant : lorsque la vitesse d'insuffisance tricuspidienne est élevée, supérieure à 3 m/s, ou entre 2,8 et 3 m/s associée à majoration de la dyspnée sans autre cause, le patient est suspect d'HTAP et un cathétérisme cardiaque droit doit être réalisé. Le cathétérisme cardiaque droit, seul, permet d'affirmer le diagnostic d'HTAP et d'en préciser le mécanisme pré- ou post-capillaire, en mettant en évidence une pression capillaire pulmonaire basse, inférieure à 15 mm Hg dans l'HTAP, ou élevée, en faveur d'une hypertension pulmonaire secondaire à une insuffisance ventriculaire gauche.

L'échocardiographie peut également mettre en évidence d'autres manifestations cardiaques de la ScS via l'évaluation des tailles et fonctions des ventricules droit et gauche, la recherche de troubles de contractilité et la recherche d'anomalies péricardiques.

Le dosage du NT-pro-BNP (*N-terminal pro-brain natriuretic peptide*), s'il est élevé, est associé à un risque multiplié par 6 de développer une HTAP.

L'IRM (imagerie par résonance magnétique) cardiaque permet, dans le contexte d'une myopathie inflammatoire associée, d'identifier des lésions de myocardite.

Explorations digestives

Il est nécessaire de faire une fibroscopie œso-gastro-duodénale s'il y a un point d'appel clinique avec un reflux gastro-œsophagien compliqué d'épigastralgies, une anémie ferriprive inexpliquée ou une dysphagie. Elle doit être réalisée dans les cinq premières années suivant le diagnostic de la maladie. Si elle est effectuée, une manométrie œsophagienne pourra éventuellement permettre de rechercher une diminution du tonus du sphincter inférieur de l'œsophage et une diminution de l'amplitude des ondes péristaltiques des deux tiers inférieurs de l'œsophage.

Explorations de l'appareil ostéo-articulaire

Les radiographies standard des mains permettent la mise en évidence de calcinoses (Figure S03-P01-C05-5d), de lésions articulaires et/ou osseuses (acro-ostéolyse). Les lésions tendineuses et les synovites sont mieux dépistées à l'échographie.

Biologie

Un syndrome inflammatoire peut être documenté, avec élévation de la CRP et/ou du fibrinogène. Les gammaglobulines sont le plus souvent normales mais peuvent être élevées.

Les anticorps antinucléaires sont détectés à un taux significatif (> 1/160) chez 90 % des patients et un anticorps spécifique de la ScS est retrouvé chez 60 à 70 % d'entre eux. Les anticorps anticentromère sont présents dans 30 à 60 % des formes limitées et les anticorps anti-topo-isomérase I (anti-Scl-70) dans 25 à 65 % des formes diffuses. Ces derniers sont associés à la survenue d'une fibrose pulmonaire et ne sont pas retrouvé chez des patients ayant des anticorps anticentromère. Les anti-ARN polymérase III sont mis en évidence chez 4 à 20 % des malades et sont associés à des formes diffuses et à la survenue d'une crise rénale sclérodermique, alors que les anticorps anti-U1RNP sont retrouvés dans des formes avec HTAP et myosite. Il est également possible de retrouver des anticorps anti-RNP (évocateurs de connectivite mixte) ou des anticorps anti-PM1 devant faire rechercher une dermatomyosite (scléromyosite). Enfin, la positivité des facteurs rhumatoïdes et des anticorps antimitochondries est possible en cas de polyarthrite rhumatoïde ou de cirrhose biliaire primitive associées à la ScS. Les anticardiolipines sont positifs dans 25 % à 35 % des cas, principalement dans les ScS sévères. Les anticorps antiphospholipides sont plus fréquemment positifs chez les sujets ayant une HTAP.

Stratégie d'utilisation des examens complémentaires

Les examens complémentaires ont plusieurs utilités : confirmer le diagnostic, dépister les complications et assurer le suivi. Le tableau S03-P01-C05-II résume la démarche à adopter pour l'utilisation des examens paracliniques.

Maladies auto-immunes associées

Syndrome de Gougerot-Sjögren

La fréquence de la ScS chez les malades atteints d'un syndrome de Gougerot-Sjögren varie de 4 à 6 % des cas, tandis que la proportion des patients atteints d'un syndrome de Gougerot-Sjögren dans une population de ScS est de l'ordre de 6 à 14 %. Les anticorps antinucléaires de type moucheté sont retrouvés dans 53 % des cas de l'association. Ceux sont des anticorps anti-SS-A (Ro) ou anti-SS-B (La). Pour affirmer le diagnostic de syndrome de Gougerot-Sjögren, le malade doit présenter quatre critères, dont au moins un biologique ou histologique, parmi :

Tableau S03-P01-C05-II Examens complémentaires à réaliser dans la sclérodermie systémique.

Si la sclérodermie systémique est suspectée mais non évidente cliniquement, faire dans un but diagnostique :
 – capillaroscopie péri-unguéale
 – anticorps antinucléaires (et anticorps anti-ARN polymérase III si absence d'anticorps anticentromères/anti-topo-isomérase 1 ou Scl-70)
 – échographie cardiaque transthoracique avec mesure de la vitesse d'insuffisance tricuspidienne
 – tomodensitométrie thoracique en coupes fines haute résolution
 – EFR avec DL_{CO}
 – radiographie des mains de face
 – manométrie œsophagienne[1]

Lorsque le diagnostic de sclérodermie systémique est établi, en plus des examens précédents, il est nécessaire de réaliser :
 – ECG
 – numération-formule sanguine pour rechercher une anémie, frottis sanguin (schizocytes), dosage de l'haptoglobine et des LDH à la recherche d'une hémolyse
 – bilan hépatique complet (transaminases, phosphatases alcalines, γ-GT, bilirubine libre et conjuguée), dosage des CPK, électrophorèse des protéines plasmatiques, albuminémie
 – ionogramme plasmatique, créatininémie, urémie, calcémie, phosphorémie, étude du sédiment urinaire
 – NT-pro BNP
 – fibroscopie œsogastrique s'il y a des symptômes d'appel

À réaliser chaque année de manière systématique
 – évaluation clinique, en particulier ouverture buccale (en millimètres) entre les arcades dentaires, score de Rodnan modifié, présence de télangiectasies
 – bilan biologique semblable à celui fait au moment du diagnostic, dont un dosage du NT-pro-BNP
 – EFR avec DL_{CO}
 – échographie cardiaque transthoracique

[1] Éventuellement sur point d'appel digestif en l'absence d'élément patent en faveur d'une ScS.
CPK : créatine phophokinase ; DL_{CO} : diffusion libre du monoxyde de carbone ; ECG : électrocardiogramme ; EFR : explorations fonctionnelles respiratoires ; LDH : lactates déshydrogénases ; NT-pro-BNP : *N-terminal pro-brain natriuretic peptide* (fraction N-terminale du peptide natriurétique de type B).

syndrome sec subjectif ou objectif, syndrome sec oculaire subjectif ou objectif, test de Schirmer inférieur à 5 mm à 5 minutes (ou score > 4 sur le test au rose Bengale), flux salivaire inférieur à 0,10 ml/min (ou sialographie parotidienne ou scintigraphie parotidienne anormale), biopsie des glandes salivaires accessoires de grade 3 ou 4 de Chisholm, présence d'anticorps anti-SS-A (Ro) ou anti-SS-B (La).

Cirrhose biliaire primitive

L'association ScS limitée-cirrhose biliaire primitive est suspectée en cas de prurit et de cholestase. Elle est confirmée par la présence d'anticorps antimitochondries et la biopsie hépatique. Cette association constitue le syndrome de Reynolds.

Thyroïdite d'Hashimoto

En présence de signes d'hypothyroïdie, elle doit être recherchée par un dosage de la TSH (*thyroid-stimulating hormone*) et une recherche d'anticorps antithyroglobuline et antithyroperoxydase.

Connectivite mixte

La connectivite mixte appelée aussi syndrome de Sharp associe des signes de lupus érythémateux systémique, de polymyosite et de ScS. Elle comporte un phénomène de Raynaud, des arthralgies des mains avec dérouillage matinal, des doigts boudinés et parfois une péricardite. La capillaroscopie peut montrer des mégacapillaires. Des anticorps antinucléaires de type anti-RNP sont trouvés à titre élevé. Les

critères diagnostiques qui semblent les plus adaptés en pratique clinique sont ceux décrits par Alarcon-Segovia :
– des critères cliniques : doigts boudinés, synovite, myosite, phénomène de Raynaud, sclérodactylie ;
– un critère sérologique : présence d'anticorps anti-RNP à un titre élevé (> 1:1 600 en hémagglutination ou > 1:64-1:128 en immunofluorescence).

Sclérodermie systémique et grossesse

Auparavant, la ScS était considérée comme une contre-indication stricte à la grossesse mais, à l'heure actuelle, si une planification minutieuse, une surveillance étroite et un traitement approprié sont effectués, la plupart des femmes sclérodermiques peut mener une grossesse normale. Cependant, la grossesse est contre-indiquée chez des patientes ayant une cardiomyopathie sévère (fraction d'éjection < 30 %, trouble de la conduction), une HTAP, une maladie pulmonaire restrictive sévère (capacité vitale forcée < 50 %) ou une insuffisance rénale.

Les symptômes liés à la ScS, notamment le phénomène de Raynaud, sont améliorés au cours de la grossesse, mais le reflux œsophagien s'aggrave. Les complications obstétricales sont dominées par les naissances prématurées parfois liées à un retard de croissance intra-utérin ou à une pré-éclampsie. Ceux-ci pourraient être la conséquence de la vasculopathie affectant les patientes ayant une ScS ou liés à la présence d'anticorps antiphospholipides. La complication la plus redoutable, durant une grossesse de ScS, est la crise rénale sclérodermique potentiellement mortelle. Afin d'éviter les complications, les grossesses de ScS devraient être prévues lorsque la maladie est stable, depuis au moins 4 ans, et évitées dans les formes diffuses rapidement progressives, car ces patients sont plus à risque de développer des complications graves cardiopulmonaires et rénales. Actuellement avec une gestion rigoureuse, une histoire de crise rénale, ne représente pas une contre-indication à la grossesse à venir à condition que la maladie ait été stable pendant plusieurs années avant la grossesse.

Sclérodermie et cancers

La majorité des études suggère que le risque relatif de cancer est augmenté au cours de la ScS. La quantification de ce risque ainsi que le type de cancer concerné peuvent varier selon les études. Jusque récemment, le seul cancer pour lequel le consensus sur un sur-risque significatif est le plus large est le cancer du poumon, notamment en cas de fibrose pulmonaire ou de tabagisme. Cependant, de façon récente, une association de ScS diffuses débutantes avec anticorps anti-ARN polymérase III et de néoplasies de découverte concomitante a été décrite.

Diagnostic différentiel

Les syndromes sclérodermiformes se définissent par la présence d'une sclérose cutanée. Ils regroupent le scléromyxœdème, sclérœdème de Buschke, la dermopathie fibrosante néphrogénique (ou fibrose systémique néphrogénique), le syndrome POEMS (polyneuropathie, organomégalie, endocrinopathie, dysglobulinémie et anomalies cutanées), l'amylose primitive, la réaction chronique du greffon contre l'hôte, la fasciite avec éosinophilie (syndrome de Shulman) et les atteintes secondaires à des médicaments ou des toxiques. Les syndromes sclérodermiformes acquis, localisés ou diffus, se définissent par la présence d'une sclérose cutanée, se distinguent de la ScS le plus souvent par une faible prévalence des atteintes systémiques extracutanées, l'absence d'un phénomène de Raynaud, d'anticorps antinucléaires et d'anomalies à la capillaroscopie. Les états pseudo-sclérodermiques comprennent différentes affections comme l'acrodermatite atrophiante et la fasciite palmaire associée à une polyarthrite qui réalise une induration et/ou un certain degré d'atrophie cutanée en l'absence de fibrose histologique identifiable ou significative. Plusieurs affections héréditaires cutanées sclérodermiformes peuvent être diagnostiquées à l'âge adulte comme le syndrome de Werner (syndrome de vieillissement précoce).

Évolution et pronostic

La survie globale des patients atteints de ScS est de l'ordre de 75 à 80 % à 5 ans, de 55 % à 10 ans, de 35 à 40 % à 15 ans et de 25 à 30 % à 20 ans. Une récente étude a analysé les causes de mortalité et les facteurs de risque de ScS suivis de façon prospective par la Ligue européenne contre le rhumatisme (EUSTAR). Cette cohorte a révélé que 55 % des décès ont été attribués directement à la ScS (fibrose pulmonaire, HTAP et causes cardiaques) et 41 % à des causes non ScS (infections opportunistes, tumeurs malignes et causes cardiovasculaires).

Il apparaît dans une analyse pronostique que l'étendue de la maladie mesurée par TDM HR pourrait être un facteur prédictif de déclin de la capacité vitale forcée (CVF), de la DL_{CO} et de la survie [4]. Ainsi les auteurs ont pu discriminer les patients ayant une atteinte modérée du parenchyme pulmonaire (< 20 % du parenchyme atteint) et ceux ayant une atteinte sévère (> 20 % du parenchyme atteint), forme associée à un risque de décès plus élevé [9].

Dans les cas indéterminés, en classant les patients ScS avec pneumopathie interstitielle diffuse en sous-groupe atteinte « limitée » (lésions minimes en TDM HR ou CVF ≥ 70 %) et « étendue » (atteintes sévères en TDM HR ou CVF < 70 %), l'équipe de Goh était également en mesure de stratifier le risque de décès. Ces données sont en accord avec les résultats ScS où la gravité de la fibrose de référence a eu une forte influence sur la réponse au traitement. En l'absence de biomarqueurs robustes définissant les patients susceptibles de progression, ce système de classification pourrait être utile dans la gestion de la pneumopathie interstitielle diffuse sclérodermique.

Les facteurs de risque indépendants de la mortalité comprennent la protéinurie, la présence de l'HTAP, la CVF au-dessous de 80 % de la normale, la baisse de la DL_{CO}, l'âge du patient au moment d'apparition de phénomène de Raynaud et le score de Rodnan modifié. Les variables épidémiologiques associées à un mauvais pronostic sont le sexe masculin et un âge de début élevé. Les variables biologiques comprennent, une anémie, une vitesse de sédimentation accélérée, un sédiment urinaire anormal, une hypergammaglobulinémie et des anticorps anti-topo-isomérase I (Scl-70). Certains auto-anticorps antinucléaires sont associés à des manifestations cliniques graves : ainsi les anticentromères sont associés au risque d'HTAP tardive, les anti-topo-isomérase I (Scl-70) à la fibrose pulmonaire, les anti-ARN polymérase III au risque d'HTA rénovasculaire (crise rénale sclérodermique). Le pronostic vital est directement lié au type d'auto-anticorps.

Traitement

Il n'y a pas à ce jour de traitement curatif étiologique de la ScS. Aucun traitement antifibrotique n'a jusqu'ici démontré son efficacité dans la ScS. La prise en charge des patients sclérodermiques s'appuie sur le traitement des complications, sur un traitement immunosuppresseur en cas d'atteinte cutanée ou pulmonaire sévère et également de mesures non pharmacologiques (Tableau S03-P01-C05-III).

Tableau S03-P01-C05-III   Prise en charge thérapeutique des manifestations de la sclérodermie systémique.

Manifestations	Traitement
Pneumopathie interstitielle diffuse	Oxygénothérapie Inhibiteurs de la pompe à protons Prednisone, 10 mg/j Cyclophosphamide IV (si aggravation) Mycophénolate mofétil Rituximab Transplantation bipulmonaire
Hypertension artérielle pulmonaire	Oxygénothérapie Diurétiques Anticoagulation discutée ERA-1 Inhibiteurs de la phosphodiestérase de type 5 Analogues de prostacycline Traitements combinés Atrioseptotomie Transplantation pulmonaire
Atteinte cardiaque	Inhibiteurs calciques Inhibiteurs de l'enzyme de conversion Diurétiques Anti-arythmiques (vérapamil, amiodarone) Pacemaker
Crise rénale sclérodermique	Inhibiteurs de l'enzyme de conversion (ne pas utiliser en prévention) Inhibiteurs calciques IV Épuration extrarénale Transplantation rénale
Atteinte vasculaire périphérique	Inhibiteurs calciques Analogues de la prostacycline Bosentan (prévention des ulcères digitaux)
Atteinte digestive	Œsophage : inhibiteurs de la pompe à protons et prokinétiques Estomac : érythrocine 125 mg 2 fois par jour Grêle : ocréotide, antibiotiques (pullulation microbienne)
Atteinte articulaire	AINS Prednisone à faible dose (7,5 mg/j) Méthotrexate
Myopathie inflammatoire	Prednisone < 15 mg/j Méthotrexate

AINS : anti-inflammatoires non stéroïdiens ; ERA-1 : antagoniste du récepteur de l'endothéline 1.

Traitement des complications

Sclérose cutanée

Dans les formes diffuses de la maladie, la fibrose cutanée s'accentue durant les trois à cinq premières années puis se stabilise et ensuite régresse progressivement. Cela justifie qu'il soit impossible de démontrer l'efficacité d'un quelconque médicament sans molécule de référence. Une corticothérapie orale à une dose inférieure de 15 mg/j d'équivalent prednisone est proposée. La colchicine est utilisée sans que son efficacité soit clairement démontrée. Par ailleurs, le calcitriol est utilisé dans la ScS en l'absence d'étude randomisée. Des essais cliniques randomisés avec le méthotrexate et le cyclophosphamide ont amélioré les changements de la peau chez les patients sclérodermiques. D'autres agents tels que le mycophénolate mofétil, l'azathioprine ou la ciclosporine sont utilisés pour traiter l'atteinte cutanée, bien que leur efficacité n'ait pas été étudiée de façon extensive, ils semblent en revanche, intéressants en relais.

Phénomène de Raynaud

Les mesures préventives peuvent être très efficaces : protection contre le froid, vis-à-vis de l'humidité, port de gants de soie sous des gants de laine ou en polaire, bonne isolation des pieds et port de vêtements chauds, en protégeant le cou et la tête. Le tabac doit être arrêté.

Certains médicaments favorisant les accès de Raynaud ou aggravant l'ischémie digitale doivent être évités : bêtabloquants (même en collyre), dérivés de l'ergot de seigle, antimigraineux, bromocriptine, clonidine, interféron α et certaines chimiothérapies (bléomycine et vinblastine).

La nifédipine doit être employée dans le traitement de phénomènes de Raynaud. Le losartan, l'iloprost ont eux aussi montré leur efficacité dans cette indication.

Ulcères digitaux

Le traitement des ulcères digitaux ischémiques de la ScS est d'abord préventif : éviter les activités à risque de blessure ou de coupure des extrémités, bonne hygiène cutanée et unguéale, protection et hydratation des doigts. L'arrêt du tabac est un objectif majeur. En cas d'ulcérations évolutives, des soins locaux doivent être réalisés. Une détersion mécanique peut être nécessaire après un lavage à l'eau et au savon. Une amputation limitée spontanée ou chirurgicale est possible.

L'iloprost a une certaine efficacité en cas d'ulcérations compliquant un phénomène de Raynaud sévère en favorisant la cicatrisation. En revanche, la prescription du sildénafil ne permet pas d'accélérer la cicatrisation des ulcérations digitales constituées. Le bosentan est utilisé en prévention secondaire en cas d'ulcères digitaux récidivants.

Atteinte interstitielle pulmonaire

Dans cette indication, le traitement immunosuppresseur doit être envisagé principalement :
– à une phase précoce suivant le diagnostic si la CVF a diminué de plus 10 % dans les deux à trois mois ;
– ou en cas de lésions modérées à sévères sur la tomodensitométrie thoracique ou si la CVF est inférieure à 70 % au diagnostic [6].

Le cyclophosphamide est utilisé en intraveineux en bolus mensuels pendant 6 mois à la dose de 0,7 g/m^2 en association à une faible corticothérapie. Le cyclophosphamide est pour le moment la base du traitement des pneumopathies interstitielles diffuses étendues ou évolutives de la ScS. Le mycophénolate mofétil est utilisé en relais en raison de son efficacité et de sa bonne tolérance, mais semblerait avoir une efficacité comparable au cyclophosphamide en première intention selon des données récentes. Cela est assez souvent associé à l'oxygénothérapie, à la kinésithérapie respiratoire afin d'améliorer la composante restrictive qui pourrait être liée à la sclérose cutanée thoracique. Au stade d'insuffisance respiratoire chronique sévère, la transplantation pulmonaire est à discuter.

Hypertension artérielle pulmonaire

L'HTAP compliquant une ScS ne répond pas aux traitements immunosuppresseurs, à la différence de l'HTAP associée aux autres connectivites, sa prise en charge est donc spécifique. Des traitements spécifiques de l'HTAP sont donc associés :
– les analogues de la prostacycline : la molécule la plus anciennement utilisée est l'époprosténol, administrée par voie intraveineuse en continu sur une voie veineuse centrale. Le tréprostinil s'administre par voie sous-cutanée et l'iloprost peut être administré en aérosol, ce qui lui donne une meilleure spécificité pour la circulation pulmonaire. Les effets secondaires principaux des analogues de la prostacycline sont des céphalées, des flushs et des nausées ;
– les antagonistes des récepteurs de l'endothéline 1 (ET-1). Ils s'administrent par voie orale : le bosentan, l'ambrisentan et le macitentan ;
– les inhibiteurs de la phosphodiestérase de type 5 (PDE$_5$) : le sildénafil et le tadalafil s'administrent tout deux par voie orale ;
– un inhibiteur de guanylate cyclase (riociguat) est également validé dans le traitement de l'HTAP de la ScS. Ce traitement exige de ne pas prescrire d'inhibiteur de PDE$_5$ concomitant ;

– la transplantation bipulmonaire ou cardiopulmonaire constitue l'alternative thérapeutique ultime chez les patients ne présentant pas de contre-indication et qui sont réfractaires à une trithérapie. L'atrioseptostomie est, quant à elle, une mesure palliative.

En cas d'hypoxémie et de surcharge hydrosodée, l'oxygénothérapie et les diurétiques de l'anse sont des traitements indispensables. En revanche, l'anticoagulation systématique ne semble pas apporter de réel bénéfice et n'est proposée qu'en cas d'HTAP sévère (NYHA III et IV). Dans ce cas, l'INR cible est entre 1,5 et 2,5.

Atteinte rénale

Les inhibiteurs de l'enzyme de conversion (IEC), comme le captopril ou l'énalapril, ont permis d'améliorer la survie au décours de cette complication. Le captopril est le traitement de référence, mais d'autres IEC peuvent être employés à pleine dose d'emblée comme l'énalapril, le périndopril ou le fosinopril. Ils n'ont pas de place en prophylaxie d'une crise rénale sclérodermique.

Atteinte digestive

Les traitements n'empêchent pas la progression des atteintes digestives mais doivent surtout permettre d'éviter la dénutrition. La prise en charge initiale doit donc être diététique.

En plus des mesures posturales pour limiter le reflux gastro-œsophagien et l'œsophagite, l'utilisation d'inhibiteurs de pompe à protons (oméprazole ou lansoprazole) fait l'objet d'un consensus. Les pansements digestifs sont des appoints utiles en cas de reflux gastro-œsophagien symptomatique. Les agents prokinétiques comme la dompéridone peuvent aussi être prescrits 30 minutes avant chaque repas, en particulier chez les patients ayant un reflux sévère.

En cas de gastroparésie, l'érythromycine a un effet prokinétique sur l'estomac, plus marqué par voie intraveineuse que par voie orale. L'octréotide (analogue de la somatostatine) peut être proposé en injections sous-cutanées quotidiennes en cas d'atteinte du grêle avec un aspect de pseudo-obstruction intestinale chronique. Un traitement antibiotique est proposé en cas de pullulation microbienne. La prise en charge des lésions muqueuses hémorragiques nécessite un traitement endoscopique, voire chirurgical.

Appareil locomoteur

Les arthromyalgies parfois observées au cours de la ScS peuvent répondre aux antalgiques, aux anti-inflammatoires non stéroïdiens, voire à la corticothérapie à une dose maximum de 10 mg/j d'équivalent prednisone en cas d'inefficacité des deux premiers. D'authentiques polyarthrites peuvent nécessiter la mise en place d'un traitement de fond par méthotrexate. En revanche, il n'est pas conseillé d'utiliser d'anti-TNF-α (*tumor necrosis factor*) en cas de pneumopathie interstitielle diffuse au risque d'aggraver l'atteinte pulmonaire, mais plutôt du rituximab dans cette indication.

Atteinte myocardique

Le traitement symptomatique repose sur les IEC afin de lutter contre les phénomènes ischémiques et sur les inhibiteurs calciques de type dihydropyridine parfois à doses élevées qui peuvent améliorer la réserve coronaire. L'amiodarone est l'anti-arythmique à préférer aux bêtabloquants qui peuvent aggraver le phénomène de Raynaud, mais il ne faut toutefois pas méconnaître le risque de pneumopathie interstitielle diffuse. Un bloc auriculoventriculaire devra être appareillé.

Traitements immunosuppresseurs et biothérapies

Ces traitements généraux sont pour la grande majorité destinés au traitement de l'atteinte cutanée et de la pneumopathie interstitielle diffuse. L'efficacité de ces traitements a essentiellement été jugée sur l'évolution des scores cutanés ; ils doivent être réservés aux ScS diffuses récentes (< 3 à 5 ans) ou évolutives.

Corticothérapie par voie générale

Si la corticothérapie est bénéfique dans les cas de ScS aiguës œdémateuses, le risque accru de crise rénale sclérodermique doit en limiter l'utilisation à moins de 15 mg/j avec une surveillance étroite de la pression artérielle et de la fonction rénale. La corticothérapie peut améliorer les manifestations articulaires, musculaires, voire cardiaques ou pulmonaires. Elle peut cependant retarder la cicatrisation des troubles trophiques digitaux.

Méthotrexate

Actuellement, le méthotrexate est le traitement de choix chez les patients atteints de ScS/myosite ou ScS/syndromes de chevauchement avec polyarthrite. L'analyse de trois études l'évaluant dans la ScS conclut que les preuves actuelles suggèrent que le méthotrexate est décevant dans le traitement des patients atteints de ScS, avec un faible effet sur l'atteinte cutanée [5]. Selon les recommandations de l'EULAR, le méthotrexate peut être envisagé pour le traitement des manifestations cutanées précoces de ScS cutanées à la dose de 15 mg par semaine par voie orale.

Cyclophosphamide

Le cyclophosphamide est un agent alkylant qui a montré dans plusieurs études pilotes qu'il semblait améliorer l'atteinte cutanée, parfois l'atteinte pulmonaire interstitielle. Selon les recommandations de l'EULAR et compte tenu des résultats, à partir de deux essais cliniques randomisés, et en dépit de sa toxicité connue, le cyclophosphamide doit être considéré pour le traitement de la maladie pulmonaire interstitielle liée à ScS.

Mycophénolate mofétil

Dans une étude pilote, ont été associés successivement du sérum antilymphocytaire pendant 5 jours et 1 an de mycophénolate mofétil chez treize malades atteints de formes diffuses de ScS de deux ans d'évolution [8]. Il a été observé une amélioration cutanée en absence de complications viscérales. Actuellement, cette molécule est utilisée pour traiter l'atteinte interstitielle pulmonaire en relais du cyclophosphamide ; cependant, des données récentes issues d'un essai randomisé suggèrent une efficacité comparable du mycophénolate mofétil et du cyclophosphamide dans le traitement de première intention des pneumopathies interstitielles diffuses évolutives. La tolérance de ce traitement (diarrhées) chez ces patients ayant des troubles digestifs est plutôt bonne.

Azathioprine

Elle pourrait être proposée comme le mycophénolate mofétil en relais des bolus de cyclophosphamide dans le traitement des atteintes interstitielles pulmonaires de la ScS.

Rituximab

Seule une étude randomisée contre placebo (rituximab seul versus rituximab associé à une thérapie standard) a montré une amélioration significative de la CVF, de la DL_{CO} et du score de Rodnan modifié (mRSS). Compte tenu des résultats encourageants dans des études cliniques et le ratio risque/bénéfice favorable, des études multicentriques à grande échelle sont justifiées.

Abatacept

L'inhibition de l'activation et de la prolifération des lymphocytes T par l'abatacept pourrait apporter un bénéfice en sus des autres traitements dans la prise en charge des ScS cutanées diffuses progressives.

Tocilizumab

Il a été mis en évidence, dans une étude de phase II, une tendance à l'amélioration du score cutané des patients sclérodermiques sous tocilizumab contre placebo.

Autogreffe de cellules souches hématopoïétiques

Dans les essais de phases I/II, la greffe de cellules souches autologues hématopoïétiques (CSH) a démontré, comparativement au cyclophosphamide intraveineux, une amélioration à 2 ans du score de Rodnan modifié et une amélioration de la CVF, tandis que la procédure initiale était associée à une morbidité plus importante. Les résultats des essais en cours devraient clarifier le rôle de l'autogreffe dans l'arsenal thérapeutique actuellement limité de ScS sévère.

Autres traitements systémiques

Colchicine

Elle est utilisée depuis trois décennies chez les malades ScS. Cependant, son efficacité dans le traitement des atteintes cutanées ou des manifestations inflammatoires de calcinose n'a jamais été démontrée.

Anticorps monoclonaux anti-TGF-β

Dans une étude récente menée sur 15 patients, l'administration d'un anticorps monoclonal anti-TGF-β (*transforming growth factor* β), le fresolimumab a permis une amélioration du score cutané et une régression de l'infiltration de la peau par les myofibroblastes.

Anti-TNF-α

Ils pourraient améliorer les atteintes articulaires inflammatoires dans la ScS. Cependant leur rôle bénéfique n'est absolument pas démontré à ce jour. Des aggravations de fibroses pulmonaires ont même été décrites sous ce traitement.

Autres mesures non pharmacologiques

La ScS est une pathologie complexe et son polymorphisme clinique nécessite une prise en charge multidisciplinaire. L'éducation du patient est primordiale. Certaines mesures non pharmacologiques sont impératives, notamment l'arrêt du tabac, délétère sur le plan pulmonaire et vasculaire. Il semble qu'un programme de rééducation fonctionnelle puisse améliorer l'ouverture buccale et le handicap de la main. La modification de l'image de soi provoquée par cette maladie chronique nécessite souvent une prise en charge psychologique adaptée car la réaction anxieuse et des troubles dépressifs y sont fréquents.

Conclusion

En conclusion, la ScS est une maladie auto-immune systémique sévère dont le pronostic est réservé. En dehors de la prise en charge de certaines atteintes vasculaires comme l'hypertension artérielle pulmonaire, la crise rénale ou les ulcères digitaux, le traitement de fond de la maladie reste très difficile. Dans les formes sévères, la greffe de cellules souches et certaines biothérapies pourraient représenter une perspective.

Bibliographie

1. ALIVERNINI S, DE SANTIS M, TOLUSSO B et al. Skin ulcers in systemic sclerosis : determinants of presence and predictive factors of healing. J Am Acad Dermatol, 2009, 60 : 426-435.
2. DUMOITIER N, LOFEK S, MOUTHON L. Pathophysiology of systemic sclerosis : state of the art in 2014. Presse Méd, 2014, 43 : e267-e278.
3. GABRIELLI A, AVVEDIMENTO EV, KRIEG T. Scleroderma. N Engl J Med, 2009, 360 : 1989-2003.
4. GOH NSL, DESAI SR, VEERARAGHAVAN S et al. Interstitial lung disease in systemic sclerosis ; a simple staging system. Am J Respir Crit Care Med, 2008, 177 : 1248-1254.
5. HENNESS S, WIGLEY FM. Current drug therapy for scleroderma and secondary Raynaud's phenomenon : evidence-based review. Curr Opin Rheumatol, 2007, 19 : 611-618.
6. NAGARAJA V, DENTON CP, KHANNA D. Old medications and new targeted therapies in systemic sclerosis. Rheumatol Oxf Engl, 2015, 54 : 1944-1953.
7. RANQUE B, MOUTHON L. Geoepidemiology of systemic sclerosis. Autoimmun Rev, 2010, 9 : A311-A318.
8. STRATTON RJ, WILSON H, BLACK CM. Pilot study of anti-thymocyte globulin plus mycophenolate mofetil in recent-onset diffuse scleroderma. Rheumatol Oxf Engl, 2001, 40 : 84-88.
9. VAN DEN HOOGEN F, KHANNA D, FRANSEN J et al. 2013 classification criteria for systemic sclerosis : an American College of Rheumatology/European League against Rheumatism collaborative initiative. Arthritis Rheum, 2013, 65 : 2737-2747.

Médecine interne

Chapitre S03-P01-C06

Syndrome de Gougerot-Sjögren

Raphaèle Seror

Le syndrome de Gougerot-Sjögren (SGS), ou syndrome de Sjögren, est une maladie auto-immune caractérisée par une infiltration lymphoïde des glandes exocrines, en particulier salivaires et lacrymales entraînant une sécheresse buccale (xérostomie) et oculaire (xérophtalmie). Si la maladie est le plus souvent bénigne, environ 50 % des patients présenteront au cours de leur maladie des complications systémiques [16]. La physiopathologie du SGS, comme c'est le cas pour de nombreuses maladies auto-immunes, est multifactorielle. Elle fait peut-être intervenir des facteurs environnementaux sur un terrain génétique prédisposant au développement de l'immunité. La cellule épithéliale salivaire est au cœur de la réponse immune pathologique, et l'hyperactivation B chronique est l'une des caractéristiques de cette maladie. Le SGS primitif est d'ailleurs la maladie auto-immune pour laquelle le risque de survenue d'un lymphome B est le plus élevé [27, 32].

Le SGS peut être primitif ou associé à une autre maladie systémique (polyarthrite rhumatoïde, lupus érythémateux systémique, myopathies inflammatoires ou sclérodermie). De plus, le SGS peut s'associer à d'autres maladies auto-immunes spécifiques d'organes, principalement les thyroïdites auto-immunes et la cirrhose biliaire primitive.

Épidémiologie

La maladie touche plus souvent les femmes avec un rapport femme/homme de 9 pour 1. Le pic de fréquence de la maladie se situe autour de 50 ans, mais elle peut s'observer à tout âge.

La prévalence de la maladie est variable selon les études, touchant 0,1 à 0,6 % de la population adulte [2], bien que des études récentes retrouvent des prévalences beaucoup plus faibles, de l'ordre de moins de 0,05 % [7, 12]. Ces divergences sont liées à la fois aux critères de classification, plus ou moins sévères, utilisés dans les études, mais aussi aux méthodologies des études. La vérité se situe probablement entre les deux, autour de 0,1 %

Diagnostic

Critères de classification

La définition du SGS primitif a longtemps souffert de l'absence de critères consensuels de classification. Depuis 2002, des critères internationaux du SGS ont été établis par l'American European Consensus Group (AECG) [29]. Ces critères exigent la présence d'une anomalie immunologique ou histologique objective : présence d'un infiltrat inflammatoire lymphocytaire nodulaire, c'est-à-dire un focus score supérieur ou égale à 1 (ou grade Chisholm ≥ 3) sur la biopsie de glandes salivaires accessoires ou la présence d'autoanticorps anti-SS-A (Ro) ou anti-SS-B (La) (Tableau S03-P01-C06-I).

Tableau S03-P01-C06-I Critères consensuels américano-européens du syndrome de Gougerot-Sjögren.

1. *Symptômes oculaires* Au moins l'un des trois critères ci-dessous : – sensation quotidienne, persistante et gênante d'yeux secs depuis plus de 3 mois – sensation fréquente de « sable dans les yeux » – utilisation de larmes artificielles plus de 3 fois par jour
2. *Symptômes buccaux* Au moins l'un des trois critères ci-dessous : – sensation quotidienne de bouche sèche depuis plus de 3 mois – à l'âge adulte, épisodes récidivants ou permanents de gonflement parotidien – consommation fréquente de liquides pour avaler les aliments secs
3. *Signes objectifs d'atteinte oculaire* Au moins l'un des deux tests ci-dessous positifs : – test de Schirmer < 5 mm/5 min – score de Van Bijsterveld > 4 (après examen au vert de lissamine)
4. *Signes objectifs d'atteinte salivaire* Au moins l'un des trois tests ci-dessous positifs : – scintigraphie salivaire – scintigraphie parotidienne – flux salivaire sans stimulation < 1,5 ml/15 min (0,1 ml/min)
5. *Signes histologiques* Sialadénite avec *focus score* > 1 sur la biopsie de glandes salivaires accessoires (*focus score* = nombre de foyers par 4 mm² de tissu glandulaire, un foyer étant défini par l'aggloméré d'au moins 50 cellules mononucléées)
6. *Auto-anticorps* Présence d'anticorps anti-SS-A (Ro) ou anti-SS-B (La)
Le diagnostic de syndrome de Gougerot-Sjögren primitif est porté devant : Présence de quatre items sur six, avec présence obligatoire de l'item 5 (histologie) ou de l'item 6 (sérologie), *ou* Présence de trois des quatre items objectifs (items 3 à 6)
Il existe des critères d'exclusion qui sont les suivants : Antécédents d'irradiation cervicale Infection par le virus de l'hépatite C (VHC) ou le VIH Lymphome préexistant Sarcoïdose Réaction du greffon contre l'hôte Utilisation de médicaments anticholinergiques (après une période dépassant de 4 fois la demi-vie)

Ces critères sont actuellement les plus utilisés, bien que des critères préliminaires de l'American College of Rheumatology viennent d'être proposés [25]. Une étude internationale est actuellement en cours pour établir de nouveaux critères qui seraient issus d'une refonte de ces deux ensembles de critères.

Diagnostic différentiel

Les symptômes les plus communs des patients sont une sécheresse oculaire et/ou buccale, des douleurs diffuses et une asthénie. Toutefois, 30 à 50 % des patients présenteront au cours de leur maladie des complications systémiques. En dehors de ces complications systémiques, les principaux symptômes des patients sont fréquents dans la population générale et totalement aspécifiques, rendant fondamentale l'existence de critères d'aide au diagnostic.

En effet, les causes de syndrome sec sont fréquentes (Tableau S03-P01-C06-II) et la sécheresse oculaire ou buccale n'est en fait liée à une maladie auto-immune que dans une minorité des cas. Il est donc fondamental de rechercher une autre cause de syndrome sec, en particulier médicamenteuse (Tableau S03-P01-C06-III). Une partie d'entre elles fait d'ailleurs partie de critères d'exclusion des critères consensuels AECG (voir Tableau S03-P01-C06-I). Parmi ces causes d'exclusions, on retiendra l'infection virale par le virus de l'hépatite C (VHC) qui peut parfaitement mimer le syndrome de Gougerot-Sjögren primitif jusqu'à l'existence d'une sialadénite lymphocytaire et l'association fréquente avec une cryoglobulinémie.

Le syndrome de Gougerot-Sjögren peut aussi se manifester par une tuméfaction des glandes parotides, les causes de parotidomégalies sont donc aussi importantes à connaître (Tableau S03-P01-C06-IV).

Tableau S03-P01-C06-II Principales causes de syndrome sec.

Médicaments, surtout les psychotropes (voir Tableau S03-P01-C06-III)
Vieillissement physiologique
Carence œstrogénique post-ménopausique
Port prolongé de lentilles de contact
Antécédents de radiothérapie cervicofaciale
Réaction du greffon contre l'hôte
Diabète décompensé
Amylose
Sarcoïdose
Syndrome d'hyper-IgG$_4$
Certaines infections virales (VHC, VIH)

Tableau S03-P01-C06-III Principaux médicaments ou substances susceptibles de diminuer la sécrétion lacrymale et salivaire.

Effet important
Atropine
Antidépresseurs imipraminiques (tricycliques)
Antidépresseurs inhibiteurs de la monoamine oxydase (IMAO)
Neuroleptiques (phénothiazines, butyrophénones, benzamides)
Antiparkinsoniens atropiniques
Antalgiques morphiniques
Antalgiques opiacés faibles
Toxine botulique de type A
Anti-arythmiques de classe 1A : disopyramide (Rythmodan®)
Antihistaminiques anticholinergiques
Anti-acnéiques avec de l'isotrétinoïne
Toxiques, substances addictives : tabac, ecstasy, cannabis, cocaïne
Effet modéré
Bêtabloquants
Alphabloquants
Inhibiteurs calciques
Toutes les benzodiazépines : à visée anxiolytiques, hypnotiques ou anti-épileptiques
Antidépresseurs inhibiteurs de la recapture de sérotonine (IRS)
Antihistaminiques H$_1$
Certains antirétroviraux : Crixivan®, Videx®, Norvir®...

Tableau S03-P01-C06-IV Principales causes de parotidomégalie.

Infections : oreillons, cytomégalovirus, virus Coxsackie, tuberculose, histoplasmose, actinomycose
Amylose
Sarcoïdose
Lymphomes
Exogénose chronique
Cirrhose hépatique
Certaines endocrinopathies : diabète, hyperlipoprotéinémie
Tumeurs parotidiennes
Syndrome d'hyper-IgG$_4$

Enfin, une entité, dont les signes cliniques sont très proches du syndrome de Gougerot-Sjögren, a été récemment décrite [14]. Il s'agit du syndrome d'hyper-IgG$_4$, cette maladie est caractérisée par un infiltrat tissulaire à plasmocytes (IgG$_4$), avec des organes cibles superposables à ceux du syndrome de Gougerot-Sjögren. Il se manifeste par un syndrome sec, une hypertrophie des glandes parotides. Il s'accompagne très fréquemment d'une pancréatite auto-immune et peut aussi être associé à une thyroïdite. Toutefois, contrairement au SGS, cette pathologie touche autant les hommes que les femmes et on ne retrouve pas d'auto-anticorps. Enfin, d'autres manifestations cliniques comme la fibrose rétropéritonéale ou les pseudo-tumeurs orbitaires peuvent se voir. Le diagnostic repose sur une hypergammaglobulinémie à IgG$_4$ (> 135 mg/dl) et un infiltrat tissulaire à plasmocytes IgG$_4$ (IgG$_4$/IgG plasmocytes > 50 %), présent dans les organes cibles.

Enfin, il existe un certain nombre de patients présentant la même triade de symptômes classiques que le SGS (sécheresse, fatigue et douleurs diffuses), mais n'ayant aucun marqueur d'auto-immunité (pas d'anticorps et pas de sialadénite lymphocytaire). Ce groupe de symptômes proche des fibromyalgies est appelé SAPS (*sicca asthenia polyalgia syndrom*).

Clinique

La majorité, voire la quasi-totalité, des patients atteints de SGS ont des symptômes en rapport avec une diminution des sécrétions salivaires et lacrymales. Ainsi les principales circonstances de découverte sont-elles l'existence d'une sécheresse oculaire et/ou buccale. S'associent très fréquemment à cette sécheresse des douleurs et une fatigue physique et mentale. Cette triade de signes : sécheresse, douleurs, fatigue est responsable d'une importante altération de la qualité de vie chez beaucoup de malades. L'apparition d'un syndrome dépressif est d'ailleurs fréquent sans doute en partie lié au caractère pénible de ces symptômes persistants et invalidants. Le retentissement de la maladie lié à ces symptômes se mesure à l'aide d'un score simple dédié aux patients (Figure S03-P01-C06-1) : l'ESSPRI (*EULAR Sjögren's syndrome patient reported index*) [23].

Cependant ces symptômes fréquents et aspécifiques ne font pas toujours évoquer le SGS, ainsi le délai entre les premières manifestations cliniques et le diagnostic est souvent long, pouvant aller jusqu'à 8 à 10 ans. Les autres circonstances plus spécifiques de découverte sont l'augmentation de volume des glandes parotides (parotidomégalie) ou des glandes sous-maxillaires et une polyarthrite non destructrice. Plus rarement, un SGS peut-être suspecté devant l'une de ses complications systémiques.

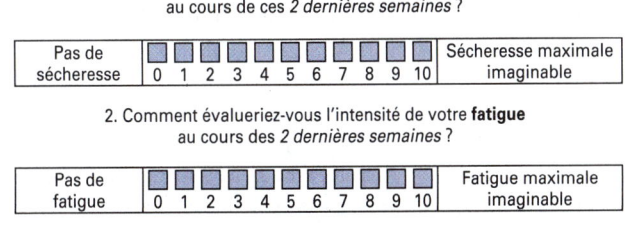

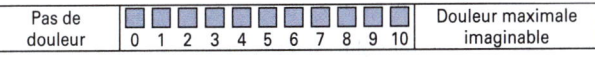

Figure S03-P01-C06-1 Score ESSPRI (*EULAR Sjögren's syndrome patient reported index*).

Tableau S03-P01-C06-V Symptômes liés à la sécheresse.

Sécheresse	Symptômes
Buccale	Bouche sèche, envie de boire, langue collée au palais, difficultés à avaler, impossibilité de parler longtemps
Oculaire	Sensation de sable dans les yeux, douleurs, rougeurs, brûlures, diminution du larmoiement, démangeaisons
Vaginale	Démangeaisons, brûlures, dyspareunie
Cutanée	Peau sèche, démangeaisons, rougeurs
Bronchique	Toux sèche persistante, hyperréactivité bronchique pseudo-asthmatiforme

Sécheresse et atteinte glandulaire

Elle peut être oculaire, buccale, mais aussi vaginale, cutanée, nasale ou bronchique, responsable des symptômes indiqués dans le tableau S03-P01-C06-V. Il est possible d'évaluer de façon objective et quantitative l'existence et l'importance du syndrome sec oculaire et buccal. L'évaluation ophtalmologique (*voir* « Tests ophtalmologiques ») comporte une mesure du débit lacrymal (test de Schirmer). L'examen standard à la lampe à fente utilise des tests de coloration (au vert de lissamine et à la fluorescéine), afin d'analyser la cornée et la conjonctive à la recherche d'ulcérations secondaires à la sécheresse, permettant de poser le diagnostic de kératoconjonctivite sèche. Cependant, il n'y a pas de risque de perte de la vision, la rétine n'étant habituellement pas touchée par la maladie. Toutefois les lésions cornéennes peuvent parfois être sévères.

L'évaluation objective de la sécheresse buccale se fait par une mesure du flux salivaire (*voir* « Tests salivaires »). Les autres examens mentionnés dans les critères de classification (sialographie et scintigraphie parotidiennes) (*voir* Tableau S03-P01-C06-I) ne sont quasiment jamais réalisés en pratique. Le syndrome sec buccal, s'il est sévère, peut se compliquer d'une augmentation des caries, de déchaussements des dents et de mycoses (candidose) buccales.

L'atteinte des glandes salivaires peut aussi se manifester par une hypertrophie parotidienne (parotidomégalie), le plus souvent indolore et bilatérale. Si celle-ci est unilatérale ou asymétrique, elle peut parfois poser le problème du diagnostic différentiel avec un lymphome salivaire de bas grade. Dans ce cas l'imagerie (échographie et/ou IRM) est indispensable au diagnostic différentiel. L'infiltration lymphocytaire peut plus rarement s'exprimer dans d'autres glandes comme les glandes sous-mandibulaires et lacrymales.

Douleurs

Les douleurs sont un signe fréquent de la maladie. Souvent, il s'agit de douleurs des articulations et des muscles, évocatrices de la fibromyalgie. Elles peuvent aussi être dues à des polyarthralgies inflammatoires périphériques, voire plus rarement être dues à une polyarthrite non destructrice.

Fatigue

La fatigue est un symptôme fréquemment retrouvé chez les patients atteints de SGS, mais ne s'accompagne généralement pas de signes généraux (pas de fièvre ou d'amaigrissement) [1, 15]. Elle n'est pas non plus corrélée à l'activité de la maladie, et son mécanisme reste encore imprécis et pourrait être multifactoriel.

Complications systémiques

Ces manifestations sont plus rares et touchent, au cours de l'évolution de la maladie, environ 50 à 60 % des patients atteints de SGS primitif, elles sont très rares chez les patients atteints de SGS secondaire ou associé. La mesure de l'activité de la maladie liée à ces atteintes a été rendue possible par le développement d'un score de mesure l'ESSDAI (*EULAR Sjogren's syndrome disease activity index*) incluant douze domaines reflétant les atteintes systémiques possibles de cette maladie (Tableau S03-P01-C06-VI) [22].

Manifestations articulaires

Ce sont sans doute les manifestations extraglandulaires les plus fréquentes. Outre les douleurs diffuses déjà évoquées plus haut, près de 50 % des patients présentent des arthralgies inflammatoires et certains une véritable polyarthrite. Ces symptômes sont généralement localisés aux mains de façon bilatérale et symétrique. Contrairement à la polyarthrite rhumatoïde, l'évolution est non érosive.

Phénomène de Raynaud

Il s'observe dans environ un tiers des cas, il est généralement d'apparence banale et sans gravité, sauf exceptionnellement en cas de cryoglobulinémie associée.

Vascularite systémique

Il s'agit de l'une des complications les plus graves du SGS. Il peut uniquement s'agir d'un purpura vasculaire. Celui-ci peut être lié à une vascularite (de type cryoglobuline) et/ou une hypergammaglobulinémie. Dans d'autre cas, la vascularite peut être plus sévère avec l'existence de lésions nécrotiques, d'une mononévrite multiple et/ou d'une néphropathie glomérulaire. Ces vascularites graves sont généralement liées à une cryoglobulinémie mixte.

Atteinte neurologique

Les neuropathies périphériques concernent 10 à 30 % des patients, elles peuvent être de mécanismes et de gravités divers [6]. Elles peuvent être liées à une vascularite, une cryoglobulinémie, un infiltrat lymphoïde périnerveux, des mécanismes dysimmunitaires. Il s'agit le plus souvent d'une simple neuropathie axonale sensitive pure, mais il peut s'agir plus rarement d'atteintes plus sévères sensitivomotrices, de mononévrites multiples (devant faire évoquer l'existence d'une vascularite ou d'une cryoglobulinémie), voire de neuropathies ataxiantes (ganglionopathies ou polyradiculonévrites) [20]. L'atteinte des nerfs crâniens est possible, la plus fréquente est la névralgie du trijumeau. Enfin, il existe aussi des tableaux de douleurs neuropathiques chroniques à électromyogramme normal devant faire rechercher une neuropathie des petites fibres dont le diagnostic fait appel à la biopsie cutanée étagée. Cette forme de neuropathie peut accompagner ou s'accompagner d'une atteinte dysautonomique [5, 21].

Les atteintes du système nerveux central sont exceptionnelles, elles sont liées à une vascularite ou un processus de démyélinisation (pouvant mimer la sclérose en plaques) pouvant être responsables de troubles cognitifs, moteurs ou de la parole. Des cas de myélite ont été décrits, mais sont exceptionnels, ils doivent amener à se poser la question d'un possible lupus érythémateux systémique associé.

Atteinte rénale

L'atteinte rénale est rare. Il s'agit dans la majorité des cas d'une néphropathie interstitielle. Elle est secondaire à une infiltration lymphoïde interstitielle et se manifeste le plus souvent par une acidose tubulaire et parfois une hypokaliémie et/ou une hypophosphorémie, mais peut évoluer vers l'insuffisance rénale. L'atteinte glomérulaire est plus rare et le plus souvent en rapport avec une cryoglobulinémie [17].

Atteinte pulmonaire

L'atteinte pulmonaire la plus fréquente est une atteinte trachéobronchique et bronchiolaire, qui se manifeste par une toux sèche et un syndrome obstructif des voies aériennes distales, voire des bronchiectasies pouvant entraîner des infections à répétition.

L'atteinte bronchique est la conséquence directe de l'exocrinopathie. L'atteinte interstitielle est beaucoup plus rare, il peut s'agir d'une pneumopathie interstitielle non spécifique, usuelle ou lymphocytaire. Ces atteintes peuvent rarement avoir une évolution vers une maladie kystique ou évoluer vers la fibrose pulmonaire. Des cas de localisations lymphomateuses ont aussi été décrits.

Tableau S03-P01-C06-VI *EULAR Sjögren's syndrome disease activity index* (ESSDAI).

Domaine (poids)	Niveau d'activité	Description
Signes généraux (3) (Ne pas coter si fièvre d'origine infectieuse, perte de poids volontaire)	Absence : 0	Absence de signes généraux
	Faible : 1	Fièvre (37,5 à 38,5 °C)/sueurs nocturnes modérées ou intermittentes ou amaigrissement involontaire (5 à 10 %)
	Modérée : 2	Fièvre importante (> 38,5 °C) / sueurs nocturnes abondantes ou amaigrissement involontaire (> 10 %)
Lymphadénopathies (4) (Ne pas coter si origine infectieuse)	Absence : 0	Absence d'adénopathie ou de splénomégalie
	Faible : 1	Adénopathies ≥ 1 cm (ou ≥ 2 cm dans la région inguinale)
	Modérée : 2	Adénopathies ≥ 2 cm (ou ≥ 3 cm dans la région inguinale) ou splénomégalie (cliniquement palpable ou à l'imagerie)
	Élevée : 3	Prolifération B maligne actuelle (lymphome, myélome, macroglobulinémie de Waldenström)
Glandulaire (2) (Ne pas coter si lithiase, infection)	Absence : 0	Absence d'hypertrophie glandulaire
	Faible : 1	Hypertrophie glandulaire modérée, avec parotidomégalie (≤ 3 cm), ou hypertrophie modérée des glandes sous-mandibulaires et lacrymales
	Modérée : 2	Hypertrophie glandulaire majeure, avec parotidomégalie (> 3 cm) ou importante hypertrophie des glandes sous-mandibulaire et lacrymales
Articulaire (2) (Ne pas coter si arthrose)	Absence : 0	Absence d'atteinte articulaire active
	Faible : 1	Arthralgies des mains poignets chevilles ou pieds avec dérouillage matinal (> 30 min)
	Modérée : 2	De 1 à 5 synovites sur 28
	Élevée : 3	≥ 6 synovites sur 28
Cutané (3) (Coter « absence d'activité » si manifestations anciennes stables liées à des lésions séquellaires plutôt qu'à une activité de la maladie, ou non liées à la maladie)	Absence : 0	Absence de manifestation cutanée active
	Faible : 1	Érythème polymorphe
	Modérée : 2	Vascularite cutanée limitée (y compris les vascularites urticariennes) ou purpura limité aux pieds et chevilles ou lupus cutané subaigu
	Élevée : 3	Vascularite cutanée diffuse (y compris vascularites urticariennes) ou purpura diffus ou ulcère lié à une vascularite
Pulmonaire (5) (Coter « absence d'activité » les manifestations anciennes stables liées à des lésions séquellaires plutôt qu'à une activité de la maladie ainsi que les manifestations pulmonaires non liées à la maladie [par exemple, tabac…])	Absence : 0	Absence de manifestation pulmonaire active
	Faible : 1	Toux persistante ou atteinte bronchique sans anomalie à la radiographie standard, *ou* Atteinte interstitielle confirmée par l'imagerie, sans dyspnée, avec EFR normales
	Modérée : 2	Atteinte pulmonaire modérément active : atteinte interstitielle confirmée en tomodensitométrie (coupes fines) avec dyspnée d'effort (NYHA I, II) ou anomalies EFR limitées à : 70 % > DL_{CO} ≥ 40 % ou 80 % > CVF ≥ 60 %
	Élevée : 3	Atteinte pulmonaire très active : atteinte interstitielle confirmée en tomodensitométrie (coupes fines) avec dyspnée de repos (NYHA III, IV), ou anomalies EFR avec : DL_{CO} < 40 % ou CVF < 60 %
Rénal (5) (Coter « absence d'activité » les manifestations anciennes stables liées à des lésions séquellaires plutôt qu'à une activité de la maladie ainsi que les manifestations néphrologiques non liées à la maladie [si une biopsie rénale a été réalisée, les données histologiques doivent être prises en compte pour la cotation de l'activité)	Absence : 0	Absence d'atteinte rénale active (protéinurie < 0,5 g/j, pas d'hématurie, pas de leucocyturie, pas d'acidose) ou protéinurie ou insuffisance rénale ancienne stable
	Faible : 1	Atteinte rénale spécifique limitée à : – acidose tubulaire sans insuffisance rénale – atteinte glomérulaire avec protéinurie (entre 0,5 et 1 g/j) sans hématurie et sans insuffisance rénale (DFG ≥ 60 ml/min)
	Modérée : 2	Atteinte rénale modérément active : – acidose tubulaire avec insuffisance rénale (DFG < 60 ml/min) – atteinte glomérulaire avec protéinurie (entre 0,5 et 1 g/j) sans hématurie et sans insuffisance rénale (DFG ≥ 60 ml/min), *ou* – signes histologiques : glomérulonéphrite extramembraneuse ou infiltrat interstitiel important
	Élevée : 3	Atteinte rénale très active : – atteinte glomérulaire avec protéinurie > 1,5 g/j ou hématurie ou insuffisance rénale (DFG < 60 ml/min), *ou* – signes histologiques de glomérulonéphrite proliférative ou atteinte liée à une cryoglobulinémie

(suite)

Tableau S03-P01-C06-VI (suite)

Domaine (poids)	Niveau d'activité	Description
Musculaire (6) Ne pas coter les manifestations musculaires non liées à la maladie (par exemple, myopathie cortisonique)	Absence : 0	Absence d'atteinte musculaire active
	Faible : 1	Myosite active avec preuve EMG ou histologique, et absence de faiblesse musculaire ou élévation des CPK (N < CPK ≤ 2N)
	Modérée : 2	Myosite modérément active avec preuve EMG ou histologique, et faiblesse (déficit maximal : 4/5 ou élévation des CPK (2N < CK ≤ 4N),
	Élevée : 3	Myosite très active avec preuve EMG ou histologique, et faiblesse (déficit ≤ 3/5 ou élévation des CPK (> 4N)
Neurologique périphérique (5) (Coter « absence d'activité » les manifestations anciennes stables liées à des lésions séquellaires plutôt qu'à une activité de la maladie ainsi que les manifestations neurologiques périphériques non liées à la maladie)	Absence : 0	Absence d'atteinte neurologique périphérique active
	Faible : 1	Atteinte neurologique périphérique faiblement active : – neuropathie axonale sensitive pure (prouvée par l'ENMG) – névralgie du trijumeau (V)
	Modérée : 2	Atteinte neurologique périphérique modérément active prouvée par l'ENMG : – neuropathie axonale sensitivomotrice pure sans déficit moteur, ou – neuropathie axonale sensitive pure associée à une cryoglobulinémie, ou – ganglionopathie avec ataxie modérée, ou – polyradiculonévrite (PIDC) avec retentissement fonctionnel modéré (déficit moteur maximal 4/5 ou ataxie modérée), ou – atteinte des nerfs crâniens d'origine périphérique (sauf trijumeau [V])
	Élevée : 3	Atteinte neurologique périphérique très active prouvée par l'ENMG : – neuropathie axonale sensitivomotrice pure avec déficit moteur ≤ 3/5, ou – atteinte neurologique périphérique liée à une vascularite (par exemple, mononévrite multiple...), ou – ganglionopathie avec ataxie sévère, ou – polyradiculonévrite (PIDC) avec retentissement fonctionnel sévère (déficit moteur ≤ 3/5 ou ataxie sévère)
Neurologique central (5) (Coter « absence d'activité » les manifestations anciennes stables liées à des lésions séquellaires plutôt qu'à une activité de la maladie ainsi que les manifestations neurologiques centrales non liées à la maladie)	Absence : 0	Absence d'atteinte neurologique centrale active
	Modérée : 2	Atteinte neurologique centrale modérément active, telle qu'une atteinte des nerfs crâniens d'origine centrale ou une névrite optique ou des lésions de la substance blanche mimant une sclérose en plaques, entraînant des troubles sensitifs ou troubles cognitifs avérés
	Élevée : 3	Atteinte neurologique centrale très active telle qu'une vascularite cérébrale (par exemple, AVC ou AIT), des convulsions, une myélite transverse, une méningite lymphocytaire ou des lésions de la substance blanche mimant une sclérose en plaques avec déficit moteur
Hématologique (2) (pour les anémies, les neutropénies et les thrombopénies, seules les cytopénies auto-immunes sont à prendre en compte. Ne pas coter si carentiel ou médicamenteux)	Absence : 0	Absence de cytopénie auto-immune
	Faible : 1	Cytopénie auto-immune avec neutropénie (1 000 < neutrophiles < 1 500/mm^3), ou Anémie (10 < hémoglobine < 12 g/dl), ou Thrombocytopénie (100 000 < plaquettes < 150 000/mm^3), ou Lymphopénie (500 < lymphocytes < 1 000/mm^3)
	Modérée : 2	Cytopénie auto-immune avec neutropénie (500 ≤ neutrophiles ≤ 1 000/mm^3), ou Anémie (8 ≤ hémoglobine ≤ 10g/dl), ou Thrombocytopénie (50 000 ≤ plaquettes ≤ 100 000/mm^3), ou Lymphopénie (≤ 500/mm^3)
	Élevée : 3	Cytopénie auto-immune avec neutropénie (neutrophiles < 500/mm^3), ou Anémie (hémoglobine < 8 g/dl), ou Thrombocytopénie (plaquettes < 50 000/mm^3)
Biologique (1)	Absence : 0	Absence des signes biologiques (se trouvant aux niveaux d'activité faible et modérée)
	Faible : 1	Composant monoclonal ou hypocomplémentémie (C4 ou C3 ou CH50 bas) ou hypergammaglobulinémie ou taux d'IgG compris entre 16 et 20 g/l
	Modérée : 2	Présence d'une cryoglobulinémie ou hypergammaglobulinémie ou taux d'IgG > 20 g/l ou apparition d'une hypogammaglobulinémie (< 5 g/l)

Le score de chaque domaine se calcule en multipliant le poids du domaine par le niveau d'activité. Le score total est la somme de tous les domaines.
AIT : accident ischémique transitoire ; AVC : accident vasculaire cérébral ; CPK : créatine phosphokinase ; CVF : capacité vitale forcée ; DFG : débit de filtration glomérulaire ; DL$_{CO}$: capacité de diffusion des poumons pour l'oxyde de carbone ; EFR : explorations fonctionnelles respiratoires ; ENMG : électroneuromyogramme ; EMG : électromyogramme ; NYHA : New York Heart Association.

Contrairement au lupus, les atteintes séreuses (pleurésie, péricardite), cardiaques (myocardite), l'hypertension artérielle pulmonaire sont exceptionnelles.

Autres

Des adénopathies, mobiles et de petites tailles le plus souvent, peuvent exister en l'absence de lymphoprolifération.

L'atteinte musculaire de type myosite est rare, même si les myalgies sont un symptôme fréquent. Lorsqu'elle existe, elle est souvent modérée et doit faire rechercher une cryoglobulinémie. Une importante myolyse est rarement observée.

Les complications digestives sont aussi exceptionnelles même si des cas de pancréatites, de gastrites et d'atteintes intestinales ont été décrits.

Lymphomes

Le SGS est la maladie systémique pour laquelle l'augmentation du risque de lymphome est la plus importante. Celui-ci représente l'un des exemples les plus démonstratifs des rapports entre pathologie auto-immune et syndrome lymphoprolifératif. Le risque de lymphome est évalué dans les études les plus récentes à environ 15 fois celui de la population générale soit environ 4 à 7 % pour des malades au cours du suivi [11, 27].

Ce risque existe pour des malades ayant un SGS auto-immun avéré, c'est-à-dire, avec la présence d'un infiltrat lymphoïde sur la biopsie de glandes salivaires accessoires ou d'anticorps anti-SS-A (Ro)/anti-SS-B (La) dans le sérum. Il semble aussi que le risque de lymphome concerne surtout les SGS primitifs et peu les formes secondaires.

Les principaux facteurs de risque de lymphome sont énumérés dans le tableau S03-P01-C06-VII. Ils sont pour la plupart le reflet d'une hyperactivation B chronique, élément majeur de la physiopathologie de cette maladie.

Les localisations les plus fréquemment décrites sont muqueuses, surtout salivaires mais aussi gastriques et pulmonaires. Devant une parotidomégalie, il est quelquefois difficile de trancher entre hyperplasie lymphoïde de la maladie auto-immune et lymphome. Le caractère bilatéral et l'évolution fluctuante sont des caractères rassurants. En cas de doute, une imagerie (échographie ou IRM) est nécessaire.

La majorité des lymphomes compliquant le SGS sont des lymphomes de la zone marginale : lymphome muqueux de type MALT (*mucosa-associated lymphoid tissue*) ou ganglionnaire monocytoïde de bas grade ou directement vu au stade de transformation en lymphome à grandes cellules [19, 30].

Tableau S03-P01-C06-VII Facteurs prédictifs de lymphomes.

Cliniques
Splénomégalie
Parotidomégalie
Purpura [27]
Biologiques
Immunoglobuline monoclonale [11]
Augmentation des chaînes légères libres
Diminution du taux des immunoglobulines préalablement élevé [11]
Augmentation rapide du taux de la β_2-microglobuline [11]
Diminution de la fraction C4/C3 du complément [11, 27]
Cryoglobulinémie [28]
Lymphopénie CD4 définie par un ratio CD4 sur CD8 inférieur ou égal à 0,8 [27]
Histologiques
Présence de structures de type centres germinatifs [26]
Focus score ≥ 3 [18]

Anomalies biologiques

Biologie usuelle

La biologie standard est le plus souvent normale. Il n'y a généralement pas ou peu de syndrome inflammatoire. La protéine C réactive (CRP) est le plus souvent normale mais la vitesse de sédimentation est souvent accélérée du fait de l'hypergammaglobulinémie polyclonale fréquente et parfois importante.

Des cytopénies, principalement une lymphopénie, mais aussi thrombopénie et neutropénie d'origine auto-immune, peuvent être observées chez 20 à 30 % des patients. Elles sont rarement majeures contrairement au lupus.

L'existence d'une hypokaliémie (acidose hyperchlorémique) doit faire rechercher une atteinte rénale.

Le bilan biologique doit comporter des examens à la recherche de marqueurs d'hyperactivation des lymphocytes B [10]. Ces derniers sont souvent associés à l'existence de complications systémiques et sont pour certains prédictifs du risque de survenue d'un lymphome :
– une hypergammaglobulinémie polyclonale est fréquente. Une immunoglobuline monoclonale est observée chez 10 à 15 % des SGS. Cette prévalence varie selon la méthode de détection utilisée ;
– une cryoglobulinémie mixte de type II ou III est, elle aussi, observée chez 5 à 15 % des SGS. Cette anomalie est fréquemment associée aux complications systémiques de la maladie et au risque de lymphome ;
– une élévation de la β_2-microglobuline et des taux sériques de chaînes légères libres des immunoglobulines sont aussi le reflet de cette hyperactivation B.

Auto-anticorps

Les facteurs rhumatoïdes sont détectés dans 50 à 80 % des cas de SGS primitif, c'est-à-dire presque aussi souvent que dans la polyarthrite rhumatoïde. Ils peuvent ou non être associés à la présence d'une cryoglobulinémie. On ne retrouve en revanche que très rarement des anticorps anti-CCP qui sont, eux, beaucoup plus spécifiques de la polyarthrite rhumatoïde.

La prévalence des anticorps antinucléaires, quand on les dépiste par immunofluorescence indirecte sur cellules Hep-2, varie de 50 à 80 % selon les auteurs. Les deux anticorps les plus utiles pour établir le diagnostic sont les anticorps anti-SS-A (Ro) et anti-SS-B (La), ce sont d'ailleurs les deux seuls pris en compte dans les critères de classification. Les anticorps anti-SS-A (Ro) sont présents chez environ 50 à 70 % des patients [16]. À noter qu'ils ne sont pas spécifiques du SGS puisqu'on les retrouve également dans 30 % à 50 % environ des cas de lupus. Les anticorps anti-SS-B (La) apparaissent quasi-exclusivement chez des malades ayant déjà des anticorps anti-SS-A (Ro). Ils sont retrouvés dans 30 à 50 % des cas de SGS primitifs dont ils sont assez spécifiques et seulement dans 20 à 30 % des lupus.

Les anticorps anti-SS-A (Ro) pourraient avoir un rôle pathogène direct sur le tissu conducteur cardiaque du fœtus pouvant entraîner un bloc auriculoventriculaire néonatal. Leur présence nécessite, comme au cours du lupus, une surveillance cardiaque fœtale chez la femme enceinte.

Ainsi, schématiquement, les malades atteints de SGS primitif se répartissent en 3 groupes d'importance à peu près égale : un tiers sans anti-SS-A (Ro) ou SS-B (La), un tiers avec anti-SS-A (Ro) seuls, un tiers avec anti-SS-A (Ro) et anti-SS-B (La).

Autres examens complémentaires

Tests salivaires

Mesure du flux salivaire

Elle s'effectue par le recueil de la salive en demandant au malade de cracher dans une éprouvette (« salivette ») pendant idéalement 15 minutes, au minimun 5 minutes. Le flux salivaire est pathologique s'il est inférieur à 0,10 ml/min (soit < 1,5 ml/15 min). Ce « débit » peut être quantifié en pesant la quantité de salive produite et en considérant l'équivalence suivante : 1 ml = 1 g.

Imagerie

La scintigraphie salivaire et la sialographie ne sont pratiquement plus réalisées, les résultats étant peu spécifiques et la sialographie pouvant être douloureuse.

L'échographie des glandes parotidiennes semble, quant à elle, un examen prometteur, pouvant montrer des anomalies de l'échostructure des glandes salivaires. Elle pourrait être à l'avenir un nouvel outil d'aide au diagnostic [3]. Elle offre en outre l'avantage de fournir des données morphologiques permettant de dépister les complications lymphomateuses en cas de tuméfaction parotidienne douteuse. Dans cette indication, le meilleur examen reste toutefois l'IRM.

Tests ophtalmologiques

Break-up time (BUT)

Ce test mesure la qualité des larmes. Il détermine la stabilité du film lacrymal après coloration à la fluorescéine. Il est considéré comme pathologique si le film lacrymal se rompt en moins 10 secondes. Ce test n'est pas un critère diagnostique car très peu spécifique.

Test de Schirmer

Ce test mesure la quantité des larmes à l'aide d'une bandelette de papier buvard graduée insérée sous la paupière inférieure. La sécrétion des larmes va progressivement humidifier la bandelette. Il est considéré comme pathologique si la bandelette est humidifiée sur 5 mm ou moins en 5 minutes. Il s'agit aussi d'un critère diagnostique. Ce test peut être réalisé en consultation et ne nécessite pas de consultation spécialisée auprès d'un ophtalmologiste. Sa grande facilité de réalisation, le rend donc très utile pour poser le diagnostic de SGS. Il est cependant relativement peu sensible et ne permet pas d'évaluer les conséquences anatomiques de la sécheresse oculaire. Il est donc parfois utile de le compléter par les tests suivants.

Score de kératite après coloration à la fluorescéine

Il évalue l'existence d'une kératite après coloration à la fluorescéine. Il se définit par cinq grades (0 à 4). Il n'est pas encore validé comme un critère diagnostique mais pourrait être un bon marqueur de l'efficacité des traitements.

Examen au vert de lissamine

Ce test évalue aussi l'existence d'une kératoconjonctivite sèche. Il est équivalent et a remplacé le test au rose de Bengale qui n'est plus utilisé car souvent douloureux. Un colorant vert est appliqué sur la cornée. En cas de kératite, certaines zones de la cornée ne sont pas colorées de façon régulière. Il permet de calculer le score de Van Bijtersfeld qui s'échelonne de 0 à 9. Chaque partie de la cornée (nasale, centrale, temporale) est cotée de 0 à 3. La somme des différents scores permet d'obtenir le score de Van Bijtersfeld. Il est considéré comme pathologique s'il est supérieur ou égal à 4 et entre dans les critères diagnostiques.

Un nouveau score a été récemment proposé par un consortium américain dans le cadre d'une étude visant a proposer de nouveaux critères de classification. Ce score OSS (*ocular staining score*), combine l'examen à la fluorescéine et le vert de lissamine [31]. L'examen à la fluorescéine est utilisé pour grader la sévérité de l'atteinte cornéenne (score de 0 à 6) et la coloration au vert de lissamine évalue la sévérité de l'atteinte conjonctivale (score de 0 à 3 pour les conjonctives nasales et temporales). Le score OSS varie donc de 0 à 12 pour chaque œil.

Biopsie de glandes salivaires accessoires

C'est un examen indispensable pour faire le diagnostic de SGS s'il n'existe pas d'anticorps anti-SS-A (Ro) ou anti-SS-B (La) (*voir*

Tableau S03-P01-C06-VIII Cotation de l'infiltrat plasmocytaire et correspondance entre *focus score* et grades de Chisholm et Mason.

Grades de Chisholm et Mason	Infiltrat lymphocytaire
0	Absence d'infiltrat
1	Infiltrat léger
2	Infiltrat moyen : < 1 foyer/4 mm² (*focus score* < 1)
3	1 foyer/4 mm² (*focus score* : 1)
4	> 1 foyer/4 mm² (*focus score* > 1)

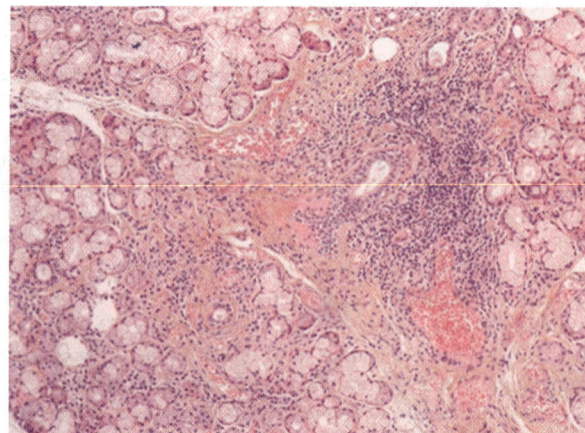

Figure S03-P01-C06-2 Biopsie des glandes salivaires accessoires. Après coloration à par l'hématoxyline-éosine (HES), on retrouve une importante infiltration lymphocytaire (*focus score* : 2) autour d'un canal salivaire.

Tableau S03-P01-C06-I). Il s'agit d'un geste simple. Des glandes salivaires accessoires sont prélevées à la face endobuccale de la lèvre inférieure après une anesthésie locale. La zone de 4 mm² la plus infiltrée est examinée. En France, la classification la plus utilisée est celle de Chisholm et Mason. Ne sont considérés comme pathologiques que les grades 3 et 4. Dans les autres pays, on utilise le *focus score*. L'infiltrat est considéré comme pathologique s'il existe une sialadénite avec un focus score supérieur ou égal à 1 par 4 mm² de tissu glandulaire. La correspondance entre ces deux scores est donnée dans le tableau S03-P01-C06-VIII. Un focus ou foyer est défini par un nodule d'au moins 50 cellules mononucléées (Figure S03-P01-C06-2).

Traitement

Le traitement du SGS fait essentiellement appel à des traitements symptomatiques pour soulager les patients de la triade symptomatique : sécheresse, douleurs et fatigue. En effet, ces symptômes sont très désagréables, permanents et compromettent la qualité de vie des malades. Comme nous le verrons, peu de traitements systémiques se sont révélés efficace sur les symptômes des patients. Les traitements systémiques des atteintes systémiques dépendent de la gravité et l'activité de leurs manifestations.

Traitements symptomatiques du syndrome sec

Sécheresse buccale

Il convient avant tout d'éviter les agents irritants (fumée, vent...) et les médicaments aggravant la sécheresse (*voir* Tableau S03-P01-C06-III). La sécheresse buccale peut être améliorée par l'utilisation régulière de boissons non sucrées ou de chewing-gums sans sucre pour stimuler la sécrétion salivaire. Par ailleurs, des soins de bouche, l'utilisation de fils dentaires et le brossage régulier sont indispensables pour éviter le risque de caries aggravées par le syndrome sec. Des substituts salivaires ou dispositifs endobuccaux peuvent être utilisés, bien que leur efficacité soit limitée.

Les seuls médicaments ayant fait la preuve d'une efficacité sur la production de salive, et dans une moindre mesure sur la production de larmes, sont les médicaments agonistes des récepteurs muscariniques (à action cholinergique). Les autres sécrétagogues tels que la bromhexine (Bisolvon®) et l'anétholtrithione (Sulfarlem®) sont peu efficaces. Les principaux médicaments agonistes des récepteurs muscariniques sont :

– le chlorhydrate de pilocarpine, commercialisé sous le nom de Salagen® non remboursé, mais aussi disponible en préparation magistrale (remboursable). La dose conseillée est d'une gélule à 5 mg 4 fois par jour. Soixante pour cent des malades observent une amélioration du syndrome sec buccal, 40 % une amélioration du syndrome sec oculaire. Le principal effet secondaire est la survenue de sueurs présentes chez environ la moitié des patients, il doit pour cela être introduit à doses progressivement croissantes. Plus rarement peuvent apparaître un flou visuel, des céphalées et des troubles digestifs ;

– la cévimeline (Evoxac®, posologie de 1 cp à 30 mg 3 fois par jour) est un autre agoniste cholinergique qui semble plus spécifique du récepteur M_3 salivaire et qui a fait la preuve de son efficacité dans une étude randomisée contre placebo. Il n'est malheureusement pas commercialisé en Europe.

Sécheresse oculaire

Les larmes artificielles, gels à base de carbomère (action un peu plus prolongée) ou à base d'acide hyaluronique sont utiles pour améliorer l'inconfort lié à la xérophtalmie. Ils peuvent être utilisés sans restriction en fonction de la gêne. Il est préférable d'utiliser les formes unidoses sans conservateur.

L'occlusion des canaux lacrymaux inférieurs qui a pour but de préserver ce qui reste de film lacrymal peut être efficace. Elle est généralement effectuée par la mise en place de bouchons siliconés.

Enfin, dans les formes sévères, la ciclosporine en collyre à 0,05 % a montré récemment une efficacité sur le syndrome sec oculaire dans une étude randomisée contre placebo.

Traitements symptomatiques des douleurs

Les antalgiques simples de palier I, tels que le paracétamol, sont à privilégier puisqu'ils n'ont pas d'effet asséchant. Les anti-inflammatoires non stéroïdiens sont quelquefois efficaces.

La corticothérapie à petites doses (10 à 15 mg) peut avoir une efficacité. Cependant, celle-ci est souvent modérée et chez ces malades, il sera quelquefois difficile de l'arrêter. Ainsi faut-il éviter son utilisation à visée antalgique ou la limiter à de courtes cures.

Les douleurs neuropathiques peuvent justifier l'utilisation de la gabapentine (Neurontin®), la prégabaline (Lyrica®) ou les antidépresseurs tricycliques comme l'amitriptyline (Laroxyl®) à faible dose (15 à 20 mg/j pour ne pas aggraver le syndrome sec). Ces deux derniers traitements peuvent aussi être utiles sur les douleurs diffuses de type fibromyalgique. Les antidépresseurs inhibiteurs de la recapture de la sérotonine n'ont que pas ou peu d'effets secondaires asséchant et peuvent être utilisés en cas de syndrome dépressif associé.

Corticothérapie

La corticothérapie doit être évitée autant que faire se peut dans cette pathologie du fait des effets secondaires de ce traitement et du peu de bénéfice attendu à long terme. Elle est malgré tout utile dans les formes graves en attendant l'effet des traitements de fond. Enfin, elle est parfois indiquée, pour une courte durée dans le cadre d'une poussée de parotidomégalie.

Traitements de fond classiques

Aucun traitement de fond n'a réellement fait la preuve de son efficacité pour diminuer la sévérité des signes cliniques de la maladie.

L'hydroxychloroquine (400 mg/j) est souvent utilisée bien que son efficacité soit discutée. D'autant plus qu'une étude récente évaluant ce médicament contre placebo dans des formes peu sévères de SGS n'a pas démontré l'efficacité de ce traitement sur les principaux symptômes de la maladie [9]. En pratique, il reste essentiellement proposé en cas de polyarthralgies invalidantes.

Le méthotrexate (0,3 mg/kg/sem) est généralement proposé devant une polyarthrite vraie (et non des polyarthralgies) invalidante, bien qu'aucun essai randomisé n'ait évalué ce médicament dans le SGS.

L'azathioprine n'est que très peu utilisée dans cette indication.

Biothérapies

Anti-TNF

L'infliximab a été la première biothérapie évaluée dans cette pathologie. Cet essai s'est révélé négatif et cette classe de médicaments n'est pas utilisée dans le SGS.

Thérapeutiques antilymphocytaires B

Compte tenu de l'importance des lymphocytes B dans la physiopathologie de la maladie, une approche thérapeutique inhibant les lymphocytes B est très séduisante. Après des études ouvertes encourageantes, montrant une amélioration possible des signes systémiques de la maladie avec le rituximab [8, 24], un anticorps monoclonal anti-CD20, un essai thérapeutique contre placebo s'est là encore révélé négatif, ne montrant pas d'amélioration notable des symptômes des patients [4]. Toutefois les essais thérapeutiques se heurtent à l'impossibilité d'y inclure les patients les plus sévères qui ne peuvent être exposés au risque de recevoir un placebo. Et cette molécule est efficace sur un certain nombre d'atteintes graves de la maladie, telles que les atteintes neurologiques ou rénales compliquant la cryoglobulinémie, les polyarthrites réfractaires au méthotrexate et les cytopénies. Enfin, d'autres approches antilymphocytaires B sont à l'étude, tels que les inhibiteurs de BAFF (*B-cell activating factor of TNF family*), avec le bélimumab qui vient d'être commercialisé dans une pathologie de physiopathologie proche qu'est le lupus érythémateux systémique, sont à l'essai avec des résultats prometteurs [13].

Remerciements. Un grand merci au Professeur Xavier Mariette et au Docteur Thierry Lazure.

Bibliographie

1. BOWMAN SJ. Patient-reported outcomes including fatigue in primary Sjogren's syndrome. Rheum Dis Clin North Am, 2008, *34* : 949-962.
2. BOWMAN SJ, IBRAHIM GH, HOLMES G et al. Estimating the prevalence among Caucasian women of primary Sjogren's syndrome in two general practices in Birmingham, UK. Scand J Rheumatol, 2004, *33* : 39-43.
3. CORNEC D, JOUSSE-JOULIN S, PERS JO et al. Contribution of salivary gland ultrasonography to the diagnosis of Sjögren's syndrome : toward new diagnostic criteria ? Arthritis Rheum, 2013, *65* : 216-225.
4. DEVAUCHELLE-PENSEC V, MARIETTE X, JOUSSE-JOULIN S et al. Treatment of primary Sjogren syndrome with rituximab : a randomized trial. Ann Intern Med, 2014, *160* : 233-242.
5. FAUCHAIS AL, RICHARD L, GONDRAN G et al. Small fibre neuropathy in primary Sjogren syndrome. Rev Méd Interne, 2011, *32* : 142-148.
6. FAUCHAIS AL, MAGY L, VIDAL E. Central and peripheral neurological complications of primary Sjogren's syndrome. Presse Méd, 2012, *41* : e485-e493.
7. GORANSSON LG, HALDORSEN K, BRUN JG et al. The point prevalence of clinically relevant primary Sjogren's syndrome in two Norwegian counties. Scand J Rheumatol, 2011, *40* : 221-224.
8. GOTTENBERG JE, CINQUETTI G, LARROCHE C et al. Efficacy of rituximab in systemic manifestations of primary Sjogren's syndrome : results in 78 patients of the autoimmune and rituximab registry. Ann Rheum Dis, 2013, *72* : 1026-1031.
9. GOTTENBERG JE et al. Inefficacy of hydroxychloroquine in primary Sjogren's syndrome : results of the JOQUER trial. Arthritis Rheum, 2012, *64* (*Suppl.*).
10. GOTTENBERG JE, SEROR R, MICELI-RICHARD C et al. Serum levels of beta2-microglobulin and free light chains of immunoglobulins are associated with systemic disease activity in primary Sjogren's syndrome. Data at enrollment in the prospective ASSESS cohort. PLoS One, 2013, *8* : e59868.

11. Ioannidis JP, Vassiliou VA, Moutsopoulos MH. Long-term risk of mortality and lymphoproliferative disease and predictive classification of primary Sjogren's syndrome. Arthritis Rheum, 2002, *46* : 741-747.
12. Maldini C, Seror R, Fain O et al. Epidemiology of primary Sjogren's syndrome in a French multiracial/multiethnic area. Arthritis Care Res (Hoboken), 2014, *66* : 454-463.
13. Mariette X, Seror R, Quarticcio L et al. Efficacy and safety of belimumab in primary Sjogren's syndrome : results of the BELISS open-label phase II study. Ann Rheum Dis, 2015, *74* : 526-531.
14. Masaki Y, Dong L, Kurose N et al. Proposal for a new clinical entity, IgG_4-positive multiorgan lymphoproliferative syndrome : analysis of 64 cases of IgG_4-related disorders. Ann Rheum Dis, 2009, *68* : 1310-1315.
15. Ng WF, Bowman SJ. Primary Sjogren's syndrome : too dry and too tired. Rheumatology (Oxford), 2010, *49* : 844-853.
16. Ramos-Casals M, Brito-Zeron P, Siso-Almirall A, Bosch X. Primary Sjogren syndrome. Br Med J, 2012, *344* : e3821.
17. Ren H, Wang WM, Chen XN et al. Renal involvement and followup of 130 patients with primary Sjogren's syndrome. J Rheumatol, 2008, *35* : 278-284.
18. Risselada AP, Kruize AA, Goldschmeding R et al. The prognostic value of routinely performed minor salivary gland assessments in primary Sjogren's syndrome. Ann Rheum Dis, 2014, *73* : 1537-1540.
19. Royer B, Casals-Hatem D, Sibilia J et al. Lymphomas in patients with Sjogren's syndrome are marginal zone B-cell neoplasms, arise in diverse extranodal and nodal sites, and are not associated with viruses. Blood, 1997, *90* : 766-775.
20. Sène D, Jallouli M, Lefaucheur JP et al. Peripheral neuropathies associated with primary Sjogren syndrome : immunologic profiles of nonataxic sensory neuropathy and sensorimotor neuropathy. Medicine (Baltimore), 2011, *90* : 133-138.
21. Sène D, Cacoub P, Authier FJ et al. Sjogren syndrome-associated small fiber neuropathy : characterization from a prospective series of 40 cases. Medicine (Baltimore), 2013, *26* [epub ahead of print].
22. Seror R, Ravaud P, Bowman SJ et al. EULAR Sjogren's syndrome disease activity index : development of a consensus systemic disease activity index for primary Sjogren's syndrome. Ann Rheum Dis, 2010, *69* : 1103-1109.
23. Seror R, Ravaud P, Mariette X et al. EULAR Sjogren's syndrome patient reported index (ESSPRI) : development of a consensus patient index for primary Sjogren's syndrome. Ann Rheum Dis, 2011, *70* : 968-972.
24. Seror R, Sordet C, Guillevin L et al. Tolerance and efficacy of rituximab and changes in serum B cell biomarkers in patients with systemic complications of primary Sjogren's syndrome. Ann Rheum Dis, 2007, *66* : 351-357.
25. Shiboski SC, Shiboski CH, Criswell L et al. American College of Rheumatology classification criteria for Sjogren's syndrome : a data-driven, expert consensus approach in the Sjogren's International Collaborative Clinical Alliance cohort. Arthritis Care Res (Hoboken), 2012, *64* : 475-487.
26. Theander E, Mandl T. Primary Sjogren's syndrome : diagnostic and prognostic value of salivary gland ultrasonography using a simplified scoring system. Arthritis Care Res (Hoboken), 2014, *66* : 1102-1107.
27. Theander E, Henriksson G, Ljunberg O et al. Lymphoma and other malignancies in primary Sjogren's syndrome : a cohort study on cancer incidence and lymphoma predictors. Ann Rheum Dis, 2006, *65* : 796-803.
28. Tzioufas AG, Boumba DS, Skopouli FN, Moutsopoulos HM. Mixed monoclonal cryoglobulinemia and monoclonal rheumatoid factor cross-reactive idiotypes as predictive factors for the development of lymphoma in primary Sjogren's syndrome. Arthritis Rheum, 1996, *39* : 767-772.
29. Vitali C, Bombardieri S, Jonsson R et al. Classification criteria for Sjogren's syndrome : a revised version of the European criteria proposed by the American-European Consensus Group. Ann Rheum Dis, 2002, *61* : 554-558.
30. Voulgarelis M, Dafni UG, Isenberg DA et al. Malignant lymphoma in primary Sjogren's syndrome : a multicenter, retrospective, clinical study by the European Concerted Action on Sjogren's Syndrome. Arthritis Rheum, 1999, *42* : 1765-1672.
31. Whitcher JP, Shiboski CH, Shiboski SC et al. A simplified quantitative method for assessing keratoconjunctivitis sicca from the Sjogren's Syndrome International Registry. Am J Ophthalmol, 2010, *149* : 405-415.
32. Zintzaras E, Voulgarelis M, Moutsopoulos MH. The risk of lymphoma development in autoimmune diseases : a meta-analysis. Arch Intern Med, 2005, *165* : 2337-2344.

Toute référence à cet article doit porter la mention : Seror R. Syndrome de Gougerot-Sjögren. *In* : L Guillevin, L Mouthon, H Lévesque. Traité de médecine, 5ᵉ éd. Paris, TdM Éditions, 2018-S03-P01-C06 : 1-9.

Chapitre S03-P01-C07

Classification des vascularites systémiques

Loïc Guillevin et Benjamin Terrier

Au fil des décennies, les classifications des vascularites se sont succédé, chacune améliorant la précédente. Quelques classifications anciennes ont laissé place à un système plus compréhensible intégrant la clinique, l'histologie et la pathogénie. Les vascularites sont hétérogène, comprenant des angéites non nécrosantes, comme la maladie de Takayasu et l'artérite à cellules géantes, et des angéites nécrosantes comme la périartérite noueuse (PAN), la maladie de Kawasaki, la granulomatose avec polyangéite (Wegener) (GPA), la vascularites à IgA ou la granulomatose éosinophilique avec polyangéite (Churg-Strauss) (GEPA). Classer les maladies a une finalité clinique, pathogénique et thérapeutique. La meilleure compréhension des mécanismes pathogéniques est aussi susceptible de conduire à des traitements distincts, adaptés et efficaces.

Définition et classification des vascularites

Définition

Sous le terme de vascularites systémiques, on désigne un groupe d'affections caractérisées par une atteinte inflammatoire des vaisseaux sanguins artériels, capillaires et veineux conduisant à une altération de la paroi vasculaire, intéressant aussi bien l'endothélium que la média ou l'adventice. Les sténoses ou l'occlusion des lumières vasculaires par une thrombose ou une prolifération intimale sont la traduction de l'atteinte endothéliale.

On entend par vaisseaux de gros calibre l'aorte et ses branches de division, y compris les branches les plus petites comme les artères intercostales. Les vaisseaux de moyen calibre sont les principales artères viscérales et leurs branches de division. Les vaisseaux de petit calibre regroupent les artérioles, les capillaires et les veinules et sont intraparenchymateux. Un chevauchement avec des artères de moyen calibre et les veines peut être observé.

Classifications

La plupart des classifications prennent en compte des critères cliniques et histologiques. Les caractères de l'atteinte vasculaire : nature de l'infiltrat inflammatoire, présence d'une nécrose fibrinoïde de la paroi vasculaire ou d'un granulome extravasculaire complètent les caractéristiques de calibre des vaisseaux.

En 1990, l'American College of Rheumatology (ACR) a établi une classification des principales vascularites systémiques [1, 2, 5, 6, 7] fondée sur des critères cliniques, biologiques et histologiques. Les critères de classification ne doivent pas être utilisés comme critères diagnostiques car ils ne permettent que de distinguer, au sein du groupe des vascularites préalablement diagnostiquées, une maladie parmi d'autres. Nous mentionnerons sous forme de tableaux certains des critères de classification des principales vascularites nécrosantes.

En 1994, la nomenclature de Chapel Hill [3], révisée en 2012 [4] (Tableau S03-P01-C07-I), s'est imposée comme le système de classification de référence. Les vascularites sont classées en fonction de la taille des vaisseaux : vascularites non nécrosantes des gros vaisseaux (artérite de Takayasu et artérite à cellules géantes de Horton), vascularites des artères de moyen calibre (périartérite noueuse et maladie de Kawasaki), vascularite des vaisseaux de petit calibre, comportant les artérites associées aux ANCA (*antineutrophilic cytoplasmic antibody*) (polyangéite microscopique, granulomatose éosinophilique avec polyangéite [Churg-Strauss] et granulomatose avec polyangéite [Wegener]). Les vascularites des maladies auto-immunes, les vascularites des cryoglobulinémies et la vascularite à IgA (par exemple, purpura rhumatoïde) font partie de ce groupe.

Principales vascularites

On distinguera deux groupes de maladies, les artérites à cellules géantes et les vascularites nécrosantes.

Vascularites des vaisseaux de gros calibre

Ce sont des vascularites à cellules géantes.

Maladie de Takayasu

C'est la plus fréquente des artériopathies inflammatoires du sujet de moins de 50 ans, essentiellement de sexe féminin. C'est une aorto-artérite non spécifique touchant l'aorte, les artères qui en naissent et les artères pulmonaires. L'atteinte de la crosse aortique est responsable de rétinopathie ischémique, des complications neurologiques centrales et de l'atteinte axillo-sous-clavière qui est classiquement à l'origine de l'abolition des pouls aux membres supérieurs. L'atteinte de l'aorte thoraco-abdominale se traduit, le plus souvent, par une hypertension rénovasculaire par sténose uni- ou bilatérale des artères rénales. Cette vascularite n'est pas nécrosante et la paroi vasculaire est le siège de cellules géantes. Elle est classée en formes distinctes selon la topographie des atteintes vasculaires (Figure S03-P01-C07-1).

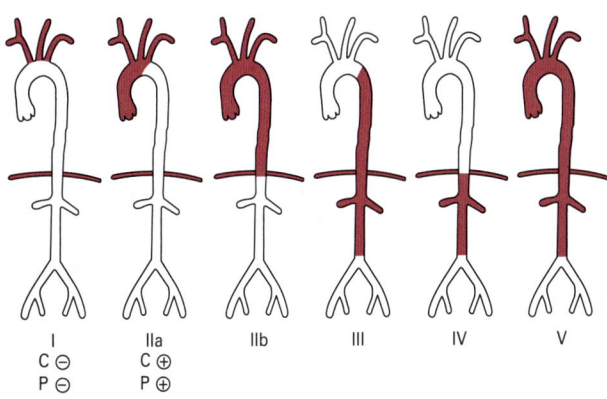

Figure S03-P01-C07-1 Topographie des atteintes vasculaires de l'artérite de Takayasu. Chaque numéro en chiffre romain figure l'une des catégories topographiques observées. C : artère coronaire ; P : artère pulmonaire.

Tableau S03-P01-C07-I Nomenclature de Chapel Hill des vascularites.

Noms	Définitions de la nomenclature de Chapel Hill
Vascularites des vaisseaux de gros calibre	Vascularite touchant les artères de gros calibre, plus souvent que les autres vascularites. Les artères sont l'aorte et ses branches principales. Tout calibre d'artère est concerné
Artérite de Takayasu	Artérite, souvent granulomateuse, touchant de façon prédominante l'aorte et ses branches principales. Le début des signes survient habituellement avant l'âge de 50 ans
Artérite à cellules géantes	Artérite, souvent granulomateuse, touchant de façon prédominante l'aorte et ses branches principales, avec une prédilection pour les branches des artères carotides et vertébrales. L'artère temporale est habituellement touchée. Le début des signes se situe habituellement après 50 ans et est souvent associé à une pseudo-polyarthrite rhizomélique
Vascularites des vaisseaux de moyen calibre	Vascularites touchant de façon prédominante les artères de moyen calibre définies comme les principales artères viscérales et leurs branches. Toutes les tailles d'artères peuvent être concernées. Des anévrysmes inflammatoires et des sténoses sont habituels
Périartérite noueuse	Vascularite nécrosante des artères de moyen calibre ou des petites artères, sans glomérulonéphrite ou vascularites des artérioles, des capillaires ou des veinules. Elles ne sont pas associées aux ANCA
Maladie de Kawasaki	Artérite associée à un syndrome ganglionnaire et cutanéomuqueux, prédominant sur les artères de moyen calibre et les petites artères. Les artères coronaires sont souvent intéressées. L'aorte et les gros vaisseaux peuvent être touchés. Habituellement la maladie survient chez les petits et grands enfants
Vascularites des vaisseaux de petit calibre	Vascularites touchant de façon prédominante les vaisseaux de petit calibre, définis comme les artères intraparenchymateuses, les artérioles, les capillaires et les veinules. Les vaisseaux de moyen calibre peuvent être affectés
Vascularites associées aux ANCA	Artérites nécrosantes sans ou avec peu de dépôts de complexes immuns, affectant de façon prédominante les petites artères (capillaires, veinules, artérioles et petites artères), associées avec des MPO-ANCA ou des PR3-ANCA. Tous les patients n'ont pas d'ANCA. On doit désigner les ANCA par un préfixe indiquant leur réactivité, comme PR3-ANCA, MPO-ANCA, ANCA négatif
Polyangéite microscopique	Vascularite nécrosante, avec peu ou pas de dépôts de complexes immuns, prédominant au niveau des vaisseaux de petit calibre (capillaires, veinules ou artérioles). L'artérite nécrosante touche les artères de petite taille et des vaisseaux de moyen calibre peuvent être atteints. Une glomérulonéphrite nécrosante est très habituelle. Une capillarite pulmonaire survient souvent. Il n'y a pas de granulome inflammatoire
Granulomatose avec polyangéite (Wegener)	Une inflammation nécrosante et granulomateuse touche les voies aériennes supérieures et inférieures et une vascularite nécrosante touche de façon prédominante les vaisseaux de petit et de moyen calibre (capillaires, veinules, artérioles, artères et veines). Une glomérulonéphrite nécrosante est habituelle
Granulomatose éosinophilique avec polyangéite (Churg-Strauss)	Une granulomatose inflammatoire éosinophilique et nécrosante touche souvent le tractus respiratoire et une vascularite nécrosante touche de façon prédominante les artères de petit et de moyen calibre. Elle est associée à un asthme et une hyperéosinophilie. Les ANCA sont plus fréquents lorsqu'une glomérulonéphrite est présente
Vascularites à complexes immuns	Vascularites avec une atteinte modérée ou marquée de la paroi vasculaire avec dépôts d'immunoglobulines et/ou de fractions du complément touchant de façon prédominante des vaisseaux de petit calibre (capillaires, veinules, artérioles et petites artères). Une glomérulonéphrite est fréquente
Maladie à anticorps antimembrane basale glomérulaire	Vascularites touchant les capillaires glomérulaires et/ou pulmonaires, avec dépôt d'anticorps antimembrane basale glomérulaire. L'atteinte pulmonaire est responsable d'hémorragie pulmonaire et d'atteinte rénale caractérisée par une glomérulonéphrite nécrosante à croissants
Vascularite cryoglobulinémique	Vascularite avec dépôt de complexes immuns de cryoglobuline touchant les vaisseaux de petits calibre (de façon prédominante, les capillaires, les veinules ou les artérioles) et associée avec une cryoglobuline circulante. La peau, les glomérules et les nerfs périphériques sont souvent concernés
Vascularite à IgA (purpura rhumatoïde de Schönlein-Henoch)	Vascularite avec des dépôts de complexes immuns à prédominance d'IgA$_1$, touchant les petits vaisseaux (de façon prédominante, les capillaires, les veinules ou les artérioles). La vascularite touche la peau, le tube digestif et cause fréquemment une atteinte articulaire. Une glomérulonéphrite, non distinguable de la néphropathie à IgA peut survenir
Vascularite urticarienne hypocomplémentémique (vascularite anti-C1q)	Vascularite s'accompagnant d'urticaire, d'hypocomplémentémie et touchant les petits vaisseaux (capillaires, veinules, artérioles) et associées à un dépôt d'anticorps anti-C1q. Une glomérulonéphrite, une arthrite, une glomérulonéphrite, une maladie pulmonaire obstructive et une inflammation oculaire sont habituelles
Vascularites des vaisseaux de taille variable	Vascularite sans atteinte prédominante d'une catégorie de vaisseaux (petit, moyen ou grand) ou de type (artères, veines et capillaires)
Maladie de Behçet	Vascularite survenant chez les patients ayant une maladie de Behçet, pouvant toucher les artères et les veines. La maladie de Behçet est caractérisée par des aphtes buccaux et génitaux récurrents, une atteinte cutanée, oculaire, gastro-intestinale et/ou une atteinte du système nerveux central inflammatoire. Une vascularite des vaisseaux de petit calibre, une thrombo-angéite, une thrombose, une artérite et des anévrysmes artériels peuvent survenir
Syndrome de Cogan	Vascularite survenant chez les patients ayant un syndrome de Cogan. Le syndrome de Cogan est caractérisé par une atteinte oculaire inflammatoire, incluant une kératite interstitielle, une baisse de l'acuité auditive, une uvéite, une épisclérite et une atteinte de l'oreille interne, incluant une baisse de l'acuité auditive d'origine nerveuse et un dysfonctionnement vestibulaire. Les manifestations vasculaires peuvent comprendre une artérite (touchant les artères de petite, moyenne et grande taille), une aortite, des anévrysmes de l'aorte et une valvulopathie aortique et mitrale
Vascularite touchant un seul organe	Vascularites touchant les artères de tout calibre ou les veines de toute taille localisées à un seul organe, sans élément permettant d'indiquer qu'il s'agit d'une localisation initiale d'une maladie systémique. L'organe touché et le type de vaisseau doivent être inclus dans le nom de la maladie (par exemple, vascularite cutanée des petits vaisseaux, artérite testiculaire, vascularite du système nerveux central). La distribution des vascularites peut être uni- ou multifocale (diffuse) au sein d'un organe. Quelques patients, initialement considérés comme atteints d'une vascularite limitée à un seul organe peuvent évoluer sur le plan systémique, conduisant à redéfinir les cas comme étant une manifestation initiale d'une vascularite systémique (par exemple, vascularite cutanée évoluant vers une périartérite noueuse, etc.)
Vascularite associée à une maladie systémique	Vascularites associées à ou pouvant être secondaires (causées par) une maladie systémique. Le nom (diagnostic) doit être suivi par la maladie systémique en cause (par exemple, polyarthrite rhumatoïde, vascularite lupique, etc.).
Vascularite associée à une étiologie probable	Vascularite associée à une probable cause spécifique. Le nom (diagnostic) doit être associé à un suffixe indiquant la spécificité de l'association (par exemple, polyangéite microscopique associée à la prise d'hydralazine, vascularite associée au virus de l'hépatite B, vascularite cryoglobulinémique associée au virus de l'hépatite C

ANCA : *antineutrophilic cytoplasmic antibody* ; Ig : immunoglobuline.

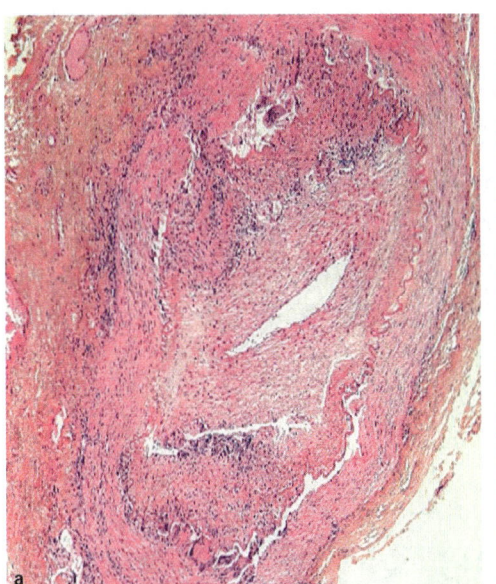
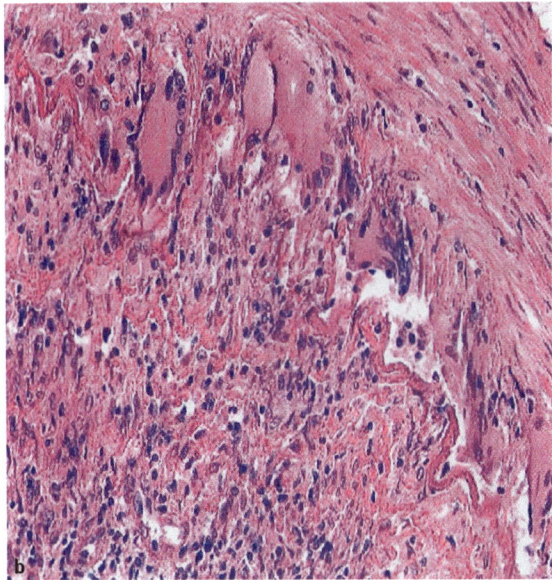

Figure S03-P01-C07-2 Présence d'une fragmentation de la limitante élastique interne et de cellules géantes multinucléées. **a**) Limitante élastique interne fragmentée, cellules géantes au contact de la limitante élastique interne et épaississement de l'endothélium vasculaire, responsable d'un rétrécissement de la lumière vasculaire. **b**) Agrandissement sur les cellules géantes au contact de la limitante élastique interne. (Collection Professeur L. Guillevin.)

Artérite à cellules géantes (maladie de Horton)

Cette vascularite, particulière par sa topographie, atteint préférentiellement les artères de gros et moyen calibre, principalement du territoire céphalique [2]. Elle est en fait diffuse comme le montrent la clinique et les explorations d'imagerie. Histologiquement, l'atteinte vasculaire intéresse les trois tuniques, avec un infiltrat inflammatoire essentiellement mononucléé, une destruction du tissu élastique et une réaction histiocytaire. On observe un épaississement intimal constitué d'une prolifération fibroblastique, et des cellules géantes sont observées au contact de la limitante élastique interne (Figure S03-P01-C07-2). La maladie de Horton survient chez les sujets âgés de plus de 50 ans. Sa présentation clinique, très polymorphe, impose de pratiquer, comme pour toute vascularite, une biopsie afin d'en affirmer le diagnostic. Les progrès obtenus dans sa compréhension pathogénique sont détaillés au chapitre S03-P01-C15.

Vascularites nécrosantes

Vascularites des vaisseaux de moyen calibre

Périartérite noueuse

Cette vascularite inflammatoire touche les artères de petit et moyen calibre, avec des lésions segmentaires et transmurales siégeant volontiers aux bifurcations artérielles. L'architecture normale de la paroi vasculaire est détruite (Figure S03-P01-C07-3), et la lésion peut être le siège d'une dilatation anévrysmale, pouvant être objectivée par une artériographie, ou d'une thrombose (Figures S03-P01-C07-4 et S03-P01-C07-5). L'American College of Rheumatology a établi des critères de classification [6] (Tableau S03-P01-C07-II et *voir* Chapitre S03-P01-C08) qui, malheureusement, ne permettent pas de la distinguer de la polyangéite microscopique (*voir* Chapitre S03-P01-C13).

Maladie de Kawasaki

Il s'agit d'une vascularite des artères de gros et moyen calibre, d'étiologie inconnue, qui touche préférentiellement le nourrisson et l'enfant de moins de 5 ans, plus rarement l'adulte. La maladie de Kawasaki est initialement un syndrome adéno-cutanéo-muqueux fébrile. Sa gravité est liée à l'insuffisance cardiaque et au développement d'anévrysmes coronaires. L'atteinte cardiaque peut être responsable de mort subite mais, en règle

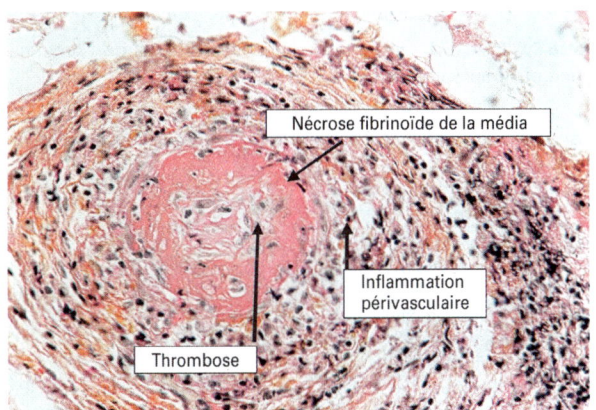

Figure S03-P01-C07-3 Périartérite noueuse. Nécrose fibrinoïde de la média artérielle, thrombose vasculaire et réaction inflammatoire périvasculaire. (Collection Professeur L. Guillevin.)

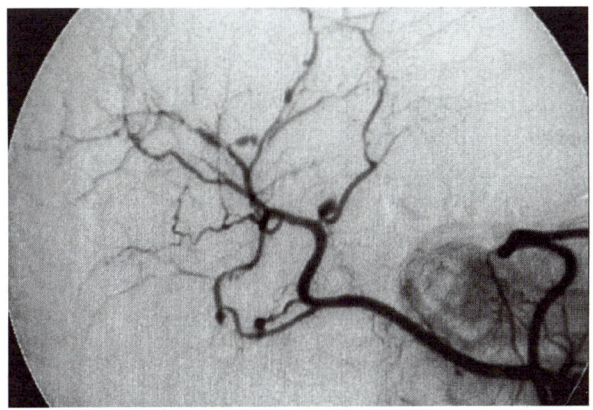

Figure S03-P01-C07-4 Périartérite noueuse. Artériographie hépatique montrant des sténoses et des anévrysmes. (Collection Professeur L. Guillevin.)

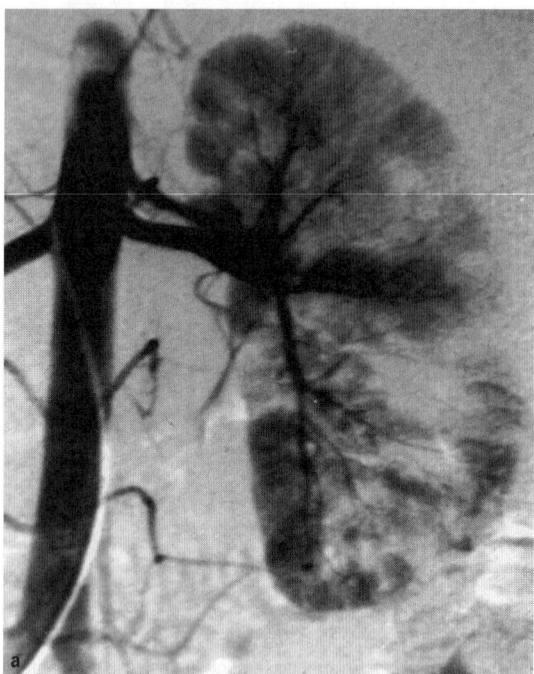
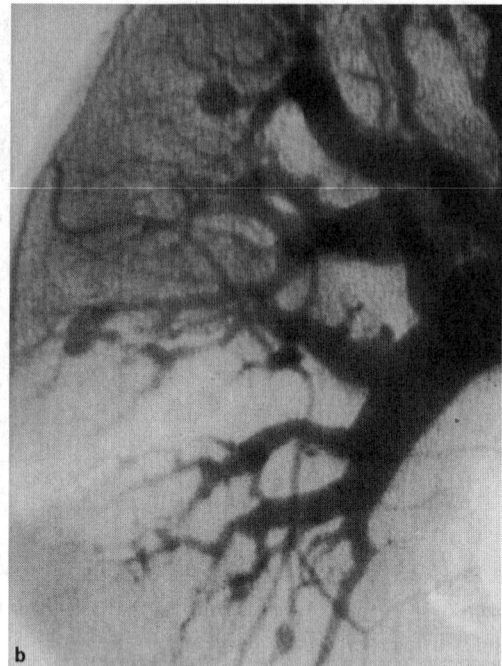

Figure S03-P01-C07-5   Périartérite noueuse. **a)** Infarctus rénaux. **b)** Micro-anévrysmes des branches de l'artère rénale. (Collection Professeur L. Guillevin.)

Tableau S03-P01-C07-II   Périartérite noueuse : critères de l'American College of Rheumatology (ACR, 1990).

Chez un sujet atteint de vascularite, la présence de trois des dix critères suivants permet le classement en périartérite noueuse avec une sensibilité de 82,2 % et une spécificité de 86 %
Amaigrissement > 4 kg
Livedo reticularis
Douleur ou sensibilité testiculaire
Myalgies diffuses, faiblesse musculaire ou sensibilité des membres inférieurs
Mono- ou polyneuropathie
Pression diastolique > 90 mmHg
Insuffisance rénale (urée > 400 mg/l ou créatininémie > 15 mg/l)
Marqueurs sériques de l'hépatite B (antigène HBs ou anticorps anti-HBs)
Anomalies artériographiques (anévrysmes et/ou occlusions des artères viscérales)
Biopsie d'une artère de petit ou moyen calibre montrant la présence de polynucléaires dans la paroi artérielle

Tableau S03-P01-C07-III   Granulomatose éosinophilique avec polyangéite (Churg-Strauss) : critères de l'American College of Rheumatology (ACR, 1990).

Chez un sujet atteint de vascularite, la présence de quatre des six critères suivants permet le classement en granulomatose éosinophilique avec polyangéite (Churg-Strauss) avec une sensibilité de 85 % et une spécificité de 99,7 %
Asthme
Éosinophilie sanguine ≥ 10 %
Antécédent d'allergie
Infiltrats pulmonaires labiles
Douleur ou opacité sinusienne
Présence d'éosinophiles extravasculaires à la biopsie

générale, la maladie est de bon pronostic. La plupart des enfants guérissent grâce à la perfusion d'immunoglobulines par voie intraveineuse.

Vascularites des vaisseaux de petit calibre

Vascularites associées à la présence d'ANCA

Polyangéite microscopique

C'est une vascularite des vaisseaux de petit calibre, sans granulome extravasculaire. La capillarite est responsable d'une glomérulonéphrite nécrosante segmentaire et focale, pauci-immune, associée à une prolifération extracapillaire. S'y associent d'autres atteintes viscérales touchant surtout la peau, les muscles, les articulations, le poumon (hémorragie alvéolaire) et l'appareil digestif. La polyangéite est associée aux anticorps anticytoplasme des polynucléaires neutrophiles (ANCA) de type antimyéloperoxydase (anti-MPO).

Granulomatose éosinophilique avec polyangéite (Churg-Strauss)

Elle se caractérise, cliniquement, par l'existence d'un asthme grave, d'une hyperéosinophilie sanguine et d'une angéite nécrosante touchant les artères de petit calibre, les capillaires et les veinules et typiquement de manifestations extrapulmonaires. Des infiltrats à éosinophiles et des granulomes gigantocellulaires, périvasculaires et surtout extravasculaires s'associent aux lésions vasculaires. Les trois éléments histologiques (nécrose fibrinoïde de la paroi des vaisseaux de petit calibre, infiltrats tissulaires à éosinophiles et granulomes extravasculaires), caractéristiques de l'affection, ne coexistent pas toujours sur le même site biopsique. Les critères de classification de l'ACR sont énoncés au tableau S03-P01-C07-III.

Granulomatose avec polyangéite (Wegener)

Il s'agit d'une vascularite systémique dont les lésions siègent préférentiellement aux voies aériennes supérieures, aux poumons et aux reins. La triade histologique classique de la granulomatose avec polyangéite associe des granulomes, une vascularite nécrosante et/ou granulomateuse des artères de petit calibre et des veines, et une glomérulonéphrite nécrosante pauci-immune segmentaire et focale associée à une prolifération extracapillaire. Les ANCA sont présents dans environ 90 % des formes actives. Il s'agit typiquement de c-ANCA ayant une spécificité anti-PR3. Dans 10 à 20 % des cas, des anticorps anti-MPO sont mis en évidence. Les critères de classification de l'ACR sont mentionnés au tableau S03-P01-C07-IV [5].

Tableau S03-P01-C07-IV Granulomatose avec polyangéite (Wegener) : critères de l'American College of Rheumatology (ACR, 1990).

> Chez un sujet atteint de vascularite, la présence de deux des quatre critères suivants permet le classement en granulomatose avec polyangéite (Wegener) avec une sensibilité de 88,2 % et une spécificité de 92 %
>
> – Inflammation nasale ou orale (épistaxis, ulcérations buccales ou faciales douloureuses)
> – Anomalies de la radiographie pulmonaire (nodules, cavernes, infiltrats fixes)
> – Mono- ou polyneuropathie
> – Sédiment urinaire anormal (hématurie microscopique ou cylindres)
> – Inflammation granulomateuse à la biopsie (dans la paroi ou autour des artères ou artérioles)

Vascularites associées aux complexes immuns

Vascularites à IgA

Cette vascularite (anciennement appelée purpura rhumatoïde de Schönlein-Henoch) est le plus souvent présente chez l'enfant, touchant essentiellement la peau, le tube digestif, les articulations et les reins. La présentation clinique habituelle est un purpura vasculaire infiltré, siégeant aux membres inférieurs, parfois aux mains et à la face, favorisé par l'orthostatisme associé à des arthralgies et des douleurs abdominales [9]. Histologiquement, le purpura rhumatoïde est caractérisé par une vascularite aiguë des artérioles et des veinules du derme superficiel et de l'intestin. En immunofluorescence, il existe des dépôts d'IgA dans la paroi des artérioles et des glomérules rénaux. Le pronostic, habituellement bon, dépend de la gravité de l'atteinte rénale (néphropathie glomérulaire à dépôts mésangiaux d'IgA) et de la sévérité des atteintes digestives. Ces dernières sont habituellement bénignes chez l'enfant, mais sont la première cause de mortalité chez l'adulte.

Vascularite à anticorps antimembrane basale glomérulaire

Anciennement appelée syndrome de Goodpasture, cette maladie rejoint le groupe des vascularites. Elle se caractérise par une glomérulonéphrite et par une hémorragie alvéolaire dues à des dépôts d'anticorps spécifiques dirigés contre des éléments de la membrane basale glomérulaire. Les anticorps ont un rôle pathogène et la disparition des anticorps est aussi un objectif du traitement.

Vascularites des cryoglobulinémies

Les cryoglobulines sont des immunoglobulines sériques précipitant à des températures inférieures à 37 °C. Elles se manifestent le plus souvent par un infiltrat périvasculaire des cellules mononucléées, sans atteinte de la paroi en elle-même. Elles peuvent cependant se manifester aussi par une vascularite caractérisée histologiquement par une nécrose fibrinoïde de la paroi des petits vaisseaux, avec un infiltrat inflammatoire à prédominance de polynucléaires neutrophiles dont certains peuvent être pycnotiques (leucocytoclasie). Il existe des dépôts hyalins intravasculaires avec, en immunofluorescence, un dépôt d'immunoglobulines dont la composition est celle du cryoprécipité. On distingue trois types de cryoglobulines. Les *cryoglobulines de type I* sont composées d'immunoglobulines monoclonales, le plus souvent une IgM, plus rarement une IgG ; elles s'observent au cours des hémopathies lymphoïdes. Ces cryoglobulinémies de type I ont des manifestations vasculaires essentiellement thrombotiques et n'induisent que peu de vascularites. Dans 75 % des cas, les cryoglobulines sont mixtes, composées d'au moins deux variétés d'immunoglobulines. Les *cryoglobulines mixtes de type II*, avec un composant monoclonal, sont le plus souvent IgM κ-IgG ; le constituant monoclonal est l'IgM possédant une activité anti-IgG. Les *cryoglobulines mixtes de type III* n'ont pas de constituant monoclonal et sont habituellement composées d'IgM et d'IgG. Les cryoglobulinémies mixtes s'observent au cours des affections auto-immunes (syndrome de Gougerot-Sjögren, lupus érythémateux systémique, polyarthrite rhumatoïde) et des hémopathies lymphoïdes B, mais beaucoup plus fréquemment au cours d'infections chroniques dont l'hépatite chronique C dont le virus est retrouvé dans plus de 80 % des cas des cryoglobulinémies de types II et III. Ces vascularites de cryoglobulinémies sont rares et ne compliquent qu'une infime minorité des patients atteints d'hépatite C.

Vascularite urticarienne hypocomplémentémique avec anticorps anti-C1q

Ces vascularites, d'expression cutanée prédominante, rejoignent la nomenclature de Chapel Hill. Ce sont des vascularites à complexes immuns, se traduisant de façon prédominante par une urticaire mais parfois aussi par des manifestations systémiques, articulaires, rénales, pulmonaires et oculaires. La biopsie montre les dépôts d'anticorps dirigés contre la fraction C1q du complément.

Vascularites des vaisseaux de taille variable

Maladie de Behçet

Fréquente dans le pourtour méditerranéen, cette vascularite est caractérisée par des aphtes buccaux et génitaux, et des manifestations cliniques systémiques oculaires, thrombotiques, articulaires, cérébrales, etc. La caractéristique de cette vascularite inflammatoire non nécrosante est de toucher les vaisseaux de tout calibre, qu'il s'agisse des artères ou des veines. Son évolution est chronique, évoluant par poussées. Le chapitre S03-P01-C17 lui est consacré.

Syndrome de Cogan

Maladie extrêmement rare, le syndrome de Cogan associe une kératite interstitielle non syphilitique et une surdité et des vertiges. La kératite interstitielle peut être associée à une conjonctivite ou à une uvéite, tandis que l'atteinte audiovestibulaire se traduit par un tableau d'hypoacousie et de vertiges évoluant vers la surdité en 1 à 3 mois. Le délai entre les symptômes oculaires et audiovestibulaires est typiquement de 1 à 6 mois. Elle peut aussi se manifester par des atteintes systémiques de vascularites (*voir* Chapitre S03-P01-C19).

Vascularites touchant un seul organe

Un certain nombre de vascularites se limitent à un seul organe. C'est notamment le cas des périartérites noueuses cutanées, des formes limitées à une neuropathie périphérique ou au muscle. Elles sont appelées périartérites noueuses mais leur évolution, volontiers chronique, est telle qu'elles méritent une individualisation. Ce sont des angéites nécrosantes, histologiquement indissociables de la périartérite noueuse mais qui pourraient être nosologiquement différentes.

Vascularites associées à une maladie systémique

Les maladies auto-immunes peuvent se compliquer ou être associées à une vascularite nécrosante. C'est notamment le cas dans le lupus érythémateux systémique, le syndrome de Gougerot-Sjögren et la sclérodermie. Dans certains cas, le lien direct entre vascularite et maladie auto-immune est établi, avec probablement la responsabilité d'immuns complexes intégrant un anticorps pathogène de la maladie causale. À l'inverse, il y a des situations où il s'agit probablement d'associations non fortuites, comme on en observe dans la sclérodermie. Dans cette dernière maladie, la découverte d'une vascularite associée aux ANCA est rare mais bien connue. Les deux types d'anticorps, anti-PR3 et anti-MPO sont rencontrés.

Vascularites associées à une étiologie probable

On place ici des vascularites déjà citées, dont l'étiologie est maintenant établie comme la périartérite due au virus de l'hépatite B et la cryoglobulinémie due au virus de l'hépatite C (*voir* Chapitres S03-P01-C08 et S03-P01-C16).

Vascularites associées aux cancers et hémopathies

L'association vascularites-maladies malignes est rare. Bien que le caractère paranéoplasique de ces vascularites ne puisse pas toujours être affirmé, l'évolution parallèle des deux pathologies suggère un lien de causalité. La survenue de la vascularite peut parfois précéder de plusieurs mois la découverte du cancer. Plusieurs types de vascularites peuvent être observés, les plus fréquentes étant les vascularites leucocytoclasiques, mais aussi des vascularites du type de la périartérite noueuse (au cours des leucémies à tricholeucocytes par exemple), des vascularites granulomateuses et des purpuras rhumatoïdes. Les manifestations cutanées et la fièvre sont les symptômes les plus fréquents, les atteintes articulaires ou neurologiques périphériques étant plus rares. Les hémopathies associées aux vascularites sont principalement les leucémies à tricholeucocytes et les myélodysplasies, ainsi que les lymphomes malins, hodgkiniens ou non. Quant aux tumeurs solides, elles sont préférentiellement bronchiques, coliques ou rénales. L'évolution de la vascularite est généralement marquée par une corticosensibilité et une autonomie vis-à-vis de la néoplasie sous-jacente. Le mécanisme de ces vascularites est inconnu.

Cas particulier des vascularites de l'enfant

Bien que la plupart des vascularites de l'adulte puissent être observées chez l'enfant, certaines n'existent pas (maladie de Horton, par exemple) ou ont une évolution différente. Certaines vascularites portent le même nom chez l'enfant et chez l'adulte mais ne recouvrent pas toujours, à notre avis, le même tableau clinique. Si l'histologie les réunit, la clinique et l'évolution sont bien souvent différentes. C'est par exemple le cas de la périartérite noueuse de l'enfant qui a peu en commun avec la maladie de l'adulte. Les signes cutanés récidivants, l'évolution plus prolongée, la fréquence plus faible de certaines atteintes systémiques, des rechutes plus fréquentes et une sensibilité à certains médicaments (comme les immunoglobulines) sont autant d'arguments pour classer différemment les formes pédiatriques et celles de l'adulte. Une classification spécifique a donc été développée. Elle est détaillée dans le tableau S03-P01-C07-V [8].

Maladie de Buerger

Appelée aussi thrombo-angéite oblitérante, c'est une vascularite des hommes jeunes, tabagiques, touchant principalement les artères et les veines de moyen et petit calibre des quatre membres, exceptionnellement les vaisseaux cérébraux et viscéraux. Sur l'artériographie, l'atteinte des artères sous-poplitées est présente dans plus de 80 % des cas.

Conclusion

La classification des vascularites permet de mieux reconnaître des maladies qui sont bien souvent très éloignées les unes des autres. L'impact des classifications est majeur dans la mesure où l'évolution et le pronostic sont différents d'une vascularite à l'autre et où les traitements doivent être adaptés à chaque situation clinique. La classification qui paraît avoir le plus grand intérêt est celle définie par la nomenclature de Chapel Hill en raison de sa simplicité et de son adéquation avec les mécanismes pathogéniques de ces maladies. Nous soulignerons toutefois qu'aucune classification n'est parfaite et que les formes de chevauchement et les atypies restent nombreuses.

Tableau S03-P01-C07-V Critères diagnostiques et de classification des vascularites primitives pédiatriques selon les dernières recommandations EULAR/PRINTO/PReS [8].

Purpura rhumatoïde
Purpura vasculaire (non lié à une thrombopénie) avec prédominance aux membres inférieurs et au moins l'un des quatre critères suivants : – douleurs abdominales – arthrites ou arthralgies – atteinte rénale – histologie typique, ou Purpura vasculaire sans prédominance déclive, mais avec histologie typique incluant la présence d'IgA
Périartérite noueuse pédiatrique
Maladie inflammatoire systémique avec anomalies caractéristiques histologiques (vascularite nécrosante des vaisseaux de moyen ou petit calibre) ou angiographiques[(1)] (anévrysmes, sténoses ou occlusions sur des artères de moyen ou petit calibre) et au moins un critère additionnel parmi les cinq suivants : – atteinte cutanée de vascularite – myalgies, muscles tendus – hypertension artérielle – neuropathie périphérique – atteinte rénale (protéinurie ou hématurie ou insuffisance rénale)
Vascularite à ANCA de type granulomatose avec polyangéite (Wegener) pédiatrique
Le diagnostic peut être retenu en présence d'au moins trois des six critères suivants : – granulome inflammatoire au niveau de la paroi d'une artère ou périvasculaire ou en dehors d'un vaisseau – atteinte du tractus respiratoire supérieur – sténoses laryngo-trachéo-bronchiques – atteinte pulmonaire sur radiographie ou tomodensitométrie montrant des nodules, des cavités ou des infiltrats fixes – positivité des anticorps anticytoplasme des polynucléaires neutrophiles – atteinte rénale avec protéinurie, hématurie, ou atteinte histologique pauci-immune nécrosante
Maladie de Takayasu pédiatrique
Présence d'une anomalie angiographique[(1)] de l'aorte ou de l'une de ses principales branches ou des artères pulmonaires à type d'anévrysmes, de dilatations, de rétrécissements, d'occlusions ou d'épaississements de la paroi artérielle, non liés à une dysplasie fibromusculaire ou autres causes similaires, avec une atteinte typiquement focale ou segmentaire Et présence d'au moins l'un des cinq critères suivants : – abolition/diminution de pouls périphérique ou claudication – asymétries de tension artérielle des quatre membres – bruits auscultatoires vasculaires – hypertension artérielle – syndrome inflammatoire biologique

(1) Angiographie conventionnelle préférable pour le diagnostic de périartérite noueuse, mais la documentation d'une anomalie par angio-IRM ou angioscanner est acceptée, également pour la maladie de Takayasu.
ANCA : *antineutrophilic cytoplasmic antibody* ; Ig : immunoglobuline.

Bibiographie

1. Hunder GG, Arend WP, Bloch DA et al. The American College of Rheumatology 1990 criteria for the classification of vasculitis. Introduction. Arthritis Rheum, 1990, *33* :1065-1067.
2. Hunder GG, Bloch DA, Michel BA et al. The American College of Rheumatology 1990 criteria for the classification of giant cell arteritis. Arthritis Rheum, 1990, *33* : 1122-1128.
3. Jennette JC, Falk RJ, Andrassy K et al. Nomenclature of systemic vasculitides. Proposal of an international consensus conference. Arthritis Rheum, 1994, *37* : 187-192.
4. Jennette JC, Falk RJ, Bacon PA et al. 2012 revised international Chapel Hill consensus conference nomenclature of vasculitides. Arthritis Rheum, 2013, *65* : 1-11.
5. Leavitt RY, Fauci AS, Bloch DA et al. The American College of Rheumatology 1990 criteria for the classification of Wegener's granulomatosis. Arthritis Rheum, 1990, *33* : 1101-1107.

6. Lightfoot RW Jr., Michel BA, Bloch DA et al. The American College of Rheumatology 1990 criteria for the classification of polyarteritis nodosa. Arthritis Rheum, 1990, 33 : 1088-1093.
7. Masi AT, Hunder GG, Lie JT et al. The American College of Rheumatology 1990 criteria for the classification of Churg-Strauss syndrome (allergic granulomatosis and angiitis). Arthritis Rheum, 1990, 33 : 1094-1100.
8. Ozen S, Ruperto N, Dillon MJ et al. EULAR/PReS endorsed consensus criteria for the classification of childhood vasculitides. Ann Rheum Dis, 2006, 65 : 936-941.
9. Pillebout E, Thervet E, Hill G et al. Purpura in adults: outcome and prognostic factors. J Am Soc Nephrol, 2002, 13 :1271-1278.

Toute référence à cet article doit porter la mention : Guillevin L, Terrier B. Classification des vascularites systémiques. In : L Guillevin, L Mouthon, H Lévesque. Traité de médecine, 5ᵉ éd. Paris, TdM Éditions, 2018-S03-P01-C07 : 1-7.

Chapitre S03-P01-C08

Périartérite noueuse

Loïc Guillevin et Maxime Samson

La périartérite noueuse (PAN) est une vascularite nécrosante touchant les artères de moyen calibre. Elle fut décrite en 1866 par Küssmaul et Maier. C'est la seule vascularite systémique dont une cause a pu être identifiée, puisqu'un certain nombre de cas sont liés au virus de l'hépatite B (PAN-VHB). Depuis les campagnes de dépistage et de vaccination contre le VHB en France, les cas de PAN sont devenus de plus en plus rares. Nous aborderons ici les principales manifestations cliniques ainsi que la pathogénie, l'évolution et le traitement de la PAN, qu'elle soit ou non liée à une infection.

Classification et diagnostic

La classification établie par l'American College of Rheumatology (ACR) ne permet pas de faire la distinction entre la PAN et polyangéite microscopique et ne doit pas être employée pour ces deux vascularites. On lui préfère la nomenclature de Chapel Hill [10] (voir Chapitre S03-P01-C07). La PAN intéresse de façon prédominante les artères de moyen calibre et, parfois, des vaisseaux de plus petit calibre. L'atteinte rénale de la PAN est l'un des éléments classant la maladie : elle est la conséquence d'une sténose ou occlusion des artères rénales de moyen calibre, se traduisant par des infarctus parenchymateux et/ou une hypertension artérielle rénovasculaire. De même, les anticorps anticytoplasme des polynucléaires (ANCA) sont absents dans la PAN et leur présence permet d'exclure son diagnostic. Les critères de l'ACR et de la nomenclature de Chapel Hill sont des critères de classification et ne doivent pas être employés à titre diagnostique. Nous avons récemment validé une liste de critères diagnostiques, qui pourrait être utilisée chez les patients dont la PAN n'a pas été ou n'a pas pu être prouvée histologiquement (Tableau S03-P01-C08-I) [9].

Épidémiologie

La PAN est une maladie rare, qui touche aussi bien les hommes que les femmes et peut être rencontrée à tout âge, mais surtout entre 40 et 60 ans. Il n'y a pas de prédominance d'un groupe ethnique.

Son incidence a été estimée à 4 à 6 par million d'habitants en Grande-Bretagne [18]. Dans une population d'Esquimaux, largement infectés par le VHB, l'incidence était plus élevée, de 77 par million d'habitants [15]. La PAN paraît plus rare en Europe du Nord qu'en Europe du Sud. En France, nous avons constaté une prévalence de la maladie de 34 par million d'habitants [14]. Son incidence a aujourd'hui diminué, essentiellement à la suite des campagnes de vaccination contre le VHB, qui ont entraîné une quasi-disparition de cette maladie.

Pathogénie

Le mécanisme le plus communément retenu, du moins au cours de la PAN-VHB, est le dépôt de complexes immuns circulants, au sein desquels la présence d'antigènes de surface du virus a en effet été démontrée, entraînant des lésions inflammatoires vasculaires endothéliales. La PAN pourrait ainsi être la conséquence d'une difficulté d'épuration par le système réticulo-endothélial de ces complexes immuns, induits par un excès d'antigènes viraux. Le VHB en cause dans ces formes de PAN est le plus souvent un virus sauvage, mais des virus mutants sont de plus en plus fréquemment rencontrés. Parmi les autres mécanismes invoqués, on retiendra une possible atteinte endothéliale directe par le virus, suivie d'une réplication in situ.

Les anticorps dirigés contre le cytoplasme des polynucléaires neutrophiles (ANCA), ne sont jamais détectés chez les patients atteints de PAN.

Des anticorps anticellules endothéliales, dirigés contre des antigènes exprimés à la surface des cellules de la paroi vasculaire ont été mis en évidence mais leur rôle reste à préciser.

Un certain nombre de cytokines pourraient également intervenir dans la physiopathologie de la PAN. Une élévation de la concentration sérique d'interféron α (IFN-α) et d'interleukine 2 (IL-2), et de façon plus discrète de TNF-α (*tumor necrosis factor* α) et d'IL-1β ont été mis en évidence au cours de la PAN comme dans d'autres vascularites nécrosantes.

Tableau S03-P01-C08-I Proposition de critères diagnostiques de périartérite noueuse [9].

Critères	Odds-ratio	Intervalle de confiance à 95 %	R^2
Critères positifs de PAN			
– infection par le VHB	16,85	6,30-45,08	0,320
– myalgies	1,93	1,06-3,53	0,517
– mononévrite (simple ou multiple) ou polynévrite	3,36	1,93-5,86	0,619
– anomalies angiographiques artérielles	20,40	7,30-56,99	0,640
– orchite	5,27	1,98-28,26	0,661
Critères négatifs (d'exclusion) de PAN			
– ANCA+	0,11	0,05-0,23	0,668
– glomérulonéphrite	0,07	0,02-0,29	0,674
– asthme récent	0,01	0,01-0,06	0,433

Critères fondés sur l'analyse des données cliniques initiales de 582 patients atteints de vascularites systémiques, issus de la base de données du Groupe français d'étude des vascularites : 194 PAN (dont 117 PAN-VHB) et 388 autres vascularites systémiques (144 granulomatoses avec polyangéite [Wegener], 115 granulomatoses éosinophiliques avec polyangéite [Churg-Strauss], 101 polyangéites microscopiques, 28 vascularites cryoglobulinémiques).
ANCA : *antineutrophilic cytoplasmic antibody* ; PAN : périartérite noueuse ; VHB : virus de l'hépatite B.

Étiologie et facteurs précipitants

La seule cause dûment identifiée est l'infection par le VHB. D'autres virus peuvent être impliqués de façon anecdotique.

Périartérite noueuse due au virus de l'hépatite B

Le mode de contamination le plus souvent observé autrefois était la transfusion sanguine. Aujourd'hui, les contaminations sont d'origine sexuelle ou liées à une toxicomanie par voie intraveineuse. Dès 1970, un lien a été fait entre l'infection virale par le VHB et la maladie. Au début des années 1990, la moitié des cas de PAN était liée à une infection par le VHB. L'incidence de l'infection par le VHB et de la PAN-VHB a aujourd'hui diminué, suite aux campagnes de vaccination et à une amélioration de la sécurité transfusionnelle. Dans la mesure où la prévalence de la PAN elle-même a diminué, on constate toutefois que les cas de PAN-VHB représentent 10 à 25 % des cas de PAN [6].

Autres causes infectieuses

D'autres virus ont été associés à la survenue d'une PAN, mais ils ne rendent compte que de cas exceptionnels : virus de l'hépatite C, parvovirus B19, virus de l'immunodéficience humaine (VIH), virus du groupe herpès ou virus d'Epstein-Barr.

Outre ces agents infectieux, la PAN a parfois été décrite en association à des tumeurs malignes ou à des hémopathies, notamment la leucémie à tricholeucocytes. Les syndromes myélodysplasiques dont les leucémies myélomonocytaires chroniques et les anémies réfractaires pourraient également être concernés.

Anatomopathologie

La lésion histologique élémentaire définissant la PAN est une vascularite nécrosante segmentaire qui affecte les vaisseaux de moyen calibre avec une répartition ubiquitaire (Figure S03-P01-C08-1). Toutes les artères de l'organisme peuvent être touchées à l'exception de l'atteinte de l'aorte et/ou des artères pulmonaires. À la phase aiguë, l'inflammation de la paroi artérielle se caractérise par de la nécrose fibrinoïde de la média et une infiltration par des cellules polymorphes composées en majorité de polynucléaires neutrophiles à noyaux souvent pycnotiques et associés à un nombre variable de lymphocytes et d'éosinophiles. Les structures élastiques et surtout la limitante élastique interne sont progressivement envahies par la nécrose fibrinoïde. L'atteinte de l'endothélium peut conduire à la thrombose. Lorsque l'atteinte vasculaire n'est pas circonférentielle, des micro-anévrysmes peuvent se développer. À un stade ultérieur, l'évolution se fait vers la cicatrisation avec

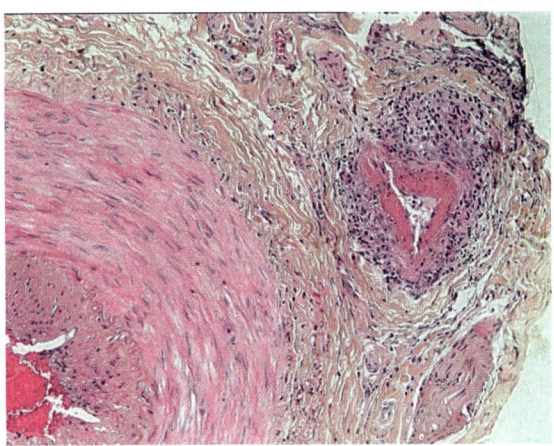

Figure S03-P01-C08-1 Nécrose fibrinoïde et réaction inflammatoire adventitielle d'une branche de l'artère temporale, permettant de porter le diagnostic de vascularite nécrosante.

une endartérite fibreuse qui rend impossible tout diagnostic histologique rétrospectif de PAN. Une autre donnée histologique caractéristique de la PAN est la coexistence de lésions de vascularite d'âges différents, avec des lésions fraîches côtoyant des lésions cicatricielles au sein du même tissu ou de tissus différents. Par ailleurs, l'atteinte est segmentaire.

Il faut de préférence biopsier les sites touchés par la maladie ; c'est notamment le cas de la peau, mais aussi parfois de l'artère temporale. Chez les patients présentant des douleurs musculaires, la biopsie doit être pratiquée de préférence en distalité des membres : mollets ou loge antéro-externe de jambe. En cas de neuropathie périphérique, une biopsie neuromusculaire donne le diagnostic dans approximativement 60 % des cas. En cas d'intervention chirurgicale, notamment abdominale à la suite d'une perforation intestinale, d'une appendicite ou d'une cholécystite aiguë, l'analyse des pièces opératoires peut donner le diagnostic. La biopsie rénale est contre-indiquée car elle peut être responsable d'hématomes rénaux ou périrénaux suite à la rupture de micro-anévrysmes.

Manifestations cliniques

Les principales manifestations cliniques observées au cours de la PAN et leurs fréquences selon les principales séries de la littérature sont résumées dans le tableau S03-P01-C08-II. Les chiffres mentionnés dans les séries les plus anciennes doivent toutefois être lus avec précau-

Tableau S03-P01-C08-II Fréquence (en pourcentage) des principales manifestations cliniques et/ou atteintes d'organe au cours de la périartérite noueuse, selon les plus importantes séries de la littérature.

Référence	Nombre de patients	Âge moyen	Atteinte cardiaque	HTA	Atteinte rénale	Atteinte cutanée	Atteinte du SNC	Neuropathie périphérique	Atteinte digestive
Pagnoux et al., 2010 [17]	348	51	22	34 (récente)	51	50	4	74	38
Fortin et al., 1995 [2]	45	54	18	–	44	44	24	51	53
Cohen et al., 1980 [1][(1)]	53	54	4	14	66	58	–	60	25
Leib et al., 1979 [11][(1)]	64	47	30	25	63	28	25	72	42
Frohnert et Sheps, 1967 [3][(1)]	130	–	10	–	8	58	3	52	14
Guillevin et al., 1988 [4]	165	48	23	31	29	46	17	67	31
Mowrey et al., 1954 [16][(1)]	607	–	–	58	83	25	–	66	48

(1) Ces séries les plus anciennes incluaient, sans distinction, des patients atteints de PAN et de polyangéite microscopique.
HTA : hypertension artérielle ; SNC : système nerveux central.

tion, car ces séries regroupent souvent des observations de PAN et de polyangéite microscopique.

Signes généraux

Dans les formes systémiques, l'état général est habituellement altéré, avec amaigrissement et fièvre, dans deux tiers des cas. Ces manifestations sont précoces et peuvent être inaugurales. Lorsque ces signes généraux sont isolés, le diagnostic de PAN est difficile à porter.

Myalgies et arthralgies

Les myalgies sont présentes chez la moitié des patients. Elles peuvent être intenses, diffuses, spontanées et/ou aggravées par la pression des masses musculaires. Le taux d'enzymes musculaires est normal. Une amyotrophie est fréquente. Les arthralgies prédominent sur les grosses articulations. Les arthrites sont rares et non érosives.

Atteinte neurologique

L'atteinte du système nerveux périphérique est fréquente, celle du système nerveux central plus rare.

Neuropathie périphérique

Une neuropathie périphérique est présente dans 50 à 75 % des cas. C'est la première manifestation de la maladie dans 20 à 30 % des cas. Le tableau clinique le plus habituel est celui d'une mononévrite multiple sensitivo-motrice, caractérisée par un déficit évolutif prédominant aux jambes, tout particulièrement dans le territoire des nerfs sciatiques poplités externes et/ou internes. L'atteinte neurologique peut intéresser, à un moindre degré, les membres supérieurs, dans les territoires médian(s), ulnaire(s) ou radial(ux). L'atteinte neurologique peut être précédée, aux membres inférieurs, par des œdèmes segmentaires. Une polyneuropathie distale, symétrique, sensitive ou sensitivo-motrice est plus rare et s'observe dans 20 % des cas d'atteinte du système nerveux périphérique. L'atteinte des paires crâniennes est exceptionnelle (< 1 % des malades) et touche les nerfs III, VI, VII, VIII. L'électromyogramme montre la présence d'une neuropathie axonale.

Sous traitement, la mononévrite multiple de la PAN s'améliore lentement, dans la plupart des cas. Le degré de récupération est très variable d'un malade à l'autre et demeure imprévisible.

Atteinte du système nerveux central

Les localisations neurologiques centrales sont rares. Toute la symptomatologie neurologique centrale peut s'observer.

Atteinte cutanée

Des manifestations cutanées sont rapportées chez 20 à 60 % des patients atteints de PAN. Le purpura est fréquent, vasculaire et infiltré (Figure S03-P01-C08-2). Les nodules sous-cutanés témoignent davantage d'une atteinte des vaisseaux de moyen calibre. Le livedo reticularis est plus rare, de même que les ulcérations vasculaires et les gangrènes distales.

La PAN peut rester strictement localisée à la peau, s'accompagnant éventuellement de quelques manifestations neurologiques périphériques et/ou articulaires peu marquées. Ces formes sont bénignes mais rechutent.

Atteinte rénale

Une néphropathie vasculaire peut s'observer et peut évoluer vers une insuffisance rénale. Une hypertension artérielle peut compliquer la néphropathie vasculaire et est parfois sévère, voire maligne. Lorsqu'une insuffisance rénale aiguë survient, elle apparaît habituellement tôt dans

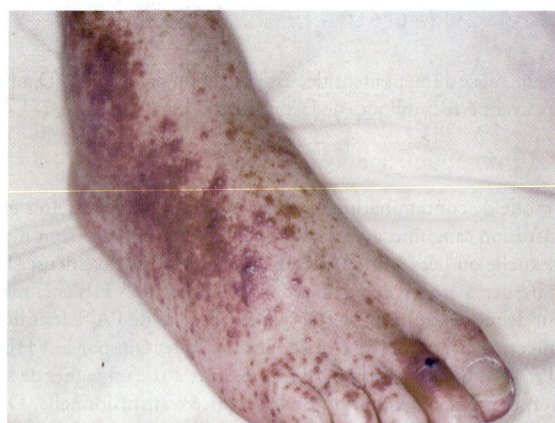

Figure S03-P01-C08-2 Purpura vasculaire infiltré. (Collection Professeur L. Guillevin.)

l'histoire de la maladie ou lors d'une poussée évolutive. Certaines néphropathies évoluent favorablement après une période d'épuration extrarénale transitoire. Chez d'autres, une insuffisance rénale terminale peut survenir plusieurs années après le début de la PAN et conduire à la dialyse. Lorsque l'angiographie rénale est faite, elle peut montrer des sténoses segmentaires, alternant avec des dilatations et/ou des micro-anévrysmes siégeant sur les artères rénales.

Atteinte cardiaque

La PAN lèse essentiellement le myocarde soit par le biais d'une vascularite des artères coronaires ou de leurs branches, soit par celui d'une hypertension artérielle sévère non contrôlée. L'atteinte péricardique est rare. Une insuffisance cardiaque peut survenir. Dans une étude récente reprenant 348 cas de PAN, une cardiomyopathie était retrouvée dans 7,5 % des cas [17]. La coronarographie ou le coroscanner peuvent mettre en évidence des irrégularités de calibre des vaisseaux, des images d'infarctus du myocarde ou des lésions de myocardite (Figure S03-P01-C08-3).

Chez les patients avec atteinte cardiaque, une tachycardie est fréquente et des troubles du rythme, principalement supraventriculaire, ou de la conduction sont parfois observés. Une artérite nodulaire coronarienne a été rapportée par Küssmaul et Maier. Ces lésions ont été

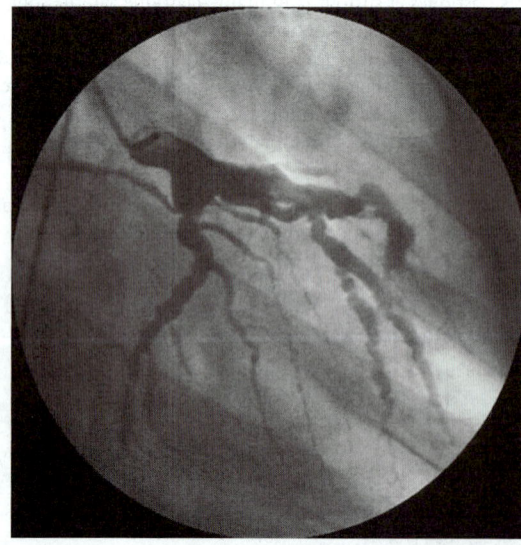

Figure S03-P01-C08-3 Coronarographie montrant des irrégularités multiples de l'artère interventriculaire antérieure.

retrouvées dans environ un tiers des autopsies. Des anévrysmes coronariens sont détectés occasionnellement. Leur présence peut faire discuter l'existence d'une maladie de Kawasaki. La dissection aortique est exceptionnelle. L'occlusion d'une artère distale des membres peut entraîner une gangrène des orteils ou des doigts. L'angiographie montre la présence de sténoses ou de micro-anévrysmes. Le phénomène de Raynaud peut être isolé ou compliqué de nécrose.

Atteinte digestive

Les atteintes digestives sont l'une des manifestations les plus graves de la PAN. C'est la première cause de décès à 1 an. Au cours d'une étude reprenant 348 patients atteints de PAN, une atteinte digestive nécessitant le recours à la chirurgie au moment du diagnostic faisait partie des facteurs prédictifs indépendants de mortalité [17]. Les signes cliniques varient de la douleur abdominale isolée à des tableaux plus sévères, notamment chirurgicaux qui survenaient chez 10,7 % des patients avec une PAN non VHB et 19,5 % des patients présentant une PAN-VHB. Les hémorragies digestives et les perforations intestinales sont graves. Une atteinte de la vésicule biliaire (cholécystite) ou de l'appendice peut être la première manifestation clinique de PAN. La nécrose aiguë du pancréas ou le développement de kystes ou faux kystes pancréatiques sont retrouvés chez 2 à 3 % des patients [17]. L'atteinte pancréatique est souvent associée à une ischémie digestive et à des perforations qui peuvent être méconnues, expliquant en pratique son très mauvais pronostic. La survie à 5 ans des patients ayant ces manifestations digestives n'est que d'environ 50 % [7].

Autres atteintes

L'orchite, non infectieuse, est l'une des manifestations les plus caractéristiques de la PAN chez l'homme et est plus fréquente chez les patients atteints de PAN-VHB. Elle fait partie des critères de classification établis par l'ACR [12]. Cependant, elle constitue rarement la manifestation inaugurale de la maladie.

Des appositions périostées ont été observées, précédées par un œdème localisé de la jambe. La biopsie montre une vascularite nécrosante du périoste.

Une vascularite rétinienne, un décollement exsudatif de rétine, une conjonctive ou une uvéite peuvent être observés.

Atteinte pulmonaire

Les poumons sont habituellement épargnés au cours de la PAN.

Manifestations spécifiques de la PAN-VHB

La PAN-VHB survient habituellement dans les semaines ou mois qui suivent la contamination. L'hépatite est habituellement silencieuse ou ne se traduit que par une augmentation modérée des transaminases. Les manifestations cliniques de la PAN-VHB ne sont pas différentes de celles de la PAN non liée à l'infection par le VHB. Toutefois, les patients présentant une PAN-VHB ont une maladie plus grave : amaigrissement plus important, plus d'atteinte neurologique périphérique, plus d'atteinte digestive nécessitant le recours à la chirurgie, plus d'atteinte cardiaque spécifique et plus souvent une hypertension artérielle (HTA) sévère et une orchite.

Formes localisées de périartérite noueuse

La PAN peut se manifester initialement par une atteinte localisée. Il n'est pas rare de voir une PAN systémique survenir dans les mois suivant une cholécystite ou une appendicite isolée, quand l'analyse histologique révélait des aspects de vascularite nécrosante.

Les formes cutanées localisées sont récidivantes et de bon pronostic. Des formes musculaires isolées ont également été décrites. Une neuropathie périphérique peu marquée s'y associe dans quelques cas.

Périartérite noueuse de l'enfant

Alors que la maladie de Kawasaki ou le purpura rhumatoïde sont plus fréquemment observés dans l'enfance, la PAN est exceptionnelle. Récemment, une classification européenne des vascularites de l'enfant a été proposée par des rhumatologues européens (voir Chapitre S03-P01-C07). L'âge moyen au diagnostic est de 9 ans avec un sex-ratio à 1. Les manifestations cliniques de la PAN chez l'enfant sont comparables à celles de l'adulte, à l'exception des formes cutanées qui paraissent plus fréquentes. Des infections microbiennes, notamment streptococciques, pourraient être impliquées dans la survenue de ces vascularites juvéniles.

Biologie et autres investigations complémentaires

Le diagnostic de PAN repose dans l'idéal sur une preuve histologique. Une biopsie musculaire et/ou neuromusculaire, de préférence dans un territoire jambier, peut permettre un diagnostic histologique dans les trois quarts des cas. La biopsie rénale est déconseillée. Les biopsies cutanées montrent une vascularite dans la moitié des cas, le plus souvent leucocytoclasique et souvent nécrosante.

Examens biologiques

Aucun examen biologique n'est spécifique de la PAN. Un syndrome inflammatoire est présent dans trois quarts des cas. Une hyperéosinophilie modérée peut être retrouvée, exceptionnellement supérieure à 1 500/mm^3. Une infection par le VHB doit être systématiquement recherchée par un test sérologique, puis une quantification de son ADN (acide désoxyribonucléique) en cas de positivité. Chez l'enfant, les sérologies streptococciques doivent également être effectuées.

La présence d'ANCA constitue, en principe, un critère d'exclusion du diagnostic.

Examens radiologiques

Bien que non pathognomonique, la présence de micro-anévrysmes et de sténoses irrégulières des artères de moyen calibre à l'artériographie rénale et cœliomésentérique est très évocatrice de PAN. La fréquence de ces anomalies, focales, segmentaires et fluctuantes dans le temps, est de 90 % en cas de signes digestifs et de 40 à 60 % en leur absence. Des micro-anévrysmes artériels identiques peuvent être

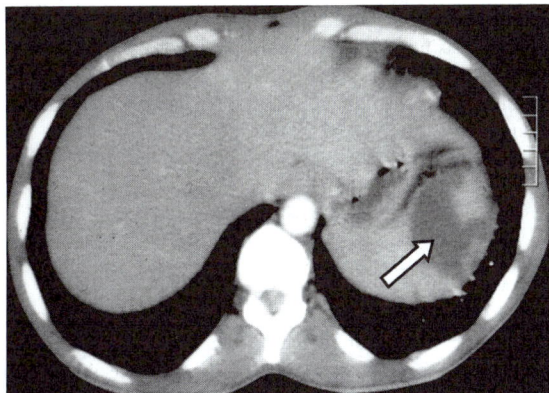

Figure S03-P01-C08-4 Infarctus splénique. (Collection Professeur L. Guillevin.)

constatés. Un infarctus viscéral est la conséquence directe de l'obstruction artérielle (Figure S03-P01-C08-4). Les autres explorations radiologiques sont guidées par la clinique. Une IRM (imagerie par résonance magnétique) musculaire peut être réalisée en cas de myalgies. Elle peut montrer des hypersignaux.

Autres examens

L'électromyogramme est l'un des examens les plus utiles pour analyser une neuropathie, parfois infraclinique. Les examens à visée cardiaque ou digestive sont effectués lorsqu'il existe des signes cliniques.

Évolution

La PAN est habituellement une maladie aiguë qui, dans sa forme systémique, se manifeste par une poussée unique, mais parfois sévère, voire mortelle si le traitement adéquat n'est pas rapidement prescrit. Depuis l'utilisation des corticoïdes, puis leur association aux immunosuppresseurs, et aux traitements antiviraux combinés aux échanges plasmatiques dans les formes liées au VHB, le pronostic de ces patients s'est amélioré, avec un taux de survie à 1, 5 et 10 ans de 92, 83 et 74 % respectivement pour la PAN et de 83, 73 et 60 % respectivement pour la PAN-VHB [17].

Rechutes

Une fois la rémission obtenue, les rechutes sont peu fréquentes au cours de la PAN. Dans une précédente étude portant sur 348 patients atteints de PAN suivis pendant 68 mois en moyenne, 10,6 % des PAN-VHB et 28 % des PAN ont rechuté, dans un délai moyen de respectivement 43 et 26 mois par rapport à la première poussée [17].

Décès

Décès liés à la vascularite

Un certain nombre de patients meurent rapidement, durant les premiers mois de la maladie, dans un tableau d'atteinte multiviscérale, non contrôlable par les traitements disponibles. La plupart de ces décès sont la conséquence d'une atteinte digestive.

Décès liés aux traitements

Bien qu'ils aient augmenté le taux de survie des patients, les traitements peuvent être responsables d'un certain nombre d'effets secondaires, certains sévères, éventuellement responsable de décès. Les infections bactériennes avec septicémies représentent la première cause de mortalité liée aux traitements. Les infections virales surviennent plus tardivement, favorisées par l'immunodépression profonde induite par les immunosuppresseurs. De rares cas de pneumonie à *Pneumocystis jiroveci* ont été rapportés, moins fréquemment qu'au cours de la granulomatose avec polyangéite. L'attitude actuelle est de diminuer et de raccourcir au maximum les traitements corticoïdes et immunosuppresseurs, afin de réduire le risque de complications infectieuses, sans pour autant diminuer le taux de rémission de la maladie ni majorer le taux de rechute.

Traitement

Principes généraux

Choix thérapeutique initial

Il convient de prescrire un traitement adapté à la sévérité de la maladie. Pour cela des scores pronostiques et de surveillance ont été établis. Le *five factor score* (FFS) [7] peut prédire la mortalité des malades atteints de vascularite nécrosante. Un autre score d'évaluation, le *Birmingham vasculitis activity score* (BVAS) [13] est également utilisé pour le suivi des malades, mais sa valeur pronostique n'a pas été validée de façon prospective. Le traitement doit ensuite être régulièrement adapté à la réponse clinique et en fonction de sa tolérance.

Quelques aspects essentiels du traitement

Un certain nombre de complications des traitements par corticoïdes et immunosuppresseurs peuvent être prévenues ou du moins atténuées. Une prophylaxie par le cotrimoxazole, systématique pendant la durée du traitement par cyclophosphamide et tant que le taux de lymphocytes T CD4+ est inférieur à 250/mm^3, permet de prévenir la pneumonie à *Pneumocystis jiroveci*. L'ostéoporose cortisonique doit être prévenue par les bisphosphonates (sauf contre-indication) et le calcium, débutés dès que la corticothérapie est instituée. Les traitements physio- et kinésithérapeutiques sont également nécessaires chez les malades présentant une neuropathie périphérique. La pression artérielle doit être contrôlée, avec la prescription, lorsque cela est nécessaire, d'antihypertenseurs. Une perte importante et rapide de poids justifie une nutrition parentérale. Bien que l'amaigrissement n'ait pas été démontré, jusqu'à présent, comme étant un facteur de mauvais pronostic, un bon état général est toujours préférable et limite la survenue des infections.

Chez ces patients âgés, la minimisation de la dose de corticoïdes et d'immunosuppresseurs permet d'améliorer le pronostic vital, essentiellement en réduisant le nombre d'effets secondaires des médicaments.

Principaux médicaments

Corticoïdes

Le traitement initial de la PAN sans infection par le VHB comprend une corticothérapie. La dose initiale est de 1 mg/kg/j. Elle peut parfois être précédée, selon la gravité, d'un à trois bolus de méthylprednisolone (15 mg/kg/j). Après un traitement initial de 3 à 4 semaines, les corticoïdes doivent être diminués rapidement.

Cyclophosphamide

La prescription ou non d'immunosuppresseurs au cours de la PAN sans infection par le VHB, et notamment de cyclophosphamide, repose sur l'utilisation du score pronostique FFS, élément clef de la décision thérapeutique.

Le schéma d'administration du cyclophosphamide est le suivant : trois bolus de 0,6 g/m^2 espacés de 14 jours puis trois bolus supplémentaires espacés de 21 jours, à la posologie de 0,7 g/m^2. Il est recommandé de ne jamais dépasser 1 200 mg par bolus et de diminuer la posologie de cyclophosphamide chez les personnes âgées de plus de 65 ans et en cas d'insuffisance rénale (créatinine > 300 µmol/l ou débit de filtration glomérulaire < 25 ml/min) (protocole national de soins, novembre 2007) [8].

Autres traitements immunosuppresseurs. Nouveaux et « anciens » médicaments

Un certain nombre d'autres immunosuppresseurs peuvent être utilisés mais n'ont pas été validés. Ils peuvent toutefois constituer une alternative au cyclophosphamide dans certaines situations, notamment chez les patients qui présentent des rechutes. Ils ont surtout un intérêt en relais du cyclophosphamide, une fois la rémission obtenue et après un minimum de six bolus, au cours de la PAN non liée au VHB.

L'azathioprine est le traitement d'entretien recommandé de première intention dès que la rémission a été obtenue avec l'association de corticoïdes et de cyclophosphamide. La dose habituelle est de 2 à 3 mg/kg/j. La durée optimale du traitement d'entretien pour les patients mis en rémission doit être d'environ 12 à 18 mois. Le méthotrexate peut aussi être prescrit une fois la rémission obtenue.

D'autres médicaments sont parfois prescrits, mais sans qu'aucune étude contrôlée n'ait pu confirmer leur intérêt.

Échanges plasmatiques

Les échanges plasmatiques n'améliorent pas le taux de survie au cours de la PAN non liée à une infection virale. En revanche, ils sont utiles dans le traitement de la PAN-VHB avec des bénéfices qui y ont été clairement démontrés [5].

Stratégie thérapeutique

Le traitement de la PAN est différent selon que la maladie est primitive ou secondaire à une infection par le VHB ou un autre agent infectieux.

Traitement de la périartérite noueuse non associée à une étiologie infectieuse

Le traitement initial de la PAN sans infection par le VHB comprend une corticothérapie initiale à fortes doses, comme décrite précédemment. Les critères de prescription de corticoïdes éventuellement associés à un immunosuppresseur sont définis par le *five factor score* (FFS). À ce jour, le traitement recommandé chez les patients dont le FFS est égal à 0 est une corticothérapie seule. Les immunosuppresseurs ne seront associés qu'en cas d'échec de ce traitement ou de rechute, situation qui concerne malgré tout 40 % des patients, après 5 ans de suivi. Un traitement associant d'emblée corticoïdes et cyclophosphamide permet de réduire ce taux à 15 à 20 %, mais au prix d'effets secondaires chez 40 à 60 % d'entre eux.

Dans les formes sévères (FFS ≥ 1), nous avons démontré que l'association de corticoïdes et de cyclophosphamide était en revanche indispensable d'emblée et améliorait le pronostic vital.

Traitement de la PAN-VHB et des autres périartérites noueuses liées à une infection virale

En cas d'infection virale, une approche thérapeutique différente et spécifique doit être choisie. Bien que les corticoïdes et les immunosuppresseurs agissent efficacement sur les symptômes de la vascularite, ce traitement « standard » perpétue l'infection, stimule la réplication virale, aggrave l'évolution des hépatites chroniques et facilite la progression vers la cirrhose qui, à plus long terme, peut se compliquer de cancer du foie.

Connaissant l'efficacité des médicaments antiviraux contre l'infection par le VHB et des échanges plasmatiques dans la PAN-VHB, nous avons combiné ces deux traitements [5] dans la stratégie thérapeutique suivante : corticothérapie initiale et brève permettant de contrôler les manifestations les plus sévères de la PAN, puis arrêt brutal des corticoïdes facilitant la séroconversion ; adjonction d'échanges plasmatiques afin de mieux contrôler le cours évolutif de la PAN ; combinaison aux antiviraux (vidarabine autrefois, puis plus récemment interféron α, lamivudine, adéfovir, entécavir…). Sous traitement, le pronostic vital est favorable et le taux de séroconversion HBe/antiHBe augmente notablement (> 50 % des cas).

Bibliographie

1. COHEN RD, CONN DL, ILSTRUP DM. Clinical features, prognosis, and response to treatment in polyarteritis. Mayo Clin Proc, 1980, 55 : 146-155.
2. FORTIN PR, LARSON MG, WATTERS AK et al. Prognostic factors in systemic necrotizing vasculitis of the polyarteritis nodosa group : a review of 45 cases. J Rheumatol, 1995, 22 : 78-84.
3. FROHNERT PP, SHEPS SG. Long-term follow-up study of periarteritis nodosa. Am J Med, 1967, 43 : 8-14.
4. GUILLEVIN L, LE THI HUONG D, GODEAU P et al. Clinical findings and prognosis of polyarteritis nodosa and Churg-Strauss angiitis : a study in 165 patients. Br J Rheumatol, 1988, 27 : 258-264.
5. GUILLEVIN L, LHOTE F, COHEN P et al. Polyarteritis nodosa related to hepatitis B virus. A prospective study with long-term observation of 41 patients. Medicine (Baltimore), 1995, 74 : 238-253.
6. GUILLEVIN L, MAHR A, CALLARD P et al. Hepatitis B virus-associated polyarteritis nodosa : clinical characteristics, outcome, and impact of treatment in 115 patients. Medicine (Baltimore), 2005, 84 : 313-322.
7. GUILLEVIN L, PAGNOUX C, SEROR R et al. The five-factor score revisited : assessment of prognoses of systemic necrotizing vasculitides based on the French Vasculitis Study Group (FVSG) cohort. Medicine (Baltimore), 2011, 90 : 19-27.
8. HAUTE AUTORITÉ DE SANTÉ. Procédure nationale de soins : les vascularites. Saint-Denis, HAS (http://wwwhas-santefr/portail/jcms/c_1340879/protocoles-nationaux-de-diagnostic-et-de-soins-pnds, 2009).
9. HENEGAR C, PAGNOUX C, PUECHAL X et al. A paradigm of diagnostic criteria for polyarteritis nodosa : analysis of a series of 949 patients with vascularities. Arthritis Rheum, 2008, 58 : 1528-1538.
10. JENNETTE JC, FALK RJ, BACON PA et al. 2012 revised International Chapel Hill consensus conference nomenclature of vasculitides. Arthritis Rheum, 2013, 65 : 1-11.
11. LEIB ES, RESTIVO C, PAULUS HE. Immunosuppressive and corticosteroid therapy of polyarteritis nodosa. Am J Med, 1979, 67 : 941-947.
12. LIGHTFOOT RW, JR., MICHEL BA, BLOCH DA et al. The American College of Rheumatology 1990 criteria for the classification of polyarteritis nodosa. Arthritis Rheum, 1990, 33 : 1088-1093.
13. LUQMANI RA, BACON PA, MOOTS RJ et al. Birmingham vasculitis activity score (BVAS) in systemic necrotizing vasculitis. QJM, 1994, 87 : 671-678.
14. MAHR A, GUILLEVIN L, POISSONNET M, AYME S. Prevalences of polyarteritis nodosa, microscopic polyangiitis, Wegener's granulomatosis, and Churg-Strauss syndrome in a French urban multiethnic population in 2000 : a capture-recapture estimate. Arthritis Rheum, 2004, 51 : 92-99.
15. MCMAHON BJ, HEYWARD WL, TEMPLIN DW et al. Hepatitis B-associated polyarteritis nodosa in Alaskan Eskimos : clinical and epidemiologic features and long-term follow-up. Hepatology, 1989, 9 : 97-101.
16. MOWREY F, LUNDBERG E. The clinical manifestations of essential polyangeitis (periarteritis nodosa), with emphasis on the hepatic manifestations. Ann Intern Med, 1954, 40 : 1145-1164.
17. PAGNOUX C, SEROR R, HENEGAR C et al. Clinical features and outcomes in 348 patients with polyarteritis nodosa : a systematic retrospective study of patients diagnosed between 1963 and 2005 and entered into the French Vasculitis Study Group database. Arthritis Rheum, 2010, 62 : 616-626.
18. SCOTT DG, BACON PA, ELLIOTT PJ et al. Systemic vasculitis in a district general hospital 1972-1980 : clinical and laboratory features, classification and prognosis of 80 cases. Q J Med, 1982, 51 : 292-311.

Toute référence à cet article doit porter la mention : Guillevin L, Samson M. Périartérite noueuse. *In* : L Guillevin, L Mouthon, H Lévesque. Traité de médecine, 5ᵉ éd. Paris, TdM Éditions, 2018-S03-P01-C08 : 1-6.

Chapitre S03-P01-C09

Granulomatose éosinophilique avec polyangéite (Churg-Strauss)

Loïc Guillevin

La granulomatose éosinophilique avec polyangéite (Churg-Strauss) (GEPA) est une vascularite systémique rare, décrite par Churg et Strauss, caractérisée par la présence d'un asthme sévère, d'une éosinophilie, d'une infiltration éosinophilique des tissus et de manifestations extrapulmonaires. L'histologie est celle d'une vascularite nécrosante des vaisseaux de petits et de moyen calibre, une infiltration tissulaire par des éosinophiles et la présence de granulome pariétal et périvasculaire. Le diagnostic est largement fondé sur les caractéristiques cliniques et sur des critères de classification. La GEPA est souvent révélée par des manifestations cliniques pulmonaires et extrapulmonaires. Une éosinophilie est présente, parfois importante. L'asthme est préexistant ou contemporain de la vascularite. Des anticorps anticytoplasme des polynucléaires neutrophiles (ANCA), antimyéloperoxydase (MPO) sont présents chez moins de 40 % des patients [12]. Le caractère hétérogène de la GEPA est probable et au moins deux phénotypes ont été décrits. Par commodité, nous regrouperons les diverses formes de la maladie sous le terme de GEPA mais il n'est pas exclu que cette maladie, ou plutôt ce syndrome, soit démembré dans les années qui viennent.

Classification

Récemment, un groupe d'experts a suggéré de renommer le syndrome de Churg-Strauss, granulomatose éosinophilique avec polyangéite (GEPA) [6]. Tous les éléments de classification des vascularites sont exposés au chapitre S03-P01-C07. À côté de la nomenclature de Chapel Hill [6], la classification de l'American College of Rheumatology peut aussi être utilisée [10].

Épidémiologie

La prévalence de la GEPA est 10,7 à 13 4 millions d'habitants. L'incidence annuelle va de 0,5 à 6,8 nouveaux cas par million d'habitants, selon les pays. L'incidence de la GEPA (Churg-Strauss) est plus élevée chez les patients asthmatiques, s'échelonnant de 34,6 à 60,4 cas par million d'habitants. La maladie peut survenir à tout âge, avec un âge moyen de 48 ans et il n'y a pas de prédominance d'un sexe par rapport à l'autre [2].

Facteurs déclenchants

Divers antigènes, des agents infectieux, des médicaments, des désensibilisations ou des vaccinations pourraient déclencher la survenue de la maladie. Parmi les médicaments, on a impliqué les antagonistes des récepteurs des leucotriènes, comme le montélukast et le zafirlukast. Il se peut aussi que les médicaments incriminés ne soient qu'indirectement impliqués du fait de leur efficacité qui permettrait la décroissance des corticoïdes, révélant alors une maladie latente. Les vaccinations ont été considérées comme pouvant déclencher la GEPA ou une de ses poussées. C'est pourquoi il est préférable de ne pas vacciner les patients dont la maladie n'est pas contrôlée. À l'inverse, le risque infectieux est tel chez les patients ayant une vascularite à tropisme pulmonaire que nous encourageons la vaccination, notamment antipneumococcique et antigrippale.

Manifestations cliniques

Signes de début

Ils sont constants à un moment ou un autre de la maladie. L'asthme précède habituellement la vascularite, mais un certain nombre de patients ne sont pas asthmatiques lorsque surviennent les signes systémiques de vascularite. Il y a parfois une concomitance d'apparition entre l'asthme et la vascularite. Les signes cliniques sont variables. En règle générale, il y a une altération de l'état général, et des atteintes viscérales au sein desquelles la mononévrite multiple est prédominante. L'atteinte cutanée se traduit par un purpura nécrotique. Une vascularite de l'intestin, des reins et du cœur doit être recherchée. Ces derniers symptômes sont associés avec un mauvais pronostic. Les principaux signes cliniques sont décrits dans le tableau S03-P01-C09-I [1, 2, 3, 7, 12, 13].

Signes généraux

Les signes généraux sont une fatigue, une sensation de malaise, une fièvre dans la moitié des cas et un amaigrissement. L'association de ces symptômes à un asthme et une éosinophilie supérieure à 1 500/mm^3 permet de faire le diagnostic. Il y a également fréquemment des douleurs articulaires mais pas d'arthrite, ni de déformation des articulations. Les myalgies sont fréquentes, habituellement observées dans la moitié des cas.

Manifestations respiratoires

Les signes pulmonaires précèdent la vascularite dans 96 à 100 % des cas. L'intervalle moyen est de 9,3 ± 10,8 ans [2]. L'âge moyen d'apparition de l'asthme chez des patients présentant une GEPA est environ 30 ans. Cet asthme souvent sévère, cortico-dépendant progresse rapidement avant le début des manifestations extrapulmonaires. Il est associé à une atteinte ORL comprenant une rhinite dans 70 % des cas, une obstruction nasale, une polypose nasale et une sinusite non destructrice (62,5 %). La rhinite n'est pas nécessairement d'origine allergique. La radiographie thoracique et la tomodensitométrie en coupes fines mettent en évidence, dans un certain nombre de cas, des infiltrats alvéolaires (Figures S03-P01-C09-1 et S03-P01-C09-2). Il est également classique d'observer des hémorragies alvéolaires. Une atteinte rénale (syndrome pneumorénal) ou une mononévrite multiple peuvent s'y associer. Les signes pleuraux sont rares.

Signes neurologiques

La neuropathie périphérique est la manifestation extrapulmonaire la plus fréquente. Il s'agit d'une mononévrite multiple sensitivomotrice, touchant les nerfs périphériques, plutôt des membres inférieurs que supérieurs. Elle n'est pas différente de celle observée dans la périartérite noueuse (voir Chapitre S03-P01-C08) et dans les autres vascularites associées aux ANCA.

Tableau S03-P01-C09-I Principales manifestations cliniques au cours de la granulomatose éosinophilique avec polyangéite (Churg-Strauss).

	Chumbley et al., 1977 [1]	Lanham et al., 1984 [7]	Guillevin et al. [3]	Sinico et al., 2005 [13]	Sablé-Fortassou et al., [12]	Comarmond et al., 2013 [2]
Nombre de patients	30	16	96	93	112	383
Hommes/femmes	21/9	12/4	45/51	39/54	55/57	199/184
Âge moyen (années)	47	38	48	52	52	50
Asthme	100	100	100	96	100	91
Signes généraux	–	–	70	68	45	49
Infiltrats pulmonaires	27	72	38	50	65	39
Pleurésie	–	29	–	–	–	9
ORL	70	70	47	78	77	48
Mononévrite multiple	63	66	78	64	72	46
Signes digestifs	17	59	33	21	32	23
Atteinte cardiaque	16	47	30	16	35	27
Arthralgies	20	51	41	–	37	30
Myalgies	–	68	54	–	54	39
Peau	66	–	51	53	52	40
– purpura	–	48	–	–	–	–
– nodules	27	30	–	–	–	–
Atteinte rénale	20	49	16	27	16	22

La plupart des résultats sont exprimés en pourcentages.

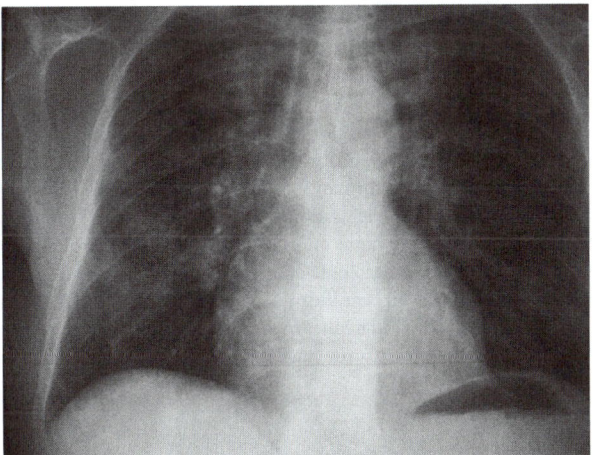

Figure S03-P01-C09-1 Infiltrats pulmonaires bilatéraux. Radiographie thoracique de face.

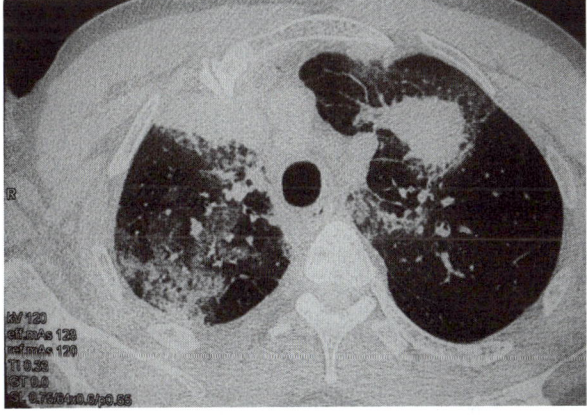

Figure S03-P01-C09-2 Infiltrat pulmonaire apexien. Tomodensitométrie thoracique.

Signes cutanés

Une atteinte cutanée est présente chez 40 à 75 % des patients. Il s'agit d'un purpura palpable, souvent nécrotique, « ayant du corps ». Il siège aux membres inférieurs. Des nodules cutanés ou des papules ou des lésions urticariennes peuvent être présentes. Outre les lésions des membres, on décrit de temps en temps des signes cutanés du front et du scalp. Un livedo reticularis peut être présent. Les granulomes extravasculaires, faits d'éléments violacés et parfois linéaires, non spécifiques, siègent volontiers aux faces d'extension des membres ou sur le tronc.

Atteintes digestives

Comme dans d'autres vascularites nécrosantes, l'atteinte digestive peut être sévère et son pronostic mauvais. Il peut y avoir des douleurs, des nausées et vomissements et de la diarrhée. Il peut y avoir des lésions ischémiques, notamment de l'intestin grêle, qui peuvent conduire à des perforations digestives et des saignements. On a aussi décrit aussi des atteintes digestives à éosinophiles comme une gastrite ou une atteinte du grêle.

Signes cardiaques

L'atteinte cardiaque est de mauvais pronostic. La moitié des décès de la maladie s'observe chez des patients qui ont présenté une insuffisance cardiaque. La fréquence des atteintes cardiaques est très variable d'une étude à l'autre allant de 15 à 84,6 %. Nous avons montré [12], avec d'autres [13], que la fréquence d'atteinte cardiaque était variable selon le statut immunologique des patients. Ceux qui avaient des ANCA avaient moins d'atteinte cardiaque que ceux qui n'en avaient pas (12 versus 49 %). Ces résultats suggèrent que l'atteinte cardiaque est en partie liée à des mécanismes autres qu'une vascularite et on peut invoquer soit une toxicité des éosinophiles, soit une atteinte granulomateuse du myocarde. En cas d'insuffisance cardiaque, le pronostic vital n'est pas seulement engagé à court terme mais aussi à long terme car

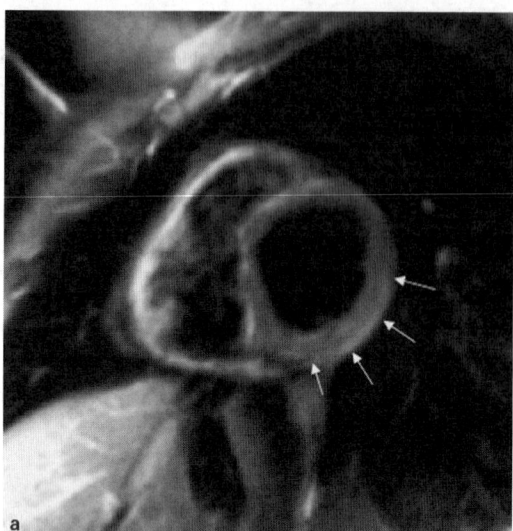 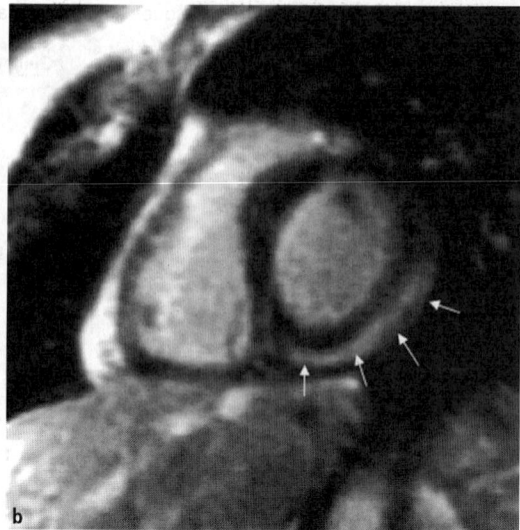

Figure S03-P01-C09-3 Atteinte inflammatoire de la paroi inférolatérale (myocardite). **a)** Hypersignal en séquence T2 sous-épicardique (œdème). **b)** Rehaussement tardif après injection de gadolinium, traduisant l'expansion de l'espace interstitiel d'origine inflammatoire (œdème et nécrose myocytaire). La topographie sous-épicardique élimine un infarctus ischémique. (Collection Professeur O. Vignaux.)

les défaillances cardiaques peuvent être tardives. Les troubles du rythme sont fréquents et peuvent être responsables de morts subites. Les investigations cardiaques comprennent, outre les radiographies du thorax, électrocardiogrammes et échographie, une IRM cardiaque qui permet d'évaluer l'étendue des lésions (Figure S03-P01-C09-3). Des progrès sont encore à venir, avec notamment l'utilisation de la tomographie par émission de positons (TEP) cardiaque qui montre non seulement les lésions, de topographie superposable à celle de l'IRM, mais aussi leur caractère récent ou ancien.

Manifestations rénales

Elles sont moins fréquentes que dans d'autres vascularites associées aux ANCA, environ 22 % [2]. Toutefois, les lésions glomérulaires sont les mêmes que celles observées au cours de la granulomatose avec polyangéite (Wegener) ou la polyangéite microscopique. Il s'agit d'une glomérulonéphrite extracapillaire, pauci-immune, rapidement progressive. La biopsie rénale montre des croissants glomérulaires, cellulaires ou fibreux selon l'ancienneté de l'atteinte rénale. L'atteinte rénale reflète plus le versant vasculaire de la maladie que son versant granulomateux. L'atteinte rénale est un des éléments du *five factor score* (FFS) et fait partie des signes de mauvais pronostic lorsque la créatininémie dépasse 140 mmol/l [4].

Autres manifestations cliniques

Les manifestations oculaires incluent les épisclérites, les sclérites, les nodules conjonctivaux (localisations de granulomes), les kératites et les uvéites. Une paralysie des nerfs crâniens ainsi que des neuropathies optiques ont été décrites.

Investigations complémentaires

Une éosinophilie supérieure à 10 % des éléments figurés du sang ou plus de 1 500 éléments par millimètre cube est quasi constante, avant toute corticothérapie. La valeur moyenne de l'éosinophilie est de 7 400/mm³ [2]. L'éosinophilie en quelques jours et de façon durable après le début de la corticothérapie, contrairement à ce qui est observé dans les hyperéosinophilies secondaires un syndrome myéloprolifératif ou lymphoprolifératif. Les ANCA anti-MPO sont présents dans moins de 40 % des cas [2]. Lors de la décroissance des corticoïdes, on assiste souvent à une augmentation des éosinophiles entre 1 000 et 1 500/mm³. Son interprétation est difficile : l'éosinophilie peut témoigner d'une reprise de la maladie et doit être surveillée attentivement. Une adaptation des doses de corticoïdes peut-être nécessaire et une augmentation extrêmement faible, de l'ordre de 1 à 2 mg, peut suffire à normaliser le nombre d'éosinophiles. Une élévation des immunoglobulines E (IgE) est présente chez de nombreux patients évalués avant la mise sous corticoïdes. Les biopsies bronchiques peuvent être utiles, de même que des biopsies transbronchiques. L'IRM cardiaque est un des examens les plus performants pour détecter d'atteinte myocardique. Après injection de gadolinium, les séquences montrent l'atteinte du muscle cardiaque ou une fibrose endomyocardique. En dehors de toute symptomatologie clinique, la découverte d'anomalies pose le problème de leur signification. L'angiographie coronaire est recommandée en cas d'ischémie myocardique. Elle peut rarement montrer des sténoses vasculaires étagées dues à la vascularite.

Diagnostic

Le diagnostic de GEPA reste essentiellement clinique. La confirmation biopsique du diagnostic est bien entendu importante mais ne peut pas toujours être obtenue. Les ANCA, lorsqu'ils sont présents contribuent fortement au diagnostic.

Les difficultés diagnostiques tiennent souvent aux formes essentiellement respiratoires, sans ou avec peu de signes extrapulmonaires. Les formes frontières avec d'autres maladies éosinophiliques se discutent et il est souvent difficile de porter le bon diagnostic et de distinguer la GEPA d'une pneumonie à éosinophiles, d'un asthme hyperéosinophilique ou d'un syndrome hyperéosinophilique. Il est probable que, dans un avenir proche, grâce à de nouveaux marqueurs, biologiques, immunologiques ou génétiques, il sera possible de mieux décrire les contours de la maladie.

Lorsqu'une biopsie est faite, l'histologie montre la vascularite nécrosante et parfois un granulome péri- ou extravasculaire. Comme dans toutes les vascularites, l'évolution se fait la cicatrisation avec constitution d'une endartérite fibreuse.

Les critères diagnostiques publiés par J. Lanham [7] sont toujours employés. Les trois principaux éléments diagnostiques sont l'asthme, une éosinophilie au-delà de 1 500/mm³ et une vascularite qui touche un ou plusieurs organes.

Pronostic et évolution

Le pronostic est généralement bon et les malades répondent bien aux corticoïdes. Dans un essai thérapeutique dévolu aux formes n'ayant pas de facteurs de mauvais pronostic conformément au *five factor score* [4], la mortalité n'était que de 3 %. La survie globale des patients est de 89 % à 5 ans. La cardiomyopathie en est la première cause de décès, précédée par les vascularites digestives.

Les rechutes sont fréquentes mais moins que dans d'autres vascularites nécrosantes comme la polyangéite microscopique ou la granulomatose avec polyangéite (Wegener). Un quart des malades rechutent. La plupart de ces rechutes sont rapidement contrôlées par la corticothérapie et parfois par une association de corticoïdes et d'immunosuppresseurs.

Traitement

Corticoïdes

Quelle que soit l'attitude ultérieure du clinicien vis-à-vis de la corticothérapie et de l'usage des immunosuppresseurs une corticothérapie intraveineuse, brève, à forte dose a sa place dans les formes sévères de la maladie. La méthylprednisolone par voie intraveineuse est conseillée à la posologie de 7,5 à 15 mg/kg/j durant 1 à 3 jours consécutifs. Lorsqu'il n'y a pas de facteurs de mauvais pronostic, il n'est pas nécessaire d'utiliser les bolus de corticoïdes.

La prednisone ou la méthylprednisolone sont prescrites à la dose de 1 mg/kg/j en une à deux prises quotidiennes. Chez l'adulte, l'emploi prolongé de prednisone à une dose supérieure à 1 mg/kg/j ne se justifie pas. Nous conseillons un traitement initial de 3 semaines, suivi d'une phase de décroissance initialement rapide, suivie d'une phase de décroissance lente. Notre objectif est d'atteindre la moitié de la dose initiale en 3 mois et 10 mg en 6 mois. La durée de la corticothérapie est prolongée car il est usuel de maintenir une faible corticothérapie (de l'ordre de 5 à 10 mg/j de prednisone) afin de contrôler l'asthme qui persiste une fois la vascularite guérie. La corticothérapie inhalée permet de diminuer la corticothérapie per os.

Immunosuppresseurs

Si la corticothérapie est insuffisante, en l'absence de facteurs de mauvais pronostic (FFS = 0), ou d'emblée dans les formes avec un FFS supérieur à 1, les immunosuppresseurs sont indiqués.

Cyclophosphamide

Le cyclophosphamide (Endoxan®) est l'immunosuppresseur le plus efficace. Il est prescrit, soit par voie orale à une dose initiale de 2 à 3 mg/kg/j (ce qui n'est plus recommandé aujourd'hui), soit en bolus à la dose de 500 à 700 mg/m² selon le schéma suivant : un bolus à J0, J14, J28 puis tous les 21 jours. Six bolus suffisent habituellement pour obtenir une rémission. L'effet indésirable le plus grave du cyclophosphamide est l'induction de leucémies aiguës ou chroniques ou de lymphomes. L'urotoxicité est également un effet secondaire sérieux du cyclophosphamide, survenant essentiellement lorsqu'il est prescrit par voie orale, avec essentiellement la cystite hémorragique et occasionnellement des cancers de la vessie [8]. L'urotoxicité va de la simple hématurie microscopique (à rechercher systématiquement) au saignement vésical massif avec cystalgies intenses. Les urines sont stériles. Le mécanisme est une toxicité directe, sur la muqueuse vésicale, de l'acroléine, métabolite du cyclophosphamide. Son traitement comprend : suspension thérapeutique, lavage vésical, transfusions éventuelles. Une hydratation suffisante et, en cas de traitement par bolus, la perfusion simultanée de mesna (Uromitexan®) évitent cet effet secondaire. Le cyclophosphamide est responsable d'une diminution de la fertilité ou d'une stérilité chez l'homme. Lorsque le traitement n'excède pas quelques mois, cet effet secondaire est habituellement réversible. Chez la femme, une œstrogénothérapie à 50 gamma/j en continu ou l'utilisation d'analogues de la LH-RH (*luteinizing hormone-releasing hormone*) pourrait prévenir la stérilité. Par ailleurs, le cyclophosphamide peut entraîner une alopécie réversible, des nausées (en cas de bolus), une atteinte hépatique ou une pneumopathie toxique. Enfin, la survenue d'infections virales, notamment de zona, est fréquente. La leucopénie est usuelle en cas de surdosage. Elle est réversible mais favorise la survenue de complications infectieuses bactériennes. Les bolus induisent moins de cystites hématuriques, de leuconeutropénies durables que la forme orale. Il est également probable que le cyclophosphamide donné par voie intraveineuse soit responsable d'un nombre plus faible de leucémies et de lymphomes dans la mesure où la dose administrée est plus faible par voie intraveineuse que par voie orale.

Azathioprine

L'azathioprine (Imurel®) n'est habituellement pas utilisée en première ligne mais c'est le traitement d'entretien le plus fréquemment prescrit. La dose est de 2 mg/kg/j. La durée de traitement d'entretien est de 12 à 18 mois. L'azathioprine pourrait trouver une indication d'épargne cortisonique, ce qui n'est pas actuellement démontré.

Méthotrexate

Il a été démontré que, dans les vascularites associées aux ANCA, le méthotrexate était aussi efficace que l'azathioprine. La posologie de méthotrexate employée dans les vascularites est de l'ordre de 0,3 mg/kg, dose à laquelle les effets secondaires ne sont pas rares. Il faut aussi se méfier de la survenue d'une pneumopathie d'hypersensibilité iatrogène.

Mycophénolate mofétil

Il peut être utilisé en cas d'intolérance ou d'échec de l'azathioprine ou du méthotrexate. Son efficacité n'a pas été évaluée dans la GEPA mais, par analogie avec les autres vascularites associées aux ANCA, il a été montré qu'il était moins efficace que l'azathioprine ou le méthotrexate.

Échanges plasmatiques

Les échanges plasmatiques sont prescrits dans le traitement des vascularites sévères. Les bases de leur utilisation sont l'épuration des complexes immuns responsables d'un certain nombre de vascularites et la restauration des capacités d'épuration du système réticulo-endothélial. Il a été démontré que les échanges plasmatiques étaient à même d'améliorer la fonction rénale des patients ayant une vascularites avec ANCA et une créatininémie, avant traitement, supérieure à 500 mmol/l [5]. Le nombre de séances permettant d'obtenir l'effet escompté est de 7 réparties sur 2 semaines. Le soluté de remplacement doit être l'albumine à 4 % et/ou du plasma frais en cas de trouble de l'hémostase.

Biomédicaments

Un certain nombre de nouveaux biomédicaments pourraient trouver leur place dans le traitement de la maladie :
– le *rituximab* n'a été utilisé que de façon plus anecdotique dans la GEPA. Des rémissions ont été obtenues. Des réactions d'intolérance ont également été observées ;
– le *mépolizumab* a montré son efficacité dans une courte série de patients et a permis de diminuer la corticothérapie [11]. Un protocole prospectif devrait prochainement préciser les modalités d'administration du médicament et son efficacité dans une large population de malades atteints de GEPA ;
– les *immunoglobulines* sont régulièrement utilisées dans les vascularites avec ANCA. Elles sont utiles en association à d'autres médicaments ou seules. Elles ont permis d'obtenir la rémission de vascularites associées aux ANCA.

Paramètres de surveillance

L'immunosuppression est fonction de la sévérité de la maladie. Des scores d'évaluation permettent d'orienter les choix thérapeutiques. Le *five factor score* [4] peut prédire la mortalité des malades atteints de certaines vascularites systémiques. Il a été validé prospectivement dans une large série de patients atteints de périartérite noueuse, de polyangéite microscopique de granulomatose avec polyangéite (Wegener) et de GEPA. Un autre score d'évaluation, le *Birmingham vasculitis activity score* (BVAS) [9] est également utilisé pour le suivi des malades. Les corticoïdes suffisent habituellement à contrôler la GEPA sans facteur de mauvais pronostic, alors que l'association aux immunosuppresseurs est nécessaire lorsque le FFS est de 1 ou moins.

Il faut aussi éviter les stimulations antigéniques, spécifiques ou non, susceptibles de réactiver la GEPA et maintenir, dans la plupart des cas, une faible corticothérapie d'entretien de l'ordre de 5 à 10 mg/j. Elle est en règle générale suffisante pour éviter les récidives de l'asthme.

Bibliographie

1. CHUMBLEY LC, HARRISON EG JR, DEREMEE RA. Allergic granulomatosis and angiitis (Churg-Strauss syndrome). Report and analysis of 30 cases. Mayo Clin Proc, 1977, *52* : 477-484.
2. COMARMOND C, PAGNOUX C, KHELLAF M et al. Eosinophilic granulomatosis with polyangiitis (Churg-Strauss) : clinical characteristics and long-term followup of the 383 patients enrolled in the French Vasculitis Study Group cohort. Arthritis Rheum, 2013, *65* : 270-281.
3. GUILLEVIN L, COHEN P, GAYRAUD M et al. Churg-Strauss syndrome. Clinical study and long-term follow-up of 96 patients. Medicine (Baltimore), 1999, *78* : 26-37.
4. GUILLEVIN L, PAGNOUX C, SEROR R et al. The five factor score revisited : assessment of prognoses of systemic necrotizing vasculitides based on the French Vasculitis Study Group (FVSG) cohort. Medicine (Baltimore), 2011, *90* : 19-27.
5. JAYNE DR, GASKIN G, RASMUSSEN N et al. Randomized trial of plasma exchange or high-dosage methylprednisolone as adjunctive therapy for severe renal vasculitis. J Am Soc Nephrol, 2007, *18* : 2180-2188.
6. JENNETTE JC, FALK RJ, BACON PA et al. 2012 revised international Chapel Hill consensus conference nomenclature of vasculitides. Arthritis Rheum, 2013, *65* : 1-11.
7. LANHAM JG, ELKON KB, PUSEY CD, HUGHES GR. Systemic vasculitis with asthma and eosinophilia : a clinical approach to the Churg-Strauss syndrome. Medicine (Baltimore), 1984, *63* : 65-81.
8. LE GUENNO G, MAHR A, PAGNOUX C et al. Incidence and predictors of urotoxic adverse events in cyclophosphamide-treated patients with systemic necrotizing vasculitides. Arthritis Rheum, 2011, *63* : 1435-1445.
9. LUQMANI RA, BACON PA, MOOTS RJ et al. Birmingham vasculitis activity score (BVAS) in systemic necrotizing vasculitis. QJM, 1994, *87* : 671-678.
10. MASI AT, HUNDER GG, LIE JT et al. The American College of Rheumatology 1990 criteria for the classification of Churg-Strauss syndrome (allergic granulomatosis and angiitis). Arthritis Rheum, 1990, *33* : 1094-1100.
11. MOOSIG F, GROSS WL, HERRMANN K et al. Targeting interleukin-5 in refractory and relapsing Churg-Strauss syndrome. Ann Intern Med, 2011, *155* : 341-343.
12. SABLÉ-FOURTASSOU R, COHEN P, MAHR A et al. Antineutrophil cytoplasmic antibodies and the Churg-Strauss syndrome. Ann Intern Med, 2005, *143* : 632-638.
13. SINICO RA, DI TOMA L, MAGGIORE U et al. Prevalence and clinical significance of antineutrophil cytoplasmic antibodies in Churg-Strauss syndrome. Arthritis Rheum, 2005, *52* : 2926-2935.

Chapitre S03-P01-C10

Granulomatose avec polyangéite (Wegener)

Loïc Guillevin

La granulomatose avec polyangéite (Wegener) (GPA) associe une inflammation vasculaire des vaisseaux de petit calibre (vascularite) et une granulomatose vasculaire et extravasculaire. Sur le plan clinique, elle se caractérise, dans sa forme complète, par des manifestations systémiques, fièvre, altération de l'état général, arthralgies, myalgies et des signes ORL, une atteinte pulmonaire vasculaire et/ou granulomateuse et une atteinte rénale glomérulaire. D'autres manifestations systémiques de vascularite peuvent également être présentes. La maladie est associée dans la plupart des cas à la présence d'anticorps anticytoplasme des polynucléaires neutrophiles (ANCA), majoritairement antiprotéinase 3 (anti-PR3). La GPA est une maladie grave, mortelle en l'absence de traitement. Toutefois la thérapeutique actuelle permet de contrôler l'évolution et d'obtenir des rémissions prolongées dans la plupart des cas, même si les rechutes restent fréquentes.

Anatomopathologie

La GPA comprend, sur le plan anatomopathologique, une nécrose ischémique en « carte de géographie » (Figure S03-P01-C10-1) qui se traduit par la formation d'abcès amicrobiens et une granulomatose polymorphe qui associe des polynucléaires, des lymphocytes, des histiocytes et des cellules géantes multinucléées (Figure S03-P01-C10-2).

La vascularite touche des vaisseaux de petit calibre, parfois de moyen calibre, des capillaires, et parfois des veinules. Il s'agit d'une vascularite nécrosante avec nécrose fibrinoïde de la média. Il est parfois difficile de la mettre en évidence en raison de l'importance des granulomes.

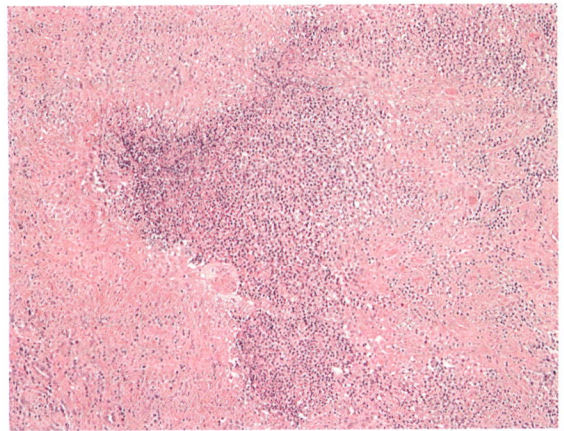

Figure S03-P01-C10-1   Aspect en carte de géographie avec présence de lymphocytes constituant un granulome. Biopsie pulmonaire. (Collection Professeur T. Molina.)

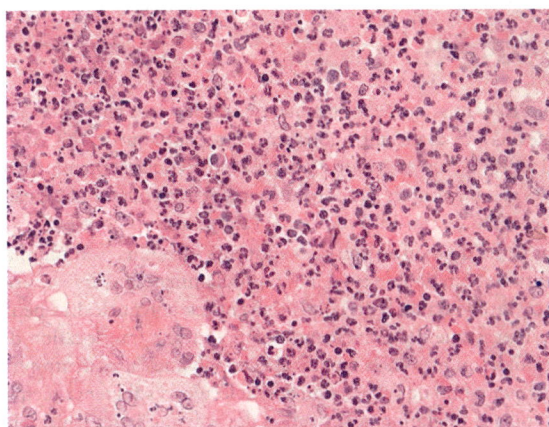

Figure S03-P01-C10-2   Cellules géantes au sein du granulome. Biopsie pulmonaire. (Collection Professeur T. Molina.)

Le diagnostic histologique n'est pas toujours facile à établir en raison de localisations difficilement accessibles à la biopsie qui peut être non dénuée de risques, comme la biopsie pulmonaire, ou facilement accessibles mais parfois difficilement interprétables du fait de nombreuses zones nécrotiques comme la région nasosinusienne. L'histologie rénale est souvent un moyen accessible et simple de faire le diagnostic. Nous y reviendrons.

Épidémiologie

La GPA est une affection ubiquitaire sur la planète mais n'atteignant qu'exceptionnellement les sujets originaires d'Afrique noire. Environ 95 % des malades sont blancs. Sa prévalence est forte en Europe avec, en France, une prévalence de 22 pour 1 000 000 habitants. Un gradient européen Nord-Sud a été noté, la maladie étant plus fréquente dans les pays du nord de l'Europe où la prévalence dépasse 150 pour 1 000 000 habitants. Il est également incontestable que l'épidémiologie européenne de la maladie évolue, avec un nombre de GPA de plus en plus important au fil des années en France et probablement en Europe du Sud. En Asie, et particulièrement au Japon, la maladie est moins fréquente que la polyangéite microscopique, autre vascularite associée aux ANCA. Ses caractéristiques au Japon sont également différentes, avec plus de formes ORL que rénales. Les ANCA anti-MPO sont aussi plus largement représentés au Japon.

Les circonstances de déclenchement de la maladie sont inconnues et aucune hypothèse n'est véritablement convaincante. La recherche d'une cause infectieuse n'a pas été démontrée. Le portage nasal de staphylocoque doré pathogène plaide plus pour un agent infectieux jouant un rôle de superantigène que pour une cause de la maladie. Parmi les facteurs environnementaux, on citera la silice, l'empoussiérage, mais ces facteurs ne concernent qu'une minorité de patients. La maladie touche aussi bien les campagnes que le milieu urbain. La maladie n'est pas héréditaire et les cas familiaux sont exceptionnels. Toutefois, on a montré que cette vascularite associée aux ANCA anti-PR3, était plus fréquemment rencontrée chez les sujets déficitaires en α_1-antitrypsine. Les études génétiques récentes confirment que certains gènes sont plus fréquemment représentés dans la GPA que dans la population témoin. Une association a été notée chez les malades anti-PR3 avec les gènes codant l'α₁-antitrypsine (*SERPINA1*) et la protéinase 3 (*PRTN3*). Les malades présentant des anticorps antimyéloperoxydase (anti-MPO) sont plus fortement associés avec HLA-DQ. On a aussi montré une plus forte association à l'allèle HLA-DPB1*0401.

Pathogénie

La GPA, dans sa forme systémique est associée dans plus de 80 % des cas à des ANCA ayant une fluorescence cytoplasmique (cANCA) anti-PR3. La PR3 est une enzyme cationique protéolytique contenue dans les granules cytoplasmiques des polynucléaires neutrophiles. Le rôle pathogène des cANCA anti-PR3 comme de l'antigène est probable.

Sous l'effet d'un ou de plusieurs antigènes inconnus (*voir* plus haut) survient une sécrétion de cytokines pro-inflammatoires (*tumor necrosis factor* α, interleukines 8 et 1) qui activent les polynucléaires neutrophiles. La cascade des événements comprend une translocation de la PR3 cytoplasmique vers la membrane des polynucléaires neutrophiles, une augmentation de l'expression des molécules d'adhérence membranaires, puis la migration et la fixation des polynucléaires neutrophiles à l'endothélium vasculaire, qui est lésé par divers composants du polynucléaire neutrophile.

Les anticorps anti-PR3, synthétisés par des lymphocytes B participent à la boucle d'activation des polynucléaires neutrophiles, via leur fixation aux récepteurs Fc des immunoglobulines.

Ces mécanismes humoraux ne doivent pas faire oublier que la GPA est une maladie granulomateuse dans laquelle les lymphocytes T sont largement impliqués. Il a été démontré que, au sein des granulomes, il y avait un contingent de lymphocytes B (dont on sait qu'ils produisent les ANCA) dont le rôle dans la pathogénie de la maladie est probable. Les microparticules et les NET (*neutrophile extracellular traps*) participent aussi à l'atteinte endothéliale en majorant les réponses inflammatoires.

D'autres anticorps ont été impliqués dans la pathogénie de la maladie dont les anticorps anti-LAMP. La place exacte de ces anticorps reste encore à déterminer. La meilleure compréhension des mécanismes pathogéniques viendra en partie des modèles animaux. Jusqu'à présent, les modèles animaux les plus fiables ont été élaborés avec la MPO et non avec la PR3. Toutefois, les premiers modèles animaux anti-PR3 ont été mis au point, ce qui devrait permettre d'approfondir la pathogénie de la maladie.

Manifestations cliniques (Tableau S03-P01-C10-I)
[1, 2, 3, 5, 6, 7, 8]

Elles intéressent les deux sexes de façon égale. L'âge moyen de survenue est d'environ 50 ans. Des formes ont été décrites chez le sujet très âgé et chez l'enfant. La présentation initiale, outre les atteintes d'organes décrites plus bas, est une altération de l'état général, inconstante, avec souvent un amaigrissement modéré et des douleurs musculaires et articulaires. Les myalgies ne traduisent pas de myosite et il n'y a pas de déficit musculaire. Les douleurs articulaires peuvent être intenses, diffuses touchant toutes les articulations mais il n'y a pas de polyarthrite déformante ni de destruction articulaire. Une fièvre est plus rare.

Manifestations ORL et autres atteintes du massif facial et des voies aériennes supérieures

Elles sont souvent les premiers signes de la maladie. Une rhinite traînante, croûteuse, et sanglante avec des épistaxis est habituelle. Le diagnostic n'est que rarement fait à ce stade, ce qui peut entraîner un retard préjudiciable pour le patient. Non traités, les signes ORL se complètent avec survenue d'une otite moyenne, uni- ou bilatérale, d'une baisse de l'acuité auditive, de sinusite et parfois de mastoïdite. Le tableau clinique au complet est invalidant, s'étale souvent sur plusieurs mois. C'est à ce stade que le diagnostic pourrait et devrait être fait. La recherche des ANCA permet alors de faire le diagnostic. Un examen ORL peut montrer des modifications de la muqueuse qui doit être biopsiée. L'atteinte rhinosinusienne est souvent sévère et traînante. Le scanner peut montrer une destruction osseuse qui peut être très importante avec une destruction des parois sinusiennes. La perforation de la voûte palatine est rare mais extrêmement sévère, gênant l'élocution, l'alimentation et pouvant se compliquer d'infections graves et parfois mortelles (méningites, septicémies) car les voies aériennes supérieures sont alors en contact direct avec l'ethmoïde et les structures endocrâniennes. L'examen clinique de la cavité buccale peut aussi montrer, de façon exceptionnelle, une gingivite douloureuse, très vascularisée, évocatrice du diagnostic.

Une sténose sous-glottique est une des manifestations habituelles de la maladie. Elle est plus fréquente que les sténoses bronchiques sur lesquelles nous reviendrons. La sténose sous-glottique peut être inaugurale de la maladie mais, très souvent, elle survient de façon isolée, dans le cours de la maladie, chez un patient qui était considéré comme en rémission d'une poussée précédente. La fibroscopie bronchique peut mettre en évidence la sténose, conséquence de la granulomatose. La sténose sous-glottique est souvent récidivante, comme toutes les autres atteintes ORL et du massif facial. Il est même habituel, chez les malades ayant une GPA, en rémission complète de la maladie, de garder quelques croûtes nasales.

L'atteinte du massif facial intéresse aussi l'orbite avec survenue d'une exophtalmie uni- ou, plus rarement, bilatérale. Cette exophtalmie est le fait d'une infiltration granulomateuse rétroculaire, occupant l'orbite et pouvant comprimer le nerf optique.

Manifestations pulmonaires

Les signes d'appel pulmonaires sont non spécifiques : toux, dyspnée, douleurs thoraciques, hémoptysies. La radiographie du thorax et le scanner montrent des nodules, uni- ou bilatéraux, uniques ou multiples, souvent excavés. Lorsqu'ils sont excavés, la paroi nodulaire a une paroi épaisse. Les nodules pulmonaires peuvent être très nombreux mais, en général, inférieurs à 10. Leur nombre est estimé au mieux par le scanner thoracique. Leur apparition signe la poussée de la maladie. Ils doivent être régulièrement surveillés. Ils disparaissent sous traitement, habituellement sans laisser de séquelles. Des infiltrats pulmonaires uni- ou bilatéraux peuvent également être observés. Un épanchement pleural est parfois présent.

L'hémorragie alvéolaire est l'une des manifestations pulmonaires de la GPA. Dans la plupart des cas, elle est de faible abondance et son pronostic est bon. Parfois, l'hémorragie est abondante, responsable d'une détresse respiratoire et est alors de mauvais pronostic. Cependant l'étude de séries d'hémorragies alvéolaires montre que ces formes graves sont généralement associées à une insuffisance rénale et évoluent dans le cadre d'un syndrome pneumorénal. Dans ce cas, le pronostic est au rein plus qu'au poumon.

Manifestations rénales

Il s'agit d'une glomérulonéphrite nécrosante rapidement progressive à croissants extracapillaires. L'immunofluorescence est négative. Les premiers signes de l'atteinte rénale sont l'hématurie microscopique et la protéinurie. Leur recherche doit être systématique et régulièrement effectuée chez tout patient atteint de GPA. L'insuffisance rénale est déjà une étape plus tardive de l'atteinte rénale qui évolue parfois depuis plusieurs semaines ou mois comme peut le montrer la biopsie rénale où coexistent des lésions récentes et d'autres plus anciennes.

Tableau S03-P01-C10-I Principales manifestations cliniques et paracliniques issues de séries de la littérature [1, 2, 3, 5, 6, 7, 8].

Caractéristiques cliniques et paracliniques	Hoffman (1992)	Bligny (2004)	Reinhold Keller (2000)	Min Chen (2005)	Stone	Despujol (2010)	Stone (2010)
Nombre	158[1]	93	155	88[2]	180	174	197
Âge (années)	41	53	48	Environ 50	50	56	Environ 52
Sex-ratio (H/F)	1	54/39	76/79		108/72	91/83	98/99
Signes généraux				68	128		
– amaigrissement	24-55						
– arthralgies	106	66		49		111	120
– fièvre	36-79			68			
Signes ORL		78	145	45	138	147	115
– rhinite	89						
– sinusite	52						
– otite	26						
Signes pulmonaires	71-133	78	85	69	107	131	104
– nodules pulmonaires						84	45
– hémorragie alvéolaire		19		28		45	50
– pneumopathie interstitielle				21			
Signes rénaux			83	85	97	140	130
– glomérulonéphrite	28-122	58		33/48			
– insuffisance rénale							
– créatininémie moyenne		124				186	
Atteinte neurologique		29		22	17	61	39
– neuropathie périphérique	24		32				
– pachyméningite	13						
Atteinte oculaire	24-82	31	62	25	47	58	52
– sclérite, épisclérite							
– tumeur orbitaire	3, puis 24						
Atteinte cardiaque				20	2	15	
– péricardite		10					
Atteinte digestive		19		37	2	20	
Atteinte cutanée	20 - 72	30	36	26	36	64	35
ANCA anti-PR3 (%)	139[3]	79	84	34	130	133	131

(1) Signes cliniques au diagnostic, puis à la période d'état. (2) Tous les malades ont des ANCA, groupe ethnique asiatique. (3) Test en fluorescence uniquement.

L'atteinte rénale peut conduire à une insuffisance rénale terminale. Traiter précocement est le meilleur moyen de prévenir cette insuffisance rénale. Une réversibilité partielle ou totale peut être obtenue sous traitement spécifique, corticoïde et immunosuppresseur.

Autres manifestations

Certaines autres manifestations cliniques sont celles que l'on observe dans les autres vascularites (*voir* Chapitre S03-P01-C07). Nous ne détaillerons ici que les atteintes plus spécifiques de la GPA et renvoyons le lecteur aux autres chapitres sur les vascularites.

Atteinte neurologique

La neuropathie périphérique est une mononévrite multiple qui n'a aucune caractéristique différente de celle observée dans une périartérite noueuse (*voir* Chapitre S03-P01-C08). Son évolution est également comparable. En revanche, la fréquence de la multinévrite est moins fréquente (moins de 25 %) que dans les autres vascularites nécrosantes comme la périartérite noueuse.

L'atteinte neurologique centrale est le plus souvent illustrée par une pachyméningite. Cette manifestation peut être asymptomatique ou se traduire par des céphalées. Elle est le fait d'une granulomatose méningée. Le diagnostic est fait par l'imagerie par résonance magnétique (IRM) cérébrale. La ponction lombaire peut montrer une hyperprotéinorachie et une pléiocytose.

Atteinte cutanée

Les signes cutanés sont un purpura vasculaire, habituellement localisé aux membres inférieurs. On peut aussi observer des nodules sous-cutanés ou un livedo. Les signes cutanés sont identiques à ceux observés dans les autres vascularites nécrosantes. Leur évolution est régressive spontanément et sous traitement.

Atteinte cardiaque

Elle est plus rare que dans la granulomatose éosinophilique avec polyangéite. Ses caractéristiques et son évolution sont comparables (*voir* Chapitre S03-P01-C09). On décrit de façon exceptionnelle une atteinte valvulaire.

Atteinte oculaire

Elles sont assez fréquentes, plus que dans les autres vascularites. Elles sont diverses mais certaines d'entre elles sont sévères. On identifie des sclérites, parfois nécrosantes, extrêmement douloureuses pouvant conduire à une perforation de cornée. Les épisclérites sont peu sévères, indolores. Les uvéites postérieures, une vascularite rétinienne peuvent aussi être observées. Le caractère volontiers persistant des sclérites et leur gravité nécessitent de recourir aux immunosuppresseurs et aux corticoïdes par voie systémique.

La proptose oculaire uni- ou bilatérale est un symptôme d'installation progressive. Une paralysie oculomotrice peut l'accompagner. L'IRM et/ou la tomodensitométrie montrent une infiltration orbitaire dont on sait qu'elle est granulomateuse. Les muscles orbitaires peuvent être épaissis. La paralysie des nerfs oculomoteurs peut être due à une compression extrinsèque ou à une neuropathie périphérique. Cette atteinte orbitaire fait partie des manifestations graves de la maladie et peut conduire à la perte d'un œil. Elle relève d'un traitement immunosuppresseur et corticoïde systémique.

Examens complémentaires

Explorations radiologiques et endoscopiques

Elle comprend une tomodensitométrie en coupes fines systématique. La radiographie thoracique standard est insuffisante pour détecter les nodules pulmonaires et visualiser une hémorragie alvéolaire modérée. La tomodensitométrie thoracique permet aussi de surveiller au mieux l'évolution et d'établir la rémission. Elle montre un ou plusieurs nodules pulmonaires, excavés pour certains d'entre eux. Ils sont uni- ou bilatéraux (Figure S03-P01-C10-3). En cas de nodule excavé, leur paroi est épaisse. Une zone un peu floue, périnodulaire, peut traduire une hémorragie alvéolaire localisée. Le scanner montre aussi l'hémorragie alvéolaire ; diffuse ou localisée. Habituellement les anomalies thoraciques régressent, sans séquelles, sous traitement. La fibroscopie bronchique et les biopsies systématiques ou orientées peuvent parfois montrer le granulome. L'un des intérêts majeurs de l'endoscopie est aussi d'écarter un cancer bronchique en cas d'exploration d'un nodule unique ou de rechercher par aspiration une infection bactérienne ou fongique. Le lavage broncho-alvéolaire permet de faire le diagnostic d'hémorragie alvéolaire, lorsque celle-ci n'est pas extériorisée. L'analyse de liquide de lavage et le score de Golde permettent d'affirmer l'hémorragie.

L'exploration tomodensitométrique et l'IRM permettent aussi d'explorer la sphère ORL, la région orbitaire et le massif facial. Elle permet de diagnostiquer et de faire le bilan d'extension d'une sinusite (souvent une pansinusite), de montrer une éventuelle destruction osseuse, d'explorer la proptose orbitaire (Figure S03-P01-C10-4), de faire le bilan d'une mastoïdite, d'une atteinte de la base du crâne ou d'une sténose trachéale (Figure S03-P01-C10-5).

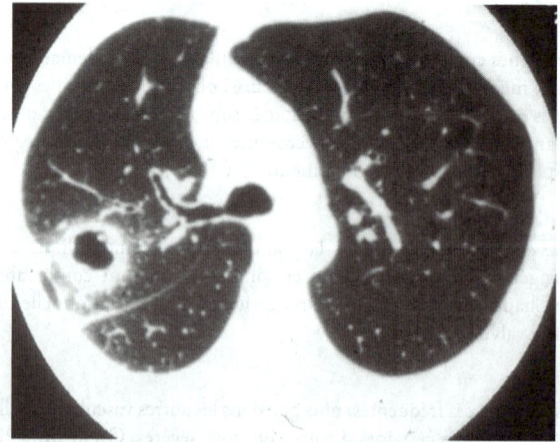

Figure S03-P01-C10-3 Volumineux nodule pulmonaire excavé, à paroi épaisse. Tomodensitométrie thoracique. (Collection Professeur L. Guillevin.)

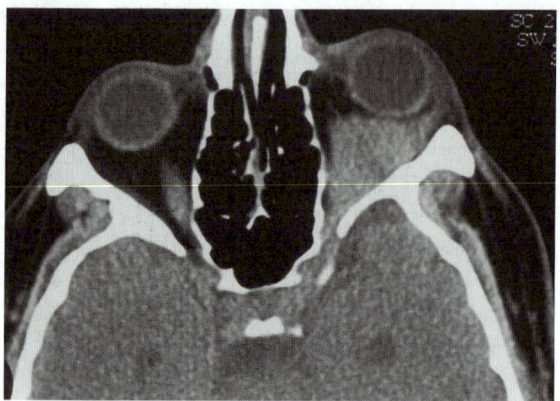

Figure S03-P01-C10-4 Proptose oculaire due à une infiltration orbitaire. IRM orbitaire. (Collection Professeur L. Guillevin.)

Examens biologiques et immunologiques

La présence d'anticorps anticytoplasme des polynucléaires neutrophiles (ANCA) de type cytoplasmique diffus (cANCA) est essentielle au diagnostic. Ils sont présents dans plus de 80 % des formes diffuses et dans environ 50 % des formes localisées de la maladie. L'anticorps est dirigé contre la protéinase 3. Il est très spécifique de la GPA, ce qui lui confère une importante valeur diagnostique. Dans certaines conditions, sa présence, associée à une clinique évocatrice, peut suffire au diagnostic. Les ANCA sont souvent présents avant la survenue d'une rechute ou réapparaissent au moment de la rechute. Leur persistance sous traitement est un facteur prédictif de la survenue de rechute. Leur disparition ne permet cependant pas de prédire l'absence de rechute. Les anti-PR3, plus que les anti-MPO, sont le plus souvent liés à la survenue d'une rechute. Toutefois, en raison de nombreuses discor-

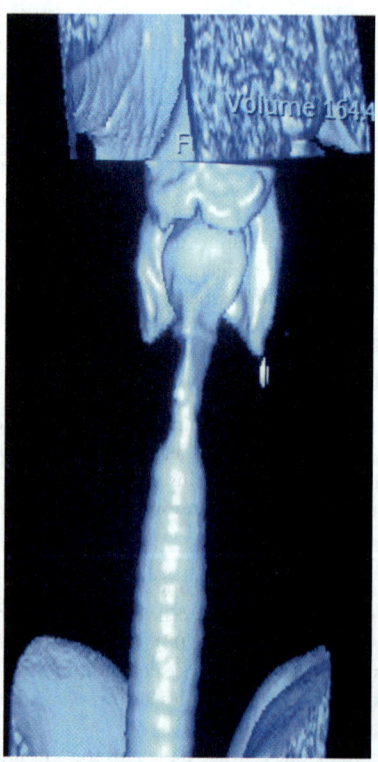

Figure S03-P01-C10-5 Sténose sous-glottique serrée. Reconstruction en tomodensitométrie. (Collection Professeur L. Guillevin.)

dances, le titre des ANCA ne peut pas être utilisé pour le suivi des malades et il est actuellement prématuré d'utiliser les ANCA comme élément d'adaptation thérapeutique.

Biopsies

Les biopsies ont l'avantage de porter ou de confirmer un diagnostic et parfois d'évaluer le pronostic. Elles ne sont toutefois pas toujours nécessaires à l'établissement du diagnostic. Les biopsies doivent porter sur un organe atteint : peau, muqueuse nasale, sinusienne, nerf, muscle etc. En revanche, il faut discuter la justification des biopsies pulmonaires et rénales. La biopsie pulmonaire n'est que rarement indiquée. On ne la pratique généralement qu'en cas de nodule solitaire et en l'absence d'autres caractéristiques cliniques et immunologiques évoquant le diagnostic de GPA. On biopsie aussi régulièrement les patients qui gardent un nodule alors que tous les autres ont disparu sous traitement. Le problème est alors de savoir s'il s'agit d'un nodule résiduel de GPA ou d'une autre étiologie pour ce nodule : cancer pulmonaire, aspergillome ou autre complication infectieuse favorisée par le traitement. En cas d'hémorragie alvéolaire isolée, avec ou sans ANCA, une biopsie pulmonaire peut aussi parfois être réalisée.

L'indication de la biopsie rénale est plus large car elle permet souvent de faire le diagnostic de vascularite en montrant la glomérulonéphrite rapidement progressive extracapillaire et aussi de dessiner le pronostic rénal de la maladie selon le nombre de glomérules touchés, le nombre de pains à cacheter, l'état de l'interstitium rénal. Elle n'est de toute manière indiquée que s'il y a des signes rénaux : hématurie, protéinurie, avec ou sans insuffisance rénale.

D'autres sites peuvent être biopsiés, mais ce n'est qu'en fonction des manifestations cliniques et la discussion est alors faite cas par cas.

Évolution

Non traitée, la GPA est constamment mortelle. Il a été démontré qu'il faut la traiter par une association de corticoïdes et d'immunosuppresseurs ou de rituximab. Sous traitement, une première rémission est obtenue dans plus de 80 % des cas. Les rechutes sont malheureusement fréquentes, quelles que soient leurs caractéristiques. Elles surviennent dans la moitié des cas dans les 5 ans qui suivent la rémission. Les rechutes peuvent être répétées et survenir au fil des années, même plusieurs décennies après la poussée initiale. C'est pourquoi on hésite à parler de guérison et que l'on préfère plutôt le terme de rémission. Les poussées peuvent reproduire la poussée initiale ou être très différentes dans leur expression clinico-biologique. Chez certains malades, la rechute peut s'exprimer uniquement par une sténose trachéale, sous-glottique plus que bronchique ou sous la forme d'une proptose oculaire isolée.

Traitement

La corticothérapie associée aux immunosuppresseurs est le traitement de référence. Le rituximab peut être une alternative thérapeutique aux immunosuppresseurs.

Traitement d'induction de la rémission

Corticoïdes

Une corticothérapie par voie intraveineuse, brève, à forte dose a sa place dans les formes sévères de la maladie. La méthylprednisolone par voie intraveineuse est conseillée à la posologie de 7,5 à 15 mg/kg/j durant 1 à 3 jours consécutifs. Lorsqu'il n'y a pas de facteurs de mauvais pronostic, il n'est pas nécessaire d'utiliser les bolus de corticoïdes.

La prednisone ou la méthylprednisolone sont prescrites à la dose de 1 mg/kg/j en une à deux prises quotidiennes. Chez l'adulte, l'emploi prolongé de prednisone à une dose supérieure à 1 mg/kg/j ne se justifie pas. Nous conseillons un traitement initial de 3 semaines maximum, suivi d'une phase de décroissance initialement rapide, suivie d'une phase de décroissance lente. L'objectif est d'atteindre la moitié de la dose initiale en 3 mois et 10 mg en 6 mois. La durée de la corticothérapie est variable selon les équipes européennes ou américaines. Aux États-Unis, il est de tradition d'essayer d'arrêter les corticoïdes au bout de 6 mois et, en tout cas, de ne pas les prolonger au-delà de 12 mois. En Europe, la corticothérapie est plus prolongée, de l'ordre de 18 mois. Une corticothérapie prolongée à faible dose pourrait diminuer le risque de rechutes.

Immunosuppresseurs

Le cyclophosphamide par voie intraveineuse est l'immunosuppresseur de référence pour le traitement d'induction. Une perfusion de cyclophosphamide est administrée à la dose de 0,5 à 0,7 g/m² toutes les 2 semaines pendant un mois, puis toutes les 3 semaines jusqu'à rémission. Six perfusions sont habituellement suffisantes et la rémission est obtenue dans plus de 80 % des cas. La forme orale, à la dose de 2 mg/kg/j, n'est pratiquement plus utilisée en France. Nous l'avons conseillée en cas d'échec de la forme intraveineuse, mais le rituximab permet aujourd'hui de se passer de cette forme du médicament. Chez l'insuffisant rénal, la posologie du cyclophosphamide est réduite à 500 mg/m², voire 500 mg à dose fixe par bolus. Nous avons aussi montré que, chez les sujets de plus de 65 ans, une dose de 500 mg de cyclophosphamide par perfusion, pendant 6 perfusions (3 g de dose totale), permettait d'obtenir une rémission complète aussi souvent qu'avec des doses plus fortes, mais avec moins d'effets secondaires.

En cas d'insuffisance rénale majeure (créatininémie > 500 μmol/l), les échanges plasmatiques (sept en 2 semaines) permettent d'améliorer la fonction rénale ou tout du moins de retarder sa détérioration. Leur efficacité est supérieure aux bolus de méthylprednisolone pour améliorer la fonction rénale.

Le mycophénolate mofétil, prescrit à la dose de 2 g/j, est moins efficace que le cyclophosphamide pour obtenir une rémission.

Le méthotrexate, à la dose de 0,3 mg/kg/sem a été proposé dans les formes non rénales de la GPA. Il est aussi efficace que le cyclophosphamide mais, une fois interrompu, le nombre de rechutes est plus important que lorsque les malades ont reçu initialement du cyclophosphamide.

Rituximab

Cet anticorps anti-CD20 a montré qu'il n'était pas inférieur au cyclophosphamide en traitement d'induction de la rémission. Toutefois, l'administration de 375 mg/m² chaque semaine pendant 3 semaines (quatre perfusions), sans traitement d'entretien, ne permet pas de prévenir la survenue de rechutes. Chez les malades traités pour une rechute, le rituximab est supérieur au cyclophosphamide. Sa tolérance est superposable à celle du cyclophosphamide lorsqu'il est proposé en traitement d'induction.

Cotrimoxazole

Il a été essayé avec succès chez certains patients. On le propose donc souvent chez des malades ayant une forme localisée de GPA, essentiellement granulomateuse et localisée à la sphère ORL. La dose est de 1 600/320 mg/j. Le traitement est prolongé, de plusieurs mois ou années.

Traitement d'entretien de la rémission

Une fois la rémission obtenue (habituellement en 3 à 6 mois), un traitement d'entretien est nécessaire pour prévenir la survenue ou réduire le risque élevé de rechute. Ce traitement d'entretien comporte une corticothérapie à environ 5 mg/j, associé à un immunosuppresseur.

Le cyclophosphamide, sauf situations exceptionnelles, n'est plus jamais utilisé en traitement d'entretien. L'azathioprine à la dose de

2 mg/kg/j est aujourd'hui le « standard » thérapeutique pour prévenir la rechute. Toutefois, les rechutes restent fréquentes, environ 20 % après 18 mois et 40 % au bout de 5 ans. D'autres immunosuppresseurs sont proposés comme le méthotrexate dont l'efficacité est superposable à celle de l'azathioprine, lorsqu'il est prescrit à la dose de 0,3 mg/kg/sem. La durée optimale du traitement n'est pas établie, mais ne saurait être inférieure à 2 ans. Le mycophénolate mofétil est moins efficace que l'azathioprine en traitement d'entretien.

Le cotrimoxazole peut aussi être utilisé en traitement d'entretien, souvent en relais du traitement immunosuppresseur.

En traitement d'entretien, le rituximab prescrit semestriellement, à la dose de 500 mg par perfusion, a une efficacité supérieure à l'azathioprine pour prévenir les rechutes [4]. Les effets secondaires sont également moindres. Il se peut donc, sous réserve de travaux confirmant les premières études, que le rituximab prenne une place essentielle dans le traitement de la GPA.

Autres traitements

En cas de sténose trachéale, une dilatation doit être proposée et peut être répétée. Elle est généralement associée à un traitement médical.

Les vaccinations antigrippale et antipneumococcique sont recommandées. En cas de défaillance d'organe, un traitement symptomatique est recommandé (dialyse, traitement d'insuffisance cardiaque, oxygénothérapie en cas d'hémorragie alvéolaire...). Un soin particulier doit être apporté à l'équilibre nutritionnel des patients.

Mesures associées au traitement

Les traitements par corticoïdes, immunosuppresseurs mais aussi par le rituximab peuvent entraîner des effets secondaires : infectieux à court terme, avec en particulier une pneumonie à *Pneumocystis jiroveci* qui est prévenue par le cotrimoxazole à la dose de 400/80 mg/j. À long terme, le risque de maladies malignes est élevé avec la survenue de cystopathies et de cancers vésicaux sous cyclophosphamide, de lymphomes et d'autres tumeurs solides. La réduction progressive des doses totales de cyclophosphamide et d'autres immunosuppresseurs, les anti-CD20 devraient diminuer la fréquence des maladies malignes.

Bibliographie

1. BLIGNY D, MAHR A, TOUMELIN PL et al. Predicting mortality in systemic Wegener's granulomatosis : a survival analysis based on 93 patients. Arthritis Rheum, 2004, *51* : 83-91.
2. HOFFMAN GS, KERR GS, LEAVITT RY et al. Wegener granulomatosis : an analysis of 158 patients. Ann Intern Med, 1992, *116* : 488-498.
3. CHEN MJ, WANG TE, CHANG WH et al. Endoscopic findings in a patient with Henoch-Schonlein purpura. World J Gastroenterol, 2005, *11* : 2354-2356.
4. GUILLEVIN L, PAGNOUX C, KARRAS A et al. Rituximab versus azathioprine for maintenance in ANCA-associated vasculitis. N Engl J Med, 2014, *371* : 1771-1780.
5. PIERROT-DESEILLIGNY DESPUJOL C, POUCHOT J, PAGNOUX C et al. Predictors at diagnosis of a first Wegener's granulomatosis relapse after obtaining complete remission. Rheumatology (Oxford), 2010, *49* : 2181-2190.
6. REINHOLD-KELLER E, BEUGE N, LATZA U et al. An interdisciplinary approach to the care of patients with Wegener's granulomatosis : long-term outcome in 155 patients. Arthritis Rheum, 2000, *43* : 1021-1032.
7. STONE JH, MERKEL PA, SPIERA R et al. Rituximab versus cyclophosphamide for ANCA-associated vasculitis. N Engl J Med, 2010, *363* : 221-232.
8. STONE JH. Limited versus severe Wegener's granulomatosis : baseline data on patients in the Wegener's granulomatosis etanercept trial. Arthritis Rheum, 2003, *48* : 2299-2309.

Toute référence à cet article doit porter la mention : Guillevin L. Granulomatose avec polyangéite (Wegener). *In* : L Guillevin, L Mouthon, H Lévesque. Traité de médecine, 5ᵉ éd. Paris, TdM Éditions, 2018-S03-P01-C10 : 1-6.

Chapitre S03-P01-C11
Maladie de Kawasaki

BENJAMIN TERRIER, FANNY BAJOLLE ET SLIMANE ALLALI

La maladie de Kawasaki est une vascularite systémique aiguë des artères de petit et moyen calibre, d'étiologie inconnue et de début brutal, qui atteint préférentiellement les patients âgés de 6 mois à 5 ans et exceptionnellement les adultes. Elle a été décrite pour la première fois en 1967 par le pédiatre japonais Tomisaku Kawasaki [3]. La présentation typique associe une fièvre de plus de 5 jours et des anomalies cutanéomuqueuses.

La maladie de Kawasaki est particulièrement fréquente au Japon, où l'incidence est comprise entre 112 et 223 pour 100 000 enfants âgés de moins de 5 ans [6], comparativement aux États-Unis, où elle est d'environ 20 pour 100 000 enfants âgés de moins de 5 ans. L'incidence est 2,5 fois plus élevée chez les patients d'origine asiatique que chez les patients d'origine caucasienne, ce qui suggère une prédisposition génétique. La maladie est endémique dans les pays de l'hémisphère Nord avec des pics d'incidence d'allure épidémique ainsi qu'une recrudescence hivernale des cas, suggérant une composante infectieuse qui n'a pas encore été identifiée à ce jour.

Étiologie et pathogénie

Bien que l'étiologie de la maladie de Kawasaki ne soit pas encore connue, l'implication d'un ou de plusieurs agents infectieux ubiquitaires sur un terrain génétique prédisposant est fortement suspectée.

Le rôle d'un superantigène d'origine bactérienne avait été initialement évoqué devant une expansion sélective de lymphocytes T exprimant les récepteurs $V\beta_2$ et $V\beta_8$, mais la mise en évidence d'une réponse immune oligoclonale des plasmocytes producteurs d'immunoglobulines A, infiltrant la paroi vasculaire, a finalement suggéré le rôle d'un antigène conventionnel. Par ailleurs, la mise en évidence d'inclusions intracytoplasmiques semblant contenir des agrégats de protéines virales et d'acides nucléiques au sein des cellules ciliées de l'épithélium bronchique de patients atteints de maladie de Kawasaki plaide fortement pour la responsabilité d'un ou de plusieurs agents viraux.

Plus récemment, la réalisation d'études d'association pangénomiques a permis de progresser dans la compréhension de la physiopathologie de la maladie et plusieurs voies de signalisation intracellulaire semblent être impliquées dans la physiopathologie de la maladie de Kawasaki [6] :
– la voie calcineurine/NFAT (*nuclear factor of activated T-cells*), au sein de laquelle un variant fonctionnel du gène *ITPKC* codant la 1,4,5-trisphosphate 3 kinase C, modulant l'activation lymphocytaire T via une augmentation du calcium intracellulaire, contribue à la susceptibilité individuelle et à la formation des anévrysmes coronaires ;
– la voie du *transforming growth factor* β (TGF-β), au sein de laquelle des variants des gènes codant TGF-β_2, TGF-βR2 et SMAD3 contribuent à la formation des anévrysmes des artères coronaires ;
– la voie des récepteurs d'immunoglobulines FcγR, au sein de laquelle un polymorphisme du gène *FCGR2A* codant la protéine FcγRIIa constitue un facteur de susceptibilité de maladie de Kawasaki, et les gènes *FCGR2B* et *FCGR3B* sont associés à la réponse aux immunoglobulines administrées par voie intraveineuses (Ig IV) ;
– la voie des caspases au sein de laquelle un variant du gène *CASP3*, codant la caspase 3, impliquée dans l'apoptose, la différenciation et l'activation des lymphocytes T, contribue à la susceptibilité individuelle.

Par ailleurs, d'autres gènes candidats ont pu être identifiés grâce à cette approche, notamment *BLK*, qui code la protéine Blk, impliquée dans la transduction du signal du récepteur des lymphocytes B, et *CD40*, qui code un récepteur du *tumor necrosis factor* (TNF).

L'importante inflammation systémique de la maladie de Kawasaki a suggéré l'implication de cytokines pro-inflammatoires comme le TNF-α et l'interleukine (IL)-1β. Cette hypothèse a été confortée par différents modèles murins retrouvant leur implication dans le développement des anévrysmes coronaires et par des études cliniques mettant en évidence une élévation des taux sériques de TNF-α, à la phase aiguë de la maladie de Kawasaki, plus élevée chez les patients qui vont développer des anévrysmes coronaires.

Enfin, l'amélioration des techniques d'analyse de l'expression des gènes sur les tissus autopsiques a permis de mettre en évidence une augmentation de l'expression d'*ITGA4* et *ITGAM* (codant l'intégrine α_4 et l'intégrine α_M) dans les artères coronaires anormales de patients atteints de maladie de Kawasaki et les intégrines codées par ces gènes participent probablement au recrutement des cellules inflammatoires dans les artères coronaires. De même, il a été montré une augmentation de l'expression du gène *CD84* (codant la molécule d'activation lymphocytaire CD84) dans les artères coronaires de patients atteints de maladie de Kawasaki et ce jusqu'à plusieurs années après le début de la maladie. Enfin, une augmentation d'expression de la périostine, sécrétée dans la matrice extracellulaire, a été mise en évidence, suggérant que cette molécule pourrait servir de biomarqueur de la maladie de Kawasaki.

Histologie des lésions vasculaires

La maladie de Kawasaki est une vascularite nécrosante systémique touchant l'ensemble des artères de petit et moyen calibre avec un tropisme particulier pour les artères coronaires. En phase aiguë, les lésions prédominent au niveau de la media avec une dissociation œdémateuse des cellules musculaires lisses et un œdème de l'intima. L'infiltrat, initialement à prédominance de neutrophiles, devient rapidement riche en cellules mononucléées et en plasmocytes à IgA. Une destruction de la limitante élastique et une prolifération fibroblastique survient ensuite, laissant place au remodelage vasculaire.

Bien que l'origine des lésions vasculaires à long terme soit encore débattue, l'analyse des séries échographiques et autopsiques suggère aujourd'hui que ces lésions sont la conséquence du remodelage vasculaire, à l'origine d'une prolifération intimale et d'une néo-angiogenèse, et non pas d'une athérosclérose accélérée, comme cela avait été suggéré initialement. Parallèlement à ces lésions morphologiques, il semble également exister une dysfonction endothéliale coronaire à l'origine d'une diminution de la réserve coronaire, qui pourrait participer à la survenue de complications à long terme.

Des travaux récents ont mis en évidence l'existence de trois processus intriqués dans la vasculopathie de la maladie de Kawasaki :
– l'artérite nécrosante, survenant dans les deux premières semaines d'évolution de la maladie, est caractérisée par une infiltration neutro-

philique de la paroi vasculaire commençant au niveau de l'endothélium et pouvant aboutir à une nécrose progressive de l'intima, de la media et de l'adventice des artères coronaires. Ce processus peut conduire à la formation d'anévrysmes géants sacculaires avec un risque de rupture ou de thrombose et de sténose ;

– la vascularite subaiguë chronique, débutant dans les deux premières semaines de la maladie, est caractérisée par un infiltrat de lymphocytes, de plasmocytes et d'éosinophiles commençant au niveau de l'adventice et pouvant progresser vers la lumière ;

– la prolifération myofibroblastique endoluminale, en lien étroit avec la vascularite subaiguë chronique, peut persister pendant plusieurs mois, voire plusieurs années, et conduire à la formation d'une masse concentrique qui obstrue progressivement la lumière.

Ce processus de prolifération des myofibroblastes activés ne commence pas au niveau de l'intima et ne correspond pas à un simple mécanisme de fibrose. Il peut aboutir à la formation d'anévrysmes fusiformes à risque de thrombose. Ainsi, l'aggravation des anévrysmes coronaires, parfois observée plusieurs années après le début de la maladie, peut s'expliquer par le processus de vascularite subaiguë chronique, tandis que certains infarctus du myocarde tardifs peuvent s'expliquer par la prolifération myofibroblastique endoluminale, avec ou sans thrombose.

Diagnostic

En l'absence de caractéristiques cliniques pathognomoniques et de test diagnostique unique spécifique, le diagnostic de maladie de Kawasaki repose sur une combinaison de critères cliniques. On distingue une forme classique et des formes incomplètes, de diagnostic plus difficile, pour lesquelles les données biologiques et/ou échographiques peuvent aider au diagnostic.

Le diagnostic de la forme classique ou typique repose sur l'association d'une fièvre évoluant depuis au moins 5 jours et d'au minimum quatre des cinq critères suivants (Tableau S03-P01-C11-I) :

– modifications des lèvres et de la cavité buccale (chéilite érythémateuse et/ou fissurée, langue framboisée, stomatite et pharyngite diffuses) (96 %) ;

– exanthème très polymorphe (96 %) ;

– conjonctivite bilatérale non purulente (89 %) ;

– anomalies des extrémités (œdème et/ou érythème des mains et des pieds au stade aigu, desquamation du bout des doigts/orteils habituellement 2 à 3 semaines après le début de la fièvre) (76 %) ;

– adénopathies cervicales souvent unilatérales (dont une > 1,5 cm) (63 %).

Les principaux diagnostics différentiels qui doivent être exclus sont indiqués dans le tableau S03-P01-C11-II.

En l'absence de traitement, la fièvre est résolutive en 11 jours en moyenne, mais peut durer jusqu'à 4 semaines (voire plus). Les différents signes cliniques apparaissent souvent de façon séquentielle et il n'est pas nécessaire qu'ils soient présents de façon concomitante pour être retenus comme des critères de maladie de Kawasaki.

Le diagnostic de forme incomplète repose sur la présence d'une fièvre évoluant depuis au moins 5 jours associée à seulement deux ou trois des critères précédemment indiqués. Cette forme est plus fréquemment observée chez les enfants de moins de 1 an et chez les adolescents et le risque de complications cardiaques est au moins aussi élevé que dans la forme classique, ce qui justifie de discuter la réalisation d'une échographie cardiaque devant toute suspicion de maladie de Kawasaki dans une forme incomplète. L'existence d'anévrysmes coronaires, qui suffit à affirmer le diagnostic, est heureusement rare dans les dix premiers jours de la maladie, mais une hyperéchogénicité des coronaires, une dysfonction ventriculaire gauche, une fuite mitrale ou un épanchement péricardique peuvent être observés et faire suspecter le diagnostic de maladie de Kawasaki. Selon les recommandations de l'American Heart Association (AHA), une échographie cardiaque devrait être discutée chez tout nourrisson de moins de 6 mois présentant une fièvre inexpliquée d'une durée de 7 jours ou plus, associée à un syndrome inflammatoire biologique, car les autres critères cliniques de maladie de Kawasaki peuvent tous être absents à cet âge.

Bien que n'appartenant pas aux critères diagnostiques principaux, un certain nombre de manifestations cliniques peuvent être retrouvées de façon plus ou moins fréquente et contribuer au diagnostic de maladie de Kawasaki : manifestations digestives (douleurs abdominales, vomissements, diarrhée chez environ un tiers des patients, entéropathie exsudative, très rarement ischémie mésentérique avec abdomen chirurgical), cardiovasculaires (signes de choc ou d'insuffisance cardiaque aiguë liée à la myocardite associée), respiratoires (toux, pleuro-pneumopathie), ORL (rhinorrhée, otite), rhumatologiques (arthralgies, arthrites, myosite), neurologiques (irritabilité quasi constante, syndrome méningé, convulsions, paralysie faciale périphérique, ataxie, encéphalite), cutanées (desquamation de la région périnéale, induration érythémateuse au niveau de la cicatrice du bacille de Calmette et Guérin [BCG], pétéchies, ictère) et urogénitales (urétrite, dysurie).

Enfin, l'AHA rappelle que le diagnostic peut être fait avant le 5e jour de fièvre et ce seuil ne doit en aucun cas retarder la mise en route du traitement.

Biologiquement, il existe, de façon quasi constante, un syndrome inflammatoire avec élévation de la protéine C réactive (CRP), le plus souvent au-dessus de 30 mg/l, de la procalcitonine et de la vitesse de sédimentation (VS). Une hyperleucocytose supérieure à 15 000/mm^3 est fréquente, mais une leucopénie est également possible. Une anémie inflammatoire modérée peut être présente et on observe parfois des anémies hémolytiques sévères après Ig IV, du fait de la transmission passive d'IgG anti-A ou anti-B chez des patients de groupe A, B ou AB. Une thrombopénie à la phase aiguë peut être le reflet d'un syndrome d'activation macrophagique ou d'une coagulation intravasculaire disséminée (CIVD), tandis qu'une thrombocytose supérieure à 450 000/mm^3 est très fréquemment observée à partir de la deuxième semaine de fièvre. L'absence d'élévation de la VS, de la CRP et du nombre de pla-

Tableau S03-P01-C11-I   Critères diagnostiques de la maladie de Kawasaki.

Critère principal
Fièvre évoluant depuis au moins 5 jours
Critères associés
Conjonctivite bilatérale non purulente
Anomalies des lèvres ou de la cavité buccale (chéilite, langue framboisée, pharyngite)
Adénopathies cervicales généralement unilatérales (dont une de plus de 1,5 cm)
Atteinte des extrémités avec érythème et/ou œdème à la phase aiguë et desquamation 2 à 3 semaines après le début de la fièvre
Éruption cutanée polymorphe

Forme *classique* ou *typique* en présence d'une fièvre ≥ 5 jours et d'au moins quatre des cinq critères associés. Forme *incomplète* en présence d'une fièvre ≥ 5 jours et de deux ou trois des critères associés.

Tableau S03-P01-C11-II   Principaux diagnostics différentiels de la maladie de Kawasaki.

Infections virales (rougeole, virus d'Epstein-Barr, adénovirus, entérovirus…)
Infections bactériennes et toxinémies, notamment staphylococciques et streptococciques
Syndrome d'hypersensibilité médicamenteuse (DRESS)
Érythème polymorphe, syndrome de Stevens-Johnson
Forme systémique d'arthrite juvénile idiopathique

DRESS : *drug reaction with eosinophilia and systemic symptoms*.

quettes à 7 jours de fièvre rend d'ailleurs peu probable le diagnostic de maladie de Kawasaki.

Une cytolyse et une cholestase modérée sont également fréquentes et la réalisation d'une échographie abdominale peut mettre en évidence un hydrocholécyste (chez 15 % des patients en moyenne). Une hypoalbuminémie inférieure à 30 g/l est classique, probablement secondaire à une entéropathie exsudative et une leucocyturie aseptique est présente dans un tiers des cas, traduisant l'existence d'une urétrite [5].

L'électrocardiogramme (ECG), réalisé de façon quotidienne en hospitalisation, peut mettre en évidence des signes de myocardite, mais aussi des troubles de conduction secondaires à l'inflammation du tissu de conduction.

L'échographie cardiaque transthoracique, dont la réalisation ne doit pas retarder la mise en route du traitement, est indiquée à la recherche d'anomalies des artères coronaires (hyperéchogénicité des coronaires, dilatation ou anévrysmes), d'une dysfonction ventriculaire gauche, d'une fuite mitrale ou d'un épanchement péricardique. La présence de ces anomalies peut apporter une aide diagnostique importante dans les formes incomplètes de maladie de Kawasaki.

Maladie de Kawasaki de l'adulte

La maladie de Kawasaki de l'adulte est particulièrement rare, expliquant un délai diagnostique estimé à 13 jours en médiane. Dans la revue de littérature de Fraison et al. [1], il a été retrouvé une fréquence similaire des principaux signes de la maladie entre les enfants et les adultes, en dehors d'anomalies des extrémités plus élevées chez l'adulte. Chez les patients adultes non traités ou traités tardivement, il a été rapporté une fréquence des anévrysmes coronaires de 19 %, comparable à celle observée chez les enfants en l'absence de traitement.

Pronostic

La maladie de Kawasaki représente la principale cause de maladie cardiaque acquise de l'enfant dans les pays occidentaux. Lorsqu'elle n'est pas traitée, elle est responsable d'anévrysmes coronaires chez 15 à 25 % des patients, tandis que cette fréquence est inférieure à 5 % chez les patients traités par Ig IV précocement [2]. Au Japon, une étude récente a montré que près de 9 % des patients avaient des dilatations et/ou des anévrysmes coronaires à la phase aiguë, tandis que cette prévalence baissait à 3 % au-delà de 30 jours après le début de la maladie.

Le risque cardiaque à long terme a été évalué dans plusieurs études essentiellement japonaises et nord-américaines. L'histoire naturelle des lésions coronaires a été décrite chez 594 patients japonais atteints de maladie de Kawasaki, avant l'utilisation en routine des Ig IV. Parmi 146 patients avec anévrysmes coronaires à la phase aiguë, on observait, lors de l'évaluation à 1 à 2 ans, une régression des anévrysmes dans 49 % des cas, une persistance des anévrysmes sans sténose dans 41 % (dont environ 25 % développaient des sténoses au cours du suivi) et la persistance d'anévrysmes avec sténose dans 10 %. Un infarctus du myocarde survenait chez 8 % des patients, et exclusivement chez ceux avec des sténoses coronaires. Un décès d'origine cardiaque était observé chez 3 % des patients [2]. Une étude nord-américaine plus récente, incluant 546 patients atteints de maladie de Kawasaki, dont 79 % ayant reçu des Ig IV, a montré la persistance d'anévrysmes coronaires après un suivi moyen de 15 ans chez 5 % des patients. Enfin, une étude japonaise chez 562 patients avec des lésions coronaires a montré l'apparition, après 2 à 19 ans de suivi, de nouveaux anévrysmes chez seulement 3 % des patients. Le risque de sténose au cours du suivi était essentiellement observé chez les patients avec des anévrysmes supérieurs à 6 mm de diamètre. Les infarctus du myocarde secondaires à l'occlusion thrombotique des anévrysmes et/ou des sténoses des artères coronaires sont la principale cause de morbidité et de décès de maladie de Kawasaki.

La présence d'anévrysmes coronaires impose un suivi régulier à la recherche de complications et d'autres facteurs de risque cardiovasculaires surajoutés. Les enfants qui n'ont pas eu d'anévrysme coronaire dans les premiers mois de la maladie de Kawasaki ou dont les lésions ont été régressives sont considérés comme exempts de tout risque d'en développer, même si l'on manque encore de recul sur une éventuelle majoration du risque de maladie coronaire à l'âge adulte.

Prise en charge thérapeutique

Le traitement de la maladie de Kawasaki à la phase aiguë vise à diminuer l'inflammation systémique et des artères coronaires pour limiter la formation d'anévrysmes et limiter le risque de complications à long terme.

Stratégie thérapeutique conventionnelle

Le traitement à la phase aiguë de la maladie repose, selon les recommandations de l'AHA [5], sur une perfusion unique d'immunoglobulines intraveineuses (Ig IV) à la dose de 2 g/kg, de préférence dans les dix premiers jours de la fièvre. Il est recommandé d'associer à ce traitement de l'aspirine à la dose anti-inflammatoire de 80 à 100 mg/kg/j en 4 prises, jusqu'à 48 à 72 heures après obtention de l'apyrexie [4]. L'aspirine pourrait en effet avoir un effet bénéfique à la phase aiguë de la maladie en raison de son action anti-inflammatoire, mais son utilisation ne semble toutefois pas modifier l'incidence des anévrysmes coronaires. Une méta-analyse comparant des posologies d'aspirine de 80 à 120 mg/kg/j à des posologies de 30 à 50 mg/kg/j n'a pas mis en évidence de différence significative d'incidence des anévrysmes coronaires et certains recommandent de privilégier les posologies de 30 à 50 mg/kg/j, en raison d'une meilleure tolérance digestive, et ce jusqu'à obtention de l'apyrexie et diminution de l'inflammation. L'aspirine est ensuite diminuée à une dose anti-agrégante de 3 à 5 mg/kg/j en une prise pendant 6 à 8 semaines, qui sera poursuivie au long cours en cas d'anomalies coronaires persistantes. Une étude japonaise a comparé 71 patients traités par Ig IV et aspirine (30 mg/kg/j) administrées de façon concomitante, et 111 patients chez qui l'aspirine a été débutée 24 heures après les Ig IV. L'incidence des lésions coronaires était significativement différente entre les deux groupes, aucun anévrysme coronaire n'étant observé au-delà de 30 jours dans le deuxième groupe contre 6 % dans le premier. L'aspirine pourrait ainsi avoir un impact négatif initial sur la prévention du risque d'anévrysme coronaire par les Ig IV (par une perturbation des fonctions immunologiques des lymphocytes T impliqués dans le mécanisme d'action des Ig IV) et certaines équipes n'introduisent donc l'aspirine que 24 heures après le début des Ig IV.

L'introduction des Ig IV dans les 10 premiers jours de la fièvre permet de diminuer l'incidence des anévrysmes de 20-25 à 3-5 %. Cependant, la proportion de patients présentant une résistance aux Ig IV peut atteindre 20 à 25 % et ces patients ont un risque plus élevé de développer des anévrysmes coronaires en l'absence de traitement de deuxième ligne.

Scores de prédiction de la non-réponse aux Ig IV

Afin d'identifier les patients les plus à risque de non-réponse aux Ig IV, des scores prédictifs ont été élaborés à partir des séries de patients japonais. La non-réponse aux Ig IV est définie par la persistance ou la récidive de la fièvre au-delà de 24 heures, selon les recommandations japonaises, et de 36 heures, selon les recommandations nord-américaines, après la fin des Ig IV.

Le *score de Kobayashi* agrège et pondère plusieurs facteurs de non-réponse aux Ig IV :
– natrémie inférieure ou égale à 133 mmol/l (2 points) ;
– fièvre de moins de 4 jours (2 points) ;

– aspartate aminotransférase (ASAT) supérieure ou égale à 100 UI/l (2 points) ;
– pourcentage de neutrophiles supérieur à 80 (2 points) ;
– CRP supérieure ou égale à 100 mg/l (1 point) ;
– âge de 12 mois ou moins (1 point) ;
– plaquettes inférieures ou égales à 300 000/mm^3 (1 point).

Un score supérieur ou égal à quatre points identifie les patients non répondeurs aux Ig IV avec une sensibilité de 86 % et une spécificité de 67 %. Les patients avec un score de quatre points ou plus étaient non-répondeurs aux Ig IV dans 43 % des cas, comparativement à 5 % des patients avec un score de trois points ou moins. Le fait qu'une fièvre évoluant depuis moins de 4 jours au moment du diagnostic de maladie de Kawasaki soit un facteur de risque de résistance aux Ig IV ne doit pas être mal interprété et conduire à attendre le cinquième jour de fièvre pour débuter les Ig IV. En effet, cela traduit probablement le fait que les formes diagnostiquées avant le cinquième jour de fièvre sont plus bruyantes car plus sévères en termes de processus inflammatoire. De plus, il a été montré que plus les Ig IV étaient débutées tardivement et plus le risque d'anévrysme coronaire était élevé.

Le *score d'Egami* agrège et pondère également plusieurs facteurs de non-réponse aux Ig IV :
– alanine aminotransférase (ALAT) supérieure ou égale 80 UI/l (2 points) ;
– fièvre depuis moins de 4 jours (1 point) ;
– CRP supérieure ou égale à 80 mg/l (1 point) ;
– âge de 6 mois ou moins (1 point) ;
– plaquettes inférieures ou égales à 300 000/mm^3 (1 point).

Un score de trois points ou plus identifie les patients non répondeurs aux Ig IV avec une sensibilité de 78 % et une spécificité de 76 %.

Enfin, le *score de Sano* agrège et pondère les facteurs de non-réponse aux Ig IV suivants :
– ASAT supérieure ou égale à 200 UI/l (1 point) ;
– bilirubine totale supérieure ou égale à 0,9 mg/dl (1 point) ;
– CRP supérieure ou égale à 70 mg/l (1 point).

Un score de deux points ou plus identifie les patients non-répondeurs aux Ig IV avec une sensibilité de 77 % et une spécificité de 86 %.

Des études nord-américaines ont cependant montré que ces scores étaient peu performants dans des populations non japonaises, avec une sensibilité et une spécificité du score de Kobayashi de 33 et 85 % respectivement, du score d'Egami de 38 et 84 % et du score de Sano de 40 et 85 %. La relativement bonne spécificité de ces tests chez les patients caucasiens permet toutefois de prédire un risque élevé de non-réponse aux Ig IV en cas de score supérieur au seuil.

Optimisation des stratégies thérapeutiques en première ligne

La non-réponse aux Ig IV constituant un facteur de risque majeur de survenue d'anévrysmes coronaires et pouvant concerner jusqu'à 20 à 25 % des patients, des stratégies de traitements combinés en première ligne ont été évaluées.

Une méta-analyse a comparé l'efficacité des Ig IV seules à celle d'un traitement combiné par Ig IV plus corticoïdes, pour la prévention des anomalies des artères coronaires. Neuf études conduites entre 1999 et 2012 et incluant au total 1 011 patients ont été analysées. Cette méta-analyse a montré que le traitement combiné par Ig IV plus corticoïdes diminuait significativement le risque d'anomalies coronaires (7,6 versus 18,9 %). Il n'y avait en revanche pas de différence significative en termes d'effets indésirables graves entre les deux groupes, suggérant un intérêt de cette stratégie en première intention.

L'étude la plus récente incluse dans cette méta-analyse était l'étude multicentrique japonaise, prospective et randomisée RAISE, conduite chez des patients atteints de maladie de Kawasaki sévère (score de Kobayashi ≥ 5). Les patients recevaient soit des Ig IV (2 g/kg) et de l'aspirine (30 mg/kg/j, diminué à 3 à 5 mg/kg/j dès obtention de l'apyrexie) (n = 123), soit des Ig IV à la même posologie et de la prednisolone (2 mg/kg/j jusqu'à normalisation de la CRP, puis décroissance sur 15 jours) (n = 125). L'incidence des anomalies des artères coronaires était significativement plus faible dans le groupe Ig IV plus prednisolone comparativement au groupe Ig IV plus aspirine (3 versus 23 % ; p < 0,0001), avec un profil de sécurité identique. La taille des artères coronaires, la durée de la fièvre et le taux de recours à une deuxième perfusion d'Ig IV étaient également inférieurs dans le groupe Ig IV plus prednisolone, suggérant que l'association en première ligne de la corticothérapie aux Ig IV pourrait être bénéfique chez les patients avec une maladie de Kawasaki sévère.

Cependant, une seconde étude nord-américaine, incluse dans la méta-analyse, a montré des résultats contradictoires. Les patients étaient randomisés pour recevoir soit une perfusion unique de méthylprednislone (30 mg/kg) (n = 101 patients), soit un placebo (n = 98), en association au traitement conventionnel par Ig IV (2 g/kg) et aspirine (80 à 100 mg/kg/j, diminué à 3 à 5 mg/kg/j après 48 heures d'apyrexie). La dimension des artères coronaires, la durée de la fièvre et d'hospitalisation et le taux de retraitement par Ig IV n'étaient pas différents entre les deux groupes, avec comme seul bénéfice des corticoïdes un effet sur la baisse des paramètres inflammatoires biologiques à 1 semaine.

Plusieurs éléments peuvent expliquer la discordance de résultats observée entre ces deux études, notamment les critères d'inclusion des patients, qui présentaient une maladie de Kawasaki sévère (score de Kobayashi ≥ 5) dans l'étude japonaise à la différence des patients de l'étude nord-américaine, et la durée de la corticothérapie, de plus de 15 jours dans l'étude japonaise et de moins de 24 heures (un bolus sur 2 à 3 heures) dans l'étude nord-américaine. La place de la corticothérapie associée aux Ig IV en première intention dans la maladie de Kawasaki n'est donc pas encore bien définie, mais certains recommandent son emploi chez les patients considérés comme les plus à risque de non-réponse aux Ig IV, à savoir les patients les plus jeunes (< 1 an) et avec des maladie de Kawasaki sévères (tableau de choc, cytolyse ou cholestase, hypoalbuminémie, stigmates de syndrome d'activation macrophagique, scores prédictifs de non-réponse aux Ig IV élevés, dilatation des coronaires…).

L'intérêt des anti-TNF-α, en association à la stratégie conventionnelle par Ig IV et aspirine, a été évalué dans une étude nord-américaine randomisée, en double aveugle, contrôlée contre placebo. Parmi les 196 patients inclus, 98 ont reçu de l'infliximab (5 mg/kg) et 98 un placebo, en association à la stratégie conventionnelle. Dans le groupe infliximab, la durée de fièvre était plus courte, avec des paramètres inflammatoires et un diamètre de l'artère coronaire gauche à 2 semaines inférieurs à ceux observés dans le groupe placebo. Cependant, la résistance au traitement était comparable dans les deux groupes (11,2 % pour le groupe infliximab et 11,3 % pour le groupe placebo), ne justifiant pas à l'heure actuelle la généralisation de cette option thérapeutique en première ligne chez les patients atteints de maladie de Kawasaki.

Stratégies évaluées chez les patients non répondeurs aux Ig IV

Une étude japonaise a évalué l'intérêt des bolus de méthylprednisolone chez 411 patients avec une fièvre persistante ou récurrente, 36 heures après une cure d'Ig IV. Parmi les 63 patients non répondeurs, 44 patients ont reçu des bolus de méthylprednislone sur 3 jours successifs et 19 ont reçu une cure supplémentaire d'Ig IV. Une apyrexie rapide était obtenue chez 77 % des patients recevant les bolus de méthylprednisolone et 63 % des Ig IV, mais l'incidence des anévrysmes coronaires n'était pas significativement différente entre les deux groupes (11 versus 10 %). Plus récemment, une autre étude japonaise a comparé rétrospectivement, chez 359 patients non répondeurs à une première cure d'Ig IV (2 g/kg), une nouvelle cure d'Ig IV (1 ou 2 g/kg), un traitement par prednisolone (2 mg/kg/j jusqu'à normalisation de la CRP, puis décroissance sur 15 jours), ou l'association des deux. Des anomalies des artères coronaires, 1 mois après le traitement, étaient significativement moins fréquemment retrouvées dans le groupe Ig IV plus prednisolone (16 %) comparativement au groupe Ig IV (29 %) et au groupe prednisolone (31 %). De plus, le groupe traitement combiné avait moins de risque de non-réponse (12 versus 37 %) que le groupe Ig IV seules. Ces données suggèrent que l'association Ig IV et prednisolone pourrait être supérieure aux Ig IV seules ou à la prednisolone seule chez les patients non répondeurs à une première cure d'Ig IV.

L'intérêt des anti-TNF-α chez les patients non répondeurs à une première cure d'Ig IV a également été évalué dans des études de faibles effectifs, en comparant l'efficacité de l'infliximab à celle d'une nouvelle cure d'Ig IV, avec des résultats contrastés. Une première étude retrouvait une équivalence des deux stratégies, tandis qu'une autre retrouvait une régression plus rapide de la fièvre et une durée plus courte d'hospitalisation, mais sans différence en termes d'événements cardiaques. Très récemment, une étude japonaise a évalué prospectivement l'intérêt de l'infliximab chez les patients non répondeurs à une première cure d'Ig IV. Quarante-trois enfants ont été randomisés pour recevoir une nouvelle cure d'Ig IV de 2 g/kg (n = 32) ou de l'infliximab à la dose de 5 mg/kg (n = 11). Le taux de réponse observé après une nouvelle cure d'Ig IV était inférieur (mais sans atteindre la significativité statistique) à celui observé après infliximab (66 versus 90 % ; p = 0,09). Le groupe infliximab avait une durée de fièvre et d'hospitalisation plus courte, avec un profil de sécurité satisfaisant. Il n'y avait en revanche pas de différence statistiquement significative entre les groupes Ig IV et infliximab pour les anomalies coronaires (12 versus 9 % ; p = 0,4).

Intérêt d'autres stratégies alternatives

D'autres traitements ont été évalués dans de très petites séries, notamment la ciclosporine, le cyclophosphamide, le méthotrexate, les échanges plasmatiques, la pentoxifylline, les antagonistes de l'IL-1, l'ulinastatine (un inhibiteur de la trypsine disponible au Japon) ou l'abciximab (anticorps monoclonal anti-GPIIb/IIIa), avec des données trop limitées pour pouvoir en tirer des conclusions cliniques.

Traitement des formes de l'adulte

Compte tenu de sa rareté, la prise en charge de la maladie de Kawasaki n'est pas codifiée. Dans la revue de littérature de Fraison et al. [1], 79 % des patients étaient traités par Ig IV et 81 % des patients par aspirine. Comme chez l'enfant, la précocité de mise en route des Ig IV était particulièrement importante. Plus rarement, des corticostéroïdes ou de la colchicine étaient prescrits. La place des immunosuppresseurs dans les formes systémiques graves n'est quant à elle pas définie, et doit probablement se limiter aux formes réfractaires aux traitements habituellement prescrits chez l'enfant.

Surveillance à court et à long terme

Surveillance et prise en charge après la phase aiguë

Le pronostic de la maladie de Kawasaki est largement conditionné par l'existence de complications cardiaques. Chez les patients sans complication initiale (régression de la fièvre sous traitement, absence d'anomalie cardiaque), une surveillance de l'échographie cardiaque transthoracique est recommandée par l'AHA à 2 semaines et à 6 à 8 semaines après le diagnostic de la maladie. En France, une échographie cardiaque et un électrocardiogramme sont généralement réalisés de façon hebdomadaire pendant 4 semaines, puis le dossier est clôturé, en l'absence d'anomalie coronaire, au décours d'une dernière consultation à 3 mois.

Chez les patients avec fièvre persistante ou complications cardiaques au diagnostic (anomalies coronaires, valvulaires ou myocardiques), une surveillance cardiologique accrue est nécessaire bien que ses modalités fassent l'objet d'évaluations. La prise en charge thérapeutique en cas d'anévrysme coronaire inclut, au minimum, le maintien de l'aspirine à dose anti-agrégante (3 à 5 mg/kg/j) jusqu'à disparition de la lésion, mais peut également comporter une anticoagulation efficace pour prévenir le risque de thrombose avec infarctus (antivitamine K avec un objectif d'INR entre 2 et 3), ainsi que des traitements à visée cardiologique. Certains patients peuvent nécessiter une angioplastie coronaire ou un geste de revascularisation en cas de symptômes ischémiques et une thrombolyse peut être indiquée en cas d'accident thrombotique.

Les vaccins vivants sont contre-indiqués dans les 3 mois suivant la réalisation des Ig IV et dans les 9 mois, en France, pour la vaccination antirougeole.

Surveillance et prise en charge à long terme

Les recommandations de l'American Heart Association stratifient les patients selon différents sous-groupes de risque croissant, allant des patients sans anévrysme en phase aiguë aux patients avec anévrysmes et sténoses coronaires. La prise en charge est stratifiée selon ce niveau de risque, allant de la simple surveillance clinique tous les 5 ans sans traitement médical associé, à une évaluation biannuelle avec des tests non-invasifs ou invasifs et un traitement médical plus ou moins lourd (aspirine, antivitamine K, bêtabloquants, inhibiteurs de l'enzyme de conversion…) (Tableau S03-P01-C11-III) [5]. En France, la surveillance clinique simple n'est pas jugée nécessaire chez les patients sans anomalie coronaire.

Tableau S03-P01-C11-III Recommandations de l'American Heart Association pour la prise en charge à long terme des patients avec des antécédents de maladie de Kawasaki.

Niveau de risque	Définition	Prise en charge
1	Artères coronaires normales	Aspirine pendant 6 à 8 semaines Évaluation du risque cardiovasculaire[(1)] tous les 5 ans Pas de test invasif
2	Anévrysmes coronaires ayant régressé à 8 semaines	Aspirine pendant 6 à 8 semaines Évaluation du risque cardiovasculaire[(1)] tous les 3 à 5 ans Pas de test invasif
3	Anévrysmes coronaires ≤ 6 mm	Aspirine tant que persiste l'anévrysme Évaluation clinique, ECG et échographique tous les ans Épreuve d'effort tous les 2 ans Test invasif en cas d'anomalie sur le test d'effort
4	Anévrysmes coronaires > 6 mm ou multiples	Aspirine au long cours et anticoagulation efficace en cas d'anévrysmes géants Évaluation clinique, ECG et échographique tous les 6 mois Épreuve d'effort tous les ans Test invasif à 6 à 12 mois du diagnostic, et au cours du suivi si besoin
5	Anévrysmes coronaires avec sténose ou obstruction	Aspirine au long cours et anticoagulation efficace en cas d'anévrysmes géants Bêtabloquants à visée protectrice du myocarde Évaluation clinique, ECG et échographique tous les 6 mois Épreuve d'effort tous les ans Test invasif à 6 et 12 mois du diagnostic et au cours du suivi si besoin

(1) Une consultation est conseillée tous les 5 ans par l'American Heart Association (mais non recommandée en France) afin d'éduquer à la prévention des différents facteurs de risque d'athérosclérose les patients sans anévrysme semblant tout de même avoir une moindre capacité de vasodilatation des artères coronaires.
ECG : électrocardiogramme.

Bibliographie

1. Fraison JB, Sève P, Dauphin C et al. Kawasaki disease in adults : observations in France and literature review. Autoimmun Rev, 2016, *15* : 242-249.
2. Kato H, Sugimura T, Akagi T et al. Long-term consequences of Kawasaki disease. A 10- to 21-year follow-up study of 594 patients. Circulation, 1996, *94* :1379-1385.
3. Kawasaki T. Acute febrile mucocutaneous syndrome with lymphoid involvement with specific desquamation of the fingers and toes in children. Arerugī Allergy, 1967, *16* : 178-222.
4. Newburger JW, Takahashi M, Beiser AS et al. A single intravenous infusion of gamma globulin as compared with four infusions in the treatment of acute Kawasaki syndrome. N Engl J Med, 1991, *324* : 1633-1639.
5. Newburger JW, Takahashi M, Gerber MA et al. Diagnosis, treatment, and long-term management of Kawasaki disease : a statement for health professionals from the Committee on Rheumatic Fever, Endocarditis and Kawasaki Disease, Council on Cardiovascular Disease in the Young, American Heart Association. Circulation, 2004, *110* : 2747-2771.
6. Shulman ST, Rowley AH. Kawasaki disease: insights into pathogenesis and approaches to treatment. Nat Rev Rheumatol, 2015, *11* : 475-482.

Toute référence à cet article doit porter la mention : Terrier B, Bajolle F, Allali S. Maladie de Kawasaki. *In* : L Guillevin, L Mouthon, H Lévesque. Traité de médecine, 5ᵉ éd. Paris, TdM Éditions, 2018-S03-P01-C11 : 1-6.

Chapitre S03-P01-C12

Purpura rhumatoïde

Évangéline Pillebout

Le purpura rhumatoïde, ou purpura de Schönlein-Henoch ou vascularite à IgA, est une vascularite systémique des vaisseaux de petit calibre en rapport avec des dépôts immuns prédominants d'immunoglobulines A (IgA) [55]. C'est cette définition qui a été retenue en 1994 à Chapel Hill [37] à propos de la classification des angéites dont le purpura rhumatoïde : la présence de dépôts d'IgA est alors exigée dans les vaisseaux de petit calibre de la peau, l'intestin ou de rein (glomérule). Il est caractérisé par l'association de signes cutanés, articulaires et gastro-intestinaux, qui peuvent survenir par poussées successives. Une atteinte rénale s'associe parfois à ces signes. La fréquence de cette atteinte est extrêmement variable selon les séries. Plus rarement, d'autres organes tels que le poumon, le cœur ou le système nerveux peuvent être concernés. Le pronostic de la maladie à court terme dépend de la sévérité de l'atteinte digestive mais, à long terme, elle est tributaire de l'atteinte rénale. Là aussi, le pronostic reste controversé malgré des publications récentes de séries pédiatrique [23] et adulte [54, 64, 71] montrant l'existence d'une insuffisance rénale chronique, évolutive parfois plus de 10 ans après la première poussée.

Physiopathologie

La physiopathologie du purpura rhumatoïde est à ce jour peu connue. La plupart des études se concentrent sur la néphropathie à IgA et souvent intègre la néphropathie du purpura rhumatoïde dans le cadre d'études plus large sur les néphropathies à IgA. De nombreux auteurs ont suggéré que le purpura rhumatoïde et la néphropathie à IgA étaient deux manifestations cliniques de la même maladie. En d'autres termes, le purpura rhumatoïde serait la forme systémique de la néphropathie à IgA [13, 47]. La néphropathie à IgA, bien plus fréquente, a donc été beaucoup plus étudiée et des progrès considérables ont été faits ces dernières années. Au cours de ces deux pathologies, les immunoglobulines A (IgA) jouent un rôle central [78].

Le purpura rhumatoïde est, par définition, caractérisé par des dépôts intratissulaires (mésangiaux ou vasculaires) d'IgA [4]. Au cours des trois premiers mois de la maladie, on note, chez la moitié des patients, une augmentation du taux sérique des immunoglobulines IgA, déséquilibré en faveur des sous-classes IgA_1. Ces immunoglobulines sont polymériques, contrairement à ce que l'on observe dans la population générale, et l'étude de leur poids moléculaire, retrouvé souvent à plus de 103 kDa, suggèrent que ce sont, au moins en partie, des complexes immuns circulants composés d'IgA. Il existe par ailleurs des anomalies de la glycosylation de ces IgA, notamment du contenu en galactose et en acide sialique de l'IgA_1. Ces anomalies quantitatives et structurales des IgA modifieraient la liaison à leurs différents récepteurs dont notamment le RFα1 (CD89) exprimé par les cellules sanguines circulantes et le récepteur de la transferrine (CD71) présent sur les cellules mésangiales. Ces IgA anormales induisent la libération, dans la circulation, de CD89 soluble qui participe à la formation des complexes circulants contenant des IgA [6, 41]. Ces complexes se déposent secondairement dans le mésangium rénal en se fixant à un second récepteur, le CD71, surexprimé par les cellules mésangiales des patients [24, 42]. Ces complexes immuns stimuleraient la production de médiateurs pro-inflammatoires comme des cytokines (interleukines 6 et 1), des chimiokines (IL-8, *macrophage-inflammatory protein* [MIP], *interferon-inducible protein 10* [IP-10]) ou des facteurs de croissance (*tumor necrosis factor* α [TNF-α], *transforming growth factor* β [TGF-β]) capables d'induire la prolifération des cellules mésangiales ou l'augmentation de la matrice extracellulaire.

La progression des lésions rénales vers la sclérose glomérulaire, l'atrophie tubulaire et la fibrose interstitielle est ensuite variable d'un patient à l'autre, dépendante, comme pour toute autre néphropathie, de son fond génétique. En dosant les taux d'IgA hypogalactosée des membres de la famille d'enfants atteints de purpura rhumatoïde ou néphropathie à IgA, une récente étude pédiatrique montre le caractère héréditaire de ces deux maladies [40].

Présentation clinico-biologique

Épidémiologie

Le purpura rhumatoïde peut se manifester à tout âge (de 5 mois à 89 ans), mais atteint principalement l'enfant entre 3 et 15 ans. Chez l'enfant, l'incidence annuelle de cette maladie est de l'ordre de 3 à 26,7 cas pour 100 000 enfants par an [1, 22, 56, 67, 79]. Il est beaucoup plus rare chez l'adulte où son incidence serait plutôt de 0,1 à 1,8 cas pour 100 000 adultes [60, 77], le ratio enfants/adultes varierait ainsi de 16 à 22. Le purpura rhumatoïde de l'adulte diffère de celui de l'enfant par son incidence et la gravité des manifestations cliniques [7, 21, 31, 54].

La maladie est plus fréquente chez les patients de sexe masculin (sex-ratio : 1,5). L'incidence augmente en hiver, mais peut varier d'une année à l'autre. Le purpura rhumatoïde est rapporté dans tous les pays du monde, mais sa distribution est variable. Il paraît plus fréquent au Japon, en Asie du Sud-Est, en Europe et en Australie, qu'en Amérique du Nord et Afrique du Sud. On l'observe dans toutes les ethnies, mais il est plus rare chez les sujets de race noire.

Manifestations cliniques

Facteurs déclenchants

Le purpura rhumatoïde est souvent précédé d'une infection de la sphère ORL ou respiratoire (streptocoque, adénovirus, parvovirus, *Mycoplasma pneumoniæ*) ou d'une prise médicamenteuse, toxique ou alimentaire, en particulier chez l'enfant. Elle a également été associée à d'autres infections virales telles que des infections à parvovirus B19, virus d'Epstein-Barr (EBV), cytomégalovirus (CMV) ou virus de l'immunodéficience humaine (VIH). Plus récemment, il a été montré chez l'adulte, l'association à certains cancers, et particulièrement ceux des épithéliums muqueux, plus fréquents au cours de l'intoxication alcoolo-tabagique (tumeurs des voies aérodigestives supérieures et pulmonaires), sans qu'un véritable syndrome paranéoplasique puisse être affirmé [16, 18, 51].

Critères diagnostiques

Le diagnostic de purpura rhumatoïde repose sur la présence concomitante de différents signes cliniques extrêmement évocateurs. Il s'agit de l'association d'un purpura vasculaire cutané à des manifestations articulaires, digestives et/ou rénales. Il n'existe aucun signe biologique spécifique de la maladie. Le taux sérique d'IgA est élevé dans 60 % des cas, mais ceci ne constitue en aucun cas un argument formel pour affirmer le diagnostic [32, 54]. L'histologie cutanée (vascularite leucocytoclasique) et/ou rénale (glomérulonéphrite proliférative endocapillaire) associée à la présence de dépôts intratissulaires d'IgA peuvent être utiles, surtout chez l'adulte [14]. Les critères les plus récents sont ceux d'EULAR/PRINTO/PReS [49]. Chez un enfant ayant un purpura ou des pétéchies prédominant aux membres inférieurs, le diagnostic de purpura rhumatoïde peut être fait si au moins l'un des quatre critères suivants est présent :
– douleurs abdominales ;
– présence de dépôts intratissulaires d'IgA à l'histologie ;
– arthrite ou arthralgie ;
– atteinte rénale.

Cette classification est très utile pour faire le diagnostic de la maladie chez l'enfant mais ces critères ne sont pas, par définition, adaptés à l'adulte. De nombreux signes, par exemple, sont communs avec la polyangéite microscopique, dont le diagnostic est ignoré par cette classification.

Manifestations extrarénales

L'*atteinte cutanée* est quasiment constante et inaugure le tableau clinique dans plus de deux tiers des cas. Il s'agit le plus souvent d'un purpura vasculaire (Figure S03-P01-C12-1), symétrique, prédominant aux zones de pression, en particulier autour des chevilles et au niveau des fesses, mais pouvant s'étendre à l'ensemble du tégument. La lésion primitive est généralement une pétéchie qui peut confluer pour former des macules, voire des ecchymoses. Chez l'adulte, elle se complique de nécrose ou de bulles hémorragiques dans 35 % des cas, qui sont exceptionnelles chez l'enfant [54]. Les lésions régressent progressivement pour disparaître en 15 jours. Il peut n'y avoir qu'un seul rash de résolution rapide ou plusieurs poussées successives. La biopsie cutanée en peau lésée d'une lésion récente montre, typiquement, une vascularite leucocytoclasique des vaisseaux dermiques avec nécrose fibrinoïde et infiltrat périvasculaire fait de neutrophiles et de cellules mononucléées dont les noyaux sont pycnotiques et fragmentés (leucocytoclasie). En immunofluorescence, on observe, dans la paroi des artérioles lésées, des dépôts d'immunoglobuline A, de la fraction C3 du complément et de fibrine.

Les *manifestations articulaires* sont présentes dans deux tiers des cas et se traduisent par des arthralgies touchant principalement les chevilles et les genoux. Elles sont d'intensité variable, souvent rapidement résolutives. Une ou plusieurs articulations sont touchées, simultanément ou successivement. À la douleur peut s'associer un gonflement péri-articulaire, en rapport le plus souvent avec une synovite qui ne détruit jamais l'articulation.

Les *manifestations digestives* sont fréquentes, variables en fonction des séries. Il s'agit de douleurs spasmodiques, modérées mais pouvant être sévères conduisant alors à la laparotomie. Elles peuvent s'associer à une hémorragie digestive occulte (présence de sang dans les selles à la bandelette), mais parfois gravissime, engageant le pronostic vital. L'endoscopie retrouve alors un purpura pétéchial, voire de véritables plages de nécrose de la paroi digestive. Le scanner abdominal retrouve un épaississement de la paroi digestive avec une infiltration inflammatoire du mésentère en regard.

Les *autres manifestations* sont beaucoup plus rares. Dans le cadre des manifestations neurologiques, on peut observer des céphalées, des convulsions, des parésies, voire un coma. Plus exceptionnellement sont décrites des orchi-épidymites (le plus souvent chez le jeune garçon), urétrites, pancréatites, parotidites, myosites, épisclérites, hémorragies pulmonaires et myocardites.

Atteinte rénale

Une atteinte rénale survient dans 20 à 54 % des cas de purpura rhumatoïde chez l'enfant et dans 45 à 85 % chez l'adulte. L'incidence varie selon les séries, en fonction du mode de recrutement des malades et des critères diagnostiques retenus pour affirmer l'atteinte rénale. Parmi l'ensemble des glomérulonéphrites de l'enfant, celle du purpura rhumatoïde représente 10 à 15 % des cas et 2,5 % des insuffisances rénales terminales [45]. Chez l'adulte, l'atteinte rénale du purpura rhumatoïde représenterait 0,6 à 2 % des néphropathies [60].

L'atteinte rénale survient généralement au cours du premier mois de la maladie, mais des anomalies urinaires peuvent être observées après plusieurs mois, parfois au cours d'une nouvelle poussée de purpura cutané.

L'hématurie, le plus souvent microscopique, est le signe le plus précoce. À cette hématurie peuvent s'associer d'autres signes évocateurs de glomérulonéphrite : protéinurie de débit variable, pouvant être néphrotique et insuffisance rénale. Chez l'adulte, l'atteinte rénale est non seulement plus fréquente, mais également plus sévère. La présence d'une insuffisance rénale au moment du diagnostic est exceptionnelle chez l'enfant, alors que son incidence peut atteindre 32 % chez l'adulte [54, 65]. Une hypertension artérielle peut s'associer à ces signes ou être isolée. Les différences de présentation entre enfants et adultes sont résumées dans le tableau S03-P01-C12-I.

La néphropathie du purpura rhumatoïde est une néphropathie glomérulaire à dépôts d'IgA comparable à celle observée au cours de la maladie de Berger. Seul le contexte clinique permet de les distinguer. Les lésions observées au cours du purpura rhumatoïde seraient plus

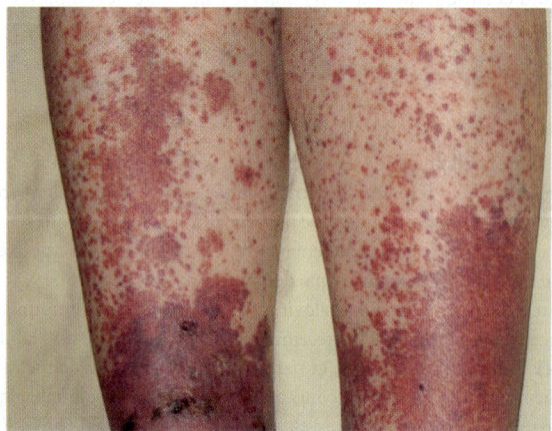

Figure S03-P01-C12-1 Purpura vasculaire des membres inférieurs.

Tableau S03-P01-C12-I Fréquence et caractéristiques de l'atteinte rénale du purpura rhumatoïde chez l'enfant et chez l'adulte.

Manifestations rénales	Enfants (%)	Adultes (%)
Hématurie macroscopique	42	22
Hématurie microscopique	33	75
Protéinurie	62	55
Syndrome néphrotique	21	19
Insuffisance rénale	8	25
Hypertension artérielle	14	27

La fréquence, tous signes confondus, d'atteinte rénale au cours des trois premiers mois du diagnostic est variable selon les auteurs : 20 à 54 % chez l'enfant et 45 à 85 % chez l'adulte [65].

Tableau S03-P01-C12-II Lésions glomérulaires du purpura rhumatoïde, suivant la classification de l'International Study of Kidney Disease in Childhood (ISKDC) modifiée par J. Heaton en 1977 [28].

I	Pas de lésion glomérulaire
II	Prolifération mésangiale pure
III	Prolifération mésangiale avec croissants (< 50 % des glomérules)
IV	Prolifération mésangiale avec croissants (de 50 à 75 % des glomérules)
V	Prolifération mésangiale avec croissants (> 75 % des glomérules)
VI	Glomérulonéphrite membranoproliférative

Chaque classe est divisée en focale (a) et diffuse (b).

Tableau S03-P01-C12-III Classification histologique des lésions glomérulaires du purpura rhumatoïde de l'adulte [54].

I	Glomérulonéphrite mésangiopathique
II	Glomérulonéphrite segmentaire et focale

III	Glomérulonéphrite proliférative endocapillaire diffuse
	    a) modérée
	    b) sévère

IV	Glomérulonéphrite proliférative endo- et extracapillaire
V	Rein fibreux

inflammatoires et nécrotiques. Cela peut être expliqué par le fait que, contrairement à la maladie de Berger, la biopsie est généralement pratiquée à la phase aiguë de la maladie.

L'étude en immunofluorescence confirme le diagnostic de glomérulonéphrite à dépôts d'IgA. L'examen en microscopie optique montre une grande diversité de type et de sévérité de lésions glomérulaires. De nombreuses classifications ont été proposées, aucune n'est encore unanimement admise. Toutes sont fondées sur le degré de prolifération endocapillaire, le nombre de croissants et l'importance de la sclérose glomérulaire. Le tableau S03-P01-C12-II, chez l'enfant [12] et le tableau S03-P01-C12-III chez l'adulte [54] résument les classifications les plus couramment utilisées.

Diagnostic différentiel

Les autres causes de purpura sont éliminées : thrombopénie (< 100 000/mm^3), hémopathie ou maladie infectieuse, tant bactérienne que virale. À l'opposé des formes pédiatriques, chez l'adulte, le purpura rhumatoïde est loin d'être la première cause de vascularite. Les autres maladies systémiques responsables de purpura sont évoquées de principe : granulomatose avec polyangéite (Wegener), granulomatose éosinophilique avec polyangéite (Churg-Strauss), polyangéite microscopique, lupus érythémateux systémique, cryoglobulinémie mixte… Enfin, la vascularite cutanée d'hypersensibilité induite par les médicaments est parfois difficile à distinguer lorsque le purpura rhumatoïde se présente dans sa forme cutanée isolée.

Évolution et facteurs pronostiques

Évolution

Chez l'enfant, le purpura rhumatoïde se manifeste le plus souvent par une poussée unique. Chez l'adulte, 22 % des patients auront plusieurs poussées et 33 % passeront à la chronicité. Le risque de rechute cutanée serait plus grand chez les patients de plus de 40 ans dont les lésions cutanées ne comporteraient pas de polynucléaires éosinophiles au sein de l'infiltrat inflammatoire [57]. Le risque vital est avant tout lié à l'atteinte digestive, lorsque celle-ci se complique de perforation ou d'hémorragie gastro-intestinale non contrôlée. Ces complications sont néanmoins exceptionnelles. L'atteinte pulmonaire (hémorragie intra-alvéolaire) est très rare, mais souvent fatale [9]. Le pronostic à long terme dépend essentiellement de l'évolution de l'atteinte rénale.

Le risque d'évolution vers l'insuffisance rénale terminale nécessitant la dialyse chez l'enfant est en moyenne de l'ordre de 8 %. En Europe, 3 % des enfants dialysés, le sont en raison d'un purpura rhumatoïde [23]. Deux études [23, 64], concernant des enfants suivis plus de 20 ans après le diagnostic de purpura rhumatoïde soulignent la nécessité d'un suivi néphrologique prolongé. En effet, même les enfants considérés en rémission 10 ans après le diagnostic ont développé 20 ans plus tard une hypertension artérielle ou une insuffisance rénale chronique. Cette surveillance est indispensable en cas de grossesse survenant chez des patientes ayant des antécédents de purpura rhumatoïde. Un tiers des grossesses de la première série [23] et 70 % de la deuxième [64] sont compliquées d'hypertension artérielle gravidique ou toxémique et jusqu'à 16 % de mort fœtale.

Chez l'adulte, le risque de développer une insuffisance rénale chronique est fréquent, de 8 à 68 %. Parmi les études récentes incluant un nombre suffisant de patients, tous ayant une atteinte rénale justifiant une biopsie rénale, une étude italienne retrouve une incidence d'insuffisance rénale terminale de 17 % chez les 97 adultes suivis en moyenne 4,9 années [11]. Notre étude rétrospective retrouve une incidence d'insuffisance rénale terminale de 18,6 % chez les 250 adultes suivis en moyenne 5,2 années [54].

Critères pronostiques

La plupart des études s'accordent à dire qu'il n'existe aucune corrélation entre l'intensité des signes extrarénaux et l'histologie ou l'évolution de l'atteinte rénale.

Chez l'enfant, il existe une assez bonne corrélation entre la présentation clinique néphrologique, l'examen histologique rénal et l'évolution rénale. La présence d'un syndrome néphrotique avec insuffisance rénale ou d'un syndrome néphritique est plus souvent associée aux stades IV et V histologique de la classification ISKDC (International Study of Kidney Disease in Childhood) et est un facteur de risque important de l'évolution vers l'insuffisance rénale. Une hématurie isolée et/ou avec une protéinurie modérée inférieure à 1 g/l, est, à l'opposé, plus souvent associée aux stades I à III de la classification ISKDC et évolue généralement vers la rémission. Aucun dysfonctionnement rénal n'est observé chez les enfants qui n'ont jamais eu d'anomalie urinaire pendant les six premiers mois. Il est donc recommandé de surveiller le sédiment urinaire pendant toute cette période chez tout jeune patient pour lequel le diagnostic de purpura rhumatoïde sans atteinte rénale a été porté [43] et de manière plus prolongée encore s'il existe une atteinte rénale [36]. Les trois principaux critères retenus par la plupart des auteurs restent ainsi la présence d'un syndrome néphrotique et/ou d'une insuffisance rénale au diagnostic [61, 76] et la présence, sur la biopsie rénale, de croissants occupant plus de 50 % de la chambre urinaire et plus de 50 % des glomérules [45, 68].

Chez l'adulte, les études sont beaucoup moins nombreuses que chez l'enfant et de taille plus réduite, seule une analyse univariée est généralement pratiquée pour définir les facteurs prédictifs de mauvais pronostic rénal. La protéinurie au diagnostic supérieure à 1,5 g/ [11] ou 1 g/j [54] ou plutôt sa persistance supérieure ou égale à 1 g/j [71], la présence d'une insuffisance rénale [11, 54, 71] et d'une hypertension artérielle au diagnostic [10, 71] sont les principaux facteurs pronostiques d'évolution vers l'insuffisance rénale terminale. Il existe également des facteurs pronostiques histologiques : nécrose fibrinoïde glomérulaire, sclérose glomérulaire globale et fibrose interstitielle, dont la valeur pronostique est d'ailleurs maintenant admise pour de nombreuses glomérulopathies, et en particulier pour la néphropathie à IgA. Contrairement à ce que l'on observe chez l'enfant, la présence d'une prolifération extracapillaire ne semble pas influencer le pronostic [54].

Toutes ces études décrivent néanmoins l'évolution spontanément favorable de patients ayant une forme clinique et histologique initiale sévère et, à l'opposé, l'évolution vers l'insuffisance rénale chronique de patients avec une symptomatologie rénale initiale minime, ce qui complique considérablement les décisions thérapeutiques et l'élaboration des études cliniques. Les patients sont en effets exposés, d'un côté, au risque d'effets secondaires de traitements inutiles et, de l'autre côté, au risque de dégradation de fonction rénale s'ils sont insuffisamment traités.

Traitement

Traitement symptomatique

Le repos au lit limite l'extension du purpura cutané, mais n'influence en rien l'évolution de l'atteinte digestive ou rénale. Il doit être limité aux patients ayant des douleurs articulaires telles que la mobilisation est difficilement envisageable. En première intention, les antalgiques simples seront proposés. Les anti-inflammatoires non stéroïdiens (AINS) sont bien entendus contre-indiqués en présence d'une atteinte digestive ou rénale.

Enfin, les mesures de néphroprotection sont recommandées chez tout patient ayant une atteinte rénale. Un bloqueur du système rénine-angiotensine (inhibiteur de l'enzyme de conversion, antagoniste du récepteur de l'angiotensine II), seul ou en association, doit être utilisé en première intention pour obtenir un contrôle optimal de la pression artérielle et du débit de protéinurie. Un suivi spécialisé est nécessaire tant qu'il persiste des anomalies cliniques ou biologiques. Puis, s'il n'existe plus aucune anomalie urinaire, que la fonction rénale est normale et la pression artérielle contrôlée, un suivi annuel est recommandé [36, 43].

Ces mesures symptomatiques sont généralement suffisantes chez la plupart des patients. Des traitements plus spécifiques ont été proposés aux patients ayant une forme clinique préoccupante.

Corticostéroïdes

Les corticostéroïdes sont efficaces pour diminuer les douleurs abdominales et articulaires, comme les antalgiques usuels. Les auteurs s'accordent à dire qu'ils sont inefficaces sur l'atteinte cutanée. Aucune étude robuste ne met en évidence leur efficacité pour prévenir les complications digestives ou rénales [8, 30, 63].

Traitement curatif de l'atteinte digestive sévère

Les études de D. Allen [2] et, plus récemment, trois essai prospectifs randomisés [30, 35, 63] rapportent que les enfants recevant des stéroïdes (prednisone 1 à 2 mg/kg/j pendant 1 à 2 semaines, puis rapide diminution sur 1 ou 2 semaines), précocement au diagnostic de l'atteinte digestive étaient moins intensément et moins longtemps douloureux que ceux ne recevant que le placebo. Seuls les résultats de l'étude de J. Ronkainen sont statistiquement significatifs. Les corticoïdes sont donc généralement utilisés en cas d'atteinte sévère avec stricte surveillance médicochirurgicale.

Traitement curatif de l'atteinte rénale

En ce qui concerne le traitement curatif, là aussi les études sont d'interprétation difficile. La difficulté principale réside dans le fait que la plupart de ces études sont rétrospectives et que les patients traités présentent généralement la forme la plus sévère. Ce sont principalement des études pédiatriques.

Les stéroïdes à dose conventionnelle par voie orale ne semblent pas efficaces pour prévenir la progression des lésions rénales. Lorsque les stéroïdes sont utilisés en bolus puis per os, le traitement semble efficace [38, 44], mais ces études sont soit rétrospectives, soit sans groupe contrôle. Celle de J. Ronkainen [63] est méthodologiquement plus correcte, mais néanmoins critiquable car conclue sur une analyse ad hoc d'un sous-groupe de 72 enfants avec atteinte rénale apparue dans le mois après la randomisation. Elle suggère que les 36 enfants traités par 1 mg/kg per os de prednisone pendant 2 semaines, diminuée rapidement et interrompue après 1 mois de traitement au total, guérissent plus rapidement de leur atteinte rénale modérée, à 6 mois de suivi, que les 37 enfants recevant un placebo. La dernière méta-analyse [8] n'a pu isoler aucune étude remplissant tous les critères pour être considéré de niveau A et ainsi pouvoir conclure sur le bénéfice ou non des stéroïdes seuls dans le traitement curatif de la néphropathie du purpura rhumatoïde.

Chez l'adulte, aucune étude n'a pu à ce jour montrer l'efficacité des stéroïdes seuls pour prévenir l'évolution défavorable de l'atteinte rénale [11, 17].

Traitements immunosuppresseurs.

Chez l'enfant, l'utilisation isolée de cyclophosphamide per os ne modifie pas l'évolution de la néphropathie (56 enfants : RR : 1,07, IC 95 % : 0,65-1,78) [74]. C'est la seule étude retenue par méta-analyse Cochrane [8]. Des traitements plus agressifs, associant stéroïdes et cyclophosphamide, semblent plus efficaces, mais, là aussi les résultats de ces études [19, 33, 48, 73] sont d'interprétation délicate puisqu'elles n'incluent que peu de patients, et qu'elles sont rétrospectives ou sans groupe contrôle [46]. La dernière en date conclut d'ailleurs que l'utilisation d'un traitement prolongé par immunosuppresseurs (stéroïdes de manière prolongée, associés dans un premier temps au cyclophosphamide, puis à l'azathioprine) n'influence pas l'évolution de la néphropathie [68].

L'utilisation d'azathioprine associée aux stéroïdes permettrait une amélioration des lésions histologiques et améliorerait l'évolution clinique de patients ayant une glomérulonéphrite sévère. Là aussi, la plupart des études sont de petite taille, rétrospectives ou sans groupe contrôle [5, 20, 70, 72].

Les échanges plasmatiques, seuls ou en association avec des stéroïdes et/ou des immunosuppresseurs ont été proposés dans les formes les plus graves, de même que les immunoglobulines intraveineuses [3, 25, 26, 39, 66].

La ciclosporine A aurait permis de diminuer la dose de stéroïdes prescrite pour un purpura persistant chez deux enfants [29]. L'utilisation de ciclosporine A à de fortes doses par voie orale, après un traitement immunosuppresseur plus classique, aurait permis d'obtenir la diminution de la protéinurie et le maintien d'une fonction rénale normale chez sept enfants avec une forme rénale clinique grave [62], sans augmentation de l'index de chronicité sur la biopsie rénale de contrôle. En incluant neuf patients supplémentaires ayant reçu le même traitement mais non randomisés, les auteurs concluent que la ciclosporine est au moins aussi efficace que les bolus de méthylprednisolone pour traiter les formes sévères de néphropathie de purpura rhumatoïde, la différence entre les deux groupes n'étant pas statistiquement significative [34]. L'étude de J. Park évalue rétrospectivement 29 enfants traités en moyenne 12 mois par de la ciclosporine A pour une néphropathie de purpura rhumatoïde néphrotique. À la fin des 3,7 années en moyenne de suivi, tous les patients sont sevrés de corticoïdes, vingt-trois sont considérés en rémission complète, mais six d'entre eux sont dépendants de la ciclosporine. Un patient a progressé jusqu'à l'insuffisance rénale terminale, mais selon les auteurs en raison d'une mauvaise observance du traitement [50].

Dans les formes sévères avec insuffisance rénale rapidement progressive, les traitements immunosuppresseurs sont utilisés depuis qu'une étude [27] a démontré une amélioration de la fonction rénale chez 55 % des patients, versus 11 % dans le groupe non traité. Cette étude concernait un ensemble varié de glomérulonéphrites rapidement progressives et un groupe très limité de patients atteints de purpura rhumatoïde. La seule étude depuis, prospective randomisée, comparant le cyclophosphamide à un placebo, ne retrouve pas de différence d'incidence d'insuffisance rénale terminale après plus de 14 ans de suivi [74].

Chez l'adulte, il n'existe qu'une seule étude multicentrique prospective randomisée. Elle a inclus 54 adultes atteints de purpura rhumatoïde histologiquement prouvé avec atteinte viscérale sévère. Même si le nombre de patients n'est pas suffisant pour conclure formellement, les résultats suggèrent que l'ajout de cyclophosphamide n'apporte pas de bénéfice supplémentaire par rapport aux stéroïdes seuls [52].

Autres traitements

La colchicine est considérée comme efficace à petites doses (0,5 à 1 mg/j) dans le traitement des vascularites leucocytoclasiques cutanées. Par analogie, des patients ayant un purpura cutané récurrent dans le cadre d'un purpura rhumatoïde ont été traités, semble-t-il efficacement [58].

La dapsone est le traitement de référence des dermatoses neutrophiliques, notamment celles caractérisées par des dépôts intradermiques d'IgA. Plusieurs études montrent l'intérêt de ce traitement pour les atteintes cutanées et digestives récurrentes du purpura rhumatoïde de l'adulte, en absence de déficit en glucose-6-phosphate déshydrogénase (G-6-PD) [59, 69].

Le facteur XIII concentré, viro-inactivé n'est efficace que chez les patients déficitaires [75].

Le rituximab a été utilisé avec succès, après échec des stéroïdes et du cyclophospamide, chez trois enfants ayant une forme viscérale sévère (neurologique plus ou moins digestive) [15], mais aussi seul chez un adulte ayant une forme cutanée sévère et rénale modérée [53].

Bibliographie

1. AALBERSE J, DOLMAN K, DAVIN JC et al. Henoch Schonlein purpura in children : an epidemiological study among Dutch paediatricians on incidence and diagnostic criteria. Ann Rheum Dis, 2007, 66 : 1648-1650.
2. ALLEN DM, DIAMOND LK, HOWELL DA. Anaphylactoid purpura in children (Schonlein-Henoch syndrome) : review with a follow-up of the renal complications. Am J Dis Child, 1960, 99 : 833-854.
3. AUGUSTO JF, SAYEGH J, SUBRA JF et al. Addition of plasma exchange to glucocorticosteroids for the treatment of severe Henoch-Schonlein purpura in adults : a case series. Am J Kidney Dis, 2012, 59 : 663-669.
4. BERGER J. IgA glomerular deposits in renal disease. Transplant Proc, 1969, 1 : 939-944.
5. BERGSTEIN J, LEISER J, ANDREOLI SP. Response of crescentic Henoch-Schonlein nephritis to corticosteroid and azathioprine therapy. Clin Nephrol, 1998, 49 : 9-14.
6. BERTHELOT L, PAPISTA C, MONTEIRO RC et al. Transglutaminase is essential for IgA nephropathy development acting through IgA receptors. J Exp Med, 2012, 209 : 793-806.
7. BLANCO R, MARTINEZ-TABOADA VM, GONZALEZ-GAY MA et al. Henoch-Schonlein purpura in adulthood and childhood : two different expressions of the same syndrome. Arthritis Rheum, 1997, 40 : 859-864.
8. CHARTAPISAK W, OPASTIRAKUL S, CRAIG JC et al. Interventions for preventing and treating kidney disease in Henoch-Schonlein purpura (HSP). Cochrane Database Syst, 2009, 3 : CD005128.
9. CHEN SY, CHANG KC, OU LS et al. Pulmonary hemorrhage associated with Henoch-Schonlein purpura in pediatric patients : case report and review of the literature. Semin Arthritis Rheum, 2011, 41 : 305-312.
10. COPPO R, ANDRULLI S, CAGNOLI L et al. Predictors of outcome in Henoch-Schonlein nephritis in children and adults. Am J Kidney Dis, 2006, 47 : 993-1003.
11. COPPO R, MAZZUCCO G, SCHENA FP et al. Long-term prognosis of Henoch-Schonlein nephritis in adults and children. Italian Group of Renal Immunopathology Collaborative study on Henoch-Schonlein purpura. Nephrol Dial Transplant, 1997, 12 : 2277-2283.
12. COUNAHAN R, WINTERBORN MH, CHANTLER C et al. Prognosis of Henoch-Schonlein nephritis in children. Br Med J, 1977, 2 : 11-14.
13. DAVIN JC. Henoch-Schonlein purpura nephritis : pathophysiology, treatment, and future strategy. Clin J Am Soc Nephrol, 2011, 6 : 679-689.
14. DAVIN JC, WEENING JJ. Diagnosis of Henoch-Schonlein purpura : renal or skin biopsy ? Pediatr Nephrol, 2003, 18 : 1201-1203.
15. DONNITHORNE KJ, ATKINSON TP, CRON RQ et al. Rituximab therapy for severe refractory chronic Henoch-Schonlein purpura. J Pediatr, 2009, 155 : 136-139.
16. FAIN O, HAMIDOU M, GUILLEVIN L et al. Vasculitides associated with malignancies : analysis of sixty patients. Arthritis Rheum, 2007, 57 : 1473-1480.
17. FAULL RJ, AARONS I, WOODROFFE AJ, CLARKSON AR. Adult Henoch-Schonlein nephritis. Aust NZ J Med, 1987, 17 : 396-401.
18. FLYNN AN, DU PREY B, LEMAIRE J et al. Adult-onset malignancy-associated Henoch-Schonlein purpura. Scand J Rheumatol, 2011, 40 : 325-326.
19. FLYNN JT, SMOYER WE, SEDMAN AB et al. Treatment of Henoch-Schonlein Purpura glomerulonephritis in children with high-dose corticosteroids plus oral cyclophosphamide. Am J Nephrol, 2001, 21 : 128-133.
20. FOSTER BJ, BERNARD C, DRUMMOND KN, SHARMA AK. Effective therapy for severe Henoch-Schonlein purpura nephritis with prednisone and azathioprine : a clinical and histopathologic study. J Pediatr, 2000, 136 : 370-375.
21. GARCIA-PORRUA C, CALVINO MC, GONZALEZ-GAY MA et al. Henoch-Schonlein purpura in children and adults : clinical differences in a defined population. Semin Arthritis Rheum, 2002, 32 : 149-156.
22. GARDNER-MEDWIN JM, DOLEZALOVA P, CUMMINS C, SOUTHWOOD TR. Incidence of Henoch-Schonlein purpura, Kawasaki disease, and rare vasculitides in children of different ethnic origins. Lancet, 2002, 360 : 1197-1202.
23. GOLDSTEIN AR, WHITE RH, AKUSE R, CHANTLER C. Long-term follow-up of childhood Henoch-Schonlein nephritis. Lancet, 1992, 339 : 280-282.
24. HADDAD E, MOURA IC, PEUCHMAUR M et al. Enhanced expression of the CD71 mesangial IgA1 receptor in Berger disease and Henoch-Schonlein nephritis : association between CD71 expression and IgA deposits. J Am Soc Nephrol, 2003, 14 : 327-337.
25. HAMIDOU MA, POTTIER MA, DUPAS B. Intravenous immunoglobulin in Henoch-Schonlein purpura. Ann Intern Med, 1996, 125 : 1013-1014.
26. HATTORI M, ITO K, KHONO M et al. Plasmapheresis as the sole therapy for rapidly progressive Henoch-Schonlein purpura nephritis in children. Am J Kidney Dis, 1999, 33 : 427-433.
27. HAYCOCK GB. The treatment of glomerulonephritis in children. Pediatr Nephrol, 1988, 2 : 247-255.
28. HEATON JM, TURNER DR, CAMERON JS. Localization of glomerular "deposits" in Henoch-Schonlein nephritis. Histopathology, 1977, 1 : 93-104.
29. HUANG DC, YANG YH, LIN YT, CHIANG BL. Cyclosporin A therapy for steroid-dependent Henoch-Schonlein purpura. J Microbiol Immunol Infect, 2003, 36 : 61-64.
30. HUBER AM, KING J, POTHOS M et al. A randomized, placebo-controlled trial of prednisone in early Henoch Schonlein Purpura. BMC Med, 2004, 2 : 7.
31. HUNG SP, YANG YH, CHIANG BL et al. Clinical manifestations and outcomes of Henoch-Schonlein purpura : comparison between adults and children. Pediatr Neonatol, 2009, 50 : 162-168.
32. IBELS LS, GYORY AZ. IgA nephropathy : analysis of the natural history, important factors in the progression of renal disease, and a review of the literature. Medicine (Baltimore), 1994, 73 : 79-102.
33. IIJIMA K, ITO-KARIYA S, NAKAMURA H, YOSHIKAWA N. Multiple combined therapy for severe Henoch-Schonlein nephritis in children. Pediatr Nephrol, 1998, 12 : 244-248.
34. JAUHOLA O, RONKAINEN J, NUUTINEN M et al. Cyclosporine A vs. methylprednisolone for Henoch-Schonlein nephritis : a randomized trial. Pediatr Nephrol, 2011, 26 : 2159-2166.
35. JAUHOLA O, RONKAINEN J, NUUTINEN M et al. Clinical course of extrarenal symptoms in Henoch-Schonlein purpura : a 6-month prospective study. Arch Dis Child, 2010, 95 : 871-876.
36. JAUHOLA O, RONKAINEN J, NUUTINEN M et al. Renal manifestations of Henoch-Schonlein purpura in a 6-month prospective study of 223 children. Arch Dis Child, 2010, 95 : 877-882.
37. JENNETTE JC, FALK RJ, KALLENBERG CG et al. Nomenclature of systemic vasculitides. Proposal of an international consensus conference. Arthritis Rheum, 1994, 37 : 187-192.

38. KAWASAKI Y, SUYAMA K, HASHIMOTO K, HOSOYA M. Methylprednisolone pulse plus mizoribine in children with Henoch-Schoenlein purpura nephritis. Clin Rheumatol, 2011, 30 : 529-535.
39. KAWASAKI Y, SUZUKI J, SUZUKI H et al. Plasmapheresis therapy for rapidly progressive Henoch-Schonlein nephritis. Pediatr Nephrol, 2004, 19 : 920-923.
40. KIRYLUK K, MOLDOVEANU Z, WYATT RJ et al. Aberrant glycosylation of IgA_1 is inherited in both pediatric IgA nephropathy and Henoch-Schonlein purpura nephritis. Kidney Int, 2011, 80 : 79-87.
41. LAUNAY P, GROSSETETE B, MONTEIRO RC et al. Fcalpha receptor (CD89) mediates the development of immunoglobulin A (IgA) nephropathy (Berger's disease). Evidence for pathogenic soluble receptor-IgA complexes in patients and CD89 transgenic mice. J Exp Med, 2000, 191 : 1999-2009.
42. MOURA IC, CENTELLES MN, MONTEIRO RC et al. Identification of the transferrin receptor as a novel immunoglobulin (Ig)A1 receptor and its enhanced expression on mesangial cells in IgA nephropathy. J Exp Med, 2001, 194 : 417-425.
43. NARCHI H. Risk of long term renal impairment and duration of follow up recommended for Henoch-Schonlein purpura with normal or minimal urinary findings : a systematic review. Arch Dis Child, 2005, 90 : 916-920.
44. NIAUDET P, HABIB R. Methylprednisolone pulse therapy in the treatment of severe forms of Schonlein-Henoch purpura nephritis. Pediatr Nephrol, 1998, 12 : 238-243.
45. NIAUDET P, HABIB R. Schonlein-Henoch purpura nephritis : pronostic factors and therapy. Ann Med Interne, 1994, 145 : 577-580.
46. NINCHOJI T, KAITO H, MATSUO M et al. Treatment strategies for Henoch-Schonlein purpura nephritis by histological and clinical severity. Pediatr Nephrol, 2011, 26 : 563-569.
47. OH HJ, AHN SV, HAN SH et al. Clinical outcomes, when matched at presentation, do not vary between adult-onset Henoch-Schonlein purpura nephritis and IgA nephropathy. Kidney Int, 82 : 1304-1312.
48. ONER A, TINAZTEPE K, ERDOGAN O. The effect of triple therapy on rapidly progressive type of Henoch- Schonlein nephritis. Pediatr Nephrol, 1995, 9 : 6-10.
49. OZEN S, PISTORIO A, RUPERTO N et al. EULAR/PRINTO/PReS criteria for Henoch-Schonlein purpura, childhood polyarteritis nodosa, childhood Wegener granulomatosis and childhood Takayasu arteritis : Ankara 2008. Part II : final classification criteria. Ann Rheum Dis, 2010, 69 : 798-806.
50. PARK JM, WON SC, PAI KS et al. Cyclosporin A therapy for Henoch-Schonlein nephritis with nephrotic-range proteinuria. Pediatr Nephrol, 2011, 26 : 411-417.
51. PERTUISET E, LIOTE F, CHESNEAU AM et al. Adult Henoch-Schonlein purpura associated with malignancy. Semin Arthritis Rheum, 2000, 29 : 360-367.
52. PILLEBOUT E, ALBERTI C, THERVET E et al. Addition of cyclophosphamide to steroids provides no benefit compared with steroids alone in treating adult patients with severe Henoch-Schonlein purpura. Kidney Int, 2010, 78 : 495-502.
53. PILLEBOUT E, ROCHA F, GLOTZ D et al. Successful outcome using rituximab as the only immunomodulation in HSP : case report. Nephrol Dial Transplant, 2011, 26 : 2044-2046.
54. PILLEBOUT E, THERVET É, NOCHY D et al. Henoch-Schonlein Purpura in adults : outcome and prognostic factors. J Am Soc Nephrol, 2002, 13 : 1271-1278.
55. PILLEBOUT E, THERVET É, NOCHY D. Purpura rhumatoïde. Encycl Méd Chir (Paris), Néphrologie. [18-037-A-15].
56. PIRAM M, MAHR A. Epidemiology of immunoglobulin A vasculitis (Henoch-Schonlein) : current state of knowledge. Curr Opin Rheumatol, 25 : 171-178.
57. POTERUCHA TJ, WETTER DA, LOHSE CM et al. Histopathology and correlates of systemic disease in adult Henoch-Schonlein purpura : a retrospective study of microscopic and clinical findings in 68 patients at Mayo Clinic. J Am Acad Dermatol, 68 : 420-424.
58. PYNE D, MOOTOO R, BHANJI A. Colchicine for the treatment of recurrent Henoch-Schonlein purpura in an adult. Rheumatology (Oxford), 2001, 40 : 1430-1431.
59. RAMELLI GP, BIANCHETTI MG. Dapsone in cutaneous Henoch-Schonlein syndrome : worth a trial. Acta Paediatr, 1997, 86 : 337.
60. RIEU P, NOEL LH. Henoch-Schonlein nephritis in children and adults. Morphological features and clinicopathological correlations. Ann Méd Interne, 1999, 150 : 151-159.
61. RONKAINEN J, ALA-HOUHALA M, NUUTINEN M et al. Outcome of Henoch-Schonlein nephritis with nephrotic-range proteinuria. Clin Nephrol, 2003, 60 : 80-84.
62. RONKAINEN J, AUTIO-HARMAINEN H, NUUTINEN M. Cyclosporin A for the treatment of severe Henoch-Schonlein glomerulonephritis. Pediatr Nephrol, 2003, 18 : 1138-1142.
63. RONKAINEN J, KOSKIMIES O, NUUTINEN M et al. Early prednisone therapy in Henoch-Schonlein purpura : a randomized, double-blind, placebo-controlled trial. J Pediatr, 2006, 149 : 241-247.
64. RONKAINEN J, NUUTINEN M, KOSKIMIES O. The adult kidney 24 years after childhood Henoch-Schonlein purpura : a retrospective cohort study. Lancet, 2002, 360 : 666-670.
65. ROSTOKER G. Schonlein-Henoch purpura in children and adults : diagnosis, pathophysiology and management. BioDrugs, 2001, 15 : 99-138.
66. ROSTOKER G, DESVAUX-BELGHITI D, PILATTE Y et al. Immunomodulation with low-dose immunoglobulins for moderate IgA nephropathy and Henoch-Schonlein purpura. Preliminary results of a prospective uncontrolled trial. Nephron, 1995, 69 : 327-334.
67. SAULSBURY FT. Epidemiology of Henoch-Schonlein purpura. Cleve Clin J Med, 2002, 69, SII87-SII89.
68. SHENOY M, BRADBURY MG, LEWIS MA, WEBB NJ. Outcome of Henoch-Schonlein purpura nephritis treated with long-term immunosuppression. Pediatr Nephrol, 2007, 22 : 1717-1722.
69. SHIMOMURA N, KAWAI K, ITO M et al. Adult Henoch-Schonlein purpura with severe abdominal pain treated with dapsone and factor XIII concentrate. J Dermatol, 2005, 32 : 124-127.
70. SHIN JI, PARK JM, JEONG HJ et al. Can azathioprine and steroids alter the progression of severe Henoch-Schonlein nephritis in children ? Pediatr Nephrol, 2005, 20 : 1087-1092.
71. SHRESTHA S, SUMINGAN N, BALLARDIE F et al. Henoch Schonlein purpura with nephritis in adults : adverse prognostic indicators in a UK population. QJM, 2006, 99 : 253-265.
72. SINGH S, DEVIDAYAL, DATTA U et al. Severe Henoch-Schonlein nephritis : resolution with azathioprine and steroids. Rheumatol Int, 2002, 22 : 133-137.
73. TANAKA H, SUZUKI K, WAGA S et al. Early treatment with oral immunosuppressants in severe proteinuric purpura nephritis. Pediatr Nephrol, 2003, 18 : 347-350.
74. TARSHISH P, BERNSTEIN J, EDELMANN CM, Jr. Henoch-Schonlein purpura nephritis : course of disease and efficacy of cyclophosphamide. Pediatr Nephrol, 2004, 19 : 51-56.
75. UTANI A, OHTA M, DANNO K et al. Successful treatment of adult Henoch-Schonlein purpura with factor XIII concentrate. J Am Acad Dermatol, 1991, 24 : 438-442.
76. WAKAKI H, ISHIKURA K, HONDA M et al. Henoch-Schonlein purpura nephritis with nephrotic state in children : predictors of poor outcomes. Pediatr Nephrol, 2011, 26 : 921-925.
77. WATTS RA, LANE S, SCOTT DG. What is known about the epidemiology of the vasculitides ? Best Pract Res Clin Rheumatol, 2005, 19 : 191-207.
78. WYATT RJ, JULIAN BA. IgA nephropathy. N Engl J Med, 368 : 2402-2414.
79. YANG YH, HUNG CF, CHIANG BL et al. A nationwide survey on epidemiological characteristics of childhood Henoch-Schonlein purpura in Taiwan. Rheumatology (Oxford), 2005, 44 : 618-622.

Chapitre S03-P01-C13

Polyangéite microscopique

Loïc Guillevin et Pierre Charles

La polyangéite microscopique est une vascularite nécrosante systémique, associée aux anticorps anticytoplasme des polynucléaires neutrophiles (ANCA), qui atteint les vaisseaux de petit calibre. Certaines manifestations cliniques comme la glomérulonéphrite, les hémorragies alvéolaires et la positivité des ANCA, majoritairement de type anti-MPO (myéloperoxydase), sont les principales caractéristiques de la maladie. Nous les décrirons ici, de même que la prise en charge thérapeutique, son évolution et son pronostic.

Classification [2]

La polyangéite microscopique a été décrite dès 1923 par Wohlwill et plus précisément en 1948 par Davson, mais c'est la nomenclature de Chapel Hill [5] et la découverte des ANCA lui ont donné sa place au sein du groupe des vascularites des vaisseaux de petit calibre. La classification de l'American College of Rheumatology (ACR), établie en 1990 [7], ne permet pas de discriminer la polyangéite microscopique de la périartérite noueuse et ne doit donc pas être utilisée dans le cadre de cette maladie. L'atteinte rénale glomérulaire nécrosante pauci-immune et les hémorragies pulmonaires alvéolaires permettent de la différencier de la périartérite noueuse. De plus, sa pathogénie est également différente, la polyangéite microscopique étant associée à la présence d'ANCA, majoritairement dirigés contre la myéloperoxydase. L'apport de la génétique marque une évolution dans la classification des vascularites, montrant l'importance des gènes associés aux ANCA et le lien étroit entre gènes et type d'anticorps, qui est aussi marqué que les associations génétiques et cliniques [8].

Épidémiologie [2]

La polyangéite microscopique est une maladie rare, pouvant toucher des sujets de toutes ethnies, même si, dans les séries publiées, 85 à 100 % des patients sont de peau blanche [2]. Elle est ubiquitaire, mais sa répartition dans le monde n'est pas totalement homogène. Un gradient Nord-Sud a été constaté en Europe, la polyangéite microscopique étant plus fréquemment observée dans le Sud que dans le Nord. Elle survient habituellement chez des sujets âgés de plus de 50 ans, donc plus vieux que ceux atteint de périartérite noueuse, de granulomatose avec polyangéite (Wegener) (GPA) et de granulomatose éosinophilique avec polyangéite (Churg-Strauss) (GEPA). En France, dans le département de la Seine-Saint-Denis, la prévalence de la polyangéite microscopique était de 25 par million d'habitants dans les années 2000 [9], mais nous n'avons aucune idée de l'évolution démographique du nombre de malades aujourd'hui.

Pathogénie

Les ANCA sont retrouvés dans 75 à 80 % des cas, principalement des pANCA caractérisés par un renforcement périnucléaire de la fluorescence cytoplasmique observée des polynucléaires neutrophiles fixés à l'éthanol en immunofluorescence indirecte, de spécificité anti-MPO en ELISA (*enzyme-linked immunosorbent assay*). Le rôle directement pathogène des ANCA a été montré in vivo chez l'homme lors du développement par un nouveau-né d'une glomérulonéphrite extracapillaire et d'une hémorragie alvéolaire après passage transplacentaire d'ANCA anti-MPO maternels, même si cette observation n'a jamais été reproduite. H. Xiao [12] a montré qu'une souris déficiente en MPO, à qui l'on transfecte des splénocytes de souris immunisée contre la myéloperoydase, développe une glomérulonéphrite extracapillaire et une hémorragie alvéolaire. Si l'on transfecte uniquement des IgG anti-MPO, la souris développe une glomérulonéphrite extracapillaire. L'activation de la voie alterne du complément est nécessaire au développement des lésions : une souris déficiente en facteur B ou en C5 ne développe pas de lésions de vascularite. Les ANCA favorisent l'adhésion des polynucléaires neutrophiles à la surface des vaisseaux et provoquent la production et la libération de radicaux libres et la dégranulation des neutrophiles. D'autres facteurs et/ou mécanismes interviennent probablement dans le développement d'une polyangéite microscopique, au moins en partie, comme les polynucléaires neutrophiles, dont la déplétion par des anticorps monoclonaux prévient l'apparition de l'atteinte rénale dans un modèle murin, ainsi qu'un déséquilibre cytokinique et/ou d'expression de certaines molécules d'adhérence. Le rôle des anticorps anticellules endothéliales mérite d'être précisé. Ils ont des cibles antigéniques mal identifiées, mais ont également retrouvés dans le sérum de patients atteints de polyangéite microscopique, dont le titre était corrélé à l'activité de la maladie.

Manifestations cliniques

Les manifestations cliniques de la polyangéite microscopique sont résumées dans le tableau S03-P01-C13-I. La polyangéite microscopique et la périartérite noueuse ayant été autrefois confondues, les séries les plus anciennes ne sont pas homogènes, ce qui explique certaines différences dans la fréquence de certains symptômes.

Signes généraux [2]

Des manifestations générales inaugurales, fièvre et/ou altération de l'état général, sont présentes chez la plupart des patients, parfois plusieurs semaines ou mois avant que ne s'installe une forme plus bruyante de la maladie. Des myalgies, des arthralgies et/ou plus rarement des arthrites sont constatées dans 56 à 76 % des cas au moment du diagnostic.

Atteinte rénale [2]

L'atteinte rénale est histologiquement une glomérulonéphrite nécrosante extracapillaire pauci-immune se manifestant par un tableau de glomérulonéphrite rapidement progressive associant une protéinurie glomérulaire, une hématurie et une dégradation plus ou moins rapide de la fonction rénale. Elle est constante dans certaines séries de patients émanant de séries néphrologiques. L'atteinte rénale peut être parfois silencieuse au moment du diagnostic ou dans les premières semaines d'évolution de la maladie. Une hématurie microscopique et/ou une protéinurie peuvent être présentes chez les malades ayant une fonction rénale

Tableau S03-P01-C13-I Fréquence (en pourcentage) des principales manifestations cliniques de la polyangéite microscopique.

Référence	Serra et al., 1984 [11]	Savage et al., 1985 [10]	D'Agati et al., 1986 [3]	Adu et al., 1987 [1]	Lauque et al., 2000 [6]	Guillevin et al., 2011 [4]
Nombre de patients	53	34	20	43	29	218
Âge moyen	53	50	50	–	56	61
Ratio H/F	1,5	1,8	1	1,7	0,7	–
Signes généraux	79	76	–	–	62	92
Hypertension artérielle	26	29	35	21	25	–
Atteinte rénale	100	100	100	100	97	–
Manifestations cutanées	60	–	35	53	17	46
– purpura	40	44	–	–	14	–
Manifestations pulmonaires	55	–	55	34	100[(1)]	–
– hémoptysie	23	32	–	–	79	–
– infiltrat	30	–	–	–	–	–
– épanchement pleural	19	15	–	–	–	–
Manifestations digestives	51	–	–	56	3	25
Manifestations ORL	30	–	–	20	31	16
– sinusite	6	9	–	–	–	–
Manifestations oculaires	30	–	–	28	25	6
Manifestations neurologiques	28	–	–	–	–	62
– atteinte périphérique	19	18	15	14	7	–
– atteinte centrale	15	18	40	0	–	–
Manifestations cardiaques	15	–	–	9	–	24

(1) Série pneumologique (patients atteints d'hémorragie alvéolaire).

normale et doivent donc être recherchées systématiquement. À l'inverse, l'insuffisance rénale peut être sévère d'emblée et nécessiter la dialyse.

La biopsie rénale, lorsqu'elle est réalisée, peut montrer la coexistence de lésions de glomérulonéphrite aiguë nécrosante, pauci-immune et de cicatrices glomérulaires, témoignant de poussées antérieures. La présence et l'importance des lésions cicatricielles et sclérosantes laissent préjuger d'une mauvaise récupération de la fonction rénale malgré le traitement. Elles peuvent être à l'origine de hyalinose segmentaire et focale par réduction néphronique.

Atteinte pulmonaire [2]

Une hémorragie alvéolaire est observée chez environ un tiers des patients atteints de polyangéite microscopique. Associée à l'atteinte rénale, elle définit le syndrome pneumorénal. Les hémoptysies peuvent être modérées ou massives et responsables de détresse respiratoire, d'anémie, voire d'état de choc. Les hémorragies alvéolaires ne sont pas de mauvais pronostic, sauf en cas de formes massives.

Une pneumopathie interstitielle est parfois observée au cours des vascularites avec anticorps anti-MPO. L'évolution de la pneumopathie est distincte de la vascularite et peut aussi exister en dehors de toute vascularite. Quelques cas d'évolution vers une fibrose pulmonaire ont été rapportés. Leur pronostic est alors comparable à celui des fibroses pulmonaires idiopathiques.

Manifestations cutanées [2]

Elles sont présentes dans 30 à 60 % des cas. Le purpura vasculaire déclive des membres inférieurs est la manifestation la plus fréquente. On peut aussi observer des ulcérations, des nécroses cutanées, des hémorragies sous-unguéales, des lésions vésiculeuses, etc. La biopsie cutanée montre une vascularite des vaisseaux de petit calibre, parfois nécrosante, mais ne montre souvent que des aspects de vascularite leucocytoclasique, peu spécifiques. Les signes cutanés disparaissent sous traitement.

Autres manifestations cliniques [2]

Parmi les autres manifestations, il faut retenir les neuropathies périphériques, en particulier une mononévrite multiple, puis les atteintes digestives, avec des douleurs abdominales ou, à l'extrême, des perforations ischémiques, surtout de l'intestin grêle. Les atteintes du système nerveux central ainsi que les manifestations cardiovasculaires sont rares au cours de la polyangéite microscopique, de même que les atteintes cardiaques, péricardiques ou myocardiques. Les investigations approfondies pourraient détecter des atteintes infracliniques, dont le pronostic n'est pas évalué. L'œil peut être affecté de façon exceptionnelle, essentiellement sous la forme d'une sclérite, d'une iridocyclite ou d'une vascularite choroïdienne et/ou rétinienne.

Les manifestations ORL sont peu fréquentes et incitent souvent, lorsqu'elles sont présentes à reclasser la vascularite comme étant une granulomatose avec polyangéite (Wegener).

Examens complémentaires

Le syndrome inflammatoire est fréquent mais non spécifique. Une anémie importante peut être constatée, inflammatoire, mais parfois aussi liée à des saignements alvéolaires ou digestifs. L'altération de la fonction rénale est fréquente chez les patients présentant une glomérulonéphrite. Elle est précédée ou accompagnée d'une hématurie microscopique et d'une protéinurie.

Des ANCA, de type pANCA, sont détectés chez 60 à 75 % des patients, de spécificité anti-MPO dans la majorité des cas. Des cANCA, anti-PR3 sont exceptionnellement signalés.

La biopsie rénale peut être à visée diagnostique, montrant une glomérulonéphrite nécrosante extracapillaire pauci-immune ou pour évaluer le pronostic rénal à moyen et long terme de la glomérulopathie. Lorsque plus de 60 % des glomérules sont atteints, le pronostic rénal est mauvais, de même qu'une inflammation majeure de l'interstitium rénal, une atteinte tubulaire et/ou une sclérose glomérulaire.

Évolution et pronostic

Rechutes

Environ un tiers des patients rechutent dans les 5 ans suivant la poussée initiale, après avoir été mis en rémission complète. Le taux de rechute est vraisemblablement conduit à diminuer en fonction de nouveaux traitements que les malades seraient amenés à recevoir. Le pronostic global reste malgré tout généralement bon, car les patients en rechute, alertés par la réapparition des signes de leur maladie, consultent en général rapidement et les rechutes sont souvent moins sévères que la poussée initiale.

Décès

La mortalité globale des patients atteints de polyangéite microscopique est de l'ordre de 30 % à 5 ans. La plupart des décès surviennent chez les patients ayant un ou plusieurs facteurs de mauvais pronostic selon le *five factor score* (FFS) (créatinine ≥ 150 μmol/l, atteinte myocardique, atteinte digestive ou âge ≥ 65 ans) [4].

Une partie des décès est due à la vascularite elle-même et sont la conséquence d'une hémorragie alvéolaire massive et/ou d'une insuffisance rénale sévère, souvent dans un contexte de défaillance multiviscérale, favorisée par un âge élevé.

Les décès favorisés par, ou directement liés, à des effets secondaires, notamment infectieux, des traitements prescrits sont également fréquents. Ils surviennent durant les premiers mois de la maladie. Les infections sont favorisées par l'association des corticoïdes et des immunosuppresseurs et doivent donc être prévenues, quand cela est possible, par la prescription chez les patients lymphopéniques (T CD4+ < 250/mm^3) de cotrimoxazole en prophylaxie de la pneumocystose pulmonaire.

Traitement

Le traitement de la polyangéite microscopique est maintenant bien codifié.

Lorsqu'il n'y a pas de signe de gravité (FFS = 0), le traitement de la polyangéite microscopique est identique à celui de la périartérite noueuse « sans facteur de mauvais pronostic » (*voir* Chapitre S03-P01-C08) et fait appel à une corticothérapie seule. Les immunosuppresseurs sont ainsi réservés aux formes résistantes, en cas de rechute ou d'aggravation de la maladie (FFS devenant ≥ 1).

Dans les formes avec atteinte viscérale grave (FFS ≥ 1), le traitement est identique à celui de la granulomatose avec polyangéite (Wegener) (*voir* Chapitre S03-P01-C08).

Bibliographie

1. Adu D, Howie AJ, Scott DG et al. Polyarteritis and the kidney. Q J Med, 1987, 62 : 221-237.
2. Charles P, Guillevin L. Polyangéite microscopique. *In* : L. Guillevin, O Meyer, É Hachulla. Traité des maladies systémiques, 5ᵉ éd. Paris, Lavoisier, 2015 : 743-474.
3. D'Agati V, Chander P, Nash M, Mancilla-Jimenez R. Idiopathic microscopic polyarteritis nodosa : ultrastructural observations on the renal vascular and glomerular lesions. Am J Kidney Dis, 1986, 7 : 95-110.
4. Guillevin L, Pagnoux C, Seror R et al. The five-factor score revisited : assessment of prognoses of systemic necrotizing vasculitides based on the French Vasculitis Study Group (FVSG) cohort. Medicine (Baltimore), 2011, 90 : 19-27.
5. Jennette JC, Falk RJ, Bacon PA et al. 2012 revised international Chapel Hill consensus conference nomenclature of vasculitides. Arthritis Rheum, 2013, 65 : 1-11.
6. Lauque D, Cadranel J, Lazor R et al. Microscopic polyangiitis with alveolar hemorrhage. A study of 29 cases and review of the literature. Groupe d'études et de recherche sur les maladies "orphelines" pulmonaires (GERM"O"P). Medicine (Baltimore), 2000, 79 : 222-233.
7. Lightfoot RW, Jr., Michel BA, Bloch DA et al. The American College of Rheumatology 1990 criteria for the classification of polyarteritis nodosa. Arthritis Rheum, 1990, 33 : 1088-1093.
8. Lyons PA, Rayner TF, Trivedi S et al. Genetically distinct subsets within ANCA-associated vasculitis. N Engl J Med, 2012, 367 : 214-223.
9. Mahr A, Guillevin L, Poissonnet M, Aymé S. Prevalences of polyarteritis nodosa, microscopic polyangiitis, Wegener's granulomatosis, and Churg-Strauss syndrome in a French urban multiethnic population in 2000 : a capture-recapture estimate. Arthritis Rheum, 2004, 51 : 92-99.
10. Savage CO, Winearls CG, Evans DJ et al. Microscopic polyarteritis : presentation, pathology and prognosis. Q J Med, 1985, 56 : 467-483.
11. Serra A, Cameron JS, Turner DR et al. Vasculitis affecting the kidney : presentation, histopathology and long-term outcome. Q J Med, 1984, 53 : 181-207.
12. Xiao H, Heeringa P, Hu P et al. Antineutrophil cytoplasmic autoantibodies specific for myeloperoxidase cause glomerulonephritis and vasculitis in mice. J Clin Invest, 2002, 110 : 955-963.

Toute référence à cet article doit porter la mention : Guillevin L, Charles P. Polyangéite microscopique. *In* : L Guillevin, L Mouthon, H Lévesque. Traité de médecine, 5ᵉ éd. Paris, TdM Éditions, 2018-S03-P01-C13 : 1-3.

Artérite de Takayasu

Tristan Mirault

L'artérite de Takayasu est une artérite inflammatoire chronique d'étiologie inconnue affectant de façon segmentaire l'aorte et ses branches principales ainsi que les artères pulmonaires, artères dites de gros calibre.

Définition et épidémiologie

Mikito Takayasu, qui était un ophtalmologiste, rapporta en 1905 le cas d'une femme de 21 ans ayant des anastomoses artérioveineuse papillaires en couronne au fond d'œil. En 1939, Okabayashi décrivit pour la première fois le tableau d'artérite de l'aorte et des artères issues de la crosse aortique après l'autopsie d'une femme de 28 ans décédée d'insuffisance cardiaque présentant une absence de pouls carotidiens et des membres supérieurs associée à des anastomoses artérioveineuses papillaires en couronne au fond d'œil. La localisation des lésions aux troncs supra-aortiques a initialement conduit à une appellation topographique de la maladie : syndrome de l'arche aortique ou maladie des femmes sans pouls. En 1951, Shimizui et Sano publièrent en anglais la description de la panartérite aortique ce qui contribua à sa diffusion en dehors du Japon. Dès 1953, Ross et McKusick colligeaient plus d'une centaine de cas de « syndrome de l'arche aortique ». En 1975, en hommage à l'auteur de la première description de la maladie, le terme d'artérite de Takayasu était consacré pour la description de cette panartérite aortique non spécifique, bien qu'il semble que des cas de la maladie aient été décrits antérieurement à Takayasu par Rokushu Yamamoto en 1830 [9].

Anatomopathologie

Histologiquement, les lésions d'artérite prédominent au niveau de la média et de l'adventice, c'est-à-dire la partie externe de la paroi artérielle, la plus éloignée de la lumière du vaisseau. Elles sont localisées de façon segmentaire et focale, au niveau de l'aorte et de ses principales branches. À la phase aiguë, la paroi artérielle est le siège d'un infiltrat inflammatoire lymphoplasmocytaire (Figure S03-P01-C14-1). Le répertoire des récepteurs des lymphocytes T Vα et Vβ de la paroi vasculaire de patients

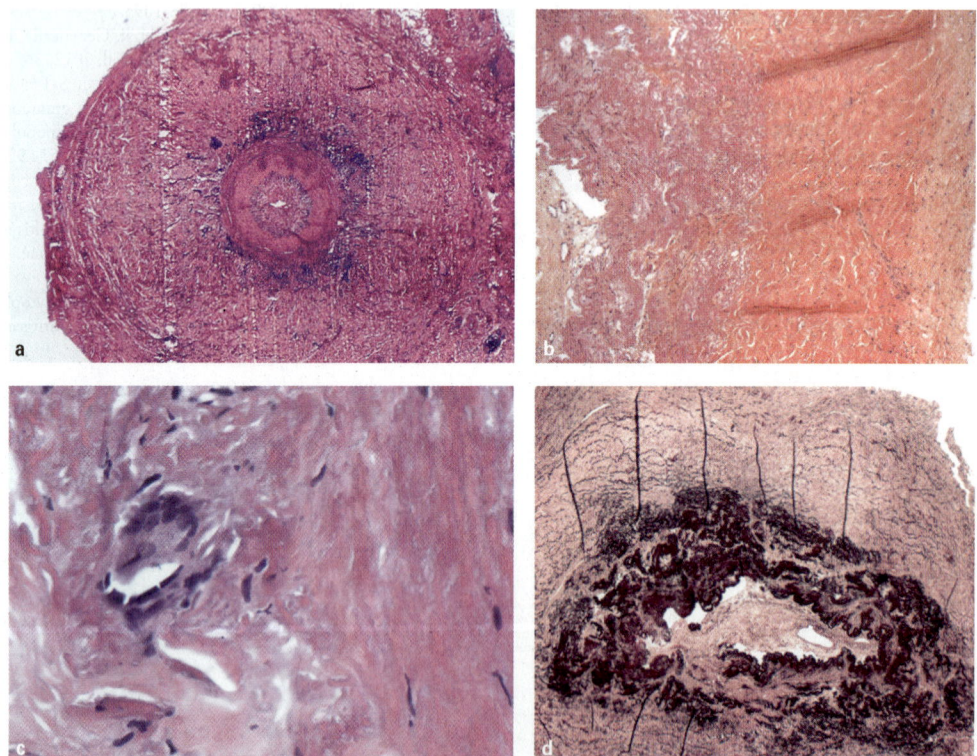

Figure S03-P01-C14-1 Coupes histologiques. **a** et **b**) Exemples d'épaississement important de l'adventice (coloration HES). **c**) Cellule géante résiduelle autour d'une fibre élastique (élastophagie). **d**) Fibrose et mutilation des fibres élastiques, surtout à la partie externe de la média (coloration des fibres élastiques par l'orcéine). (Documents dus au Professeur Bruneval, hôpital européen Georges-Pompidou, Paris.)

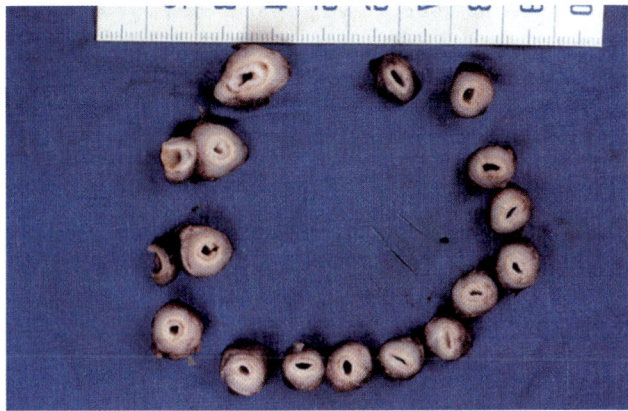

Figure S03-P01-C14-2 Aspect macroscopique d'une atteinte de l'artère sous-clavière, avec une sténose artérielle serrée et un épaississement pariétal important. (Document dû au Professeur Bruneval, hôpital européen Georges-Pompidou, Paris.)

atteints d'artérite de Takayasu serait restreint, à la différence d'autres pathologies de l'aorte comme l'athérosclérose ou les anévrysmes. La présence de cellules dendritiques a été co-localisée avec les lymphocytes. Quelques cellules géantes peuvent aussi être observées, mais elles sont beaucoup moins nombreuses que dans la maladie de Horton. Cette réaction inflammatoire s'accompagne d'une dissociation des lames élastiques de la média et d'une hyperplasie des vasa vasorum. La limitante élastique interne est en règle générale préservée. La destruction de ces éléments musculo-élastiques (élastophagie) est entre autres responsable de la formation d'anévrysmes.

L'évolution dans le temps est marquée par la constitution d'un tissu fibreux et de sténoses scléreuses du fait d'un épaississement pariétal important, englobant finalement les vasa vasorum. À ce stade, la composante cellulaire est beaucoup plus pauvre. L'intima est épaissie avec une sténose de la lumière qui est rarement le siège d'une thrombose. Macroscopiquement, lors de la phase chronique, la paroi artérielle est épaissie en raison d'une fibrose des trois tuniques vasculaires (Figure S03-P01-C14-2). Des dilatations artérielles pré- ou post-sténotiques peuvent compliquer ces sténoses et aboutir également à la formation d'anévrysmes.

Épidémiologie

La maladie a été décrite dans toutes les régions du monde, mais sa prévalence est plus importante au Japon, en Asie du Sud-Est, au Mexique, en Amérique latine et en Afrique. Dans les séries occidentales, on retrouve une surreprésentation des patients originaires de ces pays. Cela est confirmé par une étude israélienne qui montre une nette prédominance des cas chez les Juifs sépharades, les Arabes et les Bédouins, par rapport à ceux chez les Juifs ashkénazes.

Les données épidémiologiques dont nous disposons montrent une incidence annuelle de l'ordre de 2 à 3 cas par million d'habitants. De par sa rareté, et son caractère chronique, la prévalence de l'artérite de Takayasu est difficile à évaluer. Estimée à 40 par million d'habitants au Japon, elle est seulement de 4,7 par million au Royaume-Uni. Certaines études autopsiques avec analyse histologique systématique trouvent une prévalence beaucoup plus importante, de l'ordre de 1 à 30 cas pour 1 000 sujets.

L'artérite de Takayasu atteint la femme dans 80 à 90 % des cas, avec un ratio femme/homme de 8/1 au Japon, 4,8/1 en France [2], 1,2/1 en Inde, 5,9/1 au Mexique.

La troisième décennie de la vie est la période où l'incidence de survenue est la plus forte. L'âge inférieur ou égal à 40 ans est d'ailleurs un critère majeur. Il existe toutefois des patients plus âgés lors de la survenue de la maladie : 9 % de plus de 40 ans sur les 94 patients d'une série mexicaine, 17,5 % de plus de 40 ans et 10,7 % de plus de 50 ans sur les 104 patients d'une série italienne; 32 % de plus de 40 ans, 18,3 % de plus de 50 ans, 4,9 % de plus de 60 ans sur les 85 patients d'une série française [2].

Génétique

Au Japon, une association positive à HLA-B52:01, B37:01 et B39:2 a été retrouvée, confirmant l'association à HLA-B5, dans une étude indienne. Alors que chez des patients mexicains et colombiens, une plus grande incidence des allèles HLA-DRB1*1301, HLA-DRB1*1602 et HLA-DRB1*1001 était retrouvée. Une série nord-américaine retrouve une association à HLA-DR4 et non à HLA-B52. Les auteurs expliquent cette différence avec la population japonaise par la présence d'un déséquilibre de liaison d'HLA-B52 avec HLA-DR4 dans la population japonaise et non dans la population nord-américaine. Plus récemment, le rôle des acides aminés acide glutamique 63, phénylalanine 67 et histidine 171 d'HLA-B a été retrouvé associé à l'artérite de Takayasu. Enfin quelques cas exceptionnels d'atteintes familiales ont été décrits, incluant des jumeaux monozygotes. L'artérite de Takayasu n'est cependant pas une maladie monogénique, mais certains profils HLA confèrent peut-être une susceptibilité à développer la maladie.

Étiologie

La cause de la maladie demeure inconnue et plusieurs hypothèses sont évoquées.

Hypothèse infectieuse

L'hypothèse infectieuse a été discutée et l'association fréquente à la tuberculose suggérée, mais il n'a pas été constaté de nécrose caséeuse, ni la présence de bacille de Koch dans les prélèvements artériels chez l'homme. De même, le rôle du tréponème, du streptocoque et des rickettsies a été avancé. Dans cette hypothèse, l'artérite de Takayasu serait une réaction non spécifique de la paroi vasculaire à une agression (aorto-artérite non spécifique). Mais les liens entre l'artérite de Takayasu et des infections (notamment la tuberculose) n'ont jamais pu être formellement démontrés.

Les relations entre tuberculose et artérite de Takayasu ont été le plus étudiées. Il existe dans la plupart des séries une prévalence élevée de tuberculoses avérées ou des intradermoréactions positives, mais cette association n'est pas toujours retrouvée. Une série mexicaine sur 107 patients en 1977 rapporte 48 % de patients avec une tuberculose active ou ancienne. Les auteurs ont également comparé la prévalence de la tuberculose chez les malades à celle d'une population témoin : 81 % des malades avaient une intradermoréaction positive contre 66 % des sujets témoins. Dans une série mexicaine de 94 patients en 2008, 82 % présentaient une intradermoréaction positive, 24 % une tuberculose maladie dans l'entourage, et deux patients avaient été traités pour une tuberculose. Une relation entre une tuberculose récente et le développement d'une artérite de Takayasu dans les semaines qui suivent a été rapportée par certains, de même que la proximité des lésions avec des abcès froids ou des adénopathies tuberculeuses de voisinage. Un effet direct de l'infection tuberculeuse paraît cependant peu probable, le bacille tuberculeux n'ayant jamais pu être isolé ou identifié au sein de la paroi artérielle par des techniques classiques ou biologie moléculaire. Au-delà de la discussion entre une association fortuite ou le déclenchement d'une réaction inflammatoire non spécifique par un antigène de *Mycobacterium tuberculosis*, cette association a parfois des conséquences thérapeutiques. La mise en évidence d'une intradermoréaction phlycténulaire ou la suspicion d'une tuberculose à la phase inflammatoire d'une maladie de Takayasu peuvent justifier la prescription d'un traitement antituberculeux en vue d'une corticothérapie.

Hypothèse auto-immune

Un mécanisme auto-immun avec stimulation antigénique a également été avancé devant l'infiltration de la paroi à la phase aiguë de la maladie par des lymphocytes et des cellules dendritiques et l'association à d'autres maladies systémiques, inflammatoires ou auto-immunes : maladie de Still, lupus érythémateux systémique, diabète, sclérodermie systémique, sarcoïdose, maladie de Crohn, spondylarthrite ankylosante, pyoderma gangrenosum. Des auto-anticorps anti-aorte ont autrefois été trouvés, mais sont contestés. Des anticorps anticellules endothéliales ont été retrouvés, mais leur spécificité est mauvaise car ils sont également détectés dans d'autres pathologies artérielles (lupus, sclérodermie, maladie de Buerger, granulomatose avec polyangéite [Wegener], périartérite noueuse ou maladie de Horton).

Clinique

Évolution temporelle

Il est classique de distinguer la période aiguë, dite pré-occlusive, de la phase occlusive, caractérisée par des manifestations ischémiques. Ces deux phases peuvent être séparées par une période asymptomatique ou être intriquées. Le délai habituel entre l'apparition des premiers signes et le diagnostic de la maladie est de l'ordre de 1 an (10 à 15 mois) [5]. Deux facteurs prédisposent à un délai diagnostique plus important : un âge inférieur à 15 ans au moment des premiers signes cliniques et une vitesse de sédimentation inférieure à 30 mmHg.

Période pré-occlusive ou phase systémique

Elle associe des signes généraux avec une fièvre, des arthralgies, des myalgies, des signes cutanés (érythème noueux, pyoderma gangrenosum), des douleurs sur les trajets artériels (notamment une carotidodynie), et parfois une atteinte ophtalmologique. Un œil rouge lié à une épisclérite, à une uvéite antérieure, chez une femme jeune, doit ainsi faire évoquer le diagnostic. En fait, la phase systémique passe souvent inaperçue, est absente ou n'est retrouvée que rétrospectivement par l'interrogatoire. Ainsi 32 % seulement des 94 patients de la série mexicaine de 2008 sont-ils en phase active lors du diagnostic.

Période occlusive ou phase vasculaire

Elle est la conséquence des lésions artérielles (sténoses, oblitérations, anévrysmes) siégeant sur la crosse de l'aorte, sur l'aorte thoraco-abdominale ou ses branches. Elle est souvent d'emblée présente lorsque le patient consulte pour des symptômes liés à une sténose ou une occlusion artérielle.

Atteintes d'organes

Les fréquences des manifestations sont très variables selon les séries de la littérature. Les localisations les plus fréquentes intéressent l'arche aortique et ses principales branches, l'aorte thoraco-abdominale (principalement au niveau des artères viscérales et rénales) ainsi que les artères pulmonaires. Ces localisations ont d'ailleurs fait proposer une classification de la maladie selon ses localisations anatomiques [7] :
– type I : atteinte des branches de l'arche aortique ;
– type IIa : atteinte de l'aorte ascendante, de l'arche aortique et de ses branches ;
– type IIb : atteinte de l'aorte ascendante, de l'arche aortique, de ses branches et de l'aorte descendante ;
– type III : atteinte de l'aorte thoraco-abdominale et/ou des artères rénales ;
– type IV : atteinte de l'aorte abdominale et/ou des artères rénales ;
– type V : combinaison entre les types IIb et IV.

En plus de cette classification, l'atteinte des artères coronaires est désignée C+ et celle des artères pulmonaires P+.

Atteinte de l'arche aortique et de ses branches

L'atteinte axillo-sous-clavière (classiquement post-vertébrale) entraîne une claudication du membre supérieur, mais est parfois asymptomatique, révélée par une asymétrie tensionnelle, une abolition des pouls, un souffle sus-claviculaire, un syndrome de Raynaud (Figure S03-P01-C14-3). Plusieurs facteurs participent à la faible incidence des symptômes d'insuffisance vertébrobasilaire. En effet, malgré l'existence de vols vertébro-sous-claviers, il existe une suppléance via le polygone de Willis, et surtout, une circulation collatérale vers la portion distale de l'artère sous-clavière via les l'anastomose des troncs thyro-bicervico-scapulaires droits et gauches ou via l'anastomose du tronc cervico-intercostal et la carotide externe ipsilatérale.

Les complications neurologiques sont la conséquence du bas débit cérébral et sont d'autant plus sévères que l'atteinte concerne les quatre axes. Elles surviennent aux changements de position et sont de caractère transitoire : vertiges, amaurose, diplopie, syncopes correspondant à des accidents ischémiques transitoires liés au bas débit. Les accidents ischémiques constitués sont rares, même lorsque plusieurs artères à destinée cérébrale sont atteintes, car les embolies sont rares (Figure S03-P01-C14-4). On note également, mais plus rarement, la survenue d'hémorragies cérébrales secondaires à l'hypertension artérielle.

La diminution de la pression systolique rétinienne est responsable d'une rétinopathie ischémique, qui est actuellement relativement rarement observée. Dans une série italienne récente, 7,6 % des patients ont

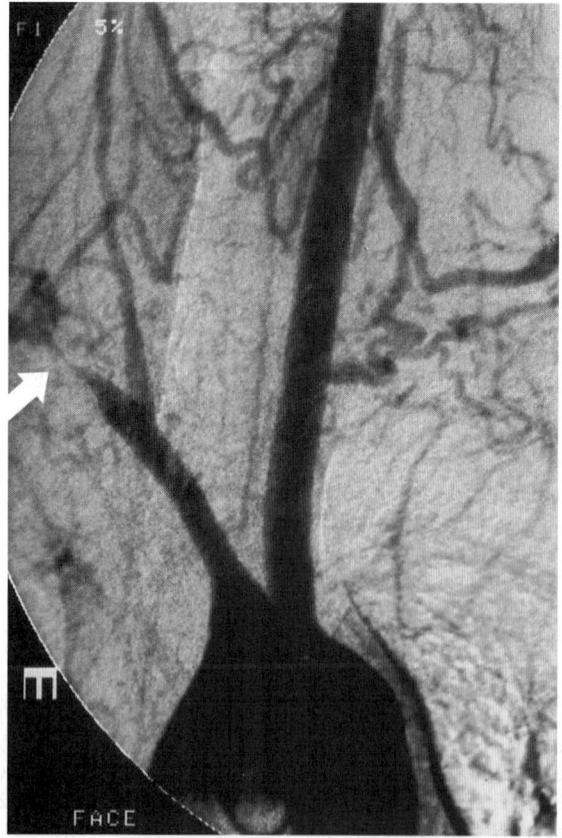

Figure S03-P01-C14-3 Sténose sous-clavière droite, post-vertébrale, chez une jeune femme ayant une anisotension et une absence de pouls au membre supérieur droit.

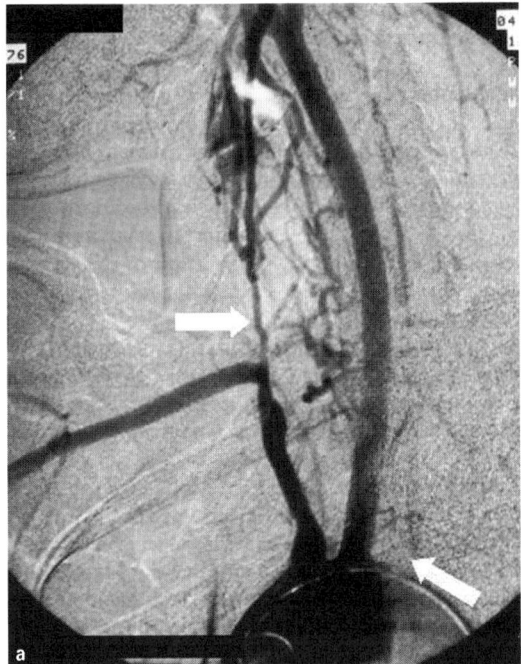
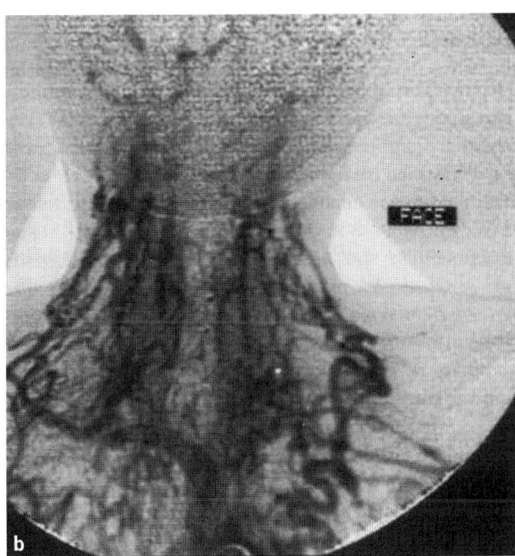

Figure S03-P01-C14-4 Artériographie des troncs supra-aortiques. **a)** Présence d'une sténose longue, circonférentielle de la carotide primitive droite (flèche) et d'une occlusion de l'artère sous-clavière gauche (flèches). **b)** Les artères vertébrales sont également occluses, ce qui explique l'importante collatéralité mise en évidence sur les temps tardifs de l'artériographie.

présenté une rétinopathie ischémique, alors qu'une rétinopathie hypertensive était présente chez 15,3 % des sujets.

Atteinte de l'aorte thoraco-abdominale et des artères rénales

L'artérite peut se présenter sous forme de sténose aortique, qui peut siéger sur l'aorte thoracique ou l'aorte abdominale ou d'anévrysme. La coexistence, sur l'arbre artériel, de sténoses et de dilatations est très évocatrice de l'artérite de Takayasu, surtout lorsque la paroi vasculaire est épaissie en imagerie après injection de produit de contraste. Une claudication intermittente des membres inférieurs liée à une sténose aortique ou à des lésions iliaques n'est pas rare. Les lésions plus distales sont beaucoup plus rares. L'atteinte des vaisseaux digestifs, tronc cœliaque et artères mésentériques, est assez fréquente, mais la survenue d'un angor mésentérique est rare. Enfin les sténoses des artères rénales sont fré-

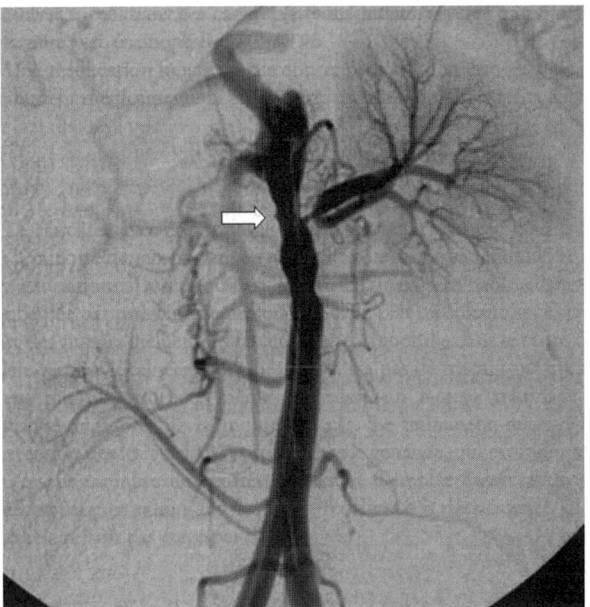

Figure S03-P01-C14-5 Occlusion de l'artère rénale droite (flèche) et sténose serrée du tronc de l'artère rénale gauche.

quentes dans l'artérite de Takayasu responsables d'une hypertension artérielle rénovasculaire (Figure S03-P01-C14-5).

Atteinte pulmonaire

Les manifestations pulmonaires sont une toux, une dyspnée, un syndrome interstitiel, une insuffisance cardiaque droite, conséquences de

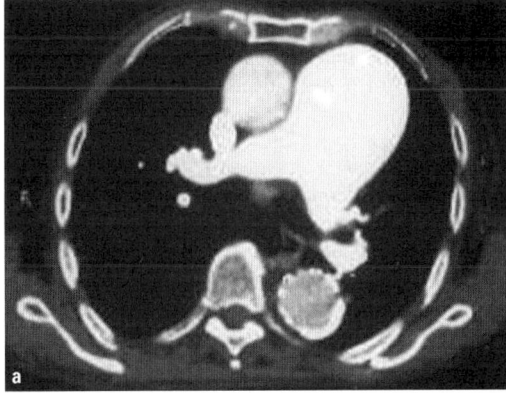
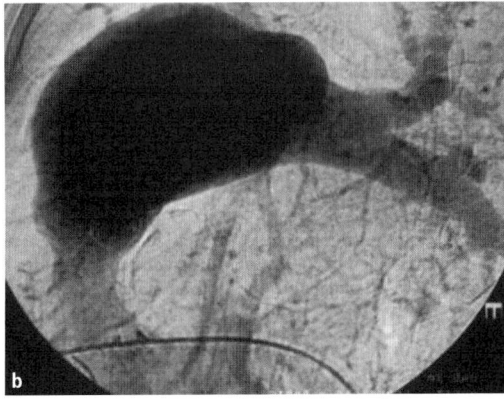

Figure S03-P01-C14-6 Anévrysme du tronc de l'artère pulmonaire **a)** Tomodensitométrie. **b)** Artériographie.

l'atteinte artérielle pulmonaire avec des sténoses proximales ou périphériques. Les dilatations ou sténoses artérielles pulmonaires proximales sont présentes dans près de 50 % des cas lors de leur recherche systématique par angiographie (Figure S03-P01-C14-6), voire 57 % dans une étude scintigraphique de 2011. Dans les formes graves, on observe une hypertension artérielle pulmonaire et parfois des hémoptysies. Au maximum, le développement d'une collatéralité importante par les artères bronchiques (avec développement d'un shunt gauche-droite), voire des anastomoses coronaro-broncho-pulmonaires peuvent s'observer. L'atteinte pulmonaire est parfois révélatrice de la maladie et, dans ces rares cas, l'atteinte pulmonaire est isolée une fois sur trois.

Atteinte cardiaque

Atteinte myocardique

L'atteinte myocardique clinique est possible, mais rare, notamment à la phase aiguë d'après des constatations histologiques.

Atteinte coronaire

Elle est principalement liée à une sténose ostiale, et les atteintes du tronc commun ne sont pas exceptionnelles. L'atteinte coronaire concerne 5 à 15 % des patients et se manifeste le plus souvent par un angor. L'atteinte proximale coronaire, souvent associée à une aortite et à une atteinte des artères sous-clavières, pose parfois un problème thérapeutique en termes de revascularisation. C'est pourquoi, même en cas d'atteinte du tronc commun, l'angioplastie peut être envisagée, toujours après un contrôle préalable du syndrome inflammatoire.

Atteinte valvulaire

L'insuffisance aortique touche 10 à 25 % des patients. Elle est liée à une dilatation de l'anneau aortique, souvent associée à une dilatation de l'aorte ascendante. L'insuffisance aortique est un facteur de mauvais pronostic et, si la fuite est importante, elle doit être corrigée chirurgicalement. L'insuffisance cardiaque sur cardiopathie dilatée est la cause de mortalité de huit des 94 patients de la série mexicaine de 2008. Quatre étaient des insuffisances valvulaires aortiques, une d'origine mitrale, trois une cardiopathie ischémique. Sur un suivi moyen de 76 mois, 14 % des patients ont présenté un infarctus du myocarde.

Atteinte dermatologique

Les manifestations dermatologiques associées à l'artérite de Takayasu sont principalement le pyoderma gangrenosum et l'érythème noueux, qui sont retrouvés dans environ 10 % des cas. L'érythème noueux présent, notamment lors de la phase inflammatoire, doit faire rechercher de principe une tuberculose évolutive. L'atteinte cutanée est souvent corrélée aux poussées évolutives de la maladie.

Atteinte rénale

Les atteintes rénales de l'artérite de Takayasu sont principalement secondaires à l'atteinte rénovasculaire. Quelques cas d'atteintes glomérulaires (principalement une glomérulonéphrite membranoproliférative) et d'amylose ont été décrits. Cette atteinte rénale autonome doit être recherchée en cas de protéinurie et/ou d'insuffisance rénale sans sténose des artères rénales.

Hypertension artérielle

Elle est très fréquente dans l'artérite de Takayasu. Elle peut être due à diverses causes : atteinte artérielle rénale, pseudo-coarctation aortique et rigidité pariétale secondaire à l'atteinte vasculaire, élargissement de la différentielle en cas d'insuffisance valvulaire aortique. Une hypertension artérielle maligne doit faire rechercher en urgence une sténose bilatérale des artères rénales. Il faut se méfier de la sous-évaluation des chiffres tensionnels en cas d'atteinte sous-clavière bilatérale et contrôler la pression artérielle par la mesure aux chevilles.

Résultats des principaux examens complémentaires

Examens biologiques

On ne dispose pas de marqueur biologique diagnostique spécifique de l'affection. Le syndrome inflammatoire est confirmé par l'augmentation de la protéine C réactive (CRP), du fibrinogène, des α_2-globulines et de la vitesse de sédimentation (VS). La VS est un indicateur de l'activité de la maladie, et sa diminution, voire sa normalisation apprécient la réponse au traitement ou la quiescence de la maladie. Cependant, une VS normale ne permet pas d'éliminer la maladie. De même, les lésions vasculaires de la maladie peuvent continuer à évoluer malgré une VS normale [5].

La recherche de facteurs antinucléaires ou de facteurs rhumatoïdes est négative en l'absence de connectivite associée. La présence d'anticorps anticellules endothéliales a été rapportée mais n'est absolument pas spécifique.

Le profil cytokinique sérique (*tumor necrosis factor* α [TNF-α], interféron γ [IFN-γ], interleukines [IL] 6, 12 et 18) a été évalué chez 49 patients, dont dix-neuf en phase active, puis en phase quiescente, et comparé à douze contrôles appariés. Le TNF-α, l'IL-6 et l'IL-18 étaient retrouvés à des niveaux supérieurs chez les patients, et les deux dernières cytokines, encore plus en phase active.

La pentraxine 3 a récemment été rapporté comme marqueur biologique d'activité de la maladie. La CRP appartient à la famille des pentraxines, mais synthétisée par le foie, à la différence de la pentraxine 3 qui serait produite par les cellules immunitaires et les cellules de la paroi artérielle.

Imagerie

Elle joue un rôle majeur dans le diagnostic positif de la maladie. Les techniques d'exploration non invasives sont maintenant utilisées en première ligne et tendent à supplanter l'artériographie. En effet si la « toto-artériographie » était autrefois recommandée dans le bilan précis des lésions, elle n'est désormais plus réalisée systématiquement, mais faite avant un geste thérapeutique d'angioplastie. L'aorto-artériographie objectivait trois types de lésions : des sténoses, des oblitérations et des anévrysmes. Plusieurs éléments ont une valeur d'orientation diagnostique : localisation aux carotides primitives, aux artères sous-clavières post-vertébrales, association de sténoses et d'anévrysmes aortiques, aspect de coarctation de l'aorte, atteinte plurifocale de l'aorte et de ses branches, notamment l'atteinte des artères rénales.

L'échographie-Doppler vasculaire permet de mesurer l'épaisseur de la paroi des artères, d'évaluer les diamètres et les sténoses, mais son emploi est limité par l'inaccessibilité de certains vaisseaux comme l'aorte thoracique et les artères pulmonaires. La présence d'un long épaississement circonférentiel homogène au niveau des artères carotides primitives, sous-clavières ou de l'aorte abdominale est très en faveur du diagnostic. L'utilisation des produits de contraste échographiques n'est pas encore une pratique courante en échographie vasculaire, mais permet également de visualiser un rehaussement de la paroi des troncs supra-aortiques.

La tomodensitométrie permet de visualiser un épaississement artériel pariétal, des sténoses et des anévrysmes des artères (Figure S03-P01-C14-7). La prise du produit de contraste de la paroi aortique, visualisée à un temps tardif, et son épaississement en tomodensitométrie sont en faveur d'une aortite inflammatoire et témoignent d'une activité de la maladie. L'angioscanner, permet de reconstituer des images angiographiques fiables de façon non invasive et d'explorer dans le même temps les artères pulmonaires. De plus, au début de l'évolution de la maladie et en l'absence de sténose artérielle, l'épaississement pariétal permet de faire le diagnostic alors qu'une artériographie méconnaîtrait le diagnostic à ce stade.

L'angiographie par résonance magnétique (angio-IRM) est intéressante comme imagerie non irradiante, mais est de moins bonne réso-

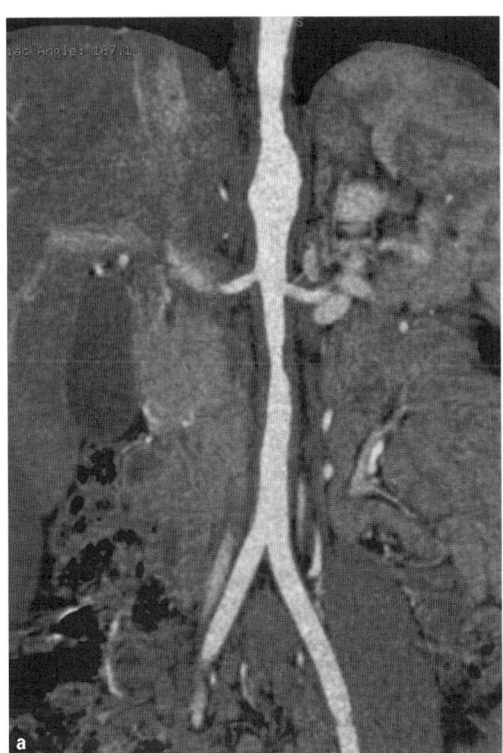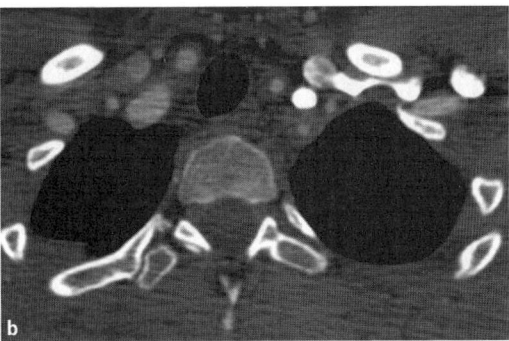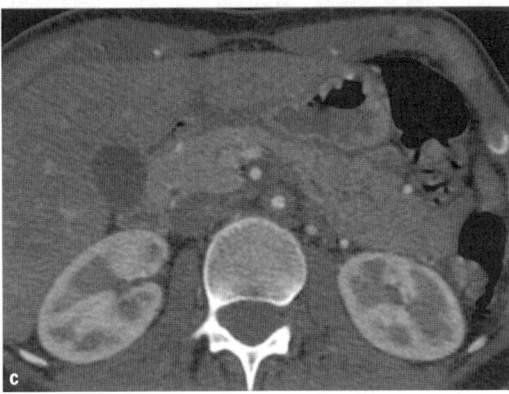

Figure S03-P01-C14-7 Tomodensitométrie avec injection de produit de contraste. **a**) Épaississement pariétal aortique avec sténose de l'aorte sous-rénale. **b**) Épaississement pariétal carotidien (gauche et droit) et sous-clavier gauche. **c**) Épaississement pariétal aortique avec sténose de l'aorte sous-rénale et de l'artère mésentérique supérieure.

lution que la tomodensitométrie, notamment pour l'évaluation du degré de sténose (Figure S03-P01-C14-8). Par ailleurs, la présence de stent gêne considérablement l'acquisition du signal de radiofréquence. L'angio-IRM peut mettre en évidence un épaississement pariétal ou la survenue de nouvelles sténoses artérielles. Elle permet également d'analyser le myocarde.

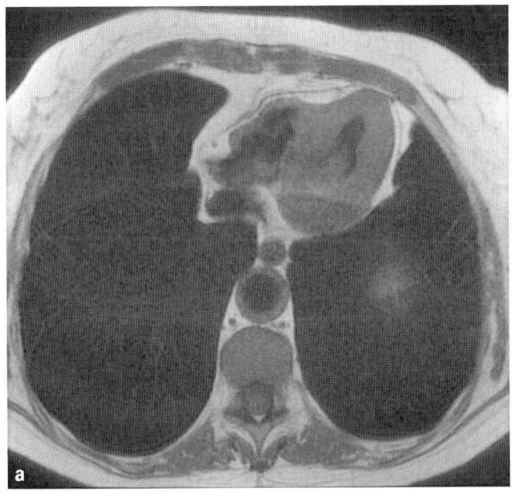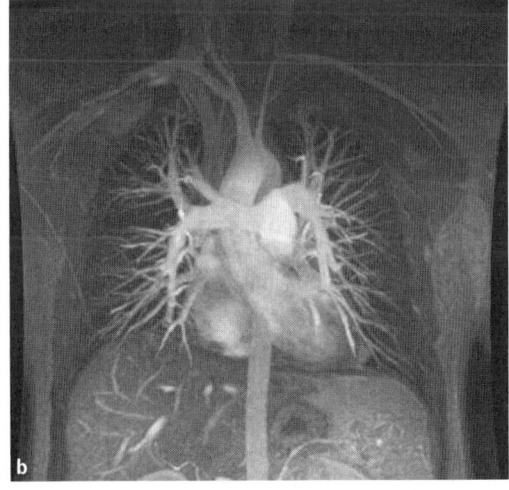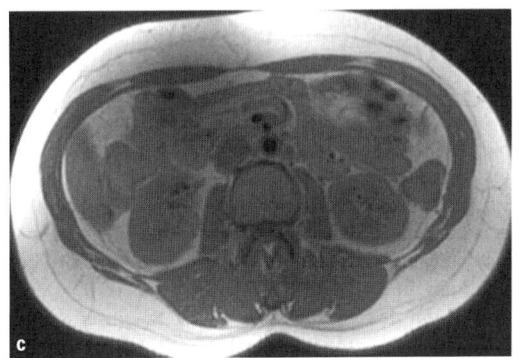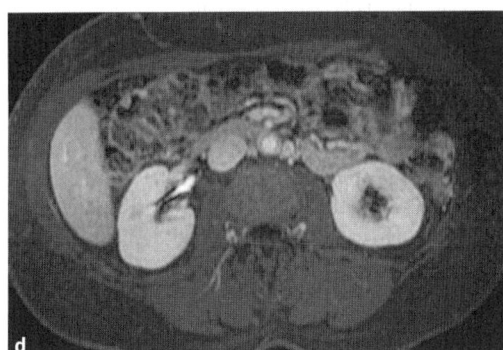

Figure S03-P01-C14-8 Angio-IRM. **a**) Épaississement pariétal aortique (flèche). **b**) Épaississement pariétal carotidien gauche (flèche). **c**) Occlusion de l'artère sous-clavière gauche avec pontage carotido-sous-clavier. **d**) Épaississement pariétal aortique avec sténose de l'aorte sous-rénale.

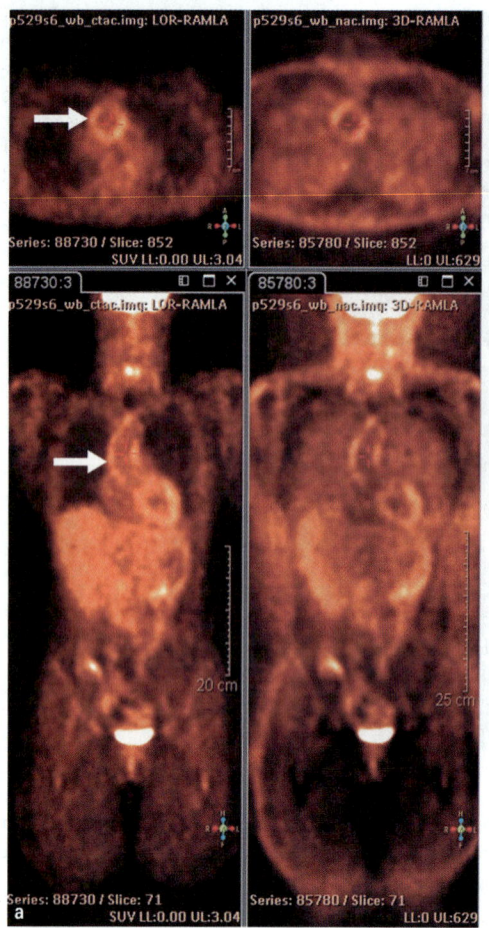
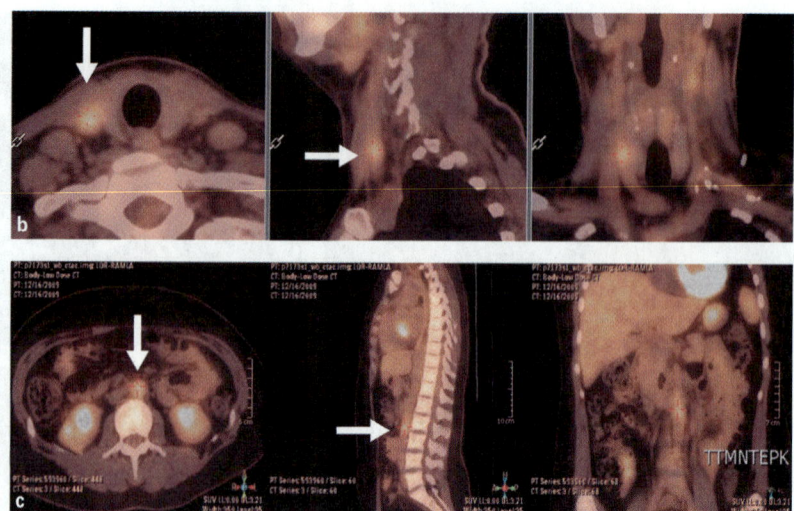

Figure S03-P01-C14-9 Tomographie par émission de positons. Même patiente que celle décrite à la figure S03-P01-C14-5. **a)** Hypermétabolisme de la paroi de l'aorte thoracique ascendante. **b)** Hypermétabolisme de la paroi de la carotide primitive droite. **c)** Hypermétabolisme de la paroi de l'aorte abdominale (flèches).

La tomographie par émission de positons (TEP) au 18-flurodésoxyglucose (^{18}F-FDG) est de plus en plus réalisée pour asseoir le diagnostic de vascularite, et dans le suivi de la maladie (Figure S03-P01-C14-9). Une méta-analyse récente sur six études publiées retrouve une sensibilité de 70,1 % (IC 95 % : 58,6-80,0) et une spécificité de 77,2 % (IC 95 % : 64,2-87,3), conférant ainsi à la TEP au ^{18}F-FDG une valeur ajoutée modeste par rapport aux autres outils d'imagerie.

Toutefois en l'absence d'imagerie de référence, il est difficile de comparer les techniques d'imagerie entre elles.

Critères diagnostiques

Le diagnostic de maladie de Takayasu repose sur un faisceau d'arguments cliniques et d'imagerie vus à l'écho-Doppler et en tomodensitométrie : le terrain, la topographie de l'atteinte artérielle, son aspect (sténose ou ectasie) l'épaississement pariétal et l'association de plusieurs localisations.

Devant un tableau évocateur de vascularite, les critères proposés par l'American College of Rheumatology (ACR) peuvent aider pour classer cette artérite (Tableau S03-P01-C14-I) [1]. Un score fondé sur des critères cliniques, radiologiques et histologiques apparaît en pratique plus utile (Tableaux S03-P01-C14-II et S03-P01-C14-III) [3, 4].

Dans tous les cas, le sexe féminin, l'âge inférieur à 40 ans, un syndrome inflammatoire biologique, l'absence de facteurs de risque majeurs d'athérosclérose et la localisation à l'arche aortique, aux troncs supra-aortiques ou à l'aorte thoraco-abdominale sont fortement en faveur du diagnostic.

Tableau S03-P01-C14-I Critères de l'American College of Rheumatology (1990) pour le diagnostic d'artérite de Takayasu.

Âge de début ≤ 40 ans
Claudication des extrémités : gêne ou fatigue musculaire à l'effort d'au moins une extrémité, spécialement des membres supérieurs
Diminution d'au moins un pouls brachial
Asymétrie d'au moins 10 mmHg de la pression systolique humérale
Souffle auscultatoire sur une artère sous-clavière ou sur l'aorte abdominale
Anomalies artériographiques : rétrécissement ou occlusion sur l'aorte, ses branches ou les artères proximales des membres, segmentaires ou focales, non liées à de l'athérosclérose ou à une dysplasie fibromusculaire

Chez un patient atteint d'artérite inflammatoire, la présence de trois des six critères permet le classement comme artérite de Takayasu. Sensibilité : 90,5 % ; spécificité : 97,8 %.

Critères de gravité et d'activité de la maladie

L'artérite de Takayasu a un assez bon pronostic, puisque la survie est de l'ordre de 95,2 % à 5 ans et de 90,8 % à 10 ans en France [2]. Les principales causes de décès sont l'insuffisance cardiaque (46 %), la survenue d'accidents vasculaires cérébraux (10 %) ou d'une insuffisance rénale (11 %) et les complications post-opératoires (6,4 %). Les ruptures d'anévrysme artériel peuvent aussi être responsables de décès. Le contrôle de l'hypertension artérielle, présente chez 50 à 70 % des patients, est essentiel afin de prévenir la survenue d'une insuffisance cardiaque ou d'un accident vasculaire cérébral.

Tableau S03-P01-C14-II Critères de Fiessinger (1982) pour le diagnostic d'artérite de Takayasu.

Critères	Points
Âge de début < 30 ans	1
Vitesse de sédimentation > 20 mm	1
Pays d'endémie	1
Infections : tuberculose, streptococcies	1
Maladie systémique	1
Sténose + ectasie aortique	8
Sténose aortique	5
Atteinte carotide primitive	4
Atteintes sous-clavières post-vertébrales	4
Atteinte de l'artère pulmonaire	5
Épaississement pariétal (tomodensitométrie, échographie)	4
Anatomopathologie : lésion scléro-inflammatoire médio-adventitielle	10
Anatomopathologie : sclérose médio-adventitielle	6
Absence d'athérome (écho-Doppler, artériographie, anatomopathologie)	4

Un score supérieur à 10 permet de porter le diagnostic.

Tableau S03-P01-C14-III Critères d'Ishikawa (1988) pour le diagnostic d'artérite de Takayasu.

Critère obligatoire
Âge < 40 ans
Critères majeurs
Atteinte sous-clavière post-vertébrale gauche
Atteinte sous-clavière post-vertébrale droite
Critères mineurs
Vitesse de sédimentation > 20 mm
Carotidodynie
Hypertension artérielle
Insuffisance cardiaque ou ectasie annulo-aortique
Atteinte artérielle pulmonaire
Atteinte carotide primitive gauche
Atteinte du tronc artériel brachiocéphalique
Atteinte de l'aorte thoracique descendante
Atteinte de l'aorte abdominale

Le diagnostic d'artérite de Takayasu est hautement probable si : critère obligatoire et deux critères majeurs *ou* un critère majeur et au moins deux critères mineurs *ou* au moins quatre critères mineurs

Critères de mauvais pronostic

Les critères de mauvais pronostic ont été analysés dans quelques séries. Globalement, l'existence d'une complication majeure (rétinopathie, hypertension artérielle sévère, insuffisance aortique sévère, anévrysme), une atteinte fonctionnelle suffisamment sévère pour entraîner un handicap, la persistance d'un syndrome inflammatoire sont des signes de mauvais pronostic, associés à une augmentation des décès ou des événements majeurs.

Critères d'activité

L'évaluation de l'activité de l'artérite de Takayasu est difficile : les manifestations systémiques ne sont pas spécifiques et l'atteinte vasculaire progresse lentement.

L'examen clinique à la recherche d'abolition de pouls antérieurement palpables, de souffles vasculaires est une approche simple mais peu corrélée aux données d'imagerie. Les autres symptômes restent limités par leur subjectivité : asthénie, douleurs sur les trajets vasculaires (carotidodynies notamment), arthromyalgies diffuses, altération de l'état général.

Les examens biologiques (CRP, VS) servent à évaluer la présence d'un syndrome inflammatoire biologique, mais leur spécificité et leur sensibilité dans l'évaluation de l'activité de la maladie sont mauvaises : ainsi, dans une étude, 23 % des patients présentaient-ils une maladie active sans perturbation du bilan biologique, ou 28 % avec une VS normale sur une autre étude ; à l'inverse, 44 % avaient une VS élevée, alors que la maladie était considérée comme quiescente [5]. D'autres paramètres ont été retrouvés modifiés au cours des artérites de Takayasu actives : anticorps anti-aorte et anticorps anticellules endothéliales, IL-6, IL-8, IL-18, BAFF (*B-cell activating factor*) ou pentraxine 3.

Parmi les examens d'imagerie, l'écho-Doppler, la tomodensitométrie, l'angio-IRM et la TEP permettent d'apprécier sténoses, anévrysmes, épaississements pariétaux, rehaussement pariétaux, activité métabolique... Malgré quelques essais de suivi de la maladie par TEP, on ne connaît pas encore ni la sensibilité ni la spécificité de cette imagerie ou des autres pour apprécier l'évolution de l'artérite de Takayasu.

Plusieurs auteurs ont établi des associations de critères pour évaluer l'activité de l'artérite de Takayasu.

La série du National Institute of Health a porté sur soixante patients suivis prospectivement [5]. Les critères d'activité de la maladie ont été définis par l'apparition récente ou l'aggravation d'au moins deux des critères suivants :
– signes d'ischémie ou d'inflammation vasculaire (claudication d'un membre, disparition d'un pouls, souffle ou douleur vasculaire, carotidodynie) ;
– anomalies angiographiques ;
– symptômes systémiques non attribuables à d'autres événements (fièvre, arthralgies, myalgies) ;
– accélération de la VS.

Si 88 % des patients ayant une maladie cliniquement active voyaient apparaître de nouvelles atteintes artérielles, pour un pourcentage important de patients (61 %), les atteintes vasculaires progressaient alors qu'ils étaient en apparente rémission clinique et biologique [5]. Cela justifie dans tous les cas une surveillance vasculaire régulière par des moyens non invasifs (principalement écho-Doppler et tomodensitométrie).

Le score *Indian Takayasu activity score* (ITAS 2010) a été développé récemment. Il s'agit d'un dérivé du *Birmingham vasculitis activity score* (BVAS), appliquée à l'artérite de Takayasu, donnant plus de poids aux atteintes cardiovasculaires (33 des 44 items).

Grossesse

La maladie touchant la femme jeune en âge de procréer, cette situation est loin d'être exceptionnelle, d'autant que la fertilité des femmes atteintes n'est pas diminuée. L'augmentation de la volémie peut être responsable d'une majoration de l'hypertension artérielle, de l'insuffisance aortique et de l'insuffisance cardiaque. En l'absence de complications graves : insuffisance cardiaque, insuffisance valvulaire symptomatique valvulaire ou hypertension artérielle non contrôlée, une grossesse peut être envisagée sous réserve que l'artérite de Takayasu soit en phase quiescente. La surveillance de la tension artérielle doit être particulièrement attentive, car son élévation est à l'origine d'un retard de croissance intra-utérin.

Maladies associées

L'association la plus fréquente est celle avec la maladie de Crohn. Cette association pourrait être secondaire à leur association commune au groupe HLA-B5 et toutes deux touchent préférentiellement la femme jeune. D'autres associations plus rares ont été décrites avec la spondylarthrite ankylosante et la sarcoïdose.

Principaux diagnostics différentiels

Les deux principaux diagnostics différentiels de l'artérite de Takayasu sont la maladie de Horton et l'athérosclérose.

La maladie de Horton peut donner des atteintes vasculaires similaires, notamment au niveau des troncs supra-aortiques et de l'aorte. Le principal facteur discriminant est l'âge puisque la maladie de Horton touche préférentiellement les sujets âgés. Dans quelques cas rares, il faut aller jusqu'à la biopsie artérielle pour différencier formellement les deux pathologies.

Lors de la phase inflammatoire de la maladie, alors que les lésions artérielles ne sont pas au premier plan, on peut discuter plusieurs causes d'inflammation inexpliquées, dont l'endocardite (notamment en cas d'insuffisance aortique), une maladie de Still de l'adulte, une sarcoïdose ou une maladie infectieuse. Devant un syndrome inflammatoire et une vascularite, les critères diagnostiques peuvent orienter le diagnostic vers l'artérite de Takayasu.

Les sujets jeunes, surtout s'il s'agit de femmes, ayant une athérosclérose majeure peuvent avoir des sténoses artérielles mimant celles de l'artérite de Takayasu. L'existence de facteurs de risque d'athérosclérose et l'aspect focal des lésions, sans syndrome inflammatoire, orientent plutôt vers l'athérosclérose. En revanche, les sténoses sous-clavières post-vertébrales sont quasiment exclusivement l'apanage de l'artérite de Takayasu et des sténoses radiques.

En cas d'atteinte rénale isolée, le diagnostic différentiel à discuter est celui de dysplasie fibromusculaire, qui donne souvent un aspect artériographique indissociable de l'artérite de Takayasu. Lorsqu'elle prend son aspect typique en « collier de perles », la dysplasie fibromusculaire est plus caractéristique, mais la distinction est parfois difficile puisque la succession de sténoses et d'anévrysmes s'observe aussi dans l'artérite de Takayasu.

Enfin, une entité nosologique récente est à rechercher : le syndrome d'hyper-IgG$_4$ associant un taux sérique élevé d'immunoglobulines G de sous-classe 4, des manifestations diverses : thyroïdite de Riedel, pancréatite auto-immune, sclérose mésentérique, fibrose rétropéritonéale, engainement péri-aortique ou épaississement pariétal aortique et, à l'histologie, un infiltrat de cellules inflammatoires dont des plasmocytes positifs en immunomarquage pour les IgG$_4$.

Traitement

Le traitement de l'artérite de Takayasu repose, d'une part, sur le traitement médical qui a pour but de traiter la part inflammatoire de la maladie, mais aussi les conséquences de la pathologie comme l'hypertension artérielle et, d'autre part, sur la revascularisation par angioplastie ou chirurgie. Il existe peu d'essais thérapeutiques bien conduits dans l'artérite de Takayasu. Les dernières recommandations 2009 de l'EULAR (European League Against Rheumatism) sur la prise en charge des vascularites des gros vaisseaux reflètent bien le faible niveau de preuve (niveau 3) des séries en ouvert, et des cas rapportés, d'où le faible grade (C) des recommandations [8].

Traitement médical

Traitement anti-inflammatoire

Le traitement de l'artérite de Takayasu fait appel à la corticothérapie lors des poussées évolutives à la posologie de 1 mg/kg/j de prednisone pendant 1 mois, avec ensuite une diminution de la posologie sur 1 an. Le maintien au long cours d'une corticothérapie à faibles doses (autour de 10 mg/j) n'est pas souvent nécessaire. À la phase inflammatoire de la maladie, et lorsque l'institution de la corticothérapie est précoce, on peut voir réapparaître un pouls artériel. Dans la série prospective du NIH (National Institute of Health) portant sur 60 patients, quarante-huit avaient des signes d'activité de la maladie et ont reçu une corticothérapie (prednisone, 1 mg/kg/j) [5]. Sur ces 48 patients, vingt-cinq (70 %) ont été mis en rémission. Sur 16 patients qui ont reçu une seconde corticothérapie pour reprise de la maladie, 50 % ont répondu favorablement. Ainsi la mise en route d'une corticothérapie de première intention ne se discute-t-elle pas devant un syndrome inflammatoire associé à des manifestations cliniques systémiques et/ou en cas d'évolutivité des lésions artérielles sur des arguments cliniques ou d'imagerie. L'institution d'un traitement corticoïde n'est pas justifiée si la maladie est diagnostiquée au stade tardif, la maladie étant quiescente, et les sténoses artérielles fixées et non évolutives.

En cas de non-réponse ou de rechute à l'arrêt ou à la diminution du traitement, le contrôle de la maladie nécessite le recours à un traitement immunosuppresseur qui repose en particulier sur le méthotrexate (20 à 25 mg/kg/sem) ou l'azathioprine (2 mg/kg/j) ou, plus rarement, le cyclophosphamide. Le recours au méthotrexate à faibles doses dans cette indication semble intéressant, mais ce traitement n'a été évalué que dans des études ouvertes et sur de faibles effectifs. Les effets secondaires sont essentiellement digestifs (nausées, perte d'appétit), hépatiques (cytolyse) et régressent habituellement lors de la diminution des doses.

Depuis l'arrivée des « biothérapies », l'artérite de Takayasu n'a pas échappé à leur essai chez des patients sélectionnés, en échec d'une corticothérapie et d'un immunosuppresseur. Les anti-TNF, au premier rang desquels, l'infliximab, permettent d'obtenir un contrôle de la maladie. Toutefois, il existe des échecs, des rechutes qui peuvent nécessiter d'augmenter les posologies, et/ou rapprocher les injections. D'autres biothérapies ont été testées : autres anti-TNF (étanercept, adalimumab), un anti-CD20 (rituximab), un inhibiteur du récepteur de l'IL-6 (tocilizumab). L'efficacité des biothérapies dans l'artérite de Takayasu est indéniable. Il convient d'effectuer les études ad hoc afin de mieux définir leur placement dans l'arsenal thérapeutique et des unes par rapport aux autres [6, 8].

Traitement antihypertenseur

Le traitement médical de l'hypertension artérielle fait principalement appel aux bêtabloquants, aux inhibiteurs calciques, aux inhibiteurs de l'enzyme du système rénine-angiotensine et aux diurétiques. Il faut, tout particulièrement dans ce cadre étiologique, savoir suspecter une sténose des artères rénales à l'origine d'une hypertension artérielle et être prudent avec les inhibiteurs de l'enzyme de conversion ou des récepteurs de l'angiotensine II, nécessitant une surveillance rapprochée de la fonction rénale.

Traitements associés

Bien qu'il soit retrouvé quelques arguments biologiques d'activation plaquettaire, l'efficacité des anti-agrégants n'a pas été démontrée et d'ailleurs la thrombose des vaisseaux n'est pas une complication usuelle de la maladie. Une étude rétrospective rapporte l'efficacité de l'aspirine sur la survenue d'événements ischémiques, mais l'absence de démonstration formelle par essai randomisé prospectif ne permet pas de recommander ce traitement de façon systématique.

Revascularisation

La morbidité de l'artérite de Takayasu à long terme est corrélée à l'ischémie des membres et des viscères. L'hypertension artérielle peut être la conséquence d'une sténose des artères rénales qui est fréquente dans l'artérite de Takayasu et qui conduit à proposer une angioplastie endoluminale afin de restaurer un flux vasculaire normal (Figure S03-P01-C14-10). Les résultats initiaux sont bons dans 80 % des cas, mais une resténose est la complication la plus fréquente (15 à 20 % des cas) et conduit à une nouvelle angioplastie, d'autant que la sténose est courte et proximale. La sclérose importante des parois vasculaires est

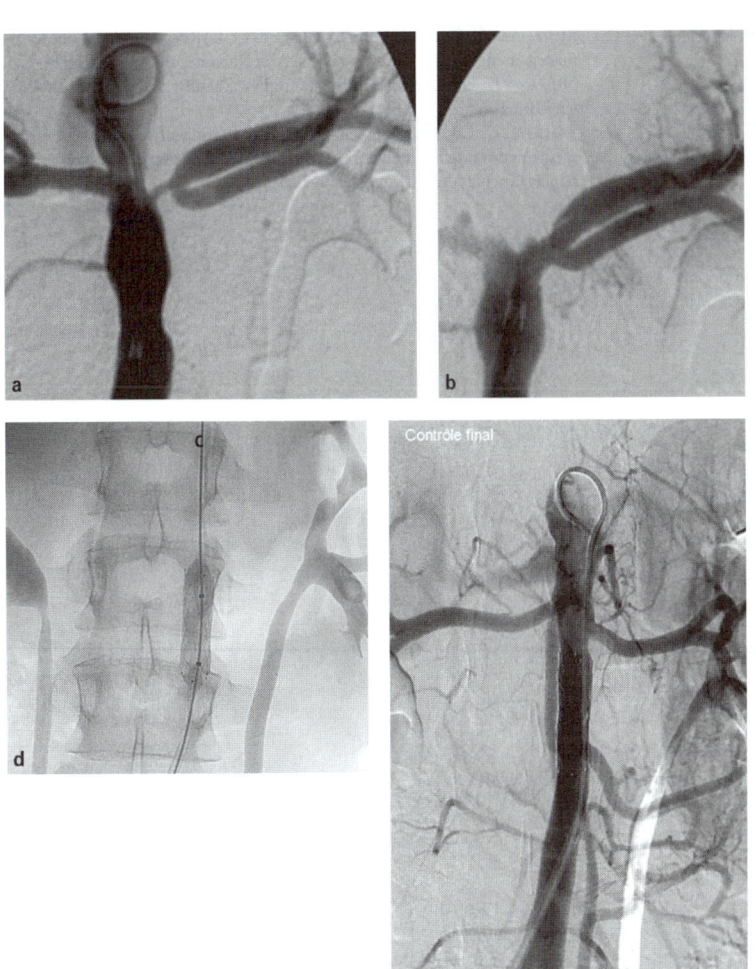
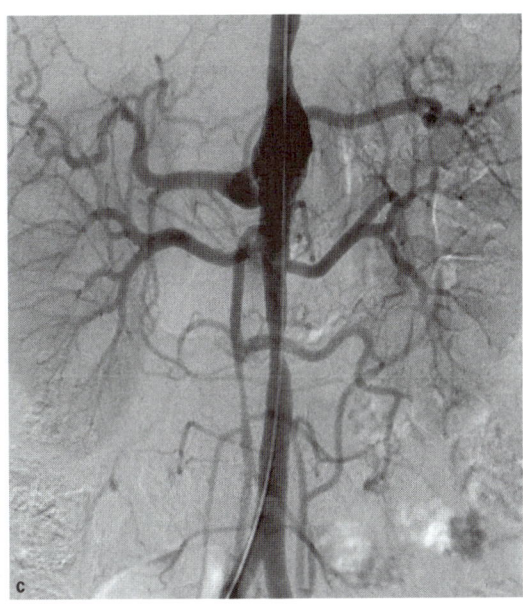

Figure S03-P01-C14-10 Traitement endovasculaire. **a** et **b**) Même patiente qu'à la figure S03-P01-C14-9. **a**) Recanalisation de l'occlusion de l'artère rénale droite, avec mise en place d'une endoprothèse. **b**) Angioplastie sans endoprothèse du tronc de l'artère rénale gauche, juste avant la bifurcation. **c-e**) Même patiente qu'à la figure S03-P01-C14-10. **c**) Sténose de l'aorte sous-rénale avec claudication des membres inférieurs. **d**) Angioplastie au ballon puis stent. **e**) Résultat final avec levée de la claudication.

souvent responsable de dissections localisées lors des angioplasties, nécessitant le recours à la mise en place d'endoprothèses.

Le recours à une chirurgie est parfois nécessaire, mais il faut toujours éviter de traiter les lésions artérielles en période inflammatoire, car le risque de resténose est certainement majoré [8]. Dans une étude rétrospective multicentrique française, le risque de complications (échec, thrombose, resténose) est multiplité par 7 en cas d'intervention en période inflammatoire [10]. En cas de nouvelle récidive, le recours à un pontage est proposé ; ses chances de succès sont plus importantes lorsqu'il est effectué à distance d'une poussée inflammatoire cliniquement et biologiquement patente.

La chirurgie des troncs supra-aortiques n'est proposée qu'en cas d'atteinte sévère de plusieurs axes à destinée encéphalique, associée à des symptômes neurologiques patents ou à une ischémie rétinienne. Chez les patients ayant une ischémie cérébrale, l'indication est souvent difficile en raison notamment du risque hémorragique ou de survenue d'un œdème cérébral lors de la revascularisation. L'angioplastie en cas de sténose symptomatique des troncs supra-aortiques, voire de sténose de l'aorte, doit toujours être discutée comme une alternative à la chirurgie lorsqu'elle est techniquement envisageable. L'artérite de Takayasu peut être compliquée par la survenue d'anévrysmes, exposant au risque de rupture ou d'embolies distales qui justifient parfois leur correction chirurgicale.

Toutefois, il convient de poursuivre une surveillance rapprochée des patients avec gestes interventionnels, car les risques de complication à distance, à type d'occlusion ou resténose est élevé : 44 % à 5 ans, dans l'étude rétrospective française [10].

Les indications indiscutables de la revascularisation sont les anévrysmes importants de l'aorte ou de ses branches, les insuffisances aortiques majeures, les sténoses serrées et symptomatiques des artères pulmonaires, l'hypertension artérielle rénovasculaire ainsi que les sténoses coronaires symptomatiques.

Bibliographie

1. ArEnd WP, Michel BA, Bloch DA et al. The American College of Rheumatology 1990 criteria for the classification of Takayasu arteritis. Arthritis Rheum. 1990, *33* : 1129-1134.
2. Arnaud L, Haroche J, Limal N et al. Takayasu arteritis in France : a single-center retrospective study of 82 cases comparing white, North African, and black patients. Medicine (Baltimore), 2010, *89* : 1-17.
3. Fiessinger JN, Tawfik-Taher S, Capron L et al. Takayasu's disease. Diagnostic criteria (author's transl). Nouv Presse Méd, 1982, *11* : 583-586.
4. Ishikawa K. Diagnostic approach and proposed criteria for the clinical diagnosis of Takayasu's arteriopathy. J Am Coll Cardiol, 1988, *12* : 964-972.

5. Kerr GS, Hallahan CW, Giordano J et al. Takayasu arteritis. Ann Intern Med, 1994, *120* : 919-929.
6. Mirault T, Emmerich J. How to manage Takayasu arteritis ? Presse Méd, 2012, *41* : 975-985.
7. Moriwaki R, Noda M, Yajima M et al. Clinical manifestations of Takayasu arteritis in India and Japan : new classification of angiographic findings. Angiology, 1997, *48* : 369-379.
8. Mukhtyar C, Guillevin L, Cid MC et al. EULAR recommendations for the management of large vessel vasculitis. Ann Rheum Dis, 2009, *68* : 318-323.
9. Numano F. The story of Takayasu arteritis. Rheumatology (Oxford), 2002, *41* : 103-106.
10. Saadoun D, Lambert M, Mirault T et al. Retrospective analysis of surgery versus endovascular intervention in Takayasu arteritis : a multicenter experience. Circulation, 2012, *125* : 813-819.

Toute référence à cet article doit porter la mention : Mirault T. Artérite de Takayasu. *In* : L Guillevin, L Mouthon, H Lévesque. Traité de médecine, 5e éd. Paris, TdM Éditions, 2018-S03-P01-C14 : 1-11.

Chapitre S03-P01-C15

Maladie de Horton et pseudo-polyarthrite rhizomélique

ALEXIS RÉGENT ET LUC MOUTHON

L'artérite à cellules géantes (ACG) ou maladie de Horton est une panartérite giganto-cellulaire segmentaire et focale non nécrosante qui touche les vaisseaux de gros calibre et en particulier ceux à destinée céphalique (aorte, troncs brachiocéphaliques, artères carotides externes mais aussi artères vertébrales...). Elle doit être distinguée des vascularites nécrosantes, en particulier des vascularites associées aux anticorps anticytoplasme des polynucléaires neutrophiles (ANCA) qui peuvent se localiser à l'artère temporale, avec une sémiologie céphalique identique à celle de l'ACG.

La pseudo-polyarthrite rhizomélique (PPR) est un rhumatisme inflammatoire des ceintures (épaules et hanches) qui peut se présenter isolément ou en association avec l'ACG. Ainsi près de 50 % des patients ayant une ACG présentent-ils des symptômes de PPR, ce qui conduit à discuter les liens physiopathologiques entre ces deux entités bien que le passage d'une PPR vers une authentique ACG soit très rare.

Épidémiologie

L'ACG et la PPR sont exclusivement observées chez des sujets de plus de 50 ans, avec un âge moyen de début de la maladie entre 70 et 80 ans. Il existe une prédominance féminine avec un sex-ratio de l'ordre de 2. La prévalence de l'ACG chez les patients de plus de 50 ans établit un gradient nord-sud et varie de 278 pour 100 000 dans le comté d'Olmsted, dans le Minnesota aux États-Unis à 25 pour 100 000 en Allemagne ou 1,47 pour 100 000 au Japon, et son incidence est plus élevée chez les sujets blancs, même si elle a été rapportée chez les sujets d'origine asiatique, africaine ou arabe. Les facteurs de risque cardiovasculaires et le tabagisme pourraient favoriser la maladie (risque relatif de 4,5 et 6,3 respectivement) ainsi qu'une ménopause précoce (risque relatif de 3,5). La prévalence de la PPR est de 52,5 pour 100 000 dans le comté d'Olmsted et de 41,3 pour 100 000 au Danemark. La prévalence de l'ACG varie au cours du temps avec des « épidémies », bien que la périodicité soit inconstante dans les études, ce qui a fait évoquer l'hypothèse d'un facteur infectieux inaugural.

Physiopathologie

De nombreuses études ont eu comme objectif d'identifier un possible agent infectieux inaugural en recherchant de l'ADN bactérien ou viral. Ainsi les ADN du parvovirus B19, du cytomégalovirus (CMV) ou de l'herpès simplex virus (VHS) ont-ils été identifiés. Cependant, ces résultats n'ont pas pu être confirmés dans d'autres études. Par ailleurs, les résultats de la recherche d'herpès virus humain (HHV) 6, d'HHV-7, du virus varicelle-zona (VZV) ou du virus d'Epstein-Barr (EBV) étaient négatifs. Enfin, des immunoglobulines M (IgM) sériques dirigées contre le virus para-influenzæ de type 1 ont été détectées de façon plus fréquente dans une population de patients atteints d'ACG histologiquement prouvée que dans une population contrôle. Cependant, ce résultat n'a pas été confirmé depuis. L'ADN de *Chlamydia pneumoniæ* a été mis en évidence par amplification génique (PCR) au sein de lésions d'ACG. Cependant, ces résultats n'ont pas non plus été confirmés depuis. Plus récemment, il a été rapporté en communication orale au congrès de l'American College of Rheumatology (ACR) en 2012, que la bactérie *Stenotrophomonas maltophilia* avait été identifiée, puis cultivée à partir d'artères temporales de patients atteints d'ACG et que, injectée à des souris, elle pourrait induire une vascularite pulmonaire. Ces résultats, qui n'ont pas encore été publiés, devront être confirmés.

Une prédisposition génétique a été suggérée par l'association de cas d'ACG chez des apparentés au premier degré ou des jumeaux monozygotes. De nombreux gènes de susceptibilité ont été identifiés au cours de l'ACG. En particulier, les haplotypes du complexe majeur d'histocompatibilité (CMH ou HLA) de classe II HLA-DRB1*04 sont associés à l'ACG et leur portage pourrait également être associé à un risque ophtalmologique accru et favoriser la cortico-résistance. De même, HLA-DRB1 pourrait être associé à la PPR même si les résultats sont contradictoires. Des microsatellites (SNP pour *single nucleotide peptide*) relatifs à des cytokines (interleukine [IL] 18, *tumor necrosis factor* [TNF] α, interféron [IFN] γ, IL-10...), à des facteurs endothéliaux (*intercellular adhesion molecule* [ICAM] 1, *vascular endothelial growth factor* [VEGF], *endothelial nitric oxide synthase* [eNOS], *matrix metalloprotease* [MMP] 9...) ou liés à l'immunité innée (récepteur Toll-*like* [TLR] 4 ou encore *NOD like receptor pyrin containing domain* [NLRP] 1) ont été associés à un risque accru d'ACG. Cependant, ces résultats n'ont pas été validés dans des cohortes de réplication ou n'ont pas été confirmés dans de larges populations.

La survenue d'« épidémies » d'ACG et l'association entre certains haplotypes de CMH de classe II et la maladie sont deux éléments qui suggèrent qu'un antigène extérieur active les cellules dendritiques adventicielles. Celles-ci pourraient alors acquérir un phénotype mature et exprimer les clusters de différenciation CD80/CD86. Alors qu'au cours de la PPR, les cellules dendritiques restent localisées au niveau de l'adventice, elles infiltrent les trois tuniques artérielles au cours de l'ACG. Les cellules dendritiques vont sécréter des chimiokines – *CC chemokine ligand* (CCL) 18, CCL19, CCL20 et CCL21 – et exprimer le *CC chemokine receptor* (CCR) 7, un ligand de CCL19 et CCL21, ce qui conduit à une activation autocrine. Le défaut de migration de ces cellules dendritiques vers le ganglion de drainage conduit à un recrutement et à une stimulation des lymphocytes T CD4+ dans la paroi artérielle. Dans un modèle de greffe de biopsie d'artère temporale chez des souris n'ayant ni lymphocytes B, ni lymphocytes T, la déplétion en cellules dendritiques ou en lymphocytes T réduit notablement les lésions de vascularite ce qui témoigne de l'importance de ces populations cellulaires dans le processus pathologique. L'environnement cytokinique va polariser les lymphocytes T. Ainsi, sous l'influence de l'IL-12 et de l'IL-18, les lymphocytes T *helper* 1(T_H1) générés vont produire de l'IFN-γ et, sous l'influence d'IL-6, d'IL-1β et d'IL-23, les lymphocytes T_H17 générés vont produire de l'IL-17. Il existe parallèlement un déficit quantitatif en lymphocytes T régulateurs sanguins, population lymphocytaire quasi absente des lésions vasculaires. L'environnement cytokinique va conduire à une activation des macrophages et des cellules musculaires lisses vasculaires. Sous l'influence de l'IFN-γ, les macrophages activés vont former les cellules géantes et ils vont produire notamment de l'IL-6 et de l'IL-1β, responsables de la poursuite de la réaction inflammatoire et des signes généraux. La sécrétion locale de formes réactives de l'oxygène et de métalloprotéases va également entretenir l'inflammation locale. Le *platelet derived growth factor* (PDGF) et le *vascular endothelial growth factor* (VEGF) vont participer au remodelage de la paroi artérielle et à l'hyperplasie intimale ainsi qu'à la néovascularisation pariétale. In fine, des phénomènes de thrombose peuvent être responsables d'occlusion artérielle et des signes ischémiques dans le territoire d'aval [6].

Au cours de la PPR, des biopsies synoviales montrent un infiltrat inflammatoire fait de lymphocytes T CD4+ et de macrophages CD68+. Les lymphocytes B, les polynucléaires neutrophiles et les cellules *natural killer* (NK) y sont peu nombreux. Ces éléments sont comparables à ceux survenant dans les lésions vasculaires au cours de l'ACG. Dans une étude portant sur le profil cytokinique sanguin ou des lésions de biopsies d'artère temporale, il a été montré que les patients présentant une PPR isolée ne secrétaient pas d'IFN-γ et que cette cytokine pourrait être cruciale dans l'apparition et l'entretien des lésions de vascularite.

Artérite à cellules géantes

Démarche diagnostique

Signes cliniques

Les manifestations initiales sont peu spécifiques et inconstantes, de début insidieux ou brutal ce qui rend parfois le diagnostic difficile. Les patients peuvent présenter des signes généraux : fièvre le plus souvent modérée, amaigrissement ou asthénie.

Les *céphalées* (70 % des patients) récentes et inhabituelles par leur intensité sont parfois plus spécifiquement localisées à la région temporale ou de façon plus trompeuse à la région occipitale. Elles s'accompagnent fréquemment d'une hyperesthésie du cuir chevelu (signe du peigne). À l'examen, on peut retrouver une artère temporale indurée, épaissie avec une diminution ou une abolition du pouls. Présente chez un tiers des patients, la claudication de la mâchoire, liée à une ischémie des muscles masticateurs qui cède au repos, est fortement évocatrice du diagnostic.

La PPR, présente chez 40 % des patients, n'entraîne en règle jamais une destruction articulaire. Les douleurs articulaires des ceintures, de type inflammatoire se traduisent par un enraidissement douloureux et symétrique des épaules et des hanches s'estompant progressivement dans la journée. Parfois, les patients présentent des cervicalgies inflammatoires (torticolis fébrile). Plus rarement, les patients présentent une oligo-arthrite ou une polyarthrite non destructrice.

Les *signes ophtalmiques*, chez 25 % des patients, peuvent être transitoires ou évoluer vers une atteinte irréversible chez 10 à 15 % d'entre eux. L'amaurose définitive est fréquemment annoncée par des signes transitoires : diplopie, amaurose fugace, flou ou brouillard visuel ou encore amputation du champ visuel. Ces signes surviennent en règle dans un contexte d'artérite temporale dont les signes ont été négligés. Moins de 5 % des patients présentent une cécité inaugurale irréversible. Classiquement, on retrouve une neuropathie optique ischémique antérieure aiguë (NOIAA), plus rarement une ischémie rétinienne ou une neuropathie optique rétrobulbaire (NORB). Si la cécité peut être inaugurale chez 10 % des patients, elle survient parfois paradoxalement après l'instauration de la corticothérapie. La présence d'un syndrome inflammatoire initial marqué est associée à un risque plus faible de complication ischémique céphalique. En cas de signes oculaires survenant dans un contexte inflammatoire, une ACG doit être recherchée et un traitement doit être débuté en urgence en raison du risque de bilatéralisation des symptômes, ce d'autant que le traitement permet rarement une récupération visuelle.

Tous les territoires vasculaires peuvent être atteints, ce qui conduit à une grande diversité des signes cliniques et à une symptomatologie parfois peu évocatrice. On citera les signes ORL (otalgie, dysphagie, dysphonie, douleur dentaire, douleur ou beaucoup plus rarement nécrose de langue), neurologiques (accidents vasculaires cérébraux, localisés préférentiellement dans le territoire cérébral postérieur), cardiaques et pulmonaires (toux sèche, infarctus du myocarde lié à une coronarite), cutanés (nécrose du scalp).

Aucune manifestation clinique n'est constante, et aucune des manifestations cliniques rencontrées au cours de l'ACG ne permet d'affirmer avec certitude le diagnostic. Certains signes cliniques sont plus fortement évocateurs : la claudication intermittente des mâchoires, un épisode de diplopie, une artère temporale indurée à la palpation et l'abolition d'un pouls temporal (Tableau S03-P01-C15-I) et doivent conduire à la réalisation d'une biopsie d'artère temporale. Dans près de 70 % des cas, les patients présentent des signes céphaliques, rhumatologiques et visuels et le diagnostic est alors aisé. Cependant, chez 5 à 10 % des patients, l'atteinte ophtalmique est inaugurale, ce qui fait la gravité de la maladie à la phase aiguë. Devant une neuropathie optique ischémique antérieure aiguë (NOIAA), un bilan inflammatoire à la recherche d'arguments en faveur d'une ACG doit donc être réalisé en urgence. Enfin, plus rarement, les patients ne présentent que des signes généraux peu ou pas spécifiques. Dans cette situation, la réalisation d'une tomographie par émission de positons (TEP) à la recherche d'une fixation de l'aorte (aortite), des artères humérales ou sous-clavières a tout son intérêt, ne dispensant bien sûr pas de pratiquer une biopsie d'artère temporale (Figure S03-P01-C15-1). Rarement, c'est la découverte fortuite d'un épaississement de l'aorte thoracique, un syndrome de l'arc aortique, une dilatation fusiforme de l'aorte ou une dissection mise en évidence au scanner ou une insuffisance aortique avec

Tableau S03-P01-C15-I Fréquence et apport diagnostique des principaux symptômes, signes cliniques et biologiques au cours de l'artérite à cellules géantes.

Manifestations cliniques ou biologiques	Population ACG à BAT positive	Population suspecte d'ACG
	Sensibilité	Rapport de vraisemblance si signe présent
Céphalée temporale	8	1,5
Céphalée sans précision	32	1,2
Claudication des mâchoires	35	4,2
Diplopie	14	3,4
Amaurose	11	0,85
Symptômes visuels	24	1,1
Pseudo-polyarthrite rhizomélique	34	0,97
Arthralgies	30	1,1
Anorexie	35	1,2
Amaigrissement	43	1,3
Fièvre	26	1,2
Douleur du scalp	13	1,6
Artère temporale indurée	3	4,6
Abolition du pouls temporal	6	2,7
Anémie	22	1,5
VS ≥ 50 mm	14	1,2

ACG : artérite à cellules géantes ; BAT : biopsie de l'artère temporale ; VS : vitesse de sédimentation.

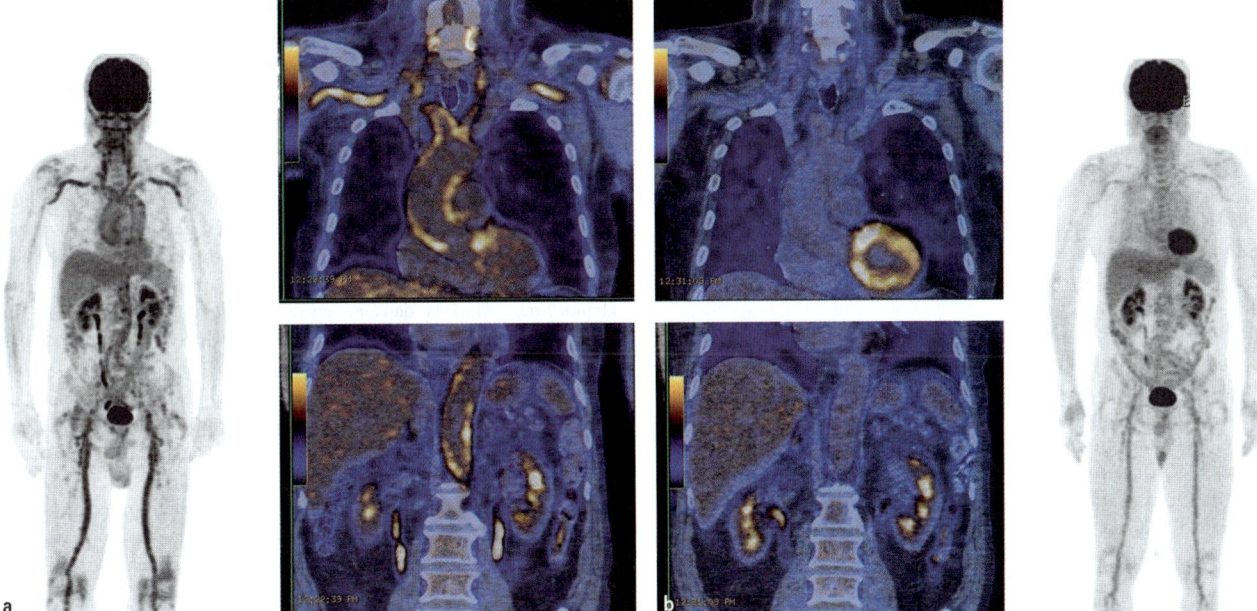

Figure S03-P01-C15-1   TEP-TDM au cours de l'artérite à cellules géantes.   Tomodensitométrie montrant une fixation du traceur sur l'aorte thoracique et abdominale, les artères sous-clavières et le tronc artériel brachiocéphalique et les artères fémorales (**a**), qui régresse après instauration de la corticothérapie (**b**).

dilatation anévrysmale de l'aorte en échographie qui oriente vers le diagnostic. En l'absence de signes évocateurs, une biopsie de l'artère temporale est proposée secondairement chez les patients de plus de 50 ans qui présentent un syndrome inflammatoire au long cours.

Biologie

Il n'existe pas de marqueur sanguin diagnostique et la biologie montre une inflammation non spécifique (augmentation de la vitesse de sédimentation [VS] et de la protéine C réactive [CRP], anémie inflammatoire, hyperleucocytose à polynucléaires neutrophiles, thrombocytose) et parfois une cholestase non ictérique. La VS supérieure à 50 mm à la première heure constitue un des critères de classification établis par l'American College of Rheumatology (ACR). Son intérêt en pratique, comparé à la CRP, est discutable. Les autres marqueurs classiques de l'inflammation (fibrinogène, orosomucoïde, haptoglobine) sont élevés, mais ne constituent pas des éléments diagnostiques. Certains patients ont un syndrome inflammatoire peu marqué et ils pourraient avoir un risque visuel plus important (retard diagnostique ou forme particulière de la maladie). La VS tend à se normaliser plus tardivement que la CRP et son élévation aspécifique fait courir le risque de surtraiter les patients. De nombreux auto-anticorps ont été identifiés au cours de l'ACG. Cependant, aucun d'entre eux n'a démontré à ce jour son intérêt à visée diagnostique ou pronostique. Des anticorps anticardiolipine ont été détectés et leur présence a été associée aux poussées et rechutes de la maladie. Par ailleurs, des anticorps anticellule endothéliale ont été détectés par ELISA (*enzyme linked immuno sorbant assay*) cellulaire et leurs cibles antigéniques ont été identifiées par immunoblot bidimensionnel, mais la présence de ces auto-anticorps n'a pas été confirmée par immunofluorescence indirecte et leur intérêt pour le diagnostic et le suivi des patients n'est pas démontré. Enfin, des anticorps antiferritine ont été rapportés mais leur intérêt diagnostic reste débattu [9]. Selon la présentation clinique, peuvent être recherchés des anticorps anti-CCP (peptide cyclique citrulliné) ou un facteur rhumatoïde, des anticorps anticytoplasme des polynucléaires neutrophiles (ANCA) ou des anticorps antinucléaires. Ces différents anticorps sont négatifs au cours de l'ACG. Ainsi, la présence d'ANCA au cours d'une vascularite temporale oriente très fortement le diagnostic de vascularite associée aux ANCA de localisation temporale et devra amener à demander une relecture de l'anatomopathologie de l'artère temporale.

Apports et limites de la biopsie d'artère temporale

Le diagnostic de certitude repose sur la positivité de la biopsie temporale qui met en évidence un infiltrat fait de cellules mononucléées au niveau de la média, de macrophages et de cellules géantes qui se localisent le plus souvent au contact de la limitante élastique interne qui est fragmentée. L'intima est épaissie avec une prolifération sous-endothéliale constituant une néo-intima. Enfin, une néovascularisation de la média et de la néo-intima peut se rencontrer. Au niveau adventitiel, on retrouve souvent un infiltrat inflammatoire en regard des vasa vasorum. Enfin, au niveau de la lumière peut s'observer un thrombus. La mise en évidence de lésions de nécrose fibrinoïde sur le fragment d'artère temporale est un critère d'exclusion du diagnostic d'ACG et oriente vers une vascularite nécrosante, principalement une vascularite associée aux ANCA.

L'atteinte histologique est discontinue, ce qui rend nécessaire l'analyse d'un fragment de taille suffisante. Si une biopsie de 2 à 3 cm est optimale, une longueur supérieure à 5 mm après fixation semble suffisante pour interpréter les résultats. En effet, il a été montré que 15,1 % des biopsies étaient positives au-dessus de 5 mm alors que ce pourcentage baisse à 3 % au-dessous de ce seuil [7]. Par précaution, il est recommandé d'avoir un fragment de 10 mm au minimum, d'autant que la fixation dans le formol rétracte le prélèvement de 8 % environ. La bilatéralisation de la biopsie ne doit pas être proposée systématiquement en pratique courante, car elle ne modifie le résultat histologique que dans 3,3 % des cas et prive de la possibilité ultérieure de réaliser une nouvelle biopsie en cas de suspicion de rechute. Il persiste souvent des signes évocateurs d'ACG pendant plusieurs semaines même si la spécificité des anomalies observées décroît après une semaine de traitement. L'initiation de la corticothérapie ne doit donc pas être différée du fait de la biopsie.

Dans 10 à 20 % des cas, alors que la biopsie est négative, le diagnostic est alors posé du fait d'une symptomatologie clinique très évocatrice (céphalées ou trouble visuel et syndrome inflammatoire chez un patient de

Tableau S03-P01-C15-II Critères de classification de l'artérite à cellules géantes établis par l'American College of Rheumatology (ACR).

La présence d'au moins trois items permet de classer une vascularite en artérite à cellules géantes avec une sensibilité de 94 % et une spécificité de 91 %
Âge > 50 ans
Céphalées d'apparition récente
Anomalies à la palpation des artères temporales
VS ≥ 50 mm/h
Anomalies à la BAT

BAT : biopsie d'artère temporale ; VS : vitesse de sédimentation.

plus de 50 ans) et d'une amélioration spectaculaire des symptômes à l'instauration de la corticothérapie. Cependant, les critères de l'ACR sont des critères de classification et non de diagnostic de l'ACG (Tableau S03-P01-C15-II) [4]. Les anomalies histologiques mises en évidence au cours de l'ACG sont similaires à celles retrouvées au cours de la maladie de Takayasu. Schématiquement, les critères démographiques permettent de retenir le diagnostic d'artérite de Takayasu chez une femme jeune alors que le diagnostic d'ACG est retenu chez les patients de plus de 50 ans.

Apport de l'imagerie

Le signe du halo (témoin d'un œdème pariétal) ou une sténose/occlusion lors de l'échographie-Doppler des artères temporales ont montré une sensibilité de 87 % et une spécificité de 96 % pour le diagnostic d'ACG dans une méta-analyse. Néanmoins, l'échographie ne s'est pas imposée pour le diagnostic d'ACG, compte tenu de l'expérience requise de l'opérateur, de la disponibilité de sondes d'échographie adaptées ainsi que de la difficulté d'explorer les vaisseaux intrathoraciques. Enfin, la scintigraphie au glucose marqué (TEP) permet une bonne exploration des gros troncs thoraciques. Une fixation des vaisseaux thoraciques est présente chez 83 % des patients au diagnostic et l'intensité de la fixation diminue à 3 et 6 mois parallèlement à l'inflammation sans se négativer (*voir* Figure S03-P01-C15-1). Cela pourrait être lié à un remodelage vasculaire persistant à distance. Après introduction de la corticothérapie, l'interprétation de ces examens d'imagerie est délicate. Par ailleurs, ils ne permettent pas d'obtenir un diagnostic de certitude et d'éliminer une autre cause d'artérite temporale. À ce jour, ils n'ont pas permis de remplacer la biopsie de l'artère temporale qui reste l'élément clef du diagnostic.

Traitement

Le traitement de l'ACG repose, en l'absence de manifestation oculaire, sur une *corticothérapie* à la dose initiale de 0,5 à 0,7 mg/kg de prednisone durant 4 semaines avec une décroissance progressive guidée par la réponse clinique et biologique. En cas de trouble visuel, bien que l'intérêt de cette approche n'ait pas été démontré dans une étude prospective randomisée, il est recommandé d'administrer un bolus intraveineux de méthylprednisolone, relayé par une corticothérapie à 1 mg/kg de prednisone. La durée de la corticothérapie n'est pas clairement définie, s'étendant de 1 an minimum à 7 à 8 ans, voire plus prolongée encore pour certains patients, ce qui conduit à des doses cumulées de corticoïdes de 3 à 8 g. Les modalités de décroissance de la corticothérapie reposent sur les signes cliniques et les marqueurs inflammatoires biologiques et en particulier la CRP. L'objectif est d'être à la dose minimale efficace afin de minimiser les effets indésirables de la corticothérapie.

De nombreux *immunosuppresseurs* (méthotrexate, azathioprine, cyclophosphamide, mycophénolate mofétil) ont été proposés à visée d'épargne cortisonique en association à la corticothérapie. Parmi eux, le méthotrexate (7,5 à 15 mg/sem) a montré son intérêt dans une étude randomisée contrôlée contre placebo réalisée chez 42 patients tant sur la dose cumulée de corticoïdes que sur le nombre de rechutes alors que deux autres études réalisées chez 21 patients et 98 patients, également randomisées et contrôlées contre placebo, n'ont pas montré de bénéfice respectivement sur la dose cumulée de corticoïdes et la fréquence des rechutes. Néanmoins, dans une méta-analyse, la dose cumulée de corticoïdes est inférieure de 842 mg à 48 semaines dans le groupe méthotrexate comparativement au groupe sans méthotrexate. De même, le risque de première et deuxième rechutes est abaissé sous méthotrexate (p ≤ 0,05) [8]. Il est donc licite, en l'absence de contre-indication, et en particulier chez les patients à risque élevé de complications de la corticothérapie, de le proposer dès l'initiation du traitement. Les résultats obtenus avec le cyclophosphamide ou l'azathioprine sont difficiles à évaluer en l'absence d'étude contrôlée, ce qui conduit à peu les utiliser en pratique. D'autres traitements adjuvants ont été proposés en association à la corticothérapie à visée d'épargne cortisonique mais ont tendance à être abandonnés. Ainsi la dapsone entraîne-t-elle une augmentation du risque de survenue d'une agranulocytose et l'hydroxychloroquine n'a pas d'efficacité démontrée dans un essai randomisé contrôlé.

Les *traitements biologiques* ont également été testés, en particulier les anti-TNF-α. Cependant, dans une étude prospective randomisée en double aveugle contre placebo réalisée chez 44 patients inclus en phase de rémission (traitement préalable par corticoïdes seuls), il n'a pas été mis en évidence de diminution du nombre de rechutes avec un traitement par infliximab pendant 22 semaines. De même, dans un essai randomisé contrôlé contre placebo réalisé chez 70 patients et évaluant l'adalimumab en association à la corticothérapie, le pourcentage de patients en rémission à 26 semaines sous moins de 0,1 mg/kg de corticoïdes n'était pas différent dans les deux groupes. L'efficacité d'autres biothérapies (antagoniste du récepteur de l'IL-1 [IL-1Ra] ou d'un anticorps monoclonal dirigé contre le récepteur de l'IL-6) et en particulier du tocilizumab a été rapportée dans de multiples cas cliniques. Cependant, ces traitements n'ont pas encore été évalués dans des essais prospectifs et ne peuvent donc pas être proposées actuellement, excepté dans le cadre d'essais thérapeutiques qui devraient débuter très prochainement. Ces traitements, s'ils semblent efficaces par inhibition directe des cytokines impliquées dans la réponse inflammatoire systémique et l'amélioration des symptômes, pourraient avoir un effet purement suspensif. Les biothérapies peuvent aussi être discutées dans des formes ne répondant pas à une association de corticoïdes et d'immunosuppresseurs.

Une anti-agrégation plaquettaire par *aspirine* à faible dose doit être associée à la phase aiguë en prévention des événements cardiovasculaires. En effet, les patients ayant une ACG ont un risque plus élevé que la population générale de faire un infarctus du myocarde et/ou un accident vasculaire cérébral. La durée optimale de cette anti-agrégation n'est pas définie mais, dans une cohorte de 432 patients atteints d'ACG inclus prospectivement et appariés à une cohorte contrôle, le risque relatif d'événements cardiovasculaires était de 2,42 à 24 mois ce qui soutient l'idée d'une anti-agrégation prolongée. L'intérêt d'une anticoagulation à dose efficace n'a pas été démontré, mais elle peut être proposée transitoirement à la phase aiguë de la maladie en particulier en cas d'événement ischémique oculaire avéré.

Enfin, il ne faut pas oublier de prévenir les *complications de la corticothérapie* au long cours (≥ 7,5 mg pendant 3 mois), responsables d'une morbidité importante (ostéoporose, infections, athérome accéléré…), en proposant un traitement par bisphosphonates et des vaccinations contre la grippe et le pneumocoque. Lorsque la dose de corticoïdes est de 5 mg/j et que l'on envisage de diminuer cette dose dans le but d'interrompre la corticothérapie, il convient de rechercher une insuffisance surrénalienne par un test au Synacthène®. De façon importante, 49 % des patients présentent un défaut de réponse qui régresse dans la majorité des cas dans les 3 ans.

Les *rechutes* sont marquées par une ascension de la CRP et des autres marqueurs de l'inflammation et la réapparition des signes cliniques initiaux. Ils imposent souvent une augmentation de la corticothérapie au palier précédent, dose maintenue quelques semaines avant de reprendre la décroissance. C'est dans ce contexte qu'il faudra envisager, si cela n'a pas encore été fait, un traitement par méthotrexate ou un autre traitement d'épargne cortisonique.

Surveillance et évolution à long terme

Au cours du suivi, la cause principale de morbidité est liée à la corticothérapie. Ainsi, dans une cohorte de 120 patients suivis en moyenne 10 ans, 86 % des patients présentent des effets indésirables de la corticothérapie : fracture ostéoporotique, infection, cataracte sous capsulaire postérieure… Vingt-trois patients sont décédés, dont trois du fait de l'ACG. À plus long terme, la morbidité et la mortalité de l'ACG sont associées à la formation d'anévrysmes de l'aorte dont la rupture à long terme constitue une cause de décès. L'évolution anévrysmale de l'aorte thoracique (risque relatif de 17) et de l'aorte abdominale (risque relatif de 2,4) est imprévisible, mal corrélée à l'activité de la maladie et survient avec un délai moyen de 5,8 ans pour l'aorte thoracique et de 2,5 ans pour l'aorte abdominale [3]. La fixation de l'aorte à la TEP pourrait permettre d'identifier un sous-groupe de patients qui vont présenter une dilatation de l'aorte au cours du suivi [1]. Les modalités de dépistage d'une dilatation anévrysmale au diagnostic ou lors du cours évolutif de l'ACG ne sont pas codifiées. Ce risque évolutif pourrait justifier, selon certains auteurs, une surveillance annuelle de l'échographie abdominale, d'une échographie trans-thoracique et d'une radiographie de thorax. Au moindre doute ou en cas d'évolution anévrysmale, l'IRM ou la tomodensitométrie seraient alors justifiées.

Dans les études, la mortalité des patients atteints d'ACG semble peu différente de celles des groupes contrôles. Les principales causes de mortalité sont les accidents cardiovasculaires, les infections ou les cancers. Cependant, le sous-groupe de patients qui présentent une aortite ou une dilatation anévrysmale de l'aorte pourrait avoir un risque accru de mortalité.

Pseudo-polyarthrite rhizomélique

Symptomatologie clinique

La PPR se caractérise par des douleurs inflammatoires du cou, des épaules et de la ceinture pelvienne responsable de réveils nocturnes. La raideur matinale, le plus souvent maximale au niveau des épaules, dure en général plus de 30 minutes. Elle irradie vers les extrémités avec parfois l'association de douleurs musculaires. Si les douleurs peuvent être, au début, unilatérales, l'atteinte articulaire est le plus souvent symétrique. À l'examen, on retrouve volontiers une limitation des amplitudes articulaires actives et passives sans mettre en évidence d'épanchement articulaire. La force musculaire, parfois difficile à évaluer précisément dans ce contexte douloureux, est conservée [5].

Occasionnellement, des arthralgies périphériques peuvent s'associer ainsi que des symptômes de conflit du canal carpien. On retrouve volontiers un œdème du dos de la main parfois unilatéral. Cependant, la présence de synovites, en particulier au niveau des poignets ou des métacarpophalangiennes doit faire envisager un diagnostic alternatif de RS3PE (*remitting seronegative symmetric synovitis with pitting edema syndrome*) ou de polyarthrite rhumatoïde. Les spondylarthropathies du sujet âgé peuvent également se présenter initialement par des douleurs rhizoméliques. Enfin, certaines néoplasies peuvent débuter par des douleurs atypiques répondant mal à la corticothérapie en règle générale. Cela nécessite donc un examen complet attentif. Près de la moitié des patients vont présenter des signes généraux avec perte modérée de poids, fièvre peu intense ou asthénie. La présence de signes céphaliques tels qu'une claudication de la mâchoire, des céphalées ou une hyperesthésie du cuir chevelu, des signes visuels ou la présence de signes généraux marqués doivent faire rechercher une ACG et faire pratiquer une biopsie de l'artère temporale.

Diagnostic

Le diagnostic de PPR est clinique et le bilan biologique sert avant tout à éliminer une autre étiologie. Au plan biologique, l'élévation de la VS et de la CRP ou l'hyperleucocytose à polynucléaires neutrophiles sont aspécifiques et on s'assure avant tout de la négativité du facteur rhumatoïde, des anti-CCP et de la normalité des créatines phosphokinases (CPK). En l'absence de signe clinique pathognomonique, et de signe biologique spécifique, différentes techniques d'imagerie ont été évaluées au cours de la PPR. Les radiographies articulaires ont peu d'intérêt dans le diagnostic et ne doivent pas mettre en évidence de signe d'érosion ou de destruction articulaire. On pourra également rechercher des arguments en faveur d'une chondrocalcinose articulaire, un des diagnostics différentiels. L'échographie articulaire et l'IRM permettent d'authentifier une bursite ou une ténosynovite. La TEP peut mettre en évidence une fixation capsulaire, mais aussi au niveau cervical chez la moitié des patients, ce qui témoigne d'une extension inflammatoire à ce niveau et explique les cervicalgies. Il a par ailleurs été mis en évidence que près d'un tiers des patients répondant aux critères cliniques de PPR ont une fixation des gros vaisseaux et de l'aorte superposable à la fixation rencontrée au cours de l'ACG, ce qui pose la question du classement de ces patients et des modalités de traitement à mettre en place.

L'American College of Rheuamtology et l'European League Against Rheumatism (EULAR) ont établi des critères de classification d'un rhumatisme inflammatoire des ceintures et l'intérêt de l'échographie articulaire a été retenu sans retenir les autres modalités d'imagerie. Les critères échographiques prennent ainsi en compte les bursites sous-deltoïdiennes ou trochantériennes, les synovites glénohumérales ou fémorales ou encore les ténosynovites bicipitales (Tableau S03-P01-C15-III). À partir des critères cliniques, la sensibilité et la spécificité d'un score supérieur à 4 est de 68 et 78 % respectivement. En intégrant le critère échographique, la sensibilité et la spécificité sont de 66 et 81 % respectivement. Ces critères de classification sont provisoires et nécessitent une validation ultérieure [2]. Malgré les critères diagnostiques utilisés auparavant, le suivi longitudinal de cohortes de patients ayant une symptomatologie de PPR montre que 2 à 30 % des patients ont finalement une polyarthrite rhumatoïde du sujet âgé. La réalisation d'une biopsie d'artère temporale ne doit être proposée qu'en présence de signes céphaliques ou de signes généraux marqués. En effet, les études récentes montrent une positivité de 1,3 à 9 % de la biopsie dans cette population de patients ayant une PPR.

La réponse clinique aux corticoïdes est souvent utilisée comme argument diagnostique de PPR. Cependant, dans une étude réalisée chez 129 patients atteints de PPR au diagnostic, 26 % signalaient des douleurs et 29 % un dérouillage matinal supérieur à 30 minutes à la troisième semaine de traitement. Cela pose donc la question de la pertinence de ce critère clinique.

Tableau S03-P01-C15-III Critères de classification provisoire de la pseudo-polyarthrite rhizomélique établis par l'European League Against Rheumatism et l'American College of Rheumatology (EULAR/ACR, 2012).

Chez les patients de plus de 50 ans présentant des douleurs bilatérales des épaules et une anomalie de la VS et/ou de la CRP, les items suivants permettent de classer cette atteinte en PPR

	Sans échographie[1]	Avec échographie[2]
Dérouillage matinal d'une durée > 45 minutes	2	2
Douleur de hanche ou limitation de la mobilité	1	1
Absence de facteur rhumatoïde ou d'anti-CCP	2	2
Absence d'autre douleur articulaire	1	1
Critère échographique		
– 1 épaule et 1 hanche minimum avec bursite ou ténosynovite		1
– bursite ou ténosynovite des 2 épaules		1

(1) À partir de 4 points, on classe le patient comme ayant une PPR.
(2) À partir de 5 points, on classe le patient comme ayant une PPR.

Traitement

En l'absence de risque évolutif, le traitement ne doit être instauré qu'après évaluation clinique complète. Il repose sur la corticothérapie à faible dose. Le plus souvent, 15 à 20 mg/j de prednisone suffisent à obtenir une rémission clinique en quelques jours et une rémission biologique dans les semaines suivantes. Après un traitement d'attaque de 2 à 4 semaines, la dose est schématiquement réduite de 2,5 mg/j toutes les 2 à 4 semaines, jusqu'à 10 mg, puis milligramme par milligramme. La durée totale de traitement n'excède généralement pas 1 à 2 ans. L'absence de réponse à la corticothérapie doit faire remettre en question le diagnostic. Dans une étude contrôlée portant sur 60 patients, le traitement par méthylprednisolone par voie intramusculaire à la dose de 120 mg toutes les 3 semaines comparé à la prednisone orale avait une efficacité similaire pour la mise en rémission tout en réduisant la dose totale de corticoïdes reçue par les patients et les effets indésirables. En cas de cortico-dépendance, le méthotrexate à faible dose peut être ajouté. Plusieurs études montrent son intérêt pour diminuer les doses de corticoïdes et ses effets indésirables. L'azathioprine peut éventuellement être utilisée en dernier recours. Les anti-inflammatoires non stéroïdiens (AINS) ne sont pas indiqués pour le traitement de la PPR. Dans un essai randomisé contrôlé réalisé chez 51 patients atteints de PPR au diagnostic et suivis 52 semaines, l'ajout d'infliximab pendant 22 semaines n'a pas permis de diminuer la fréquence des rechutes [10].

Surveillance et évolution à long terme

Près de la moitié des patients vont présenter une ou plusieurs rechutes dans le cours évolutif de la maladie. Les facteurs de risque de rechute sont une dose initiale élevée de corticoïdes ainsi qu'une décroissance rapide et le sexe féminin. De 65 à 81 % des patients vont présenter des effets indésirables de la corticothérapie au cours du suivi (fractures ostéoporotiques, diabète, cataracte…). De façon surprenante, il a été mis en évidence que les patients présentant une PPR avaient un risque relatif de 2,5 de développer une artériopathie périphérique sans augmentation du risque d'accident vasculaire cérébral ou d'infarctus du myocarde. Ce risque persiste après ajustement pour les facteurs de risque cardiovasculaire.

Conclusion

L'artérite à cellules géantes et la pseudo-polyarthrite rhizomélique sont deux maladies inflammatoires fréquentes. L'artérite à cellules géantes est le plus souvent facile à diagnostiquer devant un tableau clinique caractéristique, mais parfois la symptomatologie initiale est trompeuse. Cette maladie doit être évoquée systématiquement chez le sujet de plus de 50 ans afin de prévenir les complications ophtalmologiques. La pseudo-polyarthrite rhizomélique est une maladie dont le diagnostic est avant tout clinique ce qui nécessite un interrogatoire et un examen clinique minutieux.

L'artérite à cellules géantes et la pseudo-polyarthrite rhizomélique sont efficacement traitées par les corticoïdes qui sont responsables d'une morbidité importante dans ces populations. De nouvelles thérapeutiques en cours d'évaluation pourraient considérablement modifier le traitement dans les années à venir.

Bibliographie

1. BLOCKMANS D, COUDYZER W, VANDERSCHUEREN S et al. Relationship between fluorodeoxyglucose uptake in the large vessels and late aortic diameter in giant cell arteritis. Rheumatology (Oxford), 2008, 47 : 1179-1184.
2. DASGUPTA B, CIMMINO MA, KREMERS HM et al. 2012 provisional classification criteria for polymyalgia rheumatica : a European League Against Rheumatism/American College of Rheumatology collaborative initiative. Arthritis Rheum, 2012, 64 : 943-954.
3. EVANS JM, O'FALLON WM, HUNDER GG. Increased incidence of aortic aneurysm and dissection in giant cell (temporal) arteritis. A population-based study. Ann Intern Med, 1995, 122 : 502-507.
4. HUNDER GG, BLOCH DA, MICHEL BA et al. The American College of Rheumatology 1990 criteria for the classification of giant cell arteritis. Arthritis Rheum, 1990, 33 : 1122-1128.
5. KERMANI TA, WARRINGTON KJ. Polymyalgia rheumatica. Lancet, 2013, 381 : 63-72.
6. LY KH, RÉGENT A, TAMBY MC, MOUTHON L. Pathogenesis of giant cell arteritis : more than just an inflammatory condition ? Autoimmun Rev, 2010, 9 : 635-645.
7. MAHR A, SABA M, KAMBOUCHNER M et al. Temporal artery biopsy for diagnosing giant cell arteritis : the longer, the better ? Ann Rheum Dis, 2006, 65 : 826-828.
8. MAHR AD, JOVER JA, SPIERA RF et al. Adjunctive methotrexate for treatment of giant cell arteritis : an individual patient data meta-analysis. Arthritis Rheum, 2007, 56 : 2789-2797.
9. REGENT A, LY KH, BLET A et al. Contribution of antiferritin antibodies to diagnosis of giant cell arteritis. Ann Rheum Dis, 2013, 72 : 1269-1270.
10. SALVARANI C, MACCHIONI P, MANZINI C et al. Infliximab plus prednisone or placebo plus prednisone for the initial treatment of polymyalgia rheumatica : a randomized trial. Ann Intern Med, 2007, 146 : 631-639.

Chapitre S03-P01-C16

Vascularites cryoglobulinémiques

Patrice Cacoub, Benjamin Terrier et David Saadoun

Cryoglobulines

Les cryoglobulinémies sont définies par la présence persistante, dans le sérum, d'immunoglobulines (Ig) qui précipitent au froid et se resolubilisent lors du réchauffement. Cette définition permet de distinguer les cryoglobulinémies des autres cryoprotéines, cryofibrinogènes notamment.

Mise en évidence et signification

Afin d'éviter la formation prématurée du cryoprécipité, le prélèvement sanguin doit être acheminé à 37 °C jusqu'au laboratoire où la centrifugation est effectuée à 37 °C. Une fois centrifugé, le sérum est conservé au froid à 4 °C pour une durée de 8 jours. Après dissolution par réchauffement, le cryoprécipité est purifié, et son contenu séparé par électrophorèse puis typé par immuno-électrophorèse, permettant une classification clinico-biologique qui oriente l'enquête étiologique (voir plus loin « Classification clinico-immunologique à la page S03-P01-C16 1 »). Les techniques plus sensibles comme l'immuno-fixation ou l'immuno-empreinte (Western-blot) permettent un dosage pondéral des immunoglobulines du précipité et mettent parfois en évidence des cryoglobulines oligoclonales [31]. Le cryoprécipité peut aussi être quantifié en cryocrite après centrifugation à froid du sérum dans un tube à hématocrite (Figure S03-P01-C16-1). La température maximale de cryoprécipitation peut varier de 11 à 37 °C, sans corrélation avec l'intensité des manifestations cliniques. Le taux de cryoglobulinémie varie chez un même sujet. Il n'y a pas de parallélisme entre l'importance des signes cliniques et la quantité de cryoglobuline présente dans le sérum, même si, en moyenne, les patients symptomatiques ont des taux plus élevés que les patients non symptomatiques [42].

Le mécanisme de cryoprécipitation, mal connu, varie avec certains paramètres du milieu comme la concentration en immunoglobulines, le pH, la force ionique, la température, et la charge électrique directement fonction des séquences d'acides aminés et des composants glucidiques de l'immunoglobuline [23]. Le changement de conformation spatiale avec la baisse de température facilite, dans certains modèles murins, l'exposition de l'IgM de la cryoglobuline aux sites de fixation avec le complément et certains antigènes [22].

L'immunoglobuline du cryoprécipité peut être monoclonale (cryoglobulinémie monoclonale pure, ou de *type I*), le plus souvent une IgM dont les propriétés chimiques paraissent non altérées, les taux sont parfois très élevés (plusieurs grammes par litre). Ailleurs, les cryoglobulines sont composées d'une association d'immunoglobulines monoclonales (le plus souvent une IgM) et d'IgG polyclonales (cryoglobulinémie mixte monoclonale, ou de *type II*). Isolées séparément, aucune de ces immunoglobulines ne précipite au froid. L'IgM monoclonale peut se lier à la fraction Fc des IgG et à leur fragment F(ab')$_2$, agissant comme un facteur rhumatoïde. Ces nombreuses interactions chimiques confèrent une grande stabilité au complexe IgG-IgM. Ces cryoglobulines mixtes de type II, dont l'un des composants est un facteur rhumatoïde, se comportent comme des complexes immuns, l'IgM étant fixée au fragment Fc des IgG polyclonales, elles-mêmes liées à un antigène. Ce phénomène s'applique en particulier à l'infection chronique par le virus de l'hépatite C (VHC), le génome viral étant présent au sein du cryoprécipité à des concentrations bien supérieures à celles retrouvées dans le sérum [3].

Enfin, les cryoglobulines peuvent être composées d'une association d'IgM et d'IgG polyclonales (cryoglobulinémie mixte polyclonale, ou de *type III*).

Les concentrations de cryoglobulinémie supérieures à 50 mg/l sont considérées comme significatives [11, 36]. Les cryoglobulinémies mixtes, dont la grande majorité est secondaire à une infection chronique par le VHC, s'apparentent au modèle des maladies à complexes immuns qui peuvent se déposer sur l'endothélium vasculaire, principalement des petits vaisseaux, et être à l'origine des manifestations de vascularite systémique.

Classification clinico-immunologique

Depuis 1974, la classification de J. Brouet et al. [7] est la plus utilisée et repose sur une analyse immunochimique des cryoglobulinémies, permettant de définir trois types. Les cryoglobulinémies de type I sont composées d'une immunoglobuline monoclonale unique. Les cryoglobulinémies de types II et III représentent les cryoglobulinémies mixtes car composées d'immunoglobulines polyclonales associées (type II) ou non (type III) à un ou plusieurs constituants monoclonaux. L'immunoglobuline peut se comporter comme une antiglobuline avec une activité facteur rhumatoïde anti-IgG. Cette classification immunochimique permet, en partie, de guider les recherches étiologiques. En effet, les cryoglobulinémies peuvent également être classées selon un cadre étiologique ou, plus exactement, selon les associations à des pathologies sous-jacentes, dont la liste est longue. Les cryoglobulinémies de type I (25 à 35 %) sont toujours associées à une hémopathie

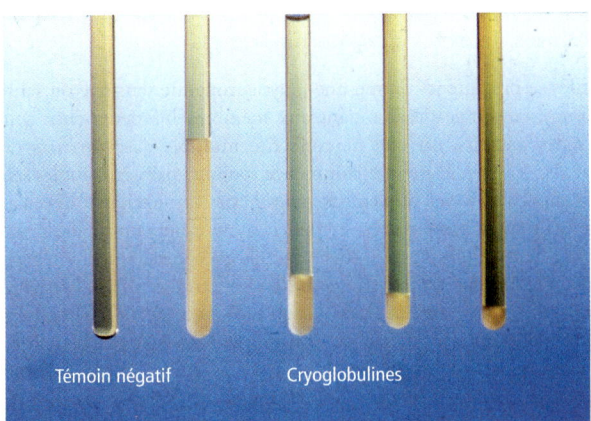

Figure S03-P01-C16-1 Visualisation du cryoprécipité, après centrifugation à froid du sérum dans un tube à hématocrite. Le tube à l'extrême gauche est celui d'un témoin négatif ne présentant aucun précipité ; les quatre tubes suivants présentent des cryoprécipités de concentration décroissante de la gauche vers la droite.

maligne lymphoïde B. Les cryoglobulinémies mixtes (65-75 %) sont essentiellement associées aux infections chroniques (avec une mention particulière pour le VHC), mais aussi aux hémopathies lymphoïdes B et aux maladies auto-immunes. Pour certaines cryoglobulinémies mixtes (5 à 10 %), aucune cause n'est retrouvée et la cryoglobulinémie est alors dite mixte *essentielle*.

Présentation clinique des vascularites cryoglobulinémiques

Les cryoglobulinémies font partie des vascularites systémiques : il existe une grande diffusion des lésions dans plusieurs organes (Tableau S03-P01-C16-I) et, le substratum anatomique correspond à une vascularite par complexes immuns. Il s'agit d'une maladie à prédominance féminine (2/1), dont les symptômes débutent entre la cinquième et la sixième décennie, sans caractéristique particulière selon l'ethnie.

Atteintes cutanées

Le *purpura vasculaire*, souvent révélateur, évolue par poussées, débute toujours aux membres inférieurs, pouvant s'étendre jusqu'à l'abdomen, au tronc voire aux membres supérieurs. Il s'agit d'un purpura non prurigineux, vasculaire, infiltré, d'aspect pétéchial ou papulaire, rarement nécrotique (sauf dans les cryoglobulinémies de type I). Ce purpura peut s'associer à des macules érythémateuses et des nodules dermiques pour former le triple symptôme de Gougerot. Chaque poussée purpurique, volontiers précédée par une sensation de brûlure, persiste 3 à 10 jours, les poussées successives laissant une hyperpigmentation brunâtre séquellaire. Les poussées peuvent être déclenchées par l'orthostatisme, les efforts prolongés, l'exposition au froid, voire un traumatisme. Il peut être nécrotique et douloureux, faisant craindre l'évolution vers l'ulcère, posant de difficiles problèmes thérapeutiques. L'*urticaire au froid* est une éruption urticarienne systémique, d'évolution chronique, dont les plaques restent fixées au-delà de 24 heures, sans prurit, déclenchée par une baisse relative de la température extérieure, voire par le test du glaçon sur l'avant-bras. Un *syndrome de Raynaud* et une *acrocyanose* se voient chez 25 à 30 % des patients.

Atteintes articulaires

Il s'agit d'arthralgies touchant les grosses articulations, mains et genoux, plus rarement chevilles ou coudes, bilatérales et symétriques, non déformantes et non migratrices. Elles peuvent mimer une polyarthrite rhumatoïde débutante. Elles sont trouvées chez 30 à 50 % des patients, intermittentes et souvent inaugurales. Une arthrite vraie est beaucoup plus rare, de même que l'atteinte rachidienne.

Atteintes rénales

L'atteinte rénale se manifeste par une protéinurie souvent néphrotique, une hématurie microscopique ou, parfois, une insuffisance rénale modérée. Un *syndrome néphrotique* impur ou un syndrome néphritique aigu peuvent survenir ; une hypertension artérielle est fréquente dès l'apparition de la néphropathie [25]. L'atteinte rénale s'observe préférentiellement chez les patients qui ont une cryoglobulinémie de type II-IgMκ. Il s'agit d'une *glomérulonéphrite membranoproliférative* de type I dont certaines particularités permettent d'évoquer le diagnostic : infiltrat important riche en monocytes, volumineux thrombi intraluminaux amorphes et éosinophiles, membrane basale glomérulaire épaissie de façon diffuse avec aspect en double contour, prolifération extracapillaire très rare. Il existe souvent une vascularite des vaisseaux de petit et moyen calibre, avec nécrose fibrinoïde de la paroi et infiltration monocytaire périvasculaire. En immunofluorescence, on trouve des dépôts sous-endothéliaux et intraluminaux constitués d'immunoglobulines identiques à celles du cryoprécipité ; seuls les dépôts sous-endothéliaux contiennent du C3. L'aspect en microscopie électronique, avec des dépôts sous-endothéliaux et endoluminaux présentant un aspect cristalloïde, est pathognomonique [14]. Une rémission prolongée, partielle ou complète est souvent observée, mais les rechutes sont fréquentes, exposant au risque d''insuffisance rénale terminale chez 10 % des patients [25]. La protéinurie et l'hématurie peuvent persister pendant de nombreuses années avec un débit de filtration glomérulaire normal.

Atteintes neurologiques périphériques

Elles se présentent comme une polyneuropathie sensitive ou sensitivomotrice distale prédominant aux membres inférieurs chez deux tiers des patients, ou une mononévrite multiple chez un tiers des patients [17, 45]. L'atteinte commence toujours par des troubles sensitifs superficiels avec douleurs et paresthésies asymétriques, devenant secondairement symétriques. Le déficit moteur, inconstant, peut être retardé de quelques mois à quelques années, s'installant progressivement, prédominant sur les loges antéro-externes des membres inférieurs, plutôt asymétrique. L'évolution prolongée se fait par poussées, avec stabilisation, rémission ou exacerbation des symptômes parfois déclenchés par une exposition au froid. Les études électrophysiologiques permettent d'évoquer des lésions de dégénérescence axonale, avec une diminution des amplitudes des potentiels moteurs et/ou sensitifs, des vitesses de conduction motrices peu diminuées, des latences distales peu allongées et la présence de signes de dénervation ou de réinnervation dans les muscles distaux. Les potentiels sensitifs sont toujours altérés, plus souvent aux membres inférieurs qu'aux membres supérieurs.

Tableau S03-P01-C16-I Principales manifestations cliniques et biologiques au cours des vascularites cryoglobulinémiques en fonction de leur type immunochimique et de leur statut VHC (en pourcentage) [50, 52].

Statut VHC	Non-VHC		VHC
Type immunochimique	Monoclonale	Mixte	Mixte
Nombre de patients	64	242	165
Âge (ans)	65	63	60
Sexe féminin (%)	56	69	54
Peau (%)	86	83	76
– purpura	69	75	71
– syndrome de Raynaud	30	26	-
– nécroses	28	16	1
– ulcères	27	14	4
– livedo	13	2	4
– urticaire au froid	5	2	-
Articulations (%)			
– arthralgie/arthrite	28	40	53
Système nerveux (%)			
– neuropathie périphérique	44	52	74
– atteinte centrale	0	2	9
Rein (%)	30	35	34
Digestif (%)	0	5	7
Biologie			
– Cryoglobuline (g/l)	1,55	0,94	1,04
– C4 (g/l)	0,09	0,07	0,09

Autres manifestations plus rares

Atteinte des voies respiratoires

L'atteinte pulmonaire, souvent asymptomatique, peut se traduire par une dyspnée d'effort modérée, une toux sèche, des épanchements pleuraux ou des hémoptysies. Des observations de pneumonie organisée par bronchiolite oblitérante, d'hémorragie intra-alvéolaire liée à une vascularite et d'alvéolites lymphocytaires infracliniques ont été rapportées [20, 54].

Atteinte digestive

L'atteinte digestive se manifeste par des douleurs abdominales, parfois pseudo-chirurgicales, pouvant aller jusqu'à l'hémorragie digestive ou la perforation. Elle est la conséquence d'une vascularite mésentérique distale des artérioles et capillaires, ou par obstruction des petits vaisseaux par le cryoprécipité. L'examen endoscopique peut retrouver une muqueuse colique ischémique, parfois des pétéchies évocatrices de vascularite. Les données histologiques sont le plus souvent non spécifiques, et les lésions de vascularite sont observées sur la pièce opératoire. L'atteinte digestive est retrouvée chez 7 % des patients avec vascularite cryoglobulinémique VHC et elle s'associe à des atteintes rénales et/ou cardiaques avec atteinte des vaisseaux de moyen calibre (type périartérite noueuse). Le pronostic de ces atteintes sous traitement adapté ne semble pas aussi péjoratif qu'au cours des vascularites nécrosantes primitives [51].

Atteinte neurologique centrale

Elle se manifeste par des déficits neurologiques aigus ou subaigus, des céphalées, des crises comitiales, une atteinte des nerfs crâniens, voire un accident vasculaire cérébral [12, 32]. L'imagerie objective des lésions ischémiques, avec des hypersignaux en T2 en IRM uniques ou multifocaux [12, 32]. L'angiographie peut montrer des irrégularités de calibre ou des occlusions sur les segments distaux. Le liquide céphalorachidien est en règle normal, mais une pléiocytose avec hyperprotéinorachie ont été signalées. Au cours de l'infection par le VHC, les atteintes du système nerveux central (cliniques avec anomalies des tests neuropsychologiques, et morphologiques en IRM cérébrale) ont été décrites dans une étude prospective [19]. Une encéphalopathie par hyperviscosité est décrite au cours des cryoglobulinémies monoclonales de type I où les concentrations de cryoglobuline peuvent être très élevées. Il s'agit d'une encéphalopathie aiguë ou subaiguë, avec ralentissement général, altération des fonctions supérieures, voire coma. L'évolution favorable avec les échanges plasmatiques est spectaculaire.

Atteinte cardiaque

L'atteinte cardiaque, rare (4 % des vascularites cryoglobulinémiques, se manifeste par une atteinte diffuse des artérioles coronaires, pouvant réaliser un tableau d'insuffisance cardiaque congestive sévère [46]. Le tableau clinique est celui d'une cardiomyopathie dilatée. On retrouve des douleurs thoraciques, des anomalies électrocardiographiques, une élévation des enzymes cardiaques, des anomalies échocardiographiques à type de dilatation ventriculaire gauche avec hypokinésie ventriculaire. Les patients avec atteinte cardiaque ont plus fréquemment une atteinte rénale, une atteinte gastro-intestinale et un lymphome B non hodgkinien [46]. L'analyse autopsique peut mettre en évidence des lésions de vascularite nécrosante des artérioles coronaires [24, 26].

Atteinte des glandes salivaires

Un syndrome sec oculobuccal est fréquent avec un retentissement clinique modeste, une histologie de sialadénite lymphocytaire sans fibrose, ni foci et l'absence d'auto-anticorps de type SS-A (Ro) ou SS-B (La).

Signes généraux

Une fièvre inexpliquée, associée ou non à une altération de l'état général, fait fréquemment partie du tableau de la maladie. Le syndrome de Meltzer et Franklin [27], ou syndrome de cryoglobulinémie mixte « essentielle », décrit en 1966, associe un purpura, une asthénie, des arthralgies avec ou sans neuropathie périphérique. Cette association décrite initialement comme « unique et spécifique » n'est en fait qu'une partie du spectre des vascularites des cryoglobulinémies mixtes. Le caractère « essentiel » de la cryoglobulinémie repose sur un bilan étiologique extensif négatif (voir Tableau S03-P01-C16-I) et une longue surveillance. Certaines affections comme le lupus érythémateux systémique ou la maladie de Waldenström peuvent se déclarer plusieurs mois, voire des années après l'apparition des symptômes dus à la cryoglobuline.

Anomalies biologiques

De nombreuses anomalies biologiques sont souvent présentes qui peuvent aider à apprécier l'activité de la cryoglobuline ou suggérer fortement l'existence d'une cryoglobuline parfois difficile à mettre en évidence. Des anomalies du complément relativement spécifiques sont observées : diminution des composants précoces (C1q, C2, C4) et du CH50, concentration habituellement normale du C3 et augmentation des composants tardifs (C5 et C9) et du C1 inhibiteur [7, 29, 53]. Une activité facteur rhumatoïde est souvent retrouvée, liée dans certaines cryoglobulinémies à la présence d'une IgM avec activité anti-IgG. L'électrophorèse et l'immuno-électrophorèse retrouvent une hypergammaglobulinémie polyclonale ou un pic monoclonal. Une élévation des transaminases et des phosphatases alcalines est très fréquente, du fait de la prévalence importante de l'infection par le VHC. Une hépatite chronique active ou une cirrhose sont notées chez plus de la moitié des patients.

La présence d'une cryoglobulinémie peut perturber certains examens de routine : variations inattendues de la protidémie ou du taux des gammaglobulines, vitesse de sédimentation faussement normale (fluctuante d'un jour à l'autre, ou élevée à 37 °C et s'abaissant à 20 °C), auto-agglutination des globules rouges sur lame, pseudo-leucocytose, pseudo-thrombocytose ou pseudo-macrocytose globulaire.

Cadre étiologique des cryoglobulines

Les pathologies associées à la production de cryoglobuline, nombreuses et très hétérogènes [12, 38, 42], peuvent être groupées : hémopathies malignes lymphoïdes B, maladies auto-immunes, maladies infectieuses (Tableau S03-P01-C16-II).

Cryoglobulinémies de type I

Pour les cryoglobulines monoclonales pures (type I), il s'agit de lymphoproliférations B, le plus souvent malignes (maladie de Waldenström ou myélome multiple), ou bénignes (gammapathie monoclonale de signification indéterminée) [50]. C'est la protéine monoclonale qui porte l'activité cryoprécipitante, une cryoglobuline monoclonale IgM orientant vers la maladie de Waldenström, une IgG vers le myélome. Les poussées de purpura vasculaire peuvent précéder de plusieurs mois ou années le diagnostic de lymphoprolifération B. Il existe ici un fort parallélisme entre les concentrations de cryoglobuline et les manifestations cliniques. Les cryoglobulines de type I peuvent également être observées au cours des lymphomes non hodgkiniens ou des leucémies lymphoïdes chroniques B, bien que les cryoglobulines mixtes de type II y soient plus fréquentes.

Cryoglobulinémies mixtes, type II ou III

Le principal agent causal des cryoglobulines mixtes (types II et III) est le virus de l'hépatite C (70 à 90 % des cryoglobulines mixtes).

Tableau S03-P01-C16-II Affections associées à la production de cryoglobuline.

Hémopathies malignes lymphoïdes B
Maladie de Waldenström
Myélome multiple
Plasmocytome
Lymphome non hodgkinien
Leucémie lymphoïde chronique
Leucémie à tricholeucocytes
Maladies systémiques et/ou auto-immunes
Syndrome de Gougerot-Sjögren
Lupus érythémateux systémique
Périartérite noueuse
Polyarthrite rhumatoïde
Purpura rhumatoïde
Granulomatose avec polyangéite (Wegener)
Dermato-polymyosite
Sclérodermie
Maladie de Behçet
Sarcoïdose
Thyroïdite auto-immune
Cirrhose biliaire primitive
Hépatites auto-immunes
Maladie cœliaque
Pemphigus vulgaire
Fibrose endomyocardique
Fibrose pulmonaire idiopathique
Maladies infectieuses
Bactériennes
– endocardite subaiguë
– syphilis
– glomérulonéphrite aiguë post-streptococcique
– maladie de Lyme
– brucellose
– fièvre boutonneuse méditerranéenne
– surinfection de shunt atrioventriculaire
– lèpre lépromateuse
Virales
– virus d'Epstein-Barr
– cytomégalovirus
– hépatite virale aiguë A
– hépatites virales chroniques B et C
– virus de l'immunodéficience humaine (VIH)
– adénovirus
Parasitaires
– paludisme
– leishmaniose viscérale
– toxoplasmose
– schistosomiase
– échinococcose
– splénomégalie tropicale
Fongiques
– coccidioïdomycose
Autres
Glomérulonéphrite extracapillaire
Cancers : sein, nasopharynx, œsophage

Réciproquement, la production d'une cryoglobuline mixte représente la plus fréquente des manifestations extrahépatiques associées au virus de l'hépatite C. De nombreuses études méthodologiquement rigoureuses, prospectives, incluant de grandes séries de patients, non co-infectés par le virus de l'hépatite B (VHB) ou le virus de l'immunodéficience humaine (VIH), avec recherche d'ARN (acide ribonucléique) viral dans le sérum et/ou dans le cryoprécipité, ont bien montré les liens étroits entre VHC et cryoglobulinémie [3, 11]. Cinquante-six à 95 % des patients avec une cryoglobulinémie mixte présentent des anticorps anti-VHC dans leur sérum [9, 29]. La concentration d'ARN du VHC est 20 à 1 000 fois plus importante dans le cryoprécipité que dans le surnageant, alors qu'il n'y a pas d'augmentation de la concentration d'anticorps anti-VHC [3, 11]. L'implication du VHC dans la pathogénie des cryoglobulinémies mixtes a également été confortée par l'effet favorable des traitements anti-VHC [8, 28].

Pour les cryoglobulines mixtes non liées au VHC (10 à 30 % des cryoglobulines mixtes), le cadre étiologique est vaste : autres pathologies infectieuses, hémopathies malignes lymphoïdes B ou maladies auto-immunes (syndrome de Gougerot-Sjögren primitif, lupus érythémateux systémique) [7, 21, 50, 53] (voir Tableau S03-P01-C16-II).

Physiopathologie

Cette vascularite à complexes immuns présente plusieurs particularités anatomopathologiques : nature des vaisseaux (vaisseaux de petit calibre : artérioles, capillaires, veinules), nature de l'infiltrat inflammatoire (prédominance lymphocytaire et monocytaire, peu de polynucléaires), siège de l'infiltrat inflammatoire (autour des vaisseaux, engainant ceux-ci en manchon et infiltrant peu leur paroi). La « précipitation » intravasculaire des cryoglobulines est favorisée par le froid et atteint préférentiellement la peau, le nerf périphérique et le rein.

De nombreuses infections (voir Tableau S03-P01-C16-II) sont associées à la production de cryoglobuline. Elles ont toutes en commun d'être des infections chroniques, permettant une stimulation importante et prolongée du système immunitaire, notamment lymphocytaire B par l'antigène infectieux : VHC, virus d'Epstein-Barr, cytomégalovirus, leishmanies, *Plasmodium*, tréponèmes. Les mécanismes sous-tendant la production puis la toxicité tissulaire des cryoglobulinémies ont été récemment éclaircis [4, 37]. Au cours de l'infection chronique par le VHC, le virus (via les glycoprotéines d'enveloppe E_1 et E_2) infecte les hépatocytes et peut-être les lymphocytes via le récepteur CD81 et/ou les récepteurs du LDL [34]. Cette infection entraîne une stimulation prolongée des cellules B intrahépatiques et circulantes, à partir desquelles émergent progressivement des clones B qui produisent successivement des IgM polyclonales (cryoglobulinémies de type III), puis des IgM oligoclonales (cryoglobulinémies de types II/III) et, enfin des IgM monoclonales (cryoglobulinémies de type II) [42]. La présence du brin réplicatif (brin négatif) d'ARN du VHC a été observée au sein des lymphocytes B [30], mais cette donnée demeure controversée [5]. La production d'IgM à activité facteur rhumatoïde (FR) par le VHC constitue un point crucial de l'activité cryoprécipitante.

Cette expansion clonale de lymphocytes B concerne essentiellement les lymphocytes B de la zone marginale IgM+ CD27+. L'étude du répertoire d'immunoglobulines montre une restriction du répertoire avec l'expression de VH1-69/JH4 codant l'activité facteur rhumatoïde et la présence d'hypermutations somatiques suggérant un processus de stimulation antigénique chronique à l'origine de l'évolution vers la monoclonalité [13].

D'autres mécanismes font intervenir des mutations chromosomiques au sein des lymphocytes B stimulés par le VHC, en particulier la translocation t(14;18) qui favorise la surexpression du facteur anti-apoptique et pro-prolifératif Bcl-2 (retrouvée chez 71 à 86 % des patients VHC+ cryoglobulinémiques contre 16 à 37 % des patients VHC+ non cryoglobulinémiques, et 0 à 3 % des hépatopathies chroniques non VHC) [55]. Les taux sériques de BLyS/BAFF (*B lymphocyte stimulator*) – cytokine majeure de la prolifération, la différentiation et la production d'immunoglobulines des lymphocytes B – sont augmentés chez les patients ayant une vascularite cryoglobulinémique [43].

Un défaut de clairance des complexes immuns pourrait être à l'origine des glomérulonéphrites cryoglobulinémiques. L'interaction VHC-lymphocyte B induit la prolifération, l'expansion clonale et abaisse le seuil d'activation des cellules B, favorisant la production d'un large spectre d'auto-anticorps, qui participent ainsi à la formation de complexes immuns. Les IgM d'isotype κ à activité FR vis-à-vis des IgG polyclonales anti-VHC forment des complexes qui échappent au système de transport érythrocytaire, persistent dans la circulation et saturent les capacités de phagocytose du sang périphérique. Les macrophages infectés par le VHC ont une activité phagocytaire déficiente, les rendant incapables d'éliminer efficacement les complexes circulants. Les IgM-κ FR des cryoglobulinémies de type II ayant une affinité particulière pour la matrice mésangiale pourraient être le facteur déclenchant d'une cascade d'événements (production de cytokines, chimiokines, métalloprotéinases…) favorisant la diapédèse leucocytaire et les lésions endothéliales. Le rôle majeur du VHC dans la pathogénie des lésions de vascularite cryoglobulinémique est démontré par la présence de protéines virales dans la peau (protéines E_2 et *core*) [2] et le rein (protéine *core*), et d'ARN génomique du VHC dans le nerf [4]. Cependant, une réplication virale locale du VHC n'a jamais pu être mise en évidence dans ces différentes lésions, suggérant un processus immunologique viro-induit.

Les mécanismes semblent différents en fonction des organes atteints. Dans la peau, les protéines du VHC sont retrouvées dans la paroi des vaisseaux et les espaces périvasculaires [2]. Les complexes ARN du VHC, IgM FR, IgG et composants du complément sont fréquemment retrouvés dans les vascularites cutanées et neurologiques [4]. Dans le rein, les protéines virales sont distribuées de manière homogène le long des capillaires glomérulaires, et des vaisseaux tubulo-interstitiels [41]. Des études chez la souris ont montré que la vascularite cutanée ne se développait qu'après la formation de complexes immuns contenant l'IgM FR monoclonale, alors que les lésions glomérulaires pouvaient être induites par l'IgM FR seule [35].

Les vascularites cryoglobulinémiques-VHC sont histologiquement différentes du phénomène d'Arthus : pas d'infiltrat neutrophilique, gros infiltrats lymphomonocytaires, prédominance lymphocytaire T [37]. La molécule d'adhérence VCAM-1 (*vascular cell adhesion molecule 1*) impliquée dans le recrutement des cellules mononucléées semble jouer un rôle dans les formes sévères de vascularite cryoglobulinémique [45]. Des chimiokines impliquées dans le recrutement des lymphocytes T et des monocytes (MIP-1α [*macrophage inflammatory protein 1α*], MIP-1β, CXCL10 [*IFN-γ inducible protein 10*] et CXCR3) sont surexprimées dans les lésions de vascularite cryoglobulinémiques neurologiques [37]. Les lymphocytes T circulants, hépatiques et des lésions de vascularite neurologique ont une différenciation de type 1 ($T_H 1$) caractérisée par la production d'IFN-γ, d'IL-2 et de TNF-α [37, 38]. Les lymphocytes T régulateurs (CD4+ CD25+) circulants sont diminués [6]. La production de cryoglobulines de type II chez les patients VHC est associée à l'haplotype HLA-DR11, alors que l'haplotype HLA-DR7 semble protecteur [11]. Un modèle de souris transgénique exprimant des FR IgM humains a montré que l'interaction CD40-CD40L entre lymphocytes B et lymphocytes T auxiliaires était indispensable à la production et la survie de FR pathogènes de haute affinité, soulignant l'importance de la coopération lymphocytaire B-T. Le traitement par un anticorps monoclonal anti-CD20, qui entraîne la déplétion des lymphocytes B, permet la restauration de l'homéostasie lymphocytaire B, mais aussi lymphocytaire T : augmentation des lymphocytes T régulateurs, diminution des cytokines $T_H 1$ et de l'activation des lymphocytes T CD8+ [40].

Dans une étude prospective chez 1 614 patients chroniquement infectés par le VHC, en analyse multivariée, quatre facteurs indépendants étaient associés à la présence d'une cryoglobulinémie mixte : le sexe féminin, une consommation d'alcool supérieure à 50 g/j, un génotype 2 ou 3 et une fibrose hépatique extensive [9].

Évolution et traitement

Cryoglobulinémies de type I

Les cryoglobulinémies de type I sont sévères par l'importance des lésions cutanées et du fait de la maladie hématologique sous-jacente [50]. Le traitement de la cryoglobulinémie rejoint celui de l'hémopathie. Chez les patients ayant une gammapathie monoclonale de signification indéterminée, la corticothérapie en association aux agents alkylants, au rituximab, ou aux autres molécules (bortézomib, thalidomide ou lénalinomide) peut être utile chez les patients sévères et/ou réfractaires [50]. Des lésions ulcéronécrotiques extensives bénéficieront d'échanges plasmatiques ou d'iloprost. L'encéphalopathie par hyperviscosité liée à une très forte quantité de cryoglobulines circulantes justifie en urgence une forte corticothérapie, associée à plusieurs échanges plasmatiques afin de normaliser la viscosité sanguine.

Cryoglobulinémies mixtes

Les cryoglobulinémies mixtes, type II ou III, ont un pronostic très variable d'un sujet à l'autre. La probabilité de survie à 5 ans après le début des symptômes est de 90 % en l'absence d'atteinte rénale, et de 50 % en cas d'atteinte rénale. Dans les grandes séries historiques de M. Meltzer et al. [27] et de P. Gorevic et al. [21], l'atteinte rénale était la principale cause de décès. Dans la population néphrologique plus récente d'A. Tarantino et al. [44], les principales causes de décès étaient les pathologies cardiovasculaires, hépatiques ou infectieuses, avec une mortalité de 45 % à 15 ans. Dans une série rétrospective italienne récente de 231 patients, les décès étaient liés à la vascularite (46 %, dont un tiers liés à l'atteinte rénale), à un cancer ou à une hémopathie (23 %), ou à l'atteinte hépatique (13 %), mais plusieurs causes étaient souvent intriquées [18]. Les facteurs associés à une moins bonne survie à 10 ans étaient le sexe masculin, la présence d'une atteinte rénale et un âge de plus de 60 ans au diagnostic. La survie à 10 ans était moins bonne que celle de la population générale italienne.

Actuellement, il faut distinguer les patients VHC-positifs et VHC-négatifs. Au début des années 2000, chez les patients VHC positifs, la survie globale à 1, 2, 5 et 10 ans était de 96, 89, 75 et 63 %, respectivement. Les principales causes de décès étaient l'atteinte hépatique et les infections sévères. Les facteurs pronostiques péjoratifs étaient l'existence d'une fibrose hépatique sévère et d'une vascularite sévère (atteinte rénale, cardiaque et du système nerveux central). L'utilisation de la bithérapie anti-VHC par peginterféron et ribavirine était associée à un bon pronostic, alors que l'utilisation d'immunosuppresseurs était associée à une mortalité accrue, même après ajustement sur la sévérité de la vascularite [52]. Chez les patients VHC-négatifs, les infections sévères étaient la principale cause de décès, les vascularites sévères ne représentant que moins de 20 % des causes de décès. La survie globale à 1, 2, 5 et 10 ans était de 91, 89, 79 et 65 %, respectivement. Les facteurs pronostiques péjoratifs de survie étaient un âge supérieur à 65 ans, la présence d'une atteinte digestive, le sexe masculin et un débit de filtration glomérulaire inférieur à 60 ml/min [47].

Traitement des cryoglobulinémies mixtes liées au virus de l'hépatite C

Un traitement anti-VHC optimal permet d'obtenir une réponse clinique prolongée sur les manifestations extrahépatiques liées à la vascularite cryoglobulinémique-VHC. R. Misiani et al. [28] ont été les premiers à démontrer l'intérêt de l'interféron α dans une étude contrôlée chez cinquante-trois patients VHC, présentant une cryoglobulinémie mixte symptomatique. L'association de corticoïdes à un traitement par interféron α n'a pas démontré de gain significatif dans une étude contrôlée [15]. L'association interféron α/ribavirine a permis d'obtenir de meilleurs résultats, avec des pourcentages d'amélioration allant de 60 à 100 % sur les manifestations cutanées, de 35 à 75 %

sur l'atteinte rénale et de 25 à 80 % sur les atteintes nerveuses périphériques [10]. Ces études ont toutes confirmé la corrélation très étroite entre la rémission de la vascularite cryoglobulinémique et la réponse virologique [10]. L'utilisation d'une combinaison peginterféron α/ribavirine a permis de réduire la durée du traitement antiviral (14 versus 23 mois avec interféron/ribavirine), en obtenant une réponse virologique et clinique chez 70 % des patients [8]. Plus récemment, l'arrivée de nouvelles combinaisons d'antiviraux d'action directe (voir Section S11), très efficaces et très bien tolérées, sans interféron, a bouleversé la prise en charge de ces patients. Dans une première étude menée chez vingt-quatre patients avec vascularite cryoglobulinémique-VHC [41], une combinaison de sofosbuvir/ribavirine pendant 24 semaines a permis d'obtenir une rémission clinique complète de la vascularite chez 87,5 % et une réponse virologique soutenue chez 74 %, avec une très bonne tolérance.

Il n'y a aucune démonstration de l'intérêt d'associer systématiquement une corticothérapie prolongée ou des plasmaphérèses. Ces traitements sont réservés aux formes graves avec atteinte viscérale sévère (rénale, digestive, nerveuse centrale), pour passer un cap et permettre au traitement anti-VHC d'être efficace. Le rituximab, anticorps monoclonal anti-CD20, a montré son intérêt pour des patients résistants au traitement antiviral. Deux études ont montré une supériorité de la combinaison peginterféron/ribavirine plus rituximab versus la bithérapie antivirale seule avec une bonne tolérance, principalement sur la rapidité de rémission clinique et sur les taux de réponse rénale et immunologique complète [16, 39]. L'utilisation du rituximab en monothérapie chez les patients intolérants ou résistants au traitement antiviral constitue une alternative chez les patients symptomatiques, même chez les patients ayant une fibrose hépatique sévère [33]. La place des traitements immunosuppresseurs conventionnels est devenue très restreinte, réservée aux très rares formes sévères et/ou résistantes aux schémas thérapeutiques précédents (souvent associées à une lymphoprolifération B sous-jacente), en partie compte tenu du risque infectieux associé à leur utilisation.

Traitement des cryoglobulinémies mixtes non infectieuses

Le traitement des vascularites cryoglobulinémiques-non VHC repose sur les corticoïdes, les échanges plasmatiques, et sur les immunosuppresseurs. Dans les formes mineures, le traitement repose sur l'absence d'exposition au froid, l'éradication des foyers infectieux, le repos en cas de poussée purpurique, les antalgiques, et les anti-inflammatoires non stéroïdiens en cas d'arthralgies ou d'arthrites. Les thérapeutiques vasodilatatrices, en particulier les analogues de la prostacycline (iloprost), en association aux anti-agrégants plaquettaires et/ou aux anticoagulants, sont utilisées en cas de lésions ischémiques distales.

Dans les formes sévères ou récidivantes (neuropathie périphérique sévère, nécrose ou gangrène distale des membres, glomérulonéphrite extramembraneuse, atteinte digestive), une corticothérapie générale est souvent nécessaire, associée ou non au rituximab ou aux agents alkylants (notamment cyclophosphamide et le chloraminophène). Le rituximab a montré une très bonne efficacité et un effet d'épargne cortisonique, mais des infections sévères ont été observées chez les patients âgés de plus de 70 ans ayant une insuffisance rénale et recevant de fortes doses de corticoïdes, justifiant une certaine prudence dans cette population à risque [49]. Les données d'une enquête nationale française, colligeant 242 cas de vascularites cryoglobulinémiques mixtes non infectieuses, suggèrent une supériorité de l'association corticoïdes plus rituximab comparativement à l'association corticoïdes plus agents alkylants ou aux corticoïdes seuls pour l'obtention de réponses cliniques complètes, rénale et immunologique, et un meilleur effet d'épargne cortisonique [48]. Il existait en revanche un risque accru d'infections sévères avec l'association corticoïdes plus rituximab comparativement aux autres régimes thérapeutiques.

Dans les formes particulièrement sévères, notamment avec insuffisance rénale, peut se discuter la réalisation d'échanges plasmatiques, avec à un risque d'effet rebond à leur arrêt, voire à une véritable dépendance, obligeant à répéter les échanges sur le long terme.

Bibliographie

1. ABRAMSKY O, SLAVIN S. Neurologic manifestations in patients with mixed cryoglobulinemia. Neurology, 1974, 24 : 245-249.
2. AGNELLO V, ABEL G. Localization of hepatitis C virus in cutaneous vasculitic lesions in patients with type II cryoglobulinemia. Arthritis Rheum, 1997, 40 : 2007-2015.
3. AGNELLO V, ABEL G, ELFAHAL M et al. Hepatitis C virus and other flaviviridae viruses enter cells via low density lipoprotein receptor. Proc Natl Acad Sci USA, 1999, 96 : 12766-12771.
4. AUTHIER FJ, BASSEZ G, PAYAN C et al. Detection of genomic viral RNA in nerve and muscle of patients with HCV neuropathy. Neurology, 2003, 60 : 808-812.
5. BOISVERT J, HE XS, CHEUNG R et al. Quantitative analysis of hepatitis C virus in peripheral blood and liver : replication detected only in liver. J Infect Dis, 2001, 184 : 827-835.
6. BOYER O, SAADOUN D, ABRIOL J et al. CD4+ CD25+ regulatory T-cell deficiency in patients with hepatitis C-mixed cryoglobulinemia vasculitis. Blood, 2004, 103 : 3428-3430.
7. BROUET JC, CLAUVEL JP, DANON F et al. Biologic and clinical significance of cryoglobulins. A report of 86 cases. Am J Med, 1974, 57 : 775-788.
8. CACOUB P, LIDOVE O, MAISONOBE T et al. Interferon-alpha and ribavirin treatment in patients with hepatitis C virus-related systemic vasculitis. Arthritis Rheum, 2002, 46 : 3317-3326.
9. CACOUB P, POYNARD T, GHILLANI P et al. Extrahepatic manifestations of chronic hepatitis C. MULTIVIRC group. Multidepartment virus C. Arthritis Rheum, 1999, 42 : 2204-2212.
10. CACOUB P, RATZIU V, MYERS RP et al. Impact of treatment on extra hepatic manifestations in patients with chronic hepatitis C. J Hepatol, 2002, 36 : 812-818.
11. CACOUB P, RENOU C, KERR G et al. Influence of HLA-DR phenotype on the risk of hepatitis C virus-associated mixed cryoglobulinemia. Arthritis Rheum, 2001, 44 : 2118-2124.
12. CASATO M, SAADOUN D, MARCHETTI A et al. Central nervous system involvement in hepatitis C virus cryoglobulinemia vasculitis : a multicenter case-control study using magnetic resonance imaging and neuropsychological tests. J Rheumatol, 2005, 32 : 484-488.
13. CHARLES ED, GREEN RM, MARUKIAN S, et al. Clonal expansion of immunoglobulin M+ CD27+ B cells in HCV-associated mixed cryoglobulinemia. Blood, 2008, 111 : 1344-1356.
14. D'AMICO G. Renal involvement in hepatitis C infection : cryoglobulinemic glomerulonephritis. Kidney Int, 1998, 54 : 650-671.
15. DAMMACCO F, SANSONNO D, HAN JH et al. Natural interferon-alpha versus its combination with 6-methyl-prednisolone in the therapy of type II mixed cryoglobulinemia : a long-term, randomized, controlled study. Blood, 1994, 84 : 3336-3343.
16. DAMMACCO F, TUCCI FA, LAULETTA G et al. Pegylated interferon-alpha, ribavirin, and rituximab combined therapy of hepatitis C virus-related mixed cryoglobulinemia : a long-term study. Blood, 2010, 116 : 343-353.
17. FERRI C, LA CIVITA L, CIRAFISI C et al. Peripheral neuropathy in mixed cryoglobulinemia : clinical and electrophysiologic investigations. J Rheumatol, 1992, 19 : 889-895.
18. FERRI C, SEBASTIANI M, GIUGGIOLI D et al. Mixed cryoglobulinemia : demographic, clinical, and serologic features and survival in 231 patients. Semin Arthritis Rheum, 2004, 33 : 355-374.
19. FORTON DM, THOMAS HC, MURPHY CA et al. Hepatitis C and cognitive impairment in a cohort of patients with mild liver disease. Hepatology, 2002, 35 : 433-439.
20. GOMEZ-TELLO V, ONORO-CANAVERAL JJ, DE LA CASA MONJE RM et al. Diffuse recidivant alveolar hemorrhage in a patient with hepatitis C virus-related mixed cryoglobulinemia. Intensive Care Med, 1999, 25 : 319-322.
21. GOREVIC PD, KASSAB HJ, LEVO Y et al. Mixed cryoglobulinemia : clinical aspects and long-term follow-up of 40 patients. Am J Med, 1980, 69 : 287-308.
22. KIKUCHI S, PASTORE Y, FOSSATI-JIMACK L et al. A transgenic mouse model of autoimmune glomerulonephritis and necrotizing arteritis associated with cryoglobulinemia. J Immunol, 2002, 169 : 4644-4650.

23. Kuroda Y, Kuroki A, Kikuchi S et al. A critical role for sialylation in cryoglobulin activity of murine IgG$_3$ monoclonal antibodies. J Immunol, 2005, *175* : 1056-1061.
24. Maestroni A, Caviglia AG, Colzani M et al. Heart involvement in essential mixed cryoglobulinemia. Ric Clin Lab, 1986, *16* : 381-383.
25. Matignon M, Cacoub P, Colombat M et al. Clinical and morphologic spectrum of renal involvement in patients with mixed cryoglobulinemia without evidence of hepatitis C virus infection. Medicine (Baltimore), 2009, *88* : 341-348.
26. Matsumori A, Ohashi N, Sasayama S. Hepatitis C virus infection and hypertrophic cardiomyopathy. Ann Intern Med, 1998, *129* : 749-750.
27. Meltzer M, Franklin EC, Elias K et al. Cryoglobulinemia : a clinical and laboratory study. II. Cryoglobulins with rheumatoid factor activity. Am J Med, 1966, *40* : 837-856.
28. Misiani R, Bellavita P, Fenili D et al. Interferon alfa-2a therapy in cryoglobulinemia associated with hepatitis C virus. N Engl J Med, 1994, *330* : 751-756.
29. Monti G, Galli M, Invernizzi F et al. Cryoglobulinaemias : a multi-centre study of the early clinical and laboratory manifestations of primary and secondary disease. GISC (Italian group for the study of cryoglobulinaemias). QJM, 1995, *88* : 115-126.
30. Muratori L, Gibellini D, Lenzi M et al. Quantification of hepatitis C virus-infected peripheral blood mononuclear cells by in situ reverse transcriptase-polymerase chain reaction. Blood, 1996, *88* : 2768-2774.
31. Musset L, Diemert MC, Taibi F et al. Characterization of cryoglobulins by immunoblotting. Clin Chem, 1992, *38* : 798-802.
32. Origgi L, Vanoli M, Carbone A et al. Central nervous system involvement in patients with HCV-related cryoglobulinemia. Am J Med Sci, 1998, *315* : 208-210.
33. Petrarca A, Rigacci L, Caini P et al. Safety and efficacy of rituximab in patients with hepatitis C virus-related mixed cryoglobulinemia and severe liver disease. Blood, 2010, *116* : 335-342.
34. Pileri P, Uematsu Y, Campagnoli S et al. Binding of hepatitis C virus to CD81. Science, 1998, *282* : 938-941.
35. Reininger L, Berney T, Shibata T et al. Cryoglobulinemia induced by a murine IgG$_3$ rheumatoid factor : skin vasculitis and glomerulonephritis arise from distinct pathogenic mechanisms. Proc Natl Acad Sci USA, 1990, *87* : 10038-10042.
36. Rieu V, Cohen P, Andre MH et al. Characteristics and outcome of 49 patients with symptomatic cryoglobulinaemia. Rheumatology (Oxford), 2002, *41* : 290-300.
37. Saadoun D, Bieche I, Maisonobe T et al. Involvement of chemokines and type 1 cytokines in the pathogenesis of hepatitis C virus-associated mixed cryoglobulinemia vasculitis neuropathy. Arthritis Rheum, 2005, *52* : 2917-2925.
38. Saadoun D, Boyer O, Trebeden-Negre H et al. Predominance of type 1 (Th1) cytokine production in the liver of patients with HCV associated mixed cryoglobulinemia vasculitis. J Hepatol, 2004, *41* : 1031-1037.
39. Saadoun D, Resche Rigon M, Sene D et al. Rituximab plus peg-interferon-alpha/ribavirin compared with peg-interferon-alpha/ribavirin in hepatitis C-related mixed cryoglobulinemia. Blood, 2010, *116* : 326-334 ; quiz 504-505.
40. Saadoun D, Rosenzwajg M, Landau D et al. Restoration of peripheral immune homeostasis after rituximab in mixed cryoglobulinemia vasculitis. Blood, 2008, *111* : 5334-5341.
41. Saadoun D, Resche Rigon M, Pol S et al. All oral therapy (sofosbuvir-ribavirin) combination in severe HCV-mixed cryoglobulinemia vasculitis, the Vascuvaldic study. J Hepatol, 2015.
42. Sene D, Ghillani-Dalbin P, Thibault V et al. Longterm course of mixed cryoglobulinemia in patients infected with hepatitis C virus. J Rheumatol, 2004, *31* : 2199-2206.
43. Sene D, Limal N, Ghillani-Dalbin P et al. Hepatitis C virus-associated B-cell proliferation – the role of serum B lymphocyte stimulator (BLyS/BAFF). Rheumatology (Oxford), 2007, *46* : 65-69.
44. Tarantino A, Campise M, Banfi G et al. Long-term predictors of survival in essential mixed cryoglobulinemic glomerulonephritis. Kidney Int, 1995, *47* : 618-623.
45. Tembl JI, Ferrer JM, Sevilla MT et al. Neurologic complications associated with hepatitis C virus infection. Neurology, 1999, *53* : 861-864.
46. Terrier B, Karras A, Cluzel P et al. Presentation and outcome of hepatitis C virus-related mixed cryoglobulinemia cardiomyopathy. American College of Rheumatology annual congress, 2011.
47. Terrier B, Krastinova E, Marie I et al. Causes and prognostic factors of mortality in patients with non-infectious mixed cryoglobulinemia vasculitis : results from the French nationwide CryoVas survey. American College of Rheumatology annual congress, 2011.
48. Terrier B, Krastinova E, Marie I et al. Efficacy and tolerance of treatments in patients with non-infectious mixed cryoglobulinemia vasculitis : results from the French nationwide CryoVas survey. American College of Rheumatology annual congress, 2011.
49. Terrier B, Launay D, Kaplanski G et al. Safety and efficacy of rituximab in nonviral cryoglobulinemia vasculitis : data from the French Autoimmunity and Rituximab registry. Arthritis Care Res (Hoboken), 2010, *62* : 1787-1795.
50. Terrier B, Marie I, Lacraz A et al. Baseline characteristics of patients with non-infectious mixed cryoglobulinemia vasculitis : results from the French nationwide CryoVas survey. American College of Rheumatology annual congress, 2010.
51. Terrier B, Saadoun D, Sene D et al. Presentation and outcome of gastrointestinal involvement in hepatitis C virus-related systemic vasculitis : a case-control study from a single-centre cohort of 163 patients. Gut, 2010, *59* : 1709-1715.
52. Terrier B, Semoun O, Saadoun D et al. Prognostic factors in patients with hepatitis C virus infection and systemic vasculitis. Arthritis Rheum, 2011, *63* : 1748-1757.
53. Trejo O, Ramos-Casals M, Garcia-Carrasco M et al. Cryoglobulinemia : study of etiologic factors and clinical and immunologic features in 443 patients from a single center. Medicine (Baltimore), 2001, *80* : 252-262.
54. Zackrison LH, Katz P. Bronchiolitis obliterans organizing pneumonia associated with essential mixed cryoglobulinemia. Arthritis Rheum, 1993, *36* : 1627-1630.
55. Zignego AL, Ferri C, Giannelli F et al. Prevalence of bcl-2 rearrangement in patients with hepatitis C virus-related mixed cryoglobulinemia with or without B-cell lymphomas. Ann Intern Med, 2002, *137* : 571-580.

Toute référence à cet article doit porter la mention : Cacoub P, Terrier B, Saadoun D. Vascularites cryoglobulinémiques. *In* : L Guillevin, L Mouthon, H Lévesque. Traité de médecine, 5ᵉ éd. Paris, TdM Éditions, 2018-S03-P01-C16 : 1-7.

Chapitre S03-P01-C17

Maladie de Behçet

DAVID SAADOUN, PATRICE CACOUB ET BERTRAND WECHSLER

Définition et nosologie

La maladie de Behçet est une vascularite décrite en 1937 par Hulusi Behçet, dermatologue turc. Elle comportait initialement une triade associant aphtose buccale, aphtose génitale et uvéite. Depuis, la symptomatologie s'est enrichi de multiples localisations viscérales : neurologiques, vasculaires, articulaires, digestives et exceptionnellement rénales. Observée avec prédilection dans les pays du bassin méditerranéen et au Japon, elle est en fait ubiquitaire et les cas français autochtones sont fréquents en faisant une des vascularite les plus rencontrées, bien que sous-estimée. Les critères de classification internationaux en ont standardisé le diagnostic clinique [1] (Tableau S03-P01-C17-I). Il reste cependant une importante hétérogénéité entre les études à cet égard. Malgré cela, il faut tendre vers une harmonisation et les nouveaux critères internationaux de la maladie de Behçet [5] peuvent laisser espérer une universalisation des outils de classification.

Épidémiologie

Prévalence et incidence

La maladie de Behçet est ubiquitaire mais avec une prévalence variable selon les pays. Elle est endémique dans les pays bordant la Méditerranée orientale et en Asie centrale et de l'Est, pays traversés par l'ancienne route de la Soie. Elle semble particulièrement élevée en Turquie où elle est de 110 et 420 pour 100 000 habitants dans les villes d'Ankara et Istanbul, moindre dans les zones rurales. En Asie, la prévalence se situe à 30 dans la région d'Hokkaido, ne dépasse pas 7 en France et est inférieure à 1 aux États-Unis et en Grande-Bretagne.

Âge et sexe

La maladie de Behçet paraît plus fréquente chez les femmes au Japon, en Chine et en Corée où le sex-ratio approche 1/1, alors que les hommes paraissent plus souvent affectés en France, en Afrique et au Moyen-Orient. L'âge au début se situe vers 20 ans, mais le diagnostic est souvent retardé d'une dizaine d'années, ceci de façon indépendante de l'origine géographique et du sexe. Des formes familiales sont observées dans environ 2 à 5 % des cas, et jusque 10 à 15 % des cas au Moyen-Orient et en Corée. La fréquence des formes familiales paraît plus élevée chez les maladies de Behçet juvéniles. Les formes infantiles sont de plus en plus rapportées. Dans notre expérience, après l'âge de 50 à 60 ans, le diagnostic de première poussée doit être tenu comme exceptionnel et recouvre le plus souvent une erreur de diagnostic. L'aphtose buccale est en règle le premier symptôme, les autres manifestations survenant en moyenne dans les quatre années suivantes. La maladie apparaît souvent plus sévère chez le sujet jeune et chez les hommes [11, 19]. Dans une cohorte de 387 patients dont 90 % ont été suivis sur 20 ans, 9,8 % sont décédés, soit 39 hommes et 3 femmes. Les causes de décès étaient essentiellement l'atteinte des gros vaisseaux et l'atteinte neurologique centrale [11, 19]. La mortalité était plus importante chez les sujets jeunes, tendant à s'améliorer au fil des années, suggérant que les décès surviennent surtout dans les premières années d'évolution.

Manifestations cliniques

Atteinte cutanéomuqueuse

Les manifestations cutanéomuqueuses peuvent précéder ou survenir concomitamment aux autres éléments systémiques. Les *aphtes buccaux* existent dans 98 % des cas (Tableau S03-P01-C17-II). Il s'agit d'ulcérations douloureuses, isolées ou multiples, parfois précédées d'une vésicule éphémère ; les bords en sont nets, l'ulcération est tapissée d'un enduit « beurre frais », le pourtour est inflammatoire et douloureux. Ils siègent sur la face interne des joues, le sillon gingivolabial, le pourtour de la langue et le frein. Ils peuvent être favorisés par l'alimentation (peau des fruits, noix, noisettes, amandes), les traumatismes dentaires, parfois par les cycles menstruels et les émotions. Lorsqu'ils sont nombreux ou de grande taille, ils peuvent gêner l'alimentation et l'élocution. L'évolution se fait vers la guérison sans cicatrice et sans adénopathie. L'aspect d'aphte géant de Sutton réalisant de vastes ulcérations nécrotiques autour des glandes salivaires est exceptionnel. On ne peut les différencier de l'aphtose buccale banale ou des aphtoses buccales d'autres causes (maladie de Crohn, rectocolite hémorragique, polychondrite atrophiante, carence en fer, en folates, en vitamine B_{12}, hémopathies, déficit immunitaire acquis, prise de nicorandil), mais leur nombre, la variabilité de leur taille, leur diffusion au palais, au dos de la langue, à l'oropharynx, leur répétition et l'invalidité qu'ils entraînent doivent inquiéter. Ils peuvent être favorisés par l'arrêt du tabac au point que les patchs de nicotine ont pu être proposés comme traitement.

Tableau S03-P01-C17-I Critères internationaux de classification de la maladie de Behçet [1, 5].

Variables	Critères	
	International Study Group (1990)	International criteria for Behçet's disease (2013)
Aphtose buccale	Obligatoire	2 points
Aphtose génitale	Facultatif	2 points
Atteinte oculaire	Facultatif	2 points
Atteinte cutanée	Facultatif	1 point
Test pathergique positif	Facultatif	1 point
Arthrite/arthralgie		
Atteinte vasculaire		1 point
Thrombophlébite		
Atteinte cardiovasculaire		
Atteinte neurologique		1 point
Atteinte digestive		
Orchi-épididymite		
Histoire familiale		
Conditions de remplissage des critères	Aphtose buccale et au moins deux items facultatifs	Au moins 4 points

Tableau S03-P01-C17-II Fréquence des symptômes de la maladie de Behçet selon les pays [13, 19, 21, 26].

Symptômes (%)	Japon 1991 (n = 2 635)	Allemagne 1997 (n = 130)	Turquie 1993 (n = 496)	Grèce 1997 (n = 64)	France 2010 (n = 817)
Aphtose buccale	98	98	100	100	99
Aphtose génitale	73	79	77	78	70
Uvéite	69	48	47	75	63
Lésions cutanées	87	73	78	94	62
Test pathergique positif	44	53	ND	30	ND
Arthrites/arthralgies	57	59	47	48	44
Épididymite	6	32	ND	17	ND
Atteinte gastro-intestinale	15	ND	5	3	2
Atteinte neurologique centrale	11	ND	8	20	27
Lésions vasculaires	9	ND	38	8	37

Les *aphtes génitaux* existent dans 60 à 65 % des cas et sont très évocateurs de la maladie de Behçet. Ils siègent chez l'homme sur le scrotum, plus rarement sur le fourreau ou au niveau du méat urétral et chez la femme sur la vulve ou le vagin où ils peuvent être soit disséminés et douloureux, soit totalement latents. Les aphtes génitaux, surtout chez l'homme, laissent des cicatrices dépigmentées permettant un diagnostic rétrospectif. Les différentes muqueuses peuvent être touchées, notamment digestives.

Des localisations conjonctivales ont été décrites, sans inflammation oculaire associée correspondant à 2,6 % des présentations oculaires de la maladie de Behçet.

Les autres manifestations cutanées, diversement associées au cours de l'évolution, peuvent comporter un érythème noueux (parfois difficile à différencier d'une phlébite superficielle), des papules, des vésicules, des pustules, un purpura, des ulcérations cutanées, de véritables aphtes cutanés, localisés préférentiellement dans les zones de plis, et un pyoderma gangrenosum, posant parfois des problèmes nosologiques avec des entéropathies inflammatoires.

Mais les lésions les plus caractéristiques sont une *pseudo-folliculite*, difficile à différencier de l'acné mais non centrée par un follicule pileux et siégeant sur des sites généralement indemnes : bras, jambe et parfois même paumes et plantes. Classiquement considérés comme aseptiques, divers germes notamment des staphylocoques et des *Prevotella* (germe anaérobie à Gram négatif) ont été isolés localement, sans que leur rôle favorisant ait été prouvé. L'hyperréactivité cutanée aspécifique aux agressions de l'épithélium, qu'il s'agisse d'injection, d'éraflure superficielle ou d'intradermoréaction à des antigènes variés, est à l'origine du test pathergique. Histologiquement, selon le type des lésions cutanées, l'atteinte vasculaire est observée à différents niveaux dans le derme et l'hypoderme. Les veinules et les artérioles sont le siège d'une vascularite leucocytoclasique avec nécrose fibrinoïde des parois vasculaires. L'infiltrat est lymphocytaire ou composé de polynucléaires. L'immunofluorescence cutanée peut mettre en évidence des dépôts vasculaires d'immunoglobulines IgA, IgM et de C3.

Atteinte oculaire

Les manifestations oculaires viennent au troisième rang par leur fréquence. Elles sont plus fréquentes, plus précoces (28,5 à 30,2 ans) et plus graves chez l'homme. Leur survenue après 50 ans est rare. Elles surviennent dans la grande majorité des cas dans les quatre premières années et sont souvent l'occasion du diagnostic. Elles conditionnent le pronostic fonctionnel d'autant que la bilatéralisation des lésions est fréquente (78 % des cas) et survient en moyenne dans les 2 ans. La maladie de Behçet peut toucher les chambres antérieure et postérieure de l'œil ou les deux, réalisant une panuvéite. L'uvéite antérieure à hypopion fut la première décrite. Elle est en fait rare : moins de 10 % des cas d'atteinte oculaire. Elle réalise une iridocyclite aiguë non granulomateuse. L'uvéite postérieure est plus fréquente et grave. Elle survient en règle plus tardivement. Elle est marquée par une baisse indolore de l'acuité visuelle et peut être asymptomatique. Il s'agit de vascularites occlusives et nécrosantes marquées par un engainement blanchâtre œdémateux périveineux et/ou péri-artériel, responsable de plages d'ischémie, visible au fond d'œil parfois seulement en périphérie ou par angiographie à la fluorescéine. Le caractère occlusif des lésions est marqué par des hémorragies et un œdème rétinien. L'extension d'une zone d'ischémie peut se compliquer d'une prolifération néovasculaire prérétinienne avec son risque hémorragique. Le vitré est touché secondairement, perd sa transparence, se rétracte et se durcit, ayant tendance à tirer sur la rétine qu'il peut déchirer. La rétinite, survenant plus fréquemment chez l'homme, se marque par des nodules cotonneux uniques ou multiples. La panuvéite est la plus couramment observée, notamment chez l'homme. Le pronostic de l'atteinte oculaire est sévère. Les lésions évoluent par poussées et conduisent à des complications majeures : cataracte, œdème maculaire cystoïde, hypertonie oculaire avec glaucome néovasculaire, nécrose, hémorragie par néovascularisation et cécité par atteinte du segment postérieur (15 % à 5 ans).

Atteinte vasculaire

L'atteinte vasculaire, signalée par Adamantiades dès 1946 [25], est très largement reconnue et conduit pour certains à autonomiser le « vasculo-Behçet », justiciable d'un traitement plus agressif. Elle est particulière car elle survient chez un sujet jeune, sans facteur de risque vasculaire autre qu'un tabagisme fréquemment associé. Elle survient une fois sur quatre la première année de l'évolution, mais peut être le mode d'entrée dans la maladie ou l'occasion de rechercher et regrouper les autres éléments du diagnostic. Tous les vaisseaux (veines et artères) et quelle qu'en soit leur taille peuvent être touchés. L'atteinte vasculaire est parfois associée à un syndrome fébrile et biologique inflammatoire, par ailleurs très rarement rencontré dans la maladie. La latence clinique de l'atteinte vasculaire peut faire errer le diagnostic. Les thromboses veineuses (superficielles ou profondes) sont observées dans près de 30 % des cas [7]. L'atteinte artérielle s'exprime par des thromboses, des sténoses et/ou des anévrysmes, diversement associés [18]. L'expression clinique est bien évidemment variable selon le vaisseau et le type d'atteinte. Les thromboses sont parfois diagnostiquées devant un tableau d'occlusion artérielle aiguë, mais peuvent être asymptomatiques lorsque la circulation collatérale de suppléance est de bonne qualité, notamment une claudication d'effort ne doit pas être faussement attribuée à une atteinte articulaire. L'atteinte des artères distales a pu entraîner des infarctus sous-unguéaux, voire des gangrènes. Les anévrysmes sont de plus mauvais pronostic car ils ont une croissance rapide et sont exposés à la rupture. Véritables « aphtes artériels », leur survenue peut être brutale et inopinée. La maladie de Behçet se complique de manifestations cardiaques dans 1 à 6 % des cas selon les séries cliniques. L'atteinte cardiaque est vraisemblablement sous-estimée puisque l'étude systématique du registre autopsique japonais la met en évidence dans 16,5 % des cas. Les trois tuniques peuvent être atteintes [8, 23].

Atteinte neurologique

La fréquence de l'atteinte neurologique au cours de la maladie de Behçet est diversement estimée de 2,2 à 49 % en fonction des biais de recrutement, et est de 5 % dans les séries les plus récentes [2, 22, 24]. Cette atteinte est grave, car elle hypothèque lourdement le pronostic fonctionnel et reste encore une des causes de mortalité. Elle survient à la trentaine, dans les 4 à 5 ans après le diagnostic, avec une discrète prépondérance masculine où la gravité semble plus importante. Le délai diagnostic reste donc encore élevé du fait du retard ou de la méconnaissance des signes cutanéomuqueux. Il n'y a pas d'atteinte spécifique. Les manifestations neurologiques peuvent relever de deux grands mécanismes :

– l'*atteinte macrovasculaire* comportant les thromboses des sinus duraux et les rares atteintes (anévrysmes et/ou thromboses) des artères à destinée cérébrale ;

– l'*atteinte parenchymateuse* comportant les méningo-encéphalites, l'atteinte médullaire, les méningites aseptiques isolées.

Les atteintes périphériques sont exceptionnelles.

La thrombophlébite cérébrale apparaît en moyenne 26,4 mois après le début des signes de la maladie de Behçet. Le mode de début peut être brutal (moins de 48 heures) ou progressif (moins d'un mois) [20]. Elle peut toutefois être inaugurale et même précéder de plusieurs mois les autres signes de la maladie, rendant alors le diagnostic étiologique impossible. Schématiquement, le tableau est celui d'une hypertension intracrânienne avec céphalées et œdème papillaire. Des cervicalgies sont possibles. Une fois sur deux, l'hypertension intracrânienne en est le mode de présentation, parfois associée à une paralysie du VI, à un déficit focal (hémiparésie, hémi-anesthésie, paralysie faciale de type central, monoplégie d'un membre inférieur, hémiparésie à bascule) ou à des crises comitiales. La thrombophlébite cérébrale est, une fois sur quatre, contemporaine d'une poussée extraneurologique de la maladie et est fréquemment associée à d'autres manifestations vasculaires veineuses et/ou artérielles [20]. En revanche, elle est rarement associée à une atteinte parenchymateuse. Le diagnostic de thrombophlébite cérébrale a grandement bénéficié des progrès des explorations neuroradiologiques. La tomodensitométrie cérébrale, réalisée sans et avec injection de produit de contraste, reste un examen de « débrouillage », sa normalité n'éliminant pas le diagnostic et le signe du triangle vide n'étant présent qu'une fois sur deux. L'IRM et l'angiographie par résonance magnétique (angio-IRM) en sont les meilleures méthodes d'exploration, mais demandent toutefois des conditions rigoureuses d'examen et de lecture. La thrombophlébite cérébrale peut s'accompagner dans certains cas de lésions parenchymateuses (infarctus veineux). L'IRM permet également un contrôle évolutif, appréciant de façon atraumatique la reperméabilisation des sinus occlus qui, dans notre expérience, peut être totale (20 % des cas), ou partielle (60 % des cas) sans toutefois de corrélation clinique.

L'atteinte parenchymateuse est généralement sévère et de mauvais pronostic. Les quelques observations ayant donné lieu à des examens anatomopathologiques ont permis d'observer une vascularite cérébrale associant des lésions de méningo-encéphalite avec infiltrat lymphoplasmocytaire périvasculaire, des microthrombi avec nécrose ischémique parfois associée à de petits foyers hémorragiques, à des foyers de gliose ou de démyélinisation. Au stade aigu, les lésions peuvent être œdémateuses, pseudo-tumorales, ce qui expliquerait la sensibilité à la corticothérapie. La survenue de l'atteinte parenchymateuse peut être aiguë ou subaiguë en quelques jours, parfois marquée par de la fièvre pouvant réaliser une trhombo-encéphalite fébrile. Une méningite purulente aseptique peut précéder la méningo-encéphalite. Si, dans de très rares cas, elle peut rester isolée, sa survenue fait craindre l'apparition à plus ou moins long terme d'une atteinte parenchymateuse.

Il n'y a pas de tableau clinique neurologique spécifique. L'atteinte du système nerveux central est diffuse avec toutefois une prédilection pour le tronc cérébral et le diencéphale. Cliniquement on observe, plus ou moins associés, dans un climat céphalalgique, un syndrome pyramidal quasi constant, uni- ou bilatéral, une hémiparésie rarement bilatérale, une ataxie. Des troubles du comportement sont fréquemment retrouvés (54 % pour Akman-Demir) parfois avec démence [2]. Des troubles cognitifs portant essentiellement sur la mémoire ont même été notés en l'absence d'atteinte neurologique, posant le problème du rôle de la corticothérapie. Des troubles sphinctériens et une impuissance sont également fréquemment observés. Une atteinte médullaire isolée peut être observée avec paraparésie et/ou syndrome de Brown-Séquard. Elle est réversible au moins partiellement sous corticothérapie. Le liquide céphalorachidien est le plus souvent anormal, mais ne permet pas, à la phase aiguë, d'éliminer un processus infectieux d'autant qu'un syndrome fébrile est possible. L'hypercytose est la règle avec une formule variable, le plus souvent panachée, mais pouvant comporter au début une polynucléose exclusive ou une lymphocytose en règle plus tardive ; la glycorachie est variable, en revanche les protéines sont élevées, témoin de l'atteinte de la barrière hémato-encéphalique [9]. La présence d'une bande oligoclonale, lorsqu'elle existe, a tendance à disparaître rapidement à la différence de la sclérose en plaques.

Si la tomodensitométrie cérébrale peut parfois objectiver des anomalies de densité, de nombreuses lésions, en particulier au niveau de la fosse postérieure, passent inaperçues. L'IRM est actuellement l'examen de référence pour le diagnostic et la surveillance évolutive des lésions parenchymateuses. Les séquences utilisées sont les séquences en écho de spin classiques, pondérées en T1 et en T2 ; la séquence Flair (*fluid attenuated inversion recovery*) offre une pondération T2 avec une sensibilité plus importante que la séquence spin écho classique pour la détection des petites lésions de la substance blanche. À la phase aiguë d'un accident neurologique, l'IRM est le plus souvent anormale et les anomalies sont en général corrélées aux manifestations neurologiques, bien que parfois leur étendue soit plus importante que les signes cliniques ne le feraient supposer. Les lésions récentes peuvent être visibles sous forme d'hyposignaux en pondération T1, mais les séquences les plus sensibles sont les séquences pondérées en T2 et Flair où les lésions apparaissent comme des zones d'hypersignal de taille variable, parfois confluentes en larges plages. Sur les séquences pondérées en T1 avec injection de gadolinium, une prise de contraste traduit une rupture de la barrière hémato-encéphalique. Dans certains cas, il peut exister une composante hémorragique visible en hypersignal en pondérations T1 et T2.

Les lésions se répartissent préférentiellement au tronc cérébral (> 80 %), aux noyaux gris centraux (40 %) et à la substance blanche sus-tentorielle (70 %) sans prédilection particulière pour les régions périventriculaires. Une atteinte sus-tentorielle conjointe de la substance grise et de la substance blanche a pu être observée. Lorsqu'il existe une atteinte du tronc cérébral, les atteintes de la jonction méso-diencéphalique et de la zone pontobulbaire sont prédominantes. Ces lésions ne sont pas spécifiques de la maladie de Behçet et peuvent se voir dans d'autres vascularites, telles que le lupus, mais l'atteinte du tronc cérébral y est beaucoup plus rare. Les lésions récentes sont volontiers volumineuses, s'accompagnent parfois d'un effet de masse, avec œdème périlésionnel.

L'évolution de ces lésions aiguës se fait dans la majorité des cas vers la régression de taille, la disparition de l'effet de masse et de la prise de contraste, principalement au cours du premier mois. Cette régression est variable, pouvant être modérée ou spectaculaire : quelques cas de disparition complète des lésions initiales avec *restitutio ad integrum* ont été observés. Au cours de l'évolution, l'IRM montre des lésions séquellaires, principalement visibles en séquences T2 et Flair sous forme d'hypersignaux de petite taille ; cependant, l'amélioration clinique n'apparaît pas directement superposable à celle de l'imagerie. L'atteinte neurologique périphérique est exceptionnelle avec une fréquence de 2 à 6 % des cas de neuro-Behçet [4]. Elle se manifeste par des polynévrites, des multinévrites ou des polyradiculonévrites. On en recense une trentaine d'observations.

Atteinte articulaire

Elle survient dans 5 à 70 % des cas. L'atteinte articulaire est précoce, inaugurale dans 15 à 18 % des cas et peut précéder de plusieurs années les autres manifestations. Il s'agit d'arthralgies et/ou d'oligo-arthrites inflammatoires généralement fixes, siégeant au niveau des articulations porteuses (genoux, chevilles). L'atteinte des petites articulations des mains et des pieds est rare et à prédominance féminine. L'atteinte temporomaxillaire, sternoclaviculaire, manubriosternale, atloïdo-axoïdienne et de la hanche est exceptionnelle, sauf en cas d'ostéonécrose associée. L'évolution est récidivante et asymétrique. Les formes polyarticulaires sont rares (2 %). Les radiographies sont normales, tout au plus existent des érosions ostéocartilagineuses ou de minimes pincements. L'évolution se fait sur un mode aigu dans la majorité des cas. Les destructions articulaires sont exceptionnelles et siègent avec prédilection sur les petites articulations des mains et des pieds. La ponction articulaire met en évidence un liquide visqueux, inflammatoire et riche en cellules notamment en polynucléaires. L'histologie, rarement pratiquée, met en évidence une hyperplasie villeuse modérée avec des nécroses de surface, une hyperplasie ou une destruction partielle de la couche bordante, une sclérose du tissu de soutien, une multiplication des sections vasculaires avec épaississement des parois vasculaires et thromboses, enfin un infiltrat inflammatoire périvasculaire, témoin là encore de la vascularite. La survenue de kyste poplité est possible, dont la rupture peut être difficile à différencier d'une thrombophlébite, d'autant que des associations ont pu être observées.

Une atteinte spécifique de l'articulation sacro-iliaque est retrouvée de façon variable, de même que l'association à une authentique spondylarthrite ankylosante chez des sujets HLA-B27.

Atteinte digestive

Les manifestations gastro-intestinales ressemblent aux lésions de la rectocolite hémorragique et de la maladie de Crohn, posant des problèmes nosologiques parfois insolubles, au point que l'association des deux maladies a été rapportée. La fréquence en est diversement appréciée allant de 30 % dans les séries japonaises à moins de 5 % dans les séries turques, rejoignant là notre expérience. Tout le tractus digestif peut être atteint avec une prédominance pour la région iléocæcale.

Atteinte rénale

Une atteinte rénale peut être observée (3,5 à 7,5 %) et cause de mortalité. Une revue générale [3] en répertorie 151 observations, regroupant 69 cas d'amylose, 51 cas de glomérulopathies, trente-cinq cas d'atteintes vasculaires et quatre cas de néphropathies interstitielles, ces dernières pouvant être considérées comme intercurrentes.

Atteinte génito-urinaire

L'atteinte testiculaire ou épididymaire est présente dans 5 à 8 % des cas et survient le plus souvent au cours de l'évolution et serait un stigmate de gravité. Il peut s'y associer une symptomatologie urinaire à type de pollakiurie. L'urétrite est en revanche exceptionnelle.

Atteinte pulmonaire

Elle est généralement estimée à moins de 1 %. Outre les anévrysmes des artères pulmonaires déjà envisagés, un certain nombre de manifestations peuvent être rattachées à l'atteinte vasculaire : embolie pulmonaire, infarctus, hémorragie pulmonaire pouvant se compliquer de fibrose et d'alvéolites, shunt artérioveineux, vascularite veineuse ou artérielle. Les épanchements pleuraux peuvent être de type transudatif, exsudatif ou chyleux et le plus souvent associés à l'atteinte artérielle et/ou veineuse. Une vascularite pleurale a été signalée.

Formes pédiatriques

Il existe d'authentiques formes pédiatriques [10, 16], à différencier des cas où les manifestations cutanéomuqueuses débutent dans l'enfance. Les premiers signes, essentiellement cutanéomuqueux, peuvent survenir dès la première année, en moyenne à 7 ans et demi. Les critères requis pour un diagnostic formel sont réunis en moyenne à 11 ans et demi. L'évolution peut être sévère, notamment chez le garçon, avec décès dans les formes vasculaires. L'atteinte oculaire est moins fréquente, mais de pronostic réservé du fait du caractère bilatéral de l'atteinte, des difficultés d'observance et des effets secondaires de la corticothérapie dans cette tranche d'âge. Il n'y a pas été observé d'effets délétères de la maladie de Behçet sur la grossesse, tant dans notre expérience que dans la littérature [14].

Biologie et diagnostic positif

La suspicion diagnostique est évidente devant une uvéite survenant chez un sujet jeune originaire d'un pays situé sur la route de la soie. Le diagnostic doit également être évoqué devant des phlébites récidivantes, de siège inhabituel (thrombose d'un sinus dural, syndrome de Budd-Chiari, thrombose cave) ou survenant sans circonstance favorisante, une atteinte artérielle anévrysmale ou neurologique centrale, notamment du tronc cérébral, survenant chez un sujet jeune. Il n'y a cependant aucun élément biologique permettant d'aider au diagnostic qui reste clinique. La présence d'une aphtose buccale est un élément majeur du diagnostic, son absence devant faire douter du diagnostic ; il est exceptionnel que l'aphtose succède à une autre manifestation. Il faut rechercher les autres manifestations cutanéomuqueuses dont le caractère banal explique qu'elles aient pu être négligées : pseudo-folliculite, hypersensibilité aux points de piqûre notamment. Le groupage dans le système HLA (*human leucocyte antigen*) n'a qu'un intérêt épidémiologique et le risque relatif est variable selon l'origine géographique.

Physiopathologie

La physiopathologie reste en partie incomprise. Elle fait intervenir une susceptibilité génétique, des facteurs environnementaux (infections virales et/ou bactériennes), des anomalies la réponse inflammatoire (protéines du choc thermique, dysrégulation de la production d'oxyde nitrique) et un dysfonctionnement du système immunitaire [6, 8]. L'association génétique entre la maladie de Behçet et HLA-B51 a été décrite, pour la première fois, en 1982 par Ohno dans la population japonaise : l'antigène HLA-B51 était présent chez 57 % des patients alors qu'il n'était retrouvé que dans 16 % de la population générale (Pc < 0,001) [15]. Le fait que la maladie de Behçet soit associée au même allèle HLA dans les différentes ethnies étudiées est en faveur d'une hypothèse séduisante selon laquelle cette maladie se serait développée dans les pays du pourtour méditerranéen et à travers l'Asie jusqu'au Japon, suivant la route de la soie qu'empruntaient les tribus nomades ou turques porteuses de l'antigène B51, qui auraient ainsi diffusé la maladie (effet fondateur). Plus récemment, des études génétiques turcs et japonaises ont montré des loci de susceptibilité au niveau de l'IL-23R-IL-12R-B2 et de l'IL-10 [12, 17].

Traitement

La maladie de Behçet confère une morbidité et une mortalité accrue. Les atteintes neurologiques et oculaires sont les principales causes de morbidité avec un risque de cécité de l'ordre de 10 et 15 % à 5 ans. La mortalité est plus importante chez les hommes jeunes (< 35 ans), les patients ayant une atteinte artérielle, et est associée au nombre de poussées de la maladie.

La prise en charge thérapeutique de la maladie de Behçet dépend de sa sévérité, des facteurs pronostiques et du type d'organes atteints. Le

Tableau S03-P01-C17-III   Stratégies thérapeutiques dans la maladie de Behçet.

	Atteinte oculaire sévère (BAV et/ou vascularite rétinienne)	Atteinte vasculaire grave artérielle et/ou veineuse	Atteinte du SNC	Thrombophlébite cérébrale	Atteinte cutanéomuqueuse (CM) et/ou articulaire (A)
Première ligne thérapeutique	Bolus corticoïdes (IV), puis relais oral *Plus* anti-TNF-α (infliximab ou adalimumab) associé à l'azathioprine *Ou plus* IFN-α	Bolus corticoïdes (IV), puis relais oral *Plus* azathioprine ou cyclophosphamide (IV) *Plus* anticoagulation efficace si atteinte veineuse ou anti-agrégant si atteinte artérielle Chirurgie vasculaire si nécessaire	Bolus corticoïdes (IV), puis relais oral *Plus* azathioprine (ou méthotrexate) si formes peu sévères *Plus* cyclophosphamide ou anti-TNF si formes sévères	Corticoïdes (PO) *Plus* anticoagulation efficace	Colchicine Bains de bouche corticoïdes (CM) Infiltration (A)
Deuxième ligne thérapeutique	Changement d'anti-TNF-α	Anti-TNF-α	Anti-TNF-α ou cyclophosphamide		Azathioprine (CM, A), aprémilast (CM), dapsone (CM) AINS, méthotrexate (A)
Troisième ligne thérapeutique	Anti-IL-1 Cyclophosphamide, anti-IL-6		Anti-IL-6		Thalidomide (CM) Anti-TNF-α

AINS : anti-inflammatoires non stéroïdiens ; BAV : baisse de l'acuité visuelle ; IFN-α : interféron α ; IL : interleukine ; IV : intraveineux ; PO : per os ; SNC : système nerveux central ; TNF-α : *tumor necrosis factor* α.

traitement vise à éviter la survenue de lésions irréversibles, notamment oculaires ou neurologiques, à réduire ou de supprimer les poussées, à contrôler les lésions cutanéomuqueuses et articulaires retentissant sur la qualité de vie et à permettre une épargne cortisonique. Bien que la colchicine, les anti-inflammatoires non stéroïdiens (AINS) et les traitements topiques avec des corticoïdes soient souvent suffisants pour contrôler les manifestations cutanéomuqueuses et articulaires, une stratégie d'emblée plus agressive avec des immunosuppresseurs est justifiée pour les manifestations sévères qui mettent en jeu le pronostic vital et/ou fonctionnel, telles que l'uvéite postérieure, la vascularite rétinienne, les atteintes vasculaire, neurologique et gastro-intestinale (Tableau S03-P01-C17-III). De récents travaux ont permis une meilleure compréhension des mécanismes physiopathologiques de la maladie de Behçet, et conduit à l'identification de nouvelles cibles thérapeutiques. Contrairement aux agents immunosuppresseurs non spécifiques actuels, l'émergence de nouveaux médicaments biologiques offre la possibilité d'interférer spécifiquement avec les voies pathogènes de la maladie de Behçet. Ces traitements immunomodulateurs ciblés ouvrent de nouvelles perspectives thérapeutiques pour la maladie de Behçet, notamment dans les formes sévères et/ou réfractaires.

Durant les dernières décennies, la stratégie thérapeutique dans la maladie de Behçet est devenue plus agressive en termes d'utilisation d'immunosuppresseurs. De nouvelles thérapies immunomodulatrices se développent et semblent très efficaces, avec un délai d'action rapide, sur des manifestations cliniques diverses de la maladie de Behçet, mais dans des études non contrôlées. Différentes manifestations sévères et/ou réfractaires peuvent nécessiter des traitements immunomodulateurs, dont l'atteinte oculaire sévère, l'atteinte du système nerveux central, l'atteinte vasculaire, l'atteinte gastro-intestinale et plus rarement les atteintes cutanéomuqueuse et articulaire. Aucun consensus clair n'existe sur leur utilisation dans la maladie de Behçet. Dans notre pratique quotidienne, la colchicine est le médicament le plus fréquemment et largement utilisé pour traiter l'aphtose orale et/ou génitale, les lésions papulopustuleuses et les arthralgies. La colchicine, les AINS et les corticoïdes topiques sont le plus souvent suffisants pour traiter les manifestations cutanéomuqueuses et articulaires. Chez les patients présentant des manifestations cutanéomuqueuses réfractaires à un traitement par colchicine, on peut proposer la pentoxifylline, la dapsone, ou la thalidomide, voire des anti-TNF-α (*tumor necrosis factor* α) dans les formes les plus sévères. Dans les atteintes articulaires réfractaires, on propose du méthotrexate ou, plus rarement, des anti-TNF-α.

Dans les atteintes plus graves de la maladie de Behçet mettant en jeu le pronostic fonctionnel (uvéite postérieure et atteinte digestive ou du système nerveux central) ou vital (atteinte cardiovasculaire), il est nécessaire d'associer un immunosuppresseur à la corticothérapie systémique à forte dose. La stratégie thérapeutique, en fonction du type d'organe atteint, est résumée dans le tableau S03-P01-C17-III. Les anti-TNF-α sont le plus souvent associés à d'autres immunosuppresseurs (azathioprine ou méthotrexate), tandis que l'interféron α doit être prescrit en monothérapie et associé aux corticoïdes. Dans les atteintes oculaires et du système nerveux central parenchymateuses très sévères, les anti-TNF-α ayant une efficacité très rapide sont maintenant utilisés en première ligne thérapeutique. Les autres indications des anti-TNF-α concernent les atteintes d'organe réfractaires aux corticoïdes et aux immunosuppresseurs conventionnels.

Bibliographie

1. Criteria for diagnosis of Behcet's disease. International Study Group for Behcet's Disease. Lancet, 1990, *335* : 1078-1080.
2. AKMAN-DEMIR G, SERDAROGLU P, TASCI B. Clinical patterns of neurological involvement in Behcet's disease : evaluation of 200 patients. The neuro-Behcet study group. Brain, 1999, *122* : 2171-2182.
3. AKPOLAT T, AKKOYUNLU M, AKPOLAT I et al. Renal Behcet's disease : a cumulative analysis. Semin Arthritis Rheum, 2002, *31* : 317-337.
4. BEN GHORBEL I, IBNELHADJ Z, ZOUARI M et al. Behcet's disease associated with peripheral neuropathy. Rev Neurol (Paris), 2005, *161* : 218-220.
5. DAVATCHI F, ASSAAD-KHALIL S, CALAMIA KT et al. The international criteria for Behcet's disease (ICBD) : a collaborative study of 27 countries on the sensitivity and specificity of the new criteria. J Eur Acad Dermatol Venereol, 2014, *28* : 338-347.
6. DE CHAMBRUN MP, WECHSLER B, GERI G et al. New insights into the pathogenesis of Behcet's disease. Autoimmun Rev, 2012, *11* : 687-698.
7. DESBOIS AC, WECHSLER B, RESCHE-RIGON M et al. Immunosuppressants reduce venous thrombosis relapse in Behcet's disease. Arthritis Rheum, 2012, *64* : 2753-2760.
8. GERI G, TERRIER B, ROSENZWAJG M et al. Critical role of IL-21 in modulating T_H17 and regulatory T cells in Behcet disease. J Allergy Clin Immunol, 2011, *128* : 655-664.
9. KIDD D, STEUER A, DENMAN AM, RUDGE P. Neurological complications in Behcet's syndrome. Brain, 1999, *122* : 2183-2194.
10. KONE-PAUT I, DARCE-BELLO M, SHAHRAM F et al. Registries in rheumatological and musculoskeletal conditions. Paediatric Behcet's disease : an interna-

tional cohort study of 110 patients. One-year follow-up data. Rheumatology (Oxford), 2011, *50* : 184-188.
11. Kural-Seyahi E, Fresko I, Seyahi N et al. The long-term mortality and morbidity of Behcet syndrome : a 2-decade outcome survey of 387 patients followed at a dedicated center. Medicine (Baltimore), 2003, *82* : 60-76.
12. Mizuki N, Meguro A, Ota M et al. Genome-wide association studies identify IL23R-IL12RB2 and IL10 as Behcet's disease susceptibility loci. Nat Genet, 2010, *42* : 703-706.
13. Nishiyama M, Nakae K, Yukawa S et al. A study of comparison between the nationwide epidemiological survey in 1991 and previous surveys on Behcet's disease in Japan. Environ Health Prev Med, 1999, *4* : 130-134.
14. Noel N, Wechsler B, Nizard J et al. Behcet's disease and pregnancy. Arthritis Rheum, 2013, *65* : 2450-2456.
15. Ohno S, Ohguchi M, Hirose S et al. Close association of HLA-Bw51 with Behcet's disease. Arch Ophthalmol, 1982, *100* : 1455-1458.
16. Ozen S. Pediatric onset Behcet disease. Curr Opin Rheumatol, 2010, *22* : 585-589.
17. Remmers EF, Cosan F, Kirino Y et al. Genome-wide association study identifies variants in the MHC class I, IL10, and IL23R-IL12RB2 regions associated with Behcet's disease. Nat Genet, 2010, *42* : 698-702.
18. Saadoun D, Asli B, Wechsler B et al. Long-term outcome of arterial lesions in Behcet disease : a series of 101 patients. Medicine (Baltimore), 2012, *91* : 18-24.
19. Saadoun D, Wechsler B, Desseaux K et al. Mortality in Behcet's disease. Arthritis Rheum, 2010, *62* : 2806-2812.
20. Saadoun D, Wechsler B, Resche-Rigon M et al. Cerebral venous thrombosis in Behcet's disease. Arthritis Rheum, 2009, *61* : 518-526.
21. Sakane T, Takeno M, Suzuki N, Inaba G. Behcet's disease. N Engl J Med, 1999, *341* : 1284-1291.
22. Siva A, Altintas A, Saip S. Behcet's syndrome and the nervous system. Curr Opin Neurol, 2004, *17* : 347-357.
23. Wechsler B, Du LT, Kieffer E. [Cardiovascular manifestations of Behcet's disease.] Ann Méd Interne (Paris), 1999, *150* : 542-554.
24. Wechsler B, Sbai A, Du-Boutin LT et al. [Neurological manifestations of Behcet's disease.] Rev Neurol (Paris), 2002, *158* : 926-933.
25. Zouboulis CC, Keitel W. A historical review of early descriptions of Adamantiades-Behcet's disease. J Invest Dermatol, 2002, *119* : 201-205.
26. Zouboulis CC, Kotter I, Djawari D et al. Epidemiological features of Adamantiades-Behcet's disease in Germany and in Europe. Yonsei Med J, 1997, *38* : 411-422.

Toute référence à cet article doit porter la mention : Saadoun D, Cacoub P, Wechsler B. Maladie de Behçet. *In* : L Guillevin, L Mouthon, H Lévesque. Traité de médecine, 5ᵉ éd. Paris, TdM Éditions, 2018-S03-P01-C17 : 1-6.

Chapitre S03-P01-C18

Polychondrite chronique atrophiante

Xavier Puéchal

La polychondrite chronique atrophiante (PCA) est une connectivite rare caractérisée par une inflammation récidivante, parfois suivie de dégénérescence et de déformation des cartilages de l'oreille, du nez, du larynx et de l'arbre trachéobronchique [5, 6, 10]. Les autres atteintes fréquentes, comme les arthrites, l'inflammation oculaire, l'atteinte audiovestibulaire, l'atteinte cutanée, l'insuffisance valvulaire et les vascularites systémiques associées pouvant atteindre les vaisseaux de tout calibre, permettent de la classer au sein des maladies systémiques.

Épidémiologie

La PCA peut débuter à tout âge, mais surtout chez l'adulte d'âge moyen, avec une légère prédominance féminine. L'âge moyen au diagnostic est d'environ 46 ans [10]. Des observations sont décrites aux âges extrêmes de la vie (2 à 87 ans). Elle touche toutes les ethnies. Le retard au diagnostic est habituel [10]. L'incidence annuelle de la PCA a été évaluée à 3,5 par million d'habitants aux États-Unis. La prévalence serait de 4,5 par million d'affiliés au département de la Défense aux États-Unis [5].

Manifestations cliniques

Circonstances de découverte

La symptomatologie initiale est très variable. Les manifestations révélatrices sont le plus souvent articulaires. Lorsqu'elles sont inaugurales, les chondrites touchent plus souvent le pavillon de l'oreille que le nez ou l'arbre respiratoire. Elles sont absentes initialement dans la moitié des cas et souvent retardées de plusieurs mois ou années. Leur survenue permet alors de rectifier secondairement le diagnostic d'une atteinte articulaire, oculaire, cutanée ou audiovestibulaire non étiquetée. La PCA peut exceptionnellement se révéler par une fièvre prolongée inexpliquée.

Chondrites

Elles caractérisent la maladie et sont requises pour retenir le diagnostic qui reste clinique. Il faut savoir les rechercher à l'interrogatoire, d'autant qu'elles ne sont pas toujours mises en avant par le patient. Les atteintes inflammatoires récidivantes des structures cartilagineuses peuvent parfois conduire à leur destruction et à l'atrophie.

Chondrite de l'oreille externe

La chondrite du pavillon de l'oreille est pathognomonique de la PCA. Elle se rencontre initialement dans 20 % des cas mais survient chez 90 % des patients au cours de l'évolution. Uni- ou bilatérale, elle se manifeste par une tuméfaction rouge, parfois violacée, chaude, douloureuse au moindre contact, atteignant tout le pavillon de l'oreille

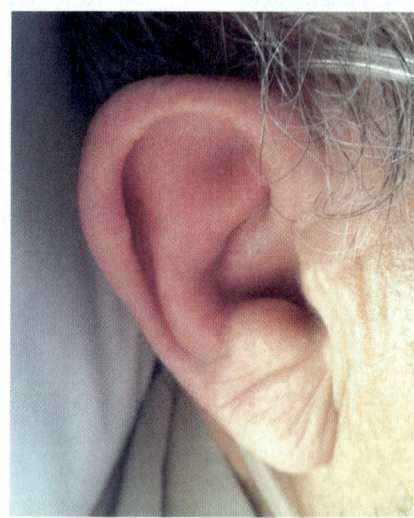

Figure S03-P01-C18-1 Chondrite aiguë auriculaire au cours de la polychondrite chronique atrophiante. La tuméfaction sensible et la rougeur touchent le pavillon de l'oreille, mais respectent le lobule non cartilagineux.

mais respectant le lobule non cartilagineux (Figure S03-P01-C18-1). Elle persiste quelques jours ou semaines avant de régresser spontanément pour réapparaître à une fréquence variable. Le pavillon de l'oreille peut devenir atrophique et perdre son relief normal. Lorsque le cartilage de l'oreille s'affaisse, l'oreille prend progressivement en aspect en « chou-fleur » (Figure S03-P01-C18-2). Sa consistance est alors flasque ou indurée par l'apparition de calcifications ou d'une ossification du tissu conjonctif cicatriciel qui a remplacé le cartilage.

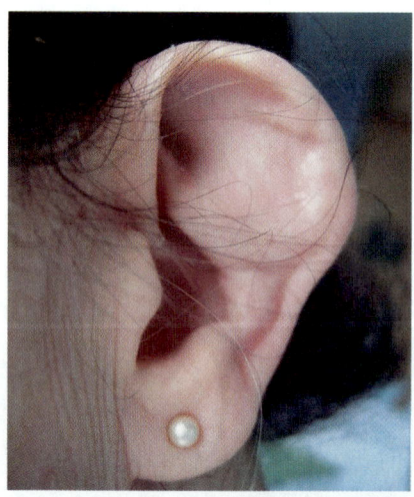

Figure S03-P01-C18-2 Chondrite auriculaire récidivante de la polychondrite chronique atrophiante associée à une modification du relief du cartilage de l'oreille.

Chondrite nasale

La chondrite nasale révèle la PCA dans 15 % des cas mais survient chez 65 % des patients au cours de l'évolution. Elle réalise une inflammation sensible de la racine du nez, mais moins marquée que celle du pavillon de l'oreille. Elle s'accompagne rarement d'obstruction, de rhinorrhée ou d'épistaxis. Une atrophie peut lui succéder ou survenir à bas bruit pour réaliser un affaissement de la cloison cartilagineuse du nez « en pied de marmite » ou « en selle » indolore et définitif (Figure S03-P01-C18-3).

Chondrites laryngée et trachéobronchique

Elles sont révélatrices dans 10 % des cas, mais surviennent au cours de l'évolution chez 50 % des patients. Elles sont plus fréquentes chez la femme. Elles doivent être recherchées systématiquement à l'interrogatoire car elles peuvent menacer le pronostic vital. Elles sont responsables du tiers des décès.

La chondrite laryngée est responsable de douleur spontanée ou provoquée à la palpation sus-thyroïdienne mais surtout de dysphonie avec raucité de la voix, voire d'aphonie. Ces manifestations doivent donner l'alerte. Les poussées évolutives laryngées peuvent conduire à une sténose définitive responsable de dyspnée inspiratoire et pouvant nécessiter une trachéotomie en urgence, transitoire ou définitive.

L'atteinte des cartilages trachéobronchiques s'associe ou non à l'atteinte laryngée et représente l'atteinte potentiellement la plus sévère. Elle entraîne une dyspnée souvent expiratoire, parfois accompagnée de douleurs, de toux ou d'infections bronchopulmonaires répétées et éventuellement sévères. Le risque est la constitution d'une insuffisance respiratoire obstructive par sténose définitive trachéale ou bronchique ou par chondromalacie responsable d'un collapsus expiratoire trachéobronchique. L'atteinte de l'arbre bronchique est souvent diffuse, parfois asymptomatique et alors dépistée uniquement sur les épreuves fonctionnelles respiratoires. Une endoscopie, une intubation ou une trachéotomie peut précipiter le décès [10].

Chondrite costale

Les atteintes des cartilages costaux sont responsables de douleurs pariétales plus souvent que de tuméfaction des jonctions chondrocostales. Elles surviennent dans 35 % des cas, mais exceptionnellement initialement. Elles peuvent faire égarer le diagnostic.

Autres manifestations de la PCA

La PCA peut aussi toucher d'autres tissus riches en protéoglycanes comme les yeux, l'aorte, le cœur, l'oreille interne et la peau [5, 6, 10]. Les manifestations de la PCA sont très diverses selon les patients. Elles peuvent s'associer entre elles et révéler la maladie ou survenir en cours d'évolution.

Signes généraux

Les signes généraux sont fréquents lors des poussées sévères : asthénie, fièvre, anorexie, amaigrissement [10].

Atteinte articulaire

Les manifestations articulaires sont les plus fréquentes après les chondrites. Elles révèlent la maladie dans près de 30 % des cas et surviennent au cours de l'évolution chez 80 % des patients. Elles évoluent souvent de façon indépendante des poussées de chondrites qu'elles peuvent précéder de plusieurs années. Une polyarthrite ou une oligoarthrite aiguë ou subaiguë des petites et grosses articulations, intermittente, asymétrique, migratrice, non destructrice, non nodulaire, constitue la présentation la plus fréquente. Les articulations les plus souvent atteintes sont les métacarpophalangiennes, les interphalangiennes proximales, les genoux puis les chevilles, poignets, métatarsophalangiennes et les coudes [10]. Plus rarement, il s'agit de simples arthralgies, d'une mono-arthrite, ou d'une polyarthrite chronique pouvant mimer une polyarthrite rhumatoïde. Les érosions et destructions articulaires sont exceptionnelles et doivent faire évoquer l'association à une polyarthrite rhumatoïde. Des tendinopathies et des ténosynovites sont décrites occasionnellement. Des signes axiaux sont rarement rapportés.

Atteinte oculaire

Rarement révélatrice, l'atteinte oculaire survient dans 60 % des cas au cours de l'évolution. Elle est habituellement peu sévère. Il s'agit parfois de simple conjonctivite, mais surtout d'épisclérite (Figure S03-P01-C18-4) et/ou de sclérite souvent antérieure, uni- ou bilatérale, et volontiers traînante ou récidivante. Elle s'accompagne parfois d'autres manifestations systémiques inflammatoires. Les sclérites nécrosantes sont beaucoup plus exceptionnelles. D'autres manifestations sont décrites : kératoconjonctivite sèche dans le cadre d'un syndrome de

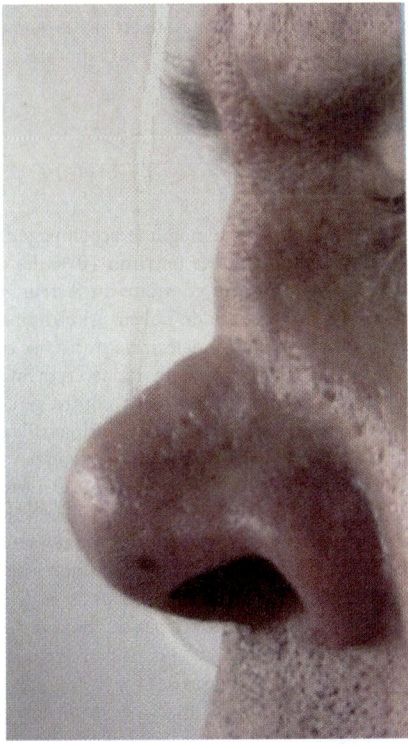

Figure S03-P01-C18-3 Ensellure nasale par affaissement de la cloison cartilagineuse du nez.

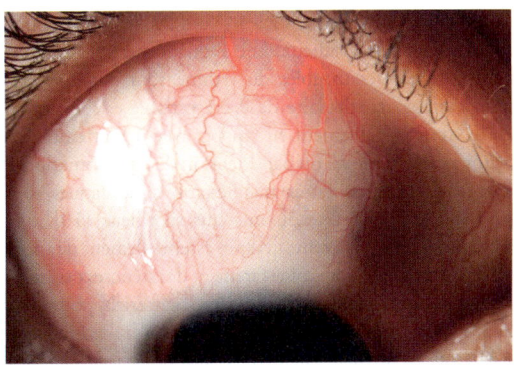

Figure S03-P01-C18-4 Épisclérite. Disposition radiaire des vaisseaux épiscléraux superficiels avec vasodilatation sectorielle et couleur rose saumonée typique.

Gougerot-Sjögren associé, kératite périphérique rarement ulcérante qui traduit alors la présence d'une vascularite systémique associée [5], uvéite antérieure non granulomateuse, vascularite rétinienne, occlusion artérielle ou veineuse rétinienne (devant faire discuter l'intrication à une maladie de Behçet, névrite optique ischémique ou cataracte induite par les corticoïdes ou non. Des décollements rétiniens sont possibles. Une pseudo-tumeur inflammatoire de l'orbite avec paralysie des nerfs oculaires et œdème des paupières doit faire discuter une granulomatose avec polyangéite (Wegener), affection au cours de laquelle elle est plus fréquente.

Atteinte audiovestibulaire

Bien que rarement inaugurale, l'atteinte audiovestibulaire survient dans 40 % des cas au cours de l'évolution. Elle est dominée par la surdité de perception, uni- ou bilatérale, de survenue brutale et généralement non régressive. Son mécanisme est supposé être d'origine vasculaire par atteinte potentiellement inflammatoire de la branche vestibulaire ou cochléaire de l'artère auditive interne [10]. Une baisse de l'audition de façon progressive est aussi possible. Elle doit être différenciée d'une hypo-acousie de transmission due à une inflammation ou une sténose du conduit auditif externe, conséquence d'une chondrite auriculaire, ou à une otite séreuse. Un syndrome vestibulaire périphérique uni- ou bilatéral est présent dans le quart des cas, habituellement associé à l'atteinte cochléaire et généralement réversible. Au cours d'une polyarthrite ou connectivite inclassée, la présence de telles manifestations audiovestibulaires oriente vers une PCA ou vers un syndrome de Cogan.

Atteinte cutanée

Elles surviennent dans 40 % des cas et sont très diverses : nodules des membres, purpura infiltré, papules, livedo, ulcérations et nécroses distales rapportées à une vascularite associée. L'association possible à une aphtose uni- ou bipolaire, des pustules stériles, des phlébites superficielles, évoquant une maladie de Behçet, a fait proposer le terme de MAGIC syndrome (*mouth and genital ulcers with inflamed cartilage*) pour désigner cette intrication. Histologiquement, on constate une vascularite leucocytoclasique, des infiltrats neutrophiliques ou des phénomènes thrombotiques. Les manifestations dermatologiques sont significativement plus fréquentes en cas d'association à un syndrome myélodysplasique qui doit alors être recherché chez l'homme âgé de plus de 60 ans.

Atteinte cardiovasculaire

Elles surviennent dans 30 % des cas. Les valvulopathies surviennent habituellement après quelques années d'évolution et peuvent se développer à bas bruit. L'insuffisance aortique est la plus fréquente des valvulopathies. Elle s'observe chez 10 % des patients. Elle est en rapport avec une dilatation de l'anneau accompagnant une ectasie de l'aorte initiale plus souvent qu'avec une inflammation primitive valvulaire [10]. Une insuffisance mitrale survient dans 2 à 4 % des cas. Le développement de ces valvulopathies étant insidieux, une évaluation échographique régulière est nécessaire. Des troubles du rythme sont possibles ou de la conduction auriculoventriculaire de degré variable et souvent corticosensibles. Ils sont probablement en rapport avec une atteinte primitive inflammatoire du tissu nodal ou par extension de l'inflammation à partir de l'orifice aortique. Les autres manifestations cardiaques sont plus rares : myocardite, péricardite ou infarctus silencieux [10]. Des anévrysmes inflammatoires peuvent survenir, essentiellement de l'aorte thoracique ascendante (6 %) mais plus rarement des sténoses ou anévrysmes de l'aorte descendante ou des autres gros troncs artériels, pouvant réaliser un tableau proche de celui de l'artérite de Takayasu. Parfois une vascularite atteint préférentiellement les vaisseaux de moyen calibre et ressemble à la périartérite noueuse. Une vascularite du type de la polyangéite microscopique peut également s'associer dans une forme cutanée isolée ou systémique. Les manifestations thrombotiques artérielles ou veineuses superficielles ou profondes sont parfois associées à la présence d'anticorps antiphospholipides [10].

Atteinte rénale

Les manifestations rénales sont rares mais possibles, même en dehors d'une association à un lupus érythémateux systémique ou à une vascularite systémique [10]. Leur fréquence a probablement été surestimée avant la découverte des anticorps anticytoplasme des polynucléaires neutrophiles (ANCA), par l'inclusion de patients ayant une granulomatose avec polyangéite (Wegener), dans les anciennes séries de PCA, qui partage avec elle l'atteinte articulaire, cutanée, oculaire, trachéobronchique, rénale et l'ensellure nasale. Elles s'expriment le plus souvent sous forme d'un syndrome glomérulaire. Une prolifération mésangiale discrète est l'atteinte histologique la plus fréquente [10]. Des néphropathies avec dépôts d'IgA et des atteintes tubulo-interstitielles sont décrites. Une glomérulonéphrite nécrosante pauci-immune avec prolifération épithéliale témoigne d'une vascularite associée.

Atteinte neurologique

Les atteintes neurologiques périphériques ou centrales sont rares. Elles surviennent dans 3 % des cas et sont parfois la conséquence d'une vascularite associée. Les paralysies des nerfs crâniens (trijumeau, facial) représentent les manifestations les plus fréquentes [10]. Des cas d'hémiplégie, ataxie, myélite ou polyneuropathie sont décrits. Plus rarement sont rapportées des observations de méningite aseptique, de méningo-encéphalite, d'accident vasculaire cérébral, de convulsion focale ou généralisée et d'anévrysmes cérébraux [5].

Autres atteintes

D'autres manifestations sont possibles au cours de la PCA. Elles traduisent le plus souvent une pathologie associée, présente chez environ le tiers des patients, au premier rang desquelles figurent les vascularites (Tableau S03-P01-C18-I). Un infiltrat pulmonaire est le plus souvent en rapport avec une infection surajoutée mais une pleurésie ou une pneumopathie infiltrante diffuse ont été décrites. Des anomalies du bilan hépatique sont possibles. De très rares observations d'hépatomégalie, de splénomégalie, d'adénopathies superficielles ou médiastinales, d'orchite ou de panniculite mésentérique sont rapportées.

Examens paracliniques

Examens biologiques

Un syndrome inflammatoire biologique accompagne habituellement les poussées, mais son absence (environ 10 % des cas) ne doit pas faire récuser le diagnostic. Au contraire du facteur rhumatoïde, qui est parfois positif en l'absence de polyarthrite rhumatoïde associée, la recherche d'anticorps antinucléaires à fort taux est rarement positive en l'absence d'association à un lupus érythémateux systémique. Les anticorps connus actuellement contre certains constituants du cartilage (anticollagène de type II, antimatriline 1) ne sont pas très sensibles ni spécifiques. Ils ne peuvent donc pas être utilisés pour affirmer ou infirmer un diagnostic de PCA. D'autres anticorps sont parfois mis en évidence. Ils doivent alors faire rechercher une maladie associée. Des anomalies de l'hémogramme peuvent parfois être expliquées par un syndrome myélodysplasique associé, le plus souvent à type d'anémie réfractaire avec ou sans excès de blastes, survenant dans 5 à 10 % des cas, surtout chez des hommes âgés de plus de 60 ans au début de la maladie. Le taux urinaire de néo-épitope de collagène de type II a semblé corrélé avec l'activité de la PCA dans une observation. Des études complémentaires devront déterminer si ce marqueur apporte des renseignements supplémentaires dans l'évaluation de l'activité de la PCA, en plus des paramètres cliniques, biologiques et d'imagerie.

Tableau S03-P01-C18-I Principales maladies rapportées dans la littérature en association à la polychondrite chronique atrophiante (PCA) [10].

Vascularites systémiques
Maladie de Behcet : MAGIC syndrome
Artérite à cellules géantes (Takayasu, Horton)
Périartérite noueuse
Polyangéite microscopique
Granulomatose avec polyangéite (Wegener)
éosinophilique avec polyangéite (Churg-Strauss)
Vascularite à IgA (purpura rhumatoïde)
Maladies systémiques auto-immunes
Lupus érythémateux systémique
Syndrome de Gougerot-Sjögren
Polyarthrite rhumatoïde
Arthrite juvénile idiopathique
Syndrome des antiphospholipides
Connectivite mixte (Sharp) ou inclassée
Dermatomyosite
Sclérodermie systémique
Autres rhumatismes inflammatoires chroniques
Spondylarthrite ankylosante
Arthrite réactionnelle
Rhumatisme psoriasique
Arthrite juvénile idiopathique
Hémopathies
Syndromes myélodysplasiques
Hémopathies myéloïdes malignes
Anémie hémolytique auto-immune
Maladie de Biermer
Lymphome
Autres maladies auto-immunes
Maladie de Basedow
Thyroïdite de Hashimoto
Diabète de type 1
Cirrhose biliaire primitive
Maladie de Crohn
Rectocolite hémorragique
Myasthénie
Thymome
Pneumopathie infiltrante diffuse
Pelade
Amylose
Syndrome de restauration immunitaire (trithérapie du VIH)

MAGIC : *mouth and genital ulcers with inflamed cartilages* ; VIH : virus de l'immunodéficience humaine.

La mise en évidence d'ANCA, qui sont absents dans la PCA, oriente vers une granulomatose avec polyangéite (Wegener) isolée, ou plus rarement vers une forme frontière entre les deux affections.

Examens morphologiques

L'évaluation clinique et biologique est complétée par les données comparatives des examens morphologiques (tomodensitométrie dynamique expiratoire, IRM, tomographie par émission de positons [TEP], échographie-Doppler cardiaque) et des épreuves fonctionnelles respiratoires (EFR).

La tomodensitométrie en coupes fines avec reconstructions permet d'évaluer la forme et le diamètre des voies aériennes supérieures mais aussi leur paroi (épaisseur, rehaussement au produit de contraste, calcifications). Les coupes tomodensitométriques sont complétées par des clichés dynamiques en expiration forcée qui sont deux fois plus sensibles pour visualiser des anomalies et analysent au mieux le collapsus expiratoire. Une chondromalacie est retenue lorsque la sténose des voies aériennes en expiration forcée est supérieure à 50 %. L'examen tomodensitométrique en expiration met ainsi en évidence une chondromalacie des voies aériennes chez les trois quarts des patients symptomatiques sur le plan respiratoire. La corrélation avec les données endoscopiques sont assez bonnes.

L'IRM serait plus performante que la tomodensitométrie pour faire la distinction entre, d'une part, la fibrose et, d'autre part, l'inflammation et l'œdème de la trachée, qui apparaissent en hypersignal en T2 et prennent le gadolinium en T1 [5].

L'échographie-Doppler cardiaque est renouvelée régulièrement à la recherche d'une insuffisance et/ou d'une dilatation de l'anneau aortique.

En cas de vascularite associée des gros vaisseaux, l'échographie-Doppler et l'angio-IRM apportent des éléments contributifs, mais la TEP permet aussi une cartographie des lésions en visualisant l'inflammation des différents arbres vasculaires de gros calibre. La TEP peut aussi visualiser une hyperfixation des cartilages en phase active de la maladie.

Épreuves fonctionnelles respiratoires

Le retentissement de l'atteinte trachéobronchique est analysé par les EFR qui précisent et quantifient le caractère dynamique ou fixé d'une sténose et sa réversibilité sous β_2-mimétiques. Des atteintes distales, symptomatiques ou non, sont parfois mises en évidence sur les courbes débit-volume. Les EFR régulières sont utiles pour apprécier les modifications évolutives [5, 10].

Endoscopie bronchique

L'endoscopie bronchique flexible, même si elle est potentiellement contre-indiquée, est parfois réalisée, notamment avant la pose d'un stent, car elle permet une visualisation directe de l'inflammation, des sténoses et/ou d'un collapsus expiratoire trachéobronchique non toujours identifié par la tomodensitométrie [5]. Si la corrélation avec les résultats obtenus par le scanner est globalement assez bonne, elle apporte des informations supplémentaires chez le quart des patients. Elle est préconisée par certains, en association au scanner avec séquences expiratoires, pour la détection et la surveillance des lésions des voies aériennes. Elle est parfois mal tolérée et peut être à l'origine d'une majoration de l'inflammation respiratoire, voire d'une détresse respiratoire parfois fatale. Son indication doit donc être mûrement réfléchie. Elle ne peut être réalisée que par un opérateur très entraîné, à proximité immédiate du matériel de réanimation et après administration parentérale de fortes doses de corticoïdes.

Diagnostic

Le diagnostic de la PCA est clinique. Il est souvent porté avec retard, surtout lorsque les manifestations cartilagineuses ou audiovestibulaires sont tardives.

Histologie

L'examen histologique est d'une aide modeste, mais peut être utile dans les formes débutantes ou atypiques. Il n'est pas spécifique [10]. La biopsie est le plus souvent pratiquée à l'oreille externe. Les cartilages sont le siège d'une infiltration cellulaire lymphoplasmocytaire périchondrale avec perte de la coloration basophile de la matrice cartilagineuse correspondant à la perte des protéoglycanes. Il en résulte une destruction du cartilage remplacé par un tissu fibreux. Ces anomalies évoluent de la périphérie vers le centre et prédominent à la jonction entre le cartilage et le tissu conjonctif.

Critères de classification

C. Michet et al. ont proposé des critères de classification pour le diagnostic de PCA qui ont l'avantage d'éviter le recours systématique

Tableau S03-P01-C18-II Critères de classification pour le diagnostic de polychondrite chronique atrophiante [6].

Critères majeurs
  Chondrite auriculaire
  Chondrite nasale
  Chondrite laryngotrachéale

Critères mineurs
  Conjonctivite, épisclérite, sclérite ou uvéite
  Surdité
  Syndrome vestibulaire
  Polyarthrite séronégative

Deux critères majeurs *ou* un critère majeur et deux critères mineurs sont nécessaires pour pouvoir classifier le patient comme atteint d'une PCA

à la biopsie (Tableau S03-P01-C18-II) [6]. Ces critères reposent sur la présence de chondrites (auriculaire, nasale ou laryngotrachéale) associée aux manifestations classiques oculaire, ORL ou articulaire de la PCA. Ils n'ont pas été validés, mais ils sont utiles en pratique.

Physiopathologie

La physiopathologie de la PCA reste non élucidée. Les arguments s'accumulent pour évoquer une réaction auto-immune contre certains antigènes du cartilage encore inconnus, suivie d'une protéolyse enzymatique de la matrice cartilagineuse, à laquelle participent les enzymes protéolytiques des chondrocytes en apoptose.

Affection auto-immune

L'origine auto-immune, faisant intervenir l'immunité humorale et cellulaire, est évoquée [10] par :
– l'association dans environ 30 % des cas à une autre pathologie auto-immune (*voir* Tableau S03-P01-C18-I) ;
– l'existence d'un infiltrat lymphocytaire T CD4+ et plasmocytaire, et de dépôts d'immunoglobulines et de complément dans les lésions de chondrites suggérant la présence de complexes immuns ;
– la mise en évidence d'auto-anticorps dirigés contre le collagène de type II dans 30 à 60 % des cas, voire aussi contre d'autres types de collagène mineur (IX et XI) ou contre d'autres protéines du cartilage comme des protéines oligomériques de la matrice cartilagineuse (COMP) ou la matriline 1. La matriline 1 est une protéine matricielle du cartilage fortement exprimée dans le cartilage trachéal, nasal, auriculaire et chondrosternal, et représente aussi un auto-antigène cible potentiel. Les anticorps anticollagène de type II et antimatriline 1 ne sont ni sensibles ni spécifiques. Ils ne peuvent contribuer au diagnostic de la PCA ;
– une réponse cellulaire T spécifique de peptides du collagène II parfois observée, qui représente 95 % du collagène du cartilage, ou spécifique de la matriline 1 ;
– l'association à l'HLA-DR4 présent dans plus de la moitié des cas ;
– l'efficacité apparente de l'administration orale de collagène de type II à visée tolérogène dans un cas clinique ;
– l'efficacité habituelle des corticoïdes à fortes doses ;
– surtout la reproduction, dans des modèles animaux, de symptômes ressemblant à ceux de la PCA, après injection de collagène de type II ou de matriline 1.

Réseau cytokinique

Le recrutement des cellules inflammatoires vers les cartilages est orchestré par un réseau complexe de cytokines [2]. La PCA est peut-être une maladie T_H1 comme a pu en témoigner, dans une observation, le parallélisme entre l'activité de la maladie et les variations des taux sériques des cytokines T_H1 (interféron γ, interleukine [IL] 12 et IL-2), au contraire des variations des taux des cytokines T_H2 (Il-4, IL-5, IL-6, IL-10). Les taux sériques du récepteur soluble déclenchant exprimé sur les cellules myéloïdes 1 (sTREM-1), de l'interféron γ, de la chimiokine (C-C motif) ligand 4 (CCL4), du VEGF (*vascular endothelial growth factor*) et de la MMP-3 (*matrix metalloproteinase 3*) sont plus élevés que chez les sujets contrôles. La concentration des TREM-1 est corrélée avec l'activité de la PCA. Des taux supérieurs de MCP-1 (*monocyte chemoattractant protein 1*), de MIP-1b (*macrophage inflammatory 1b*), de MIF (*macrophage migration inhibitory factor*) et d'IL-8 sont également retrouvés au cours de la PCA en phase d'activité par rapport aux contrôles [9]. Ces chimiokines pro-inflammatoires sont impliquées dans le recrutement et l'activation des monocytes et macrophages. Ces données plaident pour l'implication des macrophages dans la réponse à médiation cellulaire observée au cours de la PCA [9].

Évolution

L'évolution se fait sous forme de poussées successives, sans facteur déclenchant, dont la fréquence et la gravité sont très variables d'un patient à l'autre. Les formes mineures de PCA ne sont pas fréquentes. Habituellement la maladie reste chroniquement évolutive, avec des poussées itératives à l'origine de douleurs et de handicaps cumulatifs, parfois aggravés par les complications du traitement. Des rémissions de durée variable peuvent survenir, spontanément ou à l'occasion des traitements. Plus d'un tiers des patients avec une insuffisance valvulaire nécessitent un remplacement valvulaire, mais les complications sont fréquentes en raison de la distension de l'anneau aortique et mitral et de l'état des tissus adjacents rendus friables par l'inflammation itérative [10]. L'activité de la PCA n'est pas modifiée par la grossesse et les enfants n'ont pas de manifestations néonatales transitoires.

Score d'activité

Un score préliminaire d'activité clinicobiologique, le *relapsing polychondritis disease activity index* (RPDAI), a été récemment proposé par un consensus d'experts internationaux (Tableau S03-P01-C18-III) [1]. Le score RPDAI comprend vingt-sept items qui ont chacun un poids de 1 à 24. Pour un patient donné, le score RPDAI est calculé en faisant la somme du poids des items présents au cours des 28 jours précédents la consultation. Il permet d'obtenir un score total maximal théorique de 265. Après validation sur une cohorte indépendante, ce score pourra-être utilisé dans le cadre du suivi des patients ainsi que pour l'évaluation de la réponse thérapeutique au cours d'études cliniques.

Pronostic

Le pronostic de la PCA s'est amélioré, probablement en raison de la meilleure connaissance de l'affection aboutissant au diagnostic de formes mineures et à une meilleure prise en charge thérapeutique. Le taux de survie est passé d'environ 70 % à 5 ans, dans des études un peu anciennes [6], à 94 % à 8 ans [10]. Il est probable qu'il est encore meilleur actuellement. Une survie prolongée est possible, même en cas de sténose trachéobronchique. Le décès résulte d'une atteinte spécifique (vasculaire ou respiratoire), d'un syndrome myélodysplasique associé ou d'une infection souvent pulmonaire favorisée par les traitements [6]. En cas d'association à un syndrome myélodysplasique, la survie se limite à quelques années lorsque les besoins transfusionnels deviennent réguliers.

Diagnostic différentiel

Le diagnostic différentiel ne pose de problèmes que devant une PCA atypique ou débutante, avant l'apparition des chondrites. Une chondrite auriculaire isolée fait discuter une infection locale mais le contexte est

Tableau S03-P01-C18-III Score préliminaire d'activité de la polychondrite chronique atrophiante (RPDAI) [1].

Items	Valeur de chaque item
Arthrites	1
Fièvre	2
Purpura	3
Élévation de la protéine C réactive	3
Chondrite manubriosternale	3
Chondrite sternoclaviculaire	4
Hématurie	4
Chondrite costale	4
Épisclérite	5
Protéinurie	6
Syndrome vestibulaire	8
Chondrite nasale	9
Péricardite	9
Uvéite	9
Chondrite auriculaire	9
Sclérite	9
Ulcère cornéen	11
Polyneuropathie sensitive ou sensitivomotrice	12
Surdité de perception	12
Vascularite rétinienne	14
Chondrite des voies aériennes sans insuffisance respiratoire[(1)]	14
Vascularite des vaisseaux de moyen ou gros calibre	16
Myocardite	17
Insuffisance rénale	17
Insuffisance aortique ou mitrale aiguë	18
Encéphalite	22
Chondrite des voies aériennes avec insuffisance respiratoire[(1)]	24

(1) Une insuffisance respiratoire est définie par une dyspnée par obstruction des voies aériennes, glottique, laryngée et/ou sous-glottique, due à une inflammation nécessitant une oxygénothérapie ou une ventilation artificielle.
Le score d'activité clinicobiologique RPDAI (*relapsing polychondritis disease activity index*) est obtenu en additionnant la valeur de chaque item présent au cours des 28 jours précédents la consultation. Le score total maximal théorique est de 265.

différent (traumatisme, plaie, non-respect du lobule). Des calcifications du pavillon de l'oreille peuvent se rencontrer dans l'hyperthyroïdie, l'insuffisance surrénalienne, l'acromégalie ou l'ochronose. L'association d'une polyarthrite et d'une épisclérite fait d'emblée évoquer une polyarthrite rhumatoïde ou une PCA. Les atteintes audiovestibulaires et oculaires font parfois discuter un syndrome de Cogan. Le principal diagnostic différentiel est en fait représenté par la granulomatose avec polyangéite (Wegener) qui partage avec la PCA l'atteinte articulaire, cutanée, oculaire, trachéobronchique, rénale et la déformation du nez « en pied de marmite ». La présence d'ANCA, à titre significatif, permet de rétablir le diagnostic dans une forme isolée ou plus rarement dans une forme frontière entre les deux maladies auto-immunes.

Traitement

Le traitement de la PCA n'est pas codifié et ne repose pas sur des essais contrôlés. Il est adapté, de façon individuelle, en fonction de l'activité et de la sévérité de la forme clinique [5].

Les formes mineures sont traitées initialement sans corticoïdes. Les anti-inflammatoires, la colchicine ou la dapsone peuvent être essayés, mais sont d'efficacité limitée [10]. Le recours à une faible corticothérapie est souvent nécessaire.

Corticothérapie

La corticothérapie reste la base du traitement et la plupart des patients nécessitent un traitement au long cours [5, 10]. Elle a été employée dans 71 % des 112 cas colligés par l'équipe de la Mayo Clinic [6]. Elle permet habituellement la régression des chondrites auriculaires, nasales ou trachéobronchiques, et des manifestations articulaires, oculaires et cutanées. Après une dose d'attaque, elle est réduite à la posologie la plus faible possible pour essayer de contrôler la maladie.

Dans les formes potentiellement sévères (chondrite laryngée ou trachéobronchique sévère, surdité brutale de perception d'installation très récente, vascularite systémique avec facteur de gravité), elle est initialement administrée sous forme de perfusions de méthylprednisolone (15 mg/kg). Après un à trois bolus, une corticothérapie orale à 1 mg/kg/j prend le relais pour 3 à 4 semaines. La décroissance de la corticothérapie est ensuite progressive mais souvent limitée par une cortico-dépendance à dose élevée.

Dapsone

La dapsone a été essayée dans la PCA, en raison de son efficacité dans des modèles animaux, à des doses progressivement croissantes jusqu'à 100 ou 200 mg/j, avec une supplémentation en acide folique et une surveillance attentive pour dépister ses effets indésirables (méthémoglobinémie et anémie hémolytique dose-dépendante, neuropathie périphérique). Son efficacité reste modeste ; par exemple, neuf des quatorze patients de D. Trentham et al. n'ont pas répondu à ce traitement [10].

Colchicine

La colchicine a été proposée à 1 mg/j pour le traitement de formes mineures de chondrites et de manifestations cutanées.

Immunosuppresseurs

Les immunosuppresseurs sont utilisés d'emblée dans les formes respiratoires ou vasculaires sévères ou secondairement en cas de cortico-résistance ou cortico-dépendance. Leur utilisation doit rester prudente en raison du risque spontané d'association à une hémopathie myéloïde et de l'absence d'études contrôlées. Le méthotrexate à 3 mg/kg/sem est souvent efficace [5, 10]. Une efficacité a été observée chez vingt-trois des trente et un patients traités par D. Trentham et al., avec un possible effet d'épargne des corticoïdes [10]. Le cyclophosphamide est utilisé dans les formes sévères. L'azathioprine, mais aussi le mycophénolate mofétil, la ciclosporine, le léflunomide, le chlorambucil ont été essayés avec des résultats inconstants.

Biomédicaments

L'infliximab a été le plus employé jusqu'à présent, mais avec des résultats variables et difficilement interprétables en l'absence d'étude contrôlée. Dans une compilation de 31 cas cliniques publiés, une efficacité a été rapportée dans la moitié des cas, mais avec quelques infections parfois mortelles [3]. Cependant, il convient de noter que l'IL-6 et le TNF-α (*tumor necrosis factor α*) ne sont habituellement pas élevés dans le sérum des patients [9]. Le rituximab est inefficace chez la majorité des patients [4]. L'abatacept a été utilisée dans une étude ouverte pilote de quatre patients [8] et à titre exploratoire chez trois patients avec des résultats mitigés [7]. D'autres biomédicaments ont été essayés mais avec un nombre insuffisant de cas pour permettre une conclusion : anakinra, tocilizumab, étanercept, adalimumab, certolizumab [3].

Autres traitements par voie générale

Dans quelques formes extrêmement sévères, réfractaires aux corticoïdes, immunosuppresseurs, échanges plasmatiques ou gammaglobulines, une intensification thérapeutique suivie d'autogreffe de cellules souches a été réalisée.

Traitements à visée locale

En cas d'ectasie de l'aorte ascendante, un bêtabloquant est administré en raison de son efficacité démontrée au cours de la maladie de Marfan.

Les traitements généraux par corticoïdes plus ou moins immunosuppresseurs sont souvent prescrits en association aux gestes locaux : administration de corticoïdes (articulaire, oculaire, inhalation), trachéotomie parfois définitive, dilatation ou stent trachéobronchique, tube de Montgomery (dont la branche horizontale est destinée à se loger dans la trachée et la branche verticale à s'extérioriser par un orifice de trachéotomie), reconstruction laryngotrachéale, plastie nasale après stabilisation durable de l'évolutivité, chirurgie ou stent artériels. En cas d'insuffisance aortique, le remplacement valvulaire est associé ou non au remplacement de l'aorte ascendante avec réimplantation des coronaires. Les remplacements valvulaires aortiques et les prothèses aortiques se compliquent fréquemment de désinsertion valvulaire ou de récidive anévrysmale, malgré l'immunosuppression parallèle systématiquement administrée, en essayant d'éviter la corticothérapie post-opératoire pour limiter les complications majorées par celle-ci. Dans tous les cas, les lésions trachéobronchiques, cardiovasculaires et le risque anesthésique doivent être soigneusement évalués avant le geste chirurgical. Une surveillance clinique, biologique et par examens morphologiques (tomodensitométrie dynamique expiratoire, IRM, échographie-Doppler) et fonctionnels (EFR) s'impose de façon régulière et prolongée.

Bibliographie

1. ARNAUD L, DEVILLIERS H, PENG SL et al. for the RPDAI study group. The relapsing polychondritis disease activity index : development of a disease activity score for relapsing polychondritis. Autoimmun Rev, 2012, *12* : 204-209.
2. ARNAUD L, MATHIAN A, HAROCHE J et al. Pathogenesis of relapsing polychondritis : a 2013 update. Autoimmun Rev, 2014, *13* : 90-95.
3. KEMTA LEKPA F, KRAUS VB, CHEVALIER X. Biologics in relapsing polychondritis : a literature review. Semin Arthritis Rheum, 2012, *41* : 712-719.
4. LEROUX G, COSTEDOAT-CHALUMEAU N, BRIHAYE B et al. Treatment of relapsing polychondritis with rituximab : a retrospective study of nine patients. Arthritis Rheum, 2009, *61* : 577-582.
5. MATHEW SD, BATTAFARANO DF, MORRIS MJ. Relapsing polychondritis in the department of Defense population and review of the literature. Semin Arthritis Rheum, 2012, *42* : 70-83.
6. MICHET CJ JR, MCKENNA CH, LUTHRA HS, O'FALLON WM. Relapsing polychondritis. Survival and predictive role of early disease manifestations. Ann Intern Med, 1986, *104* : 74-78.
7. MOULIS G, PUGNET G, SAILLER L et al. Abatacept in relapsing polychondritis. Ann Rheum Dis, 2013, *72* : e27.
8. PENG SL, RODRIGUEZ D. Abatacept in relapsing polychondritis. Ann Rheum Dis, 2013, *72* : 1427-1429.
9. STABLER T, PIETTE JC, CHEVALIER X et al. Serum cytokine profiles in relapsing polychondritis suggest monocyte/macrophage activation. Arthritis Rheum, 2004, *50* : 3663-3667.
10. TRENTHAM DE, LE CH. Relapsing polychondritis. Ann Intern Med, 1998, *129* : 114-122.

Toute référence à cet article doit porter la mention : Puéchal X. Polychondrite chronique atrophiante. *In* : L Guillevin, L Mouthon, H Lévesque. Traité de médecine, 5ᵉ éd. Paris, TdM Éditions, 2018-S03-P01-C18 : 1-7.

Chapitre S03-P01-C19

Syndrome de Cogan

Jacques Pouchot et Jean-Benoît Arlet

Le syndrome de Cogan est un syndrome systémique rare, qui touche surtout l'adulte jeune et dont l'étiologie reste encore inconnue, même si des travaux récents apportent des arguments en faveur de sa nature auto-immune. C'est à l'ophtalmologiste David G. Cogan que revient le mérite d'avoir décrit, en 1945, à partir de quatre observations, cette entité qui associe une kératite interstitielle non syphilitique et une atteinte audiovestibulaire. Chez bon nombre de malades, la symptomatologie ne se résume pas à une atteinte de l'œil et de l'oreille, et le tableau clinique peut être celui d'une vascularite systémique intéressant le plus souvent les artères de gros calibre.

Épidémiologie

En 1980, B. Haynes et al. [6] ont proposé de retenir le diagnostic de *syndrome de Cogan atypique* en présence d'un autre type d'atteinte oculaire que la kératite interstitielle ou lorsque la kératite interstitielle s'accompagne d'une autre manifestation ophtalmologique. Pour ces auteurs, le diagnostic de syndrome de Cogan atypique peut aussi être retenu lorsque, à une atteinte oculaire typique (kératite interstitielle isolée), s'associent des manifestations audiovestibulaires n'ayant pas les caractéristiques d'un pseudo-syndrome de Ménière ou enfin lorsque la survenue des deux types d'atteinte est espacée de plus de 2 ans [6]. Même en tenant compte de cette définition élargie, le nombre d'observations publiées ne dépasse pas les trois cents [5].

Le syndrome de Cogan touche surtout l'adulte jeune et débute près d'une fois sur deux entre 20 et 30 ans, même s'il peut aussi s'observer chez l'enfant et après l'âge de 60 ans [11]. Il a été décrit dans la plupart des ethnies et le sex-ratio est proche de 1 [5]. Aucune forme familiale n'a été décrite. Les rapports entre grossesse et syndrome de Cogan sont mal connus. Dans la série de la Mayo Clinic, trois femmes (9 % des femmes) étaient enceinte au moment des premiers symptômes [4]. L'analyse de la littérature trouve par ailleurs deux patientes ayant un antécédent de syndrome de Cogan qui ont mené une grossesse à bien sans récidive tandis qu'une troisième a présenté une récidive du syndrome de Cogan au premier trimestre d'une grossesse qui s'est ensuite déroulée normalement jusqu'à son terme. Les enfants sont normaux à la naissance.

Manifestations cliniques

Mode de début

Le début de l'affection est précédé d'une infection des voies aériennes supérieures ou d'un tableau d'allure virale dans environ un quart des cas [4, 5]. Les premiers symptômes intéressent de façon également fréquente et isolée l'œil ou l'oreille dans 80 % des cas environ (Tableau S03-P01-C19-I) ; plus rarement les atteintes de l'œil et de l'oreille sont simultanées [4, 5, 11]. L'intervalle moyen entre l'atteinte des deux organes est de 3 mois dans les formes typiques [5], mais il peut être beaucoup plus long par définition dans le syndrome de Cogan atypique. Beaucoup plus rarement, le syndrome de Cogan débute par des manifestations systémiques isolées ou associées à des symptômes oculaires ou audiovestibulaires (7 % des cas dans la série de la Mayo Clinic) [4].

Atteinte ophtalmologique

Exceptionnellement, l'atteinte oculaire est asymptomatique et découverte par un examen ophtalmologique systématique demandé dans le bilan d'un syndrome audiovestibulaire [5]. Le plus souvent la symptomatologie d'appel comporte une rougeur oculaire, une photophobie avec larmoiement, des douleurs oculaires ou encore une diminution de l'acuité visuelle [11, 12].

La kératite interstitielle qui fait partie de la définition du syndrome est nécessaire au diagnostic de syndrome de Cogan « typique » ; elle est également présente chez 40 à 60 % des patients ayant un syndrome de Cogan atypique [5, 11]. À l'examen, il existe un infiltrat cornéen granuleux et irrégulier, touchant de manière préférentielle la partie profonde de la cornée, qui peut secondairement être le siège d'une néovascularisation [4, 5, 12]. Le plus souvent, les deux yeux sont touchés au cours de l'évolution, avec toutefois une grande variabilité des symptômes d'un œil à l'autre.

Des atteintes très diverses de l'œil, dont certaines peuvent être menaçantes pour la vision, peuvent s'associer à, ou remplacer la kératite interstitielle dans le syndrome de Cogan atypique : conjonctivite, uvéite, sclérite ou épisclérite chez environ un quart des malades [11]. Plus rarement ont été rapportés une rétinite ou une choriorétinite, une névrite optique, une thrombose de l'artère centrale de la rétine, un œdème cystoïde maculaire associé à une angiomatose rétinienne, une kératite superficielle, une exophtalmie ou encore une ténonite [4, 11].

Le pronostic visuel est bon et la diminution de l'acuité visuelle, lorsqu'elle est présente, est habituellement modérée et transitoire. Après un suivi moyen de 7 ans, 49 des 60 patients (82 %) de la Mayo Clinic avaient une vision normale ou presque et seuls 6 patients (10 %) avaient une diminution de l'acuité visuelle directement attribuable au syndrome de Cogan [4]. Mais l'évolution vers une cécité est possible et dans la revue de R. Vollertsen et al. [12], la cécité intéressait 8 yeux sur 156 et était bilatérale dans deux cas.

Atteinte audiovestibulaire

La fréquence respective des manifestations audiovestibulaires observées dans le syndrome de Cogan est indiquée dans le tableau S03-P01-C19-I [4, 5, 11]. Dans la plupart des cas, les malades présentent un syndrome vestibulaire, associé d'emblée ou secondairement à une surdité souvent profonde ; beaucoup plus rarement, l'affection débute par une diminution isolée de l'audition. Le tableau réalisé ressemble à un syndrome de Ménière, débutant brutalement par un grand vertige rotatoire avec instabilité, nausées et vomissements, associé à des acouphènes ; l'examen peut montrer un nystagmus et une ataxie [4, 5, 12]. L'évolution est fluctuante ou intermittente pendant quelques jours ou mois et en règle, le syndrome vestibulaire régresse lors de l'apparition du déficit auditif, habituellement bilatéral d'emblée.

L'atteinte de l'audition est grave et évolue souvent en quelques heures ou jours vers une surdité complète et habituellement définitive. Dans la revue de la littérature de R. Vollertsen et al. [12] comportant 78 patients ayant un syndrome de Cogan « typique », la surdité bilaté-

Tableau S03-P01-C19-I Principales manifestations observées au cours du syndrome de Cogan.

	Vinceneux et Pouchot [11]	Grasland et al.[1] [5]		Gluth et al.[2] [4]
	160 cas (littérature) N (%)	Cogan typique : 17 N	Cogan atypique : 15 N	60 N (%)
Hommes	83 (52 %)	8	11	27
Âge moyen au début	30 ans (4-81) 80 % entre 10 et 40 ans	30,6 ans	33,5 ans	38 (15,1) (9-70 ans)
Délai diagnostique		10 mois	34,6 mois	
Mode de début				
Œil	41 %	4	3	20 (33 %)
Oreille	43 %	7	8	28 (47 %)
Œil et oreille	16 %	5	3	3 (5 %)
Manifestations oculaires				
Rougeur	74 %			19 (32 %)
Douleurs oculaires	50 %			
Photophobie	50 %			14 (23 %)
Baisse de l'acuité visuelle[3]	42 %			6 (10 %)
Kératite interstitielle	Cogan typique : 100 % Cogan atypique : 62 %	17 (× 2 : 16/17, isolée 13/17)	6/15 (× 2 : 6/6)	46/60 (77 %), le plus souvent × 2
Manifestations audiovestibulaires				
Baisse de l'acuité auditive	145/148 (98 %)	17	15	60/60 (100 %)
Surdité bilatérale d'emblée	116/148 (78 %)			31/60 (52 %) 11/60 (18 %) : × 1
Vertiges	113/137 (83 %)	17	14	54/60 (90 %)
Acouphènes	89/134 (66 %)	17	14	48/60 (80 %)
Nausées, vomissements	67/131 (51 %)			
Ataxie	58/126 (46 %)			32/60 (53 %)
Nystagmus	33/59 (56 %)			15/60 (25 %)
Manifestations systémiques				
Fièvre	49/127 (39 %)	4	4	16 (27 %)
Arthralgies/arthrites	42/154 (27 %)	8	7	21 (35 %)
Éruption cutanée	30/157 (19 %)	1	2	
Adénopathies ou splénomégalie	12/153 (8 %)	0	2	5 (8 %)
Aortite ou insuffisance aortique	23/160 (14 %)	3	1	Aortite : 7 (12 %), Insuffisance aortique : 6 (10 %)
Vascularite	43/159 (27 %)	1	1	8 (13 %)
Atteinte neurologique	41/158 (26 %)	5	7	11 (18 %)
Ponction lombaire anormale	45/76 (59 %)	2/17	5/15	3 (5 %)
Vascularite	43/159 (27 %)			
Digestif	41/158 (26 %)	2/17	3/15	8/60 (13 %)
Altération de l'état général	20/78 (26 %)			
Urogénital	25/157 (16 %)			3/27 hommes

(1) Série rétrospective française : certaines observations sont incluses dans la revue de la littérature (1934-1995) de Vinceneux et Pouchot [11].
(2) Série américaine de la Mayo Clinic [4] ; les auteurs ne font pas la différence entre syndrome de Cogan typique et atypique : 85 % sont des syndromes de Cogan typique avec moins de 2 ans entre l'atteinte audiovestibulaire et l'atteinte oculaire.
(3) Transitoire le plus souvent.
× 2 : bilatérale ; × 1 : unilatérale.

rale, présente chez 43,5 % des malades, apparaît en moyenne 3 mois (0-125 mois) après le début de l'affection. L'analyse de 111 observations supplémentaires publiées après cette revue confirme la gravité de cette atteinte avec une surdité bilatérale chez 54 % et unilatérale chez 37 % des malades ayant un syndrome de Cogan « typique » [5]. Dans la série française, seuls deux patients sur les trente-deux colligés n'ont aucune séquelle auditive [5]. Dans la série de la Mayo Clinic, 52 % des 60 malades ont une surdité bilatérale et auxquels s'ajoutent 18 % qui ont une surdité unilatérale ; seuls trois patients n'ont aucune séquelle auditive en fin de suivi [4].

Il s'agit d'une surdité de perception et l'aspect de l'audiogramme est très variable, sans déficit prédominant sur certaines fréquences [4, 11]. Les épreuves vestibulaires sont généralement perturbées et les potentiels auditifs peuvent faire évoquer une anomalie rétrocochléaire. Les radiographies standard du crâne, des mastoïdes et des conduits auditifs sont normales. La tomodensitométrie et l'IRM cérébrales sont le plus souvent normales [4]. À la phase aiguë, l'IRM de l'oreille interne peut montrer un aspect de labyrinthite ou un hypersignal en T1 des structures cochléovestibulaires renforcé par le gadolinium. Ces anomalies régressent secondairement, et l'on observe parfois une disparition du signal liquidien en T2, évocatrice d'une obstruction partielle des canaux semi-circulaires.

Une étude histologique des lésions de l'oreille n'a été rapportée que dans six cas autopsiques, tardivement par rapport au début de l'affection [11]. Les lésions intéressaient la cochlée et le labyrinthe, avec des lésions dégénératives importantes de l'organe de Corti et des canaux semi-circulaires, une destruction des cellules ciliées et parfois une infiltration lymphoplasmocytaire ou une atrophie du ligament spiral. L'espace périlymphatique était le siège d'un remaniement fibreux intéressant la cochlée ou le labyrinthe, parfois accompagné d'ossification localisée. Dans aucun cas, il n'y avait de vascularite, mais les remaniements observés associant fibrose et ossification restent compatibles avec les séquelles ischémiques tardives d'une vascularite.

Manifestations systémiques

Le syndrome de Cogan peut rester localisé à l'œil et à l'oreille, mais il touche au moins un autre organe dans 68 % des cas, et de façon plus fréquente dans le syndrome de Cogan « atypique » [5, 11].

Signes généraux

Une fièvre pouvant atteindre ou dépasser 39 °C est présente chez environ un tiers des malades, et un amaigrissement, parfois supérieur à 10 kg, chez un quart [11].

Manifestations cardiovasculaires

Aortite et atteinte cardiaque

Environ 10 % des malades présentent une aortite, le plus souvent de l'aorte thoracique ascendante [5]. Elle peut réaliser un véritable syndrome de l'arc aortique mais aussi se développer à bas bruit et se compliquer, parfois après des années d'évolution, d'un anévrysme ou d'une dissection [5, 11, 12]. L'analyse histologique montre des lésions inflammatoires aiguës et chroniques non spécifiques, parfois accompagnées de foyers de nécrose fibrinoïde et de cellules épithélioïdes ou géantes pouvant faire discuter une maladie de Horton ou de Takayasu [3, 12].

Cette aortite se complique fréquemment d'une insuffisance aortique qui, dans près d'un cas sur deux, nécessite un remplacement valvulaire [3, 11, 12]. Les valvules aortiques peuvent être normales ou présenter des altérations comparables à celles de la paroi aortique.

Le syndrome de Cogan peut se compliquer d'une coronarite spécifique, ostiale ou non, habituellement associée à l'atteinte aortique [5, 12]. Cette atteinte coronarienne s'est compliquée de nécrose myocardique dans quelques cas, mais une angioplastie ou un pontage coronarien ont pu aussi être réalisés avec succès [11].

Une myocardite ou une péricardite ont été rapportées beaucoup plus rarement.

Vascularite des gros vaisseaux

En dehors de l'atteinte de l'aorte thoracique ascendante et de l'arc aortique, une atteinte spécifique de la paroi des gros vaisseaux a été décrite à plusieurs reprises [12]. Parfois asymptomatique, cette atteinte artérielle peut se traduire par un souffle ou une abolition des pouls, des douleurs abdominales par artérite mésentérique [4, 5], une claudication intermittente des membres ou même une nécrose ischémique des extrémités [5], ou une hypertension artérielle par sténose de l'artère rénale [11].

L'artériographie permet de confirmer l'atteinte artérielle en montrant des sténoses localisées, parfois compliquées de thrombose ou parfois des lésions plus diffuses, responsables d'un aspect tortueux et irrégulier de l'arbre artériel ou de véritables dilatations anévrysmales [5, 11, 12]. La tomographie par émission de positons (TEP) pourrait être utile pour faire le bilan de l'atteinte artérielle, comme le suggère quelques observations.

L'atteinte des artères de moyen et de petit calibre est possible, mais moins fréquente [4, 5, 11]. L'aspect histologique est généralement celui d'une vascularite nécrosante proche de la périartérite noueuse.

Manifestations neurologiques

Sans prendre en compte nystagmus et ataxie dus à l'atteinte vestibulaire, des manifestations neurologiques sont présentes dans 26 % des cas [12]. L'atteinte neurologique est plus souvent de type central, réalisant des tableaux très variés : hémiparésie ou hémiplégie par infarctus cérébral, syndrome cérébelleux, myélopathie, syndrome méningé, parfois tableau d'encéphalite ou de méningo-encéphalite [1, 4, 11, 12, 13].

La tomodensitométrie peut montrer un aspect d'infarctus cérébral, mais l'IRM peut aussi révéler des lésions multiples de la substance blanche, compatibles avec une vascularite cérébrale [11]. La ponction lombaire, pratiquée chez 76 patients était anormale 45 fois (59 %) avec une lymphocytose et une hyperprotéinorachie modérées [11].

Une atteinte neurogène périphérique est plus rare. Il s'agit alors volontiers d'une paralysie d'un nerf crânien et en particulier du nerf facial, mais parfois d'une atteinte périphérique plus diffuse pouvant réaliser un tableau de multinévrite [4, 5, 11, 12].

Manifestations rhumatologiques

Des arthralgies et parfois mêmes des synovites ont été rapportées dans le syndrome de Cogan [4, 5]. Dans quelques observations, un syndrome de Cogan atypique était associé à une polyarthrite rhumatoïde, à une arthrite juvénile idiopathique ou à une spondylo-arthropathie [5, 11].

On peut aussi observer des myalgies, parfois intenses [4, 5, 11]. Dans la série de R. Vollertsen et al. [12], l'électromyogramme était normal, mais la biopsie musculaire révélait des anomalies 5 fois sur 21 (vascularite dans 2 cas, nécrose et atrophie musculaire dans 2 cas, myosite dans 1 cas).

Symptômes digestifs

Présents dans un quart des cas [11], les symptômes digestifs peuvent s'exprimer par une diarrhée, des rectorragies ou un méléna [12], ou plus souvent par des douleurs abdominales parfois en rapport avec une artérite mésentérique [5, 11, 12]. Une hépatomégalie avec hépatite cytolytique ou cholestatique, ou une splénomégalie ont été rapportées dans quelques observations [4, 5, 11, 12]. La biopsie hépatique effectuée dans de rares observations a pu montrer une angéite, une hépatite aspécifique ou granulomateuse, ou encore un aspect de fibrose centro- et médiolobulaire avec régénération hépatocytaire. Une splénectomie, pratiquée à deux reprises, a montré une granulomatose avec vascularite ou un aspect d'infarctus splénique.

Manifestations cutanéomuqueuses

Des manifestations cutanéomuqueuses très diverses ont été rapportées au cours des poussées du syndrome de Cogan : rash érythémateux aspécifique ou urticarien, purpura vasculaire, nodules, ou ulcérations cutanées ou muqueuses [5, 11, 12]. L'histologie peut montrer une vascularite aspécifique ou leucocytoclasique.

Autres manifestation plus rares

Plus rarement ont été signalées des atteintes pulmonaires (pneumopathie interstitielle) ou pleurales, des adénopathies superficielles ou profondes dont l'examen histologique montre généralement une hyperplasie aspécifique et quelques rares observations de douleurs testiculaires ou d'atteinte rénale sous la forme de glomérulonéphrite proliférative diffuse ou de glomérulonéphrite membranoproliférative parfois accompagnée de vascularite [4, 5, 11, 12].

Examens complémentaires

La *sérologie syphilitique* est par définition négative. La présence d'un syndrome inflammatoire biologique est rapportée chez environ 75 % des malades au cours des poussées [4, 5, 11, 12].

L'*enquête immunologique* est habituellement peu contributive et la présence de facteurs rhumatoïdes ou d'anticorps antinucléaires n'est que rarement signalée [5, 11, 12]. Une consommation du complément total ou de ses fractions C3 et C4 est parfois présente au cours des poussées [12] et une cryoglobulinémie a été signalée 6 fois [5, 6, 12]. Il existe parfois des anticorps anticytoplasme des polynucléaires cANCA ou pANCA à taux faible [4, 5, 11] et généralement sans spécificité. L'enquête infectieuse est généralement négative [6, 11, 12].

Évolution et pronostic

Le plus souvent, et c'est le cas pour 62 % des patients de la Mayo Clinic, l'évolution se fait par poussées oculaires ou vestibulaires qui se répètent à intervalles variables avec, dans l'intervalle, une rémission apparemment complète [4, 5, 11].

Lorsque la surdité apparaît, elle est le plus souvent bilatérale et définitive. C'est la séquelle principale de cette affection.

La répétition des poussées inflammatoires oculaires et les phénomènes secondaires d'hypervascularisation cornéenne peuvent avoir un retentissement visuel [5, 11, 12]. Malgré tout, dans la série de la Mayo Clinic, après un suivi moyen de 7 ans, 49 des 60 patients (82 %) avaient une vision normale ou presque [4]. Dans la série française, il en est de même et 23 des 32 malades recensés (72 %) ont une vision normale en fin de suivi [5]. La survenue d'une cécité est toutefois possible et, dans la série analysée par R. Vollertsen et al. [12], elle intéressait 8 yeux sur 156 et était bilatérale dans 2 cas.

L'affection ne reste localisée à l'œil et à l'oreille que chez environ un tiers des patients et peut, chez les autres, prendre l'aspect d'une véritable maladie systémique [5, 11]. Cette atteinte systémique peut apparaître après plusieurs années d'évolution et justifie donc une surveillance très prolongée [5, 11, 12].

Plusieurs décès ont été rapportés, le plus souvent en raison d'une atteinte cardiaque ou neurologique [4, 5]. Parmi les trente malades personnellement étudiés par D. Cogan à partir de 1941, vingt-six ont pu être recontactés en 1980 par B. Haynes et al. [6] ; vingt-deux d'entre eux étaient encore en vie après une évolution de 3 mois à 39 ans (moyenne de 7,8 ans). On note près de 10 % de décès dans les séries française et de la Mayo Clinic [4, 5].

Pathogénie

L'étiologie du syndrome de Cogan reste inconnue. Le rôle déclenchant d'une infection, le plus souvent des voies aériennes supérieures, a été souvent discuté. Toutefois, les arguments en sa faveur sont fragiles et reposent le plus souvent sur des études sérologiques comme dans la série de B. Haynes et al. [6] qui suggéraient la responsabilité de *Chlamydia trachomatis*, non confirmée ultérieurement [12]. Dans la plupart des cas, l'enquête bactériologique est négative, les sérologies infectieuses non contributives et l'antibiothérapie n'a jamais fait la preuve de son efficacité [4, 5].

L'hypothèse d'un mécanisme immunitaire sous-jacent, spécifique de l'œil ou de l'oreille, est la plus séduisante. D. Cogan avait observé une perturbation de la migration lymphocytaire en présence d'un antigène de cornée et des anticorps circulants dirigés contre un antigène cornéen ont pu être ultérieurement mis en évidence [11] avec, dans un cas, une corrélation apparente entre le taux des anticorps et l'évolutivité de la maladie.

L'existence d'un processus d'auto-immunité cellulaire dirigé contre les constituants de l'oreille interne a également été suggéré et la présence d'anticorps circulants dirigés contre des constituants de l'oreille interne a pu aussi être démontrée [5].

Dans un travail portant sur une petite série de 5 patients ayant un syndrome de Cogan typique, C. Helmchen et al. [8] ont montré que des anticorps circulants anticornée d'isotype immunoglobulines M (IgM) étaient présents dans tous les cas, alors que les anticorps anticochlée n'étaient présents que dans deux cas et les anticorps antilabyrinthe dans quatre cas [8]. La présence de ces anticorps n'étaient pas corrélée à l'activité du syndrome de Cogan et n'étaient jamais présents chez les sujets témoins.

Plus récemment, C. Lunardi et al. [10] ont utilisé une technique originale pour identifier, à partir d'une banque de peptides, un antigène reconnu par le sérum de 8 patients atteints de syndrome de Cogan et par aucun des sujets témoins. Ce « peptide Cogan » présente des homologies avec les antigènes SS-A (Ro), mais aussi avec la laminine et la connexine 26, fortement exprimées dans l'oreille interne, mais également avec une protéine structurale du réovirus de type III impliqué dans les rhinites, les pharyngites et les infections respiratoires. Ce virus se fixe sur les cellules endothéliales et épithéliales de l'oreille interne, en raison d'homologies avec une tyrosine phosphatase, la DEP-1/CD148, exprimée par ces cellules et par de nombreux tissus. L'injection d'anticorps anti-« peptide Cogan » à la souris entraîne une altération de l'audition et une kératite, tandis que l'immunisation de souris et de lapins contre le peptide DEP-1/CD148 induit l'apparition d'auto-anticorps et un dysfonctionnement auditif [10]. Ces constatations sont en faveur d'un mécanisme d'auto-immunité induit par une infection virale initiale, responsable d'un phénomène de mimétisme moléculaire [10]. Dans deux observations récentes, est signalée la présence d'anticorps anti-DEP-1/CD148 ou anti-« peptide Cogan ».

Nosologie et diagnostic différentiel

Nosologie

Depuis sa description initiale, les limites et l'autonomie du syndrome de Cogan ont été discutées à plusieurs reprises. La description du syndrome de Cogan « atypique » par B. Haynes et al. [6] a permis de recenser, dans la littérature, des observations en plus grand nombre, mais l'absence de marqueur spécifique de ces observations pose le problème du diagnostic différentiel de ce syndrome avec certaines maladies systémiques touchant l'œil et l'oreille et celui de son intégration éventuelle au sein d'une autre affection. En effet, le syndrome de Cogan est parfois associé à, ou se présente comme une forme de passage avec une maladie systémique : sarcoïdose, polyarthrite rhumatoïde, syndrome de Gougerot-Sjögren, maladie de Crohn ou rectocolite hémorragique [5, 11, 12]. En particulier, la survenue d'un épisode de chondrite auriculaire ou nasale, avec parfois destruction cartilagineuse, pose clairement les relations du syndrome de Cogan avec la polychondrite atrophiante et la granulomatose avec polyangéite (Wegener) [5, 11]. La découverte d'une vascularite n'est pas rare à la biopsie et certains auteurs considèrent ainsi le syndrome de Cogan comme une forme localisée de périartérite noueuse [1, 11].

Les relations entre le syndrome de Cogan et le tableau de surdité « immunologique » décrit par McCabe en 1979 restent imprécises. L'atteinte audiovestibulaire décrite au cours de cette affection est très proche de celle du syndrome de Cogan, au cours duquel l'atteinte de l'oreille peut inaugurer l'affection de manière isolée. Il est donc possible que, dans certains cas, une surdité « immunologique » soit le premier symptôme d'un syndrome de Cogan qui se complétera ultérieurement, mais la fréquence d'une telle séquence évolutive n'est pas connue.

Diagnostic différentiel

Lorsque la kératite interstitielle, le syndrome vestibulaire et la surdité d'installation rapide sont associés, le diagnostic de syndrome de Cogan est facile. À l'opposé, au début, devant une atteinte oculaire ou un syndrome audiovestibulaire isolés, on discute souvent les autres causes de kératite ou un syndrome de Ménière, ou une surdité immunologique [12]. Le syndrome de Ménière, souvent unilatéral, dû à un hydrops endolymphatique, associe un vertige, une perte auditive fluctuante, une sensation d'oreille bouchée et des acouphènes. L'épisode, généralement unilatéral, ne dure que quelques minutes à quelques heures. Dans le syndrome de Cogan, le tableau est le plus souvent bilatéral, et l'atteinte vestibulaire plus sévère.

Plusieurs autres affections peuvent être discutées devant une atteinte oculaire et audiovestibulaire simultanée :
– une syphilis congénitale (exceptionnellement une syphilis acquise) simule parfois de très près le syndrome de Cogan, mais la sérologie est alors positive ;
– le syndrome de Vogt-Koyanagi-Harada associe une atteinte audiovestibulaire proche de celle du syndrome de Cogan à une uvéite. Cependant, l'évolution est différente, et il existe une alopécie, une poliose et un vitiligo ;
– le syndrome de Susac est une vasculopathie de nature inconnue, touchant les artérioles rétiniennes, cochléaires et cérébrales, qui se manifeste par des poussées associant de manière variable une baisse de l'acuité visuelle, une surdité et des troubles neurologiques centraux ;
– enfin, outre la périartérite noueuse et la sarcoïdose, d'autres maladies systémiques comme la granulomatose avec polyangéite (Wegener), la polychondrite atrophiante, la polyarthrite rhumatoïde, le lupus érythémateux systémique, la maladie de Behçet, le syndrome de Gougerot-Sjögren, la maladie de Whipple ou la maladie de Horton peuvent être responsables d'une atteinte audiovestibulaire et de signes oculaires.

Traitement

La corticothérapie (utilisée chez 57 des 60 malades de la série de la Mayo Clinic, et 31 des 32 malades de la série française), éventuellement en collyre, est habituellement efficace sur les manifestations oculaires et systémiques. La dose initiale habituellement prescrite est de 1 mg/kg/j de prednisone, réduite ensuite pour obtenir la dose d'entretien minimale.

L'effet de la corticothérapie sur l'atteinte audiovestibulaire est beaucoup plus aléatoire. Le résultat a été analysé à partir de 92 observations de la littérature : l'effet est nul ou seulement transitoire dans 57 cas (62 %), une amélioration partielle avec, souvent, une cortico-dépendance apparaît dans 30 cas (33 %), et la récupération complète de l'audition n'est obtenue que dans 5 cas (5 %) [11]. Malgré ces résultats médiocres, l'analyse des observations publiées plaide en faveur de la mise en œuvre rapide d'un traitement corticoïde à fortes doses (1 à 1,5 mg/kg/j de prednisone), éventuellement précédé de doses plus élevées administrées en bolus intraveineux pendant 1 à 3 jours, dès l'apparition des symptômes audiovestibulaires. La place des injections de corticoïdes intratympaniques reste à préciser [7].

En cas d'échec ou d'efficacité insuffisante de la corticothérapie par voie générale, le traitement du syndrome de Cogan reste très mal codifié, mais fait alors le plus souvent appel aux immunosuppresseurs (15 fois sur 32 dans la série française et 23 fois sur 60 dans celle de la Mayo Clinic) [4, 5]. L'azathioprine, le mycophénolate mofétil, le cyclophosphamide, la ciclosporine A ou encore le léflunomide ont été utilisés [5, 11]. En l'absence d'essai contrôlé, il est impossible de se faire une opinion réelle sur l'efficacité respective de ces différents traitements. Les meilleurs résultats semblent avoir été obtenus avec le méthotrexate, qui a permis d'améliorer l'audition et de contrôler les autres symptômes dans plusieurs observations.

Les anti-TNF-α (tumor necrosis factor α) ont été utilisés de façon ponctuelle, le plus souvent en cas d'échec des corticoïdes et d'un traitement immunosuppresseur. L'infliximab prescrit chez six malades a été efficace 5 fois. L'étanercept a été utilisé chez 4 patients avec une certaine efficacité chez au moins deux d'entre eux [4].

Après échec de multiples immunosuppresseurs (cyclophosphamide, méthotrexate, ciclosporine, adalimumab) une patiente traitée par rituximab a présenté une amélioration au moins partielle de son audition.

En l'absence d'atteinte systémique ou ophtalmologique non contrôlée, il paraît préférable de ne pas poursuivre les corticoïdes au long cours ou de multiplier les immunosuppresseurs pour tenter, le plus souvent sans succès, de récupérer de l'audition, surtout lorsque la surdité est installée depuis longtemps.

Dans quelque cas, la surdité a pu être améliorée par un appareillage classique [11], mais les progrès viennent surtout du développement des implants cochléaires chez les patients ayant une surdité profonde. Les résultats de l'implantation, parfois bilatérale [9] sont le plus souvent très satisfaisants et près d'une trentaine de patients ont pu bénéficier de ce progrès thérapeutique [2, 4, 9, 11]. Une détérioration secondaire de l'audition liée à une ossification ou une fibrose cochléaire progressive a cependant été rapportée [2], ainsi qu'une difficulté d'implantation liée à l'oblitération de la cochlée [9].

Bibliographie

1. BICKNELL JM, HOLLAND JV. Neurologic manifestations of Cogan syndrome. Neurology, 1978, 28 : 278-281.
2. BOVO R, CIORBA A, TREVISI P et al. Cochlear implant in Cogan syndrome. Acta Otolaryngol, 2011, 131 : 494-497.
3. GELFAND ML, KANTOR T, GORSTEIN F. Cogan's syndrome with cardiovascular involvement : aortic insufficiency. Bull NY Acad Med, 1972, 48 : 647-660.
4. GLUTH MB, BARATZ KH, MATTESON EL, DRISCOLL CL. Cogan syndrome : a retrospective review of 60 patients throughout a half century. Mayo Clin Proc, 2006, 81 : 483-488.
5. GRASLAND A, POUCHOT J, HACHULLA E et al. Typical and atypical Cogan's syndrome : 32 cases and review of the literature. Rheumatology (Oxford), 2004, 43 : 1007-1015.
6. HAYNES BF, KAISER-KUPFER MI, MASON P, FAUCI AS. Cogan syndrome : studies in thirteen patients, long-term follow-up, and a review of the literature. Medicine (Baltimore), 1980, 59 : 426-441.
7. HAYNES D, O'MALLEY M. Intratympanic dexamethasone for sudden sensorineural hearing loss after failure of systemic therapy. Laryngoscope, 2007, 117 : 3-15.
8. HELMCHEN C, ARBUSOW V, JAGER L et al. Cogan's syndrome : clinical significance of antibodies against the inner ear and cornea. Acta Otolaryngol, 1999, 119 : 528-536.
9. KONTORINIS G, GIOURGAS A, NEUBURGER J et al. Long-term evaluation of cochlear implantation in Cogan syndrome. ORL J Otorhinolaryngol Relat Spec, 2010, 72 : 275-279.
10. LUNARDI C, BASON C, LEANDRI M et al. Autoantibodies to inner ear and endothelial antigens in Cogan's syndrome. Lancet, 2002, 360 : 915-921.
11. VINCENEUX P, POUCHOT J. Syndrome de Cogan. In : L Guillevin, O Meyer, É Hachulla, J Sibilia. Traité des maladies et syndromes systémiques, 6ᵉ éd. Paris, Lavoisier/Médecine Sciences, 2015 : 832-842.
12. VOLLERTSEN RS, MCDONALD TJ, YOUNGE BR et al. Cogan's syndrome : 18 cases and a review of the literature. Mayo Clin Proc, 1986, 61 : 344-361.
13. YEH S, LEE WL, ROSENBAUM RB, ROSENBAUM JT. Hearing loss, uveomeningitis, and stroke in a 55-year-old man. Arthritis Care Res (Hoboken), 2011, 63 : 298-306.

Toute référence à cet article doit porter la mention : Pouchot J, Arlet JB. Syndrome de Cogan. In : L Guillevin, L Mouthon, H Lévesque. Traité de médecine, 5ᵉ éd. Paris, TdM Éditions, 2018-S03-P01-C19 : 1-5.

Médecine interne

Chapitre S03-P01-C20

Maladie de Still de l'adulte

Bruno Fautrel et Sandra Kossy

La maladie de Still de l'adulte est définie chez les personnes âgées de plus de 16 ans par l'association de quatre éléments clinico-biologiques cardinaux : fièvre marquée, éruption cutanée évanescente, arthralgies ou arthrites et hyperleucocytose à polynucléaires neutrophiles en l'absence de facteur rhumatoïde ou d'anticorps antinucléaires [2, 13, 37, 38, 41].

À ces manifestations peuvent s'associer de façon variable des éléments tels qu'un mal de gorge, des myalgies, une hépatopathie, des adénopathies, une splénomégalie, une péricardite, une pleurésie, des infiltrats pulmonaires, des douleurs abdominales ou d'autres signes plus rares.

L'exclusion d'un processus infectieux, d'une néoplasie ou d'une hémopathie maligne et de toute autre maladie inflammatoire est nécessaire avant de retenir ce diagnostic.

Épidémiologie

Son incidence annuelle est estimée selon les pays entre un et dix nouveaux cas par million d'habitants [33]. Elle peut survenir à tout âge, y compris chez des sujets âgés. Une prédominance féminine de la maladie de Still de l'adulte a été évoquée. L'âge de début est entre 16 et 35 ans dans plus de deux tiers des cas. Aucune agrégation familiale n'a été rapportée.

Pathogénie

Inflammation systémique non spécifique

La physiopathologie de la maladie de Still de l'adulte reste largement incomprise [1, 3, 4, 11, 22, 24, 42, 47]. Une augmentation des taux de cytokines pro-inflammatoires a été rapportée, notamment d'interleukine (IL) 1β, IL-6, IL-17, IL-18, interféron γ, *tumor necrosis factor* (TNF) et de *macrophage inhibitory factor* (MIF), sécrétées notamment par des macrophages activés. Cette augmentation de la production de cytokines pro-inflammatoires est la conséquence de la forte activation du système histio-macrophagique et semble non spécifique, proche de celle observée au cours de certaines réactions d'hypersensibilité médicamenteuse ou d'infections virales. Il ne s'y associe pas de réaction granulomateuse ou de phénomène auto-immun.

Deux cytokines semblent devoir être distinguées : l'IL-1, acteur central des syndromes auto-inflammatoires (*voir* plus loin) [11], l'IL-6 et l'IL-18 dont les taux élevés sont associés aux manifestations systémiques de la maladie et sont parfaitement corrélés à la ferritinémie et à l'activité de la maladie [7, 25, 42].

Hypothèse infectieuse

Des infections diverses sont incriminées dans le déclenchement de la maladie de Still de l'adulte, le plus souvent suite à des primo-infections virales parfois associées à une activation macrophagique, parfois bactériennes ou parasitaires : virus de la rubéole, de la rougeole, des oreillons, d'Epstein-Barr, des hépatites A, B ou C, VIH, cytomégalovirus, parvovirus B19, adénovirus, échovirus, virus influenzæ et para-influenzæ, Coxsackie, bactéries telles que le staphylocoque, le streptocoque, *Yersinia enterocolitica*, *Campylobacter jejuni*, *Chlamydia trachomatis*, *Mycoplasma pneumoniæ*, *Borrelia bugdorferi* ou, enfin, des parasites tels que *Toxoplasma gondii*. La responsabilité de l'aspirine a également été évoquée pour l'atteinte hépatique. Il s'agissait dans tous les cas d'observations isolées ou peu nombreuses et le lien de causalité reste incertain.

Hypothèse du syndrome d'hypersensibilité

On a rapporté une plus grande fréquence des allergies avant le déclenchement d'une maladie de Still de l'adulte et une augmentation des taux sériques d'immunoglobulines (Ig) E et d'IL-4 a également été rapportée [44]. De plus, des similitudes existent entre la maladie de Still de l'adulte et certains désordres inflammatoires tels que les syndromes d'hypersensibilité systémique liés à la prise de médicaments [9].

Syndrome auto-inflammatoire sporadique

La maladie de Still de l'adulte et la maladie de Still de l'enfant partagent avec les syndromes auto-inflammatoires nombre de signes cliniques, hématologiques et biologiques, ce qui a ouvert la discussion sur la possibilité de les reclasser au sein des maladies auto-inflammatoires [5, 13, 21, 39]. Il est actuellement indiscutable que la dérégulation de la production de l'IL-1β par les cellules mononucléées sanguines constitue un facteur majeur dans la physiopathologie des syndromes auto-inflammatoires, qu'ils soient héréditaires ou sporadiques [5, 11]. Le mécanisme pathogénique implique les inflammasomes, complexes multiprotéiques composés de récepteurs NALP (*NAcht leucine-rich-repeat protein*) et d'« adaptateurs » ASC (*apoptosis-associated speck-line protein containing a caspase-recruitment-domain*), qui ont pour rôle d'activer les caspases (*IL-1 converting enzyme*) à l'origine de la production d'IL-1 active. Les mécanismes de l'activation de NALP3 ne sont pas totalement élucidés, mais ils semblent reconnaître un panel de ligands endo- ou exogènes, notamment de l'acide ribonucléique (ARN) bactérien, l'adénosine triphosphate (ATP), les cristaux et certains produits antiviraux, ce, par l'intermédiaire de récepteurs Nod-*like* (NLR) ou Toll-*like* (TLR) [4, 5, 35] (Figure S03-P01-C20-1).

Manifestations cliniques

Les principaux symptômes cliniques sont présentés dans le tableau S03-P01-C20-I [13, 36, 37, 41].

Signes cliniques cardinaux

Fièvre

La fièvre est un signe constant dans la maladie de Still de l'adulte ; d'installation brutale, elle peut résumer le tableau dans certains cas [9]. Typiquement hectique, elle est à 39 ou 40 °C, parfois 41 °C, intermittente avec des pics thermiques volontiers vespéraux s'enchaînant sur plus d'une semaine, et s'accompagne de frissons et d'une altération de l'état général.

Arthralgies ou arthrites

Elles sont également constantes, parfois décalées dans le temps. Les douleurs sont en général maximales lors des pics fébriles. Parfois migratrices, elles se fixent rapidement au cours de l'évolution, le plus souvent sous la forme d'une polyarthrite bilatérale et symétrique pouvant toucher petites et grosses articulations y compris interphalangiennes distales, sacro-iliaques, temporomandibulaires et cervicales. La ponction articulaire met en évidence un liquide inflammatoire et la biopsie synoviale une synovite non spécifique. Quand il existe des arthrites, un passage à la chronicité est possible avec, dans un tiers des cas, une atteinte destructrice à type de pincement articulaire ou d'érosions. Au niveau de la main, l'atteinte prédomine sur les articulations carpiennes et carpo-métacarpiennes avec peu de destruction distale (Figure S03-P01-C20-2).

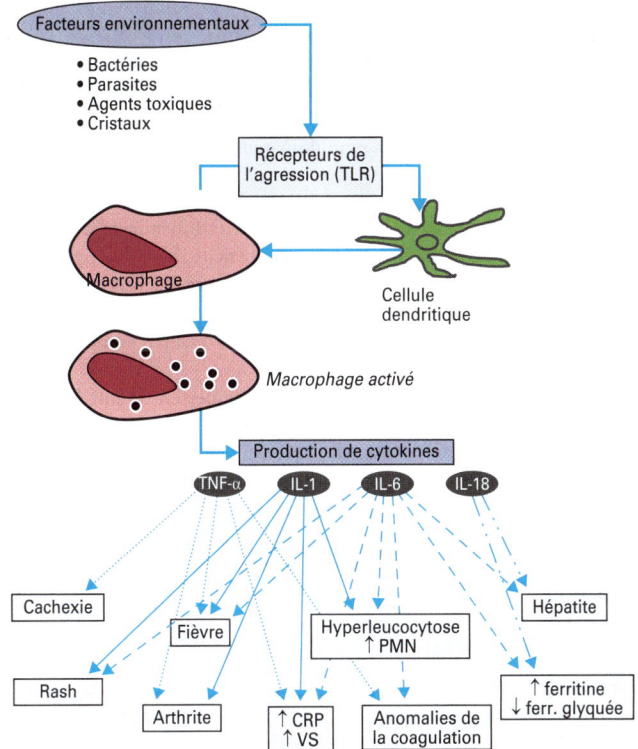

Figure S03-P01-C20-1 Physiopathologie de la maladie de Still de l'adulte. CRP : protéine C réactive ; IL : interleukine ; PMN : *polymorphonuclear neutrophil* ; TLR : récepteur Toll-*like* ; TNF-α : *tumor necrosis factor* α ; VS : vitesse de sédimentation.

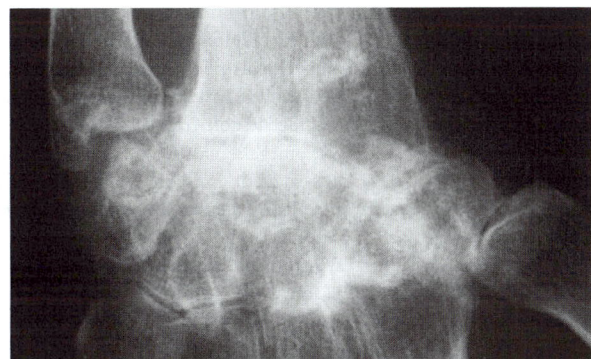

Figure S03-P01-C20-2 Carpite fusionnante isolée au cours d'une maladie de Still de l'adulte.

Signes cutanés

Le rash typique comporte des petites macules ou maculopapules, de couleur rose saumon, non prurigineuses, de quelques millimètres de diamètre avec une bordure légèrement irrégulière, parfois entourées d'une auréole de peau saine plus pâle (Figure S03-P01-C20-3). Elle siège le plus souvent à la racine des membres et sur le tronc. Son caractère typiquement fugace, maximal lors des pics fébriles, disparaissant sans séquelle pendant les périodes d'apyrexie, constitue un élément d'orientation en faveur du diagnostic de maladie de Still de l'adulte [18]. L'histologie est non spécifique.

L'existence d'un purpura ou d'ecchymoses doit faire discuter une complication telle qu'une coagulation intravasculaire disséminée (CIVD), un purpura thrombotique thrombocytopénique (syndrome de Moschcowitz) ou un syndrome d'activation macrophagique.

Tableau S03-P01-C20-I Manifestations cliniques dans 659 cas de maladie de Still de l'adulte [41].

	Nombre	Pourcentage
Sexe féminin	443/659	67,2
Âge ≤ 35 ans	402/578	69,6
Épisode dans l'enfance	57/439	13
Arthralgies	655/659	99,4
Arthrites	490/565	86,7
– polyarthrite	137/178	77
– oligo-arthrite	41/178	23
Fièvre ≥ 39 °C	544/574	94,8
Perte de poids ≥ 10 %	165/345	47,8
Éruption cutanée	537/650	82,6
Mal de gorge	379/575	65,9
Myalgies	212/338	62,7
Adénopathies	346/558	62,0
Splénomégalie	273/637	42,9
Hépatomégalie	190/493	38,5
Pleurésie	145/618	23,5
Péricardite	139/627	22,2
Douleurs abdominales	86/422	20,4
Pneumopathie	68/494	13,8
Atteinte rénale	31/355	8,7
Atteinte neurologique	33/475	6,9
Atteinte oculaire	16/302	5,3

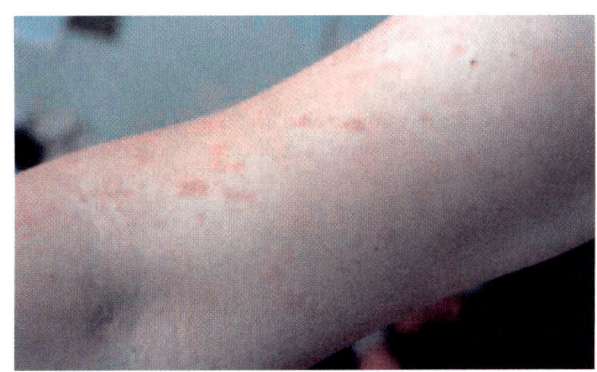

Figure S03-P01-C20-3 Érythème fugace de maladie de Still de l'adulte sur le bras.

Signes cliniques associés

Beaucoup d'autres manifestations ont été décrites [13, 36, 37, 41] :
– *douleurs pharyngées* : un mal de gorge inaugure volontiers la maladie. Il s'agit d'une gêne douloureuse à la déglutition des aliments (odynophagie). Les prélèvements bactériologiques sont négatifs ;
– *myalgies* : les douleurs musculaires sont fréquentes, très intenses pouvant confiner le patient au lit, avec également une recrudescence lors des phases fébriles.
– *adénopathies et splénomégalie* : une polyadénopathie faite de petits ganglions mobiles, de taille modérée, pouvant être profonds, parfois sensibles, volontiers asymétriques, peut être observée. La biopsie note une hyperplasie réactionnelle polyclonale et non spécifique constituée de lymphocytes T et B, de plasmocytes et de granulocytes. Une splénomégalie en règle modérée est assez fréquente, mise en évidence cliniquement ou à l'échographie ;
– *douleurs abdominales* : des douleurs abdominales diffuses, parfois associées à des nausées et des vomissements ne sont pas rares au cours de la maladie de Still de l'adulte. Quand le patient est sous traitement anti-inflammatoire, une origine iatrogène doit être recherchée ;
– *atteinte hépatique* : une hépatomégalie clinique, échographique ou tomodensitométrique le plus souvent indolore et modérée est décrite. Une hépatite cytolytique aiguë ou subaiguë, parfois dramatique, est possible et parfois associée à une coagulation intravasculaire disséminée ou/et un syndrome d'hémophagocytose. Une cholestase, et a fortiori un ictère, sont rares. Lorsqu'une biopsie hépatique est pratiquée, on trouve des lésions à type de d'infiltrat inflammatoire, plus ou moins important des espaces porte, constitué de cellules mononucléées, lymphocytes et plasmocytes, plus rarement polynucléaires neutrophiles ;
– *atteinte pulmonaire et pleurale* [31] : un épanchement pleural uni- ou bilatéral de type exsudatif est la manifestation pleuropulmonaire la plus fréquente. Des infiltrats pulmonaires habituellement labiles, fréquemment bilatéraux et volontiers asymptomatiques sont rapportés. Un syndrome restrictif et des troubles de la diffusion du monoxyde de carbone peuvent être observés sur les explorations fonctionnelles respiratoires (EFR) ;
– *atteinte cardiaque* [31] : la péricardite est le plus souvent associée à une pleurésie. Des myocardites ont également été rapportées, avec une évolution le plus souvent favorable sous traitement. Enfin, quelques rares atteintes valvulaires aortiques ou mitrales ont été décrites ;
– *autres manifestations exceptionnelles* : des manifestations ophtalmologiques, des troubles neurologiques, une atteinte néphrologique, une amylose AA sont très rares, mais décrits au cours de la maladie de Still de l'adulte.

Éléments paracliniques

Aucune anomalie paraclinique n'est spécifique de la maladie de Still de l'adulte, cependant, deux perturbations sont évocatrices du diagnostic [13, 36, 37, 41].

Signe cardinal biologique

Le quatrième signe cardinal est l'hyperleucocytose supérieure à 10 000 ou 15 000/mm^3, constituée de plus de 80 % de polynucléaires neutrophiles. Ce chiffre peut atteindre plus de 50 000/mm^3, avec parfois une myélémie. L'hyperleucocytose est associée à une anémie inflammatoire et une thrombocytose.

Autres perturbations

Un syndrome inflammatoire est constant et habituellement très marqué, concernant aussi bien la vitesse de sédimentation que les protéines de phase aiguë : protéine C réactive (CRP), fibrinogène, fractions du complément (C3, C4). Une hypergammaglobulinémie (prédominant sur les immunoglobulines G) est présente dans deux tiers des cas.

Une cytolyse modérée avec élévation des aminotransférases et des lacticodéshydrogénases, régressive sous traitement, est fréquente. Une cytolyse majeure avec CIVD est possible. Point important, il n'existe, dans la maladie de Still de l'adulte, aucun signe d'auto-immunité. Histologiquement, on retrouve une infiltration inflammatoire non spécifique, polyclonale, sans lésion granulomateuse [13].

Place des ferritines

Au cours de la maladie de Still de l'adulte, la ferritinémie est fréquemment élevée, pouvant atteindre des taux supérieurs à 10 000 µg/l, très corrélée avec la production d'IL-18 et témoignant de l'activation du système histiomacrophagique [25]. Son ascension pourrait être un marqueur de rechute [8]. Cependant cette élévation n'est pas pathognomonique du diagnostic [15].

On peut améliorer les capacités diagnostiques en dosant la fraction glycosylée qui, pour un taux inférieur ou égal à 20 % (normal 50 à 80 %), a une meilleure sensibilité et spécificité pour le diagnostic de maladie de Still de l'adulte. Contrairement à la ferritinémie, le pourcentage de ferritine glycosylée est peu influencé par l'activité inflammatoire de la maladie de Still de l'adulte ; son effondrement persiste plusieurs semaines à plusieurs mois après l'obtention d'une rémission [15].

Diagnostic différentiel

Dans ce contexte, plusieurs diagnostics doivent être évoqués en dehors de la maladie de Still de l'adulte.

Infections

Plusieurs infections peuvent mimer une maladie de Still de l'adulte, notamment des primo-infections virales (VIH, parvovirus B19), des infections parasitaires systémiques (toxoplasmose), des infections bactériennes profondes (foyers biliaires profonds ou endocardite) ou disséminées (tuberculose) [12, 13, 34]. En pratique, ce sont ces diagnostics qui sont les plus délicats à éliminer avant d'instaurer un traitement par corticoïdes ou immunomodulateurs.

Néoplasies et hémopathies malignes

Les adénopathies et les manifestations systémiques doivent faire évoquer de principe les lymphomes malins (hodgkiniens ou non), d'autres hémopathies malignes ainsi que des carcinomes épidermoïdes ou glandulaires (mammaires, bronchiques, rénaux, thyroïdiens ou oto-rhino-laryngologiques) [13, 23, 32, 49].

Pathologies inflammatoires ou auto-immunes

Les diagnostics les plus importants à évoquer sont les vascularites et les polymyosites [15, 37]. Il faut aussi évoquer le syndrome hyper-IgD, le TRAPS (*tumor necrosis factor receptor-associated periodic syndrome*) et les CAPS (*cryopyrine associated periodic syndromes*) [5, 45].

Critères de classification

En l'absence d'élément pathognomonique du diagnostic, des critères de classification ont été proposés (Tableau S03-P01-C20-II). Les plus validés et les plus utilisés à l'échelon international sont ceux de M. Yamaguchi [48]. Leur sensibilité et leur spécificité sont respectivement de 96,2 % et 92,1 %. Cependant, l'application des critères de classification de M. Yamaguchi se heurte à la validation difficile des critères d'exclusion en pratique courante.

Une grille de critères prenant en compte l'effondrement de la ferritine glycosylée sans faire intervenir de tels critères d'exclusion a été proposée [17]. Sa sensibilité est identique à celle de M. Yamaguchi, mais avec une meilleure spécificité de 98 %. Cependant, ces critères n'ont pas été validés dans une autre population.

Tableau S03-P01-C20-II   Critères de classification pour la maladie de Still de l'adulte.

Critères de classification de M. Yamaguchi et al. [48]	Critères de classification de B. Fautrel et al. [23]
Critères majeurs	
1. Fièvre ≥ 39 °C, évoluant depuis 1 semaine ou plus 2. Arthralgies, évoluant depuis 2 semaines ou plus 3. Éruption cutanée typique maculeuse ou maculopapuleuse, non prurigineuse, rose saumon, survenant pendant les pics fébriles 4. Leucocytose ≥ 10 000/mm³ et polynucléaires neutrophiles ≥ 80 %	1. Fièvre hectique ≥ 39 °C 2. Arthralgies 3. Érythème transitoire 4. Pharyngite 5. Taux de polynucléaires neutrophiles ≥ 80 % 6. Ferritine glycosylée ≤ 20 %
Critères mineurs	
1. Pharyngite ou douleurs pharyngées 2. Adénopathie et/ou splénomégalie, confirmée à la palpation ou l'échographie 3. Atteinte hépatique : élévation anormale des transaminases et/ou des lactate deshydrogénases, attribuable à la maladie et non à une allergie/toxicité médicamenteuse 4. Absence de facteur rhumatoïde (IgM sérique) et d'anticorps antinucléaires (en IF)	1. Rash maculopapulaire 2. Taux de leucocytes ≥ 10 000/mm³
Critères d'exclusion	
1. Absence d'infection, notamment sepsis et mononucléose infectieuse 2. Absence d'affection maligne, principalement lymphomes malins 3. Absence d'autre pathologie rhumatismale, principalement périartérite noueuse et vascularites (atteintes extra-articulaires)	
Au moins cinq critères, dont au moins deux majeurs et aucun critère d'exclusion	*Quatre critères majeurs ou trois critères majeurs et deux critères mineurs*

Évolution

Il existe deux formes cliniques : l'une systémique avec fièvre et signes généraux prédominants et l'autre articulaire chronique avec un caractère érosif dans environ 30 % des cas [13, 36, 37, 41].

La maladie de Still de l'adulte peut évoluer de façon monophasique, polyphasique avec des périodes de rémission plus ou moins longues entre les poussées, ou enfin de façon chronique avec des symptômes persistants sur plusieurs années [13, 36, 37, 41]. Il n'existe pas de signes prédictifs de l'évolution

Pronostic

Pronostic vital

L'atteinte articulaire conditionne le pronostic fonctionnel, principalement dans les formes érosives. Le pronostic vital est dominé par la sévérité des atteintes viscérales :
– hépatite cytolytique se compliquant de CIVD et de défaillance polyviscérale ;
– atteintes hématologiques : purpura thrombotique thrombocytopénique, syndrome d'activation macrophagique ainsi que syndrome des antiphospholipides ;
– atteintes pulmonaires type syndrome de détresse respiratoire aiguë ;
– complications infectieuses iatrogènes à germes banals ou opportunistes ;
– amylose secondaire (AA), qui ne se voit quasiment plus depuis l'arrivée des biothérapies.

Cas particulier de la grossesse

La maladie de Still de l'adulte ne semble pas associée à des phénomènes hormonaux et des poussées de la maladie ne sont pas plus fréquentes au cours de la grossesse [29]. Le risque de complication obstétrical ne semble pas plus élevé que dans la population générale, sauf lorsque la poussée inaugurale de maladie de Still de l'adulte survient durant la grossesse [19].

Traitement

Aucun essai randomisé n'a jusqu'à présent été mené dans la maladie de Still de l'adulte, en raison de la relative rareté de la maladie. Plusieurs thérapeutiques ont été proposées (Tableau S03-P01-C20-III) et une proposition de stratégie thérapeutique est présentée dans la figure S03-P01-C20-4 [13, 40].

Traitement de première intention

L'aspirine ou les anti-inflammatoires non stéroïdiens sont utilisés en première intention, mais sont rarement efficaces sur le long terme. La tolérance hépatique doit être surveillée.

La corticothérapie orale (0,5 à 1 mg/kg/j d'équivalent prednisone) est le plus souvent nécessaire. La décroissance est empirique et aucun schéma ne peut être prédéfini.

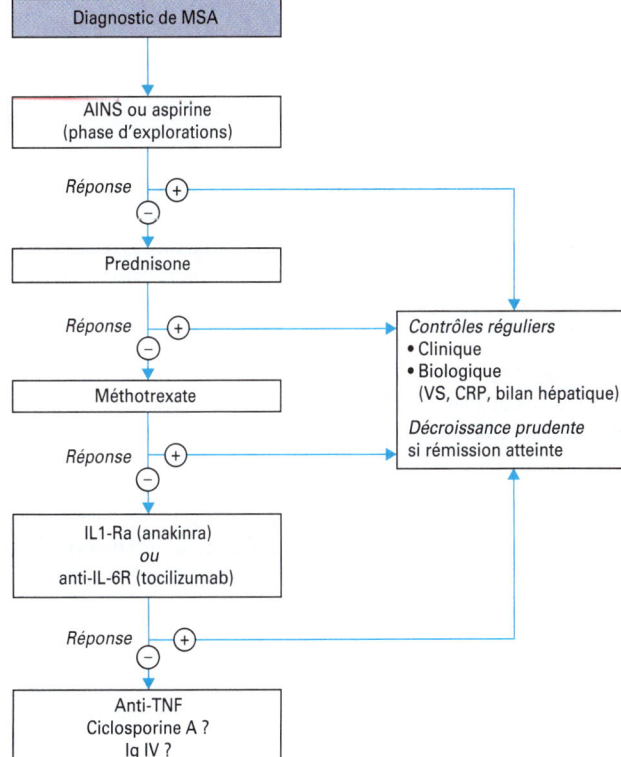

Figure S03-P01-C20-4   Proposition de schéma thérapeutique au cours de la maladie de Still de l'adulte (MSA). AINS : anti-inflammatoires non stéroïdiens ; CRP : protéine C réactive ; Ig : immunoglobulines ; IL : interleukine ; TNF : *tumor necrosis factor* ; VS : vitesse de sédimentation.

Tableau S03-P01-C20-III   Traitement de la maladie de Still de l'adulte.

Thérapeutiques	Dose	Latence d'effet	Effets indésirables
Anti-inflammatoires non stéroïdiens, voie orale	Doses usuelles	Quelques heures à quelques jours	Toxicité gastrique Insuffisance rénale si prise prolongée Hypertension artérielle
Prednisone	0,5-1 mg/kg/j per os Diminution progressive sans schéma consensuel	Quelques heures à quelques jours	Prise de poids, syndrome de Cushing, diabète Infections
Méthylprednisolone	500 mg à 1g/j pendant 3 jours (IV) (ou 15 mg/kg/j pendant 3 jours)	Quelques heures	Ostéoporose, ostéonécrose Risque vasculaire
Méthotrexate	10-25 mg/sem per os (SC en cas d'intolérance digestive ou de réponse insuffisante per os) (+30 % d'efficacité)	4 à 8 semaines	Pneumopathie d'hypersensibilité Hépatopathie Aplasie si surdosage ou association accidentelle au Bactrim® Infections
Inhibiteur IL-1 (IL-1Ra) ou anticorps anti-IL-1	Anakinra : 100 mg/j (SC) Canakinumab : 150 mg/mois	Quelques jours	Infections, dont tuberculose Hypersensibilité
Anticorps anti-IL-6R	Tocilizumab : 8 mg/kg/mois (IV) Tocilizumab : 162 mg/sem (SC)	4-8 semaines	Infections, dyslipidémies Perforation digestive paucisymptomatique
Autres thérapeutiques Immunoglobulines polyvalentes	2 g/kg pendant 2-5 jours (IV) Une fois par mois pendant 6 mois (non consensuel)	1-3 mois	
Ciclosporine A	2,5 à 3 mg/kg/j per os	1-2 mois	HTA, insuffisance rénale Hypertrichose
Inhibiteurs TNF Anticorps anti-TNF ou récepteur soluble TNF	Infliximab : 3-5 mg/kg S0, S2, S6, puis toutes les 6 à 8 semaines (IV) Étanercept : 50 mg/7 jours (SC) Adalimumab : 40 mg/14 jours (SC) Certolizumab : 200 mg/14 jours (SC) Golimumab : 50 mg/28 jours (SC)	2 semaines	Infections, dont tuberculose Hypersensibilité

Traitement de seconde intention

En cas de réponse inadéquate ou de rechute à la décroissance des corticoïdes, un traitement de fond doit être envisagé.

Méthotrexate

Il est utilisé selon un schéma proche de celui de la polyarthrite rhumatoïde (PR). Il permet, dans bon nombre de cas, de contrôler l'activité inflammatoire de la maladie de Still de l'adulte, avec un effet d'épargne cortisonique. Son efficacité semble moindre dans les formes systémiques pures [13, 14].

Inhibiteurs de l'IL-1 : IL-1Ra ou anakinra (Kineret®) / anticorps anti-IL-1 ou canakinumab

Ce traitement a été tenté à la dose utilisée dans la polyarthrite rhumatoïde. Son efficacité est le plus souvent spectaculaire en quelques jours, confirmant le rôle central de l'inflammasome et de la voie de l'IL-1 dans la pathogénie de la maladie. Différentes études observationnelles, à court ou moyen terme, ont montré des taux de réponse et de maintien thérapeutique élevés [18, 20, 28, 30]. La tolérance est globalement bonne, mais il existe un risque infectieux comme avec les autres biothérapies. La décroissance prudente et progressive est possible après obtention d'une rémission stable.

Le canakinumab a obtenu récemment l'AMM pour la maladie de Still de l'adulte. Son prix exorbitant fait qu'aucun accord de remboursement n'a été signé entre l'Assurance maladie et le laboratoire pharmaceutique. Son intérêt est donc limité.

Inhibiteur du récepteur de l'IL-6 : tocilizumab (Roactemra®)

Utilisé selon les modalités de la polyarthrite rhumatoïde, le tocilizumab a une efficacité comparable à celle de l'anakinra dans plusieurs études observationnelles [6, 10, 26, 43, 50].

Autres traitements proposés dans les formes sévères et réfractaires

Les anti-TNF-α semblent avoir une efficacité certaine, mais le plus souvent limitée tant en intensité qu'en durée. À moyen terme, ils doivent être arrêtés en raison de phénomène d'échappement ou d'effets indésirables [16].

La ciclosporine A a été proposée avant l'ère des biothérapies dans les formes systémiques prédominantes ou les syndromes d'activation macrophagique [27].

Les immunoglobulines intraveineuses ont été proposées dans la maladie de Still de l'adulte, à la dose de 2 g/kg par cure mensuelle de 2 à 5 jours [46]. Leur coût et leur faible efficacité ont limité leur diffusion.

Autres thérapeutiques

L'atteinte articulaire peut bénéficier de gestes infiltratifs locaux, ainsi que de rééducation spécifique.

Conclusion

La maladie de Still de l'adulte est donc une maladie extrêmement polymorphe, tant dans son expression clinique que dans son profil évolutif. La complexité de sa prise en charge est liée d'une part à la difficulté de certifier le diagnostic et de ce fait à la nécessité d'éliminer une longue liste de diagnostics différentiels, parfois dans l'urgence.

Dans les dernières années des progrès thérapeutiques substantiels ont été faits grâce à une meilleure connaissance de la physiopathologie de la maladie de Still de l'adulte. Les biothérapies ciblant l'IL-1 et l'IL-6, et peut-être à terme l'IL-18, sont les plus prometteuses.

Bibliographie

1. ARLET JB, LE THI HUONG DB et al. Physiopathologie de la maladie de Still de l'adulte. Rev Méd Interne, 2005, 26 : 549-556.
2. BYWATERS EG. Still's disease in the adult. Ann Rheum Dis, 1971, 30 : 121-133.
3. CHEN DY, CHUANG HC, LAN JL et al. Germinal center kinase-like kinase (GLK/MAP4K3) expression is increased in adult-onset Still's disease and may act as an activity marker. BMC Med, 2012, 10 : 84.
4. CHEN DY, LIN CC, CHEN YM et al. Involvement of TLR7 MyD88-dependent signaling pathway in the pathogenesis of adult-onset Still's disease. Arthritis Res Ther, 2013, 15 : R39.
5. CHURCH LD, COOK GP, MCDERMOTT MF. Primer : inflammasomes and interleukin 1beta in inflammatory disorders. Nat Clin Pract Rheumatol, 2008, 4 : 34-42.
6. CIPRIANI P, RUSCITTI P, CARUBBI F et al. Tocilizumab for the treatment of adult-onset Still's disease : results from a case series. Clin Rheumatol, 2014, 33 : 49-55.
7. COLAFRANCESCO S, PRIORI R, ALESSANDRI C et al. IL-18 serum level in adult onset Still's disease : a marker of disease activity. Int J Inflam, 2012, 2012 : 156890.
8. COLINA M, TROTTA F. Clinical predictors in adult-onset Still disease : there is no getting away from ferritin and arthritis. J Dermatol, 2013, 40 : 234-235.
9. CRISPIN JC, MARTINEZ-BANOS D, ALCOCER-VARELA J. Adult-onset still disease as the cause of fever of unknown origin. Medicine (Baltimore), 2005, 84 : 331-337.
10. DE BANDT M, SAINT-MARCOUX B. Tocilizumab for multirefractory adult-onset Still's disease. Ann Rheum Dis, 2009, 68 : 153-154.
11. EFTHIMIOU P, KONTZIAS A, WARD CM, OGDEN NS. Adult-onset Still's disease : can recent advances in our understanding of its pathogenesis lead to targeted therapy ? Nat Clin Pract Rheumatol, 2007, 3 : 328-335.
12. EFTHIMIOU P, PAIK PK, BIELORY L. Diagnosis and management of adult onset Still's disease. Ann Rheum Dis, 2006, 65 : 564-572.
13. FAUTREL B. Adult-onset Still disease. Best Pract Res Clin Rheumatol, 2008, 22 : 773-792.
14. FAUTREL B, BORGET C, ROZENBERG S et al. Corticosteroid sparing effect of low dose methotrexate treatment in adult Still's disease. J Rheumatol, 1999, 26 : 373-378.
15. FAUTREL B, LE MOEL G, SAINT-MARCOUX B et al. Diagnostic value of ferritin and glycosylated ferritin in adult onset Still's disease. J Rheumatol, 2001, 28 : 322-329.
16. FAUTREL B, SIBILIA J, MARIETTE X, COMBE B. Tumour necrosis factor alpha blocking agents in refractory adult Still's disease : an observational study of 20 cases. Ann Rheum Dis, 2005, 64 : 262-266.
17. FAUTREL B, ZING E, GOLMARD JL et al. Proposal for a new set of classification criteria for adult-onset still disease. Medicine (Baltimore) 2002, 81 : 194-200.
18. FITZGERALD AA, LECLERCQ SA, YAN A et al. Rapid responses to anakinra in patients with refractory adult-onset Still's disease. Arthritis Rheum, 2005, 52 : 1794-1803.
19. GERFAUD-VALENTIN M, HOT A, HUISSOUD C et al. Adult-onset Still's disease and pregnancy : about ten cases and review of the literature. Rheumatol Int, 2014, 34 : 867-871.
20. GIAMPIETRO C, RIDENE M, BOURGEOIS P, FAUTREL B. Long term treatment with anakinra in patients with adult-onset Still disease. An observational study of the CRI. Arthritis Rheum, 2010, 62 : S373-S374.
21. GRATEAU G, JERU I, ROUAGHE S et al. Amyloidosis and auto-inflammatory syndromes. Curr Drug Targets Inflamm Allergy, 2005, 4 : 57-65.
22. ICHIDA H, KAWAGUCHI Y, SUGIURA T et al. Clinical manifestations of adult-onset still's disease presenting with erosive arthritis : association with low levels of ferritin and IL-18. Arthritis Care Res (Hoboken), 2014, 66 : 642-646.
23. INOUE R, KATO T, KIM F et al. A case of adult-onset Still's disease (AOSD)-like manifestations abruptly developing during confirmation of a diagnosis of metastatic papillary thyroid carcinoma. Mod Rheumatol, 2012, 22 : 796-800.
24. KASAMA T, FURUYA H, YANAI R et al. Correlation of serum CX3CL1 level with disease activity in adult-onset Still's disease and significant involvement in hemophagocytic syndrome. Clin Rheumatol, 2012, 31 : 853-860.
25. KAWASHIMA M, YAMAMURA M, TANIAI M et al. Levels of interleukin-18 and its binding inhibitors in the blood circulation of patients with adult-onset Still's disease. Arthritis Rheum, 2001, 44 : 550-560.
26. KOBAYASHI M, TAKAHASHI Y, YAMASHITA H et al. Benefit and a possible risk of tocilizumab therapy for adult-onset Still's disease accompanied by macrophage-activation syndrome. Mod Rheumatol, 2011, 21 : 92-96.
27. KONTZIAS A, EFTHIMIOU P. Adult-onset Still's disease : pathogenesis, clinical manifestations and therapeutic advances. Drugs, 2008, 68 : 319-337.
28. LASKARI K, TZIOUFAS AG, MOUTSOPOULOS HM. Efficacy and long-term follow-up of IL-1R inhibitor anakinra in adults with Still's disease : a case-series study. Arthritis Res Ther, 2011, 13 : R91.
29. LE LOET X, DE BANDT M, LIOTE F et al. Maladie de Still de l'adulte et grossesse. Rev Rhum Éd Fr, 1993, 60 : 416-419.
30. LEQUERRE T, QUARTIER P, ROSELLINI D et al. Interleukin-1 receptor antagonist (anakinra) treatment in patients with systemic-onset juvenile idiopathic arthritis or adult onset Still disease : preliminary experience in France. Ann Rheum Dis, 2008, 67 : 302-308.
31. LETHROSNE C, PERNOT B, DIOT P, DIOT E. Cardio-respiratory involvement in adult-onset Still's disease. Rev Mal Respir, 2013, 30 : 262-271.
32. LIOZON E, LY KH, VIDAL-CATHALA E, FAUCHAIS AL. [Adult-onset Still's disease as a manifestation of malignancy : Report of a patient with melanoma and literature review.] Rev Méd Interne, 2014, 35 : 60-64.
33. MAGADUR-JOLY G, BILLAUD E, BARRIER JH et al. Epidemiology of adult Still's disease : estimate of the incidence by a retrospective study in west France. Ann Rheum Dis, 1995, 54 : 587-590.
34. MANOJ EM, SRIGRISHNA R, RAGUNATHAN MK. Hepatic tuberculosis presenting with extreme hyperferritinemia masquerading as adult-onset Still's disease : a case report. J Med Case Rep, 2012, 6 : 195.
35. MARIATHASAN S, MONACK DM. Inflammasome adaptors and sensors : intracellular regulators of infection and inflammation. Nat Rev Immunol, 2007, 7 : 31-40.
36. MASSON C, LE LOET X, LIOTE F et al. Adult Still's disease : part I. Manifestations and complications in sixty-five cases in France. Rev Rhum Engl Ed, 1995, 62 : 748-757.
37. OHTA A, YAMAGUCHI M, KANEOKA H et al. Adult Still's disease : review of 228 cases from the literature. J Rheumatol, 1987, 14 : 1139-1146.
38. OHTA A, YAMAGUCHI M, TSUNEMATSU T et al. Adult Still's disease : a multi-center survey of Japanese patients. J Rheumatol, 1990, 17 : 1058-1063.
39. PASCUAL V, ALLANTAZ F, ARCE E et al. Role of interleukin-1 (IL-1) in the pathogenesis of systemic onset juvenile idiopathic arthritis and clinical response to IL-1 blockade. J Exp Med, 2005, 201 : 1479-1486.
40. POUCHOT J, ARLET JB. Biological treatment in adult-onset Still's disease. Best Pract Res Clin Rheumatol, 2012, 26 : 477-487.
41. POUCHOT J, SAMPALIS JS, BEAUDET F et al. Adult Still's disease : manifestations, disease course, and outcome in 62 patients. Medicine (Baltimore), 1991, 70 : 118-136.
42. PRIORI R, BARONE F, ALESSANDRI C et al. Markedly increased IL-18 liver expression in adult-onset Still's disease-related hepatitis. Rheumatology (Oxford) 2011, 50 : 776-80.
43. PUECHAL X, DEBANDT M, BERTHELOT JM et al. Tocilizumab in refractory adult Still's disease. Arthritis Care Res (Hoboken), 2011, 63 : 155-159.
44. SAMPALIS JS, MEDSGER TA JR, FRIES JF et al. Risk factors for adult Still's disease. J Rheumatol, 1996, 23 : 2049-2054.
45. STANKOVIC K, GRATEAU G. Auto inflammatory syndromes : diagnosis and treatment. Joint Bone Spine, 2007, 74 : 544-550.
46. VIGNES S, WECHSLER B, AMOURA Z et al. Intravenous immunoglobulin in adult Still's disease refractory to non-steroidal anti-inflammatory drugs. Clin Exp Rheumatol, 1998, 16 : 295-298.
47. WANG FF, HUANG XF, SHEN N et al. A genetic role for macrophage migration inhibitory factor (MIF) in adult-onset Still's disease. Arthritis Res Ther, 2013, 15 : R65.
48. YAMAGUCHI M, OHTA A, TSUNEMATSU T et al. Preliminary criteria for classification of adult Still's disease. J Rheumatol, 1992, 19 : 424-430.
49. YILMAZ S, KARAKAS A, CINAR M et al. Adult onset still's disease as a paraneoplastic syndrome – a case report and review of the literature. Bull Hosp Jt Dis, 2013, 71 : 156-160.
50. YOSHIDA Y, SAKAMOTO M, YOKOTA K et al. Tocilizumab improved both clinical and laboratory manifestations except for interleukin-18 in a case of multiple drug-resistant adult-onset Still's disease. Intern Med, 2011, 50 : 1757-1760.

Toute référence à cet article doit porter la mention : Fautrel B. Maladie de Still de l'adulte. In : L Guillevin, L Mouthon, H Lévesque. Traité de médecine, 5ᵉ éd. Paris, TdM Éditions, 2018-S03-P01-C20 : 1-6

Chapitre S03-P01-C21

Fasciite avec éosinophilie

Selma Azib et Selim Aractingi

La fasciite avec éosinophilie, également dénommée fasciite à éosinophiles ou syndrome de Shulman, est une maladie rare dont les deux premiers cas ont été décrits par Lauwrence E. Shulman en 1974 [14]. Il s'agissait de deux hommes ayant développé, après des efforts physiques inhabituels, une induration des tissus sous-cutanés des membres et une limitation des mobilités articulaires. Il n'était constaté ni phénomène de Raynaud, ni manifestations systémiques. Les explorations biologiques révélaient une éosinophilie importante, une hypergammaglobulinémie polyclonale et une élévation de la vitesse de sédimentation, sans marqueurs d'auto-immunité. La biopsie cutanée profonde allant jusqu'au muscle révélait un épaississement important du fascia, siège d'un infiltrat inflammatoire lymphoplasmocytaire.

Depuis cette publication princeps, environ 300 cas ont été rapportés et ont permis de mieux caractériser la fasciite avec éosinophilie. Enfin, il importe de signaler qu'actuellement un grand nombre d'auteurs considèrent cette maladie comme appartenant au cadre des sclérodermies localisées (morphées).

Épidémiologie

La fasciite avec éosinophilie est une maladie rare survenant préférentiellement chez l'adulte. Deux pics de fréquence sont décrits : l'un entre 20 et 30 ans, l'autre entre 45 et 60 ans [3, 7, 12]. Des cas infantiles et gériatriques [12] sont rapportés. La maladie touche autant d'hommes que de femmes. Les blancs sont les plus fréquemment atteints. Quelques observations concernant des Afro-Américains, Africains et Asiatiques sont rapportées [1, 12].

La maladie survient de manière sporadique ; d'exceptionnels cas familiaux ont été décrits.

Dans 30 à 46 % des cas, les symptômes apparaissent après un effort physique intense, inhabituel ou un traumatisme. D'autres circonstances favorisantes ont été moins souvent signalées : épisode infectieux, vaccination, nécrose myocardique et grossesse [1, 3, 7, 12, 13].

Présentation clinique

Phase inaugurale

Au début, les malades présentent des myalgies, spontanées ou provoquées, prédominant aux avant-bras et aux mollets, associées à des arthralgies des grosses articulations d'horaire inflammatoire. Cette phase est surtout marquée par la survenue brutale d'un œdème infiltrant des membres prédominant en distalité, symétrique, dur, sensible ou douloureux [1, 3, 7, 12, 13].

Le début de la maladie peut également être marqué par une perte de poids et une asthénie, mais l'état général reste généralement conservé.

Phase d'état

Manifestations cutanéophanériennes

Progressivement, l'œdème est remplacé par une induration sous-cutanée profonde, mal limitée, rétractile, peu douloureuse, bilatérale et symétrique, de siège essentiellement distal. L'atteinte des avant-bras et des jambes est la plus fréquente. Elle peut s'étendre progressivement aux bras et aux cuisses, mais respecte habituellement la face, l'abdomen, les paumes et les plantes. L'atteinte du tronc est rare [12, 13].

L'adhérence irrégulière des tissus sous-cutanés aux plans profonds entraîne de petites dépressions de la surface cutanée donnant un aspect de « peau d'orange », surtout visible à la face antérieure des bras et des cuisses [1, 3, 12, 13]. En raison des rétractions aponévrotiques, les trajets veineux superficiels s'inscrivent en creux et deviennent plus visibles. C'est le « signe de la vallée ». Des plaques de morphées sont présentes dans un tiers des cas [7, 12, 13]. Troubles pigmentaires à type d'hyperpigmentation [12] ou de vitiligo, troubles phanériens (dépilation des membres, alopécie ou hypertrichose), nodules sous-cutanés, ulcérations cutanées, livedo reticularis et vascularite leucocytoclasique ont parfois été signalés.

Manifestations articulaires et musculaires

Les myalgies sont présentes dans 67 % des cas au début de la maladie et dans 86 % des cas au moment du diagnostic. Les arthralgies, fréquentes à la phase inaugurale, persistent à la phase d'état [13].

L'enraidissement articulaire, présent dans 75 % des cas, est constaté essentiellement aux mains et aux doigts. Les poignets, chevilles, coudes et genoux sont également touchés. Aux mains, les rétractions musculo-aponévrotiques peuvent entraîner une flexion des doigts en crochet [1, 3, 12, 13].

De véritables arthrites avec synovites peuvent exister. Elles sont signalées chez 21 malades sur 52 dans la série de la Mayo Clinic [12]. L'atteinte peut être mono-, oligo-, ou polyarticulaire et concerne préférentiellement les poignets et les genoux. Le liquide synovial est inflammatoire. Exceptionnellement, les radiographies des articulations inflammatoires révèlent des images de destruction articulaire, prédominant aux mains, et survenant plusieurs années après la guérison apparente de la fasciite.

Un syndrome du canal carpien survient chez 23 % des malades [1, 12]. Il peut précéder l'apparition des signes cutanés.

Manifestations cliniques rares

Sauf rares exceptions, il n'y a pas de phénomène de Raynaud, de sclérodactylie, de calcinose sous-cutanée, de télangiectasies ni d'atteinte viscérale. L'ensemble de ces signes négatifs différencient la fasciite avec éosinophilie de la sclérodermie systémique [1, 3, 12, 13] et permettent au contraire de rapprocher cette maladie du cadre des morphées.

De rares observations isolées font état d'atteintes hépatospléniques, œsophagiennes, coliques, péricardiques, pulmonaires. L'atteinte rénale est rarement observée. Des cas de neuropathie périphérique, de crises convulsives généralisées, de compression médullaire révélatrice et de névrite optique post-ischémique ont également été rapportés.

Formes cliniques

Formes localisées

Au cours de la fasciite avec éosinophilie, l'atteinte est bilatérale, mais de rares cas de formes localisées à un membre sont signalés.

Forme de l'enfant

Quelques cas survenus chez des enfants sont rapportés [7, 8, 12]. M. Farrington et al. ont étudié les caractéristiques cliniques et l'évolution à long terme de 21 cas pédiatriques de fasciite avec éosinophilie [8] : chez l'enfant, la fasciite avec éosinophilie se caractérise par une forte prévalence féminine (15 filles pour 5 garçons), une prédominance aux membres supérieurs, essentiellement aux mains, une faible incidence de l'atteinte articulaire (25 % des cas), hématologique ou viscérale et la persistance fréquente d'une fibrose résiduelle. Seul un tiers des malades traités par corticothérapie ont présenté une régression complète. Les deux tiers restants ont évolué vers une fibrose cutanée résiduelle.

Les auteurs estiment que le risque de fibrose cutanée séquellaire est 2 fois plus important si l'enfant est âgé de moins de 7 ans et si l'atteinte intéresse plus de trois extrémités, faisant ainsi toute la gravité des formes juvéniles [8].

Pour Y. Endo et al. un âge inférieur à 12 ans multiplie par 1,6 le risque de développer une fibrose résiduelle [7].

Associations rapportées

Atteintes hématologiques

L'atteinte hématologique fait toute la gravité de la fasciite avec éosinophilie. Elle peut survenir en même temps que la fasciite, dans les premiers mois ou en phase de rémission. Les malades sont généralement âgés de plus de 65 ans. La prévalence est de 10 % des cas décrits [3, 4, 5, 7, 12, 13].

L'aplasie médullaire est la plus fréquente et la plus grave des atteintes hématologiques ; vingt-trois cas sont rapportés dans la littérature. Le sex-ratio est de 16 hommes pour 7 femmes, l'âge moyen de 56 ans. L'aplasie médullaire survenait moins de 6 mois après le diagnostic de fasciite avec éosinophilie. Quatre malades parmi les vingt-trois, soit 17 %, présentaient une dysimmunité précessive : thyroïdite d'Hashimoto et colite ulcéreuse. L'évolution de la fasciite avec éosinophilie n'est pas toujours corrélée à celle de l'aplasie médullaire.

L'aplasie médullaire est de mauvais pronostic. Parmi les vingt-trois malades, huit (35 %) sont décédés de complications directement liées à l'aplasie médullaire dans un délai moyen de 4 mois. Une rémission prolongée a été rapportée chez seulement cinq malades traités par corticothérapie (n = 1), allogreffe de cellules souches hématopoïétiques (n = 2), globuline antithymocyte et ciclosporine (n = 2).

Autres atteintes hématologiques

Il peut s'agir de purpura thrombopénique immunologique ou d'anémie hémolytique auto-immune. Deux cas d'aplasie mégacaryocytaire et un cas d'érythroblastopénie ont également été rapportés.

D'autres atteintes hématologiques ont été rapportées. Celles-ci sont considérées maintenant comme fortuites ne nécessitant pas d'être recherchées systématiquement :
– gammapathie monoclonale d'origine indéterminée (MGUS) ;
– lymphome T (n = 5) ;
– lymphome T cutané (n = 1) ;
– maladie de Hodgkin (n = 3) ;
– syndrome myéloprolifératif (n = 3) [12] ;
– leucémie myélomonocytaire (n = 2) [12] ;
– leucémie lymphoïde chronique (n = 2) [3, 12] ;
– myélome multiple (n = 1) ;
– leucémie myéloblastique (n = 1) ;
– maladie de Vaquez (n = 1).

En pratique, le diagnostic de fasciite avec éosinophilie implique un bilan hématologique initial, avec formule sanguine complète. Une surveillance des paramètres hématologiques au décours de la maladie et en cas de cortico-résistance est nécessaire.

Fasciite avec éosinophilie et maladies systémiques

Dans la littérature, de nombreuses maladies auto-immunes ou systémiques sont décrites chez des malades ayant par ailleurs une fasciite avec éosinophilie. En raison de la rareté de la fasciite et de l'absence de séries contrôles, il n'y a pas de preuve d'association avec celles-ci. Il est probable que pour la majorité d'entre elles, il s'agisse d'associations fortuites :
– maladie de Basedow (n = 1) ;
– thyroïdite d'Hashimoto (n = 6) [1, 4] ;
– lupus érythémateux systémique (n = 4) ;
– syndrome de Gougerot-Sjögren ;
– sarcoïdose ;
– maladie de Crohn (n = 1) ;
– glomérulonéphrite (n = 1) ;
– polyarthrite rhumatoïde (n = 1) ;
– diabète insulino-dépendant (n = 1).

Fasciite avec éosinophilie et cancers solides

Des cas de fasciites à éosinophiles associées à des cancers solides ont été moins souvent rapportés. Il s'agissait d'un cas d'adénocarcinome gastrique, de mélanome choroïdien, de cancer colorectal, de cancer de la prostate, de cancer pulmonaire et cinq cas de cancer du sein. Dans un de ces cas, la mastectomie faisait régresser la fasciite avec éosinophilie. Cependant, au vu de la rareté des cas de tumeurs solides associées à la fasciite avec éosinophilie, des explorations à la recherche d'une néoplasie sous-jacente ne se justifient qu'en présence de signes cliniques d'orientation.

Autres affections associées signalées

D'autres affections associées sont signalées dans la fasciite avec éosinophilie pour lesquels, là encore, il n'y a pas lieu de faire de recherche systématique :
– porphyrie cutanée tardive ;
– déficit en immunoglobulines A (IgA) ;
– déficit immunitaire commun variable ;
– néphropathie à IgA ;
– miliaire tuberculeuse.

Des cas de fasciite avec éosinophilie sont décrits après allogreffe de moelle osseuse.

Dans une étude rétrospective menée par A. Janin et al. sur 475 malades ayant reçu une allogreffe de moelle osseuse, quatorze ont développé une fasciite avec éosinophilie [9] ; il s'agissait de 8 hommes et 6 femmes. L'âge moyen était de 23 ans. La fasciite apparaissait 345 à 3 745 jours après la greffe. Une éosinophilie était présente dans 50 % des cas. L'évolution était peu ou pas influencée par la corticothérapie. Il s'agit d'une forme de réaction de greffon contre l'hôte.

Examens complémentaires

Biologie

L'éosinophilie est présente chez 63 à 93 % des patients à un moment de l'évolution [3, 7, 12]. Elle peut précéder les signes cutanés, mais peut disparaître spontanément et être absente au moment du diagnostic. L'éosinophilie, même si elle est évocatrice, n'est pas essentielle au diagnostic. Son taux n'est pas corrélé à la sévérité de la maladie.

Un syndrome inflammatoire est fréquent. L'élévation modérée de la vitesse de sédimentation est observée chez 29 à 63 % des patients ainsi qu'une augmentation de la protéine C réactive dans 55 % des cas [1, 13].

L'hypergammaglobulinémie, présente chez près de 40 % des malades, reste modérée [13]. Elle est plus souvent due à une augmentation polyclonale des IgG, plus accessoirement des IgM. Les IgA sont normaux ou parfois bas. Une gammapathie monoclonale peut être observée.

Des anticorps antinucléaires sont détectés dans 15 à 20 % des cas, mais sans anticorps anti-ADN natifs ni anti-antigènes nucléaires solubles (ENA). De même, le facteur rhumatoïde et les anticorps anti-cytoplasme des polynucléaires (ANCA) sont absents [13]. Le taux du complément et ses fractions sont normaux.

Les enzymes musculaires créatine phosphokinase (CPK) et aldolase sont rarement plus élevées (4 à 6 % des cas) et de manière modérée [13].

Histologie

L'examen histologique permet de porter avec certitude le diagnostic de fasciite avec éosinophilie [1, 2, 12, 13]. Il s'agit de l'étalon or diagnostique. Pour être informative, la biopsie chirurgicale cutanéo-fascio-musculaire, réalisée en zone indurée, doit être profonde et emporter, en un seul bloc, la totalité de l'épaisseur cutanée jusqu'au fascia périmusculaire et une partie du muscle sous-jacent. L'analyse macroscopique révèle d'emblée un épaississement important du fascia périmusculaire. Son épaisseur est souvent comparable à celle du derme additionné de l'hypoderme.

À l'examen microscopique, la fasciite est constante et indispensable au diagnostic. Le fascia, situé entre l'hypoderme et le muscle, est œdémateux et inflammatoire. Une hypertrophie des fibres collagène est associée à une infiltration du fascia par des lymphocytes, des plasmocytes et des macrophages. Les éosinophiles sont inconstants, souvent transitoires et peuvent disparaître après une corticothérapie [1]. L'atteinte inflammatoire peut atteindre par contiguïté, d'une part, la partie profonde de l'hypoderme et, d'autre part, le muscle. L'infiltrat inflammatoire entre les fibres musculaires striées entraîne une myosite interstitielle. La fibrose musculaire est inconstante, la nécrose rare. Une fibrose des septums interlobulaires peut survenir.

L'épiderme est normal ou atrophique. Le derme réticulé peut être le siège d'un infiltrat lymphoplasmocytaire, inconstamment éosinophilique. En dehors des cas de morphée associée, le derme reste généralement sans anomalies. Néanmoins, une fibrose dermique peut s'installer plus tardivement.

IRM

Considérée comme le meilleur examen d'imagerie à visée diagnostique, elle guide aussi le choix du site de biopsie et permet le suivi évolutif après traitement [6]. Elle met en évidence un épaississement du fascia musculaire superficiel en T1, la présence d'un hypersignal en T2 ou séquence d'inversion récupération STIR (*short time of inversion recovery*) et une prise de contraste après injection de gadolinium intéressant l'aponévrose superficielle et les septa intermusculaires. Plus rarement, un épaississement ou un hypersignal du tissu cellulaire sous-cutané est relevé. De manière sporadique, on note un discret œdème des fibres musculaires adjacentes aux fascias atteints.

Échographie

En plus de montrer un épaississement du tissu sous-cutané, l'échographie haute résolution en mode B permet d'en mesurer la compressibilité. E. Kissin et al. ont récemment montré une réduction significative de la compressibilité du tissu sous-cutané dans la fasciite avec éosinophilie, comparativement à celle mesurée chez des malades ayant une sclérodermie systémique et chez des sujets témoins [11].

Capillaroscopie

En accord avec la clinique épargnant les doigts, la capillaroscopie est normale ou du moins ne montre pas de mégacapillaires, quasi constants en revanche au cours de la sclérodermie.

Diagnostic différentiel

Sclérodermie systémique

La fasciite avec éosinophilie se différencie de la sclérodermie systémique par l'absence de phénomène de Raynaud, de sclérodactylie, le respect de la face et généralement des extrémités, la rareté des atteintes viscérales, la normalité du bilan immunologique et de la capillaroscopie.

Syndrome myalgies-éosinophilie ou intoxication par le L-tryptophane

Le début de la maladie est brutal, intense, avec une éosinophilie supérieure à 1 000/mm^3, fièvre, toux, dyspnée, myalgies diffuses et invalidantes, œdème des extrémités, rash, prurit et hyperesthésie cutanée. La phase chronique associe une atteinte multiviscérale sévère, cardiaque, neurologique et pulmonaire à une atteinte cutanée sclérodermiforme.

Granulomatose éosinophilique avec polyangéite (Churg-Strauss)

Il doit être éliminé en cas de manifestations viscérales associées à la fasciite avec éosinophilie. Les ANCA sont absents dans la fasciite avec éosinophilie.

Lymphome T sous-cutané type panniculite avec atteinte du fascia

Le diagnostic est redressé par l'examen histologique avec, en cas de doute persistant, analyse de la clonalité.

Évolution

Le premier risque est lié à la gravité de la fibrose cutanée pouvant aboutir à des rétractions tendineuses, articulaires, voire des ulcères cutanés persistants. Le second risque est lié à l'atteinte hématologique. En dehors de cela, la fasciite avec éosinophilie est de bon pronostic. Elle est réversible sous traitement. Néanmoins, la réponse au traitement est variable et inconstante.

Facteurs de mauvais pronostic [7, 13]

Y. Endo et al. ont revu les différents paramètres associés à l'absence de rémission complète de la maladie. La présence de plaques de morphée, l'atteinte du tronc, un long délai diagnostique (> 6 mois) et un âge de moins de 12 ans sont associés à un plus grand risque de fibrose séquellaire [7]. Une fibrosclérose importante du derme à l'examen histologique augmente le risque de séquelles.

L'utilisation de bolus de méthylprednisolone en traitement initial semble diminuer le recours à un immunosuppresseur et améliorer le pronostic cutané au long cours [13].

Traitement

Il n'existe aucun consensus thérapeutique. Étant donné la rareté de la maladie, aucun essai thérapeutique randomisé n'a pour l'instant été réalisé. Des séries rétrospectives, des revues systématiques de cas et des observations cliniques isolées rapportent les traitements utilisés et leur efficacité.

La corticothérapie, prescrite précocement, à la dose initiale de 0,5 à 1 mg/kg/j de prednisone, est le traitement de référence [1, 3, 7, 12, 13]. La réponse est d'abord biologique, avec une disparition rapide de l'éosinophilie, puis clinique. La régression de l'atteinte du fascia est variable et nécessite une corticothérapie prolongée. Un sevrage cortisonique trop rapide expose au risque de reprise évolutive.

L'efficacité de la corticothérapie est inconstante. S. Lakhanpal et al. rapportent, dans leur série de 52 cas, 34 malades traités par prednisone à des posologies initiales de 40 à 60 mg/j. Ils ont obtenu 5 rémissions complètes, 20 améliorations partielles et 9 échecs [12].

Dans une étude rétrospective monocentrique portant sur 32 malades menée par D. Lebeaux et al., tous les malades avaient reçu une corticothérapie orale en première intention, à une dose moyenne initiale de 0,77 mg/kg/j, sur une durée moyenne de 45,7 mois. Des bolus de méthylprednisolone étaient d'emblée prescrits chez 47 % des malades (15/32), à la posologie de 0,5 à 1 g/j, pendant 3 jours consécutifs, avant de débuter la corticothérapie orale. Leur utilisation semblait associée à une meilleure réponse thérapeutique et à un moindre recours aux immunosuppresseurs. Une rémission complète a été obtenue chez 87 % des malades traités par bolus initiaux alors qu'elle n'était que chez 53 % de ceux traités par corticothérapie orale seule. Seuls 20 % des malades traités par bolus de méthylprednisolone ont nécessité un traitement par immunosuppresseur, contre 65 % des malades traités par corticothérapie orale [13].

Devant une réponse à la corticothérapie jugée insuffisante, 44 % des malades (14/32) avaient reçu un immunosuppresseur en association à la corticothérapie, en seconde ligne thérapeutique. Il s'agissait du méthotrexate à la posologie de 10 à 20 mg/sem dans 86 % des cas et de l'azathioprine dans 14 % des cas, pendant une durée moyenne de 24,7 mois. Quatre-vingt-quatorze pour cent des malades (17/18) traités par corticothérapie seule ont obtenu une rémission complète. Trente-six pour cent (5/14) des malades cortico-résistants, traités par immunosuppresseur et corticothérapie, sont parvenus à une rémission complète. Les auteurs mettaient en évidence un risque relatif de recours à un immunosuppresseur multiplié par 5 en cas de morphée clinique et/ou histologique et par 4 en cas de non-utilisation de bolus de méthylprednisolone en traitement d'induction [13].

Actuellement, dans un certain nombre de centres en France, le traitement proposé dans les morphées disséminées, incluant la fasciite de Schulman, est l'association corticothérapie générale avec méthotrexate à doses anti-inflammatoires.

Pour être exhaustif, il faut indiquer que des cas rapportés et revues systématiques font mention de l'utilisation avec succès d'autres immunosuppresseurs (cyclophosphamide, ciclosporine), en seconde ligne thérapeutique, en cas de cortico-dépendance ou de cortico-résistance [3, 12, 13]. De même, des observations font état de l'efficacité de l'infliximab [10] et du rituximab dans des cas résistant à la corticothérapie et aux immunosuppresseurs.

Enfin, d'autres catégories de traitements ont été occasionnellement utilisées : l'hydroxychloroquine, seule ou associée aux corticoïdes, donne des résultats partiels ; la D-pénicillamine dont l'utilisation en association aux corticostéroïdes est suggérée à visée d'épargne cortisonique. Colchicine, hydroxyzine chez l'enfant, dapsone, photochimiothérapie extracorporelle, PUVAthérapie ont permis des régressions de la fasciite dans des cas isolés. Une allogreffe de moelle osseuse, un traitement combinant globuline antithymocyte et ciclosporine ont été utilisés avec succès dans des cas d'aplasie médullaire sévère compliquant la fasciite avec éosinophilie.

Une rééducation fonctionnelle douce, précoce, doit être associée au traitement médicamenteux afin de préserver les mobilités articulaires.

Conclusion

Les fasciites avec éosinophilie constituent une maladie rare, mais qu'il importe de reconnaître en raison de son risque fonctionnel et de ses associations. La clinique est évocatrice, mais sera habituellement confirmée par une biopsie profonde. Sur le plan nosologique, la plupart des auteurs incluent les fasciite avec éosinophilie dans le cadre des sclérodermies localisées (morphées). Il n'y a pas de mécanisme clairement mis en évidence, même s'il existe un facteur traumatique retrouvé dans près de la moitié des cas. Le traitement dépend de l'extension des lésions. À la corticothérapie générale, qui est indiquée, un certain nombre de centres proposent d'emblée l'association au méthotrexate en raison des risques de récidives à la décroissance, bien que cela ne soit pas étayé par des preuves.

Bibliographie

1. Antic M, Lautenschlager S, Itin PH. Eosinophilic fasciitis 30 years after – what do we really know ? Report of 11 patients and review of the literature. Dermatology (Basel), 2006, 213 : 93-101.
2. Barnes L, Rodnan GP, Medsger TA, Short D. Eosinophilic fasciitis. A pathologic study of twenty cases. Am J Pathol, 1979, 96 : 493-518.
3. Bischoff L, Derk CT. Eosinophilic fasciitis : demographics, disease pattern and response to treatment : report of 12 cases and review of the literature. Int J Dermatol, 2008, 47 : 29-35.
4. Blaser KU, Steiger U, Würsch A, Speck B. Eosinophilic fasciitis with aplastic anemia and Hashimoto's thyroiditis. Review of the literature and report of a typical example. Schweiz Med Wochenschr, 1989, 119 : 1899-1906.
5. De Masson A, Bouaziz JD, Peffault de Latour R et al. Severe aplastic anemia associated with eosinophilic fasciitis : report of 4 cases and review of the literature. Medicine (Baltimore), 2013, 92 : 69-81.
6. Desvignes-Engelbert A, Saulière N, Loeuille D et al. From diagnosis to remission : place of MRI in eosinophilic fasciitis. Clin Rheumatol, 2010, 29 : 1461-1464.
7. Endo Y, Tamura A, Matsushima Y et al. Eosinophilic fasciitis : report of two cases and a systematic review of the literature dealing with clinical variables that predict outcome. Clin Rheumatol, 2007, 26 : 1445-1451.
8. Farrington ML, Haas JE, Nazar-Stewart V, Mellins ED. Eosinophilic fasciitis in children frequently progresses to scleroderma-like cutaneous fibrosis. J Rheumatol, 1993, 20 : 128-132.
9. Janin A, Socie G, Devergie A et al. Fasciitis in chronic graft-versus-host disease. A clinicopathologic study of 14 cases. Ann Intern Med, 1994, 120 : 993-998.
10. Khanna D, Agrawal H, Clements PJ. Infliximab may be effective in the treatment of steroid-resistant eosinophilic fasciitis : report of three cases. Rheumatology (Oxford), 2010, 49 : 1184-1188.
11. Kissin EY, Garg A, Grayson PC et al. Ultrasound assessment of subcutaneous compressibility : a potential adjunctive diagnostic tool in eosinophilic fasciitis. J Clin Rheumatol, 2013.
12. Lakhanpal S, Ginsburg WW, Michet CJ et al. Eosinophilic fasciitis : clinical spectrum and therapeutic response in 52 cases. Semin Arthritis Rheum, 1988, 17 : 221-231.
13. Lebeaux D, Francès C, Barete S et al. Eosinophilic fasciitis (Shulman disease) : new insights into the therapeutic management from a series of 34 patients. Rheumatology (Oxford), 2012, 51 : 557-561.
14. Shulman LE. Diffuse fasciitis with eosinophilia : a new syndrome ? Trans Assoc Am Physicians, 1975, 88 : 70-86.

Toute référence à cet article doit porter la mention : Azib S, Aractingi S. Fasciite avec éosinophilie. In : L Guillevin, L Mouthon, H Lévesque. Traité de médecine, 5ᵉ éd. Paris, TdM Éditions, 2018-S03-P01-C21 : 1-4

Chapitre S03-P01-C22

Fibroses systémiques

Maria Chauchard et Karim Sacré

Les fibroses systémiques sont caractérisées par une signature histologique commune (manchon fibro-inflammatoire) en situations anatomiques diverses. La fibrose systémique peut être locorégionale, et intéresser alors un seul organe, ou être multifocale. Dans les formes locorégionales (rétropéritonéale, médiastinale ou mésentérique), le manchon fibreux entoure typiquement l'aorte et/ou les grosses branches de division de l'aorte, suggérant ainsi qu'une atteinte inflammatoire péri-aortique puisse être le primum movens de la fibrose. L'atteinte vasculaire ne peut toutefois pas rendre compte de l'observation de fibrose multifocale, associant de façon variable chez un même patient fibrose médiastinale, mésentérique et cervicale. Ces formes multifocales font aujourd'hui partie du spectre nosologique de la maladie associée aux IgG$_4$. Dans ce chapitre seront développées successivement les fibroses rétropéritonéale, mésentérique, médiastinale et cervicocéphalique.

Fibrose rétropéritonéale

La fibrose rétropéritonéale est une pathologie inflammatoire caractérisée par la présence d'un manchon fibreux qui entoure les vaisseaux abdominaux (aorte abdominale et ses branches, veine cave inférieure). La fibrose peut engainer les uretères et être responsable d'une insuffisance rénale obstructive qui constitue la principale complication de la maladie.

Les premières observations de fibrose rétropéritonéale rapportées dans la littérature par Albarran en 1905 et Osmond en 1948, tous deux urologues, décrivent pour l'essentiel la prise en charge chirurgicale d'une masse fibrosante rétropéritonéale responsable d'une insuffisance rénale par engainement des uretères [31].

Notre conception de la maladie a depuis considérablement évolué. D'une maladie locale traitée chirurgicalement, la fibrose rétropéritonéale est désormais comprise comme une maladie inflammatoire systémique relevant d'un traitement médical.

Le cadre nosologique s'est lui aussi enrichi en isolant les formes idiopathiques des formes secondaires puis, de façon plus récente, en intégrant ces formes idiopathiques au spectre toujours en expansion de la maladie associée aux IgG$_4$.

La stratégie diagnostique a progressé : l'histologie n'est plus indispensable ; les données du scanner et de l'imagerie par résonance magnétique (IRM) permettent souvent de surseoir à la biopsie.

Le traitement des formes idiopathiques reste centré sur la corticothérapie systémique.

Épidémiologie

La fibrose rétropéritonéale idiopathique est la forme la plus fréquente des fibroses rétropéritonéales. Elle représenterait environ deux tiers des cas, le tiers restant comptant les formes secondaires à une néoplasie, une infection, un médicament, une chirurgie ou une radiothérapie abdominopelvienne [19, 50].

La fibrose rétropéritonéale idiopathique est une pathologie rare : sa prévalence est estimée à 1,4 pour 100 000 habitants et son incidence entre 0,1 et 1,3 pour 100 000 habitants par an dans une étude finlandaise [46].

L'âge moyen est de 50 à 60 ans mais il existe des observations pédiatriques et gériatriques [26]. Le sex-ratio est variable selon l'étiologie. Toute cause confondue, les études suggèrent une prédominance masculine avec une maladie qui concerne 2 à 3 fois plus d'hommes que de femmes.

Étiologie

Formes secondaires

Un aspect atypique de la fibrose par sa taille, sa forme ou sa localisation doit conduire à la réalisation d'une biopsie à visée diagnostique. Les formes secondaires de fibrose rétropéritonéale sont dominées par les formes associées aux médicaments, aux infections, aux néoplasies et à la maladie d'Erdheim-Chester.

Médicaments

Les médicaments représentent une étiologie rare de fibrose. Les molécules les plus souvent incriminées sont les dérivés de l'ergot de seigle comme le méthysergide ou l'ergotamine (utilisés autrefois comme traitement de fond de la migraine), les agonistes de la dopamine comme le pergolide ou la méthyldopa, les bêtabloquants, l'hydralazine [1, 2, 35]. La fibrose liée aux dérivés de l'ergot de seigle peut affecter le péricarde, la plèvre et les poumons [35].

Infections

La fibrose peut figurer une réponse à la dissémination d'un abcès rachidien ou pararachidien, comme dans le cas d'une tuberculose avec un mal de Pott [42], d'une histoplasmose ou d'une actinomycose [25]. La présence de granulomes au sein de la fibrose est alors fréquente.

Néoplasies

Le diagnostic de fibrose en rapport avec des métastases rétropéritonéales (prostate, testicule, côlon, utérus) ou une tumeur primitive de localisation rétropéritonéale (comme les lymphomes ou les sarcomes) doit être une préoccupation majeure pour le clinicien [45]. Microscopiquement, les cellules néoplasiques sont parsemées au sein du matériel fibreux. L'invasion du muscle et de l'os adjacents n'est pas rare. Les tumeurs carcinoïdes peuvent « induire » une fibrose rétropéritonéale « réactionnelle », sans métastase rétropéritonéale, sous l'effet de facteurs de croissance tels que l'*insulin-like growth factor*, l'*epidermal growth factor* et autres molécules de la famille des *transforming growth factor* α et β [29]. La radiothérapie peut également se compliquer d'une fibrose limitée au champ d'irradiation.

Maladie d'Erdheim-Chester

Dans la maladie d'Erdheim-Chester, une pseudo-fibrose rétropéritonéale est observée dans plus d'un tiers des cas. À la différence de la fibrose rétropéritonéale idiopathique (*voir plus loin*), la masse rétropéritonéale est une aortite circonférentielle avec infiltration des fascias et de la graisse péri-rénale donnant une présentation pathognomonique en « reins chevelus ». Les autres manifestations sont osseuses, orbitaires, endocriniennes, pulmonaires, cardiaques et neurologiques. Ces deux dernières atteintes font la gravité de la maladie. Fait notable, la maladie d'Erdheim-Chester est cortico-résistante alors que la fibrose rétropéritonéale idiopathique est cortico-sensible. L'interféron α était un traitement de référence. Depuis la découverte de mutations de BRAF associées à cette maladie, les thérapies ciblées, comme le vémurafénib, semblent prometteuses [14].

Facteurs environnementaux

L'exposition à l'amiante serait aussi un facteur de risque de fibrose systémique [46].

Autres

D'autres causes ont été plus rarement rapportées telles que les traumatismes ou la chirurgie abdominale (curage ganglionnaire, colectomie, hystérectomie, cure d'anévrysme de l'aorte) [15, 36, 52].

Fibrose rétropéritonéale idiopathique

Une première approche explicative a fait le lien entre maladie aortique et fibrose rétropéritonéale. L'association entre lésions athéromateuses parfois anévrysmales de l'aorte abdominale et fibrose rétropéritonéale est en effet classique et, dans la littérature médicale, les termes « péri-aortite » et « fibrose rétropéritonéale » sont synonymes. Selon ce premier modèle, la fibrose serait l'extension au tissu péri-aortique d'une réaction inflammatoire présente au sein de la paroi de l'aorte, plus particulièrement dans l'adventice [27, 33, 34].

La maladie aortique n'est pas le primum movens univoque de la fibrose rétropéritonéale idiopathique. En effet, cette vision unifiée, centrée sur l'atteinte vasculaire, ne rend pas compte de l'observation de fibrose multifocale, associant fibrose rétropéritonéale, médiastinale, mésentérique, cervicale, thyroïdite de Riedel ou cholangite sclérosante de façon variable chez un même patient [20]. L'émergence de la maladie associée aux IgG_4 a bouleversé le spectre des fibroses systémiques en favorisant une alternative à la théorie vasculaire et en intégrant certaines formes multifocales.

La maladie associée aux IgG_4 a une signature histologique typique associant :
– infiltrat lympho-plasmocytaire ;
– fibrose storiforme « en paillasson » ;
– et veinite oblitérante et thromboses in situ.

En immuno-histochimie, l'infiltrat cellulaire est riche en plasmocytes IgG_4+, mesuré par une augmentation de leur nombre tissulaire global, et/ou une élévation du rapport plasmocytes IgG_4+/plasmocytes IgG+. Les organes atteints sont très variés : pancréas, glandes salivaires, poumons, reins, prostate, méninges ou peau [24].

Les critères diagnostiques de la maladie associée aux IgG_4, proposés en 2012 par H. Umehara et al. [47], associent un critère clinique (organomégalie), un critère biologique (élévation du taux sérique d'$IgG_4 \geq 1,35$ g/l) et un critère histologique composite (fibrose storiforme, infiltration lymphoplasmocytaire, infiltrat riche en plasmocytes IgG_4+ avec un ratio plasmocytes IgG_4+/plasmocytes IgG+ > 40 % et plus de 10 plasmocytes IgG_4+ par champ à fort grossissement, thromboses in situ). La maladie est dite « définie » quand les trois séries de critères sont réunies, « probable » quand les critères clinique et histologique sont présents, et « possible » quand seuls les critères clinique et biologique sont associés.

Plusieurs cas de fibrose rétropéritonéale satellite d'une maladie associée aux IgG_4 en l'absence d'anévrysme aortique ont été rapportés. L'analyse de biopsies rétropéritonéales montre un infiltrat lymphoplasmocytaire avec fibrose et une augmentation du nombre de plasmocytes IgG_4+ [33, 44]. La prévalence exacte de la maladie associée aux IgG_4 au sein des fibroses rétropéritonéales idiopathiques reste indéterminée.

Association aux maladies auto-immunes

Il y a fréquemment des signes biologiques d'activation lymphocytaire B associés aux fibroses rétropéritonéales idiopathiques tels qu'une hypergammaglobulinémie polyclonale ou la présence d'auto-anticorps dans le sérum. De plus, l'association d'une fibrose rétropéritonéale à la maladie associée aux IgG_4 et la mise en évidence, dans certains cas, d'un réarrangement oligoclonal de la chaîne lourde des immunoglobulines sur la masse biopsiée plaident pour un mécanisme pathologique impliquant les lymphocytes B [13, 32]. Enfin, si la présence de stigmates auto-immuns est le plus souvent aspécifique et de signification indéterminée, d'authentiques fibroses rétropéritonéales se développent dans le cadre de maladies systémiques bien définies comme un lupus ou une vascularite à anticorps anticytoplasme des polynucléaires (ANCA).

Clinique

Les signes cliniques de la fibrose rétropéritonéale idiopathique sont non spécifiques.

Les symptômes liés à la compression sont dominés par des douleurs abdominales, du flanc ou du dos, sourdes, permanentes, et non aggravées par la mobilisation ou la palpation. Si l'uretère est comprimé, la douleur peut prendre la forme d'une colique néphrétique. Les œdèmes des membres inférieurs sont liés à la compression extrinsèque des vaisseaux lymphatiques rétropéritonéaux et des veines. Une thrombose veineuse profonde est de survenue tardive. Un gonflement du scrotum, une varicocèle et une hydrocèle sont fréquents. La constipation est banale, alors qu'un véritable syndrome occlusif intestinal est rare. Une hématurie, une polyurie et des infections urinaires sont liées à l'obstruction urétérale. Lorsqu'elle est bilatérale, une oligo-anurie, voire les symptômes d'une insuffisance rénale sévère peuvent survenir. L'angor mésentérique est exceptionnel.

Les signes en rapport avec une compression sont précédés ou associés à des signes généraux tels que fatigue, fièvre, nausées, anorexie, perte de poids et myalgies.

L'examen physique est souvent normal, expliquant que le diagnostic de fibrose rétropéritonéale soit retardé. L'allongement du délai entre l'apparition des symptômes fait courir le risque d'insuffisance rénale terminale par hydronéphrose.

Paraclinique

Biologie

Les examens biologiques révèlent une inflammation avec une augmentation de la protéine C réactive (CRP), chez 80 à 100 % des patients, à la phase aiguë de la maladie. La CRP peut être normale.

Une anémie aspécifique peut exister, liée au syndrome inflammatoire et à l'insuffisance rénale.

La présence de stigmates biologiques d'auto-immunité est souvent observée. Des anticorps antinucléaires sans spécificité et à faible taux seraient présents chez 60 % des patients. Un facteur rhumatoïde, des anticorps anti-muscle lisse, anti-ADN natif, anti-antigène solubles, et anticytoplasme des polynucléaires sont parfois présents à un titre faible.

Imagerie

La tomodensitométrie et l'IRM sont les examens morphologiques essentiels pour le diagnostic et le suivi de la fibrose rétropéritonéale idiopathique. Typiquement, la masse tissulaire péri-aortique est située en avant de l'aorte et s'étend de manière descendante des artères rénales aux vaisseaux iliaques en causant une déviation médiane des uretères.

Contrairement à l'historique urographie intraveineuse et à l'échographie Doppler abdominale, de faibles sensibilité et spécificité, la tomodensitométrie et l'IRM permettent de poser de manière fiable le diagnostic de fibrose rétropéritonéale idiopathique. Ces examens permettent l'évaluation de l'extension locorégionale de la fibrose avec une corrélation à l'observation chirurgicale proche de 100 %. Toutefois, aucune étude n'a comparé la rentabilité diagnostique respective de la tomodensitométrie et de l'IRM.

Tomodensitométrie

En tomodensitométrie, les principales caractéristiques de la fibrose rétropéritonéale idiopathique sont [7] :
– une masse tissulaire péri-aortique homogène et bien délimitée, s'étendant des artères rénales aux vaisseaux iliaques, enveloppant souvent les uretères et la veine cave inférieure ;
– positionnée en avant de l'aorte en l'entourant mais en épargnant sa face postérieure ;
– ne déplaçant pas l'aorte ou la veine cave vers l'avant ;
– ne déplaçant pas les uretères latéralement (vers l'extérieur) ;
– de même densité que le muscle avant injection d'iode ;
– fortement rehaussée par le produit de contraste iodé en phase « inflammatoire » de la maladie, et non ou faiblement rehaussée en phase « fibrosante » tardive.

IRM

En IRM, le processus tissulaire a les caractéristiques suivantes [7] :
– hyposignal homogène en séquences pondérées T1 ;
– hypersignal en séquences de diffusion en phase « inflammatoire » ;
– hypersignal en séquences pondérées en T2 avec rehaussement précoce par le gadolinium en phase « inflammatoire » ;
– hyposignal en séquences pondérées en T2 non ou faiblement rehaussé en phase « fibrosante ».

Tomographie par émission de positons au ^{18}F-FDG (TEP)

La TEP est utile pour l'évaluation initiale de la maladie et son suivi évolutif. Bien que l'hypermétabolisme de la fibrose ne recoupe pas systématiquement les données morphologiques visualisées sur la tomodensitométrie et l'IRM, et n'évolue pas toujours de manière strictement parallèle au syndrome inflammatoire biologique, la TEP permet une bonne évaluation de l'extension de la fibrose. Elle permet également de dépister d'éventuelles lésions vasculaires et périvasculaires associées et/ou d'autres sites de fibrose (fibrose systémique multifocale). Enfin et surtout, la TEP peut aider au diagnostic des formes secondaires de fibrose rétropéritonéale, en dépistant par exemple une néoplasie.

Intérêt de l'histologie

L'analyse histologique de la masse n'est plus systématique pour le diagnostic de fibrose rétropéritonéale idiopathique. Elle reste formelle et indiquée en cas de localisation inhabituelle (périduodénale, péripancréatique, pelvienne, péri-urétrale, périrénale, près du hile rénal, péri-iliaque isolée), de présentation atypique (masse postérieure à l'aorte, déplaçant l'aorte vers l'avant et les uretères latéralement ; signal ou densité non homogène en tomodensitométrie ou en IRM ; infiltration des tissus adjacents), de masse tumorale volumineuse à extension sus-rénale (*bulky*), ou en cas de non-réponse aux corticoïdes.

Macroscopiquement, la fibrose rétropéritonéale idiopathique est une plaque rétropéritonéale blanche et dure, d'épaisseur et de taille variables, qui entoure l'aorte abdominale, les vaisseaux iliaques et, le plus souvent, la veine cave inférieure et les uretères. La plaque fibreuse se développe typiquement entre l'origine des artères rénales et le détroit supérieur du bassin.

L'analyse histologique montre habituellement un tissu scléreux infiltré par des cellules mononucléées, mais la proportion de ces deux composants varie avec le stade de la maladie. À un stade précoce, le tissu est œdémateux et richement vascularisé, siège d'une inflammation importante avec de nombreuses cellules mononucléées, au sein de fibroblastes et de fibres de collagène. À un stade tardif, le tissu scléreux est de disposition périvasculaire ou périneurale volontiers calcifié [27].

L'infiltrat inflammatoire est constitué de lymphocytes B CD20+, mais aussi de lymphocytes T CD4+, de macrophages, de plasmocytes, et de polynucléaires éosinophiles [48]. Les polynucléaires neutrophiles sont absents. Cet infiltrat peut être diffus ou périvasculaire avec une composante nodulaire. Le constat d'un infiltrat transmural avec nécrose fibrinoïde des vaisseaux rétropéritonéaux de petit et moyen calibre doit faire discuter une forme secondaire [28]. La présence de granulomes est atypique et doit faire rechercher une cause infectieuse [16]. En cas de biopsie, l'immunomarquage IgG$_4$ doit être systématique.

Traitement

Traitement médical

Le traitement vise à :
– traiter les symptômes généraux ;
– lever l'obstruction des uretères ou d'autres structures rétropéritonéales ;
– stopper la progression de la fibrose ;
– prévenir une rechute de la maladie.

Le traitement de la fibrose rétropéritonéale idiopathique s'appuie sur la corticothérapie à haute dose et prolongée. Les corticoïdes sont spectaculairement efficaces sur les symptômes généraux et permettent une réduction de la taille, de la masse et une résolution des complications obstructives [49].

En raison d'un taux élevé de rechute, de l'ordre de 17 à 50 %, et des effets secondaires induits par la corticothérapie, des traitements alternatifs incluant des agents immunosuppresseurs tels que le cyclophosphamide, l'azathioprine, le méthotrexate, la ciclosporine, le mycophénolate mofétil, ont été essayés [5, 21, 23, 39, 51]. Aucun n'a montré de supériorité nette sur la seule corticothérapie dans des essais non randomisés et non contrôlés.

Le rituximab, un anticorps monoclonal dirigé contre les lymphocytes B, a été utilisé avec succès dans quelques cas rapportés dans la littérature [22].

Chirurgie

Le traitement chirurgical, autrefois classique pour lever l'obstruction urétérale, est devenu exceptionnel. Une étude rétrospective de cohorte a montré que, chez 18 patients suivis pour une fibrose rétropéritonéale, un seul cas avait justifié une urétérolyse [20]. La technique consiste en une urétérolyse avec intrapéritonéalisation des uretères par laparotomie ou par laparoscopie. L'approche conservatrice par pose de sonde double J est préférée, associée au traitement médical.

Fibrose mésentérique

Épidémiologie

La fibrose mésentérique désigne une lésion inflammatoire (panniculite mésentérique) ou sclérosante (mésentérite rétractile) bénigne de cause inconnue qui touche dans la majorité des cas la racine du mésentère. L'inflammation et la nécrose de la graisse (panniculite) mésentérique précéderaient la sclérose, mode non spécifique de cicatrisation.

La fibrose mésentérique est rare (moins de 400 observations de fibrose mésentérique ont été rapportées) et touche préférentiellement les hommes (sex-ratio homme/femme de 2/1) autour de la soixantaine [11].

Étiologie

Une cause traumatique a été évoquée. Dans la série de T. Emory, un passé traumatique, ayant eu lieu 4 à 50 ans avant le diagnostic, n'était repéré que dans 2 cas sur 84 [11]. À l'inverse, 28 (57 %) des 49 patients de la série de M. Daskalogiannaki rapportaient un antécédent de chirurgie abdominale [10].

L'association à une pathologie tumorale maligne est un enjeu diagnostique majeur. Dans la série de M. Daskalogiannaki, près de 70 % des cas de fibrose mésentérique étaient associés à un cancer [10]. Dans la plupart des cas, il s'agissait de cancers non mésentériques sous-diaphragmatiques (urogénitaux ou gastro-intestinaux) ou de lymphomes dont le diagnostic était concomitant à la fibrose mésentérique.

D'autres observations font état d'association d'une fibrose mésentérique avec des maladies inflammatoires (maladie de Crohn, sarcoïdose, polychondrite atrophiante), auto-immunes (lupus, anémie hémolytique auto-immune) ou infectieuses (tuberculose, maladie de Whipple).

De façon plus récente, les formes multifocales de fibrose systémique ont une « seconde vie nosologique » au sein de la maladie associée aux IgG$_4$. Dans une série de douze patients avec fibrose mésentérique, quatre présentaient une signature histologique de type IgG$_4$ [4, 17].

Clinique

Dans la grande majorité des cas, la fibrose est asymptomatique et découverte fortuitement [10]. Lorsque la fibrose est symptomatique, les symptômes sont abdominaux (douleurs abdominales, diarrhée, syndrome occlusif) et/ou systémiques (fièvre, perte de poids). La fibrose peut être également révélée par une masse abdominale palpable. Beaucoup plus rarement, le tableau clinique compte une polysérite (ascite mais aussi pleurésie et péricardite) ou une entéropathie exsudative. Le lien évoqué entre fibrose et colite ischémique n'a pas été confirmé. Le retard diagnostique, compte tenu de la non-spécificité et du caractère parfois non durable et fluctuant des symptômes, peut être majeur (jusque 10 ans après les premiers symptômes).

Imagerie

L'examen morphologique de référence est ici la tomodensitométrie. Cette dernière montre typiquement une masse tissulaire unique hétérogène bien limitée enveloppant les vaisseaux mésentériques et contenant des plages de densité graisseuse, hyperdenses par rapport à la graisse sous-cutanée, et des zones de densité tissulaire correspondant à la fibrose [8, 10, 38]. L'aspect le plus évocateur de fibrose mésentérique est un signal graisseux en halo de la racine du mésentère autour des vaisseaux du mésentère (*fat ring sign*), associé à une image de pseudo-capsule entourant la masse. La lésion peut mesurer jusque 40 cm. Des calcifications sont parfois décrites. Plus rarement, la fibrose est faite de masses multiples ou d'un simple épaississement diffus du mésentère [11]. La tomodensitométrie permet également de qualifier les rapports de la fibrose avec les autres organes, de rechercher un diagnostic alternatif (tumeur maligne) ou d'autres sites anatomiques de fibrose (rétropérinéale notamment).

Les données concernant l'IRM sont moins nombreuses. L'aspect de la fibrose est typiquement une masse hypo-intense en T1, iso-intense en T2 se rehaussant de façon variable après injection de gadolinium [37].

La place de la TEP n'est pas clairement définie et l'absence d'hypermétabolisme de la fibrose ne permet pas d'exclure une cause tumorale.

Quel qu'il soit, l'aspect morphologique de la fibrose mésentérique obtenu par imagerie n'est en rien spécifique et la biopsie, le plus souvent chirurgicale, est indispensable au diagnostic positif et à l'exclusion des diagnostics alternatifs tels que carcinose péritonéale, lymphome, tumeur desmoïde du mésentère, tumeur carcinoïde, fibrosarcome ou liposarcome mésentérique.

Traitement

Les formes asymptomatiques (majoritaires) doivent être respectées à la mesure d'authentiques rémissions spontanées de la fibrose et du caractère bénin de la maladie. Dans la série de T. Emory (84 cas), seulement trois décès en rapport possible avec la maladie étaient rapportés [11]. Aucun cas de récurrence n'était décrit. Dans la série de S. Akram (92 cas), l'évolution sans traitement était favorable dans plus d'un cas sur deux. Dix-huit décès étaient rapportés, mais seulement trois en lien avec la maladie ou le traitement [3].

Le traitement médical doit être réservé aux formes symptomatiques. Il est empirique et repose sur la corticothérapie par voie systémique et, plus rarement, la colchicine, le tamoxifène ou les immunosuppresseurs. La résection complète de la fibrose n'est pas souhaitable, le plus souvent impossible et au demeurant inutile. Sauf exception liée à des complications sévères (occlusion intestinale, perforation digestive), la place de la chirurgie doit être limitée au diagnostic.

Fibrose médiastinale

Épidémiologie

La fibrose médiastinale est rare. La maladie, qui a un pic d'incidence dans la 4e décennie, est décrite à tout âge avec un sex-ratio équilibré [30, 43]. La première observation montrant l'association d'une fibrose médiastinale à une fibrose rétropéritonéale date de 1946. La première observation décrivant une forme systémique multifocale de fibrose associait, chez deux frères, fibrose médiastinale, fibrose rétropéritonéale, thyroïdite de Riedel et fibrose péri-orbitaire [6]. En réalité, l'association est rare puisque, dans une série de 491 patients ayant une fibrose rétropéritonéale idiopathique, seulement 3,3 % des sujets avaient une fibrose médiastinale [19].

Étiologie

Comme pour la fibrose rétropéritonéale, on distingue classiquement les fibroses médiastinales secondaires des fibroses idiopathiques. Les fibroses médiastinales secondaires compliquent des maladies infectieuses chroniques (tuberculose, syphilis, histoplasmose), une exposition chronique à l'amiante ou aux fumées domestiques, un traumatisme thoracique, une exposition à un médicament (méthysergide, mirtazapine), une radiothérapie, un anévrysme de l'aorte thoracique, un rhumatisme inflammatoire chronique (spondylarthropathie HLA-B27, syndrome SAPHO [synovite-acné-pustulose-hyperostose-ostéite] avec atteinte costale antérieure) ou une vascularite systémique (maladie de Behçet, granulomatose avec polyangéite [Wegener]) [30].

La pathogénie des fibroses médiastinales idiopathiques est calquée sur celle des fibroses rétropéritonéales et intègre la maladie associée aux IgG$_4$ [18].

Clinique

Toutes les structures médiastinales peuvent être entourées, comprimées, voire envahies par le tissu fibreux. Les signes cliniques, variables, dépendent des organes concernés.

Les structures veineuses (veine cave supérieure), de moindre résistance, sont comprimées plus facilement que les artères, la trachée, les bronches ou l'œsophage. Le syndrome cave supérieur est la présentation la plus fréquente de la fibrose médiastinale. A contrario, la fibrose médiastinale est une cause rare de syndrome cave supérieur (< 2 %).

La compression des artères et/ou des veines pulmonaires peut être responsable d'hémoptysies, d'insuffisance cardiaque ou d'une hypertension artérielle pulmonaire précapillaire avec défaut de perfusion scintigraphique et aspect angiographique mimant un cœur pulmonaire chronique [41, 43].

La compression extrinsèque de l'arbre trachéobronchique est tardive, de même que la compression œsophagienne [43].

De façon plus anecdotique, la fibrose médiastinale peut se manifester par une parésie des cordes vocales ou phrénique, une constriction péricardique, un infarctus du myocarde par compression coronaire ou un chylothorax.

Des formes extensives (impliquant le poumon, le diaphragme, la veine cave inférieure, et les oreillettes), de découverte fortuite ou autopsique sont également décrites.

Paraclinique

La tomodensitométrie et l'IRM permettent de caractériser la fibrose médiastinale et son extension. La TEP renseigne sur le caractère hypermétabolique de la lésion et présente un intérêt théorique dans le suivi de la réponse thérapeutique. Un abord chirurgical est néanmoins souvent nécessaire pour affirmer le diagnostic et, surtout, éliminer un processus tumoral. Il est réalisé par sternotomie, médiastinoscopie ou thoracotomie, parfois couplée à un geste vasculaire ou de décompression, la résection complète étant souvent impossible [43]. L'analyse tissulaire montre un infiltrat cellulaire polymorphe comportant parfois un contingent plasmocytaire IgG$_4$+ et une prolifération fibroblastique identique à celle observée dans la fibrose rétropéritonéale idiopathique [18].

Traitement

En dehors d'un traitement spécifique de la cause (anti-infectieux par exemple), le traitement de première intention, empirique, repose sur la corticothérapie systémique. Le traitement anticoagulant est indiqué en cas de syndrome cave supérieur ou de cœur pulmonaire chronique. Un traitement chirurgical (décortication tissulaire, angioplastie avec mise en place de stents) est exceptionnellement nécessaire.

Fibrose cervicocéphalique

Les fibroses cervicocéphaliques se résument pour l'essentiel à la thyroïdite de Riedel et, plus rarement, aux fibroses périorbitaires et péricarotidiennes. Pour partie, ces entités appartiennent également au spectre de la maladie associée aux IgG$_4$ [9].

Décrite pour la première fois par Riedel à la fin du XIXe siècle, cette thyroïdite est une maladie très rare où le processus fibreux remplace le tissu thyroïdien normal et s'étend aux structures adjacentes. Dans près d'un tiers des cas, la thyroïdite s'inscrit dans un tableau de fibrose systémique multifocale comptant, outre la thyroïdite, une fibrose médiastinale, péri-orbitaire et/ou rétropéritonéale. Les principaux diagnostics différentiels étant les cancers thyroïdiens ou les lymphomes, l'analyse histologique est le plus souvent indispensable.

L'âge moyen au diagnostic de thyroïdite de Riedel est de 40 à 50 ans. La maladie touche dans plus de 80 % des cas les femmes. Les symptômes les plus communément retrouvés sont les douleurs cervicales, une dysphagie par compression extrinsèque de l'œsophage, une dysphonie par parésie des cordes vocales ou une dyspnée par sténose trachéale. Cliniquement, le volume de la thyroïde peut être spectaculairement augmenté et la masse est dure et adhérente. Dans la grande majorité des cas, la fonction thyroïdienne est conservée. Les anticorps antithyroïdiens peuvent être positifs. La régression partielle ou la simple stabilisation est de règle. Les complications mécaniques liées à la fibrose peuvent relever d'une corticothérapie systémique ou de la chirurgie [12, 40].

Bibliographie

1. Agarwal P, Fahn S, Frucht SJ. Diagnosis and management of pergolide-induced fibrosis. Mov Disord, 2004, 19 : 699-704.
2. Ahmad S. Methyldopa and retroperitoneal fibrosis. Am Heart J, 1983, 105 : 1037-1038.
3. Akram S, Pardi DS, Schaffner JA, Smyrk TC. Sclerosing mesenteritis : clinical features, treatment, and outcome in ninety-two patients. Clin Gastroenterol Hepatol, 2007, 5 : 589-596 ; quiz : 23-24.
4. Bae JH, Kim SH, Ahn SB et al. A case of idiopathic sclerosing mesenteritis with retroperitoneal fibrosis. Korean J Gastroenterol, 2011, 58 : 221-225.
5. Binder M, Uhl M, Wiech T et al. Cyclophosphamide is a highly effective and safe induction therapy in chronic periaortitis : a long-term follow-up of 35 patients with chronic periaortitis. Ann Rheum Dis, 2012, 71 : 311-312.
6. Comings DE, Skubi KB, Van Eyes J, Motulsky AG. Familial multifocal fibrosclerosis. Findings suggesting that retroperitoneal fibrosis, mediastinal fibrosis, sclerosing cholangitis, Riedel's thyroiditis, and pseudotumor of the orbit may be different manifestations of a single disease. Ann Intern Med, 1967, 66 : 884-892.
7. Corradi D, Maestri R, Palmisano A et al. Idiopathic retroperitoneal fibrosis : clinicopathologic features and differential diagnosis. Kidney Int, 2007, 72 : 742-753.
8. Coulier B. Mesenteric panniculitis. Part 1 : MDCT – pictorial review. Jbr-Btr, 2011, 94 : 229-240.
9. Dahlgren M, Khosroshahi A, Nielsen GP et al. Riedel's thyroiditis and multifocal fibrosclerosis are part of the IgG4-related systemic disease spectrum. Arthritis Care Res (Hoboken), 2010, 62 : 1312-1318.
10. Daskalogiannaki M, Voloudaki A, Prassopoulos P et al. CT evaluation of mesenteric panniculitis : prevalence and associated diseases. AJR Am J Roentgenol, 2000, 174 : 427-431.
11. Emory TS, Monihan JM, Carr NJ, Sobin LH. Sclerosing mesenteritis, mesenteric panniculitis and mesenteric lipodystrophy : a single entity ? Am J Surg Pathol, 1997, 21 : 392-398.
12. Fatourechi MM, Hay ID, McIver B et al. Invasive fibrous thyroiditis (Riedel thyroiditis) : the Mayo Clinic experience, 1976-2008. Thyroid, 2011, 21 : 765-772.
13. Hamano H, Kawa S, Ochi Y et al. Hydronephrosis associated with retroperitoneal fibrosis and sclerosing pancreatitis. Lancet, 2002, 359 : 1403-1404.
14. Haroche J, Cohen-Aubart F, Emile JF et al. Dramatic efficacy of vemurafenib in both multisystemic and refractory Erdheim-Chester disease and Langerhans cell histiocytosis harboring the BRAF V600E mutation. Blood, 2013, 121 : 1495-500.
15. Hautekeete ML, Babany G, Marcellin P et al. Retroperitoneal fibrosis after surgery for aortic aneurysm in a patient with periarteritis nodosa : successful treatment with corticosteroids. J Intern Med, 1990, 228 : 533-536.
16. Hughes D, Buckley PJ. Idiopathic retroperitoneal fibrosis is a macrophage-rich process. Implications for its pathogenesis and treatment. Am J Surg Pathol, 1993, 17 : 482-490.
17. Kermani TA, Crowson CS, Achenbach SJ, Luthra HS. Idiopathic retroperitoneal fibrosis : a retrospective review of clinical presentation, treatment, and outcomes. Mayo Clin Proc, 2011, 86 : 297-303.
18. Khosroshahi A, Stone JH. A clinical overview of IgG$_4$-related systemic disease. Curr Opin Rheumatol, 2011, 23 : 57-66.
19. Koep L, Zuidema GD. The clinical significance of retroperitoneal fibrosis. Surgery, 1977, 81 : 250-257.
20. Lugosi M, Sacre K, Lidove O et al. [Long-term follow-up of a French cohort of retroperitoneal fibrosis.] Rev Méd Interne, 2013, 34 : 591-599.
21. Marcolongo R, Tavolini IM, Laveder F et al. Immunosuppressive therapy for idiopathic retroperitoneal fibrosis : a retrospective analysis of 26 cases. Am J Med, 2004, 116 : 194-197.
22. Maritati F, Corradi D, Versari A et al. Rituximab therapy for chronic periaortitis. Ann Rheum Dis, 2012, 71 : 1262-1264.
23. Marzano A, Trapani A, Leone N et al. Treatment of idiopathic retroperitoneal fibrosis using cyclosporin. Ann Rheum Dis, 2001, 60 : 427-428.
24. Masaki Y, Dong L, Kurose N et al. Proposal for a new clinical entity, IgG$_4$-positive multiorgan lymphoproliferative syndrome : analysis of 64 cases of IgG$_4$-related disorders. Ann Rheum Dis, 2009, 68 : 1310-1315.
25. Milam MR, Schultenover SJ, Crispens M, Parker L. Retroperitoneal fibrosis secondary to actinomycosis with no intrauterine device. Obstet Gynecol, 2004, 104 : 1134-1136.
26. Miller OF, Smith LJ, Ferrara EX et al. Presentation of idiopathic retroperitoneal fibrosis in the pediatric population. J Pediatr Surg, 2003, 38 : 1685-1688.
27. Mitchinson MJ. Chronic periaortitis and periarteritis. Histopathology, 1984, 8 : 589-600.
28. Mitchinson MJ. The pathology of idiopathic retroperitoneal fibrosis. J Clin Pathol, 1970, 23 : 681-689.
29. Modlin IM, Shapiro MD, Kidd M. Carcinoid tumors and fibrosis : an association with no explanation. Am J Gastroenterol, 2004, 99 : 2466-2478.
30. Mole TM, Glover J, Sheppard MN. Sclerosing mediastinitis : a report on 18 cases. Thorax, 1995, 50 : 280-283.
31. Ormond JK. Bilateral ureteral obstruction due to envelopment and compression by an inflammatory retroperitoneal process. J Urol, 1948, 59 : 1072-1079.
32. Oshiro H, Ebihara Y, Serizawa H et al. Idiopathic retroperitoneal fibrosis associated with immunohematological abnormalities. Am J Med, 2005, 118 : 782-786.
33. Parums DV. The spectrum of chronic periaortitis. Histopathology, 1990, 16 : 423-431.

34. Parums DV, Brown DL, Mitchinson MJ. Serum antibodies to oxidized low-density lipoprotein and ceroid in chronic periaortitis. Arch Pathol Lab Med, 1990, *114* : 383-387.
35. Pfitzenmeyer P, Foucher P, Dennewald G et al. Pleuropulmonary changes induced by ergoline drugs. Eur Respir J, 1996, *9* : 1013-1019.
36. Rabbani F, Farivar-Mohseni H, Leon A et al. Clinical outcome after retroperitoneal lymphadenectomy of patients with pure testicular teratoma. Urology, 2003, *62* : 1092-1096.
37. Saadate-Arab M, Troufleau P, Depardieu C et al. Mesenteric panniculitis. Aspects in X-ray computed tomography and MRI. J Radiol, 1997, *78* : 305-308.
38. Sabate JM, Torrubia S, Maideu J et al. Sclerosing mesenteritis : imaging findings in 17 patients. AJR Am J Roentgenol, 1999, *172* : 625-629.
39. Scheel PJ Jr, Feeley N, Sozio SM. Combined prednisone and mycophenolate mofetil treatment for retroperitoneal fibrosis : a case series. Ann Intern Med, 2011, *154* : 31-36.
40. Schwaegerle SM, Bauer TW, Esselstyn CB Jr. Riedel's thyroiditis. Am J Clin Pathol, 1988, *90* : 715-722.
41. Seferian A, Jais X, Creuze N et al. Mediastinal fibrosis mimicking proximal chronic thromboembolic disease. Circulation, 2012, *125* : 2045-2047.
42. Seth A, Ansari MS, Trikha V, Mittal R. Retroperitoneal fibrosis : a rare complication of Pott's disease. J Urol, 2001, *166* : 622-623.
43. Sherrick AD, Brown LR, Harms GF, Myers JL. The radiographic findings of fibrosing mediastinitis. Chest, 1994, *106* : 484-489.
44. Stone JR. Aortitis, periaortitis, and retroperitoneal fibrosis, as manifestations of IgG_4-related systemic disease. Curr Opin Rheumatol, 2011, *23* : 88-94.
45. Thomas MH, Chisholm GD. Retroperitoneal fibrosis associated with malignant disease. Br J Cancer, 1973, *28* : 453-458.
46. Uibu T, Oksa P, Auvinen A et al. Asbestos exposure as a risk factor for retroperitoneal fibrosis. Lancet, 2004, *363* : 1422-1426.
47. Umehara H, Okazaki K, Masaki Y et al. Comprehensive diagnostic criteria for IgG_4-related disease (IgG_4-RD), 2011. Mod Rheumatol, 2012, *22* : 21-30.
48. Vaglio A, Corradi D, Manenti L et al. Evidence of autoimmunity in chronic periaortitis : a prospective study. Am J Med, 2003, *114* : 454-462.
49. Vaglio A, Palmisano A, Alberici F et al. Prednisone versus tamoxifen in patients with idiopathic retroperitoneal fibrosis : an open-label randomised controlled trial. Lancet, 2011, *378* : 338-346.
50. Vaglio A, Salvarani C, Buzio C. Retroperitoneal fibrosis. Lancet, 2006, *367* : 241-251.
51. Warnatz K, Keskin AG, Uhl M et al. Immunosuppressive treatment of chronic periaortitis : a retrospective study of 20 patients with chronic periaortitis and a review of the literature. Ann Rheum Dis, 2005, *64* : 828-833.
52. Wilson MC, Berry AR, McNair TJ, Thomson JW. Obstructive uropathy after pan-proctocolectomy for ulcerative colitis. Gut, 1980, *21* : 808-809.

Toute référence à cet article doit porter la mention : Chauchard M, Sacré K. Fibroses systémiques. *In* : L Guillevin, L Mouthon, H Lévesque. Traité de médecine, 5ᵉ éd. Paris, TdM Éditions, 2018-S03-P01-C22 : 1-6.

Médecine interne

Chapitre S03-P01-C23

Sarcoïdose

DOMINIQUE VALEYRE, YURDAGÜL UZUNHAN, FLORENCE JENY ET HILARIO NUNES

La sarcoïdose est une maladie systémique de cause inconnue, caractérisée par la formation de granulomes tuberculoïdes dans les organes atteints, avec une prédilection pour le poumon et le système lymphatique [16].

La présentation de la sarcoïdose est très diverse, avec quelques présentations fréquentes et typiques et d'autres plus rares et peu spécifiques, à l'origine de retards diagnostiques. La sarcoïdose donne une atteinte thoracique ganglionnaire hilaire bilatérale et médiastinale et pulmonaire dans 85-95 % des cas [3]. Une atteinte extrapulmonaire est cliniquement décelable dans 30-70 % des cas. Certaines présentations cliniques sont particulièrement typiques : l'association d'adénopathies intrathoraciques hilaires bilatérales à un érythème noueux (syndrome de Löfgren), à une uvéite ou à une latence clinique. La maladie est le plus souvent bénigne, avec une résolution spontanée dans la moitié des cas. Certaines manifestations viscérales peuvent être sévères et entraîner une perte d'espérance de vie et une perte de qualité de vie.

La durée et la sévérité de la sarcoïdose sont très variables d'un cas à l'autre [3]. Les *formes sévères* résultent de différents mécanismes : atteinte de structures particulièrement vulnérables (système nerveux central, nerf optique, tronc du faisceau de His, larynx, etc.), intensité du processus granulomateux au sein d'un ou de plusieurs organes (poumon, rein, foie, etc.), lésions fibreuses délabrantes, hypercalcémie supérieure à 3 mmol/l, résistance aux traitements. L'espérance de vie est diminuée [7] et la mortalité est augmentée par comparaison à la population générale dans la tranche d'âge 25-75 ans (données françaises non publiées). La principale cause de décès est l'atteinte respiratoire, le plus souvent dans le cadre d'une fibrose pulmonaire et/ou d'une hypertension pulmonaire, devant les atteintes cardiaque, neurologique et hépatique. La qualité de vie est significativement altérée chez de nombreux patients en raison des manifestations d'inconfort persistant suivantes : fatigue profonde, dépression, neuropathie des petites fibres nerveuses et altération des fonctions cognitives.

La corticothérapie est le traitement de référence. Les immunosuppresseurs sont des traitements de deuxième ligne alors que les anti-TNF-α sont le traitement de troisième ligne dans les formes sévères multirésistantes. Les traitements ont un effet suspensif et non curatif, expliquant la possibilité de rebonds nécessitant la réintroduction ou le renforcement du traitement. Les effets secondaires des traitements, en particulier les corticoïdes, doivent être repérés et prévenus.

Épidémiologie

La sarcoïdose est une maladie globale, avec de grandes différences selon les populations considérées [1]. L'incidence est estimée entre 3 et 10 pour 100 000 dans la plupart des études [7]. Un pic d'incidence est noté entre 25 et 45 ans dans les deux sexes. Un second pic est observé à la ménopause en Europe et au Japon [7]. La sarcoïdose est rare chez les enfants. Elle peut survenir chez les personnes âgées, jusqu'à 7,8 % des cas observés.

La sarcoïdose est familiale dans 3,6 à 10 % des cas. Le risque de maladie est surtout accru chez les frères et sœurs de cas index (odds-ratio : 5,8). Il monte à 80 chez les jumeaux homozygotes de cas index, suggérant le rôle prédisposant important de facteurs génétiques. Plusieurs déterminants génétiques sont liés à l'incidence de la sarcoïdose comme le génotype HLA, le variant du gène du butyrophiline-*like* 2 (*BTNL2*), qui intervient dans la présentation antigénique, et le gène de l'annexine A11 (*ANXA11*), impliqué dans l'apoptose et la prolifération cellulaire. L'association au variant du récepteur de l'interleukine 23 (*IL23R*), cytokine impliquée dans la voie $T_H 17$, a été plus récemment décrite dans les formes chroniques de sarcoïdose.

La constatation d'épidémies circonscrites dans le temps et l'espace plaide pour le rôle d'agents transmissibles ou environnementaux. Il existerait un risque accru en cas d'exposition aux moisissures (OR : 1,62, IC : 1,24-2,11) et aux insecticides (OR : 1,61, IC : 1,13-2,28). Le risque est plus faible chez les fumeurs ou anciens fumeurs (OR : 0,65, IC : 0,51-0,82). Des cas transmis lors de transplantation d'organes divers ont été rapportés. Le statut socio-économique pourrait contribuer au phénotype de la maladie plutôt qu'à son incidence.

Histopathologie

La sarcoïdose est caractérisée par la présence de lésions granulomateuses typiques, ou *granulomes épithélioïdes* [1]. Ils sont composés d'un follicule central riche en macrophages activés, les cellules épithélioïdes. Les lymphocytes T sont intercalés entre les cellules épithélioïdes et regroupés en couronne autour du follicule. Des cellules géantes sont présentes.

Les granulomes sarcoïdiens sont stables et souvent durables. Ce sont aussi des structures dynamiques, la périphérie des granulomes constituant une zone d'échanges par laquelle pénètrent les monocytes nouvellement recrutés. Les granulomes sarcoïdiens peuvent rester actifs plusieurs mois ou années et finissent par involuer, en laissant place le plus souvent à une cicatrice fibreuse localisée. Chez une minorité de patients, cependant, cette involution peut s'accompagner d'un important processus fibrosant.

Pathogénie

La sarcoïdose serait la conséquence d'une réaction immunitaire exagérée médiée par les monocytes-macrophages et les lymphocytes T en réponse à un antigène non identifié sur un terrain génétique prédisposant. L'atteinte privilégiée du poumon, de la peau et de l'œil suggère le rôle d'agents environnementaux dans le déclenchement et l'amplification de la réaction granulomateuse. La place des *patterns* moléculaires associés aux pathogènes (PAMP) (provenant notamment de mycobactéries et propionibactéries) semble être importante. Ces PAMP persistent dans le phagosome des macrophages, agissent sur les récepteurs de la famille des récepteurs Toll-*like* (TLR) 2 et 9 ainsi que les lectines de type C et les récepteurs de type NOD (NLR). Ces composants induisent bien une granulomatose chez la souris avec une réponse immunitaire T spécifique. La SAA, dont la concentration est exceptionnellement élevée dans le granulome sarcoïdien, pourrait témoigner de la mise en jeu de l'immunité innée en réaction à l'antigène en cause, et jouer un rôle dans la pérennisation du processus granulomateux, bien au-delà de la persistance de l'antigène.

L'afflux de cellules T participe à la pérennisation de la réponse T_H1 avec production d'interféron γ, de TNF-α et d'interleukine 2. Les interleukines 1, 12, 18 et 17 sont aussi impliquées. L'amplification de cette réponse immunitaire T pourrait résulter d'un défaut qualitatif des lymphocytes T régulateurs [10]. En effet, bien qu'en nombre accru dans le sang, le LBA et les granulomes sarcoïdiens, les lymphocytes T régulateurs (CD4+ FoxP3+) ont une fonction suppressive altérée [10].

Manifestations cliniques

Circonstances de découverte

Les circonstances de découverte de la sarcoïdose sont variées. Le délai est souvent long entre les premiers symptômes et le diagnostic de sarcoïdose, avec recours à plusieurs médecins. Un long délai est fréquent en cas d'atteinte pulmonaire.

Une toux sèche persistante est le symptôme le plus souvent révélateur [16]. Des douleurs thoraciques atypiques et une dyspnée progressive sont plus rarement révélatrices. Les localisations ophtalmologiques, dermatologiques, ganglionnaires périphériques et hépatospléniques sont les plus fréquemment révélatrices parmi les manifestations extrapulmonaires. Les autres localisations le sont plus rarement (atteintes parotidiennes, ostéo-articulaires, ORL, rénales, du système nerveux central, hypothalamo-hypophysaires, cardiaques, génitales, etc.). Un érythème noueux révèle dans 15 % des cas en moyenne la maladie et s'intègre dans le cadre d'un syndrome de Löfgren.

Une fatigue, parfois profonde, est présente dans 70 % des cas. Un amaigrissement important peut être constaté. Une fièvre se voit en cas de syndrome de Löfgren, de syndrome d'Heerfordt (uvéoparotidite fébrile parfois associée à l'atteinte du VII), de localisations hépatiques et rénales.

Une hypercalcémie est révélatrice dans 5 à 10 % % des cas. Elle est favorisée par les expositions solaires estivales, l'absorption de vitamine D et l'existence d'une atteinte rénale. Elle peut dépasser 3 mmol/l.

Manifestations respiratoires

Clinique

L'interrogatoire élimine un contage tuberculeux, le séjour dans certains pays d'endémie (tuberculose, lèpre, histoplasmose), la prise de certains médicaments (interférons de type I, anti-TNF-α, BCGthérapie intravésicale et immunothérapie du mélanome et autres cancers) et une exposition au béryllium (prothésiste, fondeur, horloger, travail dans le nucléaire, l'aérospatial et l'électronique). Des symptômes respiratoires (toux, dyspnée ou douleurs) sont notés dans un tiers à la moitié des cas. L'examen clinique respiratoire est généralement normal. Des râles crépitants des bases s'observent dans moins de 10 % des cas avec atteinte pulmonaire radiographique, mais ils sont notés dans 28 % des cas lorsque la maladie est découverte à un stade avancé avec fibrose pulmonaire. Il n'y a pas d'hippocratisme digital. Un freinage expiratoire et des râles sibilants sont notés dans 5 % des cas.

Radiographie simple du thorax de face et de profil

La radiographie thoracique montre des *adénopathies* et/ou une *atteinte pulmonaire* dans 86-92 % des cas. La présentation radiographique a une grande valeur diagnostique et pronostique. La classification radiographique comprend cinq stades. Ils sont définis sur la présence ou non d'adénopathies, d'une atteinte pulmonaire et de fibrose pulmonaire. La reproductibilité interobservateur de l'application en clinique de la classification est imparfaite. La probabilité de résolution spontanée de la maladie décroît de 80 % au stade I à 60 % pour le stade II, à 30 % pour le stade III et à 0 % pour stade IV. Les adénopathies hilaires bilatérales, satellites de l'axe trachéobronchique, symétriques et volumineuses mais non compressives sont l'élément le plus typique, la présence d'adénopathies médiastinales étant très fréquemment associée. Par ordre de fréquence décroissante, les adénopathies sont hilaires (> 95 %), latéro-trachéales droites ou dans la fenêtre aortopulmonaire (> 70 %), inter-trachéobronchique (20 %), médiastinales antérieures (15 %) ou postérieures (2 %). Le stade I évolue dans 82 % vers la résolution spontanée et dans 10 % des cas vers le stade II. L'apparition de calcifications ganglionnaires en coquille d'œuf est possible dans les formes d'évolution prolongée. L'atteinte pulmonaire donne typiquement des lésions micronodulaires ou réticulo-micronodulaires diffuses, plus marquées dans les régions supérieures et moyennes. D'autres présentations peuvent être observées. Des opacités en plages « alvéolaires » multifocales à contours flous ou plus rarement à contours nets avec bronchogramme aérique peuvent exceptionnellement se voir, tout comme une image en « verre dépoli », rarement au premier plan en cas de sarcoïdose.

La *fibrose pulmonaire* (stade IV) est définie sur une densification avec rétraction du poumon et/ou distorsion des structures normales. On observe le plus souvent des opacités linéaires rétractiles prédominant dans les lobes supérieurs avec ascension des hiles et distorsion bronchovasculaire et/ou des masses pseudo-tumorales bilatérales centrales dues à des lésions fibreuses plus ou moins associées à des granulomes. Un rayon de miel prédominant dans les lobes supérieurs et des opacités linéaires hilo-périphériques, réalisant de grandes travées au sein du parenchyme pulmonaire, peuvent aussi se voir. La fibrose au sens radiographique n'exclut pas la coexistence de lésions granulomateuses actives qui, quoique souvent masquées par les signes de fibrose, coexistent dans deux tiers des cas au niveau pathologique. Des lésions emphysémateuses bulleuses peuvent s'associer à la fibrose au niveau des lobes supérieurs. Elles sont parfois colonisées par un aspergillome uni- ou bilatéral. Des signes d'hypertension pulmonaire peuvent se voir à un stade évolué.

Une présentation radiographique peu typique est fréquente chez les sujets âgés. Des atteintes ganglionnaires ou pulmonaires unilatérales, des cavitations pulmonaires, un aspect de poumon évanescent, des bronchectasies ou des atélectasies sont possibles, mais nécessitent une rigueur diagnostique accrue pour être prises en considération. Une atteinte pleurale est rare. Le risque de pneumothorax par rupture de bulles emphysémateuses est plus important en cas de stade IV. Une pleurésie se voit dans 3 % des cas. L'épanchement est alors peu abondant, indolore et associé à une atteinte pulmonaire floride. Il est uni- ou bilatéral, généralement exsudatif et lymphocytaire. Le diagnostic repose sur l'histopathologie et l'exclusion d'une tuberculose. Un chylothorax est également possible. Une cardiomégalie peut être notée en cas de localisation cardiaque.

Tomodensitométrie

La tomodensitométrie donne des signes évocateurs ou compatibles, y compris lorsque la radiographie n'est pas typique. Les lésions les plus typiques sont les micronodules diffus de distribution « lymphatique », dans les zones péribronchiques, sous-pleurales, au niveau des septa périlobulaires et surtout des scissures interlobaires. Devant des images de condensation alvéolaire ou en verre dépoli très rarement au premier plan, la conjonction au second plan de micronodules lymphatiques ou d'adénopathies typiques permet de suggérer fortement le diagnostic [12]. Des images cavitaires peuvent se rencontrer dans 4 % des cas. La fibrose donne des profils dominants sous forme de distorsion bronchique proximale (50 % des cas), de bandes hilo-périphériques (25 %) et de rayon de miel (25 %). Les lésions pulmonaires prédominent dans les deux tiers supérieurs des poumons. La tomodensitométrie permet de distinguer les lésions pulmonaires inflammatoires réversibles sous traitement et les lésions fibreuses irréversibles. La tomodensitométrie est très utile pour détecter les lésions de fibrose, de cavernes, une aspergillose pulmonaire chronique, une dilatation des artères pulmonaires. La tomodensitométrie thoracique est peu utile en cas de stade 0, I ou II typique et sans retentissement. La tomodensitométrie est indiquée en cas de diagnostic difficile, de bilan lésionnel en présence d'une atteinte sévère ou d'image atypique.

Scintigraphie au ^{18}F-FDG-TEP

La scintigraphie au ^{18}F-FDG-TEP est indiquée dans de rares cas, mais peut alors s'avérer très utile : recherche d'un site occulte à biopsier, mise en évidence de lésions actives persistantes en cas d'atteinte pulmonaire avancée, confirmation d'une atteinte cardiaque active, recherche du mécanisme d'une fatigue profonde inexpliquée.

Endoscopie bronchique

L'endoscopie bronchique permet l'examen de l'arbre bronchique et la réalisation de prélèvements histopathologiques de la muqueuse bronchique, transbronchiques pulmonaires ou ganglionnaires (par cyto-aspiration échoguidée) [17] et d'un lavage broncho-alvéolaire. L'endoscopie permet de visualiser d'éventuelles lésions macroscopiques nodulaires bronchiques et dans 1-2 % des lésions sténosantes localisées proximales uniques ou multiples, ou parfois diffuses, à prendre en compte pour la décision thérapeutique. Elle permet de confirmer la présence de lésions granulomateuses dans 57-88 % des cas par biopsies de muqueuse bronchique ou pulmonaires transbronchiques, mais aussi d'obtenir des signes hautement évocateurs par cyto-aspiration transbronchique écho-guidée en cas d'adénopathies médiastinales et/ou hilaire-s. Les biopsies bronchiques montrent des granulomes dans 60 % des cas et jusqu'à 80 % des cas en présence d'un épaississement de la muqueuse bronchique. Les biopsies sont positives dans 40 % des cas lorsque la muqueuse est d'aspect normal. Dans le lavage broncho-alvéolaire, il y a typiquement une hypercellularité modérée (< 500 000/ml) avec une augmentation inférieure à 50 % du pourcentage des lymphocytes chez 80 % des patients. Une lymphocytose peut être notée, y compris lorsque la radiographie est normale. Un rapport lymphocytes T CD4/CD8 au-dessus de 3,5 est très en faveur du diagnostic. Cependant, la bérylliose pulmonaire chronique peut aussi donner cette anomalie.

Explorations fonctionnelles respiratoires [4]

Les volumes pulmonaires peuvent être diminués à tous les stades, d'autant plus que le stade croît, avec toutefois un chevauchement important entre les stades. La capacité de transfert du CO est diminuée dans 66 % des cas en raison d'une diminution du facteur de diffusion. Une exploration cardiorespiratoire à l'exercice est particulièrement utile pour préciser le mécanisme d'une dyspnée. Un trouble ventilatoire obstructif distal est fréquent. Un syndrome obstructif proximal avec baisse significative du rapport VEMS/CV se voit dans 5 % des cas.

Un syndrome restrictif sévère (capacité vitale forcée inférieure à 60 % de la valeur prédite), une baisse de la capacité de transfert du CO au-dessous de 60 % et une baisse du rapport VEMS/CV font discuter un traitement, surtout si la maladie est active. La fonction respiratoire, et tout particulièrement la capacité vitale forcée, est le meilleur critère pour apprécier l'évolution.

Localisations extrapulmonaires

Tous les organes peuvent être atteints. La peau, les yeux, les ganglions lymphatiques et le foie sont les structures les plus souvent touchées. D'autres organes sont moins souvent touchés, mais leur atteinte est volontiers sévère (cœur, système nerveux, rein, sphère ORL). Les atteintes extrapulmonaires peuvent être d'emblée présentes et parfois révélatrices ou apparaître secondairement [3]. Il importe, devant la survenue de manifestations extrapulmonaires, de déterminer leur spécificité ; des critères ont été récemment proposés à cette fin [8]. Nous envisagerons les localisations fréquentes, puis les plus sévères et enfin les autres.

Atteinte lymphatique

Les adénopathies liées à la sarcoïdose peuvent toucher toutes les aires : cervicales, axillaires, épitrochléennes, inguinales ou abdominales. Elles sont accessibles à la réalisation de biopsies très peu invasives sous contrôle échographique.

Atteinte cutanée

L'érythème noueux est une manifestation associée non spécifique, révélatrice dans en moyenne 15 % des cas et caractérisée par une évolution très favorable dans 90 % des cas.

Des lésions spécifiques touchent surtout les femmes d'origine africaine subsaharienne ou afro-américaine. Elles sont observées avec des présentations très diverses : elles offrent l'opportunité d'accéder à des biopsies superficielles très utiles au diagnostic. On distingue des sarcoïdes sous forme de nodules et de papules de petite taille, souvent de bon pronostic, et d'autres de gros diamètre avec une tendance à la chronicité locale et pour la sarcoïdose en général. Des lésions sous-cutanées, (nodules de Darier) sont souvent de bon pronostic. Le lupus pernio réalise des lésions du visage très disgracieuses touchant ailes du nez, joues et oreilles : il s'inscrit souvent dans des formes très chroniques avec atteintes osseuses des extrémités et nasosinusiennes. Les sarcoïdes développées sur d'anciennes cicatrices sont possibles. Parfois, les lésions sont totalement aspécifiques ou simulent une autre affection cutanée plus banale, et c'est la biopsie qui permet le diagnostic. Les lésions de la muqueuse buccale sont exceptionnelles.

Atteinte oculaire

Une atteinte ophtalmologique est fréquente et peut être latente, justifiant un examen ophtalmologique spécialisé systématique. Les manifestations ophtalmologiques et les conditions pour en porter le diagnostic ont été décrites par un groupe d'experts. L'uvéite peut être antérieure, intermédiaire ou postérieure. L'expression clinique la plus fréquente est l'uvéite antérieure. Elle peut s'intégrer dans le syndrome d'Heerfordt qui associe parotidite, fièvre et souvent atteinte du VII. L'uvéite intermédiaire donne une inflammation vitréenne avec pars planite. L'uvéite postérieure peut être grave et conduire à une cécité. Toutes les structures de l'œil peuvent être atteintes : conjonctive (les nodules conjonctivaux permettent des biopsies superficielles), muscles extra-oculaires, glandes lacrymales, paupières, nerf optique.

Atteinte hépatique et splénique

Une cholestase biologique est observée dans 25 % des cas alors qu'une hépatomégalie est notée dans 10 % des cas. Une atteinte granulomateuse avec prédominance topographique dans les régions périportales et portales est notée à la biopsie hépatique dans 60 % des cas, mais une telle localisation granulomateuse a une très faible spécificité. Les tableaux réalisés au niveau clinique, biologique et en imagerie sont très divers. Le plus souvent, l'atteinte hépatique est totalement bénigne et évolue favorablement. Au niveau biologique, une cytolyse peut être présente. Une cirrhose avec insuffisance hépatique et une hypertension portale sont observées dans de très rares cas. Une splénomégalie se voit dans 10 % des cas. Elle peut résulter d'une hypertension portale ou d'une atteinte granulomateuse propre. Elle est parfois volumineuse et peut entraîner un hypersplénisme, voire aboutir à une rupture splénique. L'imagerie échographique, tomodenstimétrique ou IRM permet de retrouver une hépatosplénomégalie ou des nodules hypodenses hépatiques et spléniques, qui peuvent soulever des problèmes diagnostiques. Des calcifications sont possibles, de même que la présence d'adénopathies profondes. Une splénectomie est parfois indiquée en cas de doute diagnostique ou de complications.

Atteinte neurologique et musculaire [19]

La sarcoïdose peut affecter tout le système nerveux. On peut observer une atteinte méningée, encéphalique, médullaire, des paires crâniennes, du système nerveux périphériques, des petites fibres, du système nerveux autonome et des muscles. Une atteinte neurologique se voit entre 5 et 10 % des cas avec une présentation différente entre les patients afro-américains (atteinte fréquente des paires crâniennes) et les patients de peau blanche (atteinte plus fréquente du système nerveux central). Le liquide céphalorachidien peut montrer une hypercellularité lymphocytaire, une hyperprotéinorachie (augmentation des gammaglobulines) et parfois une hypoglycorachie, et surtout l'absence d'infection. La concentration de l'enzyme de conversion de l'angiotensine du liquide céphalorachidien n'a pas de valeur diagnostique. L'IRM est cruciale en cas d'atteinte centrale. Il y a des hypersignaux souvent multiples des leptoméninges et du système nerveux central soit linéaires, soit nodulaires, surtout localisés à la base du cerveau le long des espaces de Virchow-Robin, avec rehaussement après injection de gadolinium en présence de lésions actives. Dans certains cas, des biopsies méningées sont nécessaires.

Les troubles neurologiques dépendent de l'atteinte lésionnelle et peuvent emprunter des tableaux très divers (troubles cognitifs, déficits, épilepsie, troubles psychiatriques, déficits neurohormonaux avec diabète insipide et/ou insuffisance antéhypophysaire, hypertension intracrânienne, démence, syndrome médullaire). Les localisations intramédullaires sont observées dans moins de 10 % des cas et souvent particulièrement sévères. L'atteinte du nerf optique est fréquente et peut entraîner une cécité. Les localisations intramédullaires sont observées dans moins de 10 % des cas. La *neurosarcoïdose* s'inscrit soit dans une sarcoïdose reconnue, soit peut être révélatrice voire isolée, imposant souvent alors des biopsies du tissu nerveux si elles sont réalisables. Enfin, dans de très rares cas, on peut observer une véritable leucoencéphalopathie multifocale progressive associée à la sarcoïdose, parfois révélatrice de la maladie.

La *paralysie du nerf facial* est la plus fréquente des atteintes des nerfs crâniens, devant l'atteinte du VIII, des nerfs oculomoteurs et du V. Les neuropathies périphériques peuvent donner des neuropathies symétriques, des mononévrites multiples ou des mononévrites. L'atteinte des petites fibres et du système nerveux autonome entraîne des paresthésies et des douleurs des extrémités particulièrement pénibles.

L'atteinte musculaire donne différents tableaux : des formes nodulaires ou des formes amyotrophiques des racines des membres, dont le diagnostic étiologique peut être difficile. Les enzymes musculaires sont normales et l'IRM est rarement typique.

Le diagnostic de sarcoïdose du système nerveux peut être difficile. Des critères permettent, en fonction des éléments disponibles, d'évaluer le niveau de probabilité diagnostique [19].

Atteinte cardiaque [5]

L'atteinte cardiaque est cliniquement significative dans 5-10 % des cas, voire 2-3 % seulement dans l'étude prospective ACCESS [3] dans les études menées dans les pays occidentaux, contrastant avec une prévalence de 20-30 % dans les études autopsiques. L'atteinte cardiaque est la deuxième cause de décès après l'atteinte respiratoire et l'on estime à 13-25 % les causes cardiaques de décès par sarcoïdose. Au Japon, la prévalence de l'atteinte cardiaque atteint 23-58 %, les femmes de plus de 50 ans sont particulièrement touchées et l'atteinte cardiaque est en cause dans 80 % des décès imputables à la sarcoïdose.

L'atteinte cardiaque touche principalement le ventricule gauche, plus particulièrement la partie basale du septum et la paroi libre du ventricule gauche, mais elle peut aussi atteindre le ventricule droit, les oreillettes et le péricarde. L'atteinte est focale ou multifocale, et les lésions n'obéissent pas à une systématisation vasculaire, différence avec la maladie coronarienne commune.

Il existe trois circonstances de découverte d'une atteinte cardiaque de la sarcoïdose : découverte d'anomalies cliniques ou à l'ECG systématique chez un patient ayant un diagnostic de sarcoïdose connu, insuffisance cardiaque congestive inaugurale et mort subite révélatrice.

Le diagnostic de sarcoïdose cardiaque reste un enjeu majeur et difficile, et l'atteinte du cœur peut être initiale ou différée, nécessitant une vigilance tout au long de la maladie.

Trois points sont à prendre en considération : effectuer au diagnostic un bilan cardiaque adéquat (examen clinique, ECG et, pour beaucoup, échographie cardiaque transthoracique même s'il n'y a pas de recommandation précise à ce sujet) et surveiller périodiquement le patient (par exemple tous les 6 mois) par un bon examen clinique et un ECG. Les meilleurs éléments sont une dyspnée d'exercice, des palpitations ou une syncope et une insuffisance cardiaque congestive ainsi que la mise en évidence de troubles de la conduction et de l'excitabilité ventriculaire. Ce premier élément est crucial car le risque de sarcoïdose cardiaque, et surtout d'événement cardiaque sévère, est étroitement lié à la présence de signes cliniques cardiaques, les patients indemnes de signe cardiaque ayant un très bon pronostic. En cas de doute, il faut pratiquer une échographie transthoracique et un Holter-ECG. L'échographie montre typiquement des troubles localisés de la contractilité et ou de l'épaisseur (épaississement ou amincissement) de la paroi ventriculaire gauche, notamment au niveau de la partie basale du septum. Le Holter-ECG peut montrer des troubles de la conduction et notamment un bloc auriculoventriculaire (BAV) de haut grade (BAV III ou BAV II de type Mobitz). Un avis cardiologique est, à ce stade, indispensable et permettra à l'issue d'une réunion avec le clinicien en charge du patient d'opter pour une IRM cardiaque et/ou une scintigraphie au ^{18}F-FDG-TEP.

L'IRM est un examen très sensible qui ne permet pas, sauf cas très particulier, de montrer si la maladie est active ou cicatricielle : le meilleur signe est un rehaussement tardif après injection de gadolinium au niveau sous-épicardique soit focalisé, soit mulifocal et dans un territoire non systématisé. La scintigraphie au ^{18}F-FDG-TEP nécessite un protocole adapté pour prévenir la captation physiologique du marqueur au niveau myocardique. Elle montre typiquement un ou plusieurs foyers de fixation cardiaque sur un fond non fixant ou avec une fixation diffuse moins intense. La scintigraphie au ^{18}F-FDG-TEP est très sensible et très spécifique pour détecter les lésions myocardiques actives, mais ne visualise pas les zones cicatricielles. L'IRM cardiaque et la scintigraphie au ^{18}F-FDG-TEP ont d'excellentes performances diagnostiques en cas de sarcoïdose cardiaque, mais doivent être réalisées dans des sites experts et interprétées par des spécialistes expérimentés dans le domaine de la sarcoïdose cardiaque, avec un bon dialogue avec le cardiologue du patient pour éliminer notamment toute comorbidité qui pourrait avoir impacté les résultats. Le choix de faire en priorité l'un ou l'autre examen ou les deux doit être discuté entre le cardiologue, le clinicien suivant la sarcoïdose et les spécialistes d'imagerie cardiaque en prenant en compte les avantages et inconvénients respectifs des explorations selon le contexte.

Les critères diagnostiques, après avoir longtemps reposé sur les critères du ministère de la Santé du Japon édités en 1993 et revus en 2006, ont été révisés de façon très actualisée et pratique récemment [4]. Trois éléments sont à prendre en compte. Dans les rares cas où une biopsie myocardique (très faible rentabilité) a pu montrer des granulomes et où toute hypothèse diagnostique alternative a pu être éliminée, le diagnostic est confirmé. En dehors de cette circonstance, un diagnostic de sarcoïdose cardiaque probable repose sur trois critères obligatoires :
– mise en évidence de granulomes dans un site extracardiaque ;
– exclusion d'une autre cause de cardiopathie ;
– présence d'au moins un parmi les éléments suivants : myocardiopathie ou BAV résolutif sous corticoïdes ou immunosuppresseurs ; réduction de la FEVG < 40 % ; tachycardie ventriculaire soutenue (spontanée ou induite) sans autre cause connue ; BAV III ou BAV II type Mobitz ; fixation *patchy* en scintigraphie au ^{18}F-FDG-TEP moyennant un protocole adéquat ; rehaussement tardif après injec-

tion de gadolinium en IRM ou hyperfixation focalisée en scintigraphie au gallium.

Il peut être nécessaire de pratiquer une exploration coronarienne en cas de doute avec une maladie coronarienne commune. D'autres investigations peuvent s'avérer utiles sur avis spécialisé : explorations électrophysiologiques endocavitaires, scintigraphie de perfusion myocardique avant et sous dipyridamole.

L'évolution de l'atteinte cardiaque de la sarcoïdose a été profondément améliorée grâce aux nouvelles investigations qui permettent un meilleur diagnostic, une meilleur surveillance de la maladie et aussi grâce au défibrillateur implantable [9]. Le risque principal est le décès par mort subite par trouble de la conduction ou du rythme ventriculaire. Les facteurs liés à la mortalité sont respectivement la présence d'une insuffisance cardiaque congestive, le statut NYHA, la présence d'une tachycardie ventriculaire soutenue ; la dilatation du ventricule gauche en fin de diastole et une FEVG égale ou inférieure à 35 %.

Atteinte rénale

Une atteinte rénale directe se voit dans 2 % des cas, le plus souvent d'emblée, mais elle peut aussi apparaître de façon différée dans le temps. Elle donne une néphropathie interstitielle granulomateuse ou non à la biopsie rénale, avec peu ou pas de protéinurie, une leucocyturie aseptique et une hématurie microscopique, discrètes ou absentes et une insuffisance rénale, le signe le plus fidèle étant la diminution de la clairance de la créatinine. Cliniquement, il n'y a pas d'œdème et très rarement et tardivement une hypertension artérielle ; mais dans 20 %, il y a une fièvre. C'est dire l'importance d'évaluer la fonction rénale au diagnostic, mais aussi périodiquement tout au long de l'évolution. Une hypercalcémie est révélatrice de l'atteinte rénale une fois sur trois et, en cas d'hypercalcémie, il faudra faire la part entre une atteinte organique et fonctionnelle rénale. Les perturbations du métabolisme calcique par hyperproduction non freinable de calcitriol au niveau des granulomes, réalisant la fameuse hypersensibilité à la vitamine D, peuvent donner une lithiase calcique, révélatrice dans 1 % des cas. La néphrocalcinose est une complication sévère, parfois détectable en imagerie, mais plus souvent sur la biopsie rénale. Plus rarement, des cas de glomérulopathies, le plus souvent à type de glomérulonéphrite extramembraneuse ou de néphropathie à IgA, ont été rapportés, sans qu'un lien avec la sarcoïdose ait pu être prouvé. Des formes pseudo-tumorales en imagerie ont été décrites et doivent être distinguées d'authentiques cancers du rein associés.

Atteinte oto-rhino-laryngologique

Une atteinte nasosinusienne confirmée se voit dans 2 % des cas. Les lésions nasales prédominent au niveau de la cloison septale et des cornets inférieurs. Il faut évoquer cette localisation devant la persistance d'une obstruction nasale, de croûtes, d'épistaxis et d'une anosmie ou hyposmie. L'examen rhinoscopique est évocateur avec un épaississement muqueux et des nodules dont la biopsie est constamment positive. La tomodensitométrie des sinus montre constamment un épaississement muqueux et, dans la moitié des cas, une lyse osseuse. L'atteinte nasosinusienne s'intègre dans une sarcoïdose disséminée avec lupus pernio et atteinte osseuse, d'évolution prolongée et sévère.

Une atteinte laryngée se voit dans moins de 1,5 % des cas. Elle est révélatrice de la sarcoïdose deux fois sur trois. Les symptômes sont, par ordre décroissant de fréquence, l'enrouement, la dyspnée inspiratoire et la dysphagie. Anatomiquement, l'atteinte est avant tout supraglottique. La laryngoscopie montre un épaississement de l'épiglotte. Elle est œdématiée avec des nodules et des ulcérations. Les cordes vocales sont respectées. Les biopsies permettent d'envisager le diagnostic. L'atteinte laryngée s'inscrit habituellement dans un contexte de sarcoïdose multiviscérale, en particulier au niveau locorégional : lupus pernio dans 25 % des cas et atteinte nasosinusienne dans 80 % des cas, alors qu'une atteinte endothoracique est inconstante. Il faut bien sûr éliminer la possibilité d'une tuberculose.

Autres atteintes

Le *syndrome de Löfgren* associe typiquement un érythème noueux avec polyarthrite et des adénopathies intrathoraciques hilaires bilatérales. L'arthrite affecte particulièrement les chevilles et souvent les genoux. La composante cutanée est beaucoup plus fréquente dans le sexe féminin alors qu'un tableau articulaire aigu ou subaigu sans érythème noueux se voit plutôt chez les hommes. Certains considèrent que ces deux présentations peuvent caractériser le syndrome de Löfgren. Les arthralgies sont fréquentes au début de la maladie, et leur évolution est favorable en quelques mois.

L'atteinte osseuse est observée dans une proportion différente de cas selon les investigations mises en œuvre. L'ostéite des extrémités était classiquement la plus fréquente, rencontrée dans des formes évoluant depuis de nombreuses années, associée notamment au lupus pernio. Les principaux signes radiographiques s'expriment sous forme kystique circonscrite, grillagée ou plus destructrice affectant les petits os tubulaires des extrémités des mains et des pieds. Le plus souvent latente, cette atteinte peut donner une infiltration des doigts avec une coloration violacée. Les atteintes osseuses les plus fréquentes concernent les vertèbres et le bassin comme le montrent la TEP au ^{18}F-FDG et l'IRM prescrites soit devant des douleurs osseuses, soit pour une raison extra-osseuse. Ces atteintes peuvent soulever de difficiles problèmes diagnostiques et conduire, dans certains cas, à des contrôles biopsiques. En fait, le problème osseux le plus délicat concerne la fragilité osseuse et sa prise en charge avec, d'un côté, un risque lié à la corticothérapie et, de l'autre, celui de voir se produire une hypercalcémie sous vitamine D à la faveur de l'hypersensibilité à la vitamine D. Des travaux sont indispensables pour clarifier l'attitude à adopter dans des situations différentes.

Une parotidomégalie bilatérale indolore se voit dans 5-10 % et cette atteinte est habituellement inaugurale. En l'absence de nécessité de traitement, la parotidite régresse dans la majorité des cas spontanément dans les deux mois, sans préjuger de l'évolution de la maladie dans son ensemble. Elle peut être associée à une atteinte des glandes sous-maxillaires. Le *syndrome d'Heerfordt*, pathognomonique de sarcoïdose, associe uvéite, parotidite et fièvre et accompagne souvent une atteinte nerveuse crânienne, le plus souvent du VII. La biopsie des glandes salivaires accessoires peut montrer la présence de granulomes dans 40 % des cas.

L'atteinte des glandes endocrines est rare : atteinte neuro-endocrinienne avec atteinte anté- et/ou post-hypophysaire, notamment une insuffisance gonadique et un diabète insipide. La découverte d'une granulomatose thyroïdienne est habituellement fortuite lors d'une intervention. Les atteintes surrénaliennes (en dehors des effets de la corticothérapie) et pancréatiques sont exceptionnelles.

Les localisations digestives sont rares et souvent latentes ou associées à des manifestations banales (épigastralgies, nausées), l'estomac étant le plus souvent atteint. L'atteinte œsophagienne peut être très trompeuse. L'atteinte de l'intestin grêle ou du côlon est très rare et doit faire discuter une maladie inflammatoire chronique de l'intestin isolée ou associée. La sarcoïdose péritonéale a été exceptionnellement décrite.

Les atteintes génitales les moins rares concernent l'épididyme et le sein, mais des atteintes utérines, ovariennes et testiculaires ont pu être rapportées.

Signes généraux

Fièvre et amaigrissement sont rares et s'observent dans des phénotypes cliniques particuliers (*voir plus loin*). La fatigue est une manifestation très fréquente, entre 50 et 70 % des cas, et souvent très invalidante. On peut la mesurer par le score FAS (*fatigue assessment scale* ou échelle d'évaluation de la fatigue), un outil simple, fiable et valide qui permet d'en évaluer la profondeur et l'évolution. Il faut en spécifier le mécanisme : non-contrôle de la maladie, effet indésirable d'une corticothérapie prolongée, retentissement d'autres manifestations (dépression, neuropathie des petites fibres nerveuses, trouble des fonctions cognitives), troubles biologiques associés ou induits par les traitements (diabète, anémie, hypothyroïdie), troubles du sommeil (syndrome d'apnées obstructives du sommeil anormalement fréquent). La fatigue impacte la qualité de vie et la vie professionnelle, familiale et sociale.

Manifestations biologiques

Les réactions cutanées tuberculiniques (RCT) sont négatives dans 80 % des cas. Le quantiféron est habituellement négatif. La positivité des RCT n'élimine pas définitivement le diagnostic, mais reflète une tuberculose latente associée, à prendre en considération lors du traitement. Sur la numération-formule sanguine, l'anomalie la plus fréquente est une lymphopénie prédominant sur les lymphocytes T. Le risque d'infection opportuniste, notamment de pneumocystose, n'est cependant pas majoré. Une neutropénie et une thrombopénie peuvent être secondaires à une splénomégalie, la thrombopénie étant rarement inférieure à 100 000/mm^3. Une thrombopénie et/ou une anémie hémolytique auto-immunes peuvent se voir très rarement, sans que l'on sache s'il s'agit d'une comorbidité ou d'une manifestation spécifique. La vitesse de sédimentation et la CRP sont habituellement normales ou peu augmentées sauf en cas de syndrome de Löfgren ou de rares autres présentations. Il existe une hypergammaglobulinémie polyclonale dans 30 à 80 % des cas prédominant sur les IgG$_1$ et les IgG$_3$. La présence de divers auto-anticorps peut être retrouvée chez certains patients. Une cholestase et/ou plus rarement une discrète élévation des transaminases se voient dans 20 à 30 % des cas (*voir* plus haut). Les anomalies de la biologie rénale sont rares (*voir* plus haut).

Le métabolisme phosphocalcique est perturbé dans 30 à 60 % des cas. Il y a un syndrome de sécrétion inappropriée de calcitriol avec freination de la parathormone. L'hypercalciurie est l'anomalie la plus fréquente. L'hypercalcémie est plus rare (5-10 % des cas). Une hypercalcémie est favorisée en cas d'atteinte rénale de la sarcoïdose (30 %), probablement en raison de l'impossibilité rénale d'assurer une élimination calcique à la hauteur de l'hyperabsorption digestive et, dans certains cas, de la résorption osseuse accrue. Une hypercalcémie peut se voir dans 50 % des cas lorsque se conjuguent localisation rénale et exposition solaire estivale. La phosphorémie est normale. Les troubles du métabolisme calcique résultent d'une hyperabsorption digestive du calcium, parfois associée à une résorption osseuse accrue. La cause en est la sécrétion anormale de calcitriol dans les sites actifs de la maladie, via l'effet conjugué d'une surexpression du gène de la 1α-hydoxylase et d'une répression du gène de la 24-hydroxylase de la vitamine D$_3$ au niveau des macrophages activés des granulomes.

Le dosage sérique de l'enzyme de conversion de l'angiotensine (ECA) est élevé dans 60 % des cas. Seulement 27 % des formes extra-pulmonaires exclusives s'accompagnent d'une élévation de l'ECA. La spécificité diagnostique de l'ECA est faible, une élévation modérée se voyant dans d'autres granulomatoses (tuberculose, mycobactérioses non tuberculeuses, etc.) ou des affections non granulomateuses (silicose, lymphomes, diabète, maladies hépatiques, hyperthyroïdie). En pratique, l'ECA n'a une valeur diagnostique positive qu'au-delà de 2 N. L'ECA peut être utile pour suivre les patients sous et après traitement lorsque la valeur initiale est franchement élevée. D'autres biomarqueurs sériques semblent corrélés à l'activité de la sarcoïdose : le lysozyme, l'IL-2R sérique, corrélé avec la lymphocytose CD4 alvéolaire, la β$_2$-microglobuline, la chitotriosidase et le KL-6.

Diagnostic

En l'absence de cause et de biomarqueur spécifique, le diagnostic de sarcoïdose repose sur trois critères :
– un tableau évocateur ou compatible sur les plans clinique, radiologique et biologique ;
– la mise en évidence de granulomes tuberculoïdes sans nécrose caséeuse dans une ou plusieurs localisations ;
– l'exclusion de toute autre maladie cliniquement ou histologiquement semblable.

En pratique, ces critères doivent être déclinés cas par cas. Deux questions sont très importantes : existe-t-il des éléments très évocateurs de sarcoïdose comme la présence d'adénopathies intrathoraciques typiques ou d'une infiltration pulmonaire micronodulaire lymphatique pulmonaire typiques ? Quelles sont les autres possibilités diagnostiques à considérer en fonction de la présentation ? Les investigations devront être poussées jusqu'à obtenir une probabilité diagnostique suffisante. La recherche de granulomes, le plus souvent souhaitable, n'est pas indispensable dans certaines situations sans enjeu diagnostique et thérapeutique important. Il ne faut jamais oublier que la mise en évidence de granulomes tuberculoïdes sans nécrose caséeuse n'est pas suffisante au diagnostic et ne prend sa valeur que dans un contexte approprié.

Le tableau clinique, radiologique, biologique et évolutif est très évocateur devant les présentations suivantes : syndrome de Löfgren, association de localisations intra- et extrathoraciques (atteintes cutanées spécifiques, uvéite), atteinte ganglionnaire intrathoracique typique isolée ou séquence évolutive stade I/stade II. Un profil cytologique typique dans le liquide broncho-alvéolaire (lymphocytose CD4 avec rapport CD4/CD8 > 3,5), une élévation supérieure à 2 N de l'ECA, une anomalie du métabolisme calcique ou une négativation récente des réactions cutanées tuberculiniques peuvent constituer des arguments diagnostiques supplémentaires.

Sites biopsiques

La mise en évidence de lésions granulomateuses typiques est recommandée dans la plupart des cas. Elle est obtenue de façon peu invasive et avec une grande sécurité dans 80-90 % des cas à partir de prélèvements de sites superficiels facilement accessibles, par endoscopie bronchique, ou par la biopsie de glandes labiales accessoires. L'indication d'une médiastinoscopie est devenue très rare grâce à l'opportunité offerte par la cyto-aspiration ganglionnaire transbronchique échoguidée.

Un seul prélèvement positif suffit le plus souvent. Un deuxième prélèvement est recommandé en cas de doute sur la spécificité d'une localisation, surtout devant une nouvelle localisation apparue à distance de la présentation.

La mise en évidence de granulomes n'est pas indispensable en cas de syndrome de Löfgren et de stade I cliniquement latent. Dans ces deux situations, le diagnostic est très hautement probable et il n'y a pas d'enjeu thérapeutique immédiat. L'information éclairée du patient et la possibilité d'organiser un suivi sont alors indispensables.

Diagnostic différentiel

Nous nous limiterons aux maladies granulomateuses. La possibilité d'une *tuberculose* doit être discutée et rend nécessaire la pratique de prélèvements bactériologiques au moindre doute. Une granulomatose systémique simulant parfaitement une sarcoïdose (granulomatose sarcoïde-*like*) peut se rencontrer : bérylliose pulmonaire chronique, granulomatoses induites par certains traitements (interférons α et β, anti-TNF, BCG-thérapie intravésicale, nouvelles immunothérapies en oncologie, antirétroviraux au cours du SIDA), déficit immunitaire commun variable avec granulomatose. Le syndrome de Blau, granulomatose familiale à révélation infantile, doit également être considéré en pédiatrie. Les autres affections granulomateuses à discuter donnent rarement une présentation clinique ou radiologique aussi semblable.

Bérylliose pulmonaire chronique

La bérylliose pulmonaire donne une atteinte médiastinopulmonaire et, beaucoup plus rarement, d'autres localisations, en particulier hépatiques. L'imagerie pulmonaire est souvent superposable à la sarcoïdose. Il y a souvent une alvéolite à lymphocytes T CD4+, une élévation de l'ECA et un trouble du métabolisme calcique. Les points suivants opposent bérylliose et sarcoïdose. Dans la bérylliose, l'anamnèse retrouve une exposition professionnelle manifeste au béryllium (voir plus haut), l'atteinte pulmonaire est souvent cliniquement sévère, la présence de râles crépitants est fréquente (66 à 80 % de cas) comme celle d'un hippocratisme digital (30 % des cas) ; les adénopathies intra-thoraciques ne sont jamais très volumineuses, ni isolées. La prolifération des lymphocytes sanguins et alvéolaires en présence de béryllium traduit l'hypersensibilité au béryllium, élément majeur du diagnostic de bérylliose. Les pneumopathies induites par d'autres métaux (aluminium, titane ou zirconium) doivent être connues, mais sont exceptionnelles, tout comme les granulomatoses pulmonaires au talc.

Granulomatoses sarcoïde-like induites par les médicaments

Les cas rapportés les plus fréquents ont concerné les interférons de type I, principalement l'interféron α donné isolément ou en association à la ribavirine lorsqu'ils étaient prescrits pour le traitement de l'hépatite C. Ce traitement n'est plus utilisé dans cette indication, mais encore occasionnellement en cas d'hépatite B. L'interféron β est plus rarement en cause. Certaines afffections malignes relèvent de ce traitement. La présentation de la granulomatose induite est très typique de sarcoïdose avec une atteinte pulmonaire dans 87 % des cas et une atteinte cutanée dans 44 % des cas. Des cas de granulomatose pulmonaire sarcoïde-like se sont développés sous anti-TNF-α (étanercept, adalimumab et infliximab). Le traitement anti-BRAF donné notamment dans le mélanome est une cause de granulomatose sarcoïde-like. Enfin, la BCG-thérapie intravésicale pour le cancer de la vessie est une autre cause de granulomatose systémique avec atteinte pulmonaire. Un tableau sarcoïde-like peut aussi se développer chez les patients infectés par le VIH après remontée des lymphocytes CD4 et baisse de la charge virale sous l'effet des thérapies antirétrovirales, faisant discuter le rôle de la restauration immunitaire dans l'émergence d'une granulomatose.

Déficit immunitaire commun variable et granulomatose

Le tableau de déficit immun commun variable avec granulomatose a plusieurs spécificités : infections bactériennes répétées, signes d'auto-immunité, fréquente splénomégalie volumineuse, imagerie tomodensitométrique thoracique atypique avec adénopathies très rarement hilaires bilatérales et micronodules pulmonaires n'ayant pas une prédominance lymphatique. Surtout, le diagnostic repose sur l'effondrement majeur du dosage des immunoglobulines sériques, suspecté sur la pratique systématique à la présentation d'une électrophorèse des protéines sériques.

Syndrome de Blau ou granulomatose familiale à début infantile

Associant des arthrites déformantes, une éruption maculopapuleuse et une uvéite pouvant évoluer vers la cécité et remarquable par l'absence d'atteine médiastinopulmonaire, le syndrome de Blau a été individualisé en 1985 comme une affection à part entière, héréditaire à transmission autosomique dominante à pénétrance variable. Elle résulte d'un polymorphisme de CARD15.

Granulomatose septique chronique

La granulomatose septique chronique est une maladie génétique, le plus souvent liée à l'X, provoquant des infections répétées, notamment respiratoires, soit aspergillaires, soit microbiennes favorisées par une anomalie de NADPH. Elle peut donner une granulomatose.

Proliférations tumorales

La présentation et surtout l'examen soigneux des prélèvements histopathologiques permettent de reconnaître les signes caractéristiques d'un lymphome. Les réactions granulomateuses locorégionales ou, surtout, celles à distance du foyer tumoral initial des tumeurs solides peuvent soulever des problèmes diagnostiques.

Infections

De nombreuses infections mycobactériennes, fongiques, bactériennes, parasitaires ou virales peuvent s'accompagner de réactions granulomateuses. Sont notamment impliquées, outre la tuberculose, les mycobactérioses non tuberculeuses, la lèpre, l'histoplasmose, la coccidioïdomycose, la brucellose, la syphillis, la maladie de Whipple, la bilharziose, la varicelle, cette liste ne pouvant être exhaustive. Le diagnostic suspecté sur des arguments épidémiologiques, les facteurs de risque, l'histoire de la maladie, les données cliniques et radiologiques propres est confirmé par la mise en évidence directe ou indirecte de l'agent infectieux responsable.

Maladies auto-immunes et granulomatoses d'organes

Les affections auto-immunes (granulomatose avec polyangéite [Wegener], cirrhose biliaire primitive et granulomatose éosinophilique avec polyangéite [Churg et Strauss]) ne soulèvent qu'exceptionnellement des problèmes diagnostiques avec la sarcoïdose. Les localisations nasosinusiennes graves de la sarcoïdose peuvent ressembler à une polyangéite granulomateuse, mais l'évolution est très différente. Il est très rare d'avoir à différencier une cholestase intrahépatique chronique sarcoïdienne d'une cirrhose biliaire primitive.

Les granulomatoses d'organes (rein, foie, cœur, etc.) posent un problème plus nosologique que diagnostique.

Formes particulières

Sarcoïdose de l'enfant

La sarcoïdose est très rare avant 15 ans et exceptionnelle avant 4 ans. Elle atteint en France les enfants d'origine africaine subsaharienne ou antillaise. Elle est souvent multiviscérale, touchant quasi constamment le poumon et les organes extrapulmonaires et donne souvent une altération de l'état général et de la fièvre. Une atteinte médiastinopulmonaire semble être l'apanage du grand enfant ou peut apparaître en cours d'évolution d'une forme infantile. L'évolution est prolongée et une corticothérapie est habituellement nécessaire.

Sarcoïdose et grossesse

Dans la plupart des cas, la sarcoïdose reste stable ou s'améliore durant la grossesse avec toutefois un risque de rebond dans les 3 à 6 mois suivant l'accouchement. La fertilité n'est pas diminuée. Sauf en cas d'atteinte viscérale grave de la mère, en particulier une insuffisance respiratoire restrictive sévère, ou de prise d'un traitement tératogène, la grossesse n'est pas contre-indiquée.

Formes thoraciques particulières

Sarcoïdose avec trouble ventilatoire obstructif

Un trouble ventilatoire obstructif (TVO) significatif (baisse significative du rapport VEMS/CV) est observé chez 5 % des patients. Les cas de sarcoïdose avec TVO sont souvent symptomatiques. Il y a cinq mécanismes principaux de TVO. Ils peuvent s'associer entre eux. La conjonction de la tomodensitométrie, de l'endoscopie bronchique et des explorations fonctionnelles respiratoires permet de mettre en évi-

dence un mécanisme principal (qui conditionne la réponse au traitement) et les mécanismes associés :
– localisation endobronchique granulomateuse diffuse ;
– distorsion bronchique majeure dans le cadre d'une fibrose pulmonaire avancée ;
– compression extrinsèque d'origine ganglionnaire ;
– atteinte bronchiolaire diffuse sévère ;
– atteinte endobronchique proximale localisée unique ou multiple.

Les cas de TVO par localisations bronchiques granulomateuses répondent le plus souvent favorablement aux corticoïdes. Les cas de TVO associés à une fibrose pulmonaire évoluée sont les plus graves, avec une absence habituelle d'amélioration du TVO sous traitement. Les compressions ganglionnaires avec TVO sont rares ; elles résultent d'adénopathies granulomateuses très volumineuses, réversibles sous corticoïdes ou d'adénopathies fibreuses et calcifiées. La réponse en cas de sténose bronchique proximale granulomatose est meilleure lorsque le traitement a été initié dans les six mois.

Sarcoïdose avec hypertension pulmonaire [11]

L'incidence d'une hypertension pulmonaire (HTP) patente est de 5 %. L'HTP se rencontre surtout en cas de stade IV [11]. En cas de sarcoïdose, elle peut être sévère malgré une fonction respiratoire modérément altérée et une hypoxémie modérée, reflétant l'importance des lésions vasculaires pulmonaires spécifiques dont certaines réalisent une maladie veino-occlusive [11]. Une embolie pulmonaire, dont le risque est accru en cas de sarcoïdose, doit être éliminée. Une compression artérielle liée à une véritable médiastinite fibreuse est en jeu. L'échocardiographie-Doppler est utile. Le cathétérisme droit permet un diagnostic formel, distinguant HTP précapillaire et post-capillaire, et s'avère donc indispensable.

Aspergillose pulmonaire chronique

Une infection aspergillaire chronique se développe le plus souvent au sein de lésions fibro-emphysémateuses. Le principal risque est celui d'hémoptysie massive avec une mortalité importante dans les dix ans. Le diagnostic repose sur l'imagerie tomodensitométrique, une sérologie aspergillaire positive et/ou la positivité de l'examen mycologique des produits respiratoires.

Granulomatose nécrosante sarcoïdosique

La granulomatose nécrosante sarcoïdosique est une entité définie histologiquement sur la confluence de nombreux granulomes tuberculoïdes, une vascularite granulomateuse et la présence de lésions de nécrose extensive. Elle a une expression radioclinique particulière et semble être souvent associée à un syndrome inflammatoire.

Pronostic et évolution

L'évolution de la sarcoïdose est très variable et aucun critère épidémiologique, clinique, radiologique ou biologique n'est prédictif à 100 %, sauf lorsque la maladie est reconnue à un stade très avancé. Il y a bien sûr quelques critères pronostiques intéressants mais, dans tous les cas, un suivi régulier sera à mettre en œuvre jusqu'à la confirmation d'une guérison. Schématiquement, la déclaration de la maladie avant 40 ans, un début par un érythème noueux et une présentation avec un stade I latent sont des éléments favorables alors qu'un début après 40 ans, une origine africaine subsaharienne ou afro-américaine, une maladie polyviscérale, un stade III ou IV et certaines manifestations comme un lupus pernio, une atteinte neurologique ou cardiaque sont associés le plus souvent à une évolution prolongée, à la nécessité de recourir à un traitement, à la possibilité de séquelles et parfois à une mortalité [1].

La moitié des sujets atteints guérissent spontanément dans les 24 mois qui suivent le diagnostic. La guérison reste possible dans un délai de 5 ans, mais elle est beaucoup plus improbable au-delà [1].

Dans la cohorte prospective ACCESS, une amélioration ou une stabilité de la sarcoïdose sans traitement étaient observées dans 80 % des cas à 2 ans. Dans une étude observationnelle menée à travers le monde, on chiffrait à 10 % la proportion des patients encore suivis 5 ans après le début de la prise en charge. On distingue deux phénotypes : la sarcoïdose aiguë (durée d'évolution ≤ 2 ans) et la sarcoïdose chronique (durée d'évolution ≥ 3-5 ans).

Morbidité et mortalité

La morbi-mortalité liée à la sarcoïdose est significative. Trois études au moins montrent une surmortalité liée à la sarcoïdose avec, dans une étude française non encore publiée, une perte de 6 ans en moyenne, la mortalité doublant entre 25 et 65 ans par comparaison à la population normale [7]. Probablement, cette surmortalité pourrait être surestimée et concerne un sous-groupe plus sévère de la maladie.

De plus, la sarcoïdose altère la qualité de vie des patients en raison non seulement des conséquences des atteintes viscérales (insuffisance respiratoire, perte visuelle ou déficit neurologique définitif, par exemple), mais très fréquemment du fait d'une fatigue invalidante qui est une plainte très fréquente, d'une réduction notable des capacités à l'exercice et d'une faiblesse musculaire. Des troubles anxieux et dépressifs sont également courants. Entre 10 et 20 % des patients garderont des séquelles de la sarcoïdose, le plus souvent en rapport avec le développement d'une fibrose irréversible (pulmonaire et extrapulmonaire), qui constitue le problème majeur lorsque la maladie devient chronique [1]. Environ 12 % des cas de sarcoïdose de stade IV doivent recevoir une oxygénothérapie de longue durée, et diverses complications peuvent en émailler l'évolution, dont l'hypertension pulmonaire (29,7 %) et la greffe aspergillaire (11,3 %).

Les taux de mortalité publiés au cours de la sarcoïdose varient entre 0 et 7,2 % en fonction des populations sources. Soixante pour cent des patients atteints meurent directement de leur sarcoïdose. Bien que l'influence de l'origine ethnique sur la mortalité ne soit pas tranchée, la plupart des études s'accordent sur une mortalité accrue chez les patients d'origine afro-américaine. Des différences en termes de niveau socio-économique ou d'accès aux soins sont aussi à considérer.

Dans les pays occidentaux, les décès résultent le plus souvent d'une fibrose pulmonaire avancée et/ou de ses complications et beaucoup plus rarement d'une atteinte cardiaque, neurologique centrale ou hépatique [1]. La fibrose pulmonaire est une complication sérieuse de la sarcoïdose. Dans la large cohorte de stade IV de Nardi et al., la survie était de 84,1 % à 10 ans et de 78,1 % à 15 ans. La majorité des patients mouraient d'insuffisance respiratoire terminale et/ou d'hypertension pulmonaire. L'hypertension pulmonaire est le facteur prédictif de mortalité le plus puissant dans ce contexte. Les autres facteurs associés au pronostic sont la fonction respiratoire, la PaO$_2$ et l'oxygénothérapie de longue durée. Au Japon, l'atteinte cardiaque est responsable de 77 % des décès.

Suivi

Les modalités de surveillance de la sarcoïdose ne sont pas standardisées et doivent être ajustées au cas par cas [1]. Entre 36,6 % et 74 % des patients traités présentent une recrudescence ou une récidive lors de la décroissance ou de l'arrêt du traitement. À l'inverse, la rechute est rare après une rémission spontanée (8 %). La plupart des rechutes apparaissent dans les 2 à 6 mois qui suivent l'interruption du traitement. Bien que possibles, les rechutes tardives sont exceptionnelles au-delà de 3 ans de recul sans traitement. Il existe habituellement une concordance entre les manifestations initiales de la sarcoïdose et les sites concernés par la rechute. L'atteinte d'un organe originellement épargné doit systématiquement soulever la question de sa spécificité ou non. La guérison est parfois difficile à confirmer en présence de séquelles, notamment de fibrose pulmonaire, qui n'empêchent pas la coexistence de lésions actives et peuvent les masquer.

Il est recommandé de suivre les patients tous les 3-6 mois. À chaque visite, un examen clinique approfondi est nécessaire, complété à la demande par les explorations appropriées selon le tableau, en évitant d'exposer inutilement les patients à des rayonnements non justifiés. Le suivi de l'atteinte pulmonaire repose principalement sur la clinique, la spirométrie et la radiographie, qui sont très fiables, la répétition des examens tomodensitométriques n'étant utile que dans de rares cas.

De façon notable, l'évolution en cas de sarcoïdose pulmonaire avancée a fait récemment l'objet de travaux particulièrement intéressants pour le clinicien : diagnostic des exacerbations avec une approche pragmatique pour prendre en compte les véritables poussées, mais aussi les multiples comorbidités possibles à leur origine [2, 15]. L'autre avancée concerne la mise en évidence d'un algorithme à haute valeur pronostique en cas de sarcoïdose avancée, cet algorithme constituant une aide pour orienter les patients vers un centre de transplantation pulmonaire.

Les profils évolutifs rencontrés ont pu être schématisés de façon didactique.

Traitement

Dans la moitié des cas, un traitement n'est pas nécessaire, et l'objet des visites est de valider l'absence de perte de chances sans traitement. Le traitement (anti-inflammatoire) de la sarcoïdose a un effet non pas curatif, mais purement suspensif. Il permet de faire régresser le processus granulomateux et ses conséquences. La réponse thérapeutique à une même molécule varie d'un individu à l'autre en fonction notamment des localisations viscérales, et le délai de réponse dépend de la molécule prescrite. Les traitements d'«organe» peuvent, en supplément du traitement anti-inflammatoire spécifique, apporter un bénéfice majeur (défibrillateur implantable, par exemple).

Indications thérapeutiques

Du point de vue de la médecine fondée sur les preuves, treize essais contrôlés randomisés sur la corticothérapie [13] et cinq sur les immunosuppresseurs [14] ont été approuvés pour les méta-analyses Cochrane publiées en 2005 et 2006, respectivement. Depuis ces publications, cinq autres essais ont été menés.

Il est encore difficile de déterminer quand et comment instituer le traitement. L'introduction d'un traitement se fait au diagnostic ou en cours d'évolution. Sont à prendre en compte le risque de dysfonction sévère des organes atteints, le risque de décès ou une détérioration jugée inacceptable de la qualité de vie.

Un traitement est à initier immédiatement dans les situations suivantes : atteintes cardiaque, neurologique centrale et hypothalamohypophysaire, rénale, oculaire ne répondant pas au traitement local, laryngée et hypercalcémie sévère [1]. Concernant les indications respiratoires, le traitement reste très controversé chez des patients ayant un stade II ou III asymptomatiques et sans retentissement fonctionnel. Dans l'étude de Gibson et al., une corticothérapie orale de plus de 12 mois améliorait la capacité vitale forcée à 5 ans en cas d'infiltration pulmonaire radiographique persistante durant plus de 6 mois, mais l'amélioration était discrète et au prix d'effets secondaires substantiels [6]. La présence de signes d'activité résiduelle éventuellement accessible à un traitement conditionne les décisions thérapeutiques en cas de stade IV.

Corticothérapie

Corticothérapie systémique

Une dose initiale entre 1/3 et 1 mg/kg/j d'équivalent prednisone est habituellement préconisée. Des bolus intraveineux de méthylprednisolone peuvent être salutaires dans certaines atteintes extrarespiratoires menaçantes (névrite optique rétrobulbaire, atteinte du SNC, laryngée ou rénale).

L'effet de la corticothérapie est rapide et une réponse complète est attendue à 6-12 semaines. La posologie est alors diminuée progressivement par plateaux de 6-12 semaines sous surveillance rapprochée pour déterminer avec soin la dose minimale efficace. Cette dose seuil s'échelonne habituellement entre 5 et 20 mg/j d'équivalent prednisone. En règle générale, la corticothérapie systémique doit être maintenue au minimum pendant 12 mois.

La méta-analyse de Paramothayan et al. [13] a conclu que la corticothérapie orale améliorait la radiographie thoracique chez les patients ayant un stade II ou III après 6 à 24 mois de traitement et plus modestement la capacité vitale forcée et la DL_{CO} (augmentation moyenne de 4,2 et 5,7 %, respectivement) [13], mais il n'est pas garanti qu'elle modifie l'histoire naturelle de la maladie à long terme.

Corticothérapie locale

Les corticoïdes en topique peuvent être utiles pour les atteintes oculaire et cutanée. La corticothérapie inhalée seule pourrait soulager la toux [13].

Thérapeutiques alternatives à la corticothérapie

Molécules disponibles

Antipaludéens de synthèse

Les antipaludéens de synthèse représentent le traitement de choix en cas d'atteinte cutanée modérée, avec un effet qui apparaît entre 4 et 12 semaines de traitement, ou en cas d'atteinte respiratoire modérée. La réponse est moins constante et plus lente qu'avec les corticoïdes. Les antipaludéens ne doivent pas être proposés en première intention en cas de localisation sévère.

Méthotrexate

Le méthotrexate est l'agent cytotoxique avec lequel l'expérience est la plus large. Soixante-six pour cent des patients répondent objectivement d'après des études rétrospectives ou prospectives ouvertes. Le méthotrexate est efficace dans la majorité des atteintes respiratoire et extrarespiratoires, notamment cutanée (y compris le lupus pernio), oculaire, cardiaque, encéphalique et musculaire. Un essai contrôlé a démontré l'effet d'épargne cortisonique du méthotrexate. Le délai d'action est long.

Azathioprine

Les résultats de l'azathioprine sont incontestables comme traitement d'épargne et comme traitement de deuxième ligne en cas de corticorésistance. Son efficacité est très comparable à celle du méthotrexate [18]. Tout comme pour le méthotrexate, le délai de réponse de l'azathioprine est long.

Léflunomide

Deux séries retrospectives sur le léflunomide montrent son intérêt dans certaines situations. Le produit était donné seul ou en association au méthotrexate en raison d'un effet secondaire ou d'un échec de ce dernier. Baughman et al. ont montré une réponse partielle ou complète dans 75 % des atteintes cutanées et dans 82,1 % des atteintes oculaires. Dans l'étude de Sahoo et al., on constatait une amélioration significative de la capacité vitale forcée sous traitement et une bonne réponse au niveau de différents organes, qui était globalement de 83,7 % (complète dans 51,3 % des cas et partielle dans 32,4 %). Le léflunomide avait également un effet d'épargne cortisonique.

Inhibiteurs spécifiques du TNF-α

L'infliximab et l'adalimumab sont des anticorps monoclonaux chimériques dirigés contre le TNF-α et le neutralisent donc directement. L'infliximab est probablement supérieur à l'adalimumab, alors que l'étanercept est inefficace. Deux essais randomisés contre placebo en double insu ont montré l'efficacité de l'infliximab dans l'atteinte pulmonaire chronique. Sous infliximab, une amélioration significative à 24 semaines du score d'évaluation globale des atteintes extrarespiratoires et du score pondéré par le nombre de sites touchés était notée. L'absence d'efficacité de l'étanercept est étayée sur une étude en ouvert sur l'atteinte pulmonaire progressive et sur une étude randomisée contre placebo en double insu sur l'atteinte oculaire chronique et active.

L'adalimumab, moins étudié, offre l'avantage d'être moins allergisant que l'infliximab, malgré une efficacité moindre que celui-ci. Le golimumab est inefficace.

Autres molécules

Jusqu'à une date récente, la *thalidomide* a été considérée comme efficace sur l'atteinte cutanée chronique résistante. Cependant, une étude prospective multicentrique française randomisée contre placebo n'a pas montré d'avantage en faveur de la thalidomide donnée à 100 mg/j.

Le *cyclophosphamide* a une place marginale dans la littérature en dehors des formes cardiaques [5] et encéphaliques réfractaires. Compte tenu de ses effets indésirables, il ne doit être envisagé qu'après l'échec des autres traitements. Il existe de rares petites séries encourageantes sur le mycophénolate mofétil.

D'exceptionnelles observations isolées ont été décrites avec le rituximab, un anticorps monoclonal anti-CD20.

Stratégie thérapeutique

La corticothérapie systémique demeure la référence thérapeutique grâce à son efficacité quasi constante et à la rapidité d'obtention d'une réponse. C'est donc le traitement de première intention en cas de sarcoïdose pulmonaire ou d'atteinte d'un organe vital. Des traitements alternatifs ou associés à la corticothérapie systémique peuvent être discutés devant les situations suivantes : atteinte d'organes spécifiques, contre-indication de la corticothérapie générale, nécessité d'une épargne cortisonique et maladie cortico-résistante.

En fonction du type de manifestations, certaines molécules peuvent être privilégiées : par exemple, l'hydroxychloroquine pour une atteinte cutanée isolée. L'hydroxychloroquine peut aussi être tentée en première intention en cas d'hypercalcémie modérée ou d'atteinte pulmonaire récente et modérée.

Afin d'éviter les effets délétères d'une corticothérapie prolongée, un traitement d'épargne doit être offert lorsque la dose seuil est supérieure à 10 mg/j d'équivalent prednisone au-delà d'un an ou devant une mauvaise tolérance ou certaines comorbidités. Il repose essentiellement sur l'hydroxychloroquine, le méthotrexate ou l'azathioprine.

Une cortico-résistance est rare. Les options médicamenteuses sont alors le méthotrexate ou l'azathioprine, avec une préférence pour le méthotrexate pour certains, comme l'a confirmé une enquête Delphi récente. Cependant, une étude plus récente montre une efficacité équivalente pour les deux molécules [18]. L'azathioprine peut être favorisée chez les patients ayant un désir d'enfant et en cas d'atteinte sévère de la fonction respiratoire, le méthotrexate étant alors risqué. Entre 5 et 10 % des patients ayant une sarcoïdose traités ont une maladie réfractaire ou *multidrug resistant*, c'est-à-dire qui progresse malgré la corticothérapie et au moins l'un de ces immunosuppresseurs. Les inhibiteurs du TNF-α représentent alors le traitement de troisième ligne, surtout si la sarcoïdose est disséminée avec une atteinte cutanée, oculaire ou du SNC.

Thérapeutiques symptomatiques

Les traitements spécifiques d'organe ne doivent pas être négligés, reposant sur une collaboration entre le médecin référent et différents spécialistes. La diète calcique et l'éviction solaire sont préconisées en cas d'hypercalcémie. Les drogues cardiogéniques, la pose d'une sonde d'entraînement électrosystolique ou d'un défibrillateur implantable, une substitution hormonale, des anti-épileptiques ou une sonde de dérivation ventriculaire peuvent être très utiles. Une oxygénothérapie de repos ou de déambulation peut s'avérer nécessaire. La réhabilitation respiratoire n'a pas encore été correctement évaluée dans la sarcoïdose. Une dilatation mécanique, voire une prothèse endobronchique peuvent être nécessaires. Une hémoptysie de grande abondance pourra, au besoin, être maîtrisée par embolisation artérielle bronchique. Les données sur l'efficacité des traitements spécifiques de l'hypertension pulmonaire sont contradictoires dans l'hypertension pulmonaire associée à la sarcoïdose et ne sont pas à proposer, sauf avis dans un centre expert.

Les précautions hygiénodiététiques sous corticoïdes doivent être mises en œuvre. En matière de prévention de l'ostéoporose, les recommandations doivent prendre en compte les modifications du métabolisme de la vitamine D_3. La vitamine D doit être évitée chez les patients sans traitement anti-inflammatoire car elle peut provoquer une hypercalcémie. La supplémentation calcique et les bisphosphonates sont autorisés si la calcémie et la calciurie des 24 heures sont correctement surveillées. Des études sont nécessaires pour proposer en toute sécurité un traitement anti-ostéoporotique adapté chez les patients atteints de sarcoïdose traités par corticoïdes, compte tenu des risques osseux démontrés.

Transplantation d'organe

La sarcoïdose représente la source de 2,8 % de l'ensemble des transplantations pulmonaires, de 0,17 % des transplantations cardiaques et de 0,3 % des transplantations hépatiques. Les résultats sont proches de ceux obtenus pour d'autres indications en termes de survie. Une transplantation devra être discutée devant une atteinte viscérale terminale de la sarcoïdose, après avoir épuisé toutes les ressources thérapeutiques médicales, idéalement chez des patients dont la maladie n'est plus active.

Bibliographie

1. ATS, ERS, WASOG. Statement on sarcoidosis. Joint statement of the American Thoracic Society (ATS), the European Respiratory Society (ERS) and the World Association of Sarcoidosis and Other Granulomatous Disorders (WASOG) adopted by the ATS board of directors and by the ERS executive committee, February 1999. Am J Respir Crit Care Med, 1999, 160 : 736-55.
2. BAUGHMAN RP, NUNES H. Sarcoidosis-associated fatigue : an often forgotten symptom ; author reply. Expert Rev Clin Immunol, 2013, 9 : 111.
3. BAUGHMAN RP, TEIRSTEIN AS, JUDSON MA et al. Clinical characteristics of patients in a case control study of sarcoidosis. Am J Respir Crit Care Med, 2001, 164 :1885-1889.
4. BIRNIE DH, SAUER WH, JUDSON MA. Consensus statement on the diagnosis and management of arrhythmias associated with cardiac sarcoidosis. Heart, 2016, 102 : 411-414.
5. CHAPELON-ABRIC C, DE ZUTTERE D, DUHAUT P et al. Cardiac sarcoidosis : a retrospective study of 41 cases. Medicine (Baltimore), 2004, 83 : 315-334.
6. GIBSON GJ, PRESCOTT RJ, MUERS MF et al. British Thoracic Society sarcoidosis study : effects of long term corticosteroid treatment. Thorax, 1996, 51 : 238-247.
7. GRIBBIN J, HUBBARD RB, LE JI et al. Incidence and mortality of idiopathic pulmonary fibrosis and sarcoidosis in the UK. Thorax, 2006, 61 : 980-985.
8. JUDSON MA, COSTABEL U, DRENT M et al. The WASOG sarcoidosis organ assessment instrument : an update of a previous clinical tool. Sarcoidosis Vasc Diffuse Lung Dis, 2014, 31 : 19-27.
9. KANDOLIN R, LEHTONEN J, AIRAKSINEN J et al. Cardiac sarcoidosis : epidemiology, characteristics, and outcome over 25 years in a nationwide study. Circulation, 2015, 131 : 624-632.
10. MIYARA M, AMOURA Z, PARIZOT C et al. The immune paradox of sarcoidosis and regulatory T cells. J Exp Med, 2006, 203 : 359-370.
11. NUNES H, HUMBERT M, CAPRON F et al. Pulmonary hypertension associated with sarcoidosis : mechanisms, haemodynamics and prognosis. Thorax, 2006, 61 : 68-74.

12. Nunes H, Uzunhan Y, Gille T et al. Imaging of sarcoidosis of the airways and lung parenchyma and correlation with lung function. Eur Respir J, 2012, 40 : 750-765.
13. Paramothayan NS, Lasserson TJ, Jones PW. Corticosteroids for pulmonary sarcoidosis. Cochrane Database Syst Rev, 2005, 2 :CD001114.
14. Paramothayan S, Lasserson TJ, Walters EH. Immunosuppressive and cytotoxic therapy for pulmonary sarcoidosis. Cochrane Database Syst Rev, 2006, 3 : CD003536.
15. Valeyre D, Nunes H, Bernaudin JF. Advanced pulmonary sarcoidosis. Curr Opin Pulm Med, 2014, 20 : 488-495.
16. Valeyre D, Prasse A, Nunes H et al. Sarcoidosis. Lancet, 2014, 383 : 1155-1167.
17. von Bartheld MB, Dekkers OM, Szlubowski A et al. Endosonography vs conventional bronchoscopy for the diagnosis of sarcoidosis : the GRANULOMA randomized clinical trial. JAMA, 2013, 309 : 2457-2464.
18. Vorselaars AD, Wuyts WA, Vorselaars VM et al. Methotrexate vs azathioprine in second-line therapy of sarcoidosis. Chest, 2013, 144 : 805-812.
19. Zajicek JP, Scolding NJ, Foster O et al. Central nervous system sarcoidosis : diagnosis and management. QJM, 1999, 92 : 103-117.

Toute référence à cet article doit porter la mention : Valeyre D, Uzunhan Y, Jeny F, Nunes H. Sarcoïdose. *In* : L Guillevin, L Mouthon, H Lévesque. Traité de médecine, 5ᵉ éd. Paris, TdM Éditions, 2018-S03-P01-C23 : 1-11.

Chapitre S03-P01-C24

Granulomatoses systémiques

KARIM SACRÉ ET THOMAS PAPO

Le granulome tuberculoïde est une lésion définie histologiquement par la présence de cellules géantes et de cellules épithélioïdes [4, 17].

Nous considérerons qu'une granulomatose est systémique si elle concerne de multiples organes ou si elle s'accompagne de signes généraux et d'un syndrome inflammatoire. Le diagnostic étiologique d'une granulomatose est fréquemment discuté en pratique médicale. Les causes, extrêmement nombreuses (Tableau S03-P01-C24-I), restent dominées en France par la tuberculose et la sarcoïdose.

Anatomopathologie

Le granulome épithélioïde est une inflammation cellulaire nodulaire subaiguë ou chronique comprenant deux types particuliers de macrophages tissulaires : les cellules épithélioïdes et les cellules géantes.

Tableau S03-P01-C24-I   Principales causes de granulomatoses.

Infections
Bactériennes
Mycobactéries
– tuberculose sous toutes ses formes
– mycobactéries atypiques
– BCG
– lèpre
Autres
– brucelloses
– coxiellose (fièvre Q)
– rickettsiose (*R. conori*)
– actinomycose
– mélioïdose
– listériose
– tularémie
– pasteurellose
– yersinioses
– chlamydioses
– syphilis secondaires
– typhoïde et salmonelloses
– nocardiose
– borrélioses
– donovanose
– bartonelloses
– *Tropheryma whipplei* (maladie de Whipple)
Mycotiques
Aspergillose
Histoplasmose
Cryptococcose
Coccidioïdomycose
Blastomycose
Candidose
Sporotrichose
Torulose
Parasitaires
Bilharziose
Distomatose
Toxoplasmose
Leishmaniose viscérale
Ascaridiose
Amibiase
Échinococcose alvéolaire
Larva migrans viscérale
Strongyloïdose
Ankylostomose
Lambliase
Capillariose
Cysticercose
Pneumocystose
Paludisme

Infections (*suite*)
Virales
Virus des hépatites B et C
VIH
Virus d'Epstein Barr
Cytomégalovirus
Virus Coxsackie
Agents physiques ou chimiques
Acide hyaluronique
Aluminium
Béryllium
Chrome
Cuivre
Collagène
Mercure
Méthacrylate
Silice
Paraffine
Polyalkylimide
Radiations
Silicone
Talc
Titane
Thorotrast
Zirconium
Médicaments
Rein
Acide tiénilique
Ampicilline
Aciclovir
Bétanidine
Cimétidine
Ciprofloxacine
Clarithromycine
Cyamémazine
Diflunisal
Fénoprofène
Floctafénine
Furosémide
Glafénine
Ibuprofène
Méticilline
Noramidopyrine
Oméprazole
Paracétamol
Phénindione
Rifampicine
Spiramycine
Spironolactone
Triamtérène

(*suite*)

Tableau S03-P01-C24-II (suite).

Médicaments (suite)
Foie
Aspirine
Baclofène
Céphalexine
Chlorpromazine
Chlorpropamide
Clofibrate
Dapsone
Diazépam
Diltiazem
Diphénylhydantoïne
Éthiocholanolone
Glyburide
Halothane
Hydralazine
Izoniazide
Mébendazole
Mésalamine
Métronidazole
Méthyldopa
Métolazone
Nitrofurantoïne
Norfloxacine
Œstroprogestatifs
Phénothiazine
Phénytoïne
Procaïnamide
Procarbazine
Pyrazinamide
Pyriméthamine
Quinidine
Rosiglitazone
Tétrabamate
Ticlopidine
Triazolam
Rein et/ou foie et/ou autres localisations
Adalimumab
Allopurinol
BCG intravésical
Carbamazépine
Clométacine
Cotrimoxazole
Étanercept
Infliximab
Interféron α
Interféron γ
Oxacilline
Oxyphenbutazone

Médicaments (suite)
Rein et/ou foie et/ou autres localisations (suite)
Pénicilline G
Phénylbutazone
Sulfamides
Thiazidiques
Angéites granulomateuses
Granulomatose avec polyangéite (Wegener)
Granulomatose éosinophilique avec polyangéite (Churg-Strauss)
Maladie de Horton
Maladie de Takayasu
Maladie de Buerger
Autres connectivites
Rhumatisme articulaire aigu
Polyarthrite rhumatoïde
Lupus érythémateux systémique
Sclérodermie systémique
Hémopathies
Lymphome de Hodgkin
Lymphomes malins non hodgkiniens (LNH)
Histiocytose maligne (LNH T anaplasique)
Granulomatose lymphomatoïde de Liebow (LNH B)
Granulome centrofacial (LNH T/NK)
Lymphome angio-immunoblastique (LNH T)
Myélome
Leucémie aiguë lymphoblastique
Cancers solides
Divers
Sarcoïdose
Histiocytose langheransienne
Granulomatose nécrosante sarcoïdosique
Alvéolite allergique extrinsèque
Maladie de Crohn
Maladie cœliaque
Court-circuit jéjuno-iléal
Cirrhose biliaire primitive
Maladie de Weber-Christian
SAPHO
Granulomatose septique familiale
Déficit immunitaire commun variable
Malakoplakie
Granulome hyalinisant
Granulome plasmocytaire
Interventions chirurgicales
Granulomatoses localisées (*Voir* texte)

LNH : lymphome non hodgkinien ; SAPHO : syndrome synovite-acné-pustulose-hyperostose-ostéite ; VIH : virus de l'immunodéficience humaine.

Les cellules épithélioïdes sont grossièrement cylindriques, à cytoplasme pâle et finement granuleux. La disposition particulière qu'elles adoptent, parfois autour d'une zone de nécrose, fait évoquer un revêtement « épithélial » et est à l'origine de leur nom. Les cellules géantes multinucléées résultent de la fusion des cellules épithélioïdes et leur taille peut atteindre 50 μm. Dans la sarcoïdose et la tuberculose, les divers éléments du granulome adoptent un agencement particulier : les cellules épithélioïdes se disposent en cercle autour de quelques cellules géantes ; elles sont elles-mêmes entourées d'une collerette de lymphocytes. Une nécrose fibrinoïde centrale d'importance variable et une fibrose périphérique sont parfois présentes. Un tel aspect histologique est habituellement dénommé granulome tuberculoïde ou sarcoïdosique [17, 22].

Physiopathologie

La formation du granulome obéit classiquement à deux types de causes, une inflammation non spécifique entraînée par un corps étranger et l'hypersensibilité retardée spécifique d'un antigène, en particulier microbien. Le lymphocyte ou le macrophage peuvent être anormalement activés, spontanément ou de façon aspécifique ; ainsi certains métaux (lithium, nickel, zirconium) sont des mitogènes polyclonaux, alors que d'autres (béryllium) sont de véritables antigènes reconnus de façon HLA-restreinte par des cellules T auxiliaires.

En réalité, les deux types d'immunité, innée et adaptative, sont intimement liés. Différents acteurs cellulaires (cellules dendritiques), moléculaires (récepteurs Toll-*like* de surface, NOD2 intracellulaire, STAT protéine de signalisation cellulaire, etc.) et modalités de dégradation des protéines (autophagie, protéasome) impliquent clairement l'immunité innée dans la formation du granulome, sur des bases expérimentales, mais également génétiques [8]. Ainsi les mutations du gène *NOD2* (aussi dénommé *CARD15*) sont-elles un facteur de susceptibilité pour la maladie de Crohn, la granulomatose intestinale, et surtout elles déterminent le syndrome de Blau (autosomique dominant) et la sarcoïdose infantile (sporadique). Ces deux entités partagent la possibilité d'atteinte granulomateuse cutanée, synoviale et ophtalmologique et font partie du même syndrome auto-inflammatoire (voir Chapitre S03-P01-C46) [14].

Le profil principal de sécrétion cytokinique du lymphocyte T auxiliaire est de type T_H1 (interleukine 2 [IL-2], interféron γ) ou T_H17 (IL-17), sous l'action de l'IL-12 et de l'IL-23. Le phénomène de recrutement tissulaire et d'activation in situ des lymphocytes explique probablement la lymphopénie CD4 observée dans certaines granulomatoses comme la sarcoïdose, hors de toute infection par le virus de l'immunodéficience humaine (VIH).

Cette réponse peut devenir secondairement de type T_H2 (IL-4, IL-5, IL-10, IL-13) et participerait au maintien chronique d'une inflammation fibrosante. Le rôle des lymphocytes T CD4 dits « régulateurs » apparaît complexe : ces cellules habituellement suppressives pourraient promouvoir le maintien de l'inflammation granulomateuse. La fréquence des réactions granulomateuses dans certains déficits immunitaires comme la granulomatose septique familiale pourrait traduire la persistance des agents infectieux dans l'organisme. Cela est moins évident dans les granulomatoses systémiques satellites du déficit immunitaire commun variable (voir plus loin). Dans différents déficits immunitaires portant sur l'axe interféron γ-IL-12/IL-23, les granulomes tissulaires sont peu structurés, comme si l'absence de différentiation des macrophages en cellules épithélioïdes et géantes était cohérente avec l'inefficacité anti-infectieuse (in [17]).

D'autres arguments d'observation empirique plaident pour le rôle essentiel des cytokines en pathologie granulomateuse chez l'homme. Ainsi la thérapeutique anti-TNF (tumor necrosis factor) (principalement infliximab) se complique-t-elle d'infections mycobactériennes sévères, évolutives, fréquemment extrathoraciques et comportant une inflammation peu spécifique réalisant des granulomes incomplets. À l'inverse, les anticorps anti-TNF ont un rôle d'importance croissante dans le traitement de granulomatoses systémiques comme la sarcoïdose. Le TNF jouerait donc un rôle essentiel in vivo dans la promotion d'un granulome « efficace » qu'il soit bénéfique anti-infectieux (tuberculose) ou délétère (sarcoïdose). Le TNF a une action sélective dans le maintien des macrophages non infectés recrutés au sein du granulome tuberculeux. Ces macrophages, contrairement au schéma classique du granulome comme rempart contre la propagation de l'infection, pourrait en réalité jouer un rôle délétère comme niche potentielle pour les mycobactéries.

La réponse granulomateuse individuelle à l'exposition environnementale (agents infectieux, corps étrangers, etc.) paraît gouvernée génétiquement, comme dans la bérylliose qui ne touche qu'une faible proportion, soit 2 à 20 %, des sujets exposés. Cette « sélection » est précisément déterminée par la présence d'une glutamine en position 69 de la chaîne β de la molécule HLA-DP à la surface des cellules présentatrices, condition presque sine qua non de l'immunisation antibéryllium [2].

L'enzyme de conversion de l'angiotensine ou angioconvertase est une métalloprotéase qui catalyse l'hydrolyse de l'angiotensine I en angiotensine II. Le niveau individuel physiologique du taux d'enzyme circulante obéit à un polymorphisme génétique responsable de trois phénotypes (bas, moyen et élevé). Par ailleurs, de nombreuses situations (insuffisance rénale, hyperthyroïdie, diabète, cirrhose hépatique, etc.) peuvent s'accompagner d'une élévation acquise de l'enzyme de conversion. La sécrétion de cette enzyme par les macrophages du granulome peut être indirectement mesurée par son activité sérique, qui permet d'apprécier l'évolutivité de la sarcoïdose. D'autres granulomatoses s'accompagnent d'une élévation de l'angioconvertase : silicose, miliaire tuberculeuse, bérylliose, lèpre, etc.

L'hypercalcémie et l'hypercalciurie des granulomatoses ont pu être rapportées à la synthèse de 1-25(OH)$_2$ vitamine D$_3$ par le tissu granulomateux. En effet, alors que le rein était le seul organe connu pour catalyser l'hydroxylation en 1 de la 25-OH D$_3$, on a pu observer une hypercalcémie avec élévation de la 1-25(OH)$_2$D$_3$ chez un patient anéphrique atteint de sarcoïdose. Ultérieurement, la capacité des macrophages alvéolaires à synthétiser la 1-25(OH)$_2$D$_3$ à partir du dérivé monohydroxylé a été démontrée in vitro. La tuberculose, la lèpre, certaines mycoses, la bérylliose, la granulomatose induite par le silicone, l'alvéolite allergique extrinsèque, le granulome bénin plasmocytaire, certains syndromes lymphoprolifératifs T cutanés, la granulomatose avec polyangéite (Wegener), la maladie de Crohn peuvent aussi s'accompagner de cette activité hypercalcémiante (in [17]).

Étiologie

Dans certains cas, la mise en évidence de lésions granulomateuses vient confirmer un diagnostic précédemment suspecté (sarcoïdose, maladie de Crohn). Ailleurs, elle constitue une surprise, qui va déclencher une enquête étiologique dont la complexité varie beaucoup selon le contexte. Cette étape étiologique sera guidée par les données cliniques, radiologiques et biologiques, en rappelant que l'élévation de l'enzyme de conversion se rencontre dans de nombreuses granulomatoses. L'intradermoréaction à la tuberculine est un examen simple, mais dont la signification n'est pas univoque : ainsi, elle est parfois négative au cours des miliaires tuberculeuses et/ou chez les sujets immunodéprimés ; à l'inverse, elle est parfois positive – voire phlycténulaire – dans d'authentiques sarcoïdoses. Le test fonctionnel qui permet le dosage ex vivo de l'interféron γ, produit par les cellules mononucléées du sang périphérique en présence d'antigènes spécifiques (quantiFERON®, ELISPOT ou enzyme-linked immunospot), est plus spécifique. L'analyse morphologique du granulome apporte des renseignements importants. La nécrose caséeuse se rencontre surtout dans la tuberculose, mais aussi dans la brucellose, la coccidioïdomycose, voire la maladie de Hodgkin. Sa présence écarte l'éventualité d'une sarcoïdose, mais l'inverse n'est pas vrai : certains granulomes d'origine tuberculeuse sont dépourvus de toute nécrose et donc indiscernables de ceux d'une sarcoïdose. Entre ces deux extrêmes, on peut rencontrer la présence d'une petite zone de nécrose centrale non caséeuse. Le rendement des prélèvements s'est amélioré avec certaines techniques peu invasives, comme par exemple la ponction dirigée à l'aiguille des adénopathies médiastinales sous contrôle de l'écho-endoscopie bronchique [7]. Les techniques d'imagerie récentes, comme la scintigraphie à l'octréotide ou surtout l'imagerie par émission de positons (TEP), permettent de fournir un accès au diagnostic histologique, de dépister les lésions actives, d'apprécier l'extension du processus et sont un outil potentiel de mesure de l'évolutivité [3].

Avant d'accepter le caractère « idiopathique » d'une granulomatose systémique ou d'affirmer la présence d'une sarcoïdose, l'enquête doit souvent être exhaustive. En effet, la sarcoïdose reste un diagnostic d'exclusion : il n'y a pas d'agent causal démontré et aucune « signature » biologique ou anatomique n'est absolue (voir Chapitre S03-P01-C23). Si le « noyau dur » de la sarcoïdose, en particulier le syndrome de Löfgren, est facilement reconnaissable, toute atypie, en particulier fièvre prolongée, localisation viscérale inhabituelle ou surtout absence d'atteinte thoracique, rend le diagnostic suspect. L'ancienneté des symptômes, la diffusion de la granulomatose à certains tissus (muqueuse bronchique macroscopiquement normale, glandes salivaires accessoires), la bénignité de l'évolution et la grande cortico-sensibilité sont des éléments de présomption en faveur de la sarcoïdose. Les limites de cette affection restent cependant floues, dans un spectre qui paraît en continuité avec les infections (dont les mycobactérioses), certaines proliférations lymphoïdes d'évolution lente, qu'il s'agisse de lymphomes hodgkiniens ou T, certains déficits immunitaires (déficit commun variable en particulier).

Ainsi, face à une granulomatose systémique, la recherche d'un agent infectieux par les méthodes « classiques » (colorations spécifiques, cultures sur divers milieux, sérologies) est-elle systématique. La recherche du matériel nucléique bactérien (ARN 16S ribosomique) ou fongique (ARN 18S) par amplification génique (PCR) à partir des produits biologiques est un outil puissant, disponible en pratique courante.

Par ailleurs, un cancer ou un lymphome occulte peut ne comporter qu'un contingent cellulaire minime noyé dans une masse granulomateuse réactionnelle floride, ce qui impose d'« épuiser » le bloc d'inclusion. Le matériel tissulaire biopsié doit en outre faire l'objet d'une congélation. Le phénotypage immunochimique de la population cellulaire visible en microscopie optique est souvent nécessaire, de même que la recherche d'un clone lymphocytaire T ou B par biologie moléculaire.

La longueur impressionnante de la liste des causes indiquées sur le tableau S03-P01-C24-I ne doit pas faire oublier que la tuberculose et la sarcoïdose doivent être évoquées en premier lieu.

Syndromes lymphoprolifératifs

Les rapports entre granulomatose et lymphomes malins regroupent des faits de nature disparate. Les méthodes moléculaires ont permis d'élargir le spectre des lymphomes T périphériques [1]. Ainsi, certaines granulomatoses que l'on rangeait autrefois dans la rubrique des vascularites se sont révélées, en l'absence de critères histologiques de malignité, être d'authentiques proliférations lymphoïdes monoclonales angiocentriques. L'individualisation des lymphomes de type « T/NK », peut-être dérivés d'une cellule *natural killer* avec un phénotype CD2+CD3– et des gènes du récepteur T pour l'antigène non réarrangés, a le mérite de rendre compte de tumeurs extranodales faciales, ou « granulome malin centrofacial », et des voies aérodigestives supérieures, cliniquement menaçantes et correspondant histologiquement à une prolifération angiocentrique nécrosante liée au virus d'Epstein-Barr [11]. Autre lymphoprolifération extranodale destructrice, essentiellement pulmonaire mais aussi cutanée ou cérébrale, la granulomatose lymphomatoïde de Liebow est un lymphome non hodgkinien B également lié à une infection par le virus d'Epstein-Barr, associé à une prolifération T polyclonale et à des cellules géantes le plus souvent non organisées en granulome, parfois en situation d'immunodépression : syndrome d'immunodéficience acquise (SIDA), post-transplantation, traitement par le méthotrexate ou l'imatinib, syndrome de Wiskott-Aldrich.

Le lymphome T angio-immunoblastique (ou lymphadénopathie angio-immunoblastique), centré par une prolifération monoclonale T CD4 dérivée des lymphocytes auxiliaires du centre germinatif, peut aussi comporter des formations granulomateuses riches en cellules épithélioïdes sans cellules géantes. Certains lymphomes T épidermotropes comme le mycosis fongoïde ou le syndrome de Sézary, voire un lymphome anaplasique CD30+, ont pu être précédés ou accompagnés par une granulomatose considérée comme une sarcoïdose.

Le lymphome de Hodgkin peut s'accompagner de granulomes tuberculoïdes hépatiques, spléniques, ganglionnaires ou médullaires. L'examen de l'association granulome-lymphome permet de tirer plusieurs conclusions :
– les symptômes causés par la tumeur peuvent être liés au granulome plus qu'aux cellules tumorales ;
– l'appréciation de la masse tumorale et la mesure de l'évolutivité doivent intégrer le phénomène inflammatoire sous peine de surévaluer la progression du lymphome ;
– un rôle antitumoral « bénéfique » du granulome apparaît clairement dans certaines séries ou observations ;
– l'existence d'une inflammation granulomateuse est un piège anatomopathologique qui peut faire errer le diagnostic du lymphome malin [6].

Granulomatose et cancer

La présence d'une réaction granulomateuse est possible dans les ganglions de drainage de divers cancers solides [19]. Ces adénopathies peuvent ne comporter aucune cellule tumorale. D'exceptionnelles hépatites granulomateuses paranéoplasiques accompagnant l'évolution des carcinomes digestifs, rénaux ou ovariens ont également été décrites.

Granulomatose septique familiale

La granulomatose septique familiale est un groupe de maladies génétiquement déterminées dont la présentation clinique est uniforme, caractérisée par des infections pulmonaires et cutanéomuqueuses récidivantes survenant chez de jeunes enfants, et dont l'histologie est marquée par la diffusion systémique de lésions granulomateuses. L'incidence est faible, estimée à 1/200 000 individus. La prédominance masculine est nette. Si plus de 95 % des cas sont repérés avant l'âge de 5 ans, la possibilité de diagnostic plus tardif (jusqu'à 69 ans) est possible. Le taux de survie à 20 ans est de l'ordre de 50 %.

Le groupe enzymatique de la NADPH oxydase (nicotinamide adénine dinucléotide phosphate) est déficient dans la granulomatose septique familiale, de façon le plus souvent liée à l'X (75 %) ou alors autosomique récessive (25 %). Les monocytes-macrophages et les polynucléaires (neutrophiles, éosinophiles) sont incapables tuer les micro-organismes. Cette NADPH oxydase jouerait également un rôle physiologique dans le contrôle de l'inflammation.

Histologiquement, les granulomes épithélioïdes et gigantocellulaires sont ubiquitaires. La documentation microbiologique de ces formations granulomateuses exubérantes est paradoxalement le plus souvent négative.

Cliniquement, les atteintes cutanées comprennent un rash eczématiforme et des abcès de profondeur variable. Des ulcérations buccales, une rhinite et une conjonctivite chroniques sont fréquentes. La présentation clinique peut simuler une maladie de Behçet. Une polyadénopathie, surtout cervicale, est fréquente. Les infections pulmonaires, bactériennes ou fongiques sont sans particularité clinique. Une ostéomyélite multifocale peut toucher les petits os des pieds et des mains.

Les granulomes peuvent siéger dans n'importe quel organe et donner lieu à des complications mécaniques. Ainsi l'atteinte gastrique, principalement antrale, peut-elle simuler une sténose du pylore ou une gastroentérite à éosinophiles ; lorsqu'elle est associée à une diarrhée avec une colite et des abcès péri-anaux, elle pose le problème diagnostique d'une maladie de Crohn. Les manifestations urogénitales sont variées : cystite granulomateuse, orchite, hydronéphrose secondaire à la compression des uretères par des adénopathies rétropéritonéales.

Les immunoglobulines sériques sont quantitativement et qualitativement normales. Les principaux agents infectieux documentés sont : *Staphylococcus aureus*, *Burkholderia*, *Cepacia*, *Serratia marcescens*, *Nocardia asteroides* et *Aspergillus fumigatus*.

Le diagnostic global de granulomatose septique familiale est classiquement fait par un test simple dérivé de la capacité du polynucléaire normal à réduire le nitrobleu de tétrazolium (NBT), qui forme un cristal de coloration violette, en sachant que d'autres techniques (cytométrie de flux, immunoblot, système fonctionnel oxydasique acellulaire) sont disponibles. Le diagnostic in utero est effectué par l'analyse directe de l'ADN des cellules amniotiques voire sur du matériel de biopsie choriale.

Un lupus purement cutané, surtout discoïde avec photosensibilité et aphtose buccale, a été signalé les porteuses hétérozygotes. Les facteurs antinucléaires et l'immunofluorescence cutanée étaient régulièrement négatifs. Un lupus érythémateux systémique défini compliqué de glomérulonéphrite spécifique a été rapporté chez de jeunes garçons atteints de la forme liée à l'X.

Le traitement palliatif des infections associe une antibiothérapie adaptée et prolongée à l'excision des abcès. L'antibioprophylaxie systématique par l'association de cotrimoxazole et d'itraconazole est systématique. L'administration d'interféron γ et la greffe de moelle allogénique sont rarement indiquées. Une corticothérapie générale, un traitement immunosuppresseur, voire anti-TNF, peuvent être nécessaires dans les atteintes viscérales inflammatoires granulomateuses [18].

Déficit immunitaire commun variable

Le déficit immunitaire commun variable (DICV) est caractérisé par une hypogammaglobulinémie profonde, un défaut qualitatif majeur de la réponse anticorps et, dans une moindre mesure, des anomalies fonctionnelles des lymphocytes T et des cellules dendritiques. Les infections bactériennes à répétition (voies aériennes ou digestives), les manifestations auto-immunes et l'apparition d'un syndrome lymphoprolifératif (hyperplasie folliculaire lymphoïde ou granulomatose) ganglionnaire ou extranodal sont les trois tenants de cette entité hétérogène, y compris au plan moléculaire [21].

La survenue d'une granulomatose est décrite dans 8 à 22 % des DICV et pourrait être plus fréquente dans les DICV associées à un déficit T sévère. Le diagnostic de granulomatose peut précéder (de 1 à 18 ans) celui de DICV chez un peu plus d'un tiers des sujets et, dans près de la moitié des cas, la granulomatose survient chez des sujets ayant un DICV connu.

Le tableau clinique ressemble à celui d'une sarcoïdose systémique, où domine l'atteinte pulmonaire associée, dans près de deux cas sur trois, à une autre atteinte d'organe, ganglionnaire et hépatique le plus souvent, mais aussi, cutanée, splénique, cérébrale, ou rétinienne. Certaines anomalies thoraciques sont évocatrices de DICV plus que d'une sarcoïdose classique : présence de crépitants à l'auscultation et, au scanner, distribution des micronodules pulmonaires dans d'autres zones que les espaces lymphatiques avec signe du halo (verre dépoli autour des micronodules) [5].

Un peu plus de la moitié des patients ont une maladie auto-immune associée, le plus souvent hématologique, sous la forme de thrombopénie ou d'anémie hémolytique. L'absence d'hypergammaglobulinémie polyclonale et la plus grande fréquence de splénomégalie différencient également les granulomatoses systémiques associées au DICV de la sarcoïdose « classique ».

La mortalité globale des DICV avec granulomatose ne semble pas différente de celle des DICV sans granulomatose.

Le traitement substitutif par les immunoglobulines est le plus souvent inefficace et certaines atteintes viscérales sévères peuvent justifier, malgré le sur-risque théorique de complications infectieuses dans ce contexte, l'instauration d'une corticothérapie par voie systémique, d'immunosuppresseurs, d'anti-TNF-α ou une splénectomie.

Granulomatoses iatrogènes

Les granulomatoses iatrogènes sont le plus souvent secondaires à l'administration d'un médicament, les principaux agents responsables rapportés dans la littérature figurant sur le tableau S03-P01-C24-I. Le délai précédant l'apparition des troubles est extrêmement variable. Des signes généraux d'hypersensibilité sont souvent présents, comme une fièvre, une éruption cutanée et/ou une éosinophilie sanguine. La présence d'éosinophiles au sein du granulome est possible.

Quatre causes particulières sont responsables de tableaux déroutants : la BCG-thérapie, l'interféron α (IFN-α), les biothérapies dont les traitements anti-TNF et les corps étrangers biomédicaux.

Les complications systémiques du BCG (bacille de Calmette et Guérin) employé à titre vaccinal sont exceptionnelles et dominées par des BCGites locorégionales ou disséminées qui frappent surtout des enfants immunodéficients, notamment dans le cadre du syndrome de prédisposition mendélienne aux mycobactéries, secondaire à une mutation de l'un des gènes de l'axe interféron γ/IL-12/IL-23. En revanche, la BCG-thérapie utilisée à visée immunostimulatrice dans le traitement des cancers in situ de la vessie se complique dans près de 5 % des cas de granulomatoses. Celles-ci impliquent préférentiellement le tractus urinaire, mais peuvent également avoir un retentissement systémique : pulmonaire, hépatique, péritonéale, médullaire ou articulaire. Le traitement associe une tri-antibiothérapie antituberculeuse (isoniazide, éthambutol et rifampicine) à une corticothérapie systémique [16].

Plus de 100 cas de granulomatose systémique induite par l'IFN-α ont été rapportés dans la littérature, dans le cadre thérapeutique de différentes affections, mais surtout de l'infection chronique au virus de l'hépatite C, où leur prévalence avoisinerait 0,1 %. Elles sont souvent inaugurales et surviennent en général dans un délai de 6 mois (extrêmes : 15 jours-82 mois) après le début du traitement. Si leur présentation clinique n'est pas distinguable de celle de la sarcoïdose, avec une prédominance de localisations thoraciques (infiltrats interstitiels pulmonaires et/ou adénopathies hilaires), il faut souligner la fréquence des lésions cutanées (environ la moitié des cas) : nodules sous-cutanés parfois pseudo-tumoraux, sarcoïdes, érythème noueux ou surtout éruption sur cicatrice. De nombreuses autres localisations ont été décrites : articulaire, oculaire (uvéite), neurologique, myocardique, rénale, médullaire… ainsi que plusieurs cas d'hépatite granulomateuse, à distinguer des lésions granulomateuses observées dans l'infection au virus de l'hépatite C (VHC) avant tout traitement. Ces sarcoïdoses induites par l'IFN-α sont en règle bénignes et évoluent favorablement après arrêt du traitement, parfois même en dépit de sa poursuite. Les granulomatoses plus sévères répondent habituellement à la corticothérapie systémique (in [17]).

Les granulomatoses systémiques induites par les traitements anti-TNF surviennent typiquement chez la femme de la cinquantaine traitée pour polyarthrite rhumatoïde ou spondylarthropathie [15]. La formule clinique est celle d'une sarcoïdose thoracique classique avec une atteinte cutanée particulièrement fréquente. L'étanercept, l'infliximab et l'adalimumab peuvent être en cause, avec une survenue dans un délai moyen de 2 ans. À l'instar des granulomatoses induites par l'IFN-α, l'évolution est en général bénigne à l'arrêt de l'anti-TNF ou sous corticoïdes. La possibilité d'une sarcoïdose iatrogène sous anti-TNF paraît paradoxale dans la mesure où l'infliximab est une thérapeutique régulièrement efficace dans la sarcoïdose cortico-résistante. Surtout, les traitements anti-TNF se compliquent de tuberculose extrathoracique : sur un plan pratique, une granulomatose sous anti-TNF est une tuberculose jusqu'à preuve du contraire.

Certaines biothérapies antilymphocytaire T (anti-CTLA4, anti-CD52) ont également été incriminées dans la survenue de granulomatose systémique.

Les réactions aux divers corps étrangers biomédicaux (fils de suture chirurgicale, prothèses, talc…) demeurent le plus souvent locales. La possibilité d'une diffusion importante des lésions est notamment illustrée par la fréquence des granulomes induits par les silicones : adénopathies axillaires après pose d'implants articulaires digitaux ou de prothèse mammaire, adénopathies inguinales après arthroplastie de hanche, granulomatose cutanée après injection dans les tissus mous. Une diffusion systémique hématogène a été décrite chez des patients hémodialysés, après circulation extracorporelle (rôle de l'oxygénateur à bulles), chez les patients porteurs de certains types de prothèse valvulaire cardiaque, mais aussi après injection de silicone dans les tissus mous à visée esthétique. La mise en évidence de particules de silicone à l'intérieur des cellules géantes permet habituellement le diagnostic. Le rôle immunogène du silicone est controversé. Plus rarement, d'autres composés prothétiques sont susceptibles d'entraîner une granulomatose systémique, comme les particules de polyéthylène et de titane utilisées dans les prothèses de hanche, les débris de porcelaine dentaire ou l'acide hyaluronique, le collagène, le méthacrylate et le polyalkylimide utilisés en injection sous-cutanée à visée esthétique. Notons enfin qu'un geste chirurgical peut provoquer une réaction granulomateuse locale indépendante de la présence de tout matériel étranger, notamment au niveau vésical ou prostatique.

Restauration immunitaire et granulomatoses paradoxales

Une granulomatose systémique floride, aiguë ou subaiguë et parfois responsable d'une atteinte multiviscérale menaçante, peut survenir de façon « paradoxale » à l'instauration d'un traitement anti-infectieux. Ce tableau correspond le plus souvent à la récupération d'une immunité effectrice susceptible de générer une réponse inflammatoire granulomateuse, dans trois situations bien documentées : la lèpre, la tuberculose et l'infection par le VIH.

Le spectre clinique de la lèpre se distribue d'un pôle tuberculoïde (formes granulomateuses localisées à la peau et aux nerfs dont les lésions contiennent peu ou pas de bacilles, correspondant à une immunité cellulaire spécifique très forte) à un pôle lépromateux (formes disséminées dont les lésions sont très riches en bacilles en raison d'une réponse immunitaire cellulaire déficiente envers *Mycobacterium lepræ*). Entre ces deux pôles, il existe des formes dites *borderline*, résultant d'une immunité cellulaire spécifique intermédiaire et instable. Ces formes peuvent se compliquer, à tout moment de leur évolution, de réactions immunitaires aiguës appelées réactions lépreuses. La *réaction de réversion* correspond à des épisodes immunitaires aigus de type hypersensibilité cellulaire dans la peau ou les nerfs, avec formation d'un granulome giganto-épithélio-cellulaire bien défini [13]. Elle survient en général dans les six premiers mois de traitement antibiotique, lorsque la maladie est cliniquement étendue et que la charge bactérienne initiale est importante. Le traitement repose sur une corticothérapie prolongée dont l'efficacité reste incertaine.

Des réactions immunologiques très similaires aux réactions de réversion lépreuses ont été décrites depuis longtemps dans la tuberculose maladie au décours de l'instauration du traitement antibiotique dans les tuberculoses méningées et se manifestent, après une amélioration initiale sous traitement antituberculeux, par une détérioration clinique correspondant à une augmentation de taille (et/ou apparition) de tuberculomes. Les réactions paradoxales peuvent en réalité compliquer n'importe quelle forme de tuberculose, mais sont beaucoup plus fréquentes (prévalence d'environ 20 %) dans les tuberculoses extrapulmonaires. Le délai d'apparition médian est d'environ 2 mois, avec des extrêmes de 7 jours à 2 ans. Le diagnostic ne peut être retenu qu'après avoir éliminé, d'une part, une rechute tuberculeuse (mycobactérie résistante aux antituberculeux usuels, malabsorption, mauvaise observance thérapeutique...) et, d'autre part, une autre cause infectieuse ou tumorale. Le traitement repose essentiellement sur une corticothérapie générale (reprise ou majoration de la corticothérapie en cas de tuberculose du système nerveux central), la ponction évacuatrice d'épanchement ou d'adénopathie nécrosante, le drainage ou résection chirurgicale en cas de compression ou de fistulisation dangereuse, la pose de shunt ventriculopéritonéal en cas d'hydrocéphalie. L'abstention thérapeutique est envisageable dans les formes peu sévères, d'involution spontanée. Aucune modification du schéma antibiotique n'est nécessaire.

Ces réactions paradoxales ont connu un regain d'intérêt en raison de la pandémie du VIH et de l'utilisation des traitements antirétroviraux. Elles s'intègrent alors dans le cadre du « syndrome inflammatoire de reconstitution immunitaire », qui résulte du recouvrement rapide (quelques semaines) d'une immunité cellulaire efficace lors de la chute de la charge virale. Lorsque les patients sont co-infectés par le VIH et un autre agent pathogène lors de la mise sous traitement antirétroviral, ils peuvent développer une aggravation paradoxale de leur pathologie opportuniste, même lorsque celle-ci est traitée de façon adaptée, ou la démasquer si elle était cliniquement latente. Cette reconstitution immunitaire brutale peut être à l'origine d'une granulomatose systémique floride en cas d'infection mycobactérienne (mycobactériose atypique du complexe avium et surtout 10 à 30 % des tuberculoses) ou, plus rarement, fungique (cryptococcose, histoplasmose) ou parasitaire (toxoplasmose) ou virale (cytomégalovirus). Les facteurs de risque actuellement connus sont : un faible taux initial de CD4 (< 50/mm^3 ou rapport CD4/CD8 < 15 %), une diminution de la charge virale VIH de plus de 2 log en 3 mois, et, en ce qui concerne la tuberculose, le fait d'être naïf d'antirétroviraux au diagnostic, un début de traitement antirétroviral durant les deux premiers mois de traitement antituberculeux et une tuberculose initialement extrapulmonaire. Le traitement est superposable à celui des réactions paradoxales survenant chez les patients non immunodéprimés, l'arrêt de la thérapie antirétrovirale ne se justifiant que dans les formes très sévères, et le pronostic est le plus souvent favorable avec une mortalité imputable à la réaction paradoxale de moins de 5 % [23].

Vascularites

Certaines vascularites systémiques peuvent s'accompagner d'un granulome à développement tissulaire extravasculaire dont la mise en évidence constitue un élément important de classification nosologique, et un piège diagnostique éventuel si le granulome est dissocié, sans vascularite adjacente sur l'échantillon biopsique (*voir* Chapitre S03-P01-C07). Les vascularites granulomateuses sont classiquement la maladie de Horton, la maladie de Takayasu, la granulomatose avec polyangéite (Wegener) et la granulomatose éosinophilique avec polyangéite (Churg-Strauss). Pour les Anglo-Saxons, la présence isolée de cellules géantes ne suffit pas à définir un granulome, qui implique une organisation lésionnelle typique. Dans le cadre des vascularites touchant les artères de petits calibres, la recherche d'anticorps anticytoplasme des polynucléaires neutrophiles (ANCA) est particulièrement utile dans les circonstances où l'histologie ne démontre pas la présence de vascularite nécrosante associée au granulome. On en distingue deux types principaux selon le type de fluorescence cytoplasmique : diffuse liée à une réactivité antiprotéinase 3 très spécifique de la granulomatose avec polyangéite, et périnucléaire, moins spécifique et surtout associée à une réactivité antimyéloperoxydase, retrouvée dans 40 % des cas de granulomatose éosinophilique avec polyangéite (*in* [17]).

Colites inflammatoires

Le granulome épithélioïde est un trait histologique caractéristique de la maladie de Crohn. Si la présence de granulomes au sein de la muqueuse digestive est inconstante (globalement de 25 %), la prévalence serait plus importante chez l'enfant que chez l'adulte. La susceptibilité à la maladie de Crohn conférée par certaines mutations des gènes *NOD/CARD15* ou certains allèles rares codant ATG16L1 (complexe protéique *autophagy-related protein 16-1* jouant un rôle clef dans l'autophagie) et le rôle du microbiote intestinal pourraient rendre compte de la genèse de granulomes au sein de la muqueuse digestive dans cette maladie.

La maladie de Crohn peut également être responsable de manifestations viscérales extradigestives en contexte fébrile alors que l'atteinte entérale est au second plan, voire silencieuse. Ainsi, par exemple, une granulomatose abdominale durable, ganglionnaire ou hépatique, abcédée ou non, doit faire l'objet d'explorations approfondies par endoscopies (iléocolique et gastroduodénale avec biopsies étagées systématiques, voire entéroscopie) et transit du grêle. De façon plus énigmatique, quelques observations de granulomatose pulmonaire, cutanée ou splénique pouvant précéder de plusieurs années l'atteinte digestive ont également été rapportées.

Inversement, une granulomatose systémique diagnostiquée en cours de traitement d'une maladie de Crohn par anti-TNF-α doit faire évoquer en première hypothèse une complication infectieuse comme la réactivation d'une tuberculose latente (*voir* plus haut, « Granulomatoses iatrogènes ») (*in* [17]).

Près de 20 % des sujets atteints de granulomatose septique familiale présentent une colite inflammatoire granulomateuse proche de la maladie de Crohn. Fait notable dans ce contexte, la granulomatose digestive est volontiers aseptique. Cela suggère, d'un point de vue physiopathologique, qu'un défaut d'extinction de la réaction inflammatoire est associé au déficit de la fonction phagocytaire dans cette maladie (*voir* plus haut, « Granulomatose septique familiale »).

Signification d'une granulomatose selon son siège

Les affections granulomateuses sont le plus souvent disséminées à tout l'organisme (sarcoïdose, tuberculose miliaire). Mais il existe aussi des granulomatoses localisées à un seul organe, dont le tableau parfois fébrile et inflammatoire qui peut poser la question d'une affection générale (*voir* Tableau S03-P01-C24-I) [9, 12, 17].

Granulomatoses systémiques de cause inconnue

L'étiologie d'une granulomatose reste parfois mystérieuse. Une telle éventualité est rencontrée dans 5 à 50 % des granulomatoses hépatiques et 13 % des granulomatoses de la moelle osseuse. L'association d'une fièvre et d'un syndrome inflammatoire, la durabilité des troubles et la négativité de toutes les recherches étiologiques avaient fait proposer l'individualisation d'un tableau de « granulomatose systémique idiopathique » [20]. Même si la granulomatose peut parfois persister indéfiniment sans faire la preuve de sa cause, cette entité constitue un cadre d'attente peu satisfaisant. En réalité, depuis les années 1990, les avancées diagnostiques (analyse du matériel nucléique, optimisation des sérologies et de l'immunophénotypage, amélioration de l'imagerie…) ont permis de faire reculer nettement la part des granulomatoses dites « idiopathiques » [10]. Ainsi, la découverte de nombreux déficits immunitaires génétiques, la recherche des ANCA pour le diagnostic des vascularites primitives, le diagnostic formel de bartonellose et de maladie de Whipple, de certains syndromes lymphoprolifératifs, la réalisation plus systématique des endoscopies digestives et l'utilisation croissante de la TEP ont profondément modifié le « paysage » des granulomatoses systémiques. En pratique, la négativité de l'enquête étiologique initiale doit conduire à des attitudes adaptées au contexte :

– parfois, la symptomatologie clinique et biologique semble spontanément résolutive. Il est alors licite d'interrompre les investigations et d'attendre une disparition complète des troubles. En l'absence de diagnostic, une surveillance prolongée est nécessaire, certaines affections se révélant plusieurs années après un premier épisode résolutif ;

– ailleurs, à l'inverse, aucune rétrocession ne s'amorce : la fièvre persiste et s'accompagne d'une altération de l'état général plus ou moins marquée. Quand les investigations répétées sont négatives, un traitement antituberculeux d'épreuve est préférable à une corticothérapie prescrite de première intention, la tuberculose restant, en 2017, parmi les multiples causes de granulomatose fébrile, celle qui demeure en France à la fois prévalente et la plus accessible à un traitement simple.

Bibliographie

1. ARMITAGE J. The aggressive peripheral T-cell lymphomas : 2015. Am J Hematol, 2015, 90 : 665-673.
2. BALMES J, ABRAHAM J, DWEIK R et al. An official american thoracic society statement : diagnosis and management of beryllium sensitivity and chronic beryllium disease. Am J Respir Crit Care Med, 2014, 190 : 34-59.
3. BASU S, SABOURY B, WERNER T, ALAVI A. Clinical utility of FDG-PET and PET/CT in non-malignant thoracic disorders. Mol Imaging Biol, 2011, 13 : 1051-1060.
4. BOROS DL. Granulomatous inflammations. Prog Allergy, 1978, 24 : 183-267.
5. BOUVRY D, MOUTHON L, BRILLET PY et al. Granulomatosis-associated common variable immunodeficiency disorder : a case-control study versus sarcoidosis. Eur Respir J, 2013, 41 : 115-122.
6. BRUNNER A, KANTNER J, TZANKOV A. Granulomatous reactions cause symptoms or clinically imitate treatment resistance in small lymphocytic lymphoma/chronic lymphocytic leukaemia more frequently than in other non-Hodgkin lymphomas. J Clin Pathol, 2005, 58 : 815-819.
7. CAMERON SE, ANDRADE RS, PAMBUCCIAN SE. Endobronchial ultrasound-guided transbronchial needle aspiration cytology : a state of the art review. Cytopathology, 2010, 21 : 6-26.
8. CASANOVA JL, ABEL L. The genetic theory of infectious diseases : a brief history and selected illustrations. Annu Rev Genomics Hum Genet, 2013, 14 : 215-243.
9. DREBBER U, KASPER HU, RATERING J et al. Hepatic granulomas : histological and molecular pathological approach to differential diagnosis : a study of 442 cases. Liver Int, 2008, 28 : 828-834.
10. FRIEDLAND JS, WEATHERALL DJ, LEDINGHAM JGG. A chronic granulomatous syndrome of unknown origin. Medicine, 1990, 69 : 325-331.
11. GAULARD P, HENNI T, MAROLLEAU JP et al. Lethal midline granuloma (polymorphic reticulosis) and lymphomatoid granulomatous. Evidence for a monoclonal T-cell lymphoproliferative disorder. Cancer, 1988, 62 : 705-710.
12. JAVAUD N, BELENFANT X, STIRNEMANN J et al. Renal granulomatoses : a retrospective study of 40 cases and review of the literature. Medicine (Baltimore), 2007, 86 : 170-180.
13. KAMATH S, VACCARO S, REA T et al. Recognizing and managing the immunologic reactions in leprosy. J Am Acad Dermatol, 2014, 71 : 795-803.
14. KANAZAWA N, OKAFUJI I, KAMBE N et al. Early-onset sarcoidosis and CARD15 mutations with constitutive nuclear factor-kappaB activation : common genetic etiology with Blau syndrome. Blood, 2005, 105 : 1195-1197.
15. KANELLOPOULOU T, FILIOTOU A, KRANIDIOTI H, DOURAKIS SP. Sarcoid-like granulomatosis in patients treated with anti-TNFalpha factors. A case report and review of the literature. Clin rheumatol, 2011, 30 : 581-583.
16. KIELY B, MCLAUGHLIN AM, LYNCH TH, KEANE J. Intravesical bacille Calmette-Guerin-induced multiorgan failure after treatment for transitional cell carcinoma. Scand J Urol Nephrol, 2011, 45 : 278-280.
17. SACRÉ K, RANQUE B, PAPO T. Granulomatoses systémiques. *In* : L Guillevin, O Meyer, É Hachulla, J Sibilia. Traité des maladies et syndromes systémiques, 6ᵉ éd. Paris, Lavoisier/Médecine Sciences, 2015 : 1347-1370.
18. SEGER RA. Chronic granulomatous disease : recent advances in pathophysiology and treatment. Neth J Med, 2010, 68 : 334-340.
19. STEINFORT DP, IRVING LB. Sarcoidal reactions in regional lymph nodes of patients with non-small cell lung cancer : incidence and implications for minimally invasive staging with endobronchial ultrasound. Lung cancer, 2009, 66 : 305-308.
20. TELENTI A, HERMANS PE. Idiopatic granulomatosis manifesting as fever of unknown origin. Mayo Clin Proc, 1989, 64 : 44-50.
21. WEHR C, KIVIOJA T, SCHMITT C et al. The EUROclass trial : defining subgroups in common variable immunodeficiency. Blood, 2008, 111 : 77-85.
22. WILLIAMS GT, WILLIAMS WJ. Granulomatous inflammation : a review. J Clin Pathol, 1983, 36 : 723-733.
23. WILSON E, SERETI I. Immune restoration after antiretroviral therapy : the pitfalls of hasty or incomplete repairs. Immunol Rev, 2013, 254 : 343-354.

Toute référence à cet article doit porter la mention : Sacré K, Papo T. Granulomatoses systémiques. *In* : L Guillevin, L Mouthon, H Lévesque. Traité de médecine, 5ᵉ éd. Paris, TdM Éditions, 2018-S03-P01-C24 : 1-7.

Chapitre S03-P01-C25
Maladie de Whipple

Xavier Puéchal

Tropheryma whipplei

La maladie de Whipple est une infection bactérienne chronique, systémique et curable, due à *Tropheryma whipplei*. Dès sa description en 1907, Whipple mentionne l'existence de structures en forme de bâtonnet dans les vacuoles au sein des macrophages [10]. À partir de 1949, la coloration des tissus infectés par l'acide periodique de Schiff (PAS) permit de révéler des inclusions à l'intérieur des macrophages, compatibles avec des structures bactériennes ou leurs produits de dégradation (Figure S03-P01-C25-1). Dès 1952, l'antibiothérapie fut reconnue capable d'améliorer rapidement les symptômes et les anomalies biologiques. Enfin, en 1961, la microscopie électronique confirma la présence d'une espèce bactérienne intracellulaire, à Gram positif, dans le cytoplasme des macrophages. Le bacille est visible sous forme de bâtonnet et possède une paroi trilamellaire caractéristique, responsable de l'affinité au PAS.

Une amplification et un séquençage partiels du gène universel de l'acide ribonucléique ribosomique (ARNr 16S) de la bactérie furent réalisés en 1991. En 1992, l'amplification d'une séquence unique de bases d'ARNr 16S fut confirmée et poursuivie [9]. Cette séquence correspondait à celle d'un organisme non encore caractérisé qui fut dénommé *Tropheryma whipplei*. Les analyses phylogéniques suggérèrent que cet organisme était un actinomycète. La taxonomie moléculaire rapprocha *T. whipplei* des bactéries de l'environnement qui ont en commun le sol comme réservoir ou source de contamination pour l'homme.

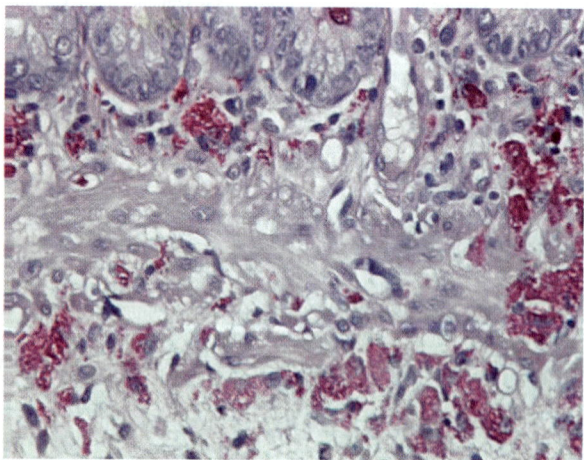

Figure S03-P01-C25-1 Infiltration de la lamina propria et de la sous-muqueuse par des macrophages prenant la coloration rouge-violet avec l'acide periodique de Schiff. Biopsie duodénale. (Grossissement × 40.) (D'après Puéchal X. Whipple's disease. Ann Rheum Dis, 2013, *72* : 797-803.)

Un couple d'amorces d'amplification et de séquence fut mis au point. Il permit un diagnostic moléculaire de cette infection. L'amplification génique (PCR ou *polymerase chain reaction*) en étendit le spectre clinique en permettant le démembrement et le diagnostic de formes extradigestives. Des atteintes oculaires ou purement cardiaques, neurologiques ou articulaires furent décrites [4].

Le premier isolement de la bactérie remonte à 1997. Cependant, aucune souche ne resta disponible et le travail ne put être répliqué. En 2000, D. Raoult et al. réussirent à isoler le germe sur une lignée de fibroblastes humains [7]. Depuis, de nombreuses autres souches furent obtenues à partir de différents prélèvements [4, 6]. L'isolement de *T. whipplei* permit de commencer à décrire sa sensibilité aux antibiotiques et de nouvelles méthodes diagnostiques indirectes (sérologie) [7] ou directes (immunomarquage) [8]. Il permit d'envisager la caractérisation fine de la bactérie.

Le séquençage de *T. whipplei* révéla un génome limité avec des capacités métaboliques réduites, cadrant bien avec un mode de vie restreint à l'hôte [6]. L'analyse du génome permit de déduire un déficit prévisible dans la biosynthèse des acides aminés. Ce déficit prévisible dans la biosynthèse des acides aminés fut mis à profit pour développer un milieu de culture axénique (non cellulaire) enrichi en acide aminé. Parallèlement, de larges régions d'ADN non codantes furent mises en évidence. Leurs variations pourraient être à l'origine d'une grande diversité de modifications des protéines membranaires susceptibles de permettre un échappement à la réponse immune habituelle de l'hôte. Plus d'une centaine de variants moléculaires de *T. whipplei* ont été progressivement rapportés, sans corrélation avec les manifestations cliniques [6].

Épidémiologie

Jusqu'à récemment, *T. whipplei* était considérée comme une bactérie rare à l'origine d'une maladie exceptionnelle. De récentes études ont montré que *T. whipplei* est une bactérie commensale et non un pathogène obligatoire. Il y a de rares porteurs sains définis par la positivité de la PCR dans les selles qui est estimée entre 1,5 % et 7 % dans la population générale [4]. Cette prévalence est même de 12 à 25 % chez les égoutiers. De même, *T. whipplei* est retrouvée dans 0,2 à 1,5 % des échantillons de salive de sujets sains. La prévalence a été évaluée de 0 % (0/342) à 0,26 % (1/380) dans les biopsies duodénales. La fréquence de positivité de la PCR dans le sang chez des donneurs de sang a été estimée à 1/174. La bactérie est également retrouvée par PCR dans 1,8 % des prélèvements de liquide synovial au cours d'arthrites de nosologie indéterminée chez l'homme sans maladie de Whipple avérée [5].

En plus des infections chroniques diffuses ou localisées, *T. whipplei* a été incriminée comme agent responsable, seul ou en association avec d'autres germes, d'infections aiguës pédiatriques comme surtout des gastro-entérites ou des épisodes fébriles transitoires, voire éventuellement de pneumonies chez l'adulte [6]. Ainsi est-il possible qu'une diarrhée aiguë chez un jeune enfant représente une primo-infection et que seuls un très petit nombre d'individus prédisposés génétiquement développent secondairement une authentique maladie de Whipple. Cela rendrait compte de la forte séroprévalence retrouvée chez les adultes apparemment sains (52 %) [6].

La situation épidémiologique est différente en Afrique de l'Ouest. Des études ont montré que l'ADN (acide désoxyribonucléique) de *T. whipplei* était détecté dans les selles chez 31,2 % des sujets sains et dans la salive chez 3,5 % des prélèvements. Chez des sujets présentant un accès fébrile transitoire sans diarrhée ni argument pour un paludisme, *T. whipplei* est détectée dans le sang par PCR dans 6,4 % des cas. La séroprévalence globale est de 72,8 % suggérant que plus de deux tiers des sujets pourraient avoir été infectés par *T. whipplei*. Ces données renforcent l'hypothèse d'une primo-infection avec séroconversion chez le jeune enfant à l'occasion d'une gastro-entérite et que la bactérie est ubiquitaire.

Il est possible que la porte d'entrée soit digestive. La possibilité d'isolement de la bactérie dans les prélèvements de selles des patients plaide pour une transmission fécale-orale. L'isolement récent à partir de salive permet aussi d'envisager une transmission interhumaine oro-orale.

La maladie de Whipple classique est rare. En 1987, W. Dobbins estimait que moins de 1 000 cas avaient été rapportés dans la littérature depuis sa description originale [1]. L'incidence de la maladie serait d'environ 0,5 à 1 cas par million d'habitants. L'infection paraît plus fréquente chez les agriculteurs et les professions qui s'y rapprochent. Quatre-vingt-six pour cent des patients sont des hommes et 97 % sont de peau blanche [1]. La maladie touche surtout l'homme d'âge moyen, avec un âge au début des symptômes articulaires de 40,3 ans en moyenne [6].

Pathogénie

Un terrain génétique est suggéré par la très forte prédominance masculine et l'association à l'antigène HLA-B27 ou à DRB1*13 et DQB1*06. Une susceptibilité génétique à la maladie est étayée par la dissociation entre l'apparente fréquente exposition à *T. whipplei* et le nombre infime de personnes développant une maladie de Whipple [6]. Enfin, la démonstration d'une rechute de maladie de Whipple à l'occasion d'une réinfection par une autre souche de *T. whipplei* représente un autre argument pour évoquer une susceptibilité génétique. Ce facteur de susceptibilité semble assez spécifique de la réponse immune à *T. whipplei* dans la mesure où les patients ne développent pas d'autre infection en dehors d'une éventuelle lambliase.

Les mécanismes pathogéniques de la maladie de Whipple demeurent mal connus. *T. whipplei* a un tropisme intracellulaire pour les monocytes et macrophages. Sa persistance intracellulaire pourrait expliquer les rechutes tardives de la maladie. L'hypothèse d'un déficit de l'immunité cellulaire fut évoquée à de nombreuses reprises [1], mais reste discutée. Un déficit in vitro de la production d'interleukine 12, médiateur qui conduit à la production d'interféron γ par les cellules T_H1, fut mis en évidence dans les cellules mononucléées circulantes. L'interleukine 16 est également nécessaire à la réplication de la bactérie en inhibant la fusion des phagosomes contenant *T. whipplei* et des lysosomes. La réplication de l'agent infectieux dans les macrophages va de pair avec une apoptose des cellules de l'hôte induite par *T. whipplei* qui pourrait être un mécanisme important de dissémination de la bactérie. À côté d'un phénotype activé particulier des macrophages infectés pouvant conduire à un état permissif, *T. whipplei* induit une robuste réponse interféron de type I qui est associée à la réplication bactérienne intracellulaire et est nécessaire à l'apoptose des macrophages. La nature primaire ou secondaire de ces anomalies reste discutée. Un mécanisme d'échappement à la phagocytose par le macrophage pourrait également faire intervenir la glycosylation de certains déterminants antigéniques de la bactérie. L'absence paradoxale ou le faible taux d'anticorps dans le sérum des patients atteints de maladie de Whipple pourrait être aussi en lien avec la glycosylation des structures antigéniques de la bactérie réalisée grâce à l'appareil enzymatique des macrophages infectés. En masquant ainsi ses propres antigènes, *T. whipplei* pourrait échapper non seulement à la phagocytose du macrophage, mais aussi à la réponse immunitaire humorale.

Manifestations cliniques

La maladie de Whipple est souvent diagnostiquée avec retard, en raison de sa rareté, de son large éventail de présentations cliniques et de l'existence de quelques formes sans signe clinique ni histologique d'atteinte intestinale [5].

Dans la forme historique classique, elle débute par une atteinte articulaire récurrente suivie, quelques années plus tard, par un amaigrissement et une diarrhée, diversement associés à d'autres manifestations cliniques, typiquement chez un homme d'âge moyen. Lorsque le diagnostic de maladie classique est posé, elle se caractérise habituellement par l'association diverse d'une diarrhée chronique, d'accès fébriles, d'un amaigrissement, d'adénopathies, d'une atteinte articulaire et, occasionnellement, de manifestations neurologiques, cardiaques ou oculaires [6]. À côté de cette forme classique diffuse rare, la bactérie peut être à l'origine d'autres affections chroniques localisées sans atteinte digestive histologique : endocardites, atteintes du système nerveux central, uvéites, arthrites, spondylodiscites [4]. Le diagnostic doit donc être considéré devant de nombreuses manifestations cliniques, même en l'absence des signes cardinaux de l'infection (Tableau S03-P01-C25-I) [6].

Tableau S03-P01-C25-I Circonstances cliniques au cours desquelles la maladie de Whipple doit être évoquée.

Arthrites intermittentes récidivantes inexpliquées
Polyarthrite chronique séronégative pour le facteur rhumatoïde, respectant les petites articulations
Diarrhée chronique
Fièvre prolongée inexpliquée
Manifestations neurologiques inexpliquées
Uvéite
Endocardite à hémocultures négatives
Mise en évidence d'un granulome épithélio-giganto-cellulaire non caséeux
Apparition de signes extra-articulaires (digestifs, cardiaques, neurologiques ou fièvre) au cours d'une polyarthrite traitée par biomédicaments

La présomption diagnostique est d'autant plus forte que plusieurs manifestations sont associées chez un homme d'âge moyen [6].

Manifestations articulaires

Une atteinte articulaire précède le diagnostic en moyenne de 6,7 ans (extrêmes de 0,3 à 38 ans) chez les trois quarts des patients [6]. Au total, elle survient chez plus de 80 % d'entre eux.

La plupart des patients présentent une atteinte articulaire intermittente, itérative et migratrice, oligo- ou polyarticulaire. Les poussées sont transitoires, avec une résolution ad integrum entre les crises. Les arthrites sont plus fréquentes que les arthralgies. L'atteinte articulaire touche surtout les grosses articulations. L'atteinte des petites articulations est beaucoup plus rare et jamais isolée. Une atteinte digestive associée, histologique ou par amplification génique, est retrouvée dans la très grande majorité des cas à ce stade. Néanmoins, dans quelques observations, même la détection digestive de *T. whipplei* par PCR reste négative.

Chez un homme d'âge moyen, la survenue d'épisodes intermittents de polyarthrite ou d'oligo-arthrite inexpliquée des grosses articulations doit conduire à envisager le diagnostic, même en l'absence de symptôme digestif (*voir* Tableau S03-P01-C25-I) [5, 6]. Cependant, *T. whipplei* ne paraît pas être fréquemment impliqué au cours des oligo-arthrites indifférenciées et des polyarthrites séronégatives de l'homme [5].

Bien que moins fréquente, une polyarthrite chronique est également possible [5, 6]. Pour l'immense majorité des patients, la polyarthrite respecte les petites articulations, est non destructrice et ne s'accom-

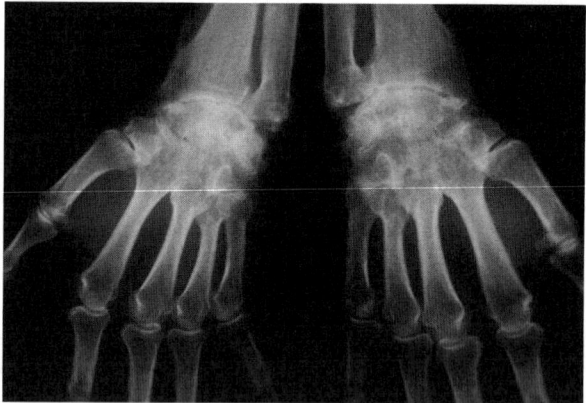

Figure S03-P01-C25-2 Polyarthrite destructrice au cours de la maladie de Whipple. Carpite fusionnante bilatérale et symétrique, ankylose carpométacarpienne et pincement radiocarpien bilatéral. Noter le respect des métacarpophalangiennes. (D'après Puéchal X, Fénollar F, Raoult D. Cultivation of Tropheryma whipplei from the synovial fluid in Whipple's arthritis. Arthritis Rheum, 2007, 56 : 1713-1718.)

Tableau S03-P01-C25-II Manifestations neurologiques centrales de la maladie de Whipple chez 84 patients [3].

	Fréquence (%)
Troubles cognitifs	71
Ophtalmoplégie supranucléaire	51
Altérations du niveau de la conscience	50
Manifestations psychiatriques	44
Signes d'atteinte du motoneurone	37
Atteinte hypothalamique	31
Paralysie des nerfs crâniens	25
Myoclonies	25
Épilepsie	23
Myorythmies oculomasticatrices	20
Ataxie	20
Déficits sensitifs	12

pagne pas de facteur rhumatoïde. Des nodules sous-cutanés ont été rapportés. Quelques patients développent des destructions radiologiques qui sont le fait d'une évolution prolongée sans traitement (Figure S03-P01-C25-2). Elles correspondent à des arthrites septiques où *T. whipplei* a pu être isolée à partir de cultures de prélèvements articulaires [5]. Un pincement articulaire est possible avec des géodes sous-chondrales. L'évolution vers l'ankylose est tardive. Les lésions sont bilatérales et symétriques et souvent prises à tort pour celles d'une polyarthrite rhumatoïde séronégative (*voir* Figure S03-P01-C25-2). Si le diagnostic n'est pas fait, l'apparition, dans un deuxième temps, des symptômes gastro-intestinaux et de l'amaigrissement conduit au diagnostic et à l'antibiothérapie [5]. L'amélioration articulaire est alors spectaculaire.

L'atteinte axiale est moins fréquente que l'atteinte périphérique. Elle s'accompagne souvent de manifestations articulaires périphériques. Des syndesmophytes, une ankylose des sacro-iliaques ou des articulations interapophysaires postérieures sont rapportés.

L'ostéo-arthropathie hypertrophiante est la plus rare des présentations articulaires.

T. whipplei a aussi été incriminée dans des infections de prothèse articulaire ou des spondylodiscites.

Manifestations digestives

Un amaigrissement et une diarrhée chronique font partie des signes cardinaux de l'infection classique. Plus de 85 % des patients présentent un amaigrissement qui peut être massif [1]. Dans les trois quarts des cas, l'interrogatoire note une diarrhée. Des douleurs abdominales ou des ballonnements peuvent s'y associer. Un saignement digestif occulte n'est pas rare. Une hépatosplénomégalie est possible avec une cholestase modérée.

L'endoscopie digestive haute peut être normale. Elle peut mettre en évidence des anomalies du duodénum ou du jéjunum. Des biopsies multiples systématiques s'imposent car les lésions peuvent être localisées. Un prélèvement est congelé d'emblée pour augmenter la sensibilité de l'étude ultérieure par biologie moléculaire.

Manifestations neurologiques

L'atteinte du système nerveux central représente la complication la plus sévère de la maladie. Les manifestations neurologiques révèlent la maladie dans 4 à 5 % des cas [1], mais surviennent à type de rechute au cours de l'évolution chez 10 à 20 % des patients [1]. En l'absence de traitement, une évolution fatale est possible en moins d'un mois [3]. Lorsque l'atteinte neurologique est symptomatique, 80 % des patients présentent des signes systémiques qui doivent faire évoquer le diagnostic [3].

Les manifestations neurologiques sont extrêmement diverses et souvent associées entre elles (Tableau S03-P01-C25-II) [3]. La maladie de Whipple peut mimer toutes les affections neurologiques ou presque. Les troubles cognitifs sont les plus fréquents [3]. Ils peuvent aller jusqu'à la démence qui est irréversible. Ils s'associent, chez la moitié des patients, à des manifestations psychiatriques. Un patient sur deux atteint de manifestations neurologiques présente une ophtalmoplégie supranucléaire avec une paralysie de la verticalité et, parfois, de l'horizontalité [3]. Cette atteinte s'accompagne souvent de troubles cognitifs. Les myorythmies oculomasticatrices sont pathognomoniques de la maladie de Whipple [3]. Une atteinte hypothalamique est possible. Une atteinte extrapyramidale, du système nerveux périphérique ou pseudo-myositique est très rare. En revanche, des accidents vasculaires cérébraux à répétition orientent vers une endocardite.

À part, une présentation neurologique isolée est décrite sans atteinte digestive. Une trentaine d'observations a ainsi été rapportée, avec une histologie digestive négative et une PCR le plus souvent négative des prélèvements digestifs [4].

Le pronostic de l'atteinte du système nerveux central reste sombre. La mortalité est supérieure à 25 % à 4 ans et un quart des patients gardent de lourdes séquelles. Les progrès diagnostiques et thérapeutiques récents pourraient avoir amélioré ce pronostic.

Soixante-dix pour cent des patients avec une atteinte neurologique centrale ont une biopsie de la muqueuse du grêle proximal qui permet le diagnostic histologique. Mais c'est parfois la répétition de l'examen qui conduit au diagnostic après une première biopsie négative [3]. C'est surtout au cours des atteintes neurologiques par rechute tardive après une antibiothérapie que les patients peuvent ne plus présenter de symptômes digestifs et que la muqueuse duodénojéjunale peut ne pas montrer la récidive des anomalies évocatrices de la maladie.

La tomodensitométrie et l'IRM (imagerie par résonance magnétique) sont non spécifiques. Ils objectivent une atrophie corticale d'intensité variable chez 42 % des patients avec une atteinte neurologique symptomatique [3]. Des anomalies focales en hypersignal en T2 sont parfois visualisées à l'IRM et, exceptionnellement, une hydrocéphalie. Des formations pseudo-tumorales intracérébrales, habituellement multifocales, sont décrites.

La fréquence élevée des lésions du système nerveux central dans les séries autopsiques (jusqu'à 91 %) a conduit à émettre l'hypothèse que tous les patients atteints de maladie de Whipple avaient une atteinte du système nerveux central, mais qu'elle ne s'exprimait que chez un petit nombre d'entre eux. Les données microbiologiques récentes viennent conforter cette possibilité avec, chez les patients asymptomatiques sur le plan neurologique, une forte prévalence (39 à 67 %) de la positivité de la PCR du liquide céphalorachidien et la possibilité de cultiver *T. whipplei* à partir du liquide céphalorachidien.

Manifestations oculaires

Les manifestations oculaires surviennent dans 4 à 27 % des cas [1]. Elles s'observent très habituellement chez des patients symptomatiques sur le plan articulaire, digestif et/ou neurologique. Une uvéite, une atteinte du vitré et une rétinite sont les plus fréquentes. Une hémorragie rétinienne, une choroïdite, un œdème papillaire, une atrophie optique, une kératite, une névrite optique, une pseudo-tumeur oculaire ou des dépôts cristallins intra-oculaires peuvent se rencontrer. Les uvéites méritent une place à part car elles peuvent révéler la maladie. Elles sont habituellement chroniques, bilatérales, antérieures ou postérieures. De plus, elles peuvent être isolées, sans aucun symptôme digestif, et s'accompagner d'une histologie duodénale non contributive, voire exceptionnellement d'une PCR digestive négative. Le diagnostic ne peut alors être fait que par PCR sur l'humeur aqueuse. *T. whipplei* a été isolée dans l'humeur aqueuse.

Manifestations cardiaques

Une péricardite est présente chez plus de la moitié des patients, mais elle est rarement mise en évidence du vivant du patient. Elle est exceptionnellement constrictive. Une myocardite est plus rare. Elle peut se révéler par une insuffisance cardiaque ou une mort subite. *T. whipplei* peut être visualisée par microscopie électronique sur une biopsie endomyocardique.

T. whipplei est responsable d'endocardites à hémocultures négatives. Il n'y a pas de fièvre ni d'argument évident pour un processus infectieux, mais souvent un long passé d'atteinte articulaire [6]. Le diagnostic de maladie de Whipple doit être systématiquement évoqué dans cette situation clinique. Plus d'une vingtaine de cas sont décrits avec une histologie digestive négative et une PCR habituellement négative de la muqueuse digestive [4]. L'identification de *T. whipplei* est réalisée par l'amplification du gène ARNr 16S à partir des valves atteintes. Un remplacement valvulaire est parfois nécessaire. Une série autopsique fait état de végétations de l'endocarde prenant la coloration par le PAS dans 79 % des cas. Parmi les patients opérés d'une endocardite infectieuse, *T. whipplei* représente le quatrième pathogène par ordre de fréquence (6,3 % des cas) et le germe le plus souvent en cause des endocardites à hémocultures négatives.

Manifestations pulmonaires

L'atteinte pulmonaire survient dans 30 à 40 % des cas [1]. Elle révèle exceptionnellement la maladie et est rarement au-devant de la scène. Un épanchement pleural ou des adénopathies médiastinales granulomateuses sont les plus fréquemment observés. Des nodules pulmonaires ou une pneumopathie infiltrante diffuse représentent des atteintes beaucoup plus rares.

Manifestations granulomateuses

Le diagnostic de maladie de Whipple doit être évoqué devant la découverte d'un granulome épithélio-gigantocellulaire non caséeux. Il s'observe dans 9 % des cas de maladie de Whipple [1]. Les granulomes ganglionnaires sont les plus fréquents. Ils sont décrits dans de nombreux autres tissus. La coloration par l'acide periodique de Schiff du granulome est négative dans 40 % des cas. La PCR sur le tissu granulomateux et la recherche d'une atteinte duodénale typique permettent le diagnostic.

Autres manifestations

La mélanodermie est classique dans les formes avancées de la maladie. Une hypotension, des œdèmes périphériques, une ascite ou une masse abdominale traduisent une forme évoluée. Des myalgies ont été décrites de même qu'une orchite, une panniculite et une néphrite granulomateuse. Une amylose associée a été rapportée dans quelques observations.

Examens biologiques

La vitesse de sédimentation et la protéine C réactive sont souvent élevées avant le traitement. Il n'y a pas de facteur rhumatoïde ni d'anticorps antinucléaires. Une anémie et une hyperleucocytose peuvent être rencontrées ainsi que les anomalies biologiques traduisant la malabsorption.

Diagnostic

Dans la maladie de Whipple classique caractérisée par la présence d'une atteinte digestive histologique, les biopsies duodénojéjunales mettent en évidence une infiltration de la muqueuse par des macrophages spumeux prenant la coloration par l'acide periodique de Schiff (*voir* Figure S03-P01-C25-1). L'amplification génomique de *T. whipplei* par PCR spécifique à partir des prélèvements digestifs confirme le diagnostic. Une meilleure sensibilité diagnostique de la biologie moléculaire est obtenue sur des prélèvements tissulaires congelés, même si les biopsies fixées et incluses peuvent aussi être utilisées [9]. L'acide nucléique de la bactérie peut être détecté à partir de très nombreux sites de prélèvements confirmant la nature systémique de l'infection.

D'un autre côté, les patients avec des arthrites, une atteinte du système nerveux central, une uvéite, une endocardite ou une spondylodiscite peuvent être asymptomatiques sur le plan digestif et avoir un résultat histologique négatif des prélèvements du grêle proximal [6]. Chez la majorité d'entre eux, la PCR *T. whipplei* est positive à partir des prélèvements digestifs. Mais un résultat négatif de la PCR de la muqueuse du grêle proximal ne permet pas d'écarter le diagnostic de forme localisée de maladie de Whipple [4]. En cas de tableau atypique, il est recommandé de réaliser une PCR spécifique sur différents sites de prélèvements avec des amorces issues de deux gènes différents ou une PCR en temps réel pour éviter les faux positifs liés à une éventuelle contamination [4]. Selon la présentation clinique, l'acide nucléique de la bactérie peut alors être détecté par PCR à partir de prélèvements de tissu synovial, endocardique, cérébral, discal intervertébral, sur les liquides salivaire, articulaire, céphalorachidien, l'humeur aqueuse ou dans les selles [4]. L'amplification par PCR permet ainsi de confirmer le diagnostic des formes localisées de la maladie, en cas de forme atypique et/ou lorsque les données anatomopathologiques digestives ne sont pas concluantes.

La PCR pour détecter l'acide nucléique de la bactérie à partir de la salive et des selles fait maintenant partie des examens de première intention à visée diagnostique [6]. Quand la PCR est positive dans la salive, elle l'est aussi presque toujours dans les selles. Au cours de la maladie de Whipple classique, la PCR est positive dans 65 % des cas dans la salive et dans 92 % dans les selles. En revanche, dans les formes localisées de la maladie, la sensibilité est bien moindre : 36 % dans la salive et 64 % dans les selles. La vraie difficulté actuelle est de différencier un patient atteint de maladie de Whipple classique d'un porteur sain qui peut également avoir une PCR positive dans les selles et/ou la salive. Les sites de prélèvements doivent être multipliés en cas de doute diagnostique et cibler les atteintes cliniques. La place de la PCR sur une biopsie cutanée en peau saine semble intéressante dans cette circonstance. Elle était positive chez 84,6 % des patients dans une courte série.

La microscopie électronique, détectant la paroi bactérienne trilamellaire reconnaissable du bacille de Whipple, a une forte valeur diagnostique mais l'examen est chronophage et reste du domaine de quelques laboratoires spécialisés.

L'immunomarquage par immunohistochimie a rejoint l'arsenal des méthodes diagnostiques [8]. Il utilise des anticorps dirigés contre la bactérie pour confirmer sa présence. Il peut détecter T. whipplei dans les cellules mononucléées à partir d'un fragment tissulaire, du sang ou de l'humeur aqueuse. T. whipplei a pu être détecté par auto-immunohistochimie avec l'utilisation des anticorps sériques anti-Tropheryma du patient.

La culture des prélèvements est fastidieuse et uniquement réalisée dans un objectif de recherche au sein de laboratoires hyper spécialisés.

L'absence paradoxale ou le faible taux d'anticorps dans le sérum des patients atteints de maladie de Whipple explique que la sérologie ne fasse pas partie de la stratégie diagnostique actuelle. Chez un patient avec une PCR positive dans les selles, une forte réaction immune par Western-blot est plutôt un argument en faveur d'un portage chronique que d'une authentique maladie de Whipple classique [6].

Traitement et évolution

Principes du traitement

La maladie de Whipple était toujours fatale avant l'ère de l'antibiothérapie. Les antibiotiques doivent avoir une bonne concentration intracellulaire et être efficaces sur le plan microbiologique. En cas d'atteinte du système nerveux central, ils doivent traverser la barrière hémato-encéphalique.

Une analyse par PCR du liquide céphalorachidien est préconisée avant l'instauration du traitement. L'isolement récent de T. whipplei par culture à partir du liquide céphalorachidien de deux patients asymptomatique sur le plan neurologique, dont l'un était en rémission digestive un an après l'arrêt d'une antibiothérapie, incite à une durée prolongée du traitement. En présence d'une anomalie clinique neurologique, la PCR dans le liquide céphalorachidien est positive dans 71 % des cas et peut le rester plusieurs années malgré une antibiothérapie. Malgré ses limites, la PCR du liquide céphalorachidien permet de documenter une infection du système nerveux central avant son expression clinique et surtout de vérifier sa négativation sous antibiothérapie avant d'interrompre le traitement.

Les recommandations de traitement ne reposent sur aucun essai thérapeutique de fort niveau de preuves [4, 6]. La thérapeutique habituellement recommandée était classiquement l'administration orale de cotrimoxazole (160 mg de triméthoprime et 800 mg de sulfaméthoxazole) de façon biquotidienne pendant 1 à 2 ans. Elle pouvait être précédée par une administration parentérale d'antibiotiques. En association au triméthoprime-sulfaméthoxazole, certains recommandaient une supplémentation en acide folique.

Le rôle de la corticothérapie reste discuté. Elle pourrait aggraver l'infection ou faire partie du traitement des formes sévères avec atteinte du système nerveux central ou syndrome de reconstitution immunitaire. Les immunosuppresseurs et les anti-TNF (tumor necrosis factor) sont délétères et à proscrire formellement [6]. Une aggravation peut survenir sous biomédicament et mettre en jeu le pronostic vital. Cette aggravation n'est pas toujours immédiate et survient en moyenne 26 mois après le début du traitement [6]. Au cours d'un tableau clinique articulaire compatible avec une infection à T. whipplei, l'apparition de signes viscéraux sous biothérapie (digestifs, cardiaques, neurologiques ou fièvre) doit faire rechercher la bactérie (voir Tableau S03-P01-C25-I).

Résistances acquises

Des résistances acquises sont décrites en cours de traitement par le triméthoprime-sulfaméthoxazole [3]. T. whipplei ne possède pas le gène de la dihydrofolate réductase, cible du triméthoprime, et est ainsi résistant, de façon intrinsèque in vitro, au triméthoprime. Les résistances peuvent être dues à des mutations du gène codant une synthétase cible du sulfaméthoxazole. Le taux de rechute clinique est compris entre 9 et 15 % dans les études récentes [6]. Du fait de l'inefficacité du triméthoprime et de la documentation de résistances au sulfaméthoxazole, l'abandon du triméthoprime-sulfaméthoxazole semble justifié pour un traitement ayant fait la preuve de son efficacité sur le plan microbiologique.

Recommandations thérapeutiques en l'absence d'atteinte neurologique

L'association de l'hydroxychloroquine, dont l'efficacité pourrait passer par l'alcalisation des vacuoles des phagosomes, et de la doxycycline est la seule association bactéricide in vitro. Elle représente l'association à administrer en première intention dans les formes sans atteinte neurologique (absence de signe clinique neurologique et négativité de la PCR dans le liquide céphalorachidien) [4, 6]. Cependant ce traitement, fondé sur les données microbiologiques, devra être évalué [4, 6]. Des rechutes ont été rapportées.

Recommandations thérapeutiques en présence d'une atteinte neurologique

En cas d'atteinte neurologique clinique ou de positivité de la PCR dans le liquide céphalorachidien, l'association triméthoprime-sulfaméthoxazole, qui est en fait une monothérapie exposant à des résistances, doit être abandonnée au profit de la sulfadiazine, d'autant que la sulfadiazine est aussi efficace in vitro que le sulfaméthoxazole, a une meilleure pénétration dans le liquide céphalorachidien, une plus longue demi-vie et des taux plasmatiques plus importants [6]. En cas de forme neurologique, une association hydroxychloroquine-cyclines-sulfadiazine est ainsi proposée mais cette combinaison méritera également être évaluée [4, 6].

Évolution

Grâce au traitement antibiotique, l'amélioration clinique et biologique est souvent rapide [6]. En revanche, les manifestations neurologiques centrales répondent mal à l'antibiothérapie. L'amélioration neurologique est souvent beaucoup plus tardive et moins prévisible que celle des atteintes d'autres organes.

La PCR est probablement utile pour suivre la réponse au traitement. Une positivité persistante de la PCR du liquide céphalorachidien incite à poursuivre ou à intensifier l'antibiothérapie. Une positivité persistante de la PCR de la muqueuse duodénale pourrait être associée à un plus fort taux de rechute et inciter à poursuivre l'antibiothérapie. On insiste actuellement sur des durées de traitement prolongées au moins deux ans, et même plutôt à vie.

Syndrome de reconstitution immunitaire

Après une amélioration clinique transitoire sous antibiothérapie adaptée, l'apparition de manifestations, au premier rang desquelles une fièvre et des arthralgies, peut être en rapport avec un syndrome de reconstitution immunitaire [2]. Ce syndrome survient chez 2 à 10 % des patients et particulièrement chez ceux ayant reçu auparavant un traitement immunosuppresseur [2]. La recherche de T. whipplei par PCR est négative. Après l'exclusion d'une autre cause infectieuse, l'instauration rapide d'une corticothérapie pourrait être bénéfique [2]. En cas d'échec, la thalidomide peut être efficace.

Rechutes

Malgré ce protocole thérapeutique, des rechutes restent possibles sous traitement ou surtout à distance de l'arrêt de l'antibiothérapie. Le délai moyen entre le diagnostic et la rechute est de 4,2 ans [6]. Les rechutes affectent avec prédilection le système nerveux central et plus rarement le cœur. En cas de rechutes neurologiques survenant sous triméthoprime-sulfaméthoxazole, le céfixime a montré une certaine efficacité et peut donc être prescrit. Le pronostic reste néanmoins réservé. L'interféron γ a été proposé dans une forme sévère et récidivante après plusieurs lignes d'antibiotiques avec un certain résultat à court terme.

Conclusion

Il faut donc savoir évoquer le diagnostic devant un tableau compatible avec une infection à *T. whipplei* afin de permettre un diagnostic plus précoce pour diminuer la morbidité et, peut-être, la mortalité de cette maladie curable, mais encore souvent fatale en cas de retard au diagnostic et/ou de formes systémiques étendues.

Bibliographie

1. DOBBINS WO 3rd. Whipple's disease. Springfield, Charles C. Thomas, 1987.
2. FEURLE GE, MOOS V, SCHINNERLING K et al. The immune reconstitution inflammatory syndrome in Whipple disease: a cohort study. Ann Intern Med, 2010, *153* : 710-717.
3. LOUIS ED, LYNCH T, KAUFMANN P et al. Diagnostic guidelines in central nervous system Whipple's disease. Ann Neurol, 1996, *40* : 56156-56158.
4. PUÉCHAL X, FÉNOLLAR F, RAOULT D. Whipple's disease. N Engl J Med, 2007, *356* : 55-66.
5. PUÉCHAL X, FÉNOLLAR F, RAOULT D. Cultivation of *Tropheryma whipplei* from the synovial fluid in Whipple's arthritis. Arthritis Rheum, 2007, *56* : 1713-1718.
6. PUÉCHAL X. Whipple's disease. Ann Rheum Dis, 2013, *72* : 797-803.
7. RAOULT D, BIRG ML, LA SCOLA B et al. Cultivation of the bacillus of Whipple's disease. N Engl J Med, 2000, *342* : 620-625.
8. RAOULT D, LA SCOLA B, LECOCQ P et al. Culture and immunological detection of *Tropheryma whippelii* from the duodenum of a patient with Whipple disease. JAMA, 2001, *285* : 1039-1043.
9. RELMAN DA, SCHMIDT TM, MAC DERMOTT RP, FALKOW S. Identification of the uncultured bacillus of Whipple's disease. N Engl J Med, 1992, *327* : 293-301.
10. WHIPPLE GH. A hitherto undescribed disease characterized anatomically by deposits of fat and fatty acids in the intestinal and mesenteric lymphatic tissues. Bull Johns Hopkins Hosp, 1907, *18* : 382-391.

Toute référence à cet article doit porter la mention : Puéchal X. Maladie de Whipple. *In* : L Guillevin, L Mouthon, H Lévesque. Traité de médecine, 5ᵉ éd. Paris, TdM Éditions, 2018-S03-P01-C25 : 1-6.

Chapitre S03-P01-C26
Maladie de Gaucher

PIERRE KAMINSKY[†]

La maladie de Gaucher est la plus fréquente des maladies lysosomiales. Elle est aussi la première à avoir pu bénéficier d'un traitement spécifique par enzymothérapie substitutive. Il s'agit d'une maladie de surcharge caractérisée par l'accumulation d'un glycolipide, le glucosylcéramide (ou glucocérébroside), liée à une activité enzymatique déficitaire de la glucocérébrosidase, (ou β-glucosidase acide, EC3.2.1.45), une enzyme lysosomiale codée par le gène *GBA1*. La transmission de la maladie de Gaucher est autosomique récessive. Dans des cas très exceptionnels, le déficit intéresse la saposine C, co-facteur de la β-glucosidase acide. La surcharge des macrophages en glucosylcéramide est à l'origine des principales manifestations de la maladie, entraînant une hépatomégalie, une splénomégalie responsable d'une anémie et d'une thrombopénie, et une atteinte osseuse. L'expression de la maladie est cependant très variable et dépend du degré d'instabilité et d'activité résiduelle de l'enzyme mutée. Dans les formes les plus sévères, il existe une atteinte du système nerveux central. On distingue schématiquement trois phénotypes (Tableau S03-P01-C26-I) :
– la maladie de Gaucher de type 1, de loin la plus fréquente, se définit par l'absence d'atteinte neurologique primitive ;
– la maladie de Gaucher de type 2 est caractérisée par une atteinte neurologique létale aiguë et affecte le nourrisson ;
– la maladie de Gaucher de type 3 se caractérise par une forme neurologique subaiguë et débute chez le jeune enfant ou l'adolescent.

Si la maladie de Gaucher bénéficie d'un traitement efficace sur l'organomégalie et les manifestations hématologiques, l'atteinte neurologique reste réfractaire à celui-ci et les lésions osseuses sont source d'un handicap non négligeable.

Épidémiologie

La maladie de Gaucher est une maladie panethnique, même si le type 1 est plus fréquent dans les populations d'origine européenne [1]. Son incidence annuelle globale est d'environ 1/40 000 à 1/50 000 naissances, mais l'incidence du type 1 atteindrait 1/850 naissances dans la population ashkénaze. Le type 2 a une prévalence estimée à moins de 1/500 000. Celle de type 3 est estimée à 1/100 000. Il existe un foyer en Suède (maladie de Gaucher de type « norrbottnien ») avec un effet fondateur vers le XVIe siècle d'une mutation homozygote L444P/L444P dans la province de Norrbottnen.

Aspects génétiques

Le gène *GBA1* codant la β-glucosidase acide est situé sur le chromosome 1 (1q21.32) et comporte 11 exons. Il est flanqué en aval d'un pseudo-gène, qui présente une homologie de près de 95 % avec le gène *GBA1*. À ce jour, plus de 300 mutations ont été répertoriées, entraînant soit l'absence de synthèse de l'enzyme, soit une diminution de l'activité catalytique et/ou de la stabilité de l'enzyme produite [4]. Certaines mutations complexes impliquent des recombinaisons avec le pseudo-gène (mutation « Rec »). Dans la population ashkénaze, la mutation N370S, à elle seule, a une fréquence de plus de 70 % et les cinq allèles N370S (1226G), 84GG, L444P (1448C) et IVS(2+1), et Rec NciI rendent compte d'environ 90 % des mutations observées. Dans les autres populations, ces cinq allèles ne représentent plus que 75 % environ des mutations, la mutation 84GG étant très rare alors que la mutation L444P neuf fois plus fréquente [1]. En France, la fréquence de la mutation N370S est ainsi d'environ 40 %. On a pu estimer que, dans la population générale, la prévalence de la mutation N370S est de 2,3 % chez les ashkénazes, diminuant à environ 0,5 % dans les autres populations européennes [1, 4].

L'enzyme résultant d'une mutation N370S est stable, mais a une activité catalytique plus basse. La seule présence de cette mutation sur un allèle suffit à prédire l'absence d'atteinte neurologique et donc une maladie de Gaucher de type 1. Les sujets homozygotes N370S/N370S ont un phénotype peu sévère et sont parfois asymptomatiques. À l'inverse, la mutation non-sens 84GG entraîne l'absence de synthèse de β-glucosidase acide. L'homozygotie 84GG/84GG est considérée comme létale. La mutation L444P entraîne la synthèse d'une enzyme instable et d'activité effondrée. Ainsi, dans le type 1, la présence d'une mutation « sévère » (84GG, L444P, RecNciI…) associée à une mutation N370S entraîne-t-elle souvent un phénotype sévère. Par ailleurs, une homozygotie L444P/L444P se traduit par une maladie de Gaucher de type 2 ou 3, malgré d'exceptionnels cas de types 1 décrits au

Tableau S03-P01-C26-I Caractéristiques des trois phénotypes de la maladie de Gaucher.

	Type 1	Type 2	Type 3		
			3a	3b	3c
Âge de début	Enfance-adulte	Nourrisson	Enfance	Enfance	Enfance
Hépatomégalie	+ à +++	+	+++	+++	+
Splénomégalie	+ à +++	+	+++	+++	+
Cytopénie	+ à +++	+	+++	+++	+
Atteinte osseuse	+ à +++	0	++	+++	+
Atteinte neurologique	0	+++	++	+	+
Survie	6 à > 80 ans	< 2 ans	20 à 40 ans	20 à 40 ans	20 à 40 ans
Prédilection ethnique	Ashkénazes	Panethnique	Suède	Panethnique	Panethnique

Japon. Enfin, le génotype D409H/D409H est à l'origine d'un phénotype de type 3 associant calcifications cardiaques et atteinte neurologique limitée.

Physiopathologie

La β-glucosidase acide hydrolyse le β-glucose de son substrat naturel, le glucosylcéramide et, accessoirement, de la glycosylsphingosine. Le glucosylcéramide est un composé intermédiaire du métabolisme des glycosphingolipides complexes. La β-glucosidase acide est produite dans les polyribosomes accolés au réticulum endoplasmique. Incorporée dans celui-ci, elle va subir un repliement adéquat lui permettant son transfert vers le lysosome où elle exerce son activité catalytique. Dans le cas d'une enzyme mutée, ce repliement n'est plus possible et l'enzyme est dégradée par le système du protéasome ubiquitine-dépendant [4]. Le déficit enzymatique qui en résulte provoque l'accumulation de son substrat, le glucosylcéramide, dans les tissus.

En dehors du cerveau, le glucosylcéramide provient de la phagocytose d'éléments sanguins, particulièrement des membranes érythrocytaires et surtout leucocytaires. La surcharge concerne des cellules dérivées de la lignée monocytaire/macrophagique : les cellules de Gaucher (Figure S03-P01-C26-1). Ces cellules de 20 à 100 μm ont un cytoplasme abondant bleu pâle d'aspect strié, fibrillaire ou tubulaire en « papier froissé » contenant un matériel lipidique. En microscopie électronique, on observe des vésicules dilatées contenant du glucosylcéramide polymérisé. Les cellules de Gaucher sont distribuées dans tout l'organisme, mais plus particulièrement dans les organes riches en macrophages, comme la rate, les sinusoïdes hépatiques (cellules de Kupffer) et la moelle osseuse.

L'infiltration viscérale par les cellules de Gaucher explique ainsi l'organomégalie. La splénomégalie provoque une séquestration des éléments figurés du sang à l'origine des cytopénies. Des amas des cellules de Gaucher (rate, diaphyses des os longs) prennent parfois un aspect pseudo-tumoral ou « gaucherome » (Figure S03-P01-C26-2). Cependant, l'infiltration viscérale ne permet pas à elle seule d'expliquer les manifestations systémiques de la maladie. Les anomalies histologiques observées dans la rate, le foie ou l'os sont des phénomènes de fibrose, auxquels s'associent des lésions ischémiques, de nécrose ou de cicatrisation. Ces lésions relèvent d'un mécanisme inflammatoire. L'élévation plasmatique de la chitotriosidase, du CCL18 ou de l'enzyme de conversion témoigne d'une activation des macrophages. Une augmentation des cytokines ou chimiokines pro-inflammatoires a été démontrée dans le plasma de patients atteints de maladie de Gaucher [1, 4]. Dans l'os, l'interleukine (IL) 10 inhibe l'activité ostéoblastique, alors que d'autres chimiokines augmentent l'activité ostéoclastique, comme l'IL-1β, l'IL-6, le M-CSF (*macrophage-colony stimulating factor*) ou les MIP (*macrophage-inflammatory proteins*). En fait, l'ostéopénie de la maladie de Gaucher s'expliquerait plus par une inhibition des ostéoblastes que par une augmentation de l'activité ostéoclastique.

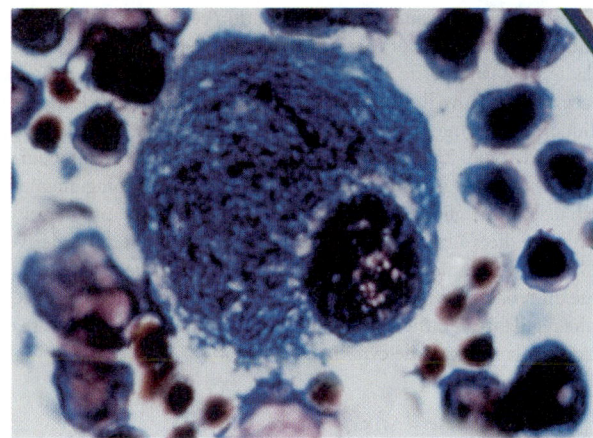

Figure S03-P01-C26-1 Aspect typique d'une cellule de Gaucher.

Les sphingolipides accumulés participent également au processus inflammatoire. Outre le glucosylcéramide, il existe aussi une accumulation de shingosine et de shingosine-1-phosphate. Or ces deux sous-produits ont une forte cytotoxicité [1]. Le premier entraîne un arrêt du cycle cellulaire et une apoptose, et le second une libération cytokinique à l'origine des phénomènes inflammatoires. Enfin, le défaut de pliage de l'enzyme mutée dans le réticulum endoplasmique pourrait induire un effet pro-apoptotique, pro-inflammatoire et autophagique [4].

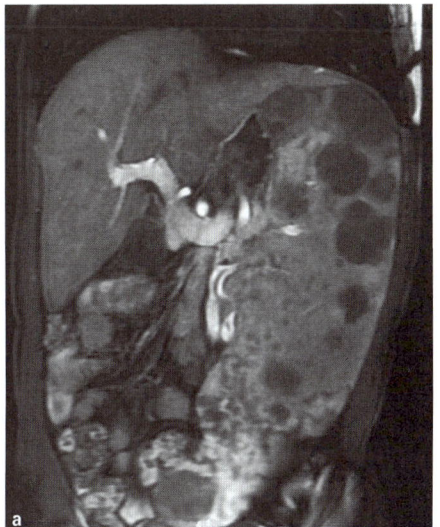 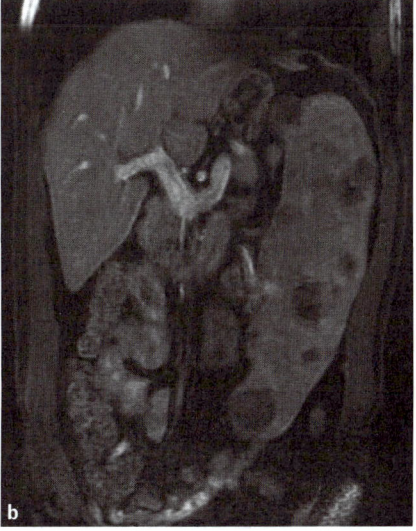

Figure S03-P01-C26-2 IRM hépatosplénique en coupe coronale chez un patient de 39 ans atteint d'une maladie de Gaucher de type 1. **a)** Volumineuse splénomégalie nodulaire et hépatomégalie homogène. **b)** Après un an d'enzymothérapie substitutive, nette régression, partielle cependant, des volumes splénique et hépatique.

Dans le cerveau, la quantité, la distribution et le type de glucosylcéramide est fonction du phénotype de la maladie de Gaucher. Dans la maladie de Gaucher de type 1, l'accumulation se localise dans les espaces de Virchow-Robinow et la composition de glycosylcéramide indique une origine extraneuronale. À l'inverse, dans la maladie de Gaucher de types 2 et 3, sa composition indique une origine neuronale, la surcharge neuronale est donc endogène. Histologiquement apparaissent une gliose, puis une mort neuronale et une prolifération microgliale, liées à la cytotoxicité du glucosylcéramide et de ses dérivés [1]. Glucosylcéramide et glucosylsphingosine perturbent le flux calcique du réticulum endoplasmique, les voies de signalisation intracellulaire régulant la synthèse protéique, le trafic cellulaire et l'apoptose et entraînent la sécrétion de cytokines [1].

Manifestations viscérales

Les manifestations viscérales de la maladie de Gaucher sont liées à l'infiltration des organes par des cellules de Gaucher, d'où une augmentation de volume et un dysfonctionnement du foie et de la rate et des lésions osseuses. Les trois phénotypes de la maladie de Gaucher présentent des manifestations viscérales à des degrés divers. Toutefois, l'évolution de la maladie de Gaucher de type 2 est trop rapidement fatale pour voir apparaître une atteinte osseuse significative.

Manifestations hématologiques

Les manifestations hémorragiques sont souvent un signe révélateur de la maladie : il s'agit généralement de manifestations bénignes comme des hématomes cutanés ou des saignements muqueux modérés, mais des hémorragies plus sévères ont été rapportées. La cause la plus évidente est la thrombopénie. Celle-ci concerne 60 % des adultes et 50 % des enfants [1], mais est cependant rarement sévère. Elle est due essentiellement à une séquestration splénique. Chez le sujet splénectomisé, la thrombopénie, après une correction initiale, réapparaît, l'infiltration de la moelle osseuse par les cellules de Gaucher entraînant secondairement une insuffisance de production médullaire. Une thrombopathie est également rapportée, mais son rôle dans les manifestations hémorragiques est discuté.

L'anémie affecte la moitié des enfants et des adultes [1], mais elle reste généralement modérée. Cependant, des taux d'hémoglobine inférieurs à 60 g/l peuvent être observés et, historiquement, un recours transfusionnel était fréquent pour nombre de patients. Une leucopénie modérée, liée essentiellement à une neutropénie, est possible. Elle est due à la conjonction de l'hypersplénisme et d'une insuffisance de production liée à l'infiltration médullaire par les cellules de Gaucher. Des anomalies fonctionnelles des leucocytes ou des monocytes pourraient expliquer une susceptibilité des patients aux infections.

Des perturbations de la coagulation sont également rapportées. Leur rôle dans les manifestations hémorragiques est cependant limité. Le déficit en facteur XI, relativement fréquent, est lié en partie à sa prévalence dans la population ashkénaze. Cependant, une diminution des concentrations plasmatiques de très nombreux facteurs de la coagulation est observée et expliquée au moins en partie par une « anomalie de laboratoire » due à la présence de glucosylcéramide dans le sang [1].

Splénomégalie

Une splénomégalie est présente chez presque tous les patients, même chez ceux apparemment asymptomatiques. Elle est, avec la thrombopénie, le signe révélateur le plus fréquent de la maladie de Gaucher. L'importance de la splénomégalie est très variable d'un individu à l'autre. Son poids peut ainsi varier de quelques centaines de grammes à une dizaine de kilogrammes, et représenter jusqu'à 25 % du poids corporel [1]. Les splénomégalies les plus massives sont rencontrées chez les enfants affectés de type 3 ou d'un phénotype sévère de type 1 mais, chez l'adulte, le volume splénique peut atteindre 50 fois la normale. C'est chez le jeune enfant que la progression du volume splénique est la plus rapide pour ralentir à l'adolescence. Ainsi une aggravation rapide de la splénomégalie chez un adulte est-elle inhabituelle et doit-elle faire rechercher une autre étiologie [1].

Cliniquement, lorsque la splénomégalie est importante, un inconfort abdominal, une distension, des perturbations du transit, voire une malabsorption, une dyspareunie chez la femme ou une insuffisance respiratoire restrictive chez l'enfant sont fréquemment notés. Plus rarement, ce sont des complications qui mènent au diagnostic : infarctus splénique, hématome sous-capsulaire ou rupture de rate. Les infarctus spléniques sont souvent asymptomatiques, mais ils peuvent se révéler par des douleurs abdominales fébriles plus ou moins sévères [1].

Biologiquement, la splénomégalie entraîne une séquestration des cellules sanguines responsable d'une cytopénie. Le degré de l'hypersplénisme est grossièrement corrélé au volume splénique. En imagerie, la rate peut paraître homogène ou parsemée de nodules dans 20 à 40 % des cas (Figure S03-P01-C26-2). Ces nodules correspondent à des foyers d'hématopoïèse extramédullaire, à des amas de cellules de Gaucher (« gaucheromes ») ou à des cicatrices d'infarctus anciens. Leur existence est un facteur de résistance relative au traitement et est corrélée à la sévérité globale de la maladie. Par ailleurs, des zones de fibrose plus ou moins extensives sont constatées et peuvent être à l'origine des ruptures spontanées de l'organe.

Hépatomégalie

L'hépatomégalie est habituelle dans la maladie de Gaucher. Dans les phénotypes les plus sévères, elle peut être très importante. Histologiquement, la surcharge n'affecte que les sinusoïdes hépatiques, où les cellules de Kupffer sont remplacées par des cellules de Gaucher. Elle épargne ainsi les travées hépatocytaires, ce qui explique la faible fréquence de l'insuffisance hépatocellulaire [1].

Une augmentation du volume du foie de 2 à 3 fois la normale est habituelle, mais les hépatomégalies les plus massives sont observées chez les patients splénectomisés. À l'examen, l'hépatomégalie est homogène, ferme et lisse sauf dans les formes avancées, où la surface peut devenir irrégulière et dure à la palpation. Des hépatalgies sont parfois notées, liées soit à des infarctus, soit à des phénomènes de tension mécanique sur les ligaments. Une insuffisance hépatique et/ou une cirrhose avec hypertension portale sont rares. Biologiquement, une cytolyse (30 %) et plus rarement une cholestase sont présentes. Dans les cas les plus sévères, une hyperbilirubinémie de mauvais pronostic peut être observée. En imagerie, le foie apparaît inhomogène parsemé d'hypersignaux en IRM et prend parfois un aspect nodulaire.

Manifestations osseuses

Généralités

On considère que 75 % des patients ont une atteinte osseuse [10] et, si le dépistage par IRM est systématique, cette fréquence atteint 90 %. L'atteinte osseuse reste un enjeu important, malgré le traitement : elle est responsable des complications les plus sévères, avec un réel impact sur la qualité de vie, et l'on estime que 20 à 30 % des patients ont une mobilité articulaire réduite [10].

L'infiltration osseuse par les cellules de Gaucher induit une ostéopénie et des phénomènes vasculaires et inflammatoires. La moelle jaune est remplacée progressivement par la moelle rouge. Le rachis, le bassin et les diaphyses des os longs (fémur, humérus) sont les premiers sites atteints. Il en résulte des modifications de la vascularisation et de la pression intramédullaire locales qui entraînent des phénomènes de thrombose et d'infarcissement. Par ailleurs, les macrophages activés libèrent des cytokines et chimiokines, diminuant l'activité ostéoblastique ou augmentant l'activité ostéoclastique, d'où une ostéopénie. Celle-ci se développe dès la petite enfance, le pic de masse osseuse maximal observé à l'adolescence étant diminué. Infarctus osseux, ostéonécroses, amincissement corticaux, lésions lytiques et ostéoscléroses relèvent de mécanismes ischémiques, inflammatoires et cicatriciels [10].

Les manifestations osseuses les plus précoces surviennent dans l'enfance, entraînant un retard de croissance et un aspect de tubulisation de la métaphyse des os longs. La majorité des lésions osseuses apparaissent pendant l'enfance et l'adolescence [1]. La splénectomie est un facteur aggravant [3]. À cette phase agressive de la maladie osseuse succède un processus plus lentement progressif chez l'adulte [1]. Même si les fractures pathologiques peuvent survenir très tardivement, elles siègent généralement dans des zones de lésions osseuses préexistantes. Ainsi le développement tardif de lésions osseuses (lytiques ou condensantes) doit-il conduire à exclure un myélome multiple [1].

Si les lésions osseuses peuvent cliniquement se révéler par une complication, plus particulièrement une ostéonécrose ou une fracture spontanée, de nombreux patients sont peu symptomatiques, malgré des lésions radiologiques parfois étendues [10].

Clinique

Des crises osseuses épisodiques se produisent chez 20 à 40 % des patients. Elles sont plus fréquentes chez les enfants et les adolescents. Elles affectent préférentiellement la hanche et la diaphyse fémorale, mais peuvent aussi se manifester à la tête humérale, aux vertèbres ou au bassin. Elles débutent par une douleur osseuse sourde et profonde qui s'amplifie sur une période de 2 à 4 jours pour devenir insupportable et difficile à contrôler avec les antalgiques. Elles s'accompagnent souvent de fièvre, d'hyperleucocytose et d'un syndrome inflammatoire. Une hypersensibilité, voire un œdème et un érythème sont notés en regard de la zone douloureuse. Les symptômes s'estompent en quelques jours, mais une douleur sourde peut persister plusieurs semaines. Les récidives ont souvent une localisation différente. Chez l'enfant, les lésions aiguës de la hanche peuvent simuler une ostéochondrite. Ces crises osseuses relèvent d'un processus d'infarcissement. Les examens radiologiques peuvent être normaux, mais des infarctus osseux sont souvent détectés par la scintigraphie osseuse au ^{99m}Tc ou, surtout, par l'IRM qui permet de visualiser l'œdème osseux.

Une douleur aiguë peut aussi révéler une ostéonécrose de la tête fémorale, moins souvent de la tête humérale, du tibia, de la crête iliaque ou d'un os du tarse [3]. Les fractures pathologiques (os longs, côtes) sont plus rares, excepté les tassements vertébraux, parfois provoqués par un traumatisme. Elles peuvent être responsables d'une compression médullaire ou radiculaire.

Chez l'enfant, l'atteinte du rachis, parfois massive et évolutive, peut se manifester par un retard de croissance qui est fréquent, une cyphoscoliose, voire une gibbosité. Par ailleurs, des douleurs chroniques, de rythme mécanique, sont fréquentes, témoignant de destructions articulaires.

Aspects radiologiques

Compte tenu de leurs potentielles gravités fonctionnelles et de leurs caractères souvent asymptomatiques, les lésions osseuses doivent être dépistées systématiquement. L'IRM est l'examen de référence. Outre l'ostéopénie généralisée, on observe des lésions focales qui affectent par ordre de fréquence décroissante, les cols fémoraux, les têtes et diaphyses fémorales et humérales, les corps vertébraux, les tibias, les côtes, le bassin, les os du pied, la voûte crânienne et la mâchoire [3, 10]. À l'IRM, les lésions sont en fait volontiers complexes, associant des lésions d'infiltration, d'érosions plus ou moins étendues et d'amincissement de la corticale, côtoyant des zones d'infarcissement ou, à un stade plus tardif, de sclérose et de fibrose.

L'ostéopénie est l'anomalie la plus fréquente, constatée même dans les phénotypes de maladie de Gaucher modérés. Au rachis, des tassements vertébraux souvent asymptomatiques sont fréquemment retrouvés [3]. Le degré d'ostéopénie est statistiquement associé à la sévérité globale de la maladie et la densité minérale osseuse vertébrale est un facteur prédictif des complications osseuses. L'IRM est utile en montrant une infiltration inhomogène de la moelle osseuse, se traduisant par un hyposignal en séquences pondérées en T1 et en T2 (Figure S03-P01-C26-3). Des infiltrations plus inhomogènes sont fréquemment rencontrées (Figures S03-P01-C26-4, S03-P01-C26-5 et S03-P01-C26-6).

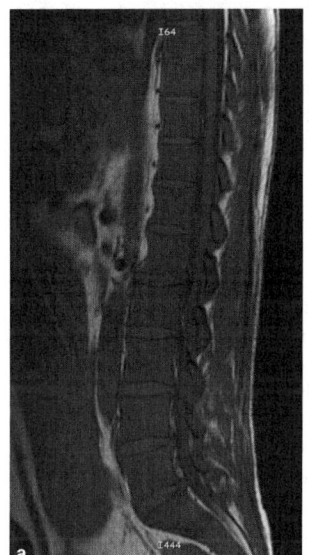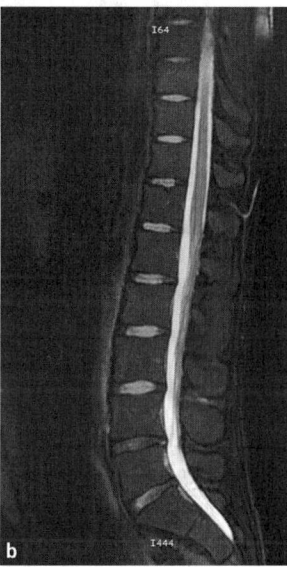

Figure S03-P01-C26-3 IRM du rachis. (Même patient qu'à la figure S03-P01-C26-2.) Infiltration médullaire diffuse se manifestant par un hyposignal des vertèbres en séquences pondérées en T1 (**a**) et en T2 (**b**).

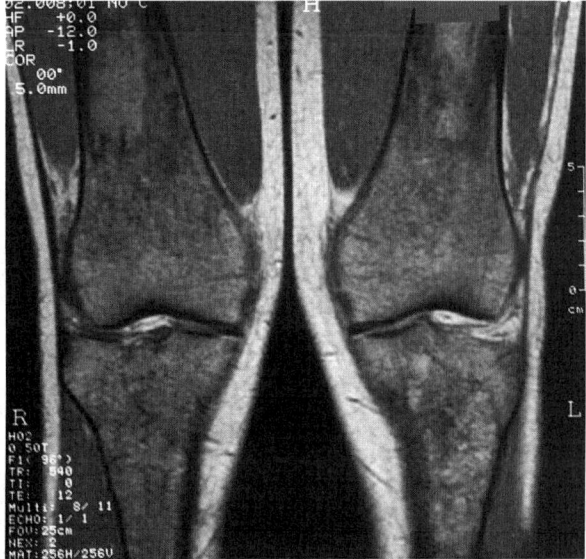

Figure S03-P01-C26-4 IRM en séquence pondérée en T1 du genou. Infiltration hétérogène des métaphyses fémorales distales et tibiales proximales. Déformation de l'extrémité distale des fémurs en « flacon d'Erlenmeyer ».

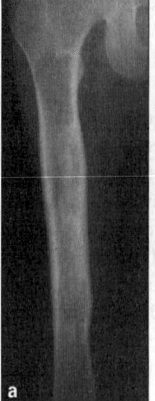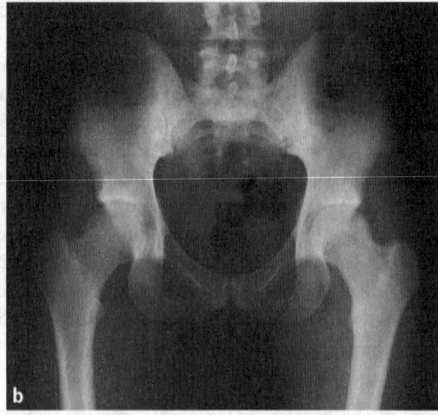

Figure S03-P01-C26-5 Atteintes du fémur et du bassin en radiographie. **a)** Radiographie d'un fémur montrant, outre un aspect hétérogène et une déformation de la diaphyse fémorale, une lésion lytique avec amincissement cortical en regard. **b)** Radiographie du bassin objectivant une ostéosclérose bilatérale des berges de l'articulation sacro-iliaque, simulant une spondyl-arthropathie. (Remerciements au Docteur Rose-Marie Javier, CHU de Strasbourg.)

Les déformations osseuses sont inconstantes. Celle dénommée en « flacon d'Erlenmeyer » se situe au fémur distal et parfois à la métaphyse proximale du tibia. Elle n'est cependant pas pathognomonique de la maladie de Gaucher. Elle résulte d'un remodelage anormal de la métaphyse et d'un amincissement cortical liés à une infiltration locale par des cellules de Gaucher, entraînant un aspect concave typique de la région métaphysaire (*voir* Figure S03-P01-C26-4). L'amincissement cortical et des déformations des os longs s'observent par ailleurs souvent en regard de zones d'infiltration médullaire. Des lésions lytiques focales y sont souvent associées (*voir* Figure S03-P01-C26-5).

Des infarctus osseux asymptomatiques sont fréquemment découverts, mais peuvent aussi se manifester par une crise osseuse. Les ostéonécroses sont secondaires à une ischémie chronique. Fréquentes, elles intéressent le plus souvent la tête fémorale (*voir* Figure S03-P01-C26-6), mais peuvent aussi affecter l'humérus proximal, le tibia ou les vertèbres et être responsables de fractures ou de destruction articulaire [3]. L'ostéosclérose est un processus cicatriciel en général asymptomatique.

Manifestations neurologiques

L'atteinte neurologique primitive est l'expression la plus sévère de la maladie de Gaucher [2]. Elle associe à des degrés divers une paralysie oculomotrice, un syndrome extrapyramidal, une ataxie, des signes bulbaires, des convulsions et une démence. Elle caractérise la maladie de Gaucher de types 2 et 3 et est détaillée plus loin (*voir* « Maladie de Gaucher de type 2 » et « Maladie de Gaucher de type 3 »). Les syndromes parkinsoniens sont abordés au paragraphe « Maladie de Gaucher et Parkinson ».

Autres manifestations cliniques

Signes généraux

L'asthénie, bien que non spécifique, est fréquente et parfois intense, retentissant sur la vie scolaire ou socioprofessionnelle. Par ailleurs, des accès fébriles surviennent parfois spontanément, mais accompagnent le plus souvent les crises osseuses.

Manifestations cutanéomuqueuses

Elles sont rares et non spécifiques : il en est ainsi d'une pigmentation diffuse brune ou ocre. Une ichtyose sévère peut affecter les nouveau-nés atteints d'une maladie de Gaucher de type 2 (« bébé collodion »). Des amas de cellules de Gaucher sous forme de masses brunâtres affectent rarement le limbe cornéen, voire les sinus maxillaires [1].

Manifestations pulmonaires

Un syndrome restrictif peut être secondaire aux déformations du rachis ou à une diminution de l'amplitude de la course diaphragmatique liée à l'organomégalie. Si les épreuves fonctionnelles respiratoires mettent fréquemment en évidence une diminution asymptomatique des volumes pulmonaires ou une diminution du transfert du CO, une pneumopathie interstitielle liée à l'infiltration pulmonaire par les cellules de Gaucher est rare et grave [1], constatée surtout chez les enfants et les patients splénectomisés. Cliniquement, une dyspnée et un hippocratisme digital révèlent cette complication. La tomodensitométrie pulmonaire montre des lésions interstitielles et des condensations alvéolaires. À l'autopsie, les lésions pulmonaires sont de trois types : infiltration interstitielle et envahissement des espaces alvéolaires par

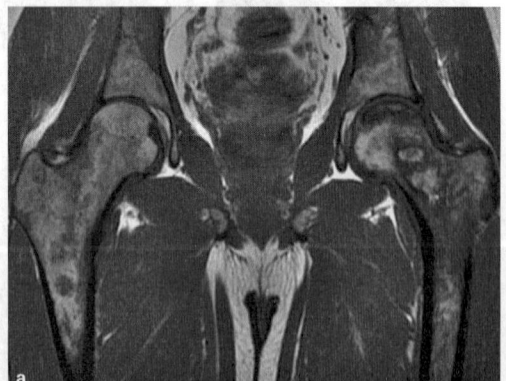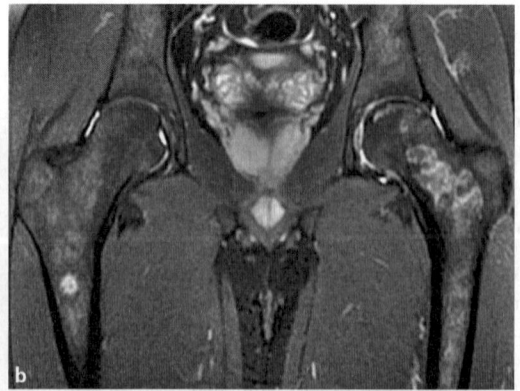

Figure S03-P01-C26-6 Coupe coronale des fémurs en séquences pondérées en T1 (**a**) et en T2 avec saturation du signal de la graisse (**b**). Infiltration inhomogène. Ostéonécrose de la tête fémorale gauche. Séquelles d'infarctus osseux de l'extrémité supérieure du fémur gauche. Lésion arrondie en hyposignal en T1 (**a**) et en hypersignal en T2 avec saturation du signal de la graisse (**b**), correspondant à un possible infarctus.

des cellules de Gaucher, et infiltration des capillaires pulmonaires, responsable d'une hypertension pulmonaire. Plus fréquente chez les sujets splénectomisés, celle-ci peut aussi être due à un shunt droite-gauche lié à l'atteinte hépatique. Elle peut aussi être la conséquence d'épaississements des couches internes et de l'intima des artérioles pulmonaires.

Manifestations cardiaques

Une atteinte primitive du myocarde est exceptionnelle, quelques cas seulement de cardiopathie hypertrophique ayant été signalés [1]. Des myocardiopathies secondaires à une amylose AL ont aussi été rapportées, de même que des péricardites d'étiologie indéterminée. Une atteinte valvulaire calcifiée est caractéristique de la maladie de Gaucher de type 3c.

Autres manifestations

L'atteinte rénale de la maladie de Gaucher, si elle existe, est exceptionnelle. Des cellules de Gaucher ont été observées dans les glomérules ou l'interstitium rénal. Si des diarrhées surviennent chez quelques patients, une infiltration intestinale responsable d'un saignement n'a été rapportée qu'une fois. Une dénutrition, voire une cachexie, s'observe dans les formes évoluées. Un retard de croissance et un retard pubertaire sont fréquents chez l'enfant.

Formes cliniques

Maladie de Gaucher de type 1

Le spectre clinique de la maladie de Gaucher de type 1 est extrêmement large et associe les différentes atteintes hématologiques et viscérales précédemment décrites. Ainsi le diagnostic peut parfois être posé très tardivement dans des formes pauci-, voire asymptomatiques, chez des patients généralement homozygotes pour la mutation N370S. À l'opposé, des formes à début précoce affectent de jeunes enfants présentant une importante hépatosplénomégalie, une pancytopénie et des lésions osseuses étendues. On observe aussi des patients présentant une organomégalie massive, mais une atteinte osseuse modérée et, inversement, des formes où des lésions osseuses étendues contrastent avec une hépatosplénomégalie modérée, sans que de véritables corrélations génotype/phénotype n'aient pu être mises en évidence.

Maladie de Gaucher de type 1 chez l'enfant

Les données d'un registre portant sur plus de 5 000 patients ont montré que 55 à 60 % des types 1 sont diagnostiqués avant l'âge de 20 ans [4]. Le génotype des enfants inclut alors quasi invariablement des mutations sévères comme les mutations L444P ou 84GG. Dans une série portant sur près de 900 patients âgés de moins de 18 ans, les signes cliniques les plus fréquemment notés étaient une splénomégalie (95 %), une hépatomégalie (87 %), une atteinte osseuse radiologique (81 %), une thrombopénie (50 %) et une anémie (40 %). Un retard de croissance était noté chez le tiers des patients, des douleurs osseuses chez le quart et des crises osseuses chez 9 %. Les manifestations hématologiques les plus sévères et les splénomégalies les plus importantes étaient observées chez les patients les plus jeunes alors que l'atteinte osseuse était plutôt rencontrée chez les plus âgés.

Maladie de Gaucher et cancer

Le risque relatif de cancer est 1,7 à 2,5 fois plus élevé dans la maladie de Gaucher de type 1 que dans la population générale [1, 4]. Ce risque serait plus élevé chez les patients splénectomisés. Ce sont surtout les hémopathies malignes qui sont concernées. Parallèlement à la prévalence anormale des gammapathies monoclonales de signification indéterminée (*voir plus loin*, « Hypergammaglobulinémie »), le risque relatif de développer un myélome multiple est multiplié par 37 chez un patient atteint d'une maladie de Gaucher [1]. Celui de développer un lymphome non hodgkinien serait de 4,5. D'autres cancers semblent également plus fréquents : carcinome hépatocellulaire, mélanome malin, cancer pancréatique ou cancer du rein, voire cancers multiples [1]. Diverses hypothèses ont été avancées : activation des macrophages, stimulation chronique des lymphocytes B, dysfonctionnement lymphocytaire T, dysfonctionnement lysosomial, hyperferritinémie, stress du réticulum endoplasmique et modification de l'expression de certains gènes. Ces faits justifient une surveillance des patients, particulièrement ceux présentant une gammapathie monoclonale ou une hyperferritinémie importante.

Maladie de Gaucher et grossesse

Si les patientes atteintes de la maladie de Gaucher tolèrent généralement bien la grossesse, seulement 75 % des grossesses sont menées à terme [1]. Des saignements sont observés au cours du premier trimestre et du post-partum. Dans les phénotypes les plus sévères, une aggravation de la maladie peut survenir : majoration de la thrombopénie ou de l'anémie, complications viscérales et osseuses [1].

Maladie de Gaucher et Parkinson

La fréquence d'un syndrome parkinsonien chez les patients ayant une maladie de Gaucher, même porteurs de la mutation N370S, est anormalement élevée [4], comprise entre 4 et 12 % en fonction de l'âge, du sexe et de l'ethnie. La sévérité viscérale de la maladie de Gaucher n'intervient pas [4]. De plus, les apparentés d'un patient atteint de maladie de Gaucher, qui ne portent qu'une seule mutation du gène *GBA1*, ont un risque plus élevé de développer un syndrome parkinsonien.

À l'inverse, les mutations du gène *GBA1* sont statistiquement plus fréquentes chez les patients parkinsoniens que dans la population générale : dans la population ashkénaze, 15 % des parkinsoniens portent une mutation N370S ou L444P contre seulement 3 % des sujets non parkinsoniens. Dans les autres populations, les mutations N370S ou L444P sont trouvées chez 3 % des parkinsoniens contre moins de 1 % chez les non-parkinsoniens. Cette prévalence s'élève à 5 % si un plus grand nombre de mutations du gène *GBA1* sont recherchées [7]. Les mutations non N370S sont à plus haut risque de développer un syndrome parkinsonien.

Sur un plan clinique, rien ne distingue les syndromes parkinsoniens chez les patients porteurs d'une mutation du gène *GBA1* des autres, si ce n'est un début plus précoce et une fréquence accrue de troubles cognitifs chez les premiers [7]. En fait, le phénotype des syndromes parkinsoniens observé dans la maladie de Gaucher est large, allant de la maladie de Parkinson classique, souvent de forme akinéto-hypertonique, à une démence à corps de Lewy [7].

Des études autopsiques chez des patients atteints d'une maladie de Gaucher et d'un syndrome parkinsonien ont montré dans le cerveau la présence de corps de Lewy, contenant des agrégats d'α-synucléine et d'ubiquitine. L'activité de la β-glucosidase acide était plus basse dans toutes les aires cérébrales, excepté le cortex frontal, prédominant dans les noyaux gris centraux. Or cette activité était aussi réduite dans les noyaux gris centraux et le cervelet des patients parkinsoniens indemnes de toute mutation *GBA1*.

Ces anomalies morphologiques font ainsi le lien entre maladie de Gaucher et synucléopathies (maladies caractérisées par la présence de corps de Lewy), comme la maladie de Parkinson ou la démence à corps de Lewy.

L'α-synucléine et la β-glucosidase acide interagiraient au niveau du lysosome, chaque molécule contrôlant l'autre en diminuant son activité : l'α-synucléine inhibe le transport de la β-glucosidase acide du réticulum endoplasmique vers le lysosome, et une diminution de la β-glucosidase acide intralysosomiale entraîne une surproduction de l'α-synucléine [4].

Maladie de Gaucher de type 2

La maladie de Gaucher de type 2 (ou forme neurologique aiguë) est la forme la plus rare, mais aussi la plus sévère de la maladie de Gaucher. La forme classique débute généralement chez le nourrisson âgé de 3 à 6 mois et se caractérise par un syndrome neurologique sévère auquel s'associe une hépatosplénomégalie constante : une apraxie oculomotrice ou un strabisme fixé bilatéral en est le premier signe. L'enfant présente des mouvements saccadés de la tête lorsqu'il tente de suivre un objet. Surviennent secondairement une hypertonie et une contracture des muscles de la nuque, conduisant à une attitude en opisthotonos, des signes bulbaires dont des troubles de la déglutition, ainsi qu'une rigidité progressive et des mouvements dystoniques. La « triade » strabisme, trismus et opisthotonos est caractéristique du type 2. Les convulsions sont plus tardives, se manifestant par une épilepsie myoclonique résistant aux traitements anti-épileptiques. Une ichtyose peut être notée et permet, dans ce cas, d'éliminer un cas précoce de maladie de Gaucher de type 3. La plupart des nourrissons meurent dans les deux premières années de vie [1].

Maladie de Gaucher de type 3

La maladie de Gaucher de type 3 (ou forme neurologique subaiguë) est rare (5 %) et peut schématiquement se résumer par une forme clinique de gravité neurologique intermédiaire entre types 1 et 2. En effet, les patients développent une atteinte viscérale associée à des symptômes neurologiques semblables à ceux observés dans le type 2, mais avec un début plus tardif et une évolution plus lente et moins sévère. Le type 3 est actuellement divisé en trois sous-types [2] (voir Tableau S03-P01-C26-I) :
- les patients atteints du type 3a présentent une maladie neurologique progressive dominée par des myoclonies et une évolution vers la démence ;
- le type 3b est caractérisé par des atteintes viscérales et osseuses importantes alors que l'atteinte neurologique se limite souvent à une paralysie oculomotrice supranucléaire horizontale ;
- le type 3c est une forme particulière associant paralysie oculomotrice, opacité cornéenne et calcifications des valves cardiaques, l'atteinte viscérale et osseuse étant modérée.

Le prototype est le type 3a dans la forme « norbottnienne » avec l'apparition des premiers symptômes vers l'âge de 1 an (extrêmes : 2 mois à 14 ans), caractérisés par une hépatosplénomégalie et une atteinte neurologique débutant par une ophtalmoplégie horizontale supranucléaire dans la première décennie. Plus tardivement, surviennent à une fréquence variable une atteinte osseuse, une ataxie cérébelleuse, des signes extrapyramidaux et une spasticité, des tremblements d'action ou de repos, des convulsions, voire une épilepsie myoclonique progressive, parfois des mouvements choréo-athétosiques et enfin une évolution tardive vers la démence. La sévérité est en fait variable avec une hétérogénéité phénotypique importante. L'évolution spontanée des maladies de Gaucher de type 3 se fait vers le décès vers la quatrième décennie.

Forme fœtale

Une forme fœtale de la maladie de Gaucher (ou forme précoce de type 2) est rarement rapportée. Elle est responsable de morts fœtales in utero. Lorsque l'enfant naît vivant, le tableau est celui d'une ichtyose cutanée (bébé collodion), d'une organomégalie avec thrombopénie et d'une anasarque fœtale avec détresse neurologique et décès rapide.

Anomalies biologiques

Élévation des marqueurs macrophagiques

L'activation des macrophages entraîne des perturbations biologiques facilement détectables dans le sang [1, 4] : augmentation de la phosphatase acide tartrate résistante ou de l'enzyme de conversion de l'angiotensine. Actuellement, le PARC (*pulmonary and activation-regulated chemokine*)/CCL18 et la chitotriosidase sécrétés par les macrophages sont les biomarqueurs utilisés pour suivre l'évolution d'un patient traité ou non. Leurs taux sont en effet corrélés à la sévérité de la maladie. L'élévation plasmatique de la chitotriosidase est souvent considérable, mais environ 6 % des patients présentent une mutation du gène *CHIT1*. Pour contourner ce problème, le dosage du CCL18 est actuellement proposé. Cependant, tout comme l'enzyme de conversion de l'angiotensine, la chitotriosidase et le CCL18 ne sont pas spécifiques de la maladie de Gaucher, leur élévation étant constatée dans d'autres maladies macrophagiques comme la maladie de Niemann-Pick de type B ou la sarcoïdose.

Hypergammaglobulinémie

Une stimulation lymphocytaire B chronique est responsable d'une hypergammaglobulinémie polyclonale chez 25 à 70 % des patients [1, 4]. Son mécanisme est mal élucidé, mais il pourrait être lié en partie à la sécrétion macrophagique des cytokines pro-inflammatoires. Cette stimulation est aussi incriminée pour expliquer le pourcentage anormalement élevé de gammapathies monoclonales de signification indéterminée. Leur prévalence varie de 8 à 19 %. Des cas exceptionnels d'amylose AL ont été rapportés.

Autres anomalies biologiques

D'autres anomalies biologiques sont décrites dans la maladie de Gaucher. Ainsi une hyperferritinémie est-elle présente chez 60 à 90 % des patients [1, 4]. Elle est grossièrement corrélée à la sévérité de l'atteinte viscérale. Une diminution de la vitamine B_{12} et une baisse des lipoprotéines sériques (LDL et HDL) peuvent aussi être notées [1].

Diagnostic

Diagnostic positif

Les circonstances de diagnostic d'une maladie de Gaucher sont diverses, mais sont dominées soit par la découverte d'une thrombopénie plus ou moins associée à une anémie, soit moins fréquemment par un tableau rhumatologique. Dans les deux cas, une splénomégalie est quasi constante. Une élévation de la ferritine ou de l'enzyme de conversion est évocatrice, mais non spécifique de la maladie de Gaucher. Il en est de même des dosages des biomarqueurs comme la chitotriosidase ou le CCL18.

Myélogramme et biopsie ostéomédullaire

Ces examens ne sont pas indispensables au diagnostic, même s'ils sont souvent pratiqués devant un tableau hématologique. Ils mettent généralement en évidence des cellules de Gaucher. Cependant, le myélogramme, plus que la biopsie ostéomédullaire, peut être pris en défaut. À l'inverse, la mise en évidence de pseudo-cellules de Gaucher peut entraîner un diagnostic erroné. Ainsi de pseudo-cellules de Gaucher ont-elles été décrites dans le myélome multiple surtout, mais aussi les syndromes myélodysplasiques, la leucémie myéloïde chronique, la drépanocytose ainsi que dans les infections par mycobactéries [6].

Dosage enzymatique de la β-glucosidase acide

Le dosage de l'enzyme déficiente est la référence pour poser le diagnostic de maladie de Gaucher et s'effectue en pratique sur les leucocytes sanguins. Un effondrement de l'activité de la β-glucosidase acide leucocytaire par rapport au témoin suffit à affirmer le diagnostic.

Biologie moléculaire

La détermination du génotype n'est pas nécessaire pour le diagnostic. Par ailleurs, du fait de la très grande variabilité phénotypique d'un même génotype, la biologie moléculaire apparaît limitée dans un but pronostique, sauf à différencier, chez un jeune enfant, un type 1 d'un type 3. Elle est cependant utile dans certaines circonstances, en particulier pour le conseil génétique : maladie de Gaucher de type 2 ou 3, ou dépistage familial par exemple. Le dépistage anténatal peut ainsi être proposé chez les parents ayant donné naissance à enfant atteint d'une forme neurologique sévère et désirant une nouvelle grossesse. Le dosage enzymatique et/ou la recherche des mutations familiales sont possibles sur prélèvements des villosités choriales ou sur culture de cellules amniotiques. Une recherche des mutations les plus communes est également possible chez le conjoint d'un patient hétérozygote.

Diagnostic de gravité et bilan initial

Une évaluation rigoureuse de la sévérité de la maladie est indispensable et permet de discuter de l'indication d'un traitement spécifique (efficace mais très onéreux), de dépister des complications potentiellement sévères et de suivre l'évolution de la maladie. L'examen clinique doit être complet et, chez le très jeune enfant, un bilan neurologique particulièrement soigneux doit être réalisé, la distinction entre types 1 et 3 n'étant pas aisée du fait de la prédominance des signes viscéraux dans le type 3 en début d'évolution. L'évaluation doit comprendre des investigations biologiques et morphologiques. Sur un plan biologique, les examens reposent sur l'hémogramme, l'électrophorèse des protéines sériques, un bilan de coagulation, un bilan hépatique, un bilan phosphocalcique et de la vitamine D, et un bilan martial, voire vitaminique chez l'enfant. Le dosage d'un biomarqueur (chitotriosidase ou CCL18) sert de référence pour la surveillance au long cours. Sur un plan morphologique, il faut privilégier les examens non irradiants, l'IRM étant la méthode de choix, tant pour l'imagerie hépatosplénique que pour les examens osseux. Chez l'adulte, une tomoscintigraphie osseuse permet une cartographie initiale des lésions. Des IRM rachidiennes, du bassin et des fémurs sont nécessaires, ainsi qu'une imagerie centrée sur les autres lésions dépistées par la clinique ou la tomoscintigraphie et servent de référence pour le suivi évolutif.

Traitement

Le traitement spécifique de la maladie de Gaucher repose actuellement sur deux stratégies : l'enzymothérapie recombinante substitutive et les réducteurs de substrat. L'enzymothérapie substitutive consiste à administrer l'enzyme fabriquée par génie génétique et modifiée pour exposer des radicaux mannose lui permettant son ciblage vers le lysosome [1]. Le réducteur de substrat est une petite molécule qui inhibe la synthèse de glucosylcéramide. Ces deux traitements cependant sont inefficaces sur l'atteinte cérébrale et sont donc réservés aux types 1 et 3. Le type 2 reste actuellement sans ressource thérapeutique.

Enzymothérapie substitutive

L'enzymothérapie substitutive est le traitement de référence. Globalement, ce traitement a transformé le pronostic et la qualité de vie des patients. Trois enzymes recombinantes différentes ont été successivement développées : l'imiglucérase (Cerezyme®) produite sur cultures CHO, la vélaglucérase (Vpriv®) produite sur cultures de fibroblastes humains, et la taliglucérase (Protalix®) produite sur cultures de cellules de carotte. En Europe, seules les deux premières molécules ont obtenu leur autorisation de mise sur le marché. Elles sont administrées par voie veineuse lente tous les 14 jours, avec une tolérance globalement bonne, à une dose initiale de 30 à 60 U/kg. Il n'existe pas de preuve de supériorité d'une enzymothérapie par rapport à l'autre.

Dans le type 1, l'enzymothérapie substitutive entraîne généralement une correction rapide de l'asthénie. Chez l'enfant, on assiste à une reprise de la croissance et une normalisation du poids, le retard pubertaire est corrigé [9]. Le volume de la rate et du foie diminue significativement et progressivement après 1 à 2 ans de traitement (*voir* Figure S03-P01-C26-2) [9]. Sur un plan hématologique, l'anémie est corrigée en 6 à 12 mois environ en fonction de sa sévérité initiale [9]. Une correction au moins partielle de la thrombopénie est généralement obtenue avec des chiffres de plaquettes supérieurs à 80 G/l en 1 à 2 ans [9]. Cette correction est corrélée à la diminution du volume splénique et des thrombopénies persistantes sont observées chez des patients dont la splénomégalie régresse insuffisamment ou présente un caractère nodulaire. Biologiquement, les biomarqueurs de la surcharge (chitotriosidase, CCL18) diminuent mais leur normalisation est rare. Il en est de même de la ferritine et de l'enzyme de conversion. Si, en général, l'hypergammaglobulinémie polyclonale régresse progressivement, le taux d'un pic monoclonal reste au mieux stable, malgré quelques rares exceptions. L'évolution vers un myélome est possible.

L'efficacité de l'enzymothérapie substitutive sur l'atteinte osseuse est plus mitigée [9] : cliniquement, la fréquence des crises osseuses diminuent, améliorant ainsi la qualité de vie. En imagerie, la densité minérale osseuse augmente sous enzymothérapie substitutive, y compris chez les enfants. Une diminution de l'infiltration médullaire est observée en IRM en 1 à 2 ans, et celle des lésions ostéolytiques peut être observée après 3 ans environ, tout en restant le plus souvent partielle. Les lésions d'ostéosclérose, d'infarcissement et, bien sûr, les destructions articulaires sont irréversibles. En fait, les événements osseux, dont le risque d'ostéonécrose, persistent sous traitement [3]. Celui-ci doit être poursuivi chez la femme enceinte. Enfin l'enzymothérapie substitutive ne prévient pas la survenue d'un éventuel syndrome parkinsonien.

Dans le type 3, l'imiglucérase est efficace sur les signes systémiques, ce qui justifie le traitement pour l'amélioration de la qualité de vie des patients. Mais l'impact sur les troubles neurologiques reste faible avec, au mieux, une stabilisation de ceux-ci chez les patients les plus âgés [4].

Réduction de substrat

La mise à disposition du miglustat (Zavesca®) avait laissé espérer une efficacité sur les troubles neurologiques, du fait de son passage de la barrière hématoméningée. Malheureusement, une étude randomisée portant sur 30 patients atteints de maladie de Gaucher de type 3 n'a pas montré d'amélioration neurologique significative [8]. Dans les types 1 et 3, le miglustat est efficace sur les signes systémiques, mais son action est plus lente et moins robuste que l'enzymothérapie substitutive. Chez les patients ayant bénéficié au préalable d'une enzymothérapie substitutive, le miglustat paraît maintenir les résultats obtenus, même si une dégradation a été constatée chez certains patients. La tolérance du miglustat est par ailleurs médiocre sur le plan neurologique et digestif, même si un régime adapté peut l'améliorer. Le miglustat est le seul traitement disponible pour l'exceptionnel déficit en saposine C, pour lequel l'enzymothérapie substitutive est inefficace.

Des résultats encourageants ont été obtenus avec l'éliglustat, récemment commercialisé, et dont la tolérance est meilleure que celle du miglustat. L'étude de phase 2 portant sur vingt patients avec un type 1 traités pendant 2 ans a montré une amélioration significative des paramètres hématologiques, des volumes spléniques et hépatiques, de la densité minérale osseuse et de l'infiltration médullaire mesurée par IRM [5].

Indications du traitement spécifique

Compte tenu du coût très élevé du traitement, tous les patients ne doivent pas être traités. Sur un plan pratique, le traitement par enzymothérapie substitutive est schématiquement indiqué s'il existe des troubles hématologiques significatifs (thrombopénie < 60 G/l, anémie mal supportée ou < 8 g/dl), une organomégalie importante et symptomatique, une atteinte pulmonaire ou des lésions osseuses symptomatiques.

Autres traitements

Greffe de moelle osseuse

Ce traitement a pour avantage théorique d'être définitivement curateur et a été utilisé autrefois. Toutefois le rapport bénéfice/risque par rapport aux traitements conservateurs conduit à l'écarter actuellement.

Splénectomie

Autrefois largement utilisée pour pallier les troubles hématologiques, ce traitement n'a plus sa place dans la maladie de Gaucher, sauf complication. Si, initialement, la splénectomie corrige la thrombopénie et l'anémie, elle aggrave à moyen terme la maladie de Gaucher en favorisant l'infiltration hépatique, pulmonaire et surtout osseuse. Par ailleurs, il est recommandé, chez tout patient présentant une splénomégalie en apparence isolée, de réaliser un dosage de la β-glucosidase acide préalablement à une splénectomie à visée diagnostique.

Traitements symptomatiques

La prise en charge fait appel en fonction des besoins aux antalgiques, anti-épileptiques, vitamine D et bisphosphonates en cas de baisse de la densité minérale osseuse. Le recours à la chirurgie orthopédique est nécessaire pour les destructions articulaires, après un bilan d'hémostase et des fonctions plaquettaires, le traitement par enzymothérapie substitutive permettant de diminuer les risques péri-opératoires.

Suivi longitudinal et évolution

Tout patient, traité ou non, doit être suivi régulièrement. Chaque bilan doit comporter un examen clinique rigoureux, évaluant en particulier l'état neurologique, et la taille de la rate et du foie. Un hémogramme, des bilans d'hémostase, phosphocalcique et hépatique, le dosage d'un biomarqueur (chitotriosidase ou CCL18) doivent être réalisés tous les 6 à 12 mois chez le patient traité, tous les ans chez le patient non traité. Ces examens seront plus rapprochés en début de traitement pour suivre la correction des anomalies biologiques. Une électrophorèse doit être demandée, tous les 2 ans si l'examen initial est normal, tous les ans en cas de gammapathie polyclonale et tous les 6 mois en cas de pic monoclonal. Une IRM hépatosplénique sera prescrite tous les 2 à 3 ans chez le sujet non traité, et chez le patient traité tous les 6 mois pendant les deux premières années, puis tous les 1 à 2 ans ensuite. Le bilan osseux (IRM en séquences T1, T2, *fat-sat* ou STIR) du rachis, du bassin et des fémurs est prescrit au même rythme. Une ostéodensitométrie est recommandée tous les 2 ans.

Conclusion

La maladie de Gaucher est une maladie rare mais potentiellement curable. Son pronostic a été transformé avec l'avènement de l'enzymothérapie substitutive. Cependant, il reste actuellement des enjeux majeurs du fait du caractère réfractaire de certaines complications. Ainsi en est-il de l'atteinte osseuse et surtout de l'atteinte neurologique. Des efforts de recherche sont déployés pour répondre à ces enjeux : mise au point de petites molécules (réducteurs de substrat, médicaments chaperons) susceptibles de traverser la barrière hématoméningée et de modifier le métabolisme de l'enzyme déficiente ou de ses substrats au niveau cérébral, thérapie génique, etc. Enfin, dans la maladie de Gaucher de type 1, de nouveaux challenges sont apparus, comme les risques de syndromes parkinsoniens ou de maladies malignes.

Bibliographie

1. BEUTLER E, GRABOWSKI G. Gaucher disease. *In* : D Valle, AL Beaudet, B Vogelstein et al. Online metabolic and molecular bases of inherited disease. New York, McGraw-Hill, 2006 : 3635-3668.
2. BRADY RO, BARTON NW, GRABOWSKI GA. The role of neurogenetics in Gaucher disease. Arch Neurol, 1993, *50* : 1212-1224.
3. DEEGAN PB, PAVLOVA E, TINDALL J et al. Osseous manifestations of adult Gaucher disease in the era of enzyme replacement therapy. Medicine (Baltimore), 2011, *90* : 52-60.
4. GRABOWSKI GA. Phenotype, diagnosis, and treatment of Gaucher's disease. Lancet, 2008, *372* : 1263-1271.
5. LUKINA E, WATMAN N, ARREGUIN EA et al. A phase 2 study of eliglustat tartrate (Genz-112638), an oral substrate reduction therapy for Gaucher disease type 1. Blood, 2010, *116* : 893-899.
6. MISTRY PK, CAPPELLINI MD, LUKINA E et al. A reappraisal of Gaucher disease-diagnosis and disease management algorithms. Am J Hematol, 2011, *86* : 110-115.
7. NEUMANN J, BRAS J, DEAS E et al. Glucocerebrosidase mutations in clinical and pathologically proven Parkinson's disease. Brain, 2009, *132* : 1783-1794.
8. SCHIFFMANN R, FITZGIBBON EJ, HARRIS C et al. Randomized, controlled trial of miglustat in Gaucher's disease type 3. Ann Neurol, 2008, *64* : 514-522.
9. WEINREB NJ, GOLDBLATT J, VILLALOBOS J et al. Long-term clinical outcomes in type 1 Gaucher disease following 10 years of imiglucerase treatment. J Inherit Metab Dis, 2013, *36* : 543-553.
10. WENSTRUP RJ, ROCA-ESPIAU M, WEINREB NJ, BEMBI B. Skeletal aspects of Gaucher disease : a review. Br J Radiol, 2002, *75* : A2-A12.

Toute référence à cet article doit porter la mention : Kaminsky P. Maladie de Gaucher. *In* : L Guillevin, L Mouthon, H Lévesque. Traité de médecine, 5ᵉ éd. Paris, TdM Éditions, 2018-S03-P01-C26 : 1-9.

Chapitre S03-P01-C27
Maladie associée aux IgG$_4$

Mikael Ebbo, Aurélie Grados, Jean-Robert Harlé
et Nicolas Schleinitz

Le terme de maladie associée aux immunoglobulines G$_4$ (MAG-4) est d'introduction très récente [9]. Il correspond à la traduction de la terminologie anglo-saxonne *IgG$_4$-related disease* retenue lors du premier symposium international sur cette maladie, en octobre 2011. Il doit permettre d'éviter la confusion, liée aux nombreuses dénominations différentes de cette maladie, utilisées ces dernières années dans la littérature médicale [10]. À côté de ce terme général qui englobe les différentes manifestations de la maladie, il a été proposé de renommer les différentes atteintes d'organes en y associant le suffixe « associé(e) aux IgG$_4$ ». De nombreux syndromes correspondant à des manifestations de la maladie associée aux IgG$_4$ ont été ainsi renommés. Par exemple, le syndrome de Mikulicz devient la sialadénite et/ou la dacryo-adénite associée aux IgG$_4$ et la pancréatite sclérosante ou auto-immune de type 1 devient la pancréatite associée aux IgG$_4$ [9]. La maladie associée aux IgG$_4$ recouvre ainsi différentes atteintes d'organes, souvent associées chez un même patient, qui ont en commun des caractéristiques cliniques, biologiques et histologiques particulières. Elle touche plus volontiers les hommes et a un profil évolutif chronique marqué par des rechutes fréquentes. L'évolution fibrosante peut être responsable de séquelles. Sa physiopathologie reste encore largement méconnue. Le traitement de première ligne repose actuellement sur la corticothérapie. La fréquence élevée des rechutes et l'existence de formes réfractaires expliquent l'utilisation fréquente chez ces patients de traitements immunosuppresseurs en seconde ligne.

Historique

Le premier lien à avoir été fait entre l'élévation des IgG$_4$ sériques et une pathologie inflammatoire polyclonale et fibrosante date de 2001 [6] concerne la pancréatite dite « auto-immune » de type 1, ou sclérosante, qui reste, dans les séries actuelles, la manifestation la plus fréquente de la maladie. Le concept de pancréatite sclérosante a été proposé dès 1961 par des gastro-entérologues français, devant l'association chez certains patients d'une pancréatite fibrosante d'évolution chronique, idiopathique, à une hypergammaglobulinémie polyclonale. En 1991, deux observations de pancréas pseudo-tumoraux, dont l'étude histologique retrouve un infiltrat lymphoplasmocytaire dense avec fibrose interstitielle abondante et des images de phlébites oblitérantes, sont rapportées par une équipe japonaise. Les mêmes anomalies histologiques sont rapportées au niveau des voies biliaires, et le terme de cholangite et de pancréatite lymphoplasmocytaire sclérosante est proposé. En 1995, le terme de pancréatite « auto-immune » est avancé. Il repose sur l'association d'une pancréatite associée à une hypergammaglobulinémie polyclonale et une sensibilité aux corticostéroïdes. L'élévation significative des IgG$_4$ sériques chez les patients atteints de pancréatites sclérosantes en comparaison aux patients avec cancer du pancréas, pancréatite chronique calcifiante ou syndrome de Gougerot-Sjögren est rapportée en 2001 [6]. C'est la même équipe qui décrit un an plus tard la présence de nombreux plasmocytes IgG$_4$+ dans les tissus de biopsies de fibroses rétropéritonéales et de pancréatites de trois patients présentant des IgG$_4$ sériques élevées. Ils concluent à l'association des pancréatites sclérosantes avec une pathologie systémique sclérosante et à un rôle potentiel des IgG$_4$ dans la physiopathologie de cette maladie. À partir de ces deux observations, l'étude « systématique » du taux sérique des IgG$_4$ et de la présence de plasmocytes IgG$_4$+ en nombre important dans des prélèvements tissulaires va amener à regrouper différents syndromes ou entités dans le cadre de la maladie associée aux IgG$_4$. C'est le cas du syndrome de Mikulicz, de certaines fibroses rétropéritonéales « idiopathiques », de certaines néphrites interstitielles ou encore d'aortites inflammatoires.

Physiopathologie

La physiopathologie de la MAG-4 est encore largement méconnue. Différentes hypothèses peuvent être formulées à partir des rares données épidémiologiques et des lésions élémentaires retrouvées en histologie conventionnelle et en immunohistologie. Il s'agit d'une pathologie acquise survenant principalement au cours des cinquième et sixième décennies chez l'homme [2, 10]. Les cas pédiatriques semblent exceptionnels. Il existe une association avec l'allergie [2], variable selon les séries, une élévation fréquente des IgE totales et la présence fréquente d'éosinophiles au sein des lésions tissulaires. Ces données suggèrent une orientation de la réponse immunitaire de type T$_H$2, qui est d'ailleurs documentée [5]. En effet, le profil de production de cytokines au niveau tissulaire est de type T$_H$2, avec une augmentation d'expression des ARNm ou, en immunohistochimie, des interleukines IL-4, IL-5, IL-10, CCR4 (*chemokine [C-C motif] receptor 4*), TARC (*thymus and activation regulated chemokine*) et MDC (*macrophage-derived chemokine*), retrouvée par différents travaux. L'infiltrat lymphoplasmocytaire observé dans la MAG-4 est polyclonal, associant des lymphocytes T CD4+ et CD8+, des lymphocytes B et des plasmocytes IgG$_4$. Il existe volontiers des centres germinatifs dans les tissus, qui semblent plus fréquents, plus nombreux et de plus grande taille que ceux observés dans le syndrome de Gougerot-Sjögren. L'analyse des sous-populations lymphocytaires T retrouve un contingent important de lymphocytes T régulateurs au niveau tissulaire et dans le sang circulant, ce qui est très différent des pathologies auto-immunes. La présence de ces lymphocytes T régulateurs, associée à une production locale de TGF-β, (*transforming growth factor* β) pourrait être en grande partie responsable de l'apparition d'une fibrose tissulaire abondante, l'une des caractéristiques histologiques de la maladie. Dans ce type de réaction inflammatoire, l'activation des lymphocytes B et la commutation isotypique vers les IgG$_4$ sont induites par l'IL-4 et l'IL-10. La corrélation entre les taux d'IL-4, d'IL-10, l'expression de FoxP3 et le ratio IgG$_4$/IgG au niveau tissulaire chez les malades renforcent cette hypothèse. Un mécanisme T-indépendant a également été suggéré par un récent travail, dans lequel la production d'IgG$_4$ serait dépendante de BAFF, produite par les monocytes ou les basophiles après stimulation des récepteurs Toll-*like* et NOD-*like*. BAFF (*B-cell activating factor*), cytokine importante pour la différenciation, la survie et la production d'Ig par les lymphocytes B, est retrouvée à des taux élevés dans le sang et dans les tissus des patients. L'inflammation tissulaire de la MAG-4 est donc mieux caractérisée, mais le ou les agents déclenchants restent inconnus.

Les IgG$_4$ elles-mêmes ne semblent pas avoir de rôle dans la physiopathologie de la maladie. En effet les IgG$_4$ ont des propriétés singulières, car elles ne fixent pas le complément par leur fragment Fc et auraient plutôt un rôle anti-inflammatoire, lié à leur capacité de devenir des anticorps bispécifiques par échange des chaînes lourdes et fragments Fab. Les IgG$_4$ peuvent former des « pseudo-facteurs rhumatoïdes » par des interactions Fc-Fc dont le rôle pathogène n'est pas démontré.

Critères de diagnostic

Il faut distinguer les critères diagnostiques, spécifiques des différentes atteintes d'organes de la MAG-4, des critères diagnostiques « généraux » de la MAG-4. Ces critères ont été établis à partir de cohortes de patients, en comparaison à d'autres pathologies, soit spécifiques d'organes, soit auto-immunes comme le syndrome de Gougerot-Sjögren.

Critères spécifiques

Il existe des critères spécifiques pour les pancréatites associées aux IgG$_4$, les néphrites tubulo-interstitielle associées aux IgG$_4$ et la sialadénite associée aux IgG$_4$. Les critères de la pancréatite associée aux IgG$_4$ permettent de la différencier de la pancréatite auto-immune de type 2 et du cancer du pancréas. Les critères dits « HISORt » reposent sur des critères histologiques, radiologiques, sérologiques, cliniques (atteintes extrapancréatiques) et de réponse au traitement (corticothérapie). Ces critères ont été remplacés plus récemment par un consensus international. Les critères de la néphrite tubulo-interstitielle associée aux IgG$_4$ ont été proposés par des équipes japonaises et américaines. Des critères diagnostiques spécifiques de la sialadénite associée aux IgG$_4$ (syndrome de Mikulicz) ont également été proposés par Masaki et al. en 2010 et permettent de la distinguer du syndrome de Gougerot-Sjögren.

Critères généraux

Ces critères ont été proposés par les équipes japonaises avec pour objectif de simplifier et de faciliter le diagnostic de la maladie pour les non-spécialistes. Il s'agit des *comprehensive diagnostic criteria* (ou CDC) [11], qui peuvent s'appliquer à tous les types d'atteinte et qui permettent d'orienter le clinicien vers un diagnostic possible, probable ou défini sur la base de la présence d'un critère morphologique (clinique ou radiologique), d'un critère biologique et d'un critère histologique (Tableau S03-P01-C27-I). Le critère morphologique correspond à l'augmentation de volume d'un ou de plusieurs organes, secondaire à l'infiltrat inflammatoire, pouvant prendre parfois des aspects pseudotumoraux. Il peut être évident cliniquement, mais doit le plus souvent être recherché par imagerie comme par exemple au niveau du pancréas. La tomographie par émission de positons (TEP) peut être utile pour dépister les différents organes atteints par la maladie [4].

Le critère biologique est unique et correspond à l'élévation des IgG$_4$ sériques au-delà d'un seuil fixé à 1,35 g/l (ou 135 mg/dl), qui correspond à celui proposé initialement par H. Hamano et al. [6]. La technique de mesure n'est pas prise en compte. La sensibilité et la spécificité de ce dosage ont été évaluées dans différentes atteintes de la maladie, essentiellement au cours de l'atteinte pancréatique. Un seuil supérieur à 1,40 g/l est associé à une sensibilité de 76 % et une spécificité de 93 %, alors qu'un seuil supérieur à 2,8 g/l diminue la sensibilité à 53 % avec une spécificité de 99 % pour le diagnostic de pancréatite associée aux IgG$_4$. La sensibilité est limitée par un pourcentage de patients, compris entre 10 et 20 % dans la majorité des séries, qui présentent des taux sériques d'IgG$_4$ normaux [10]. Il peut s'agir dans certains cas de faux négatifs liés à un effet « prozone » (une dilution préalable du sérum permet de corriger cette erreur de mesure). La deuxième limite concerne la spécificité de ce dosage. De nombreux travaux ont montré qu'une élévation des IgG$_4$ sériques au-delà du seuil proposé pouvait s'observer dans de nombreuses autres situations pathologiques [3].

Le troisième et dernier critère est histologique. Il y a deux types de critères histologiques requis pour le diagnostic. Le premier repose sur l'analyse en histologie conventionnelle, avec la mise en évidence d'une infiltration lymphocytaire et plasmocytaire polyclonale marquée, associée à une fibrose. Il peut s'y associer un infiltrat modéré à éosinophiles et des images de phlébites oblitérantes, mais ces éléments ne font pas partie des critères. La fibrose est habituellement très abondante, mais n'est pas retrouvée dans l'atteinte ganglionnaire. L'autre critère repose sur la mise en évidence d'une composante importante de plasmocytes IgG4+ au sein de l'infiltrat mononucléé en immunohistologie. Leur présence doit être quantifiée par le ratio plasmocytes IgG$_4$+/IgG+ supérieur à 40 % et par le décompte dans les zones d'infiltrat cellulaire dense des plasmocytes IgG$_4$+ qui doivent plus de 10 par champ à fort grossissement. Cette quantification est un critère important, car la présence de plasmocytes IgG$_4$+ tissulaires n'est pas totalement spécifique de la maladie. Un consensus a été publié par un groupe international d'anatomopathologistes, définissant des seuils selon le type de tissu analysé [1].

Diagnostic différentiel

Le diagnostic de MAG-4 doit rester actuellement un diagnostic d'élimination, notamment du fait des limites de la spécificité de l'élévation des IgG$_4$ sériques, voire de certaines caractéristiques histologiques. La présentation clinique ou radiologique pseudo-tumorale, souvent présente au diagnostic, doit faire éliminer une éventuelle pathologie néoplasique. Ainsi, le cancer du pancréas reste le principal diagnostic différentiel à éliminer devant une atteinte pancréatique. Une pathologie lymphomateuse doit également être éliminée, en particulier devant un tableau de polyadénopathies très souvent présent au diagnostic [2]. Notons que des observations de cancers solides et de lymphomes (en particulier de MALT ou *mucosa-associated lymphoid tissue*) ont été rapportées chez des patients atteints de MAG-4, sans qu'un lien de causalité formel soit retenu à ce jour.

Le diagnostic différentiel se fait également avec certaines pathologies systémiques comme le syndrome de Gougerot-Sjögren, dont l'atteinte des glandes salivaires et lacrymales partage certaines similitudes cliniques avec celle de la MAG-4. Cependant, les anticorps anti-SS-A (Ro) et anti-SS-B (La) sont négatifs au cours de la MAG-4, et il existe des différences épidémiologiques, cliniques et surtout histologiques entre ces deux entités.

Une maladie de Castleman multicentrique peut également constituer un diagnostic différentiel difficile en cas d'atteinte ganglionnaire, d'autant qu'il existe des similitudes histologiques entre les deux pathologies. Cependant, les signes généraux sont souvent moins marqués au cours de la MAG-4, avec généralement un syndrome inflammatoire absent ou modéré, et l'absence d'élévation de l'IL-6 sérique.

Tableau S03-P01-C27-I Critères diagnostiques de la maladie associée aux IgG$_4$ (MAG-4).

1. *Examen clinique* : hypertrophie localisée ou diffuse au sein d'un ou de plusieurs organes classiquement atteints au cours de la MAG-4 (ce critère peut également reposer sur des données d'imagerie conventionnelle)
2. *Biologie* : élévation des IgG$_4$ sériques (≥ 135 mg/dl ou 1,35 g/l)
3. *Histologie* montrant :   – infiltration lymphocytaire et plasmocytaire polyclonale marquée avec fibrose   – infiltration par des plasmocytes IgG$_4$+ : ratio plasmocytes IgG$_4$+/IgG+ > 40 %   – et/ou > 10 plasmocytes IgG$_4$+ par champ à fort grossissement
MAG-4 définie = (1) + (2) + (3)   MAG-4 probable = (1) + (3)   MAG-4 possible = (1) + (2)
Il faut, dans tous les cas, éliminer, en particulier au niveau histologique, les principaux diagnostics différentiels de la MAG-4 : tumeur maligne (cancer, lymphome) et les tableaux cliniques proches : syndrome de Gougerot-Sjögren, cholangite sclérosante primitive, maladie de Castleman, fibrose rétropéritonéale secondaire, granulomatose avec polyangéite (Wegener), sarcoïdose, granulomatose éosinophilique avec polyangéite (Churg-Strauss)

Les autres diagnostics différentiels à évoquer sont la sarcoïdose, la granulomatose avec polyangéite (Wegener) (il n'existe pas de lésion granulomateuse ou de vascularite au niveau histologique au cours de la MAG-4), la granulomatose éosinophilique avec polyangéite (Churg-Strauss), la cholangite sclérosante primitive (fréquemment associée aux maladies inflammatoires de l'intestin), la maladie de Rosai-Dorfman ou encore les fibroses rétropéritonéales primitives ou secondaires à d'autres causes.

Manifestations cliniques

Signes généraux

Le tableau clinique est généralement d'installation progressive, et rarement associé à une fièvre très élevée, même si des tableaux systémiques bruyants sont rapportés à la phase initiale de certaines atteintes d'organes. Des signes généraux à type d'asthénie ou encore d'amaigrissement sont rapportés chez une proportion significative de patients (respectivement 56 et 44 % dans la cohorte nationale française) [2].

Signes liés aux atteintes d'organes

Les principales atteintes d'organes rapportées au cours de la MAG-4 sont présentées dans le tableau S03-P01-C27-II. Le nombre de celles-ci augmente rapidement dans la littérature médicale, même si l'intégration à la MAG-4 de certaines d'entre elles reste encore discutée (par exemple, l'atteinte cutanée).

Pancréatite associée aux IgG$_4$ (ou pancréatite « auto-immune » de type 1)

L'atteinte pancréatique est la première à avoir été rapportée et constitue l'atteinte la plus documentée dans la littérature. Le tableau clinique est « pseudo-tumoral » avec l'apparition progressive d'un ictère (63 % des cas), parfois associé à des douleurs abdominales (27 % des cas) et à un amaigrissement [7]. Une insuffisance pancréatique endocrine (diabète) et/ou exocrine peut survenir au cours de l'évolution chez 30 à 40 % des patients. L'imagerie (tomodensitométrie et/ou IRM) retrouve classiquement une hypertrophie pancréatique focale ou diffuse, avec volontiers un « anneau » hypodense péripancréatique. L'aspect du canal pancréatique en cholangio-pancréatographie rétrograde endoscopique est caractéristique avec rétrécissements multiples ou diffus, typiquement sans dilatation en amont. L'histologie est celle d'une pancréatite sclérosante lymphoplasmocytaire, avec prédominance de plasmocytes IgG$_4$+.

Cholangite sclérosante associée aux IgG$_4$

La cholangite sclérosante associée aux IgG$_4$ est volontiers associée à la pancréatite auto-immune de type 1, même si elle peut se manifester en l'absence de toute atteinte pancréatique, rendant le diagnostic différentiel alors difficile avec une cholangite sclérosante primitive ou un cholangiocarcinome. La présentation est celle d'une cholestase avec un éventuel ictère d'aggravation progressive. Des critères diagnostiques spécifiques de cette atteinte d'organe ont été proposés, associant des anomalies radiologiques biliaires (rétrécissements segmentaires ou diffus des voies biliaires intra- et/ou extrahépatiques, avec épaississement pariétal de celles-ci), une élévation des IgG$_4$ sériques, l'existence d'autres atteintes d'organes extrabiliaires et une histologie caractéristique. Contrairement à la cholangite sclérosante primitive, l'association à une maladie inflammatoire chronique de l'intestin n'est pas habituelle.

Sialadénite associée aux IgG$_4$

L'atteinte des glandes salivaires se présente le plus souvent par l'hypertrophie d'une ou de plusieurs glandes salivaires (parotides et/ou sous-mandibulaires) (Figure S03-P01-C27-1a). Lorsque celle-ci est symétrique et touche au moins deux paires de ces glandes salivaires et/ou s'associe à une hypertrophie des glandes lacrymales, on parle de syndrome de Mikulicz. Un tableau de sialadénite sclérosante chronique, touchant habituellement les glandes sous-mandibulaires, réalise le

Tableau S03-P01-C27-II Atteintes d'organes au cours de la maladie associée aux IgG$_4$.

Organes	Type d'atteinte (syndrome)	Manifestations cliniques
Pancréas	Pancréatite sclérosante lymphoplasmocytaire (ou pancréatite auto-immune de type 1)	Ictère, douleurs abdominales, diabète, insuffisance pancréatique exocrine
Voies biliaires/foie	Cholangite associée aux IgG$_4$ Pseudo-tumeur inflammatoire hépatique	Ictère
Glandes salivaires	Sialadénite associée aux IgG$_4$ (syndrome de Mikulicz) Tumeur de Küttner	Hypertrophie parotidiennes et/ou sous-mandibulaire Syndrome sec, rare mais possible
Glandes lacrymales	Dacryoadénite associée aux IgG$_4$ (syndrome de Mikulicz) Pseudo-tumeur inflammatoire orbitaire/inflammation orbitaire idiopathique	Hypertrophie des glandes lacrymales, volontiers bilatérale
Rétropéritoine	Fibrose rétropéritonéale (maladie d'Ormond)	Douleurs abdominales/lombaires, compression veineuse/urétérale
Aorte	Aortite thoracique associée aux IgG$_4$ Anévrysme aortique inflammatoire Péri-aortite	Asymptomatique le plus souvent, risque potentiel d'évolution anévrysmale, voire dissection
Reins	Néphrite tubulo-interstitielle (très rarement, glomérulonéphrite extramembraneuse)	Asymptomatique le plus souvent, anomalies morphologiques rénales Insuffisance rénale aiguë ou chronique
Ganglions	Adénopathies associées aux IgG$_4$	Polyadénopathies systémiques ou régionales, absence de signes généraux
Poumon	Pseudo-tumeurs inflammatoires pulmonaires Pneumonie interstitielle	Découverte radiologique, toux/dyspnée/douleur
Thyroïde	Thyroïdite fibrosante de Riedel Thyroïdite de Hashimoto dans son variant fibrosant, discuté	Goitre fibreux, compressif
Hypophyse	Hypophysite associée aux IgG$_4$	Hypopituitarisme, diabète insipide, anomalies IRM
Méninges	Pachyméningite associée aux IgG$_4$ Pseudo-tumeur inflammatoire méningées	Signes neurologiques selon la localisation
Prostate	Prostatite associée aux IgG$_4$	Asymptomatique ou signes fonctionnels urinaires

tableau de tumeur de Küttner. La survenue d'un syndrome sec est moins fréquente qu'au cours du syndrome de Gougerot-Sjögren, probablement en raison de l'absence d'atteinte lympho-épithéliale. Parmi les autres éléments permettant de la distinguer d'un syndrome de Gougerot-Sjögren, on notera la moindre prévalence féminine, l'absence d'anticorps anti-SS-A (Ro) ou anti-SS-B (La), l'élévation des IgG$_4$ sériques et la présence de plasmocytes IgG$_4$+ au niveau tissulaire.

Dacryoadénite associée aux IgG$_4$ et pseudo-tumeurs inflammatoires orbitaires

L'hypertrophie des glandes lacrymales, fréquemment bilatérale, peut être isolée, ou associée à l'atteinte des glandes salivaires (syndrome de Mikulicz). Outre l'atteinte des glandes lacrymales, une partie des tableaux d'« inflammation orbitaire idiopathique » peut être intégrée à la MAG-4, en raison d'une histologie caractéristique. La survenue de lymphomes, en particulier de type MALT, chez des patients suivis pour une dacryo-adénite associée aux IgG$_4$ a été rapportée.

Médecine interne

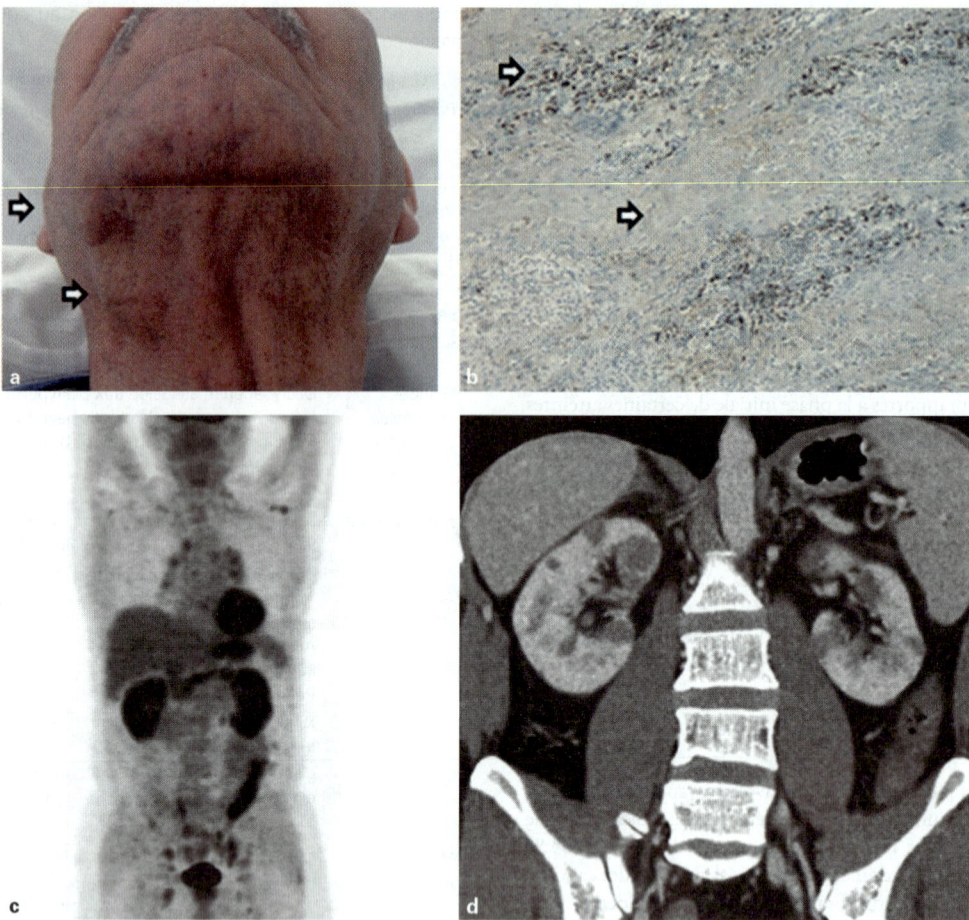

Figure S03-P01-C27-1 Exemples d'atteintes d'organes au cours de la maladie associée aux IgG$_4$. **a)** Sialadénite associée aux IgG$_4$: patient présentant une tuméfaction bilatérale des glandes parotides et sous-maxillaires (flèches). **b)** Immunohistochimie avec un anticorps anti-IgG$_4$ montrant une composante importante de plasmocytes IgG$_4$+ dans les zones inflammatoires (flèche). Noter une fibrose marquée (flèche), caractéristique de la maladie. **c)** Tomographie par émission de positons réalisée dans le bilan d'extension d'une rechute de la maladie associée aux IgG$_4$, montrant un hypermétabolisme spécifique des deux reins, du pancréas et d'adénopathies sus- et sous-diaphragmatiques. **a)** Tomodensitométrie chez un patient présentant une atteinte pseudo-tumorale rénale bilatérale.

Fibrose rétropéritonéale associée aux IgG$_4$

La présentation clinique est représentée le plus souvent par des douleurs abdominales et/ou lombaires d'apparition progressive, parfois associées à des signes généraux (fièvre, amaigrissement). L'imagerie (tomodensitométrie, IRM) permet de confirmer le diagnostic et de rechercher des complications (hydronéphrose par engainement urétéral, compressions veineuses). Selon les séries, la MAG-4 pourrait représenter jusqu'à 50 % des fibroses rétropéritonéales dites « idiopathiques ».

Maladie rénale associée aux IgG$_4$

Cette atteinte est le plus souvent asymptomatique. Elle est fréquemment découverte devant des anomalies morphologiques rénales en imagerie (plus de 50 % des patients avec atteinte rénale : infiltration rénale, lésions nodulaires ou hypertrophie rénale, le plus souvent bilatérales), des anomalies du sédiment urinaire et/ou l'existence d'une insuffisance rénale aiguë ou chronique (jusqu'à 70 % des patients avec atteinte rénale). L'histologie retrouve, dans la très grande majorité des cas, une néphrite tubulo-interstitielle avec les caractéristiques typiques : infiltrat lymphoplasmocytaire, avec prédominance de plasmocytes IgG$_4$+, et fibrose « storiforme ». Plus rarement, une atteinte glomérulaire de type glomérulonéphrite extra-membraneuse a été rapportée. L'existence d'une hypocomplémentémie, d'une élévation importante des IgG$_4$ sériques et d'une présentation multisystémique semble plus fréquente chez les patients avec atteinte rénale.

Adénopathies associées aux IgG$_4$

La présence d'adénopathies, systémiques ou régionales d'une atteinte d'organe, est fréquente au cours de la MAG-4 (près de 70 % des patients dans la cohorte française) [2]. Il s'agit, le plus souvent, de tableaux de polyadénopathies, sans signes généraux associés. Cinq types histologiques possibles ont été individualisés (Castleman-*like*, hyperplasie folliculaire, expansion interfolliculaire, transformation progressive des centres germinatifs et pseudo-tumeur inflammatoire-*like*). La fibrose est habituellement absente dans l'atteinte ganglionnaire, et le seuil de plasmocytes IgG$_4$+ requis est supérieur aux autres atteintes d'organes (> 100 par champ à fort grossissement, ratio > 40 %). Devant le caractère non spécifique de l'infiltrat plasmocytaire IgG$_4$+, l'existence d'une atteinte ganglionnaire sans autre atteinte d'organe extraganglionnaire évocatrice est à prendre avec précaution.

Aortite associée aux IgG$_4$

Atteinte le plus souvent asymptomatique, il existe cependant un risque évolutif potentiel, le diagnostic ayant été porté sur des pièces opératoires de patients atteints d'anévrysmes ou de dissections de l'aorte thoracique. L'aortite associée aux IgG$_4$ rendrait compte de près de 9 % des cas d'aortites thoraciques. Il s'agit d'une aortite lymphoplasmocytaire, dont l'infiltrat inflammatoire touche principalement l'adventice, même si une atteinte de la media est possible. Lorsqu'une histologie est disponible, l'absence de granulome est un élément important du diagnostic différentiel. Un anévrysme inflammatoire de l'aorte abdominale (ou « péri-aortite ») constitue un autre mode de présentation de l'atteinte aortique.

Autres atteintes d'organes

Parmi les autres atteintes d'organes rapportés (*voir* Tableau S03-P01-C27-II), on pourra citer : des atteintes thoraciques (pseudo-tumeurs inflammatoires pulmonaires, pneumonies interstitielles, médiastinites fibrosantes, lésions pleurales fibro-inflammatoires) ; thyroïdiennes (thyroïdite fibrosante de Riedel) ; hypophysaires (hypophysite associée aux IgG_4) ; méningées (pachyméningite associée aux IgG_4 et pseudo-tumeurs inflammatoires méningées) ; ou encore urologiques (prostatite associée aux IgG_4, mais également plus rarement atteintes urétérales ou testiculaires). L'intégration de certaines atteintes d'organes à la MAG-4 reste encore discutée : atteintes cutanées (pseudo-lymphomes cutanés), certaines atteintes thyroïdiennes (thyroïdite de Hashimoto dans son variant fibrosant), ou encore certaines atteintes ORL, en particulier nasales.

Signes biologiques

La première anomalie biologique rapportée chez les patients atteints de pancréatite auto-immune est la présence d'une hypergammaglobulinémie polyclonale à l'électrophorèse des protéines plasmatiques. Celle-ci est présente chez près de 75 % des patients atteints de MAG-4, son absence n'excluant pas le diagnostic.

Le marqueur biologique principal de la MAG-4 est l'élévation des IgG_4 sériques, dont les limites en termes de sensibilité et de spécificité ont été décrites plus haut (*voir* « Critères généraux »). Une augmentation d'une ou de plusieurs autres sous-classes (IgG_1 et/ou IgG_2 en particulier) peut être présente chez certains patients, mais dans une proportion moindre que celle observée pour les IgG_4 [2]. Une augmentation des chaînes légères libres a également été rapportée, avec une augmentation du rapport κ/λ chez certains patients.

Une hypocomplémentémie est observée chez près de 25 % des patients. Celle-ci porte sur le C3, le C4 et/ou le CH50. Elle semble concerner préférentiellement les patients présentant une atteinte rénale. Le mécanisme de cette hypocomplémentémie reste mal connu, les IgG_4 n'activant pas la voie classique du complément.

Un syndrome inflammatoire biologique peut être présent chez 10 à 15 % des patients [2], habituellement modéré.

Enfin, les anticorps antinucléaires peuvent être positifs, habituellement à faible taux et sans spécificité. Les anticorps anti-SSA et anti-SSB sont en revanche négatifs chez ces patients, élément important pour le diagnostic différentiel avec le syndrome de Gougerot-Sjögren.

Traitement

Aucune étude contrôlée randomisée n'est actuellement disponible dans le cadre du traitement de la MAG-4. En dehors de quelques situations particulières (par exemple un tableau de polyadénopathies isolées, asymptomatiques), la mise en route d'un traitement paraît le plus souvent indiquée en raison du caractère fibrosant de la maladie. La corticothérapie constitue le traitement de première intention, avec une excellente cortico-sensibilité chez plus de 90 % des patients [2]. La réponse très favorable aux corticoïdes a d'ailleurs été proposée comme un critère diagnostique de la maladie. Le schéma d'administration et de décroissance de la corticothérapie n'est pas consensuel, et les données sont principalement issues de travaux sur la pancréatite auto-immune de type 1. Après un traitement d'attaque habituellement de 0,4 à 0,6 mg/kg/j, certaines équipes américaines proposent une décroissance rapide avec un arrêt à 11 semaines, alors que des équipes japonaises proposent un traitement d'entretien plus prolongé autour de 5 mg/j pendant 12 à 24 mois, voire 36 mois. Quel que soit le schéma, le taux de rechute est important à l'arrêt du traitement. Au cours des pancréatites auto-immunes de type 1, le taux de rechutes est de 32 % à 6 mois, 56 % à 1 an et 92 % à 3 ans [8]. Un traitement immunosuppresseur de deuxième ligne est donc souvent utilisé, soit à visée d'épargne cortisonique, soit pour limiter les rechutes. L'azathioprine constitue la molécule la plus utilisée dans le cadre de la pancréatite auto-immune de type 1, même si l'utilisation d'autres traitements a été rapportée (mycophénolate mofétyl, cyclophosphamide ou encore bortézomib). De bonnes réponses ont également été rapportées avec l'utilisation d'anticorps anti-CD20 (rituximab) chez des patients réfractaires ou présentant des effets secondaires aux traitements usuels, y compris pour certaines atteintes avec fibrose avancée.

Conclusion

Le concept de maladie associée aux IgG_4 a permis de regrouper, autour de critères histologiques communs, de nombreuses entités syndromiques décrites de longue date et souvent associées. Le diagnostic doit être posé sur des critères stricts, notamment histologiques avec étude en immunohistochimie, après avoir éliminé les nombreux diagnostics différentiels. Le caractère systémique lié au grand nombre d'organes pouvant être atteints, de façon souvent concomitante ou au cours du temps, implique de nombreux spécialistes dans sa prise en charge. Ceci impose un bilan soigneux à la recherche des différentes atteintes chez ces patients. La maladie se caractérise par une grande cortico-sensibilité, mais celle-ci ne doit pas faire oublier le risque de séquelles liées au caractère fibrosant de l'affection. De plus, l'évolution chronique et la fréquence élevée des rechutes justifient un suivi régulier des patients, et l'utilisation éventuelle de secondes lignes thérapeutiques, dont les modalités doivent encore être précisées.

Bibliographie

1. Deshpande V, Zen Y, Chan JK et al. Consensus statement on the pathology of IgG_4-related disease. Mod Pathol, 2012, *25* : 1181-1192.
2. Ebbo M, Daniel L, Pavic M et al. IgG_4-related systemic disease : features and treatment response in a French cohort : results of a multicenter registry. Medicine (Baltimore), 2012, *91* : 49-56.
3. Ebbo M, Grados A, Bernit E et al. Pathologies associated with serum IgG_4 elevation. Int J Rheumatol, *2012* : 602809.
4. Ebbo M, Grados A, Guedj E et al. ^{18}F-FDG PET/CT for staging and evaluation of treatment response in IgG_4-related disease : a retrospective multicenter study. Arthritis Care Res (Hoboken), 2014, *66* : 86-96.
5. Grados A, Ebbo M, Piperoglou C et al. T cell polarization toward TH2/TFH2 and TH17/TFH17 in patients with IgG_4-related disease. Front Immunol, 2017, *8* : 235.
6. Hamano H, Kawa S, Horiuchi A et al. High serum IgG_4 concentrations in patients with sclerosing pancreatitis. N Engl J Med, 2001, *344* : 732-738.
7. Hart PA, Kamisawa T, Brugge WR et al. Long-term outcomes of autoimmune pancreatitis : a multicentre, international analysis. Gut, 2013, *62* : 1771-1776.
8. Kamisawa T, Shimosegawa T, Okazaki K et al. Standard steroid treatment for autoimmune pancreatitis. Gut, 2009, *58* : 1504-1507.
9. Stone JH, Khosroshahi A, Deshpande V et al. Recommendations for the nomenclature of IgG_4-related disease and its individual organ system manifestations. Arthritis Rheum, 2012, *64* : 3061-3067.
10. Stone JH, Zen Y, Deshpande V. IgG_4-related disease. N Engl J Med, 2012, *366* : 539-551.
11. Umehara H, Okazaki K, Masaki Y et al. Comprehensive diagnostic criteria for IgG_4-related disease (IgG_4-RD), 2011. Mod Rheumatol, 2012, *22* : 21-30.

Toute référence à cet article doit porter la mention : Ebbo M, Grados A, Harlé JR, Schleinitz N. Maladie associée aux IgG_4. *In* : L Guillevin, L Mouthon, H Lévesque. Traité de médecine, 5ᵉ éd. Paris, TdM Éditions, 2018-S03-P01-C27 : 1-5.

Médecine interne

Chapitre S03-P01-C28

Histiocytose à cellules de Langerhans de l'adulte

MATHILDE DE MENTHON

L'histiocytose à cellules de Langerhans est une maladie polymorphe se caractérisant par une infiltration tissulaire de cellules présentant des marqueurs et des propriétés ultrastructurales identiques à celles des cellules de Langerhans de la peau.

Les premières formes de la maladie ont été décrites entre les années 1920 et 1940. Diverses entités ont alors été rapportées :
– d'une part, la maladie de Hand-Schüller-Christian touchant les enfants d'âge moyen et les adolescents, comportant une exophtalmie, des lésions lytiques du crâne et un diabète insipide ;
– d'autre part, la maladie de Letterer-Siwe se manifestant chez le petit enfant par un rash purpurique, une hépatosplénomégalie, des adénopathies et des cytopénies d'évolution souvent fatale ;
– enfin, le granulome éosinophilique osseux où la prolifération histiocytaire est accompagnée par un infiltrat éosinophilique, souvent d'évolution favorable.

Bien que très différentes sur le plan clinique, ces maladies avaient en commun les mêmes caractéristiques histopathologiques. De ce fait, l'hypothèse qu'il s'agisse en fait d'une seule et même maladie à des stades évolutifs distincts a été retenue, et ces entités ont été regroupées par Lichtenstein en 1953 sous le terme d'histiocytose X, le X soulignant l'origine incertaine des histiocytes. Ultérieurement, le développement de la microscopie électronique permit d'établir la similarité des histiocytes présents au sein des lésions avec les cellules de Langerhans de la peau, ces deux types cellulaires présentant au sein de leur cytoplasme des structures particulières appelées granules de Birbeck. Par la suite, le groupe de l'Histiocyte Society rebaptisa la maladie histiocytose à cellules de Langerhans dans les années 1980.

Ces données historiques illustrent l'aspect polymorphe de la maladie, avec des présentations cliniques très variées, allant d'une atteinte monotissulaire unique à une atteinte systémique. Le diagnostic repose principalement sur l'anatomopathologie, et le pronostic et la gravité varient selon les atteintes. L'histiocytose à cellules de Langerhans est une affection rare d'étiologie à ce jour inconnue. La découverte récente de l'activation constante de la voie RAS-RAF-MEK-ERK dans les lésions et la présence d'une mutation *BRAF*^{V600E} chez la moitié des patients a permis une avancée importante dans la compréhension des mécanismes impliqués. Le fait que certaines de ces mutations se retrouvent dans d'autres formes d'histiocytoses dites « non langerhansiennes » (notamment la maladie d'Erdheim-Chester) permet aujourd'hui d'envisager une nouvelle vision de ces maladies, qui seraient regroupées au sein d'un même groupe [6].

Épidémiologie

Les connaissances épidémiologiques sur l'histiocytose à cellules de Langerhans sont pauvres. On ne dispose que de très peu de données dans la littérature sur son incidence. Des études n'ont été menées que chez l'enfant et il n'y a aucune donnée sur sa prévalence chez l'adulte ou chez l'enfant. C'est une pathologie rare avec, à titre indicatif, un taux d'incidence annuelle allant de 2,6 à 8,9 pour 1 000 000 chez les enfants. Une étude rétrospective multicentrique incluant 274 patients adultes retrouvait une discrète prépondérance masculine (52 %) avec un âge moyen au diagnostic de 35 ans (± 14 ans). Au total, 47 % des patients étaient fumeurs, avec un taux grimpant à 77 % chez les patients avec atteinte pulmonaire. Parmi les patients, on retrouvait 31,4 % de formes monotissulaires (dont près de la moitié étaient des atteintes pulmonaires isolées) et 68,6 % de formes systémiques [1].

Pathogénie

Du fait des similarités immunohistochimiques et ultrastructurales avec la cellule de Langerhans de l'épiderme, il était considéré que les cellules histiocytaires pathologiques infiltrant les tissus au cours de la maladie dérivaient d'une activation anormale ou d'une transformation néoplasique des cellules de Langerhans. Les avancées des dernières années permettent aujourd'hui d'infirmer cette hypothèse. Les granules de Birbeck et la langérine (CD207), longtemps considérés comme spécifiques des cellules de Langerhans de l'épiderme, sont en fait aussi exprimés dans d'autres cellules de la lignée des phagocytes mononucléées. Ainsi des cellules dendritiques (CD) CD207+ ont-elles été identifiées à l'état basal dans des tissus lymphoïdes et non lymphoïdes qui peuvent être touchés par l'histiocytose à cellules de Langerhans. Des cellules dendritiques exprimant le CD1a et la langérine peuvent aussi se différencier à partir de monocytes circulants en contexte. Une étude menée en 2010 sur les profils transcriptomiques des cellules histiocytaires pathologiques des patients a montré qu'elles avaient beaucoup plus de similarités avec les précurseurs immatures des cellules dendritiques myéloïdes qu'avec les cellules de Langerhans de l'épiderme. L'hypothèse actuelle est donc que l'accumulation des cellules histiocytaires pathologiques au sein des tissus serait liée à un recrutement de précurseurs hématopoïétiques myéloïdes du sang périphérique sous l'effet du GM-CSF et de chimiokines (CCL20 et CCL2) qui se différencieraient dans les tissus atteints. Ces cellules prolifèrent peu localement, mais sont moins sensibles à l'apoptose, ce qui contribue à leur persistance dans les lésions. L'analyse transcriptomique montre qu'elles expriment fortement les transcrits de diverses métalloprotéases (MMP1, MMP9 et MMP12) dont l'expression protéique a été confirmée en immunohistochimie, ce qui pourrait expliquer le caractère destructeur des lésions.

Une autre question est de savoir si l'histiocytose à cellules de Langerhans est un processus néoplasique ou inflammatoire réactionnel. Le fait que certaines formes soient d'évolution bénigne ou spontanément régressive, le caractère polymorphe de l'infiltrat inflammatoire observé au sein des lésions ainsi que l'absence de mitoses anormales plaident en faveur du caractère inflammatoire. Dans ce cadre, la relation étroite entre la forme pulmonaire de l'adulte et le tabagisme soulève la question du rôle exact du tabac dans le déclenchement de la maladie pulmonaire. D'une part, le tabac induit l'accumulation de cellules CD1a+ dans le poumon, y compris chez le sujet sain fumeur. D'autre part, il stimule la production locale de cytokines telles que le TNF-α, le GM-CSF, le TGF-β et la chimiokine CCL20, qui sont aussi exprimées dans les lésions d'histiocytose à cellules de Langerhans pulmonaire et favorisent le recrutement, la différenciation et l'activation des cellules dendritiques. La nicotine augmente la sécrétion d'ostéopontine, dont la quantité est augmentée dans le lavage broncho-alvéolaire des patients atteints d'histiocytose à cellules de Langerhans comparativement à des patients fumeurs. Cette glycoprotéine a un effet chimiotactique sur les monocytes/macrophages, les cellules dendritiques et les cellules histiocytaires pathologiques, y compris in vivo chez le rat. Cependant, la faible prévalence de l'histiocytose à cellules de Langerhans comparée au nombre important de fumeurs dans la population générale souligne le fait qu'il existe en plus des facteurs liés à l'hôte qui prédisposent à la maladie.

Dans l'hypothèse d'un processus néoplasique, des études moléculaires ont été menées, permettant d'établir le caractère clonal des cellules histiocytaires pathologiques au sein des atteintes extrapulmonaires. Les études génétiques ont longtemps été limitées du fait de la rareté de la maladie et de la difficulté à étudier un nombre suffisant de prélèvements congelés. Grâce à l'amélioration des techniques, une avancée décisive a été obtenue en 2010 par une étude par Oncomap menée sur 61 cas d'histiocytoses à cellules de Langerhans et testant 983 allèles de 115 gènes associés aux cancers, qui a démontré la présence de la mutation $V600E$ de l'oncogène $BRAF$ dans les cellules histiocytaires pathologiques de 57 % des patients [3]. $BRAF$ est un élément important d'une cascade intracellulaire impliquant Ras, Raf, MEK et ERK, qui conduit à la modification de l'expression de certains gènes. Les auteurs ont montré que cette voie est activée au sein des cellules histiocytaires pathologiques, puisque MEK et ERK sont phosphorylées. De manière inattendue, la phosphorylation de MEK et ERK est aussi observée au sein des cellules histiocytaires pathologiques de patients qui n'ont pas la mutation $BRAF$. D'autres modes d'activation de la voie des MAP kinases ont donc été recherchés chez les patients ne présentant pas la mutation $BRAF^{V600E}$. La mutation de $MAP2K1$ qui permet la phosphorylation de MEK a ainsi été retrouvée chez 15 à 20% des patients non mutés $BRAF$, ainsi que d'autres mutations plus rares ($ARAF$, $ERBB 3$, délétion au sein de l'exon 12 de $BRAF$). La présence d'un gène de fusion entre les gènes $FAM73A$ (chromosome 1p31.1) et $BRAF$ (chromosome 7) conduisant à un gène chimérique $FAM73A-BRAF$ a également été trouvé chez un patient. Ce gène chimérique conduit à une activation constante du domaine kinase. Chez environ 15 % des patients, les modalités de l'activation de la voie des MAP kinases restent à éclaircir. Ces résultats, en association à la notion du caractère clonal des cellules histiocytaires pathologiques, orientent aujourd'hui fortement vers une origine néoplasique de la maladie.

L'impact précis de la mutation $BRAF^{V600E}$ a pu récemment être précisé par la mise au point de souris transgéniques, chez lesquelles il a été possible d'introduire la mutation dans des cellules dendritiques à différents stades de leur maturation. Ces souris ont développé en 2 à 6 mois des lésions granulomateuses comportant des histiocytes CD207+ ainsi qu'un infiltrat inflammatoire polymorphe comme observé au cours de l'histiocytose à cellules de Langerhans, ce qui renforce le rôle clef de la mutation $BRAF^{V600E}$ dans la genèse des lésions d'histiocytose à cellules de Langerhans.

Si le rôle de la mutation ne fait plus aucun doute, il reste à comprendre le mécanisme qui détermine l'étendue et la sévérité de la maladie. Il a récemment été montré que, chez les patients avec des formes systémiques à haut risque, la mutation $BRAF^{V600E}$ peut aussi être détectée dans les cellules du sang circulant et dans les cellules de la moelle osseuse, y compris les cellules souches CD34+. En revanche, cela n'est pas observé chez les patients avec formes monotissulaires à faible risque [4]. Cela sous-entend que la gravité et l'étendue de la maladie sont conditionnées par le stade de différenciation cellulaire auquel survient la mutation dans les progéniteurs myéloïdes, ce qui a été confirmé dans les modèles animaux.

Sur le plan clinique, une étude portant sur 41 patients a montré un risque de rechute augmenté chez les patients porteurs de la mutation $BRAF$ comparés aux patients porteurs de la mutation $MAP2K1$. De même, une étude portant sur 315 patients pédiatriques montre une augmentation des formes multisystémiques avec atteinte d'organes à risque chez les patients porteurs de la mutation $BRAF$, avec à nouveau un risque de rechute supérieur et plus de séquelles à long terme [8].

Des mutations additionnelles commencent à être décrites comme la mutation $NRAS$, détectée dans certaines formes pulmonaires, qui, lorsqu'elle est associée à la mutation $BRAF$, semble conférer un moins bon pronostic.

L'évolution spontanément favorable de certains cas pourrait être expliquée de la même manière que celle des nævi. En effet, la majorité des mélanocytes des nævi – qui ont aussi la mutation $BRAF^{V600E}$ – entrent dans un processus de sénescence induit par l'oncogène après avoir subi plusieurs cycles cellulaires. De nombreuses autres mutations ou délétions leur sont nécessaires pour évoluer vers un mélanome. Peut-être existe-t-il même phénomène dans le cas de l'histiocytose à cellules de Langerhans, où l'apparition de la mutation $BRAF^{V600E}$ entraînerait la prolifération histiocytaire et l'apparition de la maladie, puis un processus de sénescence se mettrait secondairement en place, conduisant à une rémission spontanée. À l'identique des mélanomes, peut-être faut-il, pour exprimer les symptômes de la maladie, avoir des mutations génétiques supplémentaires.

Les mutations de la voie des MAP kinases, notamment $BRAF^{V600E}$ ou $MAP2K1$ ne sont pas spécifiques de l'histiocytose langerhansienne et sont retrouvées dans d'autres maladies, y compris d'autres formes d'histiocytoses, notamment la maladie d'Erdheim-Chester. Il existe donc aujourd'hui une tendance à vouloir regrouper ces maladies sous le terme de « néoplasies myéloïdes inflammatoires », ce d'autant qu'il existe des formes mixtes sur le plan clinique. Restent à identifier les mécanismes associés qui conduiront à développer telle ou telle maladie alors que la base moléculaire est la même.

Histopathologie

Dans la majorité des cas, l'étude histologique est indispensable pour obtenir un diagnostic de certitude. En 1987, l'Histiocyte Society a codifié ce diagnostic selon le niveau de preuve apporté par la biopsie. Ainsi, l'examen histologique standard ne permet qu'un diagnostic présomptif, montrant classiquement un infiltrat cellulaire dense polymorphe composé de quantités variables de cellules histiocytaires pathologiques, de polynucléaires éosinophiles, de lymphocytes, de macrophages et de cellules géantes. De ce fait, les lésions ont été qualifiées dans l'os de granulomateuses bien que n'ayant pas réellement l'organisation typique d'un granulome. La quantité de cellules histiocytaires pathologiques au sein des lésions est variable et dépend du stade évolutif où est réalisée la biopsie. Schématiquement, les lésions sont d'abord riches en cellules histiocytaires, puis celles-ci disparaissent progressivement, laissant place à un amas de macrophages riches en lipides et à des lésions fibreuses non spécifiques. Les cellules histiocytaires pathologiques sont rondes et ont un cytoplasme abondant homogène, rose et granuleux avec la coloration HES (hématéine-éosine-safran). Le noyau est réniforme et la chromatine bien différenciée. Les marges cellulaires sont bien individualisées. L'index mitotique est faible. Le diagnostic de certitude repose sur l'immunohistochimie avec la démonstration d'un marquage CD1a positif des cellules histiocytaires pathologiques. Ce marquage est capital, même s'il faut souligner qu'il n'est pas complètement spécifique, parfois décrit dans certains xanthogranulomes juvéniles ou maladie de Rosaï-Dorfman. Le marquage à la langérine (ou CD207), protéine dont l'expression est indispensable à la formation des granules de Birbeck, a remplacé la recherche de ces granules en microscopie électronique. D'autres marqueurs sont également utiles pour conforter le diagnostic, bien que non spécifiques, comme le marquage pour la protéine S-100. Il est courant actuellement de rechercher, au sein des biopsies, la présence de la mutation $BRAF^{V600E}$ qui peut se faire en immunohistochimie à l'aide d'un marquage spécifique ou par des techniques de biologie moléculaire, dont la sensibilité s'est considérablement améliorée ces dernières années.

Manifestations cliniques

La présentation clinique de la maladie varie suivant l'âge et deux formes particulières, non détaillées ici, ne s'observent que chez le petit enfant : la maladie de Hashimoto-Pritzker qui est une histiocytose cutanée périnatale dont l'évolution est spontanément favorable avec une régression des lésions en quelques semaines ou mois et la maladie de Letterer-Siwe qui est la forme la plus grave d'histiocytose langerhansienne et correspond à une maladie systémique avec une atteinte hématologique, hépatique, splénique, ganglionnaire, et parfois d'autres viscères. Chez l'adolescent ou l'adulte, la présentation clinique de la maladie est très variable selon les formes cliniques et le type d'organe atteint. Classiquement, on différencie les présentations cliniques en formes monotissulaires – c'est-à-dire ne touchant qu'un seul type d'organe – qui peuvent être uni- ou multifocales, et les formes multisystémiques. Les organes majoritairement atteints sont l'os, le poumon, la peau et le système endocrinien. Par ailleurs, on distingue des atteintes d'organes dites « à risque » que sont la moelle osseuse, le foie, la rate et le système nerveux central, leur implication menant à une plus forte mortalité chez les enfants. Chez les adultes cependant cette notion n'est pas prouvée.

Atteinte osseuse

L'atteinte osseuse touche environ 50 % des patients d'âge adulte. Elle peut être isolée ou se voir dans le cadre de formes multisytémiques.

Sur le plan clinique, la manifestation principale est la douleur qui est typiquement d'horaire inflammatoire et répond très bien aux anti-inflammatoires non stéroïdiens. Parfois la lésion peut s'étendre aux tissus mous adjacents et se manifester alors sous la forme d'une masse palpable, notamment au niveau du cuir chevelu, ou d'un phénomène compressif local comme une exophtalmie en cas d'atteinte orbitaire ou une hypo-acousie en cas d'atteinte mastoïdienne. En cas d'atteinte vertébrale, il est rare mais possible d'avoir une atteinte associée à type d'épidurite, avec des signes de compression médullaire ou radiculaire.

Tous les os peuvent être atteints par l'histiocytose à cellules de Langerhans, les plus fréquemment touchés étant ceux du squelette axial, en premier lieu le crâne et les vertèbres dorsales ou lombaires, mais aussi les côtes, le bassin, les diaphyses ou métaphyses des fémurs, la mandibule [3]. L'atteinte des extrémités osseuses est plus rare. Au niveau mandibulaire, la plainte est une douleur rebelle et l'apparition d'une mobilité d'une ou de plusieurs dents. Il n'est pas rare d'observer une atteinte muqueuse en regard, avec ulcération ou œdème de la gencive.

Sur le plan radiologique, les radiographies standard mettent en évidence une ou plusieurs lésions lytiques à l'emporte-pièce, sans condensation périlésionnelle, allant de quelques millimètres à quelques centimètres de diamètre et s'étendant de la médullaire vers la corticale. Au niveau mandibulaire, l'image typique est celle d'une « dent flottante », avec lyse de l'os alvéolaire. Ces images radiologiques ne sont pas spécifiques, pouvant être également observées dans d'autres processus pathologiques comme les sarcomes, les lymphomes, les métastases, les ostéomyélites ou les kystes odontogéniques mandibulaires. Autrefois recommandées à titre systématique, on préfère aujourd'hui remplacer les radiographies de squelette complet par des radiographies centrées sur les zones douloureuses ou suspectes cliniquement. La scintigraphie osseuse peut être utile pour diagnostiquer des lésions non vues par les radiographies standard mais, à l'inverse, ne fixe pas systématiquement toutes les lésions. La tomodensitométrie centrée sur la lésion permet de mesurer la taille de la lésion, d'apprécier son risque fracturaire en montrant une lyse corticale et de préciser l'extension aux tissus mous, qui sont alors rehaussés par l'injection de produit de contraste. En cas d'atteinte des tissus mous, l'IRM a une place privilégiée, car elle précise l'extension des lésions et leurs rapports anatomiques précis avec les structures adjacentes. La lésion apparaît en hyposignal en T1 et en hypersignal en T2 et en séquence STIR (*short time inversion recovery*). Après injection de gadolinium, on observe un rehaussement important de l'os et des tissus mous adjacents. Après guérison, l'hypersignal en T2 diminue d'intensité au fur et à mesure de la réossification. La place de la tomographie par émission de positons (TEP) au ^{18}F-FDG (18-fluorodésoxyglucose) reste à définir. Les variations d'intensité de fixation pourraient être utiles au suivi et permettraient de différencier les lésions actives des lésions séquellaires ou en voie de réossification. La réalisation répétée de cet examen reste cependant limitée par les effets secondaires des radiations.

Le diagnostic repose sur l'étude anatomopathologique de la biopsie chirurgicale. Le pronostic des atteintes osseuses est variable. Les formes unifocales sont souvent de bon pronostic, spontanément ou après traitement local. Pour les formes multifocales, la rémission est souvent obtenue, mais les rechutes existent, avec un taux variable de 12 à 27,3 % selon les études.

Atteinte pulmonaire

L'atteinte pulmonaire de l'adulte peut être vue dans le cadre de formes multisystémiques, auxquelles il semblerait qu'elle confère un pronostic défavorable [1], ou sous forme monotissulaire, touchant alors majoritairement l'adulte entre 20 et 40 ans, presque exclusivement fumeur (90 % des patients). Le sex-ratio des anciennes études était en faveur d'une prépondérance masculine, mais celle-ci a été remise en cause dans diverses études. Il se pourrait que l'augmentation des formes pulmonaires chez la femme soit liée à l'augmentation du tabagisme féminin. La prévalence de la maladie est probablement sous-estimée, car il existe beaucoup de formes asymptomatiques ou de résolution spontanée.

Les caractéristiques épidémiologiques de la forme pulmonaire, ainsi que l'absence de clonalité des cellules histiocytaires pathologiques du poumon et le lien étroit avec le tabagisme ont fait discuter une pathogénie propre à l'atteinte pulmonaire, la maladie ayant plutôt été considérée par le passé comme une pathologie inflammatoire réactionnelle. Une étude génétique récente portant sur cinq patients a néanmoins montré une mutation de *BRAF^{V600E}* au sein des nodules pulmonaires de deux patients sur cinq, ce qui relance l'hypothèse d'une pathogénie commune avec les autres formes d'histiocytose à cellules de Langerhans. La relation étroite entre forme pulmonaire et tabagisme soulève la question du rôle exact du tabac dans le déclenchement de la maladie. Néanmoins, la faible prévalence de l'histiocytose à cellules de Langerhans comparée au nombre important de fumeurs dans le monde souligne le fait qu'il existe des facteurs liés à l'hôte qui prédisposent à la maladie.

La symptomatologie est variable. Malgré des lésions radiologiques florides, les symptômes peuvent être mineurs, souvent attribués au tabagisme par les patients. Dans un quart des cas, la maladie est détectée au cours d'une radiographie de thorax systématique. Dans d'autres circonstances, le patient peut présenter une toux non productive associée à une dyspnée plus ou moins avec la présence de signes généraux à type d'asthénie, d'amaigrissement, de sueurs nocturnes ou de fièvre. Enfin, une douleur thoracique peut être le symptôme d'un pneumothorax, qui est révélateur de 10 à 20 % des formes. L'hémoptysie n'est pas un signe d'histiocytose à cellules de Langerhans et doit faire éliminer un autre diagnostic, en particulier un cancer. L'auscultation pulmonaire est le plus souvent normale.

La radiographie standard permet souvent d'évoquer le diagnostic. Elle montre un infiltrat réticulomicronodulaire bilatéral et symétrique des champs moyens et supérieurs respectant les angles costodiaphragmatiques. Des kystes sont parfois visibles. Elle peut aussi montrer un pneumothorax ou une atteinte osseuse costale associée. Il n'y a pas d'adénopathies médiastinales, mais une hypertrophie des hiles est possible en cas de survenue d'hypertension pulmonaire (HTP) qui peut compliquer la maladie. Environ 10 % des patients avec atteinte pulmonaire ont une radiographie standard normale. En effet, sur le plan radiologique, l'examen de référence est aujourd'hui le scanner en coupes fines qui doit être réalisé dans le bilan initial de tout patient atteint d'histiocytose à cellules de Langerhans et qui montre quatre types de lésions : des nodules pleins, des nodules cavitaires dits « troués » (tous deux ayant la particularité de pouvoir régresser), ainsi que des kystes à parois épaisses et des kystes à parois fines. Ces différents types de lésions peuvent coexister et correspondent à l'évolution naturelle des lésions. Ainsi, au fur et à mesure du temps, les kystes deviennent-ils prédominants. Les lésions sont généralement centrolobulaires, peuvent toucher aussi bien le centre que la périphérie du poumon et épargnent généralement les bases. Elles sont focales, entourées de parenchyme sain. Le scanner est aussi utile pour guider la biopsie pulmonaire lorsqu'elle est nécessaire et permet de détecter d'autres complications possibles du tabagisme. Il n'est toutefois pas recommandé de le répéter trop souvent eu égard aux complications potentielles des radiations, le suivi étant surtout centré sur la fonction respiratoire.

L'étude de la fonction respiratoire (EFR) est essentielle au suivi du patient et doit être régulièrement réévaluée au moins pendant les deux premières années suivant le diagnostic, où des formes d'évolution rapidement défavorable peuvent se voir. Elle peut être normale en dépit d'anomalies radiologiques étendues, toutefois la présence de lésions kystiques importantes est statistiquement associée à la présence d'un syndrome obstructif aux EFR [13]. L'anomalie la plus fréquente est la baisse de la diffusion du monoxyde de carbone (DL_{CO}), qui touche 70 à 90 % des patients. Le profil fonctionnel le plus fréquent est celui d'une pathologie des voies aériennes distales, avec une baisse de la capacité vitale (CV), une capacité pulmonaire totale (CPT) conservée, une élévation du volume résiduel (VR) et une augmentation du rapport VR/CPT. Une diminution du rapport de Tiffeneau est observée dans 20 à 55 % des cas. Dans une minorité de cas, on peut observer une atteinte restrictive. Il faut impérativement tester les capacités à l'effort au cours d'un test de marche qui, en cas d'hypoxie importante à l'effort, oriente vers une HTP. Cette HTP doit aussi être recherchée en cas de dyspnée d'effort importante contrastant avec des débits pulmonaires peu altérés ou en cas de baisse importante de la DL_{CO}.

L'endoscopie bronchique est macroscopiquement normale et sert surtout à éliminer d'autres diagnostics, notamment infectieux. Le lavage broncho-alvéolaire montre en général une alvéolite macrophagique satellite du tabagisme. La recherche de cellules CD1a+ est aléatoire et n'a de valeur que si elle dépasse 5 %. Cette approche manque de sensibilité et n'est pas recommandée à titre systématique.

Le diagnostic définitif repose sur l'analyse histologique d'une biopsie pulmonaire, le plus souvent chirurgicale et guidée par le scanner, car les biopsies transbronchiques ont une faible sensibilité. Vue sa lourdeur, elle doit être discutée au cas par cas et peut être dispensée si le tableau clinique et radiologique est suffisamment typique. Il faut néanmoins se méfier des diagnostics différentiels possibles : pneumocystose excavée, tuberculose, sarcoïdose, métastases excavées, lymphangiomyomatose chez la femme. La biopsie d'un organe plus facile d'accès est une option dans les formes multisystémiques. Les lésions se localisent au niveau des bronchioles distales dont les murs sont détruits. Elles sont focales, séparées par des zones de parenchyme sain ou présentant des altérations non spécifiques liées au tabagisme. On peut observer des lésions d'âge différent au sein des tissus. Les caractéristiques histopathologiques se modifient au fur et à mesure du temps, le nombre de cellules histiocytaires pathologiques diminuant au sein des lésions, progressivement remplacées par des cicatrices fibreuses.

L'évolution de la maladie varie d'un patient à l'autre et n'est pas prévisible. Une étude rétrospective portant sur 49 patients suivis sur une période de 36 mois a montré une détérioration de la fonction respiratoire chez 60 % d'entre eux, et une amélioration dans 20 % des cas [15]. Parmi les patients qui progressent, la moitié se détériore rapidement, dans les 2 ans suivant le diagnostic. Globalement, la durée de vie des patients avec histiocytose à cellules de Langerhans pulmonaire est plus courte par rapport aux sujets sains de la même classe d'âge. Les facteurs de mauvais pronostic sont la survenue de l'histiocytose à un âge tardif, la prolongation des symptômes généraux, les pneumothorax récidivants, la présence de lésions extrapulmonaires (excepté l'os), les lésions kystiques diffuses et l'altération précoce de la fonction respiratoire aux EFR. La présence d'une HTP aggrave le pronostic.

Atteinte cutanée

L'atteinte cutanée peut se voir sous forme monotissulaire ou dans le cadre d'une forme multisystémique. Elle peut être le premier signe d'une maladie qui va secondairement se généraliser. Toutes les parties du tégument peuvent être touchées, y compris les ongles, avec des présentations cliniques diverses qui font parfois errer le diagnostic.

L'atteinte du scalp est fréquente, souvent étendue, constituée de papules érythémateuses qui deviennent pétéchiales et discrètement érosives, les érosions étant recouvertes de croûtes séreuses [13]. L'aspect peut mimer une dermite séborrhéique, qui est le diagnostic différentiel le plus souvent évoqué. La plupart du temps, ces lésions sont peu ou non prurigineuses, mais le patient peut ressentir des douleurs du scalp. Dans quelques cas, une alopécie diffuse peut se développer, qui récupère à la guérison. L'atteinte des plis est la deuxième atteinte la plus fréquente. Tous les plis peuvent être touchés : inguinaux, axillaires, sous-mammaires, interfessier, mais aussi le cou ou les plis rétro-auriculaires. L'éruption est d'abord érythémateuse, avec des papules et des macules, évoluant rapidement vers un intertrigo fissuraire très douloureux qui se surinfecte fréquemment. L'atteinte de la peau glabre se caractérise par des nodules cutanés érythémateux enchâssés dans le derme ou sous la forme d'une éruption plus diffuse, maculopapuleuse, parfois purpurique, discrètement croûteuse. Les muqueuses peuvent être touchées, en particulier la vulve chez la femme chez qui l'atteinte peut être isolée. L'examen montre un érythème et une induration des lèvres s'étendant souvent jusqu'au périnée et à la zone péri-anale, et à l'avant jusqu'au clitoris. Chez les hommes, l'atteinte des organes génitaux est inhabituelle. L'atteinte de la muqueuse buccale se manifeste par un œdème et des érosions au niveau des gencives et doit systématiquement faire rechercher une atteinte mandibulaire sous-jacente. L'atteinte unguéale est rare mais possible, avec perte de la table unguéale, onycholyse et paronychie.

L'ensemble de ces manifestations n'étant pas spécifique, la biopsie cutanée est indispensable au diagnostic. L'histiocytose à cellules de Langerhans cutanée est une maladie de l'épiderme et du derme papillaire. L'infiltrat de cellules histiocytaires pathologiques touche le derme supérieur avec un épidermotropisme marqué, qui épargne les structures annexielles. Dans les lésions nodulaires, on peut voir une extension au tissu sous-cutané. L'épiderme montre souvent de l'hyperkératose, de la parakératose et des croûtes. La nécrose est normalement absente, sauf en cas d'ulcération cutanée. Au sein de la lésion, on observe un infiltrat cellulaire mixte contenant des cellules histiocytaires pathologiques qui disparaissent progressivement au cours de l'évolution, remplacées par des macrophages.

Atteinte endocrinienne

L'infiltration de l'axe hypothalamo-hypophysaire est observée chez 5 à 50 % des patients autopsiés ayant une histiocytose à cellules de Langerhans [11]. Le diabète insipide est l'anomalie endocrinienne la plus fréquente avec une prévalence rapportée autour de 25 % chez les adultes. Il se traduit par un syndrome polyuro-polydipsique, qui peut être suspecté à l'interrogatoire, ainsi que devant l'hyperosmolarité sanguine qui contraste avec l'hypo-osmolarité urinaire. Il doit être confirmé par le test de restriction hydrique suivi de l'administration de désamino-8-D-arginine-vasopressine (Minirin®) qui permet de corriger les troubles. Il peut être un mode d'entrée dans la maladie ou survenir plus tard au cours de l'évolution, parfois tardivement. Il s'inscrit le plus souvent dans des formes multisystémiques, souvent associé aux lésions osseuses crâniennes, mais l'atteinte isolée de l'axe hypothalamo-hypophysaire est aussi possible, même si sa prévalence n'est pas connue et probablement sous-évaluée. L'IRM de la région met en évidence une perte de brillance de la partie postérieure de l'hypophyse en séquence T1 et aussi souvent un épaississement de la tige pituitaire qui se rehausse après injection de gadolinium. Le diagnostic requiert parfois une biopsie de la tige, qui doit être discutée au cas par cas, si la tumeur dépasse 7 mm et si aucun autre site n'est plus facilement accessible.

L'atteinte de l'axe antéhypophysaire est plus rare et se développe en priorité chez les patients avec diabète insipide préexistant (seuls quelques cas sans diabète insipide ont été rapportés dans la littérature), parfois des années après. Elle peut ne toucher qu'un seul axe ou se présenter sous forme de panhypopituitarisme. En cas d'atteinte antéhypophysaire, l'imagerie peut être inchangée ou montrer des anomalies supplémentaires, comme un aspect de selle turcique vide, ou des signes d'atteinte neurologique dégénérative. Il n'y a pas de marqueur pronostique fiable permettant de prédire l'évolution vers une atteinte endocrinienne diffuse. Une surveillance clinique et biologique régulière est donc nécessaire.

Un déficit en hormone de croissance (GH [*growth hormone*]) doit être recherché chez l'adulte car, dans ce cas, un traitement substitutif peut améliorer la sensation de bien-être et le profil métabolique du patient. Un déficit en gonadotrophines (*follicle-stimulating hormone* [FSH] et *luteinizing hormone* [LH]) est possible, avec quelques cas d'aménorrhée décrits chez des adultes. Le déficit en ACTH (*adrenocorticotropic hormone*) se rencontre majoritairement en cas de panhypopituitarisme. L'atteinte thyroïdienne peut être d'origine haute par déficit en TSH (*thyroid-stimulating hormone*), mais aussi d'origine basse, sous forme de goitre diffus ou nodulaire. Dans ce cas, les patients peuvent être euthyroïdiens, hypothyroïdiens ou plus rarement en hyperthyroïdie. Des anticorps antithyroïdiens sont parfois détectés. Une biopsie est nécessaire afin de confirmer le diagnostic et d'éliminer un éventuel cancer thyroïdien qui peut aussi y être associé. La présence d'un diabète insipide et de changements structuraux de la région hypothalamo-hypophysaire à l'IRM est souvent associée à d'autres dysfonctionnements cérébraux non endocriniens qui affectent l'hypothalamus. On peut ainsi observer des modifications du comportement social, de la mémoire, de l'appétit, de la satiété et du sommeil qui sont parfois problématiques, compliquant la prise en charge de la maladie. Une évaluation neuropsychologique régulière est utile pour suivre ces symptômes.

Le traitement spécifique de la maladie peut être utile pour réduire le syndrome tumoral, mais les dysfonctions endocriniennes sont le plus souvent irréversibles, nécessitant une opothérapie substitutive à vie.

Atteinte ganglionnaire

Il y a plusieurs façons pour les ganglions d'être atteints au cours de l'histiocytose à cellules de Langerhans. L'atteinte d'un ganglion de drainage au cours d'une forme osseuse ou cutanée est possible, probablement souvent sous-diagnostiquée. Les ganglions se voient aussi dans les formes multisystémiques, surtout chez le petit enfant dans les formes agressives. La présence d'une ou de plusieurs adénomégalies comme mode de révélation unique de la maladie est également possible mais rare, et doit faire systématiquement éliminer un lymphome sous-jacent, ce d'autant qu'il existe une susceptibilité aux tumeurs hématologiques ou solides au cours de l'histiocytose à cellules de Langerhans. En outre, l'accumulation de cellules histiocytaires a été régulièrement décrite au sein de ganglions atteints de lymphomes hodgkiniens ou non hodgkiniens et constitue alors certainement une forme de réaction inflammatoire locale adjacente à la tumeur.

Atteinte ORL

La fréquence de l'atteinte ORL n'est pas bien établie chez les adultes, décrite majoritairement dans les formes multisystémiques. Elle est le plus souvent due à une atteinte de l'os temporal qui va ensuite s'étendre aux parties molles, mais peut aussi être uniquement liée à une atteinte cutanée primitive du conduit auditif. Le diagnostic est parfois difficile, notamment dans les formes isolées, car les symptômes sont souvent pris à tort pour ceux d'une otite infectieuse. L'atteinte bilatérale (30 %) est un élément qui doit orienter vers une cause inhabituelle d'otite. Les symptômes les plus fréquents sont la sensation d'oreille bouchée, l'œdème rétro-auriculaire, la baisse d'audition. L'examen physique peut montrer un tissu de granulation au niveau du conduit auditif externe, un polype ou une érosion osseuse du conduit. La surdité est le plus souvent de transmission, secondaire à l'infiltration des tissus mous et à l'obstruction du canal. L'histiocytose à cellules de Langerhans peut aussi entraîner une érosion des osselets ou une destruction du labyrinthe, avec surdité de perception secondaire et vertige. Le scanner est essentiel, car il délimite à la fois l'atteinte osseuse mastoïdienne et l'atteinte des tissus mous, qui sont rehaussés après injection de produit de contraste. L'IRM est aussi utile pour préciser les rapports anatomiques des lésions avec les structures du cerveau. L'atteinte des sinus ethmoïdaux, maxillaires ou sphénoïdaux est également possible, souvent asymptomatique.

Atteinte digestive

L'atteinte digestive au cours de l'histiocytose à cellules de Langerhans est rare, le plus souvent décrite chez l'enfant dans le cadre d'une forme multisystémique sévère, avec un tableau d'entéropathie exsudative au pronostic défavorable. Chez l'adulte, les études sont limitées avec seulement quelques cas rapportés dans la littérature. Une étude rétrospective reprenant dix adultes montrait qu'il s'agissait le plus souvent de formes asymptomatiques à type de polypes coliques trouvés au cours d'endoscopies systématiques [14]. Des cas d'atteinte gastrique ont également été rapportés. Le pronostic de ces patients était bon, seuls deux patients évoluant vers une forme systémique avec atteinte cutanée.

Atteinte hépatique

Il y a peu de données disponibles sur l'atteinte hépatique. Une étude rétrospective menée chez 85 adultes retrouvait une prévalence de 27 % de cette atteinte, survenant toujours au cours de formes systémiques, le plus souvent après plusieurs années d'évolution. Une hépatomégalie existait dans 48 % des cas. L'atteinte hépatique varie en fonction du temps : précocement, elle se manifeste sous forme d'hépatomégalie ou de nodules hépatiques avec une cholestase discrète ± une cytolyse. Cette atteinte semble répondre aux traitements immunosuppresseurs. Plus tardivement le tableau est celui d'une cholangite sclérosante, avec des lésions fibreuses séquellaires des canaux biliaires, où il ne reste que pas ou peu d'infiltrat cellulaire. Biologiquement, il existe alors une cholestase importante et des signes d'insuffisance hépatocellulaire. L'imagerie met en évidence les lésions des canaux biliaires, avec des sténoses segmentaires et des dilatations limitées aux canaux biliaires intrahépatiques. Sur le plan histologique, la cholangite de l'histiocytose à cellules de Langerhans se distingue de la cholangite primitive par la prédominance des lésions au niveau des petits et moyens canaux biliaires qui sont remplacés par des amas de cellules histiocytaires pathologiques et par la présence de lésions inflammatoires de l'épithélium biliaire avec de la fibrose périductulaire. Il y a peu de données sur l'évolution des patients avec atteinte hépatique, mais les cas rapportés soulignent la gravité de cette atteinte, avec un fort taux de mortalité lié à la défaillance hépatique ou à des sepsis à point de départ biliaire. Il n'y a pas de traitement curatif autre que la transplantation hépatique, avec possibilité de rechute sur le greffon.

Atteinte hématologique

L'atteinte hématologique est rarement observée chez l'adulte, mais peut cependant se voir dans certaines formes graves. Elle se manifeste par une pancytopénie avec hépatosplénomégalie. Le myélogramme montre une hémophagocytose et la biopsie médullaire permet le diagnostic.

Atteinte neurologique

En dehors de l'atteinte hypothalamo-hypophysaire décrite plus haut, l'atteinte neurologique de l'histiocytose à cellules de Langerhans peut prendre deux aspects distincts : l'atteinte dite pseudo-tumorale et l'atteinte neurodégénérative [5]. Elle survient majoritairement dans le cadre de formes multisystémiques et l'on estime sa fréquence aux alentours de 5 %.

Dans l'atteinte pseudo-tumorale, les cellules histiocytaires pathologiques et d'autres cellules inflammatoires infiltrent les méninges, les plexus choroïdes ou le parenchyme cérébral. Ces lésions peuvent correspondre à l'extension de lésions osseuses. Sur le plan clinique, cette atteinte se traduit par une augmentation de la pression intracrânienne, des signes focaux dépendant du site et de la taille de la lésion et éventuellement une comitialité. Les lésions peuvent être uniques ou multiples, infra- ou supratentorielles et toucher la substance blanche ou la substance grise. L'atteinte de l'épiphyse est fréquente. En IRM, les masses méningées sont en iso- ou en hyposignal en T1, avec une prise de contraste variable et en hyposignal en T2. L'atteinte des plexus choroïdes se traduit par une baisse significative du signal en T2, suggérant des calcifications. L'atteinte parenchymateuse se traduit le plus souvent par un hyposignal en T1, un hypersignal en T2 et une prise de contraste importante après injection. La biopsie, si elle est réalisée précocement, montre une infiltration de cellules CD1a+. Si elle est réalisée de manière plus tardive, elle peut ne montrer qu'un amas de cellules xanthogranulomateuses et rendre le diagnostic de certitude plus difficile.

L'atteinte neurodégénérative s'associe à des lésions plus diffuses en IRM, qui touchent préférentiellement les noyaux dentelés du cervelet et la substance blanche profonde, mais aussi les ganglions de la base et parfois les hémisphères cérébraux. Cliniquement, les patients présentent une détérioration progressive, avec une ataxie, une dysarthrie, un syndrome pseudo-bulbaire, des troubles cognitifs, des signes pyramidaux, l'ensemble du tableau entraînant un déclin important et un handicap sévère. Des formes précoces existent, mais le plus souvent cette atteinte survient tardivement, parfois après de longues années d'évolution de la maladie. Contrairement aux formes pseudo-tumorales, les lésions neurodégénératives n'entraînent pas d'œdème ou d'effet de masse et ne se rehaussent pas après injection de gadolinium.

En IRM, les lésions de la fosse postérieure les plus fréquentes sont un hypersignal en T2 de la substance blanche cérébelleuse, bilatéral et symétrique, apparaissant en hyposignal en T1. A contrario, le noyau dentelé apparaît en hypersignal en T1 et en hyposignal en T2. En coupes coronales, cela donne un aspect d'ailes de papillon caractéristique. Les lésions peuvent s'étendre au pont, aux pédoncules cérébelleux, à la région bulbaire et parfois jusqu'aux faisceaux pyramidaux. Un aspect d'atrophie cérébelleuse diffuse peut se voir, généralement bien corrélé avec la gravité du syndrome cérébelleux. Au niveau supratentoriel, on peut également observer un hypersignal en T2 de la substance blanche postérieure périventriculaire, une atteinte des ganglions de la base et un aspect d'atrophie hémisphérique. L'atrophie du corps calleux peut aussi s'observer.

Sur le plan histologique, ces lésions correspondent à un processus inflammatoire diffus, associé à une dégénérescence axonale et neuronale, une destruction des cellules de Purkinje et une perte secondaire de la myéline. On ne retrouve pas d'infiltration de cellules histiocytaires pathologiques dans ces formes. La ponction lombaire n'est classiquement pas contributive.

Évolution et pronostic

Il n'est pas possible de savoir quelle va être l'évolution d'une histiocytose à cellules de Langerhans. Un suivi régulier est donc nécessaire afin de dépister d'éventuelles complications ou nouvelles localisations de la maladie. À titre indicatif, dans une étude rétrospective multicentrique regroupant 274 patients adultes [1], la mortalité globale à 28 mois était de 6,4 %, avec une probabilité de survie à 5 ans estimée à 92,3 %, dont 100 % pour les formes monotissulaires, 91,7 % pour les formes multisystémiques et 87,8 % pour les formes isolées au poumon. Enfin, il faut noter la fréquence élevée de tumeurs solides ou hématopoïétiques chez les patients atteints d'histiocytose à cellules de Langerhans.

Traitement

Le traitement de la maladie chez l'adulte ne repose sur aucune étude et est très largement inspiré de l'expérience pédiatrique. Schématiquement, les formes localisées vont bénéficier de traitements locaux ou de traitements systémiques modérés tandis que les formes monotissulaires multifocales ou multisystémiques seront la plupart du temps traitées par des chimiothérapies.

Traitement des formes localisées

Atteinte osseuse

En cas d'atteinte osseuse unifocale de localisation non menaçante, des traitements locaux sont recommandés. La biopsie-curetage, qui est faite à titre diagnostique, peut elle-même enclencher un processus de cicatrisation menant à la guérison. L'exérèse complète de la lésion osseuse n'est en général pas recommandée, car elle peut être délabrante et augmenter le temps de cicatrisation. Des injections intra-osseuses de corticoïdes avec des doses allant de 40 à 160 mg de méthylprednisolone sont parfois utilisées avec succès. En cas de douleurs importantes, les anti-inflammatoires non stéroïdiens sont généralement très efficaces. L'utilisation des bisphosphonates en cure mensuelle a été rapportée avec succès chez certains patients. Il existe un rationnel à l'utilisation de ces molécules, car les cellules géantes présentes au sein des lésions d'histiocytose à cellules de Langerhans expriment un certain nombre de marqueurs communs avec les ostéoclastes. En cas d'atteinte mandibulaire, leur utilisation est fortement déconseillée. Enfin, la radiothérapie, qui est parfois utilisée dans certains pays étrangers, n'est pas recommandée en France eu égard aux complications carcinologiques tardives potentielles.

Atteinte pulmonaire

Le premier traitement recommandé est l'arrêt du tabac, même si une étude rétrospective récente ne semble pas montrer d'effet bénéfique du sevrage sur le suivi à 2 ans des patients. La corticothérapie par voie générale n'a pas prouvée son efficacité dans l'atteinte pulmonaire. Elle peut être discutée de manière transitoire chez des patients avec une forme nodulaire et des symptômes gênants, en cas d'inefficacité du sevrage tabagique. En cas d'atteinte pulmonaire sévère avec dégradation nette des EFR, on propose aujourd'hui en première intention un traitement par 4 à 6 cures mensuelles de cladribine (Litak®) sous couvert d'une antibioprophylaxie par Bactrim® et Zelitrex®. Ce traitement est actuellement en cours d'évaluation dans une étude prospective française. Dans les formes compliquées d'HTP, le bosentan (Tracleer®) a été rapporté comme efficace et peut permettre de retarder l'inscription sur liste de transplantation. Les cas réfractaires et sévères sont candidats à la transplantation pulmonaire, en ayant à l'esprit que la récidive sur greffon est possible. Enfin, il faut protéger les patients d'épisodes infectieux, en les vaccinant contre la grippe, le pneumocoque et *Hæmophilus influenzæ*.

Atteinte cutanée

L'exérèse chirurgicale d'une lésion peut être envisagée si celle-ci est unique et de taille limitée, les chirurgies délabrantes étant contre-indiquées. En cas d'atteinte cutanée isolée, un certain nombre de traitements sont rapportés dans la littérature [13]. L'application de moutardes azotées en topiques (type mustargène en badigeons) a montré son efficacité, mais les difficultés d'approvisionnement peuvent rendre son utilisation compliquée. Les corticoïdes topiques peuvent avoir une action et sont souvent utilisés en première intention. Leur effet est en général partiel. La PUVA-thérapie ou l'utilisation d'UVB sont efficaces dans certains cas. Elles ne peuvent être envisagées en cas de lésion du scalp ou des organes génitaux. L'application locale d'imiquimod (Aldara®) a été bénéfique dans deux cas cliniques. Des traitements systémiques peuvent être discutés dans des cas d'atteintes plus diffuses. L'utilisation de thalidomide, qui module l'expression du TNF-α (*tumor necrosis factor* α), a montré son efficacité à des doses allant de 50 à 100 mg/j chez certains patients avec atteinte cutanée, muqueuse et osseuse. Sa toxicité neurologique doit être surveillée par la réalisation d'un électromyogramme. D'autres cas plus anecdotiques rapportent l'efficacité des rétinoïdes (isotrétinoïne) ou de l'acitrétine (Soriatane®). Enfin, l'utilisation d'interféron α ou β ou de méthotrexate a parfois été efficace.

Atteinte endocrinienne

Une fois que le diabète insipide est installé, il n'y a aucun traitement spécifique de la maladie permettant de récupérer une fonction endocrinienne normale. Les patients devront donc recevoir une opothérapie substitutive à vie.

Atteinte hépatique

L'atteinte hépatique s'inscrit généralement dans une forme multisystémique qui nécessite un traitement par voie générale. En cas de cholestase chronique, il faut y ajouter un traitement par acide ursodésoxycholique. La transplantation hépatique est la seule alternative en cas d'atteinte évoluée.

Traitement des formes généralisées

Les traitements de chimiothérapie par voie systémique ne sont envisagés que dans le cas d'atteintes monotissulaires multifocales ou d'atteintes multisystémiques avec ou sans atteinte neurologique. Certaines localisations osseuses uniques, quand elles sont menaçantes, peuvent également faire discuter cette option. Devant l'absence d'études cliniques, il n'y a pas de consensus international sur les modalités de ce traitement. En France, en première intention, on utilise une chimiothérapie associant de la vinblastine (Velbé®) à la dose de 6 mg/m² (sans dépasser 10 mg) en perfusion intraveineuse hebdomadaire pendant une durée de 6 semaines en association à des corticoïdes per os au cours d'un traitement dit d'« induction ». Au bout de 6 semaines, si la réponse est partielle ou insuffisante, cette phase d'induction peut être renouvelée. Si la réponse est bonne, suit la période dite d'« entretien », où les perfusions de Velbé® sont espacées toutes les trois semaines, associées à des cures séquentielles de corticoïdes pour une durée totale de 12 mois. En cas de diabète insipide, la corticothérapie est souvent difficilement tolérée. On peut alors la remplacer par de la 6-mercaptopurine (Purinéthol®) à la dose de 50 mg/m²/j. La prophylaxie anti-infectieuse par Bactrim® est recommandée tout au long du traitement. La tolérance du traitement est parfois limitée par la neurotoxicité de la vinblastine, qui doit être surveillée par électromyogramme. En cas d'échec de ce protocole, le traitement de seconde intention repose sur la prescription de cladribine (Litak®) en cures mensuelles de 5 jours, à la dose de 0,1 mg/kg/j par voie intraveineuse ou sous-cutanée. La lymphopénie profonde engendrée par le traitement requiert une prophylaxie anti-infectieuse par Bactrim® et Zelitrex®. Le nombre recommandé de cures est empirique et adapté à la tolérance hématologique. On propose en général quatre cures mensuelles avant réévaluation, et sans dépasser six cures. La cytarabine (Aracytine®) à la dose de 100 mg/m² en cures mensuelles de 5 jours pendant 6 mois a été rapportée comme efficace et bien tolérée par des auteurs étrangers, notamment dans les formes osseuses multifocales. Ce protocole n'est pour l'instant pas été évalué en France. L'atteinte neurologique, qui survient généralement dans le cadre de formes multisystémiques, est traitée selon les mêmes modalités. Il semblerait toutefois en première intention que l'adjonction de corticoïdes au Velbé® ne soit pas indispensable, des résultats satisfaisants ayant été obtenus sous Velbé® seul. Il n'y a pas de traitement reconnu comme actif sur les formes neurodégénératives. L'acide rétinoïque (Vesanoid®) a été utilisé en étude pilote. Il se pourrait que ce traitement stabilise les lésions. L'utilisation d'immunoglobulines intraveineuses a été rapportée, sans données sur l'efficacité. Enfin, certaines formes réfractaires de l'enfant ont été traitées avec succès par la clofarabine (Evoltra®), qui est un analogue des purines, par cures de 5 jours tous les 28 jours à la dose de 25 mg/kg/j.

En cas d'atteintes réfractaires, différentes options thérapeutiques ont été rapportées dans la littérature, portant souvent sur un petit nombre de patients. Ainsi l'interféron α, le lénalinomide (Revlimid®) et l'imatinib (Glivec®) ont-ils été utilisés avec succès dans certains cas. Plus récemment, la mise en évidence de la mutation *BRAF*^{V600E} dans les lésions de la moitié des patients a conduit à tester l'efficacité de molécules ciblant cette voie. Cinq patients ayant une forme mixte d'histiocytose (maladie d'Erdheim-Chester et histiocytose à cellules de Langerhans) ont été traités avec efficacité par le vémurafénib (Zelboraf®), un inhibiteur de *BRAF*, avec une efficacité rapide sur les deux contingents cellulaires [7]. L'efficacité semble durable dans le temps, avec une médiane de suivi de 10,5 mois. Cette efficacité rapide a aussi été rapportée dans deux cas d'histiocytose à cellules de Langerhans cutanée extensive réfractaire aux autres traitements, chez un patient avec une histiocytose à cellules de Langerhans systémique et chez un bébé âgé de 8 mois avec une forme sévère mettant en jeu le pronostic vital [9]. Plus récemment, Hyman a rapporté dix-huit patients avec histiocytose à cellules de Langerhans ou maladie d'Erdheim-Chester, traités par vémurafénib, avec un taux de réponse estimé à 43 % et un taux de survie sans progression estimé à 91 % à 12 mois (IC 95 % : 51-91) [10]. Ces résultats ouvrent des perspectives très intéressantes pour le futur, même si les modalités de prescription de cette molécule doivent être précisées, car ses effets secondaires (en particulier la survenue de carcinomes cutanés) sont fréquents et doivent inciter à la plus grande prudence. Le dabrafénib (Tafinlar®), un autre agent anti-BRAF, est actuellement évalué dans une étude pédiatrique de phase I-II (clinicaltrials.gov NCT01677741). Le développement actuel de thérapies anti-MEK, qui seront probablement utilisée en association aux anti-BRAF, renforce l'espoir apporté par ces nouvelles thérapies. La place des anti-MEK dans les formes d'histiocytose non mutées *BRAF*^{V600E} reste à évaluer.

Bibliographie

1. ARICO M, GIRSCHIKOFSKY M, GÉNÉREAU T et al. Langerhans' cell histiocytosis in adults. Report form the International Registry of the Histiocyte Society. Eur J Cancer, 2003, 39 : 2341-2348.
2. BADALIAN-VERY G, VERGILIO JA, DEGAR BA et al. Recurrent BRAF mutations in Langerhans cell histiocytosis. Blood, 2010, 116 : 1919-1923.
3. BAPTISTA AM, CAMARGO AFF, DE CAMARGO OP et al. Does adjunctive chemotherapy reduce remission rates compared to cortisone alone in unifocal or multifocal histiocytosis of bone ? Clin Orthop Relat Res, 2012, 470 : 663-669.
4. BERRES ML, LIM KP, PRICE J et al. BRAF-V600E expression in precursor versus differenciated dendritic cells defines clinically distinct LCH risk groups. J Exp Med, 2014, 211 : 669-683.
5. GROIS NG, FAVARA BE, MOSTBECK GH et al. Central nervous system disease in Langerhans cell histiocytosis. Hematol Oncol Clin North Am, 1998, 12 : 287-305.
6. EMILE JF, ABLA O, FRAITAG S et al. Revised classification of histiocytosis and neoplasms of the macrophage-dendritic cell lineages. Blood, 2016, 127 : 2672-2681.
7. HAROCHE J, COHEN-AUBART F, EMILE JF et al. Rproducible and sustained efficacy of targeted therapy xith vemurafenib in patients with BRAF (V600E)-mutated Erdheim-Chester disease. J Clin Oncol, 2015, 33 : 411-418.

8. Heritier S, Emile JF, Barkaoui MA et al. BRAF mutation correlates with high-risk Langerhans cell histiocytosis and increased resistance to first line therapy. J Clin Oncol, 2016, *34* : 3023-3030.
9. Heritier S, Jehanne M, Leverger G et al. Vemurafenib use in an infant for high-risk Langerhans histiocytosis. JAMA Oncol, 2015, *1* : 836-838.
10. Hyman DM, Puzanov I, Subbiah V et al. Vemurafenib in multiple nonmelanoma cancers with $BRAF^{V600}$ mutations. N Engl J Med, 2015, *373* : 726-736.
11. Kaltsas GA, Powles TB, Evanson J et al. Hypothalamo-pituitary abnormalities in adult patients with Langerhans cell histiocytosis : clinical, endocrinological, and radiological features and responses to treatment. J Clin Endocrinol Metab, 2000, *85* : 1370-1376.
12. Lorillon G, Bergeron A, Detourmignies L et al. Cladirbine is effective against cystic pulmonary Langerhans cell histiocytosis. Am J Respir Crit Care Med, 2012, *186* : 930-932.
13. Munn S, Chu AC. Langerhans cell histiocytosis of the skin. Hematol Oncol Clin North Am, 1998, *12* : 269-286.
14. Singhi AD, Montgomery EA. Gastrointestinal tract Langerhans cell histiocytosis : a clinicopathologic study of 12 patients. Am J Surg Pathol, 2011, *35* : 305-310.
15. Tazi A, Marc K, Dominique S et al. Serial computed tomography and lung function testing in pulmonar Langerhans' cell histiocytosis. Eur Respir J, 2012, *40* : 905-912.

Médecine interne

Chapitre S03-P01-C29
Maladie d'Erdheim-Chester

Fleur Cohen-Aubart, Zahir Amoura, Frédéric Charlotte et Julien Haroche

La maladie d'Erdheim-Chester est une histiocytose non langerhansienne touchant préférentiellement les hommes au cours de la cinquième décennie. Elle a été décrite pour la première fois par l'anatomopathologiste viennois Jakob Erdheim et son élève américain William Chester sous le nom de *lipoid granulomatosis*. Elle est caractérisée par une infiltration d'histiocytes spumeux CD1a négatifs parfois associés à des cellules géantes de Touton. Ces histiocytes sont marqués en immunohistochimie par le CD68, le CD163 rarement pour la protéine S100, mais sont négatifs pour le CD1a et la langérine (CD207) (Figure S03-P01-C29-1). Les sites les plus fréquemment infiltrés sont le rétropéritoine (aspect en « reins chevelus », infiltration péri-urétérale responsable d'une hydronéphrose et d'une insuffisance rénale), les os longs, l'aorte et le péricarde, le poumon, la région hypothalamo-hypophysaire, la peau (principalement sous forme de xanthélasma) [7]. Les autres sites comportent les régions rétro-orbitaires (exophtalmie), le système nerveux central, les testicules, les surrénales. Virtuellement tous les organes peuvent être atteints.

Bien que la maladie d'Erdheim-Chester soit distincte de l'histiocytose langerhansienne caractérisée par une infiltration d'histiocytes positifs pour le CD1a, la protéine S100, et la langérine (CD207), avec une expression variable du CD68, les formes mixtes sont fréquentes, posant la question d'une origine commune aux deux maladies [10]. Si la cause de la maladie d'Erdheim-Chester reste imparfaitement élucidée, la mise en évidence récente de mutations de la protéine kinase BRAF dans au moins 50 % des maladies d'Erdheim-Chester et des histiocytoses langerhansiennes a permis de découvrir le rôle crucial de la voie de signalisation RAS-RAF-MEK-ERK dans la physiopathologie de ces affections [6].

L'évolution de la maladie d'Erdheim-Chester est variable d'un patient à un autre et dépend principalement du type et de l'étendue des atteintes. Elle peut aller de lésions osseuses asymptomatiques à des formes multisystémiques engageant le pronostic vital. Les atteintes du système nerveux central constituent un facteur de mauvais pronostic [8].

Épidémiologie et facteurs démographiques

La maladie d'Erdheim-Chester est une maladie rare. Entre 500 et 1 000 cas ont été décrits dans la littérature depuis la première description en 1930. Les progrès des dernières années, tant dans la physiopathologie que pour le traitement de cette maladie, ont amené à une meilleure connaissance et à un diagnostic plus précoce : le délai diagnostique qui était de plusieurs mois, voire plusieurs années en 2006, tend à se raccourcir grâce à la meilleure connaissance par les différents spécialistes impliqués.

La maladie d'Erdheim-Chester est plus fréquente chez l'homme (70 % des cas) avec un âge moyen au diagnostic de 55 ans, mais un début à tout âge est possible. Une quinzaine d'observations pédiatriques ont été rapportées et sont caractérisées par l'absence d'atteinte cardiaque. La maladie d'Erdheim-Chester est exceptionnelle chez les patients afro-antillais.

Manifestations cliniques et biologiques

Signes cliniques révélateurs

Les signes cliniques inauguraux sont variables. Il peut s'agir de douleurs osseuses, d'un diabète insipide (qui est le signe le plus fréquent, précédant parfois de plusieurs années le diagnostic), d'une hydronéphrose, d'une dyspnée, d'un syndrome cérébelleux ou d'une compression médullaire. Parfois les symptômes sont non spécifiques (fièvre, anorexie, amaigrissement) et c'est l'imagerie qui fait évoquer le diagnostic (infiltra-

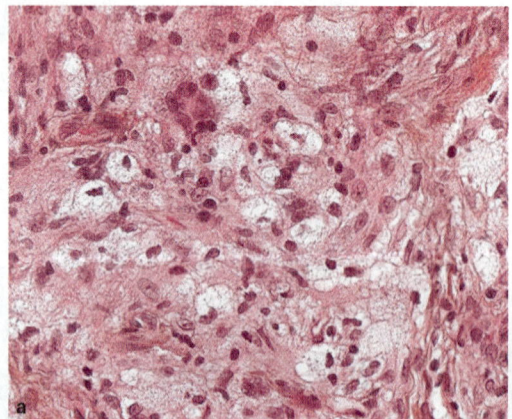 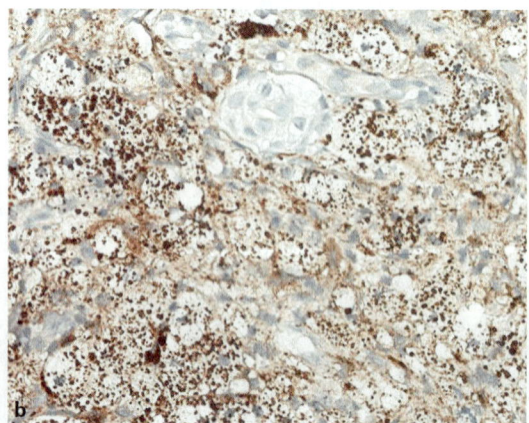

Figure S03-P01-C29-1 Localisation cutanée d'une maladie d'Erdheim-Chester. **a)** Infiltration du derme par des nappes de histiocytes spumeux (coloration HES, grossissement. × 20). **b)** Expression de CD68 par les histiocytes spumeux (immunoperoxydase, grossissement × 20).

tion périrénale ou péri-urétérale). La connaissance de situations devant faire évoquer le diagnostic devrait être à l'origine d'une meilleure reconnaissance de la maladie, en particulier les infiltrations cérébelleuse, rétro-orbitaire, hypothalamique, péri-urétérale ou pulmonaire.

Manifestations osseuses

L'atteinte osseuse est la plus fréquente au cours de la maladie d'Erdheim-Chester, présente dans 26 à 96 % des cas selon les techniques utilisées pour la mettre en évidence (clinique, radiographies osseuses, scintigraphie osseuse, IRM des membres inférieurs, tomographie par émission de positons au ^{18}F-FDG [18-fluorodésoxyglucose]) [2, 8] (Tableau S03-P01-C29-I). Elle touche préférentiellement les os longs dans les régions métaphyso-diaphysaires (humérus, fémurs, tibias). Le rachis, le bassin, la voûte du crâne sont exceptionnellement touchés. L'infiltration osseuse est responsable de douleurs d'intensité variable qui sont présentes dans 26 à 50 % des cas. La recherche d'anomalies radiologiques infracliniques doit être systématique en cas de suspicion diagnostique. Les radiographies standard montrent une ostéosclérose corticale bilatérale et symétrique des régions métaphyso-diaphysaires des os longs, correspondant à des zones d'hyperfixation sur la scintigraphie osseuse au technétium marqué (^{99m}Tc) et sur la tomographie par émission de positons (TEP) au ^{18}F-FDG (voir Figure S03-P01-C29-2). Enfin, l'examen le plus sensible pour détecter une atteinte osseuse de la maladie d'Erdheim-Chester est probablement l'IRM des membres inférieurs, montrant une atteinte métaphyso-diaphysaire et épiphysaire. Exceptionnellement (moins de 5 % des cas dans notre expérience), on ne trouve pas d'atteinte osseuse, quelle que soit la technique d'imagerie utilisée.

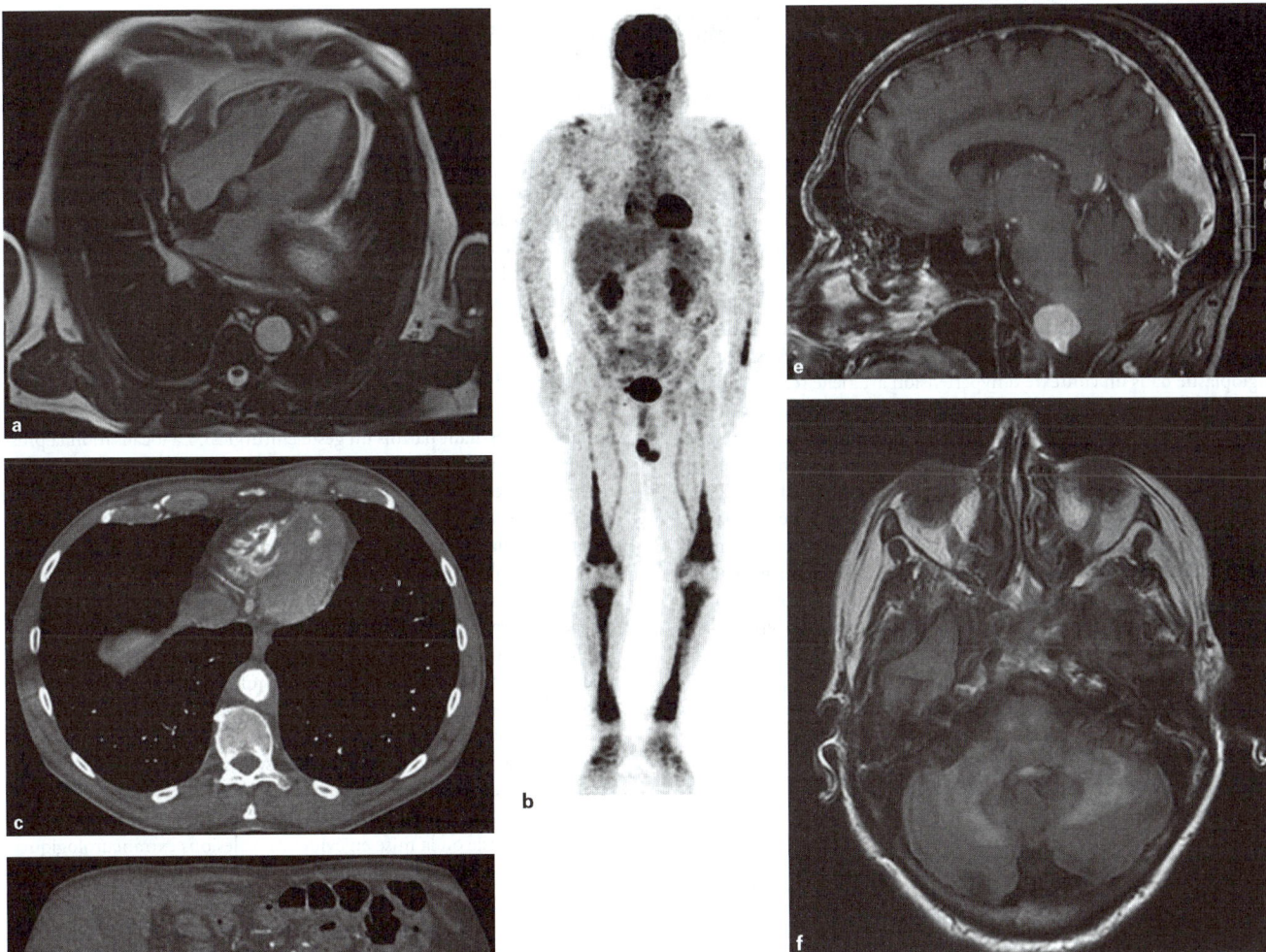

Figure S03-P01-C29-2 Imagerie de la maladie d'Erdheim-Chester. **a)** IRM cardiaque, coupes 4 cavités. Noter l'infiltration du sillon atrioventriculaire droit, de la paroi postérieure de l'atrium droit et du septum interatrial. **b)** Tomographie par émission de positons au ^{18}F-FDG montrant une atteinte des os longs. **c)** Tomodensitométrie thoracique avec injection de produit de contraste iodé. Noter l'infiltration péri-aortique. **d)** Tomodensitométrie abdominale montrant une infiltration périrénale (« reins chevelus »). **e)** IRM cérébrale (coupe sagittale en T1 avec injection de gadolinium) montrant une infiltration périvasculaire, autour du tronc basilaire. **f)** IRM cérébrale (coupe axiale en T2 FLAIR) montrant des hypersignaux du cervelet et des pédoncules cérébelleux.

Tableau S03-P01-C29-I Fréquences des atteintes de la maladie d'Erdheim-Chester.

	Littérature médicale (%)	Données personnelles (%)
Douleurs osseuses	26-50	39
Infiltration péri-aortique	60	55
Coated aorta (engainement péri-aortique touchant toute l'aorte)	0,7-30	43
Atteinte péricardique	6-45	30
Exophtalmie	11-27	21
Diabète insipide	22-27	26
Xanthélasma	4-19	25
Infiltration périrénale (« reins chevelus »)	ND	57
Atteinte du système nerveux central	15-25	40
Atteinte pulmonaire	12-22	34

ND : non déterminé.
(D'après communication personnelle : Erdheim-Chester disease : a monocentric series of 122 patients with special focus on the phenotypic characterization of BRAF V600E mutated patients. Second ECD International Medical Symposium, Bethesda, 18 September 2014.)

Manifestations cardiovasculaires

L'atteinte la plus fréquente du système cardiovasculaire au cours de la maladie d'Erdheim-Chester est une infiltration péri-aortique thoracique et/ou abdominale qui peut-être circonférentielle et parfois étendue aux branches viscérales de l'aorte (*coated aorta*). Il s'y associe fréquemment une infiltration de l'endothélium, intra-artérielle, pseudo-athéromateuse, dont le mécanisme est mal connu. Les artères rénales sont touchées dans un quart des cas, pouvant nécessiter une angioplastie dans un contexte d'hypertension artérielle rénovasculaire.

L'IRM a permis dans les dernières années une meilleure caractérisation de l'atteinte cardiaque de la maladie d'Erdheim-Chester, présente dans 70 % des cas lors d'une IRM cardiaque systématique sur 37 patients (Figure S03-P01-C29-2 et *voir* Tableau S03-P01-C29-I). Alors que l'infiltration histiocytaire est essentiellement péricardique, une cardiopathie ischémique est souvent associée et doit être systématiquement recherchée en cas de dysfonctionnement ventriculaire gauche. L'infiltration est avant tout située autour de l'oreillette droite (pseudo-masse de l'oreillette droite, 30 %), dans le sillon auriculoventriculaire (19 %) ou péricoronarienne. Un épanchement péricardique peut être présent, parfois compressif et nécessitant un drainage, se compliquant parfois de tamponnade conduisant parfois au décès. Le liquide est alors exsudatif et constitué d'histiocytes spumeux CD68 positifs. Une atteinte valvulaire (mitrale ou aortique) peut être trouvée dans 17 % des cas.

Manifestations cutanées

Les xanthélasmas, liés à une infiltration du derme péri-orbitaire par des histiocytes spumeux, sont présents chez 25 % des patients, le plus souvent sur les paupières. Des lésions papulonodulaires cutanées sont parfois décrites ainsi que des infiltrations muqueuses, en particulier de la vulve.

Manifestations endocriniennes

Une atteinte endocrinienne, parfois infraclinique, est souvent présente chez les patients ayant une maladie d'Erdheim-Chester. L'atteinte endocrinienne résulte le plus souvent de l'infiltration hypothalamo-hypophysaire.

Parmi 65 patients explorés en endocrinologie de la reproduction, un diabète insipide est observé dans 33 % des cas, habituellement non réversible. Il peut être le premier signe de la maladie et présent bien avant le diagnostic. Radiologiquement, une perte de l'hypersignal en T1 spontané de la post-hypophyse est visible sur l'IRM hypophysaire, mais parfois un aspect infiltratif plus prononcé avec un épaississement de la tige pituitaire, voire une prise de gadolinium, peut être trouvé. Une dysfonction antéhypophysaire est retrouvée chez 91,3 % de ceux ayant eu une évaluation complète de la fonction antéhypophysaire. Au moins 2 déficits antéhypophysaire sont retrouvés chez 55 % des patients et ce chiffre monte à 70 % si on ne considère que ceux qui ont eu une évaluation antéhypophysaire complète. Ces atteintes antéhypophysaires, présentes de façon inconstante et à des degrés variables, associant insuffisance gonadotrope, thyréotrope, corticotrope et/ou somatotrope, nécessitent une évaluation et une prise en charge spécifiques. Deux patients avaient un panhypopituitarisme. Tous les patients de cette série ont une atteinte endocrinienne, c'est-à-dire que ceux qui n'ont pas d'anomalie hormonale ont tous au moins une image d'infiltration d'une glande.

Manifestations neurologiques

Les atteintes neurologiques au cours de la maladie d'Erdheim-Chester affectent le système nerveux central et sont associés à un pronostic péjoratif [8]. Elles sont de trois types : infiltration périvasculaire responsable d'accidents ischémiques cérébraux, atteinte infiltrative et atteinte non infiltrative, parfois qualifiée de « pseudo-dégénérative » (*voir* Figure S03-P01-C29-2).

L'infiltration périvasculaire est fréquente sur les artères extracrâniennes, mais peut se poursuivre sur la portion intracrânienne de celles-ci, affectant avec prédilection le tronc basilaire. Elle peut être asymptomatique ou entraîner un accident ischémique constitué. L'atteinte infiltrative peut toucher toutes les parties du système nerveux central : atteinte extraméningée (« pseudo-méningiomes »), pachyméningite, atteinte supratentorielle, de la région suprasellaire, du tronc cérébral ou encore atteinte médullaire. Les atteintes extraméningées peuvent entraîner une compression du cerveau ou de la moelle épinière, nécessitant parfois un geste chirurgical. La localisation la plus fréquente est rétro-orbitaire, pouvant exercer un effet de masse sur les nerfs optiques. La pachyméningite peut être asymptomatique ou entraîner des céphalées, parfois une hypertension intracrânienne avec œdème papillaire. Les atteintes supratentorielles sont variées. Leur description radiologique est habituellement celle de lésions en hypersignal en T2 et FLAIR (*fluid attenuated inversion recovery*), parfois avec prise de gadolinium, de taille variable [4]. Si ces lésions sont biopsiées, l'analyse histologique trouve les histiocytes spumeux caractéristiques de la maladie d'Erdheim-Chester. Les lésions affectant la région suprasellaire peuvent être responsables d'une compression des voies visuelles et nécessitent une prise en charge en urgence. Enfin, les lésions du tronc cérébral et de la moelle épinière sont responsables de troubles bulbaires, moteurs et sensitifs à des degrés variables. Ils sont généralement pris initialement pour des tumeurs ou des lésions inflammatoires jusqu'à la biopsie ou la mise en évidence de lésions extraneurologiques évocatrices de maladie d'Erdheim-Chester. La ponction lombaire peut être normale ou montrer une hyperprotéinorachie. Il est rare de retrouver des histiocytes spumeux dans le liquide céphalorachidien. La recherche de bandes oligoclonales spécifiques du liquide céphalorachidien est habituellement négative.

Les atteintes non infiltratives sont caractérisées par un syndrome cérébelleux d'apparition progressive parfois associé à des troubles bulbaires. L'hypersignal en T1 des noyaux dentelés est caractéristique de ce type d'atteinte. L'IRM montre un hypersignal en T2 et FLAIR des pédoncules cérébelleux pouvant s'étendre aux hémisphères et au tronc cérébral. Lorsqu'une analyse histologique est possible (biopsie ou autopsie), elle ne montre généralement pas d'histiocytes mais une activation microgliale non spécifique. Ces atteintes peuvent évoluer vers une atrophie du tronc cérébral et du cervelet.

Atteintes des reins et des voies urinaires

La présence d'une infiltration rétropéritonéale est fréquente dans la maladie d'Erdheim-Chester. Elle est particulièrement évocatrice lorsqu'elle est située dans le tissu périrénal, responsable du classique aspect en « reins chevelus » (dans environ 50 % des cas) (voir Figure S03-P01-C29-2). Cette infiltration est généralement peu riche en histiocytes, raison pour laquelle la région rétropéritonéale est habituellement peu hypermétabolique sur la TEP au 18FDG. Cela la distingue des autres fibroses rétropéritonéales. Elle constitue un site aisément accessible de biopsie, guidée par voie échographique ou scanner.

Cette infiltration peut être responsable d'un engainement des uretères, voire des reins et des vaisseaux rétropéritonéaux (aorte, artères rénales, artères digestives, artères iliaques). Il en résulte parfois une obstruction extrinsèque des voies urinaires. Les uretères et le bassinet peuvent être dilatés mais, s'ils sont engainés dans leur totalité par la fibrose, un aspect faussement non dilaté peut être observé malgré l'obstruction. La conséquence finale est une insuffisance rénale initialement réversible puis chronique. La pose de sondes JJ s'impose, parfois difficilement du fait de l'engainement, avec recours à des sondes à armature.

L'atteinte des vaisseaux rétropéritonéaux peut se manifester par une hypertension artérielle en cas d'atteinte des artères rénales (environ 20 % des cas) ou, beaucoup plus rarement, de douleurs abdominales en cas d'atteinte des artères digestives (réalisant un équivalent d'angor mésentérique). Il est parfois nécessaire de réaliser une angioplastie des artères sténosées. La recherche d'une hypertension artérielle rénovasculaire est nécessaire devant toute hypertension artérielle au cours de la maladie d'Erdheim-Chester.

Manifestations pleuropulmonaires

Les manifestations pleuropulmonaires sont présentes dans 53 % des cas (voir Tableau S03-P01-C29-I). Il s'agit classiquement d'une pneumopathie interstitielle caractérisée radiologiquement par un épaississement des septa interlobulaires, en l'absence d'œdème pulmonaire lié à une atteinte cardiaque qui peut donner des images radiologiques similaires [1]. Le lavage broncho-alvéolaire est riche en histiocytes spumeux CD1a négatifs, CD68 positifs. Cette atteinte peut être asymptomatique ou rarement conduire à une insuffisance respiratoire chronique, voire à des épisodes de détresse respiratoire nécessitant une ventilation mécanique. Les explorations fonctionnelles respiratoires permettent d'apprécier le retentissement sur les volumes pulmonaires et la membrane alvéolocapillaire.

Une atteinte pleurale peut être associée ou isolée, décrite dans 41 % des cas. Il s'agit d'un épanchement pleural, exsudatif, riche en histiocytes spumeux et/ou d'un épaississement pleural dont l'analyse histologique peut révéler les histiocytes caractéristiques de la maladie d'Erdheim-Chester.

Autres manifestations

Les sinus sont fréquemment atteints, responsables d'un épaississement ou d'une ostéosclérose des parois sinusiennes, voire d'une pansinusite. Fréquemment asymptomatique, cette localisation constitue un site rentable pour une biopsie permettant d'obtenir une confirmation histologique.

Une atteinte testiculaire peut être trouvée. Elle se présente sous forme d'une insuffisance testiculaire, de nodules palpables ou visibles en échographie, ou d'un hypermétabolisme focal sur la TEP au ^{18}F-FDG.

D'autres atteintes plus anecdotiques ont pu être décrites : panniculite mésentérique, infiltrations mammaires, thyroïdienne, adénopathies.

Anomalies biologiques

Il existe fréquemment un syndrome inflammatoire biologique, notamment une élévation de la protéine C réactive (CRP) d'importance variable dans 80 % des cas, une hypergammaglobulinémie polyclonale et une augmentation des chaînes légères libres circulantes. Une immunoglobuline monoclonale est trouvée dans 20 % des cas. L'association à une hémopathie est possible, en particulier un myélome, un syndrome myéloprolifératif, plus rarement une myélodysplasie. Des cas de syndromes d'activation macrophagique ont également été rapportés.

Il n'existe pas de marqueur biologique sérique spécifique de la maladie d'Erdheim-Chester : si une augmentation du VEGF (*vascular endothelium growth factor*) est fréquemment observée, dans des proportions variables, il s'agit d'un marqueur peu sensible et peu spécifique.

Des dosages hormonaux statiques et dynamiques sont recommandés pour rechercher une atteinte hypophysaire infraclinique.

Physiopathologie

La connaissance de la physiopathologie de la maladie d'Erdheim-Chester a été bouleversée par la mise en évidence, à partir de 2010, de la présence de mutations somatiques dans les histiocytes du gène codant la protéine kinase BRAF (mutation V600E) chez plus de la moitié des patients atteints de maladie d'Erdheim-Chester. De façon intéressante, il existe une concordance parfaite entre les divers sites biopsiés chez un même patient. Cet élément est en faveur d'une accumulation clonale d'histiocytes dans la maladie d'Erdheim-Chester. La présence de cette mutation peut être recherchée par immunohistochimie ou par amplification moléculaire. La sensibilité varie selon le type de technique.

La protéine BRAF participe à la voie RAS-RAF-MEK-ERK impliquée dans la croissance cellulaire. La mutation V600E a été décrite dans diverses tumeurs : mélanome, leucémie à tricholeucocytes (100 %), cancer du côlon, cancer de la thyroïde.

Des mutations dans d'autres kinases de cette voie ou d'autres voies de signalisation ont également été récemment décrites (NRAS, PIK3CA) au cours de la maladie d'Erdheim-Chester [5].

Outre la composante proliférative, la maladie d'Erdheim-Chester est également une maladie inflammatoire avec une augmentation locale et circulante de cytokines pro-inflammatoires en particulier interféron (IFN) α, interleukine (IL) 1, IL-1RA, IL-6 et IL-12 ainsi que la *monocyte chemotactic protein 1* (MCP-1) [9].

Diagnostic et évaluation de l'activité de la maladie

Le diagnostic de maladie d'Erdheim-Chester peut être évoqué devant une infiltration rétropéritonéale surtout périrénale, une hydronéphrose avec infiltration péri-urétérale, un épaississement des septa interlobulaires sur le scanner thoracique, une infiltration hypothalamo-hypophysaire avec ou sans diabète insipide, des xanthélasmas, une infiltration sous-tentorielle sur l'imagerie cérébrale, une pseudotumeur de l'oreillette droite ou une infiltration de l'aorte.

Un examen simple à réaliser est alors la scintigraphie osseuse montrant une hyperfixation des os longs, fréquemment asymptomatique, évocatrice du diagnostic : celle-ci est présente dans plus de 95 % des cas de maladie d'Erdheim-Chester.

Il n'existe pas de critère diagnostique formel de maladie d'Erdheim-Chester. Le diagnostic repose sur l'association :
– d'un aspect histopathologique évocateur ;
– d'un contexte radioclinique compatible ;
– de la présence d'une atteinte osseuse typique des os longs sur les radiographies osseuses, la scintigraphie au ^{99m}Tc, l'IRM des membres inférieurs ou la TEP au ^{18}F-FDG.

Toutefois, ces critères sont amenés à évoluer avec en particulier l'intégration des données moléculaires.

L'histopathologie évocatrice de maladie d'Erdheim-Chester associe une infiltration tissulaire par des macrophages spumeux, des cellules multinucléées dont des cellules de Touton, dans un contexte fibreux, d'immunophénotype CD68 et CD163 positifs mais CD1a et langérine (CD207) négatif, marqueurs de cellules de Langerhans [3]. Les sites les plus simples d'accès pour la biopsie sont le rétropéritoine (biopsie guidée par le scanner ou l'échographie), la peau (xanthélasmas), les sinus (biopsie chirurgicale). Les biopsies osseuses doivent être faites par ponction per cutanée des métaphyses tibiales ou fémorales guidée par l'imagerie (TEP, scintigraphie osseuse ou IRM osseuse) ou par voie chirurgicale afin d'obtenir des prélèvements de bonne taille.

Le diagnostic histologique est parfois difficile, en particulier avec d'autres histiocytoses non langerhansiennes ou certaines granulomatoses : le tableau clinique et l'imagerie sont alors fondamentaux pour porter le diagnostic définitif. Il faut noter qu'on peut trouver des macrophages spumeux de façon physiologique dans certains organes, en particulier dans le lavage broncho-alvéolaire.

L'histiocytose langerhansienne est caractérisée par une atteinte cutanée, des os en particulier du massif craniofacial et une atteinte pulmonaire avec prédominance de nodules et de kystes, parfois associés à un diabète insipide. L'atteinte osseuse est classiquement lytique. L'aspect histopathologique est celui d'une accumulation d'histiocytes, particulier par leur noyau plicaturé et leur cytoplasme pâle et éosinophile non spumeux, d'immunophénotype CD1a (CD207) positif, PS100 positif, langérine positif, associés à une population réactionnelle faite de macrophages et de polynucléaires éosinophiles. Le CD68 est d'expression variable par les cellules diagnostiques et semble plutôt marquer les macrophages d'accompagnement. Il existe des formes mixtes associant une histiocytose langerhansienne et une maladie d'Erdheim-Chester [10]. On peut alors retrouver la présence de la mutation BRAF V600E sur les deux composantes, langerhansienne et non langerhansienne.

La maladie de Rosaï-Dorfman-Destombes est une histiocytose non langerhansienne caractérisée par la présence d'adénopathies, en particulier cervicales, parfois associées à des atteintes cutanées, ORL ou du système nerveux central. Au plan microscopique, la maladie de Rosaï-Dorfman-Destombes est caractérisée par la présence d'histiocytes au cytoplasme faiblement éosinophile, non spumeux avec empéripolèse de lymphocytes associé à un infiltrat plasmocytaire. Au plan immunophénotypique, ces histiocytes sont positifs pour CD68, CD163 et PS100, et négatifs pour CD1a et la langérine (CD207).

Le diagnostic de maladie d'Erdheim-Chester est parfois évoqué sur une analyse histologique d'un tissu : le diagnostic repose alors sur la présence de signes cliniques et/ou morphologiques évocateurs, en particulier en présence d'une atteinte osseuse, d'un diabète insipide ou d'une infiltration périrénale en « reins chevelus ». L'atteinte des os longs détectée par radiographie, scintigraphie, IRM et/ou TEP est alors l'élément diagnostique le plus sensible (de l'ordre de 96 %) orientant vers le diagnostic de maladie d'Erdheim-Chester.

L'activité de la maladie d'Erdheim-Chester peut être suivie sur des éléments inflammatoires et infiltratifs. Le dosage de la CRP, lorsqu'il est initialement élevé, permet d'évaluer l'activité de la maladie. Il n'existe pas de marqueur d'activité biologique spécifique de la maladie d'Erdheim-Chester. La TEP est un moyen relativement simple d'évaluer l'activité globale de la maladie. Elle peut aussi permettre de chercher des sites à biopsier. Sa limite est qu'il s'agit d'un examen irradiant.

L'infiltration histiocytaire est évaluée par des examens morphologiques ciblés : angioscanner ou angio-IRM panaortiques, IRM cardiaque, IRM cérébrale. Le retentissement de l'atteinte pulmonaire peut être évalué par les épreuves fonctionnelles respiratoires. Ces examens peuvent être répétés tous les 6 à 12 mois en fonction de l'évolutivité de la maladie.

Traitement

Des traitements variés ont été essayés dans la maladie d'Erdheim-Chester, incluant les corticostéroïdes, les immunomodulateurs dont l'interféron α, les thérapies ciblées et l'autogreffe de cellules souches. Il est difficile de conclure à leur efficacité en raison du faible nombre de patients traités et de leur période brève d'évaluation.

L'interféron α est efficace pour traiter la maladie d'Erdheim-Chester, notamment les atteintes osseuses et rétropéritonéales. Les atteintes cardiaques et du système nerveux central nécessitent des doses d'interféron plus élevées (6 à 9 MU 3 fois par semaine d'interféron α ou 180, voire 270 μg/sem d'interféron α pégylé). L'interféron α peut être mal toléré, en particulier aux fortes doses, entraînant fièvre, fatigue, dépression, auto-immunité, cytopénie. Malgré ces effets indésirables, il a montré, dans une analyse de la survie de 53 patients avec maladie d'Erdheim-Chester, être un facteur prédictif fort et indépendant de la survie chez les patients traités.

D'autres traitements ont été essayés : thérapies ciblées comme le mésylate d'imatinib ou immunomodulateurs comme l'anakinra, un inhibiteur du récepteur de l'interleukine 1, ou l'infliximab, un anticorps chimérique anti-TNF-α, avec des résultats discordants selon les patients et les localisations. L'utilisation de mésylate d'imatinib, bien que rapportée comme efficace dans la maladie d'Erdheim-Chester, s'est avérée décevante dans notre expérience chez six patients traités. L'efficacité de l'anakinra est probablement variable selon les sites atteints et semblerait avoir plus un effet anti-inflammatoire qu'antiprolifératif. Il semble intéressant chez les patients ayant des formes peu sévères de la maladie (atteinte osseuse notamment). L'infliximab a été utilisé avec efficacité chez deux patients qui présentaient une atteinte cardiaque. Notre expérience montre une variabilité de réponse selon les sites et des effets indésirables infectieux fréquents. La cladribine a entraîné, chez certains patients, une diminution de l'infiltration histiocytaire en particulier dans les atteintes du système nerveux central. Plus récemment, le vémurafénib, un inhibiteur de la protéine BRAF mutée V600E, a entraîné une réponse majeure chez trois patients. Le suivi à long terme sur plus d'une cinquantaine de patients montre que le bénéfice se maintient dans le temps, mais que les rechutes sont fréquentes (75 % des cas) à l'arrêt du traitement. Les inhibiteurs de MEK (cobimétinib, tramétinib) sont probablement utiles en association aux inhibiteurs de BRAF chez les patients ayant la mutation BRAF et en monothérapie chez les patients sans mutation. Cependant, leur bénéfice doit être mieux évalué. Les effets indésirables potentiels des thérapies ciblées sont à intégrer dans la décision thérapeutique. Il s'agit essentiellement pour les inhibiteurs de BRAF d'effets secondaires cutanés (kératose pilaire, carcinomes baso- et spinocellulaires, mélanomes), mais également de syndrome d'hypersensibilité de type DRESS, de pancréatites, d'allongement du QT. Les inhibiteurs de MEK sont pourvoyeurs d'acné, de troubles digestifs, de dysfonction cardiaque et de rétinopathie séreuse. Pour l'instant, ces thérapies ciblées doivent être réservées aux formes sévères de maladie d'Erdheim-Chester. Les décisions thérapeutiques sont à discuter avec des équipes spécialisées.

Suivi et pronostic

Le pronostic a été profondément modifié par les traitements, d'abord l'interféron α puis le vemurafenib. En 2004, les données à partir de 58 patients montraient une durée moyenne de survie après le diagnostic de 19,2 mois (de 0 à 120 mois). En 2011, l'analyse de survie réalisée chez 53 patients montrait un taux de mortalité de 26 % et une survie à 5 ans de 68 %. Des données encore plus récentes portant sur l'analyse des 122 patients suivis à la Pitié-Salpêtrière en 2014 montrent une médiane de survie de 14 ans, une survie à 5 ans de 82,8 % et à 10 ans de 68,8 %.

Les principales causes de mortalité sont les atteintes neurologiques centrales, les atteintes cardiaques ou les formes multiviscérales progressives. La présence d'une atteinte neurologique centrale est un élément indépendant de pronostic péjoratif. À l'inverse, le traitement par interféron α ainsi que les thérapies sont associés à une meilleure survie.

Conclusion

La maladie d'Erdheim-Chester est une histiocytose non langerhansienne rare, dont le diagnostic repose sur une histologie montrant des histiocytes spumeux CD1a négatifs CD68 positifs et un tableau clinico-radiologique compatible. Il s'agit d'une maladie multisystémique dont les manifestations les plus fréquentes sont l'atteinte des os longs, le diabète insipide, l'atteinte rétro-orbitaire, les xanthélasmas, l'atteinte pulmonaire interstitielle, l'infiltration rétropéritonéale avec obstruction urétérale, la pseudo-tumeur de l'oreillette droite, l'atteinte péricardique et l'infiltration aortique. La recherche de la mutation BRAF V600E est indispensable. Une composante langerhansienne peut s'associer à la maladie d'Erdheim-Chester. Le traitement par interféron α reste recommandé en première intention, bien que la place des nouvelles thérapies ciblées de la voie RAS-RAF-MEK-ERK puisse être discutée en cas d'atteintes graves.

Bibliographie

1. Brun AL, Touitou-Gottenberg D, Haroche J et al. Erdheim-Chester disease : CT findings of thoracic involvement. Eur Radiol, 2010, *20* : 2579-2787.
2. Cavalli G, Guglielmi B, Berti A et al. The multifaceted clinical presentations and manifestations of Erdheim-Chester disease : comprehensive review of the literature and of 10 new cases. Ann Rheum Dis, 2013, *72* : 1691-1695.
3. Diamond EL, Dagna L, Hyman DM et al. Consensus guidelines for the diagnosis and clinical management of Erdheim-Chester disease. Blood, 2014, *124* : 483-492.
4. Drier A, Haroche J, Savatovsky J et al. Cerebral, facial, and orbital involvement in Erdheim-Chester disease : CT and MR imaging findings. Radiology, 2010, *255* : 586-594.
5. Emile JF, Diamond EL, Helias-Rodzewicz Z et al. Recurrent RAS and PIK3CA mutations in Erdheim-Chester disease. Blood, 2014, *124* : 3016-3019.
6. Haroche J, Charlotte F, Arnaud L et al. High prevalence of BRAF V600E mutations in Erdheim-Chester disease but not in other non-Langerhans cell histiocytoses. Blood, 2012, *120* : 2700-2703.
7. Haroche J, Cohen-Aubart F, Charlotte F et al. The histiocytosis Erdheim-Chester disease is an inflammatory myeloid neoplasm. Expert Rev Clin Immunol, 2015, *11* : 1033-1042.
8. Haroche J, Cohen-Aubart F, Emile JF et al. Reproducible and sustained efficacy of targered therapy with vemurafenib in patients with BRAF(V600E)-mutated Erdheim-Chester disease. J Clin Oncol, 2015, *33* : 411-418.
9. Haroche J, Cohen-Aubart F, Rollins BJ et al. Histiocytoses : emerging neoplasia behind inflammation. Lancet Oncol, 2017, *18* : e113-e125.
10. Hervier B, Haroche J, Arnaud L et al. Association of both Langerhans cell histiocytosis and Erdheim-Chester disease linked to the BRAFV600E mutation. Blood, 2014, *124* : 1119-1126.

Toute référence à cet article doit porter la mention : Cohen-Aubart F, Amoura Z, Charlotte F, Haroche J. Maladie d'Erdheim-Chester. *In* : L Guillevin, L Mouthon, H Lévesque. Traité de médecine, 5ᵉ éd. Paris, TdM Éditions, 2018-S03-P01-C29 : 1-6.

Chapitre S03-P01-C30

Mastocytoses

Marie-Olivia Chandesris, Gandhi Damaj, Olivier Lortholary et Olivier Hermine

Les mastocytoses sont un groupe hétérogène de maladies caractérisées par une accumulation et/ou une activation anormales de mastocytes dans différents tissus, principalement la peau, le tissu hématopoïétique (moelle osseuse, foie, rate) et le tube digestif.

Les mastocytoses sont caractérisées par un dérèglement de l'activité du récepteur *c*-kit présent à la surface des mastocytes, dont le ligand est le *stem cell factor* (SCF). Ce dérèglement provient d'une mutation sur le gène *C-KIT* (le plus souvent D816V), responsable de son activation constitutive et non régulée, avec transmission d'un signal permanent de survie et d'activation. L'origine hématopoïétique des mastocytes conduit à considérer les mastocytoses comme un syndrome myéloprolifératif.

Épidémiologie

C'est une maladie orpheline, dont l'incidence et la prévalence exactes restent à définir. Environ 2 000 cas de mastocytoses ont été recensées en France dans le centre national de référence des mastocytoses (CEREMAST). Elle touche préférentiellement les sujets caucasiens et peut se révéler à tout âge avec un âge moyen au diagnostic de 36 ans. C'est une maladie sporadique (acquise), mais de rares cas familiaux ont été rapportés (environ 5 %).

Manifestations cliniques

On distingue classiquement dans la classification internationale [9] deux grands types de mastocytose : la forme cutanée et la forme systémique (Tableau S03-P01-C30-I). Il est ainsi encore admis que la mastocytose cutanée (MC) est une maladie essentiellement pédiatrique, au cours de laquelle les mastocytes envahiraient uniquement la peau et qui disparaît le plus souvent lors de la puberté [1]. Les mastocytoses systémiques (MS) sont, au contraire, une maladie chronique essentiellement de l'adulte, où les mastocytes s'accumulent également dans d'autres organes extracutanés. En fait, il est bien plus important de distinguer les formes dites indolentes (MC et MSI), de loin les plus fréquentes (80 % des patients adultes), responsables de symptômes d'inconfort parfois sévères [5], mais sans engager le pronostic vital, des formes agressives (essentiellement MSA) qui peuvent mettre en jeu, parfois rapidement, la vie des patients et justifier un traitement cytoréducteur (Tableau S03-P01-C30-II).

Les signes cliniques des mastocytoses indolentes, les plus fréquentes, sont la conséquence de la dégranulation mastocytaire (secondaire à l'activation mastocytaire) alors que, dans les formes agressives, le dysfonctionnement d'organes lié à la prolifération et à l'infiltration tumorale est au premier plan. Les manifestations cliniques sont très nombreuses, multisystémiques, parfois atypiques et surtout non spécifiques. Elles peuvent donc faire discuter de nombreux diagnostics différentiels (*voir* Tableau S03-P01-C30-II).

Tableau S03-P01-C30-I Classification des mastocytoses (OMS 2001, 2008 et 2012).

Catégorie	Critères diagnostiques	Pronostic
Mastocytose cutanée (MC)	Absence d'atteinte systémique documentée	Bon
Mastocytose systémique indolente (MSI)	Pas d'argument en faveur d'une mastocytose systémique *smoldering* ou agressive. Sous-type de loin le plus fréquent chez l'adulte (80 %)	Bon
Mastocytose systémique *smoldering* (latente) (MSS)	Signes B : infiltration médullaire sur la biopsie ostéomédullaire > 30 %, tryptase > 200 ng/ml, dysmyélopoïèse, organomégalie (foie, rate ou ganglions) Pas de signe d'insuffisance d'organe (signes C)	Supposé intermédiaire
Mastocytose systémique avec hémopathie maligne clonale non mastocytaire (AHNMD)	Classiquement, myélodysplasie ou syndrome myéloprolifératif, plus rarement leucémie aiguë myéloblastique	Pronostics indépendants l'un de l'autre
Mastocytose systémique agressive (MSA)	Existence d'au moins un signe de défaillance d'organe due à l'infiltration mastocytaire (signes C) – insuffisance médullaire *et/ou* – insuffisance hépatique avec ascite *et/ou* – splénomégalie avec hypersplénisme *et/ou* – atteinte du tractus digestif avec malabsorption et amaigrissement significatif	Mauvais
Leucémie à mastocytes	Infiltration par des mastocytes atypiques (multilobulés, multinucléés) > 10 % dans le sang et/ou > 20 % sur le myélogramme	Très mauvais
Sarcome mastocytaire	Tumeur maligne exceptionnelle, détruisant les tissus mous, faite de mastocytes très atypiques	Très mauvais
Mastocytome extracutané	Tumeur bénigne rare faite mastocytes matures normaux	Bon
Syndrome d'activation mastocytaire (SAMA) (monoclonal ou non) [8]	Signes cliniques évocateurs de dégranulation Pas d'amas mastocytaires, cellules KIT/CD25 Tryptase normale ou augmentée Mutations de *C-KIT* retrouvées ou non	Bon

Manifestations liées à la dégranulation mastocytaire [5]

Elles sont souvent variables d'un individu à l'autre et paroxystiques, d'apparition spontanée ou déclenchées par divers stimuli (aliments, médicaments, piqûre d'hyménoptère, changement brutal de température, stress physique ou psychique, etc.). Leur fréquence et leur intensité ne sont pas corrélées à l'étendue de l'infiltration mastocytaire tissulaire.

Tableau S03-P01-C30-II Diagnostic différentiel des mastocytoses systémiques sans atteinte cutanée.

Pathologie endocrinienne
  Tumeurs surrénaliennes (phéochromocytome)
  Vipome, gastrinome, tumeur carcinoïde, diabète, hyperthyroïdie
  Carcinome médullaire de la thyroïde, déficits en œstrogènes ou en testostérone

Pathologie gastro-intestinale
  Ulcère peptique, infection à *Helicobacter pylori*, colite ulcéreuse, lithiase vésiculaire, parasitoses digestives, maladie cœliaque, colopathie fonctionnelle

Allergie
  Anaphylaxie

Pathologie cardiovasculaire
  Cardiopathie, sténose aortique, HTA, vascularites

Pathologie tumorale
  Lymphomes non hodgkiniens, macroglobulinémie de Waldenström, myélome multiple, histiocytose, tumeurs osseuses/métastases, syndrome hyperéosinophilique

---

Parmi les principaux symptômes d'activation mastocytaire, on retiendra les suivants.

• Le *flush* est un accès subit d'érythème et de chaleur, souvent prurigineux, généralisé ou limité à la partie supérieure du corps, qui dure en moyenne 15 à 30 minutes. Il peut s'accompagner d'autres symptômes de dégranulation, notamment cardiovasculaires (palpitations, hypotension pouvant aller jusqu'au choc anaphylactique avec risque vital, plus rarement hypertension) et digestifs (diarrhée brutale, douleurs abdominales). Une asthénie post-critique est fréquente.

• Les *réactions anaphylactiques* et l'*œdème de Quincke* peuvent survenir à la suite de différents stimuli (piqûre d'hyménoptère, médicament) ou spontanément sans cause apparente. Un bilan allergologique est indiqué pour éliminer une allergie vraie associée à la mastocytose, mais se révèle le plus souvent négatif, affirmant ainsi le lien avec la mastocytose.

• Le *prurit* accompagne souvent les flushs et les poussées congestives cutanées. Il peut aussi être isolé et permanent et survenir en l'absence de toute lésion cutanée.

• Les *manifestations pulmonaires* et *ORL* sont à type de dyspnée, rarement de bronchospasme, de toux, de sensation d'obstruction nasale, d'hypersécrétion de mucus (dont une rhinorrhée).

• Les *manifestations digestives* sont très fréquentes (80 % des cas) et parfois au premier plan. Les patients décrivent des crises douloureuses abdominales spasmodiques, souvent suivies d'épisodes diarrhéiques profus. On peut observer aussi des accès de ballonnements, d'épigastralgies, de nausées, de vomissements, d'aérophagie et des intolérances alimentaires multiples, justifiant des évictions ciblées et strictes des aliments identifiés comme mal tolérés.

• Les *troubles neuropsychiatriques* semblent fréquents, mais sont encore trop souvent méconnus. Il s'agit principalement de maux de tête, de vertiges, de troubles du sommeil et cognitifs, en particulier des troubles de la mémoire de travail (attention). Du point de vue psychique, les troubles anxieux et dépressifs sont les plus fréquents (60 % des patients) et ne semblent pas réactionnels et liés à l'activation mastocytaire au niveau cérébral. On observe aussi des comportements agressifs paroxystiques lors des crises de dégranulation avec amnésie post-critique.

• La *pollakiurie* (plus de six mictions quotidiennes) témoigne d'une cystite interstitielle. C'est un symptôme très évocateur, mais peu connu, lié à la libération locale de médiateurs par les mastocytes infiltrant la muqueuse vésicale.

• Les *troubles musculosquelettiques* sont fréquents, mais très atypiques avec principalement des douleurs de tous types (osseuses, articulaires sans arthrite, tendineuses, musculaires) et de rythme anarchique. L'atteinte osseuse est aussi fréquente mais n'est pas, dans la majorité des cas, un critère d'agressivité. Il s'agit en premier lieu d'une ostéoporose observée jusque dans 60 % des cas selon les séries, imposant une densitométrie osseuse systématique lors du diagnostic et au cours du suivi, y compris chez le jeune adulte et dans les formes cutanées, même considérées comme pures. En revanche, elle n'est pas actuellement préconisée chez l'enfant. L'ostéoporose résulterait de l'action de médiateurs mastocytaires activant l'ostéoclastose. On observe aussi des lésions lytiques ou condensantes ou mixtes, le plus souvent asymptomatiques et qui ne sont donc mises en évidence que par des examens d'imagerie : radiographies du squelette axial et des os longs. Les fractures spontanées sont dans la majorité des cas des tassements vertébraux porotiques.

Manifestations liées à l'infiltration tumorale

Les organes les plus souvent infiltrés sont la peau, la moelle osseuse, le tube digestif, le foie, la rate et l'os. L'infiltration d'organes extracutanés n'est pas en soi un signe d'agressivité. C'est le dysfonctionnement d'un ou de plusieurs organes infiltrés qui définit le caractère agressif d'une mastocytose.

Manifestations tumorales cutanées

Urticaire pigmentaire

C'est la forme la plus fréquente et la plus reconnaissable. Survenant à tout âge, elle réalise une éruption relativement monomorphe de macules ou de maculopapules, dont la taille, la couleur et le nombre varient d'un malade à l'autre sans valeur pronostique particulière, mais avec parfois un préjudice esthétique lorsqu'elles sont nombreuses, voire confluentes. La réactivité des lésions au frottement constitue le signe de Darier pathognomonique.

Telangiectasia macularis eruptiva perstans (TMEP)

Il s'agit d'une forme clinique de l'adulte bien moins fréquente. Les lésions sont de nature télangiectasique, localisées principalement à la partie supérieure du tronc. Une expertise dermatologique et une biopsie sont indispensables pour confirmer leur nature mastocytaire.

Mastocytoses papulonodulaires

Observées essentiellement au cours de la première enfance, elles comprennent trois variétés :
– le mastocytome (le plus fréquent, sous forme d'une lésion cutanée unique) ;
– la mastocytose xanthélasmoïde ;
– la mastocytose multinodulaire globuleuse.

Mastocytose cutanée diffuse

C'est une forme clinique très rare et sévère de l'enfant de moins de 3 ans. Une prise en charge pédiatrique experte est indispensable.

Manifestations tumorales extracutanées

Infiltration médullaire

Elle est détectée dans 90 % des mastocytoses systémiques. Elle n'induit d'insuffisance médullaire que dans les formes agressives et/ou associées à une hémopathie clonale non mastocytaire (MS-AHNMD), jamais dans les formes indolentes.

Syndrome tumoral clinique

Il est toujours absent dans les formes indolentes de mastocytose.
Au contraire, les mastocytoses systémiques *smoldering* (latentes) ou agressives ou avec AHNMD sont associées à un syndrome tumoral secondaire à l'infiltration par les mastocytes tumoraux et/ou consécutifs à l'hémopathie associée. Il est confirmé par l'examen clinique et l'imagerie. On peut ainsi observer :
– une hépatomégalie dans 40 à 70 % des cas, pouvant se compliquer d'hypertension portale avec ascite importante ;
– une splénomégalie dans 40 à 60 % des cas, pouvant se compliquer d'hypersplénisme ;

– des adénopathies dans 10 à 40 % des cas, le plus souvent multiples, de petite taille et prédominant à l'étage abdominal.

Atteinte digestive

Les symptômes fonctionnels digestifs, très fréquents, résultent le plus souvent de l'effet des médiateurs mastocytaires, ce qui explique leur forte prévalence, même en l'absence d'infiltration mastocytaire anormale sur les biopsies intestinales étagées. Chez ces patients, on peut quand même observer des lésions gastroduodénales non spécifiques (gastrite et ulcère).

Au contraire, dans les formes agressives, l'infiltration mastocytaire de l'intestin est massive et génère une cachexie rapide par malabsorption, une diarrhée et parfois des hémorragies digestives.

Atteinte cardiopulmonaire

L'infiltration mastocytaire pulmonaire est très rare, les manifestations pulmonaires étant plus souvent secondaires aux médiateurs mastocytaires libérés lors de la dégranulation.

Les symptômes fonctionnels cardiaques ne sont pas rares (tachycardie et labilité tensionnelle) et sont liés au relargage des médiateurs. L'atteinte cardiaque, par infiltration, est exceptionnelle.

Examens complémentaires

Pour l'essentiel des formes pédiatriques, les données cliniques suffisent au diagnostic et aucun examen complémentaire n'est indispensable en dehors d'essais cliniques.

Chez l'adulte, des examens complémentaires sont nécessaires pour confirmer le diagnostic, établir le pronostic et définir la stratégie thérapeutique si un traitement s'avère nécessaire.

Histopathologie cutanée, de la moelle osseuse ou d'autres organes

La biopsie cutanée peut facilement confirmer le diagnostic de mastocytose. Elle reste très couramment pratiquée chez l'adulte, même en cas d'atteinte cutanée typique, car elle permet, outre le diagnostic histologique, d'effectuer très facilement les études moléculaires.

Outre la peau, toute infiltration mastocytaire tumorale (excès de mastocytes regroupés en amas sous forme d'infiltrats denses multifocaux), quel que soit le tissu concerné (tube digestif, foie, os, cavum, etc.), suffit à poser le diagnostic de mastocytose et affirme son caractère systémique.

L'immunomarquage par le *c*-kit (CD117) et/ou la tryptase permettent d'affirmer la nature mastocytaire de l'infiltration. Un immunomarquage aberrant par le CD25 (marqueur lymphoïde absent des mastocytes normaux) confirme la nature tumorale de l'infiltration et celui par le CD30 aurait une valeur pronostique péjorative.

Enfin, dans les formes agressives, une modification du micro-environnement liée à la sécrétion des médiateurs mastocytaires peut être notée (angiogenèse, fibrose réticulinique et ostéosclérose), pouvant rendre son diagnostic difficile et justifiant les techniques d'histochimie.

Examens biologiques

L'élévation du taux de tryptase sérique fait partie des critères diagnostiques mineurs. C'est un bon marqueur tumoral dans les formes agressives alors que, dans les formes indolentes, il n'a pas de valeur pronostique et n'est pas proportionnel au degré d'activation mastocytaire. En outre, il est parfois normal, justifiant de répéter le dosage lors des crises de dégranulation. Enfin, il peut être augmenté dans d'autres circonstances diagnostiques : réactions allergiques et affections hématologiques malignes qu'il faudra au préalable avoir éliminées.

La biologie standard doit inclure une numération-formule sanguine, une albuminémie, un bilan hépatique complet afin d'éliminer, dès le bilan initial, une forme agressive caractérisée par un dysfonctionnement d'organe : cytopénies et/ou hypo-albuminémie par malabsorption, et/ou signes d'insuffisance hépatocellulaire. Une hyperéosinophilie et une monocytose ne sont pas rares, plutôt de nature réactionnelle, mais devant faire éliminer une hémopathie associée (AHNMD de type syndrome hyperéosinophilique ou leucémie myélomonocytaire chronique). Des anomalies de la coagulation mimant parfois une véritable coagulopathie peuvent être observées à l'occasion de crises de dégranulation massive.

Cytologie et immunophénotypage de la moelle osseuse

L'aspect cytologique des mastocytes médullaires oriente le diagnostic. Dans les formes indolentes, ils sont souvent allongés, fusiformes avec un noyau ovalaire et un cytoplasme hypogranuleux, mais ils peuvent aussi être assez semblables à des mastocytes normaux. En revanche, dans la plupart des formes agressives, les mastocytes ont souvent un aspect très atypique (noyau bi- ou multilobé, voire aspect blastique dans les formes leucémiques).

Le diagnostic de leucémie à mastocytes, exceptionnelle et de pronostic très rapidement fatal, est posé par le myélogramme sur la présence d'au moins 20 % de mastocytes et/ou le frottis sanguin en cas de mastocytes circulants. Dans toutes les autres formes de mastocytose, même agressives, le pourcentage de mastocytes au myélogramme reste inférieur à 5 %. Il est important de noter que le pourcentage d'atteinte ne se mesure pas sur la biopsie ostéomédullaire où il peut apparaître beaucoup plus important.

L'étude cytologique doit être complétée par un phénotypage mastocytaire par cytométrie en flux sur moelle totale. Les anticorps utilisés ciblent le CD117, le CD2 et le CD25, ces deux derniers marqueurs étant exprimés de façon aberrante à la surface de la plupart des mastocytes anormaux.

Biologie moléculaire

Elle permet la recherche d'une mutation activatrice de *c*-kit qui est, dans plus de 80 % des cas chez l'adulte, une mutation D816V (Asp-816-Val) du domaine phosphotyrosine kinase. Cette recherche doit se faire sur un tissu infiltré par des mastocytes anormaux – peau en zone lésionnelle (à conserver dans du RNAlater®) ou bien, en l'absence d'atteinte cutanée, tout autre organe infiltré (biopsie hépatique ou digestive) – ou sur une aspiration de moelle fraîche. Elle n'a pas de valeur pronostique mais peut avoir un intérêt dans la discussion thérapeutique (*voir* plus loin)

Démarche diagnostique générale

Elle est présentée dans le tableau S03-P01-C30-III.

Classification des mastocytoses

(*voir* Tableau S03-P01-C30-I) [8, 9]

Le *syndrome d'activation mastocytaire* (SAMA) est de diagnostic difficile, car caractérisé par la seule activation anormale des mastocytes sans prolifération tumorale détectable [8]. Parfois, il est dit clonal si une mutation de *c*-kit est mise en évidence en biologie moléculaire.

Pronostic

Le pronostic des mastocytoses est hétérogène et dépend du type de mastocytose. Chez l'enfant, le pronostic habituel est à la guérison spontanée à l'adolescence. Un suivi prospectif de la cohorte pédiatrique est en cours. Chez l'adulte, la mastocytose est une maladie chronique sans trai-

Tableau S03-P01-C30-III Protocole initial et de suivi des patients adultes atteints de mastocytose.

Première visite
- interrogatoire avec évaluation des symptômes, évaluation du handicap fonctionnel ressenti par le patient
- examen clinique avec recherche de lésions cutanées, du signe de Darier, d'un dermographisme, de signes en faveur d'une forme agressive : syndrome tumoral hépatosplénique et ganglionnaire, hypertension portale, dénutrition
- biopsie cutanée (chez l'adulte) en zone pathologique avec biologie moléculaire (*screening* mutationnel de c-KIT)
- NFS, frottis sanguin, bilan hépatique, électrophorèse des protéines (albuminémie), hémostase, bilan phosphocalcique, PTH, vitamine D, tryptasémie, IgE totales
- échographie abdominale
- ostéodensitométrie rachidienne et fémorale
- radiographies osseuses en cas de symptomatologie clinique d'appel
- *suspicion de mastocytose systémique agressive* au diagnostic ou dans le suivi (altération de l'état général et/ou syndrome tumoral et/ou anomalies biologiques témoignant d'un dysfonctionnement d'organe) : myélogramme avec caryotype, études moléculaire et phénotypique des mastocytes médullaires et biopsie ostéomédullaire pour recherche d'AHNMD et d'une fibrose médullaire, tomodensitométrie thoraco-abdominale, radiographie des os longs
- *suspicion de mastocytose systémique indolente* : l'étude médullaire n'est pas indispensable mais peut aider au diagnostic en l'absence d'infiltration d'autres organes, notamment la peau. Un myélogramme avec phénotypage des mastocytes médullaires est alors le plus souvent suffisant
- *suspicion d'atteinte spécifique d'organe* et nécessitant d'éliminer un diagnostic différentiel (maladie inflammatoire de l'intestin) : endoscopie digestive avec biopsies, biopsie hépatique, en précisant bien « recherche de mastocytes pathologiques (CD25/CD2) »

Forme systémique agressive : prise en charge thérapeutique urgente, hospitalière et par une équipe spécialisée (centre de référence ou de compétence)

Forme systémique indolente : suivi régulier tous les 6 à 12 mois : suivi de l'extension cutanée, des symptômes de dégranulation et de la dégradation éventuelle de la qualité de vie pour adapter les propositions thérapeutiques

Selon les résultats : suivi tous les 2 à 3 ans si stabilité, avec densitométrie osseuse (tous les 3 à 5 ans selon les résultats initiaux), biologie standard, tryptasémie

---

tement curatif, mais deux situations s'opposent. Dans la majorité des cas de mastocytose dite indolente, la survie est identique à celle de la population générale. Cependant, les symptômes de dégranulation peuvent générer un inconfort plus ou moins sévère et parfois être responsables d'un véritable handicap fonctionnel avec retentissement socioprofessionnel justifiant une reconnaissance et une prise en charge sociale adaptée [5]. Au contraire, dans les formes agressives, les plus rares, le pronostic vital est rapidement engagé avec une survie globale de moins de 5 ans dans les mastocytoses systémiques agressives et de moins de 6 mois dans les leucémies à mastocytes. Enfin, on considère que, dans la plupart des cas, il n'y a pas de transition d'une forme indolente vers une forme agressive.

Traitement

Le traitement est fondé sur le traitement de manifestations liées à la dégranulation mastocytaire d'une part (traitement symptomatique) et est à visée antitumorale (traitement cytoréducteur) dans les formes agressives. Les cytoréducteurs sont parfois aussi utilisés dans les formes indolentes insuffisamment contrôlées par les mesures symptomatiques.

Mesures générales

L'éviction de tous les facteurs déclenchants identifiés par le malade lui-même est la première mesure thérapeutique majeure et ce, même si les réactions d'intolérance observées sont d'intensité minime car l'exposition répétée peut les amplifier. Nous ne préconisons pas de listes d'évictions (d'aliments ou de médicaments), certains patients ne réagissant à rien et d'autres réagissant à des substances non listées. La règle des évictions à la carte pour chaque individu est donc plus adaptée et moins délétère.

En cas d'antécédent de réaction anaphylactique ou de symptômes vasculaires (malaises), il est indispensable que le patient ait toujours à portée de main, même lors de ses déplacements, un kit d'adrénaline (Anapen®) auto-injectable. Il est aussi recommandé de porter une carte mentionnant la pathologie et les coordonnées du médecin référent pour la mastocytose.

L'injection de produits de contraste iodés n'est pas contre-indiquée a priori, mais seulement en cas de réaction antérieure d'intolérance ou d'allergie avérée. En cas de première injection de produit de contraste iodé, de l'adrénaline doit être à disposition et le réanimateur prévenu. Une prémédication associant antihistaminiques et corticoïdes peut être proposée. En cas de bonne tolérance aux produits de contraste iodés, il n'y aura pas de contre-indication ultérieure. L'IRM sera préférée dans la mesure du possible.

L'anesthésie générale à l'occasion d'une chirurgie est une autre situation à risque, mais ne doit en aucune manière être contre-indiquée, tout comme l'anesthésie péridurale. Certaines précautions doivent être de facto respectées et ont fait l'objet d'une mise au point publiée dans le journal de la Société française d'anesthésie et de réanimation [2] qui est à disposition des anesthésistes-réanimateurs et du CEREMAST qui le diffuse en cas de besoin.

Traitement symptomatique

Il vise à bloquer la dégranulation mastocytaire et/ou à inhiber l'effet des médiateurs et/ou à traiter les complications de la dégranulation.

Antihistaminiques

Antihistaminiques de type 1

Il s'agit du kétotifène (Zaditen®) ou de l'hydroxyzine (Atarax®), ce dernier semblant plus efficace chez l'enfant. Ce sont surtout les anti-H_1 de dernière génération, non sédatifs, qui sont utilisés : cétirizine (Virlix®), lévocétirizine (Xyzall®), loratadine (Clarityne®), desloratadine (Aerius®), ébastine (Kestin®, Kestinlyo®), mizolastine (Mizollen®), fexofénadine (Telfast®) et, plus récemment, rupatadine (Wystamm®). Ces molécules sont particulièrement utilisées pour soulager le prurit, diminuer les manifestations congestives cutanées, notamment les flushs, mais peuvent aussi être efficaces sur les autres symptômes systémiques de dégranulation. Leur prescription sur le long cours en continu est justifiée par l'activation autonome permanente des mastocytes et le caractère récidivant des symptômes de dégranulation. Il n'y a pas d'étude montrant que l'un ou l'autre est supérieur.

Antihistaminiques de type 2

La cimétidine (Tagamet®), la ranitidine (Azantac®, Raniplex®), la famotidine (Pepdine®) ou la nizatidine (Nizaxid®) permettent une nette diminution de la diarrhée, des douleurs abdominales et des épigastralgies.

Les inhibiteurs de la pompe à protons sont aussi fréquemment utilisés en association, du fait de l'hyperacidité gastrique observée dans la mastocytose.

Cromoglycate disodique (Intercron®, ampoules buvables)

C'est un stabilisateur des membranes du mastocyte. Il peut être très efficace sur les symptômes digestifs à la dose de 3 à 6 amp/j en continu (1 à 2 amp avant les repas). Il n'est plus remboursé par la Sécurité sociale.

Antagonistes des récepteurs des leucotriènes (montélukast, Singulair®)

Ils sont susceptibles d'améliorer la toux, la pollakiurie, le prurit et les bouffées vasomotrices à la dose de 10 mg/j.

Supplémentation vitaminocalcique et bisphosphonates

Chez tous les patients, il est important d'assurer une ration calcique alimentaire minimale de 1 000 mg/j et une dose de 25-OH-D_3 supérieure à 30 mg/l car une carence en vitamine D aggrave l'ostéoclastose observée dans la mastocytose. En cas d'ostéopénie, ces préconisations sont suffisantes. En cas d'ostéoporose sévère confirmée par la densitométrie osseuse (T-score < –3) et/ou fracturaire, les bisphosphonates – risédronate (Actonel®), pamidronate (Aredia®), clodronate (Clastoban®, Lytos®), alendronate (Fosamax®), etc. – permettent d'augmenter la densité osseuse rachidienne, de prévenir un événement fracturaire futur et parfois de diminuer des douleurs osseuses. Une densitométrie osseuse de suivi est préconisée tous les 3 à 5 ans selon les cas et parfois un suivi rhumatologique spécifique.

Photothérapie

Elle est utilisée en hiver, en cas d'urticaire pigmentaire étendue avec préjudice esthétique et de prurit réfractaire. Elle n'est pas efficace en cas de TMEP. Elle réduit le contraste de couleur entre la peau saine et les lésions et peut diminuer le prurit et la réactivité cutanée. Son efficacité est transitoire (5 à 8 mois). En été, seul le bronzage naturel est préconisé.

Corticothérapie

Elle peut être utilisée par voie locale en topiques cutanés (dermocorticoïdes) ou entérale (budésonide, Entocort®) pour aider à contrôler des symptômes fonctionnels réfractaires au niveau cutané (prurit localisé féroce) ou digestif (diarrhée, crise douloureuse abdominale). Son utilisation doit cependant être courte et ponctuelle car son effet est seulement suspensif.

La corticothérapie par voie générale (1 mg/kg/j en équivalent de prednisone) peut être utilisée à la phase initiale du traitement des formes agressives à visée antitumorale et pour le contrôle des cytopénies. Elle doit toujours être associée à d'autres cytoréducteurs car son effet est partiel et transitoire.

Traitement de fond cytoréducteur

Il vise à réduire l'infiltration mastocytaire. Les chimiothérapies classiques, même à fortes doses, sont inefficaces dans les mastocytoses. Elles ne sont utilisées que si indiquées pour traiter spécifiquement une hémopathie associée telle qu'une leucémie aiguë.

Interféron α

Les formes pégylées sont préférées en commençant à la dose de 50 µg/sem et en augmentant progressivement jusqu'à 1,5 µg/sem. L'initiation sous corticoïdes en améliore la tolérance.

Les réponses sont partielles avec des rechutes précoces à l'arrêt. L'amélioration porte surtout sur les symptômes de dégranulation à type de congestion vasculaire. Il n'est donc pas préconisé dans les formes agressives, bien que son utilisation prolongée puisse induire des rémissions complètes. Les effets secondaires psychiatriques en limitent son utilisation du fait de la fréquence des troubles psychiques associés aux mastocytoses.

2-Chloro-désoxyadénosine (2-CdA)

La cladribine (2CdA, Leustatine®, Lytac®) est un analogue nucléosidique utilisé dans le traitement des leucémies à tricholeucocytes et des histiocytoses langheransiennes. Du fait de l'absence d'AMM dans la mastocytose, sa prescription est restreinte aux centres de référence et de compétence dans le cadre des recommandations transitoires d'utilisation (RTU).

Elle est administrée à la posologie de 0,10 à 0,14 mg/kg/j en intraveineuse (Leustatine®) ou par voie sous-cutanée (Lytac®) pendant 3 à 5 jours, à raison d'un cycle toutes les 6 à 8 semaines. La toxicité hématopoïétique doit être surveillée. Une prophylaxie par Zelitrex® et Bactrim Forte® est obligatoire.

Le 2CdA est intéressant dans les mastocytoses systémiques avec handicap fonctionnel sévère, notamment digestif, et certaines formes agressives, mais les réponses sont partielles et limitées dans le temps [4]. Elle est inefficace dans les AHMND et peut même aggraver les cytopénies

Thalidomide

Du fait de l'absence d'AMM dans la mastocytose, sa prescription est restreinte au centre de référence et aux centres de compétence. Il est utilisé à la dose de 50 à 200 mg/j en cas d'échec des autres traitements de fond, tels que l'interféron et le 2CdA. Il peut améliorer les signes d'activation mastocytaire et induire une réduction partielle du syndrome tumoral, mais la durée de la réponse est limitée et les effets secondaires peuvent être un obstacle à son utilisation.

Inhibiteurs de tyrosine kinase

Imatinib mésylate (Glivec®) [6]

Les mastocytoses qui comportent des mutations de *C-KIT* dans son site catalytique (D816V) lui sont naturellement résistantes du fait de l'absence de fixation du produit. En revanche, lorsque *C-KIT* est sauvage (*wild type*) ou muté dans le domaine juxtamembranaire (Val560Gly, Phe522Cys, Asp509Tyr) ou de délétion du codon 419, la sensibilité à l'imatinib est préservée. Des cas de réponse dans certaines formes pédiatriques avec ces mutations ont été rapportés. Enfin, il est efficace en cas d'hyperéosinophilie avec transcrit de fusion FIP1L1-PDGFR-α, associée à la mastocytose.

Autres inhibiteurs de tyrosine kinase

Comme pour l'imatinib mésylate, le nilotinib et la masitinib sont inefficaces en cas de mutation D816V, donc dans la majorité des cas. Le dasatinib est efficace in vitro sur les lignées D816V, mais les doses thérapeutiques sont toxiques chez l'homme.

La masitinib (AB1010) est en cours d'évaluation dans un essai thérapeutique de phase 3 pour les formes indolentes avec handicap fonctionnel, du fait des résultats positifs à l'issue de deux essais de phase 2 [7]. Il pourrait agir en bloquant une tyrosine kinase autre que *c-kit*.

De nouveaux inhibiteurs de tyrosine kinase actifs sur la mutation D816V sont à l'étude. La N-benzoyl-staurosporine (PKC412, midostaurine) inhibe in vitro très efficacement la prolifération de lignées D816V mutées. Un essai de phase 2 testant le PKC412 en monothérapie dans les formes agressives rapporte de très bons résultats [3]. Il est désormais disponible en France en ATU dans le cadre d'un protocole d'utilisation thérapeutique pour les patients atteints de formes agressives. Son indication et sa prescription doivent être validées par le centre de référence.

Allogreffe de cellules souches hématopoïétiques

C'est une option thérapeutique dans les formes agressives et les mastocytoses avec AHNMD lorsque l'hémopathie associée le justifie. Sa place dans la stratégie thérapeutique reste néanmoins à déterminer.

Conclusion

Les mastocytoses constituent un ensemble d'affections très hétérogènes, aussi bien par leur présentation clinique que par leur pronostic et leur traitement. Le diagnostic reste difficile, mais doit être évoqué devant des signes fonctionnels non spécifiques et hétérogènes, a fortiori en présence de lésions cutanées suggérant une urticaire pigmentaire. Une augmentation du taux de tryptase sérique ou une ostéoporose inhabituelle (sujet jeune) sont des éléments d'orientation diagnostique. Le traitement reste décevant, d'où la nécessité de faire participer tous les patients aux études physiopathologiques et aux essais thérapeutiques afin d'améliorer leur qualité de vie en cas de forme indolente et leur survie en cas de forme agressive.

Bibliographie

1. BEN-AMITAI D, METZKER A, COHEN HA. Pediatric cutaneous mastocytosis : a review of 180 patients. Isr Med Ass J, 2005, *7* : 320-322.
2. DEWACHTER P, MOUTON-FAIVRE C, CAZALAÀ JB et al. Mastocytosis and anaesthesia. Ann Fr Anesth Réanim, 2009, *28* : 61-73.
3. GOTLIB J, KLUIN-NELEMANS H, GEORGE T et al. KIT inhibitor midostaurin in patients with advanced systemic mastocytosis : results of a planned interim ana¬lysis of the global CPKC412D2201 trial. Blood (ASH Annual Meeting), 2012, *120* : abstract 799.
4. HERMINE O, HIRSH I, DAMAJ G et al. Long term efficacy and safety of cladribine. *In* : Adult systemic mastocytosis : a French multicenter study of 44 patients. Blood (ASH Annual Meeting), 2010, *116* : abstract 1982.
5. HERMINE O, LORTHOLARY O, LEVENTHAL PS et al. Case-control cohort study of patients' perceptions of disability in mastocytosis. PLoS One, 2008, *3* : e2266.
6. MA Y, ZENG S, METCALFE DD et al. The *c*-KIT mutation causing human mastocytosis is resistant to STI571 and other KIT kinase inhibitors ; kinases with enzymatic site mutations show different inhibitor sensitivity profiles than wild-type kinases and those with regulatory-type mutations. Blood, 2002, *99* : 1741-1744.
7. PAUL C, SANS B, SUAREZ F et al. Masitinib for the treatment of systemic and cutaneous mastocytosis with handicap : a phase 2a study. Am J Hematol, 2010, *85* : 921-925.
8. VALENT P, AKIN C, AROCK M et al. Definitions, criteria and global classification of mast cell disorders with special reference to mast cell activation syndromes : a consensus proposal. Int Arch Allergy Immunol, 2012, *157* : 215-225.
9. VALENT P, HORNY HP, ESCRIBANO L et al. Diagnostic criteria and classification of mastocytosis : a consensus proposal. Leuk Res, 2001, *25* : 603-625.

Toute référence à cet article doit porter la mention : Chandesris MO, Damaj G, Lortholary O, Hermine O. Mastocytoses. *In* : L Guillevin, L Mouthon, H Lévesque. Traité de médecine, 5ᵉ éd. Paris, TdM Éditions, 2018-S03-P01-C30 : 1-6.

Chapitre S03-P01-C31

Hyperéosinophilies

Jean-Emmanuel Kahn, Félix Ackermann, Wadih Abou Chahla et Guillaume Lefevre

Les éosinophilies et hyperéosinophilies se définissent par une expansion de la lignée éosinophile, au niveau sanguin ou tissulaire. Un chiffre d'éosinophiles supérieur à $0,5 \times 10^9$/l (500/mm³) définit selon les dernières recommandations internationales une *éosinophilie*, tandis que le terme d'*hyperéosinophilie* est réservé aux chiffres de polynucléaires éosinophiles supérieurs à $1,5 \times 10^9$/l (1 500/mm³) [10].

Parfois méconnues ou négligées, les hyperéosinophilies peuvent constituer un signe biologique révélateur de maladies potentiellement graves. L'enquête étiologique, souvent passionnante mais parfois complexe, doit être systématiquement réalisée, quel que soit le chiffre de polynucléaires éosinophiles (PNE). Nous détaillerons dans cette mise au point l'ensemble des diagnostics à envisager en mettant l'accent sur les plus fréquents ou les plus sévères. Nous tenterons également de simplifier et destandardiser le bilan à effectuer face à une hyperéosinophilie majeure.

Rappels sur le polynucléaire éosinophile : une cellule trop longtemps négligée

Pendant des décennies, le PNE a été considéré comme un simple marqueur biologique d'infections parasitaires ou d'atopie. De nombreuses découvertes ont modifié cette vision réductrice en démontrant l'implication du PNE dans l'initiation et la propagation de signaux inflammatoires, la modulation de l'immunité innée et/ou adaptative [8].

Le PNE est issu de la moelle osseuse à partir de cellules souches hématopoïétiques. Trois cytokines apparaissent essentielles pour la production de PNE matures : l'interleukine (IL) 5, principale cytokine de l'éosinophilopoïèse, l'IL-3 et le GM-CSF (*granulocyte macrophage-colony stimulating factor*). L'IL-5, majoritairement produite par les lymphocytes T_H2 (mais aussi par les cellules lymphoïdes innées de type 2, les mastocytes, les basophiles, les cellules tumorales et les PNE eux-même), favorise la production, la différenciation et la libération sanguine des PNE. Cette voie de production de PNE est impliquée dans les hyperéosinophilies dites réactionnelles (parasitoses, atopie, cancer, etc.) mais aussi dans les syndromes hyperéosinophiliques lymphoïdes (*voir plus loin*). L'IL-25 et l'IL-33 semblent aussi jouer un rôle important dans l'homéostasie éosinophile. Le PNE est ensuite rapidement attiré vers les tissus cibles sous l'influence de facteurs chimiotactiques spécifiques (éotaxines) ou non spécifiques (leucotriènes, C5a, C3a, cytokines). L'IL-5 intervient aussi à cette étape en renforçant l'action chimiotactique de CCL11, en augmentant l'expression de molécules d'adhésion et en favorisant la libération de médiateurs inflammatoires par le PNE. L'adhésion à l'endothélium, puis la migration tissulaire, sous l'influence du gradient de chimiokines, fait intervenir successivement différentes molécules d'adhésion : P-sélectines, puis interaction entre des intégrines à la surface du PNE et les récepteurs endothéliaux (ICAM-1 et VCAM-1 notamment). Enfin, la survie au niveau tissulaire des PNE (par diminution de l'apoptose) est favorisée par l'IL-5.

Le rôle délétère que les PNE sont susceptibles de jouer dans de nombreux états pathologiques est lié à leur capacité à libérer, au sein de différents tissus, plusieurs types de médiateurs inflammatoires : il s'agit principalement des protéines cationiques du PNE (*major basic protein* [MBP], *eosinophil cationic protein* [ECP], *eosinophil peroxidase* [EPO] et *eosinophil derivated neurotoxin* [EDN]), mais aussi de cytokines, de médiateurs lipidiques, des radicaux oxygénés et des acides nucléiques (libération de TRAPS). On notera toutefois que ces protéines peuvent altérer ou détruire de nombreuses cibles : larves de parasites helminthes, mais aussi cellules tumorales ou encore cellules épithéliales de l'hôte. Doués d'une « dualité fonctionnelle », les éosinophiles exercent une action bénéfique ou néfaste selon la cible de leur activité cytotoxique.

Longtemps considérés comme des cellules « témoins » des affections parasitaires ou allergiques, les PNE ont acquis, au cours des dernières années, un statut unanimement reconnu d'« acteurs » de la réponse immunitaire et sont considérés comme des polynucléaires multifonctionnels. Acteurs des réponses immunes innées, les éosinophiles exercent, en plus de leur fonction cytotoxique et pro-inflammatoire, une fonction immunorégulatrice. Modulateurs locaux des fonctions lymphocytaires T et mastocytaires, les éosinophiles interagissent avec leur environnement tissulaire.

Démarche diagnostique : principes

Les hyperéosinophilies ont longtemps été considérées, à tort, comme un signe biologique mineur. Cependant, une hyperéosinophilie peut être un signe révélateur et un guide précieux pour l'enquête diagnostique, lorsque les symptômes associés sont pauvres ou peu évocateurs. Le plus souvent, l'anamnèse et les premiers examens cliniques et paracliniques suffisent à définir la cause, comme dans un contexte d'atopie connue et d'éosinophilie modérée ($< 1 \times 10^9$/l). Malheureusement, ce signe biologique capital est trop souvent négligé, avec des conséquences cliniques parfois dramatiques (négligence d'une hyperéosinophilie au cours d'un prurit du sujet jeune, aboutissant à un retard diagnostique de plusieurs mois d'une maladie de Hodgkin, par exemple). Une hyperéosinophilie ne doit donc jamais être négligée, même lorsqu'elle est asymptomatique.

L'autre notion importante à considérer est la possibilité de lésions viscérales liées aux PNE, quels que soient les mécanismes sous-jacents et la maladie causale. En d'autres termes, toutes les manifestations cliniques observées dans les syndromes hyperéosinophiliques (SHE) peuvent s'observer, théoriquement, dans des hyperéosinophilies parasitaires, médicamenteuses ou encore tumorales. Pour preuve, on rappellera que la description initiale de l'endocardite fibroplastique de Löffler, ou fibrose endomyocardique (manifestation cardiaque la plus grave des syndromes hyperéosinophiliques) concernait des patients ayant des helminthiases chroniques (et non pas un syndrome hyperéosinophilique), et que cette cardiopathie peut compliquer l'hyperéosinophilie des hémopathies lymphoïdes, telles la maladie de Hodgkin ou les hyperéosinophilies médicamenteuses.

En pratique, toute hyperéosinophilie persistante, quel qu'en soit le chiffre, doit faire l'objet d'une prise en charge dont l'objectif sera double :
– déterminer l'étiologie (Tableau S03-P01-C31-I) ;
– rechercher un éventuel retentissement viscéral (Tableau S03-P01-C31-II).

Tableau S03-P01-C31-I Principales causes des éosinophilies chroniques non parasitaires supérieures à $1,5 \times 10^9/l$.

Syndromes d'hypersensibilité médicamenteux
  Anti-épileptiques
  Dapsone et sulfamides, β-lactamines, isoniazide, amphotéricine B
  Allopurinol
  AINS

Poumons éosinophiles
  Médicaments
  Parasitoses
  Aspergillose bronchopulmonaire allergique
  Granulomatose éosinophilique avec polyangéite (Churg-Strauss)
  Pneumonie aiguë chronique (Carrington) à PNE

Hémopathies, cancers et déficits immunitaires
  Maladie de Hodgkin
  Lymphomes B
  Lymphomes T
  Cancers solides
  Déficits immunitaires (Wiskott-Aldrich, Job-Buckley)

Dermatoses
  Pemphigoïde bulleuse
  Mycosis fongoïde, syndrome de Sézary
  Mastocytose systémique
  Cellulite de Wells
  Maladie de Kimura

Affections systémiques
  Polyarthrite rhumatoïde
  Syndrome de Shulman
  Granulomatose éosinophilique avec polyangéite (Churg-Strauss)
  Granulomatose avec polyangéite (Wegener)
  Périartérite noueuse
  Embolies de cholestérol

Affections digestives
  Maladie cœliaque
  Maladie de Crohn
  Gastro-entérite et œsophagite à PNE

Pathologies virales
  HTLV-1
  Infection par le VIH

Tableau S03-P01-C31-II Démarche diagnostique devant une hyperéosinophilie.

1. *Ne jamais négliger une éosinophilie > 1 000/mm³, même asymptomatique*
2. *Recherche étiologique*
   Causes fréquentes
   – médicaments
   – parasites, virus
   – cancers et hémopathies malignes
   Causes plus rares
   – maladies systémiques inflammatoires
   – maladies spécifiques d'organes
   – syndromes hyperéosinophiliques
3. *Retentissement*
   Rechercher une infiltration tissulaire de PNE
   – cœur
   – poumons
   – peau
   – tube digestif
   – système nerveux central et/ou périphérique

Étiologie

Diagnostics à ne pas manquer !

Certaines maladies peuvent être responsables d'une hyperéosinophilie dépassant rarement $1,5 \times 10^9/l$: l'atopie, l'insuffisance surrénale lente (maladie d'Addison), la tuberculose, les parasitoses sans cycle tissulaire (oxyures, tænia, gale) ou la mucoviscidose. Cependant, la connaissance d'un état atopique ne permet pas de se dispenser d'investigations, et le diagnostic d'atopie ne doit pas être retenu devant une hyperéosinophilie supérieure à $1 \times 10^9/l$ sans explorations complémentaires, même dans un contexte évocateur. Trop souvent, une hypothèse atopique est retenue à tort devant des manifestations d'allure « allergique » (asthme, prurit, éruption eczématiforme) et une hyperéosinophilie supérieure à $1 \times 10^9/l$, faisant méconnaître, par exemple, une granulomatose éosinophilique avec polyangéite (GEPA, anciennement syndrome de Churg-Strauss) (devant un asthme et une hyperéosinophilie) ou un lymphome cutané épidermotrope (devant des lésions eczématiformes et une hyperéosinophilie).

Toute hyperéosinophilie doit faire éliminer un cancer solide ou une hémopathie (maladie de Hodgkin et lymphomes épidermotropes type Sézary), d'autant plus qu'elle s'associe à une franche altération de l'état général. On insistera sur la maladie de Hodgkin, qui peut se présenter, chez le sujet jeune, par un simple prurit avec hyperéosinophilie. La recherche clinique d'adénopathie périphérique, éventuellement complétée par une tomodensitométrie, sera alors systématique.

Enfin une origine virale est envisagée systématiquement avec une recherche du VIH et éventuellement du HTLV-1 (*human T leukemia virus 1*) pour les patients ayant vécu en zone d'endémie.

Causes fréquentes

Parasites

Les causes des hyperéosinophilies découvertes au décours d'un séjour en zone tropicale sont nombreuses, mais sont dues le plus souvent aux helminthes. L'enquête étiologique est orientée par la durée du séjour, le mode de vie, le type d'alimentation, la zone géographique fréquentée et, surtout, les signes cliniques associés.

Sont exposés ici les conduites à risque devant être recherchées de façon systématique ainsi que certains tableaux cliniques typiques :
– une baignade en eau douce stagnante exposant à une bilharziose, responsable d'accès fébriles (« fièvre des safaris ») associés à des symptômes urogénitaux ou digestifs ;
– l'ingestion de viande de porc insuffisamment cuite (trichinose à *Trichinella spiralis*) ou de cresson sauvage (distomatose hépatique à *Fasciola hepatica*) ;
– la visite de zones d'élevage de moutons. L'ingestion de végétaux souillés peut entraîner une hydatidose (ou échinococcose hydatique) qui sera confirmée par la sérologie et une imagerie abdominale ;
– l'association prurit et œdèmes évocatrice de filariose. On distingue les filaires lymphatiques (filaire de Bancroft), responsables d'œdèmes lymphatiques (pouvant conduire à un véritable éléphantiasis), et les filaires sous-cutanées, en particulier la filaire loa-loa, donnant un œdème localisé fugace et migrateur. L'onchocercose (autre microfilariose) est responsable de lymphœdème d'un ou de plusieurs membres, mais également d'un tableau dit de « gale filarienne » en cas de surinfection des lésions de grattage. La gnathostomose peut mimer une filariose sous-cutanée, mais ne s'observe qu'en Asie du Sud-Est.

Rappelons que certaines parasitoses fréquemment rencontrées de retour de zone tropicale ne donnent pas d'hyperéosinophilie, comme le paludisme, la leishmaniose, l'amibiase ou encore les trypanosomiases.

Si le sujet n'a pas quitté la France métropolitaine (Tableau S03-P01-C31-III), on évoque :
– une toxocarose, surtout chez l'enfant en contact avec des animaux domestiques (syndrome de larva migrans viscérale) ;

Tableau S03-P01-C31-III Parasitoses cosmopolites responsables d'hyperéosinophilie.

Parasites	Mode de contamination	Hyperéosinophilie
Toxocarose (*Toxocara canis*)	Ingestion d'aliments souillés	Élevée persistante
Ascaridiose (*Ascaris lumbricoides*)	Ingestion d'aliments souillés	Élevée
Distomatose hépatique (*Fasciola hepatica*)	Ingestion de végétaux contaminants (cresson)	Élevée
Trichinose (*Trichinella spiralis*)	Viande peu cuite (porc, cheval, sanglier)	Élevée persistante
Myiase (*Hypoderma bovis*)	Ingestion d'œufs (contact avec bovidés, ovidés)	Élevée
Oxyurose (*Enterobius vermicularis*)	Ingestion d'œufs (auto-infestation)	$< 1,5 \times 10^9$/l
Tæniasis (*Taenia saginata* ou *T. solium*)	Consommation de viande (bœuf ou porc) peu cuite	$< 1,5 \times 10^9$/l
Hydatidose (*Echinococcus granulosus*)	Notion de contact avec chiens infestés ou ingestion d'aliments souillés	$< 1,5 \times 10^9$/l, sauf rupture de kyste
Échinococcose alvéolaire (*Echinococcus multilocularis*)	Ingestion de végétaux souillés (est de la France)	$< 1,5 \times 10^9$/l
Trichocéphalose (*Trichuris trichiura*)	Parasitose liée au péril fécal (rare en France)	$< 1,5 \times 10^9$/l
Anisakiase (*Anisakis* sp.)	Ingestion de poissons crus (harengs) contaminés	Inconstante, parfois élevée
Diphyllobotriose (*Diphyllobothrium latum*)	Ingestion de poissons d'eau douce crus (ancienne botriocéphalose)	$< 1,5 \times 10^9$/l
Hyménolépiase (*Hymenolepis nana*)	Ingestion d'aliments souillés	$< 1,5 \times 10^9$/l

– une ascaridiose (syndrome de Löffler et signes intestinaux) ;
– une distomatose hépatique (tableaux d'hépatite à la phase d'invasion, manifestations allergiques et angiocholite à la phase d'état) ;
– une trichinose (œdèmes, myalgies) ;
– une myiase due à des larves de mouches ou varrons en pays d'élevages bovins (tuméfaction sous-cutanée, pseudo-furonculose, extériorisation à la peau d'une larve).

Parmi ces causes, seule la toxocarose semble pouvoir être totalement asymptomatique et doit donc être recherchée par un diagnostic sérologique devant toute hyperéosinophilie chronique asymptomatique chez un sujet n'ayant jamais quitté la France métropolitaine. On rappellera enfin que la sérologie de la toxocarose peut rester positive, même en cas d'infection guérie (cicatrice sérologique). L'oxyure et le tænia, helminthiases autochtones et potentiellement asymptomatiques, ne doivent être envisagés que devant des hyperéosinophilies modérées inférieures à $1,5 \times 10^9$/l, principalement liées à l'absence de cycle parasitaire tissulaire humain du parasite, qui reste localisé dans la lumière intestinale.

À côté des atteintes organiques directement liées à l'invasion parasitaire, il faut signaler que toutes les parasitoses responsables d'une hyperéosinophilie massive peuvent se compliquer d'atteintes organiques liées uniquement aux PNE : ainsi des myocardites à PNE et des fibroses endomyocardiques ont-elles été décrites dans la plupart des parasitoses chroniques.

Causes médicamenteuses

Une cause médicamenteuse doit être recherchée, de principe, devant toute hyperéosinophilie sanguine. Le plus souvent, l'enquête est délicate et l'implication d'un médicament difficile à établir. L'ancienneté de l'hyperéosinophilie et le lien temporel entre son apparition et l'introduction d'un médicament sont des éléments essentiels au diagnostic. Une grande variété des produits peut être incriminée. Les médicaments les plus fréquemment impliqués sont les anti-épileptiques, les sulfamides, l'allopurinol, la minocycline, les antirétroviraux, le ranélate de strontium et la clonazépine. Enfin, il faut mentionner, chez les patients hospitalisés, la possibilité, rare, d'éosinophilie liée aux produits de contraste iodés ou à l'héparine.

Les hyperéosinophilies médicamenteuses, parfois massives jusqu'à 200×10^9/l (200 000/mm³), peuvent être de découverte fortuite et asymptomatique. Dans d'autres situations, elles s'accompagnent de manifestations cliniques parfois sévères, comme dans le syndrome DRESS (*drug reaction with eosinophilia and systemic symptoms*), défini par l'association d'une éruption cutanée, d'une hyperéosinophilie supérieure à $1,5 \times 10^9$/l et d'une atteinte viscérale. Le pronostic vital peut être engagé par une hépatite fulminante, une insuffisance rénale aiguë liée à une néphropathie interstitielle immuno-allergique ou à une myocardite à éosinophiles. Si les descriptions initiales de ces manifestations graves associées au syndrome DRESS comportaient, par définition, une atteinte cutanée, de nombreux exemples rappellent que ces myocardites, hépatites ou pneumopathies éosinophiliques attribuées à un syndrome d'hypersensibilité médicamenteuse peuvent survenir en l'absence d'éruption cutanée. Le délai d'apparition après introduction du médicament en cause est classiquement de 2 à 8 semaines. Dans de rares cas, les manifestations cliniques et hématologiques peuvent durer plusieurs mois (parfois au-delà de 6 mois) après l'arrêt du médicament incriminé.

Les mécanismes en cause sont variés et ne relèvent habituellement pas d'un processus allergique IgE-dépendant. Les études récentes mettent l'accent sur le rôle de la reconnaissance spécifique du médicament par des lymphocytes T, stimulés de façon polyclonale, ainsi que sur la réactivation de virus du groupe herpès, notamment EBV et HHV-6. Toute hyperéosinophilie médicamenteuse nécessite la surveillance biologique (au moins hebdomadaire) d'un dysfonctionnement rénal (créatininémie) et hépatique (transaminases et taux de prothrombine) jusqu'à la disparition de l'hyperéosinophilie, même si la présentation clinique est parfois faussement rassurante (simple éruption cutanée).

Une hyperéosinophilie peut aussi s'observer chez des sujets dialysés, (emploi de membrane de cuprophane ou utilisation de formaldéhyde pour la stérilisation) ou après une splénectomie ou une radiothérapie. Des intoxications chroniques peuvent aussi entraîner une hyperéosinophilie (sulfate de cuivre, vapeur de mercure, benzène, huile toxique, tryptophane).

Cancers et hémopathies

Hémopathies

L'hyperéosinophilie médullaire et/ou sanguine s'intègre parfois dans un cadre nosologique bien défini. C'est le cas dans la leucémie myéloïde chronique (LMC), la leucémie aiguë myéloblastique de type LAM-4Eo avec l'inversion du chromosome 16 et la leucémie myélomonocytaire chronique avec translocation (5-12). Plus rarement, une hyperéosinophilie est constatée au cours d'une myélodysplasie. Plusieurs anomalies chromosomiques associées à une hyperéosinophilie existent. La plupart d'entre elles sont rares, mais leur existence justifie la réalisation d'un myélogramme avec caryotype devant toute hyperéosinophilie prolongée inexpliquée.

L'hyperéosinophilie sanguine et/ou tissulaire (ganglion, peau, etc.) peut aussi être un signe précoce qui témoigne de la production en excès de facteurs de croissance, de cytokines (IL-5 notamment) ou de chimiokines par le clone malin qui prolifère et/ou par le processus inflammatoire réactionnel (lymphocytes T_H2 sécrétant de l'IL-5) péritumoral. C'est le cas dans la maladie de Hodgkin, les lymphomes malins non hodgkiniens, les lymphomes T épidermotropes (syndrome de Sézary, mycosis fongoïde), la lymphadénopathie angio-immunoblastique avec dysglobulinémie (LAID), la mastocytose systémique ou la leucémie à cellules T associée à HTLV-1. Enfin, il faut signaler l'existence d'hyperéosinophilie associée aux maladies du greffon contre l'hôte après allogreffe de moelle osseuse.

Cancers

Une hyperéosinophilie peut révéler l'existence d'un processus oncogène. C'est, là encore, la production de facteurs de croissance (GM-CSF) ou de cytokines (IL-3, IL-5) par les cellules tumorales ou par l'environnement péritumoral qui induit l'hyperéosinophilie sanguine et/ou tissulaire. Celle-ci s'observe au cours du développement de certaines tumeurs solides (carcinomes digestifs et respiratoires) ou à la suite de métastases.

Causes rares

Après avoir éliminé, systématiquement, les causes parasitaires, médicamenteuses et tumorales, la démarche diagnostique devant une hyperéosinophilie majeure persistante est orientée en fonction des symptômes et signes cliniques d'accompagnement. Selon l'atteinte clinique prédominante, différents cadres étiologiques sont identifiés.

Hyperéosinophilies à présentation ORL ou pulmonaire

Devant des signes ORL (rhinite, sinusite) associés à une hyperéosinophilie, on distinguera les causes allergiques fréquentes des causes non allergiques (NARES, pour *non allergic rhinitis with eosinophilia*) et l'on recherchera un syndrome de Fernand Widal (polypose nasosinusienne avec asthme, en relation avec la prise d'aspirine ou d'anti-inflammatoires non stéroïdiens).

Il faut de nouveau évoquer ici la *granulomatose éosinophilique avec polyangéite* (Churg-Strauss), dont les manifestations initiales sont principalement l'asthme, l'hyperéosinophilie, la présence d'infiltrats pulmonaires et une atteinte sinusienne, avant que ne surviennent les manifestations systémiques.

Un *syndrome de Löffler*, aux signes cliniques modestes et fugaces (toux, dyspnée, fébricule), peut être d'origine parasitaire (migration de larves à travers le parenchyme pulmonaire, à l'origine d'images d'infiltrats labiles souvent périphériques, parfois multiples et bilatérales), d'origine médicamenteuse ou idiopathique.

L'*aspergillose bronchopulmonaire allergique* survient dans un contexte d'asthme ancien avec la notion de toux et d'expectoration de « moules bronchiques » (émission de bouchons mycéliens). On retrouve souvent une élévation très marquée des IgE sériques avec hyperéosinophilie massive. Les images radiologiques sont variées : épaississement des parois bronchiques, impactions mucoïdes, atélectasies, infiltrats et surtout bronchectasies proximales. La présence d'IgE spécifiques anti-*Aspergillus* constitue un critère majeur du diagnostic.

La *maladie de Carrington* (ou pneumopathie chronique à éosinophiles idiopathique) survient le plus souvent chez la femme. Les manifestations cliniques sont variées (dyspnée, toux sèche, hyperéosinophilie sanguine inconstante). Les images radiologiques (infiltration périphérique dense, sans systématisation topographique, réalisant un aspect de « négatif photographique de l'œdème pulmonaire ») sont très évocatrices, et l'efficacité de la corticothérapie est spectaculaire. Aucune cause n'est retrouvée au cours de cette pneumopathie chronique à PNE. On rappellera, une fois encore, qu'une origine médicamenteuse doit prioritairement être éliminée devant toute pneumopathie à éosinophiles.

Hyperéosinophilies à présentation dermatologique

Une hyperéosinophilie sanguine modérée ou massive, associée à des signes cutanés, est un motif fréquent de consultation. Le principal piège à éviter, par analogie avec l'association asthme-éosinophilie, est d'attribuer « trop facilement » une manifestation cutanée (éruption eczématiforme, prurit ou urticaire) avec une hyperéosinophilie supérieure à $1 \times 10^9/l$ à une cause « allergique » ou atopique.

Parmi les diagnostics à ne pas oublier, on citera, après les causes médicamenteuses, les *lymphomes T cutanés épidermotropes* dont le diagnostic de certitude peut être difficile et parfois obtenu des mois ou années après les premières lésions cutanées. L'hyperéosinophilie est inconstante, mais parfois au premier plan, aussi bien sanguin que tissulaire. Dans ce contexte, la recherche de cellules de Sézary sur le frottis ainsi que des biopsies cutanées (avec histologie, phénotypage des lymphocytes cutanés et clonalité T cutanée) sont utiles au diagnostic.

La *pemphigoïde bulleuse*, maladie auto-immune principalement observée chez le sujet âgé, peut être un piège diagnostique dans sa phase prébulleuse (prurit, lésions pseudo-urticariennes). L'hyperéosinophilie y est presque constante à la phase d'état.

La *mastocytose systémique* est une maladie rare où l'hyperéosinophilie, constatée dans moins de 20 % des cas, est parfois au premier plan et peut faire errer le diagnostic, ce d'autant que l'identification histologique du mastocyte est parfois difficile en l'absence d'immunomarquage spécifique. Outre le diagnostic histologique, indispensable, une forte élévation de la tryptase sérique est un argument fort pour évoquer une mastocytose systémique

Enfin, on citera des entités plus rares : la pemphigoïde gestationis, l'incontinentia pigmenti, la dermatite herpétiforme, des proliférations bénignes (maladie de Kimura, hyperplasie angiolymphoïde avec éosinophilie), la folliculite pustuleuse à éosinophiles (maladie d'Ofugi), la cellulite à éosinophiles (syndrome de Wells).

Hyperéosinophilies à présentation digestive

L'hyperéosinophilie peut s'intégrer dans le cadre d'une affection déjà identifiée (hépato-splénomégalie rencontrée au cours des hémopathies malignes, atteintes digestives des vascularites systémiques et, bien entendu, parasitoses intestinales).

Elle est aussi classiquement présente dans les maladies inflammatoires chroniques de l'intestin (*maladie de Crohn* et *rectocolite hémorragique*), mais aussi dans la *maladie cœliaque*.

Devant une hyperéosinophilie sanguine et digestive inexpliquée, le diagnostic de *gastro-entérite à éosinophiles* sera alors évoqué. Cette entité hétérogène réalise parfois un tableau aigu, souvent d'origine allergique, d'autres fois un tableau plus chronique sans allergène identifiable. Dans sa forme chronique, il peut s'agir d'une forme frontière avec un syndrome hyperéosinophilique.

On citera aussi l'*œsophagite à éosinophiles*, « nouvelle maladie » longtemps sous-diagnostiquée, où l'hyperéosinophilie est toutefois rarement supérieure à $1,5 \times 10^9/l$.

Maladies inflammatoires

L'hyperéosinophilie est habituelle au cours de deux vascularites affectant les vaisseaux de petits calibres associées aux anticorps anti-cytoplasme des polynucléaires (ANCA) : la *granulomatose avec polyangéite* (GPA, anciennement maladie de Wegener) (hyperéosinophilie dans 10 % des cas), mais surtout la *granulomatose éosinophilique avec polyangéite* (Churg-Strauss) (GEPA). La fréquence de l'hyperéosinophilie est de 95 % dans la GEPA. La présence de signes extrarespiratoires et les ANCA permettent de distinguer ces angéites nécrosantes de la pneumonie de Carrington ou de l'aspergillose bronchopulmonaire allergique. Les ANCA sont présents dans 50 % seulement des GEPA, contre plus de 90 % des patients atteint de GPA. Il arrive qu'un diagnostic initial de syndrome hyperéosinophilique soit « corrigé » quelques années plus tard en GEPA, mais la distinction entre ces deux entités est parfois impossible, notamment dans les formes ANCA négatives. De plus, des phénomènes vascularitiques ne sont pas exceptionnels dans les syndromes hyperéosinophiliques.

La *périartérite noueuse* (PAN) classique se distingue des précédentes par l'absence de signes respiratoires, par la négativité des ANCA et par la fréquence des multinévrites. Une hyperéosinophilie, parfois massive, est observée dans 30 % des cas.

Les emboles multiples de cristaux de cholestérol, qui s'observent chez un patient athéromateux, sont souvent déclenchés par une artériographie ou un simple traitement anticoagulant. Les orteils pourpres et le livedo des membres inférieurs sont évocateurs, de même que l'insuffisance rénale.

La *polyarthrite rhumatoïde* est classiquement citée comme cause d'hyperéosinophilie, notamment en cas d'atteinte pulmonaire, mais aucune donnée chiffrée concernant sa fréquence n'est retrouvée dans la littérature.

La *fasciite avec éosinophilie* (syndrome de Shulman) se manifeste par un état sclérodermiforme sans phénomène de Raynaud, ni atteinte viscérale. La biopsie profonde (incluant le fascia musculaire) montre une fasciite avec infiltrats à prédominance lymphocytaire, sans PNE : c'est une fasciite avec hyperéosinophilie et non une fasciite à éosinophiles. La gravité de la maladie est liée au risque de complications hématologiques (aplasie médullaire, survenue d'un lymphome).

Les *connectivites* (lupus érythémateux systémique, sclérodermie, syndrome de Gougerot-Sjögren) et la sarcoïdose s'accompagnent rarement d'une hyperéosinophilie, qui reste alors modérée (< $1,5 \times 10^9$/l). Des chiffres plus élevés doivent faire remettre en cause le diagnostic ou envisager une cause médicamenteuse, une infection parasitaire (notamment une anguillule chez les sujets antillais) ou un lymphome associé.

Parmi les diagnostics différentiels du syndrome de Gougerot-Sjögren ou de la sarcoïdose, il faut mentionner le syndrome hyper-IgG_4, entité hétérogène dans sa présentation clinique (tuméfaction des glandes salivaires, pancréatite, cholangite, fibrose rétropéritonéale), qui peut s'accompagner, rarement, d'une hyperéosinophilie sanguine supérieure à $1,5 \times 10^9$/l, mais plus fréquemment d'une hyperéosinophilie tissulaire. Le diagnostic repose alors sur le dosage des IgG_4 sériques et surtout sur la mise en évidence, sur les biopsies tissulaires, de plasmocytes surexprimant en surface l'IgG_4.

Syndromes hyperéosinophiliques

Le syndrome hyperéosinophilique (SHE) est une pathologie hétérogène dont les critères diagnostiques ont été récemment révisés par un groupe d'experts [10]. Ces derniers exigent une hyperéosinophilie sanguine supérieure à $1,5 \times 10^9$/l ou une éosinophilie tissulaire, pendant plus de 6 mois, et une atteinte viscérale directement liée à l'infiltration tissulaire par les PNE en l'absence d'autre cause retrouvée. Cette définition englobe en fait plusieurs entités très différentes, tant dans leur physiopathologie que leur présentation clinicobiologique ou leur traitement. Il s'agit d'une pathologie rare, dont la prévalence reste inconnue mais qui est estimée à moins de 2 000 cas en France. Le syndrome hyperéosinophilique est responsable d'une ou de plusieurs atteintes viscérales, avec une prédilection pour le cœur, la peau et le système nerveux central et/ou périphérique. Des progrès récents dans la compréhension des mécanismes physiopathologiques sous-tendant certaines hyperéosinophilies ont permis d'individualiser plusieurs tableaux clinicobiologiques ou variants au sein des syndromes hyperéosinophiliques. Les progrès nosologiques et thérapeutiques ont transformé le pronostic de cette maladie réputée, jusqu'à présent, sévère. Actuellement, la classification moderne des syndromes hyperéosinophiliques identifie trois groupes [10].

Syndromes hyperéosinophiliques myéloprolifératifs et leucémies chroniques à éosinophiles

La présence d'une hyperéosinophilie (avec ou sans retentissement viscéral) était, depuis de nombreuses années, connue dans un certain nombre de syndromes myéloprolifératifs (SMP) caractérisés sur la base d'anomalies génétiques. Ainsi une hyperéosinophilie peut-elle être observée au cours de la leucémie myéloïde chronique (LMC) avec translocation 9-22 responsable d'un gène de fusion *BCR-ABL*, mais aussi dans d'autres syndromes myéloprolifératifs typiques souvent associés à la mutation V617F de *JAK2* (polyglobulie de Vaquez, thrombocytémie essentielle, myélofibrose idiopathique) ou dans le syndrome myéloprolifératif 8p11 (*stem cell leukemia-lymphoma*), impliquant le récepteur de type 1 du facteur de croissance des fibroblastes (FGF). Enfin, une hyperéosinophilie peut aussi se rencontrer au cours de la leucémie myélo-monocytaire chronique avec translocation 5-12, impliquant *PDGFRB*, codant la chaîne β du récepteur au PDGF, ou dans les mastocytoses systémiques avec mutation D816V de *KIT*.

On peut noter que toutes ces mutations ou translocations mettent en jeu des protéines à activité tyrosines kinases (TK), qu'elles soient des récepteurs membranaires (FGFR1, PDGFRβ, KIT) ou des protéines cytosoliques (ABL, JAK2). Toutefois, ces anomalies chromosomiques (décelables sur un caryotype conventionnel pour les translocations impliquant ABL, PDGFRB et FGFR1) n'étaient qu'exceptionnellement retrouvées dans les syndromes hyperéosinophiliques.

L'identification par Cools et al. en 2003 du gène de fusion *FIP1L1-PDGFRA*, non détectable sur un caryotype conventionnel car correspondant à une délétion interstitielle de 800 kb sur le bras long du chromosome 4, a définitivement permis d'asseoir le concept de *leucémie chronique à éosinophiles* (LCE F/P+), jusque-là débattu [1]. En effet, les éosinophilies clonales, associées à F/P ou à d'autres anomalies génétiques, se caractérisent par la présence, dans le compartiment médullaire ou circulant, d'éosinophiles matures, de morphologie normale. On ne retrouve habituellement pas de cellules blastiques morphologiquement identifiables, qui permettent, dans d'autres situations, d'authentifier le caractère leucémique d'une hémopathie. Dans cette série princeps, ce gène de fusion F/P était retrouvé chez 7/14 patients atteints de syndrome hyperéosinophilique sans anomalie caryotypique et chez deux patients avec anomalies caryotypiques multiples.

La prévalence de la leucémie chronique à éosinophiles F/P+ reste mal connue. Des séries récentes l'évaluent entre 3 et 56 % des hyperéosinophilies inexpliquées, dépendant principalement du type de recrutement et de l'exhaustivité de l'enquête étiologique préalable. Dans deux cohortes importantes et récentes de patients avec syndromes hyperéosinophiliques, l'une française du réseau Éosinophile (544 patients), l'autre internationale (188 patients), ce gène *F/P* est identifié chez environ 10 % des patients ayant un syndrome hyperéosinophilique [2, 5]. À ce jour, moins de dix cas féminins de leucémies chroniques à éosinophiles F/P+ ont été rapportés. Outre le sex-ratio, plusieurs caractéristiques des leucémies chroniques à éosinophiles F/P+ méritent d'être individualisées :
– l'ensemble des organes habituellement atteints dans les syndromes hyperéosinophiliques (peau, poumons, tube digestif) peuvent être touchés, mais l'atteinte cardiaque et les ulcérations muqueuses semblent plus fréquentes dans ce sous-groupe, et l'atteinte digestive serait en revanche plus rare [2] ;
– l'élévation de la tryptase et de la vitamine B_{12} sont quasi constantes ;
– les autres éléments évocateurs sont une myélofibrose, une myélémie, une thrombopénie modérée et un taux sérique d'IgE totales normal.

Enfin, il existe un sous-groupe de patients avec syndrome hyperéosinophilique dont les caractéristiques clinicobiologiques (hépato-splénomégalie, myélémie, cytopénie, élévation de la vitamine B_{12}, fibrose réticulinique médullaire, résistance à la corticothérapie) évoquent un syndrome myéloprolifératif, mais chez lesquels l'enquête moléculaire exhaustive reste négative. L'efficacité de l'imatinib ou d'autres inhibiteurs de tyrosines kinases chez ces patients sans anomalie cytogénétique détectable suggère l'implication de tyrosines kinases par des mécanismes alternatifs : partenaires de fusions en 5' autres que *FIL1L1* comme

KIF5B, *CDK5RAP2*, *ETV6*, *STRN* ou *BCR*, nouvelles tyrosines kinases non encore identifiées, simple surexpression de PDGFR-α ou enfin mutations ponctuelles activatrices de PDGFRA.

Syndromes hyperéosinophiliques lymphoïdes

Le variant lymphoïde (SHE-L) est une pathologie primitive lymphoïde définie par une expansion lymphocytaire T_H2 [6]. L'hyperéosinophilie résulte alors d'une sécrétion accrue par ces lymphocytes T d'hématopoïétines spécifiques du PNE (IL-5 principalement). Le variant lymphoïde constitue 10 à 30 % des syndromes hyperéosinophiliques selon les critères diagnostiques utilisés (clonalité T positive en biologie moléculaire et/ou identification d'une population T sanguine aberrante). Actuellement, le critère le plus robuste permettant de classer un syndrome hyperéosinophilique en variant lymphoïde est l'existence d'une population sanguine lymphocytaire T aberrante, dont le caractère clonale est affirmé dans 75 % des cas.

Il s'agit principalement de lymphocytes T CD3– CD4+ (complexe TCR-CD3 non exprimé à la membrane mais présence des différentes sous-unités en intracytoplasmique), pouvant affecter jusqu'à 90 % des lymphocytes circulants. Il faut souligner que ces populations sont parfois présentes à des taux très faibles au niveau sanguin (2 à 5 %), mais que leur implication dans l'expansion éosinophile peut être attestée de façon certaine par l'étude de leur capacité à produire de grande quantité d'IL-5 (Figure S03-P01-C31-1) [4]. Il faut donc souligner l'importance de faire une demande très explicite au laboratoire de cytométrie de flux qui effectue cette recherche. D'autres phénotypes aberrants, associés eux aussi à une production élevée d'IL-5, ont été décrits : cellules T CD3+ CD4– CD8– ou CD4+ CD7–. Ces lymphocytes expriment souvent des marqueurs de cellules T activées (HLA-DR+ et/ou CD25+) ou de cellules T mémoires (CD45RO+).

L'origine des dérèglements affectant les lymphocytes T n'est pas connue. Des travaux ont montré, dans des cellules CD3– CD4+, un défaut d'expression de CD3γ associé à des modifications d'expression des facteurs de transcription de la famille NFAT, susceptibles d'expliquer le défaut d'expression membranaire du CD3. On soulignera enfin que ces populations lymphocytaires T CD3– CD4+ ont récemment été identifiées à l'échelon tissulaire, pouvant expliquer la domiciliation préférentielle des PNE dans tel ou tel tissu ou organe préalablement infiltré par la population T anormale hypersécrétrice d'IL-5 [3].

Le syndrome hyperéosinophilique lymphoïde touche autant les femmes que les hommes, et il est responsable d'atteinte cutanée dans la majorité des cas, notamment des angiœdèmes s'inscrivant parfois dans le cadre d'angiœdèmes épisodiques avec hyperéosinophilie (ou syndrome de Gleich lorsque ce tableau clinique s'associe à une élévation polyclonales des IgM et des IgE totales). L'atteinte cardiaque est rare, à moins de 10 % dans la plus grande série rapportée à ce jour [4]. L'élévation polyclonale des gammaglobulines et des IgE totales (dont la production est favorisée par l'IL-4) est un marqueur biologique évocateur de syndrome hyperéosinophilique lymphoïde, mais peu spécifique. Le *thymus activated and regulated chemokine* (TARC/CCL17), ligand du récepteur CCR4 impliqué dans l'amplification de la réponse T_H2, pourrait constituer un marqueur biologique de ces variants lymphoïdes. En dehors des complications liées aux propriétés cytotoxiques des PNE, le pronostic semble aussi lié au développement d'un authentique lymphome, rapporté chez plus de dix patients [3]. Cet événement pourrait être favorisé par la survenue d'anomalies chromosomiques clonales (délétion en 6q, délétion en 10p).

Syndromes hyperéosinophiliques non définis

Les patients restés inclassés représentent environ 50 à 70 % des syndromes hyperéosinophiliques. Dans ce groupe, le sex-ratio est proche de 1. L'enjeu dans cette situation est, à l'avenir, d'identifier des formes indolentes de leucémies chroniques à PNE (détection de nouvelles anomalies clonales sur les PNE sanguins ou médullaires), d'augmenter la sensibilité de détection des populations aberrantes T_H2 au niveau sanguin ou tissulaire, mais aussi d'explorer l'implication des populations lymphoïdes innées de type 2 présentes dans les épithéliums digestifs et respiratoires, et productrices d'IL-5, mais aussi d'IL-25 et IL-33, cytokines impliquées dans l'expansion éosinophile.

Prise en charge thérapeutique

L'identification de ces différents sous-groupes de syndromes hyperéosinophiliques revêt une importance capitale à toutes les étapes de la prise en charge du patient : concernant le retentissement viscéral, la détection de complications cardiaques, symptomatiques ou non, dans les leucémies chroniques à éosinophiles F/P+ est primordiale et impose un suivi échocardiographique ; la surveillance dans les variants lymphoïdes s'attachera à dépister la survenue de lymphome, alors que l'acutisation en leucémie aiguë reste la complication la plus redoutable des formes myéloprolifératives.

Enfin, concernant le traitement, la meilleure compréhension des mécanismes moléculaires à l'origine des syndromes hyperéosinophiliques a considérablement amélioré la prise en charge en permettant le développement de thérapies ciblées. Classiquement, la corticothérapie générale reste, à l'exclusion des formes myéloprolifératives, le traitement de première intention. La réponse aux corticoïdes est habituelle, avec un degré variable de cortico-dépendance, justifiant fréquemment l'emploi de thérapeutiques de deuxième ligne à but d'épargne cortisonique. Les molécules les plus employés sont alors l'hydroxyurée, l'interféron α et la ciclosporine [5]. Dans les syndromes hyperéosinophiliques idiopathiques ou lymphoïdes cortico-dépendants, les anticorps monoclonaux anti-IL-5 semblent prometteurs, permettant principalement une épargne cortisonique et une diminution de l'éosinophilie circulante, même si le bénéfice clinique n'a pu être démontré dans ces premières études [6, 9].

Dans les formes myéloprolifératives associées à des mutations/translocations impliquant *PDGFRA* ou *PDGFRB*, l'imatinib mésylate, premier inhibiteur de tyrosine kinase initialement développé dans la leucémie myéloïde chronique, apparaît remarquablement efficace, permettant le plus souvent une rémission hématologique et moléculaire complète, et même des rémissions prolongées à l'arrêt de l'imatinib [2].

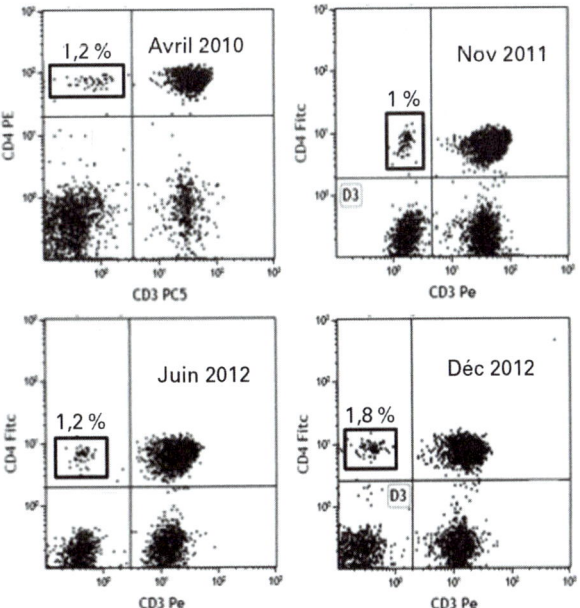

Figure S03-P01-C31-1 Identification en cytométrie de flux d'une population lymphocytaire T CD3– CD4+ à un taux faible, mais confirmée au cours du temps, chez une patiente ayant un syndrome hyperéosinophilique avec atteinte pulmonaire.

Attitude pratique

Il est difficile de retenir un schéma unique d'exploration d'une hyperéosinophilie en raison de la grande variété des atteintes organiques et des causes sous-jacentes. Le bilan comporte deux volets (qui peuvent être réalisés dans le même temps) : la recherche d'une étiologie et celle du retentissement de cette hyperéosinophilie, surtout lorsqu'elle est chronique et élevée (> $1,5 \times 10^9$/l).

Un bilan de première intention « raisonnable » est proposé dans le tableau S03-P01-C31-IV.

Concernant l'attitude thérapeutique, l'arrêt de tous les médicaments imputables (anti-inflammatoires non stéroïdiens, anti-épileptiques, allupurinol…) sera discuté, en rappelant que la régression de l'hyperéosinophilie peut prendre des semaines ou des mois.

Dans un second temps (ou d'emblée en l'absence de modification thérapeutique récente), un traitement d'épreuve antiparasitaire est donné de façon systématique. Outre son action sur une éventuelle toxocarose asymptomatique, le traitement antiparasitaire d'épreuve aura pour intérêt l'éradication de l'anguillule chez les patients ayant séjourné en zone endémique et chez lesquels une corticothérapie pourrait être proposée.

Il n'existe pas de recommandation concernant les molécules à utiliser : l'albendazole ou l'association d'ivermectine et de flubendazole sont suffisantes.

En l'absence de cause identifiée et de réponse au traitement antiparasitaire, la poursuite des explorations sera alors conduite dans un centre spécialisé (*voir* Tableau S03-P01-C31-IV).

Conclusion

Les hyperéosinophilies sont souvent considérées, à tort, comme un signe biologique mineur. Une augmentation, même minime, des PNE doit constituer pour tout clinicien un signe biologique d'alerte. Parfois, l'éosinophilie est modérée est l'enquête permettra un diagnostic aisé d'un état atopique. Dans d'autres cas, le contexte orientera rapidement vers une maladie parasitaire, une hémopathie, un cancer ou un syndrome d'hypersensibilité médicamenteuse. Cependant, une hyperéosinophilie peut être un signe révélateur et un guide précieux pour l'enquête diagnostique, lorsque les symptômes associés sont pauvres ou peu évocateurs. La démarche diagnostique est orientée par les principales manifestations cliniques. Lorsque l'enquête demeure infructueuse, l'hypothèse d'un syndrome hyperéosinophilique doit être évoquée. Conjointement, un bilan du retentissement viscéral, notamment cardiaque sera systématique en cas de chronicité de l'hyperéosinophilie, quel que soit le diagnostic retenu.

Bibliographie

1. Cools, J, DeAngelo DJ, Gotlib J et al. A tyrosine kinase created by fusion of the *PDGFRA* and *FIP1L1* genes as a therapeutic target of imatinib in idiopathic hypereosinophilic syndrome. N Engl J Med, 2003, 348 : 1201-1214.
2. Legrand, F, Renneville A, Macintyre E et al. The spectrum of FIP1L1-PDGFRA-associated chronic eosinophilic leukemia : new insights based on a survey of 44 cases. Medicine (Baltimore), 2013 [Epub ahead of print].
3. Lefevre, G, Copin MC, Roumier C et al. CD3– CD4+ lymphoid variant of hypereosinophilic syndrome : nodal and extranodal histopathological and immunophenotypic features of a peripheral indolent clonal T-cell lymphoproliferative disorder. Haematologica, 2015 [Epub ahead of print].
4. Lefevre, G, Copin MC, Staumont-Salle D et al. The lymphoid variant of hypereosinophilic syndrome : study of 21 patients with CD3– CD4+ aberrant T-cell phenotype. Medicine (Baltimore), 2014, 93 : 255-266.
5. Ogbogu, PU, Bochner BS, Butterfield JH et al. Hypereosinophilic syndrome : a multicenter, retrospective analysis of clinical characteristics and response to therapy. J Allergy Clin Immunol, 2009, 124 : 1319-1325e3.
6. Roufosse, FE, Kahn JE, Gleich GJ et al. Long-term safety of mepolizumab for the treatment of hypereosinophilic syndromes. J Allergy Clin Immunol, 2013, 131 : 461-467e1-5.
7. Roufosse, F, Schandene L, Sibille C et al. Clonal T_H2 lymphocytes in patients with the idiopathic hypereosinophilic syndrome. Br J Haematol, 2000, 109 : 540-548.
8. Rosenberg, HF, Dyer KD, Foster PS. Eosinophils : changing perspectives in health and disease. Nat Rev Immunol, 2013, 13 : 9-22.
9. Rothenberg, ME, Klion AD, Roufosse FE et al. Treatment of patients with the hypereosinophilic syndrome with mepolizumab. N Engl J Med, 2008, 358 : 1215-1228.
10. Valent, P, Klion AD, Horny HP et al. Contemporary consensus proposal on criteria and classification of eosinophilic disorders and related syndromes. J Allergy Clin Immunol, 2012, 130 : 607-612e9.

Tableau S03-P01-C31-IV Stratégie d'exploration d'une hyperéosinophilie majeure, après exclusion des causes médicamenteuses (à adapter à la présentation clinique).

Bilan de première intention	Après traitement antiparasitaire d'épreuve	Bilan de service spécialisé
NFS avec frottis sanguin, recherche de cellules de Sézary		Myélogramme et caryotype
Biologie standard, créatinine, bilan hépatique	Tryptase, vitamine B_{12}	FIP1L1-PDGFRA (sang ou moelle)
EPP	AAN, ANCA Dosage pondéral des immunoglobulines IgE totales	Phénotypage lymphocytaire sanguin et clonalité T
Sérologie VIH et VHC	Sérologie HTLV-1	
Sérologie de la toxocarose		
Radiographie pulmonaire Échographie abdominale Échocardiographie	Tomodensitométrie thoraco-abdomino-pelvienne	
Biopsie orientée : endoscopie digestive haute ou basse, fibroscopie bronchique et lavage broncho-alvéolaire, biopsie cutanée		Biopsie médullaire à la recherche d'une mastocytose, d'une myélofibrose

Toute référence à cet article doit porter la mention : Kahn JE, Ackermann F, Chahla WA, Lefevre G. Hyperéosinophilies. *In* : L Guillevin, L Mouthon, H Lévesque. Traité de médecine, 5ᵉ éd. Paris, TdM Éditions, 2018-S03-P01-C31 : 1-7.

Chapitre S03-P01-C32
Hémochromatoses

Pierre Brissot, Martine Ropert, Anne-Marie Jouanolle
et Olivier Loréal

Les hémochromatoses correspondent à un ensemble de maladies ayant en commun d'être des surcharges en fer d'origine génétique. Cette définition exclut donc les surcharges en fer acquises qui peuvent être aussi appelées surcharges en fer secondaires mais non hémochromatoses secondaires. Ce domaine des hémochromatoses a bénéficié, au cours des dernières années, de progrès considérables en matière de connaissance du métabolisme du fer et d'avancées majeures touchant tant à la génétique moléculaire qu'à l'approche biochimique et aux procédés d'imagerie. L'impact de ces évolutions conceptuelles et technologiques s'est porté, à ce jour, avant tout sur le versant diagnostique, permettant désormais, dans la grande majorité des cas, une approche non invasive. Des avancées thérapeutiques essentielles constitueront, dans les années à venir, la seconde onde de choc positive liée à l'amélioration de nos connaissances théoriques et pratiques en matière de surcharges en fer.

Avancées récentes dans la connaissance du métabolisme du fer

Il est important, afin de pouvoir appréhender au mieux les données actuelles physiopathologiques, diagnostiques et thérapeutiques concernant les hémochromatoses, de rappeler les grandes bases physiologiques du métabolisme du fer. Ce rappel comportera dix points principaux [2].

Le fer est indispensable à l'organisme humain. Il est essentiel pour le transport de l'oxygène au sein de la molécule d'hème, partie constitutive de l'hémoglobine du globule rouge et de la myoglobine musculaire. Il est co-facteur d'une myriade de réactions enzymatiques qui concernent notamment la synthèse de l'ADN, la synthèse du collagène et la biotransformation des xénobiotiques.

L'organisme humain ne fabrique pas de fer. La source de fer est uniquement alimentaire, représentant l'absorption quotidienne de 1 à 2 mg de fer par le duodénum (soit le dixième de l'apport oral quotidien).

Cette donnée explique la vulnérabilité du corps humain à la carence alimentaire en fer.

La destinée du fer alimentaire est essentiellement de gagner la moelle osseuse pour contribuer à fabriquer les globules rouges, puis d'épouser la vie de l'érythrocyte, laquelle s'achève environ 120 jours plus tard au niveau de la rate (processus d'érythrophagocytose).

Le fer ne peut circuler dans le plasma et ne peut être stocké dans les cellules à l'état libre. En effet, au niveau sanguin, le fer à l'état libre précipiterait et, au niveau intracellulaire, il deviendrait toxique pour son environnement cytosolique par le biais de la production d'espèces radicalaires oxygénées. Ces écueils sont évités par l'incorporation du fer, dans le plasma, au sein de la transferrine (protéine de transport du fer), et, dans les cellules, au sein de la ferritine (protéine de stockage intracellulaire du fer), sous forme de fer ferrique (ou fer oxydé ou Fe^{3+}).

La prise en compte de l'état rédox du fer (sa nature ferreuse ou ferrique) est capitale, en particulier pour le transport et le stockage du fer. Ainsi, au niveau du plasma, le fer est contenu dans la transferrine sous forme ferrique (une molécule de transferrine peut capter deux atomes de Fe^{3+}). Au niveau intracellulaire, le stockage du fer à l'intérieur de la molécule de ferritine se fait également sous forme oxydée (chaque molécule de ferritine pouvant emmagasiner jusqu'à 4 500 atomes de Fe^{3+}). Quant au transport transmembranaire du fer, il ne peut se faire que sous forme réduite Fe^{2+}. Les situations suivantes illustrent cette implication « rédox » du fer dans les mécanismes de transport et de stockage :

– la captation entérocytaire du fer alimentaire non héminique (inorganique ou végétal) au niveau du pôle apical de l'entérocyte : elle requiert une étape préalable de réduction du fer alimentaire par la protéine Dcytb avant que le fer, devenu ferreux, ne puisse traverser la membrane par le transporteur DMT1 (*divalent metal transporter 1*) ;

– la sortie du fer entérocytaire dans le plasma : elle se fait, sous forme réduite, au travers de la ferroportine, seule protéine connue pour assurer l'export cellulaire du fer. Mais, afin de pouvoir être prise en charge secondairement par la transferrine, une oxydation est nécessaire. Cette oxydation est assurée par la fonction oxydase de la protéine héphastine, ancrée dans la membrane basale de l'entérocyte ;

– la sortie du fer intramacrophagique dans le plasma : elle se fait également par le passage du fer sous forme ferreuse au travers de la ferroportine mais, pour pouvoir ensuite être captée par la transferrine, c'est une oxydase différente de celle de l'entérocyte qui intervient, à savoir la ferroxydase plasmatique, fonction assurée par la céruléoplasmine circulante.

L'organisme humain est très peu armé pour excréter le fer. Ainsi les pertes quotidiennes sont-elles minimales, se faisant par les urines, par voie biliaire, puis digestive, par la desquamation intestinale (donc aussi digestive) ou par voie transcutanée. Au total, ce sont 1 à 2 mg de fer qui sont éliminés quotidiennement, sans réelle capacité d'accroissement de ces pertes en cas d'entrée de fer supérieure à la normale.

Le corps humain est donc très exposé au risque de surcharge en fer.

Le fer est un « pionnier du recyclage ». En effet, les quantités absorbées et excrétées quotidiennement ne représentent que 1/2 000e à 1/4 000e du fer total de l'organisme (2 à 4 g). La base de ce recyclage est la remise en circulation du fer libéré après destruction des globules rouges, fer qui retourne par voie sanguine à la moelle osseuse.

La vulnérabilité de l'organisme vis-à-vis tant de la déficience que de la surcharge en fer explique l'extrême finesse de la régulation du fer à la fois au niveau systémique et au niveau cellulaire :

– au *niveau systémique*, cette régulation est sous la dépendance de la concentration plasmatique de l'hepcidine, hormone de régulation du fer [6, 8, 9]. Ce petit peptide de vingt-cinq acides aminés est essentiellement produit par le foie. En cas d'augmentation du fer plasmatique et/ou cellulaire, se produit une augmentation de synthèse de l'hepcidine, conduisant à une hyperhepcidinémie relative qui va exercer simultanément une double action correctrice. Il se produit en effet, d'une part, une diminution de la libération dans le plasma du fer d'origine digestive et, d'autre part, une diminution de la libération dans le plasma du fer macrophagique (qui est surtout splénique). Un mécanisme inverse se produit en cas de diminution du fer plasmatique et/ou cellulaire. D'un point de vue moléculaire, l'action de l'hepcidine s'exerce au travers de la ferroportine. Cette protéine possède une double propriété : d'une part, elle sert de « récepteur » cellulaire de l'hepcidine et, d'autre part, elle est la protéine d'export cellulaire du fer dans le plasma. L'effet du couplage de l'hepcidine à la ferroportine conduit à la dégradation intracellulaire de la ferroportine avec, comme conséquence, une entrave à la sortie du fer intracellulaire dans le plasma. Il existe donc, physiologiquement, une véritable balance des actions hepcidine-ferroportine, une activité hepcidine « haute » conduisant à une activité ferroportine d'exportation du fer « basse » et vice versa ;

– au *niveau cellulaire*, la plus ou moins grande entrée de fer (d'origine plasmatique) à l'intérieur de la cellule entraîne un processus d'autorégulation cellulaire. Celui-ci consiste, lorsque la quantité de fer entrante est diminuée, en une diminution de la capacité de stockage (traduite par une diminution de la ferritine cellulaire) et en une augmentation de la capacité de captation du fer plasmatique (traduite par une augmentation du récepteur de la transferrine). Dans le cas inverse où l'entrée de fer est augmentée, le taux de ferritine intracellulaire s'accroît et le taux de récepteur de la transferrine diminue. Cette balance intracellulaire entre ferritine et récepteur de la transferrine fait appel au système IRP (*iron regulatory protein*)/IRE (*iron responsive element*).

Physiopathologie

Deux grands types d'hémochromatoses peuvent, physiopathologiquement, être distingués [1] (Figure S03-P01-C32-1 et Tableau S03-P01-C32-I).

Hémochromatoses par hepcidino-déficience

Elles correspondent à plusieurs types d'hémochromatoses :
– l'hémochromatose de type 1 (hémochromatose liée au gène *HFE*, dite encore hémochromatose « classique ») ;
– l'hémochromatose de type 2 par mutations des gènes codant l'hémojuvéline (*HJV*) (type 2A) ou l'hepcidine (*HAMP*) (type 2B) ;

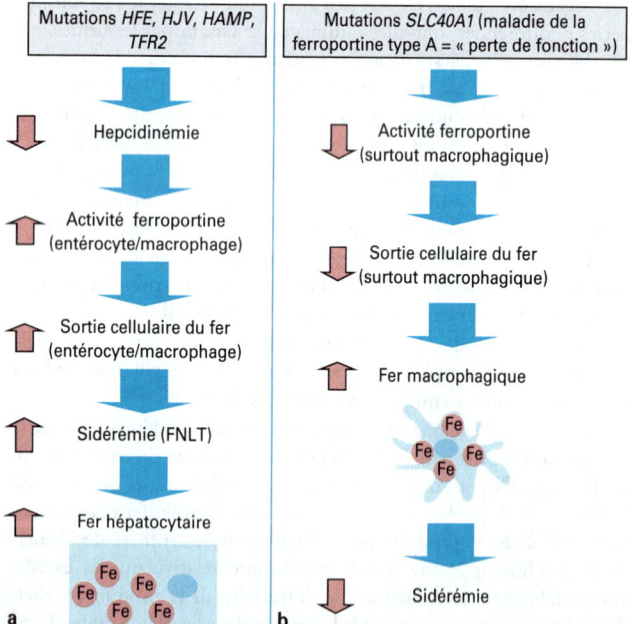

Figure S03-P01-C32-1 Les deux types d'hématochromatoses : aspects physiopathologiques. **a)** Hémochromatoses par hepcidino-déficience. **b)** Hémochromatoses par ferroportino-déficience. FNLT : fer non lié à la transferrine ; *HAMP* : gène de l'hepcidine ; *HJV* : gène de l'hémojuvéline ; *TFR2* : gène du récepteur de la transferrine de type 2 ; *SLC40A1* : gène de la ferroportine.

Tableau S03-P01-C32-I Caractéristiques génétiques des principales formes de surcharges génétiques en fer.

Type	Chromosome	Gène	Mode de transmission
Hémochromatoses par hepcidino-déficience			
1	6	*HFE*	Récessif
2A	1	*HJV*	Récessif
2B	19	*HAMP*	Récessif
3	7	*TFR2*	Récessif
Hémochromatoses par ferroportino-déficience			
Maladie de la ferroportine (type A)	2	*SLC40A1*	Dominant
Acéruléoplasminémie héréditaire	3	*CP*	Récessif

CP : gène de la céruléoplasmine ; *HAMP* : gène de l'hepcidine ; *HJV* : gène de l'hémojuvéline ; *TFR2* : gène du récepteur de la transferrine de type 2 ; *SLC40A1* : gène de la ferroportine.

– l'hémochromatose de type 3 par mutations du gène du récepteur de la transferrine de type 2 (*TFR2*) ;
– l'hémochromatose de type 4B par mutations du gène de la ferroportine (*SLC40A1*) entraînant un état de résistance à l'hepcidine (par défaut de couplage de l'hepcidine à la ferroportine).

Dans toutes ces situations, l'hepcidine est déficiente soit quantitativement, soit qualitativement. En cas de déficit quantitatif (hémochromatoses de types 1, 2 et 3), la cascade moléculaire qui conduit de la mutation en cause à la diminution d'expression de l'ARN messager de *HAMP* (gène de l'hepcidine) est de mieux en mieux identifiée. Quant au développement de la surcharge en fer, il est sous la dépendance d'un double mécanisme :
– hypersidérémie chronique consécutive à l'hypohepcidinémie d'origine constitutionnelle ;
– apparition du fer non lié à la transferrine (FNLT).

En effet, lorsque le taux de fer plasmatique augmente, il s'ensuit une élévation du taux de saturation de la transferrine qui devient supérieure à 45 %. La conséquence est l'apparition dans le plasma d'une nouvelle forme de fer, dite FNLT, dont l'impact est potentiellement double. Pour une part, le FNLT est, à la différence du fer lié à la transferrine (dont la destinée est essentiellement médullaire), très avidement capté par les cellules parenchymateuses, notamment du foie (hépatocytes), du pancréas et du cœur, avec comme conséquence le développement de la surcharge viscérale en fer. Pour une autre part, et notamment lorsque le taux de saturation de la transferrine est supérieur à 75 %, le FNLT correspond au fer plasmatique réactif (encore dénommé *labile plasma iron* ou LPI) [3, 7]. Cette forme de fer circulante est dotée d'un pouvoir de toxicité vis-à-vis de son environnement plasmatique ou cellulaire du fait de sa forte propension à produire des espèces radicalaires oxygénées. Elle correspond, de fait, à la fraction potentiellement toxique du fer circulant. C'est par son rôle toxique que s'expliquent probablement la plupart des conséquences viscérales, notamment hépatiques, pancréatiques et cardiaques, de la surcharge en fer observée dans ces formes d'hémochromatoses par hepcidino-déficience.

Hémochromatoses par ferroportino-déficience

Elles correspondent d'une part à l'hémochromatose de type 4A (ou maladie de la ferroportine) en rapport avec des mutations du gène *SLC401* codant la ferroportine et entraînant un déficit de sortie du fer intracellulaire, d'autre part à l'acéruloplasminémie héréditaire. Au cours de l'acéruléoplasminémie, le déficit en activité ferroxydasique, lié à l'absence de production de la protéine céruléoplasmine, est considéré comme indirectement responsable d'un défaut de passage du fer ferreux dans le canal de la ferroportine. Ce défaut serait lié à l'impossibilité pour ce fer ferreux d'être secondairement oxydé, étape indispensable à sa captation par la transferrine circulante.

Ces deux grands mécanismes (hepcidino-déficience et ferroportino-déficience) qui sous-tendent le développement de l'excès en fer rendent compte des phénotypes très différents des deux types d'hémochromatoses respectivement concernés. Ainsi, dans le premier cas (hepcidino-déficience), il y a hypersidérémie, augmentation du taux de saturation de la transferrine, présence de formes circulantes anormales de fer (FNLT, fer plasmatique réactif) et surcharge en fer essentiellement parenchymateuse avec risque de lésions viscérales importantes. Dans le cas de la ferroportino-déficience (typiquement dans l'hémochromatose de type 4A), le fer sérique et la saturation de la transferrine sont normaux ou bas, il n'y a pas de formes circulantes anormales de fer, la surcharge est essentiellement macrophagique (l'activité ferroportine étant particulièrement exprimée dans le système réticulo-endothélial), et le risque de dommage viscéral sensiblement moins marqué.

Hémochromatose HFE

Hémochromatose de type 1 [5]

Elle est liée à la mutation p.Cys282Tyr (C282Y) à l'état homozygote et représente la forme de loin la plus fréquente d'hémochromatose.

Aspects historiques

Les principales étapes de l'histoire de l'hémochromatose sont les suivantes :
– premières descriptions cliniques par Trousseau (1865) et Troisier (1871) ;
– création du nom hémochromatose par von Recklinghausen en 1889 ;
– première formulation de l'hypothèse d'une origine génétique par Sheldon en 1935 ;
– démonstration indirecte par Simon et al. de la nature génétique en 1976 ;
– découverte, en 1996, par Feder et al. du gène *HFE* ayant conduit à l'identification génétique de l'hémochromatose de type 1 ;
– identification de mutations dans d'autres gènes correspondant au nouveau champ des surcharges génétiques non liées à *HFE* ;
– découverte du rôle majeur de deux protéines agissant de concert, l'hepcidine et la ferroportine, dans le développement de la surcharge en fer des hémochromatoses HFE et non HFE.

Aspects épidémiologiques

La mutation *C282Y*, localisée sur le bras court du chromosome 6, ne s'observe que dans les populations de race blanche. L'hypothèse de son origine celtique est basée à la fois sur sa haute prévalence dans les populations d'origine celtique et sur la datation de la mutation. Elle est présente à l'état homozygote chez au moins 1 sujet blanc sur 1 000, cette prévalence pouvant atteindre 5 pour 1 000 dans les zones fortement celtiques. La haute prévalence de l'hétérozygotie suggère que cette mutation a conféré, dans un lointain passé, un avantage sélectif (par exemple, protection contre le risque d'insuffisance martiale lié aux modalités alimentaires et aux hémorragies de la délivrance). Il est désormais admis que l'homozygotie *C282Y* ne représente qu'une prédisposition génétique au développement de la surcharge en fer. Autrement dit, elle est nécessaire mais non suffisante à l'apparition d'un excès en fer lié au gène *HFE*. Il a été rapporté que 1 femme homozygote sur 100 et que moins de 30 hommes homozygotes sur 100 développaient l'hémochromatose « maladie ». Les facteurs, constitutionnels et/ou environnementaux, conditionnant la plus ou moins grande sévérité du phénotype de surcharge en fer, restent en grande partie à élucider. Le polymorphisme de la mutation de *TMPRSS6* (gène de la matriptase 2) et l'existence d'une mutation associée du promoteur de l'hepcidine pourraient être impliqués de même que l'existence d'un trait thalassémique.

Quant à la sévérité habituellement plus forte de l'expression phénotypique chez l'homme par rapport à la femme, elle pourrait relever non seulement de l'absence de déperditions de fer propres à la vie gynécologique (règles, grossesse, lactation), mais d'un effet inhibiteur de la testostérone sur la production de l'hepcidine. L'existence d'un syndrome polymétabolique pourrait contribuer, en contrecarrant la baisse de l'hepcidine, à atténuer le phénotype. Le rôle de facteurs alimentaires est aussi à prendre en compte (régime végétarien ou riche en thé représentant des éléments freinateurs de la surcharge tandis qu'une alimentation riche en viande la faciliterait), mais reste de signification clinique incertaine. Le fait d'avoir été donneur de sang régulier doit aussi être considéré. À côté des facteurs modulateurs de l'intensité de l'excès en fer, il reste à identifier les éléments qui conditionnent le ciblage viscéral du fer en excès, c'est-à-dire les mécanismes expliquant que, à égalité de génotype (homozygotie *C282Y*) et de surcharge en fer, certains patients resteront asymptomatiques tandis que d'autres développeront une atteinte articulaire, cutanéophanérienne, hépatique, pancréatique, gonadique ou cardiaque. Pour l'atteinte hépatique, il est néanmoins admis que le polymorphisme PCSK7 [11], la consommation excessive d'alcool et le diabète sont des facteurs de sévérité de l'atteinte hépatique sur le plan de l'évolution fibrogène.

Aspects diagnostiques

Suspicion de surcharge en fer

De nombreuses situations sont susceptibles de conduire à l'évocation d'une hémochromatose, en rappelant d'emblée que la question de l'expression clinique de l'hémochromatose ne se pose qu'à partir de l'âge adulte, ce qui constitue à la fois une grande particularité de cette maladie génétique et un handicap majeur pour en faire le diagnostic pendant cette très longue phase de mutité sémiologique clinique. Les signes cliniques ou syndromes en cause sont :
– une asthénie chronique, physique, psychique ou sexuelle ;
– des douleurs articulaires qui peuvent être des arthrites affectant une ou plusieurs articulations, très évocatrices lorsqu'elles touchent les deuxièmes et troisièmes articulations métacarpophalangiennes (responsables du signe de la poignée de main douloureuse) ;
– une ostéoporose parfois fracturaire ;
– une mélanodermie diffuse (mais particulièrement évocatrice lorsqu'elle touche les zones non découvertes : aréoles mammaires, organes génitaux externes), parfois associée à un aspect ichtyosique de la peau, à des ongles plats, voire à une koïlonychie ;
– des signes hépatiques tels qu'une hépatomégalie ou surtout une cytolyse modérée, c'est-à-dire augmentation des taux d'ALAT (alanine aminotransférase) et d'ASAT (aspartate aminotransférase) n'excédant pas 2 à 3 fois les limites supérieures des normales, et dont une origine alcoolique, dysmétabolique, médicamenteuse ou virale a été écartée ;
– diabète requérant ou non de l'insuline ;
– plus rarement signes cardiaques (troubles du rythme, insuffisance cardiaque).

Mais, en pratique, c'est bien souvent le repérage d'une hyperferritinémie (> 300 μg/l chez l'homme, > 200 μg/l chez la femme), paramètre biologique de plus en plus demandé par les médecins dans le cadre d'un bilan général, qui initie la démarche diagnostique. Dès cette étape, il est essentiel d'interpréter avec rigueur l'hyperferritinémie. En effet, avant que lui donner la signification d'une surcharge en fer, il convient d'écarter les faux positifs que constituent l'alcoolisme, le syndrome dysmétabolique et le syndrome inflammatoire.

Suspicion d'hémochromatose HFE

Elle est étayée par trois types d'arguments :
– l'absence d'éléments en faveur d'une surcharge secondaire, notamment absence de passé transfusionnel ou de supplémentation martiale, orale ou parentérale, indue ;

– une éventuelle « ambiance familiale » de surcharge en fer ou de saignées, tout en interprétant avec précaution la notion rapportée d'« excès en fer » qui correspond bien souvent à une hyperferritinémie d'autre signification (et notamment de nature dysmétabolique, le syndrome dysmétabolique étant fréquemment d'inscription familiale) ;

– une élévation du taux de saturation de la transferrine. Il s'agit du marqueur biologique le plus précoce et constamment présent en cas d'hémochromatose HFE avec hyperferritinémie. Cette élévation est la conséquence de deux mécanismes : d'une part, l'hypersidérémie liée à l'hypohepcidinémie ; d'autre part, une hypotransferrinémie, dont le mécanisme précis reste à établir dans cette affection (elle ne reflète pas une insuffisance hépatocellulaire), mais qui en est assez caractéristique (c'est cette hypotransferrinémie qui fait que le taux de saturation de la transferrine représente un marqueur plus sensible que l'hypersidérémie seule pour la détection biologique précoce de l'hémochromatose). Il est classique de considérer qu'il faut penser à l'hémochromatose lorsque le taux est supérieur à 45 %. Mais, lorsqu'il existe une hyperferritinémie (qui traduit la surcharge *viscérale* en fer), ce taux est nettement plus élevé (> 60 % chez l'homme et à 50 % chez la femme, et en fait bien souvent > 70 à 80 %). Compte tenu de la variabilité du fer sérique, notamment au cours du cycle nycthéméral, il est recommandé de réaliser le dosage à jeun et de le tester au moins à deux reprises. Il importe également que le taux de saturation de la transferrine soit calculé à partir du dosage de la transferrine et non à partir de l'évaluation de la capacité totale de fixation du fer.

Affirmation de l'hémochromatose de type 1

Elle repose sur le test génétique qui ne doit être demandé qu'après s'être assuré de l'augmentation confirmée du taux de saturation de la transferrine et après avoir obtenu l'accord signé du patient pour la réalisation de ce contrôle génétique. Le résultat de la recherche de la mutation *C282Y* (communiquée uniquement au médecin prescripteur) montre la présence à double exemplaire de la mutation (*C282Y/C282Y*), traduisant une mutation provenant du père et l'autre de la mère, conformément au mode de transmission récessif de cette maladie.

Établir le bilan du retentissement de l'hémochromatose

L'étude de ce retentissement comporte deux volets.

Évaluation de l'intensité de la surcharge en fer

Deux cas sont à considérer :

• On est face à une hémochromatose « pure », c'est-à-dire sans co-facteurs susceptibles d'interférer avec le taux de ferritinémie. Dès lors, la seule appréciation du niveau de ferritinémie est suffisante pour quantifier l'excès en fer car il existe une bonne corrélation, d'une part, entre le taux de ferritine plasmatique et la concentration hépatique en fer (CHF), d'autre part entre la concentration hépatique en fer et la charge globale en fer de l'organisme. On peut ainsi considérer que la surcharge est modérée lorsque la ferritinémie est inférieure à 500 µg/l, importante pour des valeurs entre 500 à 1 000 µg/l, et majeure au-delà.

• Il existe des co-facteurs susceptibles d'influer sur le taux de ferritinémie. C'est alors que l'IRM prend une place très importante (l'échographie ne permet pas de détecter la surcharge en fer ; quant à la tomodensitométrie, elle manque grandement de sensibilité). L'IRM se fonde sur les propriétés paramagnétiques du fer qui diminuent le signal hépatique au prorata de l'intensité de la surcharge. Elle peut recourir soit au rapport T2 hépatique sur T2 du muscle paravertébral (qui sert de témoin normal), soit à l'évaluation du T2* hépatique, ces deux approches pouvant d'ailleurs être couplées. La CHF-IRM correspond à une surcharge minime lorsqu'elle est inférieure à 80 µmol/g de foie sec (c'est-à-dire moins de 2 fois la limite supérieure de la normale qui est de 40), modérée lorsqu'elle est inférieure à 120 µmol, importante entre 120 et 240, et majeure au-delà. L'IRM ne doit pas seulement évaluer la concentration hépatique en fer (CHF-IRM), mais aussi celle de la rate. En effet, dans l'hémochromatose de type 1, la rate est pauvre en fer (du fait de l'hyperactivité de recyclage du fer macrophagique splénique dans le sang). C'est ainsi que le contraste entre une surcharge en fer hépatique et l'absence de surcharge splénique représente, en IRM, un fort argument en faveur d'une hémochromatose par hepcidino-déficience. L'IRM « fer » présente donc non seulement l'intérêt d'affirmer et de quantifier la charge en fer viscérale mais, par la prise en compte de la répartition de cette surcharge (foie versus rate), apporte une dimension physiopathologique permettant d'étayer une suspicion clinico-biologique d'hepcidino-déficience.

Évaluation du retentissement viscéral

Le *bilan de base* doit comporter, outre un examen clinique rigoureux :
– pour le foie, une évaluation de sa morphologie (échographie) et de sa fonction (ALAT et ASAT) ;
– pour le pancréas, la glycémie ;
– pour les gonades, la testostéronémie ;
– pour les articulations et les os, des contrôles radiographiques et une densitométrie osseuse ;
– pour le cœur, un électrocardiogramme et une échocardiographie.

Une fois ce bilan de première ligne effectué, d'*autres explorations* peuvent être en discussion :
– pour le foie : question du recours à une ponction-biopsie hépatique. Les recommandations quant à l'indication d'une ponction-biopsie hépatique demeurent fondées sur l'existence d'une hépatomégalie et/ou d'une cytolyse et/ou d'une ferritinémie supérieure à 1 000 µg/l car, en ces diverses situations, il existe un risque de fibrose et notamment de cirrhose. Or, la détection d'une cirrhose implique la mise en route d'un suivi spécifique pour le dépistage du carcinome hépatocellulaire, à savoir le contrôle du taux d'α-fœtoprotéine (α-FP) plasmatique et de l'aspect échographique hépatique tous les 6 mois. Il convient de rappeler, d'une part, qu'il n'y a pas de justification à engager un tel suivi en l'absence de cirrhose et, d'autre part, que la cirrhose hémochromatosique se complique très peu (en l'absence de co-facteurs d'hépatotoxicité) de dysfonctionnement hépatique (insuffisance hépatocellulaire et/ou hypertension portale). Quant à l'indication de la ponction-biopsie hépatique dans l'hémochromatose, elle a considérablement diminué dans la période récente de par la place grandissante de l'IRM. Elle devrait se raréfier plus encore dans un avenir proche du fait de l'apport d'explorations indirectes, non invasives, de la fibrose hépatique (paramètres biologiques tel que l'acide hyaluronique et surtout rôle de l'élastométrie hépatique) ;
– pour le pancréas : évaluation par une IRM-fer ;
– pour le secteur gonadique : exploration hypophysaire tant fonctionnelle (dosages hormonaux) que morphologique (IRM-fer) ;
– pour le secteur cardiaque : IRM-fer avec évaluation du T2*.

Au terme de cette étude de retentissement, il est possible de classer l'expression phénotypique de l'hémochromatose en se fondant sur la classification en cinq grades de l'expression possible de l'homozygotie hémochromatosique. Sachant que le stade 0 correspond à l'absence de toute expression clinico-biologique (ni signes cliniques ni augmentation des taux de saturation de la transferrine ou de ferritinémie), l'hémochromatose exprimée pourra donc correspondre à l'un des quatre stades de sévérité croissante suivants :
– stade 1 : augmentation du taux de saturation de la transferrine (> 45 %) ; pas d'hyperferritinémie ; absence de signes cliniques ;
– stade 2 : augmentation du taux de saturation de la transferrine (> 45 %) ; hyperferritinémie (> 300 µg/l chez l'homme et > 200 µg/l chez la femme) ; absence de signes cliniques ;
– stade 3 : augmentation du taux de saturation de la transferrine (> 45 %) ; hyperferritinémie (> 300 µg/l chez l'homme et > 200 µg/l chez la femme) ; présence de signes cliniques ne compromettant pas le

pronostic vital (asthénie, mélanodermie, diabète, cytolyse, arthropathie, ostéoporose) ;

– stade 4 : augmentation du taux de saturation de la transferrine (supérieur à 45 %) ; hyperferritinémie (> 300 µg/l chez l'homme et > 200 µg/l chez la femme) ; présence de syndromes cliniques compromettant le pronostic vital (cirrhose avec le risque de carcinome hépatocellulaire, cardiomyopathie).

Aspects thérapeutiques

Élimination de la surcharge en fer

Saignée (ou phlébotomie)

La saignée reste le « pilier » de la déplétion en fer.

Ses indications se fondent sur une hémochromatose dont le stade de retentissement est au moins un stade 2, c'est-à-dire marqué par l'élévation de la ferritinémie (> 300 µg/l chez l'homme et > 200 µg/l chez la femme), sous réserve bien sûr que tout faux positif vis-à-vis de cette hyperferritinémie ait été écarté.

Ses contre-indications sont en pratique très rares. Elles peuvent être liées à une anémie, à un grand état athéromateux, à une pathologie viscérale lourde associée (cancer évolué, accident vasculaire cérébral récent), à l'inaccessibilité du capital veineux, voire à une intolérance psychologique de l'acte de prélèvement.

Il est recommandé que les cinq premières soustractions sanguines soient effectuées en milieu médicalisé (hôpital, Établissement français du sang [EFS], clinique, cabinet médical, cabinet infirmier) afin de pouvoir bien évaluer la tolérance des premières saignées (au plan notamment des malaises vagaux). Ensuite, les saignées peuvent être réalisées dans l'un de ces lieux ou à domicile par un(e) infirmier(ère). En ce dernier cas, il convient qu'une présence médicale soit accessible pendant le cours de la procédure et que l'élimination du produit sanguin soustrait soit assurée dans de bonnes conditions. Les freins liés à la pratique à domicile, très appréciée des patients, tiennent à la non-valorisation de l'acte de saignée à sa juste valeur, eu égard au temps passé, surtout si on y inclut celui nécessaire à l'élimination appropriée du sang. Il importe également de rappeler qu'il est officiellement possible, en France, pour le sujet hémochromatosique d'être donneur de sang (« dons-saignées »), la limitation étant l'accessibilité à un EFS acceptant de pratiquer cette procédure (qui ne peut notamment se faire dans le cadre de prélèvements mobiles de l'EFS).

Pour l'acte de saignée, le patient, qui n'est pas à jeun, doit se trouver en position allongée ou demi-assise et doit boire, au décours de la procédure, un volume équivalent à celui soustrait. Il est conseillé que le patient s'accorde un créneau de temps suffisant et n'insère pas la saignée entre deux rendez-vous d'un emploi du temps surchargé. Le volume soustrait est de l'ordre de 7 ml/kg sans excéder 550 ml par soustraction. Le rythme, pendant la phase d'induction (c'est-à-dire devant conduire à l'élimination de l'excès en fer), est théoriquement hebdomadaire. Toutefois, en cas de terrain « limite », il peut être envisagé de tester la bonne tolérance en ne réalisant qu'une saignée tous les 15 jours le premier mois. De même, si l'excès en fer est modéré (par exemple, ferritine < 500 et/ou concentration hépatique en fer < 80 µmol/g), l'adoption d'un rythme bimensuel peut être appropriée.

Le suivi de la tolérance est à la fois clinique (prise de la tension artérielle avant et après la saignée, surveillance de l'état vasculaire aux points de ponction) et biologique (contrôle de l'hémoglobine mensuellement jusqu'à ce que la ferritine atteigne les limites supérieures des normales, puis tous les 15 jours). Il est recommandé de suspendre les saignées si l'hémoglobine devient inférieure à 11 g/dl. Un autre repère pragmatique peut être de se fonder sur le taux d'hémoglobine de départ et d'interrompre le traitement si ce taux chute de plus de 2 g.

Le suivi de l'efficacité concerne en premier lieu le devenir de la surcharge en fer, apprécié sur l'évolution de la ferritinémie selon les mêmes modalités chronologiques que celles indiquées pour l'hémoglobine. L'objectif est que la ferritinémie descende vers 50 µg/l (sans anémie). Il importe de rappeler que l'efficacité ne doit pas être suivie sur le taux de saturation de la transferrine, car celui-ci demeure élevé pendant la plus longue partie du traitement déplétif d'induction, pour ne s'abaisser qu'en toute fin d'obtention de la désaturation.

La prise en compte du devenir des différents syndromes exprimant la surcharge en fer avant mise en route des saignées est bien sûr le second aspect de cette surveillance d'efficacité. De cette phase d'induction, on peut attendre des résultats très positifs pour le patient : disparition de la fatigue (en dépit d'un rythme soutenu de saignées), régression de la mélanodermie, des signes hépatiques (notamment disparition de la cytolyse), meilleur contrôle du diabète et amélioration des signes cardiaques (en rappelant que les saignées demeurent pleinement indiquées en cas de retentissement cardiaque de l'hémochromatose). Les réserves concernent deux secteurs. Le premier est l'évolution de signes rhumatologiques qui peuvent certes s'améliorer, voire disparaître (notamment si le traitement est institué précocement), mais aussi ne pas être améliorés, voire apparaître ou s'aggraver à l'occasion ou au décours des saignées. Cette particularité évolutive laisse à penser soit que la physiopathologie des signes locomoteurs est, au moins partiellement, différente de celle des autres atteintes, soit que les soustractions sanguines elles-mêmes, en favorisant, de manière transitoire mais répétée, la libération de fer dans le plasma à partir des sites de stockage, n'entraînent des phases multiples d'excès sanguin de FNLT, et notamment de fer plasmatique réactif, qui pourrait exercer une toxicité ciblée au niveau des articulations. La seconde réserve, quant à l'efficacité des saignées, concerne le secteur hépatique. En effet, si une cirrhose est présente au moment où les saignées sont débutées, le risque de carcinome hépatocellulaire persiste en dépit de l'élimination de l'excès en fer.

Pour le traitement d'entretien, les saignées ne correspondant pas à un traitement étiologique, il est nécessaire, une fois la désaturation obtenue, de le mettre en route afin d'éviter la reconstitution progressive de la surcharge. Ses modalités dépendent de la réactivité de chaque patient, et peuvent consister en une soustraction tous les 1 à 4 mois au long cours, l'objectif étant de maintenir un taux de ferritine plasmatique de l'ordre de 50 µg/l.

Approches autres que la saignée

En ce qui concerne le régime alimentaire, un régime pauvre en fer n'est nullement exigé. En effet, un régime sans fer est difficile à suivre, vu le grand nombre d'aliments contenant ce métal. De plus, une année de régime sans fer ne correspond qu'à deux ou trois saignées supplémentaires. Il importe cependant d'éviter les aliments clairement mentionnés comme supplémentés en fer (céréales, etc.) et de ne pas prendre de vitamine C en supplémentation médicamenteuse, car elle augmente l'absorption intestinale du fer. Le risque de cette supplémentation vitaminique C est réel sachant que l'un des symptômes fonctionnels majeurs de l'hémochromatose est une asthénie chronique inexpliquée, etc. La prise de thé peut être conseillée, vu son rôle freinateur de l'absorption du fer (mais il doit alors s'agir d'une prise en quantité notoire au cours des repas).

L'érythrocytaphérèse, qui consiste en l'élimination sélective des globules rouges (le plasma étant réinjecté au patient), est une technique plus lourde mais bien tolérée et qui permet d'espacer sensiblement les soustractions tout en étant très efficace. Elle peut s'appliquer aux patients fortement surchargés en fer ou qui, pour des raisons professionnelles, ont des difficultés à suivre une cadence hebdomadaire de soustraction.

En cas de contre-indication des saignées, la solution est de recourir aux chélateurs du fer et notamment au déférasirox, bien qu'il s'agisse alors d'une prescription hors AMM. Ce chélateur, administré par voie orale, en prise unique le matin, à la dose quotidienne de 10 mg/kg, a montré son efficacité et une tolérance acceptable. En cas d'effets secondaires importants (rénaux, hépatiques, cutanés ou abdominodigestifs), la déféroxamine peut être utilisée, en rappelant les grandes contraintes de son utilisation. En effet, il s'agit d'un chélateur qui nécessite d'être administré en infusion sous-cutanée prolongée, 12 heures par jour, 5 jours sur 7, à l'aide d'un dispositif de pompe portable.

L'avenir thérapeutique repose sur la supplémentation en hepcidine qui permettra le rétablissement d'une homéostasie du fer. Deux voies d'approche principales : soit le recours à des mini-hepcidines de synthèse, soit la stimulation endogène de la synthèse hépatique de l'hepcidine. Il reste cependant très probable que, tant qu'un diagnostic d'hémochromatose sera fait alors que l'excès en fer est important, il faudra continuer à recourir, pour assurer l'élimination de la surcharge constituée, à l'un des procédés de déplétion en fer précédemment indiqués. L'hepcidino-supplémentation en effet aura surtout pour intérêt :
– de prévenir le développement de l'excès en fer chez un sujet homozygote pour la mutation *C282Y* et chez qui on disposerait d'indicateurs prédictifs (non encore disponibles) de risque de développement d'une surcharge ;
– d'empêcher, une fois la phase d'induction terminée, la reconstitution progressive de la surcharge, permettant ainsi l'évitement des saignées d'entretien.

Traitement des atteintes viscérales de l'hémochromatose

Il comporte quelques particularités. Ainsi, pour les atteintes articulaires rebelles aux anti-inflammatoires non stéroïdiens, les synoviorthèses peuvent-elles être bénéfiques. Pour le suivi du diabète, il convient de rappeler que le résultat du dosage de l'hémoglobine A1c est perturbé par la proximité de la réalisation d'une saignée. Enfin, concernant l'atteinte cardiaque, il convient de rappeler l'intérêt majeur de l'élimination, aussi rapide que possible, du fer et donc la pleine indication des saignées, éventuellement associées à un traitement chélateur.

Aspects préventifs

Ils sont à considérer à trois niveaux.

Au niveau familial

Dès que le diagnostic d'hémochromatose de type 1 a été posé chez un sujet donné, il est essentiel d'engager une enquête familiale. Celle-ci, s'agissant d'une affection récessive, doit porter en premier lieu sur la fratrie. Mais compte tenu de la haute prévalence de l'état d'hétérozygotie, les enfants sont également concernés. Cette enquête doit répondre à des critères rigoureux :
• Elle se fonde avant tout sur l'évaluation du risque génétique et doit donc comporter, dans tous les cas, la recherche de la mutation *C282Y*. C'est là une notion essentielle car, trop souvent, médecins et famille considèrent que le contrôle de la ferritine suffit. Or ce paramètre ne s'exprime à la hausse qu'une fois que la surcharge viscérale en fer a débuté. Il peut donc être normal chez les jeunes et particulièrement chez les filles alors qu'ils/elles sont des sujets homozygotes non encore exprimés. Autre donnée d'importance, il n'y a pas à rechercher la mutation HFE mineure p.His63Asp (*H63D*), qui ne correspond qu'à un simple polymorphisme dont la fréquence allélique est voisine de 15 % dans la population normale. Quant à l'hétérozygotie composite *C282Y/H623D*, elle ne donne jamais lieu, à elle seule, à une surcharge en fer cliniquement significative.
• Elle doit comporter, en plus de la recherche génétique, l'appréciation simultanée de la saturation de la transferrine et de la ferritine.
• Elle ne doit pas concerner les sujets mineurs dans la mesure où l'hémochromatose ne requiert pas de traitement avant l'âge adulte. Il convient cependant de moduler ce point de vue. En effet, bien que la symptomatologie clinique ne s'exprime que tardivement, la biologie martiale est perturbée précocement, ne serait-ce que parce que l'élévation de la saturation de la transferrine est la toute première « marque biologique » de l'hémochromatose de type 1 appelée à s'exprimer. Il est donc approprié de proposer, dès l'âge de 14 à 15 ans (c'est-à-dire après la puberté), un contrôle de la saturation et de la ferritine. En cas d'élévation, il est justifié de vérifier annuellement ces paramètres, dans l'attente du test génétique à 18 ans. Dans de rares cas, l'augmentation franche des paramètres du fer peut conduire à anticiper la réalisation du test génétique, d'autant que la pression parentale est souvent forte. Il convient néanmoins, dans la plupart des cas, d'attendre la majorité, car il n'est pas forcément anodin de mettre une « étiquette » de maladie génétique chez un sujet jeune dans un temps où la discrimination sociétale (assurances, emprunts, recrutement professionnel) reste une réalité. Une manière de « rassurer » les parents quant au risque de leurs enfants est de réaliser le test génétique chez le conjoint, l'absence de mutation *C282Y* chez lui permettant d'exclure une homozygotie chez les enfants, à condition qu'il n'y ait pas de problème de paternité biologique.
• L'information de la famille doit se faire par l'intermédiaire du probant (toute intervention directe du médecin du probant auprès des membres de la famille est proscrite).
• La conduite de ces enquêtes est souvent difficile et longue en raison de la dispersion géographique des familles. Elle est assurée au mieux par des centres de dépistage familial de l'hémochromatose qui restent trop peu nombreux.

Au niveau de la population

S'agissant d'une affection fréquente, qui peut être diagnostiquée de manière totalement non invasive et bénéficiant, situation exceptionnelle en matière de maladie génétique, d'un traitement simple, bien toléré et efficace, l'hémochromatose liée à HFE est le type même de maladie qui, en théorie, devrait pouvoir bénéficier d'un dépistage de masse. Il est toutefois apparu à ce jour que la preuve du bénéfice « coût-efficacité » en termes de politique de santé publique n'avait pas encore été apporté. Force est donc pour le moment de tout faire pour informer au mieux les médecins, la population, les médias, les autorités de santé, du risque de l'hémochromatose, avec l'aide puissante des associations de malades.

Au niveau individuel

Il convient d'inciter chaque adulte à faire contrôler ses taux de saturation de la transferrine et de ferritine, et chaque médecin à inclure ces paramètres dans le bilan de santé général qu'il préconise chez ses patients (au même titre que la numération-formule sanguine, la glycémie ou la cholestérolémie), tout en étant très alerté des multiples symptômes, parfois trompeurs car aspécifiques, qui peuvent exprimer une hémochromatose.

Hémochromatoses liées à HFE sans homozygotie *C282Y*

Il s'agit d'hémochromatoses relevant de mutations rares du gène *HFE* soit à l'état homozygote, soit sous forme d'hétérozygotie composite.

Hémochromatoses non HFE

Nombre d'entre elles ont émergé de l'ombre à partir du moment où l'hémochromatose liée au gène *HFE* a pu être mise en lumière [4, 10].

Hémochromatose de type 2

Appelée encore hémochromatose juvénile, l'hémochromatose de type 2 est la forme la plus sévère d'hémochromatose héréditaire. Elle est rare, moins de 100 cas ayant été décrits, mais sa distribution géographique est large. Elle touche les deux sexes indifféremment et débute avant l'âge de 30 ans. Elle se caractérise, au plan de son phénotype clinique, par une cardiomyopathie sévère et un hypogonadisme hypogonadotrope. Une arthropathie, une fibrose hépatique, une intolérance au glucose et une mélanodermie peuvent aussi se développer. Biologiquement, sidérémie, saturation de la transferrine et ferritinémie sont franchement élevées. Il existe deux types d'hémochromatoses juvéniles, transmises selon un mode autosomique récessif. Le type 2A, la forme la plus fréquente, est dû à des mutations du gène codant l'hémojuvéline (*HJV*) sur le chromosome 1 et le type 2B est dû à des mutations du gène codant l'hepcidine (*HAMP*) sur le chromosome 19. Ces mutations entraînent un déficit total ou majeur en hepcidine. Le diagnostic se base sur les tests biochimiques sanguins et sur l'IRM qui affirme et quantifie la surcharge viscérale en fer, surtout hépatique et cardiaque, sans surcharge splénique. Le test génétique, qui requiert un laboratoire spécialisé, permet, dans la majorité des cas, de poser le diagnostic de manière non invasive, sans avoir recours à une biopsie hépatique. Le traitement consiste en des phlébotomies répétées, parfois combinées à une thérapie de chélation du fer. Un traitement déplétif en fer, débuté tôt et de manière intensive, permet d'améliorer significativement un pronostic spontanément très sévère, en particulier au niveau cardiaque. Un conseil génétique doit être proposé aux familles atteintes, les informant du risque d'hériter du génotype responsable de la maladie.

Hémochromatose de type 3

L'hémochromatose de type 3, dont la transmission est autosomique récessive, est due à des mutations du gène du récepteur de la transferrine de type 2 (*TFR2*) sur le chromosome 7. Ces mutations sont responsables d'une hypohepcidinémie. Très rare, la maladie touche les populations caucasiennes mais aussi asiatiques. Elle est plus fréquemment rencontrée à l'âge adulte, mais s'observe aussi chez les adolescents et les adultes de moins de 30 ans, en sorte qu'elle peut aussi être classée dans le champ des hémochromatoses juvéniles. Le tableau ressemble à celui de l'hémochromatose de type 1 et se caractérise par une hépatopathie, un hypogonadisme, une arthrite, un diabète et une mélanodermie. Fer sérique, saturation de la transferrine et ferritinémie sont élevés et la surcharge hépatique en fer (sans surcharge splénique) est affirmée et précisée à l'IRM. Le test génétique, effectué dans un laboratoire spécialisé, affirme le diagnostic. Le traitement consiste en des phlébotomies répétées selon le schéma appliqué à l'hémochromatose de type 1. Le pronostic est considéré comme favorable à condition que les patients soient traités tôt, avant le développement de complications viscérales (plus particulièrement d'une cirrhose). Un conseil génétique doit être proposé aux familles atteintes.

Hémochromatose de type 4

Également appelée maladie de la ferroportine, l'hémochromatose de type 4 est due à des mutations du gène de la ferroportine (*SLC40A1*, chromosome 2). Elle est la seule forme d'hémochromatose à transmission dominante. Elle est sensiblement moins rare que les hémochromatoses de type 2 ou 3 et sa distribution est mondiale. Comme nous l'avons vu précédemment (*voir* « Physiopathologie des hémochromatose »), elle correspond à deux formes bien différentes.

Hémochromatose de type 4A

C'est la forme la plus fréquente qui correspond à une « perte de fonction », ce qui signifie que la ferroportine, du fait des mutations en cause, est entravée dans sa fonction exportatrice de fer. Le phénotype clinique est celui d'une surcharge en fer surtout macrophagique (donc splénique, et à un moindre degré hépatique, à l'IRM) avec absence d'élévation (voire baisse) du fer sérique et de la saturation de la transferrine, contrastant avec une hyperferritinémie souvent très marquée (pouvant atteindre plusieurs milliers de µg/l). Les atteintes viscérales sont très peu marquées. Le traitement par saignées présente un risque d'anémie en raison de la défaillance du recyclage du fer. Il reste cependant possible, dans la grande majorité des cas, d'atteindre la désaturation, en adoptant au besoin un rythme de soustraction sanguine non plus hebdomadaire mais bimensuel. L'une des difficultés pratiques est liée au fait que le niveau d'hyperferritinémie est en relatif déphasage par rapport au degré de surcharge en fer résiduel, des taux de plusieurs centaines de µg/l pouvant se voir chez des sujets pourtant très proches de la désaturation. Il importe donc de suivre attentivement le taux d'hémoglobine, de ne pas se fixer comme objectif obligatoire une ferritinémie de l'ordre de 50 µg/l, et de ne pas hésiter à demander un contrôle IRM de la charge en fer.

Hémochromatose de type 4B

Dans la forme 4B, les mutations donnent lieu à un « gain de fonction ». En effet, la ferroportine ne perd pas sa capacité à exporter le fer, mais devient réfractaire à la régulation négative par l'hepcidine (résistance à l'hepcidine). Ainsi le phénotype est-il similaire à celui des hémochromatoses liées à un déficit (quantitatif) en hepcidine (types 1, 2 et 3). La prise en charge diagnostique et thérapeutique est similaire à celle d'une hémochromatose de type 1.

Pour ces deux formes d'hémochromatose de type 4, l'enquête génétique doit prendre en compte non seulement la spécificité des mutations en cause, mais aussi le caractère dominant de la transmission.

Autres formes de surcharges génétiques en fer

Acéruléoplasminémie héréditaire

Maladie rare à transmission récessive, elle est en rapport avec des mutations du gène de la céruléoplasmine (*CP*), localisé sur le chromosome 3. Elle donne typiquement lieu, chez l'adulte, à une anémie microcytaire avec hyposidérémie et baisse de la saturation de la transferrine, c'est-à-dire à un profil évocateur d'une anémie par saignement mais qui s'en différencie par l'association à une nette hyperferritinémie. Cliniquement, la particularité de cette forme de surcharge génétique en fer est de s'accompagner de signes neurologiques. À l'IRM, la surcharge en fer est hépatosplénique, mais touche aussi les noyaux gris centraux. Le diagnostic, une fois évoqué, est établi par le dosage de la céruléoplasminémie qui est indétectable et par l'effondrement de l'activité ferroxydase plasmatique de la céruléoplasmine. Si la recherche génétique est accessible dans un laboratoire spécialisé, elle montre la présence de mutations, souvent à l'état homozygote, qui permettent non seulement de confirmer le diagnostic, mais de fournir des indicateurs précieux pour l'évaluation du risque familial. Le traitement repose sur l'utilisation des chélateurs du fer (défériprone, déférasirox, déféroxamine) dont les résultats sont satisfaisants pour l'excès en fer hépatique mais demeurent incertains sur la surcharge cérébrale.

Atransferrinémie héréditaire

Affection exceptionnelle, à transmission autosomique récessive, elle est liée à des mutations du gène de la transferrine (*TF* ; chromosome 3). L'effondrement du taux de transferrine plasmatique est à l'origine d'un défaut majeur d'accessibilité du fer plasmatique à la moelle osseuse, entravant la synthèse d'érythrocytes matures. L'augmentation de l'activité érythropoïétique (avec hyperréticulocytose) est sans doute à l'origine de l'effondrement de l'hepcidinurie en dépit du développement d'un excès viscéral en fer. En outre, l'atransferrinémie conduit à l'apparition de fer non lié à la transferrine (FNLT). La présentation clinique est celle d'un syndrome anémique (anémie microcytaire hyposidérémique) qui peut apparaître dès la prime enfance. Elle s'associe à une forte élévation du taux de saturation de la transferrine et à une hyperferritinémie. Une mélanodermie peut se développer, mais les complications sont dominées par l'hépatopathie (risque de cirrhose), l'atteinte cardiaque et les endocrinopathies (diabète, hypopituitarisme secondaire, hypoparathyroïdie, hypothyroïdie). Une augmentation du risque infectieux a été rapportée. L'administration de plasma frais congelé ou d'apotransferrine purifiée humaine peut stabiliser, voire corriger l'anémie. La surcharge en fer peut bénéficier d'un traitement chélateur.

Surcharge en fer par mutations de DMT1

Cette surcharge est due à des mutations du gène (*SLC11A2, DMT1* ; chromosome 12) qui code un transporteur de métaux divalents (DMT1 : *divalent metal transporter 1*) dont le fer ferreux. Il assure ainsi, au niveau digestif, le transport du fer de la lumière intestinale au pôle apical de l'entérocyte duodénal et, au niveau des cellules en général, la sortie du fer dans le cytosol à partir des endosomes. L'altération de ces deux fonctions en cas de mutations de ce gène conduit, d'une part, à une anémie microcytaire, d'autre part, à une surcharge en fer. Maladie exceptionnelle, elle s'exprime par une anémie qui commence à se constituer dès la naissance avec un âge du diagnostic entre 5 et 27 ans. Cette anémie s'accompagne d'une hypersidérémie et d'une élévation du taux de saturation de la transferrine. Fait très particulier, la ferritinémie n'est que modérément élevée (voire normale) alors que la surcharge en fer, essentiellement hépatocytaire, est nette. Il s'agit de l'une des très rares affections où la ferritinémie sous-estime la réalité de la surcharge viscérale. La supplémentation en fer, orale ou parentérale, est inefficace. L'érythropoïétine peut améliorer l'anémie et la surcharge en fer peut bénéficier d'un traitement chélateur.

Conclusion

Telles sont les principales surcharges génétiques en fer qui peuvent être regroupées sous la dénomination commune d'hémochromatose. Couvrant aujourd'hui la très grande majorité des surcharges qui demeuraient inexpliquées après l'individualisation du gène *HFE*, il est probable que très peu de nouveaux gènes restent à découvrir. Les recherches doivent désormais essentiellement se poursuivre afin d'identifier les facteurs génétiques et acquis qui modulent l'expression phénotypique ainsi que des cibles physiopathologiques permettant des approches thérapeutiques innovantes.

Bibliographie

1. Brissot P, Bardou-Jacquet E, Jouanolle AM, Loreal O. Iron disorders of genetic origin : a changing world. Trends Mol Med, 2011, *17* : 707-713.
2. Brissot P, Loréal O. Iron metabolism and related genetic diseases : a cleared land, keeping mysteries. J Hepatol, 2016, *64* : 505-515.
3. Cabantchik ZI, Breuer W, Zanninelli G, Cianciulli P. LPI-labile plasma iron in iron overload. Best Pract Res Clin Haematol, 2005, *18* : 277-287.
4. Camaschella C, Poggiali E. Inherited disorders of iron metabolism. Curr Opin Pediatr, 2011, *23* : 14-20.
5. Feder JN, Gnirke A, Thomas W et al. A novel MHC class I-like gene is mutated in patients with hereditary haemochromatosis. Nat Genet. 1996, *13* : 399-408.
6. Ganz T, Nemeth E. Hepcidin and iron homeostasis. Biochim Biophys Acta, 2012, *1823* : 1434-1443.
7. Le Lan C, Loreal O, Cohen T et al. Redox active plasma iron in C282Y/C282Y hemochromatosis. Blood, 2005, *105* : 4527-4531.
8. Nicolas G, Bennoun M, Devaux I et al. Lack of hepcidin gene expression and severe tissue iron overload in upstream stimulatory factor 2 (USF2) knock-out mice. Proc Natl Acad Sci USA, 2001, *98* : 8780-8785.
9. Pigeon C, Ilyin G, Courselaud B et al. A new mouse liver-specific gene, encoding a protein homologous to human antimicrobial peptide hepcidin, is overexpressed during iron overload. J Biol Chem, 2001, *276* : 7811-7819.
10. Pietrangelo A, Caleffi A, Corradini E. Non-HFE hepatic iron overload. Semin Liver Dis, 2011, *31* : 302-318.
11. Stickel F, Buch S, Zoller H et al. Evaluation of genome-wide loci of iron metabolism in hereditary hemochromatosis identifies PCSK7 as host risk factor of liver cirrhosis. Hum Mol Genet, 2014, *23* : 3883-3890.

Toute référence à cet article doit porter la mention : Brissot P, Ropert M, Jouanolle AM, Loréal O. Hémochromatoses. *In* : L Guillevin, L Mouthon, H Lévesque. Traité de médecine, 5ᵉ éd. Paris, TdM Éditions, 2018-S03-P01-C32 : 1-8.

Chapitre S03-P01-C33
Maladie de Wilson

France Woimant et Aurelia Poujois

Décrite il y a un siècle [54], la maladie de Wilson ou « dégénérescence hépatocellulaire » est une affection génétique de transmission autosomique récessive. Elle résulte d'une mutation du gène *ATP7B* porté par le chromosome 13, la protéine ATP7B régulant le métabolisme cellulaire du cuivre. La maladie de Wilson se caractérise par une accumulation tissulaire du cuivre d'abord hépatique puis multisystémique et plus particulièrement péricornéenne et cérébrale. Son diagnostic peut être difficile à évoquer du fait de la non-spécificité des signes cliniques. Un nouveau marqueur biologique (REC ou *relative exchangeable copper*) facilite le diagnostic et le dépistage familial. La biopsie moléculaire confirme le diagnostic dans 95 % des cas. Fait rare pour une maladie génétique, il existe un traitement efficace, à condition d'être débuté précocement et poursuivi toute la vie. Aussi le suivi des patients est-il important pour s'assurer de l'observance de l'efficacité et de la tolérance du traitement et pour rechercher une tumeur hépatobiliaire, complication tardive de l'hépatopathie.

Génétique

La maladie de Wilson résulte de mutations du gène de l'ATP7B localisé sur le chromosome 13 (q14.3-q21.1). Si les mutations nonsens sont les plus fréquentes, les délétions, les insertions, les mutations d'épissage ont aussi été rapportées. Les grands réarrangements sont rares. Plus de 500 mutations et 100 polymorphismes ont été publiés pour le gène *ATP7B* [26]. Dans la population européenne et nord-américaine, deux mutations, H1069Q et G1267R, rendent compte de 38 % des mutations observées dans la maladie de Wilson [44]. Les hétérozygotes composites y sont prédominants.

Prévalence

La prévalence de la maladie a probablement été sous-estimée. Elle était estimée à 30 millions d'habitants. La fréquence du portage hétérozygote était évaluée à 1/90. Une étude génétique récente suggère qu'une personne sur quarante pourrait être hétérozygote pour le gène *ATP7B* [9]. La pénétrance du gène est probablement incomplète et la maladie sous-diagnostiquée, en particulier dans les formes à révélation tardive après 60, voire 70 ans [1]. La maladie de Wilson est plus fréquente dans les pays où les mariages consanguins sont courants [20]. L'estimation, actuellement retenue de 1 000 à 1 500 sujets atteints de maladie de Wilson en France, est donc probablement sous-évaluée.

Physiopathologie

Le cuivre est un oligo-élément essentiel à tous les organismes vivants, qui intervient dans divers systèmes métaboliques parmi lesquels la fonction mitochondriale, la biosynthèse de neurotransmetteurs, la protection contre le stress oxydatif, le métabolisme du fer… [3]. Les principaux régulateurs du métabolisme cellulaire du cuivre sont deux protéines du transport du cuivre : les Cu-ATPases (ATP7A et ATP7B). Ces protéines ont deux principaux rôles : fournir le cuivre aux cupro-enzymes et réguler la concentration de cuivre libre intracellulaire en exportant le cuivre hors des cellules [30]. Elles sont exprimées dans la plupart des tissus,

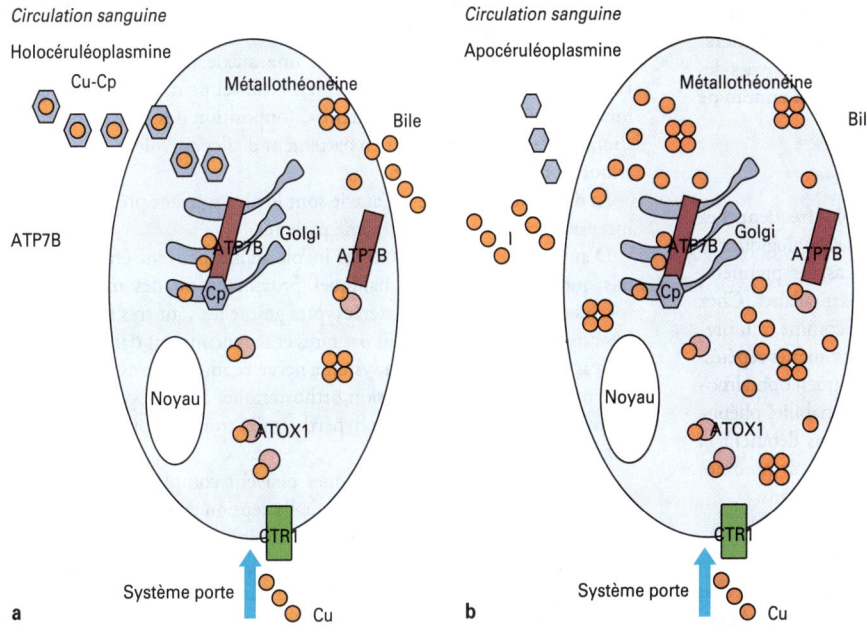

Figure S03-P01-C33-1 Transport du cuivre dans l'hépatocyte. **a)** Chez le sujet normal, la protéine ATP7B permet l'élimination du cuivre dans la bile et sa liaison à l'apocéruléoplasmine pour former l'holocéruléoplasmine circulante. **b)** Chez le sujet atteint d'une maladie de Wilson, le déficit fonctionnel en ATP7B ne permet plus l'élimination biliaire du cuivre ; celui-ci s'accumule dans le foie, fixé aux métallothionéines et sous forme libre. Il n'est plus incorporé dans l'apocéruléoplasmine, ce qui entraîne une diminution de l'holocéruléoplasmine circulante et la libération de cuivre sous une forme libre dans la circulation.

mais certains organes en expriment préférentiellement une seule, comme la glande surrénale pour l'ATP7A et l'hépatocyte pour l'ATP7B. L'importance de ces Cu-ATPases est illustrée par les conséquences délétères des mutations ou délétions des gènes codant ces protéines : la maladie de Menkes pour l'ATP7A et la maladie de Wilson pour l'ATP7B.

L'apport alimentaire quotidien en cuivre est de 3 à 5 mg. Environ 50 % du cuivre alimentaire est absorbé au niveau intestinal. Son passage dans le système porte fait intervenir le transporteur ATP7A [51]. Puis, dans l'hépatocyte, le cuivre est pris en charge par le transporteur CTR1 (*copper transporter 1*) (Figure S03-P01-C33-1a). Il se lie dans le cytoplasme aux métallothionéines ou aux protéines chaperonnes spécifiques du cuivre. Ainsi les cellules sont-elles protégées de l'effet toxique du cuivre libre. En situation normale, l'ATP7B est essentiellement localisée dans l'appareil de Golgi. Lorsque les concentrations intracellulaires de cuivre augmentent, l'ATP7B migre de l'appareil de Golgi vers le compartiment cytoplasmique, permettant l'excrétion du cuivre dans la bile puis dans les fèces [6]. Dans le foie, l'ATP7B intervient aussi dans l'incorporation du cuivre dans plusieurs cupro-enzymes dont l'apocéruléoplasmine, formant la céruléoplasmine fonctionnelle (ou holocéruléoplasmine) qui est excrétée dans le sang. La céruléoplasmine est la principale protéine circulante transportant le cuivre ; toutefois, elle ne semble pas jouer un rôle essentiel dans le métabolisme cuprique [50].

Au cours de la maladie de Wilson, le déficit fonctionnel en ATP7B réduit l'incorporation du cuivre dans l'apocéruléoplasmine et l'excrétion du cuivre dans la bile. Ceci entraîne une diminution du taux d'holocéruléoplasmine sérique et une accumulation de cuivre dans le foie. Quand les capacités de stockage hépatique du cuivre sont dépassées, le cuivre libre quitte le foie et se dépose dans les autres organes et tissus [47] (Figure S03-P01-C33-1b).

La toxicose, inapparente au début, va se poursuivre insidieusement jusqu'à l'apparition des symptômes cliniques. Ceux-ci résultent des lésions causées par l'excès de cuivre libre dans le foie puis, suite à son relargage dans la circulation générale, dans les autres organes [30]. Ainsi la maladie de Wilson est-elle initialement une affection hépatique. Non diagnostiquée à ce stade, elle évolue vers une affection multisystémique, avec une accumulation de cuivre dans de nombreux organes dont le cerveau, l'œil et le rein.

Manifestations cliniques

La maladie de Wilson débute par une période pré-symptomatique pendant laquelle le cuivre s'accumule dans le foie. Elle devient symptomatique dans la majorité des cas entre 5 et 35 ans. Mais, dans la littérature, ont été rapportés des cas de maladies de Wilson diagnostiquées dès l'âge de 2 ans [5] et d'autres à 72 ans sur la découverte d'un anneau de Kayser-Fleischer [10].

Mode de révélation

La maladie hépatique est le mode de présentation le plus fréquent chez l'enfant, à un âge moyen de 10 à 13 ans. Les formes neurologiques se révèlent environ dix ans plus tard. Dans les autres cas, les premières manifestations sont hématologiques, rénales ou ostéo-articulaires. Chez la femme, l'interrogatoire permet souvent de retrouver comme tout premier symptôme une aménorrhée ou des avortements spontanés répétés. La maladie peut également être diagnostiquée sur un examen ophtalmologique révélant des anneaux de Kayser-Fleischer. La variabilité phénotypique est importante. Dans une même famille, certains débutent la maladie par des symptômes hépatiques, d'autres par des symptômes neuropsychiatriques, certains avant 10 ans, d'autres après 40 ans.

Manifestations hépatiques

L'hépatopathie est constante, et son spectre est large, allant d'une cytolyse asymptomatique à l'insuffisance hépatique aiguë [38]. Aussi, les présentations cliniques de la maladie sont nombreuses. Il peut s'agir, chez des patients asymptomatiques, de la découverte fortuite d'une élévation des enzymes hépatiques ou d'une anémie hémolytique, d'une hépatomégalie, d'une splénomégalie et/ou d'une thrombopénie liée à une cirrhose cliniquement silencieuse avec hypertension portale. Des symptômes non spécifiques tels que des nausées, une anorexie, une fatigue, des douleurs abdominales peuvent révéler la maladie.

Les principales formes de la maladie hépatique sont les suivantes :
– une hépatite aiguë mimant soit une hépatite aiguë virale, soit une hépatite auto-immune ;
– une hépatopathie chronique ;
– une cirrhose compensée ou non ;
– une hépatite fulminante associée à une anémie hémolytique à test de Coombs négatif et une insuffisance rénale aiguë [2].

La survenue de lithiases biliaires est fréquente. Après plusieurs années d'évolution, un hépatocarcinome peut se développer [52].

Manifestations neurologiques et psychiatriques

Les premiers symptômes des formes neurologiques apparaissent le plus souvent insidieusement; il peut s'agir d'une dysarthrie associée à de discrets troubles de la déglutition et à une hypersalivation, de modifications de l'écriture, de discrets mouvements involontaires tel un tremblement, une maladresse inhabituelle [55]. Très fréquemment sont notés un certain désintérêt de l'activité scolaire ou professionnelle, une hyperémotivité, une labilité de l'humeur. Beaucoup plus rarement, favorisé par un traumatisme, un accouchement ou une intervention chirurgicale, le début est brutal, voire pseudo-vasculaire [33].

Le tableau neurologique classique de la maladie associe [56] :
– un *syndrome dystonique* avec parfois des mouvements choréiques. Il débute par une dystonie focale ou de fonction et évolue vers une dystonie généralisée. La dystonie des muscles faciaux entraîne le classique « sourire sardonique ». La contracture peut diffuser aux muscles de la langue et du pharynx, entraînant dysarthrie et troubles de la déglutition [34]. Les dystonies peuvent atteindre tous les segments corporels, ils prédominent aux extrémités. La station debout est instable, la démarche est raide, dystonique avec le tronc en hyperlordose, sur la pointe des pieds, les bras en rétropulsion ;
– un *syndrome extrapyramidal* avec une hypertonie essentiellement axiale et une hypokinésie. L'hypomimie est fréquente de même que la dysarthrie avec hypophonie, tachylalie et parfois pseudo-bégaiement. La marche et instable à petits pas, avec une tendance à la rétropulsion, réduction du balancement des bras, festination et *freezing*. Le tremblement de repos est rarement isolé [45] ;
– un *syndrome ataxique* associant une ataxie des membres et un tremblement postural et intentionnel. Celui-ci peut n'apparaître que lors de la posture dite du « bretteur », (opposition des index devant le thorax) ; ce tremblement dit en battement d'ailes est volontiers asymétrique (*wing beating tremor*).

La dystonie, l'akinésie et l'ataxie sont le plus souvent présentes à des intensités variables chez un même patient.

D'autres types de mouvements involontaires peuvent être observés tels que des mouvements balliques proximaux ou des myoclonies, focales ou généralisées. Les stéréotypies gestuelles sont très fréquentes. Les crises épileptiques ne sont pas rares et se rencontrent dans 5 à 10 % des cas [12]. Une atteinte du système nerveux autonome est également rapportée associant hypotension orthostatique, crises végétatives avec sueurs associées ou non à une hyperthermie, troubles sphinctériens et épisodes de gastroparésie [28].

Des troubles neuropsychologiques peuvent compléter la présentation clinique. Ils associent troubles de l'attention et syndrome dysexécutif : apathie, irritabilité, obsession, désinhibition, troubles de la planification mettant le patient en échec scolaire ou professionnel. L'intelligence verbale et les capacités de mémoire épisodique sont préservées [53]. La frontière entre troubles cognitivo-comportementaux liés à l'atteinte des noyaux gris centraux et syndromes psychiatriques reste très imprécise. Les manifestations d'allure psychiatrique, transitoires ou durables, sont fréquentes ; il s'agit essentiellement de troubles bipolaires, de dépression majeure et de dysthymie [42].

Manifestations ophtalmologiques

L'*anneau de Kayser-Fleischer* est objectivé par un examen à la lampe à fente (Figure S03-P01-C33-2). Même si l'anneau n'est pas spécifique de cette maladie, puisqu'il peut être exceptionnellement observé au cours d'hépatopathies cholestatiques non wilsoniennes, il est un élément fondamental du diagnostic. Il est presque toujours présent dans les formes neurologiques, mais l'expérience de l'ophtalmologiste est indispensable pour diagnostiquer des anneaux de petite taille. Il est décrit dans 42 à 62 % des formes hépatiques [38]. Les autres manifestations ophtalmologiques sont une cataracte dite « en fleur de tournesol » due à la surcharge cuprique cristallinienne [8] et des anomalies de l'oculomotricité, en particulier de la poursuite verticale [27].

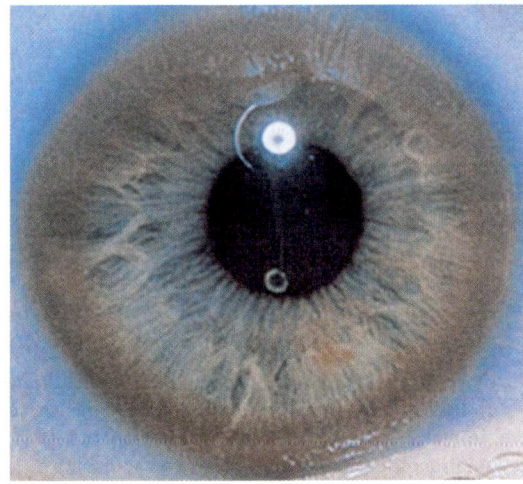

Figure S03-P01-C33-2   Anneau de Kayser-Fleischer.

Manifestations hématologiques

La maladie de Wilson peut se révéler par une anémie hémolytique à test de Coombs négatif. Dans les cas de cirrhoses avec hypersplénisme, une thrombopénie associée à une leucopénie est fréquente [25].

Autres manifestations

Elles sont essentiellement rénales (acidose rénale tubulaire, lithiase) et endocriniennes. Chez la femme, les dysménorrhées et aménorrhées sont particulièrement fréquentes et sont souvent les premières manifestations de la maladie. La répétition d'avortements spontanés doit faire évoquer la maladie de Wilson [46]. Les modifications osseuses peuvent consister en une ostéomalacie avec fissures de Looser-Milkman ou des déformations osseuses, notamment chez l'enfant. Une ostéopénie est décrite, quelle que soit la forme hépatique ou neurologique, mais l'ostéoporose avec fractures pathologiques est surtout présente dans les formes neurologiques sévères et chez les femmes présentant une aménorrhée [37].

Diagnostic

Le diagnostic de maladie de Wilson est porté sur un faisceau d'arguments : cliniques, biologiques, radiologiques, voire histologiques.

Biologie

Biologiquement, la maladie de Wilson se caractérise par un taux bas de céruloplasmine sérique et de cuprémie totale et une augmentation du REC (*relative exchangeable copper* = ratio cuivre échangeable ou cuivre libre/cuprémie totale) et de la cuprurie des 24 heures.

Bilan cuprique

Le taux de céruléoplasmine est bas et même effondré (< 0,1 g/l pour une normale entre 0,2 et 0,4 g/l). Mais un taux normal n'exclut pas le diagnostic ; environ 10 % de patients atteints de maladie de Wilson et jusqu'à 50 % de ceux ayant une atteinte hépatique sévère ont un taux normal de céruléoplasmine sérique [43]. Le taux de céruléoplasmine peut être bas dans d'autres circonstances : chez environ 20 % des sujets hétérozygotes simples pour le gène Wilson, dans la maladie de Menkes, dans l'acéruléoplasminémie, dans les carences en cuivre, dans des affections hépatiques très sévères non wilsoniennes et dans les syndromes néphrotiques (Tableau S03-P01-C33-I). De plus, il existe des variations physiologiques ou liées à des traitements ou à des états pathologiques du taux de céruléoplasmine sérique : augmentation chez la femme en cas de grossesse ou de traitement œstrogénique, en cas d'inflammation, valeur basse chez le nouveau-né et le jeune enfant sain de moins d'un an en raison de l'immaturité du métabolisme cuprique [21].

Le cuivre sérique est fixé à 92 % à la céruléoplasmine. La cuprémie totale inclut la mesure du cuivre sérique non lié (ou libre) et du cuivre lié à la céruléoplasmine. La cuprémie totale est en général basse, mais non effondrée (cuprémie < 10 μmol/l pour une normale entre 13 et 22 μmol/l). Une cuprémie élevée n'élime toutefois pas le diagnostic ; un taux élevé de cuivre sérique est habituel dans les maladies de Wilson avec hépatite aiguë ou hémolyse intravasculaire, témoignant d'une libération importante de cuivre par le foie ou les globules rouges. Le taux de cuivre libre peut être obtenu par le calcul de la différence entre le cuivre total et le cuivre fixé à la céruléoplasmine. Toutefois, aux faibles concentrations dosées, ce calcul rend souvent un chiffre négatif (théoriquement impossible), en raison du manque d'exactitude des méthodes utilisées. Ce calcul très approximatif était surtout utilisé pour le suivi de la maladie sous traitement [38]. Aussi avons-nous proposé une mesure analytique du cuivre échangeable (CuEXC) qui correspond à la fraction labile du cuivre complexé à l'albumine et à d'autres protéines du sérum [16]. Nous avons montré que le REC (rapport cuivre échangeable/cuivre sérique total) est un excellent marqueur diagnostique, les patients atteints de maladie de Wilson ayant un rapport supérieur à 18,5 % [17]. De plus, une valeur de cuivre échangeable supérieure à 2,08 μmol/l indique une atteinte ophtalmique et cérébrale [36].

La majorité des patients wilsoniens ont une cuprurie supérieure à 100 μg par 24 heures ou 1,6 μmol par 24 heures. Mais la cuprurie avant traitement est inférieure à 100 μg chez 16 à 23 % des patients wilsoniens. Le test de provocation à la D-pénicillamine peut être proposé [19]. L'excrétion urinaire du cuivre peut être augmentée chez les hétérozygotes simples pour le gène Wilson qui ne développeront pas la maladie.

L'interprétation du bilan cuprique est souvent difficile. Sur le tableau S03-P01-C33-I, figurent les principales pathologies à évoquer devant un bilan cuprique anormal.

Biologie moléculaire

La recherche de mutations réalisée en NGS (*next generation sequencing*) par séquençage de l'intégralité de la séquence codante, de la région 5'UTR et du promoteur du gène *ATP7B*, est un élément très important du diagnostic. Mais elle ne permet de confirmer le diagnostic de maladie de Wilson que dans 95 % des cas.

IRM

L'IRM cérébrale est, dans notre expérience, toujours anormale chez les patients ayant des symptômes neurologiques. Elle montre, très fréquemment une atrophie cérébrale diffuse d'importance variable et des

Tableau S03-P01-C33-I États physiologiques et pathologie s'accompagnant d'un bilan cuprique anormal.

	Céruléoplasminémie	Cuprémie	Cuprurie des 24 heures
État physiologique			
Période néonatale et premières années de la vie	Basse	Basse	Normale
Grossesse	Élevée	Élevée	Normale
Maladie héréditaire			
Maladie de Wilson	Basse (peut être normale)	Basse (peut être normale)	Élevée (peut être normale)
Portage hétérozygote du gène de Wilson	Normale ou basse	Normale ou basse	Normale ou élevée
Maladie de Menkes	Basse	Basse	Basse ou normale
Syndrome des cornes occipitales	Basse	Basse	Normale ou basse
Acéruléoplaminémie	Basse	Basse	Basse ou normale
Portage hétérozygote du gène de l'acéruléoplaminémie	Normale ou basse	Normale ou basse	Normale ou basse
Syndrome MEDNIK	Basse	Basse	Élevée
Syndrome de Huppke-Brendel	Basse	Basse	
Désordres congénitaux de la glycosylation	Basse	Basse	Normale ou modérément élevée
Maladie de Niemann-Pick de type C	Basse	Basse	Normale ou modérément élevée
Maladie probablement héréditaire			
Toxicose cuprique idiopathique, cirrhose indienne de l'enfant, cirrhose tyrolienne infantile endémique	Élevée	Élevée	Élevée
Autres pathologies			
Insuffisance hépatique	Basse	Basse	Normale ou basse
Syndrome néphrotique	Basse	Basse	Élevée ou normale
Carence en cuivre : malabsorption, intoxication au zinc	Basse	Basse	Normale ou basse
Toxicose cuprique acquise ou chronique	Élevée	Élevée	Élevée ou normale
Œstrogénothérapie	Élevée	Élevée	Normale
Syndrome inflammatoire	Élevée	Élevée	Normale

hypersignaux en séquences FLAIR (*fluid attenuated inversion recovery*), T2 et diffusion des noyaux lenticulaires, du mésencéphale, de la partie antérieure du front et des noyaux dentelés du cervelet (Figure S03-P01-C33-3) [41]. L'aspect caractéristique en « face de panda géant » a été décrit sur les images IRM en séquences FLAIR et T2 du mésencéphale [24]. Les lésions peuvent atteindre la substance blanche, essentiellement frontale, de manière asymétrique ; étendues, elles sont associées à un pronostic neurologique sévère. Des anomalies de la partie postérieure du corps calleux sont observées chez 23 % des patients [48]. Les lésions corticales sont rares. Chez les patients ne présentant pas de symptômes neurologiques, une diminution du coefficient de diffusion peut être mise en évidence dans le putamen [18]. Des hypersignaux en T1 des ganglions de la base, surtout des pallidums, liés à des dépôts de manganèse, ont été également décrits, chez les patients ayant un shunt portosystémique [40].

Diagnostic des formes neurologiques

Il repose sur la symptomatologie clinique, sur la présence d'un anneau de Kayser-Fleischer, sur les anomalies biologiques (bilan cuprique dont le REC et biologie moléculaire) et sur l'imagerie cérébrale en IRM.

Diagnostic des formes hépatiques

Il peut être plus difficile quand manquent l'anneau de Kayser-Fleischer, voire la diminution de la céruloplasminémie. Une biopsie hépatique avec dosage pondéral du cuivre intrahépatique peut être nécessaire pour confirmer le diagnostic. Chez les patients non traités, le seuil de positivité est au-delà de 4 µmol ou 250 µg par gramme de tissu sec. Mais, là aussi, du fait de l'hétérogénéité de la distribution du cuivre dans le foie, un taux normal n'exclut pas le diagnostic [2]. De plus, un taux élevé de cuivre hépatique ne permet pas à lui seul d'affirmer le diagnostic, puisque observé également dans des affections hépatiques, telle la cholestase chronique, qui modifie l'excrétion biliaire du cuivre. Le rapport cuivre échangeable/cuivre sérique total et la biologie moléculaire sont des éléments très importants du diagnostic dans ces formes.

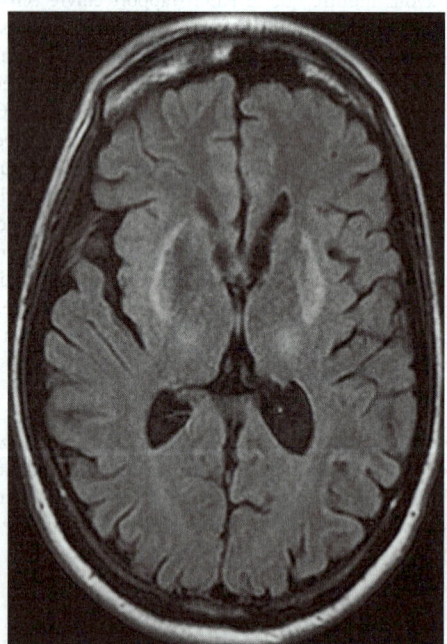

Figure S03-P01-C33-3 Hypersignaux des noyaux lenticulaires en IRM cérébrale en séquence FLAIR.

Traitement

Avant l'apparition des traitements chélateurs, la maladie de Wilson était toujours fatale.

Régime

Un régime pauvre en cuivre est recommandé en début de traitement ; le chocolat, les abats, les fruits secs et les crustacés doivent être évités et la prise d'alcool est déconseillée du fait de son hépatotoxicité.

Traitement médicamenteux

Le traitement médical est d'autant plus efficace qu'il est administré à un stade précoce de la maladie et poursuivi toute la vie. Il s'agit des chélateurs du cuivre qui favorisent l'élimination du cuivre dans les urines (D-pénicillamine et triéthylènetétramine) et les sels de zinc qui réduisent l'absorption du cuivre.

On distingue deux phases de traitement : la phase initiale, puis la phase d'entretien.

D-Pénicillamine (Trolovol®)

La D-pénicillamine est prescrite chez l'adulte à la posologie de 750 à 1 500 mg/j. Les effets secondaires sont fréquents, survenant dans environ 30 % des cas ; ils sont le plus souvent réversibles à l'arrêt de la D-pénicillamine. Durant les premières semaines, il s'agit essentiellement de troubles digestifs (anorexie, nausées, diminution du goût), de réactions allergiques (rash cutané, fièvre), de neutropénie et de thrombopénie. Les complications à moyen terme sont dominées par les glomérulopathies (protéinurie isolée, syndrome néphrotique), les affections auto-immunes induites sont plus rares : lupus érythémateux systémique, dermatopolymyosite, purpura thrombopénique. Après plusieurs années de traitement, l'élastotoxicité de la D-pénicillamine peut se manifester par des lésions cutanées bénignes (peau sèche et plissée, elastosis perforans serpiginosa, cutis elastica) et des lésions muqueuses (ulcérations buccales douloureuses) [4].

Triéthylènetétramine (Trientine®)

La dose usuelle de triéthylènetétramine est de 750 à 1 500 mg/j. Ce traitement doit être conservé à +4 °C, ce qui complique son utilisation. Les effets secondaires sont rares. Une anémie sidéroblastique réversible peut survenir du fait de l'action chélatrice combinée sur le fer et des réactions lupus-like ont été rapportées [35].

Sels de zinc

La posologie d'acétate de Zinc (Wilzin®) est de 150 mg/j. Les sels de zinc induisent des troubles gastro-intestinaux avec des nausées, essentiellement en début de traitement. Une élévation de l'amylasémie et de la lipasémie, sans signe clinique ou radiologique de pancréatite, a été rapportée.

Traitement inital

Lors de l'institution du traitement, il existe un risque d'aggravation de la maladie neurologique. Cette aggravation est observée avec tous les traitements, plus fréquemment sous D-pénicillamine (13,8 %) que sous triéthylènetétramine (8 %) ou de sel de zinc (4,3 %) [32] ; elle n'est pas toujours réversible. Son mécanisme n'est pas parfaitement élucidé ; il s'agirait d'une mobilisation trop rapide et trop importante du cuivre hépatique vers le plasma avec une redistribution préférentielle du cuivre vers le système nerveux. Aussi les experts recommandent-ils une augmentation progressive de la posologie pour tenter de diminuer ce risque d'aggravation initiale [57]. La meilleure approche thérapeutique reste discutée, car aucune étude prospective n'a comparé ces traitements entre eux. La décision est prise au cas par cas et la Haute Autorité de santé (HAS) recommande de prendre l'avis du centre national de référence pour la maladie de Wilson avant d'instaurer le traitement [23].

L'amélioration sous traitement n'est pas immédiate et peut n'apparaître qu'après 3 à 6 mois.

Le risque d'aggravation neurologique initiale pourrait être moindre avec le tétrathiomolybdate qui réduit l'absorption intestinale du cuivre et qui forme dans le sang un complexe avec le cuivre et l'albumine, complexe éliminé dans la bile. Ce traitement fait actuellement l'objet d'études internationales et n'est pas actuellement commercialisé en France [7].

Transplantation hépatique

La transplantation hépatique est le traitement des formes hépatiques fulminantes ou des cirrhoses [22]. L'indication de transplantation hépatique reste controversée dans les formes sévères, sans décompensation hépatique, échappant à tous les traitements médicaux. Dans l'étude de Medici et al., 70 % de ces patients s'améliorent près transplantation [31] ; dans celle de Laurencin et al., les quatre patients s'améliorent [29]. Dans notre expérience portant sur dix-huit patients avec une indication neurologique de transplantation hépatique, une amélioration clinique a été observée chez plus de 60 % des patients avec un suivi moyen de 5 ans.

Traitement d'entretien

Durant la phase d'entretien, la principale difficulté est l'observance du traitement. Le suivi clinique régulier et multidisciplinaire des patients atteints de maladie de Wilson est indispensable pour s'assurer de l'observance, de l'efficacité et de la tolérance du traitement. Le suivi biologique comprend le dosage des enzymes hépatiques, de la bilirubine, du taux de prothrombine, de la numération-formule sanguine et le dosage urinaire du cuivre des 24 heures : celui-ci est élevé sous traitements chélateurs par D-pénicillamine et triéthylènetétramine et bas, inférieur à 2 µmol/j, sous sels de zinc. Les trois traitements entraînent une diminution du cuivre libre sérique, qui peut être suivie par la mesure du cuivre échangeable [16].

Le principal risque des formes traitées est la non-observance du traitement. En effet, l'arrêt du traitement entraîne, dans des délais très variables, mais de manière constante, une réapparition ou une ré-aggravation des signes. Ces rechutes (hépatiques et/ou neurologiques), souvent brutales, peuvent être gravissimes, et ce d'autant plus que la réponse au traitement est alors souvent médiocre. Elles peuvent également survenir chez des patients ayant été traités pour une forme asymptomatique. Une aggravation clinique et biologique doit faire évoquer une mauvaise observance du traitement.

À plus long terme, les patients semblent prédisposés à développer des tumeurs malignes intra-abdominales, en particulier des carcinomes hépatocellulaires, d'où la nécessité d'un suivi régulier par échographie hépatique, voire IRM [52].

Le traitement doit être poursuivi à vie à une dose à adapter individuellement en fonction des données cliniques et biologiques. L'ajustement de la posologie durant cette phase d'entretien est très important pour éviter un « sur-traitement » et une carence en cuivre. Lorsque la maladie est stabilisée après plusieurs années de traitement, un traitement initial par chélateur peut être remplacé par des sels de zinc, du fait de leur meilleure tolérance.

Sous traitement, des régressions parfois spectaculaires d'une symptomatologie prononcée peuvent être observées, comme des évolutions rapidement fatales, nullement influencées par les traitements. Le plus souvent, l'atteinte hépatique se stabilise, puis s'améliore. Le tremblement, l'hypertonie des membres, l'akinésie, les épisodes psychotiques répondent souvent mieux au traitement que les dystonies axiales, la dysarthrie et les troubles du comportement [56]. L'anneau de Kayser-Fleischer s'efface tout d'abord au niveau de ses bords latéraux, pour disparaître le plus souvent complètement.

Situations particulières

Pendant la grossesse, il est indispensable de poursuivre le traitement, tout arrêt pouvant conduire à une aggravation rapide et à une réapparition des symptômes. Les traitements par Trolovol®, Trientine® ou Wilzin® sont donc poursuivis à des doses éventuellement réduites. Il n'y a pas de données dans la littérature sur les risques de l'allaitement sous traitement.

Chez l'enfant, le traitement est le même, et la posologie est à adapter au poids.

Traitements non spécifiques

Il s'agit du traitement des varices œsophagiennes et/ou gastriques compliquant une hypertension portale (bêtabloquants, traitement endoscopique avec ligature ou sclérose de varices), du régime hyposodé et des diurétiques en cas d'œdème ou d'ascite, de la vaccination prophylactique contre les virus de l'hépatite A et B et des mesures préventives contre l'infection par le virus de l'hépatite C.

Dans les formes neurologiques, il s'agit des traitements de la dystonie (anticholinergiques, benzodiazépines, injections de toxine botulique), du tremblement (bêtabloquant), d'un syndrome dépressif, de troubles psychotiques (neuroleptiques atypiques de préférence), de l'épilepsie symptomatique. Une prise en charge rééducative et orthophonique est souvent associée. Des interventions orthopédiques peuvent être envisagées en cas de déformations et de rétractions liées aux postures dystoniques. Des dispositifs médicaux et des éléments de compensation de déficiences sont proposés en fonction du degré de handicap. Des aménagements de la scolarité des patients sont parfois nécessaires.

Traitements futurs

Il s'agit de chélateurs agissant spécifiquement sur les hépatocytes pour former un complexe avec le cuivre, éliminé dans la bile. La thérapie génique pourra être une alternative, les premiers résultats intéressants sur les modèles animaux sont prometteurs [11, 39].

Diagnostic familial

L'enquête familiale est indispensable dans cette maladie autosomique récessive, pour débuter précocement le traitement. La probabilité de diagnostiquer la maladie chez les frères et sœurs du cas index est de 25 %. L'interprétation du bilan cuprique classique peut être difficile, ne permettant pas toujours de différencier les sujets malades des sujets hétérozygotes, nécessitant de doser le REC et le cuivre échangeable, qui permettent de différencier les patients malades des patients sains [49]. La biologie moléculaire permet rapidement de déterminer le statut de la fratrie. Des cas de maladie de Wilson ont également été rapportés chez les parents et les enfants des cas index [13, 14, 15], la prévalence de la maladie de Wilson étant bien supérieure à ce que l'on pensait. De ce fait, le dépistage familial doit inclure parents, enfants, oncles, tantes, nièces et neveux.

Conclusion

La précocité du diagnostic représente un élément capital du pronostic de la maladie de Wilson. Si de nombreux progrès ont été réalisés ces dernières années, permettant de mieux comprendre la physiopathologie de la maladie, de multiples interrogations persistent : quels sont les patients chez lesquels on doit craindre une aggravation de la maladie en début de traitement ? Quel est le meilleur traitement en fonction de la forme de la maladie et de son évolution ? Jusqu'où dépléter ?

Bibliographie

1. ALA A, BORJIGIN J, ROCHWARGER A et al. Wilson disease in septuagenarian siblings : raising the bar for diagnosis. Hepatology, 2005, 41 : 668-670.
2. ALA A, WALKER AP, ASHKAN K et al. Wilson's disease. Lancet, 2007, 369 : 397-408.
3. BARNES N, TSIVKOVSKII R, TSIVKOVSKAIA N, LUTSENKO S. The copper-transporting ATPases, Menkes and Wilson's disease proteins, have distinct roles in adult and developing cerebellum. J Biol Chem, 2005, 280 : 9640-9645.
4. BÉCUWE C, DALLE S, RONGER-SAVLÉ S et al. Elastosis perforans serpiginosa associated with pseudo-pseudoxanthoma elasticum during treatment of Wilson's disease with penicillamine. Dermatology, 2005, 210 : 60-63.
5. BEYERSDORFF A, FINDEISEN A. Morbus Wilson : *case* report of a two-year-old child as first manifestation. Scand J Gastroenterol, 2006, 41 : 496-497.
6. DE BIE P, VAN DE SLUIS B, BURSTEIN E et al. Distinct Wilson's disease mutations in ATP7B are associated with enhanced binding to *COMMD1* and reduced stability of *ATP7B*. Gastroenterology, 2007, 133 : 1316-1326.
7. BREWER GJ, ASKARI F, LORINCZ MT et al. Treatment of Wilson disease with ammonium tetrathiomolybdate : IV. Comparison of tetrathiomolybdate and trientine in a double-blind study of treatment of the neurologic presentation of Wilson disease. Arch Neurol, 2006, 63 : 521-527.
8. CAIRNS JE, WILLIAMS HP, WALSHE JM. "Sunflower cataract" in Wilson's disease. Br Med J, 1969, 3 : 95-96.
9. COFFEY AJ, DURKIE M, HAGUE S et al. A genetic study of Wislon's disease in the United Kingdom. Brain, 2013, 136 : 1476-1487.
10. CZŁONKOWSKA A, RODO M, GROMADZKA G. Late onset Wilson's disease : therapeutic implications. Mov Disord, 2008, 23 : 896-898.
11. DEJANGLE P, MINTZ E. Chelation therapy in Wilson disease : from D-penicillamine to the design of selective bioinspired intracellular Cu(I) chelators. Dalton Trans, 2012, 41 : 6359-6370.
12. DENING TR, BERRIOS GE, WALSHE JM. Wilson's disease and epilepsy. Brain, 1988, 111 : 1139-1155.
13. DENOYER Y, WOIMANT F, BOST M et al. Neurological Wilson's disease lethal for the son, asymptomatic in the father. Mov Disord, 2013, 28 : 402-403.
14. DUFERNEZ F, LACHAUX A, CHAPPUIS P et al. Wilson disease in offspring of affected patients : report of four French families. Clin Res Hepatol Gastroenterol, 2013, 37 : 240-245.
15. DZIEZYC K, LITWIN T, CHABIK G et al. Families with Wilson's disease in subsequent generations : clinical and genetic analysis. Mov Disord, 2014, 29 : 1828-1832.
16. EL BALKHI S, POUPON J, TROCELLO JM et al. Determination of ultrafiltrable and exchangeable copper in plasma : stability and reference values in healthy subjects. Anal Bioanal Chem, 2009, 394 : 1477-1484.
17. EL BALKHI S, TROCELLO JM, POUPON J et al. Relative exchangeable copper : a new highly sensitive and specific biomarker for Wilson's disease diagnosis. Clin Chim Acta, 2011, 412 : 2254-2260.
18. FAVROLE P, CHABRIAT H, GUICHARD JP, WOIMANT F. Clinical correlates of cerebral water diffusion in Wilson disease. Neurology, 2006, 66 : 384-389.
19. FORUNY JR, BOIXEDA D, LÓPEZ-SANROMAN A et al. Usefulness of penicillamine-stimulated urinary copper excretion in the diagnosis of adult Wilson's disease. Scand J Gastroenterol, 2008, 43 : 597-603.
20. FIGUS A, ANGIUS A, LOUDIANOS G et al. Molecular pathology and haplotype analysis of Wilson disease in Mediterranean populations. Am J Hum Genet, 1995, 57 : 1318-1124.
21. GITLIN JD. Wilson disease. Gastroenterology, 2003, 125 : 1868-1877.
22. GUILLAUD O, DUMORTIER J, SOBESKY R et al. Long term results of liver transplantation for Wilson's disease : experience in France. J Hepatol, 2014, 60 : 579-589.
23. HAUTE AUTORITÉ DE SANTÉ. Protocole national de diagnostic et de soins. Maladie de Wilson. Saint-Denis, HAS, 2008.
24. HITOSHI S, IWATA M, YOSHIKAWA K. Mid-brain pathology of Wilson's disease : MRI analysis of three cases. J Neurol Neurosurg Psychiatry, 1991, 54 : 624-626.
25. HOOGENRAAD T. Wilson's disease. Amsterdam, Internal Medical Publishers, 2001.
26. HUMAN GENE MUTATION DATABASE (Cardiff) : http://www.hgmd.cf.ac.uk/ac/index.php website, and Wilson's Disease Mutation Database : http://www.wilsondisease.med.ualberta.ca website.
27. INGSTER-MOATI I, BUI QUOC E, PLESS M et al. Ocular motility and Wilson's disease : a study on 34 patients. J Neurol Neurosurg Psychiatry, 2007, 78 : 1199-1201.
28. KUMAR S. Severe autonomic dysfunction as a presenting feature of Wilson's disease. J Postgrad Med, 2005, 51 : 75-76.

29. LAURENCIN C, BRUNET AS, DUMORTIER J et al. Liver transplantation in Wilson's disease with neurological impairment : evaluation in 4 patients. Eur Neurol, 2017, *77* : 5-15.
30. LUTSENKO S, BARNES NL, BARTEE MY, DMITRIEV OY. Function and regulation of human copper-transporting ATPases. Physiol Rev, 2007, *87* : 1011-1046.
31. MEDICI V, MIRANTE VG, FASSATI LR et al. Liver transplantation for Wilson's disease : the burden of neurological and psychiatric disorders. Liver Transpl, 2005, *11* : 1056-1063.
32. MERLE U, SCHAEFER M, FERENCI P, STREMMEL W. Clinical presentation, diagnosis and long-term outcome of Wilson's disease : a cohort study. Gut, 2007, *56* : 115-120.
33. PENDLEBURY ST, ROTHWELL PM, DALTON A, BURTON EA. Stroke-like presentation of Wilson disease with homozygosity for a novel T766R mutation. Neurology, 2004, *63* : 1982-1983.
34. PERNON M, TROCELLO JM, VAISSIÈRE J et al. Le débit de parole du patient wilsonien dysarthrique peut-il être amélioré en condition de double tâche ? Rev Neurol, 2013, *169* : 502-509.
35. PFEIFFER RF. Wilson's disease. Semin Neurol, 2007, *27* : 123-132.
36. POUJOIS A, TROCELLO JM, DJEBRANI-OUSSEDIK N et al. Exchangeable copper : a reflection of the neurological severity in Wilson's disease. Eur J Neurol, 2017, *24* : 154-160.
37. QUEMENEUR AS, TROCELLO JM, DE VERNEJOUL MC et al. Manifestations rhumatologiques associées à la maladie de Wilson. Rev Rhum Monographies, 2011.
38. ROBERTS EA, SCHILSKY ML. American Association for Study of Liver Diseases (AASLD). Diagnosis and treatment of Wilson disease : an update. Hepatology, 2008, *47* : 2089-2111.
39. ROYBAL JL, ENDO M, RADU A et al. Early gestational gene transfer with targeted ATP7B expression in the liver improves phenotype in a murine model of Wilson's disease. Gene Ther, 2012, *19* : 1085-1094.
40. SAATCI I, TOPCU M, BALTAOGLU FF et al. Cranial MR findings in Wilson's disease. Acta Radiol, 1997, *38* : 250-258.
41. SENER RN. Diffusion MR imaging changes associated with Wilson disease. Am J Neuroradiol, 2003, *24* : 965-967.
42. SHANMUGIAH A, SINHA S, TALY AB et al. Psychiatric manifestations in Wilson's disease : a cross-sectional analysis. J Neuropsychiatry Clin Neurosci, 2008, *20* : 81-85.
43. STEINDL P, FERENCI P, DIENES HP et al. Wilson's disease in patients presenting with liver disease : a diagnostic challenge. Gastroenterology, 1997, *113* : 212-218.
44. THOMAS GR, ROBERTS EA, WALSHE JM, COX DW. Haplotypes and mutations in Wilson disease. Am J Hum Genet, 1995, *56* : 1315-1319.
45. TROCELLO JM, WOIMANT F. Case study 3. *In* : A SCHAPIRA, A HARTMANN, Y AGID. Parkinsonian disorders in clinical practice. Oxford, Wiley-Blackwell, 2008 : 74-78.
46. TROCELLO JM, LEYENDECKER A, CHAINE P, WOIMANT F. La maladie de Wilson. Aspects obstétrico-gynécologiques. Rev Prat Gynécol Obstet, 2008, *126* : 11-12.
47. TROCELLO JM, CHAPPUIS P, EL BALKHI S et al. Anomalies du métabolisme du cuivre chez l'adulte. Rev Méd Interne, 2010, *31* : 750-756.
48. TROCELLO JM, GUICHARD JP, LEYENDECKER A et al. Corpus callosum abnormalities in Wilson's disease. J Neurol Neurosurg Psychiatry, 2011, *82* : 1119-1121.
49. TROCELLO JM, EL BALKHI S, WOIMANT F et al. Relative exchangeable copper : a promising tool for family screening in Wilson disease. Mov Disord, 2014, *29* : 558-562.
50. VALENTINE JS, GRALLA EB. Delivering copper inside yeast and human cells. Science, 1997, *278* : 817-818.
51. VULPE C, LEVINSON B, WHITNEY S et al. Isolation of a candidate gene for Menkes disease and evidence that it encodes a copper-transporting ATPase. Nat Genet, 1993, *3* : 7-13.
52. WALSHE JM, WALDENSTRÖM E, SAMS V et al. Abdominal malignancies in patients with Wilson's disease QJM, 2003, *96* : 657-662.
53. WENISCH E, DE TASSIGNY A, TROCELLO JM et al. Cognitive profile in Wilson's disease : a case series of 31 patients. Rev Neurol (Paris), 2013, *169* : 944-949.
54. WILSON SAK. Progressive lenticular degeneration : a familial nervous disease associated with cirrhosis of the liver. Brain, 1912, *34* : 295-507.
55. WOIMANT F, CHAINE P, FAVROLE P et al. Mise au point. La maladie de Wilson. Rev Neurol (Paris), 2006, *162* : 773-781.
56. WOIMANT F TROCELLO JM, GIRARDOT-TINANT N et al. La Maladie de Wilson. Encycl Méd Chir (Paris), Neurologie, 17060-A10, 2013, 14 pages.
57. WOIMANT F, TROCELLO JM. Disorders of heavy metals. Handb Clin Neurol, 2014, *120* : 851-864.

Toute référence à cet article doit porter la mention : Woimant F, Poujois A. Maladie de Wilson. *In* : L Guillevin, L Mouthon, H Lévesque. Traité de médecine, 5ᵉ éd. Paris, TdM Éditions, 2018-S03-P01-C33 : 1-7.

Chapitre S03-P01-C34

Porphyries

Laurent Gouya, Jean-Charles Deybach et Hervé Puy

Rappel métabolique et classification

Avant d'aborder la description clinique et biologique des porphyries, nous envisagerons rapidement les étapes de la biosynthèse de l'hème et la régulation de cette voie métabolique qui a une importance physiologique considérable puisqu'elle aboutit aux hémoprotéines, dont certaines bien connues assurent le transport de l'oxygène (hémoglobine, myoglobine), d'autres des réactions d'oxydo-réduction (cytochromes, catalase, peroxydase, cyclo-oxygénase, tryptophane dioxygénase, NO synthétases, guanylate cyclase soluble, etc.).

Chez l'homme, la voie de biosynthèse de l'hème est présente dans toutes les cellules de l'organisme. Chacune des étapes est catalysée par une enzyme spécifique (Figure S03-P01-C34-1) ; huit enzymes participent à cette synthèse depuis la glycine et le succinyl-CoA [7]. Cette voie métabolique est initialement intramitochondriale, puis présente trois étapes cytoplasmiques avant les réactions finales de formation de l'hème, de nouveau mitochondriales (*voir* Figure S03-P01-C34-1). Quantitativement, la synthèse d'hème a lieu essentiellement (85 %) dans la moelle osseuse, site majeur de l'érythropoïèse, et à un degré moindre (15 %), dans le foie et les reins (5 %) [12].

Les régulations de la production d'hème diffèrent entre ces deux tissus essentiellement par la différence de taux de synthèse initial d'acide δ-aminolévulinique (ALA). La première enzyme, l'acide δ-aminolévulinique synthétase (ALAS, EC 2.3.1.37) est codée par deux gènes : l'un est érythrospécifique (*ALAS2* sur le chromosome X) et l'autre est ubiquitaire (*ALAS1* sur le chromosome 3) [3].

Régulation hépatique : rôle central de l'hème

Dans l'hépatocyte, le niveau de synthèse d'hème, produit final de la chaîne de biosynthèse, est contrôlé par l'activité de l'ALA synthétase 1, sur laquelle l'hème exerce un *rétrocontrôle négatif* (Figure S03-P01-C34-2). De nombreux médicaments liposolubles (barbituriques, sulfamides, etc.) ou des hormones stéroïdiennes peuvent induire une augmentation considérable de l'activité ALA synthétase en réponse à une carence relative en hème. En effet le pool d'hème libre intracellulaire est diminué par la consommation trop importante d'hème liée à la synthèse plus élevée de cytochrome P450, métabolisant les xénobiotiques [12].

Régulation érythroïde : rôle central du fer

Au niveau de la moelle osseuse, la synthèse d'hème érythrocytaire est régulée pendant la différenciation érythroïde en réponse à l'érythropoïétine. *Le rôle du fer* est majeur au niveau de la régulation post-transcriptionnelle de l'ALA synthétase 2 (Figure S03-P01-C34-3a). Un

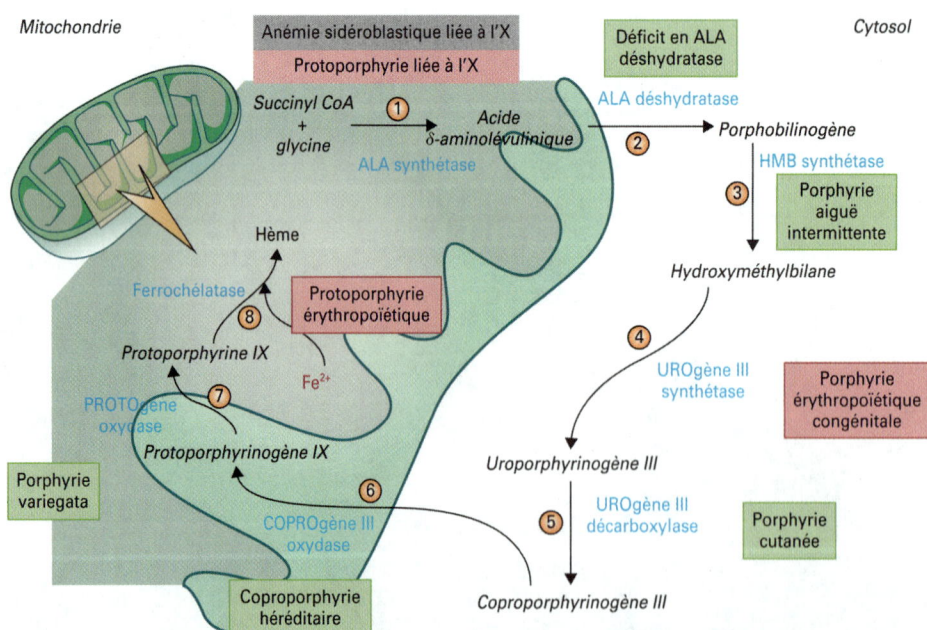

Figure S03-P01-C34-1 Biosynthèse de l'hème : compartimentation cellulaire, enzymes, métabolites et porphyries. Les porphyries aiguës et cutanées hépatiques sont dans un encadré vert en regard du défaut enzymatique correspondant ; les porphyries érythropoïétiques dans un encadré rouge en regard du défaut enzymatique correspondant. L'anémie sidéroblastique liée à l'X, dans un encadré gris, est la conséquence de mutations pertes de fonction du gène *ALAS2*. Cette pathologie n'est pas considérée comme une porphyrie, car elle n'entraîne aucune accumulation de précurseur de la synthèse d'hème. ALA : acide δ-aminolévulinique.

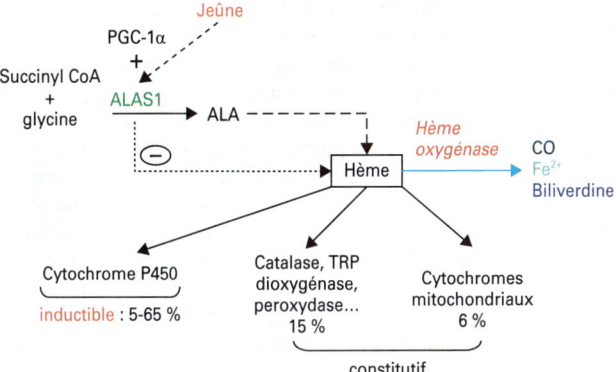

Figure S03-P01-C34-2 Régulation hépatique de la biosynthèse de l'hème et hémoprotéines. L'ALA synthétase 1 est l'enzyme limitante régulatrice sur laquelle s'exerce un rétrocontrôle inhibiteur par le produit final, l'hème. Trois mécanismes d'induction d'ALAS1 (en rouge) sont responsables des déclenchement des crises aiguës de porphyrie : 1) dérépression de l'ALAS1 par induction du catabolisme de l'hème par l'hème oxygénase 1 en situation pro-inflammatoire ; 2) dérépression de l'ALAS1 par des médicaments ou hormones porphyrinogéniques augmentant la consommation d'hème par induction d'hémoprotéines de la familles des cytochromes P450 ; 3) activation de l'ALAS1 par le jeûne via une induction du *peroxisome proliferator-activated receptor 1α* (PGC1-α). ALA : acide δ-aminolévulinique ; CO : monoxyde de carbone ; NO : oxyde nitrique ; TRP : tryptophane.

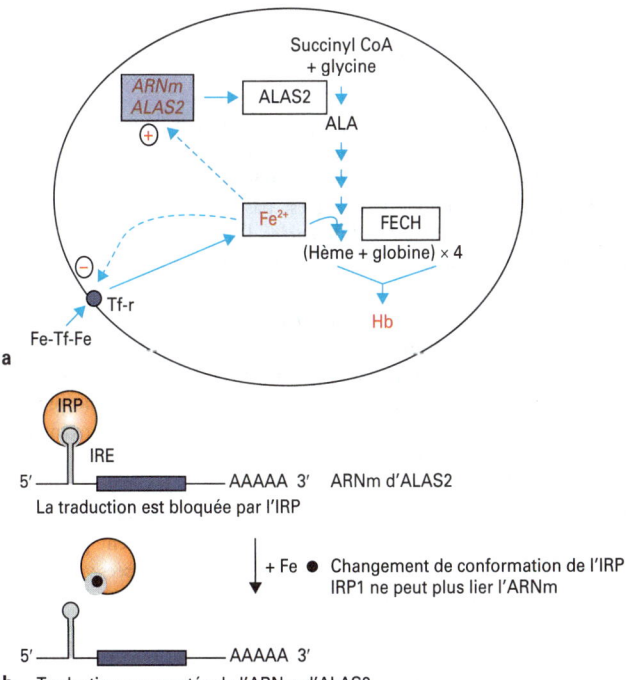

Figure S03-P01-C34-3 Régulation érythroïde de la biosynthèse de l'hème. **a)** Le fer joue un rôle central dans la régulation de la biosynthèse de l'hème érythroïde. Il agit principalement au niveau de la première étape en stabilisant les ARNm de l'ALA synthétase 2 et au niveau de la dernière étape de cette synthèse en tant que substrat et constituant du centre fer/soufre de la ferrochélatase. Enfin, le niveau de fer intracellulaire régule sa captation cellulaire au niveau de l'expression à la membrane plasmique du récepteur 1 à la transferrine. **b)** Mécanisme moléculaire de régulation post-transcriptionnelle d'ALAS2 par le fer via par le système IRE/IRP. ALA : acide δ-aminolévulinique ; FECH : ferrochélatase ; Hb hémoglobine ; IRE : *iron responsive element*, motif tige/boucle de l'ARNm non codant. IRP : *iron responsive protein*, protéine se fixant sur l'IRE en absence de fer ; TF : transferrine ; TF-r : récepteur à la transferrine.

motif structural « tige-boucle », répondant spécifiquement au fer, semblable à celui qui a été démontré pour la ferritine et le récepteur à la transferrine (*iron responsive element* [IRE]), a été identifié sur l'acide ribonucléique messager (ARNm) de l'ALA synthétase 2 en position 5'. Ce motif IRE est absent sur l'ARNm de l'ALA synthétase 1. La position des IRE en 5' ou 3' de l'ARNm d'un gène conditionne leur action activatrice ou inhibitrice sur sa traduction (Figure S03-P01-C34-3b). La biosynthèse de l'ALA synthétase érythroïde est donc sous la dépendance d'un contrôle post-transcriptionnel « fer-dépendant » et la traduction de l'ARN messager ALA synthétase érythrocytaire est directement contrôlée par le fer biodisponible dans l'érythroblaste pendant l'érythropoïèse. Toutefois, l'hème joue un rôle indirect sur sa propre synthèse en modulant la libération du fer dans l'érythroblaste et coordonne la synthèse en parallèle des chaînes de globine grâce à la présence de motifs HRE (*heme responsive elements*) présents sur les gènes de globine [12].

La plupart des inducteurs (médicaments liposolubles notamment) de la biosynthèse de l'hème dans les cellules hépatiques sont sans effet sur les cellules érythropoïétiques ; en revanche, l'hypoxie et l'érythropoïétine sont efficaces sur ces dernières.

Enfin, les macrophages de la rate et du foie dégradent l'hème en monoxyde de carbone, bilirubine et recyclent le fer issu de la phagocytose des cellules érythrocytaires par l'hème oxygénase 1 inductible (HO-1) (voir Figure S03-P01-C34-2) [7].

Classification

Nous n'envisagerons ici que les porphyries *héréditaires*, à l'exclusion des porphyries acquises, fréquemment toxiques comme le saturnisme. Les porphyries héréditaires sont un groupe de 8 maladies métaboliques liées chacune au déficit d'une des enzymes intervenant dans la biosynthèse de l'hème (voir Figure S03-P01-C34-1). Il en résulte des profils spécifiques d'accumulation des porphyrines et/ou de leurs précurseurs, acide δ-aminolévulinique (ALA), porphobilinogène (PBG), dans certains tissus et dans les milieux d'excrétion. Ces accumulations sont associées à des atteintes cliniques caractéristiques : lésions cutanées et/ou attaques neuroviscérales aiguës (voir Figure S03-P01-C34-1). Les porphyries sont donc classées selon le mode de présentation clinique en porphyries aiguës hépatiques ou en porphyries cutanées de type bulleuse ou photo-algique (Figure S03-P01-C34-4) [2, 12].

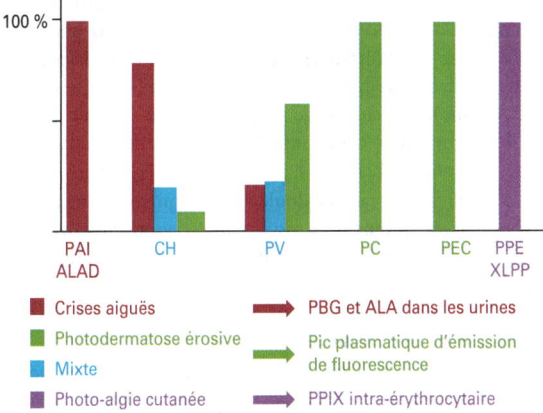

Figure S03-P01-C34-4 Signes cliniques des porphyries et tests biologiques de première intention en cas de suspicion. ALA : acide δ-aminolévulinique ; ALAD : porphyrie par déficit en acide δ-aminolévulinique déhydratase ; CH : coproporphyrie héréditaire ; PAI : porphyrie aiguë intermittente ; PBG : porphobilinogène ; PC : porphyrie cutanée ; PEC : porphyrie érythropoïétique congénitale (maladie de Günther) ; PPIX : protoporphyrine IX ; PV : porphyrie variegata ; PPE : protoporphyrie érythropoïétique ; XLPP : protoporphyrie liée à l'X.

Médecine interne

Porphyries aiguës hépatiques

Les porphyries aiguës hépatiques de transmission autosomique dominante sont au nombre de trois : *porphyrie aiguë intermittente* (PAI, MIM 176000), *porphyrie variegata* (PV, MIM 176200) et *coproporphyrie héréditaire* (CH, MIM 121300) (*voir* Figure S03-P01-C34-1). Elles présentent un tableau clinique identique de crise aiguë, nous n'en ferons qu'une seule description. Les différences seront évoquées à propos des données biologiques. Des lésions cutanées sont fréquentes dans la porphyrie variegata (60 % des cas), plus rare dans la coproporphyrie héréditaire et toujours absente dans la porphyrie aiguë intermittente (*voir* Figure S03-P01-C34-4). Les attaques aiguës sont rares du fait d'une pénétrance faible, et difficiles à diagnostiquer car peu spécifiques. En France, la porphyrie aiguë intermittente atteint environ une personne sur 75 000. La prévalence de la porphyrie variegata est d'environ la moitié de celle de la porphyrie aiguë intermittente dans la plupart des pays d'Europe. Les crises aiguës, plus fréquentes chez les femmes, sont très rares avant la puberté et après la ménopause, mais atteignent un pic de fréquence chez les trentenaires. La plupart des patients vont présenter une ou plusieurs crises suivies d'une rémission complète pour le reste de leur vie ; moins de 10 % vont développer des crises aiguës récurrentes [6].

Présentation clinique

Les crises de porphyries débutent par une phase prodromique incluant des changements de comportement mineurs à type d'anxiété, d'insomnie, d'asthénie, d'anorexie et de trouble de l'humeur. La symptomatologie clinique de la crise aiguë associe trois grands syndromes pouvant exister isolément : douleurs abdominales, troubles neurologiques et/ou psychiatriques. La plupart de ces attaques débutent par des douleurs abdominales intenses et diffuses, parfois dorsales avec irradiation vers la racine des cuisses. Nausées, vomissements et constipation sont fréquents, de même que tachycardie, hypersudation ou hypertension artérielle, tous symptômes d'une hyperactivité sympathique. On note l'absence de tout signe objectif au niveau de l'abdomen et les examens radiologiques sont normaux ou ne mettent en évidence qu'un discret iléus colique. Ce tableau survient fréquemment chez une jeune femme, en particulier pendant la période prémenstruelle. Pendant ces phases aiguës, une déshydratation et des troubles hydro-électrolytiques apparaissent fréquemment. Dans 40 % des cas, une hyponatrémie par sécrétion inappropriée d'ADH (hormone antidiurétique), peut s'observer, menant à des convulsions dans les cas sévères. Au cours de ces attaques aiguës, des crises comitiales peuvent apparaître, révélant une hyponatrémie ou une hypomagnésémie, ou une manifestation directe de la porphyrie. Une couleur rouge ou sombre des urines peut occasionnellement aider les médecins dans leurs investigations [7, 12].

Dans 20 à 30 % des cas, les douleurs abdominales sont accompagnées d'anomalies relevant de la psychiatrie (dépression, anxiété, état confusionnel, désorientation temporospatiale, hallucinations, paranoïa, états confusionnels, délire, etc.). Ces crises aiguës durent généralement de 1 à 2 semaines et l'évolution est le plus souvent favorable, surtout lorsque aucune erreur thérapeutique n'est commise.

Si elles se prolongent, elles mènent généralement à une perte de poids due aux troubles intestinaux et à une faiblesse musculaire majeure, mais ce sont des complications neurologiques sévères qui menacent le pronostic vital. En particulier, une neuropathie apparaît souvent lorsque des médicaments connus pour être porphyrinogéniques sont utilisés pendant la crise. Il s'agit d'une neuropathie généralement motrice dont les manifestations initiales sont très fréquemment des douleurs des extrémités (« douleurs musculaires ») ainsi qu'une faiblesse débutant dans les muscles proximaux (plus souvent aux bras qu'aux cuisses). Mais une parésie des extrémités peut se déclarer, parfois, de manière très étonnante, très localisée. Cette faiblesse musculaire peut s'aggraver jusqu'à la tétraplégie avec paralysie bulbaire et respiratoire pouvant entraîner la mort. Lorsque les manifestations neurologiques apparaissent, il faut donc toujours redouter leur extension, pouvant aboutir à des quadriplégies (pseudo-Guillain-Barré) menacées de paralysie respiratoire d'où la nécessité d'une hospitalisation dans un service de réanimation [2]. Si une telle paralysie récupère, elle le fera graduellement et de manière parfois incomplète avec des séquelles siégeant surtout aux extrémités. Des signes pyramidaux, un syndrome cérébelleux, une cécité transitoire ou des troubles de la conscience peuvent aussi exister. Le liquide céphalorachidien est le plus souvent normal. De nos jours, la neuropathie porphyrique est beaucoup moins fréquente que par le passé, et les attaques aiguës sont rarement fatales.

Les manifestations cliniques sont, dans la plupart des cas, non spécifiques et peuvent être expliquées par des lésions disséminées du système nerveux en relation avec la neurotoxicité des précurseurs accumulés (acide δ-aminolévulinique et porphobilinogène). Les analyses biochimiques sont nécessaires pour le diagnostic positif d'une crise aiguë, mais aussi pour définir le type de porphyrie [2, 12].

En résumé, il y a schématiquement trois types de circonstances dans lesquelles on peut être amené à évoquer le diagnostic de porphyrie aiguë :
– un syndrome douloureux abdominal intense inexpliqué ;
– un syndrome neurologique ;
– et/ou un syndrome psychiatrique.

Examens paracliniques

Diagnostic biologique d'une crise aiguë : porphobilinogène urinaire

La recherche de porphobilinogène (PBG) en excès dans les urines est l'examen essentiel en première ligne chez des patients suspects d'une attaque de porphyrie aiguë (*voir* Figure S03-P01-C34-4). La mesure de l'acide δ-aminolévulinique (ALA) n'est pas essentielle pour établir le diagnostic, mais peut aider à le différencier d'autres causes métaboliques de douleurs abdominales telles que l'empoisonnement au plomb ou la très rare porphyrie à acide δ-aminolévulinique déshydratase (ADA). Les taux de porphobilinogène et d'acide δ-aminolévulinique urinaires sont élevés dans les trois porphyries hépatiques aiguës (porphyrie aiguë intermittente, porphyrie variegata et coproporphyrie héréditaire), même si l'élévation est plus importante et dure plus longtemps dans la porphyrie aiguë intermittente. La mesure des porphyrines urinaires est sans intérêt et peut même engendrer des confusions, en particulier du fait d'une coproporphyrinurie fréquente et non spécifique dans de nombreux désordres. Devant une élévation de l'excrétion urinaire de porphobilinogène documentée (> 10 fois la limite haute), un traitement peut être immédiatement instauré tandis que des analyses plus poussées vont définir le type de porphyrie (*voir* Tableau S03-P01-C34-I) [1, 2].

Diagnostic du type de porphyrie aiguë chez le patient en crise

La spectrométrie par émission de fluorescence du plasma des patients est l'analyse de première intention puisqu'un pic à 624-628 nm établit le diagnostic de porphyrie variegata. Cependant elle ne différencie pas porphyrie aiguë intermittente et coproporphyrie héréditaire dans lesquelles un pic d'émission à 620 nm est généralement présent. L'analyse des porphyrines urinaires seule n'est pas suffisamment discriminante (*voir* Tableau S03-P01-C34-I). La concentration de porphyrines fécales totales est augmentée dans la porphyrie variegata avec une protoporphyrine (PPIX) de concentration plus élevée que celle de coproporphyrine, alors qu'elle est généralement normale dans la porphyrie aiguë intermittente. Dans la coproporphyrie héréditaire, la concentration de porphyrine fécale totale est la plupart du temps augmentée, cette élévation portant essentiellement sur la coproporphyrine avec un

Tableau S03-P01-C34-I Diagnostic d'une porphyrie chez un patient symptomatique et stratégie d'enquête familiale. Ces investigations doivent être réalisées en relation avec le centre national de référence.

Porphyries [OMIM]	Principaux signes cliniques	Profil biochimique d'un patient symptomatique[1]				Méthode de détection d'un porteur présymptomatique
		Urine	Selles	Globules rouges	Pic plasmatique[2]	Génétique moléculaire[1]/ activité enzymatique
Porphyries aiguës						
Porphyrie aiguë intermittente [176000]	Crises aiguës	PBG, ALA, Uro III	Inutile	/	618-620	Séquençage du gène *HMBS* Activité érythroïde HMBS à 50 % (forme classique) ou lymphocytaire (variant non érythroïde)
Porphyries mixtes						
Coproporphyrie héréditaire [121300]	Crises aiguës et/ou fragilité cutanée et bulles	PBG, ALA, Copro III	Copro III Ratio isomère III/I > 2,0	/	618-620	Séquençage du gène *CPOX* Activité lymphocytaire CPOX basse
Porphyrie variegata [176200]	Crises aiguës et/ou fragilité cutanée et bulles	PBG, ALA, Copro III	Proto IX > Copro III	/	624-627	Pic plasmatique uniquement chez l'adulte Séquençage du gène *PPOX* Activité lymphocytaire PPOX basse
Porphyries cutanées						
Porphyrie cutanée sporadique [176090]	Fragilité cutanée et bulles	Uro I/III, Hepta	Isocopro, Hepta	/	618-620	ND
Familial porphyria cutanea [176100]	Fragilité cutanée et bulles	Uro I/III, Hepta	Isocopro, Hepta	/	618-620	Séquençage du gène *UROD* Activité érythroïde UROD basse
Porphyries photo-algiques						
Protoporphyrie érythropoïétique [177000]	Sensation de brûlure post-exposition solaire	Normal	Proto IX	Proto IX libre	630-634	Séquençage du gène *FECH* incluant la détection de l'allèle faible IVS3-48C Activité lymphocytaire FECH basse
Protoporphyrie liée à l'X [300752]	Sensation de brûlure post-exposition solaire	Normal	Proto IX	Zn-Proto IX et libre	630-634	Séquençage du gène *ALAS2*
Rares porphyries récessives						
Porphyrie déficitaire ALA déshydratase [125270]	Neuropathie chronique et aiguë	ALA, Copro III	Inutile	± Zn-Proto	/	Séquençage du gène *ALAD* Activité érythroïde ALAD basse
Porphyrie congénitale érythropoïétique (maladie de Günther)[1] [606938]	Photosensiblité sévère ± hémolyse	Uro I, Copro I	Copro I	Uro I, Copro I	615-618	Séquençage des gènes *UROS* Activité érythroïde UROS basse
Porphyrie hépato-érythropoïétique [176100]	Photosensiblité sévère ± hémolyse	Uro III, Hepta	Isocopro, Hepta	+ Zn-Proto	618-620	Séquençage du gène *UROD* Activité érythroïde UROD effondrée

(1) L'analyse de l'ADN doit être privilégiée pour mener les enquêtes familiales.
(2) Pic d'émission de fluorescence en nanomètres.

ALA : acide δ-aminolévulinique ; Copro : coproporphyrine ; Hepta : heptacarboxyl-porphyrino ; HMBS hydroxyméthylbilane synthétase ; I ou III : type d'isomères ; Isocopro : isoproporphyrine ; ND : non défini ; OMIM : Online Mendelian Inheritance in Man ; PBG : porphobilinogène ; Proto : protoporphyrine ; Uro : uroporphyrine.

ratio des isomères III/I supérieur à 2,0 (*voir* Tableau S03-P01-C34-I). Quand elle est présente, une baisse de 50 % de l'activité hydroxyméthylbilane synthétase (HMBS) permet d'identifier positivement les patients atteints de porphyrie aiguë intermittente [1].

Diagnostic pendant les rémissions et investigations familiales

Pendant les rémissions, les concentrations de porphyrines urinaires, fécales ou plasmatiques peuvent être normales dans les trois porphyries aiguës. Le test le plus sensible pour une porphyrie variegata en rémission ou avant l'apparition des symptômes est la spectrométrie par émission de fluorescence du plasma. Pour le diagnostic de coproporphyrie héréditaire, un rapport des isomères III/I des coproporphyrines fécales supérieur à 2,0 est sensible chez l'adulte [2].

Le criblage des familles est essentiel pour prévenir la survenue de crises aiguës chez des patients présymptomatiques. L'analyse d'ADN en vue d'identifier la mutation est la référence. Elle nécessite une identification préalable de la mutation chez un membre de la famille affecté sans équivoque possible. Les gènes de toutes les porphyries ont été caractérisés et un grand nombre de mutations spécifiques de chacune des pathologies a été identifié. Des listes régulièrement mises à jour des mutations sont disponibles sur le site de la base de données Human Gene Mutation Database (www.hgmd.org). Les mesures enzymatiques sont réservées aux familles chez lesquelles aucune mutation n'a été identifiée (*voir* Tableau S03-P01-C34-I). Quoi qu'il en soit, la mesure des protoporphyrinogène et coproporphyrinogène oxydases, et même celle, plus répandue, de HMBS doivent être réalisées dans un centre de référence [1].

Pathogénie et traitement d'une crise aiguë

Toutes les manifestations cliniques d'une attaque aiguë peuvent être expliquées par des lésions du système nerveux. La neurotoxicité de l'hyperproduction hépatique d'acide δ-aminolévulinique est l'hypothèse physiopathologique privilégiée. L'amélioration spectaculaire des patients atteints de porphyrie aiguë intermittente sévère après transplantation hépatique en atteste. Les attaques aiguës sont provoquées par des éléments qui soit induisent directement l'ALAS1, soit augmentent la demande de synthèse d'hème dans le foie et, par conséquent, dépriment l'ALAS1 (*voir* Figure S03-P01-C34-2). Ces facteurs incluent les variations hormonales du cycle menstruel, le jeûne, le tabagisme, les infections et l'exposition à des médicaments porphyrinogéniques. La plupart de ces médicaments qui exacerbent les porphyries sont intimement liés à l'induction d'hémoprotéines, les cytochromes P450, et accélèrent les besoins et le *turnover* hépatique de l'hème. Des maladies inflammatoires ou infectieuses induisent l'expression hépatique de la protéine de phase aiguë de l'inflammation HO-1 qui catabolise l'hème. Dans des études récentes la transcription de l'ALAS1 est apparue régulée positivement par les facteurs de transcription PGC-1α et PPAR-α. Cela pourrait expliquer pourquoi la porphyrie aiguë intermittente est associée à un métabolisme énergétique hépatique perturbé et à une dénutrition chronique [7].

Avant tout traitement, il convient au plus vite de rechercher et d'écarter tous les facteurs favorisants, en particulier les médicaments (incluant œstrogènes et progestérone), une infection sous-jacente et une diète hypocalorique. Des listes complètes de molécules potentiellement sûres ou non sont accessibles sur Internet, par exemple sur les sites www.drugs-porphyria.org.

Traitement de soutien

De fortes doses d'opiacés sont souvent requises, en association avec un antiémétique et une phénothiazine sédative. L'équilibre hydro-électrolytique doit être suivi avec soin de manière à minimiser le risque d'une hyponatrémie sévère qui peut entraîner des convulsions. Il est important d'assurer un apport calorique suffisant pour réprimer l'activité ALAS1 hépatique soit par un régime oral riche en hydrates de carbone, soit, en cas de vomissements, par perfusion de sérum salé normal avec 5 % de glucose ou dextrose [2]. Les complications cardiovasculaires comme l'hypertension ou la tachycardie sont rarement sévères, mais imposent parfois la prise de bêtabloquants [12]. Très occasionnellement, la crise aiguë s'accompagne d'une crise adrénergique sévère avec hypertension grave, encéphalopathie, crises comitiales et modifications d'allure ischémique en tomodensitométrie crânienne. Le syndrome PRES (*posterior reversible encephalopathy syndrome*) a pu être retrouvé sur l'IRM cérébrale de patients pendant une attaque aiguë avec encéphalopathie sévère. Une perfusion de sulfate de magnésium pourrait être efficace pour contrôler ces symptômes adrénergiques. Quand la capacité vitale est sévèrement réduite par la paralysie des muscles intercostaux, une ventilation artificielle devient alors nécessaire.

Traitement étiopathogénique

L'administration intraveineuse d'hémine, qui réprime l'ALAS1 surexprimée et abaisse l'excrétion urinaire d'acide δ-aminolévulinique et de PBG, est le traitement de choix. L'état de la plupart des patients présentant des attaques non compliquées s'améliore dans les quatre premiers jours. Cependant, l'hémine humaine ne permet pas la régression d'une neuropathie établie, elle prévient son apparition et freine son aggravation ultérieure si elle est donnée suffisamment tôt. Une préparation stable, contenant une solution d'hémine humaine complexée à de l'arginine (Normosang®), est largement disponible en Europe. Le dosage de l'excrétion urinaire de porphobilinogène est utile pour évaluer et suivre la réponse métabolique à l'hémine humaine. Les effets secondaires rapportés au cours d'un traitement de courte durée par hémine humaine sont rares. Les troubles de la coagulation observés lors de l'utilisation d'autres préparations d'hème n'ont pas été notés avec le traitement par Normosang®. La dilution au demi par la sérum albumine humaine augmente la solubilité et la stabilité de l'hème, et réduit l'incidence des troubles veineux. Les attaques survenant pendant la grossesse ont été traitées sans effet secondaire aussi bien chez la mère que chez l'enfant [12].

Attaques aiguës récurrentes

Moins de 10 % des patients présentent des attaques aiguës récurrentes, sans facteur favorisant clairement identifié. La prise en charge d'attaques répétées suffisamment sévères pour nécessiter l'hospitalisation est difficile et requiert un traitement au long cours par de l'hémine humaine. L'administration régulière, parfois seulement une fois par semaine, d'une seule dose, peut permettre d'aider à contrôler la maladie. Le phénomène le plus fréquemment observé après plusieurs traitements par hème est la disparition du système veineux superficiel. Ces patients chroniques vont souvent nécessiter la pose d'un cathéter veineux permanent avec toutes les complications qui y sont liées. Une dose simple d'hémine humaine contient 22,7 mg de fer. De fait, la surcharge en fer est un problème potentiel chez ces patients. Un petit nombre de patients atteints de porphyrie aiguë intermittente très sévère vont bénéficier d'une transplantation hépatique qui normalise l'excrétion de l'acide δ-aminolévulinique et du porphobilinogène, abolit l'apparition d'attaques aiguës et améliore la qualité de vie [14].

Prévention et suivi des porphyries aiguës

Les porteurs de l'atteinte génétique, symptomatiques ou non, doivent suivre un régime normal avec des repas classiques, éviter l'alcool et le tabac, et consulter la liste des médicaments autorisés avant tout traitement intercurrent (www.drugs-porphyria.org). La prescription de médicament chez un patient atteint de porphyrie doit prendre en compte le rapport bénéfice/risque en relation avec la sévérité de la pathologie intercurrente à traiter et l'activité de la porphyrie. Les consensus sur les problèmes de prescription dans les champs de l'anesthésie et de la contraception hormonale sont disponibles sur le site www.porphyria-europe.org. Quand des choix difficiles en termes de prescription sont à faire, il y a lieu de contacter le centre national de référence. Le diagnostic précoce et précis ainsi que des conseils et traitements efficaces ont considérablement réduit la mortalité des porphyries aiguës. Quoi qu'il en soit, tant chez les patients symptomatiques que chez ceux à la maladie latente, il y a une augmentation du risque de développer une hypertension, un carcinome hépatocellulaire [5] et une insuffisance rénale chronique de type néphropathie tubulo-interstitielle [11] et ceci doit être considéré individuellement avec les patients. Le risque calculé de carcinome hépatocellulaire survenant sur un foie sain, en l'absence de fibrose, même s'il reste faible (1 %), est 36 fois supérieur à celui de la population générale, ce qui justifie une surveillance échographique et biologique hépatique accrue chez ces patients et incite à rechercher une porphyrie aiguë hépatique chez tout patient présentant un carcinome hépatocellulaire sans étiologie évidente.

Les rares porphyries aiguës hépatiques de forme récessive (ADP, porphyrie aiguë intermittente, porphyrie variegata, coproporphyrie héréditaire)

Ces cas très rares de transmission récessive se manifestent précocement, dès la naissance ou dans la petite enfance, et des urines orange dans les couches peuvent faire évoquer une porphyrie.

Les cinq cas décrits de porphyrie aiguë intermittente homozygotes se présentent avec des phénotypes de sévérité variable. Le tableau clinique est complètement différent de celui de la porphyrie aiguë intermittente à transmission dominante : ces enfants se caractérisent par une porencéphalie, un retard mental sévère, des désordres neurologiques, une cataracte, un retard psychomoteur, une ataxie et des convulsions.

Environ quinze sujets avec une porphyrie variegata récessive ont été décrits. Ils présentent des lésions cutanées accompagnées d'anomalies squelettiques des mains et, de manière moins constante, une petite taille, un retard mental et des convulsions [12].

Des cas de coproporphyries héréditaire homozygotes ont été décrits avec une relation génotype/phénotype bien documentée. Dans le premier type, les patients sont petits, présentent une photosensibilité cutanée, un retard mental, des atteintes neurologiques et un retard psychomoteur. Dans le second type, appelé « harderoporphyria », les patients présentent un ictère intense et une anémie hémolytique à la naissance sans symptôme neurologique. Le profil d'excrétion fécale des porphyrines est atypique avec des taux très élevés d'hardéroporphyrine en plus de la coproporphyrine.

Six cas de porphyrie ALA déshydratase récessive (ADP) ont été rapportés et confirmés comme porteurs de mutations *ALAD*. La maladie peut se manifester dans l'enfance ou plus tard à l'âge adulte par des symptômes neurologiques sévères au tableau de neuropathie chronique parfois associé à des atteintes aiguës. L'ADP est caractérisée par une excrétion urinaire d'acide δ-aminolévulinique et de coproporphyrine massivement élevée (*voir* Tableau S03-P01-C34-I) accompagnée par une faible activité ALAD mesurée dans les érythrocytes. Dans la tyrosinémie héréditaire de type I, des symptômes d'ADP surviennent comme conséquence de l'accumulation du plus puissant inhibiteur de l'ALAD dans le foie, le succinyl-acétone, que l'on retrouve dans les urines et le sang des patients tyrosinémiques. De fait, environ 40 % de ces enfants développent des symptômes à l'apparence d'attaques de porphyrie aiguë. Le traitement est identique à celui des crises aiguës et se révèle efficace dans certains, sinon dans tous les cas. Une transplantation hépatique chez un patient porteur d'ADP a peu d'effets sur les symptômes ou même le tableau biochimique, ce qui suggère des dommages neurologiques antérieurs irréversibles [12].

Porphyries cutanées

Porphyries bulleuses

Symptômes cliniques

La porphyrie variegata, la coproporphyrie héréditaire et la porphyrie cutanée présentent cliniquement la même photosensibilité cutanée chronique. La porphyrie cutanée est la plus fréquente des porphyries à travers le monde et se présente avec des signes cutanés isolés. La porphyria variegata et la coproporphyrie héréditaire peuvent se manifester par des atteintes cutanées et/ou des symptômes neuropsychiatriques (*voir* Figure S03-P01-C34-4). Le diagnostic biologique est essentiel pour éviter une erreur de classification et l'apparition d'une attaque aiguë inattendue (*voir* Tableau S03-P01-C34-I). Les lésions cutanées sont restreintes aux zones exposées au soleil comme le dos des mains, le visage, le cou, et aussi, chez les femmes, les jambes et le dessus des pieds (Figure S03-P01-C34-5a). La fragilité de la peau est peut-être l'élément le plus spécifique, qui se manifeste, au traumatisme le plus minime, par une érosion superficielle très rapidement recouverte par une croûte, une infection secondaire est fréquente [2]. Les bulles, cloques ou vésicules, guérissent en général en plusieurs semaines. Des papules blanches (milia) peuvent se développer à l'emplacement des bulles, en particulier sur le dos des mains. Les zones où existaient précédemment des lésions bulleuses peuvent apparaître atrophiques ou de couleur brunâtre. Une hypertrichose s'observe souvent sur le haut des joues, les oreilles et les bras. Une augmentation de la pigmentation dans les zones exposées au soleil est fréquente. Les symptômes cutanés montrent des variations saisonnières, plus intenses en été et à l'automne [13]. Des degrés variables de dysfonctionnement hépatique sont communs chez les patients porteurs d'une porphyrie cutanée, en particulier en association à une consommation excessive d'alcool. Quoi qu'il en soit, en présence d'une cirrhose alcoolique, la porphyrie cutanée est très rare, ce qui suggère une anomalie constitutionnelle sous-jacente qui pourrait prédisposer le foie au développement de la maladie [7].

Pathogénie de l'atteinte cutanée

Dans les porphyries bulleuses, de grandes quantités de porphyrines s'accumulent dans la peau. Le noyau tétrapyrrolique des porphyrines rend celles-ci très photosensibles et elles absorbent l'énergie lumineuse dans le spectre visible autour de 400 nm. Après excitation, les molé-

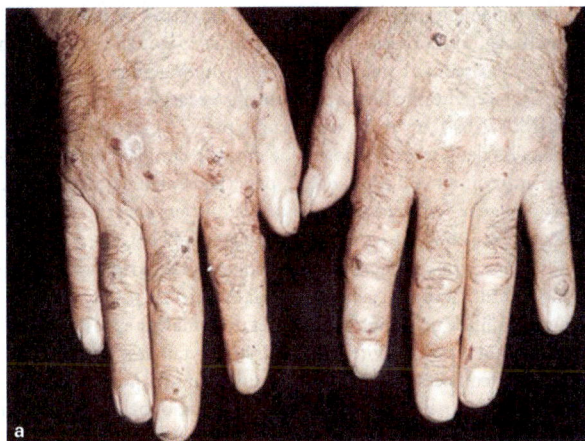

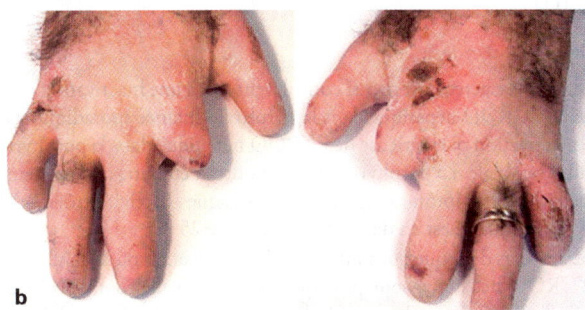

Figure S03-P01-C34-5 Photodermatoses érosives : porphyries cutanées et porphyrie érythropoïétique congénitale. **a)** Porphyries cutanées : lésions bulleuses, cicatrice associée à une fragilité de la peau et à une hypertrichose. **b)** Porphyrie érythropoïétique congénitale : lésions érosives et délabrements cutanés sur les zones photo-exposées.

cules de porphyrines peuvent retourner à leur état de base par transfert d'énergie à différentes molécules biologiques, entraînant ainsi la peroxydation des membranes lipidiques ou l'oxydation des acides nucléiques. L'examen histologique de la peau révèle des cloques pauvres en cellules sous l'épiderme, l'aspect en multicouches des membranes basales et le dépôt de matériel hyalin dans la lumière et autour des vaisseaux sanguins du derme. Ces dépôts protéiques sont positifs à la coloration à l'acide periodique de Schiff (PAS). Les études immunochimiques révèlent la présence d'immunoglobulines, de fibrinogène et de complément au voisinage des parois vasculaires. Ces résultats, pris conjointement, suggèrent que le principal site d'atteinte lumineuse est le vaisseau sanguin du derme papillaire. La biopsie cutanée est sans intérêt, et même contre-indiquée pour le diagnostic positif ou étiologique, qui sont aisément faits par les tests biochimiques.

Diagnostic biochimique

Le spectre de fluorescence du plasma est le meilleur test initial pour le diagnostic des porphyries cutanées, différenciant les porphyries variegata et la porphyrie cutanée (*voir* Tableau S03-P01-C34-I). Les profils d'excrétion des porphyrines urinaires et fécales sont aussi utiles (*voir* Tableau S03-P01-C34-I). Chez les patients présentant une porphyrie cutanée symptomatique, en dehors d'une forte excrétion d'uroporphyrine et de 7-carboxy-porphyrine, la principale porphyrine excrétée dans les selles est l'isocoproporphyrine [1]. Quoi qu'il en soit, les profils d'excrétion redeviennent normaux après une rémission prolongée.

La porphyrie cutanée est due à un déficit en activité uroporphyrinogène décarboxylase (UROD) au moins dans le foie. C'est un désordre hétérogène. Le sous-type sporadique (75 % des cas, sPC, MIM 176090) est plus souvent observé chez des hommes sans antécédent familial. Dans la porphyrie cutanée sporadique, l'activité UROD est déficiente seulement dans le foie et pendant les phases manifestes de la maladie. Il s'agit d'une pathologie complexe dans laquelle l'apparition des symptômes requiert une prédisposition multigénique et des facteurs de risque environnementaux. Le sous-type familial (25 % des cas, fPC, MIM 176100) est d'apparition plus précoce et s'observe également dans les deux sexes ; la porphyrie cutanée familiale est de transmission autosomique dominante à pénétrance faible, due à une anomalie du gène *UROD* spécifique de chaque famille et responsable d'une déficience constitutive de 50 % de l'activité UROD [3].

La différence entre porphyrie cutanée sporadique et porphyrie cutanée familiale est utile en conseil génétique pour détecter les patients porphyrie cutanée familiale présymptomatiques et prévenir leur exposition à des facteurs précipitants. L'activité UROD érythrocytaire est normale dans les porphyries cutanées sporadiques et réduite dans les porphyries cutanées familiales pour lesquelles un dépistage mutationnel est utile pour détecter les membres de la famille porteurs sains (*voir* Tableau S03-P01-C34-I) [12].

Facteurs de risque

Les mêmes facteurs de risque contribuent soit à une inactivation partielle de l'UROD hépatique dans la porphyrie cutanée sporadique, ou une inactivation plus sérieuse de l'UROD hépatique dans la porphyrie cutanée familiale. La porphyrie cutanée pourrait être une maladie dans laquelle des symptômes apparaissent lorsque l'activité résiduelle UROD hépatique est en dessous d'un seuil de 25 %.

Les facteurs de risque qui contribuent à l'inactivation ou à l'inhibition de l'UROD hépatique sont principalement l'abus d'alcool, les œstrogènes, l'hépatite C, et, à un moindre degré, l'infection par le VIH et l'hémochromatose génétique. Ces facteurs précipitants agissent soit seuls, soit en combinaison avec une surcharge hépatique en fer, pratiquement retrouvée dans tous les cas de porphyrie cutanée et générant un stress oxydatif hépatique fer-dépendant. Une méta-analyse récente a montré que les allèles C282Y et H63D du gène *HFE*, dans différentes combinaisons génotypiques, sont associés à une augmentation du risque de porphyrie cutanée de 3 à 48 par rapport au génotype sauvage. La biopsie du foie montre fréquemment une surcharge en fer. La saturation de la transferrine, et les concentrations de fer sérique et de ferritine sont fréquemment élevées. La sidérose hépatique de la porphyrie cutanée résulte partiellement d'une dérégulation de l'expression de l'hepcidine, indépendamment du génotype HFE. Des degrés variables de dysfonctionnement hépatique sont fréquents chez les patients porteurs de porphyrie cutanée, en particulier en association avec l'abus d'alcool. Il varie d'une cytolyse modérée jusqu'à la cirrhose [7].

L'hémodialyse, chez les patients porteurs d'insuffisance rénale chronique, pourrait prédisposer à la porphyrie cutanée mais, dans l'insuffisance rénale chronique et les atteintes hépatiques terminales, il est possible de retrouver des vésicules proches de celles de la porphyrie cutanée et souvent qualifiées de « pseudo-porphyrie des hémodialysés ». Le diagnostic différentiel entre porphyrie cutanée et pseudo-porphyrie doit être réalisé par l'analyse des porphyrines dans le plasma ou les fèces, qui n'est anormal que dans la porphyrie cutanée.

Prévention, traitement et suivi

Une fois que la porphyrie variegata et la coproporphyrie héréditaire ont été exclues et que la porphyrie cutanée sporadique/familiale a été diagnostiquée, un bilan initial du style de vie du patient, de sa prise d'alcool, du taux d'œstrogènes, du virus de l'hépatite C (VHC), du VIH, des fonctions rénale et hépatique, du métabolisme du fer et le génotypage de l'hémochromatose doivent être réalisés systématiquement. La prise d'alcool doit être prohibée. Éviter l'exposition au soleil, porter des vêtements protecteurs et, lorsque c'est possible, des écrans protecteurs opaques, sont des éléments cruciaux pour diminuer les symptômes.

Chez les patients porteurs de porphyrie cutanée sans hémochromatose, la chloroquine est maintenant largement utilisée par les dermatologues. Il s'agit d'un traitement par faibles doses de chloroquine (100 à 200 mg, 2 fois par semaine) qui complexe les porphyrines, les mobilise lentement à partir du foie et augmente leur excrétion urinaire. Le traitement par de fortes doses de chloroquine doit être évité car responsable d'hépatite toxique chez les patients porteurs de porphyrie cutanée [2]. La saignée est le traitement de choix pour les patients avec porphyrie cutanée et hémochromatose, même dans les cas où les niveaux de fer sérique et de ferritine ne sont que très légèrement élevés. Une unité de sang (350 à 500 ml) est retirée chaque semaine jusqu'à la normalisation des réserves de fer. Les saignées sont poursuivies jusqu'à ce que la saturation de la transferrine tombe en dessous de 16 % ou que la concentration de ferritine atteigne la limite inférieure de la normale, mais elles pourront être interrompues si le taux d'hémoglobine descend au-dessous de 11 g/dl. Les taux de porphyrine urinaire et/ou plasmatique sont vérifiés tous les trois mois et généralement reviennent à la normale en 6 mois. La rémission clinique est obtenue en 6 à 9 mois [12].

Dans les cas sévères, la combinaison de saignées et du traitement par chloroquine permet une rémission plus rapide. Pour détecter les rechutes, et du fait de l'incidence élevée des atteintes hépatiques, les porphyrines urinaires et/ou plasmatique, le métabolisme du fer et la fonction hépatique doivent être suivis annuellement. Chez les patients porteurs de porphyrie cutanée avec insuffisance rénale chronique, une supplémentation en érythropoïétine qui mobilise le fer pour la synthèse d'hémoglobine permet de diminuer les réserves en fer excessives.

Porphyries douloureuses photosensibles aiguës

Protoporphyrie érythropoïétique

Présentation clinique et diagnostic

La protoporphyrie érythropoïétique (PPE, MIM 177000) est un désordre héréditaire causé par un déficit partiel en ferrochélatase mitochondriale (FECH, EC 4.99.1.1), l'enzyme terminale de la biosynthèse de l'hème (Figures S03-P01-C34-1 et S03-P01-C34-6). L'accumulation de protoporphyrine IX (PPIX) libre, strictement lipophile, se fait principalement dans les érythrocytes, puis secondairement dans d'autres tissus (foie, peau) ou des fluides biologiques non aqueux (bile, selles). Elle conduit à une photosensibilité douloureuse et des complications hépatiques potentielles [8]. La plus fréquente des manifestations cliniques est une photosensibilité saisonnière et, durant toute la vie, des zones cutanées exposées au soleil. Cette photosensibilité apparaît généralement dès la petite enfance. Les symptômes de la protoporphyrie érythropoïétique associent brûlures, piqûres et prurit dans les zones exposées au soleil. La réaction phototoxique apparaît dans les minutes qui suivent l'exposition au soleil et la sensation de brûlure douloureuse est atténuée par l'application d'eau froide. Des symptômes modérés comme un œdème et un érythème apparaissent immédiatement après l'exposition solaire, et des lésions chroniques comme l'épaississement de la peau des mains ou des cicatrices d'allure cireuse sur le visage sont fréquentes. Une kératodermie palmaire saisonnière a été rapportée chez quelques patients hétérozygotes combinés ou homozygotes pour des mutations *FECH*. Ces patients présentent souvent une discrète anémie microcytaire hypochrome [8]. Bien qu'elle soit souvent une atteinte bénigne, un dysfonctionnement hépatique biologique peut être observé chez 10 à 20 % des patients présentant une protoporphyrie érythropoïétique. Les malades peuvent aussi développer des lithiases biliaires composées de PPIX et sont donc à risque de lithiase biliaire [9]. Chez 2 % des patients porteurs de protoporphyrie érythropoïétique, une atteinte hépatique cholestatique rapidement progressive et irréversible peut apparaître. Le dysfonctionnement hépatique est causé par l'accumulation de PPIX dans les hépatocytes et les canalicules biliaires, entraînant des atteintes cellulaires, une cholestase, puis une cytolyse [9].

Le mode de transmission de la protoporphyrie érythropoïétique est complexe, mais il associe presque toujours deux déficits moléculaires : chez environ 94 % des patients manifestes, l'expression clinique

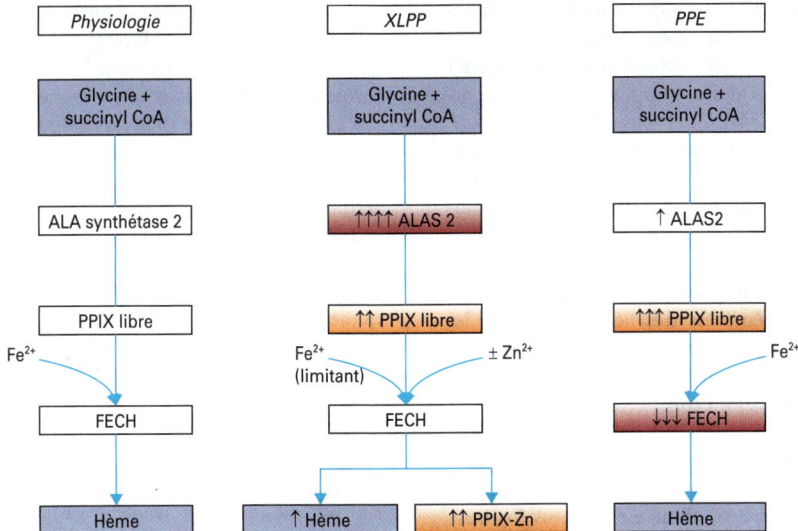

Figure S03-P01-C34-6 Porphyrie photo-algique : deux gènes impliqués, deux mécanismes moléculaires. Physiopathologie des porphyries photo-algiques (protoporphyrie érythropoïétique et protoporphyrie liée à l'X). La protoporphyrie érythropoïétique (PPE, MIM 177000) est due à un défaut partiel de l'activité ferrochélatase (FECH). La protoporphyrie liée à l'X (XLPP, MIM 300752) résulte d'un gain de fonction de l'enzyme ALAS2.

requiert la co-transmission d'une mutation privée *FECH trans* vers un allèle *FECH* hypomorphique IVS3-48C qui réduit l'activité FECH sous le seuil critique d'environ 35 % (*voir* Tableau S03-P01-C34-I) [10]. Environ 4 % des familles ont une protoporphyrie érythropoïétique avec mutations *FECH* soit homozygotes, soit hétérozygotes composites. Ces patients homo- ou hétéro-alléliques ont un risque plus élevé d'atteinte hépatique sévère. Enfin, des mutations somatiques acquises *FECH* ont été décrites chez des patients qui ont développé une protoporphyrie érythropoïétique après l'âge de 40 ans en association avec une myélodysplasie ou un désordre myéloprolifératif [12].

Parce que la PPIX est lipophile et donc à élimination biliaire stricte, il n'existe pas d'augmentation de l'excrétion de porphyrine urinaire (*voir* Tableau S03-P01-C34-I). Le diagnostic est fondé sur une augmentation massive des taux de PPIX libre dans les érythrocytes et les selles. La mesure de la fluorescence plasmatique des porphyrines montre un pic caractéristique à 634 nm chez les patients symptomatiques. L'activité enzymatique FECH, mesurée dans des cellules nucléées, est réduite de 10 à 35 % des valeurs normales chez les patients symptomatiques et d'environ 50 % chez les porteurs asymptomatiques. Le criblage à la recherche de mutations et de l'allèle hypomorphique IVS3-48C/T révèle les membres porteurs dénués de symptômes et permet de définir le mode de transmission dans la famille étudiée [10].

Traitement

La protection de la lumière solaire est la clef de voûte de la prise en charge de la protoporphyrie érythropoïétique. Des vêtements spéciaux, des écrans solaires topiques opaques ou une photothérapie par UVB améliorent la tolérance à la lumière. Récemment l'alfamélanotide, un analogue de l'*α-melanocyte-stimulating hormone*, qui stimule la formation photoprotectrice de mélanine épidermique, améliore la qualité de vie des patients porteurs de protoporphyrie érythropoïétique [4]. Le β-carotène par voie orale (75 à 200 mg/j) améliore la tolérance à la lumière chez environ un tiers des patients, mais est contre-indiqué chez les fumeurs. Il n'est pas possible de prédire quels sont les patients qui vont développer une atteinte hépatique sévère, et leur prise en charge doit comprendre une évaluation biologique annuelle de la fonction hépatique. Quand le dysfonctionnement hépatique apparaît, le traitement par cholestyramine, qui diminue le PPIX hépatique, ou par charbon activé, qui fixe la protoporphyrine dans l'intestin, peut être tenté, mais leur efficacité reste à prouver. Lorsque l'atteinte hépatique est avancée, la transplantation est généralement le seul traitement capable d'assurer la survie [14]. Pendant la chirurgie, une protection par une barrière physique et une modification de l'éclairage chirurgical (filtre jaune) sont recommandées pour réduire les atteintes phototoxiques potentielles des organes intra-abdominaux. Après la transplantation, la PPIX peut s'accumuler à nouveau dans le foie greffé, démontrant ainsi la prédominance de la moelle osseuse dans la surproduction de protoporphyrine. Une transplantation concomitante de foie et de moelle osseuse pourrait être réalisée pour prévenir une rechute de l'atteinte hépatique [8].

Protoporphyrie érythropoïétique liée à l'X

Une forme jusqu'ici inconnue de porphyrie a récemment été décrite. La présentation clinique est très similaire à celle de la protoporphyrie érythropoïétique avec d'énormes quantités de PPIX accumulées dans les érythrocytes, dont environ 40 % de PPIX lié au zinc, mais sans déficit en ferrochélatase (*voir* Figure S03-P01-C34-1) [15]. Cette nouvelle porphyrie, appelée protoporphyrie érythropoïétique liée à l'X (XLPP, MIM 300752), résulte d'une activité augmentée de l'ALAS2 (EC 2.3.1.3.7) due à des délétions « gain-de-fonction » du gène *ALAS2* (*voir* Figure S03-P01-C34-6). Toutes les autres mutations précédemment décrites du gène *ALAS2* entraînent des pertes de fonction à l'origine d'anémie sidéroblastique récessive liée à l'X (XLSA) (*voir* Figure S03-P01-C34-1). Le gain de fonction ALAS2 conduit à une production de PPIX en excès par rapport à la production d'hémoglobine, mais en quantités suffisantes pour causer une photosensibilité et des troubles hépatiques, en dépit d'une activité FECH normale. Jusqu'ici les traitements curatifs et préventifs sont identiques à ceux de la protoporphyrie érythropoïétique [15].

Porphyries cutanées récessives rares

Porphyrie érythropoïétique congénitale

La porphyrie érythropoïétique congénitale (ou maladie de Günther ; MIM 263700) est héritée selon un mode autosomique récessif, et résulte d'un déficit marqué en activité uroporphyrinogène III synthétase (UROS, EC 4.2.1.75) [7]. Le défaut enzymatique est à l'origine d'une hyperproduction et d'une excrétion spécifiques de l'isomère I non physiologique et pathogénique des uroporphyrines et coproporphyrines (*voir* Figure S03-P01-C34-1 et Tableau S03-P01-C34-I). L'étude moléculaire du gène *UROS* chez les patients porteurs de porphyrie érythropoïétique congénitale a mis en évidence une grande variété de mutations [12]. Toutefois, une mutation faux sens commune, p.Cys73Arg, est retrouvée chez 40 % des allèles des caucasiens malades.

La présentation clinique associe une photosensibilité cutanée et une hémolyse chronique dont la sévérité est très hétérogène selon les patients [3]. De nombreux patients présentent une photosensibilité très sévère, conduisant à des lésions bulleuses, des cicatrices et enfin une défiguration de toutes les parties du corps exposées à la lumière : mains, oreilles, nez et paupières (Figure S03-P01-C34-5b). Des infections secondaires des lésions cutanées peuvent mener à des déformations et délabrements aussi bien qu'à la perte d'ongles ou de doigts. L'ostéodystrophie-érythrodontie, qui combine ostéolyse, ostéoporose et une moelle osseuse hypercellulaire, est pratiquement toujours présente. Des urines fluorescentes rouges dans les couches permettent un diagnostic aisé au lit du malade. Une hémolyse modérée à sévère et un hypersplénisme indiquent une perturbation du métabolisme de l'hème dans les érythrocytes [2]. L'hétérogénéité phénotypique est très fréquente dans la porphyrie érythropoïétique congénitale. Des formes à début tardif montrent soit un phénotype modéré souvent restreint à la photosensibilité cutanée due à une transmission de mutations modérées du gène *UROS*, soit, chez des patients plus âgés, une forme syndromique de porphyrie érythropoïétique congénitale compliquant une atteinte maligne myéloïde. À l'opposé sur le spectre clinique, des formes extrêmement sévères, qui débutent durant l'embryogenèse, sont dominées par une anémie hémolytique sévère responsable d'un hydrops fœtalis et de mort in utero. Le diagnostic le plus précoce est recommandé puisqu'un soin particulier devrait être apporté aux nouveau-nés pour éviter la photothérapie dans le traitement de l'ictère néonatal [13]. La transplantation allogénique de moelle osseuse est le seul traitement curatif, et a été un succès chez plusieurs patients avec une atteinte modérée à sévère. Le traitement d'entretien crucial de la porphyrie érythropoïétique congénitale est fondé sur une protection de la lumière du soleil et de l'exposition aux ultraviolets associée à des soins de peau méticuleux. L'anémie peut être tellement sévère que certains patients deviennent dépendants des transfusions. La splénectomie réduit le besoin de transfusions.

Porphyrie hépato-érythropoïétique

La porphyrie hépato-érythropoïétique (PHE, MIM 176100) est une porphyrie rare due à un déficit en UROD (uroporphyrinogène décarboxylase) homozygote ou hétérozygote composite. Seulement 34 patients porteurs de porphyrie hépato-érythropoïétique ont été rapportés. Il s'agit d'une porphyrie à prédominance hépatique, qui ressemble cliniquement à la porphyrie érythropoïétique congénitale et apparaît généralement pendant l'enfance ou la petite enfance par des urines rouges, des lésions cutanées avec brûlures, une hypertrichose et des cicatrices. Des modifications de la peau d'allure sclérodermique peuvent devenir prédominantes [12]. Certains patients associent anémie hémolytique et splénomégalie. Les anomalies biochimiques retrouvées dans la porphyrie hépato-érythropoïétique ressemblent à celles retrouvées dans la porphyrie cutanée (*voir* Tableau S03-P01-C34-I). Le traitement est fondé sur des mesures d'évitement du soleil et, à la différence de la porphyrie cutanée, les saignées et la chloroquine ne sont pas efficaces dans ce cas [13].

Bibliographie

1. AARSAND AK, VILLANGER JH, STØLE E et al. European specialist porphyria laboratoris : diagnostic strategies, analytical quality, clinical interpretation, and reporting as assessed by an external quality assurance program. Clin Chem, 2011, *57* : 1514-1523.
2. BALWANI M, DESNICK RJ. The porphyrias : advances in diagnosis and treatment. Blood, 2012, *120* : 4496-4504.
3. BESUR S, HOU W, SCHMELTZER P, BONKOVSKY HL. Clinically important features of porphyrin and heme metabolism and the porphyrias. Metabolites, 2014, *4* : 977-1006.
4. BIOLCATI G, MARCHESINI E, SORGE F et al. Long-term observational study of alfamelanotide in 115 patients with erythropoietic protporphyria. Br J Dermatol, 2015, *172* :1601-1612.
5. DEYBACH JC, PUY H. Hepatocellular carcinoma without cirrhosis : think acute hepatic porphyrias and vice versa. J Intern Med, 2011, *269* : 521-524.
6. ELDER G, HARPER P, BADMINTON M et al. The incidence of inherited porphyrias in Europe. J Inherit Metab Dis. 2013, *36* : 849-857.
7. KARIM Z, LYOUMI S, NICOLAS G et al. Porphyrias : a 2015 update. Clin Res Hepatol Gastroenterol, 2015, *39* : 412-425
8. LECHA M, PUY H, DEYBACH JC. Erythropoietic protoporphyria. Orphanet J Rare Dis, 2009, *4* : 19.
9. LYOUMI S, ABITBOL M, RAINTEAU D et al. Protoporphyrin retention in hepatocytes and Kupffer cells prevents sclerosing cholangitis in erythropoietic protoporphyria mouse model. Gastroenterology, 2011, *141* : 1509-1519.
10. OUSTRIC V, MANCEAU H, DUCAMP S et al. Antisense oligonucleotide-based therapy in human erythropoietic protoporphyria. Am J Hum Genet, 2014, *94* : 611-617.
11. PALLET N, MAMI L, SCHMITT C et al. High prevalence of and potential mechanisms for chronic kidney disease in patients with acute intermittent porphyria. Kidney Intern, 2015, *88* : 386-395.
12. PUY H, GOUYA L, DEYBACH JC. Porphyrias. Lancet, 2010, *375* : 924-937.
13. SCHULENBURG-BRAND D, KATUGAMPOLA R, ANSTEY AV, BADMINTON MN. The cutaneous porphyrias. Dermatol Clin, 2014, *32* : 369-384.
14. SINGAL AK, PARKER C, BOWDEN C et al. Liver transplantation in the management pf porphyria/ Hepatology, 2014, *60* : 1082-1089.
15. WHATLEY SD, GOUYA L, GRANDCHAMP B et al. C-Terminal deletions in the *ALAS2* gene lead to gain of function and cause X-linked dominant protoporphyria without anemia or iron overload. Am J Hum Genet, 2008, *83* : 408-414.

Toute référence à cet article doit porter la mention : Gouya L, Deybach JC, Puy H. Porphyries. *In* : L Guillevin, L Mouthon, H Lévesque. Traité de médecine, 5ᵉ éd. Paris, TdM Éditions, 2018-S03-P01-C34 : 1-9.

Chapitre S03-P01-C35

Œdèmes angioneurotiques et angiœdèmes

Laurence Bouillet

Définition et physiopathologie

Un angiœdème est une infiltration liquidienne localisée des tissus sous-cutanés et/ou sous-muqueux. Cela élimine toutes les infiltrations de substance inerte (tophus, amylose, myxœdème…), les infiltrations granulomateuses (sarcoïdose, syndrome de Melkersson-Rosenthal…) et de cellules malignes (lymphome…). C'est un œdème non inflammatoire. L'œdème est localisé et il faut savoir éliminer les œdèmes diffus qui apparaissent localisés par la pesanteur ou des contraintes mécaniques. L'angiœdème apparaît de manière brutale et disparaît totalement entre les crises qui durent au maximum 7 jours. Il peut être récurrent. Lorsqu'il survient dans les zones où les tissus sont lâches (visage, mains, organes génitaux…), il est très déformant (Figure S03-P01-C35-1). Le terme d'angiœdème ne préjuge en rien de l'étiologie, tout comme le terme d'œdème de Quincke qui n'est que le synonyme d'angiœdème cervicofacial. La prévalence de l'angiœdème (toutes causes confondues) est évaluée à 0,05 % dans la population générale.

L'angiœdème est causé par l'augmentation brutale et localisée de la perméabilité vasculaire. Cette augmentation est secondaire au relargage de substances diverses dont les plus fréquentes sont issues des mastocytes : histamine, leucotriènes… Dans de rares cas, il peut s'agir de bradykinine.

Ces protéines, en se fixant sur des récepteurs spécifiques vasculaires, dissocient les jonctions serrées situées entre les cellules vasculaires endothéliales (dont la VE-cadhérine) et favorisent le passage de liquide du sang vers les tissus adjacents.

Angiœdèmes histaminiques [4, 7]

Les angiœdèmes sont le plus souvent secondaires à une activation mastocytaire IgE (allergie) ou non IgE-dépendante. Dans ce dernier cas, ils sont rattachés à l'urticaire chronique. Les angiœdèmes histaminiques sont associés à l'urticaire (de façon concomitante ou à distance) dans 90 % des cas (Figure S03-P01-C35-2). Dans 10 % des cas, ils sont isolés. Les angiœdèmes allergiques (15 %) sont souvent associés à des signes d'anaphylaxie : bronchospasme, érythème diffus, douleurs abdominales, tachycardie… Ils surviennent dans les minutes qui suivent le contact avec l'allergène. Lors d'épisodes allergiques, la tryptase s'élève et revient à la normale entre les crises. Les angiœdèmes non allergiques récurrents (85 %) peuvent être favorisés par la prise d'anti-inflammatoires non stéroïdiens, de pénicilline, mais la plupart du temps, ils sont spontanés. Les angiœdèmes histaminiques récurrents non allergiques surviennent souvent chez des patients atopiques, présentant un dermographisme cutané ou porteur d'une pathologie thyroïdienne auto-immune. Comme pour l'urticaire chronique, le bilan paraclinique doit être limité. Parfois, il peut exister un syndrome d'activation mastocytaire qui se traduit au moment des crises par des poussées d'urticaire et d'angiœdème récurrents, des douleurs articulaires, des douleurs abdominales, des céphalées… Il faut, face à ces tableaux cliniques très bruyants, éliminer une mastocytose systémique en dosant la tryptase en dehors des poussées.

Certains pensent que l'urticaire chronique, et donc l'angiœdème chronique, est une maladie auto-immune ; en effet, dans près de 50 %

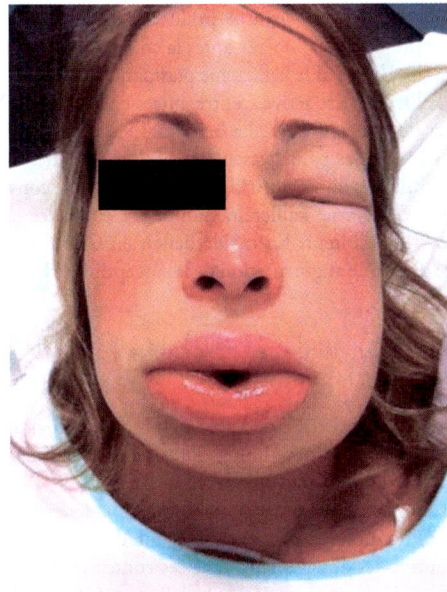

Figure S03-P01-C35-1 Œdème déformant de la face, de la couleur de la peau, sans prurit. Aspect typique d'angiœdème. Cet aspect ne préjuge en rien de sa cause.

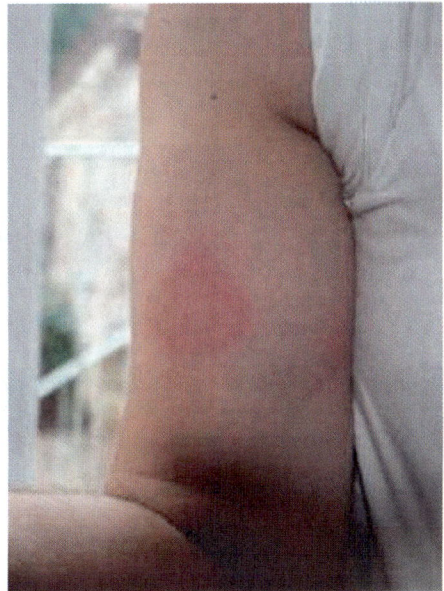

Figure S03-P01-C35-2 Plaque d'urticaire. Œdème, rougeur et prurit, la lésion ne dure que quelques heures.

des cas, des anticorps anti-IgE, ou antirécepteurs des IgE sont retrouvés chez les patients.

Les angiœdèmes histaminiques récurrents non allergiques doivent être traités par des antihistaminiques. La corticothérapie n'est pas un traitement recommandé, d'autant plus qu'elle peut favoriser la chronicité de la maladie. En cas de crise fréquente, un traitement de fond par antihistaminique doit être prescrit sur le même modèle que le traitement de l'urticaire chronique : antihistaminiques de dernière génération jusqu'à 4 fois la dose de l'autorisation de mise sur le marché (AMM). En cas de résistance, on peut ajouter un antileucotriène. Dans les cas les plus difficiles, l'omalizumab (anticorps anti-IgE) a donné de bons résultats.

Angiœdèmes bradykiniques [2]

Les angiœdèmes bradykiniques sont très rares. Il faut savoir les évoquer face à des angiœdèmes isolés (sans urticaire), résistants aux antihistaminiques (Tableau S03-P01-C35-I). Une crise d'angiœdème bradykinique ne dure jamais quelques heures seulement (au moins 24 heures). Les crises sont parfois précédées d'un rash réticulaire très spécifique (Figure S03-P01-C35-3). Les angiœdèmes bradykiniques peuvent se localiser au niveau des muqueuses digestives et donner des tableaux subocclusifs récurrents de guérison spontanée en 48 à 72 heures. Ils s'accompagnent d'un état douloureux important (échelle visuelle analogique [EVA] > 7 dans 70 % des cas), parfois de malaises hypotensifs, de nausées, de vomissements et de débâcle diarrhéique à la fin de la crise. L'imagerie abdominale (scanner, échographie) montre

Tableau S03-P01-C35-I Démarche diagnostique étiologique d'un angiœdème récurrent.

	Angiœdème bradykinique	Angiœdème histaminique
Urticaire superficielle	Non	Oui, mais non constant
Durée de la crise	Quelques jours	Quelques heures
Crise abdominale	Fréquente	Absente
Contexte	Familial, inhibiteur de l'enzyme de conversion, œstrogène	Atopie, AINS
Antihistaminiques au long cours	Inefficaces	Efficaces
Acide tranexamique au long cours	Efficace	Inefficace

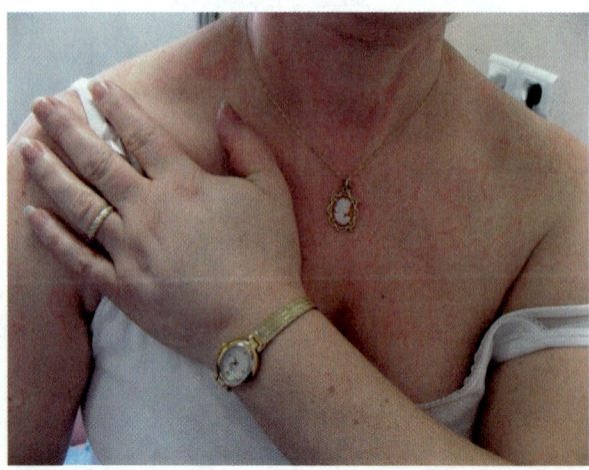

Figure S03-P01-C35-3 Rash réticulé précédent la crise d'angiœdème bradykinique.

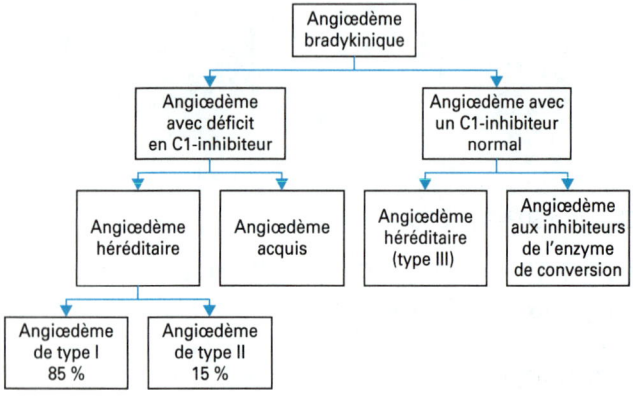

Figure S03-P01-C35-4 Diagnostic étiologique des angiœdèmes bradykiniques.

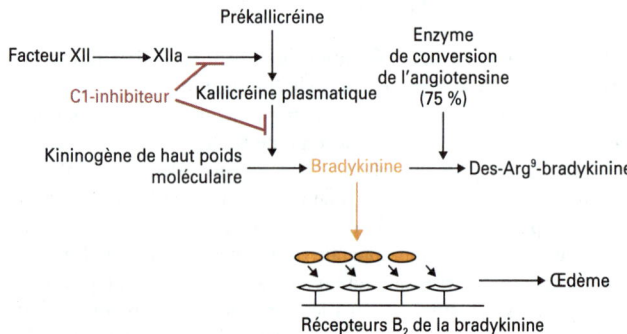

Figure S03-P01-C35-5 Voie kallicréine-kinine ; voie de synthèse de la bradykinine.

une ascite et/ou un œdème des parois digestives. L'association d'œdèmes périphériques et de crises abdominales est très spécifique d'un angiœdème bradykinique. Les angiœdèmes bradykiniques peuvent être associés à un déficit en C1-inhibiteur (Figure S03-P01-C35-4). Aussi, face à une suspicion d'angiœdèmes bradykiniques, il est important de faire le dosage pondéral et fonctionnel du C1-inhibiteur

La bradykinine est un petit peptide de demi-vie très courte (quelques minutes). Elle est libérée après la coupure du kininogène de haut poids moléculaire par la kallicréine plasmatique (Figure S03-P01-C35-5). La kallicréine est activée, entre autres par le facteur XII de la phase contact de la coagulation. La bradykinine se fixe sur des récepteurs B_2 constitutifs des parois vasculaires. Elle est rapidement dégradée par trois kininases dont la principale est l'enzyme de conversion de l'angiotensine. Cette voie kallicréine-kinine est contrôlée en permanence par le C1-inhibiteur. En cas de déficit en C1-inhibiteur (C1-Inh), il existe donc une augmentation de la susceptibilité à la formation de bradykinine.

Angiœdèmes bradykiniques associés à un déficit en C1-inhibiteur

On considère qu'il existe un déficit en C1-Inh pathologique lorsque les taux pondéraux et/ou fonctionnels sont inférieurs à 50 %. Le taux de C4 est aussi abaissé (sauf dans de très rares cas).

La grossesse et la prise d'œstrogènes exogènes peuvent induire une baisse du C1-Inh non pathologique. Il faut donc interpréter avec grande précaution les dosages faits dans ces contextes. On différencie deux types d'angiœdèmes associés à un déficit en C1-Inh : les formes héréditaires et les formes acquises. En cas d'angiœdème acquis, il existe souvent (75 % des cas) une baisse du C1q (Tableau S03-P01-C35-II). On peut trouver aussi la présence d'anticorps anti-C1-Inh.

Tableau S03-P01-C35-II Diagnostic biologique des angiœdèmes bradykiniques.

	Déficit en C1-inhibiteur		C1-inhibiteur normal		
	Angiœdème héréditaire de type I	Angiœdème héréditaire de type II	Angiœdème acquis	Angiœdème héréditaire de type III	Angiœdème aux IEC
Dosage pondéral du C1-inhibiteur	< 50 %	Normal	< 50 %	Normal	Normal
Dosage fonctionnel du C1-inhibiteur	< 50 %	< 50 %	< 50 %	Normal	Normal
C4	Bas	Bas	Bas	Normal	Normal
C1q	Normal	Normal	Bas (70 %)	Normal	Normal
Anticorps anti-C1-inhibiteur	Négatif	Négatif	Positif (50 %)	Négatif	Négatif

IEC : inhibiteur de l'enzyme de conversion ; *SERPING1* : gène codant le C1-inhibiteur.

Angiœdèmes héréditaires

Les angiœdèmes héréditaires avec déficit en C1-Inh étaient appelés, il y a encore quelques années, œdèmes angioneurotiques. Il s'agit d'une maladie rare (1/50 000 habitants). Elle se transmet sur un mode autosomique dominant ; dans près de 25 % des cas, il y a une mutation de novo. La plupart des patients sont hétérozygotes pour la mutation ; les cas d'homozygotie sont exceptionnels. Dans 85 % des cas, la mutation sur le gène *SERPING1* est responsable de l'absence de synthèse de C1-Inh (angiœdème héréditaire de type I). Dans 15 % des cas, la mutation induit la synthèse d'une protéine non fonctionnelle (angiœdème héréditaire de type II). Du fait de l'hétérozygotie, on s'attend à un taux de C1-Inh à 50 % du taux normal, or il n'en est rien. Les patients ont un taux effondré. Pour l'instant, le mécanisme de cette anomalie n'est pas connu.

L'âge moyen de la première crise est de 12 ans, mais l'enfant peut avoir des crises dès l'âge d'un an. Bien que la transmission soit autosomique, les séries rapportent plus de femmes. En fait, il semble que la maladie soit plus sévère chez les femmes, en partie du fait des états d'hyperœstrogénie endogène (grossesses) ou exogène (pilules œstroprogestatives, traitement substitutif de la ménopause). Les crises durent en moyenne 60 heures, et 50 % des patients ont plus d'une crise par mois. L'atteinte abdominale existe chez 75 % des patients avec un alitement moyen de 50 heures. Les angiœdèmes peuvent aussi toucher le tractus urinaire et les organes génitaux. En revanche, les crises épargnent le parenchyme pulmonaire, et le cerveau, sans que l'on sache pourquoi. L'atteinte des voies aériennes supérieures fait le pronostic de la maladie : en l'absence de traitement spécifique, le risque de décès par asphyxie est de 25 %. Cette atteinte est totalement imprévisible et l'on doit considérer que tout patient est à risques, même les patients asymptomatiques.

Angiœdèmes acquis

Les angiœdèmes acquis sont une maladie exceptionnelle. Ils surviennent de préférence chez les personnes de plus de 50 ans sans contexte familial. La symptomatologie est la même que dans les formes héréditaires. Cette pathologie est souvent associée à une dysglobulinémie d'origine indéterminée, voire à un véritable syndrome lymphoprolifératif qui peut survenir des mois après l'apparition des premières crises d'angiœdème. Ils peuvent aussi être associés à des maladies auto-immunes (lupus, polyarthrite rhumatoïde…). Plus de la moitié des angiœdèmes acquis sont associés à un anticorps anti-C1-Inh souvent du même isotype que celui de la dysglobulinémie. Le traitement de la pathologie associée, lorsqu'elle existe, fait disparaître en général l'angiœdème. En cas d'angiœdème acquis avec anticorps anti-C1-Inh, sans pathologie associée, le rituximab peut donner de bons résultats dans les formes sévères.

Angiœdèmes bradykiniques à C1-Inh normal

Le diagnostic de ce type d'angiœdème est très difficile car, à ce jour, il n'existe pas de test biologique suffisamment spécifique. Celui-ci reste donc clinique (Tableau S03-P01-C35-I). La fréquence élevée des angiœdèmes histaminiques par rapport aux angiœdèmes bradykiniques doit inciter à éliminer les pathologies du mastocyte en premier lieu. Le diagnostic d'angiœdème bradykinique à C1-Inh normal est donc un diagnostic d'élimination.

Angiœdèmes associés aux inhibiteurs de l'enzyme de conversion [5]

Les inhibiteurs de l'enzyme de conversion (IEC) sont devenus depuis 1979 un traitement incontournable de l'hypertension artérielle, de l'insuffisance cardiaque et de la néphropathie diabétique. Leur bénéfice sur la morbi-mortalité est indiscutable. En France, près de 3 millions de patients prennent l'une des 14 molécules commercialisées. Outre leur effet sur le système rénine-angiotensine, l'efficacité des IEC serait aussi liée à l'augmentation du taux de bradykinine (un des plus puissants vasodilatateurs de l'organisme). L'enzyme de conversion de l'angiotensine est en effet une protéase qui dégrade à 75 % la bradykinine. Elle est, d'ailleurs, appelée kininase II. Son blocage par les IEC favorise donc l'augmentation du taux de la bradykinine. Cet effet entraîne malheureusement quelques effets secondaires. La toux, qui est l'un des plus fréquents, est présente chez 10 % des patients. Bien que n'engageant pas le pronostic vital des patients, cet effet secondaire a tout de même pour conséquence l'arrêt du traitement chez 20 % des patients. L'augmentation de la bradykinine présente aussi un autre effet secondaire, plus rare, mais potentiellement fatal. En déclenchant une hyperperméabilité soudaine et localisée via son récepteur B_2, constitutif des vaisseaux, la bradykinine provoque un angiœdème. Cet effet secondaire peut être grave, car ces angiœdèmes surviennent préférentiellement au niveau de la bouche (96 %), de la langue (72 %) et du larynx (13 %) avec un risque important d'asphyxie fatale. La survenue d'un angiœdème est imprévisible et peut survenir plusieurs mois après le début du traitement ; le délai moyen d'apparition de la première crise est de 10 mois.

Le critère de gravité de ces angiœdèmes est lié au fait qu'ils ne répondent ni à la cortisone, ni aux antihistaminiques, et très peu à l'adrénaline. Un traitement spécifique est nécessaire, mais son prix élevé fait qu'il n'est pas toujours présent dans les services d'urgence. Or il a été évalué que 17 % des angiœdèmes se présentant aux urgences étaient des angiœdèmes aux IEC. L'incidence de cet effet secondaire a été évaluée à 2 cas pour 1 000 consommateurs par an. Ainsi en France, 6 000 patients par an sont susceptibles de présenter un angiœdème secondaire aux IEC. L'arrêt de l'IEC est impératif car, si le traitement n'est pas arrêté, les crises deviennent de plus en plus fréquentes avec une prédilection pour le secteur ORL. Il s'agit d'un effet de classe, et tout type d'IEC est ensuite contre-indiqué. Cependant, cet arrêt n'élimine pas totalement le risque de récidive : 50 % des patients vont récidiver dans les 6 mois suivant l'arrêt, et ce, quel que soit le nouveau traitement antihypertenseur qui leur a été prescrit. Le défi majeur est d'identifier les patients les plus susceptibles de faire ce type d'effets secondaires. Tout patient sous IEC (ou qui en a reçu dans les six derniers mois) est suspect, surtout s'il est fumeur, s'il a fait de la toux sous IEC (odds-ratio de 9), et s'il prend en plus un inhibiteur de la DDP (dipeptidyl peptidase) IV (l'association augmente le risque de 4,5 fois).

L'alternative aux IEC serait logiquement les sartans (antagonistes des récepteurs de l'angiotensine II). Leur place est sujette à polémique. Les premières études montraient que la prescription de sartans après un IEC s'accompagnait d'un risque de récidive de 9,2 à 10 % d'angiœdème. Les études plus récentes amènent des éléments rassurants quant au risque d'angiœdème associé aux sartans. Une étude italienne a montré que le risque de récidive d'angiœdème après l'arrêt d'un IEC était identique que l'on prescrive un sartan, un bêtabloquant, un inhibiteur calcique ou un diurétique. Il a été montré que la prise d'un IEC exposait à un angiœdème avec un risque relatif de 3,04 contre 1,16 pour les sartans. De ce fait, il est conseillé d'utiliser avec précaution un sartan chez un patient ayant fait un angiœdème aux IEC.

Angiœdème héréditaire à C1-Inh normal (type III) [8]

Décrit pour la première fois en 2000, des critères de diagnostic viennent d'être établis en 2012 :
– angiœdème récurrent *sans* urticaire ;
– durée supérieure à 24 heures ;
– histoire familiale ;
– crise touchant la face, le larynx, l'abdomen, la périphérie ;
– début entre la deuxième et la troisième décennie ;
– facteurs déclenchants et/ou aggravants : œstrogènes (grossesse, pilule, traitement hormonal substitutif de la ménopause), IEC ;
– C4 et C1-Inh normal (pondéral et fonctionnel).
– Avec ou sans la mutation sur le gène *F12* (mutation présente seulement dans 10 à 25 % des cas).

La physiopathologie de ces angiœdèmes est sujette à débat. La mutation sur le gène *F12* pourrait induire une augmentation d'activité du facteur XII, ou lui ferait échapper au contrôle par le C1-Inh. À ce jour, deux mutations sont identifiées. Le mystère reste entier pour les formes sans mutation. D'autres gènes candidats sont en cours d'études, ceux de la kallicréine, des récepteurs B_2, des kininases…

On définit trois phénotypes différents :
– les formes dépendantes aux œstrogènes : les crises surviennent uniquement sous pilule et/ou lors des grossesses ;
– les formes sensibles aux œstrogènes : les crises sont révélées et/ou aggravées sous pilule et/ou lors des grossesses ;
– les formes indépendantes des œstrogènes.

La symptomatologie ressemble à celles des angiœdèmes héréditaires à C1-Inh normal ; on relève cependant quelques différences : la proportion de femmes est plus importante, l'âge des premiers symptômes est plus tardif (27 ans) ; la face et les voies aériennes supérieures sont plus souvent touchées. À ce jour, il n'y a pas eu de différence clinique identifiée entre les patients porteurs ou non de la mutation sur le gène *F12*.

Angiœdèmes non histaminiques idiopathiques

Lorsqu'il n'y a pas de contexte familial, le diagnostic des angiœdèmes non histaminiques est difficile; certains patients ont un profil clinique comparable à celui des angiœdèmes héréditaires. Il faut cependant éviter le surdiagnostic aux conséquences dramatiques. Le diagnostic est un diagnostic d'élimination. Ainsi, des critères cliniques ont été établis pour ce type d'angiœdème, a priori bradykinique :
– angiœdème récurrent sans urticaire ;
– durée supérieure à 24 heures ;
– pas de contexte familial ;
– C4, C1-Inh pondéral et C1-Inh fonctionnel normaux ;
– résistance à un traitement au long cours par un antihistaminique (jusqu'à 4 fois la dose de l'AMM).
– efficacité de l'acide tranexamique au long cours.

Prise en charge des angiœdèmes bradykiniques [3]

Traitement de la crise

Les traitements des crises d'angiœdèmes bradykiniques sont très spécifiques. Ils reposent soit sur la substitution en C1-Inh (concentré de C1-Inh, C1-Inh recombinant), soit sur un inhibiteur de la voie kallicréine-kinine (écallantide), soit sur un antagoniste des récepteurs B_2 de la bradykinine (icatibant). En France, sont commercialisés :
– deux concentrés de C1Inh, produits dérivés du sang (Berinert®, Cinryze®) ;
– un C1-inhibiteur recombinant, produit dans du lait de lapine (Ruconest®) ;
– un inhibiteur des récepteurs B_2 (Firazyr®).

Les crises sévères doivent être impérativement traitées avec l'un de ces traitements. On considère une crise comme sévère si elle met en jeu le pronostic vital et/ou si elle induit une morbidité importante. Ainsi, il s'agit de toutes les crises ORL et/ou touchant la face et la plupart des crises abdominales. Ces traitements sont équivalents en termes d'efficacité et d'effets secondaires. Ils s'administrent tous par voie veineuse sauf l'icatibant qui s'injecte par voie sous-cutanée. Cette modalité d'injection donne au produit un avantage non négligeable : les patients peuvent facilement se l'injecter et ce, n'importe où.

Le risque d'une crise grave avec asphyxie est totalement imprévisible. Tout patient est donc à risque. Cela impose que tout patient dispose à domicile d'un traitement en cas d'urgence. Il est primordial aussi d'éduquer le patient à l'auto-administration.

Prophylaxie à long terme

Certains patients font des crises très fréquentes (plus de trois par mois) ; malgré le traitement à la demande, le retentissement sur leur vie quotidienne peut être important. Plusieurs études ont montré que les patients ont une altération de la qualité de vie comparable aux allergiques et que cette altération est proportionnelle au nombre de crises. Il existe trois types de traitement de fond :
– l'acide tranexamique qui stabilise la voie kallicréine-kinine. Son efficacité est modérée : seulement 40 % des patients répondent, mais il a le mérite d'être très bien toléré ;
– le danazol qui agit en augmentant la synthèse du C1-Inh au niveau du gène non muté. Son efficacité est très bonne, mais au prix d'effets secondaires métabolites et endocriniens lourds, surtout chez les femmes ;
– le chlormadinone (Lutéran®), progestatif de synthèse, donné en continu qui s'avère, chez la femme, un traitement de fond efficace ; il a le mérite d'être en plus contraceptif.

Le C1-inhibiteur peut être administré au long cours à raison de deux ou trois perfusions hebdomadaires.

Prophylaxie à court terme

Certains événements peuvent déclencher une crise gave : les soins dentaires (même un simple détartrage), les intubations, les fibroscopies… Il est donc recommandé d'appliquer des mesures de prophylaxie en vue de ces interventions. Deux procédures existent :
– en cas de soins programmés, le danazol à haute dose est proposé. Il doit être commencé 5 à 7 jours avant le geste ;
– en cas d'urgence et/ou de soins très à risque, le concentré de C1-inhibiteur est administré dans les deux heures précédant le geste.

Autres causes d'angiœdème

Deux affections principales peuvent être évoquées : le syndrome de Gleich et la vascularite urticarienne. Dans ces cas-là, les angiœdèmes sont rarement isolés et très souvent associés à de l'urticaire et à des signes systémiques.

Syndrome de Gleich [1]

L'angiœdème est d'installation rapide et persiste 7 à 10 jours ; des lésions urticariennes peuvent être associées. Une prise de poids peut être rapportée (14 % du poids normal). Il existe presque toujours un état fébrile. On relève une hyperéosinophilie majeure au moment des poussées et une élévation polyclonale des IgM et des IgE. La biopsie cutanée retrouve dans le derme superficiel un infiltrat inflammatoire périvasculaire fait de neutrophiles et d'éosinophiles. Les poussées sont très cortico-sensibles. Il faut éliminer les diagnostics différentiels : les filarioses, les syndromes hyperéosinophiliques, le syndrome de Wells, la fasciite à éosinophiles et la granulomatose à éosinophiles et polyangéite.

Vascularite urticarienne [6]

Les angiœdèmes sont décrits chez 42 % des patients ayant cette maladie ; les lésions urticariennes sont quasi constantes ; à la différence de celle de l'urticaire chronique, les plaques ont tendance à durer plus de 24 heures et à laisser parfois des lésions pigmentées. Les patients se plaignent très fréquemment de polyarthralgies et de douleurs abdominales ; des complications pulmonaires, rénales et oculaires peuvent apparaître. La biopsie cutanée retrouve des lésions de vascularite leucocytoclasique.

Il existe deux formes :
– la vascularite urticarienne normocomplémentémique qui a un meilleur pronostic avec peu d'atteintes systémiques ;
– la vascularite urticarienne hypocomplémentémique (vascularite de Mac Duffie) : il existe une activation du complément avec baisse du C1q et parfois la présence d'anticorps anti-C1q ; il n'y a pas de baisse du C1-Inh ; il faut éliminer le principal diagnostic différentiel qui est le lupus érythémateux systémique.

Pseudo-angiœdèmes

Certaines infiltrations du derme peuvent apparaître sous la forme de pseudo-angiœdème. Aussi, face à des présentations atypiques et surtout si l'œdème devient persistant, il faut réaliser une biopsie cutanée qui peut mettre en évidence :

– une infiltration granulomateuse due au syndrome de Rosenthal-Melkersson qui se présente comme un œdème des lèvres, fluctuant puis persistant, parfois associé à une langue plicaturée et à une paralysie faciale.
– une infiltration lymphocytaire monoclonale due à un lymphome cutané.

Conclusion

Le diagnostic d'angiœdème est essentiellement clinique ; il faut s'attacher à recueillir avec précision ses caractéristiques et les autres symptômes qui peuvent l'accompagner. L'angiœdème histaminique est le plus fréquent, mais il faut savoir rechercher des maladies plus rares comme les angiœdèmes bradykiniques devant des atypies.

Bibliographie

1. ABOUZAHIR A, CHAURIN P, COUTANT G, GARCIN JM. Gleich syndrome. [A case report and review of the literature.] Rev Méd Intern, 2005, 26 : 137-140.
2. BOUILLET L, BOCCON-GIBOD I, MASSOT C. [Bradykinin mediated angioedema.] Rev Méd Interne, 2011, 32 : 225-231.
3. CICARDI M, BORK K, CABALLERO T et al. Evidence-based recommendations for the therapeutic management of angioedema owing to hereditary C1 inhibitor deficiency : consensus report of an international working group. Allergy, 2012, 67 : 147-157.
4. KAPLAN AP, GREAVS MW. Angioedema. J Am Acad Dermatol, 2005, 53 : 373-388.
5. NOSBAUM A, BOUILLET L, FLOCCARD B et al. [Management of angiotensin-converting enzyme inhibitor-related angioedema : recommandations from the French national centre for angiœdème.] Rev Méd Intern, 2013, 34 : 209-213.
6. VENZOR J, LEE W, HUSTON D. Urticarial Vasculitis. Clin Rev Allergy Immunol, 2002, 23 : 201-216.
7. ZUBERBIER T, ASERO R, BINDSLEV-JENSEN C et al. EAACI/GA2LEN/EDF/WAO guideline : management of urticaria. Allergy, 2009, 64 : 1427-1443.
8. ZURAW BL, BORK K, BINKLEY KE et al. Hereditary angioedema with normal C1 inhibitor function : consensus of an international expert panel. Allergy Asthma Proc, 2012, 33 : S145-S156.

Médecine interne

Chapitre S03-P01-C36

Fièvre méditerranéenne familiale

KATIA STANKOVIC STOJANOVIC, SOPHIE GEORGIN-LAVIALLE
ET GILLES GRATEAU

La fièvre méditerranéenne familiale (FMF), également appelée maladie périodique, est la maladie la mieux caractérisée et la plus fréquente parmi les fièvres récurrentes héréditaires, sous-groupe de maladies de la famille des maladies auto-inflammatoires. Il s'agit d'une maladie génétique à transmission mendélienne récessive associée à des mutations du gène *MEFV* (*mediterranean fever*) à l'origine d'anomalies de fonctionnement de l'immunité innée faisant intervenir l'inflammasome, complexe protéique dont la cascade enzymatique aboutit à la production d'interleukine 1β. La FMF se caractérise par la survenue d'accès inflammatoires durant en moyenne 36 heures, et se manifestant cliniquement par de la fièvre et une inflammation d'une ou de plusieurs séreuses (péritoine, plèvre, vaginale, testiculaire, péricarde, synoviale) ou de la peau (pseudo-érysipèle de la cheville) à l'origine des symptômes, et biologiquement par l'élévation des protéines de l'inflammation. Les symptômes débutent dans l'enfance dans la plupart des cas, mais peuvent parfois se révéler plus tard, jusqu'à la troisième décennie. L'absence de spécificité des signes cliniques et leur banalité dans l'enfance (fièvre, douleurs abdominales) dans les familles où il n'y a pas d'antécédent familial explique en partie le retard au diagnostic qui est rencontré de façon fréquente dans cette maladie.

Physiopathologie

Le gène *MEFV* code une protéine appelée pyrine, ou marénostrine, dont le rôle physiologique n'est pas encore compris, notamment on ne sait toujours pas si cette protéine à l'état sauvage augmente ou diminue la production de l'interleukine 1β (IL-1β). De même, les conséquences des mutations de la pyrine sur la réaction inflammatoire, en particulier sur la production d'interleukine 1β et sur le système de l'inflammasome de NLRP3 ne sont pas élucidées à ce jour. Ainsi certaines données expérimentales suggèrent-elles que la pyrine a une action anti-inflammatoire en réduisant la formation de l'inflammasome de l'interleukine 1β, et que les mutations abolissent cette capacité. Ce modèle est compatible avec le mode de transmission autosomique récessif de la FMF. D'autres travaux suggèrent que les mutations de la pyrine ont un effet activateur direct sur l'inflammasome, en accord avec un mode de transmission dominant de la maladie. Quoi qu'il en soit, le succès des médicaments inhibant l'action de l'interleukine 1β, utilisés chez certains malades atteints de FMF, suggère qu'une partie des symptômes de la FMF est induite par l'IL-1 [2].

Épidémiologie

Le nombre de patients en France est estimé entre 5 000 et 10 000. La FMF affecte les populations méditerranéennes, essentiellement turques, juives non ashkénazes, arméniennes et arabes où la fréquence de l'hétérozygotie est estimée de 1/15 à 1/5, mais également les populations juives ashkénazes, libanaises, kurdes, druzes, italiennes et grecques. Plus récemment, on a décrit des cas de FMF dans des populations sans origine méditerranéenne évidente comme les Japonais avec des particularités génétiques, notamment la rareté des cas portant deux mutations non ambiguës ce qui suggère l'implication d'autres gènes.

Clinique

La FMF se manifeste par des accès inflammatoires intermittents, récurrents et de rémission spontanée. Les patients sont le plus souvent asymptomatiques entre les accès. Cependant certaines atteintes peuvent évoluer de manière chronique. Les premiers symptômes apparaissent avant l'âge de 20 ans dans 90 % des cas, en moyenne à l'âge de 4 ans.

Accès aigu

Il dure entre 12 et 72 heures, en moyenne 36 heures. La moitié des malades décrivent des prodromes dans les heures qui précèdent l'accès inflammatoire, à type de gêne au site de l'accès inflammatoire, des signes généraux (asthénie) de troubles de l'humeur ou du comportement alimentaire. L'asthénie qui suit l'accès peut durer un à plusieurs jours. Il existe parfois des facteurs déclenchants comme le stress psychologique, la fatigue, la pratique inhabituelle d'une activité physique, les changements de température (du chaud vers le froid ou le contraire selon les malades).

La *fièvre* est souvent au premier plan, parfois isolée surtout chez les petits enfants ; son degré est variable d'un patient à l'autre, de 38 °C à plus de 40 °C, accompagnée de frissons. Cette fièvre est accompagnée de symptômes en rapport avec une inflammation d'une ou de plusieurs séreuses.

Les *douleurs abdominales* liées à une inflammation du péritoine constituent le symptôme le plus fréquent (90 % des malades ont eu des accès inflammatoires accompagnés de douleurs abdominales). Elles peuvent être localisées au début de l'accès, puis se généralisent à tout l'abdomen. À l'examen clinique, il existe une défense, voire une contracture, pouvant faire évoquer chez un malade, dont le diagnostic de FMF n'est pas établi, un abdomen chirurgical. Il peut s'y associer un tableau de subocclusion avec nausées ou vomissements et un arrêt transitoire du transit ou au contraire un épisode de diarrhée. L'imagerie peut montrer des signes de péritonite et permet, lorsqu'il y a un doute, d'éliminer une origine chirurgicale. Les accès de péritonite à répétition, en dehors de toute chirurgie abdominale, peuvent parfois évoluer vers la formation d'adhérences et être à l'origine de véritables épisodes d'occlusion nécessitant alors une intervention chirurgicale en urgence afin d'éviter la nécrose intestinale par strangulation. D'une façon générale, le patient sait le plus souvent reconnaître un accès typique lié à sa maladie ; tout symptôme inhabituel doit faire rechercher une autre cause [3].

Les *douleurs thoraciques* peuvent être en rapport avec une pleurésie (45 % des malades) et, beaucoup plus rarement, avec une péricardite (1 % des malades). Le syndrome pleural clinique est typique avec une douleur latéro-thoracique unilatérale, augmentée par l'inspiration et les changements de position et, à l'examen, une polypnée superficielle. En revanche l'épanchement pleural est le plus souvent minime et non décelé par l'examen physique.

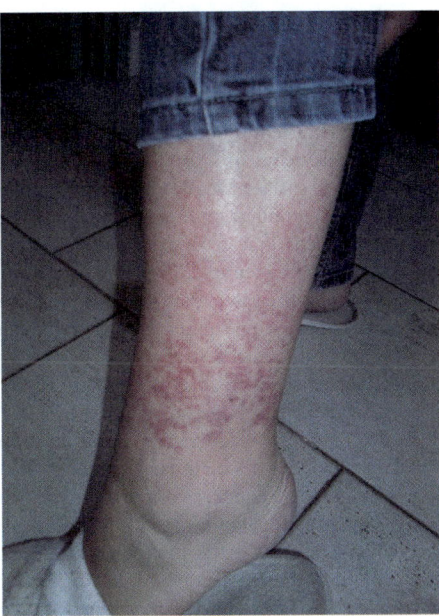

Figure S03-P01-C36-1 Forme purpurique d'un pseudo-érysipèle chez un malade atteint de fièvre méditerranéenne familiale.

L'atteinte articulaire, qui concerne 50 % des malades, est généralement mono-articulaire et peut se manifester soit par des arthralgies, soit par une arthrite, le plus souvent des grosses et moyennes articulations des membres inférieurs. L'épanchement articulaire, qui peut être très abondant, est de type inflammatoire riche en polynucléaires neutrophiles, aseptique et sans cristaux. Les arthrites peuvent se prolonger au-delà de 4 jours et évoluent généralement favorablement sans séquelle.

La *vaginalite testiculaire* se manifeste par une grosse bourse aiguë douloureuse. Le diagnostic différentiel principal est la torsion de testicule pour laquelle certains petits garçons dont le diagnostic de FMF n'est pas établi sont opérés.

L'atteinte cutanée survient chez 25 % des malades. La plus caractéristique est la survenue d'un placard inflammatoire très douloureux en regard de la cheville appelé « pseudo-érysipèle » du fait de sa ressem blance avec l'affection cutanée aiguë infectieuse. Plus rarement, il peut s'agir de lésions purpuriques des membres inférieurs (Figure S03-P01-C36-1). La biopsie, lorsqu'elle est réalisée, peut montrer un infiltrat inflammatoire non spécifique sans dépôt d'anticorps.

Les *myalgies* font parfois partie de l'accès inflammatoire. Elles peuvent aussi survenir en dehors de tout accès habituel et peuvent être de plusieurs types. Le tableau le plus fréquent est celui de myalgies survenant après un exercice physique même modéré ou une station debout prolongée sans fièvre, d'intensité modérée et durant quelques heures, mais parfois très gênantes lorsqu'elles se répètent. Plus rarement, les myalgies débutent sur un mode suraigu, très intenses, rendant la palpation impossible, accompagnée d'une fièvre élevée et pouvant durer quelques semaines, répondant habituellement à une corticothérapie (*protracted myalgias* des auteurs de langue anglaise). Les enzymes musculaires sont normales et l'électromyogramme est normal, ou parfois montre un tracé myogène non spécifique.

Complications chroniques

La principale complication de la FMF et la plus grave est l'*amylose inflammatoire* ou amylose secondaire ou amylose AA. On estime que, avant l'ère du traitement par la colchicine, la prévalence de l'amylose était de 25 à 30 % conduisant au décès dans 90 % des cas avant l'âge de 40 ans. L'amylose AA est de façon générale déterminée par la durée et l'intensité de l'inflammation chronique, mais des facteurs environnementaux (le pays) et génétiques (le sexe masculin et l'homozygotie pour les allèles M694V du gène *MEFV* et SAA1.1 du gène *SAA.1*) semblent également intervenir. Il s'agit d'une amylose multisystémique atteignant dans tous les cas les reins, s'exprimant sous forme de néphropathie glomérulaire qui se manifeste par l'apparition d'une protéinurie et qui évolue vers une insuffisance rénale terminale. Dans 5 % des cas l'atteinte est purement vasculaire et se manifeste par une insuffisance rénale sans protéinurie. Les autres sièges de cette amylose sont le tube digestif dont les symptômes associés sont des troubles du transit, une malabsorption, des hémorragies et perforations, ainsi que la thyroïde s'exprimant par l'apparition d'un goitre parfois volumineux. L'atteinte cardiaque est rare et survient quasi exclusivement chez les malades en insuffisance rénale terminale. Le diagnostic positif d'amylose AA est histopathologique ; les sites de biopsie sont, en première intention, les glandes salivaires accessoires, le rectum, l'estomac ou le duodénum ; une coloration par le rouge Congo doit être demandée spécifiquement et une caractérisation de la protéine spécifique (SAA) doit être réalisée par technique immunohistochimique.

Les *péritonites répétées* aboutissent exceptionnellement à une péritonite chronique qui peut se cloisonner ou donner une ascite, voire prendre un caractère « encapsulant » ou kystique qui peut nécessiter une intervention chirurgicale. Quelques cas de mésothéliomes péritonéaux malins ont été rapportés au cours de la FMF.

Les *atteintes musculosquelettiques chroniques* sont observées chez moins de 5 % des malades. Il peut s'agir d'atteintes de la hanche de type ostéonécrose aseptique ou lésions dégénératives pseudo-arthrosiques chez des patients ayant eu des accès inflammatoires à répétition sur ce site et pouvant nécessiter la mise en place d'une prothèse de hanche. Une spondylarthropathie peut se développer en l'absence de l'antigène HLA-B27 chez moins de 1 % des patients.

Chez l'enfant, la croissance peut être ralentie si l'inflammation est mal contrôlée. Après instauration d'un traitement de fond efficace, les patients obtiennent généralement une taille finale d'adulte normale.

Enfin, la FMF peut avoir des conséquences d'ordre psychosocial, compte tenu de l'imprévisibilité des accès inflammatoires, de l'absentéisme scolaire ou professionnel répété à cause des crises, de la chronicité de la maladie et de la prise des traitements, de son caractère génétique. Ces aspects doivent être pris en compte pour un suivi global efficace.

Diagnostic

Diagnostic génétique

La FMF est une maladie autosomique récessive. Le gène *MEFV* associé à la FMF et localisé sur le chromosome 16 a été découvert en 1997. En 2013, plus de 250 variants de séquence de ce gène sont connus (http://fmf.igh.cnrs.fr/ISSAID/infevers/) mais, pour la majorité d'entre eux, leur pouvoir pathogène n'est pas établi. Le diagnostic génétique de la FMF est certain lorsque l'on trouve deux allèles mutés à l'état homozygote ou hétérozygote composite parmi les mutations causales les plus fréquentes, celles-ci se situant dans l'exon 10 du gène. Le diagnostic est difficile à établir en présence de variations de séquence dont le pouvoir pathogène est mis en cause, comme la mutation E148Q de l'exon 2 ou en présence de variants rares. Par ailleurs, chez certains patients présentant des signes cliniques de FMF, on ne trouve qu'un seul allèle muté (jusqu'à 30 à 40 % selon les séries) et ce malgré un séquençage complet du gène. Cette observation a conduit à la conclusion que certains patients hétérozygotes pouvaient souffrir d'une FMF typique sans qu'une explication physiopathologique claire n'ait pu être élaborée.

Approche diagnostique

Le diagnostic de FMF doit se fonder sur un faisceau d'arguments cliniques et biologiques. L'origine ethnique, l'âge de début des symptômes, l'histoire familiale, la récurrence stéréotypée des accès sont des éléments à recueillir pour évoquer cette maladie. Ensuite, le caractère inflammatoire des symptômes doit être documenté par le dosage de la CRP qui doit être élevée au moment d'un accès aigu. Ceci est d'autant plus important chez l'enfant chez qui la fièvre est un symptôme extrêmement fréquent et banal : la fièvre au cours d'un accès de FMF n'est pas accompagnée de signe ORL, ni d'adénopathie cervicale, elle ne cède que très partiellement aux antipyrétiques, la douleur abdominale est persistante tout au long de l'accès et évolue sur une durée de 12 à 72 heures. Le diagnostic génétique permet de confirmer la suspicion clinique lorsque deux mutations causales sont trouvées à l'état homozygote ou hétérozygote composite. La présence d'une seule mutation ou l'absence de mutation ne permet pas d'éliminer le diagnostic si les arguments cliniques sont forts. Dans ce cas, un test thérapeutique avec la colchicine sur une période suffisamment longue (au minimum 3 à 6 mois) peut s'avérer utile.

Diagnostic différentiel

Les principaux diagnostics différentiels de la FMF sont les autres maladies auto-inflammatoires, les douleurs récurrentes familiales, les arthrites récidivantes, les autres causes de fièvre récurrente et certaines maladies multisystémiques (Tableau S03-P01-C36-I).

Tableau S03-P01-C36-I Principaux diagnostics différentiels de la fièvre méditerranéenne familiale.

Douleurs récurrentes et familiales
Œdème angioneurotique héréditaire
Porphyries
Drépanocytose
Arthrites récidivantes
Arthrite chronique juvénile
Spondylarthropathies
Goutte
Fièvres récurrentes
Néoplasie
Lymphome
Infections (paludisme, foyers infectieux profonds à pyogènes)
PFAPA (*periodic fever, aphtous stomatitis, pharyngitis, adenitis*) ou syndrome de Marshall
Maladies multisystémiques
Entéropathie inflammatoire (maladie de Crohn, rectocolite hémorragique)
Maladie de Still
Maladie de Behçet
Connectivites et vascularites
Maladies granulomateuses
Fièvres récurrentes héréditaires
TRAPS (*TNF-associated receptor periodic syndrome*)
Déficit partiel en mévalonate kinase (ou syndrome hyperimmunoglobuline D ou HIDS)
Syndrome périodique associé à des mutations du gène *NLRP12*

Maladies associées à la fièvre méditerranéenne familiale

La FMF est volontiers associée à certains types de vascularite. La plus fréquente est le *purpura rhumatoïde* ou maladie de Schönlein-Henoch qui survient chez 5 % des malades atteints de FMF et qui se manifeste par un purpura cutané, le plus souvent des membres inférieurs, des douleurs abdominales et la présence de sang dans les selles, des arthrites et une atteinte rénale variable.

La *périartérite noueuse*, rencontrée chez environ 1 % des malades atteints de FMF, se manifeste par des épisodes de fièvre associée à des myalgies parfois très intenses, des douleurs abdominales, des poussées hypertensives et une neuropathie périphérique bien que celle-ci soit plus rare que lors des périartérites noueuses isolées. Chez les malades atteints de FMF, l'âge de début de la PAN semble plus précoce et la positivité des antigènes de surface HBs de l'hépatite B est plus rare. En revanche, la survenue de complications hémorragiques à type d'hématome périrénal ou périhépatique secondaire aux complications des micro-anévrysmes est plus fréquente.

La *maladie de Behçet* est une vascularite touchant les vaisseaux artériels et veineux caractérisée par une aphtose bipolaire buccale et génitale associée à une atteinte oculaire (uvéite), articulaire (arthralgies, arthrites), cutanée (pustulose) et plus rarement neurologique centrale, et des thromboses. Un lien entre la maladie de Behçet et la FMF a été suggéré, mais les deux maladies recouvrant en partie les mêmes populations, il existe probablement des biais dans les études. Il a pourtant été observé une plus grande fréquence de mutations du gène *MEFV* décrites dans la FMF chez les patients atteints de maladie de Behçet. Enfin, dans certains sous-groupes de patients ayant la maladie de Behçet, notamment en Turquie, la présence de ces mutations serait associée à des complications vasculaires et notamment thrombotiques plus graves [1].

L'association plus fréquente de la FMF et des *maladies inflammatoires du tube digestif* (MICI) telles que maladie de Crohn ou rectocolite hémorragique a été rapportée dans les populations où la prévalence de la FMF est la plus fréquente, à savoir en Turquie et en Israël. Dans ces populations, les deux maladies peuvent être associées chez un même malade ou peut-être observées de façon non rare chez des sujets différents d'une même famille. La présence du gène *MEFV* chez les patients atteints de MICI dans ces populations a été étudiée, mais les études montrent des résultats divergents : pour certaines, *MEFV* serait un gène modificateur ; pour d'autres, *MEFV* pourrait être un facteur de susceptibilité ; d'autres enfin montrent l'absence de lien entre le gène *MEFV* et la présence d'une MICI.

L'association de la FMF avec la *sclérose en plaques* (SEP), maladie auto-immune démyélinisante du système nerveux central, semble plus fréquente dans les populations turques et israéliennes, mais le lien physio-pathologique est controversé. Le gène *MEFV* pourrait être un gène de susceptibilité à la sclérose en plaques dans les populations à risque.

L'inflammation chronique étant reconnue pour être un facteur de risque de survenue de *maladie cardiovasculaire*, il a été suspecté une plus grande prévalence d'événements cardiovasculaires chez les patients ayant une FMF. Cela n'a pas pu être vérifié en l'absence d'une méthodologie rigoureuse tenant compte en particulier des facteurs de risque cardiovasculaire classiques. Cependant, des études ont montré une plus grande fréquence de dysfonction endothéliale et de marqueurs d'athérogenèse accélérée chez les patients atteints de FMF.

Une association entre la FMF, la présence de variants du gène *MEFV* et la *fibromyalgie*, maladie caractérisée par des douleurs chroniques musculotendineuses et ostéo-articulaires, diffuses ou localisées, associées le plus souvent à un état de fatigue physique et psychique chronique, a été observée. Un traitement par inhibiteur de la recapture de la sérotonine pourrait être un traitement adjuvant de la colchicine chez certains patients ayant un retentissement psychologique de leur maladie et dont les accès inflammatoires sont mal contrôlés.

Traitement

Traitement de l'accès inflammatoire

Le traitement de l'accès inflammatoire est un traitement symptomatique reposant sur l'utilisation de médicaments anti-inflammatoires d'action immédiate, le plus souvent les anti-inflammatoires non stéroïdiens (AINS), alternés avec des antalgiques de paliers 1, 2 (tramadol, codéine), voire parfois 3 (morphine) et des antipyrétiques (paracétamol). Les corticoïdes par voie générale peuvent être utilisés en cas de contre-indication aux AINS, leur prescription doit cependant être limitée et la dose totale consommée doit être évaluée sur une période de 6 à 12 mois en raison de la fréquente tachyphylaxie et des effets secondaires en cas de dose cumulée élevée. L'augmentation transitoire de la colchicine, dès les prodromes ou les premiers symptômes de crise, peut aussi être proposée pour certains patients à condition de bien définir la dose maximale et la durée, car cette attitude expose les patients à un surdosage en colchicine.

D'autres traitements peuvent être utilisés suivant les symptômes, par exemple antispasmodiques pour les douleurs abdominales, relaxation notamment pour les crises déclenchées par le stress.

Dans tous les cas, le patient doit être mis au calme, dans une pièce correctement chauffée et un temps de repos suffisant doit être respecté après un accès inflammatoire. Souvent, chaque patient a ses propres « petits moyens » pour faire passer les crises. Une hospitalisation peut être nécessaire en cas de vomissements afin d'administrer les traitements par voie parentérale, ou chez la femme enceinte afin de surveiller l'absence de complication obstétricale.

Traitement de fond

Le traitement de fond a pour but, d'une part, de prévenir la survenue des accès inflammatoires, ou au moins d'en limiter le nombre, la durée et l'intensité et, d'autre part, de prévenir la survenue de l'amylose AA. La *colchicine* est le traitement de référence qui a prouvé son efficacité dans la FMF. Elle doit être débutée dès que le diagnostic est confirmé, ou au moins fortement suspecté, et doit être prescrite au long cours. La dose de départ est généralement de 1 mg/j, sauf chez le petit enfant de moins de 5 ans chez qui la dose de départ est de 0,5 mg/j. En cas de réponse jugée insuffisante, des paliers de 0,5 mg chez l'adulte ou 0,25 mg chez l'enfant de moins de 10 ans doivent être effectués, en respectant des périodes suffisamment longues pour juger de l'efficacité de la nouvelle dose, en général au moins 3 mois. La dose maximale au long cours est de 2,5 mg/j, parfois 3 mg/j chez les adultes pour des périodes de moins de 3 mois avec une surveillance accrue des effets secondaires. La dose doit être diminuée chez les patients insuffisants rénaux ou hépatiques et les sujets très âgés. Les interactions médicamenteuses doivent être expliquées, notamment avec les antibiotiques de la famille des macrolides dont la prise concomitante avec la colchicine peut entraîner une toxicité grave.

La diarrhée est un effet secondaire habituel de la colchicine, elle est généralement transitoire à l'instauration du traitement ou pendant les 2 à 3 semaines suivant une augmentation de la dose : un fractionnement de la dose journalière peut alors être proposé pendant cette période, ce qui permet le plus souvent d'améliorer l'inconfort digestif. En cas de diarrhée persistance et gênante, la spécialité Colchimax® peut être prescrite ; les dérivés d'opiacés contenus dans cette spécialité permettent de supprimer la diarrhée, mais ajoutent des effets secondaires propres, notamment la somnolence, des nausées, et peut masquer les signes précoces digestifs d'intoxication à la colchicine [5].

L'efficacité du traitement est jugée non seulement sur le nombre et l'intensité des accès inflammatoires, mais également sur la mesure en dehors de tout symptôme de la protéine C réactive (CRP) et/ou de la protéine SAA (sérum amyloïde A) afin de vérifier l'absence d'inflammation subclinique qui exposerait le patient au risque d'amylose secondaire.

En cas de non-réponse ou d'effet secondaire grave (par exemple, une neuromyopathie) à la colchicine, malgré des doses maximales et après avoir vérifié que l'observance est parfaite, des traitements alternatifs peuvent être proposés, mais ceux-ci sont encore mal codifiés. Cette situation se présente chez 3 à 5 % des patients. Les *inhibiteurs de l'interleukine 1β* sont les premiers candidats compte tenu de l'implication de cette interleukine dans la physiopathologie des crises. Cette prescription est hors autorisation de mise sur le marché (AMM) en 2013, et doit donc être faite après concertation avec des centres experts pour cette maladie ou dans le cadre d'études ouvertes afin de recueillir de façon précise des données sur l'efficacité et les effets secondaires notamment à long terme. Les *anti-TNF* (*tumor necrosis factor*) peuvent également être utilisés en traitement alternatif de la colchicine. Leur meilleure efficacité a été montrée chez les malades atteints de FMF ayant une atteinte articulaire prédominante.

Fertilité et grossesse

Fertilité

La fertilité masculine est habituellement normale dans la FMF. Cependant des cas de stérilité primaire ont été décrits, dont une cause potentielle est la survenue d'épisodes récurrents de scrotite et/ou vaginalite. Des cas d'azoospermie ont été observés chez des malades ayant une amylose testiculaire suite à une mauvaise observance ou une non-réponse au traitement de fond par la colchicine et, dans tous les cas, associée à une amylose rénale.

Chez les femmes, la fertilité est également généralement normale. Quelques cas de stérilité primaire ou secondaire ont été décrits, surtout avant l'utilisation de la colchicine. Les causes évoquées sont des adhérences pelviennes ou des anomalies tubaires secondaires aux poussées de péritonite lors des accès inflammatoires ou d'antécédents chirurgicaux, une dysovulation dont le mécanisme est non élucidé en l'absence de dosages hormonaux et d'analyses histologiques.

Grossesse

La grossesse a une influence variable chez les femmes ayant une FMF. Chez certaines patientes, les accès inflammatoires sont moins fréquents, voire inexistants avec parfois un rebond dans les semaines suivant l'accouchement ou pendant l'allaitement. Chez d'autres, les accès deviennent au contraire plus fréquents et/ou plus intenses, incitant à augmenter les doses de colchicine. Chez les patientes ayant une FMF compliquée d'amylose, la grossesse peut aggraver la progression de l'amylose et détériorer la fonction rénale.

La survenue d'un accès inflammatoire pendant la grossesse expose au risque de fausse couche. Ainsi le pourcentage de fausses couches était plus élevé chez les patientes ayant une FMF (20 à 30 %) que dans la population générale (15 %) avant l'utilisation de la colchicine et a considérablement diminué (9 %) depuis l'utilisation de ce traitement. L'association d'une amylose avec syndrome néphrotique expose les femmes au risque d'aggravation de la fonction rénale, d'éclampsie, de complications thrombo-emboliques, notamment des veines rénales, et d'avortement spontané, de retard de croissance intra-utérin ou d'accouchement prématuré. Une surveillance accrue multidisciplinaire est alors indispensable, associée à des mesures telles que repos au lit, supplémentation protéique, prise d'acide acétylsalicylique et adaptation de la dose de colchicine. Par ailleurs a été publié un cas de grossesse menée à terme chez une femme transplantée rénale suite à une amylose compliquant une FMF sous traitement immunosuppresseur et colchicine.

Colchicine et reproduction

La colchicine, par son action inhibitrice du fuseau a potentiellement une action mutagène. Les études chez l'animal montrent que la colchicine est tératogène et embryolétale, mais les doses utilisées sont 25 à 50 fois supérieures à celles utilisées en thérapeutique dans la FMF.

Chez l'homme, une altération de la spermatogenèse sur une petite série de dix-neuf patients en 1986 a été imputée à la colchicine. Cette toxicité n'a pas été confirmée par des études observationnelles sur de larges cohortes. Des tests chez les animaux montrent que l'azoospermie survient pour des doses 30 à 50 fois supérieures à celles utilisées dans la FMF. Des tests in vitro montrent que l'altération fonctionnelle des spermatozoïdes humains (mobilité et pénétration) survient pour des concentrations en colchicine 3 000 fois supérieures à celles obtenues après la prise orale des doses habituellement utilisées dans la FMF. Il a été montré qu'il n'y a pas de modification des concentrations sériques en testostérone, hormone gonadotrope (GH) et hormone lutéinisante (LH) chez des volontaires sains prenant de la colchicine pendant 4 à 6 mois. Enfin, il n'a pas été observé d'augmentation du nombre d'avortements spontanés ou de malformation fœtale au cours de grossesses issues de pères atteints de FMF prenant de la colchicine au moment de la conception.

Un plus grand nombre de cas de trisomie 21 a été observé chez des femmes prenant de la colchicine pour une goutte. L'observation de grandes cohortes de femmes atteintes de FMF traitées par colchicine a montré un nombre de cas de trisomie 21 légèrement supérieur dans cette population, mais la différence n'était pas significative. Le suivi à long terme des enfants (6 à 10 ans) n'a pas montré de retard de croissance ou d'autre anomalie. Le bénéfice de la poursuite de la colchicine chez les femmes ayant une FMF pendant la grossesse étant supérieur au risque, il est donc recommandé de continuer le traitement par la colchicine à la dose antérieure à la grossesse pendant toute la période de la conception et de la grossesse. Il n'y a pas d'indication à réaliser une amniocentèse sur le seul argument de la prise de colchicine en l'absence d'autres indications habituelles de ce geste.

L'allaitement n'est pas contre-indiqué chez les femmes prenant de la colchicine. Le passage du médicament est faible, au maximum 10 % de la dose prise par la mère rapportée au poids du bébé. Le pic de concentration se situe 2 heures après la prise puis diminue progressivement, atteignant la moitié de la concentration 6 heures après la prise. Il est donc recommandé de prendre le médicament en même temps qu'une tétée et de fractionner la dose en deux prises par jour pour les femmes prenant 2 mg ou plus de colchicine par jour.

Conseil génétique

Il n'y a pas d'indication d'interruption médicale de grossesse pour la FMF puisqu'il existe un traitement efficace. Le dépistage génétique prénatal n'est pas recommandé, compte tenu des incertitudes liées à l'interprétation de cet examen en dehors de tout symptôme. De même, il n'est pas pratiqué en France de dépistage systématique de la fratrie s'il n'existe pas de point d'appel clinique [4].

Conclusion

La fièvre méditerranéenne familiale est une maladie qui doit être évoquée devant une clinique associant fièvre et symptômes intercurrents et récidivants, débutant chez l'enfant ou l'adulte jeune, dans des populations à risque. Le caractère inflammatoire doit être confirmé par la présence d'un syndrome inflammatoire biologique au moment des symptômes (dosage de la CRP). L'analyse génétique permet, dans un certain nombre de cas, de confirmer le diagnostic lorsqu'elle montre la présence de deux mutations non ambiguës à l'état homozygote ou hétérozygote composite. Elle est d'interprétation plus difficile en cas de mutation hétérozygote simple ou absence de mutation et doit être confrontée dans tous les cas à la clinique. La colchicine est le traitement au long cours de référence, ayant montré son efficacité à la fois dans la prévention des accès inflammatoires, mais aussi sur la survenue de l'amylose secondaire. La non-réponse vraie à la colchicine est rare ; des traitements alternatifs dont l'utilisation reste cependant mal codifiée peuvent être proposés, les premiers candidats étant les médicaments inhibant l'interleukine 1.

Bibliographie

1. Aksu K, Keser G. Coexistence of vasculitides with familial Mediterranean fever. Rheumatol Int, 2011, *31* : 1263-1274.
2. Hesker PR, Nguyen M, Kovarova M et al. Genetic loss of murine pyrin, the familial Mediterranean fever protein, increases interleukin-1β levels. PLoS One, 2012, *7* : e51105.
3. Mor A, Gal R, Livneh A. Abdominal and digestive system associations of familial Mediterranean fever. Am J Gastroenterol, 2003, *98* : 2594-2604.
4. Stankovic K, Hentgen V, Grateau G. [Auto-inflammatory syndromes and pregnancy.] Presse Méd, 2008, *37* : 1676-1682.
5. Terkeltaub RA. Colchicine update : 2008. Semin Arthritis Rheum, 2009, *38* : 411-419.

Toute référence à cet article doit porter la mention : Stankovic Stojanovic K, Georgin-Lavialle S, Grateau G. Maladie périodique. *In* : L Guillevin, L Mouthon, H Lévesque. Traité de médecine, 5ᵉ éd. Paris, TdM Éditions, 2018-S03-P01-C36 : 1-5.

Chapitre S03-P01-C37
Amyloses

GILLES GRATEAU, SOPHIE GEORGIN-LAVIALLE
ET KATIA STANKOVIC STOJANOVIC

Les amyloses sont définies par le dépôt extracellulaire d'une substance ayant en commun des affinités tinctoriales, un aspect fibrillaire en microscopie électronique, et une conformation spatiale dite β-plissée. Naguère maladies de surcharge, les amyloses sont devenues des maladies des protéines mal repliées, secondairement agrégées dans les tissus. Les dépôts d'amylose n'ont pas tous de conséquence pathologique. On peut ainsi distinguer la maladie amyloïde (*amyloidosis* en anglais) de l'agrégat amyloïde (*amyloid* en anglais), qu'il existe in vivo ou in vitro. Seules les amyloses-maladies seront développées dans ce chapitre [3, 4].

Caractéristiques de la substance amyloïde

Microscopie optique

En microscopie optique, l'amylose se présente comme une substance extracellulaire homogène et amorphe, se colorant en rose par l'hématoxyline-éosine-safran, colorant de première intention en routine. Des colorations supplémentaires sont nécessaires pour établir le diagnostic d'amylose (*voir* plus loin).

Microscopie électronique

Les dépôts amyloïdes se présentent en microscopie électronique comme de fines fibrilles linéaires, rigides, sans embranchements. Les fibrilles mesurent environ 10 nm de diamètre, leur longueur est variable ; elles sont disposées au hasard au contact des cellules.

Étude biophysique

La diffraction aux rayons X a montré que les fibrilles sont formées de chaînes polypeptidiques antiparallèles disposées selon une conformation en feuillets β-plissés perpendiculaires au grand axe de la fibrille (structure *cross-β* des auteurs anglais) observable ex vivo et in situ. Cette conformation est probablement en partie responsable de la résistance au processus de dégradation protéique, expliquant la persistance des dépôts amyloïdes dans les tissus.

Structure biochimique

La substance amyloïde est toujours constituée de deux groupes de molécules :
– des composants communs, principalement le composant amyloïde P, les protéoglycanes, l'apolipoprotéine E et, plus accessoirement, des inhibiteurs de protéase et d'autres molécules de la matrice extracellulaire, qui représentent 15 à 20 % de la substance ;
– une protéine spécifique d'un type d'amylose à la base de l'élaboration d'une classification biochimique de la maladie.

Composants communs

Composant amyloïde P

Le composant P est trouvé dans tous les types d'amyloses. Il s'agit d'une glycoprotéine qui appartient, avec la protéine C réactive (CRP), à une famille de protéines pentamériques (les pentraxines). Le composant P des dépôts d'amylose provient du sérum où il circule à l'état normal et porte le nom de *serum amyloid P component* (SAP). Il existe aussi dans les membranes basales glomérulaires et dans les microfibrilles des fibres élastiques.

Protéoglycanes

Les protéoglycanes représentent, avec le composant P, la partie glucidique de la substance amyloïde. Le glycosaminoglycane proprement dit est un polysaccharide linéaire (de masse moléculaire 60 à 70 kDa), formé d'une répétition d'un disaccharide caractéristique d'un glycosaminoglycane donné. Les disaccharides sont en partie sulfoconjugués. Ce polysaccharide est relié par un tétrasaccharide fixe à un noyau protéique par une sérine. L'ensemble est appelé protéoglycane. Ces protéoglycanes – essentiellement l'héparane sulfate ou perlécane, le chondroïtine sulfate et le dermatane sulfate – sont des composants majeurs de la matrice extracellulaire.

Protéines amyloïdes

La classification et la nomenclature des amyloses présentées ici ont été actualisées en 2010. Elles sont fondées sur la nature des protéines amyloïdes décrites dans le tableau S03-P01-C37-I [10].

Amylose AL

La protéine amyloïde est ici constituée d'une chaîne légère d'immunoglobuline κ ou λ dans son intégralité ou sous une forme tronquée formée au minimum d'une partie du segment VL. La masse moléculaire de la protéine déposée varie ainsi de 4 à 23 kDa. On appelle ainsi cette variété amylose AL (*amyloid light chain*) ou amylose immunoglobulinique.

Amylose AH

C'est une forme exceptionnelle formée des fragments de chaînes lourdes d'où le nom d'amylose AH (*amyloid heavy chain*). Cela rapproche l'amylose des dépôts fibrillaires d'immunoglobulines non amyloïdes qui peuvent être formés de chaînes légères et/ou lourdes.

Amylose AA

La protéine qui forme l'amylose compliquant un état inflammatoire chronique a été appelée protéine AA (pour *amyloid associated*) et cette variété d'amylose : amylose AA ou amylose inflammatoire. La protéine AA a un poids moléculaire d'environ 8 000 Da, elle est constituée majoritairement d'un fragment de 76 acides aminés. Elle dérive d'une protéine plasmatique, la protéine SAA (*serum amyloid associated*) ou apolipoprotéine SAA (Apo SAA car elle circule liée à des lipoprotéines de haute densité) qui possède 104 acides aminés. Chez l'homme, la famille des protéines SAA comprend de nombreuses isoformes, les deux principales étant SAA1 et SAA2. La SAA est une protéine de la phase aiguë de l'inflammation dont la cinétique est proche de la protéine C réactive (CRP).

Amylose $A\beta_2$-M

Cette forme d'amylose affecte les malades traités par dialyse chronique. Les fibrilles amyloïdes sont formées de β_2-microglobuline dans son intégralité.

Tableau S03-P01-C37-I Nomenclature et classification actuelle des amyloses.

Protéine amyloïde	Précurseur	Généralisée (G) ou localisée (L)	Amylose
AL	Chaîne légère d'Ig (κ, λ)	G	Primaire, associée au myélome ou à la maladie de Waldenström
		L	Voies aérodigestives supérieures, appareil urinaire, os, tube digestif
AH	Chaîne lourde d'IgG (γ)	G, L	(Primaire) ou associée au myélome
ATTR	Transthyrétine mutée	G	Familiale
	Transthyrétine normale	G	Sénile
		L	Tendons
AA	ApoSAA	G	Réactionnelle (secondaire) à inflammation chronique
AApo AI	ApoA1	G	Familiale
		L	Aorte, ménisque
AApo AII	ApoAII	G	Familiale
		G ?	Sporadique rénale
AApo AIV	ApoAIV	L	Sénile
		L	Médullaire rénale
AApo CII	ApoCII	G	Familiale
AApo CIII	ApoCIII	G	Familiale
AGel	Gelsoline	G	Familiale (finlandaise)
AFib	Chaîne α du fibrinogène	G	Familiale
ALys	Lysozyme	G	Familiale
ALect2	*Leucocyte chemotactic factor 2*	G	Rénale
Aβ2M	β$_2$-Microglobuline	G	Associée à l'insuffisance rénale chronique terminale
			Familiale
ACys	Cystatine C	G	Hémorragie cérébrale familiale
Aβ	Précurseur de la protéine β (βPP)	L	Maladie d'Alzheimer, angiopathie amyloïde cérébrale
ABri[1]	ABriPP	L	Démence familiale, britannique
ADan	ADanPP	L	Démence familiale, danoise
APrP	Précurseur de la protéine prion	L	Maladies à prion
ACal	Procalcitonine	L	Associée au cancer médullaire de la thyroïde
AIAPP	Polypeptide amyloïde des îlots	L	Îlots de Langerhans du diabète de type 2, insulinome
AANF	Facteur atrial natriurétique	L	Amylose auriculaire isolée
APro	Prolactine	L	Hypophyse sénile, prolactinome
AMed	Lactadhérine	L	Média artérielle aorte sénile
AIns	Insuline		Iatrogénique
AKer	Kérato-épithéline		Dystrophies cornéennes familiales
ALac	Lactoferrine		Cornée
AOaap	*Odontogenic ameloblast associated protein*		Tumeur odontogène
ASemI	Séménogline I		Vésicule séminale

(1) ABriPP et ADanPP proviennent du même gène.

Amylose ATTR

Les amyloses dont la protéine amyloïde est formée de transthyrétine (TTR) incluent l'une des variétés d'amylose sénile (terme imprécis car il existe d'autres formes d'amylose associées au vieillissement et il convient de parler d'amylose ATTR sénile pour éviter les méprises) et le principal type d'amyloses héréditaires autosomiques dominantes.

La transthyrétine, appelée naguère pré-albumine, est une protéine plasmatique homotétramérique synthétisée essentiellement par le foie, mais aussi par les plexus choroïdes et la rétine. Chaque monomère est constitué de 127 acides aminés et a une masse moléculaire de 14 kDa. La concentration sérique moyenne de TTR est de 300 mg/l.

Amylose AGel

Dans l'amylose finnoise, la protéine amyloïde est la gelsoline.

Amylose AApo AI

L'apolipoprotéine AI (Apo AI), la protéine majeure des lipoprotéines de haute densité, est impliquée dans diverses formes cliniques d'amyloses héréditaires, dans une variété d'amylose sporadique située au contact des plaques d'athérosclérose, et au sein des disques intervertébraux. La synthèse de l'Apo AI est hépatique et intestinale.

Amylose AApo AII

L'apolipoprotéine AII (Apo AII) est impliquée dans une variété exceptionnelle d'amylose héréditaire à localisation rénale.

Amylose AApo AIV

L'apolipoprotéine AIV (Apo AIV) a été récemment reconnue comme un constituant de certains dépôts amyloïdes artériels, en association à la transthyrétine, et de dépôts rénaux localisés à la médullaire.

Amylose AApo CII et AApo CIII

Les apolipoprotéines CII et CIII ont été récemment impliquées dans les formes d'amylose familiale.

Amylose AFib

L'une des trois chaînes du fibrinogène, la chaîne α, est associée à des formes essentiellement rénales d'amyloses héréditaires. Elle est synthétisée exclusivement par le foie.

Amylose ALys

Dans quelques familles atteintes d'amylose rénale et ou digestive, la protéine impliquée est le lysozyme.

Amylose ALect2

Une protéine de fonction inconnue, le *leucocyte chemotactic factor 2*, a été caractérisée à partir de dépôts amyloïdes rénaux.

Les autres protéines amyloïdes ne sont pas associées à des manifestations cliniques multisystémiques, mais forment des dépôts localisés à un organe (*voir* Tableau S03-P01-C37-I).

Pathogénie

La compréhension des mécanismes de l'amylose a progressé grâce à l'utilisation de nouvelles techniques d'étude in vitro et de divers modèles animaux.

Anomalies des protéines amyloïdes

Les protéines amyloïdes proviennent d'un précurseur qui est l'objet d'altérations pathologiques, génétiques ou acquises dans un contexte clinique spécifique. Ce précurseur est circulant dans le plasma dans les formes généralisées d'amylose, dans les formes localisées, il est produit in situ.

Modifications quantitatives

Il existe le plus souvent une augmentation de la disponibilité du précurseur de la protéine amyloïde qui est un facteur essentiel de la formation des dépôts. Cela est particulièrement démonstratif pour la β_2-microglobuline qui est normalement éliminée par le rein. En situation d'insuffisance rénale chronique terminale, la concentration sérique de la β_2-microglobuline atteint 20 à 50 mg/l (normale : 1,5 à 3 mg/l). Les états inflammatoires chroniques s'accompagnent de façon intermittente ou permanente d'une réaction inflammatoire reflétée par l'élévation de la concentration sérique de SAA.

Dans l'amylose AL, il existe, dans 90 % des cas, des chaînes légères d'immunoglobulines circulantes dans le sang ou dans l'urine détectables par les techniques habituelles d'immunofixation. L'adjonction du dosage des chaînes légères libres d'immunoglobulines dans le sang a permis d'augmenter la détection d'un composant monoclonal, mais aussi et surtout sa quantification en routine avec des implications diagnostiques et pronostiques.

Polymorphismes

L'amylogénicité des chaînes légères est variable suivant leur structure primaire. Ainsi les chaînes λ sont-elles plus amylogènes que les chaînes κ (ratio : 3/1). Il y a une représentation prédominante de certains gènes codant la partie variable des chaînes λ par rapport au répertoire exprimé par les plasmocytes médullaires normaux. En outre, il existe une association préférentielle entre certains gènes et la nature de l'organe atteint de façon prédominante. Ainsi, les chaînes légères dont la région variable est dérivée d'un réarrangement du gène *IGVL6-57* sont plus fréquemment trouvées en présence d'une atteinte rénale prédominante ou exclusive.

Comme chez l'animal, certains variants de la protéine SAA semblent, chez l'homme, particulièrement amylogènes. L'analyse des protéines AA extraites des dépôts d'amylose de malades atteints d'amylose AA de causes diverses a montré la présence exclusive ou prédominante de protéines AA dérivées de SAA1 par rapport à SAA2.

Mutations

Les mutations sont la source de plusieurs types d'altérations, qui peuvent s'associer pour une même protéine : changement de conformation pour la transthyrétine, augmentation du catabolisme pour l'apolipoprotéine AI Iowa.

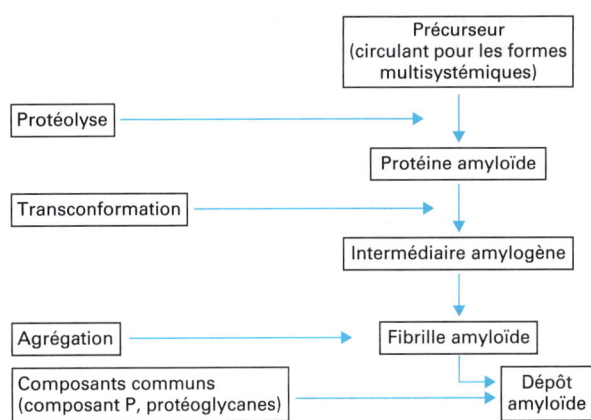

Figure S03-P01-C37-1 Amylogenèse. Le précurseur protéique est l'objet de modifications quantitatives ou qualitatives dans un contexte pathologique variable (prolifération cellulaire, inflammation chronique, vieillissement) et change de conformation spatiale. Certains composés, de conformation intermédiaire entre la protéine native et la forme dénaturée, ont une structure instable. Il en résulte une capacité à l'auto-agrégation de cette protéine. L'agrégat ainsi formé se dépose dans les tissus en se fixant aux composants communs.

Amylogenèse

L'objet de la fibrillogenèse in vitro est de mieux comprendre les mécanismes de formation des fibrilles à partir des protéines amyloïdes naturelles, mais aussi à partir de protéines ou de polypeptides synthétiques n'ayant aucune amylogénicité connue in vivo. On peut ainsi étudier les aspects thermodynamiques et cinétiques du repliement et de l'agrégation des protéines, mais dans des conditions expérimentales le plus souvent très éloignées des conditions physiologiques.

L'hypothèse qui prévaut actuellement est celle d'une relative instabilité des chaînes polypeptidiques amylogènes. Pour ces polypeptides, il existe plusieurs conformations spatiales possibles entre la protéine native et sa forme dénaturée. L'un de ces intermédiaires, appelé intermédiaire amylogène, aurait des capacités d'auto-agrégation et serait le point de départ du phénomène de fibrillogenèse (Figure S03-P01-C37-1).

L'expérimentation in vitro ne renseigne que sur les modifications de la protéine amyloïde isolée, dans des conditions artificielles. Elle ne permet pas d'apprécier le rôle des autres intervenants moléculaires et cellulaires qui ne peuvent être étudiés que grâce à des modèles cellulaires ou animaux. Ceux-ci ont permis d'établir le rôle majeur des composants communs, principalement du composant amyloïde P et des protéoglycanes.

Certaines expériences sur des modèles animaux sont compatibles avec la transmissibilité de certaines formes d'amylose (AA et ApoAII de la souris) selon une modalité de type prion.

Manifestations cliniques

L'infiltration amyloïde des différents tissus et organes est responsable d'une altération de leur fonctionnement par des mécanismes qui restent incomplètement élucidés. Il n'existe pas de relation directe entre la quantité des dépôts et la toxicité. Cela suggère que les dépôts ont des mécanismes lésionnels spécifiques pour chaque organe (cœur, nerf, rein, par exemple) ou que les lésions sont en partie indépendantes des dépôts amyloïdes et liées à d'autres mécanismes comme une action toxique directe des protéines amyloïdes ou de leur précurseur.

Indépendamment du type de l'amylose, les principales manifestations cliniques s'observent en cas d'atteinte amyloïde du rein, du cœur, du tube digestif, du foie et de la rate, et du système nerveux périphérique. Mais n'importe quel viscère peut être touché, expliquant les manifestations cliniques extrêmement polymorphes de l'amylose qui apparaît comme une « grande simulatrice » [4].

Amylose rénale

Le rein est l'organe cible préférentiel au cours des amyloses multisystémiques. Elle se rencontre dans 90 % des cas d'amylose AA, dans 50 % des cas d'amylose AL.

La néphropathie comporte typiquement quatre phases. Lors de la phase préclinique, les dépôts, souvent vasculaires, sont présents alors qu'il n'y a pas de signes cliniques. Puis apparaît une protéinurie non sélective, accompagnée d'une hématurie microscopique dans 5 à 10 % des cas, en rapport avec l'atteinte glomérulaire qui est la plus caractéristique et la plus fréquente. Le plus souvent, la protéinurie augmente et s'installe un syndrome néphrotique. L'évolution se fait ensuite vers l'insuffisance rénale dans des délais variables selon le type d'amylose. Le syndrome néphrotique peut persister alors que l'insuffisance rénale est avancée. La thrombose des veines rénales est une complication classique mais rare. L'insuffisance rénale aiguë, qui peut être révélatrice, est souvent précipitée par un facteur déclenchant, notamment une hypovolémie.

Amylose cardiaque

C'est la cause la plus fréquente de mort des malades atteints d'amylose AL et l'une des localisations des amyloses de la transthyrétine, aussi bien dans les formes héréditaires que séniles.

L'amylose siège essentiellement entre les fibres myocardiques, dans le tissu de conduction (nœuds sino-auriculaire et auriculoventriculaire, branches du faisceau de His).

L'insuffisance cardiaque est la principale manifestation de l'atteinte cardiaque de l'amylose. L'asthénie est souvent le premier symptôme et peut précéder la dyspnée de plusieurs mois. L'évolution se fait vers l'insuffisance cardiaque globale avec adiastolie. Les troubles de conduction comportent des blocs de branche et surtout des blocs auriculo-ventriculaires. Des troubles du rythme ventriculaire et supraventriculaire sont présents chez près d'un tiers des malades. Les autres signes cardiaques sont beaucoup moins fréquents : l'angor est rare et la coronarographie pratiquement toujours normale, les embolies artérielles sont exceptionnelles. Une claudication intermittente des membres et surtout de la mâchoire est décrite dans l'amylose, essentiellement de type AL et peut simuler une maladie de Horton, d'autant qu'il peut exister des douleurs des ceintures. Un épanchement péricardique silencieux est fréquemment découvert à l'échographie, mais les conséquences cliniques, tamponnade et constriction, en sont exceptionnelles.

La radiographie du thorax montre le plus souvent un cœur de taille normale, comme cela est habituellement le cas dans les cardiomyopathies restrictives. Une cardiomégalie peut s'observer en cas de dilatation cavitaire prédominante. L'électrocardiogramme révèle un microvoltage caractéristique dans 70 % des cas (pour l'amylose AL), des aspects de pseudo-nécrose avec des ondes R absentes ou de faible amplitude dans le précordium droit, une déviation à gauche de l'axe de QRS, moins souvent des ondes Q en D2-D3-VF, des troubles du rythme variés. L'atteinte du nœud sinusal peut simuler les caractéristiques cliniques et électriques de la maladie du sinus ; l'association du microvoltage à des ondes Q de pseudo-nécrose est observée dans plus d'un tiers des cas et est très évocatrice du diagnostic d'amylose. Les marqueurs biochimiques, troponine et BNP (*brain natriuretic peptide*) et ses dérivés, sont utiles au diagnostic et surtout au pronostic.

C'est sur l'échocardiographie-Doppler que repose l'essentiel du diagnostic d'amylose cardiaque, dont le signe le plus caractéristique est l'aspect hyperéchogène, « granité et brillant », du myocarde. Cet aspect est très évocateur s'il est diffus, intéressant toutes les parois du ventricule gauche. Les autres signes sont ceux d'une cardiomyopathie restrictive : hypertrophie sans dilatation des ventricules qui sont peu contractiles. L'hypertrophie prédomine sur le septum interventriculaire et la paroi postérieure du ventricule gauche. Une hypertrophie de l'oreillette gauche y est généralement associée. L'examen Doppler apporte des informations diagnostiques supplémentaires sur l'altération du fonctionnement diastolique du ventricule gauche.

L'IRM montre un rehaussement tardif sous-endocardique diffus qui permet de distinguer l'amylose des autres variétés de cardiopathie hypertrophique. Son intérêt diagnostique par rapport à l'échographie n'est pas établi.

Le traitement médicamenteux de la cardiopathie est ici particulièrement limité. Les diurétiques restent utiles en cas de surcharge hydrosodée, mais les autres médicaments de l'insuffisance cardiaque comportent tous des risques importants d'effet secondaires ou d'intolérance. En cas de troubles de la conduction, la pose d'un stimulateur permanent est indiquée.

Amylose respiratoire

Il faut distinguer, comme principales formes cliniques, l'amylose du haut appareil respiratoire, l'amylose trachéobronchique et les amyloses parenchymateuses.

L'amylose du haut appareil respiratoire touche essentiellement le larynx. L'amylose trachéobronchique se présente le plus souvent sous forme de plaques sous-muqueuses multifocales. La tomodensitométrie peut montrer un épaississement de la paroi trachéale et bronchique, avec parfois des calcifications. La forme pulmonaire nodulaire est généralement isolée, silencieuse et pose le problème d'une opacité parenchymateuse isolée.

Les dépôts amyloïdes interstitiels diffus pulmonaires peuvent conduire à l'insuffisance respiratoire.

Beaucoup plus rarement on observe des adénopathies hilaires et médiastinales parfois calcifiées, une atteinte pleurale, diaphragmatique.

Amylose hépatique

L'amylose hépatique se manifeste en général par une hépatomégalie et une augmentation modérée de la phosphatasémie alcaline. L'imagerie hépatique révèle une infiltration non spécifique du foie. L'hypertension portale, une cholestase majeure et l'insuffisance hépatocellulaire sont rarement rapportées, de même que la rupture spontanée du foie.

Amylose splénique

L'amylose splénique est très fréquente sur le plan histologique ; en revanche, une splénomégalie palpable n'est observée que dans un tiers des cas. Elle est presque toujours associée à une hépatomégalie. Sa taille est variable, elle ne dépasse souvent que modérément le rebord costal. D'exceptionnelles observations de rupture spontanée de rate ont été décrites. L'hyposplénisme s'observe en cas d'amylose AL.

Amylose du tube digestif

Les différents segments du tube digestif peuvent être infiltrés par l'amylose. La macroglossie s'observe quasi exclusivement au cours de l'amylose AL. L'amylose touche souvent les glandes salivaires, à l'origine d'un syndrome sec, plus rarement d'une hypertrophie des glandes. La fréquence de l'atteinte des glandes salivaires accessoires labiales en fait un site de choix pour les prélèvements diagnostiques, y compris en l'absence de syndrome sec clinique.

L'atteinte œsophagienne se manifeste par une dysphagie due à la neuropathie végétative et peut simuler un cancer œsophagien lorsqu'il existe des signes généraux associés. L'infiltration amyloïde de l'estomac peut provoquer des douleurs abdominales épigastriques, des vomissements et des hémorragies.

L'infiltration du grêle et du côlon provoque des troubles du transit à type de diarrhée, une malabsorption, des hémorragies, ulcérations, perforations ou nécroses ischémiques, une pseudo-obstruction.

Amylose du système nerveux périphérique

La neuropathie amyloïde s'observe quasi exclusivement dans l'amylose AL et certaines amyloses héréditaires. D'apparition progressive, elle débute en général aux membres inférieurs par des symptômes sensitifs : paresthésies, engourdissement, parfois douleurs à type de brûlures. L'examen objective une atteinte sensitive particulière par le fait qu'elle touche essentiellement la sensibilité douloureuse et thermique et moins la sensibilité tactile, surtout pour les formes héréditaires. La neuropathie est le plus souvent symétrique, mais le caractère parfois radiculaire des douleurs peut conduire à tort au diagnostic de canal lombaire étroit. L'atteinte du système nerveux autonome est fréquente et grave, responsable de troubles digestifs, mais aussi de troubles sexuels avec impuissance, d'une parésie vésicale et d'une hypotension artérielle orthostatique. Le syndrome du canal carpien, lié à une compression du nerf médian par les dépôts amyloïdes, s'observe dans les amyloses AL, ATTR et $A\beta_2$-M. La décompression chirurgicale entraîne la disparition des symptômes et permet le diagnostic par l'examen histologique qui doit être systématique.

Amylose cutanée

La peau est l'un des principaux organes cibles de certaines variétés d'amylose, essentiellement de l'amylose AL.

Les lésions cutanées de l'amylose AL sont très diverses et siègent surtout sur la face et le tronc et les racines des membres. Il peut s'agir de pétéchie, d'un purpura, de papule, de nodule, de tumeur, de plaque, de bulle ou d'aspect sclérodermiforme. Ces lésions existent seules ou en association. La plus fréquente est le purpura qui survient spontanément ou à la suite d'un traumatisme minime ou d'une hyperpression veineuse, en particulier aux paupières. Les papules sont également caractéristiques, de nombre et de taille variables, leur surface est lisse, leur couleur jaune-orange (homme orange de Goujerot) ou rose. Certaines formes cutanées nodulaires d'amylose AL sont isolées (amyloïdome), limitées à la peau ; le clone plasmocytaire est ici purement local.

Il existe une autre grande variété d'amylose limitée à peau : le lichen amyloïde où les lésions sont papuleuses, coalescentes, donnant une éruption lichénoïde et très prurigineuse. Il siège essentiellement sur la face d'extension des jambes et des cuisses

Amylose osseuse et articulaire

Les atteintes osseuses et articulaires cliniques ne sont observées quasiment que dans les amyloses AL, $A\beta_2$-M et ATTR. L'atteinte articulaire peut être mono-articulaire, en particulier limitée au genou, mais le plus souvent l'évolution se fait vers une polyarthropathie bilatérale et symétrique, accompagnée de raideur et d'asthénie. Elle touche essentiellement les genoux, les poignets, les épaules et les mains avec une atteinte préférentielle des métacarpophalangiennes et interphalangiennes proximales. Aux épaules, elle réalise, du fait des dépôts para-articulaires, un aspect « en épaulette » avec hypertrophie visible de l'articulation. L'amylose osseuse peut se manifester par des fractures des os longs, des tassements vertébraux et des signes compressifs.

Amylose et troubles de la coagulation

Les manifestations hémorragiques au cours de l'amylose sont observées chez 15 à 50 % des malades atteints d'amylose, liées à l'infiltration constante des vaisseaux par l'amylose et à divers désordres acquis de la coagulation. Le plus fréquent est le déficit acquis en facteur X, spécifique de l'amylose AL. D'autres anomalies sont observées : allongement du temps de thrombine, hypoprothrombinémie par atteinte hépatique, fibrinolyse de mécanisme divers, anomalie acquise du facteur Willebrand.

Glandes endocrines

Le goitre amyloïde est rare et l'hypothyroïdie exceptionnelle. L'insuffisance surrénale est rarement reconnue cliniquement, mais un déficit en cortisol est souvent mis en évidence par les tests fonctionnels systématiques.

Amylose oculaire

L'amylose peut intéresser presque toutes les tuniques de l'œil. La peau, la conjonctive, l'orbite et les glandes lacrymales appartiennent essentiellement à l'amylose AL. Les formes conjonctivales sont souvent localisées, qu'elles soient de la variété AL ou secondaires à une inflammation locale. Le vitré peut être massivement infiltré par l'amylose ATTR. L'atteinte cornéenne est sporadique, secondaire à une inflammation chronique ou héréditaire au sein du vaste groupe des dystrophies cornéennes héréditaires.

Amyloses localisées et amyloïdomes

Les dépôts d'amylose sont parfois localisés à un organe. Dans certains cas, leur aspect est pseudo-tumoral, et l'on parle alors d'amyloïdome. Les principales localisations sont, outre la peau, les voies aérodigestives supérieures, les voies urinaires : urètre, vessie, uretère, le tube digestif, l'os. La plupart de ces amyloses sont de type AL et résultent d'une prolifération plasmocytaire locale.

Diagnostic

Le diagnostic d'amylose comprend deux étapes : la mise en évidence de l'amylose et sa caractérisation (ou typage) biochimique et la détermination de son extension, toutes indispensables avant de proposer un traitement adapté.

Site de biopsie

Rarement, l'organe atteint est facilement accessible à une biopsie, c'est le cas essentiellement des lésions cutanées. Il faut néanmoins s'efforcer de proposer le geste diagnostique le moins agressif possible. Cette stratégie est sous-tendue par la présence fréquente de dépôts d'amylose silencieux dans des tissus facilement accessibles à trois techniques : la biopsie rectale, l'aspiration de graisse sous-cutanée abdominale et la biopsie de glandes salivaires accessoires.

Les résultats obtenus avec ces trois techniques sont proches. Lorsque ces trois techniques simples ne font pas la preuve de l'amylose, un prélèvement direct de l'organe atteint doit être effectué. La biopsie rénale est très rarement négative et sans complication particulière. Des complications hémorragiques graves, voire mortelles, ont été anciennement décrites avec la biopsie hépatique et ce geste n'est pas recommandé par voie transthoracique. La biopsie de nerf périphérique est un geste douloureux et de sensibilité variable. La biopsie endomyocardique est un examen à réserver aux formes cardiaques pures. Des dépôts amyloïdes sont révélés sur la biopsie médullaire dans 50 % des cas d'amylose AL.

Rouge Congo

Les dépôts amyloïdes peuvent être révélés avec une coloration standard telle que l'hématoxyline-éosine-safran qui offre un aspect éosinophile pâle et monomorphe. Cependant cette coloration ne suffit pas pour porter le diagnostic d'amylose qui repose sur le rouge Congo, étalon or des colorants pour le diagnostic d'amylose. Cette technique peut être mise en œuvre par l'anatomopathologiste en fonction de l'aspect des colorations standard, mais doit surtout être demandée par le clini-

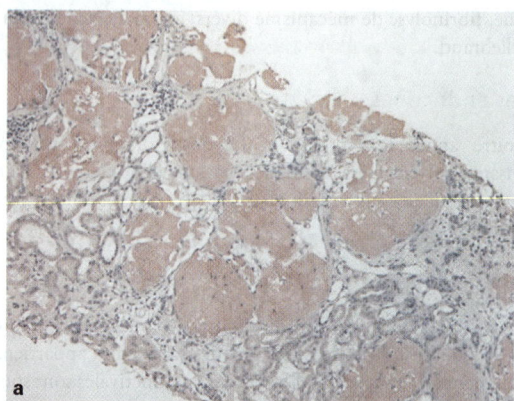
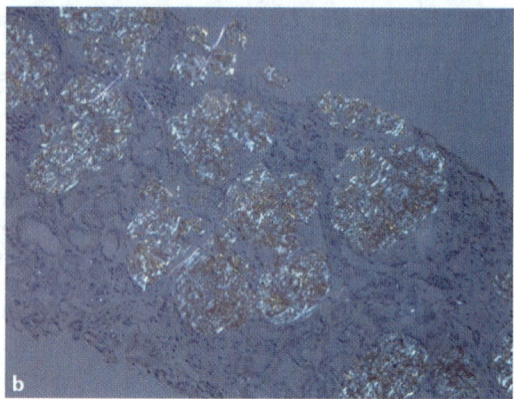

Figure S03-P01-C37-2 Coloration au rouge Congo. **a)** Amylose glomérulaire. **b)** Amylose glomérulaire. Examen en lumière polarisée. Dichroïsme jaune-vert caractéristique des dépôts amyloïdes. (Remerciement au Docteur David Buob, hôpital Tenon, Paris.)

cien lors de la réalisation de la biopsie avec suspicion clinique d'amylose. Après coloration par le rouge Congo, l'amylose donne une biréfringence et un dichroïsme « pomme-vert » ou « jaune-vert » en lumière polarisée (Figure S03-P01-C37-2a et b). Cette technique est très spécifique, mais manque de sensibilité pour détecter de petits dépôts. La thioflavine T, en fluorescence, marque l'amylose avec une excellente sensibilité mais manque de spécificité.

Diagnostic de variété

Établir le type (ou variété) de l'amylose est un point crucial, car le pronostic et le traitement actuel des amyloses multisystémiques en dépendent directement. Ce typage requiert une stratégie ordonnée de collecte d'arguments cliniques, biochimiques, histologiques et immunohistochimiques, et génétiques.

Le type de l'amylose est souvent hautement probable en présence d'une combinaison d'arguments

De fait, l'amylose AL qui comporte la plus grande variété de détermination organique et tissulaire, doit être évoquée lorsqu'une combinaison des organes ou fonctions suivants sont atteints : cœur, peau, nerf périphérique avec composante végétative, nerf médian au canal carpien, langue avec macroglossie, articulations, déficit en facteur X. En présence de ces signes, la valeur ajoutée d'un composant monoclonal rend le diagnostic d'amylose AL presque certain. La quasi-totalité des malades avec amylose AL ont une chaîne légère d'immunoglobuline (Ig) détectable dans le sang ou l'urine par immunofixation ou une élévation d'une chaîne légère libre dans le sérum. L'association de ces

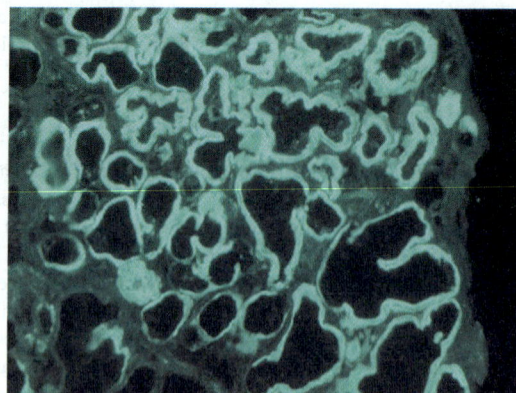

Figure S03-P01-C37-3 Biopsie de glandes salivaires accessoires. Examen en immunofluorescence sur fragment congelé. Forte réaction des anticorps antichaîne légère λ. (Remerciement au Docteur David Buob, hôpital Tenon, Paris.)

deux techniques est recommandée pour accroître la sensibilité de la détection à près de 100 %.

Le diagnostic est confirmé par l'immunohistochimie qui devrait au mieux comprendre la fixation sur les dépôts d'amylose des anticorps antichaîne légère d'immunoglobuline κ et λ, antiprotéine AA et anti-TTR. La fixation des anticorps antichaîne légère d'immunoglobuline κ et λ s'étudie en immunofluorescence sur un fragment congelé pour conférer à la technique le plus haut degré de fiabilité. Le diagnostic d'amylose AL requiert la réaction élective des dépôts amyloïdes avec un anticorps dirigé contre une des chaînes légères d'immunoglobulines, et l'absence de fixation avec l'anticorps dirigé contre l'autre chaîne (Figure S03-P01-C37-3). Cette étape reste délicate et de sensibilité et spécificité imparfaites.

L'existence d'une maladie inflammatoire chronique amyloïdogène est un élément crucial pour le diagnostic d'amylose AA. Le plus souvent, c'est une maladie inflammatoire chronique connue qui évolue depuis de longues années avec un syndrome inflammatoire prolongé mesuré avec la concentration sanguine de la protéine C réactive (CRP) ou de la SAA. L'étude du fragment en immunoperoxydase, qui peut être pratiquée sur des tissus fixés, montre la fixation élective des anticorps antiprotéine AA (Figure S03-P01-C37-4).

Une histoire de maladie familiale avec un mode de transmission de type dominant doit être recherchée par l'interrogatoire chez tous les malades atteints d'amylose, en particulier s'ils ont une neuropathie périphérique, qui s'inscrit le plus souvent dans une amylose de la

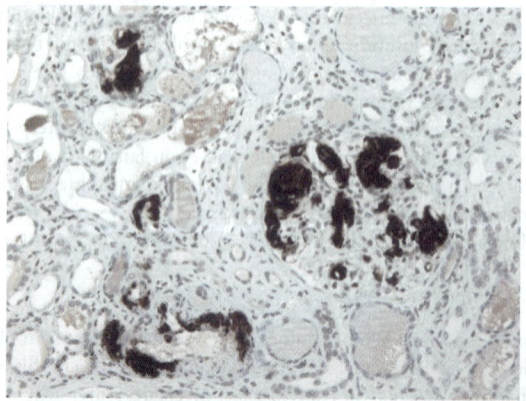

Figure S03-P01-C37-4 Amylose rénale. Examen en immunoperoxydase sur fragment déparaffiné. Forte expression de la protéine AA sur les dépôts. (Remerciement au Docteur David Buob, hôpital Tenon, Paris.)

transthyrétine. L'étude du fragment en immunoperoxydase montre ici la fixation élective des anticorps anti-TTR. Une forme génétique doit aussi être évoquée en présence d'atteinte rénale, cardiaque, hépatique, cutanée ou oculaire, impliquant une autre protéine amyloïde que la transthyrétine.

Le diagnostic de variété peut être plus difficile

La difficulté diagnostique peut provenir de plusieurs éléments :
– les organes atteints sont compatibles avec plusieurs types d'amyloses : par exemple l'association d'une cardiopathie et d'une neuropathie périphérique sont compatibles avec une amylose AL et une amylose génétique de la transthyrétine ;
– le contexte clinique est mixte : par exemple l'association d'une maladie inflammatoire et d'un composant monoclonal ;
– l'immunohistochimie est indéterminée ou en contradiction avec les arguments cliniques.

Il faut alors reconsidérer le diagnostic, faire appel à un laboratoire d'immunohistochimie expert et envisager des formes génétiques plus rares [6]. Les techniques de la protéomique ont été appliquées aux protéines amyloïdes. Ces procédures très élaborées ne sont accessibles que dans quelques laboratoires et ne sont pas du domaine du diagnostic de routine [7].

Inventaire d'extension

L'examen clinique reste l'élément clef de cet inventaire, à la recherche des différents signes cliniques suggérant une atteinte d'organe. Des examens complémentaires simples peuvent être proposés systématiquement, d'autres sont à discuter en fonction du contexte clinique (Tableau S03-P01-C37-II).

Une fois le diagnostic d'amylose porté, il est habituellement inutile de faire des biopsies de chaque organe suspecté d'être atteint. Seuls des cas particuliers justifient une biopsie.

Tableau S03-P01-C37-II Inventaire d'extension de l'amylose.

	Examens systématiques	Examens optionnels
Rein	Protéinurie Créatininémie Échographie	
Cœur	Électrocardiogramme Radiographie thoracique Échographie cardiaque BNP (ou NT-pro-BNP), troponines	Holter de 24 heures IRM
Tube digestif	Électrophorèse des protéines sériques (albuminémie, gammaglobulinémie)	Endoscopie
Foie	Tests hépatiques Échographie	
Rate	Hémogramme Échographie Frottis sanguin	
Nerf		Examen électrique des nerfs
Appareil respiratoire	Radiographie du thorax	Gaz du sang Tomodensitométrie thoracique Fibroscopie trachéobronchique
Glandes endocrines	Test de stimulation à la corticotropine TSH	
Hémostase	TP, TCA, fibrinogène	

NT-pro-BNP : *N-terminal pro-brain natriuretic peptide* ; TCA : temps de céphaline activée ; TP : taux de prothrombine ; TSH : *thyroid-stimulating hormone*.

Au terme de ces démarches parallèles, le clinicien peut proposer un diagnostic précis du type d'amylose et de son extension.

Variétés d'amyloses

Amylose AL

L'épidémiologie des différentes variétés d'amylose est mal connue. L'incidence annuelle de l'amylose AL est estimée à 500 nouveaux cas en France.

L'amylose AL est l'une des complications les plus graves des proliférations plasmocytaires monoclonales. La prolifération est soit patente et maligne, c'est le plus souvent un myélome, soit moins facile à mettre en évidence et bénigne, on parle alors d'amylose AL « primitive » ou isolée. Le qualificatif de « primitive » est ambigu et devrait être abandonné. Il semble plus simple d'appeler cette maladie amylose AL lorsqu'il n'y a pas de myélome et de parler, dans le cas inverse, d'amylose AL associée à un myélome.

Dans l'amylose AL, le composant monoclonal est le plus souvent une IgG (30 %), puis une IgA (10 %), une IgM (5 %), l'IgD (1 %). La chaîne légère λ prédomine sur la κ (ratio de 4/1), et la chaîne λ isolée est trouvée dans un quart des cas.

L'amylose AL débute entre 60 et 65 ans, avec une prédominance masculine (70 %). L'amylose AL offre la plus grande diversité d'atteintes d'organe, bien que les atteintes rénales, cardiaques, cutanées et neurologiques soient au premier plan. Le diagnostic peut être rapidement évoqué lorsque sont présents les signes cliniques en rapport avec ces déterminations organiques. Ailleurs, le diagnostic d'amylose AL est difficile au début, car les signes généraux sont au premier plan : asthénie (60 %), anorexie, amaigrissement (50 %) ou les signes d'atteinte d'organe peu spécifiques ; dyspnée, hémorragie digestive, hépatomégalie.

La prise en charge de l'amylose AL a considérablement évolué au cours des dernières années, grâce à trois éléments.

Dosage des chaînes légères d'immunoglobulines libres dans le sérum

Cette innovation a non seulement permis d'améliorer le diagnostic, mais aussi d'établir une stratification initiale et suivre l'évolution de la réponse thérapeutique à court terme, essentielle pour le pronostic [2]. Une diminution franche de la concentration des chaînes légères est associée à une réponse clinique rapide. Cette réponse est indépendante de la mobilisation des dépôts, qui est, elle, beaucoup plus lente. Cette dissociation entre la réponse rapide au traitement, notamment de l'atteinte cardiaque, et la stabilité des lésions tissulaires s'inscrit dans le nouveau paradigme des mécanismes des dysfonctionnements organiques dans les amyloses, élaboré à partir de la maladie d'Alzheimer pour laquelle il est établi que les dégâts neuronaux sont imparfaitement corrélés avec les dépôts et en rapport avec une toxicité du précurseur protéique ou d'oligomères de ce précurseur.

Marqueurs cardiaques

Les troponines et le *brain natriuretic peptide* (BNP) et sa fraction terminale NT-pro-BNP sont des bons marqueurs de l'atteinte cardiaque et ont un impact pronostique considérable. Ces marqueurs ont permis de mettre au point des critères de réponse thérapeutique en distinguant la réponse hématologique de la réponse organique [9].

Nouveaux traitements

Le taux de réponse du traitement historique de l'amylose AL, l'association melphalan-prednisone, était faible et la survie globale médiocre. Des traitements plus puissants ont été proposés depuis, également calqués sur les traitements du myélome. L'éventail thérapeutique actuel va de l'association melphalan-dexaméthasone per os, bien supérieure au couple melphalan-prednisone, qui peut être proposé à tout malade, jusqu'au traitement intensif par melphalan intraveineux couplé à l'autogreffe de cellules souches hématopoïétiques qui peut être proposée à une fraction des malades [5]. La plupart des centres spécialisés et rompus au traitement intensif sélectionnent les malades remplissant les critères suivants : 65 ans ou plus, concentration de troponine cardiaque normale, fraction d'éjection ventriculaire gauche supérieure à 45 %, pression artérielle systolique supérieure à 90 mmHg, capacité de diffusion pulmonaire du CO supérieure à 50 %, *performance status* de 0 à 2, clairance de la créatinine supérieure à 50 ml/min.

La panoplie thérapeutique s'est enrichi des médicaments utilisés dans le myélome : thalidomide et ses dérivés : lénalidomide et pomalidomide, et bortézomib, un inhibiteur du protéasome. Les réponses obtenues avec ces molécules sont précieuses et les essais actuels visent à réduire la dose de melphalan dans le traitement intensif, et à combiner efficacement melphalan oral, dexaméthasone et nouveaux médicaments, ouvrant la voie à un traitement plus individualisé de l'amylose AL.

Le traitement symptomatique de l'amylose rénale repose sur la dialyse périodique et la transplantation rénale. La survie des malades dialysés atteints d'amyloses AL est inférieure à celle d'une population témoin.

Amylose AA

Épidémiologie et clinique

L'incidence de l'amylose AA en Occident est en diminution. Elle est habituellement diagnostiquée après de longues années d'évolution de la maladie sous-jacente, de plus en plus tard au cours des rhumatismes inflammatoires chroniques (polyarthrite rhumatoïde, spondylarthrite ankylosante et arthrite chronique juvénile). L'amylose AA touche avec prédilection le rein, le foie, la rate, le tube digestif et, moins souvent, le cœur et les glandes endocrines. L'atteinte rénale, souvent révélatrice, est la plus commune. La cardiopathie ne s'observe pratiquement que chez les malades dont l'amylose évolue depuis longtemps et qui sont traités pour une insuffisance rénale terminale. L'infiltration hépatosplénique est le plus souvent asymptomatique. En revanche, le goitre amyloïde peut être volumineux et nécessiter une chirurgie et les dépôts surrénaux peuvent entraîner une insuffisance surrénale.

La mesure régulière de la protéine SAA, précurseur direct de la protéine amyloïde AA et protéine de l'inflammation, a montré que la survenue de l'amylose au cours des maladies inflammatoires chroniques était proportionnée à l'intensité et à la durée de l'inflammation.

Amylose AA et maladies inflammatoires

Les maladies inflammatoires chroniques restent la première cause d'amylose AA en Occident, dominées par les rhumatismes inflammatoires chroniques. Les autres maladies inflammatoires se compliquant de façon notable d'amyloses sont les maladies auto-inflammatoires au premier rang desquelles figure la fièvre méditerranéenne familiale, la maladie de Still de l'adulte, la maladie de Crohn et la maladie de Behçet. Contrastant avec la fréquence de l'amylose au cours de la polyarthrite rhumatoïde, l'association entre les maladies auto-immunes classiques et l'amylose est plus faible, reflet de la forte activation de l'immunité innée au cours de la polyarthrite rhumatoïde (Tableau S03-P01-C37-III).

Amylose AA et infections

La tuberculose reste une importante cause d'amylose AA dans les pays où la prévalence de cette infection reste élevée, de même que la lèpre, particulièrement au cours des formes lépromateuses. Les infections bactériennes chroniques focales à germes banals (ostéomyélite, dilatation des bronches et mucoviscidose) sont des causes rares d'amylose AA. Les déficits immunitaires humoraux peuvent se compliquer

Tableau S03-P01-C37-III Maladies associées à l'amylose AA.

Infections chroniques
  Infections bactériennes
    – tuberculose
    – lèpre
    – syphilis
    – ostéomyélite
    – bronchectasies
    – mucoviscidose
    – dyskinésie ciliaire primitive, syndrome de Mounier-Kühn
    – infections urinaires à répétition
    – pyélonéphrite xanthogranulomateuse
    – endocardite
    – maladie de Whipple
    – infections cutanées chroniques
    – infection de prothèse
    – agammaglobulinémie, hypogammaglobulinémie
    – neutropénie cyclique
  Autres infections
    – parasitoses, mycoses
    – fièvre Q
    – infection par le VIH

Maladies inflammatoires chroniques
  Maladies auto-inflammatoires génétiques
    – fièvre méditerranéenne familiale
    – TRAPS
    – cryopyrinopathies
    – déficit en mévalonate kinase
  Maladies auto-inflammatoires non génétiques
    – syndrome de Schnitzler
    – arthrite chronique juvénile
    – maladie de Still de l'adulte
  Maladies mixtes
    – spondylarthrite ankylosante
    – rhumatisme psoriasique
    – maladie de Crohn
    – rectocolite hémorragique
    – syndrome SAPHO
    – maladie de Takayasu
    – maladie de Horton
    – sarcoïdose
    – maladie de Behçet
    – goutte polyarticulaire
  Maladies auto-immunes
    – polyarthrite rhumatoïde
    – lupus érythémateux systémique
    – connectivite mixte
    – syndrome de Gougerot-Sjögren
    – myosite

Tumeurs
  Maladie de Castleman
  Tumeurs malignes, dont cancer du rein
  Maladie de Hodgkin, lymphome non hodgkinien
  Myxome atrial
  Granulome éosinophile multifocal

Autres causes
  Protéinose alvéolaire
  Glycogénose
  Drépanocytose
  Hémophilie
  Rejet de greffe

Sans cause identifiée

SAPHO : synovite, acné, pustulose, hyperostose et ostéite ; TRAPS : *tumor necrosis factor receptor-associated periodic syndrome*.

d'amylose AA. La maladie de Whipple se complique exceptionnellement d'amylose AA. L'amylose AA reste rare par rapport à d'autres néphropathies glomérulaires observées au cours de l'infection par le VIH (virus de l'immunodéficience humaine).

Amylose AA et tumeurs

L'association à une tumeur est devenue rare, notamment avec l'adénocarcinome rénal et la maladie de Hodgkin, car ces maladies sont maintenant diagnostiquées beaucoup plus tôt. La maladie de Castleman est la maladie prédominante dans certaines séries. Des tumeurs variées, y compris bénignes, ont été rapportées en association à l'amylose AA : myxome de l'oreillette gauche, adénome hépatique.

Traitement

La maîtrise de la maladie sous-jacente, appréciée au mieux par la mesure de la concentration sérique de la protéine SAA, et à défaut par la CRP, est le facteur pronostique le plus net dans l'amylose AA.

Le traitement de l'amylose AA repose essentiellement sur la maîtrise de l'inflammation sous-jacente, au mieux en en traitant la cause. Les causes infectieuses sont rarement accessibles à un traitement curatif (suppuration cutanée chronique, ostéomyélite, tuberculose), de même que les tumeurs. L'usage plus précoce et plus fréquent de médicaments anti-inflammatoires puissants et efficaces a permis une baisse de l'incidence de l'amylose au cours des maladies inflammatoires chroniques comme le chlorambucil dans l'arthrite chronique juvénile. Lorsque l'amylose est installée, son évolution semble directement liée la concentration sérique de la protéine SAA. Le pronostic général des malades atteint d'amylose AA au stade de l'insuffisance rénale terminale reste médiocre aussi bien en dialyse qu'après transplantation rénale, essentiellement en raison de complications infectieuses et cardiaques.

Dans la polyarthrite rhumatoïde, plusieurs études rétrospectives et quelques séries de cas, incluant parfois d'autres maladies inflammatoires, suggèrent l'efficacité du méthotrexate, du cyclophosphamide et du chlorambucil. Ces médicaments sont maintenant mis en balance par les thérapies ciblées sur les cytokines pro-inflammatoires. Quelques études montrent que l'amylose AA peut répondre aux médicaments anti-TNF (*tumor necrosis factor*), notamment dans la polyarthrite rhumatoïde, anti-IL (interleukine) 1 dans les cryopyrinopathies, anti-IL-6 dans l'arthrite chronique juvénile. Le plus souvent, il s'agit d'une réponse clinique, notamment rénale, à court terme, mais parfois à plus long terme. Beaucoup plus rarement, une étude histologique répétée suggère que les dépôts amyloïdes ont régressé.

Des molécules anti-amyloïdes spécifiques sont en cours de développement dans l'amylose AA, qui bénéficie de l'existence de modèles animaux performants.

Amyloses héréditaires

Il existe plusieurs formes cliniques d'amylose héréditaire ou familiale. Elles ont en commun leur transmission sur un mode autosomique dominant et leur révélation tardive à l'âge adulte.

Amylose de la transthyrétine (ATTR) dans sa forme génétique

C'est une forme multisystémique car, si la neuropathie périphérique en est l'expression la plus habituelle, de nombreux autres organes peuvent être touchés, avec une présentation parfois trompeuse. La neuropathie périphérique des amyloses de la transthyrétine est initialement sensitive, parfois douloureuse, puis motrice. Elle comporte très souvent une atteinte du système nerveux autonome, parfois révélatrice, avec une hypotension orthostatique, une impuissance sexuelle et des troubles du transit intestinal. L'atteinte cardiaque entraîne des troubles du rythme et de la conduction, et une insuffisance cardiaque d'allure subaiguë. L'atteinte rénale est plus rare, mais peut conduire à l'insuffisance rénale terminale. L'atteinte oculaire comporte des dépôts vitréens « en voile de dentelle » qui font souvent évoquer le diagnostic d'uvéite postérieure. L'atteinte digestive, combinée à l'atteinte du système nerveux autonome, peut donner des troubles du transit intestinal, diarrhée ou constipation voire pseudo-obstruction. L'évolution globale spontanée de la maladie est plus lente que pour les autres formes d'amyloses généralisées. La transthyrétine est une protéine synthétisée presque exclusivement par le foie, ce qui a conduit à établir la transplantation hépatique comme traitement de cette maladie. Ce traitement, mis en œuvre précocement, a transformé le pronostic de la maladie, pour les porteurs de la mutation V30M, moins chez les malades porteurs d'une autre mutation. Un traitement médicamenteux par une petite molécule qui stabilise le tétramère de transthyrétine semble pouvoir freiner l'évolution de la neuropathie liée à la mutation V30M à un stade précoce [1].

Autres amyloses héréditaires généralisées

À part se situe l'amylose de la gelsoline (AGel), ou forme finlandaise, caractérisée par l'association d'une neuropathie des nerfs crâniens, sans atteinte marquée des nerfs périphériques, et d'une atteinte cornéenne, la dystrophie grillagée, très caractéristique. Les autres variétés, sont caractérisées par la prédominance de l'atteinte rénale et une grande variété biochimique. Elles regroupent les amyloses de la chaîne Aα du fibrinogène, AFib (la plus fréquente) et de l'apolipoprotéine AI, de l'apolipoprotéine AII et des apolipoprotéines CII et CIII. L'amylose du lysozyme (ALys) a un tropisme rénal, digestif et hépatique. L'amylose de l'apolipoprotéine AI est la plus polymorphe et peut toucher le rein, le foie, le tube digestif, le cœur, la peau et le larynx.

Amylose sénile de la transthyrétine

L'amylose sénile de la TTR est une des formes d'amylose qui se développent au cours du vieillissement, comme l'amylose Aβ, et certaines formes d'amyloses localisées aux parois vasculaires. Cette forme n'est pas qu'une entité histopathologique : elle peut être responsable d'un syndrome du canal carpien et d'une cardiopathie amyloïde typique, source d'une insuffisance cardiaque qui évolue plus lentement que celle de l'amylose AL. Le diagnostic peut être fait par l'analyse du ligament du carpe en cas de chirurgie, de biopsie digestive ou biopsie de la graisse sous-cutanée abdominale, plus rarement cardiaque [8].

Amylose Aβ$_2$-microglobuline

L'amylose Aβ$_2$-microglobuline est une complication de l'insuffisance rénale chronique chez les malades traités par dialyse chronique, liée à l'accumulation de la β$_2$-microglobuline sanguine. Son incidence diminue pour des raisons qui sont imparfaitement précisées. Les dépôts, parfois volumineux, sont essentiellement trouvés dans la synoviale et la capsule des articulations, les ligaments transverses du carpe où ils causent un syndrome du canal carpien, les tendons (tendons fléchisseurs des doigts), le cartilage, l'os sous-chondral, les géodes, les disques intervertébraux et les ligaments paravertébraux. L'atteinte du col fémoral favorise les fractures. La présence de petits dépôts en dehors des structures ostéo-articulaires est rapportée, mais des dépôts massifs sont exceptionnels.

Bibliographie

1. COELHO T, MAIA LF, MARTINS DA SILVA A et al. Tafamidis for transthyretin familial amyloid polyneuropathy : a randomized, controlled trial. Neurology, 2012, *79* : 785-792.
2. DISPENZIERI A, LACY MQ, KATZMANN JA et al. Absolute values of immunoglobulin free light chains are prognostic in patients with primary systemic amyloidosis undergoing peripheral blood stem cell transplantation. Blood, 2006, *107* : 3378-3383.
3. GERTZ MA, RAJAKUMAR SV. Amyloidosis: diagnosis and treatment. New York, Humana Press, 2010, 238 pages.
4. GRATEAU G, BENSON MD, DELPECH M. Les amyloses. Paris, Flammarion Médecine-Sciences, 2000, 580 pages.
5. JACCARD A, MOREAU P, LEBLOND V et al. High-dose melphalan versus melphalan plus dexamethasone for AL amyloidosis. N Engl J Med, 2007, *357* : 1083-1093.

6. LACHMANN HJ, BOOTH DR, BOOTH SE et al. Misdiagnosis of hereditary amyloidosis as AL (primary) amyloidosis. N Engl J Med 2002, *346* : 1786-1791.
7. MURPHY CL, WANG S, WILLIAMS T et al. Characterization of systemic amyloid deposits by mass spectrometry. Methods Enzymol, 2006, *412* : 48-62.
8. NG B, CONNORS LH, DAVIDOFF R et al. Senile systemic amyloidosis presenting with heart failure: a comparison with light chain-associated amyloidosis. Arch Intern Med, 2005, *165* : 1425-1429.
9. PALLADINI G, BARASSI A, KLERSY C et al. The combination of high-sensitivity cardiac troponin T (hs-cTnT) at presentation and changes in N-terminal natriuretic peptide type B (NT-proBNP) after chemotherapy best predicts survival in AL amyloidosis. Blood, 2010, *116* : 3426-3430.
10. SIPE JD, BENSON MD, BUXBAUM JN et al. Amyloid fibril proteins and amyloidosis : chemical identification and clinical classification International Society of Amyloidosis 2016 Nomenclature Guidelines. Amyloid, 2016, *4* : 209-213.

Toute référence à cet article doit porter la mention : Grateau G, Georgin-Lavialle S, Stankovic Stojanovic K. Amyloses. *In* : L Guillevin, L Mouthon, H Lévesque. Traité de médecine, 5ᵉ éd. Paris, TdM Éditions, 2018-S03-P01-C37 : 1-10.

Chapitre S03-P01-C38

Syndrome POEMS

Arnaud Jaccard et Laurent Magy

Le syndrome POEMS, aussi connu comme syndrome de Crow-Fukase ou syndrome de Takatsuki, est une pathologie complexe associant une prolifération monoclonale B, le plus souvent plasmocytaire, une polyneuropathie sévère et un nombre variable d'autres manifestations dont certaines contenues dans l'acronyme POEMS (*polyneuropathy, organomegaly, endocrinopathy, M-spike and skin changes*), les autres manifestations principales pouvant être une polyglobulie, une thrombocytose, un œdème papillaire, un amaigrissement avec fonte des boules de Bichat, une tendance à faire des thromboses veineuses et/ou artérielles, une maladie de Castleman, un œdème et des épanchements des séreuses. Le diagnostic n'est souvent fait qu'avec retard, l'élévation du taux de VEGF (*vascular endothelium growth factor*) et l'existence d'une immunoglobuline monoclonale d'isotype λ étant deux points majeurs pour évoquer ce diagnostic. Il appartient au groupe nouvellement défini des MGCS (*monoclonal gammopathy of clinical significance*) généralisant la notion de MGRS (*monoclonal gammopathy of renal significance*) et qui reprend la notion de maladies liées à des petits clones dangereux où c'est le caractère toxique de l'immunoglobuline monoclonale et non la masse tumorale qui est responsable des atteintes.

Épidémiologie

Le syndrome POEMS est rare. Les séries les plus importantes recensent une centaine de patients vus sur de longues périodes [2]. Son incidence semble être environ 1 % de celle des myélomes ce qui représente environ cinquante nouveaux cas par an en France. L'âge moyen des patients est aux alentours de 50 ans, beaucoup plus jeune que pour le myélome (65 ans), qui est toujours précédé par une période plus ou moins longue d'immunoglobuline monoclonale isolée. Cet âge plus jeune pourrait être lié au fait que, dès qu'apparaît l'immunoglobuline monoclonale, elle déclenche les symptômes amenant au diagnostic de syndrome POEMS. Comme les myélomes, le syndrome POEMS est plus fréquent chez les hommes avec un sex-ratio aux alentours de 2.

Physiopathologie

La physiopathologie du syndrome POEMS est restée longtemps mystérieuse avec plusieurs questions :
– quel est le mécanisme commun pour des atteintes si diverses ?
– pourquoi les lésions osseuses sont-elles condensantes (ostéocondensations) ?
– pourquoi retrouve-t-on toujours isotype λ des chaînes légères ?
– pourquoi est-il associé à la maladie de Castleman ?

Aucune activité auto-anticorps ni aucun dépôt d'immunoglobulines monoclonales n'ont été mis en évidence de façon convaincante. La démonstration que la majorité des patients avec un syndrome POEMS avaient un taux élevé de VEGF (*vascular endothelial growth factor*) sérique a été une étape importante pour la compréhension de la physiopathologie de cette maladie [10]. Le VEGF est une cytokine majeure dans l'angiogenèse. Elle a un pouvoir vasoperméabilisant 50 000 fois supérieur à celui de l'histamine. Elle a un rôle activateur pour les ostéoblastes. L'ensemble de ces propriétés peut expliquer un grand nombre des atteintes retrouvées dans le syndrome POEMS : la neuropathie par œdème de l'endonèvre, les angiomes par l'induction de la néo-angiogenèse, les lésions ostéocondensantes par l'action sur les ostéoblastes.

La deuxième avancée majeure a été la constatation, faite chez cinquante-sept patients dans quatre études publiées et chez sept de nos patients, que deux gènes de sous-groupe de variabilité $V\lambda_1$: $V\lambda_{1-40}$ (35 % des cas) et $V\lambda_{1-44}$ (65 % des cas) étaient utilisés chez la majorité des patients alors qu'il n'y avait pas de préférence pour les gènes codant les chaînes lourdes. Cette constatation, associée au fait que l'hémopathie responsable, si elle était dans la majorité des cas plasmocytaire, pouvait également être plutôt lymphoplasmocytaire ou lymphomateuse, laisse penser que, comme dans les amyloses AL, ce n'est pas la cellule produisant l'immunoglobuline monoclonale qui est particulière, mais l'immunoglobuline elle-même qui est responsable de la pathologie. Un syndrome POEMS surviendrait quand apparaît une chaîne légère λ monoclonale, codée par l'un des deux gènes $V\lambda_1$ avec certaines mutations particulières, la rendant capable, par un mécanisme encore incompris, d'induire la sécrétion de VEGF et d'autres cytokines dont le *basic fibroblast growth factor*, l'*hepatocyte growth factor* et l'interleuline 12. La sécrétion de VEGF, par les cellules tumorales mais probablement aussi par beaucoup d'autres cellules, serait alors responsable des signes cliniques et de l'évolution particulière, en général lente, des proliférations B monoclonales responsables.

Diagnostic

Le plus souvent, le diagnostic de syndrome POEMS est fait devant une polyneuropathie d'évolution rapide avec troubles de la marche et inefficacité des traitements habituels des polyradiculonévrites. L'élément clef pour évoquer ce diagnostic est la présence d'une immunoglobuline monoclonale d'isotype λ et de nombreux signes cliniques résumés dans le tableau S03-P01-C38-I. Les trois signes ou symptômes importants avec la polyneuropathie sont une thrombocytémie, une mélanodermie et un amaigrissement important. Le syndrome POEMS peut s'accompagner de l'ensemble des signes cliniques listés dans le tableau S03-P01-C38-I, mais ils ne sont absolument pas nécessaires au diagnostic. L'association d'une polyneuropathie et d'une immunoglobuline d'isotype λ doit le faire évoquer systématiquement et faire pratiquer un dosage de VEGF dont les taux sériques sont pratiquement toujours élevés. Il faut savoir que certains traitements donnés avant le diagnostic (corticoïdes et immunoglobulines intraveineuses) peuvent les normaliser et faire rejeter à tort le diagnostic de syndrome POEMS.

La découverte de lésions osseuses condensantes, quand elle est associée à une polyneuropathie, est également très évocatrice, les lésions condensantes pouvant exister longtemps avant que les premiers symptômes du syndrome POEMS n'apparaissent.

Des critères précis de diagnostic ont été défini par Angela Dispenzieri (Tableau S03-P01-C38-II) avec cinq critères majeurs dont deux sont

Tableau S03-P01-C38-I Principales atteintes du syndrome POEMS.

Principales atteintes	Caractéristiques
Polyneuropathie	Symétrique, longueur-dépendante
Lésions osseuses	Condensantes
Organomégalie (hépatomégalie, splénomégalie, adénopathies)	Histologie : souvent maladie de Castleman
Endocrinopathies	Périphériques ou centrales
Atteintes cutanées (mélanodermie, angiomes, acrocyanose, hypertrichose)	Avec fonte des boules de Bichat
Œdème papillaire	
Œdèmes périphériques	Aspect sclérodermiforme
Ascite	Ascite plutôt exsudative
Épanchement pleural ou péricardique	
Thrombocytémie et polyglobulie	Hyperplasie mégacaryocytaire médullaire
Hypertension pulmonaire	Réversible si traitement efficace
Hippocratisme digital	Associé à une surcharge volémique

Tableau S03-P01-C38-II Critères diagnostiques du syndrome POEMS.

Critères majeurs
1. Polyneuropathie
2. Prolifération B monoclonale (presque toujours λ)
3. Lésions osseuses condensantes
4. Maladie de Catleman
5. VEGF élevé

Critères mineurs
6. Organomégalie (splénomégalie, hépatomégalie ou adénipathies)
7. Œdème, épanchement pleural ou ascite
8. Endocrinopathies
9. Anomalies cutanées (mélanodermie, hypertrichose, hémangiomes, acrocyanose, ongles blancs)
10. Œdème papillaire
11. Thrombocytose ou polyglobulie

Diagnostic
Trois critères majeurs, dont les critères 1 et 2, et au moins un critère mineur (le diabète et l'hypothyroïdie ne sont pas suffisants comme critère mineur)

obligatoires (polyneuropathie et présence d'une immunoglobuline monoclonale presque toujours λ) et six critères mineurs, le diagnostic étant établi s'il existe trois critères majeurs et un critère mineur [3].

Les syndromes POEMS avec une immunoglobuline d'isotype κ existent mais ils sont rares, aucun dans la série de 99 patients vus à la Mayo Clinic [2], un patient dans la série rétrospective française [8]. Les patients avec un syndrome POEMS ont fréquemment plusieurs immunoglobulines monoclonales et il faut savoir rechercher une chaîne légère λ monoclonale chez un patient avec une immunoglobuline d'isotype κ.

Diagnostic différentiel

Les diagnostics les plus fréquemment évoquée avant le diagnostic de syndrome POEMS sont une polyradiculoneuropathie inflammatoire démyélinisante chronique et un syndrome de Guillain-Barré. Les meilleurs indices pour différencier ces diagnostics du syndrome POEMS sont le manque de réponse aux thérapies qui fonctionnent généralement dans ces pathologies, comme les immunoglobulines par voie intraveineuse ou les plasmaphérèses, la présence d'autres anomalies cliniques ou biologiques comme une thrombocytose, un amaigrissement important un œdème papillaire, une ascite, des troubles endocriniens, une mélanodermie au d'autres atteintes cutanées et des lésions osseuses ostéocondensantes, et enfin la présence d'une immunoglobuline monoclonale ou d'une infiltration plasmocytaire de la moelle. Les lésions osseuses, en particulier du fait de leurs caractéristiques sur l'IRM peuvent être confondues avec des angiomes osseux ou des ostéomes bénins. Le diagnostic de syndrome myéloprolifératif est quelquefois porté à tort du fait de la fréquence des thrombocytémies et/ou polyglobulies et de l'hyperplasie mégacaryocytaire médullaire.

Hémopathie responsable

Dans la majorité des cas, il existe une prolifération plasmocytaire peu agressive, rarement responsable de douleurs osseuses ou d'hypercalcémie. Dans deux cas sur trois, il existe une localisation médullaire souvent minime et difficile à mettre en évidence, un myélogramme simple ne suffisant pas, une biopsie médullaire avec immunohistochimie ou un myélogramme avec cytométrie de flux étant nécessaire, la biopsie médullaire paraissant plus sensible. La biopsie médullaire retrouve fréquemment une hyperplasie mégacaryocytaire et, chez la moitié des patients, il existe un aspect particulier d'amas lymphoïdes B et T polyclonaux entourés par des plasmocytes monoclonaux.

Une immunoglobuline monoclonale est détectable en immunofixation chez environ 80 % des patients, IgA un peu plus souvent que IgG, un faible pourcentage de patients ont une IgM monoclonale ou une chaîne légère monoclonale isolée. Le taux de l'immunoglobuline monoclonale n'est en général pas élevé, le taux médian est aux environs de 10 g/l. La présence de deux clones n'est pas rare et il existe souvent une hypergammaglobulinémie polyclonale entraînant une élévation non spécifique des chaînes légères libres monoclonales sériques. Avec le dosage des chaînes légères libres, il existe chez la majorité des patients une élévation de la chaîne légère λ mais avec, dans 80 % des cas, un ratio κ/λ normal.

Chez la majorité des patients, cette prolifération plasmocytaire s'accompagne de lésions osseuses ostéocondensantes et quelquefois lytiques, unique ou multiples (Figures S03-P01-C38-1 et S03-P01-C38-2).

Quelques patients ont l'équivalent d'une immunoglobuline monoclonale de signification indéterminée (MGUS), un petit nombre a une prolifération lymphoplasmocytaire souvent associée à une IgM monoclonale enfin certains patients ont plutôt une leucémie lymphoïde chronique ou un lymphome mais, à chaque fois, l'aspect histologique est inhabituel, probablement du fait de la production anormale de VEGF et d'autres cytokines.

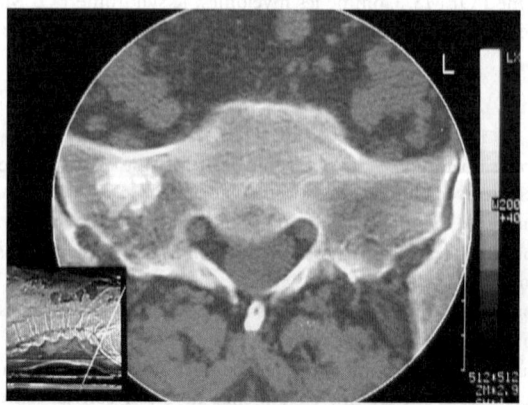

Figure S03-P01-C38-1 Lésion condensante vertébrale.

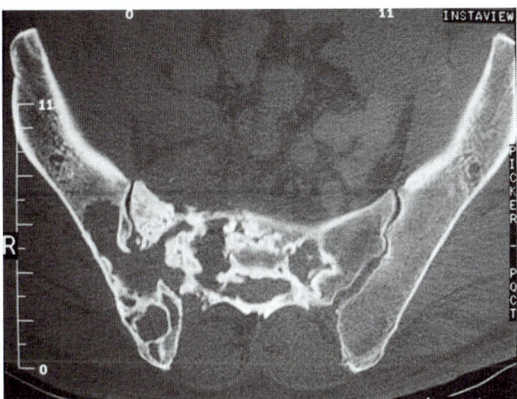

Figure S03-P01-C38-2 Lésion lytique et condensante du bassin.

Clinique

Neuropathie

La neuropathie est en général la plainte dominante amenant le patient à consulter. Il s'agit d'une neuropathie sensitivomotrice symétrique longueur-dépendante pouvant s'aggraver assez rapidement, certains patients étant incapables de marcher quelques mois après le début des symptômes. Les trois quarts des patients ont des paresthésies et jusqu'à 75 % des patients se plaignent de douleur. Contrairement aux amyloses, il n'y a en général pas de dysautonomie. Une aréflexie, un steppage et un signe de Romberg sont les signes les plus fréquents ; l'amyotrophie distale est souvent marquée. Une impuissance précède souvent les premiers signes chez l'homme. Le premier diagnostic évoqué est souvent celui de polyradiculonévrite inflammatoire démyélinisante chronique (PIDC), ce d'autant que les anomalies neurophysiologiques peuvent suggérer le diagnostic en montrant une neuropathie plutôt démyélinisante aux membres supérieurs, avec une atteinte axonale souvent marquée et surtout précoce aux membres inférieurs. Cependant, certains ont précisé des caractéristiques électrophysiologiques plus évocatrices de syndrome POEMS que de polyradiculonévrite inflammatoire démyélinisante chronique : ralentissement de la conduction plus sévère et plutôt dans les segments intermédiaires que dans les parties distales, relative rareté des blocs de conduction, perte axonale plus importante aux membres inférieurs, absence de respect des potentiels sensitifs des membres inférieurs. La biopsie nerveuse retrouve un aspect de décompaction de la myéline associée à une perte axonale souvent marquée (Figure S03-P01-C38-3).

L'étude ultrastructurale des nerfs montre un élargissement cytoplasmique qui semble débuter dans les régions normalement peu compactées de la myéline, l'ouverture des jonctions serrées entre les cellules endothéliales et la présence de nombreuses vésicules pinocytaires adjacentes aux membranes cellulaires, aspect compatible avec une altération de la perméabilité des vaisseaux endoneuraux renforçant l'hypothèse du rôle du VEGF dans la survenue des lésions nerveuses.

Organomégalie

Environ la moitié des patients ont des adénopathies et/ou une splénomégalie ; si une biopsie est faite, l'aspect est le plus souvent celui de maladie de Castleman plasmocytaire [2]. Une hépatomégalie est présente chez environ un quart des patients.

Endocrinopathies

Une dysfonction endocrinienne est présente chez plus de trois quarts des patients. Une impuissance est souvent le premier signe chez l'homme et l'hypogonadisme est l'anomalie la plus fréquente, suivie par les anomalies thyroïdiennes, les troubles du métabolisme glucidique et enfin par l'insuffisance surrénale ou l'élévation isolée de l'ACTH (hormone corticotrope hypophysaire). La majorité des patients présentent des signes d'endocrinopathies multiples dans les quatre grands axes endocriniens (gonades, thyroïde, surrénales et métabolisme du glucose).

Atteintes cutanées

La plus fréquente des manifestations cutanées est la mélanodermie présente chez la moitié des patients, la plus typique est l'apparition d'angiomes tubéreux, leur association avec une fonte des boules de Bichat responsable de l'aspect émacié des patients est tout à fait caractéristique du syndrome POEMS (Figure S03-P01-C38-4). Les autres anomalies sont les ongles blancs, un épaississement cutané souvent associé à un œdème périphérique et une acrocyanose (Figure S03-P01-C38-5).

Œdèmes et épanchements

Un œdème papillaire est présent chez 30 à 50 % des patients. Des œdèmes périphériques, un épanchement pleural, une ascite, un épanchement péricardique peuvent également être retrouvés. Les ascites peuvent être sévères nécessitant des ponctions répétées. Elles sont le plus souvent exsudatives.

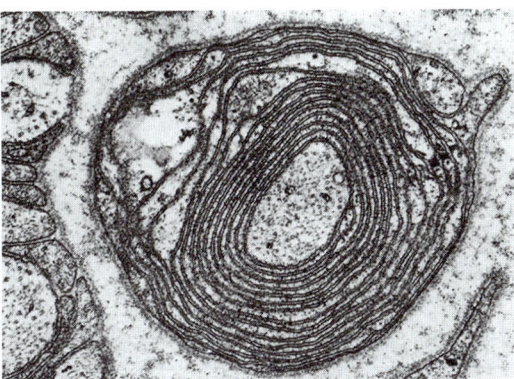

Figure S03-P01-C38-3 Biopsie nerveuse : aspect de décompaction de la myéline (50 %). (D'après Vallat JM, Vital A, Magy L et al. An update on nerve biopsy. J Neuropathol Exp Neurol, 2009, 68 : 833-644.)

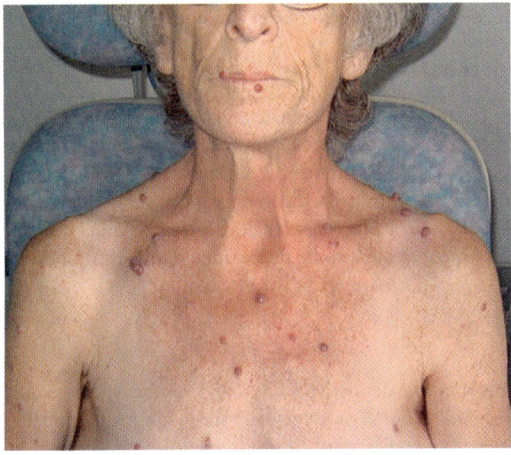

Figure S03-P01-C38-4 Atteintes cutanées : mélanodermie, angiomes et fonte des boules de Bichat.

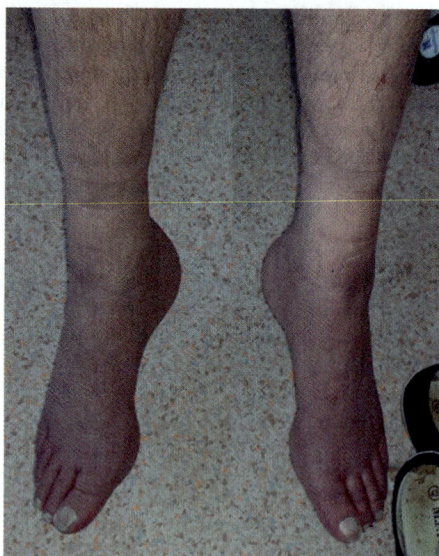

Figure S03-P01-C38-5 Acrocyanose.

Manifestations cardiovasculaires

Une hypertension pulmonaire (HTP) est retrouvée chez un quart des patients, elle peut être réversible sous corticoïdes ou après traitement du syndrome POEMS. L'HTP est souvent associée à des signes de surcharge (œdèmes, épanchements des séreuses) et à un moins bon pronostic.

Les patients avec un syndrome POEMS sont à risque de thrombose, artérielle ou veineuse [4]. Dans une série de 90 patients, le risque d'accident vasculaire cérébral ischémique à 5 ans a été estimé à 13,4 %, les deux facteurs de risque principaux étant l'existence d'une plasmocytose monoclonale médullaire et une thrombocytémie [4].

Manifestations pulmonaires

Les manifestations pulmonaires associées au syndrome POEMS incluent les syndromes restrictifs, les atteintes des muscles respiratoires pouvant nécessiter une ventilation artificielle et une diminution de la diffusion du CO. Dans une série de 137 patients, des symptômes pulmonaires étaient présents chez 28 % des patients, leur présence étant un facteur de mauvais pronostic avec une survie médiane de 87 mois versus 139 mois en leur absence [1]. Il ne semble pas y avoir d'association entre ces symptômes pulmonaires et l'hippocratisme digital présent chez certains patients, hippocratisme digital par ailleurs associé à des signes de surcharge volémique et à une survie plus courte.

Atteinte rénale

Il peut exister une atteinte rénale au cours du syndrome POEMS. Elle est présente chez environ 20 % des patients, elle est le plus souvent modérée. Elle conduit rarement à l'hémodialyse. Elle est plus fréquente quand le syndrome POEMS est associé à une maladie de Castleman. Les lésions histologiques rénales décrites au cours du syndrome POEMS miment des lésions de micro-angiopathie thrombotique.

Biologie

Environ la moitié des patients ont une thrombocytose, ce qui, associé à une hyperplasie mégacaryocytaire sur la biopsie médullaire, peut faire porter à tort le diagnostic de syndrome myéloprolifératif [2]. Une polyglobulie peut moins fréquemment être présente. Il peut également exister une carence en vitamine B_{12} d'origine inconnue.

Traitement

Traitement spécifique

Un algorithme de traitement a été proposé par Angela Dispenzieri (Figure S03-P01-C38-6) [3]. Il repose sur l'existence ou non d'une atteinte médullaire recherchée par biopsie médullaire et d'une ou de plusieurs lésions osseuses irradiables.

S'il n'existe pas d'infiltration médullaire, il faut rechercher par tous les moyens disponibles : radiographies osseuses, IRM, tomodensitométrie, scintigraphie osseuse, tomographie par émission de positons (TEP), une ou plusieurs lésions osseuses qui pourront être irradiées (Figure S03-P01-C38-7). Les patients avec une à trois lésions osseuses et qui n'ont pas d'infiltration médullaire doivent recevoir une irradiation à visée curative, calquée sur celle des plasmocytomes isolés. L'irradiation est efficace environ une fois sur deux et s'accompagne d'une amélioration assez lente des troubles neurologiques, souvent après une aggravation initiale. Une série de trente-cinq patients de la Mayo Clinic, traités en première ligne par radiothérapie, a été publiée en 2012, leur survie à 4 ans est de 97 % et la survie sans rechute à 4 ans est de 52 %, la plupart des rechutes ou non-réponses survenant dans la première année [5].

Les patients avec une atteinte médullaire ou les patients sans atteinte médullaire, mais chez lesquels l'on ne trouve pas de lésion osseuse spécifique, doivent recevoir un traitement systémique dirigé contre le clone responsable de la maladie.

Notons que quelques patients ont eu un traitement chirurgical d'une lésion unique pour faire le diagnostic et que cette chirurgie, comme l'irradiation, peut être curative.

Du fait de la rareté de la maladie, il n'existe aucune étude randomisée permettant de déterminer le meilleur traitement du syndrome POEMS. Le premier traitement ayant montré une efficacité quasi constante est le traitement intensif avec autogreffe de cellules souches. La première série de patients a été publiée en 2002 et plusieurs autres ont ensuite confirmé les très bons résultats avec pratiquement 100 % de patients ayant une réponse hématologique et neurologique [3]. Dans la majorité des cas, le conditionnement a été réalisé par du melphalan à fortes doses, 140 à 200 mg/m². La mortalité liée au traitement intensif dans le syndrome POEMS n'est pas importante, mais il semble s'accompagner d'un nombre important de complications, en particulier de syndrome de « prise de greffe » associant fièvre, prise de poids, éruption cutanée, diarrhée et signes respiratoires survenant au moment de la sortie d'aplasie. Certains patients rechutent mais, avec un suivi de 5 ans, 75 % des patients sont toujours en réponse.

Quand aucune de ces deux options n'est possible (pas de lésion localisée ou patients trop âgés ou fragiles pour recevoir un traitement intensif), il n'existe pas de consensus sur le meilleur traitement. La cor-

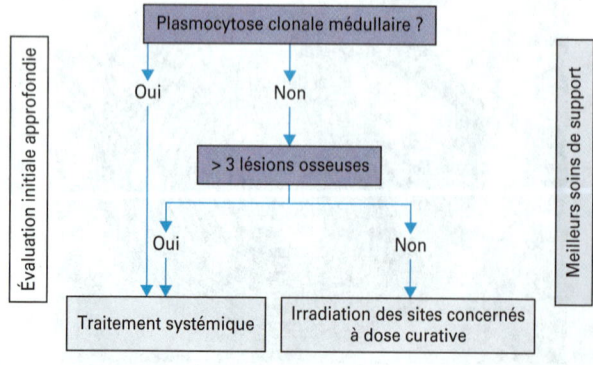

- Maladie détectable dans la moelle ou non
- Au maximum 3 lésions osseuses ou non

Figure S03-P01-C38-6 Algorithme de prise en charge.

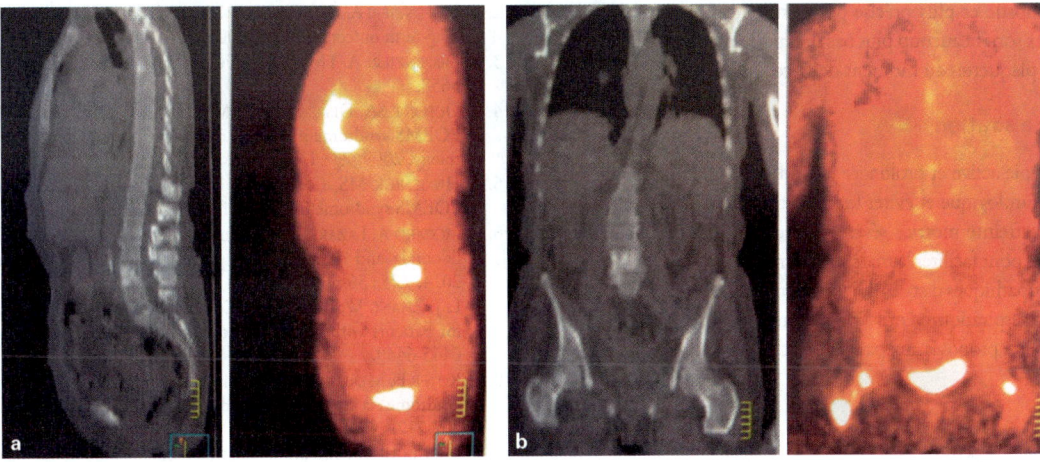

Figure S03-P01-C38-7 Tomographie par émission de positons : lésions condensantes.

ticothérapie présente une certaine efficacité, mais qui demeure inconstante et généralement insuffisante. Le seul essai prospectif publié a utilisé l'association melphalan-dexaméthasone chez trente et un patients qui ont reçu douze cycles avec une réponse hématologique chez 81 % des patients et une baisse du VEGF accompagnée par une amélioration neurologique chez tous les patients [7]. Ces résultats obtenus sur une petite série avec un recul relativement court doivent être confirmés.

De nombreux autres traitements ont été testés. L'utilisation d'anticorps anti-VEGF était logique étant le rôle de cette cytokine dans le syndrome POEMS. Les premiers cas rapportés semblaient montrer une certaine efficacité du bévacizumab, en particulier en association avec des agents alkylants, mais rapidement ont été publiés les cas de trois patients décédés dans les semaines suivant son administration et une publication a rapporté six cas et colligé onze autres cas de la littérature, sept de ces dix-sept patients traités par bévacizumab sont décédés dans les semaines suivant son administration ce qui est très inhabituel dans le syndrome POEMS où l'espérance de vie est en général longue [9]. Une hypothèse pouvant expliquer ces décès est l'apoptose induite par la privation en VEGF des cellules endothéliales hypertrophiées après une longue exposition à des taux élevés de VEGF, cette apoptose massive entraînant une destruction de la néovascularisation et un syndrome de fuite capillaire. Le bévacizumab est donc un traitement dangereux dans cette maladie et ne doit pas être utilisé.

Le bortézomib a semblé efficace dans quelques publications récentes, sur un petit nombre de cas, mais sa toxicité neurologique n'en fait pas un traitement de première intention. Le problème est identique avec le thalidomide qui a été utilisé au Japon avec des améliorations neurologiques, une baisse du VEGF et une prévention du syndrome de prise de greffe quand il était utilisé avant les traitements intensifs.

Le lénalidomide semble beaucoup plus intéressant étant donné son absence de toxicité neurologique, son efficacité dans les proliférations plasmocytaires et son effet anti-VEGF.

Le premier cas de patient traité pour un syndrome POEMS par lénalidomide a été publié dans la revue *Blood* en 2007. Il s'agissait d'un homme de 40 ans ayant un syndrome POEMS disséminé évoluant depuis 4 ans et dont l'état général n'était pas compatible avec la pratique d'un traitement intensif. Il a reçu neuf cycles de l'association de lénalidomide 15 mg, puis 25 mg 21 jours par mois et de dexaméthasone hebdomadaire. Ce traitement a été efficace sur les différentes manifestations cliniques du syndrome POEMS, en particulier la neuropathie et les œdèmes, et a entraîné un retour à la normale du taux sérique de VEGF.

Nous avons rapporté une série rétrospective de vingt patients traités par lénalidomide et dexaméthasone, quatre patients étaient naïfs de trai-

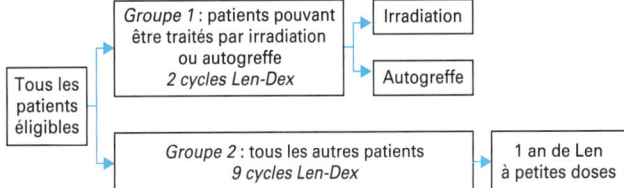

Figure S03-P01-C38-8 Protocole prospectif phase II. Lénalidomide (Len) : 25 mg 21 jours sur 28 (10 mg si clairance de la créatinine < 50 ml/min). Dexaméthasone (Dex) : 40 mg/sem (20 mg/sem si patient > 75 ans ou fragile). Entretien : lénalidomide, 10 mg 28 jours sur 28 pour douze cycles. Prophylaxie des thromboses par aspirine ou héparine de bas poids moléculaire.

tement et seize patients étaient réfractaires ou en rechute [8]. Tous les patients sauf un ont eu une réponse avec une baisse du VEGF chez les dix-sept patients qui avaient eu une évaluation. Un protocole prospectif est en cours où les patients reçoivent deux cycles de lénalidomide et dexaméthasone puis, si cela est indiqué, une irradiation ou un traitement intensif et sinon neuf cycles de lénalidomide et dexaméthasone puis un an de lénalidomide seul à petites doses (Figure S03-P01-C38-8). Quarante patients ont été inclus et les vingt-six premiers patients ont été rapportés à l'ASH en 2014. Les résultats confirment ceux de la série rétrospective avec une réponse hématologique et clinique après deux cycles chez la majorité des patients et surtout une réponse neurologique rapide, inhabituelle dans cette maladie, peut-être liée à l'effet anti-VEGF du lénalidomide. Cette association semble également, comme rapporté par les auteurs japonais avec le thalidomide, prévenir le syndrome de prise de greffe observé avec les traitements intensifs. Deux patients sur les quarante ont présenté un accident vasculaire cérébral (AVC) qui a été fatal chez un patient. Les immunomodulateurs ne doivent pas être utilisés chez les patients avec des antécédents d'AVC et avec prudence chez ceux présentant d'autres facteurs de risque comme une polyglobulie ou une thrombocytémie. Un traitement prophylactique de thromboses par aspirine et/ou héparine de bas poids moléculaire est indispensable.

Évaluation biologique de l'efficacité du traitement

Il n'existe pas de consensus sur les critères de réponse au traitement dans le syndrome POEMS. L'évaluation de la réponse hématologique est difficile étant donné les taux faibles du pic monoclonal souvent associé à une hypergammaglobulinémie et à un ratio de chaînes légères normal. Il semble que le suivi du taux de VEGF soit un meilleur prédicteur de la réponse clinique, sa mesure dans le sérum semblant plus sensible au moment du diagnostic et plus précise pour estimer la réponse dans le plasma, où les taux sont beaucoup plus bas du fait du relargage du VEGF contenu dans les plaquettes au moment de la coagulation [3].

Traitements de soutien

Une kinésithérapie active et prolongée est indispensable pour accélérer la récupération neurologique et éviter les rétractions tendineuses chez les patients avec une atteinte motrice sévère. Des orthèses luttant contre le steppage sont utiles pour faciliter la marche et diminuer le risque de chutes. Les douleurs neuropathiques distales doivent bien sûr être traitées. Des dispositifs d'aide à la respiration (ventilation spontanée en pression positive [CPAP]) peuvent être proposés aux patients avec une atteinte respiratoire.

Bibliographie

1. ALLAM JS, KENNEDY CC, AKSAMIT TR, DISPENZIERI A. Pulmonary manifestations in patients with POEMS syndrome : a retrospective review of 137 patients. Chest, 2008, *133* : 969-974.
2. DISPENZIERI A, KYLE RA, LACY MQ et al. POEMS syndrome : definitions and long-term outcome. Blood, 2003, *101* : 2496-250.
3. DISPENZIERI A. How I treat POEMS syndrome. Blood, 2012, *119* : 5650-5658.
4. DUPONT SA, DISPENZIERI A, MAUERMANN ML et al. Cerebral infarction in POEMS syndrome incidence, risk factors, and imaging characteristics. Neurology, 2009, *73* : 1308-1312.
5. HUMENIUK MS, GERTZ MA, LACY MQ, et al. Outcomes of patients with POEMS syndrome treated initially with radiation. Blood, 2013, *122* : 68-73.
6. JACCARD A, LAZARETH A, KARLIN L et al. A prospective phase II trial of lenalidomide and dexamethasone (LEN-DEX) in POEMS syndrome. Blood, 2014, *124* : 36-36.
7. LI J, ZHANG W, JIAO L, et al. Combination of melphalan and dexamethasone for patients with newly diagnosed POEMS syndrome. Blood, 2011, *117* : 6445-6449.
8. ROYER B, MERLUSCA L, ABRAHAM J et al. Efficacy of lenalidomide in POEMS syndrome : a retrospective study of 20 patients. Am J Hematol, 2013, *88* : 207-212.
9. SEKIGUCHI Y, MISAWA S, SHIBUYA K et al. Ambiguous effects of anti-VEGF monoclonal antibody (bevacizumab) for POEMS syndrome. J Neurol Neurosurg Psychiatry, 2013, *84* : 1346-1348.
10. SOUBRIER M, DUBOST JJ, SERRE AF et al. Growth factors in POEMS syndrome : evidence for a marked increase in circulating vascular endothelial growth factor. Arthritis Rheumatism, 1997, *40* : 786-787.

Toute référence à cet article doit porter la mention : Jaccard A, Magy L. Syndrome POEMS. *In* : L Guillevin, L Mouthon, H Lévesque. Traité de médecine, 5ᵉ éd. Paris, TdM Éditions, 2018-S03-P01-C38 : 1-6.

Chapitre S03-P01-C39

Syndromes de Marfan et apparentés, syndromes d'Ehlers-Danlos, ostéogenèse imparfaite et pseudo-xanthome élastique

Guillaume Jondeau, Olivier Milleron et Delphine Detaint

Le syndrome de Marfan, le syndrome d'Ehlers-Danlos et l'ostéogenèse imparfaite sont des maladies rares qui partagent le fait de comporter des atteintes artérielles : aortique pour le syndrome de Marfan, aortique et extra-aortique pour les syndromes apparentés, surtout extra-aortique pour le syndrome d'Ehlers-Danlos vasculaire (mais il existe d'autres formes de syndrome d'Ehlers Danlos) et des artères de moyen calibre pour le pseudo-xanthome élastique.

L'atteinte artérielle de l'ostéogenèse imparfaite est beaucoup plus rare et très souvent au second plan, mais cette pathologie est liée à une anomalie du collagène, comme les syndromes d'Ehlers-Danlos.

Au cours de ces dernières années, de grands progrès ont été réalisés quant à la compréhension de la physiopathologie du syndrome de Marfan et à la compréhension des autres maladies rares, dans la reconnaissance de nouvelles entités proches.

Ces syndromes sont complexes, du fait de l'hétérogénéité génétique (c'est-à-dire la possibilité qu'un syndrome puisse résulter de différentes anomalies génétiques, touchant diverses molécules), et surtout de la grande variabilité des signes cliniques qui peuvent être associés à une mutation dans un gène donné.

Syndrome de Marfan

Généralité et génétique

Le syndrome de Marfan est une maladie monogénique (c'est-à-dire transmise par un seul gène), de transmission autosomique dominante : la transmission se fait sans préférence de sexe, avec un risque de 50% ; l'un des parents d'un patient atteint de syndrome de Marfan présente également le syndrome de Marfan, à moins qu'il ne s'agisse d'une néomutation, phénomène qui rendrait compte d'un tiers des cas de syndrome de Marfan reconnus actuellement. Il est le plus souvent en rapport avec une anomalie de la fibrilline de type I, qui joue un rôle dans l'organisation et le fonctionnement des fibres d'élastine. Par conséquent, les propriétés de résistance des tissus riches en élastine (aorte initiale tout particulièrement) ou en fibrilline (zonule de l'œil) sont altérées. Des tableaux identiques ou très proches (sans atteinte ophtalmologiques majeure) peuvent être observés lors de mutations d'autres gènes (*TGFBR2*). Sa fréquence est estimée à 1/5 000, mais cela ne repose pas sur des données épidémiologiques très solides.

Critères diagnostiques

Le diagnostic repose sur l'association de signes cliniques présents dans différents appareils. Le diagnostic est aisé lorsque beaucoup de ces signes sont présents. Il est en revanche beaucoup plus délicat lorsque seulement quelques signes sont retrouvés. Des critères diagnostiques ont été proposés afin de tenter de résoudre le problème des formes frontières, mais la répétition des critères au cours du temps illustre les difficultés. Les derniers critères proposés l'ont été en 2010 (Tableau S03-P01-C39-I) [10], les précédents l'avaient été en 1996 [3].

La difficulté diagnostique est illustrée par le cas de la jeune Gabrielle, rapporté initialement par Antoine Marfan en 1896. Il est probable que ce cas princeps ne serait plus considéré aujourd'hui comme présentant un syndrome de Marfan, mais une arachnodactylie contracturante congénitale, maladie également génétique, avec des signes squelettiques proches de ceux du syndrome de Marfan, mais due à une mutation de la fibrilline de type II et non une mutation de la fibrilline de type I.

Tableau S03-P01-C39-I Critères diagnostiques de la maladie de Marfan selon les critères de Ghent révisés [10].

En l'absence d'histoire familiale
Dilatation aortique (Z-score ≥ 2) et
– mutation du gène *FBN1* = syndrome de Marfan
– ectopie du cristallin = syndrome de Marfan
– score systémique ≥ 7 points = syndrome de Marfan
Ectopie du cristallin et
– mutation du gène *FBN1* connue pour donner une dilatation aortique = syndrome de Marfan
– mutation du gène *FBN1* non connue pour donner une dilatation aortique ou pas de mutation du gène *FBN1* = ectopie du cristallin
Aorte « dilatée » (Z-score < 2) et score systémique ≥ 5 sans ectopie du cristallin = MASS
Prolapsus valvulaire mitral et atteinte aortique (Z-score < 2) et score systémique < 5 sans ectopie du cristallin = prolapsus valvulaire mitral
En présence d'une histoire familiale
Dilatation aortique (Z-score ≥ 2 au-dessus de 20 ans, ≥ 3 si moins de 20 ans = syndrome de Marfan
Ectopie du cristallin = syndrome de Marfan
Score systémique ≥ 7 points = syndrome de Marfan
Score systémique
Pectus carinatum : 2, excavatum ou asymétrie du thorax : 1
Signe du poignet et (ou) du pouce : 3 (1)
Scoliose ou cyphose thoracolombaire : 1
↑ envergure /taille en l'absence de scoliose sévère : 1
Protrusion acétabulaire : 2
↓ extension des coudes : 1
Déformation de l'arrière-pied : 2 ; pieds plats : 1
Aspect du visage : trois parmi les cinq suivants : dolichocéphalie, énophtalmie, fentes palpébrales en bas et dehors, hypoplasie malaire, rétrognathisme : 1
Ectasie durale : 2
Pneumothorax : 2
Vergetures : 1
Myopie > 3 ; dioptries : 1
Prolapsus valvulaire mitral : 1

FBN1 : fibrilline de type 1 ; MASS : *muscle aorta skeletal skin* ; Z-score : nombre de déviations standard au-dessus de la moyenne.

Atteinte cardiovasculaire

Atteinte aortique

L'atteinte aortique du syndrome de Marfan était responsable de la lourde surmortalité qui était associée au syndrome avant l'avènement de la chirurgie. La dilatation progressive de l'aorte peut se compliquer d'une dissection ou d'une rupture, mais aussi d'une fuite aortique, elle-même responsable à long terme d'une insuffisance cardiaque. Avant l'avènement de la chirurgie, la moitié des patients étaient décédés à 48 ans. Grace aux progrès thérapeutiques, l'espérance de vie des patients se rapproche progressivement de celle des sujets normaux [1].

Type d'atteinte

La partie initiale de l'aorte ascendante (sinus de Valsalva) est le plus souvent affectée : c'est la zone la plus riche en fibres d'élastine et donc celle qui est le plus modifiée par l'anomalie de la fibrilline de type I ; de plus, elle subit à chaque systole ventriculaire une distension aiguë qui se corrige pendant la diastole, ce qui est responsable, chez tous, d'une dilatation modérée au cours de la vie, mais cette dilatation est plus rapide en cas de syndrome de Marfan : la dilatation moyenne est de 0,5 mm/an [6]. Elle réalise un aspect en « bulbe d'oignon ». Certains patients présentent une dilatation plus étendue de l'aorte ascendante, non limitée aux sinus de Valsalva : dans cette situation, le risque de dissection aortique semble alors plus important.

Bien que l'atteinte prédomine au niveau de l'aorte initiale, l'anomalie structurelle, responsable d'une diminution de la distensibilité de la paroi artérielle, se situe sur l'ensemble du vaisseau ; l'aorte thoracique descendante et abdominale est également susceptible de se dilater et de se disséquer [12]. En fait, la dissection de l'aorte descendante est très généralement une extension d'une dissection de l'aorte ascendante. Mais le remplacement de l'aorte initiale ne protège pas complètement les patients présentant un syndrome de Marfan d'une dissection de l'aorte descendante, ce qui justifie notamment de prolonger le traitement

Risques de l'atteinte aortique

Insuffisance aortique

L'insuffisance aortique résulte de la désaxation des valvules aortiques semi-lunaires par la déformation de la racine de l'aorte, zone sur laquelle s'appuient les attaches des valvules. Le prolapsus d'une valvule aortique est exceptionnel. L'insuffisance aortique croît donc généralement avec la dilatation et reste actuellement modérée car l'indication opératoire est en règle portée sur la dilatation aortique du fait du risque de rupture qui y est associé. Cependant, l'insuffisance aortique peut se compliquer d'une endocardite avec ses complications propres, et une dissection peut également être responsable d'une fuite.

Il faut noter que les valvules aortiques sont histologiquement anormales chez les patients présentant un syndrome de Marfan, mais que cela ne semble pas compromettre la chirurgie de plastie de l'aorte ascendante dans la majorité des cas.

Dissection de l'aorte

La dissection aortique survient très généralement au niveau de l'aorte ascendante, et peut s'étendre au niveau de la crosse et des vaisseaux du cou et au niveau de l'aorte descendante. Comme les autres dissections, cette dissection se complique très fréquemment de rupture au niveau de l'aorte ascendante, ce qui justifie une intervention en urgence. Quand elle siège au niveau de l'aorte descendante, l'intervention n'est réalisée que lorsque le diamètre aortique augmente ou qu'une ischémie y contraint.

Facteurs favorisant la dissection aortique

La dissection de l'aorte ascendante a d'autant plus de risque de survenir que :

– le diamètre aortique est plus élevé ; on considère que le risque est très faible lorsque le diamètre aortique au niveau des sinus de Valsalva reste au-dessous de 50 mm [9] ;

– le diamètre aortique augmente, en valeur absolue chez l'adulte ou plus que ne le voudrait la croissance chez l'enfant. Le seuil de 3 mm par an a été proposé lors des dernières recommandations (avec mesure par deux techniques différentes et relecture des deux examens simultanément), mais ce seuil est arbitraire, non étayé par des données cliniques [19] ;

– il existe une histoire familiale de dissection de l'aorte à un diamètre modéré ;

– le patient réalise des efforts isométriques qui s'accompagnent d'une augmentation importante de la pression artérielle systolique et augmente ainsi la contrainte appliquée à l'aorte initiale. Il faut donc déconseiller les sports qui impliquent ce type d'effort, tels le basket-ball, le tennis, le hand-ball, le volley-ball, etc. et, bien sûr, la musculation que ces patients pourraient être désireux de pratiquer du fait de la diminution de la masse musculaire qui accompagne parfois le syndrome ;

– le patient ne prend pas de traitement bêtabloquant (*voir* plus loin) ;

– une femme est enceinte (*voir* plus loin) ;

– le patient est hypertendu.

Traitement

Le traitement de la dissection de l'aorte doit être préventif.

Traitement médical

Le traitement préventif repose d'abord sur l'éducation du patient qui doit *éviter les efforts isométriques* (qui nécessitent une force importante et un déplacement faible ou nul), lors desquels la pression artérielle systolique et donc la contrainte appliquée sur la racine de l'aorte s'élèvent brutalement et de façon importante ; il existe une classification des sports par l'American College of Cardiology qui peut être utilisée pour guider les patients [10]. Dans la mesure où la dilatation de l'aorte témoigne d'une fatigue de la paroi artérielle, l'élévation de la pression artérielle et l'élargissement de la différentielle doivent favoriser la dilatation et la dissection. Effectivement, certaines morts subites survenues sur un terrain de sport (volley, basket...) ont été rapportées à une rupture de l'aorte chez des patients porteurs de syndrome de Marfan. Il faut également éviter les sports comportant des accélérations et des décélérations brutales (qui sont responsables d'une élévation de la pression transmurale) ainsi que les sports de contact pour limiter les risques oculaires.

Le deuxième bras du traitement préventif repose sur les *bêtabloquants*. Ils diminuent la vitesse d'éjection aortique et ainsi la vitesse de distension de l'aorte, la fréquence cardiaque et donc le nombre de fois où l'aorte est soumise à une distension aiguë ; cet effet est surtout net à l'effort puisque le bénéfice immédiat des bêtabloquants n'est pas clair au repos chez les patients présentant une dilatation aortique importante. Leur bénéfice a été établi par une étude randomisée contre placebo en simple aveugle, réalisée par l'équipe de l'hôpital John Hopkins, chez soixante-dix patients de plus de 12 ans [17]. La dose de bêtabloquant était augmentée jusqu'à ce que la fréquence cardiaque reste inférieure à 100/min au pic de l'effort. Dans le groupe de patients recevant le bêtabloquant (32 patients), la dilatation aortique était moins rapide (Figure S03-P01-C39-1), la survenue d'une dissection aortique plus rare (2 contre 4 dans le groupe placebo) et le taux global de complication (décès, dissection, diamètre supérieur à 60 mm, insuffisance aortique chirurgicale) moindre (5/32 patients recevant un bêtabloquant et 9/38 patients recevant un placebo). Chez les enfants, seules des études rétrospectives sont disponibles Notre pratique est de proposer les bêtabloquants dès que le diagnostic est établi et de les maintenir d'autant plus qu'ils sont bien tolérés : en effet, le mécanisme d'action supposé devrait être également efficace au cours de l'enfance, période pendant laquelle la reconnaissance d'une dilatation aortique est souvent difficile. Par ailleurs, dans l'étude réalisée chez les patients de plus de 12 ans, le ralentissement de la dilatation aortique était également observé chez les patients dont l'aorte avait initialement un diamètre normal.

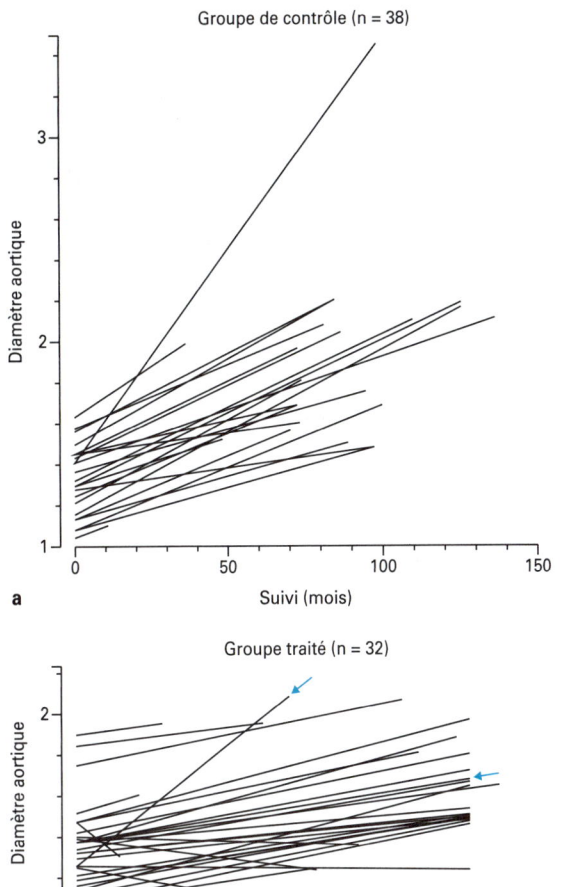

Figure S03-P01-C39-1 Effet du traitement bêtabloquant sur la dilatation aortique [11]. En ordonnées, diamètre aortique exprimé par rapport au diamètre théorique (1 : diamètre théorique, 2 : dilatation au double du diamètre théorique) ; en abscisses, le temps en mois. Le diamètre aortique des patients recevant des bêtabloquants (**b**) augmente moins vite que celui des patients qui n'en reçoivent pas (**a**). Les deux flèches (**b**) désignent les patients qui devaient recevoir un bêtabloquant, mais qui ne le prenaient pas.

Le bêtabloquant dont l'efficacité a été démontrée est le propranolol, mais on utilise habituellement des molécules plus modernes pour limiter la variabilité interindividuelle et les effets secondaires en l'absence de pénétration dans le SNC des substances hydrosolubles. En présence de contre-indication aux bêtabloquants, on peut proposer un traitement par inhibiteur calcique ralentisseur, type isoptine, bien que l'efficacité de ce dernier n'ait pas été démontrée par une étude prospective randomisée. Il semble plus logique aujourd'hui de proposer un *sartan* du fait d'arguments expérimentaux et surtout des premiers résultats des études humaines montrant une limitation de la dilatation aortique [8].

Le traitement médical doit être poursuivi après la chirurgie de remplacement de l'aorte ascendante, car l'ensemble de l'aorte est modifiée par la maladie et une dissection de l'aorte descendante reste possible.

Surveillance du diamètre aortique

Étant donné l'importance de la mesure du diamètre aortique pour décider d'une intervention chirurgicale et de l'attitude à adopter face à une demande de grossesse, il faut standardiser les méthodes de mesure et comparer les résultats obtenus aux valeurs normales compte tenu de l'âge, du poids, du sexe et de la taille. Des valeurs normales du diamètre au niveau du sinus de Valsalva ont été publiées par Roman et al. et sont

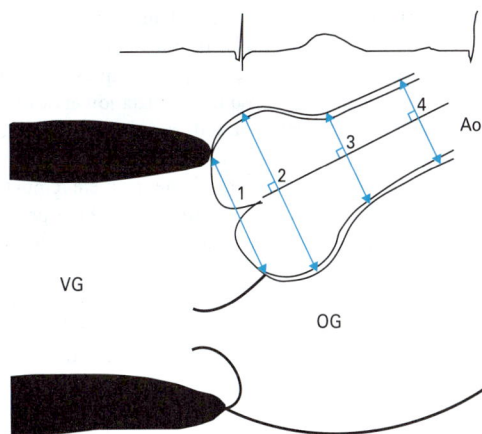

Figure S03-P01-C39-2 Mesure du diamètre aortique. Technique de mesure du diamètre aortique permettant de comparer les valeurs mesurées avec les normales publiées, normalisées par l'âge, le sexe, le poids et la taille [14].

largement utilisées pour les adultes (Figure S03-P01-C39-2) [16]. Chez les enfants, elles conduisent à surestimer la dilatation, ce qui implique soit de ne considérer une dilatation qu'au-dessus d'un seuil de 3 DS (Z-score > 3) ou d'utiliser des nomogrammes adaptés [7].

Les mesures doivent être faires en incluant la paroi antérieure, excluant la paroi postérieure, en télédiastole (au moment du QRS), en s'assurant d'être bien perpendiculaire à l'axe aortique.

On considère qu'il faut une mesure annuelle, et il peut être judicieux de réaliser une mesure par IRM ou tomodensitométrie afin de visualiser l'ensemble de l'aorte, d'une part, et de pouvoir juger de l'évolution du diamètre aortique par deux techniques le cas échéant, d'autre part.

Traitement chirurgical

Le traitement chirurgical repose sur le remplacement de l'aorte ascendante lorsque la dilatation atteint un seuil jugé critique ou qu'une dissection survient. L'aorte descendante peut également être remplacée, mais les risques sont bien supérieurs, de sorte que l'on ne propose pas d'intervention préventive (en l'absence de dissection) et que l'on attend une dilatation importante pour proposer la chirurgie

- *Intervention de Bentall.* Elle a réellement transformé le pronostic des patients présentant un anévrysme de l'aorte ascendante ou une dissection de type A. Elle consiste à remplacer l'aorte ascendante et la valve aortique par un tube de dacron dans lequel se trouve une valve prothétique généralement mécanique. Les coronaires sont réimplantées dans le tube en dacron. Cette intervention a largement fait ses preuves, et sa durabilité est bien établie, mais elle comporte, outre les risques opératoires, les risques au long cours d'une prothèse valvulaire mécanique et du traitement anticoagulant.

- *Préservation de la valve aortique.* On propose de plus en plus souvent actuellement de conserver la valve aortique native lors du replacement de l'aorte ascendante (*valve sparing surgery* des auteurs anglo-saxons), ce qui est possible puisque la continence des valves peut être rétablie si l'on restaure leur position par l'intervention, en l'absence d'anomalie des valves. Ces interventions comprennent une résection complète de l'aorte ascendante, ne doivent pas laisser de tissu aortique au-dessus des valves, qui risquerait de se dilater ensuite, et comportent une suture de l'attachement des valves au tube. Cela a l'avantage d'éviter aux patients les problèmes des valves prothétiques (anticoagulant ou durée de vie limitée). Le risque qu'une insuffisance aortique apparaisse ou augmente au cours du temps semble limité dans des mains expertes. Mais les résultats à long terme après une chirurgie conservant la valve aortique sont encore peu nombreux.

- *Surveillance après l'intervention.* Après remplacement de l'aorte ascendante, les patients justifient toujours d'une surveillance régulière : comme nous l'avons souligné plus haut, c'est l'ensemble de l'aorte qui est modifiée au cours du syndrome de Marfan. Par conséquent, le traitement médical doit être poursuivi après l'intervention avec comme objectif de limiter les risques de dilatation et de dissection de l'aorte thoracique descendante et abdominale. Ce traitement est encore plus impératif lorsque la dissection de l'aorte a également touché l'aorte descendante qui n'a très généralement pas été remplacée. Le contrôle de la pression artérielle devrait être confirmé par une mesure ambulatoire de pression artérielle, avec un chiffre systolique maximal toléré de 120 mmHg.

L'aorte dans son ensemble doit faire l'objet d'un examen d'imagerie permettant de la visualiser dans son intégralité après l'intervention (tomodensitométrie spiralés ou IRM). En cas de dissection de l'aorte, nous proposons un examen à 3 mois, 6 mois, puis tous les ans, avec une fréquence à moduler en fonction de l'évolution du diamètre aortique.

• *Intervention de l'aorte descendante.* Une intervention de remplacement de l'aorte thoracique descendante peut devenir nécessaire chez certains patients après dissection, mais il faut connaître les risques importants de ce type de chirurgie (risque vital et de paraplégie, risques pulmonaires post-opératoires, etc.).

Grossesse

La grossesse comporte un risque chez une femme présentant un syndrome de Marfan, risque dont l'appréciation a beaucoup varié au cours du temps.

On considère actuellement que le risque de dissection est faible si le diamètre de l'aorte avant la grossesse est inférieur à 40 mm. On ne doit néanmoins pas considérer la grossesse chez une femme dont le diamètre est inférieur à cette limite comme dénuée de risque. Le traitement bêtabloquant doit être poursuivi au cours de la grossesse (à la différence du traitement par sartan qui doit être arrêté) et n'induit pas de problèmes lors de l'accouchement s'il a lieu dans un centre expérimenté.

On propose généralement d'anticiper légèrement la date de la délivrance pour limiter la durée du troisième trimestre qui est le plus risqué, si la surveillance échocardiographique étroite (tous les trimestres, puis tous les mois au cours du troisième trimestre, puis 2 à 4 semaines après l'accouchement) retrouve des diamètres aortiques stables. L'accouchement peut alors avoir lieu par voie basse, en prenant garde de limiter les variations de pression artérielle secondaires aux variations volémiques, en rapport par exemple avec une anesthésie péridurale (si elle est possible malgré les problèmes de rachis).

Lorsque le diamètre aortique est supérieur à 45 mm, on déconseille généralement la grossesse, et l'on propose éventuellement une chirurgie préventive, avec l'idée de réaliser une plastie de l'aorte ascendante, mais en acceptant le risque de mise en place d'une prothèse en cas d'échec. Il faut alors que la décision soit prise avant la chirurgie, et il n'y a pas de bonne solution entre la bioprothèse qui nécessitera une ré-intervention après 10 ans mais permet la grossesse, et une valve mécanique qui rend la grossesse à très haut risque et la contre-indique donc. Entre 40 et 45 mm, les décisions se prennent au cas par cas, mais la situation n'est jamais vraiment confortable.

Atteinte des autres vaisseaux

L'atteinte des autres vaisseaux se voit dans les syndromes apparentés, en rapport avec des mutations dans d'autres gènes que le *FBN1*. Dans le syndrome de Marfan classique, les atteintes extra-aortiques sont en règle des extensions de dissection et, exceptionnellement, autonomes.

Atteinte mitrale

La valve mitrale peut être totalement normale, myxoïde de façon diffuse ou non, importante ou non, et la prévalence du prolapsus mitral

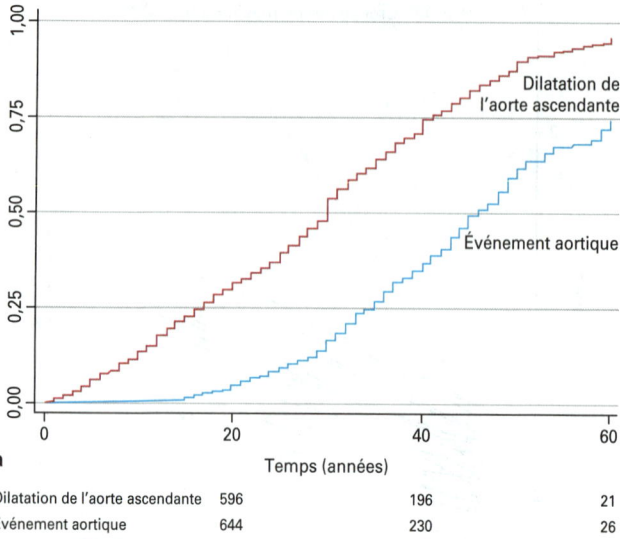

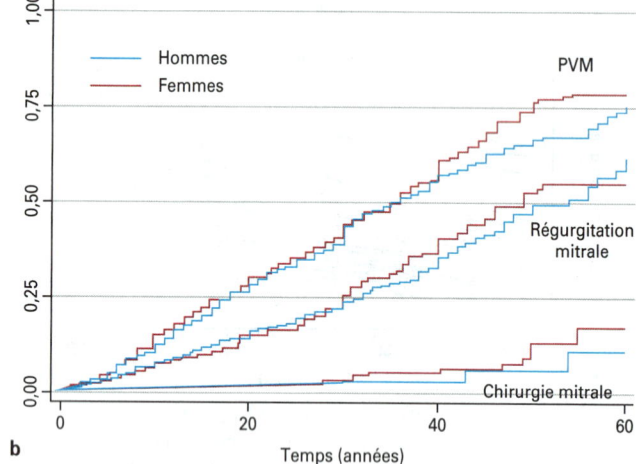

Figure S03-P01-C39-3 Fréquence de l'atteinte aortique et mitrale dans une population avec une mutation de *FBN1*. **a)** Dilatation ou événement aortique (chirurgie ou dissection) en fonction de l'âge. **b)** Prolapsus, fuite mitrale ou chirurgie mitrale en fonction de l'âge [5].

est plus élevée que dans la population contrôle. Ce prolapsus peut se compliquer d'une fuite plus ou moins importante, qui peut avoir tendance à augmenter au cours du temps et rarement justifier une intervention chirurgicale (Figure S03-P01-C39-3). Un geste de plastie est le plus souvent possible entre des mains adroites, mais l'étendue du prolapsus et la dilatation de l'anneau sont des difficultés supplémentaires.

Signes extracardiaques (Figure S03-P01-C39-4)

Signes squelettiques

Ce sont eux qui sont responsables de l'aspect classique (*voir* Figure S03-P01-C39-4). La croissance excessive des os longs peut entraîner un pectus excavatum (déformation du thorax en entonnoir) ou recurvatum (en carène de bateau), une arachnodactylie (longueur excessive des doigts révélée par le signe du poignet et du pouce, rapport

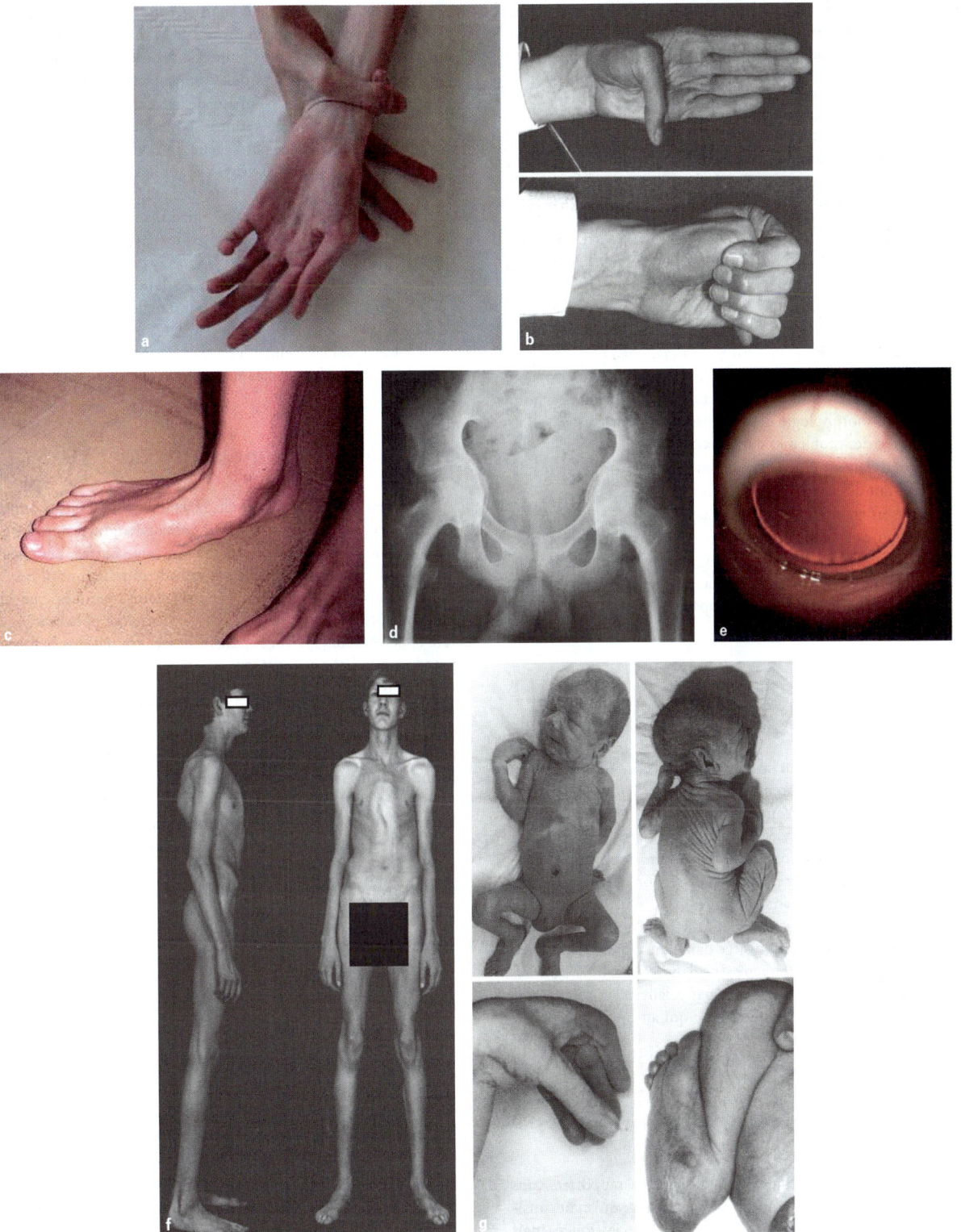

Figure S03-P01-C39-4 Signes extra-aortiques présents dans le cadre du syndrome de Marfan. **a)** Signet du poignet. **b)** Signe du pouce. **c)** Pied plat. **d)** Protrusion acétabulaire. **e)** Ectopie du cristallin. **f)** Scoliose, pectus carinatum, grande taille. **g)** forme néonatale.

envergure sur taille supérieur à 1,05), une scoliose et une grande taille. Les patients peuvent également présenter des pieds plats, avec parfois déformations de l'arrière-pied, un flessum des coudes, une hypermobilité articulaire et une protrusion acétabulaire. Les conséquences en sont essentiellement fonctionnelles avec des douleurs qu'il est difficile de soulager et des problèmes esthétiques qui peuvent rendre les patients demandeurs de chirurgie esthétique. La scoliose et les pieds plats peuvent justifier une intervention orthopédique.

Les vertèbres peuvent être déformées par une ectasie du sac dural, visible essentiellement en tomodensitométrie ou à l'IRM. Il n'y a généralement pas de symptôme associé (rarement des céphalées qui ont été rapportées à un syndrome d'hypotension du liquide céphalorachidien), ni de traitement à prévoir.

Ectopie du cristallin

C'est un signe majeur (comme l'anévrysme aortique) ; elle est souvent supérieure et temporale, et fréquemment incomplète, justifiant une dilatation soigneuse pour sa recherche ; il est parfois difficile d'affirmer le caractère pathologique d'une ectopie du cristallin modérée. Les autres signes ophtalmologiques sont des cornées plates et une myopie secondaire à une longueur axiale augmentée (la chirurgie de la myopie n'est pas indiquée).

Autres

On peut également observer un pneumothorax, qui a plus de valeur s'il récidive et devient bilatéral, et de fait assez rare dans cette population. Les anomalies des explorations fonctionnelles respiratoires sont en rapport avec la morphologie des patients et la déformation thoracique plus qu'avec des problèmes pulmonaires

Des vergetures peuvent être présentes sur tout le corps, et la localisation sur le devant des épaules est évocatrice.

Ainsi la prise en charge d'un patient suspect de présenter un syndrome de Marfan doit-elle comporter un examen ophtalmologique, un examen cardiologique avec échocardiographie et un examen systémique à la recherche des autres signes ; cela est réalisé au mieux dans le centre de référence ou les centres de compétence mis en place par le plan maladies rares.

Syndrome de Marfan néonatal

(*voir* Figure S03-P01-C39-4)

Le syndrome de Marfan peut se révéler très précocement, au cours de la vie intra-utérine ou des premiers mois de vie. Il s'agit de formes particulièrement sévères, qui sont en règle létales dans les premiers mois ou premières années de vie. Généralement, la valve mitrale est fuyante, ce qui peut entraîner une insuffisance cardiaque, et la dilatation aortique importante. Il est rare que la dissection survienne si précocement, et les enfants décèdent souvent d'insuffisance cardiaque. Il s'agit toujours de néomutations, c'est-à-dire qu'aucun des deux parents n'est atteint, et la mutation siège dans une région particulière du gène de la fibrilline (mutation faux sens dans les exons 24-36). Les raisons de la gravité de l'atteinte ne sont pas éclaircies, et cette forme réalise la seule relation génotype/phénotype qui ait pu être reconnue dans cette pathologie.

Syndromes « apparentés Marfan » [15]

Au cours des dernières années, des mutations ont été rapportées dans de nouveaux gènes chez des patients qui présentaient ce qui était considéré jusqu'alors comme des syndromes de Marfan classiques, mais aussi chez des patients avec une forme familiale d'anévrysme de l'aorte thoracique ou des syndromes malformatifs avec atteinte aortique. Cela a conduit à décrire de nouvelles entités moléculaires, dont les spectres cliniques sont souvent variables d'un patient à l'autre, malgré la même mutation, ce qui complique la nosologie. Pour des raisons de commodité et de clarté ces syndromes seront décrits à partir des anomalies moléculaires génétiques qui en sont responsables.

Les gènes en cause dans ces formes familiales d'anévrysmes thoraciques, syndromiques ou non, peuvent être regroupés en trois catégories :

– le gène de structure de la matrice extracellulaire, avec la fibrilline de type I, responsable du syndrome de Marfan classique (gène *FBN1*) que nous avons décrit plus haut. Ce sont les mutations les plus fréquentes (1/5 000 dans la population générale, estime-t-on) ;

– les gènes codant les éléments de la cascade de la voie du TGF-β. Les mutations de ces gènes sont responsables soit d'une non-production de la protéine codée par le gène, soit de la production d'une protéine inefficace : ce sont les gènes codant le TGFB2 (gène *TGFB2*), les gènes codant les récepteurs 1 et 2 du TGF-β (gènes *TGFBR1* et *TGFBR2*) et le gène codant le Smad3, messager intracellulaire du TGF-β (gène *SMAD3*). Les mutations *TGFBR2* sont les plus fréquentes, suivies des mutations *TGFBR1*, mais toutes sont beaucoup plus rares (environ 100 fois) que les mutations *FBN1* ;

– les gènes codant les protéines contractiles de la cellule musculaire lisse de la paroi aortique : actine (*ACTA2*) et myosine (*MYH11*), également très rares en France bien que les mutations *ACTA2* aient été estimées à 14 % des formes familiales d'anévrysmes thoraciques aux États-Unis.

Mutations des gènes *TGFBR2* et *TGFBR1*

Les mutations dans le gène du récepteur 2 du TGF-β ont d'abord été rapportées chez des patients qui présentaient un syndrome de Marfan aortique, squelettique et cutané. La valve mitrale peut également être myxoïde, mais le prolapsus et la fuite mitrale sont plus rares. Les signes squelettiques sont en général moins marqués que chez les patients porteur de mutation *FBN1*, et l'atteinte ophtalmologique est rare et peu sévère [1]. Mais il existe avec ces mutations également une grande variabilité phénotypique : certains patients porteurs de la mutation ne présentent aucun signe clinique (pénétrance incomplète, ce qui n'est pas observé en cas de mutation *FBN1*), d'autres ne présentent qu'une dilatation aortique isolée, d'autres encore répondent aux critères cliniques d'un syndrome de Marfan (MFS2) et d'autres, les formes les plus sévères, correspondant au *syndrome de Loeys-Dietz* [11] (Figure S03-P01-C39-5), caractérisé par des anomalies faciales, une luette bifide, un hypertélorisme, une tortuosité artérielle, une peau fine et transparente, la présence de cardiopathies complexes et une atteinte artérielle sévère. La découverte de ce syndrome est plus souvent secondaire à un problème aortique que lors du syndrome de Marfan avec mutation du gène *FBN1*, et le pronostic est transformé par la prise en charge clinique, d'où l'importance de faire le diagnostic avant qu'une dissection ou une mort subite ne révèle la pathologie familiale.

La dilatation aortique observée chez les patients présentant une mutation *TGFBR2* prédomine au niveau des sinus de Valsalva comme lors des mutations du gène *FBN1*, mais là aussi, le risque de dissection est présent sur l'ensemble de l'aorte. On peut également observer chez ces patients des anévrysmes/dissections des artères de moyen calibre, que l'on n'observe pas chez les patients porteurs d'une mutation dans le gène *FBN1*. Cela justifie un bilan vasculaire complet, lequel ne peut être réalisé par l'échocardiographie seule. Après un bilan initial exhaustif, la surveillance des patients repose généralement sur la réalisation d'une échocardiographie transthoracique annuelle, comme pour les patients porteurs d'un syndrome de Marfan classique, et la prise en charge est similaire (limitation des sports, bêtabloquants).

Les mutations dans le gène *TGFBR1* donnent des tableaux cliniques proches.

Le pronostic des patients porteurs des mutations dans les gènes *TGFBR1* ou *TGFBR2* semble très dépendant des signes cliniques qu'ils présentent, et les formes les plus sévères (syndrome de Loeys-Dietz) ont une maladie très agressive qui a fait proposer une chirurgie prophylactique plus tôt. Chez les patients présentant des formes moins sévère et pris en charge régulièrement, le pronostic approche celui des patients présentant une mutation du gène *FBN1* [1].

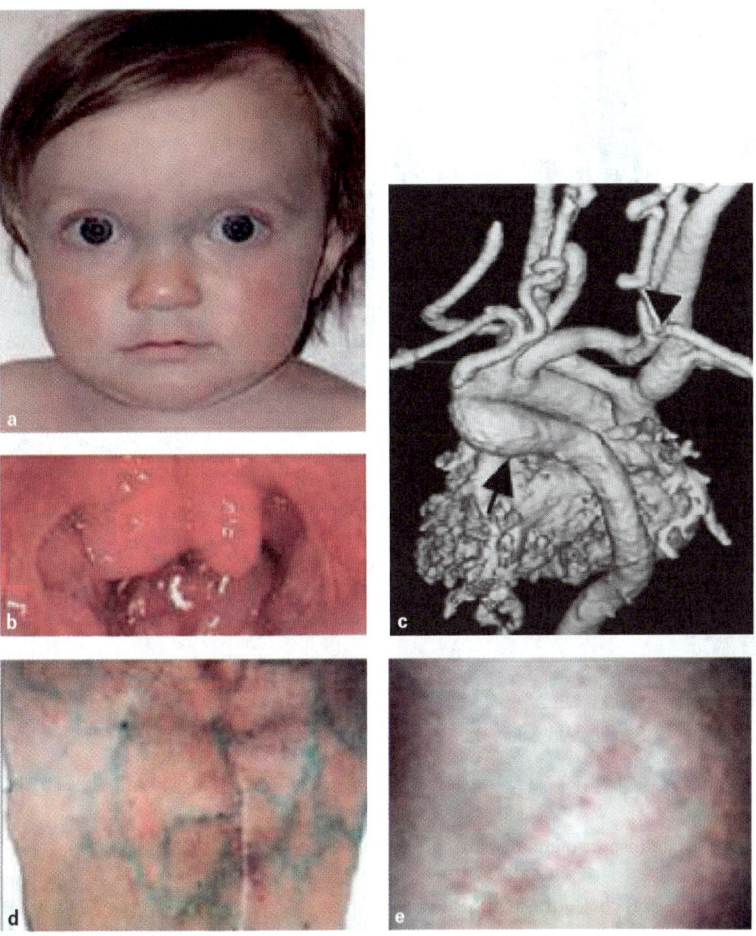

Figure S03-P01-C39-5 Signes cliniques du syndrome de Loeys-Dietz, évocateurs d'une mutation dans le gène *TGFBR1* ou *TGFBR2* [11]. **a)** Hypertélorisme. **b)** Luette bifide. **c)** Tortuosité artérielle (aortique). **d)** Peau fine et transparente. **e)** Cicatrices larges.

Mutations dans le gène *SMAD3*

Les patients qui présentent une mutation dans le gène *SMAD3* ont souvent une atteinte articulaire arthrosique précoce (*osteoarthritis syndrome*) et sont susceptibles de présenter un anévrysme aortique prédominant sur les sinus de Valsalva, mais aussi des anévrysmes d'artères de moyen calibre, y compris des artères cérébrales, qui justifient un bilan vasculaire exhaustif. Ici également, on retrouve une grande variabilité phénotypique.

Mutations dans le gène *TGFB2*

Les patients présentent des anévrysmes aortiques, mais également possiblement des artères cérébrales et quelques signes squelettiques.

Mutations de l'actine et la myosine

Il existe d'autres formes génétiques d'anévrysme liées à des mutations dans le gène codant l'actine de la cellule musculaire lisse (*ACTA2*) et de la myosine de la cellule musculaire lisse (*MYH11*). Ces observations ont conduit à une hypothèse physiopathologique fondée sur le rôle de la dysfonction contractile de la cellule musculaire lisse dans la formation des anévrysmes de l'aorte ascendante. Sur le plan anatomique, la dilatation aortique y est souvent plus diffuse et non confinée aux sinus de Valsalva. Peuvent s'y associer des signes évocateurs (tels que la persistance du canal artériel en cas de mutation du gène *MYH11* ou le livedo racemosa et une anomalie de l'iris lors de mutations du gène *ACTA2*).

L'existence d'anévrysmes aortiques familiaux sans signes extracardiaques a été rapportée avec des mutations dans les gènes *TGFBR2*, *TGFBR1*, *ACTA2*, *MYH11* et *FBN1*.

Syndromes d'Ehlers-Danlos [4]

Les collagènes constituent une famille de protéines de la matrice extracellulaire ; les collagènes de type fibrillaire (I, II, III, V et XI), participent à la résistance de la matrice extracellulaire dans tous les tissus. Les collagènes s'organisent en trimères, c'est-à-dire associent trois protéines (les chaînes α), qui s'organisent en triple hélice.

Les syndromes d'Ehlers-Danlos (Figure S03-P01-C39-6) regroupent différentes maladies rares du tissu conjonctif, qui se caractérisent par des signes cardinaux, dont l'importance varie suivant le type de syndrome d'Ehlers-Danlos considéré :

– la peau est hyperextensible et présente un aspect velouté doux ; elle peut être fine et fragile dans le type vasculaire ;

– les cicatrices sont dystrophiques (aspect en papier à cigarette) ;

Médecine interne

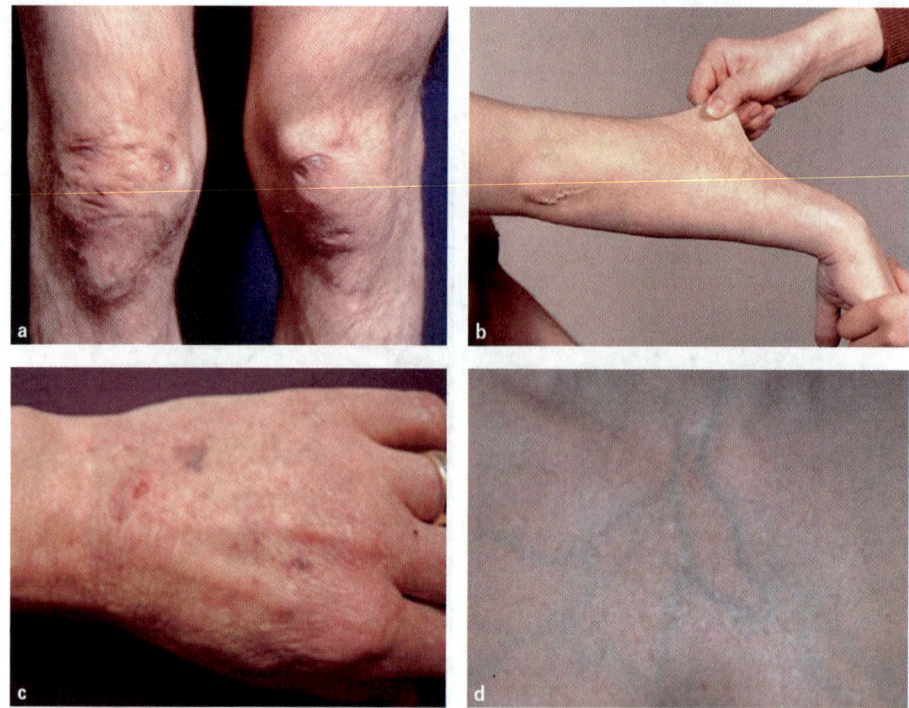

Figure S03-P01-C39-6 Syndrome d'Ehlers-Danlos. **a)** Cicatrices papyracées. **b)** Hyperélasticité cutanée. **c)** Peau fragile. **d)** Peau translucide.

– les ecchymoses sont d'apparition facile (aspect d'enfant battu au maximum) ;
– il existe une hyperlaxité ligamentaire franche, qui est diffuse et variable avec l'âge ;
– les tissus conjonctifs sont fragiles (saignement prolongé en l'absence d'anomalie de l'hémostase, complications gynécologiques et obstétricales, déhiscence de paroi, hernies).

C'est surtout le syndrome d'Ehlers-Danlos de type IV, en rapport avec une anomalie du collagène de type III, qui se complique d'une atteinte vasculaire grave. La classification proposée en 1997 à Villefranche, fondée sur les collagènes de types I, III et V, utilise des critères majeurs et mineurs (Tableau S03-P01-C39-II) [4], mais elle a montré ses limites (des anomalies d'autres molécules peuvent être en cause). Les formes les plus fréquentes sont les formes classiques, hypermobiles et vasculaires. Pour les formes plus rares, nous renvoyons le lecteur à des revues récentes ou aux sites Orphanet ou OMIM.

Définition des signes

L'*hyperextensibilité cutanée* doit être recherchée, par exemple, à la face antérieure de l'avant-bras. La peau est très extensible, mais reprend sa forme initiale après que la traction a cessé.

L'*hyperlaxité ligamentaire* doit être appréciée avec l'échelle de Beighton[1] et se définit par une valeur supérieure ou égale à 5/9 chez l'adulte

La *fragilité cutanée* se traduit par des ecchymoses souvent récidivantes dans le même territoire et doit faire évoquer un mauvais traitement chez l'enfant.

---

(1) L'hyperlaxité peut être appréciée par l'échelle de Beighton : dorsi-flexion du cinquième doigt à 90° de l'avant-bras (1 point par coté) ; application passive du pouce le long de l'avant-bras (1 point par coté) ; hyperextension du genou au-delà de 10° (1 point par coté) ; mise à plat des mains sur le sol en position debout, jambes tendues (1 point).

Tableau S03-P01-C39-II Classification des syndromes d'Ehlers-Danlos [4].

Type de syndrome d'Ehlers-Danlos	Transmission	Protéine	Gène
Classique	DA	Procollagène de type V	COL5A1/ COL5A2
		Procollagène de type I	COL1A1
	RA	Ténascine X	TNX-B
Cardiaque-valvulaire	RA	Déficit en collagène $\alpha_2(I)$	COL1A2
Hypermobilité	DA	Inconnu	?
		(Ténacine X)	TNX-B
Vasculaire	DA	Procollagène de type III	COL3A1
Vasculaire-*like*	DA	Procollagène de type I (R à C)	COL1A1
Cyphoscoliotique	RA	Lysyl-hydroxylase 1	PLOD1
Musculo-contracturant	RA	Dermatane-4-sulfotransférase 1	CHST14
Spondylochéirodysplasique	RA	ZIP13	SLC39A13
Syndrome de la cornée fragile	RA	ZNF469	ZNF469
		PRDM5	PRDM5
Arthrochaliasis	DA	Procollagène de type I (*deletion site clivage propeptide*)	COL1A1/ COL1A2
Syndrome d'Ehlers-Danlos/ ostéogenèse imparfaite frontière	DA	Procollagène de type I (*retard clivage propeptide*)	COL1A1/ COL1A2
Sermatoparaxis	RA	Procollagène I N-protéinase	ADAMTS2

La *fragilité tissulaire* entraîne les ecchymoses et les cicatrices dystrophiques, retrouvées essentiellement sur les points de pression et qui ont un aspect fin atrophique, dit de papyrus. La cicatrisation est ralentie.

Le *prolapsus valvulaire mitral* et la *dilatation de l'aorte ascendante* doivent être diagnostiqués par échocardiographie, IRM ou tomodensitométrie.

Syndrome d'Ehlers-Danlos, forme classique

Il est de transmission dominante autosomique.

Les *critères diagnostiques majeurs* sont :
– une hyperextensibilité cutanée ;
– des cicatrices larges, témoins de la fragilité tissulaire ;
– une hyperlaxité ligamentaire.

Les *critères diagnostiques mineurs* comprennent :
– une peau douce veloutée ;
– des pseudo-tumeurs mollusqueuses aux points de pression ;
– des granulés sous-cutanés ;
– des complications de l'hyperlaxité ligamentaire ;
– une hypotonie musculaire et un retard de développement moteur ;
– une fragilité cutanée et des ecchymoses faciles, témoins de l'hyperextensibilité et de la fragilité cutanée (hernie hiatale…) ;
– des complications post-opératoires ;
– une histoire familiale.

L'*anomalie biologique* en cause est un défaut du collagène de type V, lequel est constitué de l'association de trois chaines α différentes, codées par les gènes *COL5A1, COL5A2, COL5A3*. Une mutation dans l'un des gènes codant le collagène V est retrouvée dans la grande majorité des cas, le plus souvent *COL5A1*, plus rarement *COL5A2* (environ 150 mutations connues). Si le *screening* de la mutation est négatif dans ces deux gènes, on peut réaliser une biopsie cutanée pour l'étude biochimique du collagène et l'étude de la transcription des gènes.

Ces formes sont les plus fréquentes de syndrome d'Ehlers-Danlos et sont surtout connues des dermatologues : la peau a un aspect particulier, velouté. Elle est fragile, si bien que les régions exposées aux traumatismes, même minimes, sont le siège de cicatrices particulières, dystrophiques, papyracées et hyperpigmentées. Les coudes et les genoux sont les sièges préférentiels de ces cicatrices. La cicatrisation est ralentie et peut laisser des aspects en museau de poisson. Des cas de dilatation de l'aorte ascendante ont été rapportés.

La *prise en charge* est au mieux multidisciplinaire, avec rééducation, prise en charge de la douleur et soutien psychologique. Les grossesses doivent être suivies.

Syndrome d'Ehlers-Danlos, type hypermobile

Il est de transmission autosomique dominante.

Les *critères diagnostiques majeurs* sont :
– l'atteinte cutanée : hyperextensibilité et peau douce, veloutée (souvent moins nette que dans la forme classique) ;
– l'hyperlaxité généralisée.

Les *critères diagnostiques mineurs* comprennent :
– des luxations récidivantes ;
– des douleurs chroniques articulaires et des jambes ;
– une histoire familiale.

Bien que cette forme soit l'une des formes « fréquentes » de ce syndrome, les définitions cliniques aussi bien que biologiques restent floues en l'absence de base génétique clairement définie. De plus, l'expression en est variable à l'intérieur même d'une famille, et les signes en cause sont fréquents dans la population générale. Les limites avec le syndrome d'hypermobilité articulaire sont floues. Les patients sont parfois diagnostiqués comme présentant une fibromyalgie, un syndrome dépressif ou une fatigue chronique. La prédominance féminine reste également inexpliquée.

Syndrome d'Ehlers-Danlos, type vasculaire

Dû à une anomalie structurale de la chaîne pro-α_1(III) du collagène de type III, codée par le gène *COL3A1*, anciennement syndrome d'Ehlers-Danlos de type IV, il est de transmission autosomique dominante.

Les *critères diagnostiques majeurs* sont :
– une peau fine, translucide, mais non hyperextensible, laissant voir les veines sous-jacentes ;
– une fragilité pouvant être responsable d'une rupture artérielle, intestinale ou de l'utérus (cause de la demande de biologie moléculaire dans la majorité des cas) ;
– une fragilité cutanée marquée avec ecchymoses importantes, notamment chez les enfants ;
– un faciès caractéristique, résultant de la diminution de la graisse sous-cutanée (particulièrement marquée dans le visage et les membres).

Les *critères diagnostiques mineurs* comprennent :
– une acrogérie[(2)] au niveau des mains et de pieds ;
– une hyperlaxité limitée aux petites articulations. L'hyperlaxité ligamentaire n'est généralement retrouvée qu'au niveau des doigts ;
– une rupture des tendons et des muscles ;
– un pied varus-équin ;
– l'apparition précoce de varices ;
– fistules artérioveineuses et carotido-caverneuses ;
– un pneumothorax, un pneumo-hémothorax ;
– une récession gingivale ;
– une histoire familiale et des morts subites chez des parents proches.

La présence d'au moins deux critères majeurs est très suggestive du diagnostic, et le test diagnostique biologique est alors fortement recommandé.

Le *diagnostic biologique* repose sur la démonstration de l'anomalie structurelle du collagène de type III produit par les fibroblastes et la mise en évidence de la mutation dans le gène *COL3A1*.

L'*incidence* de cette forme de syndrome d'Ehlers-Danlos est faible, estimée à 1/50 000, et représente moins de 5 % de tous les syndromes d'Ehlers-Danlos [14]. Sa gravité est illustrée par l'espérance de vie de 40 ans en moyenne des patients atteints, consécutive surtout aux ruptures artérielles, touchant les artères de moyen calibre (abdominales, sous-clavières, carotides) et l'aorte abdominale, parfois sans dilatation préalable surtout au cours de la troisième et de la quatrième décennie de la vie, parfois plus tôt. Ont également été rapportés des anévrysmes des artères vertébrales et des artères intracraniales pouvant entraîner des hémorragies cérébrales ; la distinction entre vrai et faux anévrysme est ici difficile.

Le *signe le plus fréquent* est l'apparition d'ecchymoses précoces. La rupture précoce de la poche des eaux, un pied bot congénital, une luxation congénitale des hanches, des hernies inguinales, des luxations récidivantes et des varices précoces sont les signes révélateurs les plus fréquents. En l'absence d'histoire familiale, le diagnostic est souvent difficile. C'est habituellement par des douleurs abdominales aiguës que se révèlent les ruptures artérielles et intestinales (surtout côlon) ; elles doivent faire réaliser des explorations non invasives car l'artériographie est risquée. Les ruptures spontanées digestives et les hémorragies intestinales sont la conséquence de la friabilité des parois vasculaires, res-

---

(2) Aspect « vieux » des mains.

ponsable d'hématomes disséquants, mais aussi de la fragilité de la paroi digestive elle-même.

L'hyperextensibilité des tissus peut se traduire par des hernies diaphragmatiques, une hernie hiatale, un prolapsus rectal, des diverticules, un méga-œsophage, un mégacôlon…

Si les ecchymoses révèlent la maladie, il faut s'assurer de l'absence de mauvais traitement des enfants ou de maladie hématologique ; le diagnostic est difficile à porter chez les enfants sans histoire familiale.

La mise en route d'un *traitement* préventif par céliprolol semble limiter les complications vasculaires de ce syndrome [14]. Les explorations invasives sont à éviter, car elles se compliquent facilement. Le traitement chirurgical des complications digestives est généralement possible, bien que la fragilité des tissus complique le geste (bilan hémostase complet systématique) : les complications observées au cours et après une chirurgie (telles que des ruptures de cicatrices) sont fréquentes et graves. La rupture artérielle nécessite une intervention immédiate à moins que la constitution d'un hématome ne limite l'hémorragie.

Sur le plan *génétique*, le collagène de type III est un constituant majeur des parois artérielles, et son anomalie est à l'origine de la grande fragilité des parois vasculaires caractéristique de cette forme d'Ehlers-Danlos et de la rupture des vaisseaux, généralement sans dilatation préalable. La plupart des mutations sont privées, c'est-à-dire propres à la famille dans laquelle elles ont été mises en évidence. Aucune zone privilégiée de mutation (*hot-spot*) n'a été mise en évidence et les relations génotype-phénotype n'ont pas pu être établies.

Le caractère dominant de la transmission s'explique par la structure du collagène de type III, constitué de la réunion de trois molécules identiques (homotrimère) de procollagène α_1(III). La présence d'une molécule anormale parmi les trois suffit à altérer le résultat final (dominance négative), si bien que seule une molécule de collagène III sur neuf sera normale. Il est possible d'étudier la production de collagène de type III à partir de culture de fibroblastes obtenus lors d'une biopsie cutanée.

Les *grossesses* sont particulièrement dangereuses chez les femmes atteintes par le syndrome d'Ehlers-Danlos de type IV ; elles peuvent se compliquer de rupture utérine et d'hématome ou de saignements artériels pendant ou au décours de la grossesse, mais aussi de distension de la symphyse pubienne, de prolapsus utérin avec des problèmes liés à la lenteur de la guérison des cicatrices d'épisiotomie, qui peuvent même s'étendre, ou de difficultés de fermeture de la cicatrice de césarienne (le mode d'accouchement à privilégier n'est pas aisé à déterminer).

L'accouchement peut être prématuré, à cause de l'effacement et de la dilatation du col, une rupture précoce de la poche des eaux lorsque la mère ou le nouveau-né est atteint. La ligature du cordon ombilical peut être délicate. Les forceps doivent être maniés prudemment. L'hyperlaxité fœtale favorise la luxation congénitale des hanches, comme la déformation des pieds et peut également être responsable d'un aspect hypotonique faisant évoquer une neuromyopathie infantile. Les saignements secondaires à la fragilité capillaire peuvent eux faire penser à une hémophilie.

La grossesse est donc classiquement contre-indiquée dans cette pathologie : une mortalité de 25 % a été rapportée dans une série de quatorze familles comprenant vingt femmes, dont dix ont été enceinte, et cinq sont décédées de complications en rapport avec la grossesse. Il existe cependant d'autres séries moins alarmistes.

Autres formes du syndrome d'Ehlers-Danlos

Elles sont plus rares [4] et ne seront donc pas détaillées ici.

Ostéogenèse imparfaite [2]

La *prévalence* est de l'ordre de 1/10 000.

Différentes *formes cliniques* (ostéogenèses imparfaites 1 à 9) sont retrouvées, qui sont caractérisées par une fragilité osseuse avec un risque accru de fractures (maladie des os de verre, avec ostéoporose) très variable (fractures multiples à la naissance au maximum) selon les individus et semblant également varier au cours de la vie. Les fractures peuvent survenir à l'occasion d'un effort normal (natation, écriture) et sont généralement peu douloureuses. En plus des os (fragilité osseuse et des dents), les yeux (sclérotiques bleues non spécifiques), la peau (peau douce et fine), les ligaments, les tendons, les fascias et l'oreille (altération de l'audition) peuvent également être touchés (Figure S03-P01-C39-7). Les tableaux cliniques sont très variables : le type 2 est létal, le type 3 sévère, les types 4 et 5 modérés et le type 1 léger sans trouble de la dentition et avec sclérotiques bleues. Le pianiste Petrucciani était atteint par une ostéogenèse imparfaite.

Génétique

Plus de 90 % des patients sont porteurs d'une mutation dans un gène codant les deux types de collagène *COL1A1* et *COL1A2*, qui se réunissent pour former la molécule trimérique de collagène de type I (formes dominantes). Il existe également des formes récessives, sévères, en rapport avec des mutations dans d'autres gènes (*LEPRE1*, *CRTAP* et *PPIB*).

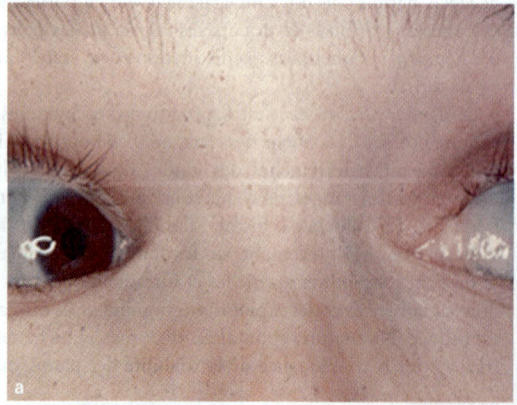
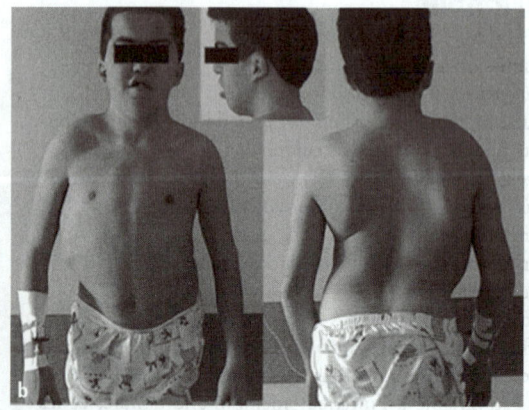

Figure S03-P01-C39-7 Ostéogenèse imparfaite. **a)** Sclérotiques bleues. **b)** Déformation thoracique.

Clinique

Signes ostéo-articulaires

Les fractures survenant pour des traumatismes minimes caractérisent la maladie (maladie des os de verre) et surviennent chez les hommes comme chez les femmes. Il existe une grande variabilité de la fragilité osseuse, qui semble diminuer après la puberté pour augmenter à nouveau après la ménopause ou au-delà de 60 ans. Ces fractures peuvent survenir pour des tensions minimes (natation arrachant le tendon du triceps, fracture des phalanges en écrivant) et sont souvent peu douloureuses. Elles cicatrisent normalement avec parfois un cal important. Des déformations telles qu'une cyphoscoliose, un pectus excavatum ou recurvatum peuvent se rencontrer. Les articulations sont parfois très souples du fait de l'anomalie des tendons et de leur zone d'insertion.

Signes oculaires

Les *sclérotiques bleues* caractérisent également la maladie, bien que l'on puisse les observer également chez des patients ne présentant pas d'ostéogenèse imparfaite et que, à l'inverse, la couleur des sclérotiques puisse être normale chez les patients atteints et qu'elle change au cours de la vie.

Signes cutanés

La peau est douce et fine et peut ressembler à la peau d'une personne âgée.

Signes ORL

Une diminution de l'audition, qu'elle soit d'origine conductive, sensorineurale ou une combinaison des deux, est observée chez environ 50% des patients. Elle peut conduire à une surdité au cours de l'adolescence ou chez l'adulte jeune.

Anomalies dentaires

Les dents peuvent être translucides et marron ou violettes. L'émail est souvent parti et les dents sont cariées. Une anomalie dentaire est retrouvée chez environ un tiers des patients.

Signes cardiovasculaires

Une dilatation aortique stable a été rapportée chez quelques patients avec différents types d'ostéogenèse imparfaite. Par ailleurs, on retrouve également rarement des prolapsus valvulaires mitraux. Les ecchymoses apparaissent facilement chez de nombreux patients atteints.

Traitement

Le traitement médical repose sur les bisphosphonates dans les formes sévères, qui limitent la résorption osseuse, la supplémentation en calcium et vitamine D. Le fond de la prise en charge est surtout kinésithérapique, avec rééducation pour limiter les conséquences fonctionnelles des fractures et les déformations associées, qui peuvent entraîner une insuffisance respiratoire par déformation thoracique et surtout rachidienne.

Pseudo-xanthome élastique [18]

Le pseudo-xanthome élastique (syndrome de Grönblad-Strandberg) est une pathologie qui altère les fibres élastiques de la peau, du système oculaire et du système cardiovasculaire. Les lésions cutanées caractéristiques sont des papules jaunes siégeant sur les zones de flexion, des hémorragies rétiniennes récidivantes et une sclérose, qui altèrent la vue, et un athérome calcifiant précoce des artères de petit et moyen calibre, entraînant une hypertension, des accidents vasculaires cérébraux et des hémorragies. Sa fréquence est estimée à 1/160 000, sa transmission est autosomique récessive, avec une prédominance féminine inexpliquée ; il est en rapport avec des mutations du gène *ABCC6* codant une protéine transmembranaire liant l'ATP (MRP6).

Signes cliniques

Signes cutanés

Ces sont les premiers à apparaître, présents à partir de la deuxième décennie, notamment au niveau des zones de tension et de frottement : le cou est souvent atteint précocement. La peau y devient épaisse et granuleuse comme du cuir, puis apparaît en excès et inélastique. Les muqueuses sont souvent touchées (palais, partie interne des lèvres et des joues). L'atteinte cutanée peut être plus ou moins sévère. Parfois s'y associent des regroupements de plaques circulaires (3-4 m de diamètre) de papules hyperkératosiques de 1 mm de diamètre.

Signes oculaires

Les modifications caractéristiques se retrouvent au fond d'œil : aspect en « peau d'orange » de la rétine, puis dégénération et fragmentation des fibres d'élastine, qui produisent un épaississement de la membrane de Bruch et des ruptures, donnant un aspect de tache saumon. Les hémorragies rétiniennes, favorisées par les traumatismes, accélèrent la baisse de l'acuité visuelle qui conduirait à la cécité chez 4 à 40 % des patients.

Atteinte cardiovasculaire

Une artérite se développe qui peut s'accompagner d'une disparition des pouls distaux et d'une claudication intermittente. La particularité de cette artérite est d'apparaître autour de la trentaine ou même plus tôt et de toucher aussi bien les membres supérieurs que les membres inférieurs. La radiographie retrouve des calcifications de l'intima et de la média des artères périphériques. L'atteinte des membres supérieurs se traduit rarement par des signes ischémiques de repos, mais peut s'accompagner d'une fatigabilité des bras. Le pouls radial est souvent aboli, l'artère ulnéaire parfois occluse, mais les anastomoses interosseuses sont suffisantes pour fournir une vascularisation assurant un apport suffisant au repos.

L'atteinte des artères digestives peut être responsable d'un angor mésentérique.

L'atteinte des artères coronaires peut conduire à une ischémie myocardique et à un infarctus du myocarde. Cette ischémie peut résulter aussi bien d'une atteinte des artérioles de petit calibre, alors que les artères épicardiques ne sont pas touchées, que d'une atteinte des artères épicardiques. Ces altérations artérielles sont une contre-indication à la contraception par œstroprogestatifs.

La prévalence du prolapsus valvulaire mitral varie suivant les séries de 4 à 71 % (30).

L'apparition d'hémorragies constitue une complication majeure : les hémorragies digestives sont fréquentes dans certaines séries et parfois fatales. Leur étiologie n'est pas toujours claire. Des hémorragies méningées, rétiniennes, rénales, utérines, vésicales, nasales ou sous-cutanées peuvent également survenir.

L'hypertension artérielle peut être de type rénovasculaire et risque de précipiter une hémorragie cérébrale. Cette hypertension peut être révélatrice et débute parfois tôt au cours de la vie.

Une dilatation aortique a été rapportée chez quelques patients porteurs d'un pseudo-xanthome élastique sans qu'une relation causale puisse être définitivement établie.

Traitement

Il n'y a pas de traitement spécifique. L'hypertension artérielle doit être traitée par les thérapeutiques usuelles, en évitant peut être les thiazidiques du fait de l'hypercalcémie qu'elles peuvent induire, bien que le rôle que joue l'hypercalcémie dans le développement des symptômes reste hypothétique. La chirurgie plastique peut être proposée en cas d'excès de peau.

Ces maladies rares sont répertoriées sur le site internet Orphanet où une description clinique des pathologies est proposée (www.orpha.net). Il existe également un site américain (OMIM : www.omim.org). Elles sont au mieux prises en charge par les centres de référence et les centres de compétence correspondants.

Bibliographie

1. ATTIAS D, STHENEUR C, ROY C et al. Comparison of clinical presentations and outcomes between patients with *TGFBR2* and *FBN1* mutations in Marfan syndrome and related disorders. Circulation, 2009, *120* : 2541-2549.
2. BYERS PH, PYOTT SM. Recessively inherited forms of osteogenesis imperfecta. Annu Rev Genet, 2012, *46* : 475-497.
3. DE PAEPE A, DEVEREUX RB, DIETZ HC et al. Revised diagnostic criteria for the Marfan syndrome. Am J Med Genet, 1996, *62* : 417-426.
4. DE PAEPE A, MALFAIT F. The Ehlers-Danlos syndrome, a disorder with many faces. Clin Genet, 2012, *82* : 1-11.
5. DETAINT D, FAIVRE L, COLLOD-BEROUD G et al. Cardiovascular manifestations in men and women carrying a *FBN1* mutation. Eur Heart J, 2010, *31* : 2223-2229.
6. DETAINT D, MICHELENA HI, NKOMO VT et al. Aortic dilatation patterns and rates in adults with bicuspid aortic valves : a comparative study with Marfan syndrome and degenerative aortopathy. Heart, 2014, *100* : 126-134.
7. GAUTIER M, DETAINT D, FERMANIAN C et al. Nomograms for aortic root diameters in children using two-dimensional echocardiography. Am J Cardiol, 2010, *105* : 888-894.
8. GROENINK M, DEN HARTOG AW, FRANKEN R et al. Losartan reduces aortic dilatation rate in adults with Marfan syndrome : a randomized controlled trial. Eur Heart J, 2013, *34* : 3491-3500.
9. JONDEAU G, DETAINT D, TUBACH F et al. Aortic event rate in the Marfan population : a cohort study. Circulation, 2012, *125* : 226-232.
10. LOEYS BL, DIETZ HC, BRAVERMAN AC et al. The revised Ghent nosology for the Marfan syndrome. J Med Genet, 2010, *47* : 476-485.
11. LOEYS BL, SCHWARZE U, HOLM T et al. Aneurysm syndromes caused by mutations in the TGF-beta receptor. N Engl J Med, 2006, *355* : 788-798.
12. MIMOUN L, DETAINT D, HAMROUN D et al. Dissection in Marfan syndrome : the importance of the descending aorta. Eur Heart J, 2011, *32* : 443-449.
13. MITCHELL JH, HASKELL W, SNELL P et al. Task force 8 : classification of sports. J Am Coll Cardiol, 2005, 45 : 1364-1367.
14. ONG KT, PERDU J, DE BACKER J et al. Effect of celiprolol on prevention of cardiovascular events in vascular Ehlers-Danlos syndrome : a prospective randomised, open, blinded-endpoints trial. Lancet, 2010, *376* : 1476-1484.
15. PYERITZ RE. Heritable thoracic aortic disorders. Curr Opin Cardiol, 2014, 29 : 97-102.
16. ROMAN MJ, DEVEREUX RB, KRAMER-FOX R, O'LOUGHLIN J. Two-dimensional echocardiographic aortic root dimensions in normal children and adults. Am J Cardiol, 1989, 64 : 507-512.
17. SHORES J, BERGER KR, MURPHY EA, PYERITZ RE. Progression of aortic dilatation and the benefit of long-term beta-adrenergic blockade in Marfan's syndrome. N Engl J Med, 1994, 330 : 1335-1341.
18. UITTO J, BERCOVITCH L, TERRY SF, TERRY PF. Pseudoxanthoma elasticum : progress in diagnostics and research towards treatment : summary of the 2010 PXE International Research Meeting. Am J Med Genet A, 2011, *155A* : 1517-1526.
19. VAHANIAN A, IUNG B. The new ESC/EACTS guidelines on the management of valvular heart disease. Arch Cardiovasc Dis, 2012, *105* : 465-467.

Toute référence à cet article doit porter la mention : Jondeau G, Milleron O, Detaint D. Syndromes de Marfan et apparentés, syndromes d'Ehlers-Danlos, ostéogenèse imparfaite et pseudo-xanthome élastique. *In* : L Guillevin, L Mouthon, H Lévesque. Traité de médecine, 5ᵉ éd. Paris, TdM Éditions, 2018-S03-P01-C39 : 1-12.

Chapitre S03-P01-C40

Maladie de Rendu-Osler

Sophie Dupuis-Girod

La maladie de Rendu-Osler, ou télangiectasies hémorragiques héréditaires (HHT, OMIM 187300 et 600376) est une maladie génétique vasculaire dominante autosomique constitutionnelle qui concerne les capillaires. Cette pathologie est rare mais ubiquitaire, et concerne 1/6 000 à 1/10 000 patients avec des différences régionales liées à un effet fondateur.

La maladie de Rendu-Osler a d'abord été décrite comme une maladie familiale caractérisée par la gravité des hémorragies nasales et gastro-intestinales récurrentes associées à l'anémie et à la dilatation visible des capillaires (télangiectasies) sur les lèvres et le bout des doigts. La majorité des patients présentent également des malformations artérioveineuses qui peuvent être pulmonaires, hépatiques, cérébrales, pancréatiques, et médullaires [9]. Ces caractéristiques sont utilisées comme critères pour diagnostiquer la maladie de Rendu-Osler.

Diagnostic clinique

Il repose sur plusieurs critères (critères de Curaçao) [14] :
• Le caractère héréditaire : la transmission est autosomique dominante (50 % à chaque enfant). La pénétrance est quasi complète vers 50 ans.
• Les *télangiectasies* : elles sont l'une des lésions caractéristiques de la maladie, et sont cutanées (lèvres, doigts, visage, mains et pieds) et muqueuses (face interne des lèvres, langue, palais, muqueuse nasale et digestive) (Figure S03-P01-C40-1).
• Les *épistaxis* sont la forme d'expression majeure de ces télangiectasies muqueuses par leur fréquence et le handicap qu'elles entraînent. L'anémie chronique invalidante devient la conséquence inéluctable et prédominante chez ces patients.

• Les *malformations artérioveineuses* viscérales sont des lésions vasculaires dont le retentissement est toujours aggravé par l'anémie. Une atteinte viscérale peut remplacer l'un des trois signes cardinaux externes dans le diagnostic positif. La localisation de ces malformations artérioveineuses peut être :
– hépatique, fréquente (30 à 80 % selon les techniques de dépistage utilisées),
– pulmonaire (30 à 50 % des malades),
– neurologique cérébrale ou médullaire (8 à 25 % des patients).
Le *diagnostic clinique* est :
– certain si au moins 3 critères sont présents ;
– suspecté ou possible si 2 critères sont présents ;
– peu probable si 1 seul critère est présent.
Chaque complication viscérale typique peut constituer un des trois critères nécessaires au diagnostic, remplaçant alors les épistaxis, les télangiectasies ou le caractère héréditaire [14]. Certains patients peuvent avoir jusqu'à 4 ou 5 signes de la maladie, avec plusieurs atteintes viscérales.

Histologie

Comme cela a été décrit, les télangiectasies sont des dilatations focales des veinules post-capillaires [2]. Ces veinules, puis les artérioles dilatées avec perte du lit capillaire, évoluent vers des communications artérioveineuses. Ces anomalies vasculaires sont observées non seulement dans la peau, mais aussi dans la circulation pulmonaire [15] où elles sont responsables d'un shunt droit-gauche. Les grandes malformations artérioveineuses sont considérées comme provenant de l'évolution de ces petites lésions par « remodelage » vasculaire progressif.

Génétique et physiopathologie

Les gènes connus responsables de la maladie de Rendu-Osler sont au nombre de trois :
– endogline (*ENG*) responsable du phénotype HHT1 de la maladie ;

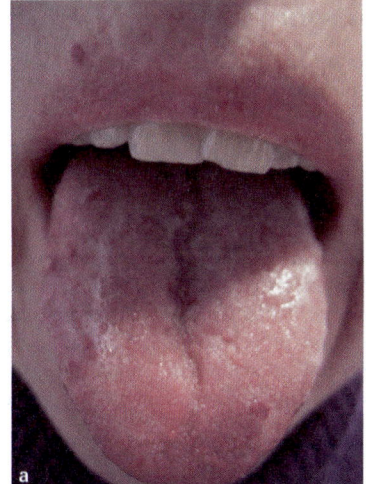
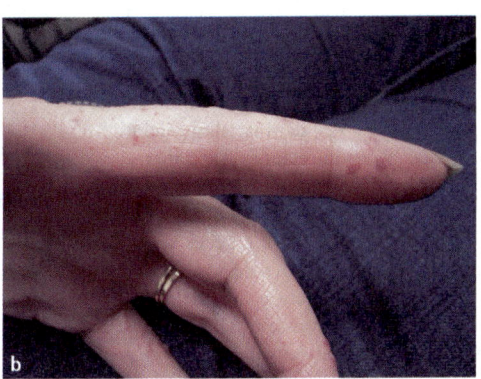

Figure S03-P01-C40-1   Télangiectasies muqueuses (**a**) et cutanées (**b**).

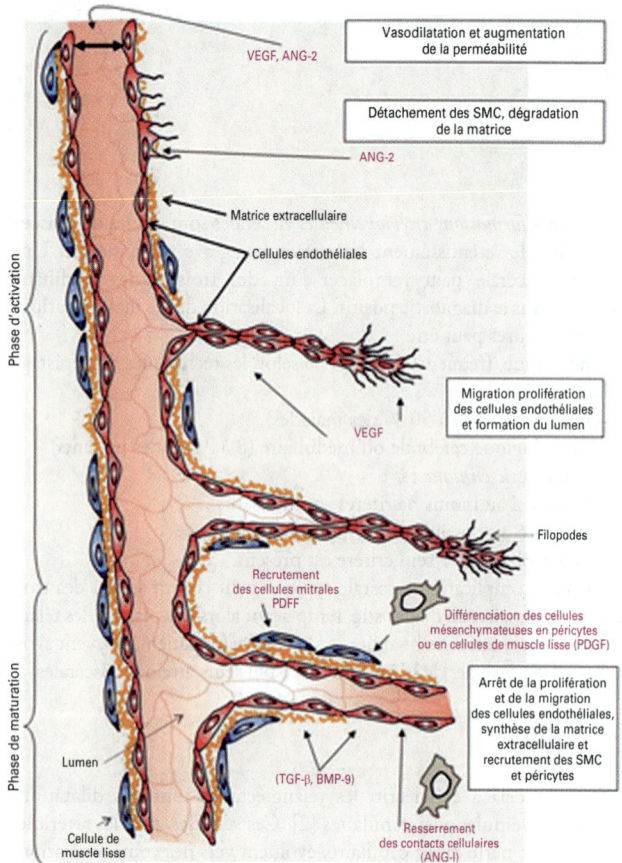

Figure S03-P01-C40-2 Implication de la voie BMP9/ALK1/endogline dans la maladie de Rendu-Osler [1]. Le BMP9 se lie sur un hétérocomplexe constitué de deux récepteurs ALK1 et de deux récepteurs de type 2 (BMPR2 ou ActR2). Le récepteur de type 2 phosphoryle ALK1 qui, à son tour, phosphoryle les facteurs de transcription Smad1/5/8. L'addition de BMP9 entraîne l'inhibition de la migration et de la prolifération des cellules endothéliales, ce qui suggère un rôle pour cette voie de signalisation dans la phase de maturation de l'angiogenèse. (Selon Sabine Dailly.)

– *activin-like-receptor type 1* (*ALK-1*) responsable du phénotype HHT2 de la maladie ;
– *SMAD 4*, responsable d'un phénotype plus rare (2 %) associant maladie de Rendu-Osler et polypose juvénile chronique.

Des mutations des gènes *ENG* ou *ALK1* sont retrouvées à l'état hétérozygote chez environ 90 à 92 % des patients. Plus de 600 mutations différentes des gènes *ENG* et *ALK1* ont été répertoriées. De plus, un effet fondateur a été mis en évidence dans certaines régions. Très récemment, le gène *BMP9* a été incriminé chez certains patients et au moins deux autres gènes ont été localisés mais non identifiés.

Ces gènes interviennent tous dans la voie de signalisation de la famille TGF-β (*transforming growth factor* β) dans la cellule endothéliale. La découverte récente de BMP9 comme étant le ligand du récepteur ALK1 et de son co-récepteur l'endogline montre que cette voie de signalisation contrôle la phase de maturation de l'angiogenèse (Figure S03-P01-C40-2) [7]. L'invalidation de ces gènes dans des modèles murins reproduit la maladie et a permis de confirmer que cette pathologie serait due à une hyperprolifération endothéliale.

L'angiogenèse est la formation de nouveaux vaisseaux sanguins à partir d'un réseau vasculaire existant. On distingue deux phases au cours de l'angiogenèse. Pendant la phase d'activation, la matrice extracellulaire est dégradée et les cellules endothéliales migrent et prolifèrent (Figure S03-

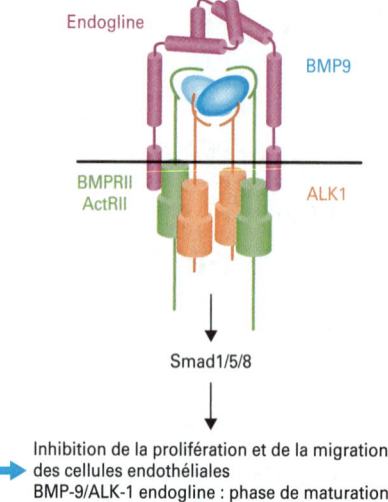

Figure S03-P01-C40-3 Angiogenèse. PDGF : *platelet-derived growth factor*, SMC : cellules musculaires lisses ; TGF-β : *transforming growth factor* β ; VEGF : *vascular endothelial growth factor*). (Selon Sabine Dailly.)

P01-C40-3). Le VEGF (*vascular endothelial growth factor*) est un des facteurs clefs de cette phase d'activation. Cette phase est suivie par une phase de maturation où les cellules endothéliales arrêtent de migrer et de proliférer, la matrice cellulaire est reconstituée et il y a un recrutement de cellules mésenchymateuses qui se différencient en péricytes ou en cellules musculaires lisses suivant le type de vaisseaux. L'angiogenèse est normalement quiescente chez l'adulte.

On parle de balance angiogénique qui résulte d'une homéostasie entre les facteurs impliqués dans la phase d'activation et ceux impliqués dans la phase de maturation de l'angiogenèse. Le rôle du récepteur ALK1 est important dans l'inhibition de la prolifération, de la migration et du bourgeonnement des cellules endothéliales in vitro ainsi que de la néo-angiogenèse in vivo. Le ligand d'ALK1, BMP9 serait donc un facteur clef de la phase de maturation de l'angiogenèse et sa présence dans le sang suggère son rôle dans le maintien de la quiescence vasculaire chez l'adulte. Lorsque la voie BMP9/ALK1/endogline est perturbée, la quiescence est diminuée, ce qui entraîne un dérèglement de la balance angiogénique, et donc une néo-activation de l'angiogenèse.

Épistaxis

Caractéristiques

Elles sont l'expression principale de la maladie de Rendu-Osler et sont souvent sa complication la plus gênante en termes de qualité de vie et de morbidité.

Les épistaxis concernent plus de 95 % des patients [9]. Elles sont spontanées, répétées, irrégulières, diurnes et nocturnes, anémiantes, invalidantes, et socialement très gênantes, à l'origine d'arrêts de travail répétés et parfois d'une mise en invalidité. La durée des épistaxis peut être supérieure à 24 heures par mois chez certains patients et nécessiter des transfusions itératives et des hospitalisations et, du fait de la sévérité de l'anémie, des traitements ORL répétés avec risque de complications (perforation de la cloison nasale, infections après méchages)

Leur évaluation objective est réalisée au moyen d'une grille de décompte mensuel du nombre d'épistaxis et du temps de saignement.

Traitement

Aucun traitement chirurgical ne permet de traiter définitivement les épistaxis. La répétition de ces traitements est souvent à l'origine d'une iatrogénie importante, dont la perforation de cloison nasale, responsable d'une aggravation des épistaxis. Aucune étude de « haut niveau de preuve » n'a montré l'efficacité des traitements médicaux ou chirurgicaux.

Dans tous les cas, une humidification pluriquotidienne régulière par le patient de la muqueuse nasale associant des pommades, spray et du sérum physiologique permet une amélioration des épistaxis.

La supplémentation martiale est conseillée pour tous les patients qui ont des épistaxis répétées, responsables d'une anémie ferriprive au long cours. Les patients ayant une intolérance au fer per os peuvent bénéficier d'injections intraveineuses de fer. Les transfusions sanguines sont réalisées en accord avec les recommandations de l'Agence nationale de sécurité du médicament (ANSM).

Le protocole national de diagnostic et de soins (PNDS) pour la maladie de Rendu-Osler, élaboré par le(s) centre(s) de référence labellisé(s) avec le soutien de la Haute Autorité de santé (HAS), contient les informations et recommandations suivantes quant au traitement des épistaxis.

Le PNDS regroupe les différents traitements de type médicaux et chirurgicaux :
• L'acide tranexamique (antifibrinolytique) qui a un effet positif modéré sur l'anémie et les épistaxis. Dans une étude récente randomisée contre placebo (étude ATERO en cours de publication), il a été montré que l'acide tranexamique diminuait de manière significative la durée des épistaxis de manière modérée.
• L'acide aminocaproïque et les œstrogènes : l'emploi des œstrogènes est limité par l'existence de leur risque thrombo-embolique et ne devrait être envisagé que dans le cadre d'essais cliniques.
• Le tamoxifène : il a montré son intérêt dans une étude, mais reste actuellement peu prescrit.

En *deuxième intention* sont proposées :
– la photocoagulation par laser ;
– des injections de colles biologiques ;
– des injections de produits sclérosants (Ethibloc®, Aetoxisclérol®).

En *troisième intention* sont proposées :
– l'embolisation artérielle sélective isolée ou associée aux techniques précédentes ;
– la ligature artérielle des artères sphénopalatines et/ou ethmoïdales ;
– l'opération de Saunders (suppression de la muqueuse nasale), la dermoplastie ou la septodermoplastie sans ou avec greffe (cellules amniotiques, cellules de muqueuse jugale cultivée ou lambeau cutané) ;
– l'obstruction nasale de Young (fermeture chirurgicale des fosses nasales), unilatérale ou bilatérale.

Perspectives

Les traitements anti-angiogéniques sont en cours d'évaluation.

Le bévacizumab est un anticorps monoclonal de 149 kDa qui se lie au VEGF et inhibe de ce fait la liaison du VEGF à ses récepteurs, situés à la surface des cellules endothéliales, aussi bien in vitro qu'in vivo. Il est constitué d'une partie constante d'origine humaine et d'une partie variable d'origine murine. Son mécanisme d'action est fondé sur la liaison entre le VEGF et ses récepteurs sur la surface des cellules endothéliales. Sous l'effet de la stimulation, les cellules endothéliales prolifèrent et de nouveaux petits vaisseaux apparaissent.

Le bévacizumab a été administré par voie intraveineuse chez des patients atteints de maladie de Rendu-Osler avec une forme sévère et a montré son efficacité également sur les épistaxis [11]. En 2009 et 2011, des cas ont été rapportés de patients atteints de maladie de Rendu-Osler compliquée d'épistaxis, avec une efficacité du bévacizumab par voie systémique, mais avec une rechute après plusieurs mois. Il n'a actuellement pas d'autorisation de mise sur le marché dans cette indication et peut être discuté ponctuellement.

Le bévacizumab administré en spray nasal a fait l'objet de cas rapporté dans la maladie de Rendu-Osler. Deux études randomisées ont été réalisées et n'ont pas confirmé son intérêt dans le traitement des épistaxis en spray nasal [8, 18].

La thalidomide a montré une action anti-angiogénique dans la maladie de Rendu-Osler, mais aucune étude d'efficacité prospective n'a été faite à ce jour.

Télangiectasies

Les télangiectasies buccales sont parfois hémorragiques et le traitement est chirurgical ou laser. Au niveau des doigts, les problèmes sont plus rares, mais les hémorragies, problèmes infectieux, justifient une prise en charge dermatologique. Le traitement laser à titre esthétique est en général efficace.

Atteintes viscérales

Malformations artérioveineuses pulmonaires

Définition et caractéristiques

Les malformations artérioveineuses pulmonaires sont des communications anormales entre les artères pulmonaires et les veines pulmonaires, c'est-à-dire la communication directe des artères et des veines sans l'intermédiaire d'un réseau capillaire normal (Figures S03-P01-C40-4 et S03-P01-C40-5). Elles provoquent un shunt droit-gauche et sont potentiellement hypoxémiques, en fonction de l'importance de ce shunt. Les malformations vascularisées par plus d'une branche de l'artère pulmonaire ou drainées par plusieurs veines pulmonaires segmentaires sont appelées malformations artérioveineuses pulmonaires complexes.

Les malformations artérioveineuses pulmonaires prédominent dans les lobes inférieurs (60 à 95 %) et sont multiples dans environ la moitié des cas [5, 15]. Elles sont plus fréquentes chez les femmes, avec un sex-ratio variant de 1/1,5 à 1/1,9. L'âge au diagnostic est d'environ 40 ans, mais va probablement diminuer du fait du dépistage. Les malformations artérioveineuses pulmonaires peuvent être présentes dès la petite enfance.

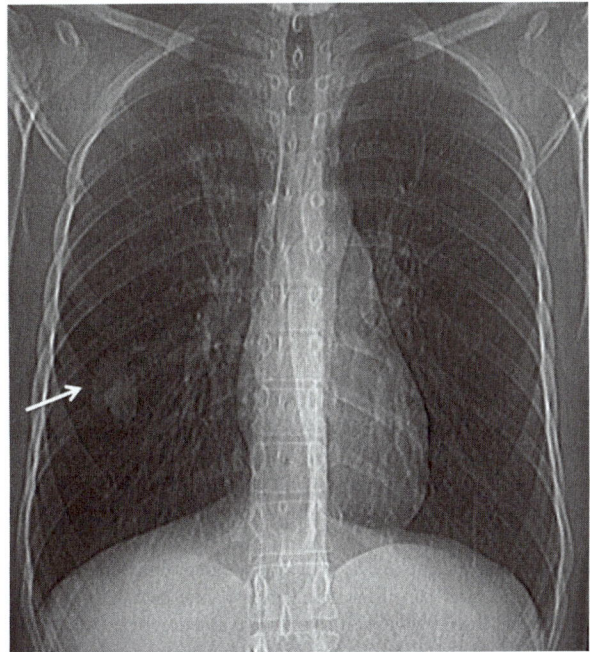

Figure S03-P01-C40-4 Image radiologique d'une malformation artérioveineuse pulmonaire volumineuse.

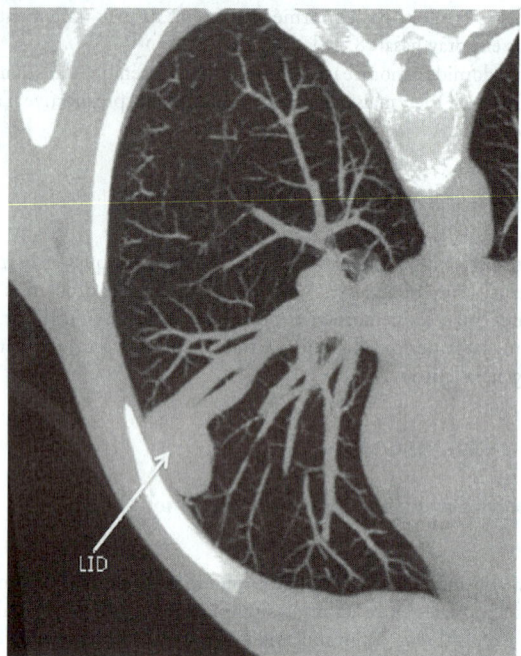

Figure S03-P01-C40-5 Malformation artérioveineuse pulmonaire lobaire inférieure droite en tomodensitométrie.

Leur incidence est supérieure chez les patients avec des mutations des gènes *ENG* et *SMAD4* (environ 50 %) que chez les patients présentant des mutations *ALK1* (environ 25 %).

Symptômes

Par ordre de fréquence, les symptômes liés aux malformations artérioveineuses pulmonaires sont les suivants :

– *aucun*. La plupart du temps, les malformations artérioveineuses pulmonaires sont totalement asymptomatiques, d'où l'intérêt d'un dépistage systématique clairement démontré pour les malformations accessibles à un traitement ;

– des *complications neurologiques secondaires* qui sont redoutées et justifient la prévention. Il s'agit d'accidents vasculaires cérébraux (accidents ischémiques transitoires ou AVC avec séquelles) et d'abcès cérébraux, parfois inauguraux (embolie paradoxale septique ou gazeuse) [4, 5, 6, 15]. Les AVC ou abcès cérébraux peuvent être la manifestation inaugurale de la maladie de Rendu-Osler. Ces abcès cérébraux sont souvent dus à des bactéries anaérobies multiples. Les migraines sont également fréquemment observées ;

– l'*hypoxémie* (shunt droite-gauche), la dyspnée, la cyanose et l'hippocratisme digital ;

– l'*hémoptysie* d'abondance variable, possible en cas de volumineuses fistules mais rare depuis le dépistage systématique.

Dépistage

Il doit être systématique pour prévenir les complications.

Chez l'adulte, le dépistage des malformations artérioveineuses pulmonaires doit comporter soit une échographie cardiaque de contraste, soit une tomodensitométrie thoracique spiralée sans injection, « faible dose », volumique en coupe fine étudié en MIP (*maximum intensity projection*).

Chez l'enfant, le dépistage de volumineuses malformations artérioveineuses pulmonaires par radiographie pulmonaire de face et de profil peut être utile en première intention. En leur absence sur la radiographie du thorax, le dépistage peut comporter une échographie cardiaque de contraste, par un échographiste compétent en cardiopédiatrie, si l'enfant est coopérant, à partir de l'âge de 5 ans. Si l'échographie cardiaque de contraste ne montre pas de shunt, la réalisation d'une tomodensitométrie n'est pas recommandée (irradiation), sauf en cas d'éléments cliniques évocateurs. Si l'échographie cardiaque de contraste est en faveur d'un shunt pulmonaire, la réalisation d'une tomodensitométrie thoracique spiralé « faible dose », volumique en coupe fine étudié en MIP (*maximum intensity projection*) est recommandée.

Traitement

Le traitement de choix des malformations artérioveineuses pulmonaires, dont le vaisseau afférent est accessible techniquement, est la vaso-occlusion de l'artère afférente pendant une artériographie. Chez l'adulte, il est recommandé de réaliser cet examen sans anesthésie générale.

Les malformations artérioveineuses pulmonaires découvertes chez la femme enceinte peuvent être vaso-occluses en cours de grossesse par des équipes expérimentées et multidisciplinaires en cas de retentissement vital maternel et/ou fœtal.

Tout patient porteur de malformations artérioveineuses pulmonaires doit être informé du risque infectieux et doit bénéficier, dans l'état actuel des connaissances, de la même antibioprophylaxie que les patients atteints d'une valvulopathie à risque modéré ; et du risque d'embolie paradoxale qui contre-indique la pratique de la plongée sous-marine.

Malformations artérioveineuses hépatiques

Définition et caractéristiques

L'atteinte hépatique de la maladie de Rendu-Osler est définie par la présence de malformations vasculaires, qui impliquent potentiellement tous les vaisseaux hépatiques. L'évolution des lésions vasculaires consiste en l'élargissement progressif et l'apparition de multiples malformations artérioveineuses directes. Les anomalies vasculaires du foie sont détectées chez 41 à 78 % des patients en fonction de la technique d'imagerie utilisée, montrant des télangiectasies, un élargissement des diamètres vasculaires, l'augmentation de la vitesse des flux vasculaires, la tortuosité des branches de l'artère hépatique, des images nodulaires ou des shunts vasculaires [3]. Les shunts peuvent être de trois types (Figure S03-P01-C40-6) : artério-sus-hépatiques (responsables d'un hyperdébit cardiaque), artérioportes (responsables d'une hypertension portale) ou entre la veine porte et les veines sus-hépatiques (responsable d'une ischémie biliaire).

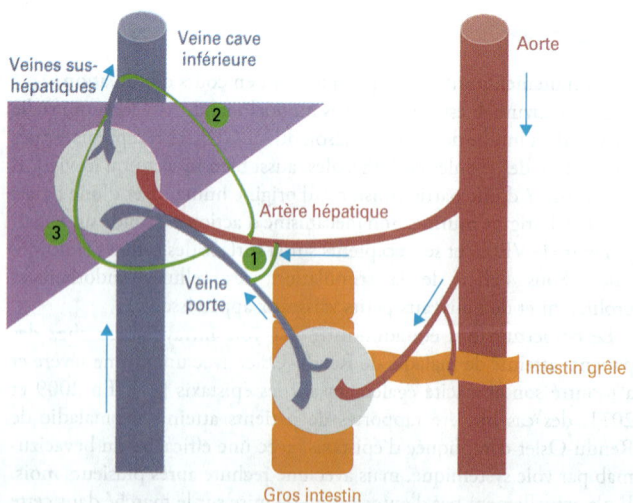

Figure S03-P01-C40-6 Vascularisation hépatique et différents types de shunts vasculaires. Shunts : (1) artérioporte ; (2) veine porte-veine sus-hépatique ; (3) artério-sus-hépatique.

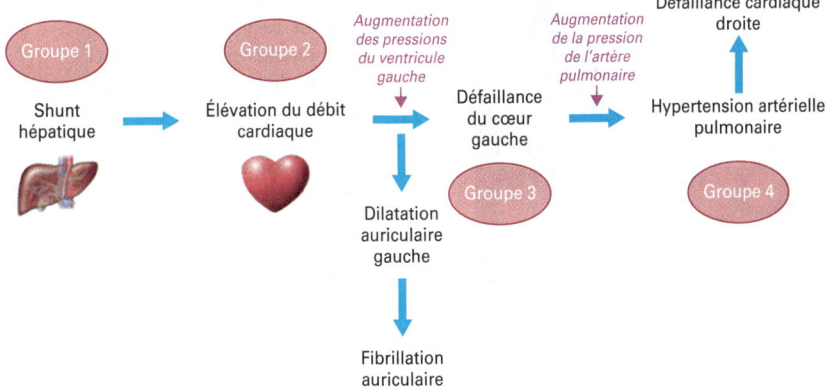

Figure S03-P01-C40-7 Schéma et classification de l'évolution de l'hyperdébit cardiaque secondaire aux malformations artérioveineuses hépatiques [13].

L'incidence des malformations artérioveineuses hépatiques est supérieure chez les patients avec des mutations des gènes *ALK1* et *SMAD4* (environ 80 %) que chez les patients présentant des mutations de l'*ENG*.

Symptômes

Par ordre de fréquence, les symptômes liés aux malformations artérioveineuses hépatiques sont les suivants :

– *aucun*. La plupart du temps, les anomalies vasculaires hépatiques sont totalement asymptomatiques. Seulement 5 à 8 % sont décrites avec des symptômes dans des études récentes ;

– un *hyperdébit cardiaque lié au shunt gauche-droite*. Il s'agit de la complication la plus fréquente (70 %) dont l'évolution progressive peut aboutir à une insuffisance cardiaque à haut débit dont les différents stades sont résumés sur la figure S03-P01-C40-7 [13]. L'évolution vers une hypertension portale post-capillaire est péjorative ;

– l'*hypertension portale* qui se présente avec un tableau d'ascite avec varices œsophagiennes [6] ;

– la *nécrose biliaire* qui se manifeste par des douleurs aiguës de l'hypocondre droit mimant un tableau de cholécystite évoluant souvent par crise, mais pouvant être responsable de septicémie ou d'abcès hépatique. En l'absence de traitement, l'évolution est rapidement fatale ;

– des *anomalies radiologiques cérébrales secondaires*. Le plus souvent asymptomatiques, elles sont observées en IRM localisées dans les noyaux gris centraux. Il s'agit d'hypersignaux visibles sur les séquences pondérées en T1, bilatéraux symétriques et intéressant principalement le pallidum, parfois la substance nigroréticulée, le noyau sous-thalamique, le noyau caudé et le putamen. L'hypothèse physiopathologique avancée est celle de dépôt, dans les noyaux gris centraux, de manganèse normalement filtré par le foie et excrété par les voies hépatobiliaires. En cas de shunt portosystémique ou d'un dysfonctionnement hépa-

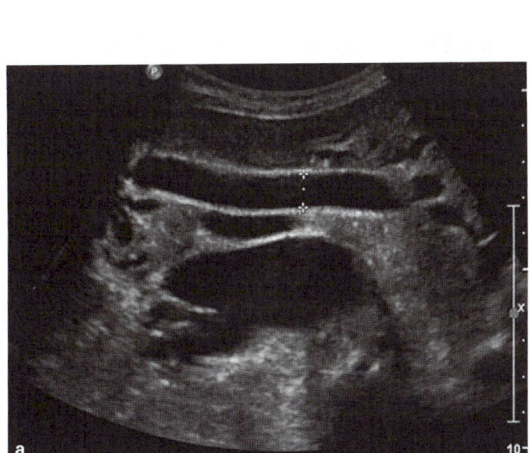
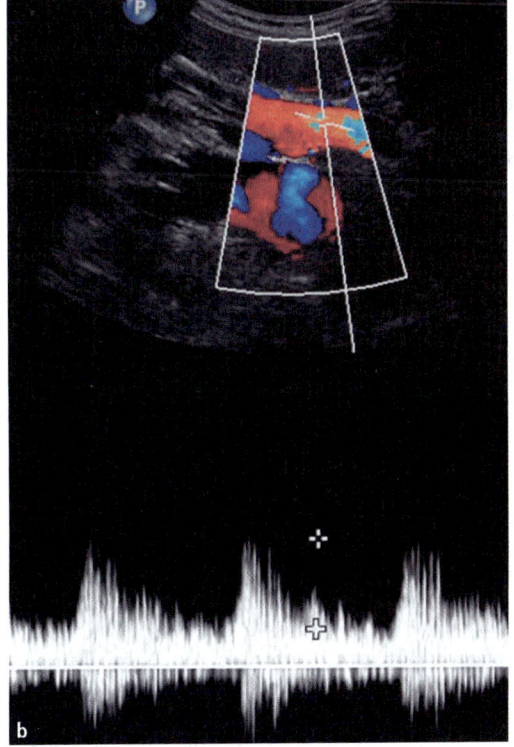

Figure S03-P01-C40-8 Échographie hépatique montrant une dilatation de l'artère hépatique (**a** et **b**).

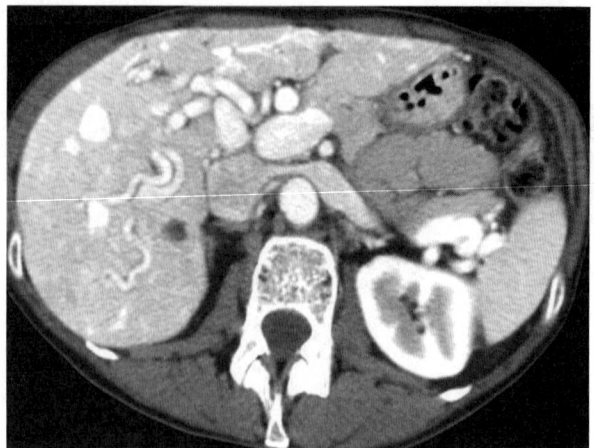

Figure S03-P01-C40-9 Tomodensitométrie hépatique montrant une hyper-artérialisation hépatique, des tortuosités et des dilatations vasculaires.

tocellulaire, il est constaté une augmentation du taux de manganèse dans le sang et le liquide céphalorachidien.

Dépistage

En première intention, le dépistage se fait par une échographie et un doppler hépatique couleur avec mesure du diamètre des vaisseaux et des vitesses de flux ou aspects particuliers à la maladie de Rendu-Osler, sous forme d'une grille de paramètres (classification de Buscarini) [3] (Figure S03-P01-C40-8).

La surveillance de départ, en cas d'atteinte hépatique clinique liée à la maladie de Rendu-Osler, comprend une échographie cardiaque (avec notamment une évaluation du débit cardiaque ou de l'index cardiaque et des pressions de l'artère pulmonaire).

L'identification précise de manifestations hépatiques radiologiques particulières et des lésions focales hépatiques, en relation avec la maladie de Rendu-Osler, pourra faire appel aux techniques de tomodensitométrie (Figure S03-P01-C40-9), d'IRM, sans et avec produit de contraste, aux temps artériel systémique strict, portal et tardif.

La biopsie hépatique est contre-indiquée en cas d'atteinte hépatique liée à la maladie de Rendu-Osler.

Le dépistage peut comporter un examen biologique pour rechercher des signes de cholestase (γ-glutamyltranspeptidase, phosphatases alcalines) et confirmer le plus souvent l'absence de cytolyse (transaminases).

En l'absence de complications décrites chez l'enfant, ce dépistage n'est pas proposé avant 18 ans.

Traitement

Le traitement médical sera adapté à la manifestation :
– cardiaque (hyperdébit par shunt intrahépatique), traitement de l'insuffisance cardiaque, correction de l'anémie, prise en charge de l'arythmie ;
– hypertension portale (traitement des varices œsophagiennes, de l'ascite).

La transplantation hépatique a montré son bénéfice dans les complications hépatiques sévères de la maladie de Rendu-Osler, en cas de nécrose biliaire, d'hypertension portale ou d'insuffisance cardiaque symptomatique [10]. En cas d'hyperdébit cardiaque, la transplantation hépatique doit être proposée avant des complications cardiaques irréversibles.

Les traitements anti-angiogéniques ouvrent des perspectives intéressantes pour le traitement de ces formes hépatiques sévères.

Des modèles murins ont montré l'action de ces molécules sur la prolifération vasculaire. Il a été rapporté, en 2006 et 2008, une amélioration spectaculaire après administration de bévacizumab intraveineux (anticorps anti-VEGF) de l'état clinique de deux patients ayant une maladie de Rendu-Osler compliquée d'une atteinte hépatique sévère avec un retentissement cardiaque.

Une étude utilisant le bévacizumab par voie intraveineuse a été menée entre mars 2009 et novembre 2011 afin d'étudier son efficacité dans les formes hépatiques graves de la maladie de Rendu-Osler avec retentissement cardiaque [11]. Cette étude a mis en évidence une efficacité significative de ce traitement sur l'atteinte hépatique, objectivée par la diminution de l'hyperdébit cardiaque secondaire aux malformations vasculaires hépatiques, mais aussi une amélioration significative des épistaxis et ce traitement a considérablement amélioré la qualité de vie des patients.

De la même manière, trois patients avec complications biliaires sévères ont été récemment rapportés [17]. Le traitement par bévacizumab a permis dans ces trois cas d'éviter la greffe. Le recul actuel pour ces patients est de 2 ans.

Malformations vasculaires neurologiques

Les symptômes neurologiques observés dans la maladie de Rendu-Osler sont principalement secondaires aux malformations artérioveineuses pulmonaires (*voir* plus haut). Nous décrirons ici les complications neurologiques dites « primaires », liées aux malformations vasculaires cérébrales et médullaires.

Définition et caractéristiques

La présentation clinique et morphologique des malformations vasculaires neurologiques est variable. Les fistules artérioveineuses sont observées surtout chez les jeunes enfants (âge moyen de 3 ans), les micromalformations artérioveineuses chez les jeunes adolescents et les petites malformations artérioveineuses chez les adolescents. Elles prédominent chez les patients de sexe masculin, en particulier dans la population pédiatrique [16].

Plusieurs types de malformations vasculaires sont observés. Les malformations artérioveineuses sont les plus fréquentes (73 à 97 % selon les séries). Les fistules durales sont décrites surtout dans la population pédiatrique, représentant jusqu'à 70 % des malformations vasculaires de l'enfant alors qu'elles sont retrouvées chez un peu moins d'un tiers des adultes. Les télangiectasies, les cavernomes et les anomalies veineuses sont plus rarement observés. La coexistence de malformations artérioveineuses et d'anévrysmes est possible.

L'incidence des malformations vasculaires neurologiques est supérieure chez les patients avec des mutations du gène *ENG* (15 à 25 %) que chez les patients présentant des mutations du gène *ALK1* (6 à 10 %).

Des anomalies du développement cortical sont également rapportées dans la maladie de Rendu-Osler. Il s'agit de malformations du cortex cérébral liées à des anomalies de la prolifération des neurones et des cellules gliales, de la migration neuronale et de l'organisation du cortex durant la corticogenèse. Sur une série de 162 patients atteints de la maladie de Rendu-Osler explorés en IRM à Lyon, des polymicrogyries de topographie périsylvienne ont été détectées chez douze patients ainsi qu'un cas de dysplasie corticale focale.

Symptômes

Les symptômes sont les suivants :
– *aucun*. Les malformations vasculaires, dominées par les malformations artérioveineuses cérébrales, sont moins souvent symptomatiques dans la maladie de Rendu-Osler que dans la population générale ;
– lorsqu'elles sont symptomatiques, les présentations cliniques sont les mêmes que dans la population générale : céphalées, migraines atypiques, crises d'épilepsies, déficit neurologique lié à une manifestation hémorragique ou à une ischémie artérielle ou veineuse ;
– particularités des anomalies vasculaires médullaires. Les manifestations cliniques sont secondaires à une souffrance médullaire de nature

hémorragique (hématomyélie, hémorragie sous-arachnoïdienne), ischémique, ou d'un effet de masse lié à la congestion veineuse. Les symptômes sont le plus souvent aigus, mais une installation subaiguë, voire progressive, est possible (tableaux de myélopathie avec une tétraparésie ou une paraparésie, des troubles vésicosphinctériens, des lombalgies et radiculalgies).

Dépistage

En l'absence de rapport bénéfice/risque évalué d'un dépistage systématique, après une information complète sur les malformations artérioveineuses cérébrales et les possibilités thérapeutiques, il peut être proposé aux patients adultes la réalisation d'une imagerie cérébrale et spinale non invasive (IRM ou angioscanner) pour le dépistage de malformations artérioveineuses cérébrales ou médullaire.

Il est recommandé aux femmes en âge de procréer de réaliser une angio-IRM spinale avant toute première grossesse pour éliminer une volumineuse malformation artérioveineuse spinale.

Traitement

Le traitement ne diffère pas de celui des malformations vasculaires neurologiques en dehors de la maladie de Rendu-Osler. Différentes techniques peuvent être utilisées : embolisations, chirurgie et radiothérapie (pour les malformations artérioveineuses non hémorragiques).

Malformations vasculaires digestives

Définition et caractéristiques

Les angiodysplasies gastro-intestinales sont observées dans le grand et le petit intestin chez 15 à 30 % des patients atteints de la maladie de Rendu-Osler [9]. Ces lésions peuvent être observées sur l'ensemble du tractus gastro-intestinal, mais l'estomac et l'intestin grêle proximal sont principalement concernés, et sont responsables de saignements chroniques et/ou aigus et d'anémie. Cette complication est présente chez les patients avec mutation des gènes *ALK1* et *ENG*.

Symptômes

Les malformations vasculaires sont souvent asymptomatiques dans la maladie de Rendu-Osler.

Lorsqu'elles sont symptomatiques, les présentations cliniques sont de nature hémorragique (anémie chronique ou aiguë).

Dépistage

L'exploration digestive ne se justifie que devant un signe d'appel : hémorragie extériorisée sous forme d'hématémèse ou de méléna, ou anémie inexpliquée ou subitement aggravée.

L'exploration digestive doit comprendre une gastroscopie et une coloscopie et, en cas de négativité, une vidéocapsule peut être discutée.

Traitement

La plupart des patients sont traités par fer oral ou intraveineux, ou bien on recourt à des transfusions en cas d'anémie sévère.

Un traitement endoscopique peut être proposé par coagulation au plasma argon ou sclérothérapie avec aetoxisclérol. Toutefois, l'inaccessibilité de certaines lésions est un facteur limitant important. Des thérapies médicales ont été essayées (thalidomide, lénalidomide, acide aminocaproïque, œstrogènes, acide tranexamique) mais, à ce jour, aucun traitement n'a prouvé son efficacité dans des essais randomisés. Le bévacizumab est probablement une perspective intéressante de traitement.

Maladie de Rendu-Osler et HTP primitive

L'hypertension pulmonaire primitive précapillaire (HTP) et la maladie de Rendu-Osler sont deux affections distinctes causées par des mutations dans les gènes codant les membres de la superfamille TGF-β/BMP : *BMPR2* dans l'HTP primitive et *ACVRL1*, *ENG*, ou *SMAD4* dans la maladie de Rendu-Osler.

Comme nous l'avons précédemment vu, l'HTP la plus souvent observée dans la maladie de Rendu-Osler est de type post-capillaire, secondaire au shunt hépatique et à l'hyperdébit cardiaque lié aux malformations vasculaires hépatiques. Les résistances pulmonaires sont normales dans ce cas-là.

L'HTP primitive est une grave maladie affectant les petites artères pulmonaires, avec remodelage progressif conduisant à une augmentation des résistances vasculaires.

Quelques cas d'HTP primitive ont été décrits associés à la maladie de Rendu-Osler, mais restent des observations très rares.

Conseil génétique

La recherche d'une mutation dans les gènes *ALK1*, *ENG* et *SMAD4* doit être proposée à tout patient dont le diagnostic est cliniquement certain ou possible et aux sujets apparentés à un sujet atteint chez qui la mutation familiale responsable de la maladie de Rendu-Osler a été identifiée, dans le respect des lois de bioéthique.

En cas de mutation familiale trouvée chez un apparenté, la pratique d'un bilan d'extension se justifie.

Les parents atteints de la maladie de Rendu-Osler doivent être informés du risque de transmission de 50 % à chaque enfant, compte tenu du mode de transmission autosomique dominante, avec une pénétrance presque complète après l'âge de 50 ans.

Dans la mesure où le diagnostic génétique aboutit à une prise en charge adaptée et des examens de dépistage des malformations artérioveineuses pulmonaires dont le retentissement peut être sévère, le dépistage peut être proposé vers l'âge de 6 ans après discussion et information des parents.

Conclusion

La maladie de Rendu-Osler est une maladie dont le diagnostic a un intérêt clairement démontré pour le dépistage et la prévention des complications.

Bibliographie

1. BAILLY S, DUPUIS-GIROD S, PLAUCHU H. Rendu-Osler disease : clinical and molecular update. Méd Sci (Paris), 2010, *26* : 855-60.
2. BRAVERMAN IM, KEH A, JACOBSON BS. Ultrastructure and three-dimensional organization of the telangiectases of hereditary hemorrhagic telangiectasia. J Invest Dermatol, 1990, *95* : 422-427.
3. BUSCARINI E, BUSCARINI L, CIVARDI G et al. Hepatic vascular malformations in hereditary hemorrhagic telangiectasia : imaging findings. AJR Am J Roentgenol, 1994, *163* : 1105-1110.
4. COTTIN V, BLANCHET AS, CORDIER JF. Pulmonary manifestations of hereditary hemorrhagic telangiectasia. Rev Mal Respir, 2006, *23* : 4S53-4S66.
5. COTTIN V, CHINET T, LAVOLE A et al. Pulmonary arteriovenous malformations in hereditary hemorrhagic telangiectasia : a series of 126 patients. Medicine (Baltimore), 2007, *86* : 1-17.
6. COTTIN V, DUPUIS-GIROD S, LESCA G, CORDIER JF. Pulmonary vascular manifestations of hereditary hemorrhagic telangiectasia (Rendu-Osler disease). Respiration, 2007, *74* : 361-378.
7. DAVID L, MALLET C, MAZERBOURG S, FEIGE JJ, BAILLY S. Identification of BMP9 and BMP10 as functional activators of the orphan activin receptor-like kinase 1 (ALK1) in endothelial cells. Blood, 2007, *109* : 1953-1961.
8. DUPUIS-GIROD S, AMBRUN A, DECULLIER E et al. Effect of bevacizumab nasal spray on epistaxis duration in hereditary hemorrhagic telangiectasia : a randomized clinical trial. JAMA, 2016, *316* : 934-942.

9. Dupuis-Girod S, Bailly S, Plauchu H. Hereditary hemorrhagic telangiectasia : from molecular biology to patient care. J Thromb Haemost, 2010, 8 : 1447-1456.
10. Dupuis-Girod S, Chesnais AL, Ginon I et al. Long-term outcome of patients with hereditary hemorrhagic telangiectasia and severe hepatic involvement after orthotopic liver transplantation : a single-center study. Liver Transpl, 2010, 16 : 340-347.
11. Dupuis-Girod S, Ginon I, Saurin JC et al. Bevacizumab in patients with hereditary hemorrhagic telangiectasia and severe hepatic vascular malformations and high cardiac output. JAMA, 2012, 307 : 948-955.
12. Garcia-Tsao G. Liver involvement in hereditary hemorrhagic telangiectasia (HHT). J Hepatol, 2007, 46 : 499-507.
13. Ginon I, Dupuis-Girod S, Rioufol G et al. Heart failure in Hereditary Hemorrhagic Telangictasia : Clinical, echocardiographic features and natriuretic peptides in patients with hepatic involvement. Santander (Spain), Hematology Meeting Reports, 2009 : 24.
14. Shovlin CL, Guttmacher AE, Buscarini E et al. Diagnostic criteria for hereditary hemorrhagic telangiectasia (Rendu-Osler-Weber syndrome). Am J Med Genet, 2000, 91 : 66-67.
15. Shovlin CL, Letarte M. Hereditary haemorrhagic telangiectasia and pulmonary arteriovenous malformations : issues in clinical management and review of pathogenic mechanisms. Thorax, 1999, 54 : 714-729.
16. Shovlin CL. Hereditary haemorrhagic telangiectasia : pathophysiology, diagnosis and treatment. Blood Reviews, 2010, 24 : 203-219.
17. Vlachou PA, Colak E, Koculym A et al. Improvement of ischemic cholangiopathy in three patients with hereditary hemorrhagic telangiectasia following treatment with bevacizumab. J Hepatol, 2013, 59 : 186-189.
18. Whitahead KJ, Sautter NB, McWilliams JP et al. Effect of topical intranasal therapy on epistaxis frequency in patients with hereditary hemorrhagic telangiectasia : a randomized clinical trial. JAMA, 2016, 316 : 943-951.

Toute référence à cet article doit porter la mention : Dupuis-Girod S. Maladie de Rendu-Osler. In : L Guillevin, L Mouthon, H Lévesque. Traité de médecine, 5ᵉ éd. Paris, TdM Éditions, 2018-S03-P01-C40 : 1-8.

Chapitre S03-P01-C41
Phacomatoses

AMANDINE SERVY, LAURENCE VALEYRIE-ALLANORE ET PIERRE WOLKENSTEIN

Les phacomatoses (de *phacos*, tache, et *oma*, tumeur) sont un ensemble mal défini de maladies, souvent d'origines génétiques, liées à une dysembryogenèse précoce. Selon le feuillet embryonnaire atteint (ectoderme, mésoderme ou endoderme), les manifestations cliniques qui en découlent seront différentes. Les caractéristiques communes des phacomatoses sont la présence de tumeurs, de dysplasies ou malformations et un potentiel évolutif variable. Avec le développement du diagnostic génétique moléculaire, la classification de ces maladies évolue et se précise (Tableaux S03-P01-C41-I et S03-P01-C41-II).

Phacomatoses classiques

Neurofibromatoses

Différentes formes de neurofibromatoses sont décrites et la classification de Riccardi [7] reste, à l'heure actuelle, la référence. Parmi elles, seules les neurofibromatoses 1 et 2 sont clairement définies. La neurofibromatose 3 est une forme mixte entre les neurofibromatoses 1 et 2 ; la neurofibromatose 5 est une forme de neurofibromatose 1 segmentaire ; la neurofibromatose 6 se caractérise par des taches café-au-lait isolées et la neurofibromatose de type 7 est une neurofibromatose 1 dont la révélation est plus tardive (après 30 ans).

Neurofibromatose de type 1

La neurofibromatose 1 est la plus fréquente des phacomatoses et atteint un nouveau-né sur 3 000 dans le monde. Il s'agit de la plus fréquente des maladies génétiques à transmission autosomique dominante. Les formes sporadiques (mutation de novo) sont observées dans 50 % des cas. Le gène muté *NF1* est un gène suppresseur de tumeur, situé sur le chromosome 17 (région 17q11.2). Il code une protéine, la neurofibromine qui interagit avec les voies de signalisation des MAPK et d'AKT-mTOR. La neurofibromatose 1 affecte principalement des tissus et organes d'origine ectodermique.

Tableau S03-P01-C41-II Principales phacomatoses.

Phacomatoses classiques
  Neurofibromatoses
  – neurofibromatose de Recklinghausen ou neurofibromatose de type 1
  – neurofibromatose acoustique bilatérale ou neurofibromatose de type 2
  – autres formes de neurofibromatoses
  Sclérose tubéreuse de Bourneville
  Maladie de von Hippel-Lindau

Phacomatoses angiomateuses ou vasculaires
  Maladie de Sturge-Weber-Krabbe
  Ataxie-télangiectasie
  Angiomatose caverneuse multiple familiale
  Angiomatose télangiectasique familiale de Rendu-Osler
  Angiomatose mésencéphalo-oculo-faciale de Bonnet-Dechaume-Blanc ou angiomatose neurorétinienne

Phacomatoses pigmentaires
  Mélanose neurocutanée de Touraine
  Mélanose encéphalotrigéminée d'Ota
  Nævomatose basocellulaire de Gorlin
  Nævus linéaire sébacé
  Hypomélanose d'Ito

Diagnostic

La pénétrance de la neurofibromatose 1 est complète dès l'enfance (avant 8 ans) ce qui permet, dans la plupart des cas, un diagnostic clinique, selon les critères du National Institute of Health (NIH) (Tableau S03-P01-C41-III) [9].

Les critères cliniques sont suffisamment sensibles et spécifiques pour permettre un diagnostic de certitude. L'indication à un génotypage est restreinte aux enfants de moins de 8 ans dans les formes sporadiques, les adultes avec une forme sporadique atypique et dans le cadre d'un diagnostic prénatal ou pré-implantatoire.

Manifestations dermatologiques

Les manifestations dermatologiques sont au premier plan, apparaissant progressivement au cours de la vie du patient atteint de neurofibromatose 1.

Troubles pigmentaires

Les *taches café-au-lait* (> 90 % des patients) sont habituellement les premières lésions pigmentées à apparaître (avant 5 ans) et peuvent être présentes dès la naissance. Il s'agit de macules (tache non infiltrée sans

Tableau S03-P01-C41-I Tissus et organes dérivés des trois feuillets embryonnaires.

	Feuillets embryonnaires		
	Ectoderme	**Endoderme**	**Mésoderme**
Principales cellules, tissus et organes dérivés (non exhaustif et simplifié)	Épiderme et ses annexes (glandes sébacées et sudorales, follicules pileux, ongles) Cellules de la crête neurale et ses dérivés : système nerveux périphérique et centrale, rétine, mélanocytes, médullosurrénale, os du crâne, chondrocytes, fibroblastes, ostéoblastes	Majorité des organes internes Épithéliums internes	Vaisseaux (sauf l'aorte) Derme Os (sauf le crâne) Certains organes génitaux, rein, corticosurrénales Muscles
Origine principale des phacomatoses	Neurofibromatoses Sclérose tubéreuse de Bourneville Phacomatoses pigmentaires		Maladie de von Hippel-Lindau Phacomatoses vasculaires

La gastrulation permet la formation de trois feuillets embryonnaires dont dérivent l'ensemble des cellules de l'organisme.

Tableau S03-P01-C41-III Critères diagnostiques du NIH (National Institute of Health) de la neurofibromatose 1.

≥ 6 taches café-au-lait > 5 mm chez les individus prépubères *ou* > 15 mm chez les individus pubères
≥ 2 neurofibromes, quel que soit le type *ou* ≥ 1 neurofibrome plexiforme
Pseudo-éphélides axillaires ou inguinales (lentigines)
≥ 1 gliome des voies optiques
≥ 2 nodules de Lisch
≥ 1 lésion osseuse caractéristique : dysplasie sphénoïde, amincissement de la corticale des os longs avec ou sans pseudarthrose…
≥ 1 parent du premier degré atteint de neurofibromatose 1 selon les critères précédents

Le diagnostic de neurofibromatose 1 est retenu en présence de 2 critères ou plus.

relief) plus ou moins brunes, plus ou moins grandes (de quelques millimètres à plusieurs centimètres), bien limitées, de formes variables et surtout en grand nombre. Leur nombre pourrait diminuer à l'âge adulte.

Les *lentigines* (80 %) sont des taches café-au-lait millimétriques survenant également dans la petite enfance (entre 2 et 6 ans habituellement). Elles peuvent être ubiquitaires, mais prédominent dans les grands plis, notamment axillaires (signe de Crowe).

L'*hamartome anémique* (40 %) est également très évocateur de neurofibromatose 1. Il s'agit d'une macule hypopigmentée (plus claire que la peau adjacente) qui disparaît à la vitropression. Elle est mieux visualisée après frottement (elle rougit moins que la peau normale) et est souvent localisée en région présternale. Moins fréquemment, une hyperpigmentation généralisée peut être retrouvée ainsi que des *macules rouge-bleu* et *pseudo-atrophiques*, correspondant à des formes planes de neurofibromes.

Tumeurs bénignes

Les *neurofibromes* sont des proliférations bénignes développées aux dépens de nerfs périphériques et composées principalement de cellules de Schwann. Trois formes sont décrites :
– les neurofibromes cutanés apparaissent dès la puberté et concernent 95 % des patients à l'âge adulte. Ils se présentent sous la forme d'excroissances cutanées, de couleur chair, rose ou bien encore violacée. Ils sont rarement douloureux et le risque de dégénérescence est faible ;
– les neurofibromes sous-cutanés (ou nodulaires périphériques) sont des nodules fermes situés sous une peau de couleur normale. Leur palpation est sensible et ils sont responsables de douleurs neurogènes. Ils apparaissent dès l'adolescence chez 20 % des sujets. La présence de plus de deux neurofibromatoses sous-cutanées est associée à un phénotype à risque de développement de tumeurs malignes des gaines nerveuses ;
– les neurofibromes plexiformes sont de révélation congénitale ou précoce (avant 5 ans). Ils sont retrouvés chez environ 25 % des enfants et se développent lors de la puberté. La peau en regard peut être « fripée », pigmentée et/ou velue (hypertrichose). Ces tumeurs, parfois volumineuses, peuvent s'étendre en profondeur jusqu'au fascia, muscles, os ou organes adjacents, et présentent un risque de dégénérescence en tumeurs malignes des gaines nerveuses.

Le *nodule de Lisch* est un hamartome de l'iris, parfois visible à l'œil nu, sous la forme d'une petite tache jaune. L'examen ophtalmologique est d'une aide précieuse pour le diagnostic de neurofibromatose 1, car cette lésion bénigne est retrouvée chez près de 20 % des enfants et plus de 80 % des adultes.

Le *xanthogranulome juvénile* est une forme cutanée bénigne d'histiocytose non langerhansienne, plus fréquemment associée à la neurofibromatose 1. Il s'agit d'une papule ou d'un nodule ferme, de couleur jaune-rouge et de taille variable. La lésion est le plus souvent unique et découverte dans la petite enfance (avant 3 ans). Des cas de leucémies myéloïdes chroniques juvéniles ont été rapportés chez des enfants atteints de neurofibromatose 1, porteurs de xanthogranulome juvénile.

Principales complications

L'expression phénotypique est variable et difficilement prévisible. L'espérance de vie des patients atteints de neurofibromatose est réduite de 10 ans environ, principalement liée à un surcroît de mortalité chez le jeune adulte (20 à 40 ans). Cette surmortalité [2] est liée à un risque accru de développer un cancer et aux maladies cardiovasculaires.

Cancers et neurofibromatose 1

Le risque de développer un cancer est multiplié par quatre et de survenue souvent plus précoce. Ainsi 20 % des patients auront un cancer à l'âge de 50 ans. Dans 60 % des cas, il s'agit d'une *tumeur maligne des gaines nerveuses* qui survient pendant la deuxième ou la troisième décennie. Parmi les patients atteints de neurofibromatose 1, les porteurs de neurofibromes internes ont un risque multiplié par 20 de développer une tumeur maligne des gaines nerveuses, souvent de pronostic redoutable (survie à 5 ans : 20 %). Les principales manifestations sont l'apparition de douleur, une augmentation rapide de la taille d'un neurofibrome sous-cutané, une modification de consistance du neurofibrome ou la survenue d'un déficit neurologique. Devant toute suspicion clinique de tumeur maligne des gaines nerveuses, une IRM et une tomographie par émission de positons (TEP) au ^{18}F-FDG (fluorodésoxyglucose) doivent être réalisées. Si le diagnostic n'est pas infirmé avec certitude, le patient doit être orienté auprès d'un centre spécialisé pour une prise en charge spécifique. En effet, la biopsie puis l'exérèse chirurgicale nécessitent un entraînement particulier. Le traitement repose sur une exérèse chirurgicale élargie, parfois complétée par une radiothérapie sur le lit tumoral. La chimiothérapie est proposée au stade métastatique. Les tumeurs du système nerveux central (glioblastomes) sont également observées. Le risque de développement de cancer du sein paraît également plus élevé dans la population atteinte de neurofibromatose 1.

Complications dermatologiques

Les neurofibromes peuvent avoir un retentissement fonctionnel (compression de nerfs ou d'organes, compression médullaire, asymétrie de membres…) ou, plus souvent, un retentissement esthétique qui impacte de façon majeure la qualité de vie. L'exérèse est possible par chirurgie ou destruction au laser CO_2. Les principaux risques sont les complications hémorragiques immédiates et une rançon cicatricielle. Les neurofibromes non cutanés doivent être enlevés par des médecins expérimentés.

Complications ophtalmologiques

Le *gliome des voies optiques* est un astrocytome, fréquent (10 à 20 %) au cours de la neurofibromatose 1, dont l'âge moyen au diagnostic est de 3 à 5 ans. Il peut être asymptomatique (40 à 80 %) ou se manifester par des signes ophtalmologiques (amputation du champ visuel, baisse de l'acuité visuelle, strabisme), une puberté précoce, voire des signes d'hypertension intracrânienne. Les modalités de dépistage et de suivi ophtalmique restent encore controversées. Certaines équipes préconisent un examen ophtalmologique séquentiel et une IRM en cas d'anomalie. D'autres préconisent la réalisation d'une IRM cérébrale systématique.

Complications neurologiques

Les patients souffrant de neurofibromatose 1 présentent des *troubles de l'apprentissage* (40 %) et des déficits attentionnels pouvant gêner secondairement l'insertion professionnelle. Ils doivent donc être dépistés précocement (idéalement avant l'entrée à l'école). Des troubles psychomoteurs sont également décrits et le quotient intellectuel moyen est sensiblement plus faible que la population non atteinte. La qualité de la vie peut être altérée, ce d'autant plus que l'atteinte est sévère. Des troubles psychologiques et psychiatriques sont observés : anxiété (3 %), dysthymie (7 %), troubles de la personnalité (3 %).

L'*épilepsie* est plus fréquente que dans la population générale (8 %) avec, dans plus de 80 % des cas, des crises partielles. Dans ce contexte, des lésions cérébrales sont associées dans près de 65 % des cas et sont à rechercher systématiquement par imagerie. Ces épilepsies ont la particularité d'être souvent résistantes aux thérapeutiques.

Les dysplasies vasculaires cérébrales sont possibles et peuvent entraîner des accidents vasculaires cérébraux à tout âge.

Par ailleurs, des hypersignaux en T2 en IRM sont fréquemment retrouvés au niveau cérébral, classiquement rapportés sous le terme d'OBNI (objet brillant non identifié). Leur physiopathologie est incertaine : ces images peuvent disparaître avec le temps, mais certaines études les associent à un quotient intellectuel plus faible, au gliome des voies optiques et à des troubles du langage.

Les neuropathies périphériques sont rares et doivent faire évoquer une compression par un neurofibrome et surtout une transformation en tumeur maligne des gaines nerveuses.

Complications orthopédiques

La *scoliose* est très fréquente (10 à 30 %) et peut évoluer très rapidement chez certains patients (formes dysplasiques), principalement à l'adolescence. Le dépistage clinique doit être annuel. En cas de déformations patentes, des radiographies devront être réalisées (clichés face et profil) et une prise en charge spécialisée doit être organisée (traitement orthopédique, voire chirurgical).

La *dysplasie congénitale des os longs* (7 %) est classique au niveau des tibias. Elle se manifeste par une courbure de l'os ou des fractures pathologiques chez l'enfant, pouvant se compliquer d'une pseudarthrose. La prise en charge est avant tout chirurgicale avec un débridement de la zone pathologique et une fixation osseuse.

Grossesse et neurofibromatose 1

La grossesse est autorisée chez les patientes atteintes de neurofibromatose 1, mais nécessite une surveillance étroite. Les femmes ont un risque plus élevé de pré-éclampsie. Les neurofibromes internes peuvent comprimer le fœtus ou gêner la réalisation de la péridurale en cas de localisation périrachidienne. L'hémorragie de la délivrance est plus fréquente et les troubles de l'hémostase et les saignements plus faciles doivent être connus des anesthésistes et des obstétriciens. Il existe un risque plus fréquent de retard de croissance intra-utérin et de prématurité. La transmission de la maladie étant autosomique dominante, le fœtus a 50 % de risque d'être atteint si l'un de ses parents l'est. À ce titre, un conseil génétique doit être systématiquement proposé en vue d'un diagnostic prénatal ou préimplantatoire.

Complications cardiovasculaires

L'hypertension artérielle (HTA) est fréquente, même chez l'enfant, et la tension artérielle doit être surveillée à chaque consultation afin d'être prise en charge précocement et éviter les complications cardiaques. En cas d'HTA confirmée, une sténose de l'artère rénale (dysplasie vasculaire) et un phéochromocytome doivent être recherchés par imagerie abdominale et dosage plasmatique et urinaire des catécholamines. L'HTA peut être fluctuante, notamment en cas de phéochromocytome et les autres signes évocateurs de cette tumeur sécrétante sont ceux de poussées hypertensives (sueurs, palpitation, céphalées).

Les dysplasies vasculaires peuvent également concerner les petits vaisseaux, ce qui occasionne des manifestations hémorragiques spontanés ou post-traumatiques ainsi que des atteintes cérébrovasculaires (5 %) à type de moya-moya ou d'accident vasculaire cérébral. Des troubles de l'hémostase sont également décrits.

Complications endocriniennes

Les troubles pubertaires sont classiques avec principalement un retard pubertaire chez 25 % des adolescents atteints de neurofibromatose 1. La puberté précoce est rare (3 %), mais souvent associée à un gliome des voies optiques (20 %). Un retard de croissance est fréquent (30 %), secondaire à une puberté précoce ou à un déficit en hormone de croissance.

Des récepteurs hormonaux sont présents à la surface des cellules des neurofibromes, ce qui explique leur augmentation de taille lors de la puberté et de la grossesse.

Principes de la prise en charge pluridisciplinaire

La neurofibromatose 1 étant une maladie multisystémique, la prise en charge est pluridisciplinaire avec, pour objectif, un dépistage précoce des complications et leur prise en charge. Le centre de référence et les centres de compétence permettent le développement d'une prise en charge multidisciplinaire spécifique.

La surveillance des patients atteints de neurofibromatose 1 est variable selon l'âge et le phénotype. Les patients présentant un *phénotype à risque* sont les suivants :

– patients à risque de tumeurs malignes des gaines nerveuses : 1 neurofibrome interne ou plus, âge de 30 ans ou moins ;

– patients à risque de neurofibromes internes (et donc à risque de tumeur maligne des gaines nerveuses) : score de neurofibromatose 1 [10] élevé chez le sujet de plus de 17 ans (≤ 30 ans, ≥ 2 neurofibromes sous-cutanés, 0 neurofibrome cutané, < 6 taches café-au-lait), chez l'enfant de moins de 17 ans [11] (≥ 1 neurofibrome plexiforme + neurofibromes sous-cutanés, ≥ 1 xanthogranulome juvénile).

Les principales complications doivent être recherchées cliniquement (mesure de la tension artérielle, examen du rachis et des os longs, examen neurologique, examen dermatologique, dépistage des troubles de l'apprentissage et psychologiques, surveillance de la courbe staturo-pondérale, développement pubertaire, consultation ophtalmologique). Cette surveillance sera annuelle en l'absence de symptômes et bisannuelle pour les phénotypes à risques. Les examens complémentaires sont orientés par la clinique et ne sont pas réalisés de façon systématique à l'âge adulte.

Neurofibromatose de type 5

La neurofibromatose de type 5, ou neurofibromatose segmentaire, est une forme segmentaire de neurofibromatose 1 liée à un mosaïsme. L'ensemble des lésions cutanées de la neurofibromatose 1 peuvent être observées avec une prédominance des lésions pigmentaires (56 à 74 % des cas). Le risque de dégénérescence d'un neurofibrome plexiforme est également possible et les patients doivent être surveillés.

Neurofibromatose de type 2

La neurofibromatose 2 [3, 4] est plus rare que la neurofibromatose 1 (incidence 1/25 000 à 1/40 000 naissances) et de mauvais pronostic vital et fonctionnel. Le gène muté, *NF2*, se situe sur le chromosome 22 (région 22q12.2). Il s'agit d'un gène suppresseur de tumeur codant la schwannomine, exprimée principalement dans les cellules de Schwann, les cellules méningées, les cellules des nerfs périphériques et du cristallin, ce qui explique la présentation clinique. La transmission est autosomique dominante avec cependant 50 % de mutations de novo. Des formes atténuées de neurofibromatose 2 sont retrouvées dans 25 % des cas, liées à un mosaïsme génétique.

Diagnostic

L'apparition des premiers signes de neurofibromatose 2 est possible à tout âge, mais l'âge moyen au diagnostic est de 20 ans. La pénétrance est quasi complète (90 %) à 45 ans et complète à 60 ans. Le diagnostic est évoqué devant des manifestations cliniques et/ou radiologiques (Tableau S03-P01-C41-IV) et confirmé par analyse génétique. En cas de suspicion clinique de neurofibromatose 2, une IRM cérébrale et

Tableau S03-P01-C41-IV Critères diagnostiques de la neurofibromatose 2 de Manchester (NIH modifiés).

Schwannomes vestibulaires bilatéraux
ou
≥ 1 parent(s) au premier degré ayant une neurofibromatose 2 *et*
– 1 schwannome vestibulaire *ou*
– ≥ 2 manifestations suivantes :
a) neurofibrome
b) méningiome
c) gliome
d) schwannome
e) opacité lenticulaire subcapsulaire postérieure
ou
1 schwannome vestibulaire *et*
≥ 2 manifestations suivantes :
– neurofibrome
– méningiome
– gliome
– opacité lenticulaire subcapsulaire postérieure
≥ 2 méningiomes *et*
≥ 2 manifestations suivantes :
– neurofibrome
– gliome
– schwannome
– opacité lenticulaire sub-capsulaire postérieure

spinale (avec injection de gadolinium) doit être pratiquée. Le dépistage prénatal est possible et le conseil génétique doit être proposé.

Principales manifestations et complications

Les manifestations de la neurofibromatose 2 sont principalement des tumeurs bénignes, notamment neurologiques. L'espérance de vie des patients est plus basse (espérance de vie moyenne : 50 à 60 ans). L'expression phénotypique est variable. Les facteurs de mauvais pronostic sont notamment l'âge précoce d'apparition des symptômes et le nombre de tumeurs.

Complications neurologiques

Les complications neurologiques sont principalement des tumeurs intracrâniennes. Ainsi plus de 90 % des patients auront-ils un schwannome vestibulaire, se manifestant par une hypo-acousie progressive unilatérale (60 % des patients atteints de neurofibromatose 2), pouvant être accompagnée d'acouphènes, de troubles de l'équilibre positionnel ou de vertiges. Les autres localisations du schwannome intracrânien ne sont pas rares (30 %). Le traitement repose sur l'exérèse chirurgicale ou par radiochirurgie après validation de l'indication par une réunion pluridisciplinaire spécialisée.

Les méningiomes sont également fréquents. Cinquante pour cent des patients développeront un méningiome intracrânien. Des méningiomes spinaux sont possibles, révélés par des paresthésies, une faiblesse musculaire localisée ou une mononeuropathie (nerf facial ++). D'autres tumeurs du système nerveux central ou périphérique sont possibles comme des épendymomes ou des astrocytomes de bas grade. En revanche, le gliome des voies optiques n'est pas surreprésenté dans cette population, à l'inverse de la neurofibromatose 1. Des neuropathies périphériques peuvent révéler une tumeur nerveuse périphérique (schwannome ++), une tumeur rachidienne compressive ou bien être isolées.

Complications ophtalmologiques

Soixante-dix pour cent des patients développeront une cataracte précoce, postérieure sous-capsulaire et/ou corticale. La cataracte pouvant être asymptomatique à un stade débutant, un examen ophtalmologique systématique annuel est recommandé. Une baisse de l'acuité visuelle peut également signer une tumeur intracrânienne et nécessiter la réalisation d'une IRM cérébrale en urgence.

Manifestations et complications dermatologiques

Les manifestations dermatologiques, parfois discrètes, sont principalement tumorales (70 % des patients). Les patients atteints de neurofibromatose 2 ont souvent des schwannomes cutanés ou sous-cutanés. Ces tumeurs se présentent sous la forme de papules pigmentées, parfois pileuses, ou bien de tuméfactions sous-cutanées, sensibles à la palpation. Ces lésions peuvent être difficiles à différencier cliniquement des neurofibromes (possibles dans la neurofibromatose 2 mais plus rares). L'analyse histologique confirmera le diagnostic. Des taches café-au-lait sont parfois retrouvées, mais à l'inverse de la neurofibromatose 1, elles sont peu nombreuses (≤ 2 lésions dans 90 % des cas).

Principes de la prise en charge pluridisciplinaire

Le suivi d'un patient atteint de neurofibromatose 2 est à vie et au minimum annuel avec un examen clinique neurologique et dermatologique. Une consultation ORL est nécessaire avec audiométrie, réalisation des potentiels évoqués auditifs et de tests calorimétriques. Lors de la consultation ophtalmologique, l'acuité visuelle sera évaluée et complétée par un fond d'œil et un examen avec la lampe à fente. L'IRM cérébrale et spinale annuelle est systématique et plus précocement devant un signe d'appel.

Les facteurs de mauvais pronostic sont la précocité des atteintes (< 20 ans), l'existence de méningiomes cérébraux et les mutations de *NF2* responsables de la synthèse d'une protéine tronquée.

Sclérose tubéreuse de Bourneville

La sclérose tubéreuse de Bourneville [1] est une phacomatose de transmission autosomique dominante. Plus de deux tiers des mutations sont de novo. Elle concerne un nouveau-né sur 6 000 à 10 000. Sa pénétrance est forte (95 %) et son expressivité variable. Deux gènes peuvent être mutés (*TSC1* et *TSC2*), localisés respectivement sur les chromosomes 9 (région 9q34 pour *TSC1*) et 6 (région 6p13). L'atteinte de *TSC2* serait associée à une atteinte plus sévère. Ces gènes sont des suppresseurs de tumeurs qui codent l'hamartine et la tubérine, des protéines impliquées dans la régulation et la prolifération cellulaire. De nombreux organes sont fréquemment atteints. Les atteintes neurologique et néphrologique conditionnent le pronostic.

Diagnostic et surveillance

Le diagnostic de sclérose tubéreuse de Bourneville repose sur les critères décrits dans le tableau S03-P01-C41-V. Classiquement, le

Tableau S03-P01-C41-V Critères diagnostiques de la sclérose tubéreuse de Bourneville.

Définition du diagnostic	
Diagnostic certain	≥ 2 critères majeurs
	1 critère majeur + ≥ 2 critères mineurs
Diagnostic probable	1 critère majeur + 1 critère mineur
Diagnostic possible	1 critère majeur
	≥ 2 critères mineurs

Définition des critères	
Critères majeurs	**Critères mineurs**
Angiomes/plaques du front	Puits/*pits* dentaires
Fibromes unguéaux	Polypes rectaux
Macules hypopigmentées	Kystes osseux
Plaques peau de chagrin	Anomalies de la substance blanche
Hamartomes rétiniens	Fibromes gingivaux
Tubers corticaux	Hamartomes extrarénaux
Nodules sous-épendymaires	Taches rétiniennes blanches
Astrocytome à cellules géantes	Hypopigmentation cutanée en confettis
Rhabdomyome cardiaque	
Lymphangiomyomatose ou angiomyolipomes rénaux	Kystes rénaux

diagnostic est évoqué en anténatal devant la présence de rhabdomyomes cardiaques multiples ou bien dans la petite enfance, devant l'apparition d'un syndrome de West (spasmes en flexion du petit enfant).

Le bilan initial comprend une IRM cérébrale, un électro-encéphalogramme (en cas d'épilepsie), une échographie cardiaque, un électrocardiogramme, une échographie abdominale et rénale, des consultations spécialisées (dermatologue, neuropédiatre et ophtalmologue). Le génotypage met en évidence la mutation dans près de 85 % des situations. Le conseil génétique est cependant difficile du fait de l'expressivité variable.

Une fois le diagnostic confirmé, le patient devra être surveillé régulièrement par une équipe spécialisée afin de dépister les complications.

Principales manifestations et complications

Les patients atteints de sclérose tubéreuse de Bourneville développent principalement des tumeurs bénignes de localisations diverses.

Manifestations cardiologiques

L'atteinte cardiaque est la plus précoce avec la découverte de rhabdomyomes uniques ou multiples chez le fœtus dès 22 semaines d'aménorrhée. Ils régressent souvent avant la naissance. Le risque principal est l'apparition de troubles du rythme en période néonatale.

Manifestations neurologiques

Les complications neurologiques sont la première cause de morbi-mortalité et concernent environ 90 % des patients. Les tumeurs cérébrales sont fréquentes (> 80 %) à type d'hamartomes. Elles se présentent sous la forme de tubers corticaux (95 %), parfois dès la période anténatale, de nodules sous-épendymaires (caractéristiques de la sclérose tubéreuse de Bourneville en cas de calcifications) ou d'astrocytomes à cellules géantes. Plus les tumeurs cérébrales sont nombreuses, plus le pronostic serait mauvais. L'épilepsie est également classique (80 %). Toutes les formes d'épilepsie sont possibles mais le syndrome de West est la forme la plus précoce retrouvée chez 60 % des patients sans être pathognomonique. Un retard mental plus ou moins important est retrouvé chez 50 % des patients, toujours associé à une épilepsie.

Manifestations dermatologiques

Les manifestations dermatologiques sont les plus fréquentes (> 90 %) et bénignes.

Les *macules hypopigmentées*, non spécifiques, sont retrouvées chez plus de 90 % des patients. Elles sont de taille variable, parfois millimétriques et multiples (en « confettis ») ou uniques, asymétriques et bien limitées (classiquement en « feuille de sorbier »). L'examen en lumière de Wood permet de mieux les visualiser.

Les *angiofibromes du visage* (proliférations vasculaires et fibromateuses) sont retrouvés dans 70 % des cas et sont quasi pathognomoniques. Ils se présentent sous la forme de papules rouges, plus ou moins confluentes et nombreuses, disposées symétriquement sur les sillons nasogéniens, les joues, le nez et plus rarement en région péribuccale ou frontale. Le traitement par laser CO_2 ou argon est le plus efficace à ce jour. La plaque fibreuse du front (20 %) est une forme particulière unilatérale d'angiofibromes du visage. La composante fibreuse est prédominante et la lésion est par conséquent plus brune, plane et scléreuse.

Les fibromes péri-unguéaux, ou *tumeur de Koënen*, sont des angiofibromes pédiculés, localisés à la base des ongles (orteils ++). Ils sont trouvés chez 20 % des patients et sont caractéristiques de la sclérose tubéreuse de Bourneville. En cas de gêne fonctionnelle ou esthétique, le traitement peut être chirurgical ou par laser.

Une plaque « peau de chagrin » (50 %), unique, apparaît chez le jeune adulte, principalement en région lombosacrée. Il s'agit d'un hamartome conjonctif se traduisant par une plaque de couleur chair ou hypopigmentée fripée (aspect de « peau d'orange »). Des fibromes muqueux, notamment des gencives (un tiers), sont décrits ainsi que des dépressions punctiformes dentaires (*pits*).

Manifestations néphrologiques

L'atteinte néphrologique (80 %) représente la deuxième cause de mortalité. Les angiomyolipomes (75 %) sont des tumeurs bénignes, mais qui présentent un risque hémorragique parfois spontané. Selon la taille de la lésion, une embolisation, voire une néphrectomie sera proposée. Le développement d'inhibiteurs de mTor a permis de révolutionner la prise en charge de ces lésions et d'en limiter les indications chirurgicales. Des kystes rénaux sont fréquents, uniques ou multiples. Une véritable polykystose rénale associée est possible (délétion large de *TSC2* et *PKD1*, situés sur le même chromosome). L'incidence du cancer du rein n'est pas augmentée, mais de survenue précoce. Une échographie abdominorénale doit donc être réalisée au diagnostic, devant tout appel clinique et de manière régulière.

Autres manifestations

L'atteinte pulmonaire est rare (1 %) mais de mauvais pronostic. Il peut s'agir de lymphangiomyomatose ou d'hyperplasie alvéolaire multifocale. La femme jeune est plus à risque, et une tomodensitométrie thoracique doit être réalisée devant des manifestations respiratoires.

Le phacome rétinien (50 %) est classique (hamartome).

Maladie de von Hippel-Lindau

La maladie de von Hippel-Lindau [8] est une phacomatose caractérisée par l'apparition de tumeurs vasculaires (hémangioblastomes) et de kystes. Elle touche un nouveau-né sur 36 000. La transmission est autosomique dominante avec 20 % des mutations de novo. L'expressivité est variable et la pénétrance forte. Le gène muté (*VHL*) suppresseur de tumeur se localise sur le chromosome 3 (région 3p25.3).

Parmi les lésions associées, les tumeurs vasculaires bénignes sont les plus fréquentes. Ainsi, 70 % des malades présentent un hémangioblastome du système nerveux central (cervelet, moelle épinière), révélateur de la maladie dans 40 % des cas par des signes compressifs. Le traitement est chirurgical avant tout, mais la radiothérapie stéréotaxique peut être proposée. L'hémangioblastome rétinien (50 %) est souvent multiple et bilatéral. Longtemps asymptomatique, cette atteinte ophtalmologique peut se compliquer de décollement rétinien, hémorragie, etc.

La fréquence du phéochromocytome est de 10 %. Des kystes multiples peuvent se développer sur divers organes. Ces kystes peuvent se transformer en carcinome rénal à cellules claires dans 1 % des cas et correspondent à la première cause de mortalité. Les kystes sont également fréquemment observés dans le pancréas.

D'autres tumeurs sont également rapportées : le paragangliome, des tumeurs du sac endolymphatiques ou une tumeur pancréatique neuroendocrine.

Le diagnostic de maladie de von Hippel-Lindau est évoqué devant l'une des tumeurs situées ci-dessus en présence d'antécédents familiaux ou de plus de deux dans les formes sporadiques. Le diagnostic sera confirmé par génétique moléculaire.

Phacomatoses vasculaires

Les phacomatoses vasculaires associent des malformations vasculaires (angiomes, télangiectasie, cavernome, etc.) à des lésions tissulaires plus ou moins étendues.

La *maladie de Sturge-Weber-Krabbe* est un exemple de phacomatose vasculaire d'origine génétique mais sans transmission à la descendance (mutation somatique). Le syndrome comprend un angiome plan facial (malformation vasculaire), souvent unilatéral et dans le territoire du V_1 associé à des anomalies vasculaires cérébrales ou leptoméningées sous-jacentes et homolatérales. Ces anomalies neurovasculaires se

Tableau S03-P01-C41-VI Critères diagnostiques de la maladie de Rendu-Osler.

Diagnostic clinique – certain si ≥ 3 critères – possible si 2 critères – peu probable si 1 critère
Critères – épistaxis chroniques, spontanées – télangiectasies cutanéomuqueuses (lèvres, langue, pulpes, visage, etc.) – maladie de Rendu-Osler chez ≥ 1 parent au premier degré répondant à ces critères – malformations artérioveineuses viscérales (pulmonaire, neurologique ou hépatique, etc.)

traduisent fréquemment par une épilepsie chez l'enfant en bas âge (< 2 ans), un déficit moteur ou encore un retard mental. Une atteinte ophtalmologique est parfois décrite à type de buphtalmie, glaucome, hémangiome choroïdien. L'IRM cérébrale doit être réalisée devant tout angiome plan du visage du V_1.

La *maladie de Rendu-Osler* est quant à elle une phacomatose de transmission autosomique dominante (*voir* Chapitre S03-P01-C40). La pénétrance est complète tardivement (vers 50 ans) bien que les premiers symptômes apparaissent chez l'enfant. Le diagnostic est avant tout clinique (critères de Curaçao) devant l'existence de malformations vasculaires à type de télangiectasies et de malformations artérioveineuses (Tableau S03-P01-C41-VI). Le dépistage génétique est possible (mutations des gènes *ENG* ou *ALK1* principalement). L'atteinte viscérale conditionne le pronostic et doit être dépistée systématiquement par l'examen clinique et des explorations radiologiques. Les hémorragies sont fréquentes, principalement au niveau des télangiectasies et engendrent une anémie par carence martiale. Rarement, les malformations viscérales peuvent comprimer les organes adjacents et occasionner une hypertension portale, une insuffisance cardiaque à haut débit, un accident vasculaire cérébral...

Phacomatoses pigmentaires

Les *phacomatoses pigmentovasculaires* [6] associent, comme leur nom l'indique, des nævi pigmentés et des malformations vasculaires sur un même segment corporel ou à proximité.

Il existe des phacomatoses pigmentovasculaires simples associant différentes lésions pigmentées (nævus d'Ota, nævus d'Ito, hamartome verruqueux, nævus spilus, etc.) à un angiome plan. Certaines formes de phacomatoses pigmentovasculaires simples sont mieux caractérisées comme la phacomatose cesioflammea, la phacomatose spilorosea et la phacomatose cesiomarmorata.

À l'inverse, des phacomatoses pigmentovasculaires complexes associent des atteintes systémiques neurologiques ou ophtalmologiques.

Les *phacomatoses pigmentokératosiques* [5] associent un nævus spilus (multiples nævi sur une tache café-au-lait) et un hamartome sébacé.

Conclusion

Les phacomatoses sont des maladies de phénotype et pronostic variés. La neurofibromatose 1 est la plus fréquente d'entre elles. Ces maladies systémiques méritent d'être connues par l'ensemble des médecins afin de dépister et prendre en charge les éventuelles complications.

Encadré S03-P01-C41-1 Centres de référence.

• Centre national de référence des neurofibromatoses (neurofibromatoses 1 et 2), service de dermatologie (Pr Wolkenstein), hôpital Henri Mondor, APHP, 94010 Créteil Cedex.
• Centre national de référence de la sclérose tubéreuse de Bourneville, service de neurologie (Pr Dulac), hôpital Necker, APHP, 75743 Paris cedex 15.
• Centre national de référence de la maladie de von Hippel Lindau, service de néphrologie (Pr Richard), hôpital Bicêtre, APHP, 94270 Le Kremlin-Bicêtre.
• Centre national de référence Maladie de Rendu-Osler, service de génétique clinique, hôpital Hôtel-Dieu, Université Claude Bernard-Lyon1, 69288 Lyon Cedex 02, France

---

Bibliographie

1. CURATOLO P, BOMBARDIERI R, JOZWIAK S. Tuberous sclerosis. Lancet, *2008*, *372* : 657-668.
2. DUONG TA, SBIDIAN E, VALEYRIE-ALLANORE L et al. Mortality associated with neurofibromatosis 1 : a cohort study of 1895 patients in 1980-2006 in France. Orphanet J Rare Dis, 2011, *6* : 18.
3. EVANS DGR. Neurofibromatosis type 2 (NF2) : a clinical and molecular review. Orphanet J Rare Dis, 2009, *4* ; 16.
4. GOUTAGNY S, BOUCCARA D, BOZORG-GRAYELI A et al. Neurofibromatosis type 2. Rev Neurol (Paris), 2007, *163* : 765-777.
5. HAPPLE R. Phacomatosis pigmentokeratotica is a "pseudodidymosis". J Invest Dermatol, 2013, *133* : 1923-1925.
6. HAPPLE R. Phacomatosis pigmentovascularis revisited and reclassified. Arch Dermatol, 2005, *141* : 385-388.
7. LEWIS RA, RICCARDI VM. Neurofibromatosis classification clarified. Ophthalmology, 1989, *96* : 1123-1124.
8. MAHER ER, NEUMANN HP, RICHARD S. von Hippel-Lindau disease : a clinical and scientific review. Eur J Hum Genet, 2011, *19* : 617-623.
9. NIH. Neurofibromatosis. Conference statement. National Institutes of Health Consensus Development Conference. Arch Neurol, 1988, *45* : 575-578.
10. SBIDIAN E, BASTUJI-GARIN S, VALEYRIE-ALLANORE L et al. At-risk phenotype of neurofibromatose-1 patients : a multicentre case-control study. Orphanet J Rare Dis, 2011, *6* : 51.
11. SBIDIAN E, Hadj-Rabia S, Riccardi VM et al. Clinical characteristics predicting internal neurofibromas in 357 children with neurofibromatosis-1 : results from a cross-selectional study. Orphanet J Rare Dis, 2012, *7* : 62.

Toute référence à cet article doit porter la mention : Servy A, Valeyrie-Allanore L, Wolkenstein P. Phacomatoses. *In* : L Guillevin, L Mouthon, H Lévesque. Traité de médecine, 5ᵉ éd. Paris, TdM Éditions, 2018-S03-P01-C41 : 1-6.

Chapitre S03-P01-C42
Méningites chroniques

Constance Lesoil et Hassan Hosseini

Les méningites chroniques sont définies par l'association d'une inflammation du liquide céphalorachidien (LCR) et d'une symptomatologie évocatrice, persistant depuis 4 semaines au moins. Bien que peu de données épidémiologiques soient disponibles, on estime qu'elles représentent environ 10 % de toutes les méningites [1, 9]. Leurs causes regroupent un spectre large de pathologies : infectieuses, carcinologiques ou inflammatoires, dont la répartition en termes de fréquence est conditionnée à la zone géographique considérée [1, 9] ainsi qu'au statut immunitaire du patient. Le délai au diagnostic est souvent important, en raison du caractère insidieux de la symptomatologie, et de la prise de traitements symptomatiques variés prescrits en première intention.

Physiopathologie

Les mécanismes de l'inflammation méningée chronique dépendent du processus pathologique en cause. L'inflammation est constituée majoritairement de cellules mononuclées; une réaction cellulaire à polynucléaires persistante est plus rarement observée [10]. Certaines affections peuvent en outre entraîner la formation de granulomes (par exemple, sarcoïdose), d'abcès ou de kyste. La constitution d'une hydrocéphalie est fréquente, elle résulte de mécanismes exsudatifs et de fibrose adhésive secondaires à l'inflammation, ou de mécanismes obstructifs. Elle se complique dans des proportions non négligeables d'hypertension intracrânienne ou d'hydrocéphalie à pression normale. L'infiltration inflammatoire peut également toucher le système vasculaire (vascularite), et être à l'origine d'accidents vasculaires cérébraux.

Clinique

La présentation clinique des méningites chroniques est extrêmement variable [3, 4, 5, 8], et un interrogatoire minutieux est nécessaire pour retracer l'historique et le mode d'installation des symptômes, qui est le plus souvent insidieux. Le tableau clinique initial est principalement caractérisé par des céphalées, associées à une fièvre modérée et fluctuante, parfois isolée, et plus rarement à des cervicalgies ou à une raideur de la nuque. Une présentation encéphalitique est également fréquente, allant du simple ralentissement psychomoteur, au tableau démentiel. Les signes d'hypertension intracrânienne (céphalées matinales, vomissements, diplopie, flou visuel) doivent être rapidement identifiés, afin de faire l'objet d'une prise en charge spécifique. Une atteinte des paires crâniennes n'est pas rare et peut orienter le diagnostic étiologique vers une sarcoïdose, par exemple [7], ou une tuberculose en cas d'atteinte multiple (méningite basilaire). La symptomatologie peut aussi comporter des déficits neurologiques focaux, une comitialité, une ataxie, ou encore une atteinte spinale et des racines nerveuses.

Afin d'orienter le bilan paraclinique, un interrogatoire rigoureux doit être mené concernant les facteurs d'exposition (voyages, emploi, rapports sexuels, contacts animaliers), les traitements reçus et leur chronologie, le statut immunitaire du patient, et le contexte de survenue des symptômes (pathologie systémique connue, bilan de néoplasie en cours). L'examen physique neurologique doit comporter un examen du système nerveux périphérique et la recherche de symptômes extraneurologiques, notamment cutanéomuqueux, ganglionnaires, pulmonaires, digestifs ou rénaux, qui sont d'une grande aide sur le plan étiologique [1, 3, 4, 5, 8].

Examens paracliniques

La ponction lombaire est indispensable au diagnostic positif. Sa rentabilité diagnostique est augmentée par la répétition des prélèvements, la quantité de liquide prélevée, et la réalisation d'examens ciblés selon les pathogènes recherchés [2, 5]. Elle doit être précédée d'une imagerie cérébrale en cas d'hypertension intracrânienne ou de suspicion de processus expansif intracrânien. La prise de la pression d'ouverture, doit être systématique. L'examen cytologique retrouve une pléiocytose, majoritairement lymphocytaire, persistante à 4 semaines d'intervalle. Les caractéristiques de la formule peuvent orienter le diagnostic étiologique [2] : un nombre d'éléments inférieurs à $50/mm^3$ évoque une néoplasie, plus de $200/mm^3$ une tuberculose chez l'immunocompétent. Une pléiocytose à éosinophiles devra faire rechercher une origine parasitaire ou néoplasique. La glycorachie peut être basse lors des infections, la protéinorachie est en règle générale élevée. L'électrophorèse des protéines du LCR traduit un processus inflammatoire intrinsèque (synthèse intrathécale d'immunoglobulines). L'examen anatomopathologique nécessite de prélever un volume de LCR important pour la détection de cellules carcinologiques, un typage lymphocytaire par cytométrie de flux est utile. Pour l'examen bactériologique et fongique, les colorations de Gram, de Ziehl et à l'encre de Chine sont indiquées, les cultures sont réalisées sur milieux standard et spécifiques (anaérobie, Sabouraud, Lowenstein) [2]. Les PCR (*polymerase chain reaction*) virales, les sérologies (maladie de Lyme, syphilis), la recherche d'antigène solubles, et la biochimie spécifique (lacticodéshydrogénase [LDH], β_2-microglobuline, enzyme de conversion de l'angiotensine), font également partie du bilan étiologique du LCR.

Les examens d'imagerie recommandés sont l'IRM cérébrale, en première intention, sans et avec injection de produit de contraste, incluant des séquences vasculaires (angio-IRM), ou une tomodensitométrie cérébrale, également avec injection. Les anomalies de signal méningé observées sont le plus souvent non spécifiques [11] (prise de contraste linéaire, pachyméningite), mais peuvent parfois pointer vers une cause (par exemple, prises de contraste nodulaires hautement évocatrices d'une méningite carcinomateuse), les prises de contraste doivent être considérées avec prudence, car peuvent aussi faire suite à une ponction lombaire avec hypotension du LCR, et devront être contrôlées. La présence d'abcès, de kystes, de granulomes, ou d'une lésion gliomateuse, doivent orienter les prélèvements [11]. L'existence d'une hémosidérose ou un aspect de vascularite doit faire discuter la réalisation d'une angiographie. La réalisation d'une simple radiographie de thorax, d'une tomodensitométrie thoraco-abdomino-pelvienne, d'un examen ophtalmologique avec recherche d'uvéite à la lampe à fente, d'examens bactériologiques des crachats, d'un hémogramme, de dosage de l'enzyme de conversion, et un bilan d'auto-immunité peuvent également être hautement contributifs au bilan étiologique, et sont à réaliser rapidement [4, 5].

Les biopsies de sites périphériques aisément accessibles (glandes salivaires accessoires, adénopathie, cutanée), peuvent faire partie du bilan de première intention. La réalisation d'une biopsie neuroméningée doit être discutée au même titre que le traitement d'épreuve, en cas de négativité d'un bilan exhaustif et répété, et de critères d'évolutivité et de sévérité clinique. La biopsie de lésions visibles en imagerie, notamment des prises de contrastes, augmenterait la rentabilité de l'examen [4].

Étiologie

Les *causes infectieuses* de méningites chroniques dépendent de la zone d'endémie d'où le patient est originaire ; en Europe, la tuberculose et la crytococcose sont les plus représentées [1]. La présence de matériel de dérivation du LCR, d'un foyer infectieux chronique paraméningé (otite chronique, par exemple), d'un point d'appel systémique, ou d'une immunodépression (VIH, corticothérapie, greffe) doit être recherchée. Il peut s'agir d'infections :
– bactériennes : avant tout la tuberculose, dont le diagnostic est souvent difficile [13], brucellose pour le bassin méditerranéen, maladie de Lyme avec méningoradiculite très évocatrice, neurosyphilis ;
– fongiques : principalement la cryptococcose, survenant préférentiellement chez les sujets immunodéprimés ou diabétiques, qui réalise des tableaux d'hydrocéphalie fébrile avec arachnoïdite suprachiasmatique [9] ;
– virale : encéphalite du VIH, méningoradiculite du cytomégalovirus (CMV), virus du syndrome immunodéficitaire acquis 1 (HTLV-1) ;
– parsitaires : angiostrongylose et trypanosomiase.

Les *méningites néoplasiques* affectent jusqu'à 15 % des patients atteints de cancer. Elles peuvent être secondaires à :
– des tumeurs solides qui sont, par ordre de fréquence, les tumeurs primitives cérébrales (gliomateuses notamment), le cancer du sein, le cancer du poumon et le mélanome ;
– des pathologies hématologiques, principalement les leucémies aiguës lymphoblastiques, le lymphome B et le lymphome de Burkitt.

Elles peuvent survenir dans un tiers des cas pendant la rémission.

La présentation clinique est souvent celle de céphalées associées à des cervicalgies ou des dorsalgies, intenses et migratrices, de signes d'encéphalite, et d'atteintes neurologiques multifocales extensives, impliquant notamment les nerfs crâniens [6].

L'atteinte du système nerveux au cours des maladies systémiques, inflammatoires ou dysimmunitaires, est de fréquence variable (jusqu'à 25 % dans la maladie de Behçet, 5 % dans la sarcoïdose), et

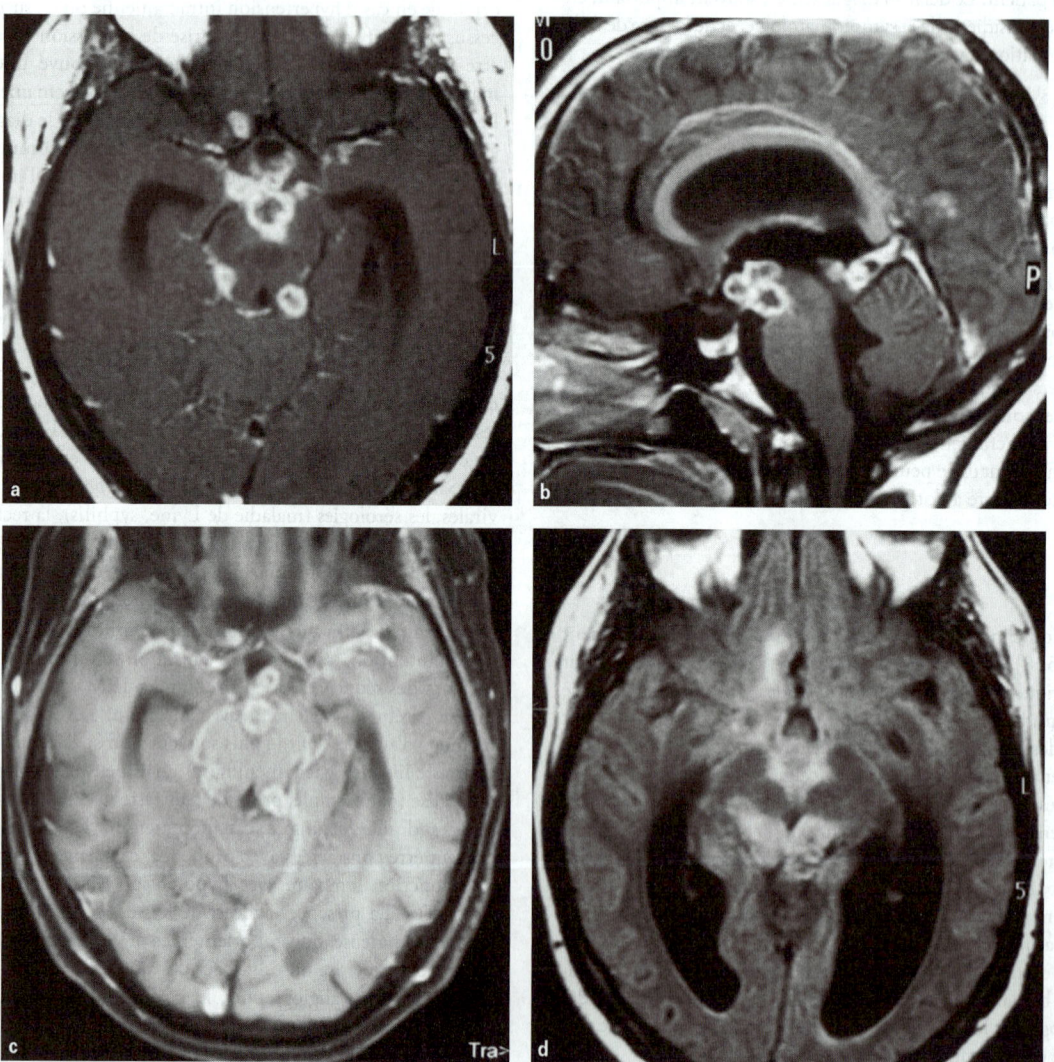

Figure S03-P01-C42-1 IRM d'une méningite chronique révélant une neurosarcoïdose avec hydrocéphalie. Les prises de contraste autour du mésencéphale sont évocatrices (**a-d**).

Tableau S03-P01-C42-I Principales causes des méningites chroniques.

Causes infectieuses
Bactériennes
– *Mycobacterium tuberculosis*[(1)]
– *Treponema pallidum*
– *Borrelia burgdoferi*, *Brucella* spp., *Rickettsiæ*
– *Nocardia* spp., *Actinomyces* spp.
– *Staphylococcus epidermidis*, *S. aureus*, *Propriobacterium acnes*
– *Tropheryma whipelii*
– *Listeria* spp., *Leptospira* spp.
– foyer infectieux paraméningé, infection de matériel, méningite décapitée
Fongiques
– *Cryptococcus neoformans*[(1)]
– *Candida* spp., *Aspergillus* spp.
– *Coccidioides imitis*, *Bastomyces dermatidis*, *Histoplasma capsulatum*
– *Pseudallescheria boydi*, *Sporothrix scenckii*, *Zydomycetes*,
– *Trichosporon beigelii*
Parasitaires
– *Angiostrongylus cantonensis*, *Strongyloides stercoralis*
– *Toxoplasma gondii*
– *Trypanosoma* sp.
– *Baylisascaris procyonis*
– cysticercose, toxocarose, sparganose, trichinellose, distomatoses, bilharzioses, échinococcoses, gnathostomiases
Virales
– VIH
– cytomégalovirus
– HTLV-1, virus varicelle-zona, virus herpès simplex 2
– entérovirus, echovirus, virus JC, arbovirus
Causes néoplasiques
Méningites carcinomateuses
– tumeurs primitives cérébrales[(1)]
– cancers du sein, du poumon, mélanome
Méningites lymphomateuses, leucémiques
– leucémie lymphoïde chronique[(1)]
– lymphome B, Lymphome de Burkitt
Causes inflammatoires et dysimmunitaires
Sarcoïdose[(1)]
Maladie de Behçet[(1)]
Lupus érythémateux systémique
Syndrome de Goujerot-Sjögren
Granulomatose avec polyangéite (Wegener)
Vascularite primitive granulomateuse du système nerveux central
Syndrome de Vogt-Koyanagi-Harada
Polyarthrite rhumatoïde
Maladie cœliaque
Autres causes
Maladie de Fabry
Méningites iatrogènes (AINS, immunoglobulines, chimiothérapie)
Méningite chronique idiopathique[(1)]

(1) Causes fréquentes.
HTLV : *human T-cell leukemia virus*.

parfois révélatrice, rendant leur diagnostic peu aisé. Les anomalies du LCR sont le plus souvent aspécifiques [3, 5, 8] dans ces pathologies, et la recherche d'une atteinte systémique (par exemple, pulmonaire, cutanée), le bilan d'auto-immunité et les biopsies périphériques, voire neuroméningées, sont le plus souvent indispensables au diagnostic. La recherche d'une vascularite du système nerveux central est souvent indiquée. La sarcoïdose est l'une des principales causes [8], elle est évoquée lors de la mise en évidence d'une atteinte granulomateuse leptoméningée (Figure S03-P01-C42-1), avec implication des paires crâniennes ou de l'hypothalamus. Parmi les autres causes, on peut citer la maladie de Behçet, le lupus érythémateux systémique, le syndrome de Goujerot-Sjögren, la maladie de Vogt-Koyanagi-Harada (associant uvéite granulomateuse et signes cutanés) ou la polyarthrite rhumatoïde.

Jusqu'à 30 % des méningites chroniques restent sans diagnostic au terme du bilan, parmi lesquelles peuvent être définies les méningites chroniques idiopathiques, d'évolution le plus souvent favorable, spontanément ou sous corticothérapie [12]. Le tableau S03-P01-C42-I récapitule les principales étiologies des méningites chroniques.

Prise en charge thérapeutique

La prise en charge thérapeutique est spécifique à chaque cause. L'introduction d'un traitement antibactérien (hors antituberculeux) empirique d'emblée n'est pas recommandée, une identification du germe étant toujours à privilégier. Le traitement des complications, notamment de l'hydrocéphalie, peut nécessiter le recours à la neurochirurgie, qui permettra en outre d'effectuer des prélèvements liquidiens ou de réaliser une biopsie. Le suivi évolutif du LCR est un élément important de la prise en charge. La décision d'un traitement antituberculeux [13], ou d'une corticothérapie d'épreuve [12], doit être prise au cas par cas, elle est guidée par les hypothèses étiologiques, la sévérité du tableau clinique, réelle ou potentielle (existence d'une immunodépression), et l'évolutivité [4]. La réponse au traitement antituberculeux d'épreuve constitue parfois l'élément du diagnostic positif.

Bibliographie

1. ANDERSON NE, WILLOUGHBY EW. Chronic meningitis without predisposing illness : a review of 83 cases. Q J Med, 1987, 63 : 283-295.
2. BAHR NC, BOULWARE DR. Methods of rapid diagnosis for the etiology of meningitis in adults. Biomark Med, 2014, 8 : 1085-1103.
3. BALDWIN KJ, ZUNT JR. Evaluation and treatment of chronic meningitis. Neurohospitalist, 2014, 4 : 185-95.
4. COLOMBE B, DERRADJI M, BOSSERAY A et al. [Chronic meningitis : aetiologies, diagnosis and treatment.] Rev Méd Interne, 2003, 24 : 24-33.
5. DE BROUCKER T, MARTINEZ-ALMOYNA L. [Chronic meningitis : differential diagnosis.] Rev Méd Interne, 2011, 32 : 159-172.
6. FIELDS MM. How to recognize and treat neoplastic meningitis. J Adv Pract Oncol, 2013, 4 : 155-160.
7. GASCÓN-BAYARRI J, MAÑÁ J, MARTÍNEZ-YÉLAMOS S et al. Neurosarcoidosis : report of 30 cases and a literature survey. Eur J Intern Med, 2011, 22 : e125-e132.
8. HELBOK R, BROESSNER G, PFAUSLER B, SCHMUTZHARD E. Chronic meningitis. J Neurol, 2009, 256 : 168-175.
9. HELBOK R, PONGPAKDEE S, YENJUN S et al. Chronic meningitis in Thailand. Clinical characteristics, laboratory data and outcome in patients with specific reference to tuberculosis and cryptococcosis. Neuroepidemiology, 2006, 26 : 37-44.
10. HOUILLIER C, VERLUT C, MARTIN-DUVERNEUIL N et al. Méningites chroniques. EMC Neurologie, Elsevier-Masson SAS, 2015 [17-160-C-30].
11. MOHAN S, JAIN KK, ARABI M, SHAH GV. Imaging of meningitis and ventriculitis. Neuroimaging Clin North Am, 2012, 22 : 557-583.
12. SMITH JE, AKSAMIT AJ Jr. Outcome of chronic idiopathic meningitis. Mayo Clin Proc, 1994, 69 : 548-556.
13. THWAITES G, FISHER M, HEMINGWAY C et al. British Infection Society. British Infection Society guidelines for the diagnosis and treatment of tuberculosis of the central nervous system in adults and children. J Infect, 2009, 59 : 167-187.

Toute référence à cet article doit porter la mention : Lesoil C, Hosseini H. Méningites chroniques. *In* : L Guillevin, L Mouthon, H Lévesque. Traité de médecine, 5ᵉ éd. Paris, TdM Éditions, 2018-S03-P01-C42 : 1-3.

Chapitre S03-P01-C43

Maladie de Fabry

OLIVIER LIDOVE

La maladie de Fabry ne doit plus être considérée comme une maladie de « surcharge » mais comme une maladie systémique et de l'endothélium. Sa reconnaissance est importante, car il existe un traitement enzymatique spécifique [5]. C'est une maladie lysosomiale ou sphingolipidose réputée rare avec une prévalence estimée à 1/40 000 naissances (OMIM 301 500). Le lysosome est un organite intracellulaire dont le rôle est de dégrader des macromolécules. En cas de déficit enzymatique d'une enzyme lysosomiale, il y a accumulation de substrat majoritairement en intracellulaire. Le déficit biochimique en cause dans la maladie de Fabry concerne l'α-galactosidase A, enzyme qui clive normalement le globotriaosylcéramide (Gb3) ou céramide trihexoside et d'autres sphingolipides. En cas de déficit en α-galactosidase A, le Gb3 s'accumule. Le gène est situé sur le chromosome X en position Xq22.2. À ce jour, environ 600 patients sont diagnostiqués en France, la maladie est sous-diagnostiquée. Le phénotype est de mieux en mieux précisé.

Sémiologie précoce : les douleurs des extrémités au premier plan

La sémiologie précoce de la maladie de Fabry est importante à connaître, car le délai entre le premier symptôme et le diagnostic est de plus de 15 ans en moyenne [2]. Entre 0 et 20 ans, le maître symptôme est la *douleur des extrémités* à type de brûlure. Les douleurs sont parfois très intenses. Sur un fond douloureux parfois présent, existent des paroxysmes douloureux. L'âge médian d'apparition des douleurs est de 10 ans chez les garçons et de 20 ans chez les filles/femmes, mais des douleurs très précoces avant l'âge de 6 ans ont été décrites. L'existence de douleurs identiques chez d'autres membres de la famille est un élément majeur d'orientation.

Les trois signes classiquement associés aux douleurs sont des douleurs articulaires, de la fièvre, des douleurs abdominales. Les trois facteurs favorisants les plus souvent retrouvés sont les changements de température, l'effort physique et/ou le sport, les épisodes infectieux. Les douleurs sont déroutantes pour le médecin, en raison de la discordance entre l'intensité des douleurs ressenties et la normalité de l'examen clinique (sensibilité à tous les modes, motricité). Ces douleurs ont très souvent les caractéristiques d'une douleur neuropathique. Elles s'accompagnent parfois d'une douleur abdominale pseudo-chirurgicale. Lorsqu'il est réalisé, l'électromyogramme est en général normal. Il s'agit d'une neuropathie touchant les petites fibres non myélinisées. Un syndrome de Raynaud peut être associé et est un élément d'orientation, en particulier chez l'homme.

Le deuxième symptôme à la phase précoce est la *cornée verticillée* ou dystrophie cornéenne. Ce symptôme ne retentit en général pas sur l'acuité visuelle. La dystrophie cornéenne est au mieux visualisée avec un examen à la lampe à fente (Figure S03-P01-C43-1). L'existence d'une cornée verticillée chez un patient n'est pas obligatoirement reliée à une

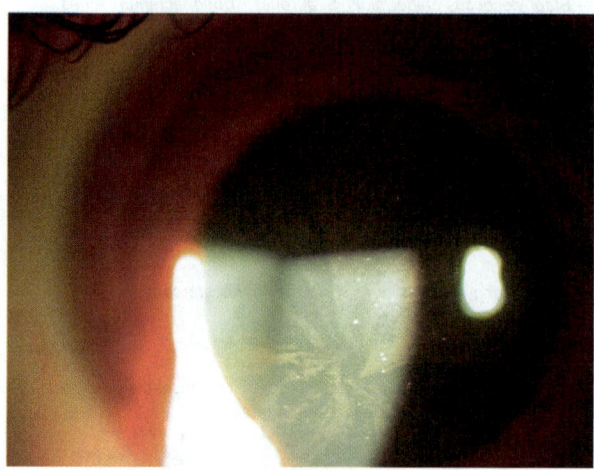

Figure S03-P01-C43-1 Cornée verticillée. (Remerciement au Docteur Serge Doan, hôpital Bichat, Paris.)

maladie de Fabry. En cas de déficit intellectuel associé, il faut évoquer une fucosidose, autre maladie métabolique. Des médicaments sont susceptibles d'entraîner une dystrophie cornéenne comme l'amiodarone, les antipaludéens de synthèse, certaines phénothiazines. Une fois ces causes éliminées, le diagnostic le plus probable est celui de maladie de Fabry.

Des *angiokératomes* peuvent également être constatés. Il s'agit de lésions érythématosquameuses, classiquement présentes dans la région du caleçon mais parfois uniquement visibles en péri-ombilical (Figure S03-P01-C43-2) ou sur le pli interfessier. Ces lésions ne s'effacent peu ou pas à la vitropression. Elles sont parfois considérées à tort comme du « purpura suspendu ». Elles peuvent occasionner des saignements au cours des rapports sexuels. Des formes localisées au scrotum (type Fordyce) et des formes distales des doigts (type Mibelli),

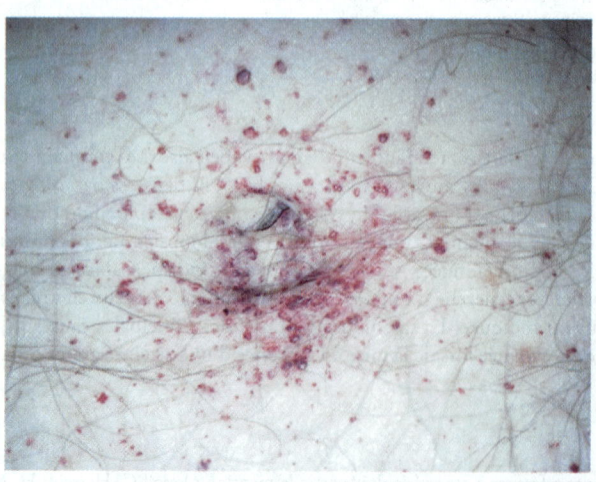

Figure S03-P01-C43-2 Angiokératomes.

non associées à une maladie de Fabry, sont un diagnostic différentiel. D'autres signes cutanés peuvent être associés : télangiectasies diffuses, lymphœdèmes des membres inférieurs.

Les autres symptômes à la phase précoce incluent une hyposudation ou *hypohidrose*, plus rarement anhidrose complète rendant compte en grande partie de l'intolérance à l'effort des patients. Une atteinte digestive associant satiété précoce et constipation est également possible. Certains patients ont à cette phase précoce une atteinte ORL associant *hypo-acousie de perception*, vertiges avec syndrome vestibulaire, acouphènes.

Un diagnostic précoce pour éviter les complications tardives

Les trois principales complications de la maladie de Fabry sont les accidents vasculaires cérébraux du sujet jeune, l'insuffisance rénale chronique terminale, la cardiomyopathie hypertrophique et rythmique. L'espérance de vie des patients a été estimée en 2009 à 58,2 ans pour l'homme et 75,4 ans pour la femme.

Les *accidents vasculaires cérébraux* concerneront environ 10 % des patients. Ils sont très majoritairement ischémiques, de type lacunaire. Ils surviennent plus fréquemment en territoire vertébrobasilaire que dans la population générale. Ils peuvent survenir en l'absence de tout facteur de risque cardiovasculaire identifié. Ils sont volontiers récidivants. La maladie de Fabry doit donc être évoquée devant un accident vasculaire cérébral du sujet jeune. Le premier accident survient en moyenne vers 35 ans chez l'homme et vers 45 ans chez la femme.

Les dépôts de Gb3 glomérulaires mais surtout endothéliaux expliquent le risque d'évolution vers l'*insuffisance rénale chronique terminale*. Celle-ci concerne environ 50 % des hommes à l'âge de 50 ans. Le débit de protéinurie est en général inférieur à 3 g/24 h. une hématurie microscopique est présente dans un quart des cas. Des kystes parapyéliques sont parfois associés.

La maladie de Fabry doit être évoquée devant une cardiomyopathie hypertrophique en l'absence d'hypertension artérielle ou de rétrécissement aortique. À l'inverse de l'amylose où les dépôts sont extracellulaires, les dépôts intracellulaires de Gb3 au cours de la maladie de Fabry expliquent le haut voltage constaté à l'électrocardiogramme. Un espace PR court sans onde de pré-excitation est évocateur du diagnostic lorsqu'il est associé à l'hypertrophie ventriculaire gauche. Quatre-vingt-dix pour cent des hommes ont une hypertrophie ventriculaire gauche à l'âge de 30 ans. La sévérité de l'atteinte cardiaque est un facteur pronostique, en raison des troubles rythmiques et du risque de mort subite. Dans notre expérience, environ 20 % des patients auront besoin d'un stimulateur cardiaque ou d'un défibrillateur au cours de leur suivi.

D'autres atteintes ont été décrites récemment au cours de la maladie de Fabry : bronchopneumopathie chronique obstructive, même en l'absence de toute exposition tabagique, ostéoporose du sujet jeune, pied de Charcot à relier à la neuropathie précoce et chronique, cataracte spécifique, troubles psychiatriques, en particulier démence de type vasculaire sur accidents lacunaires itératifs. Les différents symptômes retentissent sur la qualité de vie des patients.

Le phénotype très polymorphe de la maladie de Fabry doit la faire considérer par l'ensemble des médecins comme une nouvelle « grande simulatrice » [2].

Les femmes ne sont pas que vectrices mais également malades

Cette notion est relativement récente. Il faut considérer les femmes porteuses de l'anomalie génétique comme potentiellement malades. L'atteinte est en général plus tardive que chez l'homme et parfois retardée dans le temps. À titre d'exemple, 60 % des femmes ont une hypertrophie ventriculaire gauche à l'âge de 40 ans, versus 90 % à 30 ans chez l'homme. Soixante-quinze pour cent des femmes porteuses de l'anomalie génétique ont une cornée verticillée. D'autre part, les registres européen et américain des patients dialysés notent que 12 % de l'ensemble des patients porteurs de la maladie de Fabry et dialysés sont des femmes, ce chiffre étant identique des deux côtés de l'Atlantique. Il faut donc explorer les femmes à la recherche d'atteintes d'organes précoces et/ou tardives.

Diagnostic (Figure S03-P01-C43-3)

Le diagnostic *chez l'homme* est fondé sur le dosage de l'*activité α-galactosidase A*. Les hommes atteints ont une activité enzymatique effondrée ou abaissée au-dessous de 25 % de la normale. Un dosage normal d'α-galactosidase A élimine le diagnostic de maladie de Fabry chez l'homme. En raison de l'inactivation au hasard d'un des deux chromosomes X (phénomène de lyonisation), ce dosage n'est pas toujours fiable chez la femme. En effet 40 % des femmes ont une activité enzymatique normale, alors même qu'elles ont une anomalie génétique pathogène. L'examen de référence *chez la femme* est donc l'*analyse génétique* avec consentement signé préalablement à l'analyse. L'analyse génétique est également utile chez l'homme, en permettant d'affirmer la maladie, mais également aidant au conseil génétique dans la famille. Le rendu de l'analyse génétique est l'occasion de discuter du côté pathogène ou non de la ou des anomalies constatées. En effet, un certain nombre de polymorphismes ou de mutations « mineures » ont été récemment décrits. La notion de *sequence variant* des Anglo-Saxons intègre le côté potentiellement non pathogène de certaines anomalies génétiques constatées. En l'absence de diagnostic disponible dans certains pays, un prélèvement sur buvard (type Guthrie) peut être adressé par voie postale, permettant de doser l'enzyme α-galactosidase A, et secondairement de réaliser l'analyse génétique après extraction de l'ADN.

Une femme porteuse de l'anomalie génétique la transmettra à la moitié de ses enfants. Un homme porteur de l'anomalie génétique la transmettra à ses filles, mais ne transmettra pas à ses fils (absence de transmission père/fils dans les maladies liées à l'X). Le recours au diagnostic prénatal, parfois au diagnostic pré-implantatoire est possible en France.

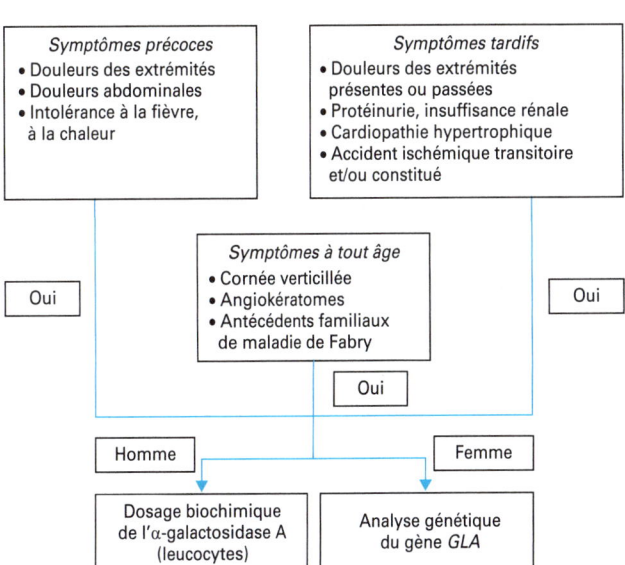

Figure S03-P01-C43-3 Algorithme diagnostique.

Il n'existe pas à ce jour de biomarqueur fiable pour suivre les patients ayant une maladie de Fabry, qu'ils soient traités ou non par enzymothérapie. Le lysoGb3 et la 3-nitrotyrosine (3-NT) sont en cours d'évaluation, la 3-NT étant un biomarqueur prometteur de l'atteinte vasculaire associée à la maladie de Fabry.

Il est possible que la maladie de Fabry soit une maladie polygénique. Une association a par exemple été retrouvée entre des polymorphismes du gène de la NO synthétase endothéliale et l'épaisseur de la paroi du ventricule gauche chez des patients ayant une maladie de Fabry.

Physiopathologie

Contrairement à la maladie de Gaucher de type I ou à la maladie de Niemann-Pick de type B (déficit en sphingomyélinase acide), le macrophage n'est pas au cœur de la problématique au cours de la maladie de Fabry. À l'inverse de ces deux autres maladies lysosomiales, le phénotype habituel de la maladie de Fabry n'intègre pas une hépatosplénomégalie. La cellule en cause dans la maladie de Fabry est la cellule endothéliale, avec risque d'ischémie sous-endomyocardique cardiaque, ischémie intrarénale ou ischémie au niveau des artères perforantes longues cérébrales. Cette ischémie aboutit secondairement à une fibrose, les mécanismes intermédiaires entre l'ischémie et la fibrose étant incomplètement compris à ce jour.

Traitement

L'existence d'une enzymothérapie disposant d'une autorisation de mise sur le marché (AMM) européenne depuis 2001 ne doit pas faire oublier la prise en charge symptomatique des patients.

Traitement symptomatique

Les douleurs seront au mieux soulagées par les médicaments efficaces sur les douleurs neuropathiques. Les angiokératomes peuvent être cautérisés au laser. La néphroprotection est globalement identique à celle utilisée pour le traitement de la néphropathie glomérulaire diabétique avec utilisation des inhibiteurs de l'enzyme de conversion ou des antagonistes AT1 de l'angiotensine II. Les anti-agrégants plaquettaires et les statines sont proposés à certains patients.

Traitement enzymatique

Les deux enzymothérapies – agalsidase α (Replagal®) et agalsidase β (Fabrazyme®) – ont montré à ce jour leur capacité à prévenir le déclin de la fonction rénale et à diminuer l'épaississement myocardique à condition d'être débutées le plus précocement possible chez l'homme et la femme [1, 3, 4]. Il faut donc privilégier un traitement enzymatique préventif à un traitement enzymatique « palliatif » beaucoup moins efficace lorsqu'initié à une phase tardive de la maladie (fibrose irréversible). Les autorisations de mise sur le marché (AMM) précisent que les enzymothérapies peuvent être prescrites après l'âge de 7 ans.

À ce jour, il n'y a pas d'efficacité démontrée des enzymothérapies sur la prévention des accidents vasculaires cérébraux ou le déclin de l'audition chez les patients sous enzymothérapie.

Il n'y a pas d'efficacité démontrée sur la réduction de la protéinurie sous enzymothérapie chez l'homme, rendant nécessaire la néphroprotection.

Des essais de phase 2 évaluant une molécule chaperon, le migalastat, traitement oral franchissant la barrière hémato-encéphalique nécessitant une activité enzymatique résiduelle, seront publiés prochainement. Seuls 30 % des patients et patientes seront éligibles pour ce nouveau traitement.

Prise en charge globale

Elle doit intégrer :
– une carte de soins et d'urgence à mettre à disposition des patients, un carnet de suivi des traitements, un programme d'éducation thérapeutique.
– une surveillance régulière des atteintes d'organes ou dépistage des atteintes avec en particulier recours régulier à un Holter-électrocardiogramme pour dépister les troubles du rythme et/ou de la conduction
– un soutien psychologique.
– une prise en charge sociale à tout âge (scolarité, travail, exonération du ticket modérateur [17e maladie], recours éventuel à la maison départementale des personnes handicapées) ;
– l'enquête familiale. Le patient est désormais tenu d'informer les membres de sa famille potentiellement concernés par la maladie dont il est atteint, et ce depuis un décret publié en juin 2013 (décret n° 2013-527) relatif aux conditions de mise en œuvre de l'information de la parentèle dans le cadre d'un examen des caractéristiques génétiques à finalité médicale. Ce décret qui concerne l'ensemble des maladies génétiques est peu appliqué à ce jour ;
– l'information sur l'existence d'associations de patients (Association des patients de la maladie de Fabry [APMF], www.apmf-fabry.org ; Vaincre les maladies lysosomiales [VML], www.vml-asso.org).

Conclusion

La maladie de Fabry est une maladie lysosomiale, de transmission liée au chromosome X (1 patient = 1 famille). Les douleurs des extrémités à type de brûlures sont le principal symptôme précoce. La maladie de Fabry est une maladie systémique ; le pronostic vital et fonctionnel est lié aux atteintes rénales, cardiaques et du système nerveux. La démarche diagnostique est différente entre hommes (dosage biochimique de l'α-galactosidase A) et femmes (analyse génétique du gène *GLA*). Le traitement actuel repose sur l'association de traitements symptomatiques et d'un traitement enzymatique substitutif. Un traitement oral sera bientôt disponible pour certains patients.

Bibliographie

1. BANIKAZEMI M, BULTAS J, WALDEK S et al. Agalsidase-beta therapy for advanced Fabry disease : a randomized trial. Ann Intern Med, 2007, *146* : 77-86.
2. LIDOVE O, KAMINSKY P, HACHULLA E et al. Fabry disease "the new great imposter" : results of the French Observatoire in Internal Medicine Departments (FIMeD). Clin Genet, 2012, *6* : 571-576.
3. LIDOVE O, WEST ML, PINTOS-MORELL G et al. Effects of enzyme replacement therapy in Fabry disease : a comprehensive review of the medical literature. Genet Med, 2010, *12* : 668-679.
4. WHYBRA C, MIEBACH E, MENGEL E et al. A 4-year study of the efficacy and tolerability of enzyme replacement therapy with agalsidase alfa in 36 women with Fabry disease. Genet Med, 2009, *11* : 441-449.
5. ZARATE YA, HOPKIN RJ. Fabry's disease. Lancet, 2008, *372* : 1427-1435.

Toute référence à cet article doit porter la mention : Lidove O. Maladie de Fabry. *In* : L Guillevin, L Mouthon, H Lévesque. Traité de médecine, 5e éd. Paris, TdM Éditions, 2018-S03-P01-C43 : 1-3.

Chapitre S03-P01-C44
Pathologie factice

Hugues Rousset

Alléguer une pathologie médicale ou psychiatrique, jusqu'à en fabriquer les symptômes physiques, sans en tirer de bénéfices secondaires directs, dans le seul but d'occuper socialement le rôle de malade et avoir paradoxalement recours à la médecine, telle se présente cette catégorie de malades étonnants. Le diagnostic en revient aux somaticiens, alors même que la nature en est typiquement psychiatrique, par la tromperie inconsciente qu'elle suppose. C'est justement dans la catégorie des « troubles somatiques » que cette pathologie (« troubles factices ») est actuellement identifiée dans le DSM-5 (*Diagnostic and Statistical Manual of Mental Disorders, 5*th *ed.*) [1]. Un diagnostic, en réalité souvent retardé, est indispensable pour éviter les complications et les dépenses liées aux investigations répétées pour ces symptômes longtemps inexpliqués, en reconnaissant que le traitement est le plus souvent décevant, pour ces patients prêts à toute prise en charge… à l'exclusion de la psychiatrie.

Définition

On parle de pathologie factice lorsque l'on a pu mettre en évidence qu'un patient crée de toutes pièces les symptômes dont il se plaint et « fabrique » les signes physiques, en rapport avec ses plaintes, par différents artifices de façon mensongère. La nature inconsciente du processus en cause et le fait que le sujet n'en tire pas de bénéfices extérieurs (par exemple, avantages socioprofessionnels, exemption d'obligations, évitement d'une condamnation…) différencient ces cas de la simulation, et assurent un certain degré de légitimité à la prise en charge médicale puisqu'il faut admettre qu'il s'agit là de l'expression, il est vrai très atypique, d'une profonde souffrance psychologique. La « fabrication » des symptômes est elle-même consciente et différencie ces cas des manifestations de conversion hystérique (Tableau S03-P01-C44-I).

Il faut enfin, pour retenir le diagnostic, s'assurer qu'il n'y a pas de pathologie réelle sous-jacente ou qu'elle est démesurément exagérée et qu'il n'y a pas de maladie psychiatrique caractérisée, capable à elle seule d'expliquer la pathologie.

La dernière version du DSM (DSM-5) de 2015 a ainsi fixé les critères du diagnostic et modifié la place de cette catégorie : « troubles factices », antérieurement individualisée de façon autonome pour la ranger dans le groupe des symptômes somatiques (*somatic symptoms and related disorders*), avec la conversion hystérique dans leur expression neurologique (*functionnal neurologic symptom disorder*), dans le souci de s'en tenir aux faits sans interprétation.

Théories explicatives

L'explication des troubles reste très controversée et leur origine, mystérieuse, de sorte qu'il faut s'en tenir à des facteurs étiologiques souvent retrouvés et à des théories explicatives.

Les facteurs étiologiques le plus souvent retrouvés sont une carence affective de la petite enfance, des traumatismes sans possibilité d'élaboration verbale, une ou des affections somatiques ayant à la même période nécessité des soins prolongés ou une hospitalisation, l'appartenance à une famille centrée avec inquiétude sur les problèmes de santé, et une incidence particulièrement importante des troubles psychiatriques au sein de la famille. L'existence de traits de personnalité pathologique est également souvent retrouvée (personnalité « limite », narcissique, antisociale, sadomasochiste, ou histrionique…).

Les théories explicatives nombreuses sont la preuve qu'il n'y a pas d'explication simple, et il faut retenir essentiellement celles centrées sur l'existence d'une « conduite de maladie » en rapport avec un trouble de l'identité, la maladie permettant au sujet de se faire « reconnaître », avec initialement une attitude de séduction, faisant place à une grande hostilité au moment du démasquage. Les interprétations psychodynamiques soulignent l'ambivalence de ces patients (alternant le rôle de victime et d'agresseur, l'amour et la haine…), avec des mécanismes d'identification projective et, par défaut de possibilités de représentation, l'obligation de « figuration ». La co-morbidité psychiatrique (psychose, état dépressif…) est fréquente.

Dans les relations avec l'entourage et le milieu médical, le besoin de maîtrise, mis en échec progressivement, explique dans le même sens le développement de l'agressivité, à l'égard de soi et des autres avec des risques de suicide. Le point le plus important à retenir est la souffrance psychologique très profonde dont l'équipe médicale qui s'est sentie piégée a beaucoup de difficulté à tenir compte, et développe des contre-attitudes aggravantes.

Historique

Ce paragraphe se limite aux faits importants pour comprendre l'évolution des présentations cliniques et des modalités de diagnostic pour un problème dont on peut trouver les traces dans les livres de médecine les plus anciens (Galien) :
- En 1903, à propos d'une observation d'automutilation recueillie par Dieulafoy, le terme de « pathomimie » est proposé par le romancier Paul Bourget.
- En 1951, R. Asher [2] rapporte la première grande série de la littérature, en proposant pour regrouper les observations le nom de « syndrome de Münchhausen », sans certitude, en référence aux aventures extraordinaires, largement inventées ou exagérées, durant la guerre russo-turque de ce cavalier prussien, Karl Frederick Hieronymus von Münchhausen, et qui ont été popularisées par le livre de Rudolph Erich Rasp. On a gardé l'habitude de désigner sous ce terme les observations, surtout masculines, qui évoluent sur plusieurs années, dans un contexte de grande fabulation (*pseudologia fantastica*), avec vagabondage médical,

Tableau S03-P01-C44-I Présentation des troubles factices (diagnostic différentiel).

	Production des symptômes	Motivation des symptômes
Troubles factices	Consciente	Inconsciente
Simulation	Consciente	Consciente
Conversion hystérique	Inconsciente	Inconsciente

errance, hospitalisations multiples, souvent en urgence, dans un contexte dramatique et départs précipités.

• Les observations de pathologie plus subreptices se sont multipliées dans la littérature, faisant apparaître des regroupements syndromiques comme la publication de Jean Bernard en France sur les anémies par carence en fer liées à des spoliations volontaires et regroupées sous le terme de « syndrome de Lasthénie de Ferjol » [5], en rapport avec une héroïne d'un roman de Barbey d'Aurevilly (Une Histoire sans nom). De nombreux autres cas sont publiés dans toutes les spécialités médicales avec, presque chaque fois, de longs délais diagnostics devant des présentations de plus en plus diaboliques favorisées par la diffusion de l'information médicale.

• En 1977, il apparaît nécessaire d'individualiser un nouveau cadre, presque exclusivement pédiatrique, le « syndrome de Münchhausen par procuration » (SDM by proxy), qui n'est autre qu'un syndrome de maltraitance grave de l'enfant où un tiers, le plus souvent la mère, falsifie les données cliniques de son enfant et/ou provoque des lésions qui peuvent être mortelles. Parfois désigné sous le terme de syndrome de Polle, c'est le nom de l'auteur principal des publications qui prédomine : syndrome de Meadows ou, plus récemment, troubles factices imposées à un tiers.

• En 1986, la nature psychiatrique de l'affection conduit à l'individualisation d'une catégorie spéciale à l'intérieur de la classification américaine (DSM-III) qui sera un peu modifiée en 2013 pour le DSM-5. Les critères diagnostiques sont proposés et, en filigrane, apparaît la distinction entre pathologie chronique et subaiguë récidivante, ainsi que la possibilité de présentation physique et/ou psychique.

• La participation plus récente de ces faux-vrais malades aux forums de discussion sur Internet élargit le champ de cette pathologie.

Épidémiologie

Il n'est pas possible, compte tenu de la complexité de cette pathologie, souvent ignorée, aux limites parfois un peu floues, avec un doute souvent persistant sur sa véritable nature et un suivi impossible, d'avoir des données chiffrées, et il faut seulement retenir :
– un chiffre proche de 1 % des consultations en psychiatrie de liaison concerne la pathologie factice ;
– la prédominance est masculine pour le syndrome de Münchhausen, féminine pour les autres cas (3/1) avec une large incidence de l'appartenance aux professions médicales ou paramédicales (70 %), une survenue préférentielle dans la troisième décennie, une prédominance des formes hématologiques et dermatologiques, un retard diagnostic en moyenne de 7 mois et dans l'ensemble un mauvais pronostic ;
– pour les syndromes de Münchhausen par procuration, le malade désigné est le parent pervers, le plus souvent la mère (80 à 90 % des cas), avec des antécédents psychiatriques chargés pour elle et dans la fratrie, père absent, mais solidaire lors des confrontations. Le pronostic pour l'enfant peut être mortel, et des observations de mort subite du nourrisson ont été rapportées à cette pathologie ;
– la dépense en examens inutiles, voire dangereux, a été estimée au Canada à 300 millions de dollars par an ;
– les problèmes médicolégaux soulevés par ces observations sont multiples, aggravés par la nécessaire transparence des dossiers médicaux, l'obligation d'avoir l'accord des patients pour la communication des dossiers antérieurs, la responsabilité engagée des médecins pour ces patients dangereux et les décisions pour les enfants de séparation du milieu familial.

Présentations cliniques

Syndrome de Münchhausen

Les caractéristiques de cette présentation initialement décrite, caricaturale et observée chez l'homme, associent les éléments suivants qui doivent y faire penser et qui seront retrouvés de façon moins spectaculaire dans les autres observations :
– hospitalisation souvent en urgence dans un contexte dramatique ;
– en fin de semaine de préférence pour éviter le recueil de dossiers antérieurs ;
– doléances cliniques multiples présentées avec exagération ;
– proximité avec le milieu médical ;
– utilisation d'une terminologie médicale surprenante dans le contexte ;
– histoire de vie émaillée d'événements extraordinaires, avec deuils multiples (récits de type mythomaniaque, mensonges « flamboyants » pour attirer l'attention) ;
– discordances, inconsistances, ou variation des données subjectives ;
– existence de nombreuses cicatrices antérieures en rapport avec des interventions chirurgicales : mania operativa (polybalafrés de l'abdomen) ou automutilation ;
– mise en évidence d'errance et de vagabondage médical avec hospitalisations antérieures qui ont été cachées et découvertes souvent par hasard (reconnues, par exemple, par l'interne venant d'un autre service) ;
– suggestion ou/et acceptation trop facile d'investigations invasives ou d'actes chirurgicaux ;
– référence à des personnalités en vue que « l'on connaît bien » ;
– familiarité avec le personnel que l'on se propose d'aider dans les soins aux autres malades ;
– division du personnel médical, certains compatissants, d'autres rapidement incrédules ou agressifs ;
– discussion du dossier avec l'équipe médicale, d'égal à égal ;
– lors de l'hospitalisation, visites très rares ou absentes ;
– pas de demande d'information médicale par l'entourage familial ;
– mise en évidence de fausse identité parfois, de documents falsifiés ou introuvables ;
– perturbation volontaire des examens biologiques ;
– prise de médicaments ou injections subreptices ;
– aggravation des symptômes lorsque leur gravité est mise en doute ;
– demande répétée de médicaments antalgiques ;
– inefficacité constante des traitements mis en cours ;
– après une attitude de séduction, agressivité avec menaces, lorsque le diagnostic est suspecté ;
– fuite sans explications, précédant une nouvelle hospitalisation dans une autre ville.

Pathologie factice : regroupements syndromiques et procédures diagnostiques utiles [4, 8]

Méthodes utilisées par les malades pour tromper les médecins

Les présentations cliniques de cette curieuse pathologie sont multiples et en rapport avec l'imagination des malades qui n'a d'égale que leur compétence acquise par la fréquentation des milieux médicaux pour tromper et en quelque sorte piéger l'équipe médicale qui, lorsqu'elle se rendra compte qu'elle a été dupée, après avoir nourri l'espoir d'un diagnostic brillant devant un cas rare, développera une contre-attitude hostile rapidement délétère.

Le terme de « factice » fait référence à celui de « fabrication » des signes et symptômes selon, schématiquement plusieurs méthodes :
– alléguer des antécédents dramatiques (embolies pulmonaire récidivantes, etc.) ou de maladies rares ;
– feindre une maladie, par exemple en décrivant les douleurs typiques de l'angine de poitrine, ou présenter une crise d'agitation épileptiforme en ayant soin de pousser un cri inaugural, de se mordre la langue et de perdre ses urines, etc. (pseudo-crises) ;
– simuler des d'hémorragies en les provoquant ;
– exagérer une symptomatologie par exemple, une lombalgie aiguë, ou de façon plus déroutante une crise de porphyrie ;

– aggraver une affection existante, par exemple en injectant de la salive souillée ou des fèces dans une articulation inflammatoire ;

– provoquer délibérément une maladie, par la pose de garrots à la racine d'un membre (œdème), par la prise cachée de médicaments ou des injections sous-cutanées intramusculaires ou intraveineuses de substances pharmacologiques (hypoglycémie par insuline…), d'air (emphysème sous-cutané), ou de liquides souillés (infections graves) ;

– dissimuler la prise de médicaments actuels ou antérieurs (effets de sevrage) ;

– falsifier les examens de laboratoire, en ajoutant par exemple du sang obtenu par coupure à un prélèvement d'urines… ou de salive riche en amylases lors d'une suspicion de pancréatite. Trafiquer l'enregistrement d'un Holter cardiaque dans le désir de la pose d'une pile sentinelle… ;

– falsification de résultats d'examens anatomopathologiques ou de comptes rendus opératoires en faisant état d'antécédents cancéreux et allant jusqu'à la pose d'une chambre de perfusion implantable…

Ces constatations impliquent une grande sagacité de l'équipe soignante pour vérifier l'origine de tous les documents, (en se méfiant des photocopies, en téléphonant directement au laboratoire), surveiller le recueil et le transport de tous les prélèvements, etc. lorsqu'existe une suspicion.

Éléments de suspicion

Ils sont ceux énumérés plus haut que l'on ne reprendra pas, en insistant seulement sur le fait qu'il s'agit ici le plus souvent de femmes appartenant au milieu médical ou paramédical ou ayant l'expérience par leurs proches d'une maladie grave.

Présentations cliniques les plus fréquentes

Manifestations endocrinométaboliques

Les hypoglycémies factices, provoquées par des injections subreptices d'insuline ou la prise de sulfamides hypoglycémiants, sont d'autant plus trompeuses qu'elles peuvent survenir chez des sujets diabétiques et posent le problème de la recherche souvent difficile et autrefois traumatisante d'un insulinome ou d'exceptionnelles hypoglycémies auto-immunes. Le dosage du peptide C sanguin effondré avec les injections d'insuline et l'existence d'anticorps anti-insuline lors de l'utilisation des insulines extractives règle habituellement le problème. Lors de la prise de sulfamides, le peptide C est élevé et il faut rechercher et doser le taux de sulfamides circulants, ce qui n'est pas toujours facile pour les nouvelles molécules, et avec des résultats souvent retardés.

L'hypokaliémie peut être provoquée par des vomissements, la prise de diurétiques ou de laxatifs. Dans tous les cas, il y a un hyperréninisme, et le diagnostic n'est difficile qu'avec le syndrome de Bartter ou d'autres encore plus rares (syndrome de Gitelman)… Les dosages urinaires, les endoscopies digestives et la recherche de phénolphtaléine dans les selles permettent rapidement d'avoir des certitudes. La ponction-biopsie rénale est dangereuse dans ces cas. Pour les vomissements provoqués, il faut savoir donner de l'importance à la parotidomégalie (signe du mannequin).

La thyrotoxicose factice, liée à la prise d'hormones thyroïdiennes souvent initiée dans un but amaigrissant, est marquée par un dosage effondré de TSH (*thyroid-stimulating hormone*) avec hyperhormonémie, mais ce qui permet le diagnostic est un dosage très bas de thyroglobuline et, en l'absence de saturation iodée, une captation effondrée de l'iode radioactif. La mise en évidence dans l'eau de boisson des hormones peut être un dernier recours chez des malades particulièrement informés et qui ont réussi à brouiller les pistes.

L'hypercalcémie est généralement due à l'absorption en cachette de vitamine D ou de ses dérivés dont tous ne sont pas facilement dosables. Le taux de parathormone circulante est bas. D'exceptionnels syndromes génétiques de résistance hormonale, ou de mutations des gènes des récepteurs au calcium, peuvent parfois, comme pour la thyrotoxicose, prolonger inutilement la discussion.

Manifestations hémorragiques [5]

On trouve des hémorragies simulées par ingestion d'un flacon de sang (hématémèse), par blessure de la base de la langue (hémoptysie) ou par lésions urétrales ou corps étrangers (hématurie)…

Des hémorragies sont provoquées avec deux mécanismes possibles. Le premier est la prise subreptice d'antivitamines K, avec un déficit des facteurs de la coagulation curables par l'injection de vitamines K et la mise en évidence par dosage dans le sang, mais tous ne sont pas accessibles à un dosage rapide. Le choix d'antivitamines K à demi-vie brève peut faire méconnaître la supercherie, et entraîner vers des hypothèses plus rares de déficit congénitaux ou d'anticoagulants circulants acquis dans un contexte néoplasique ou auto-immun. L'autre mécanisme est celui de véritables saignées, faciles pour une infirmière, ou de petits saignements provoqués répétées. Le problème posé est donc celui d'une anémie hypochrome par carence en fer, souvent sévère, et pour laquelle les investigations n'ont pas permis de trouver l'origine digestive ou gynécologique avant la ménopause (syndrome de Lasthénie de Ferjol), malgré tous les progrès de l'endoscopie digestive qui est répétée de nombreuses fois.

Fièvres factices

Elles sont obtenues :

– soit par manipulation du thermomètre, mais ce procédé ne résiste pas au contrôle de la prise de température et à la mesure de la température des urines fraîchement émises, sous réserve que l'on pense à cette étiologie systématiquement dans les fièvres au long cours où la thermopathomimie représente encore une étiologie non négligeable (jusqu'à 9 % dans les grandes séries de fièvre prolongée inexpliquée) ;

– soit par injection de substance pyrogènes ou de liquides souillés responsables d'abcès, de cellulites, de surinfection, ou de septicémies avec état de choc…La nature des germes en cause, d'origine buccale ou stercorale, est un élément d'orientation, mais la preuve définitive est bien difficile à faire…

Manifestations dermatologiques (dermopathies provoquées, pathomimie) [6]

Sous forme d'excoriations cutanées, d'ulcérations, anormalement géométriques, ou de cellulites, elles peuvent faire errer longtemps le diagnostic vers des diagnostics de vascularites si l'on n'a noté, outre le contexte, le fait que les lésions ne sont visibles qu'en zone accessible, privilégiant la droite ou la gauche selon la main dominante, et préservant ainsi le dos. La preuve est apportée par la guérison sous pansements occlusifs et au niveau des membres si nécessaire sous botte plâtrée. Un œdème blanc ou bleu (œdème ecchymotique de Charcot) par garrot ou un emphysème sous-cutané par injection d'air sont d'autres tableaux cliniques possibles.

Fausses urgences chirurgicales

Très fréquentes autrefois, elles sont facilement dépistées actuellement par l'imagerie médicale et conduisent rarement à des laparotomies (« laparotomia philia »), laissant des cicatrices multiples, rendues discrètes par la pratique des interventions sous cœlioscopie. Les douleurs abdominales « métaboliques » (porphyrie, angiœdème, maladie périodique), plus difficiles à identifier, ont remplacé dans notre expérience les abdomens chirurgicaux chez des patients particulièrement bien informés. Les interventions sous cœlioscopie ont rendu les cicatrices moins visibles…

Manifestations neurologiques [9]

Elles sont surtout représentées par de pseudo-crises épileptiques ou par leur caractère provoqué. Les paralysies segmentaires appartiennent plutôt au domaine de l'hystérie.

Manifestations psychiatriques

Sous forme d'états confusionnels, hallucinatoires, psychotiques ou d'amnésie avec pseudo-démence, si ces manifestations n'apparaissent pas entrer dans le cadre de la simulation, comme le syndrome de Ganser (état dissociatif) ou certains syndromes post-traumatiques, elles sont indébrouillables en dehors de tests sophistiqués et de l'IRM fonctionnelle.

Manifestations diverses

Elles traduisent l'absence de limite à l'imagination de ces patients et à leur témérité, et par exemple devant des tableaux dramatiques de suffocation provoquée par inhalation de substances toxiques (du dentifrice dans une observation), les cas évoquant une dissection aortique ou des embolies pulmonaires étant habituellement là encore réglés par les progrès des investigations peu invasives.

Nouvelles modalités liées à internet

Le réseau d'internet permet à tous ces patients d'être au courant des dernières nouveautés médicales, et surtout permet aussi la participation à des forums de malades atteints de maladies rares et sollicitent ainsi, en s'attribuant des maladies qu'ils n'ont pas, la compassion des participants tout en désorganisant les discussions de façon perverse.

Syndrome de Münchhausen par procuration [3]

Ce cadre syndromique plus rare (incidence estimée de 1/100 000) concerne essentiellement des enfants (âge moyen de 46 mois), avec un « abuseur » féminin (de 77 à 97 % des cas), la mère biologique dans presque 9 cas sur 10, aux lourds antécédents psychiatriques, 3 fois sur 4, y compris le syndrome de Münchhausen.

Les enfants victimes sont, dans trois cas sur quatre, âgés de moins de 5 ans (10 mois en moyenne).

On retrouve les mêmes méthodes de tromperie que précédemment, et les signes et symptômes racontés par la mère et provoqués sont comparables avec prédominance des convulsions, des manifestations respiratoires avec étouffement et syncope et des manifestations infectieuses avec fièvre.

Les éléments de suspicion sont à transposer de ce qui a été déjà noté chez l'adulte, avec dans ce contexte les éléments distinctifs suivants :
– le récit de nombreuses hospitalisations sans diagnostic, de traitements mal supportés, d'allergies multiples alimentaires et médicamenteuses ;
– une survenue des symptômes en présence de la mère qui se déclare inséparable de son enfant dans un but de protection (« trop bonne mère » !) ;
– une disparition des symptômes en son absence prolongée lorsqu'elle est obtenue ;
– une discordance entre une attitude d'hyperprotection et l'absence d'inquiétude face à des problèmes graves.

Le retard diagnostique est évalué à plusieurs mois (de 15 à 22 mois selon les séries) et peut être aidé par l'enregistrement vidéo (56 % ?), sous réserve qu'il soit réalisé conformément à la législation.

Le syndrome de Münchhausen par procuration, que certains préfèrent appeler « abus médical de l'enfant », aboutit à la séparation définitive de l'enfant du milieu familial une fois sur deux avec, lorsque cela n'est pas réalisé, une récidive une fois sur cinq.

Difficultés diagnostiques et thérapeutiques [10]

Elles sont liées en partie à notre culture où les problèmes de santé ont une place prédominante, avec une grande disponibilité du système de soins, une transparence presque totale des informations médicales, une mise en responsabilité des médecins sans contrepartie, d'un devoir réciproque chez les malades, d'un diagnostic précis et d'un traitement efficace, alors que, en contraste, la souffrance psychique et sociale est mal prise en compte, et s'exprime volontiers par des symptômes somatiques, et que les soins psychiatriques qui seraient nécessaires sont mal acceptés.

Le diagnostic doit être suspecté le plus tôt possible sur le contexte (comportement bizarre, refus de communiquer les lieux d'hospitalisation antérieure...), sans que toutes les hypothèses possibles alternatives soient testées au prix d'investigations coûteuses et parfois dangereuses, dans un esprit d'humilité et pas de challenge pour faire le diagnostic d'une maladie rare que les confrères n'auraient pas identifiée. Cela laisse une porte ouverte si la suspicion diagnostique ne se confirmait pas, et cela reste possible comme par exemple une cellulite sous-cutanée extensive qui était finalement due à un exceptionnel déficit en α_1-antitrypsine avec complications cutanées exclusives. Évoquer le diagnostic, c'est se donner le moyen de toutes les vérifications de l'anamnèse, et d'une vigilance toute particulière sur l'interprétation des signes objectifs. La fouille de la chambre ou des bagages est souvent utile, mais se heurte à des impératifs médicolégaux.

La certitude est loin d'être toujours obtenue, (en tout cas la façon dont le patient a trompé l'équipe médicale), et c'est souvent uniquement le fait de faire percevoir au malade que l'on n'est pas complètement dupe et que l'on est prêt à l'aider qui suffit à faire fuir le malade, confirmant ainsi un diagnostic incertain. La confrontation directe est en effet dangereuse et peut-être à l'origine de suicide. Même s'il ne s'agit pas d'une attitude très satisfaisante, elle répond au principe de *primum non nocere* qui doit guider tout au long des « soins », en évitant les examens et les interventions inutiles, en laissant l'accès à une prise en charge psychologique, en contrôlant par ailleurs une attitude de contre-transfert négatif vis-à-vis du patient, et en trouvant une formulation raisonnable des conclusions qui ne lui fasse pas perdre la face, et en attestant que sa souffrance, au-delà de la mystification, a été perçue.

Traitement [7]

Il est bien difficile, voire impossible, à évaluer, compte tenu d'une évolution à long terme qui est rarement connue. Il ne saurait être que d'inspiration psychiatrique. Il est le plus souvent soit impossible du fait de la non-reconnaissance de la nature de la pathologie, soit décevant.

Les principes de la prise en charge, lorsqu'elle est possible, ce qui est rare, peuvent s'inspirer des principes suivants :
– assurer les soins des lésions somatiques (traitement antibiotique prolongé par exemple lorsqu'il y a eu une infection profonde, traitement martial en cas d'anémie...) ;
– faire apparaître que leur cas est connu et que, de façon globale et bien sûr caricaturale, il est lié au « stress » et à un terrain de fragilité, et peut conduire à une thérapeutique de relaxation, éventuellement d'antidépresseur s'il y a un authentique état dépressif, avec une ouverture possible vers une psychothérapie, décidée au cours de consultation commune réunissant médecin et psychiatre ;
– exprimer clairement que l'on a compris que leur souffrance est réelle et contrôler la réaction de rejet de l'équipe médicale ;
– éviter de nouvelles consultations ou hospitalisations...

Conclusion

Au total, le diagnostic de cette pathologie bien curieuse fait appel essentiellement au « flair », au sens clinique, du médecin comparable à celui du détective pour faire la lumière sur ces histoires extraordinaires souvent très romanesques. Il n'y a pas de doute que, dans un monde de plus en plus médicalisé, avec la tentation de « jouer » le rôle de malade, cette « passion » de la médecine se trouve de nouveaux adeptes, jusqu'à devenir une véritable addiction.

Bibliographie

1. AMERICAN PSYCHIATRIC ASSOCIATION. Diagnostic and statistical manual of mental disorders, 5th ed. (DSM-5). American Psychiatric Association, 2013.
2. ASHER R. Münchhausen's syndrome. Lancet, 1951, *1* : 339-341.
3. BASS C, GLASER D. Early recognition and management of fabricated or induced illness in children. Lancet, 2014, *383* : 1412-1421.
4. BASS C, HALLIGAN P. Factitious disorders and malingering: challenges for clinical assessment and management. Lancet, 2014, *383* : 1422-1432.
5. BERNARD J, NAJEAN P, ALBY N, RAN T. Les anémies hypochromes dues à des hémorragies volontairement provoquées, « syndrome de Lasthénie de Ferjol ». Presse Méd, 1967, *12* : 2087-2090.
6. CONSOLI SG. Dermatitis artefacta : a general review. Eur J Dermatol, 1995, *5* : 5-11.
7. EASTWOOD S, BISSON JI. Management of factitious disorders : a systematic review. Psychother Psychosom, 2008, *77* : 209-218.
8. JENOUDET LP, LE NESSOUR A. Le syndrome de Münchhausen et le syndrome de Münchhausen par procuration. *In :* H Rousset D Vital-Durand, JL Dupond, JL Pavic. Diagnostics difficiles en médecine interne. Paris, Vigot, *2007* : 669-679.
9. KANAAN RAA, WESSELY SC. Factitious disorders in neurology : an analysis of reported cases. Psychosomatics, 2010, *51* : 47-54.
10. MCCULLUMSMITH CB, FORD UF. Simulated illness : the factitious disorders and malingering. Psychiatr Clin North Am, 2011, *34* : 621-641.

Toute référence à cet article doit porter la mention : Rousset H. Pathologie factice. *In* : L Guillevin, L Mouthon, H Lévesque. Traité de médecine, 5ᵉ éd. Paris, TdM Éditions, 2018-S03-P01-C44 : 1-5.

Chapitre S03-P01-C45

Déficits immunitaires héréditaires

Éric Oksenhendler, Capucine Picard, Marie Duchamp et David Boutboul

Les déficits immunitaires héréditaires (DIH) sont la conséquence d'anomalies quantitatives et/ou qualitatives du système immunitaire. Les principaux décrits touchent soit l'immunité innée – en particulier les cellules phagocytaires (polynucléaires, macrophages, cellules dendritiques), les cellules NK et les voies du complément – soit l'immunité adaptative, en particulier les lymphocytes T et B. Ces déficits sont pour la plupart des affections rares ou exceptionnelles, correspondant à des maladies génétiques qui ont permis de mieux comprendre le développement du système immunitaire et des gènes qui le régulent chez l'homme. Il en existe actuellement plus de 300, bien décrits sur le plan moléculaire, dont la prévalence est inférieure à 1/5 000 naissances, sauf dans certaines populations génétiquement spécifiques (sujets consanguins, population restreinte) [9].

La diversité des atteintes génétiques impliquées dans les déficits immunitaires héréditaires est responsable d'un grand nombre de phénotypes associés : une plus grande susceptibilité aux infections est le plus souvent retrouvée mais pas seulement, puisque certains déficits sont associés au développement de pathologies malignes, auto-immunes ou auto-inflammatoires, ou bien à des syndromes d'activation lymphohistiocytaire. Dans la majorité des cas, les symptômes apparaissent dès les premières années de vie. Toutefois, certains déficits – tel que le déficit immunitaire commun variable (DICV) – peuvent se manifester plus tardivement (entre 15 et 30 ans), d'où la nécessité d'évoquer le diagnostic de déficits immunitaires héréditaires à tout âge. Ce diagnostic est donc primordial afin d'instaurer rapidement un traitement adapté (antibiothérapie ou traitement antifungique prophylactique, traitement substitutif en immunoglobulines, voire greffe de cellules souches hématopoïétiques [CSH] ou thérapie génique dans certains cas). De plus, l'identification des défauts génétiques en cause permet l'accès à un conseil génétique pour les familles concernées et, de manière plus générale, une meilleure compréhension des mécanismes physiopathologiques sous-jacents.

Le spectre des déficits immunitaires héréditaires s'est récemment modifié. Leur nature même a été questionnée et a abouti à de nouveaux paradigmes. À côté des déficits classiques, rares, précoces, familiaux, avec un spectre de complications et d'infections larges, d'origine monogénique à pénétrance complète, sont apparus des déficits particuliers par une sensibilité restreinte à un agent infectieux banal [2].

En parallèle, alors que les déficits immunitaires héréditaires classiques étaient le plus souvent associés à des anomalies génétiques germinales « perte de fonction », sont apparus des déficits secondaires à des mutations génétiques « gain de fonction », à transmission autosomique dominante. De plus, il existe également des « copies phénotypiques » de certains d'entre eux correspondant à des mutations somatiques, acquises, ou à des auto-anticorps anticytokines. Certains de ces déficits peuvent se révéler tardivement et n'être diagnostiqués qu'à l'âge adulte.

Enfin, le concept de déficits immunitaires héréditaires – longtemps considéré principalement sous l'angle de la susceptibilité aux infections – s'élargit pour être désormais considéré comme un ensemble de défauts du système immunitaire exposant à des risques d'auto-immunité, d'auto-inflammation, d'allergies, d'hémopathies et de cancers, d'homéostasie lymphocytaire et de lymphoprolifération. Le phénotype peut donc être très large ; il s'élargit encore lorsque l'on considère les déficits associés à des anomalies du développement et qui se révèlent sous une forme syndromique.

Quand évoquer un déficit immunitaire héréditaire ?

On peut schématiser les situations en décrivant différentes manifestations clinico-biologiques qui permettent une orientation diagnostique [1].

• Des infections particulières par leur fréquence, leur gravité, leur récurrence ou leur type :

– infections à *Streptococcus pneumoniæ*, *Hæmophilus influenzæ*, touchant surtout les voies aériennes supérieures, ou infection digestive à *Giardia* ou *Campylobacter* dans les déficits immunitaires humoraux ;

– infections opportunistes (pneumocystose, mycobactéries, cytomégalovirus [CMV], papillomavirus [HPV]) dans les déficits de l'immunité cellulaire ;

– infections répétées atypiques « sans pus » ou granulomateuses, de la peau, des poumons et de l'os à staphylocoque, bacille pyocyanique, *Burkholderia* sp., mycobactéries, *Candida* et *Aspergillus* dans les déficits de la phagocytose ;

– infections bactériennes récurrentes à bactéries encapsulées (*Neisseria meningitidis* ou *Streptococcus pneumoniæ*), dans les déficits en complément ou les déficits de l'immunité innée ;

– cassure de la courbe staturopondérale et/ou diarrhée chronique.

• Les manifestations auto-immunes dominées par les cytopénies (purpura thrombopénique immunologique [PTI], anémie hémolytique auto-immune [AHAI]) sont surtout décrites dans les déficits immunitaires héréditaires humoraux, les déficits en complément et les déficits de l'apoptose, plus rarement dans les déficits de la phagocytose, le syndrome de Wiskott-Aldrich, l'ataxie-télangiectasie ou certains déficits immunitaires combinés sévères. Ces manifestations sont assez diverses, ce qui souligne bien les relations qui existent entre les maladies auto-immunes et les déficits immunitaires héréditaires.

• Une hypoplasie des organes lymphoïdes chez l'enfant (ganglions, amygdales) dans les déficits immunitaires héréditaires humoraux et cellulaires ou du thymus dans les déficits profonds de l'immunité cellulaire.

• Une prolifération lymphoïde nodale ou extra-nodale avec parfois une présentation de granulomatose systémique, surtout observée chez l'adulte au cours du DICV.

• Un syndrome lymphoprolifératif agressif observé au cours de nombreux déficits humoraux ou cellulaires mais rarement inaugural. Ces syndromes lymphoprolifératifs sont parfois liés à une infection par le virus d'Epstein-Barr (EBV). Dans d'autres déficits comme l'ataxie-télangiectasie, les néoplasies solides sont la conséquence de défauts de réparation des lésions chromosomiques. Globalement, dans les déficits immunitaires héréditaires, les syndromes lymphoprolifératifs et les cancers solides entraînent une surmortalité de 10 à 200 fois supérieure à celle de la population générale.

• Eczéma, anomalies de la peau, des muqueuses, des cheveux (albinisme), des ongles ou des dents.

- Divers autres signes cliniques (syndrome malformatif, retard mental, signes neurologiques) peuvent également être des signes d'orientation importants dans le cadre d'une pathologie syndromique.

Le tableau S03-P01-C45-I, qui ne peut prétendre être exhaustif, permet une orientation diagnostique à partir du phénotype clinique dominant.

Tableau S03-P01-C45-I Complications et principaux phénotypes des déficits immunitaires héréditaires.

	Gènes ou maladies		Gènes ou maladies
Susceptibilité particulière à un agent infectieux		**Lymphoproliférations et tumeurs**	
Pneumocoque	BTK (maladie de Bruton), agammaglobulinémie autosomique récessive, DICV, sous-classes d'IgG, asplénie, complément (C2, C3, facteurs D, I, H), NEMO, IRAK4, MYD88, syndrome Good (thymome)	Hyperplasie lymphoïde	DICV, AID, ALPS (FAS, FASL, CASP10, CASP8), STAT3 GOF, CD25, CTLA-4, LRBA, STAT3 GOF
		Granulome	DICV, LRBA, ICOS, AT, MHC-I, RAG1 ou RAG2 hypomorphe, PIK3CD GOF, CTLA-4
Méningocoque	Asplénie, complément (C5, C6, C7, C8, properdine)	Lymphome	Ataxie-télangiectasie, syndrome de Wiskott-Aldrich (WAS), PMS2, IL-10RB
Staphylocoque	CGD, STAT3 (syndrome de Job), neutropénies, IRAK4, MYD88	Leucémie	GATA2 (MonoMac syndrome), syndrome de Bloom
Salmonelle	IL-12, IL-12RB1	Cancer	PMS2
Mycobactéries	IFNGR1, IFNGR2, IL-12, IL-12RB1, IRF8, STAT-1 LOF, CGD, Tyk2, NEMO, ISG15, RORc	**Anomalies du développement**	
		Petite taille	Syndrome de Bloom, MHC-II, dysplasie immuno-osseuse de Schimke, RNF168, STAT5b
Candida	STAT3 (syndrome de Job), STAT1 GOF, IL-17RA, IL-17RC, IL-17F, ACT1, CARD9, RORc, BCL10	Microcéphalie	Syndrome de Cernunnos, PRKCD, LIG4, syndrome de Nijmegen, DKC
Aspergillus	CGD, STAT3 (syndrome de Job),	Anomalies de la face	ICF, syndrome de DiGeorge, STAT3, syndromes de Bloom, de Niejmegen
Trichophyton	CARD9, STAT3	Anomalies dentaires	STAT3, NEMO
Cryptosporidie	CD40L, IL-21R, NIK, déficit en HLA de classe II	Anomalies du squelette	STAT3
Pneumocystis	SCID, CARD11, IL-21R, CD40L, déficit en HLA de classe II	Cardiopathie	Syndrome de DiGeorge, MST1/STK4, CHARGE (CHD7, SEMA3E)
Grippe	IRF7	Chute tardive du cordon	LAD I, II, III
Virus d'Epstein-Barr	SAP, XIAP, ITK, MAGT1, CD27, PIK3CD GOF, PI3KR1, LRBA, CARD11 GOF, PRKCD, MST1, CTPS1, CORO1A, MCM4	Anomalies cutanées	PMS2, NEMO, DKC, TPP1, Syndrome de Comel-Netherton
Cytomégalovirus	SCID, CD27, PIK3CD GOF	Albinisme/anomalies des cheveux	Cartilage-hair hypoplasia, FOXN1, syndrome de Chediak-Higashi (LYST), syndrome de Griscelli (RAB27), syndrome d'Hermansky-Pudlak (AP3B1, PLDN)
HHV-8	OX40		
HSV	DOCK8, TLR-3, UNC93B1, TRIF, TRAF3, TBK1, IRF3		
HPV	EVER1/2, DOCK8, STAT1, STAT2, CXCR4 GOF (WHIM), RhoH, DOCK8, MSTI/STK4	**Anomalie immunologique particulière**	
		Alymphocytose B	Btk (maladie de Bruton), agammaglobulinémies autosomique récessive, syndrome de Good (thymome), GATA2 (MonoMac syndrome)
Auto-immunité et inflammation		Défaut de cellules NK	GATA2 (MonoMac syndrome)
Purpura thrombopénique immunologique/anémie hémolytique auto-immune	DICV, LRBA, CTLA4, CARD11 GOF, ALPS (FAS), CID	Monocytopénie	GATA2 (MonoMac syndrome)
		Neutropénie	CD40L, Btk (maladie de Bruton), GATA2
Érythroblastopénie	Syndrome de Good (thymome)	Thrombopénie	WAS, IPEX
Anémie de Biermer	DICV	Lymphopénie globale	DICS
Vitiligo	DICV	Lymphopénie CD4	MHC-II, LCK, lymphopénie CD4 idiopathique
Pelade	Syndrome de Good (thymome)	Lymphopénie CD8	ZAP70, MHC-I, B2m, CD8A
Lichen	Syndrome de Good (thymome)	Déficit en Treg	IPEX, IL-2RA
Lupus	DICV, ALPS (FASL), PRKCD, complément (C1, C4, C2, C3)	Déficit en B mémoire commutés	DICV, STAT3, BCL10
Maladie cœliaque	DICV, IgA-IgD	Hyper-IgE	STAT3, DOCK8, syndrome d'Omenn, syndrome de Comel-Netherton, PMG3, IPEX, syndrome de Wiskott Aldrich
Maladies inflammatoires chroniques de l'intestin	IL-10, IL-10R, LRBA, CTLA-4, IL-21, IL-21R, IPEX, NFAT5	Hyper-IgM	CD40L, CD40, AID, UNG, PMS2, PIK3CD GOF, PIK3R1 GOF
Insuffisance surrénale	APECED, MCM4, NF-κB2	Hémophagocytose	PRF1, UNC13D, STX1, STXBP2, SAP, XIAP, syndrome de Chediak-Higashi (LYST), syndrome de Griscelli (RAB27), syndrome d'Hermansky-Pudlak (AP3B1, PLDN)
Néphropathie	CD19, CD81, syndrome de Wiskott-Aldrich (WAS)		
Diabète	IPEX		
Protéinose alvéolaire	GATA2 (MonoMac syndrome), CSF2RA		

(suite)

HHV : herpèsvirus humain ; HPV : papillomavirus humain ; HSV : virus de l'herpès simplex.

Comment explorer un possible déficit immunitaire héréditaire ?

Dans un premier temps, il est nécessaire d'exclure une origine secondaire du déficit immunitaire comme une infection par le VIH et/ou par le HTLV (*human T lymphotropic virus*), un diabète, une mucoviscidose, une hémopathie lymphoïde (leucémie lymphoïde chronique, myélome, leucémie à tricholeucocytes), une leucémie aiguë, la prise de médicaments immunosuppresseurs (corticoïdes, biothérapies, ciclosporine, azathioprine, cyclophosphamide, chimiothérapies), un syndrome néphrotique, une entéropathie exsudative ou bien une transplantation d'organe. L'orientation vers un diagnostic de déficit immunitaire héréditaire s'appuie sur des examens simples et réalisables en routine [5, 8].

Examens de première intention (Figure S03-P01-C45-1)

Hémogramme

La formule leucocytaire doit être interprétée en valeur absolue et selon l'âge du patient :
- neutropénie :
  – si elle est isolée et moins de 500 polynucléaires neutrophiles/mm^3, elle peut être responsable à elle seule des manifestations infectieuses observées ;
  – si elle est chronique, sans aucun auto-anticorps antipolynucléaires identifiés, on pourra alors rechercher des causes de neutropénies congénitales, de transmission autosomique dominante (*ELANE*, *GFI1*) ou récessive (*HAX1*, *G6PC3*, *G6PT1*) ;
- anémie et/ou thrombopénie, qui peuvent représenter des arguments en faveur d'une complication auto-immune d'un déficit immunitaire ;
- corps de Jolly et plaquettes de petites tailles, permettant d'évoquer, respectivement, une asplénie et un syndrome de Wiskott-Aldrich ;
- lymphopénie, qui doit faire rechercher un déficit de l'immunité cellulaire (immunité dépendante des lymphocytes T) par des examens complémentaires.

Dosage pondéral des immunoglobulines sériques (IgG, IgA, IgM)

Les taux sériques des IgG, IgA et IgM doivent être interprétés en fonction de l'âge, en raison de grandes variations dans la petite enfance. Le dosage des sous-classes d'IgG (IgG$_1$, IgG$_2$, IgG$_3$ et IgG$_4$) n'est pas interprétable avant l'âge de 18 à 24 mois et n'est pas à faire en première intention ; il n'est indiqué qu'en cas de manifestations infectieuses récurrentes malgré un taux d'IgG normal. Ces dosages permettent d'apprécier la production globale d'anticorps, indépendamment de leur spécificité, afin d'apporter des arguments pour le diagnostic des déficits immunitaires humoraux touchant les lymphocytes B, et des déficits immunitaires combinés touchant les lymphocytes B et T.

Sérologies post-vaccinales et/ou post-infectieuses

Elles permettent d'évaluer la capacité de production d'anticorps spécifiques en réponse à la stimulation par un pathogène ou un composé vaccinal. Elles sont également ininterprétables avant l'âge de 6 mois en raison de la persistance d'IgG maternelles pouvant entraîner des résultats faussement positifs. L'interprétation doit tenir compte du type d'immunisation (naturelle ou vaccinale) ainsi que du délai entre l'immunisation et la réalisation de la sérologie. Il existe deux types d'anticorps produits :
– les anticorps de type antiprotéique, produits après une infection ou une vaccination et qui nécessitent une coopération des lymphocytes B et T ;

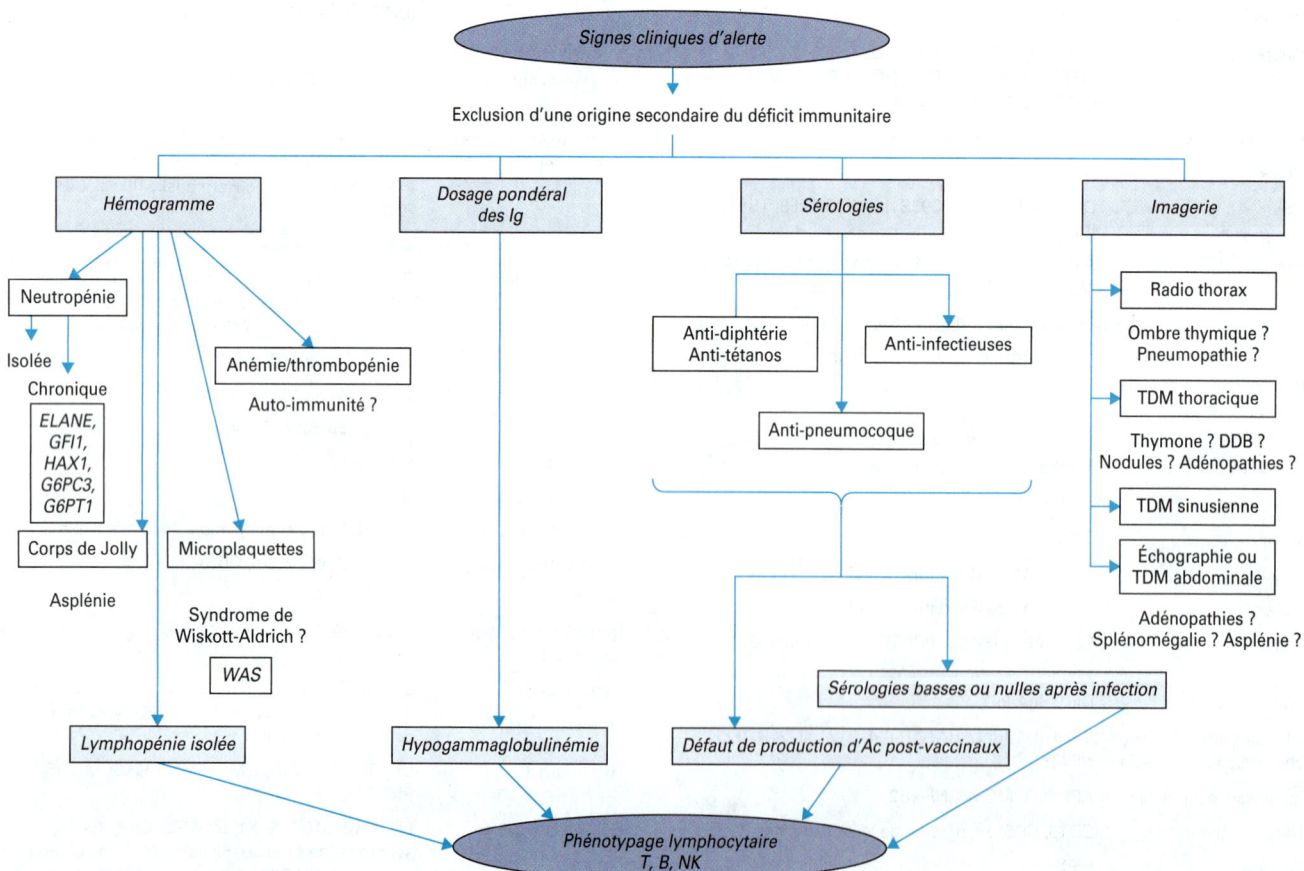

Figure S03-P01-C45-1 Exploration d'un déficit immunitaire héréditaire : examens de première ligne. Ac : anticorps ; DDB : dilatation des bronches ; Ig : immunoglobulines , NK : *natural killer*.

– les anticorps de type antipolysaccharidique, qui ne font appel qu'aux lymphocytes B et qui sont produits après une infection par une bactérie encapsulée (par exemple, pneumocoque) ou après vaccination par un vaccin non conjugué.

Les anticorps antipolysaccharidiques ne sont pas évaluables avant l'âge de 2 ans en raison d'un défaut de production physiologique de ce type d'anticorps chez le petit enfant. En pratique, les sérologies antidiphtérique, antitétanique et antipneumococcique sont suffisantes pour évaluer la réponse humorale spécifique, et il n'est pas nécessaire de multiplier les sérologies. Ces examens ne sont pas interprétables en cas de substitution par immunoglobulines.

Autres examens

Des examens d'imagerie peuvent être utiles pour compléter le bilan initial :
– une radiographie du thorax chez l'enfant, afin de rechercher l'ombre thymique et/ou une pneumopathie ;
– une tomodensitométrie thoracique, pour identifier un thymome, une dilatation des bronches, des nodules pulmonaires ou des adénopathies médiastinales ;
– une tomodensitométrie des sinus en cas de sinusites répétées à la recherche d'une anomalie locale pouvant favoriser les infections ;
– une échographie ou une tomodensitométrie abdominale à la recherche d'adénopathies profondes et d'une splénomégalie ou bien d'une asplénie.

Examens de deuxième intention

À partir des éléments apportés par l'anamnèse, l'examen clinique et les résultats des examens de première intention, les investigations de seconde intention seront ciblées en fonction du déficit immunitaire héréditaire suspecté. Deux stratégies différentes seront envisagées en fonction de la normalité ou non des examens de première intention.

Examens de première intention montrant des anomalies

Si les examens de première intention objectivent au moins une des anomalies suivantes, on complétera le bilan par un phénotypage lymphocytaire T, B et NK (Figures S03-P01-C45-2 et S03-P01-C45-3) : une lymphopénie isolée et contrôlée, une hypogammaglobulinémie, des sérologies basses ou nulles après une infection par le micro-organisme exploré sérologiquement, un défaut isolé de production d'anticorps post-vaccinaux, contrôlé 3 à 6 semaines après revaccination.

Ce phénotypage lymphocytaire permet de quantifier les lymphocytes T (CD3+), les sous-populations lymphocytaires T auxiliaires CD4+ et T cytotoxiques CD8+, les lymphocytes B (CD19+, CD20+) et les cellules *natural killer* (NK) (CD16+, CD56+) à l'aide d'anticorps monoclonaux spécifiques, en cytométrie de flux. Les résultats sont à interpréter en valeurs absolues et en pourcentage, selon l'âge du patient.

Absence de lymphocytes T

Il s'agit d'un déficit immunitaire combiné sévère (DICS) (1/75 000 naissances). Les patients atteints présentent des infections récurrentes à tout type de pathogènes, notamment des infections opportunistes, dès les premières semaines de vie. Les lymphocytes T autologues sont absents ou très bas et les taux des immunoglobulines sériques sont généralement bas. Des études génétiques complémentaires seront utiles à la recherche d'une mutation responsable de ce déficit. Selon la présence ou non de lymphocytes B, on s'orientera vers différents gènes responsables :
– si les lymphocytes B sont également absents ou fortement bas, on recherchera une mutation des gènes *ADA*, *RAG1*, *RAG2*, *ARTEMIS* (*DCLRE1C*), *DNA-PKcs*, *AK2*... ;
– si les lymphocytes B sont normalement présents, on recherchera une mutation des gènes *IL2RG*, *JAK3*, *IL7RA*, *CD45*, *CD3D*, *CD3E*, *CD3Z*, *CORO1A*...

Il faut noter qu'il existe deux situations où les patients atteints de DICS ont des lymphocytes T circulants : la réaction du greffon contre

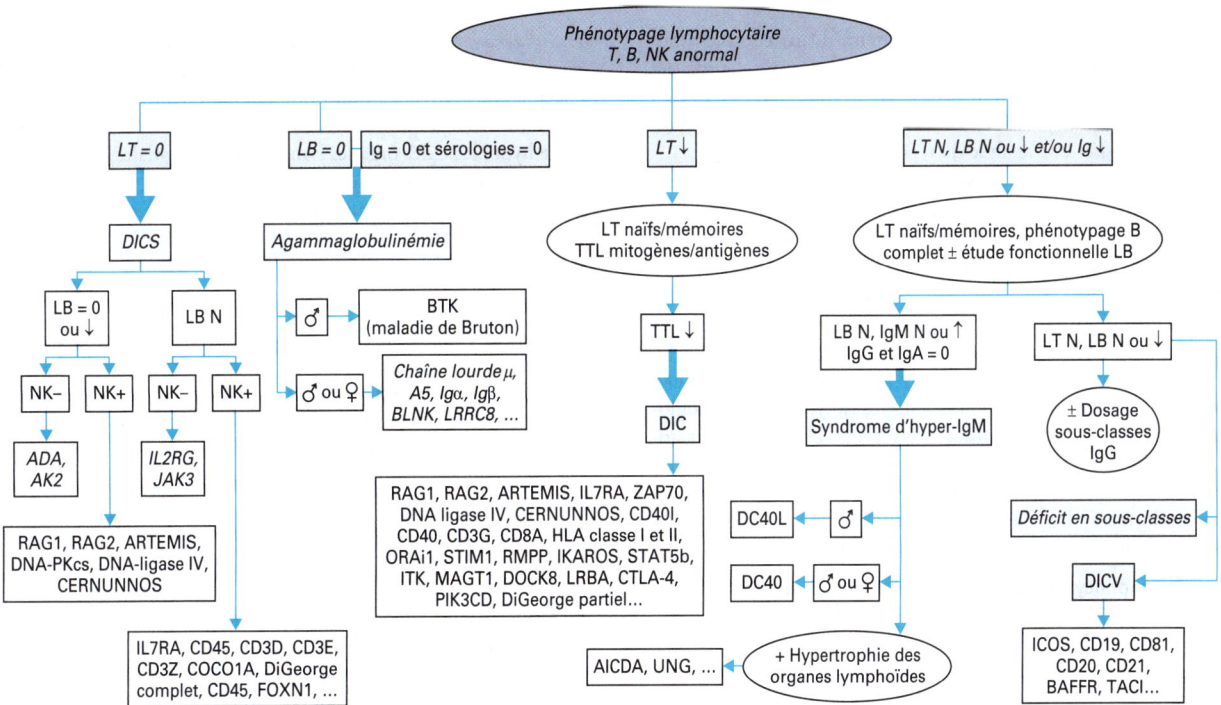

Figure S03-P01-C45-2 Exploration d'un déficit immunitaire héréditaire en fonction des anomalies sur les examens de première ligne. DIC : déficit immunitaire combiné ; DICS : déficit immunitaire combiné sévère ; DIVC : déficit immunitaire commun variable ; IFN : interféron ; Ig : immunoglobulines ; IL : interleukine ; LB : lymphocytes B ; LT : lymphocytes T ; N : normal ; NK : *natural killer*.

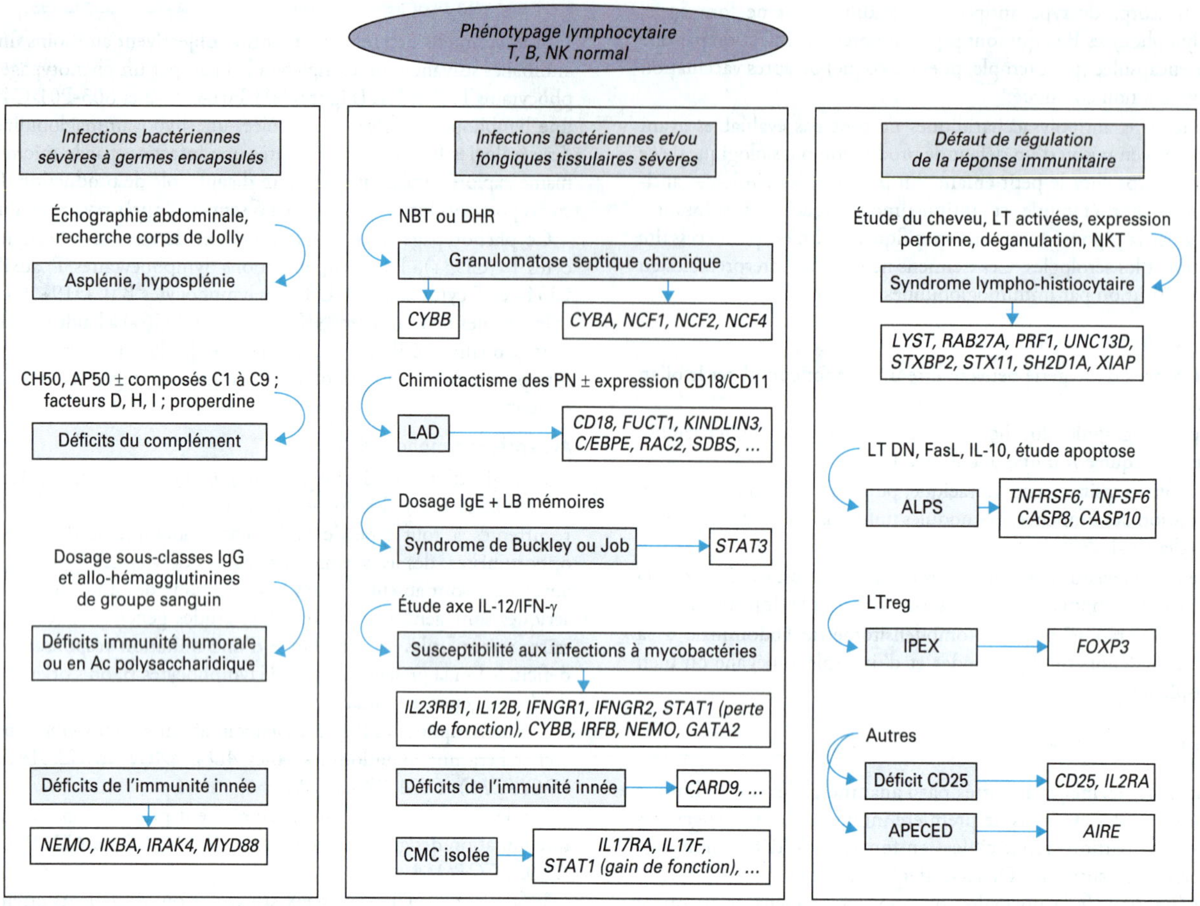

Phénotypage lymphocytaire T, B, NK normal

Infections bactériennes sévères à germes encapsulés

- Échographie abdominale, recherche corps de Jolly → Asplénie, hyposplénie
- CH50, AP50 ± composés C1 à C9 ; facteurs D, H, I ; properdine → Déficits du complément
- Dosage sous-classes IgG et allo-hémagglutinines de groupe sanguin → Déficits immunité humorale ou en Ac polysaccharidique
- Déficits de l'immunité innée → NEMO, IKBA, IRAK4, MYD88

Infections bactériennes et/ou fongiques tissulaires sévères

- NBT ou DHR → Granulomatose septique chronique → CYBB | CYBA, NCF1, NCF2, NCF4
- Chimiotactisme des PN ± expression CD18/CD11 → LAD → CD18, FUCT1, KINDLIN3, C/EBPE, RAC2, SDBS, …
- Dosage IgE + LB mémoires → Syndrome de Buckley ou Job → STAT3
- Étude axe IL-12/IFN-γ → Susceptibilité aux infections à mycobactéries → IL23RB1, IL12B, IFNGR1, IFNGR2, STAT1 (perte de fonction), CYBB, IRFB, NEMO, GATA2
- Déficits de l'immunité innée → CARD9, …
- CMC isolée → IL17RA, IL17F, STAT1 (gain de fonction), …

Défaut de régulation de la réponse immunitaire

- Étude du cheveu, LT activées, expression perforine, dégranulation, NKT → Syndrome lympho-histiocytaire → LYST, RAB27A, PRF1, UNC13D, STXBP2, STX11, SH2D1A, XIAP
- LT DN, FasL, IL-10, étude apoptose → ALPS → TNFRSF6, TNFSF6, CASP8, CASP10
- LTreg → IPEX → FOXP3
- Autres :
  - Déficit CD25 → CD25, IL2RA
  - APECED → AIRE

Figure S03-P01-C45-3 Exploration d'un déficit immunitaire héréditaire : examens de deuxième ligne. Ac : anticorps ; LAD : défaut d'adhésion leucocytaire ; LB : lymphocyte B ; LT : lymphocyte T.

---

l'hôte maternofœtale et le syndrome d'Omenn. Dans ce cas, il faut alors faire une recherche des lymphocytes T activés et une étude des populations T naïves et mémoires (CD45RA, CD45RO, CD45RA CD31 pour les lymphocytes T CD4+ ; CD45RA CCR7 pour les lymphocytes T CD8+) et une analyse du répertoire Vβ (avec Vβ$_{14}$).

Dans la *réaction du greffon contre l'hôte maternofœtale*, il s'agit du passage de lymphocytes T maternels pendant la grossesse. Le nombre de lymphocytes T peut être élevé mais ceux-ci ne sont pas fonctionnels, et peuvent causer des éruptions cutanées et parfois une cholestase.

Dans le *syndrome d'Omenn*, on observe une alopécie, une érythrodermie, des infections sévères, des adénopathies, et une hépatosplénomégalie. Sur le plan biologique, on retrouve une hyperlymphocytose T mais avec un répertoire Vβ restreint, une lymphopénie B, une hyperéosinophilie, une diminution de tous les isotypes d'immunoglobulines, à l'exception des IgE qui sont plus levées. Les mutations associées au syndrome d'Omenn sont retrouvées dans *RAG1*, *RAG2*, *ARTEMIS*, *IL7RA*, *RMRP*, *ADA*, *DNA Ligase IV*, *IL2RG*, ou associées avec un syndrome de DiGeorge complet sur le plan immunologique. Dans certains cas, aucune mutation n'est retrouvée.

Absence de lymphocytes B, associée à une absence de tous les types d'immunoglobulines et à des sérologies effondrées

Le diagnostic s'oriente alors vers celui d'une agammaglobulinémie. Les études génétiques complémentaires rechercheront en première intention des mutations dans le gène *BTK* (maladie de Bruton, liée à l'X, 1/380 000 naissances). Ce déficit touche les jeunes garçons dès les premiers mois de vie. Il s'agit d'infections ORL et pulmonaires, ostéo-articulaires et digestives surtout bactériennes (*S. pneumoniæ*, *H. influenzæ*, *S. aureus*, *Giardia intestinalis*), mais également à *Enterovirus*. Ces infections virales peuvent se compliquer de méningo-encéphalites. L'hypogammaglobulinémie est profonde (< 2 g/l) avec un nombre de lymphocytes B circulants effondré. Il existe une importante hypoplasie des organes lymphoïdes (amygdales, ganglions). Si le gène *BTK* n'est pas muté, on recherchera alors des mutations dans d'autres gènes dont la transmission est de type autosomique récessive (chaîne lourde μ, λ$_5$, Igα, Igβ, *BLNK* ou *PIK3R1*) ou autosomique dominante (*E47*).

Lymphopénie T

Un bilan complémentaire est nécessaire à la recherche d'un déficit immunitaire T (cellulaire). On réalisera alors une étude des populations T naïves (CD45RA CD31 pour les lymphocytes T CD4+ ; CD45RA CCR7 pour les lymphocytes T CD8+) et mémoires (CD45RO pour les lymphocytes T CD4+), ainsi qu'un test de prolifération lymphoblastique (TTL) permettant de mesurer la capacité proliférative des lymphocytes T vis-à-vis de mitogènes non spécifiques comme la phytohémagglutinine (PHA) et vis-à-vis d'antigènes contre lesquels le patient a été immunisé au préalable par vaccination ou infection (anatoxine tétanique, candidine, tuberculine, etc.). Les tests de prolifération lymphoblastique avec les antigènes vaccinaux ne sont interprétables que dans les deux ans suivants la vaccination, sauf pour la tuberculine qui peut être interprétable plusieurs années après l'injection du BCG (bacille de Calmette-Guérin). Au-delà, le test doit être confirmé après rappel vaccinal.

La présence d'un nombre normal ou bas de lymphocytes T associé à une diminution des proliférations T doit faire suspecter un déficit

immunitaire combiné (DIC) (cellulaire et humoral) (approximativement 1/80 000 naissances). Ces déficits se manifestent plus tardivement que le DICS et le défaut de production d'anticorps peut être moins profond. Les études génétiques rechercheront, en fonction du tableau clinique et des résultats des explorations initiales :
– des mutations hypomorphes dans les gènes impliqués dans les DICS (*RAG1*, *RAG2*, *ARTEMIS*, *IL7RA*) ou bien d'autres défauts génétiques tels que *ZAP70*, *DNA ligase IV*, *CERNUNNOS* (NHEJ1), *CD40L*, *CD40*, *PNP*, *CD3G*, *CD8A* ;
– des défauts d'expression du complexe majeur d'histocompatibilité (CMH) de classe I (*TAP1*, *TAP2*, *TAPBP*) ;
– des défauts d'expression du CMH de classe II (*CIITA*, *RFX5*, *RFXA*, *RFXANK*) ; des défauts du flux calcique (*ORAI1*, *STIM1*) ;
– un syndrome de DiGeorge (microdélétion 22q11) ; des mutations dans *RMRP*, *IKAROS*, *STAT5b*, *ITK*, *MAGT1*, *DOCK8*…

Nombre normal ou bas de lymphocytes B et/ou déficits de certains isotypes d'immunoglobulines

Un bilan complémentaire recherchera un déficit immunitaire B (humoral). On réalisera alors un phénotypage lymphocytaire B complet avec étude des populations B naïves et mémoires, éventuellement complété d'une étude fonctionnelle des lymphocytes B.

Déficit immunitaire de type commun variable

Le déficit immunitaire de type commun variable (DICV) est un groupe hétérogène [4]. Un déficit en lymphocytes B mémoires commutés (IgD– CD27+) est observé chez la majorité des patients [10]. Les DICV sont les déficits immunitaires héréditaires les plus fréquents. Ce diagnostic n'est retenu, surtout chez l'adulte, qu'après exclusion de toute autre cause d'hypogammaglobulinémie. Ces déficits se caractérisent par des infections récidivantes, surtout bactériennes (pneumocoque, *Hæmophilus*), avec une prédisposition pour les voies aériennes supérieures, mais également des infections digestives récidivantes à *Giardia intestinalis*, *Campylobacter* et *Salmonella* [7]. Chez environ 40 % des patients, d'autres complications peuvent survenir : manifestations auto-immunes (cytopénies, vitiligo, maladie de Biermer, etc.), hyperplasie lymphoïde touchant la rate, les ganglions, le tube digestif, le poumon et parfois le système nerveux central avec, chez 5 à 10 % des patients, une granulomatose systémique dont le mécanisme reste inconnu, hépatopathie chronique avec hypertension portale le plus souvent dans le cadre d'une hyperplasie nodulaire régénérative et/ou entéropathie avec atrophie villositaire responsable d'une diarrhée chronique avec malabsorption. Ces déficits semblent s'aggraver avec l'âge, ce qui explique qu'ils peuvent être révélés ou découverts à l'âge adulte. Au début, l'hypogammaglobulinémie peut être modérée, ne touchant que les IgA avec un déficit partiel en IgG (en particulier les sous-classes IgG_2 et IgG_4). L'évolution est dans l'ensemble favorable chez les patients correctement substitués en immunoglobulines. Toutefois les complications digestives et lymphoprolifératives sont associées à une mortalité accrue.

D'un point de vue physiopathologique, de nombreuses anomalies ont été décrites, mais restent inconstantes et non caractéristique de ce type de déficit immunitaire héréditaire :
– anomalies du compartiment B : lymphopénie B, déficit en lymphocytes B mémoires commutés (CD19+ IgD CD27+), défaut de production d'immunoglobulines in vitro, défaut d'acquisition de mutations somatiques ;
– anomalies du compartiment T : défaut de production thymique, défaut de prolifération et de production de cytokines in vitro, augmentation de l'apoptose et anomalies de signalisation via le TCR, déficit en cellules T régulatrices naturelles ;
– anomalies de la co-stimulation T/B ;
– anomalies de la différenciation, de la maturation et des fonctions des cellules dendritiques ;
– anomalies de signalisation par les récepteurs Toll-*like* (TLR, récepteurs de l'immunité innée).

Dans la majorité des cas, il s'agit de formes sporadiques. Toutefois, dans 20 à 25 % des cas, il s'agit d'une forme familiale avec un déficit de production en Ig qui peut être variable d'un apparenté à un autre. Dans certaines familles, la transmission semble autosomique dominante avec une pénétrance variable. Dans moins de 10 % des cas le DICV survient chez une personne issue d'une union consanguine, suggérant une possible transmission autosomique récessive. C'est dans ce dernier cas de figure qu'ont été découverts des défauts monogéniques considérés comme étiologiques du défaut de production en anticorps :
– le *déficit en ICOS* : le nombre, la distribution, l'activation et la production de cytokines des lymphocytes T de ces patients semblent normaux. En revanche, le nombre de lymphocytes B mémoires est réduit. Le déficit en ICOS est donc le premier déficit monogénique identifié au cours des DICV ;
– le *déficit en CD20* : les lymphocytes B sont en nombre normal, mais n'expriment pas le CD20. Il existe une hypogammaglobulinémie portant sur les IgG (sans anomalie des IgA et des IgM), associée à une réduction de la réponse aux antigènes polysaccharidiques ;
– le *déficit en CD19* : le défaut de production en immunoglobulines est plus ou moins sévère et parfois associé à une néphropathie à IgA. Ces patients peuvent être considérés à tort comme présentant une alymphocytose B si le marqueur utilisé pour le phénotypage est CD19 ;
– le *déficit en CD81* : la présentation clinique et biologique est très proche de celle des patients ayant un déficit en CD19 ;
– le *déficit en CD21* : ce défaut n'a été décrit que dans une famille sous la forme de mutations hétérozygotes composites ;
– le *déficit en CD27* : le diagnostic de ce défaut repose sur l'absence de CD27 à la surface des lymphocytes B et T. Une sensibilité particulière virus d'Epstein-Barr a été initialement suggérée en association à ce déficit ;
– le *déficit en BAFF-R* : ce déficit a été décrit sous la forme d'une mutation homozygote dans une famille avec une hypogammaglobulinémie très variable chez les deux patients atteints ;
– le *déficit en LRBA* : ce défaut est associé à une auto-immunité précoce, un syndrome lymphoprolifératif avec granulome et un déficit variable en immunoglobulines ;
– le *déficit en CTLA-4* : ce défaut expose à un phénotype proche du déficit en LRBA et partage avec lui des voies communes sur le plan physiopathologique ;
– le *déficit en TACI* : TACI est un récepteur pour BAFF, mais aussi pour APRIL qui est une autre cytokine qui régule l'homéostasie des lymphocytes B. Les mutations homozygotes ou hétérozygotes composites entraînant la modification des acides aminés en positions 104 et 181 semblent bien pouvoir être rendues responsables du phénotype de DICV. En revanche l'interprétation des mutations hétérozygotes est plus délicate : ces mutations sont plus fréquentes chez les patients ayant un défaut de production en immunoglobulines mais elles ne semblent pas suffisantes pour l'expliquer. Ces mutations semblent conférer un facteur de susceptibilité.

L'ensemble de ces mutations ne concerne que moins de 5 % des cas de DICV.

Déficit sélectif en IgA

Ce déficit est le plus fréquent (1/500 à 1/700 chez les patients caucasiens et 1/5 000 chez les patients asiatiques). La ou les anomalies génomiques ne sont pas connues. Il est le plus souvent asymptomatique (dans 75 % des cas), mais peut parfois se compliquer d'infections en particulier digestives (*Giardia*) et plus souvent de manifestations auto-immunes, allergiques et néoplasiques. L'élément caractéristique est un déficit profond en IgA sériques et sécrétoires, parfois associé à une baisse des IgG_2.

Déficits sélectifs en sous-classes d'IgG

Ces déficits sont souvent asymptomatiques, mais certains déficits en IgG_1 se compliquent d'infections bactériennes (et plus rarement virales) et les déficits en IgG_2 se manifestent surtout par des infections à germes encapsulés (à pneumocoque, *Hæmophilus* ou *Pseudomonas*). Il existe parfois des déficits combinés en IgG_1-IgG_3 ou en IgG_2-IgG_4, mais la signification d'un déficit en IgG_4 est débattue. Ces déficits en sous-classes doivent être recherchés, car ils ne sont pas détectables (sauf le déficit en IgG_1) sur le dosage total des IgG. Ce déficit sélectif peut être observé dans d'autres conditions en particulier dans un DICV débutant, dans l'ataxie-télangiectasie ou le syndrome de Wiskott-Aldrich.

Déficit sélectif en IgM

Il expose à des infections bactériennes et en particulier aux streptocoques.

Mutations des chaînes légères κ

Elles sont exceptionnellement décrites chez des sujets asymptomatiques qui ont des immunoglobulines uniquement caractérisées par des chaînes légères λ.

Délétions ou mutations des chaînes lourdes des immunoglobulines

Elles peuvent être asymptomatiques, même s'il peut exister une baisse de certaines sous-classes d'IgG, des IgA et même des IgM.

Autres déficits

Dans certains cas, il existe des déficits spécifiques de la synthèse d'anticorps dirigés contre les antigènes polysaccharidiques. Leur mécanisme n'est pas connu. Ce déficit peut être révélé par des infections, en particulier à germes encapsulés (pneumocoque, méningocoque).

Défauts de commutations isotypiques

Ce syndrome, parfois appelé syndrome d'hyper-IgM, et qui se caractérise par une absence d'IgG et d'IgA alors que les IgM sont normales ou élevées, regroupe plusieurs entités génétiques bien identifiées, touchant des molécules intervenant dans la commutation isotypique (c'est-à-dire le passage d'une IgM vers une autre classe d'immunoglobulines). Ainsi, en l'absence d'interaction entre la molécule CD40 exprimée par les lymphocytes B et les monocytes avec le ligand de CD40 exprimé par les lymphocytes T activés, il n'y a pas de commutation isotypique, c'est-à-dire que le lymphocyte B sera uniquement capable de produire des IgM, mais pas d'IgG, d'IgA ou d'IgE. Ces anomalies humorales s'associent à un déficit de l'immunité cellulaire sans anomalie quantitative ou fonctionnelle des lymphocytes T. Ce déficit se complique d'infections à germes intracellulaires et opportunistes mais aussi d'affections auto-immunes et lymphoprolifératives.

Il existe plusieurs formes de déficit immunitaire héréditaire avec hyper-IgM bien définies par leurs mécanismes. Deux formes associent un déficit T au déficit B :
– mutations du *CD40LG*, liée à l'X ;
– mutations de *CD40*, autosomique récessif.

D'autres formes se caractérisent par une anomalie intrinsèque des cellules B, associée à une hyperplasie des organes lymphoïdes avec des centres germinatifs géants :
– déficits en *AID* (*activation-induced cytidine deaminase*), autosomique récessif ;
– déficit en *UNG* (*uracil-DNA glycosylase*) également autosomique récessif.

Des mutations gain de fonction dans *PIK3CD* sont associées à une hypogammaglobulinémie variable, mais souvent avec une hyper-IgM, de l'auto-immunité, des syndromes lymphoproliferatifs et une susceptibilité au cytomégalovirus et au virus d'Epstein-Barr.

Syndrome de Good (hypogammaglobulinémie et thymome)

Il s'agit d'un déficit immunitaire de l'adulte, toujours sporadique, qui se présente parfois comme un DICV. Toutefois, il faut noter la fréquence des infections opportunistes ou associées à un déficit de l'immunité cellulaire. Le pronostic et l'espérance de vie sont moins bons que dans le DICV. Certaines anomalies biologiques peuvent orienter vers ce diagnostic qui sera confirmé par l'imagerie thoracique, montrant l'existence d'un thymome de malignité variable : alymphocytose B quasi constante, déficit fréquent en cellules NK, hyperlymphocytose T CD8+ et neutropénie. Ce déficit est à l'heure actuelle plutôt considéré comme un déficit immunitaire acquis et associé à la présence d'anticorps anticytokines.

Examens de première intention normaux

Le bilan immunologique est alors complété en fonction du contexte clinique.

En cas d'infections bactériennes invasives sévères à germes encapsulés

Doivent être recherchés :
• une asplénie ou une hyposplénie (< 1/1 000 000 naissances) par une échographie abdominale et la recherche de corps de Jolly sur le frottis sanguin ;
• un déficit du complément [6] :
– le dosage du CH50 (complément hémolytique) est un test hémolytique explorant l'activité fonctionnelle de la voie classique : les composés $C1_{qrs}$, C2 et C4, le composé C3, et la voie finale commune (composés C5 à C9). En cas de baisse ou d'effondrement du CH50, un dosage des différents composés sera réalisé. Les défauts en C3 et C4 entraînent des infections bactériennes récurrentes alors que les défauts en composés du complexe d'attaque membranaire (C5 à C9) entraînent des infections à *Neisseria*. Les déficits les plus fréquents sont ceux impliquant le C2 dans la population caucasienne (1/10 000 naissances) et le C6 chez les Afro-Américains (1/600 naissances),
– le dosage de l'AP50 (*alternative pathway*) explore l'activité fonctionnelle de la voie alterne du complément. En cas d'anomalie, un dosage des facteurs D, H, I et de la properdine sera réalisé. Les défauts en facteurs H et I entraînent des infections bactériennes récurrentes alors que les défauts en properdine entraînent des infections invasives à *Neisseria* ;
• un déficit de production d'anticorps, entraînant une susceptibilité aux bactéries encapsulées.

On complétera le bilan de l'immunité humorale par un dosage des sous-classes des IgG et des allo-hémagglutinines de groupe sanguin :
– dosage des sous-classes des IgG : les valeurs doivent être interprétées selon l'âge du patient. Ce dosage est indiqué si les IgG sont en concentration normale ou subnormale, mais qu'il existe une réponse anormale aux antigènes protéiques ou polysaccharidiques ; s'il existe un déficit isolé en IgA associé à une susceptibilité aux infections afin d'éliminer un déficit associé en IgG_2 ou IgG_4 ; ou s'il s'agit d'un adulte présentant des sinusites persistantes et des infections respiratoires hautes malgré un taux normal d'IgG sériques afin d'exclure un déficit isolé en IgG_2 ou IgG_3.
– dosage des allo-hémagglutinines de groupe sanguin : les allo-hémagglutinines de groupe sanguin sont des anticorps de type anti-polysaccharidiques, existants naturellement, et dirigés contre les antigènes de groupe sanguin A et/ou B. Ils n'existent donc pas chez les sujets de groupe sanguin AB ni chez les enfants de moins de 2 ans en raison du défaut physiologique de production de ce type d'anticorps.

En cas d'infections bactériennes et/ou fongiques tissulaires sévères

Si le patient présente des infections sévères, telles que des abcès cutanés et/ou viscéraux, des pneumopathies, des infections aspergillaires, etc., on recherchera les pathologies suivantes.

Granulomatose septique chronique (1/200 000 naissances)

Le diagnostic s'appuie sur l'étude de l'explosion oxydative, c'est-à-dire du mécanisme permettant la destruction du pathogène endocyté par les polynucléaires (test à la dihydrorhodamine en cytométrie de flux ou test de réduction du nitrobleu de tétrazolium). Ces tests étudient la capacité des polynucléaires neutrophiles à produire des espèces réactives de l'oxygène (dont le H_2O_2) après activation. En cas d'anomalie, une étude génétique recherchera des mutations dans les gènes codant les sous-unités de la NADPH oxydase : *CYBB* pour la forme liée à l'X ; *CYBA*, *NCF1*, *NCF2* et *NCF4* pour les formes autosomiques récessives.

Défaut d'adhésion leucocytaire (rare)

Ce déficit immunitaire (ou *leukocyte adhesion deficiency* [LAD]) se caractérise par un retard à la chute du cordon (plus de 4 semaines) et par des infections bactériennes et fongiques répétées ; une polynucléose importante est souvent retrouvée. Le diagnostic passe par une étude du chimiotactisme (mouvement et adhésion) des polynucléaires, spontanément et en présence de substances chimio-attractantes. En cas d'anomalie, on complète le bilan par une étude de l'expression des molécules CD18/CD11 sur les leucocytes (lymphocytes, monocytes et polynucléaires) et une recherche de mutation sur les gènes codant :

– le CD18 (LAD I), une molécule d'adhésion leucocytaire (*ITGB2*) ;
– le GDP-fucose transporteur (*FUCT1*) (LAD II, un retard mental est généralement retrouvé dans cette forme génétique),
– le gène *KINDLIN3* (LAD III, un syndrome de type Glanzmann est retrouvé dans ce défaut génétique).

D'autres anomalies touchant la fonction des polynucléaires ont également été décrites comme le déficit en granules spécifiques (*C/EBPE*) ou le déficit en *RAC2*. On retrouve aussi une anomalie du chimiotactisme dans le syndrome de Shwachman-Diamond, caractérisé par une pancytopénie, une insuffisance pancréatique exocrine et une chondrodysplasie. Le gène impliqué est *SBDS* et ce défaut entraîne une synthèse défectueuse des ribosomes.

Syndrome de Job ou de Buckley (syndrome d'hyper-IgE autosomique dominant) (1/1 000 000 naissances)

Le diagnostic s'appuie sur le dosage des IgE ainsi qu'un phénotypage B mémoire. Sur le plan clinique, les patients présentent fréquemment des scolioses et des fractures, une ostéoporose, un eczéma, une dysmorphie faciale, un retard ou une absence de perte des dents de lait, des infections bactériennes de la peau, des pneumopathies pouvant se compliquer par des pneumatocèles, ainsi que des candidoses cutanéomuqueuses. Au niveau biologique, on retrouve une augmentation isolée des IgE, une diminution de la production d'anticorps spécifiques, et une réduction du nombre de lymphocytes B mémoires. Sur le plan génétique, on recherchera une mutation hétérozygote du gène *STAT3* [3].

Susceptibilité aux infections à mycobactéries (1/100 000 naissances)

Il s'agit d'anomalies portant sur l'axe interleukine 12 (IL-12) / interféron γ (IFN-γ), chez des patients présentant des infections à mycobactéries peu virulentes (BCGite, infections à mycobactéries atypiques) et/ou à *Salmonella*.

Les mutations associées à cette susceptibilité aux infections par mycobactéries concernent les gènes codant les récepteurs de l'IL-12 (*IL12RB1*), la cytokine IL-12p40 (*IL12B*), les récepteurs de l'IFN-γ (*IFNGR1*, *IFNGR2*), *STAT1* (mutation perte de fonction), *CYBB*, *IRF8* (permettant la production d'IL-12 par les cellules dendritiques myéloïdes CD1c+), *NEMO* ou *GATA2*. Ce dernier gène est impliqué dans la susceptibilité aux infections à mycobactéries, mais aussi aux papillomavirus et à l'histoplasmose, en association à des cytopénies de plusieurs lignées responsables d'infections opportunistes, d'une protéinose alvéolaire et d'une malignité (*MonoMac syndrome*).

Déficits de l'immunité innée (rares)

En plus des neutropénies chroniques centrales et de la granulomatose septique chronique, il existe de nombreux déficits de l'immunité innée entraînant une susceptibilité vis-à-vis d'une famille de pathogènes. On orientera la recherche génétique de mutations selon le type de pathogènes en cause.

• En cas d'infections bactériennes (bactéries pyogènes et/ou mycobactéries) :
– *NEMO* associé à une dysplasie ectodermique anhidrotique et un défaut de production d'anticorps vis-à-vis des polysaccharides (maladie liée à l'X) ;
– *IKBA* qui est lui aussi associé à une dysplasie ectodermique anhidrotique, ainsi qu'à un défaut des lymphocytes T, mais de transmission autosomique dominante ;
– *IRAK4* et *MYD88*, intervenant dans la signalisation des récepteurs Toll-*like* (TLR) et du récepteur à l'interleukine 1.

• En cas d'infections virales :
– le déficit autosomique dominant *CXCR4* est associé au syndrome WHIM (*warts, hypogammaglobulinemia, infections, myelokathexis*) caractérisé par une hypogammaglobulinémie, une diminution du nombre de lymphocytes B et des polynucléaires neutrophiles, et des verrues liées aux infections par papillomavirus ;
– *EVER1* et *EVER2*, sont des mutations récessives associées à des infections à papillomavirus et à des cancers cutanés ;
– *UNC93B1*, *TLR3*, *TRIF*, *TBK1*, *TRAF3* et *IRF3*, entraînent une susceptibilité isolée aux encéphalites au virus herpès simplex 1 (HSV1).

• En cas d'infections fongiques :
– *IL17RA*, *IL17RC*, *ACT1* (mutations autosomiques récessives), *IL17F* (mutations autosomiques dominantes partielles) et *STAT1* (mutations dominantes gain de fonction) sont associées à des candidoses cutanéomuqueuses chroniques ;
– *CARD9* est associé à des candidoses invasives et des mycoses cutanées périphériques.

En cas de défauts de régulation de la réponse immunitaire

Les infections ne sont pas au premier plan dans les déficits de l'homéostasie du système immunitaire. Il s'agit de syndromes d'activation lymphohistiocytaire, de syndromes lymphoprolifératifs ou bien de maladies auto-immunes à début précoce.

Syndrome hémophagocytaire (ou lymphohistiocytaire) (1/50 000 naissances)

Le phénotypage lymphocytaire retrouve souvent une augmentation des lymphocytes T CD8+ ainsi qu'un excès de lymphocytes T activés. L'analyse des cheveux peut orienter vers le diagnostic de syndrome de Chediak-Higashi quand on y retrouve des granules géantes (mutation du gène *LYST*) ou vers celui de Griscelli où il existe un albinisme partiel (mutations dans *RAB27A*). Si le cheveu est normal, on étudiera l'expression intracellulaire de la perforine. En cas de défaut d'expression, le diagnostic s'oriente vers celui de FHL2 (*familial hemophagocytic lymphohistiocytosis syndrome type 2*) et on recherchera des mutations dans le gène codant la perforine (*PRF1*).

Si l'expression intracellulaire de la perforine est normale, on poursuivra par une étude de la dégranulation : si celle-ci est anormale, on s'orientera vers le diagnostic de FHL3 par déficit en Munc13-4 (mutations dans le gène *UNC13D*) ou celui de FHL5 par déficit en Munc18-2 (mutations dans le gène *STXBP2*) ; dans le cas contraire, vers celui de FHL4 par déficit en syntaxine 11 (*STX11*).

En cas d'infection concomitante par le virus d'Epstein-Barr chez un garçon, on recherchera la présence de lymphocytes NKT : si ceux-ci sont absents, le diagnostic s'oriente vers le syndrome de Purtilo ou maladie de Duncan (*X-linked lymphoproliferative disease type 1*, XLP1) associant une dysgammaglobulinémie (hypogammaglobulinémie le plus souvent d'une ou plusieurs sous-classes d'immunoglobulines), une mononucléose sévère après infection par le virus d'Epstein-Barr et un lymphome B. Les mutations en cause sont retrouvées dans le gène *SH2D1A* codant la protéine SAP. Si les lymphocytes NKT sont présents mais bas, on s'orientera vers le diagnostic de XLP de type 2 : il existe souvent une splénomégalie, une hypogammaglobulinémie et des colites inflammatoires, mais sans lymphome associé. Les mutations en cause sont retrouvées dans le gène *XIAP*, codant une protéine inhibitrice de l'apoptose.

ALPS (autoimmune lymphoproliferative syndrome) (1/60 000 naissances)

Ce syndrome, appelé également syndrome de Canale-Smith, se manifeste par une splénomégalie (voire une hépatomégalie), des adénopathies, une auto-immunité variable (cytopénies auto-immunes fréquentes), et éventuellement une hypergammaglobulinémie. Le phénotypage lymphocytaire retrouve un excès de lymphocytes T doubles négatifs (CD4– CD8– sur les TCR-α/β), avec augmentation du ligand de Fas et de l'IL-10 plasmatiques. Les mutations en cause sont retrouvées dans le gène codant Fas (*TNFRSF6*), le ligand de Fas (*TNFSF6*) ou les caspases 8 (*CASP8*) ou 10 (*CASP10*).

APECED (autoimmune polyendocrinopathy with candidiasis and ectodermal dystrophy) (1/80 000 naissances)

Ce syndrome regroupe notamment une auto-immunité des organes endocrines, une candidose cutanéomuqueuse chronique, une hypoplasie de l'émail dentaire, associées à d'autres anomalies. Le gène impliqué est *AIRE*, codant un régulateur transcriptionnel ayant un rôle important dans la tolérance centrale des lymphocytes T au niveau du thymus.

IPEX (immune dysregulation polyendocrinopathy enteropathy X-linked) (rare)

Ce syndrome se manifeste par l'association d'une entéropathie auto-immune, d'un diabète de début précoce, d'un eczéma, d'une thyroïdite et de cytopénies auto-immunes (anémie hémolytique, thrombopénie). L'exploration immunologique comprend une étude des lymphocytes T régulateurs CD4+ CD25^{high} FOXP3+ et une recherche de mutation dans le gène *FOXP3*, codant un facteur de transcription des lymphocytes T.

Déficit en CD25 (rare)

Des mutations dans le gène codant la chaîne α du récepteur à l'IL-2 (CD25, *IL2RA*) sont associées à un déficit immunitaire combiné avec une lymphoprolifération et une auto-immunité. Les proliférations lymphocytaires T sont anormales.

Autres déficits immunitaires bien caractérisés

Syndrome de Wiskott-Aldrich (mutation dans WAS) (1/250 000 naissances)

Il s'agit d'un déficit immunitaire combiné lié à l'X associant un eczéma, une thrombopénie avec des petites plaquettes, un purpura, des infections bactériennes et virales répétées, une néphropathie à IgA, des pathologies auto-immunes et des lymphomes. Sur le plan biologique, on observe une diminution progressive des lymphocytes T CD8+ alors que les lymphocytes B sont en nombre normal, avec une diminution des IgM et, parfois, une augmentation des IgA et des IgE.

Ataxie-télangiectasie (mutation dans ATM) (1/40 000 naissances)

Ce syndrome autosomique récessif associe une ataxie, des télangiectasies, des infections sinopulmonaires répétées, une augmentation de l'α-fœtoprotéine, une sensibilité accrue aux rayons X et des cancers. Au niveau biologique, les lymphocytes T diminuent progressivement au cours de la vie. Les IgA, les IgE et les sous-classes d'IgG sont souvent diminuées.

Ataxia-like syndrome (mutation dans MRE11) (rare)

Il s'agit d'un syndrome autosomique récessif associant une ataxie modérée, des infections pulmonaires et une sensibilité accrue aux rayons X. Les anomalies biologiques sont similaires à celles observées dans l'ataxie-télangiectasie.

Syndrome de Nijmegen (mutation dans NBS1) (rare)

Ce syndrome autosomique récessif associe une microcéphalie, une dysmorphie faciale, des lymphomes, des tumeurs solides et une sensibilité aux radiations ionisantes. Les anomalies biologiques sont également similaires à celles observées dans l'ataxie-télangiectasie.

Syndrome de Bloom (mutation dans BLM) (rare)

Ce syndrome autosomique récessif associe une petite taille, une dysmorphie faciale, une sensibilité au soleil, des télangiectasies et des cancers. Les lymphocytes B et T sont en nombre normal alors qu'il existe une diminution du taux des immunoglobulines.

ICF (immunodeficiency with centromeric instability and facial abnormalities)

Il s'agit d'un syndrome autosomique récessif avec des mutations de *DNMT3B*, *ZBTB24*, *CDCA7* ou *HELLS* (rare), associant une dysmorphie faciale discrète, un retard mental (mutations de *ZBTB24*), des infections bactériennes ou opportunistes, des cytopénies auto-immunes ou centrales et des cancers. Sur le plan biologique, les lymphocytes T peuvent être bas ou normaux et les réponses à la PHA peuvent être diminuées ; les lymphocytes B peuvent également être bas ou normaux ; une hypogammaglobulinémie est fréquente avec un défaut de production d'anticorps variable.

Syndrome de DiGeorge (délétion 22q11 ou 10p) (1/4 000 naissances)

Ce syndrome autosomique dominant associe une hypoparathyroïdie, une hypocalcémie, une malformation des gros vaisseaux du cœur (cardiopathie conotroncale), une dysmorphie et une diminution de taille (syndrome de DiGeorge partiel), voire une absence (syndrome de DiGeorge complet, très rare) de thymus à la radiographie du thorax. Au niveau biologique, les lymphocytes T sont normaux ou bas ; les immunoglobulines sériques sont également à un taux normal ou bas, alors que les lymphocytes B sont normaux.

Cartilage-hair hypoplasia (mutation de RMRP) (rare)

Ce syndrome autosomique récessif associe une petite taille, des membres courts, une dysostose métaphysaire, des cheveux épars, une anémie, une auto-immunité, des lymphomes et des cancers. Les lymphocytes T sont bas ou normaux, mais il existe fréquemment un défaut de prolifération lymphocytaire T. Les lymphocytes B sont en nombre normal. Les immunoglobulines sériques peuvent être normales ou diminuées.

Syndrome de Schmincke (mutation dans SMARCAL1) (très rare)

Il s'agit d'un syndrome autosomique récessif associant une petite taille, un retard de croissance intra-utérin, une dysplasie osseuse, une néphropathie et des infections bactériennes, virales et fongiques. Sur le plan biologique, seuls les lymphocytes T sont bas.

Syndrome de Comel-Netherton (mutation de SPINK5) (rare)

Il s'agit d'un syndrome autosomique récessif associant une ichtyose congénitale, une anomalie des cheveux, une prédisposition aux allergies et aux infections bactériennes et un retard staturopondéral. Les IgE sont généralement élevées et les IgA basses. Le phénotypage B est anormal avec une diminution des lymphocytes B mémoires et naïfs, tandis que les lymphocytes T sont normaux.

Prise en charge thérapeutique

La prise en charge d'un déficit immunitaire héréditaire se veut multidisciplinaire :
– éducation individuelle du patient, de sa famille et de son médecin traitant ;
– prévention et traitement des complications infectieuses ;
– traitement des complications.

L'avis d'un centre de référence est souhaitable :
– substitution par immunoglobulines polyvalentes (défaut de production d'anticorps) ou enzymatique (ADA) ;
– thérapie génique (déficit en *IL2RG*, syndrome de Wiskott-Aldrich ou granulomatose septique chronique liée à l'X) ;
– allogreffe de moelle (SCID, déficits en ADA, en CD40L, en HLA-II, syndrome de Wiskott-Aldrich…) ;
– facteurs de croissance : G-CSF (*granulocyte-colony stimulating factor*) (neutropénies congénitales), IFN-γ (interféron γ) (granulomatose septique chronique, déficit en *IL12RB1* ou déficit partiel en *IFNGR1*).
– Plus récemment des thérapies ciblées ont pu être discutées dans des anomalies portant sur des voies accessibles à un agent inhibiteur (PIK3CD) ou à une biothérapie (CTLA-4).

Substitution par immunoglobulines polyvalentes

Le traitement substitutif par immunoglobulines polyvalentes est recommandé dans les déficits immunitaires héréditaires avec hypogammaglobulinémie ou atteinte fonctionnelle de l'immunité humorale.

Les Ig IV (immunoglobulines intraveineuses) sont préparées à partir de pools de plasma provenant de 1 000 à 20 000 donneurs. Ces préparations contiennent quasi exclusivement des IgG intactes d'une demi-vie de 3 à 4 semaines avec une répartition en sous-classes semblable à celle observée dans le sérum humain normal. Les IgG qui composent les préparations Ig IV ont un large spectre de réactivité vis-à-vis d'antigènes extérieurs, notamment viraux et bactériens, vis-à-vis d'auto-antigènes (auto-anticorps naturels) et d'anticorps (anticorps anti-idiotypes). Il a été largement démontré que les Ig IV permettaient de diminuer l'incidence et la sévérité des infections dans les déficits immunitaires héréditaires, améliorant ainsi la survie et la qualité de vie des patients.

En pratique, le traitement substitutif peut être réalisé par voie intraveineuse (Ig IV) et nécessite des doses allant de 400 à 600 mg/kg chez l'adulte et 600 à 800 mg/kg chez l'enfant, toutes les 3 semaines, après une période d'équilibration qui peut nécessiter des doses plus élevées ou des administrations plus rapprochées, particulièrement si les épisodes infectieux sont fréquents et sévères. Les perfusions Ig IV vont être répétées toutes les 2 à 4 semaines pour obtenir un taux résiduel d'IgG d'au moins 8 g/l.

Les effets indésirables (frissons-hyperthermie, céphalées, hypertension artérielle), relativement fréquents, notamment en début de traitement, sont rarement sévères et sont habituellement contrôlés avec un traitement symptomatique et en ralentissant le rythme de la perfusion. Les chocs anaphylactiques sont exceptionnels et les méningites aseptiques beaucoup moins fréquentes qu'avec les doses utilisées en immunomodulation. Une toxicité rénale est possible chez les patients âgés ou présentant un risque rénal spécifique. De rares cas de thrombose ont été également été rapportés.

Il est aujourd'hui possible de proposer également une substitution à domicile par voie sous-cutanée, sans que cela n'altère l'efficacité, la sécurité et la tolérance du traitement avec un impact significatif en termes de qualité de vie. Le traitement utilise des produits plus concentrés (16 à 20 %), nécessitant des pompes et un rythme d'administration plus fréquent, le plus souvent hebdomadaire. La posologie moyenne varie autour de 100 mg/kg/sem.

Bibliographie

1. BOUSFIHA A, JEDDANE L, AL-HERZ et al. The 2015 IUIS phenotypic classification for primary immunodeficiencies. J Clin Immunol, 2015, *35* : 727-738.
2. BUSTAMANTE J, BOISSON-DUPUIS S, JOUANGUY E et al. Novel primary immunodeficiencies revealed by the investigation of paediatric infectious diseases. Curr Opin Immunol, 2008, *20* : 39-48.
3. CHANDESRIS MO, MELKI I, NATIVIDAD A et al. Autosomal dominant STAT3 deficiency and hyper-IgE syndrome : molecular, cellular, and clinical features from a French national survey. Medicine (Baltimore), 2012, *91* : e1-e19.
4. CHAPEL H, LUCAS M, LEE M et al. Common variable immunodeficiency disorders : division into distinct clinical phenotypes. Blood, 2008, *112* : 277-286.
5. DE VRIES E. Patient-centered screening for primary immunodeficiency : a multi-stage diagnostic protocol designed for non-immunologists. Clin Exp Immunol. 2006, *145* : 204-214.
6. DRAGON-DUREY MA, FRÉMEAUX-BACCHI V. Complement component deficiencies in human disease. Presse Méd, 2006, *35* : 861-870.
7. OKSENHENDLER E, GÉRARD L, FIESCHI C et al. DEFI Study Group. Infections in 252 patients with common variable immunodeficiency. Clin Infect Dis, 2008, *46* : 1547-1554.
8. PICARD C. How to diagnose a hereditary immunodeficiency ? Rev Prat, 2007, *57* : 1671-1676.
9. PICARD C, AL-HERZ W, BOUSFIHA A et al. Primary immunodeficiency diseases: an update on the classification from the International Union of Immunological Societies expert committee for primary immunodeficiency 2015. J Clin Immunol, 2015, *35* : 696-726.
10. WEHR C, KIVIOJA T, SCHMITT C et al. The EUROclass trial : defining subgroups in common variable immunodeficiency. Blood, 2008, *111* : 77-85.

Toute référence à cet article doit porter la mention : Oksenhendler É, Picard C, Duchamp M, Boutboul D. Déficits immunitaires héréditaires. *In* : L Guillevin, L Mouthon, H Lévesque. Traité de médecine, 5ᵉ éd. Paris, TdM Éditions, 2018-S03-P01-C45 : 1-10.

Chapitre S03-P01-C46

Syndromes auto-inflammatoires

Sophie Georgin-Lavialle, Katia Stankovic Stojanovic
et Gilles Grateau

Définitions

L'immunité met en jeu deux systèmes complémentaires pour détecter et éliminer les pathogènes : l'immunité innée et l'immunité acquise. L'immunité innée permet la reconnaissance d'un grand nombre de pathogènes comme les virus, les bactéries et les champignons par l'intermédiaire d'un nombre limité de récepteurs. Ces récepteurs, exprimés par les cellules myélomonocytaires et les cellules épithéliales, reconnaissent des motifs microbiens conservés. Lorsqu'il est activé, le système de l'immunité innée induit une réponse inflammatoire caractérisée par la sécrétion de cytokines. Ces dernières activent l'expression de molécules d'adhérence, permettant de recruter les cellules immunitaires au site d'infection et d'initier la réponse immunitaire acquise via les lymphocytes T et B. L'activation de l'immunité innée dépend également de la présence de signaux de danger émis par les cellules de l'hôte en cas de lyse ou de stress cellulaire.

Les syndromes auto-inflammatoires ont été individualisés au sein du vaste groupe des maladies inflammatoires. Ce sont des maladies initialement définies par la présence d'un syndrome inflammatoire biologique non spécifique et associées à des mutations de gènes codant des protéines jouant un rôle primordial dans la régulation de la réponse inflammatoire. L'adjectif auto-inflammatoire a été introduit par McDermott lorsqu'il a découvert qu'une catégorie de fièvre héréditaire de transmission autosomique dominante était liée à des mutations du gène du récepteur de type 1 du TNF (*tumor necrosis factor*), maladie qu'il baptisa TRAPS pour *TNF receptor associated periodic fever syndrome* [9]. Le qualificatif « auto-inflammatoire » traduit l'idée que certaines maladies inflammatoires sont largement déterminées par un défaut génétique suggéré par le préfixe « auto- ». Ce terme est aussi construit par opposition aux maladies « auto-immunes » par l'absence d'auto-anticorps et de lymphocytes T activés [8, 9]. Par la suite, il a été mis en évidence que l'interleukine 1β jouait un rôle majeur dans la physiopathologie de cette nouvelle classe de maladies. De ce fait, il a été proposé de redéfinir les syndromes auto-inflammatoires comme des affections caractérisées par une sécrétion exacerbée d'interleukine 1β par les cellules myélomonocytaires et/ou par la régression des manifestations clinico-biologiques en présence d'un traitement inhibant l'interleukine 1β [1]. Certains auteurs vont même jusqu'à qualifier d'auto-inflammatoire toute maladie dont l'élément physiopathologique exclusif ou prédominant, qu'il soit d'origine génétique ou non, porte sur un des composants de l'immunité innée [8].

Du fait de leur origine génétique, la plupart des syndromes auto-inflammatoires débutent tôt dans la vie, parfois en période néonatale et rarement à l'âge adulte. Cependant et même si, de nos jours, ces maladies sont mieux connues, du fait de leur rareté et de l'identification récente de certaines entités, il peut exister un délai diagnostique important. Cliniquement, les patients atteints de syndromes auto-inflammatoires présentent des épisodes récurrents d'inflammation systémique se manifestant par une fièvre récurrente inexpliquée, associée, de façon variable en intensité et en fréquence, à des atteintes d'organes (peau, muqueuses, séreuses et articulations), de nature inflammatoire, les protéines sériques de l'inflammation sont élevées et les tissus infiltrés par des polynucléaires neutrophiles. Entre les crises, il existe des intervalles libres où les patients sont en bon état général, permettant une normalisation des paramètres biologiques d'inflammation.

Le noyau original des syndromes auto-inflammatoires est constitué de trois maladies monogéniques entrant dans le cadre des *fièvres récurrentes héréditaires* et caractérisées par la présence d'épisodes inflammatoires récurrents liés à des mutations de gènes d'expression myélomonocytaire : la fièvre méditerranéenne familiale (FMF), le déficit en mévalonate kinase (MVK), le syndrome périodique associé au récepteur du *tumor necrosis factor* (TRAPS), dont les gènes ont été découverts entre 1997 et 2001. Une autre grande famille de syndromes périodiques associées à des mutations du gène de la cryopyrine (*NLRP3*) est appelée cryopyrinopathies ou CAPS (*cryopyrin associated periodic syndromes*) et comporte différents spectres cliniques, dominés par une inflammation et un rash urticarien. Les cryopyrinopathies sont subdivisées en urticaire familiale au froid (*familial cold autoinflammatory syndrome* [FCAS]), syndrome de Muckle-Wells (MWS) et syndrome chronique infantile neurologique, cutané et articulaire (CINCA) aussi appelé NOMID (*neonatal onset multisystemic inflammatory disease*).

Ce groupe s'est progressivement élargi à des maladies partageant des caractéristiques cliniques, fonctionnelles ou génétiques avec les premières. Parmi les maladies qui offrent une ressemblance clinique avec le noyau original se trouvent, entre autres, des maladies génétiques mendéliennes comme le syndrome PAPA (*arthritis, pyoderma gangrenosum and acne*), le syndrome DIRA (déficit de l'antagoniste du récepteur de l'interleukine 1), le syndrome DITRA (déficit du récepteur de l'interleukine 36), le syndrome CANDLE (*chronic atypical neutrophilic dermatosis with lipodystrophy and elevated temperature*), le syndrome de Blau, caractérisé par des formations granulomateuses, le syndrome de Majeed, le syndrome lié aux mutations de *NLRP12*.

Des maladies sporadiques ont également été rattachées aux syndromes auto-inflammatoires, comme le syndrome PFAPA (*periodic fever, aphtous stomatitis, pharyngitis and adenitis syndrome*) caractérisé par une fièvre récurrente ayant des caractéristiques cliniques de type auto-inflammatoire, mais pour laquelle aucune cause génétique n'a pu être identifiée, l'arthrite chronique juvénile dans sa forme systémique, la maladie de Still de l'adulte et le syndrome de Schnitzler.

Nous aborderons d'abord les six fièvres héréditaires (avec les aspects cliniques, physiopathologiques et thérapeutiques), puis les syndromes mendéliens liés à des mutations des gènes de l'immunité innée et enfin les formes non mendéliennes des syndromes auto-inflammatoires.

L'amylose inflammatoire, complication des syndromes inflammatoires prolongés associés aux syndromes auto-inflammatoires, notamment les fièvres récurrentes héréditaires, est traitée au chapitre 03-01-37.

Fièvres récurrentes héréditaires

(Tableau S03-P01-C46-I)

Fièvre méditerranéenne familiale

La fièvre méditerranéenne familiale est le plus fréquent des syndromes auto-inflammatoires héréditaires. Elle affecte principalement les populations originaires du pourtour méditerranéen, notamment les

Tableau S03-P01-C46-I Caractéristiques des fièvres récurrentes héréditaires.

	FMF	TRAPS	MKD	Cryopyrinopathies		
				FCAS	MWS	CINCA/NOMID
Mode de transmission	Autosomique récessif	Autosomique dominant	Autosomique récessif	Autosomique dominant		
Gène	*MEFV*	*TNFRSF1A*	*MVK*	*NLRP3*		
Chromosome	16p13	12p13	12q24	1q44		
Protéine	Marénostrine (ou pyrine)	Récepteur 1 du TNF (TNF-R1)	Mévalonate kinase	Cryopryrine		
Prévalence	1/10 000 dans les populations à risque	1/1 × 10^6 en Europe	Extrêmement rare (200 patients)	Extrêmement rare (300 patients)		
Répartition	Bassin méditerranéen (prévalence 1/200 à 1/1 000)	Cosmopolite	Cosmopolite, prédominant en Europe du Nord	Cosmopolite, prédominant en Europe du Nord		
Âge de début des symptômes	< 20 ans	Variable (âge moyen : 3 ans ; de 2 semaines à 50 ans)	Petite enfance	Enfance, premiers jours de vie dans le CINCA		
Périodicité des accès	Variable	Variable, parfois continu	Toutes les 4 à 6 semaines	Variable (dépendant de l'environnement)	Quotidienne	Continue
Durée des accès	6-72 heures ; moyenne 36 heures	1-3 semaines	4-6 jours	< 24 heures	Aggravation vespérale	Continue
Facteurs déclenchants des accès	Stress émotionnel, infection, menstruation, changement de température		Vaccination, infection, traumatisme	Froid (crise déclenchée quelques heures après exposition)	–	–
Atteinte cutanée	Pseudo-érysipèle 7-40 %	Rash migrateur Pseudo-cellulite	Rash Purpura	Rash Urticaire	Urticaire	Urticaire
Atteinte musculosquelettique	Mono- ou oligo-arthrite (50-75 %), rarement atteinte chronique érosive Myalgies	Myalgies Arthralgies, arthrite non érosive	Arthralgies, oligo- ou polyarthrites non érosives Myalgies	Arthralgies Myalgies	Arthralgies et/ou arthrites	Arthralgies, arthrites déformantes
Atteinte oculaire	–	Œdème péri-orbitaire Conjonctivite Uvéite		Conjonctivite	Conjonctivite	Conjonctivite Uvéite Cécité (atrophie optique)
Atteinte ORL et nerveuse	–	–	Céphalées	Céphalées	Céphalées Surdité 40 %	Méningite chronique aseptique Retard mental Surdité
Atteinte digestive	Péritonite aseptique 90 %	Douleurs abdominales pseudo-chirurgicales	Douleurs, vomissements, diarrhées	Nausées	Douleurs abdominales	
Autres symptômes	Pleurésie, 45 % Orchite, 5 % Péricardite, 1 %	Pleuro-péricardite	Adénopathies cervicales, 90 % Hépatosplénomégalie	–	–	Adénopathies Hépatosplénomégalie
Traitement des accès	Antalgiques, AINS	AINS à fortes doses Corticoïdes	AINS habituellement incomplètement actifs, corticoïdes lors des poussées habituellement efficaces mais risque de doses cumulées importantes en cas de répétition fréquentes des accès	AINS peu efficaces Corticoïdes		
Traitement de fond	1re ligne : colchicine 2e ligne : anti-IL-1, anti-TNF	1re ligne : étanercept ou anti-IL-1 2e ligne : tocilizumab	Anti-IL-1 ou étanercept	Éviter l'exposition au froid Anti-IL-1	Anti-IL-1	Anti-IL-1
Amylose (prévalence en l'absence de traitement)	~ 50 %	10-20 %	< 5-10 %	< 10 %	~ 25 %	Inconnue
Autres complications	Péritonite encapsulante	Risque cardiovasculaire	Sensibilité aux infections	–	–	Mortalité 20 %

AINS : anti-inflammatoires non stéroïdiens, CINCA : syndrome chronique infantile neurologique, cutané et articulaire ; FCAS : urticaire familiale au froid ; FMF : fièvre méditerranéenne familiale ; IL : interleukine ; MKD : déficit en mévalonate kinase ; MWS : syndrome de Muckle-Wells ; NOMID : *neonatal onset multisystemic inflammatory disease* ; TNF : *tumor necrosis factor* ; TRAPS : syndrome auto-inflammatoire associé à des mutations dans le gène du récepteur du TNF.

populations arméniennes, turques, juives séfarades, libanaises, italiennes et grecques. Elle est associée à des mutations du gène *MEFV* pour *mediterranean fever* codant la pyrine/marénostrine [3]. Elle fait l'objet du chapitre 03-01-36 et ne sera donc pas décrite ici.

Déficit en mévalonate kinase

Le déficit en mévalonate kinase a été initialement identifié en 1984 chez six patients néerlandais ayant une longue histoire de poussées récurrentes de fièvre sans cause retrouvée et avec des concentrations sériques élevées d'immunoglobuline D (IgD). Pour cette raison, cette entité a également été appelée le syndrome d'hyperimmunoglobulinémie D (ou syndrome d'hyperIgD). Les concentrations sériques élevées d'IgD ont longtemps été considérés comme un marqueur diagnostique jusqu'à ce que des mutations du gène de la mévalonate kinase (*MVK*) soient identifiées comme étant la cause de la maladie en 1999. Le déficit complet de cette enzyme (acidurie mévalonique) est responsable d'une forme grave caractérisée par un retard mental important, une ataxie, un retard de croissance, une myopathie et une cataracte ainsi que des accès récurrents de fièvre. La mévalonate kinase est une enzyme essentielle dans la voie de biosynthèse des isoprénoïdes qui aboutit à la formation de nombreuses molécules impliquées dans plusieurs processus cellulaires.

Physiopathologie

Bien que la dérégulation de la voie biochimique de la mévalonate kinase semble jouer un rôle crucial dans le développement de la fièvre, actuellement, le mécanisme par lequel les mutations de *MVK* entraînent une malade auto-inflammatoire est encore peu compris. Les patients présentant un défaut complet de mévalonate kinase ont des concentrations élevés d'acide mévalonique plasmatiques et urinaires, alors que les patients présentant des formes moins sévères ont des concentrations faibles à modérées de cet acide. Le déficit en mévalonate kinase conduit finalement à une production excessive d'interleukine 1β par un mécanisme imparfaitement élucidé, mais qui fait intervenir la prénylation de protéines G.

Clinique

Le déficit en mévalonate kinase est essentiellement une maladie pédiatrique avec un début très précoce dans la vie, la plupart des enfants développant la maladie dans leur première décennie. Les poussées fébriles ont un début brutal et durent 4 à 6 jours. Elles sont le plus souvent associées à des douleurs abdominales très intenses, accompagnées par des vomissements et/ou diarrhée. Viennent ensuite une irritabilité, des adénopathies cervicales et une splénomégalie qui peuvent être trouvées chez la moitié des patients lors des poussées de la maladie. Des adénopathies axillaires, inguinales ou profondes peuvent être observées. Les manifestations cutanéomuqueuses sont fréquentes et incluent des macules érythémateuses, des lésions urticariennes et moins fréquemment des aphtes buccaux. L'atteinte articulaire prend majoritairement la forme d'arthralgies ou d'oligo-arthralgies, volontiers symétriques, parfois d'arthrites. Les symptômes de déficit en mévalonate kinase persistent plusieurs années, mais habituellement tendent à être moins prononcés avec le temps ; cependant, la maladie peut persister jusqu'à l'âge adulte. L'amylose n'est pas une complication habituelle du déficit en mévalonate kinase, mais a été rapportée dans quelques cas.

Une hyperleucocytose à polynucléaires neutrophiles et un syndrome inflammatoire biologiques sont présents lors des poussées de fièvre. L'élévation plasmatique des IgD (> 100 UI/ml) lors des poussées fébriles et entre les crises a été considérée comme un marqueur de la maladie, mais sa spécificité est faible. Une élévation concomitante des IgA a également été rapportée. Une élévation de l'excrétion urinaire d'acide mévalonique a été observée lors des poussées, de même qu'une diminution de l'activité de mévalonate kinase, mais ces dosage nécessitent d'être réalisés dans des laboratoires spécialisés. Ainsi, la décision de réaliser une analyse moléculaire du gène *MVK* chez un enfant présentant une fièvre récurrente est fondée sur son histoire et l'examen clinique.

Génétique

Le déficit en mévalonate kinase est une maladie autosomique récessive, plus de 130 mutations du gène *MVK* ont été décrites (substitution ou délétions). Certains variants sont étroitement associés avec un phénotype sévère et une activité très basse de mévalonate kinase. La mutation la plus fréquente du gène *MVK* est la V377I, exclusivement associée avec un phénotype modéré de déficit en mévalonate kinase avec une activité résiduelle de mévalonate kinase.

Traitement

Les poussées fébriles sont généralement très sensibles aux corticoïdes (prednisone à la dose de 1 mg/kg/j en une seule prise ou sur une courte période de 3 à 5 jours). Cependant, du fait de la grande fréquence des épisodes de fièvre, certains patients nécessitent un traitement quasiment en continu. L'utilisation des biothérapies est à ce jour limitée : quelques observations ont rapporté un effet parfois bénéfique mais parfois l'absence d'effet des anti-TNF. L'inhibition de l'interleukine 1 (anakinra) comme traitement des accès semble plus efficace et mieux acceptée que sous forme continue. Le canakinumab en traitement continu donne aussi de bons résultats cliniques.

TRAPS

Découvert par McDermott en 1999 [9], le TRAPS est un acronyme pour un syndrome auto-inflammatoire associé à des mutations dans le gène du récepteur au *tumor necrosis factor* (TNF) *TNFRSF1A* et entraînant de longs épisodes de fièvre récurrents [9]. Bien que ce syndrome ait initialement été décrit chez des sujets originaires des pays nordiques, des mutations ont également été décrites dans diverses populations incluant les Afro-Américains, des Japonais et des populations du pourtour méditerranéen où habituellement la fièvre méditerranéenne familiale est fréquente.

Physiopathologie

La majeure partie des mutations associées au TRAPS sont des mutations non-sens entraînant le plus souvent une substitution dans des domaines riches en cystéine de la protéine TNFR1. Ces domaines sont situés dans la portion extracellulaire du récepteur. Chez certains patients, les concentrations de la forme soluble du récepteur du TNF sont basses ou anormalement normales lors des poussées et peuvent aussi être basses entre deux crises. Ces éléments suggèrent une anomalie quantitative ou qualitative de la forme soluble du récepteur. Il a été montré que le récepteur muté s'accumule anormalement dans le réticulum endoplasmique, mais le mécanisme intracellulaire précis reliant les mutations de *TNFRSF1A* aux phénomènes inflammatoires observés n'est pas complètement élucidé.

Clinique

Les accès de TRAPS durent généralement plus de 5 jours et jusqu'à 3 semaines, même si des poussées de moins de 5 jours ont déjà été rapportées. Les douleurs abdominales peuvent mimer des urgences chirurgicales ; de nombreux types d'éruption cutanée non spécifiques peuvent être observés parmi lesquelles des lésions urticariennes, des plaques et des taches. La lésion la plus typique est la fasciite qui se manifeste par un placard érythémateux migratoire centrifuge douloureux parfois qualifié de « pseudo-cellulite », et qui correspond en fait à une atteinte des fascias et qui siège habituellement sur les membres supérieurs et inférieurs, mais peut s'observer

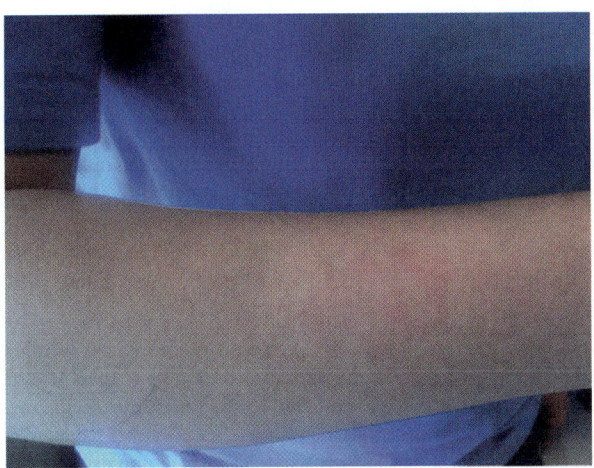

Figure S03-P01-C46-1 Érythème cutané de l'avant-bras au cours du TRAPS (*TNF receptor associated periodic fever syndrome*). La lésion la plus typique du TRAPS est la fasciite qui se manifeste par un placard érythémateux migratoire centrifuge, douloureux, parfois qualifié de « pseudo-cellulite » et qui correspond en fait à une atteinte des fascias et siège habituellement sur les membres supérieurs et inférieurs, mais peut s'observer sur le tronc.

sur le tronc (Figure S03-P01-C46-1). Elle s'accompagne souvent de myalgies intenses. On peut également observer, lors des poussées, des douleurs thoraciques, scrotales, articulaires, un œdème orbitaire ou une conjonctivite.

Génétique

Les mutations typiques, notamment celles qui portent sur des cystéines, ont une expression clinique forte, ségrègent avec le phénotype clinique, et leur prévalence dans la population générale est inférieure à 1 %. Le variant R92Q ne possède pas ces caractéristiques et sa présence doit être interprétée avec précaution.

Traitement

Les corticoïdes peuvent atténuer la longueur et l'intensité de l'accès s'ils sont donnés au début de la poussée de TRAPS. Dans les formes les plus graves de la maladie, les signes cliniques d'inflammation sont presque permanents et nécessitent l'utilisation quotidienne de corticoïdes, ce qui entraîne une dépendance et implique d'utiliser d'autres anti-inflammatoires. La colchicine ne permet pas de prévenir les poussées de TRAPS.

Les anti-TNF semblent être désignés comme le traitement du TRAPS du fait de la présence de mutation sur le récepteur du TNF. L'étanercept, une molécule de fusion couplant un anticorps et le récepteur TNFRSF1B mimant les effets du récepteur soluble normal au TNF, compense son déficit chez les patients souffrant de TRAPS. L'étanercept et d'autres inhibiteurs du TNF ont été efficaces à des degrés variables et ont permis une certaine épargne cortisonique. Cependant, la plupart des patients atteints de TRAPS ont eu une réponse seulement partielle lorsqu'ils étaient traités par étanercept. Dans d'autres cas, l'efficacité des anti-TNF décroît avec le temps. De façon intéressante, il a même été observé une réaction paradoxale d'exacerbation des signes inflammatoires après administration d'anticorps anti-TNF (infliximab) chez certains patients et cette molécule doit être évitée dans cette indication. Plusieurs publications ont montré que les inhibiteurs de l'interleukine 1 (comme l'anakinra et le canakinumab) ont une meilleure efficacité et un effet plus long sur les manifestations cliniques du TRAPS.

Cryopyrinopathies

Les cryopyrinopathies (en anglais CAPS pour *cryopyrin-associated periodic syndromes*) sont un ensemble de maladies autosomiques dominantes associées à différentes mutations d'un seul gène *NLRP3* (*NOD-like receptor containing a pyrin domain 3*, anciennement appelé *CIAS1* pour *cold induced autoinflammatory syndrom*) qui code une protéine appelée la cryopyrine. Il existe trois entités distinctes au sein des cyropyrinopathies : l'urticaire familiale au froid (en anglais *familial cold autoinflammatory syndrom* [FCAS]), le syndrome de Muckle-Wells (MWS) et le syndrome CINCA (*chronic infantile neurological cutaneous and articular syndrom*. Des mutations de NLRP3 sont retrouvées chez 70 % des patients présentant un phénotype clinique de cryopyrinopathie.

Physiopathologie

La cryopyrine est un constituant majeur d'un complexe multiprotéique cytoplasmique appelé inflammasome (de la cryopyrine), dont le rôle majeur est de transformer la forme inactive de l'interleukine 1β en forme active qui, avec le TNF, est une des deux grandes cytokines pro-inflammatoires. La cryopyrine perçoit directement ou indirectement divers produits microbiens aussi bien que des signaux de « danger » endogènes capables d'induire l'activation de la caspase 1, qui clive la pro-interleukine 1β en interleukine 1β active. Bien que la cryopyrine utilise d'autres voies de signalisation, notamment la voie de NF-κB, son effet direct sur la production d'interleukine 1 est prédominant. Les études fonctionnelles des mutants de la cryopyrine ont montré que certaines mutations augmentent la production d'interleukine 1β active. Cet effet proinflammatoire des mutations est en accord avec le mode de transmission autosomique dominant des cryopyrinopathies. La retombée principale de l'élucidation de ce mécanisme a été la démonstration de l'extrême sensibilité de la maladie aux inhibiteurs de l'interleukine 1β dont l'anakinra et le canakinumab qui, d'une part, a transformé le traitement de cette maladie et, d'autre part, a conduit Charles Dinarello à proposer comme définition d'une maladie auto-inflammatoire la sensibilité spécifique à l'inhibition de l'interleukine 1β [1, 2].

Clinique

L'urticaire familiale au froid est caractérisée par généralement des éruptions urticariennes associées à des pics fébriles de courte durée induites par une exposition au froid ou même un simple changement de température. Des arthralgies et une conjonctivite sont également fréquemment observées lors des poussées. D'autres symptômes observés après une exposition au froid comportent des sueurs profuses, une somnolence, une soif intense et des nausées.

Le *syndrome de Muckle-Wells* est caractérisé par des épisodes récurrents d'urticaire et de fièvre pouvant survenir tôt dans l'enfance. Les poussées de fièvre (généralement modérée, < 38 °C) peuvent s'associer aux même manifestations observées dans l'urticaire familial au froid (arthralgies, conjonctivite, somnolence), mais ne sont pas strictement déclenchées par une exposition au froid. Les protéines de l'inflammation sont élevées lors des poussées, mais peuvent également rester élevées entre deux crises. Au cours de l'évolution de la maladie, une surdité de perception et une polyarthrite peuvent survenir. L'amylose inflammatoire (AA) est une complication des formes avancées de la maladie.

Le *syndrome CINCA* est le syndrome clinique le plus grave associé à des mutations du gène de la cryopyrine. Une éruption de type urticarienne peut survenir lors des premiers jours de vie. De nombreux patients présentent une discrète dysmorphie faciale. L'atteinte ostéo-articulaire est caractéristique de la maladie avec des excroissances osseuses (hyperostose) touchant les genoux (y compris la rotule) ainsi que les extrémités distales des mains et des pieds. Des anomalies importantes de la structure du cartilage ont été observées sur des biopsies. Une polyarthrite inflammatoire peut aussi survenir, pouvant entraîner des érosions osseuses. Tout ceci peut entraîner des déformations articulaires à l'origine d'une amyotrophie et de douleurs chroniques invalidantes. L'atteinte du système nerveux central inclut une méningite chronique aseptique, une augmentation de la pression intracrânienne, une atrophie cérébrale, une hypertrophie des ventricules, une surdité de perception et un œdème chronique de la papille associé à une atrophie optique et une perte de la vision. Un retard mental et des crises épileptiques ont également été rapportés. Les patients présentent un syndrome inflammatoire chronique avec hyperleucocytose et anémie.

Génétique

À ce jour, plus de 100 variants ont été décrits, associés avec les trois formes cliniques. La plupart des mutations observées sont situées dans l'exon 3 de *NLRP3* qui code le domaine NACHT de la cryopyrine et joue un rôle crucial dans l'oligomérisation de celle-ci.

Traitement

Le rôle pivot de la cryopyrine dans l'activation de la caspase 1 et la sécrétion massive d'interleukine 1β mature observée chez les patients avec des mutations de la cryopyrine a suggéré que le traitement par les inhibiteurs de l'interleukine 1 pourraient être efficaces. Tout d'abord, des cas rapportés ont montré l'efficacité spectaculaire des antagonistes du récepteur de l'interleukine 1, comme l'anakinra, sur les lésions cutanées et les symptômes constitutionnels de l'urticaire familial au froid et du syndrome de Muckle-Wells. Ces résultats ont été confirmés par différentes études chez des patients atteints de CINCA. L'anakinra est donné en commençant par des doses de 1 mg/kg/j en sous-cutané. Rapidement après la première injection, tous les patients ont décrit une amélioration majeure de l'éruption urticarienne, des arthrites, des céphalées, de la fièvre, avec une résolution complète en une semaine à partir du début du traitement. Une diminution rapide des paramètres biologiques de l'inflammation était également observée dans les premières semaines de traitement, avec une normalisation chez la plupart des patients. Les mêmes résultats ont été ensuite observés en utilisant d'autres inhibiteurs de l'interleukine 1 comme L'Il-1 Trap (rilonacept) et un anticorps monoclonal anti-interleukine 1 (canakinumab) [7]. Les effets bénéfiques des inhibiteurs de l'interleukine 1 persistent avec le temps. Le suivi des patients sous anakinra pendant 3 ans a montré que les sujets avec CINCA avaient une persistance de la normalisation complète des symptômes inflammatoires et presque complète des signes cliniques. Une amélioration de la perte auditive après traitement par anakinra a été décrite chez près de 30 % des patients souffrant de CINCA ; une amélioration des signes inflammatoires du système nerveux central a également été observée sous traitement.

Fièvre périodique liée à des mutations de la protéine NLRP12

Cette entité a initialement été identifiée chez deux familles originaires de la Guadeloupe qui présentaient un tableau associant fièvre récurrente, sensibilité au froid et quelques-uns des symptômes suivants : surdité de perception, aphtose, adénopathies, douleurs abdominales et syndrome inflammatoire biologique. Le phénotype des malades est très variable, peut débuter dans l'enfance ou à l'âge adulte, et associer ou non fièvre, surdité et une éruption urticarienne transitoire. Les membres atteints dans les deux familles étaient porteurs de mutations non ambiguës du gène *NLRP12*, un membre de la famille NLRP [5]. La principale caractéristique étant la survenue de douleurs musculosquelettiques et/ou des arthromyalgies après exposition à des facteurs déclenchants environnementaux de type froid ou fatigue. Le mécanisme physiopathologique n'est pas complètement élucidé. Des études ont montré une implication de la voie NF-κB, qui est pro-inflammatoire, avec une sécrétion accrue d'interleukine 1 secondaire à un état d'oxydation cellulaire dérégulé. Dans une famille où la production d'interleukine 1 par les monocytes des malades est très élevée, un traitement par anakinra a été initialement efficace, puis fait l'objet d'un échappement.

Déficit génétique en inhibiteur de l'antagoniste du récepteur de l'interleukine 1β (DIRA)

Ce syndrome a pour acronyme DIRA (*deficiency of the interleukin-1-receptor antagonist*). C'est un syndrome auto-inflammatoire très grave de transmission autosomique récessive lié à des mutations du gène *IL1RN*, qui code l'antagoniste du récepteur de l'interleukine 1β. Il a été décrit en 2009 chez plusieurs malades. La maladie débute à la période néonatale et associe une ostéomyélite aseptique multifocale avec périostite, une pustulose et un syndrome inflammatoire biologique. Les manifestations cutanées sont variables, allant de simples pustulettes à une pustulose généralisée. Les atteintes osseuses incluent des lésions ostéolytiques. Le tableau clinico-biologique peut mimer une infection néonatale grave. Les patients décrits avaient des mutations homozygotes du gène *IL1RN*, entraînant une absence de sécrétion de l'antagoniste du récepteur à l'interleukine 1 (IL1RA) qui habituellement inhibe l'interleukine 1β. La maladie est partiellement sensible aux corticoïdes et les effets de l'anakinra sont spectaculaires.

Syndromes mendéliens liés à des mutations des gènes de l'immunité innée

Syndrome PAPA

Le syndrome PAPA (*pyogenic arthritis, pyoderma gangrenosum and acne*) a été décrit et dénommé ainsi en 1997 comme une nouvelle maladie autosomique dominante. Ce syndrome est lié à de rares mutations du gène *PSTPIP1* qui code une protéine appelée CD2-BP1 (*CD2-binding proteine 1*) qui peut se lier à la marénostrine/pyrine. Il associe des arthrites récurrentes à polynucléaires neutrophiles et deux types d'atteintes dermatologiques : un pyoderma gangrenosum et une acné kystique grave. Les signes sont variables, la maladie peut commencer à l'âge adulte, même si un début dans l'enfance est plus fréquent ; les arthrites peuvent être destructrices et toucher les petites ou les grosses articulations ; l'acné peut être absente ou banale. Le liquide articulaire, lorsqu'une arthrite est ponctionnée, est stérile. Des signes supplémentaires peuvent se rencontrer : ankylose cervicale, micrognathie, psoriasis, aphtes, douleurs abdominales, fièvre. Le mécanisme par lequel les mutations induisent l'inflammation n'est pas totalement élucidé à ce jour. Le syndrome PAPA répond en général bien à la corticothérapie orale, cependant, une rémission persistante chez un patient résistant aux corticoïdes et une amélioration significative des lésions cutanées ont été rapportées avec l'utilisation de biothérapies comme l'anakinra et de l'étanercept. Enfin, en 2011, Braun-Falco et al. ont individualisé un syndrome voisin du PAPA, défini par la triade pyoderma gangrenosum, acné et hidrosadénite suppurée et nommé ainsi PASH.

Syndrome de Blau

Le syndrome de Blau, ou granulomatose systémique juvénile familiale, est une maladie auto-inflammatoire autosomique dominante caractérisée par des granulomes non caséeux et une inflammation des articulations, de la peau et de l'œil, formant une triade arthrite, dermatite, uvéite. Le gène responsable, *NOD2/CARD15* code une protéine contenant un domaine NACHT, capable de former un large complexe d'activation. Plus de dix mutations génétiques différentes entraînant des substitutions dans ou à côté du domaine NACHT de *NOD2/CARD15* ont été documentées chez des patients atteints du syndrome de Blau. La protéine NOD2/CARD15 appartient à la superfamille des récepteurs NOD-*like* (NOD pour *nucleotide oligomerisation domain*) ou NLR qui sont des récepteurs intracellulaires pour les peptidoglycanes bactériens. Après stimulation, NOD2/CARD15 peut induire la voie NF-κB et entraîner le relargage d'interleukine 1β active indépendamment de la caspase 1. Il est ainsi concevable que les mutations du domaine NACHT dans le syndrome de Blau entraînent un gain de fonction de la protéine qui maintient un état pro-inflammatoire prolongé.

La maladie débute généralement dans les premières années de vie. L'atteinte articulaire typique est une polyarthrite déformante des petites et moyennes articulations avec ténosynovite et kystes synoviaux. L'atteinte oculaire comporte une uvéite ou une panuvéite. La moitié des patients avec atteinte ophtalmique développent une cataracte et environ un tiers évoluent secondairement en glaucome. L'éruption typique, présente chez la plupart des patients, est micropapuleuse érythémateuse diffuse en écailles, rosées ou brunes, siégeant sur le dos et les extrémités, parfois prurigineuse, comportant histologiquement un granulome épithélioïde du derme superficiel et profond, sans nécrose.

Le traitement repose sur les corticoïdes et les immunosuppresseurs comme le méthotrexate et la ciclosporine A d'efficacité variable. Quelques cas rapportés ont montré que l'effet des inhibiteurs du TNF-α et de l'interleukine 1 est variable.

Syndrome de Ghosal

Ce syndrome, décrit par Ghosal en 1957, débute dans l'enfance et associe une dysplasie osseuse diaphyso-métaphysaire et une anémie d'origine médullaire qui peut s'accompagner d'une thrombopénie, voire d'une leucopénie. La moelle est pauvre, mais l'anémie est très sensible à la corticothérapie. Il n'existe qu'une dizaine de cas décrits. Elle est de transmission autosomique récessive. Des mutations de la thromboxane synthase codée par le gène *TBXAS1* sont responsables de cette maladie.

Syndrome de Majeed

Le syndrome, initialement décrit par Majeed en 1989, est une maladie débutant tôt dans la vie, et qui associe une ostéomyélite récurrente multifocale aseptique (CRMO pour *chronic recurrent multifocal osteomyelitis*) et une anémie congénitale dysérythropoïétique. D'autres signes peuvent s'associer comme une fièvre récurrente, une dermatose neutrophilique, allant du syndrome de Sweet à la pustulose chronique. L'histologie médullaire montre une dysérythropoïèse. On note une microcytose en périphérie et dans la moelle et des transfusions à répétition sont parfois requises. À la différence des CRMO isolées, les manifestations osseuses débutent tôt dans la vie, ont des récurrences fréquentes et des rémissions plus courtes et plus rares. L'évolution est chronique et récurrente. L'imagerie montre des lésions osseuses lytiques métaphysaires des os longs. L'évolution est marquée par un ralentissement de la croissance et conduit à des déformations ostéo-articulaires permanentes. Des mutations du gène *LPIN2* ont été décrites dans le syndrome de Majeed. Ce gène est en partie homologue au gène *LPIN1* qui est impliqué dans une forme de lipodystrophie murine. Les anti-inflammatoires non stéroïdiens sont peu utiles en cas de poussée. Les corticostéroïdes sont très efficaces sur les symptômes en cas de poussée, mais il existe des cas de dépendance aux corticoïdes. Aucun traitement de fond n'a pour l'instant été établi. La splénectomie a déjà été rapportée comme capable de contrôler les manifestations hématologiques.

Syndrome de Nakajo-Nishimura et CANDLE

Le syndrome de Nakajo-Nishimura est parfois également appelé la fièvre périodique japonaise. Il s'agit d'une maladie inflammatoire grave de transmission autosomique récessive, décrite essentiellement dans la population japonaise depuis 1939. Ce syndrome débute tôt dans l'enfance et se manifeste par des poussées de fièvre récurrente, une éruption de type lupique au visage, avec un œdème inflammatoire des paupières, des nodules érythémateux notamment aux extrémités des membres ressemblant à des engelures et surtout une atrophie musculaire et graisseuse progressive qui prédomine à la partie supérieure du corps. Cette atrophie aboutit à des contractures majeures des membres. Une hépatosplénomégalie et une macroglossie sont inconstantes. Des anomalies du système nerveux central peuvent être présentes : signe de Babinski bilatéral, calcification des noyaux gris centraux, retard mental. Il existe un syndrome inflammatoire, une anémie microcytaire, une hypergammaglobulinémie et divers auto-anticorps.

Ce syndrome a également été décrit dans d'autres populations et plus récemment des dermatologues espagnols ont décrit un syndrome qu'ils ont nommé CANDLE (*chronic atypical neutrophilic dermatosis with lipodystrophy and elevated temperature*). Cet acronyme met en exergue l'atteinte cutanée et ses particularités histopathologiques qui sont la présence d'une infiltration neutrophilique et de cellules myéloïdes atypiques. Mais le phénotype complet de ces malades est identique à celui du syndrome japonais.

Dans ces deux syndromes, des mutations du gène *PSMB8*, qui code la sous-unité β5i de l'immunoprotéasome ont été identifiées. L'altération du fonctionnement de cette protéine conduit à l'accumulation de protéines ubiquitinylées et oxydées qui activent la protéine p38MAK ce qui entraîne une augmentation de production d'interleukine 6 et d'interféron α.

Formes non mendéliennes des syndromes auto-inflammatoires

Dans cette vaste catégorie entrent maintenant de nombreuses maladies inflammatoires multisystémiques : elles présentent des similitudes cliniques avec les syndromes auto-inflammatoires héréditaires mais semblent avoir une origine multifactorielle. Seules trois entités sont détaillées ici.

Syndrome des abcès aseptiques

Le syndrome des abcès aseptiques est défini par l'existence d'abcès tissulaires diffus à polynucléaires neutrophiles. La présentation classique associe, chez un adulte, fièvre, douleurs abdominales, hyperleucocytose à polynucléaires neutrophiles et syndrome inflammatoire franc. L'imagerie montre des lésions abcédées, majoritairement dans des organes intra-abdominaux. La rate est le siège prédominant des abcès qui peuvent aussi concerner le foie, les ganglions lymphatiques et le pancréas. Dans 10 % des cas ou moins, des localisations extra-abdominales des abcès peuvent survenir (poumon, cerveau, peau) et encore plus rarement une inflammation des séreuses. Les autres symptômes sont des arthralgies et myalgies, notamment des mollets. Les prélèvements ne trouvent aucun germe et il n'y a pas d'amélioration après antibiothérapies probabilistes successives. Les examens sanguins montrent essentiellement une forte polynucléose neutrophile, parfois leucémoïde, un syndrome inflammatoire sans élévation de la procalcitonine, des anomalies hépatiques dans 50 % des cas. Des anticorps de type ANCA (*anti-*

neutrophilic cytoplasmic antibody) sont quelquefois présents, le plus souvent sans spécificité. Le syndrome des abcès aseptiques est souvent associé à la maladie de Crohn ou à la polychondrite atrophiante, mais il peut être isolé. Il y a parfois des antécédents familiaux de maladie inflammatoire du tube digestif, de sarcoïdose, mais pas d'abcès aseptique. L'association syndromique des abcès aseptiques avec d'autres maladies suggère des mécanismes physiopathologiques communs qui peuvent être approchés par des études génétiques et fonctionnelles. La corticothérapie a un effet rapide et marqué. Le caractère récidivant nécessite parfois l'utilisation d'autres traitements immunosuppresseurs, notamment anti-TNF. La tomographie par émission de positons (TEP) complète l'imagerie traditionnelle en apportant des données fonctionnelles utiles à la prise en charge des récidives.

Syndrome de Schnitzler

Le syndrome de Schnitzler a été défini par l'association d'une urticaire acquise à l'âge adulte et d'une IgM monoclonale par Schnitzler en 1972. La synthèse des cas publiés depuis a montré que le syndrome de Schnitzler est une maladie inflammatoire multisystémique caractérisée par une éruption maculaire rose/rouge ou légèrement surélevée, une fièvre récurrente, des douleurs osseuses et/ou articulaires, des adénopathies, une hépatosplénomégalie, une hyperleucocytose et une élévation des marqueurs sanguins. L'ensemble peut faire évoquer une maladie de Still de l'adulte. L'individualité repose sur la présence de l'IgM monoclonale. L'évolution est chronique et peut s'accompagner d'une anémie inflammatoire, voire se compliquer d'amylose. La biopsie cutanée est particulièrement utile, car elle révèle une infiltration importante du derme par des polynucléaires neutrophiles sans vascularite ni œdème significatifs, caractéristiques de l'urticaire à neutrophiles, qui établit ainsi un pont entre le syndrome de Schnitzler et les cryopyrinopathies. La production d'interleukine 1 par les monocytes est augmentée et explique ainsi la réponse immédiate et franche aux médicaments inhibiteurs de l'interleukine 1 comme dans les cryopyrinopathies, alors que les nombreux autres traitements sont transitoirement efficaces ou inefficaces. L'anakinra n'est toutefois pas efficace dans tous les cas ; ainsi, dans trois cas résistant ou s'aggravant sous anakinra, l'inhibition de l'interleukine 6 par le tocilizumab a-t-elle entraîné une rémission de la maladie.

PFAPA

Le PFAPA (*periodic fever, aphtous stomatitis, pharyngitis and adenitis*) est un syndrome décrit pour la première fois en 1987 par Marshall et caractérisé par des poussées de fièvre similaires à celles observées lors des syndromes mononucléosiques chez les enfants. Aucune cause génétique n'a été trouvée à ce jour. Les poussées de fièvre surviennent avec une périodicité parfaite et durent 3 à 6 jours et sont espacées de 2 à 6 semaines. Le diagnostic est clinique et nécessite que la maladie débute avant l'âge de 5 ans et comporte au moins un des trois signes suivants, phtose, adénopathies cervicales, pharyngite, en l'absence d'infection du tractus respiratoire ou de neutropénie cyclique. L'évolution est favorable avec rémission spontanée avec le temps en règle générale. Typiquement, une seule administration de corticoïdes oraux au début de l'épisode suffit à enrayer la crise, cependant ce traitement pourrait raccourcir les intervalles libres entre les crises.

Autres maladies

La goutte et la chondrocalcinose sont respectivement causées par des dépôts de cristaux d'acide urique ou de pyrophosphate de calcium dans les articulations ou le tissu péri-articulaire : il a été montré que les cristaux peuvent activer l'inflammasome et les inhibiteurs de l'interleukine 1 ont été utilisés avec succès dans les gouttes résistantes avec une bonne réponse.

L'arthrite juvénile idiopathique associe un syndrome inflammatoire, des arthrites, une éruption et de la fièvre. Il a été montré chez ces patients ont une hypersécrétion d'interleukine 1β par les cellules mononucléées du sang et une réponse clinico-biologique marquée et persistante aux inhibiteurs de l'interleukine 1, similaire à celle observée dans les cryopyrinopathies.

Les péricardites récurrentes idiopathiques présentent également des similarités cliniques avec les syndromes auto-inflammatoires et l'efficacité de l'anakinra a été rapportée chez un patient résistant aux corticoïdes et à la colchicine.

La maladie de Still de l'adulte et la maladie de Behçet pourraient être des maladies multifactorielles apparentées aux syndromes auto-inflammatoires, mais leur physiopathologie n'est à ce jour pas encore élucidée.

Enfin, des études ont récemment montré que les mécanismes physiopathologiques impliqués dans l'activation du système immunitaire inné en jeu dans les syndromes auto-inflammatoires génétiques pouvaient jouer un rôle crucial dans le maintien de l'inflammation chronique dans plusieurs maladies multifactorielles fréquentes comme le diabète de type II et l'athérosclérose, ce qui ouvre des nouvelles perspectives sur la prise en charge de ces maladies.

Classifications des syndromes auto-inflammatoires

Il existe actuellement plusieurs classifications dans les syndromes auto-inflammatoires en rapport avec les définitions vues plus haut. Ainsi le tableau S03-P01-C46-II montre-t-il la classification au sens de Dinarello [1, 2] établie en fonction du rôle de l'interleukine 1β. Une caractéristique de cette classification est que des signaux de « danger » intérieur comme les cristaux d'acide urique sont à la source d'une inflammation dépendante de l'interleukine 1, le même mécanisme pouvant s'appliquer également à l'inflammation post-ischémique, dont celle de l'infarctus du myocarde.

Tableau S03-P01-C46-II Syndromes auto-inflammatoires selon Dinarello (2011) [2].

Maladies auto-inflammatoires classiques
Fièvre méditerranéenne familiale
Cryopyrinopathies
Déficit en mévalonate kinase
Maladies de Still de l'adulte et de l'enfant
Maladie de Behçet
Syndrome de Schnitzler
TRAPS
Syndrome PAPA
Syndrome de Blau
Syndrome de Sweet
Maladies auto-inflammatoires probables
Vascularite urticarienne
Syndrome des antisynthétases
Péricardite récurrente idiopathique
Polychondrite
Maladies communes traitables par inhibition de l'interleukine 1
Goutte
Diabète de type 2
Myélome indolent
Insuffisance cardiaque post-infarctus
Arthrose

PAPA : *pyogenic arthritis, pyoderma gangrenosum and acné* ; TRAPS : syndrome auto-inflammatoire associé à des mutations dans le gène du récepteur du TNF.

Tableau S03-P01-C46-III Classification moléculaire et fonctionnelle des syndromes auto-inflammatoires selon Masters (2009) [8].

Groupe	Maladie	Gène (chromosome)	Protéine (synonymes) ou stimulus pathogène
Activation de l'interleukine 1β (inflammasomopathies)	FCAS, MWS, NOMID/CINCA	NLRP3/CIAS1 (1q44)	NLRP3 (cryopyrine, NALP3, PYPAF1)
– intrinsèque	FMF	MEFV (16p13.3)	Pyrine (marénostrine) PSTPIP1 (CD2BP1)
– extrinsèque	PAPA	PSTPIP1 (15q24–25.1)	
	CRMO/SAPHO	Complex	
	Syndrome de Majeed	LPIN2 (18p11.31)	Lipin-2
	HIDS	MVK (12q24)	Mévalonate kinase
	Môle hydatiforme récurrente	NLRP7 (19q13)	NLRP7 (NALP7, PYPAF3, NOD12)
	DIRA	IL1RN	IL-1Ra
– complexe/acquise	Goutte, pseudo-goutte	Complexe	Acide urique/pyrophosphate de calcium
	Fibroses	Complexe	Asbestose/silice
	Diabète de type 2	Complexe	Hyperglycémie
	Syndrome de Schnitzler	Sporadique	
Activation de NF-KB	Maladie de Crohn	Complexe	
		NOD2 (16p12)	Muramyl dipeptide NOD2 (CARD15)
		ATG16L1 (2q37.1)	ATG16L1
		IRGM (5q33.1)	IRGM
	Syndrome de Blau	NOD2 (16p12)	NOD2 (CARD15)
	Fièvre périodique guadeloupéenne/FCAS2	NLRP12 (19q13.4)	NLRP12 (NALP12)
Défaut du repliement des protéines	TRAPS	TNFRSF1A (12p13)	TNFRSF1A (TNFR1, p55, CD120a)
	Spondylo-arthropathies	Complexe	
		HLA-B (6p21.3)	HLA-B27
		ERAP1 (5q15)	ERAP1 (ARTS1)
Désordres du complément	SHU atypique	CFH (1q32)	Complement facteur H
		MCP (1q32)	MCP (CD46)
		CFI (4q25)	Complément facteur I
		CFB (6p21.3)	Complément facteur B
		Complexe	Auto-anticorps
	DMLA	Complexe	
		CFH (1q32)	Complément facteur H
Anomalies de la signalisation de cytokine	Chérubisme SH3BP2	(4p16.3)	SH3-binding protein 2
Activation macrophagique	HLH familiale	UNC13D (17q21.1)	Munc13-4
		PRF1 (10q22)	Perforine 1
		STX11 (6q24.2)	Syntaxine 11
		Complexe	Virus
	Syndrome de Chediak-Higashi	LYST (1q42.3)	LYST (CHS1)
	Syndrome de Griscelli	RAB27A (15q21.3)	RAB27A
	Syndrome lymphoprolifératif lié à l'X	SH2D1A (Xq25)	SAP
	Syndrome de Hermansky-Pudlak	HPS1-8	HPS1-8
	HLH secondaire	Complexe	
	Athérosclérose	Complexe	Cholestérol

ATG16L1 : *autophagy-related 16-like 1* ; CD2BP1 : *CD2-binding protein 1* ; CINCA : *chronic neurologic cutaneous and articular syndrome* ; CRMO : *chronic recurrent multifocal osteomyelitis* ; DIRA : *deficiency of the interleukin 1 receptor antagonist* ; DMLA : dégénérescence maculaire liée à l'âge ; ERAP1 : *endoplasmic reticulum aminopeptidase 1* ; FCAS : urticaire familiale au froid ; FMF : fièvre méditerranéenne familiale ; HIDS : *hyperimmunoglobinemia D with periodic fever syndrome* ; HLH : hémophagocytose lymphohistiocytaire ; HPS1-8 : *Hermansky-Pudlak syndrome 1-8* ; IRGM : *immunity-related GTPase family M* ; LYST : *lysosomal trafficking regulator* ; MCP : *membrane cofactor protein* ; MWS : syndrome de Muckle-Wells ; NLRP3 : *nucleotide-binding domain, leucine-rich repeat, and pyrin domain containing protein 3* ; NOD2 : *nucleotide-binding oligomerization domain-containing* ; NOMID : *neonatal-onset multisystem inflammatory disease* ; PAPA : *pyogenic arthritis, pyoderma gangrenosum, and acne* ; PSTPIP1 : *proline serine threonine phosphatase-interacting protein* ; SAP : *SLAM-associated protein* ; SAPHO : synovite acné pustulose hyperostose ostéite ; SHU : syndrome hémolytique et urémique ; TNFRSF1A : *TNF receptor superfamily 1A* ; TRAPS : *TNF receptor-associated periodic syndrome*.

Le tableau S03-P01-C46-III classe les syndromes auto-inflammatoires en fonction des mécanismes moléculaires et cellulaires impliqués et comporte six groupes de maladies définies par un désordre fonctionnel indépendant de la clinique [6]. Les maladies liées à une production excessive d'interleukine 1 sont ici décrite sous le terme d'inflammasomopathie, intrinsèque dans le cas d'une maladie génétique dont la mutation porte sur un composant de l'inflammasome, extrinsèque quand les mutations d'une protéine indépendante de l'inflammasome aboutissent à sa dérégulation, complexe/acquise quand l'activation de l'inflammasome n'est pas liée à une maladie génétique mendélienne. Cette classification aboutit à des regroupements où la pertinence clinique est absente, comme dans le groupe des désordres du complément où la dégénérescence maculaire liée à l'âge est voisine du syndrome hémolytique et urémique. Le dernier groupe qui est défini par une anomalie cellulaire, l'activation macrophagique, est également disparate, associant le syndrome de Chediak-Higachi à l'athérosclérose. L'intérêt de cette classification réside dans l'exposition de nos connaissances des mécanismes impliqués dans les syndromes auto-inflammatoires dont elle illustre l'état des lieux à un moment donné.

Une dernière classification a été récemment proposée, plus proche des objectifs d'une classification clinique qui est de grouper des maladies qui ont des caractéristiques proches (Tableau S03-P01-C46-IV). Les groupes de maladies ont des définitions précises (fièvres récurrentes héréditaires) ou plus vagues (syndromes fébriles idiopathiques). L'ensemble reste hétérogène puisque des groupes de définition clinique cohabitent avec des groupes de définition histopathologiques (maladies granulomateuses). Dans cette classification, les propriétés fonctionnelles sont au second plan, dispersées au fil des groupes cliniques.

Bien que la définition initiale des syndromes auto-inflammatoires fût construite en miroir de celle des maladies auto-immunes, certaines maladies possèdent des caractéristiques auto-immunes et auto-inflammatoires. Cette idée a été clairement exposée par McGonagle et

Tableau S03-P01-C46-IV Classification clinique des syndromes auto-inflammatoires selon Kastner (2010) [6].

Groupe	Maladie	Gène (protéine)	Mécanisme invoqué
Fièvres récurrentes héréditaires	Fièvre méditerranéenne familiale (FMF)	*MEFV* (pyrine)	Activation de l'inflammasome
	TNF receptor-associated periodic syndrome (TRAPS)	*TNFRSF1A* (TNFR1)	Défaut du repliement protéique
	Syndrome d'hyperimmunoglobulinémie D (HIDS)	*MVK* (mévalonate kinase)	Activation de l'inflammasome
	Urticaire au froid familiale (FCAS)	*NLRP3/CIAS1* (NLRP3/cryopyrine)	Activation intrinsèque de l'inflammasome
	Syndrome de Muckle-Wells (MWS)	*NLRP3/CIAS1* (NLRP3/cryopyrine)	
	Neonatal-onset multisystem inflammatory disease (NOMID)	*NLRP3/CIAS1* (NLRP3/cryopyrine)	
Syndromes fébriles idiopathiques	Arthrite idiopathique juvénile à forme systémique (SoJIA)	Complexe	Inconnu
	Maladie de Still de l'adulte	Complexe	Inconnu
	Syndrome de Schnitzler	Mutation somatique ?	Activation de l'inflammasome
Désordres pyogènes	*Pyogenic arthritis with pyoderma gangrenosum and acne* (PAPA)	*PSTPIP1/CD2BP1* (PSTPIP1/CD2BP1)	Anomalie de la liaison PSTPIP1-pyrine entraînant une activation de l'IL-1β
Maladies granulomateuses	Syndrome de Blau	*NOD2/CARD15* (NOD2/CARD15)	Activation de NF-κB
	Maladie de Crohn	Complexe (*NOD2, ATG16L1, IRGM*)	Activation de NF-κB
Maladies auto-inflammatoires des os et de la peau	Déficit en antagoniste du récepteur de l'IL-1 (DIRA)	*IL1RN* (IL-1Ra)	Absence de contre-régulation de l'IL-1β
	Syndrome de Majeed	*LPIN2* (Lipin-2)	Inconnu
	Ostéomyélite chronique multifocale récurrente (CRMO)	Complexe	Inconnu
	Synovite, acné, pustulose, hyperostose, ostéite (SAPHO)	Complexe	Inconnu
Désordres métaboliques	Goutte	Complexe (*SLC2A9/GLUT9, ABCG2*)	Activation de l'inflammasome par les cristaux
	Chondrocalcinose	Complexe	Activation de l'inflammasome par les cristaux
	Diabète de type 2	Complexe	Activation de l'inflammasome par l'hyperglycémie
Désordres du complément	Syndrome hémolytique et urémique atypique (aSHU)	*CFH* (complément facteur H), *MCP* (CD46), *CFI* (complément facteur I), *CFB* (complément facteur B)	Anomalie de la régulation du C3b
	Dégénérescence maculaire liée à l'âge	Complexe, *CFH*	Activation excessive du C3b
Vascularites	Maladie de Behçet	Complexe	Inconnu
Syndromes d'activation macrophagique	Hémophagocytose lymphohistiocytaire (HLH)	*UNC13D* (Munc13-4), *PRF1* (perforine 1), *STX11* (syntaxine 11)	Anomalie de la cytotoxicité des lymphocytes T avec activation macrophagique compensatrice
	HLH secondaire	Complexe	Inconnu
Maladies de surcharge	Maladie de Gaucher	*GBA* (acide β-glucosidase)	Inconnu
	Athérosclérose ?	Complexe	Inconnu
Fibroses	Asbestose/silicose	Complexe	Activation de l'inflammasome par des particules

IL : interleukine.

McDermott sous forme d'un tableau (Tableau S03-P01-C46-V) [10]. Il présente ainsi les syndromes inflammatoires sous la forme d'un continuum allant du pôle des maladies auto-immunes mendéliennes au pôle des maladies auto-inflammatoires mendéliennes en traversant trois groupes intermédiaires, distingués par des critères immunologiques et génétiques. Cette présentation est très didactique au détriment d'un certain déséquilibre puisque les maladies auto-immunes génétiques du pôle auto-immun n'offrent pas les caractères habituels des maladies multisystémiques, pas plus que les maladies auto-immunes spécifiques d'organe. Cette classification a le mérite de tenter d'organiser l'ensemble des maladies inflammatoires et peut constituer le point de départ de futures classifications.

Démarche diagnostique

L'interrogatoire est très important pour établir le diagnostic précis d'une maladie auto-inflammatoire. Il est évoqué sur l'origine ethnique (notamment le pourtour méditerranéen pour la fièvre méditerranéenne familiale), la nature des signes cliniques qui accompagnent la fièvre au cours des accès (douleurs abdominales, articulaires, éruption, atteinte oculaire, adénopathies, etc.), la périodicité et la durée des crises, l'âge de début des signes, le mode de transmission génétique (récessif ou dominant) en sachant qu'une présentation sporadique n'est pas exceptionnelle. Une prise de sang à la recherche d'un syndrome inflammatoire en cours d'accès et hors accès est nécessaire. C'est après ce recueil de l'anamnèse avec arbre généalogique et un examen clinique minutieux couplé aux données de biochimie qu'il sera décidé de l'intérêt de réaliser un test génétique.

Le diagnostic de syndrome auto-inflammatoire, notamment de fièvre héréditaire récurrente, doit être évoqué chez tout malade atteint d'une amylose AA sans maladie inflammatoire clairement définie.

Conclusion et perspectives

L'émergence du concept de maladie auto-inflammatoire a modifié notre vision clinique, physiopathologique, thérapeutique et nosologique des maladies inflammatoires. Nos connaissances des mécanismes de ces maladies ont beaucoup progressé et leur diversité augmente régulièrement. Définies initialement en miroir des maladies auto-immunes, elles sont en attente d'une définition plus solide, ou d'un nouveau démembrement pour éclaircir leur classification [4]. Elles ont permis en retour de questionner la place de l'immunité innée dans les maladies auto-immunes, par exemple en montrant le rôle de gènes de l'immunité innée comme facteurs de susceptibilité dans certaines maladies auto-immunes. Il apparaît ainsi peu à peu que les systèmes inné et adaptatif sont souvent liés et qu'il faut aborder les maladies

Tableau S03-P01-C46-V Classification des syndromes inflammatoires selon McDermott et McGonagle [10].

Groupe	Maladie
Maladies auto-inflammatoires monogéniques rares	FMF TRAPS Cryopyrinopathies HIDS PAPA Syndrome de Blau
Maladies auto-inflammatoires polygéniques	Maladie de Crohn, rectocolique hémorragique Arthrose Goutte/chondrocalcinose/autres maladies à cristaux Certaines formes d'arthrite réactionnelles et de psoriasis/rhumatisme psoriasique (sans association au CMH) Arthrites autolimitées dont certaines se présentent comme une polyarthrite rhumatoïde Maladies de surcharge/maladies congénitales associées à une inflammation tissulaire Vascularites non médiées par des auto-anticorps dont les maladies de Horton et de Takayasu Uvéite idiopathique Acné et maladies acnéiformes Maladies neurologiques, dont l'encéphalomyélite aiguë disséminée Maladies associées à l'érythème noueux dont la sarcoïdose
Maladies mixtes avec une composante acquise (association au CMH de classe I) et une composante auto-inflammatoire	Spondylarthrite ankylosante Arthrite réactionnelle Psoriasis/rhumatisme psoriasique Maladie de Behçet Uvéite (associée à l'antigène HLA-B27)
Maladies auto-immunes (spécifique et non spécifique d'organe)	Polyarthrite rhumatoïde Uvéite auto-immune (ophtalmie sympathique) Maladie cœliaque Cirrhose biliaire primitive Gastrite auto-immune/anémie pernicieuse Maladie auto-immune de la thyroïde Maladie d'Addison Pemphigus, pemphigoïde, vitiligo Myasthénie Dermatomyosite, polymyosite, sclérodermie Syndrome de Goodpasture Vascularites avec ANCA Diabète de type 1 Syndrome de Gougerot-Sjögren Lupus érythémateux systémique
Maladies auto-immunes monogéniques rares	ALPS (syndrome lymphoprolifératif auto-immun) APS (syndrome de polyendocrinopathie auto-immune) IPEX (immunodysrégulation, polyendocrinopathie, entéropathie)

ANCA : *antineutrophilic cytoplasmic antibody* ; CMH : complexe majeur d'histocompatibilité ; FMF : fièvre méditerranéenne familiale ; HIDS : *hyperimmunoglobinemia D with periodic fever syndrome* ; PAPA : *pyogenic arthritis, pyoderma gangrenosum, and acne* ; TRAPS : *TNF receptor-associated periodic syndrome*.

inflammatoires en appréhendant ces deux composantes. La physiopathologie n'est pas encore bien comprise et laisse le champ ouvert à de nombreuses hypothèses à tester au laboratoire, idéalement guidées par le phénotype clinique des patients qui pourrait permettre de déterminer dans le futur de nouvelles cibles thérapeutiques.

Bibliographie

1. Dinarello CA. Mutations in cryopyrin : bypassing roadblocks in the caspase 1 inflammasome for interleukin-1beta secretion and disease activity. Arthritis Rheum, 2007, *56* : 2817-2822.
2. Dinarello CA. Interleukin-1 in the pathogenesis and treatment of inflammatory diseases. Blood, 2011, *117* : 3720-3732.
3. French FMF Consortium. A candidate gene for familial Mediterranean fever. Nat Genet, 1997, *17* : 25-31.
4. Grateau G, Hentgen V, Stojanovic KS et al. How should we approach classification of autoinflammatory diseases ? Nat Rev Rheumatol, 2013, *9* : 624-629.
5. Jéru I, Duquesnoy P, Fernandes-Alnemri T et al. Mutations in *NALP12* cause hereditary periodic fever syndromes. Proc Natl Acad Sci USA, 2008, *105* : 1614-1619.
6. Kastner DL, Aksentijevich I, Goldbach-Mansky R. Autoinflammatory disease reloaded : a clinical perspective. Cell, 2010, *140* : 784-790.
7. Lachmann HJ, Kone-Paut I, Kuemmerle-Deschner JB et al. Use of canakinumab in the cryopyrin-associated periodic syndrome. N Engl J Med, 2009, *360* : 2416-2425.
8. Masters SL, Simon A, Aksentijevich I, Kastner DL. Horror autoinflammaticus : the molecular pathophysiology of autoinflammatory disease (*). Annu Rev Immunol, 2009, *27* : 621-668.
9. McDermott MF, Aksentijevich I, Galon J et al. Germline mutations in the extracellular domains of the 55 kDa TNF receptor, TNFR1, define a family of dominantly inherited autoinflammatory syndromes. Cell, 21999, *97* : 133-144.
10. McGonagle D, McDermott MF. A proposed classification of the immunological diseases. PLoS Med, 2006, *3* : e297.

Toute référence à cet article doit porter la mention : Georgin-Lavialle S, Stankovic Stojanovic K, Grateau G. Syndromes auto-inflammatoires. *In* : L Guillevin, L Mouthon, H Lévesque. Traité de médecine, 5ᵉ éd. Paris, TdM Éditions, 2018-S03-P01-C46 : 1-11.

S04

Hématologie

MICHEL LEPORRIER

PARTIE S04-P01

Examens en hématologie

Chapitre S04-P01-C01
Hémogramme

Michel Leporrier

Un hémogramme bien interprété fournit de nombreuses orientations diagnostiques s'étendant bien au-delà du cadre strict des maladies des organes hématopoïétiques [1, 2, 18, 19]. Cependant, le comptage par automate, quantitativement plus précis que le comptage optique au microscope, n'est toutefois pas exempt de pièges, notamment d'artefacts [22, 23], et il ne peut remplacer l'œil du cytologiste lorsqu'il s'agit d'anomalies qualitatives. C'est au clinicien d'attirer l'attention du laboratoire sur la nature des anomalies à rechercher sur un hémogramme. Sont présentées dans ce court chapitre les quelques notions que le clinicien doit avoir à l'esprit pour une interprétation optimale de cet examen routinier.

Lignée érythrocytaire

La quantification des hématies est fondée sur leur nombre/μl, la fraction du volume sanguin qu'elles occupent (hématocrite) et la quantité d'hémoglobine qu'elles transportent. D'un point de vue fonctionnel, le taux d'hémoglobine est le meilleur reflet des conditions d'oxygénation tissulaire et c'est sur ce critère que se fonde la définition d'une anémie.

Interprétation des constantes érythrocytaires

La modification la plus précoce en cas d'érythropoïèse anormale porte sur la constante RDW (largeur de la courbe de distribution du volume moyen des hématies, traduction mathématique de l'anisocytose ; *red cell distribution width* en anglais). En raison de la durée de vie des hématies (4 mois), les modifications du volume globulaire moyen (VGM), de la teneur et la concentration en hémoglobine (TGMH, CCMH) ne sont perceptibles que plusieurs semaines après l'installation d'une érythropoïèse pathologique. Le principal artefact concerne le VGM et la CCMH, augmentés en cas d'agglutination des hématies. Les modifications de forme des hématies (sphérocytes, schizocytes, drépanocytes, etc.), la présence d'éventuelles inclusions (corps de Jolly, ponctuations basophiles, corps de Heinz, *Plasmodium, Babesia*), ne sont décelables que par l'examen du frottis [10].

Réticulocytes

La numération des réticulocytes est effectuée par méthode optique sur frottis sanguin après coloration vitale ou par les automates qui reconnaissent ces cellules par leur contenu en ARN. L'interprétation d'un compte de réticulocytes doit tenir compte du contexte. La régénération est fonction du degré d'anémie et de la capacité de réponse médullaire : fixer un seuil n'a guère de sens car un doublement des réticulocytes dans le sang est significatif d'une régénération si l'anémie est modérée, mais traduit une adaptation insuffisante si l'anémie est profonde. En cas d'hémolyse aiguë, l'adaptation réticulocytaire n'est pas immédiate, et elle peut être transitoirement entravée dans une hémolyse chronique, par exemple en cas d'infection intercurrente par le parvovirus B19. Enfin, l'augmentation des réticulocytes peut résulter d'une reprise d'activité médullaire par correction d'une carence en vitamine B_{12} méconnue ou d'un passage sanguin prématuré de ces cellules, notamment dans le cas des myélofibroses.

Numération et formule leucocytaire

La méthode la plus répandue est l'analyse par cytométrie en flux des cellules nucléées du sang après lyse des hématies (*voir* Chapitre S04-P01-C03). Selon les automates, les leucocytes sont classés en fonction de leur taille, de leur contenu en peroxydase et de leurs propriétés diffractométriques.

Polynucléaires neutrophiles

La présence des neutrophiles dans le sang n'est qu'une brève étape de quelques heures précédant leur migration dans les tissus où ils exercent leurs fonctions de défense, principalement antibactérienne et antifongique. Dans le sang, les neutrophiles sont distribués en proportions équivalentes entre un compartiment circulant et un compartiment marginal, les modifications d'équilibre entre ces deux compartiments pouvant générer des changements très rapides du nombre des neutrophiles, sans pour autant traduire une modification de production.

La numération automatique des neutrophiles est généralement fondée sur leur contenu en myéloperoxydase. Les très rares déficits en myéloperoxydase peuvent être à l'origine de fausses neutropénies avec ces techniques [13].

L'examen des neutrophiles sur un frottis peut apporter des informations diagnostiques. L'hypersegmentation (présence de neutrophiles à plus de cinq lobes) est un signe de carence en cobalamines et/ou en folates. L'absence de segmentation ou l'hyposegmentation (aspect en haltère ou en grain de café), caractérise l'anomalie dite de Pelger-Hüet [6], curiosité sans conséquence, transmise selon un mode autosomique dominant. Un aspect identique (pseudo-Pelger) ou la raréfaction des grains neutrophiles sont des indices de myélodysplasie. La présence de granules géants évoque la maladie de Chediak-Higashi [12]. Des grains anormaux sont aussi identifiables dans les mucopolysaccharidoses de type VI (maladie de Maroteaux-Lamy) et VII (maladie de Sly). Les corps de Döhle sont des inclusions cytoplasmiques bleutées, basophiles, qui peuvent être présents au cours d'infections [16], mais aussi du syndrome de May-Hegglin [11]. La présence d'appendices nucléaires en forme de petites baguettes de tambour ou *drumsticks* [7, 8] traduit l'inactivation d'un chromosome X (lyonisation).

Lymphocytes

Le compartiment sanguin n'est qu'un reflet très indirect et imprécis du pool des lymphocytes. Les variations observées sont le reflet de mécanismes complexes tenant à leur production, à leur trafic entre sang et lymphe, à leur répartition au sein de l'espace vasculaire, au phénomène d'apoptose, l'ensemble étant sous le contrôle de nombreux facteurs de régulation.

La concentration habituelle des lymphocytes sanguins varie chez l'adulte entre 1 500 et 4 000/mm^3. En réalité, les lymphocytes sanguins se répartissent en trois catégories principales :
– T, majoritaires (65 à 75 %) ;
– B (10 à 15 %) ;
– non T-non B ou cellules NK (*natural killers*) (10 à 20 %).

Aucun détail cytologique ne permet de distinguer les lymphocytes T et B, cellules de petite taille à noyau condensé et à cytoplasme réduit ; en revanche, les cellules NK sont souvent reconnaissables par leur cytoplasme plus abondant et la présence de fines granulations azurophiles (lymphocytes « granuleux »). Seul l'examen par cytométrie en flux permet de distinguer ces cellules les unes des autres (*voir* Chapitre S04-P01-C03).

Plaquettes [9]

Leur numération par automate est fondée sur un fenêtrage du volume des particules en suspension. Celui des plaquettes, entre 5 et 15 μ^3, est fixé dès leur formation en fonction de la maturation des membranes de démarcation du cytoplasme des mégacaryocytes et non, comme on le présente souvent, en fonction de l'âge des plaquettes [14, 17]. Les valeurs normales sont comprises entre 150 000 et 400 000/mm^3, sujettes à variations interindividuelles dépendant du sexe, de l'âge, de l'ethnicité et de l'état de gravidité [3, 5, 20].

Les artefacts de numération sont nombreux, résultant notamment d'un prélèvement techniquement incorrect, de la formation d'agrégats en suspension ou d'une agglutination des plaquettes autour des neutrophiles (satellitisme) [4], justifiant devant des résultats anormaux un contrôle sur un prélèvement citraté et une vérification du frottis sanguin.

Seules les anomalies morphologiques plaquettaires les plus grossières peuvent être décelées sur un frottis. Leur taille est diminuée dans le syndrome de Wiskott-Aldrich, augmentée dans d'autres thrombopathies constitutionnelles, dans les myélodysplasies et, d'une manière générale, dans toutes les situations de mégacaryocytopoïèse anormale ou accélérée. Leur contenu granulaire est diminué dans le syndrome des plaquettes grises [15]. Seule la microscopie électronique peut fournir une vision fine et détaillée de ces cellules.

Bibliographie

1. ANAES. Lecture critique de l'hémogramme : valeurs seuils à reconnaître comme probablement pathologiques et principales variations non pathologiques. Saint-Denis, Anaes, 1997 (www.has-sante.fr/portail/jcms/c_271914).
2. BAIN BJ. Diagnosis from the blood smear. N Engl J Med, 2005, 353 : 498-507.
3. BIINO G, SANTIMONE I, MINELLI C et al. Age- and sex-related variations in platelet count in Italy : a proposal of reference ranges based on 40 987 subjects' data. PLoS One, 2013, 8 : e54289.
4. BOBBA RK, DOLL DC. Platelet satellitism as a cause of spurious thrombocytopenia. Blood, 2012, 119 : 4100.
5. BURROWS RF, KELTON JG. Incidentally detected thrombocytopenia in healthy mothers and their infants. N Engl J Med, 1988, 319 :142-145.
6. COLELLA R, HOLLENSEAD SC. Understanding and recognizing the Pelger-Hüet anomaly. Am J Clin Pathol, 2012, 137 : 358-366.
7. Drumsticks. Blood, 2008, 112 : 2627.
8. GEORGE JN. Platelets. Lancet, 2000, 355 :1531-1539.
9. Genotyping by morphology ? Blood, 2011, 117 : 2566.
10. HAZARIKA B. What is missed in an automated cell count ? Blood, 2012, 120 : 3394.
11. HSIA CC, XENOCOSTAS A. May-Hegglin anomaly. Blood, 2012, 119 : 328.
12. HUIZING M, HELIP-WOOLEY A, WESTBROEK W et al. Disorders of lysosome-related organelle biogenesis : clinical and molecular genetics. Annu Rev Genomics Hum Genet, 2008, 9 : 359-386.
13. KUTTER D Prevalence of myeloperoxidase deficiency : population studies using Bayer-Technicon automated hematology. J Mol Med, 1998, 76 : 669-675.
14. LEVIN J, BESSMAN JD. The inverse relation between platelet volume and platelet number. Abnormalities in hematologic disease and evidence that platelet size does not correlate with platelet age. J Lab Clin Med, 1983, 101 : 295-307.
15. MICHELSON AD. Gray platelet syndrome. Blood, 2013, 121 : 250.
16. MORGAN AS, YANG DT. Neutrophil alphabet. Blood, 2013, 121 : 3546.
17. PAULUS JM. Production et destruction des plaquettes sanguines. Paris, Masson, 1974, 179 pages
18. POTASMAN I, PROKOCIMER M. The added value of peripheral blood cell morphology in the diagnosis and management of infectious diseases. Part 2 : illustrative cases. Postgrad Med J, 2008, 84 : 586-589.
19. PROKOCIMER M, POTASMAN I. The added value of peripheral blood cell morphology in the diagnosis and management of infectious diseases. Part 1 : basic concepts Postgrad Med J, 2008, 84 : 579-585.
20. SEGAL JB, MOLITERNO AR. Platelet counts differ by sex, ethnicity, and age in the United States. Ann Epidemiol, 2006, 16 : 123-130.
21. WONDERGEM MJ, OSSENKOPPELE GJ. Genotyping by morphology ? Blood, 2011, 117 : 2566.
22. ZANDECKI M, GENEVIEVE F, GERARD J, GODON A. Spurious counts and spurious results on haematology analysers : a review. Part I : platelets. Int Jnl Lab Hem, 2007, 29 : 4-20.
23. ZANDECKI M, GENEVIEVE F, GERARD J, GODON A. Spurious counts and spurious results on haematology analysers : a review. Part II : white blood cells, red blood cells, haemoglobin, red cell indices and reticulocytes. Int Jnl Lab Hem, 2007, 29 : 21-41.

Toute référence à cet article doit porter la mention : Leporrier M. Hémogramme. *In* : L Guillevin, L Mouthon, H Lévesque. Traité de médecine, 5e éd. Paris, TdM Éditions, 2018-S04-P01-C01 : 1-2.

Chapitre S04-P01-C02

Examen de la moelle osseuse

MICHEL LEPORRIER

L'examen de la moelle osseuse, en routine clinique, peut faire appel à deux méthodes de prélèvement selon les objectifs de l'examen.

Myélogramme [1]

L'examen est précédé d'une courte analgésie par inhalation d'un mélange O_2/protoxyde d'azote, y compris chez un patient ambulatoire. Après désinfection cutanée, le prélèvement est effectué à l'aide d'une aiguille ou d'un trocart à usage unique par ponction de la table externe d'un os hématopoïétique (sternum ou crête iliaque chez l'adulte, crête tibiale chez le nouveau-né et le nourrisson) et aspiration d'une ou quelques gouttes de suc médullaire. La difficulté technique réside dans la brièveté de l'aspiration (afin d'éviter la dilution par du sang) et surtout la confection immédiate de frottis de bonne qualité. Ces impératifs justifient qu'il soit effectué par des hématologistes maîtrisant ces aspects. Le myélogramme apporte un résultat rapide (le temps que la coloration soit effectuée, soit moins d'une demi-heure) et se prête donc bien à certains diagnostics « urgents » comme la recherche d'une cause d'hypercalcémie aiguë ou de pancytopénie sanguine.

Le myélogramme étudie les cellules médullaires étalées et colorées (May-Grünwald-Giemsa), éventuellement par des colorations spécifiques (peroxydase, estérases, PAS, Perls, etc.). Il offre dans ces conditions la meilleure approche pour un examen cytologique détaillé : c'est notamment le cas des leucémies aiguës, des myélodysplasies, du myélome, des anémies mégaloblastiques. En revanche, le rendement de cet examen est plus aléatoire en cas d'adhérence de certaines cellules pathologiques au stroma (tricholeucocytes, certains amas métastatiques) ou lorsque les cellules pathologiques ont une distribution focale (cas de certains lymphomes) et n'est guère adapté pour la quantification de l'activité hématopoïétique (insuffisances médullaires), sauf si le défaut de production n'affecte qu'une lignée (érythroblastopénie). Un suc médullaire pauvre en cellules peut être lié à une aspiration défectueuse, à une fibrose médullaire, à une hypoplasie : le prélèvement par biopsie s'impose dans ces cas.

Biopsie médullaire [2]

À la différence du précédent, l'échantillon de moelle est destiné à un examen histologique. Le délai d'obtention minimal des résultats ne peut être écourté à moins de 48-72 heures, même en urgence. Le prélèvement doit être effectué dans de strictes conditions d'asepsie (casaque, gants, masque, champs stériles, désinfection cutanée). Après anesthésie locale (lidocaïne à 1 %) de la peau au périoste au niveau de l'épine iliaque postérosupérieure, le prélèvement est effectué à l'aide d'un trocart spécial à usage unique agissant comme un emporte-pièce, découpant dans le spongieux une carotte de 15 à 20 mm au moins. Après fixation, inclusion, confection de coupes et coloration standard (hématoxyline-éosine) ou spécifique (Perls, argent, immunohistochimie), l'examen permet d'apprécier la richesse médullaire (aplasie médullaire), l'aspect du stroma (fibrose), la présence de cellules qui y adhèrent (tricholeucocytes), de déceler la présence de granulomes [4], de cellules organisées en foyers (cas de nombreux lymphomes et des métastases) et fournit des indications sur la structure des travées osseuses orientant vers des affections du remodelage osseux. Cependant, la finesse des détails cytologiques est bien moindre que par un examen de cellules obtenues par aspiration. C'est pourquoi des frottis sont effectués en déposant un peu de suc médullaire (« empreintes ») à partir du fragment de spongieux. Il est possible d'effectuer certaines colorations immunohistochimiques.

Incidents et accidents

Ils sont très rares [3]. Lors du myélogramme, la traversée de la table interne sternale, exposant au risque de plaie vasculaire et d'hémomédiastin, a été signalée lors de prélèvements effectués par des personnes peu expérimentées. Le risque de saignement après ponction justifie une compression prolongée chez les patients à risque (traitements anticoagulant, anti-agrégant, thrombopénie, trouble de l'hémostase), mais ne saurait constituer une contre-indication, d'autant que nombre de maladies médullaires se révèlent par une tendance aux saignements. Une courte hospitalisation destinée à surveiller ces patients peut être prudente dans ces cas.

D'exceptionnels accidents de cassure intra-osseuse du trocart ont été observés lors de biopsies ostéomédullaires. Il est formellement déconseillé de tenter d'extirper le fragment cassé en dehors d'un environnement de chirurgie orthopédique (salle d'opération).

Bibliographie

1. BAIN BJ. Bone marrow aspiration. J Clin Pathol, 2001, *54* : 657-663.
2. BAIN BJ. Bone marrow trephine biopsy. J Clin Pathol, 2001, *54* : 737-742.
3. BAIN BJ. Morbidity associated with bone marrow aspiration and trephine biopsy : a review of UK data for 2004. Haematologica, 2006, *91* : 1293-1294.
4. DEL MAR OSMA M, ORTUÑO FJ. Marrow noncaseating granulomas : sarcoidosis. Blood, 2012, *119* : 1622.

Toute référence à cet article doit porter la mention : Leporrier M. Examen de la moelle osseuse. *In* : L Guillevin, L Mouthon, H Lévesque. Traité de médecine, 5ᵉ éd. Paris, TdM Éditions, 2018-S04-P01-C02 : 1.

Chapitre S04-P01-C03

Cytométrie en flux : principes et applications cliniques

Hélène Merle-Béral et Magali Le Garff-Tavernier

La cytométrie en flux (CMF) est une technique qui permet de caractériser et de quantifier avec précision les cellules normales et pathologiques, même si leur proportion est faible ou minoritaire. En pathologie humaine, elle est principalement utilisée en hématologie où elle constitue une étape essentielle du diagnostic et du suivi des hémopathies malignes, et en immunologie pour l'étude des déficits immunitaires innés ou acquis.

Principes

La CMF permet d'évaluer simultanément différentes caractéristiques d'une cellule ou d'une particule. Le comptage des cellules par mesure de l'extinction des signaux lumineux lors du passage des cellules circulant dans un tube capillaire devant un détecteur photo-électrique a été conçu en 1934 [6]. Les mesures sont effectuées pendant que ces cellules défilent une à une dans un flux liquidien, devant une ou plusieurs sources lumineuses d'excitation qui sont le plus souvent des lasers. Chaque particule traversant ce faisceau lumineux l'interrompt, ce qui permet de les dénombrer, et elle le diffracte, ce qui fournit des informations sur la nature de la cellule (Figure S04-P01-C03-1a). Le principe de la CMF a été utilisé pour l'automatisation de l'immunophénotypage qui est réalisé par des cytomètres en flux. La technique consiste en la détection et la quantification d'antigènes (Ag) à la surface et dans le cytoplasme ou le noyau de cellules préalablement marquées par des anticorps monoclonaux couplés à des fluorochromes. Deux paramètres sont analysés, apportant des informations sur la taille de la cellule (*forward angle scatter*, FAS ou FSC) et sur la structure ou granularité cellulaire (*right angle scatter*, RAS ou SSC). Ces paramètres permettent de réaliser un fenêtrage sur la population cellulaire d'intérêt (Figure S04-P01-C03-1b), puis d'analyser les valeurs de fluorescence spécifiques de chacun des fluorochromes couplés aux anticorps monoclonaux utilisés. Les fluorochromes sont en effet capables d'absorber l'énergie lumineuse provenant du laser, puis de libérer cette énergie, appelée fluorescence, par émission de photons de longueur d'onde supérieure (Figure S04-P01-C03-2). La plupart des laboratoires d'hématologie et d'immunologie utilisent actuellement des cytomètres à six, huit ou dix couleurs. Ce procédé d'analyse multiparamétrique s'effectue à très grande vitesse, pouvant atteindre plusieurs milliers d'événements par seconde.

Les automates d'hématologie cellulaire actuels quantifient les différents éléments figurés du sang en utilisant la CMF. Ils permettent ainsi d'obtenir la numération des globules rouges, des plaquettes, des globules blancs après lyse des globules rouges, le dosage de l'hémoglobine par méthode colorimétrique, le calcul de l'hématocrite, de la concentration en hémoglobine (CCMH) et de la quantité d'hémoglobine par hématie (TCMH). La plupart d'entre eux donnent la formule sanguine, avec des alarmes pour diverses situations pathologiques telles que des agrégats plaquettaires, la présence d'érythroblastes ou de cellules anormales.

À côté de ces analyseurs utilisés en routine, il existe des cytomètres trieurs permettant de séparer des populations cellulaires et des cytomètres pouvant analyser plus de vingt paramètres de fluorescence dont l'usage est actuellement réservé à la recherche. Les anticorps monoclonaux utilisés sont le plus souvent d'origine murine et sont dirigés

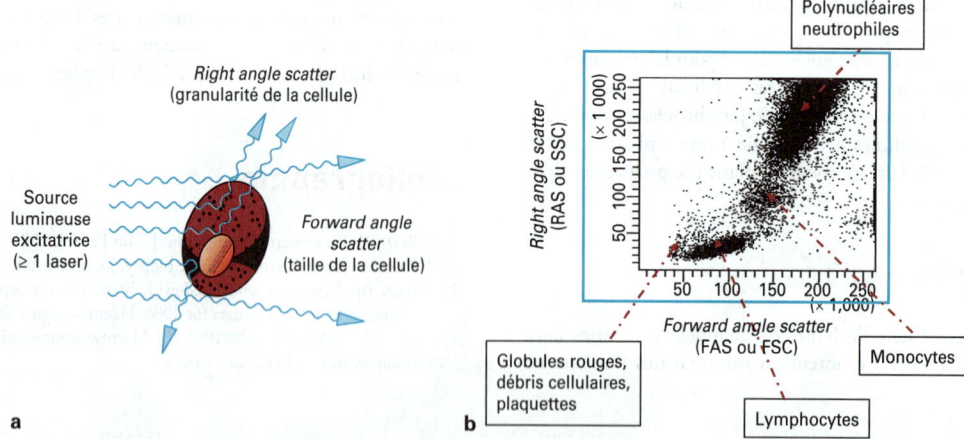

Figure S04-P01-C03-1 Informations « morphologiques » apportées par la cytométrie en flux. La CMF permet d'analyser deux paramètres indépendants des anticorps monoclonaux : le *forward angle scatter* (FAS ou FSC), proportionnel à la taille de la cellule, qui correspond à la lumière mesurée dans l'axe de la cellule, et le *right angle scatter* (RAS ou SSC), proportionnel à la granularité de la cellule, qui correspond à la lumière mesurée à 90° de l'axe de la cellule (**a**). Ils permettent de réaliser un fenêtrage sur la population leucocytaire à étudier : les lymphocytes, monocytes ou polynucléaires neutrophiles (**b**).

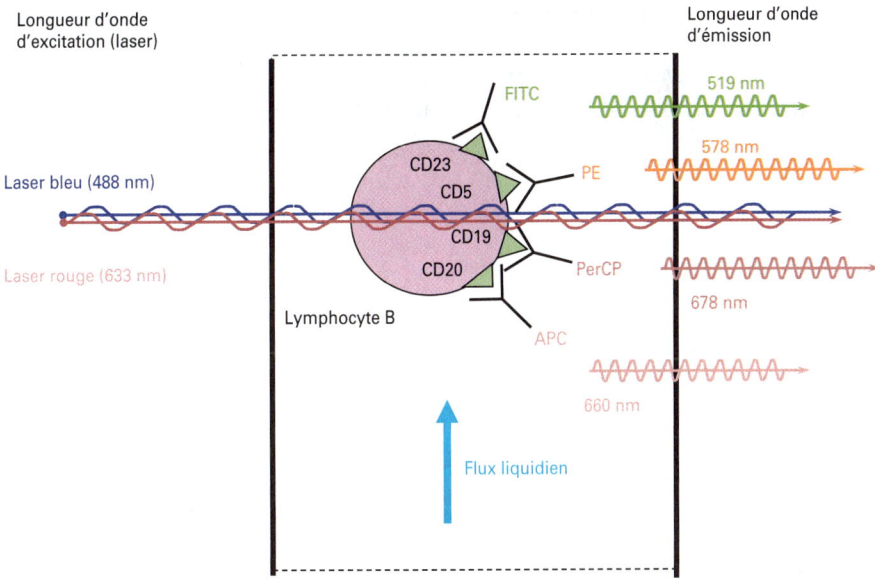

Figure S04-P01-C03-2 Principe de la cytométrie en flux. Les fluorochromes, fixés sur les anticorps monoclonaux, sont capables d'absorber l'énergie provenant du laser, puis de la libérer par émission de photons de longueur d'onde supérieure (fluorescence), ce qui permet de quantifier les antigènes à la surface ou dans le cytoplasme d'une cellule. Dans cet exemple est représenté un lymphocyte B exprimant les molécules CD19, CD20, CD5 et CD23. APC : allophycocyanine ; FITC : isothiocyanate de fluorescéine ; PE : R-phycoérythrine ; PerCP : peridinine chlorophylle-protéine. (Adapté d'après BD Biosciences®.)

contre des antigènes membranaires ou intracellulaires. Une nomenclature en classes ou clusters de différenciation (CD) a été proposée et établie par la première conférence internationale sur les antigènes des leucocytes humains, qui s'est réunie à Paris en 1982 [3]. Cette classification est régulièrement mise à jour, la plus récente a eu lieu lors d'un symposium en Australie en décembre 2014, référençant 371 CD (http://www.hcdm.org/).

Applications à l'étude des hémopathies

L'immunophénotypage par CMF permet de préciser l'origine cellulaire d'une prolifération cellulaire (myéloïde ou lymphoïde) ainsi que son degré de différenciation (cellules immatures ou différenciées). Réalisant une évaluation rapide et fiable des sous-populations cellulaires sur des prélèvements sanguins, médullaires ou dans des liquides de ponction, il constitue aujourd'hui une étape essentielle dans le diagnostic et le suivi de la majorité des hémopathies malignes, des leucémies aiguës et des syndromes lymphoprolifératifs chroniques. Il est indispensable à la quantification des cellules souches hématopoïétiques pour la greffe de moelle ou de cellules souches périphériques. Enfin, c'est la seule méthode utilisée pour le diagnostic de l'hémoglobinurie paroxystique nocturne (voir Chapitre S04-P03-C03).

Leucémies aiguës

(voir aussi Chapitre S04-P03-C03)

L'Organisation mondiale de la santé a établi une « classification OMS des tumeurs des tissus hématopoïétique et lymphoïde » révisée pour la quatrième fois à Lyon en 2008 [9]. Cette classification sert de base pour le diagnostic des hémopathies malignes. Les leucémies aiguës (LA) sont des hémopathies malignes définies désormais par la présence dans la moelle osseuse de plus de 20 % de blastes (alors qu'elle était à plus de 30 % selon les critères de la classification franco-américano-britannique ou FAB) [2]. Pour repérer les cellules blastiques au sein d'un échantillon, il existe un consensus pour effectuer un « fenêtrage immunologique » sur les cellules de phénotype « CD45 faible », marqueur panleucocytaire plus faiblement exprimé sur les blastes que sur les autres leucocytes. La CMF permet de distinguer les leucémies aiguës myéloïdes (LAM), qui correspondent aux lignées granuleuse, myélomonocytaire, mégacaryocytaire ou érythroïde, et les leucémies aiguës lymphoblastiques (LAL-B ou T).

Leucémies aiguës myéloïdes (Tableau S04-P01-C03-I)

Dans la majorité des cas, l'immunophénotype des blastes ne fait que confirmer le diagnostic morphologique, en particulier pour les formes M1 à M6, aisément identifiables sur des critères cytologiques, voire cytochimiques. Cependant, l'apport de la cytométrie dans les leucémies aiguës myéloïdes est double : d'une part, la cytométrie permet de préciser l'origine cellulaire de certaines formes morphologiquement ambiguës (M0, M7) et les formes dites « biphénotypiques » ; de l'autre, les blastes pathologiques diffèrent par leurs caractères immunocytométriques des précurseurs normaux, ce qui permet d'en suivre la trace après chimiothérapie aplasiante (maladie résiduelle).

L'immunophénotypage est indispensable pour distinguer les LAM avec différenciation minimale (LAM 0), où les critères morphologiques et cytochimiques de différenciation myéloïde sont absents, d'une LAL. Certaines LAM sans maturation myéloïde diffèrent des précédentes par un faible pourcentage de blastes myéloperoxydase-positifs en cytochimie, mais le profil phénotypique est proche. Dans la LAM mégacaryocytaire, au moins 50 % des blastes doivent exprimer un ou plusieurs marqueurs de cette lignée. La myéloperoxydase (MPO) n'y est pas décelée en cytochimie classique (elle peut l'être dans l'espace périnucléaire en microscopie électronique). Dans la LAM à basophiles, hémopathie très rare (moins de 1 % des LAM), l'expression des marqueurs myéloïdes est associée à la présence de molécules caractéristiques de la lignée basophile (CD123, CD203c et CD11b).

Les données de cytométrie peuvent se recouper avec les critères oncogénétiques de la classification OMS 2008. Parmi les LAM avec

Hématologie

Tableau S04-P01-C03-I Caractéristiques phénotypiques des leucémies aiguës myéloïdes (LAM) selon la classification franco-américano-britannique (FAB).

	LAM 0	LAM 1	LAM 2	LAM 3	LAM 4	LAM 5	LAM 6	LAM 7
	Cellules souches myéloïdes	Myéloblastes	Myéloblastes	Promyélocytes	Myéloblastes	Monoblastes	Érythroblastes	Érythroblastes	Mégacaryoblastes
Marqueurs d'immaturité								
– CD34	+++	+++	++	±	+	–	±	±	±
– CD117	+++	+++	++	±	+	±	±	±	±
– HLA-DR	+++	+++	+++	–	++	++	+++	±	±
Marqueurs myéloïdes								
– CD13	+++	+++	+++	+++	++	++	++	±	±
– CD33	+++	+++	+++	++	++	++	++	±	±
– MPO cy	–	+	++	+++	++	±	±	–	–
Marqueurs de granuleux matures								
– CD15 et CD16	–	–	±	+	–	+	+	–	–
Marqueurs monocytaires								
– CD14	–	–	–	–	+	–	–	–	
– CD64	–	–	–	–	+	+	–	–	
– CD11a, b, c					++	++	–	–	
Marqueurs érythroïdes								
– CD235a (AGA)	–	–	–	–	–	–	+	–	
Marqueurs plaquettaires								
– CD41 et CD42	–	–	–	–	±	±	–	+	
– CD61	–	–	–	–	±	±	–	+	
Marqueurs non spécifiques								
– CD36	–	–	–	–	+	+	+	+	
– CD71	±	±	±	–	–	–	++	–	

LAM 0 : leucémie myéloïde indifférenciée ; LAM 1 : leucémie aiguë myéloblastique sans maturation ; LAM 2 : leucémie aiguë myéloblastique avec maturation ; LAM 3 : leucémie aiguë promyélocytaire ; LAM 4 : leucémie aiguë myélomonocytaire ; LAM 5 : leucémie aiguë monocytaire ; LAM 6 : érythroleucémie ; LAM 7 : leucémie aiguë mégacaryocytaire.

anomalies génétiques récurrentes, les LAM avec t(8;21) ont, dans la plupart de ces cas, un immunophénotype caractéristique (CD34 de forte intensité, HLA-DR, MPO, CD13 et CD33 relativement faible). Co-existe souvent une sous-population de cellules granuleuses plus différenciées, exprimant des marqueurs de maturation (CD15, CD65). Ces leucémies expriment parfois les marqueurs lymphoïdes CD19 et CD79a en intracytoplasmique. L'expression de CD56, marqueur des cellules NK, leur confère une signification pronostique péjorative. Les LAM avec inv(16) ou t(16;16) ont généralement un phénotype complexe, associant plusieurs populations blastiques : blastes immatures (CD34 et CD117), populations avec des marqueurs de différenciation granuleuse (CD13, CD33, CD15, MPO) et monocytaire (CD14, CD36, CD11b). Un asynchronisme de maturation et l'expression du marqueur T CD2 sont fréquemment observés, mais ne sont pas spécifiques. Chez l'adulte, les LAM avec des anomalies 11q23 expriment des marqueurs monocytaires.

Des mutations géniques spécifiques peuvent survenir dans les LAM en l'absence de translocations ou d'inversions chromosomiques détectées et s'accompagner d'un profil phénotypique particulier. À titre d'exemple, les blastes des LAM avec mutations de *NPM1* expriment des marqueurs de différenciation monocytaire à côté des marqueurs myéloïdes classiques.

La classification OMS 2008 individualise les LAM avec signes de myélodysplasie. L'immunophénotypage y donne des résultats très variables en raison de l'hétérogénéité des populations cellulaires et des anomalies génétiques sous-jacentes.

Leucémies aiguës lymphoblastiques

L'intérêt de l'immunocytométrie est crucial dans ces variétés, en permettant d'identifier leur appartenance à la lignée lymphoïde B ou T et, dans chacune de ces lignées, de reconnaître plusieurs catégories correspondant à des états de maturation différents. Ces distinctions immunophénotypiques sont, en outre, étroitement reliées à certaines anomalies oncogénétiques et ont un impact pronostique parfois majeur.

Contrairement aux LAM, il n'y a pas de seuil inférieur de blastes précis pour porter le diagnostic, mais le traitement est très rarement institué s'il y a moins de 20 % de blastes. L'analyse immunophénotypique retrouve par définition la négativité des MPO et la positivité des marqueurs B CD19, CD79a et CD22 en intracytoplasmique (cCD22). Le CD10 et le CD22 sont souvent positifs, alors que l'expression du CD34 et du CD20 est très variable, l'expression différentielle de ces marqueurs permettant d'attribuer à la population leucémique un stade de différenciation plus ou moins précis. Les LAL-B peuvent être associées à des anomalies génétiques récurrentes. Les formes avec t(9;22) (BCR-ABL) expriment CD19 et CD10, fréquemment associés aux marqueurs myéloïdes CD13 et CD33. Il existe plusieurs autres formes de LAL-B avec des anomalies génétiques particulières, mais la plupart n'ont pas ou peu d'anomalies phénotypiques évocatrices. Le lymphome de Burkitt se présente souvent dans des sites extranodaux ou sous forme d'une leucémie aiguë. Le phénotype de la cellule de Burkitt, co-exprimant CD10 et IgM de surface, ne correspond à aucun stade physiologique de la maturation de la cellule B.

Les leucémies aiguës lymphoblastiques d'origine T (LAL-T) sont caractérisées par des blastes exprimant cCD3, associés à d'autres marqueurs T d'expression variable : CD1a, CD2, CD7, CD4 et CD8, souvent co-exprimés, CD5, souvent CD34, parfois CD10. Les LAL-T peuvent être classées en sous-groupes correspondant aux stades de différenciation intrathymique (*voir* Tableau S04-P03-C09-II).

Leucémies indifférenciées et de phénotype ambigu

Il existe un groupe de leucémies aiguës d'origine indéterminée ou ambiguë dont le diagnostic repose sur l'immunophénotypage. Il inclut les leucémies aiguës indifférenciées, qui n'expriment aucun antigène spécifique de lignée, et les leucémies aiguës qui expriment des antigènes correspondant à plusieurs lignées sans que l'on puisse assimiler la population blastique à une lignée précise avec certitude. Cette dernière catégorie correspond soit à des populations blastiques distinctes, chacune d'une lignée différente (leucémies aiguës de phénotype mixte), soit à une seule population exprimant des marqueurs de différentes lignées sur une même cellule (leucémies aiguës biphénotypiques). Avant de conclure à une leucémie aiguë d'origine indéterminée, il est nécessaire de compléter l'immunophénotypage à l'aide d'anticorps permettant d'identifier une leucémie d'une lignée inhabituelle (précurseurs de cellules dendritiques plasmocytaires ou myéloïdes, précurseurs NK ou basophiles ou même tumeurs extrahématopoïétiques). Les leucémies aiguës de phénotype mixte s'accompagnent le plus souvent d'une anomalie génétique, notamment t(9;22) ou en 11q23, et associent généralement des marqueurs myéloïdes et lymphoïdes B ou T, très rarement B et T.

Syndromes lymphoprolifératifs chroniques

Les syndromes lymphoprolifératifs chroniques (SLP) correspondent à des proliférations tumorales clonales de cellules différenciées d'origine B, T ou NK.

Syndromes lymphoprolifératifs chroniques B (Figure S04-P01-C03-3)

Les syndromes lymphoprolifératifs chroniques B constituent un ensemble d'affections caractérisées par la présence du marqueur pan-B CD19, l'expression du marqueur de maturité CD20, la monotypie κ ou λ témoignant du caractère clonal de la prolifération. Nombre d'entre eux ont pour particularité de se propager dans le sang sous forme d'un excès de cellules lymphoïdes et, si l'examen cytologique (par un cytologiste averti) permet souvent d'évoquer un diagnostic plus précis, nombreux sont les cas où ce critère diagnostique s'avère insuffisant, voire trompeur. Le profil phénotypique permet de reconnaître et de distinguer les différents syndromes lymphoprolifératifs B avec dissémination sanguine, en particulier la leucémie lymphoïde chronique, et d'orienter le diagnostic, à l'aide du score de Matutes/Moreau [7], en fonction de la présence ou

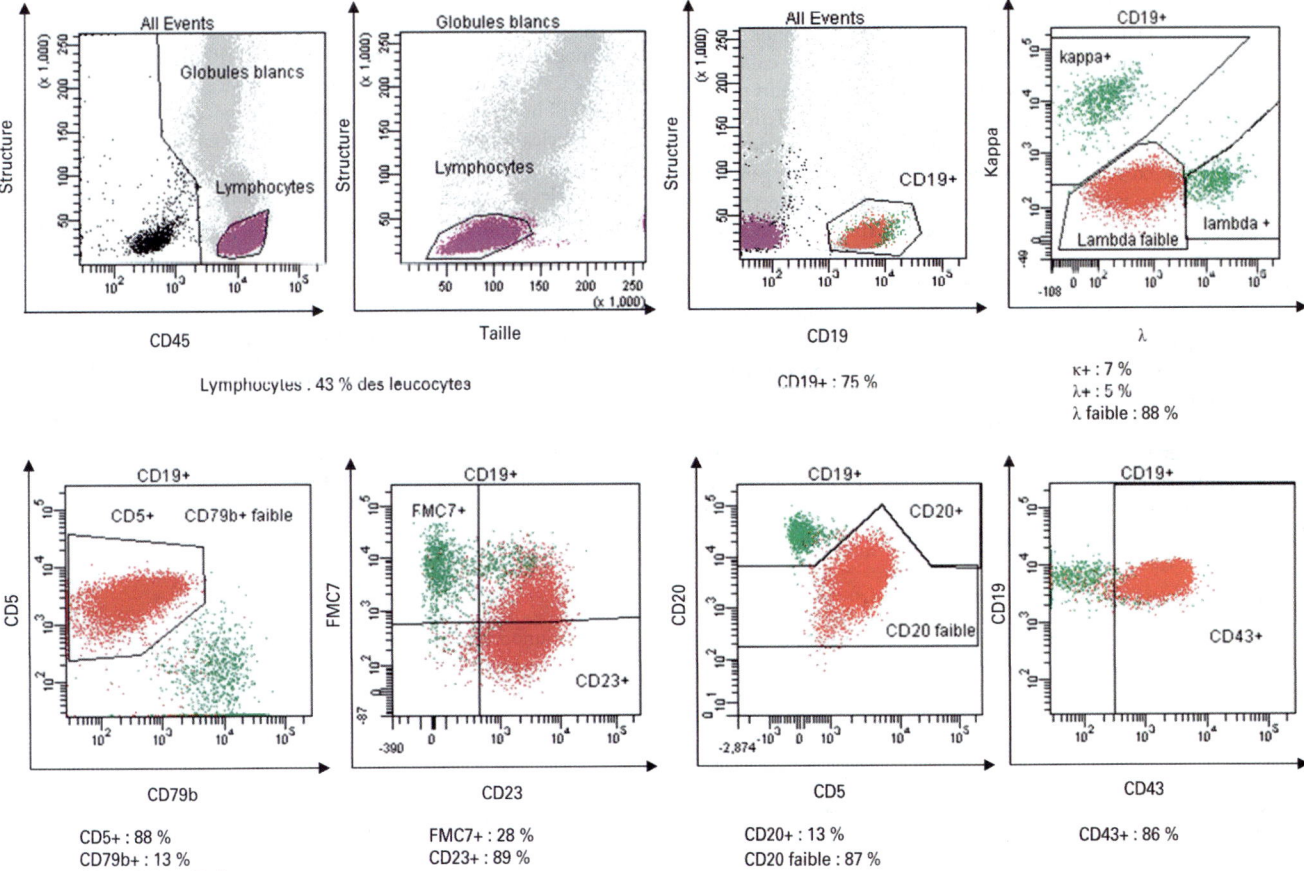

Figure S04-P01-C03-3 Diagnostic d'un cas de leucémie lymphoïde chronique. Les lymphocytes (en violet), représentant 43 % des globules blancs, sont repérés par leur forte expression de CD45 et par leur structure « peu complexe ». Les lymphocytes B (en vert) sont isolés des lymphocytes totaux par leur expression de CD19. Les cellules de leucémie lymphoïde chronique (en rouge), constituant 88 % des lymphocytes B, présentent ici des caractéristiques typiques : monotypie λ de faible intensité, CD5+, CD23+, CD79b de faible intensité, FMC7– (score de Matutes/Moreau à 5). Elles sont également CD20+ de faible intensité et CD43+. En comparaison, la population B résiduelle normale est visualisée en vert. Ce phénotype, associé à un nombre de lymphocytes B clonaux ≥ 5 G/l, permet de porter le diagnostic de leucémie lymphoïde chronique.

non du CD5 et de l'intensité de l'expression des marqueurs B (voir Tableau S04-P02-C06-I). Par exemple, CD5 est aussi exprimé dans la quasi-totalité des lymphomes du manteau, la moitié des leucémies prolymphocytaires et une minorité de lymphomes de la zone marginale et de macroglobulinémie de Waldenström. La présence de CD10 est très évocatrice d'un lymphome folliculaire. Dans la leucémie à tricholeucocytes, il existe un profil phénotypique particulier avec la présence de façon quasi spécifique de l'intégrine CD103, associée à CD25, récepteur de faible affinité de l'interleukine 2 (IL-2), à CD11c et à CD123, récepteur de l'IL-3. Actuellement, de nouvelles combinaisons d'anticorps monoclonaux sont en cours d'étude dans des laboratoires spécialisés pour affiner les diagnostics entre les différents types de syndromes lymphoprolifératifs B (CD11c, CD22, CD76, CD27, CD38 et CD180).

L'utilisation de la CMF pour le diagnostic de myélome est beaucoup moins usuelle que pour les autres hémopathies chroniques B. Les cellules plasmocytaires sont doublement marquées par CD38 et CD138. L'identification phénotypique du myélome est complexe et repose sur l'identification de plasmocytes atypiques qui sont le plus souvent CD56+ CD19– CD45– (par opposition aux plasmocytes normaux qui sont CD56– CD19+ CD45+), en association à une restriction isotypique κ ou λ détectable en intracytoplasmique. Le ratio entre plasmocytes malins et plasmocytes phénotypiquement normaux est utile pour différencier les MGUS (*monoclonal gammapathy of undetermined significance*) du myélome, un rapport supérieur 95 % étant en faveur d'un myélome.

Syndromes lymphoprolifératifs chroniques T et NK

Les proliférations clonales lymphoïdes T avec dissémination sanguine sont rares. Leur appartenance à la lignée T est reconnue par la présence de marqueurs hautement spécifiques tels que le complexe CD3/TCR (*T cell receptor*). L'association aux autres marqueurs pan-T permet une classification plus précise de ces proliférations T. L'interprétation de l'immunophénotype reste souvent ambiguë et doit être associée à la mise en évidence d'un réarrangement clonal des gènes du TCR par biologie moléculaire. Les profils immunophénotypiques peuvent être particuliers, par exemple par la co-expression de CD4 et CD8 ou la perte d'un ou de plusieurs antigènes pan-T.

La leucémie à lymphocytes à gros grains (LGL pour *large granular lymphocytes*) est caractérisée par une lymphocytose sanguine, souvent discrète, faite de lymphocytes reconnaissables par un cytoplasme large et contenant des granulations azurophiles (voir Chapitre S04-P03-C08). Le pronostic dépend de la nature de la cellule qui prolifère (lymphocyte T ou cellule NK). En raison de l'absence de récepteur spécifique de l'antigène sur les cellules NK, leur caractère clonal ne peut pas être démontré par PCR classique. L'évaluation de l'expression des KIR (*killer imunoglobulin-like receptors*) (CD158a → k) permet une approche phénotypique de la « clonalité ».

Greffe de cellules souches hématopoïétiques

Dans le domaine de la greffe de cellules souches hématopoïétiques (CSH), la cytométrie est utile pour évaluer la richesse du greffon, qu'il provienne de la moelle osseuse, du sang de cordon ou, de plus en plus souvent, du sang où il est prélevé par cytaphérèse après mobilisation par des facteurs de croissance. Au cours de la préparation du greffon, autologue ou allogénique, les CSH CD34+ sont dénombrées en valeur absolue. La quantité minimale requise pour une reconstitution hématologique satisfaisante est de 3×10^6 cellules souches « périphériques » (CSP) par kilogramme de poids.

Maladie résiduelle minimale

La détection de la maladie résiduelle (MRD pour *minimal residual disease*) est devenue un outil de diagnostic clinique pour l'évaluation de l'efficacité du traitement chez des patients suivis pour une hémopathie maligne. Elle est aujourd'hui considérée comme un marqueur de la réponse thérapeutique, mais son intérêt comme indicateur de la survie reste controversé. Pendant des décennies, la morphologie, en particulier médullaire, a été la seule méthode permettant d'évaluer la réponse au traitement et de déceler une éventuelle rechute, mais avec une sensibilité limitée. L'immunophénotypage par CMF multiparamétrique est aujourd'hui l'une des techniques de choix pour la mise en évidence de ces cellules résiduelles et la détection précoce des rechutes en oncohématologie. Le principe repose sur l'identification d'un profil phénotypique caractéristique de la cellule tumorale, qui n'est pas partagé par les cellules hématopoïétiques normales ou réactionnelles. La sensibilité de cette technique peut atteindre 10^{-5}, selon la catégorie diagnostique, les combinaisons d'anticorps utilisées et des caractéristiques immunophénotypiques individuelles des patients.

Actuellement, la CMF est utilisée pour la détection de cellules résiduelles après traitement dans les leucémies aiguës myéloïdes et lymphoblastiques B et T, la leucémie lymphoïde chronique, la leucémie à tricholeucocytes, les lymphomes du manteau et les lymphomes folliculaires, plus rarement dans le myélome multiple. La méthode de CMF multiparamétrique, dont la grande utilité est incontestable pour le suivi de la MRD, a aussi ses exigences et ses limites, en particulier liées à la nécessité de définir le profil phénotypique spécifique des cellules pathologiques au diagnostic, à la survenue possible d'un *switch* phénotypique, à la limite de sensibilité et au faible niveau actuel de standardisation.

Hémoglobinurie paroxystique nocturne

La CMF est la seule méthode de référence pour le diagnostic de l'hémoglobinurie paroxystique nocturne (HPN) (voir Chapitre S04-P03-C03). Elle repose sur la mise en évidence d'un déficit en protéines GPI liées à la surface d'au moins deux lignées cellulaires sanguines (polynucléaires neutrophiles et monocytes en première intention, hématies en deuxième intention), sur au moins deux marqueurs caractérisant les ancres GPI. Des recommandations internationales récentes [4] prônent l'étude des molécules CD24 et CD14 respectivement sur les polynucléaires neutrophiles et les monocytes, associées au FLAER, toxine bactérienne inactivée et couplée à un fluorochrome, se liant spécifiquement à l'ancre GPI des leucocytes. Les résultats sont exprimés en pourcentage de cellules anormales et permettent de définir aussi bien la taille du clone que le type de déficit (complet/partiel). Deux types d'analyse sont possibles, l'une pour le diagnostic en routine d'une HPN hémolytique (clone avec une concentration sanguine d'au moins 1 %), l'autre de haute sensibilité pour la recherche d'un clone HPN chez les patients ayant une insuffisance médullaire (clone avec une concentration minimale de 0,01 %).

Applications en immunologie

L'immunocytométrie est l'une des techniques les plus accessibles pour le diagnostic et la classification des déficits immunitaires, constitutionnels ou acquis. Ces déficits peuvent affecter l'immunité à médiation humorale, cellulaire ou la phagocytose [8].

Déficits immunitaires héréditaires

La majorité de ces déficits sont symptomatiques dès les premières années de vie, mais certains, tels les déficits immunitaires communs variables (DICV), déficits de l'immunité humorale, peuvent se révéler plus tardivement, le plus souvent à l'âge adulte. Le phénotypage lymphocytaire est un examen de deuxième intention qui permettra de quantifier les différentes populations lymphocytaires. La numération des lymphocytes T, des sous-populations T CD4+ (lymphocytes auxiliaires) et T CD8+ (lymphocytes cytotoxiques), des lymphocytes B et des cellules NK est à interpréter en valeur absolue et selon l'âge du patient. En cas de lymphopénie T, le phénotypage est complété par une étude des populations T naïves et mémoires (étude des marqueurs CD45RA, CD45RO, CD31), permettant d'apprécier la « capacité thymique » du patient. En cas d'hypogammaglobulinémie, une étude plus poussée des populations B naïves (CD27– IgM+ IgD+) et mémoires (CD27+ IgM–) peut être réalisée.

Déficits immunitaires acquis

Tout déficit immunitaire acquis touchant les lymphocytes peut être suivi par immunophénotypage. Chez les patients infectés par le VIH, la surveillance des lymphocytes sanguins T CD4+ est un outil essentiel [5]. Cellules cibles du VIH, leur destruction est en effet la principale cause de l'affaiblissement progressif du système immunitaire, conduisant au syndrome d'immunodéficience acquise, le SIDA. Leur effondrement traduit un stade avancé de la maladie et une altération des mécanismes de défense. Chez les adultes, la mesure porte sur le nombre absolu de lymphocytes T CD4+ est mesuré, tandis que chez les nourrissons et les jeunes enfants, le nombre relatif de ces cellules (pourcentage parmi les lymphocytes totaux) est plus informatif. La CMF offre plusieurs options techniques pour obtenir les valeurs absolues des lymphocytes T CD4+. Dans les techniques sur « double plateforme », le cytomètre en flux permet l'obtention du pourcentage de cellules T CD4+ parmi les lymphocytes, puis ce résultat est combiné avec les résultats de la lymphocytose sanguine provenant d'un analyseur d'hématologie. Dans les techniques « simple plateforme », actuellement privilégiées car plus précises, le cytomètre en flux peut fournir le pourcentage et la valeur absolue des lymphocytes T CD4+ (quantification à l'aide de microbilles ou utilisation d'instruments volumétriques). La numération des cellules T CD4+ dans le sang est ainsi utilisée pour :
– évaluer le degré du déficit immunitaire et la vitesse de progression vers le stade SIDA ;
– définir, après confrontation avec les informations cliniques, l'opportunité d'initier le traitement par antirétroviraux (les modalités de traitement sont redéfinies régulièrement par un groupe d'experts) ;
– initier les traitements prophylactiques des infections opportunistes (seuil à risque de 200, 100 ou 50 CD4/mm^3 en fonction des agents infectieux) ;
– surveiller l'efficacité du traitement (restauration immunitaire si lymphocytes T CD4+ > 500/µl).

Un phénotypage lymphocytaire détaillé des lymphocytes T CD4+ et CD8+ permet de distinguer différentes catégories de lymphocytes : cellules naïves, mémoires centrales, effectrices ou en stade de différenciation terminale. Ces phénotypages, réservés à la recherche clinique, permettent de mieux appréhender les perturbations de l'homéostasie lymphocytaire dans ce déficit immunitaire très complexe et de suivre les nouvelles approches thérapeutiques.

Conclusion

La CMF est devenue un outil incontournable, utilisé pour le diagnostic et le suivi des hémopathies et des déficits immunitaires. Ses applications s'étendent aussi à de nombreux programmes de recherche. Une nouvelle génération de cytomètres est représentée par le cytomètre de masse « CYTOF » qui permet d'analyser simultanément jusqu'à 100 paramètres cellulaires grâce au couplage des anticorps monoclonaux à des isotopes [1].

Bibliographie

1. Bendall SC, Simonds EF, Qiu P et al. Single-cell mass cytometry of differential immune and drug responses across a human hematopoietic continuum. Science, 2011, *332* : 687-696.
2. Bennett JM, Catovsky D, Daniel MT et al. Proposals for the classification of the acute leukaemias. Br J Haematol, 1976, *33* : 451-458.
3. Bernard A, Boumsell L. [Human leukocyte differentiation antigens.] Presse Méd, 1984, *13* : 2311-2316.
4. Borowitz MJ, Craig FE, Digiuseppe JA et al. Guidelines for the diagnosis and monitoring of paroxysmal nocturnal hemoglobinuria and related disorders by flow cytometry. Cytometry B Clin Cytom, 2010, *78* : 211-230.
5. Cossarizza A, De Biasi S, Gibellini L et al. Cytometry, immunology, and HIV infection : three decades of strong interactions. Cytometry A, 2013, *83* : 680-691.
6. Moldavan A. Photo-electric technique for the counting of microscopical cells. Science, 1934, *80* : 188-189.
7. Moreau EJ, Matutes E, A'Hern RP et al. Improvement of the chronic lymphocytic leukemia scoring system with the monoclonal antibody SN8 (CD79b). Am J Clin Pathol, 1997, *108* : 378-382.
8. Picard C. When should immunologic explorations be carried out in children with suspicion of primary immunodeficiency ? Arch Pediatr, 2013, *20* : 412-417.
9. Swerdlow SH, Campo E, Harris NL et al. The World Health Organization (WHO) classification of the myeloid neoplasms, 4th ed. Lyon, International Agency for Research on Cancer, 2008.

Toute référence à cet article doit porter la mention : Merle-Béral H, Le Garff-Tavernier M. Cytométrie en flux : principes et applications cliniques. *In* : L Guillevin, L Mouthon, H Lévesque. Traité de médecine, 5e éd. Paris, TdM Éditions, 2018-S04-P01-C03 : 1-6.

Hématologie

Chapitre S04-P01-C04

Cytogénétique

Sophie Kaltenbach et Isabelle Radford

La cytogénétique hématologique est l'étude des anomalies chromosomiques acquises dans les cellules hématopoïétiques. Il y a plus d'un siècle, Théodor Boveri a émis l'hypothèse de la présence d'anomalies chromosomiques dans les noyaux des cellules cancéreuses, responsables de la prolifération incontrôlée des cellules tumorales. Cette hypothèse a trouvé une confirmation depuis la mise au point des techniques d'analyse cytogénétique avec en particulier la découverte du chromosome Philadelphie (1960), de son mécanisme (1973) et la démonstration de son rôle oncogène (1990). Cette observation a ouvert une voie d'exploration extrêmement fructueuse. Depuis ces premières observations, la cytogénétique a pris une place de plus en plus importante dans l'étude des hémopathies malignes. En effet, il a été clairement démontré que certaines modifications du caryotype observées dans les cellules tumorales ont des propriétés spécifiques qui étayent leur rôle dans l'initiation et le développement de la prolifération tumorale. Ces anomalies ont quatre caractères essentiels :
– elles sont *acquises*, c'est-à-dire limitées aux cellules tumorales ;
– elles sont *clonales*, toutes les cellules possédant la même anomalie primaire ;
– elles sont *récurrentes*, retrouvées plus souvent que ne le voudrait le hasard ;
– enfin, elles sont généralement *spécifiques* d'une entité pathologique.

L'inventaire de ces anomalies a profondément modifié l'approche physiopathologique, diagnostique, pronostique et thérapeutique des hémopathies malignes.

Dans le domaine de la physiopathologie et du mécanisme de la transformation maligne, ces accidents chromosomiques contribuent à l'initiation et la prolifération des cellules par plusieurs mécanismes possibles. La recombinaison des gènes situés au niveau de points de cassure a pour conséquence fonctionnelle soit une dérégulation d'oncogènes, soit la formation de protéines chimériques qui participent à la genèse ou à la progression de l'hémopathie maligne. D'autres mécanismes d'altérations génétiques ont été décrits : hyperexpression génique (amplification ou microremaniement), inactivation génique (mutation ou délétion de gènes suppresseurs de tumeurs) (Tableau S04-P01-C04-I).

En matière de diagnostic, certaines de ces anomalies sont désormais prises en compte à côté des données morphologiques et immunophénotypiques notamment dans la dernière version de la classification OMS [11].

Les anomalies cytogénétiques sont reconnues comme des facteurs pronostiques indépendants des autres critères clinicobiologiques dans la plupart des hémopathies malignes, qu'elles soient aiguës (leucémies aiguës lymphoïdes et myéloïdes) ou chroniques (myélome, leucémie lymphoïde chronique) et les avancées thérapeutiques des vingt dernières années n'ont pas gommé l'impact de la grande majorité des anomalies récurrentes. À l'inverse, des études récentes ont montré l'impact encore plus fort des données du caryotype dans les syndromes myélodysplasiques, données prises en compte dans un nouveau score IPSS (R-IPSS pour *revised international prognostic scoring system*) [3, 4] (*voir* Chapitre S04-P03-C05).

Enfin, ces anomalies ont ouvert la voie de la mise au point de traitements ciblés, dont l'exemple le plus convaincant est la mise au point d'inhibiteurs spécifiques de l'activation des tyrosines kinase par le recombinant BCR-ABL. C'est pourquoi le caryotype doit faire partie intégrante du diagnostic d'une hémopathie au même titre que la cytologie et/ou l'anatomopathologie, l'immunophénotypage et/ou la biologie moléculaire.

Indications générales du caryotype dans une hémopathie

Une analyse cytogénétique devrait être systématiquement effectuée :
– d'une part, au diagnostic d'une hémopathie, avant mise en route d'un traitement en même temps que le myélogramme ou la cytologie sanguine, les prélèvements pour immunophénotypage et/ou biologie moléculaire ;
– d'autre part, pour le suivi s'il existe une ou plusieurs anomalies chromosomiques au diagnostic puisque le ou les clones détectés consti-

Tableau S04-P01-C04-I Principaux types de remaniements chromosomiques et leurs conséquences.

Anomalie chromosomique	Gènes impliqués	Conséquences fonctionnelles	Exemple
Translocation, inversion	Formation d'un gène de fusion	Oncogènes	Gain de fonction	PML-RARα (LAM 3)
	Effet de position	Oncogènes	Surexpression	Surexpression de *cMYC* dans la t(8;14)(q24;q32) (lymphome de Burkitt)
Trisomie, duplication chromosomique		Oncogènes	Dosage génique	Trisomie 1q (lymphomes)
Amplification génique (HSR, doubles minutes)		Oncogènes	Dosage génique, surexpression	Amplification de *MLL* dans certaines leucémies aiguës
Délétion, monosomie		Gènes suppresseurs de tumeur	Perte de fonction, hémizygotie	Perte de *P53* dans les LLC, monosomie 7 dans les syndromes myélodysplasiques

HSR : *Homogeneously staining regions (s)* ; LLC : leucémie lymphoïde chronique.

tuent un marqueur de la maladie et/ou s'il n'existe pas de marqueur moléculaire au diagnostic ;

– enfin, lors d'une rechute, quel que soit le résultat du caryotype au diagnostic.

En effet, l'anomalie caractéristique du clone initial permet de confirmer la rechute. À l'inverse, un caryotype sans anomalie clonale décelée au diagnostic trouvera son intérêt à la rechute si un remaniement est détecté.

Ces différentes indications ont conduit à une demande de plus en plus fréquente de caryotypes, requérant l'organisation et la régulation des suivis et rechutes en moyens des structures disponibles pour une optimisation des résultats et une prise en charge correcte des patients.

Prélèvements nécessaires

Moelle osseuse

L'aspiration doit fournir 1 à 2 ml de suc médullaire pour toute suspicion de leucémie aiguë, syndrome myéloprolifératif, myélodysplasie, aplasie médullaire, syndrome lymphoprolifératif sans passage sanguin ou étude d'extension d'un lymphome.

Le prélèvement doit être recueilli sur héparine ou mieux sur un milieu fourni par le laboratoire. L'EDTA (acide éthylène-diamino-tétra-acétique) est à proscrire car il inhibe la pousse cellulaire. Le prélèvement doit être acheminé dans le délai le plus bref possible au laboratoire, ou éventuellement en dehors des heures d'ouverture de ce dernier, conservé à température ambiante ou à +4 °C jusqu'au lendemain.

Sang

L'analyse cytogénétique n'est possible que s'il existe plus de 20 % de cellules pathologiques circulantes, cas habituel de certains syndromes lymphoprolifératifs chroniques (en particulier leucémie lymphoïde chronique). Dans ces cas, le prélèvement doit être de 5 ml de sang sur héparine.

Ganglions

Dans le cas des lymphomes, le caryotype est effectué sur le matériel obtenu par biopsie ganglionnaire. Il est alors souhaitable, pour une meilleure prise en charge, que ce prélèvement soit adressé non pas au laboratoire de cytogénétique mais au laboratoire d'anatomopathologie dans une compresse stérile. C'est ce laboratoire qui, selon l'indication posée, la taille et l'aspect du prélèvement reçu, va répartir les différents fragments entre les autres laboratoires intervenant dans le diagnostic. En effet, l'étude du caryotype nécessite un prélèvement de qualité suffisante et un nombre important de cellules vivantes pour obtenir des mitoses. Il en est de même pour les autres tissus susceptibles d'être tumoraux comme la rate, une masse cérébrale, ou toute autre localisation extraganglionnaire dans le cas des lymphomes.

Autres prélèvements

Le liquide pleural, le liquide d'ascite, s'ils sont tumoraux, sont prélevés dans un tube stérile et acheminés dans les plus brefs délais.

Techniques cytogénétiques

L'étude du caryotype, à ses débuts, était basée sur la seule observation morphologique de l'ensemble des 23 paires chromosomiques. Elle a l'énorme avantage d'être une analyse pangénomique et reste la méthode de référence avec un niveau de résolution de 5Mb (Figure S04-P01-C04-1). Cependant, les avancées technologiques ont permis la mise en place d'une cytogénétique moléculaire de plus en plus performante, avec notamment les techniques d'hybridation in situ

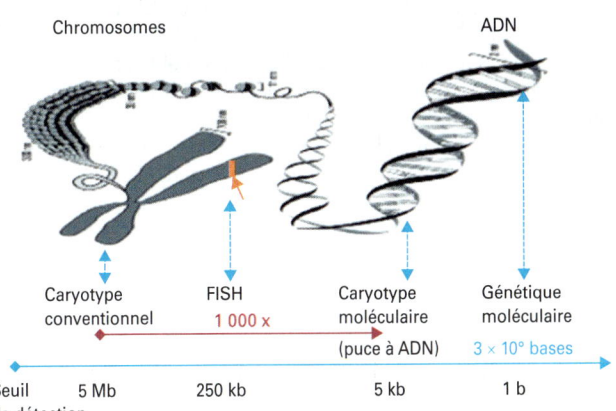

Figure S04-P01-C04-1 Représentation des méthodes en cytogénétique et leur seuil de détection. ADN : acide désoxyribonucléique ; FISH : *fluorescence in situ hybridation.* (Modifié d'après Ferrarini A, Jacquemont S, Martinet S et al. Puce à ADN : pourquoi et pour qui ? Rev Méd Suisse, 2010, 6 : 390-396.)

fluorescente (FISH). Cette dernière est, a contrario, une analyse ciblée mais dont le niveau de résolution varie de 100 à 400 kb.

Il est nécessaire pour obtenir un caryotype d'obtenir des cellules en division à un stade où les chromosomes sont bien individualisés et suffisamment dispersés (métaphases). Or les cellules de la moelle osseuse (ou de la rate) offrent spontanément un nombre suffisant de mitoses (divisions des cellules somatiques). Dans la majorité des cas, les cultures réalisées se font en 24 et/ou 48 heures, à 37 °C avec ou sans synchronisation. Deux exceptions à cela : les syndromes lymphoprolifératifs qui doivent être cultivés 72 heures avec adjonction de mitogène et les myélomes qui doivent être cultivés 72 à 96 heures sans stimulation.

L'arrêt de la culture se fait grâce à la colchicine, poison du fuseau mitotique. Après un choc hypotonique et une fixation, on obtient un culot cytogénétique, sur lequel pourront être effectués un caryotype classique et/ ou une technique de FISH.

Le culot peut être conservé (–20 °C) pour d'éventuelles analyses supplémentaires.

Analyse et interprétation du caryotype

Les chromosomes sont dénaturés par la chaleur (bandes RHG pour *reverse banding using heat and Giemsa*) et/ou par digestion enzymatique (bandes GTG pour *G trypsine Giemsa*) et les métaphases analysées. Pour qu'un caryotype soit considéré comme ne portant pas d'anomalie clonale, un nombre minimal de 20 mitoses doit être analysé. En deçà, le caryotype doit être considéré comme un échec. Un clone se définit par au moins deux métaphases ayant le même chromosome surnuméraire (trisomie) ou la même anomalie de structure, ou, par au moins trois métaphases dépourvues d'un chromosome identique (monosomie). La formule chromosomique s'écrit selon une nomenclature internationale (International Standing Committee on Human Cytogenetic Nomenclature ou ISCN 2013) [9].

Limites de la technique de cytogénétique classique

Bien qu'il s'agisse d'un examen indispensable, le caryotype standard peut être mis en défaut et a ses limites, et ce pour plusieurs raisons. Les plus fréquentes sont :

– un prélèvement non adéquat ou un temps de transport prolongé ;

Hématologie

– un prélèvement comportant un nombre insuffisant de cellules malignes (hémodilution, fibrose ou aplasie médullaire) ;
– des cellules tumorales avec un faible index prolifératif ;
– un caryotype très remanié ou avec des remaniements de trop petite taille pour être identifiés de façon fiable.

Les techniques d'hybridation de sondes fluorescentes in situ sont alors très utiles en complément du caryotype standard.

Hybridation in situ de sondes fluorescentes (FISH)

La technique de FISH (*fluorescence in situ hybridation*) ou cytogénétique moléculaire est fondée sur les propriétés de renaturation des séquences complémentaires d'ADN. Une sonde contenant la séquence d'ADN à étudier (Figure S04-P01-C04-2) est marquée chimiquement avec une molécule fluorescente. Cette sonde est dénaturée et hybridée sur les préparations chromosomiques. Après avoir éliminé l'hybridation non spécifique par lavages successifs, on procède à la détection à l'aide d'un microscope à fluorescence. Grâce aux multiples possibilités de marquage et de détection, la FISH permet d'hybrider plusieurs sondes et d'analyser simultanément plusieurs loci. L'avantage de cette technique est qu'elle accroît considérablement le pouvoir de résolution de la cytogénétique classique car elle peut être utilisée sur les chromosomes en métaphase et les noyaux en interphase. Cette dernière technique, ou cytogénétique interphasique, permet d'étudier un grand nombre de cellules et tout particulièrement les populations cellulaires qui ne prolifèrent pas.

Les sondes utilisables pour la FISH sont de plusieurs types. Les sondes centromériques (*voir* Figure S04-P01-C04-2a), spécifiques de chaque chromosome, sont destinées à la détection d'anomalies de nombre en métaphase et surtout en interphase. Les sondes de peinture chromosomique (*voir* Figure S04-P01-C04-2b), sont un mélange de sondes spécifiques d'un chromosome entier pour identifier des chromosomes marqueurs ou des segments chromosomiques qui échappent à la résolution de la cytogénétique classique. Par définition, dans ces cas, seules les métaphases vont pouvoir être analysées. Les sondes d'ADN séquence unique situées à proximité, au niveau ou de part et d'autre des points de cassure, permettent de déceler des anomalies de structure (*voir* Figure S04-P01-C04-2c). Ce type de sonde peut être utilisé aussi bien en métaphase qu'en interphase.

Apport du caryotype conventionnel et/ou moléculaire en hématologie

Le caryotype est un élément essentiel de l'exploration biologique d'une hémopathie maligne ou clonale. Il permet en effet d'étayer un diagnostic cytologique et/ou immunophénotypique. Dans le cas où la cytologie est ambiguë, il peut même aider à établir un diagnostic formel. Enfin, le caryotype participe à l'évaluation pronostique et, dans certains cas, oriente les décisions thérapeutiques vers des traitements ciblés.

Dans la plupart des cas, un caryotype est réalisé par cytogénétique conventionnelle mais le cytogénéticien peut être amené sur ce même prélèvement à réaliser une analyse ciblée en hybridation in situ. Un guide des bonnes pratiques a été édité par le Groupe français de cytogénétique hématologique (GFCH) sous l'égide de l'ACLF (Association des cytogénéticiens de langue française).

Outil de confirmation diagnostique

Le caryotype est nécessaire et suffisant lorsqu'une ou plusieurs anomalies chromosomiques sont détectables par l'analyse des métaphases des 23 paires chromosomiques. Par exemple, la translocation t(8;21)(q22;q22), présente dans 10 % des leucémies aiguës myéloblastiques (LAM) de type 2 de novo, est une anomalie facilement reconnaissable et qui ne présente que de très rares cas de translocations variantes (Figure S04-P01-C04-3).

Il existe des cas où une technique de FISH peut être nécessaire pour confirmer la présence d'une anomalie difficile à déceler. C'est le cas dans l'inversion d'un chromosome 16 ou la translocation t(16;16)(p13;q22) des LAM4Eo dont la conséquence est la formation d'un gène de fusion entre le gène *CBFB* (*core binding factor beta*) situé en 16q22 et le gène *MYH 11* (*myosin, heavy chain 111*) en 16p13. En effet, ce remaniement sur un même chromosome ne modifie que très peu l'indice centromérique et peut passer inaperçu au caryotype conventionnel. L'utilisation de sondes d'ADN spécifiques marquées

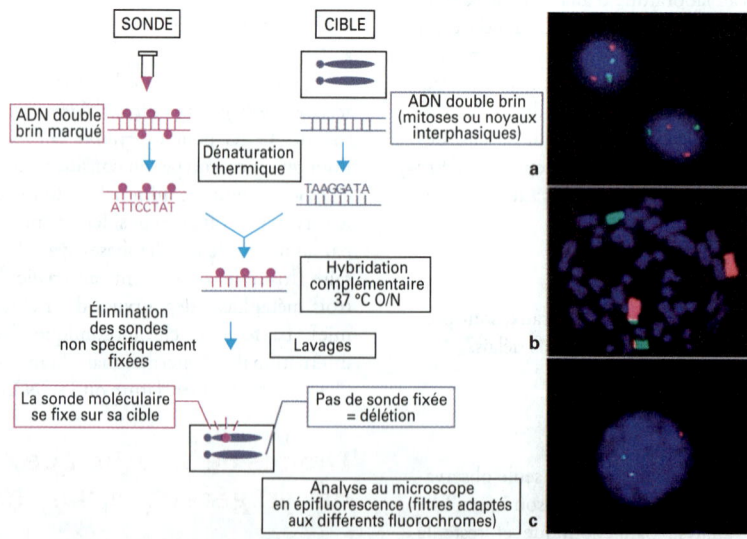

Figure S04-P01-C04-2 Utilisation de sondes fluorescentes. Partie gauche : principe de la technique. Partie droite : exemples de trois sondes différentes : sondes centométriques (**a**), sondes de peinture chromosomique (**b**), sondes de séquences situées de part et d'autre d'un gène (**c**).

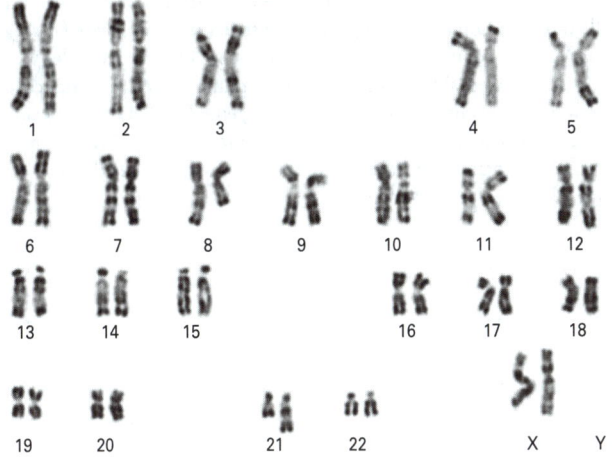

Figure S04-P01-C04-3 Caryotype classique avec t(8;21)(q22;q22).

de deux couleurs différentes couvrant les deux loci permet de confirmer ou d'infirmer le remaniement suspecté (Figure S04-P01-C04-4).

Enfin, une hybridation in situ en complément du caryotype peut être effectuée pour rechercher un clone peu prolifératif. Par exemple si le caryotype ne montre qu'une seule mitose avec trisomie 12 dans une leucémie lymphoïde chronique (LLC), l'anomalie ne peut pas être considérée comme clonale. Dans un tel cas, une hybridation avec une sonde centromérique spécifique du chromosome 12 peut dévoiler sur noyaux interphasiques un clone trisomique 12 peu mitotique (Figure S04-P01-C04-5).

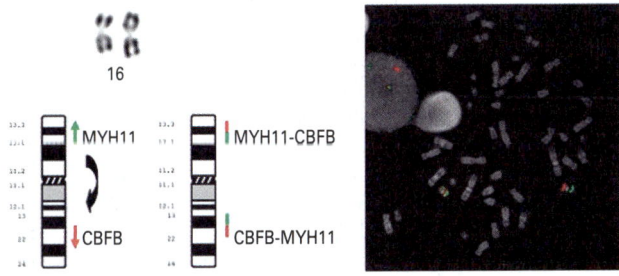

Figure S04-P01-C04-4 Diagnostic d'une inversion d'un chromosome 16. *CBFB* : core binding factor beta ; *MYH11* : myosin, heavy chain 111.

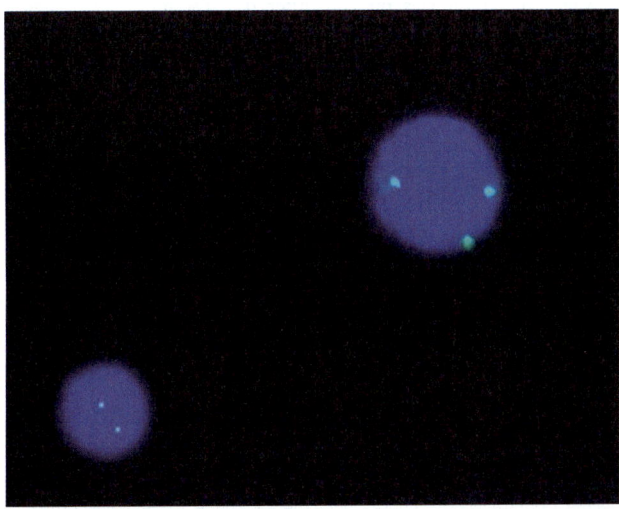

Figure S04-P01-C04-5 Diagnostic d'une trisomie 12 en interphase.

Outil d'aide au diagnostic

Le caryotype conventionnel est d'un apport essentiel dans les myélodysplasies avérées puisque le calcul du score IPSS révisé doit prendre en compte les anomalies cytogénétiques (*voir* Chapitre S04-P03-C05). Mais il a aussi son intérêt en l'absence de signe cytologique franc puisque certaines anomalies cytogénétiques, indépendamment de toute anomalie sanguine ou médullaire, ont valeur de diagnostic de myélodysplasie (Tableau S04-P01-C04-II). À l'inverse, la délétion du bras long d'un chromosome 20 (del 20q), la perte du chromosome Y ou la trisomie 8, si elles sont isolées, ne préjugent en rien du diagnostic.

Dans le diagnostic des lymphomes, il n'est pas rare que le prélèvement tumoral soit de taille trop petite pour que la réalisation d'un caryotype soit possible. Dans ce cas, le diagnostic moléculaire apporte une information importante : l'exemple le plus probant est celui du lymphome de Burkitt pour lequel un diagnostic par FISH à l'aide de sondes appropriées permet de mettre en évidence un remaniement c-*MYC* en 8q24 sur une apposition du prélèvement mais aussi, bien que plus difficile, sur coupe congelée ou même sur coupe paraffinée (Figure S04-P01-C04-6). Il en est de même pour les lymphomes *double hit* avec remaniement *MYC*, *BCL2* et/ou *BCL6* dont le pronostic est sombre.

La mise en évidence d'une fragilité chromosomique par l'analyse des cassures induites par les alkylants est une étape clef du diagnostic de la maladie de Fanconi (*voir* Chapitre S04-P03-C05).

Tableau S04-P01-C04-II Anomalies cytogénétiques considérées comme prédictives des syndromes myélodysplasiques en l'absence de dysplasie.

Anomalies déséquilibrées	Anomalies équilibrées
–7 ou del(7q)	t(11;16)(q23;p13.3)
–5 ou del(5q)	t(3;21)(q26;q22)
i(17q) ou t(17p)	t(1;3)(p36;q21)
–13 ou del(13q)	t(2;11)(p21;q23)
del(11q)	inv(3)(q21q26.2)
del(12p ou t(12p)	t(6;9)(p23;q34)
del(9q)	
idic(Xq13)	
Caryotype complexe avec une ou plusieurs des anomalies sus-citées	

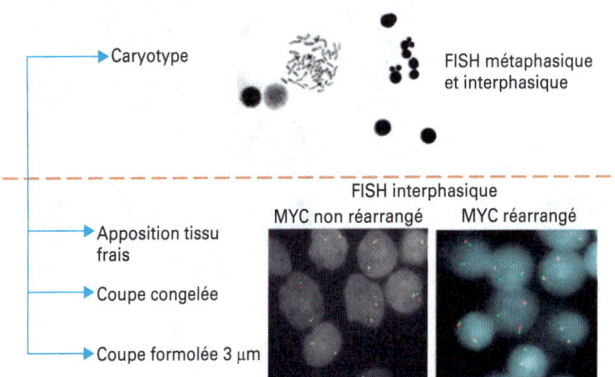

Figure S04-P01-C04-6 Recherche d'un réarrangement de c-*MYC* par FISH sur apposition, coupe congelée ou coupe paraffinée dans le cas où le caryotype n'a pas été effectué.

Outil pronostique et thérapeutique

Il est primordial, au décours du diagnostic d'une leucémie myéloïde chronique (LMC), d'effectuer un caryotype médullaire même si la recherche d'un transcrit de fusion BCR/ABL, conséquence de la translocation t(9;22) peut et doit parallèlement être effectuée sur le sang. En effet, si l'analyse cytogénétique met en évidence la translocation classique équilibrée t(9;22)(q34;q11) dans 95 % des cas, (Figure S04-P01-C04-8a), elle permet aussi de déceler des anomalies additionnelles, récurrentes, dont les plus fréquentes sont la trisomie 8, une duplication du dérivé 22 de la translocation t(9;22) ou double Ph1, un i(17q) ou isochromosome 17q. Or ces dernières sont un signe d'évolutivité de la maladie. Dans de rares cas, il existe des translocations variantes qui se définissent par une anomalie faisant intervenir un ou deux autres chromosomes autres que le chromosome 9 et que le chromosome 22 (Figure S04-P01-C04-8b). Enfin, dans le cas où le caryotype ne montre pas de translocation classique malgré la présence du transcrit spécifique, une analyse en hybridation in situ à l'aide de sondes spécifiques s'avère indispensable : il s'agit de rares cas d'insertion (Figure S04-P01-C04-8c).

De même, dans le suivi d'une LMC traitée, le caryotype médullaire reste, à ce jour, la méthode de référence, associé à une évaluation de la maladie résiduelle en biologie moléculaire sur le sang.

Dans les leucémies aiguës myéloïdes, les anomalies de mauvais pronostic concernent les caryotypes complexes (plus de trois anomalies), les anomalies des chromosomes 5 et 7 et les réarrangements impliquant le gène *MLL* en 11q23 (sauf la translocation t(9;11)(p22;q23), réarrangements à rechercher si nécessaire par une technique de FISH (Figure S04-P01-C04-7). Dans ces mêmes caryotypes complexes, l'existence d'un caryotype monosomique (perte de deux autosomes, ou celle d'un autosome et une anomalie de structure (CBF [*core binding factor*] exclues) a un impact pronostique encore plus défavorable [5].

Il est indispensable, avant traitement d'une leucémie lymphoïde chronique, de rechercher une délétion du gène *TP53* (17p13) à l'aide d'une sonde couvrant ce locus. En effet cette délétion, si elle est présente, est de mauvais pronostic et prédit une résistance à la fludarabine (*voir* Chapitre S04-P03-C08).

Nouvelles techniques à haute résolution

De nouvelles techniques, encore en dehors du domaine de la routine, sont en cours d'évaluation et ont un avenir certainement prometteur. Elles permettront notamment d'obtenir rapidement le profil moléculaire d'une tumeur afin d'identifier de nouvelles cibles thérapeutiques, en parallèle avec les études en biologie moléculaire détectant les mutations, caractérisant les transcrits de fusion et permettant de suivre la maladie résiduelle.

Techniques d'hybridation moléculaire

Depuis quelques années, de nouvelles techniques permettent de détecter des gains ou des pertes chromosomiques à une résolution de plus en plus importante. Il s'agit des techniques d'hybridation génomique comparative (*CGH-array* pour *comparative genomic hybridization*) et de polymorphisme nucléosidique (*SNP-array* pour *single nucleotide polymorphism*). Ces techniques utilisent des puces où sont fixées un certain nombre d'oligonucléotides couvrant l'ensemble du génome. Les puces les plus résolutives à l'heure actuelle comptent jusqu'à un million de fragments oligonucléotidiques conférant une résolution pouvant atteindre quelques kilobases. Dans la technique de *CGH-array*, l'ADN à tester et l'ADN contrôle, marqués respectivement par deux fluorochromes différents, sont co-hybridés sur la puce [1]. L'analyse des ratios de fluorescence pour chaque sonde hybridée de la puce permet d'identifier des pertes ou des gains de matériel chromosomique dans l'ADN testé (Figure S04-P01-C04-9). Cette technique ne mettant en évidence que des variations de nombre de copies, elle ne permet pas d'identifier les translocations équilibrées. Avec la technique de *SNP-array*, seul l'ADN tumoral est hybridé avec des séquences nucléotidiques correspondant à plusieurs polymorphismes de régions du génome [8]. L'intensité du signal émis permet de mettre en évidence des variations du nombre de copies (gain ou perte), des pertes d'hétérozygotie avec conservation du nombre de copies (*copy neutral-loss of heretozygoty*) entre les deux allèles du patient. Celles-ci peuvent être germinales ou constituer des disomies uniparentales (UPD pour *uniparental disomy*) acquises au cours d'une recombinaison mitotique entre les deux allèles. Une étude récente, portant sur 221 échantillons de leucémies aiguës lymphoblastiques (LAL) B de

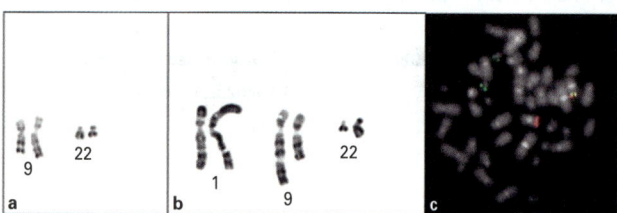

Figure S04-P01-C04-7 Aspect d'un remaniement 9;22 (chromosome Philadelphie). **a)** Métaphase t(9;22). **b)** Variant t(1;9;22). **c)** Insertion interstitielle d'un fragment de 22 dans 9.

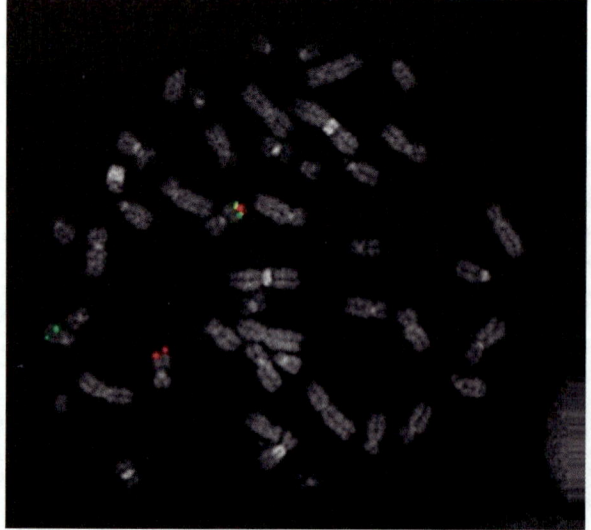

Figure S04-P01-C04-8 Aspect en fluorescence métaphasique d'une translocation MLL : t(11;17).

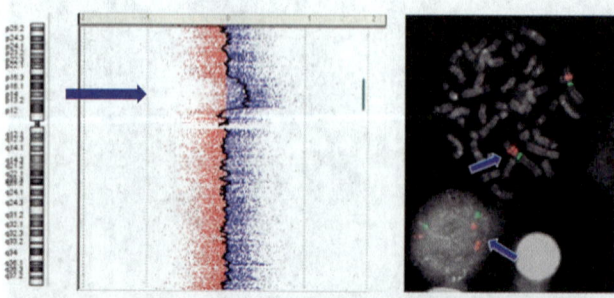

Figure S04-P01-C04-9 Identification d'une duplication par *CGH-array* (flèche). Confirmation par fluorescence métaphasique. CGH-array : *comparative genomic hybridization*.

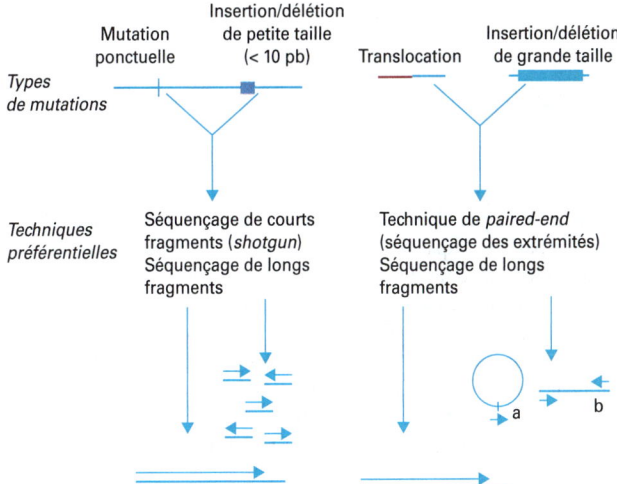

Figure S04-P01-C04-10 Différentes techniques de séquençage NGS (*next generation sequencing*). (Modifié d'après Rodrigues MJ, Gomez-Rocas J. Role of high-throughput sequencing in oncology. Bull Cancer, 2013, *100* : 295-301.)

l'enfant analysés par *SNP-array* a permis d'identifier des délétions récurrentes du gène *Ikaros* dans 28,6 % des prélèvements, délétions associées à un pronostic sombre [6].

Techniques de séquençage (NGS)

Les méthodes techniques utilisant le NGS (*next generation sequencing*) ou séquençage haut débit permettent le séquençage de millions de fragments en parallèle en un temps réduit au sein d'un automate [7]. Le choix de la technique dépend de l'anomalie recherchée (Figure S04-P01-C04-10).

Dans les syndromes myélodysplasiques, les anomalies de la méthylation de certains gènes ont pu être étudiées avec une grande résolution par ces techniques à haut débit type *methylome array* en utilisant deux enzymes de restriction capables de cliver l'ADN au niveau de sites CpG en fonction de leur état de méthylation. M. Figueroa et al. ont étudié le niveau de méthylation de 50 000 îlots CpG choisis sur 14 000 promoteurs dans les myélodysplasies et les leucémies aiguës myéloïdes et ont montré qu'il existe un plus grand nombre d'îlots CpG méthylés dans les premières [2]. Or, l'hyperméthylation des CpG entraîne une extinction transcriptionnelle, par modification épigénétique de gènes suppresseurs de tumeur impliqués dans certaines fonctions essentielles pour la cellule (contrôle du cycle cellulaire, réparation des dommages de l'ADN et apoptose). De même, L. Shen et al. [10] ont étudié le profil de méthylation des promoteurs de 10 gènes sur une série de 312 patients atteints de myélodysplasies et montré que l'hyperméthylation de ces 10 gènes est un indice pronostique de la survie globale et la survie sans progression.

Bibliographie

1. FERRARINI A, JACQUEMONT S, MARTINET S et al. Puce à ADN : pourquoi et pour qui ? Rev Méd Suisse, 2010, *6* : 390-396.
2. FIGUEROA ME, SKRABANEK L, LI Y et al. MDS and secondary AML display unique patterns and abundance of aberrant DNA methylation. Blood, 2009, *114* : 3448-3458.
3. GREENBERG PL, TUECHLER H, SCHANZ J et al. Revised international prognostic scoring system for myelodysplastic syndromes. Blood, 2012, *120* : 2454-2465.
4. GREENBERG PL, ATTAR E, BENNETT JM et al. Myelodysplastic syndromes : clinical practice guidelines in oncology. J Natl Compr Canc Netw, 2013, *11* : 838-874.
5. KAYSER S, ZUCKNICK M, DOHNER K et al. Monosomal karyotype in adult acute myeloid leukemia : prognostic impact and outcome after different treatment strategies. Blood, 2012, *119* : 551-558.
6. MULLIGHAN CG, SU X, ZHANG J et al. Deletion of IKZF1 and prognosis in acute lymphoblastic leukemia. N Engl J Med, 2009, *360* : 470-480.
7. RODRIGUES MJ, GOMEZ-ROCAS J. Role of high-throughput sequencing in oncology. Bull Cancer, 2013, *100* : 295-301.
8. RUDKIN GT, STOLLAR BD. High resolution of DNA-RNA hybrids in situ by indirect immunofluorescence. Nature, 1977, *265* : 472-474.
9. SHAFFER LG, MCGOWAN-JORDAN J, SCHMID M. An International System for Human Cytogenetic Nomenclature. Recommendations of the International Standing Committee on Human Cytogenetic Nomenclature ISCN 2013. Bâle, Karger, 2013.
10. SHEN L, KANTARJIAN H, GUO Y et al. DNA methylation predicts survival and response to therapy in patients with myelodysplastic syndromes. J Clin Oncol, 2010, *28* : 605-611.
11. SWERDLOW SH, CAMPO E, HARRIS NL et al. The World Health Organization (WHO) classification of tumours of haematopoietic and lymphoid tissues, 4th ed. Lyon, International Agency for Research on Cancer, 2008.

Toute référence à cet article doit porter la mention : Kaltenbach S, Radford I. Cytogénétique. *In* : L Guillevin, L Mouthon, H Lévesque. Traité de médecine, 5ᵉ éd. Paris, TdM Éditions, 2018-S04-P01-C04 : 1-6.

Hématologie

Chapitre S04-P01-C05

Progéniteurs hématopoïétiques

Nicole Casadevall

Les progéniteurs hématopoïétiques sont des cellules multipotentes qui jouent un rôle majeur dans l'homéostasie en assurant la production constante et régulée des cellules du sang.

Organisation

Le système hématopoïétique est le système de production cellulaire le plus dynamique chez l'adulte : il permet à la fois d'assurer le renouvellement constant de toutes les cellules du sang (homéostasie) et d'adapter sa régulation en fonction de contraintes physiologiques ou pathologiques. Il s'agit d'un système cellulaire complexe, adapté à une production considérable et comprenant schématiquement trois compartiments (Figure S04-P01-C05-1).

Le compartiment des *cellules souches hématopoïétiques* regroupe des cellules caractérisées par six propriétés essentielles : durée de vie longue, faible proportion de cellules en cycle, capacité de générer l'ensemble du système hématopoïétique (totipotence), autorenouvellement assurant la pérennité de ce compartiment, capacité d'engendrer des cellules engagées dans la différenciation cellulaire donnant naissance aux progéniteurs, et capacité de reconstituer à long terme une hématopoïèse complète (lymphoïde et myéloïde) après myélo-ablation (transplantabilité). On ne sait pas les mettre en évidence in vitro par les techniques de culture clonale.

Le compartiment des *progéniteurs*, purement de transit, se compose de cellules hautement prolifératives. C'est un compartiment intermédiaire entre les cellules souches et les cellules différenciées. Les progéniteurs ne sont pas identifiables morphologiquement. Ils sont mis en évidence par leur capacité à donner in vitro des colonies de cellules hématopoïétiques dans des systèmes de cultures en milieu semi-solide. Ces progéniteurs sont appelés « progéniteurs clonogéniques ».

Le compartiment de *maturation* est constitué des cellules hématopoïétiques fonctionnelles ayant acquis des critères de différenciation terminale (précurseurs). Ces cellules sont morphologiquement reconnaissables. À la fin du processus de maturation, celles qui ont achevé leur maturation franchissent la barrière hématomédullaire pour circuler dans le sang.

Facteurs de croissance (cytokines)

Cette organisation très hiérarchisée permet le contrôle des différents compartiments cellulaires et assure une production finement régulée des cellules mûres terminales. On doit aux travaux principalement de R. Bradley et D. Metcalf, puis à l'équipe d'A. Axelrad, la mise au point, à partir des années 1960, de techniques de culture en milieu semi-solide permettant de mettre en évidence la croissance de progéniteurs in vitro sous formes de colonies [17, 23]. Sans entrer dans les aspects techniques, le principe général est que les colonies de progéniteurs exigent normalement, pour croître in vitro, la présence de facteurs de stimulation. Ces facteurs de croissance, alors non identifiés avec précision, devaient au cours des années suivantes être caractérisés, leurs gènes isolés et clonés (G-CSF [*granulocyte-colony stimulating factor*], GM-CSF [*granulocyte macrophage-colony stimulating factor*], érythropoïétine, thrombopoïétine, *stem cell factor*, interleukine 3, etc.).

Applications cliniques

Le développement des techniques de culture des progéniteurs a permis de mieux comprendre les mécanismes de régulation de l'hématopoïèse ainsi que la physiopathologie de certaines hémopathies [4].

Syndromes myéloprolifératifs

Les progéniteurs érythroblastiques et mégacaryocytaires de la moelle osseuse de sujets normaux donnent naissance à des colonies in vitro uniquement si les cultures sont établies en présence du facteur de croissance spécifique de la lignée : érythropoïétine (EPO) pour la lignée érythroblastique [23] ou thrombopoïétine (TPO) pour la lignée mégacaryocytaire [25]. J. Prchal et A. Axelrad [21] sont les premiers à avoir montré, en 1974, l'existence de progéniteurs érythroblastiques capables de se développer in vitro en l'absence d'EPO exogène dans la maladie de Vaquez. Cela n'est jamais observé dans les polyglobulies secondaires. Le mécanisme de leur formation, indépendance à l'EPO ou hypersensibilité, a été longtemps débattu. Leur hypersensibilité à l'EPO a été démontrée dans des systèmes de culture sans sérum [3].

Ces colonies « spontanées », appelées colonies érythroblastiques endogènes, sont décelées dans la polyglobulie de Vaquez avec un niveau de spécificité et de sensibilité de 100 % pour le diagnostic de cette maladie [27]. Bien que ces techniques soient délicates, coûteuses et difficiles à standardiser [6], elles ont longtemps constitué le moyen le plus sûr pour affirmer le diagnostic de maladie de Vaquez [18].

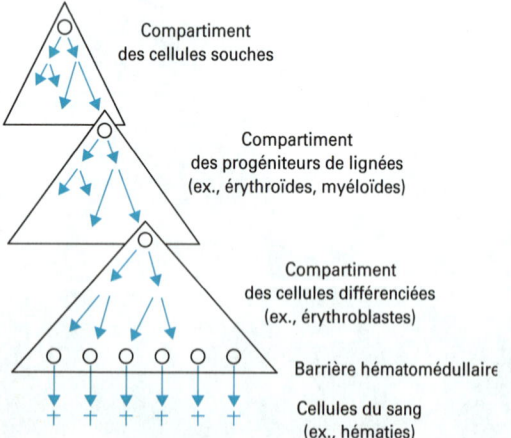

Figure S04-P01-C05-1 Schéma des compartiments cellulaires de l'hématopoïèse. (Modifié d'après Metcalf D. Hematopoietic colonies. In vitro cloning of normal and leukemic cells. Berlin, Springer Verlag, 1977.)

L'utilisation de ce test dans les polyglobulies a permis également de mettre en évidence l'existence d'une anomalie médullaire dans plusieurs situations qui n'étaient jusqu'alors pas comprises, telles que les syndromes de Budd-Chiari primitifs aigus et également les thromboses portales primitives [26]. Dans ces deux cas, la mise en évidence de colonies érythroïdes spontanées traduit l'existence d'un trouble médullaire alors que les données hématologiques témoignant de ce trouble sont encore indécelables ou souvent modifiées par les complications directement liées à la thrombose et les modifications hépatiques qui en sont la conséquence.

La découverte des mutations activatrices du gène codant la protéine JAK2 [2, 11, 13, 16] a permis de comprendre le mécanisme de leur formation. La protéine JAK2 est une protéine à activité tyrosine kinase fixée à la partie intracytoplasmique juxtamembranaire du récepteur des facteurs de croissance dimériques dont elle transmet la signalisation en aval. C'est le cas notamment du récepteur à l'EPO, du récepteur à la TPO et du récepteur du G-CSF. La mutation JAK2 V617F induit l'activation constitutive de la protéine, et cette mutation « gain de fonction » entraîne la signalisation permanente du récepteur à l'EPO, même en l'absence d'EPO. Une autre mutation, beaucoup plus rare, située dans l'exon 12 de JAK2 entraîne, elle aussi, une activation constitutive du récepteur [22]. Depuis la découverte de ces mutations, la mise en évidence de colonies endogènes spontanées dans la démarche diagnostique n'est plus guère nécessaire. Cependant, cette caractéristique fait encore partie des critères diagnostiques de la maladie de Vaquez dans la nouvelle classification OMS de 2008 (voir Chapitre S04-P03-C06).

Ces colonies érythroblastiques spontanées (CFU-E) sont retrouvées dans d'autres syndromes myéloprolifératifs, notamment dans environ 60 % des thrombocytémies essentielles ce qui correspond à la fréquence des mutations de JAK2 dans ce syndrome myéloprolifératif [25].

La mutation JAK2 V617F entraîne la signalisation constitutive du récepteur à l'EPO, mais aussi celle du récepteur à la thrombopoïétine (MpL), ce qui explique que la croissance spontanée in vitro des précurseurs mégacaryocytaires (CFU-MK) soit observée dans environ 60 % des thrombocytémies essentielles. L'existence de ces colonies mégacaryocytaires spontanées est peu utilisée en pratique car la technique est délicate et difficile à standardiser [7]. De plus, la croissance de ces progéniteurs dans les thrombocytoses réactionnelles n'a pratiquement pas été étudiée.

D'autres anomalies moléculaires ont été décrites dans la thrombocytémie essentielle (voir Chapitre S04-P03-C06) : la mutation W515 K/L du récepteur MpL est beaucoup plus rare (3 % des cas environ) et entraîne son activation constitutive [20] et la formation de colonies spontanées mégacaryocytaires. Très récemment des anomalies du gène de la calréticuline ont été retrouvées dans environ 20 % des thrombocytémies essentielles [12, 19].

Au total, la présence de colonies spontanées qui constituaient un élément fondamental en faveur d'un syndrome myéloprolifératif n'est plus un élément de premier plan.

Dans les polyglobulies de Vaquez, une mutation activatrice est retrouvée dans environ 98 % des patients. Il ne reste donc qu'un très faible nombre de cas sans mutation décelable. Dans les explorations in vitro, la présence de colonies spontanées indique l'activation constitutive du du récepteur à l'EPO et oriente le diagnostic vers celui d'un syndrome myéloprolifératif. Dans les thrombocytoses, les mutations de JAK2, de MpL et de la calréticuline maintenant assurent le diagnostic de syndrome myéloprolifératif dans environ 80 % des cas. Il reste donc encore une place pour la recherche de colonies mégacaryocytaires spontanées dans environ 20 % des cas, permettant d'apporter une orientation diagnostique.

Érythroblastopénies chroniques acquises

L'étude de la croissance in vitro des colonies érythroblastiques en présence d'érythropoïétine montre deux types de comportements différents (voir Chapitre S04-P03-C05). Un premier type de patients présente une différenciation normale. Cela implique qu'il existe in vivo des progéniteurs érythroblastiques dont la différenciation est inhibée chez le patient par un processus « auto-immun » (à médiation humorale et/ou cellulaire). In vitro, cette inhibition est levée. Il est en pratique tout à fait exceptionnel d'observer une inhibition sérique de la croissance d'érythroblastes in vitro par le sérum ou les immunoglobulines purifiées de patients suspects d'être atteints d'une érythroblastopénie auto-immune. L'hypothèse d'une inhibition par les cellules lymphoïdes a fait l'objet de très nombreuses études. On a décrit des inhibitions par les cellules T de moelle ou de sang d'érythroblastopénies idiopathiques, de moelle de leucémie lymphoïde chronique ou de proliférations lymphoïdes T. Une observation, restée unique, a montré le rôle inhibiteur de cellules Tγ/δ [9]. Un deuxième type de patients ne présente aucune différenciation érythroblastique, suggérant une anomalie intrinsèque médullaire.

Fait important, il existe une relation étroite entre le comportement in vitro et la réponse au traitement immunosuppresseur. S. Krantz, le premier, en utilisant une technique de culture en milieu liquide, a montré qu'il existait une relation entre l'obtention d'érythroblastes en culture ex vivo à partir de la moelle de patients qui en étaient dépourvus in vivo et la réponse à un traitement immunosuppresseur [14]. La même relation a été observée en utilisant la technique de culture en caillot de plasma de bœuf (plasma clot) [15]. La majorité des patients dont la moelle donne naissance in vitro à des colonies érythroblastiques répondent à un traitement immunosuppresseur, même s'il faut parfois administrer successivement plusieurs lignes différentes de ces traitements (voir Chapitre S04-P03-C05). En revanche, aucun des patients sans différenciation érythroblastique in vitro ne répond au traitement et l'évolution montre souvent la constitution d'une hémopathie. La culture des progéniteurs érythroblastiques est donc, en cas d'érythroblastopénie, une aide précieuse pour caractériser le mécanisme de l'érythroblastopénie (mécanisme immunologique ou anomalie de la cellule souche). Elle permet aussi de prédire avec une bonne fiabilité la réponse au traitement [5, 15].

Autres maladies hématologiques

Dans les syndromes myélodysplasiques, la différenciation érythroblastique est souvent diminuée, mais il n'a jamais été démontré de corrélation avec le type de dysérythropoïèse, ni de signification pronostique.

La culture des progéniteurs granuleux peut parfois aider au diagnostic souvent difficile des neutropénies en mettant en évidence une inhibition par le sérum du patient, ce qui permet alors d'évoquer le diagnostic de neutropénie auto-immune [10], par exemple dans le cas des neutopénies associées aux maladies systémiques et au syndrome de Felty [8] ou dans le contexte difficile des suites de transplantation [1].

Bibliographie

1. AUBERT O, SBERRO-SOUSSAN R, SCEMLA A et al. Autoimmune neutropenia after kidney transplantation : a disregarded entity of posttransplant neutropenia. Transplantation, 2014, 97 : 725-729.
2. BAXTER EJ, SCOTT LM, CAMPBELL PJ et al. Acquired mutation of the tyrosine kinase JAK2 in human myeloproliferative disorders. Lancet, 2005, 365 : 1054-1061. Erratum in : Lancet, 2005, 366 : 122.
3. CASADEVALL N, VAINCHENKER W, LACOMBE C et al. Erythroid progenitors in polycythemia vera : demonstration of their hypersensitivity to erythropoietin using serum free cultures. Blood, 1982, 59 : 447-451.
4. CASADEVALL N, LACOMBE C, VARET B. Erythroid cultures and erythropoietin assay. Clinical and diagnostic value. Nouv Rev Fr Hématol, 1990, 32 : 77-81.
5. CHARLES RJ1, SABO KM, KIDD PG, ABKOWITZ JL. The pathophysiology of pure red cell aplasia : implications for therapy. Blood, 1996, 87 : 4831-4838.
6. DOBO I, BOIRET N, LIPPERT E et al. A standardized endogenous megakaryocytic erythroid colony assay for the diagnosis of essential thrombocythemia. Hæmatologica, 2004, 89 : 1207-1212.

7. Dobo I, Donnard M, Girodon F et al. Standardization and comparison of endogenous erythroid colony assays performed with bone marrow or blood progenitors for the diagnosis of polycythemia vera. Hematol J, 2004, 5 : 161-167.
8. Duckham DJ, Rhyne RL Jr, Smith FE, Williams RC Jr. Retardation of colony growth of in vitro bone marrow culture using sera from patients with Felty's syndrome, disseminated lupus erythematosus (SLE), rheumatoid arthritis, and other disease states. Arthritis Rheum, 1975, 18 : 323-333.
9. Handgretinger R, Geiselhart A, Moris A et al. Pure red-cell aplasia associated with clonal expansion of granular lymphocytes expressing killer-cell inhibitory receptors. N Engl J Med, 1999, 340 : 278-284.
10. Hartman KR, LaRussa VF, Rothwell SW et al. Antibodies to myeloid precursor cells in autoimmune neutropenia. Blood 1994, 84 : 625-631.
11. James C, Ugo V, Le Couédic JP et al. A unique clonal JAK2 mutation leading to constitutive signalling causes polycythaemia vera. Nature, 2005, 434 : 1144-1148.
12. Klampfl T, Gisslinger H, Harutyunyan AS et al. Somatic mutations of calreticulin in myeloproliferative neoplasms. N Engl J Med, 2013, 369 : 2379-2390.
13. Kralovics R, Passamonti F, Buser AS et al. A gain-of-function mutation of JAK2 in myeloproliferative disorders. N Engl J Med, 2005, 352 : 1779-1790.
14. Krantz SB, Kao V. Studies on red cell aplasia. I. Demonstration of a plasma inhibitor to heme synthesis and an antibody to erythroblast nuclei. Proceed Natl Acad Sci USA 1967, 58 : 493-500.
15. Lacombe C, Casadevall N, Muller O, Varet B. Erythroid progenitors in adult chronic pure red cell aplasia : relationship of in vitro erythroid colonies to therapeutic response. Blood, 1984, 64 : 71-77.
16. Levine RL, Wadleigh M, Cools J et al. Activating mutation in the tyrosine kinase JAK2 in polycythemia vera, essential thrombocythemia, and myeloid metaplasia with myelofibrosis. Cancer Cell, 2005, 7 : 387-397.
17. Metcalf D. Hematopoietic colonies. In vitro cloning of normal and leukemic cells. Berlin, Springer Verlag, 1977.
18. Mossuz P, Groupe d'études multicentriques des syndrome myéloprolifératifs (GEMSMP). Influence of the assays of endogenous colony formation and serum erythropoietin on the diagnosis of polycythemia vera and essential thrombocythemia. Semin Thromb Hemost, 2006, 32 : 246-250.
19. Nangalia J, Massie CE, Baxter EJ et al. Somatic CALR mutations in myeloproliferative neoplasms with nonmutated JAK2. N Engl J Med, 2013, 369 : 2391-2405.
20. Pikman Y, Lee BH, Mercher T et al. MPLW515L is a novel somatic activating mutation in myelofibrosis with myeloid metaplasia. PLoS Med, 2006, 3 : e270.
21. Prchal JF, Axelrad AA. Letter : Bone-marrow responses in polycythemia vera. N Engl J Med, 1974, 290 : 1382.
22. Scott LM, Tong W, Levine RL et al. JAK2 exon 12 mutations in polycythemia vera and idiopathic erythrocytosis. N Engl J Med, 2007, 356 : 459-468.
23. Stephenson JR, Axelrad AA, McLeod DL, Shreeve MM. Induction of colonies of hemoglobin-synthesizing cells by erythropoietin in vitro. Proceed Natl Acad Sci USA, 1971, 68 : 1542-1546.
24. Vainchenker W, Bouguet J, Guichard J, Breton-Gorius J. Megakaryocyte colony formation from human bone marrow precursors. Blood, 1979, 54 : 940-945.
25. Vainchenker W, Delhommeau F, Constantinescu SN, Bernard OA. New mutations and pathogenesis of myeloproliferative neoplasms. Blood, 2011, 118 : 1723-1735.
26. Valla D, Casadevall N, Lacombe C et al. Primary myeloproliferative disorder and hepatic vein thrombosis. A prospective study of erythroid colny formation in vitro in 20 patients with Budd-Chiari syndrome. Ann Int Med, 1985, 103 : 329-334.
27. Westwood NB1, Pearson TC. Diagnostic applications of haemopoietic progenitor culture techniques in polycythaemias and thrombocythaemias. Leuk Lymphoma, 1996, 22 (Suppl. 1) : 95-103.

Toute référence à cet article doit porter la mention : Casadevall N. Progéniteurs hématopoïétiques. In : L Guillevin, L Mouthon, H Lévesque. Traité de médecine, 5ᵉ éd. Paris, TdM Éditions, 2018-S04-P01-C05 : 1-3.

PARTIE S04-P02

Orientation diagnostique

Chapitre S04-P02-C01

Anémie

MICHEL LEPORRIER

Une anémie est définie par une diminution du taux d'hémoglobine par litre de sang (souvent exprimé par décilitre de sang). Les valeurs seuil dépendent de l'âge et du sexe : 140 g/l chez le nouveau-né, 110 g/l de 6 mois à 6 ans, 120 g/l de 6 ans à la puberté, 130 g/l chez l'homme, 120 g/l chez la femme, 11 g/l au troisième trimestre de la grossesse. Des variations interethniques d'amplitude mineure en pratique sont possibles [1].

Les résultats de cette mesure peuvent être faussés par des variations de volume plasmatique, une hémodilution pouvant simuler une anémie ou la majorer facticement. En pratique, seules trois situations réunissent les conditions d'une hémodilution suffisante pour induire de telles variations du taux d'hémoglobine :
– la grossesse à partir de la fin du deuxième trimestre ;
– la présence d'une splénomégalie (au prorata de son volume) ;
– et toute hyperprotéinémie importante (en pratique, les hypergammaglobulinémies monoclonales ou polyclonales dépassant 20 g/l).

Une cause d'erreur plus grossière (mais non rare) peut résulter d'un prélèvement veineux effectué en aval d'une ligne de perfusion intraveineuse.

En cas de doute, l'intérêt de mesurer le volume érythrocytaire total par technique isotopique (« masse sanguine ») est restreint à des situations d'anémie chronique complexe, comme par exemple certaines macroglobulinémies monoclonales lorsque la sévérité de l'anémie (apparente ou réelle) justifie un traitement par transfusion et donc un risque de surcharge volémique.

L'orientation diagnostique est conduite sur les données cliniques et l'hémogramme, l'interprétation de ce dernier notamment étant fondée sur le caractère isolé ou non de l'anémie, le volume globulaire moyen (VGM) et le taux des réticulocytes [5]. Elle tient aussi compte de l'âge, la prévalence des différentes causes n'étant pas superposable chez l'enfant et l'adulte [3]. Une difficulté fréquente est liée à l'intrication possible de plusieurs causes ou mécanismes, pouvant rendre ambiguës les modifications des constantes érythrocytaires [2].

Anémie microcytaire (VGM < 80 μ^3) ou hypochrome (CCMH < 32 %)

Ces modifications traduisent une insuffisance d'hémoglobinisation des hématies. Ce déficit de synthèse retarde le processus de condensation chromatinienne des érythroblastes qui maintiennent plus longtemps une activité mitotique dont résulte la microcytose. Celle-ci peut dépendre de trois situations : carence en fer, inflammation chronique, trouble primitif de synthèse d'hémoglobine (syndrome thalassémique principalement). Distinguer ces situations est généralement facile, en s'aidant de tests biologiques appropriés, comme la mesure du taux de ferritinémie ou du fer sérique et de la capacité de saturation de la transferrine. Ces examens sont généralement suffisants pour une première orientation en pratique (Tableau S04-P02-C01-I).

Cependant, il n'est pas rare que ces mécanismes s'intriquent et rendent l'interprétation des données plus difficile. Par exemple, chez une patiente β-thalassémique hétérozygote ayant une carence en fer, la signature biologique de cette dernière s'impose et masque le profil biologique de la thalassémie (notamment l'augmentation de la fraction de l'hémoglobine A_2), tant que la carence n'est pas corrigée. De même, la coexistence d'une carence en fer et d'un état inflammatoire chronique, par exemple au cours d'une maladie inflammatoire intestinale, met au premier plan les signes de la composante inflammatoire qui masquent ceux de la carence en fer. Dans les situations complexes mettant en échec une évaluation attentive des facteurs en cause, plusieurs tests biologiques ont été proposés pour distinguer la part respective de la carence en fer et de l'inflammation : le calcul du rapport des taux de la fraction soluble du récepteur de la transferrine et de ferritine permet en principe de faire la part de ces deux méca-

Tableau S04-P02-C01-I Diagnostic du mécanisme d'une microcytose.

	Carence en fer	Inflammation	Thalassémies
Fer sérique (µmol/l)	< 13	< 13	≥ 13
Capacité totale de transferrine (µmol/l)	≥ 70	< 50	50-70
Saturation de la transferrine (%)	< 10	10-20	> 30
Ferritinémie (mmol/l)	< 30	> 200	> 200
Récepteur soluble de transferrine (sTfR)	Augmenté	Normal	Augmenté
Log sTfR/ferritinémie	> 2,5	> 2,5	< 2,5

nismes (voir Tableau S04-P02-C01-I). Les anémies par carence en fer sont traitées en détail dans le chapitre S04-P03-C01) et les thalassémies dans le chapitre S04-P03-C03.

Anémie macrocytaire (VGM > 100 μ³)

Une augmentation du VGM traduit un asynchronisme de maturation nucléocytoplasmique. Il résulte d'un ralentissement des mitoses érythroblastiques (pro-érythroblastes et érythroblastes basophiles) qui précèdent normalement l'étape de maturation à partir du stade polychromatophile, tandis que la maturation cytoplasmique (c'est-à-dire la synthèse d'hémoglobine) se déroule normalement. Ce ralentissement des mitoses peut résulter d'une insuffisance de synthèse des nucléotides par carence en folates ou en vitamine B_{12}, ou d'anomalies mitotiques intrinsèques comme dans le cas des myélodysplasies, de traitements interférant avec la synthèse des acides nucléiques (hydroxyurée, azathioprine, 5-fluoro-uracile, zidovudine, 6-mercaptopurine) : ces causes engendrent une macrocytose souvent très nette (> 110 μ³)

Cependant, une augmentation modérée du VGM (100-110 μ³) est possible dans d'autres circonstances : en cas de forte réticulocytose, d'intoxication alcoolique ou d'hépatopathie chronique indépendamment de toute carence en folates, d'insuffisance thyroïdienne [4]. Enfin, une macrocytose artefactuelle peut résulter d'une agglutination des hématies lors de leur comptage par automate : dans ces cas, on observe une augmentation aberrante (également artéfactuelle) de la CCMH (concentration corpusculaire moyenne en hémoglobine). Les anémies macrocytaires carencielles sont traitées dans le chapitre S04-P03-C02.

Anémie normocytaire

En gardant à l'esprit que les modifications du VGM sont lentes, eu égard à la durée de renouvellement des hématies (120 jours), le caractère normocytaire d'une anémie renvoie à deux mécanismes possibles :
– érythropoïèse quantitativement insuffisante, mais qualitativement normale (aplasie ou hypoplasie médullaire, érythroblastopénie) ;
– ou raccourcissement de la durée de vie des hématies (hémolyse, pertes sanguines récentes).

La numération des réticulocytes permet de reconnaître le caractère arégénératif ou régénératif dans ces cas. Il faut cependant se souvenir que, dans le cas d'une hémolyse, la poussée réticulocytaire n'est pas immédiate dans les formes aiguës, et qu'elle peut être transitoirement interrompue dans les formes chroniques en cas d'infection par le parvovirus B19.

Anémie hémolytique

Les données cliniques et biologiques permettant de reconnaître la présence d'une hémolyse sont l'ictère à bilirubine libre et la splénomégalie lorsque l'hémolyse est principalement extravasculaire (ou tissulaire), l'hémoglobinurie et la chute de l'haptoglobine plasmatique en cas d'hémolyse intravasculaire. Ces caractères peuvent orienter vers une cause mais ne sont pas spécifiques : ainsi, une hémolyse immunologique peut se manifester par l'un ou l'autre de ces processus. Le diagnostic étiologique est en réalité orienté par la nature du processus causal de l'hémolyse, corpusculaire (défaut érythocytaire intrinsèque) ou extracorpusculaire (agression extrinsèque) (Tableau S04-P02-C01-II).

Le diagnostic étiologique d'un processus hémolytique se fonde sur trois éléments simples et rapides à rassembler : le contexte clinique (ethnicité, ancienneté des troubles, antécédents familiaux et mode de transmission éventuel, prises médicamenteuses récentes), l'examen du frottis sanguin et la pratique d'un test de Coombs direct. Il est rare que le diagnostic ne soit pas soupçonné (voire établi) en quelques heures grâce à ces trois démarches simples. Il est en revanche fréquent qu'il erre si l'un des aspects de cette démarche est négligé. Les maladies en cause sont détaillées dans cette section de l'ouvrage.

Tableau S04-P02-C01-II Classification physiopathologique et orientation diagnostique des maladies hémolytiques.

Affections	Orientation diagnostique
Hémolyses corpusculaires	
Anomalies de membrane	
– constitutionnelles (sphérocytose, elliptocytose, stomatocytose, Rhésus nul)	Mode de transmission généralement dominant, examen du frottis (anomalies morphologiques)
– acquises (maladie de Marchiafava-Micheli)	Hémolyse intravasculaire, pancytopénie
Enzymopathies érythrocytaires	
– déficit en G-6-PD	Transmission liée à l'X, médicaments, fèves
– glycolyse anaérobie	Transmission récessive, dosages enzymatiques
– métabolisme des nucléotides (pyrimidine)	Examen du frottis (ponctuations basophiles)
Anomalies de l'hémoglobine	
– hémoglobinopathies	Mode de transmission,
– hémoglobines instables	Examen du frottis (drépanocytes, hématies cibles)
– syndromes thalassémiques	Étude de l'hémoglobine
Hémolyses extracorpusculaires	
Immunologiques : auto-immunes, immuno-allergiques, iso-immunes par incompatibilité transfusionnelle ou fœtomaternelle	Test de Coombs direct (+++)
Mécaniques micro-angiopathiques	Examen du frottis (schizocytes)
Toxiques (venins, poisons chimiques)	Notion d'exposition
Infectieuses	Contexte fébrile
– paludisme	Examen du frottis
– babésiose	Examen du frottis
– bartonelloses	Examen du frottis
– *Welchia perfringens*	Hémocultures

G-6-PD : glucose-6-phosphate déshydrogénase.

Anémie par spoliation sanguine

Les spoliations sanguines aiguës de courte durée et d'un volume important engendrent une anémie normocytaire régénérative. En cas de saignement réitéré ou prolongé, le caractère microcytaire de l'anémie n'apparaît qu'après plusieurs semaines ou mois, délai nécessaire pour que les hématies normales soient remplacées par des hématies microcytaires. Une spoliation sanguine chronique peut n'entraîner aucune modification hématologique si les réserves en fer sont suffisantes pour maintenir une synthèse d'hémoglobine normale : les patients atteints d'hémochromatose génétique soumis à des saignées abondantes et répétées ne développent ni anémie, ni microcytose.

Les manifestations de l'anémie aiguë hémorragique sont perceptibles lorsque le volume du saignement atteint ou dépasse 20 % du volume sanguin total en quelques heures. Moins importante, la perte sanguine n'a généralement pas de conséquence (par exemple un don du sang soustrait environ 10 % du volume sanguin total). Le retentissement d'une anémie par hémorragie aiguë est davantage hémodynamique qu'hématologique : dans l'immédiat, la perte sanguine (hématies/

plasma) est relativement isovolumétrique de telle sorte que l'hématocrite renseigne peu sur l'importance du saignement. Dès les premières heures, l'antidiurèse et la redistribution des secteurs hydriques au profit du secteur vasculaire engendrent une hémodilution où la baisse d'hématocrite surévalue l'importance de la perte sanguine, C'est donc sur les volumes de saignement extériorisés, leur persistance, et sur le retentissement hémodynamique et rénal que l'on doit se fier pour guider les compensations nécessaires.

Le contexte clinique est généralement suffisant pour ne pas soulever de difficultés diagnostiques. Toutefois, certains saignements en espaces clos peuvent prêter à des errements diagnostiques (par exemple, fissuration splénique, hématomes musculaires ou rétropéritonéaux). À court terme, ces collections hématiques donnent lieu à un afflux de macrophages, un décalage fébrile, une augmentation de bilirubine libre par résorption, manifestations qui risquent de faire évoquer à tort un incident hémolytique. Ces situations sont souvent observées dans un contexte post-opératoire et soulèvent dans ces cas des hésitations diagnostiques.

Anémie par insuffisance médullaire

Le diagnostic d'insuffisance médullaire est en général évoqué en raison de la présence d'une pancytopénie et du caractère arégénératif de l'anémie. Si l'anémie est normocytaire, arégénérative et isolée, il y a lieu d'évoquer avant tout, pour des raisons de fréquence, une cause inflammatoire dont le caractère récent explique qu'elle n'ait pas encore un aspect microcytaire, une éventuelle hémodilution liée à une grossesse, une splénomégalie ou une hyperprotéinémie, un trouble de production dépendant d'une insuffisance rénale (il est impératif de mesurer la créatininémie avant tout autre considération). En dehors de ces circonstances, l'examen médullaire (myélogramme) est impératif. L'aspect du frottis peut alors être celui d'une érythroblastopénie (moelle cellulaire mais absence ou rareté des érythroblastes), une hypoplasie médullaire globale (frottis peu cellulaires) à confirmer par l'examen histologique d'un fragment de moelle prélevé par biopsie. Les insuffisances médullaires sont développées dans le chapitre S04-P03-C05.

Bibliographie

1. BEUTLER E, WAALEN J. The definition of anemia : what is the lower limit of normal of the blood hemoglobin concentration ? Blood, 2006, *107* : 1747-1750.
2. GREEN R. Anemias beyond B12 and iron deficiency : the buzz about other B's, elementary, and nonelementary problems. Hematol Am Soc Hematol Educ Program, 2012 : 492-498.
3. JANUS J, MOERSCHEL SK. Evaluation of anemia in children. Am Fam Physician, 2010, *81* : 1462-1471.
4. KAFERLE J, STRZODA CE. Evaluation of macrocytosis. Am Fam Physician, 2009, *79* : 203-208.
5. KOURY MJ, RHODES M. How to approach chronic anemia. Hematol Am Soc Hematol Educ Program, 2012 : 183-190.

Toute référence à cet article doit porter la mention : Leporrier M. Anémie. *In* : L Guillevin, L Mouthon, H Lévesque. Traité de médecine, 5ᵉ éd. Paris, TdM Éditions, 2018-S04-P02-C01 : 1-3.

Chapitre S04-P02-C02
Polyglobulie

Michel Leporrier

Diagnostic

Sauf circonstances évidentes à reconnaître, telles qu'une déshydratation sévère ou des brûlures étendues, l'hématocrite au-dessus de 55 % signe l'existence d'une polyglobulie vraie, et ne peut être expliqué par une hémoconcentration chronique [7]. En revanche, il n'y a guère de parallélisme entre le taux d'hématocrite (ou d'hémoglobine) et le volume érythrocytaire total pour des valeurs d'hématocrite comprises entre 50 et 55 %. Dans cette fourchette, on ne peut donc définir (ou exclure) une polyglobulie sur les seules valeurs de l'hémogramme sans avoir recours à la mesure isotopique des volumes sanguin (normalement 65 à 70 ml/kg) et érythrocytaire (normalement 28-35 ml/kg selon le sexe).

Si l'augmentation de l'hématocrite est associée à la présence d'hématies microcytaires, il y a lieu d'envisager plusieurs possibilités : non pas tant les formes mineures de thalassémie avec « pseudo-polyglobulie », qui se traduisent par une augmentation du nombre des hématies, mais ni de l'hématocrite, ni du taux d'hémoglobine (ces patients sont généralement anémiques). En revanche, une spoliation sanguine chronique chez un sujet atteint de polyglobulie vraie peut engendrer un aspect similaire. Le diagnostic est facile à évoquer si la spoliation résulte de saignées thérapeutiques : la microcytose se constitue en plusieurs mois, lorsque les saignées ont provoqué un épuisement des réserves en fer, et cet état doit être respecté puisqu'il crée les conditions de l'efficacité des saignées. Ailleurs, la spoliation est occulte, notamment par saignement d'une lésion digestive éventuellement favorisée par un traitement anticoagulant au long cours : il n'est pas rare dans ces cas de voir la polyglobulie démasquée lors de la correction de la carence en fer. Enfin, toute augmentation de la masse érythrocytaire en cours de constitution requiert des réserves en fer pour accompagner l'accroissement d'érythropoïèse. Une insuffisance de ces réserves se solde par une polyglobulie microcytaire. Cette situation peut être observée lors de la phase d'installation d'une polyglobulie vraie ou d'un traitement par érythropoïétine administré sans vérifier la disponibilité de réserves en fer suffisantes.

Symptômes spécifiques

L'érythrose et les signes de ralentissement circulatoire sont d'intensité proportionnelle à l'augmentation de l'hématocrite. L'érythrose est généralisée et n'est pas limitée aux zones découvertes comme chez les sujets exposés à une vie au grand air : elle est manifeste sur les muqueuses, sur le lit de l'ongle. Elle ne s'accompagne pas de cyanose, sauf lorsque la polyglobulie procède d'une hypoxémie chronique (voir plus loin).

Les signes de ralentissement microcirculatoire (phosphènes, acouphènes, céphalées, dilatation et stase des vaisseaux au fond d'œil, livedo) traduisent le ralentissement du flux sanguin capillaire et sa mauvaise tolérance. Ils apparaissent généralement pour des valeurs d'hématocrite entre 55 et 60 %. Ces signes sont aussi étroitement dépendants de l'état du système vasculaire. L'accroissement du risque de thrombose, artérielle ou veineuse, devient alors important. La rhéologie microcirculatoire est plus influencée par la viscosité sanguine et donc par la valeur de l'hématocrite que par le volume sanguin total. Il peut être prudent de limiter l'hématocrite par des saignées si coexistent des facteurs de risque vasculaires, même en présence d'une fausse polyglobulie par hémoconcentration.

Le prurit, souvent induit par la balnéation, est un signe de polyglobulie primitive, expliqué par la dégranulation des mastocytes cutanés qui participent à la prolifération cellulaire dans cette maladie.

Recherche d'une cause

Une fois la réalité d'une polyglobulie établie, la démarche diagnostique consiste à identifier sa cause [5]. Certaines sont évidentes par la simple approche clinique : c'est le cas des cardiopathies cyanogènes par shunt droit-gauche, de l'insuffisance respiratoire chronique, des hypoventilations alvéolaires des grands obèses (syndrome de Pickwick) ou du syndrome des apnées du sommeil, des résidents en haute altitude, des gros fumeurs [10], des suites de transplantation rénale [13] et, en milieu sportif, de l'usage illicite de l'érythropoïétine (EPO).

D'autres doivent être systématiquement recherchées, en particulier un cancer du rein : 2 % des hypernéphromes engendrent une polyglobulie, dont elle peut être une manifestation révélatrice isolée. Dans 30 % de ces cas, on y identifie une mutation du gène *VHL*. La polyglobulie y dépend d'une sécrétion d'EPO par la tumeur elle-même, comme le confirme la présence de l'ARNm de l'EPO dans la tumeur [3]. Des observations analogues établissent un lien entre polyglobulie et hémangiome cérébelleux [12], méningiome [1], carcinome hépatocellulaire [4, 6], fibromyome utérin [11], mais ce lien n'est pas aussi clairement établi pour d'autres tumeurs bénignes ou malignes à l'origine d'une polyglobulie. Dans le cas d'une tumeur testiculaire à cellules de Leydig, c'est la sécrétion androgénique qui semble être en cause pour expliquer la polyglobulie [8].

D'autres causes beaucoup plus rares requièrent des explorations spécialisées mais doivent être évoquées chez des sujets jeunes et surtout s'il existe des cas familiaux identiques :
– hémangiomes du cervelet isolés ou dans le contexte d'une maladie de von Hippel-Lindau ;
– mutations portant sur les systèmes de régulation de la synthèse d'EPO (protéine VHL, protéine HIF, système des prolines hydroxylases) [9] ;
– ou sur la structure de l'hémoglobine engendrant une hyperaffinité pour l'oxygène [2] ;
– ou liées à un déficit en 2,3-diphosphoglycérate mutase.

Ces affections sont détaillées dans le chapitre S04-P03-C07.

Le diagnostic de polyglobulie primitive (maladie de Vaquez), traditionnellement évoqué devant une polyglobulie, surtout si elle comporte une splénomégalie ou une augmentation conjointe des lignées granuleuse et plaquettaire, est depuis 2005 facilité par la mise en évidence de la mutation V617F de la Janus kinase 2 (JAK2). Cet examen sanguin, aujourd'hui routinier, est positif dans 95 à 98 % des cas de maladie de Vaquez (voir Chapitre S04-P03-C06).

Bibliographie

1. BRUNEVAL P, SASSY C, MAYEUX P et al. Erythropoietin synthesis by tumor cells in a case of meningioma associated with erythrocytosis. Blood, 1993, *81* : 1593-1597.
2. BUNN FH, FORGET BG. Hemoglobinopathy due to abnormal oxygen binding. *In :* FH Bunn, BG Forget. Hemoglobin : molecular, genetic and clinical aspects. Philadelphia, Saunders, 1986 : 595-622.
3. DA SILVA JL, LACOMBE C, BRUNEVAL P et al. Tumor cells are the site of erythropoietin synthesis in human renal cancers associated with polycythemia. Blood, 1990, *75* : 577-582.
4. MATSUYAMA M, YAMAZAKI O, HORII K et al. Erythrocytosis caused by an erythropoietin-producing hepatocellular carcinoma. J Surg Oncol, 2000, *75* : 197-202.
5. MCMULLIN MF. The classification and diagnosis of erythrocytosis. Int J Lab Hem, 2008, *30* :447-459.
6. MUTA H, FUNAKOSHI A, BABA T et al. Gene expression of erythropoietin in hepatocellular carcinoma. Intern Med, 1994, *33* : 427-431.
7. NAJEAN Y, CACCHIONE Y. Blood volume in health and disease. Clin Hematol, 1977, *7* : 543-566.
8. REMAN O, REZNIK Y, CASADEVALL N et al. Polycythemia and steroid overproduction in a gonadotropin-secreting seminoma of the testis. Cancer, 1991, *68* : 2224-2229.
9. SEMENZA GL. Oxygen sensing, homeostasis, and disease. N Engl J Med, 2011, *365* : 537-547.
10. SMITH JR, LANDAW SA. Smokers' polycythemia. N Engl J Med, 1978, *298* : 6-10
11. SUZUKI M, TAKAMIZAWA S, NOMAGUCHI K et al. Erythropoietin synthesis by tumour tissues in a patient with uterine myoma and erythrocytosis. Br J Haematol, 2001, *113* : 49-51.
12. TRIMBLE M, CARO J, TALALLA A, BRAIN M. Secondary erythrocytosis due to a cerebellar hemangioblastoma : démonstration of erythropoietin mRNA in the tumor. Blood, 1991, *78* : 599-601.
13. VLAHAKOS DV, MARATHIAS KP, AGROYANNIS BMADIAS NE. Post-transplant erythrocytosis. Kidney Int, 2003, *63* : 1187-1194.

Toute référence à cet article doit porter la mention : Leporrier M. Polyglobulie. *In* : L Guillevin, L Mouthon, H Lévesque. Traité de médecine, 5ᵉ éd. Paris, TdM Éditions, 2018-S04-P02-C02 : 1-2.

Hématologie

Chapitre S04-P02-C03

Neutropénie

MICHEL LEPORRIER

Diagnostic

La neutropénie est définie par un nombre absolu de polynucléaires neutrophiles sanguins inférieur à 1 800/µl. Cependant, en dehors de toute modification de production ou de migration tissulaire, la limite inférieure des valeurs normales de neutrophiles dans le sang dépend étroitement de leur équilibre entre les secteurs marginal et circulant. L'augmentation des neutrophiles marginés est plus importante notamment chez les sujets de peau noire et chez les femmes en période de préménopause, générant des fausses neutropénies jusqu'à 1 200/µl.

Le « pool » des polynucléaires neutrophiles présents dans le sang ne représente en effet qu'une étape intermédiaire de la vie de ces cellules. Issues de la moelle osseuse, leur transit dans le sang est bref (moins d'une dizaine d'heures selon les études isotopiques). Cependant, c'est dans les tissus que ces cellules exercent leurs fonctions de phagocytose et de bactéricidie, et leur concentration dans le sang est fonction de nombreux paramètres liés à la cinétique de production médullaire, au franchissement des sinus médullaires (passage sanguin), à la margination endothéliale et au passage vers les tissus. L'interprétation des variations quantitatives du nombre de neutrophiles sanguins en cas de neutropénie notamment n'est possible que par référence à une situation clinique éclairant l'impact de ces mécanismes.

Causes

Elles sont nombreuses [5]. Les tableaux S04-P02-C03-I et S04-P02-C03-II indiquent les principales causes chez l'enfant et l'adulte.

Conséquences

On évalue le risque d'infection selon l'importance la neutropénie et sa durée :
– entre 500 et 1 500 neutrophiles/µl, la neutropénie est modérée et le risque infectieux n'est pas accru ;
– entre 100 à 500 neutrophiles/µl, la neutropénie est profonde et le risque infectieux important ;
– au-dessous de 100 neutrophiles/µl, on parle d'agranulocytose et le risque infectieux est majeur.

Ces définitions appellent une remarque importante : en matière de défense anti-infectieuse, la concentration en neutrophiles présents dans les tissus est le seul critère réellement important. Par exemple, une diapédèse excessive de neutrophiles vers les tissus peut engendrer une neutropénie, mais n'accroît pas pour autant le risque ou la gravité d'une infection. Ces neutropénies aiguës sont fréquentes, par exemple lors de la phase initiale d'infections septicémiques.

L'évaluation du risque infectieux sur le seul critère quantitatif ne prend pas en compte les éventuels déficits fonctionnels des neutrophiles, fréquents au cours de maladies médullaires (myélodysplasies).

Conduite pratique devant une neutropénie

Elle tient compte des circonstances du diagnostic, de la sévérité de la neutropénie, de l'existence d'une complication infectieuse, du terrain.

Tableau S04-P02-C03-I Neutropénies congénitales et de la petite enfance.

	Mécanisme	Particularités
Cause transitoires		
– allo-immunisation fœtomaternelle	Anticorps antineutrophiles HNA1-5 (Bux 2008)	Néonatale et transitoire
– médicaments	Immuno-allergique ou toxique	Formes néonatales (passage transplacentaire)
– infection sévère	Excès d'utilisation	Fugace
Causes durables		
– neutropénie cyclique [12]	Mutations *ELA2*	Cycles : 20 à 35 jours (0-5 000/µl). Correction par G-CSF
– syndrome de Kostmann (ou neutropénie congénitale sévère) [4, 12]	Plusieurs types de mutations : *ELA 2, Gfil, G-CSFR*	G-CSF souvent efficace
– syndrome de Shwachman [6]	Mutation *SBDS* (instabilité ribosomique)	Insuffisance pancréatique externe, dysostose métaphysaire. G-CSF actif, mais risque leucémogène
– maladie de Chediak-Higashi	Anomalie du trafic lysosomial (gène *LYST*)	Albinisme oculocutané, granules leucocytaires géants
– syndrome de Barth [2]	Mutations *TAZ* (Xq28) : composition des membranes mitochondriales	Cardiomyopathie (sévère), myopathie. G-CSF efficace
– myélokathexis (WHIM syndrome) [13]	Défaut de libération médullaire, mutations *CXCR4*	Hypogammaglobulinémie, verrues. Sensibilité au G-CSF
– neutropénie auto-immune [7, 8]	Anticorps anti-CD16 (FcRIII)	Évolution bénigne et souvent limitée dans le temps

G-CSF : *granulocyte-colony stimulating factor* ; WHIM syndrome : *warts, hypogammaglobulinemia, infections and myelokathexis syndrome*.

Tableau S04-P02-C03-II Neutropénies de l'adulte.

	Mécanisme	Particularités
Causes transitoires		
– médicaments	Immuno-allergique ou toxique Neutropénie tardive	Nombreux médicaments Après administration de rituximab
– infection sévère	Excès d'utilisation	Fugace
– dialyse rénale [3]	Leuco-agglutination/activation des neutrophiles au contact des membranes	Neutropénie fugace (15 min)
– neutropénie allo-immune aiguë post-transfusion [16]	Leuco-agglutination/activation des neutrophiles par anticorps anti-HLA	Neutropénie fugace (15 min) et inconstante
Causes prolongées		
– neutropénie auto-immune [1]	Anticorps anti-CD16 (FcRIII)	Associations : lupus érythémateux systémique, syndrome de Gougerot-Sjögren, polyarthrite rhumatoïde (syndrome de Felty), thymome
– hypersplénisme	Excès de margination splénique	Splénomégalie
– hémopathies : leucémies à lymphocytes granuleux, tricholeucocytes, myélodysplasies,	Troubles de production	Présence fréquente de cellules anormales dans le sang et surtout au myélogramme
– neutropénie congénitale	Voir Tableau S04-P02-C03-I	Révélation tardive (neutropénie cyclique, myélokathexis)

Les procédés utilisables pour établir le mécanisme de la neutropénie et en trouver la cause sont bien souvent limités en routine à la pratique du myélogramme. Le recours à des techniques d'investigation plus spécialisées dépend de cette orientation initiale. Dans tous les cas, le caractère fébrile de la neutropénie impose l'hospitalisation en urgence.

Neutropénie inférieure à 500/µl

Le myélogramme est immédiatement indispensable : il peut en effet s'agir d'une hémopathie, principalement une leucémie aiguë, une myélodysplasie ou une leucémie à tricholeucocytes. Si la moelle est normale ou s'il existe un défaut ou un blocage de maturation granuleuse, il s'agit probablement d'une agranulocytose aiguë (voir Chapitre S04-P03-C03) par destruction des neutrophiles, d'origine virale ou médicamenteuse, ou d'une neutropénie chronique persistante évoquant une neutropénie congénitale chez le petit enfant (voir Tableau S04-P02-C03-I), une cause immunologique chez l'adulte (voir Tableau S04-P02-C03-II).

Neutropénie supérieure à 500/µl

L'association à une macrocytose et/ou à d'anomalies des autres lignées hématopoïétiques, même discrètes, évoque une insuffisance médullaire débutante (myélodysplasie, leucémie aiguë) et impose le myélogramme. La présence d'une splénomégalie oriente vers un phénomène d'hypersplénisme, pour lequel il convient de vérifier l'aspect normal de la moelle osseuse.

La présence de manifestations cliniques ou biologiques d'auto-immunité évoque selon les cas un syndrome de Felty (polyarthrite rhumatoïde, généralement séropositive, splénomégalie et neutropénie), voire une maladie lupique.

Si la neutropénie est complètement isolée en présence d'un état général satisfaisant, on peut différer le myélogramme et se contenter de répéter plusieurs fois les examens de sang sur un intervalle de quelques semaines afin d'apprécier le caractère passager, durable, ou cyclique de la neutropénie. Si la neutropénie régresse, il faut évoquer une cause aiguë médicamenteuse, virale, bactérienne voire parasitaire. Si la neutropénie s'aggrave, il faudra recourir au myélogramme afin de dépister une maladie médullaire maligne toujours possible.

Enfin, si la neutropénie est stable et isolée, une surveillance de l'hémogramme est recommandable deux fois par an. Cette situation généralement désignée sous le terme de « neutropénie chronique bénigne » n'expose à aucune complication. En revanche, elle soulève d'importantes difficultés si les sujets exercent une activité professionnelle justifiant une surveillance d'hémogramme (manipulateurs de radiologie, travailleurs de l'industrie nucléaire, etc.). On peut renforcer la vraisemblance d'un excès de margination si la neutropénie est corrigée par un effort bref mais soutenu avant un prélèvement sanguin.

Neutropénie fébrile [9]

Par un excès de langage tout à fait regrettable, les patients neutropéniques sont souvent considérés comme en situation de déficit immunitaire, alors que les fonctions d'immunité cellulaire et humorale restent intactes en cas de neutropénie isolée. Cette assimilation prête à confusion en particulier sur la vulnérabilité vis-à-vis d'agents infectieux : une neutropénie isolée n'expose pas aux infections dites opportunistes que favorisent les situations d'immunodéficience. Selon la profondeur et de la durée de la neutropénie, les infections de ces sujets sont bactériennes et fongiques. En situation aiguë, par exemple dans le cas d'une agranulocytose récente et réversible, ce sont surtout les infections communautaires qui dominent. Si la granulocytopénie évolue plus longtemps, les entérobactéries et surtout les champignons (*Candida* et *Aspergillus* en particulier) émergent.

En l'absence de neutrophiles, l'infection tissulaire n'évolue pas vers la formation de pus mais vers une nécrose : l'exemple le plus évident est l'aspect ulcéronécrotique de l'angine ou de la gingivostomatite observées en cas d'agranulocytose. Cette remarque vaut pour tout foyer infectieux dans cette situation, qu'il soit cutané, périnéal (ecthyma gangrenosum), pulmonaire (pauvreté de l'image de condensation), intestinal (entérocolite nécrosante, typhlite neutropénique), etc.

En pratique, tout sujet neutropénique et fébrile doit être immédiatement hospitalisé. Le recours à une chambre hautement protégée est inutile (l'infection est déjà présente). En revanche, le renforcement des procédures d'hygiène hospitalière est impératif. Après un examen clinique visant à déceler une porte d'entrée ou un foyer infectieux constitué, il faut prélever rapidement trois hémocultures et mettre en route sans délai une antibiothérapie probabiliste. Selon l'origine et la durée prévisible de la neutropénie, cette antibiothérapie repose initialement sur une céphalosporine de troisième génération ou l'association d'une β-lactamine et d'un aminoside. Le traitement de la porte d'entrée peut imposer l'ablation d'un cathéter. La surveillance clinique de ces patients doit être pluriquotidienne avec pour souci de déceler la présence d'un foyer infectieux (notamment oropharyngé, pulmonaire ou pelvien), et de signes de déséquilibre hémodynamique. Selon la réponse au traitement initial, l'obtention d'une apyrexie impose le maintien de l'antibiothérapie jusqu'à correction de la neutropénie, et certains proposent de la poursuivre en ambulatoire en l'absence de signes de gravité. En cas de fièvre persistante après 48 à 72 heures, en l'absence de foyer infectieux détectable, les hémocultures sont répétées, complétées par des recherches d'antigénémie aspergillaire, et l'antibiothérapie réadaptée en incluant le spectre des entérobactéries. La mise en route d'un traitement antifongique (visant principalement les variétés filamenteuses) s'impose alors si l'origine de la neutropénie ne permet pas de prévoir une résolution rapide. Lors de la phase de reconstitution des neutrophiles, leur afflux massif sur un site infectieux expose à un risque d'abcédation aiguë qui peut évoluer en quelques heures et engager le pronostic vital en cas de localisation oropharyngée ou pulmonaire.

L'utilisation d'un facteur de croissance granulocytaire est utile dans des indications précises. Ce traitement est efficace dans certains cas de neutropénies constitutionnelles [11], mais son utilisation prolongée peut favoriser l'émergence d'hémopathies malignes aiguës [10]. Les modalités d'utilisation en prévention primaire ou secondaire des accidents infectieux chez les patients recevant des traitements chimiothérapiques ont fait l'objet de recommandations [15], rappelant que l'administration n'a guère d'intérêt curatif au stade de neutropénie fébrile constituée.

Bibliographie

1. AKHTARI M, CURTIS B, WALLER EK. Autoimmune neutropenia in adults. Autoimmun Rev, 2009, 9 : 62-66.
2. APRIKYAN AA, KHUCHUA Z. Advances in the understanding of Barth syndrome. Br J Haematol, 2013, 161 : 330-338.
3. ARNAOUT MA, HAKIM RM, TODD III RF et al. Increased expression of an adhesion-promoting surface glycoprotein in the granulocytopenia of hemodialysis. N Engl J Med, 1985, 312 : 457-462.
4. BELLANNÉ-CHANTELOT C, CLAUIN S, LEBLANC T et al. Mutations in the ELA2 gene correlate with more severe expression of neutropenia : a study of 81 patients from the French neutropenia register. Blood, 2001, 103 : 4119-4125.
5. BOXER LA. How to approach neutropenia. Hematol Am Soc Educ Program, 2012, 174-182.
6. BURROUGHS L, WOOLFREY A, SHIMAMURA A. Shwachman-Diamond syndrome : a review of the clinical presentation, molecular pathogenesis, diagnosis, and treatment. Hematol Oncol Clin North Am, 2009, 23 : 233-248.
7. BUX J, BEHRENS G, JAEGER G, WELTE K. Diagnosis and clinical course of autoimmune neutropenia in infancy : analysis of 240 cases. Blood, 1998, 91 : 181-186.
8. BUX J. Human neutrophil alloantigens. Vox Sang, 2008, 94 : 277-285.
9. DE NAUROIS J, NOVITZKY-BASSO I, GILL MJ et al. ESMO guidelines working group management of febrile neutropenia : ESMO clinical practice guidelines. Ann Oncol, 2010, 21 (Suppl. 5) : 252-256.
10. DONADIEU J, FENNETEAU O, BEAUPAIN B et al. Congenital neutropenia : diagnosis, molecular bases and patient management. Orphanet J Rare Dis, 2011, 6 : 26.
11. FIOREDDA F, CALVILLO M, BONANOMI S et al. Congenital and acquired neutropenias consensus guidelines on therapy and follow-up in childhood from the neutropenia committee of the marrow failure syndrome group of the AIEOP (Associazione Italiana Emato-Oncologia Pediatrica). Am J Hematol, 2012, 87 : 238-243.
12. HORWITZ MS, DUAN Z, KORKMAZ B et al. Neutrophil elastase in cyclic and severe congenital neutropenia. Blood, 2007, 109 : 1817-1824.
13. KAWAI T, MALECH HL. WHIM syndrome : congenital immune deficiency disease. Curr Opin Hematol, 2009, 16 : 20-26.
14. MAHESHWARI A, CHRISTENSEN RD, CALHOUN DA. Immune neutropenia in the neonate. Adv Pediatr, 2002, 49 : 317-339.
15. SMITH TJ, BOHLKE K, LYMAN GH et al. Recommendations for the use of WBC growth factors : American Society of Clinical Oncology clinical practice guideline update. J Clin Oncol, 2015, 33 : 3199-3212.
16. WALLIS JP, HAYNES S, STARK G et al. Transfusion-related alloimmune neutropenia : an undescribed complication of blood transfusion. Lancet, 2002, 360 : 1073-1074.

Chapitre S04-P02-C04

Polynucléose neutrophile

MICHEL LEPORRIER

Diagnostic

La limite supérieure normale des polynucléaires neutrophiles est de 7 000/μl chez l'adulte, 8 500/μl chez l'enfant. Elle peut atteindre 25 000/μl pendant quelques heures chez le nouveau-né. De même, il existe un compartiment de neutrophiles médullaires très rapidement mobilisables, que l'on peut apprécier grossièrement par l'aspect de segmentation rudimentaire de leur noyau (les *band forms* constituent un aspect intermédiaire entre métamyélocytes et polynucléaires neutrophiles).

Une neutrophilie factice peut être observée en cas d'intoxication par le chlorate de sodium [4] ou de cryoglobulinémie [5].

Symptômes spécifiques

Une polynucléose neutrophile n'a en elle-même aucun retentissement clinique, même lorsqu'elle atteint des valeurs considérables (> 100 000/μl). Dans ces cas, il est possible de déceler de très discrètes modifications portant par exemple sur les échanges gazeux (mesurés par des méthodes sensibles comme la différence alvéolo-artérielle du CO), mais qui ne peut constituer un authentique syndrome de leucostase. Le rôle direct des neutrophiles dans la constitution des lésions du syndrome de Sweet est discuté (*voir* Section S19). En revanche, une neutrophilie importante peut être à l'origine d'artefacts biologiques trompeurs, notamment d'une fausse hypoxémie par consommation d'oxygène in vitro, dans la seringue de prélèvement ; cet artefact est prévenu par le prélèvement du sang dans une seringue maintenue à 4 °C jusqu'à la mesure tonométrique.

Causes

Les principales causes et mécanismes figurent dans le tableau S04-P02-C04-I.

Les agents infectieux sont généralement les bactéries pyogènes. Toutefois, une infection bactérienne peut être source de neutropénie (typhoïde, brucellose, phase initiale des septicémies), tandis que certaines infections virales peuvent engendrer une neutrophilie modérée (hépatites en particulier).

Il est facile de rattacher la polynucléose à sa cause dans la majorité des cas, en raison du contexte clinique. Cependant, certaines situations comportent des difficultés diagnostiques. Chez les patients tabagiques, le seul argument diagnostique est la normalisation des neutrophiles après quelques semaines d'une abstinence totale généralement très difficile à faire observer. Lors d'un traitement corticoïde, les neutrophiles augmentent à des valeurs significatives (15 000 à 20 000/μl) par libération prématurée des réserves médullaires en circulation [1], et il est difficile de faire la part d'une éventuelle infection évoluant de façon « masquée » dans ce contexte. L'orientation diagnostique en faveur d'un syndrome myéloprolifératif peut venir d'un examen attentif de l'hémogramme, lorsqu'il révèle l'existence d'une myélémie, même discrète (généralement non décelée par les automates). Cette règle est valable dans le cas des leucémies « à neutrophiles » décrites en association avec une forme particulière de recombinant BCR/ABL (p230), de mutations *CSF3R/GCSFR*, *SETBP1* et JAK2 (*voir* Chapitre S04-P03-C06). En cas de neutrophilie « nue » et persistante, la crainte qu'elle ne révèle une maladie maligne est attisée par quelques rares cas de sécrétion « paranéoplasique » de substances produisant ou reproduisant l'effet du G-CSF. Ces cas sont relatés dans de nombreuses variétés de cancers [3], notamment les cancers de la vessie [2] (le gène du G-CSF a été cloné à partir d'une lignée provenant d'un carcinome vésical humain), les carcinomes bronchiques, du tube digestif, du pancréas, du col de l'utérus, les liposarcomes et sarcomes conjonctifs, le carcinome hépatocellulaire et le mélanome. Cette crainte peut légitimer des investigations approfondies.

Tableau S04-P02-C04-I Principales causes de polynucléose neutrophile.

Cause	Mécanisme
Infections bactériennes à pyogènes, nécroses tissulaires (infarctus du myocarde, pancréatite, écrasement de membres), réactions inflammatoires aiguës	Stimulation de production, diapédèse et chimiotactisme
Syndromes myéloprolifératifs (maladie de Vaquez, splénomégalie myéloïde, thrombocytémie essentielle, leucémie myéloïde chronique)	Excès de production, passage sanguin prématuré de neutrophiles et de précurseurs myéloïdes mûrs (myélémie)
Stimulations adrénergiques (exercice intense, crise convulsive, situation de stress, attaque de panique)	Démargination des neutrophiles
Corticoïdes, tabagisme, sels de lithium, agents adrénergiques, endotoxines	Passage sanguin prématuré de neutrophiles, démargination, réduction de diapédèse [1]
Facteurs de croissance granulocytaires	Stimulation de production
Splénectomie	Absence de pool splénique

Bibliographie

1. DALE DC, FAUCI A, GUERRY D, WOLFF SM. Comparison of agents producing a neutrophilic leukocytosis in man. J Clin Invest, 1975, 56 : 808-813.
2. ITO N, MATSUDA T, KAKEHI Y et al. Bladder cancer producing granulocyte colony-stimulating factor. N Engl J Med, 1990, 323 : 1709-1710.
3. KOJIMA K, NAKASHIMA F, BOKU A et al. Clinicopathological study of involvement of granulocyte colony stimulating factor and granulocyte-macrophage colony stimulating factor in non-lymphohematopoietic malignant tumors accompanied by leukocytosis. Histol Histopathol, 2002, 17 : 1005-1016.
4. LECACHEUX P, LEVALTIER X, SALAUN V et al. Intoxication aiguë par le chlorate de sodium : une cause d'hyperleucocytose factice. Réan Urg, 1994, 3 : 475-478.
5. ZANDECKI M, GENEVIEVE F, GERARD J, GODON A. Spurious counts and spurious results on haematology analysers : a review. Part II : white blood cells, red blood cells, haemoglobin, red cell indices and reticulocytes. Int Jnl Lab Hem, 2007, 29 : 21-41.

Toute référence à cet article doit porter la mention : Leporrier M. Polynucléose neutrophile. *In* : L Guillevin, L Mouthon, H Lévesque. Traité de médecine, 5ᵉ éd. Paris, TdM Éditions, 2018-S04-P02-C04 : 1.

Chapitre S04-P02-C05

Lymphocytopénie

Michel Leporrier

Diagnostic

Les caractéristiques morphologiques et immunophénotypiques des lymphocytes sanguins normaux sont détaillées dans les chapitres consacrés à l'hémogramme (*voir* Chapitre S04-P01-C01) et l'examen par cytométrie en flux (*voir* Chapitre S04-P01-C03). Rappelons que la concentration habituelle des lymphocytes sanguins varie chez l'adulte entre 1 500 et 4 000/μl. En réalité, les trois principales catégories de lymphocytes sanguins se répartissent en cellules T (majoritaires, (65 à 75 %), B (10 à 15 %), non T-non B ou cellules NK (*natural killer*, 10-20 %). La population des cellules T étant largement majoritaire face aux populations B et NK, seules les déplétions importantes en lymphocytes T se traduisent par une lymphocytopénie significative sur l'hémogramme. Pour interpréter convenablement un état de lymphocytopénie, il est recommandé d'exprimer la population déficitaire en nombre de cellules par μl et non en pourcentage ou par un rapport de populations.

Tableau S04-P02-C05-I   Principales causes de lymphocytopénie durable.

Causes	Population concernée	Évolution	Risque infectieux[1]
Médicaments immunosuppresseurs			
– globulines antilymphocytaires (OKT3)	T	Transitoire (semaines)	Important
– anticorps anti-CD20 (rituximab) [4]	B	Transitoire (semaines)	Faible
– anticorps anti-CD52 (alemtuzumab) [4]	T	Durable (mois)	Majeur
– analogues puriniques (fludarabine, cladribine, pentostatine) [5, 7]	T ou B	Durable (mois)	Important
– corticoïdes (même brièvement) [1]	T	Parallèle au traitement	Variable
– ciclosporine	T	Parallèle au traitement	Important
– alkylants	T, B	Parallèle au traitement	Faible
Irradiation			
– irradiation corporelle totale (greffes)	B, T, NK	3 à 18 mois	Majeur
– radiothérapie externe (champs larges)	B, T	Transitoire (semaines)	Inexistant
– intoxication par des radio-éléments	T	Continue	Faible
Déficits immunitaires congénitaux[2]			
– déficit combiné sévère	B, T, NK	Permanente	Majeur
– déficit en adénosine désaminase	B, T, NK	Progressive	Majeur
– déficit en purine nucléoside phosphorylase	T	Progressive	Important
– agammaglobulinémie	B	Permanente	Majeur
– syndrome de DiGeorge	T, B	Permanente	Majeur
– ataxie-télangiectasie	T, B	Progressive	Important
– syndrome de Wiskott-Aldrich	T	Progressive	Important
Déficits immunitaires acquis			
– infection par le VIH	T	Progressive	Important
– lymphocytopénie CD4 idiopathique [3, 8]	T	Progressive ou stable	Important
Maladies inflammatoires et générales			
– lymphorrhées digestives (maladie de Waldmann)	T	Persistante	Faible
– lupus érythémateux systémique	T et B	Parallèle à la maladie	Faible
– granulomatoses systémiques (sarcoïdose, granulomatose avec polyangéite [Wegener], maladie de Whipple, maladies inflammatoires intestinales)	T	Parallèle à la maladie	Faible
– insuffisance rénale chronique	T	Parallèle à la maladie	Douteux
– carence en zinc, dénutritions	T	Parallèle à la maladie	Faible
– splénomégalie	T et B	Parallèle à la maladie	Douteux

(1) Le risque infectieux est fonction de la sévérité du déficit cellulaire et surtout de sa nature : les déficits portant sur la population B engendrent une susceptibilité aux infections bactériennes (ORL et respiratoires principalement), à levures (candidoses, cryptococcoses) et à certains protozoaires (*Giardia intestinalis*). Les déficits T exposent aux infections virales (herpès, zona, varicelle, cytomégalovirus, virus d'Epstein-Barr), fongiques (candidoses, champignons filamenteux) et à protozoaires (pneumocystose).

(2) Seuls sont cités dans ce tableau les déficits immunitaires les moins rares engendrant une lymphocytopénie significative. De nombreux déficits affectent les fonctions lymphocytaires sans modification importante du nombre des lymphocytes sanguins. Pour une présentation exhaustive de ces affections, *voir* [2].

Conséquences spécifiques

L'impact d'une lymphocytopénie sur le déroulement normal de la réponse immunitaire est très variable, et dépend de la cause et de la durée de la déplétion. Dans certains cas, il est peu apparent. C'est notamment le cas des déplétions lymphocytaires B induites par les anticorps monoclonaux comme l'anticorps anti-CD20 qui n'a que peu d'effet sur la concentration des immunoglobulines sériques, du moins lorsqu'il est prescrit pour une durée limitée. Les déplétions lymphocytaires T les plus sévères induites par les anticorps monoclonaux (alemtuzumab, OKT3, etc.), les analogues de purines (fludarabine), les irradiations larges ont pour conséquence une vulnérabilité accrue à des infections opportunistes à virus (groupe herpès-varicelle-zona, cytomégalovirus, réactivation des virus des hépatites), à protozoaires (toxoplasmose, pneumocystose, leishmaniose), à levures et champignons (candidose, cryptosporidiose, histoplasmose, aspergillose) et aux réactions du greffon contre l'hôte à la suite de transfusions de produits sanguins labiles. Ces complications, en tous points comparables à celles des déficits immunitaires congénitaux et acquis, sont détaillées dans les chapitres de cet ouvrage consacrés aux infections opportunistes et aux états de déficit immunitaire (*voir* Section S32).

Causes

Les principales causes de lymphocytopénie durable sont résumées dans le tableau S04-P02-C05-I.

Conduite pratique devant une lymphocytopénie

Une lymphocytopénie transitoire est possible lors de la phase aiguë de maladies infectieuses bactériennes ou virales. Dans ces cas, la baisse des lymphocytes est généralement modérée et fugace, n'incitant pas à une exploration spécifique, sauf si le contexte ou la nature du processus infectieux évoquent la possibilité d'une infection opportuniste révélatrice d'un déficit immunitaire. Le diagnostic est parfois facilité par le contexte (*voir* Tableau S04-P02-C05-I), notamment en cas de traitement immunosuppresseur, d'antécédent récent d'irradiation, de maladie systémique évolutive, d'insuffisance rénale avancée, de splénomégalie importante évoquant un hypersplénisme, d'œdèmes et de dénutrition évoquant une lymphorrhée intestinale ou maladie de Waldmann [6]. En l'absence d'orientation clinique, une lymphocytopénie en apparence isolée, permanente et prononcée (< 800 à 1 000/µl) invite à une exploration. Dans cette éventualité, la principale hypothèse est celle d'un déficit immunitaire primitif ou acquis. L'âge, la présence de malformations ou de signes associés (syndromes de DiGeorge, de Wiskott-Aldrich), la recherche d'une infection par le VIH, les données de l'étude des immunoglobulines et des populations lymphocytaires du sang contribuent à une première approche du diagnostic.

L'existence d'une lymphocytopénie T CD4 profonde (< 300/µl) a été observée chez des patients des deux sexes et de tous âges (de 20 à 90 ans), non infectés par le VIH et décrite sous le terme de lymphocytopénie CD4 idiopathique [3, 8]. Plus du tiers des patients développent des infections opportunistes (mycobactéries atypiques, cryptococcose, pneumocystose, histoplasmose, candidoses muqueuses, infections à virus varicelle-zona [VZV], cytomégalovirus [CMV], papillomavirus humains [HPV], virus d'Epstein-Barr [EBV], virus JC [*John Cunningham virus*]) qui peuvent révéler le déficit ou en compliquer l'évolution. Certains développent un lymphome ou une affection auto-immune. Cette affection est décrite en détail dans la section S32.

Bibliographie

1. FLAMMER JR, ROGATSKY I. Minireview : glucocorticoids in autoimmunity : unexpected targets and mechanisms. Mol Endocrinol, 2011, *5* : 1075-1086.
2. PICARD C, AL-HERZ W, BOUSFIHA et al. Primary immunodeficiency diseases : an update of the classification from the International Union of Immunological Societes Expert Committee for Primary Immunodeficiency 2015. J Clin Immunol, 2015, *35* : 696-726.
3. RÉGENT A, KLUGER N, BÉREZNÉ A et al. Démarche diagnostique devant une lymphocytopénie : quand penser à une lymphocytopénie idiopathique ? Rev Méd Interne, 2012, *33* : 628-634.
4. RIGAL E, GATEAULT P, LEBRANCHU Y, HOARAU C. Therapeutic monoclonal antibodies : update on the risk of opportunistic infections. Méd Sci (Paris), 2009, *25* : 1135-1140.
5. TADMOR T. Purine analog toxicity in patients with hairy cell leukemia. Leuk Lymphoma, 2011, *52* (*Suppl. 2*) : 38-42.
6. VIGNES S, BELLANGER J. Primary intestinal lymphangiectasia (Waldmann's disease). Orphanet Rare Dis, 2008, *3* : 5.
7. WIJERMANS PW, GERRITS WB, HAAK HL. Severe immunodeficiency in patients treated with fludarabine monophosphate. Eur J Haematol, 1993, *50* : 292-296.
8. ZONIOS DI, FALLOON J, BENNETT JE et al. Idiopathic CD4 lymphocytopenia : natural history and prognostic factors. Blood, 2008, *112* : 287-294.

Toute référence à cet article doit porter la mention : Leporrier M. Lymphocytopénie. *In* : L Guillevin, L Mouthon, H Lévesque. Traité de médecine, 5ᵉ éd. Paris, TdM Éditions, 2018-S04-P02-C05 : 1-2.

Chapitre S04-P02-C06

Lymphocytose

Michel Leporrier

Diagnostic

L'hyperlymphocytose est définie par une concentration en lymphocytes supérieure à 4 000/μl chez l'adulte. Chez l'enfant, la limite supérieure des valeurs normales est de 11 000 lymphocytes/μl chez le nouveau-né, 17 000/μl à 1 mois et 10 000/μl jusqu'à la puberté. Il ne faut accorder aucune valeur à une lymphocytose dite relative (formule dite « inversée ») qui ne préjuge en rien de la numération réelle des lymphocytes.

Conséquences spécifiques

Même considérable, une hyperlymphocytose n'engendre pas de signes microcirculatoires, et encore moins de phénomène de leucostase. Une lymphocytose importante (> 50 000/μl) peut être source d'artefacts biologiques trompeurs, notamment d'une fausse hypoxémie par consommation d'oxygène in vitro, dans la seringue de prélèvement ; cet artefact est prévenu par le prélèvement du sang dans une seringue maintenue à 4° jusqu'à la mesure tonométrique.

Causes

Les lymphocytes sanguins sont évalués en routine par des automates qui ne les distinguent pas de cellules lymphoïdes « atypiques ». Toute hyperlymphocytose exige une lecture des frottis sanguins au microscope par un cytologiste entraîné, afin d'en discerner les aspects cytologiques normaux et pathologiques (petits lymphocytes, cellules hyperbasophiles, cellules lymphoïdes immatures d'une leucémie aiguë ou d'un syndrome lymphoprolifératif) [4]. Selon le contexte et l'aspect cytologique, une étude par cytométrie en flux peut s'avérer nécessaire pour préciser l'immunophénotype et la clonalité des lymphocytes en excès (Tableau S04-P02-C06-I et voir Chapitre S04-P01-C03).

Petits lymphocytes morphologiquement normaux

La coqueluche, qu'elle évolue chez un enfant ou un adulte, est responsable d'une lymphocytose parfois impressionnante (habituellement < 30 000/μl, pouvant dépasser 100 000/μl) à la deuxième semaine des quintes. Le contexte est en général évocateur, mais dans une forme atypique, l'hyperlymphocytose a une grande valeur d'orientation diagnostique (c'est la seule infection bactérienne responsable d'hyperlymphocytose) [8]. La lymphocytose infectieuse aiguë de Carl-Smith est observée par petites épidémies de collectivités (crèches) [6, 10]. Les signes cliniques sont souvent frustes (rhinopharyngite, diarrhée) ou absents. Les agents infectieux à l'origine de ces cas sont mal définis et probablement nombreux (echovirus [*enteric cytopathic human orphan*], entérovirus, etc.).

Chez un adulte, une lymphocytose chronique résulte presque toujours d'un syndrome lymphoprolifératif chronique, en premier lieu d'une leucémie lymphoïde chronique ou plus rarement d'une macroglobulinémie de Waldenström que peut évoquer l'aspect parfois « plasmocytoïde » des cellules (voir Chapitre S04-P03-C08). Cependant, d'autres syndromes lymphoprolifératifs chroniques à propagation sanguine peuvent reproduire cet aspect cytologique ou s'en rapprocher. Pour ces raisons, les critères diagnostiques de ces affections imposent de confronter leurs aspects cytologiques et l'immunophénotype lymphocytaire (voir Tableau S04-P02-C06-I).

Tableau S04-P02-C06-I Immunophénotype des syndromes lymphoprolifératifs chroniques.

	sIg (densité)	CD19/20	CD22	CD23	CD10	CD5	FMC7	CD25	CD103	CD11c
Syndromes lymphoprolifératifs B										
LLC	Faible	+	±	+	–	+	–	–	–	–
LPL-B	Forte	+	+	–	–	±	+	–	–	–
HCL	Forte	+	+	–	–	–	+	+	+	+
SLVL	Forte	+	+	–	–	–	+	–	–	–
Ly. foll.	Forte	+	+	–	+	–	+	–	–	–
MCL	Forte	+	+	–	–	+	+	–	–	–
	CD3	CD4	CD5	CD7	CD8	CD25	CD11b	CD16	CD56	CD30
Syndromes lymphoprolifératifs T										
Sézary	+	+	+	–	±	+	–	–	–	–
LPL T	+	+	+	+	±	–	–	–	–	–
ATL	+	+	+	–	±	+	–	–	–	±
LGL	+	±	+	–	±	–	±	+	±	–
Syndromes lymphoprolifératifs NK										
LGL	–	–	–	–	–	±	±	+	+	–

ATL : leucémie/lymphome à cellules T de l'adulte ; HCL : leucémie à tricholeucocytes (*hairy cell leukemia*) ; LGL : leucémie à grands lymphocytes granuleux ; LLC : leucémie lymphoïde chronique ; LPL-B : leucémie prolymphocytaire B ; LPL-T : leucémie prolymphocytaire T ; Ly. Foll. : lymphome folliculaire ; MCL : lymphome à cellules du manteau ; sIg : immunoglobuline de surface ; SLVL : lymphome splénique à lymphocytes villeux (ou lymphome splénique de la zone marginale).

Une forme particulière de lymphocytose congénitale B polyclonale, d'évolution chronique, a été récemment décrite sur deux générations d'une même famille [2, 12]. La production excessive de lymphocytes B (CD5+ CD19/20+ CD23+ CD10–) y est observée dès la première enfance. Une transformation monoclonale de phénotype compatible avec une leucémie lymphoïde chronique est observée chez le père au cours de sa quatrième décennie. Une affection similaire est observée chez un jeune Chinois non apparenté à cette famille. Cette affection résulte des mutations germinales hétérozygotes de *CARD1*, engendrant une activation constitutive de NK-κB.

Dans de rares cas d'insuffisance surrénale, de thyrotoxicose, on peut observer une très discrète hyperlymphocytose (< 5 000/μl).

Lymphocytes hyperbasophiles (syndrome mononucléosique)

Les cellules lymphoïdes ont un cytoplasme nettement basophile, souvent de grande taille, ou prennent un aspect plasmocytoïde. Cet aspect cytologique peut inquiéter, mais le polymorphisme caractéristique de ces cellules hyperbasophiles est l'élément rassurant de ces affections d'évolution bénigne. L'augmentation du nombre de ces cellules, atteignant parfois 10 000 à 15 000/μl, est caractéristique du syndrome mononucléosique. La cause la plus fréquente chez un sujet immunocompétent est la primo-infection par le virus d'Epstein-Barr ou mononucléose infectieuse [15]. Le diagnostic est généralement évoqué chez un adolescent fatigué par la présence d'un œdème péri-orbitaire modéré, d'un discret purpura vélopalatin, d'adénopathies cervicales, parfois d'une splénomégalie peu importante et d'une pharyngite à fausses membranes (rappelons ici un aphorisme ancien selon lequel « une angine à fausses membranes qui dure et ne se complique pas de croup est une mononucléose infectieuse »). Cet aspect pharyngé risque de faire prescrire une antibiothérapie par ampicilline, qui déclenche l'apparition d'une éruption morbilliforme très évocatrice. Le diagnostic de certitude est fourni par la présence des anticorps anti-VCA (IgM puis IgG) alors que les anticorps anti-EBNA (*Epstein-Barr virus-determined nuclear antigen*) sont encore absents. Ce dernier critère est le plus sûr témoin du caractère récent de la primo-infection : en effet, les anticorps anti-EBNA n'apparaissent que plusieurs mois après le contact infectant, de telle sorte que leur positivité traduit toujours une mononucléose ancienne. La primo-infection par le cytomégalovirus chez un enfant ou adulte immunocompétent revêt un aspect très proche, mais la pharyngite y est absente. Ces affections sont détaillées dans la section « Maladies infectieuses ».

Les autres causes de syndrome mononucléosique sont, en regard, beaucoup plus rares. La primo-infection par *Toxoplasma gondii* peut en être responsable lors de la phase lymphaticosanguine, le syndrome mononucléosique y est souvent associé à une discrète éosinophilie. Contrairement à une idée répandue, si la primo-infection par le virus de l'immunodéficience humaine (VIH) est parfois responsable d'un syndrome mononucléose-*like* par référence aux manifestations cliniques de la mononucléose infectieuse, cet épisode ne comporte pas de réaction mononucléosique sanguine, mais plutôt par une lymphocytopénie avec de rares cellules à cytoplasme bleuté (*voir* Section S32). La présence de cellules hyperbasophiles est aussi l'une des manifestations du syndrome induit par les hydantoïnes (*voir* Chapitre S04-P03-C08).

Lymphocytose à lymphocytes « atypiques »

Seul l'examen du frottis permet de distinguer ces aspects, classés par les automates parmi les lymphocytes sans autre précision. Identifier ces cellules dans le sang a une très grande valeur d'orientation diagnostique, même en dehors de toute hyperlymphocytose.

Les *cellules de Lutzner* (ou de *Sézary*) sont caractérisées par un noyau plicaturé, « cérébriforme », une taille variable selon leur degré de ploïdie et l'expression de CD4. Dans la maladie de Sézary, leur présence dans le sang est constante, décelable sur le simple frottis, et leur concentration influe sur le pronostic [11]. Elle peut y atteindre des valeurs considérables, dépassant 200 000/μl [3]. Ces cellules peuvent aussi être décelées dans le sang de sujets atteints de mycosis fongoïde, mais de façon beaucoup plus discrète (*voir* Section S32), ainsi que dans le cas de lymphomes à lymphocytes T dits « périphériques », notamment la leucémie prolymphocytaire T. Dans le cas de la leucémie/lymphome à cellules T de l'adulte, les cellules malignes dans le sang ont un noyau d'aspect folié [9]. Toutes ces cellules expriment l'antigène CD4 (*voir* Chapitre S04-P03-C08).

Les *cellules lymphoïdes à noyau clivé* ou en « grain de café » et exprimant CD10 sont une caractéristique des lymphomes folliculaires. Si leur présence dans le sang est parfois évidente, pouvant atteindre des valeurs considérables (ces formes étaient autrefois désignées sous le terme de *lymphosarcoma cell leukemia*), la pratique de l'immunophénotypage a montré qu'elles y étaient décelables dans la majorité des cas, souvent en proportion trop faible pour modifier le taux global des lymphocytes.

Les *tricholeucocytes* sont identifiables par leur membrane cytoplasmique lâche, parsemée de fines projections conférant un aspect « chevelu » et un noyau arrondi ou réniforme à chromatine finement granulaire (*voir* Chapitre S04-P03-C08). Ici encore, cet aspect revêt une forte valeur d'orientation diagnostique [5].

Les *lymphocytes villeux* ont un aspect proche du précédent, mais les projections cytoplasmiques sont plus grossières, souvent ramassées à un pôle de la cellule. On les observe, parfois en grand nombre, dans le cas des lymphomes spléniques de la zone marginale [13].

Les cellules malignes des lymphomes de la *zone du manteau* ont une morphologie très variable, pouvant s'apparenter à celle de cellules monocytoïdes ou monocyte-*like*, ou de blastes à noyau nucléolé dans les variants « blastoïdes » de la maladie [7]. Leur aspect est plus trompeur lorsqu'il revêt celui de petits lymphocytes, qui risque d'induire une confusion avec une leucémie lymphoïde chronique, d'autant que les cellules pathologiques co-expriment les antigènes CD5 et CD19/20. La distinction est établie sur l'expression d'autres antigènes (*voir* Tableau S04-P02-C06-I), celle de la cycline D1 et éventuellement l'étude du caryotype (*voir* Chapitre S04-P03-C08).

Les *grands lymphocytes granuleux* sont des cellules d'aspect mûr, à noyau condensé, dont le cytoplasme étendu renferme de nombreuses granulations azurophiles. Ils expriment le phénotype de cellules T ou NK (CD3±, CD16, CD57). Leur excès dans le sang, souvent discret, associé à une neutropénie variable, est observé dans de nombreuses situations non malignes (infections virales aiguës, maladies auto-immunes notamment syndrome de Felty), plus rarement dans d'authentiques leucémies (*voir* Chapitre S04-P03-C08).

Lorsque sont majoritaires des lymphocytes à noyau immature, réniforme, nucléolé, à cytoplasme basophile, l'aspect est celui d'une *leucémie prolymphoctaire* T ou B. Ces variétés diffèrent de la leucémie lymphoïde chronique par leur aspect franchement tumoral, surtout splénique (formes T) ou splénoganglionnaire (formes B). L'hyperlymphocytose y est souvent considérable (100 000 à 500 000/μl). Ces formes sont détaillées dans le chapitre S04-P03-C08.

Une hyperlymphocytose modérée (< 20 000/μl) et persistante, de nature *polyclonale* faite de lymphocytes à noyau bilobé, en bissac, associée à une augmentation polyclonale des IgM peut être observée avec une forte prédominance féminine chez des patientes d'âge moyen, souvent tabagiques et exprimant l'haplotype HLA-DR7 [1, 14].

Bibliographie

1. CORNET E, LESESVE JF, MOSSAFA H et al. Long-term follow-up of 111 patients with persistent polyclonal B-cell lymphocytosis with binucleated lymphocytes. Leukemia, 2009, *23* : 419-422.

2. DARTE JM, MCCLURE PD, SAUNDERS EF et al. Congenital lymphoid hyperplasia with persistent hyperlymphocytosis. N Engl J Med, 1971, *284* : 431-432.
3. EDELSON R, FACKTOR M, ANDREWS A et al. Successful management of the Sézary syndrome : mobilization and removal of extravascular neoplastic T cells by leukapheresis N Engl J Med, 1974, *291* : 293-294.
4. GEORGE TI. Malignant or benign leukocytosis. Hematol Am Soc Hematol Educ Program, 2012 : 475-484.
5. GREVER MJ. How I treat hairy cell leukemia. Blood, 2010, *115* : 21-28.
6. HORWITZ MS, MOORE GT. Acute infectious lymphocytosis. An etiologic and epidemiologic study of an outbreak. N Engl J Med, 1968, *279* : 399-404.
7. JARES P, CAMPO E. Advances in the understanding of mantle cell lymphoma. Br J Haematol, 2008, *142* :149-165.
8. LEVENE I, WACOGNE I. Question 3. Is measurement of the lymphocyte count useful in the investigation of suspected pertussis in infants ? Arch Dis Child, 2011, *96* : 1203-1205.
9. MATUTES E. Adult T-cell leukaemia/lymphoma. J Clin Pathol, 2007, *60* : 1373-1377.
10. N'KRUMAH FK, ADDY PA. Acute infectious lymphocytosis. Lancet, 1973, *301* : 1257-1258.
11. SCARISBRICK JJ, WHITTAKER S, EVANS AV et al. Prognostic significance of tumor burden in the blood of patients with erythrodermic primary cutaneous T-cell lymphoma. Blood, 2001, *97* : 624-630.
12. SNOW AL, XIAO W, STINSON JR et al. Congenital B cell lymphocytosis explained by novel germline CARD11 mutations. J Exp Med, 2012, *209* : 2247-2261.
13. TRAVERSE-GLEHEN A, BASEGGIO L, SALLES G et al. Splenic marginal zone B-cell lymphoma : a distinct clinicopathological and molecular entity. Recent advances in ontogeny and classification. Curr Opin Oncol, 2011, *23* : 441-448.
14. VIGNES S, OKSENHENDLER E, QUINT L et al. Polyclonal B lymphocytosis and hyper-IgM : immunodeficiency and/or benign lymphoid proliferation associated with tobacco ? Rev Méd Interne, 2000, *21* : 236-241.
15. VOULOUMANOU EK, RAFAILIDIS PI, FALAGAS ME. Current diagnosis and management of infectious mononucleosis. Curr Opin Hematol, 2012, *19* : 14-20.

Chapitre S04-P02-C07

Éosinophilie

Michel Leporrier

Les polynucléaires éosinophiles interviennent principalement dans les processus de défense anti-infectieuse et d'inflammation. Ces fonctions font intervenir leur contenu granulaire, composé de peroxydase, d'hydrolases et protéines cationiques, capables d'engendrer une cytotoxicité sur des organismes du genre des helminthes et sur des cellules notamment endothéliales ou tumorales. En outre, l'éosinophile élabore de très nombreuses cytokines et médiateurs d'inflammation [11]. La régulation physiologique de leur production médullaire est sous la dépendance de plusieurs facteurs de croissance sécrétés par les lymphocytes T CD4 (IL-3, IL-5, GM-CSF [*granulocyte macrophage-colony stimulating factor*]), le plus spécifique étant l'interleukine 5 (Il-5). Leur présence dans le sang n'est qu'une étape brève de quelques heures, précédant leur migration dans les tissus (principalement les muqueuses) où ils résident une dizaine de jours. Leur production est normalement réduite par les glucocorticoïdes et leur concentration dans le sang est en partie contrôlée par le taux de cortisol plasmatique. Ainsi les éosinophiles suivent-ils un cycle nycthéméral avec un pic matinal, inverse de celui de la cortisolémie.

Diagnostic

Les granulocytes éosinophiles sont présents dans le sang normal à une concentration comprise entre 200 et 500/μl. L'hyperéosinophilie est constituée au-dessus de cette dernière valeur. Toutefois, les éosinophilies ayant une réelle signification symptomatique dépassent le plus souvent 1 500/μl.

Conséquences spécifiques

Une hyperéosinophilie transitoire et modérée n'engendre pas en elle-même de signes particuliers. En revanche, une hyperéosinophilie importante (> 5 000/μl) et persistante peut se compliquer de lésions endocardiques, endothéliales et capillaires (*voir* plus loin).

Causes

Elles sont nombreuses (Tableau S04-P02-C07-I). Les propriétés des éosinophiles rendent compte des principales situations responsables d'hyperéosinophilie réactionnelle, à savoir l'atopie, les helminthiases, certaines maladies inflammatoires et, à un moindre degré, les conflits hôte-tumeur. Dans des cas beaucoup plus rares, l'éosinophilie résulte d'un excès incontrôlé de production de cytokines (IL-5 en particulier) par des cellules lymphoïdes clonales, ou d'une prolifération cellulaire indépendante de tout stimulus externe (leucémies à éosinophiles).

Tableau S04-P02-C07-I Principales causes des éosinophilies.

Causes	Taux habituels (/μl)	Particularités
Atopie (asthme, urticaire, rhinite, dermatite)	< 1 500	Évolution parallèle à celle des poussées
Helminthiases (cestodes, nématodes, trématodes) – sujet n'ayant pas quitté la métropole : distomatose, trichinose, hydatidose, toxocarose, ascaridiase, tæniasis, trichocéphalose, oxyurose – après un séjour outre-mer : ankylostomiase, anguillulose, ascaridiase, bilharziose, filariose Impasses parasitaires humaines ou larva migrans viscérales (toxocarose, anisakiase, angiostrongylose)	Modérée à > 30 000 (ascaridiose, filarioses, trichinose, toxocarose)	Éosinophilie « en coup d'archet » Diagnostic sur examen des selles (nématodes intestinaux), des urines (bilharzioses), du frottis sanguin ou de la peau (filarioses), sérologie (trichinose, hydatidose, toxocarose, bilharzioses, toxocarose)
Médicaments	500 à 30 000	*Voir* « Médicaments » et Tableau S04-P02-C07-II
Vascularites et maladies inflammatoires – périartérite noueuse – granulomatose éosinophilique avec polyangéite (Churg-Strauss) – syndrome de Shulman – syndrome hyperéosinophilique « idiopathique »	> 1 500, parfois considérable granulomatose éosinophilique avec polyangéite (Churg-Strauss)	*Voir* Section S03
Hémopathies et cancers		
– clones lymphocytaires T et lymphomes T	500-1 500	IL-5-dépendante
– leucémies chroniques à éosinophiles	> 1 500 à + 50 000	Remaniement PDGFR-α ou β
– mastocytose systémique	1 500-30 000	Mutation *KIT*D816V
– cancers	Jusqu'à 80 000	Sécrétion paranéoplasique d'IL-5
Causes diverses		
– insuffisance surrénale	Modeste	Déficit en cortisol
– aspergillose pulmonaire allergique	> 1 000	Critère diagnostique majeur
– isosporose, coccidioïdomycose, gale, myases	Modeste	

Atopie

Dans ses différentes expressions cliniques (asthme, urticaire, rhinite allergique, dermatite atopique), l'atopie est régulièrement associée à une éosinophilie parallèle aux poussées. Ce signe n'est que contingent dans ce contexte, mais il est néanmoins utile de le vérifier dans certains cas. Par exemple, son absence ou sa discrétion lors d'un épisode de dyspnée chez un asthmatique connu fait davantage évoquer une complication infectieuse pulmonaire (virale ou bactérienne) plus qu'un accès asthmatique. Inversement, l'association d'une dyspnée asthmatiforme à une très forte éosinophilie évoque la possibilité d'une granulomatose éosinophilique avec polyangéite (Churg-Strauss).

Helminthiases

L'éosinophilie y évolue selon une courbe dite « en coup d'archet » ou courbe de Lavier, qui comporte classiquement deux phases précédées par une période de latence correspondant à la pénétration du parasite, de durée variable selon les espèces. L'hyperéosinophilie se constitue dès que l'organisme reconnaît la présence du parasite. Elle atteint alors rapidement son apogée et décroît ensuite lentement. L'intensité de l'éosinophilie et sa durée sont variables, selon le type de parasite et son évolution. Elle est modérée et brève dans le cas des parasites parvenant à l'état adulte dans l'intestin (oxyures, tænias, trichocéphale). Lorsque le cycle parasitaire passe par une migration larvaire tissulaire, réalisant un syndrome de Löffler (ascaris, ankylostomes), l'éosinophilie est initialement très importante et commence à décroître lorsque les parasites migrent vers la lumière intestinale. Dans le cas de parasites adultes restant localisés dans les tissus (douves, bilharzies, filaires), l'hyperéosinophilie atteint des valeurs importantes et persiste tant que survit le parasite, sauf lorsqu'il est capable de s'enkyster (hydatidose, trichinose, cénurose, cysticercose). L'éosinophilie peut aussi fluctuer en fonction des réinfestations ou réactivations, s'atténuer en cas d'infection bactérienne ou de corticothérapie concomitantes et se majorer avant de disparaître lors d'un traitement antihelminthique (c'est particulièrement net dans le cas des bilharzioses). Les affections en cause sont détaillées dans la section S32.

Médicaments

L'hyperéosinophilie est bien souvent la conséquence d'un traitement médicamenteux (Tableau S04-P02-C07-II). Les médicaments le plus souvent en cause sont les sels d'or, la pénicillamine, l'allopurinol, les antibiotiques du groupe des β-lactamines, les nitrofuranes, les phénothiazines, la carbamazépine et les sulfamides antibactériens ; le niridazole, la phénindione, également responsables d'importantes hyperéosinophilies sont aujourd'hui retirées du commerce, du moins en France.

Une réaction d'hypersensibilité sévère décrite sous différents termes depuis la publication princeps avec les hydantoïnes [23] est actuellement désignée sous le nom de syndrome DRESS (*drug reaction with eosinophilia and systemic symptom*) [3, 4]. Les mécanismes qui président à ces accidents sont imparfaitement connus, mais font intervenir d'une part une prédisposition individuelle (défaut d'une enzyme de détoxification des anticonvulsivants, dont les métabolites sont présentés comme antigènes par certains haplotypes HLA) et d'autre part la réactivation d'agents infectieux viraux du groupe herpès (HHV-6 et 7, virus d'Epstein-Barr, cytomégalovirus). Les médicaments impliqués dans ce syndrome sont présentés dans le tableau S04-P02-C07-II. Les manifestations apparaissent plusieurs semaines après l'introduction du médicament, par une éruption cutanée morbilliforme puis desquamative, de la fièvre, des adénopathies, une gingivite hypertrophique et souvent des manifestations d'atteinte viscérale : hépatite cytolytique, néphrite interstitielle aiguë, pneumonie interstitielle, myocardite, colite, méningo-encéphalite, syndrome hémophagocytaire avec pancytopénie et troubles d'hémostase peuvent en faire toute la gravité (mortalité entre 10 et 20 %). L'hémogramme montre la présence de grandes cellules hyperbasophiles en tous points similaires à celles d'un syndrome mononucléosique (*voir* Chapitre S04-P02-C06) et une hyperéosinophilie pouvant atteindre 30 000/μl. Ces manifestations peuvent fluctuer ou persister après arrêt du médicament, soulignant son rôle limité au déclenchement d'un processus immunopathologique entretenu par la réactivation virale (principalement HHV-6), dont la signature constitue un critère diagnostique majeur. Dans les formes peu sévères, l'arrêt du médicament et un traitement symptomatique peuvent suffire. En revanche, les manifestations d'atteinte viscérale imposent une corticothérapie de 1 mg/kg pendant quelques semaines, associée en cas d'échec ou de signes de défaillance viscérale à des immunoglobulines polyvalentes intraveineuses (2 g/kg sur 5 jours).

Tableau S04-P02-C07-II Médicaments impliqués dans le déclenchement du syndrome DRESS (*drug reaction with eosinophilia and systemic symptom*).

Classe thérapeutique	Médicaments
Anticonvulsivants	Phénytoïne, carbamazépine, phénobarbital, primidone mexilétine, lamotrigine, valproate, éthosuximide, zonisamide
Antidépresseurs	Désipramine, amitriptyline, fluoxétine
Sulfamides et sulfones	Dapsone, sulfasalazine, cotrimoxazole, salazosulfapyridine
Anti-inflammatoires non stéroïdiens	Piroxicam, naproxène, diclofénac, sulindac, phénylbutazone, ibuprofène
Antiviraux	Abacavir, cidofovir, névirapine, télaprévir, terbinafine, zalcitabine
Antibiotiques et antiseptiques	Ceftriaxone, pipéracilline, tazobactam, doxycycline, minocycline, linézolide, nitrofurantoïne, spiramycine, métronidazole
Antihypertenseurs	Captopril, énalapril, aténolol, céliprolol, diltiazem
Antithyroïdiens	Méthimazole, propylthiouracile
Divers	Allopurinol, azathioprine, dobutamine, sels d'or, thalidomide, ranitidine

Vascularites et maladies systémiques

L'hyperéosinophilie, parfois très importante, est observée au cours de la périartérite noueuse, de la granulomatose éosinophilique avec polyangéite (Churg-Strauss), du syndrome de Shulman et du syndrome éosinophilie-myalgie en rapport avec une intoxication par le L-tryptophane. Ces affections sont traitées dans la section S03.

Syndromes d'hyperéosinophilie

Sous ce terme sont regroupées plusieurs entités dont l'hétérogénéité des mécanismes se dévoile avec le temps. Historiquement, le syndrome d'hyperéosinophilie a fait l'objet de descriptions clinicopathologiques depuis une trentaine d'années, avec une interrogation sur la nature ou l'évolution leucémique dans nombre de cas [5, 6, 13, 24]. Trois critères définissent ce syndrome :
– une éosinophile supérieure à 1 500/μl pendant plus de 6 mois ;
– l'absence de cause identifiable (en particulier parasitaire ou allergique) ;
– l'existence de lésions viscérales (en particulier cardiaques, neurologiques, cutanées).

Ce syndrome est décrit en détail dans la section S03. Cependant, ce cadre est progressivement démembré depuis une dizaine d'années, au fur et à mesure que progressent les capacités d'investigation en particulier en cytogénétique et en biologie moléculaire.

Leucémie chronique à éosinophiles

Une première étape importante a été la découverte fortuite chez un patient atteint d'un syndrome hyperéosinophilique et porteur d'une translocation singulière t(1;4)(q44;q12), d'une délétion interstitielle 4q12 engendrant un remaniement *FIP1L1-PDGFRα*. Ce réarrangement a ensuite été trouvé dans une proportion importante de cas de syndrome hyperéosinophilique dont le caryotype était par ailleurs normal. Le segment de 800 kb délété dans l'exon 12 de *PDGFRα* code le domaine juxtamembranaire d'une protéine inhibitrice de tyrosine kinase, dont la perte engendre une activation constitutive de cette activité par le transcrit de fusion. Par la suite, d'autres remaniements ont été incriminés dans le mécanisme de prolifération clonale de ces syndromes hyperéosinophiliques : il s'agit principalement de remaniements des gènes *PDGFRβ* (5q33) par translocation vers *ETV6* (12p13) et *FGFR1* (8q11) avec *ZNF198* (13q11-12). La mise en évidence des remaniements *PDGFRα* et *PDGFRβ* a un intérêt crucial en termes de traitement : l'activation des tyrosines kinases confère une remarquable sensibilité aux médicaments inhibiteurs de tyrosine kinase (imatinib et inhibiteurs de deuxième génération), pour des doses d'abord quotidiennes puis hebdomadaires de l'ordre de 100 mg. La disparition de l'hyperéosinophilie est observée dès la deuxième semaine du traitement, et la rémission moléculaire entre le 3ᵉ et le 12ᵉ mois dans la plupart des cas. Ces rémissions sont durables, mais l'arrêt du traitement est suivi d'une rechute moléculaire sensible à la réintroduction du médicament [1, 10, 12, 13, 18]. Les résistances au traitement sont très rares et en rapport avec des mutations dans le site de liaison à l'ATP [15, 19]. Les remaniements 8p11, en revanche, sont de très mauvais pronostic, insensibles à tout traitement et éligibles si possible à une greffe de cellules souches hématopoïétiques.

Hyperéosinophilie accompagnant une hémopathie myéloïde

L'hyperéosinophilie est ici plus contingente. La plupart des hémopathies myéloïdes peuvent engendrer une augmentation des éosinophiles sanguins : c'est notamment le cas au cours des myélodysplasies, de la leucémie myélomonocytaire chronique, de la leucémie aiguë de type M4 avec inv16. Une hyperéosinophilie parfois très importante (dépassant 30 000/μl) est observée dans 15 à 25 % des cas de mastocytose systémique [16].

Hyperéosinophilie d'origine lymphoïde

L'hyperéosinophilie dépend ici d'une sécrétion d'interleukine 5 par un clone lymphoïde, le plus souvent de phénotype CD3–/CD4+ [21]. Ces clones sont généralement infracliniques et non détectables sans le recours à un examen par immunocytométrie en flux. De tels clones lymphocytaires peuvent être décelés en présence de manifestations cliniques diverses. C'est le cas du syndrome de Gleich, caractérisé par des épisodes cycliques d'angiœdème, une hyperéosinophilie pouvant atteindre ou dépasser 30 000 à 40 000/μl lors des poussées, et une hyperglobulinémie IgM polyclonale [8, 9]. Ces formes sont traitées dans le chapitre S03-P01-C31.

Les éosinophilies observées au cours des lymphomes sont surtout le fait des lymphomes T « périphériques » à présentation ganglionnaire (notamment la lymphadénopathie angio-immunoblastique) ou cutanée (notamment la maladie de Sézary et le mycosis fongoïde), et des lymphomes hodgkiniens [22]. Ils répondent à un mécanisme similaire de sécrétion d'IL-5. Plus exceptionnellement, l'hyperéosinophilie est associée à une leucémie aiguë lymphoblastique B notamment avec translocation t(5;14) activatrice de la sécrétion d'IL-3 [17].

Hyperéosinophilie des cancers

Une hyperéosinophilie est habituelle en association à certains cancers, notamment en cas de nécrose du tissu néoplasique. Cependant, un mécanisme plus spécifique de sécrétion paranéoplasique d'IL-5 a pu être mis en évidence en cas de cancer bronchique [20], hépatocellulaire [2], intestinal [7].

Causes diverses

L'insuffisance surrénale, en particulier en phase aiguë, peut se manifester par une augmentation modeste du taux des éosinophiles sanguins.

Bibliographie

1. Baccarani M, Cilloni D, Rondoni M et al. The efficacy of imatinib mesylate in patients with FIP1L1-PDGFRα-positive hypereosinophilic syndrome : results of a multicenter prospective study. Haematologica, 2007, 92 : 1173-1179.
2. Balian A, Bonta E, Neveau S et al. Intratumoral production of interleukin-5 leading to paraneoplastic peripheral eosinophilia in hepatocellular carcinoma. J Hepatol, 2000, 34 : 355-356.
3. Bocquet H, Bagot M, Roujeau JC. Drug-induced pseudolymphoma and drughypersensitivity syndrome (drug rash with eosinophilia and systemic symptoms : DRESS). Semin Cutan Med Surg, 1996, 1 : 250-257.
4. Cacoub P, Musette P, Descamps V et al. The DRESS syndrome : a literature review. Am J Med, 2011, 124 : 588-597.
5. Chusid MJ, Dale DC, West BC, Wolff SM. The hypereosinophilic syndrome : analysis of fourteen cases with review of the literature. Medicine (Baltimore), 1975, 54 :1-27.
6. Fauci AS, Harley JB, Roberts WC et al. NIH conference. The idiopathic hypereosinophilic syndrome. Clinical, pathophysiologic, and therapeutic considerations. Ann Intern Med, 1982, 97 : 78-92.
7. Fridlender ZG, Simon HU, Shalit M. Metastatic carcinoma presenting with concomitant eosinophilia and thromboembolism. Am J Med Sci, 2003, 326 : 98-101.
8. Gleich GJ, Schroeter AL, Marcoux JP et al. Episodic angioedema associated with eosinophilia. N Engl J Med, 1984, 310 : 1621-1626.
9. Gleich GJ, Leiferman KM. The hypereosinophilic syndromes : current concepts and treatments. Br J Haematol, 2009, 145 : 271-285.
10. Helbig G, Moskwa A, Hus M et al. Durable remission after treatment with very low doses of imatinib for FIP1L1-PDGFRa-positive chronic eosinophilic leukaemia. Cancer Chemother Pharmacol, 2011, 67 : 967-969.
11. Hogan SP, Rosenberg HF, Moqbel R et al. Eosinophils : biological properties and role in health and disease. Clin Exp Allergy, 2008, 38 : 709-750.
12. Jovanovic JV, Score J, Waghorn K et al. Low-dose imatinib mesylate leads to rapid induction of major molecular responses and achievement of complete molecular remission in FIP1L1 PDGFRA-positive chronic eosinophilic leukemia. Blood, 2007, 109 : 4635-4640.
13. Klion AD, Robyn J, Maric I et al. Relapse following discontinuation of imatinib mesylate therapy for FIP1L1/PDGFRA-positive chronic eosinophilic leukemia : implications for optimal dosing. Blood, 2007, 110 : 3552-3556.
14. Lefebvre C, Blétry O, Degoulet P et al. Prognostic factors of hypereosinophilic syndrome. Study of 40 cases. Ann Méd Interne (Paris), 1989, 140 : 253-257.
15. Lierman E, Michaux L, Beullens E et al. FIP1L1-PDGFRalpha D842V, a novel panresistant mutant, emerging after treatment of FIP1L1-PDGFRalpha T674I eosinophilic leukemia with single agent sorafenib. Leukemia, 2009, 23 : 845-851.
16. Lim KH, Tefferi A, Lasho TL et al. Systemic mastocytosis in 342 consecutive adults : survival studies and prognostic factors. Blood, 2009, 113 : 5727-5736.
17. Meeker TC, Hardy D, Willman C et al. Activation of the interleukin-3 gene by chromosome translocation in acute lymphocytic leukemia with eosinophilia. Blood, 1990, 76 : 285-289.
18. Metzgeroth G, Walz C, Erben P et al. Safety and efficacy of imatinib in chronic eosinophilic leukaemia and hypereosinophilic syndrome : a phase-II study. Br J Haematol, 2008, 143 : 707-715.

19. Metzgeroth G, Erben P, Martin H et al. Limited clinical activity of nilotinib and sorafenib in FIP1L1-PDGFRA positive chronic eosinophilic leukemia with imatinib-resistant T674I mutation. Leukemia, 2012, 26 : 162-164.
20. Pandit R, Scholnik A, Wulfekuhler L, Dimitrov N. Non-small-cell lung cancer associated with excessive eosinophilia and secretion of interleukin-5 as a paraneoplastic syndrome. Am J Hematol, 2007, 82 : 234-237.
21. Roufosse F, Cogan E, Goldman M. Lymphocytic variant hypereosinophilic syndromes. Immunol Allergy Clin North Am, 2007, 27 : 389-413.
22. Roufosse F, Garaud S, de Leval L. Lymphoproliferative disorders associated with hypereosinophilia. Semin Hematol, 2012, 49 : 138-148.
23. Saltzstein SL, Ackerman LV. Lymphadenopathy induced by anticonvulsant drugs and mimicking clinically pathologically malignant lymphomas. Cancer, 1959, 12 : 164-182.
24. Weller PF, Bubley GJ. The idiopathic hypereosinophilic syndrome. Blood, 1994, 83 : 2759-2779.

Toute référence à cet article doit porter la mention : Leporrier M. Éosinophilie. *In* : L Guillevin, L Mouthon, H Lévesque. Traité de médecine, 5ᵉ éd. Paris, TdM Éditions, 2018-S04-P02-C07 : 1-4.

Chapitre S04-P02-C08
Monocytose

Michel Leporrier

Les monocytes sont des cellules apparentées aux macrophages tissulaires, dotés de propriétés de migration, de chimiotactisme, de phagocytose (débris cellulaires, membranes, hématies vieillies), de bactéricidie et de cytotoxicité. Ils peuvent se différencier dans les centres germinatifs des tissus lymphoïdes en cellules dendritiques présentatrices d'antigènes [1] et dans la peau et les muqueuses en cellules de Langerhans. Ils participent notamment aux processus de défense vis-à-vis de certains agents infectieux : virus de l'immunodéficience humaine (VIH), mycobactéries tuberculeuses ou atypiques, diverses bactéries dites intracellulaires obligatoires (les monocytes-macrophages se transforment alors au sein de la réaction tissulaire en cellules épithélioïdes).

Diagnostic

Le nombre des monocytes dans un sang normal est de 400 à 800/μl. Ce sont des cellules mononucléées dotées d'un cytoplasme abondant contenant de fines granulations riches en enzymes hydrolytiques et en lysozyme. Leur différenciation terminale est dépendante de cytokines dont les mieux connues sont le facteur de croissance granulomonocytaire (GM-CSF) et le facteur de croissance monocytaire (M-CSF). Ils sont issus de progéniteurs communs avec les cellules de la lignée des neutrophiles, avec lesquels ils partagent les mêmes antigènes de différenciation (par ordre d'apparition : CD34, CD13, CD33, CD11b et CD16). Ils expriment aussi l'antigène CD14 qui leur est propre, l'antigène CD4 qu'ils ont en commun avec les lymphocytes T, et des récepteurs pour le complément (CD11c, CD18), pour le fragment Fc des immunoglobulines FcRIII (CD16), FcRII (CD32) et FcRIII (CD64), ainsi que des récepteurs dits Toll-*like* intervenant dans les processus de défense innée. Selon l'expression des antigènes CD14 et CD16 en cytométrie, on distingue trois populations de monocytes, classique (CD14++ et CD16–), intermédiaire (CD14++ et CD16+) et non classique (CD14+ et CD16++), dont les propriétés fonctionnelles diffèrent [5]. Une augmentation de la proportion des monocytes intermédiaires est observée dans des maladies inflammatoires et néoplasiques (asthme, arthrite rhumatoïde, cancer colorectal, leucémie aiguë lymphoblastique). Ils sont également impliqués dans les processus d'athérogenèse [4].

Conséquences spécifiques

L'augmentation du *turnover* des monocytes a pour conséquence une libération accrue de lysozyme ou muramidase, enzyme capable d'hydrolyser l'acide muramique entrant dans la constitution des parois bactériennes. Le taux de ce produit dans le sang est au prorata de la « masse » de ces cellules, constituant un indice de prolifération monocytaire-macrophage. C'est une substance de 14 600 Da, directement filtrée par les glomérules et réabsorbée par les tubules (comme les chaînes légères d'immunoglobuline et la β_2-microglobuline). Produit et filtré en grandes quantités (principalement dans les leucémies à différenciation monocytaire), le lysozyme est responsable d'une tubulopathie avec hypokaliémie.

Causes

L'augmentation des monocytes sanguins est observée principalement lors de maladies prolifératives de cette lignée : leucémies aiguës M4 et M5 de la classification FAB (*voir* Chapitre S04-P03-C10), myélodysplasies de tous types (une augmentation isolée et chronique des monocytes sanguins en constitue bien souvent le premier signe). Les monocytoses les plus importantes sont observées au cours des leucémies myélomonocytaires chroniques (*voir* Chapitre S04-P03-C05). Dans ces affections, leur aspect peut aller du monocyte mûr typique (notamment dans les leucémies myélomonocytaires chroniques) à celui de cellules immatures (monoblastes des leucémies aiguës de type M4) en passant par des aspects intermédiaires dits « monocytoïdes ».

On peut observer une monocytose transitoire lors de la reconstitution d'une granulopoïèse normale après un épisode d'aplasie médullaire, d'agranulocytose aiguë médicamenteuse, ou en cas de neutropénie cyclique, et lors des premières semaines du traitement d'une leucémie à tricholeucocytes. L'injection de GM-CSF provoque une augmentation conjointe et dose-dépendante de neutrophiles, de monocytes et d'éosinophiles dans le sang, celle de M-CSF se traduit par une augmentation des seuls monocytes [2, 3].

En dehors de ces circonstances, certaines infections (tuberculose, lèpre, syphilis, typhoïde, brucellose, paludisme…) ou maladies inflammatoires chroniques sont habituellement citées comme causes d'augmentation des monocytes sanguins, mais la réalité de ce phénomène est très incertaine.

Une terminologie regrettable a longtemps désigné la mononucléose infectieuse comme une « angine à monocytes ». En réalité, les cellules mononucléées hyperbasophiles si caractéristiques de cette infection virale sont des lymphocytes transformés et n'ont aucune parenté avec des monocytes.

Bibliographie

1. Geissmann F, Manz MG, Jung S et al. Development of monocytes, macrophages and dendritic cells. Science, 2010, *327* : 656-661.
2. Hume DA, MacDonald KPA. Therapeutic applications of macrophage colony-stimulating factor 1 (CSF-1) and antagonists of CSF-1 receptor (CSF-1R) signaling. Blood, 2012, *119* : 1810-1820.
3. Kaushansky K. Lineage-specific hematopoietic growth factors. N Engl J Med 2006, *354* : 2034-2045.
4. Moore KJ, Tabas I. The cellular biology of macrophages in atherosclerosis. Cell, 2011, *145* : 341-355.
5. Ziegler-Heitbrock L, Hofer TP. Toward a refined definition of monocyte subsets. Front Immun, 2013, *4* : 1-5.

Toute référence à cet article doit porter la mention : Leporrier M. Monocytose. *In* : L Guillevin, L Mouthon, H Lévesque. Traité de médecine, 5ᵉ éd. Paris, TdM Éditions, 2018-S04-P02-C08 : 1.

Hématologie

Chapitre S04-P02-C09

Myélémie

Michel Leporrier

Diagnostic

Ce terme désigne la présence dans le sang de cellules résidant normalement dans la moelle osseuse hématopoïétique. On le restreint au cas où le passage sanguin concerne des cellules reproduisant l'aspect de l'hématopoïèse normale, excluant le passage dans le sang de cellules leucémiques indifférenciées (blastes). Les cellules le plus souvent concernées sont celles des étapes terminales de la maturation médullaire qui, par leur volume et leur plasticité membranaire, ont la propriété de franchir le plus facilement les sinus médullaires (métamyélocytes et myélocytes, érythroblastes acidophiles). D'une manière générale, le pourcentage de ces cellules dans le sang est au prorata de celui des étapes de leur maturation médullaire normale. Dans le cas contraire, on parle de hiatus leucémique.

Conséquences propres

Une myélémie n'a en elle-même pas de conséquence propre, même pour des valeurs importantes. Ces cellules déformables n'engendrent pas en particulier de phénomène de leucostase. En revanche, une myélémie est généralement associée à une augmentation de concentration des progéniteurs hématopoïétiques et des cellules souches dans le sang, que l'on peut mettre à profit pour les collecter par cytaphérèse en vue d'une greffe. Lorsque cette augmentation se pérennise, elle est propice à l'établissement de foyers d'hématopoïèse extramédullaires (notamment rachidiens) qui peuvent engendrer des complications propres, en particulier compressives.

Causes

On peut schématiquement en distinguer trois types. Le premier correspond à une mobilisation aiguë du compartiment de maturation terminale des cellules médullaires en réponse à une infection à pyogènes (généralement sévère), une hémolyse aiguë, une hémorragie abondante, lors de la phase de récupération d'une agranulocytose aiguë ou à la suite d'une stimulation pharmacologique (en particulier par un facteur de croissance granulocytaire). Le contexte est ici généralement évident, et la myélémie transitoire. Le second traduit l'existence d'une hématopoïèse extramédullaire au sein de tissus ne comportant pas de barrière hématomédullaire : c'est en particulier le cas des situations d'hématopoïèse splénique (métaplasie myéloïde), qu'elle soit de nature bénigne (hyperplasie hématopoïétique des hémolyses chroniques et notamment des thalassémies sévères) ou liée à un syndrome myéloprolifératif chronique. Le troisième type résulte d'une altération intrinsèque du tissu de soutien de soutien médullaire augmentant sa perméabilité : c'est le cas des métastases médullaires de cancers ostéophiles, et de la plupart des syndromes myéloprolifératifs chroniques, où la myélémie est d'autant plus importante que se développe une fibrose médullaire. L'examen le plus rentable dans ces deux cas est l'examen histologique d'un fragment de moelle prélevé par biopsie transcutanée.

Toute référence à cet article doit porter la mention : Leporrier M. Myélémie. In : L Guillevin, L Mouthon, H Lévesque. Traité de médecine, 5ᵉ éd. Paris, TdM Éditions, 2018-S04-P02-C09 : 1.

Chapitre S04-P02-C10

Thrombopénie

Michel Leporrier

La production des plaquettes dépend des mégacaryocytes, soumise à un contrôle où interviennent de nombreux facteurs, les plus importants étant la thrombopoïétine (codée en 3q26-27) et les interleukines 3, 6 et 11. Les mégacaryocytes ont pour particularité de se diviser par endomitose, chaque mitose doublant la ploïdie cellulaire. Ainsi la multiplication des mégacaryocytes produit-elle des cellules dont la ploïdie va de 4 N à 32 N, voire 64 N. La maturation du cytoplasme est parallèle mais non synchrone au processus de multiplication, et son découpage par un réseau membranaire (membranes de démarcation) aboutit à des fragments cytoplasmiques constituant les plaquettes sanguines. Le volume plaquettaire, compris entre 5 et 20 µm^3, est donc fixé dès leur formation en fonction de la qualité de la maturation cytoplasmique et n'est pas, comme on le présente souvent, un reflet de l'âge des plaquettes [5]. Ainsi peut-on observer une augmentation du volume plaquettaire moyen chaque fois que la maturation mégacaryocytaire est accélérée (cas des thrombopénies « périphériques »), mais aussi lorsqu'elle est altérée par des troubles de maturation (cas des myélodysplasies et de certaines thrombopénies constitutionnelles (voir Chapitre S04-P04-C02).

La durée de vie normale des plaquettes normales est de 8 à 10 jours en moyenne. Le seul procédé fiable pour la déterminer est l'étude isotopique mesurant la demi-vie des plaquettes autologues radiomarquées par indium 111 (^{111}In). En cas de thrombopénie, cette technique permet de préciser le mécanisme central (durée de vie normale) ou périphérique (durée de vie écourtée). Malheureusement, les services de médecine nucléaire rompus à cette technique se raréfient. Ainsi la distinction entre l'origine centrale ou périphérique d'une thrombopénie repose-t-elle en pratique sur des arguments indirects, parmi lesquels le moins discutable est l'aspect du myélogramme. Dans cette optique, le dosage de la thrombopoïétine ne peut être considéré comme fiable pour plusieurs raisons :

– d'une part, cette cytokine synthétisée par les cellules stromales médullaires agit de manière paracrine et son taux sanguin ne reflète pas sa concentration réelle dans la moelle ;

– d'autre part, le taux de thrombopoïétine dans le sang dépend en partie de la masse des mégacaryocytes captant cette cytokine par leur récepteur (c-Mpl) ; l'hyperplasie compensatrice des mégacaryocytes en réponse à une destruction plaquettaire peut ainsi abaisser le taux sanguin de thrombopoïétine sans que cela traduise une diminution de production de cette cytokine.

Le rôle des plaquettes dans l'hémostase primaire et leur exploration sont développés dans les chapitres S04-P04-C01 et S04-P04-C02.

Diagnostic

Une thrombopénie est définie par l'abaissement de la concentration des plaquettes sanguines au-dessous des valeurs normales (fixées à 150 000/µl). Une baisse modérée est possible chez le nouveau-né et chez une femme enceinte, en fin de grossesse, improprement nommée « thrombopénie incidentale » de fin de grossesse [2]. Surtout, la numération des plaquettes est soumise à de nombreux artefacts engendrant une fausse thrombopénie [10]. Les causes d'erreur les plus communes sont une mauvaise technique de prélèvement (éviter tout début de coagulation en passant en priorité le prélèvement pour numération, obtenir un jet franc et un mélange rapide du sang recueilli avec l'anticoagulant), et l'agglutination des plaquettes in vitro lorsqu'elles sont recueillies sur EDTA (acide éthylène-diamino-tétra-acétique) : les agrégats ainsi formés dépassent en volume celui des plaquettes et échappent au compte des plaquettes effectué par un automate. Plus rarement, ce mode de recueil favorise l'adhésion des plaquettes sur la membrane des neutrophiles (satellitisme plaquettaire). Ces artefacts peuvent être décelés en vérifiant sur un frottis sanguin tout abaissement de la numération plaquettaire, et un prélèvement sur citrate ou sur héparine les corrige.

En raison de la marge de variation importante des valeurs normales de la numération des plaquettes, leur abaissement par rapport à une valeur initiale, même s'il ne franchit pas les limites inférieures des valeurs normales, peut être révélateur d'un processus pathologique, et a dans ces conditions la même signification qu'une thrombopénie (c'est notamment le cas lors d'une surveillance d'un traitement par héparine).

Conséquences propres

Le rôle essentiel des plaquettes est de contribuer aux processus de l'hémostase primaire. Leur abaissement, lorsqu'il est significatif, a pour conséquence un ralentissement des phénomènes d'adhésion et d'agrégation, engendrant un allongement du temps de saignement et dont l'expression clinique est le purpura. En règle générale, et sous réserve de l'absence d'anomalie fonctionnelle, l'allongement du temps de saignement est observé au-dessous de 50 000 à 60 000/µl. Cependant, le seuil au-dessous duquel apparaît un risque de saignement *spontané* est très variable, dépendant en partie du mécanisme de la thrombopénie : il est de l'ordre de 20 000 à 30 000/µl en cas de thrombopénie centrale, souvent inférieur à 10 000/µl lorsqu'elle est périphérique. À titre d'exemples, les seuils requis pour des actes de chirurgie ou chez des sujets non exposés à un geste invasif sont indiqués dans le tableau S04-P02-C10-I.

Tableau S04-P02-C10-I Risque de saignement selon la numération plaquettaire.

Situation clinique	Plaquettes/µl
Actes invasifs	
– chirurgie majeure abdominale, thoracique, endocrânienne	< 100 000
– traumatologie, chirurgie viscérale	< 50 000
– petite chirurgie	< 30 000
Risque de saignement spontané	
– patient infecté	< 20 000
– patient non infecté	< 10 000
– sujets normaux	< 5-10 000
– thrombopénie immunologique sans facteur de risque hémorragique	< 5 000

Causes

Une thrombopénie peut résulter d'une mégacaryocytopoïèse insuffisante ou défectueuse (thrombopénie centrale), d'une destruction ou consommation plaquettaire excessive (thrombopénie périphérique), ou d'un trouble de recirculation par stase endothéliale, en particulier dans la rate lorsqu'elle est hypertrophiée (hypersplénisme). Ces mécanismes peuvent être associés au sein d'une même maladie : à titre d'exemples, les thrombopénies observées chez le cirrhotique procèdent d'un hypersplénisme par hypertension portale, d'une coagulation intravasculaire chronique, d'un défaut de production par carence en folates ou par alcoolisation aiguë ; de même, le purpura thrombopénique immunologique procède d'une destruction plaquettaire accrue, mais aussi d'une mégacaryocytopoïèse parfois insuffisante. Les principales causes de thrombopénies sont détaillées dans le tableau S04-P02-C10-II

Tableau S04-P02-C10-II Causes de thrombopénies.

Affection	Mécanisme	Orientation diagnostique
Thrombopénies constitutionnelles (*voir* Chapitre S04-P04-C02)		
– syndromes de May-Hegglin, de Fechner, de Sebastian, d'Epstein (D)	Thrombopoïèse inefficace Mutations 22q12-13 (gène *MYH9*)	Corps de Döhle, macrothrombocytes, peu ou pas de saignements
– thrombopénie de Paris-Trousseau, syndrome de Jacobsen (D)	Thrombopoïèse inefficace Délétion 11q23-24	Granules plaquettaires α géants, retard mental (Jacobsen)
– syndrome d'aplasie radiale (R/D)	Hypoplasie mégacaryocytaire Gène(s) non identifié(s)	Absence de radius
– syndrome de Wiskott-Aldrich (X)	Mutations (Xp11.22). Mixte (central et périphérique)	Microthrombocytes, eczéma, déficit immunitaire T
– mutations *GATA-1* (X)	Mutations *GATA-1* Dysmégacaryocytopoïèse	Thrombopénie sévère chez un garçon
– syndrome d'Alport	Thrombopoïèse inefficace	Surdité, atteinte rénale
– macrothrombocytopénie méditerranéenne (D)	Mutation *GPIBA* (Ala156Val) Hypofragmentation plaquettaire	Plaquettes géantes, thrombopénie modérée (> 70 000), asymptomatique
– syndrome de Bernard-Soulier (R)	vWF-R plaquettaire (GpIb/IX) absent/réduit	Temps de saignement allongé, absence d'agrégation à la ristocétine
– maladie de Fanconi (R) (*voir* Chapitre S04-P03-C05)	Hypoplasie mégacaryocytaire Cassures chromosomiques	Petite taille, pigmentation, malformations associées
– syndrome des plaquettes grises (D/R)	Mutations 3p22.1-3p21.1	Granules plaquettaires rares/absents
– amégacaryocytose congénitale (R)	Aplasie mégacaryocytaire Mutations *MPL*	Thrombopénie néonatale profonde
– maladie de von Willebrand IIb (D) (*voir* Chapitre S04-P04-C03)	Adhésion plaquettaire excessive	Thrombopénie déclenchée ou aggravée par DDAVP
– syndrome thrombopénie-leucémie (D)	Dysmégacaryocytopoïèse Mutations *RUNX1* (21q22.12)	Myélodysplasie et leucémie aiguë chez les apparentés
Thrombopénies congénitales et néonatales		
– rubéole congénitale	Hypoplasie mégacaryocytaire	Calcifications intracrâniennes, bandes claires métaphysaires, microphtalmie
– incompatibilité fœtomaternelle	Allo-immunisation	Mère Hpa-1a(-), anticorps anti-Hpa-1a
– traitements maternels	Hypoplasie mégacaryocytaire	Hydantoïnes, thiazidiques
Thrombopénies immunologiques		
– aiguës	Auto-immun	Mononucléose, fièvres éruptives, vaccinations
– chroniques (*voir* Chapitre S04-P04-C02)	Auto-immun	Diagnostic d'exclusion si primitif Affections auto-immunes (lupus, thyroïdite), infection par le VIH
– post-transfusionnelles	Allo-immunisation	Receveur Hpa-1a (–)
– immuno-allergiques (*voir* Chapitre S04-P03-C03)	Médicament dépendantes	Héparine, anti-GpIIb/IIIa, rifampicine, quinine/quinidine, etc.
Thrombopénies de consommation		
– micro-angiopathie (*voir* Chapitre S04-P03-C03)	Excès d'adhésion endothéliale	Schizocytes
– défibrination (*voir* Chapitre S04-P04-C03)	Coagulation intravasculaire aiguë	Fibrinogénopénie
– hémangiomes géants	Consommation intravasculaire chronique	Diagnostic clinique (localisation sous-cutanée)
Thrombopénies de redistribution/stase plaquettaire		
– hypersplénisme (*voir* Chapitre S04-P02-C12)	Stase plaquettaire intrasplénique, durée de vie normale	Splénomégalie
– hypothermie	Stase plaquettaire	Contexte
– hémangiomes géants	Stase plaquettaire/coagulation intravasculaire	Diagnostic clinique

D : transmission dominante ; DDAVP : 1-désamino-8-D-arginine vasopressine ; R : transmission récessive ; VIH : virus de l'immunodéficience humaine.

Orientation diagnostique

La conduite diagnostique et la prise en charge peuvent différer selon le degré d'urgence éventuel qu'impose un saignement préoccupant. Dans tous les cas, et quel que soit l'âge, les renseignements à colliger dans un premier temps sont assez simples (Tableau S04-P02-C10-III). Deux urgences absolues doivent être envisagées à savoir une méningococcémie en climat fébrile et une micro-angiopathie. L'examen du frottis est incontournable ; s'il permet de vérifier la réalité de la thrombopénie, notamment en l'absence de saignement, il a surtout pour but de déceler la présence de schizocytes, témoins d'une micro-angiopathie dont le diagnostic est toujours urgent et souvent trompeur, et qui justifie des modes de prise en charge spécifiques. Le contexte fournit une première orientation. À l'issue de celle-ci, l'absence de fil conducteur conduit au myélogramme.

Période néonatale [8]

En dehors des cas relevant d'une affection maternelle ou fœtale sévère (sepsis, pré-éclampsie, hypotrophie fœtale, diabète gestationnel, détresse respiratoire), les deux principales causes sont liées au passage transplacentaire d'anticorps antiplaquettes, soit d'auto-anticorps chez une mère atteinte de thrombopénie immunologique chronique, soit d'allo-anticorps par allo-immunisation dans le système HPA-1a (*human platelet antigen*) (> 90 % des cas). Dans les deux cas, la thrombopénie ne dure que quelques semaines, le temps nécessaire pour que les anticorps maternels disparaissent. Cependant, autant le risque de complication hémorragique fœtal ou néonatal est faible dans le premier cas, autant il est fréquent et grave dans le second, et ce dès la 22e semaine de gestation (date d'apparition des antigènes du système HPA-1a). Le diagnostic en faveur du premier mécanisme repose sur l'existence d'une thrombopénie maternelle (parfois ignorée), mais celle-ci n'est pas toujours très importante et peut être simulée par une thrombopénie dite « incidentale » de fin de grossesse. Pour le second mécanisme, la détection d'un groupe plaquettaire maternel HPA-1b ou la mise en évidence d'anticorps anti-HPA-1a sont des arguments diagnostiques suffisants en attendant l'étude des groupes plaquettaires du nouveau-né.

Tableau S04-P02-C10-III Éléments d'orientation diagnostique devant une thrombopénie (hors période néonatale).

Élément d'orientation	Objectif
Contexte fébrile	Écarter une méningococcémie
Ancienneté des saignements éventuels (règles chez la femme)	Renseigne sur la chronicité de la thrombopénie
Antécédents familiaux (hémogramme chez les apparentés)	Suggèrent une thrombopénie familiale éventuelle
Examen du frottis	Vérifie la réalité de la thrombopénie, cherche des schizocytes, des corps de Döhle, précise l'aspect morphologique des plaquettes, l'existence de modifications éventuelles des autres lignées
Enquête sur les médicaments	Vérifier si un médicament peut être en cause : héparinothérapie, tous les médicaments notamment quinine (penser aussi aux boissons en contenant), quinidine, rifampicine, β-lactamines, etc.
Recherche d'une splénomégalie	Déceler un hypersplénisme
Grossesse	Chercher un syndrome HELLP, une pré-éclampsie, une thrombopénie auto-immune avant d'évoquer le diagnostic de thrombopénie gestationnelle

HELLP : *hemolysis, liver, low platelet*.

Enfance

Une thrombopénie découverte chez un enfant en dehors de tableaux évidents d'hémopathie (leucémie aiguë, syndrome hémophagocytaire), ou d'un contexte infectieux (fièvres éruptives et surtout méningococcémie), évoque surtout une cause constitutionnelle. L'examen du frottis sanguin est ici encore irremplaçable, car la morphologie des plaquettes, la présence éventuelle de corps de Döhle, fournissent des orientations diagnostiques (*voir* Tableau S04-P02-C10-II et Chapitre S04-P04-C02). Mais ici encore, la recherche de schizocytes est impérative, mettant sur la voie d'un syndrome hémolytique et urémique ou d'une micro-angiopathie. Cette nécessité est bien illustrée par l'observation ancienne d'une fillette sévèrement thrombopénique dès les premiers mois, dont la thrombopénie se corrigeait partiellement ou totalement lors de chaque épisode transfusionnel, y compris de plasma. Le mécanisme évoqué à l'époque fut celui d'un déficit plasmatique en thrombopoïétine [7]. Dans un cas en tous points similaire, la présence de schizocytes fit redresser cette interprétation en faveur d'une forme de micro-angiopathie chronique [9], hypothèse confirmée quatre ans plus tard par la mise en évidence de multimères anormaux de facteur Willebrand (vWF) lors des poussées thrombopéniques dans le plasma de la première patiente atteinte de syndrome de Shulman [6].

Chez le jeune enfant et l'adolescent, la possibilité d'une forme débutante de maladie de Fanconi doit être présente à l'esprit, en raison du pronostic sévère de ces formes et des possibilités de traitement (*voir* Chapitre S04-P03-C05).

Adultes

Les hypothèses diagnostiques (hors éléments d'orientation indiqués dans le tableau S04-P02-C10-III) se résument le plus souvent à une cause auto-immune (purpura thrombopénique auto-immun, *voir* Chapitre S04-P04-C02) ou une cause médullaire débutante (en particulier myélodysplasie, *voir* Chapitre S04-P04-C03). Le myélogramme apporte ici des arguments importants, et cet examen est recommandé au moindre doute. En réalité, la fréquence des cas de thrombopénies constitutionnelles ou de myélodysplasies se présentant sous forme d'une thrombopénie isolée, chronique et simulant une thrombopénie immunologique, est très largement sous-estimée [1, 3].

Grossesse

Une thrombopénie lors de la grossesse peut relever de toutes les causes évoquées plus haut, mais en outre de causes particulières à la gravidité. Le plus souvent, il s'agit lors du troisième trimestre d'une diminution sensible mais non importante (> 80 000/μl) de la numération des plaquettes, avec un retour à la normale dans les semaines suivant l'accouchement. Ce phénomène peut se reproduire à chaque grossesse. On désigne ces cas sous le vocable de thrombopénie incidentale [4]. Il ne peut s'agir que d'un diagnostic d'exclusion, ce d'autant qu'une thrombopénie auto-immune méconnue peut se manifester dans ce contexte, et connaître des poussées lors de la grossesse. Plus rare est le syndrome HELLP (*hemolysis, liver, low platelet*), variété de micro-angiopathie se manifestant lors du troisième trimestre par une hémolyse avec schizocytes, une thrombopénie, une cytolyse hépatique sévère. L'interruption de la grossesse est impérieuse et doit être effectuée rapidement car cette complication engage le pronostic vital maternel.

Bibliographie

1. BALDUINI CL, SAVOIA A, SERI M. Inherited thrombocytopenias frequently diagnosed in adults. J Thromb Haemost, 2013, 11 : 1006-1019.
2. BURROWS RF, KELTON JG. Incidentally detected thrombocytopenia in healthy mothers and their infants. N Engl J Med, 1988, 319 : 142-145.

3. DRACHMAN JG. Inherited thrombocytopenia : when a low platelet count does not mean ITP. Blood, 2004, *103* : 390-398.
4. GERNSHEIMER TB. Thrombocytopenia in pregnancy : is this immune thrombocytopenia or… ? Hematol Am Soc Hematol Educ Program, 2012 : 198-202.
5. LEVIN J, BESSMAN JD. The inverse relation between platelet volume and platelet number. Abnormalities in hematologic disease and evidence that platelet size does not correlate with platelet age. J Lab Clin Med, 1983, *101* : 295-307.
6. MOAKE JL, RUDY CK, TROLL JH et al. Unusually large plasma factor VIII : von Willebrand factor multimers in chronic relapsing thrombotic thrombocytopenic purpura. N Engl J Med, 1982, *307* : 1432-1435.
7. SCHULMAN I, PIERCE M, LUKENS A, CURRIMBHOY Z. Studies on thrombopoiesis. I. A factor in normal human plasma required for platelet production ; chronic thrombocytopenia due to its deficiency. Blood, 1960, *16* : 943-957.
8. ULUSOY E, TÜFEK Ö, DUMAN N et al. Thrombocytopenia in neonates : causes and outcomes. Ann Hematol, 2013, *92* : 961-967.
9. UPSHAW JD. Congenital deficiency of a factor in normal plasma that reverses microangiopathic hemolysis and thrombocytopenia. N Engl J Med, 1978, *298* : 1350-1352.
10. ZANDECKI M, GENEVIEVE F, GERARD J, GODON A. Spurious counts and spurious results on haematology analysers : a review. Part I : platelets. Int Jnl Lab Hem, 2007, *29* : 4-20.

Toute référence à cet article doit porter la mention : Leporrier M. Thrombopénie. *In* : L Guillevin, L Mouthon, H Lévesque. Traité de médecine, 5ᵉ éd. Paris, TdM Éditions, 2018-S04-P02-C10 : 1-4.

Chapitre S04-P02-C11

Thrombocytose

Michel Leporrier

Diagnostic

Ce terme définit une augmentation des plaquettes sanguines au-dessus des valeurs normales. Le chiffre de 500 000/µl est consensuel, ce qui réduit le risque de considérer comme anormales les valeurs limites supérieures de cette population. En pratique, lorsqu'elle est effectuée par un automate, toute numération plaquettaire dépassant ce seuil doit être contrôlée par un examen du frottis sanguin, car des causes d'erreur par excès de cette numération sont en effet possibles : c'est le cas en présence d'hématies fragmentées (schizocytes), de débris leucocytaires (fréquents en cas de proliférations malignes sanguines), de micro-organismes (bactéries, formes trophozoïtes de *Plasmodium falciparum*), d'hypertriglycéridémie, de cryoglobulinémie [3].

Conséquences propres

Dans la majorité des cas, une thrombocytose est asymptomatique et découverte fortuitement par un hémogramme. Cependant, elle peut être responsable de signes propres, notamment microcirculatoires à expression neurosensorielle (acouphènes, phosphènes), ou cutanée (livedo réticularis, érythromélalgie). La sensation de cuisson palmaire, surtout si elle est atténuée par l'acide acétylsalicylique est un signe très évocateur.

En réalité, les conséquences spécifiques les plus préoccupantes sont l'augmentation du risque thrombotique et paradoxalement du risque de saignement. Ces risques sont difficiles à cerner avec précision, car sans relation directe avec la concentration des plaquettes dans le sang. Ils dépendent probablement davantage du contexte étiologique. Ainsi, dans le cas de formes primitives (thrombocytémie essentielle), le risque thrombotique n'est pas lié au degré de la thrombocytose [1], et une thrombose veineuse grave (syndrome de Budd-Chiari, embolie pulmonaire cruorique) peut se constituer avec des plaquettes dépassant à peine les valeurs normales, alors que les mêmes valeurs plaquettaires sont bien tolérées dans les formes de thrombocytoses secondaires. Dans le cas de thrombocytoses associées aux cancers, le nombre de plaquettes est un facteur de risque indépendant du risque thrombo-embolique selon qu'elles dépassent ou non 350 000/µl [2]. Dans le cas de thrombocytoses post-splénectomie, le risque de thrombose ne paraît pas plus important que celui observé dans les suites opératoires de tout acte chirurgical, mais il faut remarquer que certains encadrent la poussée plaquettaire dans les jours suivant la splénectomie par des mesures spécifiques de prévention.

Les manifestations hémorragiques sont surtout observées en cas de thrombocytémie primitive lorsque la numération plaquettaire atteint des valeurs considérables, dépassant largement 1 million/µl, (jusqu'à 10 millions /µl). On attribue ce phénomène paradoxal à l'altération de leurs capacités fonctionnelles, mais dans certains cas s'y associe un syndrome de Willebrand acquis [1].

Causes

Envisagées sous l'angle de leur mécanisme, les causes se répartissent en trois groupes : les syndromes myéloprolifératifs et les myélodysplasies avec délétion 5q, l'hyposidérémie (qu'elle soit carencielle ou d'origine inflammatoire) et l'asplénie ou les hyposplénismes fonctionnels. En pratique, et sauf contexte évident, l'enquête étiologique consiste à rechercher les signes orientant vers l'une de ces catégories. Le tableau S04-P02-C11-I indique les principales causes de thrombocytose et les signes à rechercher pour une première orientation diagnostique.

Tableau S04-P02-C11-I Causes des thrombocytoses.

Cause	Signes d'orientation diagnostique
Syndrome myéloprolifératif	
– leucémie myéloïde chronique[1]	Splénomégalie, myélémie, basophilie sanguine
– maladie de Vaquez[1]	Polynucléose neutrophile, remaniement BCR-ABL
– thrombocytémie essentielle[1]	Hématocrite > 55 %, mutation JAK2 (95 %)
– myélofibrose primitive[1]	Plaquettes > $1,5 \times 10^6$/µl mutation JAK2 (50 %)
	Poïkilocytose, mutation JAK2 (50 %)
Myélodysplasie (syndrome 5q-)[1]	Myélogramme : mégacaryocytes à noyau non segmenté
Thrombocytose secondaire	
– carence martiale[1]	Microcytose, fer sérique et ferritine abaissés
– infection	Clinique, CRP
– cancer	Clinique, imagerie
– maladie inflammatoire	Clinique, CRP, fer sérique bas, augmentation de la ferritinémie
– post-splénectomie, asplénie[2]	Anamnèse, corps de Jolly érythrocytaires

(1) Affections détaillées dans la partie « Pathologie hématologique ».
(2) *Voir* Partie « Orientation diagnostique ».
CRP : *C-reactive protein*.

Bibliographie

1. Elliott MA, Tefferi A. Thrombosis and haemorrhage in polycythaemia vera and essential thrombocythaemia. Br J Haematol, 2005, *128* : 275-290.
2. Khorana AA, Kuderer NM, Culakova E et al. Development and validation of a predictive model for chemotherapy-associated thrombosis. Blood, 2008, *111* : 4902-4907.
3. Zandecki M, Genevieve F, Gerard J, Godon A. Spurious counts and spurious results on haematology analysers : a review. Part I : platelets. Int Jnl Lab Hem, 2007, *29* : 4-20.

Toute référence à cet article doit porter la mention : Leporrier M. Thrombocytose. *In* : L Guillevin, L Mouthon, H Lévesque. Traité de médecine, 5ᵉ éd. Paris, TdM Éditions, 2018-S04-P02-C11 : 1.

Hématologie

Chapitre S04-P02-C12

Splénomégalie, hyposplénisme et asplénie

MICHEL LEPORRIER

La rate est un organe lymphoïde occupant dans l'organisation du système lymphatique une position unique : elle est exclusivement traversée par la circulation sanguine et ne reçoit aucun lymphatique afférent. Les artères pénicillées issues de l'artère centrale se ramifient dans les cordons spléniques organisés en manchons péri-artériels constituant la pulpe blanche. Ces amas lymphatiques sont constitués de lymphocytes T péri-artériels et de follicules lymphoïdes B, équivalents des follicules ganglionnaires, séparés de la pulpe rouge par la zone marginale. La pulpe blanche a une fonction d'épuration et de surveillance immunitaire. Les antigènes qui la traversent sont trappés dans la zone marginale puis phagocytés par les macrophages et présentés aux cellules lymphoïdes productrices d'anticorps. Lors de la traversée des manchons péri-artériels riches en macrophages, les micro-organismes et les fragments de membranes des hématies vieillies ou anormales sont phagocytés. Le sang est collecté par les sinus veineux et, de là, rejoint la circulation portale. Pendant la période fœtale, les cordons spléniques sont le siège d'une activité hématopoïétique physiologique qui involue lors de la naissance, mais peut réapparaître dans certaines circonstances, notamment en cas d'hématopoïèse stimulée ou de prolifération myéloïde incontrôlée. Le poids normal de la rate est approximativement de 3 g/kg de poids corporel. Le débit sanguin splénique est estimé à environ 1 ml/min par gramme de tissu splénique.

Splénomégalie

Diagnostic

La rate n'est normalement pas palpable. Pour qu'elle soit perceptible, il faut que son volume augmente de façon importante, projetant son bord antérieur en avant jusqu'à l'hypocondre gauche. Cela correspond en moyenne à un doublement du volume normal. Toutefois, une étude menée chez des collégiens américains en bonne santé a montré que le bord antérieur pouvait être perçu chez 3 % d'entre eux, et le suivi de cette observation avec un recul de 10 ans ne révèle pas de maladie particulière [10, 24].

La meilleure technique de palpation est celle où le patient est en décubitus dorsal, la cuisse gauche en flexion de 45° par rapport au plan du lit, le poing gauche placé dans l'angle costolombaire gauche. L'examinateur placé à droite du lit, à l'aide de sa main droite posée à plat sur la paroi au niveau de l'hypocondre gauche, les doigts orientés transversalement en dehors, cherche le contact splénique lors des mouvements d'inspiration du patient. Le bord antérieur est superficiel, mousse, parfois crénelé, mobile à l'inspiration. Selon le volume de la rate, ce contact peut être difficile à percevoir, si la splénomégalie est modérée, ou au contraire volumineuse : il faut parfois chercher son bord antérieur dans l'épigastre, dans la région ombilicale, voire dans la fosse iliaque droite.

Imagerie radiologique et isotopique [11, 16, 29]

L'ombre splénique est souvent repérable sur des clichés d'abdomen de face : sa limite inférieure ne dépasse pas l'horizontale de l'apophyse transverse de L1, et elle n'abaisse pas l'angle gauche du côlon, facile à repérer, qui reste en position sous-phrénique. L'échographie est une technique facilement accessible, peu coûteuse et d'un excellent rendement diagnostique. Chez un adulte, les mensurations habituelles sont de 10 à 13 cm pour l'axe cranio-caudal ou vertical, 6 à 8 cm pour l'axe transversal, et 4 à 6 cm pour l'axe antéropostérieur. L'échogénicité est normalement homogène, inférieure à celle du foie. Les lésions échographiques focales au sein d'une grosse rate peuvent résulter de processus divers : infarctus, abcédation, nécrose, calcifications, nodules néoplasiques. L'échographie permet de visualiser la structure du hile, en particulier le diamètre des vaisseaux et la présence de ganglions lymphatiques efférents pathologiques. Couplée au Doppler, elle renseigne sur les qualités du flux sanguin portal. La tomodensitométrie et l'imagerie par résonance magnétique (IRM) peuvent fournir des informations supplémentaires par l'étude des prises de contraste après injection, notamment dans le cas des tumeurs vasculaires de la rate et des processus focaux. La scintigraphie utilisant des colloïdes ou des hématies rendues sphérocytaires par la chaleur, marqués au ^{99m}Tc n'est pas un très bon examen d'imagerie splénique : son intérêt est surtout de renseigner sur la capacité fonctionnelle d'épuration splénique, sur la présence de rates accessoires en particulier après splénectomie ou l'existence de lésions de splénose (îlots spléniques péritonéaux) après un traumatisme splénique. Elle peut ainsi montrer, chez des sujets drépanocytaires ayant une splénomégalie cliniquement perceptible, une exclusion fonctionnelle splénique (asplénie fonctionnelle) réversible après mini-exsanguinotransfusion [26, 27].

Conséquences propres

Bien souvent, la splénomégalie n'entraîne aucun symptôme et, seul, l'examen clinique et/ou échographique en décèle la présence. Cependant, elle peut engendrer des signes plus ou moins évocateurs : sensation de pesanteur de l'hypocondre gauche, de plénitude gastrique postprandiale, épisodes douloureux en rapport avec un infarctus, pouvant entraîner une réaction pleurale et un décalage fébrile. La rupture spontanée d'une grosse rate est un accident imprévisible, parfois révélateur d'un processus splénique pathologique jusque-là méconnu, ou favorisé par une infection (mononucléose, endocardite), un traitement anticoagulant, l'injection de facteur de croissance granulomonocytaire [1].

Lorsque la splénomégalie est volumineuse, son débit sanguin devient suffisamment important pour constituer un « vol hémodynamique » aux dépens de la circulation générale (le débit splénique est d'environ 1 ml/min par gramme de tissu splénique). Il peut en résulter une augmentation de l'index cardiaque et une insuffisance cardiaque relative dite à débit élevé : des œdèmes, une dyspnée d'effort sont fréquents chez les patients porteurs de volumineuses splénomégalies. L'augmentation du débit splénique élève la pression portale présinusoïdale. Cette augmentation reste modérée s'il n'y a aucun bloc sinusoïdal associé, mais bien souvent au cours des syndromes lymphoprolifératifs et surtout myéloprolifératifs, l'atteinte simultanée du foie peut contribuer, avec l'augmentation du débit portal, à générer une hypertension portale significative [5, 9] qui se traduit en particulier par la présence de varices œsogastriques.

L'augmentation du volume splénique entraîne celui de la masse sanguine. L'accroissement porte davantage sur le volume plasmatique que sur celui des hématies. Il en résulte un phénomène d'hémodilution et une diminution proportionnelle de l'hématocrite (fausse anémie), que peut préciser la mesure des volumes sanguins par méthode isotopique (dilution des hématies marquées au ^{99m}Tc et de l'albumine marquée par ^{125}I).

Le transit intrasplénique des cellules sanguines est ralenti. Ce phénomène de stagnation relative concerne surtout les leucocytes et les plaquettes dont la concentration en circulation peut être modérément abaissée : on désigne ce mécanisme de cytopénie par séquestration (sans destruction) par le terme d'hypersplénisme. L'abaissement du nombre des plaquettes et des leucocytes est variable, souvent modéré. Il est d'autant plus important que la rate est volumineuse et que l'hypertrophie porte sur la pulpe rouge. Ce mécanisme de cytopénie ne peut être retenu qu'à la condition d'avoir vérifié l'aspect normal de la moelle osseuse. Dans certains cas difficiles, il peut être étayé par une étude isotopique de la cinétique de circulation des plaquettes marquées par ^{111}In, qui montre une séquestration splénique plaquettaire immédiate largement supérieure à la normale (30 % de l'activité injectée), sans raccourcissement de leur durée de vie.

Causes des splénomégalies

Si les causes de splénomégalie sont nombreuses, leurs mécanismes élémentaires peuvent se regrouper en cinq types anatomocliniques : hypertension portale, hyperactivité macrophagique, hyperplasie lymphoïde, métaplasie myéloïde, infiltration et tumeurs de la rate (Tableau S04-P02-C12-I).

L'enquête étiologique est fonction du contexte clinique et du volume splénique. Bien qu'il n'y ait pas de relation entre l'importance du volume d'une rate pathologique et la nature du processus causal, les splénomégalies les plus volumineuses (dépassant 1 kg et pouvant atteindre ou dépasser 5 kg) sont celles des maladies de surcharge (maladies de Gaucher, de Niemann-Pick), des syndromes myéloprolifératifs (en particulier les formes avec myélofibrose et métaplasie splénique), des syndromes lymphoprolifératifs (lymphomes et leucémies lymphoïdes B), des parasitoses (paludisme et kala-azar), et des obstacles portaux (thrombose, malformations).

Le contexte clinique fournit très souvent des informations. L'association à un ictère évoque une hémolyse s'il est à bilirubine libre, une hépatopathie s'il est à bilirubine conjuguée ; la présence de ganglions pathologiques oriente vers un syndrome lymphoprolifératif malin (lymphome, leucémie lymphoïde chronique) ou non (sarcoïdose, syndrome mononucléosique) ; en climat fébrile, on évoque de principe un paludisme (frottis sanguin), un kala-azar (myélogramme), une endocardite (lésions valvulaires échographiques), une brucellose, une typhoïde (hémoculture et sérologies), un syndrome d'activation macrophagique (myélogramme), une miliaire tuberculeuse (lavage alvéolaire en présence de signes pulmonaires, ou biopsie hépatique en l'absence de thrombopénie importante), une infection à mycobactérie non tuberculeuse (hémocultures sur milieux spéciaux). La présence de lésions érythémateuses peut témoigner d'une syphilis secondaire, d'un lupus systémique, d'une sarcoïdose. Dans ces situations, le diagnostic est généralement rapidement confirmé par les examens appropriés.

L'injection de facteur de croissance granulocytaire (G-CSF) augmente le volume splénique par métaplasie, et peut exposer au risque de rupture splénique, en dehors de toute fragilité splénique préalable [28, 33].

Cependant, une splénomégalie « nue » peut résumer le tableau clinique et c'est autour de ce signe qu'il convient d'orienter les procédures diagnostiques. Quatre examens sont utiles dans ce contexte. Un hémogramme avec un compte des réticulocytes, le frottis étant examiné par un œil averti, permet de déceler les signes d'une hémolyse (sphérocytes, schizocytes, drépanocytes, hématies cibles) d'une mala-

Tableau S04-P02-C12-I Causes des splénomégalies (ne figurent dans cette liste que les affections générant une splénomégalie significative).

Mécanismes et causes	Examen de débrouillage
Hypertension portale – sus-hépatiques : syndrome de Budd-Chiari, hypertension cave de cause cardiaque – intrahépatiques : cirrhose, hyperplasie nodulaire régénérative, fibrose hépatique congénitale, schistosomiase, maladie veino-occlusive – préhépatique : cavernome, thrombose portale, compression extrinsèque, volumineuses splénomégalies (augmentation du débit splénique)	Échographie ± Doppler
Hyperactivité macrophagique	
– hémolyse	Hémogramme (frottis)
– septicémies « lentes » (Osler, typhoïde, brucellose)	Hémocultures, sérologie
– maladies de surcharge (maladies de Gaucher, de Niemann-Pick)	Myélogramme
– paludisme	Hémogramme, sérologie
– kala-azar	Myélogramme
– syndromes d'activation macrophagique (primaires et secondaires)	Myélogramme
Hyperplasie lymphoïde réactive ou maligne	
– infections virales : virus d'Epstein-Barr, cytomégalovirus	Hémogramme, sérologie
– syphilis secondaire	Sérologie
– granulomatoses (sarcoïdose)	Biopsie hépatique
– syndrome de Felty, lupus systémique	Sérologies
Lymphomes, leucémie à tricholeucocytes	Hémogramme, biopsie de moelle/ganglion
Leucémie lymphoïde chronique	Hémogramme
Métaplasie myéloïde	
– syndromes myéloprolifératifs chroniques	Hémogramme
– hémolyses chroniques sévères (thalassémie)	Hémogramme
– anémie microcytaire chez l'enfant	Hémogramme
– injections de G-CSF	Contexte
Tumeurs et infiltrats spléniques	
– kystes non parasitaires : a) épidermoïdes, dermoïdes, mésothéliaux ; b) vasculaires (hémangiomes, lymphangiomes)	Échographie, angio-IRM
– kyste hydatique	Échographie, sérologie
– pseudo-kystes (hémorragiques)	Échographie
– hamartomes	Échographie
– métastases (tube digestif, sein, ovaire, poumon, vessie, mélanome)	Clinique
– amylose	Hyposplénisme, facteur X

G-CSF : *granulocyte-colony stimulating factor*.

die lymphoproliférative bénigne (syndrome mononucléosique) ou maligne (leucémie lymphoïde chronique, leucémies prolymphocytaires, à tricholeucocytes, lymphomes à dissémination sanguine en particulier lymphome du manteau) ou d'un syndrome myéloprolifératif (leucémie myéloïde chronique, maladie de Vaquez, thrombocytémie, myélofibrose primitive, leucémie myélomonocytaire). Une échographie sus-mésocolique apporte des arguments pour une hypertension portale et peut déceler la présence de kystes ou tumeurs spléniques. L'absence d'orientation par ces deux examens simples justifie la pratique d'un examen de la moelle osseuse, d'abord par ponction-aspiration : on y recherche des signes de surcharge des macrophages (maladies de Gaucher, de Niemann-Pick), des cellules pathologiques qui peuvent avoir échappé à la lecture du frottis (tricholeucocytes). L'absence d'anomalie ou la présence d'un excès de cellules lymphoïdes invite à compléter par une biopsie médullaire : cet examen peut déceler la présence d'un lymphome, d'une granulomatose (sarcoïdose), d'une amylose. À ce stade des explorations, l'absence d'orientation justifie une biopsie hépatique transcutanée, susceptible de révéler un processus limité au foie et à la rate (granulomatose sarcoïdosique ou non, amylose, lymphome hépatosplénique de type γ/δ).

Si ces explorations n'ont fourni aucune orientation, l'indication d'une splénectomie « diagnostique » se fonde sur l'état du patient, la taille de la rate et l'existence de signes généraux. Une splénomégalie isolée, bien tolérée, sans signes généraux, peut faire l'objet d'une surveillance. Ce type de situation a été décrit sous le nom de splénomégalie idiopathique non tropicale. Dans la série princeps décrivant ce syndrome, quatre des dix patients dont la pièce de splénectomie ne montrait pas de lésion identifiable (avec les moyens de l'époque, c'est-à-dire sans recherche d'une clonalité par immunocytologie, cytogénétique, PCR [*polymerase chain reaction*]) ont développé dans un délai de 10 ans un lymphome de localisation ganglionnaire de type folliculaire que la splénectomie initiale n'a donc pas prévenu [4]. Ainsi une splénectomie même précoce n'élimine-t-elle pas une évolution ultérieure d'un lymphome de bas grade, en raison de la diffusion infraclinique précoce de la maladie. En revanche, un amaigrissement, un syndrome inflammatoire ou fébrile invitent à envisager une splénectomie : les surprises diagnostiques qu'elle peut révéler vont de la tuberculose à de rares formes de lymphomes agressifs.

Asplénie et hyposplénisme

L'absence de rate (asplénie) ou la réduction de ses capacités fonctionnelles (hyposplénisme), dont la plus apparente est l'épuration des particules et des micro-organismes présents dans le sang, expose à des accidents infectieux qui peuvent être mortels en quelques heures. Il est donc crucial de reconnaître cette situation à risque et d'appliquer des mesures de prévention appropriées.

Diagnostic

Les techniques utilisables en investigation clinique pour apprécier un état d'hyposplénie ou d'asplénie sont la morphologie érythrocytaire et les méthodes isotopiques (scintigraphie splénique et clairance d'hématies fragilisées radiomarquées).

Morphologie érythrocytaire

Une des fonctions de la rate est d'éliminer certaines inclusions érythrocytaires, voire l'hématie elle-même si elle est trop altérée. Les corps de Howell-Jolly sont de petites inclusions érythrocytaires d'environ 1 µm de diamètre, bien visibles sur un frottis sanguin, constitués par des fragments chromosomiques détachés du fuseau lors d'une mitose, en particulier en cas d'érythropoïèse accélérée ou anormale. Ils sont phagocytés par les macrophages de la paroi des sinus spléniques lors du passage des hématies. La présence de petits cratères (*pits*) à la surface des hématies en microscopie par contraste de phases a la même signification que celle des corps de Jolly mais semble plus sensible et spécifique.

Méthodes isotopiques

La scintigraphie splénique utilise le principe de captation d'hématies fragilisées ou de colloïdes radiomarqués. Elle précise le volume actif du parenchyme splénique et sa topographie. L'avantage de la méthode aux hématies fragilisées est qu'elle ne marque que la rate et élimine ainsi le risque de superposition d'images avec un lobe gauche du foie. L'utilisation des colloïdes marqués se heurte en effet à cette difficulté liée à la captation par l'ensemble du système réticulaire. L'absence de marquage ne permet pas de distinguer l'absence de rate, de l'asplénie fonctionnelle liée à l'incapacité de fixer les hématies ou les particules radiomarquées. Une échographie ou une tomodensitométrie peuvent alors être utiles pour distinguer ces situations.

L'étude fonctionnelle peut aussi utiliser des hématies fragilisées et radiomarquées dont on suit l'évolution de la radioactivité sanguine, qui dépend du flux sanguin splénique grossièrement parallèle au volume de la rate. La difficulté de ce type de technique réside dans la qualité de fragilisation des hématies par la chaleur, certains agents chimiques ou anticorps antihématies.

Ces méthodes doivent souvent être combinées pour un diagnostic précis. La présence de corps de Jolly peut manquer dans les premiers jours d'une occlusion artérielle splénique ou, au contraire, ils peuvent être produits en trop grande quantité en cas d'érythropoïèse de stress, déborder les capacités d'épuration splénique. L'absence de fixation en scintigraphie peut traduire une absence de rate, une rate non fonctionnelle (asplénie) ou l'existence de nodules spléniques disséminés, trop petits pour être révélés par scintigraphie, mais assez nombreux pour assurer une fonction splénique normale (splénose) ; de même, la diminution de la clairance des hématies radiomarquées peut être la conséquence d'une asplénie par agénésie ou splénectomie, d'un hyposplénisme fonctionnel à rate de volume normal ou même augmenté.

Causes

Elles sont résumées dans le tableau S04-P02-C12-II.

Malformations congénitales

L'absence anatomique de la rate est parfois isolée [20, 23] ou constitue l'un des éléments des syndromes polymalformatifs complexes avec hétérotaxie : ventricule unique, dextrocardie, situs inversus partiel ou total, spina bifida, lobe pulmonaire gauche surnuméraire, hydrocéphalie, cyclopie y sont diversement associés. Le regroupement le plus caractéristique est le syndrome d'Ivemark. Le pronostic de ces affections est habituellement sévère. La mortalité infantile atteint 45 % dans l'asplénie congénitale isolée, et la survie ne dépasse pas quelques semaines ou mois dans les formes associées en raison de la gravité des malformations notamment cardiaques. L'hypoplasie ou l'aplasie splénique isolées sont, en revanche, compatibles avec une vie normale et la plupart des patients atteignent l'âge adulte. L'évolution est marquée dans ces cas par la fréquence d'infections graves ou mortelles, une tendance thrombotique est notée.

Splénectomie

Qu'elle résulte d'une indication traumatologique, médicale, diagnostique ou thérapeutique, la splénectomie est la première cause d'asplénie en France. Toutefois, la reconstitution d'une activité fonctionnelle splénique peut se manifester dans les mois ou années qui suivent en cas de rate accessoire passée inaperçue, ou surtout après traumatisme splénique par nidation péritonéale spontanée de fragments de tissu splénique (splénose). Anatomiquement, il s'agit de nodules de taille et de nombre variables, de topographie disséminée ou confluente donnant alors en scintigraphie une image de forme et de densité similaire à celle d'une rate organisée. La quantité de tissu splénique nécessaire au retour d'une activité fonctionnelle est évaluée à 30 cm^2. Ces données ont suscité le développement de techniques de chirurgie partielle de la rate.

Syndromes drépanocytaires

C'est dans ce groupe d'affections qu'a été reconnue, pour la première fois, l'existence d'un hyposplénisme fonctionnel [26]. Une étude

Tableau S04-P02-C12-II Causes des asplénies et hyposplénismes [8].

Causes	Particularité
Asplénie et atrophie splénique	
Splénectomie	Rare après rupture traumatique (splénose)
Irradiation splénique	Dose seuil entre 20 et 40 Gy, délai 1 à 2 ans
Embolisation, thrombose artérielle splénique	Atrophie quasi constante
Injection de thorotrast	Atrophie quasi constante
Asplénies congénitales isolées [20]	Transmission dominante, mutations du gène NKX2-5 en 5q35
Syndrome d'Ivemark (cardiopathie, hétérotaxie)	Embryopathie entre le 31ᵉ et le 36ᵉ jour
Syndrome APECED (polyendocrinopathie de type 1)	Candidose, hypoparathyroïdie, insuffisance surrénale
Syndrome de Stormorken-Sjaastad-Langslet	Thrombopénie, ichtyose, dyslexie, myosis, fatigabilité musculaire
Hyposplénismes fonctionnels	
Maladies du tube digestif	
– maladie cœliaque, dermatite herpétiforme	Uniquement chez l'adulte, parfois définitive
– maladies inflammatoires intestinales (maladie de Crohn, rectocolite hémorragique)	Réversible sous corticoïdes à fortes doses
Maladies systémiques et/ou à complexes immuns (lupus, granulomatose avec polyangéite [Wegener], polyarthrite rhumatoïde, maladi de Gougerot-Sjögren, syndrome de Goodpasture, hépatopathies chroniques)	Réversible en 48 heures après échange plasmatique
Drépanocytose	Réversible après transfusion (sauf si infarctus avec atrophie)
Amylose	Déficit associé en facteur X
Syndrome immunodéficitaire acquis	Si lymphopénie CD4 < 300/µl ; réversible sous traitement
Causes diverses : infiltration splénique (sarcoïdose, tumeurs), hyperthyroïdie, thrombocytémie essentielle, immunoglobulines intraveineuses, corticothérapie à fortes doses, nutrition parentérale totale	

systématique du frottis sanguin et de l'épuration de colloïdes radiomarqués a montré trois situations différentes chez ces patients : splénomégalie fonctionnelle, splénomégalie avec hyposplénisme, atrophie splénique. Ces trois aspects peuvent se succéder chez un même patient. C'est en particulier le cas des drépanocytaires homozygotes chez lesquels cette séquence est achevée dans la deuxième décennie. Cette évolution est plus lente et moins fréquente dans les cas d'hétérozygotie composite SC ou Sβ^0 Thal [35]. L'atrophie splénique semble dépendre de la fréquence et de l'importance des épisodes de falciformation. Avant qu'elle ne soit constituée, au stade d'hyposplénisme fonctionnel, l'ischémie chronique joue certainement un rôle important. En témoigne la correction de l'hyposplénisme fonctionnel par transfusion ramenant le taux d'hémoglobine à 12 g/100 ml et diluant les hématies falciformes.

Des mécanismes similaires sont évoqués dans les observations de thrombocytémies primitives avec atrophie splénique, de cardiopathies congénitales avec polyglobulie, d'infarcissement splénique au cours de syndromes myéloprolifératifs.

Maladies intestinales

L'hypofonctionnement splénique est classique au cours de la maladie cœliaque. Il est d'autant plus évident que l'exposition au gluten a été prolongée. L'hyposplénisme peut régresser si un régime d'exclusion en gliadine strict est obtenu, sauf si l'atrophie splénique est trop importante et ancienne.

L'hyposplénisme est observé chez les patients atteints de maladies inflammatoires de l'intestin. L'évolution parallèle des signes d'hyposplénisme et des poussées de rectocolite évoque une liaison étroite entre les deux phénomènes. En outre, ces signes sont plus marqués dans les formes coliques étendues que dans les formes localisées. La corticothérapie, lorsqu'elle est prescrite à forte dose chez ces patients, fait disparaître les signes hématologiques d'hyposplénisme. Une thrombocytose est notée chez certains patients lors des poussées de rectocolite mais il est difficile de faire la part de l'hyposplénisme, du saignement et du syndrome inflammatoire associé. L'hyposplénisme n'est probablement pas étranger, chez ces patients, à la fréquence et à la gravité des septicémies post-opératoires y compris pneumococciques.

Maladies auto-immunes et à complexes immuns

Une diminution de la captation splénique d'hématies ou de colloïdes marqués est observée au cours de l'hépatite chronique active, de la maladie lupique, de la granulomatose avec polyangéite (Wegener) et de la vascularite avec anticorps antimembrane basale glomérulaire (syndrome de Goodpasture). Fait remarquable, les signes isotopiques d'hyposplénisme régressent dans les 48 heures qui suivent un échange plasmatique. Ce retour à une captation splénique normale est associé à une disparition des complexes immuns circulants et une amélioration clinique de la maladie. L'hypothèse d'un « délestage » du système macrophage splénique favorisant la reprise d'activité est proposée pour rendre compte de ces observations. Ces observations sont à rapprocher de l'effet thérapeutique des immunoglobulines intraveineuses dans le traitement des cytopénies auto-immunes.

Amylose

Vingt quatre pour cent des patients atteints d'amylose de type primaire ont des signes d'hyposplénisme fonctionnel [14]. La taille de la rate est généralement augmentée ; la captation des colloïdes radiomarqués n'est pas toujours diminuée : ce test est donc moins sensible que la présence des corps de Jolly dans ce cas particulier. L'importance de l'hyposplénisme est assez parallèle à l'extension des dépôts d'amylose : lorsque ceux-ci sont assez importants pour engendrer un hyposplénisme, ils affectent également le cœur. Comme l'atteinte cardiaque, l'hyposplénisme est de mauvais pronostic à court terme : la médiane de survie des patients hyposplénique est inférieure à 6 mois contre plus de 2 ans dans le cas d'amylose à fonction splénique normale [14]. L'hyposplénisme, au cours de l'amylose, peut engendrer une diminution du facteur X par fixation élective de ce facteur sur les dépôts amyloïdes spléniques [15].

Conséquences de l'asplénie

Les principales conséquences de l'asplénie sont la modification de l'équilibre des éléments figurés du sang, et surtout le risque d'infection septicémique grave. L'asplénie pourrait aussi être un facteur de risque d'hypertension artérielle pulmonaire.

Modifications sanguines

La thrombocytose est liée à la suppression de l'espace vasculaire splénique où, à l'état normal, stagnent 30 % des plaquettes sanguines.

Cette modification est particulièrement nette après splénectomie, où les plaquettes se stabilisent à des valeurs de l'ordre de 500 000 à 600 000/µl. Des chiffres supérieurs entre 1 et 2 millions/µl peuvent être transitoirement observés dans les jours qui suivent une splénectomie, en particulier pour anémie hémolytique, et le risque thrombotique post-opératoire doit être alors prévenu par un traitement anticoagulant pendant cette période. L'opportunité de le maintenir au-delà en raison d'un risque thrombotique propre à l'asplénie est débattue [3]. Une hyperleucocytose est habituelle, souvent à prédominance neutrophile dans les jours qui suivent une splénectomie. Elle associe une augmentation des lymphocytes et des monocytes à moyen ou long terme, de telle sorte que l'aspect de l'hémogramme est celui d'une hyperleucocytose à « formule normale ». Une hyperlymphocytose chronique prédominante de phénotype B ou NK est parfois observée (4 900 à 10 500 lymphocytes/µl). Les explorations hématologiques immunologiques et le recul allant de 10 à 25 ans excluent qu'il s'agisse de syndromes lymphoprolifératifs [13, 18, 34]. Le nombre des globules rouges et l'hématocrite ne sont pas modifiés après l'exérèse d'une rate normale.

Infections [22, 30]

Les observations montrant expérimentalement chez le rat le rôle de la rate dans les processus de défense contre les infections remontent à près d'un siècle et les premières observations signalant la fréquence et la gravité des infections chez les patients aspléniques datent de 1952 : cinq enfants, splénectomisés avant 6 mois pour traiter une anémie hémolytique congénitale, développent une infection gravissime 6 semaines à 3 ans après la splénectomie et deux enfants en décèdent. Les progrès de l'antibiothérapie, pourtant importants depuis cette époque, n'ont pas permis d'atténuer la gravité des infections chez les sujets aspléniques : de nombreux travaux ont été consacrés à ce sujet, permettant de mieux cerner les manifestations de l'infection, sa gravité, les germes en cause, l'importance du terrain et des maladies associées à l'état d'asplénie, les possibilités d'une prévention.

Fréquence et rôle du terrain

La fréquence et la gravité de ces accidents dépendent de plusieurs facteurs parmi lesquels l'âge des patients, le mécanisme de l'asplénie, la maladie associée éventuelle. Après splénectomie, le risque d'infection grave est de 4,25 % et la mortalité imputable à l'infection de 2,52 %, tous âges confondus. Chez l'enfant la majorité des infections survient dans les deux ans. Les enfants splénectomisés avant l'âge de 1 an ont un risque d'infection grave atteignant 50 %. Ces infections sont fatales dans 6 % des cas. La mortalité est de 8,1 % avant 5 ans et de 3,3 % au-delà. Ces données sont à comparer à l'incidence d'infections mortelles chez les enfants non aspléniques : 0,3 % au-dessous de 1 an ; 0,07 % entre 1 et 7 ans ; 0,02 % entre 7 et 14 ans. Sur 184 enfants souffrant de maladies héréditaires du métabolisme, de thalassémie, de syndrome de Wiskott-Aldrich, on déplore 20 décès par infection parmi les 97 enfants splénectomisés, alors qu'aucun n'est observé chez les enfants non splénectomisés porteurs des mêmes affections. Chez l'adulte, la mortalité par infection grave imputable à l'asplénie est de l'ordre de 2,7 % dans un délai de 45 mois après splénectomie tandis qu'aucun décès imputable à ce type d'accident n'est observé dans une population témoin.

Le risque d'infection grave ne semble pas diminuer avec le temps : des infections pneumococciques mortelles ont été observées jusqu'à 31 ans après une splénectomie [36]. Dans l'ensemble, on peut estimer que ce risque est continu et selon une fréquence de l'ordre de 1 % par an toutes causes et tous âges confondus.

L'influence de la maladie associée semble prépondérante. Chez l'enfant, l'incidence d'infections après splénectomie est variable selon que l'indication résulte d'un traumatisme (1,5 % des cas, mortalité 0,78 %), d'une thrombopénie auto-immune (2 %, mortalité 1,2 %), d'une sphérocytose héréditaire (3,3 %, mortalité 2,1 %), d'une hypertension portale (8,2 %, mortalité 5,9 %), d'une maladie lymphoïde maligne (9,5 %, mortalité 6,4 %) ou d'une thalassémie (16 %, mortalité 7,2 %). Chez l'adulte, la proportion de patients splénectomisés développant une infection est aussi fonction de la maladie ayant justifié la splénectomie : hémopathie ou lésion maligne (mortalité : 4,3 %), traumatisme (mortalité : 2,2 %) ; toutefois, d'autres séries font état d'une mortalité nulle ou très faible après traumatisme. L'incidence d'infections graves paraît très faible dans le cas du purpura thrombopénique immunologique et de la sphérocytose héréditaire.

En dehors des cas liés à une splénectomie, la plupart des cas d'infections fulminantes chez des sujets en hyposplénisme fonctionnel sont décrits dans le contexte d'une drépanocytose, d'une maladie cœliaque, d'une hépatopathie alcoolique, d'un syndrome immunodéficitaire acquis ou d'un traitement par allogreffe de cellules souches hématopoïétiques [8].

Accidents et germes en cause

Ces infections évoluent de façon dramatique : fièvre, céphalées, confusion précèdent de quelques heures le coma et le décès en 24 à 48 heures. Au cours de cette évolution fulminante, il est habituel d'observer un état de choc avec acidose, une hypoglycémie et une défibrination aiguë. L'autopsie retrouve souvent une nécrose hémorragique des surrénales, comme dans le syndrome malin de Waterhouse-Friderichsen. Il n'est pas rare, dans le sang, d'observer, à l'examen direct, la présence de germes dans les polynucléaires ou même libres dans le sang, indiquant une concentration de l'ordre d'un million de germes/µl [21].

Les germes responsables de ces infections graves sont *Streptococcus pneumoniæ* (50 % des cas), *Neisseria meningitidis* (12 à 15 %), *Hæmophilus influenzæ* (8 à 12 %) ; les streptocoques de divers groupes (7 %) et plus rarement staphylocoque, *Pseudomonas*, *Escherichia coli*, *Capnocytophaga*. La nature des bactéries influence peu le tableau clinique ; le tropisme pulmonaire ou méningé, habituel à certaines d'entre elles, est ici peu marqué, ou, lorsqu'il existe, reste au second plan du tableau clinique. Les parasitémies sanguicoles, tels *Babesia* ou *Plasmodium*, ont une gravité accrue chez l'asplénique. La babésiose européenne (*Babesia divergens*), inapparente chez les sujets à fonction splénique normale, est responsable d'une infection grave et souvent mortelle chez les patients splénectomisés ou aspléniques : vingt-deux cas de babésiose dont six mortels ont été recensés chez ces patients [31]. La gravité des accès à *Plasmodium falciparum* ou *P. vivax* sur ces terrains a été également soulignée.

Prévention et traitement des accidents infectieux [32]

En raison de leur extrême gravité, les infections sur un terrain d'asplénie ou d'hyposplénisme justifient des mesures préventives spécifiques actuellement bien définies (Tableau S04-P02-C12-III) et une prise en charge extrêmement rapide dans les toutes premières heures des symptômes de l'infection. Ces mesures s'appliquent autant aux cas des patients splénectomisés qu'à ceux reconnus comme hypospléniques en raison d'une des affections y prédisposant, surtout s'ils ont des corps de Jolly détectables et/ou un hyposplénisme démontré par scintigraphie.

L'information et l'éducation du patient sont essentielles. Il doit savoir et pouvoir réagir à tout décalage fébrile par la prise immédiate d'un antibiotique oral à spectre large (amoxicilline ou quinolone) en attendant l'accès à un avis médical rapide. Dès que possible, les hémocultures sont effectuées et une antibiothérapie parentérale par ceftriaxone ou céfépime, éventuellement associées à la vancomycine est mise en route.

Plusieurs procédés sont proposés pour réduire le risque infectieux : les vaccins, notamment antipneumococciques, couvrent 23 sérotypes pour les plus récents, soit 90 % des sérotypes en cause. La vaccination doit, de préférence, être pratiquée avant la splénectomie,

Tableau S04-P02-C12-III Prévention et traitement des infections en cas d'asplénie ou d'hyposplénisme [6].

Éducation du patient
Information concernant les risques (au mieux un document écrit)
Port d'un document écrit spécifiant la maladie et les professionnels à contacter en urgence en cas de besoin
Connaissance des facteurs de risque géographiques (paludisme), professionnels ou occupationnels (babésiose)
Vaccins spécifiques (calendrier 2013)
Carnet de vaccination tenu et à jour : enfants < 2 ans : pneumocoque 13-valent, hæmophilus B, antiméningococcique (A); jeunes enfants et adultes : vaccin et rappels pneumocoque 23-valent tous les 5 ans (A) ; vacciner 15 jours avant une splénectomie programmée (C)
Vaccin antiméningococcique si séjour dans zone à risque (B)
Vaccin contre la grippe saisonnière recommandé (B)
Antibioprophylaxie
Phénoxypénicilline orale au long cours si < 16 ans ou > 50 ans, mauvaise réponse vaccinale ou risque infectieux élevé : hémoglobinopathie, affection lymphoïde maligne, greffe de cellules souches hématopoïétiques) (B, C). Limitée à quelques mois si splénectomie pour traumatisme (C)
Patient disposant d'un antibiotique actif par voie orale à prendre en cas d'accès fébrile dans l'attente d'un avis médical (C)
Hospitalisation et antibiothérapie immédiates en cas de fièvre (B, C)

Niveaux de preuve des recommandations : fondées sur une ou plusieurs études cliniques randomisées (A), non randomisées (B) ou fondées sur des consensus d'experts (C).

lorsque c'est possible. Des titres élevés sont retrouvés jusqu'à 42 mois après la vaccination mais la durée réelle de la protection et le rythme des rappels éventuels sont inconnus. L'efficacité des vaccins antipneumococciques en termes de réduction de risque infectieux reste cependant inconstante. L'efficacité d'un vaccin antiméningoccique a été étudiée chez des patients déjà splénectomisés : une réponse anticorps normale est observée même chez les patients aspléniques sauf chez ceux atteints d'une maladie lymphoïde maligne ou antérieurement soumis à un traitement immunosuppresseur. L'antibiothérapie prophylactique par une pénicilline orale ou semi-retard parentérale, paraît efficace chez l'enfant et l'adulte. En cas d'allergie, le cotrimoxazole l'érythromycine, ou une quinolone peuvent être proposés. La durée utile de cette prophylaxie n'est pas connue : beaucoup estiment que 5 ans sont nécessaires chez l'enfant et 1 à 2 ans chez l'adulte. C'est en effet dans ces délais que surviennent la majorité des accidents graves, mais des infections plus tardives ont été déplorées. Cette prophylaxie n'a pas une efficacité totale : plusieurs observations de pneumococcémies mortelles malgré une pénicillinothérapie préventive ont été rapportées [2]. Plus récemment ont été proposées des techniques de conservation splénique. Le volume splénique nécessaire au maintien d'une fonction splénique normale, en particulier pour la prévention de l'infection, reste très controversé en raison de l'imprécision de l'appréciation de la fonction splénique en clinique. Si la splénose réduit le risque infectieux après des splénectomies pour traumatisme, cette protection reste incertaine et de nombreuses septicémies mortelles ont été relatées malgré une splénose confirmée à l'autopsie. Expérimentalement, les animaux conservant 30 à 50 % de leur tissu splénique survivent à l'injection intraveineuse de pneumocoques. L'efficacité respective de ces techniques de conservation reste à déterminer en clinique humaine.

Hypertension artérielle pulmonaire

L'asplénie est depuis peu reconnue comme une cause d'hypertension artérielle pulmonaire [7, 19, 25]. Le mécanisme en est obscur. Dans la majorité des cas, la maladie ayant justifié la splénectomie est de nature hémolytique (drépanocytose et thalassémies en particulier) et les mécanismes évoqués évoquent l'influence des anomalies métaboliques et membranaires érythrocytaires sur les endothéliums pulmonaires [17]. Cependant, cette relation est peu vraisemblable dans les cas d'hypertension artérielle pulmonaire observés dans la maladie de Gaucher, en majorité chez des patients splénectomisés [12].

Bibliographie

1. AUBREY-BASSLER FK, SOWERS N. 613 cases of splenic rupture without risk factors or previously diagnosed disease : a systematic review. BMC Emerg Med, 2012, *12* : 11-25.
2. BRIVET F, HERER B, FREMAUX A et al. Fatal post splenectomy pneumococcal sepsis despite pneumococcal vaccine and penicillin prophylaxis. Lancet, 1984, *ii* : 356-357.
3. CRARY SE, BUCHANAN GR. Vascular complications after splenectomy for hematologic disorders. Blood, 2009, *114* : 2861-2868.
4. DACIE JV, GALTON DA, GORDON-SMITH EC, HARRISON CV. Non-tropical "idiopathic splenomegaly" : a follow-up study of ten patients described in 1969. Br J Haematol, 1978, *38* : 185-193.
5. DATTA DV, GROVER SL, SAINI VK et al. Portal hypertension in chronic leukaemia. Br J Haematol, 1975, *31* : 279-285.
6. DAVIES JM, LEWIS MP, WIMPERIS J et al. Review of guidelines for the prevention and treatment of infection in patients with an absent or dysfunctional spleen : Prepared on behalf of the British Committee for Standards in Haematology by a working party of the Haemato-Oncology Task Force. Br J Haematol, 2011, *155* : 308-317.
7. DE CASTRO LM, JONASSAINT JC, GRAHAM FL et al. Pulmonary hypertension associated with sickle cell disease : clinical and laboratory endpoints and disease outcomes. Am J Hematol, 2008, *83* : 19-25.
8. DI SABATINO A, CARSETTI R, CORAZZA GR. Post-splenectomy and hyposplenic states. Lancet, 2011, *378* : 86-97.
9. DUBOIS A, DAUZAT M, PIGNODEL C et al. Portal hypertension in lymphoproliferative and myeloproliferative disorders : hemodynamic and histological correlations. Hepatology, 1993, *17* : 246-250.
10. EBAUGH FG, MCINTYRE OR. Palpable spleens : ten-year follow-up. Ann Intern Med, 1979, *90* : 130-131.
11. ELSAYES KM, NARRA VR, MUKUNDAN G et al. MR imaging of the spleen : spectrum of abnormalities. RadioGraphics, 2005, *25* : 967-982.
12. ELSTEIN D, KLUTSTEIN MW, LAHAD A et al. Echocardiographic assessment of pulmonary hypertension in Gaucher's disease. Lancet, 1998, *351* : 1544-1546.
13. GARCIA-SUAREZ J, PRIETO A, REYES E et al. Persistent lymphocytosis of natural killer cells in autoimmune thrombocytopenic purpura (ATP) patients after splenectomy. Br J Haematol, 1995, *89* : 653-655.
14. GERTZ MA, KYLE RA, GREIPP PR. Hyposplenism in primary systemic amyloidosis. Ann Intern Med, 1983, *98* : 475-477.
15. GREIPP PR, KYLE RA, BOWIE EJW. Factor X deficiency in primary amyloïdosis. Resolution after splenectomy. N Engl J Med, 1979, *301* : 1050-1051.
16. HOULLE D, FRIJA J. Imagerie radiologique. *In* : B Delaitre, B Varet. La rate. Paris, Springer, 1989 : 67-85.
17. JAIS X, IOOS V, JARDIM C et al. Splenectomy and chronic thromboembolic pulmonary hypertension. Thorax, 2005, *60* : 1031-1034.
18. JUNEJA S, JANUSZEWICZ E, WOLF M, COOPER I. Post-splenectomy lymphocytosis. Clin Lab Haematol, 1995, 17 : 335-337.
19. KOPTERIDES P, TSANGARIS I, ORFANOS S. Do not forget pulmonary hypertension in asplenic patients. Am J Med, 2008, *121* : e21.
20. KOSS M, BOLZE A, BRENDOLAN A et al. Congenital asplenia in mice and humans with mutations in a Pbx/Nkx2-5/p15 Module. Dev Cell, 2012, *22* : 913-926.
21. LANCASHIRE J, CROWTHER M. Blood smear : fulminant pneumococcal bacteremia. Blood, 2012, *120* : 4459.
22. LEPORRIER M. Asplénies. *In* : B Delaitre, B Varet. La rate. Paris, Springer, 1989 : 97-105.
23. MAHLAOUI N, MINARD-COLIN V, PICARD C et al. Isolated congenital asplenia : a French nationwide retrospective survey of 20 cases. J Pediat, 2011, *158* : 142-148.
24. MCINTYRE OR, EBAUGH FG. Palpable spleens in college freshmen. Ann Intern Med, 1967, *66* : 301-306.
25. PEACOCK AJ. Pulmonary hypertension after splenectomy : a consequence of loss of the splenic filter or is there something more ? Thorax, 2005, *60* : 983-984.

26. PEARSON HA, SPENCER RP, CORNELIUS EA. Functional asplenia in sickle-cell anemia. N Engl J Med, 1969, *281* : 923-926.
27. PEARSON HA, CORNELIUS EA, SCHWARTZ AD et al. Transfusion-reversible functional asplenia in young children with sickle-cell anemia. N Engl J Med, 1970, *283* : 334-337.
28. PICARDI M, DE ROSA G, SELLERI C et al. Spleen enlargement following recombinant human granulocyte colony-stimulating factor administration for peripheral blood stem cell mobilization. Haematologica, 2003, *88* : 794-800.
29. RAIN JD. Imagerie isotopique. *In :* B Delaitre, B Varet. La rate. Paris, Springer, 1989 : 87-93.
30. RAM S, LEWIS LA, RICE PA. Infections of people with complement deficiencies and patients who have undergone splenectomy. Clin Microbiol Rev, 2010, *23* : 740-780.
31. ROSNER F, ZARRABI MH, BENACH JL, HABICHT GC. Babesiosis in splenectomized adults. Am J Med, 1984, *76* : 696-710.
32. RUBIN LG, SCHAFFNER W. Care of the Asplenic Patient. N Engl J Med, 2014, *371* : 349-356.
33. STRONCEK D, SHAWKER T, FOLLMANN D, LEITMAN SF. G-CSF-induced spleen size changes in peripheral blood progenitor cell donors. Transfusion, 2003, *43* : 609-613.
34. WILKINSON LS, TANG A, GJEDSTED A. Marked lymphocytosis suggesting chronic lymphocytic leukemia in three patients with hyposplenism. Am J Med, 1983, *75* : 1053-1056.
35. ZAGO NIA, BOTTURA C. Splenic function in sickle cell diseases. Clin Sci, 1983, *65* : 297-302.
36. ZARRABI MH, ROSNER F. Serious infections in adults following splenectomy for trauma. Arch Intern Med, 1984, *144* : 1421-1424.

Toute référence à cet article doit porter la mention : Leporrier M. Splénomégalie, hyposplénisme et asplénie. *In* : L Guillevin, L Mouthon, H Lévesque. Traité de médecine, 5ᵉ éd. Paris, TdM Éditions, 2018-S04-P02-C12 : 1-7.

PARTIE 3

Pathologie hématologique

Chapitre S04-P03-C01

Anémies par carence en fer

Michel Leporrier

Les anémies par carence en fer représentent plus du tiers des cas d'anémie. On estime que près de deux milliard d'individus vivent dans le monde avec un déficit martial plus ou moins profond [31]. La fréquence de l'anémie hypochrome hyposidérémique dépend de facteurs individuels conditionnant les besoins en fer (croissance, flux menstruels, grossesses, maladies associées), de facteurs collectifs conditionnant la couverture des besoins (apports nutritionnels) et de facteurs géographiques conditionnant l'épidémiologie de certaines affections comme l'ankylostomiase [8]. Dans des populations à faible niveau de vie, ces facteurs se cumulent : alimentation pauvre en viandes, en vitamine C, riche en fibres végétales, forte incidence de parasitoses digestives hématophages, natalité élevée : une enquête de l'OMS montre que 80 % des habitants des milieux ruraux du nord de l'Inde ont une anémie microcytaire [1, 11, 23].

Dans les pays à haut niveau de vie, le déficit martial est important en dépit du bon niveau nutritionnel et de médicalisation : 17 % des femmes suédoises et 6 à 20 % des femmes aux États-Unis ont des réserves martiales nulles et la moitié d'entre elles a une anémie hypochrome hyposidérémique [31]. La prépondérance féminine s'explique par les besoins supérieurs liés aux phénomènes menstruels et aux grossesses. Les mêmes études confirment la rareté de cette carence chez l'homme. Chez l'enfant, plusieurs études menées dans de grands centres urbains, aux États-Unis et en France, révèlent une forte incidence d'anémie hypochrome microcytaire entre le 6e et le 36e mois, maximale entre le 10e et le 15e mois (30 % des enfants), de l'ordre de 5 % après le 36e mois. Ces chiffres varient en fonction du niveau de vie : 24 % chez les enfants noirs, 11 % chez les enfants d'origine hispanique, 2 % chez les autochtones blancs. Une étude menée dans la région parisienne révèle que 12 % des nourrissons de 10 mois sont anémiques et que 21 % ont une ferritinémie basse [12].

Ce type d'anémie n'est en réalité qu'une conséquence tardive d'une carence en fer sévère et prolongée. C'est ce dernier trouble qui doit être exploré et traité. La compréhension de ce type d'anémie exige que des repères précis du métabolisme normal et pathologique du fer soient rappelés.

Fer : physiologie et aspects nutritionnels [7]

Constitution et évolution du stock de fer

Au cours de la vie intra-utérine, la constitution du stock de fer fœtal résulte d'un transfert maternofœtal au prorata de l'expansion du volume sanguin fœtal [3, 28]. Négligeable lors du premier trimestre, ce transfert s'accroît au second et culmine lors du troisième. À terme, l'enfant a constitué un stock de fer de 75 mg/kg (50 mg/kg dans l'hémoglobine, 25 mg/kg en réserve dans les hépatocytes et les macrophages) prélevé sur celui de sa mère. Ce transfert participe environ pour moitié au coût martial d'une grossesse, l'autre moitié étant constituée par les pertes sanguines de l'accouchement.

Après la naissance, l'évolution du stock de fer dépend de l'apport alimentaire [14]. L'absorption digestive est maximale dans le duodénum et le jéjunum proximal. Le fer est absorbé sous deux formes :
– l'une concerne le fer libre sous forme divalente dont le transfert de la lumière intestinale vers l'entérocyte est effectué par la protéine membranaire DMT-1 (*divalent metal transporter type 1*), également impliquée dans le transfert intracellulaire du fer dans les érythroblastes ;
– l'autre, plus efficace en termes de rendement, concerne le fer absorbé directement sous forme héminique, le fer étant libéré dans l'entérocyte sous l'effet de l'hème oxygénase.

Dans l'entérocyte, le fer est stocké sous forme de ferritine et transféré vers la circulation par la ferroportine membranaire au prorata du turnover plasmatique de la transferrine. Les mouvements du fer au travers de l'entérocyte sont soumis à une régulation négative par l'hepcidine. Ce polypeptide de 25 acides aminés est synthétisé par le foie. Sa production est stimulée par la charge en fer et l'inflammation ; sa synthèse est inhibée par la carence en fer, l'hypoxie, et l'activation de l'érythropoïèse. La régulation de cette synthèse dans l'hépatocyte est un processus complexe faisant intervenir plusieurs protéines dont HFE, TfR2, HJV et la matriptase 2 [10, 30]. Globalement, 5 à 15 % du fer alimentaire est réellement absorbé.

Le fer apporté par l'alimentation est un élément essentiel pour une expansion normale de la masse sanguine. Celle du nourrisson et de l'enfant en croissance augmente parallèlement à son poids (30 ml/kg). Elle triple la première année, période pendant laquelle le nourrisson est soumis à une alimentation d'abord exclusivement puis principalement lactée, pauvre en fer (0,4 mg/l dans le lait de vache, 0,7 mg/l dans le lait maternel). Les laits en poudre (arrêté du 11 janvier 1994) sont préparés à partir de lait de vache dont la composition est modifiée pour les rapprocher de celle du lait maternel (laits dits « maternisés »). Ils sont enrichis en fer (par litre de lait reconstitué : 5 à 8 mg dans les laits de premier âge, 7 à 14 mg dans les laits de suite). Ces laits sont donc mieux adaptés qu'autrefois aux besoins en fer du nourrisson (2 mg/kg/j). Ils ne sont cependant accessibles qu'à des nourrissons élevés en milieu socioéconomique favorable, leur coût étant plus élevé que celui du lait de vache. Ainsi, le stock de fer global de l'enfant s'accroît peu ou stagne pendant cette période : il est de l'ordre de 50 mg/kg à la fin de la première année, le nourrisson ayant souvent dû puiser jusqu'à cette date le fer nécessaire à l'expansion de son volume sanguin dans les réserves en fer constituées pendant sa croissance intra-utérine. À partir du 6e au 8e mois, la dentition et la maturation digestive autorisent une diversification alimentaire, et notamment l'accès aux aliments riches en fer : protéines animales (viandes, foie), céréales (farine de blé), légumes, surtout secs. Le fer des protéines animales (héminique) a le meilleur coefficient d'absorption. En moyenne, une alimentation diversifiée apporte 6 à 7 mg de fer pour 1 000 kilocalories. Dès lors, les apports de fer suppléent normalement aux besoins que requiert l'expansion du volume sanguin. Cet équilibre entre apports et besoins se maintient jusqu'à la puberté. Compte tenu d'un coefficient d'absorption de 5 à 15 %, la quantité de fer réellement assimilé passé la phase de croissance est d'environ 1,5 à 2 mg/j. Chez le garçon, les besoins en fer sont alors minimes, cet apport compensant largement les pertes physiologiques quotidiennes (production des phanères, desquamation cutanée : 0,5 à 1 mg/j chez un adulte). En revanche, les femmes ont des besoins en fer qui restent physiologiquement importants en raison des règles (50 ml de sang, soit 25 mg de fer par cycle, soit une moyenne de 1 mg/j de pertes physiologiques supplémentaires) et plus encore des grossesses (en moyenne 500 mg/grossesse : 250 mg pour le fœtus, 250 mg pour les saignements de l'accouchement et de la délivrance). La grande précarité du stock de fer chez les nourrissons et les femmes entre puberté et ménopause explique la vulnérabilité de ces terrains face au risque de développement d'une anémie par carence en fer.

Distribution et métabolisme du fer [5]

Les atomes de fer n'existent jamais à l'état libre dans l'organisme : leur propriété de gain ou perte d'un électron (passage de l'état divalent à l'état trivalent et inversement), en font des producteurs de radicaux libres extrêmement toxiques (l'intoxication aiguë massive est mortelle en quelques heures par nécrose tissulaire notamment hépatocytaire). Deux protéines principales sont impliquées dans les mouvements du fer : la transferrine, ou sidérophiline, et la ferritine.

La transferrine est la protéine de transport entre entérocytes et cellules utilisant ou stockant le fer. Elle fixe le fer issu de l'entérocyte réduit à l'état ferreux par l'effet de la céruléoplasmine. La transferrine, β_2-globuline comportant deux sites de liaisons pour les atomes de fer, est codée par deux gènes différents produisant deux isomorphes, TFR1 et TFR2, ce dernier restreint à l'hépatocyte où il assure un rôle de régulation sur la synthèse d'hepcidine. Son taux sérique normal est de 2 g/l, ce qui représente une capacité totale de fixation et de transport de 50 à 70 µmol de fer par litre de sérum (capacité totale). À l'état normal, la transferrine n'est saturée qu'à 20 à 40 % de cette capacité totale. Ainsi la concentration normale du fer sérique est-elle de 13 à 28 µmol/l (sidérémie). La quantité de fer lié à la transferrine dans le sang ne constitue qu'une fraction négligeable du stock de fer total. La régulation de la synthèse de transferrine est dépendante de l'état du stock de fer intracellulaire. La synthèse augmente en cas de déplétion en fer. En revanche, les états inflammatoires diminuent cette synthèse.

Les cellules avides de fer (hépatocytes, érythroblastes) captent les complexes fer-transferrine par un récepteur membranaire (CD71). La synthèse du récepteur de la transferrine présent sur la membrane est modulée par le stock de fer : elle augmente en cas de carence, diminue en cas de surcharge. On peut doser ce récepteur sous forme soluble dans le sérum (valeurs normales : 2 à 8 mg/l). Après internalisation cytoplasmique, la transferrine libère le fer à la faveur d'un pH intracellulaire acide (5,5). La transferrine est ensuite libérée dans la circulation, et le fer libéré est immédiatement incorporé au sein d'une matrice protéique cytoplasmique sous forme de complexes de ferritine. La ferritine est la protéine de stockage intracellulaire physiologique du fer. Elle est constituée par un assemblage de vingt-quatre sous-unités de type H (*heavy*) ou L (*light*) en proportions variables selon le tissu (isoferritines). Dans le cytoplasme, cette protéine sert de matrice où s'incrustent les atomes de fer (4 500/molécule de ferritine), constituant des sidérosomes. Ceux-ci sont décelables dans les cellules stockant le fer par la coloration de Perls sous forme de fins granules cytoplasmiques. Cette méthode a longtemps prévalu pour l'appréciation du stock de fer intracellulaire. Elle est supplantée, en routine clinique, par le dosage de la ferritine sérique.

La ferritine est en effet présente dans le sérum. Sa concentration (normale : 30 à 300 µg/l) est parallèle à celle des cellules. Chaque µg/l équivaut à 8 à 10 mg de fer intracellulaire en réserve (non héminique). Cette relation n'est valide qu'en dehors de tout état inflammatoire ou d'hépatopathie. La ferritine *intra-érythrocytaire* est un bon reflet des stocks, mais son dosage exige un sang fraîchement prélevé et une séparation des leucocytes, ce qui en limite l'usage en routine.

Carence en fer

La carence en fer résulte d'un déséquilibre entre apports, utilisation et pertes de fer.

Étapes de la carence en fer

Quelle qu'en soit la cause, la carence en fer progresse par étapes successives :
- déplétion des réserves (carence en fer isolée) ;
- érythropoïèse sidéroprive (fléchissement de synthèse intracellulaire de l'hémoglobine) ;
- puis constitution d'une anémie (Tableau S04-P03-C01-I).

La première phase est une déplétion progressive du fer de réserve sans retentissement sur l'érythropoïèse. Cette étape est d'autant plus courte que le stock de fer est limité (cas des femmes réglées et des nourrissons), d'autant plus longue qu'il est excessif (cas des surcharges et notamment de l'hémochromatose génétique). Les modifications biologiques caractéristiques d'une déplétion en fer simple sont la diminution progressive de taux de ferritine sérique, et à un moindre degré l'augmentation de la synthèse de la transferrine. D'autres modifications sont identifiables, mais sont peu utilisées pour le diagnostic en routine, notamment le taux sérique du récepteur de la transferrine.

Tableau S04-P03-C01-I Évolution des critères biologiques d'une carence en fer.

	Normale	Carence en fer isolée	Érythropoïèse sidéroprive	Anémie par carence en fer
Fer sérique (µmol/l)	13-28	Normal	Bas	Bas
Transferrine (µmol/l)	50-70	Augmentée	Augmentée	Augmentée
Saturation de la transferrine (%)	20-40	15-20	< 15	< 10
Ferritine (ng/l)	30-300	Abaissée	Abaissée	Effondrée
Hémoglobine (g/dl)	12-17	Normale	Normale	Abaissée
VGM (µ³)	80-100	Normal	Normal	Abaissé
Microcytes (frottis)	Absents	Absents	Minoritaires	Majoritaires

L'épuisement du fer de réserve induit un état d'érythropoïèse sidéroprive, marquée par un déficit de synthèse de l'hémoglobine. La synthèse d'hémoglobine, apparente au stade des érythroblastes polychromatophiles, a un effet de régulation négative sur les mitoses de ces cellules : un défaut d'hémoglobinisation (quelle qu'en soit l'origine) entraîne des mitoses additionnelles de ces cellules et donc une microcytose. Cette modification n'est pas immédiatement apparente dans le sang, car les hématies microcytaires ne se substituent que progressivement aux hématies normales (la durée de vie des hématies est de 120 jours) : le volume globulaire moyen calculé par les automates de numération reste longtemps dans des limites normales, et sa diminution n'est significative qu'après plusieurs mois. On peut cependant déceler un contingent minoritaire d'hématies microcytaires par l'examen d'un frottis de sang au microscope. De même, les automates de numération traduisent ce phénomène par une dispersion élargie de la courbe des volumes, exprimée par la valeur arbitraire dite RDW (*red cell distribution width* ou largeur de la courbe de distribution des volumes). Ce signe n'est pas spécifique d'une microcytose, mais il est un indice extrêmement sensible d'anisocytose. L'anémie microcytaire ne devient apparente que si la phase précédente se prolonge. Ainsi les modifications caractéristiques d'une anémie microcytaire par carence en fer sont-elles lentes et progressives. Il en est de même de leur correction, qui exige plusieurs mois sous traitement.

Symptomatologie de la carence en fer

Les circonstances révélatrices sont très polymorphes. Au stade de déplétion isolée en fer, les signes cliniques de carence sont généralement peu apparents : ils se limitent à une diminution des performances physiques par exemple chez des athlètes de haut niveau [20]. Les critères diagnostiques de la déplétion isolée en fer sont résumés sur le tableau S04-P03-C01-I. Biologiquement, on peut observer une augmentation modérée des plaquettes sanguines (de 500 000 à 800 000/µl).

Les autres signes dépendent de la sévérité de la carence et sont en relation avec la carence en fer elle même ou avec l'anémie qui en résulte. Une carence en fer sévère a ses signes propres, mais ceux-ci sont le fait de carences graves et prolongées : ongles fragiles dont la courbure est inversée et devient concave (koïlonychie), glossite, ulcérations des commissures labiales (rhagades ou perlèche), atrophie des muqueuses et notamment de l'œsophage (anneaux de striction) responsable d'une dysphagie (syndrome de Plummer-Vinson). On peut observer un dysfonctionnement du centre de l'appétit conduisant à des comportements alimentaires compulsifs dont l'exemple le plus démonstratif est la pica : les patients portent à leur bouche des substances diverses, sans valeur nutritive, par exemple de la glace (pagophagie), des cheveux (trichophagie), de la terre (géophagie : cette dernière est davantage un symptôme qu'une cause de carence en fer). Chez le petit enfant, on incrimine la carence en fer dans des troubles psychomoteurs et du développement [4]. En réalité, il est très difficile de faire la part de ce qui revient à cette carence, à d'autres carences (affectives et nutritionnelles) généralement associées dans un environnement socio-économique précaire, voire à des co-morbidités aggravantes, par exemple le saturnisme.

Anémie par carence en fer

Diagnostic

Le diagnostic repose sur la mise en évidence d'une anémie (hémoglobine < 13 g/dl chez l'homme, < 12 g/dl chez la femme, < 11 g/dl chez la femme enceinte), progressivement microcytaire (VGM < 80 µ^3), arégénérative, associée à des signes de carence en fer. L'abaissement du taux d'hémoglobine est variable, celui du volume globulaire moyen (VGM) pouvant être inférieur à 60 µ^3. Pour des raisons méthodologiques de mesure par les automates de numération, l'abaissement du VGM au-dessous de 80 µ^3 (traduisant la microcytose) est plus net que celui de l'abaissement de la concentration corpusculaire en hémoglobine au-dessous de 32 % (exprimant l'hypochromie). Ces deux modifications ont la même signification : elles expriment le déficit de synthèse en hémoglobine.

L'anémie par carence en fer est dans un premier temps normocytaire, puis progressivement microcytaire. L'anémie est d'installation progressive et généralement tolérée jusqu'à des seuils d'hémoglobine souvent impressionnants. La pâleur (mieux appréciée à l'examen des paumes ou du voile du palais) n'est évidente que lorsque l'abaissement du taux d'hémoglobine est important. L'asthénie est fréquemment alléguée. L'adaptation cardiaque à l'effort est limitée (dyspnée, tachycardie) en raison d'une augmentation permanente du débit cardiaque au repos, phénomène compensateur de toute anémie importante.

Diagnostic étiologique

Une carence en fer dépend schématiquement de quatre groupes de causes : saignement chronique, carence d'apport, malabsorption, augmentation des besoins. D'autres causes sont exceptionnelles et ne doivent être envisagées qu'en l'absence des causes ci-dessus. La fréquence respective de ces causes varie selon l'âge, le sexe, le contexte socioéconomique, et l'enquête étiologique doit en tenir compte. Lorsqu'un saignement est en cause, il s'agit de saignements chroniques ou subaigus, mais toujours prolongés. Rares sont les cas où leur origine n'est pas utérine ou digestive : les épistaxis, les épisodes hématuriques ne sauraient être mis en cause que fréquents et abondants (cas de la maladie de Rendu-Osler, d'hématuries itératives chez un hémophile ou lors d'une polykystose rénale). La conduite du diagnostic doit tenir compte de l'âge et du sexe.

Saignements génitaux et grossesse [2]

La vulnérabilité des femmes entre puberté et ménopause face à la carence en fer est largement expliquée par les règles et les grossesses. L'interrogatoire destiné à apprécier ces facteurs doit être précis : date des premières règles, périodicité des cycles, durée des règles, évaluation de leur abondance (fréquence des changes, existence de caillots), influence des méthodes de contraception (la contraception œstroprogestative réduit les ménorragies en relation avec un trouble hormonal ou d'hémostase ; à l'inverse, les dispositifs intra-utérins les accroissent). On fera préciser le nombre des grossesses, leur évolution normale ou pathologique, incluant les interruptions. Sur ce terrain, des facteurs additionnels qui, isolément, n'auraient guère d'impact peuvent aggraver la carence : régimes alimentaires « amaigrissants », dons du sang, consommation excessive de thé ou de café (les tannins qu'ils contiennent ralentissent l'absorption du fer).

Ces facteurs de carence en fer suffisent à expliquer la majorité des cas constatés chez des femmes réglées [13]. Pour en admettre la responsabilité, il est nécessaire que ces facteurs aient une ancienneté et/ou une chronicité notoire et qu'aucun symptôme évocateur d'une lésion digestive ne soit cliniquement perceptible. L'existence de ménorragies (et, a fortiori, de métrorragies) incite à poursuivre les explorations par un examen gynécologique approfondi. En l'absence d'anomalie gynécologique évidente, il est utile de vérifier l'hémostase primaire (temps de saignement, numération de plaquettes) : la maladie de von Willebrand ou une thrombopénie latente ne se manifestent parfois que par ce seul symptôme.

Saignement digestif [26]

L'exploration du tube digestif est systématique chez l'homme et chez la femme ménopausée. Chez une femme non ménopausée, ces explorations sont entreprises si les facteurs de carence évoqués plus haut sont peu convaincants, si la carence se manifeste à nouveau malgré leur correction ou s'il existe des troubles digestifs. La nature et l'ordre des explorations sont orientés par le contexte et l'âge. Les lésions bénignes saignent plus volontiers de manière aiguë et intermittente, alors que le saignement distillant est le surtout le fait de lésions malignes ulcérées. L'obsession est évidemment la découverte d'une lésion néoplasique qu'elle soit gastrique, colique, ou plus rarement du grêle.

La décision d'explorer le tube digestif ne doit pas être fondée ici sur les résultats de la recherche de sang dans les selles : positive, elle ne fait que confirmer cette nécessité ; négative, elle n'exclut pas un saignement intermittent. Cette enquête doit être complète : coloscopie jusqu'à la valvule iléocæcale, fibroscopie œso-gastro-duodénale, transit baryté du grêle et vidéocapsule endoscopique si ces examens n'apportent pas d'orientation. Lors de la fibroscopie haute, une biopsie de muqueuse duodénale évite d'avoir à refaire cet examen si se dessine l'hypothèse d'une malabsorption (voir plus loin). Selon les résultats de cette enquête digestive, certains pièges doivent être évités. L'un est d'attribuer à une lésion peu saignante la responsabilité du saignement : la hernie hiatale ne saigne que compliquée d'une œsophagite peptique, les diverticules qu'associés à des lésions d'angiodysplasie. Un autre piège est d'incriminer une explication trop apparente et d'omettre de terminer les explorations : n'accepter qu'avec réticence le saignement hémorroïdaire, la prise d'anti-inflammatoires comme causes exclusives de saignement. Finalement, une exploration sans lésion identifiable n'est pas négative : l'essentiel est, répétons-le, de ne pas laisser évoluer un cancer digestif.

Malabsorption

Sont en cause les malabsorptions du grêle proximal dont la principale est l'atrophie villositaire par intolérance au gluten [15]. Elle se constitue dès le premier âge, lors de l'introduction des farines (surtout de blé à cet âge). Après quelques mois, les courbes de croissance staturale puis pondérale stagnent, une diarrhée apparaît, typiquement graisseuse (stéatorrhée), l'abdomen est distendu, l'enfant triste. La carence en fer, quoique constante, n'est pas au premier plan des manifestations dans les formes infantiles et encore moins isolée : elle ne constitue donc pas une circonstance de diagnostic à cet âge. En revanche, certaines formes évoluent de façon latente pendant la croissance et l'adolescence, et sont décelées chez l'adulte généralement par une carence symptomatique d'une malabsorption du grêle proximal : ostéomalacie (calcium, vitamine D), carence en folates ou en fer [16, 17]. La moindre fréquence d'une carence en vitamine B_{12} est liée au caractère distal de son site d'absorption, tardivement et inconstamment atrophique dans une maladie cœliaque. Ce diagnostic est d'autant plus vraisemblable que la carence en fer est constatée chez une adolescente ou une jeune femme nullipare : l'installation d'une anémie par carence en fer peu après la puberté évoque la vraisemblance de réserves en fer prépubertaires précaires et épuisées dès les premières règles. Dans ce contexte, la présence de corps de Jolly dans les hématies est évocatrice. La malabsorption n'entrave que partiellement l'efficacité des sels de fer oraux : cependant la médiocre efficacité du traitement martial est habituelle. La présence d'anticorps sériques anti-endomysium et antitransglutaminase de classe IgA est un argument supplémentaire. Finalement, le diagnostic repose sur l'atrophie villositaire totale ou partielle de la muqueuse duodénale prélevée lors d'une fibroscopie haute.

Plusieurs études récentes menées chez des patients atteints d'anémie par carence en fer sans cause identifiée évoquent comme cause de malabsorption du fer le rôle d'une gastrite auto-immune (un quart des cas d'anémie par carence en fer sans anomalie digestive identifiée), ou d'une gastrite à *Helicobacter pylori* (principalement chez de jeunes adultes, terrain d'élection de ce type de gastrite) [18].

Carences nutritionnelles

Elles constituent une cause majeure de carence en fer dans les pays pauvres. Elles sont rarement une cause directe de carence en fer dans les pays développés, sauf dans des circonstances précises : elles peuvent en effet résulter de régimes d'exclusion obsessionnels (par exemple un régime lacté exclusif ou prépondérant) ou d'une authentique anorexie mentale. Les déséquilibres nutritionnels constituent cependant un facteur aggravant d'une carence latente, notamment chez des jeunes femmes cumulant une vie familiale et professionnelle et négligeant certains repas faute de temps.

Dons du sang

Une déplétion martiale importante chez les donneurs réguliers est observée chez 8 % des sujets masculins, 17 % des femmes non réglées, 30 % des femmes réglées (1 ml de sang contient 0,5 mg de fer).

Augmentation des besoins

Deux circonstances illustrent ce mécanisme de carence. La plus fréquente est la grossesse. Une autre circonstance est celle des traitements par l'érythropoïétine (insuffisants rénaux, préparation au don du sang en vue d'autotransfusion programmée) : les réserves en fer sont souvent insuffisantes pour accompagner l'augmentation d'érythropoïèse et l'efficacité de la stimulation érythropoïétique est alors entravée.

Saignées thérapeutiques

Une carence en fer peut résulter de saignées thérapeutiques. Le volume de sang que l'on peut soustraire avant que l'épuisement des réserves en fer ne se manifeste par une tendance microcytaire est d'ailleurs un moyen indirect de quantifier ces dernières. Cet aspect est celui que l'on observe lors du traitement par saignées de patients polyglobuliques. Cette carence en fer est la condition de l'efficacité des saignées, et doit être respectée car conforme à l'objectif du traitement. En dehors de cette circonstance, elle doit être explorée au même titre qu'une anémie car encore une fois, c'est l'origine de la carence en fer qui doit être décelée et traitée.

Autres causes de carence en fer

Elles sont rares ou exceptionnelles en pratique médicale courante. Certaines parasitoses hématophages endémiques ou cosmopolites provoquent un saignement digestif, où la consommation de sang a pu être quantifiée par des méthodes isotopiques : 0,03 ml/ver/j pour *Necator americanus*, 0,2 ml/ver/j pour l'ankylostome. Un saignement digestif distillant de mécanisme inconnu est incriminé dans des cas d'hyposidérémie voire d'anémie par carence en fer chez des athlètes coureurs de fond subissant un entraînement intensif [20]. Le mécanisme de ce saignement semble lié à une ischémie splanchnique contemporaine de l'effort. Une hémolyse intravasculaire chronique et prolongée entraîne une déplétion martiale par hémosidérinurie chronique. Ce phénomène a été signalé dans quelques cas d'hémoglobinurie paroxystique nocturne (maladie de Marchiafava-Micheli) ou d'hémolyse mécanique chronique avec schizocytose avec les premières valves prothétiques cardiaques (valves de Starr-Edwards). La qualité des matériaux des modèles actuels a fait disparaître cette complication. Les hémorragies interstitielles pulmonaires peuvent constituer une séquestration sanguine importante si elles sont récidivantes comme dans l'hémosidérose pulmonaire idiopathique de l'enfant, ou le syndrome de Goodpasture. La fuite de fer urinaire par transferrinurie est le fait de grands syndromes néphrotiques.

Les saignements provoqués constituent une variété de pathomimie décrite sous le nom de syndrome de Lasthénie de Ferjol, nom de l'héroïne d'une nouvelle de Barbey d'Aurevilly qui se faisait saigner en se piquant les mamelons. Les cas sont presque exclusivement des femmes exerçant une profession de santé et entretenant une relation perverse avec le corps médical : par les soustractions de sang dissimulées, elles tirent satisfaction de l'embarras diagnostique dans lequel elles plongent le médecin. Leur complaisance à accepter les investigations est tout à fait remarquable comme l'est l'ingéniosité des modalités de soustraction sanguine. La relation médicale n'est poursuivie que tant que le médecin est dupe ou feint de l'être. Le pronostic est difficile à apprécier car ces patientes changent souvent de médecins, d'hôpital ou sont perdues de vue.

Carences en fer chez le nourrisson et l'enfant [19, 21]

L'enquête étiologique chez un enfant est restreinte à quelques causes, dont certaines ont déjà été évoquées plus haut (saignements itératifs d'une angiomatose de Rendu-Osler, maladie cœliaque, hémosidérose pulmonaire idiopathique). Chez un nourrisson, la carence peut découler de la prématurité, la gémellité (l'un des deux jumeaux généralement « transfuse » l'autre et naît avec une anémie par spoliation). Chez le nourrisson et le petit enfant, il faut évoquer le saignement d'un diverticule de Meckel, dont le diagnostic est difficile et peut être étayé par la captation du ^{99}Tc lorsqu'il est tapissé d'une muqueuse de type gastrique (cas le plus fréquent). Une autre cause de saignement propre à l'enfant est l'intolérance aux protéines du lait de vache. Ce diagnostic est évoqué devant un syndrome diarrhéique avec entéropathie exudative. Le saignement digestif est interrompu 3 à 4 jours après l'exclusion du lait de vache.

Diagnostic différentiel

Une anémie microcytaire dépend d'une insuffisance d'hémoglobinisation des hématies. Hormis la carence en fer, d'autres mécanismes peuvent être en cause, principalement une maladie inflammatoire chronique, un syndrome thalassémique, et plus exceptionnellement un trouble constitutionnel affectant une étape du transport ou de l'utilisation du fer dans l'organisme. Les thalassémies sont détaillées dans le chapitre S04-P03-C03. Le tableau S04-P03-C01-II résume les critères distinctifs de ces situations.

L'anémie inflammatoire a les mêmes traits hématologiques que l'anémie d'une carence en fer. Lorsqu'elle est pure, le taux d'hémoglobine y est rarement inférieur à 9 g/dl, et la microcytose reste plus discrète (VGM rarement < 70 μ^3). Cependant, si coexistent une réaction inflammatoire et une carence en fer, les signes biologiques propres à la première prennent le devant de telle sorte qu'il est difficile d'affirmer ou d'infirmer une éventuelle carence en fer par des procédés simples dans un tel contexte.

La confusion diagnostique entre anémie par carence en fer et syndrome thalassémique concerne surtout les formes mineures de ces syndromes (trait thalassémique), dont la prévalence en France décroît du sud au nord de plus de 3 à 0,5 % de la population générale. L'anémie y est modérée (hémoglobine : 9-12 g/dl), la microcytose variable et parfois très marquée (VGM : 60 à 80 μ^3). Le nombre d'hématies est parfois accru (pseudo-polyglobulie microcytaire). Le diagnostic est étayé par la constatation d'une microcytose sans carence en fer (ferritine non abaissée). L'électrophorèse des hémoglobines est caractéristique dans les formes β hétérozygotes (augmentation d'HbA$_2$ entre 3 et 6 %). Elle peut être moins démonstrative si coexiste une carence en fer qui masque en partie l'augmentation d'HbA$_2$. C'est souvent le cas de patientes chez lesquelles la multiparité et les conditions socio-économiques parfois peu favorables à une alimentation équilibrée superposent au trait thalassémique les manifestations d'une carence en fer. Cette dernière doit donc être identifiée, explorée pour son propre compte et corrigée. La persistance de l'anémie microcytaire après correction de la carence invite alors évoquer le diagnostic de thalassémie mineure. Dans les formes α mineures, le profil de migration est normal et le diagnostic évoqué après l'identification d'une microcytose non carencielle chez les apparentés. La prescription de fer est évidemment inopportune, sauf dans le cas d'un trait thalassémique s'il existe une carence en fer associée.

Certaines maladies constitutionnelles portant sur le métabolisme du fer sont à l'origine d'anémies microcytaires héréditaires [10]. Sont en cause les affections portant sur les protéines intervenant dans les processus de transport du fer dans l'organisme (atransferrinémie, acéruléoplasminémie), la synthèse de l'hème (anémies sidéroblastiques héréditaires, porphyrie érythropoïétique), et sur les mouvements transmembranaires du fer (mutations de *DMT1*). Dans ce dernier cas, l'absorption intestinale du fer persiste en raison de l'absorption du fer héminique par une voie propre [9, 27]. Ces affections très rares ont en commun d'engendrer une surcharge en fer principalement hépatique. La seule exception concerne les mutations du gène *TMPRSS6* codant la matriptase 2 qui sont à l'origine d'une anémie microcytaire par déficit en fer vrai (Tableau S04-P03-C01-III).

Tableau S04-P03-C01-II Variations du fer sérique et de ses protéines de liaison en pathologie.

	Carence en fer	Anémie inflammatoire	Syndromes thalassémiques et autres microcytoses constitutionnelles
Fer sérique	Diminué	Diminué (< 24 h)	Normal ou augmenté
Transferrinémie	Augmentée	Diminuée	Normale
Ferritinémie	Diminuée	Normale ou augmentée	Normale ou augmentée[(1)]

(1) Exception faite des mutations portant sur *TMPRSS6* (IRIDA [*iron refractory iron deficiency anemia*]) où elle est abaissée (*voir* Tableau S04-P03-C01-III).

Tableau S04-P03-C01-III Anémies microcytaires de cause constitutionnelle (thalassémies exclues).

Affection	Gène (locus) (transmission)	Manifestations et diagnostic	Traitement
Anémie sidéroblastiques héréditaires	*ALAS2* (Xp11-21) *ABCB7* (Xq13.3) *GLRX5* (3p22.1, 14q32.13) (AR)	Surcharge en fer dès l'enfance Anémie microcytaire, saturation de la transferrine ↑ Sidéroblastes en couronne	Pyridoxine Pyridoxine Chélation
Protoporphyrie érythropoïétique	*FECH* (18q21-31) (AD)	Précoces, photosensibilité, pas de surcharge en fer Protoporphyrine érythrocytaire ↑	Symptomatique
Mutations DMT1	*DMT1* (12q13.12) (AR)	Précoces, surcharge en fer Anémie microcytaire, saturation transferrine ↑ (hepcidine ↓)	Érythropoïétine
Atransferrinémie	*TF* (3q22.1) (AR)	Précoces, surcharge en fer. Anémie microcytaire, saturation de la transferrine ↑, transferrine effondrée	Substitution (plasma, transferrine)
Acéruléoplasminémie	*CP* (3q24-q25 (AR ou AD)	Révélation précoce ou tardive (Asiatiques) Dégénérescence cérebelleuse Saturation de la transferrine ↑	Chélation du fer
IRIDA	*TMPRSS6* (22q12.3) (AR)	Révélation tardive Anémie microcytaire hyposidérémique Ferritine basse (hepcidine ↑)	Fer oral + vitamine C parfois efficaces sinon fer parentéral

AD : autosomique dominante ; AR : autosomique récessive ; IRIDA : *iron refractory iron deficiency anemia*.
(Modifié d'après De Falco L, Sanchez M, Silvestri L et al. Iron refractory iron deficiency anemia. Hematologica, 2013, *98* : 845-853.)

Traitement

Il est mené différemment selon qu'il est curatif ou préventif.

Traitement curatif

Il est fondé sur le traitement de la cause et celui du déficit en fer.

Traitement de la cause

Le traitement de la (ou des) cause(s) implique que tous les facteurs de carence aient été identifiés et qu'ils soient tous accessibles à un traitement. C'est loin d'être toujours le cas. Il est souvent facile de contrôler l'abondance des règles quelle que soit la cause de la polyménorrhée, de réduire les dons de sang, de rééquilibrer un régime, de pratiquer l'exérèse d'une lésion digestive hémorragique bien identifiée et isolée. Il est plus difficile d'obtenir de certains patients l'arrêt de toute prise d'anti-inflammatoires non stéroïdiens, la stricte observance d'un régime sans gluten. Il est illusoire d'interrompre définitivement le saignement d'angiomes digestifs diffus (maladie de Rendu-Osler), d'une angiodysplasie colique ou d'une colite inflammatoire. Les carences en rapport avec une anorexie mentale ou des saignements provoqués posent des problèmes de prise en charge encore plus difficiles.

Traitement du déficit

Le traitement du déficit est fondé sur l'administration de fer. La voie orale, peu coûteuse, convient dans la grande majorité des cas. En termes de tolérance et d'efficacité, le sel de fer optimal est ferreux, se dissocie rapidement et complètement dans les conditions de pH acide de l'estomac, et reste sous forme soluble dans le duodénojéjunum suffisamment longtemps pour y être convenablement absorbé. La biodisponibilité est meilleure si le sel de fer est pris à jeun, par exemple une heure avant un repas. La dose optimale exprimée en fer-élément est de 2 à 3 mg/kg/j. Le tableau S04-P03-C01-IV indique le contenu en fer des principaux sels de fer. Les formulations homéopathiques sont dénuées de fondement dans cette situation.

La durée du traitement est fonction de la sévérité du déficit et du caractère complet ou incomplet du contrôle de sa (ses) cause(s). Schématiquement chez un adulte, le déficit à combler pour corriger le taux d'hémoglobine et reconstituer de réserves convenables est de 1 à 3 g selon l'importance de l'anémie. Tenant compte d'un rendement moyen de l'ordre de 10 % des sels de fer per os, d'une dose maximale tolérable de 100 à 200 mg/j, le traitement ne parvient à combler le déficit (incluant la reconstitution de réserves convenables) que s'il est prolongé entre 3 et 6 mois. Trop souvent, ce traitement est interrompu prématurément au vu d'une amélioration du taux d'hémoglobine. Il n'est pas nécessaire d'en surveiller biologiquement l'efficacité avant qu'il soit achevé. Il est en particulier inutile de chercher à déceler une « crise réticulocytaire » souvent alléguée, mais généralement modeste ou inapparente lorsqu'on corrige un déficit en fer. Au terme de ce traitement de plusieurs mois, la normalisation de l'hémogramme (y compris du VGM) et l'obtention d'un taux de ferritine normal attestent d'une correction convenable.

Les effets secondaires sont la coloration des selles en noir. Les troubles digestifs (épigastralgies, sensation de distension abdominale, diarrhée, constipation) traduisent une intolérance muqueuse gastrique ou intestinale liée aux sels de fer. Ils sont exceptionnellement assez prononcés pour justifier le recours à la voie parentérale. Cette dernière n'est indiquée que dans certaines situations peu fréquentes en pratique : hémodialyse chronique (les pertes sanguines des circuits sont compensées par une administration veineuse en fin de séance), manifestations d'intolérance digestive absolue (exceptionnelles), préparation à la mise en réserve pré-opératoire de sang (en association à l'érythropoïétine). Les seules formes parentérales actuellement disponibles sont administrées par perfusion intraveineuse. Le risque de réaction anaphylactique, faible mais non nul, justifie de disposer de moyens de traitement appropriés lors de la perfusion.

Traitement préventif

La prévention collective, fondée sur des programmes de fortification dans les pays à faible niveau nutritionnel n'a, à ce jour, pas réussi à implanter une prévention convenable de la carence en fer chez les enfants en croissance ou les femmes en âge de procréer [29]. La prévention individuelle s'adresse à toutes les situations où la carence est prévisible.

Au cours de la grossesse, l'augmentation des besoins peut être compensée par une supplémentation à la dose de 1 mg/kg/j à partir du début du deuxième trimestre. Cette recommandation est débattue. Elle vise principalement la population des parturientes à risque (multiparité, antécédent de carence démontrée) [6, 25] et celles ayant un taux d'hémoglobine inférieur à 11 g/dl au premier trimestre et 10,5 g/dl au troisième [24].

Chez les donneurs de sang, une dose de 1 à 2 mg/kg/j pendant le mois qui suit chaque don compense la soustraction de fer. La même attitude est recommandée pendant 6 à 8 semaines au décours d'interventions chirurgicales ayant provoqué une spoliation sanguine importante et incomplètement compensée (hémodilution normovolémique).

Chez les nourrissons, les laits actuels de premier âge et de suite dispensent d'un apport de fer supplémentaire. Celui-ci peut s'imposer si l'allaitement est maternel (3-5 mg/kg/j : les présentations en sirop ou soluté buvable sont pratiques) et en cas de facteurs de risque (jumeaux, prématurés) [22].

En prévision d'un traitement par érythropoïétine, un apport de fer est recommandé pour obtenir le plein effet de cette cytokine s'il y a une carence en fer latente.

Tableau S04-P03-C01-IV Sels de fer disponibles pour l'administration orale (préparations polyvitaminiques, associations d'anti-anémiques et compléments nutritionnels exclus).

Sel de fer	Spécialités	Concentration unitaire en fer métal
Ascorbate ferreux	Ascofer®	33 mg/gél
Chlorure ferreux	Fer UCB®	50 mg/5 ml (ampoules buvables)
Fédérate ferreux	Ferrostrane®	34 mg/5 ml (sirop)
Fumarate ferreux	Fumafer® comprimés Fumafer® poudre	66 mg/cp 33 mg/dose
Gluconate ferreux	Tot'héma®	50 mg/10 ml (ampoules buvables)
Sulfate ferreux	Tardyferon® Fer AP-HP® Fero-grad 500® (+ citamine C)	80 mg/gél 50 mg/gél 105 mg/cp

Bibliographie

1. BAKER SJ. Nutritional anaemias. Part 2 : tropical Asia. Clin Haematol, 1981, 10 : 843-871.
2. BAKER WF Jr. Iron deficiency in pregnancy, obstetrics and gynecology. Hematol Oncol Clin North Am, 2000, 14 : 1061-1077.
3. BALESARIA S, HANIF R, SALAMA MF et al. Fetal iron levels are regulated by maternal and fetal HFE genotype and dietary iron. Haematologica, 2012, 97 : 661-669.
4. BEARD JL. Why iron deficiency is important in infant development. J Nutr, 2008, 138 : 2534-2536.
5. BEAUMONT C. Molecular mechanisms of iron homeostasis. Méd Sci (Paris), 2004, 20 : 68-72.

6. BEUCHER G, GROSSETTI E, SIMONET T et al. Anémie par carence martiale et grossesse. Prévention et traitement. J Gynécol Obstét Biol Reprod, 2011, *40* : 185-200.
7. BROCK JH, HALLIDAY JW, PIPPARD MJ, POWELL LW. Iron metabolism in health and disease. London, WD Saunders, 1994.
8. BROOKER S, BETHONY J, HOTEZ PJ. Human hookworm infection in the 21st century. Adv Parasitol, 2004, *58* : 197-288.
9. CAMASCHELLA C. DMT1 mutations : mice and humans are not alike. Blood, 2005, *105*, 916-917.
10. DE FALCO L, SANCHEZ M, SILVESTRI L et al. Iron refractory iron deficiency anemia. Hematologica, 2013, *98* : 845-853.
11. DEMAEYER EM. Épidémiologie, traitement et prévention de la carence en fer et de l'anémie ferriprive. Rev Épidémiol Santé Publ, 1980, *28* : 235-249.
12. DOMMERGUES JP, BRETON MP, DUCOT B et al. Carence en fer chez le nourrisson. Étude des facteurs de risque. Arch Fr Pédiatr, 1984, *41* : 623-627.
13. GALAN P, YOON H-C, PREZIOSI P et al. Determining factors in the iron status of adult women in the SU.VI.MAX study. Eur J Clin Nutr, 1998, *52* : 383-388.
14. GEISSLER C, SINGH M. Iron, meat and health. Nutrients, 2011, *3* : 283-316.
15. GREEN PHR, CELLIER C. Celiac disease. N Engl J Med, 2007, *357* : 1731-1743.
16. HALFDANARSON TR, LITZOW MR, MURRAY JA. Hematologic manifestations of celiac disease. Blood, 2007, *109* : 412-421.
17. HERSHKO C, PATZ J. Ironing out the mechanism of anemia in celiac disease. Haematologica, 2008, *93* : 1761-1765.
18. HERSHKO C, SKIKNE B. Pathogenesis and management of iron deficiency anemia : emerging role of celiac disease, *Helicobacter pylori*, and autoimmune gastritis. Semin Hematol, 2009, *46* : 339-350.
19. JAIN S, KAMAT D. Evaluation of microcytic anemia. Clin Pediatr (Phila), 2009, *48* : 7-13.
20. LATUNDE-DADA GO. Iron metabolism in athletes : achieving a gold standard. Eur J Haematol, 2013, *90* : 10-15.
21. LEUNG AK, CHAN KW. Iron deficiency anemia. Adv Pediatr, 2001, *48* : 385-408.
22. LOZOFF B, KACIROTI N, WALTER T. Iron deficiency in infancy : applying a physiologic framework for prediction. Am J Clin Nutr, 2006, *84* : 1412-1421.
23. MASAWE AEJ. Nutritional anemias : tropical Africa. Clin Haematol, 1981, *10* : 815-842.
24. NATIONAL INSTITUTE FOR CLINICAL EXCELLENCE (NICE). Antenatal care, routine care for the healthy pregnant woman. London, RCOG Press, 2008.
25. PAVORD S, MYERS B, ROBINSON S et al. UK guidelines on the management of iron deficiency in pregnancy. Br J Haematol, 2012, *156* : 588-600.
26. ROCKEY DC. Occult gastrointestinal bleeding. N Engl J Med. 1999, *341* : 38-46.
27. SHAYEGHI M, LATUNDE-DADA GO, OAKHILL JS et al. Identification of an intestinal heme transporter. Cell, 2005, *122* : 789-801.
28. SRAI SK, BOMFORD A, MCARDLE HJ. Iron transport across cell membranes : molecular understanding of duodenal and placental iron uptake. Best Pract Res Clin Haematol, 2002, *15* : 243-259.
29. STOLTZFUS R. Iron interventions for women and children in low-income countries. J Nutr, 2011, *141* : 756S-762S.
30. ZHANG AS, ENNS CA. Molecular mechanisms of normal iron homeostasis. Hematology Am Soc Hematol Educ Program, 2009 : 207-214.
31. ZIMMERMANN MB, HURRELL RF. Nutritional iron deficiency. Lancet, 2007, *370* : 511-520.

Toute référence à cet article doit porter la mention : Leporrier M. Anémies par carence en fer. *In* : L Guillevin, L Mouthon, H Lévesque. Traité de médecine, 5ᵉ éd. Paris, TdM Éditions, 2018-S04-P03-C01 : 1-7.

Hématologie

Chapitre S04-P03-C02

Anémies macrocytaires/mégaloblastiques

Michel Leporrier

Une anémie macrocytaire est définie par un volume globulaire moyen (VGM) des hématies supérieur à 100 µ³. Elle traduit généralement une modification de la cinétique de l'érythropoïèse, caractérisée par un asynchronisme de maturation nucléocytoplasmique : les mitoses des érythroblastes sont entravées tandis que la maturation du cytoplasme (c'est-à-dire la synthèse d'hémoglobine) se déroule normalement. Dans ces conditions, les érythroblastes parviennent à maturité et expulsent leur noyau en ayant subi un nombre réduit de divisions. Ces anomalies de maturation expliquent la mégaloblastose médullaire. Elles résultent de quatre types de causes : carence en vitamine B_{12}, carence en acide folique, interactions médicamenteuses avec la synthèse de l'acide désoxyribonucléique (ADN) et anomalies métaboliques héréditaires.

Physiopathologie

Toute mitose est précédée par une synthèse d'acide désoxyribonucléique. Pour que cette synthèse soit convenable, la cellule doit disposer des précurseurs biochimiques nécessaires à la synthèse des nucléotides. Parmi les nombreuses étapes du métabolisme intracellulaire, les dérivés de l'acide folique et la vitamine B_{12} (cobalamine) jouent un rôle crucial pour la synthèse de ces précurseurs (Figure S04-P03-C02-1).

Acide folique

L'acide folique (du latin *folium*, feuille) est une provitamine (vitamine B_9). Les besoins quotidiens sont estimés de 50 à 300 µg/j de la naissance à la puberté, 200 à 400 µg/j chez l'adulte, 400 à 800 µg/j chez la femme enceinte. Ces besoins sont convenablement couverts par une alimentation équilibrée et notamment en végétaux frais (fruits, salades, légumes frais non cuits) : thermolabile, l'acide folique résiste mal à la cuisson ou à la stérilisation. Le noyau vitaminique actif (acide ptéroïque) est conjugué à plusieurs molécules d'acide glutamique (acide ptéroyl-glutamique). Dans le grêle proximal, les folates sont partiellement déconjugués en monoglutamates avant leur absorption entérocytaire selon un mécanisme actif et passif. L'absorption entérale est rapide : 90 % des folates alimentaires sont absorbés moins d'une demi-heure après leur ingestion. L'absorption dépend d'un récepteur cellulaire spécifique (PCFT pour *proton-coupled folate transporter*) également actif sur leur transfert hémato-encéphalique.

Pour être actifs au sein du métabolisme cellulaire, les folates doivent être transformés par une double étape d'hydrogénation (réduction) sous l'effet de la dihydrofolate réductase, enzyme présente en larges quantités dans toutes les cellules de l'organisme, neurones exceptés. Cette réaction est rapide : la quasi-totalité des folates alimentaires est convertie dans les entérocytes en folates actifs en quelques dizaines de minutes après leur ingestion, qui sont transportés dans le sang et pénètrent dans les cellules sous forme de méthyl-tétrahydrofolate (méthyl-THF). Le transfert intracellulaire est régulé par des récepteurs spécifiques (*folate receptors* α et β) et un système de transfert des folates réduits (RFC pour *reduced folate carrier*).

Le radical méthyle, sous l'effet de la méthionine synthétase, participe à la conversion de l'homocystéine en méthionine, et le THF libre est alors utilisable pour les échanges de radicaux monocarbonés provenant de la sérine et la glycine, nécessaires à la synthèse de purines (N10-formyl-THF, N5,N10-méthényl-THF) et la transformation de l'acide uridylique en acide thymidylique (N5,N10-méthylène-THF), précurseur d'un des nucléotides entrant dans la composition de l'acide désoxyribonucléique (*voir* Figure S04-P03-C02-1).

Ces étapes intermédiaires du métabolisme intracellulaire des folates réduits sont sous le contrôle d'enzymes dont le défaut d'activité peut résulter d'une inhibition pharmacologique (par exemple la dihydrofolate réductase par le méthotrexate) ou de déficits enzymatiques congénitaux (*voir* plus loin, « Troubles héréditaires du métabolisme des cobalamines » et « Maladies héréditaires du métabolisme des folates »).

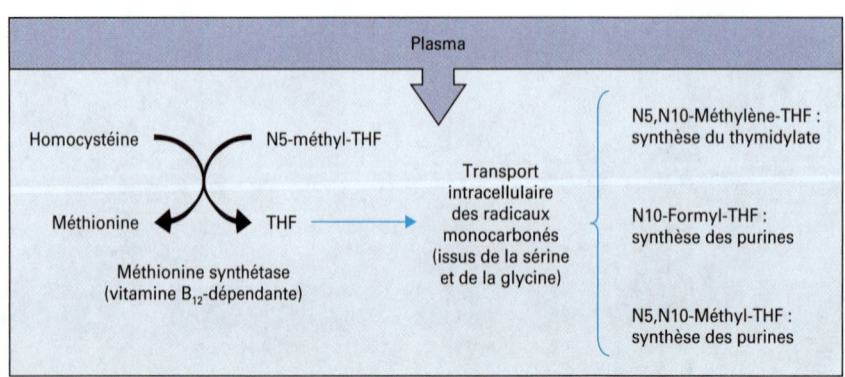

Figure S04-P03-C02-1 Rôle des folates réduits intracellulaires dans la synthèse des précurseurs nucléotidiques. Schéma simplifié : pour une description plus complète, *voir* [20]. THF : tétrahydrofolate.

Vitamine B_{12} [15, 17]

Sa synthèse est absente du règne végétal et dépend exclusivement de micro-organismes. Elle recouvre plusieurs formes biochimiques (méthyl-, adénosyl-, cyano- et hydroxycobalamines). Les deux premières sont les formes biologiquement actives, vers lesquelles les deux dernières sont rapidement converties. Les besoins quotidiens sont de 0,9 µg/j chez les nourrissons), 1 à 2 µg/j chez les enfants, 2 à 3 µg/j chez les adultes, et les femmes enceintes et allaitantes. Ces besoins quotidiens sont très largement couverts par une alimentation comportant une base de protéines animales (viandes, laitages, œufs, poissons). En revanche, un régime végétalien strict ne permet pas de les couvrir [16]. Les réserves accumulées par le foie en particulier sont très importantes, de l'ordre de 1 000 à 1 500 µg, permettant de couvrir les besoins de l'organisme pendant une longue période en cas de carence d'apport ou d'absorption.

Les cobalamines alimentaires libérées dans l'estomac par hydrolyse peptique acide se lient à un groupe de protéines appelées haptocorrines (également désignées sous le terme de protéines R) présentes dans les sécrétions salivaires et biliaires. Elles ont une très forte affinité pour les cobalamines, supérieure à celle du facteur intrinsèque en milieu acide. Dans la lumière duodénale, les complexes protéine R-cobalamines sont dissociés par l'action des protéases pancréatiques, et trouvent des conditions de pH favorisant la liaison au facteur intrinsèque produit par les cellules pariétales de la muqueuse gastrique. Les complexes facteur intrinsèque-cobalamines transitent avec le bol alimentaire jusqu'à la partie distale de l'iléon, où ils se fixent sur un récepteur spécifique, la cubiline. Les cobalamines sont absorbées par un processus actif, tandis que le facteur intrinsèque est relargué dans la lumière digestive. Ce processus d'absorption est saturable. La biodisponibilité des cobalamines alimentaires est supérieure à 50 % pour un apport alimentaire quotidien usuel (1 à 2 µg/j). Une très faible proportion des cobalamines peut être absorbée passivement : pour obtenir une absorption quotidienne de 1 à 2 µg, un apport vitaminique oral important, de l'ordre de 1 000 µg /j est nécessaire [4].

Le transport plasmatique de la vitamine est assuré par les transcobalamines. Le rôle physiologique le plus important est celui de la transcobalamine II (TCII). Elle ne transporte qu'une faible concentration (25 à 50 pg/ml) des cobalamines plasmatiques, mais elle constitue la seule source de vitamine B_{12} pour l'ensemble des cellules de l'organisme, en particulier hématopoïétiques. Son taux de renouvellement est extrêmement rapide (quelques minutes). Les autres protéines de transport sont les haptocorrines (ou transcobalamines I et III) qui fixent respectivement 90 % et moins de 5 % de la vitamine B_{12} du plasma (soit 200 à 700 pg/ml), avec un taux de renouvellement lent. Les cobalamines sont mises en réserve principalement dans le foie (1 000 à 1 500 µg) et les reins.

Dans les cellules, les cobalamines interviennent comme co-facteurs enzymatiques de la méthionine synthétase (sous forme de méthylcobalamine) et de la L-méthylmalonyl CoA mutase, (sous forme de 5-désoxyadénosylcobalamine). De la première dépend la conversion de l'homocystéine en méthionine (voir Figure S04-P03-C02-1). Le déficit en vitamine B_{12} bloque la réaction et reproduit les conditions d'une carence en THF libre. Les conséquences des déficits en acide folique et en vitamine B_{12} sur cette étape du métabolisme cellulaire sont donc superposables : la synthèse d'acide désoxyribonucléique est insuffisante pour assurer un rythme mitotique normal. Ce sont bien entendu les tissus à cinétique de renouvellement rapide qui subissent le plus les conséquences de ce phénomène : tissu hématopoïétique, épithéliums digestifs principalement. Parallèlement s'installe un déficit relatif en méthionine qui serait à l'origine des complications neurologiques de la carence. Ainsi un traitement par l'acide folique chez un sujet ayant une carence en vitamine B_{12} méconnue peut-il précipiter les signes de la carence en cobalamine [11]. C'est la raison pour laquelle on déconseille fortement de traiter une anémie macrocytaire par de l'acide folique sans s'être assuré qu'il ne s'agit pas d'une carence en vitamine B_{12}.

La vitamine B_{12} intervient également comme cofacteur de la L-méthylmalonyl-CoA mutase. La carence vitaminique induit un excès de production d'acide méthylmalonique. L'accumulation de cette substance et/ou de ses produits de catabolisme participerait également aux complications neurologiques observées au cours de la carence en vitamine B_{12}.

Méthodes d'exploration

Plusieurs méthodes permettent de mettre en évidence le mécanisme ou la cause d'un dysfonctionnement cellulaire, hématopoïétique ou non, en rapport avec un déficit en acide folique ou en vitamine B_{12}.

Dosages sanguins

Le dosage de la vitamine B_{12} utilise une méthode radio-immunologique [24]. Les taux normaux (160 et 700 pg/ml) sont soumis à de grandes variations individuelles. L'interprétation de ces dosages doit tenir compte de la possibilité de faux « positifs » (cas de patients ayant des taux bas mais aucune carence), et de faux « négatifs » (patients ayant des taux normaux mais en réalités en situation de carence intracellulaire) : par exemple, les modifications du taux de l'haptocorrine (TCI) ont d'importantes répercussions sur le taux de vitamine B_{12} sérique mais pratiquement aucune conséquence sur le fonctionnement cellulaire.

Le dosage des folates repose sur la détermination de leurs taux sérique et intra-érythrocytaire, la méthode de référence étant microbiologique [25]. Le taux sérique est normalement compris entre 5 et 15 ng/ml. Ces valeurs sont très labiles, susceptibles de variations rapides : ainsi, chez un patient dénutri, la reprise d'une alimentation convenable suffit-elle à corriger après quelques heures le taux d'acide folique du sérum. C'est la raison pour laquelle on préfère se fier au dosage des folates intra-érythrocytaires, plus stable dans le temps. Malgré ces réserves, les dosages des folates et de la vitamine B_{12} sont d'application simple pour un diagnostic de débrouillage de ces carences.

Les taux plasmatiques d'acide méthylmalonique (< 400 nmol/l) ou d'homocystéine (N : 5-15 µmol/l) sont des marqueurs beaucoup plus sensibles d'une carence *intracellulaire* en vitamine B_{12} (ces deux dosages) et/ou en folates (le second). Une élévation modérée (< 50 µmol/l) de l'homocystéine plasmatique n'est cependant guère interprétable en présence d'une insuffisance rénale. Chez un sujet carencé en vitamine B_{12}, l'homocystéinémie n'est pas influencée par un traitement préalable par l'acide folique, même si les signes hématologiques régressent. De même, un traitement par la vitamine B_{12} ne corrige pas le taux d'homocystéine chez un patient carencé en folates. Le rôle de l'hyperhomocystéinémie induite par ces carences dans le déclenchement d'accidents thrombotiques n'est pas clairement démontré. Le dosage des transcobalamines n'est pas de pratique courante. Il n'est utile que dans les cas exceptionnels où l'on suspecte un déficit d'une de ces protéines de transport.

Tests d'absorption

L'étude de l'absorption de la vitamine B_{12} a longtemps été fondée sur le test de Schilling, aujourd'hui abandonné par les services de médecine nucléaire. Il peut être remplacé par une mesure de l'absorption d'une dose de cyanocobalamine par un dosage sanguin [9].

L'absorption des folates est appréciée par le test d'hyperfolatémie provoquée. Il consiste à faire ingérer 40 µg/kg d'acide folique per os et à étudier les variations du taux d'acide folique du sérum 60 et 90 minutes plus tard. Malgré sa simplicité, ce test est peu utilisé en pratique médicale.

Test de suppression par la désoxyuridine (dU suppression)

Ce test explore la capacité des cellules médullaires incubées en présence de désoxyuridine d'utiliser ce métabolite pour le convertir en thymidine, et donc d'inhiber l'incorporation directe de la thymidine tritiée dans le noyau. Cette voie métabolique est ralentie en cas de déficit en vitamine B_{12} ou en acide folique, de telle sorte que l'incubation de désoxyuridine n'inhibe plus l'incorporation de thymidine tritiée. Ce test, très sensible pour dépister les carences encore latentes dans leur expression, est aujourd'hui abandonné au profit des dosages d'homocystéine et/ou d'acide méthylmalonique.

Manifestations [18]

Exception faite des manifestations neurologiques spécifiques de la carence en vitamine B_{12}, et des répercussions de la carence en folates sur le développement fœtal (fermeture du tube neural), les conséquences d'une carence en vitamine B_{12} et en acide folique sont superposables.

Manifestations hématologiques

Les symptômes sont ceux d'une anémie chronique, plus ou moins prononcés selon l'importance de l'anémie. L'anémie est macrocytaire, le VGM dépassant habituellement 110 à 120 μ^3, et arégénérative. L'examen du frottis montre les hématies de grande taille (macro-ovalocytes), une importante anisocytose. Cependant, la macrocytose peut être masquée par la coexistence d'un trouble d'hémoglobinisation par carence en fer ou lié à un trait thalassémique [8]. Les lignées neutrophiles et plaquettaires peuvent être modérément abaissées. Surtout, les neutrophiles ont un noyau hypersegmenté, signe très évocateur d'une hématopoïèse carencée en folates ou en vitamine B_{12}.

Le myélogramme révèle une moelle habituellement très riche, et surtout la présence d'érythroblastes jeunes de grande taille (mégaloblastes), au cytoplasme intensément basophile, dont la chromatine du noyau a un aspect perlé très caractéristique. Les érythroblastes représentent la population prépondérante (> 50 %) sur le frottis, d'où l'aspect de moelle dite « bleue ». En réalité, le gigantisme et les modifications de la chromatine sont présents sur les cellules de toutes les lignées. L'abondance des cellules érythroblastiques médullaires contraste avec la pauvreté de la production des réticulocytes. Ce paradoxe s'explique par un phénomène d'avortement intramédullaire (érythropoïèse inefficace). Ce phénomène se traduit par des signes discrets mais constants de catabolisme accru de l'hémoglobine libérée par les cellules avortant prématurément : l'augmentation modérée de la bilirubine libre explique chez les sujets dont l'anémie est sévère une pâleur évoquant la couleur de la paille.

Manifestations extrahématologiques

Elles traduisent le même phénomène dans les tissus à renouvellement rapide. Les troubles plus apparents affectent les muqueuses digestives : atrophie des papilles linguales ou glossite dite de Hunter, conférant à la langue un aspect lisse, vernissé, de l'épithélium buccal engendrant une stomatite ulcéreuse (aphtes). Le contact des aliments, surtout épicés, est désagréable, voire pénible. L'épithélium des villosités intestinales a tendance à s'atrophier, ce qui peut rendre compte de signes de malabsorption du grêle en général cliniquement latents. L'atrophie peut aussi concerner la muqueuse vaginale, responsable d'une sécheresse locale. D'autres manifestations tissulaires sont possibles mais cliniquement latentes : azoospermie, sécheresse cutanée.

Manifestations neurologiques

Elles ne sont observées qu'en cas de carence en vitamine B_{12}. Les troubles sont très variés, souvent latents, déclenchés parfois par un traitement par l'acide folique. La manifestation la plus classique est le syndrome neuro-anémique ou de sclérose combinée de la moelle épinière. Il associe une atteinte du faisceau pyramidal et des voies de la sensibilité proprioceptive : perte de sensibilité arthrokinétique, troubles de l'équilibre (signe de Romberg) et de la marche (ataxie). Le sens de position des orteils et la sensibilité au diapason sont abolis. Le syndrome pyramidal est souvent discret au début, réduit à un signe de Babinski. Cependant, la sévérité de la démyélinisation est très variable, certaines formes évoluant rapidement vers une tétraparésie et une incontinence fécale et urinaire. L'atteinte cérébrale peut affecter les nerfs crâniens, engendrer une irritabilité, des troubles mnésiques, des troubles du comportement d'autant plus trompeurs que la carence évolue souvent chez des patients âgés. Fait important, ces manifestations neurologiques peuvent être au premier plan des symptômes, voire évoluer sans qu'aucun signe hématologique ne permette d'en évoquer la cause carentielle. Ce problème est d'autant plus sérieux que les lésions de démyélinisation sont d'autant moins régressives qu'elles sont prononcées. Dans la genèse de ces complications, la part d'une carence en méthionine ou d'un excès d'acide méthylmalonique évoquée plus haut, et d'un déséquilibre de cytokines à activité neurotoxique est aujourd'hui débattue [10].

Défaut de fermeture du tube neural

La carence périconceptionnelle en folates expose à un risque accru de défaut de fermeture du tube neural (12e jour de la vie embryonnaire). Ce risque est majoré en présence d'une mutation spécifique (677 C>T) du gène de la méthylène tétrahydrofolate réductase (30 % dans la population européenne) [23]. Une supplémentation en acide folique (0,4 mg/j en moyenne pendant la période périconceptionnelle), administrée chez les femmes ayant eu un enfant précédent atteint de spina bifida, quelle qu'en soit la forme (occulta ou aperta), diminue le risque de récurrence de cet accident malformatif [22].

Causes de carence en vitamine B_{12}

Les carences en cobalamines résultent de causes acquises nutritionnelles, gastriques et intestinales. De très rares maladies génétiques engendrent des défauts d'absorption et du métabolisme.

Affections acquises

Carence d'apport

Elle est la conséquence d'un régime d'exclusion surtout de type végétalien excluant toutes les protéines animales. Toutefois, chez les végétariens (qui n'excluent de leur alimentation que les viandes), en utilisant des tests de dépistage sensibles (dosage d'acide méthylmalonique), la prévalence d'une carence en cobalamines est de 11 à 90 % [16].

Maladie de Biermer (anémie pernicieuse) [3]

Observée à tout âge, elle affecte avec prédilection les femmes aux yeux clairs, entre 40 et 60 ans. Des formes à révélation juvénile sont beaucoup plus rares. Cette maladie est liée à une destruction de la muqueuse gastrique fundique, respectant souvent l'antre, par un processus d'auto-immunité à médiation surtout cellulaire. L'atrophie est profonde, entraînant une raréfaction des éléments glandulaires et un amincissement muqueux en « aires nacrées ». Les aspects endoscopiques sont peu spécifiques : la muqueuse gastrique est pâle, parsemée de formations nodulaires. L'infiltrat lymphocytaire est surtout marqué le long de la grande courbure. S'y associe une hyperplasie réactionnelle de cellules entérochromaffines-*like*, liée à l'hypergastrinémie, qui peuvent se transformer en tumeurs carcinoïdes, dont le potentiel évolutif est lent et surtout local. Les biopsies multiples sont utiles en raison de la répartition souvent irrégulière des lésions. On veillera surtout à y déceler la présence de formations polypoïdes et les signes de métaplasie intestinale et de dysplasie épithéliale qui exposent au risque de dégénérescence maligne à type d'adénocarcinome, selon un risque individuel annuel de 0,14 % [12]. L'étude du suc gastrique montre une sécrétion gastrique acide réduite, voire absente, non stimulable par la pentagastrine, et l'absence de facteur intrinsèque. Ces critères diagnostiques pour affirmer l'atrophie gastrique sont essentiels. Certains proposent comme alternative la présence d'une hypergastrinémie et d'une diminution du taux sérique de pepsinogène I [21]. Une fois installée, la gastrite est définitive. Si l'aspect de la gastrite auto-immune diffère de celle à *Helicobacter pylori*, cette dernière pourrait constituer un état favorisant à la longue le développement d'une gastrite auto-immune [12]. L'atrophie gastrique peut entraver l'absorption du fer, avec la constitution d'une anémie mixte (qu'évoque la présence d'annulocytes). Cette circonstance justifie une exploration digestive soigneuse avant de retenir cette seule explication en cas de carence martiale associée.

La signature biologique de ce processus est fournie par la présence dans le sang d'auto-anticorps antifacteur intrinsèque et anticellules pariétales, avec une sensibilité de 73 % et une spécificité de 100 % en combinant ces deux tests [12]. Le rôle pathogène précis de ces anticorps dans la genèse de l'atrophie gastrique semble peu important en regard des phénomènes locaux d'immunité à médiation cellulaire.

La particularité de la gastrite biermerienne est de s'associer fréquemment à d'autres manifestations cliniques ou biologiques d'auto-immunité [2] : le vitiligo, l'insuffisance thyroïdienne, le diabète de type 1 sont les plus fréquentes ; la maladie de Basedow, l'insuffisance surrénale, la myasthénie, le syndrome de Gougerot-Sjögren, une hémolyse ou une thrombopénie sont plus exceptionnelles. Biologiquement, on décèle chez de nombreux patients, même apparemment indemnes de ces affections, des titres significatifs d'auto-anticorps sériques notamment antithyroglobuline et antimicrosomiaux.

Séquelles de chirurgie gastrojéjunale

La gastrectomie totale supprime la seule source de facteur intrinsèque. Compte tenu de l'importance des réserves hépatiques, l'avitaminose B_{12} n'apparaît que plusieurs années après. Elle devrait, dans cette circonstance, être prévenue par une vitaminothérapie parentérale systématique. Les gastrectomies partielles associées à un montage d'anses digestives peuvent engendrer une malabsorption vitaminique par le biais d'une pullulation microbienne (syndrome de l'anse borgne). Les techniques de chirurgie bariatrique exposent aux mêmes conséquences [26].

Infections intestinales

La déconjugaison des complexes B_{12}-FI peut être liée à une pullulation microbienne intestinale telle qu'on l'observe par exemple en cas d'agammaglobulinémie (volontiers associée à une lambliase), ou liée à la très classique infection par le bothriocéphale, en réalité rare en climat tempéré car cette helminthiase a pour vecteur un mollusque (cyclops) résidant dans les eaux froides des lacs finlandais et alpins. L'homme se contamine par la consommation de poissons ayant ingéré ces mollusques (brochet, gardon).

Malabsorptions iléales

Toutes les maladies entraînant des lésions muqueuses sur les 80 derniers centimètres du grêle sont susceptibles de créer une malabsorption de la vitamine B_{12} : lymphomes, maladie de Crohn, amylose, sclérodermie, maladie de Whipple. La résection de cette portion du grêle produit les mêmes conséquences. Il est rare que l'atrophie de la maladie cœliaque s'étende jusqu'à l'iléon terminal.

Médicaments

Le protoxyde d'azote en inhalation prolongée (anesthésie > 24 h), intermittente (en particulier lors de la répétition d'inhalations sédatives de courte durée en ambulatoire) ou par exposition professionnelle (dentistes) peut provoquer une mégaloblastose médullaire [1, 18], et un syndrome médullaire en tous points comparable à un syndrome neuro-anémique [10, 13]. Ce gaz anesthésique intervient en inhibant directement (en moins de 30 min) l'activité de la méthionine synthétase. D'autres médicaments peuvent interférer avec l'absorption des cobalamines (biguanides, colchicine, antihistaminiques H_2, acide para-aminosalicylique), sans traduction clinique ou hématologique eu égard à l'importance des réserves tissulaires.

Maladies héréditaires à l'origine d'une carence en cobalamines

Ces sont des affections exceptionnelles, qui entravent l'absorption ou le métabolisme des cobalamines. Elles sont transmises sur un mode autosomique récessif. Les signes carentiels se manifestent dans les premiers mois de la vie sous l'aspect d'une anémie mégaloblastique grave, et de complications neurologiques (convulsions, paraplégie, troubles du tonus).

Défauts d'absorption

Ils peuvent résulter d'une absence congénitale de facteur intrinsèque (mutations du gène *GIF*), d'un défaut de récepteur iléal (syndrome d'Imerslund-Najman-Gräsbeck), codé par les gènes *CUB* (cubiline) et *AMN* [7]. Ces affections ont des manifestations très comparables, se révélant dès la première enfance, après épuisement des réserves accumulées pendant la gestation. Le syndrome d'Imerslund comporte une anomalie des cellules tubulaires rénales, une protéinurie de type tubulaire, absente dans le défaut de facteur intrinsèque.

Troubles héréditaires du métabolisme des cobalamines

Les anomalies du transport plasmatique sont exceptionnelles : le déficit en transcobalamine II a une transmission héréditaire autosomique récessive. L'apport de doses massives de vitamine B_{12} parentérale ou de perfusions de plasma est efficace. Les erreurs innées affectant le métabolisme intracellulaire des réactions cobalamine-dépendantes (méthionine synthétase, méthionine synthétase réductase, méthyl-malonyle mutase) s'expriment par les signes hématologiques et neurologiques de carence et une acidurie méthylmalonique et/ou une homocystinurie [6].

Causes de carence en folates

En pratique médicale courante, la carence en folates est plus commune que l'avitaminose B_{12}.

Insuffisances nutritionnelles

L'insuffisance alimentaire ou les déséquilibres nutritionnels, dont on pourrait penser qu'ils épargnent les pays à haut niveau de vie, y sont la principale cause de carence en folates : la précarité alimentaire est une des caractéristiques de la pauvreté, du chômage, de la solitude, de la vieillesse et du veuvage, des maisons de retraite mal tenues, de l'alcoolisme chronique. Sa fréquence est probablement très largement sous-estimée.

Malabsorptions

Ce sont surtout les syndromes de malabsorption du grêle proximal qui retentissent sur l'absorption des folates. La principale cause est la maladie cœliaque (atrophie villositaire à prédominance proximale par intolérance au gluten). Autant le syndrome de malabsorption est net chez le petit enfant (stéatorrhée, cassure de la courbe de croissance), autant il peut être discret voire absent chez l'adolescent ou les jeunes adultes, où la maladie est souvent révélée par une carence en rapport avec un défaut d'absorption proximale en fer, en calcium/vitamine D (ostéomalacie) ou en acide folique. La présence d'anticorps antitransglutaminase fournit une orientation. Le meilleur argument diagnostique est la démonstration d'une atrophie villositaire totale ou partielle par biopsie duodénale. Le régime sans gluten, d'application toujours difficile, est généralement efficace s'il est strict.

En réalité, toutes les affections du grêle proximal peuvent retentir sur l'absorption des folates : dermatite herpétiforme, sprue tropicale, déficits immunitaires, maladie des chaînes lourdes α, maladie de Whipple, pneumatose kystique intestinale, grêle radique, résections étendues, insuffisance artérielle mésentérique supérieure, entéropathies exsudatives, stéatorrhées au cours de la neuropathie diabétique, de l'amylose, etc.

Accroissement des besoins

Toutes les circonstances caractérisées par une expansion ou un accroissement du renouvellement cellulaire consomment d'importantes quantités d'acide folique. Les situations où cet accroissement des besoins est sensible se résument à trois en pratique médicale courante.

La *grossesse* provoque une augmentation des besoins en raison de l'expansion cellulaire importante liée à la croissance fœtale lors des deuxième et troisième trimestres. Le taux des folates plasmatiques diminue sensiblement au cours de la grossesse normale, mais cette diminution ne traduit pas nécessairement une carence. La prévalence de la carence vraie est en réalité liée aux conditions socio-économiques : elle est exceptionnelle chez les parturientes disposant d'un niveau de vie convenable et d'une alimentation équilibrée. Elle est loin de l'être dans les milieux plus défavorisés. L'OMS ne recommande une supplémentation systématique en acide folique que dans ce dernier cas.

Les régénérations médullaires liées aux syndromes d'hémolyse, surtout chroniques, accroissent les besoins en acide folique et justifient une supplémentation systématique (un comprimé à 5 mg/j est une dose suffisante).

Les patients soumis à une réanimation lourde ou prolongée, une nutrition parentérale, peuvent extérioriser des signes de carence aiguë en folates, sous forme d'une thrombopénie parfois sévère accompagnée de complications hémorragiques. Une meilleure connaissance des circonstances favorisant ce type d'accident permet d'en prévenir le risque par un apport parentéral d'acide folinique.

Médicaments antifoliques

Les inhibiteurs de la dihydrofolate réductase ont un effet dose-dépendant, variable selon la nature du médicament. L'inhibition est importante avec l'améthoptérine (méthotrexate). En traitement continu, les doses de l'ordre de 10 à 30 mg/sem n'ont pas de conséquence hématologique patente et une supplémentation en folates n'est pas nécessaire même si elle est entrée dans la pratique. En revanche, on utilise ce médicament à dose forte (0,5 à 5 grammes, parfois plus, en perfusion veineuse unique) dans le traitement de certaines maladies malignes (choriocarcinomes, ostéosarcomes, lymphomes). Le principe de telles doses est de provoquer au sein de la tumeur une carence folique aiguë, d'autant plus manifeste que la tumeur est à développement rapide, et de relancer le métabolisme cellulaire 12 à 24 heures après par l'acide folinique. Les effets hématologiques n'ont pas le temps de se manifester si ce délai d'administration est respecté. D'autres médicaments exercent cet effet antifolique plus faiblement : la triméthoprime, la pyriméthamine, le triamtérène ont été à l'origine de rares cas d'anémies mégaloblastiques, mais généralement lorsque ces médicaments sont prescrits chez des sujets en état précaire ou de carence latente en acide folique, notamment par hépatopathie chronique. Sur ces terrains, il est préférable d'éviter la prescription de ces médicaments. En dehors de ces circonstances, il n'y a pas lieu d'y associer des folates, sauf lors d'un traitement par la pyriméthamine où une supplémentation en acide folinique (5 mg/j) est conseillée.

Troubles d'utilisation

On incrimine un trouble de transfert ou d'utilisation des folates dans le cas de certains médicaments : contraceptifs oraux (qui, seuls, ne peuvent engendrer une carence vraie), anti-épileptiques (hydantoïnes, phénobarbital) où la carence peut se manifester par une anémie mégaloblastique vraie en cas de traitements prolongés.

Maladies héréditaires du métabolisme des folates

Elles sont exceptionnelles et responsables de maladies congénitales graves, davantage par les complications neurologiques et générales dont elles sont responsables, que par leurs symptômes hématologiques (Tableau S04-P03-C02-I). Toutes sont transmises selon un mode récessif autosomique.

D'autres maladies métaboliques héréditaires peuvent être responsables d'anémie mégaloblastique sans pour autant affecter les métabolismes dépendants de la vitamine B_{12} ou des folates. Les cas connus sont exceptionnels : l'acidurie orotique résulte d'anomalies de la synthèse des pyrimidines. Elle se révèle chez le nourrisson par des infections à répétition, un retard de croissance, une anémie mégaloblastique. Ces troubles sont plus ou moins sensibles à l'administration d'uridine. Le déficit en hypoxanthine phosphoribosyl transférase (maladie de Lesch-Nyhan) est dominé par les symptômes neurologiques à type d'automutilation, de contractures musculaires et une hyperuricémie majeure. L'anémie mégaloblastique, inconstante, est partiellement corrigée par l'administration d'adénine.

Tableau S04-P03-C02-I   Maladies héréditaires du métabolisme des folates [23].

Déficit	Mutations (gène, locus)	Mégaloblastose	Signes neurologiques	Traitement
Malabsorption congénitale (déficit en PCFT)	*SLC46A1* (17q11.2)	+	+	Acide folinique parentéral
Méthylène tétrahydrofolate réductase	*MTHFR* (1p36.3)	–	+	Bétaïne
Dihydrofolate réductase	*DHFR* (5q11.2-13.2)	+	+	Acide folinique
Glutamate forminotransférase	*FTCD* (21q22.3)	+ (sauf formes atténuées)	+	?
Méthionine synthétase Méthionine synthétase/réductase	*MTTR* (5p15.2-15.3) *MTR* (1q43)	+	+	Cobalamine + bétaïne
Déficit cérébral en folates	*FOLR1* (11q13.4)	–	+	Acide folinique

PCFT : *proton-coupled folate transporter*.

Médicaments inhibiteurs directs des synthèses nucléiques

Ils sont responsables d'une macrocytose, parfois prononcée (jusqu'à 130 µ^3) avec ou sans anémie, par un effet d'inhibition de synthèse d'acides nucléiques. Cette inhibition est liée à l'incorporation directe d'analogues de bases dans les nucléotides (thioguanine, 6-mercaptopurine, cytosine-arabinoside, fluoro-5-uracile). Ailleurs, l'inhibition s'exerce sur une des étapes enzymatiques nécessaires à la synthèse des acides nucléiques : hydroxyurée (inhibition de la ribonucléotide réductase), zidovudine (inhibition de l'ADN polymérase). L'adjonction de folates n'a pas d'effet ni d'intérêt dans ces cas.

Alcoolisme

L'alcoolisme chronique, en dehors des cas où il induit une carence en folates, est une cause de macrocytose de mécanisme complexe indépendante de toute carence. Cette modification sanguine a la même signification que l'augmentation des γ-glutamyltranspeptidases pour la surveillance d'un sevrage ou de l'intempérance dans certaines professions (conducteurs de poids lourds).

Traitements

Vitamine B$_{12}$

Elle est disponible sous deux formes galéniques principales : cyanocobalamine (solution buvable et injectable en intramusculaire en ampoules dosées à 1 000 µg), et hydroxycobalamine (Dodecavit®, solution injectable en intramusculaire en ampoules dosées à 500 µg). Le coût de ces préparations est faible. Les capacités de transport cellulaire sont limitées à 100 µg/j, l'excédent est éliminé par les urines. La cyanocobalamine peut, rarement, déclencher des manifestations d'intolérance (éruptions, prurit), qui font alors préférer l'hydroxocobalamine. En cas de malabsorption, dont la maladie de Biermer, les gastrectomies totales, les résections iléales terminales, le traitement utilise la voie parentérale. Les injections sont effectuées par voie intramusculaire à la dose de 500 à 1 000 µg, d'abord quotidiennement pendant un mois pour reconstituer les réserves ; par la suite, une injection mensuelle de 500 à 1 000 µg suffit à couvrir les besoins. Ce traitement doit être poursuivi à vie. L'effet du traitement est d'autant plus spectaculaire que la carence est prononcée. La mégaloblastose disparaît dès la 48e heure, les réticulocytes augmentent dans le sang en 5 à 6 jours. Dès lors, l'anémie se répare au rythme de 1 à 1,5 g/dl d'hémoglobine supplémentaire chaque semaine. Ce rythme peut être ralenti en cas de carence martiale associée, qu'il conviendra alors de reconnaître et de traiter. Mettant à bas un dogme classique, la vitamine B$_{12}$ peut aussi être administrée par voie orale à ces doses avec une efficacité comparable, comme l'ont montré plusieurs essais cliniques [19]. En dehors des cas de malabsorption, une supplémentation vitaminique est nécessaire en cas de régime végétalien strict : la dose quotidienne tient compte d'une biodisponibilité normalement de 50 à 75 %.

Folates

L'acide folique, ou ptéroyglutamique, est présentée en comprimés à 0,4 mg et 5 mg pour la voie orale. Après ingestion, plus de 90 % de la dose est absorbée et activée en quelques dizaines de minutes. La formulation à 5 mg convient pour traiter les carences habituelles, à l'exception de celles qui impliquent un défaut d'activation par inhibition de la dihydrofolate réductase. La présentation à 0,4 mg est destinée à la supplémentation en cas de grossesse à risque de carence. La prévention des accidents de fermeture du tube neural peut faire appel aux deux formulations. L'acide folinique (folinate de calcium) est la forme activée de l'acide folique. Elle est incorporée dans le métabolisme cellulaire sous forme de N5,N10-méthényl-THF. Elle est présentée sous forme de comprimés (5 et 25 mg) pour la voie orale, et d'ampoules injectables (5 à 350 mg/amp). Substantiellement plus coûteux, l'acide folinique n'a d'utilité que lorsque les cellules de l'organisme sont dans l'incapacité d'assurer la réduction des folates alimentaires (inhibition de la dihydrofolate réductase). Les formes injectables sont utiles dans le cadre de réanimations lourdes ou de nutritions parentérales prolongées, et surtout de traitements par l'améthoptérine ou le 5-fluoro-uracile à fortes doses. Les formes orales sont utiles en relais pour limiter la durée de l'hospitalisation dans ces cas (l'acide folinique doit être poursuivi pendant trois jours après chaque injection d'améthoptérine), et pour la prévention de effets antifoliques de la pyriméthamine.

En dehors du risque d'aggravation d'une carence en cobalamines, l'acide folique n'a pas d'effets secondaires ni de contre-indication.

Bibliographie

1. AMESS JAL, REES GM, BURMAN JF et al. Megaloblastic hæmopoiesis in patients receiving nitrous oxide. Lancet, 1978, *312* : 339-342.
2. BANKA S, RYAN K, THOMSON W, NEWMAN WG. Pernicious anemia : enetic insights. Autoimmunity Rev, 2011, *10* : 455-459.
3. BUNN HF. Vitamin B12 and pernicious anemia : the dawn of molecular medicine. N Engl J Med, 2014, *370* : 773-776.
4. CARMEL R. Mandatory fortification of the food supply with cobalamin : an idea whose time has not yet come. J Inherit Metab Dis, 2011, *34* : 67-73.
5. CHANARIN I, DEACON R, LUMB M et al. Cobalamin-folate interrelations : a critical review. Blood. 1985, *66* : 479-489.
6. FROESE DS GRAVEL RA. Genetic disorders of vitamin B12 metabolism : eight complementation groups : eight genes. Expert Rev Mol Med, 2010, *12* : 1-20.
7. GRÄSBECK R, TANNER SM. Juvenile selective vitamin B12 malabsorption : 50 years after its description : 10 years of genetic testing. Pediatr Res, 2011, *70* : 222-228.
8. GREEN R. Anemias beyond B12 and iron deficiency : the buzz about other B's, elementary, and nonelementary problems. Hematology Am Soc Hematol Educ Program, 2012 : 492-498.
9. HARDLEI TF, MORKBAK AL, BOR MV et al. Assessment of vitamin B12 absorption based on the accumulation of orally administered cyanocobalamin on transcobalamin. Clin Chem 2010, *56* : 432-436.
10. HATHOUT L, EL-SADEN S. Nitrous oxide-induced B12 deficiency myelopathy : perspectives on the clinical biochemistry of vitamin B12. J Neurol Sci, 2011, *301* : 1-8.
11. JOHNSON MA. If high folic acid aggravates vitamin B12 deficiency what should be done about it ? Nut Rev, 2007, *65* : 451-458.
12. LAHNER E, ANNIBALE B. Pernicious anemia : new insights from a gastroenterological point of view. World J Gastroenterol, 2009, *15* : 5121-5128.
13. LAYZER RB. Myeloneuropathy after prolonged exposure to nitrous oxide. Lancet, 1978, *312* : 1227-1230.
14. NUNN JF, GORCHEIN A, SHARER NM et al. Megaloblastic haemopoiesis after multiple short-term exposure to nitrous oxide. Lancet, 1982, *319* : 1379-1381.
15. O'LEARY F, SAMMAN S. Vitamin B12 in health and disease. Nutrients, 2010, *2*, 299-316.
16. PAWLAK R, PARROTT SJ, RAJ S et al. How prevalent is vitamin B (12) deficiency among vegetarians ? Nutr Rev, 2013, *71* : 110-117.
17. QUADROS EV. Advances in the understanding of cobalamin assimilation and metabolism. Br J Hæmatol, 2010, *148* : 195-204.
18. SKACEL P0, HEWLETT AM, LEWIS JD et al. Studies on the haemopoietic toxicity of nitrous oxide in man. Br J Haematol 1982, *53* : 189-200.
19. STABLER SP. Vitamin B12 deficiency. N Engl J Med, 2013, *368* : 149-160.
20. STOVER PJ, FIELD MS. Trafficking of intracellular folates. Adv Nutr, 2011, *2* : 325-331.
21. VÄÄNÄNEN H, VAUHKONEN M, HELSKE T et al. Non-endoscopic diagnosis of atrophic gastritis with a blood test. Correlation between gastric histology and serum levels of gastrin-17 and pepsinogen I : a multicentre study. Eur J Gastroenterol Hepatol, 2003, *15* : 885-891.

22. WALLINGFORD JB, NISWANDER LA, SHAW GM et al. The continuing challenge of understanding and preventing neural tube defects. Science, 2013, *339* : 1222002.
23. WATKINS D, ROSENBLATT DS. Update and new concepts in vitamin responsive disorders of folate transport and metabolism. J Inherit Metab Dis, 2012, *35* : 665-670.
24. YETLEY EA, COATES PM, JOHNSON CL. Overview of a roundtable on NHANES monitoring of biomarkers of folate and vitamin B12 status : measurement procedure issues. Am J Clin Nutr, 2011, *94* (*Suppl.*) : 297S-302S.
25. YETLEY EA, PFEIFFER CM, PHINNEY KW. Biomarkers of vitamin B12 status in NHANES : a roundtable summary. Am J Clin Nutr, 2011, *94* : 313S-321S.
26. ZIEGLER O, SIRVEAUX MA, BRUNAUD L et al. Medical follow up after bariatric surgery : nutritional and drug issues. General recommendations for the prevention and treatment of nutritional deficiencies. Diabetes Metab, 2009, *35* : 544-557.
27. ZITTOUN JA, COOPER BA. Folates et cobalamines. Berlin, Springer Verlag, 1989.

Toute référence à cet article doit porter la mention : Leporrier M. Anémies macrocytaires/mégaloblastiques. *In* : L Guillevin, L Mouthon, H Lévesque. Traité de médecine, 5ᵉ éd. Paris, TdM Éditions, 2018-S04-P03-C02 : 1-7.

Chapitre S04-P03-C03

Anémies hémolytiques

Anémies hémolytiques par anomalies de la membrane érythrocytaire

Corinne Guitton

La membrane érythrocytaire est constituée d'une bicouche lipidique, traversée par des protéines transmembranaires et d'un squelette protéique, assemblage de protéines entrelacées, tapissant la face interne de la bicouche et lui conférant ses propriétés remarquables de déformabilité et de résistance mécanique (Figure S04-P03-C03-1).

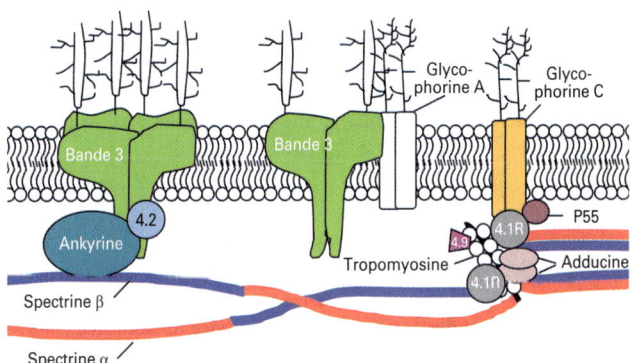

Figure S04-P03-C03-1 Schéma simplifié de la membrane érythrocytaire.

Les anémies hémolytiques dues à une anomalie de la membrane se divisent en trois principales entités :
– la sphérocytose héréditaire, résultant de la perte des interactions verticales entre le cytosquelette et la bicouche lipidique ;
– l'elliptocytose héréditaire (et sa forme aggravée, la pyropoïkilocytose héréditaire), résultant de la perte des interactions horizontales entre le cytosquelette et la bicouche lipidique ;
– les stomatocytoses héréditaires, dues à une anomalie de la perméabilité membranaire aux cations [3].

Sphérocytose héréditaire

La sphérocytose héréditaire, appelée aussi maladie de Minkowski-Chauffard, est la maladie constitutionnelle du globule rouge la plus fréquente en Europe du Nord et en Amérique du Nord avec une incidence de 1/5 000, voire 1/2 000 naissances.

Données biochimiques et génétiques

La sphérocytose héréditaire est secondaire à un déficit quantitatif ou qualitatif de certaines protéines de membrane : l'ankyrine, la bande 3, la spectrine et la protéine 4.2 [1, 2]. Quelle que soit la protéine responsable, son déficit aboutit à une déstabilisation de la bicouche lipidique, avec comme conséquence une perte de matériel membranaire sous forme de microvésicules, une diminution de la surface du globule rouge avec sphérisation et une déshydratation cellulaire, signes constamment retrouvés dans la sphérocytose héréditaire. Ces hématies fragilisées ont une diminution de leur résistance osmotique et de leur déformabilité et sont séquestrées puis détruites dans la microcirculation splénique.

Le mode de transmission est dominant dans 75 % des cas. Cinq gènes, au moins, sont susceptibles de porter des mutations responsables. Il s'agit, par ordre de fréquence décroissante, des gènes : *ANK11*, codant l'ankyrine 1 (50 % des cas) ; *SLC4A1*, codant la bande 3, échangeur des anions ; *SPTB*, codant la chaîne β de la spectrine ; *EPB42*, codant la protéine 4.2 ; *SPTA1*, codant la chaîne α de la spectrine. Dans 25 % des cas, il n'y a pas d'histoire familiale de sphérocytose héréditaire. Les mutations de novo concernent essentiellement les gènes *ANK1* et *SPTB* [3].

Diagnostic clinique

La sphérocytose héréditaire se manifeste par une anémie régénérative de gravité très variable selon les individus. Classiquement, on distingue des formes :
– asymptomatiques : taux d'hémoglobine et de réticulocytes normaux pour l'âge ;
– minimes : taux d'hémoglobine entre 11 et 15 g/dl et de réticulocytes entre 3 et 6 % ;
– modérées : taux d'hémoglobine entre 8 et 11 g/dl et de réticulocytes > 6 %, représentant la majorité des patients avec environ 60 % des malades ;
– sévères : taux d'hémoglobine entre 6 et 8 g/dl et de réticulocytes > 10 % [2].

Une splénomégalie de taille variable et un ictère peuvent être présents. Certaines complications peuvent être révélatrices ou survenir au cours de l'évolution comme une infection virale par le parvovirus B19 évoquée en cas d'accentuation brutale de l'anémie et devant son caractère arégénératif, ou encore une lithiase vésiculaire ou une cholangite. La lithiase apparaît classiquement entre 5 et 15 ans et l'existence d'un syndrome de Gilbert accroît ce risque de calculs biliaires.

Chez le nouveau-né atteint, le taux d'hémoglobine est généralement normal à la naissance associé à une forte réticulocytose initiale, mais diminue rapidement au cours des quatre premières semaines de vie, témoignant de l'érythropoïèse peu efficace chez le très jeune nourrisson, et pouvant rendre nécessaire une transfusion. Un ictère précoce dès le deuxième jour de vie est présent chez la plupart des enfants.

Diagnostic biologique

L'analyse de la numération révèle habituellement une augmentation de la réticulocytose avec ou sans anémie (hémolyse compensée). L'étude des indices érythrocytaires fournis par la plupart des automates actuels donne une première approche diagnostique :
– la présence d'un excès de cellules hyperdenses, reflet de la déshydratation cellulaire (valeur normale < 4 %) constitue un premier test

rapide de dépistage ; en l'absence de cellules hyperdenses, un diagnostic de sphérocytose est peu probable ;

– la diminution du volume réticulocytaire (VCMr) au-dessous de 100 fl (valeur normale chez l'adulte : 111,17 + 6,37 fl [femtolitre]) est d'un grand apport diagnostique ; à l'inverse un VCMr élevé (> 115 fl) est un argument contre le diagnostic ;

– une CCMH (concentration corpusculaire moyenne en hémoglobine) supérieure à 36 g/dl est aussi une indication [3].

Sur le frottis sanguin, la présence de sphérocytes est habituelle, mais ils peuvent être peu nombreux voire absents. Ainsi, devant une hémolyse, l'association d'un antécédent familial, d'une CCMH supérieure à 36 g/dl, de plus de 4 % de cellules hyperdenses et des sphérocytes sur la lame pourrait-elle suffire à porter le diagnostic [2]. L'augmentation de la bilirubine à prédominance libre, associée à un effondrement de l'haptoglobine, témoigne de l'hémolyse excessive.

Les tests plus spécifiques d'hémolyse (étude de la résistance osmotique, Pink-test, test d'hémolyse en milieu glycérolé et acidifié (AGLT pour *acidified glycerol lysis test*) et le test de cryohémolyse) mettent en évidence la diminution du rapport surface/volume des globules rouges dans la sphérocytose héréditaire. Ils nécessitent tous les quatre un prélèvement frais et certains d'entre eux sont peu sensibles et/ou spécifiques [1]. Le test de référence est l'ektacytométrie en gradient osmolaire qui permet de faire le diagnostic de tous les cas [4]. Par ailleurs, chaque anomalie constitutionnelle de la membrane érythrocytaire donnant une courbe spécifique à l'ektacytométrie, ces profils permettent de distinguer aisément la sphérocytose des elliptocytoses héréditaires et des stomatocytoses. Seuls certains cas de dysérythropoïèses congénitales de type II et les anémies hémolytiques auto-immunes (AHAI) peuvent reproduire une courbe similaire en ektacytométrie : pour cette raison, il faut s'assurer de la négativité du test de Coombs direct. Cependant les appareils d'ektacytométrie sont peu répandus. Cet examen exige des conditions de prélèvement et d'acheminement particulières. Actuellement la cytométrie en flux après marquage des globules rouges avec l'éosine-5-maléimide (test EMA) a une bonne sensibilité (93 %). Cette technique est facile, ne requiert qu'une très faible quantité de sang et peut être différée de plusieurs jours. En combinant les tests EMA et AGLT, on atteint une sensibilité de 100 % pour le dépistage de la sphérocytose héréditaire [1]. Enfin, l'électrophorèse des protéines membranaires en SDS-PAGE (*sodium dodecyl sulfate-polyacrylamide gel electrophoresis*), technique délicate réservée à des laboratoires spécialisés, permet d'identifier la protéine membranaire déficitaire et soupçonner le gène responsable dans environ 60 % des cas. L'identification précise d'une mutation en biologie moléculaire n'est réalisée que de façon exceptionnelle.

Traitement

Le traitement repose sur une supplémentation en folates dans les formes sévères et modérées et des transfusions à la demande. Durant les premiers mois de vie, un traitement par érythropoïétine recombinante pourrait limiter, voire éviter les transfusions [2].

La rate constituant le site de destruction privilégié des sphérocytes, la splénectomie réduit l'hémolyse en excès, avec une augmentation franche de la durée de vie des globules rouges. L'indication de la splénectomie dépend de l'importance de l'anémie et de sa tolérance clinique [2]. Cette intervention entraîne un risque infectieux qui persiste toute la vie, mais est particulièrement élevé chez les jeunes enfants âgés de moins de 5 ans et lors de la première année suivant la splénectomie (*voir* Chapitre S04-P02-C12). Elle doit toujours être associée à une vaccination antipneumococcique et une antibiothérapie prophylactique. La splénectomie augmenterait également la survenue d'accidents thrombo-emboliques à long terme. Une splénectomie partielle ou subtotale peut être proposée chez le très jeune enfant porteur d'une forme sévère car elle permet de diminuer l'hémolyse (à un degré moindre cependant qu'une splénectomie totale) et probablement de préserver la fonction splénique [2].

Elliptocytose héréditaire

L'elliptocytose héréditaire est caractérisée par la présence de globules rouges elliptiques sur le frottis. Elle est observée dans toutes les populations mais sa fréquence est particulièrement élevée dans certaines régions d'Afrique équatoriale, pouvant atteindre 2 % de la population (elle confère une relative résistance au paludisme).

Données biochimiques et génétiques

L'elliptocytose est transmise selon un mode autosomique dominant. Elle résulte de mutations entraînant une altération d'une des protéines qui interviennent dans les interactions horizontales entre le cytosquelette et la bicouche lipidique, avec par ordre de fréquence décroissante la chaîne α de la spectrine (gène *SPTA1*), la chaîne β de la spectrine (gène *SPTB*) et la protéine 4.1 (gène *EPB41*) [3]. Le cytosquelette ainsi fragilisé perd de son élasticité et, dans les formes sévères, on assiste à la rupture des mailles, aboutissant à une fragmentation cellulaire (poïkilocytose).

Diagnostic clinique

Les manifestations cliniques de l'elliptocytose sont variables, allant de formes totalement asymptomatiques à des formes avec hémolyse sévère nécessitant des transfusions itératives voire un aspect d'hydrops fœtalis. Les patients ont majoritairement une forme silencieuse de découverte fortuite lors de l'examen du frottis sanguin. Les formes symptomatiques (10 % des cas) résultent le plus souvent d'une mutation homozygote ou double hétérozygote composite. Ces formes sévères s'expriment dès la période néonatale et sont caractérisées par une poïkilocytose. Un ictère peut être présent dès la naissance et une splénomégalie se constituer au fil des ans.

Diagnostic biologique

Il existe une hémolyse compensée avec une hyper-réticulocytose souvent modeste voire absente, et un taux bas d'haptoglobine peut être le seul témoin de l'hémolyse excessive. Le diagnostic biologique est fondé sur l'examen du frottis révélant la présence de nombreux elliptocytes. Dans les formes sévères, le frottis montre une poïkilocytose, avec des schizocytes, microcytes, sphérocytes, elliptocytes et micro-elliptocytes. Les automates montrent une population érythrocytaire très microcytaire avec souvent un double pic sur l'histogramme de répartition des volumes corpusculaires. On distingue trois formes de poïkilocytose héréditaire :

– la *poïkilocytose transitoire de la prime enfance*, correspondant à une forme hétérozygote simple avec un début hématologique bruyant et une évolution spontanément favorable en 6 à 18 mois, la fragmentation cellulaire initiale s'amenuisant au fil du temps pour laisser la place à une elliptocytose classique ;

– la *poïkilocytose des états homozyotes*, tranfusion-dépendante, au long cours ;

– la *poïkilocytose des états hétérozygotes composites*, caractérisée par l'association d'une mutation elliptocytogène située sur le gène alpha de la spectrine (*alpha^{EH}*) hérité d'un parent et un polymorphisme particulier appelé alpha^{LELY} situé en trans responsable d'une diminution de 50 % de la synthèse des chaînes α de la spectrine hérité du second parent [3]. L'étude en biologie moléculaire des parents pour le polymorphisme alpha^{LELY} peut être effectuée par certaines équipes spécialisées. L'ektacytométrie en gradient osmolaire montre une courbe caractéristique de forme trapézoïdale pour l'elliptocytose et aplatie pour la poïkilocytose.

Traitement

Dans les formes sévères de poïkilocytose persistante, la splénectomie est indiquée, associée à une vaccination antipneumoccocique et une antibiothérapie prophylactique. La splénectomie partielle ou subtotale dans ce contexte est souvent inefficace.

Stomatocytose héréditaire

Les stomatocytoses héréditaires regroupent un ensemble d'anémies hémolytiques, secondaires à une anomalie de la perméabilité membranaire érythrocytaire aux cations K⁺ et Na⁺, qui aboutit à un défaut de régulation du volume érythrocytaire, et entraîne une diminution de la résistance osmotique mais sans altération de la déformabilité du globule rouge. Les stomatocytoses ont été initialement identifiées par la présence sur le frottis sanguin de stomatocytes, globules rouges avec une barre claire en forme de bouche (*stoma*) remplaçant la dépression circulaire caractérisant les érythrocytes normaux. On distingue deux grandes catégories de stomatocytoses, l'une s'accompagnant d'une hyperhydratation des hématies et l'autre d'une déshydratation des globules rouges. Le diagnostic de stomatocytose héréditaire est fait par l'ektacytométrie en gradient osmolaire, chaque type de stomatocytose présentant une courbe caractéristique, associée à l'étude du frottis [1].

Stomatocytose héréditaire avec hématies hyperhydratées (OHSt)

Cette forme est très rare, avec moins d'une vingtaine de familles décrites dans la littérature. La transmission est majoritairement autosomique dominante mais des mutations de novo existent. Le tableau hématologique est celui d'une anémie hémolytique plus ou moins compensée avec une macrocytose notable (VGM de l'ordre de 130 fl) et une hypochromie (CCMH entre 24 et 30 %). Le nombre de stomatocytes est élevé sur le frottis. L'électrophorèse des protéines membranaires érythrocytaires révèle une réduction très marquée voire une absence de la stomatine. Mais cette absence de stomatine n'est pas le mécanisme primitif de l'OHSt, son gène n'est pas muté. La splénectomie, outre une efficacité modeste, entraîne des complications thrombotiques quasi constantes et n'est pas recommandée.

Stomatocytose héréditaire avec hématies déshydratées (DHSt)

La DHSt, appelée aussi xérocytose, est la forme la plus fréquente des stomatocytoses avec une incidence de 1/50 000 naissances. Sa transmission est majoritairement autosomique dominante mais des mutations de novo existent. On distingue une forme simple correspondant à une DHSt isolée et une forme pléiotropique associant DHSt et/ou pseudo-hyperkaliémie et/ou œdèmes inexpliqués en période anténatale et néonatale. La combinaison de ces différentes manifestations peut être hétérogène au sein d'une même famille. Les épanchements séreux peuvent mettre en jeu le pronostic vital du fœtus, et leur importance n'est pas secondaire au degré d'anémie. Ces œdèmes s'amendent spontanément en quelques jours à quelques mois après la naissance.

L'hémolyse dans les DHSt est habituellement bien compensée avec une réticulocytose élevée (300 à 400 × 10⁹/l) et l'anémie peu sévère voire absente. Il peut exister une splénomégalie modérée et un ictère peu intense. L'analyse du frottis sanguin montre la présence de stomatocytes en règle peu nombreux (< 10 %). La courbe d'ektacytométrie est typique et l'électrophorèse des protéines membranaires érythrocytaire ne décèle aucune anomalie. Récemment, le principal gène de la DHSt a été identifié : *PIEZO1* code un canal ionique mécanosensible [5]. L'évolution est dominée par une surcharge en fer en l'absence de toute transfusion, de mécanisme peu clair et pouvant apparaître dès l'âge de 20 à 30 ans. La splénectomie est contre-indiquée car entraînant des complications thrombo-emboliques.

Autres anomalies de la membrane érythrocytaire

Ovalocytose du Sud-Est asiatique

Il s'agit d'un trait asymptomatique à l'état hétérozygote, très répandu dans une région s'étendant de la Thaïlande à la Mélanésie. Il se caractérise par la présence de stomato-ovalocytes sur le frottis sans autre anomalie hématologique, avec une perte totale de déformabilité élastique à l'ektacytométrie. Il est secondaire à une délétion sur la bande 3 [3]. Un seul cas d'ovalocytose homozygote est connu, cette situation étant probablement habituellement létale.

Acanthocytose

L'acanthocytose (déformation des hématies en feuilles d'acanthe) se produit en présence d'une accumulation membranaire de cholestérol non estérifié ou de sphingomyéline. Cet aspect peut être observé lors de cirrhoses sévères ou de pancréatites et dans des syndromes héréditaires neurologiques associés à une hémolyse tels que le syndrome de McLeod, la choréo-acanthocytose, l'abêtalipoprotéinémie (maladie de Bassen-Kornzweig).

Syndromes thalassémiques et drépanocytaires

Dora Bachir et Isabelle Thuret

Il existe deux types d'anomalies des chaînes protéiques de l'hémoglobine : les défauts quantitatifs ou syndromes thalassémiques et les anomalies qualitatives dont le principal exemple est la drépanocytose.

Thalassémies

Rappels sur l'hémoglobine, définitions et distribution géographique

L'hémoglobine fœtale (HbF), majoritaire pendant la vie fœtale, est composée de deux chaînes α et deux chaînes γ ($\alpha_2\gamma_2$). Elle diminue au cours des premiers mois de vie, remplacée par l'hémoglobine adulte (HbA) comportant deux chaînes α et deux chaînes β ($\alpha_2\beta_2$) et une fraction mineure (HbA$_2$) faite de l'assemblage de deux chaînes α et deux chaînes δ. L'HbA constitue 97 à 98 % des hémoglobines de l'adulte et l'HbA$_2$ ($\alpha_2\delta_2$) 2 à 3 %. Les thalassémies se définissent par une baisse de synthèse de l'une des chaînes de globine, les formes majeures entraînant des anémies très sévères. Les β-thalassémies (chaîne β déficiente) sont répandues du bassin méditerranéen (Corse, Italie, Sardaigne, Grèce, Turquie, Afrique du Nord) au Sud-Est asiatique. Elles sont présentes en France et en Europe du Nord, principalement liées à l'histoire des migrations de populations. Le nombre estimé de patients présentant une forme majeure ou intermédiaire résidant en France (registre national) est de 610 en 2015 avec une dizaine de nouveaux cas diagnostiqués chaque année. L'hémoglobine E (HbE), variant structural de la chaîne β-globine dont la production est diminuée, est extrêmement répandue en Asie du Sud-Est. Elle est responsable de syndromes β-thalassémiques sévères lorsqu'elle est associée à une mutation β-thalassémique.

Les α-thalassémies (chaîne α déficiente) sont très fréquentes en Afrique subsaharienne, en Asie du Sud-Est, au Moyen-Orient et dans les pays du pourtour méditerranéen. Les formes symptomatiques d'α-thalassémie sont rarement observées en France.

Génétique et classification

Les thalassémies sont transmises selon le mode autosomique récessif. Les mutations entraînent un défaut de synthèse d'une des chaînes de globine peuvent être de plusieurs types : délétions plus ou moins larges, mutations ponctuelles générant ou supprimant un codon stop, décalage du cadre de lecture, instabilité du messager, modification du promoteur, etc. Il en découle une très grande variabilité d'expression et notamment de taux de synthèse de la chaîne affectée.

β-Thalassémies

Il existe un gène β sur chaque chromosome 11, situé sur le même locus que les gènes γ et δ. Les mutations se traduisant par un défaut de synthèse de la chaîne β sont très nombreuses (> 200) et de répartition géographique précise [10]. Si la production est diminuée, on parle de $β^+$-thalassémie et si elle est nulle de $β^0$-thalassémie. Il s'agit le plus souvent de mutations ponctuelles. La β-thalassémie mineure ou hétérozygote (ou trait β-thalassémique) affecte les personnes porteuses d'un seul allèle β muté. Elle est en règle asymptomatique avec un taux d'hémoglobine normal ou très modérément abaissé et un taux de réticulocytes normal. Le diagnostic, évoqué sur la microcytose et l'hypochromie, est confirmé par l'analyse des fractions de l'hémoglobine par chromatographie liquide à haute performance (CLHP) ou électrophorèse qui montre une élévation de l'HbA_2 au-delà de 3,5 %. L'HbF est normale (< 1 %) ou discrètement augmentée. Une cause aggravante est toujours à rechercher en cas d'anémie franche. L'anémie ferriprive est le diagnostic différentiel classique du trait thalassémique.

La β-thalassémie majeure ou maladie de Cooley affecte les patients présentant deux allèles β-globine mutés : le remplacement de l'HbF par l'HbA ne pouvant se faire, l'anémie se révèle généralement au cours du second semestre de vie et va imposer des transfusions régulières et à vie. Le terme de β-thalassémie intermédiaire désigne une entité clinique de gravité très variable, plus sévère que la forme mineure mais moins que la thalassémie majeure : l'anémie devient symptomatique plus tardivement dans l'enfance voire à l'âge adulte et ne nécessite pas ou peu de transfusions. Les sujets porteurs de deux mutations $β^+$ et les hétérozygotes composites HbE/β-thalassémie (E/Thal) présentent plus souvent un phénotype de thalassémie intermédiaire que de thalassémie majeure. La thalassémie intermédiaire peut aussi concerner des patients homozygotes pour une mutation $β^0$ conservant une production importante d'HbF.

α-Thalassémies

Il existe deux gènes α ($α_2$ et $α_1$) sur chaque chromosome 16. Les α-thalassémies résultent le plus souvent d'une délétion altérant un ou les deux gènes α contigus, plus rarement de mutations ponctuelles ou d'insertions [13]. Les mutations intéressant le gène $α_2$ (par exemple, la mutation Constant Spring [CS]), davantage exprimé que le gène $α_1$, sont plus sévères. Le déficit en chaînes α conduit à la formation d'hémoglobine de Bart (tétramère $γ_4$) en période fœtale et néonatale, et d'hémoglobine H ($β_4$) chez l'adulte. L'altération d'un seul gène α sur quatre n'a pas de traduction clinique ou biologique. Il s'agit le plus souvent des délétions $-α^{3.7}$ et $-α^{4.2}$, extrêmement fréquentes (Afrique, Asie du Sud-Est). L'altération de deux gènes α sur quatre (α-thalassémie mineure) a une expression proche d'une forme β-hétérozygote, avec une microcytose et une hypochromie sans anémie, ou avec une anémie très modérée. L'étude biochimique de l'hémoglobine est normale, le taux d'HbA_2 étant souvent diminué. La confirmation du diagnostic est génotypique. Il s'agira d'une $α^0$-thalassémie hétérozygote ($--/αα$, fréquente en Asie) ou d'une $α^+$-thalassémie homozygote ($-α/-α$, fréquente en Afrique). L'altération de trois gènes α conduit à l'hémoglobinose H, où l'anémie est en règle modérée et présente dès la naissance. Il peut s'agir d'une hémoglobinose H délétionnelle (par exemple, $--/-α^{3.7}$), ou non délétionnelle (par exemple, $--/α^{CS}α$). L'altération des quatre gènes α (hydrops fœtalis) se traduit par l'absence totale de synthèse d'HbF et une anémie sévère avec anasarque fœtoplacentaire conduisant le plus souvent au décès in utero. L'étude biochimique de l'hémoglobine montre la présence quasi exclusive d'hémoglobine de Bart.

Physiopathologie

Dans la β-thalassémie majeure, l'anémie résulte surtout d'un avortement intramédullaire des précurseurs érythroblastiques, conséquence de la précipitation des chaînes α libres en excès. La surproduction d'érythropoïétine entraîne une expansion majeure de cette érythropoïèse inefficace, expliquant les déformations osseuses et les tumeurs hématopoïétiques extramédullaires. Dans les α-thalassémies, le déséquilibre de synthèse entre les chaînes de globine entraîne la précipitation d'HbH sous forme d'inclusions intra-érythrocytaires (corps de Heinz) en cas de stress oxydatif. Dans l'hémoglobinose H, l'hémolyse prédomine généralement sur l'érythropoïèse inefficace et se majore après administration d'agent oxydant ou lors d'un épisode fébrile.

Diagnostic et principales complications

β-Thalassémies majeures

L'anémie est sévère (Hb en règle < 7 g/dl), microcytaire (VGM < 70 fl), et hypochrome (CCMH < 20 %), révélée le plus souvent entre 6 et 24 mois de vie [10]. Elle s'associe à une hépatosplénomégalie, parfois à un ictère. En l'absence de transfusion, apparaissent un retard de croissance staturopondéral et les conséquences de l'hyperplasie de la moelle osseuse (déformations des os longs des jambes et craniofaciales, épaississement de la voûte du crâne). Les réticulocytes restent à des valeurs inférieures à ce que l'on attend pour ce degré d'anémie. Le frottis sanguin est évocateur, associant de multiples anomalies : hypochromie, érythroblastes circulants, cellules cibles, dacryocytes, hématies à ponctuations basophiles. L'étude biochimique de l'hémoglobine, selon la nature des mutations thalassémiques ($β^0$ ou $β^+$) montre une absence ou une faible proportion d'HbA et une fraction d'HbF majoritaire. L'HbA_2 est normale ou augmentée. Un trait β-thalassémique est identifié chez les deux parents. Dans la thalassémie majeure, la sévérité de l'anémie nécessite par définition des transfusions régulières de concentrés de globules rouges à vie. L'hémosidérose, principale cause de mortalité et de morbidité, y est principalement transfusionnelle, chaque concentré de globules rouges apportant environ 200 mg de fer sans possibilité d'élimination naturelle. Lorsque les traitements transfusionnels et la chélation du fer sont bien conduits, les complications de la surcharge en fer sont, en dehors du retard pubertaire, exceptionnelles au cours des 15 premières années de vie et la majorité des patients thalassémiques atteignent l'âge de 40 ans [7]. Parmi ces complications, l'atteinte cardiaque (insuffisance cardiaque congestive et/ou troubles de la conduction et du rythme) est la principale cause des décès. L'altération de la fraction d'éjection systolique à l'échographie est tardive mais la surveillance régulière par imagerie par résonance magnétique (IRM) permet de dépister une surcharge en fer cardiaque présymptomatique. La surcharge en fer hépatique entraîne fibrose, puis cirrhose dont la fréquence en histologie est estimée à environ 10 % des patients. Les transaminases sont en règle peu augmentées. La surcharge en fer et le virus de l'hépatite C (VHC) sont deux facteurs de risque d'évolution vers la cirrhose et l'hépatocarcinome. Dans le registre national des patients atteints de thalassémie majeure tous transfusés en France avant 1990, 20 % présentent des anticorps anti-VHC [24]. Parmi les conséquences endocriniennes, l'hypogonadisme hypogonadotrophique est l'atteinte la plus fréquente de la surcharge, responsable d'une puberté retardée ou incomplète, d'aménorrhée secondaire, d'impuissance, de stérilité [23]. Avec l'amélioration de la chélation et des techniques de procréation assistée, grossesses et paternités, induites ou spontanées, sont maintenant possibles. La croissance staturale, normale chez l'enfant, peut s'infléchir au moment de la puberté. En France, 20 % des patients ont une taille inférieure à –2 DS. L'intolérance au glucose précède en règle de quelques années la survenue d'un diabète franc qui concerne 5 à 10 % des patients adultes, et est souvent insulino-dépendant. L'hypothyroïdie, périphérique, est d'installation progressive et tardive. L'hypoparathyroïdie est en règle générale associée à d'autres atteintes de la surcharge en fer. Dans le registre français, les fréquences du diabète, de l'insuffisance cardiaque, de l'hypothyroïdie et de l'hypogonadisme sont respectivement de 8, 9, 6, 11 et 48 % chez les thalassémiques majeurs (médiane d'âge de 21 ans). L'ostéoporose, multifactorielle, est fréquente et doit être dépistée.

β-Thalassémies intermédiaires et HbE/β-thalassémies

Les thalassémies intermédiaires ont une expression clinique très variable. La survie y est meilleure que dans la thalassémie majeure. L'anémie est en règle modérée et les besoins transfusionnels, inconstants, n'apparaissent à la différence de la thalassémie majeure, qu'après l'âge de 4 ans [10, 23]. L'anémie s'aggrave progressivement avec l'âge et parfois à l'occasion d'un épisode aigu déclenché par une infection à parvovirus B19. Les autres complications sont les conséquences de l'inflation de l'érythropoïèse (déformations osseuses, hépatosplénomégalie, tumeurs hématopoïétiques extramédullaires) et la lithiase biliaire. Les thromboses et l'hypertension artérielle pulmonaire sont observées surtout chez les sujets splénectomisés [10, 23]. La surcharge en fer, dont le principal mécanisme chez ces patients peu ou pas transfusés est l'hyperabsorption intestinale du fer, en rapport avec la suppression de l'hepcidine, survient plutôt au cours de la deuxième ou troisième décennie. Elle ne concerne généralement pas le myocarde. Les complications endocriniennes sont plus rares que dans la thalassémie majeure. La fertilité est en règle préservée mais les grossesses sont à risque (aggravation de l'anémie, infections urinaires, thromboses, retard de croissance fœtale). L'ostéoporose est également une complication fréquente de la thalassémie intermédiaire. L'étude moléculaire (détermination des mutations β-globine, étude des gènes α-globine et des polymorphismes favorisant une expression résiduelle élevée d'HbF) permet souvent d'expliquer ce phénotype atténué.

Les hétérozygoties composites E/Thal sont responsables, selon le degré d'anémie, de formes intermédiaires ou majeures. L'analyse de l'hémoglobine retrouve principalement de l'HbE et de l'HbF. L'HbE qui délivre mieux l'oxygène aux tissus que l'HbF confère à ces formes une certaine tolérance vis-à-vis de l'anémie.

Hémoglobinoses H

L'évolution clinique est le plus souvent de gravité modérée. L'anémie hémolytique chronique est microcytaire et régénérative. Ictère et splénomégalie sont fréquemment observés [13]. Trente à 50 % des patients sont transfusés à l'occasion d'une aggravation de l'anémie, notamment lors d'une infection intercurrente, d'une consommation d'un médicament ou d'un aliment à propriété oxydante, de l'érythroblastopénie à parvovirus B19 ou lors des grossesses. La croissance, le développement et la fertilité sont en règle normaux. La prévalence de la surcharge en fer secondaire à l'hyperabsorption digestive du fer augmente avec l'âge, les complications cardiaques, ou endocriniennes restent rares [13]. Les formes non délétionnelles d'hémoglobinose H, telles que celles comportant de l'hémoglobine Constant Spring sont les plus sévères et peuvent se rapprocher d'une thalassémie majeure. Le diagnostic biologique d'hémoglobinose H, évoqué sur le frottis sanguin par la mise en évidence des corps de Heinz dans les érythrocytes (nombreux petits granules de précipités d'HbH colorés au bleu de crésyl), est confirmé par les analyses biochimiques de l'hémoglobine montrant la présence de 5 à 30 % d'HbH. Le diagnostic génotypique est établi par biologie moléculaire.

Dans tous les cas de thalassémie, les analyses biologiques (étude de l'hémoglobine, dosage ou glucose-6-phosphate déshydrogénase [G-6-PD], phénotype érythrocytaire étendu) doivent être effectués avant transfusion pour être interprétables.

Modalités du suivi

β-Thalassémies majeures

Les éléments de suivi des patients atteints de thalassémie majeure sont détaillés dans le tableau S04-P03-C03-I. Le dépistage des atteintes secondaires à la surcharge permet d'intensifier le traitement chélateur avant la survenue d'une atteinte symptomatique. La surcharge en fer reste longtemps silencieuse et ce sont les examens biologiques et d'imagerie qui permettent d'adapter le traitement chélateur [14, 23]. La surveillance régulière de la ferritinémie a pour objectif de la maintenir à moins de 1 000 ng/ml sous traitement. Un seuil de 2 500 ng/ml expose aux complications endocriniennes (diabète) et surtout cardiaques pouvant conduire à un risque vital. La concentration en fer intrahépatique qui reflète la charge globale en fer de l'organisme est maintenant appréciable par l'IRM. L'IRM estime également la concentration cardiaque en fer par la mesure du T2 « étoile ». Une valeur de T2* au-dessous de 20 ms traduit une surcharge en fer cardiaque et, au-dessous de 10 ms, une surcharge sévère et un risque majeur de défaillance cardiaque. Les valeurs de T2* sont positivement corrélées à la fraction d'éjection systolique. Le risque de survenue d'une insuffisance cardiaque est pratiquement limité aux seuls patients présentant une surcharge en fer sévère à l'IRM [16]. L'introduction de l'IRM cardiaque dans les modalités de surveillance contribue à l'amélioration de l'espérance de vie des patients atteints de thalassémie majeure.

β-Thalassémies intermédiaires

La surveillance de ces patients porte sur la tolérance de l'anémie chronique (croissance, puberté, déformations osseuses, activité physique et intellectuelle), la recherche de complications biliaires, l'évaluation de la fonction cardiaque avec recherche d'hypertension artérielle

Tableau S04-P03-C03-I Surveillance d'un patient atteint de β-thalassémie majeure.

	Examen de suivi/rythme du suivi
Cardiaque	Échocardiographie, ECG tous les 12 mois à partir de 8 ans
Hépatique	Transaminases/1-3 mois
Biliaire	Échographie abdominale tous les 24 mois
Croissance	Poids et taille tous les 6 mois pendant la croissance
Puberté	Stade de Tanner tous les 6 mois à partir de 10 ans. FSH, LH, œstradiol/testostérone tous les 12 mois
Thyroïde	TSH, FT$_4$ tous les 6 à 12 mois à partir de 10 ans
Métabolisme du glucose	Glycémie, hyperglycémie par voie orale tous les 12 mois à partir de 10 ans
Parathyroïde	Calcémie, phosphorémie, parathormone tous les 12 mois à partir de 10 ans
Surcharge en fer	Ferritinémie tous les 1 à 3 mois IRM hépatique tous les 12 à 24 mois à partir de 4 à 5 ans IRM cardiaque tous les 6 à 24 mois à partir de 6 à 8 ans
Toxicité des chélateurs	Examen auditif et ophtalmologique tous les 12 mois. Fenêtre hebdomadaire et dosage du zinc tous les 3 à 6 mois en cas de traitement par défériprone. Créatininémie et protéinurie mensuelles en cas de traitement par déférasirox

ECG : électrocardiogramme ; FSH : *follicle-stimulating hormone* ; FT$_4$: thyroxine libre ; LH : *luteinizing hormone* ; TSH : *thyroid-stimulating hormone*.

pulmonaire. Le degré de surcharge en fer est très sous-estimé par le dosage de la ferritinémie. Il doit être évalué par IRM hépatique, à partir de l'adolescence, y compris en l'absence de transfusion [14]. Le suivi des patients atteints d'HbH est similaire, en particulier pour celui de la surcharge en fer.

Traitement

Transfusions

Dans la thalassémie majeure, l'administration mensuelle de concentrés d'hématies vise à maintenir en permanence le taux d'hémoglobine supérieur à 9 à 10 g/dl et à assurer une croissance et une activité normales [10, 11]. Ce seuil prétransfusionnel élevé concourt à la suppression de l'érythropoïèse thalassémique, second objectif du régime transfusionnel. À l'âge adulte, ce seuil peut être abaissé à 8 à 9 g/dl si l'anémie est bien tolérée. Les concentrés d'hématies sont phénotypés dans les systèmes Rhésus et Kell. La fréquence actuelle des allo-immunisations érythrocytaires est estimée à 5 % dans la thalassémie majeure. Pour les thalassémies intermédiaires, lorsque le taux d'hémoglobine se maintient à plus de 8 à 9 g/dl et que la tolérance de l'anémie est bonne, les transfusions ne sont indiquées qu'en cas d'aggravation aiguë. Dans les formes les plus sévères de thalassémies intermédiaires, les transfusions régulières étaient auparavant restreintes aux patients splénectomisés présentant des complications. Elles sont actuellement introduites plus précocement, des études récentes montrant leur rôle préventif [22]. Dans les hémoglobinoses H, les transfusions ne sont pas nécessaires ou très occasionnellement et exceptionnellement indiquées au long cours.

Chélation

Dans les thalassémies majeures, le traitement chélateur du fer a pour buts de prévenir les décès d'origine cardiaque et de réduire au maximum la morbidité secondaire à la surcharge en fer. Il est débuté après 10 à 20 transfusions, quand la ferritinémie atteint 1 000 ng/ml, le plus souvent à partir de l'âge de 2 ans. L'objectif est de maintenir le taux de ferritinémie à moins de 1 000 ng/ml, voire autour de 500 ng/ml [13, 14, 23]. Trois médicaments chélateurs sont utilisés (Tableau S04-P03-C03-II). La déféroxamine (DFO, Desféral®), en perfusion sous-cutanée de 8 à 10 heures, 5 à 7 jours par semaine a permis une amélioration spectaculaire de l'espérance de vie. Les chélateurs actifs par voie orale, défériprone (DFP, Ferriprox®) et plus récemment déférasirox (DFX, Exjade®) ont réduit la contrainte thérapeutique et permis l'adaptation au profil de tolérance du patient, à l'importance de la surcharge et à sa localisation (hépatique ou cardiaque). Dans le registre national, deux patients sur trois sont actuellement traités par déférasirox [24]. Les doses de déférasirox sont adaptées à l'importance des apports transfusionnels en fer et très régulièrement à l'évolution de la ferritinémie. La défériprone, indiquée en seconde ligne, est très active sur le fer cardiaque et améliore la fraction d'éjection systolique. Elle peut entraîner une agranulocytose, effet secondaire rare mais grave. En cas de surcharge majeure, en particulier de T2* cardiaque inférieur à 10 ms ou d'atteinte cardiaque clinique, la chélation est intensifiée par l'association déféroxamine + défériprone [10, 14]. Une aide à l'observance du traitement chélateur prescrit au long cours, au mieux dans le cadre de programmes d'éducation thérapeutique, est recommandée. Pour les thalassémies intermédiaires non transfusées, la chélation du fer est indiquée plus tardivement, lorsque la concentration en fer hépatique dépasse 5 à 7 mg Fe/g de foie sec (soit 125 µmol/g). Les traitements chélateurs sont prescrits à plus faibles doses que dans la thalassémie majeure et souvent de manière intermittente [10, 14].

Greffes de cellules souches hématopoïétiques

La greffe de cellules souches hématopoïétiques pratiquée depuis plus de 30 ans chez les patients atteints de thalassémie majeure reste en pratique courante le seul traitement curatif. Elle est indiquée chez les enfants disposant d'un donneur familial HLA-identique [10, 14]. La probabilité de guérison est de l'ordre de 90 % avec une mortalité liée à la procédure de greffe de moins de 5 % lorsque ce traitement est effectué tôt, avant la survenue de complications. Le conditionnement myélo-ablatif de la greffe est chimiothérapique, sans irradiation. L'usage de greffons issus de sang placentaire atténue le risque de maladie du greffon contre l'hôte. Les complications de la greffe sont le rejet, la maladie du greffon contre l'hôte et la toxicité des conditionnements chimiothérapiques, en particulier gonadique. Chez l'adulte, le risque vital d'une greffe est considérablement accru. En France, 108 patients atteints de thalassémie majeure ont été greffés entre 1985 et 2007, à un âge médian de 6 ans et majoritairement à partir d'un donneur de la fratrie HLA-identique. Au cours des années 1995-2007, le taux de survie sans thalassémie après greffe a été de 85 % [9]. Un premier patient a été traité avec succès par thérapie génique en 2010 [8] et plusieurs programmes utilisant ce mode de traitement sont en cours dans le monde.

Splénectomie

Dans les thalassémies majeures, la splénectomie totale est indiquée quand les besoins transfusionnels dépassent 200 ml/kg/an (concentrés de globules rouges à 75 % d'hématocrite) ou en cas de signes francs d'hypersplénisme (volumineuse splénomégalie, thrombopénie) sous traitement transfusionnel et chélateur bien conduits [14, 23]. La splénectomie était auparavant la mesure thérapeutique essentielle dans les formes intermédiaires, où elle améliore nettement l'anémie. Les risques à distance (thromboses veineuses, hypertension, artérielle pulmonaire...) en ont fait restreindre les indications, l'hydroxycarbamide et les transfusions étant davantage utilisées [22]. Le risque de thrombose post-opératoire justifie un traitement par aspirine à faible dose lorsque la thrombocytose post-splénectomie est importante, et une prophylaxie par héparine. La prévention des infections à germes encapsulés, en particulier à pneumocoques, est fondée sur la vaccination et un trai-

Tableau S04-P03-C03-II Propriétés des chélateurs du fer.

	Déféroxamine (DFO) (Desféral®)	Défériprone (DFP) (Ferriprox®)	Déférasirox (DFX) (Exjade®)
Demi-vie	20 à 30 min	2 à 3 h	8 à 16 h
Administration	Sous-cutanée	Orale, 3 prises/j	Orale, 1 prise/j
Posologie	40 mg/kg/j, 5 à 7 j/7	75 à 100 mg/kg/j	20 à 40 mg/kg/j
Action sur le fer cardiaque	Prévention inconstante. Administration continue intraveineuse en cas d'insuffisance cardiaque	DFP > DFO. Amélioration des T2* cardiaques et de la fraction d'éjection systolique	Amélioration des T2* cardiaques
Toxicité	Locale, troubles neurosensoriels, retard de croissance, *Yersinia enterocolitica*	Agranulocytose (1,7 %), arthropathie (15 %), troubles digestifs (33 %), élévation des transaminases	Rash (10 %), troubles digestifs (20 %), créatinine (36 %), protéinurie, élévation des transaminases

tement prophylactique prolongé par pénicilline V (*voir* Chapitre S04-P02-C12). La splénectomie n'est indiquée dans les hémoglobinoses H qu'en cas d'hypersplénisme avéré.

Hydroxycarbamide ou hydroxyurée

Ce médicament inhibiteur de la ribonucléotide réductase (Hydrea®, Siklos®) est prescrit (hors AMM) dans les thalassémies, avec pour objectif la réduction, voire la disparition des recours aux transfusions. Il procure au moins à court terme, un gain d'hémoglobine dans environ 50 % des cas, et parfois un sevrage des transfusions [10, 14]. La dose journalière est en règle de 10 mg/kg. Le traitement des manifestations symptomatiques d'hématopoïèse extramédullaire repose le plus souvent sur l'association hydroxyurée et transfusions. En cas d'urgence liée à leur caractère compressif (névraxe en particulier), la radiothérapie est efficace.

Autres traitements

Une supplémentation en acide folique chez les patients non transfusés et l'éviction des médicaments oxydants en cas d'hémoglobinose H sont recommandées. Dans les formes majeures, la prévention de l'ostéoporose est basée sur les transfusions qui réduisent efficacement les effets de l'expansion médullaire osseuse, le traitement des carences en vitamine D très fréquentes sur ce terrain et la prise en charge d'un hypogonadisme. En cas d'ostéoporose avérée, les bisphosphonates sont efficaces. Leur durée optimale de prescription n'est pas établie. La cholécystectomie effectuée généralement par voie laparoscopique est indiquée en cas de calculs biliaires symptomatiques et plus largement chez les patients splénectomisés. Une compréhension accrue des mécanismes de la dysérythropoïèse thalassémique conduit au développement de traitements plus adaptés (protéines de fusion du récepteur de l'activine IIA et IIB en particulier) que l'administration d'érythropoïétine qui aggrave l'hématopoïèse extramédullaire [14, 23].

Drépanocytoses

Définition et distribution géographique

La drépanocytose est une maladie héréditaire de l'hémoglobine liée à la présence d'une hémoglobine anormale, l'hémoglobine S (HbS) remplaçant l'hémoglobine normale A (HbA). L'HbS résulte de la substitution d'un acide glutamique par une valine en position 6 de la chaîne β de la globine, conférant au tétramère formé $\alpha_2\beta_2^S$ la capacité de polymériser en milieu désoxygéné, générant ainsi la formation d'hématies rigides en « faucilles » (falciformation). Ce mécanisme physiopathologique, apparemment univoque, contraste avec l'extrême hétérogénéité phénotypique observée dans les différentes populations touchées par la maladie, et y compris dans une même fratrie. Les conditions d'environnement et l'existence de nombreux gènes modulateurs peuvent expliquer cette variabilité [19]. D'un point de vue clinique, il est important de distinguer les formes homozygotes et certaines hétérozygoties composites (*voir* plus loin), responsables de syndromes drépanocytaires majeurs altérant considérablement la qualité et l'espérance de vie, des sujets hétérozygotes où l'expression de la mutation est généralement inapparente et l'espérance de vie normale.

La drépanocytose est la plus fréquente des maladies monogéniques au monde. Sous ses formes majeures, elle est largement répandue en Afrique subsaharienne (300 000 naissances annuelles), en Amérique du Nord (80 000 patients aux États-Unis), en Amérique du Sud, aux Antilles, dans les pays du Maghreb (Algérie, Maroc, Tunisie), en Europe du Sud (Sicile, Grèce), en Inde, Turquie et au Moyen-Orient jusqu'en Arabie Saoudite. Du fait des migrations des populations au cours de ces trente dernières années [21], elle est aujourd'hui fréquente en France (400 naissances par an, 12 000 patients recensés en 2010). La situation épidémiologique au Royaume-Uni, en Belgique, aux Pays-Bas est comparable à celle de la France.

Génétique, classification et physiopathologie [11]

La drépanocytose est transmise selon le mode mendélien récessif autosomique. Tout malade atteint de syndrome drépanocytaire majeur est issu de deux parents transmetteurs (au minimum hétérozygotes).

Syndromes drépanocytaires majeurs

Le plus fréquent des syndromes drépanocytaires majeurs est la forme homozygote dite SS (70 %). Les hétérozygoties composites responsables de syndromes drépanocytaires majeurs résultent de l'association d'une mutation S hétérozygote et d'une autre mutation hétérozygote de la chaîne β. Les deux plus fréquentes sont l'hémoglobinose SC (20 % des syndromes drépanocytaires majeurs), qui combine une hétérozygotie S (β6 Glu → Val) et C (β6 Glu → Lys) et les Sβ-thalassémies avec microcytose constante (10 % des syndromes drépanocytaires majeurs en France) où l'on distingue les Sβ^0-thalassémies (absence de production d'HbA et donc phénotypiquement comparables à la forme SS) et les Sβ$^+$-thalassémies (synthèse conservée de 5 à 30 % d'HbA). Les autres formes hétérozygotes composites sont rares en France (hémoglobine SD Punjab, de gravité comparable à la forme SS, SE, SO Arab). L'espérance de vie dans la forme SS, la plus sévère, est en constante augmentation, dépassant 50 ans en France [11].

Dans les syndromes drépanocytaires majeurs, la polymérisation de l'HbS en milieu désoxygéné est responsable de l'anémie hémolytique chronique (taux d'hémoglobine proche de 8 g/dl dans la forme SS, 10 à 11 g/dl, voire normal dans la forme SC) et des complications vaso-occlusives aiguës telles les crises douloureuses osseuses. Les crises vaso-occlusives sont expliquées par des phénomènes complexes combinant une obstruction des capillaires et veinules post-capillaires par les hématies falciformes, une hyperviscosité liée à la déshydratation des globules rouges drépanocytaires, une acidose du fait de l'ischémie locale et d'une tubulopathie, l'adhésion des globules rouges et des leucocytes à la cellule endothéliale et des phénomènes inflammatoires d'ischémie-reperfusion. La symptomatologie clinique, variable selon les génotypes de syndromes drépanocytaires majeurs, les individus, et au cours de l'histoire de chaque patient, combine cinq composantes :
– l'anémie hémolytique chronique caractérisant « l'état basal » (taux d'hémoglobine stable à connaître pour un patient donné) avec un risque d'anémie aiguë subite grave et les complications communes à toute anémie hémolytique chronique ;
– un risque infectieux par asplénie fonctionnelle (*voir* Chapitre S04-P02-C12) surtout dans les premières années de la vie mais persistant à l'âge adulte ;
– un fond permanent de vaso-occlusion dont les poussées génèrent des lésions ischémiques tissulaires, la part la plus bruyante se manifestant par des crises algiques paroxystiques protéiformes avec un risque vital pour certaines d'entre elles, en particulier le syndrome thoracique aigu ;
– une vasculopathie artérielle, notamment cérébrale, n'affectant de façon délétère qu'une minorité de patients ;
– de nombreuses complications secondaires chroniques, apanage de l'adulte drépanocytaire : atteinte d'organes avec souvent un retentissement sur le pronostic fonctionnel (ostéonécroses ou rétinopathie proliférative).

Sujets hétérozygotes

Les sujets hétérozygotes AS (trait S) sont asymptomatiques. Cependant, en situation d'hypoxie sévère comme en altitude au-delà de 3 000 m, un effort physique intense ou une déshydratation, le trait S peut être responsable d'infarctus splénique, de nécrose papillaire rénale avec hématurie macroscopique [11]. Chez ces sujets hétérozygotes, l'anesthésie générale et les voyages en avion (cabines pressurisées) n'exposent pas à ces complications. En cas de symptômes atypiques (crises douloureuses) chez un sujet AS, il est important de rechercher des signes d'hémolyse, toujours absents chez les sujets AS, qui inciteraient à chercher une anomalie corpusculaire congénitale associée expliquant ces tableaux de syndromes drépanocytaires majeurs atténués (forme AS/Antilles par double mutation symptomatique chez l'hétérozygote, déficit enzymatique de la glycolyse anaérobie, atteinte membranaire) ou de rechercher toute autre cause de douleurs.

Diagnostic et principales complications des syndromes drépanocytaires majeurs de l'enfant à l'adulte

Les nouveau-nés sont protégés par l'HbF durant les deux premiers mois de la vie. Les progrès dans la prise en charge pédiatrique au cours des deux dernières décennies permettent à presque tous les enfants drépanocytaires d'atteindre l'âge adulte. Ces progrès ont porté sur les aspects suivants :

– le dépistage néonatal qui favorise une prise en charge précoce avec éducation parentale avant que des complications potentiellement létales ne surviennent (anémie aiguë par séquestration splénique aiguë, septicémie foudroyante) ;

– la prophylaxie des infections à pneumocoque par pénicilline orale biquotidienne 50 000 à 100 000 UI/kg dès 2 mois et la vaccination (vaccin conjugué Prevenar® immunogène dès les premiers mois de la vie, suivi du vaccin Pneumo 23® réellement efficace à partir de l'âge de 2 ans) ;

– le Doppler transcrânien annuel dès 12 à 18 mois, qui permet de dépister tôt les enfants à risque d'accident vasculaire cérébral et de leur proposer un programme transfusionnel au long cours ou une allogreffe ;

– l'allogreffe de cellules souches hématopoïétiques s'il existe un donneur HLA-compatible dans la fratrie, réalisée idéalement avant l'âge de 15 ans, seul traitement curateur, mais qui est réservée aux formes sévères [6].

Diagnostic

Dans la forme homozygote SS, le taux d'hémoglobine est aux alentours de 8 g/dl, le volume globulaire moyen (VGM) est normal (en l'absence d'α-thalassémie associée) ou discrètement augmenté en raison d'une hyperréticulocytose constamment au-delà de 200 000/μl, le frottis sanguin montre la présence de cellules en faucille ou drépanocytes. Une hyperleucocytose à polynucléaires neutrophiles est fréquente ainsi qu'une tendance à la thrombocytose, en partie expliquées par un hyposplénisme. Il existe des signes d'hémolyse chronique (élévation de la bilirubine libre et des lacticodéshydrogénases (LDH) parfois très importantes, haptoglobine plasmatique basse).

L'étude de l'hémoglobine n'est pas restreinte à la simple électrophorèse. Elle met en évidence la présence d'HbS, une fraction HbA_2 normale, de l'HbF en quantité variable, et l'absence d'HbA (sauf si le patient a été transfusé depuis moins de 3 mois). Cette étude initiale doit aussi comprendre un test de solubilité (Itano) caractéristique de l'HbS (précipitation spécifique en milieu réducteur) et un dosage des fractions par chromatographie liquide à haute performance. Par la suite, l'étude de l'hémoglobine permet le suivi des traitements (dosage des fractions HbS et HbA après transfusions, de l'HbF sous hydroxyurée).

Le diagnostic génotypique est utile chez un patient récemment transfusé et chez lequel le diagnostic précis de syndrome drépanocytaire majeur n'a pas été antérieurement établi. L'identification des haplotypes de restriction et la recherche d'une α-thalassémie (laboratoires spécialisés) sont nécessaires en vue d'une caractérisation précise des syndromes drépanocytaires majeurs pour les études de recherche clinique.

Les hétérozygotes AS ont un hémogramme normal, sans signes d'hémolyse. L'étude de l'hémoglobine faite en l'absence de toute transfusion montre la présence de 40 à 45 % d'HbS (< 35 % si α-thalassémie associée), d'HbA entre 55 et 60 %, d'HbA_2 normale aux environs de 3 % [11].

Complications aiguës des syndromes drépanocytaires majeurs

Crises vaso-occlusives

Les crises vaso-occlusives s'expriment par des douleurs ostéo-articulaires, témoins de l'ischémie ou de la nécrose ostéomédullaire. Elles ponctuent la vie des patients et constituent la principale cause d'hospitalisation. Les sites affectés par les crises vaso-occlusives sont par ordre de fréquence les membres, le rachis lombosacré, les côtes. Certains facteurs déclenchants, notamment un refroidissement, une déshydratation, un effort physique inhabituel, le stress, une infection doivent être toujours recherchés dans un but de prévention. Un déclenchement pendant le sommeil impose la recherche d'une cause spécifique d'hypoxie nocturne. Les traitements corticoïdes, s'ils sont indispensables, sont source de crises vaso-occlusives sévères et doivent être précédés d'un échange transfusionnel. La recherche de critères de sévérité cliniques (crise hyperalgique multifocale et/ou thoracique) ou biologiques (élévation des LDH, syndrome inflammatoire, hyperleucocytose, thrombopénie) à l'admission puis tout au long de l'hospitalisation est importante pour prévenir la survenue d'un syndrome thoracique aigu et proposer un échange transfusionnel [17].

Syndrome thoracique aigu

C'est un tableau de pseudo-pneumopathie caractérisé par une douleur thoracique, des signes respiratoires (toux, dyspnée), une fièvre dans 80 % des cas, et des signes auscultatoires (crépitants, souffle tubaire) précédant l'image radiologique pulmonaire au moins segmentaire. La physiopathologie du syndrome thoracique aigu est multifactorielle. Elle combine à des degrés divers une hypoventilation liée à une vaso-occlusion osseuse costale ou une affection intercurrente sous-diaphragmatique (cholécystectomie, syndrome pseudo-occlusif lié à une vaso-occlusion vertébrale, constipation liée à la morphine) ; une embolie graisseuse à partir d'un foyer d'infarctus osseux; une vaso-occlusion in situ ; une infection, fréquente chez l'enfant, rare chez l'adulte. L'étude par angioscanner chez l'adulte a montré la présence d'une thrombose artérielle pulmonaire non embolique dans 17 % des cas.

La mortalité du syndrome thoracique de l'adulte est de 5 %. Les critères de gravité sont une hypoxie sévère, des images extensives, des signes d'insuffisance ventriculaire droite cliniques ou échographiques, une élévation du peptide natriurétique (NT-proBNP ou *N-terminal of the prohormone brain natriuretic peptide*). Une majoration importante de l'anémie au cours d'un épisode vaso-occlusif ou d'un syndrome thoracique aigu doit faire suspecter la survenue d'une complication plus spécifique de la drépanocytose, telle qu'une nécrose médullaire caractérisée par l'apparition d'une pancytopénie associée à des douleurs osseuses multifocales intenses, une élévation majeure des LDH et une réticulocytopénie. Toute crise vaso-oclusive ou thoracique peut se compliquer d'un syndrome d'embolie graisseuse systémique avec signes neurologiques (confusion, coma) et/ou d'une défaillance multiviscérale pouvant conduire au décès. Tout retard à la prise en charge peut être délétère. C'est dire l'importance de la sensibilisation des patients sur les critères rendant impérative une hospitalisation, de l'organisation de formations régulières des médecins impliqués dans la prise en charge, et du recours aux unités de soins intensifs.

Priapisme

C'est une érection prolongée douloureuse. Fréquente (6 % chez l'enfant, 42 % chez l'adulte), cette complication est souvent occultée par les patients et peut aboutir à des séquelles fonctionnelles sévères. Le priapisme intermittent est spontanément résolutif et à rechercher par l'interrogatoire. Invalidant par sa répétition, souvent nocturne ou le matin au réveil, imposant la recherche d'hypoxie nocturne, il précède dans plus de deux tiers des cas un priapisme aigu évoluant sans rémission sur plusieurs heures et aboutissant en l'absence de traitement vers une fibrose des corps caverneux avec un risque d'impuissance définitive [11].

Accidents vasculaires cérébraux

Les accidents vasculaires cérébraux ischémiques sont particulièrement fréquents durant la première décennie et concernent 11 % des patients SS à 20 ans. Les accidents vasculaires cérébraux hémorragiques surviennent chez l'adulte.

Depuis la pratique répétée du Doppler transcrânien chez l'enfant, les programmes transfusionnels sont mis en place lorsque cet examen montre des vitesses accélérées supérieures à 2 m/s au niveau des gros vaisseaux. Ils permettent de réduire de 90 % le risque d'accident vasculaire cérébral ischémique. L'interruption du programme transfusionnel, malgré une angio-IRM normale, conduit à la réapparition d'une augmentation des vitesses circulatoires et du risque d'accident vasculaire cérébral. L'hydroxyurée n'est pas une bonne alternative au traitement transfusionnel chez des enfants qui ont déjà fait un accident vasculaire cérébral. Le risque de survenue d'un nouvel accident vasculaire cérébral ischémique ou hémorragique (par rupture de collatérales fragiles de type moya-moya) est lié à l'existence d'une vasculopathie cérébrale des gros troncs, progressive malgré les transfusions. Le programme transfusionnel doit donc être maintenu indéfiniment même à l'âge adulte sauf s'il se fait jour une possibilité d'allogreffe, idéalement avant la constitution de ce réseau moya [6]. Dans les formes SC, d'autres facteurs de risque vasculaire (diabète, hypertension artérielle) expliquent la survenue d'accidents vasculaires cérébraux ischémiques ou hémorragiques après 40 ans. En pratique, tout symptôme neurologique, même minime, chez un adulte atteint de syndrome drépanocytaire majeur impose une hospitalisation d'urgence afin d'effectuer des explorations neuroradiologiques et discuter la réalisation d'un échange transfusionnel. De plus, l'angio-IRM cérébrale est indiquée chez l'adulte en cas de facteurs de risques reconnus d'accident vasculaire cérébral : antécédent personnel de méningite bactérienne, accident vasculaire cérébral dans la fratrie drépanocytaire, anémie sévère, hypertension artérielle, insuffisance rénale, ou avant une greffe d'organe. Il n'est pas rare de découvrir des accidents vasculaires cérébraux silencieux (15 % des formes SS), source de comitialité éventuelle et/ou de troubles cognitifs, ou des anévrysmes faisant discuter une embolisation préventive sous couvert d'un échange transfusionnel. On rapproche des accidents vasculaires cérébraux les accidents neurosensoriels indiquant aussi un échange transfusionnel en urgence : amaurose par ischémie maculaire aiguë ou thrombose de l'artère centrale de la rétine ; surdité brusque avec syndrome vestibulaire, plus fréquente dans la forme SC, pouvant bénéficier dans un premier temps de saignées itératives si le taux d'hémoglobine est au-dessus de 11 g/dl.

Anémies aiguës

Dans la drépanocytose homozygote, l'anémie chronique est partiellement compensée par une P_{50} élevée (diminution d'affinité de l'HbS pour l'O_2), qui favorise le transfert d'oxygène aux tissus et une augmentation du débit cardiaque. Toute aggravation aiguë de l'anémie expose à des complications dont certaines engagent le pronostic vital. La chute du taux d'hémoglobine peut être liée à une érythroblastopénie aiguë lors d'une infection par le parvovirus B19 (*voir* Chapitre S04-P03-C05 et Section S32), nécessitant souvent une transfusion en urgence. Une anémie par séquestration splénique aiguë, apanage de l'enfant, peut survenir chez l'adulte dans les formes où la splénomégalie n'a pas involué par atrophie. Le diagnostic en est clinique (splénomégalie douloureuse) et biologique (signes d'hypersplénisme). Les autres facteurs d'aggravation aiguë de l'anémie sont les saignements digestifs ou urinaires, les infections sévères (accès palustre, septicémie), la carence en folates, une hémolyse retardée post-transfusionnelle (*voir* plus loin).

Syndrome douloureux abdominal

Les crises vaso-occlusives à expression abdominale sont observées surtout chez l'enfant. Toute douleur abdominale chez l'adulte doit donc être considérée, jusqu'à preuve du contraire, comme relevant d'une affection chirurgicale car les patients drépanocytaires sont particulièrement exposés au risque de lithiase vésiculaire pigmentaire pouvant se compliquer de cholécystite, de migration lithiasique, d'angiocholite. La cholécystectomie sous laparoscopie s'impose de façon préventive dès la constatation d'une lithiase biliaire symptomatique ou non, quel que soit l'âge. Un iléus fonctionnel est souvent observé en cas d'infarctus osseux à localisation vertébrale, surtout sous fortes doses de morphine. Les pyélonéphrites sont une cause fréquente de douleurs abdominales fébriles. Les crises vaso-occlusives hépatiques sont parfois accompagnées de séquestration hépatique. Le syndrome d'insuffisance hépatocellulaire aiguë peut ainsi aggraver une hépatopathie chronique et exceptionnellement indiquer une transplantation hépatique urgente.

Ulcères de jambe

Ils surviennent spontanément, préférentiellement chez l'homme et dans la forme SS et siègent habituellement aux faces latérales de la cheville. Ils sont chroniques ou récidivent dans deux tiers des cas et sont source de douleurs intenses et de handicap majeur avec un recours important au système de soins. Le traitement symptomatique est fondé sur le repos, la détersion de la plaie, puis des pansements adaptés et, selon l'évolution, soit une greffe cutanée, soit une contention par bandes ou chaussettes. Une supplémentation en zinc est utile. Afin d'accélérer la cicatrisation, un court programme de transfusions visant un taux d'hémoglobine entre 8 et 10 g/dl et une HbS inférieure à 50 % est parfois utile. L'hydroxyurée n'est pas contre-indiquée mais nécessite une vigilance dans les doses et l'évolution de l'état cutané.

Complications infectieuses

La prescription de pénicilline V dès les premiers mois de vie et les vaccinations ont diminué la fréquence des septicémies et méningites à pneumocoque. Cependant ce risque infectieux persiste à l'âge adulte et justifiait jusqu'à une période récente les rappels de vaccinations par Pneumo 23® tous les 5 ans. Une injection de vaccin conjugué Prevenar® est maintenant recommandée à l'âge adulte. La prévention des infections repose aussi sur les vaccinations anti-*Hæmophilus B*, méningocoques A, B et C, hépatites A et B selon l'état sérologique, antityphoïde en cas de séjour en zone d'endémie. Le traitement des foyers infectieux, en particulier dentaires, doit être soigneux. Toute infection ORL ou bronchopulmonaire, toute fièvre inexpliquée doivent faire entreprendre une antibiothérapie rapide après prélèvements bactériologiques si possible. Chez les patients séropositifs pour le virus de l'immunodéficience humaine (VIH), le risque majeur de pneumococcie justifie le maintien de la prophylaxie par pénicilline quotidienne à l'âge adulte. Les cathéters centraux ou les chambres implantables justifiés par les problèmes d'accès veineux, surtout lors des programmes transfusionnels au long cours, sont source de complications septiques locales ou de bactériémies sévères, à risque de foyer secondaire osseux jusqu'à 6 mois après un épisode septique initial : une antibiothérapie renforcée et une surveillance à long terme sont requises dans ces cas [11].

Éléments de suivi et complications chroniques

Le suivi doit être coordonné entre le médecin traitant généraliste et le service spécialisé hospitalier référent avec échange régulier d'informations [15] et des consultations régulières spécialisées au minimum une fois par an (même pour des syndromes drépanocytaires majeurs asymptomatiques). À cette occasion sont précisées les manifestations (dyspnée, événements vaso-occlusifs douloureux) survenues et auto-traitées. La morphine en ambulatoire est à éviter car source d'addiction et de retard à la prise en charge de crises vaso-occlusives potentiellement sévères. Font l'objet d'une surveillance l'évolution du poids (reflet de l'état général et de l'hydratation, tendance à l'obésité après 35 ans dans la forme SC) ; de la pression artérielle (toute hypertension doit être traitée) ; le dépistage des syndromes dépressifs latents, l'évaluation du projet de vie familial et professionnel ; les examens hématologiques et biologiques (taux d'hémoglobine, réticulocytes, VGM, leucocytes et plaquettes, fonctions rénale et hépatique, LDH, micro-albuminurie, sérologies virales selon les besoins).

Surveillance en hospitalisation de jour

Elle vise à détecter précocement les complications chroniques. Exhaustifs au début de suivi, ces examens sont par la suite personnalisés tous les 1 à 2 ans, en fonction du génotype, de la symptomatologie et des résultats antérieurs. Ils comprennent un cliché thoracique, une échographie cardiaque, des explorations fonctionnelles cardiaques et respiratoires avec un test de marche de 6 minutes, une échographie abdominale à la recherche de lithiase biliaire et précisant la taille et l'aspect de la rate, du foie et des reins ; des clichés des hanches et des épaules ; un examen de la rétine à l'ophtalmoscope aux trois miroirs ; un audiogramme ; le dépistage des foyers infectieux potentiels. Un compte rendu expliquant les résultats et la proposition éventuelle d'un traitement de fond (en particulier hydroxyurée) est remis au patient.

Complications chroniques

L'avancée en âge de cette population en explique la fréquence et la diversité. Ces complications doivent être dépistées tôt pour un traitement précoce et justifient une approche multidisciplinaire.

L'*hypertension artérielle pulmonaire* a une prévalence de 30 % dans une série hétérogène de patients lorsqu'elle est décelée sur des valeurs échographiques [12] ; elle décuple le risque de décès. Une étude prospective française fait état d'une insuffisance tricuspidienne (vitesse de régurgitation > 2,5 m/s) chez 27 % des patients, mais seuls 6 % ont une hypertension artérielle pulmonaire confirmée par cathétérisme droit [18]. Les signes évocateurs d'hypertension artérielle pulmonaire sont l'association d'une fuite tricuspidienne (vitesse de régurgitation > 2,5 m/s), d'une désaturation au test de marche et d'un taux de peptide natriurétique (NT-proBNP) élevé.

Le *poumon chronique drépanocytaire* est caractérisé par un syndrome interstitiel pulmonaire avec hypoxémie plus ou moins marquée. L'atteinte rénale, débutant très tôt dans la vie, est caractérisée par une hyperfiltration glomérulaire (140 ml/min), une micro-albuminurie puis une protéinurie franche, une tubulopathie distale avec acidose tubulaire et hyperuricémie. L'insuffisance rénale chronique est fréquente après 40 ans dans la forme SS, l'hémodialyse est associée à une mortalité importante, et l'accès à la greffe rénale reste limité. L'hydroxyurée pourrait retarder l'atteinte vasculaire rénale et, au stade de micro-albuminurie, les inhibiteurs de l'enzyme de conversion sont utiles.

L'*ostéonécrose aseptique* est la complication osseuse la plus fréquente. Elle affecte en premier lieu les têtes fémorales mais aussi d'autres articulations. Elle est la source de douleurs chroniques différentes des manifestations vaso-occlusives osseuses. L'IRM en identifie les signes précocement, avant les clichés standard. Le traitement doit être conservateur initialement en retardant au maximum les prothèses chez ces patients jeunes.

La *rétinopathie ischémique proliférative* concerne surtout les formes SC à partir de l'âge de 15 ans et SS avec un taux d'hémoglobine basal élevé. Elle justifie des traitements préventifs par laser pour en éviter les complications.

Grossesse

Toute grossesse chez une patiente atteinte de syndrome drépanocytaire majeur doit être considérée comme à haut risque tant sur le plan maternel (1 à 2 % de décès) que fœtal, même dans les formes peu symptomatiques. Un suivi coordonné entre obstétricien et spécialiste de la drépanocytose, avec adhésion de la patiente est indispensable. La grossesse accroît les risques de complications par l'aggravation de l'anémie, expose aux accidents graves (accès vaso-occlusifs et syndrome thoracique aigu), aux manifestations de toxémie gravidique avec ses complications (hypotrophie ou mort fœtale, pré-éclampsie), aux infections urinaires fréquentes. Un programme transfusionnel entrepris à partir de 25 semaines d'aménorrhée est recommandé surtout chez les patientes symptomatiques ou ayant des antécédents obstétricaux. Il vise à obtenir un taux d'HbS inférieur à 40 % au moment de l'accouchement dans la forme SS. Ce programme peut être source de difficultés chez les femmes allo-immunisées ou avec des antécédents d'hémolyse post-transfusionnelle antérieure, et doit alors être parcimonieux [25]. Une hospitalisation rapide lors de toute crise vaso-occlusive s'impose chez la femme enceinte [11, 17]. Un syndrome drépanocytaire majeur n'est pas en soi une contre-indication à la contraception orale (œstroprogestatifs minidosés). En cas d'interruption volontaire de grossesse, la technique par aspiration est préférable à l'interruption médicamenteuse, source possible de crise vaso-occlusive.

Traitement

Manifestations aiguës

Certaines crises vaso-occlusives peuvent être prises en charge à domicile en acceptant l'automédication mais, dès que la douleur est intense ou si elle est thoracique, l'hospitalisation s'impose pour un traitement symptomatique urgent associant repos et antalgie par morphine (titration initiale aux urgences, analgésie contrôlée au mieux par pompe à débit auto-adaptable) et les adjuvants (épargnants de morphine comme le paracétamol et le néfopam, anxiolytiques de type hydroxyzine en proscrivant les benzodiazépines). Les anti-inflammatoires non stéroïdiens ne réduisent ni la durée de la crise en hospitalisation, ni la consommation de morphine, dans un essai randomisé. Ils peuvent être un appoint utile à domicile, en respectant leurs contre-indications et en proscrivant les traitements prolongés (toxicité rénale). L'hydratation par voie veineuse (à moduler selon la présence d'une insuffisance cardiaque ou rénale sous-jacente) ou orale avec alcalinisation est entreprise associée à une oxygénothérapie et une ventilation soutenue par kinésithérapie respiratoire incitative en cas de douleurs thoraciques.

Le traitement du syndrome thoracique aigu repose sur l'antalgie, l'oxygénothérapie, la stimulation ventilatoire incitative (Respiflow®) pour limiter l'hypoventilation, l'antibiothérapie systématique en cas de fièvre chez ces patients aspléniques fébriles (amoxicilline associée aux macrolides, ou quinolones à activité antipneumococcique). La surveillance peut justifier une admission en unité de soins intensifs. La réalisation d'une transfusion simple en cas d'anémie ou d'un échange transfusionnel dans les autres cas est indiquée en cas de critères de gravité (*voir* « Syndrome thoracique aigu »).

Le priapisme, au stade intermittent, peut bénéficier de l'étiléfrine, α-stimulant actif par voie orale (Effortil®) ou par voie intra intracaverneuse (Etiléfrine SERB®). Le priapisme aigu nécessite un drainage des corps caverneux sans lavage en urgence, puis injection d'étiléfrine suivie d'un échange transfusionnel si le délai de prise en charge excède 3 heures [11].

Transfusions

La transfusion est essentielle pour le traitement des complications aiguës. En cas d'aggravation aiguë, l'anémie est compensée par des concentrés érythrocytaires (en principe et sauf allo-immunisation, un concentré de 200 ml augmente le taux d'hémoglobine de 1 g/dl chez un adulte). En cas de crise vaso-occlusive sévère, de syndrome thoracique aigu, ou en préparation à une anesthésie générale exposant au risque de crise vaso-occlusive, on procède à un échange transfusionnel. Il peut être manuel au lit du patient, combinant une soustraction prudente d'un volume de sang (200 ml) en fonction du taux d'hémoglobine initial puis une transfusion de 2 à 3 concentrés de globules rouges chez un adulte. Une technique d'échange automatisée (érythraphérèse) permet d'obtenir rapidement la dilution souhaitée des globules rouges drépanocytaires sans exposer au risque de déplétion ou de surcharge volémique, mais exige deux voies d'abord veineuses périphériques correctes ou la pose d'un cathéter central à double voie. Les hématies transfusées doivent être phénotypées Rh Kell, en tenant compte aussi de l'historique transfusionnel de ces patients, et compatibilisées.

Les accidents d'hémolyse post-transfusionnelle sont redoutables et se manifestent par un tableau évoquant une crise vaso-occlusive survenant 5 à 15 jours après la transfusion. L'hémolyse est intravasculaire (urines « porto »), engendre une anémie sévère avec réticulocytopénie, et on observe une disparition des marqueurs des hématies récemment transfusées (notamment l'HbA), Cette complication peut conduire à une défaillance multiviscérale et au décès. Toute nouvelle transfusion doit alors être évitée. Ces accidents résultent dans deux tiers des cas de la réactivation d'un allo-anticorps, non décelé par la recherche prétransfusionnelle d'agglutinines irrégulières [25].

Certains patients drépanocytaires ayant développé une vasculopathie cérébrale ou une insuffisance organique tirent bénéfice d'un programme de transfusion au long cours dont l'objectif est de maintenir en permanence un taux bas d'HbS (< 30 % en prévention des accidents vasculaires cérébraux si vasculopathie, à vie).

Une surcharge en fer secondaire, qui devient perceptible à partir de 20 concentrés de globules rouges transfusés, est évaluée par le taux de ferritinémie et surtout l'IRM hépatique. Elle est responsable de complications infectieuses, hépatiques, cardiaques et d'une augmentation de la mortalité. La procédure d'échange transfusionnel par érythraphérèse, moins pourvoyeuse d'hémosidérose, doit être privilégiée. Un traitement chélateur doit être proposé dès que la concentration du fer hépatique dépasse 7 mg/g de tissu ou 125 µmol/g de poids sec. La déféroxamine a longtemps été le traitement de référence, mais avait pour inconvénient un mode d'administration inconfortable et donc une mauvaise observance. Depuis 2007, le déférasirox est le traitement le plus utilisé selon les mêmes modalités que pour la thalassémie. La défériprone, chélateur oral, peut être utile (hors AMM) en cas d'intolérance ou de contre-indication des deux chélateurs précédents (Tableau S04-P03-C03-II).

Hydroxycarbamide ou hydroxyurée

Les résultats d'un essai contrôlé comparant l'hydroxyurée à un placebo pour la prévention des accidents vaso-occlusifs ont montré l'efficacité de ce médicament portant sur la fréquence des crises vaso-occlusives et du syndrome thoracique aigu, et la réduction de la mortalité à 10 ans chez les patients SS [20]. L'induction d'une augmentation de la synthèse d'HbF, bénéfique pour ses effets de protection des accès de falciformation n'est pas le seul mécanisme expliquant ce bénéfice, car d'autres effets biologiques sont impliqués. Les indications autrefois réservées aux patients souffrant de crises fréquentes (3 hospitalisations par an) sans cause curable ou syndrome thoracique aigu (2 annuels ou 1 requérant une ventilation mécanique), se sont élargies aux patients avec une insuffisance organique débutante ou avec des symptômes quotidiens (dyspnée et douleurs). Ce traitement doit être proposé en milieu spécialisé, débuté à la dose de 15 mg/kg ou 10 mg/kg en cas de clairance de la créatinine inférieure à 80 ml/min, puis augmentée jusqu'à 30 mg/kg selon l'efficacité et la tolérance hématologique, en appréciant l'observance sur l'augmentation du VGM. L'hydroxyurée est néanmoins encore sous-utilisée du fait de réticences, tant des médecins que des patients. Une cryopréservation de sperme doit être systématiquement proposée, même si l'effet sur la spermatogenèse semble réversible à l'arrêt de l'hydroxyurée et ce traitement justifie une information éclairée des patients vis-à-vis de leur projet parental. Une contraception efficace est souhaitable chez les patientes sous hydroxyurée, compte tenu de la tératogénicité théorique, mais l'interruption médicale de grossesse n'est pas indiquée en cas de grossesse, surtout si l'arrêt du traitement intervient précocement.

Allogreffe de cellules souches hématopoïétiques et thérapie génique

En dépit d'une morbidité-mortalité importante de cette procédure à l'âge adulte, l'allogreffe peut être proposée dans formes sévères, en cas d'échec de l'hydroxyurée, en particulier s'il existe un donneur HLA-compatible dans la fratrie. Un protocole de greffes haplo-identiques a débuté pour les patients adultes atteints de formes sévères sans donneur HLA-identique. Un premier patient drépanocytaire a été traité avec succès par thérapie génique fin 2014.

Saignées

Elles sont indiquées, de façon ponctuelle ou au long cours, dans le but d'obtenir une carence en fer, lorsque les complications (crises vaso-occlusives, priapisme, syndrome vestibulaire aigu, etc.) surviennent dans un contexte d'hyperviscosité (taux d'Hb > 11 g/dl) chez un patient drépanocytaire SC ou SS ou comme traitement de l'hémosidérose chez des patients sevrés des transfusions grâce à l'hydroxyurée. Elles sont limitées à 7 ml/kg par saignée.

Autres traitements

L'apport d'acide folique est systématique au minimum une semaine par mois (à renforcer en cas de grossesse ou d'hépatopathie) et la supplémentation en vitamine D effectuée selon les résultats des dosages.

Conseil génétique, diagnostic prénatal et pré-implantatoire dans la drépanocytose et la thalassémie

Une consultation de conseil génétique sera systématiquement proposée aux couples à risque. En cas de risque de β-thalassémie majeure pour la descendance, d'hydrops fetalis ou de formes sévères de drépanocytose, l'information donnée aux couples porte sur les possibilités de recours au diagnostic prénatal, à l'interruption médicale de grossesse et au diagnostic pré-implantatoire permettant de sélectionner des embryons indemnes de la maladie. Les mutations des deux conjoints doivent être préalablement identifiées. En cas de risque de thalassémie intermédiaire, d'hémoglobinose H, de drépanocytose SC et de Sβ[+]-thalassémie avec plus de 20 % d'HbA, le diagnostic prénatal est moins justifié.

Autres variants

Outre ceux déjà évoqués (HbE, HbC), certains variants de l'hémoglobine ont des conséquences structurales ou fonctionnelles particulières. Les hémoglobines instables résultent de mutations modifiant la stabilité du tétramère, responsables d'une anémie hémolytique à corps de Heinz, avec émission d'urines brun-noir. Les facteurs déclenchant les accès hémolytiques sont les mêmes que pour le déficit en G-6-PD [voir « Déficit en glucose-6-phosphate déshydrogénase (G-6-PD) »]. Le diagnostic est orienté par le test de stabilité à l'isopropanol. Les hémoglobinoses M sont liées à la substitution d'une histidine par une tyrosine au sein de la poche de l'hème, avec pour conséquence l'oxydation du fer ferreux de l'oxyhémoglobine en fer ferrique (Fe^{+++}) et une méthémoglobinémie. Elles ne doivent pas être confondues avec les méthémoglobinémies acquises liées à des intoxications (voir « Anémies hémolytiques toxiques »). D'autres mutations modifient l'affinité pour l'oxygène, engendrant des hémoglobines hypo- ou hyperaffines (voir Chapitre S04-P03-C07). Cependant, la plupart des nombreux variants de l'hémoglobine secondaires à une mutation α- ou β-globine sont asymptomatiques.

Anémies hémolytiques par déficit enzymatique

Serge Pissard et Isabelle Thuret

Bases physiopathologiques [29]

Au terme de sa maturation, le globule rouge est libéré dans la circulation où sa durée de vie est de 120 jours. Cette longévité contraste avec le métabolisme restreint dont il dispose pour répondre aux

Hématologie

Figure S04-P03-C03-2 Métabolisme énergétique et anti-oxydatif des hématies, limité aux métabolites principaux. Encadré noir : production des trioses phosphates : consommation d'ATP. Encadré vert : utilisation des trioses phosphate : production d'ATP. Encadré bleu : voie des pentoses et cycle du glutathion, élimination des radicaux superoxydes. Encadré brun : shunt de Rapoport-Luebering, production du 2,3-DPG. Dans chaque zone, les enzymes impliquées dans des anémies hémolytiques et dont il est question dans le texte sont indiquées en rouge. ADP : adénosine diphosphate ; ATP : adénosine triphosphate ; DHAP : dihydroxyacétone phosphate ; DPG : diphosphoglycérate ; F-6-P : fructose 1-6-diphosphate ; G-6-P : glucose-6-phosphate ; GPI : glucose phosphate isomérase ; NADP : nicotinamide adénine dinucléotide phosphate ; PFK : phosphofructose kinase ; PGK : phosphoglycérate kinase ; PK : pyruvate kinase ; TPI : triose phosphate isomérase.

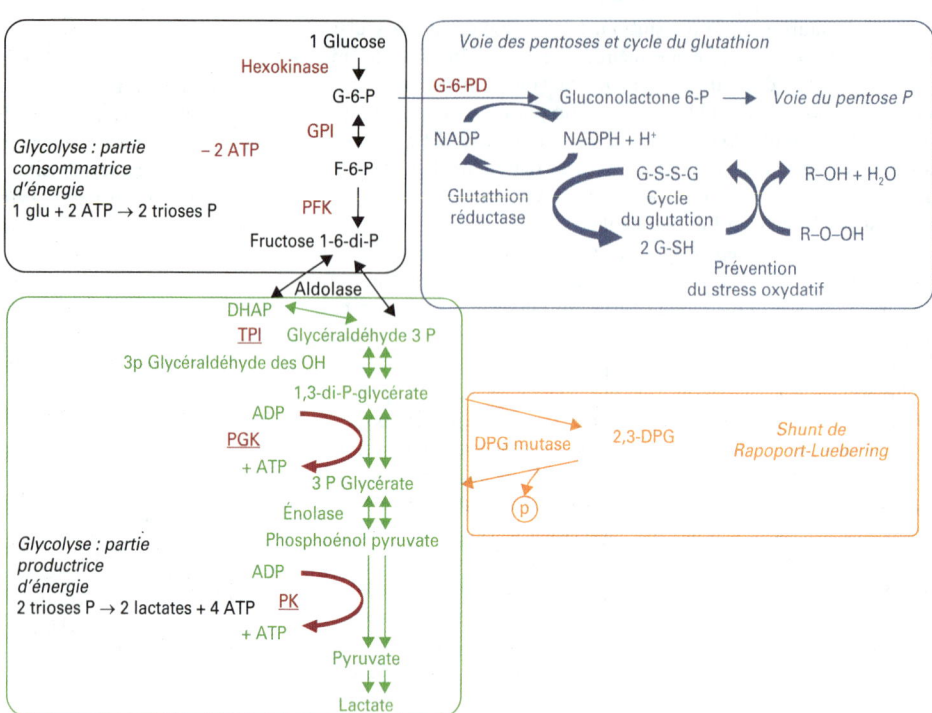

contraintes multiples auxquelles il est soumis (Figure S04-P03-C03-2). Chargé de fer et d'oxygène, le globule rouge contrôle le stress oxydatif grâce au cycle du glutathion dont la régénération nécessite la production de $NADPH_2$ (nicotinamide adénine dinucléotide phosphate) produit par la glucose-6-phosphate déshydrogénase (G-6-PD). Le globule rouge qui est une cellule très active (fluidité membranaire, canaux ioniques, etc.) ne dispose pas de mitochondrie mais de la seule glycolyse anaérobie pour sa production d'adénosine triphosphate (ATP). Les mutants des enzymes contribuant à cette voie sont donc des causes potentielles d'une insuffisance énergétique responsable d'un vieillissement prématuré de la cellule et d'une anémie hémolytique chronique. Un autre élément de fragilité du métabolisme du globule rouge est l'impossibilité de renouveler son stock enzymatique car il a perdu, lors de l'énucléation, la capacité à produire acides ribonucléiques (ARN) messagers et protéines et donc la possibilité de compenser une enzyme dont l'activité décroît avec l'âge de l'hématie. Le dosage enzymatique, étape clef de l'exploration d'une anémie hémolytique, fournit une valeur moyenne d'activité, normalement forte dans les hématies jeunes et très faible des cellules sénescentes qui vont être éliminées par le système réticulo-endothélial. En situation d'hémolyse, un déficit enzymatique peut être ainsi masqué en raison de la destruction des hématies les plus déficitaires d'une part et de l'enrichissement en cellules jeunes qu'exprime une réticulocytose élevée. À titre d'exemple, le dosage de l'activité G-6-PD chez un patient déficitaire présentant une forte réticulocytose peut être « normal ». Pour éviter ce piège d'interprétation, il est recommandé de doser simultanément plusieurs activités enzymatiques qui servent de valeur de référence par rapport à celle soupçonnée d'être déficitaire. L'hexokinase est souvent choisie car les déficits de cette activité sont exceptionnels. À ce piège d'interprétation s'ajoute la stabilité intrinsèque des enzymes qui peut être faible et impose une exigence critique face aux résultats du dosage. Il est donc impératif de se garder d'interpréter le dosage isolé d'une seule enzyme, d'envisager des possibles écueils pré-analytiques et de ne pas hésiter à contrôler un premier résultat anormal. Le tableau S04-P03-C03-III donne les principaux déficits par ordre de prévalence décroissante, en mentionnant la position du gène impliqué sur le génome et le mode de transmission.

Tableau S04-P03-C03-III Principaux déficits enzymatiques du globule rouge.

Voie	Déficits/fréquence	Transmisson	Mode de révélation
Cycle des pentoses	G-6-PD > 400 millions de cas	Récessive liée à l'X (Xq28)	Poussées d'anémie aiguë liées au stress oxydatif
Glycolyse	Pyruvate kinase > 600 cas (caucasiens)	Récessive 1q21	Anémie hémolytique chronique
	Phosphoglucose isomérase > 300 cas	Récessive 19q13.1	Hémolyse de degré variable, parfois sévère Atteinte du système nerveux central possible
	Phosphoglycérate kinase < 100 cas	Récessive liée à l'X (Xq21.1)	Anémie hémolytique Atteinte musculaire et du système nerveux central
	Phosphofructose kinase Une centaine de cas	Récessive 1q31	Hémolyse compensée Atteinte musculaire
	Triose phosphate isomérase < 50 cas	Récessive 12p13	Anémie hémolytique Atteinte neurologique précoce et létale
	Hexokinase < 25 cas	Récessive 10q22	Anémie hémolytique débutant dans l'enfance

Déficit en glucose-6-phosphate déshydrogénase (G-6-PD) [26, 28, 30]

Épidémiologie, génétique et classification

C'est, avec plus de 400 millions de sujets déficitaires dans le monde, le plus fréquent des déficits enzymatiques. Les mutations responsables de déficit en G-6-PD confèrent un avantage sélectif en raison d'une « protection » vis-à-vis de l'infection palustre : en effet, le niveau « pro-oxydant » des hématies déficitaires, supérieur à la normale, est défavorable au développement du parasite. Le déficit en G-6-PD est particulièrement répandu en Afrique intertropicale, sur le pourtour méditerranéen, au Moyen-Orient et en Asie (Asie du Sud-Est et Chine du Sud). L'enzyme active est un dimère d'une protéine codée en Xq28. Ce sont donc principalement les sujets masculins qui expriment la maladie. Le phénomène de « lyonisation » qui inactive au hasard l'un des deux chromosomes X explique la grande variabilité du dosage de l'activité G-6-PD des femmes hétérozygotes : elles sont asymptomatiques dans 95 % des cas mais des phénotypes extrêmes et donc des cas d'hémolyse sont possibles. De même, les rares homozygotes de sexe féminin expriment le déficit comme un sujet masculin hémizygote.

Il existe deux formes de G-6-PD, la protéine « sauvage » dite « B » et le variant dit « A », plus fréquent en Afrique. Ces variants diffèrent par la présence d'un polymorphisme protéique neutre : p.Asp126Asn (G-6-PD : c.376 A → G, exon 5). Sur ces deux protéines d'activité identique, sont apparues de nombreuses mutations générant des protéines à activité plus ou moins réduite. Ces mutations sont regroupées dans la classification OMS, en déficits en G-6-PD de types III, II et I. En Afrique, l'apparition du mutant p.Val68Met (G-6-PD : c.202 G → A, exon 4) sur le variant « A », détermine une forme à activité modérément réduite très fréquente en zone intertropicale, jusqu'à 30 % de la population générale dans certaines régions. Elle est dite forme « A– » p.(Val68 Met, Asp126Asn). Dans le bassin méditerranéen, c'est la forme « B » qui a subi la mutation la plus répandue : p.Ser188Phe (G-6-PD : c.563C>T), dite forme « B– » ou « Med ».

Les variants « A– » et « B– » ont pour conséquence une diminution de la stabilité de la protéine. La demi-vie de la protéine « A– » est de 13 jours, de 8 jours pour la forme « B– » alors qu'elle est de 62 jours pour les protéines non mutées. Le déficit « A– » est donc moins sévère, dit de « type III », (60 à 10 % de l'activité normale) dans la classification OMS des déficits en G-6-PD, alors que la forme « B– » est dite de type II (< 10 % de l'activité normale). C'est ce dernier qui est à l'origine de la sensibilité aux fèves ou favisme, mentionné dans le bassin méditerranéen depuis l'Antiquité. Cet accident hémolytique aigu est secondaire à la consommation de fèves qui contiennent un agent oxydant puissant : la vicine.

Plus de 150 mutants des protéines natives B et A ont été recensés ; ils produisent des enzymes à activité réduite de type II ou III et sont responsables d'hémolyses aiguës déclenchées par l'exposition à un agent oxydant, médicamenteux, alimentaire (fèves) ou même cosmétique (henné). Ces mutants ont souvent une aire de répartition géographique précise (G-6-PD Canton et Kaiping en Chine, Viangchan dans le Sud-Est asiatique). Le type IV, variant à activité normale, et le type V, correspondant à une enzyme suractive, n'ont pas de traduction pathologique. À l'opposé, les déficits de classe I (activité < 1 % de la normale) engendrent une anémie chronique corpusculaire non sphérocytaire présente dès la naissance. L'enzyme y est quasiment inactive soit parce qu'il ne peut y avoir de dimérisation, soit parce que la mutation altère de manière majeure le site actif de la protéine. Le type I est rare avec une soixantaine de mutants décrits, souvent privés (c'est-à-dire des mutants apparus chez un patient et restreints aux descendants de ce cas index). Les mères des garçons porteurs d'un déficit de type I sont porteuses hétérozygotes du mutant mais ont une activité G-6-PD strictement normale car tous les globules rouges exprimant le « X muté » sont détruits avant de passer dans la circulation sanguine.

Manifestations cliniques

Les patients porteurs de type II ou III, n'ont pas de stigmates biologiques d'hémolyse chronique. Les deux tableaux cliniques les plus fréquemment observés sont l'ictère néonatal et l'hémolyse aiguë secondaire à la prise de médicaments oxydants ou de fèves, ou contemporaine d'un épisode fébrile, d'intensité souvent plus modérée. Le déficit en G-6-PD peut être associé à un syndrome drépanocytaire majeur et interagir avec son évolution.

Hémolyse aiguë

Les épisodes d'hémolyse après exposition à un agent oxydant surviennent de manière aléatoire, même pour un individu donné. Ils peuvent être très brutaux avec une anémie inférieure à 5 g/dl d'hémoglobine. L'anémie s'accompagne de douleurs abdominales ou lombaires, d'urines « porto » ou « coca-cola », témoin d'une hémolyse intravasculaire avec hémoglobinurie, puis d'un ictère. Elle peut se compliquer chez l'adulte d'une insuffisance rénale aiguë. L'hémolyse survient dans les 1 à 3 jours suivant la prise de l'agent oxydant. De nombreux facteurs (dose du médicament, type de déficit, âge, co-morbidités) peuvent moduler sa gravité. Les médicaments oxydants formellement contre-indiqués chez les sujets déficitaires sont les suivants : sulfaméthoxazole, triméthoprime, sulfadiazine, dapsone, sulfaguanidine, sulfafurazol, nitrofurantoïne, primaquine, bleu de méthylène IV, noramidopyrine/métamizole sodique, sulfasalazine, rasburicase (la liste des médicaments dangereux est régulièrement actualisée et peut être consultée en ligne sur le site de l'ANSM [ansm.sante.fr/g6pd]). Le favisme engendre des signes d'hémolyse souvent plus précoces et sévères que les médicaments. Tous les sujets sensibles aux fèves ont un déficit en G-6-PD, mais tous les sujets déficitaires en G-6-PD n'expriment pas cette sensibilité aux fèves.

Ictère néonatal

Le déficit en G-6-PD est une cause fréquente d'ictère néonatal survenant à partir du troisième jour de vie. En l'absence de prise en charge, il peut se compliquer d'ictère nucléaire, complication gravissime et rare mais dont il est une des causes principales. Les signes d'hémolyse (taux d'hémoglobine et de réticulocytes) ne sont en règle pas au premier plan. L'hyperbilirubinémie peut être majorée par un syndrome de Gilbert associé.

Hémolyse chronique

Dans les déficits de type I, l'anémie hémolytique chronique est sujette aux complications habituelles (splénomégalie, lithiase biliaire pigmentaire, érythroblastopénie aiguë liée au parvovirus B19). Elle peut être sévère, nécessiter des transfusions itératives et se compliquer d'une surcharge en fer. Elle s'associe à des poussées d'hémolyse aiguë intravasculaire lors d'épisodes fébriles ou en cas d'exposition à un agent anti-oxydant.

Diagnostic biologique

L'examen du frottis sanguin décèle la présence d'hématies fantômes (*hemi-ghosts*) ou encore d'hématies mordues ou pincées très évocatrices. Les corps de Heinz (précipités d'hémoglobine dénaturée) sont visibles après coloration au bleu de crésyl ou au violet de méthyl. Le dosage enzymatique spectrophotométrique, en tenant compte des aléas d'interprétation signalés plus haut, est la clef du diagnostic. Le diagnostic moléculaire est utile en cas de transfusion faussant le dosage enzymatique, dans les déficits de type I, et pour dépister les femmes porteuses. Compte tenu des difficultés du diagnostic biochimique liées à la forte réticulocytose, il peut être alors proposé une étude du génotype des variants fréquents.

Traitement

La prise en charge des épisodes d'hémolyse aiguë associe l'hydratation et la transfusion de concentrés de globules rouges selon la sévérité et la tolérance de l'anémie. La principale mesure est préventive : proscrire l'ingestion de fèves (cuites comme crues) et l'inhalation de leur pollen, les médicamenteux pro-oxydants[1]. La vitamine C à fortes doses et les boissons à base de quinine (bitters) sont également proscrites. La tolérance de chaque individu déficitaire étant imprévisible, les règles d'éviction sont les mêmes pour tous. Une carte de soins, d'information et d'urgence éditée par la Direction générale de la santé pour les patients déficitaires est disponible. La prise en charge des patients atteints de type I est adaptée à la sévérité de l'anémie chronique : supplémentation régulière en acide folique, transfusions ponctuelles ou itératives, traitement chélateur du fer si nécessaire. Un traitement par vitamine E est souvent utile. La prise en charge de l'ictère néonatal fait appel principalement à la photothérapie, associée pour les formes graves à l'exsanguino-transfusion. Un dépistage néonatal a été mis en place dans certaines régions du monde où l'incidence du déficit est très élevée, afin de prévenir l'ictère nucléaire et de mettre en place des mesures éducatives préventives. Un diagnostic anténatal peut être proposé en cas de risque de déficit de type I dépendant de transfusions.

Déficit en pyruvate kinase [33]

Épidémiologie, génétique et classification

Cette enzyme est impliquée dans la seule réaction qui permet à la cellule d'avoir un bilan positif en ATP (voir Figure S04-P03-C03-2). L'hypothèse selon laquelle un déficit en pyruvate kinase (PK) pourrait conférer un avantage par rapport au paludisme n'est pas étayée par un excès de patients déficitaires dans les régions impaludées et, au contraire, la répartition de ce déficit est planétaire avec apparemment, une plus grande fréquence en Europe. Il existe plusieurs protéines à activité pyruvate kinase avec des répartitions tissulaires spécifiques. La protéine active dans les hématies mûres, impliquée dans les anémies chroniques est codée sur le chromosome 1, en 1q21 (PK-LR). L'enzyme est active après tétramérisation et elle est soumise à une régulation de type allostérique (fructose 1-6-diphosphate : activateur et ATP : répresseur). Les conséquences des mutations de la protéine peuvent donc concerner la stabilité de la protéine, le fonctionnement des sites catalytiques ou la transition allostérique qu'il est très difficile d'évaluer en pratique. Cela peut expliquer l'apparente normalité des dosages effectués chez des parents de patients déficitaires ou la discordance souvent observée entre la sévérité de l'anémie et celle du déficit de l'activité enzymatique dosée.

C'est une affection à transmission autosomique récessive, les porteurs hétérozygotes étant indemnes de toute anomalie mise à part une diminution de l'activité mesurée dans des proportions très variables en fonction de la mutation en cause. Dans 80 % des cas, on retrouve au moins un mutant privé (plus de 200 mutations décrites) et les anomalies touchent les domaines clef de la protéine, tel le site catalytique. Il existe quelques mutations récurrentes avec une distribution géographique particulières : p.Arg510Gln (PKLR : c.1529 G > A), p.Arg486Trp (PKLR : c.1456 C > T) et p.Glu241Stop (PKLR : c.721 G > T). Les deux premières sont situées à proximité du site catalytique et sont répandues dans le nord de l'Europe pour la première et dans le sud de l'Europe pour la seconde. Si la mutation p.Arg510Gln, fréquente chez les patients sévères, déstabilise la protéine, il n'a pas été possible de mettre en évidence d'anomalie de fonction ou de stabilité pour p.Arg486Trp bien que son caractère déficitaire soit patent. Les mutants de l'arginine 486 sont plus fréquents dans les formes modérées. Le mutant Glu241stop est fréquent sur le pourtour méditerranéen et en particulier au Maghreb.

La période post-natale et les premiers mois de la vie constituent une phase critique de l'expression du déficit. En effet, la baisse de production d'ATP et la constitution d'un bloc enzymatique distal du métabolisme des trioses phosphates conduisent à une accumulation des métabolites d'amont, en particulier du 2-3-DPG (diphosphoglycérate). Cette accumulation diminue l'affinité de l'HbA et favorise le transfert d'oxygène en périphérie. Cette compensation n'est pas effective au cours des premiers mois car l'hémoglobine fœtale est insensible au 2-3-DPG et son affinité pour l'oxygène supérieure à celle de l'HbA.

Manifestations cliniques

Le tableau clinique habituel du déficit en pyruvate kinase est une anémie hémolytique chronique associant ictère et splénomégalie. Le degré d'anémie est extrêmement variable, allant de l'anémie néonatale sévère (des cas d'hydrop sont été décrits) à l'hémolyse totalement compensée diagnostiquée à l'âge adulte. Le plus souvent, la révélation est précoce car la répercussion de l'anémie est maximale dans la petite enfance et le diagnostic ainsi le plus souvent posé au cours des deux premières années de vie. Par la suite environ 50 % des enfants non splénectomisés auront toujours besoin d'un support transfusionnel ponctuel ou continu. La surcharge en fer doit être dépistée par les dosages de la ferritine sérique, du coefficient de saturation de la transferrine, et l'évaluation du fer intra-hépatique par IRM. Ce dépistage s'impose, que les patients soient transfusés régulièrement ou non, en raison d'une hyperabsorption digestive du fer. La surcharge en fer peut, en particulier chez l'adulte, constituer une des modalités de découverte de la maladie. Elle peut être potentialisée par une hémochromatose génétique associée. La lithiase biliaire complique très souvent l'hémolyse chronique. Des foyers d'hématopoïèse médullaires ou extramédullaires peuvent être responsables de manifestations compressives et soulignent le versant dysérythropoïétique de l'anémie.

Diagnostic biologique

Sur le frottis sanguin, la morphologie des hématies est sans particularité. La réticulocytose est élevée, particulièrement chez les sujets splénectomisés, les réticulocytes déficitaires étant séquestrés dans la rate. Le diagnostic repose sur le dosage enzymatique qui doit être fait dans les mêmes conditions et avec les mêmes précautions d'interprétation que pour le dosage de l'activité G-6-PD, en particulier la comparaison avec une activité enzymatique servant de référence. L'instabilité de l'érythropoïèse des nouveau-nés rend difficile une bonne évaluation biochimique enzymatique du fait de l'absence de norme enzymologique pour chaque tranche d'âge et de la quasi-impossibilité de faire un contrôle valide car l'érythropoïèse néonatale est soumise à de très rapides modifications. Il est donc prudent d'effectuer ce diagnostic enzymatique chez les parents qui ont des valeurs stables.

Le diagnostic moléculaire est important pour assurer le diagnostic et permettre de proposer un diagnostic prénatal, si le cas index a une forme nécessitant un programme transfusionnel astreignant au long cours.

Traitement

Deux tiers des patients sont transfusés occasionnellement ou régulièrement. La première transfusion est souvent néonatale. Lorsque l'anémie est sévère et cliniquement mal tolérée, la splénectomie procure un gain de 1,5 à 2 g/dl du taux d'hémoglobine en moyenne et contribue à réduire ou supprimer les besoins transfusionnels. Elle est pratiquée chez environ un tiers des patients. Ses risques infectieux et thrombo-emboliques doivent être pris en compte (voir Chapitre S04-P02-C12). La surcharge en fer est prévenue ou limitée par les chélateurs du fer (déféroxamine ou déférasirox, voir « Syndromes thalassémiques et drépanocytaires »). Quelquefois, des formes gravissimes du déficit ont nécessité une prise en charge anténatale (transfusion in utero ou extraction fœtale pour prise en charge). Dans les rares cas où la dépendance vis-à-vis des transfusions persiste malgré la splénectomie, une greffe de cellules souches hématopoïétiques intrafamiliale peut être envisagée. Une option thérapeutique nouvelle en cours d'étude consiste à bloquer l'enzyme dans sa configuration allostérique la plus favorable, ce qui permettrait de ne pas recourir à la splénectomie ou de diminuer la dépendance aux transfusions.

---

(1) La liste détaillée des médicaments contre-indiqués ou déconseillés, avec un classement par spécialités et un par substances actives, mise à jour et contrôlée par les autorités de santé se trouve sur le site ansm.sante.fr, « médicaments et déficit en G-6-PD ».

Autres déficits [29, 31]

Les autres déficits enzymatiques responsables d'anémie hémolytique sont plus rares, voire rarissimes. Notons que quatre déterminent un syndrome mixte, hématologique et neuromusculaire (*voir* Tableau S04-P03-C03-III). Le diagnostic repose sur la réalisation de dosages enzymatiques guidés en fonction du contexte clinique et de l'âge du patient, comportant G-6-PD, pyruvate kinase, hexokinase (déficit exceptionnel) et phosphoglucose isomérase, 5'-nucléotidase, triose phosphate isomérase chez un enfant si un tableau neurologique sévère apparaît secondairement, phosphofructose kinase et phosphoglycérate kinase en cas de tableau neuromusculaire associé.

Le déficit en phosphoglucose isomérase est responsable d'anémies hémolytiques chroniques récessives de sévérité variable et quelques centaines de cas en ont été décrits. Des troubles neurologiques sont parfois présents, liés au rôle neurotrophique de la forme monomérique sécrétée par les leucocytes : neuroleukine. Le déficit en triose phosphate isomérase est rare, responsable d'une anémie hémolytique chronique précoce qui peut être sévère en période néonatale. Il est constamment associé à des signes neurologiques progressifs débutant entre 6 et 30 mois, aboutissant à une altération neurologique progressive du nourrisson puis à son décès avant 5 ans. Le diagnostic repose sur l'étude enzymatique et l'analyse moléculaire qui décèle des mutations privées ou une mutation récurrente présente dans plusieurs régions du monde (p.Glu104Asp ou p.Glu10Asp selon la nomenclature HGVS) à l'état homozygote ou hétérozygote composite. La gravité de l'affection est extrahématologique et le conseil génétique ouvre la voie au diagnostic prénatal, compte tenu du pronostic létal.

Les déficits en phosphofructose kinase et en phosphoglycérate kinase sont deux entités rares : les formes homozygote ou hétérozygote composite ou hémizygote pour la phosphoglycérate kinase (codée sur le chromosome X) produisent des syndromes mixtes associant une anémie chronique à des troubles neurologiques et musculaires [26]. Le diagnostic est fondé sur l'étude enzymatique et génétique.

Le déficit en 5'-nucléotidase de transmission autosomique récessif est, en fréquence, la troisième cause d'anémie hémolytique chronique liée à un déficit enzymatique [32]. Cette enzyme catalyse la déphosphorylation des pyrimidines. Le diagnostic est évoqué sur la présence de ponctuations basophiles (précipités de ribosomes) dans les hématies. Notons que, dans le saturnisme (intoxication au plomb), ces mêmes ponctuations basophiles pourraient être secondaires à l'inactivation de l'enzyme. Le diagnostic est fait par le dosage de l'activité et le diagnostic moléculaire (une vingtaine de mutations rapportées). La sévérité de l'hémolyse peut nécessiter des transfusions.

En conclusion, les dosages enzymatiques permettent de détecter la plupart des déficits sous réserve d'être réalisés dans conditions techniques contrôlées (durée du transfert, température, type de prélèvement). Le diagnostic moléculaire permet de confirmer le diagnostic, d'identifier les allèles pathologiques dans la famille et éventuellement, de proposer un diagnostic prénatal pour les enzymopathies les plus graves.

Anémies hémolytiques auto-immunes

Michel Leporrier

Les anémies hémolytiques auto-immunes résultent d'un conflit entre un anticorps produit par le sujet lui-même contre un antigène de ses propres hématies. Selon cette définition, se trouvent exclues de ce chapitre les hémolyses de mécanisme immuno-allergique (*voir* Chapitre S04-P03-C04) et par allo-immunisation transfusionnelle (*voir* Chapitre S04-P05-C01) ou fœtomaternelle (*voir* Section S28). Les conséquences de ce conflit sont variables dans leur expression clinique et immuno-hématologique, pouvant engendrer une anémie extrêmement brutale et sévère. Ces maladies peuvent être observées chez l'enfant comme chez l'adulte, avec quelques particularités propres à ces tranches d'âges concernant en particulier le contexte étiologique et le pronostic.

Processus d'auto-immunité anti-érythrocytaire

La tolérance du soi érythrocytaire et sa rupture répondent à des mécanismes complexes. Celui qui englobe le mieux les faits cliniques et expérimentaux est fondé sur l'élimination des lymphocytes autoréactifs dans le thymus d'une part (tolérance centrale), et pour ceux qui ont échappé à cette première sélection notamment en raison du répertoire limité des auto-antigènes exprimés dans le thymus, dans les organes lymphoïdes périphériques [64]. Ce processus, dit de tolérance périphérique, repose principalement sur la sélection des lymphocytes CD4 dont le TCR (*T-cell receptor*) reconnaît un auto-antigène présenté par les cellules présentatrices en conjonction avec le système majeur d'histocompatibilité, et la mise en jeu de signaux de co-stimulation (en particulier CD28/CD80/86). Les cellules présentatrices d'antigène les plus efficaces pour cette fonction siègent principalement dans les organes lymphoïdes périphériques et notamment la rate. Les lymphocytes autoréactifs reconnus par ces caractères entrent en apoptose via l'activation de la voie Fas-ligand de Fas (FasL). Par ailleurs, le contrôle des lymphocytes autoréactifs dépend aussi de lymphocytes T régulateurs CD4+ CD25+ [48]. Dans un modèle murin d'hémolyse auto-immune, ces cellules exercent un effet suppresseur sur le processus d'auto-immunisation anti-érythrocytaire : leur déplétion sélective en facilite le développement, leur transfert adoptif l'inhibe [57]. La molécule CTLA-4 (CD152), constamment exprimée par les cellules T CD4+ CD25+, constitue un élément clef de ce processus de contrôle. L'inhibition de cette molécule déclenche le développement d'une anémie hémolytique auto-immune chez la souris, et un travail récent portant sur des clones T CD4+ CD25+ isolés ex vivo à partir d'un cas humain d'anémie hémolytique auto-immune montre que le contrôle négatif exercé par ces cellules dépend de l'expression de CTLA-4 [69].

L'absence d'élimination des lymphocytes autoréactifs en rapport avec un défaut du processus d'interaction Fas-FasL est à l'origine du syndrome lymphoprolifératif décrit en 1967 par Canale et Smith, également connu sous le nom de syndrome lymphoprolifératif avec auto-immunité [67]. Il affecte principalement des jeunes enfants des deux sexes, âgés de 5 ans en moyenne, chez lesquels il s'exprime par une splénomégalie et des adénopathies, et souvent par des manifestations auto-immunes (thrombopénie, uvéite, vasculite, glomérulopathie), au premier rang desquelles une hémolyse (25 % des cas). Ce syndrome expose à un risque accru de transformation maligne en particulier en lymphome hodgkinien ou non hodgkinien.

On sait aujourd'hui que ce syndrome est en relation avec un défaut d'apoptose des lymphocytes T CD3+ CD4– CD8–, dénombrés en excès dans le sang chez ces patients. Ce défaut d'apoptose est la conséquence de mutations autosomiques récessives ou dominantes, portant sur l'activation de Fas. Plusieurs types en sont connus. Le type Ia résulte de mutations du récepteur Fas (CD95) ; il reproduit l'équivalent de la mutation *lpr* chez la souris. Le type Ib résulte de mutations portant sur le ligand de Fas ; il reproduit l'équivalent de la mutation murine *gld*. Le type II porte sur un défaut de la chaîne des caspases, et on regroupe en un type III les cas de mécanisme non connu. Pour exceptionnel qu'il soit, ce syndrome doit être évoqué chez tout enfant développant un syndrome lymphoprolifératif clinique et a fortiori une manifestation d'auto-immunité. La présence de lymphocytes T CD3+ CD4– CD8– (cytométrie en flux) est l'examen déterminant pour en évoquer le diagnostic.

Tableau S04-P03-C03-IV Caractéristiques immunologiques des anémies hémolytiques auto-immunes.

	Test de Coombs	Épitopes
Anticorps chauds	IgG ± C	Rh, bande 4.1, bande 3, glycophorine (peptides)
Anticorps froids	C	Ii, Pr_2 (polysaccharides)
Hémolysine biphasique	IgG	P

En dehors de ces circonstances, le mécanisme précis de la rupture de tolérance et du déclenchement d'épisodes d'hémolyse auto-immune reste peu clair dans la majorité des cas. Récemment, on a pu montrer sur des modèles murins d'anémie hémolytique auto-immune le rôle de lymphocytes T_H17, activés par l'interleukine 17 [71].

Les circonstances déclenchant une hémolyse auto-immune en clinique soulignent la complexité des phénomènes. Par exemple, en contexte infectieux, l'activation polyclonale des lymphocytes peut engendrer une réaction croisée pour un épitope commun entre l'agent infectieux et la membrane érythrocytaire (simulation antigénique). Ce mécanisme prévaut probablement dans les phénomènes d'auto-immunité anti-érythrocytaire contemporains d'une infection, qu'elle soit *bactérienne* (par exemple, *Mycoplasma pneumoniæ*, infection à *Treponema pallidum*), *parasitaire* (par exemple, *Plasmodium falciparum*), *virale* (par exemple, virus d'Epstein-Barr ou de *vaccinations*. Ailleurs, le processus d'auto-immunisation résulte du démasquage ou de la modification d'un antigène érythrocytaire cryptique par exemple sous l'effet d'un *médicament* (méthyldopa, lévodopa, acide méfénamique, procaïnamide). Toutefois, les hémolyses auto-immunes associées au traitement par analogues puriques (fludarabine, cladribine) ne semblent pas dépendre de ce dernier mécanisme, mais plutôt d'une altération du processus d'élimination des lymphocytes autoréactifs sous l'effet de ces médicaments. En dehors de ces circonstances, les accidents d'hémolyse immunologique déclenchés par les médicaments résultent pour la plupart d'un mécanisme dit immuno-allergique, qui n'est opérationnel qu'en présence du médicament ou de ses métabolites, selon un mécanisme haptène-cellule différent d'un processus d'auto-immunité (*voir* Chapitre S04-P03-C04).

Les auto-anticorps anti-érythrocytaires ont pour cible des épitopes érythrocytaires dominants (Tableau S04-P03-C03-IV). Dans le cas des anticorps chauds, ce sont des peptides non polymorphes associés à la membrane, notamment ceux du complexe Rhésus, sans qu'une spécificité antigénique précise y soit impliquée : sauf exception, l'anticorps reconnaît la structure Rhésus dans son ensemble, et cette notion doit être présente à l'esprit pour comprendre l'inefficacité transfusionnelle habituelle dans ces cas. Dans le cas des anticorps froids, les antigènes ont une structure glycoprotéique, les principaux étant les systèmes Ii et Pr_2, mais d'autres antigènes publics ou privés peuvent être concernés. Cependant, le processus menant à l'auto-immunisation ne semble pas dépendre étroitement de la spécificité de l'auto-antigène. Les souris NZB développent naturellement une anémie hémolytique avec auto-anticorps anti-bande 3 érythrocytaire. Or, l'inactivation du gène de la bande 3 chez ces souris ne prévient pas le développement du processus auto-immun, mais en modifie la cible antigénique, qui concerne alors la glycophorine [17]. Cette observation introduit une réserve théorique à l'encontre des perspectives thérapeutiques fondées sur l'induction d'une tolérance antigénique.

Processus d'hémolyse

Caractères du conflit antigène-anticorps

La destruction des hématies sensibilisées par des auto-anticorps résulte schématiquement de deux types de mécanismes. Le premier est lié à la reconnaissance du fragment Fc des anticorps fixés sur l'hématie par un récepteur spécifique des macrophages. Sont reconnus les fragments Fc des IgG, mais pas ceux des IgM. Schématiquement, les trois types de récepteurs Fc actifs à la surface des macrophages (FcRI, II et III) fixent le fragment Fc des IgG avec une affinité variable selon l'isotype et la conformation monomérique ou polymérique des anticorps [70]. L'affinité est maximale pour les IgG_3, forte pour les IgG_1, faible pour IgG_2 et IgG_4. Ces données expliquent probablement la grande variabilité des processus d'adhésion et de destruction des hématies sensibilisées selon l'isotype des auto-anticorps et leur densité : in vivo, il suffit de quelque dizaines de molécules d'IgG_3 pour entraîner la destruction des hématies, mais plusieurs milliers sont nécessaires s'il s'agit d'IgG_1 [46].

Lorsque le conflit antigène-anticorps a la propriété d'activer le système du complément (voie classique), les produits d'activation présents sur la membrane (C3b, C4b) renforcent le phénomène d'opsonisation et la phagocytose par les macrophages. Plusieurs types d'anticorps peuvent activer le complément : il peut s'agir d'anticorps « chauds » (principalement de classe IgG), dont l'affinité pour l'antigène érythrocytaire est maximale à 37 °C ou « froids » (principalement de classe IgM) qui expriment une réactivité avec l'antigène érythrocytaire maximale à 4 °C. L'activation en cascade du complément engendre l'activation du complexe lytique (C5-C9) capable de provoquer des lésions majeures de la membrane et une hémolyse de type intravasculaire. Les anticorps ayant cette propriété sont dits hémolysants (hémolysines).

Cette distinction schématique est cependant loin d'être absolue. Les agglutinines froides de classe IgA n'activant pas le complément, elles ne déclenchent pas d'hémolyse ; l'auto-anticorps peut exprimer une amplitude thermique large ou « biphasique » comme dans le cas de l'hémolysine de Donath-Landsteiner (IgG « froide » capable aussi d'activer le complément à 37 °C). Dans certains cas, les anticorps décelés sur l'hématie sont de type « mixte » : les anticorps chauds IgG coexistent avec un anticorps froid IgM ou les produits d'activation du complément.

Lésions érythrocytaires

Les hématies sensibilisées par un anticorps peuvent subir une phagocytose généralement partielle, n'emportant qu'un fragment de leur membrane, ce qui réduit leur surface et explique l'apparition d'un certain degré de sphérocytose. Cet aspect est généralement évident sur les frottis sanguins dans les formes d'hémolyse auto-immune subaiguë ou chronique. Ce phénomène est aussi décelable par ektacytométrie [42]. La phagocytose partielle des fragments de membrane et donc du complexe antigène-anticorps peut aboutir à une raréfaction, voire une disparition apparente de l'antigène, comme le montrent certains modèles expérimentaux [73], et contribuer en partie au caractère négatif du test de Coombs dans certaines hémolyses auto-immunes.

L'hémolyse relevant de ce mécanisme est extravasculaire, principalement splénique et accessoirement hépatique, dépendant en partie de la nature et la quantité d'anticorps fixés sur chaque hématie, et de l'éventuelle activation du complément qui en résulte [55].

Diagnostic immuno-hématologique

Les techniques utiles pour le diagnostic et le classement de la nature du conflit auto-immun sont le test de Coombs direct, l'étude du sérum, et l'élution des anticorps fixés sur les hématies.

Le test de Coombs direct, ou test à l'antiglobuline, consiste à rechercher la présence d'anticorps *directement* fixés sur les hématies. Classiquement, on met en présence les hématies déplasmatisées par lavages successifs avec un anticorps anti-imunoglobulines (antiglobuline) et on apprécie alors l'agglutination qui en résulte. On estime qu'il faut une concentration d'au moins 500 molécules d'anticorps par hématie pour que l'agglutination soit décelable. Or, une densité plus faible d'anticorps est capable de déclencher l'hémolyse in vivo : ainsi s'expliquent les cas d'hémolyses auto-immunes dites à test de Coombs négatif.

Ce test est classiquement effectué à 4 °C, à 37 °C, à l'aide d'antiglobulines polyvalentes puis spécifiques (anti-IgG, anti-IgM). Il précise ainsi la classe de l'anticorps et sa nature chaude ou froide. Dans ce dernier cas, l'anticorps se détache habituellement de l'hématie au cours de l'examen lorsque celui-ci est effectué à une température au-dessus de l'optimum thermique de la liaison : le test de Coombs ne décèle alors que la présence de complément.

Dans la plupart des laboratoires d'immunohématologie actuels, le test de Coombs direct est effectué en phase solide dans un gel. Cette méthode, plus sensible que le test de Coombs direct classique, est réputée déceler la présence de 100 à 150 molécules d'anticorps par hématie.

L'étude du sérum est surtout utile pour déceler la présence d'anticorps de faible affinité ou élués spontanément dans les conditions techniques de l'examen. C'est en particulier le cas des agglutinines froides. On peut ainsi en déterminer le titre exprimé en fraction de dilution ($1/32^e$ à plus de $1/1\,000^e$). On retrouve inconstamment par cette technique des anticorps chauds de même nature que ceux décelés par le test de Coombs direct.

L'élution consiste à détacher les anticorps fixés sur les hématies en utilisant selon les cas des procédés comme la chaleur ou des solvants (éther). On peut ainsi en préciser leur spécificité antigénique. En réalité, cette technique est surtout utile si l'interprétation du test de Coombs direct est ambiguë, par exemple chez un patient récemment transfusé et allo-immunisé (cas où il est difficile de dissocier le rôle respectif des hématies transfusées et autologues, de l'auto-anticorps ou d'éventuelles agglutinines irrégulières).

Anémies hémolytiques à auto-anticorps chauds

Ce sont les plus fréquentes en pratique médicale, observées chez l'enfant comme chez l'adulte. Dans certains cas, un facteur déclenchant ou un contexte pathologique sont identifiables (formes secondaires), ailleurs non (formes idiopathiques).

Signes

Quel que soit le contexte, l'hémolyse peut s'installer de manière progressive, parfois insidieusement, ou plus bruyamment. Elle est à prédominance extravasculaire (ictère à bilirubine libre, splénomégalie progressive). Les signes de régénération peuvent être retardés de quelques jours lorsque l'anémie est d'installation aiguë et récente, et peuvent manquer dans certains cas si le conflit antigène-anticorps affecte les érythroblastes médullaires (réticulocytopénie). La régénération au début peut comporter une discrète myélémie, incluant un faible pourcentage d'érythroblastes. Le taux des réticulocytes atteint habituellement des valeurs comprises entre 200 000 et 500 000/mm^3 après plusieurs jours, selon l'importance de l'hémolyse et des capacités de régénération.

Le plus souvent, l'hémolyse évolue depuis plusieurs jours ou semaines lorsque les signes d'anémie deviennent évidents. L'anémie, même si un traitement est déjà entrepris, peut parfois atteindre un degré de sévérité extrême, abaissant le taux d'hémoglobine à moins de 3 à 4 g/dl. On peut alors observer des manifestations d'hypoxémie tissulaire, notamment chez les sujets âgés : ischémie coronarienne, encéphalopathie anoxique. Ces situations ne sont pas rares, et justifient l'hospitalisation systématique des patients tant que la stabilisation de l'hémolyse n'est pas assurée.

Diagnostic

Il est en général évident, suggéré par la pâleur, l'ictère, voire la splénomégalie. L'agglutination des hématies est parfois observable macroscopiquement dans le tube de sang destiné à la numération, et provoque des artefacts de numération par l'automate. Le taux d'hémoglobine est le moins suspect d'artefacts et suffit pour apprécier, dans ce contexte, la gravité de la déglobulisation.

Le test de Coombs direct doit être pratiqué sans délai : il peut être effectué, y compris en urgence, en une heure ou deux dans tous les établissements de transfusion sanguine. Il montre le plus souvent une positivité de type IgG, ou IgG et complément. On y associe un groupage érythrocytaire et une recherche d'agglutinines irrégulières, dont l'identification et le typage sont souvent compliqués par la présence de l'auto-anticorps dans le sérum des patients. L'étude de l'éluat est rarement utile en pratique : elle révélerait généralement une spécificité de type « Rhésus », non restreinte à des antigènes précis, plus rarement une spécificité anti-e, c, E, D, C, voire Kell). La multiplication des tests biochimiques d'hémolyse (haptoglobine, LDH, etc.) n'apporte rien de plus s'il existe une hyperbilirubinémie libre.

Causes

Les causes ou maladies associées à ces hémolyses par anticorps chauds (Tableau S04-P03-C03-V) ne sont pas toujours identifiables : entre 50 et 70 % des cas restent « idiopathiques ».

Maladies auto-immunes

La maladie lupique peut avoir une expression hématologique prédominante, et l'anémie hémolytique auto-immune en constituer le mode inaugural. Bien souvent dans ces cas, les critères cliniques et biologiques

Tableau S04-P03-C03-V Principales maladies associées aux anémies hémolytiques auto-immunes.

	Maladies associées
Anticorps chauds	Maladies systémiques – lupus érythémateux systémique – polyarthrite rhumatoïde Maladies inflammatoires – maladie de Crohn – rectocolite hémorragique – thyroïdite Déficits immunitaires – déficit immunitaire commun variable – infection par le VIH Lymphoproliférations – leucémie lymphoïde chronique – lymphomes B et T périphériques Médicaments – méthyldopa – lévodopa – acide méfénamique – procaïnamide – diclofénac Infections – mononucléose infectieuse Divers – kyste dermoïde ovarien – thymome bénin – myélofibrose primaire
Anticorps froids	Lymphoproliférations – maladie des agglutinines froides – leucémie lymphoïde chronique Infections – *Mycoplasma pneumoniæ* – virus d'Epstein-Barr, cytomégalovirus, VIH, virus varicelle-zona, influenza, adénovirus – *Treponema pallidum*, *Escherichia coli* – *Listeria monocytogenes*
Hémolysine biphasique	Infections – *Mycoplasma pneumoniæ* – virus d'Epstein-Barr, VIH, virus varicelle-zona – influenza A, adénovirus, rougeole, oreillons – *Treponema pallidum*, *Escherichia coli* – *Hæmophilus influenzæ*

établissant le diagnostic définitif du lupus érythémateux systémique ne sont pas réunis ou apparents d'emblée. Cependant, l'association à une thrombopénie de mécanisme auto-immun (cette association est désignée sous le terme de syndrome d'Evans), à un anticoagulant de type antiphospholipidique, un titre élevé d'anticorps antinucléaires, évoque la probabilité d'une évolution ultérieure avec un enrichissement des manifestations de cette maladie. L'association à d'autres maladies auto-immunes (maladie de Biermer, polyarthrite rhumatoïde) est rare.

Déficits immunitaires

Les déficits immunitaires congénitaux ou acquis, au premier rang desquels l'agammaglobulinémie congénitale, le syndrome de Wiskott-Aldrich, le déficit immunitaire commun variable, le syndrome de déficit immunitaire acquis, favorisent l'émergence d'une positivation du test de Coombs, parfois d'une hémolyse patente [36]. Le syndrome lymphoprolifératif avec auto-immunité (Canale-Smith) peut être révélé par une cytopénie auto-immune, notamment une anémie hémolytique, voire une thrombopénie : certains diagnostics de syndrome d'Evans relèvent en réalité de ce cadre, notamment chez l'enfant [35].

Syndromes lymphoprolifératifs [52, 65]

Parmi les lymphomes non hodgkiniens, l'hémolyse auto-immune affecte surtout ceux de type T (cette catégorie de lymphomes inclut les cas antérieurement désignés sous le terme de « lymphadénopathie angio-immunoblastique ») et les tumeurs du thymus. L'épisode hémolytique peut précéder la reconnaissance de la prolifération lymphoïde de plusieurs mois ou années.

La principale hémopathie associée est la leucémie lymphoïde chronique. Le test de Coombs direct est positif chez 13 % des patients avant tout traitement [51]. Sa positivité accroît le risque d'hémolyse auto-immune mais n'en constitue pas pour autant un préalable. Cette complication est observée avec une fréquence variable selon la durée de l'évolution et les traitements administrés, 5 % des cas en moyenne dans une importante série italienne [54]. Les anticorps sont surtout de type chaud, IgG anti-Rh, polyclonaux, et ne sont donc pas des produits du clone cellulaire B, sauf dans de rares cas d'agglutinines froides. Ces aspects sont développés dans le chapitre consacré à la leucémie lymphoïde chronique (voir Chapitre S04-P03-C08).

Médicaments

Il s'agit bien ici de mécanismes d'auto-immunité, et non de phénomènes immuno-allergiques (pour ces derniers, voir Chapitre S04-P03-C04) : ces hémolyses ont été observées au cours de traitements par méthyldopa, L-dopa, acide méfénamique, hydantoïne. Lorsque la méthyldopa était l'un des médicaments réguliers du traitement de l'hypertension artérielle, un test de Coombs IgG (sans complément) était décelé chez 10 à 36 % des patients traités avec une dose supérieure à 750 mg/j pendant plus de 6 mois, mais seule une minorité (environ 1 % des cas) développait une hémolyse.

Les accidents hémolytiques associés au traitement par les analogues puriniques (fludarabine, cladribine) peuvent survenir dès la première administration de ces médicaments, ou plus tardivement. Ils peuvent être d'une exceptionnelle gravité. Leur mécanisme n'est pas élucidé : une modification du système de contrôle des lymphocytes autoréactifs T est probablement en cause, qui expliquerait bien la plus grande fréquence de cette complication chez les patients multitraités, chez lesquels les déplétions CD4 sont les plus importantes.

Greffes d'organes ou de tissus

En situation d'allogreffe de cellules souches hématopoïétiques, une hémolyse immunologique peut relever de nombreux mécanismes dont tous ne sont pas stricto sensu de nature auto-immune [60]. Néanmoins, un conflit anticorps-donneur/hématies-donneur est observé dans une faible proportion de cas (3 à 6 %), généralement dans les mois qui suivent une allogreffe non apparentée, effectuée chez l'adulte [63] ou chez l'enfant notamment pour une maladie métabolique [59]. Cette complication aggrave significativement le pronostic de la greffe. De tels cas d'hémolyse auto-immune ont été récemment rapportés dans les suites de transplantations *autologues* de cellules souches hématopoïétiques [53].

Bien que ne répondant pas à la définition stricte d'un conflit auto-immun, une hémolyse des hématies du receveur peut être en rapport avec l'activation des lymphocytes contenus dans le greffon lui-même (lymphocytes « passagers »). Ce type d'accident ne se distingue d'une anémie hémolytique auto-immune que par le caractère « adoptif » des cellules responsables du conflit. Il est particulier aux greffes comportant une incompatibilité ABO entre donneur et receveur dite mineure (donneur O/receveur A, B ou AB ; donneur A ou B/receveur AB), soit un peu plus d'une greffe sur cinq. Il est décrit dans le cas de greffes d'organes [45], mais surtout d'allogreffes de cellules souches hématopoïétiques [63]. Il affecte les hématies du receveur, les anticorps provenant d'une activation précoce des lymphocytes présents dans le greffon. Cet accident est souvent très précoce, dès le 5e ou le 6e jour, avant même que ne se manifestent des signes de prise de greffe dans le cas d'une allogreffe. L'hémolyse est patente, à test de Coombs direct positif, très souvent grave et parfois létale. La règle est, dans ces cas, de ne transfuser le receveur qu'avec des hématies O dès le jour de la greffe en cas de greffe d'organe et, dans le cas d'une allogreffe de cellules souches hématopoïétiques, dans les jours qui la précèdent.

D'autres affections peuvent être plus irrégulièrement associées à la production d'auto-anticorps anti-érythrocytaires avec ou sans hémolyse : elles sont signalées dans le tableau S04-P03-C03-V.

Traitement [8]

Le traitement de ces formes à anticorps chauds doit être considéré comme une urgence médicale, car la déglobulisation peut y être rapide, aboutissant en quelques heures à un état d'hypoxémie tissulaire sévère. Le choix des traitements se fonde sur le caractère idiopathique ou non, l'âge et l'état général et cardiovasculaire du patient, l'historique des poussées d'hémolyse.

Traitement initial

Il repose sur une prescription essentielle : la corticothérapie. La dose de 1 mg/kg/j par voie orale est consensuelle et généralement suffisante. Les autres prescriptions utiles dans l'immédiat sont l'acide folique (un comprimé à 5 mg/j suffit), le régime pauvre en sel, et celles que pourrait justifier l'état symptomatique du patient : oxygénothérapie par sonde nasale si l'anémie est très sévère et/ou l'état cardiorespiratoire précaire, vasodilatateurs périphériques en cas de mauvaise tolérance cardiovasculaire de l'anémie, anticoagulants préventifs si on envisage un alitement prolongé plusieurs jours.

La place des transfusions doit être limitée : elles ne sont pas efficaces plus de quelques heures en raison de la spécificité large des auto-anticorps développés par la majorité des patients. On ne les prescrira qu'en cas d'extrême nécessité, en particulier en cas de menace d'anoxie myocardique ou encéphalique : on optera alors pour le principe de transfusions en petites quantités (concentré par concentré), mais selon une fréquence rapprochée (par exemple, toutes les 12 à 24 heures) pour tenir compte de la destruction rapide et donc de l'efficacité éphémère des hématies transfusées, en interrompant cette prescription dès que la menace des signes d'anoxie s'éloigne. Dans un cas extrême, l'utilisation de transporteurs d'oxygène, notamment de polymères d'hémoglobine bovine, a permis de maintenir une oxygénation tissulaire convenable malgré une chute d'hématocrite au-dessous de 5 % [58].

Avec ce traitement, une évolution favorable se dessine après une période de stagnation qui peut durer plusieurs jours, parfois une à deux semaines, malgré une intense réaction réticulocytaire : la bilirubine libre sanguine diminue progressivement, puis le taux d'hémoglobine augmente selon un rythme de 1 à 2 g/dl par semaine. La disparition complète des signes d'hémolyse (normalisation de la bilirubine libre) est habituelle en 2 à 4 semaines. La correction de l'anémie est parfois un peu plus lente, notamment dans les cas les plus sévères. La réticulocytose reste élevée jusqu'à ce que le taux d'hémoglobine soit proche de la normale. Cette amélioration peut être plus lente ou absente en cas de régénération insuffisante (érythroblastopénie ou affection de la moelle osseuse associée). La poursuite des corticoïdes seuls est vaine s'ils n'ont pas permis d'observer une amélioration après 3 à 4 semaines.

On entreprend une décroissance de la dose lorsque les signes d'hémolyse ont régressé (bilirubine normale) et l'anémie est en voie de correction, même si le test de Coombs direct reste positif, par paliers de 10 mg/sem jusqu'à une dose de 0,5 mg/kg/j, puis selon un rythme de 5 mg par mois. La prudence de ce rythme de décroissance diminue le risque de récidive de l'hémolyse. On peut interrompre définitivement la corticothérapie après plusieurs mois de ce traitement si les signes d'hémolyse et d'anémie ont disparu, la maladie causale éventuelle (notamment une prolifération lymphoïde maligne) est contrôlée, et le test de Coombs est négatif.

Globalement, la corticothérapie seule contrôle la première poussée hémolytique dans trois quarts des cas. Une surveillance régulière de ces patients est justifiée par le risque de récidive et la possibilité de voir se démasquer secondairement une cause spécifique (syndrome lymphoprolifératif ou maladie lupique notamment). Le risque de récidive à plus ou moins long terme est important (un cas sur deux), en particulier lorsque le test de Coombs reste positif ou que persiste une splénomégalie. Une exception à cette règle est le traitement par méthyldopa : l'arrêt du médicament est souvent suffisant pour supprimer l'hémolyse, même si le test de Coombs reste longtemps positif.

Certains proposent d'utiliser d'emblée le rituximab à faible dose (100 mg par perfusion par semaine pendant un mois) en association aux corticoïdes [37]. Cette association, évaluée dans une étude prospective mais non contrôlée, procure une amélioration du taux des réponses et leur durée par rapport à des séries historiques, et une réduction appréciable de la dose totale de la corticothérapie.

Formes cortico-résistantes et/ou cortico-dépendantes

À court terme, l'échec du traitement par corticoïdes doit faire envisager d'autres traitements. En pleine poussée d'hémolyse incontrôlable, la splénectomie peut s'imposer malgré les incertitudes qui pèsent sur les résultats de ce traitement : dans les formes idiopathiques, la splénectomie interrompt l'hémolyse de façon durable chez deux patients sur trois, et à défaut, procure souvent une meilleure sensibilité aux traitements médicaux dans les formes résistantes. Les réponses sont plus incertaines dans les formes secondaires [34]. Cette intervention est à haut risque de complications vitales per et post-opératoires si elle est effectuée dans des conditions d'hémolyse non contrôlée. Effectuée dans un contexte d'hémolyse contrôlée, le risque opératoire est aujourd'hui faible. Une prophylaxie anti-infectieuse est justifiée et fait l'objet de recommandations (voir Chapitre S04-P02-C12).

Plus récemment, l'anticorps monoclonal anti-CD20 en perfusions hebdomadaires à la dose de 375 mg/m^2, a permis, au vu de courtes séries, d'interrompre l'hémolyse de façon durable dans nombre de ces cas, surtout en association avec les corticoïdes [40, 43, 72].

Globalement, les résultats à court terme et à distance du traitement par rituximab et de la splénectomie sont très superposables, le choix entre ces deux options pouvant se fonder au cas par cas sur la situation clinique, les préférences du patient, l'expérience de l'équipe médicale [41]. Les autres options possibles reposent sur très fortes doses de corticoïdes, le cyclophosphamide à forte ou très forte dose [56], l'association rituximab-alemtuzumab [47]. Les immunoglobulines polyvalentes intraveineuses n'ont qu'une efficacité limitée et anecdotique dans ces formes.

Reprises évolutives

En cas de réponse éphémère aux corticoïdes, de récidives à court terme ou itératives, les traitements proposés sont fondés sur la splénectomie, le rituximab, le danazol (anti-œstrogène faiblement androgénique exerçant un effet immunomodulateur), les immunosuppresseurs (cyclophosphamide, azathioprine, ciclosporine, mycophénolate mofétil) [41]. Parmi ces médicaments, l'azathioprine et la ciclosporine peuvent être préférées chez une patiente enceinte ou formulant un désir de grossesse en raison de l'importante expérience montrant l'absence d'effet tératogène[(2)]. En cas d'inefficacité des traitements précédents une reprise de corticoïdes peut s'imposer avec les inconvénients d'un tel traitement si le patient ne peut en être sevré. Dans un cas résistant à l'ensemble de ces traitements et à une autogreffe de cellules souches hématopoïétiques, une greffe allogénique a pu contribuer à un contrôle de l'hémolyse auto-immune [44].

Anémies hémolytiques à auto-anticorps froids

Ces variétés sont dominées par deux entités immuno-hématologiques principales : l'hémoglubinurie paroxystique a frigore (hémolysine biphasique de Donath-Landsteiner), et les hémolyses par agglutinines froides.

Hémoglobinurie paroxystique a frigore

C'est une forme d'hémolyse dont la fréquence est considérée comme faible, en réalité probablement mal appréciée : chez l'enfant, elle pourrait expliquer près d'un cas d'anémie hémolytique auto-immune sur trois. Elle est surtout associée au développement de certaines infections : la syphilis dans la description princeps, aujourd'hui plus souvent les infections virales (mononucléose infectieuse, oreillons, varicelle, rougeole) ou par *Mycoplasma pneumoniæ*.

Précédée pendant quelques jours par des signes infectieux, la crise hémolytique est typiquement mais inconstamment déclenchée par le froid. Il n'y a pas de signe de cryopathie (acrosyndrome). L'anémie est d'installation souvent rapide, de type intravasculaire avec hémoglobinurie. L'hémoglobine baisse rapidement à des valeurs de l'ordre de 5 g/dl.

L'anticorps, de nature IgG, est dit biphasique car il fixe le complément à froid (< 15 °C), l'hémolyse ayant lieu à chaud (> 30 °C). L'antigène érythrocytaire est presque toujours un antigène du système P. La technique de détection repose sur une incubation à 4 °C d'hématies tests dans le sérum du patient suivie d'une étape de réchauffement à 37 °C, qui déclenche l'hémolyse. L'utilisation d'hématies-tests provenant de sujets atteints d'hémoglobinurie paroxystique nocturne, moins aptes à inhiber l'activation du complément, sensibilise la détection de l'anticorps [61].

Malgré la sévérité de l'accès d'hémolyse, la plupart des cas guérissent spontanément en quelques semaines. Si des transfusions sont nécessaires, elles peuvent utiliser des concentrés érythrocytaires isogroupe (y compris dans le système P) à condition de les réchauffer à 37 °C avant la transfusion.

Hémolyses par agglutinines froides

Elles sont caractérisées par la propriété de l'auto-anticorps d'agglutiner les hématies en dessous de 37 °C, au maximum à 4 °C, et de provoquer leur hémolyse en présence de complément. Les antigènes érythrocytaires reconnus sont généralement ceux du système Ii. L'antigène i est constitué d'une structure polysaccharidique monocaténaire faite d'une alternance de deux résidus N-acétylglucosamine et galactose constituant la structure de base du système ABH. Le branchement de résidus latéraux identiques dépend de l'activation d'une enzyme

---

(2) Elefant, communication personnelle, et www.lecrat.org.

Hématologie

branchante activée à la naissance. Les hématies du nouveau-né expriment l'antigène i, mais très rapidement celui-ci fait place à l'antigène I (CD45). Ce système Ii est la cible principale des agglutinines froides. Les spécificités i et I sont donc reconnues par l'agglutination exclusive des hématies du cordon pour la première, des hématies adultes pour la seconde. Plus rarement, les cibles antigéniques sont des polysaccharides résidents (Pr) fixés sur des glycoprotéines de la membrane. Les agglutinines froides de ces spécificités sont toutes codées par le segment VH4-34 du gène des immunoglobulines [68]. L'intensité de l'hémolyse, très variable d'un cas à l'autre, dépend du titre de l'agglutinine, et de son amplitude thermique de fixation (température à partir de laquelle se fixe l'anticorps), comprise entre 4 et 36,5 °C.

Ces hémolyses par anticorps froids sont observées dans deux types de circonstances.

Agglutinines froides transitoires [39]

Elles sont souvent observées au cours ou au décours d'infections bactériennes ou virales. De nombreux agents peuvent être en cause dans le développement de telles réactions : infections à *Mycoplasma pneumoniae* (associées au développement d'anticorps anti-I polyclonaux), à virus d'Epstein-Barr (anti-i polyclonaux), plus rarement listériose, endocardite d'Osler, paludisme, leishmaniose, infection à cytomégalovirus, à virus Coxsackie, etc.

L'anémie est rarement sévère, et alors aiguë, intravasculaire, associée à des signes de cryopathie (acrocyanose, voire nécrose des extrémités). Le test de Coombs est généralement de type complément (C3d), en raison de l'élution spontanée habituelle de l'anticorps. Il n'est positif que lorsque le titre de l'anticorps est élevé. L'agglutinine froide est décelée dans le sérum étudié à 4 °C, son titre variable (entre $1/512^e$ et $1/32\,000^e$ dans les formes liées à *Mycoplasma pneumoniae*, inférieur au $1/512^e$ dans l'infection à virus d'Epstein-Barr). L'antigène érythrocytaire en cause est généralement un des épitopes du système Ii. Le pronostic est bénin, la guérison spontanée.

Des agglutinines froides de caractère polyclonal sont aussi observées dans le cadre de maladies systémiques, des cirrhoses du foie, des hépatites chroniques, des néoplasies coliques, pulmonaires, rénales, et de l'angiosarcome de Kaposi, ou contribuant pour une faible proportion aux hémolyses auto-immunes des hémolymphopathies (leucémie lymphoïde chronique notamment), des greffes de cellules souches hématopoïétiques, des déficits immunitaires.

Maladie chronique des agglutinines froides [66]

C'est une affection de sujets âgés (l'âge moyen des premiers signes est de 65 ans), particulière par le caractère monoclonal de l'auto-anticorps agglutinant : il s'agit dans la majorité des cas d'une IgM monoclonale à chaîne légère κ, plus rarement de type IgM λ, IgA, ou IgG. Selon sa concentration, ce composant monoclonal peut être encore inapparent ou décelable sur un tracé d'immunofixation. La maladie chronique des agglutinines froides est donc une forme particulière de macroglobulinémie monoclonale dont le clone lymphoïde B est encore inapparent lors des premières manifestations de l'hémolyse, et peut le rester longtemps après. Le titre de l'agglutinine froide décelée dans le sérum est très élevé, toujours supérieur à $1/512^e$.

L'hémolyse est rarement brutale. Elle évolue de manière épisodique, volontiers scandée par des variations saisonnières et notamment des poussées hivernales, associée à une acrocyanose par agglutination liée à l'abaissement de la température cutanée des zones exposées au froid (extrémités digitales, nez, pavillons). Dans les cas les plus sévères, une hémoglobinurie ou une déglobulisation prononcée peuvent survenir. Le diagnostic est souvent tardif, et les errements diagnostiques ne sont pas rares (patients explorés pour « hématurie », saignement non extériorisé inexpliqué, etc.). Les difficultés culminent dans certaines formes révélées en per opératoire, favorisées par l'hypothermie anesthésique lors d'interventions de longue durée.

Avec le temps, peuvent apparaître les manifestations d'une prolifération lymphoïde. La splénomégalie est rarement importante (l'hémolyse n'y participe pas) et la recherche de ganglions profonds n'est justifiée que lorsque le composant monoclonal dépasse largement 5 à 10 g/l.

Le traitement de la maladie chronique des agglutinines froides est principalement préventif : éviter les baignades en mer ou en piscine, le refroidissement par le port de vêtements appropriés, de gants et de chaussettes de laine surtout l'hiver. La prescription d'acide folique est utile. Il faut encourager ces patients, souvent retraités, à résider de préférence dans une région au climat hivernal doux s'ils en ont le choix. Le risque de poussée hémolytique par hypothermie per opératoire peut justifier des mesures préventives spécifiques [66]. Les poussées d'hémolyse, lorsqu'elles justifient une hospitalisation sont traitées par le réchauffement de la chambre, et éventuellement par des transfusions de sang réchauffé à 37 °C. En raison de leur répétition, et de la difficulté de dépister dans ce contexte l'apparition d'agglutinines irrégulières, on privilégiera le respect d'une compatibilité étendue au-delà des groupes ABO et D (incluant au moins le système Kell). La corticothérapie est inefficace. Les traitements immunosuppresseurs ou cytostatiques ont un intérêt en réduisant le titre de l'agglutinine froide monoclonale, selon les mêmes principes que dans la macroglobulinémie de Waldenström. Le médicament le plus maniable dans ce contexte est le chlorambucil. L'utilisation de l'anticorps monoclonal anti-CD20 dans le contexte d'une maladie chronique des agglutinines froides procure des résultats très appréciables avec un contrôle durable de l'hémolyse dans plus d'un cas sur deux [38]. L'anticorps anti-C5-9, récemment développé pour le traitement de l'hémoglobinurie paroxystique nocturne, ouvre une perspective de traitement très intéressante pour les accès d'hémolyse dépendant de l'activation du complément en rapport avec une agglutinine froide ou biphasique [62].

Pronostic

Dans l'ensemble, l'anémie hémolytique auto-immune est une maladie qui peut engager le pronostic vital à court terme dans le cas d'une hémolyse très sévère (principalement dans les formes à anticorps chauds), ou à long terme dans le cas de formes résistantes aux traitements : la mortalité globale est évaluée entre 10 et 20 % chez l'adulte, 4 % chez l'enfant [35], principalement du fait des complications inhérentes aux traitements prolongés et à la maladie causale.

Micro-angiopathies thrombotiques

Paul Coppo

Le terme de micro-angiopathie thrombotique (MAT) regroupe des syndromes caractérisés par l'association d'une anémie hémolytique mécanique (dont témoigne la présence de schizocytes sur le frottis sanguin), d'une thrombopénie de consommation et de défaillances d'organe de sévérité variable résultant de microthrombi obstruant la lumière des capillaires et des artérioles de la microcirculation. Ces syndromes sont des affections graves engageant le pronostic vital. Il est donc impérieux de savoir les reconnaître rapidement afin d'entreprendre en urgence un traitement adapté.

Ces micro-angiopathies thrombotiques revêtent plusieurs aspects cliniques dont le purpura thrombotique thrombocytopénique (PTT) ou syndrome de Moschcowitz, le syndrome hémolytique et urémique (SHU) et le syndrome HELLP (*hemolysis, elevated liver enzymes, low platelet count*) chez la femme enceinte. Ils peuvent aussi évoluer dans le contexte de maladies tumorales, d'une infection par le VIH, d'une greffe

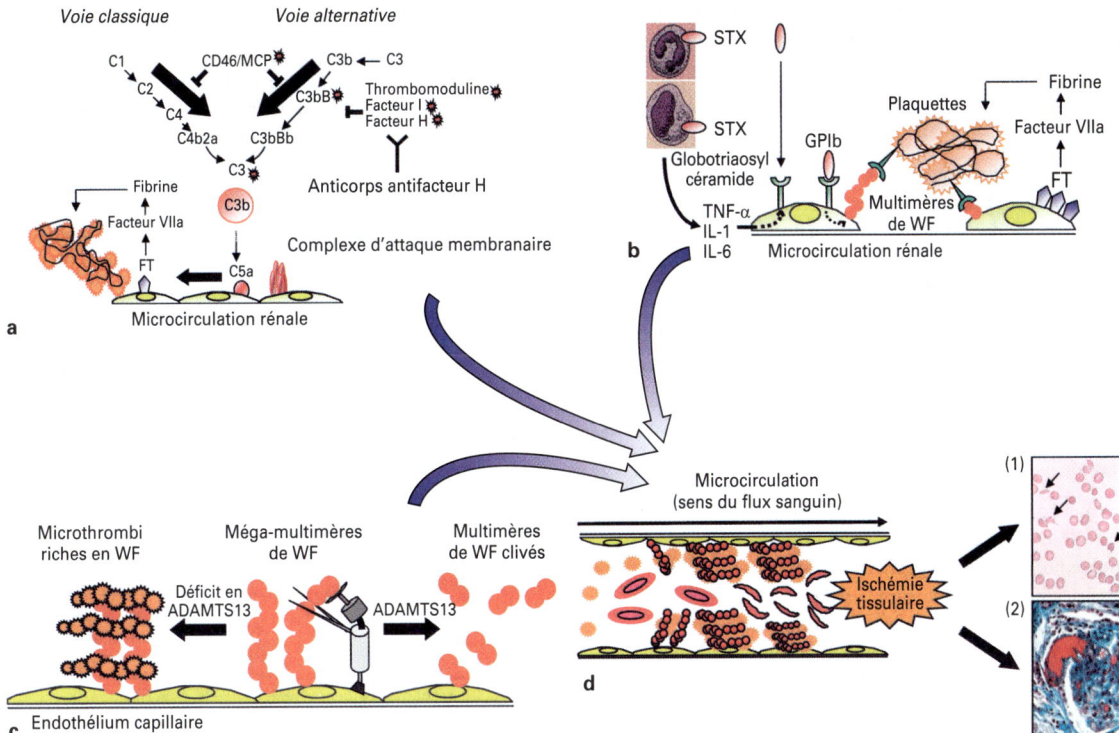

Figure S04-P03-C03-3 Mécanismes physiopathologiques aboutissant à la formation de microthrombi dans le SHU atypique (**a**), le SHU typique (**b**) et le PTT (**c**). **a)** Une dysrégulation de la voie alterne du complément (anticorps antifacteur H ou mutations) aboutit à des dépôts excessifs de complément à la surface de l'endothélium insuffisamment protégé. Les cellules endothéliales acquièrent alors un phénotype pro-agrégant, ce qui favorise la formation de microthrombi au niveau de la microcirculation rénale. **b)** La shigatoxine, transportée par les polynucléaires et les monocytes, active les cellules endothéliales directement et par l'intermédiaire de cytokines inflammatoire et du TNF-α. Les cellules endothéliales activées expriment à leur surface du facteur Willebrand de haut poids moléculaire et du facteur tissulaire, à l'origine de la formation de microthrombi. À l'occasion d'une agression (le plus souvent d'origine infectieuse), les cellules endothéliales activées par différents composants libèrent dans le plasma des substances pro-agrégantes, comme en particulier des méga-multimères de facteur Willebrand (WF), qui augmentent l'agrégabilité des plaquettes. **c)** Dans un contexte de déficit sévère en ADAMTS13, les méga-multimères de FW s'accumulent et favorisent la formation de microthrombi dans les capillaires de différents organes comme le cerveau, le rein ou le tube digestif. **d)** Au cours de ces trois affections, les microthrombi (1) sont responsables d'une ischémie tissulaire et d'une fragmentation des érythrocytes, générant des schizocytes (2). Facteur VIIa : facteur VII activé ; FT : facteur tissulaire ; GPIb : glycoprotéine Ib ; IL : interleukine ; STX : shigatoxine ; TNF : *tumor necrosis factor*.

de cellules souches hématopoïétiques, d'un syndrome catastrophique des antiphospholipides ou d'une hypertension artérielle maligne.

Une meilleure compréhension de leur physiopathologie permet de mieux orienter le choix des traitements utilisés jusqu'alors de manière empirique, et d'ébaucher une classification définissant des entités pathologiques bien distinctes.

Purpura thrombotique thrombocytopénique

Physiopathologie

Cette affection résulte d'une adhésion plaquettaire anormale sur les cellules endothéliales, engendrée par un excès de multimères de haut poids moléculaire du facteur Willebrand. L'adhésion plaquettaire que favorisent les multimères de très haut poids moléculaire (« méga-multimères »), est normalement limitée par le clivage de ces multimères par la protéine ADAMTS13 (*a disintegrin and metalloproteinase with thrombospondin type 1 repeats, 13th member*). En présence d'un déficit sévère en ADAMTS13 (activité < 10 % de l'activité normale), les mégamultimères du facteur Willebrand s'accumulent dans le plasma et à la surface des cellules endothéliales, ce qui aboutit à l'activation des plaquettes et à la formation de microthrombi au sein de la microcirculation de la majorité des organes. Ce phénomène peut être déclenché (modèle du « double événement ») par une activation endothéliale (comme au cours d'une infection) au cours de laquelle des quantités plus importantes de facteur Willebrand sont libérées dans la circulation (Figure S04-P03-C03-3a).

Le déficit sévère en ADAMTS13 peut résulter de deux mécanismes. L'un, héréditaire (< 5 % des cas), est transmis selon une mode autosomique récessif et lié à des mutations du gène d'ADAMTS13 (plus d'une centaine sont décrites), dont rendent compte globalement les rares formes pédiatriques. Ces formes sont également désignées sous le terme de syndrome d'Upshaw-Schulman (*voir* Chapitre S04-P02-C11). L'autre est acquis (> 95 % des cas), lié à des auto-anticorps dirigés contre ADAMTS13 et correspond aux formes observées chez l'adulte. Le déficit sévère en ADAMTS13 est spécifique du PTT, puisqu'une activité d'ADAMTS13 normale ou au moins détectable est observée dans la majorité des autres formes de micro-angiopathies thrombotiques (syndrome hémolytique et urémique, syndrome HELLP, syndrome catastrophique des antiphospholipides, allogreffe de cellules souches hématopoïétiques) [89]. Cependant, l'activité ADAMTS13 est normale dans près de 10 % des formes typiques de

PTT, ce qui pourrait résulter d'un défaut de spécificité de la technique de dosage ou de mécanismes non identifiables in vitro par les techniques actuelles.

Diagnostic

L'incidence du PTT est d'environ 4 cas par million d'habitants par an. Dans sa forme acquise, les femmes (3 femmes/2 hommes), les sujets noirs et d'Afrique du Nord y semblent davantage exposés. L'âge de début de la maladie dépend du mécanisme : dans les formes héréditaires, la première poussée de la maladie a lieu en général avant l'âge de 10 ans, et dans plus de 50 % des cas dès la naissance [89]. Chez le nouveau-né, l'hémolyse et la thrombopénie inexpliquées justifient parfois une exsanguino-transfusion. Au début, les poussées sont totalement régressives mais, après quelques années d'évolution, peuvent apparaître une insuffisance rénale chronique et d'autres défaillances viscérales chroniques, en particulier cérébrales, liées aux épisodes ischémiques répétés.

Dans les formes acquises, la maladie s'exprime généralement au cours de la quatrième décennie. Le mode d'installation est brutal, parfois précédé d'une phase prodromique suggérant un processus infectieux.

Typiquement, cinq signes majeurs caractérisent le PTT dans sa pleine expression symptomatique : fièvre, insuffisance rénale, atteinte cérébrale, anémie hémolytique mécanique et thrombopénie périphérique. Toutefois, ces signes ne sont pas tous présents d'emblée, et la meilleure façon d'orienter précocement le diagnostic est de faire examiner de principe le frottis sanguin en présence d'une thrombopénie aiguë, d'une défaillance rénale, d'un accident ischémique neurologique : la présence de schizocytes, d'identification facile et rapide, met alors sur la voie du diagnostic.

La fièvre est présente dans 59 à 98 % des cas. Une atteinte cérébrale s'observe dans 50 à 92 % des cas. Elle est caractérisée par son apparition brutale et sa fugacité, pouvant concerner différents territoires de manière intermittente, à quelques heures d'intervalle. Une insuffisance rénale, en règle modérée, est retrouvée dans près de la moitié des cas. Les autres manifestations (atteinte digestive, pancréatique, cardiaque) témoignent du caractère disséminé du PTT. Le dosage de la troponine doit maintenant être systématique, compte tenu de sa valeur pronostique [75].

L'anémie est profonde et régénérative. Le frottis sanguin met en évidence des schizocytes, traduisant le caractère mécanique de l'hémolyse. Le test de Coombs est négatif. L'hémolyse est caractérisée par des taux sériques de bilirubine libre et des LDH élevés (l'élévation du taux des LDH est également liée à la souffrance viscérale), et par un taux d'haptoglobine sérique bas ou indosable. La thrombopénie est constante, et classiquement inférieure à $30 \times 10^9/l$. Les tests étudiant la coagulation plasmatique sont normaux. Une hyperleucocytose à polynucléaires neutrophiles est fréquente (en général $< 20 \times 10^9/l$). Des anticorps antinucléaires sont observés dans 30 à 50 % des cas.

L'exploration d'ADAMTS13 repose sur des tests dont la pratique est encore restreinte à quelques laboratoires référents. L'utilisation croissante de ce critère dans la prise en charge du PTT tend cependant à en généraliser l'utilisation, ce qui nécessite une évaluation rigoureuse de leur fiabilité afin qu'ils puissent être utilisés en routine dans un avenir proche.

Il n'est pas nécessaire d'en attendre le résultat pour débuter le traitement par échanges plasmatiques. Cependant, l'obtention des résultats de l'activité ADAMTS13 dès la phase de diagnostic peut orienter certains choix thérapeutiques : un déficit sévère en ADAMTS13 associé à des anticorps anti-ADAMTS13 évoque une forme acquise et peut justifier l'introduction du rituximab en cas de réponse insuffisante aux échanges plasmatiques. À l'inverse, l'absence d'anticorps suggère le diagnostic de PTT héréditaire.

L'exploration génétique d'ADAMTS13 est effectuée si l'activité d'ADAMTS13 (en l'absence d'anticorps anti-ADAMTS13 détectables) reste inférieure à 10 % en rémission. L'étude d'ADAMTS13 en

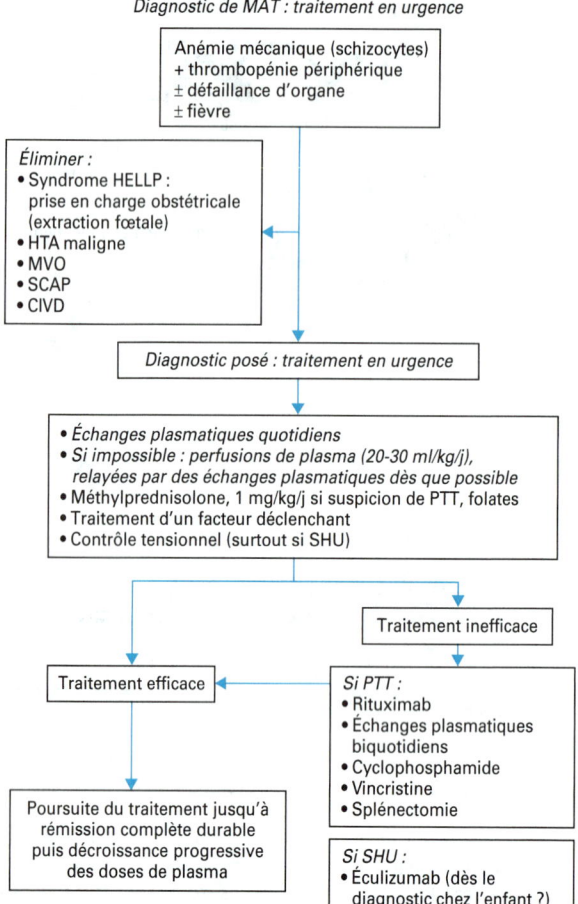

Figure S04-P03-C03-4 Attitude thérapeutique dans le purpura thrombotique thrombocytopénique (PTT). CIVD : coagulation intravasculaire disséminée ; HELLP : *hemolysis, elevated liver enzymes, low platelet count* ; HTA : hypertension artérielle ; MVO : maladies veino-occlusives ; SCAP : syndrome catastrophique des antiphospholipides ; TIH : thrombopénie induite par l'héparine.

rémission permet d'évaluer le risque de rechute, qui est de près de 40 % en cas de déficit sévère persistant, qui peut s'observer chez 40 % des patients [89]. Cependant, l'utilisation croissante du rituximab chez les patients en réponse suboptimale au traitement standard tend à diminuer la fréquence avec laquelle les patients conservent un déficit sévère acquis en ADAMTS13 au décours immédiat de l'épisode de PTT.

Traitement de première intention [76]

Le traitement du PTT est toujours une urgence (Figure S04-P03-C03-4). La fréquence des souffrances viscérales à la phase aiguë et leur évolution potentiellement grave doivent faire privilégier une hospitalisation en unité de soins intensifs jusqu'à ce que le taux de plaquettes soit remonté au-dessus de $50 \times 10^9/l$.

Dans la forme acquise, le traitement repose sur la réalisation d'échanges plasmatiques, qui permettent de soustraire l'auto-anticorps anti-ADAMTS13, mais surtout de restaurer cette activité par l'apport de volumes importants de plasma. Les échanges plasmatiques doivent être quotidiens jusqu'à la normalisation durable du taux de plaquettes et la disparition des signes cliniques ou biologiques de souffrance d'organe. Le volume échangé est d'une masse et demie de plasma, ce qui correspond approximativement à 60 ml/kg. Si les échanges plasmatiques ne peuvent être réalisés en urgence, des perfusions de grands volumes de plasma (30 ml/kg/j) peuvent être débutées. Le traitement est à poursuivre jusqu'à la normalisation stable du nombre de plaquettes (> 150 × 10^9/l pendant au moins 48 heures). Les taux de réticulocytes et de LDH doivent décroître rapidement. La durée du traitement est variable, allant de 7 jours à parfois plusieurs semaines. L'utilisation croissante de rituximab (*voir* plus haut) tend à réduire la durée du traitement et peut-être la fréquence des complications liées aux échanges plasmatiques. La décroissance du rythme des échanges plasmatiques est de préférence progressive.

Dans la forme héréditaire, la seule option thérapeutique efficace de manière curative mais aussi préventive sur les poussées de PTT est la plasmathérapie (10 à 15 ml/kg/perfusion) dont la fréquence sera guidée par la tolérance du fond chronique de la maladie (habituellement, une perfusion toutes les 2 à 4 semaines).

Une corticothérapie est habituellement associée aux échanges plasmatiques en l'absence de contre-indication. Les anti-agrégants plaquettaires augmentent le risque de saignement et ne sont en général pas utilisés à la phase aiguë. Une supplémentation par folates est nécessaire. Des transfusions de concentrés érythrocytaires sont réalisées afin de maintenir un taux d'hémoglobine de 8 g/dl. En l'absence de saignement grave, les transfusions de plaquettes sont contre-indiquées car elles risqueraient d'entretenir et de majorer la formation de microthrombi. Il faut simultanément traiter un éventuel facteur déclenchant ou une maladie associée (comme par exemple une infection par le VIH).

Évolution et pronostic

Le traitement initial par échanges plasmatiques permet d'obtenir une guérison dans environ 80 % des cas. Dans quelque 10 % des cas cependant, les patients y sont réfractaires. De plus, un patient sur deux peut répondre initialement mais présenter dans un second temps une exacerbation de la maladie nécessitant de poursuivre de manière parfois prolongée des échanges plasmatiques. Chez ces patients en réponse suboptimale, un traitement par rituximab permet de raccourcir le délai de traitement. En cas d'aggravation malgré des injections de rituximab, des injections hebdomadaires de vincristine, des bolus de cyclophosphamide, une splénectomie ou des échanges plasmatiques à un rythme de 2 fois par jour peuvent être proposés. Le rituximab semble prévenir les rechutes durant l'année suivant son administration. En revanche, dans environ 30 % des cas, une rechute peut survenir au-delà de ce terme, contemporaine de la reconstitution immunitaire B [78, 88].

Le traitement d'une rechute à la phase aiguë utilise les mêmes modalités que le traitement initial, le rituximab y étant associé dans un nombre croissant de cas. En cas de rechutes à répétition, une splénectomie peut être proposée. Chez les patients conservant un déficit sévère acquis en ADAMTS13 en rémission, des perfusions préemptives de rituximab peuvent être envisagées [80].

Le pronostic d'un PTT reste difficile à établir dès le diagnostic. La sévérité de l'atteinte cérébrale, un âge supérieur à 60 ans et un taux de LDH très élevé (> 20 fois la valeur normale) sont associés à une mortalité plus élevée. L'âge est un facteur pronostique important, puisque le taux de décès chez les patients de plus de 60 ans est de 23 à 43 %, contre 4 à 17 % chez les patients âgés de moins de 60 ans [74, 75].

Syndrome hémolytique et urémique

On distingue le SHU associé à une infection à entérobactérie et le SHU survenant en dehors d'une infection à entérobactérie, appelé SHU atypique.

Physiopathologie

Le SHU associé à une infection à entérobactérie est caractérisé par la survenue d'un épisode de colite à *Escherichia coli* (*E. coli*) ou *Shigella dysenteriæ* dans les dix jours précédant le tableau de SHU. Ces bactéries sécrètent des toxines appelées shigatoxines (pour *S. dysenteriæ*) et des toxines « shiga-*like* » pour *E. coli* compte tenu de leur analogie structurale. L'abréviation STEC (*Shiga-like toxin-producing E. coli*) est utilisée pour désigner ces souches. La souche bactérienne d'*E. coli* O157:H7 est la plus fréquemment isolée. La contamination résulte de la consommation de produits laitiers, de viande mal cuite, de charcuterie, ou d'une ingestion d'eau souillée ou de crudités ayant été en contact avec celle-ci. Les toxines libérées dans la lumière du tube digestif traversent la bordure en brosse et sont transportées par les polynucléaires neutrophiles jusqu'aux cellules endothéliales des capillaires de la microcirculation rénale. Ces toxines entraînent, d'une part, l'activation ou la mort par apoptose des cellules endothéliales et, d'autre part, l'expression de facteur tissulaire à la surface de ces cellules, aboutissant à la formation de microthrombi (Figure S04-P03-C03-3b).

Le SHU atypique se caractérise par une dérégulation du complément dans au moins 70 % des cas, chez l'enfant comme chez l'adulte. Cette dérégulation s'explique par des mutations de gènes codant des protéines du complément ou impliquées dans la régulation de la voie alterne (Figure S04-P03-C03-3a) : facteur H, facteur I, MCP (*membrane cofactor protein* ou CD46) et la thrombomoduline, facteur B et protéine C3. Des anticorps antifacteur H sont également décrits (Tableau S04-P03-C03-VI). Ces anomalies ont en commun d'aboutir à des lésions endothéliales prédominant au niveau de l'endothélium de la microcirculation rénale par dépôt de fractions du complément capables d'activer l'endothélium, comme en particulier le C5a et le complexe d'attaque membranaire, et d'induire ainsi à sa surface l'expression de grandes quantités de facteur tissulaire qui active la voie exogène de l'hémostase. Comme dans le PTT, un épisode de SHU atypique est classiquement déclenché par différentes agressions susceptibles d'induire la formation de thrombi, en particulier les infections ou les modifications hormonales survenant au cours de la grossesse et du post-partum. Plusieurs mutations peuvent s'observer chez un même malade. Leur péné-

Tableau S04-P03-C03-VI Anomalies du complément dans le syndrome hémolytique et urémique atypique : fréquence et pronostic.

Type d'anomalie	Fréquence (% des cas)	Progression vers l'insuffisance rénale terminale[1] (% des cas)	Rechute post-transplantation rénale[1]
Mutation facteur H Anticorps anti-facteur H	15 (enfant)[2] 30 (adultes)[3]	70-80	71
Mutation facteur I[4]	4 à 10	30 à 60 (enfant) 70 (adultes)	88
Mutation CD46/MCP	10 à -15 (enfant > adulte)	20 à 30 (enfant) 70 (adulte)	17
Mutation facteur B	1-2	90	3/3 cas
Mutation C3	5-10	60	50
Mutation thrombomoduline	5	60	1/1 cas
Absence de mutation identifiable	30 à 40	30 à 50	10 à 20

(1) Données provenant de patients non traités par éculizumab.
(2) Chez l'enfant, elles concernent essentiellement le petit enfant (< 3 mois) et sont très rares après 4 à 5 ans.
(3) Chez l'adulte, elles sont le plus souvent retrouvées chez les femmes de 25 à 40 ans, mais peuvent en fait être observées à tout âge (1 cas chez un patient de 87 ans dans le registre français).
(4) Dans près de 30 % des cas, cette mutation s'associe à d'autres facteurs de susceptibilité (mutations du facteur H, de MCP [*membrane cofactor protein*], du facteur B, du C3, anticorps antifacteur H).

trance est incomplète, et ainsi leur présence seule est insuffisante pour développer un SHU ; ces mutations constituent ainsi des facteurs de risque [85]. Elles doivent être recherchées systématiquement chez des patients atteints de MAT en apparence idiopathique et pour lesquelles il existe une insuffisance rénale (créatinine plasmatique > 200 µmol/l).

Certains SHU de l'enfant ont été associés à des infections à pneumocoque. Ces SHU sont liés à l'expression de l'antigène de Thomsen-Friedenreich à la surface des érythrocytes, des cellules endothéliales et des glomérules. Cet antigène, normalement recouvert d'acide sialique, est démasqué par la neuraminidase sécrétée par le pneumocoque, et par la suite reconnu par des IgM circulantes, ce qui entraîne une agrégation plaquettaire ainsi que des lésions endothéliales et glomérulaires [84]. Un SHU atypique peut se constituer dans différentes situations comme une infection par le VIH, une maladie auto-immune, un cancer ou une chimiothérapie, ou un contexte de greffe. L'existence d'une dysrégulation du complément dans ces formes de SHU reste à déterminer. Enfin, des formes exceptionnelles de SHU atypique ont été décrites chez de très jeunes enfants (dans les 3 premiers mois) atteints d'acidémie méthylmalonique par anomalie du métabolisme intracellulaire de la vitamine B_{12}. Des mutations récessives de *DGKE* (*diacyl glycerol kinase epsilon*) ont été identifiées chez 9 enfants âgés de moins d'un an présentant un SHU atypique [83]. *DGKE* est le premier gène impliqué dans le SHU atypique n'appartenant pas à la cascade du complément. La protéine DGKE est présente dans l'endothélium, les podocytes et les plaquettes, et phosphoryle l'acide arachidonique contenant le diacylglycérol (AADAG). L'AADAG active la PKC (protéine kinase C) qui augmente la production de facteurs thrombotiques et antithrombotiques dans les cellules endothéliales. Il apparaît donc plausible que la perte de l'activité de DGKE puisse aboutir à un maintien du signal d'AADAG, responsable ainsi d'un phénotype prothrombotique [83].

Diagnostic

Un SHU peut être observé à tout âge, mais le SHU STEC+ est surtout fréquent chez l'enfant, dès l'âge d'un mois. La diarrhée du SHU STEC+ est typiquement glairosanglante. L'insuffisance rénale organique est le plus souvent sévère et oligo-anurique. Une hypertension artérielle, souvent sévère, est fréquente. Des complications extrarénales sont possibles comme une atteinte du système nerveux central. Rarement, la maladie se manifeste par une atteinte multiviscérale qui peut être fatale.

L'anémie du SHU a les mêmes caractéristiques que celle du PTT. En revanche, la thrombopénie est significativement moins profonde. Il existe une diminution discrète du fibrinogène et des facteurs V et VIII, et une augmentation des produits de dégradation de la fibrine, de l'activateur tissulaire du plasminogène et de son inhibiteur dans le sang et les urines, témoignant d'une activation de la coagulation plasmatique par le facteur tissulaire au niveau du rein. L'activité d'ADAMTS13 est détectable (> 20 % de l'activité normale).

Le dosage des composants C3 et C4 du complément, et l'étude du complément hémolytique 50 peuvent mettre en évidence une hypocomplémentémie C3, suggérant une anomalie de la voie alterne. Le diagnostic de SHU atypique doit motiver la recherche d'un déficit en une protéine du complément, ainsi qu'une recherche systématique de mutations au niveau des gènes correspondants et d'anticorps antifacteur H.

Une souche bactérienne productrice de shigatoxine est recherchée. Les gènes de virulence des toxines sont mis en évidence par technique de PCR (*polymerase chain reaction*) dans les selles ou sur écouvillonnage rectal. Les anticorps antilipopolysaccharides (LPS) des huit sérogroupes de bactéries le plus souvent responsables de SHU en France sont recherchés dans le sérum. L'infection à STEC est documentée sérologiquement et/ou bactériologiquement dans environ 70 % des cas.

La biopsie rénale n'est indiquée qu'en cas de doute diagnostique ou lorsque l'insuffisance rénale persiste, afin d'évaluer le pronostic rénal. L'examen histopathologique montre l'occlusion des capillaires et des artérioles terminales par des thrombi plaquettaires associés à un matériel hyalin au niveau endothélial et sous-endothélial. Il n'y a pas de nécrose, ni de lésions de vascularite, ni infiltrat inflammatoire périvasculaire. Les thrombi sont riches en fibrine (alors que dans le PTT, l'examen histopathologique retrouverait des thrombi plaquettaires riches en facteur Willebrand). L'atteinte glomérulaire pure semble être de meilleur pronostic que l'atteinte glomérulovasculaire. Le tableau S04-P03-C03-VII résume les différents types de SHU et les examens complémentaires à effectuer.

Tableau S04-P03-C03-VII Classification des syndromes hémolytiques et urémiques (SHU) et examens complémentaires permettant le diagnostic.

Type de SHU	Examens complémentaires
Tout SHU (ou suspicion de SHU)	Activité ADAMTS13
SHU STEC+	Culture (selles, écouvillonnage rectal), PCR, sérologies
SHU + *Streptococcus pneumoniæ*	Culture, test de Coombs, test d'activation T
SHU atypique + dérégulation du complément	Mutations : facteur H, CFHR, facteur I, MCP/CD46, facteur B, C3, thrombomoduline Gènes de fusion entre le facteur H et CFHR1 Auto-anticorps : anticorps antifacteur H (associés à une délétion des gènes *CFHR1-3*)
SHU atypique + anomalie de DGKE	Mutations de DGKE
SHU atypique + anomalies du métabolisme des cobalamines	Dosage homocystéine et acide méthylmalonique Mutation *MMACHC*
SHU + autre contexte – infection par le VIH – grossesse et post-partum – maladie systémique – médicaments et greffe	 Sérologie Tests de grossesse Anticorps antinucléaires, anticorps anti-ADN natif, anticorps antiphospholipides, autres auto-anticorps selon le tableau clinique Pas d'examens complémentaires spécifiques

ADAMTS13 : *a disintegrin and metalloproteinase with thrombospondin type 1 repeats* ; CFHR : *complement factor H related* ; DGKE : *diacylglycerol kinase epsilon* ; PCR : *polymerase chain reaction* ; MMACHC : *methylmalonic aciduria and homocystinuria type C protein* ; STEC : *Shiga-like toxin-producing E. coli*.

Traitement [84]

Compte tenu du caractère souvent sévère de l'atteinte rénale, le recours à des séances d'hémodialyse est fréquent. L'hypertension artérielle est traitée par les inhibiteurs de l'enzyme de conversion parfois associés aux antagonistes des récepteurs de l'angiotensine II.

Dans le SHU STEC+, le traitement est principalement symptomatique. Un traitement de fond par plasma ne semble pas modifier le pronostic. Cependant, des échanges plasmatiques sont classiquement réalisés chez les patients ayant une souffrance cérébrale. L'intérêt d'une antibiothérapie est débattu. Le taux de décès ou d'insuffisance rénale terminale est estimé à 12 %. Des séquelles rénales sont observées chez 25 % des patients.

Dans le SHU atypique de l'adulte, les échanges plasmatiques avec une substitution par le plasma représentent le traitement de première intention. Ils sont réalisés quotidiennement jusqu'à normalisation des plaquettes, du taux de LDH et de la fonction rénale.

L'identification d'anomalies de protéines de la voie alterne du complément fournit une base rationnelle pour l'utilisation d'anticorps monoclonaux dirigés contre la fraction C5 du complément (éculizumab), qui se sont révélés remarquablement efficaces chez les patients atteints de SHU atypique. Ainsi, chez les patients résistants ou dépendants d'une plasmathérapie, l'administration d'éculizumab permet-elle d'observer une disparition des manifestations de MAT dans 80 à 88 % des cas et une amélioration considérable de la fonction rénale, autorisant la suspension les dialyses chez plus de 70 % des patients [82]. L'éculizumab devrait donc rapidement devenir le traitement de première intention dans ces formes (*voir* Figure S04-P03-C03-4). En pédiatrie, l'éculizumab est maintenant systématiquement proposé en première intention. Enfin, des greffes combinées rein-foie ont été proposées, dans la mesure où le foie est la source des protéines du complément. Si cette procédure s'est accompagnée initialement d'une importante mortalité ; son pronostic est actuellement meilleur depuis l'utilisation systématique d'éculizumab. L'efficacité de l'éculizumab dans des formes graves de SHU STEC+ a été suggérée mais reste à démontrer formellement.

Micro-angiopathie thrombotique et grossesse

Un syndrome de MAT peut s'observer au cours de la grossesse et du post-partum. Il peut s'intégrer dans le cadre d'un authentique PTT, mais aussi parfois d'un SHU ou d'un syndrome HELLP. Ce dernier est une forme de MAT plus spécifique de la grossesse, qu'il est parfois difficile de distinguer du PTT et du SHU. L'activité ADAMTS13 indétectable permet a posteriori de porter le diagnostic de PTT puisque, dans les syndromes HELLP, elle est typiquement normale ou modérément diminuée.

Le PTT au cours de la grossesse se caractérise par une surreprésentation des formes congénitales. Alors que la prévalence du PTT congénital chez l'adulte est inférieure à 5 % au sein de l'ensemble des patients atteints de PTT, chez les femmes enceintes ayant un PTT, la prévalence de la forme congénitale est de près de 25 %. Il est classique qu'un PTT congénital, jusqu'alors asymptomatique, soit révélé par une première grossesse. Certaines mutations du gène d'ADAMTS13 ont pour conséquence de conserver une activité enzymatique résiduelle suffisante pour protéger la patiente d'un épisode de PTT. Cependant, en période gravide, l'augmentation des multimères de facteur Willebrand dépasse les capacités de clivage très limitées d'ADAMTS13, aboutissant à un tableau de PTT spécifiquement au cours de la grossesse [86]. Le PTT congénital s'associe à un mauvais pronostic fœtal, en particulier au premier trimestre de la grossesse. Il est important d'en faire le diagnostic, car les rechutes au cours des grossesses suivantes (et les complications fœtales associées) peuvent être prévenues efficacement par des perfusions de plasma à débuter dès le diagnostic de grossesse.

Le SHU atypique associé à la grossesse représente jusqu'à 21 % des cas de SHU atypiques chez la femme adulte. Dans près de 80 % des cas, il survient durant le post-partum, typiquement dans les deux mois suivant l'accouchement, et plus souvent au décours de la deuxième grossesse. Des anomalies du complément s'observent dans une majorité des cas. Dans près des deux-tiers des cas, l'évolution du SHU se fait vers l'insuffisance rénale terminale à un mois [77]. L'utilisation croissante d'éculizumab devrait considérablement en améliorer le pronostic.

Micro-angiopathie thrombotique et greffes de cellules souches hématopoïétiques

Ce syndrome de MAT est favorisé par de nombreux facteurs déclenchants, souvent associés entre eux (conditionnements de la greffe, infections, anticalcineurines et tacrolimus, maladie du greffon contre l'hôte). Il se caractérise par son mauvais pronostic. L'activité d'ADAMTS13 est normale. Une réponse aux échanges plasmatiques n'est observée que dans 30 % des cas. La prise en charge doit inclure dans la mesure du possible le traitement des facteurs déclenchants [79]. Quelques études ont signalé l'efficacité du défibrotide (un polyribonucléotide simple brin obtenu à partir d'ADN de mammifère). Les patients développant une MAT au décours d'une greffe de cellules souches hématopoïétiques (autologue ou allogénique) pourraient être porteurs de délétions affectant les gènes codant les protéines CFHR 3 et 1, qui s'associent à des anticorps antifacteur H [81]. Ces anomalies ont cependant été identifiées dans un sous-groupe particulier de patients (des enfants ayant développé des tableaux de MAT associés à une insuffisance rénale). Les immunomodulateurs comme le rituximab et les bloqueurs du complément pourraient ainsi représenter des stratégies prometteuses méritant leur évaluation [87].

Micro-angiopathie thrombotique et cancers

Les cancers les plus pourvoyeurs de MAT sont les cancers de l'estomac et du sein, puis le poumon, la prostate et le pancréas. La physiopathologie pourrait être liée à des micro-embôles tumoraux métastatiques qui obstruent les vaisseaux de la microcirculation et favorisent ainsi la fragmentation des érythrocytes et l'activation des plaquettes. L'activité d'ADAMTS13 est le plus souvent normale ou modérément diminuée. Le pronostic de ces MAT survenant dans un contexte de maladie tumorale est très sombre compte tenu de la néoplasie sous-jacente le plus souvent disséminée. Le syndrome de MAT peut régresser, le plus souvent transitoirement, pendant la période de contrôle de la tumeur sous-jacente sous chimiothérapie ou hormonothérapie [79].

Micro-angiopathie thrombotique d'origine médicamenteuse ou toxique

De nombreux médicaments peuvent être responsables de la survenue d'un syndrome de MAT. D'authentiques PTT, associés à un déficit sévère en ADAMTS13 lié à des anticorps anti-ADAMTS13, ont été décrits chez des patients traités par ticlopidine. Le pronostic est favorable sous échanges plasmatiques. Le clopidogrel peut s'associer à des MAT caractérisées par une insuffisance rénale, une activité ADAMTS13 détectable ou normale, et une réponse médiocre aux échanges plasmatiques. Certains antinéoplasiques peuvent déclencher un syndrome de MAT, comme la mitomycine C, la gemcitabine et les antagonistes du VEGF (*vascular-endothelial growth factor*) [79].

Micro-angiopathie thrombotique et infection par le VIH

La survenue d'un syndrome de MAT chez les individus porteurs du VIH peut résulter de plusieurs mécanismes. L'un d'entre eux est lié à la présence d'anticorps anti-ADAMTS13. Cette situation est particulièrement classique chez les patients infectés par le VIH et jusqu'alors asymptomatiques. Le tableau est celui d'un PTT et le pronostic comparable à celui du PTT chez le sujet indemne du VIH. Chez les patients à des stades plus avancés de l'infection (stade syndrome d'immunodéficience acquise), la présentation est moins typique d'un PTT et le mécanisme du syndrome de MAT est souvent multifactoriel. Par exemple, des infections opportunistes, en particulier par le cytomégalovirus, ont été associées à la survenue d'une MAT chez ces patients. La réponse à la plasmathérapie est médiocre dans cette situation et le pronostic péjoratif. Le traitement du syndrome de MAT doit s'associer à celui de l'infection par le VIH [79].

Perspectives

Les syndromes de MAT ont largement bénéficié ces dernières années des avancées réalisées dans le domaine de la physiopathologie. Cette évolution des connaissances permet désormais d'ébaucher une

Tableau S04-P03-C03-VIII Classification des syndromes de micro-angiopathie thrombotique (MAT).

Déficit sévère en ADAMTS13 (PTT)
Déficit héréditaire
Déficit acquis idiopathique
Déficits acquis associés à un contexte particulier
– infection par le VIH
– ticlopidine
– cancers
– grossesse
Activité ADAMTS13 détectable (SHU)
SHU + bactérie entéropathogène
SHU + *Streptococcus pneumoniæ*
SHU atypique + dérégulation du complément
– mutations : facteur H, CFHR, facteur I, MCP/CD46, facteur B, C3, thrombomoduline,
– gènes de fusion entre le facteur H et CFHR1
– auto-anticorps : anticorps antifacteur H
SHU atypique et mutations de *DGKE*
SHU atypique + anomalies du métabolisme des cobalamines
Activité ADAMTS13 détectable (autres)
Autres syndromes de MAT
– infection par le VIH (souvent au stade SIDA)
– cancer (souvent disséminé)
– maladies systémiques
– médicaments
Syndrome HELLP
– sVEGF-R1, sEndogline, dérégulation du complément
HTA maligne,
Syndrome catastrophiques des antiphospholipides

ADAMTS13 : *a disintegrin and metalloproteinase with thrombospondin type 1 repeats* ; C3 : fraction C3 du complément ; CFHR : *complement factor H related* ; DGKE : *diacylglycerol kinase epsilon* ; HTA : hypertension artérielle ; PTT : purpura thrombotique thrombocytopénique. ; sEndogline : endogline soluble ; SHU : syndrome hémolytique et urémique ; SIDA : syndrome d'immunodéficience acquise. sVEGF-R1 : récepteur soluble du VEGF (*vascular-endothelium growth factor*). VIH : virus de l'immunodéficience humaine.

classification rationnelle de ces syndromes fondée sur les déficits en protéines spécifiques de chaque variété (Tableau S04-P03-C03-VIII). Une telle approche pourrait bientôt ouvrir la voie à des traitements immunomodulateurs ou ciblés à l'aide de protéines purifiées extraites du plasma humain ou recombinantes.

Anémies hémolytiques toxiques

Robert Garnier

Les anémies hémolytiques produites par des substances étrangères à l'organisme ne se distinguent guère, dans leurs manifestations, de celles d'autres causes : comme les autres, ce sont des anémies régénératives (réticulocytose), avec une hyperbilirubinémie et une chute de la concentration sérique d'haptoglobine ; une cyanose traduisant une sulfhémoglobinémie ou, plus souvent, une méthémoglobinémie concomitante peuvent être observées, à l'occasion des épisodes aigus, lorsque l'hémolyse est imputable à un agent oxydant. Diverses autres manifestations, variables en fonction de l'agent responsable, peuvent être associées à l'hémolyse ; elles orientent le diagnostic causal. Le traitement des anémies hémolytiques dues à des xénobiotiques est symptomatique. L'important est d'en identifier rapidement la cause pour pouvoir l'éradiquer. Le traitement de la méthémoglobinémie parfois associée à l'hémolyse nécessite des mesures spécifiques.

En première intention, on peut classer les anémies hémolytiques induites par des xénobiotiques en deux grandes catégories, selon qu'elles dépendent ou non d'un mécanisme immunologique. Pour les hémolyses de mécanisme immunologique, *voir* « Anémies hémolytiques auto-immunes » et Chapitre S04-P03-C04. Plusieurs mécanismes d'action directs ou indirects peuvent être à l'origine d'une hémolyse toxique. Le ou les mécanismes d'action de nombreux agents ne sont que partiellement compris et certains agents peuvent en impliquer plusieurs.

Hémolyse résultant d'un effet oxydant

Le mécanisme toxique direct le plus souvent impliqué dans la genèse de l'hémolyse associée à l'exposition à un agent chimique est la dénaturation oxydative de l'hémoglobine. Celle-ci entraîne séquentiellement la production de sulfhémoglobine, celle de corps de Heinz, puis l'hémolyse. Elle est fréquemment associée à une méthémoglobinémie (*voir* Encadré S04-P03-C03-1), mais l'hémolyse peut se produire sans formation de méthémoglobine et la survenue d'une méthémoglobinémie n'est pas nécessairement suivie d'une hémolyse [96].

La sulfhémoglobine doit son nom au fait qu'elle a initialement été décrite après barbotage, in vitro, d'hydrogène sulfuré dans du sang. La sulfhémoglobine est un pigment ou un mélange de pigments produits par la dénaturation oxydative de l'hémoglobine mais, malgré son nom, elle ne joue aucun rôle dans l'intoxication par l'hydrogène sulfuré. Cette dénaturation de l'hémoglobine n'est pas réversible [93, 96] (*voir* plus haut, « Anémies hémolytiques par déficit enzymatique érythrocytaire »).

Tableau S04-P03-C03-IX Agents chimiques capables d'induire une anémie hémolytique et/ou une méthémoglobinémie par un mécanisme oxydatif [95].

Aniline et dérivés, dont herbicides dérivés de la dichloroaniline, le propanil, l'acide para-aminosalicylique, les anesthésiques locaux (*voir* plus loin), la phénacétine
Aminoquinoléines, dont primaquine, chloroquine…
Benzocaïne, bupivacaïne, cétacaïne, lidocaïne, procaïne, prilocaïne, propitocaïne…
Célécoxib
Cétrimide
Chlorates
Dapsone et autres sulfones
Hydrazines et dérivés, dont méthylhydrazine, diméthylhydrazine, phénylhydrazine, gyromitrine…
Hydroxylamine
Indoxacarb
Métoclopramide
Naphtalène
Nitrates (minéraux et organiques)
Nitrites (minéraux et organiques)
Nitrobenzène et dérivés, dont aminonitrobenzènes, nitrotoluènes…
Nitroéthane
Nitrofurantoïne
Oxyde nitrique
Peroxyde d'hydrogène et autres oxydants directs, dont permanganate de potassium, hypochlorites…
Phénacétine
Phénazopyridine
Phénols et quinones dont phénol, crésol, hydroquinone, résorcinol, naphtols, hydroxyquinoléine…
Rasburicase
Sulfamides
Zopiclone

En italiques, méthémoglobinémie sans hémolyse rapportée.

Tableau S04-P03-C03-X Symptômes associés à la méthémoglobinémie (MetHb).

MetHb (% de l'Hb totale)	Symptômes
0-15	Aucun
15-20	Cyanose Sang couleur « chocolat »
20-45	Asthénie, dyspnée, céphalées, sensations vertigineuses, lipothymie
45-55	Troubles de la conscience
55-70	Coma, convulsions, troubles du rythme cardiaque, troubles hémodynamiques
> 70	Décès possible

À la phase suivante, des corps de Heinz se forment dans les hématies. Ce sont des granules constitués d'hémoglobine dénaturée qui se fixent à la face interne de la membrane érythrocytaire, qu'ils déforment. Ces déformations des hématies facilitent leur phagocytose par les macrophages spléniques. En outre, les altérations membranaires produites sont à l'origine d'une augmentation de la perméabilité qui conduit à l'hémolyse intravasculaire. Les agents susceptibles d'induire une hémolyse par ce mécanisme oxydatif sont très nombreux. Le tableau S04-P03-C03-IX en propose une liste non exhaustive [93, 96].

La principale défense des hématies contre les attaques oxydantes est le glutathion réduit. Il est régénéré à partir du glutathion oxydé par une réaction de réduction catalysée par la glutathion réductase qui est une enzyme NADPH-dépendante. La régénération du NADPH consommé est possible grâce à une réaction de réduction catalysée par la glucose-6-phosphate déshydrogénase (G-6-PD). Les individus porteurs d'un déficit constitutionnel en G-6-PD sont donc particulièrement sensibles aux attaques oxydantes. Cette hypersensibilité est elle-même d'intensité variable, en fonction de la profondeur du déficit. Chez les sujets déficients en G-6-PD, des hémolyses sévères peuvent être produites par de faibles doses des substances listées dans le tableau S04-P03-C03-X, mais aussi de nombreux autres agents tels que les fèves, les nitrates et les nitrites, le henné, le bleu de méthylène [93, 94, 96].

Anémies hémolytiques toxiques d'autres mécanismes

L'hémolyse peut dépendre d'un mécanisme osmotique [93]. Ces cas résultent de l'administration parentérale d'eau ou de solutés hypoosmolaires. D'assez nombreux cas en sont signalés après irrigations vésicales répétées au décours d'une résection transurétrale de la prostate, ingestion massive d'eau chez les survivants de noyade et au décours de lavages gastriques mal conduits.

Une hémolyse aiguë peut également être la conséquence d'une agression membranaire directe : par exemple, par des tensioactifs administrés par voie parentérale ou encore par l'injection ou la prise orale massive d'un agent corrosif ou irritant [93]. Certains venins contiennent également des enzymes responsables d'effets toxiques directs [93] : mellitine et phospholipase A_2 des venins d'abeilles (une intoxication systémique peut résulter de 30 à 50 piqûres chez un enfant, 100 à 500 chez un adulte), phospholipase A_2 des venins de certains serpents exotiques des familles des crotalidés, des élapidés et des vipéridés (par ailleurs, certains venins produisent une hémolyse par activation du complément : c'est le cas de ceux de *Trimesurus flavoviridis* [vipéridé d'Asie du Sud-Est] et de certaines araignées nord-américaines du genre *Loxosceles*).

Une hémolyse peut être associée à la coagulation intravasculaire disséminée susceptible de compliquer de nombreuses intoxications sévères (*voir* Chapitre S04-P04-C03). Elle résulte alors des dépôts de fibrine dans les microvaisseaux. Cette micro-angiopathie est secondairement responsable de la fragmentation des hématies [93] (*voir* « Micro-angiopathies thrombotiques »).

Quelques causes classiques d'hémolyse toxique justifient un bref développement.

Hémolyses aiguës produites par les hydrures

Plusieurs hydrures, gazeux aux températures ambiantes habituelles, induisent une hémolyse aiguë. Le plus étudié est l'arsine (trihydrure d'arsenic), mais les hydrures d'antimoine (stibine), de germanium (germane), de sélénium (hydrogène sélénié) et de tellure (tellurure d'hydrogène) ont des effets semblables.

L'arsine a un fort pouvoir hémolysant. Les premières manifestations de l'intoxication systémique apparaissent 1 à 24 heures après le début de l'exposition. Ce sont des céphalées, une asthénie, des sensations vertigineuses, des douleurs lombaires et l'émission d'urines rouge sombre. En cas d'hémolyse massive, le tableau se complète de troubles de conscience et hémodynamiques, d'une acidose métabolique, d'une hyperkaliémie et d'une insuffisance rénale aiguë, puis d'un ictère, d'une hépatomégalie et d'une splénomégalie. Secondairement, des signes d'intoxication par l'arsenic inorganique peuvent apparaître [92].

Le traitement est, avant tout, symptomatique. La survenue d'une hémolyse massive peut justifier la mise en œuvre d'une exsanguinotransfusion. L'administration d'antidotes de l'arsenic (succimer ou dimercaprol) ne peut prévenir la survenue de l'hémolyse et n'en diminue pas la gravité ; elle peut traiter l'intoxication secondaire par l'arsenic, mais n'est utilisable qu'à condition que la diurèse soit conservée.

Hémolyse provoquée par le cuivre

Une hémolyse peut compliquer une intoxication aiguë massive par le cuivre ou une maladie de Wilson. Elle est rarement sévère dans ce dernier cas, au contraire de ce qui peut être observé en cas d'intoxication aiguë [90]. Elle est alors associée à une hépatite cytolytique, une néphropathie tubulaire et, si le dérivé inorganique du cuivre à l'origine de l'intoxication a été ingéré, à un syndrome dysentérique.

Une intoxication aiguë systémique grave par le cuivre implique une prise orale d'au moins 150 mg/kg. Le mécanisme de l'hémolyse induite par le cuivre est incomplètement élucidé : le cuivre s'accumule dans les hématies et il induirait l'hémolyse par des mécanismes pro-oxydants et inhibiteurs d'enzymes de la voie des pentoses et de la glycolyse. Le traitement est principalement symptomatique. La survenue d'une hémolyse massive peut justifier la mise en œuvre d'une exsanguinotransfusion. L'administration de chélateurs est propre à diminuer la dose interne de cuivre : les composés les plus efficaces n'ont pas de forme galénique administrable par voie parentérale (la seule utilisable lorsqu'il existe un syndrome dysentérique) ; on est donc contraint d'employer des agents, tels que la pénicillamine, le dimercaprol, l'EDTA (acide éthylène-diamino-tétra-acétique) calcicodisodique ou le DMPS (acide 2,3-dimercapto-1-propanesulfonique) et ils ne sont utilisables que tant qu'une diurèse est conservée.

Anémie hémolytique induite par le plomb

L'anémie classiquement observée au cours des intoxications chroniques par le plomb résulte principalement de l'inhibition de la synthèse de l'hème (le plomb est un fort inhibiteur de plusieurs des enzymes impliquées et principalement, de la déshydrogénase de l'acide δ-aminolévulinique et de l'hème synthétase). Le plomb est également responsable d'une hyperhémolyse, mais qui ne joue qu'un rôle mineur dans la genèse de l'anémie du saturnisme chronique [91]. En revanche, une hémolyse dose-dépendante est observée dans les rares cas d'intoxication aiguë par le plomb (ces cas sont rares, car l'absorption digestive du plomb étant faible, ils nécessitent une ingestion massive ou une administration parentérale). Les mécanismes de cet effet hémolysant sont discutés : une déplétion en glutathion intra-érythrocytaire, une inhibition de la Na$^+$/K$^+$-ATPase et des altérations des protéines membranaires sont documentés. Les hématies à granulations basophiles classiquement observées en cas de saturnisme chronique sont indépendantes de l'hémolyse : elles traduisent la persistance, dans les hématies circulantes, de fragments d'ARN ribosomique, en raison de l'inhibition par le plomb de la pyrimidine 5'-nucléotidase qui en assure physiologiquement l'hydrolyse. L'anémie hémolytique induite par le plomb n'est généralement pas assez sévère pour justifier un traitement spécifique.

Encadré S04-P03-C03-1   Méthémoglobinémie

La méthémoglobine est une forme altérée de l'hémoglobine qui résulte de l'oxydation du fer ferreux de l'oxyhémoglobine en fer ferrique. La transformation de la conformation stérique de l'hémoprotéine qui accompagne cette oxydation rend la méthémoglobine impropre au transport de l'oxygène. In fine, la méthémoglobinémie peut être responsable d'une hypoxie tissulaire, les tissus qui souffrent le plus et les premiers étant les plus gros consommateurs d'oxygène [95]. Le tableau S04-P03-C03-X indique les symptômes associés à l'augmentation de la méthémoglobinémie.

Toutes les substances oxydantes sont susceptibles d'induire une méthémoglobinémie, associée ou non à une hémolyse (voir Tableau S04-P03-C03-IX).

Le traitement de la méthémoglobinémie associe un arrêt de l'exposition et éventuellement une décontamination, le traitement symptomatique des manifestations de l'hypoxie tissulaire, l'administration d'oxygène et la correction de la méthémoglobinémie, elle-même, par l'injection intraveineuse (en une trentaine de minutes) de 0,1-0,2 ml/kg d'une solution à 10 % de bleu de méthylène qui peut être répétée. En cas de déficit en G-6-PD, le bleu de méthylène est inefficace et peut faciliter la survenue d'une hémolyse. Une exsanguinotransfusion est indiquée en cas de méthémoglobinémie supérieure à 60 % et/ou d'hémolyse aiguë associée.

Hémoglobinurie paroxystique nocturne

Flore Sicre de Fontbrune, Régis Peffault de Latour et Gérard Socié

L'hémoglobinurie paroxystique nocturne (HPN) est une affection rare et sévère, caractérisée par une anémie hémolytique corpusculaire intravasculaire acquise, un risque très élevé de thrombose et une hypoplasie médullaire plus ou moins marquée. Elle est due à l'expansion d'une ou de plusieurs cellules souches hématopoïétiques clonales présentant une mutation du gène *PIG-A*, responsable d'un déficit d'expression des molécules ancrées à la membrane des cellules du sang par l'intermédiaire d'une molécule, le glycosylphosphatidylinositol (GPI). Le mécanisme favorisant l'expansion de ce(s) clone(s) reste mal élucidé mais semble lié à l'hypoplasie médullaire sous-jacente. L'HPN peut se présenter sous différentes formes cliniques dont les plus fréquentes sont une forme hémolytique pure et le syndrome aplasie-HPN. La gravité de la maladie est liée aux complications thrombotiques.

Physiopathologie

L'hémoglobinurie paroxystique nocturne a été décrite à la fin du XIXe siècle comme une hémoglobinurie intermittente accompagnée d'hémolyse intravasculaire. L'HPN, ou maladie de Marchiafava-Micheli, est aujourd'hui considérée comme une maladie clonale de la cellule souche hématopoïétique. Les progrès de la cytométrie en flux puis de la biologie moléculaire ont permis de mieux comprendre la physiopathologie de cette maladie rare (460 cas diagnostiqués en 50 ans en France) [98].

Sensibilité anormale à l'action lytique du complément et ancre GPI

Dès la description initiale de l'HPN, la sensibilité anormale des globules rouges à l'action lytique du complément a été considérée comme sa caractéristique principale. Elle est à la base des tests diagnostiques de Ham et du test au sucrose. Cette sensibilité anormale des globules rouges à l'action du complément a très vite fait évoquer un déficit membranaire impliquant un système de régulation de la cascade d'activation du complément.

Les deux voies d'activation du complément, classique et alterne, se rejoignent en une voie effectrice commune conduisant à la formation d'un complexe multimoléculaire appelé complexe d'attaque membranaire. L'étape essentielle de la cascade du complément est la formation de fragments activés de la fraction C3 (C3b) par les C3 convertases respectives des deux voies d'activations. Au début des années 1980, il a été montré que deux protéines inhibitrices de l'action du complément n'étaient pas exprimées à la surface des globules rouges de patients atteints d'HPN. Ces deux molécules sont le DAF (*decay accelerating factor,* CD55 qui agit au niveau des C3 et C5 convertases), et le MIRL (*membrane inhibitor of reactive lysis,* CD59, qui bloque la formation du complexe d'attaque membranaire). Elles sont essentielles pour protéger les globules rouges de la lyse par le complément. Par la suite, un défaut d'expression d'un grand nombre de protéines aux fonctions hétérogènes (CD16a, CD14, CD58, CDw52, etc.) ont été mises en évidence dans l'HPN. Le lien entre toutes ces molécules est un élément structurel commun, leur ancrage à la membrane par une ancre glycosylphosphatidylinositol (GPI). Ces molécules sont synthétisées normalement dans les cellules HPN, mais ne sont pas exprimées à leur surface du fait d'un défaut de synthèse de l'ancre GPI. Le système GPI est une structure formée entre autres d'un phosphatidylinositol (PI) dont les acides gras pénètrent dans le feuillet lipidique externe de la membrane, et qui est engagé par une liaison peptidique avec la partie C-terminale de la protéine ancrée. Ce dernier confère à la protéine des propriétés mécaniques d'attache, mais aussi biochimiques (clivage par des phospholipases spécifiques) et physiologiques particulières (grande mobilité latérale). L'assemblage biochimique de l'ancre GPI a lieu dans le réticulum endoplasmique. Dans l'HPN, le déficit GPI est dû à l'atteinte des premières étapes de sa biosynthèse. Parmi les gènes identifiés seul *PIG-A* a été incriminé comme responsable de l'HPN. Cela est vraisemblablement lié au fait que *PIG-A* est situé sur le chromosome X : un seul allèle est donc exprimé. Ces découvertes et le séquençage du gène *PIG-A* ont ouvert la voie du diagnostic moléculaire de l'HPN. Plusieurs équipes ont montré que des altérations moléculaires du gène *PIG-A* sont présentes chez tous les patients atteints d'HPN. Les mutations décelées se situent sur l'ensemble du gène (exons et introns), rendant en pratique clinique courante un diagnostic moléculaire irréalisable. Enfin, certains patients sont porteurs de plusieurs anomalies génétiques de *PIG-A* affectant généralement des populations cellulaires différentes, suggérant que l'HPN pourrait être dans certains cas une maladie oligoclonale.

Une maladie clonale

L'HPN est caractérisée par la coexistence, chez la majorité des patients, de cellules normales et de cellules mutées (le « clone » HPN). L'importance du « clone » HPN est variable d'un patient à l'autre et évolue au cours du temps. D'autre part, la mutation *PIG-A* est nécessaire mais non suffisante pour entraîner une HPN puisque cette dernière est présente chez certains sujets sains. Ces éléments sont en faveur du modèle proposé par Rotoli et Luzzatto selon lequel la population médullaire GPI– (issue d'une ou plusieurs cellules souches) possède un avantage de croissance (ou de survie) face à un mécanisme d'agression responsable d'une aplasie médullaire. Cette hypothèse reste encore très débattue.

Physiopathologie des symptômes et signes cliniques

La physiopathologie de l'HPN explique en grande partie les signes cliniques de la maladie.

Hémolyse

L'hémolyse est la conséquence du défaut d'expression des molécules GPI, en particulier du CD55 et du CD59, qui se traduit par une sensibilité anormale des érythrocytes au complément in vitro. Le mécanisme des crises hémolytiques est cependant moins bien connu. Il semble que, à l'occasion d'une infection ou d'un stress, les globules rouges des patients réexpriment à leur surface des antigènes cryptiques (du système Th). Les antigènes Th sont alors reconnus par le système immunitaire et, l'activation du complément n'étant plus contrôlée par CD55 et CD59, déclenchent une crise hémolytique. Cette hémolyse est responsable d'une hémoglobinémie aiguë, saturant les deux voies classiques d'élimination de l'hémoglobine libre : l'endocytose et la dégradation par les macrophages (liaison à l'haptoglobine et oxydation en méthémoglobine puis dégradation par le foie). Il en résulte une hémoglobinurie.

Dystonie musculaire lisse

L'hémoglobine libre en excès dans le plasma se lie alors de façon irréversible à l'oxyde nitrique (NO). La lyse intravasculaire des globules rouges provoque de plus l'élimination dans le plasma de l'arginase érythrocytaire, responsable de la métabolisation de la L-arginine en ornithine, diminuant la disponibilité de la L-arginine indispensable pour la synthèse de l'oxyde nitrique. Le déficit en oxyde nitrique entraîne une dysrégulation du tonus des muscles lisses et les symptômes de dystonie (dysphagie, douleur abdominale et dysfonctionnement érectile).

Thromboses [100]

La physiopathologie des thromboses dans l'HPN est pour l'instant mal connue mais plusieurs hypothèses, non mutuellement exclusives, ont été proposées (Figure S04-P03-C03-5) :
– l'accumulation de l'hémoglobine libre pourrait jouer un rôle en activant les cellules endothéliales, les plaquettes et, éventuellement en inhibant l'ADAMTS13, enzyme responsable de la clairance des grands multimères du facteur Willebrand ;
– le déficit en oxyde nitrique entraînerait une activation des cellules endothéliales, une vasoconstriction, une inflammation et la génération de thrombine ;
– le déficit en protéines GPI-dépendantes (surtout le CD59) sur la membrane cellulaire des plaquettes, des monocytes et des cellules endothéliales serait responsable d'une activation directe par le complément, entraînant l'exposition membranaire du facteur tissulaire et donc la génération de thrombine ;
– le complément induit aussi la formation à partir des plaquettes de microvésicules circulantes, riches en phospholipides, très procoagulantes in vitro (leur concentration est forte dans le plasma des patients atteints d'HPN) ;

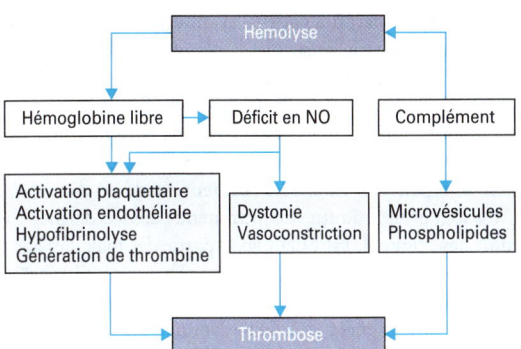

Figure S04-P03-C03-5 Principaux mécanismes physiopathologiques potentiellement impliqués dans la survenue de thrombose au cours de l'hémoglobinurie paroxystique nocturne. NO : oxyde nitrique.

– enfin, une diminution de l'expression du récepteur d'u-PA (u-PAR), molécule GPI-dépendante, a été observée chez les patients atteints d'HPN, à la surface des monocytes, des plaquettes et des cellules endothéliales.

Hypoplasie médullaire

D'autres aspects de la physiopathologie de l'HPN demeurent largement méconnus, en particulier le mécanisme de l'hypoplasie médullaire et l'existence d'un éventuel déficit immunitaire (lymphocytes GPI–, altération du chimiotactisme des polynucléaires GPI–).

Manifestations cliniques et complications

Les données qui suivent sont principalement issues d'une étude rétrospective portant sur 460 patients, qui constitue à ce jour la plus large série publiée [98].

Formes cliniques

La forme classique, la plus courante, est celle d'une anémie hémolytique acquise d'origine corpusculaire intravasculaire, apparaissant chez un adulte jeune, accompagnée d'urines foncées le matin (hémoglobinurie) et parfois d'un ictère modéré. L'anémie est accompagnée de signes de régénération modérés (réticulocytose souvent plus basse que ne le voudrait le degré d'anémie) et souvent d'une leucopénie et/ou d'une thrombopénie généralement non sévères.

En pratique clinique, le diagnostic d'hémoglobinurie paroxystique nocturne peut être posé dans quatre circonstances :
– une maladie hémolytique et thrombosante dite forme classique, appelée aussi HPN « primitive » ou « de novo » ;
– par la détection d'un clone HPN au cours lors de l'exploration d'une aplasie médullaire ;
– par l'émergence d'un clone HPN chez un patient atteint d'aplasie médullaire traité quelques mois ou années auparavant par immunosuppression ; cette présentation est plus volontiers appelée syndrome aplasie-HPN ou forme aplasique ;
– par la découverte d'un clone HPN, chez un patient présentant une hémolyse associée à une hémopathie myéloïde (beaucoup plus rare).

En réalité, ces présentations sont très schématiques et didactiques, et le polymorphisme clinique de cette maladie est important.

Caractéristiques au diagnostic

La moyenne d'âge au diagnostic est de 34 ans (un quart des patients ont moins de 20 ans et 5 % moins de 16 ans). Les signes cliniques au diagnostic sont un épisode de thrombose dans près de 10 % des cas, des douleurs abdominales chez 1 patient sur 5 et dans 15 % des cas une infection. Près d'un quart des patients ayant une HPN ont, dans notre expérience, un diagnostic préalable d'aplasie médullaire et un clone HPN est diagnostiqué après traitement immunosuppresseur pour une aplasie médullaire chez 20 à 30 % des patients.

L'hémogramme montre une anémie isolée dans un quart des cas, une bicytopénie (majoritairement anémie et thrombopénie) chez 30 % des patients et une pancytopénie, généralement modérée dans 40 % des cas. Le myélogramme montre fréquemment dans ce dernier cas une moelle non désertique. L'HPN fait donc partie des maladies à évoquer devant une « pancytopénie à moelle riche ». Une dysérythropoïèse discrète est compatible avec le diagnostic, mais la présence de signes de dysplasie des autres lignées doit faire évoquer un syndrome myélodysplasique primitif ou secondaire à une aplasie médullaire méconnue.

Complications

Les principales complications de l'HPN sont les thromboses, les douleurs abdominales et autres symptômes de dystonie, les infections, l'aggravation des cytopénies et l'évolution vers une hémopathie myéloïde maligne.

Thromboses

Les thromboses sont le problème majeur des patients atteints d'HPN du fait de leur morbi-mortalité importante et de leur incidence cumulative qui atteint 30 % à 10 ans. Les événements thrombotiques sont dans plus de 40 % des cas un syndrome de Budd-Chiari, dans un tiers des cas une thrombose du système nerveux central, dans un quart des cas une thrombose des membres inférieurs et dans un quart des cas une thrombose d'un autre site. Les facteurs de risque de thrombose sont un âge de plus de 55 ans, un support transfusionnel, un antécédent de thrombose au diagnostic et une prophylaxie par antivitamine K : la prophylaxie primaire par antivitamine K ne diminue pas le risque de thrombose.

Douleurs abdominales et autres signes de dystonie

Des douleurs abdominales souvent invalidantes, sans cause identifiée sont fréquemment retrouvées par l'interrogatoire lors du diagnostic, et sont signalées par plus de 30 % des patients au cours du suivi. La principale difficulté est de faire la part d'une dystonie musculaire lisse et d'épisodes de thromboses mésentériques, qui sont décelées chez un nombre croissant de patients grâce aux techniques d'imagerie plus performantes. Les autres symptômes de dystonie musculaire sont la dysphagie (attribuée aux spasmes œsophagiens), et la dysfonction érectile. La recrudescence de ces symptômes au moment des crises hémolytiques et la sensibilité des signes de dystonie au sildénafil sont des arguments en faveur d'un trouble de la biodisponibilité du NO. Ces symptômes sont sensibles au traitement par éculizumab (*voir* plus loin).

Aplasie médullaire

L'évolution d'une HPN classique vers une pancytopénie est observée après 10 ans d'évolution chez 20 % des patients environ et il existe des arguments forts pour penser que l'expansion du clone HPN est reliée à une aplasie médullaire sous jacente chez tous les patients. Chez certains patients ayant une HPN hémolytique pure, traitée ou non, des cytopénies pourront apparaître et persister sans nécessité de traitement si ces dernières n'ont pas de conséquence clinique (infections, support transfusionnel). Une surveillance accrue de l'hémogramme incluant le compte des réticulocytes est nécessaire chez ces patients. Une évaluation médullaire (myélogramme, examen cytogénétique de la moelle et si nécessaire biopsie ostéomédullaire) est aussi impérative pour évaluer la richesse de la moelle et faire la part entre évolution vers un syndrome aplasie-HPN ou une hémopathie myéloïde. La prise en charge thérapeutique rejoint alors celle des patients ayant une aplasie médullaire idiopathique. L'indication d'un traitement immunosuppresseur ou d'une allogreffe dépend de la sévérité des cytopénies, de l'âge et des co-morbidités du patient et de l'existence d'un donneur HLA-identique. Les patients allogreffés pour un syndrome aplasie-HPN ont un bon pronostic comparativement aux patients ayant thrombosé chez qui l'allogreffe est associée à une toxicité trop importante (*voir* plus loin).

Évolution vers une hémopathie myéloïde maligne

Le risque de développement d'un syndrome myélodysplasique ou d'une leucémie aiguë est classique mais rare : 5 et 2,5 % à 10 ans, respectivement.

Grossesse et HPN [99]

Le risque élevé de complications pendant et au décours de la grossesse chez les patientes atteint d'HPN est décrit depuis le début des années 2000. Les principales complications sont l'aggravation des cytopénies (transitoire ou non) ou la rechute d'une aplasie antérieurement traitée, les complications thrombotiques notamment au cours du post-partum. Le risque de décès est évalué entre 8 et 11,6 % selon les études.

Dans l'étude française (22 patientes et 27 grossesses), une aggravation des cytopénies est observée dans 95 % des cas, justifiant des transfusions dans plus de 50 % des cas et une évolution vers une aplasie sévère a été observée dans 8 % des cas au cours de la grossesse. Des complications lors de la délivrance sont présentes dans 12 % des cas (syndrome HELLP, hémorragie de la délivrance et anémie nécessitant un support transfusionnel). Aucune complication thrombotique n'est observée au cours de la grossesse (deux tiers des patientes ont reçu une prophylaxie antithrombotique) mais quatre épisodes de thrombose sont survenus pendant le post-partum (1 à 5 mois après la délivrance) : deux thromboses veineuses cérébrales, une thrombose veineuse mésentérique et un syndrome de Budd-Chiari. Tous les décès observés dans l'étude française sont la conséquence de thromboses survenant dans le post-partum. Ces données qui concernent des patientes non traitées par éculizumab au moment de la grossesse, soulignent le risque majeur de complications de l'HPN au cours de la grossesse et du post-partum, et la nécessité d'une prophylaxie par anticoagulant pendant et après la grossesse. La durée de cette prophylaxie n'est pas clairement définie (des complications thrombotiques sont observées jusqu'à 9 mois après la délivrance).

Les complications fœtales sont fréquentes : prématurité dans 30 % des cas et mortalité estimée entre 4 et 7,2 % (mort fœtale in utero due à l'ischémie placentaire ou néonatale due à la prématurité). Aucune complication n'a été observée après la période néonatale immédiate.

Pronostic

La médiane de survie des patients est de 22 ans [98]. Outre les douleurs abdominales et les complications infectieuses (infections récurrentes de la sphère ORL et pulmonaires, en particulier), l'histoire naturelle de l'HPN peut être marquée par des complications beaucoup plus sévères : les épisodes de thromboses représentent la première cause de décès, avant les complications infectieuses et la survenue d'hémopathies myéloïdes.

Les facteurs influençant la survie des patients sont l'âge (> 40 ans au diagnostic), l'anémie et la neutropénie au diagnostic, le délai avant mise en route d'un traitement (reflet de l'absence de gravité de certains cas), et la survenue de complications : aplasie médullaire, hémopathies malignes et surtout les complications thrombotiques (RR : 15,4).

La forme classique est grevée d'un moins bon pronostic (médiane de survie de 18 ans alors que cette dernière n'est pas atteinte pour la forme aplasique). Les patients atteints d'HPN de forme classique sont plus âgés (40 ans versus 30 ans) et ont plus fréquemment des douleurs abdominales. La taille du clone est plus importante (clone HPN > 50 % chez la moitié des patients). Durant l'évolution, environ 20 % des patients ayant une forme classique présentent une aplasie médullaire témoignant de l'étroite relation entre HPN et aplasie médullaire. Pour la forme classique, l'âge (> 40 ans) et le fait de ne pas avoir été traité par androgènes apparaissent comme délétères, ainsi que l'évolution vers l'aplasie médullaire.

Si les thromboses sont une complication connue de la forme classique, il ressort de l'étude française un risque élevé dans la forme aplasique (30 % à 10 ans). Concernant la forme aplasique, on observe un rôle protecteur du traitement immunosuppresseur, illustrant le bénéfice de ce traitement dans la prise en charge des aplasies médullaires au sens large.

Diagnostic biologique

Les tests de Ham-Dacie et au sucrose sont abandonnés et le diagnostic repose désormais sur la cytométrie en flux (voir Chapitre S04-P01-C04). L'analyse doit être réalisée sur les granuleux et les monocytes du sang (l'hémolyse rend l'évaluation de la taille du clone sur les globules rouges peu fiable et l'expression des molécules GPI est variable sur les lymphocytes). Soulignons la nécessité absolue d'utiliser au moins deux anticorps reconnaissant deux molécules GPI différentes et d'étudier deux populations cellulaires différentes. Les résultats obtenus doivent être exprimés en pourcentage de cellules négatives (importance relative du clone dans la population étudiée). La sensibilité de la cytométrie varie de 1 à 0,01 % selon la technique utilisée. En pratique, un déficit peut être considéré comme significatif lorsque le pourcentage de cellules négatives est supérieur à 5 %. Lorsque les résultats sont d'interprétation difficile, il est recommandé de réaliser les analyses dans un laboratoire de référence. La recherche de mutation du gène *PIG-A*, n'a pas de place dans le diagnostic d'HPN : l'analyse moléculaire est trop lourde et la seule identification d'une mutation clonale de ce gène ne permet pas de poser le diagnostic d'HPN.

Les situations cliniques pour lesquelles une recherche de clone HPN est recommandée sont détaillées dans le tableau S04-P03-C03-XI

Traitement

La prise en charge des patients atteints d'HPN a considérablement évolué au cours de la dernière décennie grâce à l'utilisation de l'éculizumab, d'une part, et à la meilleure connaissance de cette affection, d'autre part.

Soins de support

Les traitements de support sont essentiels dans la prise en charge des patients HPN traités ou non par éculizumab. Ceux-ci comportent l'administration systématique d'un supplément oral d'acide folique (5 mg/j) en cas d'hémolyse chronique, le dépistage et la correction d'une carence en fer, la transfusion de concentrés de globules rouges selon le seuil de tolérance individuelle de l'anémie, et la transfusion de culots déleucocytés et phénotypés.

L'éducation des patients est primordiale : le risque de majoration de l'hémolyse et de l'anémie en cas d'infection, les symptômes de mauvaise tolérance de l'anémie et surtout les symptômes évocateurs de thrombose doivent amener à consulter en urgence. Les femmes en âge de procréer doivent être informées du risque d'aggravation de la maladie et de complications sévères en cas de grossesse (désirée ou non). Une contraception n'augmentant pas le risque de thrombose est recommandée.

Éculizumab

L'éculizumab est un anticorps monoclonal anti-C5 qui bloque l'hémolyse des globules rouges HPN par le complément. Il se fixe spécifiquement et avec une forte affinité, au niveau de la région qui contient le site de clivage par les C5 convertases empêchant la formation du C5a, molécule hautement pro-inflammatoire et du C5b, molécule indispensable à la formation du complexe d'attaque membranaire. C'est un anticorps humanisé dont la partie constante a été remplacée par les régions constantes d'IgG$_2$ (isotype ne se fixant pas aux récepteurs Fc) et d'IgG$_4$ (isotype n'activant pas la cascade du complément).

Ce traitement a considérablement amélioré la qualité de vie des patients. Il s'agit néanmoins d'un traitement coûteux, qui ne peut être interrompu (son effet est suspensif mais non curatif) et qui ne prévient pas toutes les complications. Le risque de thrombose diminue mais persiste, et les risques d'évolution vers une forme aplasique et vers une hémopathie myéloïde (myélodysplasie et leucémie aiguë myéloïde) sont inchangés.

L'efficacité et la tolérance de l'éculizumab ont été démontrées dans l'HPN au cours de deux essais cliniques de phase III (Triumph, 87 patients [102] et Shepherd, 97 patients [97]). Cent-quatre-vingt sept patients ont continué à participer à l'essai d'extension (jusqu'à 4 ans de suivi sous traitement) [103]. La posologie était identique dans ces études, comportant des injections intraveineuses hebdomadaires de 600 mg pendant quatre semaines puis de 900 mg à la cinquième semaine, suivies d'injections bimensuelles de 900 mg. Ces études ont démontré le bénéfice de l'éculizumab portant sur la réduction des besoins transfusionnels (indépendance transfusionnelle chez plus de la moitié des patients et réduction de 40 % des transfusions chez les autres), l'atténuation de la fatigue et l'amélioration de la qualité de vie (y compris dans le sous-groupe des patients toujours transfusés), la réduction de 85 % du nombre d'événements thrombotiques (y compris chez les patients sous anticoagulation). Des patients ayant un traitement anticoagulant curatif ont arrêté ce dernier sans récidive de thrombose sous éculizumab. La tolérance est bonne. Les effets secondaires les plus fréquents sont des céphalées prédominant lors des premières perfusions et des lombalgies. En dehors de la survenue de deux cas résolutifs de septicémies à méningocoque malgré la vaccination préalable, il n'y a pas eu d'augmentation des infections sous éculizumab et aucun épisode d'hémolyse sévère n'a été observé chez les patients qui ont dû arrêter le traitement.

Le début d'un traitement par éculizumab implique la vaccination au préalable par le vaccin conjugué tétravalent du méningocoque et une prophylaxie par oracilline ou amoxicilline. Le schéma thérapeutique actuel est

Tableau S04-P03-C03-XI Résumé des situations cliniques où la recherche d'un clone HPN en cytométrie de flux est recommandée.

Anémie hémolytique à test de Coombs négatif
Avec hémoglobinurie
Associée à des thromboses, des douleurs abdominales
Associée à une carence martiale
En l'absence de cause infectieuse et après avoir éliminé une anémie corpusculaire congénitale
Thromboses
En cas de syndrome de Budd-Chiarri, de thrombose mésentérique
En cas de cytopénies associées
En cas d'hémolyse
La recherche d'un clone HPN n'est pas recommandée de façon systématique dans l'exploration d'une thrombophilie en dehors de ces situations
Aplasie/hypoplasie médullaire
La recherche d'un clone HPN est recommandée au diagnostic chez tout patient pour lequel une insuffisance médullaire qualitative a été diagnostiquée
Myélodysplasies et autres hémopathies myéloïdes
La recherche d'un clone HPN est recommandée en cas d'hémolyse inexpliquée, et en particulier en cas d'hémolyse associée à une hémoglobinurie

celui décrit plus haut ; l'intervalle de 14 jours entre deux injections en entretien doit être respecté afin d'éviter les rebonds hémolytiques.

Traitements immunosuppresseurs

L'association sérum antilymphocytaire et ciclosporine est indiquée chez les patients qui présentent une pancytopénie (voir Chapitre S04-P03-C05). La combinaison avec un traitement par éculizumab n'a pas encore été évaluée. La prednisolone n'a pas d'efficacité démontrée dans l'HPN hémolytique et n'a donc pas sa place chez ces patients y compris chez ceux dont le test de Coombs se positive sous traitement du fait des dépôts de C3b.

Greffe allogénique de cellules souches hématopoïétiques

La greffe allogénique de cellules souches hématopoïétiques reste le seul traitement curatif de l'HPN. Les trois indications classiques dans l'HPN sont l'aplasie médullaire, les complications thrombotiques répétées et les crises hémolytiques sévères récurrentes. Une étude européenne (EBMT) et française (SFH) [105] a comparé 211 patients greffés aux 402 patients non greffés de la cohorte française (non traités par éculizumab). La survie globale des patients allogreffés est de 68 % à 5 ans. Le seul facteur ayant un impact sur la survie est l'indication de l'allogreffe. Ainsi après allogreffe, la survie à 5 ans est de 54 % quand l'indication de greffe est une complication thrombotique, de 69 % quand il s'agit d'une pancytopénie et de 86 % quand l'indication est une hémolyse récurrente sans aplasie ni antécédent de thrombose. Les infections et la maladie du greffon contre l'hôte sont les principales causes de mortalité après allogreffe. Aucune différence n'a été observée entre les patients greffés avec un donneur apparenté et un non apparenté. Pour les patients ayant un antécédent de thrombose, la survie est meilleure sans allogreffe. Pour les patients ayant une aplasie sans antécédent de thrombose, la survie n'est pas différente entre les patients allogreffés et non allogreffés. Dans cette étude aucune différence n'a été mise en évidence entre les conditionnements myélo-ablatifs et non myélo-ablatifs.

En résumé, les résultats de ces études suggèrent que :
– les patients ayant un antécédent de thrombose ne bénéficient pas de l'allogreffe ;
– les patients ayant une aplasie-HPN peuvent bénéficier de l'allogreffe s'ils sont jeunes et ont un donneur HLA-identique, comme les patients ayant une aplasie médullaire idiopathique ;
– les patients ayant une forme hémolytique classique doivent être traités par éculizumab.

Indications thérapeutiques (Figure S04-P03-C03-6)

Forme hémolytique classique

Leur prise en charge repose sur les soins de support et, lorsqu'il est disponible, sur l'éculizumab. Les indications de l'éculizumab sont :
– la nécessité d'un support transfusionnel régulier et/ou une hémolyse chronique :
– les facteurs de risque de thrombose : antécédent de thrombose, âge supérieur à 55 ans, clone HPN > 50 %.

HPN secondaire à une aplasie médullaire

Chez un patient présentant une HPN hémolytique au décours d'un traitement immunosuppresseur pour une aplasie médullaire idiopathique, sans critères thérapeutiques de l'aplasie, la prise en charge est similaire à celle des formes hémolytiques pures.

Syndrome aplasie-HPN

Le choix du traitement dépend des facteurs cliniques (sévérité de l'hémolyse, risque de complications thrombotiques, sévérité de l'aplasie, co-morbidités et âge du patient) et de l'existence d'un donneur HLA-identique.

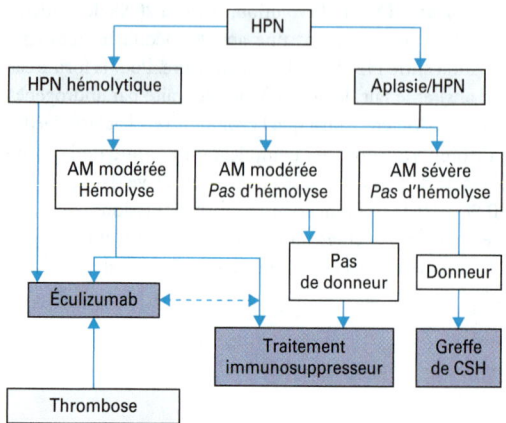

Figure S04-P03-C03-6 Schéma récapitulatif de la prise en charge thérapeutique des hémoglobinuries paroxystiques nocturnes (HPN) selon la forme clinique : HPN pure, AA modérée/HPN ou AA sévère. AM : aplasie médullaire ; CSH : greffe de cellules souches hématopoïétiques ; IS : traitement immunosuppresseur.

Thromboses

En prophylaxie primaire, il n'y a pas d'indication à un traitement anticoagulant chez les patients n'ayant jamais thrombosé, quelle que soit la taille du clone HPN du fait de l'absence de diminution du risque de thrombose dans cette population et du risque de complications hémorragiques.

Le traitement curatif des thromboses est identique à celui des patients n'ayant pas d'HPN. Une surveillance particulière est nécessaire en cas de thrombopénie associée du fait du risque hémorragique. Au vu du risque élevé de récidive, l'anticoagulation orale sera poursuivie à vie chez ces patients. Une thrombose est une indication à débuter un traitement par éculizumab.

Au cours de la grossesse et du post-partum, une prophylaxie par héparine de bas poids moléculaire est recommandée à partir du début du deuxième trimestre et doit être poursuivie pendant le post-partum qui semble être la période la plus à risque. Une durée d'au moins 6 mois semble minimale au vu des données citées plus haut.

Grossesse

En raison des risques décrits plus haut, la grossesse est fortement déconseillée aux patientes atteintes d'HPN et une contraception recommandée. Trois naissances d'enfants de patientes traitées par éculizumab avant et pendant la grossesse ont été rapportées. Les données pharmacologiques ont confirmé que l'éculizumab ne traversait pas le placenta (IgG_2). Au vu du risque de complications thrombotiques et de leur morbi-mortalité, l'indication à poursuivre voire à débuter un traitement par éculizumab chez une patiente HPN enceinte ne souhaitant pas interrompre sa grossesse pose une question éthique difficile qui doit faire l'objet d'une réflexion pluridisciplinaire avec une équipe spécialisée. L'allaitement est théoriquement contre-indiqué.

Surveillance

L'HPN, même dans sa forme clinique hémolytique pure, est associée à une insuffisance médullaire. Le risque d'évolution vers une hémopathie myéloïde maligne, bien que faible, justifie une surveillance médullaire similaire à celle d'une aplasie médullaire idiopathique, à savoir un examen du frottis médullaire annuel avec étude cytogénétique. Le traitement par éculizumab n'ayant pas montré à ce jour de bénéfice sur le risque d'évolution clonale, ces recommandations doivent être appliquées chez les patients traités par éculizumab.

Conclusion et perspectives

L'HPN est une maladie rare, de présentation hétérogène, dont le pronostic est dominé par les complications thrombotiques. Le traitement des formes hémolytiques pures repose sur l'éculizumab qui réduit les besoins transfusionnels et le risque de thrombose. Ce traitement n'est pas curatif, et ne diminue pas le risque d'évolution vers une forme aplasique ou une hémopathie myéloïde. Ce traitement très onéreux ne peut être interrompu et n'est pas disponible dans tous les pays. La prise en charge des syndromes aplasie-HPN repose sur le traitement immunosuppresseur ou l'allogreffe de cellules souches hématopoïétiques.

Bibliographie

Anémies hémolytiques par anomalies de la membrane érythrocytaire

1. Bianchi P, Fermo E, Vercellati C et al. Diagnostic power of laboratory tests for hereditary spherocytosis : a comparison study in 150 patients grouped according to molecular and clinical characteristics. Haematologica, 2012, *97* : 516-523.
2. Bolton-Maggs PH, Langer JC, Iolascon A et al. Guidelines for the diagnosis and management of hereditary spherocytosis-2011 update. Br J Haematol, 2012, *156* : 37-49.
3. Da Costa L, Galimand J, Fenneteau O, Mohandas N. Hereditary spherocytosis, elliptocytosis, and other red cell membrane disorders. Blood Rev, 2013, *27* : 167-178.
4. Mohandas N, Clark MR, Jacobs MS et al. Ektacytometric analysis of factors regulating red cell deformability. Blood Cells, 1980, *6* : 329-334.
5. Zarychanski R, Schulz VP, Houston BL et al. Mutations in the mechanotransduction protein PIEZO1 are associated with hereditary xerocytosis. Blood, 2012, *120* : 1908-1915.

Syndromes thalassémiques et drépanocytaires

6. Bartolucci P, Galactéros F. Clinical management of sickle cell disease. Curr Opin Hematol, 2012, *19* : 149-155.
7. Borgna-Pignatti C, Rugulotto S, De Stefano et al. Survival and complications in patients with thalassemia major treated with transfusion and deferoxamine. Haematologica, 2004, *84* : 1187-1193.
8. Cavazzana-Calvo M, Payen E, Negre O et al. Transfusion independence and HMGA2 activation after gene therapy of human β-thalassemia. Nature, 2010, *467* : 318-322.
9. Galambrun C, Pondarré C, Bertrand Y et al. French rare disease center for thalassemia and the French Society of Bone Marrow Transplantation. French multicenter 22-year experience in stem cell transplantation for beta-thalassemia major : lessons and future directions. Biol Blood Marrow Transplant, 2013, *19* : 62-68.
10. Galanello R, Origa R. Beta-thalassemia. Orphanet J Rare Dis, 2010, *5* : 11.
11. Girot R, Bégué P, Galactéros F. La drépanocytose. Montrouge, John Libbey-Eurotext, 2003, 322 pages.
12. Gladwin MT, Sachdev V, Jison ML et al. Pulmonary hypertension as a risk factor for death in patients with sickle cell disease. N Engl J Med, 2004, *350* : 886-895.
13. Harteveld CL, Higgs DR. Alpha-thalassaemia. Orphanet J Rare Dis, 2010, *5* : 13.
14. Haute Autorité de Santé. Protocole national de diagnostic et de soins pour une maladie rare (PNDS). Syndromes thalassémiques majeurs et intermédiaires, juin 2008 (//www.has-sante.fr).
15. Haute Autorité de Santé. Protocole national de diagnostic et de soins pour une maladie rare (PNDS). Syndromes drépanocytaires majeurs de l'adulte (juin 2010), de l'enfant et de l'adolescent (janvier 2010) (www.has-sante.fr).
16. Kirk P, Roughton M, Porter JB et al. Cardiac T2* magnetic resonance for prediction of cardiac complications in thalassemia major. Circulation, 2009, *120* : 1961-1968.
17. Lionnet F, Arlet JB, Bartoluci P et al. Recommandations pratiques pour la prise en charge des syndromes drépanocytaires majeurs de l'adulte. Rev Méd Interne, 2009, *30* (Suppl 3) : S162-S223.
18. Parent F, Bachir D, Inamo J et al. A hemodynamic study of pulmonary hypertension in sickle cell disease. N Engl J Med, 2011, *365* : 44-53.
19. Steinberg MH, McCarthy WF, Castro O et al. The risks and benefits of long term use of hydroxyurea in sickle cell anemia : a 17.5 year follow-up. Am J Hematol, 2010, *85* : 403-408.
20. Steinberg MH, Sebastiani P. Genetic modifiers of sickle cell disease. Am J Hematol, 2012, *87* : 795-803.
21. Suzan F, Bloch J. La drépanocytose en France : des données épidémiologiques pour améliorer la prise en charge. BEH, 2012, *27-28* : 311-329.
22. Taher AT, Musallam KM, Karimi M et al. Overview on practices in thalassemia intermedia management aiming for lowering complication rates across a region of endemicity : the OPTIMAL CARE study. Blood, 2010, *115* : 1886-1892.
23. Thalassemia International Federation. Guidelines for the clinical management of thalassemia, 2nd ed. 2008 (www.thalassemia.org.cy).
24. Thuret I, Pondarré C, Loundou A et al. Complications and treatment of patients with beta-thalassemia in France : results of the national registry. Haematologica, 2010, *95* : 724-729.
25. Yazdanbakhsh K, Ware RE, Noizat Pirenne F. Red blood cell alloimmunization in sickle cell disease : pathophysiology, risk factors and transfusion management. Blood 2012, *120* : 528-537.

Anémies hémolytiques par déficit enzymatique

26. Beutler E. PGK deficiency. Br J Haematol, 2006, *136* : 3-11.
27. Beutler E. Glucose-6-phosphate dehydrogenase deficiency: a historical perspective. Blood, 2008, *111* : 16-24.
28. Cappellini M D, Fiorelli G. Glucose-6-phosphate dehydrogenase deficiency. Lancet, 2008, *371* : 64-74.
29. van Wijk R, van Solinge WW. The energy-less red blood cell is lost : erythrocyte enzyme abnormalities of glycolysis. Blood, 2005, *106* : 4034-4042.
30. Wajcman H. Déficits en glucose-6-phosphate déshydrogénase. EMC (Elsevier-Masson), Hématologie, article 13-006-D-10, 2013, 11 pages.
31. Wajcman H. Anémies hémolytiques dues à des déficits en enzymes érythrocytaires autres que la G-6-PD. EMC (Elsevier-Masson), Hématologie, 13-006-D-11, 2014.
32. Zanella A, Bianchi P, Fermo E, Valentini G. Hereditary pyrimidine 5'-nucleotidase deficiency : from genetics to clinical manifestations. Br J Haematol, 2006, *133* : 113-112.
33. Zanella A, Fermo E, Bianchi P et al. Pyruvate kinase deficiency : the genotype-phenotype association. Blood Rev 2007, *21* : 217-231.

Anémies hémolytiques auto-immunes

34. Akpek G, McAneny D, Weintraub L. Comparative response to splenectomy in Coombs-positive autoimmune hemolytic anemia with or without associated disease. Am J Hematol, 1999, *61* : 98-102.
35. Aladjidi N, Leverger G, Leblanc T et al. New insights into childhood autoimmune hemolytic anemia : a French national observational study of 265 children. Haematologica, 2011, *96* : 655-663.
36. Arkwright PD, Abinun M, Cant AJ. Autoimmunity in human primary immunodeficiency diseases. Blood, 2002, *99* : 2694-2702.
37. Barcellini W, Zaja F, Zaninoni A et al. Low-dose rituximab in adult patients with idiopathic autoimmune hemolytic anemia : clinical efficacy and biologic studies. Blood, 2012, *119* : 3691-3697.
38. Berentsen S, Ulvestad E, Gjertsen BT et al. Rituximab for primary chronic cold agglutinin disease : a prospective study of 37 courses of therapy in 27 patients. Blood, 2004, *103* : 2925-2928.
39. Berentsen S, Tjønnfjord GE. Diagnosis and treatment of cold agglutinin mediated autoimmune hemolytic anemia. Blood Rev, 2012, *26* : 107-115.
40. Bussone G, Ribeiro E, Dechartres A et al. Efficacy and safety of rituximab in adults warm antibody autoimmune haemolytic anemia : retrospective analysis of 27 cases. Am J Hematol, 2009, *84* : 153-157.
41. Crowther C, Tracey Chan YL, Garbett IK et al. Evidence-based focused review of the treatment of idiopathic warm immune hemolytic anemia in adults. Blood, 2011, *118* : 4036-4040.
42. Da Costa L, Mohandas N, Sorette M et al. Temporal differences in membrane loss lead to distinct reticulocyte features in hereditary spherocytosis and in immune hemolytic anemia. Blood, 2001, *98* : 2894-2899.
43. D'Arena G, Califano C, Annunziata M et al. Rituximab for warm-type idiopathic autoimmune hemolytic anemia : a retrospective study of 11 adult patients. Eur J Hematol, 2007, *79* : 53-58.
44. De Stefano P, Zecca M, Giorgiani G et al. Resolution of immune haemolytic anaemia with allogeneic bone marrow transplantation after an unsuccessful autograft. Br J Haematol, 1999, *106* : 1063-1064.
45. Elhence P, Sharma RK, Chaudhary RK, Gupta RK. Acquired hemolytic anemia after minor ABO incompatible renal transplantation. J Nephrol, 1998, *11* : 40-43.

46. ENGELFRIET CP, OVERBEEKE MAM, VON DEM BORNE AERGKR. Autoimmune hemolytic anemia. Seminars in hematology, 1992, 29 : 3-12.
47. GÓMEZ-ALMAGUER, D, SOLANO-GENESTA M, TARÍN-ARZAGA L et al. Low-dose rituximab and alemtuzumab combination therapy for patients with steroid-refractory autoimmune cytopenias. Blood, 2010, 116 : 4783-4785.
48. HALL AM, WARD FJ, VICKERS MA et al. Interleukin-10-mediated regulatory T-cell responses to epitopes on a human red blood cell autoantigen. Blood, 2002, 100 : 4529-4536.
49. HALL AM, VICKERS MA, MCLEOD E, BARKER RN. Rh autoantigen presentation to helper T cells in chronic lymphocytic leukemia by malignant B cells. Blood, 2005, 105 : 2007-2015.
50. HALL AM, WARD FJ, SHEN CR et al. Deletion of the dominant autoantigen in NZB mice with autoimmune hemolytic anemia : effects on autoantibody and T-helper responses. Blood, 2007, 110 : 4511-4517.
51. LEPORRIER M, CHEVRET S, CAZIN B et al. Randomized comparison of fludarabine, CAP and ChOP in 938 previously untreated stage B and C chronic lymphocytic leukemia. Blood, 2001, 98 : 2308-2314.
52. LEPORRIER M, CHÈZE S. Cytopénies auto-immunes et maladies lymphoprolifératives. In : B Godeau, B Varet. Purpura thrombopénique et autres cytopénies auto-immunes. Montrouge, John Libbey-Eurotext, 2010 : 137-149.
53. LOH Y, OYAMA Y, STATKUTE L et al. Development of a secondary autoimmune disorder after stem cell transplantation for autoimmune diseases : role of conditioning hematopoietic regimen used. Blood, 2007, 109 : 2643-2648.
54. MAURO FR, FOA R, CERRETTI R et al. Autoimmune hemolytic anemia in chronic lymphocytic leukemia : clinical, therapeutic, and prognostic features. Blood, 2000,95 : 2786-2792.
55. MOLINA H, MIWA T, ZHOU L et al. Complement-mediated clearance of erythrocytes : mechanism and delineation of the regulatory roles of Crry and DAF Blood, 2002, 100 : 4544-4549.
56. MOYO VM, SMITH D, BRODSKY I et al. High-dose cyclophosphamide for refractory autoimmune hemolytic anemia. Blood, 2002, 100 : 704-706.
57. MQADMI A, ZHENG X, YAZDANBAKHSH K. CD4+ CD25+ regulatory T cells control induction of autoimmune hemolytic anemia. Blood, 2005, 105 : 3746-3748.
58. MULLON J, GIACOPPE G, CLAGETT C et al. Transfusions of polymerized bovine hemoglobin in a patient with severe autoimmune hemolytic anemia. N Engl J Med, 2000, 342 : 1638-1643.
59. O'BRIEN TA, EASTLUND T, PETERS C et al. Autoimmune haemolytic anaemia complicating haematopoietic cell transplantation in paediatric patients : high incidence and significant mortality in unrelated donor transplants for non-malignant diseases. Br J Haematol, 2004, 127 : 67-75.
60. PETZ LD. Immune hemolysis associated with transplantation. Semin Hematol, 2005, 42 : 145-155.
61. ROSSE WF. Cold-induced immune hemolytic anemia. Hematology (ASH Education program book), 2004 : 58-61.
62. RÖTH A, HÜTTMANN A, ROTHER RP et al. Long-term efficacy of the complement inhibitor eculizumab in cold agglutinin disease. Blood, 2009, 113 : 3885-3886.
63. SANZ J, ARRIAGA F, MONTESINOS P et al. Autoimmune hemolytic anemia following allogeneic hematopoietic stem cell transplantation in adult patients. Bone Marrow Transplant, 2007, 39 : 555-561.
64. SCHWARTZ, RS. Shattuck Lecture. Diversity of the Immune Repertoire and Immunoregulation. N Engl J Med, 2003, 348 : 1017-1026.
65. STERN M, BUSER AS, LOHRI A et al. Autoimmunity and malignancy in hematology : more than an association. Crit Rev Oncol/Hematol, 2007, 63 : 100-110.
66. SWIECICKI PL, HEGEROVA LT, GERTZ MA. Cold agglutinin disease. Blood, 2013, 122 : 1114-1121.
67. TEACHEY DT. New advances in the diagnosis and treatment of autoimmune lymphoproliferative syndrome (ALPS). Curr Opin Pediatr, 2012, 24 : 1-8.
68. THORPE SJ, TURNER CE, STEVENSON FK et al. Human monoclonal antibodies encoded by the V4-34 gene segment show cold agglutinin activity and variable multireactivity which correlates with the predicted charge of the heavy-chain variable region. Immunology, 1998, 93 : 129-136.
69. WARD F, HALL AM, CAIRNS LS et al. Clonal regulatory T cells specific for a red blood cell autoantigen in human autoimmune hemolytic anemia. Blood, 2008, 111 : 680-687.
70. WORTH RG, JONES BA, SCHREIBER AD. Fcγ receptor structure/function and role in immune complex–mediated autoimmune disease. Hematology (ASH Education program book), 2004 : 54-58.
71. XU L, ZHANG T, LIU Z et al. Critical role of Th17 cells in development of autoimmune hemolytic anemia. Exp Hematol, 2012, 40 : 994-1004.
72. ZECCA M, NOBILI B, RAMENGHI U et al. Rituximab for the treatment of refractory autoimmune hemolytic anemia in children. Blood, 2003, 101 : 3857-3861.
73. ZIMRING JC, HAIR GA, CHADWICK TE et al. Nonhemolytic antibody-induced loss of erythrocyte surface antigen. Blood, 2005, 106 : 1105-1112.

Micro-angiopathies thrombotiques

74. BENHAMOU Y, ASSIE C, BOELLE PY et al. Development and validation of a predictive model for death in acquired severe ADAMTS13 deficiency-associated idiopathic thrombotic thrombocytopenic purpura : the French TMA reference center experience. Haematologica, 2012, 97 : 1181-1186.
75. BENHAMOU Y, BOELLE PY, BAUDIN B et al. Cardiac troponin-I on diagnosis predicts early death and refractoriness in acquired thrombotic thrombocytopenic purpura. Experience of the French Thrombotic Microangiopathies Reference Center. J Thromb Haemost, 2015, 13 : 293-302.
76. COPPO P, VEYRADIER A. [Current management and therapeutical perspectives in thrombotic thrombocytopenic purpura.] Presse Méd, 2012, 41 : e163-e176.
77. FAKHOURI F, ROUMENINA L, PROVOT F et al. Pregnancy-associated hemolytic uremic syndrome revisited in the era of complement-gene mutations. J Am Soc Nephrol, 2010, 21 : 859-967.
78. FROISSART A, BUFFET M, VEYRADIER A et al. Efficacy and safety of first-line rituximab in severe, acquired thrombotic thrombocytopenic purpura with a suboptimal response to plasma exchange. Experience of the French thrombotic microangiopathies reference center. Crit Care Med, 2012, 40 : 104-111.
79. GEORGE JN, TERRELL DR, VESELY SK et al. Thrombotic microangiopathic syndromes associated with drugs, HIV infection, hematopoietic stem cell transplantation and cancer. Presse Méd, 2012, 41 : e177-88.
80. HIE M, GAY J, GALICIER L et al. Premptive rituximab infusions after remission efficiently prevent relapses in acquired thrombotic thrombocytopenic purpura. Blood, 2014, 124 : 204-210.
81. JODELE S, LICHT C, GOEBEL J et al. Abnormalities in the alternative pathway of complement in children with hematopoietic stem cell transplant-associated thrombotic microangiopathy. Blood, 2013, 122 : 2003-2007.
82. LEGENDRE CM, LICHT C, MUUS P et al. Terminal complement inhibitor eculizumab in atypical hemolytic-uremic syndrome. N Engl J Med, 2013, 368 : 2169-2181.
83. LEMAIRE M, FRÉMEAUX-BACCHI V, SCHAEFER F et al. Recessive mutations in DGKE cause atypical hemolytic-uremic syndrome. Nat Genet, 2013, 45 : 531-536.
84. LOIRAT C, SALAND J, BITZAN M. Management of hemolytic uremic syndrome. Presse Méd, 2012, 41 : e115-e135.
85. MALINA M, ROUMENINA LT, SEEMAN T et al. Genetics of hemolytic uremic syndromes. Presse Méd, 2012, 41 : e105-é114.
86. MOATTI-COHEN M, GARREC C, WOLF M et al. Unexpected frequency of Upshaw-Schulman syndrome in pregnancy-onset thrombotic thrombocytopenic purpura. Blood, 2012, 119 : 5888-5897.
87. PEFFAULT DE LATOUR R, XHAARD A, FREMEAUX-BACCHI V et al. Successful use of eculizumab in a patient with post-transplant thrombotic microangiopathy. Br J Haematol, 2013, 161 : 279-280.
88. SCULLY M, MCDONALD V, CAVENAGH J et al. A phase 2 study of the safety and efficacy of rituximab with plasma exchange in acute acquired thrombotic thrombocytopenic purpura. Blood, 2011, 118 : 1746-1753.
89. VEYRADIER A, COPPO P. ADAMTS13, von Willebrand factor specific cleaving protease. Méd Sci (Paris), 2013, 27 : 1097-1105.

Anémies hémolytiques toxiques

90. GARNIER R. Cuivre. In : C Bismuth, F Baud, F Conso et al. Toxicologie clinique, 5ᵉ éd. Flammarion Médecine-Sciences, Paris, 2000 : 595-598.
91. GARNIER R. Toxicité du plomb et de ses dérivés. EMC (Elsevier-Masson), Toxicologie-Pathologie professionnelle, 2005, 16-007-A-10.
92. GARNIER R, POUPON J, VILLA A. Arsenic et dérivés inorganiques. EMC (Elsevier-Masson), Toxicologie-Pathologie professionnelle, 2008, 16-002-A-10.
93. MEANS RT JR, GLADER B. Acquired non-immune hemolytic disorders. In : JP Greer, J Foerster, GM Rodgers et al. Wintrobe's clinical hematology, 12ᵗʰ ed., vol. 1. Philadelphia, Wolters Kluwer, 2009 : 1021-1037.
94. MÉGARBANE B. Déficit en glucose-6-phosphate déshydrogénase : quand y penser et quelles précautions prendre ? Réanimation, 2008, 17 : 399-406.
95. RICE DP. Methemoglobin inducers. In : LS Nelson, NA Lewin, MA Howland et al. Goldfrank's toxicologic emergencies, 9ᵗʰ ed. New York, McGraw-Hill, 2011 : 1698-1707.

96. SMITH RP. Toxic response of the blood. *In :* MO Amdur, J Doull, CD Klaassen. Casarett and Doull's toxicology. The basic science of poisons, 4th ed. New York, Pergamon Press, 1991 : 257-281.

Hémoglobinurie paroxystique nocturne

97. BRODSKY RA, YOUNG NS, ANTONIOLI E et al. Multicenter phase 3 study of the complement inhibitor eculizumab for the treatment of patients with paroxysmal nocturnal hemoglobinuria. Blood, 2008, *111* : 1840-1847.
98. DE LATOUR RP, MARY JY, SALANOUBAT C et al. Paroxysmal nocturnal hemoglobinuria : natural history of disease subcategories. Blood, 2008, *112* : 3099-3106.
99. DE GUIBERT S, PEFFAUT DE LATOUR R, VAROQUEAUX N et al. Paroxysmal nocturnal hemoglobinuria and pregnancy before the eculizumab era : the French experience. Haematologica, 2011, *96* : 1276-1283.
100. HILL A, KELLY RJ, HILLMEN P. Thrombosis in paroxysmal nocturnal hemoglobinuria. Blood, 2013, *121* : 4985-4996.
101. HILL A, SAPSFORD RJ, SCALLY A et al. Under-recognized complications in patients with paroxysmal nocturnal haemoglobinuria : raised pulmonary pressure and reduced right ventricular function. Br J Haematol, 2012, *158* : 409-414.
102. HILLMEN P, YOUNG NS, SCHUBERT J et al. The complement inhibitor eculizumab in paroxysmal nocturnal hemoglobinuria. N Engl J Med, 2006, *355* : 1233-1243.
103. HILLMEN P, MUUS P, RÖTH A et al. Long-term safety and efficacy of sustained eculizumab treatment in patients with paroxysmal nocturnal haemoglobinuria. Br J Haematol, 2013, *162* : 62-73.
104. MIYATA T, YAMADA N, IIDA Y et al. Abnormalities of PIG-A transcripts in granulocytes from patients with paroxysmal nocturnal hemoglobinuria. N Engl J Med, 1994, *330* : 249-255.
105. PEFFAULT DE LATOUR R, SCHREZENMEIER H, BACIGALUPO A et al. Allogeneic stem cell transplantation in paroxysmal nocturnal hemoglobinuria. Haematologica, 2012, *97* : 1666-1673.

Toute référence à cet article doit porter la mention : Guitton C (Anémies hémolytiques par anomalies de la membrane érythrocytaire), Bachir D, Thuret I (Syndromes thalassémiques et drépanocytaires), Pissard S, Thuret I (Anémies hémolytiques par déficit enzymatique), Leporrier M (Anémies hémolytiques auto-immunes), Coppo P (Micro-angiopathies thrombotiques), Garnier R (Anémies hémolytiques toxiques), Sicre de Fontbrune F, Peffaut de Latour R, Socié G (Hémoglobinurie paroxystique nocturne). Anémies hémolytiques. *In* : L Guillevin, L Mouthon, H Lévesque. Traité de médecine, 5e éd. Paris, TdM Éditions, 2018-S04-P03-C03 : 1-35.

Chapitre S04-P03-C04

Cytopénies sanguines par idiosyncrasie

Michel Leporrier

Dans ce chapitre sont envisagées les cas de cytopénie par destruction temporaire et accidentelle d'une lignée sanguine par un mécanisme immunologique ou toxique dépendant d'un facteur déclenchant, généralement mais non exclusivement médicamenteux. Les cibles cellulaires concernées sont les granulocytes neutrophiles, les plaquettes ou les hématies. Les aplasies médullaires relevant de ces mécanismes sont détaillées dans le chapitre S04-P03-C05.

Mécanisme des cytopénies

Les phénomènes d'idiosyncrasie aboutissant à la destruction de la lignée cellulaire sont encore incomplètement élucidés [40]. Deux types de mécanismes sont généralement invoqués, parfois démontrés. Le premier est dit immuno-allergique, exprimant par ce terme la nature du mécanisme effecteur (immunologique) et sa mise en jeu restreinte à des sujets sensibles (allergie). Le second est dit toxique, le médicament déclenchant une cytotoxicité et une apoptose par le biais de produits d'oxydation cellulaire : ce mécanisme prévaut notamment dans certains cas de neutropénie.

Mécanisme immuno-allergique

Le modèle le plus classique fait intervenir une sensibilisation en deux étapes. La première est un contact antigénique, généralement médicamenteux, qui déclenche chez les sujets sensibles l'apparition d'anticorps reconnaissant spécifiquement soit l'antigène fixé sous la forme d'un haptène (modèle haptène-cellule), soit un constituant de la membrane dont la propriété antigénique dépend de la présence du médicament (l'anticorps n'est pas dirigé contre le médicament lui-même, c'est l'antigène qui est médicament-dépendant). Lors de cette première phase de sensibilisation, la concentration de l'anticorps est insuffisante pour déclencher une réaction de cytolyse. La deuxième étape est déclenchée par la réintroduction ultérieure de l'antigène. Elle entraîne alors la destruction cellulaire par activation de la voie classique du complément, responsable d'une cytolyse complément-dépendante par lésions membranaires (complexe lytique C5-C9) ou phagocytose par les macrophages (produits d'activation intermédiaires C3d notamment). Ces mécanismes doivent être distingués des cas où le médicament déclenche une réaction d'auto-immunisation.

On ne sait si le médicament déclenchant est la molécule native ou un ou plusieurs de ses métabolites. Cette incertitude explique la difficulté de reproduire le conflit aussi bien in vitro qu'in vivo sur des modèles animaux [25, 31] et rend l'interprétation de la mise en évidence d'un anticorps antimédicament aléatoire.

Les critères permettant de soupçonner le mécanisme immuno-allergique sont donc davantage fondés sur un faisceau d'arguments que sur des éléments de certitude : caractère aigu, profondeur (on peut pratiquement exclure qu'une cytopénie « modérée » puisse relever de ce mécanisme, sauf dans le cas particulier de l'héparine), régression rapide et guérison totale de l'accident dans les jours qui suivent l'arrêt du facteur déclenchant. Le test de réintroduction est formellement contre-indiqué car la reproduction de l'accident peut être d'une telle gravité qu'elle constitue une faute médicale si, à la suite d'un accident préalable, le facteur déclenchant connu ou même seulement soupçonné est réintroduit dans un but diagnostique.

Mécanisme « toxique »

La cytotoxicité d'un médicament (ou d'un de ses métabolites) peut résulter d'un effet direct, non immun, par exemple en déclenchant une cascade apoptotique par des produits d'oxydation. Ce mécanisme semble prépondérant dans le cas des neutropénies d'installation progressive, par exemple avec les phénothiazines ou les antithyroïdiens de synthèse (Tableau S04-P03-C04-I).

Tableau S04-P03-C04-I   Médicaments pouvant induire une agranulocytose (liste non exhaustive, voir [2]).

Classe thérapeutique	Médicaments responsables (DCI)
Antibactériens	Pénicilline, rifampicine, sulfamides, céphalosporines, chloramphénicol
Anticonvulsivants	Phénytoïne, primidone, carbamazépine
Anti-inflammatoires	Oxyphenbutazone, colchicine, sels d'or, fénoprofène, phénulbutazone, amidopyrine, noramidopyrine, indométacine
Antipaludéens	Quinine, hydrochloroquine
Antiparasitaires	Pyriméthamine, lévamisole
Antithyroïdiens	Carbimazole, méthylthiouracile, propylthiouracile
Anti-ulcéreux	Cimétidine, ranitidine
Antiviraux	Zidovudine
Diurétiques	Acétazolamide, chlorothiazide, spironolactone
Hypoglycémiants	Chlorpropamide, tolbutamide
Cardiovasculaires	Ajmaline, captopril, propanolol, disopyramide, procaïnamide, hydralazine
Psychotropes	Chlorpromazine (haute dose), méthylopromazine, promazine, clomipramine, diazépam, imipramine, méprobamate, thioridiazine
Divers	Pindione, ticlopidine, allopurinol, D-pénicillamine, isoniazide rituximab

Facteurs d'imputabilité d'un agent déclenchant

Le critère majeur est la chronologie de l'accident par rapport à celle de la prise de l'agent déclenchant. Cette relation est facile à retracer lorsqu'il s'agit de médicaments relevant de prescriptions médicales formalisées par une ordonnance, plus difficilement dans le cas de l'automédication et plus encore si le produit consommé n'est pas un médicament. Dans le cas de la quinine par exemple, la prescription ne peut passer inaperçue si ce produit est utilisé comme agent sclérosant veineux ; le risque de l'ignorer devient majeur dans le cas d'accidents induits par la consommation de spécialités antipyrétiques renfermant des sels de quinine, ou l'ingestion de boissons gazeuses ou apéritives en contenant (*voir* « Thrombopénies immuno-allergiques »).

L'enquête doit donc être la plus exhaustive possible : il faut dresser un inventaire de tous les médicaments détenus au domicile du patient (moyen d'identification fructueux alors même que l'interrogatoire précis et réitéré n'a pas permis de relever de médicament suspect). Tous les produits consommés dans les semaines précédant l'accident doivent être communiqués au centre de pharmacovigilance, avec la chronologie, la posologie, le caractère coutumier ou non de leur consommation. L'administration simultanée de plusieurs médicaments peut compliquer l'identification du médicament en cause. De la qualité de ces informations dépend la précision de l'imputabilité et la meilleure connaissance de la fréquence de ces incidents, actuellement sous-estimée car sous-déclarée.

Agranulocytose aiguë

L'agranulocytose désigne l'abaissement des polynucléaires neutrophiles dans le sang, au-dessous de 500/µl. L'incidence réelle de cet accident est difficile à estimer en raison de l'absence de déclaration systématique et plus encore de la méconnaissance de cas évoluant de façon inapparente. Des études épidémiologiques prospectives l'évaluent entre 1,6 et 3,4 cas par an par million d'habitants [33]. La fréquence augmente avec l'âge, reflet de la consommation médicamenteuse plus élevée chez les sujets âgés. Les femmes sont plus affectées que les hommes. Le fait qu'un même médicament (sulfamide) provoque 10 fois plus d'agranulocytoses s'il est prescrit pour une arthrite inflammatoire que dans le cas d'une maladie inflammatoire intestinale évoque un terrain immunitaire favorisant [19]. De même, on a pu montrer une relation entre la survenue de tels accidents avec certaines spécificités HLA (*human leucocyte antigen*) de classe II [40].

Médicaments responsables

L'amidopyrine et ses dérivés furent les premiers médicaments incriminés et à l'origine de la moitié des agranulocytoses médicamenteuses. Les principaux médicaments responsables sont indiqués dans le tableau S04-P03-C04-I.

La destruction des neutrophiles peut dépendre de leuco-agglutinines médicament-dépendantes : ce mécanisme immuno-allergique est bien démontré pour les β-lactamines. Toutefois, la mise en évidence in vitro d'anticorps antineutrophiles est peu spécifique. L'action inhibitrice du sérum du patient sur des cultures de progéniteurs granuleux en présence du médicament est inconstamment décelable (10 % des cas) [39].

De nombreux autres médicaments responsables d'agranulocytose, en particulier les phénothiazines, agissent sur les précurseurs médullaires par un autre mécanisme, dose-dépendant. On évoque la transformation du médicament ou d'un métabolite par les processus d'oxydoréduction des neutrophiles en composés réactifs toxiques, ou un effet d'inhibition par le médicament (ou des métabolites) sur l'interaction entre les protéines d'adhésion des précurseurs hématopoïétiques et les cellules du stroma médullaire. Dans ces cas, l'accident évolue de façon différente : apparition progressive après quelques semaines, ou en quelques jours en cas de réintroduction (Tableau S04-P03-C04-II). Cette distinction n'est toutefois pas toujours claire et l'agranulocytose peut dépendre de facteurs intriqués [30]. Le rituximab est responsable d'agranulocytoses survenant tardivement (plusieurs semaines ou mois) après l'arrêt du médicament. Le mécanisme précis en est mal compris.

Diagnostic

L'agranulocytose est parfois asymptomatique, découverte par un hémogramme systématique ou au cours de la surveillance d'un traitement médicamenteux. Ces cas semblent fréquents. Dans d'autres cas, l'agranulocytose est révélée par une complication infectieuse. La neutropénie est extrême, en général inférieure à 100/µl lorsqu'un mécanisme immuno-allergique est en cause, et surtout isolée. Une discrète thrombopénie est habituelle au début, mais elle reste modeste, au-dessus de 100 000/µl, et transitoire.

Le myélogramme est caractéristique : disparition totale de la lignée granuleuse, ou parfois un début de reconstitution de cette lignée sous la forme d'un excès de cellules granuleuses jeunes (myéloblastes et promyélocytes) qualifiée improprement de pseudo-blocage de maturation. Les autres lignées médullaires sont normales.

Enquête étiologique

La découverte d'une agranulocytose doit faire interrompre, sans attendre, tous les médicaments non strictement indispensables. L'identification du médicament repose parfois sur la présence dans le sérum de ces patients de leuco-agglutinines médicament-dépendantes. De même, les techniques de culture de progéniteurs granulocytaires in vitro peuvent parfois montrer un effet d'inhibition du sérum des patients en présence du médicament suspect [4]. En réalité, l'imputabilité est appréciée selon quatre critères [35] :
– prise d'un médicament de façon durable ou réintroduit de façon récente ;
– neutrophiles inférieurs à $0,2 \times 10^9/l$;
– autre diagnostic éliminé par le myélogramme ;
– récupération de l'agranulocytose spontanée à l'arrêt du médicament entre 7 et 14 jours.

L'accident doit être déclaré au centre de pharmacovigilance, où les listes des produits responsables ou suspects sont tenues à jour.

Évolution

Elle se fait spontanément vers la guérison complète dans un délai d'une à deux semaines. La réapparition des granulocytes dans le sang est précédée par une monocytose transitoire de l'ordre de 1 000 à 1 500/µl, suivie d'une ascension franche des neutrophiles, parfois associée à une myélémie (métamyélocytes et myélocytes). Ce brusque afflux de neutrophiles sanguins et surtout tissulaires en cas de foyer bactérien latent peut déclencher des phénomènes de suppuration aiguë.

Complications

L'infection, principalement bactérienne, est la complication majeure. Elle peut mettre en jeu le pronostic vital. Les germes en cause sont surtout des pyogènes banals. La sémiologie des foyers infectieux est modifiée par l'absence des neutrophiles : les lésions infectieuses ont une évolution ulcéronécrotique, les images de collection font défaut en

Tableau S04-P03-C04-II Caractères des agranulocytoses selon le mécanisme toxique ou immuno-allergique.

	Mécanisme immuno-allergique	Mécanisme toxique
Médicaments types	β-Lactamines	Phénothiazines
Délai d'apparition	Jours ou semaines	Semaines ou mois
Signes cliniques	Aigus, francs	Asymptomatique ou insidieux
Réintroduction du produit	Récidive immédiate (dose-indépendante)	Période de latence (dose-dépendante)
Tests biologiques	Leuco-agglutinines	Toxicité cellulaire directe

cas d'abcès hépatiques, les pneumopathies bactériennes n'ont guère de traduction auscultatoire ou radiologique : polypnée, toux, hypoxie et hypocapnie sont les signes les plus évocateurs d'une pneumopathie chez le sujet sévèrement neutropénique. Les infections ont une tendance accrue à la diffusion et la généralisation par bactériémie. D'éventuels foyers secondaires ne se révèlent en général que lors de la sortie d'agranulocytose par des phénomènes de suppuration aiguë. L'intensité de ces réactions, notamment pulmonaires, peut entraîner une suffocation dans des cas extrêmes.

Traitement

Le traitement curatif repose sur l'arrêt immédiat du médicament incriminé ou suspecté ainsi que tous les médicaments non strictement indispensables. En l'absence d'infection, le maintien du patient à son domicile sous surveillance médicale peut être préférable à l'hospitalisation ; cette dernière devient légitime et urgente en cas de fièvre. Aux mesures d'hygiène générale, il est utile d'associer une procédure d'isolement afin de limiter le risque d'infection manuportée. Les recommandations en cas d'infection chez un sujet dépourvu de neutrophiles sont développées dans le chapitre S04-P02-C03. L'intérêt des facteurs de croissance (G-CSF) n'est pas démontré : les études contrôlées ne montrent pas de diminution significative du délai de récupération, de la durée du traitement antibiotique ou de la durée d'hospitalisation [3, 14]. Le traitement est surtout préventif. Pour limiter les accidents d'agranulocytose médicamenteuse, il faut expliquer les risques de l'automédication, prôner une sobriété en matière de prescription médicamenteuse, éviter, autant que possible, l'association de drogues myélotoxiques. Enfin, il faut prévenir tout patient ayant fait une agranulocytose des risques mortels encourus en cas de reprise du ou des médicaments suspectés.

Thrombopénies immuno-allergiques

En excluant les cas relevant de l'héparine (voir « Thrombopénies induites par l'héparine »), leur fréquence est estimée à 18 cas par an par million d'habitants dans une population occidentale [20]. Le mécanisme immuno-allergique de la destruction plaquettaire est globalement le même que celui évoqué pour les neutrophiles [6]. Dans le cas de la pénicilline et ses dérivés, il se forme une lésion covalente entre le médicament et les protéines membranaires avec formation d'anticorps haptène-dépendant. Ce dernier mécanisme est le plus fréquent, incriminé pour plus de 100 médicaments [10, 34]. Les thrombopénies secondaires à l'administration d'anticorps anti-GPIIB/IIIa (abciximab) sont liées au caractère immunogène de cet anticorps murin. Un mécanisme proche, résultant d'une modification conformationnelle de la membrane est avancé pour les accidents thrombopéniques aigus déclenchés par les antagonistes de la GPIIb/IIIa (eptifibatide, tirofiban) [7]. Dans le cas de la quinine, la cible des anticorps est une glycoprotéine, généralement IIb/IIIa, et plus précisément une séquence peptidique précise : acides aminés 50-67 de la GPIIIa [27].

Diagnostic

La thrombopénie apparaît vers le 8e jour après le début du traitement, plus tôt s'il s'agit d'une réintroduction. Elle est isolée, souvent extrême, inférieure à 30 000 plaquettes/mm^3 et le plus souvent à 10 000/mm^3, asymptomatique ou compliquée de manifestations hémorragiques mineures (purpura pétéchial) ou non (hémorragies muqueuses, viscérales, cérébroméningées). L'examen du frottis sanguin est impératif pour exclure une micro-angiopathie thrombotique. Le myélogramme montre des mégacaryocytes en nombre normal ou souvent augmenté.

La responsabilité du médicament incriminé peut être étayée par des laboratoires spécialisés à l'aide d'un test d'immuno-précipitation (MAIPA pour *monoclonal antibody immobilization of platelet antigens*), très spécifique mais relativement peu sensible et de mise en œuvre délicate. Comme pour toute étude de ce type, il est important de disposer pour ce test du sérum du patient prélevé à distance de l'accident, lorsque l'anticorps n'est plus absorbé sur les plaquettes du patient. Un modèle murin permettant de reproduire la thrombopénie par l'injection du médicament suspect a été récemment développé [8, 21].

À défaut de test in vitro fiable ou facile à mettre en œuvre, l'imputabilité dépend des critères suivants : prise du médicament précédant l'accident, résolution rapide après l'arrêt du médicament, autre cause de thrombopénie exclue. Cette identification est facilitée en l'absence de prise simultanée de plusieurs médicaments ; dans le cas contraire, la réintroduction de médicaments doit favoriser les moins suspects et ceux qui sont considérés comme indispensables. En appliquant ces critères à l'analyse rétrospective des cas relatés dans la littérature anglo-saxonne de 1966 à 1997, 152 médicaments responsables de 515 cas ont pu être identifiés [17]. Les plus fréquemment en cause sont la quinidine, la quinine, la rifampicine, le cotrimoxazole, la méthyldopa, le paracétamol, la ticlopidine, la digoxine[(1)]. L'héparine n'est pas répertoriée dans cette liste en raison des spécificités propres aux thrombopénies induites par ce médicament.

Cependant, le produit responsable n'est pas toujours consommé sous forme de médicament. C'est le cas de la quinine, qui entre dans la composition d'apéritifs « au quinquina » ou de boissons dites « toniques indiennes » dont l'ingestion peut déclencher ce type d'accident [24]. Des cas similaires sont possibles avec la consommation de jus d'airelle rouge ou *cranberry* [13], de noix [1], de lait de vache [9] et de divers produits alimentaires, d'herboristerie, de suppléments nutritionnels [29].

Évolution et traitement

L'arrêt immédiat du ou des médicaments ou produits suspects est impératif. Les saignements s'estompent dans les 48 heures. Dans une étude rétrospective de 309 cas, la régression complète de la thrombopénie est observée dans 87 % des cas avec un délai médian de 8 jours [26]. Un traitement par corticoïdes ou immunoglobulines intraveineuses est généralement prescrit en raison de la difficulté de distinguer ces cas d'une forme auto-immune. Leur efficacité n'a jamais pu être prouvée. La mortalité par hémorragie de l'ensemble des patients est de 3,6 %.

Thrombopénies induites par l'héparine [11]

Elles sont particulières par leur mécanisme, leur fréquence, leurs manifestations et leur évolution. L'héparine est un composé muco-polysaccharidique hétérogène présenté sous plusieurs formes : standard (extraits de tissus porcins ou bovins), fractionnées ou de faible poids moléculaire (conservant le site de liaison avec l'antithrombine III), héparinoïdes de synthèse, et de produits dérivés dépourvus d'activité anticoagulante (polyester sulfurique de pentosane). Tous sont susceptibles d'enclencher des accidents thrombopéniques. On estime leur fréquence à 15 % avec l'héparine bovine, 4 à 6 % avec l'héparine porcine, moins de 1 % avec les formes fractionnées.

Ces thrombopénies revêtent deux aspects différents. Le premier, non immun ou de type I, est le plus fréquent et sans conséquence clinique. Il est lié à l'absorption passive des composants mucopolysaccharidiques sur les membranes plaquettaires engendrant une diminution modérée de leur durée de vie : il se manifeste précocement, dès le

---

(1) Une liste exhaustive des cas relevés dans la littérature peut être consultée sur le site : www.ouhsc.edu/platelets/ditp.html.

2e jour, par une discrète diminution de la numération des plaquettes qui reste au-dessus de 100 000/μl et se corrige spontanément même si l'héparinothérapie est poursuivie.

Le second, de nature immuno-allergique ou de type II, est potentiellement beaucoup plus sévère. Il est lié à l'apparition d'anticorps dirigés contre le complexe héparine/facteur plaquettaire 4 qui induisent une activation plaquettaire en se liant aux plaquettes par leur récepteur pour le fragment Fc. Il en résulte une interaction plaquettes-endothélium et une activation de la cascade de coagulation par génération de thrombine. Cet accident se produit typiquement entre le 5e et le 15e jour du traitement, plus tôt si le patient a été antérieurement sensibilisé à l'une des formes d'administration de l'héparine ou de ses dérivés (sulfure de pentosane compris). La manifestation révélatrice est une baisse des plaquettes de plus de 50 % par rapport à leur nombre avant traitement, ou une thrombose artérielle ou veineuse se constituant sous traitement héparinique. Dans les cas les plus sévères, la thrombopénie est extrême, et s'accompagne de manifestations de nécrose ischémique aux points d'injection, des membres ou de localisations viscérales. Ces manifestations sont proches de celles qu'engendre un syndrome catastrophique des antiphospholipides. Curieusement, même lorsque la thrombopénie est majeure, elle n'engendre pas de purpura dont la présence invite à chercher une autre cause.

Le diagnostic peut s'appuyer sur un score (« 4 T ») tenant compte du degré de thrombopénie, de son mode d'installation, de l'existence de thromboses et de l'absence d'autre cause [36]. Dès qu'il est soupçonné, il doit faire interrompre immédiatement l'administration d'héparine ou de ses dérivés. Il peut être confirmé au laboratoire par deux types de tests. Le test immunologique, fondé sur une méthode ELISA (*enzyme-linked immunosorbent assay*), est extrêmement sensible mais sa spécificité est faible, de telle sorte que sa valeur prédictive est limitée aux seuls résultats négatifs. L'intérêt de cette technique est la rapidité du résultat, qui, négatif, évite les diagnostics par excès et le recours à des traitements plus complexes et onéreux. Les tests fonctionnels étudient l'effet du sérum du patient et de concentrations croissantes d'héparine sur des plaquettes-témoins par agrégométrie ou en mesurant la libération de sérotonine ^{14}C. Leur avantage par rapport au précédent est leur spécificité, mais ils sont de mise en œuvre moins accessible pour un laboratoire de routine, de telle sorte qu'ils servent surtout de test de confirmation secondaire en cas de test ELISA positif. De nouveaux tests ont été récemment mis au point afin de contourner certaines de ces difficultés [12].

Le traitement de ces accidents est d'abord préventif : lorsqu'un traitement oral ambulatoire est envisageable, il est devenu consensuel d'introduire les antivitamines K dès le premier jour en association avec l'héparinothérapie, cette dernière n'étant poursuivie que le temps nécessaire pour obtenir une hypocoagulabilité efficace. Dans les cas où la poursuite d'un traitement hospitalier parentéral est requise, il fait appel aux inhibiteurs de thrombine (dérivés de l'hirudine, argatroban). Les indications et la conduite de ces traitements font l'objet de recommandations publiées en détail [22, 36]. Un traitement ultérieur par héparine d'une durée limitée peut être envisagé chez les patients ayant développé une thrombopénie sous héparine, après un délai de plusieurs mois nécessaire à la disparition des anticorps [28].

Anémies hémolytiques immuno-allergiques

L'incidence des anémies hémolytiques acquises varie entre 1/38 000 à 1/80 000 par an, dont 12 à 18 % seraient des anémies hémolytiques immunologiques médicamenteuses [18]. C'est un accident immuno-allergique plus rare que l'agranulocytose et la thrombopénie. Les médicaments responsables sont nombreux, mais dominés par les β-lactamines [4, 16]. Les anticorps se développent après une période plus ou moins longue de prise continue ou discontinue du médicament. Après l'arrêt du médicament, l'hémolyse guérit rapidement environ en 2 semaines et l'anticorps antimédicament décline à une vitesse variable mais peut persister pendant des années. Les accidents hémolytiques relevant de ces mécanismes ne doivent pas être confondus avec ceux qui dépendent d'un processus d'auto-immunisation comme l'α-méthyldopa ou la fludarabine (*voir* « Anémies hémolytiques auto-immunes »).

Ces hémolyses accidentelles résultent de deux mécanismes différents. Le plus fréquent (pénicillines, la plupart des céphalosporines) est celui où le médicament-antigène se lie fortement à la membrane cellulaire du globule rouge par une liaison covalente tandis que l'anticorps va se lier à l'antigène sans liaison directe à la membrane globulaire ; ce premier mécanisme de type « haptène-cellule », dose-dépendant, se produit avec de fortes doses de pénicillines (> 10 millions d'unités par jour). L'anémie se développe progressivement et peut être létale si elle n'est pas reconnue et/ou le médicament non arrêté (les autres manifestations d'hypersensibilité aux pénicillines – urticaire, œdème laryngé – sont généralement absentes). Le test de Coombs direct est de type IgG sans fixation du complément (il peut être négatif, en particulier à distance de la prise médicamenteuse). D'autres médicaments peuvent entraîner une hémolyse par ce mécanisme : céphalosporines (hypersensibilité croisée possible avec les pénicillines), tétracyclines, tolbutamide.

Les hémolyses immuno-allergiques de type « complexe immun » (quinine, ceftriaxone) se différencient par le mécanisme de fixation de l'anticorps : il se lie à un néo-antigène formé par le médicament et la membrane du globule rouge. Il s'agit d'un mécanisme dose-indépendant car même une très faible dose peut entraîner l'hémolyse. Celle-ci est généralement brutale, sévère avec douleurs dorsolombaires ou abdominales, céphalées, fièvre, nausées, vomissements, tremblements ; elle entraîne une chute de l'hémoglobine, un effondrement de l'haptoglobine puis un sub-ictère avec augmentation de la bilirubine libre et hémoglobinurie. Ces symptômes apparaissent immédiatement ou quelques heures après l'absorption du médicament. Le test de Coombs direct est positif de type complément. Les sulfamides, l'isoniazide, la rifampicine, la quinine, la quinidine, la chlorpromazine, l'hydralazine, la ribavirine et certains antinéoplasiques comme les sels de platine, le téniposide et la 6-mercaptopurine (liste non limitative) peuvent engendrer de tels accidents [15, 23].

La positivité d'un test de Coombs lors d'un traitement par un médicament ne traduit pas toujours un conflit immunologique. Certains médicaments peuvent induire en effet un test de Coombs direct positif en provoquant une absorption de protéines sur les hématies par un mécanisme non immunologique, sans pour autant provoquer une hémolyse : les exemples en sont certaines céphalosporines (cefotétan), les sels de platine et les inhibiteurs de β-lactamases [6].

Le traitement est symptomatique. L'arrêt du médicament responsable est impératif. En cas d'anémie mal supportée, la transfusion de culots globulaires est possible. La corticothérapie est inutile. Le patient et son médecin doivent en être informés afin de prévenir autant que possible une récidive, et l'accident doit être signalé au service de pharmacovigilance.

Bibliographie

1. ACHTERBERGH R, VERMEER HJ, CURTIS BR et al. Thrombocytopenia in a nutshell. Lancet, 2012, *379* : 776.
2. ANDERSOHN F, KONZEN C, GARBE E. Systematic review : agranulocytosis induced by nonchemotherapy drugs. Ann Intern Med, 2007, *146* : 657-665.
3. ANDRES E, MALOISEL F, KURTZ JE et al. Les facteurs de croissance hématopoïétiques ont-ils un rôle dans le traitement de l'agranulocytose médicamenteuse ? Rev Méd Interne, 2000, *21* : 580-585.

4. ARNDT PA, GARRATTY G. The changing spectrum of drug-induced immune hemolytic anemia. Semin Hematol, 2005, *42* : 137-144.
5. ASTER RH, CURTIS BR, BOUGIE DW et al. Thrombocytopenia associated with the use of GPIIb/IIIa inhibitors : position paper of the ISTH working group on thrombocytopenia and GPIIb/IIIa inhibitors. J Thromb Haemost, 2006, *4* : 678-679.
6. ASTER RH, BOUGIE DW. Drug-induced immune thrombocytopenia. N Engl J Med, 2007, *357* : 580-587.
7. BARRETT AJ, WELLER E, ROZENGURT N et al. Amidopyrine agranulocytosis : drug inhibition of granulocyte colonies in the presence of patient's serum. Br Med J, 1976, *2* : 850-851.
8. BOUGIE DW, NAYAK D, BOYLAN B et al. Drug-dependent clearance of human platelets in the NOD/scid mouse by antibodies from patients with drug-induced immune thrombocytopenia. Blood, 2010, *116* : 3033-3038.
9. CAFFREY EA, SLADEN GE, ISAACS PE, CLARK KG. Thrombocytopenia caused by cow's milk. Lancet, 1981, *2* : 316.
10. CHRISTIE DJ, MULLEN PC, ASTER RH. Quinine- and quinidine platelet antibodies can react with GPIIb/IIIa. Br J Haematol, 1987, 67 : 213-219.
11. CUKER A, CINES DB. How I treat heparin-induced thrombocytopenia. Blood, 2012, *119* : 2209-2218.
12. CUKER A, RUX AH, HINDS JL et al. Novel diagnostic assays for heparin-induced thrombocytopenia. Blood, 2013, *121* : 3727-3732.
13. DAVIES JK, AHKTAR N, RANASINGE E. A juicy problem. Lancet, 2001, *358* : 2126.
14. FUKATA S, KUMA K, SUGAWARA M. Granulocyte colony-stimulating factor (G-CSF) does not improve recovery from antithyroid drug-induced agranulocytosis : a prospective study. Thyroid, 1999, *9* : 29-31.
15. GARRATTY G, ARNDT PA. An update on drug-induced immune hemolytic anemia. Immunohematology, 2007, *23* : 105-119.
16. GARRATTY G. Immune hemolytic anemia associated with drug therapy. Blood Rev, 2010, *24* : 143-150.
17. GEORGE JN, RASKOB GE, SHAH SR et al. Drug-induced thrombocytopenia : a systematic review of published cases reports. Ann Intern Med, 1998, *129* : 886-890.
18. HABIBI B. Anémies hémolytiques immunologiques induites par les médicaments. *In :* J Breton-Gorius, F Reyes, H Rochant et al. L'hématologie de Bernard Dreyfus, 3ᵉ éd. Paris, Flammarion Médecine-Sciences, 1992 : 500-508.
19. JICK H, MYERS MW, DEAN AD. The risk of sulfasalazine- and mesalazine-associated blood disorders. Pharmacotherapy 1995, *15* : 176-178.
20. KAUFMAN DW, KELLY JP, JOHANNES CB et al. Acute thrombocytopenic purpura in relation to use of drugs. Blood, 1993, *82* : 2714- 2718.
21. LIANG SX, PINKEVYCH M, KHACHIGIAN LM et al. Drug-induced thrombocytopenia : development of a novel NOD/SCID mouse model to evaluate clearance of circulating platelets by drug-dependent antibodies and the efficacy of IVIG. Blood, 2010, *116* : 1958-1960.
22. LINKINS LA, DANS AL, MOORES LK et al. Treatment and prevention of heparin-induced thrombocytopenia antithrombotic therapy and prevention of thrombosis, 9th ed. American College of Chest Physicians evidence-based clinical practice guidelines. Chest, 2012, *141* : e495S-e530S.
23. MOES GS, MACPHERSON BR. Cefotetan-induced hemolytic anemia : a case report and review of the litterature. Arch Pathol Lab Med, 2000, *124*, 1344-1346.
24. MURRAY JA, ABBOTT I, ANDERSON DA, MORGAN AD. Bitter lemon purpura. Br Med J, 1979, *2* : 1551-1552.
25. NG W, LOBACH AR, ZHU X et al. Animal models of idiosyncratic drug reactions. Adv Pharmacol, 2012, *63* : 81-135.
26. PEDERSEN-BJERGAARD U, ANDERSEN M, HANSEN PB. Drug-induced thrombocytopenia : clinical data on 309 cases and the effect of corticosteroid therapy. Eur J Clin Pharmacol, 1997, *52* : 183-189.
27. PETERSON JA, NELSON TN, KANACK AJ, ASTER RH. Fine specificity of drug-dependent antibodies reactive with a restricted domain of platelet GPIIIA. Blood, 2008, *111* : 1234-1239.
28. POTZSCH B, KLOVEKORN WP, MADLENER K. Use of heparin during cardiopulmonary bypass in patients with a history of heparin-induced thrombocytopenia. N Engl J Med, 2000, *343* : 515.
29. ROYER DJ, GEORGE JN, TERRELL DR. Thrombocytopenia as an adverse effect of complementary and alternative medicines, herbal remedies, nutritional supplements, foods, and beverages. Eur J Haematol, 2010, *84* : 421-429.
30. TESFA D, KEISU M, PALMBLAD J. Idiosyncratic drug-induced agranulocytosis : possible mechanisms and management. Am J Hematol, 2009, *84* : 428-434.
31. TESFA D, PALMBLAD J. Late-onset neutropenia following rituximab therapy : incidence, clinical features and possible mechanisms. Expert Rev Hematol, 2011, *4* : 619-625.
32. UETRECHT J. Role of animal models in the study of drug-induced hypersensitivity reactions. The AAPS Journal, 2006, *7*, article 89.
33. VAN DER KLAUW MM, GOUSDSMIT R, HALIE R et al. A population-based case cohort study of drug induced agranulocytosis. Arch Intern Med, 1999, *159* : 369-374.
34. VAN LEEUWEN EF, ENGELFRIET CP, VON DEM BORNE AE. Studies on quinine and quinidine-dependent antibodies against platelets and their reaction with platelets in the Bernard-Soulier syndrome. Br J Haematol, 1982, *51* : 551-560.
35. VINCENT PC. Drug induced aplastic anaemia and agranulocytosis. Incidence and mechanisms. Drugs, 1986, *31* : 52-63.
36. WATSON H, DAVIDSON S, KEELING D et al. Guidelines on the diagnosis and management of heparin-induced thrombocytopenia : second edition. Br J Haematol, 2012, *159* : 528-540.
37. WOLACH O, SHPILBERG O, LAHAV M. Neutropenia after rituximab treatment : new insights on a late complication. Curr Opin Hematol, 2012, *19* : 32-38.
38. YOUNG NS. Agranulocytosis. *In :* NS Young. Bone marrow failure syndromes. Philadelphia, Saunders, 2000 : 156-182.
39. YOUNG GAR, CROAKER G, VINCENT PC et al. The CFU-C assay in patients with neutropenia and, in particular, drug associated neutropenia. Clin Lab Haematol, 1987, *9* : 245-253.
40. YUNIS JJ, CORZO D, SALAZAR M et al. HLA associations in clozapine-induced agranulocytosis. Blood, 1995, *86* : 1177-1183.
41. ZHANG X, LIU F, CHEN X et al Involvement of the immune system in idiosyncratic drug reactions. Drug Metab Pharmacokinet, 2011, *26* : 47-59.

Toute référence à cet article doit porter la mention : Leporrier M. Cytopénies sanguines par idiosyncrasie. *In :* L Guillevin, L Mouthon, H Lévesque. Traité de médecine, 5ᵉ éd. Paris, TdM Éditions, 2018-S04-P03-C04 : 1-5.

Chapitre S04-P03-C05

Insuffisances médullaires

Insuffisances et aplasies médullaires

Gérard Socié, Flore Sicre de Fontbrune et Régis Peffaut de Latour

L'aplasie médullaire est une insuffisance médullaire quantitative responsable d'une anémie arégénérative, d'une thrombopénie centrale et d'une neutropénie. Ce déficit de production des cellules sanguines implique une atteinte endogène ou exogène de la cellule souche hématopoïétique. Ces affections englobent des affections constitutionnelles (aplasies globales comme la maladie de Fanconi ; la dyskératose congénitale ou les aplasies d'une seule lignée) et acquises qui peuvent être transitoires, récidivantes ou chroniques. Un diagnostic précis entre ces entités est essentiel pour le traitement, le pronostic, le dépistage d'anomalies associées et le conseil génétique dans les formes constitutionnelles.

Aplasies constitutionnelles

Les aplasies médullaires constitutionnelles sont rares. L'identification des anomalies génétiques qui en font le lit contribue à en améliorer la compréhension et à en faciliter le diagnostic. L'allogreffe de cellules souches hématopoïétiques est à ce jour leur seul traitement curateur. Sont envisagées ici successivement la maladie de Fanconi, la dyskératose congénitale et succinctement les affections plus rares.

Anémie de Fanconi [9]

L'anémie de Fanconi est la première cause d'aplasie médullaire constitutionnelle. La fréquence des sujets hétérozygotes a été estimée à 1/300 aux États-Unis et en Europe. La transmission est autosomique récessive à l'exception des très rares formes liées à l'X. Toutes les ethnies sont concernées.

Génétique

Treize gènes Fanconi ont été identifiés. En France, les gènes les plus fréquemment mutés (90 %) sont *FANC A* (deux tiers des cas), puis *FANC C*, *FANC D2* et *FANC G*. Les produits de ces treize gènes interagissent dans une voie biologique unique dite FANC/BRCA, impliquée dans le maintien de l'intégrité du génome, probablement à travers le contrôle (*checkpoint*) de la réparation des erreurs de transcription et des lésions de l'acide désoxyribonucléique (ADN) en phase S. Lorsque l'un des gènes est muté sur les deux allèles, la voie FANC/BRCA est inactivée.

Dix à vingt pour cent des patients présenteraient un état de mosaïcisme somatique (correction d'une mutation sur un des deux allèles du gène *FANC* en cause). Si elle survient dans une cellule souche hématopoïétique, la mise en place d'une hématopoïèse clonale permet d'obtenir une amélioration, une correction, voire une normalisation des cytopénies. Seuls les tests sur fibroblastes seront alors caractéristiques d'une anémie de Fanconi.

Manifestations

L'expression clinique de l'anémie de Fanconi reflète l'hétérogénéité génétique et une expressivité variable. Le tableau classique associe un retard staturopondéral harmonieux (présent à la naissance et presque constant), une dysmorphie faciale caractéristique (aspect triangulaire du visage avec macrognathie, ensellure nasale marquée, microphtalmie avec pseudo-hypertélorisme, et traits fins ; microcéphalie dans 30 à 40 % des cas), des anomalies cutanées (taches pigmentées dites café-au-lait, taches achromiques et mélanodermie s'accentuant avec l'âge, siégeant préférentiellement au tronc et au cou) et des pouces (50 % des cas), et une pancytopénie d'apparition secondaire s'aggravant avec l'âge. Les malformations associées sont inconstantes et très variables.

Les anomalies hématologiques sont pratiquement constantes. L'âge médian d'apparition de ces dernières est de 7 ans (0 à 36 ans). À 40 ans, l'incidence cumulative atteint 98 % [10]. Elle associe anémie normo- ou macrocytaire arégénérative, neutropénie et thrombopénie, mais peut débuter par une macrocytose isolée. L'évolution se fait progressivement vers un tableau d'insuffisance médullaire sévère. Le myélogramme montre une moelle pauvre, érythroblastique ou hypoplasique. Une dysplasie d'une ou plusieurs lignées est fréquente mais aspécifique.

Le caryotype médullaire peut révéler la présence d'anomalies clonales. Leur fréquence augmente avec l'âge : 15 % à 10 ans, 37 % à 20 ans, 67 % à 30 ans. Les anomalies cytogénétiques sont variées, touchant le plus souvent les chromosomes 1, 3 ou 7. Leur présence doit faire craindre une évolution leucémique. La probabilité de survie à 5 ans des patients présentant une évolution clonale est de 40 % versus 94 % en l'absence de clone. Le risque d'évolution vers une myélodysplasie ou vers une leucémie aiguë myéloblastique augmente également avec l'âge : 7 % à 10 ans, 27 % à 20 ans, 43 % à 30 ans. Cette évolution survient typiquement lors de la deuxième décennie. Le pronostic est mauvais.

Prédisposition aux cancers

L'anémie de Fanconi est un authentique syndrome familial de prédisposition aux cancers. Les cancers les plus fréquents sont ceux de la tête et du cou, de l'œsophage et de la vulve. Il s'agit de carcinomes épidermoïdes parfois précédés par des leucoplasies qu'il faut savoir suivre et traiter avant une évolution agressive. L'incidence cumulée à 40 ans est de 14 %. L'allogreffe de moelle, surtout suivie de réaction chronique du greffon contre l'hôte, augmente le risque de survenue d'un cancer. Plus rarement, même si ces cas sont identifiés avec une fréquence croissante, le diagnostic est fait chez un patient adulte révertant (*voir* plus haut), ayant une hématopoïèse tout à fait normale, et chez qui le diagnostic d'anémie de Fanconi n'avait jamais été porté.

Diagnostic

Le test de référence est l'étude du nombre de cassures chromosomiques induite par les agents pontant l'ADN. Les cellules présentent une augmentation du nombre de cassures traduisant une hypersensibilité aux alkylants tels que le di-époxybutane (DEB), la caryolysine ou la mitomycine C (MMC). Le test doit être réalisé dans un laboratoire de référence. Le caryotype fait sur les lymphocytes du sang montre spontanément des cassures chromosomiques dont le nombre est significativement plus élevé après exposition aux alkylants. Il est normal chez les sujets hétérozygotes. Les autres tests réalisables sur le sang ou sur les fibroblastes sont l'étude du cycle cellulaire par cytométrie de flux (augmentation significative du taux de cellules bloquées en phase G2/M après adjonction d'un alkylant) et l'étude de la mono-ubiquitination de FANCD2 par Western-blot (< 5 % des patients ont un test normal). L'association de ces différents tests permet à la fois d'affirmer ou d'exclure le diagnostic y compris pour les formes avec mosaïcisme somatique. Le diagnostic génétique moléculaire de l'anémie de Fanconi est complexe et n'a d'intérêt clinique que dans le cadre d'une enquête familiale ou de la recherche. Il n'existe que peu de corrélation génotype-phénotype.

Traitement

La prise en charge est pluridisciplinaire. Une surveillance annuelle du myélogramme avec caryotype doit être réalisée afin de dépister les évolutions clonales. Les transfusions doivent être parcimonieuses afin de réduire le risque d'allo-immunisation. Des besoins transfusionnels réguliers sont une indication à une greffe de cellules souches hématopoïétiques. Les facteurs de croissance hématopoïétiques n'ont pas de place pour la correction des cytopénies. En l'absence de possibilité de greffe, les androgènes sont régulièrement efficaces et peuvent éviter le recours aux transfusions. Les effets secondaires (virilisation et avance de l'âge osseux, tumeurs hépatiques – adénomes et adénocarcinomes) doivent être surveillés étroitement.

L'allogreffe de cellules souches hématopoïétiques est le seul traitement curatif des troubles hématologiques mais elle ne corrige pas les autres anomalies ou malformations [7]. Elle est indiquée lorsque survient l'aplasie médullaire, de préférence avant que n'apparaissent des anomalies clonales. Le conditionnement de greffe doit tenir compte de la grande sensibilité aux agents cassants et oxydatifs qui contre-indiquent certaines chimiothérapies. À degré de compatibilité comparable, les patients Fanconi présentent des lésions de maladie du greffon contre l'hôte (GVH pour *graft-versus-host reaction*) aiguë ou chronique plus sévères que les autres. Les greffons de moelle osseuse sont recommandés par rapport aux greffons de cellules souches périphériques. La fludarabine, qui induit une importante déplétion lymphocytaire T, diminuant le risque de GVH au prix d'une toxicité moindre que les agents alkylants pour ces patients, est recommandée. La plupart des équipes s'accordent sur l'abandon de toute radiothérapie dans le conditionnement.

La réaction du greffon contre l'hôte est responsable d'une incidence élevée de tumeurs secondaires (incidence cumulative à 10 ans de cancer ORL de 28 % en cas de réaction aiguë de grade ≥ 2 versus 0 % pour les autres patients). En situation géno-identique, la survie globale atteint 80 % dans les séries les plus récentes. À partir d'un donneur alternatif, les résultats demeurent moins bons bien que la survie globale soit passée de 29 % à 2 ans en 1995 à 52 % à 3 ans en 2007. L'allogreffe de sang placentaire, dont la première a été effectuée chez un patient atteint de maladie de Fanconi, et qui semble être associée à un risque réduit de réaction du greffon contre l'hôte, peut légitimement être proposée. L'étude EBMT (European Group for Blood and Marrow)-Eurocord-Netcord rapporte une survie globale de 40 ± 5 % chez 93 patients transplantés avec un greffon de sang placentaire non apparenté.

Dyskératose congénitale

La dyskératose congénitale [3] a été décrite comme l'association d'une insuffisance médullaire à des anomalies cutanées et des phanères : pigmentation réticulée de la peau, leucoplasies muqueuses et dystrophie unguéale. Elle est actuellement définie comme une maladie de la maintenance des télomères. C'est une affection rare puisqu'un registre international recense 470 cas issus de 313 familles. Les manifestations cliniques sont très hétérogènes et de sévérité variable.

Physiopathologie et génétique

La dyskératose congénitale résulte d'un défaut de maintenance des télomères lié à différentes mutations de gènes codant la télomérase ou le complexe Shelterine qui protège l'ADN télomérique. Lorsqu'ils deviennent trop courts, la survenue d'un dommage au niveau de l'ADN entraîne un arrêt du cycle cellulaire et la sénescence ou la mort cellulaire. Dix gènes ont été identifiés comme étant en cause dans la dyskératose congénitale. Il s'agit, par ordre de fréquence décroissante, des gènes *DKC1* (30 %), *TINF2* (10 %), *TERC* (5 %), *TERT* (5 %), *NOP10* (1 %), *NHP2* (1 %), *CTC1, RTEL, USB1* et *WRAP53*. La transmission peut être récessive, dominante ou liée à l'X. Dans la moitié des cas, l'atteinte génétique n'est pas identifiée. Il existe une corrélation phénotype-génotype.

Manifestations

La présentation clinique est variable, pouvant rendre le diagnostic difficile. L'âge médian au diagnostic est de 15 ans (0 à 75 ans). Les signes cliniques apparaissent au fil de la vie du patient et leur précocité est fonction de la sévérité de l'atteinte génétique. Le diagnostic repose sur la présence d'au moins deux des trois signes de la triade diagnostique ou sur l'existence d'anomalie(s) entrant dans le tableau de dyskératose congénitale, associée(s) à la présence d'une mutation de l'un des gènes connus et/ou à la présence de télomères courts.

L'incidence cumulative de l'insuffisance médullaire est de l'ordre de 90 %. L'âge médian de l'apparition d'une pancytopénie est de 10 ans (1 à 32 ans) et 85 % des patients sont pancytopéniques avant 20 ans. L'atteinte hématologique peut être inaugurale, et ce diagnostic doit être systématiquement évoqué devant toute aplasie médullaire de l'enfant ou de l'adulte jeune. Le tableau hématologique est celui d'une insuffisance médullaire. Une élévation de l'hémoglobine fœtale peut être notée. Le risque évolutif est dominé par la survenue d'une myélodysplasie ou d'une leucémie aiguë myéloïde.

Les atteintes extrahématologiques sont polymorphes. L'atteinte pulmonaire est présente chez 20 % des patients, associant associe un syndrome restrictif et une atteinte de la diffusion gazeuse, d'aggravation progressive. Des tableaux sévères de fibrose pulmonaire ont été rapportés notamment au décours d'allogreffes de cellules souches hématopoïétiques. Le déficit immunitaire est inconstant et d'origine complexe, responsable d'infections opportunistes (lymphopénie T [CD4 > CD8] et B, hypogammaglobulinémie, anomalies des tests de prolifération).

Le développement d'une tumeur solide concerne 10 % des patients surtout pendant la troisième ou la quatrième décennie. Il s'agit de cancers épidermoïdes touchant en premier lieu la cavité orale, la tête et le cou ainsi que le tractus digestif.

Diagnostic

Le diagnostic repose essentiellement sur la clinique et les antécédents familiaux. Il n'y a pas de test biologique spécifique. Le caryotype peut en revanche révéler la présence d'anomalies traduisant l'existence d'une instabilité chromosomique (augmentation de la fréquence avec l'âge) : chromosomes di- ou tricentriques et translocations non équilibrées. La mesure de longueur des télomères dans le sang est un examen de dépistage qui peut s'avérer intéressant en cas de suspicion diagnostique (anormal si inférieur au premier percentile). Une longueur de télomère normale dans une aplasie médullaire exclut une dyskératose congénitale alors qu'un raccourcissement des télomères n'est pas synonyme de dyskératose congénitale.

Un diagnostic moléculaire est possible chez environ la moitié des patients, permettant dans ces cas un diagnostic prénatal. Les mutations de novo sont fréquentes (40 % des mutations de *DKC1* et un grand nombre de mutations de *TINF2* notamment). Il s'agit le plus souvent de mutations non récurrentes. Cette maladie a une pénétrance et une expressivité variables au sein d'une même famille avec la même mutation génétique : en témoigne l'existence d'une aplasie médullaire isolée, d'une cirrhose isolée et d'un tableau clinique classique chez les membres d'une même famille. Il existe un phénomène d'anticipation principalement dans les formes autosomiques dominantes du fait de l'héritage de télomères de plus en plus raccourcis au fil des générations.

Traitement

Il n'y a pas de traitement spécifique. La prise en charge symptomatique est similaire à celle décrite pour l'anémie de Fanconi. La première option à considérer en cas d'aplasie médullaire est l'allogreffe de moelle en présence d'un donneur familial HLA-identique et sain [5]. Une allogreffe de moelle avec donneur non apparenté peut être discutée. Quel que soit le donneur envisagé, le conditionnement à la greffe sera d'intensité réduite avec de la fludarabine et sans busulfan ni irradiation corporelle totale pour minimiser le risque toxique. Le risque de complication est particulièrement élevé : non-prise de greffe, réaction du greffon contre l'hôte sévère et surtout fibrose pulmonaire, cirrhose, maladie veino-occlusive et autres atteintes endothéliales sévères parfois tardives, en relation avec l'existence d'anomalies sous-jacentes. L'avènement des conditionnements à intensité réduite semble améliorer le pronostic à long terme. L'alternative à la greffe est le traitement par androgènes, dont l'effet est rarement appréciable avant 2 ou 3 mois de traitement.

Autres aplasies constitutionnelles

Le caractère constitutionnel d'une aplasie médullaire est évident chez un certain nombre d'enfants. Le diagnostic étiologique précis est parfois difficile lorsque les causes évoquées plus haut ont été éliminées. Les principales maladies génétiques pouvant s'associer à une aplasie médullaire sont présentées dans le tableau S04-P03-C05-I. Chez un certain nombre de patients, aucun diagnostic étiologique n'est possible. Le profil évolutif de ces affections est alors difficile à évaluer et la prise en charge thérapeutique parfois délicate, notamment lorsqu'il s'agit de porter une indication d'allogreffe.

Aplasies médullaires acquises

Les aplasies médullaires acquises sont des maladies rares caractérisées par une atteinte primitive ou secondaire du compartiment des cellules hématopoïétiques médullaires. En l'absence de facteur déclenchant identifié, on parle d'aplasie médullaire idiopathique. Le traitement de ces formes repose soit sur l'allogreffe, soit sur l'association globulines antilymphocytaires et ciclosporine.

Épidémiologie

L'aplasie médullaire est une maladie rare. Son incidence semble avoir diminué depuis 30 ans mais paraît plus élevée en Asie qu'en Europe et en Amérique. L'incidence est de l'ordre de 2 cas par million par an actuellement en Europe, pour 6 en Thaïlande et 7,4 en Chine. Elle décrit une courbe bimodale avec un premier pic chez les sujets jeunes et un second au-delà de 50 ans. Des pics d'incidence ont été observés aux États-Unis et en France chez les sujets masculins jeunes sur des périodes courtes alors que le pic d'incidence dans cette population semble stable en Asie, suggérant des facteurs épidémiques. La proportion de cas sévères est généralement plus élevée chez les sujets jeunes. Dans les deux sexes, quel que soit le continent, les taux d'incidence augmentent au-delà de 60 ans. L'aplasie médullaire s'observe plus souvent dans les classes socioéconomiques défavorisées. Le délai entre les premiers symptômes et le diagnostic est significativement plus court chez les sujets jeunes et dans les formes sévères. Ces données suggèrent que l'aplasie aiguë sévère du sujet jeune, prédominant chez l'homme, et l'hypoplasie chronique du sujet de plus de 50 ans, touchant davantage les femmes, sont deux maladies différentes.

Tableau S04-P03-C05-I Autres maladies constitutionnelles pouvant évoluer vers une aplasie médullaire.

Maladie/syndrome	Caractéristiques clinico-biologiques	Génétique	Atteinte hématologique (fréquence)
Syndrome GATA2/monoMAC	Neutropénie et monocytopénie. Déficit immunitaire, infections à mycobactéries atypiques disséminées, infections virales (HPV++), cancers, lymphœdème. Révélation dans la 2ᵉ ou 3ᵉ décennie mais possible à tout âge	Gène *GATA2* (AD)	Fréquente : neutropénie isolée, pancytopénie, myélodysplasie et leucémie aiguë myéloblastique
Syndrome de Shwachman	Neutropénie, insuffisance pancréatique exocrine, retard de croissance, atteinte osseuse	Gène *SDBS* muté dans 90 % des cas (AR)	Neutropenie (80-100 %), anémie et thrombopénie (24-88 %), pancytopénie (10-65 %), aplasie médullaire, SMD et LAM
Anémie de Blackfan-Diamond	Érythroblastopénie, retard de croissance, malformations (40 %, prédominant à la tête et au cou)	Gènes *RPS19*, *RPS24* et *RPS17* (25 % des cas) (AD ou sporadique)	Anémie arégénérative, neutropénie et thrombopénie tardives rares, aplasie exceptionnelle
Neutropénies sévères congénitales	Neutropénie sévère (< 0,5 G/l) responsable d'infections bactériennes et fongiques précoces. Anomalies associées selon le contexte génétique	*ELANE* (AD, 50 % des cas), *HAX1* (AR), *G6PC3* (AR), *GFI1* (AD)	Neutropénie constante, aplasie rare, SMD et LAM
Amégacaryocytose congénitale	Thrombopénie néonatale symptomatique	*c-MPL* (AR)	Thrombopénie (100 %), aplasie médullaire précoce (type I) ou après 5 ans (type II)
Cartilage-hair hypoplasia	Nanisme disharmonieux, dysostose métaphysaire, des cheveux hypoplasiques, atteinte digestive et déficit immunitaire de sévérité variable	*RMRP* (AR)	
Déficit en ADN ligase IV	Microcéphalie, dysmorphie faciale, retard de croissance et retard psychomoteur et déficit immunitaire combiné. Radiosensibilité	*LIG 4* (AR)	Pancytopénie fréquente. Risque élevé de LAM
Syndrome de Nijemegen	Microcéphalie, dysmorphie faciale, anomalies cutanées et des doigts, retard de croissance et déficit immunitaire combiné. Prédisposition aux cancers	*NBS1* (AR)	Rarement aplasie médullaire ; lymphomes, LAM et LAL
Syndrome de Seckel	Microcéphalie sévère, dysmorphie faciale avec « tête d'oiseau » caractéristique, retard de croissance et retard mental	*ATR* (AR)	Pancytopénie fréquente

AD : autosomique dominant ; AR : autosomique récessif ; HPV : papillomavirus humain ; LAL : leucémie aiguë lymphoblastique ; LAM : leucémie aiguë myéloblastique ; SMD : syndromes myélodysplasiques.

Étiologie et physiopathologie

Le plus souvent, aucun facteur étiologique n'est mis en évidence : on parle alors d'aplasie médullaire idiopathique. L'exposition à certains agents, tels que les irradiations accidentelles ou thérapeutiques, certaines intoxications aiguës (pesticides, colchicine, métaux lourds…) entraînent chez tous les sujets exposés, à partir d'une dose connue, une insuffisance médullaire complète et définitive par destruction directe des cellules souches hématopoïétiques en dehors de toute susceptibilité individuelle. À des doses moindres, la récupération est possible à partir des cellules souches restantes. D'autres facteurs, résumés dans le tableau S04-P03-C05-II, n'entraînent une aplasie que chez certains individus, peu nombreux par rapport au nombre de sujets exposés.

Les aplasies médullaires idiopathiques constituent vraisemblablement un ensemble hétérogène. Trois mécanismes sont incriminés dans la genèse d'une insuffisance médullaire [10] :
– un déficit intrinsèque de la cellule souche hématopoïétique ;
– un déficit du micro-environnement médullaire ;
– un déficit de l'hématopoïèse lié à une dysrégulation du système immunitaire.

Les deux premiers sont illustrés par les résultats de culture in vitro évaluant la croissance des cellules souches en présence de cellules du micro-environnement. Le troisième est conforté par l'efficacité du traitement immunosuppresseur, et par la mise en évidence de populations lymphocytaires T mono-/oligoclonales au diagnostic qui disparaissent ou diminuent significativement lors de la rémission.

L'incidence élevée d'hémopathies malignes chez les patients traités par immunosuppresseurs pour une aplasie médullaire a donc conduit certains auteurs à considérer certaines formes d'aplasies médullaires comme des maladies préleucémiques. Cela peut résulter soit d'une anomalie intrinsèque de la cellule souche hématopoïétique, soit d'une hématopoïèse de « stress ».

Diagnostic

Le diagnostic repose sur une diminution stable de deux ou trois des lignées myéloïdes sanguines associée à une moelle pauvre sur un examen histologique médullaire (biopsie). Initialement, l'hémogramme peut montrer une atteinte d'une ou deux lignées, qui évolue le plus souvent en quelques semaines vers une pancytopénie. L'anémie est typiquement normocytaire ou discrètement macrocytaire, normochrome arégénérative. Le compte de réticulocytes est un élément diagnostic important : il est inférieur à 50 G/l. Au sein des leucocytes, la baisse des polynucléaires est la plus précoce suivie rapidement par celle des monocytes. La thrombopénie est franche au-dessous de 50 G/l, le volume plaquettaire est normal. Le risque d'hémorragie et d'infection est corrélé à la sévérité des cytopénies et à la rapidité de leur installation.

Le myélogramme est indispensable pour éliminer une hémopathie maligne, une métastase médullaire, ou une cytopénie de cause non médullaire. Le frottis est typiquement désertique ou pauvre pour l'âge, avec une atteinte prédominante des lignées érythroblastique et granulo-monocytaire. Le nombre des mégacaryocytes est diminué. L'aspect cytologique des cellules résiduelles est normal. Il est possible d'observer un excès de lymphocytes et/ou de plasmocytes, de macrophages. La simple aspiration médullaire doit être interprétée avec prudence et la notion de « cellularité » médullaire critiquée. En effet, un myélogramme normal n'élimine pas le diagnostic d'aplasie en raison de la persistance possible de foyers résiduels d'hématopoïèse. La richesse médullaire ne doit être estimée que sur une biopsie médullaire de bonne qualité et interprétée en fonction de l'âge : appauvrissement plus ou moins homogène en précurseurs hématopoïétiques au profit des cellules graisseuses. Un caryotype myéloïde médullaire doit être systématiquement effectué, révélant des anomalies chromosomiques structurelles dans 10 % des aplasies idiopathiques typiques. Si la présence d'une trisomie 8 isolée est compatible avec le diagnostic d'aplasie, toutes les autres anomalies (notamment délétion du chromosome 7 complète ou partielle, trisomie 8 ou 14, délétion des chromosomes 1, 12, 20, et autres translocations) font retenir le diagnostic de myélodysplasie à moelle pauvre (éventuellement secondaire à une aplasie). La recherche d'une maladie de Fanconi doit être systématique chez les sujets jeunes.

Le diagnostic d'aplasie médullaire idiopathique est un diagnostic d'élimination, qui ne recouvre que 10 % des pancytopénies ou bicytopénies. Dans un quart des cas d'aplasies possibles revus par l'IAAAS (*international angranulocytosis and aplastic anemia study*), un autre diagnostic a finalement été retenu : myélodysplasie, leucémie aiguë ou autres. Les myélodysplasies à moelle hypoplasique constituent le principal diagnostic différentiel. Ce sont deux entités nosologiques différentes mais il existe un continuum entre aplasie, myélodysplasie à moelle pauvre, à moelle riche et leucémie aiguë. La présence de signes de dysplasie des trois lignées doit être recherchée sur le frottis sanguin et médullaire bien que leur spécificité ne soit pas parfaite. L'examen cytogénétique est essentiel pour établir un diagnostic.

La distinction entre une pancytopénie associée à un lupus érythémateux systémique ou à une connectivite (arthrite rhumatoïde, polychondrite, fasciite à éosinophiles) et une aplasie médullaire n'est pas toujours aisée. De même, en présence de foyers médullaires de cellules lymphoïdes, certaines hémopathies lymphoïdes doivent être recherchées par immunophénotypage (leucémie à tricholeucocytes notamment) et une étude de la clonalité T doit être effectuée. Chez l'enfant et l'adulte jeune, les aplasies médullaires constitutionnelles doivent être éliminées.

L'hémoglobinurie paroxystique nocturne (HPN) et les aplasies médullaires sont étroitement liées : un clone HPN « biologique » est présent dans 35 % des cas d'aplasie au diagnostic, 30 à 40 % des aplasies développent une HPN clinique ou biologique après traitement immunosuppresseur. De même, 30 % des patients ayant une HPN sont pancytopéniques au diagnostic (*voir* Chapitre S04-P03-C03).

Critères pronostiques

Le plus utilisé des quatre scores pronostiques publiés est celui de Camitta, fondé sur le degré des cytopénies au diagnostic [2]. Une aplasie est dite sévère en présence de deux des critères suivants :
– granulocytes ≤ 0,5 G/l ;

Tableau S04-P03-C05-II Facteurs étiologiques associés à la survenue d'aplasies médullaires acquises.

Génétiques
– télomères courts et mutations retrouvées dans la dyskératose congénitale
Radiations
– accidentelles
– thérapeutique : allogreffe
Médicaments et produits chimiques
– toxique, effet constant et dose-dépendant (drogues cytotoxiques, benzène)
– idiosyncrasique (antibiotiques, AINS, sels d'or, anticonvulsivants, psychotropes, etc.)
Virus
– hépatite séronégative (5 % des aplasies médullaires acquises)
– parvovirus B19 (immunodéprimés)
– virus d'Epstein-Barr (rares)
VIH-1
– herpèsvirus humains 6 et 8, cytomégalovirus (patients immunodéprimés)
Maladies auto-immunes/dysimmunitaires
– fasciite à éosinophiles
– thymome
– GVH post-transfusionnelle (patients immunodéprimés)
Grossesses (rares)

GVH : réaction du greffon contre l'hôte.

– plaquettes ≤ 20 G/l ;
– réticulocytes ≤ 20 G/l.

Selon le groupe européen (EBMT), une aplasie médullaire est dite très sévère si les granulocytes sont inférieurs ou égaux à $0,2 \times 10^9/l$.

Traitement

L'allogreffe de cellules souches hématopoïétiques et le traitement immunosuppresseur sont les deux traitements de référence. Quel que soit le traitement choisi, les soins de support sont fondamentaux. Les principales recommandations thérapeutiques en première ligne sont résumées dans la figure S04-P03-C05-1a (âge < 40 ans) et la figure S04-P03-C05-1b (âge > 40 ans). Ces recommandations s'appliquent aux patients présentant une aplasie médullaire sévère ou très sévère, et aux patients présentant une aplasie médullaire non sévère mais requérant un support transfusionnel.

Soins de support

La neutropénie profonde et prolongée est responsable d'infections bactériennes qui sont une urgence thérapeutique (voir Chapitre S04-P02-C03). Le risque d'infections fongiques à *Candida* ou à *Aspergillus* est particulièrement élevé et ces dernières constituent à l'heure actuelle une des principales causes de décès de ces patients avec les saignements souvent profonds.

Les transfusions sont indispensables mais selon une politique transfusionnelle rigoureuse dès le diagnostic, limitée aux situations d'anémie et de thrombopénie symptomatiques : il est crucial de limiter le risque d'allo-immunisation transfusionnelle qui peut obérer les résultats ultérieurs d'une allogreffe (voir plus loin) ou conduire à des situations inextricables chez certains patients traités par immunosuppression. Les concentrés érythrocytaires phénotypés et les concentrés plaquettaires doivent être irradiés.

Allogreffe de cellules souches hématopoïétiques

L'allogreffe est le seul traitement réellement curatif des aplasies médullaires acquises. En effet, le traitement immunosuppresseur permet d'obtenir des rémissions hématologiques de longue durée, et des taux de survie à long terme proche de la greffe dans certains cas, mais l'hématopoïèse d'un patient après traitement immunosuppresseur reste profondément anormale et sujette à un risque d'évolution clonale (myélodysplasie ou leucémie aiguë). Cependant, l'allogreffe se heurte à trois écueils majeurs :
– la probabilité d'avoir un donneur HLA-identique dans une fratrie n'est que de 25 % ;
– la greffe ne peut être envisagée comme traitement de première intention que chez des sujets jeunes (moins de 40 ans) ;
– la mortalité liée à la greffe demeure de 10 à 30 %, y compris chez des sujets jeunes greffés en situation géno-identique.

Actuellement, la probabilité de survie à long terme après greffe est de 80 à 90 %, grâce aux soins de support et à l'utilisation de la ciclosporine dans la prophylaxie de la maladie du greffon contre l'hôte (GVH) qui ont permis de réduire la mortalité pendant les trois premiers mois qui suivent la greffe. En revanche, la mortalité tardive (après 2 ans) demeure de l'ordre de 8 à 10 % et est avant tout liée à l'immunodépression liée à maladie chronique du greffon contre l'hôte. Le risque de rejet ou non-prise du greffon est élevé (10 à 20 %) et associé à une forte mortalité. Il est favorisé par un greffon pauvre ou manipulé, une allo-immunisation antérieure, et un conditionnement insuffisamment immunosuppresseur. Le conditionnement de greffe par l'association de sérum antilymphocytaire et de cyclophosphamide est à l'heure actuelle la référence dans les aplasies médullaires et permet de réduire la probabilité de rejet/non-prise à moins de 5 % [1]. L'incidence de la GVH aiguë sévère est d'actuellement environ 15 %. Elle dépend essentiellement de l'âge du patient et rend compte de la différence de survie observée chez les sujets jeunes (survie globale de l'ordre de 90 % avant l'âge de 20 ans, de 70 % après 20 ans). L'utilisation de greffons de cellules souches collectées dans le sang après mobilisation est associée à une incidence inacceptable de maladie chronique du greffon contre l'hôte et à une survie inférieure par rapport au greffon de moelle osseuse. La prophylaxie de la réaction du greffon contre l'hôte par ciclosporine et méthotrexate est la référence.

En résumé, en cas de forme sévère et en présence d'un donneur HLA-identique chez un sujet jeune (< 40 ans), la greffe de moelle est une urgence avant que ne survienne une immunisation contre les produits sanguins. En l'absence de donneur HLA-géno-identique (75 % des cas), la survie globale après allogreffe est nettement diminuée et le traitement

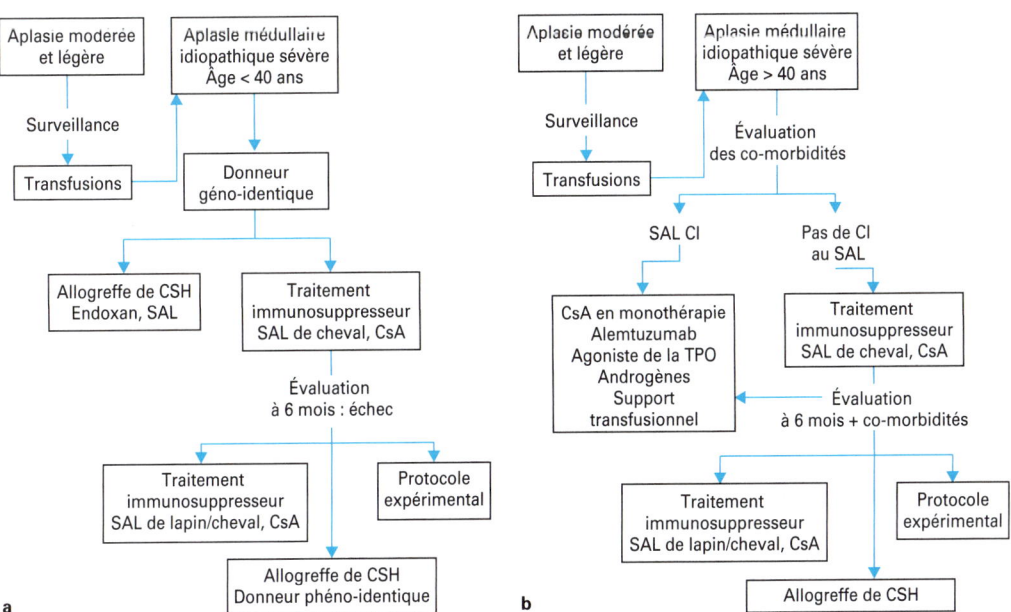

Figure S04-P03-C05-1 Recommandations pour la prise en charge des aplasies médullaires idiopathiques sévères. **a)** Chez le sujet de moins de 40 ans. **b)** Chez le sujet de plus de 40 ans. CI : contre-indiqué ; CsA, ciclosporine ; CSH : cellules souches hématopoïétiques ; SAL : sérum antilymphocytaire ; TPO : thrombopoïétine.

immunosuppresseur est la référence. Grâce au typage HLA haute résolution et aux progrès des soins de supports hématologiques, la survie à long terme chez l'enfant et l'adulte jeune est proche de 80 % en situation phéno-identique après échec du traitement immunosuppresseur ou en rechute ; une allogreffe peut être proposée dans cette situation.

Traitements immunosuppresseurs

Les résultats obtenus grâce aux traitements immunosuppresseurs ont évolué depuis 20 ans, et la survie à 5 ans est passée de 50 % (1980) à plus de 70 % actuellement. Le traitement de référence est l'association du sérum antilymphocytaire à la ciclosporine

Le *sérum antilymphocytaire* (SAL) a été initialement utilisé seul. Le délai d'obtention de la réponse hématologique (jugée sur l'augmentation des polynucléaires neutrophiles) est toujours long : la médiane est de 3 mois. La qualité de la réponse et le délai de réponse varient considérablement d'un patient à l'autre, néanmoins on estime que 50 à 60 % des patients répondent favorablement au SAL. La survie à 6 ans après traitement par SAL est de l'ordre de 80 % pour les formes non sévères mais seulement de 40 % pour les formes sévères ou très sévères. Les effets secondaires du SAL sont l'aggravation initiale de la leucopénie et de la thrombopénie d'une part, et la maladie sérique, d'autre part. Cette dernière complication a pratiquement disparu depuis l'administration concomitante de corticoïdes (1 à 2 mg/kg).

La *ciclosporine* est une molécule qui bloque spécifiquement l'activation et la prolifération du lymphocyte T en inhibant l'activité phosphatase de la calcineurine. Le taux global de réponses avec la ciclosporine donnée seule (sans SAL, ni androgènes) est d'environ 50 %, dépendant de la sévérité de l'aplasie (60 % dans les formes non sévères, 34 % dans les formes sévères et seulement 25 % pour les formes très sévères). Les principaux effets secondaires sont la toxicité rénale et l'hypertension artérielle. Une étude contrôlée comparant les résultats d'un traitement initial par ciclosporine ou SAL chez des patients présentant une forme sévère de la maladie, avec changement de bras de traitement en cas de non-réponse à 3 mois, a montré une survie similaire (67 % au total).

L'association SAL et ciclosporine est le traitement immunosuppresseur de référence et procure de meilleurs résultats que le SAL seul. Dans une étude randomisée [9], les taux de réponse à 3 et 6 mois sont respectivement de 65 versus 39 % et 70 versus 46 %. Le suivi à long terme (plus de 10 ans) de cette étude confirme la supériorité de l'association SAL + ciclosporine sur le critère de survie sans rechute [4]. L'association SAL-ciclosporine est aujourd'hui le traitement immunosuppresseur de référence des aplasies médullaires sévères et non sévères. Ces résultats à court et à long terme ont été confirmés par une étude américaine. Point important, les deux études à long terme décrivent un risque de rechute d'environ 35 % et une dépendance à la ciclosporine (empêchant l'arrêt ou la baisse de celle-ci) chez 30 % des patients. Enfin, dans les aplasies non sévères, une étude européenne a aussi démontré la supériorité de l'association SAL-ciclosporine par rapport à la ciclosporine seule, en termes de survie sans maladie. Deux formes de SAL, de cheval et de lapin, sont disponibles en Europe. Une étude randomisée américaine et une étude cas-témoins européenne viennent de montrer en termes de réponse et de survie la supériorité du SAL de cheval, qui doit donc être considéré comme la source de référence [8].

D'autres immunosuppresseurs ont été évalués : le mycophénolate mofétil, la rapamycine en association au SAL ne confèrent aucun bénéfice par rapport à l'association classique SAL-ciclosporine. L'alemtuzumab en monothérapie en première ligne donne des résultats décevants (19 % de répondeurs). En revanche, chez les patients réfractaires à l'association SAL et ciclosporine, le taux de réponse à 6 mois est comparable à celui d'une deuxième cure de cette association (37 %) et est de 56 % chez les patients en rechute. Ce traitement peut donc être raisonnablement proposé chez les patients en rechute ou réfractaires, notamment s'il existe une contre-indication ou une intolérance à la ciclosporine. L'association alemtuzumab-ciclosporine à dose faible a aussi été évaluée, avec un taux de réponse de l'ordre de 60 % mais un nombre important de rechutes précoces. Il n'a pas été observé de sur-risque infectieux dans ces études.

Les résultats impressionnants (90 % de rémissions complètes) obtenus avec le cyclophosphamide à fortes doses (180 mg/kg) dans une étude de phase II n'ont pas été confirmés par une étude contrôlée randomisée arrêtée prématurément en raison des taux d'infections fongiques et de décès significativement supérieurs dans ce bras de traitement.

Cytokines et autre facteurs de croissance hématopoïétiques

L'administration isolée de facteurs de croissance (G-CSF [*granulocyte-colony stimulating factor*], interleukines 1 et 3) chez des patients en rechute d'aplasie médullaire n'a pas montré de bénéfice. Il n'y a pas de place en première intention pour les facteurs de croissance (G-CSF, érythropoïétine, agonistes de la thrombopoïétine) utilisés seuls. Deux études randomisées ont montré l'absence de bénéfice à l'adjonction systématique de G-CSF à l'association SAL et ciclosporine. Le G-CSF utilisé au long cours accroît le risque de myélodysplasie et de leucémie aiguë.

L'elthrombopag est un agoniste de la thrombopoïétine qui se lie au récepteur c-MPL exprimé sur les mégacaryocytes et les cellules souches hématopoïétiques. Dans une étude chez 25 patients réfractaires, un arrêt des transfusions plaquettaires a été obtenu chez un tiers des patients [6]. Deux évolutions clonales (monosomie 7) ont été décelées sans qu'il soit possible de les imputer au traitement ou à l'évolution spontanée de la maladie. Ce médicament à l'avantage d'être administré par voie orale et donc en ambulatoire. Le risque d'évolution clonale ou de myélodysplasie justifie une surveillance régulière du myélogramme.

Androgènes

Les androgènes ont été autrefois utilisés seuls, puis en association au SAL. Les androgènes n'ont pas de place dans le traitement initial de la maladie, mais peuvent être utiles dans le traitement de certaines rechutes non sévères ou en l'absence d'alternative thérapeutique avec une survie globale de 40 % environ à 5 ans. La réponse est généralement meilleure dans les formes non sévères de la maladie.

Surveillance

Une forme peu sévère ne requérant pas de traitement doit être surveillée par un examen annuel de la moelle avec étude cytogénétique et en cas d'aggravation des cytopénies. L'apparition d'un clone HPN doit être recherchée annuellement et en cas de signes cliniques (douleurs abdominales, thromboses, hémoglobinurie) ou biologiques (hémolyse). De même, une évolution clonale doit être dépistée chez les patients traités (non allogreffés) par la réalisation annuelle d'un examen de la moelle avec étude cytogénétique systématique et en cas de rechute ou d'aggravation des cytopénies.

Érythroblastopénies chroniques acquises de l'adulte

NICOLE CASADEVALL ET BRUNO VARET

Les érythroblastopénies chroniques de l'adulte, dont la première description est due à Paul Kaznelson (1922) sont des syndromes rares, conséquence d'un déficit quantitatif majeur de l'érythropoïèse. Un mécanisme auto-immun est fréquent [20] et important à reconnaître car le traitement immunosuppresseur est très souvent efficace. L'anémie de l'insuffisance rénale chronique n'est pas envisagée dans ce chapitre car son mécanisme, s'il comporte une part d'érythroblastopénie, est en réalité multifactoriel.

Physiopathologie

Le mécanisme immunologique, fréquent et bien établi, peut dépendre d'une cytotoxicité anti-érythroblastique à médiation cellulaire ou humorale (anticorps anti-érythropoïétine). Les cas d'érythroblastopénie associés aux maladies immunoprolifératives et auto-immunes, à la réaction du greffon contre l'hôte, au traitement par érythropoïétine recombinante et par certains immunosuppresseurs relèvent de l'un ou l'autre de ces mécanismes. Les autres mécanismes (non immuns) sont l'infection chronique par le parvovirus B19, certains médicaments et les anomalies intrinsèques des progéniteurs médullaires.

Diagnostic

L'anémie est souvent profonde, rapidement progressive, toujours normochrome, parfois discrètement macrocytaire. Les réticulocytes sont constamment très bas, inférieurs à 10 G/l. Cette anémie est isolée, les leucocytes et les plaquettes sont normaux.

Le myélogramme montre une absence quasi complète d'érythroblastes (< 5 %) dans une moelle de richesse normale. Le diagnostic est habituellement simple, mais il peut être difficile dans les affections où l'érythroblastopénie coexiste avec une hyperplasie lymphoïde, par exemple dans le cas d'une leucémie lymphoïde chronique. Certains syndromes myélodysplasiques comportent une érythroblastopénie ; dans ces cas, les anomalies morphologiques des cellules myéloïdes et mégacaryocytaires orientent le diagnostic.

L'arrêt total de la production des globules rouges engendre une anémie rapidement progressive qui nécessite des transfusions régulières, jusqu'à 2 à 4 culots globulaires par mois. Le fer n'est plus incorporé dans l'hémoglobine, et l'accroissement des réserves en fer, dont témoigne l'hyperferritinémie expose au risque de développement d'une hémochromatose. Le taux de l'érythropoïétine sérique est très élevé car celle-ci n'est plus éliminée après fixation à son récepteur.

Étiologie

Proliférations lymphoïdes

Le thymome, généralement bénin, de type fusocellulaire, est classiquement considéré comme la cause la plus fréquente. Cependant, on estime que moins de 5 % des érythroblastopénies sont effectivement associées à un thymome. Dans ces cas, l'érythroblastopénie peut précéder, accompagner, ou suivre le diagnostic de thymome. La leucémie lymphoïde chronique (LLC) est la maladie la plus souvent associée à une érythroblastopénie [14]. On estime qu'elle en est la cause dans près d'un cas sur deux. L'érythroblastopénie peut apparaître au cours de l'évolution de la LLC mais elle peut être inaugurale. Il n'est pas exceptionnel dans ce contexte que l'érythroblastopénie s'accompagne d'une anémie hémolytique auto-immune particulièrement sévère. Si l'hémogramme est généralement suffisamment démonstratif pour en évoquer le diagnostic, l'hyperlymphocytose peut être inapparente (lymphome lymphocytaire), la prolifération lymphoïde étant alors révélée par l'aspect du myélogramme, ou la mise en évidence d'une population de lymphocytes B monoclonaux dans le sang (*voir* Chapitre S04-P03-C08). Cette même difficulté diagnostique est possible dans le cas des lymphoproliférations à grands lymphocytes granuleux, où l'hyperlymphocytose T CD8 est souvent minimale et n'est décelable que par cytométrie (*voir* Chapitre S04-P03-C08). D'autres maladies lymphoïdes sont plus rarement impliquées, notamment la maladie de Castleman (forme multicentrique), la lymphadénopathie angio-immunoblatique et les lymphomes spléniques de la zone marginale [27].

Maladies auto-immunes

L'érythroblastopénie est une complication classique, en fait rare, de diverses maladies auto-immunes. Elle a été décrite surtout dans le lupus érythémateux systémique mais également dans la sclérodermie, la polyarthrite rhumatoïde et l'hépatite auto-immune.

Érythroblastopénies allo-immunes

Ces cas sont observés dans les allogreffes de cellules souches hématopoïétiques lorsqu'elles comportent une incompatibilité ABO, le receveur étant généralement du groupe O et le donneur du groupe A ou B [13]. Le mécanisme probable est l'inhibition de la production des érythroblastes du greffon (A ou B) par les anticorps naturels du receveur.

Traitement par érythropoïétine recombinante

Depuis plus de 20 ans, les agents stimulant l'érythropoïèse (ASE) sont utilisés avec succès pour corriger l'anémie des patients atteints d'insuffisance rénale chronique. Leur efficacité a été démontrée dans d'autres indications, en particulier dans le traitement de l'anémie induite par les chimiothérapies des cancers et des hémopathies. Pendant leurs dix premières années d'utilisation, les ASE étaient reconnus comme peu immunogènes et l'apparition d'anticorps anti-érythropoïétine rarement signalée. À partir de 1998, l'attention a été attirée par l'apparition de cas d'érythroblastopénies en nombre rapidement croissant [16], principalement chez des patients atteints d'insuffisance rénale, traités par érythropoïétine (EPO) par la voie sous-cutanée. Ces cas résultent de l'apparition d'anticorps anti-érythropoïétine reconnaissant l'érythropoïétine endogène, mais aussi tous les ASE actuellement commercialisés. Ces anticorps sont toujours des anticorps neutralisants, c'est-à-dire capables d'inhiber l'effet biologique de l'érythropoïétine. Très vite, il est apparu que cette augmentation brutale des cas d'érythroblastopénies était liée à l'époétine alfa (Eprex®). Toutefois, tous les cas d'immunisation n'étaient pas imputables spécifiquement à cet ASE, certains ayant été observés chez des patients recevant d'autres ASE par voie sous-cutanée.

L'incidence précise de cette complication est difficile à préciser. Elle est actuellement très faible, estimée entre 1 à 3 cas pour 100 000 patients/an. Cependant, malgré sa rareté, il est important de savoir la reconnaître précocement car elle peut être traitée de façon efficace. Ces dernières années, quelques cas d'anticorps anti-érythropoïétine ont été décrits chez des patients atteints d'hépatite C, traités par interféron et inhibiteur de protéase associés à une érythropoïétine recombinante [23].

Médicaments

Chez des patients traités par azathioprine après une greffe rénale, des érythroblastopénies ont été attribuées à la toxicité du médicament. Récemment, l'étude de trois cas a montré qu'il s'agissait en fait d'érythroblastopénies auto-immunes authentiques, non liées à une toxicité du médicament, répondant au traitement par la ciclosporine [28]. D'autres médicaments immunosuppresseurs (tacrolimus, fludarabine) ou non (isoniazide, diphénylhydantoïne, carbamazépine thiophénicol, acide valproïque, zidovudine, lamivudine, clopidogrel) ont été mis en cause, selon des mécanismes évoquant tantôt un effet toxique (régression de l'érythroblastopénie à l'arrêt du médicament), tantôt un effet d'induction immunologique (effet favorable d'un traitement par ciclosporine).

Infections

L'infection par le parvovirus B19 est reconnue comme responsable des épisodes de déglobulisation aiguë par érythroblastopénie chez les patients ayant une hémolyse chronique (*voir* Chapitre S04-P03-C03). Elle s'explique par la pénétration du virus et sa multiplication dans les érythroblastes, induisant leur lyse. Dans certains cas, en particulier en cas d'immunodépression sévère, notamment chez les patients infectés par le VIH, ou lors de traitements immunosuppresseurs, cette infection peut persister et engendrer une érythroblastopénie chronique [21].

Grossesse

Quelques cas d'érythroblastopénie sont décrits en relation avec la grossesse [17]. L'érythroblastopénie survient à tous les âges gestationnels, disparaît au décours de l'accouchement, et peut se reproduire lors des grossesses suivantes. Les formes les plus sévères sont traitées par transfusions, et stéroïdes. Les enfants nés n'ont aucune anomalie hématologique.

Anomalie médullaire intrinsèque

Il s'agit d'un diagnostic d'élimination. Il peut exister une dysplasie sur les autres lignées, une éventuelle anomalie cytogénétique ou une anomalie clonale. Souvent, c'est l'évolution qui montre l'apparition secondaire d'une myélodysplasie plus évidente morphologiquement, d'un syndrome myéloprolifératif, d'une leucémie aiguë. C'est dans ces cas que les cultures in vitro des progéniteurs érythroblastiques sont particulièrement informatives.

Apport des cultures de progéniteurs érythroblastiques

Dans la stratégie diagnostique d'une érythroblastopénie, une fois le diagnostic affirmé et les principales affections associées recherchées, et si ces investigations ne retrouvent aucune cause, les résultats de la culture des progéniteurs érythroblastiques effectuée en présence ou non du sérum du patient, confrontés au taux d'érythropoïétine sérique, permettent d'orienter le mécanisme de l'érythroblastopénie [22]. Ainsi une érythroblastopénie a priori auto-immune idiopathique est-elle évoquée par l'association d'une différenciation érythroblastique normale in vitro, généralement sans effet inhibiteur du sérum, et d'un taux sérique d'érythropoïétine élevé. Si la différenciation érythroblastique in vitro est normale, inhibée en présence du sérum, et si le taux d'érythropoïétine est effondré, il s'agit probablement d'un anticorps anti-érythropoïétine soit spontané [15], soit induit par le traitement par érythropoïétine recombinante [16]. En l'absence de développement érythroblastique normal in vitro avec un taux d'érythropoïétine élevé, l'hypothèse la plus probable est celle d'une anomalie intrinsèque des précurseurs érythroblastiques. Il faut dans ce cas revoir la cytologie médullaire à la recherche de signes de myélodysplasie peu évidents au premier abord, étudier le caryotype, rechercher des anomalies moléculaires. Bien souvent, ces signes se précisent au fil du temps.

Traitement

Les érythroblastopénies sont rares et il y a peu de grandes séries publiées. Le choix des traitements est d'abord empirique, fondé sur le contexte, et à défaut d'un contexte précis sur l'étude de la croissance des progéniteurs érythroblastiques in vitro.

Érythroblastopénie secondaire à une maladie immunoproliférative

En présence d'un thymome, la thymectomie est le traitement initial classique mais son efficacité sur l'érythroblastopénie est inconstante. On peut donc envisager un traitement initial par des immunosuppresseurs et n'envisager la thymectomie que si le traitement initial est un échec [25].

En présence d'une leucémie lymphoïde chronique, il est préférable d'éviter la corticothérapie à cause du risque infectieux. Il faut préférer en première intention la ciclosporine A et, en cas d'échec, proposer le cyclophosphamide per os. Les résultats obtenus avec le rituximab (anticorps anti-CD20 humanisé) sont inconstants. La corticothérapie à la dose de 1 à 2 mg/kg pendant 3 semaines puis à doses régressives doit être alors envisagée. La réponse est généralement rapide en 4 semaines. En cas de cortico-résistance, ou en première intention car une réponse est observée assez rapidement, on peut tester l'efficacité des immunoglobulines intraveineuses à fortes doses, mais la réponse est souvent transitoire et de courte durée. Dans les formes récidivantes après un ou plusieurs traitements à action rapide (corticothérapie, immunoglobulines intraveineuses à fortes doses, ciclosporine A), le traitement de référence est le cyclophosphamide per os parfois associé aux corticoïdes [18]. Le traitement doit être poursuivi pendant au moins 3 mois. En cas de réponse, il faut maintenir ce traitement au moins 3 mois supplémentaires, pour éviter une récidive. Le sérum antilymphocytaire ou le sérum antithymocytaire ont été très utilisés dans les années 1970 [11]. Ils sont maintenant pratiquement abandonnés. L'alemtuzumab (anti-CD52 humanisé) a été également essayé, généralement chez des patients résistant à de nombreux autres immunosuppresseurs [12]. Des succès ont été observés mais le risque infectieux est majeur. En cas d'échec des traitements immunosuppresseurs, la poursuite des transfusions est indispensable, associée à un traitement chélateur du fer.

Il est impossible de prédire l'efficacité d'un traitement. Dans certains cas, une rechute après une bonne réponse à un traitement immunosuppresseur peut être sensible à un autre traitement qui a parfois été administré antérieurement sans succès. Si les résultats des tests in vitro évoquent un mécanisme immunologique, il faut persévérer et varier les traitements immunosuppresseurs.

Érythroblastopénie secondaire sans maladie immunoproliférative

Si l'érythroblastopénie survient au cours d'un traitement immunosuppresseur (pour une maladie auto-immune, une allogreffe de rein, une hémopathie maligne), l'introduction de la ciclosporine est la solution qui a le plus de chances d'être efficace [28]. En cas d'érythroblastopénie après allogreffe de cellules souches hématopoïétiques en incompatibilité ABO, chez des patients en règle déjà soumis à un traitement par un inhibiteur de la calcineurine, l'attitude la plus raisonnable est de transfuser régulièrement en attendant la régression spontanée habituelle. Dans l'infection chronique à parvovirus B19, le traitement de choix est l'injection d'immunoglobulines intraveineuses à fortes doses [19]. Le risque de rechute est important.

Dans les érythroblastopénies avec anticorps anti-érythropoïétine, il faut arrêter le traitement par ASE. Plusieurs traitements immunosuppresseurs ont été proposés [26]. La ciclosporine A est efficace dans la majorité des cas.

Lorsque l'érythroblastopénie est idiopathique avec une croissance in vitro évoquant un mécanisme immunologique, la ciclosporine A est maintenant souvent utilisée en première intention. Un de ses avantages est sa rapidité d'action (15 jours à 2 mois le plus souvent) et un pourcentage de réponses satisfaisant (autour de 70 %) [24]. L'érythroblastopénie peut récidiver avec la diminution des doses et la ré-augmentation des doses ne s'avère pas toujours efficace.

Érythroblastopénie par anomalie intrinsèque (d'après la culture des progéniteurs)

Il semble raisonnable de tenter l'un des traitements immunosuppresseurs et procurant une réponse habituellement rapide (prednisone, ciclosporine A, immunoglobulines intraveineuses). Si le traitement immunosuppresseur est inefficace, il n'y a pas d'autre solution qu'un traitement transfusionnel chez le sujet âgé ou une éventuelle allogreffe de moelle chez un sujet jeune, surtout s'il existe un autre argument en faveur d'une hémopathie (anomalie du caryotype, marqueur clonal).

Conclusion

L'érythroblastopénie pure est un syndrome rare, simple à reconnaître par des examens routiniers. En établir le diagnostic est crucial, en raison des modalités particulières des traitements, auxquels 80 % des patients répondent favorablement. L'étude in vitro des progéniteurs érythroblastiques est très informative lorsqu'aucune cause n'est décelée. Si le profil in vitro suggère un mécanisme auto-immun, un traitement immunosuppresseur s'impose. Plusieurs lignes de traitement sont parfois nécessaires.

Syndromes myélodysplasiques

François Dreyfus

Les syndromes myélodysplasiques constituent un groupe hétérogène de maladies des cellules souches hématopoïétiques. Ils sont caractérisés par une hématopoïèse inefficace aboutissant à des cytopénies sanguines, et leur évolution en leucémie aiguë secondaire est fréquente. Ils affectent principalement les sujets âgés. Pour leur traitement, il existe des médicaments efficaces sur les cytopénies et certains d'entre eux en modifient l'évolution et améliorent la survie.

Épidémiologie

Les syndromes myélodysplasiques (SMD) sont des maladies hématologiques fréquentes prédominant chez le sujet âgé : l'âge médian au diagnostic est d'environ 70 ans avec un sex-ratio de 1,5 à 2 hommes pour une femme. Leur incidence est de 20/100 000 habitants par an à 70 ans, et de 50/100 000 habitants par an à 80 ans, ce qui fait des SMD la maladie hématologique la plus fréquente chez les sujets de plus de 60 ans [51, 63]. Les formes pédiatriques sont rares et associées dans un tiers des cas à des anomalies constitutionnelles [30], et fréquemment à une monosomie 7 [43].

Étiologie

Dans la grande majorité des cas (80 à 90 %), les SMD surviennent « de novo » ; parfois (20 % des cas), une cause favorisante, constitutionnelle ou acquise, est identifiée.

Facteurs constitutionnels

On observe une incidence élevée (35 %) de maladies constitutionnelles dans les SMD de l'enfant, associées notamment à une instabilité génique et des troubles de réparation de l'ADN. Les principales affections constitutionnelles associées aux myélodysplasies de l'enfant sont la trisomie 21 qui multiplie par 700 le risque de myélodysplasie et de leucémie aiguë, l'anémie de Fanconi (voir plus haut), le syndrome de Shwachman (voir Chapitre S04-P02-C03) et la neurofibromatose de type 1. Certaines de ces formes peuvent être diagnostiquées à l'âge de jeune adulte.

Facteurs acquis

Les trois principaux facteurs incriminés sont les hydrocarbures aromatiques (benzène et dérivés), les chimiothérapies cytotoxiques et les radiations ionisantes.

L'exposition au *benzène* même pour des doses cumulées faibles, engendre un accroissement du risque qui augmente avec la durée d'exposition [38, 68]. L'exposition au benzène ou à ses dérivés est reconnue comme maladie professionnelle (tableau n° 4 du régime général et n° 19 du régime agricole). Un excès d'hémopathies a également été observé dans le milieu agricole probablement imputable à l'utilisation des produits phytosanitaires, des pesticides et des solvants [68]. Le tabagisme actif a également été identifié comme un facteur favorisant, probablement en raison de la présence de benzène dans la fumée de cigarettes [37].

Les myélodysplasies chimio- ou radio-induites représentent 10 à 20 % des cas. L'utilisation de plus en plus importante des traitements par chimiothérapie et/ou radiothérapie dans le traitement de nombreux cancers solides ou hématologiques s'est traduite rapidement par une augmentation du nombre de cas de SMD et de leucémies aiguës myéloïdes (LAM) induits. Les alkylants après utilisation prolongée sont associés à des monosomies ou des délétions des chromosomes 5 et/ou 7. Les inhibiteurs de topo-isomérase II comme le VP16, les anthracyclines ou la mitoxantrone sont à l'origine de LAM secondaires, généralement non précédées de SMD.

Les immunosuppresseurs du groupe des alkylants (cyclophosphamide) ou non alkylants (azathioprine, fludarabine) sont aussi responsables d'une augmentation du risque de SMD lors de leur utilisation prolongée, particulièrement chez les sujets jeunes.

Le risque de SMD après autogreffe de cellules souches dépend étroitement des traitements et du conditionnement : il est particulièrement accru dans le cas des lymphomes multitraités, après utilisation de fludarabine ou une irradiation corporelle totale.

L'exposition aux radiations ionisantes expose à un risque de SMD/LAM. Cette augmentation est relevée dans un contexte d'usage thérapeutique (irradiation externe pour cancer du sein ou cancer de la prostate, radiothérapie métabolique par ^{32}P), professionnel (travailleurs de l'industrie nucléaire, tableau n° 6 du régime général et n° 20 du régime agricole) ou à la suite des explosions nucléaires d'Hiroshima et Nagasaki. L'association radiothérapie et chimiothérapie augmente davantage le risque de SMD que la chimiothérapie utilisée seule [58, 63].

Diagnostic

Dans la grande majorité des cas, les SMD sont révélés par des anomalies d'hémogramme. La confirmation diagnostique est fondée sur l'examen du frottis de moelle osseuse et l'analyse du caryotype médullaire. L'examen clinique ne relève généralement pas de signes autres que ceux relevant des cytopénies. Il n'existe habituellement pas de splénomégalie palpable, sauf dans certaines formes mixtes (dysplasiques et prolifératives, *voir* plus loin). Elle est rarement très volumineuse [62].

Hémogramme

L'hémogramme peut montrer des anomalies patentes ou parfois longtemps discrètes. L'anémie est la manifestation le plus fréquente. Elle est arégénérative, normo- ou discrètement macrocytaire. Le taux d'hémoglobine est généralement bas entre 7 et 8 g/dl chez des patients qui ont adapté leur mode de vie à leur anémie, et sont très peu symptomatiques. La thrombopénie est modérée. Bien qu'elle dépende presque toujours d'un trouble de production, il existe des cas de thrombopénies immunes, objectivées par un raccourcissement de la durée de vie des plaquettes. La neutropénie peut être responsable d'épisodes infectieux récidivants. L'analyse cytologique du frottis sanguin fournit souvent des indices évocateurs, en particulier une raréfaction des grains des neutrophiles, dont le noyau est peu ou pas lobé (aspect « pseudo-Pelger », la présence de monocytes atypiques, en nombre absolu augmenté. L'augmentation du nombre des plaquettes est assez évocatrice d'un syndrome 5q-.

Myélogramme

Le myélogramme, souvent difficile à interpréter, requiert une grande expérience en cytologie. Les nombreuses anomalies ne sauraient être décrites ici dans leur intégralité. Celles qui sont à prendre en compte sont plus qualitatives que quantitatives. La cellularité médullaire est très variable, souvent riche (contrastant avec la cytopénie sanguine), parfois pauvre, pouvant engendrer une confusion avec une aplasie et justifiant alors le recours à une biopsie. Le pourcentage des blastes médullaires doit être inférieur à 20 % : au-delà, il s'agit d'une LAM. Les modifications les plus évocatrices sont les signes dits de dysérythropoïèse (troubles de maturation nucléaire et/ou cytoplasmique, présence de sidéroblastes anormaux reconnus par coloration de Perls), de dysgranulopoïèse (excès de myéloblastes, raréfaction ou dystrophie des grains cytoplasmiques), de dysmégacaryocytopoïèse (mégacaryocytes à noyau non segmenté, en particulier dans le cas d'un syndrome 5q-), ou à faible degré de ploïdie (« micromégacaryocytes »).

Caryotype

Les anomalies cytogénétiques signent le caractère clonal de la maladie. Elles sont détectables dans 40 à 60 % des SMD de novo mais dans 80 % des SMD secondaires. Les anomalies comme des translocations chromosomiques équilibrées (sans perte apparente de matériel chromosomique) sont rares, les anomalies les plus fréquentes étant des gains ou des pertes de matériel chromosomique (Tableau S04-P03-C05-III). Ces anomalies vont permettre de classer les SMD dans la classification internationale. Certaines ont une valeur diagnostique propre, indépendamment de tout contexte cytologique (Tableau S04-P03-C05-IV) (voir Chapitre S04-P01-C05). Certaines sont de bon pronostic : c'est le cas des caryotypes normaux et des anomalies chromosomiques -5/5q-, trisomie 8, 20q-, -Y. D'autres sont de mauvais pronostic : caryotypes complexes (plus de trois anomalies), -7/7q- (Tableau S04-P03-C05-V).

Anomalies moléculaires

De nouvelles techniques actuellement disponibles, comme la CGH-array (comparative genomic hybridization, voir Chapitre S04-P01-C04) ou le séquençage rapide du génome permettent de détecter

Tableau S04-P03-C05-III Nature et fréquence des anomalies chromosomiques récurrentes au cours des syndromes myélodysplasiques (SMD).

Anomalies chromosomiques	SMD primitifs (%)	SMD secondaires (%)
Tri 8	10	
-7/7q	10	50
-5/5q	10	42
del(20q)	8	
-y	5	
del(11q)	3	
del(17p)		5
normal	50	
t(5;12)(q23;p12)	25	
t(11q23)	2	

- : perte d'un chromosome ; del : délétion ; t : translocation ; tri : trisomie.

Tableau S04-P03-C05-IV Anomalies cytogénétiques considérées comme prédictives des syndromes myélodysplasiques en l'absence de dysplasie.

Anomalies déséquilibrées	Anomalies équilibrées
-7 ou del(7q)	t(11;16)(q23;p13.3)
-5 or del(5q)	t(3;21)(q26;q22)
i(17q) ou t(17p)	t(1;3)(p36;q21)
-13 ou del(13q)	t(2;11)(p21;q23)
del(11q)	inv(3)(q21q26.2)
del(12p) ou t(12p)	t(6;9)(p23;q34)
del(9q)	
idic(Xq13)	

Caryotype complexe avec un ou plusieurs des anomalies sus citées

Tableau S04-P03-C05-V Valeur pronostique des anomalies cytogénétiques des myélodysplasies [44].

Pronostic, survie médiane (% des cas)	Type d'anomalie
Très bon : 5,4 ans (3-4 %)	del(11q) -Y
Bon : 4,8 ans (66-72 %)	Normal der(1;7) del(5q) del(12p) del(20q) Double anomalie, incluant del(5q)
Intermédiaire : 2,7 ans (13-19 %)	7q +8 iso (17q) +19 +21 Toute autre anomalie clonale ou doubles clones indépendants
Mauvais : 1,5 an (4-5 %)	7- der(3)(q21) der(3)(q26) Double anomalie, incluant -7/7q-, anomalies complexes (3 anomalies)
Très mauvais : 0,7 an (7 %)	Anomalies complexes (> 3 anomalies)

des anomalies moléculaires. Ces techniques sont encore réservées à des centres spécialisés. Elles révèlent la présence de mutations ponctuelles de gènes impliqués dans la méthylation du génome, la prolifération cellulaire ou l'épissage, de découverte récente (JAK2, FLT3, c-MPL, TET2, SF3B1, NRAS, p53, RUNX1, etc.). Ces mutations sont présentes avec une fréquence de 1 à 20 %. Leur mise en évidence a un intérêt physiopathologique et pronostique, pour le caractère défavorable qu'elles confèrent [58].

Immunocytométrie en flux

L'immunocytométrie apparaît actuellement comme une technique complémentaire très précise tant pour le diagnostic que pour le suivi de ces maladies [35]. Elle conforte le diagnostic, notamment en cas de signes cytologiques frustes ou de caryotype normal. Il existe encore des problèmes de standardisation et d'interprétation, ce qui fait qu'elle n'est actuellement pas recommandée dans la pratique courante.

Manifestations systémiques et auto-immunes

Elles sont présentes chez 10 à 20 % des patients [32, 33, 60]. Elles se répartissent en vascularites et maladies systémiques. Les patients atteints de SMD ont davantage de manifestations systémiques que les patients n'ayant pas de SMD appariés pour l'âge et le sexe [32]. La présence des manifestations auto-immunes ou des vascularites au cours d'un SMD est associée à un pronostic défavorable par rapport aux cas évoluant sans ces manifestations.

Vascularites

Dans plus de 60 % des cas, les vascularites décrites ont un aspect de vascularite leucocytoclasique. Plus rarement, il s'agit d'une périartérite noueuse, d'une polyangéite microscopique ou d'une granulomatose avec polyangéite (Wegener) [32]. L'association périartérite noueuse et leucémie myélomonocytaire chronique (LMMC) est fréquente [45].

La vascularite peut révéler le SMD ou apparaître quelques semaines à quelques mois avant la transformation en leucémie aiguë. Les signes cliniques de la vascularite n'ont pas de particularité autre que ceux de la vascularite en cause. Ces vascularites sont sensibles à la corticothérapie. Les immunosuppresseurs augmentent le risque infectieux et majorent le risque de transformation en leucémie aiguë.

Erythema elevatum diutinum

Il s'agit d'une forme frontière entre les vascularites et les dermatoses neutrophiliques se traduisant par des papules ou nodules violacés symétriques et persistants. Cette manifestation est de mauvais pronostic [55].

Polychondrite atrophiante

Quarante pour cent des sujets de plus de 60 ans souffrant d'une polychondrite atrophiante ont une myélodysplasie. La polychondrite, directement ou par l'effet de ses traitements (corticoïdes, immunosuppresseurs), aggrave le pronostic, responsable du décès dans 50 % des cas, principalement par complications infectieuses.

Dermatose neutrophilique

Le syndrome de Sweet, ou dermatose aiguë fébrile neutrophilique, est responsable de manifestations cutanées liées à un infiltrat dermique dense de polynucléaires. Il associe de la fièvre, des manifestations articulaires, voire, plus rarement, une atteinte rénale. Il existe une hyperleucocytose à polynucléaires neutrophiles. Dans les syndromes de Sweet associés à des SMD, l'hyperleucocytose est inconstante. Le syndrome de Sweet survient dans plus de 70 % des cas avant ou lors du diagnostic du SMD. La corticothérapie est efficace à dose forte (1 mg/kg/j de prednisone) mais les rechutes apparaissent à la décroissance [34].

Manifestations articulaires

Elles s'expriment par des oligo-arthrites et polyarthrites séronégatives [42], survenant de façon contemporaine du SMD avec, dans la moitié des cas, des manifestations systémiques pseudo-lupiques : fièvre, éruption cutanée et, plus rarement, sérites, anémie hémolytique.

Classification OMS 2008 [68]

Cette classification de l'Organisation mondiale de la santé est fondée sur l'aspect de l'hémogramme, du myélogramme et du caryotype (Tableau S04-P03-C05-VI). Cette version modifie les précédentes par

Tableau S04-P03-C05-VI Classification internationale de l'OMS des syndromes myélodysplasiques (SMD).

Affection	Sang	Moelle
Anémie réfractaire (AR)	Anémie Peu ou pas de blastes	Dysplasie purement érythroïde < 5 % de blastes < 15 % de sidéroblastes en couronne
Anémie réfractaire avec sidéroblastes en couronne (ARS)	Anémie Pas de blastes	> 15 % de sidéroblastes en couronne Dysplasie érythroïde seule < 5 % de blastes
Cytopénie réfractaire avec dysplasie multilignée (CRDM)	Cytopénie (bicytopénie et pancytopénie) Pas ou peu de blastes < 1 × 10^9/l de monocytes	Dysplasies dans > 10 % des cellules de deux ou plus des séries myéloïdes < 5 % de blastes dans la moelle < 15 % de sidéroblastes en couronne
Cytopénie réfractaire avec dysplasie multilignée + sidéroblastes en couronne (CRDM-S)	Cytopénie (bicytopénie et pancytopénie) Pas ou peu de blastes < 1 × 10^9/l de monocytes	Dysplasie dans > 10 % des cellules de deux ou plus des séries myéloïdes > 15 % de sidéroblastes en couronne < 5 % de blastes dans la moelle
Anémie réfractaire avec excès de blastes 1 (AREB-1)	Cytopénie < 5 % de blastes < 1 × 10^9/l de monocytes	Dysplasie mono- ou plurilignée 5-9 % de blastes
Anémie réfractaire avec excès de blastes 2 (AREB-2)	Cytopénie 5-19 % de blastes < 1 × 10^9/l de monocytes	Dysplasie mono- ou plurilignée 10-19 % de blastes
Syndromes myélodysplasiques inclassables (SMD incl)	Cytopénie Pas ou peu de blastes	Dysplasie monolignée < 5 % de blastes
Syndromes myélodysplasiques associés à del(5q) isolée	Anémie Plaquettes le plus souvent normales ou augmentées < 5 % de blastes	Plaquettes normales ou élevées Mégacaryocytes monolobées < 5 % de blastes

(Modifié d'après Vardiman JW, Thiele J, Arber DA et al. The 2008 revision of the World Health Organization [WHO] classification of myeloid néoplasms and acute leukemia : rationale and important changes. Blood, 2009, 114 : 937-951.)

la prise en compte du nombre de lignées dysplasiques, l'apport de la cytogénétique avec l'identification d'une entité appelée « syndrome 5q- » et la création d'une catégorie nouvelle, dénommée « SMD/SMP » (formes associant des signes de dysplasie et de myéloprolifération) dans laquelle est inclue la leucémie myélomonocytaire chronique. Cette classification souligne les ambiguïtés diagnostiques de deux formes particulières. La première est liée à la présence d'une fibrose médullaire retrouvée dans 15 % des cas. Ces syndromes myélodysplasiques avec myélofibrose, constituent un sous-groupe distinct de SMD avec une dysplasie multilignée, des besoins transfusionnels importants et de mauvais pronostic [36]. Leur diagnostic requiert la réalisation d'une biopsie médullaire. Ils sont des formes frontières avec la myélofibrose primitive, notamment en cas d'anomalies des mégacaryocytes.

Les anémies réfractaires avec thrombocytose (ARS-T) pourraient constituer une entité différente des anémies réfractaires pures. Elles sont actuellement classées dans les SMD/SMP. Notamment, il apparaît que certains de ces cas sont associés à une mutation de *JAK2*. Certains patients avec une anémie réfractaire pure au diagnostic ont pu évoluer vers une ARS-T avec acquisition de mutation de *JAK2*, suggérant ainsi que l'ARS-T pourrait se développer à partir de l'anémie réfractaire par acquisition de mutations somatiques de *JAK2* ou de *MPL* [53].

Diagnostic différentiel

Certaines présentations peuvent soulever des ambiguïtés diagnostiques. Outre toutes les autres causes médicales de cytopénie chronique, le diagnostic peut être difficile avec certaines hémopathies malignes myéloïdes.

Les principales difficultés diagnostiques concernent les formes avec thrombocytose qui font discuter une leucémie myéloïde chronique ou une thrombocytémie essentielle, et les formes avec myélofibrose, pouvant correspondre à une myélofibrose primitive (*voir* plus haut).

L'existence d'une monocytose chronique, selon le contexte et l'âge du patient, fait évoquer une leucémie myélomonocytaire chronique. Dans cette même catégorie sont classées d'exceptionnelles leucémies myéloïdes chroniques atypiques.

Les atteintes médullaires toxiques ou carentielles peuvent simuler certains aspects cytologiques de SMD. Les carences en vitamine B_{12} et en folates peuvent être évoquées sur l'aspect particulier de la chromatine nucléaire des érythroblastes, et par le dosage de ces facteurs ou celui de l'homocystéine plasmatique (*voir* Chapitre S04-P03-C02). Plus difficile est interprétation d'une moelle quand le patient est traité par des immunosuppresseurs ou une chimiothérapie. Dans ces cas, on recherchera une anomalie clonale au caryotype.

Pronostic

Il est très variable, la maladie pouvant rester longtemps stable ou au contraire évoluer rapidement et entraîner un décès notamment par complication infectieuse, ou transformation leucémique en quelques mois. Une approche fine du pronostic est indispensable afin de mieux guider les indications des différentes modalités thérapeutiques.

Classification IPSS et IPSS-R

Le score international appelé IPSS (*international prognostic scoring system*) est fondé sur la mise en commun des données cliniques et biologiques de 816 SMD recherchant les facteurs pronostiques prédictifs de la survie médiane et du délai au premier quartile (25 %) de transformation en leucémie aiguë myéloïde (LAM). Cinq variables pronostiques ont été identifiées : le pourcentage des blastes médullaires, la cytogénétique, le nombre de lignées sanguines en état de cytopénie, et dans une moindre mesure l'âge et le sexe. Les trois premières variables ont été choisies pour leur capacité à prédire à la fois la survie et le risque de transformation en LAM et ont été combinées dans un score pronostique international permettant de décrire quatre catégories de risque différentes : risque faible (score = 0), intermédiaire faible (score = 0,5-1), intermédiaire fort (score = 1,5-2), fort (score = 3-4) (Tableau S04-P03-C05-VII). La survie médiane selon ces catégories est de 6 ans, 3,5 ans, 1 an et 6 mois respectivement. Une étude incluant un plus grand nombre de patients a permis de raffiner le poids pronostique des anomalies cytogénétiques et surtout de préciser le seuil des cytopénies utilisée dans le système IPSS [44]. Ce score, appelé IPSS révisé, est en cours de validation.

Autres critères pronostiques

La présence d'une myélofibrose grade 2 ou 3 apparaît comme un facteur pronostique défavorable, indépendant du score IPSS [36]. La surcharge martiale que reflète l'hyperferritinémie est la conséquence principale des besoins transfusionnels. La survie est d'autant plus courte qu'elle est précoce et importante [59]. En outre, c'est un caractère pronostique péjoratif lorsqu'elle est présente lors de la réalisation d'une allogreffe pour syndrome myélodysplasique.

Traitement [40, 67]

Les moyens thérapeutiques à mettre en œuvre sont étroitement dépendants du risque propre de chaque cas, tel qu'il est défini par le score IPSS. Le traitement des SMD de faible grade est généralement celui des cytopénies puisque le risque de transformation en leucémie aiguë est

Tableau S04-P03-C05-VII Classification pronostique internationale (IPSS-R) des syndromes myélodysplasiques.

Variables	% de blastes médullaires	Hémoglobine	Neutrophiles	Plaquettes	Groupe cytogénétique[1]
0	< 2	≥ 10	≥ 0,8	≥ 100	Très bon
0,5			< 0,8	50-100	
1	> 2-< 5	8-< 10		< 50	Bon
1,5		< 8			
2	5-10				Intermédiaire
3	> 10				Mauvais
4					Très mauvais

Le risque est évalué selon le score : 0 (risque faible) ; 0,5-1 (intermédiaire faible) ; 1,5-2 (intermédiaire fort) ; 3-4 (fort).
(1) Le poids des anomalies cytogénétiques est détaillé dans le tableau S04-P03-C05-V.

relativement faible. Ces formes de faible risque représentent la grande majorité des SMD. Les myélodysplasies de haut risque justifient l'utilisation de traitements visant à restaurer les conditions d'une hématopoïèse efficace par des moyens médicamenteux ou de cellulothérapie.

Traitement de l'anémie

Transfusions

Les transfusions restent très souvent le principal recours thérapeutique, parfois pendant des années, principalement en cas d'échec des autres traitements visant à corriger l'anémie. Il est recommandé de transfuser au-dessous de 8 g/dl d'hémoglobine, ce seuil pouvant être relevé si l'état cardiovasculaire le justifie. La transfusion érythrocytaire implique une organisation assez lourde en termes de personnels et de moyens : collecte des produits sanguins, examens immunohématologiques itératifs pour le donneur et le receveur, disponibilité d'une place en hospitalisation ou en centre de transfusion, déplacement des patients. Le traitement transfusionnel érythrocytaire expose en outre à des effets secondaires et des complications [24]. Le risque de surcharge en fer justifie une surveillance régulière de la ferritinémie et un traitement chélateur du fer (*voir* plus loin). Ces contraintes altèrent la qualité de vie des patients.

Agents stimulant l'érythropoïèse

Il s'agit des érythropoïétines qui n'ont pas actuellement en France d'autorisation de mise sur le marché (AMM) pour cette indication, mais dont la prescription est autorisée par la Sécurité sociale pour une période transitoire.

Dans cette indication, l'érythropoïétine recombinante est administrée à une posologie plus importante que dans l'insuffisance rénale : les érythropoïétines α ou β (40 000 à 60 000 U/sem) ou pégylée (darbépoïétine, 300 U/sem) donnent des résultats identiques avec 65 % de répondeurs. Ces taux de réponses sont surtout obtenus chez des patients traités précocement (moins de 6 mois) ou avant toute transfusion. La grande majorité des réponses est observée dans les douze premières semaines [57] parfois plus tardivement [66]. La durée médiane de ces réponses est de 2 ans [56]. Ce traitement justifie une surveillance d'abord hebdomadaire du taux hémoglobine pour éviter un risque possible de réponse excessive (avec polyglobulie), puis en ajustant ensuite la dose pour ne pas dépasser un taux d'hémoglobine de 12 g/dl. Le risque d'accident thrombo-embolique est faible.

Les principaux facteurs prédictifs de réponse à l'érythropoïétine sont l'importance des besoins transfusionnels (plus ou moins de deux concentrés érythrocytaires par mois) et le taux d'érythropoïétine endogène (plus ou moins de 500 U/l) [18]. Ces deux variables ont permis d'établir un score qui distingue trois groupes de patients avec une probabilité de réponse à l'érythropoïétine de 74, 23 et 7 % selon que 0, 1 ou 2 de ces facteurs de risque sont présents. Les patients répondeurs ont une survie plus longue par rapport aux patients qui ne répondent pas.

De nombreux essais ont évalué l'intérêt d'associer les facteurs de croissance granulocytaires aux agents stimulants de l'érythropoïèse sans montrer de bénéfice sur la réponse. L'adjonction d'acide rétinoïque permet de restaurer une sensibilité au traitement chez certains patients en cas de perte de réponse à l'érythropoïétine.

Traitement de la thrombopénie

Elle répond dans 30 % des cas environ à l'androgénothérapie, notamment au danatrol à fortes doses (600 mg/j) [54]. Les rares cas de thrombopénie immunologique peuvent répondre à une corticothérapie ou une splénectomie. La transfusion de concentrés de plaquettes doit être parcimonieuse, en raison du risque d'allo-immunisation, surtout si un traitement par greffe de cellules souches est envisagé. Elle doit être limitée aux épisodes de saignement ne cédant pas à des moyens locaux ou à la préparation d'un acte invasif ou une intervention chirurgicale. Il ne faut jamais proposer une transfusion plaquettaire au seul vu d'un nombre bas de plaquettes.

Les deux analogues de thrombopoïétine aujourd'hui disponibles n'ont actuellement pas d'AMM dans le cadre des SMD. Le romiplostim est un peptidomimétique de la thrombopoïétine (TPO) qui se lie en l'activant au récepteur de la TPO. Son évaluation chez des patients avec SMD de risque IPSS faible et intermédiaire 1 et des plaquettes basses a montré une réponse plaquettaire dans 50 % des cas. Revers de la médaille, une augmentation du pourcentage de blastes a été observée chez 10 à 15 % des patients ainsi traités, conduisant à arrêter ce produit dans les SMD [47]. L'eltrombopag, autre agoniste peptidomimétique du récepteur de la thrombopoïétine est en cours d'évaluation dans les SMD.

Traitement de la surcharge en fer

En l'absence d'étude contrôlée, des séries historiques ont montré la fréquence des décès liés à l'hémosidérose post-transfusionnelle au cours des SMD de faible risque transfusés et sans traitement chélateur dans un délai de 4 ans [61]. Les principales conséquences de la surcharge en fer sont l'atteinte cardiaque, la surcharge hépatique et endocrinienne. Tous les patients SMD régulièrement transfusés développent une surcharge en fer annoncée par une élévation de la ferritine. Compte tenu de nombreuses co-morbidités cardiaques liées à l'âge, une technique d'IRM permet une appréciation précise de la surcharge en fer et ce indépendamment des autres affections cardiaques associées. Sous traitement chélateur, une amélioration de la fonction hépatique est observée après une année de traitement [41]. De même, les signes de cardiomyopathie par hémosidérose qui apparaissent après plus de 100 culots globulaires, sont améliorés par un traitement chélateur.

Les indications du traitement chélateur sont fondées sur des recommandations établies par des groupes d'experts. Le groupe de patients qui bénéficie du traitement chélateur est celui de faible risque cumulant espérance de vie longue et transfusion au long cours, avec un taux de ferritine supérieur à 2 000 mg/l et ceux qui sont éligibles pour une allogreffe de cellules souches hématopoïétiques. Une surveillance régulière doit être effectuée avec dosage de la ferritine tous les trois mois et une IRM en technique de T2* hépatique et cardiaque une fois par an.

Syndromes myélodysplasiques de haut risque

Les SMD de haut risque sont définis par un score IPSS intermédiaire 2 ou élevé. En l'absence de traitement spécifique, leur survie médiane est de l'ordre de 12 mois, justifiant la mise en œuvre de traitements pouvant avoir un impact sur la survie.

Allogreffe de cellules souches hématopoïétiques [31]

Elle reste à ce jour le seul traitement curatif des SMD. Elle n'est toutefois possible que chez les patients de moins de 65 à 70 ans ayant un donneur HLA-identique et en bon état général, soit 15 à 20 % des patients. La réduction de la blastose médullaire avant allogreffe par chimiothérapie ou agent hypométhylant semble souhaitable pour diminuer le risque de rechute. Deux modalités de conditionnement sont possibles (*voir* Chapitre S04-P05-C02) : le conditionnement myélo-ablatif n'est pas envisageable après 55 ans compte tenu de sa toxicité ; le conditionnement atténué (non myélo-ablatif) permet de proposer ce traitement jusqu'à 70 ans. Après greffe, 50 % des patients ont une survie sans rechute. Les autres décèdent de rechute ou de toxicité de la technique.

Chimiothérapie

La chimiothérapie intensive, identique à celles utilisées dans les leucémies aiguës myéloïdes (*voir* Chapitre S04-P03-C10), procure des taux de rémission complète inférieurs à ceux observés dans les LAM de novo, allant de 25 à 50 %, et la durée de ces rémissions n'excède généralement pas un an. La survie à long terme en dehors d'une allogreffe est seulement de 10 à 15 % [48]. Les résultats sont d'autant meilleurs que le caryotype est normal. On la réserve donc a des sujets jeunes ayant un donneur HLA-identique avec des données cytogénétiques favorables.

Agents déméthylants

Ces agents réduisent la méthylation des promoteurs des gènes impliqués dans le contrôle du développement tumoral, qui sont hyperméthylés (donc inactivés) au cours des hémopathies. En rétablissant la transcription de ces gènes, ces médicaments restaurent le contrôle du développement des SMD. Deux médicaments de cette classe (azacitidine et décitabine) ont été évalués. Seul le premier a une autorisation de mise sur le marché en France.

L'*azacytidine* a été évaluée dans une étude de phase III à quatre bras comparant ce médicament administré à la dose de 75 mg/m^2/j en sous-cutané pendant 7 jours tous les 28 jours, à une chimiothérapie conventionnelle, à l'aracytine à faible dose et à un traitement de support [39]. Il faut attendre six cycles pour évaluer la réponse. En dépit d'un taux de rémission complète de 17 %, l'azacytidine procure une augmentation de survie de 9 mois par rapport aux autres traitements. Cet avantage de survie est observé dans le groupe de patients porteurs d'une cytogénétique défavorable. En outre, les patients en maladie stable semblent également bénéficier d'un traitement par azacytidine par une amélioration hématologique. Les effets secondaires observés au cours du traitement par azacytidine sont principalement l'aggravation initiale des cytopénies [63], justifiant un support transfusionnel dans les deux ou trois premiers cycles du traitement.

La *décitabine* a été évaluée avec une posologie de 45 mg/m^2/j par voie intraveineuse pendant 3 jours toutes les 6 semaines. Ce schéma a montré une certaine efficacité du médicament avec des taux de réponse de 30 %. Mais la survie n'est influencée dans aucune des deux études contrôlées. C'est pour cette raison que le produit n'a pas d'AMM dans les SMD [50].

Traitement des syndromes 5q-

Le lénalidomide a transformé le traitement des patients atteints de syndrome 5q- (del5q). Dans le cas des syndromes del5q de risque IPSS faible et int-1 dépendants des transfusions, à la dose de 10 mg/j pendant 21 jours chaque mois, ce médicament procure une indépendance transfusionnelle dans 67 % des cas avec une durée médiane de réponse de 2,2 ans [49]. Une réponse cytogénétique est obtenue chez plus de 70 % des patients et celle-ci est complète chez la moitié des patients. La réponse cytogénétique est le critère principal de survie. La toxicité observée est hématologique avec respectivement 64 et 62 % de neutropénies et de thrombopénies de grade III-IV. Cette toxicité hématologique est précoce et peut être relativement rapide, imposant une surveillance hebdomadaire de l'hémogramme. En cas de neutropénie inférieure à 1 G/l, un traitement par G-CSF est cependant conseillé, pour éviter de devoir diminuer la dose de lénalidomide.

Le lénalidomide semble également jouer un rôle dans les SMD de haut risque avec délétion 5q. Seul à la posologie de 10 mg/j, 21 jours par mois, il entraîne un taux de rémissions complètes de 30 % avec une toxicité hématologique importante [29]. Cependant, la durée de réponse est brève. Actuellement, de nombreux essais testant des associations de chimiothérapie et de lénalidomide sont en cours et paraissent fournir des résultats encourageants.

Bibliographie

Insuffisances et aplasies médullaires

1. ADES L, MARY JY, ROBIN M et al. Long-term outcome after bone marrow transplantation for severe aplastic anemia. Blood, 2004, *103* : 2490-2497.
2. CAMITTA BM, THOMAS ED, NATHAN DG et al. Severe aplastic anemia : a prospective study of the effect of early marrow transplantation on acute mortality. Blood, 1976, *48* : 63-70.
3. DOKAL I. Dyskeratosis congenita. Hematol Educ Program, 2011 : 480-486.
4. FRICKHOFEN N, HEIMPEL H, KALTWASSER JP et al for the German Aplastic Anemia Study Group. Antithymocyte globulin with or without cyclosporin A : 11-year follow-up of a randomized trial comparing treatments of aplastic anemia. Blood, 2003, *101* : 1236-1242.
5. GADALLA SM, SALES-BONFIM C, CARRERAS J et al. Outcomes of allogeneic hematopoietic cell transplantation in patients with dyskeratosis congenita. Biol Blood Marrow Transplant, 2013 *19* : 1238-2343.
6. OLNES MJ, SCHEINBERG P, CALVO KR et al. Eltrombopag and improved hematopoiesis in refractory aplastic anemia. N Engl J Med, 2012, *367* : 11-19.
7. PEFFAULT DE LATOUR R, PORCHER R, DALLE JH et al. Allogeneic hematopoietic stem cell transplantation in Fanconi anemia : the European Bone and Marrow Transplant experience. Blood, 2013, *122* : 4279-4286.
8. SCHEINBERG P, NUNEZ O, WEINSTEIN B et al. Horse versus rabbit antithymocyte globulin in acquired aplastic anemia. N Engl J Med, 2011, *365* : 430-438.
9. SOULIER J. Fanconi anemia. Hematol Educ Program, 2011 : 492-497.
10. YOUNG NS, CALADO RT, SCHEINBERG P. Current concepts in the pathophysiology and treatment of aplastic anemia. Blood, 2006, *108* : 2509-2519.

Érythroblastopénies chroniques acquises de l'adulte

11. ABKOWITZ JL, POWELL JS, NAKAMURA JM et al. Pure red cell aplasia : response to therapy with anti-thymocyte globulin. Am J Hematol, 1986, *23* : 363-371.
12. AU WY, LAM CCK, CHIM CS et al. Alemtuzumab induced complete remission of therapy-resistant pure red cell aplasia. Leuk Res, 2005, *29* : 1213-1215.
13. AUNG FM, LICHTIGER B, BASSETT R et al. Incidence and natural history of pure red cell aplasia in major ABO-mismatched haematopoietic cell transplantation. Br J Haematol, 2013, *160* : 798-805.
14. CASADEVALL N, LACOMBE C, VARET B. Erythroblastopénies chroniques idiopathiques et associées à la leucémie lymphoïde chronique. Intérêt des cultures de progéniteurs érythroblastiques et stratégie thérapeutique. Nouv Presse Méd, 1993, *22* : 1079-1086.
15. CASADEVALL N, DUPUY E, MOLHO-SABATIER P et al. Autoantibodies against erythropoietin in a patient with pure red-cell aplasia. N Engl J Med, 1996, *334* : 630-633.
16. CASADEVALL N, NATAF J, VIRON B et al. Pure red-cell aplasia and anti-erythropoietin antibodies in patients treated with recombinant erythropoietin. N Engl J Med, 2002, *346* : 469-467.
17. CHOUDRY MA1, MOFFETT BK, LABER DA. Pure red-cell aplasia secondary to pregnancy, characterization of a syndrome. Ann Hematol. 2007, *86* : 233-237.
18. CLARK AD, DESSYPRIS EN, KRANTZ SB. Studies on pure red cell aplasia. XI. Results of immunosuppressive treatment of 37 patients. Blood, 1984, *63* : 277-286.
19. CRABOL Y, TERRIER B, ROZENBERG F et al. Intravenous immunoglobulin therapy for pure red cell aplasia related to human parvovirus B19 infection : a retrospective study of 10 patients and review of the literature. Clin Infect Dis, 2013, *56* : 968-977
20. ERSLEV AJ, SOLTAN A. Pure red-cell aplasia : a review. Blood, 1996, *10* : 20-28.
21. FRICKHOFEN N, ABKOWITZ JL, SAFFORD M et al. Persistent B19 parvovirus infection in patients infected with human immunodeficiency virus type 1 (HIV-1) : a treatable cause of anemia in AIDS. Ann Intern Med, 1990, *113* : 926-933.
22. LACOMBE C, CASADEVALL N, MULLER O, VARET B. Erythroid progenitors in adult chronic pure red cell aplasia : relationship of in vitro erythroid colonies to therapeutic response. Blood, 1984, *64* : 71-77.
23. ROSSERT J, YUE S, SMIRNAKIS K et al. Risk of pure red cell aplasia in patients with hepatitis C receiving antiviral therapy and an erythropoiesis-stimulating agent. Clin Gastroenterol Hepatol, 2014, *12* : 341-345.
24. SAWADA K, HIROKAWA M, FUJISHIMA N et al. Long-term outcome of patients with acquired primary idiopathic pure red cell aplasia receiving cyclosporine A. A nationwide cohort study in Japan for the PRCA Collaborative Study Group. Haematologica, 2007, *92* : 1021-1028.
25. THOMPSON CA, STEENSMA DP. Pure red cell aplasia associated with thymoma : clinical insights from a 50-year single-institution experience. Br J Haematol, 2006, *135* : 405-407.
26. VERHELST D, ROSSERT J, CASADEVALL N et al. Treatment of erythropoietin-induced pure red cell aplasia : a retrospective study. Lancet, 2004, *363* : 1768-1771.
27. VLACHAKI E, DIAMANTIDIS MD, KLONIZAKIS P et al. Pure red cell aplasia and lymphoproliferative disorders : an infrequent association. Sci World J, 2012, *2012* : 475313.
28. ZUBER J, BELDJORD K, CASADEVALL N et al. Immune-mediated pure red cell aplasia in renal transplant recipients. Haematologica, 2008, *93* : 1750-1752.

Syndromes myélodysplasiques

29. ADÈS L, BOEHRER S, PREBET T et al. Efficacy and safety of lenalidomide in intermediate-2 or high-risk myelodysplastic syndromes with 5q deletion : results of a phase 2 study. Blood, 2009, *113* : 3947-3952.
30. BADER-MEUNIER B, MIELOT F, TCHERNIA G et al. Myelodysplastic syndromes in childhood : report of 49 patients from a French multicentre study. French Society of Paediatric Haematology and Immunology. Br J Haematol, 1996, *92* : 344-350.
31. Bartenstein M, Deeg J. Hematopoietic stem cell transplantation for MDS. Hematol Oncol Clin North Am, 2010, *24* : 407-422.
32. BERTHIER S, MAGY N, GIL H et al. Myélodysplasies et maladies systémiques. Une association non fortuite. Rev Méd Interne, 2001, *22* : 428-432.
33. CASTRO M, CONN DL, SU WP, GARTON JP. Rheumatic manifestations in myelodysplastic syndromes. J Rheumatol, 1991, *18* : 721-727.
34. COHEN PR, KURZROCK R. Sweet's syndrome revisited : a review of disease concepts. Int J Dermatol, 2003, *42* : 761-778.
35. DELLA PORTA MG, MALCOVATI L, INVERNIZZI R et al. Flow cytometry evaluation of erythroid dysplasia in patients with myelodysplastic syndrome. Leukemia, 2006, *20* : 549-555.
36. DELLA PORTA MG, MALCOVATI L, BOVERI E et al. Clinical relevance of bone marrow fibrosis and CD34-positive cell clusters in primary myelodysplastic syndromes. J Clin Oncol, 2009, *27* : 754-762.
37. DU Y, FRYZEK J, SEKERES MA, TAIOLI E. Smoking and alcohol intake as risk factors for myelodysplastic syndromes (MDS). Leuk Res, 2010, *34* : 1-5.
38. FARROW A, JACOBS A, WEST RR. Myelodysplasia, chemical exposure, and other environmental factors. Leukemia, 1989, *3* : 33-35.
39. FENAUX P, MUFTI GJ, HELLSTROM-LINDBERG E et al. Efficacy of azacitidine compared with that of conventional care regimens in the treatment of higher-risk myelodysplastic syndromes : a randomised, open-label, phase III study. Lancet Oncol, 2009, *10* : 223-232.
40. FENAUX P, ADÈS L. How we treat lower-risk myelodysplastic syndromes. Blood, 2013, *121* : 4280-4286.
41. FRANCHINI M, GANDINI G, DE GIRONCOLI M et al. Safety and efficacy of subcutaneous bolus injection of deferoxamine in adult patients with iron overload. Blood, 2000, *95* : 2776-2779.
42. GEORGE SW, NEWMAN ED. Seronegative inflammatory arthritis in the myelodysplastic syndromes. Semin Arthritis Rheum, 1992, *21* : 345-354.
43. GLAUBACH T, ROBINSON LJ, COREY SJ. Pediatric myelodysplastic syndromes : they do exist ! J Pediatr Hematol Oncol, 2014, *36* : 1-7.
44. GREENBERG PL, TUECHLER H, SCHANZ J et al. Revised international prognostic scoring system for myelodysplastic syndromes. Blood, 2012, *120* : 2454-2465.
45. HEBBAR M, BROUILLARD M, WATTEL E. Association of myelodysplastic syndrome and relapsing polychondritis : further evidence. Leukemia, 1995, *9* : 731-733.
46. JADERSTEN M, MONTGOMERY SM, DYBEDAL I et al. Long-term outcome of treatment of anemia in MDS with erythropoietin and G-CSF. Blood, 2005, *106* : 803-811.
47. KANTARJIAN H, FENAUX P, SEKERES MA et al. Safety and efficacy of romiplostim in patients with lower-risk myelodysplastic syndrome and thrombocytopenia. J Clin Oncol, 2010, *28* : 437-444.
48. KUENDGEN A, STRUPP C, AIVADO M et al. Myelodysplastic syndromes in patients younger than age 50. J Clin Oncol, 2006, *24* : 5358-5365.
49. LIST A, DEWALD G, BENNETT J et al. Lenalidomide in the myelodysplastic syndrome with chromosome 5q deletion. N Engl J Med, 2006, *355* : 1456-1465.
50. LUBBERT M, SUCIU S, BAILA L et al. Low-dose decitabine versus best supportive care in elderly patients with intermediate- or high-risk myelodysplastic syndrome (MDS) ineligible for intensive chemotherapy : final results of the randomized phase III study of the European Organisation for Research and Treatment of Cancer Leukemia Group and the German MDS Study Group. J Clin Oncol, 2011, *29* : 1987-1996.
51. MA X, DOES M, RAZA A, MAYNE ST. Myelodysplastic syndromes : incidence and survival in the United States. Cancer, 2007, *109* : 1536-1542.
52. MALCOVATI L. Impact of transfusion dependency and secondary iron overload on the survival of patients with myelodysplastic syndromes. Leuk Res. 2007, *31* : S2-S6.
53. MALCOVATI L, DELLA PORTA MG, PIETRA D. Molecular and clinical features of refractory anemia with ringed sideroblasts associated with marked thrombocytosis. Blood, 2009, *114* : 3538-3545.
54. MARINI B, BASSAN R, BARBUI T. Therapeutic efficacy of danazol in myelodysplastic syndromes. Eur J Cancer Clin Oncol, 1988, *24* : 1481-1489.
55. MICHET CJ. Vasculitis and relapsing polychondritis. Rheum Dis Clin North Am, 1990, *16* : 441-444.
56. MOYO V, LEFEBVRE P, DUH MS et al. Erythropoiesis-stimulating agents in the treatment of anemia in myelodysplastic syndromes : a meta-analysis. Ann Hematol, 2008, *87* : 527-536.
57. MUNDLE S, LEFEBVRE P, VEKEMAN F et al. An assessment of erythroid response to epoetin alpha as a single agent versus in combination with granulocyte- or granulocyte-macrophage-colony-stimulating factor in myelodysplastic syndromes using a meta-analysis approach. Cancer, 2009, *115* : 706-715.
58. PAPAEMMANUIL E, GERSTUNG M, MALCOVATI L et al. Clinical and biological implications of driver mutations in myelodysplastic syndromes. Blood, 2013, *122* : 3616-3627.
59. PARK S, SAPENA R, KELAIDI C. Ferritin level at diagnosis is not correlated with poorer survival in non RBC transfusion dependent lower risk de novo MDS. Leuk Res, 2011, *35* : 1530-1533.
60. PEKMEZOVIC T, SUVAJDZIC VUKOVIC N et al. A case-control study of myelodysplastic syndromes in Belgrade (Serbia Montenegro). Ann Hematol, 2006, *85* : 514-519.
61. PORTER J, GALANELLO R, SAGLIO G et al. Relative response of patients with myelodysplastic syndromes and other transfusion-dependent anaemias to deferasirox (ICL670) : a 1-yr prospective study. Eur J Haematol, 2008, *80* : 168-176.
62. SAIF MW, HOPKINS JL, GORE SD. Autoimmune phenomena in patients with myelodysplastic syndromes and chronic myelomonocytic leukemia. Leuk Lymphoma, 2002, *43* : 2083-2092.
63. SAN MIGUEL AMIGO L, FRANCO OSORIO R, MERCADAL VILCHEZ S, MARTINEZ-FRANCES A. Azacitidine adverse effects in patients with myelodysplastic syndromes. Adv Ther, 2011, *28* : 6-11.
64. SEKERES MA, SCHOONEN WM, KANTARJIAN H et al. Characteristics of US patients with myelodysplastic syndromes : results of six cross-sectional physician surveys. J Natl Cancer Inst, 2008, *100* : 1542-1551.
65. SHILNIKOVA NS, PRESTON DL, RON E et al. Cancer mortality risk among workers at the Mayak nuclear complex. Radiat Res, 2003, *159* : 787-798.
66. STASI R, PAGANO A, TERZOLI E, AMADORI S. Recombinant human granulocyte-macrophage colony-stimulating factor plus erythropoietin for the treatment of cytopenias in patients with myelodysplastic syndromes. Br J Haematol, 1999, *105* : 141-148.
67. STONE RM. How I treat patients with myelodysplastic syndromes. Blood, 2009, *113* : 6296-6303.
68. VARDIMAN JW, THIELE J, ARBER DA et al. The 2008 revision of the World Health Organization (WHO) classification of myeloid neoplasms and acute leukemia : rationale and important changes. Blood, 2009, *114* : 937-951.
69. WEST RR, STAFFORD DA, FARROW A, JACOBS A. Occupational and environmental exposures and myelodysplasia : a case-control study. Leuk Res, 1995, *19* : 127-139.

Toute référence à cet article doit porter la mention : Socié G, Sicre de Fontbrune F, Peffaut de Latour R (Insuffisances et aplasies médullaires), Casadevall N, Varet B (Érythroblastopénies chroniques acquises de l'adulte), Dreyfus F (Syndromes myélodysplasiques). Insuffisances médullaires. *In* : L Guillevin, L Mouthon, H Lévesque. Traité de médecine, 5ᵉ éd. Paris, TdM Éditions, 2018-S04-P03-C04 : 1-15.

Hématologie

Chapitre S04-P03-C06

Syndromes myéloprolifératifs

Maladie de Vaquez

François Delhommeau

L'Organisation mondiale de la santé (OMS) classe la maladie de Vaquez ou polyglobulie primitive (polycythæmia vera) dans la catégorie des néoplasmes myéloprolifératifs [10]. La maladie de Vaquez est une myéloprolifération chronique caractérisée par une amplification clonale prédominante de la lignée érythroblastique, induisant une polyglobulie ou érythrocytose. Il s'agit d'une hémopathie chronique du sujet âgé, l'âge médian de survenue étant situé entre 60 et 65 ans, avec une légère prédominance masculine. Elle est très rare chez l'adulte jeune, les formes pédiatriques sont exceptionnelles. L'incidence est estimée à environ 1 cas pour 100 000 habitants par an en Europe occidentale et aux États-Unis.

Compte tenu de sa survenue tardive et des modalités thérapeutiques actuelles, les patients atteints de maladie de Vaquez ont une espérance de vie souvent comparable à celle de sujets non atteints. Les principales complications consistent en un risque permanent de thrombose, et un risque d'évolution vers une myélofibrose ou une leucémie aiguë myéloïde secondaire. Ces éléments justifient une prise en charge visant à ne pas retarder le diagnostic et à contrôler les risques thrombotique et hématologique.

Physiopathologie

Comme l'ensemble des néoplasmes myéloprolifératifs, la maladie de Vaquez résulte de la transformation d'une cellule souche hématopoïétique induisant l'amplification d'une ou plusieurs lignées myéloïdes. Le mécanisme fondamental de cette transformation a été précisé en 2005, par la mise en évidence d'une mutation acquise dans l'exon 14 du gène codant la tyrosine kinase Janus kinase 2 (*JAK2*) détectée dans plus de 95 % des cas de maladie de Vaquez [4]. JAK2 est un intermédiaire essentiel à la transduction intracellulaire des signaux de plusieurs récepteurs membranaires de cytokines hématopoïétiques, notamment ceux de l'érythropoïétine, de la thrombopoïétine et du G-CSF (*granulocyte-colony stimulating factor*). La mutation de *JAK2* c.1849G/T correspond à la substitution d'une valine en position 617 de la protéine par une phénylalanine (JAK2V617F). Cette substitution ne touche pas le domaine tyrosine kinase de JAK2 mais altère le domaine pseudo-kinase qui contrôle négativement la kinase. Elle induit une activation constitutive de la tyrosine kinase et une autonomisation des progéniteurs vis-à-vis des facteurs de croissance correspondants (Figure S04-P03-C06-1). Dans la maladie de Vaquez, la mutation JAK2V617F est fréquemment présente sur les deux copies du gène *JAK2* en raison d'une recombinaison mitotique acquise touchant le bras court du chromosome 9. Cet événement, rare dans la thrombocytémie essentielle, expliquerait les différences phénotypiques de ces deux affections porteuses de la même mutation, en particulier l'amplification prédominante de la lignée érythroblastique dans la maladie de Vaquez [3]. D'autres mutations de *JAK2* ont été décrites dans les cas de maladie de Vaquez où la mutation JAK2V617F n'est pas présente. Celles-ci concernent principalement l'exon 12 de *JAK2* et aboutissent également à une activation constitutive de la tyrosine kinase [8, 9].

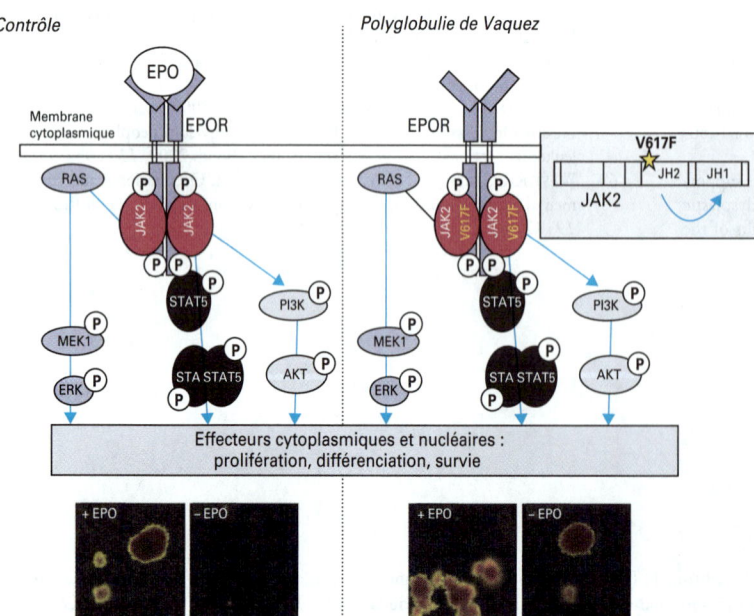

Figure S04-P03-C06-1 Schématisation de la physiopathologie de la maladie de Vaquez. La signalisation du récepteur de l'érythropoïétine (EPOR) est représentée dans son mode normal (à gauche) et pour un patient atteint de maladie de Vaquez (à droite). L'activation normale par l'érythropoïétine (EPO) de son récepteur homodimérique induit la phosphorylation (P) des deux JAK2 couplées à chaque chaîne du récepteur. Elle déclenche la phosphorylation des tyrosines présentes sur la partie intracytoplasmique d'EPOR, puis l'activation des voies STAT5, PI3K/AKT et RAS/MAPK, aboutissant à la prolifération, à la survie et à la différenciation de la lignée érythroblastique. La mutation JAK2V617F, située dans le domaine *Janus homology 2* (JH2) ou pseudo-kinase de JAK2, à l'interface avec le domaine kinase JH1 (encadré), induit l'activation de la signalisation en l'absence d'EPO. La traduction de cet effet biologique est reproduite in vitro par la culture de progéniteurs érythroblastique : chez le sujet normal, la croissance in vitro des progéniteurs n'est observée qu'en présence d'érythropoïétine (+EPO). Dans le cas de la maladie de Vaquez, les colonies érythroblastiques sont observées en l'absence d'EPO : elles sont appelées colonies érythroïdes endogènes ou spontanées.

Ces anomalies moléculaires aboutissent à une amplification majeure de la lignée érythroblastique, le plus souvent associée à une myéloprolifération globale. Il en résulte la survenue d'une érythrocytose accompagnée éventuellement d'une polynucléose neutrophile et d'une thrombocytose. D'autres mutations dans des gènes tels que *LNK*, *TET2* et *ASXL1*, ainsi que certains réarrangements chromosomiques comme la délétion du bras long du chromosome 20, sont également retrouvés à faible fréquence dans la maladie de Vaquez [8, 9].

Diagnostic

La maladie de Vaquez peut être totalement latente et découverte fortuitement à l'occasion d'un hémogramme systématique ou être révélée par des complications, en particulier en cas de thrombose. Elle se révèle principalement dans la sixième décennie, avant 50 ans dans un tiers des cas.

Manifestations cliniques

La symptomatologie révélant la maladie de Vaquez est dominée par les signes liés à l'érythrocytose, à l'hyperviscosité sanguine, aux thromboses et à la myéloprolifération.

L'érythrose cutanéomuqueuse d'apparition progressive, fréquente, domine à la face et aux paumes. Ce signe est souvent interprété à tort comme une manifestation de bonne santé : « l'érythrose réjouit, intrigue, puis inquiète ». Les signes liés à l'hyperviscosité sanguine sont neurosensoriels, avec des céphalées, vertiges, acouphènes, troubles visuels, paresthésies, et associés à une fréquente hypertension artérielle. L'hyperviscosité sanguine participe également à la propension aux thromboses artérielles ou veineuses (infarctus du myocarde, thrombose veineuse profonde, embolie pulmonaire), plus rarement érythromélalgies, qui peuvent être présentes au diagnostic. Les accidents thrombotiques révèlent ou compliquent la maladie avec une incidence de 18/1 000 sujets-année, et constituent 45 % des causes de décès.

Des thromboses de localisation inhabituelle, mésentériques, des veines porte ou splénique et sus-hépatiques (syndrome de Budd-Chiari), sont très évocatrices. Leur survenue chez un patient a priori non polyglobulique doit faire rechercher un syndrome myéloprolifératif, en particulier une polyglobulie de Vaquez « latente » ou potentiellement masquée par une éventuelle augmentation du volume plasmatique, passée inaperçue jusqu'à l'événement thrombotique. Certains signes cliniques très évocateurs du caractère primitif d'une polyglobulie ou d'un syndrome myéloprolifératif peuvent être présents dans 30 à 50 % des cas au diagnostic, en particulier la présence d'un prurit aquagénique ou prurit déclenché par le contact de l'eau chaude ou tiède, d'une splénomégalie, plus rarement d'une hépatomégalie, expression habituelle d'une métaplasie myéloïde de ces organes. L'hyperuricémie, traduisant l'augmentation du *turnover* médullaire, peut favoriser la survenue de crise de goutte.

Diagnostic biologique

La mise en œuvre d'une enquête biologique n'a de sens que si la réalité d'une polyglobulie (par opposition aux fausses polyglobulies par hémoconcentration) est démontrée et en l'absence d'une orientation clinique évidente (*voir* Chapitre S04-P03-C02). Devant une suspicion de maladie de Vaquez, le diagnostic biologique repose principalement sur l'hémogramme, et la recherche en première intention de la mutation JAK2V617F permettant de réunir les critères de l'Organisation mondiale de la santé (OMS) [1, 8, 10].

L'hémogramme montre des valeurs d'hémoglobine et d'hématocrite supérieures à 18,5 g/dl et 58 % chez l'homme, 16,5 g/dl et 54 % chez la femme. Ces seuils, correspondant aux critères OMS 2008 (Tableau S04-P03-C06-I), sont ceux qui excluent la possibilité d'une hémoconcentration chronique. Au-dessous de ces valeurs, la réalité de la polyglobulie doit être confirmée par une étude isotopique des volumes érythrocytaires et plasmatiques. Parfois, l'augmentation des valeurs d'hématocrite ou d'hémoglobine est masquée par une carence martiale (notamment chez les femmes non ménopausées), et ne devient apparente qu'au cours de sa correction. Une polynucléose neutrophile, une augmentation des plaquettes et des basophiles sanguins sont des signes très évocateurs du caractère primitif de la polyglobulie. La présence d'une érythromyélémie et d'une anisopoïkilocytose évoque généralement la vraisemblance d'une myélofibrose associée (*voir* « Myélofibrose primaire »).

La recherche de la mutation JAK2V617F, présente dans l'ADN des cellules nucléées d'origine myéloïde, peut être effectuée par PCR (*polymerase chain reaction*) spécifique d'allèle sur un prélèvement de sang ou plus rarement de cellules de moelle osseuse. L'association de cette mutation, d'une érythrocytose vraie affirme le diagnostic de maladie de Vaquez. Des méthodes quantitatives permettent d'évaluer le ratio d'allèles *JAK2* mutés/*JAK2* total. Ce critère est d'intérêt pratique limité, essentiellement pour conforter le diagnostic de maladie de Vaquez en cas de ratio élevé (> 0,5), ainsi que dans le suivi de la charge allélique mutée.

Le diagnostic biologique de maladie de Vaquez est moins aisé dans les cas peu fréquents où la mutation n'est pas décelée. Dans ce contexte de maladie de Vaquez JAK2V617F négative, le diagnostic doit s'appuyer sur plusieurs critères incluant ceux de l'OMS (*voir* Tableau S04-P03-C06-I). L'exclusion d'une polyglobulie secondaire repose sur une enquête minutieuse et parfois complexe (*voir* Chapitres S04-P02-C02 et S04-P03-C07). L'abaissement du taux de l'érythropoïétine sérique évoque le caractère primitif de la polyglobulie, un taux élevé orienterait au contraire vers une polyglobulie secondaire.

En l'absence de ces causes, une érythrocytose vraie primitive JAK2V617F négative est plausible, et peut être confortée par la croissance in vitro de colonies érythroïdes spontanées ou endogènes (colonies d'érythroblastes obtenues en culture à partir des progéniteurs hématopoïétiques sans adjonction d'érythropoïétine au milieu de culture). Celle-ci peut être effectuée à partir du sang ou de la moelle osseuse. La recherche d'autres mutations acquises fonctionnellement proches de

Tableau S04-P03-C06-I Critères diagnostiques de polyglobulie de Vaquez [2, 10]

Critères OMS 2008
Critères majeurs
A. Hémoglobine > 18,5 d/dl (hommes) et 16,5 g/dl (femmes) ou volume globulaire total > 125 % ou hémoglobine/hématocrite au-delà du 99ᵉ percentile des valeurs de référence pour l'âge, le sexe et l'altitude de résidence du patient, ou gain persistant et documenté de plus de 2 g/dl d'hémoglobine en partant de plus de 17 g/dl (hommes) ou de plus de 15 g/dl (femmes), non attribuable à la correction d'une carence martiale
B. Présence de la mutation JAK2V617F ou de l'exon 12 de *JAK2*
Critères mineurs
A. Biopsie ostéomédullaire : hypercellularité appréciée en fonction de l'âge du patient portant sur les trois lignées myéloïdes (panmyélose)
B. Taux d'érythropoïétine sérique inférieur aux valeurs normales de référence
C. Formation spontanée de colonies érythroïdes endogènes in vitro (en l'absence d'érythropoïétine)
Diagnostic de maladie de Vaquez : si deux critères majeurs + un critère mineur *ou* si critère majeur A + deux critères mineurs
Révision proposée en 2015
Critères majeurs
A1. Hémoglobine ≥ 16,5 g/dl (hommes) et 16 g/dl (femmes) ou hématocrite ≥ 49 % (hommes) et 48 % (femmes)
A2. Hypercellularité appréciée en fonction de l'âge du patient portant sur les trois lignées myéloïdes (panmyélose)
A3. Présence de la mutation JAK2V617F ou de l'exon 12 de *JAK2*
Critères mineurs
B. Taux d'érythropoïétine sérique inférieur aux valeurs normales de référence
Diagnostic de maladie de Vaquez : si A1 + A2 + A3 *ou* si A1 + A2 + B

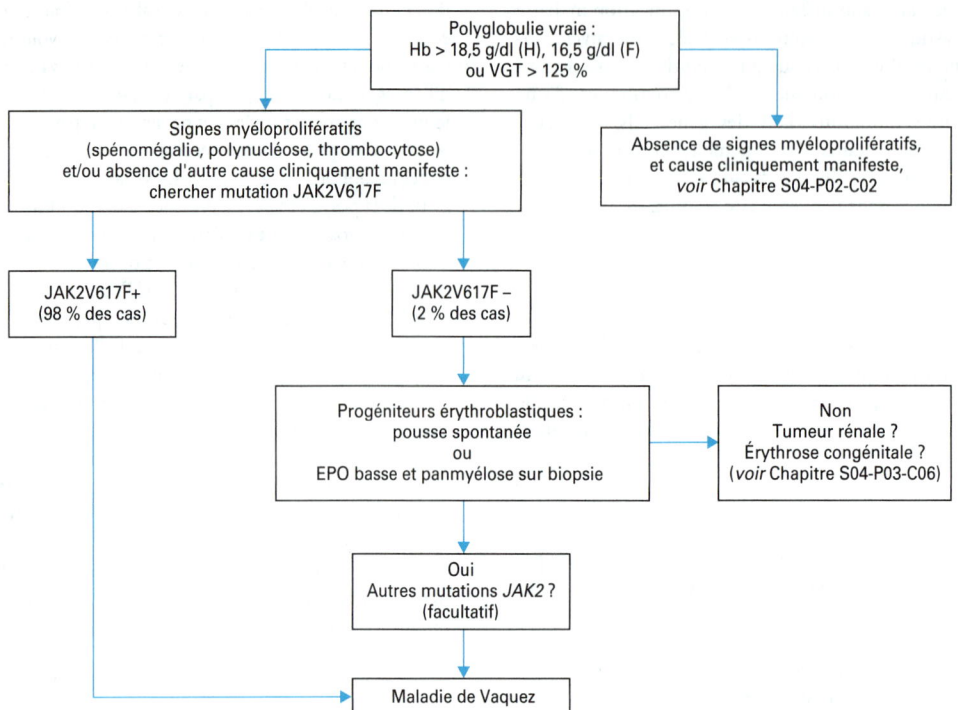

Figure S04-P03-C06-2 Démarche diagnostique de la maladie de Vaquez. L'anamnèse, l'examen clinique et l'analyse de l'hémogramme permettent de reconnaître les fausses polyglobulies ou d'évoquer une érythrocytose secondaire et, en cas de doute, la mesure isotopique du volume globulaire total permet de s'assurer qu'il s'agit d'une polyglobulie vraie (voir Chapitre S04-P02-C02). La présence d'une thrombocytose (> 400 G/l), d'une polynucléose neutrophile (> 10 G/l) ou d'une splénomégalie palpable orientent vers un syndrome myéloprolifératif. En première intention, la recherche de la mutation JAK2V617F permet de porter le diagnostic de maladie de Vaquez dans la plupart des cas. En l'absence de la mutation JAK2V617F, il faut examiner les progéniteurs érythroblastiques sanguins ou médullaires et réaliser une biopsie ostéomédullaire à la recherche d'une panmyélose. Si ces examens permettent de conclure à une polyglobulie primitive (Vaquez), chercher éventuellement d'autres mutations acquises (JAK2 exon 12 et SH2B3). Si les critères OMS ne permettent pas de poser le diagnostic de maladie de Vaquez, il faut s'orienter vers un diagnostic d'érythrocytose secondaire ou d'érythrocytose congénitale. Lorsqu'aucune cause n'est retrouvée, le diagnostic d'érythrocytose idiopathique est proposé. Les critères OMS sont indiqués par un contour rouge. N : normal ; PV : polyglobulie de Vaquez ; VGT : volume globulaire total.

JAK2V617F, comme celles de l'exon 12 de JAK2, ou de LNK (SH2B3), peut alors apporter un argument diagnostique. Une biopsie ostéomédullaire peut aussi apporter des arguments par l'aspect de prolifération des trois lignées myéloïdes, érythroblastique, granulocytaire et mégacaryocytaire, la présence d'une discrète fibrose.

Le diagnostic de maladie de Vaquez repose sur un ensemble de critères actualisés par l'OMS en 2008 et révisés en 2015 [2, 10]. Chez un sujet atteint de polyglobulie vraie (augmentation de la masse sanguine) (voir Chapitre S04-P02-C02), la détection de la mutation de JAK2 simplifie considérablement la conduite du diagnostic, jusqu'alors dépendante de l'exclusion des autres causes d'érythrocytoses.

Critères diagnostiques

L'OMS distingue les critères de maladie de Vaquez en critères majeurs et mineurs. Le diagnostic de maladie de Vaquez est porté en cas d'association du critère majeur A avec deux autres critères : soit le critère majeur B et un critère mineur, soit au moins deux critères mineurs. Les explorations visant à déceler les critères mineurs sont inutiles si le diagnostic est assuré par la réunion des deux critères majeurs. Ces critères, de nouveau révisés en 2015 (voir Tableau S04-P03-C06-I) bien qu'apportant un cadre à la majorité des situations, n'incluent pas quelques éléments simples retenus antérieurement qui s'avèrent toujours utiles dans la démarche diagnostique, comme la thrombocytose, la polynucléose neutrophile, et la présence d'une splénomégalie. Les éléments de la démarche diagnostique devant une polyglobulie et une suspicion de maladie de Vaquez sont schématisés dans la figure S04-P03-C06-2.

Complications

L'évolution de la maladie est chronique avec deux grands types de complications, hématologiques et thrombotiques. La transformation d'une maladie de Vaquez en myélofibrose, en syndrome myélodysplasique ou en leucémie aiguë myéloïde secondaires a lieu dans 10 à 20 % des cas : ces transformations sont associées à l'acquisition progressive d'anomalies moléculaires et/ou cytogénétiques supplémentaires.

Thromboses et saignements

La présence de la mutation JAK2V617F, l'hyperviscosité sanguine et l'augmentation de la leucocytose, en particulier des polynucléaires neutrophiles, sont considérées comme les facteurs principaux contribuant à l'augmentation du risque de thrombose. Une thrombopathie fonctionnelle acquise est à l'origine d'un risque hémorragique.

Les thromboses artérielles ou veineuses constituent un risque à court terme et permanent. Leur risque est majeur lorsque l'hématocrite dépasse 60 %, et dépend aussi de facteurs de risque thrombo-embolique associés. Il peut s'agir de thromboses veineuses profondes des membres inférieurs, de thrombose des veines porte ou sus-hépatiques (syndrome de Budd-Chiari), de thromboses artérielles (infarctus du myocarde, accidents vasculaires cérébraux). À l'inverse, la thrombopathie acquise peut être à l'origine de rares hémorragies, en particulier digestives (hémorragies gastriques occultes).

D'autres complications à court terme sont liées à l'hyperuricémie, responsable de crise de goutte et de lithiases urinaires.

Myélofibrose et transformation hématologique

Les complications à long terme sont d'ordre hématologique. Il s'agit de transformation en myélofibrose, en syndrome myélodysplasique, ou en leucémie aiguë myéloïde secondaire. Ces transformations surviennent après plusieurs années d'évolution chronique, souvent plus de 10 ans, chez 10 à 20 % des patients. La transformation en myélofibrose (« myélofibrose post-polyglobulie ») est évoquée par l'apparition d'une érythromyélémie avec dacryocytes, de cytopénies et par l'augmentation majeure du volume de la rate. L'anémie qui en résulte comporte une importante part d'hémodilution qui doit être prise en compte pour guider les décisions transfusionnelles, sachant qu'une correction trop ambitieuse du taux d'hémoglobine risque de déclencher une surcharge volémique et une défaillance cardiaque. Le diagnostic est affirmé par l'analyse histologique médullaire. Les myélodysplasies et leucémies aiguës myéloïdes secondaires se révèlent par l'apparition de cytopénies et/ou de blastose sanguine. Elles sont favorisées par le recours à certains traitements, notamment phosphore 32 et alkylants. Leur diagnostic repose sur le myélogramme. Les hémopathies secondaires à la polyglobulie de Vaquez ont un pronostic sévère.

Pronostic

Les complications thrombotiques, la transformation en myélofibrose ou en leucémie aiguë grèvent le pronostic de la maladie, en parallèle avec la morbidité-mortalité liée à l'âge des patients, en particulier par leur état cardiovasculaire. La mortalité est accrue 1,6 fois par rapport à celle de la population générale. Deux tiers des patients sont en vie 15 ans après le diagnostic [6]. L'âge supérieur à 60 ans, l'existence d'une hyperleucocytose et d'antécédents de thrombose veineuse ont un impact négatif sur l'espérance de vie : elle est inférieure à 11 ans si les deux premiers facteurs sont présents [7].

Traitement

Le traitement de la maladie de Vaquez, au moment du diagnostic, vise à réduire rapidement l'hématocrite puis à le maintenir à une valeur inférieure à 45 % tout en associant un traitement anti-agrégant plaquettaire (aspirine à faible dose) afin de prévenir les complications thrombo-emboliques [1].

Saignées

Les saignées sont le traitement d'urgence devant un patient polyglobulique présentant des symptômes d'hyperviscosité ou chez lequel on souhaite prévenir rapidement les complications thrombo-emboliques. En pratique les saignées sont la base du traitement de première intention de la quasi-totalité des patients atteints de maladie de Vaquez. Selon le degré d'urgence, on procède par une soustraction de 300 à 350 ml par saignée trois fois par semaine ou plus fréquemment en cas de pléthore circulatoire majeure, de thrombose constituée, jusqu'à obtention d'un hématocrite inférieur à 45 %, tout en veillant à la bonne tolérance hémodynamique chez les patients âgés. L'effet immédiat est une diminution du risque thrombo-embolique en réduisant le volume sanguin total. Les saignées sont alors reconduites à un rythme variable en se guidant sur la surveillance de l'hématocrite. Leur effet à long terme est de ralentir l'érythropoïèse par l'induction d'une carence martiale qu'il ne faut pas substituer.

Myélosuppresseurs

Chez une majorité de patients, le traitement par saignées, qui induit une augmentation de la thrombocytose et est parfois mal toléré au long cours en raison de la carence martiale, peut être relayé à plus ou moins court terme par un traitement de fond visant à maintenir l'hématocrite inférieur à 45 % et les plaquettes à 450 G/l. Deux myélosuppresseurs, l'hydroxyurée, en premier lieu, et le pipobroman, en cas d'intolérance ou d'échappement à celle-ci, sont majoritairement utilisés. Ces deux médicaments peuvent être prescrits chacun en traitement d'attaque sur quelques semaines puis au long cours avec adaptation des doses en fonction de contrôles mensuels de l'hémogramme auxquels on ne peut soustraire les patients, compte tenu de leur toxicité hématologique. Leur potentiel leucémogène à long terme est établi pour le pipobroman, non évident pour l'hydroxyurée. Les autres traitements myélosuppresseurs en cas d'intolérance ou de résistance à l'hydroxyurée et au pipobroman sont très rarement utilisés : le busulfan est caractérisé par une toxicité hématologique à prendre en compte, et le phosphore 32 n'est plus qu'exceptionnellement prescrit chez les patients les plus âgés en raison de son fort risque leucémogène.

Autres traitements de fond

L'interféron α_{2a} pégylé en injections sous-cutanées hebdomadaires ou bimensuelles est une alternative aux saignées itératives et aux myélosuppresseurs, efficace en termes de réponse hématologique chez la majorité des patients traités, avec une réponse moléculaire (diminution de l'allèle JAK2V617F dans certains cas [5]. Ce traitement, en dépit de ses effets indésirables quoique peu graves (dépendance d'un traitement injectable, asthénie notamment), est une option thérapeutique légitime chez des patients jeunes, notamment chez les femmes en cas de grossesse ou les hommes jeunes en raison du risque d'azoospermie induite par les myélosuppresseurs.

Plus récemment, les traitements ciblés inhibiteurs de JAK2, en particulier le ruxolitinib (inhibiteur de JAK1 et JAK2) dont l'efficacité symptomatique mais non curatrice a été montrée dans la myélofibrose [1], sont actuellement évalués comme traitement de fond de la maladie de Vaquez.

Traitements des complications

Les traitements symptomatiques ou des complications sont utilement associés au traitement de fond : prévention de l'hyperuricémie et de ses complications par allopurinol ; prévention des complications thrombotiques artérielles par anti-agrégant plaquettaire (aspirine faible dose) ; traitement anticoagulant en cas de thrombose ; prise en charge des autres facteurs de risque cardiovasculaire (hypercholestérolémie, diabète, hypertension artérielle, tabagisme).

Leucémie myéloïde chronique

Philippe Rousselot

La leucémie myéloïde chronique (LMC) est une prolifération clonale affectant l'hématopoïèse à partir d'une cellule souche pluripotente, n'affectent pas, du moins initialement, son potentiel de maturation terminale. La classification OMS actuelle l'intègre dans le cadre des syndromes myéloprolifératifs chroniques. La caractéristique de la leucémie myéloïde au sein de ces entités est la présence du chromosome de Philadelphie. Longtemps incurable, son pronostic a été profondément modifié grâce à la mise au point de médicaments ciblant spécifiquement le mécanisme d'activation de la prolifération. Il s'agit du premier exemple de traitement ciblé efficace dans le domaine du cancer [18, 20].

Physiopathologie

La compréhension de la maladie a longtemps reposé sur le dogme de l'oncogène unique généré par la translocation t(9;22)(q34;q11), dont résulte une protéine de fusion BCR-ABL (Figure S04-P03-C06-3). La protéine BCR-ABL active les voies Ras, PI-3 kinases, les complexes d'adhésion (actine, *focal adhesion kinase*) et les systèmes messagers comme celui des Jak-Stat kinases (Janus kinase, *signal transducer and activator of transcription*) avec un rôle central joué par les facteurs STAT5. En aval, sont activées les MAP kinases (*mitogen activated protein kinases*) et les protéines de survie qui interagissent avec la famille Bcl-2. L'oligomérisation de BCR-ABL démasque et active le domaine catalytique de la kinase. La forme repliée monomérique inactive est en équilibre dynamique avec la forme oligomérisée active. L'imatinib mésylate stabilise la forme inactive de BCR-ABL (Figure S04-P03-C06-4). D'autres inhibiteurs de seconde génération inhibent la forme active de BCR-ABL. Des mutations du domaine kinase et des domaines d'activation et de régulation, apparues moins de 2 ans après la mise à disposition de l'imatinib (1999), sont à l'origine de résistances à ces traitements [21].

Ainsi, la compréhension actuelle de la maladie doit prendre en compte l'instabilité génétique de BCR-ABL et la complexité clonale. En effet, les études récentes en séquençage à haut débit (NGS pour *next-generation sequencing*) ont montré l'existence de sous-clones minoritaires porteurs de mutations de résistance et capables d'émerger secondairement sous pression de sélection. En cas de progression vers la phase de transformation blastique, le ou les événements génétiques additionnels se produisent au niveau des progéniteurs hématopoïétiques avec entre autres une activation de la voie β-caténine [25].

Le recombinant *BCR-ABL* persiste dans des cellules quiescentes chez la majorité des patients en réponse dite complète, comme en témoignent les rechutes dites moléculaires après arrêt du traitement par inhibiteur de tyrosine kinase. De nombreuses recherches sont menées pour caractériser les voies de persistance des cellules souches leucémiques BCR-ABL positives afin de les cibler plus efficacement sur le plan thérapeutique.

Épidémiologie

L'incidence de la maladie est estimée à 600 à 800 nouveaux cas par an en France, soit 1 à 1,2 cas pour 100 000 habitants. La prévalence de la maladie n'est pas connue précisément mais l'impact des traitements par inhibiteurs de tyrosine kinase sur la survie des patients est tel que la prévalence a considérablement augmenté pour atteindre probablement 10 000 patients actuellement [24]. La maladie peut apparaître à tout âge, le risque augmentant avec les années. L'âge médian au diagnostic est entre 55 et 60 ans, avec une légère prédominance masculine (1,4/1). La LMC chez l'enfant est rare. Aucune prédisposition génétique n'a été identifiée, même au sein des syndromes myéloprolifératifs familiaux. La maladie peut résulter d'une exposition chronique au benzène ou aux radiations ionisantes (moins de 5 % des cas). Elle est reconnue comme maladie professionnelle par le régime général et agricole (respectivement tableaux n° 4 et n° 19 pour l'exposition au benzène, tableaux n° 6 et n° 20 pour les radiations ionisantes).

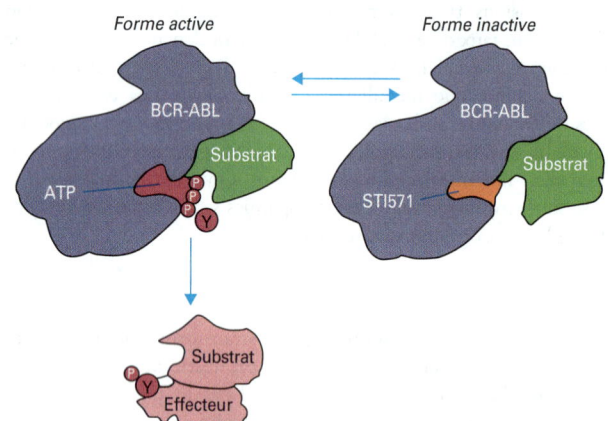

Figure S04-P03-C06-4 Mode d'action de l'imatinib (STI571). Le médicament (en orange) stabilise la forme inactive en bloquant la poche de liaison du recombinant BCR-ABL avec l'adénosine triphosphate (ATP).

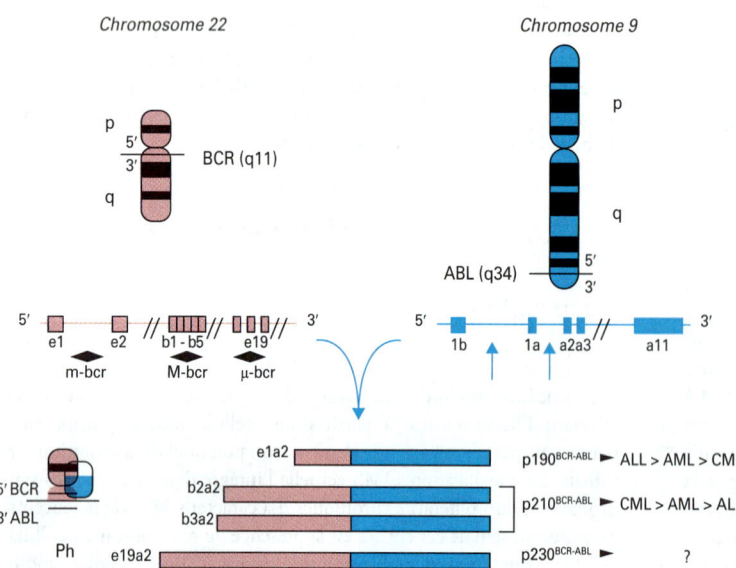

Figure S04-P03-C06-3 Translocation t(9;22) et protéines de fusion qui en dérivent. Sur le chromosome 9q34, deux points de cassure dans *ABL* sont décrits et confèrent aux recombinants les mêmes propriétés (flèches). Sur le chromosome 22q11, le point de cassure le plus fréquent de *BCR* est situé au niveau d'une séquence intronique entre les exons 12 (b1) et 16 (b5), appelée *major breakpoint cluster region* (M-bcr). Les points de cassure M-bcr joignent l'ensemble de *BCR* jusqu'à l'exon 13 ou 14 (b2 ou b3 de M-bcr) à la quasi-intégralité d'*ABL* (de l'exon 2 à la fin) pour former les transcrits b2a2 (e13a2) ou b3a2 (e14a2) dans le cas d'une cassure entre a2 et 1a sur *ABL*. D'autres points de cassure sont décelés chez une minorité de patients : c'est alors une région plus distale de *BCR* qui est tronquée (entre les exons 19 et 20, ou micro-bcr). Les points de cassure micro-BCR joignent l'intégralité de *BCR* jusqu'à l'exon 19, à *ABL* (exons 2 à 11), donnant le transcrit e19a2. Environ 5 % des patients atteints de leucémie myéloïde chronique ont des points de cassure un peu en aval du premier exon de BCR (région *minor BCR* [m-BCR]) retrouvé en règle dans les leucémies aiguës lymphoblastiques Ph+. Les points de cassures m-bcr joignent uniquement le premier exon de *BCR* à l'intégralité d'*ABL* de l'exon 2 à la fin du gène (jonction e1a2). Plus récemment, un nouveau point de cassure rare e8a2 a été décrit. (Modifié d'après Faderl S, Kantarjian HM, Talpaz M. Chronic myelogenous leukemia : update on biology and treatment. Oncology [Williston Park], 1999, *13* : 169-180.)

Diagnostic en phase chronique

Le diagnostic de la maladie est posé à la phase chronique dans plus de 90 % des cas. Les signes cliniques y sont si peu spécifiques que, près d'une fois sur deux, c'est un hémogramme effectué pour une autre raison qui en décèle la présence (examen de santé, contrôle sanguin systématique, emprunt immobilier, médecine du travail).

Manifestations cliniques

Les rares manifestations cliniques dépendent de la splénomégalie : troubles digestifs minimes, pesanteur et/ou douleurs abdominales, dyspepsie liée à la compression du tractus digestif, etc. Le plus souvent, c'est l'examen de l'abdomen qui décèle la grosse rate. Les signes généraux (asthénie, fièvre et sueurs nocturnes) sont plus qu'inhabituels et peuvent alarmer sur l'imminence d'une phase accélérée. Rarement, les manifestations cliniques traduisent une complication de l'hyperleucocytose lorsqu'elle devient majeure avec par exemple un priapisme ou des troubles visuels en rapport avec une thrombose de la veine centrale de la rétine.

Diagnostic biologique

Hémogramme et myélogramme

L'hémogramme montre une hyperleucocytose d'importance variable, parfois modérée (10 000 à 15 000/μl), mais pouvant atteindre des valeurs extrêmes (100 000 à 300 000/μl) même en l'absence de toute autre manifestation. L'hyperleucocytose est majoritairement composée de polynucléaires neutrophiles mêlés à leurs précurseurs les plus mûrs (myélémie), sans hiatus de maturation (métamyélocytes, myélocytes, promyélocytes). La proportion des blastes et promyélocytes reste inférieure à 10 % de l'ensemble des leucocytes (critères OMS) ou 15 % (critères de l'European Leukemia Net [ELN]) [12, 13, 14, 39]. L'augmentation des polynucléaires basophiles est aussi caractéristique, les affections qui induisent une élévation du taux de polynucléaires basophiles étant peu nombreuses. Une éosinophilie, une monocytose, sont fréquentes mais toujours modestes. Une thrombocytose est souvent associée à l'hyperleucocytose, et parfois au premier plan dans le cas des LMC à forme thrombocytémique. Une anémie normochrome normocytaire par hémodilution n'est observée qu'en cas de splénomégalie importante.

Le myélogramme effectué en phase chronique est très riche, avec moins de 10 % (critères OMS) ou 15 % (critères ELN) de blastes plus promyélocytes [12, 13, 14, 39]. L'aspiration médullaire sert aussi à recueillir les cellules aptes à entrer en mitose (cette propriété est absente à partir du stade de promyélocyte) pour effectuer un caryotype.

Cytogénétique métaphasique et interphasique
(*voir aussi* Chapitre S04-P01-C05)

Le diagnostic de certitude repose sur la mise en évidence de la translocation t(9;22)(q34;q11) et la présence du der22 ou chromosome de Philadelphie. Pour être interprétable, le caryotype médullaire doit être établi sur un minimum de vingt mitoses. La translocation t(9;22)(q34;q11) est généralement présente dans 100 % des mitoses examinées ; la persistance de quelques mitoses normales est rarement décelable avec le seuil de sensibilité du caryotype (de l'ordre de 5 %). Les translocations variantes avec plusieurs chromosomes partenaires ont la même valeur que la t(9;22) classique (par exemple, une t(3;9;22)(q25;q34;q11). En revanche, les translocations avec d'autres partenaires de BCR ou d'ABL sortent de la définition de la LMC, comme par exemple les syndromes myéloprolifératifs associés à une translocation 8p11. Des anomalies clonales additionnelles à la t(9;22) peuvent être observées dans moins de 5 % des cas. La perte de l'Y, généralement liée à l'âge chez les hommes, n'a pas de valeur particulière. En revanche, d'autres anomalies sont considérées comme des signes d'alerte d'une phase accélérée, comme la trisomie 8, la présence d'un der(22) additionnel ou d'un isochromosome i(17)(q10).

L'hybridation in situ en fluorescence (FISH) (*voir* Chapitre S04-P01-C05) est utile en cas d'échec du caryotype métaphasique (échec de pousse des cellules médullaires par exemple) ou de chromosome de Philadelphie masqué. Elle permet également une analyse des noyaux en interphase (FISH interphasique). Généralement, 200 noyaux sont analysés ce qui rend possible une évaluation quantitative. Toutefois, cette technique n'est pas utilisée systématiquement en routine et est supplantée par la quantification du transcrit BCR-ABL par RT-PCR (*reverse transcription-polymerase chain reaction*).

Le caryotype concourt à l'évaluation de la réponse au traitement. La réponse cytogénétique complète (RCyC) est définie par la disparition du chromosome Philadelphie des mitoses médullaires. Ce critère est toujours pris en compte par les recommandations thérapeutiques européennes et américaines. La persistance du chromosome Philadelphie, définit, selon la proportion des mitoses qui l'expriment, la réponse cytogénétique partielle (1 à 34 %), la réponse majeure (< 35 %) et la réponse cytogénétique mineure (35 à 94 %).

Génétique moléculaire

Le transcrit de fusion BCR-ABL peut être quantifié dans les cellules du sang et/ou de la moelle osseuse par technique d'amplification génique (RT-PCR). Les transcrits de fusion varient en fonction des points de cassure, très variables sur *BCR*, plus restreints sur *ABL*. Cette grande variabilité rend aléatoire une détection aisée à partir de l'ADN génomique. Comme la majorité des points de cassure surviennent dans des régions introniques, les brins d'acide ribonucléique (ARN) deviennent aisément détectables après épissage à l'aide d'un couple d'amorces nucléotidiques (ARN messager) (*voir* Figure S04-P03-C06-3). Les transcrits b2a2 et b3a2, les plus habituels, sont à l'origine d'une protéine Bcr-Abl de 210 kDa. Le transcrit e19a2, beaucoup plus rare, code une protéine plus longue de 230 kDa, le transcrit e1a2 une protéine de 190 kDa et le transcrit e8a2 une protéine de 200 kDa. Le type de transcrit n'a pas d'influence sur le pronostic de la maladie à l'exception du transcrit e1a2, similaire à celui des leucémies aiguës lymphoblastiques Phi+ (*voir* Chapitre S04-P03-C10) et qui, dans la LMC, indique un pronostic péjoratif. La caractérisation du transcrit (uniquement pour les transcrits classiques b2a2 (e13a2) ou b3a2 (e14a2), permet un suivi quantitatif par la technique de PCR en temps réel (RTQ-PCR pour *real time quantitative-PCR*). Cette technique qui utilise un prélèvement sanguin (et non médullaire) constitue une avancée majeure pour le suivi des patients atteints de LMC. Les critères de réponse moléculaire ont maintenant tendance à se substituer aux classiques critères de réponse cytogénétique. Afin d'harmoniser les pratiques et de standardiser les résultats, un consensus européen et international au sein du réseau European Leukemia Net a été obtenu [16]. Ce consensus est un compromis qui repose sur trois prérequis :
– le gène contrôle utilisé pour exprimer la quantification sous forme d'un ratio est *ABL* ;
– tous les patients ont un ratio BCR-ABL/ABL au diagnostic arbitrairement fixé à 100 % ;
– chaque laboratoire du réseau EUTOS (European Treatment and Outcome Study) reçoit après un contrôle qualité un facteur de conversion de ses résultats, ce qui permet d'harmoniser les résultats des différents laboratoires participant au réseau.

Il est ainsi possible de comparer les résultats de biologie moléculaire d'une étude à l'autre (Figure S04-P03-C06-5). La principale limitation de cette méthode de quantification est liée à l'impossibilité de quantifier de façon fiable le signal BCR-ABL au diagnostic (du fait de l'amplification concomitante de la portion ABL qui devient significative pour les valeurs hautes de BCR-ABL et qui interfère avec le signal ABL contrôle). De fait, il n'est pas possible d'évaluer de façon fiable la décroissance initiale en prenant le signal au diagnostic comme valeur de base. Cette limitation est actuellement l'objet de nombreux débats, une solution étant d'utiliser un autre gène contrôle pour la quantification initiale comme par exemple le gène *GUS*. Ces développements ne font pas actuellement partie du suivi en routine.

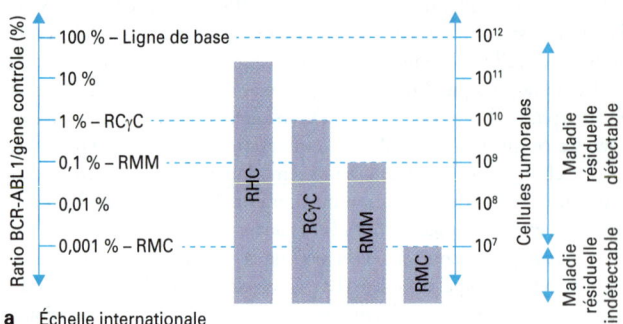 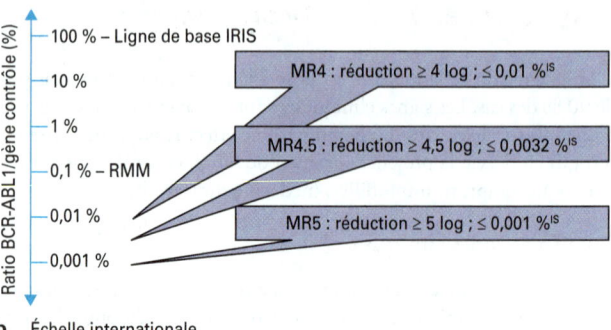

Figure S04-P03-C06-5 Niveaux de réponse au traitement par les inhibiteurs de tyrosine kinase. **a)** Principes de quantification de la réponse au traitement proposés par le consensus EUTOS (European Treatment and Outcome Study) selon l'échelle internationale. **b)** Niveaux de réponse moléculaire proposés par le consensus EUTOS selon l'échelle internationale. Les niveaux de réponse moléculaire sont définis à partir d'une échelle logarithmique qui a pour point de départ la valeur de 100 %. Une réduction de 2 log correspond ainsi à un transcrit à 1 % de sa valeur initiale, ce qui équivaut à la réponse cytogénétique complète évaluée en cytogénétique sur cellules médullaires. Une réduction de 3 log correspond à un taux BCR-ABL^{IS} égal ou inférieur à 0,1 %, ce qui correspond à la définition de la réponse moléculaire majeure (RMM) (**a**). Les niveaux de réponse ultérieurs sont assortis du taux de réduction et correspondent aux taux de transcrits suivants : RM4 (BCR-ABL^{IS} ≤ 0,01 %) ; RM4.5 (BCR-ABL^{IS} ≤ 0,0032 %) ; RM5 (BCR-ABL^{IS} ≤ 0,001 %). Lorsque le signal n'est plus détectable, on parle de réponse moléculaire complète (RMC). Toutefois, cette définition dépend de la sensibilité du test et du nombre de copies du gène *ABL* qui ont pu être obtenues dans le contrôle. Ainsi la RMC obtenue avec 10 000 copies correspond-elle à la RMC4, 32 000 copies à la RMC4.5 et 100 000 copies à la RMC5 (β). En France, le GBMHM (Group of Molecular Biologists for Hematological Malignancies) coordonne le réseau de standardisation et recommande une sensibilité de 40 000 copies d'*ABL*, qui peut être obtenue en dupliquant le test (20 000 copies d'*ABL* par test). RCyC : réponse cytogénétique complète ; RHC : réponse hématologique complète ; RMM : réponse moléculaire majeure ; RMC : réponse moléculaire complète.

Diagnostic différentiel

Le diagnostic de LMC peut être équivoque en l'absence d'hyperleucocytose typique. L'hémogramme peut montrer une importante thrombocytose, la leucocytose étant minime, voire absente. Une fois écartées les causes de thrombocytose secondaire (*voir* Chapitre S04-P02-C11), la discussion porte sur une thrombocytémie essentielle, associée dans 50 % des cas à une mutation V617F de JAK2 et pour 30 % des cas JAK2 négatifs avec une mutation du gène *CALR*. En l'absence de ces critères, la recherche du transcrit BCR-ABL est impérative car sa présence est la signature de la LMC. Ce diagnostic est crucial car, en l'absence de traitement spécifique par inhibiteur de tyrosine kinase, le risque d'évolution rapide de la LMC vers une phase accélérée ou blastique est majeur. Dans les cas où l'hyperéosinophilie domine, en l'absence de cause secondaire, la mise en évidence d'un transcrit FIP1L1-PDGRFα ou plus rarement ETV6-PDGRFβ établit le diagnostic de leucémie chronique à éosinophiles et justifie un traitement par l'imatinib (*voir* Chapitre S04-P02-C03). Très rarement, l'hyperleucocytose est constituée exclusivement de polynucléaires neutrophiles (> 25 G/l), avec une myélémie absente ou très faible (< 10 %). Cette présentation, après avoir écarté les causes secondaires et les rares polynucléoses paranéoplasiques (*voir* Chapitre S04-P02-C04), constitue le cadre de la leucémie à polynucléaires neutrophiles, entité très rare (200 cas décrits) dont la caractérisation génétique a récemment bénéficié de l'identification de mutations juxtamembranaires dans les gènes *CSF3R/GCSFR* (*receptor for colony-stimulating factor 3*) ou encore *SETBP1* (*set binding protein*) et *JAK2*. Enfin, certains syndromes myéloprolifératifs/myélodysplasiques peuvent avoir une expression proche d'une leucémie à polynucléaires neutrophiles, avec hyperleucocytose, myélémie et splénomégalie, mais le myélogramme retrouve des signes de dysplasie sur la lignée granuleuse voire sur les trois lignées. Le transcrit BCR-ABL y est absent. Une mutation de *SETBP1* y est trouvée dans 25 % des cas de ces LMC atypiques [31]. Ces mutations peuvent être combinées avec des mutations de *CSF3R*. Malheureusement, le pronostic des leucémies à polynucléaires ou des LMC atypiques reste sombre (la survie médiane est de l'ordre de 24 mois) mais l'espoir demeure de pouvoir disposer un jour de thérapies ciblées pour ces patients.

Pronostic

Scores pronostiques

Bien qu'élaborés pour la plupart avant l'ère des traitements ciblés, les scores pronostiques sont toujours valides. Celui de Sokal (1984) est issu d'une cohorte de patients traités par hydroxyurée. Il est calculé par une formule spécifique basée sur l'âge, la taille de la rate, le taux de plaquettes et le pourcentage de blastes sanguins. Il définit trois groupes dits de bas risque (score < 0,8), de risque intermédiaire (score de 0,8 à 1,2) et de haut risque (score > 1,2). En 1998, une étude allemande fondée sur 1 300 patients traités par interféron propose d'y inclure le pourcentage d'éosinophiles et basophiles sanguins (Euroscore, score de Hasford). En émergent trois catégories pronostiques : risque faible, inférieur à 780 (survie à 5 ans : 76 %), risque intermédiaire entre 780 et 1 480 inclus (survie à 5 ans : 55 %), risque élevé supérieur à 1 480 (survie à 5 ans : 25 %).

L'âge a longtemps été intégré aux scores pronostiques mais son impact s'est effacé avec les traitements par inhibiteurs de tyrosine kinase (ITK). En conséquence, un nouveau score fondé sur une cohorte de 2 060 patients traités en première intention par l'imatinib a pour objectif la prédiction de la réponse cytogénétique complète à 18 mois (EUTOS, 2011). Ce score simplifié ne prend en compte que la taille de la rate et le pourcentage de basophiles dans le sang. Il définit les patients à haut risque d'échec cytogénétique après traitement par imatinib avec bonne spécificité (95 %) mais une faible sensibilité (15 %) et seuls 10 % des patients sont classés dans ce groupe à haut risque [12, 13, 14].

Qualité de la réponse au traitement

La réponse au traitement est le facteur pronostic le plus important. Trois niveaux de réponse (hématologique, cytogénétique, moléculaire) sont définis selon que le résultat du traitement est jugé sur l'hémogramme, le caryotype, ou la RT-PCR. La réponse hématologique complète correspond à la disparition des signes cliniques et hématologiques de la maladie : normalisation de l'hémogramme (leucocytes < 10 G/l, plaquettes < 450 000 G/l), du myélogramme (moelle de richesse normale et blastes ≤ 5 %) et disparition de la splénomégalie et des éventuelles localisations extramédullaires. Ce type de réponse n'avait guère d'impact réel sur la survie avec les traitements cytoréducteurs (hydroxyurée [Busulfan®]). En revanche, l'obtention d'une réponse hématologique précoce avec l'interféron α est prédictive d'une réponse cytogénétique ultérieure. L'interféron α fut le premier traitement (hors greffe de moelle allogénique) à procurer une normalisation du caryotype médullaire (réponse cytogénétique complète). Ce type de réponse prédit un net gain de survie des patients. Le consensus sur la définition des critères de réponse moléculaire a été long à obtenir et a suivi l'évolution des techniques d'amplification génique en temps réel.

Lors d'un traitement de première intention par ITK, quel que soit l'inhibiteur prescrit en première ligne, la quasi-totalité des patients est en réponse hématologique complète à 3 mois, et l'absence de réponse hématologique complète à ce stade est un critère majeur d'échec. Les critères de réponse au traitement par ITK en fonction du temps ont été définis par un groupe de travail européen (European Leukemia Net) [12, 13, 14]. La dernière version (2013), distingue les patients en échec et ceux en réponse optimale. Le détail en est présenté dans le tableau S04-P03-C06-II.

Mutations du domaine kinase de BCR-ABL

Certaines mutations du domaine kinase de BCR-ABL apparaissant en cours de traitement constituent une cause d'échec. Les mutations de BCR-ABL ont d'abord été décrites chez les patients en phase avancée de la maladie [21]. Elles sont décelées chez environ 50 % des patients en échec de traitement ou en progression de la maladie. Leur détection repose sur le séquençage du transcrit BCR-ABL. Plus de 80 mutations de résistance à l'imatinib ont été décrites. Elles touchent les différents domaines de contrôle de l'activité kinase de BCR-ABL. Selon leur siège, on distingue les mutations de la boucle P, de la boucle A et du site de fixation de l'adénosine triphosphate (ATP). C'est cette zone qu'affecte la mutation T315I qui engendre une résistance croisée à l'imatinib, le nilotinib, le dasatinib et le bosutinib. Seul un inhibiteur de tyrosine kinase récent, le ponatinib, est actif chez les patients porteurs d'une mutation T315I. Les autres mutations confèrent des niveaux de résistance plus ou moins importants selon l'inhibiteur considéré. Une façon de présenter ces données est de déterminer in vitro les valeurs des concentrations inhibitrices à 50 % (CI_{50}) pour chaque mutant et pour chaque inhibiteur à l'aide de lignées cellulaires transformées. Ces valeurs sont assez bien corrélées avec la résistance in vivo. Il est ainsi possible de générer des tableaux permettant le choix du meilleur inhibiteur de seconde ligne en fonction la nature de la mutation (Tableau S04-P03-C06-III). Les techniques récentes de séquençage à haut débit permettent maintenant d'augmenter la sensibilité de détection des mutations même si la signification clinique de ces résultats est encore incertaine. Chez les patients en échec avec deux inhibiteurs ou plus et traités par le ponatinib, il a été possible de retrouver des mutations composites sur le même allèle. Du fait de l'efficacité croissante des inhibiteurs de tyrosine kinase et des stratégies d'adaptation thérapeutique précoce, la fréquence des patients porteurs de mutations de BCR-ABL est en diminution. Les mutations composites représentent probablement dorénavant la menace principale de résistance acquise.

Tableau S04-P03-C06-II Critères de réponse au traitement : consensus de l'European Leukemia Net.

	Réponse optimale	Alerte	Échec
Diagnostic		Haut risque ou anomalies du clone Ph+	
3 mois	Ph+ ≤ 35 % et/ou BCR-ABL ≤ 10 %	Ph+ 36-95 % et/ou BCR-ABL > 10 %	Pas de RHC et/ou Ph+ < 95 %
6 mois	Ph+ 0 % et/ou BCR-ABL < 1 %	Ph+ 1-35 % et/ou BCR-ABL 1-10 %	Ph+ > 35 % et/ou BCR-ABL > 10 %
12 mois	BCR-ABL ≤ 0,1 %	BCR-ABL > 0,1-1 %	Ph+ > 0 % et/ou BCR-ABL > 1 %
À tout moment	BCR-ABL ≤ 0,1 %	Anomalie clone Ph– (-7 ou 7q-)	Pas de réponse – Mutations – Anomalies clone Ph+

RHC : réponse hématologique complète.

Tableau S04-P03-C06-III Mutations du domaine kinase de BCR-ABL et sensibilité aux inhibiteurs de tyrosine kinase in vitro.

	Imatinib	Nilotinib	Dasatinib	Ponatinib	Bosutinib
Sauvage	+++	+++	+++	+++	+++
M244V	+++	+++	+++	+++	+++
G250E	---	--	+++	++	±
Q252H	+++	+++	+++	+++	+++
Y253H	---	---	+++	+++	+++
E255V	---	---	+++	+++	+++
V299L	±	+++	++	+++	---
F311I	---	+++	+++	+++	+++
T315I	---	---	---	+++	---
F317L	--	+++	+++	+++	++
M351T	++	+++	+++	+++	+++
F359V	---	±	+++	+++	+++
H396R	±	+++	+++	+++	+++

--- : résistance ; +++ : sensibilité.
(Modifié d'après O'Hare T, Eide CA, Deninger MW. Bcr-Abl kinase domain mutations, drug resistance, and the road to a cure for chronic myeloid leukemia. Blood, 2007, 110 : 2242-2249.)

Évolution

Avant l'ère des traitements réellement actifs, l'évolution de la LMC en phase chronique se faisait inéluctablement vers la progression en phase accélérée puis en transformation aiguë myéloblastique (deux tiers des cas) ou lymphoblastique (un tiers des cas), réfractaires à la chimiothérapie conventionnelle et aboutissant au décès après un délai médian de 3 à 4 ans après le diagnostic initial. Cette évolution en trois phases a été complètement bouleversée par les traitements actuels (Figure S04-P03-C06-6). Sous traitement par l'imatinib, la proportion des progressions de la maladie est estimée à 3,5 %. Ces événements surviennent majoritairement dans les deux premières années du diagnostic, leur survenue étant difficilement prévisible. Un risque accru de progression la première année est prédit par l'absence de réponse moléculaire précoce à 3 ou 6 mois (BCR-ABL^{IS} ≥ 10 %). Chez la très grande majorité des patients, la LMC est contrôlée dès lors que le traitement est poursuivi, la cause la plus fréquente d'échec étant alors l'absence d'observance du traitement. Les données les plus récentes de suivi sur le long terme des patients traités par imatinib

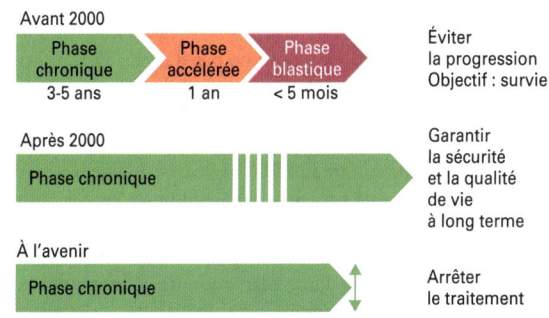

Figure S04-P03-C06-6 Évolution du pronostic et des objectifs du traitement dans la leucémie myéloïde chronique.

indiquent que l'espérance de vie actuelle des patients atteints de LMC est comparable à celle d'une population saine de même âge. La chronicité de la prise en charge, le caractère âgé des patients au diagnostic et les problèmes de tolérance au long cours des ITK font que les co-morbidités des patients LMC ont une influence majeure et pourraient être le principal facteur déterminant la survie des patients, la proportion de décès imputables à la LMC devenant marginale [23].

Traitement

Le traitement de la LMC a été révolutionné par les inhibiteurs de tyrosine kinase dont l'imatinib (Glivec®) fut le premier disponible en France (1999, AMM en 2002) et dispose de ce fait d'un recul conséquent. Ces médicaments bloquent l'activité tyrosine kinase du gène *abl* au sein de la fusion *BCR-ABL* (*voir* Figure S04-P03-C06-4). Les inhibiteurs de seconde génération ont été initialement développés pour les échecs ou les intolérances à l'imatinib (nilotinib, dasatinib, bosutinib, ponatinib). Le nilotinib et le dasatinib ont actuellement une AMM en première ligne pour le traitement de la LMC en phase chronique mais seul le nilotinib est remboursé en France dans cette indication.

Traitement de première ligne

Pour le traitement initial de la LMC en phase chronique, l'*imatinib* est administré quotidiennement par voie orale à la dose de 400 mg en une prise, de préférence lors d'un repas et en évitant la prise de substances ou de médicaments interagissant avec le cytochrome P450 (sont à éviter la peau blanche des agrumes, les graines de lin prises comme compléments alimentaires, le millepertuis ou plus classiquement les traitements activateurs comme la rifampicine ; une liste des molécules potentiellement impliquées est disponible sur le site : www. ABC.org).

L'efficacité du traitement par imatinib en première ligne a été démontrée par l'étude IRIS, comparant l'imatinib à l'interféron, alors traitement de référence. Avec un suivi de 5 ans, la survie globale est de 86 % (94 % en ne considérant que les décès en rapport avec la LMC) [17]. Une étude allemande portant sur 1 501 patients indique une survie globale de 84 % à 5 ans [23].

Les effets secondaires habituels de l'imatinib (crampes, troubles digestifs, œdèmes péri-orbitaires, érythèmes) sont observés chez près de 80 % des patients, mais gérables avec des traitements symptomatiques. Les effets indésirables de grade 3 ou 4 ne concernent que 23 % des patients et peuvent amener à un changement de molécule. Deux tiers des patients reçoivent toujours l'imatinib 5 ans après l'initiation du traitement et la moitié 8 ans après. Les causes d'arrêt définitif du traitement se répartissent également entre l'intolérance et les substitutions pour échec ou progression. Il n'y a pas d'effets secondaires émergents tardifs rapportés avec l'imatinib et les alertes sur une possible toxicité myocardique in vitro et chez la souris n'ont à ce jour pas été confirmées en clinique. Néanmoins, l'imatinib étant prescrit de plus en plus à des patients âgés avec co-morbidités cardiaques, ce point reste l'objet d'une surveillance attentive.

La question de la dose optimale journalière d'imatinib n'est pas résolue. L'intérêt d'une dose plus élevée de 600 mg/j, suggéré par les études française et allemande n'est pas confirmé par d'autres [23, 32]. Il est possible de doser le taux plasmatique d'imatinib dans de nombreux laboratoires de pharmacologie en France. La valeur prise en compte est la concentration plasmatique résiduelle avant la prise suivante de traitement. Ce taux se situe autour de 1 000 ng/ml. Le dosage plasmatique est donc intéressant chez les patients dont la réponse n'est pas optimale en l'absence de mécanisme de résistance identifié et peut aussi aider à vérifier l'observance [22]. Deux essais prospectifs sont en cours en France pour évaluer l'intérêt d'une adaptation de la dose quotidienne aux résultats du dosage plasmatique.

Les inhibiteurs de tyrosine kinase dits de seconde génération (*nilotinib*, *dasatinib*, *bosutinib*) ciblent le domaine kinase de la molécule BCR-ABL et sont, comme l'imatinib, des compétiteurs de l'ATP. Alors que le nilotinib est une évolution de la molécule d'imatinib, le dasatinib et le bosutinib sont des molécules chimiquement originales. Le *ponatinib* est un inhibiteur de troisième génération développé pour maintenir une affinité pour le domaine kinase de BCR-ABL même en présence de la mutation T315I. Les inhibiteurs de deuxième génération ont été comparés lors d'études de phase 3 à l'imatinib administré à la dose de 400 mg/j [15, 26, 37]. Le nilotinib, le dasatinib et le bosutinib procurent des réponses moléculaires plus profondes et plus rapides. Le taux de réponse moléculaire majeure à 12 mois est de 44 %, 46 % et de 41 % pour le nilotinib, le dasatinib et le bosutinib respectivement contre 15 % à 22 % pour l'imatinib. En revanche, la survie globale des patients n'est pas significativement modifiée même si, pour les trois molécules, il existe une tendance à la diminution du risque de progression par rapport à l'imatinib.

Globalement, les inhibiteurs de tyrosine kinase de deuxième génération sont toutefois mieux tolérés que l'imatinib. La toxicité extrahématologique du nilotinib est marquée par des problèmes cutanés (rash tous grades : 30 %, prurit tous grades : 15 %) et des céphalées dose-dépendantes. Le nilotinib est associé à des perturbations de la biologie hépatique, des troubles de l'équilibre glycémique et des troubles du métabolisme lipidique (augmentation du LDL-cholestérol). La toxicité hématologique du dasatinib est plus marquée que celle de l'imatinib ou du nilotinib, avec une plus grande fréquence des thrombocytopénies de grade 3 ou 4 en début de traitement. Il faut être prudent chez les patients sous anti-agrégants ou anticoagulants au moment de l'initiation du traitement. Le seul effet secondaire cliniquement significatif du dasatinib est la survenue d'exsudats pleuraux de mécanisme obscur. Leur prise en charge repose surtout sur l'arrêt du dasatinib jusqu'à résolution, l'intérêt des corticostéroïdes ou des diurétiques ne reposant sur aucune base démonstrative.

À côté du profil de toxicité à court terme des inhibiteurs de tyrosine kinase de deuxième génération et contrairement à l'imatinib, certaines complications rares émergent des données de pharmacovigilance. Il s'agit du risque d'occlusion artérielle périphérique avec le nilotinib et le ponatinib et du risque d'hypertension artérielle pulmonaire (HTAP) avec le dasatinib. La fréquence des effets vasculaires du nilotinib est très imprécise, l'incidence cumulée serait de l'ordre de 20 à 30 % à 4 ans avec un rôle prédictif majeur des facteurs de risques vasculaires du patient au moment de la mise sous traitement. Le ponatinib est l'ITK dont les effets vasculaires sont les plus marqués. Les facteurs de risques pour ces complications vasculaires sont l'âge, le diabète, les antécédents artériels et la dose-intensité du ponatinib [27]. L'incidence des hypertensions artérielles pulmonaires sous dasatinib est probablement inférieure à 1 %. Les effets vasculaires du bosutinib semblent réduits. La gestion au quotidien des complications métaboliques et du risque vasculaire repose sur une bonne collaboration entre cardiologues, médecins vasculaires, endocrinologues et hématologues avec une prise en charge multidisciplinaire des patients.

Quel inhibiteur utiliser en première ligne ? Si, à ce jour, il est possible en France de prescrire l'imatinib ou le nilotinib, l'imatinib reste pour beaucoup le traitement standard de première ligne, notamment en cas de co-morbidités vasculaires ou métaboliques, quitte à changer de molécule pour le dasatinib ou le nilotinib selon les critères de réponse précoce à 3 et 6 mois.

Traitement par interféron α

L'interféron α a été empiriquement introduit comme traitement de la LMC (1984) en raison de son effet granulocytopéniant. C'est le premier médicament ayant permis de faire réapparaître des cellules diploïdes normales sans passer par une phase d'aplasie. Toutefois, la réponse cytogénétique n'est obtenue que chez une minorité de patients qui, seuls, tirent un bénéfice de l'interféron à long terme. Les formes retards (pégylées) de l'interféron α en améliorent la tolérance, mais les essais de l'interféron pégylé à large échelle ont été interrompus dès l'apparition de l'imatinib. Cependant, la combinaison de l'imatinib avec l'interféron pégylé double la proportion des patients dont la maladie résiduelle est indétectable par RT-PCR, suggérant un effet de l'interféron au niveau du compartiment des cellules souches leucémiques, naturellement résistantes à l'imatinib [32]. L'interféron pégylé est actuellement évalué en association ou en relai des inhibiteurs de tyrosine kinase après l'obtention d'une réponse moléculaire profonde.

Échec du traitement de première ligne

L'échec du traitement initial par inhibiteurs de tyrosine kinase fait rechercher un défaut d'observance (s'aider d'un dosage du taux résiduel de l'imatinib dans le plasma), un mécanisme de résistance (mutation du domaine kinase de BCR-ABL, 50 % des cas), la présence d'une évolution clonale (environ 15 % des cas) avec parfois une duplication du chromosome de Philadelphie.

Les inhibiteurs de tyrosine kinase de deuxième, voire de troisième génération ont une autorisation de mise sur le marché en cas d'échec ou d'intolérance à l'imatinib. Le recul actuel sur ces traitements utilisés en seconde ligne montre des taux de survie sans progression élevés de l'ordre de 57 % à 4 ans avec le nilotinib et de 56 % à 5 ans avec le dasatinib. Globalement, 40 à 60 % des patients obtiennent une réponse cytogénétique complète et 30 à 40 % une réponse moléculaire majeure. Plus récemment évalué dans cette situation, le bosutinib procure 50 % de réponses cytogénétiques complètes. La probabilité de répondre en seconde ligne dépend de la profondeur de la réponse obtenue en première ligne, du score de Sokal et de la présence d'une neutropénie sous imatinib (score du Hammersmith Hospital). En cas de mutation du domaine tyrosine kinase, il est judicieux de choisir l'inhibiteur de tyrosine kinase selon le profil de sensibilité aux mutations. En présence d'une mutation T315I, seul le ponatinib est actif et homologué pour cette indication : la survie sans progression sous ponatinib y est de près de 70 % à 2 ans ce qui représente un résultat remarquable (*voir* Tableau S04-P03-C06-III). Les mutations composites (association de plusieurs mutations du domaine kinase sur le même allèle), décelées grâce au séquençage à haut débit semblent conférer la résistance au ponatinib in vitro. Une nouvelle classe d'inhibiteurs allostériques de BCR-ABL est en cours de développement ce qui devrait permettre de s'affranchir totalement des résistances par mutation du domaine kinase.

Greffe allogénique de cellules souches hématopoïétiques

Les remarquables résultats avec les inhibiteurs de tyrosine kinase ont considérablement réduit les indications de la greffe allogénique de cellules souches hématopoïétiques (hormis quelques rares indications pédiatriques), tous types de greffons confondus. Pour autant, la greffe demeure le seul traitement potentiellement curateur de la maladie, et est davantage proposée dans les pays où l'accès à l'imatinib est restreint. Selon une étude allemande, la mortalité liée à la greffe est de l'ordre de 8 % chez des patients greffés après échec de l'imatinib, et le taux de survie à 3 ans est de 88 % [38]. Dans l'expérience du groupe européen (European Bone and Marrow Transplantation) la survie à 6 ans est de 89, 60 et 30 % pour les patients de risque Sokal 0 à 2, 3 et plus de 3, respectivement. Le principal problème est celui de la réaction du greffon contre l'hôte chez près de la moitié des patients ce qui représente un frein pour de nombreux cliniciens. Chez les patients en échec de deux inhibiteurs, la question de la greffe se pose avec plus d'acuité car les résultats pour les patients greffés en phase avancée sont mauvais (survie de moins de 10 %) ce qui impose de réaliser la greffe avant la progression.

Arrêt du traitement par les inhibiteurs de tyrosine kinase

L'imatinib procure une réponse moléculaire profonde, voire un transcrit BCR-AB indétectable (< 4,5 log) chez 50 à 70 % des patients après 8 ans de traitement. L'arrêt du traitement est suivi d'une réascension du transcrit dans les 6 mois chez un patient sur deux, avec une reprise d'ITK efficace, alors que la rémission moléculaire se maintient sans traitement chez les autres [28, 36]. Les études actuelles cherchent à mieux définir les critères d'arrêt et de reprise de l'imatinib. En utilisant la perte de la réponse moléculaire majeure comme critère de reprise du traitement, 60 % des patients restent en réponse moléculaire (majeure ou complète) après arrêt de l'imatinib [34]. Les facteurs prédictifs de ce maintien de réponse sont la durée d'exposition à l'imatinib, la durée de la réponse moléculaire profonde et le score de Sokal au diagnostic. Le rôle du traitement par l'interféron est évoqué.

Ces observations suggèrent la possibilité d'éradiquer des cellules souches de la LMC. En réalité, en utilisant une technique de PCR à partir de l'ADN (plus sensible), tous les cas de transcrits négatifs en PCR sur ARN sont en fait positifs en PCR sur ADN génomique. De même, certaines colonies in vitro issues de cellules CD34+ de la moelle osseuse restent BCR-ABL positives chez les patients en réponse complète apparente. Les mécanismes qui maintiennent la quiescence de ces cellules résiduelles après arrêt de traitement sont encore largement inconnus.

Particularités selon l'âge

Trente pour cent des patients ont plus de 70 ans et ne sont que peu ou pas inclus dans les essais thérapeutiques. De fait, les données d'efficacité et de tolérance des inhibiteurs de tyrosine kinase chez ces patients résultent de petites études prospectives ou de cohortes rétrospectives. Les données d'efficacité plaident pour l'utilisation des inhibiteurs de tyrosine kinase chez les patients âgés car les taux de réponse sont en tous points comparables avec ceux observés chez les patients plus jeunes. Le profil de tolérance est en revanche un peu différent : les co-morbidités fréquentes chez les sujets âgés peuvent représenter un frein à la prescription des inhibiteurs de deuxième génération. Ainsi l'imatinib reste-t-il le traitement de choix en première ligne chez ces patients, étant donné sa bonne tolérance, même en cas de co-morbidités cardiovasculaires ou métaboliques. Les effets secondaires les plus fréquents sont la prise de poids, les troubles digestifs et l'anémie qui peut être facilement corrigée par la prescription d'érythropoïétine recombinante [35].

Chez l'enfant, la LMC est particulièrement rare, et se manifeste sur un mode plus tumoral avec une splénomégalie fréquente. Les inhibiteurs de tyrosine kinase y ont des effets secondaires spécifiques, en particulier un retard de croissance possible chez les enfants prépubères traités par l'imatinib. L'expérience des inhibiteurs de tyrosine kinase de deuxième génération est très limitée. Un registre français et européen collige ces cas pédiatriques. De la même façon, un observatoire des LMC des adolescents et des jeunes adultes devrait permettre de mieux cerner les problèmes spécifiques posés par cette population rare de patients [29].

Procréation

Chez les hommes, il n'y a pas d'obstacle à la procréation sous traitement étant donné l'absence de signalement d'observations d'accidents fœtaux. Une infertilité avec oligospermie, (possible avant tout traitement) soulève la question de la responsabilité du traitement par imatinib. Certains prônent un examen préalable de sperme avec cryopréservation avant traitement par inhibiteur de tyrosine kinase. D'autres proposent une suspension transitoire du traitement dans l'espoir de restaurer la spermatogenèse. Chez la femme, le potentiel tératogène des inhibiteurs de tyrosine kinase est réel lors des trois premiers mois de la grossesse et se manifeste dans 10 à 20 % des expositions aux inhibiteurs de tyrosine kinase sous forme de malformations du squelette et des os du crâne, d'encéphalopathies, de fausses couches. Une contraception efficace pour toute femme en âge de procréer et traitée par inhibiteurs de tyrosine kinase est donc recommandée. En cas de grossesse sous inhibiteurs de tyrosine kinase, une interruption médicale est proposée en raison du risque élevé de malformations. En revanche, un projet de grossesse peut faire envisager une parenthèse thérapeutique sous surveillance de la maladie résiduelle tous les deux mois. En cas de progression moléculaire, l'interféron α peut être prescrit durant la grossesse ; il n'y a pas de données concernant l'interféron pégylé, même si celui-ci est également prescrit en pratique. Après le premier trimestre, et seulement si la situation hématologique l'exige, il n'y a pas formellement de contre-indication à la reprise de l'imatinib (et seulement en ce cas), d'autant que l'imatinib passe très peu la barrière placentaire. Le traitement par imatinib est une contre-indication à l'allaitement [11].

Traitement des phases avancées

Manifestation évolutive constante avant l'ère de l'imatinib, la progression vers une phase avancée est aujourd'hui peu fréquente. La phase accélérée est définie par des critères différents selon les recommandations de l'European Leukemia Net ou la classification OMS. Les principales différences résident dans le pourcentage de blastes dans la moelle ou le sang et le type d'anomalie cytogénétique additionnelle considérée. Les critères de la phase accélérée sont donc hématologiques et/ou cytogénétiques ce qui concourt à l'hétérogénéité de ce groupe de patients. Les accélérations hématologiques ont un pronostic péjoratif en présence d'anomalies cytogénétiques additionnelles, surtout quand des anomalies majeures sont en jeu : trisomie 8, der(22)t(9;22)(q34;q11) ider(22)(q10) t(9;22)(q34;q11) isochromosome(17)(q10). Le traitement des phases accélérées dépend de l'évolution antérieure de la maladie : succédant à une phase chronique, la résistance aux inhibiteurs de tyrosine kinase est fréquente, liée à des mutations du domaine kinase de BCR-ABL (50 % des cas) qui influent sur le choix du traitement de seconde ligne. Un inhibiteur de tyrosine kinase de deuxième génération (nilotinib, dasatinib ou bosutinib) procure dans ces cas une survie sans progression de 50 à 70 % à 2 ans après échec de l'imatinib. Chez les patients éligibles, une greffe de cellules souches hématopoïétique doit être envisagée si possible après retour en phase chronique. Plus rarement, la maladie se déclare d'emblée en phase accélérée sans phase chronique préalable. Dans ces cas, le traitement par inhibiteur de tyrosine kinase procure une survie à 2 ans chez 85 % des patients, avec probablement de meilleurs résultats si les inhibiteurs de seconde génération sont utilisés d'emblée. La question des associations thérapeutiques se pose pour ces patients, mais il n'y a pas de données solides à ce sujet [33].

La phase de transformation aiguë est définie par une blastose sanguine ou médullaire à 30 % selon les critères de l'Europea Leukemia Net et à 20 % (ou une localisation extramédullaire) pour l'OMS. La survenue d'une phase blastique est un événement extrêmement péjoratif. Le mode cytologique myéloblastique est plus fréquent que l'aspect lymphoblastique. En cas de transformation sous imatinib, la fréquence des mutations de résistance aux inhibiteurs de tyrosine kinase est à ce stade de 70 à 80 %. Le traitement par les inhibiteurs de tyrosine kinase après échec de l'imatinib ne permet pas d'obtenir des survies de plus de 6 à 12 mois. Le traitement de ces cas relève de polychimiothérapies aplasiantes analogues à celle des leucémies aiguës en y associant un inhibiteur de tyrosine kinase (voir Chapitre S04-P03-C10). Les résultats sont meilleurs dans les rares cas de transformation blastique survenant d'emblée. La greffe allogénique représente alors une indication de choix en cas de retour en phase chronique.

Perspectives

Sous traitement par inhibiteurs de tyrosine kinase, l'espérance de vie des patients atteints de LMC est maintenant très proche de celle d'une population indemne de même âge. Cependant, le traitement doit être maintenu sur le long terme et seule une minorité de patients peut s'affranchir de la poursuite du traitement en cas d'obtention d'une réponse moléculaire profonde. Les prochains défis du traitement de la LMC sont ceux de l'éradication ou du contrôle de la maladie résiduelle permettant de s'affranchir de la nécessité d'un traitement ininterrompu.

Myélofibrose primaire

François Delhommeau

La myélofibrose primaire est un néoplasme myéloprolifératif dû à une amplification clonale mégacaryocytaire responsable d'une fibrose de la moelle osseuse associée à une métaplasie myéloïde hépatosplénique. L'incidence est estimée à moins de 1 cas pour 100 000 habitants par an. Son pronostic est plus sombre et son évolution plus rapide que les autres syndromes myéloprolifératifs. La maladie est marquée par des signes généraux et une splénomégalie invalidants, les conséquences des cytopénies et en premier lieu celles de l'anémie, et un taux élevé de transformation en leucémie aiguë myéloïde.

Physiopathologie

La myélofibrose primaire est caractérisée par une atteinte clonale de la cellule souche hématopoïétique responsable d'une prolifération anormale de la lignée mégacaryocytaire. Celle-ci est accompagnée de troubles du micro-environnement médullaire et de l'expression de cytokines et chimiokines comme le *transforming growth factor* β (TGF-β), le *platelet derived growth factor* (PDGF) ou le *vascular endothelial growth factor* (VEGF), induisant un état inflammatoire secondaire. Ces anomalies sont à l'origine de la fibrose, puis de l'ostéosclérose médullaire, de l'angiogenèse pathologique et de l'hématopoïèse extramédullaire le plus souvent splénique. Les anomalies moléculaires responsables de la maladie sont les mutations acquises du gène de la Janus kinase 2 (*JAK2*) [45], du récepteur de la thrombopoïétine (*MPL*) [49] et du gène de la calréticuline (*CALR*) [46, 48]. Les mutations JAK2V617F et MPL515 sont détectées dans 55 et 5 % des cas respectivement. Elles induisent une hypersensibilité de la lignée mégacaryocytaire à la thrombopoïétine. Les mutations acquises de la calréticuline (CALR) sont décelées dans la grande majorité des autres cas, soit 35 % des myélofibroses primaires. Celles-ci sont, comme dans la thrombocytémie essentielle, des délétions et insertions induisant un domaine carboxy-terminal anormal avec activation constitutive de STAT5 (*signal transducer and activator of transcription 5*) et une hypersensibilité vis-à-vis de facteurs de croissance hématopoïétiques. Les anomalies moléculaires ou cytogénétiques associées sont beaucoup plus nombreuses dans la myélofibrose primaire que dans la maladie de Vaquez et dans la thrombocytémie essentielle [55]. Les plus fréquentes sont les mutations de *TET2*, *ASXL1*, *SH2B3*, *EZH2*, *CBL*, les délétions del(20q) et del(13)(q12-22), les trisomies 1q, 9, 8 et le réarrangement der(6)t(1;6)(q21-23;p21.3) [56].

Diagnostic

Un patient sur trois est asymptomatique au diagnostic. Celui-ci peut être porté dans des circonstances variables : à l'occasion d'un examen clinique systématique découvrant une splénomégalie, par des anomalies de l'hémogramme (anémie, thrombocytose, hyperleucocytose avec érythromyélémie, déformations érythrocytaires sur le frottis, en particuliers les dacryocytes ou hématies en larmes (Figure S04-P03-C06-7).

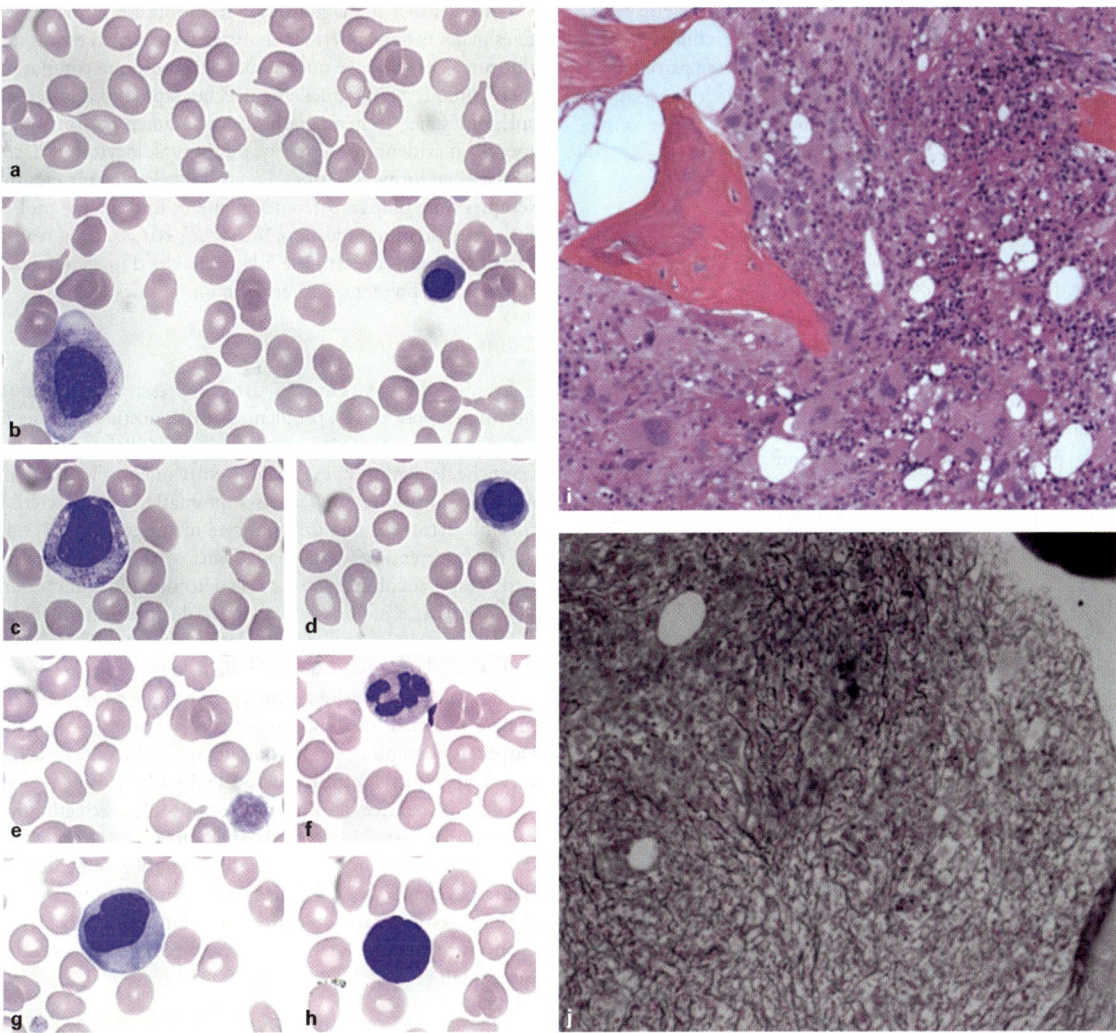

Figure S04-P03-C06-7 Aspects sanguin (**a-h**) et médullaire (**i** et **j**) d'une myélofibrose primaire. **a**) Dacryocytes. **b**) Érythromyélémie. **c**) Myélocyte. **d**) Érythroblaste. **e**) Anisocytose plaquettaire avec macrothrombocyte. **f**) Polynucléaire neutrophile. **g**) Blaste. **h**) Mégacaryocyte circulant. **i**) Biopsie ostéomédullaire, coloration hématoxyline-éosine : richesse augmentée, hyperplasie mégacaryocytaire en amas denses, certains paratrabéculaires. **j**) Biopsie ostéomédullaire, coloration argentique : densification de la trame réticulinique. (Photographies dues aux Dr F. Delhommeau [**a-h**] et L. Samaison, CHU, Brest [**i** et **j**].)

Plus rarement, une élévation des LDH (lacticodéshydrogénases) sériques peut également amener à suspecter le diagnostic de myélofibrose primaire. La myélémie traduit un passage prématuré des formes les plus mûres des compartiments médullaires. Elle s'associe, en dehors de toute hémolyse, à une augmentation des réticulocytes (100 000 à 200 000/μl) qui témoigne du même processus. De même, le nombre des progéniteurs hématopoïétiques (notamment CFU-GM, BFU-E, CFU-MK) en circulation est accru. Cependant, leur croissance in vitro reste le plus souvent dépendante des cytokines appropriées, contrastant avec l'indépendance observée, notamment pour les progéniteurs érythroblastiques, dans la maladie de Vaquez.

La biopsie médullaire montre des zones d'hématopoïèse de densité variable, souvent riches au début, puis s'appauvrissant au fil de l'évolution. L'hyperplasie mégacaryocytaire est nette, parfois avec des formes dystrophiques. La fibrose, réticulinique au début, est bien mise en évidence par les colorations spécifiques. Au stade d'ostéomyélosclérose, les espaces hématopoïétiques sont mutilés par de larges trousseaux de sclérose collagène dense.

Signes de métaplasie myéloïde

La métaplasie myéloïde est surtout hépatosplénique, mais peut aussi engendrer des foyers d'hématopoïèse extramédullaire au sein de la plupart des organes, où elle est habituellement asymptomatique. Par son composant érythropoïétique, cette métaplasie peut être mise en évidence par imagerie isotopique au fer 52 ou à la transferrine couplée à l'indium 111.

La splénomégalie est quasi constante, généralement associée à une hépatomégalie. La rate est parfois très volumineuse, pouvant atteindre la fosse iliaque gauche. Elle se traduit par une pesanteur de l'hypocondre gauche, des douleurs abdominales et des troubles digestifs. Elle induit, proportionnellement à son volume, une hémodilution et un shunt circulatoire entre la grande circulation et le système porte, avec deux conséquences : une augmentation du débit cardiaque et une élévation de la pression portale (voir Chapitre S04-P02-C12). Histologiquement, la métaplasie siège exclusivement dans la pulpe rouge avec des foyers d'hématopoïèse des sinus spléniques. De même, l'hépatomégalie est au moins en partie la conséquence de la métaplasie myéloïde, présente dans les sinusoïdes des espaces porte. La métaplasie hépatique peut être responsable d'une cholestase biologique, plus rarement clinique. La métaplasie est en réalité présente dans de nombreux tissus (en particulier la peau) et organes profonds généralement asymptomatique et de découverte radiologique [44]. Elle peut rarement y engendrer des signes compressifs, notamment une paraplégie par épidurite [52].

Ostéomyélosclérose

L'ostéomyélosclérose, évolution avancée de la myélofibrose, peut être responsable de douleurs osseuses d'intensité variable, parfois importantes. Elle est liée à une néo-ossification endostale décelable radiologiquement sur des clichés osseux standard (ostéose condensante). Elle prédomine sur les os du squelette axial et aux extrémités métaphysaires des os des membres. Les corticales sont épaissies, effaçant la médullaire. La trame osseuse est densifiée, souvent de façon uniforme, mais parfois en ménageant des zones claires, pseudo-géodiques, qui sont difficiles à distinguer de lésions myélomateuses ou de métastases ostéolytiques. Sur des clichés d'IRM, l'ostéomyélosclérose se traduit par un hyposignal en pondérations T1 et T2 [44].

Signes généraux

L'asthénie, la perte de poids, les sueurs nocturnes, une fièvre au long cours sont fréquentes, ainsi que le prurit aquagénique. Peuvent s'y associer d'autres signes aigus liés à des complications telles que des hémorragies, d'éventuelles thromboses, une symptomatologie liée à une hyperuricémie (calculs rénaux et crise de goutte), un infarctus ou une rupture splénique.

Autres manifestations

Une hypergammaglobulinémie polyclonale est habituelle. Une anémie hémolytique auto-immune est parfois observée.

Critères de l'OMS [40, 56]

Le diagnostic de myélofibrose primaire repose sur l'association de plusieurs critères (Tableau S04-P03-C06-IV).

Tableau S04-P03-C06-IV Critères diagnostiques de la myélofibrose primaire.

Critères majeurs
1. Biopsie ostéomédullaire : prolifération mégacaryocytaire anormale, fibrose réticulinique et/ou collagène. En l'absence de fibrose réticulinique significative, la prolifération mégacaryocytaire anormale doit être associée à une hypercellularité médullaire avec prolifération granuleuse et diminution des érythroblastes (maladie au stade préfibrotique)
2. Exclusion d'une maladie de Vaquez, d'une leucémie myéloïde chronique, d'un syndrome myélodysplasique ou autres hémopathies myéloïdes par les critères OMS
3. Présence de la mutation *JAK2* V617F ou d'un autre marqueur clonal (mutations de *MPL*, de *CALR*) ; en l'absence de marqueur clonal, exclusion des autres causes d'anomalies médullaires et de myélofibrose (infections, maladies inflammatoires ou auto-immunes chroniques, leucémie à tricholeucocytes, autres hémopathies lymphoïdes, métastases médullaires, causes toxiques)
Critères mineurs
1. Érythromyélémie
2. Augmentation des LDH sériques
3. Anémie
4. Splénomégalie
5. Hyperleucocytose > 11G/l (proposition de la révision 2015)
Diagnostic
Si les trois critères majeurs sont réunis et associés à deux critères mineurs 1 à 4 (2008), ou un des critères 1 à 5 (révision 2015)

Pour affirmer le diagnostic de myélofibrose primaire, les trois critères majeurs doivent être présents et associés à au moins deux critères mineurs. Ceci impose une enquête diagnostique comportant un examen clinique et éventuellement échographique à la recherche de la splénomégalie, un hémogramme avec examen du frottis sanguin pour mettre en évidence l'anémie avec anisopoïkilocytose et dacryocytes ou hématies en forme de larmes, l'érythromyélémie, une mesure des LDH sériques, une biopsie ostéomédullaire et une analyse moléculaire à la recherche de mutations de *JAK2*, *MPL* et *CALR*. La réalisation d'un caryotype peut s'avérer utile à la recherche d'une anomalie cytogénétique qui est présente dans environ un tiers des cas.

Diagnostic différentiel

La myélofibrose primaire, dans sa présentation typique au stade fibrotique, pose peu de problèmes de diagnostic par l'association d'un aspect clinique, sanguin, histologique médullaire, caractéristique. En revanche, la confusion est possible entre une myélofibrose primaire au stade préfibrotique, souvent asymptomatique et caractérisée par une thrombocytose, et une thrombocytémie essentielle [43, 54, 56] (*voir* « Thrombocytémie essentielle »). Dans ce contexte, l'analyse moléculaire n'est d'aucun secours car si la détection d'une mutation de *JAK2*, *MPL* ou *CALR* affirme le diagnostic de syndrome myéloprolifératif, elle ne permet pas de distinguer les deux entités. C'est l'analyse histologique de la biopsie ostéomédullaire qui permet de porter le diagnostic de myélofibrose au stade préfibrotique en mettant en évidence, malgré l'absence ou la discrétion de la fibrose, l'hypercellularité et l'aspect topographique et morphologique particulier de la lignée mégacaryocytaire [54] (*voir* Figure S04-P03-C06-7).

Une autre source de confusion est possible avec certaines formes de mastocytose systémique, où la splénomégalie, la présence de signes d'ostéocondensation et la présence d'une fibrose médullaire peuvent donner le change [47]. Ce diagnostic doit être évoqué en présence de signes digestifs à type de diarrhée ou d'ulcères gastriques récidivants, d'un prurit et de maculopapules cutanées évocatrices d'une urticaire pigmentaire (*voir* Chapitre S04-P03-C09).

Évolution et pronostic

L'évolution de la myélofibrose primaire est très variable avec une survie médiane située entre 3 et 5 ans. L'établissement de scores pronostiques tenant compte de l'âge, de la présence de symptômes généraux, du taux d'hémoglobine, de la leucocytose et de la présence de blastes circulants permet une stratification des patients à visée thérapeutique. Les scores IPSS (*international prognostic scoring system*) et DIPSS (*dynamic IPSS*) [43, 50] sont précisés dans le tableau S04-P03-C06-V.

Au-delà des scores IPSS et DIPSS, il a été montré que les mutations de *CALR* étaient associées à une meilleure survie globale, alors que celles d'*ASXL1* correspondaient à un moins bon pronostic.

L'évolution de la myélofibrose primaire est dominée par l'aggravation progressive de l'insuffisance médullaire, de la splénomégalie et des signes généraux. S'y associe un retentissement hépatique avec hypertension portale et ascite. L'ensemble des complications conduit à l'évolution vers un état cachectique du patient et à son décès. Dans 20 à 30 % des cas, la maladie évolue vers la transformation en leucémie aiguë myéloïde secondaire.

Traitement

La diversité des traitements proposés est le reflet de leur efficacité limitée [42, 53]. Le seul traitement curatif actuel de la myélofibrose primaire est l'allogreffe de cellules souches hématopoïétiques qui ne peut être proposée qu'à une minorité de patients [41].

Tableau S04-P03-C06-V Scores pronostiques IPSS (*international prognostic scoring system*) et DIPSS (*dynamic IPSS*) de la myélofibrose primaire [43, 48].

Facteurs de risque	IPSS Points		DIPSS Points
– âge > 65 ans	1		1
– présence de signes généraux (sueurs, température > 38 °C, amaigrissement > 10 %)	1		1
– hémoglobine < 10 g/dl	1		2
– leucocytose > 25 × 10⁹/l	1		1
– blastes sanguins > 1 %	1		1
Groupe de risque	Points	Survie médiane	Points
– bas	0	11 ans	0
– intermédiaire 1	1	8 ans	1-2
– intermédiaire 2	2	4 ans	3-4
– haut	≥ 3	2 ans	5-6

Chez les patients peu symptomatiques, généralement des groupes de risque bas et intermédiaire 1, l'abstention thérapeutique reste la règle, avec un suivi attentif de l'évolution de la maladie et de l'aggravation des symptômes. Pour les patients des groupes de risque intermédiaire 2 et haut, le traitement est fonction de la symptomatologie dominante. L'anémie peut être traitée par les agents stimulant l'érythropoïèse, ceux-ci étant d'une efficacité décevante chez les patients lorsqu'ils sont déjà dépendants des transfusions, voire déconseillés en cas de volumineuse splénomégalie. L'hydroxyurée agit sur l'hyperleucocytose et la thrombocytose, moins sur la splénomégalie. D'autres agents d'efficacité variable peuvent être proposés pour leurs effets symptomatiques, notamment les corticostéroïdes, les androgènes, le danazol, les dérivés de la thalidomide (lénalidomide et pomalidomide). Lorsque la splénomégalie est extrêmement volumineuse et invalidante chez les patients ne répondant pas ou échappant aux traitements, se pose la question d'une splénectomie ou, mieux, d'une irradiation splénique délivrant de petites doses (de l'ordre de 5 à 10 Gy). La radiothérapie locale est également une possibilité pour le traitement des autres sites d'hématopoïèse extramédullaire et des atteintes osseuses et viscérales (compression médullaire, atteinte hépatique, pulmonaire).

Les inhibiteurs de JAK2, en particulier le ruxolitinib, inhibiteur de JAK1 et JAK2, constituent un progrès récent. Ils procurent une réduction du volume splénique et une amélioration de la qualité de vie, que les patients soient porteurs ou non de la mutation JAK2V617F. Avec le ruxolitinib, le bénéfice s'obtient au prix d'une toxicité hématologique caractérisée par une aggravation immédiate de l'anémie et d'une thrombopénie qui peut en limiter l'usage. Une amélioration de la survie médiane [51] a été observée mais le traitement par inhibiteur de JAK2 n'en demeure pas moins ni spécifique ni curatif.

Mastocytoses de l'adulte

Gandhi Damaj, Marie-Olivia Chandesris et Olivier Hermine

Les mastocytoses constituent un groupe hétérogène de maladies caractérisées par l'activation anormale des mastocytes, leur accumulation et, à un moindre degré, leur prolifération dans différents organes. Les mastocytoses systémiques sont considérées comme des néoplasies myéloprolifératives (NMP) non classiques [88].

Différenciation mastocytaire normale et pathologique

Un mastocyte normal est une cellule mononucléée, à cytoplasme basophile riche en granulations denses, métachromatiques, fortement marquées par le bleu de toluidine, capable de sécréter plusieurs types de médiateurs (*platelet activating factor*, héparine, chondroïtine sulfate, tryptase, etc.), riche en récepteurs sur la surface membranaire dont les plus importants sont le récepteur à l'IgE et le récepteur du SCF (*stem cell factor*), aussi appelé CD117 ou c-KIT [63, 80].

À l'état normal, les progéniteurs mastocytaires issus de la moelle osseuse sont libérés dans la circulation où ils sont identifiés par leurs marqueurs

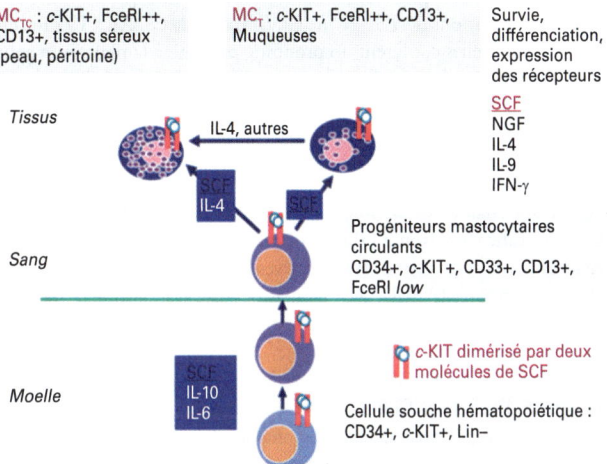

Figure S04-P03-C06-8 Différenciation des mastocytes humains : rôle central de c-KIT. IFN : interféron ; IL: interleurkine ; MCtc : mastocytes tryptase, chymase ; MCt : mastocytes tryptase ; NGF : *nerve growth factor* ; SCF : *stem cell factor* ou c-KIT.

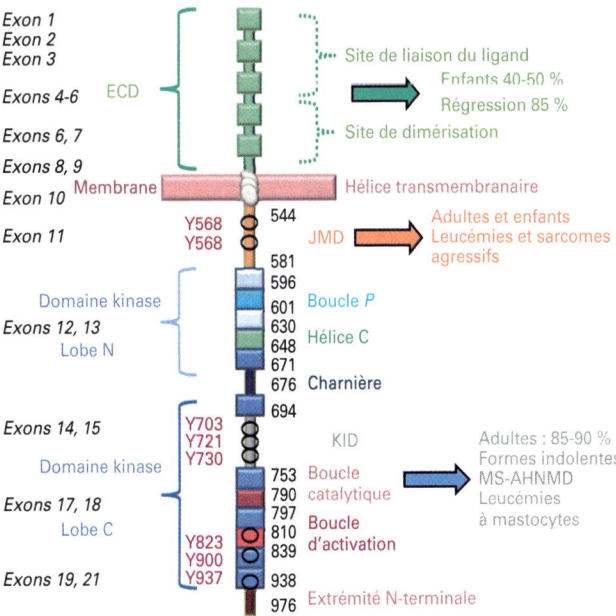

Figure S04-P03-C06-9 Principales mutations du récepteur c-KIT. (Modifié d'après d'après Bibi S, Langenfeld F, Jeanningros S et al. Molecular defects in mastocytosis : KIT and beyond KIT. Immunol Allergy Clin North Am, 2014, 34 : 239-262.)

CD34+/*c*-KIT (CD117)+/CD33+/CD13+. Ces progéniteurs migrent vers les tissus et se différencient sous l'influence du facteur de croissance SCF qui joue un rôle essentiel dans la différentiation, la migration, l'adhésion et la survie des mastocytes. L'absence totale du SCF ou de son récepteur *c*-KIT entraîne une absence totale de mastocytes.

Le récepteur *c*-KIT est le récepteur le plus important à la surface membranaire mastocytaire. Dans la mastocytose, il existe des mutations activatrices du récepteur *c*-KIT, qui entraînent une augmentation de la survie, de la prolifération, de la différenciation, de la migration et des fonctions des mastocytes (Figure S04-P03-C06-8). Les plus fréquentes sont celles qui atteignent l'exon 17 (Figure S04-P03-C06-9). Parmi ces mutations, la mutation D816V est de loin la mutation la plus fréquente, représentant plus de 85 % des mutations des mastocytoses de l'adulte. Des anomalies géniques additionnelles ont été récemment décrites, comme les mutations de *TET2*, *SRSF2*, *DNMT3A* et *ASXL1*. Ces mutations additionnelles confèrent un pronostic péjoratif à la maladie et sont surtout retrouvées dans les formes avancées [59, 65, 74, 85, 87].

Épidémiologie

C'est une maladie orpheline dont la prévalence est mal connue. En 2011 en France, environ 2 000 cas de mastocytose ont été recensés par l'Association française pour les initiatives de recherche sur le mastocyte et les mastocytoses (AFIRMM). La mastocytose systémique représente 0,3 % de tous les diagnostics en hématologie et 1,5 % de l'ensemble des maladies myéloprolifératives [76].

C'est une maladie sporadique avec de rares formes familiales (5 %). Elle affecte l'enfant et l'adulte. La mastocytose de l'enfant est souvent d'évolution bénigne avec régression spontanée dans 85 % des cas. Quinze pour cent de ces mastocytoses persistent à l'âge adulte. La mastocytose touche préférentiellement les sujets caucasiens, avec une prédominance féminine (61 % des cas). L'âge médian de survenue est de 32 ans [75].

Classification

La *mastocytose cutanée* (MC) pure, limitée à la peau, est l'apanage de l'enfant. Elle disparaît le plus souvent lors de la puberté (85 % des cas). Chez l'adulte, la mastocytose est exceptionnellement cutanée pure.

Les *mastocytoses systémiques* (MS), sont classées en formes indolentes (MSI) ou agressives (MSA). À la différence des formes cutanées pures, elles affectent essentiellement l'adulte. Les mastocytes s'accumulent, outre dans la peau, dans d'autres organes tels que la moelle osseuse, le foie, la rate, le tube digestif, l'os, etc.

La classification de l'Organisation mondiale de la santé (OMS) de 2008 [88] distingue sept types différents de mastocytoses (Tableau S04-P03-C06-VI). On peut les classer en deux grandes catégories :
– les mastocytoses indolentes regroupent les mastocytoses cutanées pures, les mastocytoses systémiques indolentes et les mastocytomes isolés ; ces formes sont de loin les plus fréquentes, représentant 80 à 85 % de toutes les mastocytoses ;
– les formes avancées de mastocytoses regroupent les mastocytoses systémiques avancées, avec hémopathie clonale non mastocytaire associée (MS-AHNMD), les leucémies à mastocytes et les sarcomes mastocytaires.

Manifestations cliniques

Les signes cliniques sont la conséquence de la dégranulation mastocytaire et/ou de l'infiltration tumorale. Les manifestations cliniques sont très nombreuses, multisystémiques et parfois atypiques. En l'absence de lésions cutanées typiques, elles peuvent évoquer de nombreux diagnostics.

Tableau S04-P03-C06-VI Classification des mastocytoses (OMS, 2008).

Types	Sous-types
Mastocytose cutanée (MC)	Urticaire pigmenté (mastocytose cutanée maculopapulaire) Mastocytose cutanée diffuse Mastocytome
Mastocytose systémique indolente (MSI)	Mastocytose systémique *borderline* ou peu évolutive Mastocytose isolée à la moelle osseuse
Mastocytose systémique avec hémopathie clonale non mastocytaire associée (MS-AHNMD)	MS-LAM (leucémie aiguë myéloïde) MS-SMD (syndrome myélodysplasique) MS-SMP (syndrome myéloprolifératif) MS-LMMC (leucémie myélomonocytaire chronique) MS-LNH (lymphome non hodgkinien) MS-SHE (syndrome d'hyperéosinophilie)
Mastocytose systémique agressive (MSA)	MS avec hyperéosinophilie
Leucémie à mastocytes	
Sarcome à cellules mastocytaires	
Mastocytome extracutané	

Manifestations liées à la dégranulation mastocytaire [75, 90]

Elles sont secondaires à l'activation non contrôlée des mastocytes et dépendent du type de médiateur libéré. Elles sont plus fréquentes dans les formes avec mutations *c*-KIT D816V. Leur intensité est variable. Le risque de survenue et la gravité ne sont pas parallèles à l'étendue de l'infiltration mastocytaire tissulaire ni même au taux de tryptase sérique. Elles surviennent d'une manière paroxystique, spontanément ou favorisées par un facteur déclenchant, de nature variable, alimentaire (chocolat, boissons alcoolisées) ou non, et parfois difficile à incriminer « a priori ». L'éviction du ou des facteurs déclenchants en prévention des crises de dégranulation mastocytaire est effectuée au cas par cas, en fonction de la connaissance qu'en a le patient.

Les *bouffées vasomotrices paroxystiques* (*flush*) sont des accès subits d'érythème et de chaleur, souvent prurigineux, généralisés ou limités à la partie supérieure du corps. Ces accès durent en moyenne 15 à 30 minutes, avec des extrêmes allant de quelques minutes à plusieurs heures et sont souvent associés à des manifestations cardiovasculaires à type de palpitations, précordialgies, d'hypotension pouvant aller jusqu'à la syncope et au décès, plus rarement d'hypertension. Ces flushs sont présents dans 30 % des cas d'atteinte cutanée pure et 50 % des atteintes systémiques.

Les *réactions anaphylactoïdes* sont par définition non réaginiques, donc indépendantes d'un allergène spécifique et peuvent survenir à la suite de différents stimuli ou spontanément sans cause apparente. Leur importance est variable et peut aller jusqu'à un véritable choc anaphylactique.

Le *prurit*, observé dans 50 % des cas, peut être généralisé ou localisé. Il accompagne souvent les flushs et les poussées congestives des lésions cutanées. Il est plus rarement permanent.

Les *manifestations respiratoires* à type de dyspnée, voire de bronchospasme, d'hypersécrétion de mucus, de toux ou d'œdème pulmonaire peuvent accompagner les flushs.

Les *manifestations digestives* sont très fréquentes (80 % des cas) et parfois au premier plan. Les patients décrivent des crises douloureuses abdominales spasmodiques, localisées, souvent suivies d'épisodes diarrhéiques profus. On peut aussi noter la survenue d'épigastralgies, pouvant être en rapport avec un ulcère, des nausées et des vomissements et bien sûr des intolérances alimentaires multiples [86].

Les *troubles neuropsychiatriques* sont fréquemment observés et encore souvent méconnus : anxiété, dépression (60 % des patients), troubles de la mémoire en particulier auditive, de l'attention et de la concentration. Certains patients expriment parfois des comportements agressifs paroxystiques. Des traits autistiques, une baisse de la libido et des rares accidents vasculaires cérébraux ont également été rapportés [69, 75, 81].

La *cystite interstitielle* est un symptôme très fréquent mais peu connu qui se manifeste par une pollakiurie faite de plus de six mictions quotidiennes. Elle est liée à la libération locale de médiateurs par les mastocytes infiltrant la muqueuse vésicale [84].

L'*atteinte osseuse* pourrait être la conséquence de la libération de nombreux médiateurs et d'enzymes par les mastocytes (protéases, histamine, héparine, prostaglandine D_2, leucotriènes). Bien que très fréquente, elle est plus souvent asymptomatique et n'est décelable que par des examens d'imagerie appropriés. Les douleurs musculosquelettiques sont fréquentes (> 28 % des cas). Les radiographies du squelette axial et des os longs montrent le plus souvent une déminéralisation osseuse (28 %), plus rarement des lésions lytiques ou condensantes (19 %) ou mixtes (10 %). Ces lésions peuvent engendrer des fractures spontanées costales, vertébrales ou des os longs (3 à 20 % des cas). Une IRM rachidienne doit être effectuée en cas de suspicion de compression neurologique, situation exceptionnelle. L'ostéodensitométrie permet d'identifier l'importance de l'ostéopénie (observée jusqu'à 60 % des cas selon les séries) [58, 73].

Les *douleurs musculosquelettiques* diverses et atypiques, des manifestations articulaires sans arthrite ou péri-articulaires sont signalées chez 20 % des patients.

Manifestations liées à l'infiltration tumorale

La mastocytose se caractérise par l'accumulation de mastocytes dans différents organes. Les organes les plus fréquemment atteints au cours des mastocytoses systémiques sont la peau (60 à 95 %), la moelle osseuse (90 %), le foie (60 %), la rate (50 %), l'os (50 %) et le tube digestif.

L'infiltration d'organe peut être responsable d'un dysfonctionnement de cet organe. Ces atteintes symptomatiques sont désignées par le terme de signes C par opposition à l'infiltration d'organes sans expression clinique décelable (signes B) (Tableau S04-P03-C06-VII).

Manifestations tumorales cutanées

Les infiltrations cutanées sont des manifestations fixes. Leur nombre et leur distribution sont très variables. On y distingue quatre types d'atteinte cutanée [67].

Tableau S04-P03-C06-VII Signes B et signes C liés à l'infiltration d'organes par les mastocytes pathologiques.

Signes B (*borderline*)
a. Infiltration de la moelle osseuse > 30 % en histologie et taux de tryptase sérique > 200 ng/ml
b. Moelle hypercellulaire avec diminution de la graisse sans cytopénie
c. Organomégalie sans organopathie
Signes C (cytoréduction nécessaire)
a. Cytopénie
b. Hépatomégalie avec ascite et signes d'hépatopathie
c. Hypersplénisme
d. Signes de malabsorption
e. Lésions osseuses

L'*urticaire pigmentaire* est la forme la plus fréquente et la plus facile à reconnaître. Survenant à tout âge, c'est une éruption relativement monomorphe faite de macules ou de maculopapules à surface capitonnée, dont la taille et le nombre varient d'un malade à l'autre. Le signe de Darier est caractéristique : le frottement d'une lésion urticarienne provoque apparition d'une tuméfaction érythémateuse et papuleuse en peau d'orange avec un halo en périphérie (Figure S04-P03-C06-10).

La *telangiectasia macularis eruptiva perstans* (TMEP) est une expression clinique moins fréquente que l'urticaire pigmentaire. Elle touche surtout l'adulte et n'est qu'exceptionnellement associée à une atteinte systémique. Les lésions sont des macules télangiectasiques à bords flous, localisées principalement sur la partie supérieure du tronc [68].

Les *mastocytoses papulonodulaires* sont observées essentiellement au cours de la première enfance, elles comprennent trois variétés : la mastocytose xanthélasmoïde, la mastocytose multinodulaire globuleuse et le mastocytome.

La *mastocytose cutanée diffuse* est une forme très rare, affectant principalement l'enfant.

Manifestations tumorales extracutanées

L'*infiltration médullaire* est détectée dans 90 % des mastocytoses systémiques (Figure S04-P03-C06-11). Elle n'induit d'insuffisance médullaire que dans les formes agressives, jamais dans les formes indolentes.

Un *syndrome tumoral hépatique*, *splénique* ou *ganglionnaire* peut résulter d'infiltrats de mastocytes tumoraux ou d'une prolifération cellulaire en rapport avec l'hémopathie associée à la mastocytose. Il

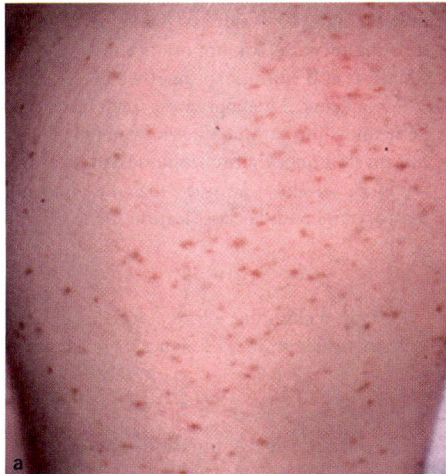 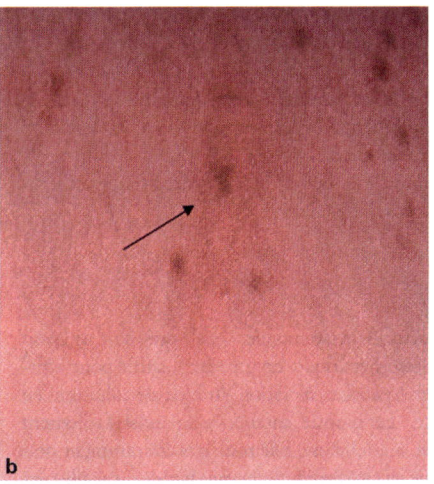

Figure S04-P03-C06-10 Urticaire pigmentaire typique de l'adulte (**a**) et signe de Darier (**b**, flèche).

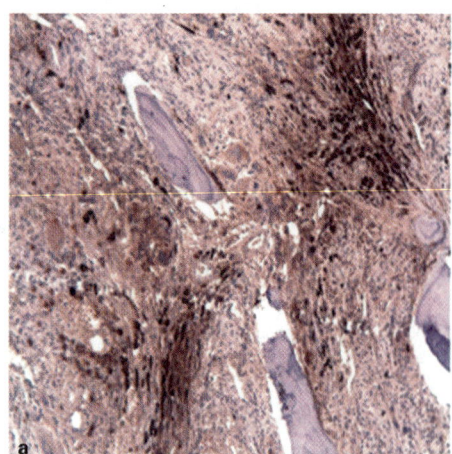
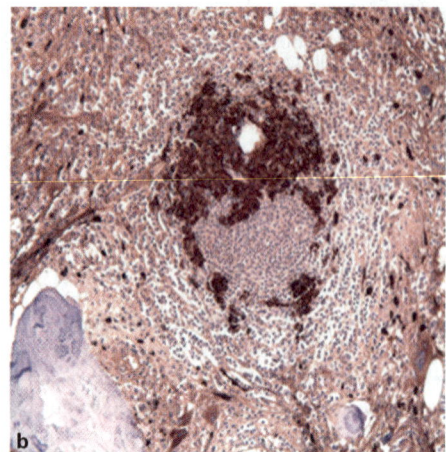

Figure S04-P03-C06-11 Infiltration mastocytaire focale et en agrégats au niveau de la moelle osseuse. Immunomarquage de la tryptase (**a**) et c-KIT (**b**).

constitue un mode révélateur des mastocytoses systémiques *borderline* agressives ou associées à une hémopathie clonale non mastocytaire. Une hépatomégalie est présente dans 40 à 70 % des cas. Elle peut se compliquer d'hypertension portale avec ascite importante, mais elle évolue rarement vers la cirrhose (4 %). Le diagnostic est confirmé par la biopsie hépatique. Une splénomégalie peut également être observée dans 40 à 60 % des cas et se compliquer d'hypersplénisme. Des adénopathies sont décelées dans 10 à 40 % des cas ; elles sont le plus souvent multiples, de petite taille et prédominent à l'étage abdominal. Le syndrome tumoral est au besoin confirmé par échographie abdominale et/ou tomodensitométrie thoraco-abdomino-pelvienne.

Les *troubles digestifs* sont très fréquents, présents chez la plupart des patients. Ils simulent souvent une colopathie fonctionnelle et peuvent retentir sévèrement sur la qualité de vie des malades. Les lésions gastroduodénales (ulcère duodénal, duodénite, gastrite, ulcère gastrique) sont observées chez 36 à 57 % des patients. Elles peuvent se compliquer de perforation et d'hémorragie digestive. De rares formes de cholécystite alithiasique et/ou de sclérose vésiculaire et/ou de cholangite sclérosante avec fibrose et infiltrat mastocytaire ont été décrites.

Les infiltrats mastocytaires du poumon sont très rares, les manifestations pulmonaires étant plus souvent secondaires à la dégranulation. L'atteinte cardiaque, exceptionnelle, peut se manifester par une tachycardie, voire une insuffisance cardiaque liée à une infiltration des trois tuniques du cœur et/ou au relargage des médiateurs.

Explorations

Si, chez l'enfant, le diagnostic purement dermatologique et la bénignité de l'affection ne justifient guère d'explorations complémentaires, chez l'adulte, ces examens sont nécessaires à la fois pour confirmer le diagnostic, établir le pronostic et définir la meilleure stratégie thérapeutique si un traitement s'avère nécessaire.

Histopathologie cutanée, moelle osseuse ou autres organes

Toute infiltration mastocytaire tumorale, quel que soit le tissu concerné (tube digestif, tissu hépatique, cavum, etc.), suffit pour affirmer la mastocytose systémique. La coloration au bleu de toluidine en facilite la reconnaissance. La biopsie cutanée peut ainsi facilement confirmer le diagnostic de mastocytose. Elle reste très couramment pratiquée chez l'adulte, même en cas d'atteinte cutanée typique, car elle permet, outre le diagnostic histologique, d'effectuer très facilement les études moléculaires. L'aspect cytologique typique le plus fréquent est celui d'une cellule fusiforme avec un noyau ovalaire et un cytoplasme hypogranuleux (mastocytes atypiques de type I). Ils peuvent également être assez semblables à des mastocytes tissulaires normaux. En revanche, chez la plupart des patients atteints de mastocytose systémique agressive ou de leucémie à mastocytes, les cellules tumorales ont un aspect très atypique, immature, avec un noyau bi- ou multilobé (mastocytes atypiques de type II ou promastocytes), voire un aspect blastique (blastes métachromatiques) [60, 61, 90].

Tryptase sérique

L'élévation du taux de tryptase sérique, évaluée à deux reprises, est l'une des clefs du diagnostic. Cependant, un taux élevé de tryptase sérique ne signe pas toujours une mastocytose et peut être observé lors de réactions allergiques systémiques, au cours de diverses hémopathies myéloïdes, qu'elles soient associées ou non à une mastocytose systémique ou une insuffisance rénale sévère.

Hémogramme

Il vise à préciser l'existence de cytopénies qui peuvent être un signe d'agressivité de la maladie. Les cytopénies qui définissent les signes C ou signes d'agressivité sont un taux d'hémoglobine inférieur à 10 g/dl et/ou un taux de polynucléaires neutrophiles inférieur à 1,5 G/l et/ou un taux de plaquettes inférieur à 100 G/l. Une éosinophilie peut être présente dans 20 % des cas. Si elle peut être une conséquence directe de la mastocytose, son importance invite à la recherche d'anomalies du PDGF-α et β (*voir* Chapitre S04-P02-C07) [60].

Par ailleurs, l'hémogramme peut être évocateur d'une affection hématologique comme un syndrome myélodysplasique ou une leucémie myélomonocytaire chronique dans le cadre d'une mastocytose systémique associée à une maladie hématologique clonale non mastocytaire (*voir* la classification OMS 2008 [88]).

Autres examens biologiques

Le taux d'albumine sérique et celui des enzymes hépatiques sont utiles pour déterminer les signes d'agressivité de la maladie.

Identification d'une mutation de *c*-KIT

La recherche de ces mutations doit être effectuée de préférence sur un échantillon de peau ou de tout autre tissu infiltré par des mastocytes [78].

Diagnostic

La démarche diagnostique dépend de l'existence ou non d'atteinte cutanée. Cette démarche est illustrée dans la figure S04-P03-C06-12.

Critères diagnostiques

Le diagnostic d'une mastocytose *cutanée* est fondé sur la coexistence de lésions cutanées typiques et d'infiltrats histologiques de cellules mastocytaires typiques multifocaux ou diffus. En revanche, le diagnostic d'une mastocytose *systémique* nécessite la présence du critère majeur et de deux critères mineurs ou de trois critères mineurs si le critère majeur est absent (25-30 % des cas) (Tableau S04-P03-C06-VIII).

L'intérêt de ces critères est d'éviter les confusions diagnostiques liées à des modes de présentation sans atteinte cutanée. L'important polymorphisme symptomatique peut en effet évoquer de nombreuses affections proches par leurs manifestations, dont les plus habituelles sont signalées dans le tableau S04-P03-C06-IX.

Conduite des explorations diagnostiques

Devant une suspicion de mastocytose systémique *indolente*, en l'absence d'infiltration d'autres organes notamment la peau, le myélogramme, complété par le phénotypage des mastocytes médullaires peut suffire. La biopsie ostéomédullaire hors essai clinique, n'est pas nécessaire, si le diagnostic de mastocytose est fait sur des lésions cutanées par exemple.

Une suspicion de mastocytose systémique *agressive*, d'emblée ou au cours de l'évolution, (altération de l'état général et/ou syndrome tumoral et/ou anomalies biologiques témoins d'une dysfonction d'organe et une tryptasémie élevée) justifie un myélogramme (avec caryotype,

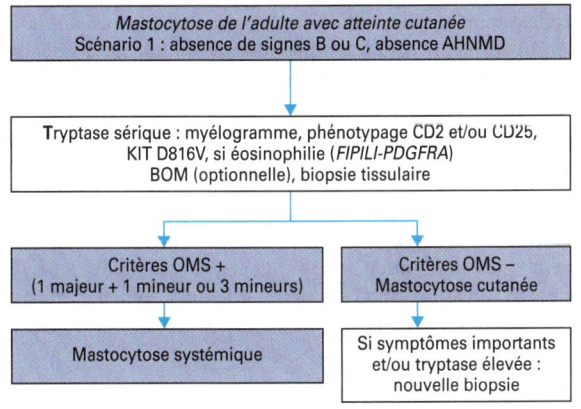

Figure S04-P03-C06-12 Démarche diagnostique d'une mastocytose de l'adulte avec atteinte cutanée. (En l'absence de signes B ou C et de maladie hématologique clonale non mastocytaire associée [AHNMD].) BOM : biopsie ostéomédullaire.

Tableau S04-P03-C06-VIII Critères majeurs et mineurs de diagnostic de mastocytose systémique.

Critère majeur
Infiltrat dense multifocal de mastocytes dans la moelle osseuse ou dans un autre organe extracutané avec plus de 15 mastocytes par agrégat
Critères mineurs
Morphologie anormale des mastocytes médullaires ou d'un autre organe extracutané
Mutation de *c*-KIT au codon 816
Immunophénotypage des mastocytes médullaires exprimant CD2 et/ou CD25
Taux de tryptase sérique < 20 ng/ml

Tableau S04-P03-C06-IX Diagnostic différentiel de la mastocytose systémique sans atteinte cutanée.

Maladies endocriniennes
Tumeurs surrénaliennes (phéochromocytome), vipome, gastrinome, tumeur carcinoïde, diabète, hyperthyroïdie, carcinome médullaire de la thyroïde, déficits en œstrogènes ou en testostérone
Maladies gastro-intestinales
Ulcère peptique, infection à *Helicobacter pylori*, colite ulcéreuse, lithiase vésiculaire, parasitoses digestives, maladie cœliaque, colopathie fonctionnelle
Allergie
Anaphylaxie idiopathique
Maladies cardiovasculaires
Cardiopathie, sténose aortique, hypertension artérielle, vascularites
Maladies tumorales
Lymphomes non hodgkiniens (macroglobulinémie de Waldenström), histiocytose, tumeurs osseuses/métastases, syndrome hyperéosinophilique, myélofibrose primitive

études moléculaire et phénotypique des mastocytes médullaires) et une biopsie ostéomédullaire à la recherche d'une hémopathie clonale non mastocytaire associée (AHNMD) et d'une fibrose médullaire, un examen tomodensitométrique thoraco-abdominal.

Une suspicion d'atteinte spécifique d'organe ou une présentation diagnostique équivoque (maladie inflammatoire de l'intestin) peuvent justifier le recours à une endoscopie digestive avec biopsies et une biopsie hépatique, en précisant qu'une recherche de mastocytes doit être effectuée.

Pronostic

Le pronostic dépend du sous-type de mastocytose. Les patients atteints de mastocytoses indolentes (mastocytoses cutanées et mastocytoses systémiques indolentes) ont une survie identique à celle de leur tranche d'âge dans la population générale. En revanche, les patients atteints de mastocytoses avancées (mastocytose systémique agressive, MS-AHNMD, leucémie à mastocytes, sarcome mastocytaire) ont une médiane de survie variable entre 6 mois et 5 ans (Figure S04-P03-C06-13) [79].

En outre, l'importance du taux de mutations de *c*-KIT semble avoir un pronostic péjoratif avec un risque de progression majoré vers une forme agressive. Il est donc important de définir des critères pronostiques non seulement pour informer les patients des risques associés à leur maladie, mais aussi pour aider à la décision thérapeutique.

Traitement

Le traitement a pour objectifs de limiter les effets de la dégranulation mastocytaire et de réduire la prolifération mastocytaire dans les formes agressives. La prise en charge thérapeutique des patients avec une forme systémique agressive est urgente et implique le recours à des équipes hospitalières ayant l'expérience de cette maladie.

Mesures générales

L'éviction de tous les facteurs déclenchants identifiés par le malade est souhaitable, même si les réactions d'intolérance observées sont d'intensité minime. En raison de multiplicité et de leur diversité (aliments, médicaments, émotions, stimulations physique, etc.), une éradication totale et parfaite est difficile à obtenir et certains facteurs ne

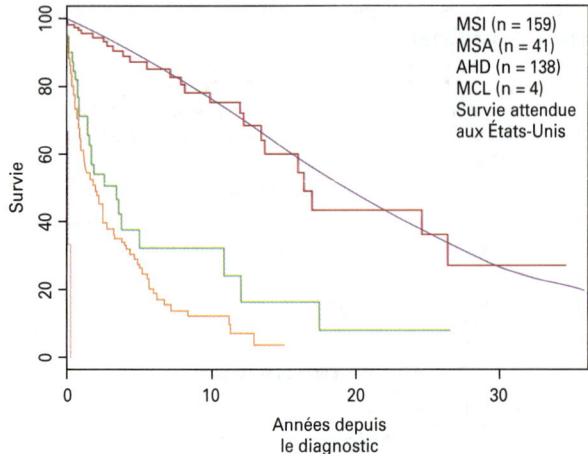

Figure S04-P03-C06-13 Survie des patients atteints de mastocytose systémiques en fonction du sous-type de mastocytes par rapport à la population générale américaine. AHD : mastocytose avec maladie hématologique associée ; MCL : leucémie à mastocytes ; MSA : mastocytose agressive ; MSI : mastocytose indolente. (Modifié d'après Lim KH, Tefferi A, Lasho TL et al. Systemic mastocytosis in 342 consecutive adults : survival studies and prognostic factors. Blood, 2009, 113 : 5727-5736.)

sont pas toujours ni bien identifiés ni évitables. En outre, la dégranulation mastocytaire peut survenir spontanément.

Ces facteurs sont variables d'un patient à l'autre. Une liste exhaustive ne peut donc être proposée et les évictions se font donc à la carte individuellement en fonction des facteurs identifiés par un individu donné.

Il est également conseillé, bien que cette attitude ne soit pas consensuelle, que les patients disposent en permanence d'une dose d'adrénaline auto-injectable, et soient porteurs d'une carte mentionnant la maladie et les coordonnées de leur médecin référent pour la mastocytose.

L'injection de produits de contraste iodés est à éviter et, lorsqu'une étude d'imagerie est requise, l'IRM est à privilégier dans la mesure du possible. Néanmoins, si cela s'avère nécessaire, l'injection d'un hydrosoluble peut se faire sous couvert d'une prémédication associant des antihistaminiques et des corticoïdes oraux la veille et le jour de l'examen. En cas de bonne tolérance, il n'y aura pas de contre-indication ultérieure à une injection de produit de contraste.

L'anesthésie générale est une autre situation à risque mais ne doit en aucune manière être contre-indiquée tout comme l'anesthésie péridurale.

Traitement symptomatique

Il vise la réduction des manifestations inhérentes à la dégranulation mastocytaire.

Antihistaminiques [64, 77]

Les *antihistaminiques H₁*, par exemple le kétotifène (Zaditen®) ou l'hydroxyzine (Atarax®), ont une action antiprurigineuse et anticongestive. L'utilisation de ces produits est limitée par leur effet sédatif, qui leur fait actuellement préférer de nouveaux antihistaminiques non sédatifs tels que la cétirizine (Virlix®), la lévocétirizine (Xyzall®), la loratadine (Clarityne®), la desloratadine (Aerius®), l'ébastine en comprimés ou en lyophilisat oral (Kestin®, Kestinlyo®), la mizolastine (Mizollen®) ou la fexofénadine (Telfast®). Ces médicaments sont particulièrement utilisés pour soulager le prurit, atténuer les manifestations congestives cutanées. Ils sont parfois efficaces sur certains symptômes généraux. Pour les autres symptômes, ils semblent avoir un intérêt limité.

Les *antihistaminiques H₂*, comme la cimétidine (Tagamet®), la ranitidine (Azantac®, Raniplex®), la famotidine (Pepdine®) ou la nizatidine (Nizaxid®), procurent une nette diminution de la diarrhée et des douleurs abdominales. Ils sont particulièrement efficaces en cas d'ulcère gastroduodénal.

Les inhibiteurs de la pompe à protons sont de plus en plus souvent utilisés comme alternative aux antihistaminiques H₂ ou surtout en association.

Cromoglycate disodique

Le cromoglycate disodique (Intercron®, ampoules buvables à 100 mg) est un stabilisateur des membranes du mastocyte très peu absorbé par voie digestive et très bien toléré. Une dose de 100 ou 200 mg 4 fois par jour permet, après 2 à 3 semaines d'utilisation, une diminution des symptômes digestifs et, parfois, une atténuation du prurit et d'autres symptômes systémiques [57].

Antagonistes des récepteurs des leucotriènes

Ces produits sont référencés par la présence du terme « lukast » dans leur dénomination commune internationale : montélukast (Singulair®), zafirlukast, pranlukast. Ils ont une activité sur la toux, le prurit et les bouffées vasomotrices. Ils procurent également un contrôle des symptômes fonctionnels urinaires de la cystite interstitielle [61].

Bisphosphonates

Sous couvert d'une supplémentation adaptée en calcium et vitamine D, les bisphosphonates – pamidronate (Aredia®), clodronate (Clastoban®, Lytos®), alendronate (Fosamax®), risédronate (Actonel®), etc. – procurent, en cas d'ostéoporose sévère et fracturaire, une diminution des douleurs et une augmentation de la densité minérale osseuse rachidienne. L'alendronate (Fosamax®) et le risédronate monosodique (Actonel®) sont prescrits en cas d'ostéoporose confirmée par l'ostéodensitométrie. Ils permettent de prévenir un événement fracturaire futur en augmentant la densité minérale osseuse de façon importante. Ailleurs, une supplémentation en vitamine D et en calcium suffit en cas d'ostéopénie. Enfin, une carence vitaminique 25-OH-D₃ (N > 20 ng/ml) doit toujours être recherchée et traitée car elle aggrave l'ostéoclastose observée dans la mastocytose [58].

Photothérapie

Elle est utilisée en cas de lésions étendues d'urticaire pigmentaire, elle permet une diminution des lésions cutanées, du prurit, voire, dans certains cas, une disparition du signe de Darier. Son efficacité est le plus souvent transitoire (5 à 8 mois). Elle n'est pas efficace dans la telangiectasia macularis eruptiva perstans.

Corticothérapie

Elle peut être utilisée par voie locale (dermocorticoïdes et budésonide [Entocort®]) ou par voie générale. Son effet étant le plus souvent suspensif, elle doit être utilisée de façon courte.

Traitement cytoréducteur

Les chimiothérapies classiques, même à fortes doses sont inefficaces dans les mastocytoses.

Interféron α

Les similitudes rapprochant les mastocytoses systémiques des syndromes myéloprolifératifs ont conduit à utiliser l'interféron α en se fondant sur son efficacité dans le traitement de la leucémie myéloïde chronique. Cette molécule a un effet à la fois cytoréducteur et cytomodulateur sur le mastocyte. Chez vingt patients adultes répondant aux critères de mastocytose systémique traités pendant 6 mois par interféron α_{2b} à des doses progressives comprises entre 1 et 5 millions d'unités/m² par jour 3 fois par semaine, une réponse objective est observée dans treize cas [62]. Ces réponses sont partielles dans sept cas (disparition des signes généraux et régression de plus de 50 % des manifestations tumorales), mineures chez six patients (diminution des manifestations systémiques et régression de moins de 50 % des signes tumoraux), aucune n'étant complète (disparition des signes généraux ou régression des manifestations tumorales et de l'infiltration médullaire). L'infiltration médullaire est demeurée inchangée chez douze des treize patients répondeurs. Ce traitement est le plus souvent très difficilement supporté dans cette population qui peut présenter des troubles psychiatriques initiaux liés à la maladie (syndrome dépressif). La médiocre tolérance du traitement fait arrêter le traitement chez cinq malades (quatre arrêts précoces pour cytopénies, un arrêt pour dépression sévère). L'effet de l'interféron α_{2b} est principalement observé sur les conséquences de la dégranulation mastocytaire. La survenue de rechutes après l'arrêt du traitement suggère un effet essentiellement suspensif.

Chlorodéoxyadénosine (2-CdA)

La cladribine injectable par voie veineuse (2-CdA, Leustatine®) est un analogue nucléosidique utilisé notamment dans le traitement des leucémies à tricholeucocytes et des histiocytoses langheransiennes graves. Administrée à la posologie de 0,10 à 0,13 mg/kg/j en perfusion courte (2 heures) pendant 5 jours, à raison d'un cycle toutes les 4 à 8 semaines, elle permet d'obtenir des réponses surtout partielles dont la durée semble être supérieure à celle de l'interféron. Ce médicament est intéressant dans les formes systémiques indolentes et *borderline* avec handicap fonctionnel, et certaines formes agressives.

Thalidomide

Ce médicament doté d'un effet immunomodulateur peut être utilisé à la dose de 50 à 200 mg/j chez des patients répondant peu aux traitements symptomatiques, à l'interféron et/ou à la cladribine. Il permet un bon contrôle des signes d'activation mastocytaire dans deux tiers des cas et une réduction partielle du syndrome tumoral dans un tiers des cas. La durée de la réponse est limitée dans le temps et les effets secondaires peuvent être un obstacle à son utilisation [76].

Inhibiteurs de tyrosine kinase

Les mastocytoses qui comportent des mutations de *c*-KIT dans son site catalytique sont naturellement résistantes à l'imatinib mésylate. C'est notamment le cas de la mutation Asp816Val (D816V), la plus fréquente. En revanche, les mutations du domaine juxtamembranaire, que l'on observe plus rarement dans les mastocytoses, sont sensibles à l'imatinib mésylate. C'est le cas des mutations Val560Gly, Phe522Cys et Asp509Tyr. Les formes avec délétion du codon 419 le seraient également. Enfin, l'imatinib mésylate est efficace dans les mastocytoses avec hyperéosinophilie lorsqu'il existe une mutation du gène de fusion *FIP1L1-PDGFR*α [67]. De même, le nilotinib, le dasatinib [83], le masitinib [82] sont inefficaces en cas de mutation D816V donc dans la majorité des cas de mastocytose. Le masitinib pourrait être efficace dans les formes indolentes avec syndrome de dégranulation et dans les formes agressives avec absence de mutation de *c*-KIT D816V.

De nouveaux inhibiteurs de tyrosine kinase actifs sur la mutation D816V sont à l'étude. La N-benzoyl-staurosporine (PKC412) inhibe in vitro efficacement la prolifération de lignées mastocytaires [72]. Il est probable que de nouveaux inhibiteurs de *c*-KIT et de ses mutants seront développés dans un avenir proche. Leur spécificité, toxicité et tolérance seront des éléments déterminants pour décider de leur place dans cette maladie.

Allogreffe de cellules souches

L'allogreffe de cellules souches hématopoïétiques est une option thérapeutique dans les formes agressives. Sa place dans la stratégie thérapeutique reste néanmoins à déterminer [89].

Thrombocytémie essentielle

François Delhommeau

La thrombocytémie essentielle est un néoplasme myéloprolifératif dû à une amplification clonale de la lignée mégacaryocytaire entraînant une thrombocytose [113]. L'incidence est estimée à environ 2 cas pour 100 000 habitants par an. Son évolution est chronique sur plus de 10 ou 20 ans, les complications étant représentées par les thromboses, les hémorragies et les rares transformations en myélofibrose ou en leucémie aiguë myéloïde.

Physiopathologie

La thrombocytémie essentielle est liée à un processus d'autonomisation de cellules souches hématopoïétiques vis-à-vis de leurs processus de régulation physiologiques. Il en résulte une croissance excessive prédominant sur la mégacaryocytopoïèse. Les anomalies actuellement identifiées dans les cellules souches hématopoïétiques des patients sont les mutations acquises du gène de la Janus kinase 2 (*JAK2*), du récepteur de la thrombopoïétine (*MPL*) et du gène de la calréticuline (*CALR*). La mutation JAK2V617F est détectée dans plus de 50 % des cas [101]. Elle induit notamment une hypersensibilité de la lignée mégacaryocytaire à la thrombopoïétine. Contrairement à ce qui est observé dans la maladie de Vaquez, la mutation JAK2V617F est généralement présente sur une seule copie du gène *JAK2* dans le clone muté. Plusieurs substitutions touchant le codon 515 du récepteur de la thrombopoïétine (MPLW515L et MPLW515K étant les plus fréquentes) ont été identifiées dans 5 % des cas [105]. Ces mutations du domaine juxtamembranaire induisent une signalisation constitutive en aval du récepteur. Plus récemment, des techniques de séquençage total d'exome ont permis la découverte des mutations de la calréticuline (*CALR*) dans la majorité des cas n'exprimant pas la mutation V617F [102, 104]. Celles-ci sont principalement des délétions et insertions induisant une anomalie du domaine carboxy-terminal de la protéine. Elles ne sont pas décelées chez les patients ayant la mutation JAK2V617F. Elles aboutissent à une activation constitutive de STAT5 (*signal transducer and activator of transcription*) et à une hypersensibilité vis-à-vis de facteurs de croissance hématopoïétiques. En dehors de ces trois catégories de lésions génétiques causales, quelques mutations dans d'autres gènes (*TET2*, *ASXL1*, *SH2B3*) et de rares anomalies cytogénétiques (délétion du bras long du chromosome 21) peuvent être observées dans moins de 5 % des cas [112].

Diagnostic

L'âge médian au diagnostic est entre 50 et 60 ans, plus précoce que celui de la maladie de Vaquez et de la myélofibrose primaire, avec une prédominance féminine limitée aux patients autour de 30 ans [113]. Il existe de très rares cas révélés chez des adolescents [98].

Manifestations

Les patients n'ont longtemps aucun symptôme. La maladie est le plus souvent révélée lors d'un hémogramme systématique par une thrombocytose isolée, parfois associée à une myélémie et à une polynucléose neutrophile discrètes. L'augmentation des plaquettes est variable, parfois modeste autour de la limite de 450×10^9/l, au point qu'elle ne suscite pas immédiatement une exploration diagnostique. À l'opposé, elle peut atteindre des valeurs extrêmes, pouvant exceptionnellement dépasser $5\,000 \times 10^9$/l. Dans de très rares cas, on peut déceler la présence de corps de Jolly, traduction d'une anomalie de leur épuration splénique. Leur présence risque d'engendrer une confusion avec une thrombocytose secondaire à un hyposplénisme. La poïkilocytose est absente ou très discrète. Importante, elle doit alors faire évoquer la vraisemblance d'une myélofibrose. L'analyse de la biopsie ostéomédullaire met en évidence une moelle de richesse normale ou légèrement augmentée pour l'âge, avec une hyperplasie et un aspect de la lignée mégacaryocytaire qui permettent le diagnostic histologique.

Une métaplasie myéloïde se développe comme dans tout syndrome myéloprolifératif chronique. La splénomégalie, décelée dans moins de 30 % des cas, en est le signe le plus apparent. Elle constitue un signe d'orientation en faveur du diagnostic de thrombocytémie essentielle surtout précieux en l'absence de mutation JAK2V617F, de CALR ou de MPL. Une fausse hyperkaliémie par libération in vitro du potassium intraplaquettaire dans le tube de prélèvement est fréquente et ne justifie ni exploration, ni traitement spécifique.

La thrombocytémie est souvent révélée par une complication thrombo-embolique ou hémorragique. Le retentissement microcirculatoire est neurosensoriel (céphalées, acouphènes, phosphènes) et cutané, se manifestant par des accès d'érythromélalgie, de sensation de cuisson palmoplantaire, très évocateurs lorsqu'ils sont calmés par l'acide acétylsalicylique [103], ou par un livedo réticulaire du tronc et des membres [106].

Les thromboses veineuses ou artérielles peuvent être l'accident révélateur dans près d'un quart des cas [97], plus fréquemment chez les patients âgés de moins de 40 ans. Le risque d'accident thrombotique peut être évalué à l'aide d'un score attribuant une valeur spécifique à quatre facteurs [92] : âge > 60 ans (1) ; facteurs de risque cardiovasculaires (1) ; antécédents thrombotiques (2) ; mutation V617F (2). En fonction de la somme de ces scores, le risque thrombotique est considéré comme faible (0-1), intermédiaire (2) ou important (≥ 3). L'importance de la thrombocytose ne semble pas être un facteur de risque de thrombose face aux précédents [95]. Globalement, le risque d'accident thrombotique est de l'ordre de 2 à 4 % par an, deux tiers des cas affectant les réseaux artériels [92]. Les thromboses artérielles se constituent en conjonction avec d'autres facteurs de risque vasculaires et semblent plus fréquentes lorsqu'existe une polynucléose neutrophile [96]. Elles affectent principalement les territoires cérébraux, myocardique, mésentériques. Les thromboses veineuses peuvent affecter tous les territoires, membres inférieurs avec un risque d'embolie pulmonaire, veines et sinus veineux encéphaliques. Mais les thromboses veineuses les plus caractéristiques concernent les veines splanchniques, notamment sus-hépatiques (syndrome de Budd-Chiari), mésentériques ou le tronc porte. Ces thromboses peuvent être révélatrices, même en l'absence d'une élévation importante des valeurs plaquettaires [108]. Les conséquences vasculaires affectent aussi le placenta : près de la moitié des grossesses chez des patientes atteintes de thrombocytémie essentielle avortent spontanément ou engendrent des retards de croissance intra-utérine [114].

Les hémorragies observées dans la thrombocytémie essentielle sont principalement muqueuses, digestives et des voies aériennes supérieures. Leur fréquence est en relation avec l'importance de la thrombocytose, notamment lorsqu'elle dépasse $1\,500 \times 10^9/l$. Cette situation reproduit l'équivalent d'une maladie de von Willebrand (acquise) par augmentation de la clairance des multimères de facteur Willebrand par les plaquettes en excès.

Critères de l'Organisation mondiale de la santé [113]

Le diagnostic est fondé sur la présence de quatre critères :
– thrombocytose persistante au-delà de $450 \times 10^9/l$;
– biopsie ostéomédullaire montrant une prolifération de la lignée mégacaryocytaire avec augmentation du nombre de mégacaryocytes d'aspect mûr et de grande taille ;
– absence des critères de diagnostic de polyglobulie de Vaquez, de myélofibrose primaire, de leucémie myéloïde chronique, de syndrome myélodysplasique ou d'autres néoplasmes myéloïdes ;
– présence de la mutation JAK2V617F ou d'un autre marqueur clonal ou, en son absence, pas d'évidence d'autre cause d'augmentation des plaquettes (Figure S04-P03-C06-14 et voir Figure S04-P02-C10-1).

Bien que constituant un critère du diagnostic selon l'OMS, la réalisation de la biopsie n'est indispensable que chez les sujets jeunes ou en cas de doute pour éliminer un diagnostic différenciel de myélofibrose primaire. Peuvent évoquer précocement cette éventualité certains aspects histologiques, notamment le degré de cellularité [111] et l'expression de la mutation V617F à l'état homozygote [100].

Diagnostic différentiel

La mesure du volume globulaire total, en l'absence de carence martiale, n'est justifiée que si l'hématocrite est supérieur à 45 %. L'absence de myélofibrose en histologie et l'absence de BCR/ABL en biologie moléculaire écartent les autres syndromes myéloprolifératifs dont le début est parfois marqué par une augmentation isolée des plaquettes notamment la myélofibrose primaire, la leucémie myéloïde chronique. L'analyse de l'hémogramme, la recherche de signes de dysplasie, une coloration de Perls et une étude cytogénétique sur la moelle osseuse permettent d'exclure d'autre hémopathies, telles que le syndrome 5q- et certains syndromes mixtes myéloprolifératifs/myélodysplasiques avec thrombocytose (voir Chapitre S04-P03-C05). Il existe également des thrombocytémies familiales, généralement découvertes chez les sujets jeunes et les enfants, dues à des mutations constitutionnelles du gène de la thrombopoïétine ou à des mutations de MPL (en particulier MPLS505N).

Évolution et pronostic

L'évolution de la thrombocytémie essentielle est chronique. La survenue de complications thrombo-emboliques et hémorragiques peut, dans l'ensemble, être réduite par les traitements. En revanche, la possibilité de constitution progressive d'une myélofibrose est inscrite dans son histoire naturelle, ce que suggèrent également les modèles expérimentaux murins par transfert de la mutation V617F. Dans une importante série rétrospective, la proportion des patients vivants à 10 et 15 ans est respectivement de 89 % et de 80 % en l'absence de signe évoquant une myélofibrose débutante, réduite à 76 et 59 % en présence de signes présageant d'une myélofibrose histologique au diagnostic [93]. De même, le risque d'évolution vers une leucémie aiguë est aussi influencé par un aspect préfibrotique : à 10 et 15 ans, cette évolution est observée chez 0,7 et 2,1 % des patients en son absence, chez 5,8 et 11,7 % lorsqu'il est décelable. Le rôle favorisant des traitements cytoréducteurs, en particulier de l'hydroxyurée, n'a pas été établi.

Traitement

Le traitement vise principalement à limiter les risques thrombo-embolique et hémorragique [21], qui dépendent de facteurs liés à la maladie elle-même (précisés dans le paragraphe « Manifestations ») et de facteurs de risque cardiovasculaire associés (tabagisme, diabète, dyslipidémie, obésité, hypertension artérielle) devant être évalués et pris en charge [91, 94].

Risque faible

Chez les patients sans facteur de risque (score 0), une surveillance sans traitement est une option légitime si les plaquettes restent au-

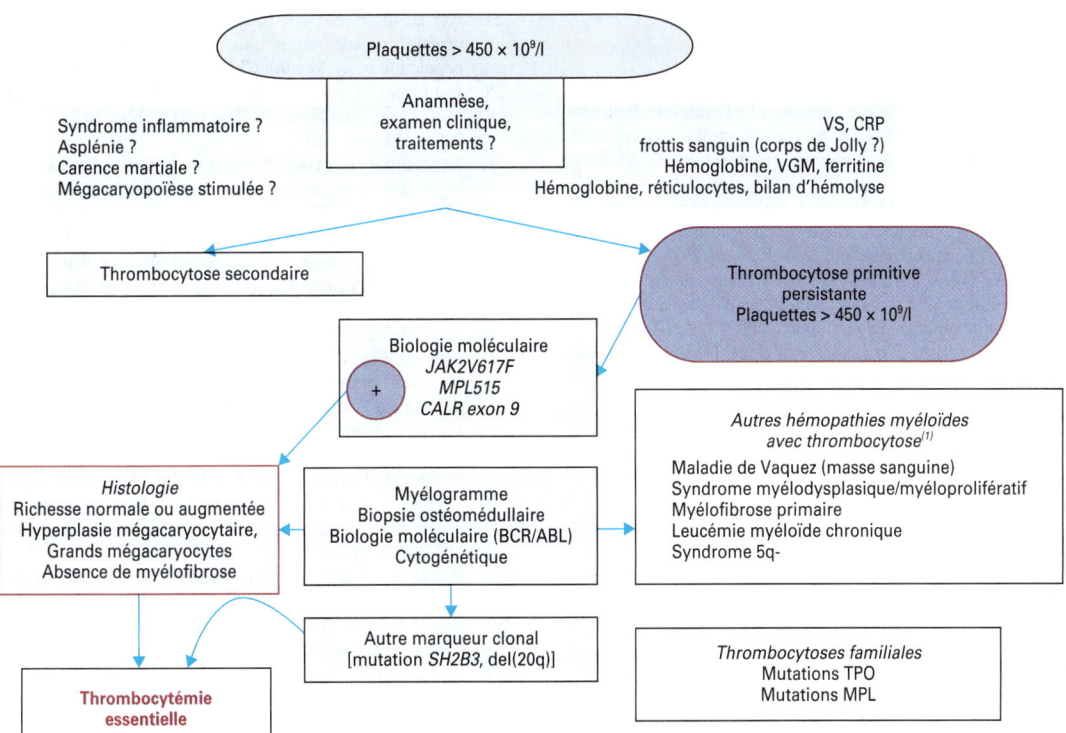

Figure S04-P03-C06-14 Diagnostic de thrombocytémie essentielle. La démarche diagnostique élimine en premier lieu une thrombocytose secondaire. Devant une thrombocytose persistante sans cause évidente, la recherche de mutations de JAK2, MPL ou CALR est effectuée. L'examen de l'hémogramme, du myélogramme, de la biopsie médullaire ainsi que les analyses moléculaires et cytogénétiques permettent d'éliminer les autres hémopathies myéloïdes associées à une thrombocytose primitive. Les mutations acquises de *SH2B3* et les thrombocytoses familiales sont rares. (1) La maladie de Vaquez est évoquée en cas de mutation JAKV617F et de doute sur une augmentation de l'hématocrite : le diagnostic est porté sur l'élévation du volume globulaire total en l'absence de carence martiale. La présence d'une anémie et de signes de dysplasie oriente vers un syndrome 5q- ou un syndrome mixte myéloprolifératif/myéloprolifératif dont le diagnostic repose sur l'étude cytogénétique, le myélogramme et la coloration de Perls. La leucémie myéloïde chronique est évoquée sur l'hémogramme en cas d'hyperleucocytose avec myélémie et basophilie, même discrètes : le diagnostic est porté par la détection du transcrit BCR/ABL. Le diagnostic de myélofibrose au stade préfibrotique doit être écarté, en particulier chez les sujets jeunes, en raison de la différence de pronostic entre les deux entités. La présence d'une splénomégalie, l'existence de déformations érythrocytaires sur le frottis sanguin et l'augmentation des LDH sont des éléments évocateurs. La biopsie ostéomédullaire est alors indispensable pour affirmer le diagnostic.

dessous du seuil de $1\,500 \times 10^9/l$. Certains étendent cette proposition au-delà ce seuil [110]. En revanche, un traitement anti-agrégant par aspirine à faible dose est recommandé en présence d'un ou de plusieurs facteurs de risque (score ≥ 1), et bien sûr, de signes microcirculatoires. D'autres anti-agrégants, comme le clopidogrel, peuvent être utilisés en cas de contre-indication à l'aspirine. Compte tenu du risque hémorragique, le suivi de la numération plaquettaire est essentiel, l'introduction d'un cytoréducteur s'imposant en cas de majoration de la thrombocytose au-delà de $1\,500 \times 10^9/l$, qui contre-indique l'aspirine.

Risque intermédiaire ou élevé

L'objectif chez les patients à haut risque est de réduire la thrombocytose au-dessous de $400 \times 10^9/l$ en utilisant un myélosuppresseur. L'hydroxyurée est un inhibiteur de ribonucléotide réductase, facilement maniable et peu toxique. Les effets secondaires habituels sont une macrocytose, supérieure à 120 μ^3 (invitant à se référer au taux d'hémoglobine et non sur celui des hématies pour la surveillance de l'hémogramme) et des signes cutanéomuqueux (stomatite aphtoïde, mélanonychie, sécheresse cutanée). La perturbation de la spermatogenèse, fréquente, est réversible. Il est contre-indiqué par la grossesse. Une littérature éparse et peu convaincante évoque son rôle dans le développement d'ulcères cutanés : leur mécanisme semble davantage lié à l'état trophique et circulatoire qu'au médicament, et leur cicatrisation est possible sans interruption du traitement. De même, le rôle leucémogène évoqué ne repose sur aucune base robuste. En cas d'intolérance ou de résistance, l'anagrélide (cytoréducteur spécifique de la différenciation mégacaryocytaire terminale, actif par voie orale) [99] ou l'interféron α pégylé hebdomadaire ou bimensuel [107] sont préférables au pipobroman, potentiellement leucémogène. L'interféron α pégylé est recommandé chez les sujets jeunes ayant un projet parental et en cas de grossesse.

Vis-à-vis du risque thrombotique, il est recommandé d'instaurer un traitement anti-agrégant plaquettaire par aspirine à faibles doses s'il existe une symptomatologie microcirculatoire ou des facteurs de risque artériels. En présence d'un accident thrombotique veineux, le traitement anticoagulant ne déroge pas aux modalités habituelles (héparine, antivitamines K). Le maintien de ce traitement au-delà de plusieurs mois peut s'imposer dans certains cas : présence de facteurs de risque spécifiques (thrombophilie), syndrome de Budd-Chiari, thrombophlébite cérébrale.

Bibliographie

Maladie de Vaquez

1. BARBUI T, BAROSI G, BIRGEGARD G et al. European Leukemia Net. Philadelphia-negative classical myeloproliferative neoplasms : critical concepts and management recommendations from European Leukemia Net. J Clin Oncol, 2011, *29* : 761-70.
2. BARBUI T, THIELE J, VANNUCCHI AM, TEFFERI A. Rationale for revision and proposed changes of the WHO diagnostic criteria for polycythemia vera, essential thrombocythemia and primary myelofibrosis. Blood Cancer J, 2015, *5* : e337.
3. DUPONT S, MASSE A, JAMES C et al. The JAK2 617V4F mutation triggers erythropoietin hypersensitivity and terminal erythroid amplification in primary cells from patients with polycythemia vera. Blood, 2007, *110* : 1013-1021.
4. JAMES C, UGO V, LE COUEDIC JP et al. A unique clonal JAK2 mutation leading to constitutive signalling causes polycythaemia vera. Nature, 2005, *434* : 1144-1148.
5. KILADJIAN JJ, CASSINAT B, CHEVRET S et al. Pegylated interferon-alfa-2a induces complete hematologic and molecular responses with low toxicity in polycythemia vera. Blood, 2008, *112* : 3065-3072.
6. PASSAMONTI F, RUMI E, PUNGOLINO E et al. Life expectancy and prognostic factors for survival in patients with polycythemia vera and essential thrombocythemia. Am J Med, 2004, *117* : 755-761.
7. PASSAMONTI F. How I treat polycythemia vera. Blood, 2012, *120* : 275-284.
8. TEFFERI A, SKODA R, VARDIMAN JW. Myeloproliferative neoplasms : contemporary diagnosis using histology and genetics. Nat Rev Clin Oncol, 2009, *6* : 627-637.
9. VAINCHENKER W, DELHOMMEAU F, CONSTANTINESCU SN, BERNARD OA. New mutations and pathogenesis of myeloproliferative neoplasms. Blood, 2011, *118* : 1723-1735.
10. VARDIMAN JW, THIELE J, ARBER DA et al. The 2008 revision of the World Health Organization (WHO) classification of myeloid neoplasms and acute leukemia : rationale and important changes. Blood, 2009, *114* : 937-951.

Leucémie myéloïde chronique

11. ABRUZZESE E, TRAWINSKA MM, PERROTTI AP, DE FABRITIIS P. Tyrosine kinase inhibitors and pregnancy. Mediterr J Hematol Infect Dis, 2014, *6* : e2014028.
12. BACCARANI M, CORTES J, PANE F et al. European Leukemia Net. Chronic myeloid leukaemia : an update of concepts and management recommendations of European Leukemia Net. J Clin Oncol, 2009, *27* : 6041-6051.
13. BACCARANI M, DEININGER MW, ROSTI G et al. European Leukemia Net recommendations for the management of chronic myeloid leukemia. Blood, 2013, *122* : 872-884.
14. BACCARANI M, SAGLIO G, GOLDMAN J et al. European Leukemia Net. Evolving concepts in the management of chronic myeloid leukemia : recommendations from an expert panel on behalf of the European Leukemia Net. Blood, 2006, *108* : 1809-1820.
15. CORTES JE, KIM DW, KANTARJIAN HM et al. Bosutinib versus imatinib in newly diagnosed chronic-phase chronic myeloid leukemia : results from the BELA trial. J Clin Oncol, 2012, *30* : 3486-3492.
16. CROSS NC. Standardisation of molecular monitoring for chronic myeloid leukaemia. Best Pract Res Clin Haematol, 2009, *22* : 355-365.
17. DRUKER BJ, GUILHOT F, O'BRIEN SG et al. Five-year follow-up of patients receiving imatinib for chronic myeloid leukemia. N Engl J Med, 2006, *355* : 2408-2417.
18. DRUKER BJ, TALPAZ M, RESTA DJ et al. Efficacy and safety of a specific inhibitor of the BCR-ABL tyrosine kinase in chronic myeloid leukemia. N Engl J Med, 2001, *344* : 1031-1037.
19. FADERL S, KANTARJIAN HM, TALPAZ M. Chronic myelogenous leukemia : update on biology and treatment. Oncology (Williston Park), 1999, *13* : 169-180.
20. GOLDMAN JM. Chronic myeloid leukemia : a historical perspective. Semin Hematol, 2010, *47* : 302-311.
21. GORRE M, MOHAMMED M, ELLWOOD K et al. Clinical resistance to STI571 cancer therapy caused by BCR-ABL gene mutation or amplification. Science, 2001, *293* : 876-880.
22. GOTTA V, BOUCHET S, WIDMER N et al. Large-scale imatinib dose-concentration-effect study in CML patients under routine care conditions. Leuk Res, 2014, *38* : 764-772.
23. HEHLMANN R, MÜLLER MC, LAUSEKER M et al. Deep molecular response is reached by the majority of patients treated with imatinib, predicts survival, and is achieved more quickly by optimized high-dose imatinib : results from the randomized CML-study IV. J Clin Oncol, 2014, *32* : 415-423.
24. HÖGLUND M, SANDIN F, HELLSTRÖM K et al. Tyrosine kinase inhibitor usage, treatment outcome, and prognostic score in CML : report from the population-based Swedish CML registry. Blood, 2013, *122* : 1284-1292.
25. JAMIESON CH, AILLES LE, DYLLA SJ et al. Granulocyte-macrophage progenitors as candidate leukemic stem cells in blast-crisis CML. N Engl J Med, 2004, *351* : 657-667.
26. KANTARJIAN H, SHAH NP, HOCHHAUS A et al. Dasatinib versus imatinib in newly diagnosed chronic-phase chronic myeloid leukemia. N Engl J Med, 2010, *362* : 2260-2270.
27. KANTARJIAN HM, KIM DW, PINILLA-IBARZ J et al. Efficacy and safety of ponatinib in patients with accelerated phase or blast phase chronic myeloid leukemia or Philadelphia-positive acute lymphoblastic leukemia : 12-month follow-up of the PACE trial. Blood, 2012, *120* : abstract 915.
28. MAHON FX, RÉA D, GUILHOT J et al. Discontinuation of imatinib in patients with chronic myeloid leukaemia who have maintained complete molecular remission for at least 2 years : the prospective, multicentre Stop Imatinib (STIM) trial. Lancet Oncol, 2010, *11* : 1029-1035.
29. MILLOT F, BARUCHEL A, GUILHOT F et al. Imatinib is effective in children with previously untreated chronic myelogenous leukemia in early chronic phase : results of the French national phase IV trial. J Clin Oncol, 2011, *29* : 2827-2832.
30. O'HARE T, EIDE CA, DEININGER MW. Bcr-Abl kinase domain mutations, drug resistance, and the road to a cure for chronic myeloid leukemia. Blood, 2007, *110* : 2242-2249.
31. PIAZZA R, VALLETTA S, WINKELMANN N et al. Recurrent SETBP1 mutations in atypical chronic myeloid leukemia. Nat Genet, 2013, *45* : 18-24.
32. PREUDHOMME C, GUILHOT J, NICOLINI FE et al. Imatinib plus peginterferon alfa-2a in chronic myeloid leukemia. N Engl J Med, 2010, *363* : 2511-2521.
33. REA D, ETIENNE G, NICOLINI F et al. First-line imatinib mesylate in patients with newly diagnosed accelerated phase-chronic myeloid leukemia. Leukemia, 2012, *26* : 2254-2259.
34. ROUSSELOT P, CHARBONNIER A, CONY-MAKHOUL P et al. Loss of major molecular response as a trigger for restarting tyrosine kinase inhibitor therapy in patients with chronic-phase chronic myelogenous leukemia who have stopped imatinib after durable undetectable disease. J Clin Oncol, 2014, *32* : 424-430.
35. ROUSSELOT P, CONY-MAKHOUL P, NICOLINI F et al. Long-term safety and efficacy of imatinib mesylate (Gleevec®) in elderly patients with chronic phase chronic myelogenous leukemia : results of the AFR04 study. Am J Hematol, 2013, *88* : 1-4.
36. ROUSSELOT P, HUGUET F, REA D et al. Imatinib mesylate discontinuation in patients with chronic myelogenous leukemia in complete molecular remission for more than 2 years. Blood, 2007, *109* : 58-60.
37. SAGLIO G, KIM DW, ISSARAGRISIL S et al. Nilotinib versus imatinib for newly diagnosed chronic myeloid leukemia. N Engl J Med, 2010, *362* : 2251-2259.
38. SAUSSELE S, LAUSEKER M, GRATWOHL A et al. Allogeneic hematopoietic stem cell transplantation (allo-SCT) for chronic myeloid leukemia in the imatinib era : evaluation of its impact within a subgroup of the randomized German CML study IV. Blood, 2010, *115* : 1880-1885.
39. VARDIMAN JW, MELO JV, BACCARANI M, THIELE J. Chronic myelogenous leukemia BCR-ABL1 positive. In : SH Swerdlow, E Campo, NL Harris et al. WHO classification of tumors of hematopoietic and lymphoid tissues. Lyon, IARC, 2008 : 32-37.

Myélofibrose primaire

40. BARBUI T, THIELE J, VANNUCCHI AM, TEFFERI A. Rationale for revision and proposed changes of the WHO diagnostic criteria for polycythemia vera, essential thrombocythemia and primary myelofibrosis. Blood Cancer J, 2015, *5* : e337.
41. BABUSHOK D, HEXNER E. Allogeneic transplantation for myelofibrosis : for whom, when, and what are the true benefits ? Curr Opin Hematol, 2014, *21* : 114-122.
42. BARBUI T, BAROSI G, BIRGEGARD G et al. European Leukemia Net. Philadelphia-negative classical myeloproliferative neoplasms : critical concepts and management recommendations from European Leukemia Net. J Clin Oncol, 2011, *29* :761-770.
43. CERVANTES F, DUPRIEZ B, PEREIRA A et al. New prognostic scoring system for primary myelofibrosis based on a study of the International Working Group for Myelofibrosis Research and Treatment. Blood, 2009, *113* : 2895-2901.
44. GUERMAZI A, DE KERVILER É, CAZALS-HATEM D et al. Imaging findings in patients with myelofibrosis. Eur Radiol, 1999, *9* : 1366-1375.
45. JAMES C, UGO V, LE COUEDIC JP et al. A unique clonal JAK2 mutation leading to constitutive signalling causes polycythaemia vera. Nature, 2005, *434* : 1144-1148.
46. KLAMPFL T, GISSLINGER H, HARUTYUNYAN A et al. Somatic mutations of calreticulin in myeloproliferative neoplasms. N Engl J Med, 2013, *369* : 2379-2390.

47. METCALFE DD. Mast cells and mastocytosis. Blood, 2008 *112* : 946-956.
48. NANGALIA J, MASSIE CE, BAXTER EJ et al. Somatic CALR mutations in myeloproliferative neoplasms with nonmutated JAK2. N Engl J Med, 2013, *369* : 2157-2160.
49. PARDANANI AD, LEVINE RL, LASHO T et al. MPL515 mutations in myeloproliferative and other myeloid disorders : a study of 1182 patients. Blood, 2006, *108* : 3472-3476.
50. PASSAMONTI F, CERVANTES F, VANNUCCHI AM et al. A dynamic prognostic model to predict survival in primary myelofibrosis : a study by the IWG-MRT (International Working Group for Myeloproliferative Neoplasms Research and Treatment). Blood, 2010, *115* : 1703-1708.
51. PASSAMONTI F, MAFFIOLI M, CERVANTES F et al. Impact of ruxolitinib on the natural history of primary myelofibrosis : a comparison of the DIPSS and the COMFORT-2 cohorts. Blood, 2014, *123* : 2157-2160.
52. SCOTT IC, POYNTON CH. Polycythaemia rubra vera and myelofibrosis with spinal cord compression. J Clin Pathol, 2008, *61* : 681-683.
53. TEFFERI A. How I treat myelofibrosis. Blood, 2011, *117* :3 494-3504.
54. THIELE J, KVASNICKA HM, MÜLLAUER L et al. Essential thrombocythemia versus early primary myelofibrosis : a multicenter study to validate the WHO classification. Blood, 2011, *117* : 5710-5718.
55. VAINCHENKER W, DELHOMMEAU F, CONSTANTINESCU SN, BERNARD OA. New mutations and pathogenesis of myeloproliferative neoplasms. Blood, 2011, *118* : 1723-1735.
56. VARDIMAN JW, THIELE J, ARBER DA et al. The 2008 revision of the World Health Organization (WHO) classification of myeloid neoplasms and acute leukemia : rationale and important changes. Blood, 2009, *114* : 937-951.

Mastocytoses de l'adulte

57. ALEXANDER RR. Disodium-cromoglycate in the treatment of systemic mastocytosis involving only bone. Acta Haematologica, 1985, *74* : 108-110.
58. BARETE S, ASSOUS N, DE GENNES C et al. Systemic mastocytosis and bone involvement in a cohort of 75 patients. Ann Rheum Dis, 2010, *69* : 1838-1841.
59. BIBI S, LANGENFELD F, JEANNINGROS S et al. Molecular defects in mastocytosis : KIT and beyond KIT. Immunol Allergy Clin North Am, 2014, *34* : 239-262.
60. BÖHM A, FODINGER M, WIMAZAL F et al. Eosinophilia in systemic mastocytosis : clinical and molecular correlates and prognostic significance. J Allergy Clin Immunol, 2007, *120* : 192-199.
61. BOUCHELOUCHE K, NORDLING J, HALD T, BOUCHELOUCHE P. The cysteinyl leukotriene D_4 receptor antagonist montelukast for the treatment of interstitial cystitis. J Urol 2001, *166* : 1734-1737.
62. CASASSUS P, CAILLAT-VIGNERON N, MARTIN A et al. Treatment of adult systemic mastocytosis with interferon-alpha : results of a multicentre phase II trial on 20 patients. Br J Haematol, 2002, *119* : 1090-1097.
63. CASTELLS M. Mast cell mediators in allergic inflammation and mastocytosis. Immunol Allergy Clin North Am, 2006, *26* : 465-85.
64. CRAWHALL JC, WILKINSON RD. Systemic mastocytosis : management of an unusual case with histamine (H_1 and H_2) antagonists and cyclooxygenase inhibition. Clin Investig Med, 1987, *10* : 1-4.
65. DAMAJ G, JORIS M, CHANDESRIS O et al. ASXL1 but not TET2 mutations adversely impact overall survival of patients suffering systemic mastocytosis with associated clonal hematologic non-mast-cell diseases. PLoS One, 2014, *9* : e85362.
66. DAMAJ G, BERNIT E, GHEZ D et al. Thalidomide in advanced mastocytosis. Br J Haematol 2008, *141* : 249-253.
67. DROOGENDIJK HJ, KLUIN-NELEMANS HJ, VAN DOORMAAL JJ et al. Imatinib mesylate in the treatment of systemic mastocytosis : a phase II trial. Cancer, 2006, *107* : 345-351.
68. FRANCÈS C, BOISNIC S, BELAICHE J et al. [Malignant systemic mastocytosis with skin-lesions as telangiectasia-macularis eruptiva-perstans.] Ann Dermatol Vénéréol, 1987, *114* : 1379-1381.
69. GEORGIN-LAVIALLE S, MOURA DS, BRUNEAU J et al. Leukocyte telomere length in mastocytosis : correlations with depression and perceived stress. Brain Behav Immun, 2014, *35* : 51-57.
70. GEORGIN-LAVIALLE S, LHERMITTE L, SUAREZ F et al. Mast cell leukemia : identification of a new c-Kit mutation, dup(501-502), and response to Masitinib, a c-Kit tyrosine kinase inhibitor. Eur J Haematol, 2012, *89* : 47-52.
71. GEORGIN-LAVIALLE S AGUILAR C, GUIEZE R et al. Mast cell sarcoma, a rare and aggressive entity : report of 2 cases and review of the literature. J Clin Onc, 2013, *31* : e90-e97.
72. GOTLIB J, KLUIN-NELEMANS HC, GEORGE TI et al. KIT inhibitor midostaurin in patients with advanced systemic mastocytosis : results of a planned interim analysis of the global CPKC412D2201 trial. Blood (ASH annual meeting abstracts), 2012, *120* : abstract 799.
73. GUILLAUME N, DESOUTTER J, CHANDESRIS O et al. Bone complications of mastocytosis : a link between clinical and biological characteristics. Am J Med, 2013, *126* : 75.e1-75.e7.
74. HANSSENS K, BRENET F, AGOPIAN J et al. SRSF2-p95 hotspot mutation is highly associated with advanced forms of mastocytosis and mutations in epigenetic regulator genes. Haematologica, 2014, *99* : 830-835.
75. HERMINE O, LORTHOLARY O, LEVENTHAL PS et al. Case-control cohort study of patients' perceptions of disability in mastocytosis. PLoS One, 2008, *3* : e2266.
76. HORNY HP, SOTLAR K, SPERR WR, VALENT P. Systemic mastocytosis with associated clonal haematological non-mast cell lineage diseases : a histopathological challenge. J Clin Pathol, 2004, *57* : 604-608.
77. KOUTSOVITIPAPADOPOULOU M, KOUNENIS G, ELEZOGLOU V, KOKOLIS N. Effect of cimetidine on the histamine and dimaprit induced responses on the Guinea-pig ileum during development. Gen Pharmacol, 1993, *24* : 1021-1026.
78. LANTERNIER F, COHEN-AKENINE A, PALMERINI F et al. Phenotypic and genotypic characteristics of mastocytosis according to the age of onset. PLoS One, 2008; *3* : e1906.
79. LIM KH, TEFFERI A, LASHO TL et al. Systemic mastocytosis in 342 consecutive adults : survival studies and prognostic factors. Blood, 2009, *113* : 5727-5736.
80. METCALFE DD. Mast cells and mastocytosis. Blood, 2008, *112* : 946-956.
81. MOURA DS, SULTAN S, GEORGIN-LAVIALLE S et al. Depression in patients with mastocytosis : prevalence, features and effects of masitinib therapy. PLoS One, 2011, *6* : e26375.
82. PAUL C, SANS B, SUAREZ F et al. Masitinib for the treatment of systemic and cutaneous mastocytosis with handicap : a phase 2a study. Am J Hematol, 2010, *85* : 921-925.
83. PURTILL D, COONEY J, SINNIAH R et al. Dasatinib therapy for systemic mastocytosis : four cases. Eur J Haematol, 2008, *80* : 456-458.
84. ROTH TM. Interstitial cystitis in a woman with systemic mastocytosis. Int Urogynecol J Pelvic Floor Dysfunct, 2007, *18* : 963-965.
85. SCHWAAB J, SCHNITTGER S, SOTLAR K et al. Comprehensive mutational profiling in advanced systemic mastocytosis. Blood, 2013, *122* : 2460-2466.
86. SOKOL H, GEORGIN-LAVIALLE S, GRANDPEIX-GUYODO C et al. Gastrointestinal involvement and manifestations in systemic mastocytosis. Inflamm Bowel Dis, 2010, *16* : 1247-1253.
87. SOUCIE E, HANSSENS K, MERCHER T et al. In aggressive forms of mastocytosis, TET2 loss cooperates with c-KIT D816V to transform mast cells. Blood, 2012, *120* : 4846-4849.
88. SWERDLOW SH, CAMPO E, HARRIS N et al. WHO Classification of tumours of haematopoietic and lymphoid tissues, 4th ed. Lyon, IARC, 2008.
89. USTUN C, REITER A, SCOTT BL et al. Hematopoietic stem-cell transplantation for advanced systemic mastocytosis. J Clin Oncol, 2014, *32* : 3264-3274.
90. VALENT P, AKIN C, AROCK M et al. Definitions, criteria and global classification of mast cell disorders with special reference to mast cell activation syndromes : a consensus proposal. Int Arch Allergy Immunol, 2012, *157* : 215-225.

Thrombocythémie essentielle

91. BARBUI T, BAROSI G, BIRGEGARD G et al. European LeukemiaNet. Philadelphia-negative classical myeloproliferative neoplasms : critical concepts and management recommendations from European Leukemia Net. J Clin Oncol, 2011, *29* :761-770.
92. BARBUI T, FINAZZI G, CAROBBIO A et al. Development and validation of an international prognostic score of thrombosis in World Health Organization : essential thrombocythemia (IPSET-thrombosis). Blood, 2012, *120* : 5128-5133.
93. BARBUI T, THIELE J, PASSAMONTI F et al. Survival and disease progression in essential thrombocythemia are significantly influenced by accurate morphologic diagnosis : an international study. J Clin Oncol, 2011, *29* : 3179-3184.
94. BEER PA, ERBER WN, CAMPBELL PJ, GREEN AR. How I treat essential thrombocythemia. Blood, 2011, *117* : 1472-1482.
95. CAMPBELL PJ, MACLEAN C, BEER PA et al. Correlation of blood counts with vascular complications in essential thrombocythemia : analysis of the prospective PT1 cohort. Blood 2012, *120* :1409-1411.
96. CAROBBIO A, THIELE J, PASSAMONTI F et al. Risk factors for arterial and venous thrombosis in WHO-defined essential thrombocythemia : an international study of 891 patients. Blood, 2011, *117* : 5857-5859.
97. ELLIOTT MA, TEFFERI A. Thrombosis and haemorrhage in polycythaemia vera and essential thrombocythaemia. Br J Haematol, 2005, *128* : 275-290.
98. GIONA F, TEOFILI L, MOLETI ML et al. Thrombocythemia and polycythemia in patients younger than 20 years at diagnosis : clinical and biologic features, treatment, and long-term outcome. Blood, 2012, *119* : 2219-2227.

99. Gisslinger H, Gotic M, Holowiecki J et al. Anagrelide compared with hydroxyurea in WHO-classified essential thrombocythemia : the ANAHYDRET study, a randomized controlled trial. Blood, 2013, *121* :1720-1728.
100. Hussein K, Bocka O, Theophilea et al. JAK2V617F allele burden discriminates essential thrombocythemia from a subset of prefibrotic-stage primary myelofibrosis. Exp Hematol, 2009, *37* :1186-1193.
101. James C, Ugo V, Le Couedic JP et al. A unique clonal JAK2 mutation leading to constitutive signalling causes polycythaemia vera. Nature. 2005, *434* :1144-1148.
102. Klampfl T, Gisslinger H, Harutyunyan A et al. Somatic mutations of calreticulin in myeloproliferative neoplasms. N Engl J Med, 2013, *369* : 2379-2390.
103. Michiels JJ, Berneman Z, Schroyens W et al. Platelet-mediated thrombotic complications in patients with ET : reversal by aspirin, platelet reduction, and not by coumadin. Blood Cells Mol Dis, 2006, *36* :199-205.
104. Nangalia J, Massie CE, Baxter EJ et al, Somatic CALR mutations in myeloproliferative neoplasms with nonmutated JAK2. N Engl J Med, 2013, 369 : 2391-2405.
105. Pardanani AD, Levine RL, Lasho T et al. MPL515 mutations in myeloproliferative and other myeloid disorders : a study of 1182 patients. Blood 2006, *108* : 3472-3476.
106. Pielasinski U, Haro R, Santonja C. Essential thrombocythemia presenting as localized livedo reticularis. Am J Dermatopathol, 2013, *35* : e22-e25.
107. Quintas-Cardama A, Kantarjian H, Manshouri T et al. Pegylated interferon alfa-2a yields high rates of hematologic and molecular response in patients with advanced essential thrombocythemia and polycythemia vera. J Clin Oncol, 2009, *27* : 5418-5424.
108. Smalberg JH, Arends LR, Valla DC et al. Myeloproliferative neoplasms in Budd-Chiari syndrome and portal vein thrombosis : a meta-analysis. Blood, 2012, *120* : 4921-4928.
109. Tefferi A, Barbui T. Personalized management of essential thrombocythemia : application of recent evidence to clinical practice. Leukemia, 2013, *27* : 1617-1620.
110. Tefferi A, Gangat N, Wolanskyj AP. Management of extreme thrombocytosis in otherwise low-risk essential thrombocythemia ; does number matter ? Blood, 2006, *108* : 2493-2494.
111. Thiele J, Kvasnicka HM, Müllauer L et al. Essential thrombocythemia versus early primary myelofibrosis : a multicenter study to validate the WHO classification. Blood, 2011, *117* : 5710-5718.
112. Vainchenker W, Delhommeau F, Constantinescu SN, Bernard OA. New mutations and pathogenesis of myeloproliferative neoplasms. Blood, 2011, *118* : 1723-1735.
113. Vardiman JW, Thiele J, Arber DA et al. The 2008 revision of the World Health Organization (WHO) classification of myeloid neoplasms and acute leukemia : rationale and important changes. Blood, 2009, *114* : 937-951.
114. Wright CA, Tefferi A. A single institutional experience with 43 pregnancies in essential thrombocythemia. Eur J Haematol, 2001, *66* :152-159.

Toute référence à cet article doit porter la mention : Delhommeau F (Maladie de Vaquez), Rousselot P (Leucémie myéloïde chronique), Delhommeau F (Myélofibrose primaire), Damaj G, Chandesris MO, Hermine O (Mastocytoses de l'adulte), Delhommeau F (Thrombocytémie essentielle). Syndromes myéloprolifératifs. *In* : L Guillevin, L Mouthon, H Lévesque. Traité de médecine, 5ᵉ éd. Paris, TdM Éditions, 2018-S04-P03-C06 : 1-25.

Chapitre S04-P03-C07

Érythrocytoses héréditaires

BETTY GARDIE, SYLVIE HERMOUET ET FRANÇOIS GIRODON

L'érythrocytose, ou polyglobulie, est évoquée par des valeurs d'hémoglobine supérieures à 18,5 g/dl chez l'homme et 16,5 g/dl chez la femme, et d'hématocrite supérieures à 52 % chez l'homme et 48 % chez la femme. Elle doit être confirmée par l'augmentation du volume total des hématies (> 125 % de la valeur normale) en utilisant une technique isotopique (*voir* Chapitre S04-P02-C02).

Les polyglobulies résultent d'une érythropoïèse excessive. La distinction classique entre polyglobulie primitive (maladie de Vaquez) et formes secondaires (celles dépendant d'une cause identifiable), est aujourd'hui renforcée par une meilleure connaissance des mécanismes physiopathologiques. La première résulte d'une activation intrinsèque de la voie de signalisation (mutation de la Janus kinase 2) indépendante de toute stimulation externe du récepteur de l'érythropoïétine (EPO), les formes secondaires répondent à un excès de synthèse d'érythropoïétine approprié (par hypoxie) ou inapproprié (indépendant de toute hypoxie). Dans ces formes secondaires la polyglobulie peut être acquise ou résulter d'anomalies génétiques héréditaires (cas rares) [3, 7, 8]. On parle dans ce dernier cas d'érythrocytoses (ECYT) familiales, ces dernières constituant l'objet de ce chapitre. Sommairement, ces anomalies affectent le récepteur de l'EPO des progéniteurs érythroblastiques, la régulation de la synthèse d'EPO par les cellules péritubulaires rénales, ou les capacités de transport de l'oxygène par l'hémoglobine

Érythrocytose primaire héréditaire [5]

L'érythrocytose primaire héréditaire est également connue sous le nom de polyglobulie primaire congénitale et familiale (PFCP pour *primary familial and congenital polycythaemia*). L'érythrocytose est ici la conséquence d'une mutation germinale à l'état hétérozygote du gène codant le récepteur à l'EPO (*EPOR*) (OMIM 133171 ; locus 19p13.2), un membre de la famille des récepteurs de cytokines. *EPOR* est constitué de huit exons et code une protéine de 508 acides aminés. La première mutation dans le gène *EPOR* a été identifiée chez un champion olympique de ski de fond finlandais et ving-neuf membres de sa famille [5]. Par la suite, plus de vingt-deux variants hétérozygotes ont été décrits. Toutes ces mutations sont de type « tronquantes » ou « changement de cadre de lecture » et sont situées dans l'exon 8 qui code le domaine C-terminal régulateur négatif de la protéine. Ces mutations sont de type « gain de fonction » car elles entraînent la perte de rétrocontrôle négatif du signal de transduction et entraînent une prolifération anormalement élevée des cellules progénitrices hématopoïétiques (détail de la voie de signalisation de l'EPO, Figure S04-P03-C07-1). Les patients atteints d'une érythrocytose primaire sont généralement asymptomatiques mais peuvent parfois présenter des symptômes mineurs (maux de tête, lipothymie, épistaxis, prurit à l'eau chaude), voire sévères (hypertension artérielle, thrombose veineuse profonde, hémorragie intracérébrale, infarctus du myocarde). La concentration plasmatique d'EPO est inférieure à la normale et la croissance des progéniteurs érythroïdes in vitro ne requiert que de faibles concentrations d'EPO (hypersensibilité), ce profil pouvant être source de confusion avec une polyglobulie de Vaquez. Chez la majorité des patients, les troubles sont contrôlés par des phlébotomies visant à maintenir l'hématocrite à un niveau proche de la normale.

Érythrocytoses héréditaires par hyperaffinité de l'hémoglobine pour l'oxygène

Hémoglobines hyperaffines

Le premier défaut moléculaire associé à une érythrocytose congénitale a été décrit par Samuel Charache en 1966 [4]. Cette étude a révélé, chez quinze membres d'une même famille qui présentaient une augmentation de la concentration d'hémoglobine, un profil électrophorétique anormal de l'hémoglobine. Une analyse de la courbe de dissociation de l'oxygène a révélé une affinité accrue de cette hémoglobine pour l'oxygène. Une mutation germinale dans le gène *HBA* (*HBA*-p.Leu92Arg) a été identifiée et dénommée par la suite Hb Chesapeake. Depuis lors, plus de 100 mutations à transmission dominante ont été décrites dans les gènes de la globine, la majorité étant présentes au locus *HBB* [12]. La plupart des variants décrits jusqu'à présent sont des mutations de type « substitution » localisées dans l'une des trois régions qui jouent un rôle fonctionnel majeur :
– l'interface $\alpha_1\beta_2$;
– l'extrémité C-terminale de la chaîne β ;
– le site de liaison au 2,3-diphosphoglycérate (2,3-DPG).

Ces variants de l'hémoglobine engendrent tous une augmentation de l'affinité pour l'oxygène, la quantité d'oxygène délivrée au niveau des tissus est donc diminuée ce qui entraîne, par un effet de compensation, une stimulation de la production de globules rouges. Tous les variants de l'hémoglobine décrits sont répertoriés dans une base complète et actualisée, Hb Var (http://globin.bx.psu.edu/hbvar/menu.html).

Le taux d'hémoglobine est modérément élevé, ne dépassant habituellement pas 20 g/dl. La P_{50} (pression partielle en oxygène qui correspond à une saturation de l'hémoglobine de 50 %) est basse, généralement inférieure à 23 à 25 mmHg. Ces variants peuvent être décelés par leur migration électrophorétique anormale, mais certains sont électrophorétiquement silencieux. Ces patients sont généralement asymptomatiques mais développent parfois des signes d'hyperviscosité sanguine et des épisodes thrombo-emboliques. Il existe une incidence élevée d'avortements spontanés chez les femmes suite à une oxygénation insuffisante du fœtus. Les traitements par phlébotomie ne sont à envisager que lors de manifestations symptomatiques importantes car l'érythrocytose chez ces patients compense une hypoxie tissulaire. En cas de signe d'hypoxie sévère, il est envisageable de recourir à des saignées compensées par transfusions.

Déficit en diphosphoglycérate mutase [11]

Le gène *BPGM* (OMIM 613896 ; locus 7q33) code une enzyme responsable de la synthèse du 2,3-DPG (diphosphoglycérate) qui joue un rôle majeur dans la régulation dans l'affinité de l'hémoglobine pour l'oxy-

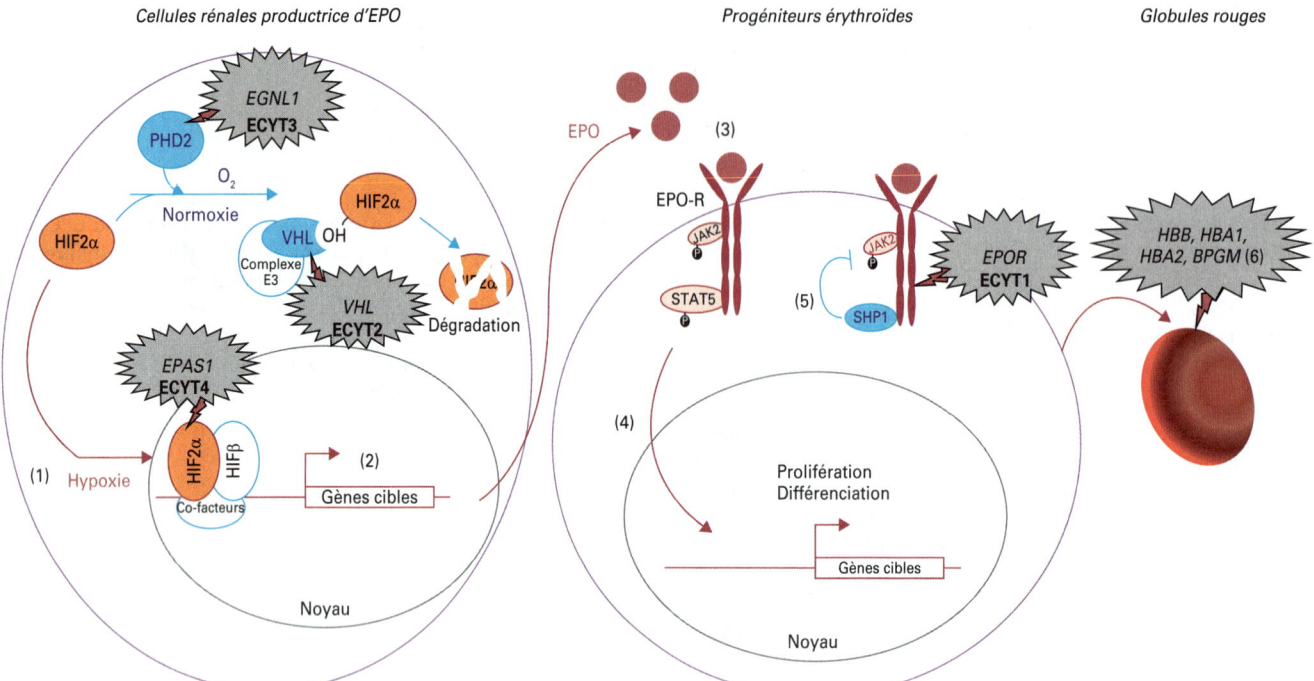

Figure S04-P03-C07-1 Voies de régulation de la production de globules rouges et anomalies conduisant à une érythrocytose. (1) Lorsque la concentration en oxygène diminue, la protéine HIF2α est stabilisée. (2) HIF2α forme un facteur de transcription actif et induit la synthèse de nombreux gènes, dont l'érythropoïétine (EPO), dans les fibroblastes interstitiels du rein. (3) L'EPO va ensuite stimuler la prolifération des cellules souches précurseurs des hématies au niveau de la moelle osseuse. L'EPO lie son récepteur EPO-R à la surface des cellules érythroïdes et entraîne une cascade de phosphorylation. La protéine JAK2 (Janus kinase 2) est autophosphorylée et phosphoryle à son tour les tyrosines situées dans la région cytoplasmique du récepteur de l'EPO. Ces tyrosines agissent comme un point d'ancrage pour de nombreuses protéines régulatrices positives, comme la protéine STAT5 (*signal transducer and activator of transcription factor 5*), la sous-unité régulatrice du phosphatidyl inositol p85a et la tyrosine kinase Lyn. (4) Suite à sa fixation à EPO-R phosphorylé, STAT5 s'homodimérise et subit une translocation dans le noyau où elle va entraîner la transcription de nombreux gènes impliqués dans la prolifération des précurseurs érythroïdes et la production de globules rouges. (5) Les tyrosines phosphorylées du domaine C-terminal du récepteur de l'EPO servent également de point d'ancrage à des protéines inhibitrices du signal : SHP-1 (*Src homology region 2 domain-containing phosphatase 1*), CIS (*cytokine inducible Src homology 2 containing proteins*) ou SOCS (*suppressors of cytokin signaling*). Environ 30 minutes après la fixation de l'EPO, la protéine SHP1 est recrutée au niveau du récepteur et déphosphoryle celui-ci ainsi que JAK2. Le récepteur est ensuite ubiquitiné puis dégradé dans le protéasome. (6) Les mutations engendrant une hyperaffinité de l'hémoglobine pour l'oxygène sont celles qui altèrent la structure de l'hémoglobine (HBB, HBA1, HBA2) et celles qui diminuent la production de 2,3-phosphoglycérate (BPBM). Des mutations germinales dans les gènes codant certains acteurs de ces voies de signalisation sont responsables d'érythrocytoses familiales (ECYT). Les gènes dont les mutations sont responsables de polyglobulies congénitales figurent dans les zones grisées (*voir* texte).

gène. Le 2,3-DPG est un produit généré dans le globule rouge en parallèle à la glycolyse anaérobie (shunt de Luebering-Rapoport). Il interagit avec la sous-unité β de globine, ce qui entraîne une modification allostérique et une diminution de l'affinité de l'hémoglobine pour l'oxygène, et ainsi une augmentation de la libération d'oxygène au niveau des tissus. Les mutations dans le gène *BPGM* sont très rares avec seulement trois variants décrits. Ces mutations sont de type « perte de fonction » (mutations faux sens). Elles entraînent une synthèse réduite de 2,3-DPG et une augmentation de l'affinité de l'hémoglobine pour l'oxygène.

Anomalies dans la voie de régulation de l'hypoxie

Voie de régulation de l'hypoxie (*voir* Figure S04-P03-C07-1)

L'acteur majeur de l'adaptation à la diminution de la concentration en oxygène (hypoxie) est le facteur de transcription HIF (*hypoxia inducible factor*). Il s'agit d'un facteur de transcription hétérodimérique (α/β) dont la sous-unité β (HIF1β/ARNT) est exprimée de façon constitutive et la sous-unité α (HIF1α ou HIF2α) est étroitement régulée, principalement par des modifications post-traductionnelles. En présence d'oxygène, la sous-unité α de HIF est hydroxylée par des dioxygénases : les prolyl hydroxylases (PHD1, 2 et 3) et l'asparagine hydroxylase FIH (*factor inhibiting HIF*). Les prolyl-hydroxylases contrôlent l'hydroxylation de deux résidus proline de HIFα qui permettent la fixation de la protéine VHL (von Hippel-Lindau). VHL est la sous-unité de reconnaissance du substrat d'un complexe multiprotéique ubiquitine ligase E3 qui, par ubiquitination, entraîne la dégradation de HIFα dans le protéasome. En présence d'oxygène, HIFα est donc dégradé via l'action interconnectée des protéines PHD et VHL. Dans la famille des prolyl-hydroxylases, PHD2 joue un rôle prépondérant dans la régulation de l'expression de HIF1α. La dioxygénase FIH hydroxyle une asparagine de HIFα qui inhibe la fixation du co-activateur p300/CBP. En absence d'oxygène, les activités hydroxylases sont inhibées et la sous-unité HIFα est stabilisée et capable de fixer HIF1β dans le noyau. Le facteur de transcription HIF actif induit alors la transcription de gènes qui possèdent une séquence consensus *hypoxia responsive element* (HRE). On estime à plus de 200 le nombre de gènes régulés par HIF sachant que ceux-ci diffèrent selon la sous-unité α qui compose le facteur et selon le type cellulaire. Les gènes cibles de HIF jouent un rôle dans de multiples processus biologiques comme l'érythropoïèse (l'EPO a été le premier gène cible décrit), l'angiogenèse, le métabolisme du glucose, la survie cellulaire, l'autophagie, etc.

Mutations dans le gène VHL (ECYT2) (*voir* Figure S04-P03-C07-1)

Le gène suppresseur de tumeur *VHL* (OMIM 608537) est situé au locus 3p25.3. Des mutations germinales hétérozygotes du gène *VHL* ont d'abord été décrites en association à la maladie de von Hippel-Lindau qui prédispose au développement de multiples tumeurs (hémangioblastomes du système nerveux central et de la rétine, phéochromocytomes, carcinome rénal à cellules claires, tumeurs neuro-endocrines du pancréas, tumeurs du sac endolymphatique) [10]. Cependant, un autre phénotype a été décrit en 2002 chez des patients atteints uniquement de polyglobulie congénitale, en République de Chuvash (république de l'ancienne URSS où la consanguinité est élevée). Ces patients présentent des concentrations d'EPO sérique normale ou élevée. La polyglobulie s'accompagne fréquemment de céphalées, d'asthénie, d'hypertension pulmonaire, d'angiomes vertébraux et de varices. La médiane de survie est plus faible que celle de la population normale, due un risque élevé de mortalité par accidents vasculaires cérébraux et thromboses. Aucune tumeur n'a été décrite chez ces patients.

Il s'agit d'une maladie autosomique récessive, les malades étant porteurs d'une mutation homozygote germinale du gène VHL : c.598C>T, p.Arg200Trp (R200W). Une grande cohorte de patients de l'île d'Ischia et quatre familles du Pakistan et du Bangladesh ont ensuite été identifiées comme porteuses de cette mutation et une étude a montré l'existence d'un effet fondateur. Depuis, d'autres mutations dans le gène VHL ont été découvertes chez des individus polyglobuliques, à l'état homozygote, hétérozygote ou hétérozygote composite (parfois en association à la mutation R200W). Les personnes hétérozygotes pour la mutation R200W ne présentent aucun signe clinique hormis deux cas d'érythrocytose et deux patients qui ont développé des hémangioblastomes du système nerveux central.

La polyglobulie de Chuvash [1] est une érythrocytose secondaire mais elle présente une caractéristique des polyglobulies primitives : les progéniteurs érythroïdes possèdent une sensibilité accrue à l'EPO lors de leur culture in vitro. La protéine qui pourrait être mise en cause dans ce phénomène est un partenaire de VHL : SOCS1 (*suppressor of cytokine signaling 1*). La fixation de VHL à SOCS1 entraîne la formation d'un complexe ubiquitine ligase E3 capable de fixer et d'ubiquitiner la protéine JAK2. Le mutant VHL-R200W a perdu la capacité de fixer SOCS1 et la protéine JAK2 n'est plus ubiquitinée et dégradée dans le protéasome. Cette stabilisation de JAK2 entraîne une activation de la voie de signalisation de l'EPO, indépendamment de la présence d'EPO.

Mutations dans le gène PHD2/EGLN1 (ECYT3) (voir Figure S04-P03-C07-1)

PHD2 est codée par le gène *EGLN1* (OMIM 606425), situé sur le chromosome 1q42.1 et composé de cinq exons. Les mutations germinales du gène *EGLN1* sont à l'état hétérozygote et sont de type « perte de fonction » (faux sens, non-sens, changement du cadre de lecture).

Les premières mutations ont été décrites en 2006 [9] et, depuis, plus d'une vingtaine de mutations ont été décrites [6]. L'étude fonctionnelle de ces mutants a mis en évidence un défaut de fixation des mutants PHD2 à HIF et une diminution de leur activité hydroxylase (*voir* Figure S04-P03-C07-1). Les patients sont généralement asymptomatiques mais des cas d'accidents thrombotiques ont été décrits chez certains patients et, dans de rares cas, les patients présentent des paragangliomes ou des phéochromocytomes.

Mutations dans le gène HIF2A/ EPAS1 (ECYT4) (voir Figure S04-P03-C07-1)

Le gène *EPAS1* (OMIM 603349) code le facteur de transcription HIF2α. Il est localisé sur le chromosome 2p21 et contient seize exons. La première mutation dans le gène *HIF2A* a été décrite en 2008 dans une famille de patients polyglobuliques sur trois générations. Depuis, d'autres mutations ont été identifiées. Il s'agit toujours de mutations germinales faux sens à l'état hétérozygote de type « gain de fonction ».

Les études fonctionnelles ont mis en évidence que les protéines HIF2α mutées se lient plus faiblement à PHD2. HIF2α muté est donc moins hydroxylé et se fixe moins efficacement à pVHL ce qui entraîne sa stabilisation. De plus, l'induction des gènes cibles de HIF, dont l'EPO, est considérablement augmentée par les mutations. Notons que ces mutations sont situées dans la même région d'acides aminés autour de la proline 531 qui est hydroxylée par PHD2. Les patients décrits avec une mutation du gène *HIF2A* présentent une polyglobulie associée à une forte concentration d'EPO et la plupart d'entre eux ont présenté des troubles thrombo-emboliques récidivants (thromboses, infarctus, hypertension pulmonaire). Le développement de paragangliomes est parfois associé aux mutations germinales du gène *EPAS1*.

Mutations de la voie de régulation de l'hypoxie et risque de développement de tumeurs

L'hypoxie joue un rôle majeur dans la tumorigenèse, c'est pourquoi le risque de développer des tumeurs doit être pris en compte chez les patients porteurs de mutations germinales dans les gènes de la voie de régulation de l'hypoxie. Des études fonctionnelles comparatives de différents mutants *VHL* identifiés chez des patients ayant développé de multiples tumeurs (maladie de von Hippel-Lindau) ou non (polyglobulie de Chuvash) ont mis en évidence qu'il existait un lien entre la sévérité de l'altération de la voie de l'hypoxie et la sévérité de la maladie développée. Ainsi le mutant VHL-p.Arg200Trp présente-t-il une activité très proche de la protéine VHL sauvage, ce qui expliquerait le fait que les patients porteurs ne développent pas de tumeur maligne. Pour les autres mutations *VHL*, il convient de surveiller la survenue de tumeurs du spectre VHL : un cas de phéochromocytome a en effet été décrit chez un patient polyglobulique porteur de la mutation VHL-p.Val130Leu.

Concernant les autres gènes de la voie HIF muté dans les érythrocytoses (*EGLN1*, *EPAS1*), l'évaluation du risque de développer des tumeurs est plus complexe en raison du nombre restreint de cas décrits et de la présence d'isoformes étroitement apparentées (PHD1, PHD3 et HIF1α) capables théoriquement de compenser la dérégulation de HIF. Néanmoins, le suivi des patients porteurs de telles mutations est fortement recommandé. En effet, des paragangliomes et des phéochromocytomes ont déjà été décrits chez des patients porteurs de mutations particulières des gènes *EGLN1* et *EPAS1* [2].

Diagnostic et pronostic d'une érythrocytose congénitale (Figure S04-P03-C07-2)

Chez un patient présentant une érythrocytose, il faut tout d'abord exclure les polyglobulies secondaires acquises et une maladie de Vaquez (*voir* Chapitres S04-P02-C02 et S04-P03-C06). En l'absence de cause identifiée, les antécédents familiaux et la détermination de la concentration d'EPO sérique déterminent l'orientation de la démarche diagnostique (*voir* Figure S04-P03-C07-2). Les concentrations d'EPO sanguines étant fluctuantes, l'examen devra être répété (et réalisé avant toute saignée). Le cas échéant, la détermination de la P_{50} peut être utile pour révéler une hémoglobine de haute affinité pour l'oxygène. Le séquençage des gènes candidats est obligatoire pour un diagnostic définitif. L'ensemble des mutations identifiées dans les érythrocytoses familiales ainsi que les adresses des laboratoires effectuant les études moléculaires sont disponibles sur le site du consortium européen ECE-C (European Congenital Erythrocytosis Consortium) sur www.erythrocytosis.org ainsi que sur le site du réseau européen http://mpneuronet.eu.

Les érythrocytoses héréditaires sont généralement de bon pronostic. Même si des événements thrombotiques et des hémorragies peuvent survenir, aucune évolution en leucémie aiguë n'a été décrite.

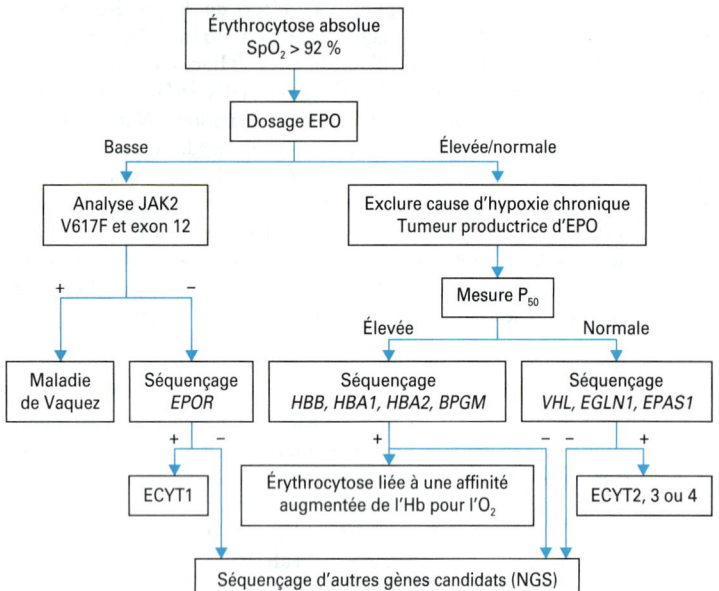

Figure S04-P03-C07-2 Algorithme diagnostique des érythrocytoses héréditaires. Le diagnostic d'une érythrocytose se poursuit après avoir exclu une hypersécrétion d'érythropoïétine appropriée (hypoxémie chronique) ou non (origine tumorale) (*voir* Chapitre S04-P02-C02). L'histoire familiale doit être prise en compte, bien qu'elle ne soit pas toujours informative (ECYT2 autosomique récessive, présence d'une mutation germinale de novo). ECYT : érythrocytose familiale ; EPO : érythropoïétine ; P50 : pression partielle en oxygène à laquelle l'hémoglobine est saturée à 50 % ; SpO2 : saturation en oxygène mesurée par oxymétrie pulsée ; + : présence d'une mutation dans le gène séquencé ; – : absence de mutation ; NGS : next generation sequencing.

Bibliographie

1. Ang SO, Chen H, Hirota K et al. Disruption of oxygen homeostasis underlies congenital Chuvash polycythemia. Nat Genet, 2002, *32* : 614-621.
2. Bento C, Cario H, Gardie B et al. Congenital erythrocytosis and hereditary thrombocytosis. MPN & MPNr-EuroNet COST, final publication, 2015.
3. Bento C, Percy MJ, Gardie B et al. Genetic basis of congenital erythrocytosis : mutation update and online databases Hum Mutat, 2014, *35* : 15-26.
4. Charache S, Weatherall DJ, Clegg JB. Polycythemia associated with a hemoglobinopathy. J Clin Invest, 1966, *45* : 813-822.
5. de la Chapelle A, Traskelin AL, Juvonen E. Truncated erythropoietin receptor causes dominantly inherited benign human erythrocytosis. Proc Natl Acad Sci USA, 1993, *90* : 4495-4499.
6. Gardie B, Percy M, Hoogewijs D et al. The role of PHD2 mutations in pathogenesis of erythrocytosis. Hypoxia, 2014, *2* : 71-90.
7. Huang LJ, Shen YM, Bulut GB. Advances in understanding the pathogenesis of primary familial and congenital polycythaemia. Br J Haematol, 2010, *148* : 844-852.
8. Hussein K, Percy M, McMullin MF. Clinical utility gene card for : familial erythrocytosis. Eur J Hum Genet, 2013, *21*.
9. Percy MJ, Zhao Q, Flores A et al. A family with erythrocytosis establishes a role for prolyl hydroxylase domain protein 2 in oxygen homeostasis. Proc Natl Acad Sci USA, 2006, *103* : 654-659.
10. Richard S, Gardie B, Couve S, Gad S. Von Hippel-Lindau : how a rare disease illuminates cancer biology. Semin Cancer Biol, 2013, *23* : 26-37.
11. Rosa R, Prehu MO, Beuzard Y, Rosa J. The first case of a complete deficiency of diphosphoglycerate mutase in human erythrocytes. J Clin Invest, 1978, *62* : 907-915.
12. Thom CS, Dickson CF, Gell DA, Weiss MJ. Hemoglobin variants : biochemical properties and clinical correlates. Cold Spring Harb Perspect Med, 2013, *3* : a011858.

Toute référence à cet article doit porter la mention : Gardie B, Hermouet S, Girodon F. Érythrocytoses héréditaires. *In* : L Guillevin, L Mouthon, H Lévesque. Traité de médecine, 5ᵉ éd. Paris, TdM Éditions, 2018-S04-P03-C07 : 1-4.

Chapitre S04-P03-C08

Syndromes lymphoprolifératifs

Leucémie lymphoïde chronique

Michel Leporrier

La leucémie lymphoïde chronique (LLC) est la plus fréquente des leucémies chez l'adulte en Occident : son incidence y est de 3 à 4 nouveaux cas par an pour 100 000 habitants [35]. En revanche, cette forme de leucémie est exceptionnelle en Extrême-Orient, et sa fréquence reste très faible chez les Asiatiques émigrés aux États-Unis. Elle affecte exclusivement les adultes. La survie est très variable, allant de 30 mois dans les formes les plus graves à plus de 25 ans dans nombre de cas évoluant de façon indolente, et n'est que modestement influencée par les traitements médicaux jusqu'à présent.

Physiopathologie

Les mécanismes présidant à l'émergence d'un clone de petits lymphocytes B sont encore très mal élucidés. Si les techniques de génétique cellulaire ont permis récemment d'entrevoir certains d'entre eux, ces études ont aussi montré leur complexité et leur enchevêtrement [44]. En outre, les clones se diversifient au cours de leur expansion par l'acquisition d'anomalies additionnelles dont certaines résultent probablement de la pression exercée par les traitements [51].

L'intrication de facteurs génétiques définissant un terrain favorable et de facteurs exogènes est évoquée par de nombreux faits. En faveur d'une susceptibilité génétique plaide l'observation d'un risque 8,5 fois plus élevé de développer une leucémie lymphoïde chronique chez les sujets apparentés. Cependant, l'étude des familles concentrant plusieurs cas n'a pas montré par séquençage génomique de profil ou de mutations expliquant cette susceptibilité [27].

Contrastant avec d'autres hémopathies malignes, l'exposition aux agents leucémogènes connus, en particulier les irradiations accidentelles ou thérapeutiques, les hydrocarbures benzéniques, les chimiothérapies par alkylants ou inhibiteurs de topo-isomérase, ne semble pas associée à une incidence accrue de la maladie.

Sélection clonale initiale

Les cellules du clone sont issues d'une sous-population de lymphocytes provenant de la zone périfolliculaire du centre germinatif ganglionnaire. Ces cellules, dites autoréactives, sont caractérisées par la co-expression des antigènes CD5 et CD19. L'analyse des séquences combinatoires des gènes codant les régions variables des immunoglobulines indique que les lymphocytes de cette zone n'ont pas encore subi les mutations somatiques résultant habituellement d'un contact antigénique (cellules naïves), tandis que les cellules du centre germinatif expriment ces mutations et acquièrent une spécificité étroite et de haute affinité pour l'antigène (cellules mémoires). À l'issue du processus de sélection au sein du centre germinatif, les lymphocytes B subissent des mutations somatiques additionnelles qui renforcent la spécificité du récepteur de l'antigène (BCR pour *B-cell receptor*). Un seuil d'homologie supérieur à 98 % par rapport aux séquences V_H en configuration germinale définit les formes dites « non mutées », inférieur à 98 % les formes dites « mutées ». Les clones lymphocytaires observés chez les patients atteints de LLC peuvent exprimer l'une ou l'autre caractéristique (mutée ou non mutée), qui reste invariante au fil du temps chez un même malade. Les cas mutés et non mutés diffèrent donc par leur histoire naturelle, passant par le centre germinatif dans le premier cas (et donc susceptibles d'y avoir subi une sélection par un antigène), ou indépendamment de ce passage (et donc d'une stimulation antigénique initiale) dans le second. Cette distinction est déterminante pour le pronostic comme on le verra plus loin. Surtout, elle fait envisager deux mécanismes pour expliquer l'initiation du clone lymphocytaire B. Le premier résulterait d'un contact antigénique initial, déclenchant une réponse monoclonale anormale. L'étude stéréotypique du récepteur B chez des patients atteints de LLC a montré dans 30 % des cas l'existence de groupements de séquences spécifiques [1]. Une illustration remarquable de ce processus a été récemment démontrée : certains stéréotypes reconnaissaient spécifiquement un motif antigénique de champignon filamenteux [β-(1,6)-glucan] capable de les stimuler fonctionnellement [34]. Le second mécanisme implique une prolifération clonale indépendante d'antigènes. Ce mécanisme est illustré par l'observation de clones dont les récepteurs B sont auto-activés [19].

Répertoire des réponses clonales

Les remaniements VDJ des cellules B font appel à un processus de sélection en principe aléatoire. Leur analyse dans cette maladie indique une représentation préférentielle de certains gènes. Par exemple, V_H1-69, V_H4-39 sont surreprésentés, et notamment dans les formes non mutées. À l'opposé V_H3-21 est surreprésenté dans les formes mutées, et ce répertoire concerne près de 10 % des cas en Scandinavie, et moins de 1 % des cas espagnols [23]. Ces variations de distribution géographique en Europe soulignent la vraisemblance d'interactions entre des facteurs d'environnement (peut-être de nature antigénique) et une susceptibilité génétique propre à chaque patient.

Expansion du clone lymphocytaire B

L'expression tumorale de la maladie dépend d'un déséquilibre entre prolifération et apoptose. Une méthode de marquage des lymphocytes in vivo par l'eau tritiée a permis d'évaluer la fraction quotidienne de renouvellement lymphocytaire, l'entrée (prolifération), la sortie (apoptose), l'importance des compartiments de multiplication extravasculaires. Les profils individuels paraissent assez hétérogènes, souvent complexes de par l'importance des compartiments de prolifération non sanguins, et du turnover journalier variable de la masse lymphocytaire totale [38].

Prolifération cellulaire

Elle résulte d'une activité excessive du récepteur des cellules B (BCR) [54]. Le récepteur B est constitué par un assemblage d'immunoglobulines (principalement IgM en configuration 7S) flanqué de deux sous-unités, Igα (CD79a) et Igβ (XΔ79β), associées à des motifs intracytoplasmiques (ITAM pour *immunoreceptor tyrosine-based activation motif*). Sa mise en jeu entraîne une activation en aval de voies d'activation où interviennent plusieurs tyrosines kinases, notamment LYN (kinase de la famille SRC), SYK (*spleen tyrosine kinase*) BTK (*Bruton tyrosine kinase*) et PI3K (*phosphatidyl-inositol 3 kinase*). Ces kinases sont aujourd'hui les cibles de nouveaux traitements (*voir* plus loin). Le rôle crucial de l'activation de BCR dans le processus de prolifération est évoqué par de nombreux faits expérimentaux. La protéine ZAP-70, normalement restreinte fonctionnellement aux cellules T et NK (*natural killer*), y contribue surtout dans les formes non mutées. Sa dégradation induit l'apoptose des cellules B leucémiques ZAP-70+ [12]. En d'autres termes, l'activation de ZAP70 dans ces cellules détermine leur caractère hautement proliférant par comparaison aux cas ZAP70–. La surexpression de ZAP-70 résulterait d'une déméthylation du gène par perte d'un dinucléotide CpG [14]. D'autres facteurs sont déterminants pour les capacités de prolifération des cellules, notamment l'expression de CD38, et la dérégulation de nombreux gènes impliqués dans le contrôle des voies de signalisation ou de contrôle du cycle cellulaire (Tableau S04-P03-C08-I), par mutations, délétions chromosomiques ou modifications épigénétiques (hypo- ou hyperméthylation). Plusieurs anomalies chromosomiques significatives sont décelées par l'étude cytogénétique métaphasique et/ou par fluorescence interphasique : les plus fréquentes sont les microdélétions 13q, la trisomie 12, les délétions 17q, 11q ou 6 p, et les translocations complexes [18, 39]. Ces anomalies ont une signification pronostique majeure, mais aucune d'entre elles ne semble déterminante pour l'initiation du processus de prolifération. En revanche, certaines contribuent à son développement non contrôlé et à l'acquisition de résistances aux traitements : c'est en particulier le cas de la délétion 17q, (englobant p53), décelée dans une faible proportion de cas de leucémie lymphoïde chronique au diagnostic (environ 5 %). Les anomalies chromosomiques défavorables (17q-, 11q-, translocations complexes) concernent surtout des formes avancées, multitraitées, et sont davantage les témoins d'une évolution qu'un événement initial dans cette maladie.

Inhibition d'apoptose

Les cellules malignes surexpriment la protéine Bcl-2, qui inhibe leur apoptose. Le rôle des miARN (ou micro-ARN) y a été récemment mis en évidence [36]. Les micro-ARN sont des ARN non codants de 21 à 25 nucléotides qui contrôlent l'expression génique des cellules des organismes supérieurs animaux, végétaux et humains. Parmi les miARN impliqués, miR 15a et miR 16-1 dont les gènes sont localisés en 13q14, régulent négativement l'expression de BCL2. Leurs mutations expliqueraient la surexpression de BCL2 et l'inhibition d'apoptose qui en résulte [10]. Ces micro-ARN agissent comme des gènes suppresseurs de tumeurs : la présence d'une mutation germinale hétérozygote décelable dans les cellules somatiques de certains patients, complétée par une perte d'hétérozygotie pour ces mutants dans les cellules des clones leucémiques est conforme au modèle de Knudson.

Rôle du micro-environnement

C'est surtout dans les ganglions et la moelle que s'opère la croissance de la maladie. En effet, l'expansion du clone résulte non seulement de modifications cellulaires intrinsèques mais aussi et surtout de l'influence du micro-environnement [45]. Les centres de prolifération sont observés dans la moelle et les ganglions sous forme de pseudofollicules au sein desquels les cellules B sont étroitement associées à des cellules CD4+ et à des cellules mononucléées assurant un rôle de *nurse-like cells* [42]. Dans ce micro-environnement, les lymphocytes B trouvent les conditions favorables à l'inhibition de l'apoptose et la stimulation de leur prolifération [53] : ils y expriment des caractéristiques fonctionnelles prolifératives (Ki67, survivine, CD38) plus fortement que les lymphocytes sanguins. L'étude comparée du profil d'expression génomique des lymphocytes ganglionnaires, médullaires et sanguins montre que la surexpression des gènes impliqués dans la prolifération (activation du BCR et de la voie NF-κB) est maximale dans l'environnement ganglionnaire [31].

La répartition des cellules tumorales entre les sites tissulaires de prolifération (ganglions, moelle osseuse) et le sang est d'ailleurs très variable d'un patient à l'autre. Elle dépend de l'expression variable de chimiokines d'adhésion [52] et peut être modifiée par certains traitements, notamment ceux ciblant les activités tyrosine kinase dépendant du BCR (*voir* plus loin).

Cette observation est quotidienne en clinique : nombre de patients peu tumoraux sont hyperlymphocytaires dans le sang, et inversement. En l'absence d'hyperlymphocytose, la maladie est classée comme lymphome non hodgkinien « à petits lymphocytes » (*small lymphocytic lymphoma* [SLL]). La classification OMS des maladies lymphoprolifératives, dans sa dernière version, reconnaît aujourd'hui une continuité entre la leucémie lymphoïde chronique et le lymphome à petits lymphocytes en les regroupant dans un cadre commun (LLC/SLL) [11]. Il est remarquable de constater chez les patients atteints de SLL que l'absence de centres de prolifération actifs est associée à la stabilité, voire la régression spontanée possible des adénopathies [25].

Manifestations cliniques et hématologiques

L'âge médian au diagnostic est de 72 ans, la maladie est exceptionnelle avant 40 ans. Il existe une discrète prédominance masculine (61 %).

Tableau S04-P03-C08-I Principales altérations génétiques et épigénétiques observées dans la leucémie lymphoïde chronique (LLC) [38, 57, 60].

Gène(s)	Fonction	Anomalies LLC
IGHV	Reconnaissance/ affinité antigène	Mutations somatiques présentes (≈ 50 %) ou absentes (≈ 50 %) (seuil : 98 % d'homologie germinale). Recombinaisons VDJ non aléatoires (surreprésentation de certains gènes V_H Puissant facteur pronostique (*voir* texte)
ZAP-70	Activation BCR	Activité décelée dans ≈ 45 % des cas Hypométhylation du gène par perte d'îlots CpG Puissant facteur pronostique (défavorable si exprimé).
TP53	Anti-oncogène	Mutations dans ≈ 5 % des cas au diagnostic, jusqu'à 30 % dans les formes évoluées Facteur pronostique majeur (résistance aux chimiothérapies)
ATM	Réparation de l'ADN	Mutations dans 12 % des cas (30 % si 11q-) Facteur pronostique défavorable (moindre efficacité des chimiothérapies)
mi-ARN	Régulation d'expression	miR16/15a (réprime BCL-2) : sous-exprimé par méthylation ou mutation dans 68 % des cas Autres gènes sur- ou sous-exprimés : *miR-21, miR-29c, miR-181b, miR-223. miR-34* (relations étroites avec l'expression de *TP53*)
NOTCH1	Voie de signalisation	Mutations activatrices dans 6 à 10 % des cas, étroitement associées à trisomie 12 et IgHV non muté
SF3B1	*Splicing*	Mutations dans 9,8 % des cas (non traités) et 15 % après traitement Associées à del(11q) et résistance à la fludarabine
MYD88	Modulation du récepteur Toll-*like* de l'IL-1	Associé aux mutations somatiques *IgHV*
BIRC3	Régulation de NF-κB	Mutations/délétions dans 4 % des cas au diagnostic, 24 % dans les cas réfractaires à la fludarabine. S'exclunt mutuellement avec celles de *TP53*
TWIST-2	Régulation *TP53*	Méthylation en relation avec l'état *IgHV* muté (76 %)/non muté (16 %)

Formes cliniquement latentes

La maladie est souvent et longtemps cliniquement latente. Dans plus de la moitié des cas, elle est révélée fortuitement chez un adulte en bonne santé apparente par un hémogramme montrant une hyperlymphocytose variable, habituellement comprise entre 5 000/μl et 50 000/μl, parfois davantage. La latence symptomatique de l'hyperlymphocytose sanguine, même quand elle dépasse ces valeurs, est remarquable. Les patients expriment parfois dans ces circonstances une sensation de lassitude physique. Une fébricule, des sueurs, un amaigrissement sont inhabituels et doivent faire suspecter une complication intercurrente ou évolutive de la maladie.

Manifestations tumorales

Les adénopathies superficielles sont décelées par la palpation des aires cervicales, sus-claviculaires, axillaires et inguinales. Leur présence est inconstante. Les ganglions, de volume modéré, sont traditionnellement bilatéraux, symétriques, indolores, non compressifs. L'atteinte simultanée de plusieurs de ces aires a une incidence pronostique (*voir* plus loin).

Les adénopathies profondes ne sont pas systématiquement étudiées en raison de leur caractère habituellement asymptomatique et de la rareté des manifestations compressives. Le médiastin, traditionnellement indemne en apparence sur les clichés de thorax de face et profil, recèle souvent des adénopathies s'il est examiné par tomodensitométrie : les ganglions sont observés dans les chaînes médiastinales paratrachéales, principalement au sein de la loge de Baréty et de la fenêtre aortopulmonaire. Elles sont rarement volumineuses (1 à 2 cm), et jamais compressives, sauf en cas de transformation (syndrome de Richter, *voir* plus loin). Les adénopathies rétropéritonéales ont longtemps été étudiées par la lymphographie. Malgré une moins bonne définition des images ganglionnaires pathologiques, la tomodensitométrie s'est imposée face à la lymphographie pour l'exploration des chaînes ganglionnaires abdominales et pelviennes, en raison de la plus grande facilité de réalisation.

Une splénomégalie est souvent associée aux adénopathies. Elle peut parfois être isolée : cette présentation a pour réputation d'être de meilleur pronostic, ou du moins d'évoluer de façon lente. Cependant, le caractère volumineux de la splénomégalie est parfois l'indice d'une forme plus agressive dite prolymphocytaire, ou d'autres maladies lymphoprolifératives chroniques.

D'autres signes d'infiltration lymphoïde sont classiques. L'augmentation de volume des amygdales pharyngées est fréquente mais n'engendre que très rarement une dysphagie ou des manifestations compressives. Trop souvent, la constatation de ce signe déclenche une amygdalectomie alors que le diagnostic aurait été facilement reconnu sur l'hémogramme. L'infiltration lymphoïde est en réalité présente dans la plupart des tissus mais elle reste généralement asymptomatique. Il est fréquent qu'elle soit décrite au sein d'un prélèvement biopsique d'organe pratiqué pour d'autres raisons. Le risque est d'attribuer trop facilement à ces infiltrats de lymphocytes un rôle lésionnel tumoral spécifique. Il existe toutefois des observations de localisations parenchymateuses symptomatiques : rénales, avec protéinurie, syndrome néphrotique, voire insuffisance rénale ; cutanées à type de papules infiltrées ; pulmonaires interstitielles ou pleurales ; ostéolytiques ; méningées ; prostatiques, vésicales. Dans certaines de ces localisations, on a pu montrer l'affinité sélective des immunoglobulines de membrane pour des antigènes tissulaires spécifiques [4]. Ces observations sont exceptionnelles.

Examens morphologiques

Hémogramme

Il montre une augmentation absolue du nombre des petits lymphocytes que rien ne permet de distinguer morphologiquement de petits lymphocytes normaux. Cette augmentation peut être discrète au début, comprise entre 5 000 et 10 000/μl, ou considérable dès le premier examen, dépassant les 100 000/μl. L'examen des frottis de sang montre la présence habituelle de cadavres nucléaires ou « ombres de Gumprecht », dont la présence est l'indice de formes moins évolutives. La présence d'une faible proportion (< 10 %) de lymphocytes à chromatine plus lâche, nucléolée, est possible, surtout après un certain temps d'évolution. En proportion plus importante, ces cellules amènent à réviser le diagnostic (Tableau S04-P03-C08-II).

L'hyperlymphocytose n'a pas de conséquence symptomatique propre, en particulier le phénomène de leucostase n'a guère de réalité. Lorsqu'elle dépasse plusieurs centaines de milliers de lymphocytes par mm^3, il est possible de déceler des modifications discrètes du rapport ventilation-perfusion si on utilise des méthodes sensibles (différence alvéolo-artérielle du CO). En revanche, l'hyperlymphocytose peut engendrer des artefacts de dosages biologiques : les gaz du sang peuvent être modifiés par une consommation excessive d'oxygène in vitro si on ne prend pas soin de réfrigérer la seringue de prélèvement, de la maintenir à + 4 °C et de pratiquer l'examen sans délai. L'hypoglycémie factice par consommation de glucose in vitro est prévenue par le fluorure de sodium des tubes de prélèvement (ce produit bloque la chaîne respiratoire mitochondriale, donc la glycolyse aérobie).

Dans la majorité des cas lors du diagnostic, la numération des granulocytes (si on prend le soin de l'exprimer en valeur absolue), des hématies et des plaquettes montre des valeurs normales ou proches de la normale. La constatation d'une anémie ou d'une thrombopénie (10 à 15 % des cas lors du diagnostic) modifie le pronostic de la maladie et justifie d'en préciser le mécanisme si possible car les mesures thérapeutiques qui s'imposent dans ces cas ne sont pas univoques (*voir* plus loin).

Examen de la moelle osseuse

Cet examen a perdu son importance diagnostique depuis la pratique routinière de l'immunophénotype. Au myélogramme, l'infiltration par des petits lymphocytes, constante dans cette affection, est supérieure à 30 %. Il est difficile de juger de la richesse médullaire (les lymphocytes pouvant provenir d'une aspiration conjointe de sang), ce qui rend aléatoire l'appréciation quantitative des autres lignées, notamment pour distinguer le mécanisme central ou périphérique d'une anémie ou d'une thrombopénie associées. L'examen médullaire par biopsie montre que l'infiltration peut revêtir plusieurs aspects : interstitielle modérée, en nodules, diffuse plus ou moins dense et parsemée de renforcements focaux. La densité de cette infiltration n'a pas de traduction évidente sur la production hématopoïétique normale. En revanche, elle a une incidence sur le pronostic global de la maladie : les formes à infiltration dense et diffuse ont une évolution moins favorable que celles à infiltration interstitielle ou nodulaire. L'intérêt de cet examen est aujourd'hui obsolète tant pour le diagnostic de la maladie que pour son intérêt pronostique.

Tableau S04-P03-C08-II Critères diagnostiques cytologiques et immunophénotypiques.

Morphologie	Score immunophénotypique (Matutes)[1] (*voir* Tableau S04-P03-C08-I)	
	Score 4 ou 5	Score < 4
Lymphocytes mûrs, prolymphocytes et/ou lymphocytes atypiques < 10 %	LLC « classique »	Diagnostic douteux
Frottis panaché : prolymphocytes entre 10 et 55 %	LLC « mixte »	Diagnostic douteux
Autres aspects morphologiques	LLC « atypique »	Diagnostic improbable

(1) Cinq critères : immunoglobuline de membrane monotypique (densité faible) ; expression de la molécule CD5 ; expression de la molécule CD23 ; expression faible, voire inexistante de CD79b ; absence d'expression de FMC7.

Hématologie

Cytologie et histologie ganglionnaire

L'adénogramme montrerait un frottis dense et monomorphe de petits lymphocytes. L'examen histologique d'un ganglion, clef du diagnostic des lymphomes non hodgkiniens, est rarement pratiqué dans la leucémie lymphoïde chronique puisque l'expression sanguine de la maladie en évoque le diagnostic dans tous les cas. Il arrive cependant que, par discrétion ou méconnaissance des signes hématologiques (hémogramme), ces ganglions fassent l'objet d'une adénectomie pour examen anatomopathologique : l'aspect est celui d'une prolifération diffuse et monomorphe de petits lymphocytes, effaçant l'architecture normale du ganglion lymphatique, constituant parfois des ébauches de pseudo-follicules. Les anatomopathologistes classent cet aspect comme un lymphome lymphocytique ou à petits lymphocytes bien différenciés (classification OMS). Cette équivalence nosologique utile à connaître est reconnue actuellement dans la classification OMS (*voir* « Rôle du micro-environnement »). En revanche, l'indication d'un examen ganglionnaire peut s'imposer dans certains cas : adénopathie isolée et asymétrique, douloureuse, compressive, dure ou fixée. Ces circonstances permettent parfois de reconnaître un syndrome de Richter ou la métastase d'un cancer lymphophile.

Examens immunologiques

Ils permettent de préciser la nature des lymphocytes constituant la prolifération et l'existence, fréquente, de manifestations de déficit immunitaire et d'auto-immunité.

Immunophénotype lymphocytaire

L'examen à l'aide d'anticorps fluorescents par cytométrie en flux utilise des cytomètres multicanaux permettant de reconnaître la présence simultanée de plusieurs antigènes (six avec les équipements actuels, *voir* Chapitre S04-P01-C04). Cet examen est indispensable pour le diagnostic. Il précise le phénotype B des lymphocytes et leur caractère monoclonal (monotypie κ/λ des immunoglobulines de membrane). L'un des signes les plus fidèles de la maladie est la diminution de densité de ces immunoglobulines de membrane par rapport aux lymphocytes B normaux. Les chaînes lourdes sont très généralement de type μ (IgM), parfois de type δ (IgD), souvent les deux types associés. Les types α ou γ (IgA ou IgG) sont exceptionnels.

L'expression des antigènes de différenciation des lymphocytes sanguins est caractéristique par la présence simultanée des antigènes de différenciation B (CD19, CD20), et d'un antigène exprimé par les lymphocytes T et d'une sous-population B restreinte (CD5). Cette co-expression CD19-CD5 est un signe très fidèle de la maladie. Elle n'en est pas pour autant spécifique, ce critère caractérisant aussi les lymphomes du manteau. La détection d'autres antigènes de différenciation (CD23, CD79b, FmC7, CD10) est utile pour distinguer la maladie de certains syndromes lymphoprolifératifs chroniques cliniquement ou cytologiquement proches mais nosologiquement distincts (Tableau S04-P03-C08-III).

Les formes dites de phénotype T, décrites autrefois comme exceptionnelles, sont en réalité des leucémies à grands lymphocytes granuleux (*voir* « Syndromes de prolifération à grands lymphocytes granuleux ») ou des leucémies prolymphocytaires T.

L'examen par cytométrie en flux à l'aide des appareils multicanaux actuels permet de détecter, au sein des lymphocytes sanguins ou médullaires, la présence d'une population monoclonale avec une sensibilité de l'ordre de 10^{-4} à 10^{-5}. On peut ainsi évaluer avec une grande précision l'existence d'une maladie résiduelle inapparente sur l'hémogramme après un traitement.

Le développement et l'accessibilité à l'examen cytométrique ont permis de reconnaître depuis une dizaine d'années l'existence de proliférations monoclonales lymphocytaires B ayant l'ensemble des caractères ci-dessus, mais n'atteignant pas le seuil de 5 000/μl. Ces cas n'atteignant pas ou pas encore un développement tumoral perceptible sont désignés par le terme de lymphocytose monoclonale B isolée, dont la signification nosologique et la fréquence sont comparables à celles des immunoglobulines monoclonales de signification indéterminée : de tels clones lymphocytaires B sont détectables chez 3,5 % des sujets sains à partir de la quarantaine, et leur prévalence augmente avec l'âge, dépassant 10 % au-dessus de 80 ans, et atteignant 50 % après 90 ans. Ils sont décelés chez 13 % des apparentés à un patient atteint de LLC. Ceux qui dépassent 1 000/μl font le lit de la maladie, avec un risque de progression de l'ordre de 1 à 2 % par an [24, 46].

Immunité humorale

Une hypogammaglobulinémie est fréquente. Elle peut être dissociée, ou porter sur les trois principales classes d'immunoglobulines (IgG, IgA, IgM). Le déficit d'anticorps est aussi illustré par la baisse des hémagglutinines naturelles anti-A et anti-B, et la difficulté d'observer une séroconversion vis-à-vis d'un antigène notamment vaccinal. Il est possible mais rare de déceler un pic monoclonal sérique : ces cas constituent des formes frontières avec la macroglobulinémie de Waldenström (*voir* plus loin) ou un lymphome de la zone marginale (*voir* « Lymphomes non hodgkiniens de l'adulte »).

Immunité cellulaire

Les altérations quantitatives des sous-populations de lymphocytes T, en particulier CD4, sont discrètes au début de la maladie, puis s'affirment au cours de l'évolution. Il est toutefois difficile de faire la part de l'altération spontanée et des effets des traitements. Qualitativement, un défaut de coopération cellulaire B/T est mis en évidence par le défaut d'expression de certains antigènes de membrane (interaction CD40R et de son ligand CD40L) spécifiquement impliqués dans cette fonction.

Cytogénétique métaphasique et moléculaire

L'étude du caryotype des lymphocytes (principalement du sang) est une technique longue et laborieuse (*voir* Chapitre S04-P01-C05), fournissant dans cette maladie des mitoses analysables dans 50 à 70 % des cas, selon l'expérience du laboratoire et les mitogènes utilisés. Aucune anomalie cytogénétique n'est caractéristique de la maladie. En combinant les données du caryotype et celles de l'hybridation de sondes fluorescentes sur cellules interphasiques (FISH), on peut déceler dans près de 80 % des cas la présence d'anomalies récurrentes. La délétion 13q est la plus fréquente (50 à 60 %) ; d'autres sont détectables, selon une fréquence décroissante : trisomie 12q, délétions 11q, 17p, 6q, 8q, 3q, translocations 14q32 impliquant différents gènes partenaires. Ces techniques sont étroitement complémentaires, leur rendement n'étant pas le même selon l'anomalie considérée. À titre d'exemple, l'anomalie 13q- est décelée dans 10 à 15 % des cas par le caryotype métaphasique, dans 50 à 60 % des cas par FISH [18]. Inversement, les translocations, les anomalies

Tableau S04-P03-C08-III Diagnostic immunophénotypique.

	sIg	CD5	CD23	CD22	FMC7	CD79b	CD10
Leucémie lymphoïde chronique	↓	+	+	↓	–	+	–
Leucémie à prolymphocytes B	+	±	±	+	+	+	±
Lymphome du manteau	+	+	–	±	+	+	±
Lymphome folliculaire	+	–	±	±	+	+	+

sIg : immunoglobulines de membrane ; CD79b : constitue, avec les immunoglobulines de membrane, le complexe de reconnaissance antigénique des lymphocytes B (*B cell receptor* [BCR]). Son domaine extracellulaire est tronqué dans 95 % des cas de LLC (d'où la faible expression des immunoglobulines de membrane) ; FMC7 : antigène de classe de différenciation (CD) non encore définie.

complexes, indécelables sur des noyaux interphasiques, sont décelables dans 30 à 40 % des cas par caryotype métaphasique [39].

Certaines de ces anomalies ont un impact sur le pronostic : la délétion 13q isolée prédit une survie moyenne de 13 ans. La délétion 17p est de plus mauvais pronostic (32 mois) [18]. Elle est décelable dans 5 % des cas avant tout traitement, y compris dans des formes peu évolutives [2], et la mise en route d'un traitement ne doit donc pas reposer sur ce seul critère. Une relative résistance thérapeutique est observée avec 11q- ; 6q- est associée à des formes plutôt tumorales.

L'inventaire le plus complet est celui fourni par la CGH (*comparative genomic hybridization*). Elle montre la diversité des anomalies clonales, affectant tous les chromosomes (sauf l'X), comportant tous les types d'anomalies (monosomies par délétion, trisomies, mutations, translocations équilibrées ou non), dont certaines sont fréquentes, mais aucune n'est spécifique. La CGH n'est pas encore applicable en routine, mais l'utilisation de puces pour l'hybridation génomique comparative (*CGH arrays*) ou de techniques de PCR (*polymerase chain reaction*) « multiplex » permettent d'ores et déjà d'explorer les mutations les plus significatives.

Diagnostic pratique

En dehors de l'hémogramme et de l'immunophénotype, la majorité de ces examens ne sont pas indispensables pour le diagnostic en pratique clinique, et n'ont d'intérêt que dans le cadre d'études prospectives. Le diagnostic reste fondé sur des arguments simples (*voir* Tableau S04-P03-C08-II). Chez un adulte, une hyperlymphocytose chronique à petits lymphocytes, dépassant 5 000/μl pendant plusieurs mois, faite de petits lymphocytes d'aspect normal est un critère majeur si l'examen morphologique est effectué par un spécialiste compétent. L'intérêt d'une étude immunophénotypique est lié à la possibilité de confusion avec certaines formes de lymphomes non hodgkiniens (formes leucémiques de lymphomes folliculaires, de lymphomes du manteau, de lymphomes spléniques à lymphocytes dits villeux), et de formes frontières avec la macroglobulinémie de Waldenström ou de leucémies dites prolymphocytaires (*voir* Tableau S04-P03-C08-III). Les meilleurs critères en faveur de la leucémie lymphoïde chronique sont la co-expression CD19/CD5, la faible densité des immunoglobulines de membrane, l'expression de l'antigène CD23, l'absence d'expression de CD10 et de CD25. Ce profil d'expression des marqueurs de membrane est utilisé pour établir un score de vraisemblance diagnostique (*voir* Tableau S04-P03-C08-III).

Évolution et complications

L'évolution de la maladie est variable : certains cas évoluent lentement ou restent remarquablement stables pendant de très longues périodes (parfois plusieurs dizaines d'années), d'autres s'aggravent en quelques mois. L'évolution est émaillée de complications infectieuses, tumorales, auto-immunes et d'insuffisance médullaire.

Progression tumorale

Les signes d'intumescence lymphoïde restent, pendant longtemps, peu prononcés chez la majorité des patients. Dans les cas où les adénopathies sont volumineuses dès le diagnostic ou le deviennent en cours d'évolution, le type anatomopathologique de la prolifération ne se modifie guère : l'aspect des ganglions garde un aspect d'infiltration diffuse par des petits lymphocytes.

Avec le temps, un contingent de cellules lymphoïdes nucléolées (prolymphocytes) apparaît dans le sang, la moelle et les ganglions mais ces cellules restent minoritaires (< 20 %) : elles ne doivent pas faire parler de transformation aiguë. Ces cas constituent parfois un aspect proche de celui d'une leucémie prolymphocytaire B dont le diagnostic se fonde sur une proportion de prolymphocytes d'emblée importante dans le sang (> 55 %) (*voir* Tableau S04-P03-C08-II). Outre l'aspect cytologique, cette maladie peut être distinguée de la leucémie lymphoïde chronique sur des critères immunophénotypiques (*voir* Tableau S04-P03-C08-III). Dans certains cas, l'évolution est rapide (on trouve généralement dans ces cas une mutation de p53) ; dans d'autres cas, l'évolution peut être proche de celle d'une leucémie lymphoïde chronique.

Une transformation histologique sous l'aspect d'un lymphome hodgkinien ou à grandes cellules (syndrome de Richter) est observée dans 5 % des cas [56]. Certains sont en relation de clonalité avec la LLC, d'autres non. Le diagnostic est évoqué si les adénopathies deviennent volumineuses, compressives, sensibles, ou s'accompagnent de manifestations inflammatoires locales ou générales (fièvre, sueurs, amaigrissement). La tomographie par émission de positons trouve ici une bonne indication : la captation du ^{18}F-FDG (fluorodésoxyglucose), habituellement modeste dans les ganglions de LLC, devient forte en cas de syndrome de Richter. Cet examen permet d'identifier le ganglion exprimant le SUV le plus élevé et de guider ainsi le prélèvement le plus approprié pour le diagnostic de syndrome de Richter [21]. La monotonie histologique ou cytologique ganglionnaire est modifiée par une prolifération à grandes cellules d'aspect immunoblastique ou rappelant les cellules de Sternberg. La survie des patients est généralement inférieure à 1 an en dépit des traitements chimio-immunothérapiques [43].

Infections

Elles sont la cause la plus habituelle d'hospitalisation et de mortalité chez ces patients. Elles dépendent de la granulocytopénie, de l'altération spontanée ou iatrogène des défenses cellulaires et humorales. Ces facteurs se combinent souvent. Les infections bactériennes sont surtout bronchopulmonaires, favorisées par l'hypogammaglobulinémie et la granulocytopénie progressives : leur répétition peut faire le lit de bronchectasies qui évoluent pour leur propre compte.

Les infections virales, mycobactériennes et à protozoaires dépendent surtout de l'altération de l'immunité cellulaire, qu'elle soit spontanée ou iatrogène : la diminution du taux sanguin des lymphocytes CD4 est particulièrement marquée avec des médicaments comme la fludarabine, les corticoïdes et l'anticorps monoclonal alemtuzumab. Les virus en cause sont notamment du groupe herpès : zona, herpès péri-orificiels récidivants, pneumopathies à cytomégalovirus. La tuberculose n'est pas rare, notamment dans la population de patients âgés ayant souvent échappé à la vaccination obligatoire par le BCG. Les protozooses (*Toxoplasma gondii*, *Pneumocystis carinii*), sont parfois observées à un stade terminal. Les infections à champignons : *Candida*, *Aspergillus* et *Cryptococcus* ont un tropisme pulmonaire, parfois neuroméningé ou septicémique : ces cas ne sont le plus souvent décelés que post-mortem.

Auto-immunité [33]

Des manifestations d'auto-immunité peuvent révéler la maladie ou en émailler l'évolution. Dans la majorité des cas, les cellules du sang ou de la moelle (hématies, plaquettes et érythroblastes en sont la cible).

Auto-immunité anti-érythrocytaire

Les formes à anticorps chauds sont les plus fréquentes (87 % des cas) et les mieux étudiées. Les cas d'anticorps froids sont plus rares (13 %). Le développement d'une anémie hémolytique auto-immune à anticorps chauds au cours de la LLC est étroitement associé à la sélection d'un répertoire restreint de gènes IgVH par les lymphocytes du clone leucémique, notamment VH1-51p1/DP10, et VH3/DP-50. Le mécanisme semble dépendre d'une stimulation des cellules T autoréactives par les lymphocytes leucémiques qui interviennent directement comme présentatrices d'antigène [28]. Les anticorps sont de nature polyclonale.

L'auto-immunisation peut précéder de plusieurs années l'apparition des signes de la LLC. On ne sait dans ces cas s'il existe déjà un clone lymphocytaire B indétectable sur l'hémogramme mais que pourrait déceler une cytométrie en flux [41]. Elle peut être limitée à un test de Coombs direct positif, sans excès d'hémolyse. La fréquence réelle des cas d'anémie hémolytique auto-immune est estimée à 1/100 patients-années. Cette complication est rarement révélatrice de la leucémie lymphoïde chronique, plus souvent détectée en cours d'évolution, et semble favorisée par l'immunodépression, la répétition des périodes de traitement et en particulier les analogues puriniques.

Érythroblastopénies

Certains cas d'anémie arégénérative dépendent d'un mécanisme d'érythroblastopénie probablement auto-immune. Ce mécanisme est difficile à démontrer sur ce terrain : le test de Coombs direct est en général positif, mais il n'y a pas d'hyperhémolyse patente. L'examen de la moelle osseuse montre peu d'érythroblastes (< 5 %) mais ce critère est d'interprétation difficile en présence d'une infiltration lymphocytaire importante. La correction fréquente de l'anémie par un traitement immunodépresseur non cytostatique (ciclosporine par exemple) renforce l'hypothèse d'une manifestation d'auto-immunité anti-érythroblastique dans ces cas (*voir* Chapitre S04-P03-C05).

Autres manifestations auto-immunes

Les autres manifestations d'auto-immunité sont beaucoup plus rares : quelques cas de purpura thrombopénique auto-immun ou d'associations à une polyarthrite rhumatoïde, à un syndrome de Gougerot-Sjögren, à un pemphigus, à une maladie lupique sont signalés, mais restent anecdotiques.

Ces complications, en particulier les cas d'hémolyse auto-immune, aggravent le pronostic de la maladie principalement par les traitements qu'elle rend nécessaires : corticoïdes dans les formes à anticorps chauds, immunosuppresseurs en cas de cas cortico-dépendance ou de cortico-résistance et dans les formes à anticorps froids et les érythroblastopénies (*voir* Chapitres S04-P03-C03 et S04-P03-C05). Le traitement spécifique de la cytopénie auto-immune est prioritaire sur celui de la LLC qui n'a généralement pas de caractère urgent.

Insuffisance médullaire

Les manifestations d'insuffisance médullaire peuvent être présentes d'emblée lors du diagnostic : en réalité, il est vraisemblable que les cytopénies précoces (stades C initiaux) dépendent de mécanismes complexes et encore incomplètement compris (inhibition de maturation médullaire dépendant de cytokines, auto-immunité). L'insuffisance médullaire est plus souvent une manifestation tardive, dépendante des traitements multiples reçus par les patients. Elle en limite l'usage et engendre ses complications propres : infections, hémorragies, dépendance transfusionnelle.

Pronostic

Certains critères pronostiques ont une valeur prédictive sur la survie globale.

Classifications à visée pronostique

De nombreux travaux ont été consacrés à l'identification de critères pronostiques, dont émergent les classifications par stades : elles ont pour avantage la simplicité d'application pratique (ces classifications ne requièrent que des données cliniques et un hémogramme) et la reproductibilité. Deux classifications se partagent les faveurs des cliniciens (Tableaux S04-P03-C08-IV et S04-P03-C08-V) : la classification en trois stades ABC a celle des hématologistes français ; la classification en cinq stades a davantage celle des Anglo-Saxons.

Tableau S04-P03-C08-IV Classification de Binet.

Stade	Hémogramme	Clinique[1]	Pourcentage[2]	Survie
A	Hémoglobine > 10 g/dl et plaquettes > 100 000/μl	< 3 aires palpables	55 %	> 120 mois
B	Hémoglobine > 10 g/dl et plaquettes > 100 000/μl	≥ 3 aires palpables	30 %	80 mois
C	Hémoglobine < 10 g/dl et/ou plaquettes < 100 000/μl	Indifférente	15 %	60 mois

(1) Par aires palpables, on entend les chaînes ganglionnaires cervicales, axillaires, inguinales (que l'atteinte en soit uni- ou, plus souvent, bilatérale), la rate, le foie.
(2) Au diagnostic.

Tableau S04-P03-C08-V Classification de Rai.

Stade	Manifestations cliniques et biologiques	Pourcentage[1]	Survie
0	Lymphocytose sanguine isolée	25	> 120 mois
I	Lymphocytose sanguine isolée + adénopathies	35	> 100 mois
II	Lymphocytose sanguine isolée + splénomégalie ± adénopathies	25	70 mois
III	Lymphocytose sanguine isolée ±splénomégalie ± adénopathies et hémoglobine < 11 g/dl	10	24 mois
IV	Lymphocytose sanguine isolée ± splénomégalie ± adénopathies ± hémoglobine < 11 g/dl et plaquettes < 100 000/mm³	5	24 mois

(1) Au diagnostic.

En appliquant la classification ABC, la médiane de survie des patients de stade A est supérieure à 120 mois et se rapproche, pour les sujets de plus de 60 ans, de la survie d'une population saine de même âge. La médiane des patients de stade B est de l'ordre de 80 mois, celle des patients de stade C est de l'ordre de 60 mois.

Autres critères pronostiques

L'identification de critères pronostiques validés est l'un des objectifs actuels de la recherche clinique. L'inventaire de ces critères s'allonge régulièrement [13], et la majorité d'entre eux ne sont pas du domaine de la routine biologique. Les critères pronostiques défavorables sont le délai de doublement de la lymphocytose sanguine inférieur à 12 mois, une infiltration médullaire de type diffus en biopsie, une augmentation dans le sérum de la fraction soluble du taux de β_2-microglobuline ou du récepteur CD23, l'existence d'anomalies cytogénétiques, notamment de 11q et 17p, le caractère non muté des gènes de la partie variable des chaînes d'immunoglobulines, l'expression de l'antigène CD38, un taux élevé de thymidine kinase sérique. Plus récemment, l'influence pronostique de plusieurs mutations génétiques ou épigénétiques a été mise en évidence (*voir* Tableau S04-P03-C08-I). L'évaluation rétrospective de leur impact pronostique sur une importante cohorte indique une probabilité de survie à 10 ans de 29 % (mutations *BIRC3*), de 37 % (mutations NOTCH1 ou SF3B1) [49]. En intégrant les résultats de l'étude cytogénétique et moléculaire, l'évaluation pronostique se fonde ainsi sur une approche plus proche des mécanismes d'activation et de progression du clone. La majorité de ces critères ne sont utiles que dans le cadre d'une recherche clinique [3]. En pratique quotidienne, le temps de doublement est un critère simple et utile pour décider la mise en route d'un traitement en cas de maladie en progression (stades B et C), et dans ce contexte, la détection d'une del(17p) est utile pour orienter le choix du traitement.

Traitement

Il n'y a pas d'exemple connu de malade guéri de cette affection (hors allogreffe de cellules souches). L'objectif des recherches thérapeutiques actuelles se fonde sur l'hypothèse selon laquelle la réduction tumorale la plus complète possible (disparition de toute maladie résiduelle appréciable) produit un bénéfice en termes de survie : les médianes de survie actuelles sont en effet difficilement acceptables pour une forte proportion de patients encore « jeunes » atteints de leucémie lymphoïde chronique de stades B ou C. Cet objectif n'est cependant guère réaliste au-delà d'un certain âge (la moitié des patients a plus de 72 ans).

Compte tenu de l'absence de répercussion de la maladie et de la médiane de survie supérieure à 120 mois dans les cas de stade A, l'attitude consensuelle actuelle est celle d'une surveillance, le traitement pouvant être envisagé en cas de temps de doublement de la lymphocytose inférieur à 6 mois, d'acquisition de caractéristiques d'un stade B ou C [27], ou de critères pronostiques défavorables.

Chimiothérapies et associations chimio-immunothérapie

Depuis la mise sur le marché du chlorambucil (1956), les moyens thérapeutiques se sont enrichis des analogues de purines (fludarabine, cladribine) et des anticorps monoclonaux (rituximab, alemtuzumab) dans les années 1990, et plus récemment de la bendamustine (utilisée en Allemagne de l'Est depuis 30 ans). Les résultats de ces traitements utilisés en monothérapie ne permettent pas de tenir des objectifs très ambitieux, même si certaines de ces innovations ont apporté une amélioration de la fréquence et de la durée des réponses [15, 16]. C'est surtout leur utilisation combinée qui fournit les meilleurs résultats. Les essais comparatifs contrôlés ont montré le gain d'efficacité que procure l'association de fludarabine (F) et de cyclophosphamide (C) et l'adjonction de rituximab (R) [30]. Cette étude (limitée aux patients âgés de moins de 65 ans) est la première et à ce jour la seule montrant un gain de survie globale dans la LLC. Cette association « FCR » est aujourd'hui admise comme le *gold standard* des traitements de première intention chez les patients jeunes et en bon état clinique. Il faut cependant tempérer ce bénéfice chez les patients de stade C. Chez les patients plus âgés, ou fragilisés par des co-morbidités, un traitement plus prudent est préférable pour des raisons de tolérance. Le chlorambucil peut alors constituer une option raisonnable [20, 58], au mieux en association à un anticorps anti-CD20 [26, 32]. Les essais contrôlés conduits en première ligne depuis 2000 sont résumés sur le tableau S04-P03-C08-VI.

Tableau S04-P03-C08-VI Principaux essais de phase III évaluant en première ligne les analogues de purines et apparentés (fludarabine, cladribine, pentostatine, bendamustine), les anticorps monoclonaux (rituximab, alemtuzumab), chez des patients atteint de leucémie lymphoïde chronique de stades B et C (et parfois A « évolutifs »).

Auteurs	Type d'essai	Bras	Réponses				Survie (médiane ou estimée)	p
			Globales	p	Complètes	p		
Rai 2000	Phase III	Chl F	37 % 63 %	< 0,001	4 % 20 %	< 0,001	56 mois 66 mois	NS
Leporrier 2001	Phase III	F CAP ChOP	71 % 58 % 71 %	< 0,0001[1]	20 % 16 % 31 %	NS	67 mois 70 mois 69 mois	NS
Eichhorst 2006	Phase III < 65 ans	F FC	83 % 94 %	= 0,001	7 % 24 %	< 0,001	83 % à 3 ans 80 % à 3 ans	NS
Flinn 2007	Phase III	F FC	59 % 74 %	= 0,013	4 % 23 %	= 0,01	80 % à 2 ans 79 % à 2 ans	NS
Hillmen 2007	Phase III	Chl Campath	55 % 83 %	< 0,0001	2 % 24 %	< 0,0001	84 % à 2 ans 84 % à 2 ans	NS
Catovsky 2007	Phase III < 75 ans	Chl F FC	72 % 81 % 94 %	= 0,04 < 0,0001	7 % 15 % 38 %	< 0,0001	79 % à 3 ans 76 % à 3 ans 75 % à 3 ans	NS
Eichhorst 2009	Phase III > 65 ans	Chl F	57 % 86 %	= 0,003	0 % 7 %	= 0,011	37 mois 29 mois	NS
Robak 2010	Phase III	CC FC	88 % 82 %	NS	47 % 46 %	NS	62 % à 4 ans 60 % à 4 ans	NS
Hallek 2010	Phase III	FC FCR	80 % 90 %	< 0,0001	22 % 44 %	<.0001	83 % à 3 ans 87 % à 3 ans	=.01
Knauf 2009, 2012	Phase III < 75 ans	Chl B	31 % 68 %	< 0,0001	2 % 31 %	< 0,0001	78 mois Non atteinte	NS
Reynolds 2012	Phase III	PCR FCR	49 % 59 %	NS	7 % 14 %	NS	79 % à 2 ans 86 % à 2 ans	NS
Goede 2014	Phase III Patients « fragiles »	Chl Chl + Obi Chl + R	31 % 77 % 65 %	< 0,0001	7 % 22 % 0 %	< 0,0001	ChlO vs ChlR ChlO vs Chl ChlR vs Chl	NS = 0,001 NS
Hillmen 2015	Phase III Patients « fragiles »	Chl Chl + Ofa	69 % 82 %	= 0,001	1 % 14 %	< 0,001	87 % à 2 ans 89 % à 2 ans	NS
Burger 2015	Phase III > 65 ans	Chl Ibrutinib	35 % 86 %	< 0,001	2 % 4 %	NS	85 % à 2 ans 98 % à 2 ans	= 0,001

(1) Différence non significative entre les bras CHOP et fludarabine, mais significative entre ces deux traitements et le bras CAP.
B : bendamustine ; CC : cladribine-cyclophosphamide ; Chl : chloraminophène ; F : fludarabine ; FC : fludarabine-cyclophosphamide ; FCR : fludarabine-cyclophosphamide-rituximab ; Obi : obinutuzumab ; Ofa : ofatumumab ; PCR : pentostatine-cyclophosphamide-rituximab ; R : rituximab.
Certains de ces essais comportent des limites d'âge qui sont indiquées dans la deuxième colonne.

Traitements intensifs (greffes de cellules souches hématopoïétiques)

Les modalités d'intensification thérapeutique sont fondées sur l'autogreffe ou l'allogreffe de cellules souches hématopoïétiques. L'autogreffe permet d'utiliser des traitements au-delà de leur seuil de tolérance hématologique habituelle, en utilisant un conditionnement chimiothérapique ou radio-chimiothérapique, suivi d'une réinjection de cellules souches collectées en amont chez le patient lui-même. Cette technique permet d'observer une réponse complète chez deux patients sur trois [55], et une durée de survie à 3 ans comparable à celle d'une association FCR [37].

L'allogreffe de cellules souches hématopoïétiques se heurte à deux écueils principaux dans la LLC : la disponibilité d'un donneur apparenté, et la morbi-mortalité de la procédure chez des patients âgés de plus de 60 ans dans la grande majorité des cas. Ces deux difficultés sont aujourd'hui partiellement contournées par la possibilité de faire appel à des donneurs volontaires non apparentés inscrits sur des fichiers nationaux ou internationaux d'une part, et de l'autre grâce à la mise au point de procédés de conditionnement atténués, dits non myélo-ablatifs qui permettent d'en étendre les indications au-delà de la soixantaine. L'intérêt essentiel de cette dernière technique est de générer une réaction du greffon contre la leucémie (*voir* Chapitre S04-P05-C02). En considérant le rapport bénéfice/risque de ces allogreffes, il est parfaitement raisonnable de les proposer aux cas dont le pronostic vital est engagé à moyen terme en raison d'une chimio-résistance, notamment à la fludarabine, généralement associée à une délétion 17p. Cette dernière n'est pas à elle seule une indication à une allogreffe d'emblée.

Maladie résiduelle après traitement

Hors cas de résistance primaire ou de reprise évolutive rapide (10 à 20 % des cas), les traitements non intensifs permettent de faire régresser les manifestations de la maladie chez la plupart des patients. Même dans les cas où l'on observe une régression tumorale complète (disparition des manifestations cliniques, des lymphocytes pathologiques du sang et de la moelle osseuse), on peut détecter la présence de cellules clonales résiduelles chez la plupart des patients en utilisant des méthodes sensibles et en les répétant au besoin. La maladie résiduelle est décelable par cytométrie en flux multicanaux ou par PCR amplifiant les séquences spécifiques du remaniement des gènes d'immunoglobulines du clone (sensibilité comparable des deux méthodes, de l'ordre de 10^{-5}). En appliquant ces techniques, la persistance du clone après traitement prédit une durée de réponse moins longue que lorsqu'il est indétectable. Cependant, l'absence de clone résiduel détectable ne signifie pas pour autant que la maladie est guérie, sauf peut-être dans les cas des patients allogreffés. On ne sait pas aujourd'hui si l'obtention d'une maladie résiduelle indétectable augure d'un allongement de la survie globale et cette question reste du domaine de la recherche clinique [29].

Traitements en cours d'évaluation

Les progrès dans la compréhension des processus présidant à la prolifération, en particulier le rôle de l'activation du BCR et celui du micro-environnement ont permis de mettre au point des traitements les ciblant spécifiquement [54]. Parmi ceux-ci, les inhibiteurs de BTK (ibrutinib) [8] et de PI3K (idélalisib) [22] sont aujourd'hui disponibles. Ces médicaments actifs par voie orale paraissent très prometteurs, notamment chez les patients ayant une mutation 17p et chez des patients fragiles ou âgés [7]. Une particularité de ces médicaments est qu'ils modifient l'adhésion des lymphocytes pathologiques au sein des centres de prolifération : il en résulte une redistribution du clone vers le compartiment sanguin, avec une lymphocytose croissante alors que les volumes ganglionnaires diminuent, effet qui avait déjà été observé avec les corticoïdes [5]. Un inhibiteur de BTK de deuxième génération (acalabrutinib), plus spécifique et engendrant moins d'effets secondaires, est en cours de développement [9]. Les inhibiteurs de Bcl2 constituent une autre voie de traitement ciblé, et parmi ces produits, le venetoclax dispose d'un rapport efficacité/tolérance particulièrement intéressant [47]. Cependant, aucun de ces médicaments ne semble pouvoir éliminer complètement le clone lymphocytaire pathologique, justifiant leur utilisation au sein d'associations. Parallèlement, plusieurs nouveaux anticorps monoclonaux anti-CD20 (obinutuzumab, ofatumumab), dont l'efficacité paraît supérieure à celle du rituximab, sont en cours d'évaluation notamment au sein d'associations chimio-immunothérapiques (*voir* Tableau S04-P03-C08-VII).

Traitements symptomatiques

Les traitements symptomatiques ont une importance primordiale : antibiothérapie adaptée si possible en cas d'infection bactérienne, gammaglobulines visant à maintenir un taux proche de 5 g/l en cas d'hypogammaglobulinémie sévère compliquée d'infections respiratoires chroniques (bronchectasies). Les traitements fortement immunosuppresseurs (notamment alemtuzumab, et fludarabine pour certains) justifient une prévention des infections opportunistes par une association de cotrimazole et d'aciclovir tant que le taux de lymphocytes CD4 reste inférieur à 200/µl. De même, l'irradiation des produits sanguins labiles est recommandée dans ces cas. Les vaccins atténués sont contre-indiqués. Le vaccin antigrippal n'est pas réellement contre-indiqué mais son efficacité est incertaine. Les vaccins antitétanique et antipoliomyélitique sont utilisés sans appréhension. Certains cas d'anémie peuvent justifier un traitement spécifique : c'est le cas d'une hémolyse auto-immune, justifiant une corticothérapie forte (1 mg/kg/j) et prolongée plusieurs semaines (*voir* Chapitre S04-P03-C03). Dans le cas d'une érythroblastopénie auto-immune, les corticoïdes et les immunosuppresseurs (ciclosporine) ont des succès à leur actif (*voir* Chapitre S04-P03-C05).

Leucémies prolymphocytaires [17]

Les leucémies prolymphocytaires sont beaucoup plus rares que la leucémie lymphoïde chronique. On en décrit deux variétés, qui se distinguent par leur origine T ou B. Elles ont en commun une évolution rapide de signes tumoraux avec une hépatosplénomégalie en général imposante ; les adénopathies, généralisées et volumineuses, sont l'apanage des formes B, l'infiltration cutanée nodulaire non épidermotrope, un épanchement pleuropéritonéal, une atteinte leptoméningée l'apanage des formes T. Dans les deux variétés, l'hyperlymphocytose sanguine dépasse généralement 100 000/µl. Les cellules, souvent plus grandes qu'un lymphocyte, ont un noyau irrégulier, nucléolé et des projections cytoplasmiques « en oreille » (*blebs*). L'atteinte médullaire est constante. Le diagnostic, évoqué par l'aspect morphologique, est étayé par l'étude de l'immunophénotype. Celui des formes B est précisé dans le tableau S04-P03-C08-III. Les formes T expriment CD2, CD5, CD7, CD3 associé à CD4 (65 %) *ou* CD8 (15 %), ou CD4 *et* CD8, (25 %), trait spécifique à la leucémie prolymphocytaire T. Les anomalies cytogénétiques les plus fréquentes dans les formes T concernent 14q11, soit sous forme d'une inversion 14 q11-q32 (qui juxtapose les gènes du récepteur T avec les oncogènes TCL1/TCL1b en 14q32.1), plus rarement sous forme d'une translocation 14;X (où le gène partenaire est *MTCP1* en Xq28), et les anomalies du chromosome 8 : del 8p, t(8;8)(p11-12;q12), trisomie 8q. Dans les formes B, les lésions génétiques concernent surtout *TP53* par délétion ou mutation et *CMYC*, notamment par t(8;14). Des délétions de 11q23 (affectant le gène *ATM*) ou de 12p13 sont fréquemment décelées par hybridation interphasique (FISH).

Le pronostic de ces leucémies est généralement mauvais, la survie médiane est de 3 ans dans les formes B et inférieure à 1 an dans les formes T. Les traitements les moins inefficaces sont fondés dans les formes B sur une association de chimiothérapie et d'un anticorps monoclonal anti-CD20 (rituximab) ou anti-CD52 (alemtuzumab), et dans les formes T par l'alemtuzumab intraveineux suivi d'une allogreffe de cellules souches hématopoïétiques lorsqu'elle est envisageable, sinon d'une autogreffe : les résultats de survie en sont comparables, la première offrant la possibilité d'une curabilité, mais au prix d'une morbi-mortalité plus importante. Les nouveaux traitements inhibiteurs des voies de signalisation (ibrutinib, idelalisib) pourrait contribuer à modifier le pronostic, en particulier des formes avec anomalies de *TP53*.

Syndromes de prolifération à grands lymphocytes granuleux

THIERRY LAMY ET ALINE MOIGNET

Les leucémies à grands lymphocytes granuleux (LGL) représentent 2 à 5 % des syndromes lymphoprolifératifs chroniques. La présentation clinique classique associe des infections récurrentes secondaires à une neutropénie sévère, une anémie, une splénomégalie et assez fréquemment une maladie auto-immune, le plus souvent une polyarthrite rhumatoïde [66]. Depuis la description initiale en 1985, la nosologie de cette affection a été affinée : il a été montré qu'il existait deux sous-entités au sein des leucémies LGL : le type T (CD3+), majoritaire, comptant pour 85 % des cas et le type NK (*natural killer*) (CD3–), minoritaire. La dernière classification de l'Organisation mondiale de la santé (OMS) de 2008 propose en fait trois sous-catégories : les deux plus fréquentes représentées par les leucémies LGL-T et NK de type indolent et les leucémies LGL-NK agressives exceptionnelles.

Physiopathologie

La physiopathologie de l'expansion clonale relève de plusieurs étapes. Le lymphocyte LGL-T correspond à un lymphocyte T cytotoxique mémoire. L'hypothèse d'une stimulation antigénique initiale a été soulevée en raison de la présence d'une séroréactivité avec une séquence dite prototypique d'HTLV-1 (épitope BA21) dans plus de 50 % des cas. L'activation lymphocytaire et l'expansion clonale sont favorisées par la sécrétion de plusieurs cytokines dont le PDGF (*platelet-derived growth factor*) et les interleukines (IL) 6 et 15. Les souris surexprimant l'IL-15 développent une leucémie LGL. Enfin, la survie du clone tumoral résulte d'un mécanisme de résistance aux phénomènes d'apoptose physiologiques nommés AICD (*activation induced cell death*) principalement médiés par le couple Fas/FasL [68]. Les mécanismes précis qui permettent aux lymphocytes leucémiques d'échapper à cette apoptose ont été en partie décrits au cours des dernières années et passent tout d'abord par une résistance au signal induit par l'interaction de Fas, membre de la famille des récepteurs TNF (*tumor necrosis factor*), et de son ligand (Fas-L). Les lymphocytes LGL apparaissent comme insensibles à cette interaction. Il n'existe pas de mutation du gène *Fas*, mais un blocage intracytoplasmique de l'activation d'une molécule transductrice du signal, la caspase 8, par une molécule inhibitrice nommée FLIP. Les cellules LGL leucémiques activent également des voies de survie cellulaire telles que la voie des Ras/MEK/ERK, la voie des sphingolipides avec la surexpression du récepteur shingosine 1 phophate 5 (S1PR5) afin de délivrer à la cellule un signal de prolifération et de survie. La voie PI3Kinase/Akt participe à l'inhibition de la voie de signalisation de mort cellulaire, Fas/FasL. L'activation constitutive de la voie Jak/Stat-3 a également été démontrée, renforçant le phénotype de résistance à l'apoptose. Stat-3 est un récepteur de type tyrosine kinase activé en particulier par l'IL-6. Cette activation permet la dimérisation de STAT-3 via son domaine SH2 et sa translocation dans le noyau afin d'activer la transcription de gènes liés à la prolifération et à la survie cellulaire. Une avancée majeure de ces dernières années a été la découverte de l'existence d'une mutation du domaine SH2 de STAT-3 dans près de 40 % des cas de leucémies LGL-T ou NK [64, 65]. L'inhibition de la voie STAT-3 restaure la sensibilité de l'apoptose médiée par Fas. L'activation de STAT-3 apparaît au premier plan de la physiopathologie des leucémies LGL [63].

Critères diagnostiques

Les leucémies LGL se définissent par la présence d'une lymphocytose LGL supérieure à 0,5 G/l, chronique (> 6 mois) et clonale, accompagnée d'une infiltration d'organes (moelle osseuse, rate, foie) par des grands lymphocytes à cytoplasme granuleux. Ces infiltrats peuvent être discrets ou inapparents, ce qui ne constitue pas une exclusion diagnostique.

Cytologie

La détection d'un excès de lymphocytes à grains est en premier lieu cytologique. Ce sont des lymphocytes de grande taille (entre 15 et 18 µm de diamètre), pourvus d'un cytoplasme abondant renfermant de nombreuses granulations azurophiles (Figure S04-P03-C08-1). Ces granulations contiennent des enzymes, perforine, granzyme A et B, ayant des propriétés cytotoxiques. Le taux des lymphocytes à grains dans le sang est normalement inférieur à 0,25 G/l. Lors d'une prolifération clonale des LGL, leur nombre dépasse volontiers 1 G/l et apparaît de fait évident à l'analyse du frottis. Cependant, une lymphocytose à grains modérés (entre 0,5 et 1 G/l) peut passer inaperçue, et le diagnostic est alors évoqué en présence d'autres critères comme l'existence d'une neutropénie inexpliquée avec infections récurrentes ou d'une affection auto-immune sous-jacente.

Immunocytométrie

La cytométrie en flux (*voir* Chapitre S04-P01-C03) permet de distinguer les proliférations LGL-T (80 % des cas) dont l'immunophénotype est CD3+/TCRα/β+/CD5dim/CD4–/CD8+/CD57+, et les LGL-NK qui expriment les marqueurs CD2+/CD3–/CD8+dim/CD16+/CD56+ et CD57 variables.

Clonalité

La mise en évidence de la clonalité des lymphocytes à grains dépend du sous-type T ou NK. Pour les lymphocytes LGL T CD3+, c'est le caractère clonal du récepteur membranaire (TCR) qui est analysé. La

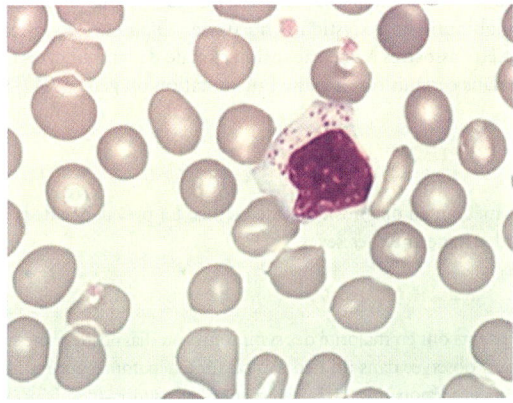

Figure S04-P03-C08-1 Grands lymphocytes à grains.

méthode la plus couramment utilisée consiste à rechercher par PCR (*polymerase chain reaction*) l'existence d'un réarrangement du gène codant TCR-γ. Il s'agit du premier gène du TCR à être réarrangé lors de la maturation du lymphocyte T naïf [68]. Une autre méthode consiste à analyser la diversité de la partie variable de la chaîne β (Vβ) du TCR en immunocytométrie, à l'aide d'anticorps spécifiques : on peut explorer plus des deux tiers du répertoire Vβ et ainsi identifier une restriction monoclonale à un isotype Vβ donné.

La clonalité des cellules NK est plus difficile à démontrer. Par définition, il n'y a pas de réarrangement du TCR. On propose l'analyse de l'expression des récepteurs KIR (*killer immunoglobin-like receptor*) et différents travaux ont mis en évidence l'expression préférentielle des récepteurs de type activateur (par exemple, CD94/NKG2A) à la surface de la cellule LGL-NK [72]. L'existence, rarement démontrée, d'anomalies chromosomiques acquises apparaît également comme un marqueur potentiel de clonalité.

Proliférations LGL réactionnelles

Il est possible d'observer des lymphocytoses à lymphocytes granuleux réactionnelles dans le sillage d'une infection virale (virus d'Epstein-Barr, cytomégalovirus, VIH), d'une connectivite, d'une tumeur solide, d'un lymphome non hodgkinien, après splénectomie, transplantation d'organes ou greffe de cellules souches hématopoïétiques. Ces lymphocytoses à grains réactionnelles sont de type T dans la majorité des cas, et expriment un phénotype identique à celui des processus leucémiques (CD3+/CD8+/CD57+). En revanche, elles sont transitoires, régressent en quelques mois, ne s'accompagnant que très rarement de cytopénies alors modérées et ne nécessitent aucune prise en charge particulière.

Infiltration d'organes

Une infiltration médullaire est décelable chez la majorité des patients. Il peut également exister une infiltration splénique et hépatique. Si le diagnostic est aisé chez un patient présentant une lymphocytose clonale de type LGL significative (en règle > 1 G/l), une neutropénie chronique et une affection dysimmunitaire, il peut être parfois difficile en cas de lymphocytose à grains inférieure à 1 G/l et en l'absence de contexte auto-immun associé. Dans ce cas, l'exploration médullaire à la fois cytologique et histologique est indispensable. La recherche d'une infiltration médullaire doit alors être fondée sur une étude immunohistochimique à l'aide des anticorps antigranzyme B, TiA1 et CD56. La mise en évidence d'amas de cellules cytotoxiques (définis par au moins 8 cellules regroupées) et la topographie parasinusoïdale de l'infiltration sont des arguments très évocateurs d'une leucémie à grands lymphocytes granuleux.

Formes frontières

Il existe un cadre de maladies médullaires associées à des cytopénies (*bone marrow failures* dans la détermination anglo-saxonne), qui regroupe les myélodysplasies et certains cas d'aplasie médullaire, l'hémoglobinurie paroxystique nocturne. Toutes ces affections peuvent être associées à une expansion clonale de lymphocytes granuleux et, dans certains cas, il existe une mutation du gène *STAT-3*.

Symptomatologie

L'âge médian au diagnostic est de 60 ans. La prévalence de la maladie est identique entre les sexes.

Manifestations cliniques

Les patients ont en majorité des symptômes au diagnostic. Une splénomégalie est observée dans un tiers des cas, une hépatomégalie moins souvent et des adénopathies très rarement. Les symptômes généraux et inflammatoires ne sont décrits que dans 10 % des cas. Selon les séries, des infections récurrentes secondaires à la neutropénie chronique sont présentes chez 15 % et 56 % des patients. Les infections sont principalement bactériennes, de siège oto-rhino-laryngologique ou cutanéomuqueux.

Manifestations biologiques

Une neutropénie (polynucléaires neutrophiles < 1,5 G/l) est présente chez plus de deux tiers des patients et est sévère (< 0,5 G/l) chez la moitié d'entre eux. Les lymphocytes à grains sont en excès, dépassant 4 G/l dans la moitié des cas. Selon les séries, 10 à 40 % des patients ont une anémie prononcée (hémoglobine < 8 g/dl). La thrombopénie est moins fréquente. L'infiltration médullaire est décelée chez 70 à 80 % des malades.

Les stigmates biologiques d'un contexte auto-immun sont fréquents : un facteur rhumatoïde est décelé à un taux significatif dans 60 % des cas et des anticorps antinucléaires dans 50 % des cas. Le taux de β_2-microgobuline est élevé dans près de 70 % des cas.

Manifestations associées

Des affections auto-immunes sont présentes chez 15 à 40 % des patients. La plus fréquente est de loin la polyarthrite rhumatoïde. L'association à d'autres maladies systémiques comme le syndrome de Goujerot-Sjögren et le lupus érythémateux systémique est aussi décrite. Des multinévrites, des vascularites, une hypertension artérielle pulmonaire et des manifestations digestives comme la maladie cœliaque et les maladies inflammatoires chroniques de l'intestin sont également signalées. Certaines endocrinopathies telles qu'une thyroïdite ou un diabète de type 1 ont été décrites dans le sillage des leucémies LGL.

Une cytopénie auto-immune est présente chez 5 à 10 % des patients. Enfin l'association à des affections malignes est fréquente sans qu'il soit possible de préciser un lien physiopathologique entre les deux processus tumoraux. Il peut s'agir de tumeurs solides, mais aussi d'autres hémopathies comme une myélodysplasie, un lymphome B, une leucémie lymphoïde chronique ou un myélome multiple. Des cas de leucémies à lymphocytes granuleux survenant dans les suites d'infections virales (virus d'Epstein-Barr, cytomégalovirus, VIH) ou dans les suites de transplantation d'organes et de moelle osseuse sont également rapportés [67].

Il existe assez peu de différences dans la présentation clinique et biologique en fonction du phénotype T ou NK des leucémies LGL. Cependant, les patients atteints de leucémies LGL NK ont moins de symptômes au diagnostic, et l'association à une polyarthrite rhumatoïde est moins fréquente. L'existence d'une cytopénie auto-immune associée est en revanche plus fréquente.

Devenir des patients

Les leucémies LGL sont des maladies chroniques et indolentes. Il est difficile d'estimer avec précision la proportion de patients qui nécessitera l'initiation d'un traitement. Cette fréquence varie entre 30 et 80 % selon les séries et dépend beaucoup des habitudes des cliniciens et de la durée de suivi des malades. La mortalité est également difficile à définir. Les patients décèdent rarement de complications infectieuses secondaires aux neutropénies sévères et prolongées. Dans la cohorte française portant sur 229 patients, la survie à 5 ans est de 89 % pour les leucémies LGL-T et 95 % pour les LGL-NK après 58 mois de suivi [61].

Leucémie LGL-NK agressive

Cette maladie est exceptionnelle et principalement décrite en Asie. Cette entité est liée au virus d'Epstein-Barr (EBV) et affecte des personnes d'un âge médian d'environ 40 ans. Elle s'exprime par d'importants signes généraux, une hépatosplénomégalie, une lymphocytose LGL-NK composée d'éléments plus immatures, un syndrome d'activation macrophagique. La progression rapide et la faible sensibilité aux traitements chimiothérapiques lui confèrent un taux de mortalité très élevé.

Traitement

Un traitement est proposé lorsque les patients deviennent profondément neutropéniques (polynucléaires neutrophiles < 0,5 G/l), s'ils présentent des infections récurrentes associées à une neutropénie quelle que soit son importance, s'ils sont anémiques avec des besoins transfusionnels, ou s'ils développent des complications rattachées à leur leucémie LGL (polyarthrite rhumatoïde, cytopénie auto-immune).

Il n'existe pas de traitement de référence car aucune étude comparative prospective n'a été conduite dans les leucémies LGL. Cependant, si les chimiothérapies intensives se sont avérées toxiques et sans efficacité, les immunosuppresseurs sont la base du traitement des leucémies LGL [67].

Facteurs de croissance et stéroïdes

Le G-CSF (*granulocyte-colony stimulating factor*) en monothérapie ne permet pas de corriger durablement la neutropénie associée aux leucémies LGL. Une proportion importante de patients se montre résistante au G-CSF. Les patients pour lesquels une efficacité est observée peuvent en bénéficier au moment des épisodes d'infections aiguës.

L'érythropoïétine (EPO) n'a guère été évaluée dans cette indication et le taux moyen d'EPO endogène dans la leucémie LGL n'est pas connu. Elle est parfois utilisée pour corriger une anémie isolée ou en association à un traitement immunosuppresseur. Elle est inefficace en cas d'érythroblastopénie auto-immune (*voir* Chapitre S04-P03-C05).

Les stéroïdes sont parfois utilisés en association aux traitements immunosuppresseurs en début de traitement afin d'en accélérer la réponse mais ils n'ont pas montré d'efficacité en monothérapie.

Immunosuppresseurs

Trois agents imunosuppresseurs (méthotrexate, cyclophosphamide et ciclosporine) ont une efficacité réelle dans le traitement des leucémies LGL, sans que l'on puisse se prononcer sur la supériorité de l'un d'entre eux. Une étude clinique comparant le cyclophosphamide au méthotrexate en première ligne du traitement des leucémies LGL est en cours en France et pourra peut-être apporter une réponse à cette question.

La première étude ayant démontré l'efficacité du méthotrexate remonte à 1994 [70] sur la base de son intérêt dans la polyarthrite. Il est délivré à la dose de 10 mg/m²/sem. La réponse globale (réponse complète plus partielle) est évaluée selon les différentes études à 56 % mais avec un taux de rechute non négligeable dépassant 60 %.

Le cyclophosphamide est un agent alkylant. La dose habituellement recommandée est de 100 mg/j. Une étude rétrospective récente reprenant les résultats observés avec ce traitement en première ligne chez quarante-cinq patients a montré un taux de réponse globale de 71 %, dont 57 % de réponse complète [71], donc très encourageant et ce aussi bien chez les patients neutropéniques qu'anémiques.

Les patients n'ayant pas répondu aux deux traitements précédents peuvent répondre à l'administration de ciclosporine, notamment par une réduction des cytopénies, sans toutefois que le clone tumoral s'en trouve modifié.

Il est recommandé d'initier le traitement pour une période de 4 mois avant d'évaluer son efficacité. Il faut éviter de diminuer la dose en cas de majoration initiale des cytopénies. En cas d'échec à 4 mois, on propose une substitution pour l'un des immunosuppresseurs non utilisés en première ligne. La durée d'exposition varie en fonction de chacun des trois médicaments. Si elle ne doit pas excéder 12 mois pour le cyclophosphamide en raison des effets mutagènes connus et des risques vésicaux, elle est volontiers beaucoup plus longue pour les deux autres en raison du taux de réponse complète apparemment plus faible et du risque de rechute à l'arrêt. L'évaluation de la réponse, clinique, biologique et moléculaire (recherche de la persistance d'un réarrangement du TCR) constitue la base du suivi de ces patients.

Chez les patients réfractaires à ces trois produits, on se tourne vers l'utilisation des analogues des purines avec des taux de réponse intéressants et beaucoup plus rarement vers la polychimiothérapie plus toxique ou l'alemtuzumab (anti-CD52) en prenant garde aux risques infectieux induits (réactivation d'une virémie à cytomégalovirus).

Perspectives

Une meilleure connaissance des mécanismes physiopathologiques à l'origine du développement des leucémies LGL ouvre de nouvelles perspectives de traitement. Il a été récemment publié une efficacité d'un inhibiteur spécifique de JAK3, le tofacitinib, dans le traitement des leucémies LGL associées à une polyarthrite rhumatoïde [62].

Leucémie à tricholeucocytes

Michel Leporrier

C'est une maladie chronique, maligne, caractérisée par la prolifération lente dans la rate, la moelle osseuse et, tardivement, dans le sang de cellules lymphoïdes caractéristiques par leur aspect cytologique. La première description de l'affection est celle d'Ervald en 1923, sous le nom de réticulo-endothéliose leucémique, terme qui sera repris par B. Bouroncle à propos de vingt-six patients dans un article consacrant l'individualisation de la maladie [76]. Le terme de leucémie à cellules chevelues (*hairy cells*) ou tricholeucocytes s'est imposé par la suite, privilégiant l'aspect des cellules plus que leur origine et rendant obsolètes les nombreux synonymes en usage [77].

Physiopathologie

Caractéristiques des tricholeucocytes

Aucune similitude morphologique ne les rapproche de cellules normales. Les caractéristiques immunophénotypiques sont celles d'une cellule lymphoïde B mûre : expression des antigènes CD19/20/22/79a (mais pas 79b) et FmC7, présence d'immunoglobulines de membrane M, G ou A (mais pas D) et de manière constante, récepteurs de l'interleukine 2 (CD25) et de faible affinité pour l'interleukine 3 (CD123) [102]. Le réarrangement des gènes des chaînes lourdes et légères d'immunoglobulines, et la présence de mutations somatiques évoquent la possibilité d'un contact antigénique à l'origine de la sélection clonale [74]. Cependant, les tricholeucocytes expriment aussi certaines caractéristiques d'autres lignées : phagocytose in vitro de bactéries ou de particules de latex [79], et expression du gène *ANXA1* impliqué dans leurs propriétés phagocytaires [85], activité peroxydasique [108], phosphatase acide tartrate résistante, marqueurs de la lignée monocyte-macrophage (CD11c, récepteurs Fc des IgG) et CD103, intégrine présente sur les lymphocytes T intra-épithéliaux, T régulateurs et les cellules dendritiques [81]. Les études cytogénétiques n'ont pas montré d'anomalie récurrente caractéristique [98]. De façon pratiquement constante, les cellules sont porteuses d'une mutation ponctuelle V600F du gène *BRAF* [112], mutation également décelable dans plusieurs variétés de néoplasmes, mélanome en particulier. Font exception les variants ayant sélectionné le gène *IgVH 4-34*, et chez lesquels ont retrouve des mutations de MAP2K1 (*voir* plus loin).

Étiologie

La maladie est rare, son incidence annuelle estimée à 50 à 100 nouveaux cas en France (600 aux États-Unis). Le rôle des solvants benzéniques et des pesticides est évoqué [88, 106]. On connaît quelques rares cas familiaux [82]. La maladie affecte les adultes avec un pic de fréquence vers la cinquantaine (20-90 ans) avec une prépondérance masculine (4 cas sur 5).

Diagnostic

La maladie est révélée par une splénomégalie, une pancytopénie surtout marquée sur la lignée des neutrophiles, la présence de cellules chevelues dans le sang ou une complication infectieuse.

Manifestations cliniques [89]

La splénomégalie est fréquente, notée actuellement dans 60 à 70 % des cas lors du diagnostic. Sa taille est grossièrement parallèle à l'importance de la pancytopénie dont elle est en partie responsable par un phénomène d'hypersplénisme. Elle peut largement dépasser l'horizontale et la verticale de l'ombilic ; une reconnaissance plus précoce de la maladie tend à raréfier la fréquence de ces formes volumineuses. De rares cas de rupture splénique spontanée sont connus. L'infiltration de la rate par les tricholeucocytes revêt un aspect bien particulier : les cellules chevelues encombrent les sinus et les cordons donnant un aspect d'infiltration « pseudo-angiomateuse » de la pulpe rouge. Cet aspect diffère de celui des proliférations lymphoïdes B habituelles (leucémie lymphoïde chronique, lymphome). L'infiltration du foie est sinusoïdale et périportale. La pression portale est élevée mais rarement responsable de manifestations propres.

L'absence d'adénopathies cliniquement significatives est la règle : elles doivent faire suspecter une infection (principalement à mycobactéries), ou un autre diagnostic. Cependant, des adénopathies profondes spécifiques de volume modéré peuvent être décelées par une étude tomodensitométrique dans 10 % des cas en situation de rechute ou lorsque la splénomégalie est volumineuse [103].

Signes hématologiques

L'hémogramme révèle une pancytopénie de sévérité variable et parfois dissociée. La granulocytopénie est pratiquement constante, parfois extrême, confinant à l'agranulocytose. Elle s'associe à une monocytopénie. Ces anomalies expliquent la fréquence des épisodes infectieux et la nature des germes responsables (*voir* plus loin). Une anémie arégénérative et une thrombopénie sont habituelles, rarement très importantes. La présence de tricholeucocytes est quasi constante sur les frottis. Leur concentration habituelle est de 1 000 à 10 000/μl, des formes extrêmes dépassant 50 000/μl sont exceptionnelles, sauf dans le cas des formes dites « variantes » (*voir* plus loin). Elles peuvent passer inaperçues sur un hémogramme de routine et, bien évidemment, à l'examen d'un automate de formule leucocytaire. L'aspect des cellules est caractéristique : noyau, ovoïde ou réniforme, chromatine spongieuse, cytoplasme abondant émettant des expansions « chevelues » à la limite de la visibilité. Elles expriment une activité phosphatase acide résistante à l'acide tartrique.

L'infiltration médullaire par les tricholeucocytes est constante. L'aspiration par ponction est souvent difficile parfois impossible en raison d'une myélofibrose associée. Sur un prélèvement biopsique, les cellules se disposent en nappe régulière, dont les noyaux réguliers restent espacés, séparés les uns des autres par la trame lâche de leurs cytoplasmes, parfois soulignée par la fibrose réticulinique. Cet aspect est assez caractéristique pour ne prêter confusion avec aucune autre hémopathie lymphoïde. En outre, l'expression de CD20, CD25, CD103 et CD123 achève de caractériser la maladie dans sa forme habituelle [102].

Autres manifestations et complications

Infections

Elles dominaient l'histoire naturelle de la maladie avant l'ère des traitements actifs (1984) : souvent révélatrices, elles en scandaient l'évolution et constituaient la principale cause de décès. Le risque infectieux est fonction du degré de la granulocytopénie et la monocytopénie qui en conditionnent la nature : pneumopathies, voire épisodes septicémiques à Gram positif, plus rarement infections à levures (*Candida* et *Cryptococcus*), champignons (*Aspergillus*). La fréquence des infections à mycobactéries (*Mycobacterium tuberculosis, M. avium intracellulare, M. kansasii*) doit être soulignée en raison de la difficulté parfois extrême d'en établir le diagnostic devant un état fébrile apparemment nu ; les prélèvements de moelle, de foie, les hémocultures sur milieux spécialisés et les techniques de biologie moléculaire (PCR) sont souvent nécessaires pour en apporter la preuve bactériologique.

Les traitements modernes ont bouleversé l'incidence et le pronostic de ces infections : en dehors d'un épisode infectieux révélateur de la maladie, l'hospitalisation d'un patient pour une complication infectieuse est devenue exceptionnelle.

Vascularites et manifestations systémiques

Elles revêtent un aspect proche, pour certaines manifestations, d'une péri-artérite noueuse par l'éruption livédoïde ou généralisée, le purpura infiltré, les nouures dermo-hypodermiques, les anévrysmes artériels évoluant dans un contexte fébrile [84]. Elles en diffèrent par la rareté des manifestations neurologiques, de l'atteinte rénale. Un examen anatomopathologique d'une lésion cutanée ou viscérale (poumon) révèle un aspect de vascularite granulomateuse ou leucocytoclasique ou, dans près de la moitié des cas, une infiltration cellulaire spécifique. La présence de l'antigène de l'hépatite B, d'un facteur rhumatoïde, d'une hypocomplémentémie, d'une cryoglobuline mixte, d'anticorps antinucléaires est parfois signalée [86, 92]. Ces manifestations sont souvent contemporaines d'une infection, en particulier à mycobactérie [86].

Manifestations osseuses

Elles sont rares, sous forme de lésions ostéolytiques pseudo-myélomateuses au niveau du squelette axial, du bassin et des cols fémoraux [93] et peuvent entraîner une fracture spontanée ou une nécrose ischémique. Les formes avec ostéocondensation sont exceptionnelles [115].

Protéine monoclonale

La présence d'un composant monoclonal a été signalée [91], sans qu'une relation soit clairement établie avec la prolifération des tricholeucocytes. L'absence de relation fut ultérieurement démontrée dans cette observation par l'émergence tardive d'un autre lymphome B à petits lymphocytes de même spécificité idiotypique que la macroglobuline [90].

Cancers associés

L'incidence des tumeurs solides et hématopoïétiques au cours de la maladie a donné lieu à des résultats contradictoires. L'expérience canadienne fait état d'une augmentation de fréquence significative chez les hommes atteints (risque relatif : 2,91) et moins significative chez les femmes [75]. À l'inverse, un groupe coopératif italien n'observe pas d'augmentation de l'incidence de second cancer dans un registre de 1 136 patients [87]. Une étude de registre portant sur 3 104 patients suivis entre 1973 et 2002 indique une augmentation faible mais significative du risque de lymphome hodgkinien et non hodgkinien et de cancers thyroïdiens, un moindre risque de cancer bronchique [96]. L'influence des traitements ne peut être précisée.

Forme variante

Cette forme de présentation est rare (10 % des cas). Elle diffère de la forme classique par la présence de tricholeucocytes dans le sang en nombre souvent considérable (100 000 à 500 000/μl), l'absence de monocytopénie, l'infiltration médullaire souvent regroupée en amas. L'expression de la phosphatase acide tartrate résistante, celle de CD25, CD123, et du produit du gène *ANXA1* y est faible ou nulle. En termes d'immunogénétique, ces formes comportent peu de mutations somatiques et sélectionnent fréquemment le répertoire VH4-34 [73]. La mutation V600F n'y est pas retrouvée [116]. La classification OMS 2008 considère désormais cette variante comme une entité indépendante provisoire [107]. Elle répond peu au traitement par l'interféron et par les analogues puriniques. La médiane de survie y est de 9 ans [73, 101].

Évolution et pronostic

Depuis la mise à disposition de traitements actifs, la maladie, dans sa forme classique, est devenue une affection chronique, ambulatoire, cliniquement inapparente et compatible avec une survie et une activité normales.

Traitement

Réduit jusqu'en 1984 à un effet palliatif de la splénectomie, le traitement s'est enrichi depuis de médicaments très actifs avec l'interféron recombinant, les analogues de purines, l'anticorps anti-CD20, et plus récemment les traitements ciblés.

Interféron α

Les produits actuellement disponibles sous forme recombinante sont comparables et ne diffèrent que par la nature d'un acide aminé en position 23 (interférons $α_{2a}$ et $α_{2b}$ humains recombinants). L'administration sous-cutanée, à la dose de 3 millions d'unités 3 fois par semaine est le schéma dont l'efficacité et la tolérance sont établies : on observe pendant les premières semaines une accentuation de la neutropénie, puis l'hémogramme se corrige progressivement en 3 à 6 mois. Les tricholeucocytes disparaissent en général du sang et le volume splénique diminue ou se normalise dans le même délai chez plus de 80 % des patients. La régression de l'infiltration médullaire est un peu plus lente, généralement incomplète. La myélofibrose persiste, peu modifiée. Après un an, le traitement a en général développé son effet maximal.

Les effets secondaires de l'interféron sont fréquents mais rarement sévères : un syndrome pseudo-grippal dit de « libération de cytokines » sensible à un traitement symptomatique par le paracétamol en marque les premières semaines puis disparaît spontanément. Les autres effets indésirables sont une diminution de la libido (30 à 50 % des patients), plus rarement une cytolyse hépatique, des effets psychiques peuvent exacerber une tendance dépressive. La résistance primaire au traitement est rare (10 %) en dehors des formes variantes. La résistance acquise a fait incriminer l'apparition d'anticorps anti-interféron α [109]. L'interféron n'a pas d'effet oncogénique à long terme [87]. Il peut être administré sans danger chez les patientes en cas de grossesse.

Chlorodésoxyadénosine

Cet analogue purinique résiste à la dégradation par l'adénosine désaminase : il est alors accumulé et transformé en nucléotides triphosphates, induisant l'apoptose des cellules l'ayant incorporé. Utilisé par voie sous-cutanée à la dose de 0,14 mg/kg/j 5 jours de suite, il provoque après une seule cure un effet thérapeutique remarquable (96 % de réponses, dont 76 % complètes incluant la disparition apparente des tricholeucocytes de la moelle). Cet effet est prolongé plusieurs années. En cas de réponse incomplète, une deuxième cure peut être administrée. Les effets indésirables à court terme sont hématologiques (surtout neutropénie et thrombopénie) et généraux (syndrome fébrile inexpliqué). Ils disparaissent après quelques semaines L'immunodépression liée à une chute des lymphocytes CD4, est très profonde et durable : la médiane de récupération est de 40 mois [110].

Pentostatine (ou déoxycoformycine)

C'est une substance extraite de *Streptomyces antibioticus*, dont la propriété est d'inhiber l'adénosine désaminase et de reproduire les conditions cellulaires de ce déficit immunitaire : l'accumulation de précurseurs nucléotidiques non dégradés conduit à l'apoptose cellulaire, surtout sur les cellules lymphoïdes. Ce médicament est administré par voie veineuse à la dose de 4 mg/m² tous les 15 jours, pendant 3 à 6 mois, temps nécessaire pour observer une réponse maximale. Globalement, près de 90 % des patients répondent à ce traitement, plus d'une fois sur deux de manière complète incluant une disparition (apparente) des tricholeucocytes de la moelle osseuse. L'effet le plus remarquable est la prolongation de ce bénéfice après arrêt du traitement : 90 % des patients en conservent le bénéfice pendant 3 ans. Ce médicament est également actif chez les patients résistants à l'interféron. Les effets indésirables sont principalement hématologiques : neutropénie réversible après quelques semaines et lymphopénie CD4 profonde et durable, avec un délai médian de récupération de 54 mois [110]. La toxicité hématologique et rénale semble faible aux doses actuelles proposées.

Rituximab

L'usage de cet anticorps monoclonal anti-CD20 est plus récent et l'expérience en est plus limitée [95, 100]. Administré en perfusions intraveineuses hebdomadaires à la dose de 375 mg/m² pendant 8 semaines, il peut procurer des réponses chez des patients en cas de résistance primaire (notamment dans la forme variante) ou de rechute après les traitements précédents, utilisé seul ou en leur étant associé.

Traitements ciblés

Les anticorps monoclonaux couplés à une immunotoxine semblent également très actifs. Le conjugué toxine de pseudomonas/anticorps anti-CD22 est particulièrement intéressant puisqu'il cible un épitope constamment exprimé par les tricholeucocytes, y compris dans la forme variante [99]. Des études récentes chez des patients en rechute après traitement par analogues de purines ou y résistant soulignent l'efficacité du vémurafénib, un inhibiteur ciblant spécifiquement la mutation BRAF V600 [80, 111].

Splénectomie

Principal recours thérapeutique jusqu'en 1984, la splénectomie permettait de minorer pendant quelques mois les manifestations liées à la pancytopénie. Cette intervention n'est aujourd'hui plus recommandée sauf en cas de splénomégalie volumineuse persistant sous traitement [97].

Conduite des traitements [94, 97, 105]

Les formes peu ou pas symptomatiques et dont le degré de cytopénie est peu prononcé peuvent être surveillées sans recourir à un traitement immédiat. La mise en route du traitement est liée au caractère symptomatique de la splénomégalie et à l'abaissement significatif des neutrophiles et des plaquettes exposant à des risques infectieux et hémorragiques.

En l'absence d'étude contrôlée comparant ces traitements, notamment pour leurs effets sur la survie globale, et en dépit d'une incertitude persistante sur le risque à long terme de seconde malignité, priorité est donnée aujourd'hui à la chlorodésoxyadénosine ou à la déoxycoformycine en raison d'une efficacité plus importante en termes de taux de réponses complètes et de durée des réponses observées, qui semblent très superposables. La médiane de survie sans rechute ou progression après traitement par analogue purinique est évaluée à 16, 11 et 6,5 ans selon que ce traitement est administré en première, seconde ou troisième intention [83].

La chlorodésoxyadénosine et la déoxycoformycine diffèrent principalement par leurs effets indésirables. L'astreinte thérapeutique imposée au patient est plus marquée avec la seconde qu'avec la première, et inversement pour la toxicité hématologique à court terme, ce qui peut, chez un sujet sévèrement cytopénique au diagnostic, faire préférer la déoxycoformycine, voire le rituximab ou l'interféron, en particulier en cas d'infection évolutive sévère contemporaine. L'immunodépression durable et profonde justifie une prévention systématique des infections opportunistes par aciclovir et clotrimazole pendant plusieurs mois, ainsi que l'irradiation des produits transfusés en raison du risque de réaction du greffon contre l'hôte post-transfusionnelle [114]. Par ailleurs, ces deux médicaments sont excrétés par voie rénale, ce qui justifie une réduction de doses, voire une contre-indication en cas d'insuffisance rénale. Les autres effets indésirables de cette classe de médicament sont neurologiques [78].

L'étude des moelles des patients en réponse complète (clinique et hématologique) montre dans une proportion importante des cas la persistance d'une maladie résiduelle médullaire par cytométrie, immunohistochimie (marquage par anti-CD20 ou DB44) ou génétique moléculaire (mise en évidence d'une clonalité des gènes d'immunoglobine ou présence de la mutation V600F). Si l'absence de maladie résiduelle médullaire confère une prolongation du délai de résurgence symptomatique de l'affection, l'intérêt de ce type de réponse en termes de survie reste à démontrer. En outre, la persistance d'une maladie résiduelle est compatible avec une très longue survie, de telle sorte que l'objectif de son éradication n'est pas aujourd'hui consensuel [94, 97].

En cas de reprise évolutive après une première réponse durable, le choix du médicament peut porter sur le médicament utilisé initialement ou faire proposer un changement, sachant l'absence de résistance croisée entre les deux analogues de purines. Les considérations de toxicité et de coût, de contre-indications relatives et de résistance constituent les critères de choix.

Macroglobulinémie de Waldenström

JEAN-PAUL FERMAND

Initialement décrite en 1944 par Jan Waldenström [133], la macroglobulinémie de Waldenström (MW) est définie par l'association d'une immunoglobuline M (IgM) monoclonale et d'une prolifération lymphoïde médullaire polymorphe, comportant lymphocytes, lymphoplasmocytes et plasmocytes. Il s'agit d'une hémopathie lymphoïde B de bas grade qui, au sein du groupe des lymphomes lymphoplasmocytaires (LPC), tirait son originalité de la présence de l'IgM monoclonale. La découverte d'une mutation acquise récurrente du gène *MYD88* présente au niveau des cellules clonales de la quasi-totalité des macroglobulinémies de Waldenström confirme que cette maladie est bien une entité à part entière [132].

Épidémiologie [118, 120, 127, 128]

La macroglobulinémie de Waldenström est une maladie peu fréquente. Son incidence annuelle est estimée à 3,8 par million d'habitants (contre 8 pour l'amylose AL et 40 pour le myélome). Elle s'observe deux fois plus souvent chez l'homme que chez la femme. L'âge moyen au diagnostic se situe entre 63 et 68 ans.

La macroglobulinémie de Waldenström est environ 2 fois plus fréquente chez les blancs que chez les noirs et rare chez les Asiatiques. L'hypothèse d'une prédisposition génétique est renforcée par l'existence de formes familiales. L'observation d'une macroglobulinémie de Waldenström, d'une gammapathie monoclonale de signification indéterminée (GMSI) ou d'un autre syndrome lymphoprolifératif chez environ 20 % des apparentés de premier degré va dans le sens d'allèles de susceptibilité communs à certaines hémopathies de la lignée B, dont la macroglobulinémie de Waldenström. Les données génétiques actuellement disponibles suggèrent l'implication de loci en 1q et 4q.

Le rôle de l'environnement, notamment par le biais de stimulations antigéniques chroniques, exogènes ou auto-immunes, est également évoqué [120]. La remarquable fréquence des activités auto-anticorps des IgM monoclonales (plus de 25 %) est en faveur de l'intervention d'auto-antigènes, d'emblée ou du fait de réactions croisées avec des antigènes étrangers, bactériens, viraux ou autres [120, 127, 128].

L'émergence d'une macroglobulinémie de Waldenström peut succéder à une GMSI IgM, qui en représente une situation « prémaligne » précurseur et en est le « facteur de risque » essentiel. L'incidence de progression d'une GMSI IgM vers une macroglobulinémie de Waldenström avérée (ou une maladie apparentée) est estimée à environ 1,5 % par an [121] (*voir* « Immunoglobulines monoclonales de signification indéterminée »).

Physiopathologie

Toutes les cellules impliquées dans la prolifération lymphoïde polymorphe qui caractérise la macroglobulinémie de Waldenström font partie du même clone B. Les lymphocytes clonaux ont gardé la capacité de se différencier, ce qui est relativement original dans l'ensemble des hémopathies (et des maladies malignes en général). Les mécanismes à l'origine de cette différenciation spontanée, encore mal précisés, impliquent probablement l'une des cytokines clefs de la différenciation B, l'interleukine 6 [124].

L'immunophénotype des lymphocytes de macroglobulinémie de Waldenström s'apparente à celui d'une cellule B mémoire IgM+ et/ou IgM+IgD+ et ils présentent des mutations somatiques au niveau des gènes codant les chaînes lourdes et légères de l'IgM monoclonale. Ces constatations font considérer la macroglobulinémie de Waldenström comme provenant d'un lymphocyte B ayant rencontré l'antigène dans le centre germinatif d'un follicule lymphoïde ganglionnaire sans pouvoir, ensuite, réaliser une commutation isotypique. Les progrès dans la connaissance du compartiment des cellules B mémoires IgM+, qui opposent aux lymphocytes B folliculaires, dits conventionnels, des lymphocytes B non conventionnels, dont les cellules B des zones marginales, suggèrent que les précurseurs de la macroglobulinémie de Waldenström pourraient être hétérogènes et donner naissance à différents sous-types de la maladie. Après transformation, le développement dans la moelle osseuse des cellules de macroglobulinémie de Waldenström est lié à des interactions avec le microenvironnement médullaire avec, peut-être, un rôle particulier d'un « dialogue » avec les mastocytes via la voie CD40/CD40L [120, 128].

Les réarrangements en 14q32, locus des gènes des chaînes lourdes d'immunoglobulines, qui caractérisent de nombreux lymphomes B, sont rares dans la macroglobulinémie de Waldenström. L'anomalie cytogénétique la plus fréquente des cellules du clone anormal est la délétion du bras long du chromosome 6 en q21-25 (del 6q), identifiée par FISH (*fluorescence in situ hybridization*) jusqu'à une fois sur deux. Parmi les gènes situés en 6q21, *BLIMP1*, gène suppresseur de tumeur impliqué dans la différenciation terminale B, est le plus notable mais sa dérégulation dans la MW reste à démontrer. La fréquence de la délétion partielle du 6q a été confirmée par SNP (*single nucleotide polymorphism*) et par CGH (*comparative genomic hybridization*), techniques qui détectent des segments chromosomiques anormaux en nombre (CNA pour *copy number abnormalities*) dans plus de trois quarts des cas. Les profils d'expression des gènes (transcriptomes) ne paraissent pas différents lorsque sont analysés des échantillons médullaires avec ou sans del 6q. Ils montrent une « signature moléculaire » différenciant la macroglobulinémie de Waldenström du myélome multiple et de la leucémie lymphoïde chronique avec dérégulation de diverses voies de signalisation intracellulaire, parmi lesquelles la voie NF-κB joue un rôle essentiel [127, 128].

Le séquençage du génome (WGS [*whole-genome sequencing*] ou WES [*whole-exome sequencing*]) a permis d'identifier une mutation présente dans les cellules clonales de pratiquement toutes les macroglobulinémies de Waldenström [119, 132]. Il s'agit de la mutation L265P du gène codant MYD88 (*myeloid differentiation primary response 88*), protéine adaptatrice indispensable à la signalisation, entraînée par l'activation des TLR (récepteurs Toll-*like*) et du récepteur de l'interleukine (IL) 1. MYD88 L265P est une mutation somatique « gain de fonction » qui permet la survie de la cellule par une activation de la voie NF-κB impliquant les kinases IRAK (*interleukin 1 receptor-associated kinase*) et Btk (*Bruton tyrosine kinase*). Elle n'est pas spécifique de la macroglobulinémie de Waldenström, étant présente dans environ un tiers des lymphomes diffus à grandes cellules à cellules B activées (ABC-DLBCL), 3 à 10 % des leucémies lymphoïdes chronique et 10 à 15 % des lymphomes de la zone marginale splénique. Son incidence dans les cellules des GMSI IgM, même si elle est diversement appréciée, paraît supérieure à 50 %. Même s'il n'est pas exclusif [119], le rôle de MYD88 L265P dans l'histoire naturelle et la physiopathologie des macroglobulinémies de Waldenström laisse présager de l'intérêt thérapeutique d'inhibiteurs de la signalisation MYD88-IRAK et de Btk, en cours d'étude.

Données clinicobiologiques [117, 126]

Diagnostic

La macroglobulinémie de Waldenström est de plus en plus souvent découverte à un stade asymptomatique à l'occasion d'examens systématiques ou effectués devant des signes non spécifiques, comme une asthénie. Ailleurs, le diagnostic est établi à l'occasion de complications.

Dans la forme habituelle, non compliquée, l'examen est le plus souvent normal. Il n'objective une hépatosplénomégalie et/ou des adénopathies superficielles que chez un malade sur cinq environ. L'échographie ou l'examen tomodensitométrique recherchent une splénomégalie et d'éventuelles adénopathies profondes.

Données de l'hémogramme

L'hémogramme montre un nombre de leucocytes le plus souvent compris entre 4 000 et 15 000/μl. La formule est habituellement normale mais l'observation d'une hyperlymphocytose modérée n'est pas rare. Une thrombopénie, de mécanisme beaucoup plus souvent central que périphérique, s'observe initialement dans 10 % des cas environ. Une diminution du taux d'hémoglobine avec normocytose et normochromie traduit habituellement, au moins en partie, une fausse anémie par hémodilution liée à une augmentation du volume plasmatique (hypervolémie) due à la présence de l'IgM monoclonale. Elle est d'autant plus fréquente et plus importante que le taux de l'IgM est élevé et s'observe essentiellement lorsqu'il dépasse 30 g/l. Une mesure isotopique des volumes globulaire et plasmatique permet d'apprécier l'importance de l'hémodilution et de déceler une éventuelle anémie vraie associée. Celle-ci peut témoigner d'une insuffisance médullaire, d'une hémolyse auto-immune et/ou d'une part d'anémie inflammatoire, fréquemment observée. L'appréciation des marqueurs d'inflammation (sans tenir compte de la vitesse de sédimentation, augmentée du fait de la seule présence de l'IgM) doit être systématique. Lorsqu'elle est associée à un syndrome biologique inflammatoire net, l'anémie, alors souvent microcytaire et hyposidérémique, justifie d'éliminer une affection associée, hémorragique, infectieuse et/ou autre.

Une anémie hémolytique auto-immune (AHAI) est de constatation aussi fréquente au cours de la macroglobulinémie de Waldenström qu'au cours de la leucémie lymphoïde chronique. Le test de Coombs est généralement positif du fait d'anticorps anti-érythrocytaires de classe IgG. Un test de Coombs de type complément est habituellement associé à la présence d'un taux élevé d'agglutinines froides, traduisant une maladie des agglutinines froides (MAF) (*voir* « Immunoglobulines monoclonales de signification indéterminée » et Chapitre S04-P03-C03).

Diagnostic biologique

L'*électrophorèse des protéines sériques* met en évidence une bande étroite homogène (« pic ») identifiée par immunofixation comme étant une IgM monoclonale portant un type univoque, κ ou λ, de chaînes légères. Le taux sérique de l'IgM monoclonale peut être évalué à partir du tracé électrophorétique. La protidémie et surtout le taux des γ- (ou des β-)globulines, qui incluent l'IgM monoclonale et immunoglobulines polyclonales normales, en permettent, en pratique, l'appréciation quantitative. Les dosages pondéraux d'IgM monoclonale par immunodiffusion radiale ou néphélémétrie donnent des résultats peu fiables et peu reproductibles, notamment en raison de la présence, dans les sérums, de polymères et/ou de sous-unités libres de l'IgM. Ces examens peuvent préciser le taux des IgG et des IgA polyclonales normales, le plus souvent proche des valeurs normales.

L'*étude immunochimique des protéines sériques* peut déceler une seconde immunoglobuline monoclonale. Une cryoglobuline est présente dans 10 à 20 % des cas. Il peut s'agir d'une cryoglobuline monoclonale pure (type I) ou d'une cryoglobuline mixte (type II) témoignant d'une activité anticorps anti-IgG de l'IgM (*voir* « Immunoglobulines monoclonales de signification indéterminée »). L'IgM monoclonale peut précipiter ou donner un coagulum à 56 °C (pyroglobuline). Le dosage des chaînes légères libres sériques n'a pas d'intérêt démontré dans la macroglobulinémie de Waldenström.

Les examens doivent inclure une étude des protéines urinaires. Le débit de protéinurie est généralement faible, excédant rarement 1 g/24 h, avec habituellement excrétion d'un faible taux de la chaîne légère monoclonale libre.

Diagnostic cytologique et histologique [126]

Le myélogramme met en évidence une infiltration lymphoïde d'importance variable, remarquable par son polymorphisme avec présence d'un contingent plus ou moins important de cellules lymphoplasmocytaires et plasmocytaires. Les plasmocytes mûrs sont rarement en grand nombre mais alors parfois franchement dystrophiques ; à l'inverse, ils peuvent manquer et l'aspect du frottis peut évoquer celui d'une leucémie lymphoïde chronique. Certaines particularités cytologiques accentuent le polymorphisme habituel des moelles de MW, comme la présence de mastocytes, très fréquente, ou celle de vacuoles intranucléaires ou intracytoplasmiques, généralement PAS positives, dans certaines cellules lymphoïdes.

La biopsie médullaire précise l'importance de la prolifération lymphoïde, le plus souvent diffuse. Elle s'associe habituellement à une hypoplasie myéloïde et à une fibrose réticulinique modérée.

L'infiltration lymphoplasmocytaire est aussi décelable par un adénogramme. L'étude histologique d'une adénopathie, si elle est pratiquée, montre un aspect de lymphome diffus lymphoplasmocytaire (ou immunocytome polymorphe). Des aspects d'interprétation plus difficile sont possibles. Dans ces cas, la présence de plages hyalines dans le stroma ganglionnaire, traduisant probablement un dépôt d'IgM, et l'existence d'une mastocytose facilitent l'interprétation.

Complications

Les complications de la macroglobulinémie de Waldenström peuvent être liées à la prolifération lymphoïde et/ou être dues à l'IgM monoclonales [120, 127].

La *prolifération lymphoïde*, par définition médullaire, éventuellement ganglionnaire, participe à la plupart des symptômes hématologiques mentionnés plus haut. Même si les cellules tumorales provoquent une hyper-résorption osseuse par activation ostéoclastique, une ostéoporose et/ou des lésions lytiques sont rarement observées. L'infiltration lymphoplasmocytaire concerne encore plus rarement d'autres tissus, comme le poumon (avec souvent épanchement pleural associé) et le tube digestif. Le syndrome de Bing-Neel réalise une atteinte du système nerveux central liée à une infiltration périvasculaire du tronc cérébral, en général intriquée avec des complications liées à l'IgM monoclonale.

Les *complications liées à l'IgM monoclonale*, résultant de sa structure pentamérique et de son poids moléculaire très élevé (environ 970 kDa), ont contribué à individualiser la maladie [133]. La principale est une hyperviscosité sanguine, fréquente mais habituellement paucisymptomatique et rarement révélatrice de la maladie [122]. Elle ne s'observe, en principe, que lorsque le taux de l'IgM est supérieur à 30 g/l et la viscosité sérique (la viscosité sanguine ne peut être mesurée) supérieure à 4 centipoises, c'est-à-dire à 2,5 fois la viscosité sérique normale. Les principaux symptômes sont neurosensoriels et ophtalmologiques. L'examen du fond d'œil est un temps diagnostique essentiel, montrant dilatation veineuse, courant granuleux, voire des manifestations d'ischémie et de thrombose. L'hyperviscosité est en général associée à une part de fausse anémie par hémodilution et à des troubles de l'hémostase. Les plus fréquents sont liés à l'interaction de l'IgM avec la fonction des plaquettes (thrombopathie) et avec la fibrinoformation (allongement du temps de thrombine). L'hémostase peut montrer un tableau de maladie de von Willebrand acquise ou le déficit isolé d'un facteur. Souvent, les anomalies sont multiples et d'interprétation difficile mais bien liées à la présence de l'IgM, comme le montre leur correction par des échanges plasmatiques justifiés par un syndrome hémorragique ou en prévision d'un geste chirurgical.

Les *complications* non plus tumorales mais *liées à l'IgM elle-même*, soit par dépôt de tout ou partie de la protéine (amylose AL, cryoglobulinémie de type I…), soit du fait d'une activité auto-anticorps particulière (antimyéline, de type rhumatoïde expliquant les cryoglobulines de type II, antiglobules rouges des maladies des agglutinines froides…) sont identiques à celles qui peuvent compliquer une GMSI (*voir* « Immunoglobulines monoclonales de signification indéterminée »).

Diagnostic différentiel [120, 126]

Ni la présence d'un clone lymphoplasmocytaire médullaire ni la détection d'une IgM monoclonale sérique ne sont pathognomoniques d'une macroglobulinémie de Waldenström. Les principales autres hémopathies B qui peuvent avoir ces caractéristiques sont les lymphomes de la zone marginale spléniques, les lymphomes du manteau, les rares myélomes à IgM (IgM-MM) et certaines leucémies lymphoïdes chroniques B. Le diagnostic de ces situations repose habituellement sur la confrontation des données immunophénotypiques et moléculaires. Ceux-ci doivent inclure certains « marqueurs » clefs, comme la translocation t(11;14)(q13;q32) qui définit pratiquement les lymphomes du manteau et caractérise la plupart des myélomes à IgM, reconnaissables par la morphologie plasmocytaire de l'infiltration et les lésions osseuses associées. Les leucémies lymphoïdes chroniques B avec sécrétion d'une IgM monoclonale continuent d'exprimer les antigènes CD5 et CD23. Dans certains cas, la recherche par PCR de la mutation L265P du gène *MYD88* peut être justifiée, sachant que, comme mentionné plus haut, elle n'est pas spécifique de la macroglobulinémie de Waldenström, étant notamment présente dans certaines leucémies lymphoïdes chroniques et dans environ 10 % des lymphomes de la zone marginale splénique.

Évolution [125, 130]

Entre stabilité et complications tumorales, l'évolution de la macroglobulinémie de Waldenström est très variable. Elle peut être marquée par l'émergence d'un lymphome de haut grade, habituellement diffus à grandes cellules (DLBCL), définissant un syndrome de type Richter. Certains traitements, par leur composante immunosuppressive (analogues nucléosidiques) ou de façon directe (agents alkylants), accentuent le risque d'hémopathies secondaires, lymphoïdes et aussi myéloïdes.

Même si l'espérance de vie des malades s'est progressivement améliorée, la macroglobulinémie de Waldenström reste une maladie incurable. Pour rendre compte de l'hétérogénéité de la maladie, un score pronostic a été défini intégrant l'âge (> 65 ans étant un facteur de risque négatif), le taux d'hémoglobine (≤ 115 g/l), le nombre de plaquettes (≤ 10^5/µl), le taux sérique de la β_2-microglobuline (> 3 mg/l), et celui de l'IgM monoclonale (> 70 g/l) [125]. L'attribution d'un point à chaque facteur négatif permet de distinguer risque faible (≤ 1, sans tenir compte de l'âge), risque intermédiaire (2 ou âge > 65 ans) et haut risque (> 2). Dans ces trois groupes, l'espérance de vie médiane est de plus de 10 ans dans le groupe de bon pronostic, de 8 ans pour le groupe intermédiaire et de 3,5 ans pour les malades à haut risque. Pour ce dernier, le taux des LDH (lacticodéshydrogénase) permet de distinguer deux sous-groupes.

Du fait de l'âge de survenue de la maladie et de la fréquence des évolutions indolentes, la cause du décès n'est liée à la maladie qu'une fois sur deux. Un score pronostique dépendant uniquement de l'hémopathie ne peut donc pas être utilisé pour décider de la mise en place d'un traitement.

Traitement [117, 129]

Chimiothérapie

Un traitement est indiqué s'il y a complication avérée, forte masse tumorale et/ou taux élevé (≥ 50 g/l) de l'IgM monoclonale. Les principales possibilités thérapeutiques incluent les agents alkylants (chlorambucil et cyclophosphamide), les analogues nucléosidiques (fludarabine), les inhibiteurs du protéasome (bortézomib) et les anticorps monoclonaux dirigés contre l'antigène CD20 (rituximab), auxquels s'ajoutent, en dehors des corticoïdes (dont la dexaméthasone), un médicament apparenté aux alkylants, la bendamustine. Une monochimiothérapie par un agent alkylant, le plus souvent le chlorambucil, a été longtemps considérée comme le traitement de référence. Environ 2 fois sur 3, elle entraîne une rémission, marquée par une diminution progressive du taux de l'IgM monoclonale qui atteint, habituellement en 6 à 12 mois, un plateau dont la durée est, en moyenne, de 3 ans. La fludarabine seule donne des résultats globalement meilleurs, comme le montre la seule étude prospective randomisée réalisée dans la macroglobulinémie de Waldenström [123]. L'association du rituximab à l'une ou plusieurs des autres classes, par exemple rituximab + cyclophosphamide (RC) et/ou + fludarabine (RF ou RFC), rituximab + bendamustine, rituximab + bortézomib et dexaméthasone (BDR), est maintenant le plus souvent proposée dès la première ligne. Chez un malade sur deux, l'introduction du rituximab provoque un effet *flare*, de physiopathologie mal comprise, marqué par une augmentation transitoire du taux de l'IgM monoclonale. Lorsque ce taux est élevé, l'effet *flare* peut décompenser des symptômes d'hyperviscosité, ce qui justifie de débuter le traitement par la chimiothérapie seule, en différant l'introduction du rituximab, et/ou d'effectuer des plasmaphérèses « préventives ».

D'autres traitements peuvent être proposés, habituellement dans des situations particulières et en situation d'échec d'au moins un traitement initial, comme l'anticorps monoclonal anti-CD52 (alemtuzumab) et les stratégies intensives suivies d'autogreffe voire d'allogreffe. Les agents immunomodulateurs (Imid) et des inhibiteurs spécifiques de diverses voies de signalisation, utilisant, par exemple des molécules inhibant PI3K-δ (idélalisib) et Btk (ibrutinib), sont à l'étude.

Traitement des complications

Les complications menaçantes liées à l'IgM monoclonale (syndrome d'hyperviscosité, troubles de l'hémostase, cryoglobulinémie symptomatique) justifient la réalisation d'*échanges plasmatiques* (EP), parfois en urgence [129]. Un échange de 5 litres épure les trois quarts de l'IgM dont l'essentiel (80 %) est intravasculaire. Des échanges plasmatiques d'entretien sont ensuite nécessaires jusqu'à ce que la chimiothérapie associée permette une diminution durable du taux de l'Ig monoclonale.

L'anémie peut nécessiter la transfusion de culots érythrocytaires, dont l'indication doit être posée en tenant compte de l'hypervolémie plasmatique souvent associée et du risque d'accidents de surcharge. Les principes du traitement des cytopénies auto-immunes sont les mêmes que ceux des situations idiopathiques, avec une place accrue du rituximab, compte tenu de la prolifération lymphoïde B associée.

Myélome

Jean-Paul Fermand

Le myélome multiple, ou maladie de Kahler, est une maladie maligne caractérisée par le développement clonal de plasmocytes dans la moelle osseuse. L'étude de cette maladie a suscité un grand intérêt pour plusieurs raisons [159] :
– elle a fourni les outils pour comprendre la structure des anticorps ;
– elle a été à l'origine du concept de clonalité, l'immunoglobuline monoclonale produite par les plasmocytes anormaux représentant un marqueur tumoral quasi idéal ;
– elle a illustré l'importance des relations entre cellules tumorales et micro-environnement ;
– les approches modernes utilisant les outils de la biologie moléculaire ont apporté des informations essentielles concernant les mécanismes de progression tumorale et de réponse aux traitements.

Parallèlement, le développement des stratégies de traitements intensifs et de greffe de cellules souches hématopoïétiques et la disponibilité de médicaments de plus en plus efficaces ont contribué à en améliorer le pronostic.

Épidémiologie [158]

Le myélome multiple rend compte d'environ 1 % de l'ensemble des cancers et de 10 à 15 % des hémopathies malignes, dont il est la seconde cause par ordre de fréquence, après les lymphomes non hodgkiniens. L'âge médian au diagnostic est de 62 ans, 2 % des malades sont âgés de moins de 40 ans. La prévalence de la maladie est de 7 pour 100 000 chez l'homme et de 4,6 pour 100 000 chez la femme. Elle est environ 2 fois plus élevée chez les noirs que chez les blancs.

Si la survenue de cas familiaux est bien établie, les facteurs de prédisposition génétique aux myélomes multiples et à l'ensemble des immunoglobulines monoclonales restent à préciser [163]. De même, il existe certainement des facteurs d'environnement dont le seul bien documenté est l'exposition aux radiations ionisantes. Le travail en milieu rural, peut-être du fait de l'utilisation de pesticides, pourrait avoir un rôle, à la différence de l'exposition aux dérivés benzéniques.

Physiopathologie

Aspects cellulaires [134, 168]

Le clone de plasmocytes tumoraux qui caractérise le myélome multiple interagit avec les cellules stromales de la moelle osseuse. Cette interaction aboutit à modifier l'environnement médullaire par le biais d'un réseau de cytokines/chimiokines anormalement produites par l'un des deux types cellulaires au contact de l'autre. Ce réseau a plusieurs conséquences :
– il favorise le développement tumoral, plus en inhibant l'apoptose qu'en stimulant la croissance plasmocytaire. Les principales cytokines impliquées sont ici l'interleukine 6 (IL-6) et l'IGF-1 (*insuline growth factor 1*) ;
– il entraîne une hypervascularisation liée à des facteurs angiogènes comme le VEGF (*vascular endothelial growth factor*) ;
– il s'accompagne de l'hyperproduction de cytokines immunosuppressives comme le TGF-β et l'IL-10, expliquant, au moins en partie, le déficit immunitaire et les risques infectieux associés à la maladie ;
– les mêmes et d'autres cyto-/chimiokines inhibent l'hématopoïèse, particulièrement l'érythropoïèse, d'où la fréquence d'une anémie. Celle-ci est également liée à des signaux de mort cellulaire transmis par contact, via le système Fas-FasL, aux précurseurs érythroïdes ;
– enfin, le réseau de médiateurs inclut des OAF (*osteoclast activating factors*) à l'origine des lésions osseuses ostéolytiques caractéristiques de la maladie. Celles-ci sont principalement dues à l'emballement du système RANK/RANKL régulant le fonctionnement des ostéoclastes.

Dans l'environnement médullaire myélomateux, RANKL est surexprimé par différents types cellulaires, dont les ostéoblastes, et son inhibiteur naturel, l'ostéoprotégérine, est non fonctionnel, littéralement « phagocyté » par les plasmocytes anormaux. Des chimiokines pro-ostéoclastes (MIP-1α et β) accentuent encore l'hyperactivité ostéoclastique. En parallèle, la construction osseuse est freinée par l'action d'un inhibiteur de l'activité des ostéoblastes, la molécule DKK, dont l'importance physiologique a été découverte à partir de l'étude des myélomes multiples.

Oncogenèse et génétique [137, 140, 156, 164]

Deux études épidémiologiques montrent que la maladie débute par une phase de latence caractérisée par la présence d'une immunoglobuline monoclonale de signification indéterminée (GMSI), suivie de l'émergence secondaire de la prolifération plasmocytaire authentiquement tumorale qui caractérise la maladie. Deux types d'anomalies génétiques, retrouvées à la fois dans les plasmocytes des GMSI et des myélomes multiples, paraissent avoir la signification d'événements oncogènes primitifs, fondateurs : un excès de matériel chromosomique (hyperdiploïdie) et une translocation impliquant le chromosome 14, au niveau du locus des chaînes lourdes d'immunoglobulines. L'hyperdiploïdie est le plus souvent liée au gain d'un chromosome de numéro impair. Les translocations 14q, impliquant différents chromosomes partenaires, transposent sous le contrôle des systèmes de commande des gènes des immunoglobulines un (parfois deux) oncogène(s) dont l'expression est ainsi dérégulée. Plusieurs oncogènes sont concernés dans les GMSI et les myélomes multiples avec translocation 14q. C'est le cas du gène de la cycline D$_1$ activé par t(11;14), en cause dans 15 % des myélomes multiples, des deux gènes *MMSET et FGFR3* en cas de t(4;14), dans 15 % des cas également. D'autres translocations sont moins fréquentes : t(6;14) fusionne 14q avec la cycline D$_3$ (2 % des cas), t(14;16) avec *MAF* (5 % des cas) et t(8;14) avec *MAFB* dans 2 % des cas.

Les myélomes multiples avec translocations 14q proviennent probablement d'un accident survenu au cours de la réponse lymphocytaire B à un antigène, au niveau du centre germinatif d'un ganglion. En effet, le point de cassure sur le chromosome 14 se trouve dans la région impliquée dans la commutation isotypique qui permet aux lymphocytes B sélectionnés après contact avec un antigène de modifier l'isotype de l'anticorps spécifique qu'ils vont produire. En revanche, l'événement déclenchant les myélomes multiples avec hyperdiploïdie n'est pas connu.

Après la constitution d'une translocation 14q ou d'une hyperdiploïdie, les cellules du clone anormal sont susceptibles de subir des événements génétiques secondaires dont l'accumulation progressive modifie la cinétique de la prolifération. Ainsi, à une période de GMSI peut succéder un myélome multiple indolent, puis un myélome multiple symptomatique « classique », intramédullaire, puis, éventuellement, un myélome multiple agressif avec localisation extramédullaire, voire une leucémie à plasmocytes. Ce processus de progression par étapes fait probablement intervenir de très nombreuses translocations, délétions et mutations, les principales impliquant les oncogènes *MYC*, *RAS* et *TP53*, ainsi que les gènes de la voie *NFKB*.

Les études cytogénétiques et par des techniques de FISH (*fluorescence in situ hybridization*) (*voir* Chapitre S04-P01-C05) des plasmocytes de cohortes de myélomes multiples symptomatiques traités de façon uniforme montrent que la nature de l'événement oncogène primitif influence le pronostic. Celui des myélomes multiples hyperdiploïdes est globalement bon, alors que les myélomes multiples avec translocation 14q ont un pronostic variable, certains étant à haut risque comme les myélomes multiples avec t(4;14) et t(14;16), d'autres ayant une survie plus longue comme les myélomes multiples avec t(11;14). Parmi les événements oncogènes secondaires, la délétion complète ou partielle du chromosome 17 (dans sa région p13, impliquant l'oncogène *TP53*) a une signification très péjorative. L'impact de la délétion du chromosome 13 (région q14), un moment considérée comme important, est à nuancer du fait de la fréquence de son association à la translocation t(4;14). Ces données, validées à l'échelon statistique, définissent différents sous-groupes de myélome multiple qui, cependant, sont encore hétérogènes. Les techniques modernes d'analyse du génome, incluant maintenant son séquençage en entier, devraient permettre de mieux préciser la nature des événements oncogènes initiaux et de comprendre les mécanismes qui les relient à l'agressivité ultérieure de la maladie, avec pour objectif la mise au point de traitements adaptés à la physiopathologie et à l'évolution des différents myélomes multiples.

Diagnostic [141, 142, 158, 169]

Le diagnostic de myélome ne soulève en règle générale aucune difficulté, si les manifestations révélatrices sont interprétées avec rigueur. Les signes de la maladie sont humoraux (liés à la présence d'un composant monoclonal sérique et/ou urinaire) et tumoraux, traduction de la prolifération plasmocytaire principalement osseuse. Le myélome multiple est souvent cliniquement asymptomatique, révélé par une augmentation de la vitesse de sédimentation, situation qui justifie une électrophorèse des protéines sériques, surtout en l'absence de signes cliniques ou biologiques d'inflammation (protéine C réactive et/ou fibrinémie normales). Ailleurs, la maladie se traduit par une altération de l'état général avec des signes d'anémie et des douleurs osseuses. Parfois, ce sont les complications osseuses (fractures pathologiques, hypercalcémie), neurologiques (compression médullaire), mais aussi rénales et infectieuses qui révèlent la maladie. Devant ces circonstances très diverses, il est impératif d'évoquer un myélome multiple et de chercher à identifier une immunoglobuline monoclonale.

Anomalies des immunoglobulines

La simple électrophorèse des protéines du sérum est l'examen essentiel. Dans plus de trois quarts des cas, elle montre la bande étroite (aspect de pic sur le tracé) liée à la migration homogène en position β (ou, éventualité plus rare, en α_2) des molécules de l'immunoglobuline monoclonale produite par les plasmocytes tumoraux. Elle indique une diminution quasi constante du taux des immunoglobulines polyclonales normales, bien visible sur la bandelette de migration. L'électrophorèse permet également de quantifier le taux de l'immunoglobuline monoclonale, indirectement (somme des γ– ou des β + pic, l'abaissement des immunoglobulines « normales » migrant dans ces zones ne constituant donc pas une surévaluation significative de l'importance du pic) ou plus directement (intégration du pic à partir du tracé), données beaucoup plus fiables que le dosage néphélémétrique du taux du pic pour suivre l'évolution.

Lorsqu'il ne montre pas de bande étroite, le tracé électrophorétique montre constamment une hypogammaglobulinémie, situation qui justifie, lorsqu'elle paraît acquise, de chercher une hémopathie lympho- et/ou plasmocytaire, tout particulièrement un myélome multiple sécrétant uniquement des chaînes légères. Complétant l'électrophorèse, l'immunofixation est un peu plus sensible pour déceler une immunoglobuline monoclonale entière de faible taux. Surtout, elle identifie l'isotype des chaînes lourdes et légères qui la constituent.

La recherche d'une protéinurie est systématique. Elle a été caractérisée autrefois par le phénomène de thermoredissolutuion à 56 °C (phénomène de Bence-Jones). Les chaînes légères étant mal décelées par les bandelettes urinaires, elle doit être effectuée par précipitation à l'acide sulfosalicylique. Lorsqu'elle est positive, l'électrophorèse des protéines urinaires montre qu'elle est quasi uniquement constituée d'un type de chaîne légère, et l'immunofixation sur urines concentrées en identifie le type κ ou λ. L'étude d'un échantillon d'urines 100 fois concentrées et le dosage des chaînes légères libres du sérum par néphélémétrie sont indispensables pour valider le diagnostic d'un authentique myélome multiple non sécrétant. Le suivi de faibles taux d'immunoglobulines monoclonales entières et, encore plus, celui des chaînes légères urinaires étant difficile, le dosage des chaînes légères libres sériques facilite souvent la prise en charge des myélomes multiples non ou peu excrétants et des myélomes multiples à chaînes légères [144].

Signes hématologiques

Le diagnostic de myélome multiple repose sur la présence d'un excès de plasmocytes, qui doit, pour être significatif, représenter plus de 10 % de l'ensemble des cellules médullaires. Ceux-ci sont le plus souvent cytologiquement atypiques, l'aspect mûr du cytoplasme contrastant avec celui du noyau, peu différencié. Un immunomarquage, lorsqu'il est effectué, montre que la quasi-totalité des plasmocytes médullaires sont monotypiques, exprimant dans leur cytoplasme les mêmes isotypes de chaînes lourdes et légères que celui de l'immunoglobuline monoclonale. L'intérêt de l'appréciation du degré de prolifération de la population tumorale, par différentes techniques (immunocytologique, index de marquage), s'est estompé avec la démonstration de l'importance pronostique des anomalies moléculaires caractérisant les différentes formes de myélome multiple.

L'hémogramme montre une anémie chez environ deux tiers des malades. Leucopénie et thrombopénie sont plus rares (moins de 15 % des cas). La présence d'une érythromyélémie indique un envahissement médullaire très important (ou plus rarement un certain degré de myélofibrose). L'observation d'un petit nombre de plasmocytes circulants est relativement fréquente. Une vraie leucémie à plasmocytes (nombre de plasmocytes circulants $\geq 2 \times 10^9/l$) est rarement inaugurale, mais représente plutôt une modalité évolutive terminale [152]. L'observation, sur le frottis sanguin, de « rouleaux » de globules rouges est commune, liée à la présence de l'immunoglobuline monoclonale dans le sérum. Il en est de même de l'augmentation de la vitesse de sédimentation.

Symptômes osseux [142, 168]

Les douleurs osseuses affectent surtout le squelette axial. Elles sont fréquentes (environ trois quarts des malades au diagnostic) et invalidantes. Les clichés standard sont généralement suffisants pour déceler les lésions osseuses. L'ostéolyse prédomine là où l'hématopoïèse est la plus active, au niveau du rachis, des côtes, du bassin, du sternum, du crâne et des extrémités proximales des fémurs et humérus. Elle se traduit habituellement par un aspect déminéralisé, ostéoporotique, associé à des géodes ou lacunes, dites « à l'emporte-pièce », sans liseré de condensation périphérique, et à des fractures. Les plus fréquentes sont vertébrales, réalisant des tassements, souvent étagés, prédominant au niveau dorsolombaire, souvent dits « en galette ». Ces anomalies sont souvent associées mais il est des cas où seul un aspect de déminéralisation est apparent, difficile à différencier d'une ostéoporose commune. Dix à ving pour cent des patients n'ont pas de lésions osseuses sur les clichés standard.

La scintigraphie osseuse, moins performante que les radiographies, n'a pas d'intérêt (tout au plus montre-t-elle la présence de foyers fracturaires, bien visibles sur les clichés standard). En revanche, une IRM est indispensable à chaque fois que les données cliniques laissent craindre une complication ostéoneurologique, en particulier une compression radiculaire ou, plus encore, médullaire. Une IRM vertébrale (et du bassin, voire corps entier) systématique est justifiée au diagnostic d'un myélome multiple indolent (*voir* plus loin). Les anomalies de signal IRM (aspect noir sur les séquences dites T1, prise de contraste après injection d'un dérivé du gadolinium, mieux visible sur des séquences T1 avec « suppression du signal de la graisse », aspect blanc en séquences T2) reflètent l'infiltration des zones anormales par des cellules tumorales et n'ont donc rien de spécifique.

Un examen tomodensitométrique osseux (sans injection) peut être utile pour explorer un point d'appel clinique bien défini ou pour vérifier la stabilité de lésions vertébrales. La réalisation d'une TEP-TDM n'est pas justifiée pour le diagnostic et la place de cet examen pour apprécier l'évolution des lésions osseuses sous traitement reste à établir.

Complications

Le myélome expose à diverses complications qui peuvent être liées au processus tumoral, au déficit immunitaire humoral constant, ou dépendre de l'immunoglobuline monoclonale entière ou à l'une de ses chaînes, le plus souvent la chaîne légère.

Complications tumorales

L'hyper-résorption osseuse qui caractérise le myélome multiple peut entraîner une hypercalcémie, révélatrice (pour environ un tiers des myélomes multiples symptomatiques) ou compliquant l'évolution de la maladie. Du fait des capacités considérables d'excrétion du calcium d'un rein normal, sa survenue implique qu'il y a atteinte rénale concomitante qu'elle vient amplifier par les signes digestifs et la déshydratation qu'elle entraîne.

Une compression médullaire et/ou radiculaire complique l'évolution d'environ 10 % des myélomes multiples. Elle résulte habituellement d'une épidurite par envahissement des feuillets méningés à partir d'une localisation plasmocytaire vertébrale ou costale. Souvent annoncée par un syndrome radiculaire, elle est une des grandes urgences susceptibles de révéler la maladie, avec l'hypercalcémie et l'insuffisance rénale aiguë. D'autres tumeurs plasmocytaires de localisation variée, éventuellement intracrâniennes, parfois compressives, peuvent résulter de l'extension d'une lésion osseuse.

La dissémination de plasmocytes tumoraux, en dehors de la moelle osseuse et de l'os par voie hématogène, est rarement révélatrice, mais fréquente au cours de l'évolution. Dans ce cas, la maladie a souvent une présentation agressive, proche de celle d'un lymphome, avec augmentation des LDH, plasmocytes circulants et signes généraux. En dehors de cette situation, les myélomes multiples fébriles sont exceptionnels et toute fièvre doit faire rechercher une complication infectieuse.

Complications infectieuses [166]

L'incidence des infections sévères au cours du myélome multiple est estimée comme étant 15 fois supérieure à celle d'une population contrôle. La mortalité d'origine infectieuse reste très importante, même si elle est imparfaitement évaluée (entre 15 et 80 %).

Le déficit immunitaire humoral que présente la quasi-totalité des malades explique le rôle dominant des bactéries encapsulées, particulièrement de *Streptococcus pneumoniæ*, également à Gram négatif comme *Pseudomonas*. Durant les périodes de traitement, un déficit des immunités innées et cellulaires surajoute au risque bactérien un risque viral voire fungique. Les rémissions, quand elles peuvent être obtenues, s'accompagnent d'une diminution du risque infectieux (avec normalisation possible du taux des immunoglobulines polyclonales normales), mais ce risque réapparaît et s'accroît au fur et à mesure des rechutes. Les nouveaux traitements du myélome multiple, comme le bortézomib qui induit un risque spécifique d'infection herpétique, ont un impact encore imparfaitement évalué sur le profil des infections compliquant la maladie, sans paraître réduire de façon nette la morbidité et la mortalité infectieuse.

Complications liées à l'immunoglobuline monoclonale

Elles sont évoquées dans le paragraphe consacré au diagnostic des immunoglobulines monoclonales (*voir* « Immunoglobulines monoclonales de signification indéterminée »). Elles peuvent résulter d'une forte masse tumorale ou être indépendantes de celle-ci. Le syndrome d'hyperviscosité est beaucoup plus rare au cours du myélome que de la macroglobulinémie (*voir* plus haut). Il résulte de l'accumulation d'immunoglobulines monoclonales ayant tendance à polymériser, en pratique des myélomes sécrétant une IgG_3 ou une IgA.

La néphropathie à cylindres myélomateux (NCM) complique toujours un myélome multiple de forte masse tumorale [155]. Elle est liée à la précipitation, dans la lumière du tubule distal du néphron, de cylindres formés par l'interaction de chaînes légères monoclonales avec la protéine de Tamm-Horsfall. Le risque est proportionnel au débit urinaire de chaînes légères, en étant particulièrement important lorsque leur excrétion dépasse 2 g/24 h. Il dépend également de facteurs qualitatifs, structurels et physicochimiques, régissant l'affinité des différentes chaînes légères pour la protéine de Tamm-Horsfall. En plus, la survenue d'une néphropathie à cylindres myélomateux est souvent déclenchée par des facteurs extrinsèques favorisant la formation des cylindres par divers mécanismes (réduction du débit tubulaire, diminution du pH, augmentation de la concentration en calcium). En pratique, les situations déclenchantes sont la déshydratation, l'hypercalcémie et l'administration de certains médicaments, dont les AINS, trop souvent prescrits en première intention devant des symptômes douloureux. Le furosémide (d'autant qu'il favorise en lui-même l'interaction chaînes légères-Tamm-Horsfall), les antagonistes des récepteurs de l'angiotensine II et les inhibiteurs de l'enzyme de conversion de l'angiotensine sont également à citer. En revanche, les produits de contraste actuellement utilisés en radiologie sont moins à risque que les précédents, dès lors que sont prises des précautions, notamment d'hydratation et de diurèse, convenables lors de ces examens.

La néphropathie à cylindres myélomateux se révèle habituellement par une insuffisance rénale aiguë ou subaiguë « nue », ou accompagnée des manifestations extrarénales d'un myélome multiple de forte masse tumorale, en particulier de douleurs osseuses. Cette situation justifie une prise en charge urgente et énergique associant des mesures symptomatiques (hydratation, alcalinisation urinaire, réduction d'une hypercalcémie) à des mesures spécifiques visant à réduire rapidement la production des chaînes légères monoclonales. Moyennant ces mesures, une amélioration rénale est possible, même si elle nécessite souvent plusieurs semaines. Elle pourrait concerner plus de deux tiers des malades avec, pour ceux nécessitant l'hémodialyse, un sevrage possible dans plus d'un tiers des cas. Elle est essentielle car conditionnant le pronostic ultérieur.

Certaines complications rénales des immunoglobulines monoclonales sont liées à la nature de l'immunoglobuline elle-même, indépendantes de l'importance du clone qui les produit. Elles sont beaucoup plus fréquentes au cours des myélomes multiples indolents ou des gammapathies monoclonales de signification indéterminée (GMSI) qu'au cours des myélomes multiples symptomatiques. La plus fréquente, l'amylose immunoglobulinique AL, est envisagée au chapitre S03-P01-C37.

Formes particulières

Selon l'immunoglobuline monoclonale

La distribution des immunoglobulines monoclonales des myélomes multiples est superposable à celle de l'ensemble des immunoglobulines monoclonales (*voir* plus loin). Les myélomes à chaînes légères isolées se compliquent plus volontiers de néphropathies à cylindres et d'amylose AL que les autres. Ce mode de présentation, est habituel dans le cas des myélomes IgD, (moins de 2 % des cas) et seule l'immunofixation des protéines sanguines décèle l'IgD, circulante à un taux faible, en majorité à chaînes λ, à condition d'utiliser un anticorps spécifique anti-δ. L'évolution en est souvent agressive et le pronostic mauvais. Avec l'utilisation du dosage des chaînes légères libres sériques, les vrais myélomes multiples non excrétants sont devenus très rares. Les myélomes multiples IgE sont exceptionnels. La présence de deux ou plusieurs pics sur l'électrophorèse témoigne plus souvent de formes polymérisées de l'immunoglobuline monoclonale ou de la coexistence dans le sérum de l'immunoglobuline entière et de chaînes légères que de myélomes multiples authentiquement biclonaux. Les myélomes de type IgM sont rares ; ils sont caractérisés par une prolifération plasmocytaire portant la translocation t(11;14) et exprimant l'antigène CD20 (à la différence de plus de 80 % des autres myélomes multiples).

Plasmocytome solitaire

Dans moins de 10 % des cas, n'est présente qu'une lésion osseuse radiologique isolée, suggérant un plasmocytome solitaire. Par définition, ce diagnostic implique l'absence d'infiltration plasmocytaire médullaire et une IRM vertébrale normale. En outre, le taux d'immunoglobuline monoclonale éventuelle doit être faible, sans diminution du taux des immunoglobulines polyclonales normales. La reconnaissance de cette situation est essentielle, car une irradiation localisée, à dose suffisante (en principe au moins 40 Gy) peut éliminer le processus clonal. Pour espérer la guérison, la disparition de l'immunoglobuline monoclonale, quand elle est présente, est un argument nécessaire (mais pas suffisant). Bien souvent, l'évolution montre que le processus était moins localisé qu'en apparence, avec apparition de nouvelles lésions ostéolytiques ou d'un authentique myélome multiple, parfois après un délai de plusieurs années.

Les plasmocytes solitaires extra-osseux (ou extramédullaires) ont une histoire naturelle différente, n'évoluant vers un myélome multiple que dans moins de 20 % des cas. La majorité se situe au niveau des voies aériennes supérieures, particulièrement du nasopharynx et de la cavité buccale. D'autres localisations sont possibles, notamment pulmonaire, ganglionnaire, splénique, rénale et digestive (estomac). Un traitement local en permet la guérison dans la grande majorité des cas.

Myélomes ostéocondensants

Rarement, les lésions osseuses sont globalement ostéocondensantes ou mixtes, incluant des zones ostéosclérotiques. Cette situation doit faire rechercher une neuropathie associée, habituellement intégrée dans le cadre d'un syndrome POEMS (polyneuropathie, organomégalie, endocrinopathie, protéine monoclonale, sclérose cutanée, *voir* Chapitre S03-P01-C38).

Traitement

Les progrès récents dans le traitement du myélome sont venus de l'intensification des doses de chimiothérapie et de la découverte plus ou moins empirique de l'efficacité de deux principales classes de médicaments, les inhibiteurs du protéasome et les « imid » (*immuno-modulatory drugs,* médicaments immunomodulateurs), venus renforcer un arsenal auparavant représenté presque uniquement par les agents alkylants, en particulier le melphalan, et les fortes doses de corticoïdes. L'amélioration des traitements symptomatiques, incluant une meilleure prise en charge de la maladie osseuse, a aussi contribué à l'amélioration des résultats. Les stratégies thérapeutiques actuelles dépendent de l'âge (physiologique) des patients. Jusqu'à 65 ans, le traitement de référence est fondé sur une réduction tumorale initiale, un traitement intensif suivi d'autogreffe, suivie de séquences de consolidation utilisant les nouveaux médicaments. Pour les malades plus âgés, les chimiothérapies utilisées associent de façon diverse inhibiteurs du protéasome, médicaments immunomodulateurs, agents alkylants et corticoïdes.

Myélome indolent [145, 110]

Près de 15 % des malades ont une forme asymptomatique, indolente, (*smoldering myeloma* pour les Anglo-Saxons), découverte de façon fortuite. Le diagnostic de myélome n'est pas équivoque (plus de 10 % de plasmocytes au myélogramme ou plasmocytes dystrophiques) sans symptôme, ni clinique, ni biologique (en dehors de l'immunoglobuline monoclonale), ni radiologique (pas de lésion suspecte sur les radiographies du squelette axial). Le risque global, statistique, d'évolution vers un myélome symptomatique est relativement faible, de l'ordre de 2 % par an, et seul le tiers de ces cas requiert un traitement dans les 15 années suivant le diagnostic.

Une IRM vertébrale (éventuellement du bassin, voire corps entier) est justifiée lors de la découverte de tout myélome indolent. La présence d'anomalies de signal indiscutables (en pratique, au moins trois lésions nodulaires typiques, d'au moins 1 cm de diamètre) est actuellement considérée comme un critère justifiant le début d'un traitement.

En dehors de cette situation, la mise en place d'un traitement précoce, avec l'espoir de retarder l'évolution, voire de guérir certains malades, a été proposée. Elle expose aux risques de toxicité et d'induction de résistance, qui imposent de réserver cette attitude aux malades à haute probabilité d'évolution rapide vers un myélome multiple avéré. Pour cela, des classifications ont été proposées, utilisant le taux de l'immunoglobuline monoclonale et des immunoglobulines polyclonales normales, l'étude quantitative et qualitative des plasmocytes médullaires et le taux des chaînes légères libres sériques. Aucune n'est suffisamment discriminative pour se substituer au critère traditionnel d'instauration d'une chimiothérapie uniquement devant l'évidence d'une progression de la maladie.

Myélome symptomatique du sujet âgé (plus de 65 ans)

En France, le traitement de référence des myélomes multiples du sujet âgé est fondé sur l'association melphalan-prednisone (MP) renforcée par la prise quotidienne de doses modérées (≤ 200 mg/j) de thalidomide. Toutes les études ayant comparé cette association « MP + thalidomide » (MP-T) au melphalan-prednisone seul ont montré un avantage du bras MP-T en termes de survenue plus tardive des rechutes et pour certaines, une amélioration de la survie. Le bénéfice de l'ajout de la thalidomide a été constaté y compris chez des malades très âgés. Il a été confirmé par une méta-analyse ayant regroupé les données issues de plus de 1 600 cas, la médiane de survie après MP-T étant de 39,3 mois (35,6-44,6) contre 32,7 mois (30,5-36,6) après MP (p = 0,005) [148].

Le thalidomide, médicament peu ou pas cytopéniant, n'accroît pas la toxicité hématologique de MP. Ce n'est pas le cas de ses analogues comme le lénalidomide (Revlimid®) dont l'utilisation, particulièrement en association au MP (schéma MP-R), induit fréquemment une neutropénie. Le lénalidomide, associé à la dexaméthasone à dose « allégée » (40 mg per os une fois par semaine) est le traitement le plus utilisé aux États-Unis (schéma Rev-Dex) [143, 170]. Comme le thalidomide, il implique un risque de thrombose veineuse qui justifie une prophylaxie (acide acétylsalicylique, ou héparine de bas poids moléculaire dans les situations à risque, et le recours à l'examen Doppler au moindre doute [167]. En revanche, il n'a pas la toxicité neurologique périphérique, progressive, temps- et dose-dépendante, de son analogue. En Europe, en dehors du schéma MP-T, l'association du MP à un inhibiteur du protéasome, le bortézomib (Velcade®) (schéma MP-V) est très utilisée. Comparée à l'association MP dans une large étude prospective, elle procure un avantage, y compris en survie [162]. Les effets secondaires du bortézomib sont hématologiques (thrombopénie) et neurologiques (neuropathie périphérique), de façon moins constante mais plus aiguë que le thalidomide [172]. L'utilisation d'une administration sous-cutanée hebdomadaire réduit le risque de neurotoxicité et les contraintes du traitement. N'étant pas éliminé par le rein, le bortézomib est aujourd'hui considéré comme le médicament de référence du myélome avec insuffisance rénale, en association à la dexaméthasone et, éventuellement, au cyclophosphamide.

L'introduction de ces nouveaux médicaments a transformé le traitement des sujets âgés pour lesquels l'association melphalan-prednisone ne doit plus être utilisée seule en première ligne, en dehors du cas particulier de malades très fragiles. Le choix entre MP-T et MP-V est guidé par le risque de thrombose, des considérations pratiques, dont l'éloignement de l'hôpital, et des habitudes de chacun. La décision pourrait prochainement évoluer avec la possibilité d'utiliser le lénalidomide en traitement de première ligne. En effet, les résultats préliminaires d'une importante étude prospective internationale, l'étude FIRST (plus de 1 600 malades inclus), ayant comparé MP-T et Rev-Dex, montrent une survenue plus tardive des rechutes chez les malades ayant reçu le lénalidomide. Ce bénéfice se traduit par une amélioration de la survie notamment lorsque l'association Rev-Dex est maintenue jusqu'à la rechute. Cette étude montre en outre que, chez des patients âgés, un traitement d'entretien de la réponse initiale peut être utile. En retardant la rechute, il diffère le moment d'une chimiothérapie de seconde ligne, souvent difficile à mettre en place, toxique et d'efficacité limitée. La situation est différente chez les malades plus jeunes pour lesquels le rapport bénéfice/risque des traitements d'entretien reste très incertain (*voir* plus loin).

Myélome symptomatique du sujet de moins de 65 ans

L'obtention d'un taux de réponse très élevé, certaines réponses étant apparemment complètes après injection unique d'une forte dose de melphalan a montré l'existence d'un effet-dose de ce médicament pour le traitement du myélome [161]. Afin de réduire la durée, les risques et la mortalité de l'aplasie entraînée par ce traitement, les fortes doses de melphalan ont été associées à des greffes autologues de cellules souches hématopoïétiques [138, 149]. Cette modalité thérapeutique a grandement modifié le pronostic du myélome chez les patients aptes à la supporter. Bien que l'utilisation de cellules provenant d'un donneur histocompatible ait théoriquement l'avantage de pouvoir entraîner un effet du greffon contre le myélome, les indications de l'allogreffe restent limitées en raison des complications sévères et de mortalité (de l'ordre de 30 %) inhérentes à ce type de greffe dans les tranches d'âges des patients éligibles (*voir* Chapitre S04-P05-C02). La technique de greffe non myélo-ablative réduit partiellement ces risques mais probablement au prix d'une diminution de l'effet « greffon contre maladie » [160].

Les traitements intensifs suivis d'autogreffe, qui utilisent maintenant comme greffon des cellules souches prélevées dans le sang après mobilisation, génèrent peu de complications et leur mortalité est inférieure à 2 %. Les études randomisées, toutes effectuées avant l'ère des nouveaux médicaments, comparant une séquence avec autogreffe à une chimiothérapie « classique » montrent que le traitement intensif retarde la rechute. Certaines [135], mais pas toutes, montrent également un bénéfice en termes de survie. L'âge des malades inclus explique, en partie, les différences de résultats et la stratégie intensive n'a un rapport bénéfice/risque vraiment établi qu'avant 65 ans [150].

L'effet favorable sur la durée de la rémission procure une période sans traitement plus longue et donc, a priori, une meilleure qualité de vie [151]. Aussi le traitement intensif avec autogreffe est-il proposé à la grande majorité des malades de moins de 65 ans ayant un myélome récemment découvert. Le conditionnement de référence (chimiothérapie myélo-ablative précédant la réinjection du greffon autologue) utilise le melphalan seul, à la dose de 200 mg/m^2. La répétition de séquences de melphalan forte dose « en tandem », proposée par certains [139], est aujourd'hui très discutée au profit de l'utilisation de séquences de traitements intensifs de nouvelle génération, intégrant immunomodulateurs et inhibiteurs du protéasome.

Ainsi, le traitement actuel du myélome symptomatique du sujet jeune comporte :
– trois à quatre cures d'une chimiothérapie d'induction. La chimiothérapie classique VAD (vincristine-adriamycine-dexaméthasone) est aujourd'hui abandonnée au profit d'une association de bortézomib, de dexaméthasone et d'un immunomodulateur, en principe le thalidomide (schéma VTD) [174] ;
– une étape de mobilisation sanguine (le plus souvent par G-CSF pour *granulocyte-colony stimulating factor*) des cellules souches hématopoïétiques, qui sont conservées par congélation ;
– le traitement intensif par de fortes doses de melphalan, suivi de la réinjection des cellules souches autologues ;
– une étape de consolidation, de plus en plus souvent proposée, habituellement par deux à trois cures d'une association de type VTD.

Le concept de consolidation repose sur la démonstration, par des techniques moléculaires sensibles, de la réduction supplémentaire de la maladie résiduelle post-traitement intensif qu'apportent les polychimiothérapies de nouvelle génération. La durée optimale de la phase de consolidation reste à préciser et il est possible que le maintien d'une consolidation pendant quelques mois, par exemple en utilisant un médicament oral bien toléré comme le lénalidomide, amplifie encore la réduction tumorale. En revanche, la poursuite, après la consolidation, d'un traitement d'entretien « vrai », maintenu jusqu'à la rechute, n'est pas justifiée chez les patients jeunes, à la différence des plus âgés (*voir* plus haut). En effet, quel que soit le médicament utilisé, le bénéfice lié à la prolongation de la durée de réponse est contrebalancé par le risque de sélection de clones agressifs à l'origine de rechutes résistantes difficilement rattrapables d'où, au total, une absence d'amélioration de l'espérance de vie. L'impact du traitement sur la qualité de vie et le risque d'éventuels effets indésirables doivent également être pris en compte. Ainsi des données récentes concernant le lénalidomide en monothérapie d'entretien (ou de consolidation longue), stratégie actuellement la plus étudiée, suggèrent-elles que ce traitement pourrait favoriser l'émergence d'une seconde maladie maligne [136]. Les polychimiothérapies de nouvelle génération, type bortézomib, dexaméthasone et un immunomodulateur, induisent des réponses chez la quasi-totalité des malades : excellentes presque trois fois sur quatre et apparemment complètes pas loin d'une fois sur deux [173]. Cette remarquable efficacité remet en question l'intérêt d'un traitement intensif systématique en première ligne. Les résultats à venir d'une étude prospective française, étudiant l'association bortézomib-lénalidomide-dexaméthasone suivie ou non par un traitement intensif, devrait contribuer à résoudre cette question.

Traitements symptomatiques

Ces traitements ont une place importante, non seulement pour leur effet symptomatique, mais aussi par leur effet préventif de certaines complications.

Traitement de la maladie osseuse

Les bisphosphonates sont de puissants inhibiteurs des ostéoclastes et donc de la résorption osseuse. Leur absorption digestive est médiocre, devant faire préférer la voie intraveineuse. Ils constituent, parallèlement à la réhydratation, le traitement de référence des hypercalcémies du myélome. Leur capacité à réduire le risque d'un événement osseux avec les bisphosphonates de première génération (pamidronate) comme avec les suivantes (zolédronate) est bien démontrée [175]. Au rythme d'une perfusion mensuelle (puis, éventuellement, plus espacée, pour tenir compte de leur persistance dans l'os), ils doivent être associés à la chimiothérapie d'induction chez tout malade ayant une maladie osseuse avérée ou menaçante. La rémission, lorsqu'elle est obtenue, s'accompagne d'une augmentation franche de la densité osseuse qui fait interrompre leur administration. Ils sont réintroduits lors des rechutes, d'autant plus qu'un bénéfice en survie a été montré dans cette situation. Les bisphosphonates peuvent être proposés dans le cas des myélomes indolents, éventuellement après confirmation d'une franche ostéoporose par une étude de densité osseuse par absorptiométrie. La tolérance des bisphosphonates est habituellement très bonne. Leur principal effet indésirable est une ostéonécrose de la mâchoire, dont la survenue est largement favorisée par des soins dentaires « agressifs » (avulsion et implants essentiellement), qui ne doivent donc être envisagés qu'à distance du traitement [154].

Les autres approches thérapeutiques de la maladie osseuse, notamment l'utilisation des inhibiteurs du système RANK-ligand de RANK, comme le dénosumab, ne semblent pas apporter un rapport bénéfice/risque supérieur.

Certaines complications osseuses de la maladie, notamment les fractures des os longs ou vertébrales, et les événements hyperalgiques peuvent bénéficier d'une irradiation voire une cimentoplastie ou une kyphoplastie, très rarement une fixation chirurgicale. L'irradiation locorégionale est le traitement de choix des plasmocytomes solitaires. Les localisations épidurales doivent également être traitées par une radiothérapie associée à de fortes doses de corticoïdes. Un geste chirurgical, en pratique une laminectomie décompressive, s'impose en cas de signes neurologiques compressifs lésionnels et surtout sous-lésionnels.

Autres traitements de support

Une anémie symptomatique liée à la maladie est une indication à mettre en place une chimiothérapie. En attendant l'efficacité de celle-ci, l'anémie peut justifier l'injection régulière d'une érythropoïétine recombinante. En situation d'insuffisance rénale aiguë, le recours aux mesures symptomatiques et à l'association bortézomib-dexaméthasone s'impose (*voir plus haut*). L'intérêt d'y associer des échanges plasmatiques est discuté. Pour les malades en insuffisance rénale terminale, l'utilisation de membranes de dialyse de haute perméabilité aux protéines est en cours d'évaluation. Devant une suspicion d'hyperviscosité, l'indication d'échanges plasmatiques dépend avant tout de données cliniques (examen du fond d'œil surtout), la viscosité sérique mesurée ne reflétant que très imparfaitement la viscosité sanguine effective.

Les mesures prophylactiques destinées à réduire le risque infectieux sont mal codifiées. Certains prônent une antibiothérapie systématique à orientation antipneumocoque, utilisant soit une pénicilline (amoxicilline) soit le cotrimoxazole. Ce dernier a l'avantage de couvrir en même temps le risque de pneumocystose, utile chez les malades recevant de très fortes doses de corticoïdes. Une chimiothérapie incluant le bortézomib doit être associée à une prévention des infections herpétiques par valaciclovir. Les vaccins vivants sont contre-indiqués. Les vaccins tués peuvent être administrés mais leur capacité à induire une réponse protectrice est très incertaine. Dans ces conditions, la vaccination antigrippale est plutôt proposée à l'entourage. Le vaccin antipneumococcique conjugué (Prévenar 13®), administré en dehors de toute chimiothérapie, à un stade précoce (myélomes multiples indolents) ou en situation de rémission pourrait être intéressant. Un traitement substitutif par immunoglobulines polyvalentes intraveineuses ou sous-cutanées n'est indiqué qu'en cas d'infections récidivantes malgré une antibioprophylaxie prolongée.

Pronostic

Avec l'introduction des nouveaux médicaments, l'espérance de vie des malades ayant un myélome symptomatique s'est beaucoup améliorée, avec une médiane de survie maintenant de l'ordre de 5 à 6 ans [157]. Il reste cependant très difficile de parler de guérison et l'évolution est toujours marquée par de grandes disparités.

En dehors de l'âge et des co-morbidités, les principaux facteurs pronostiques identifiés dépendent de la masse tumorale, de la malignité intrinsèque des cellules anormales et de leur réponse aux traitements. Le taux de β_2-microglobuline sérique est le marqueur le plus représentatif de la masse tumorale. L'index pronostique international [153], associant β_2-microglobuline et albuminémie, combine masse tumorale et facteurs liés à l'hôte, et tend à remplacer la classification historique de Durie et Salmon [147]. Certaines anomalies chromosomiques indiquent une malignité tumorale importante, principalement une translocation t(4;14) et/ou une délétion 17p (*voir plus haut*) [137].

Dans la majorité des cas, le suivi du taux de l'immunoglobuline monoclonale sur un simple tracé électrophorétique permet d'évaluer avec une précision suffisante la réponse au traitement et l'évolution de la maladie. Il permet de caractériser la qualité des réponses, qualifiées de complètes lorsqu'elles sont marquées par la disparition de l'immunoglobuline monoclonale recherchée par immunofixation dans le sérum et les urines. L'appréciation du niveau de réponse peut être encore affinée par des recherches de maladie résiduelle au niveau médullaire, par des techniques d'immunomarquage ou PCR. L'obtention d'une rémission apparemment complète, immunochimique et, plus encore, fluo-cytométrique ou moléculaire, est globalement un indicateur de bon pronostic [146]. Les marqueurs reconnus, biologiques, moléculaires et même évolutifs, sont pertinents pour comparer des séries de malades, mais leur intérêt à l'échelon individuel reste limité.

Perspectives

De nouveaux traitements sont en cours d'évaluation, certains cherchant à améliorer les classes médicamenteuses déjà disponibles, d'autres explorant d'autres voies thérapeutiques [165]. Deux nouveaux inhibiteurs du protéasome, le carfilzomib, moins neurotoxique que le bortézomib, et le MLN9708, utilisable par voie orale, devraient être disponibles prochainement. Le pomalidomide est un immunomodulateur de troisième génération déjà disponible en situation de rechute. Parmi les traitements originaux, des stratégies à visée épigénétique, utilisant en particulier des inhibiteurs d'histones déacétylases, ont été explorées. Surtout, l'utilisation d'anticorps monoclonaux, en particulier reconnaissant l'antigène CD38 fortement exprimé par les plasmocytes, paraît une voie d'avenir très prometteur [176].

Même si le myélome reste une maladie incurable, une nette amélioration de l'espérance et de la qualité de vie des malades a pu être obtenue au cours des dernières décennies. Elle a été rendue possible par l'association de démarches clinicobiologiques, pharmacologiques et fondamentales qui, cependant, n'ont pas encore permis de prendre en compte l'hétérogénéité de la maladie par des stratégies adaptées à ses différentes formes et à leur évolution prévisible. Cet objectif représente un enjeu essentiel pour espérer, dans l'avenir, encore améliorer le pronostic et ouvrir des perspectives de guérison.

Immunoglobulines monoclonales de signification indéterminée

Jean-Paul Fermand

La présence, dans le sérum ou les urines, d'une immunoglobuline (Ig) monoclonale témoigne de l'émergence d'un clone de cellules B produisant des molécules d'immunoglobulines identiques, sans préjuger du caractère bénin ou malin de ce clone. Leurs principaux modes de prolifération maligne sont le myélome et la macroglobulinémie de Waldenström. Par ailleurs, les composants monoclonaux, principalement les chaînes légères ou lourdes, peuvent contribuer à la formation de dépôts anormaux d'immunoglobulines ou d'amylose AL. Ces affections sont décrites dans la section « Médecine interne ». Certaines proliférations clonales ont une traduction limitée à la présence d'une immunoglobuline monoclonale, sans développement tumoral apparent et sont désignées par le terme d'immunoglobulines monoclonales « bénignes ». En fait, celles-ci doivent être considérées comme des situations intermédiaires « prémalignes », à risque d'évolution vers une maladie maligne avérée, ce que les Anglo-Saxons traduisent en les qualifiant de *monoclonal gammapathy of undetermined significance* (MGUS ou GMSI en français).

Prévalence et distribution selon l'isotype [182]

La découverte d'une immunoglobuline monoclonale est une éventualité fréquente. Elle concerne environ 1 % de l'ensemble d'une population de sujets âgés de plus de 25 ans. Elles sont un peu plus fréquentes chez l'homme que chez la femme, sont rares chez les sujets asiatiques et environ 2 fois plus fréquentes dans la population noire que dans la population blanche [179, 182, 184]. Ces constatations suggèrent une prédisposition génétique, hypothèse renforcée par l'existence de formes familiales (*voir* « Macroglobulinémie de Waldenström »). L'âge est un facteur déterminant : de l'ordre de 0,2 % avant 50 ans, la prévalence des immunoglobulines monoclonales augmente progressivement pour dépasser 6 % au-delà de 70 ans et atteindre presque 10 % après 90 ans [179, 182, 184].

Les IgG représentent environ deux tiers de ces composants monoclonaux, le tiers restant étant de type IgM ou IgA (15 à 20 % chacun). La présence exclusive de chaînes légères caractérise environ 10 % des cas. L'observation de composants monoclonaux doubles ou multiples n'est pas rare (3 % des cas). La détection d'une IgD est peu fréquente (0,2 %), celle d'une IgE exceptionnelle.

La répartition des chaînes légères est, comme pour les immunoglobulines d'un sérum normal, de type κ deux fois sur trois, à l'exception des IgD, presque toujours associées à des chaînes légères λ. La répartition en sous-classe reproduit pratiquement la distribution physiologique, les IgG_1, IgG_2 et les IgA_1 étant les plus fréquentes.

Circonstances du diagnostic

Un composant monoclonal peut être découvert, en l'absence de toute manifestation tumorale, en raison de signes cliniques inhérents à l'activité biologique de la protéine elle-même ou de façon fortuite, éventualité de plus en plus fréquente du fait de la multiplication des examens de dépistage. La vitesse de sédimentation est le plus routinier d'entre eux. Trop souvent interprétée comme le témoin d'un état « inflammatoire » sans en avoir vérifié la réalité, son augmentation, hors d'un contexte spécifique évident (infection récente ou évolutive, maladie inflammatoire chronique, néoplasie maligne), justifie une électrophorèse des protéines sériques pour distinguer les vitesses de sédimentation élevées d'un syndrome biologique « inflammatoire » (avec hyper-α_2-globulinémie, augmentation de la protéine C réactive et hyperfibrinémie) de celles dues à une augmentation des immunoglobulines sériques, dans leur ensemble (hypergammaglobulinémie polyclonale) ou d'une seule d'entre elles (immunoglobuline monoclonale).

Immunoglobulines monoclonales transitoires

Certaines situations sont connues pour favoriser l'apparition d'immunoglobulines oligo- ou monoclonales. C'est en particulier le cas des infections bactériennes (endocardite, ostéomyélite), parasitaires ou surtout virales, avec un rôle privilégié de trois virus : le VIH, le cytomégalovirus et le virus d'Epstein-Barr. Il en est de même de déficits immunitaires, primitifs ou acquis : l'évolution des transplantations d'organes ou de cellules souches hématopoïétiques est marquée par l'émergence d'un composant monoclonal pratiquement une fois sur trois, soit avec une fréquence plus de 10 fois supérieure à celle observée dans une population témoin [191].

Démarche diagnostique

Quelles qu'en soient les circonstances, la découverte d'une immunoglobuline monoclonale justifie une démarche en trois étapes :
– l'étape immunochimique permet le diagnostic, la caractérisation et la quantification de l'immunoglobuline monoclonale. Le plus souvent, l'électrophorèse des protéines sériques apporte, à elle seule, les informations essentielles, en permettant de reconnaître l'existence de l'immunoglobuline monoclonale, d'évaluer son taux et de suspecter s'il existe ou non une diminution du taux des immunoglobulines polyclonales normales. La quantification (protéinurie) et la caractérisation (EPu) des protéines urinaires, qui doit être systématique, est cruciale lorsque l'électrophorèse ne montre qu'une hypogammaglobulinémie ;
– la recherche d'une prolifération lymphocytaire et/ou plasmocytaire avérée et l'inventaire des complications qu'elle entraîne (étape d'« amont ») nécessite des examens tenant compte de l'isotype de l'immunoglobuline monoclonale ;
– certaines complications liées à la présence dans le sérum et/ou les urines de l'immunoglobuline monoclonale s'observent, que celle-ci soit ou non associée à une prolifération lymphoïde patente. Leur recherche (étape d'« aval ») est donc indépendante de l'étape précédente.

IgG, IgA et chaînes légères monoclonales

Lorsque l'immunoglobuline monoclonale est une IgG, une IgA ou est représentée par des chaînes légères isolées, les examens d'« amont » (myélogramme, hémogramme, radiographies du squelette axial, calcémie et créatininémie) cherchent principalement à déceler une prolifération plasmocytaire médullaire maligne, c'est-à-dire, en pratique, un myélome (*voir* plus haut). Plus rarement, il peut s'agir d'une prolifération plasmocytaire localisée. Cette dernière situation caractérise le plasmocytome solitaire qui peut être osseux ou extra-osseux, et alors souvent localisé à la sphère oto-rhino-laryngologique.

Le diagnostic d'immunoglobuline monoclonale de signification indéterminée (GMSI) est retenu lorsque les examens usuels ne permettent pas de déceler le clone produisant l'immunoglobuline monoclonale [177, 178]. En particulier, le myélogramme ne montre ni excès de plasmocytes (< 10 %), ni dystrophie plasmocytaire, l'hémogramme est normal et les radiographies du squelette (et les imageries par résonance magnétique du rachis et du bassin, si elles sont faites) ne décèlent aucune lésion lytique suspecte. Le plus souvent, le taux de l'immunoglobuline monoclonale est faible (< 20 g/l s'il s'agit d'une IgG, < 10 g/l s'il s'agit d'une IgA), l'excrétion urinaire de chaînes légères ne dépasse pas 300 mg/j et le taux des immunoglobulines polyclonales normales est peu ou pas diminué.

Aucun examen, biologique (β_2-microglobuline sérique, dosage des chaînes légères libres dans le sérum), immunocytologique (antigènes de membrane), cinétique (index de prolifération) ou cytogénétique (contenu en ADN, caryotype, expression d'oncogènes), ne permet de distinguer GMSI et myélome débutant. L'étude des plasmocytes médullaires clonaux est difficile, du fait de leur faible nombre et de leur association à des plasmocytes normaux, constante au cours des GMSI. Les résultats apportés par des techniques discriminatives à l'échelon unicellulaire, comme l'hybridation in situ, suggèrent que certaines anomalies moléculaires considérées comme « signature » de malignité des plasmocytes myélomateux peuvent être décelées au sein des plasmocytes des GMSI. Ainsi les translocations qui caractérisent les myélomes, associant la région *switch* des gènes des immunoglobulines (situés en 14q32) avec différents oncogènes (cycline D_1 en 11q13, *FGFR3* en 4p16), sont-elles parfois identifiées dans les GMSI. Ces constatations doivent faire considérer la plupart, voire la totalité des GMSI comme des situations prémalignes, déjà caractérisées par un événement oncogène et susceptibles d'en développer d'autres, à l'origine de l'émergence secondaire d'un myélome [177, 183].

Lors de la découverte d'une immunoglobuline monoclonale apparemment « bénigne », aucun critère ne permet donc, actuellement, d'éliminer un myélome débutant et d'évaluer valablement le risque de myélome secondaire. Seules les données de l'évolution permettront de conclure et il est donc essentiel de mettre en place une surveillance prolongée.

Myélome et GMSI représentent l'essentiel des situations avec IgG, IgA ou chaînes légères isolées. Il est plus rare de déceler l'un de ces composants monoclonaux au cours d'une leucémie lymphoïde chronique (LLC) ou de lymphomes non hodgkiniens (LNH) de tout type histologique, notamment les lymphomes du MALT (*mucosa-associated lymphoid tissue*) et de la zone marginale. Ces situations peuvent également s'associer à une IgM monoclonale.

Macroglobuline (IgM) monoclonale

Dans le cas d'une immunoglobuline IgM (macroglobuline), le premier diagnostic à évoquer est celui d'une macroglobulinémie de Waldenström (*voir* plus haut). Comme précédemment, les examens (myélogramme et/ou biopsie médullaire, hémogramme, radiographies du thorax et échographie abdominale [ou tomodensitométrie thoraco-abdominale], LDH et créatininémie) dégagent trois situations :
– les macroglobulinémies avérées et symptomatiques, à traiter pour limiter les complications non seulement de la prolifération lymphoïde, mais également de l'IgM monoclonale ;
– les macroglobulinémies non symptomatiques (et dont le taux d'IgM est faible), à surveiller ;
– les IgM monoclonales sans prolifération lymphoïde décelable, « de signification indéterminée », également à surveiller.

Complications spécifiques des immunoglobulines monoclonales

Un composant monoclonal peut générer des symptômes ou des complications liés aux propriétés physiques ou fonctionnelles de la protéine monoclonale elle-même. Certaines, conséquence d'un taux élevé, ne s'observent qu'en cas d'hémopathie avérée. C'est le cas des associations hyperviscosité, hypervolémie et anomalies de l'hémostase, qui compliquent surtout les IgM, et de la néphropathie à cylindres myélomateux, complication fréquente du myélome (*voir* plus haut). D'autres sont indépendantes de l'importance du clone, qui est alors « dangereux » par le biais de l'activité fonctionnelle du composant monoclonal qu'il sécrète [186] ou en raison de la formation de dépôts tissulaires anormaux d'immunoglobulines ou d'amylose AL.

Complications rénales

Le terme de gammapathie monoclonale de signification rénale (GMSR ou MGRS pour *monoclonal gammopathy of renal significance*) caractérise les situations où une altération de la fonction rénale est liée à une immunoglobuline monoclonale produite par un « petit » clone témoignant d'une hémopathie asymptomatique ou d'une GMSI [185].

La mise en évidence des manifestations rénales imputables à un composant monoclonal repose sur la recherche systématique d'une protéinurie. Le dépistage par bandelette (risque de faux négatifs lorsque la protéinurie est constituée de chaînes légères) est à éviter et toute protéinurie « significative » (plus de 0,2 g/l) doit être étudiée par électrophorèse et, éventuellement, immunofixation. Une protéinurie constituée de plus de 30 % d'albumine, a fortiori s'il existe un syndrome néphrotique, doit faire rechercher une GMSR. La plupart de celles-ci sont liées à des dépôts, le plus souvent glomérulaires, de tout ou partie de l'immunoglobuline monoclonale, surtout de ses chaînes légères. Ces dépôts ont, en microscopie électronique, soit une structure organisée, en fibrilles, comme dans l'amylose immunoglobulinique AL (*voir* Chapitre S03-P01-C37), ou en microtubules, comme dans les cryoglobulinémies (*voir* Chapitre S03-P01-C16) et les GOMMID (*glomerulopathy with organized monoclonal microtubular deposits* ou néphropathies immunotactoïdes). Ils peuvent être non organisés et granuleux, situés le long des membranes basales, définissant les maladies des dépôts d'immunoglobulines, dont la plus fréquente est la maladie de Randall. Les dépôts tubulaires, en l'occurrence de cristaux de chaînes légères (quasi toujours κ) dans les cellules tubulaires proximales peuvent être responsables d'un syndrome de De Toni-Debré-Fanconi. La plupart de ces maladies par dépôts peuvent inclure des symptômes extrarénaux, certains ayant une importance pronostique déterminante (manifestations cardiaques).

Activités anticorps spécifiques des composants monoclonaux

Les immunoglobulines monoclonales, principalement les IgM, peuvent exprimer une fonction d'auto-anticorps sans que cela ait une traduction clinique le plus souvent. Dans certains cas, l'activité auto-anticorps a des conséquences délétères. C'est le cas des cryoglobulinémies mixtes, conséquence de la précipitation au froid de complexes formés d'une IgM monoclonale rhumatoïde et d'IgG polyclonales (*voir* Chapitre S03-P01-C16). La maladie des agglutinines froides est liée aux propriétés agglutinantes et d'anticorps froid (l'affinité pour l'antigène augmente à basse température) d'une IgM monoclonale qui reconnaît habituellement des hydrates de carbone appartenant au système antigénique érythrocytaire Ii (*voir* Chapitre S04-P03-C03). Une neuropathie périphérique complique environ 5 % des IgM monoclonales [188]. Le plus souvent, le tableau est celui d'une polyneuropathie symétrique à prédominance sensitive de survenue insidieuse et les données électromyographiques sont celles d'une neuropathie démyélinisante avec dégénérescence axonale secondaire. Environ 8 fois sur 10, cette situation témoigne d'une activité anticorps de l'IgM monoclonale dirigée contre un constituant mineur de la myéline (*myelin associated glycoprotein* [MAG]), au niveau de sa copule glucidique. À côté des IgM antimyéline, d'autres activités auto-anticorps ont été mises en évidence, en particulier dirigées contre les gangliosides GM_1 et asialo-GM_1. Cette situation, observée chez des malades ayant une neuropathie motrice, souvent avec bloc de conduction, ressemblant à une sclérose latérale amyotrophique (SLA), est importante à connaître car elle peut être améliorée, beaucoup plus souvent que les autres, par des perfusions intraveineuses d'immunoglobulines polyvalentes [188]. D'autres activités auto-anticorps pathogènes des immunoglobulines monoclonales sont possibles : anti-VIII ou dirigées contre d'autres facteurs de la coagulation, antilipoprotéines à l'origine de xanthomes [190], anti-C1 inhibiteur (C1-Inh) réalisant un déficit du complément avec œdème angioneurotique acquis soit par blocage de l'action du C1Inh soit du fait d'un catabolisme accéléré de celui-ci par formation de complexes C1-Inh-anticorps anti-C1Inh.

Autres manifestations ou associations symptomatiques

En dehors des complications par dépôt ou activité auto-anticorps, certaines situations s'associent à la présence d'un composant monoclonal, sans qu'un lien éventuel entre l'immunoglobuline et la physiopathologie des symptômes soit formellement démontré. C'est le cas du syndrome POEMS (polyneuropathie, organomégalie, composant monoclonal et signes cutanés, *voir* Chapitre S03-P01-C38) où l'immunoglobuline monoclonale est presque toujours d'isotype λ) : le mécanisme suspecté y est plutôt de type cytokinique (sécrétion par les cellules clonales de cytokines de l'angiogenèse comme le VEGF [*vascular endothelium growth factor*]). Peuvent être également mentionnées des affections dermatologiques comme la mucinose papuleuse, le syndrome de fuite capillaire ou syndrome de Clarkson, marqué par la survenue inopinée de chocs hypovolémiques avec hémoconcentration liés à l'extravasation brutale des protéines plasmatiques, ou le syndrome de Schnitzler associant IgM monoclonale et vascularite urticarienne [189].

Devenir des immunoglobulines monoclonales isolées

Une GMSI justifie de rechercher et traiter une ostéoporose associée, qu'elle semble favoriser. En dehors de ce cas, la présence d'un composant monoclonal isolé ne justifie pas de traitement [177, 178]. Lorsque l'immunoglobuline monoclonale est responsable d'une atteinte rénale (GMSR), d'une neuropathie invalidante ou d'une autre atteinte d'organe symptomatique, il est licite d'essayer de réduire sa production en ciblant les cellules sécrétrices, même si elles ne sont pas clairement tumorales. Les caractéristiques de la pathologie « d'aval » et la nature présumée du clone sous-jacent déterminent le traitement. Celui-ci est habituellement une chimiothérapie déterminée à partir de l'isotype de l'immunoglobuline monoclonale et associée, lorsque s'il s'agit d'une IgM, à un anticorps monoclonal anti-CD20 [180].

Tous les myélomes avérés sont probablement précédés d'une phase de GMSI [177]. À l'inverse, la grande majorité des GMSI reste stable, y compris pendant de longues périodes d'observation [181, 187, 192]. L'évolution des GMSI est rarement marquée par la disparition spontanée du composant monoclonal. Les cas transitoires évoluent généralement dans un contexte de déficit immunitaire et/ou d'infection, et régressent parallèlement à l'amélioration clinique de ces états. La plus importante cohorte de GMSI publiée concerne 1 384 personnes ayant une IgG (70 %), une IgA (12 %) ou une IgM (15 %) monoclonale de taux inférieur à 30 g/l. Avec un suivi de plus de 15 ans en médiane (plus de 11 000 années-personnes), la probabilité de progression vers une hémopathie avérée est d'environ 1 % par an. Ce taux reste stable dans le temps en persistant même très à distance de la découverte de l'immunoglobuline monoclonale. Les deux principaux facteurs prédictifs de cette évolution sont l'isotype de l'Ig (défavorable pour IgM ou IgA par rapport à IgG) et son taux initial, avec un risque de progression à 20 ans augmentant de façon régulière entre 15 (≤ 5 g/l) et 65 % (entre 25 et 30 g/l) [181]. Ces données ont conduit à distinguer trois niveaux de risque : faible (IgG < 15 g/l), intermédiaire (non IgG ou > 15 g/l) et élevé (non IgG et > 15 g/l). Alors que la signification d'une diminution du taux des Ig polyclonales normales reste discutée, le taux des chaînes libres sériques est un facteur pronostique indépendant [187, 192], ce qui, pour certains, justifie d'effectuer leur dosage systématiquement au diagnostic de toute GMSI.

Le risque d'environ 1 % par an qu'une GMSI se « transforme » en une maladie justifie une surveillance régulière et prolongée [178]. Elle est fondée sur l'électrophorèse des protéines sériques, beaucoup plus fiable pour apprécier les variations du taux de l'immunoglobuline monoclonale que les dosages dits « pondéraux » dont les résultats sont aléatoires voire aberrants lorsqu'ils concernent des composants monoclonaux. Des données biologiques simples (hémogramme, créatininémie, calcémie et protéinurie si l'immunoglobuline monoclonale est une IgG ou une IgA) sont également à contrôler. Des examens supplémentaires (myélogramme, radiographies du squelette par exemple) ne sont justifiés que si surviennent des modifications cliniques ou biologiques, tout particulièrement une augmentation du taux de l'immunoglobuline monoclonale, à considérer comme un « marqueur tumoral » au plein sens du terme. Le rythme de la surveillance est fonction du contexte. Le plus souvent, il est souhaitable de contrôler les principaux examens 3 mois environ après la découverte du composant monoclonal. Ensuite, lorsque l'ensemble des données suggère sans ambiguïté le diagnostic de GMSI, une surveillance semestrielle (voire annuelle, lorsque le taux de l'immunoglobuline est faible) est suffisante. Les contrôles doivent être rapprochés s'il y a des éléments cytologiques, immunochimiques ou évolutifs suspects. Un traitement ne doit être envisagé que si survient une maladie avérée et évolutive.

Maladie des chaînes lourdes

Jean-Paul Fermand

Les maladies des chaînes lourdes (MCL) sont des hémopathies lymphoïdes B caractérisées par la production d'une immunoglobuline (Ig) monoclonale de structure anormale, constituée de deux chaînes lourdes incomplètes, sans chaîne légère associée. Il en existe trois variétés, correspondant aux trois principales classes d'immunoglobuline : la MCL α, la plus fréquente et les MCL μ et γ, beaucoup plus rares.

Caractéristiques protéiques et moléculaires [196]

Les protéines de MCL sont constituées d'une chaîne lourde d'immunoglobuline remaniée, ayant conservé sa partie Fc mais présentant des délétions au niveau de ses domaines amino-terminaux, en général du premier domaine constant (CH1) et de tout ou partie du domaine variable. La chaîne anormale peut, en plus, inclure des séquences d'acides aminés aberrantes. L'absence du CH1 entraîne l'impossibilité de liaison chaîne lourde-chaîne légère, lorsque celle-ci existe. Elle rend compte également de la non-fixation du fragment de l'immunoglobuline anormale sur des protéines chaperonnes au niveau du réticulum endoplasmique qui en assure normalement l'excrétion.

L'étude moléculaire de cellules productrices montre que la synthèse de la chaîne lourde délétée ne résulte ni d'une anomalie de traduction ni d'une dégradation post-synthétique. Les gènes des immunoglobulines présentent, au niveau de régions codantes et aussi non codantes, une grande fréquence de mutations somatiques, de délétions et d'insertions de séquences nucléotidiques d'origine inconnue. Des altérations de même type peuvent être retrouvées au niveau d'autres régions du génome, en particulier au niveau des gènes codant les chaînes légères.

Elles expliquent qu'il n'y ait pas de production de chaînes légères dans la plupart des MCL, à l'exception de la moitié des MCL μ et de quelques MCL α et γ.

Diagnostic [195, 196]

Les MCL sont définies à partir d'un critère biologique et leur diagnostic ne dépend donc que de la détection de l'immunoglobuline monoclonale anormale dans le sérum ou l'urine du malade.

Diagnostic immunosérologique

Le taux sérique de la protéine pathologique est rarement important et l'électrophorèse des protéines sériques ne met qu'inconstamment en évidence une bande anormale. Lorsqu'elle existe, la bande anormale n'a pas toujours un aspect de bande étroite homogène (aspect de pic). Elle peut être large, en s'étendant parfois des α_2- aux γ-globulines, comme dans certaines MCL α. Cet aspect témoigne d'une hétérogénéité de charge électrique inhabituelle pour des molécules d'immunoglobuline monoclonale, liée à la présence de polymères de différentes tailles et à un haut degré de glycosylation.

L'identification de la protéine de MCL repose sur l'immunofixation (IF) qui montre une bande anormale reconnue uniquement par un des sérums spécifiques de chaînes lourdes et par aucun des deux sérums antichaînes légères. Le diagnostic peut être renforcé par une immunosélection couplée à une immuno-électrophorèse, technique nécessitant de grandes quantités d'antisérums antichaînes légères sélectionnés, capables de précipiter toutes les molécules d'immunoglobulines entières, poly- et monoclonales. Les techniques de dosage néphélémétrique utilisant des anticorps spécifiques des chaînes lourdes d'immunoglobuline (*Heavilyte*) détectent mal les protéines de MCL. Le dosage des chaînes légères libres sériques appliqué aux MCL γ permet de déceler un excès de chaînes légères (toujours κ) dans environ 20 % des cas [198].

Des MCL γ définies par une protéine appartenant à chacune des quatre sous-classes d'immunoglobuline ont été décrites. Il est possible que les protéines de MCL de type γ_2 soient sous-représentées au profit des γ_3. La centaine de protéines de MCL α étudiées sont toutes des α_1. L'absence de protéines de MCL de type α_2, inattendue (30 % des IgA sécrétoires sont des IgA_2), reste inexpliquée. La détection d'une seconde immunoglobuline monoclonale, entière, IgM ou IgG, n'est pas rare au cours de chacune des trois MCL.

La protéine de MCL, surtout de MCL γ dont la forme monomérique a un petit poids moléculaire (entre 25 et 50 kDa), est fréquemment retrouvée dans les urines, le plus souvent à taux faible. La MCL μ se caractérise le plus souvent (2 fois sur 3) par une excrétion urinaire, souvent notable, de chaînes légères d'immunoglobuline, toujours κ.

La protéine de MCL, liée à la pièce sécrétoire, est décelable dans le liquide jéjunal de la majorité des malades ayant une MCL α, à condition de recueillir et de concentrer le liquide dans des conditions évitant toute protéolyse.

Diagnostic immunocytologique

L'étude, par immunofluorescence ou immunoperoxydase, de suspensions cellulaires ou de coupes histologiques de prélèvements ganglionnaires, médullaires ou autres, met en évidence, dans la majorité des cas, des cellules lymphoïdes exprimant des chaînes lourdes intracytoplasmiques en l'absence de chaînes légères. En dehors des MCL μ avec chaîne légère urinaire, des exceptions sont possibles, la présence d'une chaîne légère ayant été observée dans quelques proliférations caractérisant des MCL α ou γ. Seules les techniques immunohistochimiques permettent la détection des formes non sécrétantes de MCL α, où un tableau clinicopathologique caractéristique contraste avec l'absence de protéine de MCL dans le sérum et le liquide jéjunal [11].

De façon notable, une protéine de MCL γ peut être décelée dans l'évolution de proliférations lymphoïdes diverses, B ou T, qui ne sont pas directement impliquées dans la production de la protéine anormale.

Maladie des chaînes lourdes γ [195, 196, 197]

La MCL γ s'exprime de façon très diverse et doit être davantage considérée comme un syndrome que comme une maladie bien définie. Elle est aussi fréquente chez l'homme que chez la femme et n'a pas de distribution géographique ou ethnique particulière. L'âge moyen au diagnostic est de 60 ans.

Signes cliniques et hématologiques

Le tableau le plus habituel est celui d'une maladie lymphoproliférative. La découverte d'adénopathies superficielles et/ou d'une splénomégalie, parfois du fait de signes généraux, est le mode révélateur le plus fréquent. Un œdème de la luette et du voile du palais, témoignant d'une infiltration de l'anneau de Waldeyer, un temps considéré comme évocateur, n'est en fait retrouvé que dans environ 10 % des cas. Des localisations tumorales extrahématopoïétiques, notamment cutanées, thyroïdiennes et des glandes salivaires, peuvent révéler la maladie. Des lésions osseuses n'ont été que rarement signalées.

L'hémogramme, le plus souvent normal, peut montrer une hyperlymphocytose modérée évoquant une leucémie lymphoïde chronique. Il peut s'agir d'une hyperlymphocytose B avec, dans les quelques cas bien étudiés, double prolifération monoclonale, la majoritaire ne produisant pas la protéine de MCL γ. Il peut aussi s'agir d'une hyperlymphocytose T CD8, avec neutropénie, parfois présente avant la détection de la protéine de MCL γ.

Le myélogramme montre typiquement une infiltration lymphoplasmocytaire proche de celle de la macroglobulinémie de Waldenström. La biopsie médullaire retrouve l'infiltration souvent sous la forme de nodules peu importants et d'interprétation difficile.

Nature de la prolifération lymphoïde

L'aspect histologique le plus fréquent est celui d'une infiltration lymphoplasmocytaire polymorphe ressemblant à celle d'une maladie de Waldenström. D'autres aspects sont possibles, certains caractérisés par l'importance de l'infiltration lymphocytaire ou, à l'inverse, à prédominance plasmocytaire. L'histologie peut être celle d'un plasmocytome, souvent au niveau de localisations extranodales (thyroïde, glandes salivaires). Plus fréquemment, la prolifération lymphoplasmocytaire, en s'associant à divers types cellulaires, induit des lésions granulomateuses atypiques qui peuvent faire évoquer une maladie de Hodgkin. Ailleurs, une importante néovascularisation peut donner le change avec une lymphadénopathie angio-immunoblastique. Dans certains cas, l'aspect est celui d'un lymphome, rarement folliculaire, parfois immunoblastique, éventuellement survenu secondairement (syndrome de Richter).

Quel qu'en soit le type, les proliférations lymphoïdes associées à une protéine de MCL γ sont le plus souvent disséminées. Les formes localisées (un quart des cas) sont habituellement spléniques ou médullaires. Dans environ 10 % des cas, aucune infiltration lymphoïde ne peut être décelée, ou il n'existe qu'une infiltration lymphoplasmocytaire minime, d'allure réactive et ne présentant aucun critère de malignité. C'est surtout dans cette situation que l'on observe l'association d'une protéine de MCL γ et de manifestations auto-immunes.

Manifestations auto-immunes

La présence ou la survenue de manifestations auto-immunes est fréquente au cours des MCL γ (environ 25 % des cas, sans prendre en compte les observations avec anomalies auto-immunes uniquement biologiques). Les affections auto-immunes observées sont diverses mais avec une nette prédominance de la polyarthrite rhumatoïde et des anémies hémolytiques auto-immunes, isolées ou associées à un purpura thrombopénique auto-immun.

Évolution et traitement

La détection de la protéine anormale et la prolifération lymphoïde peuvent être précédées, parfois de plusieurs années, par des manifestations cliniques diverses (adénopathies fluctuantes, arthralgies, fièvre…) ou par des symptômes auto-immuns (en particulier des cytopénies). Une fois reconnue, la MCL γ a une évolution très variable. Celle-ci dépend de la prolifération lymphoïde sous-jacente qui peut progresser rapidement ou, à l'inverse, de façon très lente. Dans certains cas, la répétition des examens, même sur de longues périodes, ne permet pas d'affirmer l'existence d'une prolifération maligne associée. Ces situations, souvent associées à des manifestations auto-immunes (polyarthrite rhumatoïde), peuvent être marquées par la disparition spontanée de la protéine de MCL γ.

Les indications thérapeutiques doivent être posées en fonction de l'existence et de la nature de la prolifération lymphoïde sous-jacente et/ou des manifestations auto-immunes, sans tenir compte de la présence de la protéine pathologique. Le taux de celle-ci est habituellement parallèle à l'évolution de l'hémopathie et le traitement efficace d'une prolifération localisée (radiothérapie) ou généralisée (chimiothérapie) peut entraîner la disparition de la protéine pathologique.

Maladie des chaînes lourdes μ [195, 196]

La MCL μ est rare. Depuis la description initiale de la maladie (1970), une trentaine d'observations ont été rapportées. La répartition homme/femme (à peu près égale), l'âge (de 15 à 80 ans), les origines des malades ne permettent pas de dégager un profil particulier. La majorité des malades ont une hémopathie lymphoïde maligne, évoquant soit une leucémie lymphoïde chronique (LLC) soit une hémopathie lymphoplasmocytaire proche d'une macroglobulinémie de Waldenström. Le myélogramme décèle en général une hyperlymphocytose médullaire et une infiltration plasmocytaire incluant des plasmocytes présentant des vacuoles intracytoplasmiques, souvent de grande taille. Ces plasmocytes vacuolés doivent faire évoquer le diagnostic, même s'ils n'en sont pas spécifiques.

À l'opposé des MCL α et γ, la MCL μ peut comporter des lésions osseuses et la présentation de la maladie peut évoquer un myélome, d'autant plus qu'il faut rappeler la présence habituelle de chaînes légères dans les urines.

L'évolution générale des MCL μ ne paraît pas différente de celle des leucémies lymphoïdes chroniques et une rémission appréciable peut être obtenue par une monochimiothérapie par alkylants (cyclophosphamide ou chlorambucil).

Maladie des chaînes lourdes α [195, 196, 202]

Initialement décrite en 1968 par M. Seligmann [203], la MCL α concerne les IgA sécrétoires et se traduit, dans la quasi-totalité des cas, par une maladie digestive. Elle correspond à la « maladie immunoproliférative de l'intestin grêle » (ou IPSID pour *immunoproliferative small intestinal disease*) avec laquelle elle partage un même tableau anatomoclinique, incluant obligatoirement une infiltration lymphoplasmocytaire diffuse de l'intestin grêle, avec ou sans lymphome entéromésentérique associé. En théorie, l'IPSID ne s'associe pas obligatoirement à la présence d'une protéine de MCL α circulante. En fait, lorsqu'il n'existe pas d'immunoglobuline monoclonale sérique, la recherche d'une protéine de MCL dans le liquide jéjunal et/ou dans le cytoplasme des plasmocytes intestinaux est très souvent positive, confirmant l'intrication très étroite entre les deux entités.

Épidémiologie et physiopathologie [194, 196, 204]

Contrastant avec la plupart des hémopathies lymphoplasmocytaires, la MCL α affecte habituellement les sujets jeunes, âgés de 10 à 30 ans. Les premiers cas décrits concernaient des sujets originaires du pourtour du bassin méditerranéen, ce qui a fait désigner cette maladie sous le terme de « lymphome méditerranéen ». En réalité, elle est aussi observée chez des sujets originaires d'autres zones géographiques, sans atteinte préférentielle d'une quelconque ethnie. La plupart des cas proviennent de régions à incidence élevée d'infections intestinales, caractérisés par une grande précarité d'hygiène de conditions socioéconomiques. Pour des raisons qui restent à préciser, la prévalence de la MCL α semble en diminution et elle ne paraît plus représenter qu'un faible pourcentage des causes de malabsorption observée dans les pays émergents [193, 199].

L'épidémiologie de la MCL α ainsi que la possibilité d'obtenir des rémissions par un traitement antibiotique administré précocement suggèrent qu'un ou plusieurs micro-organismes pourraient jouer un rôle important dans l'histoire naturelle de la maladie. De façon remarquable, les stimulations antigéniques impliquées aboutissent à la production d'une immunoglobuline anormale et pas d'une IgA normale.

Compte tenu de ces données, les hypothèses actuelles font de la MCL α un lymphome du MALT (*mucosa associated lymphoid tissue*) résultant de l'immortalisation d'une cellule B exposée au processus de mutations somatiques dans un centre germinatif du tissu lymphoïde digestif. Cette situation peut normalement produire de rares cellules présentant délétions et insertions au niveau de leurs gènes d'immunoglobuline qui, faute d'un récepteur fonctionnel, sont incapables de survivre. En cas d'événement oncogène concomitant (par exemple, concernant le proto-oncogène *bcl-6*, lui-même cible du processus d'hypermutation somatique), la cellule transformée peut se développer en réponse à un environnement cytokinique propice, par exemple produit par des stimulations microbiennes répétées. Cet enchaînement rendrait compte de la réversibilité du stade initial de la MCL α sous antibiothérapie. Ensuite, des événements oncogènes secondaires, en faisant de la cellule anormale une cellule autonome, réellement tumorale, expliqueraient l'émergence d'un authentique lymphome malin, en général de type immunoblastique.

Le parallèle entre MCL α et lymphome du MALT gastrique, dont l'association à *Helicobacter pylori* est bien démontrée [204], a renforcé l'hypothèse du rôle privilégié d'une espèce microbienne. Par des approches moléculaires (recherche et séquençage de séquences du gène codant l'ADN ribosomique bactérien 16S, hybridation in situ) et immunohistochimiques, la présence de *Campylobacter jejuni* a été décelée dans le tube digestif de la plupart des MCL α étudiées [200]. Un lien de causalité spécifique entre la prolifération lymphoïde et la bactérie reste cependant à démontrer.

Manifestations cliniques [195, 196, 202]

Les formes digestives de MCL α ont une présentation homogène, caractérisée par l'aggravation progressive d'un syndrome de malabsorption avec entéropathie exsudative. La diarrhée, souvent graisseuse (stéatorrhée), s'associe à des douleurs abdominales et à des vomissements. L'altération de l'état général est souvent très importante et il existe des symptômes secondaires à l'hypoprotéinémie et aux carences, notamment martiales et vitaminiques. Il n'y a, en général, ni hépatosplénomégalie, ni adénopathie superficielle. Un hippocratisme digital est fréquent. Dans certains cas, la présentation est tumorale avec des masses abdominales perceptibles, parfois un syndrome occlusif ou subocclusif, voire une invagination ou une perforation intestinale. Ces complications s'observent habituellement à un stade tardif de l'évolution et traduisent, en général, la survenue d'un lymphome avéré.

Les anomalies biologiques sont celles de tout syndrome de malabsorption avec entéropathie exsudative (*voir* Section S12). L'hémogramme et le myélogramme ne montrent le plus souvent que les conséquences des carences vitaminiques. L'étude radiologique de l'intestin grêle retrouve généralement des anomalies (hypertrophie des plis, images pseudo-polypoïdes) prédominant au niveau du duodénum et du jéjunum. Des adénopathies intra-abdominales sont fréquemment mises en évidence par échographie ou tomodensitométrie.

Anatomopathologie [194, 195, 196, 202]

Les lésions de la MCL α progressent à partir d'un stade initial, caractérisé par une infiltration lymphoplasmocytaire diffuse de l'intestin grêle et des ganglions mésentériques, à un stade tumoral défini par l'apparition d'un lymphome avéré, qui reste généralement entéromésentérique. Au premier stade, l'architecture villositaire a souvent disparu et le chorion est massivement envahi par des cellules lymphoplasmocytaires qui produisent la protéine de MCL α. La pénétration par l'infiltrat du chorion dans la sous-muqueuse, l'effacement de l'architecture normale des ganglions mésentériques envahis, voire l'apparition de plasmocytes atypiques et de cellules immunoblastiques définissent un stade intermédiaire. Au stade tardif apparaît un lymphome malin généralement à grandes cellules de type immunoblastique. Les cellules du lymphome dérivent des cellules lymphoplasmocytaires initiales : elles synthétisent la protéine de MCL et appartiennent donc au même clone. Quelques études cytogénétiques ont pu montrer l'existence, avant même le stade de lymphome malin, d'anomalies chromosomiques impliquant le chromosome 14, et plus précisément sa bande q32, siège du locus codant les chaînes lourdes des immunoglobulines.

Évolution et traitement [194, 195, 196, 202]

Le stade initial des MCL α ne correspond pas à un processus véritablement malin. Non seulement la prolifération ne présente aucun critère histologique de malignité, mais des rémissions complètes, cliniques, histologiques (retour à une distribution normale des plasmocytes intestinaux) et biologiques (disparition de la protéine de MCL du sérum et du liquide jéjunal) sont obtenues par la seule administration d'antibiotiques oraux (tétracyclines surtout) voire, chez un malade, après la seule éviction d'un environnement défavorable. Chez quelques malades suivis durant plusieurs années, il n'a pas été observé de rechute à distance de l'arrêt de tout traitement.

Ces données expliquent la nécessité d'un inventaire lésionnel précis chez tout malade présentant une MCL α, associant tomodensitométrie et tomographie par émission de positons (TEP-TDM) et endoscopies extensives avec biopsies multiples. En raison du fréquent asynchronisme des lésions histopathologiques, une laparotomie exploratrice peut même être opportune en cas de doute. En l'absence d'un processus malin évident, le traitement initial est une antibiothérapie prolongée, adaptée à la flore intestinale identifiée et/ou utilisant tétracycline, métronidazole et ampicilline. L'évaluation de la réponse doit inclure la recherche de la protéine pathologique (dans le sérum et le liquide jéjunal) et l'analyse immunohistologique de biopsies intestinales répétées. Si une rémission complète n'est pas obtenue au bout de 6 mois à 1 an, ou d'emblée, lorsque les prélèvements muqueux concluent à un stade intermédiaire, le traitement est fondé sur une chimiothérapie, associant en général cyclophosphamide, prednisone et, éventuellement, une anthracycline. Au stade de lymphome avéré, une polychimiothérapie du type de celles préconisées dans le traitement des lymphomes de haut grade de malignité est généralement utilisée. Quel que soit le stade de la maladie, les traitements symptomatiques, incluant les techniques de nutrition parentérale, ont une place essentielle.

L'histoire naturelle de la maladie peut être marquée par des périodes d'amélioration clinique, à l'occasion ou non de séquences d'antibiothérapie. Non ou mal traitée, elle aboutit au décès du malade, en général en raison des conséquences de la malabsorption. Le pronostic à long terme de la MCL α reste imprécis, en l'absence de grandes séries suivies de façon prolongée.

Lymphomes non hodgkiniens de l'adulte

Philippe Solal-Celigny, Katell Le Dû et Philippe Agapé

Les lymphomes non hodgkiniens (LNH) constituent un ensemble d'affections résultant d'une prolifération maligne de cellules lymphoïdes de phénotype B ou T/NK à des degrés divers de différenciation et/ou d'activation. Les caractéristiques cliniques, anatomopathologiques, immunologiques, pronostiques et thérapeutiques des LNH en font cependant un ensemble hétérogène.

La prise en charge des malades atteints de LNH a bénéficié, au cours des vingt dernières années, de progrès liés principalement à des outils diagnostiques plus précis, au développement de biomarqueurs permettant de proposer des traitements ciblés innovants, essentiellement par des immunothérapies qui ont bouleversé le pronostic de certaines entités.

Classification et nosologie

Il est habituel de distinguer les LNH :
– des leucémies lymphoïdes aiguës (*voir* Chapitre S04-P03-C10) ou chroniques (*voir* plus haut) où l'atteinte médullaire et sanguine est largement prédominante ;
– du lymphome de Hodgkin (*voir* plus loin), distinction historique dont le bien-fondé paraît moins évident depuis la confirmation de son origine lymphoïde B ;
– des proliférations plasmocytaires ou lymphoplasmocytaires (*voir* « Myélome » et « Macroglobulinémie de Waldenström »).

Il existe cependant un continuum entre certains modes de présentation de ces affections et les LNH rendant parfois cette distinction quelque peu arbitraire. C'est notamment le cas de la leucémie lymphoïde chronique et de son équivalent non leucémique (lymphome à petits lymphocytes), de la macroglobulinémie de Waldenström (lymphome lymphoplasmocytaire) et de la maladie de Burkitt selon qu'elle se présente sous une forme leucémique ou non. D'une manière générale, le diagnostic de lymphome ne peut être porté que sur une biopsie, ganglionnaire si possible, ou d'une lésion tissulaire dans le cas des lymphomes extranodaux primitifs, les prélèvements non tissulaires étant insuffisants et généralement d'interprétation aléatoire (exsudats, liquide méningé). Font exception les formes leucémiques pour lesquelles la conjonction de la cytologie, de l'immunocytométrie et de la cytogénétique permet de se passer d'un examen anatomopathologique.

Dans les années 1990-2000, plusieurs classifications anatomopathologiques des LNH ont été formulées, et souvent âprement débattues. En 2008, l'Organisation mondiale de la santé (OMS) a proposé une classification désormais consensuelle et applicable tant en routine clinique que dans les études cliniques ou biologiques [228]. Cette classification est résumée dans le tableau S04-P03-C08-VII. Elle doit être complétée et actualisée prochainement. Ne sont envisagées dans ce chapitre que les lymphomes ganglionnaires les plus fréquents. Les lym-

Tableau S04-P03-C08-VII Classification OMS 2008 des lymphomes non hodgkiniens [228].

Lymphomes B (85 %)
Proliférations à cellules immatures
Leucémie/lymphome lymphoblastique
Proliférations à cellules mûres
Leucémie lymphoïde chronique/lymphome lymphocytique
Lymphome prolymphocytaire B
Leucémie à tricholeucocytes
Lymphome lymphoplasmocytaire
Lymphome de la zone marginale
– splénique
– ganglionnaire
– extraganglionnaire (MALT)
Tumeurs plasmocytaires (myélome, plasmocytome, immunoglobulines monoclonales, etc.)
Lymphomes folliculaires
Lymphome primitif cutané centrofolliculaire
Lymphomes à cellules du manteau
Lymphomes diffus à grandes cellules
– centroblastiques
– immunoblastiques
– riche en cellules T/histiocytes
– granulomatose lymphomatoïde
– anaplasique
– plasmablastique
– médiatisnal
– primitif du SNC
– primitif des séreuses
– primitif cutané de « type jambe »
– à grandes cellules EBV+ du sujet âgé
– associé à une maladie de Castleman
– intravasculaire
Lymphome/leucémie de Burkitt
Lymphomes T/NK (15 %)
Proliférations à cellules immatures
Leucémie/lymphome lymphoblastique
Proliférations à cellules mûres
Leucémie/lymphome prolymphocytaire T
Leucémie/lymphome à cellules à grains
Leucémie/lymphome à cellules NK
Leucémie/lymphome à cellules NK
Leucémie/lymphome T de l'adulte (HTLV1)
Lymphome extranodal T/NK (nasal, hépatosplénique)
Lymphome T avec entéropathie
Lymphome T γ/δ
Lymphome T sous-cutané (panniculite)
Lymphome T cutané/mycosis fongoïde
Syndrome de Sézary
Lymphome anaplasique à grandes cellules (ALK+ ou ALK–)
Lymphome T périphérique non spécifié
Lymphome angio-immunoblastique

EBV : virus d'Epstein-Barr ; HTLV : *human T-cell leukemia virus* ; MALT : *mucosa-associated lymphoid tissue* ; SNC : système nerveux central.

phomes primitifs extranodaux sont détaillés dans chacune des sections traitant des organes ou tissus où ils se développent (peau, système nerveux central, tube digestif, thyroïde, testicules, glandes salivaires, appareil urinaire, pulmonaire, œil, etc.).

Épidémiologie et étiologie

L'incidence annuelle des LNH en France métropolitaine est de l'ordre de 12/100 000. Elle a crû rapidement à la fin du XXe siècle, de l'ordre de 3 à 5 % par an, pour se stabiliser depuis les années 2000. L'épidémie de l'infection par le VIH, et donc des lymphomes opportunistes qui en sont la conséquence, n'explique qu'en partie cette évolution. L'âge médian de survenue varie selon le type histologique. Pour la majorité des LNH, il est de l'ordre de 60 ans et environ 25 % des LNH s'observent chez des sujets de plus de 75 ans avec des problèmes thérapeutiques spécifiques. Globalement, les LNH touchent un peu plus souvent le sexe masculin.

Dans la grande majorité des cas, aucune cause n'est identifiée. Cependant, certains facteurs favorisent la survenue d'un LNH. Ce sont :
– des facteurs constitutionnels, par exemple les mutations du gène *FAS* ;
– un déficit immunitaire constitutionnel ou acquis, notamment en raison d'une infection par le VIH ou d'un traitement immunosuppresseur ;
– certaines maladies auto-immunes, notamment le syndrome de Gougerot-Sjögren, le lupus érythémateux systémique, la thyroïdite chronique, la maladie cœliaque ;
– le virus d'Epstein-Barr, plus particulièrement agent causal direct de LNH dans le cadre d'une immunodépression ou de lymphomes diffus à grandes cellules B du sujet âgé ;
– le virus HHV-8 (herpèsvirus humain 8) du groupe herpès, responsable, dans le cadre d'une immunodépression, en dehors du sarcome de Kaposi et de la forme multicentrique de la maladie de Castleman, d'exceptionnels LNH à localisation pleurale ;
– le virus de l'hépatite C dont l'infection augmente le risque de lymphomes diffus à grandes cellules et de lymphomes spléniques de la zone marginale ;
– certaines bactéries responsables de lymphomes de la zone marginale de localisations extraganglionnaires (*voir* plus loin) ;
– le virus HTLV-1 (*human T-cell leukemia virus 1*) responsable de leucémies/lymphomes T principalement en zones d'endémie (Caraïbes, Japon septentrional, certaines zones d'Australasie) ;
– des facteurs environnementaux, au premier rang desquels l'exposition professionnelle aux pesticides qui permet désormais une prise en charge du lymphome au titre de maladie professionnelle chez les agriculteurs exposés.

Lymphomes folliculaires

Les lymphomes folliculaires représentent environ 25 % des LNH avec une incidence de 5 à 7 cas/100 000 personnes/an. L'âge médian de survenue est autour de 60 ans avec une discrète prédominance masculine. Ils ont pour origine une cellule B centrogerminative avec comme signature la translocation t(14;18) responsable d'une dérégulation du gène *BCL2*, gène clef dans la régulation de l'apoptose et de la mort cellulaire. Des études récentes ont montré que la t(14;18) était une anomalie fréquente, retrouvée plusieurs années avant le développement clinique d'un lymphome folliculaire.

Caractères anatomopathologiques et biologiques

Les lymphomes folliculaires résultent d'une prolifération de petites cellules B (ou centrocytes) avec une proportion variable de grandes cellules. L'organisation architecturale de cette prolifération reproduit l'aspect folliculaire des ganglions normaux. La classification OMS 2008 rattache à l'entité anatomoclinique des lymphomes folliculaires les grades 1-2 (de 0 à 15 grandes cellules par champ à fort grossissement) et les lymphomes folliculaires de grade 3a (plus de 15 grandes cellules par champ sans plage de prolifération diffuse de grandes cellules). Les lymphomes folliculaires avec plage(s) de prolifération diffuse de grandes cellules (grade 3b) sont pris en charge comme des lymphomes diffus à grandes cellules B.

L'immunophénotype habituel des cellules lymphomateuses est CD10+, CD20+, CD19+, CD22+, BCL2+, BCL6+, CD5–, BCL1–, traduisant leur origine post-germinale (Tableau S04-P03-C08-VIII).

Tableau S04-P03-C08-VIII Critères immunohistochimiques de diagnostic différentiel avec les autres sous-types de lymphomes à petites cellules B.

Type de lymphome	CD19/20	CD5	Cycline D_1	CD10	CD23	Bcl-2	Bcl-6
Folliculaire	+	–	–	+	+	+	+
Manteau	+	+	+	–	–	–	±
Lymphocytique/LLC	+	+	–	–	+	–	–
Lympho-plasmocytaire	+	+	–	–	±	–	–
Zone marginale	+	–	–	–	–	±	–
Leucémie à tricholeucocytes	+	–	–	±	–	–	–
Leucémie prolymphocytaire	+	±	–	±	–	–	–

LLC : leucémie lymphoïde chronique.

La translocation t(14;18) est décelée dans environ 80 % des cas, mais elle n'est pas spécifique et n'a pas de valeur pronostique. Il s'y associe d'autres anomalies génétiques ou épigénétiques qui ont une valeur pronostique. Citons les délétions 1p36 et 6q21, les mutations *TP53*, *MLL2* et *EZH2*, ces dernières impliquées dans des modifications épigénétiques. Le nombre de ces mutations augmente avec la progression de cette variété de lymphome, particulièrement en cas de transformation histologique.

Le micro-environnement des follicules lymphomateux jour un rôle majeur dans l'évolution et le pronostic de la maladie : en témoignant le nombre de cellules macrophages CD68+, de sous-types de lymphocytes T FOXP3+ et/ou PD-1+, l'activation fonctionnelle de ces cellules et la topographie de cette infiltration « réactionnelle ». Ces données immunomorphologiques sont recoupées par les études du profil d'expression génique de ces cellules du micro-environnement. Ces méthodes d'étude, complexes, et leurs résultats parfois contradictoires empêchent leur utilisation en dehors d'études anatomocliniques.

Aspects cliniques et explorations

Un syndrome tumoral ganglionnaire superficiel est la présentation clinique la plus fréquente. Les adénopathies sont typiquement multiples, de volume variable, non douloureuses, non inflammatoires et non compressives. Le diagnostic est établi par biopsie chirurgicale ou, de plus en plus souvent, à l'aiguille. Une ponction-aspiration (adénogramme) oriente le diagnostic mais ne peut l'affirmer.

D'autres présentations sont possibles : adénopathies profondes uniquement, mésentériques et/ou lombo-aortiques notamment, splénomégalie isolée (rare), localisation extraganglionnaire, notamment cutanée, digestive, ou mammaire. Les symptômes généraux B (fièvre vespérale ≥ 38 °C, sueurs nocturnes ou amaigrissement de plus de 10 % en moins de 6 mois) sont présents au diagnostic dans moins de 25 % des cas et doivent évoquer une transformation histologique.

Les explorations initiales sont fondées sur :
– une tomodensitométrie cervico-thoraco-abdomino-pelvienne pour identifier les localisations ganglionnaires et extraganglionnaires ;
– une tomographie par émission de positons (TEP) dont l'indication reste discutée. Les lymphomes folliculaires sont avides pour le ^{18}F-FDG. La TEP fournit des informations utiles dans les formes apparemment localisées, ou si une transformation histologique est possible car elle peut guider une biopsie de confirmation. Elle tend à être pratiquée systématiquement, notamment en raison de l'influence pronostique d'une négativation en cours de traitement [240] ;
– une biopsie ostéomédullaire, plus sensible que la TEP pour détecter les localisations médullaires mais que l'on peut envisager de réserver aux cas où elle aurait des conséquences sur les choix thérapeutiques ;
– des examens biologiques comportant, outre les examens standard, un dosage des LDH (lacticodéshydrogénase) et de la β_2-microglobuline sériques, une électrophorèse des protéines sériques, un test de Coombs direct, les sérodiagnostics des virus B, C et VIH. La recherche de localisations digestives par endoscopies, osseuses par scintigraphie, méningées par analyse du liquide céphalorachidien est à réserver aux formes avec symptômes évocateurs de ces localisations.

Classifications pronostiques

Au terme de ces examens, chaque cas doit faire l'objet d'un classement permettant d'évaluer le pronostic et de guider les modalités thérapeutiques. La classification d'Ann Arbor est fondée sur l'extension du processus lymphomateux : 70 à 80 % des lymphomes folliculaires sont d'emblée disséminés au diagnostic, notamment en raison de l'infiltration médullaire retrouvée dans environ 60 % des cas. La classification pronostique dite FLIPI (*follicular lymphoma international prognostic index*) [253], élaborée avant les traitements modernes par immuno-chimiothérapie mais qui garde sa valeur pronostique, sépare les malades en trois groupes selon leur survie globale (Tableau S04-P03-C08-IX). Élaborée plus récemment, la classification FLIPI2 (*voir* Tableau S04-P03-C08-IX) sépare les malades en trois groupes selon la survie sans progression [216]. L'importance de la masse tumorale distingue les formes selon leur masse tumorale, faible ou forte. Cette classification proposée il y a plus de 20 ans par

Tableau S04-P03-C08-IX Facteurs de risque et index pronostiques FLIPI 1 et FLIPI 2 des lymphomes folliculaires.

	FLIPI 1
Paramètres	Âge > 60 ans Hémoglobine < 12 g/dl LDH > normale Stade d'Ann Arbor III-IV Nombre d'aires atteintes > 4
Risque	Nombre de facteurs
Faible	4
Intermédiaire	2
Élevé	≥ 3
	FLIPI 2
Paramètres	Âge > 60 ans β_2-Microglobuline > normale Hémoglobine < 12 g/dl Infiltration médullaire Masse tumorale > 6 cm
Risque	Nombre de facteurs
Faible	0-1
Intermédiaire	2-3
Élevé	> 3

FLIPI : *follicular lymphoma international prognostic index* ; LDH : lacticodéshydrogénase.

Tableau S04-P03-C08-X Critères de forte masse tumorale du Groupe d'étude des lymphomes folliculaires (1986).

Atteinte d'au moins trois aires ganglionnaires avec adénomégalies ≥ 3 cm
Masse tumorale ≥ 7 cm
Symptômes généraux (sueurs, amaigrissement, fièvre)
Splénomégalie symptomatique ou avec flèche > 17 cm
Cytopénie sanguine (polynucléaires neutrophiles < 1,0 × 10^9/l et/ou plaquettes < 100 × 10^9/l)
Présence de cellules lymphomateuses circulantes à un taux > 5,0 × 10^9/l
Compression et/ou épanchement séreux et/ou localisation préoccupante (dure-mère, rein, orbite, etc.)

La présence de l'un des critères conduit à considérer le patient comme atteint d'une forme de forte masse tumorale.

le Groupe d'étude des lymphomes folliculaires reste notamment très utilisé mondialement pour poser les indications d'un traitement dans les formes de lymphomes folliculaires disséminés (Tableau S04-P03-C08-X).

Évolution

Classiquement, le lymphome folliculaire est considéré comme une maladie incurable, marquée par une succession de rémissions de moins en moins complètes et durables et de rechutes de plus en plus réfractaires aux traitements. En fait, cette évolution inexorable est battue en brèche par les traitements modernes mis à disposition au cours des vingt dernières années. La médiane de survie, y compris dans les formes disséminées, est actuellement supérieure à 10 ans et la courbe de survie des malades se rapproche de celle d'une population non atteinte de même âge.

En cours d'évolution, mais surtout au cours des sept premières années, il existe un risque de transformation en un lymphome agressif [230], diffus à grandes cellules le plus souvent, ou de type Burkitt plus rarement. Ce risque de transformation histologique justifie de répéter les biopsies lors de chaque rechute en orientant celle-ci grâce à la TEP vers le foyer le plus intense et/ou dont la SUV (*standardized uptake value*) est la plus élevée. La transformation histologique peut être retenue même en l'absence de confirmation pathologique en cas de symptômes généraux intenses, d'augmentation notable des LDH sériques, d'évolutivité rapide du syndrome tumoral, de foyer(s) d'hyperfixation intense à la TEP (SUV > 15).

Traitement de première intention

Formes localisées

Elles représentent environ 20 % des cas. Leur traitement n'est pas standardisé et plusieurs modalités peuvent être proposées :
– abstention initiale, notamment dans les formes sans masse tumorale restante après la biopsie ganglionnaire ;
– radiothérapie localisée à l'aire atteinte et des études récentes conduisent à recommander une dose de 24 Gy selon un fractionnement conventionnel [227], schéma qui limite beaucoup les risques de séquelles ;
– immunothérapie seule par rituximab (4 perfusions hebdomadaires à la dose de 375 mg/m^2) ;
– association rituximab-radiothérapie dont les modalités, les résultats et l'innocuité ne sont cependant pas établis.

Formes disséminées de faible masse tumorale

Le bénéfice d'un traitement immédiat n'est pas démontré et ces malades peuvent être surveillés sans traitement jusqu'à une éventuelle progression vers une forme de forte masse tumorale, y compris à l'ère de l'immunothérapie [254]. Près de 20 % de ces malades n'auront jamais besoin de traitement. L'abstention initiale nécessite accord et coopération du malade et un suivi régulier. L'alternative est un traitement par rituximab seul (situation hors AMM en France) à raison de quatre perfusions à une semaine d'intervalle. Un essai randomisé comparant abstention et rituxumab a montré une meilleure survie sans progression avec le rituximab sans différence de survie globale.

Formes disséminées de forte masse tumorale

Elles justifient d'un traitement immédiat. Des essais conduits dans les années 1990-2000 comparant une chimiothérapie seule – cyclophosphamide-doxorubicine-vincristine-prednisone (CHOP) ou équivalents, avec ou sans interféron α, cyclophosphamide-vincristine-prednisone (CVP) ou mitoxantrone-cyclophosphamide-prednisone (Tableau S04-P03-C08-XI) – à ces mêmes chimiothérapies associées au rituximab ont tous montré un bénéfice en termes de survie sans progression et de survie globale en faveur du traitement combiné. L'association rituximab-chimiothérapie (R-CT) est devenue le traitement d'induction standard des lymphomes folliculaires disséminés de forte masse tumorale.

Plusieurs études ont suggéré, notamment par des comparaisons indirectes, une supériorité en termes de survie sans progression en faveur des chimiothérapies avec adriamycine. Une étude randomisée va dans le même sens. Le protocole R-CHOP à raison de six cycles est devenu le standard thérapeutique lorsqu'il n'y a pas de contre-indication à l'adriamycine. Une étude plus récente a cependant montré que l'association rituximab-bendamustine (B-R) était supérieure au R-CHOP en termes de survie sans progression (mais pas de survie globale) avec moins de toxicité, notamment hématologique [245].

Chez les malades répondeurs ou stables après immunochimiothérapie, l'essai randomisé PRIMA portant sur plus de 1 200 malades a montré qu'un traitement d'entretien de la réponse par rituximab (375 mg/m^2 tous les 2 mois pendant 2 ans) améliorait la survie sans progression par rapport à une simple surveillance (59 versus 43 % à

Tableau S04-P03-C08-XI Principales associations chimiothérapiques pour le traitement des lymphomes non hodgkiniens.

Protocole	Composition	Périodicité (jours)
CHOP	Doxorubicine 50 mg/m^2 J1 Cyclophosphamide 750 mg/m^2 J1 Vincristine 1 mg/m^2 J1 Prednisone 40 mg/m^2 J1-J5	14 (CHOP14) ou 21 (CHOP21)
R-CHOP	Idem + rituximab 375 mg/m^2 J1	21
CVP	Cyclophosphamide 750 mg/m^2 J1 Vincristine 1 mg/m^2 J1 Prednisone 40 mg/m^2 J1-J5	21
ACVBP	Adriamycine 75 mg/m^2 J1 Vindésine 2 mg/m^2 J1 et J5 Cyclophosphamide 1 200 mg/m^2 J1 Bléomycine 10 mg J1 et J5 Prednisone 60 mg/m^2 J1 et J5	14
DHAP	Dexaméthasone 40 mg J1-J4 Aracytine 2 g/m^2 × 2 J2 Cisplatine$^{(1)}$ 100 mg/m^2 J1	21
ICE	Ifosfamide 5g/m^2 en perfusion continue sur 24 h J2 VP16 100 mg/m^2 IV J1 à J3 Carboplatine AVC5 (dose maximale 800 mg) J2	14
MiniCHOP	Doxorubicine 25 mg/m^2 J1 Cyclophosphamide 400 mg/m^2 J1 Vincristine 1 mg J1 Prednisone 40 mg/m^2 J1-J5	21

(1) Peut être remplacé par le carboplatine (DHAC) ou l'oxaliplatine (DHAOX).

6 ans) sans toxicité additionnelle importante [248]. Ces modalités de traitement d'entretien sont devenues un standard. D'autres schémas de traitement d'entretien, notamment avec une durée plus longue sont en cours d'exploration.

Traitement des rechutes

Il est licite de pratiquer une biopsie, au mieux orientée par une TEP, lors de chaque rechute. Le traitement standard des rechutes n'est pas standardisé. Peuvent être envisagées :
– une abstention initiale dans les rechutes disséminées de faible masse tumorale ;
– une immunochimiothérapie avec rituximab, un sel de platine et de la cytarabine à forte dose dans les formes de forte masse tumorale, souvent suivie d'une intensification avec autogreffe de cellules souches ;
– une immunochimiothérapie avec rituximab chez le sujet âgé ;
– un inhibiteur de la voie BCR, en particulier l'idélalisib.

Transformations histologiques

Le risque de transformation d'un lymphome folliculaire en un lymphome agressif (le plus souvent diffus à grandes cellules) est de 2 % par an jusqu'à 5 ans après le diagnostic puis diminue ensuite [227]. Le pronostic des transformations précoces (moins de 18 mois après le diagnostic initial) est mauvais (environ 20 % de survie à 5 ans). En revanche, celui des transformations plus tardives est proche de celui des lymphomes diffus à grandes cellules de novo. Leur traitement initial est le même que celui des lymphomes diffus à grandes cellules. Une intensification thérapeutique avec autogreffe de cellules souches est souvent proposée aux malades répondeurs à ce traitement d'induction.

La greffe allogénique de cellules souches hématopoïétiques fait partie des traitements curateurs mais sa toxicité en limite les indications aux patients jeunes et sans co-morbidité notable. Le conditionnement est d'intensité réduite dans la majorité des cas. Le groupe européen de greffe de moelle a fourni en 2013 les données d'un observatoire comparant l'autogreffe et l'allogreffe pour des patients atteints de lymphome folliculaire en rechute ou réfractaires [242]. Sur 875 patients greffés entre 1998 et 2005 (746 autogreffes et 149 allogreffes), la mortalité liée à la greffe est supérieure après allogreffe (21 versus 5 %), le taux de rechute inférieur (19 versus 39 %) et de ce fait la survie sans progression à 5 ans (57 versus 48 %) de même que les survies globales (67 versus 72 %) sont comparables avec ces deux procédures. L'allogreffe est donc un traitement potentiellement curateur dans une population très sélectionnée de sujets jeunes sans co-morbidité, notamment en cas de rechute après autogreffe.

Perspectives

Prolongeant les progrès récents, plusieurs innovations thérapeutiques devraient encore améliorer le pronostic des lymphomes folliculaires et en faire de moins en moins une maladie hier considérée comme incurable. Les traitements les plus prometteurs sont les nouveaux anticorps anti-CD20, à l'activité cytotoxique anticorps-dépendante accrue comme l'obinutuzumab [249], les anticorps conjugués à un agent cytotoxique, l'ibrutinib, puissant inhibiteur de la voie des Bruton-tyrosines kinases, les inhibiteurs du gène *BCL-2* actifs par voie orale.

Lymphomes du manteau

Les lymphomes à cellules du manteau (LCM) sont caractérisés par une translocation t(11;14) (q13;q32) qui provoque une surexpression de la cycline D_1 et des anomalies du cycle cellulaire. C'est une variante rare (environ 6 % des LNH) dont le pronostic très défavorable (médiane de survie de 4 ans) a été notablement amélioré au cours des dernières années.

Aspects anatomopathologiques et biologiques

Ces lymphomes sont constitués d'une prolifération d'architecture typiquement nodulaire de cellules lymphoïdes de taille petite ou moyenne, avec un noyau indenté, une chromatine dispersée et des nucléoles peu visibles, un cytoplasme rare. Il en existe quatre variantes : à petites cellules, de type zone marginale, pléomorphe et à grandes cellules blastiques. Cette dernière a un pronostic très défavorable avec une médiane de survie de l'ordre d'un an. L'immunophénotype caractéristique est CD20+, CD79a+, CD5+, CD10–, CD23–, CCND1 (cycline D_1)+, SOX11+.

Le diagnostic repose également sur la mise en évidence dans le sang et/ou la moelle de la translocation t(11;14) par technique FISH à deux couleurs. Le taux de prolifération mesuré par l'intensité de marquage nucléaire du marqueur Ki-67 est l'un des principaux facteurs pronostiques de survie des LCM. Le marquage est cependant hétérogène au sein de la prolifération et de lecture peu reproductible.

Aspects cliniques et évolution

L'âge médian est entre 60 et 65 ans, avec une prépondérance masculine (sex-ratio de 2/1). Les LCM sont dans plus de 80 % des cas des formes d'emblée disséminées avec syndrome polyganglionnaire, une hépatosplénomégalie et une infiltration médullaire osseuse. L'atteinte digestive est particulièrement fréquente, sous forme de tumeurs pseudo-polypoïdes disséminées, de l'estomac au rectum, le lymphome du manteau constituant le sous-type histologique le plus fréquent de ces polyposes lymphomateuses. Lors de l'évaluation initiale, les endoscopies digestives ne sont cependant légitimes qu'en présence de symptômes évocateurs (hémorragies intestinales, syndrome occlusif). Une imagerie par TEP est d'intérêt discuté. Cet examen est indispensable dans les rares formes apparemment localisées. De plus, la comparaison entre TEP initial et après traitement contribue selon plusieurs études à améliorer l'évaluation de la réponse. Les localisations neuroméningées sont très rares au diagnostic, plus fréquentes (jusqu'à 30 %) lors des rechutes, notamment en cas d'évolution vers une forme à grandes cellules blastiques. L'examen du liquide céphalorachidien est réservé aux formes symptomatiques.

L'évolution est marquée par une bonne sensibilité initiale à la chimiothérapie, mais ces rémissions sont courtes et l'évolution assez rapide vers un état réfractaire. Il existe cependant des formes très peu évolutives caractérisées par une présentation souvent leucémique, un index Ki-67 de prolifération très faible (environ 5 %), une absence d'expression de SOX11. Ces formes peuvent être initialement suivies sans traitement. Récemment, le réseau européen d'étude des lymphomes du manteau a proposé un index pronostique, le MIPI (*mantle international prognostic index*), qui distingue trois groupes pronostiques en fonction de quatre critères (âge, index d'activité, LDH sériques et leucocytose) [224].

Traitement de première ligne

Les rares formes ganglionnaires localisées justifient d'un traitement initial par immunochimiothérapie de type R-CHOP et une irradiation des aires atteintes. Dans le cas de sujets âgés de moins de 65 ans sans co-morbidité majeure, une combinaison associant le rituximab à une chimiothérapie à base d'aracytine à forte dose et le protocole DHAP (*voir* Tableau S04-P03-C08-XI) est le plus utilisé en Europe, soit seul, soit en alternance avec le CHOP, complété par une intensification avec autogreffe de cellules souches après conditionnement associant du melphalan à dose forte, avec ou sans irradiation corporelle totale. Une étude récente a confirmé l'efficacité de ce schéma par rapport à des approches plus conventionnelles de type R-CHOP. Chez les malades ainsi traités, la médiane de survie sans progression est de 88 mois [213].

Chez les sujets ne pouvant bénéficier d'une autogreffe en raison de leur âge et/ou de co-morbidités, une autre étude a montré que le meilleur traitement associait une immunochimiothérapie R-CHOP initiale suivie d'un traitement d'entretien par rituximab pendant 2 ans selon les mêmes modalités que dans les lymphomes folliculaires [229]. Deux autres études récentes montrent que l'association rituximab-bendamustine est au moins aussi efficace que le R-CHOP. Un essai de phase 2 a montré également l'efficacité du lénalidomide en traitement d'entretien pour prolonger la durée de réponse. L'efficacité d'un traitement d'entretien par rituximab est démontrée chez le sujet âgé [229]. Plusieurs études ont montré l'intérêt du suivi de la maladie résiduelle par détection dans le sang et/ou la moelle de cellules porteuses de la translocation BCL1/IgH. Leur non-détectabilité après traitement a une valeur pronostique favorable, leur réapparition est probablement un signe avant-coureur de rechute clinique.

Traitement des rechutes

Il dépend schématiquement de l'âge et des co-morbidités, des modalités du traitement initial et de la durée de réponse observée. Peuvent être envisagés selon les particularités de chaque cas une allogreffe de cellules souches hématopoïétiques, le bortézomib, inhibiteur du protéasome, seul ou en association avec le rituximab, le temsirolimus, inhibiteur de la voie PI3K/AKT/mTOR, actuellement administré en monothérapie mais testé en association avec rituximab et bortézomib, le lénalidomide. Très encourageants sont les résultats récemment observés avec un inhibiteur de la Bruton-tyrosine kinase actif par voie orale (ibrutinib), qui modifie profondément l'approche thérapeutique des lymphomes du manteau en rechute/réfractaires [260]. L'ibrutinib bénéficie d'une AMM. L'idelalisib, inhibiteur des PI3 kinases δ, est également un agent actif par voie orale des plus prometteurs, mais l'évaluation ne porte encore que sur un petit nombre de malades.

Lymphomes de la zone marginale

Les lymphomes de la zone marginale représentent environ 8 % des LNH. Ils incluent deux sous-groupes :
– les formes extraganglionnaires, rassemblées sous le terme de lymphomes du MALT (*mucosa-associated lymphoid tissue*) ;
– les formes spléniques, largement prédominantes, ou ganglionnaires, beaucoup plus rares.

Lymphomes du MALT

Le tube digestif, en premier lieu l'estomac, en est le site le plus fréquent. Les glandes salivaires, la peau, les annexes oculaires, le poumon et la thyroïde sont les autres localisations extraganglionnaires concernées. Les lymphomes du MALT prennent naissance dans les formations lymphoïdes annexées aux muqueuses de ces organes après qu'elles se soient organisées en réaction à un stimulus [217]. Ces stimuli sont une infection à *Helicobacter pylori* dans l'estomac, à *Campylobacter jejuni* dans le cas de la maladie des chaînes α, une maladie auto-immune (thyroïdite d'Hashimoto ou syndrome de Gougerot-Sjögren), une infection à *Chlamydia psittaci* dans les conjonctives ou à *Borrelia burgdorferi* dans la peau. Le pronostic des lymphomes du MALT est globalement excellent avec des survies spécifiques supérieures à 80 % à 10 ans.

Aspects anatomopathologiques et biologiques

Les cellules lymphomateuses ont pour origine la zone marginale péri-folliculaire et prolifèrent dans et entre les follicules. Les cellules sont typiquement petites avec un noyau irrégulier, un cytoplasme rare et parfois une différenciation plasmocytaire. Elles infiltrent l'épithélium adjacent réalisant des lésions lympho-épithéliales caractéristiques. Ces cellules sont CD20+, CD19+, BCL2+, CD43+, CD5±, CD10–, CD23– et cycline D1–. Dans les lymphomes du MALT gastriques (mais pas dans les autres localisations), la translocation t(11;18)(q21;q21) est fréquente. Elle est responsable d'une activation de l'oncogène *MALT1* et d'une dérégulation de la voie NF-κB.

Aspects cliniques

Les symptômes révélateurs dépendent de la localisation. Les douleurs épigastriques sont le symptôme habituel des lymphomes gastriques du MALT mais les malades ont souvent un long passé d'épigastralgies chroniques et le lymphome est découvert sur des biopsies systématiques ou sur un aspect endoscopique évocateur de gros plis, parfois ulcérés. Les examens nécessaires sont limités à une écho-endoscopie pour apprécier l'extension en profondeur et aux ganglions adjacents, un scanner thoraco-abdominal, une biopsie ostéomédullaire, rarement contributive dans les formes localisées à l'estomac, et des examens biologiques standard. La recherche par FISH d'une t(11;18) sur les biopsies gastriques est utile, notamment comme facteur prédictif de réponse. La présence d'une infection à *H. pylori* se fait au mieux par examen direct sur biopsie, le test respiratoire à l'urée étant surtout utile pour en apprécier l'éradication. La mise en évidence d'anticorps anti-*H. pylori* atteste de la colonisation gastrique (souvent très ancienne), mais ne se négative pas après traitement éradicateur. Sauf cas particuliers, la TEP n'est pas contributive car les lymphomes du MALT sont peu avides pour le FDG. Plusieurs classifications de l'extension des lymphomes gastriques du MALT ont été proposées mais sont, en pratique, peu utilisées. La classification dite de Paris, dérivée de la classification TNM des cancers, est simple et reproductible [246].

Traitement

L'éradication de l'infection à *H. pylori* doit être la première étape du traitement des lymphomes du MALT gastriques, y compris dans les formes où l'infection n'a pu être démontrée. Elle repose sur un traitement triple administré pendant 7 à 10 jours associant amoxicilline, clarithromycine, inhibiteur de la pompe à protons à double dose, ou quadruple associant bismuth, métronidazole, tétracycline et inhibiteur de la pompe à protons à double dose. L'évaluation de la réponse du lymphome à l'éradication doit être différée puisqu'elle peut prendre jusqu'à 18 mois. En général, un premier contrôle endoscopique est effectué 3 à 6 mois après éradication. Un score pathologique dit de Wotherspoon [212] permet d'évaluer la réponse. En cas d'amélioration selon ce score, il est justifié de surveiller et renouveler le contrôle 6 mois plus tard. L'éradication engendre une régression du lymphome dans environ 80 % des cas. Une importante extension en profondeur, des atteintes ganglionnaires non strictement contiguës, une translocation t(11;18) sont des facteurs d'échec. Le suivi doit être prolongé en raison d'une part du risque de rechute, souvent liée à une réinfestation par *H. pylori*, d'autre part du risque accru d'adénocarcinome gastrique.

Dans les lymphomes du MALT des annexes oculaires, une technique PCR (*polymerase chain reaction*) est nécessaire pour mettre en évidence une infection par *C. psittaci* avec une sensibilité de l'ordre de 50 %. L'éradication par une cycline est la première étape du traitement des lymphomes du MALT des annexes oculaires. De multiples observations de régression ont été rapportées, mais les données sont encore fragmentaires.

Dans les autres localisations de lymphomes du MALT ou en cas d'absence de réponse du lymphome après éradication du micro-organisme, plusieurs options sont possibles : surveillance dans une affection pas ou peu évolutive, traitement par rituximab seul, sans entretien, radiothérapie locale sans dépasser la dose de 24 Gy, association d'une chimiothérapie (en général, monothérapie par alkylant) et de rituximab.

Lymphomes spléniques de la zone marginale

L'infection liée au virus C de l'hépatite est un facteur prédisposant aux lymphomes spléniques de la zone marginale avec un risque multiplié par environ 2,5 [237]. Il existe un continuum entre infection par le VHC, cryoglobulinémie mixte de type 2 avec ou sans vascularite, lymphome de la zone marginale et, éventuellement, transformation en un lymphome diffus à grandes cellules.

Manifestations cliniques et biologiques

La splénomégalie est le signe clinique le plus évident. Elle est en rapport avec une infiltration par les cellules lymphomateuses qui prédomine dans la pulpe blanche, sous forme de nodules avec une zone périphérique constituée de cellules de taille petite à moyenne, avec de rares grandes cellules, un noyau clivé et un cytoplasme rare. La zone plus interne des nodules est constituée de cellules plus petites à la chromatine condensée. Ces cellules sont CD20+, CD19+, BCL2+, CD10-, CD23-, cycline D1-, IgM+.

La présence de cellules pathologiques dans le sang est quasi constante, leur concentration variable, mais assez facile à reconnaître par leur aspect villeux, presque chevelu d'où le nom parfois donné de lymphome splénique à lymphocytes villeux. Mais cet aspect n'est ni caractéristique (les cellules lymphomateuses sanguines pouvant avoir un aspect cytologique proche de lymphocytes normaux), ni spécifique (des lymphocytes villeux pouvant s'observer dans d'autres types de lymphome avec envahissement sanguin, notamment les lymphomes du manteau). En immunocytométrie, les cellules sont CD19+, CD5– (parfois CD5+, ce qui n'élimine pas le diagnostic), CD10–, avec une forte expression des immunoglobulines de surface (IgM ± IgD) et un score de Matutes (voir Tableaux S04-P02-C06-I et S04-P03-C08-II) à 2 ou 3, ce qui permet de le distinguer d'une leucémie lymphoïde chronique. Dans la moelle, l'infiltration est nodulaire et interstitielle avec un aspect cytologique analogue à celui de l'infiltration splénique. La présence d'une IgM monoclonale sérique est fréquente, parfois à un taux élevé et il existe une continuité entre lymphomes de la zone marginale et macroglobulinémie de Waldenström.

Le pronostic des lymphomes spléniques de la zone marginale est excellent avec une survie à 5 ans de l'ordre de 80 à 90 % [258].

Traitement

En cas d'infection par le VHC, la première étape est un traitement éradicateur par association interféron α pégylé et ribavirine. Ce seul traitement antiviral permet une régression complète ou partielle du LNH dans 70 % des cas [208]. Les résultats des traitements plus modernes de l'infection par le VHC de génotype 1 sur les LNH liés au VHC ne sont pas encore connus. En l'absence d'infection par le VHC, le traitement n'est pas codifié et se discutent l'abstention thérapeutique jusqu'à progression dans les formes pas ou peu symptomatiques, la splénectomie en cas de doute diagnostique, de splénomégalie volumineuse et/ou compressive et/ou responsable de cytopénie sanguine, l'immunochimiothérapie par rituximab associé à un traitement par une association CVP ou CHOP.

Lymphomes ganglionnaires de la zone marginale

Entité extrêmement rare, cette variété se présente habituellement comme un lymphome folliculaire avec une atteinte ganglionnaire disséminée et une infiltration médullaire fréquente. L'attitude thérapeutique n'en est pas codifiée, pouvant allant de l'abstention dans les formes disséminées de faible masse tumorale, à l'immunochimiothérapie R-CHOP dans les formes à expression symptomatique patente. Il n'y a pas d'indication démontrée à un traitement d'entretien par rituximab chez les malades répondeurs.

Lymphomes B diffus à grandes cellules

Les lymphomes B diffus à grandes cellules (LDGC) sont la forme la plus fréquente des lymphomes non hodgkiniens et représentent 30 % des nouveaux diagnostics. Cette variété s'avère très hétérogène à la lumière des données histologiques, cytogénétiques et moléculaires.

Aspects anatomopathologiques

La classification OMS 2008 (voir Tableau S04-P03-C08-VII) individualise plusieurs sous-types de LDGC selon l'aspect des grandes cellules (centroblastes, immunoblastes), certaines localisations (médiastin surtout) et la nature du micro-environnement. Les LDGC sont CD20+, CD79a+, CD3–, cycline D_1–, et peuvent exprimer CD5 (environ 20 %), CD30 (environ 20 %), CD10 (environ 30 %), CD23 (environ 20 %). L'expression de CD30 a une influence pronostique favorable [225].

Aspects génétiques et moléculaires

La recherche d'anomalies génétiques récurrentes réalisée à partir des prélèvements tumoraux par une technique de puces à ADN (microarrays) permet de distinguer trois profils génomiques différents [206] :
– le phénotype GCB (germinal center B-cell), où la cellule lymphomateuse dérive du centre germinatif du ganglion ;
– le phénotype non GCB ou ABC (activated B-cell), où l'origine de la cellule est liée à l'activation des gènes de la voie NF-κB ;
– le phénotype B du médiastin qui constitue une forme dite intermédiaire (par son pronostic).

De cette technique sont issus des algorithmes fondés sur le profil d'expression des protéines de surface (immunohistochimie) plus simples et moins coûteux en routine. Le plus connu est celui de Hans [223], évaluant l'expression des protéines Bcl6, CD10 et MUM1 (Figure S04-P03-C08-2).

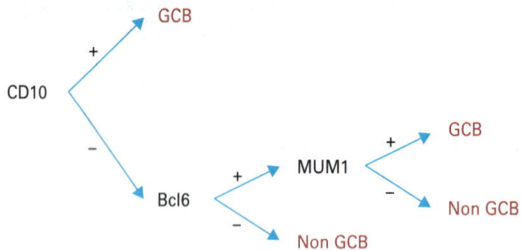

Figure S04-P03-C08-2 Algorithme de Hans des critères immunohistochimiques de distinction entre phénotypes centrogerminatif (GCB) et non GCB des lymphomes B diffus à grandes cellules.

Explorations avant traitement

Elles ont pour objet de déterminer le stade de la maladie et les capacités du patient à recevoir le traitement en évaluant ses co-morbidités éventuelles.

L'extension du lymphome est évaluée par un scanner cervico-thoraco-abomino-pelvien dénombrant les ganglions clairement pathologiques (taille > 15 mm) et une atteinte éventuelle d'autres organes. Une TEP marquée au ^{18}F-FDG couplée à la tomodensitométrie permet d'obtenir une cartographie des cibles lymphomateuses en intensité de signal (SUV) et peut modifier le stade de la maladie (changement de stade dans 20 à 40 % des cas) aboutissant à une modification de traitement dans 5 à 15 % des cas, par rapport au scanner [259]. Une biopsie ostéomédullaire iliaque antérieure ou postérieure permet d'évaluer l'atteinte initiale ou non (infiltration dans 15 % des cas). Ces examens sont complétés par des sérologies virales (VIH, hépatites B et C), un dosage des LDH et d'autres examens dirigés par les données cliniques : ponction lombaire, ponction de séreuses, tomodensitométrie ORL/cérébrale…

La recherche de co-morbidités et l'évaluation de la capacité du patient à supporter la toxicité des traitements sont essentielles. L'évaluation de la fonction myocardique, indispensable avant traitement par anthracyclines, est fondée sur la mesure de la fraction d'éjection systolique par scintigraphie myocardique ou échographie. Les risques d'infertilité font proposer une cryopréservation du sperme pour les hommes pubères, la congélation d'un ovaire entier (prélevé par cœlioscopie) ou une stimulation ovarienne (pour congélation d'ovocytes si l'atteinte lymphomateuse reste limitée à l'étage sus-diaphragmatique et si le début du traitement peut être décalé de 2 à 4 semaines).

Facteurs pronostiques

Le traitement standard est basé sur l'association du rituximab à la chimiothérapie selon le schéma R-CHOP (*voir* Tableau S04-P03-C08-XI) et permet de guérir 60 % des cas. Les patients qui ne répondent pas à cette première ligne (réfractaires primaires) ou rechutent après une rémission ont un pronostic défavorable. Des facteurs pronostiques liés au patient, à la tumeur et à son micro-environnement permettent de prédire la réponse et la survie.

Facteurs pronostiques liés au patient

Le score IPI (*international prognostic index*), publié en 1993 [257] tient compte de cinq facteurs ayant une influence pronostique défavorable : un âge de plus 60 ans, l'état général (score de l'Eastern Cooperative Oncology Group supérieur à 2), le stade d'Ann Arbor supérieur à III/IV, un taux de LDH supérieur à la valeur normale haute, la présence de plus d'une atteinte viscérale extraganglionnaire. Ce score permet de dégager quatre groupes pronostiques avec une survie à 5 ans variant de 26 à 73 % (Tableau S04-P03-C08-XII). Développé avant l'ère du rituximab, le score IPI conserve son impact pronostique à l'heure actuelle. Un score dit révisé a été proposé en 2007 par la même équipe [252]. Il reprend les mêmes critères que le score IPI dégageant trois groupes pronostiques : l'un « très bon » avec une survie à 4 ans supérieure à 90 % (0 facteur) ; un autre « bon » avec une survie à 4 ans de 80 % (1 à 2 facteurs), le dernier « mauvais » avec une survie de 50 % à 4 ans (3 à 5 facteurs). Le score IPI adapté à l'âge a été proposé pour les patients de moins de 60 ans. Il ne retient comme critères que le stade d'Ann Arbor, l'état général et le taux de LDH.

Le score NCCN-IPI a été établi à partir des données clinico-biologiques de 1 650 patients avec un lymphome B diffus à grandes cellules de novo, traité dans l'un des sept centres du NCCN (National Comprehensive Cancer Network) à l'ère du rituximab entre 2000 et 2010 [262]. Le NCCN-IPI utilise les mêmes items que l'IPI, mais prend en compte différentes classes d'âge (≤ 40 ans = 0 ; 41 à 60 ans = 1 ; 61 à 75 ans = 2 ; > 75 ans = 3) et de taux de LDH (≤ 1 LSN = 0 ; > LSN 1-3 × LSN = 2 ; > 3 LSN = 3) et permet de mieux délimiter la population avec un faible risque de décès et celle avec un haut risque.

La détection d'un taux significatif de chaînes légères libres circulantes est un marqueur pronostique reconnu dans le myélome et l'amylose. Une augmentation mono- ou polyclonale de ces chaînes légères libres dans le sang est observée chez 32 % des cas d'une série de 259 patients atteints de lymphome B diffus à grandes cellules au diagnostic [232]. La présence de ces chaînes légères en quantité anormale est associée à une survie globale et sans événement significativement inférieure. Ce test pourrait être intégré dans l'évaluation biologique initiale et faire partie d'un score IPI modifié.

Tableau S04-P03-C08-XII Score pronostique IPI (*international prognostic index*) des lymphomes agressifs.

Facteurs de risque	Risque	Survie à 5 ans (%)
0 ou 1	Faible	73
2	Intermédiaire bas	51
3	Intermédiaire haut	43
4 ou 5	Élevé	26

Facteurs pronostiques liés à la tumeur

Les trois types de lymphomes à grandes cellules que distingue l'étude du profil d'expression génique (*voir* plus haut) diffèrent par leur pronostic. La survie à 5 ans des patients traités par R-CHOP est de 76 % dans le cas d'un profil « centre germinatif », contre 35 % pour le profil « cellule B activée » [211].

L'oncogène *MYC*, classiquement exprimé dans les lymphomes de Burkitt, est surexprimé dans 10 à 15 % des lymphomes B diffus à grandes cellules, leur conférant alors un pronostic défavorable (survie à 5 ans de 33 %) [251]. Peuvent s'y ajouter la surexpression des protéines anti-apoptotiques BCL2 et BCL6. Selon l'expression conjointe de ces protéines, ces lymphomes sont désignés par le terme de *double* ou *triple hits*. Ils correspondent aux formes inclassables de la classification OMS 2008 et leur pronostic est défavorable (36 % de survie globale à 5 ans) [209].

Autres facteurs pronostiques [259]

Une lymphopénie inférieure à 1 G/l et une monocytose supérieure à 0,630 G/l sont des facteurs pronostiques défavorables au diagnostic, surtout s'ils persistent après traitement. Un déficit en vitamine D (< 25 ng/ml) est un facteur indépendant de mauvais pronostic interférant probablement avec la cytotoxicité du rituximab (tests in vitro). Certaines cytokines comme le TNF-α (*tumor necrosis factor* α) et l'interleukine 10 sont associées à un pronostic défavorable selon leur niveau d'expression. Enfin, plus récemment une interaction entre les lymphocytes T et la cellule tumorale a été mise en évidence par le biais d'une interaction de protéines nommées PD1 (*programm death pathway*) exprimées par le lymphocyte T et son ligand PDL1 exprimé par les cellules tumorales. Selon le taux élevé ou non de PDL1 soluble dans le plasma, la survie à 3 ans est de 73 % en cas de taux élevé, contre 89 % s'il ne l'est pas [244].

Facteurs liés à la réponse au traitement

La TEP est aujourd'hui un examen fondamental pour évaluer la réponse au traitement. Un signal TEP persistant en fin de traitement est le témoin d'une maladie résiduelle ou d'un échec et prédit une survie inférieure à celle des patients dont la TEP est négative [229]. Plus récemment le résultat de la TEP dite intermédiaire (après deux cycles d'immunochimiothérapie) est apparu hautement prédictif de l'évolution ultérieure : sur une série de 85 patients, la survie sans progression à 3 ans est de 77 % en cas de négativation (évaluée en semi-quantitatif sur une variation de la SUV_{max}) contre 37,5 % en cas de positivité persistante. De nouveaux protocoles évaluent comment adapter le traitement selon les résultats de cette TEP intermédiaire [247]. Enfin, et de façon très pragmatique, l'état de la maladie à 24 mois du diagnostic est un facteur prédictif de survie prolongée (« EFS 24 » pour *event-free survival*), la plupart des rechutes survenant dans les 12 à 24 mois. La survie des patients vivants à 24 mois rejoint celle d'une population normale du même âge [233].

Traitement

L'objectif du traitement est d'obtenir une guérison en sélectionnant le programme thérapeutique adapté aux facteurs de risque liés au patient ou à la tumeur le plus efficace d'emblée.

Traitement de première ligne des formes disséminées (score IPI > 1)

Après trente années de règne, le CHOP a laissé la place au R-CHOP (CHOP + rituximab) (*voir* Tableau S04-P03-C08-XI) au début des années 2000, en raison de la supériorité de cette association en termes de taux de réponse complète (63 % pour le CHOP, 75 % pour le R-CHOP) et de survie globale (45 versus 58 % à 5 ans) chez des patients de plus de 60 ans [218]. Ces différences sont aussi observées chez les patients plus jeunes [239]. Cette association constitue le traitement standard de première ligne permettant de guérir 60 % des patients. Six à huit cycles de R-CHOP espacés de 21 jours sont classiquement proposés pour les stades disséminés. D'autres schémas ont été évalués. Le R-CHOP 14 introduit un accroissement de dose-intensité fondé sur un intervalle de 14 jours contre l'espacement classique de 21 jours. Cette modification n'a pas montré de bénéfice en taux de réponse ou de survie [214]. Plus intense, l'association R-ACVBP (voir Tableau S04-P03-C08-XI), a été comparée au R-CHOP. La survie sans événement est significativement supérieure dans le bras R-ACVBP (81 versus 67 % à 3 ans), mais au prix d'une toxicité hématologique plus importante (38 % de neutropénie fébrile versus 9 %), limitant son indication aux formes de mauvais pronostic et aux patients sans co-morbidités [241]. L'intensification thérapeutique avec support de greffe de cellules souches autologues a montré sa possible supériorité par rapport à une chimiothérapie de type CHOP, mais pas par rapport au R-CHOP.

Dans le cas des patients âgés de plus de 80 ans, le traitement doit tenir compte de leur fragilité générale. Le rapport bénéfice/toxicité d'une association à doses réduites (R-mini-CHOP, voir Tableau S04-P03-C08-XI) procure une survie sans progression de 47 % à 2 ans [238].

Traitement de première ligne des formes localisées

Le schéma classique des formes localisées est fondé sur 4 à 6 cycles de R-CHOP 21 suivis d'une radiothérapie externe de 30 à 36 Gy. Ce traitement procure des taux de réponse et de survie de plus de 90 %. Il est possible cependant de traiter ces malades par chimiothérapie exclusive, notamment lorsque la localisation du lymphome expose à une toxicité majeure de la radiothérapie (anneau de Waldeyer notamment).

Traitement à la rechute

La rechute d'un lymphome diffus à grandes cellules a toujours un pronostic grave. Les facteurs pronostiques péjoratifs à la rechute sont un score IPI élevé, une durée de réponse brève après le traitement de première ligne (< 12 mois), un traitement avec rituximab en première ligne [220]. Le traitement généralement adapté à la rechute des sujets de moins de 65 ans environ et sans co-morbidité majeure comporte une chimiothérapie de rattrapage par protocole R-DHAP ou R-ICE (voir Tableau S04-P03-C08-XI) à raison de 4 cycles. En cas de bonne réponse, ce traitement est complété par une intensification thérapeutique avec autogreffe de cellules souches après conditionnement par chimiothérapie exclusive (association BCNU-étoposide-aracytine-melphalan à forte dose). Ce programme thérapeutique, lorsqu'il peut être réalisé, permet d'obtenir environ 30 % de survies prolongées. Les traitements de rattrapage après une deuxième rechute et chez le sujet âgé sont peu codifiés en l'absence d'efficacité démontrée.

Perspectives

L'évolution de la classification OMS avec la prise en compte des génotypes (« centre germinatif » versus « cellules B activées ») devrait permettre une meilleure sélection des formes les plus à risque de rechute et d'adapter le traitement en conséquence. Le phénotype « cellules B activées » serait plus sensible à des agents tels que le lénalidomide, le bortézomib et les inhibiteurs des voies de transduction du BCR.

Lymphome lymphoblastique

C'est une forme rare de lymphome non hodgkinien (2 %). L'incidence est faible : 0,2 à 0,1 pour 100 000 habitants par an aux États-Unis avec une prédominance chez l'enfant et le jeune adulte. Le lymphoblaste est le précurseur des lymphocytes B et T issus de la moelle osseuse puis d'une maturation thymique pour les lymphocytes T. Le blocage de sa maturation et une prolifération anormale engendrent une leucémie aiguë (atteinte sanguine et médullaire d'emblée) ou un lymphome lymphoblastique (manifestation ganglionnaire initiale). Le diagnostic est, selon le mode de présentation, fondé sur l'examen du sang et de la moelle ou la biopsie d'un ganglion.

La cytologie, l'immunophénotypage, le caryotype et l'étude moléculaire sont les examens clefs du diagnostic. L'aspect anatomopathologique est une prolifération diffuse de cellules de taille intermédiaire, avec un noyau volumineux, un rare cytoplasme basophile, de très nombreuses images de mitose.

L'immunophénotypage distingue deux formes : le lymphome à précurseurs B (10 % des cas) de phénotype TdT+, CD20+/–, CD79a+, CD10+, CD99+ d'une part, et le lymphome à précurseurs T (90 % des cas) de phénotype Tdt+, CD3+, CD1a+, CD10+/–, CD4+/–, CD8+/–, avec parfois co-expression de CD4 et CD8. Le sex-ratio est de 2/1 pour les formes T. Aucun facteur de risque n'a été identifié à l'heure actuelle.

La présentation clinique des formes T est le plus souvent médiastinale (toux, dyspnée, syndrome cave supérieur, pleurésie) et méningée (5 à 10 % d'atteinte initiale) avec la présence de signes généraux (sueurs nocturnes) et un taux de LDH très élevé. Les localisations cutanées et testiculaires sont plus rares. La présentation des lymphomes lymphoblastiques de phénotype B est plus souvent celle d'une leucémie aiguë (voir Chapitre S04-P03-C10).

Les explorations à effectuer sont similaires à celles d'un lymphome à grandes cellules, avec une exploration méningée systématique. Le prélèvement ovarien ou la stimulation sont contre-indiqués en raison du risque de contamination et de l'urgence thérapeutique.

La prise en charge est calquée sur celle d'une leucémie aiguë. Elle relève de l'urgence et d'un service d'hématologie disposant d'une structure de soins intensifs. Le traitement est fondé sur une chimiothérapie intensive (induction/consolidation). Une greffe allogénique en cas de mauvais pronostic initial ou secondaire peut être proposée. Le pronostic reste cependant bon avec des taux de guérison de 60 à 90 %.

Lymphome de Burkitt

Le lymphome de Burkitt est une forme rare mais très agressive de lymphome non hodgkinien (2 % des lymphomes). C'est en Ouganda que Denis Burkitt, chirurgien irlandais, a décrit en 1958 les premiers cas de cette tumeur singulière par sa distribution anatomique (mâchoire et masses abdominales, sa distribution géoclimatique, sa sensibilité extrême à la chimiothérapie encore balbutiante. Quelques années plus tard, Epstein et Barr ont montré que cette tumeur est associée à la présence d'un virus jusqu'alors inconnu, tandis que G. et W. Henle ont montré que ce virus est également responsable de la mononucléose infectieuse. Ce lymphome a été le premier décrit chez les patients infectés par le VIH [215], avec une incidence annuelle de 22 pour 100 000 personnes infectées aux États-Unis.

Diagnostic

C'est une tumeur dont la cinétique de prolifération est très rapide, se traduisant par un temps de doublement du volume tumoral de 24 à 48 heures [234]. Le diagnostic est histologique par biopsie d'une masse montrant une prolifération diffuse de cellules lymphoïdes de taille petite à moyenne, un noyau rond multinucléolé et un cytoplasme très basophile avec des vacuoles intracytoplasmiques [236]. Ces cellules sont des lymphocytes B monoclonaux exprimant les marqueurs CD20, BCL6 et CD10 ; BCL2 n'est en général pas exprimé. L'index de prolifération (Ki-67) est très élevé (100 %). L'ARN du virus d'Epstein-Barr y est également fréquemment décelé.

Une translocation transposant l'oncogène (c-MYC, 8q24) sur un gène partenaire codant une chaîne lourde (14q32) ou une chaîne légère (κ en 2p12 ou λ en 22q11) d'immunoglobuline engendre sa surexpression, avec pour conséquence l'emballement du cycle cellulaire. Cette translocation, présente dans 70 à 80 % des lymphomes de Burkitt, signe le diagnostic.

Classification

L'OMS classe le lymphome de Burkitt en trois catégories (*voir* Tableau S04-P03-C08-VII) :
– la *forme endémique* concerne l'Afrique équatoriale et la Papouasie-Nouvelle Guinée, zones d'endémie palustre. L'incidence du lymphome y est élevée (4 à 5 nouveaux cas pour 100 000 enfants de moins de 15 ans) avec un pic de fréquence à 6 ans et une répartition égale entre chaque sexe. Les atteintes ORL et digestives sont les plus fréquentes avec de rares atteintes médullaires ;
– la *forme sporadique* concerne les autres zones, principalement l'Amérique du Nord et l'Europe, avec un pic chez les enfants entre 6 et 8 ans (3 fois plus de garçons). Les atteintes abdominales (ganglions et tube digestif) sont les plus fréquentes et 20 % comportent une infiltration de la moelle osseuse ;
– lorsque le pourcentage de blastes médullaires atteint 25 %, on considère que la maladie s'inscrit dans le cadre d'une leucémie aiguë lymphoblastique de type 3 (*voir* Chapitre S04-P03-C10). Les atteintes cutanées, testiculaires et mammaires sont plus rares.

L'ARN du virus d'Epstein-Barr est retrouvé dans 98 % des tissus tumoraux des formes endémiques, 30 à 40 % des formes reliées au VIH et dans seulement 20 % des formes sporadiques [236]. Le virus d'Epstein-Barr participe à la lymphomagenèse via un défaut de réparation de l'ADN des cellules infectées et une hyperactivation des lymphocytes B, leur conférant un avantage de survie et de prolifération (immortalisation) [215]. Les patients co-infectés par le paludisme et le virus d'Epstein-Barr ont un risque plus élevé de développer un lymphome de Burkitt via l'interaction entre érythrocytes et lymphocytes B, entretenant une réactivation du virus d'Epstein-Barr, l'apparition de la translocation (8;14) et une diminution des lymphocytes T antivirus d'Epstein-Barr. De même, la stimulation chronique des lymphocytes B par le VIH favorise l'émergence du lymphome via une enzyme lymphocytaire (cytidine désaminase). Le taux de lymphocytes T CD4 est souvent normal au diagnostic.

Traitement

Il est généralement rapidement impérieux, limitant les explorations préalables (tomodensitométrie, TEP recommandée, examen de la moelle osseuse, ponction lombaire).

La classification de St. Jude/Murphy (Tableau S04-P03-C08-XIII) fondée sur l'extension tumorale et utilisée depuis plus de 30 ans méritait d'être revisitée en fonction des nouvelles technologies (TEP…) et des avancées thérapeutiques [250].

Tableau S04-P03-C08-XIII Classification de St. Jude/Murphy des lymphomes de Burkitt [236].

Stade 1
Atteinte d'un groupe ganglionnaire unique ou tumeur unique extraganglionnaire à l'exception du médiastin et de l'abdomen
Stade 2
Atteinte de deux ou plusieurs groupes ganglionnaires d'un seul côté du diaphragme
Une ou deux tumeurs extraganglionnaires avec ou sans envahissement ganglionnaire régional (extirpable) d'un seul côté du diaphragme
Une tumeur digestive primitive localisée sans ou avec seulement atteinte du premier relais ganglionnaire mésentérique (réséqué)
Stade 3
Deux tumeurs extralymphatiques ou plus de part et d'autre du diaphragme
Deux groupes ganglionnaires ou plus de part et d'autre du diaphragme
Toutes les tumeurs primitives intrathoraciques
Toutes les tumeurs primitives intra-abdominales étendues
Stade 4
Toutes tumeurs extralymphatiques et/ou ganglionnaires s'accompagnant d'une atteinte de la moelle osseuse et/ou méningée

L'intensité et la durée du traitement dépendent de l'atteinte médullaire et/ou méningée initiale. Il est fondé sur une chimiothérapie intensive par voies intraveineuse et intrathécale (risque élevé d'atteinte initiale ou secondaire du système nerveux central). Un schéma de type « leucémie aiguë » est proposé associant plusieurs phases. Une première phase de réduction tumorale, fondée sur un cycle de chimiothérapie court et peu intense de type CVP (*voir* Tableau S04-P03-C08-XI) a pour objectif de diminuer la masse initiale et surtout d'atténuer le syndrome de lyse quasi systématique à la première cure : l'administration d'uricolytiques (urate oxydase), une diurèse abondante et alcalinisée ne suffisent pas toujours à l'éviter ; le risque majeur est celui de l'hyperkaliémie et des troubles de l'excitabilité myocardique qui en résultent. Cette phase initiale précède l'induction par polychimiothérapie à base d'adriamycine, méthotrexate à fortes doses et cytarabine selon un schéma alterné. La rémission obtenue est ensuite consolidée par des chimiothérapies similaires. La radiothérapie peut faire partie du traitement en cas d'atteinte méningée initiale (irradiation encéphalique). Ces traitements lourds permettent d'obtenir des taux de guérison élevés, de l'ordre de 80 % [236]. L'introduction récente du rituximab (ciblant le CD20 des lymphocytes tumoraux) dans ces associations contribue à une augmentation significative du taux de survie sans progression et globale [261].

L'autogreffe reste réservée aux patients en échec ou en rechute avec un pronostic très sombre.

Lymphomes T

Les lymphomes T représentent 10 à 15 % des lymphomes non hodgkiniens. Vingt-trois entités ou sous-entités en sont décrites au sein de la classification OMS 2008 (*voir* Tableau S04-P03-C08-VII). Trois dominent par leur fréquence (60 % des cas) : les lymphomes T périphériques sans autre signification (PTCL-NOS pour *peripheral T cell lymphoma not otherwise specified*) [219], les lymphomes T angio-immunoblastiques et les lymphomes anaplasiques ALK-négatifs.

Diagnostic

Il est fondé sur l'examen anatomopathologique d'un prélèvement (ganglionnaire, digestif ou médullaire). L'immunohistochimie et l'analyse moléculaire permettent de classer le lymphome avec précision. Les protéines de surface étudiées sont CD3, CD4, CD5, CD8, CD 10, CD15, CD20, CD25, CD30, CD56, ALK, BCL2, MUM-1, cycline D_1, sonde EBER (pour le virus d'Epstein-Barr). Le réarrangement du récepteur T des lymphocytes (TCR) est étudié par analyse moléculaire et permet un suivi de la maladie résiduelle après traitement [235].

Les explorations utiles sont une tomodensitométrie thoraco-abdomino-pelvienne, une tomographie par émission de positons, une biopsie ostéomédullaire et la sérologie HTLV (8 % des lymphomes T). Ces lymphomes sont souvent d'emblée disséminés (68 %) avec une atteinte médullaire dans 25 % des cas et des signes généraux pour la moitié des patients [235].

Facteurs pronostiques

L'expression de la protéine ALK, un âge inférieur à 40 ans et un score IPI bas sont des facteurs pronostiques favorables qui ne modifient cependant pas les modalités de prise en charge. Un score pronostique des lymphomes T a été proposé (score PIT) : un index d'activité OMS supérieur à 1, un âge supérieur à 60 ans, une augmentation du taux de LDH sériques et l'infiltration médullaire constituent des facteurs défavorables et permettent de distinguer deux groupes pronostiques : la survie à 5 ans est de 26 % pour le groupe de mauvais pronostic (3 à 4 facteurs) et de 50 % dans les formes de bon pronostic (0 à 2 facteurs) [210]. D'autres facteurs pronostiques, liés à la tumeur ou à l'hôte, sont également pertinents et ouvrent des perspectives thérapeutiques (CD30, P53, HTLV, anguillule) [205].

Traitement

Traitement de première ligne

À l'exception des formes T/NK nasales (*voir* plus loin), il est fondé sur le protocole CHOP (*voir* Tableau S04-P03-C08-XI). Le taux de réponse global est élevé (entre 70 et 80 %) mais la survie sans progression à 5 ans reste décevante (18 à 36 %), à l'exception des formes ALK+ (60 %) qui restent les seules formes de bon pronostic des lymphomes T [210]. L'adjonction de l'étoposide au CHOP (CHOEP) permet d'augmenter le taux de réponse complète (50 versus 39 %) et la survie sans événement à 2 ans (75 versus 50 %) mais pas la survie globale. Le CHOEP est cependant considéré comme le nouveau standard [210]. L'intensification thérapeutique avec autogreffe conditionnée par BEAM (*voir* Tableau S04-P03-C08-XI) permet d'augmenter la survie globale à 50 % à 5 ans mais reste réservée aux patients les plus jeunes [221].

Le lymphome T/NK est un sous-type rare mais très agressif avec une atteinte extranodale quasi exclusive : nez, sinus (granulome malin centrofacial de Stewart), peau, tractus digestif. Leur pronostic est très sévère et relié à l'expression d'une protéine (glycoprotéine P), à l'origine d'une résistance à la chimiothérapie. Le virus d'Epstein-Barr (EBV) joue un rôle fondamental dans la lymphomagenèse et la PCR EBV sérique est un marqueur de suivi et de réponse au traitement. Il est plus fréquent dans les zones asiatiques [255]. Pour les formes localisées (ORL), une association de radiothérapie et de chimiothérapie concomitante à base de sels de platine permet d'obtenir des taux de réponse élevés et une survie globale de 70 % à 5 ans. Pour les formes disséminées, le CHOP est inefficace et seul un traitement à base de méthotrexate et de L-asparaginase peut apporter un bénéfice. Les taux de réponse sont de 75 % avec cependant une survie ne dépassant pas les 50 % à 5 ans [226].

Traitement de la rechute

Une greffe allogénique est proposée aux patients jeunes en rechute et en réponse après un schéma de chimiothérapie de rattrapage de type ICE ou DHAP (*voir* Tableau S04-P03-C08-XI). Le taux de survie globale à 5 ans est en moyenne de 40 % [255]. De nouveaux agents peuvent être proposés pour certains dans le cadre d'un essai clinique aux patients non éligibles à une allogreffe : romidepsine, pralatrexate, bendamustine, brentuximab avec des taux de réponse très variables (de 26 à 86 %). La survie reste cependant courte (au maximum 1 an) [210].

Les traitements ciblés seuls ou en association permettront d'améliorer la survie. Les plus prometteurs sont le brentuximab vedotin, anticorps conjugué à un cytotoxique, ciblant le CD30 des lymphomes T, le crizotinib qui a pour cible la protéine ALK des lymphomes T anaplasiques et les inhibiteurs de l'histone désacétylase (belinostat). L'inclusion de ces variétés rares de lymphomes dans des protocoles de recherche clinique doit être encouragée.

Lymphomes extraganglionnaires

Les lymphomes primitifs extraganglionnaires sont localisés exclusivement ou de manière très prédominante à un organe ou parenchyme non lymphoïde. Ils peuvent se développer dans tous les organes. Les localisations les plus fréquentes sont digestives, cutanées, hépatospléniques, ORL, thyroïdiennes, pulmonaires salivaires et lacrymales ; les localisations urogénitales (testicules, reins et arbre urinaire, ovaires), mammaires, intra-oculaires, surrénaliennes, osseuses, myocardiques sont plus rares. Les aspects anatomopathologiques et immunophénotypiques reproduisent la plupart de celles des lymphomes B et T.

Dans l'ensemble, ces lymphomes primitifs extraganglionnaires se développent souvent à partir du système lymphoïde annexé aux muqueuses (*voir* « Lymphomes du MALT ») ou d'infiltrats lymphoïdes bénins, notamment de nature auto-immune ou infectieuse reproduisant l'équivalent d'un MALT dans des organes qui en sont normalement dépourvus (thyroïdite de Hashimoto, syndrome de Gougerot-Sjögren, gastrite lymphocytaire à *Helicobacter pylori*). Dans le cas particulier des lymphomes du système nerveux central, l'immunodépression thérapeutique (greffes) ou infectieuse (syndrome d'immunodéficience acquise) est un facteur favorisant par le biais d'une infection non contrôlée par le virus d'Epstein-Barr. Cependant, cette localisation peut être observée indépendamment de ces facteurs (*voir* plus haut).

Lymphomes et immunosuppression

Les premières observations relatant la fréquence de cette association datent de l'essor de la transplantation d'organes à partir des années 1970. Dès cette époque, l'incidence élevée des lymphomes et la fréquence des localisations cérébrales dans ce contexte sont soulignées. L'émergence du syndrome immunodéficitaire acquis à partir des années 1980 a largement contribué à amplifier ce phénomène, mais la part de ce dernier facteur est aujourd'hui en recul grâce au meilleur contrôle de l'infection par le VIH. D'une manière générale, les affections malignes inhérentes à un état de déficit immunitaire ne se limitent pas aux proliférations lymphoïdes, et nombre de tumeurs solides sont aussi concernées.

Lymphomes et infection par le VIH

Les types histologiques les plus fréquents sont le lymphome de Hodgkin (*voir* plus loin), et les lymphomes non hodgkiniens de type Burkitt et à grandes cellules, avec une particulière fréquence des formes cérébrales. Deux facteurs jouent un rôle majeur dans leur émergence :
– la profondeur et la durée de la lymphocytopénie CD4 (rapport d'incidence standardisé de 70 par rapport à la population générale, 145 si CD4 < 100/μl, 35,8 si > 500/μl) ;
– une infection non contrôlée par le virus d'Epstein-Barr, fréquemment décelée dans la plupart des cas, et constante dans les formes cérébrales [215].

Le traitement de ces lymphomes est fondé sur les mêmes principes que ceux en usage chez les patients non infectés par le VIH, et mené parallèlement au traitement de l'infection par le VIH elle-même. Grâce aux progrès des traitements actuels de cette infection, le pronostic de ces lymphomes est désormais similaire à celui des mêmes variétés histologiques chez les patients non infectés par le virus [231].

Lymphomes après transplantation

Ces syndromes lymphoprolifératifs sont observés chez les patients traités par immunosuppresseurs, principalement après transplantation d'organes ou greffe de cellules souches hématopoïétiques. Ils constituent un ensemble hétérogène de par leur aspect histologique, leur délai de survenue, leur pronostic [256]. Leur mécanisme dépend en grande partie d'une réactivation d'une infection ancienne ou latente par le virus d'Epstein-Barr (EBV), qu'elle soit présente chez le receveur ou transmise par le greffon. Le délai d'apparition est variable, souvent dans les premiers mois dans les formes de phénotype B, plus tardivement dans celles de phénotype T/NK. Le processus de lymphoprolifération est d'abord de type B, polyclonal et histologiquement polymorphe, et associé à une virémie EBV souvent mais non toujours élevée. Ces aspects initiaux, s'ils sont identifiés, peuvent régresser en totalité ou en partie sous l'effet d'une réduction de l'immunosuppression. Ce n'est toutefois pas la règle, et bien souvent, la prolifération revêt d'emblée ou secondairement un caractère de monoclonalité et de malignité dont témoignent l'aspect histologique (à grandes cellules le plus souvent), la présence d'anomalies cytogénétiques, l'augmentation du taux de LDH. Dans ces cas, le traitement fait appel à des associations chimiothérapiques similaires à celles de lymphomes de même variété histologique. Certains, dans les formes CD20+, les plus fréquentes, proposent une immunothérapie initiale par rituximab et réservent les associations polychimiothérapiques aux échecs ou réponses incomplètes [207].

Lymphome de Hodgkin

CHRISTOPHE FERMÉ ET JULIEN LAZAROVICI

Le lymphome de Hodgkin est une hémopathie maligne qui peut se développer à tout âge, mais principalement chez l'adulte jeune. Deux pics de fréquence sont observés dans les pays occidentaux, l'un autour de 30 ans, l'autre après 50 ans. Il existe une prédominance masculine chez le jeune enfant et le sujet âgé. Le taux d'incidence standardisée est de 2,2 pour 100 000 personnes-années, ce qui correspond en France à environ 1 400 nouveaux cas par an. Les progrès thérapeutiques résultent de traitements adaptés aux facteurs de risques, dans le cadre d'essais thérapeutiques. Améliorer le pronostic des formes graves qui rechutent ou résistent au traitement standard reste un objectif prioritaire.

Physiopathologie

Le lymphome de Hodgkin est une hémopathie maligne caractérisée par la présence de cellules de Hodgkin ou de Reed-Sternberg, cellules tumorales dérivées de la lignée lymphocytaire B. Le lymphome de Hodgkin regroupe deux entités distinctes dans la classification OMS 2008 [302] : le lymphome de Hodgkin classique, et le lymphome de Hodgkin nodulaire à prédominance lymphocytaire (LHNPL).

Lymphome de Hodgkin classique

Le caractère monoclonal B des cellules Hodgkin/Reed-Sternberg et leur origine dans le centre germinatif ont été démontrés par l'étude du réarrangement des gènes des immunoglobulines et la mise en évidence de mutations somatiques. Ces cellules sont caractérisées par la perte d'expression de la plupart des marqueurs de la lignée B, l'expression de marqueurs d'activation, et une résistance à l'apoptose. Ces anomalies sont liées aux interactions entre ces cellules et différents types cellulaires du micro-environnement, ainsi qu'à des mutations touchant notamment les voies NF-κB et JAK/STAT [289]. Une expression du génome du virus d'Epstein-Barr sous la forme des protéines LMP1, LMP2A et EBNA1 ou des EBER (*EBV encoded RNA*) est retrouvée dans environ 40 % des cas dans les pays occidentaux. L'infection par le virus d'Epstein-Barr constitue un facteur environnemental, mais la cause du lymphome de Hodgkin reste inconnue.

Lymphome de Hodgkin nodulaire à prédominance lymphocytaire ou paragranulome nodulaire de Poppema et Lennert (LHNPL)

Le LHNPL représente environ 5 % des lymphomes de Hodgkin. Il est considéré comme un lymphome B indolent, distinct du lymphome de Hodgkin classique sur les plans clinique et thérapeutique. Les cellules tumorales sont de grande taille, avec un noyau volumineux, clair, polylobé (aspect en « pop-corn ») et de nombreux nucléoles. Elles expriment des marqueurs de la lignée B, tels que le CD19, le CD20 et le CD79a, mais contrairement aux cellules Hodgkin/Reed-Sternberg, sont négatives pour le CD15 et le CD30. L'atteinte ganglionnaire est le plus souvent localisée, cervicale, axillaire ou inguinale. Les stades d'Ann Arbor I ou II représentent 70 à 80 % des cas ; l'atteinte du médiastin et les symptômes généraux (amaigrissement, fièvre, sueurs) sont rares. Un traitement analogue à celui du lymphome hodgkinien classique n'est actuellement plus recommandé, mais le traitement standard n'est pas défini. Une transformation en lymphome agressif peut survenir au cours de l'évolution.

Mode d'extension

Le site initial du lymphome de Hodgkin classique est ganglionnaire et unifocal (intrathoracique, cervical, inguinocrural ou lombaire, axillaire). L'extension lymphatique se fait à partir du médiastin ou d'un site cervical haut vers les creux sus-claviculaires et axillaires, des territoires sous-diaphragmatiques vers le confluent jugulo-sous-clavier gauche par l'intermédiaire du canal thoracique, du territoire axillaire vers le territoire sus-claviculaire homolatéral. Les rares formes généralisées d'emblée échappent à cette théorie. L'extension hématogène explique les atteintes splénique, osseuse et médullaire, pulmonaire, hépatique (extension lymphatique et/ou par la veine splénique et le tronc porte). Une atteinte par contiguïté, à partir d'un ganglion envahi, explique l'atteinte du péricarde, de la paroi thoracique, ou d'une vertèbre isolée.

Diagnostic

Il est fondé sur l'examen anatomopathologique d'une atteinte ganglionnaire.

Symptômes révélateurs

La découverte par le patient d'une adénopathie superficielle, le plus souvent cervicale ou sus-claviculaire, représente 80 % des cas. Les autres signes révélateurs sont des signes thoraciques tels que toux, dyspnée ou douleur, en rapport avec des adénopathies médiastinales, des signes généraux, plus rarement un prurit ou une douleur à l'ingestion d'alcool.

Cytologie et histologie

Le diagnostic repose sur l'examen anatomopathologique d'une lésion tissulaire, le plus souvent une adénopathie. Un adénogramme peut précéder la biopsie et orienter la mise en œuvre des examens préthérapeutiques. La cellule de Hodgkin/Reed-Sternberg est caractérisée par une grande taille, un noyau clair, mono- ou multilobé, de volumineux nucléoles et un cytoplasme abondant et pâle. Elle exprime de nombreux antigènes de différenciation présents normalement sur les lymphocytes T, les cellules NK, les cellules dendritiques, mais n'exprime plus les marqueurs B. L'expression du CD30 est constante, celle du CD15 fréquente ; la négativité de l'EMA et de la protéine ALK écarte le diagnostic de lymphome anaplasique à grandes cellules, bien que des formes frontières existent. Les cellules de Hodgkin/Reed-Sternberg représentent 1 à 10 % des cellules des ganglions tumoraux. Les caractéristiques de l'infiltrat cellulaire réactionnel permettent de distinguer plusieurs sous-types histologiques : forme diffuse riche en lymphocytes, forme scléronodulaire, la plus fréquente, avec fibrose et cellules lacunaires, forme à cellularité mixte avec nombreuses cellules de Sternberg et granulome réactionnel abondant, et forme avec déplétion lymphoïde, assez rare et longtemps confondue avec les lymphomes anaplasiques.

Évaluation de l'extension

L'étude précise de l'extension permettant le classement en stade et l'analyse des facteurs de risque sont essentiels pour définir la stratégie thérapeutique, fondée sur la définition de groupes pronostiques. La présence de signes généraux, tels que fièvre, sueurs nocturnes ou amaigrissement supérieur à 10 % du poids corporel (symptômes dits « B »), témoigne de l'évolutivité de la maladie, et conditionne les modalités du traitement. Les examens biologiques contribuent aussi à définir le pronostic : l'augmentation de la vitesse de sédimentation, une anémie, une hyperleucytose à polynucléaires neutrophiles, une lymphopénie, une hypoalbuminémie sont des critères défavorables. La radiographie thoracique est nécessaire pour évaluer l'importance de la masse médiastinale, par la mesure de la plus grande largeur de la masse tumorale rapportée à la largeur du thorax mesurée dans l'espace T5-T6. La tomodensitométrie thoraco-abdomino-pelvienne avec injection recherche des adénopathies profondes, des atteintes extraganglionnaires, et évalue l'homogénéité des parenchymes splénique et hépatique. La tomographie par émission de positons au ^{18}F-FDG couplée à la tomodensitométrie (TEP-FDG) fait aujourd'hui partie de l'exploration initiale et conduit, dans 20 à 30 %, des cas à un changement de stade [270]. La biopsie ostéomédullaire est devenue optionnelle dans les stades cliniques IA et IIA, où ses indications sont discutées en fonction des résultats de la TEP-FDG ; elle reste recommandée en cas de symptômes B et dans les formes disséminées. L'IRM peut être utile pour rechercher des localisations osseuses, épidurales ou musculaires. Une fibroscopie bronchique peut être indiquée dans certaines formes avec atteinte médiastinale volumineuse, ou en cas de localisation pulmonaire.

La classification d'Ann Arbor définit les stades I à IV en fonction de l'extension de la maladie ; les modifications de Cotswolds précisent la présence d'une atteinte ganglionnaire volumineuse (masse ganglionnaire périphérique ou abdominale > 10 cm, atteinte médiastinale volumineuse avec rapport médiastin/thorax [MT] ≥ 0,35). Elle est cependant insuffisante pour définir une stratégie adaptée au risque.

Facteurs de risque et groupes pronostiques

Pour les stades localisés sus-diaphragmatiques, les facteurs pronostiques défavorables définis par le groupe coopérateur lymphome de l'EORTC (European Organization for Research and Treatment of Cancer), sont un âge de plus de 50 ans, le nombre d'aires ganglionnaires envahies supérieur à 3, les symptômes B et la vitesse de sédimentation (VS 1re heure ≥ 50 mm ou ≥ 30 mm en cas de symptômes B), une masse ganglionnaire volumineuse (≥ 10 cm ou rapport MT ≥ 0,35). Ils permettent de définir deux groupes pronostiques thérapeutiques, sans et avec facteurs de risque [280]. Les facteurs de risque du German Hodgkin Lymphoma Study Group (GHSG), s'appliquent à tous les stades d'Ann Arbor : masse médiastinale volumineuse, atteinte extraganglionnaire ; vitesse de sédimentation 1re heure supérieure à 50 mm ou à 30 mm en cas de symptômes B, trois aires ganglionnaires envahies ou plus.

Pour les stades disséminés, un score pronostique international (SPI) a été défini en 1998 à partir de sept facteurs de mauvais pronostic : sexe masculin, âge de plus de 45 ans, stade IV, hypo-albuminémie inférieure à 40 g/l, taux d'hémoglobine inférieur à 10,5 g/dl, hyperleucytose supérieure à 15 G/l, lymphopénie inférieure à 0,6 G/l ou à 8 % [283]. L'utilisation du score pronostique international n'est cependant pas consensuelle pour définir une stratégie adaptée au risque. Des groupes pronostiques thérapeutiques sont définis en associant les facteurs de risque au stade clinique. Les stades localisés sus-diaphragmatiques sans facteur de risque correspondent au groupe « favorable » de l'EORTC et aux stades précoces du GHSG. Les stades localisés sus-diaphragmatiques avec au moins un facteur de risque correspondent au groupe « défavorable » de l'EORTC, et aux stades intermédiaires du GHSG. Les stades localisés sous-diaphragmatiques sont peu fréquents (moins de 5 %). Les stades disséminés III-IV regroupent environ un tiers des patients. Les stades II à haut risque, avec atteinte médiastinale volumineuse, sont regroupés avec les formes avancées par le GHSG et la LYSA (Lymphoma Study Association).

De nouveaux marqueurs biologiques et les profils d'expression génique sont étudiés afin de mieux identifier les formes graves. Plusieurs cytokines et formes solubles d'antigènes sériques semblent ainsi corrélées au nombre de cellules tumorales. L'augmentation des taux de récepteur soluble de l'interleukine 2 (CD25), le CD8, l'interleukine 6, et le CD30 soluble ont été décrits comme facteurs défavorables [267, 289]. Le rôle du microenvironnement a également été souligné [299]. Ces marqueurs ne sont cependant pas utilisés en pratique courante.

Traitement

L'objectif du traitement est de procurer une guérison en évitant au maximum les séquelles en particulier tardives. Il est principalement fondé sur la chimiothérapie et l'irradiation.

Chimiothérapie

L'association ABVD (doxorubicine, bléomycine, vinblastine, dacarbazine), décrite en 1975, est le protocole de référence le plus utilisé, du fait d'un rapport bénéfice/risque élevé. Il reste le protocole le moins toxique sur les fonctions gonadiques. Le risque myocardique lié à la dose cumulée de doxorubicine conduit à ne pas dépasser huit cycles (400 mg/m^2). Le groupe allemand a développé le concept de dose-intensité de la chimiothérapie initiale avec le protocole BEACOPP renforcé (bléomycine, étoposide, cytarabine, cyclophosphamide, vincristine, procarbazine, prednisone) [271]. Dans les stades avancés, le BEACOPP renforcé procure une amélioration de la survie sans échec par rapport à la chimiothérapie à doses conventionnelles [274]. La toxicité de huit cycles de BEACOPP renforcé est importante, aiguë (leucopénie 98 %, thrombopénie 70 %, anémie 66 %, infections 22 %) et tardive (risque d'infertilité, excès de risque de leucémie aiguë myéloblastique et myélodysplasie secondaires) [264, 274, 297]. Le protocole hybride COPP/ABV (cyclophosphamide, vincristine, procarbazine, prednisone, doxorubicine, bléomycine, vinblastine) peut être utilisé chez certains patients âgés. D'autres protocoles de chimiothérapie, tels que le Stanford V, ont été comparés à l'ABVD et n'ont pas montré de bénéfice en termes d'efficacité ou de tolérance [282, 286].

Radiothérapie

L'irradiation étendue sus-diaphragmatique « en mantelet » et sous-diaphragmatique est abandonnée depuis la fin des années 1990. L'irradiation des seuls territoires ganglionnaires initialement atteints (*involved-field*), cervicaux, axillaires ou médiastinal, est devenue le volume standard pour l'association chimio-radiothérapie. Une irradiation limitée aux ganglions initialement atteints (*involved-node radiotherapy*) a été développée dans les essais thérapeutiques récents [281]. Avec les techniques modernes de radiothérapie, l'irradiation des sites initialement atteints est recommandée [298].

Traitement initial

Le traitement initial fondé sur l'analyse des facteurs de risque [275] est défini pour chaque groupe thérapeutique, et peut être adapté à la réponse à la chimiothérapie évaluée par la TEP marquée à la FDG, dans le cadre d'essais thérapeutiques comportant une relecture centralisée.

Stades localisés sus-diaphragmatiques sans facteur de risque

L'association chimio-radiothérapie reste le traitement de référence [280]. Les résultats d'essais récents ont montré qu'un traitement fondé sur trois cycles d'ABVD suivis d'une radiothérapie à la dose de 30 Gy en cas de réponse complète constitue aujourd'hui le traitement standard de ces formes. L'essai HD10 du GHSG a montré que deux cycles d'ABVD suivis d'une irradiation des territoires initialement atteints à la dose de 20 Gy est également un traitement standard pour les stades I et II sans facteur de risque [276]. Les taux de survie sans progression à 5 ans sont de 91 à 94 % et le taux de survie globale de 97 à 99 % [272, 276].

La chimiothérapie exclusive a été comparée à l'association chimio-radiothérapie dans des essais randomisés [272, 293, 300]. La possibilité d'un traitement sans radiothérapie n'a pas été clairement confirmée. Une méta-analyse a conclu à la supériorité du traitement combiné [284].

Stades localisés sus-diaphragmatiques avec facteur de risque

Le traitement par quatre cycles d'ABVD, suivis d'une radiothérapie à la dose de 30 Gy en cas de réponse complète reste le traitement standard de l'intergroupe européen EORTC. Une dose inférieure à 30 Gy n'est pas recommandée après ABVD [263]. Les résultats montrent un taux de survie sans progression à 5 ans de 87 %, et un taux de survie globale de 94 % [273]. Les stades IIB à haut risque, avec atteinte médiastinale volumineuse et/ou un viscère atteint, sont traités par le groupe allemand et le LYSA comme les stades avancés, et reçoivent une chimiothérapie exclusive. Le traitement standard comprend six cycles de BEACOPP renforcé, sous réserve d'une réponse complète après quatre cycles [277].

Traitement des formes avancées

Le traitement des formes avancées (stades III-IV et II à haut risque) repose sur la chimiothérapie exclusive. Les essais thérapeutiques menés au cours de la dernière décennie ont permis de définir deux traitements de référence : soit 6 à 8 cycles d'ABVD, soit 6 cycles de BEACOPP renforcé. L'ABVD procure une survie sans progression à 5 ans de 68 à 75 % et une survie globale autour de 85 % [266, 278]. Le traitement par 6 cycles de BEACOPP renforcé est le traitement standard du groupe allemand, et permet une survie sans progression à 5 ans de 90 % et une survie globale de 95 % [281]. Le bénéfice du BEACOPP renforcé en termes de survie globale à 10 ans n'est confirmé que pour les patients du groupe intermédiaire (score pronostique international 2-3), et le BEACOPP renforcé ne doit pas être administré après 60 ans [274]. Les essais comparant l'ABVD et une chimiothérapie comportant au moins 4 cycles de BEACOPP renforcé ont montré une meilleure survie sans progression après BEACOPP, mais une absence de bénéfice en termes de survie globale [266, 304]. En l'absence de critères objectifs permettant d'identifier les patients devant recevoir de l'ABVD ou du BEACOPP renforcé, le choix entre ces deux modalités de traitement peut être fondé sur le rapport efficacité/toxicité, les caractéristiques du lymphome de Hodgkin, l'âge et le sexe du patient, et la possibilité ou non de lui proposer un essai thérapeutique. La radiothérapie n'a pratiquement plus d'indication en traitement initial des stades III-IV. Une méta-analyse et les essais comparant une chimiothérapie équivalente à l'ABVD versus chimio-radiothérapie, n'ont pas montré de bénéfice en termes de survie [263, 279, 291]. La radiothérapie n'apporte pas de bénéfice chez les patients avec une volumineuse masse initiale en réponse complète après chimiothérapie [265], ni chez ceux ayant une masse résiduelle non hypermétabolique [277]. L'intensification thérapeutique suivie d'autogreffe de cellules souches hématopoïétiques (CSH) n'a pas d'indication en première réponse dans les stades disséminés.

Traitement des stades I et II sous-diaphragmatiques

Le traitement standard n'est pas défini, en raison des effectifs limités et de l'absence d'essais thérapeutiques. Les principaux critères interviennent dans le choix du traitement sont l'âge, les signes généraux, l'extension sous-diaphragmatique, le volume tumoral. Les options possibles sont une chimiothérapie exclusive ou une association chimio-radiothérapie, en particulier pour les rares stades cliniques IA inguinofémoraux sans facteur défavorable.

Lymphome de Hodgkin du sujet âgé

Le lymphome de Hodgkin des sujets âgés de plus de 70 ans est caractérisé par l'association fréquente au virus d'Epstein-Barr, un pronostic plus grave avec une mortalité plus élevée pendant le traitement initial, et un taux d'échec plus important. Le traitement standard n'est pas défini. L'évaluation des co-morbidités, si possible en milieu oncogériatrique, permet de distinguer les patients âgés pour lesquels un traitement identique à celui des sujets jeunes est réalisable, et les patients qui requièrent des modalités spécifiques [287].

Lymphome de Hodgkin et infection par le VIH

Les particularités du lymphome de Hodgkin survenant au cours de l'infection par le VIH sont l'association quasi constante au virus d'Epstein-Barr, une plus grande fréquence des stades disséminés et de l'envahissement médullaire, des signes généraux et un taux de lymphocytes CD4 souvent très bas au diagnostic. Des études récentes tendent à montrer que le pronostic des patients VIH+ atteints de lymphome de Hodgkin n'est pas différent de celui des sujets VIH– [285, 294], et qu'ils peuvent être traités comme les patients séronégatifs, avec quelques spécificités (chimiothérapie ABVD utilisée seule ou associée à une irradiation dans les stades localisés, BEACOPP renforcé non recommandé) et certaines précautions (utilisation systématique de facteurs de croissance hématopoïétiques pendant la chimiothérapie et prévention des infections opportunistes).

Évaluation de la réponse au traitement

L'examen clinique et la tomodensitométrie sont habituellement suffisants pour définir une réponse complète. Les critères de réponse de l'IWG (International Working Group), définis en 1999, comportaient une catégorie de rémission complète incertaine (RCu pour *RC unconfirmed/uncertain*), correspondant à la persistance d'une masse résiduelle, en l'absence de tout signe d'évolutivité clinique, biologique et d'imagerie. Les critères de l'IWG 2007 ont éliminé la rémission complète incertaine et distinguent la rémission complète en cas de TEP-FDG négative en fin de traitement (réponse métabolique complète), et la réponse partielle en cas de TEP-FDG positive [269, 270]. Après traitement, une TEP-FDG positive constitue un élément prédictif de progression et conduit à un complément d'explorations avec contrôle histologique, afin de définir l'attitude thérapeutique optimale, pouvant comporter une surveillance rapprochée. L'évaluation intermédiaire de la réponse est recommandée dans les stades localisés sus-diaphragmatiques avant la radiothérapie, et dans les stades disséminés après les quatre premiers cycles, afin d'identifier les patients mauvais répondeurs, pour lesquels un traitement de deuxième ligne est envisagé en présence d'un lymphome de Hodgkin évolutif documenté. L'évaluation précoce de la réponse par la TEP-FDG après deux cycles de chimiothérapie repose sur des critères en cours d'évaluation par les spécialistes de médecine nucléaire [292]. Les décisions thérapeutiques fondées sur une TEP-FDG précoce positive, sans corrélation avec l'évaluation de la réponse par tomodensitométrie avec injection de produit de contraste et sans relecture centralisée dans le cadre d'un essai thérapeutique, sont à prendre avec prudence.

Traitement des échecs et rechutes

Les rechutes après traitement initial et obtention d'une rémission complète surviennent chez 10 à 30 % des patients [263, 273, 274, 275, 279, 280]. Les formes réfractaires caractérisées par l'absence de réponse à la chimiothérapie initiale, une progression pendant le traitement initial ou dans un délai de 3 mois représentent 2 à 10 % selon les stades.

Le caractère réfractaire, un intervalle inférieur à 12 mois entre la fin du traitement et la progression, et les stades III-IV à la progression sont les facteurs de risque les plus utilisés. Plusieurs modèles pronostiques ont été proposés pour stratifier les patients [288, 290, 295]. Les recommandations du LYSA définissent trois groupes de risque : risque élevé (lymphome de Hodgkin réfractaire et rechute avec deux facteurs, intervalle inférieur à 12 mois et stades III-IV), risque intermédiaire (rechute avec un facteur), risque standard (rechute sans facteur de risque, intervalle supérieur à 12 mois et stades I-II) [303].

L'intensification thérapeutique suivie d'une autogreffe de cellules souches collectées après mobilisation sanguine est le traitement de référence des patients ayant un lymphome chimio-sensible et pouvant recevoir une autogreffe [296]. Les chimiothérapies de réduction tumorale les plus utilisées sont le DHAP (dexaméthasone, cytarabine et cisplatine), l'ICE (ifosfamide, carboplatine, étoposide), et leurs dérivés. Les protocoles comportant la gemcitabine sont de développement plus récent. Deux à quatre cycles de rattrapage sont recommandés avant intensification. Un traitement de troisième ligne précoce peut être proposé pour les patients non chimio-sensibles au traitement de seconde ligne. Le greffon de cellules souches est recueilli par cytaphérèses au décours des cycles de chimiothérapie de réduction tumorale. Les indications de la radiothérapie sont discutées au cas par cas, en fonction des caractéristiques du lymphome et du traitement préalable. Une stratégie de double autogreffe a été développée pour tenter d'améliorer le pronostic des patients réfractaires primaires et des rechutes à haut risque. Malgré l'absence d'étude randomisée comparant une et deux intensifications, plusieurs études définissent la double autogreffe comme une option possible [268, 295].

Les rechutes avec au moins un des facteurs de risque précisés plus haut (intervalle < 12 mois entre la fin du traitement et la progression, stades III-IV à la progression) et chimio-sensibles à un traitement de rattrapage sont traités par une chimiothérapie de réduction tumorale puis une intensification thérapeutique avec autogreffe de cellules souches hématopoïétiques, éventuellement complétée par une radiothérapie. Au-delà de 12 mois après la fin du traitement initial, les rechutes localisées sont traitées par une chimiothérapie à doses conventionnelles ou avec intensité de doses, complétée si possible par une radiothérapie, mais sans autogreffe si la rechute est tardive (> 5 ans) [290]. En présence des autres facteurs de risque (rechute en territoire irradié, atteinte volumineuse, présence de signes généraux), ces patients peuvent être traités par chimiothérapie de réduction tumorale et intensification thérapeutique-autogreffe [303]. Les patients non chimio-sensibles après traitement de rattrapage ne tirent aucun bénéfice d'une intensification avec autogreffe. En cas d'échec après traitement de rattrapage avec autogreffe, de nouveaux médicaments sont en cours d'investigation. Le brentuximab vedotin, un anticorps anti-CD30 couplé à la monométhyl auristatine E (immunoconjugué), procure des taux de réponse élevés en rechute après autogreffe [305]. Ce médicament a reçu l'approbation de l'Agence européenne des médicaments (EMA) en novembre 2012. Les indications d'un conditionnement réduit suivi d'allogreffe ne sont pas clairement définies et sont discutées au cas par cas avec les équipes spécialisées [301].

Surveillance après traitement

Les objectifs de la surveillance sont de contrôler le maintien de la rémission complète, de déceler des complications, d'évaluer et de réduire de possibles conséquences du lymphome et du traitement sur la vie personnelle, familiale et socioprofessionnelle des patients. Le rythme de surveillance recommandé est d'un examen tous les 3 mois durant les deux premières années, puis tous les 6 mois jusqu'à 5 ans, puis une fois par an. La surveillance doit être prolongée toute la vie, mais ses modalités varient avec le temps. Au cours des cinq premières années, elle repose sur la clinique, avec la possibilité d'une consultation anticipée à la demande du patient, des examens biologiques simples tels que l'hémogramme et la vitesse de sédimentation, et des examens d'imagerie. L'examen tomodensitométrique est utile chez les patients ayant des localisations thoraciques ou sous-diaphragmatiques, et en cas de suspicion d'évolution. Le recours systématique à la TEP-FDG n'est pas recommandé dans la surveillance du lymphome de Hodgkin [270]. Au-delà de 5 ans, la surveillance est orientée vers la prévention des risques infectieux, le dépistage de complications, en particulier cardiaques, thyroïdiennes, gonadiques et des seconds cancers.

Conclusion

Affection de l'adulte jeune surtout, le lymphome de Hodgkin a bénéficié au cours des dernières années de progrès importants liés à la définition de groupes pronostiques et thérapeutiques, fondés sur une analyse rigoureuse de l'extension initiale de la maladie, des facteurs pronostiques et de la réponse au traitement, dans le cadre d'essais cliniques internationaux. Ces progrès ont permis d'obtenir un taux de guérison de l'ordre de 80 %, tous stades confondus. La prise en charge des formes graves, la diminution de la toxicité des traitements, l'identification précoce des formes réfractaires, la place des nouveaux médicaments, demeurent cependant d'importantes voies de recherche explorées dans les essais thérapeutiques actuels et à venir.

Bibliographie

Leucémie lymphoïde chronique

1. AGATHANGELIDIS A, DARZENTAS N, HADZIDIMITRIOU A et al. Stereotyped B-cell receptors in one-third of chronic lymphocytic leukemia : a molecular classification with implications for targeted therapies. Blood, 2012, *119* : 4467-4475.
2. BEST OG, GARDINER AC, DAVIS ZA et al. A subset of Binet stage A CLL patients with TP53 abnormalities and mutated IGHV genes have stable disease. Leukemia, 2009, *23* : 212-214.
3. BINET JL, CALIGARIS-CAPPIO F, CATOVSKY D et al. Perspectives on the use of new diagnostic tools in the treatment of chronic lymphocytic leukemia. Blood, 2006, *107* : 859-861.
4. BOGDAN CA, ALEXANDER AA, GORNY MK et al. Chronic lymphocytic leukemia with prostate infiltration mediated by specific clonal membrane-bound IgM. Cancer Res, 2003, *63* : 2067-2071.
5. BURGER JA. Chemokines and chemokine receptors in chronic lymphocytic leukemia (CLL) : from understanding the basics towards therapeutic targeting. Semin Cancer Biol, 2010, *20* : 424-430.
6. BURGER JA, MONTSERRAT E. Coming full circle : 70 years of chronic lymphocytic leukemia cell redistribution, from glucocorticoids to inhibitors of B-cell receptor signaling. Blood, 2013, *121* : 1501-1509.
7. BURGER JA, TEDESCHI A, BARR PM et al. Ibrutininb as inital therapy for patients with chronic lymphocytic leukemia. N Engl J Med, 2015, *373* : 2425-2437.
8. BYRD JC, FURMAN RR, COUTRE SE et al. Targeting BTK with ibrutinib in relapsed chronic lymphocytic leukemia. N Engl J Med, 2013, *369* : 32-42.
9. BYRD JC, HARRINGTON B, O'BRIEN S et al. Acalabrutinib (ACP-196) in relapsed chronic lymphocytic leukemia. N Engl J Med, 2016, *374* : 323-332.
10. CALIN G A, FERRACIN M, CIMMINO A et al. A microRNA signature associated with prognosis and progression in chronic lymphocytic leukemia. N Engl J Med, 2005, *353* : 1793-1801.
11. CAMPO E, SWERDLOW SH, HARRIS NL et al. The 2008 WHO classification of lymphoid neoplasms and beyond : evolving concepts and practical applications. Blood, 2011, *117* : 5019-5032.
12. CASTRO JE, PRADA CE, LORIA O et al. ZAP-70 is a novel conditonal heat shock protein 90 (Hsp90) client : inhibition of Hsp90 leads to ZAP-70 degradation, apoptosis, and impaired signaling in chronic lymphocytic leukemia. Blood, 2005, *106* : 2506-2512.
13. CHIORAZZI N. Implications of new prognostic markers in chronic lymphocytic leukemia. Hematology Am Soc Hematol Educ Program, 2012 : 75-87.
14. CLAUS R, LUCAS DM, STILGENBAUER S et al. Quantitative DNA methylation analysis identifies a single CpG dinucleotide Important for ZAP-70 expression and predictive of prognosis in chronic lymphocytic leukemia. J Clin Oncol, 2012, *30* : 2483-2491.

15. CLL Trialists' Collaborative Group. Chemotherapeutic options in chronic lymphocytic leukemia : a meta-analysis of the randomized trials. J Natl Cancer Inst, 1999, 91 : 861-868.
16. CLL Trialists' Collaborative Group (CLLTCG). Systematic review of purine analog treatment for chronic lymphocytic leukemia : lessons for future trials. Hæmatologica, 2012, 97 : 428-436.
17. Dearden C. Management of prolymphocytic leukemia. Hematology Am Soc Hematol Educ Program, 2015 : 361-367.
18. Döhner H, Stilgenbauer S, Benner A et al. Genomic aberrations and survival in chronic lymphocytic leukemia. N Engl J Med, 2000, 343 : 1910-1916.
19. Dühren-von Minden M, Übelhart R, Schneider D et al. Chronic lymphocytic leukaemia is driven by antigen-independent cell-autonomous signalling. Nature, 2012, 489 : 309-312.
20. Eichhorst BF, Busch R, Stilgenbauer S et al. First-line therapy with fludarabine compared with chlorambucil does not result in a major benefit for elderly patients with advanced chronic lymphocytic leukemia. Blood, 2009, 114 : 3382-3391.
21. Falchi L, Keating MJ, Marom EM et al. Correlation between FDG/PET, histology, characteristics, and survival in 332 patients with chronic lymphoid leukemia. Blood, 2014, 123 : 2783-2790.
22. Furman RR, Sharman JP, Coutre SE et al. Idelalisib and rituximab in relapsed chronic lymphocytic leukemia. N Engl J Med, 2014, 370 : 997-1007.
23. Ghia P, Stamatopoulos K, Belessi C et al. Geographic patterns and pathogenetic implications of IGHV gene usage in chronic lymphocytic leukemia : the lesson of the IGHV3-21 gene. Blood, 2005, 105 : 1678-1685.
24. Ghia P, Caligaris-Cappio F. Monoclonal B-cell lymphocytosis : right track or red herring ? Blood 2012, 119 : 4358-4362.
25. Gibson SE, Swerdlow SH, Ferry JA et al. Reassessment of small lymphocytic lymphoma in the era of monoclonal B-cell lymphocytosis. Haematologica, 2011, 96 : 1144-1152.
26. Goede V, Fischer K, Busch R et al. Obinutuzumab plus chlorambucil in patients with CLL and coexisting conditions. N Engl J Med, 2014, 370 : 1101-1110.
27. Goldin LR, Slager SL, Caporaso NE. Familial chronic lymphocytic leukemia. Curr Opin Hematol, 2010, 17 : 350-355.
28. Hall AM, Vickers MA, McLeod E, Barker RN. Rh autoantigen presentation to helper T cells in chronic lymphocytic leukemia by malignant B cells. Blood, 2005, 105 : 2007-2015.
29. Hallek M, Cheson BD, Catovsky D et al. Guidelines for the diagnosis and treatment of chronic lymphocytic leukemia : a report from the International Workshop on Chronic Lymphocytic Leukemia updating the National Cancer Institute Group 1996 guidelines. Blood, 2008, 111 : 5446-5456.
30. Hallek M, Fischer K, Fingerle-Rowson G et al. Addition of rituximab to fludarabine and cyclophosphamide in patients with chronic lymphocytic leukaemia : a randomised, open-label, phase 3 trial. Lancet, 2010, 376 : 1164-1174.
31. Herishanu Y, Pérez-Galán P, Liu D et al. The lymph node microenvironment promotes B-cell receptor signaling, NF-kappaB activation, and tumor proliferation in chronic lymphocytic leukemia. Blood, 2011, 117 : 563-574.
32. Hillmen P, Robak T, Janssens A et al. Chlorambucil plus ofatumumab versus chlorambucil alone in previously untreated patients with chronic lymphocytic leukaemia (complement 1) : a randomised, multicentre, open-label phase 3 trial. Lancet, 2015, 385 : 1873-1883.
33. Hodgson K, Ferrer G, Montserrat E, Moreno C. Chronic lymphocytic leukemia and autoimmunity : a systematic review. Haematologica 2011, 96 : 752-761.
34. Hoogeboom R, van Kessel KP, Hochstenbach F et al. A mutated B cell chronic lymphocytic leukemia subset that recognizes and responds to fungi. J Exp Med, 2013, 210 : 59-70.
35. Horner MJ, Ries LAG, Krapcho M et al. SEER, cancer statistics review, 1975-2006. Bethesda, National Cancer Institute, 2009.
36. Lorio MV, Croce CM. MicroRNA dysregulation in cancer : diagnostics, monitoring and therapeutics. A comprehensive review. EMBO Mol Med, 2012, 4, 143-159.
37. Magni M, Di Nicola M, Patti C et al. Results of a randomized trial comparing high-dose chemotherapy plus auto-SCT and R-FC in CLL at diagnosis. Bone Marrow Transplant, 2014, 49 : 485-491.
38. Malek SN. The biology and clinical significance of acquired genomic copy number aberrations and recurrent gene mutations in chronic lymphocytic leukemia. Oncogene, 2013, 32 : 2805-2817.
39. Mayr C, Speicher MR, Kofler DM et al. Chromosomal translocations are associated with poor prognosis in chronic lymphocytic leukemia. Blood, 2006, 107 : 742-751.
40. Messmer BT, Messmer D, Allen SL et al. In vivo measurements document the dynamic cellular kinetics of chronic lymphocytic leukemia B cells. J Clin Invest, 2005, 115 : 755-764.
41. Mittal S, Blaylock MG, Culligan DJ et al. A high rate of CLL phenotype lymphocytes in autoimmune hemolytic anemia and immune thrombocytopenic purpura. Haematologica, 2008, 93 : 151-152.
42. Nishio M, Endo T, Tsukada N et al. Nurselike cells express BAFF and APRIL, which can promote survival of chronic lymphocytic leukemia cells via a paracrine pathway distinct from that of SDF-1α. Blood, 2005, 106 : 1012-1020.
43. Parikh SA, Kay NE, Shanafelt TD. How we treat Richter syndrome. Blood, 2014, 123 : 1647-1657.
44. Pekarsky Y, Zanesi N, Croce CM. Molecular basis of CLL. Semin Cancer Biol, 2010, 20 : 370-376.
45. Ramsay AD, Rodriguez-Justo M. Chronic lymphocytic leukaemia : the role of the microenvironment pathogenesis and therapy. Br J Hæmatol, 2013, 162 : 15-24.
46. Rawstron AC. Monoclonal B cell lymphocytosis : what does it really mean ? Curr Hematol Malig Rep, 2013, 8 : 52-59.
47. Roberts AW, Davids MS, Pagel JM et al. Targeting BCL2 with venetoclax in relapsed chronic lymphocytic leukemia. N Engl J Med, 2016, 374 : 311-322.
48. Rosenwald A, Alizadeh AA, Widhopf G et al. Relation of gene expression phenotype to immunoglobulin mutation genotype in B-cell chronic lymphocytic leukemia. J Exp Med, 2001, 194 : 1625-1638.
49. Ross D, Rasi S, Spina V et al. Integrated mutational and cytogenetic analysis identifies new prognostic subgroups in chronic lymphocytic leukemia. Blood, 2013, 121 : 1403-1412.
50. Rossi D, Fangazio M, Rasi S et al. Disruption of BIRC3 associates with fludarabine chemorefractoriness in TP53 wild-type chronic lymphocytic leukemia. Blood, 2012, 119 : 2854-2862.
51. Schuh A, Becq J, Humphray S et al. Monitoring chronic lymphocytic leukemia progression by whole genome sequencing reveals heterogeneous clonal evolution patterns. Blood, 2012, 120 : 4191-4196.
52. Schröttner P, Leick M, Burger M. The role of chemokines in B cell chronic lymphocytic leukaemia : pathophysiological aspects and clinical impact. Ann Hematol, 2010, 89 : 437-446.
53. Soma LA, Craig FE, Swerdlow SH. The proliferation center microenvironment and prognostic markers in chronic lymphocytic leukemia/small lymphocytic lymphoma. Human Pathol, 2006, 37 : 152-159.
54. Stevenson F, Krysov S, Davies AJ et al. B-cell receptor signaling in chronic lymphocytic leukemia. Blood, 2011, 118 : 4313-4320.
55. Sutton L, Chevret S, Tournilhac O et al. Autologous stem cell transplantation as a first-line treatment strategy for chronic lymphocytic leukemia : a multicenter, randomized, controlled trial from the SFGM-TC and GFLLC. Blood, 2011, 117 : 6109-6119.
56. Tsimberidou AM, Keating MJ. Richter syndrome : biology, incidence, and therapeutic strategies. Cancer, 2005, 103 : 216-228.
57. Wang L, Lawrence MS, Wan Y et al. SF3B1 and other novel cancer genes in chronic lymphocytic leukemia. N Engl J Med, 2011, 365 : 2497-2506.
58. Wiestner A. Emerging role of kinase-targeted strategies in chronic lymphocytic leukemia. Hematology Am Soc Hematol Educ Program, 2012 : 75-87.
59. Woyach JA, Ruppert AS, Rai K et al. Impact of age on outcomes after initial therapy with chemotherapy and different chemoimmunotherapy regimens in patients with chronic lymphocytic leukemia : results of sequential cancer and leukemia group B studies. J Clin Oncol, 2013, 31 : 440-447.
60. Zent CS, Burack WR. Mutations in chronic lymphocytic leukemia and how they affect therapy choice : focus on NOTCH1, SF3B1, and TP53. Hematology, 2014, 2014 : 119-124.

Syndromes de prolifération à grands lymphocytes granuleux

61. Bareau B, Rey J, Hamidou M et al. Analysis of a French cohort of patients with large granular lymphocyte leukemia : a report on 229 cases. Haematologica, 2010, 95 : 1534-1541.
62. Bilori B, Thota S, Clemente MJ et al. Tofacitinib as a novel salvage therapy for refractory T-cell large granular lymphocytic leukemia. Leukemia, 2015, 29 : 2427-2429.
63. Epling-Burnette PK, Liu JH, Catlett-Falcone R, Tukson J et al. Inhibition of STAT3 signaling leads ot apoptosis of leukemic large granular lymphocytes and decreased Mcl-1 expression. J Clin Investig, 2001, 107 : 351-362.
64. Jerez A, Clemente MJ, Makishima H et al. STAT3 mutations unify the pathogenesis of chronic lymphoproliferative disorders of NK cells and T-cell large granular lymphocyte leukemia. Blood, 2012, 120 : 3048-3057.

65. Koskela HL, Eldfors S, Ellonen P et al. Somatic STAT3 mutations in large granular lymphocytic leukemia. N Engl J Med, 2012, *366* :1905-1913.
66. Lamy T, Loughran TP Jr. Clinical features of large granular lymphocyte leukemia. Semin Hematol, 2003, *40* : 185-195.
67. Lamy T, Loughran TP Jr. How I treat LGL leukemia. Blood, 2011, *117* : 2764-2774.
68. Leblanc F, Zhang D, Liu X, Loughran TP. Large granular lymphocyte leukemia : from dysregulated pathways to therapeutic targets. Future Oncol, 2012, *8* : 787-801.
69. Lima M, Almeida J, Santos AH et al. Immunophenotypic analysis of the TCR-Vbeta repertoire in 98 persistent expansions of CD3(+)/TCR-alpha/beta(+) large granular lymphocytes : utility in assessing clonality and insights into the pathogenesis of the disease. Am J Pathol, 2001, *159* : 1861-1868.
70. Loughran TP Jr, Kidd PG, Starkebaum G. Treatment of large granular lymphocyte leukemia with oral low-dose methotrexate. Blood, 1994, *84* : 2164-2170.
71. Moignet A, Hasanali Z, Zambello R et al. Cyclophosphamide as a first-line therapy in LGL leukemia. Leukemia, 2014, *28* : 1134-1136.
72. Zambello R, Semenzato G. Natural killer receptors in patients with lymphoproliferative diseases of granular lymphocytes. Semin Hematol, 2003, *40* : 201-212.

Leucémie à tricholeucocytes
73. Arons E, Suntum T, Stetler-Stevenson M, RJ Kreitman. VH4-34+ hairy cell leukemia, a new variant with poor prognosis despite standard therapy. Blood, 2009, *114* :4687-4695.
74. Arons E, Roth L, Sapolsky J et al. Evidence of canonical somatic hypermutation in hairy cell leukemia. Blood, 2011,*117* : 4844-4851.
75. Au WY, Klasa RJ, Gallagher R et al. Second malignancies in patients with hairy cell leukemia in British Columbia : a 20-year experience. Blood, 1998,*92* :1160-1164.
76. Bouroncle BA, Wiseman BK, Doan CA. Leukemic reticuloendotheliosis. Blood, 1958, *13* : 609-630.
77. Bouroncle BA. Leukemic reticuloendotheliosis (hairy cell leukemia). Blood, 1979, *53*, 412-436.
78. Cheson BD, Vena DA, Foss FM, Sorensen JM. Neurotoxicity of purine analogs : a review. J Clin Oncol, 1994, *12* : 2216-2228.
79. Daniel MT, Flandrin G. Fine structure of abnormal cells in hairy cell (tricholeukocytic) leukemia, with special reference to their in vitro phagocytic capacity. Lab Invest, 1974, *30* : 1-8.
80. Dietrich S, Glimm H, Andrulis M et al. BRAF inhibition in refractory hairy-cell leukemia. N Engl J Med, 2012, *366* : 2038-2040.
81. Dong HY, Weisberger J, Liu Z, Tugulea S.Immunophenotypic analysis of CD103+ B-lymphoproliferative disorders : hairy cell leukemia and its mimics. Am J Clin Pathol, 2009, *131* : 586-595.
82. Egli FL, Koller B., Furrer J. Hairy cell leukemia and G6PD deficiency in two brothers. N Engl J Med, 1990, *322* : 1159.
83. Else M, Dearden CE, Matutes E et al. Long-term follow-up of 233 patients with hairy cell leukaemia, treated initially with pentostatin or cladribine, at a median of 16 years from diagnosis. Br J Haematol, 2009, *145* : 733-740.
84. Fain O, Hamidou M, Cacoub P et al. Vasculitides associated with malignancies : analysis of sixty patients. Arthritis Rheum, 2007, *57* : 1473-1480.
85. Falini B, Tiacci E, Liso A et al. Simple diagnostic assay for hairy cell leukaemia by immunocytochemical detection of annexin A1 (ANXA1). Lancet, 2004, *363* : 1869-1871.
86. Farcet JP, Wechsler J, Wirquin V et al. Clinical and biological significance of vasculitis in hairy cell leukemia. Arch Intern Med, 1987, *147* : 660.
87. Federico M, Zinzani PL, Frassoldati A et al. Risk of second cancer in patients with hairy cell leukemia : long term follow-up. J Clin Oncol, 2002, *20*, 638-646.
88. Flandrin G, Collado S. Is male predominance (4/1) in hairy cell leukemia related to occupational exposure to ionizing radiations, benzene and other solvants ? Br J Haematol, 1987, *67* : 119-120.
89. Flandrin G, Sigaux F, Sebahoun G, Bouffette P. Hairy cell leukemia : clinical presentation and follow up of 211 patients. Sem Oncol, 1984, *11* : 458-471.
90. Giardina SL, Schroff RW, Woodhouse CS et al. Detection of two distinct malignant B cell clones in a single patient using anti-idiotype monoclonal antibodies and immunoglobulin gene rearrangement. Blood, 1985, *66* : 1017-1021.
91. Golde D, Saxon A, Stevens R. Macroglobulinemia and hairy-cell leukemia. N Engl J Med, 1977, *296* : 92-93.
92. Golde DW, Westbrook CA. Clinical problems in hairy cell leukemia : diagnosis and management. Sem Oncol, 1984, *11* : 514-522.
93. Gray MT, Rutherford MN, Bonin DM et al. Hairy-cell leukemia presenting as lytic bone lesions. J Clin Oncol, 2013, *31* : e410-e412.
94. Grever MR. How I treat hairy cell leukemia. Blood, 2010, *115* : 21-28.
95. Hagberg H, Lundholm L. Rituximab, a chimeric anti-CD20 monoclonal antibody, in the treatment of hairy cell leukemia. Br J Haematol, 2001, *115* : 609-611.
96. HisadaMB, ChenBE, JaffeES, Travis LB. Second cancer incidence and cause-specific mortality among 3104 patients with hairy cell leukemia : a population-based study. J Natl Cancer Inst, 2007, *99* : 215-222.
97. Jones G, Parry-Jones N, Wilkins B et al. Revised guidelines for the diagnosis and management of hairy cell leukaemia and hairy cell leukaemia variant. Br J Haematol, 2011, *156* : 186-195.
98. Kluin-Nelemans HC, Beverstock GC, Mollevanger P et al. Proliferation and cytogenetic analysis of hairy cell leukemia upon stimulation via the CD40 antigen. Blood, 1994, *84* : 3134-3141.
99. Kreitman RJ, Tallman MS, Robak T et al. Phase I trial of anti-CD22 recombinant immunotoxin moxetumomab pasudotox (CAT-8015 or HA22) in patients with hairy cell leukemia. J Clin Oncol, 2012, *30* : 1822-1828.
100. Malfuson JV, Fagot T, Konopacki J et al. Which role for rituximab in hairy cell leukemia ? reflections on six cases. Acta Haematol, 2010, *123* : 110-116.
101. Matutes E, Wotherspoon A, Brito-Babapulle V, Catowsky C. The natural history and clinico-pathological features of the variant form of hairy cell leukemia. Leukemia, 2001, *15* : 184-193.
102. Matutes E. Immunophenotyping and differential diagnosis of hairy cell leukemia. Hematol Oncol Clin North Am, 2006, *20* : 1051-1063.
103. Mercieca J, Puga M, Matutes E et al. Incidence and significance of abdominal lymphadenopathy in hairy cell leukaemia. Leuk Lymphoma, 1994, *14* : 79-83.
104. Munoz J, Schlette E, Kurzrock R. Rapid response to vemurafenib in a heavily pretreated patient with hairy cell leukemia and a BRAF mutation. J Clin Oncol, 2013, *31* : e351-e352.
105. Naik RR, Saven A. My treatment approach to hairy cell leukemia. Mayo Clin Proc, 2012 : *87* : 67-76.
106. Orsi L, Delabre L, Monnereau A et al. Occupational exposure to pesticides and lymphoid neoplasms. Occup Environ Med, 2009, *66* : 291-298.
107. Piris M, Foucar K, Mollejo M et al. Splenic B-cell lymphoma/leukaemia, unclassifiable. In : SH Swerdlow, E Campo, NL Harris et al. WHO classification of tumours of haematopoietic and lymphoid tissues. Lyon, IARC Press, 2008 : 191-193.
108. Reyes F, Gourdin MF, Farcet JP et al. Synthesis of a peroxidase activity by the cells of hairy cell leukemia : a study by ultrastructural cytochemistry. Blood, 1978, *52* : 537-550.
109. Steis RG, Smith JW, Urba WJ et al. Resistance to recombinant alpha 2b interferon in hairy cell leukemia associated with neutralizing anti-interferon antibodies. N Engl J Med, 1988, *318* : 1409-1413.
110. Tadmor T. Purine analog toxicity in patients with hairy cell leukemia. Leuk Lymphoma, 2011, *52* : 38-42.
111. Tiacci E, Park JH, De Carolis L et al. Targeting mutant BRAF in relapse or refractory hairy-cell leukemia. N Engl J Med, 2015, *373* : 1733-1747.
112. Tiacci E, Trifonov V, Schiavoni G et al. BRAF mutations in hairy-cell leukemia. N Engl J Med, 2011, *364* : 2305-2315.
113. Thomas DA, O'Brien S, Cortes J et al. Pilot study of rituximab in refractory or relapsed hairy cell leukemia. Blood, 1999, *94* : 705a.
114. Treleaven J, Gennery A, Marsh J et al. Guidelines on the use of irradiated blood components prepared by the British Committee for Standards in Haematology blood transfusion task force. Br J Haematol, 2011, *152* : 35-51.
115. Vandermolen LA, Urba WJ, Longo DL et al. Diffuses osteosclerosis in hairy cell leukemia. Blood, 1989, *74* : 2066-2069.
116. Xi L, Arons E, Navarro W et al. Both variant and IGHV4-34-expressing hairy cell leukemia lack the BRAF V600E mutation. Blood, 2012, *119* : 3330-3332.

Macroglobulinémie de Waldenström
117. Buske C, Leblond V. How to manage Waldenstrom's macroglobulinemia. Leukemia, 2013, *27* : 762-772.
118. Gertz MA. Waldenström macroglobulinemia : 2013 update on diagnosis, risk stratification, and management. Am J Hematol, 2013, *88* : 703-711.
119. Hunter ZR, Xu L, Yang G et al. The genomic landscape of Waldenstrom macroglobulinemia is characterized by highly recurring MYD88 and WHIM-like CXCR4 mutations, and small somatic deletions associated with B-cell lymphomagenesis. Blood, 2014, *123* : 1637-1646.
120. Janz S. Waldenström macroglobulinemia : clinical and immunological aspects, natural history, cell of origin, and emerging mouse models. ISRN Hematol, 2013, *2013* : 815325.

121. Kyle RA, Therneau TM, Rajkumar SV et al. Long-term follow-up of IgM monoclonal gammopathy of undetermined significance. Blood, 2003, *102* : 3759-3764.
122. Kwaan HC. Hyperviscosity in plasma cell dyscrasias. Clin Hemorheol Microcirc. 2013, *55* : 75-83.
123. Leblond V, Johnson S, Chevret S et al. Results of a randomized trial of chlorambucil versus fludarabine for patients with untreated Waldenström macroglobulinemia, marginal zone lymphoma, or lymphoplasmacytic lymphoma. J Clin Oncol, 2013, *31* : 301-307.
124. Levy Y, Fermand JP, Navarro S et al. Interleukin 6 dependence of spontaneous in vitro differentiation of B cells from patients with IgM gammapathy. Proc Natl Acad Sci USA, 1990, *87* : 3309-3313.
125. Morel P, Duhamel A, Gobbi P et al. International prognostic scoring system for Waldenstrom macroglobulinemia. Blood, 2009, *113* : 4163-4170.
126. Owen RG, Pratt G, Auer RL et al. Guidelines on the diagnosis and management of Waldenström macroglobulinemia. Br J Haematol, 2014, *165* : 316-333.
127. Poulain S, Wémeau J, Balkaran M et al. Macroglobulinémie de Waldenström. Rev Méd Interne, 2010, *31* : 385-394.
128. Sahin I, Leblebjian H, Treon SP, Ghobrial IM. Waldenström macroglobulinemia : from biology to treatment. Expert Rev Hematol, 2014, *7* : 157-168.
129. Stone MJ, Bogen SA. Role of plasmapheresis in Waldenström's macroglobulinemia. Clin Lymphoma Myeloma Leuk, 2013, *13* : 238-240.
130. Treon SP. How I treat Waldenström macroglobulinemia. Blood, 2009, *114* : 2375-2385.
131. Treon SP. Waldenström's macroglobulinaemia : an indolent B-cell lymphoma with distinct molecular and clinical features. Hematol Oncol, 2013, *31* : 76-80.
132. Treon SP, Xu L, Yang G et al. MYD88 L265P somatic mutation in Waldenström's macroglobulinemia. N Engl J Med, 2012, *367* : 826-833.
133. Waldenström JG. Incipiens myelomatosis or essential hyperglobulinemia with fibrinopenia. A new syndrome ? Acta Med Scand, 1944, *117*, 216-247.

Myélome
134. Anderson KC, Carrasco RD. Pathogenesis of myeloma. Annu Rev Pathol, 2011, *6* : 249-274.
135. Attal M, Harousseau JL, Stoppa AM et al. A prospective, randomized trial of autologous bone marrow transplantation and chemotherapy in multiple myeloma. Intergroupe français du myélome. N Engl J Med, 1996, *335* : 91-97.
136. Attal M, Lauwers-Cances V, Marit G et al. Lenalidomide maintenance after stem-cell transplantation for multiple myeloma. N Engl J Med, 2012, *366* : 1782-1791.
137. Avet-Loiseau H, Attal M, Campion L et al. Long-term analysis of the IFM 99 trials for myeloma : cytogenetic abnormalities t(4;14), del(17p), 1q gains. play a major role in defining long-term survival. J Clin Oncol, 2012, *30* : 1949-1952.
138. Barlogie B, Alexanian R, Dicke KA et al. High-dose chemoradiotherapy and autologous bone marrow transplantation for resistant multiple myeloma. Blood, 1987, *70* : 869-872.
139. Barlogie B, Tricot GJ, van Rhee F et al. Long-term outcome results of the first tandem autotransplant trial for multiple myeloma. Br J Haematol, 2006, *135* : 158-164.
140. Bergsagel PL, Chesi M. Molecular classification and risk stratification of myeloma. Hematol Oncol, 2013, *31* (Suppl. 1) : 38-41.
141. Chng WJ, Dispenzieri A, Chim CS et al. IMWG consensus on risk stratification in multiple myeloma, 2014, *28* : 269-277.
142. Derlin T, Bannas P. Imaging of multiple myeloma : current concepts. World J Orthop, 2014, *5* : 272-282.
143. Dimopoulos M, Spencer A, Attal M et al. Lenalidomide plus dexamethasone for relapsed or refractory multiple myeloma. N Engl J Med, 2007, *357* : 2123-2132.
144. Dispenzieri A, Kyle R, Merlini G et al. International Myeloma Working Group guidelines for serum-free light chain analysis in multiple myeloma and related disorders. Leukemia, 2009, *23* : 215-224.
145. Dispenzieri A, Stewart AK, Chanan-Khan A et al. Smoldering multiple myeloma requiring treatment : time for a new definition ? Blood, 2013, *122* : 4172-4181.
146. Durie BG, Harousseau JL, Miguel JS et al. International uniform response criteria for multiple myeloma. Leukemia, 2006, *20* : 1467-1473.
147. Durie BG, Salmon SE. A clinical stagigng system for multiple myeloma. Cancer, 1975, *36* : 842-854.
148. Fayers PM, Palumbo A, Hulin C et al. Thalidomide for previously untreated elderly patients with multiple myeloma : meta-analysis of 1 685 individual patient data from 6 randomized clinical trials. Blood, 2011, *118* : 1239-1247.
149. Fermand JP, Levy Y, Gerota J et al. Treatment of aggressive multiple myeloma by high-dose chemotherapy and total body irradiation followed by blood stem cells autologous graft. Blood, 1989, *73* : 20-23.
150. Fermand JP, Katsahian S, Divine M et al. High-dose therapy and autologous blood stem-cell transplantation compared with conventional treatment in myeloma patients aged 55 to 65 years : long-term results of a randomized control trial from the group myeloma-autogreffe. J Clin Oncol, 2005, *23* : 9227-9233.
151. Fermand JP, Ravaud P, Chevret S et al. High-dose therapy and autologous peripheral blood stem cell transplantation in multiple myeloma : up-front or rescue treatment ? Results of a multicenter sequential randomized clinical trial. Blood, 1998, *92* : 3131-3136.
152. Fernández de Larrea C, Kyle RA, Durie BG et al. Plasma cell leukemia : consensus statement on diagnostic requirements, response criteria and treatment recommendations by the International Myeloma Working Group. Leukemia, 2013, *27* : 780-791.
153. Greipp PR, San Miguel J, Durie BGM et al. International staging system for multiple myeloma. J Clin Oncol, 2005, *23* : 3412-3420.
154. Gupta S, Gupta H, Mandhyan D, Srivastava S. Bisphophonates related osteonecrosis of the jaw. Natl J Maxillofac Surg, 2013, *4* : 151-158.
155. Hutchison CA, Bladé J, Cockwell P et al. Novel approaches for reducing free light chains in patients with myeloma kidney. Nat Rev Nephrol, 2012, *8* : 234-243.
156. Kuehl WM, Bergsagel PL. Molecular pathogenesis of multiple myeloma and its premalignant precursor. J Clin Invest, 2012, *122* : 3456-3463.
157. Kumar SK, Dispenzieri A, Lacy MQ et al. Continued improvement in survival in multiple myeloma : changes in early mortality and outcomes in older patients, Leukemia, 2014, *28* : 1122-1128.
158. Kyle RA, Rajkumar SV Multiple myeloma. N Engl J Med, 2004, *351* : 1860-1873.
159. Kyle RA, Steensma DP. History of multiple myeloma. Recent Results Cancer Res, 2011, *183* : 3-23.
160. Lokhorst H, Einsele H, Vesole D et al. International Myeloma Working Group consensus statement regarding the current status of allogeneic stem-cell transplantation for multiple myeloma. J Clin Oncol, 2010, *28* : 4521-4530.
161. McElwain TJ, Powles RL. High-dose intravenous melphalan for plasma-cell leukaemia and myeloma. Lancet, 1983, *2* : 822-824.
162. Mateos MV, Richardson PG, Schlag R et al. Bortezomib plus melphalan and prednisone compared with melphalan and prednisone in previously untreated multiple myeloma : Updated follow-up and impact of subsequent therapy in the phase III VISTA trial. J Clin Oncol, 2010, *28* : 2259-2266.
163. Morgan GJ, Johnson DC, Weinhold N et al. Inherited genetic susceptibility to multiple myeloma. Leukemia, 2014, *28* : 518-524.
164. Morgan GJ, Walker BA, Davies FE. The genetic architecture of multiple myeloma. Nat Rev Cancer, 2012, *12* : 335-348.
165. Munshi NC, Anderson KC. New strategies in the treatment of multiple myeloma. Clin Cancer Res, 2013, *19* : 3337-3344.
166. Nucci M, Anaissie E. Infections in patients with multiple myeloma in the era of high-dose therapy and novel agents. Clin Infect Dis, 2009, *49* : 1211-1225.
167. Palumbo A, Rajkumar SV, Dimopoulos MA et al. Prevention of thalidomide- and lenalidomide-associated thrombosis in myeloma. Leukemia, 2008, *22* : 414-423.
168. Raje N, Roodman GD. Advances in the biology and treatment of bone disease in multiple myeloma. Clin Cancer Res, 2011, *17* : 1278-1286.
169. Rajkumar SV. Multiple myeloma : 2013 update on diagnosis, risk-stratification, and management. Am J Hematol, 2013, *88* : 226-235.
170. Rajkumar SV, Jacobus S, Callander NS et al. Lenalidomide plus high-dose dexamethasone versus lenalidomide plus low-dose dexamethasone as initial therapy for newly diagnosed multiple myeloma : an open-label randomised controlled trial. Lancet Oncol, 2010, *11* : 29-37.
171. Rajkumar SV, Larson D, Kyle RA. Diagnosis of smoldering multiple myeloma. N Engl J Med, 2011, *365* : 474-475.
172. Richardson PG, Delforge M, Beksac M et al. Management of treatment-emergent peripheral neuropathy in multiple myeloma. Leukemia, 2012, *26* : 595-608.
173. Stewart AK, Richardson PG, San-Miguel JF. How I treat multiple myeloma in younger patients. Blood, 2009, *114* : 5436-5443.
174. Sonneveld P, Goldschmidt H, Rosiñol L et al. Bortezomib-based versus nonbortezomib-based induction treatment before autologous stem-cell transplantation in patients with previously untreated multiple myeloma : a meta-analysis of phase III randomized, controlled trials. J Clin Oncol, 2013, *31* : 3279-3287.
175. Terpos E, Roodman GD, Dimopoulos MA. Optimal use of bisphosphonates in patients with multiple myeloma, Blood, 2013, *121* : 3325-3328.

176. VAN DE DONK NW, KAMPS S, MUTIS T, LOKHORST HM. Monoclonal antibody-based therapy as a new treatment strategy in multiple myeloma. Leukemia, 2012, *26* : 199-213.

Immunoglobulines monoclonales de signification indéterminée

177. AGARWAL A, GHOBRIAL IM. Monoclonal gammopathy of undetermined significance and smoldering multiple myeloma : a review of the current understanding of epidemiology, biology, risk stratification, and management of myeloma precursor disease. Clin Cancer Res, 2013, *19* : 985-994.
178. BLADÉ J. Clinical practice. Monoclonal gammopathy of undetermined significance. N Engl J Med, 2006, *355* : 2765-2770.
179. COHEN HJ, CRAWFORD J, RAO MK et al. Racial differences in the prevalence of monoclonal gammopathy in a community-based sample of the elderly. Am J Med, 1998, *104* : 439-444.
180. FERMAND JP, BRIDOUX F, KYLE RA et al. International Kidney and Monoclonal Gammopathy Research Group. How I treat monoclonal gammopathy of renal significance (MGRS). Blood, 2013, *122* : 3583-3590.
181. KYLE RA, THERNEAU TM, RAJKUMAR V et al. A long-term study of prognosis in monoclonal gammopathy of undetermined significance. N Engl J Med, 2002, *346* : 564-569.
182. KYLE RA, THERNEAU TM, RAJKUMAR SV et al. Prevalence of monoclonal gammopathy of undetermined significance. N Engl J Med, 2006, *354* : 1362-1369.
183. LANDGREN O. Monoclonal gammopathy of undetermined significance and smoldering multiple myeloma : biological insights and early treatment strategies. Hematology Am Soc Hematol Educ Program 2013 : 478-487.
184. LANDGREN O, GRAUBARD BI, KATZMANN JA et al. Racial disparities in the prevalence of monoclonal gammopathies : a population-based study of 12 482 persons from the National Health and Nutritional Examination Survey. Leukemia, 2014, *28* : 1537-1542.
185. LEUNG N, BRIDOUX F, HUTCHISON CA et al. International Kidney and Monoclonal Gammopathy Research Group. Monoclonal gammopathy of renal significance : when MGUS is no longer undetermined or insignificant. Blood, 2012, *120* : 4292-4295.
186. MERLINI G, STONE MJ. Dangerous small B-cell clones. Blood, 2006, *108* : 2520-2530.
187. RAJKUMAR SV, KYLE RA, THERNEAU TM et al. Serum free light chain ratio is an independent risk factor for progression in monoclonal gammopathy of undetermined significance. Blood, 2005, *106* : 812-817.
188. ROPPER AH, GORSON KC. Neuropathies associated with paraproteinemia. N Engl J Med, 1998, *338* : 1601-1607.
189. SIMON A, ASLI B, BRAUN-FALCO M et al. Schnitzler's syndrome : diagnosis, treatment, and follow-up. Allergy, 2013, *68* : 562-568.
190. SZALAT R, ARNULF B, KARLIN L et al. Pathogenesis and treatment of xanthomatosis associated with monoclonal gammopathy. Blood, 2011, *118* : 3777-3784.
191. TOUCHARD G, PASDELOUP T, PARPEIX J et al. High prevalence and usual persistence of serum monoclonal immunoglobulins evidenced by sensitive methods in renal transplant recipients. Nephrol Dial Transplant, 1997, *12* : 1199-1203.
192. TURESSON I, KOVALCHIK SA, PFEIFFER RM et al. Monoclonal gammopathy of undetermined significance and risk of lymphoid and myeloid malignancies : 728 cases followed up to 30 years in Sweden. Blood, 2014, *123* : 338-345.

Maladie à chaînes lourdes

193. ARORA N, MANIPADAM MT, PULIMOOD A et al. Gastrointestinal lymphomas : pattern of distribution and histological subtypes : 10 years experience in a tertiary centre in South India. Indian J Pathol Microbiol, 2011, *54* : 712-719.
194. AL SALEEM T, AL-MONDHIRY H. Immunoproliferative small intestinal disease (IPSID) : a model for mature B-cell neoplasms. Blood, 2005, *105* : 2274-2280.
195. BIANCHI G, ANDERSON KC, HARRIS NL, SOHANI AR. The heavy chain diseases : clinical and pathologic features. Oncology (Williston Park), 2014, *28* : 45-53.
196. FERMAND JP, BROUET JC. Heavy-chain diseases. Hematol Oncol Clin North Am, 1999, *13* : 1281-1294.
197. FERMAND JP, BROUET JC, DANON F et al. Gamma heavy chain "disease" : heterogeneity of the clinicopathologic features. Medicine, 1989, *68* : 321.
198. KALETA E, KYLE R, CLARK R, KATZMANN J. Analysis of patients with γ-heavy chain disease by the heavy/light chain and free light chain assays. Clin Chem Lab Med, 2014, *52* : 665-669.
199. LANKARANI KB, MASOOMPOU MS, MASOOMPOUR MB et al. Changing epidemiology of IPSID in Southern Iran. Gut, 2005, *54* : 311-312.
200. LECUIT M, ABACHIN E, MARTIN A et al. Immunoproliferative small intestinal disease associated with Campylobacter jejuni. N Engl J Med, 2004, *350* : 239-248.
201. MATUCHANSKY C, COGNÉ M, LEMAIRE M et al. Nonsecretory alpha chain disease with immunoproliferative small-intestinal disease. N Engl J Med, 1989, *320* : 1534.
202. MRABTI H, RAISS G, RAISSOUNI S et al. Intestinal non-Hodgkin lymphoma : "immunoproliferative small intestinal disease". Presse Méd, 2011, *40* : 995-1000.
203. SELIGMANN M. Alpha chain disease : A new immunoglobulin abnormality. Science, 1968, *162* :1396.
204. SUAREZ F, LORTHOLARY O, HERMINE O, LECUIT M. Infection-associated lymphomas derived from marginal zone B-cells : a model of antigen-driven lymphoproliferation. Blood, 2006, *107* : 3034-3044.

Lymphomes non hodgkiniens de l'adulte

205. AGAPÉ P, COPIN MC, CAVROIS M et al. Implications of HTLV-I infection, strongyloidiasis, and P53 overexpression in the development, response to treatment, and evolution of non-Hodgkin's lymphomas in an endemic area (Martinique, French West Indies). J Acquir Immune Defic Syndr Hum Retrovirol, 1999, *20* : 394-402.
206. ALIZADEH AA, EISEN MB, DAVIS RE et al. Distinct types of diffuse large B-cell lymphoma identified by gene expression profiling. Nature, 2000, *403* : 503-511.
207. AL-MANSOUR Z, NELSON BP, EVENS AM. Post-transplant lymphoproliferative disease (PTLD) : risk factors, diagnosis, and current treatment strategies. Curr Hematol Malig Rep, 2013, *8* : 173-183.
208. ARCAINI L, MERLI M, VOLPETTI S. Indolent B-cell lymphomas associated with HCV infection : clinical and virological features and role of antiviral therapy. Clin Dev Immunol, 2012, *2012* : 638185.
209. AUKEMA SM, SIEBERT R, SCHUURING E et al. Double-hit B-cell lymphomas. Blood, 2011, *117* : 2319-2331.
210. BAJOR-DATTILO EB, PITTALUGA S, JAFFE ES. Pathobiology of T-cell and NK-cell lymphomas. Best Pract Res Clin Haematol, 2013, *26* : 75-87.
211. CHOI WW, WEISENBURGER DD, GREINER TC et al. A new immunostain algorithm classifies diffuse large B-cell lymphoma into molecular subtypes with high accuracy. Clin Cancer Res, 2009, *15* : 5494-5502.
212. COPIE-BERGMAN C, WOTHERSPOON AC, CAPELLA C et al. GELA histological scoring system for post-treatment biopsies of patients with gastric MALT lymphoma is feasible and reliable in routine practice. Br J Haematol, 2013, *160* : 47-52.
213. DELARUE R, HAIOUN C, RIBRAG V et al. CHOP and DHAP plus rituximab followed by autologous stem cell transplantation in mantle cell lymphoma : a phase 2 study from the Groupe d'étude des lymphomes de l'adulte. Blood, 2013, *121* : 48-53.
214. DELARUE R, TILLY H, MOUNIER N et al. Dose-dense rituximab-CHOP compared with standard rituximab-CHOP in elderly patients with diffuse large B-cell lymphoma (the LNH03-6B study) : a randomised phase 3 trial. Lancet Oncol, 2013, *14* : 525-533.
215. EPELDEGUI M, VENDRAME E, MARTÍNEZ-MAZA O. HIV-associated immune dysfunction and viral infection : role in the pathogenesis of AIDS-related lymphoma. Immunol Res, 2010, *48* : 72-83.
216. FEDERICO M, BELLEI M, MARCHESELLI L et al. Follicular lymphoma international prognostic index 2 : a new prognostic index for follicular lymphoma developed by the international follicular lymphoma prognostic factor project. J Clin Oncol, 2009, *27* : 4555-4562.
217. FERRERI AJ, GOVI S, PONZONI M. Marginal zone lymphomas and infectious agents. Semin Cancer Biol, 2013, *23* : 431-440.
218. FEUGIER P, VAN HOOF A, SEBBAN C et al. Long-term results of the R-CHOP study in the treatment of elderly patients with diffuse large B-cell lymphoma : a study by the Groupe d'étude des lymphomes de l'adulte. J Clin Oncol, 2005, *23* : 4117-4126.
219. GALLAMINI A, STELITANO C, CALVI R et al. Peripheral T-cell lymphoma unspecified (PTCL-U) : a new prognostic model from a retrospective multicentric clinical study. Blood, 2004, *103* : 2474-2479.
220. GISSELBRECHT C, GLASS B, MOUNIER N et al. Salvage regimens with autologous transplantation for relapsed large B-cell lymphoma in the rituximab era. J Clin Oncol, 2010, *28* : 4184-4190.
221. GKOTZAMANIDOU M, PAPADIMITRIOU CA. Peripheral T-cell lymphoma : the role of hematopoietic stem cell transplantation. Crit Rev Oncol Hematol, 2014, *89* : 248-261.
222. HAIOUN C, ITTI E, RAHMOUNI A et al. [18F]fluoro-2-deoxy-D-glucose positron emission tomography (FDG-PET) in aggressive lymphoma : an early prognostic tool for predicting patient outcome. Blood, 2005, *106* : 1376-1381.
223. HANS CP, WEISENBURGER DD, GREINER TC et al. Confirmation of the molecular classification of diffuse large B-cell lymphoma by immunohistochemistry using a tissue microarray. Blood, 2004, *103* : 275-282.

224. Hoster E, Dreyling M, Klapper W et al. A new prognostic index (MIPI) for patients with advanced-stage mantle cell lymphoma. Blood, 2008, *111* : 558-565.
225. Hu S, Xu-Monette ZY, Balasubramanyam A et al. CD30 expression defines a novel subgroup of diffuse large B-cell lymphoma with favorable prognosis and distinct gene expression signature : a report from the International DLBCL Rituximab-CHOP Consortium Program Study. Blood, 2013, *121* : 2715-2724.
226. Jaccard A, Hermine O. Extranodal natural killer/T-cell lymphoma : advances in the management. Curr Opin Oncol, 2011, *23* : 429-435.
227. Jacobson CA, Freedman AS. Early stage follicular lymphoma, current management and controversies. Curr Opin Oncol, 2012, *24* : 475-479.
228. Jaffe ES. The 2008 WHO classification of lymphomas : implications for clinical practice and translational research. Hematology Am Soc Hematol Educ Program, 2009 : 523-531.
229. Kluin-Nelemans HC, Hoster E, Hermine O et al. Treatment of older patients with mantle-cell lymphoma. N Engl J Med, 2012, *367* : 520-531.
230. Link BK, Maurer MJ, Nowakowski GS et al. Rates and outcomes of follicular lymphoma transformation in the immunochemotherapy era : a report from the University of Iowa/MayoClinic Specialized Program of Research Excellence Molecular Epidemiology Resource. J Clin Oncol, 2013, *31* : 3272-3278.
231. Little RF, Dunleavy K. Update on the treatment of HIV-associated hematologic malignancies. Hematology Am Soc Mematol Educ Program, 2013, *2013* : 382-388.
232. Maurer MJ, Micallef IN, Cerhan JR et al. Elevated serum free light chains are associated with event-free and overall survival in two independent cohorts of patients with diffuse large B-cell lymphoma. J Clin Oncol, 2011, *29* : 1620-1626.
233. Maurer MJ, Ghesquieres H, Jais JP et al. Event-free survival at 24 months is a robust end point for disease-related outcome in diffuse large B-cell lymphoma treated with immunochemotherapy. J Clin Oncol, 2014, *32* : 1066-1073.
234. Molyneux EM, Rochford R, Griffin B et al. Burkitt's lymphoma. Lancet, 2012, *379* : 1234-1244.
235. Moskowitz AJ, Lunning MA, Horwitz SM. How I treat the peripheral T-cell lymphomas. Blood, 2014, *123* : 2636-2344.
236. Murphy SB. Classification, staging and end results of treatment of childhood non-Hodgkin's lymphomas : dissimilarities from lymphomas in adults. Semin Oncol. 1980, *7* : 332-329.
237. Peveling-Oberhag J, Arcaini L, Hansmann ML, Zeuzem S. Hepatitis C-associated B-cell non-Hodgkin lymphomas. Epidemiology, molecular signature and clinical management. J Hepatol, 2013, *59* : 169-177.
238. Peyrade F, Jardin F, Thieblemont C et al. Attenuated immunochemotherapy regimen (R-miniCHOP) in elderly patients older than 80 years with diffuse large B-cell lymphoma : a multicentre, single-arm, phase 2 trial. Lancet Oncol, 2011, *12* : 460-468.
239. Pfreundschuh M, Kuhnt E, Trumper L et al. CHOP-like chemotherapy with or without rituximab in young patients with good-prognosis diffuse large-B-cell lymphoma : 6-year results of an open-label randomised study of the MabThera International Trial (MInT) Group. Lancet Oncol, 2011, *12* : 1013-1022.
240. Pyo J, Won Kim K, Jacene HA et al. End-therapy positron emission tomography for treatment response assessment in follicular lymphoma : a systematic review and meta-analysis. Clin Cancer Res, 2013, *19* : 6566-6577.
241. Recher C, Coiffier B, Haioun C et al. Intensified chemotherapy with ACVBP plus rituximab versus standard CHOP plus rituximab for the treatment of diffuse large B-cell lymphoma (LNH03-2B) : an open-label randomised phase 3 trial. Lancet, 2011, *378* : 1858-1867.
242. Robinson SP, Canals C, Luang JJ et al. The outcome of reduced intensity allogeneic stem cell transplantation and autologous stem cell transplantation when performed as a first transplant strategy in relapsed follicular lymphoma : an analysis from the Lymphoma Working Party of the EBMT. Bone Marrow Transplant, 2013, *48* : 1409-1414.
243. Roschewski M. EBV-associated lymphomas in adults. Best Pract Res Clin Haematol, 2012, *25* : 75-89.
244. Rossille D, Gressier M, Damotte D et al. High level of soluble programmed cell death ligand 1 in blood impacts overall survival in aggressive diffuse large B-Cell lymphoma : results from a French multicenter clinical trial. Leukemia, 2014, *28* : 2367-2375.
245. Rummel MJ, Niederle N, Maschmeyer G et al. Bendamustine plus rituximab versus CHOP plus rituximab as first-line treatment for patients with indolent and mantle-cell lymphomas : an open-label, multicentre, randomised, phase 3 non-inferiority trial. Lancet, 2013, *381* : 1203-1210.
246. Ruskone-Fourmestraux A, Dragosics B, Morgner A et al. Paris staging system for primary gastrointestinal lymphomas. Gut, 2003, *52* : 912-913.
247. Safar V, Dupuis J, Itti E et al. Interim [18F]fluorodeoxyglucose positron emission tomography scan in diffuse large B-cell lymphoma treated with anthracycline-based chemotherapy plus rituximab. J Clin Oncol, 2012, *30* : 184-190.
248. Salles G, Seymour JF, Offner F et al. Rituximab maintenance for 2 years in patients with high tumour burden follicular lymphoma responding to rituximab plus chemotherapy (PRIMA) : a phase 3, randomised controlled trial. Lancet, 2011, *377* : 42-51.
249. Salles GA, Morschhauser F, Solal-Celigny P et al. Obinutuzumab (GA101) in patients with relapsed/refractory indolent non-Hodgkin lymphoma : results from the phase II GAUGUIN study. J Clin Oncol, 2013, *31* : 2920-2926.
250. Sandlund JT. Burkitt lymphoma : staging and response evaluation. Br J Haematol, 2012, *156* : 761-765.
251. Savage KJ, Johnson NA, Ben-Neriah S et al. *MYC* gene rearrangements are associated with a poor prognosis in diffuse large B-cell lymphoma patients treated with R-CHOP chemotherapy. Blood, 2009, *114* : 3533-3537.
252. Sehn LH, Berry B, Chhanabhai M et al. The revised International Prognostic Index (R-IPI) is a better predictor of outcome than the standard IPI for patients with diffuse large B-cell lymphoma treated with R-CHOP. Blood, 2007, *109* : 1857-1861.
253. Solal-Celigny P, Roy P, Colombat P et al. Follicular lymphoma international prognostic index. Blood, 2004, *104* : 1258-1265.
254. Solal-Celigny P, Bellei M, Marcheselli L et al. Watchful waiting in low-tumor burden follicular lymphoma in the rituximab era : results of an F2-study database. J Clin Oncol, 2012, *30* : 3848-3853.
255. Suzuki R. Pathogenesis and treatment of extranodal natural killer/T-celllymphoma. Semin Hematol, 2014, *51* : 42-51.
256. Swerdlow, SH, Webber SA, Chadburn A, Ferry JA. Post-transplant lymphoproliferative disorders. In : SH Sherdlow, E Campo, N Harris et al. Classification of tumours of haematopoietic and lymphoid tissues, 4th ed. Lyon, IARC, 2008 : 243-250.
257. The International Non-Hodgkin's Lymphoma Prognostic Factors Project. A predictive model for aggressive non-Hodgkin's lymphoma. N Engl J Med, 1993, *329* : 987-989.
258. Thieblemont C, Davi F, Noguera ME, Briere J. Non-MALT marginal zone lymphoma. Curr Opin Hematol, 2011, *18* : 273-279.
259. Vaidya R, Witzig TE. Prognostic factors for diffuse large B cell lymphoma in the R(X)CHOP Era. Ann Oncol, 2014, *25* : 2124-2133.
260. Wang ML, Rule S, Martin P et al. Targeting BTK with ibrutinib in relapsed or refractory mantle-cell lymphoma. N Engl J Med, 2013, *369* : 507-516.
261. Wildes TM, Farrington L, Yeung C et al. Rituximab is associated with improved survival in Burkitt lymphoma : a retrospective analysis from two US academic medical centers. Ther Adv Hematol, 2014, *5* : 3-12.
262. Zhou Z, Sehn LH, Rademaker AW et al. An enhanced international prognostic index (NCCP-IPI) for patients with diffuse large B-cell lymphoma treated in the rituximab era. Blood, 2014, *123* : 837-842.

Lymphome de Hodgkin

263. Aleman BM, Raemaekers JM, Tirelli U et al. Involved-field radiotherapy for advanced Hodgkin's lymphoma. N Engl J Med, 2003, *348* : 2396-2406.
264. Behringer K, Breuer K, Reineke T et al. Secondary amenorrhea after Hodgkin's lymphoma is influenced by age at treatment, stage of disease, chemotherapy regimen, and the use of oral contraceptives during therapy : a report from the german hodgkin's lymphoma study group. J Clin Oncol, 2005, *23* : 7555-7564.
265. Borchmann P, Haverkamp H, Diehl V et al. Eight cycles of escalated BEACOPP compared with four cycles of escalated-dose BEACOPP followed by four cycles of baseline-dose BEACOPP with or without radiotherapy in patients with advanced-stage hodgkin's lymphoma : final analysis of the HD12 trial of the German Hodgkin Study Group. J Clin Oncol, 2011, *29* : 4234-4242.
266. Carde P, Karrasch M, Fortpied C et al. ABVD (8 cycles) versus BEACOPP (4 escalated cycles, 4 baseline) in stage III-IV high-risk Hodgkin lymphoma (HL) : first results of the EORTC 20012 Intergroup randomized phase III clinical trial. J Clin Oncol, 2012, *30* : abstract 8002.
267. Casasnovas RO, Mounier N, Brice P et al. Plasma cytokine and soluble receptor signature predicts outcome of patients with classical Hodgkin's lymphoma : a study from the Groupe d'étude des lymphomes de l'adulte. J Clin Oncol, 2007, *25* : 1732-1740.
268. Castagna L, Magagnoli M, Balzarotti M et al. Tandem high-dose chemotherapy and autologous stem cell transplantation in refractory/relapsed Hodgkin's lymphoma : a monocenter prospective study. Am J Haematol, 2007, *82* : 122-127.

269. CHESON BD, PFISTNER B, JUWEID ME et al. Revised response criteria for malignant lymphoma. J Clin Oncol, 2007, 25 : 579-586.
270. CHESON BD. Role of functional imaging in the management of lymphoma. J Clin Oncol, 2011, 29 : 1844-1854.
271. DIEHL V, FRANKLIN J, PFREUNDSCHUH M et al. Standard and increased-dose BEACOPP chemotherapy compared with COPP-ABVD for advanced Hodgkin's disease. N Engl J Med 2003, 348 : 238-295.
272. EGHBALI H, BRICE P, CREEMERS GY et al. Comparison of tree radiation dose levels after EBVP regimen in favorable supradiaphragmatic clinical stages (CS) I-II Hodgkin's lymphoma (HL) : preliminary results of the EORTC-GELA H9-F trial. Proceedings of the forty-seventh annual meeting of the American Society of Hematology. Blood, 2005, 106, 11 : 240a.
273. EICH HT, DIEHL V, GÖRGEN H et al. Intensified chemotherapy and dose-reduced involved-field radiotherapy in patients with early unfavorable Hodgkin's lymphoma : final analysis of the German Hodgkin Study Group HD11 trial. J Clin Oncol, 2010, 28 : 4199-4206.
274. ENGERT A, DIEHL V, FRANKLIN J et al. Escalated-dose BEACOPP in the treatment of patients with advanced-stage Hodgkin's lymphoma : 10 years of follow-up of the GHSG HD9 study. J Clin Oncol, 2009, 27 : 4548-4554.
275. ENGERT A, EICHENAUER DA, DREYLING M. ESMO Guidelines Working Group. Hodgkin's lymphoma : ESMO clinical practice guidelines for diagnosis, treatment and follow-up. Ann Oncol, 2010, 21 : v168-v171.
276. ENGERT A, PLÜTSCHOW A, EICH HT et al. Reduced treatment intensity in patients with early-stage Hodgkin's lymphoma. N Engl J Med, 2010, 363 : 640-652.
277. ENGERT A, HAVERKAMP H, KOBE C et al. Reduced-intensity chemotherapy and PET-guided radiotherapy in patients with advanced stage Hodgkin's lymphoma (HD15 trial) :a randomized, open-label, phase 3 non-inferiority trial. Lancet, 2012, 379 :1791-1799.
278. FEDERICO M, LUMINARI S, IANNITTO E et al. ABVD compared with BEACOPP compared with CEC for the initial treatment of patients with advanced Hodgkin's lymphoma :results from the HD2000 Gruppo Italiano per lo Studio dei Linfomi Trial. J Clin Oncol, 2009, 27 : 805-811.
279. FERMÉ C, MOUNIER N, CASASNOVAS O et al. Long-term results and competing risk analysis of the H89 trial in patients with advanced-stage Hodgkin lymphoma : a study by the Groupe d'étude des lymphomes de l'adulte (GELA). Blood, 2006, 107 : 4636-4642.
280. FERMÉ C, EGHBALI H, MEERWALDT JH et al. Chemotherapy plus involved-field radiation in early-stage Hodgkin's disease. N Engl J Med, 2007, 357 : 1916-1927.
281. GIRINSKY T, VAN DER MAAZEN R, SPECHT L et al. Involved-node radiotherapy (INRT) in patients with early Hodgkin lymphoma : concepts and guidelines. Radiother Oncol, 2006, 79 : 270-277.
282. GOBBI PG, LEVIS A, CHISESI T et al. ABVD versus modified Stanford V versus MOPPEBVCAD with optional and limited radiotherapy in intermediate- and advanced-stage Hodgkin's lymphoma : final results of a multicenter randomized trial by the Intergruppo Italiano Linfomi. J Clin Oncol, 2005, 23 : 9198-9207.
283. HASENCLEVER D, DIEHL V, ARMITAGE JO et al. A prognostic score for advanced Hodgkin's disease. N Engl J Med, 1998, 339 : 1506-1514.
284. HERBST C, REHAN FA, BRILLANT C et al. Combined modality treatment improves tumor control and overall survival in patients with early stage Hodgkin's lymphoma : a systematic review. Haematologica, 2010, 95 : 494-500.
285. HENTRICH M, BERGER M, WYEN C et al. Stage-adapted treatment of HIV-associated Hodgkin lymphoma : results of a prospective multicenter study. J Clin Oncol, 2012, 30 : 4117-4123.
286. HOSKIN PJ, LOWRY L, HORWICH A et al. Randomized comparison of the Stanford V regimen and ABVD in the treatment of advanced Hodgkin's lymphoma : United Kingdom National Cancer Research Institute Lymphoma Group Study ISRCTN 64141244. J Clin Oncol, 2009, 27 : 5390-5396.
287. JAGADEESH D, DIEFENBACH C, EVENS AM. Hodgkin lymphoma in older patients : challenges and opportunities to improve outcomes. Hematol Oncol, 2013, 31 : 69-75.
288. JOSTING A, FRANKLIN J, MAY M et al. A. New prognostic score based on treatment outcome of patients with relapsed Hodgkin's lymphoma registered in the database of the German Hodgkin's Lymphoma Study Group. J Clin Oncol, 2002, 20 : 221-230.
289. KÜPPERS R. New insights in the biology of Hodgkin lymphoma. Hematology Am Soc Hematol Educ Program, 2012 : 328-334.
290. KURUVILLA J, KEATING A, CRUMP M. How I treat relapsed and refractory Hodgkin lymphoma. Blood, 2011, 117 : 4208-4217.
291. LOEFFLER M, BROSTEANU O, HASENCLEVER D et al. Meta-analysis of chemotherapy versus combined modality treatment trials in Hodgkin's disease. J Clin Oncol, 1998, 16 : 818-829.
292. MEIGNAN M, GALLAMINI A, HAIOUN C. Report on the first international workshop on interim-PET scan in lymphoma. Leuk Lymphoma, 2009, 50 : 1257-1260.
293. MEYER RM, GOSPODAROWICZ MK, CONNORS JM et al. ABVD alone versus radiation-based therapy in limited-stage Hodgkin's lymphoma. N Engl J Med, 2012, 366 : 399-408.
294. MONTOTO S, SHAW K, OKOSUN J et al. HIV status does not influence outcome in patients with classical Hodgkin lymphoma treated with chemotherapy using doxorubicin, bleomycin, vinblastine, and dacarbazine in the highly active antiretroviral therapy era. J Clin Oncol, 2012, 30 : 4111-4116.
295. MORSCHHAUSER F, BRICE P, FERMÉ C et al. Risk-adapted salvage treatment with single or tandem autologous stem-cell transplantation for first relapse/refractory Hodgkin's lymphoma : results of the prospective multicenter H96 trial by the GELA/SFGM study group. J Clin Oncol, 2008, 26 : 5980-5987.
296. RANCEA M, MONSEF I, VON TRESCKOW B et al. High-dose chemotherapy followed by autologous stem cell transplantation for patients with relapsed/refractory Hodgkin lymphoma. Cochrane Database Syst Rev, 2013, 6 : CD009411.
297. SIENIAWSKI M, REINEKE T, NOGOVA L et al. Fertility in male patients with advanced hodgkin lymphoma treated with BEACOPP : a report of the German hodgkin study group (GHSG). Blood, 2008, 111 : 71-76.
298. SPECHT L, YAHALOM J, ILLIDGE T et al. Modern radiation therapy for Hodgkin lymphoma : field and dose guidelines from the International Lymphoma Radiation Oncology Group (ILROG). Int J Radiat Oncol Biol Phys, 2014, 89 : 854-862.
299. STEIDL C, LEE T, SHAH SP et al. Tumor-associated macrophages and survival in classic Hodgkin's lymphoma. N Engl J Med, 2010, 362 : 875-885.
300. STRAUSS DJ, PORTLOCK CS, QIN J et al. Results of a prospective randomized clinical trial of doxorubicin, bleomycin, vinblastine, and dacarbazine (ABVD) followed by radiation therapy (RT) versus ABVD alone for stages I, II, and IIIA non-bulky Hodgkin disease. Blood, 2004, 104 : 3483-3489.
301. SUREDA A, CANALS C, ARRANZ R et al. Allogeneic stem cell transplantation after reduced intensity conditioning in patients with relapsed or refractory Hodgkin's lymphoma. Results of the HDR-ALLO study : a prospective clinical trial by the Grupo Espanol de Linfomas/Trasplante de Medula Osea (GEL/TAMO) and the Lymphoma Working Party of the European Group for Blood and Marrow Transplantation. Haematologica, 2012, 97 : 310-317.
302. SWERDLOW SH, CAMPO E, HARRIS NL et al. WHO classification of tumours of haematopoietic and lymphoid tissues, 4th ed. Lyon, IARC, 2008 : 439 pages.
303. VAN DEN NESTE E, CASASNOVAS O, ANDRÉ M et al. Classical Hodgkin's lymphoma : the Lymphoma Study Association guidelines for relapsed and refractory adult patients eligible for transplant. Haematologica, 2013, 98 : 1185-1195.
304. VIVIANI S, ZINZANI PL, RAMBALDI A et al. ABVD versus BEACOPP for Hodgkin's lymphoma when high-dose salvage is planned. N Engl J Med, 2011, 365 : 203-212.
305. YOUNES A, GOPAL AK, SMITH SE et al. Results of a pivotal phase II study of brentuximab vedotin for patients with relapsed or refractory Hodgkin's lymphoma. J Clin Oncol, 2012, 30 : 2183-2189.

Toute référence à cet article doit porter la mention : Leporrier M (Leucémie lymphoïde chronique), Lamy T, Moignet A (Syndromes de prolifération à grands lymphocytes granuleux), Leporrier M (Leucémie à tricholeucocytes), Fermand JP (Macroglobulinémie de Waldenström ; Myélome ; Immunoglobulines monoclonales de signification indéterminée ; Maladie des chaînes lourdes), Solal-Celigny P, Le Dû K, Agapé P (Lymphomes non hodgkiniens de l'adulte), Fermé C, Lazarovici J (Lymphome de Hodgkin). Syndromes lymphoprolifératifs. In : L Guillevin, L Mouthon, H Lévesque. Traité de médecine, 5e éd. Paris, TdM Éditions, 2018-S04-P03-C08 : 1-48.

Chapitre S04-P03-C09

Syndromes d'activation lymphohistiocytaire de l'adulte

Amélie Seguin

Le syndrome d'activation lymphohistiocytaire (SALH) est une affection rare mais probablement sous-estimée, difficile à diagnostiquer et de pronostic sévère. Il résulte d'une activation non contrôlée des lymphocytes T et des macrophages et se traduit par des symptômes souvent peu spécifiques au premier rang desquels une fièvre, une bicytopénie ou une cytolyse hépatique. Depuis la première description de Scott et Robb-Smith en 1939 [32], ce syndrome est rapporté sous différents termes : syndrome hémophagocytaire, lymphohistiocytose hémophagocytaire ou syndrome d'activation macrophagique. Ce dernier terme est préférentiellement employé au cours de maladies systémiques, notamment l'arthrite juvénile idiopathique dans sa forme systémique et son équivalent chez l'adulte, la maladie de Still. De cette littérature émergent deux types de SALH. Le premier, décrit initialement en 1954 par Farquhar et Claireaux [9] affecte les nourrissons et les enfants. Ces SALH dits primaires sont d'origine génétique. Le second concerne des patients en situation de fragilité immunitaire (cancer, maladie systémique, transplantation d'organe) et survient à tout âge. Les premiers cas rapportés de ces SALH dits secondaires étaient déclenchés par des infections virales. Ces formes sont souvent désignées sous le terme de syndrome de Risdall [27].

La physiopathologie des formes primaires est de mieux en mieux élucidée. Les protocoles thérapeutiques sont également plus avancés chez l'enfant. Bien que ce chapitre soit consacré aux formes adultes de SALH, certaines caractéristiques pédiatriques seront décrites.

Physiopathologie

Activation lymphohistiocytaire

Le point commun de tous les SALH est une activation non contrôlée des lymphocytes T CD8 associée à une augmentation des sécrétions de cytokines de type T_H1. Ces cytokines de l'inflammation sont les interleukines (IL) 1, 2, 6, 8, 12 et 18, le *tumor necrosis factor* α (TNF-α) et l'interféron γ (IFN-γ) [31, 39]. La plupart des symptômes découlent de cette production de cytokines et de l'infiltration des organes par les lymphocytes T. Les études animales montrent que l'IFN-γ est une molécule centrale du syndrome [19, 31]. L'infiltration lymphocytaire des tissus est souvent associée à une infiltration macrophagique et des images d'hémophagocytose. Les macrophages sont secondairement activés par les lymphocytes T.

Certains éléments indiquent que tous les macrophages activés dans les SALH n'ont pas le même phénotype. Si certains sécrètent une partie des cytokines inflammatoires citées ci-dessus, d'autres résulteraient de la mise en jeu de mécanismes anti-inflammatoires. En effet, les taux sériques d'IL-10, de l'antagoniste du récepteur de l'IL-1 (IL-1Ra), du CD163 soluble (CD163s) et de l'hème oxygénase 1 (HO-1) sont augmentés dans les SALH [4, 24, 25, [39]. Ces molécules, en particulier le CD163s, reflètent l'activation de ces macrophages de phénotype anti-inflammatoire ayant une activité phagocytaire prépondérante. Enfin, la forme soluble du récepteur de l'IL-2, (IL-2Rs ou CD25s), molécule inhibitrice de l'activation des lymphocytes T par l'IL-2, est fortement sécrétée dans les SALH. Son importante augmentation et sa corrélation avec l'activité et le pronostic des SALH en font l'un des éléments diagnostiques spécifiques chez l'enfant (*voir* « Critères diagnostiques pédiatriques, limites d'application chez l'adulte ») [4].

Si l'activation lymphohistiocytaire résulte a priori de la mise en jeu d'une voie cytokinique commune, chaque SALH semble avoir un profil particulier selon son origine primaire ou secondaire et selon le type d'anomalie génétique ou la maladie associée [39].

Mécanismes conduisant à l'activation lymphohistiocytaire

L'exploration des SALH d'origine génétique montre que la survenue du syndrome nécessite deux conditions, un déficit immunologique et un facteur déclenchant activant ce système immunitaire défectueux.

SALH primaires

Les principales maladies génétiques à l'origine de SALH sont la lymphohistiocytose hémophagocytaire familiale (FHL) et les syndromes de Griscelli (GS), de Chediak-Higashi (CHS) et de Purtillo ou syndrome lymphoprolifératif lié à l'X (XLPS) [19, 40]. La plupart de ces maladies sont découvertes très tôt dans l'enfance mais peuvent s'exprimer à l'âge adulte [40]. Leur dénominateur commun est un défaut de cytotoxicité des cellules T et NK (*natural killer*). Parmi les anomalies génétiques connues, beaucoup portent sur les molécules impliquées dans les granules cytotoxiques des cellules T et NK. C'est le cas de la perforine, mutée dans la FHL de type 2 (FHL-2) ou des molécules Munc 13-4, syntaxine 11, Rab27a et Lyst, responsables du transport des granules et mutées dans les FHL-3, FHL-4, GS-2 et CHS-1 respectivement. Dans le syndrome lymphoprolifératif lié à l'X, l'anomalie porte sur une protéine qui régule l'activation des lymphocytes T. Au cours de ce dernier syndrome, le SALH est déclenché lors d'une infection par le virus d'Epstein-Barr (EBV).

Au cours de ces maladies, le SALH survient lorsque le système immunitaire est sollicité. Les infections, notamment virales, sont les principaux facteurs déclenchants, mais ne sont pas toujours décelables. Les mécanismes qui sous-tendent l'emballement de la réaction immunitaire une fois qu'elle est stimulée sont encore mal compris. Une des hypothèses est que l'agent infectieux et les cellules présentatrices d'antigène ne sont plus éliminés par les cellules cytotoxiques défaillantes et continuent d'activer les cellules T [17, 19]. La perforine aurait par ailleurs un rôle immunomodulateur propre qu'elle ne peut plus exercer lorsqu'elle est mutée [36].

SALH secondaires

Leur physiopathologie est moins bien élucidée mais semble également fondée sur la coexistence d'un déficit immunitaire sous-jacent et d'un facteur déclenchant. De nombreuses situations pourvoyeuses d'immunodépression font en effet le lit des SALH secondaires [26] :

– les hémopathies malignes, au premier rang desquelles les lymphomes, en particulier T et NK, mais aussi B et hodgkiniens. Quelques SALH sont décrits au cours d'hémopathies myéloïdes ;

Tableau S04-P03-C09-I Infections potentiellement responsables d'un syndrome d'activation lymphohistiocytaire (liste non exhaustive).

Virus		
Cytomégalovirus	VIH	Entérovirus
Virus d'Epstein-Barr	Herpèsvirus humain	Virus respiratoire syncytial
Virus varicelle-zona	Influenzæ	Rougeole
Herpès simplex virus	Para-influenzæ	Adénovirus
Parvovirus B19	Hépatites A et C	Dengue
Bactéries	**Champignons/levures/ protozoaires**	**Parasites**
Bacilles à Gram négatif	Candidose	Leishmaniose (viscérale)
Cocci à Gram positif	Aspergillose	Paludisme
Germes intracellulaires	Pneumocystose	Toxoplasmose
Mycobactéries	Histoplasmose	Strongyloïdose
	Cryptococcose	

— les néoplasies solides comme le carcinome bronchique à petites cellules, les carcinomes gastriques et ovariens, les sarcomes et les tumeurs germinales ;
— les maladies auto-immunes et inflammatoires comme le lupus, la maladie de Still et plus rarement la polyarthrite rhumatoïde. Plusieurs cas sont également rapportés au cours des maladies de Crohn. Le SALH est en revanche exceptionnel au cours des vascularites. Chez l'enfant, il est fréquemment décrit au cours de l'arthrite juvénile idiopathique, du lupus érythémateux systémique et de la maladie de Kawasaki [31] ;
— les déficits immunitaires acquis au cours d'un traitement immunosuppresseur ou d'une infection par le VIH. De nombreux cas de SALH sont également rapportés après une allogreffe de cellules souches hématopoïétiques ou une transplantation rénale [22, 35]. Des observations plus récentes concernent les suites d'une transplantation pulmonaire, hépatique ou de pancréas.

Les déficits immunitaires induits par ces maladies sont variés. Des mutations de gènes associés aux SALH primaires ont même été retrouvées chez les patients de SALH dits secondaires (notamment au cours de certaines maladies systémiques), rendant plus floue la frontière entre ces deux entités [40].

À l'instar des formes primaires, les infections sont les facteurs déclenchants les plus fréquemment cités (Tableau S04-P03-C09-I). La liste des pathogènes incriminés s'allonge tous les ans. Les infections virales, notamment par l'EBV et le cytomégalovirus (CMV) sont parmi les plus fréquentes. Elles sont suivies par les infections à mycobactéries et à germes intracellulaires, ainsi que certains parasites et champignons. La grippe liée au virus H1N1 a fait récemment l'objet de nombreuses publications de cas de SALH [3].

Certains médicaments peuvent également induire un SALH. Hormis de rares cas décrits après prise d'antibiotiques, il s'agit surtout de traitements utilisés dans les maladies systémiques, les hémopathies ou les transplantations, la plupart d'entre eux étant immunosuppresseurs. Parmi les derniers rapportés, nous pouvons noter le rituximab, les anti-TNF et les anti-IL-6 [31].

Certaines maladies sont susceptibles de jouer à la fois le rôle de terrain favorisant et celui de facteur déclenchant. C'est le cas des cancers et de certaines maladies systémiques. C'est également le cas d'infections virales, l'EBV étant par exemple capable de modifier les cellules immunitaires qu'il infecte ainsi que leur environnement.

Épidémiologie

L'incidence est faible mais considérée comme sous-estimée compte tenu des difficultés diagnostiques. L'incidence annuelle serait d'un cas pour 800 000 habitants. Chez l'enfant, elle varie de 1 à 10 cas pour 1 million [26]. Chez l'adulte, l'âge médian au diagnostic est d'environ 50 ans.

Manifestations cliniques et biologiques

Une fièvre d'origine indéterminée est le symptôme le plus constant bien que fluctuant. S'y associe souvent une altération de l'état général. Les adénopathies, l'hépatomégalie et la splénomégalie sont décelables dans plus de la moitié des cas, tous âges confondus. Elles sont le reflet de l'infiltration lymphohistiocytaire tissulaire.

Anomalies cytotologiques

L'expression habituelle est une bicytopénie (thrombopénie et anémie arégénérative). Elle résulte de l'hémophagocytose et de l'effet myélosuppresseur de l'IFN-γ. L'hémophagocytose est une conséquence de l'activation des macrophages. Il s'agit d'une prolifération de macrophages mûrs, avec un faible rapport nucléocytoplasmique et de rares nucléoles, contenant dans leur cytoplasme des cellules nucléées du sang. Ces images sont le plus souvent observées dans la moelle osseuse. Ce phénomène est différent de l'érythrophagocytose physiologique parfois observée après des transfusions répétées. En effet, au cours d'un SALH, la phagocytose concerne non seulement des érythrocytes, mais également des éléments nucléés des lignées érythrocytaires et/ou leucocytaires, ainsi que des plaquettes (Figure S04-P03-C09-1). Les critères définissant l'hémophagocytose sont encore imprécis d'un point de vue quantitatif. Une seule image typique suffit pour certains auteurs alors que d'autres exigent un pourcentage minimal de macrophages dans la moelle. Des images d'hémophagocytose sont parfois retrouvées dans le foie, la rate, les ganglions, les reins, la peau ou même le liquide céphalorachidien. L'exploration de ces organes a par ailleurs l'avantage de pouvoir conduire au diagnostic étiologique du SALH.

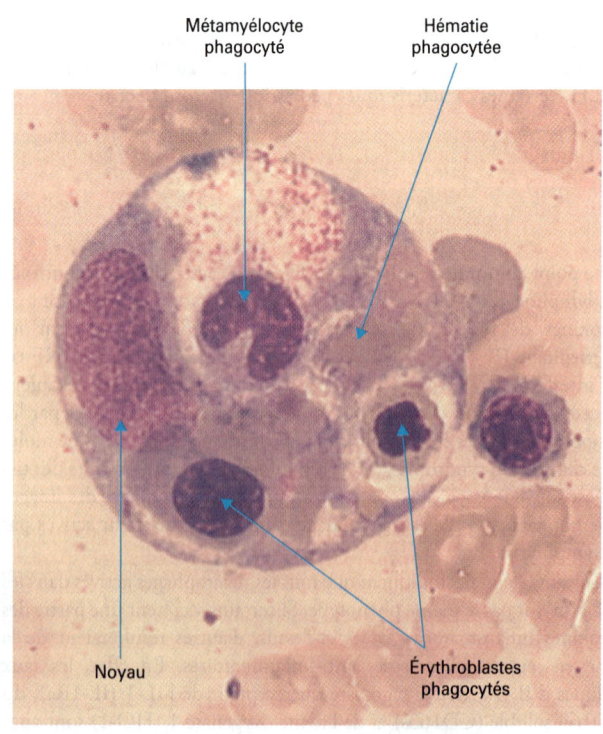

Figure S04-P03-C09-1 Aspect d'hémophagocytose (moelle osseuse).

Des stigmates d'hémolyse peuvent être observés, en rapport avec un avortement intramédullaire ou une hémolyse auto-immune. La neutropénie est moins fréquente.

Atteinte hépatique

L'atteinte hépatique est présente chez près de 70 % des patients adultes et constitue le motif d'hospitalisation dans plus de la moitié des cas [7]. Elle semble résulter de l'action de l'interleukine 18, de l'interféron γ et de l'effet apoptotique de Fas [25]. La cytolyse hépatique est constante, l'augmentation des transaminases atteint en moyenne 5 fois la normale. La bilirubine est souvent très élevée. Des hépatites fulminantes sont parfois observées et plusieurs cas d'hydrops fœtalis sont décrits chez les nouveau-nés. Histologiquement, l'infiltration lymphohistiocytaire, la dilatation des capillaires sinusoïdes et l'hyperplasie des cellules de Kupffer sont presque constantes. La nécrose hépatocellulaire est possible. La biopsie hépatique est d'autant plus intéressante qu'elle permet un diagnostic de la maladie sous-jacente dans 50 % des cas [7], mais elle est souvent dangereuse en raison de la thrombopénie.

Autres manifestations d'organes

Une atteinte neurologique est observée dans 45 à 63 % des cas pédiatriques, mais est beaucoup plus rare chez l'adulte. Chez l'enfant, convulsions, syndrome méningé et irritabilité sont les symptômes les plus fréquents. Un retard psychomoteur, une ataxie et des déficits moteurs ou visuels peuvent survenir, ainsi qu'une hypertension intracrânienne et des troubles de conscience. Les perturbations du liquide céphalorachidien sont fréquentes, parfois sans retentissement clinique, et constituent un facteur indépendant de mauvais pronostic. L'imagerie est anormale dans 30 à 50 % des cas, l'IRM étant l'examen le plus informatif. Les lésions (rehaussement leptoméningé, œdème, atteinte de la substance blanche, atrophie cérébrale, hémorragie) sont peu spécifiques [15]. Une neuropathie périphérique est parfois observée. Chez l'adulte, l'atteinte neurologique est rarement signalée. Des encéphalopathies hépatiques sont décrites [7], de même que des convulsions et des œdèmes cérébraux. Parmi les patients hospitalisés en réanimation pour un SALH, 21,4 % d'entre eux présentent une confusion ou un coma [5].

Une atteinte respiratoire est rapportée jusqu'à 54 % des cas [33]. Le tableau clinique et radiologique présente peu de particularités. Les manifestations les plus fréquentes sont une dyspnée, une toux, un syndrome alvéolo-interstitiel et des épanchements pleuraux. Une atteinte pulmonaire spécifique du SALH peut être suspectée dans certains cas, mais n'est pas prouvée. En revanche, l'existence de symptômes respiratoires est associée à un mauvais pronostic.

Selon une étude récente, l'insuffisance rénale définie selon les critères KDIGO de 2012 est plus fréquente que supposée puisqu'elle concerne 64 % des cas [2], dont près de la moitié nécessite une épuration extrarénale. Son origine est multifactorielle (nécrose tubulaire aiguë, syndrome de lyse tumorale, glomérulopathie, toxicité médicamenteuse possible) [2, 21]. L'implication directe du SALH est très incertaine. La survenue d'une insuffisance rénale est également associée à un pronostic plus péjoratif.

Ces atteintes respiratoires et rénales peuvent s'intégrer dans un syndrome de défaillance multiviscérale [5]. Ces situations complexes, parfois inaugurales, compliquent la prise en charge diagnostique et thérapeutique.

Enfin, une manifestation cutanée allant du purpura à l'éruption maculopapuleuse généralisée est signalée dans 6 à 65 % des cas selon les séries, principalement chez l'enfant.

Autres anomalies biologiques

Les autres stigmates biologiques contribuant souvent au diagnostic de SALH sont l'élévation du taux sérique de lacticodéshydrogénase (LDH), de la ferritine et des triglycérides. Une hypofibrinogénémie profonde inférieure à 1,5 g/l est décrite dans plus de la moitié des cas et est associée à des complications hémorragiques et un mauvais pronostic. Une coagulation intravasculaire disséminée est retrouvée dans plus de 50 % des cas, plus fréquemment lorsque le SALH survient au cours d'une hémopathie maligne [26, 37].

L'hypoalbuminémie, l'hyponatrémie, l'élévation des taux de protéine C réactive et de D-dimères sont fréquemment décrits, mais d'intérêt diagnostique faible [12].

Diagnostic

Les circonstances de découverte sont variables. Alors que les symptômes sont souvent patents chez le nouveau-né, ils sont moins francs chez l'enfant. La fièvre et les atteintes hépatiques et neurologiques sont cependant fréquentes. Chez l'adulte, une fièvre associée à une cytopénie et/ou des anomalies hépatiques inexpliquées doivent rapidement faire évoquer un SALH, notamment s'il existe un terrain prédisposant. Malgré tout, la symptomatologie peu spécifique, parfois pauvre et souvent fluctuante explique la difficulté d'établir un diagnostic. La répétition des examens cliniques et paracliniques est primordiale. En l'absence de marqueur fiable et spécifique, le diagnostic peut reposer sur des scores, le premier d'entre eux concernant la population pédiatrique. L'élaboration de scores diagnostiques pour les SALH de l'adulte est plus récente.

Critères diagnostiques pédiatriques, limites d'application chez l'adulte

Les pédiatres utilisent un score établi par l'Histiocyte Society à partir de cohortes prospectives [13]. Le diagnostic est fondé sur l'association de cinq des huit critères (Tableau S04-P03-C09-II). En l'absence d'autres outils, ce score est régulièrement utilisé chez l'adulte. Il suscite cependant quelques critiques, tant chez l'enfant que chez l'adulte, et n'est pas validé pour ces derniers chez lesquels aucune étude prospective n'est disponible. Il ne tient pas compte des manifestations neurologiques ou hépatiques. Par ailleurs, certains des symptômes pris en compte (organomégalie, hypertriglycéridémie, hypofibrinogénémie)

Tableau S04-P03-C09-II Critères diagnostiques d'un syndrome d'activation lymphohistiocytaire pédiatrique

1. Fièvre
2. Splénomégalie
3. Cytopénies affectant ≥ 2 lignées : – hémoglobine ≤ 9 g/dl – plaquettes ≤ 100 G/l – leucocytes ≤ 1 G/l
4. Hypertriglycéridémie et/ou hypofibrinogénémie : – triglycérides ≥ 3 mmol/l – fibrinogène ≤ 1,5 g/l
5. Images d'hémophagocytose (moelle osseuse, rate, foie, ganglions)
6. Ferritinémie ≥ 500 µg/l
7. Activité de cytotoxicité des cellules NK faible ou absente
8. CD25 soluble (récepteur soluble de l'IL-2) ≥ 2 400 U/ml

IL : interleukine ; NK : *natural killer*.
(Modifié d'après Henter JI, Horne A, Arico M et al. HLH-2004 : diagnostic and therapeutic guidelines for hemophagocytic lymphohistiocytosis. Pediatr Blood Cancer, 2007, *48* : 124-131.)

sont moins fréquents chez l'adulte. Il en est de même des cytopénies, dont la profondeur est variable.

En outre, le critère des images d'hémophagocytose, longtemps considérées comme caractéristiques des SALH, est remis en question. D'une part, elles peuvent manquer sans remettre en cause le diagnostic, la sensibilité d'un myélogramme allant de 60 à 80 % [10, 11]. D'autre part, elles ne sont pas toujours spécifiques (spécificité rapportée à 60 % par Goel et al.), puisque observées dans d'autres situations d'activation immunitaire [10, 34]. Le caractère réactionnel et non causal de cette hémophagocytose explique probablement ces constatations (voir « Physiopathologie »). Zoller et al. montrent d'ailleurs qu'elle résulte de l'action de l'IFN-γ, également présent dans d'autres maladies inflammatoires et responsable de l'anémie dite inflammatoire [41].

Le manque de spécificité de la ferritinémie est également souligné. La plupart des maladies faisant le lit du SALH engendrent une ferritinémie supérieure à 1 000 μg/l, y compris sans SALH associé. Chez l'enfant, le seuil de 2 000 μg/l semble plus sensible et spécifique que celui de 500 μg/l utilisé dans le score pédiatrique [23]. Chez l'adulte, des taux très élevés (> 50 000 μg/l) peuvent être associés à d'autres situations cliniques qu'un SALH, remettant en cause le caractère réputé pathognomonique des taux dépassant 10 000 μg/l [30].

Enfin, les critères pédiatriques biologiques plus spécifiques (CD25s et défaut de cytotoxicité des cellules NK) ne sont réalisés que dans des centres très spécialisés et son peu ou pas disponibles chez l'adulte [12].

Diagnostic chez l'adulte

La plupart des scores diagnostiques proposés jusqu'à maintenant pour les adultes sont peu utilisés. Une enquête révèle que les critères considérés utiles au diagnostic en pratique courante par 24 experts internationaux sont la fièvre, l'organomégalie, les cytopénies, un taux élevé de ferritinémie et/ou de LDH et la présence d'images d'hémophagocytose. Deux éléments sont par ailleurs mis en avant : l'existence d'une maladie sous-jacente prédisposante et le fait que l'atteinte d'une seule lignée sanguine soit suffisante pour évoquer le diagnostic [12]. Une partie de ces critères sont repris dans le HScore récemment proposé et validé par Fardet et al. sur une cohorte rétrospective (Tableau S04-P03-C09-III) [8]. Ce score permet de calculer une probabilité diagnostique (http///saintantoine.aphp.fr/score/).

Le dosage de la ferritine glycosylée a également été proposé puisque le taux diminue de façon plus importante dans les SALH et la maladie de Still que dans les autres maladies infectieuses ou systémiques [38]. Cependant, aucun seuil diagnostique n'a pu être établi, son dosage n'est pas toujours disponible et son intérêt ne fait pas consensus [12].

Tableau S04-P03-C09-III HScore (selon Fardet et al. [8]).

Paramètres	Nombre de points
Immunodépression sous-jacente[(1)]	0 (non) ou 18 (oui)
Température (°C)	0 (< 38,4), 33 (38,-39,4) ou 49 (> 39,4)
Organomégalie	0 (non), 23 (hépato- ou splénomégalie) ou 38 (hépato- et splénomégalie)
Nombre de cytopénies[(2)]	0 (1 lignée), 24 (2 lignées) ou 34 (3 lignées)
Ferritine (μg/l)	0 (< 2 000), 35 (2 000-6 000) ou 50 (> 6 000)
Triglycérides (mmol/l)	0 (< 1,5), 44 (1,5-4) ou 64 (> 4)
Fibrinogène (g/l)	0 (> 2,5) ou 30 (≤ 2,5)
Aspartate aminotransférase (UI/l)	0 (< 30) ou 19 (≥ 30)
Images d'hémophagocytose dans la moelle osseuse	0 (non) ou 35 (oui)

(1) Infection par le VIH ou traitement immunosuppresseur au long cours.
(2) Définies par un taux d'hémoglobine ≤ 9,2 g/dl et/ou de leucocytes ≤ 5 000/μl et/ou de plaquettes ≤ 110 000/μl.

Tout comme pour le CD25s et l'activité cytotoxique des cellules NK, le dosage de CD163s (voir « Physiopathologie ») n'est pas disponible en pratique courante. Son intérêt diagnostique est encore discuté.

Cas particuliers

Les difficultés diagnostiques sont exacerbées dans certaines situations cliniques dont les caractéristiques cliniques et biologiques diffèrent peu en présence ou non d'un SALH. C'est le cas des lymphomes, de certaines maladies systémiques et des états de défaillance multiviscérale.

Lymphomes et SALH ont des présentations similaires (hépatosplénomégalie, cytopénies, augmentation des LDH). Les difficultés portent à la fois sur le diagnostic de SALH au cours de l'évolution d'un lymphome et sur le diagnostic du lymphome lors de l'enquête étiologique d'un SALH. Quelques publications récentes montrent l'intérêt de la tomographie par émission de positons dans l'enquête étiologique d'un SALH.

Les maladies systémiques qui posent le plus de difficultés sont l'arthrite juvénile idiopathique chez l'enfant et, par extension, la maladie de Still. Les profils cliniques, biologiques et cytokiniques [4] de ces maladies sont proches de ceux du SALH, qui peut survenir au diagnostic, lors d'une rechute ou à l'instauration d'un traitement. Le SALH ressemble d'ailleurs plus au stade ultime d'évolution de ces maladies qu'à une complication intercurrente. De plus, les cytopénies sont plus rares et moins profondes puisque ces maladies inflammatoires sont caractérisées par une polynucléose neutrophile et une thrombocytose. Un score spécifique proposé récemment est jugé plus performant chez ces patients [6].

Le diagnostic de SALH et de sa cause au cours d'une défaillance multiviscérale en réanimation s'avère souvent complexe. L'origine des défaillances est souvent multifactorielle (le SALH lui-même, un état septique sévère, une atteinte hépatique, etc.). Les images d'hémophagocytose et une thrombopénie sont fréquentes en cas d'infection sévère et sont de mauvais pronostic [34], mais elles ne signent pas systématiquement la présence d'un SALH [10, 41].

Traitement et pronostic

L'étoposide, dérivé de l'épipodophyllotoxine est la principale molécule dont l'intérêt est prouvé dans le contrôle de l'activation lymphohistiocytaire. Son utilisation précoce dans les SALH induits par le virus d'Epstein-Barr est associée à une meilleure survie [16], et il fait partie des principales molécules recommandées chez l'enfant, que ce soit dans les formes primaires ou secondaires.

Chez l'enfant, le traitement repose sur un protocole international émanant de l'Histiocyte Society associant corticoïdes et étoposide à la phase d'induction [14]. Une allogreffe de cellules souches hématopoïétiques est recommandée pour les formes primaires prouvées génétiquement ou suspectées cliniquement. Le premier protocole (HLH-94) a permis d'obtenir une survie de 55 % à 3 ans alors que, spontanément, la survie médiane est de 2 mois [14, 20]. Dans le protocole actuel (HLH-2004), la ciclosporine est introduite dès l'induction.

Chez l'adulte, la mortalité varie beaucoup selon les séries rétrospectives, mais peut atteindre plus de 50 % des cas, surtout en réanimation [1, 5, 29]. La prise en charge des formes secondaires repose tout d'abord sur le traitement de la maladie sous-jacente et du facteur déclenchant : chimiothérapie anticancéreuse, immunosuppresseurs, anti-infectieux.

Cependant, un traitement spécifique visant l'activation lymphohistiocytaire est souvent nécessaire. Plusieurs experts sont en faveur de l'utilisation précoce de l'étoposide dans les SALH en dehors des syndromes d'activation macrophagique associés aux maladies systémiques [29]. Une étude murine démontre que l'étoposide induit l'apoptose des cellules T activées de façon sélective [17]. Sa capacité à contrôler le SALH est partagée par le cyclophosphamide et le méthotrexate, mais pas par d'autres molécules cytolytiques ou anti-inflammatoires, notamment les corticostéroïdes. L'absence d'étoposide dans le traitement d'un SALH de l'adulte, toutes causes confondues, est un facteur indépendant de mauvais pronostic [1].

En dehors de l'étoposide, les formes induites par le virus d'Epstein-Barr semblent pouvoir bénéficier du rituximab [20]. Les immunoglobulines polyvalentes, longtemps proposées dans les SALH post-infectieux, ne sont plus recommandées en première intention, aucune étude ne permettant de prouver leur efficacité.

Les syndromes d'activation macrophagique associés aux maladies systémiques sont principalement traités par corticothérapie, suivie de la ciclosporine en cas d'échec [31]. En l'absence de SALH, nombre de ces maladies rhumatologiques sont traitées par des inhibiteurs de cytokines inflammatoires comme l'antagoniste recombinant du récepteur de l'IL-1 ou l'anticorps monoclonal inhibant le récepteur de l'IL-6. Le lien de causalité entre l'élévation du taux sérique de cytokines inflammatoires et la survenue d'un SALH n'est pas encore très clair, et l'efficacité de ces traitements dans les SALH compliquant une maladie systémique est très controversée. En effet, si plusieurs cas de guérison sont rapportés avec ces molécules, d'autres auteurs décrivent la survenue de SALH sous ces traitements [31].

Enfin, certains experts sensibilisent les praticiens sur l'existence de formes génétiques révélées à l'âge adulte qui doivent être suspectées lorsque le SALH est réfractaire au traitement ou rechute malgré l'absence de maladie sous-jacente clairement identifiée. Ces patients, certes rares, pourraient bénéficier d'une prise en charge calquée sur celles des enfants et comprenant une allogreffe de cellules souches hématopiétiques [29].

Bibliographie

1. ARCA M, FARDET L, GALICIER L et al. Prognostic factors of early death in a cohort of 162 adult haemophagocytic syndrome : impact of triggering disease and early treatment with etoposide. Br J Haematol, 2015, 168 : 63-68.
2. AULAGNON F, LAPIDUS N, CANET E et al. Acute kidney injury in adults with hemophagocytic lymphohistiocytosis. Am J Kidney Dis, 2015, 65 : 851-859.
3. BEUTEL G, WIESNER O, EDER M et al. Virus-associated hemophagocytic syndrome as a major contributor to death in patients with 2009 influenza A (H1N1) infection. Crit Care, 2011, 15 : R80.
4. BLEESING J, PRADA A, SIEGEL DM et al. The diagnostic significance of soluble CD163 and soluble interleukin-2 receptor alpha-chain in macrophage activation syndrome and untreated new-onset systemic juvenile idiopathic arthritis. Arthritis Rheum, 2007, 56 : 965-971.
5. BUYSE S, TEIXEIRA L, GALICIER L et al. Critical care management of patients with hemophagocytic lymphohistiocytosis. Intens Care Med, 2010, 36 : 1695-1702.
6. DAVI S, MINOIA F, PISTORIO A et al. Performance of current guidelines for diagnosis of macrophage activation syndrome complicating systemic juvenile idiopathic arthritis. Arthritis Rheum, 2014, 66 : 2871-2880.
7. DE KERGUENEC C, HILLAIRE S, MOLINIE V et al. Hepatic manifestations of hemophagocytic syndrome : a study of 30 cases. Am J Gastroenterol, 2001, 96 : 852-857.
8. FARDET L, GALICIER L, LAMBOTTE O et al. Development and validation of the HScore, a score for the diagnosis of reactive hemophagocytic syndrome. Arthritis Rheum, 2014, 66 : 2613-2620.
9. FARQUHAR JW, CLAIREAUX AE. Familial haemophagocytic reticulosis. Arch Dis Child, 1952, 27 : 519-525.
10. GOEL S, POLSKI JM, IMRAN H. Sensitivity and specificity of bone marrow hemophagocytosis in hemophagocytic lymphohistiocytosis. Ann Clin Lab Sci, 2012, 42 : 21-25.
11. GUPTA A, TYRRELL P, VALANI R et al. The role of the initial bone marrow aspirate in the diagnosis of hemophagocytic lymphohistiocytosis. Pediatr Blood Cancer, 2008, 51 : 402-404.
12. HEJBLUM G, LAMBOTTE O, GALICIER L et al. A web-based Delphi study for eliciting helpful criteria in the positive diagnosis of hemophagocytic syndrome in adult patients. PLoS One, 2014, 9 : e94024.
13. HENTER JI, HORNE A, ARICO M et al. HLH-2004 : diagnostic and therapeutic guidelines for hemophagocytic lymphohistiocytosis. Pediatr Blood Cancer, 2007, 48 : 124-131.
14. HENTER JI, SAMUELSSON-HORNE A, ARICO M et al. Treatment of hemophagocytic lymphohistiocytosis with HLH-94 immunochemotherapy and bone marrow transplantation. Blood, 2002, 100 : 2367-2373.
15. HORNE A, TRITTESTAM H, ARICO M et al. Frequency and spectrum of central nervous system involvement in 193 children with haemophagocytic lymphohistiocytosis. Br J Haematol, 2008, 140 : 327-335.
16. IMASHUKU S, KURIYAMA K, TERAMURA T et al. Requirement for etoposide in the treatment of Epstein-Barr virus-associated hemophagocytic lymphohistiocytosis. J Clin Oncol, 2001, 19 : 2665-2673.
17. JESSEN B, KOGL T, SEPULVEDA FE et al. Graded defects in cytotoxicity determine severity of hemophagocytic lymphohistiocytosis in humans and mice. Front Immunol, 2013, 4 : 448.
18. JOHNSON TS, TERRELL CE, MILLEN SH et al. Etoposide selectively ablates activated T cells to control the immunoregulatory disorder hemophagocytic lymphohistiocytosis. J Immunol, 2014, 192 : 84-91.
19. JORDAN MB, HILDEMAN D, KAPPLER J, MARRACK P. An animal model of hemophagocytic lymphohistiocytosis (HLH) : CD8+ T cells and interferon gamma are essential for the disorder. Blood, 2004, 104 : 735-743.
20. JORDAN MB, ALLEN CE, WIETZMAN S et al. How I treat hemophagocytic lymphohistiocytosis. Blood, 2011, 118 : 4041-4052.
21. KARRAS A. What nephrologists need to know about hemophagocytic syndrome. Nat Rev Nephrol, 2009, 5 : 329-336.
22. KARRAS A, THERVET E, LEGENDRE C. Hemophagocytic syndrome in renal transplant recipients : report of 17 cases and review. Transplantation, 2004, 77 : 238-243.
23. LEHMBERG K, MCCLAIN KL, JANKA GE, ALLEN CE. Determination of an appropriate cut-off value for ferritin in the diagnosis of hemophagocytic lymphohistiocytosis. Pediatr Blood Cancer, 2014, 61 : 2101-2103.
24. MIYAZAKI T, KIRINO Y, TAKENO M et al. Serum HO-1 is useful to make differential diagnosis of secondary hemophagocytic syndrome from other similar hematological conditions. Int J Hematol, 2010, 91 : 229-237.
25. OKAMURA H, TSUTSI H, KOMATSU T et al. Cloning of a new cytokine that induces IFN-gamma production by T cells. Nature, 1995, 378 : 88-91.
26. RAMOS-CASALS M, BRITO-ZERON P, LOPEZ-GUILLERMO A et al. Adult haemophagocytic syndrome. Lancet, 2014, 383 : 1503-1516.
27. RISDALL RJ, MCKENNA RW, NESBIT ME et al. Virus-associated hemophagocytic syndrome : a benign histiocytic proliferation distinct from malignant histiocytosis. Cancer, 1979, 44 : 993-1002.
28. SCHAER DJ, SCHLEIFFENBAUM B, KURRER M et al. Soluble hemoglobin-haptoglobin scavenger receptor CD163 as a lineage-specific marker in the reactive hemophagocytic syndrome. Eur J Haematol, 2005, 74 : 6-10.
29. SCHRAM AM, BERLINER N. How I treat hemophagocytic lymphohistiocytosis in the adult patient. Blood, 2015, 125 : 2908-2914.
30. SCHRAM AM, CAMPIGOTTO F, MULLALLY A et al. Marked hyperferritinemia does not predict for HLH in the adult population. Blood, 2015, 125 : 1548-1552.
31. SCHULERT GS, GROM AA. Macrophage activation syndrome and cytokine-directed therapies. Best Pract Res Clin Rheumatol, 2014, 28 : 277-292.
32. SCOTT R, ROBB-SMITH A. Histiocytic medullary reticulosis. Lancet, 1939, 2 : 194-198.
33. SEGUIN A, GALICIER L, BOUTBOUL D et al. Pulmonary involvement in patients with haemophagocytic lymphohistiocytosis. Chest, 2016, 149 : 1294-1301.
34. STEPHAN F, THIOLIERE B, VERDY E, TULLIEZ M. Role of hemophagocytic histiocytosis in the etiology of thrombocytopenia in patients with sepsis syndrome or septic shock. Clin Infect Dis, 1997, 25 : 1159-1164.
35. TAKAGI S, MASUOKA K, UCHIDA N et al. High incidence of haemophagocytic syndrome following umbilical cord blood transplantation for adults. Br J Haematol, 2009, 147 : 543-553.
36. TERRELL CE, JORDAN MB. Perforin deficiency impairs a critical immunoregulatory loop involving murine CD81 T cells and dendritic cells. Blood, 2013, 121 : 5184-5191.
37. VALADE S, AZOULAY E, GALICIER L et al. Coagulation disorders and bleedings in critically ill patients with hemophagocytic lymphohistiocytosis. Medicine, 2015, 94 : e1692.

38. WANG Z, WANG Y, WANG J et al. Early diagnostic value of low percentage of glycosylated ferritin in secondary hemophagocytic lymphohistiocytosis. Int J Hematol, 2009, *90* : 501-505.
39. WEAVER LK, BEHRENS EM. Hyperinflammation, rather than hemophagocytosis, is the common link between macrophage activation and hemophagocytic lymphohistiocytosis. Curr Opin Rheumatol, 2014, *26* : 562-569.
40. ZHANG M, BEHRENS EM, ATKINSON TP et al. Genetic defects in cytolysis in macrophage activation syndrome. Curr Rheumatol Rep, 2014, *16* : 439.
41. ZOLLER EE, LYKENS JE, TERRELL CE et al. Hemophagocytosis causes a consumptive anemia of inflammation. J Exp Med, 2011, *208* : 1203-1214.

Toute référence à cet article doit porter la mention : Seguin A. Syndrome d'activation lymphohistiocytaire de l'adulte. *In* : L Guillevin, L Mouthon, H Lévesque. Traité de médecine, 5ᵉ éd. Paris, TdM Éditions, 2018-S04-P03-C09 : 1-6.

Chapitre S04-P03-C10

Leucémies aiguës

Hervé Dombret et Guy Leverger

Les leucémies aiguës constituent un sous-groupe de cancers du tissu hématopoïétique. Elles sont caractérisées par l'acquisition d'un blocage de différenciation des progéniteurs hématopoïétiques, conduisant à l'accumulation de cellules immatures (blastes) leucémiques au sein de la moelle osseuse, s'accompagnant parfois d'un passage sanguin responsable d'une hyperleucocytose avec blastes circulants. Par des mécanismes encore imparfaitement élucidés, la production des cellules sanguines normales est inhibée. Il en résulte une insuffisance médullaire (anémie, neutropénie, thrombopénie) et des manifestations cliniques qui en dépendent, en particulier d'infections bactériennes et d'hémorragies. Le diagnostic est assez simple, fondé sur l'examen morphologique des cellules des frottis médullaire et sanguin. Les explorations biologiques complémentaires à réaliser sur les cellules blastiques ont pour but de préciser le type de progéniteurs en cause et leurs caractéristiques génétiques, clef du pronostic et des indications thérapeutiques.

Classifications

On distingue deux grandes classes de leucémies aiguës, selon le type de progéniteurs touchés :
– les leucémies aiguës myéloblastiques (LAM), elles-mêmes subdivisées en plusieurs sous-types, individualisant notamment les leucémies promyélocytaires, monoblastiques, érythroblastiques, ou mégacaryoblastiques ;
– les leucémies aiguës lymphoblastiques (LAL), subdivisées en LAL de la lignée B et LAL de la lignée T.

L'aspect morphologique des blastes est à la base de la classification française/américaine/britannique (FAB) (Tableau S04-P03-C10-I) [6, 7] qui tient compte aussi de quelques translocations chromosomiques récurrentes accessibles au caryotype métaphasique.

Les progrès de la génomique ont enrichi la classification en y intégrant les événements oncogénétiques décrits à ce jour. La classification de l'Organisation mondiale de la santé (OMS) la plus récente en est un exemple, encore timide et très conservateur [48]. Cette classification OMS fixe désormais le seuil du pourcentage de blastes médullaires à 20 % pour distinguer les LAM des syndromes myélodysplasiques. Les leucémies aiguës sont aussi classées selon leur immunophénotype [5]. Cette classification est particulièrement utile dans les LAL en y distinguant des sous-groupes selon le stade de différenciation des progéniteurs leucémiques (Tableau S04-P03-C10-II). À noter que les LAL B matures, exprimant des immunoglobulines de surface et correspondant aux LAL 3 de la classification FAB, sont également nommées leucémies lymphoblastiques de type Burkitt. De par leurs similitudes avec le lymphome de Burkitt et les traitements de chimiothérapie qui leur sont spécifiques, elles ne sont pas détaillées dans ce chapitre (voir Chapitre S04-P03-C08). Dans les LAM, certains marqueurs (CD34, CD38) permettent d'individualiser les progéniteurs les plus immatures au sein du clone, également appelés « cellules souches leucémiques ».

Tableau S04-P03-C10-I Classification FAB (française/américaine/britannique) des leucémies aiguës.

Types FAB	Variété cytologique	Particularités
LAM		
M0	Peu différenciée	MPO–
M1	Myéloblastique sans maturation	MPO+ ; peu ou pas de granulations cytoplasmique
M2	Myéloblastique avec maturation	MPO+ ; présence de corps d'Auer
M3	Promyélocytaire	MPO+ ; présence de corps d'Auer en fagots ; translocation 15;17 ou variantes
M3-variant	Promyélocytaire microgranulaire	MPO+ ; associée à la translocation 15;17 ou translocations variantes
M4	Myélomonocytaire	MPO+ ; monocytes sanguins dysmorphiques
M4-éosino	Myélomonocytaire à éosinophiles anormaux	MPO+ ; associée à l'inversion du 16 ou translocation 16;16
M5-A	Monoblastique	MPO– ; sans différenciation monocytaire
M5-B	Monoblastique	MPO– ; avec différenciation monocytaire
M6	Érythroblastique	MPO– ; soit érythroïde/myéloïde, soit érythroblastique pure
M7	Mégacaryoblastique	MPO– : marqueurs plaquettaires ; peut être associée à une myélofibrose
LAL		
L1	Lymphoblastique	MPO– ; noyau régulier ; pas de nucléoles
L2	Lymphoblastique	MPO– ; noyau irrégulier ; nucléoles ; cytoplasme abondant
L3	Type Burkitt (B mature)	MPO– ; noyau régulier ; cytoplasme vacuolé

LAL : leucémie aiguë lymphoblastique ; LAM : leucémie aiguë myéloblastique ; MPO : myéloperoxydase.

Tableau S04-P03-C10-II Classification immunophénotypique des LAL.

Sous-groupes GEIL	LAL	Phénotype
LAL de la lignée B		
B-I	Pro-B	cCD79+, CD19+, CD22±, CD10–, cμ–, sIg–
B-II	Commune	cCD79+, CD19+, CD22+, CD10+, cμ–, sIg–
B-III	Pré-B	cCD79+, CD19+, CD22+, CD10+, cμ+, sIg–
B-IV	Mature	cCD79+, CD19+, CD22+, CD10+, cμ+, sIg+
LAL de la lignée T		
T-I	Pro-T	cCD3+, CD7+, CD2–, CD5–, CD8–, CD1a–, CD3–
T-II	Pré-T	cCD3+, CD7+, CD2+, CD5+, CD8+ CD1a–, CD3–
T-III	Corticale	cCD3+, CD7+, CD2+, CD5+, CD8+, CD1a+, CD3–
T-IV	Mature	cCD3+, CD7+, CD2–, CD5–, CD8–, CD1a–, CD3+

cμ : chaînes lourdes μ intracytoplasmiques ; sIg : immunoglobulines de surface.

Épidémiologie

Chez l'adulte, les LAM sont plus fréquentes (85 %) que les LAL (15 %). Leur incidence augmente progressivement avec l'âge pour atteindre un pic aux alentours de 65 ans ; la plupart des patients ont entre 50 et 75 ans. Chez l'enfant, la proportion est inverse, les leucémies aiguës y représentant l'un des cancers les plus fréquents. Le pic d'incidence des LAL de lignée B pédiatriques se situe aux alentours de 5 ans, puis décroît significativement, alors que l'incidence des LAL de lignée T pédiatriques augmente progressivement avec l'âge. Chez l'adulte, l'incidence des LAL de la lignée B ré-augmente progressivement avec l'âge pour atteindre un pic vers 45 ans, alors que les LAL de la lignée T sont plus fréquentes chez les jeunes adultes et voient leur incidence diminuer progressivement avec l'âge. On peut donc opposer la courbe d'incidence biphasique des LAL de la lignée B (deux pics, à 5 et 45 ans) à la courbe d'allure plus monophasique des LAL T (un seul pic vers 15 à 20 ans) [19]. Ces données d'incidence se reflètent dans les variants moléculaires observés. En effet, les sous-types moléculaires des LAL de la lignée B de l'adulte sont très sensiblement différents de deux rencontrés chez l'enfant ; par exemple, les formes hyperdiploïdes ou les LAL avec fusion *ETV6-RUNX1* (translocation 12;21), de bon pronostic, sont très rares chez l'adulte ; à l'inverse, les formes à chromosome Philadelphie (translocation 9;22) sont fréquentes chez l'adulte et plus rares chez l'enfant [39].

Étiologie

Dans la majorité des cas, aucune cause favorisante n'est décelable. Toutefois, certains facteurs leucémogènes, exogènes ou génomiques, participant à l'émergence du processus leucémique sont progressivement identifiés.

Facteurs favorisants

Parfois, surtout chez l'adulte, une LAM se déclare chez des patients ayant des antécédents hématologiques ou oncologiques. On distingue ainsi les LAM *secondaires* à un syndrome myélodysplasique ou myéloprolifératif préexistant, et les LAM *induites*, survenant chez des patients préalablement exposés à un agent toxique ou chimiothérapique et/ou à une irradiation accidentelle ou thérapeutique, sans que la relation de causalité directe entre ces agents et la LAM soit toujours évidente. Le rôle d'une irradiation est illustré par le pic d'incidence observé à la suite des explosions d'Hiroshima et de Nagasaki, après un délai de 3 à 8 ans et plus récemment de l'accident de Tchernobyl. Il en va de même pour les irradiations thérapeutiques externes (maladie de Hodgkin, lymphomes, cancers du sein) ou utilisant des radio-isotopes (polyglobulies traitées par ^{32}P). Le rôle d'une exposition aux hydrocarbures aromatiques (benzène) est aussi reconnu. Ces leucémies secondaires ou induites ont un pronostic plus sombre et sont souvent associées à des dysplasies multi-lignées et à des anomalies chromosomiques de caractère défavorable. La classification OMS a individualisé un sous-groupe (*myelodysplasia-related changes*), qui inclut les antécédents de myélodysplasie, la présence d'une dysplasie multilignées au diagnostic et/ou des anomalies chromosomiques génériques d'un syndrome myélodysplasique (*voir* Chapitres S04-P01-C05 et S04-P03-C05) [48]. Une LAL peut aussi survenir après une leucémie myéloïde chronique (LMC), traitée ou non, ou chez des patients ayant des antécédents de cancer. Enfin, il faut mentionner la survenue occasionnelle de myélodysplasies ou de leucémies myéloblastiques induites par le traitement préalable d'une autre leucémie aiguë, myéloïde ou lymphoïde. Les leucémies aiguës survenant chez des travailleurs exposés aux rayonnements ionisants ou aux hydrocarbures aromatiques sont reconnues comme maladies professionnelles par les régimes général et agricole (respectivement tableaux n° 4 et 19 pour l'exposition au benzène, tableaux n° 6 et 20 pour les radiations ionisantes).

Chez l'enfant, le risque leucémique est plus élevé en cas de trisomie 21 (10 à 20 fois), et dans les affections comportant une instabilité ou des anomalies de réparation de l'ADN (maladie de Fanconi [*voir* Chapitre S04-P03-C05], ataxie télangiectasie, syndrome de Bloom), ou par certains déficits immunitaires (syndrome de Wiskott-Aldrich). Le risque entre jumeaux monozygotes est de 5 % en cas de leucémie chez son jumeau, et jusqu'à 20 % si la maladie est présente avant l'âge de 6 ans.

Facteurs oncogénétiques

L'accès au génome a considérablement favorisé la reconnaissance des mécanismes impliqués dans la genèse des leucémies aiguës. De par leur accessibilité par simple prise de sang, les leucémies aiguës ont fait partie des premiers cancers explorés par les techniques pan-génomiques. Au-delà des données du caryotype, dont l'importance physiopathologique et pronostique était connue de longue date, la cytogénétique moléculaire (CGH-*array* [*comparative genomic hybridization*], SNP [*single nucleotide polymorphism*] [*voir* Chapitre S04-P01-C05]), les profils d'expression des gènes et des micro-ARN, les profils de méthylation de l'ADN, la séquence des exomes, puis la séquence complète du génome leucémique ont permis de déterminer le paysage génomique des LAM et des LAL [35, 45, 47, 49]. Ces explorations ont confirmé que les leucémies aiguës correspondent à des modèles de cancérogenèse relativement simples, mais aussi très hétérogènes. En effet, le nombre de mutations oncogénétiques retrouvées au sein de chaque clone leucémique reste en moyenne assez faible, mais l'ensemble des mutations potentiellement présentes représente une longue liste d'événements oncogénétiques potentiels, classés en sous-groupes fonctionnels : dérégulation de la transcription, activation des signaux de survie et/ou de prolifération, anomalie de la structure chromatinienne, gènes suppresseurs de tumeurs, anomalie de maturation des ARN, etc.

Dans le même temps, l'étude fine de l'hétérogénéité génomique du clone leucémique chez un patient donné, associée à l'étude du matériel de rémission complète après chimiothérapie d'induction et au moment de la rechute, permettent de reconstituer les séquences de l'acquisition de ces mutations. Le concept de mutations fondatrices (*driver mutations*) et de mutations secondaires (*passenger mutations*) est ainsi apparu, récemment enrichi par la découverte de mutations pouvant précéder l'apparition de la leucémie aiguë au sein des cellules hématopoïétiques, voire être présentes chez les sujets sains (*predisposing mutations*). Schématiquement, les mutations prédisposantes sont présentes dans l'ensemble du clone leucémique et peuvent persister au sein de l'hématopoïèse de rémission complète ; les mutations *driver* sont présentes dans l'ensemble du clone leucémique et doivent idéalement disparaître en rémission complète, signant ainsi la bonne qualité de la rémission ; quant aux mutations *passenger*, elles peuvent n'être observées que dans des sous-clones leucémiques, et disparaître ou évoluer au moment de la réapparition du clone initial en cas de rechute. Certaines mutations peuvent être décelées dans des types de cancers très différents : par exemple, les mutations de l'isocitrate déshydrogénase, sont présentes dans 7 à 15 % des LAM, mais aussi dans la majorité des gliomes malins. Il n'en reste pas moins vrai qu'au sein des leucémies aiguës, les modifications génomiques diffèrent singulièrement entre les LAM, les LAL de la lignée B et les LAL de la lignée T.

Les mutations les plus fréquemment observées dans les leucémies aiguës sont présentées dans le tableau S04-P03-C10-III. Nombre d'entre elles impliquent des gènes codant des facteurs de transcription indispensables à la maturation des progéniteurs hématopoïétiques en effecteurs matures myéloïdes ou lymphoïdes et sont responsables d'une

Tableau S04-P03-C10-III Modifications génomiques des leucémies aiguës.

LAM Mutations	(%)	LAL de la lignée B Mutations	(%)	LAL de la lignée T Mutations	(%)
Facteurs de transcription		*Facteurs de transcription*		*Facteurs de transcription*	
Fusion PML-RARA, t(15;17)	9 %	IKZF1	40 %	TAL1 : (1p32)	15-20 %
Fusion MYH11-CBFB, inv16, t(16;16)	6 %	PAX5	25 %	TLX1 : t(10;14), t(7;10)	15-20 %
Fusion RUNX1-RUNX1T1, t(8;21)	5 %	ETV6	10 %	TLX3 t(5;14)	10 %
CEBPA	6 %	ERG	3 %	LMO2 : t(11;14, t(7;11)	10 %
RUNX1	10 %	Fusion TCF3-PBX1	3 %	LEF1	10 %
Transduction du signal		c-MYC t(8;14)	3 %	RUNX1	10 %
FLT3-ITD	24 %	RB1	3 %	ETV6	10 %
FLT3-TKD	4 %	EBF1	1 %	GATA3	5 %
KIT	4 %	Fusion ETV6-RUNX1	1 %	CALM-AF10, t(10;11)	5-10 %
N/K-RAS	12 %	*Transduction du signal*		HOXA : t(7;7), inv7	5 %
PTPN11	4 %	Fusion BCR-ABL	25 %	SET-NUP214 (del9q)	2 %
Structure de l'ADN/chromatine		CRLF2	5 %	c-MYB : t(6;7)	1 %
DNMT3A	26 %	JAK1/2	5 %	c-MYC : t(8;14)	1 %
IDH1	9 %	*Structure de l'ADN/chromatine*		*Transduction du signal*	
IDH2	10 %	Fusion MLL-AF4	10 %	PTEN	15 %
TET2	8 %	Autres fusions MLL-X	1 %	JAK1	10 %
ASXL1/2	5 %	*Gènes suppresseurs de tumeur*		N/K-RAS	10 %
Fusion MLL-X (anomalies 11q23)	5 %	CDKN2A/B	35 %	IL-7R	10 %
MLL-PTD	4 %	TP53	5 %	FLT3	3-5 %
EZH2	2 %			*Structure ADN/chromatine*	
Gènes suppresseurs de tumeur				IDH1/2	10 %
TP53	8 %			EZH2	10 %
WT1	6 %			DNMT3A	3-5 %
PHF6	3 %			Fusion MLL-X (11q23)	2 %
Autres				*Gènes suppresseurs de tumeur*	
NPM1	27 %			CDKN2A/B	70 %
Complexe cohésine	13 %			PHF6	20-25 %
Complexes plicéosome	14 %			WT1	10 %
				TP53	5 %
				Autres	
				NOTCH1/FBXW7	60 %
				NUP214-ABL1	5 %

perte de fonction de ces facteurs, ce qui n'est pas surprenant dans des affections caractérisées par un blocage de différenciation. Certains gènes peuvent être impliqués dans les LAL des lignées B et T (*CDKN2A/B, ETV6*), voire dans tout type de leucémie aiguë (*MLL, TP53*). Un certain nombre de mutations sont par ailleurs communes aux LAM et aux formes les plus immatures de LAL T (*FLT3, DNMT3A, IDH1/2, EZH2, PHF6, WT1*), soulignant la proximité des phases initiales de l'hématopoïèse myéloïde et lymphoïde T.

Dans les LAM, les anomalies les plus fréquentes sont :
– la translocation t(15;17), responsable d'une fusion entre le gène *RARA* codant le récepteur α à l'acide rétinoïque et le gène PML, spécifiquement associée à la leucémie aiguë promyélocytaire (LAP) ;
– les translocations t(8;21) et inv(16)/t(16;16), affectant les gènes *RUNX1* et *CBFB*, qui codent respectivement les sous-unités α et β du complexe CBF (*core binding factor*), facteur de transcription myéloïde ;
– les mutations du gène *NPM1*, codant la nucléophosmine 1, protéine à fonctions multiples, notamment impliquée dans les processus de réparation de l'ADN ;
– les mutations activatrices du récepteur tyrosine kinase FLT3, notamment celles qui sont liées à une duplication en tandem du gène (*FLT3-ITD*) ;
– les mutations perte de fonction du facteur de transcription myéloïde CEBP-α ;
– les translocations chromosomiques impliquant le gène *MLL* en 11q23 ;
– les mutations de gène codant des régulateurs épigénétiques de la structure chromatinienne, en particulier *DNMT3A*, *IDH1* et *IDH2*, *TET2* et *ASXL1*.

Dans les LAL de la lignée B, la présence d'une translocation t(9;22), ou chromosome Philadelphie (Ph), produit un gène de fusion *BCR-ABL*, proche ou identique à celui de la leucémie myéloïde chronique (*voir* Chapitre S04-P03-C06). Le très mauvais pronostic des LAL Ph+ a été infléchi par l'adjonction d'inhibiteurs de tyrosine kinase, tels que l'imatinib, au traitement de chimiothérapie standard. La présence de délétion intragénique du gène *IKZF1* codant le facteur de transcription Ikaros est très fréquemment observée dans les LAL Ph+ (incidence,

80 %), représentant par son effet dominant-négatif le second événement majeur des LAL Ph+. Les délétions focales d'*IKZF1* peuvent aussi être observées dans les LAL Ph– (incidence, 25 %). Elles sont associées à un mauvais pronostic et, de manière intéressante, à un sous-type de LAL de la lignée B récemment décrit, qui a été appelé *BCR-ABL-like* [41]. Il s'agit de LAL *BCR-ABL*– qui, curieusement, présentent un profil d'expression génique proche de la signature des LAL Ph+. Outre la fréquence élevée de délétions d'*IKZF1*, les LAL *BCR-ABL-like* sont également associées à des dérégulations du gène *CRLF2*, qui code un récepteur membranaire aux cytokines, et/ou à des mutations activatrices d'autres récepteurs (*PDGFR*, *EPO-R*) ou de gènes impliqués dans la transduction du signal, tels que *JAK1/2* ou *ABL1*. Cette nouvelle entité, actuellement associée à un mauvais pronostic, pourrait donc potentiellement bénéficier de traitements ciblés, à l'image de ce qui a été fait pour les LAL Ph+. Une autre entité de LAL de la lignée B est représentée par les LAL portant une translocation t(4;11), responsable d'une fusion entre le gène *MLL* et le gène *AF4*. Ce sous-type de LAL, très fréquent chez le nourrisson, représente environ 10 % des LAL de la lignée B chez l'adulte et est associé à un phénotype pro-B CD10–, à une surexpression des gènes *HOXA*, et à un pronostic défavorable. Plus rarement, d'autres types de réarrangements du gène *MLL* ont été identifiés. Enfin, au sein des LAL pré-B, les LAL avec translocation t(1;19) engendrant une fusion *TCF3-PBX1* ont un risque accru d'atteinte méningée. Dans les LAL T, les délétions de *CDKN2A/B* sont extrêmement courantes et, de ce fait, sans valeur pronostique identifiée. Les mutations activatrices de la voie NOTCH, qui ont été identifiés relativement récemment, sont très fréquentes, puisque l'on peut les retrouver dans environ deux tiers des LAL T. Il peut s'agir de mutations activatrices du gène *NOTCH1* ou de mutations perte de fonction du régulateur négatif *FBXW7*, en règle exclusives. C'est leur absence qui a été associée à un pronostic défavorable. De nombreux facteurs de transcription spécifiques de la différenciation T (TAL1, TLX1, TLX3, LMO2, LEF1...) peuvent être la cible de translocations, dont les partenaires sont en règle les gènes codant les différentes chaînes des récepteurs T pour l'antigène (TCR) sur les chromosomes 7 ou 14. Certaines anomalies sont associées à une surexpression des gènes *HOXA*, comme les fusions *CALM-AF10* ou *SET-NUP214*, les rares réarrangements de *MLL*, ou des translocations impliquant les gènes du TCR-γ.

Plusieurs événements oncogéniques étant identifiables au sein de chaque clone leucémique, on imagine la multitude des phénotypes potentiels, sans même évoquer la présence de sous-clones mentionnée plus haut. Cette combinatoire n'est cependant pas aléatoire et certaines associations préférentielles émergent. Dans les LAM, citons les mutations du récepteur tyrosine kinase KIT associées aux LAM-CBF, ou les mutations d'*ASXL2* associées aux LAM t(8;21), ainsi que les mutations de *NPM1* et les *FLT3*-ITD, associées aux LAM à caryotype normal. Dans les LAL, nous avons déjà souligné la fréquence des délétions d'*IKZF1* dans les LAL Ph+. Fait important en pratique, l'impact pronostique d'une anomalie peut dépendre du sous-groupe de leucémie dans lequel elle est exprimée, ainsi que des traitements administrés. Par exemple, les *FLT3*-ITD, de mauvais pronostic dans les LAM en général, sont fréquentes dans les leucémies promyélocytaires hypogranuleuses (LAM 3, variantes de la classification FAB), mais leur signification pronostique défavorable est gommée par l'adjonction d'acide tout-transrétinoïque (ATRA) au traitement des LAP.

Manifestations révélatrices, explorations à visée diagnostique et pronostique

Les circonstances de découverte d'une leucémie aiguë sont généralement la conséquence des cytopénies : asthénie, dyspnée liées à l'anémie, fièvre, infections liées à la neutropénie, signes hémorragiques liés à la thrombopénie. Chez les sujets âgés, il n'est pas rare que ces cytopénies soient découvertes sur un hémogramme systématique, conduisant à la réalisation d'un myélogramme. Plus rarement, la maladie est découverte en raison du syndrome tumoral : infiltration gingivale ou cutanée, signes d'hyperviscosité sanguine, atteinte du système nerveux central. Chez l'enfant, les douleurs osseuses métaphysaires peuvent égarer le diagnostic vers une affection ostéo-articulaire, et la forte représentation des formes lymphoblastiques se traduit par une fréquence élevée d'adénopathies superficielles ou thoraciques, de splénomégalie, d'atteinte méningée. Une localisation testiculaire d'emblée s'y observe surtout lors des rechutes.

Le diagnostic repose sur l'examen morphologique des frottis sanguin et médullaire (myélogramme). L'aspiration médullaire est préférable et suffisante. Elle est réalisée par ponction sternale, ou iliaque (en particulier en cas de sternotomie ou d'irradiation médiastinale antérieure). La biopsie ostéomédullaire, réalisée au niveau de la crête iliaque postérieure, n'est utile qu'en cas d'échec de l'aspiration (myélofibrose). La caractérisation des blastes leucémiques peut être effectuée sur des prélèvements médullaires ou sanguins, l'important étant, autant que faire se peut, de disposer d'échantillons riches en blastes. La détermination de l'immunophénotype par cytométrie en flux (*voir* Chapitre S04-P01-C04) permet de confirmer et de préciser la lignée en cause, ainsi que son stade de maturation pour les LAL. La caractérisation des anomalies génomiques repose sur plusieurs examens, plus complémentaires que redondants : le caryotype métaphasique standard, à même de détecter les translocations chromosomiques équilibrées, les monosomies ou trisomies, ou les délétions importantes ; les techniques de RQ-PCR (*real-time quantitative-polymerase chain reaction*) ou PCR génomique, à même de détecter les mutations ponctuelles, les microdélétions/insertions ou les translocations cryptiques, ou de quantifier le niveau d'expression de tel ou tel gène d'intérêt. L'exploration pangénomique, de type SNP ou *CGH-array*, représente un complément très utile, qui tend à se généraliser. La séquence complète des exomes, voire du génome dans sa totalité, reste à ce jour du domaine de la recherche.

La recherche de complications initiales, pouvant nécessiter la mise en œuvre d'interventions thérapeutiques spécifiques, est probabiliste et orientée par le type de leucémie en cause :
– imagerie thoracique à la recherche de pneumopathie ou d'élargissement médiastinal (LAL T) ;
– biopsie cutanée en présence de leucémides ; tomodensitométrie abdominothoracique à la recherche d'un sarcome granulocytaire (LAM avec translocation 8;21) ;
– ponction lombaire et imagerie cérébrale à la recherche de localisations neuroméningées (LAL, LAM myélomonocytaire ou monoblastique) ;
– IRM du rachis en cas de lombalgie ou de signes de sciatique, même frustes ;
– biologie sanguine (kaliémie, calcémie, phosphorémie, lacticodéshydrogénase ou LDH, uricémie, fonction rénale) à la recherche d'un syndrome de lyse tumorale ;
– examens d'hémostase à la recherche d'une coagulation intravasculaire disséminée (fréquente dans les leucémies aiguës promyélocytaires [LAP] et monoblastique) ou d'une fibrinolyse (leucémie aiguë promyélocytaire) ; examen du fond d'œil en cas de signes hémorragiques.

Ces investigations sont complétées par des examens utiles avant mise en œuvre de la chimiothérapie :
– évaluation des fonctions cardiaque (échocardiographie et/ou scintigraphie myocardique), pulmonaire, rénale et hépatique ; sérologies virales (hépatites, VIH) ;
– examens prétransfusionnels (phénotype, agglutinines irrégulières, anticorps anti-HLA) ;
– groupe HLA (*human leucocyte antigen*) en vue de la recherche d'un donneur pour réalisation ultérieure d'une allogreffe de cellules souches hématopoïétiques.

En cas de traitement initial par chimiothérapie intensive, une voie d'abord veineuse centrale sera mise en place pour initier un traitement prophylactique des complications infectieuses.

Enfin, l'annonce du diagnostic et des traitements nécessaires, ainsi que de leurs effets secondaires constitue un temps essentiel et toujours délicat à ce stade, en raison de l'extrême brutalité de révélation de la maladie, de la complexité et la quantité des informations à fournir en peu de temps. C'est à ce moment que doit s'établir le climat de confiance entre le patient et les soignants, gage d'une prise en charge optimale. En fonction de ces impératifs, on comprend que, dès l'évocation du diagnostic sur les données d'un hémogramme, la prise en charge initiale doive être rapidement assurée par un centre spécialisé.

Traitement chez l'adulte

Leucémies aiguës myéloblastiques

Trois étapes décisionnelles sont essentielles pour la prise en charge thérapeutique des LAM. Deux d'entre elles sont immédiates :
– le patient peut-il supporter et bénéficier d'une chimiothérapie intensive (myélosuppressive), c'est-à-dire inévitablement responsable de phases d'aplasie médullaire chimio-induites et réversibles ?
– s'agit-il d'une LAP, dont le traitement est bien particulier, avec adjonction d'acide tout-*trans*-rétinoïque (ATRA) et/ou de trioxyde d'arsenic ?

La troisième décision est celle d'un recours à une allogreffe de cellules souches hématopoïétiques en consolidation de la chimiothérapie initiale. Cette décision n'est pas immédiate car elle dépend de l'obtention d'une rémission, des résultats des examens cytogénétiques et moléculaires prédictifs du risque de rechute, et de l'existence d'un donneur ou d'une source alternative de cellules souches hématopoïétiques acceptable. L'âge du patient et l'existence de co-morbidités peuvent en écarter l'éventualité. L'ensemble de ces éléments doit être réuni dans les premières semaines de la prise en charge afin d'anticiper au mieux cette décision, en sachant toutefois que la survenue d'événements indésirables tels qu'une infection sévère peut venir perturber un projet d'allogreffe à court terme [20]. Les décisions de traiter intensivement ou non et de proposer ou non une allogreffe de cellules souches hématopoïétiques en première rémission complète ne sont pas toujours faciles à prendre. Elles sont affaire de spécialistes, mais doivent aussi tenir compte de l'opinion et des projets du patient. Elles peuvent s'appuyer sur un certain nombre de recommandations publiées ou disponibles *online*. Les plus réputées sont celle du réseau European Leukemia Net (ELN) [15] ou celle du National Comprehensive Cancer Network (NCCN) [36].

Traitements intensifs

Le traitement intensif standard d'une LAM de l'adulte est fondé sur une chimiothérapie aplasiante administrée par voie veineuse. Il comporte une phase d'induction (1 ou 2 cycles), suivie d'une phase de traitement de post-rémission, fondée sur l'administration de chimiothérapie de consolidation (2 à 4 cycles en règle), puis une consolidation éventuelle par greffe de cellules souches hématopoïétiques. Chaque cycle déclenche une phase d'aplasie de quelques semaines.

Selon les cas, le type de greffe peut utiliser un greffon allogénique ou autologue après un conditionnement myélo-ablatif ou consister en une allogreffe après conditionnement d'intensité réduite. Sauf dans les formes promyélocytaires, il n'y a pas de traitement d'entretien de longue durée, exception faite du traitement immunosuppresseur en cas d'allogreffe, de telle sorte que l'ensemble du traitement dépasse rarement 6 à 9 mois.

Les agents cytotoxiques utilisés sont peu nombreux. Deux sont incontournables : l'aracytine et les anthracyclines (daunorubicine, idarubicine, ou mitoxantrone). Outre leurs toxicités communes médullaire et digestive, l'aracytine peut être responsable de toxicité cutanée, hépatique ou cérébelleuse, et la toxicité myocardique des anthracyclines est bien connue. L'alopécie transitoire représente également un effet secondaire constant. D'autres agents cytotoxiques, notamment l'étoposide, les analogues des purines (fludarabine, cladribine, clofarabine), la lomustine, ou l'amsacrine peuvent être utilisés, le plus souvent dans le cadre d'essais thérapeutiques.

Le cycle d'induction standard combine en général une anthracycline (3 jours) et simultanément une perfusion continue d'aracytine pendant 7 jours (« 3 + 7 »). Les doses actuelles sont de 60 à 90 mg/m^2/j de daunorubicine (ou 12 mg/m^2/j d'idarubicine) et de 100 ou 200 mg/m^2/j d'aracytine. La récupération hématologique est observée dans un délai de 3 à 4 semaines. Elle peut être accélérée de quelques jours par l'administration d'un facteur de croissance granulocytaire (G-CSF pour *granulocyte-colony stimulating factor*) en post-chimiothérapie, en particulier chez les sujets les plus âgés. Une seconde cure d'induction, du même type ou d'intensité réduite (2 + 5), peut être nécessaire pour obtenir la rémission complète, fondée sur la disparition des blastes médullaires à l'examen morphologique (myélogramme d'évaluation de la réponse) et la remontée des polynucléaires (> 1 000/μl) et des plaquettes (> 100 000/μl) dans le sang [13]. L'administration d'aracytine, à doses intermédiaires (IDAC, 500 à 1 500 mg/m^2/bolus) ou à fortes doses (HDAC, 2 000 à 3 000 mg/m^2/bolus) en bolus intraveineux de plus courte durée, est plus toxique ; elle reste cependant possible chez les sujets les plus jeunes (< 45 ans), et procure de bons résultats dans les formes avec t(8;21) et inv16. Le bénéfice à long terme reste néanmoins incertain, du moins lorsque le traitement de post-rémission inclut des cycles comprenant l'aracytine à doses intermédiaires ou fortes et/ou une allogreffe de cellules souches hématopoïétiques (CSH).

Consolidation de la rémission

Une fois la rémission obtenue se pose la question de l'opportunité d'une allogreffe de CSH. Pour certains patients, elle constitue un risque supplémentaire inopportun du fait du faible risque de rechute de la LAM, de l'âge ou de l'état général. Les cycles de consolidation sont dans ces cas adaptés à l'âge et comportent souvent l'administration de cycles itératifs d'aracytine à dose intermédiaire ou forte. De nombreuses variantes sont possibles, avec ou sans ré-administration d'anthracyclines, avec ou sans adjonction d'un troisième agent cytotoxique. Une option assez répandue, adaptée du schéma original du CALGB (Cancer and Leukemia Group B) [34], utilise l'aracytine seule à dose forte, avec 3 cycles chez les sujets jeunes (3 000 mg/m^2/bolus pour 6 bolus ; deux à J1, deux à J3 et deux à J5) ou 2 cycles chez les sujets âgés (1 000 à 1 500 mg/m^2/bolus, deux à J1, J3 et J5). La réalisation d'une intensification thérapeutique avec autogreffe reste possible, surtout chez les sujets les plus jeunes, mais on n'a jamais montré un avantage de survie par rapport à la chimiothérapie intensive seule. Elle est par ailleurs responsable de stérilité, effet secondaire qu'il est également important de prendre en compte.

Pour les patients éligibles, l'allogreffe de CSH doit être programmée dans les 2 à 4 mois suivant l'obtention de la première rémission complète. L'intensité optimale des cures de consolidation précédant l'allogreffe n'a jamais été définie, ni standardisée. Les modalités de réalisation de l'allogreffe sont nombreuses et se sont étoffées au cours du temps, tant au niveau de la source du greffon que du conditionnement à la greffe [29]. Il est désormais bien établi que le recours à des donneurs non apparentés produit des résultats comparables à ceux à partir de donneurs familiaux HLA-identiques, pour peu que leur compatibilité HLA soit parfaite (10/10 antigènes HLA). Les sources alternatives de CSH semblent également donner des résultats très intéressants, qu'il s'agisse de CSH non parfaitement compatibles (9/10 antigènes HLA) ou CSH issues du sang placentaire (sang de cordons ombilicaux). Plus récemment et grâce à de nouvelles procédures d'immunosuppression, des résultats très encourageants ont même été obtenus en utilisant des CSH apparentées haplo-identiques, le donneur pouvant en ce cas être n'importe quel membre de la fratrie, voire le père ou la mère. En ce qui concerne le conditionnement, de nombreuses modalités de conditionnements (myélo-ablatifs ou non) ont été développées dans le but de réduire la toxicité et la mortalité liée à la greffe, en particulier chez les sujets âgés de plus de 50 ou 55 ans. Ceci a permis de repousser l'âge jusqu'auquel il est raisonnable de proposer une allogreffe jusqu'à 70 ou 75 ans (voir Chapitre S04-P05-C02). Idéalement, les procédures d'allogreffe offertes à ce jour devraient maintenant être sélectionnées en tenant compte de la diversité des sous-types de LAM, et ce dans les différentes tranches d'âge.

Pronostic après l'obtention d'une rémission

Les trois éléments majeurs du pronostic des LAM sont l'âge, les caractéristiques cytogénétiques et génomiques du clone leucémique, et la réponse initiale au traitement. L'âge est un facteur majeur et, de manière étonnante, il est apparu qu'à type de LAM et traitement identiques, l'impact délétère de l'âge, que l'on voit apparaître dès 50 ans, n'est pas lié uniquement à une augmentation de la toxicité du traitement, mais aussi à un risque de rechute plus important. Les raisons n'en sont pas parfaitement élucidées, mais il est possible que certaines mutations de prédisposition dont l'incidence augmente avec l'âge (*DNMT3A*, *ASXL1*) puissent jouer un rôle dans cette observation.

La valeur pronostique de l'ensemble des événements oncogéniques, et surtout de leur combinatoire, reste imparfaitement établie, surtout pour les événements les plus rares. La présence ou l'absence de certaines mutations (*NPM1*, *FLT3*, *CEBPA*, *MLL*) ou surexpression de gènes (*EVI1*) ont une influence pronostique. La classification mixte la plus utilisée est celle proposée par l'European Leukemia Net, présentée dans le tableau S04-P03-C10-IV [15]. Dans le cas des LAM à caryotype normal (classiquement considérées comme de risque intermédiaire), certaines anomalies peuvent moduler le pronostic, soit de manière favorable (mutations de *NPM1* et de *CEBPA*), soit de manière défavorable (*FLT3*-ITD, *MLL*-PTD, surexpression d'*EVI1*) [44]. Cette classification est actuellement largement utilisée pour définir les LAM dites de risque favorable qui sont à ce jour les seules à échapper à l'indication d'allogreffe en première rémission. Chez ces patients, l'allogreffe n'est en règle proposée qu'en seconde rémission complète, en cas de rechute. Même si les analyses pronostiques multivariées sont difficiles à mener du fait de la multiplicité des sous-groupes et des interactions, il est néanmoins probable que d'autres gènes seront pris en compte dans un futur proche, comme cela a d'ailleurs été déjà proposé pour *IDH1/2*, *DNMT3A*, *TET2* ou *PHF6* [38]. Il faut aussi mentionner l'individualisation récente des formes à caryotype monosomal, qui définit plus précisément que la complexité du caryotype en elle-même un sous-groupe de patients dont le pronostic est très défavorable [10].

Une autre manière d'apprécier le pronostic est de mesurer le niveau de maladie résiduelle minimale dans la moelle osseuse au moment de la rémission complète ou après consolidation. Cette approche présente l'avantage théorique de récapituler l'ensemble des facteurs pronostiques potentiels dépendants des caractéristiques génétiques du clone leucémique, mais aussi la sensibilité et la qualité de réponse aux traitements administrés. En ce sens, le niveau de maladie résiduelle minimale peut être utilisé comme un reflet précoce du pronostic à plus long terme. Initialement validée comme outil pronostique dans les LAL de l'enfant puis de l'adulte, la maladie résiduelle minimale a d'abord été appliquée aux LAM de relativement bon pronostic disposant d'un marqueur cytogénétique ou génomique accessible à la RQ-PCR ou Q-PCR génomique (LAP, LAM-CBF, LAM avec mutation *NPM1*) [28]. Certains utilisent d'ores et déjà le suivi de la maladie résiduelle minimale des LAM favorables selon la classification ELN pour réorienter les patients présentant des niveaux élevés de maladie résiduelle minimale précoce vers la greffe allogénique en première rémission. L'évaluation de la maladie résiduelle minimale a tendance à se généraliser en mettant à profit l'expression de phénotypes anormaux par les cellules leucémiques, les rendant accessibles à la détection par cytométrie [21]. La cytométrie en flux permet aussi d'étudier l'hétérogénéité des cellules résiduelles, en utilisant par exemple des marqueurs plus spécifiques des cellules souches leucémiques.

Traitements ciblés

À ce jour, peu de traitements ciblés ont fait leurs preuves dans le traitement des LAM. La cible peut être la cellule leucémique elle-même, en utilisant par exemple des anticorps plus ou moins spécifiques pour exercer un effet délétère local (immunoconjugués, anticorps bispécifiques). De manière plus fine, la cible peut être la protéine oncogénique elle-même par des agents capables de la dégrader ou de l'inhiber, surtout lorsqu'elle est identifiée et reconnue comme événement fondateur.

L'exemple le plus démonstratif de l'efficacité d'un traitement ciblé des LAM est fondé sur l'effet de l'acide tout-*trans*-rétinoïque ou du trioxyde d'arsenic dans les formes promyélocytaires : ces deux agents sont en effet capables, par des mécanismes différents, de provoquer la dégradation de la protéine oncogénique de fusion PML-RARA, induisant la levée du blocage de différenciation et la rémission (*voir* plus loin). De même, l'utilisation d'inhibiteurs spécifiques des enzymes IDH1 et IDH2 mutées semble pouvoir induire des effets similaires dans les LAM avec mutation *IDH1/2*, faisant de ce sous-groupe un second exemple de LAM dans lesquelles la différenciation des blastes leucémiques est possible et bénéfique in vivo [2]. Plusieurs inhibiteurs de FLT3 de première (midostaurine, lestaurtinib) ou de seconde génération (quizartinib, crenolanib) ont été développés dans le sous-groupe des LAM avec *FLT3*-ITD [22]. Les résultats sont pour l'instant mitigés. Si ces inhibiteurs sont capables d'induire des diminutions, parfois impressionnantes, de la blastose sanguine et médullaire, l'effet est incomplet, sans obtention de vraies rémissions lorsqu'ils sont utilisés en monothérapie. Le caractère *passenger* des mutations *FLT3*-ITD, même s'il est discuté, pourrait expliquer ces demi-échecs. L'intérêt d'utiliser ces inhibiteurs en combinaison avec la chimiothérapie intensive, ou en entretien post-allogreffe par exemple, est en cours d'évaluation.

Tableau S04-P03-C10-IV Classification de l'European Leukemia Net (ELN), leucémies aiguës promyélocytaires exclues.

Favorable
t(8;21) ; *RUNX1-RUNX1T1*
inv(16) ou t(16;16) ; *CBFB-MYH11*
Caryotype normal et mutation de *NPM1* sans *FLT3*-ITD
Caryotype normal et mutation de *CEBPA*[(1)]

Défavorable
Caryotype normal et mutation de *NPM1* avec *FLT3*-ITD[(2)]
Caryotype normal sans mutation de *NPM1* ni *FLT3*-ITD
Caryotype normal sans mutation de *NPM1*, mais avec *FLT3*-ITD

Intermédiaire 1
t(9;11) ; *MLLT3-MLL*
Autres anomalies cytogénétiques non classées favorables ou défavorables

Intermédiaire 2
inv(3) ou t(3;3) ; *RPN1-EVI1*[(3)]
t(6;9) ; *DEK-NUP214*
t(v;11) ; réarrangement de *MLL*
-5 ou del(5q) ; -7 ; anomalie 17p ; caryotype complexe

(1) Seules les doubles mutations confèrent en fait un pronostic favorable.
(2) Le ratio allèle muté/allèle sauvage de *FLT3* pourrait moduler le pronostic ; en d'autres termes, les faibles ratios pourraient avoir un pronostic plus favorable.
(3) Les surexpressions d'*EVI1*, même non associées à ces anomalies 3q, présentent également un pronostic très défavorable.

Le ciblage des blastes de LAM par un anticorps anti-CD33 conjugué à une molécule cytotoxique, la calichéamycine, procure des résultats très intéressants. Cet immunoconjugué (gemtuzumab ozogamicine), en dépit de sa toxicité (hépatique, plaquettaire) procure en monothérapie chez des patients en rechute des taux de réponse justifiant l'étude du produit en première ligne en combinaison avec la chimiothérapie intensive, avec des résultats positifs en termes de survie [12, 25].

De très nombreux traitements ciblés d'autre nature sont en cours d'évaluation, tant il est vrai que les agents de chimiothérapie conventionnels et l'allogreffe de CSH semblent avoir atteints leurs limites dans le traitement des LAM.

Cas particulier de la leucémie aiguë promyélocytaire

Cette forme doit être individualisée en raison de ses spécificités cliniques, biologiques et thérapeutiques. Depuis son individualisation (1959), cette forme était réputée comme immédiatement grave voire létale en raison de l'importance des saignements qu'elle engendre, et considérée comme une extrême urgence thérapeutique au sein des LAM. Les promyélocytes leucémiques, riches en enzymes protéolytiques, sécrètent en effet des activités procoagulantes et protéolytiques responsables de syndromes mixtes de CIVD et de fibrinolyse, parfois dramatiques. Passé le cap des premiers jours de traitement, les LAP se révélaient néanmoins sensibles à la chimiothérapie, en particulier aux anthracyclines. L'évolution immédiate et le pronostic des LAP ont été transformés par l'introduction de l'acide tout-*trans*-rétinoïque, puis de l'arsenic. Comme mentionné plus haut, ces deux agents sont capables de réenclencher rapidement le processus de différenciation des blastes leucémiques, participant ainsi, à court terme à réduire le risque hémorragique et à plus long terme à un meilleur effet antileucémique du traitement. Même s'il induit la dégradation de PML-RARA et la différenciation, l'effet de l'ATRA est moins puissant que celui de l'arsenic, capable à lui seul d'éradiquer la leucémie par une action dépendante de la voie p53 [1]. Quoiqu'il en soit, l'ATRA et l'arsenic font maintenant partie de l'arsenal thérapeutique des LAP et leur combinaison à la chimiothérapie, selon des schémas divers, a permis de faire progresser de manière impressionnante la survie des patients atteints de LAP, dont près de 90 % d'entre eux peuvent maintenant espérer la guérison [43]. Dans les formes de risque standard, c'est-à-dire non hyperleucocytaires, l'arsenic et l'ATRA permettent même de se passer de toute chimiothérapie [32]. Mentionnons enfin le fait que la LAP a été et reste à ce jour la seule LAM où un traitement d'entretien prolongé, combinant ATRA et chimiothérapie, a fait preuve de son efficacité dans la prévention des rechutes, par des mécanismes d'ailleurs mal compris. Par son action sur les cellules initiatrices de la leucémie, l'utilisation d'arsenic en première ligne semble néanmoins autoriser l'absence de traitement d'entretien [32].

Traitements d'intensité réduite

Du fait de l'âge médian de survenue des LAM, de nombreux patients sont trop âgés pour être en mesure de supporter des chimiothérapies intensives et, a fortiori, une allogreffe de CSH. Chez ces patients, les alternatives sont peu nombreuses. L'emploi de faibles doses d'aracytine en monothérapie, popularisé en France depuis les années 1980-1990, s'est vu conforté comme option standard de traitement des LAM des patients ne pouvant pas bénéficier d'un traitement intensif par un essai randomisé britannique [11]. Les critères de sélection de ces patients ne sont pas standardisés, malgré les nombreux index ou scores qui ont pu être proposés [16]. À noter que les scores purement gériatriques sont peu adaptés, car conçus pour les populations encore plus âgées. Au-delà des défaillances et co-morbidités objectivées, la décision de ne pas recourir à un traitement intensif est donc bien souvent fondée sur l'appréciation du médecin et le souhait du patient.

Agents déméthylants

Les traitements « épigénétiques », utilisant des agents « hypométhylants » tels que la 5-azacitidine ou la décitabine, sont basés sur une déméthylation des histones et donc leur capacité de moduler l'expression génique. Ils ont trouvé une place dans le traitement des LAM chez les sujets âgés, et dans celui des syndromes myélodysplasiques (*voir* Chapitre S04-P03-C05). Deux essais randomisés ont démontré une supériorité de ces médicaments sur les faibles doses d'aracytine, en termes de médiane de survie, puisque la survie à 2 ans reste extrêmement faible chez ces patients à très haut risque, quel que soit le traitement [17, 30]. Les LAM du sujet âgé non éligible pour un traitement intensif standard restent donc un champ d'exploration ouvert pour l'évaluation de traitements anti-LAM, ciblés ou non.

Leucémies aiguës lymphoblastiques

Initialement calqué sur celui des LAM, le traitement des LAL de l'adulte s'en est écarté depuis 10 à 15 ans, en raison de l'obtention de bien meilleurs résultats avec les schémas thérapeutiques de type pédiatrique, même chez l'adulte [18] et de l'apparition des inhibiteurs de tyrosine kinase (ITK) tel que l'imatinib pour les LAL Ph+, qui représentent environ un quart des LAL de l'adulte [37]. Schématiquement, le traitement des LAL Ph+ est maintenant fondé sur l'association d'un inhibiteur de tyrosine kinase et de chimiothérapie, tout en conservant une part importante pour la greffe de CSH, tant il est vrai que l'éradication des cellules souches leucémiques reste difficile dans cette affection. Pour les LAL Ph– (deux tiers de LAL B, un tiers de LAL T), le traitement s'est rapproché des protocoles pédiatriques et se sont intensifiés, et ce à toutes les phases (induction, consolidation, entretien), du moins chez les adultes jeunes jusqu'à l'âge de 55 à 60 ans. La place de la greffe de CSH se réduit, et assez curieusement, les traitements ne diffèrent pas significativement selon la lignée B ou T en cause, malgré une génomique bien différente. Dans tous les cas, la prise en compte des niveaux de maladie résiduelle comme outil de stratification thérapeutique est importante, ces maladies disposant de marqueurs moléculaires spécifiques, tels que les séquences des réarrangements des gènes codant les différentes chaînes des immunoglobulines et du TCR, ou la fusion *BCR-ABL* dans les LAL Ph+.

Conduite du traitement

Les médicaments disponibles pour traiter les LAL sont plus nombreux et différents de ceux utilisés dans les LAM. Même si les anthracyclines et l'aracytine sont utilisés, corticostéroïdes, vincristine, L-asparaginase, méthotrexate, cyclophosphamide, étoposide ou 6-mercaptopurine viennent se combiner à doses variables dans des schémas thérapeutiques dérivés des protocoles souvent conçus et modifiés de manière empirique au cours du temps. Les pierres angulaires restent l'induction à cinq médicaments (stéroïdes, vincristine, L-asparaginase, anthracycline et cyclophosphamide), les fortes doses de méthotrexate suivies d'administration d'acide folinique à doses adaptées, l'intensification ou les intensifications retardées (correspondant à des reprises décalées d'un ou deux cycles comparables à l'induction), le traitement prophylactique des localisations neuroméningées par chimiothérapie intrathécale, et le traitement d'entretien prolongé et adapté avec réinductions. L'intérêt d'adjoindre du rituximab pour le traitement des LAL de la lignée B exprimant l'antigène CD20 est en cours d'évaluation prospective.

Éléments pronostiques

Comme dans les LAM, les principaux facteurs du pronostic des LAL de l'adulte sont l'âge, l'oncogénétique et le niveau de maladie résiduelle détectable après obtention de la rémission. L'âge conditionne surtout la tolérance du traitement, plus que le risque intrinsèque de rechute, du moins jusqu'à l'âge de 60 ou 65 ans. Si l'on met à part les LAL Ph+, les anomalies oncogénétiques fréquentes qui gardent en analyse multivariée un impact pronostique dans les protocoles modernes sont :

– dans les LAL de la ligné B, la translocation 4;11 (fusion *MLL-AF4*, défavorable), les délétions focales défavorables d'*IKZF1*, et probablement les anomalies génétiques gouvernant le phénotype défavorable *BCR-ABL-like* dans sa globalité, même si encore incomplètement définies ;
– dans les LAL T, les mutations favorables de *NOTCH1/FBXW7*, les altérations défavorables de *PTEN* et les mutations défavorables de *N/K-RAS* [46] et probablement le phénotype immature, défavorable mais aussi incomplètement défini sur le plan génétique. Un phénotype spécifique de LAL de type *early T-cell precursor* (ETP) pourrait être associé à un mauvais pronostic [24]

Niveaux de maladie résiduelle et marqueurs oncogénétiques initiaux pourraient représenter des facteurs de risque indépendants dans les LAL, plutôt sur le mode cumulatif [4]. La valeur pronostique de la maladie résiduelle médullaire semble être au premier plan dans les LAL de la lignée B Ph–, alors que le profil oncogénétique, basé sur les quatre gènes *NOTCH1*, *FBXW7*, *N/K-RAS* et *PTEN*, semble être au premier plan dans les LAL T et les lymphomes lymphoblastiques T. Enfin, les études prospectives tendent à démontrer que le degré de maladie résiduelle est le meilleur, et sans doute le seul, outil de sélection des patients qui peuvent escompter un bénéfice d'une allogreffe de CSH en première rémission complète en termes de survie sans rechute.

Plus encore que dans les LAM, la rechute hématologique est synonyme de pronostic très sombre dans les LAL, sauf si cette rechute est relativement tardive (première rémission complète > 18 mois) et qu'il existe une possibilité de greffe allogénique en seconde rémission. La nélarabine, analogue des purines, a montré une efficacité certaine dans le traitement des LAL T en rechute, et de ce fait, tend à être introduite avec précaution dans le traitement de première ligne. Un autre analogue, la clofarabine, est utilisé dans le traitement des rechutes de LAL de la lignée B. De manière assez surprenante et extrêmement prometteuse, des stratégies d'immunothérapie ciblée se sont avérées très efficaces dans les LAL de la lignée B, en rechute ou en situation de maladie résiduelle persistante. Il s'agit d'un anticorps bispécifique CD19/CD3 (blinatumomab) ou même de cellules T autologues transduites pour exprimer un TCR chimérique ciblant le CD19 (*chimeric antigen receptor* ou *CAR T-cells*) [26, 33]. Dans les deux cas, l'idée est d'utiliser l'activation d'effecteurs T autologues au contact des blastes leucémiques comme arme antileucémique.

Leucémies aiguës lymphoblastiques à chromosome Philadelphie

Avant l'apparition des médicaments inhibiteurs de tyrosine kinase, les LAL Ph+ étaient considérées comme des LAL de très mauvais pronostic avec des taux de survie à long terme qui n'excédaient pas 20 à 25 %, que seule l'allogreffe de CSH pouvait modifier. La combinaison de chimiothérapie et d'imatinib, premier ITK disponible ciblant BCR-ABL, a permis, sans toxicité excessive, d'améliorer ces taux de survie aux alentours de 50 %. Néanmoins, le dogme de l'allogreffe en première rémission complète reste valide dans les LAL Ph+, après obtention d'une rémission de la meilleure qualité possible (au mieux, maladie résiduelle indétectable), et associée à un traitement d'entretien par ITK post-greffe. Pour autant, de nombreux patients rechutent, même après allogreffe. Cela pourrait être lié, du moins en partie, à l'instabilité génomique importante de ces leucémies, avec apparition ou sélection de clones résistants à l'imatinib du fait de mutations de la protéine cible. Les ITK de seconde ou troisième génération (dasatinib, nilotinib, ponatinib) sont en cours d'évaluation pour déterminer à quel point ces inhibiteurs plus puissants pourraient apporter un bénéfice clinique supplémentaire malgré leurs toxicités propres. Les études en cours ont pour objectifs :
– de déterminer quel ITK et quelles combinaisons optimales d'ITK et de chimiothérapie produisent les meilleurs résultats dans cette variété de leucémie aiguë ;
– de réévaluer le rôle de l'allogreffe de cellules souches hématopoïétiques en première rémission complète chez ces patients ;
– de tester d'autres combinaisons thérapeutiques, incluant notamment les approches d'immunothérapie ciblée mentionnées plus haut.

Traitement des leucémies aiguës de l'enfant

Les modalités de traitement des enfants diffèrent de celles des adultes par certains points. Leur prise en charge est généralement assurée au sein d'unités pédiatriques spécialisées en oncologie-hématologie, où se trouvent réunies de façon optimale les compétences nécessaires inhérentes à la maladie et à l'âge des enfants.

Formes myéloïdes

Le traitement des leucémies aiguës myéloblastiques chez l'enfant et l'adolescent est très proche de celui de l'adulte jeune. L'induction est fondée sur l'association d'aracytine à dose conventionnelle ou forte, associée pour certaines cures à une anthracènedione, la mitoxantrone, ou une anthracycline, telle que la daunorubicine ou le DaunoXome®, forme liposomale de la daunorubicine. Ces dernières ont une toxicité pour les myofibrilles cardiaques d'autant plus importante que la dose reçue est plus élevée et l'âge de l'enfant plus jeune. Des susceptibilités individuelles, en fonction d'un polymorphisme génétique, ont été récemment mises en évidence avec une toxicité plus importante chez certains patients pour des doses modérées d'anthracyclines [9]. Définir chez l'enfant les doses optimales cumulatives d'anthracyclines et, dans cette classe thérapeutique, le médicament ayant le meilleur rapport efficacité/toxicité, reste un enjeu pour le futur et un objet de recherche clinique [42]. L'allogreffe de cellules souches hématopoïétiques (CSH) après deux ou trois cures de chimiothérapie, est indiquée en première intention dans les formes dites à haut risque de rechute définies par la présence dans les cellules leucémiques d'anomalies cytogénétiques dites de mauvais pronostic, telles qu'une monosomie 7, une translocation t(6;9), une translocation t(4;11), ou une anomalie génique telle que une mutation du gène *FLT3* [14]. L'indication d'une allogreffe repose sur la présence de facteurs de mauvais pronostic, cytogénétiques et/ou géniques, présents au diagnostic, ou secondairement sur une mauvaise sensibilité à la chimiothérapie (maladie résiduelle en fin d'induction), évaluée par des techniques de biologie moléculaire ou à l'aide de marqueurs antigéniques à la surface des cellules blastiques par cytométrie en flux. L'allogreffe se fait de préférence avec la moelle d'un frère ou d'une sœur HLA-identique, et à défaut à partir d'un donneur non apparenté HLA-identique (identité 9/10e ou 10/10e), ou à partir d'un sang de cordon [23]. Les allogreffes sont formellement indiquées après rechute chez les patients en deuxième rémission complète. C'est le seul traitement offrant aujourd'hui une perspective de guérison dans cette situation [31].

La survie sans rechute des enfants et adolescents traités pour une leucémie aiguë myéloblastique est de 50 à 55 % selon les protocoles, et la survie globale de 65 à 70 %. Après rechute, 30 % des patients peuvent encore guérir, à condition que les cellules leucémiques restent chimiosensibles, avec obtention d'une nouvelle rémission complète suivie d'une allogreffe de cellules souches hématopoïétiques.

Les leucémies aiguës promyélocytaires, ou LAM 3, sont rares chez l'enfant. Leur traitement et leur bon pronostic sont comparables à ceux de l'adulte avec 80 % de guérison grâce à l'association chimiothérapie et acide rétinoïque, voire 90 % chez l'adolescent [3]. L'introduction prochaine de l'arsenic, en association à l'acide rétinoïque en première ligne de traitement, devrait limiter le recours à la chimiothérapie, tout en augmentant encore les chances de guérison.

Formes lymphoblastiques

Chez l'enfant, les facteurs pronostiques fondés sur l'âge, le sexe, l'importance du taux de blastes sanguins, définissant des formes à faible ou à haut risque de rechute ont été mis en évidence dès les années 1970, selon les résultats obtenus avec les médicaments les plus actifs, qui le restent encore aujourd'hui, en particulier la vincristine, la daunorubicine, l'asparaginase [39]. Au fil des années, la mise en évidence d'antigènes de surface permettant de distinguer les leucémies aiguës lymphoblastiques des lignées B et T, et de préciser leur degré de différenciation, d'anomalies cytogénétiques puis moléculaires, et aujourd'hui d'anomalies géniques [35] a conduit à définir de nouveaux facteurs pronostiques. De même, la sensibilité in vivo des cellules leucémiques à une corticothérapie initiale ou à la chimiothérapie peut être appréciée par le degré de maladie résiduelle à l'aide de marqueurs moléculaires ou immunologiques dont la sensibilité de détection atteint 1 cellule sur 10 000. Ces découvertes ont permis de mieux adapter les stratégies thérapeutiques à la gravité potentielle de la maladie et de faire progresser considérablement les chances de guérison depuis les tous premiers cas de guérison il y a moins de 50 ans [39].

L'harmonisation de tous ces facteurs pronostiques reste un enjeu pour une meilleure comparaison des résultats entre équipes et entre protocoles. Aujourd'hui, certains paramètres cliniques sont internationalement reconnus, tels que l'âge et la leucocytose au diagnostic. Un âge inférieur à 1 an ou supérieur à 10 ans, ou une leucocytose supérieure à 50 000/mm^3 au diagnostic sont des facteurs dits de mauvais pronostic, c'est-à-dire nécessitant un traitement plus intensif pour obtenir des chances plus importantes de guérison.

Les autres facteurs pronostiques sont, pour les groupes favorables, une hyperploïdie supérieure à 50 chromosomes dans les cellules leucémiques ou une translocation t(12;21) conduisant à un transcrit de fusion TEL/AML1. À l'opposé sont des facteurs de mauvais pronostic les LAL de la lignée T, une atteinte méningée, certaines anomalies cytogénétiques ou géniques [hypoploïdie ≤ 44 chromosomes, translocation t(1;19), translocation t(9;22), monosomie 7, réarrangement du gène *MLL*, amplification du gène *AML1*, délétion du gène *IKAROS*...], une mauvaise sensibilité à la chimiothérapie avec taux résiduel de blastes pathologiques supérieur à 10^{-3} à l'issue du traitement d'induction ou de consolidation [39].

La survie sans rechute de l'ensemble des enfants traités pour une leucémie aiguë lymphoblastique est aujourd'hui supérieure à 85 % dans les pays socio-économiquement développés, et la survie globale supérieure à 90 % [40].

Le risque d'une rechute au niveau des méninges a été reconnu dans les années 1960 chez les enfants en rémission prolongée. Le tropisme des cellules leucémiques pour les méninges reste en partie mystérieux. La prévention de ces rechutes méningées a fait appel historiquement à des injections intrathécales de méthotrexate et/ou d'aracytine et à une irradiation de l'encéphale. L'introduction du méthotrexate dit à haute dose, passant la barrière hématoméningée, l'intensification des chimiothérapies systémiques, et les injections intrathécales prolongées de méthotrexate ± aracytine ± corticoïdes, ont permis de réduire, voire d'abandonner les indications d'irradiation prophylactique de l'encéphale, source de tumeurs cérébrales secondaires, de troubles cognitifs et de déficit en hormone de croissance chez les plus jeunes enfants [40].

La stratégie thérapeutique dans les leucémies aiguës lymphoblastiques de l'enfant diffère dans son intensité selon les facteurs pronostiques présents au diagnostic et la sensibilité des cellules leucémiques au cours et au décours du traitement d'induction. Ainsi les leucémies aiguës lymphoblastiques dites de bon pronostic sont-elles traitées avec une chimiothérapie relativement peu intensive, avec peu ou pas d'anthracyclines, et ont des chances de guérison supérieures à 95 % [27]. À l'opposé, les formes ayant des facteurs de mauvais pronostic sont traitées de manière intensive avec une polychimiothérapie associant plusieurs médicaments dont les anthracyclines dans les phases d'induction, de consolidation et d'intensification. Dans tous les cas, à l'exception des formes conduisant à proposer une allogreffe de cellules souches hématopoïétiques en première intention, ou après rechute, un traitement d'entretien est indispensable, associant 6-mercaptopurine et méthotrexate, durant une durée d'environ 18 mois, conduisant à une durée totale de traitement d'au moins 2 ans.

Le suivi à long terme des enfants est indispensable. Il est classique de proposer une surveillance au moins jusqu'à l'âge de 18 ans, ou dans les 10 ans qui suivent le diagnostic d'une leucémie. Les enfants sont considérés comme guéris au bout de 5 ans de rémission complète. Les rechutes plus tardives sont exceptionnelles. Le suivi prolongé a pour objectif de dépister d'éventuelles conséquences des traitements reçus et de répondre aux questions que se posent volontiers les adolescents et les jeunes adultes par rapport à leur maladie antérieure.

Afin de mieux connaître en France l'état de santé des adolescents et des adultes ayant été traités pour une leucémie aiguë durant leur enfance, une étude nationale multicentrique a été initiée il y a quelques années, l'étude LEA (leucémies de l'enfant et adolescent), dont les travaux ont permis déjà plusieurs résultats et publications [8].

L'objectif de guérir sans cesse plus d'enfants au fil de ces dernières décennies s'est accompagné également d'un objectif de limiter au maximum les séquelles liées aux traitements. Ainsi les anthracyclines, médicaments présentant une toxicité cardiaque d'autant plus fréquente que la dose cumulative est élevée, ont-elles été d'utilisation de plus en plus limitée au fil des décennies dans les leucémies aiguës lymphoblastiques communes de bon pronostic. De même, l'irradiation prophylactique de l'encéphale est de plus en plus abandonnée dans tous les protocoles [40]. Certains enfants ayant reçu des traitements intensifs, en particulier une allogreffe de cellules souches hématopoïétiques précédée d'un conditionnement de greffe, le plus souvent intensif, peuvent éprouver des séquelles à distance d'autant plus fréquentes que l'enfant a été traité plus jeune et que l'intensité globale du traitement a été plus importante. Ces conséquences peuvent être endocriniennes, thyroïdiennes ou gonadiques, cardiaques, ainsi qu'un risque de second cancer de l'ordre de 4 % à 15 ans. Il faut souligner que la majorité des enfants aujourd'hui traités auront peu ou pas de séquelles. Un suivi psychologique est néanmoins parfois nécessaire à distance du traitement de la leucémie.

Conclusion

Du fait de leur grande hétérogénéité, le pronostic des leucémies aiguës est extrêmement variable. Entre une forme favorable chez un enfant ou une leucémie promyélocytaire de risque standard d'un adulte jeune, dont la curabilité avoisine 90 % et une LAM à cytogénétique défavorable chez un sujet âgé pour laquelle l'espoir de survie au delà de un ou deux ans est quasi nul, tous les intermédiaires sont possibles. En moyenne, formes promyélocytaires exclues, on peut estimer que les taux de survie à long terme des leucémies aiguës sont maintenant de l'ordre de 80 % chez les enfants, 50 % chez les adultes jeunes, mais seulement de 10 à 15 % chez les sujets plus âgés. Les progrès devraient maintenant venir du développement d'options thérapeutiques différentes de la chimiothérapie cytotoxique et de la greffe de cellules souches hématopoïétiques, au premier rang desquelles les traitements et l'immunothérapie ciblés.

Bibliographie

1. ABLAIN J, RICE K, SOILIHI H et al. Activation of a promyelocytic leukemia-tumor protein 53 axis underlies acute promyelocytic leukemia cure. Nat Med, 2014, 20 : 167-174.
2. AGRESTA S, STEIN EM, TALLMAN MS et al. A phase I study of AG-221, a first in class potent inhibitor of the IDH2-mutant protein, in patients with IDH2

mutant positive advanced hematologic malignancies. EHA Annual Meeting, 2014 : abstract LB-6156.
3. BALLY C, FADLALLAH J, LEVERGER G et al. Outcome of acute promyelocytic leukemia (APL) in children and adolescents : an analysis in two consecutive trials of the European APL group. J Clin Oncol, 2012, *30* :1641-1646.
4. BELDJORD K, CHEVRET S, ASNAFI V et al. Oncogenetics and minimal residual disease are independent outcome predictors in adult patients with acute lymphoblastic leukemia. Blood, 2014, *123* : 3739-3749.
5. BENE MC, CASTOLDI G, KNAPP W et al. Proposals for the immunological classification of acute leukemias. European Group for the Immunological Characterization of Leukemias (EGIL). Leukemia, 1995, *9* : 1783-1786.
6. BENNETT JM, CATOVSKY D, DANIEL MT et al. Proposals for the classification of the acute leukaemias. French-American-British (FAB) cooperative group. Br J Haematol, 1976, *33* : 451-458.
7. BENNETT JM, CATOVSKY D, DANIEL MT et al. Proposal for the recognition of minimally differentiated acute myeloid leukaemia (AML-MO). Br J Haematol, 1991, *78* : 325-329.
8. BERBIS J, MICHEL G, BARUCHEL A et al. Cohort profile : the French childhood cancer survivor study fFor leukaemia (LEA Cohort). Int J Epidemiol, 2015, *44* : 49-57.
9. BLANCO JG, SUN CL, LANDIER W et al. Anthracycline-related cardiomyopathy after childhood cancer : role of polymorphisms in carbonyl reductase genes : a report from the Children's Oncology Group J Clin Oncol, 2012,*30* :1415-1421.
10. BREEMS DA, VAN PUTTEN WL, DE GREEF GE et al. Monosomal karyotype in acute myeloid leukemia : a better indicator of poor prognosis than a complex karyotype. J Clin Oncol, 2008 *26* : 4791-4797.
11. BURNETT AK, MILLIGAN D, PRENTICE AG et al. A comparison of low-dose cytarabine and hydroxyurea with or without all-trans retinoic acid for acute myeloid leukemia and high-risk myelodysplastic syndrome in patients not considered fit for intensive treatment. Cancer, 2007, *109* : 1114-1124.
12. CASTAIGNE S, PAUTAS C, TERRÉ C et al. Effect of gemtuzumab ozogamicin on survival of adult patients with de-novo acute myeloid leukaemia (ALFA-0701) : a randomised, open-label, phase 3 study. Lancet, 2012, *379* : 1508-1516.
13. CHESON BD, BENNETT JM, KOPECKY KJ et al. Revised recommendations of the International Working Group for diagnosis, standardization of response criteria, treatment outcomes, and reporting standards for therapeutic trials in acute myeloid leukemia. J Clin Oncol, 2003, *21* : 4642-4649.
14. CREUTZIG U, VAN DEN HEUVEL-EIBRINK MM, GIBSON B et al. Diagnosis and management of acute myeloid leukemia in children and adolescents : recommendations from an international expert panel. Blood, 2012, *120* : 3187-3205.
15. DÖHNER H, ESTEY EH, AMADORI S et al. Diagnosis and management of acute myeloid leukemia in adults : recommendations from an international expert panel, on behalf of the European Leukemia Net. Blood, 2010, *115* : 453-474.
16. DOMBRET H, RAFFOUX E, GARDIN C. New insights in the management of elderly patients with acute myeloid leukemia. Curr Opin Oncol, 2009, *21* : 589-593.
17. DOMBRET H, SEYMOUR JF, BUTRYM A et al. Results of a phase 3, multicentre, randomized, open-label study of azacitidine (AZA) vs conventional care regimens (CCR) in older patients with newly diagnosed acute myeloid leukemia (AML). EHA Annual Meeting, 2014 : abstract LB-6212.
18. DOMBRET H, CLUZEAU T, HUGUET F, BOISSEL N. Pediatric-like therapy for adults with ALL. Curr Hematol Malig Rep, 2014, *9* : 158-164.
19. DORES GM, DEVESA SS, CURTIS RE et al. Acute leukemia incidence and patient survival among children and adults in the United States, 2001-2007. Blood, 2012, *119* : 34-43.
20. ESTEY EH. Acute myeloid leukemia : 2013 update on risk-stratification and management. Am J Hematol, 2013, *88* : 318-327.
21. GRIMWADE D. The changing paradigm of prognostic factors in acute myeloid leukaemia. Best Pract Res Clin Haematol, 2012, *25* : 419-425
22. GRUNWALD MR, LEVIS MJ. FLT3 inhibitors for acute myeloid leukemia : a review of their efficacy and mechanisms of resistance. Int J Hematol, 2013, *97* : 683-694.
23. HASLE H. A critical review of which children with acute myeloid leukaemia need stem cell procedures Br J Haematol, 2014, *166* : 23-33.
24. HAYDU JE, FERRANDO AA. Early T-cell precursor acute lymphoblastic leukaemia. Curr Opin Hematol, 2013, *20* : 369-373.
25. HILLS RK, CASTAIGNE S, APPELBAUM FR et al. Addition of gemtuzumab ozogamicin to induction chemotherapy in adult patients with acute myeloid leukaemia : a meta-analysis of individual patient data from randomised controlled trials. Lancet Oncol, 2014, *15* : 986-996.
26. HOELZER D. Targeted therapy with monoclonal antibodies in acute lymphoblastic leukemia. Curr Opin Oncol, 2013, *25* : 701-706.
27. INABA H, GREAVES M, MULLIGHAN CG. Acute lymphoblastic leukaemia. Lancet, 2013,*381* : 1943-1955.
28. JOURDAN E, BOISSEL N, CHEVRET S et al. Prospective evaluation of gene mutations and minimal residual disease in patients with core binding factor acute myeloid leukemia. Blood, 2013, *121* : 2213-2223.
29. KANATE AS, PASQUINI MC, HARI PN, HAMADANI M. Allogeneic hematopoietic cell transplant for acute myeloid leukemia : Current state in 2013 and future directions. World J Stem Cells, 2014, *6* : 69-81.
30. KANTARJIAN HM, THOMAS XG, DMOSZYNSKA A et al. Multicenter, randomized, open-label, phase III trial of decitabine versus patient choice, with physician advice, of either supportive care or low-dose cytarabine for the treatment of older patients with newly diagnosed acute myeloid leukemia. J Clin Oncol, 2012, *30* : 2670-2677.
31. KASPERS GJ, ZIMMERMANN M, REINHARDT D et al. Improved outcome in pediatric relapsed acute myeloid leukemia : results of a randomized trial on liposomal daunorubicin by the International BFM study group. J Clin Oncol, 2013, *31* : 599-607.
32. LO COCO F, AVVISATI G, VIGNETTI M et al. Retinoic acid and arsenic trioxide for acute promyelocytic leukemia. N Engl J Med 2013, *369* : 111-121.
33. MAUS MV, GRUPP SA, PORTER DL, JUNE CH. Antibody-modified T cells : CARs take the front seat for hematologic malignancies. Blood, 2014,*123* : 2625-2635.
34. MAYER RJ, DAVIS RB, SCHIFFER CA et al. Intensive postremission chemotherapy in adults with acute myeloid leukemia. N Engl J Med, 1994, *331* : 896-903.
35. MULLIGHAN CG. Genomic characterization of childhood acute lymphoblastic leukemia. Semin Hematol. 2013, *50* : 314-324.
36. NATIONAL COMPREHENSIVE CANCER NETWORK (NCCN), www.nccn.org.
37. OTTMANN OG, PFEIFER H. First-line treatment of Philadelphia chromosome-positive acute lymphoblastic leukaemia in adults. Curr Opin Oncol, 2009, *21* : S43-S46.
38. PATEL JP, GÖNEN M, FIGUEROA ME et al. Prognostic relevance of integrated genetic profiling in acute myeloid leukemia. N Engl J Med, 2012 *366* : 1079-1089.
39. PUI CH, EVANS WE. A 50-year journey to cure childhood acute lymphoblastic leukemia. Semin Hematol, 2013, *50* : 185-196.
40. PUI CH, PEI D, CAMPANA D et al. A revised definition for cure of childhood acute lymphoblastic leukemia. Leukemia, 2014, *28* : 2336-2383.
41. ROBERTS KG, PEI D, CAMPANA D et al. Outcomes of children with *BCR-ABL1*-like acute lymphoblastic leukemia treated with risk-directed therapy based on the levels of minimal residual disease. J Clin Oncol, 2014, *32* : 3012-3020.
42. RUBNITZ JE. How I treat pediatric acute myeloid leukemia. Blood, 2012, *119* : 5980-5988.
43. SANZ MA, GRIMWADE D, TALLMAN MS et al. Management of acute promyelocytic leukemia : recommendations from an expert panel on behalf of the European Leukemia Net. Blood, 2009, *113* : 1875-1891.
44. SCHLENK RF, DÖHNER K, KRAUTER J et al. Mutations and treatment outcome in cytogenetically normal acute myeloid leukemia. N Eng J Med, 2008, *358* : 1909-1918.
45. THE CANCER GENOME ATLAS RESEARCH NETWORK. Genomic and epigenomic landscapes of adult de novo acute myeloid leukemia. N Engl J Med, 2013, *368* : 2059-2074.
46. TRINQUAND A, TANGUY-SCHMIDT A, BEN ABDELALI R et al. Toward a NOTCH1/FBXW7/RAS/PTEN-based oncogenetic risk classification of adult T-cell acute lymphoblastic leukemia : a Group for Research in Adult Acute Lymphoblastic Leukemia study. J Clin Oncol, 2013, *31* : 4333-4342.
47. VAN VLIERBERGHE P, FERRANDO A. The molecular basis of T cell acute lymphoblastic leukemia. J Clin Invest, 2012, *122* : 3398-3406.
48. WHO. WHO classification of tumours of haematopoietic and lymphoid tissues. Lyon, IARC, 2008.
49. ZEISIG BB, KULASEKARARAJ AG, MUFTI GJ, SO CW. SnapShot : acute myeloid leukemia. Cancer Cell, 2012, *22* : 698-698.

Toute référence à cet article doit porter la mention : Dombret H, Leverger G. Leucémies aiguës. *In* : L Guillevin, L Mouthon, H Lévesque. Traité de médecine, 5ᵉ éd. Paris, TdM Éditions, 2018-S04-P03-C10 : 1-10.

PARTIE S04-P04

Hémostase

Chapitre S04-P04-C01

Examens de routine

Jean-François Schved

Les tests d'hémostase sont utilisés quotidiennement et ont des objectifs très divers : s'assurer de l'absence de risque hémorragique avant un geste invasif ou une intervention chirurgicale, surveillance de certains traitements anticoagulants, diagnostic étiologique d'un syndrome hémorragique. Certains tests spécifiques sont utiles pour identifier la cause de thromboses à répétition, ou pour évaluer le risque de développer un accident thrombo-embolique.

Il n'existe pas de test unique permettant une étude globale de l'hémostase. Chaque examen explore une étape particulière concernant l'hémostase primaire, la coagulation plasmatique, la fibrinolyse. La prescription et l'interprétation des examens doivent donc être fondées sur une parfaite connaissance des processus qu'ils explorent.

Exploration de l'hémostase primaire

Temps de saignement

C'est le seul test reproduisant les conditions réelles de son déroulement physiologique. Il mesure le temps d'arrêt de l'hémorragie d'une plaie cutanée superficielle. Deux méthodes sont possibles : celle de Duke, par incision à l'oreille et celle d'Ivy à l'avant-bras. Bien effectué, le temps de saignement apporte un certain nombre de renseignements, mais il est difficile à standardiser et il peut être perturbé par des erreurs techniques. Il est donc tombé en désuétude.

Numération des plaquettes

La numération des plaquettes fait partie intégrante de l'hémogramme. Les automates de numération, quel qu'en soit le principe, donnent des résultats reproductibles. Le taux normal de plaquettes va de 150 à 400 G/l. Cette numération peut être faussée par de nombreux artefacts (voir Chapitres S04-P01-C01 et S04-P02-C10) et toute thrombopénie doit donc être vérifiée sur un prélèvement effectué sur tube citraté ou hépariné.

Dosage du facteur Willebrand

Le facteur Willebrand permet aux plaquettes d'adhérer entre elles et aux surfaces sous-endothéliales. Il peut être quantifié sous forme d'antigène (vWF:Ag), ou par une méthode fonctionnelle fondée sur sa propriété d'induire une agrégation plaquettaire en présence de ristocétine (vWF:RCo). Cette méthode est la plus sensible pour dépister la quasi-totalité des maladies de Willebrand. En clinique, l'étude du « complexe Willebrand » doit comporter systématiquement un dosage de l'activité coagulante du facteur VIII (FVIII:C), du vWF:RCo, du vWF:Ag. Le dosage du facteur Willebrand doit, pour être interprété convenablement, tenir compte du groupe sanguin : les patients du groupe O ont en effet des taux physiologiquement plus bas. Il faut l'interpréter avec prudence du fait de circonstances élevant le taux de facteur Willebrand : grossesse, pilule œstroprogestative, syndromes inflammatoires. Ces situations peuvent masquer un déficit.

Autres tests

Temps d'occlusion plaquettaire

C'est un test semi-global d'hémostase primaire très sensible aux déficits en facteur Willebrand (voir Chapitre S04-P04-C03). Il est mesuré à l'aide un appareil spécifique (le PFA100® ou PFA200®). Il est aussi utilisé pour le dépistage de certaines thrombopathies (voir Chapitre S04-P04-C02).

Agrégométrie photométrique

L'agrégométrie étudie l'agrégation plaquettaire induite in vitro par des inducteurs d'agrégation : ADP, collagène, ristocétine, thrombine, acide arachidonique, ionophore calcique, TRAP. Ces tests sont du ressort de laboratoires spécialisés et nécessitent un respect strict des contraintes préanalytiques. Ils permettent de faire le diagnostic des thrombopathies (voir Chapitre S04-P04-C02).

Étude des récepteurs membranaires par cytométrie en flux

La cytométrie en flux ((voir Chapitre S04-P01-C03) contribue au diagnostic de certaines thrombopathies par déficit de glycoprotéines membranaires (maladie de Glanzmann, maladie de Bernard-Soulier, voire de thrombopathies non membraneuses).

Exploration de la coagulation

Les tests globaux et analytiques utilisés en routine pour l'étude de la coagulation sont présentés au tableau S04-P04-C01-I.

Temps de céphaline + activateur (TCA)

Le TCA étudie la voie intrinsèque (endogène) de la coagulation. La phase contact y est activée à l'aide de différentes substances : classique-

Tableau S04-P04-C01-I Valeurs normales des principaux tests d'hémostase.

Paramètre	Valeur de référence	Anormal si
Temps de céphaline activé (TCA)	30-36 s	M > 1,2 × T (1,3 × T chez enfant)
Temps de Quick (TQ) (taux de prothrombine [TP])	12-13 s (70-150 %)	M > 1,2 × T (< 70 %)
Fibrinogène	1,9-4 g/l	Hors norme
Facteurs de coagulation	60-150 %	< 60 %
Facteur VIII, facteur IX	50-150 %	< 50 %
Facteur Willebrand	50-150 %	Fonction du groupe sanguin
Temps de saignement (TS) (Ivy)	4-8 min	> 10 min (nombreuses causes d'erreur)
Temps de lyse des euglobulines (TLE)	> 90 min	< 90 min
Antithrombine	80-130 %	< 80 %
Protéine C	65-135 %	< 60 %
Protéine S	50-135 %	< 60 % (< 50 % pour femmes non ménopausées)
D-Dimères ELISA	< 500 ng/ml	> 500 ng/ml

ment, le kaolin (TCK : temps de céphaline-kaolin), ou plus souvent la silice micronisée ou l'acide ellagique. Dans ce test, la céphaline est un phospholipide qui remplace le facteur 3 plaquettaire. Le TCA est donc indépendant de toute anomalie plaquettaire (thrombopénie ou thrombopathie).

Chez l'adulte, la valeur normale du TCA est, selon la nature des réactifs et des conditions d'examen, de 30 à 34 secondes. On considère que le TCA est anormal lorsque le rapport temps du malade/temps du témoin est supérieur à 1,2. Le laboratoire doit donc toujours fournir un temps témoin pour permettre l'interprétation du test. Chez l'enfant on admet que le TCA est plus long : le rapport de coagulation est de 1,3 voire 1,35. Les facteurs de la voie endogène explorés par le TCA sont le système contact (facteur XII et facteur XI, kininogène de haut poids moléculaire, prékallicréine), le complexe antihémophilique (facteur IX, facteur VIII), le complexe de la prothrombinase (facteur X, facteur V), la prothrombine (facteur II) et le fibrinogène (ex-facteur I).

Temps de Quick (TQ)

C'est le temps d'apparition d'un caillot de fibrine dans le plasma en présence d'un excès de thromboplastine calcique. Normalement le caillot se forme en 12 à 13 secondes. Il est habituel (et regrettable) d'exprimer le temps de Quick en pourcentage. L'examen est alors appelé taux de prothrombine (TP). Ce terme impropre ne reflète pas les variations de la seule prothrombine et il ne mesure pas directement le taux de ce facteur. Le TQ est anormal si le rapport : [TQ du malade/TQ du témoin] est supérieur à 1,2 ou si le TQ du patient excède de 3 secondes le temps de Quick du témoin.

Le temps de Quick explore les facteurs suivants : facteur VII, facteur X, facteur V, facteur II, fibrinogène. Lorsque le TQ est utilisé en surveillance des traitements par antivitamine K, il est exprimé en INR (*international normalized ratio*) calculé en élevant le rapport [TQ patient/TQ témoin] à la puissance ISI (*international sensitivity index*), ce dernier chiffre étant une caractéristique du réactif utilisé. L'INR est une valeur arbitraire qui ne comporte donc aucune unité : son principal intérêt est de rendre comparables les résultats du temps de Quick indépendamment des variations inter-laboratoires.

Dosage du fibrinogène

Les déficits en fibrinogène peuvent être responsables de troubles graves de la coagulation. Certaines anomalies sont acquises (syndrome de défibrination par coagulation intravasculaire disséminée ou plus rarement fibrinolyse), d'autres sont congénitales (afibrinogénémie et dysfibrogénémie congénitales). Le taux normal de fibrinogène est de 1,8 à 4 g/l.

Facteurs du complexe prothrombinique

On appelle ainsi la série d'examens visant à doser les facteurs II, V, VII et X. Son grand intérêt est de permettre le diagnostic des insuffisances hépatocellulaires (les quatre facteurs sont abaissés) et des hypovitaminoses K (le facteur V est normal).

Dosage spécifique des facteurs de coagulation

Les protéines plasmatiques intervenant dans le processus de coagulation sont indiquées dans le tableau S04-P04-C01-II. Il est possible de doser individuellement chacun des facteurs de la coagulation : facteur VIII, facteur IX permettant le diagnostic de l'hémophilie, ou

Tableau S04-P04-C01-II Protéines plasmatiques de la coagulation.

Facteur	Synonyme	Synthèse	Demi-vie (heures)	Expression du déficit
Facteur I	Fibrinogène	Foie	60-100	Hémorragies < 0,5 g/l
Facteur II	Prothrombine	Foie (vitamine K)	60	Hémorragies < 10 %
Facteur V	Pro-accélérine	Foie	16	Hémorragies < 10 %
Facteur VII	Proconvertine	Foie (vitamine K)	3-4	Hémorragies < 10 %
Facteur VIII	Antihémophilique A	Foie	8-12	Hémorragies < 10 %
Facteur IX	Antihémophilique B	Foie (vitamine K)	18-24	Hémorragies < 10 %
Facteur X	Facteur Stuart	Foie (vitamine K)	40	Hémorragies < 10 %
Facteur XI	PTA	Foie	52	Hémorragies < 10 %
Facteur XII	Facteur Hageman		>200	Aucune
Facteur XIII	FSF	Plaquettes	200	Hémorragies < 1 %
Prékallikréine	Facteur Fletcher			Faible
Kininogène	Facteur Fitzgerald			Faible
Antithrombine			60-100	Thromboses < 80 %
Protéine C		Foie	6	Thromboses < 60 %
Protéine S		Foie (vitamine K)	40	Thromboses < 60 %

dosage de tout autre facteur : XII, XI, XIII, en plus des facteurs évoqués précédemment.

Pour ces dosages, il est nécessaire de bien différencier les *méthodes fonctionnelles*, et les *méthodes antigéniques*. La quasi-totalité des tests utilisés en coagulation explore les propriétés fonctionnelles des facteurs de coagulation. Le principe de base consiste à mesurer le degré de correction du temps de coagulation d'un plasma déficitaire en facteur à doser (< 1 %) en présence du plasma à tester pour ce facteur, ce temps étant proportionnel à la concentration finale du facteur dans le mélange. Dans certaines circonstances, notamment en cas de diminution de l'activité, on est amené à quantifier le facteur de coagulation par méthode immunologique : cette dernière technique renseigne sur la présence et la quantité d'un facteur, mais non sur sa valeur fonctionnelle. Si un facteur est présent mais anormal (anomalie qualitative), on peut voir une discordance entre le dosage antigénique normal et un dosage fonctionnel perturbé.

Inhibiteurs de la coagulation

Les méthodes de dosage des inhibiteurs physiologiques (protéine C, protéine S, antithrombine) sont développées dans le chapitre S04-P04-C03. La détection d'un inhibiteur non physiologique, spécifique d'un facteur (par exemple un anticorps antifacteur VIIIc) ou non spécifique tel qu'on peut en observer dans les maladies comme le lupus systémique (« anticoagulant circulant, antiprothrombinase, anticéphaline, antiphospholipide ») est fondée sur la non-correction de l'allongement du TCA du plasma pathologique en présence d'un volume égal de plasma normal.

Techniques de biologie moléculaire

Les principales applications des techniques moléculaires sont la mise en évidence de mutations responsables d'hémophilie A ou B pour le diagnostic de conductrice d'hémophilie ou un diagnostic prénatal, la recherche des mutations V Leiden et G2010A sur le gène du facteur II pour l'exploration d'une thrombophilie (*voir* Chapitre S04-P04-C03).

Exploration de la fibrinolyse

Temps de lyse des euglobulines (ou test de von Kaulla)

Cet examen de base permet de dépister les fibrinolyses excessives : in vitro, un caillot d'euglobulines (précipité plasmatique renfermant le fibrinogène et les activateurs de la fibrinolyse) se dissout spontanément en 90 minutes. Un raccourcissement témoigne d'une hyperfibrinolyse. Il est possible de doser de façon spécifique le plasminogène, les activateurs du plasminogène, le t-PA (activateur tissulaire du plasminogène, l'u-PA (urokinase) et les inhibiteurs des activateurs (PAI-1, PAI-2). Les applications cliniques sont très limitées.

Produits de dégradation du fibrinogène et de la fibrine, D-dimères

L'action de la plasmine sur la fibrine (physiologique) ou le fibrinogène (pathologique) entraîne la formation de produits de dégradation de la fibrine ou du fibrinogène (classés selon leur taille en produits appelés X, Y, D, et E). Les produits D issus de la digestion de la fibrine sont capables de former des dimères (D-dimères), mais pas ceux issus de la digestion du fibrinogène. Leur augmentation dans le plasma traduit donc une activation lytique physiologique en réponse à la présence de caillots de fibrine, qu'il s'agisse d'un thrombus artériel ou veineux, d'une embolie pulmonaire, d'une coagulation intravasculaire disséminée. Le dosage des D-dimères a une très bonne valeur prédictive négative : un patient pour lequel les D-dimères sont inférieurs au seuil (en général 500 ng/ml) n'a probablement ni thrombose veineuse, ni embolie pulmonaire (sensibilité > 95 %).

Stratégie d'utilisation des examens courants d'hémostase

Diagnostic de maladie hémorragique

Il est admis que l'interrogatoire est la meilleure méthode de dépistage d'un trouble exposant à un risque hémorragique. Les examens d'hémostase trouvent leur pleine utilité en présence d'un syndrome hémorragique pour en comprendre le mécanisme, ou lorsque l'interrogatoire met en évidence une tendance hémorragique que l'on veut caractériser. Quatre examens doivent alors être effectués en première intention : le compte des plaquettes, le TCA, le TQ et le dosage du fibrinogène. Leurs résultats orientent alors les explorations ultérieures :
– il existe une thrombopénie : *voir* Chapitre S04-P02-C10 ;
– le temps de Quick ou le TCA est allongé : figure S04-P04-C01-1 ;
– le TCA et le temps de Quick sont allongés : figure S04-P04-C01-2.

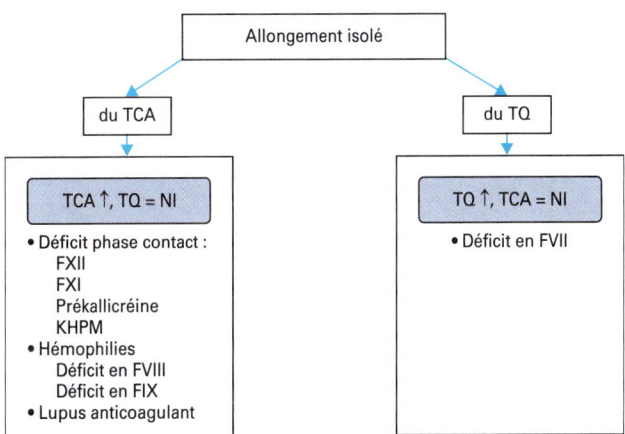

Figure S04-P04-C01-1 Diagnostic d'un allongement isolé du temps de Quick (TQ) ou du temps de céphaline + activateur (TCA). KHPM : kininogène de haut poids moléculaire.

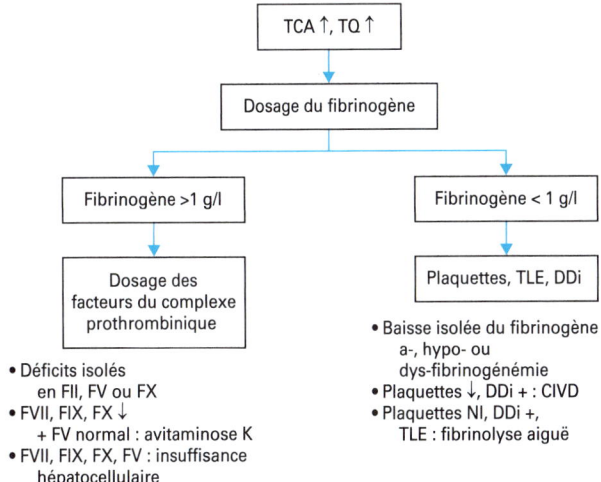

Figure S04-P04-C01-2 Diagnostic d'un allongement du temps de Quick (TQ) et du temps de céphaline + activateur (TCA). CIVD : coagulation intravasculaire disséminée ; DDi : D-dimères ; TLE : temps de lyse des euglobulines.

Syndrome hémorragique avec examens d'hémostase de routine normaux

En présence d'un syndrome hémorragique sans anomalie décelable sur les examens de routine (plaquettes, temps de Quick et de céphaline activé, fibrinogène), il faut effectuer un interrogatoire précis sur les antécédents personnels et familiaux, et la prise d'éventuels médicaments antiplaquettaires. Qu'il soit évocateur ou non, il faut poursuivre les investigations en cherchant notamment une maladie de Willebrand, trouble d'hémostase constitutionnel le plus fréquent (*voir* Chapitre S04-P04-C03) par le temps d'occlusion plaquettaire et le dosage de vWF:RCo, vWF:Ag et facteur VIII. La baisse du facteur VIII est inconstante, ce qui explique que le TCA puisse être normal. Si ces examens sont normaux, il faut adresser le patient en centre spécialisé pour une recherche de thrombopathie ou d'anomalies rares de l'hémostase.

Bibliographie

Nous citons ici des références bibliographiques générales, ouvrages non appelés dans le texte, où le lecteur trouvera les compléments nécessaires sur la physiologie de l'hémostase et l'utilisation des méthodes d'exploration.

1. Bezeaud A, Guillin MC. Exploration de la coagulation. EMC (Paris), Hématologie, tome 3, 13-019-A-25, 2013.
2. Gouault-Heilman M. Aide-mémoire d'hémostase, 2ᵉ éd. Paris, Flammarion Médecine-Sciences, 2006, 139 pages.
3. Jespersen J, Bertina RM, Haverkate F. Laboratory techniques in thrombosis. A manual, 2nd revised edition of ECAT assay procedures. Dordrecht, Kluwer Academic Publishers, 2000, 308 pages.
4. Marder VM, Aird MD, Bennett JS et al. Hemostasis and thrombosis : basic principles and clinical practice, 6th ed. Philadelphia, JB Lippincott, 2013, 1 566 pages
5. Samama MM et al. Hémorragies et thromboses. Du diagnostic au traitement. Paris, Masson, 2006, 427 pages.
6. Trzeciak MC, Bordet JC. Exploration de l'hémostase primaire. EMC (Paris), Hématologie, tome 3, 13-019-A-10, 2013.

Chapitre S04-P04-C02

Hémostase primaire

Purpuras vasculaires

(*Voir* Section S19.)

Purpura thrombopénique auto-immun

Bertrand Godeau

Le purpura thrombopénique immunologique (PTI) ou auto-immun est caractérisé par une thrombopénie isolée inférieure à 100 G/l en l'absence de toute autre cause identifiée [34]. Il est alors défini comme primaire. Il peut également s'intégrer dans un contexte plus large d'auto-immunité et être associé à d'autres manifestations auto-immunes, en particulier le lupus ou le syndrome des antiphospholipides. Il peut être associé à des infections virales aiguës ou chroniques, à un déficit immunitaire ou plus rarement à d'autres hémopathies et en particulier les hémopathies lymphoïdes. Dans les formes primaires, la mortalité globale est inférieure à 2 %, principalement par complications hémorragiques graves en particulier cérébroméningées qui représentent entre 50 et 100 admissions chaque année en France avec une mortalité de plus de 30 %.

Épidémiologie

Il s'agit d'une maladie rare dont l'incidence est comprise entre 3 et 10 cas par an pour 100 000 habitants ce qui la classe dans le groupe des maladies orphelines [33]. Le PTI a longtemps été considéré comme une affection de la femme jeune. Il peut en réalité survenir à tout âge. Il existe une nette prédominance féminine lorsqu'il affecte l'adulte jeune. Après 50 ans, il est au contraire plus fréquemment observé chez l'homme. L'analyse des données épidémiologiques françaises, obtenues grâce au programme de médicalisation du système d'information, montre que 4 000 personnes sont hospitalisées chaque année pour un PTI, dont deux tiers des cas pour une manifestation inaugurale.

Physiopathologie

Le PTI a longtemps été considéré comme une maladie auto-immune de physiopathologie simple, expliquée par l'apparition d'un auto-anticorps dirigé contre les plaquettes est directement responsable de la thrombopénie et de ses conséquences. L'auto-anticorps est dirigé contre des épitopes présents sur les glycoprotéines plaquettaires, principalement la GPIIB/IIIA [7, 35]. Les plaquettes recouvertes d'auto-anticorps sont alors reconnues par l'intermédiaire du récepteur Fcγ par les cellules présentatrices d'antigènes et notamment les macrophages spléniques, entraînant alors la destruction des plaquettes. L'antigène est alors présenté aux lymphocytes T qui coopèrent avec les lymphocytes B par l'intermédiaire de plusieurs voies de co-stimulation et notamment la voie de coopération CD40-ligand de CD40 au niveau des organes lymphoïdes. L'activation des lymphocytes B aboutit à la production de nouveaux anticorps antiplaquettes, créant une boucle d'amplification de la réponse auto-immune. Le PTI est ainsi associé à un profil de réponse immunologique de type T_H1 [7, 35]. Le raccourcissement de durée de vie plaquettaire (durée normale de 8 à 10 jours) est bien démontré par les études de cinétique de plaquettes radiomarquées. Leur destruction est majoritairement voire exclusivement splénique, parfois hépatique, mixte hépatosplénique ou diffuse. Le site de destruction conditionne en grande partie l'efficacité prévisible de la splénectomie dans les formes chroniques [8].

Cinquante ans après la mise en évidence d'un facteur sérique susceptible de reproduire la maladie [18], les hypothèses physiopathologies décrites au paragraphe précédent restent d'actualité. La physiopathologie du PTI est cependant plus complexe et probablement variable selon les patients et selon le stade évolutif de la maladie.

Une avancée importante dans la compréhension de la physiopathologie du PTI a été la mise en évidence d'une mégacaryocytopoïèse insuffisante pour compenser l'excès de destruction plaquettaire dans près de deux tiers des cas. Celle-ci est probablement liée à une destruction des mégacaryocytes par des auto-anticorps reconnaissant des épitopes exprimés très précocement au cours de la mégacaryocytopoïèse. Une apoptose anormalement élevée des précurseurs de la lignée mégacaryocytaire a également été observée. Cette production médullaire inadaptée pourrait également être liée à une toxicité directe des lymphocytes T cytotoxiques, mais cette hypothèse évoquée par des arguments expérimentaux et n'a pas été encore confirmée in vivo. Le rôle d'un défaut relatif de mégacaryocytopoïèse dans la physiopathologie du PTI est étayé par l'efficacité fréquente des médicaments visant à augmenter la production médullaire en stimulant le récepteur de la thrombopoïétine (TPO).

Diagnostic

Manifestations révélatrices

Chez l'enfant et l'adulte, l'enquête diagnostic est plus souvent initiée en raison de la découverte d'une thrombopénie classiquement définie par un chiffre de plaquettes inférieur à 150 G/l, que devant un syndrome hémorragique. Il a été récemment proposé de baisser ce seuil à 100 G/l en considérant qu'une thrombopénie modérée supérieure à ce seuil était rarement le témoin d'une affection sévère évolutive [29, 34]. Cette attitude est discutable dans la mesure où une thrombolyse bien compensée est compatible avec une thrombopénie très modérée, voire une numération plaquettaire normale : cette situation est bien illustrée dans le cas de patientes enceintes peu ou pas thrombopéniques donnant naissance à un enfant sévèrement thrombopénique par passage transplacentaire de l'anticorps. Une thrombopénie modérée doit donc être au minimum surveillée car son aggravation ou l'apparition d'autres anomalies hématologiques justifieraient alors pleinement une enquête diagnostique.

À nombre de plaquettes comparable, les manifestations hémorragiques du PTI sont très variables d'un sujet à l'autre et il n'est pas rare d'observer des patients porteurs d'une thrombopénie profonde sans aucun saignement. Les signes hémorragiques s'observent habituellement lorsque le nombre de plaquettes est inférieur à 30 G/l ou occasionnellement pour des valeurs plus élevées, en particulier chez le sujet âgé ou de traitements concomitants modifiant l'hémostase. Les signes hémorragiques peuvent être cutanés (purpura pétéchial, ecchymoses, hématomes extensifs) ou muqueux (gingivorragies, bulles hémorragiques intrabuccales, saignements gynécologiques). Les saignements graves pouvant mettre en jeu le pronostic vital tels qu'un saignement digestif ou gynécologique avec déglobulisation massive ou les saignements cérébroméningés sont très rares et ne sont habituellement observés qu'en cas de thrombopénie profonde (plaquettes < 10 G/l), ou de lésion muqueuse latente dont le saignement est favorisé par la thrombopénie. Ces saignements sont presque toujours précédés par un syndrome hémorragique cutanéomuqueux qui constitue donc un signe alerte qui doit être connu des patients et conduire à la mise en route rapide d'un traitement.

Critères diagnostiques

À défaut d'un test simple et de pratique routinière de mise en évidence de l'auto-anticorps responsable, le diagnostic repose sur un ensemble de critères d'exclusion :
– la thrombopénie est isolée (avec deux nuances : il est possible que s'y associe une anémie microcytaire en cas de saignements chroniques notamment utérins, ou une hémolyse auto-immune associée dans le cadre d'un syndrome d'Evans) ;
– l'hémogramme (vu par un cytologiste attentif) montre l'absence de thrombopénie artefactuelle (amas plaquettaires, satellitisme, voir Chapitre S04-P02-C10), d'anomalie cellulaire qualitative, et surtout de schizocytes : ces critères sont nécessaires pour écarter l'hypothèse d'un syndrome myélodysplasique (voir Chapitre S04-P03-C05) ou d'une micro-angiopathie thrombotique (voir Chapitre S04-P03-C05) ;
– il n'existe aucun argument clinique ou contextuel pour évoquer un hypersplénisme ou une hypertension portale (en particulier absence de splénomégalie), une infection évolutive ;
– le contexte et les tests biologiques appropriés écartent l'hypothèse d'une coagulation intravasculaire disséminée (CIVD) (voir Chapitre S04-P04-C03) ;
– il n'y a pas d'argument pour une thrombopénie d'origine immuno-allergique, en particulier médicamenteuse (voir Chapitre S04-P03-C03).

Le diagnostic le plus difficile est celui des thrombopénies constitutionnelles dont la prévalence est largement sous-estimée et qu'il faut savoir évoquer si l'on ne retrouve pas chez le patient la notion d'une numération de plaquettes antérieure normale. Il est donc indispensable de s'efforcer de récupérer les hémogrammes antérieurs, même très anciens. Si cette recherche est en défaut, une enquête familiale comportant au minimum un hémogramme des ascendants, collatéraux et descendants est justifiée, incluant un examen du frottis pour la recherche d'anomalies évocatrices (voir « Thrombopénies et thrombopathies constitutionnelles », Chapitre S04-P02-C10 et Tableau S04-P04-C02-I).

Dès lors que tous ces critères sont remplis, le diagnostic de PTI est probable et la réalisation systématique d'un myélogramme n'est désormais plus consensuelle. Classiquement, le myélogramme montre un aspect cytologique normal et la présence de nombreux mégacaryocytes non dystrophiques. Un myélogramme s'impose toutefois dans les circonstances suivantes :
– un âge supérieur à 60 ans ou une anomalie d'une autre lignée sanguine (notamment monocytose, macrocytose, neutropénie, même discrètes) afin d'écarter un syndrome myélodysplasique ;
– en présence d'une organomégalie (surtout une splénomégalie) ;

Tableau S04-P04-C02-I Examens à réaliser devant une thrombopénie d'après le protocole national de diagnostic et de soins.

Examens systématiques
NFS sur tube citraté si doute sur une fausse thrombopénie à l'EDTA
Frottis sanguin analysé par le biologiste
Électrophorèse des protéines ou dosage pondéral des immunoglobulines
Sérologie VIH, VHC et VHB
Bilan hépatique et créatinine
Anticorps antinucléaires
TSH et anticorps antithyroïde
TP, TCA, fibrinogène
Groupe sanguin, agglutinines irrégulières dans les formes sévères
Examens en fonction du contexte
Myélogramme ± caryotype et FISH
Recherche d'anticorps antiphospholipides (anticoagulant circulant lupique et anticorps anticardiolipine)
Recherche d'une infection par *Helicobacter pylori* (recherche d'antigènes dans les selles ou test à l'uréase)
Échographie abdominale
Immunophénotypage des lymphocytes circulants, immuno-électrophorèse des protéines
Durée de vie isotopique des plaquettes
Recherche d'anticorps antiplaquettes par la technique MAIPA
Examens inutiles
Temps de saignement
Dosage du complément
Dosage de la thrombopoïétine
Plaquettes réticulées

EDTA : acide éthylène-diamino-tétra-acétique ; FISH : fluorescence in situ hybridation ; MAIPA : *monoclonal antibody immobilization of platelet antigens* ; TCA : temps de céphaline activée ; TP : taux de prothrombine ; TSH : *thyroid-stimulating hormone* ; VHB : virus de l'hépatite B ; VHC: virus de l'hépatite C ; VIH : virus de l'immunodéficience humaine. (Modifié d'après Purpura thrombopénique immunologique de l'enfant et de l'adulte. Protocole national de diagnostic et de soins, 2009 [www.has-sante.fr].)

– en l'absence de réponse à un traitement de première ligne (corticoïdes et immunoglobulines intraveineuses) ;
– pour certains systématiquement avant splénectomie ou traitement par rituximab, mais cette dernière recommandation n'est pas consensuelle.

D'autres examens peuvent être utiles pour renforcer le diagnostic et rechercher une maladie causale ou associée. La liste des examens indiqués, optionnels ou inutiles, est précisée dans le protocole national de diagnostic et de soins (PNDS) rédigé par le centre de référence français des cytopénies auto-immunes de l'adulte (Tableau S04-P04-C02-I).

Évolution et pronostic

La principale difficulté est d'apprécier le caractère aigu ou chronique de la thrombopénie lors du diagnostic. Parfois, l'ancienneté d'épisodes de saignement, notamment des ménorragies chez une femme réglée, permet d'évoquer un trouble ancien. Cette distinction est pourtant capitale car elle conditionne largement les orientations thérapeutiques. Une terminologie destinée à contourner cette difficulté a été récemment précisée par un groupe d'experts internationaux qui propose de séparer l'évolution du PTI en trois périodes :
– le PTI *nouvellement diagnostiqué* qui correspond à la période de 3 mois suivant la date de la découverte de la thrombopénie ;
– le PTI *persistant* (durée d'évolution entre 3 et 12 mois) ;
– et le PTI *chronique* défini par une durée d'évolution supérieure à un an [34].

Cette classification est justifiée par le fait que le PTI persistant et, a fortiori, un PTI nouvellement diagnostiqué peuvent évoluer spontanément vers la guérison dans près de 80 % des cas chez l'enfant et dans

30 à 40 % des cas chez l'adulte. Cette notion importante doit être prise en compte lorsque l'on discute les indications thérapeutiques. Il faut en effet se garder de proposer des traitements agressifs et définitifs telle que la splénectomie chez un patient ayant une durée d'évolution inférieure à un an car une rémission voire une guérison peuvent alors être espérées [32, 33]. En revanche, au-delà de cette période, la probabilité d'une correction spontanée de la thrombopénie devient extrêmement faible (probablement inférieure à 5 %) et la splénectomie garde alors toute sa place dans les options thérapeutiques possibles dès lors que l'évolution est sévère.

Traitement

Le traitement du PTI reste débattu en particulier dans les formes chroniques et les indications reposent plus sur des avis d'experts que sur des études prospectives contrôlées. Plusieurs textes de recommandations ont été récemment publiés et notamment un consensus international, des recommandations formulées par l'American Society of Hematology et en France des recommandations rédigées par le centre de référence des cytopénies auto-immunes de l'adulte publiées sous la forme d'un protocole national de diagnostic et de soins (PNDS) [11, 29, 32, 33].

Toutes ces recommandations insistent sur le danger de « surtraiter » les patients [31] : le traitement se justifie par le risque de saignement et non par la baisse des plaquettes. Il est démontré que le risque de saignement grave est minime dès lors que les plaquettes sont supérieures à 30 G/l. Il est donc inutile de proposer un traitement au-dessus de ce seuil sauf en cas de co-morbidités, chez le sujet âgé ou quand il existe une indication formelle à un traitement anticoagulant ou anti-agrégant. Dans ces situations, le risque hémorragique est plus élevé et on recommande, comme seul de plaquettes devant faire envisager la mise en route d'un traitement, une valeur de 50 G/l. Il peut être également nécessaire de maintenir les plaquettes au-delà de ce seuil si le patient exerce des activités sportives ou professionnelles à risque de traumatisme. Certains patients asymptomatiques et indemnes de co-morbidités peuvent en revanche s'abstenir de traitement malgré un chiffre de plaquettes inférieur à 30 G/l. Il est donc admis que les indications thérapeutiques sont fondées en priorité sur l'importance des signes hémorragiques ou du risque de saignement. Le traitement doit donc être personnalisé et de nombreux critères entrent en ligne de compte des conditions de vie telles que la profession du patient, la pratique d'activités professionnelles ou sportives à risque, la notion de cortico-sensibilité, l'anxiété du patient et de son entourage [11].

Traitements de première ligne

Les deux modalités thérapeutiques applicables en première ligne sont les corticoïdes et les immunoglobulines par voie intraveineuse (Ig IV). Ces deux traitements ont pour avantage de ne pas préjuger du caractère « aigu » ou « chronique » du PTI. En revanche, leur bénéfice est généralement transitoire dans les formes chroniques.

Corticoïdes

De manière consensuelle, il s'agit du traitement de première ligne. Les corticoïdes sont classiquement administrés sous la forme de prednisone orale à la dose de 1 mg/kg/j pendant une période de 3 semaines suivie d'une interruption rapide en quelques jours ou quelques semaines. Toute corticothérapie prolongée au-delà de 2 mois doit être proscrite dans la mesure où elle n'influence pas l'histoire naturelle de la maladie et expose alors le patient à la survenue d'effets secondaires potentiellement sévères [11, 31, 33]. Les patients sont en effet souvent cortico-dépendants pour une dose-seuil incompatible avec une corticothérapie au long cours. En cas de rechute après une corticothérapie initiale brève, il faut alors envisager d'autres traitements. Certains proposent d'utiliser la dexaméthasone à fortes doses par voie orale (40 mg/j pendant à 4 jours) [27]. Il n'existe cependant pas de données solides permettant d'affirmer que cette modalité est supérieure au traitement « classique » par la prednisone. Dans les situations d'urgence, on peut également recourir aux bolus de méthylprednisolone à la dose de 15 mg/kg, sans dépasser 1 g, les bolus pouvant être répétés à une à deux reprises [16]. Cela permet d'obtenir une réponse probablement un peu plus rapide (une douzaine d'heures) qu'avec la prednisone mais il a été démontré que les bolus de méthylprednisolone devaient être relayés par un traitement par prednisone pour une durée d'au moins 21 jours sous peine de s'exposer à des rechutes très rapides.

Immunoglobulines polyvalentes par voie intraveineuse (Ig IV)

Elles sont remarquablement efficaces, une réponse étant observée chez plus de 80 % des patients. La posologie des Ig IV est de 1 g/kg à renouveler dès le lendemain si le patient est dans une situation d'urgence mettant en jeu le pronostic vital ou fonctionnel. En dehors de ces situations rares, il n'est pas nécessaire de donner une dose supplémentaire d'Ig IV si le syndrome hémorragique diminue et si le nombre de plaquettes augmente. L'absence de réponse dans les 48 à 72 heures, observée dans 40 % des cas justifie en revanche une nouvelle injection de 1 g/kg [13]. L'efficacité est cependant très transitoire, une rechute étant généralement observée dans les 10 à 30 jours. Elles ne doivent donc être utilisées que dans les situations d'urgence et quand l'intensité des signes hémorragiques les justifie. Un effet synergique avec les corticoïdes justifie de les prescrire pendant les 3 semaines suivant la perfusion d'IgIV en l'absence de contre-indication [16].

Le centre de référence des cytopénies auto-immunes a proposé une démarche thérapeutique fondée sur l'utilisation d'un score hémorragique simple en proposant de réserver les IgIV aux patients ayant un score élevé [24] (Tableau S04-P04-C02-II). Lorsque le syndrome hémorragique est faible, la corticothérapie seule garde toute sa place.

Traitements de deuxième ligne

Ces traitements s'adressent aux formes persistantes et surtout aux formes chroniques exposant à un risque hémorragique permanent ou potentiellement grave.

Splénectomie

Elle est remarquablement efficace et permet d'obtenir 65 % de guérison [24], et pour certains plus de 90 % si les indications tiennent compte du site de séquestration splénique exclusif des plaquettes radiomarquées à l'^{111}In [8]. Elle expose à des complications infectieuses à germes encapsulés en particulier à *Streptoccus pneumoniæ* avec un risque de sepsis fulminant pouvant survenir plusieurs décennies après la splénectomie. Le patient doit en être averti et accepter une antibioprophylaxie par pénicilline orale dont la durée n'est pas consensuelle (au moins 2 ans pour la majorité des équipes) et une vaccination contre les germes encapsulés et en particulier le pneumocoque (*voir* Chapitre S04-P02-C12). Les rechutes sont observées dans 15 % des cas et surviennent le plus souvent dans les 2 ans suivant la splénectomie.

Agonistes du récepteur de la thrombopoïétine

La mise en évidence d'un défaut relatif de production médullaire au cours du PTI a conduit à développer des traitements basés sur la stimulation du récepteur de la thrombopoïétine (TPO) [5, 6, 21]. Deux produits disposent actuellement d'une autorisation de mise sur le marché en France. L'eltrombopag est une « petite molécule » non peptidique, active par voie orale, qui agit en stimulant le récepteur de la thrombopoïétine dans sa portion transmembranaire. Le romiplostim est un *peptibody* qui associe un fragment Fc d'origine humaine couplé à la molécule physiologiquement active par fixation à la portion extra-membranaire du récepteur. Il est administré par injection sous-cutanée hebdomadaire.

Tableau S04-P04-C02-II Score hémorragique proposé par le centre de référence des cytopénies auto-immunes de l'adulte visant à guider les indications de perfusion d'Ig IV.

Âge	
Âge > 65 ans	2
Âge > 75 ans	5
Saignement cutané	
Purpura pétéchial localisé (membres)	1
Purpura ecchymotique	2
Purpura pétéchial avec localisations multiples	3
Purpura pétéchial généralisé	3
Purpura ecchymotique généralisé	4
Saignements muqueux	
Épistaxis unilatérale	2
Épistaxis bilatérale	3
Bulles hémorragiques spontanées ou gingivorragies spontanées	5
Saignement gastro-intestinal	
Saignement digestif sans anémie	4
Saignement digestif avec anémie (perte de plus de 2 g d'hémoglobine) et/ou choc	15
Saignement urinaire	
Hématurie macroscopique sans anémie	4
Hématurie macroscopique avec anémie aiguë	10
Saignement du système nerveux central (SNC)	
Saignement du SNC ou saignement avec mise en jeu du pronostic vital	15

Les Ig IV sont proposées pour les patients ayant un score hémorragique supérieur à 8. En l'absence de contre-indication, les corticoïdes sont proposés en première intention en cas de score hémorragique ≤ 8.
(Modifié d'après Khellaf M, Michel M, Schaeffer A et al. Assessment of a therapeutic strategy for adults with severe autoimmune thrombocytopenic purpura based on a bleeding score rather than platelet count. Haematologica, 2005, *90* : 829-832.)

L'efficacité remarquable de ces deux médicaments a été prouvée par des essais prospectifs randomisés conduits de manière rigoureuse. Plus de 70 % des patients répondent au traitement et une réponse soutenue est observée dans plus 50 % des cas. La tolérance à court et moyen termes est excellente. Il faut néanmoins souligner que ces traitements sont dans la plupart des cas purement suspensifs, l'arrêt du traitement s'accompagnant d'une rechute très rapide du PTI dans la grande majorité des cas. Il existe également des interrogations sur la tolérance à très long terme de ces stimulants de la mégacaryocytopoïèse, notamment en raison d'un risque théorique de dépôts réticuliniques médullaires voire de myélofibrose [10, 25]. Ils sont contre-indiqués en cours de grossesse. Leur coût important est également un frein à leur large utilisation.

Anticorps anti-CD20

La physiopathologie du PTI est dominée par une auto-immunisation à médiation humorale, où les lymphocytes B jouent donc un rôle important [15]. L'utilisation d'anticorps anti-CD20 qui ciblent spécifiquement la lignée lymphocytaire B apparaît donc comme un traitement logique. Le rituximab, anticorps monoclonal anti-CD20, est utilisé dans cette indication depuis plus de 10 ans. Une réponse est observée chez 60 % des patients et la tolérance à court et moyen termes apparaît acceptable [3, 4]. Une rechute est cependant souvent observée, parfois après un délai de plus de 2 ans alors même que la repopulation B a lieu dans les 6 à 12 mois suivant l'administration du rituximab. La réponse à long terme paraît donc modeste avec seulement un peu plus de 20 % de réponses persistantes à 5 ans [30]. Le profil de réponse pourrait être meilleur lorsque le produit est administré chez des sujets jeunes atteints d'un PTI ayant une durée d'évolution courte. Cela conduit de nombreuses équipes à proposer le rituximab avant la splénectomie avec l'espoir d'éviter le recours à la chirurgie chez plus de 30 % des patients.

Dapsone

Il s'agit d'une sulfone dont l'indication princeps est le traitement de la lèpre. Son intérêt au cours du PTI a été découvert de manière fortuite il y a une vingtaine d'années. Son mode d'action est mal compris. Ce médicament procure une réponse habituellement dans les 2 à 4 semaines chez 30 % des patients [9, 14]. Il est formellement contre-indiqué en cas de déficit en G-6-PD (*voir* Chapitre S04-P04-C03). Il engendre habituellement une hémolyse peu sévère se traduisant par une diminution modérée et transitoire de l'hémoglobine. Il expose à un risque d'accident cutané d'hypersensibilité qui survient toujours en début de traitement et dont la fréquence est évaluée à 7 % des cas. Le patient doit être averti de cet effet secondaire potentiellement grave et interrompre immédiatement le traitement devant le moindre signe cutané. En cas de réponse au traitement, son maintien paraît nécessaire sur le long terme, une rechute étant souvent observée à l'arrêt.

Danazol

Il s'agit d'un androgène faible utilisé pour ses propriétés anti-œstrogéniques. L'efficacité au cours du PTI est probablement voisine de celle de la dapsone [26]. Il expose à des accidents hépatiques, thrombotiques et entraîne une virilisation qui peut être inesthétique et qui rend son utilisation difficile, en particulier chez les femmes jeunes. Il devra également être utilisé avec prudence chez l'homme âgé en raison du risque de développement d'un cancer la prostate latent.

Immunosuppresseurs

L'azathioprine, la vinblastine, la ciclosporine, le cyclophosphamide, le mycophénolate mofétil sont les principaux immunosuppresseurs utilisés au cours du PTI. Le développement de nouveaux traitements mieux tolérés tels que le rituximab ou les agonistes récepteurs de la thrombopoïétine a diminué les indications de ces traitements qui, pour de nombreuses équipes, sont désormais réservés aux échecs de la splénectomie et des traitements précédents.

Conduite des traitements

Rappelons que les indications thérapeutiques sont conditionnées par l'importance du syndrome hémorragique ou du risque de saignement grave et non par le nombre de plaquettes. Le centre de référence des cytopénies auto-immunes de l'adulte propose l'utilisation d'un score hémorragique pour guider les indications.

Situations d'urgence

Les cas d'urgence vitale ou exposant à un risque fonctionnel immédiat (hémorragie cérébroméningée, saignement important avec déglobulisation et ou retentissement hémodynamique), il s'agit d'une des très rares situations au cours desquelles il est légitime de transfuser des plaquettes. Ces transfusions devront être répétées au cours du nycthémère et associées à une perfusion d'immunoglobulines à la dose de 1 g/kg à J1 à renouveler à J2 et aux corticoïdes administrés initialement sous la forme de bolus de méthylprednisolone avec un relais par la prednisone. Selon la gravité la situation, on peut également proposer une injection de vinblastine à la dose de 4 mg/m² sans dépasser 7 mg. Des injections de facteur VII activé peuvent également être indiquées. L'utilisation des agonistes du récepteur de la thrombopoïétine pourra être discutée au cas par cas. Dans les exceptionnelles formes réfractaires aux lignes thérapeutiques précédentes, une splénectomie en urgence est envisageable.

En dehors des très rares situations d'urgence vitale, les indications thérapeutiques sont fondées sur l'utilisation du score hémorragique évoqué précédemment en proposant une perfusion d'immunoglobulines associée à la prednisone si le score est élevé (> 8) ou des corticoïdes seuls lorsque le score est plus faible.

PTI persistant après un traitement de première ligne

Il est recommandé d'attendre au moins un an avant de discuter la réalisation d'une splénectomie [11, 29, 32, 33]. La stratégie thérapeutique au cours du PTI persistant après échec d'un traitement de première ligne devra alors être discutée au cas par cas. Si le nombre de plaquettes est supérieur à 30 G/l, une abstention thérapeutique est légitime. Au-dessous de ce seuil, on peut tenter une nouvelle cure courte de corticoïdes. En cas de rechutes rapprochées après l'administration de corticoïdes ou en cas d'absence de réponse, un traitement de deuxième ligne tel que la dapsone ou le danazol peut être proposé. La majorité des équipes recourent rapidement à un traitement par le rituximab. Les agonistes du récepteur de la thrombopoïétine peuvent également trouver ici une place comme traitement d'attente avant de d'envisager une splénectomie.

PTI chronique

La splénectomie est en théorie indiquée. Elle est aujourd'hui effectuée par voie laparoscopique. La crainte légitime de négliger une rate accessoire, source d'échec tardif, s'est estompée au fil du temps. Même si le volume de la rate est toujours normal au cours du PTI, le malade devra être averti qu'en cas de difficulté opératoire une conversion est parfois nécessaire. Avec le développement de nouveaux traitements, les cliniciens et les patients sont en majorité peu enclins à envisager cette intervention d'emblée. De même, chez un patient dont les épreuves isotopiques montrent une destruction des plaquettes purement hépatiques, la probabilité de réponse à la splénectomie devient alors faible, ce qui conduit certaines équipes à proposer alors un traitement par agonistes du récepteur de la thrombopoïétine, mais en rappelant que les indications de l'AMM (autorisation de mise sur le marché) européenne réservent en théorie ce traitement aux patients en échec de splénectomie ou chez lesquels la splénectomie est contre-indiquée. Il n'existe donc clairement pas de consensus sur la place respective de la splénectomie, du rituximab et des agonistes du récepteur de la thrombopoïétine dans cette situation, ce qui a conduit un groupe d'experts à proposer un arbre de décision prenant en compte l'existence de co-morbidités, le souhait du patient, la restriction éventuelle de prescription de certaines molécules par les autorisations de santé de certains pays [11].

PTI et grossesse

Le PTI peut être révélé par la grossesse. La grossesse en elle-même aggrave un PTI préexistant chez un tiers des patientes, habituellement entre les deuxième et troisième trimestres mais il faut souligner que les accidents hémorragiques sont rares et la majorité des patientes reviennent à leur statut antérieur dans les 6 mois suivant l'accouchement [20]. Pendant toute la période embryofœtale, le risque de complications hémorragiques chez le fœtus est considéré comme nul et le risque hémorragique chez la mère n'est pas majoré par rapport à celui observé en dehors de la grossesse. Les indications thérapeutiques à distance de l'accouchement rejoignent donc celles observées en dehors de la grossesse et il n'est donc pas nécessaire de traiter une patiente ayant un nombre de plaquettes voisin de 30 G/l. Rappelons que la grossesse contre-indique l'utilisation des analogues de la thrombopoïétine, du danazol, de la plupart des immunosuppresseurs sauf l'azathioprine et la ciclosporine dont l'utilisation chez la femme enceinte n'a pas révélé à ce jour de risque spécifique. Au moment de l'accouchement, il est en revanche nécessaire que la mère ait un nombre de plaquettes supérieur à 50 G/l afin de limiter le risque de complications hémorragiques. Il peut donc être indiqué d'administrer une courte cure de corticoïdes, voire des immunoglobulines en cas de cortico-résistance pour préparer la mère à l'accouchement. Ces traitements n'ont aucune influence sur le risque et l'importance de la thrombopénie fœtale ou néonatale. Le choix entre la voie basse et une césarienne dépend des conditions obstétricales, et non de la présence ou de l'importance de la thrombopénie. Si la mère souhaite une rachianesthésie, le seuil de plaquettes exigé est de 75 G/l.

Le risque de thrombopénie néonatale est évalué à moins de 10 % mais il est d'autant plus élevé que la mère a été splénectomisée et que le PTI n'est pas contrôlé au moment de la grossesse. Il n'existe pas de relation entre la sévérité de la thrombopénie néonatale et les valeurs plaquettaires observées chez la mère. Cette thrombopénie néonatale liée au transfert passif des auto-anticorps de la mère à l'enfant est généralement présente dès la naissance mais peut occasionnellement survenir au bout de quelques jours, ce qui justifie un contrôle systématique du nombre de plaquettes chez le nouveau-né à la naissance par une numération au cordon et 3 à 5 jours plus tard. Cette thrombopénie est toujours transitoire mais peut parfois durer plusieurs semaines. Lorsqu'elle est inférieure à 20 G/l, il existe un consensus pour proposer une perfusion d'Ig IV et des transfusions de plaquettes, qu'il faut parfois renouveler à plusieurs reprises.

PTI et maladies associées

Lupus érythémateux systémique

Une thrombopénie est fréquente au cours du lupus systémique mais elle est habituellement modérée, n'étant inférieure à 50 G/l que dans 5 % des cas [36]. Elle peut être associée à une anémie hémolytique à auto-anticorps chauds ou une neutropénie et constitue alors un syndrome d'Evans. Les modalités thérapeutiques sont proches de celles utilisées au cours du PTI primaire mais, dans cette situation, le maintien d'un traitement par prednisone à faible dose en association avec l'hydroxychloroquine est souvent efficace ce qui est rarement le cas au cours du PTI primaire [19]. Un traitement par rituximab peut être envisagé en cas d'échec. La splénectomie est également une option thérapeutique mais a été accusée de favoriser la survenue de vascularite lupique et doit probablement être proposée après échec des traitements précédents. On ne dispose que de très peu de données sur la place des agonistes du récepteur de la thrombopoïétine dans cette indication et il faut souligner qu'en présence d'anticorps antiphospholipides, l'utilisation des agonistes du récepteur de la thrombopoïétine doit être mûrement réfléchie en raison du risque probable, dans ce contexte, de favoriser une thrombose.

Infection par le VIH

Une thrombopénie immunologique peut être observée en cours de l'infection par le VIH, le plus souvent à un stade précoce de l'évolution de l'infection alors que le patient est encore peu immunodéprimé [7]. À ce titre, une sérologie VIH doit être systématiquement vérifiée en cas de PTI. La thrombopénie immunologique du VIH est liée à un phénomène de mimétisme moléculaire, certains anticorps dirigés contre les protéines d'enveloppe du virus reconnaissant des épitopes exprimés par les glycoprotéines plaquettaires en particulier la GPIIB/IIIA. La plupart des traitements utilisés au cours du PTI primaire sont efficaces au cours des thrombopénies immunologiques liées au VIH mais, dans cette situation, les traitements de première ligne reposent sur les traitements antiviraux spécifiques du VIH.

Infection par le VHC

Les liens entre PTI et infection par le virus de l'hépatite C (VHC) sont ténus, la cause la plus fréquente de thrombopénie au cours d'infection par le VHC étant la fibrose hépatique [1]. Il semble néanmoins exister des observations indiscutables de thrombopénie immunologique au cours de l'infection par le VHC [7]. Dans cette situation, un traitement éradicateur antiviral est licite. Les agonistes du récepteur de la thrombopoïétine et, en particulier, l'eltrombopag peuvent trouver leur place en soulignant néanmoins, dans ce contexte, le risque de survenue d'une thrombose portale [2].

Déficit immunitaire commun variable

La survenue d'une maladie auto-immune, et en particulier d'une cytopénie auto-immune, est une complication fréquente des déficits immunitaires communs variables [28]. À ce titre, la règle est de faire systématiquement un dosage des immunoglobulines au diagnostic de PTI et ne pas oublier que le déficit immunitaire commun variable peut parfois être précédé par l'installation d'un PTI. Dans cette situation, le recours à la splénectomie devra, dans la mesure du possible, être évité en raison du risque probablement majoré de survenue d'infections graves à germes encapsulés. Des données rétrospectives suggèrent que le rituximab est très efficace dans ce contexte mais avec une majoration possible des risques infectieux, ce qui justifie d'instituer systématiquement un traitement par injections mensuelles d'Ig IV à dose substitutive si ces dernières n'avaient pas été jusque-là justifiées par la survenue d'infections récidivantes [12]. L'utilisation des agonistes du récepteur de la thrombopoïétine est probablement intéressante dans ce contexte, mais elle n'a jamais été rapportée.

Thrombopénies et thrombopathies constitutionnelles

PAQUITA NURDEN, CÉCILE LAVENU-BOMBLED ET MARIE DREYFUS

Les thrombopénies et les thrombopathies constitutionnelles sont des affections rares, marquées par un déficit quantitatif (thrombopénies) ou qualitatif (thrombopathies) des plaquettes sanguines. Ces états sont actuellement mieux identifiés grâce à une meilleure connaissance des constituants plaquettaires et de la mégacaryocytopoïèse. Ils se traduisent par un syndrome hémorragique cutanéomuqueux d'intensité variable, sans parallélisme avec l'importance de la thrombopénie, isolé ou associé à des anomalies touchant différents organes. Ces affections présentent une grande diversité clinique et biologique, qu'il importe de détecter et de caractériser de façon à assurer une prise en charge optimale [50].

Physiopathologie

Les plaquettes sanguines sont des cellules anucléées produites à partir de la fragmentation du cytoplasme des mégacaryocytes, cellules polyploïdes qui se différencient dans la moelle osseuse à partir des cellules souches hématopoïétiques (*voir* Chapitre S04-P02-C10). Les plaquettes jouent un rôle majeur dans l'hémostase en adhérant aux sites de lésion des parois vasculaires, en s'agrégeant pour former le clou plaquettaire, aboutissant à l'arrêt du saignement et en interagissant avec les facteurs plasmatiques de la coagulation pour consolider l'hémostase. Un rôle beaucoup plus vaste des plaquettes est maintenant reconnu, en particulier leur participation aux phénomènes inflammatoires, immunologiques, mais aussi à la réparation tissulaire.

Les anomalies des structures plaquettaires à l'origine des thrombopénies ou de thrombopathies constitutionnelles concernent principalement les récepteurs membranaires, les organelles intraplaquettaires, des éléments du cytosquelette et des facteurs de transcription intervenant dans la mégacaryocytopoïèse. Les nouvelles connaissances sur la mégacaryocytopoïèse ont permis de préciser les processus de différenciation, de maturation, de migration des mégacaryocytes de la niche ostéoblastique où se déroulent ces différentes étapes, vers les sinus vasculaires médullaires (niche vasculaire), où les proplaquettes sont libérées et achèvent leur maturation dans la circulation. Les gènes impliqués dans la survenue de troubles plaquettaires sont régulièrement identifiés. Les outils que constituent la génomique, la protéomique, les cultures mégacaryocytaires facilitent l'identification de défauts moléculaires pouvant être à l'origine d'anomalies plaquettaires isolées ou entrant dans le cadre de syndromes plus larges associant l'atteinte d'autres organes [37, 40].

Le diagnostic et la prise en charge des patients souffrant de thrombopénies ou de thrombopathies constitutionnelles sont organisés en France depuis 2005 sous forme d'un réseau dans le cadre du plan national maladies rares. Ce réseau est coordonné par un centre de référence et regroupe des centres de compétence assurant un maillage du territoire afin que les patients suspects ou atteints de ces troubles puissent bénéficier d'une prise en charge de qualité à proximité de leur domicile (www.maladies-plaquettes.org).

Manifestations cliniques

Leur expression commune est un syndrome hémorragique spontané variable, parfois majeur comme dans les formes les plus sévères de maladie de Glanzmann [43], ou mineur voire absent même en cas de traumatisme, notamment dans certaines macrothrombocytopénies [49]. Dans les formes avec thrombopénie, la sévérité n'est pas strictement parallèle à l'importance de la baisse des plaquettes du fait de la présence de plaquettes géantes, exprimant des capacités fonctionnelles relativement compensées. En présence d'anomalies fonctionnelles, le syndrome hémorragique peut être significatif quel que soit le taux de plaquettes. Afin de mieux détecter et préciser le syndrome hémorragique chez un sujet donné, plusieurs scores cliniques sont à présent utilisés [47]. Ils doivent être évalués même s'ils sont à l'origine conçus pour évaluer le syndrome hémorragique de patients présentant une maladie de von Willebrand. Un score hémorragique est plus particulièrement destiné aux enfants [52].

Les *ecchymoses* sont extrêmement fréquentes et se caractérisent par leur taille, leurs localisations multiples et leur association fréquente à des hématomes sous-cutanés.

Les *hémorragies muqueuses* sont polymorphes :
– les épistaxis surviennent dès le plus jeune âge, quelquefois dès la naissance, et sont particulières par leur abondance, leur caractère bilatéral et leur durée prolongée. Elles conduisent souvent à une consultation au service des urgences où elles ne cèdent généralement qu'à un méchage, engendrant parfois par leur importance une anémie aiguë justifiant une hospitalisation ;
– les gingivorragies sont également fréquentes, pouvant être spontanées ou provoquées par des plaies mineures ;
– les saignements gynécologiques sont souvent les premiers signes cliniques révélant chez la femme un trouble d'hémostase primaire, les premières règles peuvent nécessiter une hospitalisation. Une telle précocité des saignements dès la puberté est un important repère diagnostique dans le cadre de l'exploration d'un trouble d'hémostase. L'accouchement expose au risque d'hémorragies du post-partum qui peuvent être très sévères. Ce risque est toutefois réduit lorsque la maladie plaquettaire est préalablement connue par la mise en place de mesures préventives incluant éventuellement des transfusions plaquettaires ;
– les hémorragies digestives, cérébroméningées et les hématuries sont moins fréquentes mais peuvent être redoutables. Les saignements de section sont immédiats, survenant en per ou post-opératoire immédiat et

nécessitent des procédures d'hémostase locale immédiates. Les circoncisions rituelles et les extractions dentaires sont des circonstances révélatrices fréquentes pour lesquelles des procédures de prévention peuvent être envisagées en cas d'antécédent familial ou personnel connu.

Diagnostic

Le diagnostic d'anomalie plaquettaire constitutionnelle n'est que rarement évoqué d'emblée devant un saignement cutanéomuqueux ou une thrombopénie [48]. Plus souvent, c'est à la suite d'un premier diagnostic erroné ou d'un échec de traitement qu'apparaît la nécessité d'une exploration diagnostique méthodique et approfondie. La conduite du diagnostic devant une thrombopénie est détaillée au chapitre S04-P02-C10.

Des saignements cutanéomuqueux sans thrombopénie évoquent principalement un trouble d'hémostase primaire, et notamment une maladie de von Willebrand, qui constitue la première cause de maladie hémorragique constitutionnelle (*voir* Chapitre S04-P04-C03). Les analyses visant à rechercher une anomalie du facteur Willebrand peuvent être effectuées par la plupart des laboratoires des centres hospitaliers universitaires. Ce diagnostic écarté, l'interrogatoire est primordial pour reconnaître l'origine acquise ou congénitale du syndrome hémorragique.

Plusieurs situations évoquent la possibilité d'un trouble plaquettaire constitutionnel [49, 50] :
– une thrombopénie de découverte fortuite sans signes hémorragiques, associée à des plaquettes de taille plus grande ou au contraire très réduite ;
– un syndrome hémorragique chronique ou un saignement anormal après traumatisme ou chirurgie, non expliqué par une maladie associée, par une anomalie de la coagulation ou du facteur Willebrand ;
– la chronicité de la thrombopénie, définie chez l'adulte comme d'une durée de plus d'un an, et plus de 3 mois chez le nouveau-né ;
– une thrombopénie syndromique, associée à une surdité, cataracte, néphropathie, anomalies du squelette (radius et synostose radio-ulnaire) ;
– le caractère familial du syndrome hémorragique et/ou de la thrombopénie ou la notion d'une consanguinité.

En dehors de la période néonatale, le diagnostic le plus difficile à exclure est le purpura thrombopénique auto-immun (*voir* plus haut) et encore trop souvent, c'est l'inefficacité des traitements utilisés dans cette maladie qui oriente vers une thrombopénie congénitale. Ce piège diagnostique est bien connu des spécialistes en hématologie et en hémostase.

En pratique, la conduite du diagnostic est menée en fonction de l'intensité du syndrome hémorragique qui conditionne le type de prise en charge immédiat, avec hospitalisation si le syndrome hémorragique est important et induit un risque vital ou fonctionnel immédiat, ou avec prescription ambulatoire d'examens dans les autres cas. Les explorations initiales, à la portée d'un laboratoire d'analyses médicales de proximité, s'avèrent rapidement insuffisantes et débouchent sur le recours à des examens spécialisés impliquant des laboratoires hospitaliers et parfois des laboratoires de recherche.

Le diagnostic d'une thrombopénie et d'une thrombopathie constitutionnelles est orienté par plusieurs critères, dont les plus accessibles sont l'aspect morphologique et la taille élevée ou réduite des plaquettes (Figure S04-P04-C02-1). Ces critères sont évalués par l'examen cytologique du frottis sanguin. La taille des plaquettes peut aussi être analysée par la mesure du volume plaquettaire moyen qui doit être interprété en fonction des normes de chaque automate, en sachant que les automates utilisant une mesure par impédance sont peu performants pour reconnaître les grosses plaquettes, ce qui conduit aussi à une possible sous-estimation de leur nombre [46]. Avec des appareils performants, un volume plaquettaire moyen supérieur à 50 % de la médiane de la norme permettrait de différencier une thrombopénie constitutionnelle d'une thrombopénie immunologique [48]. Compte tenu de ces difficultés quantitatives et de l'hétérogénéité des méthodes de mesure, il est important que le spécialiste précise s'il s'agit de plaquettes de taille normale ou de plaquettes de petite ou de grande taille, quelle que soit la méthode utilisée (volume plaquettaire moyen, frottis, microscopie électronique).

Le diagnostic d'anomalie plaquettaire constitutionnelle nécessite habituellement le recours à des consultations et investigations réservées à des centres spécialisés (réseau des centres de références ou de compétences ou laboratoires associés à ces centres). Ces examens spécialisés incluent les analyses d'agrégation plaquettaire (*voir* Chapitre S04-P04-C01), de cytométrie en flux (*voir* Chapitre S04-P01-C03), d'études spécifiques de constituants plaquettaires, de Western-blot, de recherches d'anticorps antiplaquettes par des techniques de MAIPA (*monoclonal antibody immobilization of platelet antigens*), des analyses en immunofluorescence et en microscopie électronique, et de prélèvements pour analyse génétique [38].

Thrombopénies constitutionnelles

Les formes décrites à ce jour sont rassemblées selon la taille des plaquettes dans les tableaux S04-P04-C02-III et S04-P04-C02-IV. Parmi ces entités, la *MYH9 related-disease* (MYH9 R-D) justifie une description détaillée.

Syndrome MYH9 R-D

C'est la plus fréquente des macrothrombocytopénies. Les mutations d'un gène unique *MYH9* situé sur le chromosome 22 en 22q11-q13 codant la chaîne lourde de la myosine non musculaire IIA sont responsables de ce syndrome identifié par le passé sous quatre dénominations différentes (anomalie de May-Hegglin, syndrome de Sebastian, syndrome de Fechtner et syndrome d'Epstein) [44]. Ce syndrome est caractérisé par une hétérogénéité phénotypique. Les atteintes hématologiques peuvent être associées à des manifestations extrahématologiques diverses : surdité neurosensorielle de perception, atteinte rénale de type sclérose glomérulaire segmentaire et focale, cataracte. Le syndrome hémorragique, modéré le plus souvent, peut être plus rarement sévère. Dans la cohorte étudiée par le réseau national français, le diagnostic de MYH9 R-D est porté pendant l'enfance dans 70,3 % des cas, plus précocement que dans les études précédentes, témoignant d'une meilleure connaissance de ces affections [58]. Dans la majorité des cas, le diagnostic est initié à l'occasion d'études biologiques systématiques effectuées lors de bilans préchirurgicaux, ou au cours d'épisodes infectieux. Toutefois dans 29,7 % des cas de cette étude, le syndrome a été reconnu en raison des saignements mineurs ou plus importants. L'intensité du syndrome hémorragique dépend de l'importance de la thrombopénie. Le taux de plaquettes est le plus souvent compris entre 10 et 100 × 10^9/l. Les plaquettes les plus volumineuses, mal détectées par la plupart des automates d'hématologie, échappent ainsi aux comptages.

La transmission de ce syndrome se fait sur le mode autosomal dominant. Les mutations, le plus souvent de type faux sens, affectant le gène *MYH9* sont dispersées tout au long de ses 41 exons. Les études comparant génotype et phénotype suggèrent que la présence d'anomalies exclusivement hématologiques correspond préférentiellement aux mutations se situant entre l'exon 21 et le dernier exon (queue de la myosine IIA), alors que les mutations se situant entre le premier et le vingt et unième exon (portion globulaire de la molécule contenant les domaines moteurs possédant l'activité ATPase et le site de fixation de l'actine) sont plus fréquemment associées à des anomalies extrahématologiques.

Hématologie

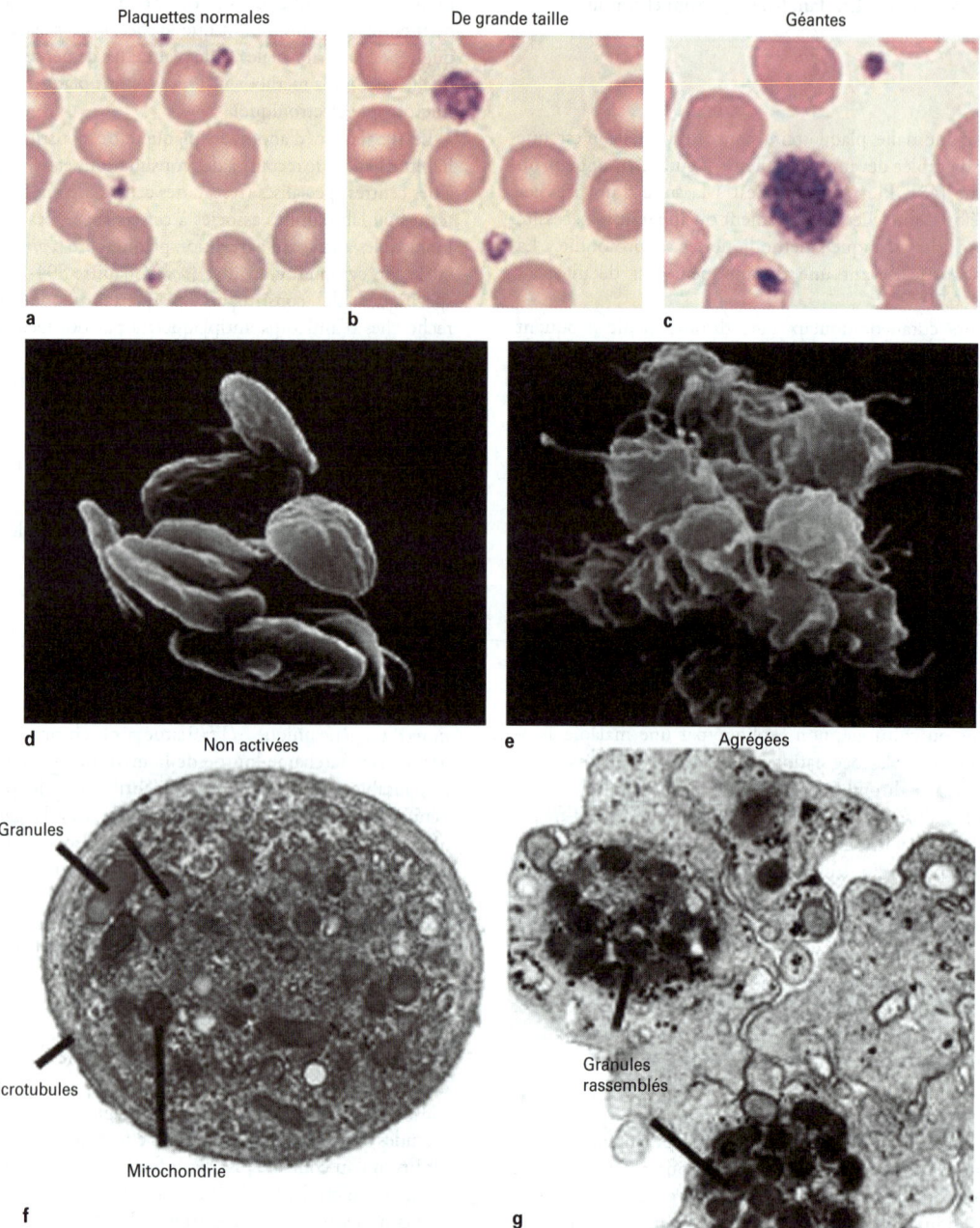

Figure S04-P04-C02-1 Plaquettes examinées par différentes techniques. **a-c)** Lame de sang colorée par du May-Grunwald-Giemsa. Les plaquettes sont les plus petits éléments, au cytoplasme dense du fait de la richesse de leurs granules en protéines. Plaquettes de taille normale (**a**), plaquettes anormalement grandes (**b**), plaquette géante atteignant la dimension d'un globule rouge (**c**). **d** et **e**) Plaquettes analysées par microscopie électronique à balayage (en 3 dimensions). **d)** Les plaquettes ne sont pas activées, apparaissant comme des disques aplatis. **e)** Les plaquettes sont activées, formant des pseudo-podes et se regroupant en agrégats. **f** et **g)** Plaquettes examinées en microscopie électronique à transmission (en coupes). **f)** Une plaquette non activée avec ses organites cytoplasmiques : mitochondries, granules, anneau de microtubules à la périphérie sous la membrane plasmique. **g)** Les plaquettes sont agrégées, les membranes plaquettaires deviennent jointives, les granules sont rassemblés au centre de la plaquette, précédant l'expulsion de leur contenu. L'agrégation est un phénomène crucial de la fonction plaquettaire, dépendant de protéines plasmatiques d'adhérence qui forment des ponts entre les plaquettes en se fixant sur les récepteurs présents à leur membrane (GPIb-IX-V, αIIbβ3). Ces phénomènes sont étudiés par des techniques de cytométrie en flux (*voir* Chapitre S04-P01-C03) et de lumino-agrégométrie (*voir* Chapitre S04-P04-C01).

Tableau S04-P04-C02-III Thrombopénies héréditaires avec des plaquettes de grande taille.

Groupe d'anomalies	Nom du syndrome	Thrombopénie Morphologie	Fonction plaquettaire	Phénotype associé	Anomalies biologiques	Défaut génétique et mode de transmission
Anomalie interaction GPIb-IX-V/vWF (adhérence plaquettaire)	Syndrome de Bernard-Soulier	Modérée ou sévère Plaquettes géantes	Défaut d'adhérence au vWF	Syndrome de DiGeorge possible	Anomalies de la production plaquettaire et de l'agglutination à la ristocétine	GPIBA (17p13) GPIBB (22q11) GP9 (3q21) AR
	Pseudo-von Willebrand	Modérée Présence de plaquettes de grande taille	Augmentation interaction vWF/GPIb Anormalement élevée	–	GPIb anormalement occupée Perte des multimères de haut poids moléculaire du vWF plasmatique	GPIBA (17p13) AD
	Maladie de von Willebrand de type 2B	Variable Plaquettes ± de grande taille, parfois géantes, souvent agglutinées	Augmentation interaction vWF/GPIb des plaquettes des vaisseaux	–	vWF anormal. Perte des multimères de haut poids moléculaire du vWF plasmatique	Exon 28 de VWF (12p13.3) AD
	Syndrome de Bernard-Soulier hétérozygote	Modérée Présence de plaquettes de grande taille	Normale ou peu modifiée	–	Anomalie modérée de la production plaquettaire	GPIBA (17p13) AD
Anomalies de facteurs de transcription	GATA-1	Modérée ou sévère Plaquettes de grande taille Parfois déficit en granules	Anomalies de l'agrégation au collagène occasionnelles	Dysérythropoïèse Anémie β-Thalassémie-like	Diminution de GPIb-IX et des granules α	GATA-1 (Xp11) Lié à l'X
	Paris-Trousseau	Modérée avec granules géants fusionnés	–	Retard psychomoteur Dysmorphie faciale Malformations cardiaques	Mégacaryocytes immatures prédominants	FLI1 (11q23.3) Microdélétion AD
	GFI1B	Modérée Plaquettes de grande taille	Anomalies de l'agrégation variables	Dysérythropoïèse Anémie	Diminution possible de GPIb-IX et des granules α	GFI1B (9q34) AD
Déficit en granules α	Syndrome des plaquettes grises (GPS)	Modérée avec plaquettes de grande taille déficientes en granules α	Agrégation variable	Myélofibrose Splénomégalie	Déficit occasionnel en GPVI Vitamine B$_{12}$ parfois élevée Absence de granules α	NBEAL2 (3p21) AR
	Syndrome Québec	Modérée ou absente Anisocytose plaquettaire	Réponse anormale à l'adrénaline	Fibrinolyse excessive	Dégradation protéolytique des protéines des granules α	PLAU (10q24) Duplication AD
Anomalies du cytosquelette	MYH9-RD	Modérée ou sévère. Présence de plaquettes géantes	Anomalies de la distribution de la myosine IIA Agrégation plaquettaire normale	Surdité Cataracte Pathologie rénale	Présence de corps de Döhle dans les leucocytes	MYH9 (22q12-13) AD
	Filaminopathie	Modérée ou sévère. Hétérogénéité de taille et de répartition des granules	Formation anormale des thrombi	Neurologique Gastro-intestinal Cardiologique Oto-palato-digital	Distribution anormale de filamine A dans les plaquettes Défaut de sécrétion	FLNA (Xq28) Lié à l'X
	Tubuline β$_1$	Modérée Présence de plaquettes rondes de grande taille	Agrégation normale	–	Microtubules diminués	TBB1 (6p21.3) AD
	α-Actinine	Modérée Présence de plaquettes de grande taille	Agrégation normale	–	–	ACTN1 (14q22) AD
Déficit partiel en αIIbβ3	Thrombopénie liée à αIIb ou β3	Modérée Présence de grandes plaquettes	Variabilité de l'agrégation	–	Anomalies de la production plaquettaire Diminution de αIIbβ3	ITGA2B ITGB3 (17q21.32) AD ou AR
Désordre métabolique lipidique	Hyperabsorption Déficit du métabolisme des stérols	Macrothrombocytopénie se développant après la naissance	Variabilité de l'agrégation	Ischémie coronarienne et athérosclérose précoces	Augmentation des stérols végétaux Hypercholestérolémie	ABCG5 ou ABCG8 (2p21) AR

AD : autosomique dominant ; AR : autosomique récessif ; vWF : facteur Willebrand.

Hématologie

Tableau S04-P04-C02-IV Thrombopénies héréditaires avec des plaquettes de taille normale ou réduite.

Groupe d'anomalies	Nom du syndrome	Thrombopénie Morphologie	Fonction plaquettaire	Phénotype associé	Anomalies et analyses biologiques	Défaut génétique et mode de transmission
Association avec des anomalies du squelette	TAR	Modérée Normalisation possible	Anormale	Absence ou anomalie du radius Malformations cardiaque et rénale	Diminution de la protéine Y14	*RBM8* (1q21.1) Délétion d'un allèle et SNP sur l'autre AR
	Synostose radio-ulnaire	Modérée	–	Anomalies de pronation/supination	Amégacaryocytopoïèse	*HOXA11* (7p15-14) AD
Facteur de transcription	FPD/AML1 RUNX1	Modérée Anisocytose	Anormale Aspirine-*like*	Évolution vers syndrome hématologique malin	PCK-θ anormal	*RUNX1* (21q22.3) AD
Protéine en association à des molécules du *signalling*	ANKRD26 R-T	Modérée	Anormale	Évolution possible vers une leucémie myéloïde	Diminution du nombre de granules α TPO élevé	*ANKRD26* (10p.12) AD
Anomalie du récepteur MPL	Amégacaryocytose congenital (CAMT)	Très sévère	Normale	Évolution vers aplasie possible	TPO élevé Diminution du nombre de mégacaryocytes	*MPL* (1p34) AD
Cytosquelette	Syndrome de Wiskott-Aldrich (WAS)	Modérée ou sévère Petites plaquettes	Anomalie de l'agrégation Sécrétion réduite	Dysimmunité cellulaire et humorale sévère Syndrome auto-immun	Diminution de la protéine WAS Diminution des granules denses Production plaquettaire anormale	*WAS* (Xp11.23) Lié à l'X
	XLT	Modérée Petites plaquettes discoïdes	Anomalie de l'agrégation Sécrétion réduite	–	Diminution de la protéine WAS Diminution des granules denses Production plaquettaire anormale	*WAS* (Xp11.23) Liée à l'X

AD : autosomique dominant ; AR : autosomique récessif ; SNP : *single nucleotide polymorphism* ; TAR : thrombopénie avec aplasie radiale ; TPO : thrombopoïétine.

Autres thrombopénies héréditaires

On a coutume de distinguer les thrombopénies avec volume plaquettaire élevé, normal ou plus rarement réduit. Le nombre de gènes identifiés comme responsables de ces thrombopénies augmente chaque année. Les constituants plaquettaires défectueux se situent au niveau du cytosquelette [45], ou du complexe de glycoprotéines (GP) Ib-IX-V et les protéines de liaison au cytosquelette [53]. La diminution de production de plaquettes résulte d'anomalies de la mégacaryocytopoïèse avec formation de proplaquettes anormales.

La formation de plaquettes de petite taille résulte de mutations du gène *WAS* responsables du syndrome de Wiskott-Aldrich associant déficit immunitaire majeur et thrombopénie ou du syndrome X-LT (*X-linked thrombocytopenia*) responsable de thrombopénie isolée revêtant un caractère beaucoup moins grave, mais pouvant toutefois se compliquer secondairement de manifestations auto-immunes ou de cancers [39]. Les mutations de gènes codant des facteurs de transcription sont à l'origine de syndromes affectant plusieurs lignées, anomalies érythrocytaires et de la lignée mégacaryocyto-plaquettaires par exemple. Il faut également retenir que des thrombopénies comme AML-1/RUNX1, sans caractère de gravité initial, sont importantes à identifier à cause de leur évolution possible vers des hémopathies malignes. Les différentes thrombopénies constitutionnelles sont regroupées, selon la taille des plaquettes, dans les tableaux S04-P04-C02-III et S04-P04-C02-IV [40, 49, 50, 56].

Maladie de Bernard-Soulier

Décrite en 1948 par Jean Bernard et Jean-Pierre Soulier chez une fillette de 4 ans, cette affection a la particularité d'associer macrothrombocytopénie et anomalies fonctionnelles des plaquettes [37]. Il résulte d'un déficit du complexe GPIb-IX-V qui constitue le récepteur plaquettaire de l'adhésivité au facteur Willebrand. Les plaquettes, en nombre réduit, sont anormalement grandes, géantes et rondes et n'adhèrent pas au facteur Willebrand. Ce défaut se traduit in vivo par une absence d'adhésion des plaquettes aux structures sous-endothéliales et in vitro par une absence isolée d'agrégation à la ristocétine. L'anomalie génétique se situe sur les gènes codant la GPIbα, la GBIbβ ou la GPIX. La transmission est autosomique récessive, ce qui signifie que l'anomalie génétique doit s'exprimer à l'état homozygote ou d'hétérozygotie composite pour qu'elle soit exprimée. Néanmoins certaines de ces mutations exprimées sous forme hétérozygote ont été reconnues depuis quelques années comme responsables de thrombopénies modérées avec une population de grosses plaquettes.

Le syndrome hémorragique est le plus souvent très sévère et débute généralement dès la petite enfance. La thrombopénie est le signe hématologique reconnu d'emblée, pouvant orienter ainsi le diagnostic vers celui d'une thrombopénie acquise, ce qui a conduit dans le passé à des faux diagnostics de thrombopénie immunologique, et à d'inefficaces et regrettables splénectomies. La grossesse est souvent marquée par d'abondantes hémorragies du post-partum nécessitant de recourir à des transfusions. Une allo-immunisation dirigée contre le complexe GPIb-IX-V constitue un risque majeur d'inefficacité transfusionnelle plaquettaire [60] et, en cas de grossesse, de thrombopénie fœtale parfois responsable de décès in utero ou néonatal [55].

Thrombopathies constitutionnelles

Les différentes formes décrites à ce jour sont rassemblées dans le tableau S04-P04-C02-V.

Tableau S04-P04-C02-V Thrombopathies héréditaires.

Groupe d'anomalies	Nom du syndrome	Type de déficit	Fonction plaquettaire	Phénotype associé	Examens biologiques pertinents	Défaut génétique et mode de transmission
Anomalies de l'agrégation plaquettaire	Thrombasthénie de Glanzmann	Déficit quantitatif ou qualitatif en αIIbβ3	Agrégation à l'ADP absente Agglutination à la ristocétine présente	–	Agrégation plaquettaire Rétraction du caillot Quantification du récepteur αIIbβ3 Biologie moléculaire	*ITGA2B* *ITGB3* (17q21.31/32) AR
Anomalies du récepteur plaquettaire	Déficit en GPVI	Déficit d'un récepteur du collagène	Agrégation faible ou absente avec collagène, convulxine, CRP	–	Agrégation plaquettaire Quantification du récepteur GPVI Biologie moléculaire	*GP6* (9q13.4) AR
Anomalies des récepteurs plaquettaires solubles associés aux protéines G	Déficit en P2Y12	Déficit du récepteur P2Y12 de l'ADP	Agrégation réversible à tous les agonistes, très faible à l'ADP	–	Agrégation plaquettaire Anomalie de la phosphorylation de la protéine VASP Biologie moléculaire	*P2YR12* (3q25.1) AR
	Déficit du récepteur du thromboxane A$_2$ (TXA$_2$)	Déficit quantitatif de ce récepteur	Agrégation anormale avec l'acide arachidonique et les analogues du TXA$_2$	–	Agrégation plaquettaire Quantification du récepteur TPα Biologie moléculaire	*TBXA2R* (19p13.3) AR
Anomalies des voies de signalisation	Anomalie de la thromboxane A synthétase (syndrome de Ghosal)	Déficit enzymatique	Agrégation anormale avec l'AA et les analogues du TXA$_2$	Augmentation de la densité osseuse	Agrégation plaquettaire Présence normale du récepteur TPα	*TBXAS1* (7q34-q35) AR
	Phospholipase cytosolique A$_2$	Déficit enzymatique	Diminution de l'agrégation à l'ADP, au collagène	–	Agrégation plaquettaire à tester Dosage de la phospholipase cytosolique A$_2$	*PLA2G4A* (1q25) AR
Défaut de sécrétion, déficit en granules α	Syndrome d'Hermansky-Pudlak	Anomalies des granules denses	Agrégation anormale, réversible	Albinisme oculocutané Fibrose pulmonaire Colite granulomateuse Parfois neutropénie et infections	Agrégation et sécrétion plaquettaires Analyse des granules denses et leur contenu	*HPS1, 3-9, AP3B1* sur respectivement chromosomes 1, 3, 22, 11, 10, 6, 19, 15 et 5 AR
	Syndrome de Chediak-Higashi	Anomalies des granules denses	Agrégation anormale, réversible	Albinisme partiel Phagocytose anormale Infections Lysosomes anormaux Neutrophiles avec granules géants Lymphohystiocytose possible	Agrégation et sécrétion plaquettaires Analyse des granules denses et leur contenu	*LYST (CHS1)* (1q41.3) AR
	Lymphohystiocytose familiale hémophagocytaire de types 3-5	Anomalies des granules denses	Agrégation anormale, réversible	Activation des macrophages et des lymphocytes T	Agrégation et sécrétion plaquettaires Analyse des granules denses et leur contenu	*UNC13D, STX11, STXBP2* (17q25.1, 6q24.2, 19p13.2) AR
	Syndrome ARC	Anomalie quantitative des granules α	Fonction plaquettaire diminuée Grandes plaquettes Thrombopénie possible	Cholestase et anomalie de la fonction rénale	Analyse des granules α en microscopie électronique ou immunofluorescence	*VPS33B, VIPAS39* (15q26.1, 14q24.3) AR
	Syndrome Québec	Anomalie qualitative des granules α	Anomalie de l'agrégation à l'adrénaline	u-PA augmenté et protéines des granules α dégradées Fibrinolyse excessive	Contenu des granules α Pouvoir fibrinolytique des plaquettes	*PLAU* Duplication en tandem (10q22.2) AD
Défaut d'activité procoagulante	Syndrome de Scott	Mutations de protéines Ca^{2+}-dépendantes Anomalie de la formation de la coagulation à la surface plaquettaire	Anomalie de la formation du caillot	Déficit d'autres cellules, en particulier érythrocytaires	Défaut d'expression de la phosphatidyl sérine à la surface plaquettaire et de la microvésiculation	*ANO6 (TMEM16F)* (12p13.3) AD

AA : acide arachidonique ; ARC : arthrogrypose, insuffisance rénale, cholestase ; GP : glycoprotéine ; TXA$_2$, thromboxane A$_2$; u-PA, *urokinase plasminogen activator*.

Thrombasthénie de Glanzmann

C'est la thrombopathie la mieux caractérisée. Elle résulte d'une anomalie quantitative ou qualitative du récepteur plaquettaire αIIbβ3 engendrant un défaut d'adhésion d'adhérence des protéines adhésives plasmatiques (fibrinogène, facteur Willebrand) [49]. Il en en résulte une formation d'agrégats plaquettaires fortement perturbée ou totalement absente. Les mutations se situent sur les gènes codant les deux sous-unités du complexe d'intégrine αIIbβ3, *ITGA2B* et *ITGB3*, la maladie ne s'exprimant que si les mutations sont présentes à l'état homozygote ou hétérozygote composite. Ces conditions sont généralement réunies dans un contexte de consanguinité. Ce syndrome a la particularité d'affecter en France la communauté des gens du voyage au sein de laquelle existe une forte consanguinité. La mutation dans ce cas est parfaitement identifiée : elle concerne *ITGA2B*. Dans les autres cas nouvellement observés en France, où la consanguinité a fortement diminué, les anomalies résultent d'hétérozygoties composites plus difficiles à identifier. Cliniquement, le syndrome hémorragique est le plus souvent intense de type cutanéomuqueux. Le diagnostic est généralement porté très tôt après la naissance, plus rarement dans l'enfance ou l'adolescence. L'intensité de l'anomalie est telle que tous les tests globaux d'hémostase primaire sont perturbés, mais le diagnostic précis requiert des techniques d'étude de l'agrégation plaquettaire et de cytométrie en flux au sein de laboratoires spécialisés.

On classe la maladie de Glanzmann en trois catégories :
– le type 1 correspond à un taux de αIIbβ3 inférieur à 5 % ;
– le type 2 à un taux compris entre 5 et 25 % ;
– le type 3 (ou variant) correspond à une anomalie qualitative, avec présence résiduelle de αIIbβ3 pouvant atteindre 50 % du pool normal mais avec des anomalies de fixation des protéines d'adhérence.

Il n'est pas clairement établi que le type ainsi défini conditionne le degré de gravité de la maladie, excepté pour le type variant correspondant à une forme moins hémorragique [43, 51]. Le seul traitement actuellement disponible est fondé sur les transfusions de concentrés plaquettaires soit en raison d'un syndrome hémorragique, soit à titre préventif lors d'interventions ou de gestes invasifs. Le risque majeur est lié au développement d'une allo-immunisation rendant inefficaces ces transfusions. Fait remarquable, cette allo-immunisation peut concerner le complexe αIIbβ3 lorsqu'il est en défaut chez le patient : c'est dans cette circonstance que l'absence de ce complexe et son importance physiologique furent découverts [41].

Autres thrombopathies héréditaires

Les autres thrombopathies identifiées à ce jour ont un impact plus limité sur la fonction plaquettaire et le syndrome hémorragique qui en découle est généralement moindre. La liste de gènes impliqués s'allonge régulièrement. Ces thrombopathies sont présentées dans le tableau S04-P04-C02-V.

Traitement

La prise en charge de ces patients rend nécessaire une étroite coopération entre le médecin traitant et les centres spécialisés dans ce type d'affection.

Règles de vie et mesures préventives

Idéalement, elles doivent être définies lors de l'annonce du diagnostic et/ou ou de la première consultation dans un centre spécialisé, puis relayées et encadrées par le médecin traitant dûment informé et le spécialiste lors des visites systématiques :
– le patient doit constamment porter sur lui la carte de soins ou le certificat médical délivré par le médecin spécialiste référent ;
– le mode de vie doit être adapté au risque hémorragique ;
– la prise d'aspirine et d'anti-inflammatoires non stéroïdiens est formellement contre-indiquée de même que la pratique des injections intramusculaires. D'une façon générale, tous les gestes vulnérants doivent être assortis d'une réflexion sur la nécessité de corriger l'hémostase préalablement ;
– l'observance d'une hygiène dentaire rigoureuse est nécessaire pour réduire le risque de gingivorragies et d'extraction dentaire.

Adaptation au milieu scolaire et social

Pour tout enfant ayant un risque hémorragique spontanément important, un protocole d'accueil individualisé sera mis en place en accord avec les parents. L'établissement devra disposer du matériel nécessaire pour pouvoir donner les premiers soins lors d'un saignement, d'épistaxis par exemple. Le choix des activités physiques et sportives devra tenir compte de l'importance du risque hémorragique, ce qui est souvent mal compris ou mal accepté par ces enfants et adolescents. Pendant l'adolescence, l'importance des flux menstruels peut conduire à des difficultés scolaires, et il est très important que le personnel enseignant soit informé des conséquences de menstruations très hémorragiques. Pendant la scolarité, les saignements répétés (épistaxis, ménorragies) peuvent entraîner un absentéisme dont le corps enseignant doit être prévenu, afin d'en limiter le plus possible le retentissement sur les apprentissages.

Moyens thérapeutiques [37, 59, 61]

Les antifibrinolytiques de type acide tranexamique (Exacyl®, Spotof®), à la dose de 25 à 50 mg/kg/j par voie orale ou intraveineuse répartie en 3 à 4 prises par jour, sont très efficaces pour contrôler au moins partiellement les hémorragies muqueuses. Ils peuvent également être utilisés pour prévenir les hémorragies lors d'interventions mineures ou en traitement adjuvant des autres traitements hémostatiques.

La DDAVP (1-désamino-8-D-arginine vasopressine) [54, 59] peut être administrée sous forme de pulvérisation intranasale (Octim®, 150 ou 300 µg selon que le poids est inférieur ou supérieur à 50 kg) ou intraveineuse (Minirin® 0,3 à 0,4 µg/kg sans excéder 20 µg). La dose de Minirin® est habituellement diluée dans 30 ml de soluté physiologique et perfusée en 30 minutes. Son efficacité est maximale une demi-heure après la fin de la perfusion, mais limitée dans le temps, n'excédant pas 7 à 12 heures. La perfusion peut éventuellement être répétée après 12 heures selon les mêmes modalités. Les effets secondaires possibles sont une tachycardie, une hypotension, des céphalées, un flush facial et une hyponatrémie, surtout en cas d'administration répétée, imposant une restriction hydrique les 24 heures suivant la perfusion (20 ml/kg chez les enfants, 750 ml chez les adultes) qui en limite les indications. Il y aurait également un risque de thrombose artérielle qui en contre-indique l'usage en cas d'antécédents cardiaques et chez les sujets âgés.

Les concentrés plaquettaires sont le traitement le plus efficace pour arrêter les saignements et pour prévenir les saignements post-opératoires dans les formes exposant à des saignements sévères telles que la thrombasthénie de Glanzmann ou la maladie de Bernard-Soulier. Ils sont rarement nécessaires dans les formes plus modérées. Il est habituellement admis que la quantité de plaquettes transfusées doit être de $0,5 \times 10^{11}$ plaquettes/10 kg de poids. Bien que les risques de transmission virale aient été considérablement réduits grâce à la sélection des donneurs et les tests virologiques pratiqués sur les concentrés de plaquettes, il persiste un risque de contamination bactérienne, d'infection éventuelle par un virus jusque-là inconnu ou par des agents transmissibles non conventionnels et surtout un risque d'allo-immunisation rendant les transfusions inefficaces. Dans le système HLA (*human leucocyte antigen*), ce risque peut être en partie réduit par le choix de donneurs HLA-compatibles. En revanche, le risque d'allo-immunisation contre les récepteurs déficitaires dans les cas de la maladie de

Glanzmann ou de Bernard-Soulier ne peut être contourné par cette méthode. Cela souligne la nécessité d'être économe de transfusions de concentrés plaquettaires, et d'en limiter les indications aux saignements massifs, et à la prévention des saignements lors d'interventions chirurgicales, d'accouchement ou du post-partum.

Le rFVIIa (*recombinant activated factor VII*, Novoseven®) peut être efficace, mais son utilisation est limitée en Europe par l'AMM restreinte aux cas de thrombasthénies réfractaires aux transfusions plaquettaires et ou porteurs d'anticorps anti-GPIIb/IIIa. Les modalités de prescription ont été bien définies [57]. Du fait du risque thrombotique associé, surtout dans les cas de transfusions massives lors d'actes chirurgicaux ou d'accouchements, les indications doivent en être soigneusement pesées.

La greffe de cellules souches hématopoïétiques reste un recours d'usage exceptionnel, indiqué dans l'amégacaryocytose congénitale et le syndrome de Wiskott-Aldrich (du fait du déficit immunitaire). Elle a été tentée également avec succès dans certains cas graves de thrombasthénie de Glanzmann et de maladie de Bernard-Soulier, où elle peut être proposée dans les cas les plus sévères, lorsque le risque hémorragique ou d'allo-immunisation plaquettaire menace le pronostic vital.

L'emploi des agonistes du récepteur de la thrombopoïétine se discute dans le cas d'interventions chirurgicales pour des thrombopénies sans thrombopathie. Cette approche a montré son efficacité [42, 54]. Il faut toutefois peser leurs indications chez ce type de sujets. Le risque de thrombose associé, s'il commence à être évalué dans le cadre les traitements des thrombopénies immunologiques chroniques, n'est pas connu dans ces cas, ce qui incite à la prudence.

Préparation à un acte chirurgical ou invasif

C'est le spécialiste qui doit apprécier la conduite à tenir en fonction de la nature du trouble d'hémostase du patient et du type d'intervention. Cela peut aller de simples précautions chirurgicales à des transfusions préventives de concentrés plaquettaires quand le risque hémorragique est majeur. Il est important que les examens pré-opératoires comprennent les recherches d'allo-immunisation antiplaquettaire et anti-érythrocytaire. Les antifibrinolytiques et la desmopressine sont souvent utilisés en cas de risque modéré.

Traitement des épisodes hémorragiques

L'épistaxis requiert une compression externe réalisée en appuyant sur la narine concernée, après mouchage et pendant 10 minutes le maintien de la tête penchée en avant. Chez les enfants, il faut vérifier l'absence de saignement postérieur Dans les heures suivant ce saignement, il faut éviter les augmentations de pression. Les mèches à utiliser quand la simple compression ne suffit pas devront être résorbables de type Surgicel®.

En cas de gingivorragie ou de saignement amygdalien, l'application locale de produits froids est indispensable : faire sucer des glaçons et pour les enfants, des sorbets en bâtonnets, puis prescrire un antifibrinolytique pendant 3 jours.

Le saignement de plaies cutanées est limité par une compression locale lorsque la plaie est accessible et l'utilisation d'antifibrinolytiques par voie orale pour consolider l'arrêt du saignement.

En cas de saignement digestif, la recherche d'une lésion gastro-intestinale par endoscopie est nécessaire afin de déterminer si elle est accessible aux techniques de traitements par laser argon. Les antifibrinolytiques et les concentrés plaquettaires s'avèrent parfois nécessaires. L'hospitalisation dans ces cas est indispensable.

Les premières règles peuvent s'avérer très hémorragiques et nécessiter une hospitalisation. Les parents et la jeune fille doivent y être préparés pour éviter tout retard à la prise en charge. Les antifibrinolytiques sont utilisés en première intention, mais le recours à des traitements hormonaux est souvent nécessaire (recommandations de mars 2010 du centre national de référence des maladies gynécologiques rares, hôpital Necker-Enfants malades Paris, http://hopital-necker.aphp.fr/pgr/). Les saignements du post-partum compliquent plus de 50 % des accouchements chez les sujets atteints de thrombasthénie et nécessitent le plus souvent une prévention par concentrés plaquettaires Les saignements au cours de la maladie de Bernard-Soulier sont plus variables dans leur intensité [19].

Les saignements post-chirurgicaux résultent d'une prévention insuffisante, d'actes chirurgicaux plus larges que prévu, ou de localisations ne permettant pas d'assurer une bonne hémostase locale comme en neurochirurgie. Quelle que soit l'impression clinique, en l'absence d'antécédents chirurgicaux pertinents, il est difficile de prédire le risque hémorragique per-opératoire et les méthodes destinées à corriger l'hémostase doivent systématiquement être prescrites par le spécialiste référent et leur efficacité validée, en fonction de la nature du trouble d'hémostase du patient et du type d'intervention.

Bibliographie

Purpura thrombopénique immunologique

1. ADINOLFI LE, GIORDANO MG, ANDREANA A et al. Hepatic fibrosis plays a central role in the pathogenesis of thrombocytopenia in patients with chronic viral hepatitis. Br J Haematol, 2001, 113 : 590-595.
2. AFDHAL NH, GIANNINI EG, TAYYAB G et al. Eltrombopag before procedures in patients with cirrhosis and thrombocytopenia. N Engl J Med, 2012, 367 : 716-724.
3. ARNOLD DM, DENTALI F, CROWTHER MA et al. Systematic review : efficacy and safety of rituximab for adults with idiopathic thrombocytopenic purpura. Ann Intern Med, 2007, 146 : 2-33.
4. AUGER S, DUNY Y, ROSSI JF, QUITTET P. Rituximab before splenectomy in adults with primary idiopathic thrombocytopenic purpura : a meta-analysis. Br J Haematol, 2012, 158 : 386-398.
5. BUSSEL JB, KUTER DJ, PULLARKAT V et al. Safety and efficacy of long-term treatment with romiplostim in thrombocytopenic patients with chronic ITP. Blood, 2009, 113 : 2161-2171, Erratum in : Blood, 2009, 113 : 4822.
6. CHENG G, SALEH MN, MARCHER C et al. Eltrombopag for management of chronic immune thrombocytopenia (RAISE) : a 6-month, randomised, phase 3 study. Lancet, 2011, 377 : 393-402.
7. CINES DB, BUSSEL JB, LIEBMAN HA, LUNING PRAK ET. The ITP syndrome : pathogenic and clinical diversity. Blood, 2009, 113 : 6511-6521.
8. CUKER A, CINES DB. Evidence based main review : Is Indium-labeled autologous platelet scanning predictive of response to splenectomy in patients with chronic immune thrombocytopenia ? Hematology, Am Soc Hematol Educ Program, 2010 : 385-386.
9. DAMODAR S1, VISWABANDYA A, GEORGE B et al. Dapsone for chronic idiopathic thrombocytopenic purpura in children and adults : a report on 90 patients. Eur J Haematol, 2005, 75 : 328-331.
10. GHANIMA W, GEYER JT, LEE CS et al. Bone marrow fibrosis in 66 immune thrombocytopenia patients treated with thrombopoietin receptor agonists : a single center long-term follow-up. Haematologica, 2014, 99 : 937-944.
11. GHANIMA W, GODEAU B, CINES DB, BUSSEL JB. How I treat immune thrombocytopenia : the choice between splenectomy or a medical therapy as a second-line treatment. Blood, 2012, 120 : 960-969.
12. GOBERT D, BUSSEL JB, CUNNINGHAM-RUNDLES C et al. Efficacy and safety of rituximab in common variable immunodeficiency-associated immune cytopenias : a retrospective multicentre study on 33 patients. Br J Haematol, 2011, 155 : 498-508.
13. GODEAU B, CAULIER MT, DECUYPERE L et al. Intravenous immunoglobulin for adults with autoimmune thrombocytopenic purpura : results of a randomized trial comparing 0,5 and 1 g/kg b.w. Br J Haematol, 1999, 107 : 716-719.
14. GODEAU B, DURAND JM, ROUDOT-THORAVAL F et al. Dapsone for chronic autoimmune thrombocytopenic purpura : a report of 66 cases. Br J Haematol, 1997, 97 : 336-339.
15. GODEAU B, STASI R. Is B-cell depletion still a good therapeutic strategy for treating immune thrombocytopenia ? Presse Méd, 2014, 43 : e79-e85.
16. GODEAU B, CHEVRET S, VARET B et al. Intravenous immunoglobulin or high-dose methylprednisolone, with or without oral prednisone, for adults with untreated severe autoimmune thrombocytopenic purpura : a randomised, multicentre trial. Lancet, 2002, 359 : 23-29.

17. Godeau B, Porcher R, Fain O et al. Rituximab is an alternative to splenectomy in adults with chronic immune thrombocytopenic purpura. Results of a multi-center prospective phase 2 study. Blood, 2008, *112* : 999-1004.
18. Harrington WJ, Minnich V, Hollingsworth JW, Moore CV. Demonstration of a thrombocytopenic factor in the blood of patients with thrombocytopenic purpura. J Lab Clin Med, 1951, *38* : 1-10.
19. Khellaf M, Chabrol A, Mahevas M et al. Hydroxychloroquine is a good second-line treatment for adults with immune thrombocytopenia and positive antinuclear antibodies. Am J Hematol, 2014, *89* : 194-198.
20. Khellaf M, Loustau V, Bierling P et al. Thrombopénie et grossesse. Rev Méd Interne, 2012, *33* : 446-452.
21. Khellaf M, Michel M, Quittet P et al. Romiplostim safety and efficacy for immune thrombocytopenia in clinical practice : 2-year results of 72 adults in a romiplostim compassionate-use program. Blood, 2011, *118* : 4338-4345.
22. Khellaf M, Michel M, Schaeffer A et al. Assessment of a therapeutic strategy for adults with severe autoimmune thrombocytopenic purpura based on a bleeding score rather than platelet count. Haematologica, 2005, *90* : 829-832.
23. Khellaf M, Viallard JF, Hamidou M et al. A retrospective pilot evaluation of switching thrombopoietic receptor-agonists in immune thrombocytopenia. Haematologica, 2013, *98* : 881-887.
24. Kojouri K, Vesely SK, Terrell DR, George JN. Splenectomy for adult patients with idiopathic thrombocytopenic purpura : a systematic review to assess long-term platelet count responses, prediction of response, and surgical complications. Blood, 2004, *104* : 2623-2634.
25. Kuter DJ, Mufti GJ, Bain BJ et al. Evaluation of bone marrow reticulin formation in chronic immune thrombocytopenia patients treated with romiplostim. Blood, 2009, *114* : 3748-3756.
26. Maloisel F, Andrès E, Zimmer J et al. Danazol therapy in patients with chronic idiopathic thrombocytopenic purpura : long-term results. Am J Med, 2004, *116* : 590-594.
27. Mazzucconi MG, Fazi P, Bernasconi S et al. Therapy with high-dose dexamethasone (HD-DXM) in previously untreated patients affected by idiopathic thrombocytopenic purpura : a GIMEMA experience. Blood, 2007, *109* : 1401-1407.
28. Michel M, Chanet V, Galicier L et al. Autoimmune thrombocytopenic purpura and common variable immunodeficiency : analysis of 21 cases and review of the literature. Medicine (Baltimore), 2004, *83* : 254-263.
29. Neunert C, Lim W, Crowther M et al. American Society of Hematology. The American Society of Hematology 2011 evidence-based practice guideline for immune thrombocytopenia. Blood, 2011, *117* : 4190-4207.
30. Patel VL, Mahévas M, Lee SY et al. Outcomes 5 years after response to rituximab therapy in children and adults with immune thrombocytopenia. Blood, 2012, *119* : 5989-5995.
31. Portielje JE, Westendorp RG, Kluin-Nelemans HC, Brand A. Morbidity and mortality in adults with idiopathic thrombocytopenic purpura. Blood, 2001, *97* : 2549-2554.
32. Provan D, Stasi R, Newland AC et al. International consensus report on the investigation and management of primary immune thrombocytopenia. Blood, 2010, *115* : 168-186.
33. Purpura thrombopénique immunologique de l'enfant et de l'adulte. Protocole national de diagnostic et de soins, 2009 (www.has-sante.fr).
34. Rodeghiero F, Stasi R, Gernsheimer T et al. Standardization of terminology, definitions and outcome criteria in immune thrombocytopenic purpura of adults and children : report from an international working group. Blood, 2009, *113* : 2386-2393.
35. Stasi R. Immune thrombocytopenia : pathophysiology and clinical update. Semin Thromb Hemost, 2012, *38* : 1-9.
36. Ziakas PD, Giannouli S, Zintzaras E et al. Lupus thrombocytopenia : clinical implications and prognostic significance. Ann Rheum Dis, 2005, *64* : 1366-1369.

Thrombopénies et thrombopathies constitutionnelles

37. Balduini CL, Pecci A, Noris P. Diagnosis and management of inherited thrombocytopenias. Semin Thromb Hemost, 2013, *39* : 161-171.
38. Balduini CL, Savoia A. Genetics of familial forms of thrombocytopenia. Hum Genet, 2012, *131* : 1821-1832.
39. Balduini CL, Savoia A, Seri M. Inherited thrombocytopenias frequently diagnosed in adults. J Thromb Haemost, 2013, *11* : 1006-1019.
40. Bunimov N, Fuller N, Hayward CP. Genetic loci associated with platelet traits and platelet disorders. Semin Thromb Hemost, 2013, *39* : 291-305.
41. Degos L, Dautigny A, Brouet JC et al. A molecular defect in thrombasthenic platelets. J Clin Invest, 1975, *56* : 236-240.
42. Favier R, Feriel J, Favier M et al. First successful use of eltrombopag before surgery in a child with MYH9-related thrombocytopenia. Pediatrics, 2013, *132* : e793-e795.
43. George JN, Caen JP, Nurden AT. Glanzmann's thrombasthenia : the spectrum of clinical disease. Blood, 1990, *75* : 1383-1389.
44. Kunishima S, Kojima T, Matsushita T et al. Mutations in the NMMHC-A gene cause autosomal dominant macrothrombocytopenia with leukocyte inclusions (May-Hegglin anomaly/Sebastian syndrome). Blood, 2001, *97* : 1147-1149.
45. Kunishima S, Kobayashi R, Itoh TJ et al. Mutation of the beta1-tubulin gene associated with congenital macrothrombocytopenia affecting microtubule assembly. Blood, 2009, *113* : 458-461.
46. Latger-Cannard V, Hoarau M, Salignac S et al. Mean platelet volume : comparison of three analysers towards standardization of platelet morphological phenotype. Int J Lab Hematol, 2012, *34* : 300-310.
47. Lowe GC, Lordkipanidzé M, Watson SP et al. Utility of the ISTH bleeding assessment tool in predicting platelet defects in participants with suspected inherited platelet function disorders. Thromb Haemost, 2013, *11* : 1663-1668.
48. Noris, P, Klersy C, Gresele P et al. Platelet size for distinguishing between inherited thrombocytopenias and immune thrombocytopenia : a multicentric, real life study. Br J Haematol 2013, *162* : 112-119.
49. Nurden A. Nurden P. Advances in our understanding of the molecular basis of disorders of platelet function. J Thromb Haemost, 2011, *9* : 76-91.
50. Nurden AT, Nurden P. Congenital platelet disorders and understanding of platelet function. Br J Haematol, 2014, *165* : 165-178.
51. Nurden AT, Pillois X, Fiore M et al. Glanzmann thrombasthenia-like syndromes associated with macrothrombocytopenias and mutations in the genes encoding the αIIbβ3 integrin. Semin Thromb Hemost, 2011, *37* : 698-706.
52. O'Brien SH. Bleeding scores : are they really useful ? Hematology Am Soc Hematol Educ Program, 2012 : 152-156.
53. Othman M, Kaur H, Emsley J. Platelet-type von Willebrand disease : new insights into the molecular pathophysiology of a unique platelet defect. Semin Thromb Hemost, 2013, *39* : 663-673.
54. Pecci A. Pathogenesis and management of inherited thrombocytopenias : rationale for the use of thrombopoïetin-receptor agonists. Int J Hematol, 2013, *98* : 34-47.
55. Peitsidis P, Datta T, Pafilis I et al. Bernard Soulier syndrome in pregnancy : a systematic review. Haemophilia, 2010, *16* : 584-591.
56. Peyvandi F, Kunicki T, Lillicrap D. Genetic sequence analysis of inherited bleeding diseases. Blood, 2013, *122* : 3423-3431.
57. Poon MC. The evidence for the use of recombinant human activated factor VII in the treatment of bleeding patients with quantitative and qualitative platelet disorders. Transfus Med Rev, 2007, *21* : 223-236.
58. Saposnik B, Binard S, Fenneteau O et al. Mutation spectrum and genotype-phenotype correlations in a large French cohort of MYH9-related disorders. Mol Genet Genomic Med, 2014, *2* : 297-312.
59. Seligsohn U. Treatment of inherited platelet disorders. Haemophilia, 2012, *18* : 161-165.
60. Tobelem G, Levy-Toledano S, Bredoux R et al. New approaches to determination of specific functions of platelet membrane sites. Nature, 1976, *263* : 427-429.
61. Tosetto A, Balduini CL, Cattaneo M et al. Management of bleeding and of invasive procedures in patients with platelet disorders and/or thrombocytopenia : guidelines of the Italian Society for Haemostasis and Thrombosis (SISET). Thromb Res, 2009, *124* : e13-e18.

Toute référence à cet article doit porter la mention : Godeau B (Purpura thrombopénique auto-immun), Nurden P, Lavenu-Bombled C, Dreyfus M (Thrombopénies et thrombopathies constitutionnelles). Hémostase primaire. *In* : L Guillevin, L Mouthon, H Lévesque. Traité de médecine, 5ᵉ éd. Paris, TdM Éditions, 2018-S04-P04-C02 : 1-14.

Chapitre S04-P04-C03

Coagulation

Hémophilie et autres déficits en facteur de coagulation

Chantal Rothschild

Hémophilie

L'hémophilie est la plus fréquente des anomalies héréditaires de la coagulation. Selon son mode de transmission, récessif lié à l'X, les hommes hémizygotes porteurs de l'X muté sont affectés ; cependant, certaines femmes hétérozygotes porteuses de l'X muté peuvent aussi avoir des signes hémorragiques. Les progrès accomplis dans le traitement, la sécurisation virale des produits plasmatiques dans le milieu des années 1980 et la mise au point des facteurs recombinants au début des années 1990, ont transformé le pronostic vital et fonctionnel des hémophiles grâce notamment à la mise en place d'une prophylaxie dans les formes sévères. De nos jours, la complication majeure est le développement d'un allo-anticorps, appelé inhibiteur, qui complique considérablement le traitement et le pronostic articulaire. Le traitement de l'hémophilie est onéreux, ce qui explique que seulement 25 % des hémophiles sont traités dans le monde à ce jour.

Épidémiologie et classification

L'incidence de l'hémophilie dans le monde est de 1/5 000 naissances mâles. Il existe 6 200 hémophiles répertoriés dans le registre national, réseau FranceCoag [9]. L'hémophilie A est due à un déficit en facteur VIII (85 % des cas) et l'hémophilie B (15 %) à un déficit en facteur IX. Ces déficits résultent de mutations des gènes codant ces protéines. Selon l'activité résiduelle des protéines produites, on distingue les formes sévères (facteur déficitaire < 1 %, 34 % des hémophiles), modérées (facteur entre 1 et 5 %, 18 % des cas et mineures (facteurs entre 5 et 40 %, 48 % des cas) (Tableau S04-P04-C03-I).

Tableau S04-P04-C03-I Nombre d'hémophiles en France et leur répartition en fonction du type et de la sévérité de l'hémophilie.

	Total	Hémophiles A	Hémophiles B
Nombre	6 201	5 087 (85 %)	1 114 (15 %)
Sévères	2 097 (34 %)	1 760 (35 %)	337 (30 %)
Modérés	1 091 (18 %)	766 (15 %)	331 (30 %)
Mineures	2 977 (48 %)	2 531 (50 %)	446 (40 %)

(Données Réseau FranceCoag 2014.)

Génétique et transmission

Le gène du facteur VIII, de grande taille (186 kb), est situé en Xq28. Il comprend 26 exons et produit un messager de 9 kb qui donne une protéine de 2 332 acides aminés. Près de 2 000 mutations sont répertoriées [6]. Le plus souvent il s'agit de mutations ponctuelles aboutissant à une mutation faux sens (75 %) ou à la création d'un codon stop (15 %). Les 10 % restants conduisent à des modifications de sites d'épissage. Ces mutations se répartissent dans les trois types de sévérité de l'hémophilie. Quant aux grands remaniements génétiques décelables par le caryotype, le plus fréquent est l'inversion de l'intron 22 rencontrée chez 45 % des hémophiles A sévères. Elle résulte d'un appariement intrachromosomique anormal au cours de la méiose masculine entre une séquence située dans l'intron 22 et une séquence homologue située dans la région télomérique. Cela aboutit à une protéine tronquée instable ne sortant pas de la cellule hépatique, d'où le déficit sévère en facteur VIII.

Le gène du facteur IX est localisé en Xq27. Sa taille est de 33,5 kb. Il comprend huit exons, produisant un messager de 2,8 kb codant une protéine de 415 acides aminés. La majorité des mutations recensées à ce jour (plus de 1 000) sont d'étendue limitée : les mutations ponctuelles essentiellement (73 %) touchant tous les exons mais aussi les introns sont décelées dans les trois degrés de sévérité de l'hémophilie B. Un type rare d'hémophilie B (hémophilie B Leyden), est caractérisé par un déficit sévère en facteur IX dans l'enfance se corrigeant partiellement ou totalement à la puberté. L'anomalie en cause concerne le promoteur du gène situé dans une zone de régulation de transcription sensible aux androgènes. Cette « androgéno-dépendance » du gène explique la correction partielle ou totale de la synthèse du facteur IX [10]. À ce jour, plus de 95 % des mutations dans l'hémophilie A et l'hémophilie B sont identifiées. Les mutations non encore identifiées pourraient concerner les introns ou zones de transcription de régulation.

La connaissance de ces mutations fournit des critères diagnostiques moléculaires précis, en particulier pour l'identification des conductrices et le diagnostic prénatal (voir plus loin). Elles ont aussi une influence sur le risque de développer un inhibiteur chez les sujets traités par produits antihémophiliques : les grandes délétions sont synonymes de risque majeur d'inhibiteur mais certaines mutations ponctuelles dans l'hémophilie A mineure et modérée peuvent être aussi à très haut risque [3].

Le mode de transmission est connu depuis l'antiquité ; en particulier le Talmud de Babylone (IIe siècle av. J.-C.) dispense de circoncision tout nouveau-né masculin dont deux frères aînés sont morts de saignement dans cette circonstance, et la transmission par les femmes est décrite dans un ouvrage d'Abulcassis (Al Tasrif), médecin et chirurgien andalou du Xe siècle de notre ère.

La femme hétérozygote porteuse de l'anomalie sur l'un de ses deux chromosomes X, appelée conductrice, a une probabilité de 1/2 de la transmettre. Chacun de ses garçons a donc une probabilité de 50 % d'être hémophile, et chacune de ses filles une probabilité de 50 % d'être elle-même conductrice. L'homme hémophile transmet l'anomalie à toutes ses filles, qui sont conductrices, mais ses garçons sont toujours indemnes (Figure S04-P04-C03-1). Dans une même famille, il s'agit toujours du même type d'hémophilie et du même degré de sévérité du déficit. Dans 45 % des cas, un hémophile naît sans antécédent familial d'hémophilie. Dans ces cas, la mère de l'hémophile est presque toujours détectée comme conductrice.

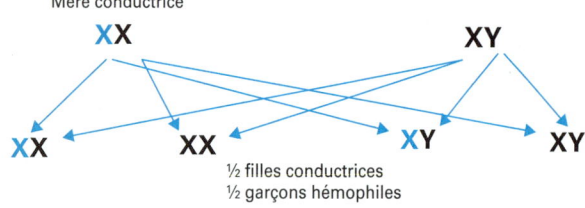
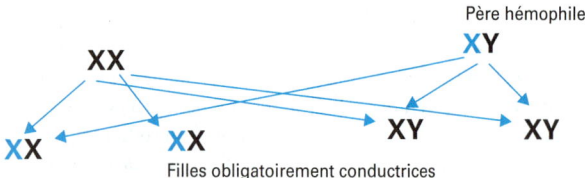

Figure S04-P04-C03-1 Transmission du gène de l'hémophilie. Le chromosome X porteur de la mutation est noté en bleu. **a)** Dans le cas d'une mère conductrice, une fille sur deux est conductrice, un garçon sur deux hémophile. **b)** Dans le cas d'un père hémophile, toutes ses filles sont conductrices, tous ses garçons sont indemnes.

Une conductrice transmet la maladie sans en exprimer les signes mais peut aussi, en raison de l'inactivation aléatoire d'un des deux chromosomes X (phénomène de lyonisation), avoir un déficit en facteur (VIII ou IX) dans 30 % des cas, avec un taux équivalent à celui d'un hémophile atténué ou modéré et donc être à risque hémorragique (*voir* « Conductrices d'hémophilie »).

Circonstances de découverte et manifestations cliniques

L'hémophilie peut se manifester par n'importe quel type d'hémorragie : ecchymose, épistaxis, hématurie, etc. Les hémorragies sont généralement provoquées par des traumatismes. Dans les formes sévères d'hémophilie, en cas d'hémophilie familiale, le diagnostic doit être fait au plus tôt, au mieux en période prénatale pour préparer l'accouchement et éviter une hémorragie intracrânienne (*voir* « Conductrices d'hémophilie »). Cependant, 45 % des formes d'hémophilie sévère sont sporadiques. Dans ces cas, le diagnostic doit être évoqué à la naissance devant la survenue d'une hémorragie (intracrânienne, céphalhématome, hémorragie post-ponction…). Mais le plus souvent, il est évoqué chez un petit enfant, notamment au début de la marche, par des ecchymoses fréquentes, et surtout la survenue de saignements de l'appareil locomoteur (articulations et muscles) qui en constituent la manifestation la plus évocatrice. Le diagnostic de maltraitance est souvent évoqué en premier dans le jeune âge en cas d'hémophilie sévère et en l'absence d'antécédent familial d'hémophilie.

Dans les formes modérées et mineures, le diagnostic est fait à un âge plus tardif, voire même à l'âge adulte devant une tendance hémorragique ou une anomalie de coagulation décelée par les examens pré-opératoires.

Hémarthroses

Elles caractérisent les formes sévères et modérées. Elles touchent surtout les genoux, les chevilles et les coudes. Elles font de l'hémophilie une maladie extrêmement douloureuse du fait de l'extension impossible de la capsule articulaire en présence de sang dans l'articulation. Elles apparaissent à l'apprentissage de la marche, pour des traumatismes minimes. Le diagnostic est alors évoqué sur une boiterie ou la non-utilisation d'un membre (jambe, bras) avec présence d'une douleur spontanée ou provoquée par la mobilisation. Les premiers signes d'hémarthrose (par exemple, sensation de chaleur, de tension, de picotement) sont importants à faire reconnaître à l'enfant pour permettre un traitement rapide. En cas d'hémarthrose franchement constituée, l'articulation est gonflée, douloureuse, chaude, avec une impotence fonctionnelle, voire en position antalgique (équin de la cheville, flessum du genou et de la hanche). L'hémarthrose de hanche est grave et nécessite toujours une hospitalisation, voire une ponction articulaire en cas d'hémarthrose très douloureuse ou abondante pour diminuer le risque de nécrose de la tête fémorale car les vaisseaux de la tête venant de l'abdomen traversent la cavité articulaire.

La répétition des hémorragies au cours du temps modifie l'état de l'articulation. La synoviale est le siège de remaniements inflammatoires et de prolifération, conduisant à la constitution d'un « pannus » synovial fragile : au tableau clinique caractéristique d'hémarthrose s'associent alors des poussées inflammatoires avec sécrétion de liquide synovial rendant souvent la symptomatologie différente : articulation gonflée mais moins douloureuse que lors d'une hémarthrose avec conservation d'une certaine mobilité de l'articulation. L'un des objectifs majeurs de la prise en charge de l'hémophilie est de prévenir ce type d'évolution par la mise en place d'un traitement prophylactique.

Hématomes

Ils sont aussi très fréquents, surtout musculaires, mais peuvent concerner n'importe quel tissu. En fonction du muscle et de la taille de l'hématome, une anémie et/ou une compression vasculaire/nerveuse (avant-bras, psoas, muscle fessier) peuvent être observées. Non ou mal traités, ils risquent de s'organiser en pseudo-tumeurs surtout en cas d'hémophilie sévère, évolution aujourd'hui rarissime pour ce qui concerne les hémophiles suivis en France depuis leur naissance. Les hémorragies intracrâniennes (3 %) sont observées, quel que soit le degré de sévérité de l'hémophilie. Elles sont plus fréquentes dans la forme sévère, notamment à la naissance. Le risque de récidive (10 %) conduit à la mise en route d'un traitement prophylactique dans la forme sévère surtout en absence de notion de traumatisme. Elles sont encore de nos jours une cause élevée de mortalité (20 % selon les données de FranceCoag).

Le saignement après ponction d'une veine lors d'un prélèvement, notamment dans la forme sévère, peut être source d'hématome voire d'anémie chez le jeune enfant. C'est la raison pour laquelle toute ponction veineuse, même en cas d'échec, doit conduire à une compression manuelle de 10 minutes, suivie d'un pansement de maintien de 24 heures.

Diagnostic biologique

Le diagnostic d'hémophilie est biologique. Le déficit en facteurs VIII ou IX est responsable d'un allongement du temps de céphaline activé alors que le temps de Quick est normal (*voir* Chapitre S04-P04-C01). Le taux de facteur Willebrand est normal dans l'hémophilie A et les taux des autres facteurs vitamine K-dépendants (II, VII et X) sont normaux en cas d'hémophilie B. La recherche d'un inhibiteur (*voir* Chapitre S04-P04-C01) antifacteurs VIII/IX est négative signant l'origine constitutionnelle du déficit.

La confusion avec une maladie de von Willebrand chez un homme est écartée par l'abaissement parallèle des taux de facteur du facteur VIII et de facteur Willebrand (vWF) dans les formes de type 1. Dans le cas du variant de maladie de von Willebrand de type N, l'abaissement du rapport facteur VIII/vWF:Ag est associé à une liaison du vWF au facteur VIII effondré (*voir* « Maladie de von Willebrand »).

Le déficit en facteur IX peut dépendre d'un déficit en vitamine K, dont la caractéristique est l'abaissement des autres facteurs vitamine K-dépendants (facteurs II, VII, X) et un taux de facteur V normal. Il existe un exceptionnel déficit constitutionnel combiné en facteur V + facteur VIII observé surtout chez des sujets originaires du Moyen-Orient.

Le déficit acquis en facteur VIII, communément appelé hémophilie A acquise, survient dans deux circonstances principales : chez la femme dans la période du post-partum et chez le sujet âgé. Dans ces cas, on note l'absence d'antécédents personnels hémorragiques et un tableau hémorragique particulier (tendance franche aux ecchymoses et hématomes survenant dans des lieux inhabituels). Le diagnostic est porté devant la mise en évidence d'une baisse du taux de facteur VIII associée à la présence d'un inhibiteur (auto-anticorps antifacteur VIII). En général le pronostic de l'hémophilie du post-partum est bon et l'inhibiteur régresse spontanément. L'hémophilie acquise du sujet âgé est de pronostic plus sombre avec un risque de mortalité élevé dû au saignement (10 %).

Diagnostic moléculaire

Il est fondamental pour la prise en charge de l'hémophilie et de sa famille. D'une part, la mise en évidence d'une mutation confirme le diagnostic biologique, notamment chez le nouveau-né ou le nourrisson dans les formes sévères et modérées à taux très bas (1 à 2 %), où le taux de facteur de coagulation est difficilement appréciable du fait de la difficulté d'obtenir un prélèvement d'hémostase de qualité. D'autre part, la nature de la mutation prédit la sévérité de l'hémophilie et le risque de développement d'un inhibiteur : dans les formes sévères, la présence d'une grande délétion est à risque majeur (50 %) alors qu'une mutation faux sens expose à un risque faible (5 %) [3]. L'anomalie moléculaire doit aussi être recherchée chez les hémophiles modérés et mineurs car certaines mutations exposent à un risque d'inhibiteur aussi important que les anomalies à haut risque de l'hémophilie sévère.

L'autre intérêt de l'étude génétique est de confirmer le statut de conductrice notamment lorsque la clinique et l'étude de l'hémostase n'apportent pas d'élément probant (*voir* « Conductrices d'hémophilie »).

Complications de l'hémophilie

L'arthropathie hémophilique et le développement d'un inhibiteur constituent actuellement les risques majeurs de l'hémophilie. Le risque de transmission des virus de l'hépatite C et de l'immunodéficience humaine, auxquels les hémophiles ont payé un lourd tribut, est aujourd'hui virtuellement inexistant avec les produits antihémophiliques d'origine plasmatique du fait des mesures actuelles en matière de sécurité transfusionnelle (*voir* Chapitre S04-P05-C01) et avec les produits recombinants.

Arthropathie hémophilique

L'arthropathie hémophilique est aujourd'hui beaucoup plus rare grâce à la mise en place précoce du traitement prophylactique, du moins en France. Elle résulte de la présence de sang et ce de manière itérative dans l'articulation conduisant, en l'absence de traitement adéquat, à la dégradation voire la destruction de l'articulation, responsable d'enraidissement articulaire, de rétractions et d'atrophie musculaire, de perte de fonction responsable d'un handicap. Les articulations les plus souvent atteintes sont les genoux, les chevilles et les coudes. Cette menace est maximale dans l'hémophilie sévère et à un moindre dans l'hémophilie modérée (une ou deux articulations atteintes) [4]. C'est la raison pour laquelle depuis 30 ans, l'Organisation mondiale de la santé recommande un traitement prophylactique dès le plus jeune âge afin de prévenir ces atteintes invalidantes de l'appareil locomoteur. Tout au long du suivi de l'hémophile, les visites régulières au centre d'hémophilie sont axées sur l'état articulaire. Il existe des échelles validées sur le plan international pour la clinique (score de Gilbert ou, plus récemment, le HJSH [*haemophilia joint score health*]), permettant d'évaluer l'état fonctionnel de l'articulation.

Les radiographies standard peuvent déceler des signes d'atteinte articulaire, en particulier une diminution de l'espace articulaire témoignant de l'atteinte du cartilage, la présence de kystes osseux, de déminéralisation voire de destruction de l'articulation. Un score radiologique (score de Pettersson) permet de graduer l'arthropathie du stade I à IV (destruction de l'articulation).

L'IRM [2] met en évidence les lésions plus précocement, ce qui répond mieux aux objectifs de la prise en charge actuelle des hémophiles. Là aussi, un score (européen) est validé. Cependant, cet examen a des limites : son coût, son accessibilité et la nécessité d'effectuer une sédation chez le jeune enfant. Actuellement l'échographie articulaire, d'accès facile et de faible coût, est en plein essor, permettant d'apprécier l'état du cartilage, de la synoviale, des tissus adjacents et la présence de liquide dans l'articulation. Elle est toutefois très dépendante de l'opérateur et ne renseigne pas sur l'état de l'os. Cependant, c'est probablement un des outils les plus précieux pour la prise en charge optimale des hémophiles. Ces différents examens permettent de suivre dans le temps l'évolution de l'état des articulations.

Inhibiteur antifacteur VIII ou IX

L'inhibiteur, allo-anticorps développé par l'hémophile suite aux perfusions de facteur anti-hémophilique, est la complication la plus grave de nos jours. Dans l'hémophilie sévère, cette complication menace surtout le jeune enfant (< 4 ans) hémophile A (fréquence : 30 versus 5 % pour l'hémophile B). Les autres facteurs de risque sont les antécédents familiaux d'inhibiteur, une origine africaine ou afro-américaine, une mutation génique à haut risque [6] et surtout l'intensité du premier traitement [1]. Depuis quelques années, un deuxième pic d'inhibiteur (avec un risque nettement plus faible que celui décrit plus haut) est observé chez l'hémophile sévère senior, résultant de l'allongement de la durée de vie des hémophiles secondaire à l'amélioration de leur prise en charge. Ce pic est probablement favorisé par les modifications de régulation immunitaire observées chez le sujet âgé.

Une fois développé, l'inhibiteur réduit ou annule l'effet du traitement par facteur VIII/facteur IX et des agents court-circuitant l'inhibiteur sont alors nécessaires pour arrêter les hémorragies. Cependant, ils ne sont pas aussi efficaces que les facteurs VIII/IX et la dégradation articulaire va s'accélérer en cas d'hémarthroses.

Un inhibiteur peut survenir aussi chez les hémophiles A modérés et mineurs. Il est donc important de connaitre la mutation génétique responsable. En cas de mutation à haut risque, l'éducation du patient vise à éviter dans la mesure du possible l'utilisation de produit antihémophilique au profit de moyens non substitutifs (*voir* plus loin).

Conductrices d'hémophilie

L'identification des conductrices est cruciale pour deux raisons essentielles :
– d'une part, en raison de l'inactivation aléatoire de l'un des deux chromosomes X, les conductrices d'hémophilie peuvent avoir un taux bas de facteurs VIII/IX (30 % des conductrices), et donc être à risque de saigner ;
– d'autre part, cette identification facilite la conduite d'un conseil génétique en cas de grossesse projetée ou en cours.

En cas d'hémophilie familiale connue, l'arbre généalogique permet de déterminer le statut de conductrice *obligatoire* (mère d'hémophile et antécédent familial d'hémophilie, fille d'hémophile, femme avec un hémophile dans sa descendance et un antécédent familial d'hémophilie), de conductrice *potentielle* (sœur d'hémophile, antécédent d'hémophilie du côté maternel) ou de conductrice *exclue* (antécédent d'hémophilie du côté paternel alors que son père n'est pas hémophile) (Figure S04-P04-C03-2). La mise en évidence d'une mutation par biologie moléculaire détermine de façon formelle le statut de conductrice. Elle est effectuée chez toute conductrice obligatoire ou potentielle, que l'hémostase soit normale ou perturbée. L'anomalie génétique est identique à celle du propositus de la famille, signant son statut de conductrice. Le résultat de cette étude ne lui sera donné qu'à sa majorité selon la législation française. En cas d'hémophilie sévère, la connaissance de cette mutation facilite l'accès au diagnostic prénatal et/ou au diagnostic pré-implantatoire.

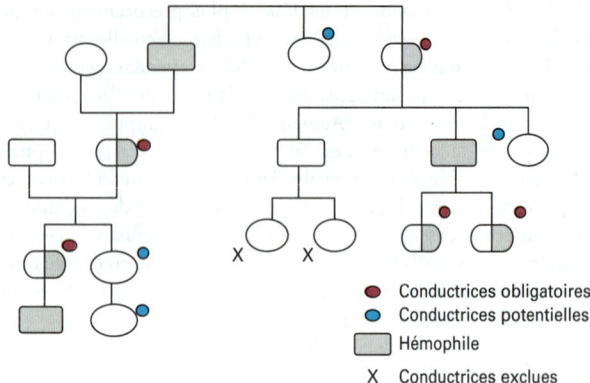

Figure S04-P04-C03-2 Arbre généalogique de conductrices obligatoires, potentielles ou exclues.

Tableau S04-P04-C03-II Résultats d'hémostase évocateurs de conductrice d'hémophilie.

Hémophilie A
FVIII:c < 40 %
FVIII:c/vWF:Ag < 0,6
Hémophilie B
FIX:c < 60 %
FIX:c/FIX:Ag < 0,6

FVIII:c : facteur VIII coagulant ; vWF:Ag : antigène du facteur Willebrand ; FIX:c : facteur IX coagulant ; FIX:Ag: antigène du facteur IX.

En l'absence d'antécédent d'hémophilie, le diagnostic de conductrice d'hémophilie peut être évoqué chez une femme présentant un syndrome hémorragique ou devant la découverte fortuite d'un taux de facteur VIII ou IX réduit (Tableau S04-P04-C03-II) : les dosages du facteur VIII et du facteur Willebrand pour l'hémophilie A, du facteur IX coagulant et du facteur IX antigène pour hémophilie B permettent d'attribuer ces anomalies cliniques et/ou biologiques au statut de conductrice d'hémophilie. L'identification de la mutation responsable permet, en fonction des données enregistrées dans les bases de données de l'hémophilie, de confirmer le statut de conductrice et aussi de prédire le degré de sévérité de l'hémophilie qu'elle peut transmettre. La mutation en cause chez la plupart (80 %) de ces conductrices « de novo » résulte d'un accident méiotique parental, et donc non susceptible d'affecter d'autres membres de la fratrie.

Conseil génétique

Le conseil génétique a pour objectif d'informer les couples à risque du risque de transmission de la maladie et de son degré de sévérité éventuelle pour l'enfant à venir. Il repose dans un premier temps sur la connaissance d'un cas « index », l'identification du statut de conductrice et sur la mise en évidence de la mutation responsable. En cas d'hémophilie reconnue comme sévère, un diagnostic prénatal et un éventuel diagnostic pré-implantatoire peuvent être proposés. En situation de grossesse, un diagnostic de sexe fœtal sur sang maternel (grâce à la présence d'ADN fœtal dans le sang maternel) est d'abord effectué. En cas de fœtus masculin, le diagnostic prénatal est établi par analyse moléculaire d'ADN des cellules du trophoblaste prélevées par ponction entre les 11e et 13e semaines d'aménorrhée. Ce mode de prélèvement est en voie d'être remplacé par l'étude de l'ADN fœtal présent dans le sang maternel grâce aux techniques d'amplification d'ADN. Si le fœtus est masculin et atteint, une interruption médicale de grossesse est envisageable après avis d'un comité consultatif pluridisciplinaire de diagnostic prénatal. Si la femme souhaite poursuivre sa grossesse ou ne veut pas connaître le statut du fœtus, une prise en charge multidisciplinaire (médecin spécialiste de l'hémophilie, obstétricien et pédiatre) s'impose avec un accouchement dans une maternité de niveau II ou III en évitant au maximum les traumatismes sur le bébé. Il est aussi possible de proposer une amniocentèse en fin de grossesse pour connaître le statut du bébé et d'effectuer alors un accouchement adapté

Le risque hémorragique de la mère, en cas de notion de conductrice à taux bas, est aussi évalué par une étude d'hémostase lors du troisième trimestre et des mesures spécifiques sont envisagées pour la période d'accouchement en cas de déficit.

Traitement et modalités de prise en charge

Afin de répondre aux exigences d'une prise en charge optimale, les hémophiles, surtout ceux atteints d'un déficit sévère et modéré, sont suivis dans les centres régionaux de traitement de l'hémophilie. Il en existe en France une quarantaine, qui regroupent des compétences multidisciplinaires nécessaires (pédiatres, rhumatologues, chirurgiens, psychologues…).

Éducation du patient et mesures générales

Dès l'établissement du diagnostic, les documents remis au patient sont fonction de la sévérité du déficit : une carte d'hémophile mentionnant l'anomalie, l'importance du déficit, la conduite à tenir en cas d'hémorragie et les coordonnées du centre, la carte de groupe sanguin, ainsi qu'un carnet d'hémophile en cas d'hémophilie sévère ou modérée où seront consignés les accidents hémorragiques et les traitements effectués. L'hémophilie est prise en charge à 100 % par l'Assurance maladie au titre des affections de longue durée (ALD 11). L'Association française des hémophiles est l'une des premières associations de patients créée en France et dans le monde. C'est une association très active qui apporte une complémentarité à la prise en charge médicale.

L'information du patient (et de ses parents dans le cas d'un enfant mineur) et du médecin traitant porte sur la nature du déficit, sa sévérité et sur les précautions diminuant les risques hémorragiques : contre-indication des intramusculaires, contre-indication de l'aspirine et ses dérivés, des anti-inflammatoires non stéroïdiens, compression longue de 10 minutes, suivie d'un pansement de maintien de 24 heures après toute ponction veineuse. Les vaccinations ne diffèrent pas de celles recommandées par le calendrier en usage dans la population générale. Elles sont impérativement faites par voie sous-cutanée.

L'éducation thérapeutique du patient vise à une bonne connaissance de sa maladie pour mieux la gérer, l'accepter et vivre avec elle. Cependant le patient a souvent deux périodes particulièrement difficiles à affronter vis-à-vis de sports à risque : vers 5 à 7 ans (football) et à l'adolescence/adulte (sports à haut risque). Il est alors important que le patient ait un interlocuteur à l'écoute au sein de l'équipe du centre de l'hémophilie.

Traitement non substitutif

Il est fondamental. Il repose en premier lieu sur la prise en charge des manifestations douloureuses. La prescription d'antalgiques doit être adaptée à l'intensité de la douleur car l'injection de produit antihémophilique ne procure pas de diminution de la douleur mais simplement l'arrêt du saignement. Outre celui de la douleur, le traitement non substitutif, notamment en présence d'un inhibiteur, peut suffire pour certaines hémorragies : chaque fois que possible, il faut tenter d'arrêter l'hémorragie par une compression correcte et prolongée et, lors d'une hémarthrose importante, mettre au repos l'articulation par une immobilisation brève (2 à 3 jours) atténuant la douleur à l'aide d'une attelle en position de fonction. L'acide tranexamique (Exacyl®) est un médicament largement utilisé pour éviter la reprise hémorragique et est parfois suffisant dans l'arrêt du saignement. La DDAVP (1-désamino-8-D-arginine vasopressine, Minirin®), induit une libération transitoire de facteur VIII chez les hémophiles mineurs et modérés. Il peut être utilisé pour le traitement des hémorragies et en préparation de gestes invasifs mais son efficacité même partielle doit être évaluée au préalable par un test d'épreuve. Les principes d'utilisation sont les mêmes que dans la maladie de von Willebrand (*voir plus loin*).

Traitement substitutif en l'absence d'inhibiteur

Qu'il soit destiné à traiter un accident hémorragique ou à le prévenir en préparation à geste invasif (ponction, biopsie, endoscopie, intervention chirurgicale), il consiste en l'apport du facteur antihémophilique manquant. Malgré les énormes progrès faits dans le traitement (sécurité virale, petits volumes), la voie d'administration est toujours intraveineuse, imposant le respect du capital veineux. Les produits utilisés sont essentiellement recombinants dans les deux types d'hémophilie, et leur efficacité clinique est comparable : tous les facteurs VIII (Advate®, Kogenate®, Helixate®, Refacto®, Factane® et Octanate® ces deux derniers d'origine plasmatique) ont une demi-vie de 12 heures. Les deux produits disponibles pour l'hémophilie B, Betafact® d'origine plasmatique et Benefix® d'origine recombinante, ont une durée de vie plus longue (20 heures). En règle générale, l'injection d'une unité de facteur VIII par kg augmente le taux de facteur VIII plasmatique de 2 % et celui de facteur IX seulement de 0,75 à 1 %. Les doses pour rétablir une coagulation efficace sont de 30 à 40 U/kg/injection pour le facteur VIII et de 50 à 60 U/kg pour le facteur IX pour un accident mineur ou un acte invasif. En cas d'intervention chirurgicale ou d'hémorragie grave, les doses sont plus importantes (50 U/kg/perfusion pour le facteur VIII, 70 à 100 U/kg pour le facteur IX) et renouvelées, en fonction de la demi-vie des produits, pendant plusieurs jours selon l'évolution clinique et/ou la persistance du risque hémorragique jusqu'à la cicatrisation complète en cas de chirurgie.

Cas particuliers

Les épisodes d'*hématuries* nécessitent le repos et l'hyperdiurèse, pendant les premières 48 heures. Quand les urines deviennent plus claires, l'utilisation du facteur antihémophilique est alors possible mais à mi-dose en raison du risque de colique néphrétique ; pour la même raison, les antifibrinolytiques sont à proscrire dans cette circonstance. Une recherche d'infection est de mise lors des premières manifestations et, en cas de récidive, une exploration de l'arbre urologique s'impose à la recherche d'un facteur déclenchant.

L'avulsion dentaire doit être effectuée par un spécialiste entraîné à cette pratique chez les hémophiles : l'hémostase locale est très importante lors du geste (colle biologique, gouttière ou mieux laser,) associée aux antifibrinolytiques (Exacyl®) et à une alimentation semi-liquide froide. Le traitement substitutif dépend beaucoup de l'expérience du stomatologiste : il peut être limité à une perfusion uniquement au moment de l'extraction en cas d'utilisation du laser, ou être poursuivi plusieurs jours dans les autres cas.

Traitement substitutif en présence d'un inhibiteur

Les deux produits disponibles chez les hémophiles avec inhibiteur sont le FEIBA® (prothrombine-proconvertine-facteur Stuart-facteur antihémophilique B [PPSB]) activé d'origine plasmatique) ou le NovoSeven® (FVII activé d'origine recombinante). Les doses utilisées vont de 80 à 100 U/kg pour FEIBA® et de 90 à 270 µg/kg (en mégadoses) pour NovoSeven®. La prise en charge des hémophiles avec inhibiteur est du ressort des centres d'hémophilie, surtout pour la chirurgie.

Du fait de l'aggravation du pronostic articulaire et de la qualité de vie (traitement plus contraignant, absentéisme scolaire/professionnel), un essai d'induction de tolérance immune destiné à atténuer voire éradiquer l'inhibiteur est tenté surtout chez l'enfant. Il consiste en des injections intraveineuses quotidiennes nécessitant alors souvent la pose d'une chambre implantable. La présence de ce matériel peut être source de complications : infections, hématomes. L'inhibiteur disparaît dans 55 à 75 % des cas. En cas de succès, un traitement prophylactique est entrepris, identique à celui de l'hémophile sans inhibiteur. En cas d'échec d'induction de tolérance immune, l'utilisation d'un immunomodulateur (rituximab) n'est pas encore validée. Les corticoïdes et le cyclophosphamide, efficaces dans l'hémophilie acquise, n'ont aucun effet sur l'allo-anticorps.

Traitement prophylactique

C'est le traitement de choix pour éviter l'atteinte articulaire dans l'hémophilie, appliqué chez la majorité des hémophiles sévères en France. Cette indication peut être étendue aux hémophiles modérés qui saignent ou/et qui ont une atteinte articulaire. En France, le traitement prophylactique chez l'enfant repose sur des recommandations [5] : il est en général entrepris avant l'âge de 3 ans, après une première hémarthrose, comporte une injection par semaine avec un régime de traitement croissant par paliers si les hémarthroses se répètent. Ce mode de traitement a tendance à être proposé aux hémophiles avec inhibiteur pour freiner la dégradation articulaire en utilisant le FEIBA® ou le NovoSeven® (mais ce dernier n'a cependant pas d'autorisation de mise sur le marché pour cette indication en France).

Traitement de l'arthropathie hémophilique

Le traitement prophylactique permet d'éviter l'arthropathie hémophilique ou de freiner son évolution. Cependant, un traitement complémentaire peut être nécessaire pour lutter contre la synovite articulaire en fonction des cas : anti-inflammatoires non stéroïdiens (y associer alors un pansement gastrique), injections intra-articulaires de corticoïdes, synoviorthèses par agents radioactifs (uniquement chez l'adulte). L'entretien musculaire et articulaire est important pour maintenir la mobilité articulaire et la force musculaire qui protègent l'articulation du risque d'hémarthrose. L'application de vessie de glace, aussi bien au stade aigu (lors d'un saignement) ou chronique, est une aide importante. Les antalgiques doivent être prescrits en adéquation avec l'intensité de la douleur.

La synovectomie est proposée en cas de synovite résistant au traitement médical. Mais son indication doit être posée au bon moment, lorsque l'arthropathie n'est pas trop avancée, sinon son bénéfice est médiocre. L'arthrodèse (blocage de l'articulation) est surtout prescrite pour la cheville avec de bons résultats à long terme. La mise en place de prothèses en cas de dégradation articulaire ultime est proposée. Les plus fréquentes sont celles des genoux et des hanches avec de bons résultats à long terme. La pose de prothèses de chevilles est proposée depuis peu par certaines équipes. Un recul est nécessaire pour évaluer leur bénéfice par rapport à l'arthrodèse.

Traitement des conductrices à taux bas

Leur traitement est identique à celui des hémophiles modérés/mineurs. Un test au Minirin® en cas de conductrice d'hémophilie A doit être fait et le résultat consigné sur une carte. Le traitement des ménorragies fait appel à l'Exacyl®, au Minirin®/Octim® en cas de conductrice d'hémophilie A, aux progestatifs ou œstroprogestatifs. Les médicaments antihémophiliques seront éventuellement prescrits pour les actes invasifs ou face à une hémorragie en cas de mauvaise réponse ou de contre-indication au Minirin®. En fonction de l'importance du déficit, les mêmes précautions sont à prendre que chez l'hémophile (éviter l'acide acétylsalicylique, les anti-inflammatoires non stéroïdiens et les injections intramusculaires).

Perspectives

La prise en charge de l'hémophilie B va bénéficier rapidement de nouvelles molécules de facteur IX à durée de vie prolongée ($\times 5$ par rapport au facteur IX classique). Reste à savoir quelle place respective vont avoir ces deux types de molécules dans la prise en charge de l'hémophilie B. Quant à la thérapie génique, l'hémophilie B est aussi privilégiée : une dizaine de patients (aux États-Unis et au Royaume-

Uni) atteints de déficit sévère bénéficient de ce type de traitement depuis plusieurs années, ce qui leur a permis de devenir hémophiles atténués. Là aussi, il reste à préciser la place que peut avoir la thérapie génique par rapport au traitement conventionnel dans la population générale des hémophiles B. Quant à l'hémophilie A, la taille de la molécule de facteur VIII (beaucoup plus grande que celle du facteur IX) fait que les résultats escomptés, aussi bien avec les molécules à durée de vie prolongée ou la thérapie génique, sont inférieurs à ceux de l'hémophilie B. Ces avancées dans le traitement vont peut-être être une nouvelle ère dans la prise en charge des hémophiles mais le recul est encore suffisant pour évaluer leur sécurité à long terme.

Signalons enfin que les quelques cas anecdotiques d'hémophiles ayant subi une transplantation hépatique en raison d'une hépatite chronique à virus de l'hépatite C ont vu leur production de facteur antihémophilique se restaurer, mais ce mode de traitement ne saurait être considéré comme une perspective de traitement de l'hémophilie elle-même.

Autres déficits en facteurs de la coagulation (ou RBD [*rare bleeding disorders*])

Cette catégorie regroupe les autres déficits en facteurs de coagulation (en dehors de l'hémophilie et de la maladie de von Willebrand), à savoir les déficits en fibrinogène, facteur II, V, VII, X, XI et XIII (le déficit en facteur XII n'est pas responsable de saignement, même dans sa forme sévère). Ce sont le plus souvent des déficits modérés qui résultent d'une anomalie génétique de transmission autosomique dominante. Les formes sévères sont dues à une atteinte du gène sur les deux autosomes et sont la conséquence le plus souvent d'une alliance consanguine (famille, endogamie ethnique ou géographique). L'intensité du syndrome hémorragique est alors souvent semblable à celle de l'hémophilie sévère.

Données actuelles

Le registre européen de ces déficits rares (European Network of Rare Bleeding Disorders), récemment créé, va probablement permettre une meilleure connaissance des tendances hémorragiques en fonction du facteur de coagulation impliqué et de l'importance du déficit [8]. Parmi les 500 patients enregistrés actuellement, les déficits en facteurs VII et XI sont les plus fréquents. Seuls 45 % de ces déficits sont asymptomatiques, 12,5 % engendrent une tendance hémorragique lors de traumatismes ou de prise de médicaments connus pour faire saigner (acide acétylsalicylique, anti-inflammatoires), 23 % ont une tendance hémorragique spontanée mineure et 18 % entraînent des hémorragies sévères. Les déficits en cause dans ce dernier cas sont les déficits sévères en fibrinogène, en facteurs XIII et X [7]. Il ressort des données du registre et de la littérature une relation étroite entre le niveau d'expression clinique et biologique pour les déficits en fibrinogène, facteurs XIII et X, et le déficit combiné en facteur V + facteur VIII. Cette concordance est plus irrégulière pour les déficits en facteurs V et VII et elle est absente pour le déficit en facteur XI. L'implémentation du registre européen permettra de mieux préciser l'expression clinique relevant de ces déficits en fonction de leur sévérité.

Déficits modérés

La définition d'un déficit modéré (taux au-dessous de la normale) n'est pas aussi claire que dans l'hémophilie. La majorité des déficits modérés sont asymptomatiques ou induisent une tendance hémorragique mineure. En fonction du symptôme clinique, par exemple épistaxis, on privilégie les soins locaux habituels, la recherche d'une tache vasculaire en vue d'une cautérisation, et éventuellement l'utilisation d'acide tranexamique. Pour les ménométrorragies chez la femme, l'acide tranexamique, les progestatifs ou les dispositifs intra-utérins avec progestatif sont utiles. En cas d'acte invasif ou chirurgical, il est important d'apprécier le risque hémorragique de l'intervention et les antécédents hémorragiques du sujet. Là encore une hémostase chirurgicale soigneuse et la prise d'acide tranexamique poursuivie jusqu'à cicatrisation complète sont recommandées. Le traitement substitutif est rarement nécessaire. En cas de syndrome hémorragique plus important que ne le voudrait le taux du déficit, il est important de rechercher une autre anomalie de l'hémostase (telle la recherche d'un déficit en facteur Willebrand, du fait de sa fréquence).

Déficits sévères

La prévalence de ces formes est extrêmement faible (un cas pour 5×10^5 à 1×10^6 habitants). Elles résultent d'hétérozygoties composites ou le plus souvent d'homozygotie et sont observées dans des populations à forte consanguinité (Moyen-Orient). Leur expression clinique est sévère (hémorragie intracrânienne, hématome…) et débute tôt dans la vie (période néonatale), pouvant mettre en jeu le pronostic vital de l'enfant. La gravité du tableau clinique fait qu'un traitement prophylactique est proposé comme dans l'hémophilie sévère, mais ce traitement n'est souvent pas disponible, notamment dans les pays émergents. Les femmes en période d'activité génitale paient un lourd tribut quand la prise en charge adaptée n'est pas possible. Les ménométrorragies peuvent être maîtrisées par un traitement hormonal. Le traitement substitutif n'est alors souvent pas nécessaire. Il faut savoir que les femmes atteintes de certains déficits (fibrinogène ou facteur XIII) peuvent avoir des difficultés à procréer du fait de la présence nécessaire de ces facteurs pour la nidation et la poursuite de la grossesse. Les saignements sont fréquents pendant la grossesse et nécessitent un traitement substitutif. À l'accouchement, une étroite collaboration entre l'obstétricien et le spécialiste de l'hémostase est indispensable. Il faut aussi tenir compte du mode de transmission de l'anomalie pour le fœtus mais, le plus souvent, celui-ci risque d'avoir un déficit modéré. En plus du fait de leur déficit sévère, ces femmes sont plus fréquemment sujettes à l'endométriose et aux ruptures de kystes ovariens, situation où le risque vital peut être mis en jeu. L'instauration d'un traitement hormonal adéquat est alors importante pour éviter ces complications.

Traitement

Dans les déficits modérés, il se fonde sur la tendance hémorragique dans la vie de tous les jours, mais aussi sur l'éventualité de situations à risque (chirurgie, traumatismes…). Bien connaître aussi les seuils hémostatiques des différents facteurs de coagulation peut aussi aider à la prise en charge (Tableau S04-P04-C03-III). L'hémostase soigneuse en cas de chirurgie, l'utilisation d'antifibrinolytiques, l'abstention de

Tableau S04-P04-C03-III Déficits sévères en facteur de coagulation et leur traitement.

Déficit	Seuil hémostatique	Demi-vie	Produit et dose pour déficit sévère
Fibrinogène	0,4/0,5 g/l	2-4 j	Clottafact®, 20 à 30 mg/kg
FII	20/30 %	3-4 j	PPSB, 20 à 30 U/kg
FV	15/20 %	36 h	PFC, 15 à 20 ml/kg
FV + FVIII	FV : 10/15 % FVIII : 30 %	–	PFC, 15 à 20 ml/kg Minirin®/FVIII (voir « Hémophilie »)
FVII	15/20 %	4-6 h	NovoSeven®, 15 à 30 µg/kg
FX	15/20 %	40-60 h	PPSB, 20 à 30 U/kg
FXI	15/30 %	40-70 h	Hemoleven®, 15 à 30 U/kg ; PFC 15 à 20 ml/kg
FXIII	5 %	10-14 j	Fibrogammin®, 20 à 30 U/kg

F : facteur ; PFC : plasma frais congelé ; PPSB : prothrombine-proconvertine-facteur Stuart-facteur antihémophilique B.

prise d'anti-inflammatoires en post-opératoire sont des mesures généralement suffisantes.

Pour les déficits sévères, le Tableau S04-P04-C03-III précise les produits à utiliser en fonction du déficit avec la dose moyenne par injection. En fonction de la sévérité de l'hémorragie ou de l'importance de l'acte chirurgical, les perfusions sont renouvelées en fonction de la demi-vie du produit, mais surtout en fonction des tests de coagulation et de la clinique.

Maladie de von Willebrand

CHANTAL ROTHSCHILD

La maladie de von Willebrand (vWD [*von Willebrand disease*]) est la plus fréquente des maladies héréditaires de l'hémostase. Elle résulte d'un déficit quantitatif et/ou qualitatif en facteur Willebrand (vWF [*von Willebrand factor*]). Elle est reconnue sur des critères cliniques et biologiques précis, l'objectif étant d'éviter deux erreurs fréquentes, à savoir les diagnostics par excès menant à une surmédicalisation et les diagnostics erronés qui conduisent à un traitement inadapté. Le traitement peut faire appel à la DDAVP (Minirin®) si ce médicament corrige convenablement le déficit, auquel cas, en l'absence de contre-indication, ce produit peut être utilisé en cas d'hémorragie ou d'acte invasif. À défaut, le traitement sera assuré par des concentrés de facteur Willebrand. La complexité du diagnostic et de la prise en charge thérapeutique justifient le recours à une consultation d'hémostase spécialisée.

Épidémiologie

La prévalence mondiale est estimée à 0,82 % [16] mais l'expression symptomatique justifiant une prise en charge spécifique ne concerne que 30 à $125/10^6$ habitants. La maladie n'a pas de répartition géographique ou ethnique particulière. Les deux sexes sont atteints avec une sur-représentation de femmes (2/1) et de sujets de groupe sanguin O. La prévalence des formes sévères (type 3) est de 0,55 à 6 pour 10^6 personnes. En France, selon les données du Centre de référence de la maladie de von Willebrand (CRMW), le nombre de sujets symptomatiques est estimé entre 7 000 et 8 000 dont 50 à 100 de type 3 (le plus sévère), ce qui place la prévalence de maladie de von Willebrand symptomatique à égalité avec celle de l'hémophilie.

Facteur Willebrand [14]

Le facteur Willebrand est une glycoprotéine synthétisée par les cellules endothéliales des parois vasculaires et les mégacaryocytes, Il est stocké dans les granules α des plaquettes. Le gène en 12p21 de 178 kb comporte 52 exons. Il code un propeptide de 2 813 acides aminés. Cette protéine est réduite en protomères de 2 050 acides aminés qui se dimérisent et s'assemblent en multimères glycosylés de taille variable (entre 500 et 15 000 kDa), cette conformation en déterminant le rôle physiologique. Leur degré de glycosylation conditionne leur vitesse de dégradation, plus rapide chez les sujets de groupe O. La taille des multimères dans le sang est limitée par la métalloprotéinase ADAMTS13 (*voir* Chapitre S04-P03-C03). Le facteur Willebrand a un double rôle dans l'hémostase :

– il intervient dans le processus d'hémostase primaire, en favorisant l'adhésion des plaquettes au sous-endothélium vasculaire, notamment au collagène ;

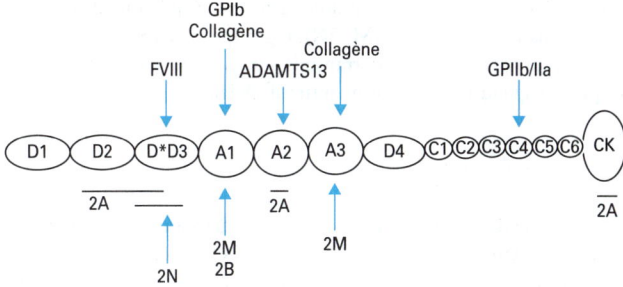

Figure S04-P04-C03-3 Structure de la sous-unité mature du facteur Willebrand (vWF). Sous-unité du vWF avec ses différents domaines (A, D et C). En haut, localisation des sites d'interaction du vWF à la GPIb et à la GPIIb/IIIa de la plaquette, au collagène (domaines A1 et A3) et au facteur VIII (FVIII), et localisation du site de protéolyse de l'ADAMTS13. En bas, localisations des différentes anomalies moléculaires retrouvées dans les différents variants de maladie de von Willebrand. Les anomalies moléculaires des types 1 et 3 sont décelées tout le long du gène. GP : glycoprotéine.

– il forme un complexe dans le sang avec la molécule de facteur VIII, le protégeant ainsi de sa dégradation.

La relation structure/fonction de facteur Willebrand est bien établie. Sont localisés, au sein de la protéine, des domaines de liaison au collagène, au facteur VIII, aux plaquettes, et des zones par lesquelles les sous-unités protéiques s'associent pour former des multimères (Figure S04-P04-C03-3). Les données récentes de la littérature montrent que le facteur Willebrand intervient aussi dans les phénomènes de prolifération cellulaire, d'inflammation, de thrombose, d'angiogenèse et de survie des cellules tumorales [15].

Classification [18]

La classification de la maladie est fondée sur le mode de transmission, les dosages du facteur Willebrand et l'exploration de ses différentes fonctions. Elle distingue trois types (Tableau S04-P04-C03-IV). Les types 1 et 2 sont transmis selon un mode autosomique dominant. Le type 1 est un déficit quantitatif en vWF d'importance variable, représentant 50 à 75 % des formes. Le type 2, caractérisé par

Tableau S04-P04-C03-IV Classification actuelle de la maladie de von Willebrand, répartition et type de transmission des différents types [18].

Type	Description	Pourcentage	Transmission
1	Déficit quantitatif partiel : baisse parallèle de vWF:RCo et de vWF:Ag	50-75	AD
2	Déficits qualitatifs (variants moléculaires)	20-45	
	2A : défaut d'interaction du vWF avec les plaquettes *et* le sous-endothélium *par* absence de multimères de HPM		AD
	2B : augmentation d'affinité du vWF *pour* les plaquettes		AD
	2M : défaut d'interaction du vWF avec les plaquettes *ou* le sous-endothélium *avec* présence de multimères de HPM		AD
	2N : diminution importante de liaison du vWF au FVIII		AR
3	Déficit total en vWF	3-5	AR

AD : autosomique dominant ; AR : autosomique récessif ; FVIII : facteur VIII ; HPM : haut poids moléculaire ; vWF : facteur Willebrand ; vWF:RCo : activité co-facteur de la ristocétine ; vWF:Ag : antigène du facteur Willebrand.

des modifications fonctionnelles de la protéine qui font distinguer quatre sous-types (2A, 2B, 2M, 2N), regroupe 20 à 45 % des cas. Le type 3, plus rare (≤ 5 %) est transmis sur un mode récessif autosomique et engendre un déficit quantitatif sévère.

Symptomatologie

La maladie de von Willebrand est évoquée devant des signes hémorragiques, de nature et d'importance variables. Les hémorragies sont principalement cutanéomuqueuses, témoins de l'atteinte de l'hémostase primaire : ecchymoses, épistaxis, gingivorragies, ménorragies et surtout hémorragies post-opératoires (notamment extraction dentaire, amygdalectomie, adénoïdectomie), saignements prolongés lors de coupures et hémorragies du post-partum. Les hémarthroses et les hémorragies amygdaliennes sont surtout observées dans le type 3 où le taux de facteur VIII est particulièrement bas (entre 1 à 3 %). Les hémorragies digestives sont surtout l'apanage des formes sévères de type 2A. Chez les femmes réglées, il n'est pas rare que les ménorragies, en l'absence de diagnostic, aboutissent par leur chronicité à une anémie par carence en fer révélatrice : cette possibilité doit être systématiquement évoquée devant toute anémie par carence en fer chez une femme non ménopausée.

Un score hémorragique fondé sur douze critères, chacun quantifié de 1 à 4 selon l'intensité de l'hémorragie, a été validé dans cette maladie [1, 19]. Une valeur négative (– 1) est donnée pour une hémorragie non survenue alors qu'elle était attendue, par exemple l'absence d'hémorragie lors d'une adénoïdectomie. Une étude dans une population de sujets atteints a montré que le score hémorragique médian est à 9 dans le type 1 avec minimum à 3 chez la femme et à 2 chez l'homme et l'enfant alors que la population normale est à 1.

Diagnostic biologique

Deux types de tests sont utilisés. Les premiers destinés à une approche diagnostique sont accessibles en routine auprès de la plupart des laboratoires de ville ou hospitaliers. Les seconds ont pour objectif de confirmer le diagnostic et de préciser le type de déficit. Ils ne sont effectués que dans des laboratoires spécialisés en hémostase et certains relèvent du Centre de référence de la maladie de von Willebrand (CRMW, http://www.crmw.fr). Cette étape, notamment en cas de variants de maladie de von Willebrand est indispensable pour apporter un diagnostic précis et ainsi différencier une maladie de von Willebrand d'une hémophilie ou d'une thrombopathie dont les traitements sont différents.

Tests de première intention

Le temps de saignement est abandonné par manque de reproductibilité. Il est aujourd'hui remplacé par le temps d'occlusion plaquettaire, mesuré ex vivo à l'aide d'un appareil PFA (*platelet function analyser*). Cet appareil est constitué d'un capillaire accolé à une membrane recouverte d'un agoniste de l'adhésion (collagène) et d'agoniste d'agrégation (ADP, adénosine diphosphate, ou adrénaline). Le sang à tester est aspiré dans le capillaire, et le temps d'occlusion plaquettaire mesure la vitesse d'occlusion du système. Ce temps est extrêmement sensible à la concentration en facteur Willebrand et validé pour dépister ce déficit. Il peut cependant aussi être allongé en cas de thrombopénie (< 150 × 10^3/mm^3) et/ou de thrombopathie, d'anémie et de prise de médicaments anti-agrégants (notamment aspirine et anti-inflammatoires non stéroïdiens dans les jours précédant le prélèvement. C'est le test de dépistage du déficit en facteur Willebrand (vWF).

La mesure de l'activité *co-facteur de la ristocétine* (vWF:RCo) explore sa capacité de liaison aux plaquettes en présence de ristocétine (Tableau S04-P04-C03-V). La liaison du vWF à cet antibiotique déclenche in vivo une agrégation plaquettaire systémique et une thrombo-

Tableau S04-P04-C03-V Abréviations des différents tests pratiqués pour la caractérisation de la maladie de von Willebrand

Test	Mesure
vWF:Ag (antigène)	Quantité de protéine du facteur Willebrand
vWF:RCo (ristocétine-co-facteur)	Activité du facteur Willebrand ; capacité du vWF à se lier à la GPIb (via la ristocétine)
FVIII:C	Facteur VIII coagulant
RIPA (*ristocetin-induced platelet aggregation*)	Capacité du vWF à agréger les plaquettes à différentes concentrations de ristocétine
vWF:FVIIIB (*FVIII binding*)	Capacité du vWF à se lier au FVIII
vWF:CB (*collagen binding*)	Capacité du vWF à se lier au collagène
vWF:pp	Quantité du propeptide du vWF
Profil multimérique du vWF	Distribution des multimères du vWF en fonction de leur poids moléculaire

FVIII : facteur VIII ; GPIb : glycoprotéine Ib ; pp : propeptide du vWF ; vWF : facteur Willebrand. (Modifié d'après Fressinaud E. Facteur Willebrand et maladie de Willebrand : prérequis au diagnostic. Hématologie, 2014, 20 [Suppl.] : 6-12.)

bopénie chez le sujet normal, mais pas chez le sujet atteint de la maladie. Cette propriété qui a fait retirer cet antibiotique du commerce, est à la base du dosage in vitro du vWF : en présence de ristocétine, le vWF se lie à la glycoprotéine Ib (GPIb) des plaquettes et déclenche leur agrégation, dont la cinétique reflète la concentration en multimères de vWF. Les normes sont comprises entre 50 et 150 %. Ce dosage, effectué par méthode agrégométrique, utilise des plaquettes lyophylisées. Il est reconnu pour ses difficultés techniques et son manque de précision et de sensibilité. C'est pourquoi plusieurs tests commerciaux proposent actuellement des méthodes n'utilisant pas de ristocétine, mais ils ne sont pas encore validés comme méthode de remplacement du vWF:RCo.

Le dosage immunologique de l'antigène du facteur Willebrand (vWF:Ag) mesure le taux de protéine. C'est donc un test uniquement quantitatif. Les taux normaux sont compris entre 50 et 150 %.

Le dosage de l'activité du facteur VIII (FVIII:C) permet d'apprécier la capacité du vWF à se lier au facteur VIII.

Tests de caractérisation (*voir* Tableau S04-P04-C03-V)

La RIPA (*ristocetin induced platelet agregation*) mesure la capacité du plasma riche en plaquettes du sujet à agréger à différentes doses de ristocétine. La majorité des sujets présentant un déficit en vWF n'agrège pas à la dose standard (1 mg/ml). En revanche, le type 2B de maladie de von Willebrand présente une hyperagrégation paradoxale, notamment à faibles doses (≤ 0,5 mg/ml), caractéristique principale de ce variant.

La mesure de la capacité de liaison du vWF au collagène (vWF:CB [*vWF collagen binding*]) est bien corrélée à la présence des multimères de haut poids moléculaire du vWF.

La mesure de la capacité de liaison du vWF au facteur VIII (vWF:FVIIIB) en cas de rapport FVIII/vWF:Ag effondré et en l'absence d'antécédent familial d'hémophilie permet de différencier un type 2N d'une hémophilie A.

L'étude des multimères du vWF consiste en une migration électrophorétique qui sépare les multimères du vWF en fonction de leur poids moléculaire. Ils aident à leur caractérisation (Tableau S04-P04-C03-VI).

Le propeptide du vWF (vWF:pp) est synthétisé avec le vWF : un taux élevé du vWF:pp par rapport au taux de vWF:Ag traduit une augmentation de la clairance du vWF.

L'étude de biologie moléculaire s'impose particulièrement dans le type 2N (diagnostic différentiel avec l'hémophilie) et dans le type 3. Les anomalies génétiques du type 1 et du type 3 intéressent toute la longueur du gène du vWF alors que les anomalies génétiques des

Tableau S04-P04-C03-VI Diagnostic biologique des différentes formes de la maladie de von Willebrand.

	Normal	Type 1	Type 2A	Type 2B	Type 2M	Type 2N	Type 3
vWF:Ag	N	↓	↓	↓	↓	N ou ↓	Absent
vWF:RCo	N	↓	↓↓	↓↓	↓	N ou ↓	Absent
FVIII	N	N ou ↓	N ou ↓	N ou ↓	N ou ↓	↓	< 10%
RIPA	N	N ou 0	0	↑	0	N	Négative
PFA	N	↑	↑	↑	↑	N	↑
Nombre de plaquettes	N	N	N	N ou ↓	N	N	N
Multimères	N	N	Anormaux	Anormaux	N	N	Absents
Profil de migration des multimères							—

FVIII : facteur VIII ; N : normal. PFA : test équivalent au temps de saignement ; RIPA : capacité du vWF à agréger les plaquettes à différentes concentrations de ristocétine ; vWF:Ag : antigène du vWF ; vWF:CB : liaison du vWF au collagène ; vWF:RCo : activité du vWF.

variants sont situées dans les zones du gène correspondant au domaine fonctionnel qui leur sont spécifiques (*voir* Figure S04-P04-C03-3).

Diagnostic des différents types de maladie de von Willebrand [13]

Type 1

Le plus fréquent (75 % des cas), ce déficit quantitatif est caractérisé par une diminution parallèle des taux de vWF (Ag et RCo) et du facteur VIII (cependant ce dernier peut être moins bas). La transmission est autosomique dominante (*voir* Tableau S04-P04-C03-IV). Les taux de vWF et de facteur VIII au-dessous de 30 % signent le diagnostic sans ambiguïté. Mais très souvent les taux sont entre 30 et 40 %. Dans ces cas, surtout si le syndrome hémorragique est peu prononcé, le risque est de poser le diagnostic par excès, surtout chez les sujets de groupe O (qui ont un taux de vWF 30 % plus bas que celui des sujets d'autres groupes sanguins). L'ambiguïté diagnostique des formes modérées a fait proposer une approche bayésienne dans le type 1 associant le score hémorragique, les taux de vWF du propositus et le nombre d'apparentés du premier degré, atteints de maladie de von Willebrand [20]. En outre, le diagnostic de la maladie de von Willebrand peut être rendu difficile en cas de syndrome inflammatoire, de grossesse et de stress, situations où l'on observe une augmentation réactionnelle des taux de vWF.

Types 2

Ils correspondent à des anomalies fonctionnelles de la protéine engendrant une interaction anormale avec les plaquettes. Le diagnostic en est moins équivoque car fondé sur un rapport de taux (activité de vWF ou facteur VIII/taux de protéine) inférieur à 0,6, témoignant d'une anomalie qualitative du vWF. Un défaut d'agrégation par la ristocétine (*voir* Tableau S04-P04-C03-VI) évoque un *type 2A* ou *2M*. Deux examens permettent de distinguer ces variants :
– l'étude des multimères du vWF montre la présence de multimères de toutes tailles dans le type 2M, alors que sont absents les multimères de haut et moyen poids moléculaires dans le type 2A ;
– la liaison au collagène rapportée au taux de protéine (rapport vWF:CB/vWF:Ag) est le plus souvent normale dans le type 2M, et inférieure à 0,6 dans le type 2A.

Cette distinction est importante car les sujets atteints de type 2A saignent beaucoup plus que ceux qui ont un type 2M.

Le *type 2B* est lié à un excès d'interaction entre plaquettes et vWF. Il est caractérisé par une agrégation plaquettaire en présence d'une faible concentration de ristocétine (≤ 0,5 mg/ml). Ce variant peut s'accompagner d'une thrombopénie plus ou moins sévère, et contre-indique l'utilisation de la DDAVP (1-désamino-8-D-arginine vasopressine) qui a pour effet d'aggraver la thrombopénie. Les types 2B les plus sévères présentent une mutation génétique caractéristique et un syndrome hémorragique très important.

La très rare pseudo-maladie de von Willebrand « plaquettaire » est une thrombopathie, exprimant le même phénotype biologique que le type 2B. Pour les différencier, une épreuve croisée plasma/plaquettes du sujet et d'un témoin permet de déterminer si l'anomalie porte sur la plaquette ou le vWF. L'étude moléculaire soit du vWF (anomalie dans le domaine A1 [*voir* Figure S04-P04-C03-3]) ou de la plaquette (domaine de la GPIb) apporte le diagnostic formel. En cas de thrombopathie, seules les transfusions de plaquettes sont efficaces.

Le *type 2N* est caractérisé par un défaut de fixation du facteur VIII coagulant. Ce variant est évoqué devant un rapport FVIII/vWF:Ag inférieur à 0,6 associé à un taux de vWF:Ag normal ou bas. Si le taux de vWF:Ag est normal, la distinction est difficile avec l'hémophilie A, en l'absence d'antécédent familial d'hémophilie. L'étude de liaison du vWF au facteur VIII est alors nécessaire. Elle est effondrée en cas de variant 2N. Si elle est normale, l'étude moléculaire du facteur VIII s'impose. Si le propositus est une femme, le type de mutation du gène du facteur VIII, grâce à la connaissance des bases de données de l'hémophilie A, permet de déterminer le degré de sévérité de cette hémophilie.

Type 3

Le type 3 est évoqué dans les premiers mois de vie du fait de la sévérité du syndrome hémorragique. Le profil biologique est évident : taux de vWF:Ag inférieur à 3 % avec un facteur VIII le plus souvent entre 1 à 3 %. Les hémorragies sont graves : hémorragie intracérébrale, épistaxis incoercible, hémorragie avec anémie, hémarthrose, hémorragie amygdalienne. Le mode de transmission est autosomique récessif. Les sujets atteints sont hétérozygotes composites ou homozygotes avec, dans ce dernier cas, un risque important d'allo-anticorps anti-vWF (3 à 9 % dans le type 3), compliquant la prise en charge. L'étude moléculaire s'impose dans le type 3 pour évaluer ce risque. Elle permet aussi de proposer un diagnostic prénatal aux parents pour les grossesses ultérieures.

Situations particulières selon l'âge et le sexe

Chez l'enfant, le diagnostic peut être difficile surtout si l'enfant est jeune et de groupe O, et en présence d'un syndrome inflammatoire qui augmente le taux de vWF. Un examen d'hémostase en vue d'une adénoïdectomie/amygdalectomie constitue un exemple fréquent illustrant cette situation. Dans ce cas, plutôt que de répéter les examens avant intervention, mieux vaut considérer la présence d'un déficit et prendre les précautions pour l'intervention (Exacyl® et/ou Minirin®) et refaire un examen à distance de l'intervention dans des conditions favorables pour confirmer ou non la réalité d'un déficit.

En période d'activité génitale, le score hémorragique des femmes atteintes de maladie de von Willebrand est toujours plus marqué que celui des hommes de même âge du fait des ménométrorragies et des hémorragies de la délivrance. L'endométriose et la rupture de kystes ovariens surviennent aussi plus fréquemment chez ces femmes d'autant plus que le déficit est sévère.

Déficit acquis en facteur Willebrand (vWF)

La maladie de von Willebrand acquise survient le plus souvent chez une personne d'un certain âge sans antécédents hémorragiques. Trois mécanismes sont évoqués :
– auto-immun (lupus, immunoglobulines monoclonales, syndrome lymphoprolifératif) ;
– excès d'adhésion du vWF à des cellules anormales (syndromes myéloprolifératifs ou tumeurs) ;
– turbulences hémodynamiques sur des altérations de gros vaisseaux (sténose notamment aortique, communication intraventriculaire, *voir plus loin*).

Le profil biologique est alors celui d'un type 2A avec absence des multimères de haut poids moléculaire du vWF. Les taux de vWF:Ag sont très variables et le syndrome disparaît le plus souvent avec la cause.

Maladie de von Willebrand, angiodysplasie et anomalies valvulaires [12]

Les lésions d'angiodysplasie au cours de la maladie de von Willebrand sont fréquemment observées chez le sujet âgé et dans le type 2A, mais aussi les déficits acquis en vWF au cours de syndromes lymphoprolifératifs et d'immunoglobulines monoclonales. Associées aux déficits congénitaux en vWF, ces angiodysplasies résultent vraisemblablement d'une régulation négative du vWF sur les processus d'angiogenèse. Dans les formes acquises, elles seraient la conséquence d'une séquestration de multimères de très haut poids moléculaire dans les cellules pathologiques ou sous forme de complexes avec la protéine monoclonale. Les hémorragies digestives sont souvent difficiles à contrôler même avec l'apport de concentrés de vWF.

L'association d'angiodysplasie et de rétrécissement aortique, décrite sous le nom de syndrome d'Heyde, peut modifier le profil des multimères en favorisant leur clivage excessif, conséquence du régime de turbulence au contact de la sténose aortique comme l'évoque l'arrêt des saignements après remplacement valvulaire, et leur récidive en cas de resténose.

Modalités de prise en charge

Les patients atteints de maladie de von Willebrand, surtout en présence d'une forme symptomatique, doivent être pris en charge comme les sujets atteints d'hémophilie. Des consultations régulières dont le rythme dépend du degré de sévérité du déficit sont organisées au sein d'une structure spécialisée permettant un suivi et une éducation thérapeutique adaptés. Sur la carte de maladie de von Willebrand sont consignés le phénotype précis de la maladie, le résultat de la réponse au Minirin®, les consignes thérapeutiques et les coordonnées du centre assurant le suivi.

L'affection ouvre droit à une prise en charge à 100 % par la Sécurité sociale au titre des affections de longue durée (ALD 11) et a un parcours de soin bien établi validé par la Haute Autorité de santé.

Traitement [17]

Les objectifs du traitement visent surtout à prévenir les saignements et à défaut les contenir, qu'ils soient spontanés ou liés à des gestes invasifs.

DDAVP

Dès le diagnostic fait et la connaissance de son type établie, se pose la question de l'efficacité éventuelle de la DDAVP (1-désamino-8-D-arginine vasopressine). La DDAVP ou Minirin® est un analogue de la vasopressine. Elle se présente sous forme injectable (Minirin®, ampoules de 4 µg), et son équivalent en spray nasal (Octim®). Le Minirin spray® n'est pas adapté à ce traitement car trop faiblement concentré (Octim® est 150 fois plus concentré). La DDAVP a pour effet de libérer le vWF de son lieu de synthèse, principalement la cellule endothéliale. Elle doit être proposée de principe à toute forme de type 1, de type 2A et 2M mais seulement si le taux de vWF:RCo est supérieur à 10 % et aux types 2B modérés et sans thrombopénie, qu'elle peut aggraver. Elle est inefficace dans le type 3. Elle est contre-indiquée en cas d'hypertension artérielle, de type 2B sévère et/ou avec thrombopénie, de grossesse et chez l'enfant de moins de 2 ans. Son efficacité doit être établie par un test préalable, en dehors de tout contexte inflammatoire et de toute hémorragie. Les doses du test sont les mêmes que pour le traitement (0,3 µg/kg). Il consiste en plusieurs prélèvements : avant la perfusion, à 30, 60, 120, et 240 minutes pour connaître le pic et la décroissance des taux de vWF. Une réponse satisfaisante correspond à un pic de vWF:RCo et de FVIII supérieur ou égal à 50 % ; une réponse partielle à des taux inférieurs mais au moins égaux à 3 fois le taux basal [11]. Dans le type 1, la réponse est satisfaisante dans 83 % des cas et partielle dans 13 %. Dans les variants surtout sévères, la réponse n'est que partielle. Les résultats du test devront être consignés sur la carte de maladie de von Willebrand. Un test à l'Octim® peut remplacer le test au Minirin® avec un pic plus tardif et moins important, mais un effet plus long du fait de la voie d'administration.

Pour le traitement, la dose standard de Minirin® est de 0,3 µg/kg à administrer en perfusion intraveineuse dans 20 à 50 ml de sérum physiologique à passer en 30 minutes pour éviter un flush. La deuxième perfusion, si nécessaire, ne peut être faite que 12 à 24 heures après et impose alors une restriction hydrique (750 ml/j chez l'adulte et 25 ml/kg/j chez l'enfant). Un phénomène d'épuisement peut se manifester à la troisième ou la quatrième perfusion. Si l'Octim® est utilisé, la posologie est une pulvérisation nasale pour un poids inférieur à 50 kg et deux pulvérisations pour un poids égal ou supérieur. Ses indications et précautions sont les mêmes que celles du Minirin®. Les avantages de cette voie d'administration sont l'absence de recours à un service de soins et donc une mise en œuvre plus rapide, et une conservation du produit à température ambiante.

Traitement substitutif

Il s'impose quand la DDAVP est contre-indiquée ou donne une réponse insuffisante. En France, deux concentrés de vWF d'origine plasmatique sont disponibles : Wilstart® (association d'un flacon de 1 000 U de vWF et d'un flacon de 500 U de facteur VIII), qui permet de corriger d'emblée le double déficit en vWF et facteurVIII, et Wilfactin®, produit quasiment dépourvu en facteur VIII (vWF:RCo/FVIII = 50). En présence d'un saignement important ou pour préparer un geste invasif ou chirurgical, Wilstart® est utilisé lors de la première injection quand il est nécessaire de corriger le double déficit (FVIII < 40 %). Il peut être remplacé par Wilfactin® associé à un concentré de facteur VIII, le plus souvent recombinant, dans un rapport de 1 unité de facteur VIII pour 2 unités de vWF. Les perfusions destinées à maintenir l'effet sur l'hémostase font appel au Wilfactin® qui suffit pour corriger le défaut de coagulation puisque la synthèse hépatique de facteur VIII est normale. De même, Wilfactin® est le produit de choix dans les variants où le taux de facteur VIII est supérieur à 40 %. Les seuils thérapeutiques sont de 80 % de vWF:RCo en cas d'hémorragie grave ou de chirurgie les premiers jours puis 40 à 60 % les jours suivants jusqu'à cicatrisation complète. Un vWF recombinant, dépourvu de facteur VIII sera prochainement disponible. Plusieurs types de concentrés riches en facteur Willebrand sont disponibles en Europe mais pas en France. Tous contiennent des fortes concentrations en facteur VIII (vWF:RCo/FVIII ≈ 0,90). Les perfusions itératives de ces produits exposeraient à un surdosage de facteur VIII (endogène et exogène) qui pourrait favoriser les thromboses.

Autres moyens

Il est possible de limiter ou interrompre un saignement par des moyens simples, à utiliser si possible en première intention ou en complément : un antifibrinolytique comme l'acide tranexamique (Exacyl®) retarde la lyse du caillot et peut être suffisant pour les saignements muqueux (gingivorragies, épistaxis, ménorragies) ; la pommade HEC® est utile pour arrêter les épistaxis, les progestatifs ou les œstroprogestatifs pour limiter les ménorragies ; l'application de glace, la compression locale et l'immobilisation ont une place pour le contrôle des hémorragies.

Mesures spécifiques chez les femmes réglées

Les flux menstruels excessifs peuvent être réduits par l'Exacyl® en première intention pendant la durée des règles, ou si nécessaire par inhalation d'Octim® les premier et troisième jours des règles. Les progestatifs type Lutéran® (du 15e au 21e jour du cycle), les œstroprogestatifs ou les dispositifs intra-utérin avec progestatif (type Mirena®) donnent de très bons résultats. Dans les formes sévères, la prescription de la pilule non stop ou le traitement par concentrés de vWF sont exceptionnellement prescrits.

La maladie de von Willebrand ne modifie pas la fertilité. Lors de la grossesse, le taux de vWF augmente de manière physiologique. Dans le type 1 modéré, un contrôle biologique lors du troisième trimestre montre le plus souvent une correction spontanée suffisante pour envisager une anesthésie péridurale. Lors de l'accouchement, et selon le degré de sévérité du déficit, on a recours à l'Exacyl®, au Minirin® (après naissance du bébé) ou aux concentrés de facteur Willebrand. Chez les femmes atteintes de forme sévère, une prévention des saignements du post-partum par perfusion de facteur Willebrand s'impose. La prise en charge de ces femmes justifie en tout cas une étroite collaboration entre spécialiste de l'hémostase, obstétricien et pédiatre (selon le type de la maladie) surtout si le déficit est sévère. Un traitement prophylactique pendant la grossesse dans le type 3 n'est pas toujours nécessaire.

Épistaxis

Une rhinoscopie recherche une ou plusieurs taches vasculaires qui seront cautérisées. Certaines précautions permettent d'en réduire la fréquence : chambre pas trop chauffée et humidification correcte, traitement des épisodes infectieux et inflammatoires de la sphère oto-rhino-laryngologique. En cas de saignement, on privilégie la compression manuelle (10 minutes), puis l'utilisation de la pommade HEC® plutôt que le méchage (Surgicel®), irritant pour la muqueuse et favorisant la répétition des épistaxis. Et en cas d'échec seront alors utilisés Octim® ou Minirin®, voire une injection de concentrés de vWF.

Conclusion

Le diagnostic de la maladie de von Willebrand est complexe et doit faire appel à un(e) spécialiste d'hémostase pour éviter les erreurs diagnostiques. Les tests d'hémostase effectués par des laboratoires hyperspécialisés permettent un diagnostic précis du type de maladie de von Willebrand conduisant à un traitement approprié. L'établissement d'une carte mentionnant tous les éléments nécessaires à une prise en charge, notamment en urgence, associée à un suivi régulier, fonction de la sévérité du déficit et une bonne connaissance de la maladie par le patient ou sa famille sont les meilleurs garants d'une prise en charge optimale.

Thrombophilies

Jean-François Schved

Les thrombophilies sont des anomalies congénitales ou acquises exposant à un risque accru de thrombose. Les phénomènes enzymatiques en cascade de la coagulation nécessitent une régulation précise par un système complexe d'inhibiteurs qui sont un facteur majeur de protection contre les thromboses. Leur défaillance peut constituer un terrain de thrombophilie [27, 28]. Les principales causes de dysfonctionnement de ces systèmes sont des anomalies congénitales des protéines impliquées dans cette régulation (antithrombine, protéine C, protéine S, facteur V Leiden), ou en modifiant le fonctionnement (mutation du facteur II G20210A) (Tableau S04-P04-C03-VII). D'autres mécanismes peuvent accroître le risque thrombotique, comme l'augmentation de l'homocystéine plasmatique ou le syndrome

Tableau S04-P04-C03-VII Thrombophilies constitutionnelles : risque relatif de thrombose veineuse et prévalence des anomalies dans la population générale et dans une population de patients avec antécédent de thrombose veineuse profonde (TVP).

Anomalies constitutionnelles	Risque relatif de thrombose (%)	Prévalence	
		Population générale (%)	Antécédent de TVP (%)
Déficit antithrombine Déficit protéine C Déficit protéine S Facteur V Leiden homozygote Hétérozygotie composite V Leiden/G20210A	6-10	<	5
20 % facteur V Leiden homozygote	3-8	5	20
Mutation G20210A hétérozygote	3	2-4	6
Facteur VIII > 150 %	6	11	25
Hyperhomocystéinémie	2,5	3-5	10

Hématologie

des antiphospholipides qui constitue la principale variété de thrombophilie acquise (*voir* Chapitre S03-P01-C03).

Déficits en antithrombine (anciennement antithrombine III)

Physiopathologie

Parmi les antithrombines décrites, seule l'antithrombine, initialement appelée antithrombine III (AT III), paraît avoir un rôle important au niveau endovasculaire pour réguler la coagulation. Elle agit en se couplant en rapport équimolaire à la thrombine (facteur IIa) qu'elle inhibe. Son action est grandement accélérée par les héparanes sulfates qui, en se liant à elle, la modifient et la rendent plus active. L'antithrombine est aussi un inhibiteur du facteur X activé et partiellement du facteur IX activé et du XI activé. Un déficit, même modéré en antithrombine réduit la formation des complexes [antithrombine-IIa] et [antithrombine-Xa] en quantités suffisantes, laissant donc échapper les facteurs IIa et Xa qui peuvent alors favoriser la constitution d'une thrombose.

Expression du déficit

Il s'agit d'une maladie rare, transmise sur le mode autosomique dominant. La prévalence serait de 1 à 2 pour 10 000. Le risque de thrombose dans les déficits quantitatifs vrais serait multiplié par 20 à 50. Des taux de 50 à 55 % d'antithrombine suffisent à créer un terrain de thrombophilie majeure : thrombose veineuse profonde des membres inférieurs, thrombose des veines caves, de la veine porte ou de ses affluents (veines mésentériques, spléniques). Il s'agit toujours de thromboses veineuses qui sont le plus souvent spontanées, mais peuvent être favorisées par certaines circonstances : grossesse et accouchement, intervention chirurgicale, prise de contraceptifs.

Il existe aussi des déficits acquis en antithrombine : insuffisance hépatocellulaire, coagulation intravasculaire disséminée (CIVD), syndrome néphrotique, traitement par asparaginase. Ils semblent moins thrombogènes.

Diagnostic biologique

Il est fondé sur le dosage d'antithrombine, de préférence à distance d'un traitement par héparine standard qui en diminue le taux plasmatique. Deux méthodes de dosage sont disponibles. La plus courante, pratiquée de principe sauf demande spécifique, évalue l'antithrombine par ses propriétés fonctionnelles. Elle dépiste tous les déficits et s'exprime en pourcentage de la normale. La seconde méthode, immunologique, quantifie l'antithrombine sans préjuger de son activité. Le taux d'antithrombine antigénique s'exprime en valeur pondérale. Cette technique peut conduire à méconnaître des déficits liés à des variants moléculaires.

Traitement

Les déficits congénitaux en antithrombine symptomatiques nécessitent en général la prise d'anticoagulants au long cours. Des concentrés d'antithrombine sont disponibles en thérapeutique pour traiter, dans certains cas, les accidents aigus.

Système protéine C-protéine S

Physiopathologie

La protéine C est une pro-enzyme appartenant au groupe des facteurs vitamine K-dépendants. La thrombine, enzyme clef de la coagulation, joue aussi, par le système protéine C-protéine S un rôle anticoagulant : lorsque la thrombine se lie à un récepteur endothélial appelé thrombomoduline, elle devient capable d'activer la protéine C en protéine C activée (PCa), enzyme exerçant un effet anticoagulant par inhibition des facteurs Va et VIIIa. Cet effet de la protéine C activée est amplifié par son co-facteur, la protéine S (PS), qui n'est pas une enzyme mais une co-enzyme, vitamine K-dépendante elle aussi.

Ce fonctionnement du système de la protéine C illustre parfaitement les capacités d'adaptation de l'endothélium au risque thrombotique : à l'état de repos, l'endothélium exprime à sa surface la thrombomoduline qui permet à la thrombine de générer un anticoagulant, la protéine C activée. À l'état activé, en revanche, la cellule endothéliale internalise la thrombomoduline et exprime à sa surface le facteur tissulaire, facteur déclenchant la coagulation. On comprend dès lors qu'une anomalie du système protéine C-protéine S altère cette capacité d'adaptation de l'endothélium face au risque thrombotique.

Expression du déficit en protéine C

Le déficit congénital en protéine C est transmis sur le mode autosomique dominant. Un taux de 50 % constitue un facteur de risque de thrombose veineuse. La prévalence du déficit en protéine C dans la population générale est en fait assez élevée : de l'ordre de 2 à 4 pour 1 000, mais nombre de ces déficits restent asymptomatiques. Dans la forme hétérozygote, on considère que le risque de thrombose est augmenté d'un facteur 7 à 10, l'incidence annuelle de thrombose veineuse profonde étant de 3 %. La forme homozygote est rare. Elle se manifeste souvent par des thromboses extensives et une CIVD néonatale. Il existe des déficits acquis en protéine C : insuffisance hépatocellulaire, hypovitaminoses K, CIVD.

Diagnostic biologique du déficit en protéine C

Le dosage de la protéine C doit être effectué à distance d'un traitement par antivitamine K car la protéine C est vitamine K-dépendante. Deux types de dosages sont disponibles : le plus courant et le plus sensible évalue l'activité fonctionnelle de la protéine C (PCf) par une technique de coagulation ou enzymatique ; l'autre technique, immunologique, évalue la quantité de protéine C antigénique (PCag) sans préjuger de son activité.

Expression du déficit en protéine S

La prévalence du déficit en protéine S est difficile à apprécier du fait de sa physiologie et des discordances dans les méthodes de dosage. Le déficit en protéine S est transmis sur le mode autosomique dominant et peut être particulièrement grave. L'incidence annuelle de thrombose veineuse profonde lors des déficits en protéine S serait de 3 %. Le déficit homozygote en protéine S donne un tableau clinique identique au déficit homozygote en protéine C. Il faut noter que, lors de la grossesse, on constate un déficit acquis en protéine S, parfois sévère et de signification inconnue.

Diagnostic biologique du déficit en protéine S

Il est important de doser la forme libre de protéine S car une grande partie (60 %) de la forme circulante, liée à la C4bBP (*C4b-binding protein*), est inactive. Un dosage de « protéine S totale » risque donc de méconnaître un certain nombre de déficits, d'où la difficulté d'en apprécier la prévalence.

Le dosage doit être effectué à distance d'un traitement par antivitamines K et en dehors de la grossesse. L'interprétation doit aussi et surtout tenir compte de la méthode de dosage qui doit bien être spécifiée dans le compte rendu. Le dosage de protéine S fonctionnelle (PSf) apprécie l'activité de la protéine S dans un système protéine C-protéine S reconstitué in vitro. Celui de la protéine S libre (PSl) évalue par méthode immunologique la quantité de protéine S non liée à sa protéine de transport, la C4bBP. Seule la forme libre est active. En général donc, ce taux est corrélé à celui de la protéine S fonctionnelle. Le dosage de protéine S totale (PSag) qui apprécie la quantité de protéine S circulante, englobant donc la protéine S libre, seule fonctionnelle et la protéine S liée, non fonctionnelle.

Il est important de bien interpréter ces dosages : ainsi, chez le nouveau-né, le taux de protéine S totale est bas (40 % de la normale adulte), mais toute cette protéine S est libre et donc fonctionnelle. Le nouveau-né a donc une activité protéine S normale. Chez l'adulte, les valeurs normales sont dépendantes du sexe et chez la femme de l'âge : des taux plus bas sont constatés chez les femmes en période de préménopause. Enfin les contraceptifs œstroprogestatifs diminuent les taux de protéine S [24].

Résistance à la protéine C activée et facteur V Leiden

La résistance à la protéine C activée (RPCa) est une entité de découverte relativement récente [21, 22, 33].

Physiopathologie

Ce phénomène biologique, le plus souvent congénital et héréditaire, est presque toujours dû à une anomalie congénitale du facteur V : une mutation en position 506 sur le gène du facteur V induit la synthèse d'une molécule facteur V mutée au point de clivage du facteur V par la protéine C activée. Ce facteur V muté est appelé facteur V Leiden.

Expression de la mutation Leiden

La prévalence de la mutation Leiden dans la population générale est élevée, et surtout variable d'une région à l'autre : elle touche en moyenne 3 à 5 % de la population, peut atteindre 9 % en Alsace, voire 10 à 15 % dans certaines régions de Suède et à Chypre. À l'état hétérozygote, la mutation Leiden augmente de 3 à 7 fois le risque relatif de thrombose. Ce risque est plus élevé chez les homozygotes, mais le retentissement clinique des homozygotes reste le plus souvent assez anodin [31]. La mutation Leiden augmente de façon importante le risque de thrombose veineuse profonde associé à la prise d'œstroprogestatifs, soit à visée contraceptive, soit lors du traitement hormonal substitutif de la ménopause.

Diagnostic biologique

L'examen le plus courant est fondé sur la recherche d'une résistance à la protéine C activée, dont le résultat est exprimé en ratio. En pratique, cet examen devrait assez rapidement tomber en désuétude car il doit toujours être confirmé par la mise en évidence de la mutation R506Q (facteur V Leiden) sur le gène du facteur V, seule anomalie dont l'effet sur le risque de thrombose veineuse ait été correctement évalué. Il est donc beaucoup plus pertinent d'effectuer directement la recherche de la mutation facteur V Leiden, d'autant qu'elle peut être couplée, par une technique duplex, à la recherche de la mutation du gène du facteur II (*voir plus loin*).

Comme toute recherche d'anomalie génétique constitutionnelle, la recherche de la mutation du facteur V Leiden doit obéir, en France aux lois sur le diagnostic génotypique : il stipule que le consentement signé du sujet informé des conséquences possibles du résultat est requis, ainsi qu'une attestation de consultation préalable dans un environnement multidisciplinaire signée du praticien. Les recommandations récentes restreignent considérablement l'intérêt de faire une recherche de mutation du facteur V Leiden chez les sujets asymptomatiques [29].

Mutation 20210 de la prothrombine

Cette anomalie génétique a été décrite en 1996 [30]. La mutation génère un polymorphisme en position 20210 sur le gène du facteur II (prothrombine) dans lequel une guanine est remplacée par une adénine. Curieusement, la mutation porte sur une partie non transcrite du gène. La mutation G20210A avait été décelée dans la série initiale chez 6,2 % des patients ayant un antécédent de thrombose veineuse contre 2,8 % dans la population contrôle. Le risque relatif de thrombose associé à la présence de l'allèle A 20210 serait de 2,8. Le mécanisme par lequel le polymorphisme sur le gène de la prothrombine pourrait intervenir dans la thrombose veineuse est inconnu. Les auteurs du travail initial avaient constaté que tous les patients porteurs de la mutation à l'état hétérozygote avaient un taux de facteur II élevé : l'activité facteur II, mesurée par technique chromogénique, était supérieur à 1,15 U/ml chez 85 % des individus présentant le génotype 20210 AG. En fait, aucune donnée expérimentale solide ne permet de faire un lien physiopathologique entre une élévation du taux de la prothrombine et le risque de thrombose. En revanche, d'autres études ont retrouvé une prévalence élevée (de l'ordre de 6 à 7 %) du polymorphisme A 20210 dans des groupes de patients ayant des antécédents de thrombose veineuse. On dispose de peu de données sur la forme homozygote de la mutation. Il semble que celle-ci n'ait pas de caractère particulier de gravité. En revanche, l'hétérozygotie composite [facteur V Leiden/facteur II G20210A] est un facteur de risque majeur de thrombose veineuse.

Augmentation du facteur VIII

Dans la cohorte néerlandaise *Leiden thrombophilia study* (LETS), 25 % des patients ayant développé une thrombose veineuse profonde avaient une élévation de facteur VIII (> 150 %) contre 11 % de sujets témoins [26]. On considère maintenant comme significatif un taux de facteur VIII supérieur à 250 %, qui augmenterait de 4 à 5 fois le risque relatif de thrombose par rapport aux sujets ayant un taux normal. Cette constatation permet en outre d'expliquer une observation ancienne selon laquelle certains groupes ABO ou des taux élevés de facteur Willebrand prédisposeraient aux phlébites.

Le lien physiopathologique entre élévation du facteur VIII et thrombose veineuse n'a pas été établi. Des taux élevés de facteur VIII sont souvent retrouvés dans la famille des patients ayant une élévation de facteur VIII et un antécédent de thrombose. L'élévation du facteur VIII pourrait avoir un support génétique, mais l'interaction avec d'autres facteurs, environnementaux par exemple, ne peut être exclue. Il a été montré que l'élévation de facteur VIII était un facteur de risque supplémentaire de thrombose veineuse chez les femmes prenant des contraceptifs oraux. L'absence de conséquence thérapeutique immédiate liée à la découverte d'un excès de facteur VIII a fait mettre en question l'opportunité de ce dosage dans l'exploration d'une thrombophilie [29].

Augmentation du facteur XI

À la suite des travaux sur le facteur VIII, des recherches ont porté sur l'influence d'excès d'autres facteurs de coagulation sur le risque de thrombose veineuse profonde. Il a ainsi été montré qu'un taux de facteur XI supérieur à 130 %, observé dans 10 % de la population, multipliait par 2,2 le risque de thrombose. L'absence de pertinence clinique de cette anomalie incite à ne pas intégrer ce dosage dans l'exploration d'une thrombophilie.

Hyperhomocystéinémie

L'homocystinurie est une maladie congénitale sévère associée à de nombreuses malformations et à des thromboses veineuses et artérielles. Dans cette maladie, le taux plasmatique d'homocystéine atteint 20 fois les valeurs normales et conditionne le risque de thrombose. Par extension, la question d'un rôle favorisant d'une augmentation modérée du taux d'homocystéine sur le risque de développer un accident thrombotique a été soulevée. Les études épidémiologiques ont confirmé que l'hyperhomocystéinémie augmente modérément le risque de thrombose veineuse, le risque relatif serait de 2 [23]. En pratique courante, le taux d'homocystéine plasmatique augmente de façon importante dans les déficits patents en folates et en vitamine B_{12} (voir Chapitre S04-P03-C02) et de façon modérée mais significative en cas d'insuffisance rénale. L'intérêt d'une supplémentation en vitamine B_{12} ou folates a été remis en cause par deux études contrôlées [25, 32] qui ont montré que, si la supplémentation réduit le taux d'homocystéine plasmatique, elle ne permet pas de réduire le risque thrombotique.

Exploration d'une thrombophilie

La liste des anomalies moléculaires exposant à un risque de thrombose s'est considérablement allongée. La question essentielle est désormais de fonder l'enquête biologique de ces états sur des indications rationnelles, en raison du coût de ces examens dont l'intérêt clinique n'est pas toujours évident.

Quels patients explorer ?

L'exploration biologique n'a d'intérêt que dans la mesure où son résultat est de nature à influencer les choix thérapeutiques, en particulier la durée de traitement en cas de thrombose et la conduite à tenir vis-à-vis des apparentés. En France, le Groupe d'études de l'hémostase et de la thrombose (GEHT) a publié des recommandations sur ces points [30]. Une exploration peut être entreprise dans deux types de circonstances :

– après une première thrombose veineuse proximale ou une embolie pulmonaire, sans cause favorisante évidente (ce critère est capital), survenue avant l'âge de 60 ans, ou chez une femme en âge de procréer compte tenu de l'impact sur la prise en charge de la grossesse ;

– en cas de thromboses veineuses récidivantes, surtout si un ou plusieurs épisodes ont été spontanés, ou s'il existe un contexte familial de maladie thrombo-embolique.

Quels examens ?

Seuls doivent être prescrits les examens ayant un impact clinique clairement établi, c'est-à-dire ceux dont les résultats sont susceptibles d'influencer la durée du traitement anticoagulant. Ces examens sont les dosages d'antithrombine, de protéine C, de protéine S (les deux derniers en dehors de tout traitement par antivitamines K et de préférence associés à un temps de Quick), la recherche par biologie moléculaire de la mutation du facteur V Leiden et de la mutation du facteur II G20210A, et la recherche d'un antiphospholipide par l'allongement du temps de céphaline activée (TCA) non corrigé en présence de plasma normal (lupus anticoagulant), et/ou par méthode immunologique (anticorps anticardiolipides) (voir Chapitre S03-P01-C03). La découverte d'un lupus anticoagulant et/ou d'anticorps anticardiolipides doit toujours être contrôlée à distance avant de poser le diagnostic de syndrome des antiphospholipides. Une précaution identique peut être appliquée à la découverte d'anomalies moléculaires exposant au risque de thrombophilie.

Que faire des résultats ?

Il est acquis que, après un premier épisode de thrombose veineuse ou d'embolie pulmonaire, a fortiori s'il est spontané, la découverte d'une des anomalies suivantes : déficit en antithrombine, en protéine C ou en protéine S, d'une homozygotie en facteur V Leiden ou facteur II G20210A, ou d'une double hétérozygotie en facteur V Leiden + facteur II G20210A incite à proposer un traitement anticoagulant maintenu aussi longtemps que possible. En revanche, devant une maladie thrombo-embolique récidivante, le choix de maintenir un traitement anticoagulant « au long cours » s'impose rapidement quel que soit le résultat de l'enquête à la recherche d'une thrombophilie.

Enfin, une enquête familiale doit être évoquée avec prudence et dans le cadre d'une consultation pluridisciplinaire. Elle sera le plus souvent proposée en cas de déficit en antithrombine, en protéine C ou protéine S, ou chez les collatéraux de patients homozygotes facteur V Leiden ou facteur II G20210A ou hétérozygotes composites facteur V Leiden + facteur II G20210A. Pour les hétérozygotes facteur V Leiden ou facteur II G20210A, la question doit être débattue en fonction du contexte (grossesse, pilule). La prescription d'une pilule œstroprogestative chez une patiente porteuse de thrombophilie doit être prudente. Un antécédent de thrombose la contre-indique définitivement. Chez les patientes asymptomatiques, il n'y a pas de contre-indication absolue, mais il faut tenir compte du type d'anomalie moléculaire et adapter la contraception au risque évalué à l'aide des données cliniques et biologiques dans le cadre d'un avis multidisciplinaire. Il est reconnu que la recherche systématique de thrombophilie biologique avant la prescription de pilule n'a aucun intérêt.

Coagulation intravasculaire disséminée

Jean-François Schved

La coagulation intravasculaire disséminée (CIVD) résulte de l'activation diffuse des mécanismes de la coagulation. Dans les circonstances physiologiques de déroulement du processus de coagulation [36], la génération locale de thrombine permet la formation d'un caillot in situ, la thrombine qui s'en échappe étant immédiatement neutralisée par l'antithrombine. Lorsque ce mécanisme normal de neutralisation de la thrombine est dépassé, la thrombine libre apparaît dans le sang. L'activation systémique de la coagulation engendre alors la formation de microthrombi et une consommation massive de plaquettes et de protéines de coagulation, reproduisant in vivo la transformation du plasma en sérum. Il s'y ajoute des désordres tissulaires liés à l'activation de diverses cytokines.

Physiopathologie

Le processus de CIVD évolue en plusieurs étapes [34].

Activation excessive de la coagulation

L'activation de la coagulation peut se faire par plusieurs voies (Figure S04-P04-C3-4). Chacune de ces voies peut, en pathologie, représenter un point d'entrée vers la CIVD.

Activation par le facteur tissulaire

Cette protéine, starter normal de la coagulation, n'est exprimée à la surface des monocytes ou des cellules endothéliales que lorsqu'elles sont activées (voir Figure S04-P04-C3-4). Certaines circonstances pathologiques (sepsis, états inflammatoires sévères, par exemple) sont susceptibles d'engendrer une hyperactivation de ces cellules. D'autres cellules issues de tissus normaux, leucémiques ou tumoraux expriment le facteur tissulaire de façon constitutive et

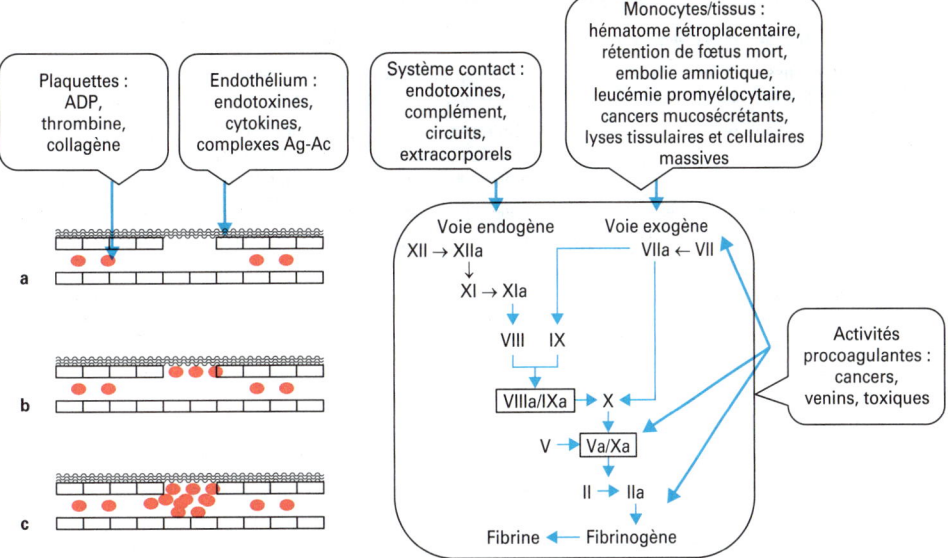

Figure S04-P04-C03-4 Modes d'activation d'une CIVD. À gauche, les processus d'hémostase primaire : lésion ou brèche endothéliale (**a**), adhésion plaquettaire (**b**), agrégation plaquettaire (**c**). À droite, les voies endogènes et exogènes de la cascade de coagulation. Les modes d'activation d'une CIVD et leurs principales causes figurent dans les encadrés.

donc même au repos. La lyse de ces cellules ou leur simple présence en quantité importante peut être à l'origine d'une hyperactivation de l'hémostase.

Activation par les plaquettes

Une hyperactivation peut être liée à une lésion étendue de l'endothélium vasculaire ou à la mise en circulation d'activateurs plaquettaires, ADP (adénosine diphosphate), libérés par les globules rouges lors d'une hémolyse intravasculaire ou thrombine générée en excès. Enfin, dans certaines circonstances pathologiques, le système contact peut, en s'activant, déclencher la cascade de la coagulation.

Mise en jeu des systèmes inhibiteurs

Dans toutes les situations précédentes, le déclenchement explosif de la cascade de la coagulation aboutit à la génération de quantités importantes de thrombine. Cette dernière est normalement neutralisée par des inhibiteurs plasmatiques : système de l'antithrombine, système protéine C-protéine S, inhibiteur de la voie du facteur tissulaire (*tissue factor pathway inhibitor* [TFPI]). Lorsque ces systèmes inhibiteurs sont dépassés, de la thrombine libre peut circuler dans le secteur vasculaire.

Présence de thrombine libre dans le sang

La thrombine, qui provient de l'activation de la prothrombine, agit sur son principal substrat circulant, le fibrinogène, générant des monomères de fibrine. Ceux-ci se polymérisent spontanément mais, dans ce cas, de façon désordonnée, ce qui aboutit rarement à un caillot. En outre, la thrombine autocatalyse sa propre génération en activant les plaquettes, le facteur V et le facteur VIII.

Activation diffuse et globale de l'hémostase

Le processus de CIVD active l'ensemble des processus d'hémostase. L'activation plaquettaire, entretenue par la formation de thrombine, engendre une thrombopénie par consommation, la libération massive d'ADP intraplaquettaire amplifiant le phénomène ; l'activation de la coagulation, responsable de la consommation du fibrinogène, du facteur V et du facteur VIII, génère des quantités importantes de thrombine et le clivage du fibrinogène en monomères de fibrine, ces derniers, en se combinant au fibrinogène ou à ses produits de dégradation formant des « complexes solubles ». Enfin, l'activation secondaire de la fibrinolyse, par la mise en jeu de ses activateurs physiologiques, est responsable de l'élévation des produits de dégradation de la fibrine, dont les plus caractéristiques sont les D-dimères. Cette fibrinolyse réactionnelle peut, lorsqu'elle extrêmement marquée, produire un excès de plasmine responsable d'une lyse du fibrinogène en débordant ses inhibiteurs physiologiques.

Ce processus de CIVD a plusieurs conséquences. D'une part, la thrombopénie et la baisse des protéines de coagulation exposent à un risque hémorragique qui constitue une de ses complications majeures. D'autre part, les microthromboses diffuses obstruant la microcirculation peuvent affecter de nombreux tissus ou organes : système nerveux central, peau, rein, poumons. Ils participent aux manifestations cliniques très variées et souvent sévères de la CIVD entraînant des défaillances multiviscérales, ce qui explique le pronostic sévère des CIVD majeures. Enfin, une anémie hémolytique par fragmentation des globules rouges sur le réseau de fibrine est fréquemment observée, libérant de l'ADP et amplifiant le processus.

En réalité, le mécanisme d'un syndrome de défibrination est souvent plus complexe dans son mécanisme, une part des troubles pouvant relever aussi d'une protéolyse par libération d'enzymes lytiques d'origine tissulaire (lipases, trypsine, élastase, lécithinases, etc.).

Étiologie

La CIVD survient toujours dans un contexte clinique favorisant (Tableau S04-P04-C03-VIII). Fort heureusement, le phénomène est y souvent limité et autorésolutif. La gravité du phénomène n'est réelle que dans certaines circonstances.

Tableau S04-P04-C03-VIII CIVD : contexte pathologique et mécanismes d'action.

Causes	Mécanismes d'activation	Maladies ou situations à risque
Obstétricales	Facteur tissulaire (placenta, tissus fœtaux, liquide amniotique)	Embolie amniotique, hématome rétroplacentaire, rétention prolongée de fœtus mort, môle, avortement septique, toxémie gravidique
Lésions tissulaires	Facteur tissulaire	Brûlures étendues, écrasement de membres, polytaumatismes, fracas osseux, contusion ou plaie cérébrale, acidose (diabète), intervention chirurgicale, en particulier pulmonaire ou prostatique, engelures diffuses, coup de chaleur
Infections sévères	Cytokines et endotoxines	Septicémies, surtout à Gram négatif, pneumococcies, méningococcies (purpura fulminans) et formes malignes d'infections virales (varicelle et autres infections à herpèsvirus) ; syndromes d'activation macrophagique (*voir* Chapitre S04-P03-C09)
Affections malignes	Facteur tissulaire ou procoagulant	Cancers disséminés (prostate, sein, ovaires, pancréas, rein), leucémies aiguës granuleuses, promyélocytaire (surtout M3, mais aussi M4 et M5, *voir* Chapitre S04-P03-C10)
Hémolyse intravasculaire	Phospholipides membranaires ; activation plaquettaires par libération d'ADP intra-érythrocytaire	Anémies hémolytiques, accès palustres
Dysplasies vasculaires	Stase circulatoire	Hémangiomes géants (syndrome de Kasabach-Merritt)
Insuffisance hépatocellulaire	Baisse des inhibiteurs (antithrombine, protéine C, protéine S)	Réinjection de liquide d'ascite, utilisation de PPSB
Venins de serpent	Enzymes (lécithinases) et substances procoagulantes	Morsure de crotalidés (serpents à sonnette), vipéridés (Asie, Afrique, *Vipera aspis* et *V. berus* en Europe)

ADP : adénosine diphosphate ; PPSB : prothrombine-proconvertine-facteur Stuart-facteur antihémophilique B.

Diagnostic

Signes cliniques

La CIVD à l'état chronique peut rester un épisode purement biologique sans traduction clinique. Dans sa forme majeure, elle se manifeste par des signes alarmants où dominent les manifestations de saignement et les conséquences ischémiques résultant de l'obstruction des petits vaisseaux. De toutes les perturbations d'hémostase, c'est le degré de thrombopénie qui constitue le facteur de risque de saignement le plus important. L'association d'un purpura extensif, d'ecchymoses déclives de couleur lie de vin, dites en carte de géographie, d'hémorragies diffuses intarissables aux points de ponction veineuse est très évocatrice car traduisant cliniquement une anomalie affectant simultanément l'hémostase primaire et la coagulation. Les manifestations ischémiques microcirculatoires sont l'apanage des formes les plus graves ou résultent de l'administration inopportune d'antifibrinolytiques (contre-indiqués) : purpura nécrotique, ischémies tissulaires avec nécroses, gangrène distale, accidents ischémiques cérébraux, nécrose corticale rénale avec anurie définitive (syndrome de Sheehan), détresse respiratoire aiguë, hypertension artérielle pulmonaire.

Signes biologiques

Ils traduisent le déséquilibre des différents processus d'hémostase. La coagulopathie de consommation s'exprime par une baisse du nombre de plaquettes et des facteurs plasmatiques consommables lors de toute coagulation avec pour conséquence un allongement des temps de céphaline et de Quick (Tableau S04-P04-C03-IX). La mise en jeu du système fibrinolytique est ici un phénomène physiologique enclenché par la présence de microthromboses.

Une baisse de facteur VII est parfois observée dans les états infectieux débutants. Elle a peu de valeur diagnostique. La fibrinogénopénie est parfois très marquée. La baisse du fibrinogène n'est pas constante car la CIVD survient souvent dans des circonstances (inflammation, infection) où le fibrinogène de départ est élevé, d'où l'intérêt de suivre la cinétique d'évolution de ce paramètre. La thrombopénie par activation de l'hémostase primaire est parfois sévère ; ici encore, la consommation peut être masquée par un taux de départ élevé des plaquettes. La cinétique d'évolution du taux plaquettaire prend ici toute sa valeur. L'activation du système fibrinolytique se traduit par l'augmentation des D-dimères, le raccourcissement possible du temps de lyse des euglobulines et la mise en évidence de complexes solubles par le test à l'éthanol. La recherche de complexes solubles est tombée en désuétude du fait de sa mauvaise reproductibilité et son faible degré de sensibilité et spécificité.

Parmi les autres modifications de l'hémostase, la chute de l'antithrombine a surtout une valeur pronostique, le dosage de protéine C ou de protéine S, à de rares exceptions près, n'apporte pas d'élément déterminant dans le diagnostic ou la prise en charge.

La présence de schizocytes sur le frottis sanguin témoigne d'une hémolyse par fragmentation, parfois associée à une élévation de la bilirubine libre, voire de l'hémoglobinémie plasmatique. Les signes de souffrance tissulaire peuvent se traduire par l'augmentation de la créatininémie, qui fait redouter une nécrose corticale, par un syndrome de cholestase avec élévation des phosphatases alcalines et/ou de cytolyse (ASAT, ALAT), par une hypoxie en cas d'atteinte pulmonaire majeure, voire une acidose lors d'une défaillance multiviscérale.

Limites des examens biologiques

En fait, aucun signe n'est pathognomonique et aucun n'est constant. Chaque signe doit donc être discuté et comparé à un résultat antérieur (évolutivité). Les D-dimères sont habituellement présents dans les circonstances où survient la CIVD : grossesse, sepsis, cancers, inflamma-

Tableau S04-P04-C03-IX Modifications d'hémostase au cours d'une coagulation intravasculaire disséminée (CIVD).

Anomalies	Modifications biologiques
Coagulopathie de consommation	Thrombopénie, baisse du fibrinogène, des facteurs II, V, VIIIc, XIII, antithrombine
Fibrinolyse	Présence de produits de dégradation de la fibrine (en particulier D-dimères) et de complexes solubles. Allongement du temps de lyse des euglobulines. Diminution modérée du taux de plasminogène

Tableau S04-P04-C03-X Causes des hypofibrinogénémies.

Insuffisance de production	
Insuffisance hépatocellulaire	Baisse de tous les facteurs de coagulation
Hypo- et dysfibrinogénémie congénitales	Baisse isolée du taux de fibrinogène
Consommation par activation excessive	
Coagulation intravasculaire	Baisse du taux de fibrinogène Baisse du taux de plaquettes Baisse des taux de facteur V et VIII Élévation des D-dimères
Protéolyse	
Fibrinogénolyse	Baisse du taux de fibrinogène Temps de lyse des euglobulines (TLE) écourté Taux de plaquettes normal

Tableau S04-P04-C03-XII Score diagnostique des coagulations intravasculaires disséminées biologiques.

	–1	0	1	2
Maladie exposant au risque de CIVD	–	Non	–	Oui
Plaquettes	–	> 100 G/l	< 100 G/l	–
Évolution des plaquettes	↑	Stable	↓	–
Temps de Quick (allongement)	–	< 3 s	> 3 s	–
Évolution du temps de Quick	↓	Stable	↑	–
PDF ou complexes solubles	–	Normaux	Élevés	–
Évolution des PDF ou CS	↓	Stable	↑	–
Antithrombine III	Normale	–	↓	–
Protéine C	Normale	–	↓	–
Complexes thrombine-antithrombine	Absents	–	Présents	–
Autre anomalie d'hémostase	Absence	–	Présence	–

CS : complexes solubles ; PDF : produits de dégradation de la fibrine.

tions, ce qui leur retire toute valeur diagnostique. Le temps de lyse des euglobulines permet théoriquement de mettre en évidence la composante lytique dépendant de l'activité plasmine. Son raccourcissement signe la fibrinolyse aiguë, mais ne permet pas de différencier la fibrinolyse secondaire d'une CIVD de la très rare fibrinolyse aiguë primitive (mieux désignée sous le terme de fibrinogénolyse). Le taux de fibrinogène est souvent normal sur une CIVD débutante, une CIVD chronique ou une CIVD sur syndrome inflammatoire. Il est en revanche très réduit dans les fibrinolyses primitives et les grandes insuffisances hépatiques (Tableau S04-P04-C03-X).

Le taux de plaquettes peut être normal lors des CIVD chroniques s'il existe une hyperproduction compensatrice et lors des CIVD avec état inflammatoire du fait d'une thrombocytose inflammatoire initiale. À l'inverse, le contexte peut, à lui seul être responsable de la thrombopénie : leucémie aiguë, cirrhose, infection virale, grossesse.

Scores diagnostiques

La difficulté d'obtenir un consensus, nécessaire pour la prise en charge et l'établissement de référentiels thérapeutiques [35], a conduit à l'élaboration de scores beaucoup plus pertinents et adaptés que des définitions successives. Le plus utilisé est celui proposé par l'International Society of Thrombosis and Haemostasis (ISTH) qui définit deux états [37] : la CIVD décompensée ou *manifeste* (*overt DIC*) et la CIVD compensée ou *biologique* (*non-overt DIC*).

CIVD manifeste (overt)

Le score ne s'applique que s'il existe une affection sous-jacente susceptible d'entraîner une CIVD. Il est simple et repose sur quatre paramètres évalués de 0 à 2 (Tableau S04-P04-C03-XI). Cela permet d'établir un score : ≥ 5, aspect compatible avec une CIVD confirmée à surveiller quotidiennement ; < 5, possible CIVD compensée, répéter le score 1 à 2 jours plus tard.

Tableau S04-P04-C03-XI Score diagnostique d'une coagulation intravasculaire disséminée en cas de situation à risque.

	0	1	2
Plaquettes	> 100 G/l	50-100 G/l	< 50 G/l
PDF	Normaux	Augmentation modérée	Augmentation forte
Temps de Quick	≤ Témoin + 3 s	≤ Témoin + 3 à 6 s	> témoin + 6 s
Fibrinogène	> 1 g/l	< 1 g/l	–

PDF : produits de dégradation de la fibrine.

CIVD biologique (non-overt)

Ce score plus large prend en compte l'absence possible de maladie sous-jacente (Tableau S04-P04-C03-XII). Son intérêt, moins évident en pratique, reste du domaine de la recherche clinique.

Traitement [35]

Le traitement le plus efficace est celui de la cause de la CIVD, nécessaire et bien souvent suffisant pour en juguler les signes : antibiothérapie d'une infection systémique, drainage chirurgical d'une collection, révision utérine, extraction de fœtus mort, hormonothérapie d'un carcinome prostatique métastasé, etc. Cette recommandation est valable pour toute CIVD, clinique ou biologique. Le traitement de la cause déclenchante n'est cependant pas toujours possible, par exemple dans le cas d'attritions ou de délabrements tissulaires par écrasement, électrocution, brûlures étendues, etc. Dans ces situations, l'héparine à doses filées (1 mg/kg/j au début) peut contribuer à contrôler le processus. Cette prescription n'a pas de place en dehors de ces cas.

Le traitement du syndrome hémorragique, lorsqu'il est patent, repose principalement sur les transfusions plaquettaires en cas d'hémorragie avec numération plaquettaire < 50 G/l. L'administration de plasma frais congelé ou de fibrinogène peuvent être d'un appoint utile si les tests de coagulation sont très perturbés. Ces traitements substitutifs n'ont pas lieu d'être prescrits en prévention de saignements en cas de CIVD purement biologique. L'utilisation de concentrés en protéine C, voire plus rarement d'antithrombine, relève d'équipes spécialisées. Les antifibrinolytiques sont contre-indiqués en raison du risque de déclenchement d'un syndrome de nécrose corticale rénale.

Bibliographie

Hémophilie et autres déficits en facteur de coagulation

1. AVEST PC, FISCHER K, MANCUSO ME et al. Risk stratification for inhibitor development at first treatment for severe hemophilia A : a tool for clinical practice. J Thromb Haemost, 2008, 6 : 2048-2054.
2. DORIA AS. State-of-the-art imaging techniques for the evaluation of haemophilic arthropathy : present and future. Haemophilia, 2010, 16 (Suppl. 5) : 107-114.

3. Gouw SC, van den Berg HM, Oldenburg J et al. F8 gene mutation type and inhibitor development in patients with severe hemophilia A : systematic review and meta-analysis. Blood, 2012, 119 : 2922-2934.
4. Lambert T, Auerswald G, Benson G et al. Joint disease, the hallmark of haemophilia : what issues and challenges remain despite the development of effective therapies ? Thromb Res, 2014, 133 : 967-971.
5. Meunier S, Chambost H, Demiguel V et al. Use of clinical practice guidelines on long-term prophylaxis in severe hemophilia in France : a retrospective audit. J Pediatr, 2013, 162 : 1241-1244.
6. Peyvandi F, Kunicki T, Lillicrap D. Genetic sequence analysis of inherited bleeding diseases. Blood, 2013 122 : 3423-3431.
7. Peyvandi F, Palla R, Menegatti M et al. Coagulation factor activity and clinical bleeding severity in rare bleeding disorders : results from the European Network of Rare Bleeding Disorders. J Thromb Haemost, 2012, 10 : 615-621.
8. Registre européen des déficits rares en facteur de coagulation. (http://www.rbdd.org).
9. Réseau FranceCoag. (http://www.francecoag.org).
10. Salier JP, Kurtachi S, Kurachi K. Hémophilie Leyden : les corrections naturelles d'un déficit temporaire de transcription. Médecine/Sciences, 1994, 10 : 186-194.

Maladie de von Willebrand

11. Federici AB, Mazurier C, Berntorp E et al. Biologic response to desmopressin in patients with severe type 1 and type 2 von Willebrand disease : results of a multicenter European study. Blood, 2004, 103 : 2032-2038.
12. Franchini M, Mannucci PM. Von Willebrand disease-associated angiodysplasia : a few answers, still many questions. Br J Haematol, 2013, 161, 177-182.
13. Fressinaud E. Facteur Willebrand et maladie de Willebrand : prérequis au diagnostic. Hématologie, 2014, 20 : 6-12.
14. James PD, Lillicrap D. The molecular characterization of von Willebrand disease : good in parts. Br J Haematol, 2013, 161, 166-176.
15. Lenting PJ, Casari C, Christophe OD, Denis CV. Von Willebrand factor : the old, the new and the unknown. J Thromb Haemost, 2012, 10 : 2428-2437.
16. Rodeghiero F, Castaman G, Dini E. Epidemiological investigation of the prevalence of von Willebrand's disease. Blood, 1987, 69 : 454-459.
17. Rodeghiero F1, Castaman G, Tosetto A. How I treat von Willebrand disease.Blood, 2009, 114 : 1158-1165.
18. Sadler JE, Budde U, Eikenboom JC. Update on the pathophysiology and classification of von Willebrand disease : a report of the subcommittee on von Willebrand factor. J Thromb Haemost, 2006, 4 : 2103-2114.
19. Tosetto A, Rodeghiero F, Castaman G et al. A quantitative analysis of bleeding symptoms in type 1 von Willebrand disease : results from a multicenter European study (MCMDM-1 VWD). J Thromb Haemost, 2006, 4 : 766-773.
20. Tosetto A, Castaman G, Rodeghiero F. Evidence-based diagnosis of type 1 von Willebrand disease : a Bayes theorem approach. Blood, 2008, 111 : 3998-4003.

Thrombophilies

21. Bertina RM, Koeleman BP, Koster T et al. Mutation in blood coagulation factor V associated with resistance to activated protein C. Nature, 1994, 369 : 64-67.
22. Dahlbäck B, Carlsson M, Svensson PJ. Familial thrombophilia due to a previously unrecognized mechanism characterized by poor anticoagulant response to activated protein C : prediction of a cofactor to activated protein C. Proc Natl Acad Sci USA, 1993, 90 : 1004-1008.
23. D'Angelo A, Selhub J. Homocysteine and thrombotic disease. Blood, 1997, 90 : 1-11.
24. Dykes AC, Walker ID, McMahon AD et al. A study of PS antigen in 3.788 healthy volunteers : influence of age, sex and hormone use, and estimate for prevalence of deficiency state. Br J Haematol, 2001, 113 : 636-641.
25. Den Heijer M, Willems HPJ, Blom HJ et al. Homocysteine lowering by B vitamins and the secondary prevention of deep vein thrombosis and pulmonary embolism : a randomized, placebo-controlled, double-blind trial. Blood, 2007, 109 : 5521-5522.
26. Koster T, Blann AD, Briët E et al. Role of clotting factor VIII in effect of von Willebrand factor in occurrence of deep vein thrombosis. Lancet, 1995, 345 : 152.
27. Lane DA, Mannucci PM, Bauer KA et al. Inherited thrombophilia : part 1. Thromb Haemost, 1996, 76 : 651-662.
28. Lane DA, Mannucci PM, Bauer KA et al. Inherited thrombophilia : part 2. Thromb Haemost, 1996, 76 : 824-834.
29. Pernod G, Biron-Andréani C, Morange PE et al. Recommandations dans la recherche de facteurs biologiques de risque dans le cadre de la maladie thromboembolique veineuse : applications cliniques. Sang Thromb Vaiss, 2009, 21 : 5-11.
30. Poort SR, Rosendaal FR, Reitsma PH, Bertina RM. A common genetic variation in the 3'untranslated region of the prothrombin gene is associated with elevated plasma prothrombin levels and an increase in venous thrombosis. Blood, 1996, 88 : 3698-3703.
31. Procare group. Comparison of thrombotic risk between 85 homozygotes carriers of the factor V Leiden mutation : retrospective analysis from the procare study. Blood Coagul Fibrinolysis, 2000, 11 : 511-518.
32. Ray JG, Kearon C, Yi Q et al. Homocysteine-lowering therapy and risk for venous thromboembolism : a randomized trial. Ann Intern Med, 2007, 146 : 761-767.
33. Simioni P, Prandoni P, Lensing AWA et al. The risk of recurrent venous thromboembolism in patients with an Arg506 → Gln mutation in the gene for factor V (factor V Leiden). N Engl J Med, 1997, 336 : 399-403.

Coagulation intravasculaire disséminée

34. Levi M. Current understanding of disseminated intravascular coagulation. Br J Haematol 2004, 124 : 567-576.
35. Levi M, Toh CH, Thachil J, Watson HG. Guidelines for the diagnosis and management of disseminated intravascular coagulation. British Committee for Standards in Haematology. Br J Haematol, 2009, 145 : 24-33.
36. Société Française d'Hématologie. Hémostase : physiologie et exploration en pratique courante. In : C Binet, M Zandecki. Hématologie. Paris, Elsevier Masson, 2011 : 183-193.
37. Taylor FB, Toh CH, Hoots WK et al. Towards definition, clinical and laboratory criteria, and a scoring system for disseminated intravascular coagulation. Thromb Haemost, 2001, 86 : 1327-1330.

Toute référence à cet article doit porter la mention : Rothschild C (Hémophilie et autres déficits en facteur de coagulation ; Maladie de von Willebrand), Schved JF (Thrombophilies ; Coagulation intravasculaire disséminée). In : L Guillevin, L Mouthon, H Lévesque. Traité de médecine, 5ᵉ éd. Paris, TdM Éditions, 2018-S04-P04-C03 : 1-18.

PARTIE S04-P05

Transfusion et cellulothérapie

Chapitre S04-P05-C01

Transfusion sanguine : indications et effets indésirables de la transfusion de produits sanguins labiles

Rachid Djoudi et Philippe Bierling

La transfusion sanguine est une thérapeutique substitutive qui vise à pallier un déficit acquis ou constitutionnel, qualitatif ou quantitatif, d'un composant du sang (érythrocytes, plaquettes, granulocytes, facteurs de la coagulation ou protéines plasmatiques). Les produits sanguins dits labiles (PSL) sont le sang total, le plasma et les cellules sanguines d'origine humaine, par opposition aux produits sanguins stables qui sont des médicaments issus du plasma par un procédé industriel et répondant à leurs règles. Plus de trois millions de produits sanguins labiles sont transfusés annuellement en France. Ces produits, qui peuvent provenir d'un prélèvement de 450 ml (± 30 ml) de sang total ou d'un don d'aphérèse obtenu grâce à un séparateur de cellules, sont collectés chez des donneurs de sang volontaires et bénévoles. Lors du processus de préparation qui suit le don, le sang collecté est fractionné, filtré, transformé en ses différents constituants et une qualification biologique (groupage et phénotype sanguin, dépistage sérologique, diagnostic génomique viral) est effectuée sur les échantillons de sang prélevés chez le donneur au décours de son don. Les PSL sont délivrés sur ordonnance médicale et chaque indication doit être soigneusement pesée par le prescripteur en termes de bénéfice et de risque pour le receveur car l'utilisation des produits sanguins labiles expose à des effets indésirables et à des accidents parfois graves dont le receveur doit être clairement informé.

Transfusion de produits sanguins labiles

Concentrés de globules rouges

Les concentrés de globules rouges (CGR) sont obtenus à partir d'un don de sang total dans une solution anticoagulante (citrate) et de conservation (adénine et mannitol) dont le plasma est soustrait. La durée de conservation dans les établissements de transfusion est de 42 jours après le prélèvement, à une température comprise entre 2 et 6 °C. En moyenne, le volume d'un CGR est de 300 ml, il contient 55 g d'hémoglobine, 10 à 20 ml de plasma résiduel et moins de 10^6 leucocytes.

Règles de compatibilité

La sécurité immunologique de la transfusion de concentrés de globules rouges a pour objectif d'éviter une hémolyse intra- ou extravasculaire consécutive à un conflit entre un antigène érythrocytaire et un anticorps le reconnaissant. La transfusion d'hématies dépourvues de l'antigène contre lequel le receveur possède un anticorps est le principe de base de la sécurité transfusionnelle [14]. La situation inverse d'incompatibilité (anticorps apporté par le produit sanguin) est plus rare, souvent moins grave et est prévenue par une recherche systématique des anticorps chez les donneurs de sang. Pour répondre à cette exigence de sécurité immunologique, la détermination du groupe sanguin ABO-Rh1 (D) et du phénotype Rh-KEL (Rh : 2, 3, 4, 5 dénomination internationale des antigènes C, E, c, e et Kell qui sont les antigènes les plus immunogènes) est effectuée systématiquement chez le donneur et le receveur. Le respect des règles de compatibilité ABO (Figure S04-P05-C01-1), le dépistage de ces anticorps anti-érythrocytaires et l'appariement des antigènes érythrocytaires cibles en cas d'allo-immunisation sont les mesures essentielles pour assurer cette sécurité. Un verrou essentiel de la prévention de l'incompatibilité ABO est fondé sur la réalisation du « contrôle ultime prétransfusionnel ». Celui-ci repose sur la vérification au lit du malade de la concordance de l'identité déclinée par le patient avec celle portée sur les documents de groupes sanguins ainsi que sur un test technique de vérification simplifiée des groupes ABO du malade et du CGR. L'appariement du phénotype RH-KEL entre donneur et receveur vise à réduire le risque d'allo-immunisation chez les sujets polytransfusés et à

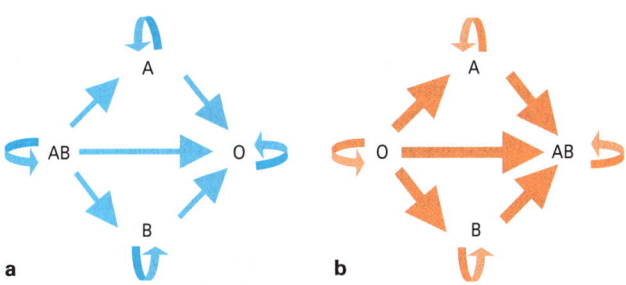

Figure S04-P05-C01-1 Règles de compatibilité immunologique ABO. **a)** Plasma. **b)** Concentré de globules rouges.

haut risque d'immunisation (en particulier les malades présentant une hémoglobinopathie ou une myélodysplasie), qu'ils soient ou non préalablement immunisés, et chez les femmes en âge de procréer (avec pour objectif la prévention de la maladie hémolytique du nouveau-né).

La détermination du phénotype peut être étendue à d'autres antigènes de groupes sanguins (FY1, FY2, JK1, JK2, MNS1, MNS2, MNS) et est réalisée à titre préventif en cas d'allo-immunisation préexistante ou chez les sujets à haut risque d'immunisation.

Une épreuve directe de compatibilité au laboratoire, par la mise en présence des globules rouges à transfuser avec le sérum du receveur, est obligatoire chez les patients présentant ou ayant présenté un allo-anticorps anti-érythrocytaire. En cas d'urgence vitale, le temps incompressible pour la réalisation des examens biologiques au laboratoire ne doit cependant pas faire surseoir à la transfusion.

Indications

À défaut d'un indice d'oxygénation tissulaire plus pertinent et aisément utilisable, le seuil d'hémoglobine demeure le critère majeur de l'indication de la transfusion. L'indication doit cependant être appréciée en fonction du contexte clinique, de la tolérance à l'anémie et de son mode d'installation (aigu ou chronique), et du possible recours à d'autres moyens thérapeutiques pour corriger le déficit. La transfusion de concentrés de globules rouges est habituellement indiquée lorsque le taux d'hémoglobine est inférieur à 7 à 8 g/dl. Plusieurs essais cliniques ont en effet montré que des stratégies « restrictives » (seuil à 7 ou 8 g/l d'hémoglobine) étaient équivalentes en termes de morbi-mortalité à une stratégie « libérale » (seuil à 9 à 10 g/l) et ceci dans la plupart des situations chirurgicales (y compris en chirurgie cardiovasculaire ou orthopédique) et médicales chez des adultes jeunes, stables sur le plan hémodynamique et sans facteur de risque cardiaque [4, 6, 21].

À l'inverse, la valeur seuil d'hémoglobine ou la transfusion est indiquée peut être plus élevée (8 ou 9 g/dl) en cas de mauvaise tolérance clinique. Ces seuils peuvent être encore plus hauts (entre 9 et 10 g/dl) en cas d'insuffisance coronarienne aiguë, d'ischémie myocardique, d'insuffisance cardiaque ou respiratoire avérée, ou de sepsis sévère en particulier chez les sujets âgés dont les capacités d'adaptation physiologique à l'anémie sont diminuées. En oncohématologie, l'anémie pouvant majorer le risque de saignement (liée à la thrombopénie), un seuil de 8 g/dl est souvent proposé. À l'exception des cas où l'anémie requiert une correction urgente, le traitement d'une carence responsable de l'anémie (fer, folates, vitamine B_{12}), ou par un agent stimulant de l'érythropoïèse (érythropoïétine) si le patient y est sensible, doivent être privilégiés. En particulier, la correction d'une anémie par carence en fer relève d'un traitement martial et, sauf urgence caractérisée, la transfusion de concentrés de globules rouges n'y a pas de place.

Dans les anémies hémolytiques auto-immunes (AHAI) consécutives à la destruction des globules rouges du patient par l'action d'auto-anticorps chauds dirigés contre ses propres antigènes érythrocytaires, la transfusion de concentrés de globules rouges est inconstamment efficace et potentiellement dangereuse. En effet, les auto-anticorps peuvent rendre difficile la réalisation des examens nécessaires à la sécurité transfusionnelle (phénotype Rh-KEL ou étendu) mais aussi masquer un allo-anticorps lors de la recherche d'agglutinines irrégulières. La transfusion de CGR doit alors être réservée aux patients avec une anémie sévère, le clinicien et le transfuseur devant dans ces cas peser l'avantage et le risque de celle-ci en fonction des caractéristiques des malades sans s'interdire de transfuser les malades chez lesquels l'anémie est mal tolérée ou risque de l'être. En revanche, la transfusion de CGR peut être efficace dans le cas d'auto-anticorps froids à condition que les CGR soient réchauffés à 37 °C (voir Chapitre S04-P03-C03).

La transfusion de CGR au long cours est un support indispensable pour les sujets atteints de syndromes thalassémiques majeurs, afin de prévenir ou limiter les complications en maintenant un taux d'hémoglobine supérieur à 9 à 10 g/dl (voir Chapitre S04-P03-C03). Dans les syndromes drépanocytaires majeurs, la transfusion simple est rarement indiquée chez des patients dont le taux d'hémoglobine basal est de 8 ± 1 g/dl, mais est justifiée en cas de spoliation aiguë par hémolyse ou séquestration splénique, en veillant à ne pas majorer l'hyperviscosité sanguine en maintenant le taux d'hématocrite inférieur à 33 % [8]. Pour atteindre l'objectif de diminution de la concentration en hémoglobine S au-dessous de 40 %, voire 30 %, afin de réduire le risque de complications vaso-occlusives et de corriger l'anémie, des échanges érythrocytaires ponctuels ou au long cours sont souvent indiqués, par exemple chez les patients avant une intervention chirurgicale majeure, en cas de complications durant la grossesse, de syndrome aigu thoracique, d'accident vasculaire cérébral ou en prévention de celui-ci. Dans ces cas, la réalisation de l'acte grâce à une machine d'aphérèse est souvent considérée comme plus efficace que les échanges « manuels » par saignée-transfusion (voir Chapitre S04-P03-C03). La disponibilité de CGR compatibles peut cependant s'avérer difficile du fait de caractéristiques immunohématologiques liées à l'origine ethnique ou à l'existence d'une allo-immunisation complexe. Le recours à des CGR de groupes rares cryoconservés peut alors être justifié et une demande doit en être faite à la Banque nationale de sang de phénotype rare (BNSPR).

La transfusion autologue programmée est une mise en réserve de CGR obtenus par des prélèvements réalisés avant et en prévision d'une intervention chirurgicale. Elle n'est pratiquement plus pratiquée en France car son rapport coût/risque est considéré comme défavorable à un moment où l'autosuffisance pour la fourniture de concentrés de globules rouges n'est pas mise en cause. Elle peut néanmoins être utile dans des situations exceptionnelles où le patient présente un groupe rare ou une immunisation érythrocytaire complexe.

Concentrés de plaquettes

Les concentrés de plaquettes sont obtenus à partir d'un seul donneur (concentré de plaquettes d'aphérèse), ou de plusieurs dons de sang total, mélange de concentrés de plaquettes standards. Un concentré obtenu par aphérèse contient en moyenne $4,8 \times 10^{11}$ plaquettes dans un volume de 300 ml qui est constitué pour deux tiers d'une solution de conservation substituée au plasma d'origine. Ce produit peut être fractionné en plusieurs sous-unités adaptées à une utilisation pédiatrique, tant pour le volume que pour la quantité de plaquettes. Les mélanges de plaquettes standards sont constitués de 5 (4 à 6) dons de même groupe ABO et contiennent en moyenne $4,1 \times 10^{11}$ plaquettes. Ces deux produits sanguins sont considérés comme équivalents en termes d'efficacité hémostatique et de risque de survenue d'effets indésirables (allo-immunisation, réactions d'intolérance clinique) même si l'assemblage de plusieurs unités provenant de donneurs différents entraîne une augmentation théorique du risque de transmission d'agents pathogènes. Les concentrés de plaquettes sont conservés cinq jours en agitation permanente à 22 °C ± 2 °C. L'interruption de l'agitation quelques heures n'affecte pas la qualité du produit.

Compatibilité

Les plaquettes sanguines expriment les antigènes ABO, HLA (*human leucocyte antigen*) de classe I et HPA (*human platelet antigen*) spécifiquement plaquettaires. Elles n'expriment pas ceux des autres groupes sanguins comme l'antigène Rh1 (D). La quantité de globules rouges contenue dans les concentrés plaquettaires, bien qu'inférieure à 0,5 ml, peut cependant être suffisante pour induire une allo-immunisation érythrocytaire [10] ce qui justifie une immunoprophylaxie par l'injection d'immunoglobulines anti-D chez les femmes Rh–1 (D négatif) en âge de procréer et qui sont transfusées avec des plaquettes provenant de donneurs Rh1 (D positif). La compatibilité ABO (selon les règles identiques à celle des concentrés de globules rouges) est à privilégier : la transfusion ABO incompatible, de plaquettes A à un receveur O par exemple, peut en effet être responsable d'une diminution du rendement de 20 à 30 %, voire de manière exceptionnelle d'une absence totale de rendement de la transfusion.

Indications et modalités

La transfusion de plaquettes est indiquée chez les patients présentant une thrombopénie centrale due à un déficit quantitatif de la production plaquettaire. Elle peut aussi être indiquée chez des patients présentant un syndrome hémorragique dû à une thrombopathie (notamment constitutionnelle, *voir* Chapitre S04-P04-C02) même en l'absence de thrombopénie. En revanche, une thrombopénie par destruction (dite périphérique) n'est pas une indication cohérente sauf exception.

La dose de plaquettes habituellement prescrite est de 0,5 à $0,7 \times 10^{11}$ par tranche de 10 kg de poids du patient. Des doses plus faibles (0,2 à $0,3 \times 10^{11}$ par 7 à 10 kg de poids) sont cependant proposées par certains auteurs pour réduire la quantité de plaquettes transfusées, cette stratégie qui multiplie les épisodes transfusionnels semble être aussi sécuritaire que la précédente. Des doses plus importantes peuvent être utilisées par exemple pour des patients en hôpital de jour afin de réduire le nombre d'épisodes transfusionnels et d'espacer les séjours d'hospitalisation.

Deux attitudes thérapeutiques sont possibles : prophylactique (en fonction d'un seuil plaquettaire) ou curative (en fonction de la présence de signes hémorragiques ou de risque de leur survenue) sans que ces attitudes soient mutuellement exclusives. L'attitude curative est cependant recommandée pour les patients en aplasie thérapeutique sévère telle que celle survenant au décours d'une chimiothérapie pour leucémie aiguë ou d'une greffe allogénique de cellules souches hématopoïétiques [17].

L'efficacité de la transfusion de plaquettes est jugée sur des critères cliniques et sur la numération plaquettaire (réalisée à 1 ou 24 heures après la transfusion). En oncohématologie, le seuil transfusionnel pour les patients cliniquement stables est de 10 G/l. Ce seuil doit cependant être modulé dans les situations cliniques où le risque hémorragique est majoré (Tableau S04-P05-C01-I). Biologiquement, l'efficacité plaquettaire s'apprécie par le calcul du rendement transfusionnel sachant que seulement 50 à 60 % des plaquettes transfusées recirculent, les autres étant séquestrées en particulier dans la rate. Un rendement transfusionnel inférieur à 20 % ou un CCI (*corrected count incriment*) inférieur à 7 définissent l'état réfractaire (Tableau S04-P05-C01-II). Cet état réfractaire peut être affirmé par l'absence de rendement après deux transfusions consécutives de plaquettes fraîches (prélevées moins de deux jours auparavant), ABO isogroupe et à dose suffisante. Après élimination des autres causes de consommation plaquettaire (coagulation intravasculaire disséminée, sepsis, hypersplénisme majeur), la cause principale de mauvais rendement est l'allo-immunisation dans le système HLA ou moins souvent vis-à-vis des antigènes plaquettaires HPA (les anticorps anti-HPA-1a ou 5b sont les plus fréquemment en cause) [16]. L'utilisation de plaquettes obtenues par aphérèse à partir de donneurs phénotypés dans le(s) système(s) correspondant(s) se justifie alors.

La plupart des actes chirurgicaux peuvent être effectués si le nombre de plaquettes est supérieur ou égal à 50 G/l. Pour les interventions chirurgicales sur le système nerveux central et le segment postérieur de l'œil, le seuil doit être maintenu au-dessus de 100 G/l, même en l'absence de facteur aggravant, en raison des risques de complications hémorragiques compressives pouvant menacer le pronostic fonctionnel ou vital (*voir* Chapitre S04-P02-C10 et Tableau S04-P02-C10-I).

Dans les situations de thrombopénie périphérique, il est habituel de transfuser les patients présentant une baisse de plaquettes due à une coagulation intravasculaire disséminée (seuil de 50 G/l), au cours d'une circulation extracorporelle, et au décours d'hémorragies massives. En revanche la transfusion de concentrés de plaquettes n'est pas indiquée, sauf si le pronostic vital est engagé, dans les situations ou des alternatives thérapeutiques sont disponibles et efficaces comme dans le purpura thrombopénique immunologique (*voir* Chapitre S04-P04-C02).

Enfin, la survenue d'une hémorragie inhabituelle chez des patients sous anti-agrégants (aspirine, clopidogrel…) fait habituellement prescrire des concentrés de plaquettes sans que l'on puisse affirmer que les plaquettes transfusées ne soient pas elles aussi affectées par le médicament encore circulant.

Plasma thérapeutique

Caractéristiques biologiques

Les trois types de plasma frais congelé (PFC) disponibles en France sont soumis à des méthodes additionnelles de sécurisation vis-à-vis du risque infectieux. Le plasma frais congelé sécurisé (PFC-Se) n'est fourni qu'à l'issue d'une quarantaine de 60 jours tandis que le PVA-SD (plasma viro-atténué par la méthode « solvant détergent ») et le PFC-IA (amotosalen + illumination par les UVA) sont traités immédiatement après leur prélèvement par des procédés physicochimiques d'atténuation des pathogènes. Le PFC-SD, contrairement aux deux autres formes de plasma frais congelé, est issu d'un mélange de plasmas (100 dons) et n'est plus fabriqué par l'EFS car considéré comme un médicament. Tous ces plasmas proviennent de donneurs masculins ou de femmes ne présentant pas d'anticorps anti-HLA afin de prévenir un effet indésirable comme le TRALI (*voir* plus loin). Le plasma frais congelé se conserve un an, son volume est en moyenne de 200 à

Tableau S04-P05-C01-I Seuils plaquettaires et facteurs de risque hémorragiques.

Facteurs de risque	Seuil transfusionnel (G/l)
Aucun	10
Fièvre > 38,5 °C Sepsis évolutif (documenté ou non) Anomalies mineures de la coagulation Thrombopathies Héparinothérapie à dose isocoagulante Envahissement médullaire blastique avant traitement Anémie sévère Hyperleucocytose > 100 G/l Chute de plus de 50 % du taux de plaquettes dans les 72 h précédant la transfusion Purpura extensif, hémorragie au fond d'œil Lésions anatomiques (mucite, ulcère, atteinte du système nerveux central…) Hypertension artérielle non contrôlée	20
Gestes invasifs (pose de cathéters, pose de chambre implantable, fibroscopies avec ou sans biopsies, lavage broncho-alvéolaire, ponction-biopsie hépatique, ponction lombaire…)	50
Chirurgie (en per et post-opératoire) Hémorragie sévère constituée Héparinothérapie à dose hypocoagulante Traitement fibrinolytique en phase aiguë d'une maladie veino-occlusive Coagulation intravasculaire disséminée Anomalies sévères de la coagulation	50-80

Tableau S04-P05-C01-II Formules de calcul de rendement plaquettaire post-transfusionnel.

RPT (%)
$\dfrac{\text{NP post-transfusionnel} - \text{NP prétransfusionnel} \times 10^9/\text{l} \times \text{poids (kg)} \times 0{,}075}{\text{NP transfusées} \times 10^{11}}$
CCI
$\dfrac{\text{NP post-transfusionnel} - \text{NP prétransfusionnel} \times 10^9/\text{l} \times \text{surface corporelle (m}^2\text{)} \times 100}{\text{NP transfusées} \times 10^{11}}$

CCI : *count circulating incriment* ; NP : nombre de plaquettes ; RTP : rendement post-transfusionnel.

300 ml, il contient des taux de facteurs I (fibrinogène) et VIII respectivement égal ou supérieur à 2 g/l et 0,5 UI/ml. Dans les situations d'urgence, il convient de prendre en compte le temps nécessaire à la décongélation préalable du produit qui est de 15 à 20 minutes.

La transfusion de plasma a pour objectif principal de traiter ou de prévenir les hémorragies liées à un déficit en facteurs de coagulation. Le plasma thérapeutique est le seul produit pouvant apporter de la protéine S, du facteur V, du plasminogène ou la métalloprotéase ADAMTS13. La prescription de plasma est guidée en priorité par des tests biologiques de coagulation notamment le taux de prothrombine, voire en situation chirurgicale par des tests de biologie délocalisée au bloc opératoire (thrombo-élastographie, Rotem®) [13].

Indications

Les perturbations modérées des tests biologiques (taux de prothrombine ≥ 40 %) n'exposent pas obligatoirement à un risque hémorragique. La transfusion de plasma est justifiée par la sévérité de l'hémorragie ou du risque hémorragique lors d'un geste invasif. Dans ce cas, une dose de 10 à 20 ml/kg est habituellement utilisée, cette dose étant souvent peu efficace, voire inefficace pour corriger un taux de prothrombine modérément altéré. Ainsi, même si le foie est le lieu de synthèse de la plupart des facteurs de coagulation, il n'est pas habituellement recommandé de transfuser du plasma dans les insuffisances hépatocellulaires sévères non compliquées. L'altération des tests biologiques de coagulation ne reflète en effet pas le risque hémorragique, car si les facteurs procoagulants sont bas, certains inhibiteurs physiologiques de la coagulation synthétisés par le foie le sont également (protéine C, antithrombine), ce qui contribue au maintien d'un équilibre hémostatique, même s'il reste précaire et instable [20].

En cas de transfusion massive, la stratégie actuelle privilégie la transfusion de plasma, précoce et importante, plutôt que d'attendre des résultats biologiques, en utilisant une combinaison de produits sanguins s'approchant du sang total (concentré de globules rouges, de plaquettes et plasma en proportions équivalentes).

Il n'existe pas de procédure standardisée pour l'utilisation du plasma dans le traitement des coagulopathies de consommation, celui de la cause étant à privilégier (*voir* Chapitre S04-P04-C03).

La plasmathérapie est le traitement de choix du purpura thrombopénique thrombocytopénique et du syndrome hémolytique et urémique dit atypique (*voir* Chapitre S04-P03-C05). Les échanges plasmatiques quotidiens avec des doses de plasma de 40 à 60 ml/kg de poids du malade permettent, d'une part, d'épurer l'anticorps ou les protéines défectueuses et, d'autre part, d'apporter la métalloprotéase (ADAMTS13) déficiente.

Le traitement urgent des hémorragies graves secondaires à un surdosage par anticoagulants oraux repose sur l'injection de concentré du complexe prothrombinique qui apporte les quatre facteurs de coagulation vitamine K-dépendants (II, VII, IX et X), et non de plasma frais congelé. En revanche, l'indication de plasma est justifiée, en cas d'hémorragie ou de geste potentiellement hémorragique, chez des malades présentant un déficit en facteurs de la coagulation pour lesquels des concentrés spécifiques n'existent pas (facteur V par exemple) ou ne sont pas disponibles. Les volumes à transfuser pour maintenir un seuil biologique de facteur suffisant peuvent être importants et sont à renouveler en fonction de la demi-vie du facteur (*voir* Chapitre S04-P04-C01 et Tableau S04-P03-C01-I).

Concentrés de granulocytes

Ces concentrés sont obtenus par aphérèse à partir d'un donneur. Leur utilisation est exceptionnelle. Ils sont indiqués dans les états septiques sévères non contrôlés par la chimiothérapie anti-infectieuse (notamment cellulite de la face ou du siège) chez un patient présentant une aplasie durable ou en cas de granulomatose septique. Ces produits contiennent en moyenne entre 2 à 3 × 10^{10} leucocytes. Une dose de 1 × 10^{10} granuleux/m² de surface corporelle représente la dose minimale à transfuser. Les difficultés à recruter un donneur, la durée de validité limitée à 12 heures de ce produit sanguin et les modalités délicates de son prélèvement et de sa préparation justifient une concertation étroite entre le prescripteur et le médecin du site transfusionnel pour en évaluer l'indication [11].

Effets indésirables des produits sanguins labiles

La transmission d'agents infectieux (virus, parasites, bactéries) ou la survenue d'une incompatibilité immunologique sont des risques inhérents à l'origine humaine des produits sanguins. Tout incident ou accident post-transfusionnel doit être déclaré au correspondant d'hémovigilance de l'établissement de santé afin d'en permettre l'analyse dans le cadre d'une consolidation nationale. En France, 4 à 6 décès par an sont attribuées (imputabilité possible, probable ou certaine) à la transfusion de produits sanguins labiles. Sur la période 2000 à 2010, l'analyse des données d'hémovigilance par l'Agence nationale de santé du médicament et des produits de santé (ANSM) montrait que 47 % des décès liés à la transfusion étaient consécutifs à un œdème aigu du poumon de type lésionnel ou par surcharge, 18 % à une incompatibilité immunologique (dont la moitié par incompatibilité ABO) et 9 % à des infections bactériennes. Les autres causes, plus rares, relevaient de réactions allergiques graves ou des conséquences d'une surcharge en fer [12].

Les accidents transfusionnels comme les réactions frissons et/ou hyperthermie (décalage thermique de 1 °C) ou les réactions allergiques sont néanmoins le plus souvent limités et spontanément résolutifs (*voir* « Réactions fébriles non hémolytiques et réactions allergiques »). Ces symptômes peuvent cependant être les précurseurs d'une réaction plus grave, quelquefois mortelle, pouvant survenir dans les heures qui suivent la transfusion, tels qu'un conflit immunologique érythrocytaire, un accident bactérien, un œdème pulmonaire lésionnel (TRALI [*transfusion related acute lung injury*], *voir* plus loin) ou un choc anaphylactique. Il est donc impératif d'arrêter la transfusion devant l'apparition de ces signes, de maintenir une voie d'abord veineuse et de réaliser les explorations biologiques nécessaires. Les accidents transfusionnels peuvent aussi être retardés de plusieurs jours dans le cas de la réactivation d'un allo-anticorps anti-érythrocytaire, ou de plusieurs semaines ou mois comme dans le cas de la transmission d'un agent pathogène.

Pour prévenir ces accidents ou diminuer le risque de survenue de ces événements indésirables, il est possible de modifier les produits sanguins labiles avant leur délivrance par des transformations ou des qualifications supplémentaires (Tableau S04-P05-C01-III). La déleucocytation est la seule transformation qui, depuis avril 1998, est systématique en France. Elle impose un nombre de leucocytes résiduels inférieur à 10^6 par unité (moins de 10^4/l pour le plasma thérapeutique). Cette réduction leucocytaire diminue significativement l'occurrence de réactions fébriles non hémolytiques [9], le risque de transmission de certains agents infectieux (cytomégalovirus, virus d'Epstein-Barr, HTLV-I/II, bactéries comme *Yersinia enterocolitica* ou potentiellement du nouveau variant de la maladie de Creutzfeldt-Jakob) [3] et la survenue d'une allo-immunisation HLA [19].

Transmission d'agents pathogènes

Les mesures drastiques de sélection clinique des candidats au don de sang, la recherche de marqueurs infectieux par des méthodes sérologiques et/ou génomiques (recherche de l'ARN, acide ribonucléique, ou de l'ADN, acide désoxyribonucléique) sur chaque don de sang ou la

Tableau S04-P05-C01-III Principales indications cliniques des transformations et qualifications applicables à certains produits sanguins labiles.

	CGR	CPA	MCPS	PFC	Principales indications cliniques
Transformation du PSL					
Irradiation	+	+	+	–	Prévention de la GVH chez des patients à risque : déficit immunitaire congénital cellulaire, don dirigé intrafamilial, avant et pendant un prélèvement de cellules souches hématopoïétiques, greffe de cellules souches hématopoïétiques autologues ou homologues, traitement par analogues des purines et pyrimidines (fludarabine), par sérum antilymphocytaire, immunosuppression T profonde (hors VIH)
Déplasmatisation	+	+	+	–	Prévention en cas d'intolérance aux protéines plasmatiques, d'immunisation (anticorps anti-IgA) ou en cas de réactions allergiques sévères ou répétées (taux résiduel de protéines < 0,5 g/l)
Réduction de volume	+	+	+	–	Prévention de la surcharge volémique (néonatologie)
Fractionnement pédiatrique	+	+	–	(+)	Adaptation de la dose thérapeutique (enfant) et réduction du nombre de donneurs (néonatologie)
Qualification du PSL					
Phénotypé	+	+	–	–	Prévention de l'immunisation érythrocytaire ou d'accident hémolytique et en cas d'immunisation préexistante (pour les CGR) ou pour les CPA, en cas d'immunisation HLA ou HPA (état réfractaire ou thrombopénie néonatale allo-immune).
Compatibilisé	+	+	–	–	Prévention de l'accident hémolytique dans le cas d'une transfusion de CGR ou de l'inefficacité transfusionnelle en cas de transfusion de CPA phénotypés chez des malades allo-immunisés.

+ : applicable ; (+) : applicable mais complexe et rarement, voire jamais appliquée ; – : non applicable. CGR : concentrés de globules rouges ; CPA : concentrés de plaquettes d'aphérèse ; GVH : réaction du greffon contre l'hôte ; HLA : *human leucocyte antigen* ; HPA : *human platelet antigen* ; IgA : immunoglobulines A ; PSL : produits sanguins labiles ; VIH : virus de l'immunodéficience humaine.

Tableau S04-P05-C01-IV Risque résiduel de transmission des virus « majeurs » en transfusion.

Virus	Risque résiduel par don[1] (IC 95 %)	Dernier cas déclaré de transmission en France
VIH	1/2 750 000 (0-1/800 000)	2002
HTLV-I/II	1/20 000 000 (0-10 000 000)	1986
VHC	1/10 000 000 (0-1/1 400 000)	2001
VHB	1/2 500 000 (0-1/775 000)	2007

Le risque résiduel de transmission lié à la fenêtre silencieuse est calculé sur la base du taux d'incidence (de donneurs ayant donné au moins deux fois sur une période de 3 ans) × durée de la fenêtre silencieuse/365 jours.
HTLV : virus du syndrome immunodéficitaire acquis ; VHB : virus de l'hépatite B ; VHC : virus de l'hépatite C ; VIH : virus de l'immunodéficience humaine.
(1) Source : Institut de veille sanitaire (InVS), Établissement français du sang (EFS), Institut national de la transfusion sanguine (INTS), Centre de transfusion sanguine des armées (CTSA).

mise en œuvre de méthode d'atténuation des pathogènes, font que le risque de contamination notamment par les virus « majeurs » (virus des hépatites B et C, VIH ou HTLV-I/II) est devenu extrêmement faible (Tableau S04-P05-C01-IV). Cette diminution du risque de contamination par transfusion a permis de réintroduire des produits issus d'un mélange de produits provenant de plusieurs dons (mélanges de concentrés plaquettaires, plasma frais congelé traité par solvant-détergent…).

L'émergence de nouveaux agents infectieux transmissibles, notamment viraux, pourrait cependant remettre en cause ces décisions. Le changement climatique qui modifie les écosystèmes et le développement des voyages intercontinentaux favorisent en effet l'émergence de nouveaux risques infectieux. C'est le cas du virus West Nile devenu endémique aux États-Unis, du virus du chikungunya à la Réunion et plus récemment aux Antilles (bien qu'aucun cas post-transfusionnel n'ait été publié à ce jour) ou de celui de la dengue ou du virus Zika, qui constituent dorénavant de nouvelles menaces. Les candidats au don de sang en phase virémique peuvent être asymptomatiques et échapper à la sélection médicale pour ces virus qui ne sont jusqu'à présent pas dépistés biologiquement sur les dons de sang. Le virus de l'hépatite E (de génotype 3 le plus souvent) représente un autre exemple de ce risque émergent dans les pays développés, même si la circulation du virus est certainement ancienne comme en témoignent les études de séroprévalence à partir de sérothèques, qui montrent que la séroprévalence variait déjà de quelques pour cent à plus de 40 % selon les régions. La gravité de la contamination par le virus de l'hépatite E tient à la survenue rapide, après la transfusion d'un produit sanguin labile provenant d'un donneur prélevé durant la phase virémique, d'une hépatite chronique pouvant évoluer vers une cirrhose et un cancer du foie chez des receveurs immunodéprimés, particulièrement les transplantés hépatiques ou rénaux. La recherche de l'ARN viral chez ces patients permet d'affirmer le diagnostic et d'évaluer l'imputabilité transfusionnelle par comparaison phylogénétique avec la souche identifiée chez le donneur. L'infection transmise, si elle est reconnue, est sensible à la ribavirine chez 70 % des patients à risque de développer une hépatite chronique. La gravité potentielle de cette transmission pourrait faire discuter la généralisation du dépistage des donneurs porteurs de l'ARN viral et faire réserver les produits sanguins labiles trouvés indemnes du virus à une population de receveurs à risque de complication [5]. Actuellement, seuls les dons de plasma destinés aux patients immunodéprimés bénéficient de ce dépistage.

Le cytomégalovirus (CMV) peut, lui aussi, être à l'origine de complications graves chez les patients immunodéprimés, le fœtus ou le nouveau-né prématuré. Le virus persistant à l'état latent dans les leucocytes, la déleucocytation est actuellement le seul moyen de prévention recommandé. Aucune des méthodes de prévention possibles n'assure néanmoins une sécurité absolue.

Le paludisme post-transfusionnel est un risque redoutable bien qu'exceptionnel de la transfusion. Trois cas ont été déclarés en France ces 13 dernières années. Il est souvent mortel quand l'espèce transmise est *Plasmodium falciparum*. La recherche ciblée, guidée par l'entretien médical des candidats au don, d'anticorps antipaludéens sur les dons du sang ne garantit pas leur innocuité (existence de donneurs immunosilencieux). Le diagnostic chez le receveur de PSL peut être évoqué devant une fièvre, une hémolyse, des signes neurologiques, une altération de l'état général survenant 1 à 3 semaines après la transfusion d'un concentré de globules rouges ou plus rarement de plaquettes.

Les accidents secondaires à une prolifération bactérienne (*Staphylococcus* spp., *Escherichia coli*, *Bacillus cereus*, *Klebsellia* spp., *Yersinia enterocolitica*…) dans les produits sanguins labiles constituent la quatrième cause des décès lié à la transfusion en France (1 cas mortel par an en moyenne). Ces accidents post-transfusionnels sont plus fréquents avec les concentrés plaquettaires, notamment ceux transfusés au 5ᵉ jour de leur conservation, qu'avec les concentrés de globules rouges [2]. Les symptômes peuvent être sans spécificité (fièvre, frissons, hypotension artérielle) ou associés à des signes plus évocateurs (douleurs abdominales, diarrhée, vomissement) qui, dans certains cas, précédent un choc endotoxinique gravissime. L'examen direct et la culture bactériologique du produit transfusé, les hémocultures chez le patient et la comparaison des souches bactériennes identifiées permettent d'affirmer le lien de causalité. Pour les concentrés plaquettaires, les méthodes d'atténuation des pathogènes ou de dépistage bactérien systématique sont efficaces pour juguler ce risque. Le risque de transmission par le plasma est exceptionnel sinon nul.

Les méthodes d'atténuation des pathogènes, qui associent l'action d'un agent synthétique (amotosalen) ou naturel (riboflavine ou vitamine B_2) qui s'intercale dans les acides nucléiques à une illumination par les ultraviolets, ont été introduites dans le processus de fabrication des plasmas congelés et à une moindre échelle, en France, des concentrés plaquettaires. Ces procédés sont actifs contre un large éventail de virus, mais aussi contre les bactéries ou les parasites. Il existe cependant des limites d'efficacité à ces procédés d'atténuation (haut titre infectieux, certains virus non enveloppés, bactéries sporulées). Ces méthodes qui permettent de s'exonérer de l'irradiation des produits (prévention de la réaction du greffon contre l'hôte post-transfusionnelle) ont pour conséquence une détérioration de la qualité des plaquettes et des facteurs de coagulation des produits sanguins labiles traités, ce qui en limite pour certains l'utilisation et pourraient entraîner une augmentation significative des consommations, voire une augmentation du risque hémorragique. Enfin, leur coût est élevé. L'ensemble de ces arguments, compte tenu de la diminution significative du risque viral grâce aux méthodes déjà mises en place, explique la non-utilisation actuelle du procédé en France métropolitaine. Le débat concernant l'intérêt de la méthode pour prévenir le risque d'accident bactérien reste cependant ouvert. Aucune méthode d'atténuation des pathogènes n'est par ailleurs à ce jour applicable aux concentrés de globules rouges ou au sang total.

Des interrogations demeurent quant à l'appréciation du risque de transmission du nouveau variant de la maladie de Creutzfeldt-Jakob. Quatre cas britanniques hautement probables ont été signalés lors de la transfusion de sang non déleucocyté et il n'existe pas, à ce jour, de test de dépistage applicable en transfusion pour cet agent pathogène qui échappe aux méthodes actuelles d'inactivation des pathogènes appliquées aux produits sanguins labiles.

Incompatibilité érythrocytaire

Du fait du polymorphisme antigénique, toute transfusion d'hématies provenant d'un concentré de globules rouges ou de plaquettes expose au risque d'allo-immunisation chez le receveur. L'inefficacité immédiate ou retardée des hématies transfusées peut être, en cas de réactivation d'un allo-anticorps, le seul témoin de l'incompatibilité érythrocytaire. Le tableau clinique peut se limiter à un syndrome frissons-hyperthermie ou se révéler d'emblée par une hémolyse aiguë massive avec douleurs lombaires, hémoglobinurie, collapsus cardiovasculaire et syndrome hémorragique. Il faut alors rechercher une incompatibilité ABO toujours possible (vérification de l'identité du receveur et de la concordance entre le groupe ABO porté sur les documents transfusionnels et celui porté sur le concentré de globules rouges) et réaliser les examens biologiques nécessaires au diagnostic, incluant une vérification des groupes sanguins, la recherche d'agglutinines irrégulières, un test direct à l'antiglobuline (test de Coombs direct) et l'élution éventuelle de l'anticorps en cause.

Purpura post-transfusionnel

C'est une complication rare depuis l'introduction la déleucocytation/déplaquettation systématique des produits sanguins labiles. Elle est caractérisée par la survenue, chez un sujet présentant une allo-immunisation antiplaquettaire dans le système HPA, d'une thrombopénie le plus souvent profonde (< 10 G/l). Cette destruction des plaquettes autologues survient 8 à 10 jours après la transfusion d'un concentré de globules rouges. Le diagnostic est difficile en cas de thrombopénie et de transfusion de plaquettes et peut être alors assimilé à un « état réfractaire à la transfusion ». La raison de la destruction des plaquettes autologues est inconnue. La transfusion de plaquettes (sauf en cas de risque vital) n'y est pas indiquée et un traitement par immunoglobulines polyvalentes humaines permet une remontée en 24 à 48 heures du taux de plaquettes.

Œdème aigu pulmonaire

L'œdème pulmonaire post-transfusionnel peut être hémodynamique, par surcharge volémique, ou lésionnel par altération de la membrane alvéolocapillaire. Ce type d'accident est la première cause de décès liés à la transfusion de produits sanguins labiles. Le TRALI est un œdème pulmonaire lésionnel consécutif à une atteinte de la membrane alvéolocapillaire, lié à l'activation, directe ou indirecte, des polynucléaires du receveur par une substance contenue dans le produit sanguin. Cette substance peut-être un anticorps anti-HLA de classe I ou II ou un anticorps anti-HNA (*human neutrophil antigen*), dirigé contre les antigènes du neutrophile et alors souvent de spécificité HNA3a, ou un médiateur comme la fraction sérique de CD40L. Le TRALI survient immédiatement lors de la transfusion ou dans les 6 heures qui la suivent et se traduit cliniquement par une fièvre, une tachypnée et des signes d'hypoxémie, le plus souvent chez des patients présentant des facteurs de risque (sepsis, chirurgie cardiaque avec circulation extracorporelle, état de choc, etc.). La distinction avec une surcharge volémique est fondée sur des critères cliniques (absence de cardiopathie), biologiques (dosage du NT-proBNP [*N-terminal pro-brain natriuretic peptide*]), hémodynamiques (prise des pressions) et radiologiques (infiltrats bilatéraux sur le cliché radiologique) [15].

Réaction du greffon contre l'hôte post-transfusionnelle (GVH-PT)

La réaction contre l'hôte post-transfusionnelle (GVH-PT) est une complication grave et exceptionnelle de la transfusion de lymphocytes viables présents dans le produit sanguin cellulaire. Les situations à risque sont les déficits immunitaires constitutionnels ou acquis (greffes de cellules souches hématopoïétiques, traitement par analogues des purines, et paradoxalement pas l'infection par le VIH) ou certaines situations exceptionnelles de don intrafamilial. Le traitement des produits sanguins cellulaires par un rayonnement ionisant est un moyen efficace de prévention de cette complication. En effet, la réduction de la charge leucocytaire par déleucocytation diminue mais ne supprime pas totalement le risque qui est majeur avec les concentrés de granulocytes (pour lesquels l'irradiation est systématique) et nul avec le plasma.

Réactions fébriles non hémolytiques et réactions allergiques

Les réactions fébriles non hémolytiques sont caractérisées par un décalage thermique égal ou supérieur à 1 °C, associées ou non à des frissons (syndrome frisson-hyperthermie). Ce sont, avec les réactions allergiques, les plus fréquentes des réactions post-transfusionnelles immédiates. Ces réactions peuvent être liées à une allo-immunisation HLA ou à l'action de substances leucocytaires ou plaquettaires (interleukines 1, 6 ou 8, TNF-α, RANTES [*regulated on activation, normal T cell expressed and secreted*], sCD40L) libérées lors de la conservation du produit sanguin [7]. La déleucocytation systématique et, pour les concentrés plaquettaires, l'introduction des solutions de conservation, qui se substituent pour 65 % au plasma lors de la préparation, ont réduit significativement leur incidence [1]. Une éventuelle prémédication du receveur (antipyrétique, antihistaminique) n'a pas fait la preuve de son efficacité pour la prévention de ces incidents [18].

Les réactions classées comme allergiques, parfois de manière abusive, sont plus fréquentes lors de la transfusion de concentrés plaquettaires. Elles sont souvent modérées (érythème, urticaire), parfois plus sévères (bronchospasme, angiœdème), voire engagent le pronostic vital (choc anaphylactique avec arrêt cardiorespiratoire). Elles peuvent être liées à une immunisation du receveur produisant un anticorps réagissant avec une substance contenue dans le produit transfusé (immunoglobuline A, haptoglobine, C3/C4, allergènes alimentaires), à l'apport d'immunoglobulines E ou de médiateurs libérés dans le produit sanguin labile par les plaquettes ou les leucocytes (*platelet factor 4*, thromboglobuline β, facteur RANTES, MIP-α [*macrophage-induced plasma α*], interféron γ). Leur diagnostic est fondé sur les signes cliniques évocateurs et lors des réactions sévères par le dosage de l'histamine (sur un échantillon de sang prélevé dans les 30 minutes suivant l'incident) et de la tryptase (sur des prélèvements réalisés avant la 2ᵉ heure et après la 24ᵉ heure). En cas de réactions cliniques répétées et/ou sévères, ou dans les cas où des anticorps anti-immunoglobuline A sont identifiées chez le patient, la déplasmatisation des produits sanguins labiles est indiquée.

Autres risques

Les risques métaboliques, bien que régulièrement décrits, sont rares ou surviennent dans des situations cliniques particulières. Le risque d'une hyperkaliémie est faible en dehors des cas de transfusion massive à haut débit en néonatologie de concentrés de globules rouges car la concentration en potassium augmente en moyenne de 1 mmol/l/j de conservation (soit en moyenne 5 à 7 mmol par concentré de globules rouges en fin de période de conservation), parfois plus si le produit a été irradié.

Chaque concentré de globules rouges apportant 200 mg de fer, l'hémosidérose post-transfusionnelle est une complication métabolique plus insidieuse car longtemps négligée, qui peut survenir chez les patients transfusés de façon itérative et qui justifie un traitement chélateur si la ferritinémie est supérieure à 1 000 ng/ml (*voir* Chapitres S04-P03-C03 et S04-P03-C05).

Bibliographie

1. ANDREU G, VASSE J, HERVÉ F et al. Introduction en pratique transfusionnelle des concentrés de plaquettes en solution de conservation. Avantages, inconvénients, et intérêt pour les patients. Transfus Clin Biol, 2007, *14* : 100-106.
2. BLAJCHMAN MA, BECKERS EA, DICKMEISS E et al. Bacterial detection of platelets : current problems and possible resolutions. Transfus Med Rev, 2005, *19* : 259-272.
3. BOWDEN RA, SLICHTER SJ, SAYERS M et al. A comparison of filtered leukocyte-reduced and cytomegalovirus (CMV) seronegative blood products for the prevention of transfusion-associated CMV infection after marrow transplant. Blood, 1995, *9* : 3598-3603.
4. CARSON JL, TERRIN ML, NOVECK H et al. Liberal or restrictive transfusion in high-risk patients after hip surgery. N Engl J Med, 2011, *26* : 2453-2462.
5. DALTON HR, HUNTERA JG, BENDALLA RP. Hepatitis E. Curr Opin Infect Dis, 2013, *26* : 471-478.
6. HEBERT PC, WELLS G, BLAJCHMAN MA et al. A multicenter, randomized, controlled clinical trial of transfusion requirements in critical care. N Engl J Med, 1999, *6* : 409-417.
7. HEDDLE NM, KLAMA L, SINGER J et al. The role of the plasma from platelet concentrates in transfusion reactions. N Engl J Med, 1994, *10* : 625-628.
8. JOSEPHSON CD, SU LL, HILLYER KL, HILLYER CD. Transfusion in the patient with sickle cell disease : a Critical review of the literature and transfusion guidelines. Transfus Med Rev, 2007, *21* : 118-133.
9. KING E, SHIREY RS, THOMAN SK et al. Universal leukoreduction decreases the incidence of febrile nonhemolytic transfusion reactions to RBCs. Transfusion, 2004, *1* : 25-29.
10. KLEIN. HG, ANSTEE DJ. Mollison's blood transfusion in clinical medecine, 11ᵗʰ ed. Hoboken, Wiley-Blackwell, 2008, 912 pages.
11. MASSEY E, PAULUS U, DOREE C, STANWORTH S. Granulocyte transfusions for preventing infections in patients with neutropenia or neutrophil dysfunction. Cochrane Database Syst Rev, 2009 : CD005341.
12. Rapport d'activité hémovigilance 2011. Saint-Denis, ANSM, 2011.
13. Recommandations de l'ANSM sur le plasma thérapeutique, 2012. Saint-Denis, ANSM, 2012 (http://ansm.sante.fr/Mediatheque/Publications/Recommandations-Produits-sanguins-labiles)
14. SALMON C, CARTRON JP, ROUGER P. Les groupes sanguins chez l'homme, 2ᵉ éd. Paris, Masson, 1990, 542 pages.
15. SILLIMAN CC, AMBRUSO DR, BOSHKOV LK. Transfusion-related acute lung injury. Blood, 2005, *105* : 2266-2273.
16. SLICHTER SJ, DAVIS K, ENRIGHT H et al. Factors affecting posttransfusion platelet increments, platelet refractoriness, and platelet transfusion intervals in thrombocytopenic patients. Blood, 2005, *10* : 4106-4114.
17. SLICHTER SJ, KAUFMAN RM, ASSMANN SF et al. Dose of prophylactic platelet transfusions and prevention of hemorrhage. N Engl J Med, 2010, *7* : 600-613.
18. TERRENCE LG, SCOTT CH. Acetaminophen and diphenhydramine premedication for allergic and febrile nonhemolytic transfusion reactions : good prophylaxis or bad practice ? Transfus Med Rev, 2007, *21* : 1-12.
19. THE TRIAL TO REDUCE ALLOIMMUNIZATION TO PLATELETS STUDY GROUP. Leukocyte reduction and ultraviolet B irradiation of platelets to prevent alloimmunization and refractoriness to platelet transfusions. N Engl J Med, 1997, *337* : 1861-1869.
20. TRIPODI A, SALERNO F, CHANTARANGKUL V et al. Evidence of normal thrombin generation in cirrhosis despite abnormal conventional coagulation tests. Hepatology, 2005, *41* : 553-558.
21. VILLANUEVA C, COLOMO A, BOSCH A et al. Transfusion strategies for acute upper gastrointestinal bleeding. N Engl J Med, 2013, *368* : 11-21.

Toute référence à cet article doit porter la mention : Djoudi R, Bierling Ph. Tansfusion sanguine : indications et accidents des produits sanguins labiles. *In* : L Guillevin, L Mouthon, H Lévesque. Traité de médecine, 5ᵉ éd. Paris, TdM Éditions, 2018-S04-P05-C01 : 1-7.

Chapitre S04-P05-C02

Allogreffes de cellules souches hématopoïétiques : réalisation et complications

Laetitia Souchet et Jean-Paul Vernant

L'allogreffe de cellules souches hématopoïétiques (CSH) est un traitement curatif de certaines hémopathies, malignes ou non, de la moelle osseuse et du système immunitaire. La greffe permet le remplacement de l'hématopoïèse et du système immunitaire du receveur par de nouvelles cellules fonctionnelles. Dans le cas des hémopathies malignes, la greffe d'un nouveau système immunitaire participe en outre à l'éradication du clone malin par un processus de réaction du greffon contre la tumeur (*graft versus tumour* [GVT]).

Sauf entre jumeaux vrais, la greffe de cellules souches hématopoïétiques expose à deux risques majeurs : d'une part, à celui de réaction du greffon contre l'hôte (*graft-versus-host reaction,* GVH) due à la reconnaissance, par les lymphocytes T du donneur, de différences portant sur des antigènes majeurs ou mineurs d'histocompatibilité présents chez le receveur ; d'autre part, à un déficit immunitaire persistant jusqu'à la restauration immunologique, plus ou moins rapide, des capacités immunitaires du greffon et lié à la GVH et à son traitement.

Conditionnement à la greffe [2, 9, 10]

La réalisation d'une allogreffe de CSH nécessite l'administration, avant la greffe, d'un conditionnement dont les objectifs sont doubles :
– une immunosuppression du receveur (pour prévenir le rejet du greffon) ;
– une réduction totale ou partielle des cellules hématopoïétiques et des éventuelles cellules malignes présentes chez le malade.

Conditionnement myélo-ablatif

L'objectif est ici la destruction maximale des cellules hématopoïétiques et des éventuelles cellules anormales (en cas d'hémopathie maligne ou de maladie constitutionnelle de l'hématopoïèse).

Conditionnement avec irradiation corporelle totale

L'irradiation corporelle totale en une seule dose, délivrant entre 7 et 10 Gy, est maintenant pratiquement abandonnée et l'on utilise, le plus souvent, une irradiation corporelle totale fractionnée de 12 Gy en six séances sur 3 jours. Ce fractionnement permet de réduire l'incidence des complications précoces (maladie veino-occlusive, pneumopathie interstitielle par exemple) et tardives (cataracte, troubles endocriniens).

Il est possible de limiter la dose d'irradiation dans certains organes particulièrement fragiles, par l'interposition de caches en plomb entre la source et le malade pendant une partie de l'irradiation corporelle totale. Le parenchyme pulmonaire est ainsi fréquemment protégé à partir de 8 à 10 Gy, et une partie du foie peut également l'être en cas d'anomalies biologiques observées avant le conditionnement.

Précédant ou suivant l'irradiation corporelle totale, une chimiothérapie par cyclophosphamide, à la dose de 60 mg/kg/24 h, 2 jours de suite, est en règle associée.

Conditionnement sans irradiation corporelle totale

L'alternative à l'irradiation corporelle totale est l'utilisation d'un radiomimétique, le busulfan, à forte dose. On utilise généralement du busulfan intraveineux (Bulsivex®), à la dose de 0,8 mg/kg, 4 fois par 24 heures pendant 4 jours. On y associe le cyclophosphamide, à la dose de 120 mg/kg en 2 jours ou 200 mg/kg en 4 jours.

Indications

Les conditionnements avec busulfan semblent aussi efficaces que ceux comportant une irradiation corporelle totale lors des greffes pour hémopathie myéloïde aiguë ou chronique. En revanche, on continue à préférer les conditionnements avec irradiation corporelle totale pour les hémopathies lymphoïdes, en particulier les leucémies aiguës lymphoblastiques. La réalisation d'irradiation corporelle totale par la technique de tomothérapie, permettant de moduler les doses d'irradiation en fonction de certains organes cibles, va se développer dans les années à venir. Ainsi l'irradiation privilégiée de la moelle (irradiation médullaire totale) avec cette technique laisse-t-elle augurer d'un renouveau des conditionnements avec irradiation.

En cas de greffe de cellules souches prélevées dans le sang après mobilisation, en raison du risque accru de GVH avec ce type de greffon, on associe généralement, aux conditionnements myélo-ablatifs, la perfusion de sérum antilymphocytaire, permettant d'augmenter l'immunosuppression du receveur et induisant une T-déplétion in vivo du greffon. On utilise également systématiquement du sérum antilymphocytaire en cas de non-concordance HLA (*mismatch human leucocyte antigen*) qui accroît les risques de non-prise de greffe et de GVH.

Conditionnement non myélo-ablatif

Le principe des conditionnements non myélo-ablatifs est fondé sur deux considérations. D'une part, la destruction totale de la moelle du receveur par le conditionnement ne semble pas indispensable car les lymphocytes du greffon peuvent assurer, par un effet allogénique, cette destruction après la greffe, et cet effet allogénique peut être associé à un effet antitumoral (effet GVT) ; il est ainsi possible d'assurer prise du greffon et effet antileucémique avec une irradiation corporelle totale à faible dose (2 Gy) associée à une chimiothérapie immunosuppressive, par exemple la fludarabine. D'autre part, l'allègement du conditionnement réduit la toxicité de la greffe et la fréquence de la GVH, permettant d'en élargir le champ d'application, notamment aux malades fragiles et âgés qui peuvent ainsi bénéficier d'une greffe de cellules souches hématopoïétiques avec des conditionnements non myélo-ablatifs.

Conditionnement d'intensité réduite

Les conditionnements d'intensité réduite offrent une solution médiane, entre les conditionnements myélo-ablatifs et non myélo-ablatifs. Ces conditionnements d'intensité réduite sont de plus en plus utilisés. Ils comportent des irradiations corporelles totales à 6 ou 8 Gy ou du busulfan à 0,8 mg/kg 4 fois par jour pendant 2 jours, associés à de la fludarabine, avec ou sans sérum antilymphocytaire, avec ou sans cyclophosphamide. Ces conditionnements réduits procurent une réduction de la masse tumorale, sans exposer à la toxicité des conditionnements myélo-ablatifs.

Cas particuliers

Les greffes pour aplasie médullaire (*voir* Chapitre S04-P03-C05) sont généralement effectuées après un conditionnement associant le cyclophosphamide, 200 mg/kg en 4 jours, et du sérum antilymphocytaire. Les greffes *haplo-mismatch* (semi-identité entre receveur et donneur) sont réalisées après conditionnements réduits ou myélo-ablatifs. Ils comportent, 3 et 4 jours après la greffe, l'injection de 50 mg/kg/j de cyclophosphamide afin de détruire les lymphocytes T allo-réactifs du greffon alors en cours d'expansion.

Type de greffon utilisé

Selon les cas, les cellules souches peuvent provenir d'un prélèvement médullaire, de cellules souches collectées dans le sang après mobilisation, ou de cellules de sang de cordon ombilical conservées par congélation.

Greffon médullaire

Les cellules sont prélevées sous anesthésie générale au niveau des crêtes iliaques postérieures du donneur. On injecte, idéalement, au moins 3×10^8 cellules nucléées par kg (poids du receveur). En cas d'incompatibilité ABO, avec présence chez le receveur de taux élevés d'anticorps naturels ou immuns dirigés contre les hématies du donneur, une désérythrocytation est nécessaire avant l'injection. En cas d'anticorps naturels ou immuns chez le donneur, dirigés contre les antigènes érythrocytaires du receveur, une déplasmatisation du greffon peut être nécessaire.

Greffon de cellules souches « périphériques »

Après mobilisation durant 4 à 5 jours par du G-CSF (*granulocyte-colony stimulating factor*), un greffon de cellules souches périphériques (CSP) est collecté par une ou plusieurs cytaphérèses chez le donneur. Le greffon doit comporter au moins 3×10^6 CD34 par kg (poids du receveur). Ces greffes de cellules souches périphériques contiennent généralement dix fois plus de lymphocytes T qu'un greffon médullaire, ce qui favorise la prise de greffe, mais augmente également le risque de GVH, en particulier chronique.

Cellules du cordon

En 2014, 750 000 greffons d'unités de sang placentaire congelé sont conservés dans des banques internationales à but non lucratif. L'utilisation de tels greffons permet de réaliser des greffes de cellules souches périphériques non strictement HLA-identiques ; en effet, les lymphocytes T des unités de sang placentaire sont « naïfs » et donc moins générateurs de GVH que les lymphocytes T adultes. Dans cette situation, des incompatibilités HLA sont donc tolérables. Le problème majeur est celui de la richesse relative de ces greffons car on exige la présence d'au moins 3×10^7 cellules nucléées par kg de receveur. Seuls les enfants et adultes de faible poids peuvent ainsi bénéficier de ce type de greffe. Mais, en dehors de ce cas de figure, l'utilisation de deux unités de sang placentaire pour parvenir à un nombre satisfaisant de cellules nucléées est possible, à condition de contrôler la compatibilité relative des deux greffons. À terme, une seule de ces unités de sang placentaire assurera l'hématopoïèse du patient.

Le greffon standard reste le greffon médullaire, mais les greffes de cellules souches périphériques sont de plus en plus utilisées par facilité de prélèvement, et du fait de l'utilisation croissante de conditionnements d'intensité réduite nécessitant un greffon riche en lymphocytes T pour faciliter la prise de greffe. Le risque accru de GVH dans cette situation incite à l'utilisation de sérum antilymphocytaire lors du conditionnement.

Sélection du donneur [10, 15]

Longtemps, seuls les sujets issus de la fratrie du patient, idéalement HLA-identiques, ont été utilisés comme donneurs. Cependant, la probabilité d'observer tel appariement (un quart des cas dans les familles en France) a justifié d'élargir la source potentielle de donneurs par la constitution de registres de volontaires non apparentés, dont les plus importants se sont développés en France, en Europe et en Amérique du Nord. Cependant, la probabilité d'un appariement HLA décroît avec les disparités génétiques des populations.

Donneur géno-identique

La présence, dans la fratrie, d'un donneur ayant hérité de ses parents les mêmes haplotypes HLA que le malade est systématiquement recherchée. Le donneur possédant les mêmes antigènes A, C, B, DR et DQ est alors dit géno-identique 10/10 (par référence au nombre des antigènes testés). Si plusieurs germains géno-identiques sont retrouvés, le choix se fera en fonction du statut virologique, notamment vis-à-vis du cytomégalovirus, du groupe ABO, et d'une éventuelle disparité de sexe entre donneur et receveur (risque de GVH accru en cas de donneur féminin pour un receveur masculin). Dans les familles métropolitaines, la probabilité de trouver un donneur géno-identique au receveur est d'environ 25 %.

Donneur phéno-identique

Les donneurs phéno-identiques sont des volontaires non apparentés qui répondent à une identité HLA. En l'absence de donneur géno-identique, on recherche ce type de donneur dans les nombreux fichiers internationaux qui comportent, en 2014, 21 millions de donneurs non apparentés. Avec des techniques de biologie moléculaire de haute résolution, la probabilité de trouver un donneur HLA-A, C, B, DR et DQ 10/10, est d'environ 50 %. Les résultats des greffes avec ces donneurs dits phéno-identiques 10/10 ne sont pas significativement différents de ceux observés avec des germains géno-identiques.

Donneur en appariement HLA incomplet

Certains patients ne disposent pas de donneur géno- ou phéno-identique 10/10. Cela est particulièrement vrai lorsqu'ils appartiennent à des populations peu représentées dans les fichiers internationaux. Force est alors de rechercher un donneur non HLA identique. On peut trouver dans la famille étendue ou dans la fratrie (en cas de *crossing over* entre les haplotypes HLA de l'un des parents), ou dans le fichier international, des donneurs HLA-identiques 9/10. Le risque accru de GVH dans cette situation justifie une prophylaxie adaptée.

L'utilisation d'unités de sang placentaire est une alternative à la greffe avec donneur non HLA-identique. La recherche d'un greffon se fait sur les critères d'une identité HLA-A, B en générique et DR en allélique. Les greffes d'unités de sang placentaire sont possibles avec des identités entre donneur et receveur HLA 6/6, voire 5/6 ou 4/6.

Donneur semi-identique (*haplo-mismatch*)

Les greffes utilisant des greffons *haplo-mismatch* (HLA-géno-identiques 5/10), c'est-à-dire réalisées avec des germains haplo-identiques, des parents ou des enfants, sont maintenant des alternatives raisonnables aux greffons d'unités de sang placentaire. Jusqu'alors, ce type de greffe nécessitait des greffons de cellules souches périphériques très riches, une T-déplétion de ce greffon et un conditionnement lourd myélo-ablatif. Les résultats en étaient médiocres en raison d'une toxicité immédiate du conditionnement et d'un déficit immunitaire très prolongé. Depuis quelques années, une technique de destruction des lymphocytes alloréactifs du greffon par perfusion de cyclophosphamide après la greffe (50 mg/kg à J3 et J4 post-greffe) a transformé le pronostic, avec des greffons médullaires ou de cellules souches périphériques et des conditionnements myélo-ablatifs ou réduits. Ainsi, lorsqu'une greffe est absolument nécessaire, un donneur plus ou moins bien apparié en HLA est-il toujours disponible.

Suivi après allogreffe

Les patients restent hospitalisés en chambre hautement protégée pendant une période variable, dépendant de la rapidité de reconstitution d'une hématopoïèse « minimale » (2 à 3 semaines dans le meilleur des cas), du risque de complications infectieuses majeures (en particulier pulmonaires) liées au degré d'immunosuppression que justifie le traitement d'une éventuelle GVH aiguë.

En dehors des cas immédiatement compliqués, le suivi post-greffe est pris en charge par les médecins greffeurs en hôpital de jour. Jusqu'à 100 jours après la greffe, les patients ont une consultation hebdomadaire. Le rythme des consultations est ensuite défini en fonction des complications éventuelles diagnostiquées au fil du temps. Au cours de la consultation, on s'assure du bon état clinique du malade et on recherche les éventuelles complications infectieuses, métaboliques ou de GVH. Afin de suivre la prise de greffe, une étude du chimérisme sur les cellules du sang est effectuée à la sortie d'aplasie, puis régulièrement au cours du suivi. Cela consiste à évaluer la proportion de cellules circulantes dérivées du donneur et du receveur. Le but est d'obtenir une reconstitution de type donneur à 100 %. Si, après un conditionnement myélo-ablatif, cette dernière est le plus souvent entièrement de type donneur dès la sortie d'aplasie, après conditionnement d'intensité réduite ou non myélo-ablatif, des cellules du receveur sont souvent encore détectables à la sortie d'aplasie, et ne disparaissent ensuite que progressivement. En cas de persistance ou d'augmentation des marqueurs cellulaires du receveur, on peut craindre un rejet du greffon et de récidive de la maladie. Il convient alors de diminuer progressivement le traitement immunosuppresseur. Si les marqueurs du receveur persistent malgré l'arrêt de toute immunosuppression, il convient d'injecter des lymphocytes T du donneur, à dose progressivement croissante, en surveillant l'apparition éventuelle de GVH. Enfin, le suivi moléculaire ou immunophénotypique de la maladie résiduelle permet de détecter très précocement l'éventuelle rechute d'une leucémie, et justifie l'injection de lymphocyte T du donneur pour déclencher ou amplifier un effet GVT.

Complications post-allogreffe

Ces complications sont nombreuses, souvent sévères et responsables d'une morbidité et d'une mortalité importantes. Leur prise en charge, généralement très complexe, en restreint la prise en charge par l'équipe de greffe avec le concours fréquent de spécialistes d'organes au premier rang desquels se situent pneumologues, hépato-gastro-entérologues, dermatologues, et réanimateurs.

Maladie du greffon contre l'hôte [4, 5, 6]

La maladie du greffon contre l'hôte (*graft-versus-host disease* [GVH]) est une complication majeure de la greffe de cellules souches hématopoïétiques. Signant l'allo-réactivité des lymphocytes T du donneur à l'égard du receveur, elle peut également induire une réactivité de ces lymphocytes dirigée contre d'éventuelles cellules anormales présentes chez le receveur (*graft versus tumor* [GVT]). On peut ainsi comprendre qu'après une greffe pour hémopathie maligne, certaines GVH mineures soient respectées pour le bénéfice qu'elles peuvent procurer. Les cibles de la GVH sont des antigènes d'histocompatibilité présents chez le receveur et absents chez le donneur, il s'agit soit d'antigènes HLA, soit, en cas de greffes géno- ou phéno-identiques 10/10, d'antigènes mineurs d'histocompatibilité.

Selon le délai d'apparition (avant ou après les 100 jours post-greffe), on distingue classiquement la GVH aiguë et la GVH chronique. Cependant, le développement des greffes à conditionnement réduit, les greffes de cellules souches périphériques et l'injection retardée de lymphocytes T du donneur peuvent être responsables de signes évocateurs de GVH aiguë après J100, ou de GVH chronique avant J100, faisant émerger la notion de GVH aiguë persistante et d'*overlap syndrome*.

GVH aiguë

Physiopathologie

Trois phases sont décrites dans la GVH aiguë :
– une phase d'altérations tissulaires liées à la chimiothérapie et à la radiothérapie du conditionnement, entraînant nécrose cellulaire et libération de médiateurs pro-inflammatoires, favorisant l'activation des cellules présentatrices des antigènes d'histocompatibilité du receveur ;
– une phase d'activation et de prolifération des cellules T du donneur reconnaissant des antigènes non histocompatibles, puis de migration de ces cellules dans les territoires cibles ;
– une phase de libération de cytokines pro-inflammatoires, responsable d'une nécrose tissulaire.

Les conditionnements myélo-ablatifs augmentent le risque de GVH aiguë. Les autres facteurs de risque classiquement retenus sont l'âge élevé du receveur, le sexe féminin du donneur si le receveur est un homme, les antécédents d'allo-immunisation chez le donneur (grossesse, transfusion) et l'absence de sérum antilymphocytaire dans le conditionnement.

Diagnostic

La GVH aiguë se traduit par des manifestations cutanées, digestives et hépatiques, isolées ou en association, survenant dans les 100 premiers jours post-greffe. Selon l'intensité, l'atteinte de chaque organe est cotée en stade (Tableau S04-P05-C02-I), et les stades de chaque organe sont regroupés en grades, selon la classification de Glucksberg (Tableau S04-P05-C02-II).

L'atteinte cutanée se manifeste par un érythème maculopapuleux, parfois prurigineux, touchant initialement les paumes, les plantes, la partie supérieure du torse et du dos, et les zones rétro-auriculaire. Cet érythème peut rester limité ou par la suite s'étendre à tout le revêtement cutané. Il peut aussi apparaître d'emblée étendu. Une épidermolyse avec un décollement de l'épiderme spontané ou induit (signe

Tableau S04-P05-C02-I Stadification des manifestations aiguës de réaction du greffon contre l'hôte.

Atteinte / Stade	Cutanée	Digestive	Hépatique
1	< 25 % de la surface corporelle	Selles : 500-1 000 cc/j	Bilirubine 34-50 µmol/l
2	25-50 % de la surface corporelle	Selles : 1 000-1 500 cc/j	Bilirubine 51-102 µmol/l
3	Érythrodermie généralisée	Selles : > 1 500 cc/j	Bilirubine 103-255 µmol/l
4	Décollement/ desquamation	Douleur abdominale importante/iléus	Bilirubine > 255 µmol/l

Tableau S04-P05-C02-II Grades de sévérité des formes aiguës de la réaction du greffon contre l'hôte.

Grade	Organe et stade
I	Stades cutanés 1 à 2, sans atteinte digestive, ni hépatique
II	Stades cutanés 1 à 3 avec stade digestif ou hépatique 1 Altération modérée de l'état général
III	Stades cutanés 2 à 3 avec stade digestif ou hépatique 2 ou 3 Altération marquée de l'état général
IV	Stades cutanés 2 à 4 avec stades digestifs ou hépatiques 2 à 4 Altération extrême de l'état général

de Nikolsky) est plus rare, mais très grave. Le diagnostic de GVH aiguë cutanée est clinique, et la distinction avec une toxidermie et une virose est parfois difficile, d'autant que la biopsie cutanée dans le premier mois post-greffe n'est pas spécifique.

L'atteinte gastro-intestinale se manifeste au minimum par des nausées et des vomissements, puis éventuellement par des diarrhées, souvent verdâtres et aqueuses. Dans les atteintes sévères, les diarrhées sont glaireuses et sanglantes, et peuvent évoluer vers un iléus paralytique. Contrairement à la GVH aiguë cutanée, la documentation histologique duodénale ou rectocolique per-endoscopique est utile, avec la mise en évidence de corps apoptotiques, d'ulcérations muqueuses et d'une diminution des cryptes intestinales. L'histologie permet surtout de faire le diagnostic avec les entérocolites infectieuses virales (à cytomégalovirus ou adénovirus) ou parasitaires.

L'atteinte hépatique se manifeste surtout par une cholestase souvent ictérique. Une cytolyse peut y être associée, mais elle reste modérée. Elle se traduit histologiquement par une ductopénie biliaire, associée à une nécrose des hépatocytes et à une infiltration lymphocytaire portale. La documentation histologique est rarement nécessaire car une GVH hépatique isolée ne nécessite en général pas de traitement, du fait de sa faible influence pronostique. Elle est en revanche parfois effectuée pour écarter d'autres causes d'hépatopathie (médicamenteuse, toxique…).

Traitement

La prophylaxie de la GVH aiguë varie selon le type de conditionnement et les habitudes des équipes. Les attitudes citées ici sont celles généralement utilisées. Pour les conditionnements myélo-ablatifs, le traitement prophylactique associe ciclosporine (initialement prescrite par voie veineuse continue à la dose de 3 mg/kg/j, avec adaptation selon les taux plasmatiques), associée au méthotrexate à 15 mg/m² à J1 puis 10 mg/m² à J3 et J6 ± J11 selon les centres.

Les conditionnements d'intensité réduite comportent le plus souvent du sérum antilymphocytaire (SAL) de lapin, de la ciclosporine et du mycophénolate mofétil (MMF) pour certaines équipes. En cas de greffon issu du sang et de *mismatch* mineur de groupe sanguin (présence chez le donneur d'anticorps dirigés contre les hématies du receveur), du méthotrexate est ajouté (ou substitué au mycophénolate mofétil), avec un protocole d'administration identique à celui utilisé après conditionnement myélo-ablatif. En cas de *mismatch* HLA, on ajoute dans le conditionnement 2 jours de sérum antilymphocytaire si celui-ci n'était pas déjà prévu dans le protocole. Si certaines prophylaxies, comme la T déplétion ex vivo du greffon, sont très efficaces, elles peuvent exposer le patient à un risque élevé de non-prise ou de rejet du greffon et de rechute (en cas de greffe pour hémopathie maligne). Cependant, le risque persistant de GVH aiguë, parfois explosive, incite à poursuivre des études prospectives visant à mieux contrôler cette complication encore fréquemment létale.

Les GVH aiguë de grade I (donc de stade cutané 1 ou 2) peuvent être traitées par topiques seuls (dermocorticoïdes) en particulier lorsqu'un effet GVT est souhaité. À partir du grade II, un traitement immunosuppresseur systémique doit être introduit. En première ligne, on a recours à la méthylprednisone par voie intraveineuse à 2 mg/kg/j. En cas de GVH aiguë digestive, un repos digestif strict et du budésonide par voie orale sont associés. La corticosensibilité est définie par une absence de progression des symptômes à J3, une régression des symptômes à J7 et une disparition des symptômes à J14.

Selon la rapidité de la réponse, la décroissance progressive de la corticothérapie débute entre J7 et J14, classiquement par paliers de 10 à 20 % par semaine. Notons que la prescription d'une corticothérapie à forte dose nécessite, du fait de l'immunodépression majeure, une prophylaxie antipneumocystose et antitoxoplasmose si le patient est à risque de réactivation (sérologie toxoplasmose prégreffe positive).

En cas de corticorésistance, il n'existe pas de consensus concernant la deuxième ligne de traitement. Les cliniciens ont le choix entre le sérum antilymphocytaire, le sirolimus, l'anti-TNF (*tumor necrosis factor*), l'anti-CD25, la photochimiothérapie extracorporelle… Les choix se font en fonction de l'organe atteint, des habitudes des prescripteurs et des co-morbidités du patient. La GVH aiguë corticorésistante a un pronostic très défavorable avec une mortalité élevée.

GVH chronique

La physiopathologie de la GVH chronique est complexe. Ses mécanismes se rapprochent de ceux des maladies systémiques auto-immunes, avec une réponse immune orientée de type T_H2. La GVH chronique est souvent précédée d'une GVH aiguë, mais elle peut survenir de novo. Il s'agit de la principale cause de morbidité et mortalité non liée à la rechute post-allogreffe, du fait de l'immunosuppression liée à la GVH chronique elle-même ou à ses traitements.

Diagnostic

De nombreux organes peuvent être atteints en particulier la peau, la bouche, les yeux, le tractus génital chez la femme, les poumons, les ongles, le foie, les muscles, les articulations et les fascias.

L'atteinte cutanée est la plus fréquente. Elle se manifeste par une poïkilodermie, avec lésions atrophiques et pigmentaires (hypo- et/ou hyperpigmentation), et un aspect de lichen plan pouvant prendre un aspect scléreux avec des lésions papuleuses parfois squameuses. Le lichen plan peut évoluer vers un véritable aspect sclérodermiforme. Les biopsies cutanées sont le plus souvent informatives. Elles montrent, à un stade initial, une hypertrophie épidermique associée à une hyperkératose et des lésions lichénoïdes le long de la membrane basale. À un stade plus avancé, les lésions associent une fibrose et une atrophie de l'épiderme. L'atteinte des muqueuses est dominée par un syndrome sec oculaire, endobucal et génital. La bouche est sèche avec un lichen jugal voire gingival, palatin et lingual plus ou moins érosif. L'examen de l'œil peut mettre en évidence un syndrome sec oculaire avec une kératoconjonctivite aseptique voire une blépharite.

L'atteinte hépatique est également fréquente, et évoque, biologiquement et histologiquement, une cirrhose biliaire primitive. Elle se traduit par une cholestase ictérique, associée à une cytolyse modérée, prédominant sur les ALAT (alanine aminotransférase). Histologiquement, il existe une ductopénie biliaire, avec des infiltrats inflammatoires péribiliaires. L'évolution est en règle spontanément favorable avec le temps.

En revanche l'atteinte pulmonaire est souvent sévère et peut engager le pronostic vital du fait de l'évolution possible vers l'insuffisance respiratoire chronique ou de la lourdeur des traitements immunosuppresseurs rendus nécessaires par son caractère souvent résistant. Elle se manifeste au début par une bronchiolite oblitérante. Un diagnostic précoce peut être fait par la pratique répétée des explorations fonctionnelles respiratoires.

Une malabsorption avec ou sans diarrhée, une dénutrition et un amaigrissement peuvent témoigner d'une atteinte digestive. La malabsorption entre volontiers dans le cadre d'une insuffisance pancréatique exocrine que l'on peut traiter efficacement par des extraits pancréatiques. Des atteintes muqueuses œsophagiennes sténosantes ne sont pas rares.

Tableau S04-P05-C02-III Cotation des manifestations de la réaction chronique du greffon contre l'hôte (GVH).

Nombre de sites atteints	GVH chronique limitée	GVH chronique modérée	GVH chronique sévère
1 site	Score 1	Score 2	Score 3
2 sites	Score 1	Score 2	Score 3
3 sites ou plus		Score 1 ou 2	Score 3
Atteinte pulmonaire		Score 1	Score 2 ou 3

Se révélant par des raideurs articulaires et souvent associées à une GVH chronique sclérodermiforme les atteintes musculotendineuses et les fasciites sont rares mais sévères. L'hématopoïèse peut être aussi affectée, les cytopénies étant la conséquence soit de lésions du stroma, soit de manifestations auto-immunes.

Traitement

Différents scores peuvent être utilisés pour déterminer la sévérité de la GVH chronique. Le plus utilisé est celui du NIH (National Institute of Health). Il propose trois grades : léger, modéré, sévère. Chaque organe (peau, bouche-œil, poumon, tube digestif, foie, tractus génital chez la femme, tendons et fascia) est coté entre 1 et 3 selon la sévérité de l'atteinte, puis, selon le nombre de sites atteints et la sévérité, le grade est défini (Tableau S04-P05-C02-III). L'altération de l'état général, mesurée par les échelles de l'ECOG (Eastern Cooperative Oncology Group) ou par l'index de Karnofsky entrent également dans la décision thérapeutique.

La GVH chronique limitée est contrôlée uniquement avec des traitements locaux tenant compte de la gêne fonctionnelle du patient. Dans les formes modérées et sévères, un traitement immunosuppresseur systémique parfois prolongé est nécessaire. La première ligne de traitement associe en règle la prednisone (1 mg/kg/j) et la ciclosporine (2 à 4 mg/kg/j, à adapter aux concentrations résiduelles). Après amélioration, généralement après 2 semaines, une décroissance très progressive des corticoïdes est initiée afin de parvenir, en association avec la ciclosporine quotidienne, à une prise de corticoïdes uniquement 1 jour sur 2 après environ 2 mois de corticothérapie. La décroissance par la suite doit être prudente, et le sevrage de la corticothérapie n'est effectif qu'après 1 an de la reprise du traitement immunosuppresseur. La corticorésistance est définie par la progression après 2 semaines de prednisone à 1 mg/kg/j, par la stabilité après 4 à 8 semaines de prednisone à des doses supérieures à 0,5 mg/kg/j, ou par l'impossibilité à baisser les doses au-dessous de 0,5 mg/kg/j. Aucun consensus n'existe alors sur les nombreuses secondes lignes proposées.

Complications infectieuses

Précoces, elles sont surtout bactériennes et fongiques, rançon de la neutropénie généralement majeure engendrée par le conditionnement. Plus tardives, elles résultent surtout de l'immunodépression et sont surtout virales et à protozoaires.

Infections précoces (période d'aplasie)

Durant la période d'aplasie post-greffe les complications infectieuses sont dominées par les infections bactériennes et fongiques, favorisées par l'altération des barrières cutanées et muqueuses liées au conditionnement, la présence de cathéters centraux et la neutropénie profonde et prolongée. Durant l'aplasie, les infections sont souvent paucisymptomatiques et peuvent se résumer à une hyperthermie. Les infections très précoces sont souvent d'origine bactérienne, tandis que les infections fongiques surviennent habituellement plus tardivement au cours de l'aplasie.

Infections bactériennes [7]

Seuls 30 % des sepsis sont documentés microbiologiquement. Les principaux réservoirs des infections bactériennes sont la flore endogène du tube digestif, responsable de sepsis à bacilles à Gram négatif par translocation digestive, et la colonisation cutanéomuqueuse, responsable de sepsis à cocci à Gram positif, par altération de la barrière liée aux dispositifs intraveineux invasifs et aux traitements de chimio- ou radiothérapie. Compte tenu de la gravité des infections bactériennes en période d'aplasie profonde et prolongée, tout épisode fébrile doit être immédiatement pris en charge par l'instauration d'une antibiothérapie probabiliste par une β-lactamine à large spectre après avoir réalisé des prélèvements bactériologiques d'éventuels foyers infectieux et systématiquement des hémocultures sur le cathéter veineux central et en périphérie. L'antibiothérapie initiale doit tenir compte des antécédents microbiologiques du patient, de ses colonisations bactériennes et des points d'appel clinique. Un glycopeptide sera ajouté en cas de suspicion de sepsis à cocci à Gram positif (mucite, cathéter inflammatoire) ou de sepsis sévère. De même, en cas de suspicion de bactérie multirésistante, de pyocyanique, ou en cas de sepsis sévère, un aminoside sera ajouté. Si la fièvre persiste 72 heures après l'instauration du traitement, ou en cas d'anomalie auscultatoire ou radiographique, la recherche d'un foyer infectieux profond justifie une tomodensitométrie. Néanmoins, en l'absence de signe de mauvaise tolérance, de point d'appel clinique ou surtout de documentation microbiologique, il n'y a pas lieu de modifier l'antibiothérapie antibactérienne.

Infections fongiques [11]

Une neutropénie profonde (< 200/μl) et prolongée (> 10 jours) expose à un très fort risque d'infections fongiques. Les infections à *Candida* sont les plus fréquentes et sont souvent prévenues au cours de l'aplasie par la prescription systématique de fluconazole en prophylaxie primaire. Elles sont favorisées par l'altération de la barrière intestinale, responsable de translocation digestive, ou par la présence de cathéters centraux. Les infections à champignons filamenteux, et en particulier les aspergilloses invasives, sont secondaires à l'inhalation de spores présentes dans l'environnement. Elles gardent un pronostic sévère. La meilleure prévention reste l'isolement des malades en aplasie dans des chambres à haut renouvellement d'air filtré. Les localisations pulmonaires et sinusiennes sont les plus fréquentes mais d'autres localisations, en particulier cérébrales, peuvent être observées. Suspectée devant une pneumopathie fébrile et volontiers douloureuse (« pseudo-infarctus pulmonaire »), l'aspergillose pulmonaire invasive doit être fortement évoquée voire affirmée par une imagerie parfois très caractéristique et par la positivité de l'antigénémie aspergillaire. Les prélèvements endobronchiques sont souhaitables s'ils sont compatibles avec l'état clinique et respiratoire du patient. Le voriconazole, la caspofongine et l'amphotéricine B liposomiale sont les traitements de référence. Un traitement empirique antifongique peut être instauré, même en l'absence de certitude diagnostique, en cas de fièvre persistante après 5 à 7 jours d'une antibiothérapie à large spectre.

Infections au cours des mois suivant la sortie d'aplasie [1]

Après la sortie d'aplasie, l'immunité innée antibactérienne, assurée par les polynucléaires neutrophiles et les monocytes-macrophages, est restaurée. Les principales complications infectieuses sont dominées, là encore, par les infections fongiques, mais également par les réactivations virales et les infections parasitaires.

En cas d'antécédents d'aspergillose, et en cas de corticothérapie prolongée, un traitement prophylactique, par exemple, par posaconazole doit être institué.

Les patients recevant une corticothérapie devront de plus recevoir une prophylaxie anti-*Pneumocystis* et antitoxoplasme, notamment dans ce dernier cas s'il existe un risque de réactivation (présence prégreffe d'anticorps chez le receveur). L'association triméthoprime-sulfaméthoxazone ou l'atovaquone sont également efficaces.

Les réactivations virales concernent principalement les virus des groupes herpès (cytomégalovirus, virus d'Epstein-Barr, herpèsvirus humain 6, virus varicelle-zona) et adénovirus. La surveillance étroite de la virémie du cytomégalovirus par PCR (*polymerase chain reaction*) permet de détecter les réactivations précocement et d'instaurer un traitement préemptif avant le développement de la maladie. La maladie à cytomégalovirus est responsable de pneumopathies, souvent fatales, de rash cutané, de colite, de cystite hémorragique ou de pancytopénie. Les atteintes rétiniennes sont ici extrêmement rares. En première intention le traitement repose sur le ganciclovir, ou sa forme orale, le valganciclovir, à poursuivre à pleine dose 15 jours au minimum, et jusqu'à négativation de la PCR. En cas d'échec ou d'intolérance (en particulier hématologique), le foscarnet est indiqué. Le virus d'Epstein-Barr est associé aux lymphomes post-transplantation, favorisés par l'immunodépression T et la discordance entre sérologie donneur/receveur. Là encore, la surveillance de la virémie du virus d'Epstein-Barr par PCR permet de détecter les réactivations de ce virus et d'instaurer un traitement préemptif par un anti-CD20. La baisse de l'immunosuppression doit également être favorisée si possible. L'infection à l'herpèsvirus humain 6 peut être responsable de rash cutané, de pancytopénie avec retard de sortie d'aplasie et d'encéphalopathie ; le foscarnet et le ganciclovir sont efficaces. Enfin, la réactivation adénovirus, responsable de colite, hépatite, pneumopathie, cystite hématurique ou de rash cutané sera traitée par du cidofovir.

Des études sur l'efficacité de l'injection de cellules T antivirus d'Epstein-Barr, anticytomégalovirus ou anti-adénovirus, issues du donneur ou de banques de cellules, sont actuellement en cours.

Infections plus tardives

Les infections bactériennes tardives sont principalement liées à des germes encapsulés, et favorisées par la GVH chronique, l'hypogammaglobulinémie et l'asplénie fonctionnelle secondaire à l'irradiation corporelle totale et à la GVH chronique (*voir* Chapitre S04-P02-C12). La prescription systématique et prolongée d'une pénicilline ou d'un macrolide, et la substitution en γ-globulines en cas d'hypogammaglobulinémie symptomatique font partie des mesures préventives de ces infections. En cas de GVH chronique nécessitant une corticothérapie ou une immunosuppression T au long cours, les infections fongiques, parasitaires et les réactivations virales devront être systématiquement prévenues par des prophylaxies adaptées.

À titre systématique, il convient de vacciner/revacciner tous les patients après l'allogreffe. Les recommandations concernent la vaccination antipneumococcique (à partir du quatrième mois post-greffe : une injection mensuelle de vaccin polyosidique conjugué Prevenar® pendant 3 mois, puis rappel par le vaccin polysaccharidique Pneumo23®), ainsi que les vaccinations anti-*Hæmophilus*, diphtérie-tétanospolio, coqueluche et hépatite B, qui seront débutés à 6 mois post-greffe. Enfin, la vaccination antigrippale annuelle devra être systématiquement proposée, à partir du deuxième mois post-greffe.

Autres complications de l'allogreffe

Maladie veino-occlusive [3]

La maladie veino-occlusive hépatique est liée à une obstruction des veines centrolobulaires. Survenant dans les 3 premières semaines post-greffe, elle est secondaire à une toxicité du conditionnement. La radiothérapie, le busulfan, mais aussi d'autres médicaments comme le cyclophosphamide ou les nitrosourées en sont responsables. L'incidence et la gravité de la maladie veino-occlusive sont fonction des doses utilisées et l'incidence en est particulièrement élevée après conditionnement myélo-ablatif. Les lésions des veines centrolobulaires sont primitivement non thrombotiques mais, dans un second temps, des microthromboses aggravent la diminution du flux veineux et sont responsables d'une hypertension portale.

Le diagnostic de maladie veino-occlusive est évoqué devant une triade clinique : hépatomégalie douloureuse, prise de poids et ictère. L'hyperbilirubinémie s'accompagne rapidement d'une thrombopénie réfractaire aux transfusions plaquettaires et, de façon décalée, d'une élévation des phosphatases alcalines et des transaminases. Une échographie avec Doppler permet de mettre en évidence une ascite, parfois déjà évidente cliniquement, une diminution du flux hépatique et, à un stade avancé, une inversion du flux portal. Il est parfois nécessaire de réaliser une ponction-biopsie hépatique par voie transjugulaire. Celle-ci met alors en évidence, au cathétérisme, une élévation du gradient de pression hépatique et, sur l'histologie, une fibrose centrolobulaire

Si la plupart des maladies veino-occlusives se résolvent spontanément après un traitement symptomatique comportant un diurétique et, si besoin des ponctions d'ascite, la survenue d'un syndrome hépatorénal ou d'une insuffisance hépatocellulaire avec encéphalopathie sont des facteurs qui laissent augurer d'un sombre pronostic. Dans ces cas, la pose d'un shunt intrahépatique par voie transjugulaire pourrait être indiquée. D'autres traitements, comme le défibrotide, peuvent être également utilisés.

Le meilleur traitement de la maladie veino-occlusive est préventif : réduction des doses d'irradiation hépatique et des doses de busulfan chez les patients à risque particulièrement élevé de maladie veino-occlusive du fait d'une hépatopathie et d'une augmentation des transaminases avant la greffe.

Cystite hémorragique [14]

La survenue d'une cystite hémorragique, source de manifestations parfois très prolongées, n'est pas exceptionnelle après allogreffe. Sa survenue précoce rend vraisemblable la responsabilité du cyclophosphamide utilisé à forte dose pendant le conditionnement. Plus que le mesna, la meilleure prévention est l'hyperhydratation, pendant la perfusion du cyclophosphamide (Uromitexan®) et dans les deux jours suivant celle-ci, afin d'assurer une diurèse abondante, diluant les catabolites toxiques pour la muqueuse vésicale. Il faut néanmoins prendre garde à un risque de surcharge volémique en raison de l'effet ADH-*like* (*antidiuretic hormone*) du cyclophosphamide aux doses utilisées.

La survenue retardée, de plusieurs semaines ou mois, de la cystite hémorragique incite à incriminer la responsabilité d'un virus : virus BK, adénovirus ou cytomégalovirus. Au traitement symptomatique, comportant diurèse abondante voire irrigation vésicale par sonde à double voie, doit alors s'associer un traitement antiviral : cidofovir, ribavirine ou ganciclovir selon le virus responsable.

Troubles neurologiques

Les inhibiteurs de la calcineurine (ciclosporine et tacrolimus) sont usuellement responsables de tremblements, voire de céphalées. La survenue de crises convulsives et surtout d'une cécité corticale évoquent un PRES (*posterior reversible encephalopathy syndrome*). Le diagnostic évoqué cliniquement est confirmé par l'IRM mettant en évidence des hypersignaux multifocaux prédominant dans les lobes occipitaux. Ce diagnostic impose l'arrêt immédiat du traitement pouvant permettre une récupération *ad integrum*. La rapamycine, responsable de quelques cas de PRES ne doit alors pas être utilisée comme traitement substitutif.

Durant la phase d'aplasie et sous corticothérapie, des méningites et abcès cérébraux, bactériens ou fongiques, peuvent être observés. Les abcès aspergillaires ne sont pas exceptionnels et seront évoqués sur l'imagerie et sur l'antigénémie aspergillaire. Un traitement préventif pendant plusieurs mois par Bactrim® et le contrôle régulier de la PCR de tous les patients séropositifs pour la toxoplasmose permettent d'éviter la survenue d'une toxoplasmose cérébrale.

Les encéphalites virales peuvent s'observer dans l'année suivant la greffe. La responsabilité du virus de l'herpès simplex est exceptionnelle, et celle du cytomégalovirus très rare. En revanche, il convient de savoir incriminer l'herpès virus humain 6 devant un syndrome confusionnel et une amnésie antérograde. L'imagerie et la réactivation de la PCR confirment le diagnostic. Le traitement par ganciclovir et foscarnet est, en règle générale, efficace et permet la guérison sans séquelle.

Plus à distance de la greffe, des leuco-encéphalites démyélinisantes liées aux traitements peuvent s'observer : la succession d'une irradiation du système nerveux central, de chimiothérapies intrathécales, puis d'une irradiation corporelle totale, favorisent de telles complications, de pronostic en règle fatal. Ces encéphalopathies toxiques doivent être différenciées des leuco-encéphalites multifocales progressives (LEMP) liées au virus JC, rarement observées après greffe de cellules souches hématopoïétiques.

Complications pulmonaires

Les pneumopathies bactériennes à germes encapsulés (pneumocoque, *Hæmophilus*) sont favorisées par la corticothérapie prolongée, l'asplénie fonctionnelle (en particulier post-irradiation corporelle totale) et l'hypogammaglobulinémie. Elles sont en partie prévenues par la prescription systématique et prolongée d'une antibioprophylaxie dirigée contre les germes encapsulés, la substitution en γ-globuline en cas d'hypogammaglobulinémie profonde et symptomatique, et la vaccination des patients à partir du quatrième mois post-greffe. Les pneumopathies interstitielles virales sont dominées par les pneumopathies à cytomégalovirus. D'un pronostic redoutable avant le développement des antiviraux, elles sont actuellement rares depuis le suivi systématique de la charge virale circulante du cytomégalovirus par PCR. L'aspergillose pulmonaire invasive est suspectée devant une pneumopathie fébrile, souvent douloureuse et résistante aux antibiotiques. La tomodensitométrie thoracique met en évidence un ou plusieurs nodules parenchymateux entourés de verre dépoli.

La bronchiolite oblitérante est la principale manifestation de la GVH chronique pulmonaire. Elle touche les petites bronches et est responsable d'un syndrome obstructif. À un stade plus avancé se développent une fibrose péribronchiolaire, et un syndrome restrictif. La GVH pulmonaire est souvent sévère et peu sensible aux traitements immunosuppresseurs.

La pneumopathie cryptogénique organisée (anciennement bronchiololite oblitérante avec organisation pneumonique [BOOP]) touche les bronches, les canaux alvéolaires et les alvéoles. Elle se manifeste cliniquement par un syndrome restrictif aux explorations fonctionnelles respiratoires, et par des zones de condensation alvéolaires disséminées, des zones en verre dépoli et des nodules sur la tomodensitométrie. Elle peut être post-infectieuse, ou être associée à une GVH chronique pulmonaire.

Complications tardives de l'allogreffe

L'irradiation du cristallin, lors des irradiations corporelles totales à dose élevée, et la corticothérapie parfois utilisée de façon prolongée, sont facteurs de cataractes, souvent observées plusieurs années après la greffe. Les insuffisances thyroïdiennes plus ou moins compensées sont fréquemment détectées par la surveillance de la TSH (*thyroid-stimulating hormone*) chez les patients ayant subi une irradiation corporelle totale.

Les séquelles sur les fonctions gonadiques diffèrent selon le sexe. Chez l'homme, les conditionnements engendrent rarement un déficit de production de testostérone. En revanche, la stérilité post-greffe est fréquente, voire constante, en cas de conditionnement myélo-ablatif. Cela justifie, chez les jeunes gens pubères et les hommes en âge de paternité, une congélation de sperme systématique avant la greffe (si cela n'a pas été réalisé avant le début de la chimiothérapie dans les hémopathies malignes). Pour les jeunes prépubères, une congélation de tissu testiculaire doit être systématiquement proposée.

Chez la femme, le conditionnement myélo-ablatif induit en règle générale une ménopause dont sont responsables l'irradiation des ovaires et les fortes doses d'agents alkylants. Si cela n'est pas constant chez les femmes les plus jeunes et en cas de conditionnement réduit, il est cependant nécessaire, avant le conditionnement, de congeler avant l'allogreffe des fragments ovariens chez les femmes fertiles. Il peut être nécessaire de déclencher la puberté chez les filles prépubères et de prescrire, chez les adultes, un traitement hormonal substitutif de ces ménopauses induites.

L'irradiation corporelle totale peut être responsable, chez l'enfant, d'un défaut de croissance soit lié à un déficit de sécrétion en hormones de croissance, qu'il conviendra alors de rechercher et de traiter, soit lié à l'irradiation des cartilages de conjugaison.

Néoplasies secondaires [8, 12]

À côté des rechutes possibles de l'hémopathie maligne, des néoplasies secondaires ne sont pas exceptionnelles. Il peut s'agir de syndromes lymphoprolifératifs. Survenant le plus souvent dans les mois suivant l'allogreffe chez des malades immunodéprimés par la GVH ou le traitement de celle-ci, ils sont le plus souvent secondaires à une réactivation du virus d'Epstein-Barr. Une surveillance de la PCR chez tous les patients à risque permet de détecter cette réactivation et autorise un traitement avant que la prolifération monoclonale ne soit patente. En l'absence d'efficacité d'un traitement par un anticorps anti-CD20 réalisé en première intention, une diminution de l'immunosuppression si cela est possible, voire l'injection de lymphocytes T cytotoxiques antivirus d'Epstein-Barr peuvent être nécessaires. À un stade plus avancé, une chimiothérapie traditionnelle peut être efficace.

De longues années après de la greffe, en particulier chez les patients ayant été conditionnés par une irradiation corporelle totale et souffrant d'une GVH chronique, d'autres tumeurs peuvent être observées avec une fréquence accrue : lymphome non hodgkinien non lié au virus d'Epstein-Barr ou tumeur solide, en particulier de la cavité buccale et des glandes salivaires, de l'œsophage, de la thyroïde, du sein, du col de l'utérus, du système nerveux central, des tissus conjonctifs et de la peau. Les mélanomes sont particulièrement fréquents, et cela justifie de limiter, voire de proscrire l'exposition solaire chez les patients allogreffés.

Conclusion

La greffe est le traitement de choix des aplasies médullaires sévères et de certaines maladies constitutionnelles, en particulier des hémoglobinopathies et de certains déficits immunitaires. Pour ce qui concerne les hémopathies malignes, les indications thérapeutiques doivent être pesées très régulièrement en tenant compte des progrès respectifs de l'allogreffe et des traitements traditionnels par chimiothérapie. Même en l'absence de GVH chronique et de traitement immunosuppresseur, les patients allogreffés doivent être informés des divers dangers et problèmes les concernant : vaccinations utilisant des germes atténués, risque retardé d'infections à virus varicelle-zona, nécessité d'irradiation des produits sanguins en cas d'intervention chirurgicale par exemple. Ils doivent être suivis de loin en loin et rester en contact avec l'équipe ayant réalisé l'allogreffe.

Bibliographie

1. Boeckh M, Ljungman P. How we treat cytomegalovirus in hematopoietic stem cell transplant recipients. Blood, 2009, *113* : 5711-5719.
2. Bredeson C, LeRademacher J, Kato K et al. Prospective cohort study comparing intravenous busulfan to total body irradiation in hematopoietic cell transplantation. Blood, 2013, *122* : 3871-3878.
3. Deleve LD, Shulman HM, McDonald GB. Toxic injury to hepatic sinusoid : sinusoidal obstruction syndrome (venoocclusive disease). Semin Liver Dis, 2002, *22* : 27-42.
4. Ferrara J, Levine J, Reddy P, Holler E. Graft-versus-host disease. Lancet, 2009, *373* : 1550-1561.

5. FLOWERS M, INAMOTO Y, CARPENTER P et al. Comparative analysis of risk factors for acute graft-versus-host disease and for chronic graft-versus-host disease according to National Institutes of Health consensus criteria. Blood, 2011, *117* : 3214-3219.
6. FILIPOVICH AH, WEISDORF D, PAVLETIC S et al. National Institutes of Health consensus development project on criteria for clinical trials in chronic graft-versus-host disease : I. Diagnosis and staging working group report. Biol Blood Marrow Transplant, 2005, *11* : 945-956.
7. FREIFELD A, BOW E, SEPKOWITZ K et al. Clinical practice guideline for the use of antimicrobial agents in neutropenic patients with cancer : 2010 update by the Infectious Diseases Society of America. Clin Infect Dis, 2011, *52* : 427-431.
8. GALLAGHER G. Second solid cancers after allogeneic hematopoietic stem cell transplantation. Cancer, 2007, *109* : 84-92.
9. GYUKOCZA B, STORB R, STORER BE et al. Nonmyeloablative allogeneic hematopoietic cell transplantation in patients with acute myeloid leukemia. J Clin Oncol, 2010, *28* : 2859-2867.
10. LUZNIK L, O'DONNELL PV, SYMONS HJ et al. HLA-haploidentical bone marrow transplantation for hematologic malignancies using nonmyeloablative conditioning and high-dose, posttransplantation cyclophosphamide. Biol Blood Marrow Transplant, 2008, *14* : 641-650.
11. MAERTENS J, MARCHETTI O, HERBRECHT R et al. European guidelines for antifungal management in leukemia and hematopoietic stem cell transplant recipients : summary of the ECIL 3 : 2009 update. Bone Marrow Transplant, 2011, *46* : 709-718.
12. RASCHE L, KAPP M, EINSELE H, MIELKE S. EBV-induced post-transplant lymphoproliferative disorders : a persisting challenge in allogeneic hematopoietic SCT. Bone Marrow Transplant, 2014, *49* : 163-167.
13. RUUTU T, GRATWOHL A, DE WITTE A et al. Prophylaxis and treatment of GVHD : EBMT-ELN working group recommandations for a standardized practice. Bone Marrow Transplant, 2014, *49* : 168-173. Erratum*in* : Bone Marrow Transplant, 2014, *49* : 319.
14. TSUBOI K, KISHI K, OHMACHI K et al. Multivriate analysis of risk factors for hemorrhagic cystitis after hematopoietic stem cell transplantation. Bone Marrow Transplant, 2003, *32* : 903-907.
15. YAKOUB-AGHA I, MESNIL F, KUENTZ M et al. Allogeneic marrow stem-cell transplantation from HLA identical siblings versus HLA allelic-matched unrelated donors (10/10) in patients with standard-risk hematologic malignancy : a prospective study of the SFGM-TC. J Clin Oncol, 2006, *24* : 5685-5702.

Toute référence à cet article doit porter la mention : Souchet L, Vernant JP. Allogreffes de cellules souches hématopoïétiques : réalisation et complications. *In* : L Guillevin, L Mouthon, H Lévesque. Traité de médecine, 5ᵉ éd. Paris, TdM Éditions, 2018-S04-P05-C02 : 1-9.

S05

Cardiologie

OLIVIER DUBOURG

PARTIE S05-P01

Sémiologie cardiovasculaire et explorations

Chapitre S05-P01-C01
Sémiologie cardiovasculaire

Jean-Pierre Bourdarias

Signes fonctionnels cardiaques

Interrogatoire

C'est un temps de l'examen trop souvent négligé et pourtant fondamental. Il exige une grande attention et beaucoup de patience : il faut savoir reposer la même question sous une forme différente pour s'assurer qu'elle a été bien comprise et donc qu'elle a reçu la réponse adéquate. Chez un patient malentendant, l'interrogatoire est facilité en plaçant les embouts auriculaires du stéthoscope dans les oreilles et en parlant devant la membrane. D'une façon générale, le patient atteint de maladie grave fournit dès le début de l'entretien des renseignements pertinents tandis que celui qui n'a pas de maladie organique se plaint de symptômes multiples et discordants. On doit faire préciser :

– l'âge (notion importante en cardiologie) ;
– la profession (pour évaluer la tolérance à l'effort) ;
– les antécédents familiaux sans omettre l'âge et la cause de la mort des parents et collatéraux ;
– les antécédents personnels (rhumatisme articulaire aigu, angines, traumatismes du thorax, accidents thrombo-emboliques) ;
– l'existence d'une maladie métabolique (diabète, hypothyroïdie ou hyperthyroïdie), d'une HTA, d'une hypercholestérolémie ;
– les habitudes et le mode de vie (régime alimentaire, consommation d'alcool, sédentarité ou activité sportive régulière) ;
– les thérapeutiques en cours (demander les ordonnances) ;
– l'existence de tensions familiales ou de soucis professionnels : il est préférable de reporter à la fin de l'examen cette partie délicate de l'interrogatoire afin de ne l'aborder que lorsque le patient est bien mis en confiance ;
– le symptôme dominant que l'on définira par ses sept caractères (Encadré S05-P01-C01-1).

À la fin de l'interrogatoire, on doit déjà avoir une idée assez précise de la maladie en cause. C'est seulement après cette étape essentielle que peut commencer l'examen physique.

> **Encadré S05-P01-C01-1** Les sept caractères d'un symptôme.
>
> Lorsque l'on a identifié le symptôme dominant, il faut le définir par ses sept caractères (et cela est valable pour tous les symptômes, même non cardiaques) :
> 1. *Siège* : zone du corps où le symptôme est ressenti et sa zone d'irradiation.
> 2. *Qualité* : en général définie par des comparaisons (brûlure, crampes…).
> 3. *Quantité* : l'intensité du symptôme et sa fréquence.
> 4. *Horaire* : moment de survenue : diurne ou nocturne, pendant une activité physique ou au repos, après un repas, pendant le sommeil (le symptôme réveille ou non le patient), sous l'influence d'une émotion…
> 5. *Chronologie* : début d'apparition du symptôme et son évolution ultérieure (répétition, périodes d'accalmie…) jusqu'au moment de l'examen.
> 6. *Facteurs d'aggravation* ou *de soulagement* : préciser ce que le patient a fait pour obtenir un éventuel soulagement ; position adoptée, effets des mouvements, de la respiration, des médicaments éventuellement absorbés.
> 7. *Symptômes associés au symptôme principal* : le patient doit préciser les symptômes qui ont précédé, accompagné ou suivi le symptôme dominant. En effet, l'association de plusieurs symptômes est souvent suffisamment caractéristique pour porter le diagnostic.
> Prenons l'exemple de l'angine de poitrine d'effort : 1 : rétrosternale ; 2 : serrement ; 3 : simple gêne ou étau ; 4 : à la marche, surtout le matin ; 5 : depuis un mois, plusieurs fois par semaine ; 6 : douleur lors de la marche après le repas, rue en pente, vent ; atténuation avec le ralentissement ; disparition rapide à l'arrêt ou après une dragée de nitroglycérine ; 7 : soulagement par des éructations ; palpitations fréquemment associées.

Douleurs thoraciques

C'est un symptôme extrêmement fréquent et dont les causes sont très variées. Exception faite des viscères du petit bassin, à peu près tous les organes du tronc peuvent donner une douleur thoracique, ne serait-ce que par une irradiation [2]. Mais c'est le système cardiovasculaire qui est le plus souvent responsable et la maladie coronarienne généralement en cause.

Angine de poitrine d'effort

La douleur angineuse typique siège derrière le sternum, au milieu de la poitrine (le cœur est embryologiquement un viscère médian, avec une innervation bilatérale) dans plus de 75 % des cas. On a dit que la douleur angineuse pouvait irradier vers n'importe quel point du corps au-dessus du diaphragme. Bien que cela soit effectivement possible, elle a des localisations préférentielles : épaule gauche (ou les deux épaules), bras gauche le long du bord cubital de l'avant-bras (ou les deux bras) jusqu'aux deux derniers doigts de la main, région interscapulaire, maxillaire inférieur.

Cette douleur généralement médiane est presque toujours constrictive, donnant au patient l'impression de thorax serré, de barre ou de poids rétrosternal. Elle est parfois ressentie comme une brûlure. Son intensité est variable, allant de l'étau à la simple gêne, mais même dans ce cas, elle incite le patient à s'arrêter ou à ralentir le pas. À l'arrêt de l'effort, elle disparaît progressivement en quelques minutes. Sa durée est abrégée par la prise perlinguale de trinitrine. Quelques fois, sa disparition coïncide avec l'émission d'une ou deux éructations entraînant une sensation de soulagement, ce qui peut prêter à confusion avec un trouble digestif. Une douleur qui se prolonge plus de 10 minutes n'est probablement pas une douleur angineuse d'effort ; au-delà de 20 minutes, elle ne correspond sûrement pas à un angor d'effort, mais peut marquer le début d'un infarctus ou relever d'une autre cause.

Un certain nombre d'efforts physiques sont bien connus pour déclencher une crise d'angine de poitrine. Ce sont : la marche rapide sur un terrain en pente ou contre le vent, après un repas, la montée des escaliers. Sont considérés comme des équivalents d'un effort : la défécation, les rapports sexuels, la colère.

Le diagnostic d'angine de poitrine est rendu plus probable si le patient présente des facteurs de risque (antécédents familiaux, hypercholestérolémie, hypertension, tabagisme, diabète…). Dans les cas pouvant prêter à confusion, il peut être confirmé par un test d'effort (ECG ou scintigraphie au thallium) ou un enregistrement de l'ECG selon la méthode de Holter. L'ECG d'effort a le grand avantage d'évaluer le degré de sévérité en quantifiant la tolérance à l'effort.

Angine de poitrine de repos

La survenue de douleurs angineuses spontanées s'observe dans l'angine dite instable et dans l'angor de Prinzmetal ou peut marquer le début d'un infarctus du myocarde. Par opposition à l'angine de poitrine d'effort chronique stable, l'angine instable peut revêtir trois aspects :
– angor de survenue récente (datant de moins de 1 mois), apparaissant au repos ou pour des efforts légers (angor de novo) ;
– angor aggravé (angor crescendo) dont les douleurs sont provoquées par des efforts moindres, incomplètement calmées par la trinitrine, de durée plus longue ;
– insuffisance coronaire aiguë caractérisée par des douleurs prolongées (15 à 20 minutes), simulant le début d'un infarctus.

Le caractère réversible de l'ischémie est attesté par l'absence d'apparition d'une onde Q sur l'ECG et d'élévation du taux des enzymes sériques (CK-MB et surtout troponines I et T). Dans l'angor de Prinzmetal, la douleur angineuse survient au repos, alors que la tolérance à l'effort est généralement bien conservée. Son horaire est caractéristique : deuxième moitié de la nuit ou la matinée. À la douleur peuvent s'associer des palpitations, une lipothymie, voire une syncope. L'ECG per critique a une valeur diagnostique fondamentale : il montre un sus-décalage du segment ST d'au moins 5 mm, convexe vers le haut et englobant l'onde T et une augmentation de l'amplitude des ondes R dans les mêmes dérivations. Après la disparition de la douleur, l'ECG est normal ou reprend son aspect antérieur. L'obtention d'un tracé per-critique est grandement facilitée par l'enregistrement Holter. L'angor de Prinzmetal est dû à un spasme d'un tronc coronaire épicardique qui peut être reproduit par un test de provocation (test au Méthergin ou hyperventilation).

Infarctus du myocarde

Dans sa forme hyperalgique du sujet de la cinquantaine, elle est parfois précédée de signes, mais elle est le plus souvent brutale survenant en dehors de tout effort la nuit.

Cette douleur présente les mêmes caractères que la douleur de l'angine de poitrine commune, mais elle est remarquable par :
– son intensité continue ;
– sa durée en l'absence de traitement ;
– ses irradiations très étendues ;
– son caractère rebelle aux thérapeutiques habituelles : elle ne réagit pas à la nitroglycérine ; seule la morphine est capable de la diminuer. Elle s'accompagne d'une chute tensionnelle, d'une accélération du pouls, d'une dyspnée angoissante.

Le malade, en général, qui avait de l'angine de poitrine commune fait la différence entre ses douleurs habituelles et la douleur d'infarctus du myocarde en disant : « c'est la même chose mais en beaucoup plus fort ». La douleur de l'infarctus du myocarde peut être cependant moins intense, avoir un siège ectopique (épigastre) ou même être réduite à l'une de ses irradiations. Mais l'attention doit être attirée par le fait que le patient n'avait pas, jusqu'à présent, ressenti une telle douleur.

Dans environ 10 % des cas, l'infarctus du myocarde passe totalement inaperçu cliniquement et n'est découvert que sur un ECG fait de façon systématique pour une autre raison. C'est particulièrement le cas chez les diabétiques.

Physiopathologie de la douleur angineuse

La douleur angineuse témoigne d'une ischémie myocardique (privation d'oxygène par insuffisance de la perfusion), elle-même secondaire à un déséquilibre entre les besoins en O_2 du myocarde (consommation d'O_2) et les apports d'O_2 au myocarde qui dépendent essentiellement du débit coronaire (Figure S05-P01-C01-1).

Le déséquilibre entre besoins et apports peut apparaître à l'effort (angor d'effort) ou au repos (angor de repos). Dans le premier cas, l'augmentation du débit coronaire est limitée par la présence de sténoses artérielles coronaires significatives (réduction du diamètre de l'artère égale ou supérieure à 70 % du diamètre normal). Le territoire irrigué par l'artère sténosée devient ischémique et son métabolisme anaérobique. Le seuil ischémique est généralement défini comme le niveau d'effort où apparaît un sous-décalage du segment ST de 1 mm et la consommation d'O_2 correspondante peut être estimée par le produit [fréquence cardiaque × pression artérielle systolique]. Il est assez fixe pour un même patient.

Dans le second cas, le déséquilibre besoins-apports résulte d'une réduction primaire du débit coronaire, elle-même due à un spasme d'une artère coronaire (angor de Prinzmetal) ou à l'association de plusieurs facteurs

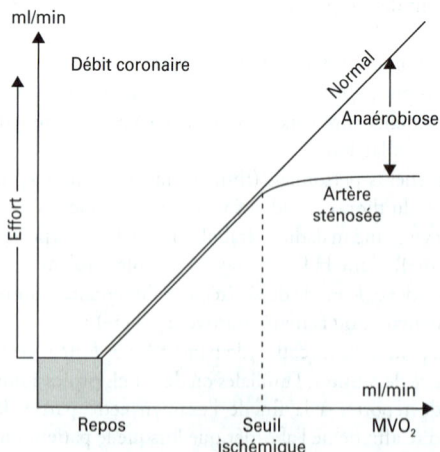

Figure S05-P01-C01-1 Relation entre débit coronaire et consommation d'O_2 du myocarde pendant l'effort. En cas de sténose artérielle coronaire, au-delà du seuil ischémique, le débit coronaire n'augmente plus proportionnellement aux besoins en O_2 : le métabolisme myocardique devient de type anaérobique. Le seuil ischémique est évalué en clinique par le produit [pression artérielle systolique × fréquence cardiaque].

(spasme, thrombus plaquettaire et/ou fibrinocruorique, vasomotricité coronaire) tendant à accentuer la sténose artérielle coronaire pré-existante (angor instable). L'ischémie myocardique débute et prédomine toujours au niveau des couches sous-endocardiques. Le sous-décalage de ST témoigne d'une ischémie limitée au sous-endocarde tandis qu'un sus-décalage de ST indique une ischémie transmurale. L'enregistrement ambulatoire de l'ECG a montré la très grande fréquence des accès ischémiques indolores, notamment dans toutes les formes d'angine instable (ischémie dite « silencieuse »). La sévérité de l'ischémie ne peut donc être estimée par le seul décompte du nombre des douleurs angineuses et nécessite la détermination du nombre total des accès ischémiques, douloureux ou non, par un enregistrement Holter. À l'exception des diabétiques chez qui les douleurs angineuses sont fréquemment absentes, on ne connaît pas la raison pour laquelle certains accès ischémiques sont ressentis de façon douloureuse et d'autres restent strictement indolores bien que leur degré de sévérité et leur étendue soient comparables.

Douleurs péricardiques

Seule la face inférieure du péricarde est sensible à la douleur. L'innervation de cette partie du péricarde dépend, comme celle du diaphragme, du nerf phrénique. La douleur de la péricardite siège généralement au milieu de la poitrine mais elle est parfois localisée ou très nettement prédominante le long du bord gauche du sternum à hauteur des 4e et 5e espaces intercostaux et à la pointe du cœur. Elle revêt un caractère de brûlure ou de torsion plutôt que celui de serrement ou de poids qui appartient à l'infarctus du myocarde. L'irritation de la plèvre diaphragmatique contiguë explique que la douleur péricardique irradie souvent à l'épaule et au bras gauches ou à la pointe de l'omoplate gauche et qu'elle augmente avec les mouvements respiratoires. L'augmentation de la douleur à l'inspiration ou en position assise ou penchée en avant est très caractéristique de la péricardite.

Dissection aortique

La douleur de la dissection aortique possède quelques caractéristiques qui permettent de la différencier des autres douleurs thoraciques. Elle débute brutalement et est d'emblée maxima, ce qui contraste avec le caractère progressivement croissant de la douleur de l'infarctus myocardique. Les patients la décrivent comme une « déchirure ». Sa migration descendante au fur et à mesure que la dissection progresse vers l'aval est très caractéristique.

Douleurs d'origine pulmonaire

Le poumon ne contient que de rares récepteurs à la douleur mais il y a des récepteurs au niveau des grosses artères pulmonaires et dans le fascia endothoracique qui tapisse le feuillet pariétal de la plèvre. Les douleurs pulmonaires sont donc soit de type somatique (plèvre) soit de type viscéral (artères).

La *douleur pleurale* est somatique donc latéralisée, assez limitée à une région de l'hémithorax. Elle peut apparaître progressivement et elle est alors symptomatique d'un épanchement liquidien. Mais elle peut s'installer brutalement et témoigne alors soit d'un pneumothorax, soit d'une embolie pulmonaire.

Dans le *pneumothorax*, la brèche faisant communiquer la cavité pleurale avec une grosse bronche siège au niveau de la plèvre viscérale qui est insensible à la douleur. La douleur du pneumothorax est néanmoins une douleur pleurale car elle est due à l'irritation de la plèvre pariétale par le petit mais constant saignement intrapleural. La douleur du pneumothorax est latéralisée à l'hémithorax atteint ; elle apparaît soudainement et dure rarement plus de 1 ou 2 heures. Elle irradie à l'épaule du même côté par le trajet du phrénique. Alors que le « point de côté » a disparu, il est fréquent que l'irradiation persiste, notamment lorsque l'hémothorax est plus abondant qu'il n'est habituel.

La douleur de l'*embolie pulmonaire* survient de façon brutale et peut revêtir deux types selon que l'embolie est proximale ou périphérique, ce qui correspond aux dimensions de l'embole qui est volumineux dans le premier cas et petit dans le second. L'obstruction d'une grosse artère par un embole volumineux entraîne une hypertension artérielle pulmonaire et une douleur de type viscéral par distension de l'artère pulmonaire et de ses grosses branches. La douleur est donc médiothoracique, profonde, et n'irradie ni à la mâchoire ni aux épaules. À l'opposé, l'obstruction d'une artère périphérique par un embole de petites dimensions provoque un infarctus pulmonaire dans le territoire correspondant et l'inflammation s'étend jusqu'à la plèvre pariétale située en regard. La douleur de l'embolie périphérique est donc une douleur somatique, pleurale : comparée à un « coup de poignard », elle est aggravée par les mouvements respiratoires et persiste plusieurs jours.

Précordialgies du prolapsus valvulaire mitral

Les patients qui en sont atteints se plaignent souvent de douleurs thoraciques à type de « points », localisés à l'apex qui ressemblent à celles qu'on observe dans la névrose anxieuse. Dans quelques cas, les douleurs sont médiothoraciques, mais généralement non liées à l'effort et peuvent simuler l'angine de poitrine d'autant qu'il est fréquent d'observer des troubles de la repolarisation dans les dérivations inférieures et latérales ou même dans les dérivations antérieures. L'examen le plus utile chez ces patients est l'enregistrement de l'ECG par la méthode de Holter qui permet de relier symptômes et anomalies électrocardiographiques.

Douleurs d'origine œsophagienne

La paroi de l'œsophage contient des récepteurs sensibles à la douleur et qui sont stimulés par la distension, le spasme ou des contractions vigoureuses trop rapprochées. Ainsi, des douleurs peuvent être engendrées qui ressemblent à celles de l'ischémie myocardique [1].

Le reflux gastro-œsophagien s'accompagne d'une brûlure rétrosternale (tiers inférieur du sternum) due à l'œsophagite. Le spasme de l'œsophage provoque une douleur rétrosternale qui par son type (serrement), ses possibles irradiations (cou, bras, dos), sa sensibilité aux dérivés nitrés, simule la douleur angineuse. Le spasme de l'œsophage serait parfois responsable d'une angine de poitrine dite « à coronaires normales ».

Douleurs thoraciques et névrose d'angoisse [4]

Les éléments suivants permettent de soupçonner qu'une douleur thoracique n'est pas de nature organique :
– la description de la douleur par le patient est atypique et n'entre pas dans le cadre d'un syndrome organique. Cependant, se contenter de ce seul critère serait s'exposer à une erreur diagnostique car nombre de douleurs organiques revêtent une allure trompeuse ;
– l'anxiété du patient est évidente ;
– une douleur anorganique est généralement déclenchée par un facteur psychique ;
– la douleur décrite a une topographie anatomiquement inexplicable ou son déclenchement paraît physiologiquement sans lien avec les conditions de survenue. Souvent, le fait que plusieurs mécanismes soient impliqués est très suggestif d'anorganicité ;
– la douleur n'est complètement calmée par aucun médicament ;
– il est très rare qu'une douleur anorganique réveille le patient ; elle apparaît peu après le réveil. Une douleur thoracique qui interrompt le sommeil est pratiquement toujours une douleur organique.

Finalement, la reconnaissance du caractère anorganique d'une douleur thoracique implique la recherche des éléments précédents, la mise en évidence d'un état psychopathologique et l'exclusion de toute cause organique possible.

L'anxiété, dans sa forme aiguë ou chronique, s'accompagne souvent de douleurs thoraciques pseudo-angineuses. Il est en général facile de les reconnaître sur les éléments suivants :
– la douleur n'est pas chronologiquement le premier symptôme de la crise. Elle est habituellement précédée par une sensation de malaise puis elle est suivie de « difficultés à respirer », « soif d'air », palpitations, tremblements, lipothymie… ;
– elle siège dans l'hémithorax gauche, autour de l'apex, c'est-à-dire là où le patient croit que son cœur se situe anatomiquement ;
– elle dure quelques minutes, rarement plus d'un quart d'heure mais elle ne cède qu'incomplètement, laissant persister un endolorissement diffus de la région mésocardiaque. Une telle durée est incompatible avec le diagnostic d'ischémie myocardique, à moins d'admettre qu'une ischémie aussi prolongée peut s'accompagner d'un ECG per critique obstinément normal ;
– elle n'est pas calmée par la prise de dérivés nitrés qui est en général mal supportée (céphalées, lipothymie) ;
– elle n'est que l'un des symptômes de la crise d'angoisse qui en comprend de multiples.

Douleurs de la paroi thoracique (osseuses, articulaires), nerveuses ou extrathoraciques

Voir la référence [2] ou la section S10.

Dyspnées

La dyspnée est un signe fondamental de l'insuffisance ventriculaire gauche. Elle peut revêtir les aspects cliniques suivants, par ordre de gravité croissante :
– la dyspnée d'effort ;
– l'orthopnée ;
– la dyspnée paroxystique ;
– l'œdème pulmonaire aigu.

Dyspnée d'effort

C'est une sensation d'essoufflement, qui n'est normalement pas ressentie chez les sujets sains, sauf lors d'un effort physique intense. Chez le cardiaque au contraire, cette sensation est perçue à l'occasion d'efforts modérés ou légers. Ce qui différencie essentiellement la dyspnée d'effort du sujet normal de celle du cardiaque est donc le niveau de l'activité physique nécessaire pour provoquer le symptôme. Au début, la dyspnée d'effort n'est que l'aggravation de l'essoufflement normal, survenant au cours d'un effort usuel. Les patients remarquent alors que leur tolérance à l'effort a diminué. La dyspnée d'effort est le signe le plus précoce de l'insuffisance cardiaque gauche. Au fur et à mesure que l'insuffisance cardiaque progresse, la dyspnée survient pour des efforts de plus en plus faibles. Il faut estimer le degré de limitation de l'activité physique imposé par la dyspnée en évaluant l'intensité de l'effort qui la fait apparaître (nombre d'étages, distance de marche en terrain plat ou en pente…). À des fins de comparaison, il est commode d'évaluer le degré de la gêne fonctionnelle selon les critères de la classification de la New York Heart Association (Tableau S05-P01-C01-I). La dyspnée d'effort est due à la congestion pulmonaire et à la rigidité pulmonaire qui en résulte et qui augmente le travail des muscles respiratoires pour maintenir une ventilation adéquate.

Orthopnée (ou dyspnée de décubitus)

C'est une dyspnée qui est déclenchée par la position couchée. Habituellement, l'orthopnée apparaît chez un patient qui a déjà une dyspnée d'effort. Cependant, certains sujets ont une activité physique tellement faible qu'ils n'ont pas conscience de leur limitation ou

Tableau S05-P01-C01-I Classification fonctionnelle de la New York Heart Association.

Classe I
Cardiopathie sans limitation de l'activité physique. L'activité physique habituelle n'engendre ni fatigue, ni palpitation, ni dyspnée, ni angor
Classe II
Limitation modérée de l'activité physique. Absence de symptôme au repos. L'activité physique habituelle provoque fatigue, palpitations, dyspnée ou angor
Classe III
Limitation marquée de l'activité physique. Absence de symptomatologie de repos. Une activité physique minimale peut provoquer fatigue, palpitations, dyspnée ou angor
Classe IV
La moindre activité physique s'accompagne de symptômes. Ils peuvent être présents au repos. Ils sont exagérés par le moindre effort

qu'elle ne les inquiète pas, si bien que le premier symptôme de leur insuffisance cardiaque paraît être un essoufflement en position allongée. Une légère surélévation du tronc suffit chez certains sujets à calmer la dyspnée, mais d'autres doivent adopter une position demi-assise ou même assise. Le nombre d'oreillers auxquels les patients doivent s'adosser pour dormir est un moyen commode pour estimer la sévérité du symptôme. Il n'est pas rare que les malades omettent de signaler un essoufflement et signalent plutôt une toux, peu ou pas productive, déclenchée par le décubitus. Cette toux a la même signification que la dyspnée.

Le mécanisme physiopathologique de l'orthopnée est le même que celui de la dyspnée d'effort. En position couchée, un transfert de sang s'effectue de la moitié inférieure du corps (zones déclives) vers la moitié supérieure (intrathoracique). Le ventricule gauche défaillant est incapable d'éjecter ce surcroît de volume qui lui est apporté par le ventricule droit normal et la pression veineuse pulmonaire s'élève. L'orthopnée témoigne d'une insuffisance ventriculaire gauche plus sévère que celle qui s'accompagne seulement d'une dyspnée d'effort ; en effet, il suffit d'une modeste surcharge volumique (quelques centilitres) pour provoquer l'élévation de la pression capillaire pulmonaire. La dyspnée de décubitus des insuffisants cardiaques ne survient parfois que dans certaines positions. Ainsi, certains malades se trouvent mieux de dormir sur le côté droit que sur le côté gauche. Ce type de dyspnée positionnelle a été appelé par Wood « trépopnée ».

Dyspnée paroxystique

Les crises dyspnéiques surviennent généralement la nuit et ne sont que l'exagération de l'orthopnée. Brusquement, le patient est réveillé par une sensation de suffocation avec toux. Contrairement à la dyspnée de décubitus qui est calmée par la position assise, la dyspnée paroxystique nocturne ne cède généralement pas sous l'influence de l'orthostatisme, mais la fin de la crise est souvent hâtée par la prise d'une dragée de nitroglycérine. Certaines crises d'étouffement s'accompagnent d'un bronchospasme marqué, dû à la congestion de la muqueuse bronchique, et qui accroît le travail respiratoire. La constatation de sibilances expiratoires à l'auscultation des poumons explique que cette dyspnée paroxystique nocturne soit parfois désignée sous le terme d'« asthme cardiaque ». Le bronchospasme est plus fréquent chez les sujets qui ont des antécédents familiaux d'asthme.

Le déclenchement nocturne des crises de dyspnée résulte probablement de l'intervention de plusieurs facteurs :
– l'augmentation du volume sanguin pulmonaire secondaire au décubitus ;
– la diminution de la stimulation sympathique du ventricule gauche pendant le sommeil ;
– la dépression nocturne physiologique du centre respiratoire.

Il est plus rare que les accès dyspnéiques surviennent pendant la journée. Ils sont alors déclenchés par l'effort ou les émotions.

Œdème pulmonaire aigu

La crise d'œdème pulmonaire est la forme clinique la plus sévère des dyspnées. Ses caractères cliniques et son mécanisme physiopathologique sont décrits dans le chapitre S05-P03-C02.

Ces différentes formes de dyspnée témoignent d'une insuffisance ventriculaire gauche de plus en plus sévère. La dyspnée d'effort et l'orthopnée ne sont que deux expressions cliniques d'une même anomalie : la congestion veineuse et capillaire pulmonaire. Elles ne diffèrent que par leur cause déclenchante : effort dans le premier cas, décubitus dans le second. À un degré de plus, se place la dyspnée paroxystique, qui témoigne d'un œdème pulmonaire interstitiel. Le maximum de sévérité est atteint en cas d'œdème pulmonaire alvéolaire avec asphyxie de l'œdème aigu du poumon. Enfin, tous ces accès dyspnéiques ont un caractère commun, qui permet de les différencier des dyspnées d'origine pulmonaire, c'est d'être soulagés par la prise d'un dérivé nitré d'action immédiate (voie per linguale ou per cutanée).

Toux

C'est un symptôme très fréquent dans l'insuffisance cardiaque. Lorsqu'elle s'accompagne d'une expectoration mousseuse, son origine cardiaque est pratiquement certaine. Mais elle peut ne pas être productive. Elle survient volontiers lors du décubitus et gêne le sommeil. Dans ces cas, on entend des râles crépitants aux bases et en tous cas la radiographie pulmonaire montre des signes d'œdème pulmonaire interstitiel.

Si la toux déclenchée par le décubitus est très suggestive d'insuffisance cardiaque, elle n'est pas totalement spécifique. Elle peut être due à l'inhalation de liquide gastrique en cas de reflux gastro-œsophagien. Chez un insuffisant cardiaque, il n'est pas rare qu'elle soit un effet secondaire d'un traitement vasodilatateur par les inhibiteurs de l'enzyme de conversion.

Fatigue

Les patients atteints d'insuffisance cardiaque se plaignent souvent de fatigue et de faiblesse, qu'il n'est pas toujours facile de différencier de la dyspnée. La fatigue témoigne d'une diminution du débit cardiaque, tandis que la dyspnée reflète la congestion et l'œdème pulmonaires. D'une façon générale, le degré de l'asthénie est proportionnel à l'incapacité du système circulatoire à assurer les besoins métaboliques de l'organisme. Cependant, après un certain temps d'évolution de l'insuffisance cardiaque, l'asthénie peut en partie être due à la fonte musculaire.

La fatigue peut se manifester comme le besoin de repos après avoir accompli les tâches de la vie quotidienne ou la nécessité de réduire l'activité au fur et à mesure que la journée avance. Paradoxalement, la fatigue peut apparaître ou s'accentuer après une cure de diurèse alors que les autres signes d'insuffisance cardiaque ont diminué. Cette asthénie est due à une déperdition liquidienne excessive avec déséquilibre hydro-électrolytique et à une diminution du débit cardiaque elle-même secondaire à l'hypovolémie.

Palpitations

Elles correspondent à la perception par un patient au repos des battements du cœur parce que leur force est augmentée ou leur fréquence accrue, ou leur régularité inconstante. Cette sensation est souvent source d'angoisse puisque l'activité cardiaque n'est normalement pas perçue, sauf au cours des émotions ou de l'exercice physique. Il est normal que les sujets anxieux ressentent les contractions cardiaques lorsqu'ils sont couchés sur le côté gauche puisque cette position rapproche le cœur de la paroi thoracique. Les palpitations sont souvent dues à des extrasystoles (le patient perçoit la contraction qui suit l'extrasystole car elle est séparée de l'extrasystole par un intervalle plus long que celui qui sépare deux contractions normales et qu'elle est plus vigoureuse) ou à des arythmies (fibrillation ou flutter auriculaires, tachycardie paroxystique).

Syncopes [3, 5, 6]

Définition

C'est une perte de connaissance plus ou moins brusque et brève liée à l'ischémie transitoire du cerveau par arrêt cardiaque ou circulatoire momentané.

Le début est généralement brutal, sans signe prémonitoire. La syncope ne dure que quelques secondes à 3 minutes. Le retour à la conscience est complet, rapide. Durant la syncope, le patient présente un aspect de mort apparente avec une pâleur intense, cadavérique, le pouls est imprenable, la résolution musculaire est complète. Cette syncope peut se terminer par des troubles végétatifs divers, mais inconstants : sueurs, rougeur du visage. Parfois, le patient ne ressent qu'un simple malaise avec vertiges et étourdissements.

Lorsque la syncope se prolonge, elle peut s'accompagner de signes neurologiques : mouvements cloniques rythmés et convulsifs, arrêt respiratoire, perte des urines. Si la syncope est inférieure à 3 ou 4 minutes, la récupération est complète, au-delà de cette durée les lésions cérébrales sont plus ou moins définitives et irréversibles, au-delà de 8 minutes, la mort est certaine. La syncope peut se renouveler avec des espaces de récupération extrêmement brefs, c'est l'état de mal syncopal. Une syncope est toujours grave car elle peut s'accompagner d'un arrêt cardiaque définitif entraînant la mort subite.

Le diagnostic de syncope est facile si on assiste à la crise devant ces caractères précédemment décrits. Il est confirmé par la palpation du pouls et la mesure de la tension artérielle qui sont souvent imprenables.

En dehors des crises, le diagnostic de syncope est parfois très difficile et repose sur l'interrogatoire du sujet et de l'entourage en sachant qu'il est souvent difficile d'obtenir des précisions fiables. Le principal élément de diagnostic sera la découverte d'une étiologie.

Causes

Les syncopes peuvent survenir au cours de l'évolution d'affection aiguë connue :
– maladies infectieuses ;
– affection du système nerveux central ;
– grandes hémorragies massives et hémorragies occultes chroniques ;
– déshydratation aiguë ;
– choc anaphylactique ;
– anoxie aiguë.

Les syncopes d'origine cardiaque sont le plus souvent liées au syndrome d'Adams Stokes par bloc auriculoventriculaire, le mécanisme le plus habituel est l'existence d'une pause ventriculaire plus ou moins longue. Mais elles peuvent être liées aussi à des troubles du rythme ventriculaire : tachycardie ventriculaire, torsades de pointe, fibrillation ventriculaire. Dans ce dernier cas, il est nécessaire de faire un choc électrique externe dans les 3 minutes afin que ne s'installent pas des lésions cérébrales irréversibles.

Les troubles du rythme supraventriculaire sont plus rarement à l'origine de syncopes, mais peuvent se voir surtout lors de l'installation de l'arythmie.

Les syncopes symptomatiques d'une affection cardiovasculaire peuvent survenir tantôt à l'effort, tantôt au repos.

Les syncopes d'effort doivent faire penser à :
– un rétrécissement aortique ;
– une myocardiopathie obstructive ;
– une angine de poitrine d'effort ;
– une hypertension artérielle pulmonaire ;
– une tétralogie de Fallot.

Les syncopes de repos peuvent être secondaires à un infarctus du myocarde, une embolie pulmonaire, une dissection aortique.

Les syncopes liées à une hypotension orthostatique sont plus rares, ce mécanisme donnant plus souvent un malaise ou des vertiges.

La syncope vagale est extrêmement fréquente, son diagnostic ne peut être qu'un diagnostic d'élimination après avoir éliminé des étiologies plus graves. Elle est le plus souvent précédée de prodromes, bouffées de chaleur, nausées, envies de bâiller. Cette syncope régresse spontanément ou à la mise en position couchée avec les jambes surélevées. À la syncope vagale se rattachent les syncopes liées à l'émotion, la chaleur, la douleur (supplice du pal), les manœuvres instrumentales diverses (intubation trachéale, laparoscopie, etc.).

En conclusion, le diagnostic de syncope doit se faire par élimination en commençant toujours par les causes les plus graves et en ne retenant les causes secondaires qu'en l'absence d'argument formel en faveur d'une étiologie plus grave, en particulier cardiaque et éventuellement curable.

Signes physiques cardiaques

Inspection du thorax

On commence par déterminer le morphotype (bréviligne, longiligne) du patient, car il peut rendre compte de l'orientation de l'axe électrique de QRS (horizontal dans le premier cas et vertical dans le second) voire de modifications de la repolarisation. Puis on recherche une éventuelle déformation thoracique pouvant être responsable d'anomalies d'auscultation (pectus excavatum, dos droit, cyphoscoliose) et la présence de pulsations de la région précordiale. Celles-ci étant aussi palpables sont décrites plus loin.

Palpation [1, 2, 4]

Choc de pointe

Choc de pointe normal

Ce choc est perçu dans le 5e espace intercostal gauche sur la ligne médioclaviculaire, sur une surface localisée (diamètre : 2 cm), synchrone de B1 (Figure S05-P01-C01-2). L'enregistrement du choc de pointe (apexocardiogramme) montre que l'impulsion normale se termine juste avant B2. Le choc de pointe devient plus fort sous l'influence des émotions, de l'effort, en décubitus latéral gauche (le cœur est plus proche de la paroi thoracique), ce qui permet de le localiser lorsqu'il n'est pas palpable sur le patient en décubitus dorsal).

Choc de pointe anormal

L'allongement de la durée de l'impulsion apicale témoigne d'une hypertrophie-dilatation de l'un des deux ventricules ou d'un anévrysme pariétal. Mais cette anomalie ne peut être détectée que par l'apexocardiogramme.

Le déplacement en bas et à gauche du choc de pointe est le témoin d'une HVG. En cas d'anévrysme pariétal dû à un infarctus antérieur, on perçoit deux soulèvements : l'un à l'apex et l'autre au-dessus et en

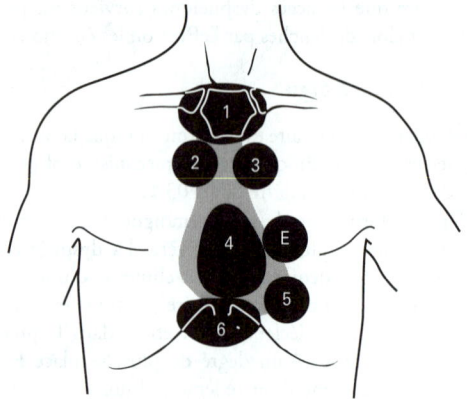

Figure S05-P01-C01-2 Foyers d'auscultation du cœur. (1) sternoclaviculaire ; (2) aortique ; (3) pulmonaire ; (4) mésocardiaque ; (5) apical ; (6) xiphoïdien ; E : foyer d'Erb (partie moyenne du bord gauche sternal). La zone de matité cardiaque est indiquée en grisé.

dedans. Mais la distinction de deux centres de battement est souvent impossible et on perçoit seulement un soulèvement large.

On peut percevoir deux impulsions : l'une systolique (choc de pointe) et l'autre diastolique (équivalent tactile d'un bruit de galop).

Frémissement d'un souffle (*thrill*) et claquement

Au niveau de l'un des foyers d'auscultation, on peut palper les vibrations d'un souffle intense systolique (sténose valvulaire aortique [*voir* Figure S05-P01-C01-2]) ou d'une communication interventriculaire (*voir* Figure S05-P01-C01-4) ou d'un souffle diastolique (roulement de sténose mitrale) ou celles d'un claquement.

Signe de Harzer

Avec le pouce de la main droite, placé dans l'angle xiphocostal gauche on peut palper, en inspiration profonde, le ventricule droit hypertrophié dont le bord se déplace de haut en bas. On ne doit pas le confondre avec les pulsations exagérées de l'aorte abdominale (leur perception à droite de la ligne médiane suggère un anévrysme de ce vaisseau) et avec l'expansion systolique d'un foie cardiaque avec insuffisance tricuspide massive.

Percussion

La percussion provoque un déplacement de la paroi thoracique, qui est une structure élastique, et qui revient à sa position antérieure par une série d'oscillations.

En regard d'une zone tissulaire peu dense et très élastique (poumon), les vibrations engendrées par la percussion sont intenses, prolongées et de basse fréquence. Le bruit est fort, prolongé (résonance), de timbre « sonore ». En même temps, le doigt qui percute perçoit très bien la sensation d'élasticité.

En regard d'un tissu dense ou d'une cavité liquidienne, les vibrations ont une faible intensité, une durée courte et un timbre élevé (hautes fréquences). Le bruit qui en résulte est faible, bref (pas de résonance) et de tonalité aiguë. Simultanément, le doigt perçoit une sensation de résistance, « comme du bois ». La zone est dite « mate ».

La percussion permet de dépister un épanchement pleural en cas d'insuffisance cardiaque. L'élargissement de la zone de matité cardiaque au-delà du bord sternal droit (*voir* Figure S05-P01-C01-2) suggère une cardiomégalie due à une dilatation des cavités cardiaques ou à une péricardite.

Auscultation

Stéthoscope [26, 32]

On utilise actuellement le stéthoscope bi-auriculaire. Le stéthoscope n'amplifie pas les bruits du cœur, mais les transmet simplement de la paroi thoracique à l'oreille. Tout défaut d'étanchéité entraînera une diminution de l'intensité des bruits et laissera pénétrer les bruits parasites de l'environnement. La fuite se produit généralement au niveau des embouts auriculaires mal adaptés aux conduits auditifs de l'observateur ou de la paroi thoracique (pavillon n'assurant pas un contact circonférentiel avec la peau). Le stéthoscope doit être muni de deux pavillons, l'un équipé d'un diaphragme et l'autre en forme de cloche. La cloche transmet mieux les sons de basse fréquence (roulements et bruits de remplissage). Le diaphragme atténue toutes les fréquences, mais lorsque l'intensité d'un son diminue, le seuil auditif des basses fréquences diminue plus vite que celui des hautes fréquences, si bien que le pavillon muni d'un diaphragme permet de mieux entendre les bruits de haute fréquence (souffles diastoliques, clics). La mise au point de stéthoscopes électroniques facilite la détection des bruits du cœur grâce à la réduction importante des bruits environnants.

Technique de l'auscultation

Foyers d'auscultation

Il y a quatre foyers principaux : aortique (2e espace intercostal droit), pulmonaire (2e espace intercostal gauche), mitral (apex), tricuspide (xiphoïde ou partie inférieure du bord sternal gauche). Mais il ne faut pas se limiter à l'auscultation de ces foyers et ausculter aussi le bord gauche sternal (souffles d'insuffisance aortique), la région mésocardiaque (*voir* Figure S05-P01-C01-2). Chez les patients obèses et les patients emphysémateux, il souvent impossible d'entendre les bruits du cœur, il faut alors ausculter au niveau de l'épigastre.

Position du patient

Il est plus commode d'ausculter en se plaçant à droite du patient. L'auscultation doit être faite en décubitus dorsal, puis en décubitus latéral gauche (qui rapproche le cœur de la paroi thoracique) et en position assise. Naturellement, il faut demander au patient de retenir sa respiration (apnée en position intermédiaire) et évaluer la variation d'intensité ou de chronologie en fonction de l'inspiration et de l'expiration. Les bruits issus du cœur droit augmentent en inspiration.

Identification des bruits normaux

Le premier bruit (B1) s'entend à la pointe et est synchrone du pouls. Le deuxième bruit (B2) est maximum au foyer aortique et n'est pas synchrone du pouls. L'intervalle de temps entre B1 et B2 est la systole et celui qui sépare B1 du B2 suivant est la diastole. Pour plus de précision, on divise la systole et la diastole en tiers (proto-, méso-, télé-).

Fréquence cardiaque

Si le rythme cardiaque est régulier, on peut compter la fréquence en prenant le pouls ou en auscultant le cœur (compter pendant 1 minute, le premier battement étant compté zéro). Si le rythme est irrégulier, il faut compter toutes les systoles par l'auscultation car certaines contractions cardiaques sont trop faibles pour engendrer une pulsation.

Auscultation du cœur

Premier bruit du cœur (Figure S05-P01-C01-3)

Le premier bruit (B1) a une composante mitrale M1 plus intense et plus précoce que la composante tricuspide T1. Son intensité est maximale à la pointe. Il y est plus intense que le deuxième bruit (B2). Le premier bruit peut varier d'intensité en fonction de facteurs extracardiaques (épaisseur de la paroi thoracique, emphysème pulmonaire, épanchement péricardique) et de facteurs cardiaques [10, 13, 24, 41]. Ces derniers sont au nombre de trois :

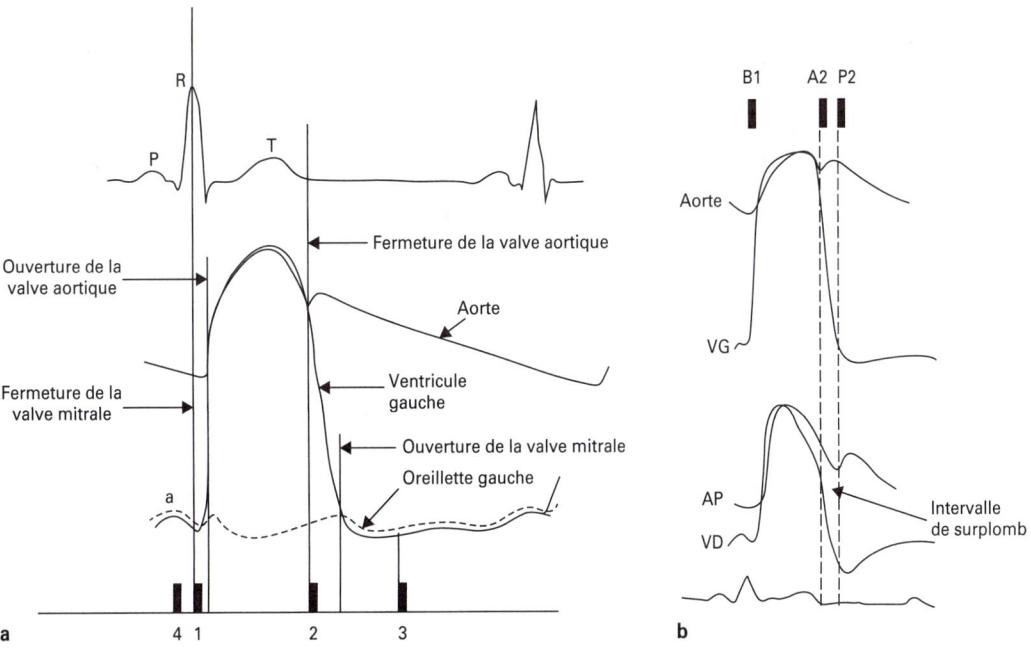

Figure S05-P01-C01-3 Bruits du cœur. **a)** Schématisation des rapports chronologiques des bruits du cœur (indiqués par les chiffres) avec les phénomènes de la révolution cardiaque. De haut en bas : électrocardiogramme, courbes de pression (ventricule gauche, aorte, oreillette gauche), phonocardiogramme. **b)** Mécanisme du dédoublement inspiratoire normal de B2. La composante aortique A2 de B2 précède la composante pulmonaire P2 à l'inspiration. Celle-ci est retardée en raison d'un « intervalle de surplomb » plus long dans la circulation pulmonaire que dans la circulation systémique. AP : artère pulmonaire ; VD : ventricule droit ; VG : ventricule gauche.

– la position des valves auriculo-ventriculaires au moment de la contraction ventriculaire. Lorsque l'intervalle PR est court (0,10 à 0,14 seconde) B1 est fort et lorsqu'il est allongé (0,24 à 0,26 seconde) B1 est faible. Dans le bloc auriculoventriculaire complet et la fibrillation auriculaire, B_1 varie sans cesse d'intensité ;
– les modifications du tissu valvulaire : si la valve est sclérosée mais mobile, B1 est augmenté. Mais si la valve est calcifiée et immobile, B1 est atténué ;
– la force de la contraction ventriculaire est probablement le facteur le plus important. Ainsi B1 est-il augmenté au cours de l'effort, des émotions et de tous les états hyperkinétiques (anémie, fièvre, hyperthyroïdie…) et diminué dans tous les états qui s'accompagnent d'une dépression de la contractilité (insuffisance cardiaque, cardiomyopathies dilatées…).

Le premier bruit peut être dédoublé c'est-à-dire que l'on perçoit distinctement sa composante mitrale (M1) et sa composante tricuspidienne (T1). Le dédoublement de B1 s'entend à la partie inférieure du bord gauche sternal, ce qui permet de le différencier du bruit de galop présystolique (B4) qui s'entend à la pointe. Le dédoublement de B1 est en général dû à un bloc de branche droit.

Deuxième bruit du cœur (voir Figure S05-P01-C01-3)

Étant engendré par la fermeture des valves semi-lunaires, il a deux composantes : une composante aortique (A2) plus précoce et plus intense que la composante pulmonaire (P2) qui est tardive [7, 12, 15, 23, 27, 30, 34, 36] et ne s'entend qu'au foyer pulmonaire (2e espace intercostal droit). Physiologiquement, B2 est dédoublé à l'inspiration. Le dédoublement physiologique de B2 s'entend au foyer pulmonaire, là où les deux composantes sont audibles (Voir Figure S05-P01-C01-3). Il tend à disparaître au-delà de 50 ans.

L'intensité de B2 peut varier avec les mêmes facteurs extracardiaques que B1. En outre, son intensité varie directement avec le niveau de la pression diastolique : l'hypertension artérielle systémique accroît l'intensité d'A2 et l'hypertension artérielle pulmonaire celle de P2. Les altérations structurales des valves sigmoïdes et leur mobilité font varier l'intensité de chaque composante : une valve aortique sclérosée mais mobile accroît l'intensité de A2 tandis qu'une valve calcifiée et immobile diminue ou même fait disparaître A2.

Le *dédoublement pathologique* de B2 résulte soit d'une augmentation du retard physiologique de P2 soit de l'apparition d'un retard d'A2, si bien qu'A2 survient après P2 et dans ce cas le dédoublement est dit « paradoxal ». Le dédoublement par accentuation du retard de P2 s'observe dans le bloc de branche droit, la surcharge diastolique (communication interauriculaire) ou systolique (hypertension artérielle pulmonaire) du ventricule droit. Le dédoublement paradoxal qui apparaît à l'expiration et disparaît à l'inspiration est dû aux causes suivantes : bloc de branche gauche, surcharge systolique (rétrécissement valvulaire aortique, cardiomyopathie hypertrophique, hypertension artérielle) ou diastolique (canal artériel).

Troisième bruit (B3), quatrième bruit (B4) et bruits de galop

Les troisième [21, 40] et quatrième bruits sont engendrés respectivement par l'onde de remplissage protodiastolique et l'onde de remplissage télédiastolique dont la brusque décélération provoque l'entrée en vibrations du ventricule et de la paroi thoracique avoisinante. Pour les entendre, il faut utiliser la cloche du stéthoscope, car étant constitués de vibrations de basse fréquence, ce sont des bruits sourds.

Les troisième et quatrième bruits peuvent être engendrés dans le ventricule gauche ou le ventricule droit. L'identification de leur origine, indépendamment du contexte clinique, est en général facile et se base sur le foyer d'auscultation et la variation d'intensité avec les mouvements respiratoires. Les bruits émanant du ventricule gauche s'entendent à la pointe et sont plus forts à l'expiration tandis que ceux qui émanent du ventricule droit s'entendent à la partie basse du bord gauche du sternum et augmentent nettement d'intensité à l'inspiration. B3 gauche augmente d'intensité à l'effort ou lors de la surélévation des jambes.

La signification sémiologique [42, 43] de ces deux bruits de remplissage dépend du contexte clinique et de l'âge du patient.

On peut entendre un B3 gauche physiologique chez l'enfant ou l'adulte jeune et inversement, on peut entendre ou surtout enregistrer un B4 chez les sujets ayant dépassé la soixantaine. Cela s'explique probablement par un profil de remplissage différent suivant l'âge. L'enregistrement du flux diastolique par effet Doppler montre en effet que le remplissage ventriculaire gauche chez le sujet jeune se fait surtout pendant la protodiastole tandis que chez le sujet âgé le remplissage ventriculaire se produit pendant la télédiastole de façon prédominante. Ainsi, le rapport E/A, c'est-à-dire le rapport entre l'onde de remplissage protodiastolique (E) et l'onde de remplissage télédiastolique (A) mesuré par Doppler passe de 1,98 ± 0,5 entre 20 et 30 ans à 1,42 ± 0,4 entre 31 et 50 ans et à 1,07 ± 0,4 au-delà de 50 ans. Le B3 physiologique disparaît en position debout.

La constatation d'un B3 au-delà de 30 ans est toujours pathologique et témoigne d'une insuffisance ventriculaire ou d'une surcharge de volume. Lorsqu'il existe une insuffisance cardiaque, le troisième bruit est dit « bruit de galop ventriculaire » (galop protodiastolique). En raison de la tachycardie, il est en fait mésodiastolique, d'où la comparaison avec le galop d'un cheval. Un tel bruit de galop peut s'entendre dans l'insuffisance ventriculaire gauche quelle qu'en soit la cause (infarctus du myocarde, cardiomyopathies dilatées, sténose valvulaire aortique) ou l'insuffisance ventriculaire droite (embolie pulmonaire, hypertension artérielle pulmonaire…).

En cas d'insuffisance mitrale ou dans les états de débit cardiaque élevé (anémie, hyperthyroïdie, fistule artérioveineuse…), un B3 témoigne simplement de l'augmentation du flux protodiastolique, elle-même secondaire à l'importance de la régurgitation mitrale ou à la forte augmentation du débit cardiaque.

La constatation d'un quatrième bruit (galop présystolique ou galop auriculaire) est le témoin d'une diminution de la compliance ventriculaire [33, 31]. Cette rigidité de la paroi ventriculaire peut être due à une ischémie myocardique, une fibrose myocardique, une hypertrophie ventriculaire. Ainsi est-il fréquent d'entendre un B4 à la phase aiguë de l'infarctus du myocarde, dans les obstacles à l'éjection du ventricule gauche (sténose aortique, HTA, cardiomyopathie hypertrophique), les cardiomyopathies de type restrictif. La présence d'un B4 chez un patient atteint d'insuffisance mitrale témoigne du caractère récent de la régurgitation.

Chez certains patients, on peut entendre un bruit de galop de sommation dû à la fusion d'un B3 et d'un B4 en cas de tachycardie ou de bloc auricuoventriculaire du 1er degré.

Vibrance péricardique

C'est un bruit caractéristique de la péricardite constrictive. Il survient à la protodiastole. C'est en effet un bruit de remplissage qui est engendré lorsque l'expansion ventriculaire atteint ses limites du fait de la coque fibrocalcaire. Il disparaît après décortication chirurgicale mais peut persister lorsque le cœur n'a pas été complètement libéré.

Souffles cardiaques

Les souffles résultent de l'apparition d'un flux turbulent dans l'une des conditions suivantes :
– augmentation du flux antérograde à travers une valve normale ou anormale ;
– écoulement rétrograde à travers une valve non étanche (régurgitation) ou une déhiscence anormale mettant en communication deux cavités cardiaques (shunt) ;
– dilatation brutale d'un vaisseau qui reprend ensuite son calibre normal : cette condition est l'équivalent d'une sténose puisque par rapport au segment dilaté, le segment normal est relativement sténosé.

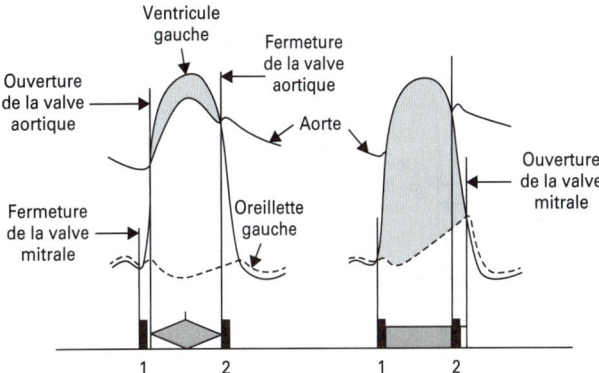

Figure S05-P01-C01-5 Représentation schématique des souffles systoliques d'éjection et de régurgitation. À gauche, dans un rétrécissement aortique (gradient de pression en grisé), le souffle commence à l'ouverture de la valve aortique, a une intensité croissante, puis décroissante comme le gradient de pression et se termine avant B2. À droite, dans une insuffisance mitrale (la différence de pression est en grisé), le souffle commence avec B1, a une intensité égale pendant toute la systole et masque B2.

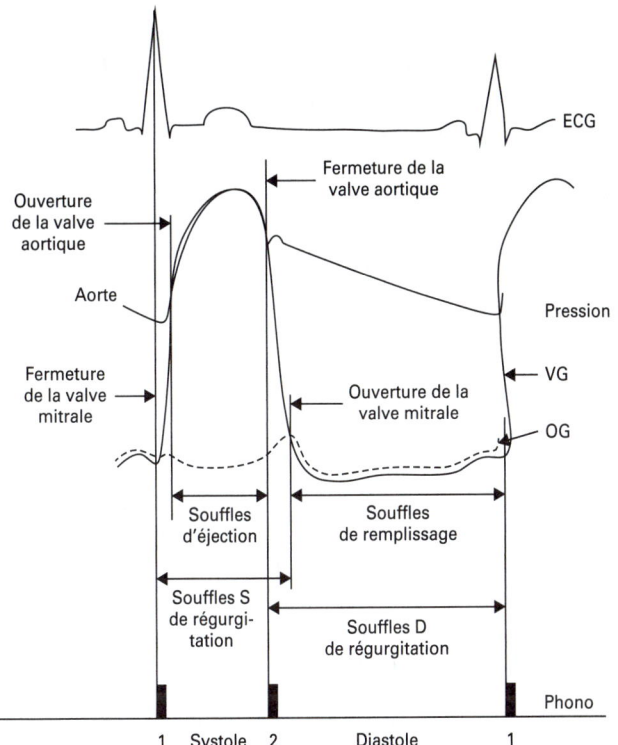

Figure S05-P01-C01-4 Classification des souffles cardiaques selon leur place dans le cycle cardiaque. Systole : éjection, régurgitation ; diastole : régurgitation, remplissage. D : diastolique ; S : systolique ; OG : oreillette gauche ; VG : ventricule gauche. Les chiffres 1 et 2 indiquent respectivement B1 et B2.

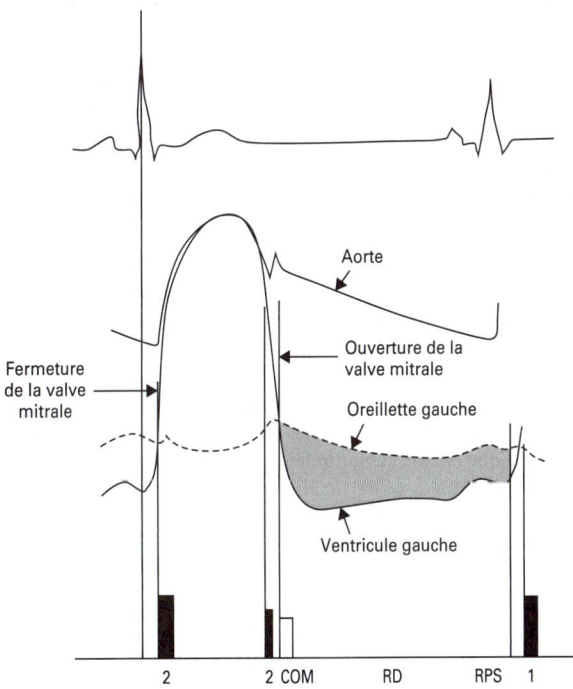

Figure S05-P01-C01-6 Souffle diastolique de remplissage. Dans le rétrécissement mitral, B1 est un peu retardé (le ventricule droit doit développer une pression égale à celle de l'oreillette gauche) et est plus intense. Le roulement diastolique (RD) ne commence qu'avec le claquement d'ouverture mitrale (COM) et subit un renforcement présystolique (RPS). En grisé, le gradient de pression diastolique entre l'oreillette et le ventricule gauches.

On classe les souffles selon le sens de l'écoulement qui leur a donné naissance (Figure S05-P01-C01-4) [8] :

Souffles antérogrades

Ils résultent d'une obstruction au flux sanguin sur la voie d'éjection ou la voie d'admission du ventricule [31, 37]. Dans le premier cas, ils sont systoliques et on les désigne sous le terme de souffles d'éjection (Figure S05-P01-C01-5 et *voir* Figure S05-P01-C01-4). Ils ne peuvent se produire qu'entre l'ouverture et la fermeture des valves sigmoïdes et donc sur le phonocardiogramme n'empiètent ni sur la phase de contraction isovolumétrique, ni sur la phase de relaxation isovolumétrique. Dans le second cas, les souffles sont diastoliques et on les désigne sous le terme de souffles de remplissage [14, 20, 39] ou roulements (Figure S05-P01-C01-6 et *voir* Figure S05-P01-C01-4). Ils ne peuvent se produire qu'après l'ouverture de la valve auriculoventriculaire et n'empiètent donc pas sur la phase de relaxation isovolumétrique.

Souffles rétrogrades

Ils résultent de la persistance d'un orifice de communication anormal entre une cavité à forte pression et une cavité à basse pression située en amont, orifice à travers lequel se produit une régurgitation de sang. Les régurgitations systoliques (*voir* Figures S05-P01-C01-4 et S05-P01-C01-5) surviennent lorsque la fermeture de la valve mitrale ou tricuspide n'est pas étanche ou en cas de communication interventriculaire [25, 28]. Elles se produisent dès et aussi longtemps que la pression dans la cavité d'aval est supérieure à la pression dans la cavité d'amont, si bien que ces souffles empiètent sur les phases de contraction et de relaxation isovolumétriques. Les souffles diastoliques [20, 19] se produisent lorsque la valve aortique ou pulmonaire n'est pas étanche et respectent donc la phase de relaxation isovolumétrique (Figure S05-P01-C01-7 et *voir* Figure S05-P01-C01-4).

La distinction entre souffles antérogrades d'obstruction et souffles rétrogrades de régurgitation est fondamentale. Elle est facilitée par différents tests physiologiques ou pharmacodynamiques. Ainsi un souffle systolique qui augmente d'intensité après une diastole longue (comme celle qui suit une extrasystole) est-il nécessairement souffle d'éjection. Un souffle systolique dont l'intensité ne varie pas après une diastole

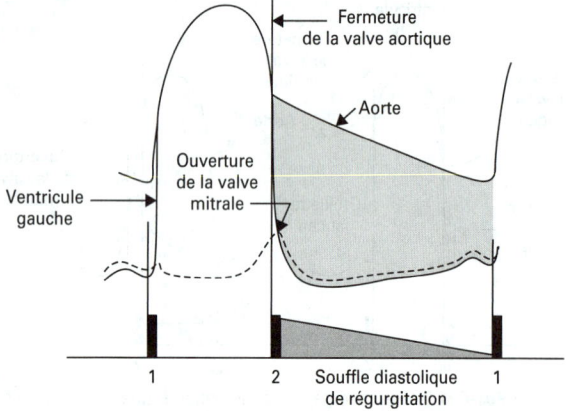

Figure S05-P01-C01-7 Souffle de régurgitation diastolique. Dans l'insuffisance aortique, le souffle diastolique commence avec B2, ne respecte pas la phase de relaxation isovolumique et a une intensité croissante comme le gradient de pression diastolique entre l'aorte et le ventricule (matérialisé en grisé).

longue est un souffle de régurgitation. La diminution des résistances systémiques (vasodilatation) accentue l'intensité des souffles antérogrades d'éjection et de remplissage alors qu'elle diminue celle des souffles de régurgitation. L'augmentation des résistances systémiques (vasopresseurs) a les effets inverses. L'identification d'un souffle est grandement facilitée par le phonocardiogramme et surtout par l'échocardiographie-Doppler avec codage couleur. Cette technique permet de localiser le flux anormal, de préciser son sens et de quantifier le degré d'obstruction ou de régurgitation.

Souffles continus

Un souffle continu est un souffle dont la composante systolique et la composante diastolique ont la même origine hémodynamique. Cela les oppose aux « doubles souffles » dont les composantes systolique et diastolique prennent naissance à deux endroits différents ou au même endroit mais résultent alors de flux de sens opposés. Ainsi, dans le rétrécissement valvulaire aortique associé à une insuffisance aortique, les deux composantes émanent-elles du même orifice, mais la composante systolique est due aux turbulences du flux antérograde et la composante diastolique à celles du flux rétrograde de régurgitation. Le souffle entendu en cas de persistance du canal artériel ou de fistule artérioveineuse est un souffle continu (Figure S05-P01-C01-8 et *voir* plus loin).

Intensité d'un souffle : système de cotation international

L'intensité d'un souffle varie directement avec la vitesse du flux qui lui a donné naissance et cette dernière dépend du débit cardiaque et du diamètre de l'orifice. Ainsi, un faible débit animé d'une grande vitesse comme celui qui traverse une communication interventriculaire donne lieu à un souffle intense. À l'inverse, un débit important mais de faible vitesse comme celui qui traverse une communication interauriculaire n'engendre aucun souffle (Le souffle de la communication interauriculaire est dû à l'augmentation du débit pulmonaire secondaire au shunt gauche-droite.) L'exercice musculaire, l'anémie, l'hyperthyroïdie augmentent la vitesse du flux sanguin et aussi l'intensité des souffles. À l'opposé, l'insuffisance cardiaque diminue l'intensité des souffles.

L'intensité des souffles et de leurs irradiations doit être évaluée de façon aussi précise que possible à des fins de comparaison. Le système de cotation international classe les souffles selon une intensité croissante de I à VI (Tableau S05-P01-C01-II).

Claquements et clics [18, 38]

Ce sont des bruits surajoutés de timbre sec, comme leur nom l'indique. Ceux qui s'entendent à la diastole sont désignés sous le nom

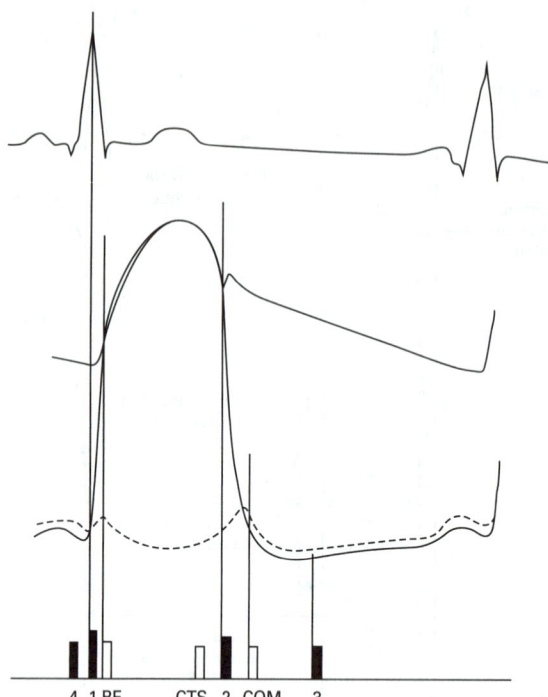

Figure S05-P01-C01-8 Relations chronologiques des claquements et des clics avec les bruits du cœur (en noir, repérés par les chiffres). BE : bruit d'éjection ; CTS : clic télésystolique ; COM : claquement d'ouverture mitrale.

Tableau S05-P01-C01-II Cotation de l'intensité des souffles.

Intensité 1/6
Le souffle n'est pas immédiatement audible lorsque l'on applique le pavillon du stéthoscope sur la paroi thoracique. Le souffle ne peut être entendu qu'après s'être concentré
Intensité 2/6
Correspond à la plus faible intensité d'un souffle que l'on entend dès que le pavillon du stéthoscope est posé sur la poitrine
Intensité 3/6
Correspond à l'intensité d'un souffle très facilement entendu dès que l'on ausculte. Un souffle coté 3/6 a une intensité intermédiaire entre 3 et 4 puisqu'il ne s'accompagne pas d'un frémissement
Intensité 4/6
C'est celle d'un souffle qui s'accompagne généralement d'un frémissement
Intensité 5/6
Correspond à l'intensité d'un souffle qui s'accompagne toujours d'un frémissement et qui s'entend avec le pavillon du stéthoscope ne touchant la paroi que par son bord
Intensité 6/6
Correspond à l'intensité d'un souffle que l'on entend avec le pavillon éloigné de la paroi thoracique

de claquements et correspondent à l'ouverture de la valve mitrale ou tricuspide lorsqu'elle est sténosée (*voir* Figures S05-P01-C01-6 et S05-P01-C01-8). Ceux qui surviennent à la systole reçoivent l'appellation de clics (*voir* Figure S05-P01-C01-8). Ces derniers ont une signification différente selon leur place dans la systole. Les clics protosystoliques sont dus à l'ouverture brutale des valves sigmoïdes et à la distension des gros vaisseaux (aorte et artère pulmonaire). Ces bruits d'éjection s'entendent surtout dans le rétrécissement valvulaire aortique ou pulmonaire et témoignent de la persistance de la mobilité de la valve. Les clics méso- ou télésystoliques s'entendent à l'apex et font partie de la séméiologie stéthacoustique du prolapsus valvulaire mitral. Ils sont dus à la brusque mise en tension du tissu valvulaire et/ou des cordages. Le clic se situe généralement en méso-systole et est suivi par un bref souffle télésystolique de régurgitation mitrale.

Signes physiques artériels

Pouls artériel

De nos jours, la recherche et l'analyse des pulsations artérielles est encore un geste routinier capable de fournir des renseignements importants sur le fonctionnement cardiaque et la qualité de la vascularisation périphérique. La palpation et éventuellement l'enregistrement des pouls artériels permettent de déterminer la fréquence et le rythme cardiaque, de recueillir des informations sur l'état de l'activité cardiaque, de vérifier l'intégrité de la vascularisation périphérique. Le premier objectif est mieux atteint par l'analyse du pouls carotidien ; pour parvenir au second, il faut examiner les pouls périphériques des membres et les comparer l'un à l'autre.

Origine du pouls artériel

L'onde de pression, engendrée à chaque systole, se déplace tout le long de l'arbre artériel à une vitesse d'environ 5 m/s (donc beaucoup plus vite que le flux sanguin dont la vitesse n'est que de 0,5 m/s). L'onde de pression se répercute non seulement vers l'aval, de proche en proche, mais aussi latéralement sur les parois artérielles qu'elle distend. L'onde de pression qui se propage dans la colonne sanguine s'accompagne donc d'une onde de distension des parois artérielles, qui est perçue par les doigts palpant une artère superficielle.

La rapidité de propagation de l'onde pulsatile augmente lorsque la distensibilité des parois artérielles diminue. C'est ce qui se produit normalement au fur et à mesure que l'on s'éloigne de la racine de l'aorte vers la périphérie : au niveau des petites artères, la vitesse de l'onde de pression atteint 10 à 15 m/s. Chez les sujets âgés, la distensibilité artérielle est plus faible et la rapidité de progression de l'onde du pouls est plus grande. Si l'on repère l'onde pulsatile par rapport au début du complexe QRS de l'électrocardiogramme, plus on se situe à la périphérie et plus le retard s'allonge : le pouls carotidien survient 30 ms après le début de QRS ; le pouls huméral est retardé de 60 ms et les pouls radial et fémoral de 80 ms. Lors de son cheminement vers la périphérie, la courbe de pouls artériel subit des modifications morphologiques : la pression différentielle (amplitude du pouls) augmente progressivement, surtout du fait de l'élévation de la pression systolique ; la pente de la branche ascendante devient de plus en plus forte et le sommet plus acuminé ; sur la branche descendante, l'incisure s'émousse et l'onde dicrote qui la suit devient de plus en plus nette.

Technique de la palpation du pouls artériel

La palpation du pouls permet de percevoir, avec l'extrémité des doigts, les mouvements de la paroi artérielle que provoque l'onde de pression, lorsqu'elle se déplace sur le trajet de l'artère que l'on examine. Le déplacement longitudinal (axial) est très faible (les artères sont très solidement fixées par le tissu conjonctif) et n'est pas palpable, sauf lorsque les artères sont tortueuses. En revanche, l'expansion latérale (radiale) est plus nette, et c'est elle qu'on perçoit. Pour bien sentir le pouls, on recommande d'utiliser plusieurs doigts (index et médius et d'appuyer progressivement avec leur extrémité (plutôt qu'avec la face palmaire) jusqu'à ce que la sensation soit maximale. Il est plus facile de palper le pouls artériel là où l'artère est superficielle et chemine sur une surface osseuse. Il faut vérifier que ce n'est pas son propre pouls que l'on perçoit, notamment lorsque le pouls du patient est faible. En palpant simultanément son propre pouls avec l'autre main, l'examinateur s'assure que les deux pouls ne sont pas synchrones.

Fréquence et rythme cardiaques

Pour mesurer la fréquence cardiaque, c'est à la palpation du pouls radial que l'on a le plus souvent recours. Si le rythme est régulier, on compte le nombre de battements pendant 15 secondes (selon Burton, on surestime souvent la fréquence cardiaque de 4 battements lorsqu'on la compte sur une période de 15 secondes. On doit attribuer le chiffre 0 à la première pulsation puisque le premier cycle cardiaque ne se termine qu'avec la seconde pulsation) ou mieux 1 minute. Si le rythme cardiaque est irrégulier, il faut compter la fréquence en auscultant les bruits de cœur et compter sur une période d'au moins 1 minute. En effet, lorsque le rythme est irrégulier, (fibrillation auriculaire par exemple), certaines systoles ventriculaires ne sont pas suffisamment fortes pour engendrer une onde pulsatile palpable à la périphérie et la fréquence comptée au pouls sous-estime la fréquence cardiaque réelle.

La fréquence cardiaque normale chez l'adulte varie selon les sujets entre 60 et 100/min. Au-dessous de 60/min, il y a bradycardie et au-dessus de 100/min il y a tachycardie. Il existe souvent une petite variation respiratoire de la fréquence (arythmie sinusale) : la fréquence augmente à l'inspiration et diminue à l'expiration. L'arythmie sinusale est plus nette chez les athlètes, les sujets bradycardes et les enfants.

Morphologie normale du pouls [48]

On admet actuellement que la courbe de pouls (Figure S05-P01-C01-9) comprend quatre accidents, plus ou moins bien individualisés suivant que le lieu d'enregistrement est périphérique ou central. Ainsi sur la courbe aortique, on observe : l'onde de percussion, c'est-à-dire l'onde de choc engendrée par l'éjection ventriculaire, souvent aussi appelée encoche anacrote ; l'onde de ressac ou de retour (*tidal-wave* des Anglo-Saxons) qui correspond à la réflexion de l'onde de percussion sur les résistances artériolaires de la partie supérieure du corps ; l'onde dicrote qui résulte de la réflexion de l'onde de percussion sur les résistances artériolaires de la moitié inférieure du corps ; entre ces deux ondes se situe l'incisure catacrote (souvent aussi appelée dicrote) qui est due au ballonnement des valves sigmoïdes aortiques dans le ventricule sous l'influence du gradient de pression aortoventriculaire après la fermeture de la valve et aux forces de rappel élastique. Cet accident n'est présent que si les valves sont étanches et non rigides.

Anomalies morphologiques du pouls [45, 47, 48]

On a décrit des types particuliers de pouls artériel (Figure S05-P01-C01-10) dans l'espoir d'en tirer des déductions cliniques valables, surtout à une époque où l'étude du pouls constituait la principale base objective de l'examen du système cardiovasculaire : le pouls anacrote, le pouls bisferiens [45], le pouls dicrote (les termes « dicrote » et « bisferiens » ont éthymologiquement la même signification : double battement. Mais le premier a une racine grecque et le second latine. On convient que le 2ᵉ battement palpable du pouls dicrote est diastolique et que celui du pouls bisferiens est systolique.)

Hypertension et artériosclérose

L'amplitude du pouls est augmentée (pression différentielle élargie), l'onde de ressac exagérée et l'onde dicrote insignifiante ou absente. Ces différentes modifications semblent pouvoir s'expliquer par l'augmentation de la vitesse de l'onde de pression : au lieu

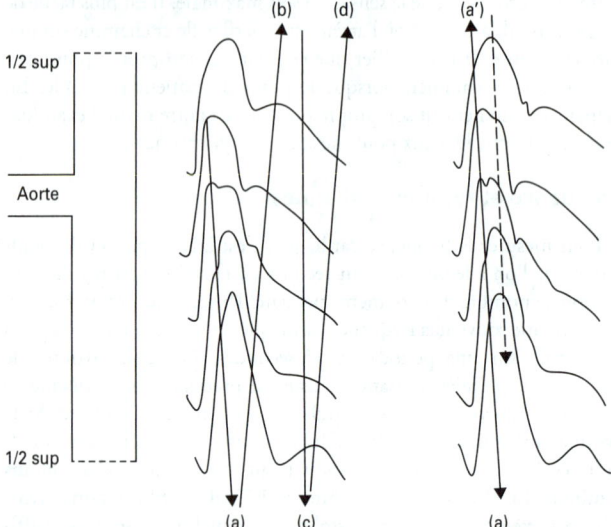

Figure S05-P01-C01-9 Formation des différents accidents du pouls normal. À gauche, schématisation de la circulation artérielle. Au milieu, courbes de pression centrale et périphérique ; la flèche (a) indique l'onde de percussion (encoche anacrote sur les courbes périphériques) ; la flèche (b) est l'onde de réflexion sur la partie inférieure du corps, responsable de l'onde dicrote sur la courbe aortique. La réflexion sur la moitié supérieure (c), puis inférieure (d) entraîne la formation de l'onde dicrote à la périphérie. À droite, l'onde de percussion se déplace vers la partie inférieure (a) et supérieure du corps (a'). La réflexion sur la partie supérieure (b') est responsable de la formation de l'onde de ressac. (Modifié d'après O'Rourke MF. The arterial pulse in health and disease. Am Heart J, 1971, 82 : 687-702.)

d'atteindre l'aorte proximale en protodiastole, l'onde réfléchie sur la moitié inférieure du corps revient plus vite et se superpose à celle de la moitié supérieure du corps : l'onde de ressac augmente d'amplitude et l'onde dicrote disparaît.

Hypotension artérielle

En cas d'hypotension, la vitesse de propagation des ondes de pression est diminuée. Les deux ondes réfléchies reviennent vers l'aorte proximale tardivement et les deux accidents auxquels elles donnent naissance s'écartent de l'onde de percussion. L'onde de ressac est souvent peu marquée, car l'onde de réflexion céphalique survient à la fin de la systole, alors que la pression diminue rapidement. L'onde dicrote est au contraire plus marquée que normalement, surtout si simultanément la durée de l'éjection est raccourcie et les résistances vasculaires périphériques augmentées (vasoconstriction). Lorsque ces modifications sont très prononcées, elles donnent lieu au pouls dicrote. On peut observer un dicrotisme dans les états d'hypotension, surtout lorsque s'y associent une réduction marquée du volume d'éjection et une vasoconstriction. C'est ainsi qu'il est fréquent dans l'insuffisance cardiaque sévère des cardiomyopathies dilatées. C'est un signe classique du syndrome toxique de la fièvre typhoïde et on peut l'observer dans la tamponnade à l'inspiration.

Maladie valvulaire aortique [52]

Dans le rétrécissement aortique serré, la pression aortique s'élève lentement jusqu'à un pic tardif et le pouls a une faible amplitude. Lorsque la sténose est moyennement serrée, la branche ascendante de la courbe de pouls est interrompue par une encoche anacrote marquée, d'où la dénomination fréquente de pouls anacrote pour désigner le pouls du rétrécissement aortique. En outre, chaque fois que les valves sigmoïdes sont rigides (sclérose et calcifications), l'incisure dicrote est à peine marquée ou absente.

Si le rétrécissement aortique est associé à l'insuffisance aortique, l'amplitude du pouls est normale ou exagérée si la régurgitation est importante. Le pouls est parfois de type bisferiens, c'est-à-dire que l'onde de percussion et l'onde de ressac sont bien individualisées et séparées. La constatation d'un pouls bisferiens indique que l'insuffisance aortique est prédominante et hémodynamiquement importante. Le pouls bisferiens peut aussi s'observer dans l'insuffisance aortique pure. Dans ce cas, en outre, l'amplitude du pouls est augmentée et l'incisure dicrote peu marquée ou absente (par défaut de mise en tension des valves secondaire à la fuite).

Cardiomyopathie hypertrophique

L'analyse du pouls carotidien y a une grande valeur diagnostique. Contrairement à ce que l'on observe dans la sténose aortique valvulaire, la courbe de pouls s'élève plus vite que normalement, puis diminue brusquement pour dessiner un second pic en télésystole (« bulge »). Stricto sensu, il s'agit d'un pouls bisferiens, mais son mécanisme est différent de celui du pouls bifide commun et il n'est pas palpable.

Variations d'amplitude du pouls artériel

Les variations d'amplitude du pouls ont une signification différente selon qu'elles sont généralisées à tout l'arbre artériel ou localisées à un ou plusieurs troncs. L'affaiblissement généralisé des pulsations artérielles témoigne d'un fléchissement de l'activité cardiaque ou d'une hypotension artérielle secondaire à une hypovolémie. À l'opposé, la diminution ou la disparition sélective d'un pouls artériel est toujours l'indice d'une obstruction sévère du tronc artériel, en amont du point où a été constatée l'abolition des pulsations artérielles.

Diminution de l'amplitude du pouls

Un pouls carotidien de faible amplitude témoigne d'un pincement de la pression artérielle différentielle. Il peut être dû à une diminution du volume d'éjection, de la vitesse d'éjection, ou de la pression artérielle. L'affaiblissement marqué du pouls ou sa disparition est habituel au cours d'une syncope. Dans l'état de choc, le pouls radial est imperceptible et la pression artérielle non mesurable, mais si le pouls fémoral est perçu, la pression artérielle systolique est autour de 80 mmHg.

Augmentation de l'amplitude du pouls

Un pouls ample et fort témoigne d'un élargissement de la pression différentielle. Celui-ci peut être dû à l'augmentation de la pression systolique, ou à la diminution de la pression diastolique, ou aux deux à la

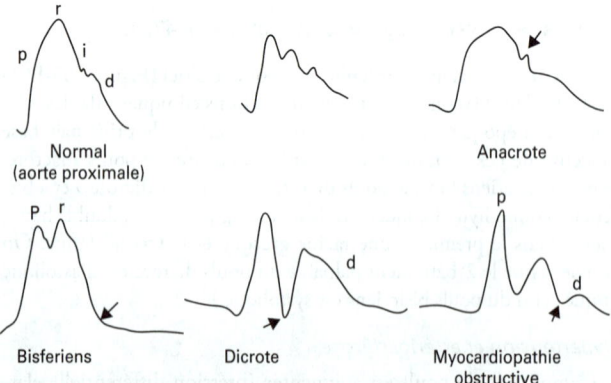

Figure S05-P01-C01-10 Principales anomalies morphologiques du pouls (carotide). La flèche indique l'emplacement de l'incisure dicrote. d : onde dicrote ; i : incisure ; p : onde de percussion ; r : onde de ressac.

fois. L'augmentation de l'amplitude du pouls s'observe dans les circonstances suivantes : l'anxiété ; l'insuffisance aortique (pouls de Corrigan) qui est la cardiopathie le plus souvent en cause chez l'adulte ; la persistance du canal artériel (chez l'enfant) ; les états s'accompagnant d'un débit cardiaque élevé soit physiologiques (effort, grossesse) soit pathologiques (hyperthyroïdie, anémie sévère, fistule artérioveineuse périphérique, fièvre élevée, maladie de Paget) ; bradycardie marquée (< 50/min) ; sclérose de l'aorte thoracique, notamment chez les personnes âgées, par élévation de la pression systolique.

Variations cycliques de l'amplitude du pouls

Pouls paradoxal (Kussmaul, 1873)

C'est une diminution de l'amplitude du pouls à l'inspiration. Lorsque l'affaiblissement inspiratoire du pouls n'est pas net, il faut mesurer la pression artérielle aux deux temps de la respiration : la différence entre les deux mesures représente la diminution inspiratoire de la pression artérielle. Lorsqu'elle est supérieure à 8 à 10 mmHg, elle suffit à affirmer le pouls paradoxal. Le pouls paradoxal s'observe constamment dans la tamponnade, parfois dans l'asthme grave. La distension de la veine jugulaire externe à l'expiration (et son affaissement à l'inspiration) permet de distinguer le pouls paradoxal secondaire à un syndrome obstructif pulmonaire de celui qui témoigne d'une compression aiguë du cœur [50]

Pouls alternant (Traube, 1872)

C'est la succession régulière d'une pulsation forte et d'une pulsation faible [46]. Il faut s'assurer que le rythme cardiaque est régulier car l'alternance d'amplitude peut être la conséquence d'un bigéminisme ventriculaire. Dans ce cas, l'intervalle qui sépare la pulsation faible de la pulsation forte précédente est plus court que celui qui la sépare de la pulsation forte suivante. On peut mesurer la différence de pression d'une systole à l'autre avec un brassard : à un certain niveau de pression, un bruit artériel sur deux est audible et à un niveau un peu inférieur de 5 à 10 mmHg, tous les bruits artériels sont audibles. Le pouls alternant est le témoin d'une insuffisance ventriculaire gauche sévère et il est habituel d'entendre un bruit de galop ventriculaire. Dans quelques cas, on peut aussi entendre une alternance des bruits du cœur, ou du souffle systolique de rétrécissement aortique. Un pouls alternant transitoire (quelques battements) peut aussi s'observer en l'absence de dysfonction ventriculaire gauche : il suit alors une ou plusieurs extrasystoles ventriculaires.

Le mécanisme responsable du pouls alternant semble être une anomalie du recaptage et de la libération du calcium intracellulaire. En effet, la survenue du pouls alternant est précédée par un trouble de la relaxation à partir duquel s'établit une alternance du volume télédiastolique (mécanisme de Starling) et une alternance de l'inotropisme aboutissant à une contraction forte et une contraction faible, une fois sur deux.

Pouls bigéminé

Si une extrasystole survient après chaque battement normal, avec un intervalle de couplage fixe, il s'agit d'un bigéminisme. Cette arythmie est responsable d'un pouls dont l'amplitude varie une fois sur deux, comme dans le pouls alternant mais les intervalles qui séparent la pulsation faible de la pulsation forte sont inégaux. Le pouls bigéminé est souvent un signe de toxicité digitalique.

Dissociation auriculoventriculaire

Lorsque les ventricules se contractent à une fréquence indépendante de celle des oreillettes, on peut observer des variations cycliques de l'amplitude du pouls : les pulsations les plus fortes correspondent aux systoles où la contraction de l'oreillette précède la contraction ventriculaire avec un délai permettant un remplissage ventriculaire optimal. Les pulsations les plus faibles s'observent lorsque la contraction auriculaire ne contribue pas, du fait de sa chronologie, au remplissage ventriculaire. Entre les deux extrêmes se placent des pulsations d'amplitude intermédiaire.

Palpation des pouls artériels périphériques

La recherche des pouls artériels périphériques a pour but d'apprécier l'intégrité de la vascularisation périphérique. Le pouls radial se palpe dans la gouttière radiale, juste au-dessus du poignet, avec les trois doigts du milieu, le pouce appuyé sur la face dorsale du poignet. Son amplitude doit être comparée à celle de l'autre côté. Le pouls cubital se palpe dans la gouttière cubitale ; le pouls huméral se sent très bien à la partie basse de la gouttière bicipitale interne, un peu au-dessus du pli du coude, en dedans du tendon du biceps. La palpation de l'artère humérale à ce niveau donne de bons renseignements sur l'état de la paroi du vaisseau. Souvent chez les sujets âgés, l'artère est tortueuse et ses battements visibles sous la peau. La prise du pouls carotidien permet de juger de l'état du cœur et d'apprécier la vascularisation centrale. On palpe le pouls carotidien à la moitié inférieure du cou, et d'un seul côté à la fois, contrairement à ce que l'on fait pour les artères périphériques. Il faut éviter en effet d'exercer une pression sur le sinus carotidien (repéré au bord supérieur du cartilage thyroïde) qui pourrait être à l'origine d'un réflexe bradycardisant, ou par une pression bilatérale de diminuer le débit cérébral chez un patient âgé porteur d'une sténose de la carotide. Si le patient n'est pas obèse, on peut par la palpation profonde localiser la pulsation de l'aorte abdominale presque sur tout le trajet jusqu'à la bifurcation.

Les deux pouls fémoraux doivent être recherchés et leur délai d'arrivée comparé à celui des pouls radiaux. Normalement, le pouls fémoral survient juste après le pouls huméral. Le pouls poplité est souvent difficile à palper. On le recherche sur un patient en décubitus dorsal, jambe semi-fléchie, avec les trois doigts du milieu, le pouce s'appuyant sur la face antérieure du genou ; parfois il est nécessaire de placer le sujet en décubitus ventral, jambe fléchie à 90°. L'examen de la vascularisation du membre inférieur se termine par la recherche du pouls tibial postérieur, à la cheville, en arrière de la malléole interne et du pouls pédieux sur le dos du pied. Mais le siège du pouls pédieux est variable suivant les sujets et chez environ 8 % des sujets il n'est pas palpable. Pour établir des comparaisons et disposer d'une référence, on a l'habitude de coter l'amplitude du pouls selon une échelle de 0 à 3 :
– 0 : pouls non palpable ;
– 1 : pouls faible ;
– 2 : pouls normal ;
– 3 : pouls augmenté.

L'affaiblissement ou la disparition sélective d'un pouls artériel signifie que l'artère examinée est, en amont, totalement occluse ou le siège d'une sténose très serrée.

Auscultation artérielle

Une artère normale est totalement silencieuse à l'auscultation, à condition de ne pas réduire sa lumière en appuyant trop fort la cloche du stéthoscope. La constatation d'un souffle, presque toujours systolique et de type éjection, parfois systolodiastolique ou continu est donc un signe anormal. C'est pourquoi l'auscultation systématique des artères superficielles fait partie intégrante de l'examen. On doit ausculter les carotides (dans la gouttière jugulocarotidienne), les sous-clavières (dans les creux sus-claviculaires), l'aorte thoracique (à la face postérieure du thorax), l'aorte abdominale et ses branches (en avant, de l'appendice xiphoïde à l'ombilic), la bifurcation aortique (autour de l'ombilic), les iliaques (de l'ombilic au pli de l'aine), les fémorales (de l'arcade crurale au canal de Hunter), les poplitées (dans les creux poplités). Les artères rénales s'auscultent en avant (dans la région péri-ombilicale) et en arrière (dans l'angle costovertébral).

L'auscultation permet encore d'entendre :
– en n'importe quel point des trajets artériels, le souffle continu à renforcement systolique d'une fistule artérioveineuse. Le souffle disparaît lorsque la pression du doigt en un point précis interrompt le court-circuit artérioveineux ;
– le souffle mammaire (grossesse et lactation). On peut l'entendre pendant les derniers mois de la grossesse et après l'accouchement, en cas d'allaitement. Le souffle est généralement maximal dans le 2e ou 3e espace intercostal gauche. Mais on peut l'entendre aussi à droite ou même des deux côtés. Il est systolique, et a un timbre élevé. Son intensité varie d'un jour à l'autre, et on l'entend mieux quand la patiente est en position couchée. Il disparaît souvent en position assise. On peut le supprimer par la pression du stéthoscope. Ce souffle est d'origine artérielle et est dû à l'augmentation du flux dans les artères mammaires internes et intercostales ;
– le double souffle intermittent de Durozier [51]. Dans l'insuffisance aortique sévère, et dans la persistance du canal artériel, la compression de l'artère fémorale s'accompagne d'un double souffle, systolique (dû au flux antérograde) et diastolique (dû au flux rétrograde allant de la fémorale à la racine de l'aorte). Au cours de l'anémie, de l'hyperthyroïdie ou de la fièvre, on peut entendre un double souffle, mais il n'est pas aussi typique que dans l'insuffisance aortique. Si la composante systolique est nette, la composante diastolique est généralement faible. Le « coup de pistolet » fémoral est un bruit systolique intense et bref qui est produit par la brusque et large distension de l'artère fémorale presque complètement collabée à la diastole dans l'insuffisance aortique sévère ;
– le souffle d'une sténose artérielle [44] est maximal au niveau même de la sténose et n'irradie que sur 1 ou 2 cm vers l'amont, mais très largement vers l'aval. Plus le gradient de pression transténotique est grand et plus le souffle est intense. L'amplitude du gradient de pression dépend de trois facteurs :
– le degré de la sténose : plus elle est sévère et plus le gradient est important ;
– le niveau de la pression systolique en amont de la sténose : à la systole, le gradient de pression est élevé, mais, à la diastole, le gradient est faible, à moins que la sténose ne soit très serrée. C'est la raison pour laquelle les souffles artériels sont généralement uniquement systoliques ;
– la pression diastolique en aval de la sténose : lorsqu'elle est normale, le gradient de pression est faible et il n'y a pas de souffle pendant la diastole ; si au contraire elle est basse, le gradient de pression devient suffisant pour engendrer un souffle diastolique.

La pression diastolique en aval de la sténose dépend elle-même de la circulation collatérale de suppléance et de la qualité du lit d'aval. Si le lit d'aval est correct et la circulation collatérale adéquate, la pression diastolique se maintient à un niveau normal, et on n'entend pas de souffle à la diastole. Une circulation collatérale peu fonctionnelle débitant dans un lit d'aval médiocre (diffusion des lésions obstructives aux artères distales) suffit à maintenir une pression diastolique normale. Mais si le lit d'aval est de bonne qualité et la circulation collatérale peu développée, la pression diastolique est faible et un souffle diastolique est présent. La constatation d'un souffle continu sur le trajet d'une artère indique donc que cette artère est le siège d'une sténose serrée, que la circulation collatérale est pauvre et que le lit d'aval est satisfaisant.

On entend un souffle artériel chez les deux tiers des patients atteints d'artériopathie oblitérante chronique ; le souffle siège au niveau de l'abdomen dans un tiers des cas, du triangle de Scarpa dans la moitié des cas, du canal de Hunter dans un quart des cas et du creux poplité chez 10 % des patients. La pression artérielle mesurée à la cheville est anormalement basse (inférieure à 97 % de la pression mesurée au bras) chez 80 % des patients porteurs d'un souffle. La constatation d'un souffle va donc de pair avec des lésions sténosantes significatives. Il est rare d'entendre un souffle abdominal chez des patients indemnes d'artériopathie ; le souffle traduit en général une compression extrinsèque du tronc cœliaque. Dowell et Sladen ont souligné l'intérêt d'ausculter une artère soufflante en comprimant l'artère ou ses branches en aval du souffle. Si un souffle émane de l'aorte, ou des artères iliaques primitive ou externe, il diminue ou disparaît lorsque le débit diminue au niveau de l'axe aorto-iliaque du fait de la compression des deux artères fémorales. Si le souffle ne change pas ou augmente d'intensité, c'est qu'il provient d'une artère collatérale (artère rénale, splanchnique ou iliaque interne).

On considère que l'auscultation carotidienne n'est que très peu prédictive de l'existence d'une sténose carotidienne ou du risque d'AVC. Une méta-analyse [49] portant sur 28 études et 17 913 patients montre que la présence d'un souffle carotidien multiplie par quatre le risque d'accident ischémique transitoire, par 2,5 celui d'AVC et par 2,7 celui de décès par AVC. Ainsi, au vu de cette méta-analyse, l'auscultation constitue-t-elle un facteur qui demeure important pour l'évaluation de l'atteinte carotidienne, mais aussi pour l'évaluation pronostique. Il faut dire qu'en pratique, elle continue à faire partie de l'examen quotidien des cliniciens.

Pouls veineux cervical

L'examen des veines du cou permet d'estimer la valeur de la pression veineuse centrale (PVC), d'identifier une dépression de la fonction ventriculaire droite et facilite le diagnostic de certaines arythmies. On a souvent considéré que la veine jugulaire interne reflète bien les événements qui se produisent au niveau du cœur droit parce qu'il n'y aurait pas de valves entre l'oreillette droite et la veine. Mais l'existence de valves semi-lunaires au niveau du bulbe jugulaire est connue depuis longtemps et a été encore récemment confirmée par des études hémodynamiques et angiographiques. Chez les sujets dont la PVC est normale, les valves sont continentes mais, en cas d'élévation chronique de la PVC, elles peuvent devenir incontinentes mais de toute façon, leur présence n'empêche pas la constitution d'une colonne liquidienne dont le niveau supérieur permet d'estimer la valeur de la PVC.

Examen du pouls cervical

Il faut disposer d'un éclairage tangentiel, « à jour frisant », qui fait ressortir les reliefs veineux et les pulsations. Le patient doit être placé en position demi-assise, la tête légèrement tournée sur le côté. Les pulsations de le la veine jugulaire externe ne peuvent pas être confondues avec les pulsations transmises de la carotide primitive car :
– le niveau supérieur de la turgescence de la veine jugulaire s'abaisse à l'inspiration lorsque la pression intrathoracique diminue, et s'élève à l'expiration ;
– les pulsations du pouls veineux disparaissent lorsqu'on applique une légère pression sur la veine, juste au-dessus de l'extrémité interne de la clavicule ;
– la turgescence jugulaire augmente en décubitus dorsal et diminue en position assise.

Estimation de la pression veineuse centrale

La veine jugulaire externe peut être considérée comme le manomètre de l'oreillette droite. Normalement, sur un patient en position assise, le niveau supérieur de la turgescence jugulaire ne se situe pas à plus de 3 cm de l'angle de Louis, lui-même situé 5 cm au-dessus du centre de l'oreillette droite (zéro de référence sur l'horizontale passant par le 4e espace intercostal). Si la veine jugulaire externe est remplie sur une

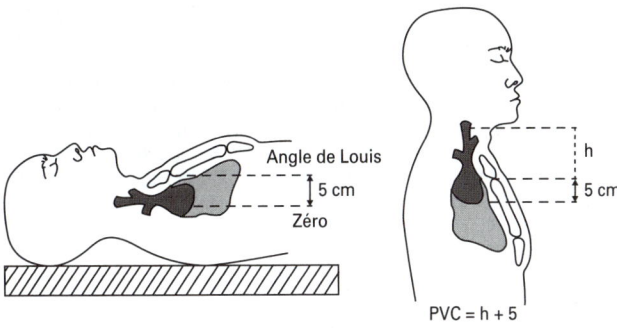

Figure S05-P01-C01-11 Mesure de la pression veineuse centrale. La PVC est égale à la distance verticale séparant l'angle de Louis du niveau de la turgescence augmentée de 5 cm. Elle s'exprime en cmH$_2$O (ou en mmHg, en divisant cette valeur par 1,36).

hauteur verticale de 5 cm, la PVC est de 8 cm d'eau, ce qui constitue la limite supérieure de la normale. Lorsque la turgescence veineuse atteint l'angle de la mâchoire, la PVC est au moins de 20 cm d'eau (Figure S05-P01-C01-11). En cas d'hypertension veineuse, les deux veines jugulaires sont turgescentes. Cependant, chez le sujet âgé, en l'absence d'insuffisance cardiaque, la jugulaire gauche peut être turgescente et la droite normale. Cette asymétrie est due à une compression du tronc veineux innominé gauche par la crosse aortique dilatée et déroulée, ou par un anévrysme.

L'élévation de la PVC est le témoin d'une insuffisance cardiaque droite, ou d'une constriction du cœur, ou d'une obstruction de la veine cave supérieure. Dans ce dernier cas, il n'y a ni pulsations veineuses, ni hépatomégalie, ni reflux hépatojugulaire. En revanche, on note sur la paroi thoracique une circulation veineuse collatérale. Lorsque la distension veineuse jugulaire n'est visible qu'en décubitus horizontal et disparaît en position inclinée à 30°, on peut en conclure que la PVC est normale.

Variations respiratoires du pouls veineux

Au cours du cycle respiratoire, la PVC subit des fluctuations. Bien que le flux veineux soit continu, la turgescence veineuse diminue à l'inspiration et augmente à l'expiration. Ces variations s'exagèrent en cas de troubles ventilatoires (asthme, emphysème, œdème pulmonaire), car la pression intrathoracique oscille plus largement de l'inspiration à l'expiration.

Lorsque la PVC est augmentée, l'inversion des variations respiratoires du pouls veineux acquiert une valeur diagnostique importante. C'est le cas de l'insuffisance cardiaque sévère, de la constriction cardiaque, de l'embolie pulmonaire. À l'inspiration, la turgescence des veines jugulaires augmente nettement : c'est le signe de Kussmaul.

Reflux hépatojugulaire

La première observation des effets de la compression abdominale sur la veine jugulaire a été faite par W. Pasteur qui les avait interprétés comme témoignant d'une insuffisance tricuspidienne. Mais c'est Rondot en 1898 qui a établi la valeur sémiologique de ce signe : l'augmentation soutenue de la pression veineuse jugulaire en réponse à la compression de la région sous-costale droite témoigne d'une insuffisance cardiaque globale (bi-ventriculaire) ou d'une insuffisance ventriculaire droite. Depuis Lian et Blondel [55], on sait très bien que la compression peut être exercée en n'importe quelle zone de l'abdomen et que la compression hépatique n'est pas nécessaire, d'autant qu'elle est douloureuse chez les patients en insuffisance cardiaque. Certains avaient mis en doute la valeur clinique de ce test pourtant largement utilisé depuis sa description mais l'étude hémodynamique de Ducas [53] a confirmé sa validité et précisé les conditions dans lesquelles il doit être fait. Pour rechercher le reflux hépatojugulaire, le patient doit être couché en position demi-assise (45°) ; on exerce alors, avec le plat de la main, une pression sur l'abdomen (pas nécessairement sur la région sous-costale droite) pendant environ 15 secondes : si le niveau de la turgescence jugulaire s'accroît de plus de 1 cm, le test est positif. Il est fondamental, pendant la recherche du reflux hépatojugulaire, que le patient respire normalement : s'il retient sa respiration, la turgescence s'accroît du simple fait que le patient effectue une manœuvre de Valsalva qui élève la pression intrathoracique. Selon cette étude, la hauteur de la distension jugulaire (mesurée par rapport à la fourchette sternale, c'est-à-dire 5 cm au-dessus du zéro de référence) reflète bien la PVC. Il n'est pas nécessaire de prolonger la durée de la compression abdominale pendant une minute, comme cela est généralement recommandé : au-delà de 12 secondes de compression, la PVC se maintient sans varier de ± 1 mmHg. En cas d'insuffisance biventriculaire, la pression capillaire pulmonaire augmente aussi mais le débit cardiaque n'augmente pas.

Le reflux hépatojugulaire s'observe dans l'insuffisance cardiaque globale ou limitée au ventricule droit [54]. Le mécanisme du reflux hépatojugulaire dans l'insuffisance cardiaque globale est incomplètement connu. Deux facteurs jouent un rôle :

– l'augmentation du volume sanguin veineux périphérique et surtout celle du tonus veineux, secondaire à la stimulation sympathique ;

– l'augmentation du volume sanguin central (pulmonaire) puisque, à l'exception des cas de dysfonction ventriculaire droite pure, le reflux hépatojugulaire témoigne d'une élévation de la pression de remplissage des cavités droites et aussi des cavités gauches (pression capillaire pulmonaire > 15 mmHg). Cependant, dans quelques cas d'infarctus du ventricule droit, la pression capillaire pulmonaire peut être normale.

Identification des ondes du pouls veineux

Le pouls veineux jugulaire (jugulogramme) a une morphologie très proche de celle de la courbe de pression auriculaire droite, et cela en dépit du fait que le premier reflète des variations de volume de la veine jugulaire, et la seconde des variations de pression dans l'oreillette. Les pulsations veineuses mettent 60 à 100 ms pour parvenir jusqu'aux veines du cou. Bien que les différentes ondes soient mieux analysées sur un jugulogramme, il est souvent possible de les identifier cliniquement et d'obtenir ainsi des informations immédiates sur le fonctionnement du cœur droit :

– *onde A*. La pulsation veineuse correspondant à l'onde a précède immédiatement la pulsation carotidienne et survient juste après le premier bruit. Elle a une amplitude exagérée chaque fois qu'il y a une résistance à la vidange auriculaire (rétrécissement tricuspidien, ou plus souvent diminution de la distensibilité du ventricule droit hypertrophié). L'onde a disparaît en cas de fibrillation auriculaire et au cours du flutter auriculaire, elle est remplacée par de fines oscillations de très grande fréquence (250 à 300/min) ;

– *onde V*. Lorsque la valve tricuspide n'est pas étanche, le sang régurgite du ventricule dans l'oreillette à la systole, et donne lieu à une grande onde v. L'onde v jugulaire de l'insuffisance tricuspide étant systolique ne doit pas être confondue avec une pulsation carotidienne transmise : l'onde v persiste lorsqu'on comprime légèrement la veine au-dessus de la clavicule. L'insuffisance tricuspide est fréquente en cas de fibrillation auriculaire. Elle est habituelle dans l'insuffisance cardiaque globale, notamment dans les formes évoluées de valvulite mitrale rhumatismale. Chez un patient fébrile, l'onde v peut être le témoin d'une endocardite bactérienne localisée à la valve tricuspide.

Lorsque l'insuffisance tricuspide est importante, la régurgitation se transmet de façon rétrograde non seulement aux veines cervicales, mais aussi aux veines hépatiques, et est à l'origine d'une expansion systolique du foie.

Bibliographie

Signes fonctionnels cardiaques

1. BOURDARIAS JP. Sémiologie cardiovasculaire. *In* : P Godeau, S Herson, JC Piette. Traité de médecine, 4ᵉ éd. Paris, Flammarion Médecine-Sciences, 2004 : 357-379.
2. DUBOURG O, GOEAU-BRISSONNIÈRE O, LACOMBE P. Les douleurs thoraciques. Paris, Masson, 2004, 165 pages.
3. FURLAN R, PIAZZA E, DELL'ORO S et al. Cardiac autonomic patterns preceding occasional vasovagal reaction in healthy humans. Cirulation, 1998, *98* : 1756-1761
4. LENÈGRE J. Sémiologie cardiovasculaire. *In* : J Lenègre, M Blondeau, JP Bourdarias et al. Cœur et circulation. Paris, Flammarion Médecine-Sciences, 1973.
5. MALLAT Z, VICAUT E, DANGARÉ A et al. Prediction of head-up tilt test result by analysis of early heart rate variations. Circulation, 1997, *96* : 581-584.
6. SAKLANI P, KRAHN A, KLEIN G. Syncope. Circulation, 2013, *127* : 1330-1339.

Signes physiques cardiaques

7. ANASTASSIADES PC, QUINONES MA, GAASCH WH et al. Aortic valve closure, echocardiographic, phonocardiographic assessment. Am Heart J, 1976, *91* : 228-232.
8. BARAGAN J, FERNANDEZ F. Phonomécanographie clinique *in* : H Denolin, Ph Coumel, JP Bourdarias, A Lenaers. Méthodes d'investigation en cardiologie. Paris, Maloine, 1993 : 381-408.
9. BASTA LL, BETTINGER JJ. The cardiac impulse : a new look at an old art. Am Heart J, 1979, *97* : 96-111.
10. BURGGRAF GW, CRAIGE E. The first heart sound in complete heart block. Phono-echocardiographic correlations. Circulation, 1974, *50* : 17-24.
11. CHA SD, GOOCH AS, MARANHAO V. Intracardiac phonocardiography in tricuspid regurgitation : relation to clinical and angiographic findings. Am J Cardiol, 1981, *48* : 578-583.
12. CHANDRARATNA PAN, LOPEZ JM, COHEN LS. Echocardiographic observations on the mechanism of production of the second heart sound. Circulation, 1975, *51* : 292-296.
13. CRAIGE E. On the genesis of heart sounds : contributions made by echocardiographic studies. Circulation, 1976, *53* : 207-209.
14. CRILEY JM, HERMER AJ. Crescendo presystolic murmur of mitral stenosis with atrial fibrillation. N Engl J Med, 1971, *285* : 1284-1292.
15. CURTISS EI, MATTHEWS RG, SHAVER JA. Mechanism of normal splitting of the second heart sound. Circulation, 1975, *51* : 157-164.
16. DELIYANNIS AA, GILLAM PM, MOUNSEY JPD, STEINERT RE. The cardiac impulse and the motion of the heart. Br Heart J, 1964, *26* : 396-411.
17. Effect of respiration on the pericardial friction rub. Am J Cardiol, 1961, *7* : 130-131.
18. EGIDY H VON, DUBECK J. A new theory about the origin of the mitral opening snap. J Appl physiol, 1969, *27* : 566-568.
19. FORTUIN NJ, CRAIGE E. Echocardiographic studies of genesis of mitral diastolic murmur. Br Heart J, 1973, *35* : 75-81.
20. FORTUIN NJ, CRAIGE E. On the mechanism of Austin Flint murmur. Circulation, 1972, *45* : 558-570.
21. GLOVER DD, MURRAH RL, OLSEN CO et al. Mechanical correlates of the third heart sound. J Am Coll Cardiol 1992, *19* : 450 457.
22. HARVEY WP. Auscultatory findings in diseases of the pericardium. Am J Cardiol, 1961, *7* : 15-20.
23. HIRSCHFELD S, LIEBMAN J, BORKAT G, BORMUTH C. Intracardiac pressure-sound correlates of echocardiographic aortic valve closure. Circulation, 1977, *55* : 602-604.
24. JOHNSTON FD. Symposium of cardiovascular sound. II Clinical aspects. Circulation, 1957, *16* : 421-422.
25. KARLINER JS, O'ROURKE RA, KEARNEY DJ, SHABETAI K. Hemodynamic explanation of why the murmur of mitral regurgitation is independent of cycle length. Br Heart J, 1973, *35* : 397-401.
26. KINDING JR, BEESON TP, CAMPBELL RW et al. Acoustical performance of the stethoscope : a comparison analysis. Am Heart J, 1982, *104* : 269-275.
27. KUSUKAWA R, BRUCE DW, SAKAMOTO T et al. Hemodynamic determinants of the amplitude of the second heart sound. J Appl Physiol, 1966, *21* : 938-946.
28. LEMBO NJ, DELL'ITALIA LJ, CRAWFORD MH, O'ROURKE A. Bedside diagnosis of systolic murmurs. N Engl J Med, 1988, *318* : 1572-1578.
29. ROBERTS WC. Examining the precordium of the heart. Chest, 1970, *57* : 567-571.
30. SABBAH HN, STEIN PD. Investigation of the theory of the origin of the second heart sound. Circ Res, 1976, *39* : 874-882.
31. SABBAH HN, STEIN PD. Turbulent blood flow in humans. Its primary role in the production of ejection murmurs. Circ Res, 1976, *38* : 58-65.
32. SELIG MB. Stethoscopic and phonoaudio devices : historical and future perspectives. Am Heart J, 1993, *126* : 262-268.
33. SHAPIRA JN, BOWDEN RE, ALDERMAN EL, POPP RL. Relationship of P-S4 interval to left ventricular end-diastolic pressure. Br Heart J, 1982, *47* : 270-276.
34. SHAVER JA, NADOLNY RA, O'TOOLE JD. Sound pressure correlates of the second heart sound. An intracardiac study. Circulation, 1974, *49* : 316-325.
35. SPODICK DH, QUARRY VM. Prevalence of the fourth heart sound by phonocardiography in the absence of cardiac disease. Am Heart J, 1974, *87* : 11-14.
36. STEIN PD, SABBAH HN, ANBE DT, KHAJA F. Hemodynamic and anatomic determinants of relative differences in amplitude of the aortic and pulmonary components of the second heart sound. Am J Cardiol, 1978, *42* : 539-544.
37. STEIN PD, SABBAH HN. Turbulent flow in the ascending aorta of humans with normal and diseased aortic valves. Circ Res, 1976, *39* : 58-65.
38. THOMSON ME, SHAVER JA, HEIDENREICH FP et al. Sound, pressure and motion correlates in mitral stenosis. Am J Med, 1970, *49* : 437-450.
39. TOUTOUZAS P, KOIDAKIS A, VELIMEZIS A, AGOUSTAKIS D. Mechanism of diastolic rumble and presystolic murmur. Br Heart J, 1974, *36* : 1096-1105.
40. VAN DE WERF F, GEBOERS J, KESTELHOOT H et al. The mechanism of disappearance of the physiologic third heart sound with age. Circulation, 1986, *73* : 877-884.
41. WALDER WQ, CRAIGE E. First heart sound and ejection sounds. Am J Cardiol, 1975, *35* : 346-356.
42. WILKEN MK, MEYERS DG, LASKI PA et al. Mechanism of disappearance of S3 with maturation. Am J Cardiol, 1989, *64* : 1394-1396.
43. ZONERAICH S. Evaluation of century-old physical signs, S3 and S4, by modern technology. J Am Coll Cardiol 1993, *19* : 458-459.

Signes physiques artériels

44. DOWELL AJ, SLADEN JG. The bruit-occlusion test : a clinical method for localizing arterial stenosis. Br J Surg 1978, *65* : 201-3.
45. EWY GA, RLOS J.C, MARCUS FI. The dicrotic arterial pulse. Circulation, 1969, *39* : 655-661.
46. FREEMAN GL, WIDMAN LE, CAMPBELL JM, COLSTON JT. An evaluation of pulsus alternans in closed-chest dogs. Am J Physiol 1992, *262* : H278-H284.
47. IKRAM h, NIXON PGF, FOX JA. The haemodynamic implications of the bisferiens pulse. Br Heart J, 1964, *26* : 452-429.
48. O'ROURKE MF. The arterial pulse in health and disease. Am Heart J, 1971, *82* : 687-702.
49. PICKETT CA, JACKSON JL, HEMANN BA, ATWOOD JE. Carotid bruits and cerebrovascular disease risk. A meta-analysis. Stroke, 2010, *41* : 2295-2302.
50. REBUCK AS, PENGELLY LD. Development of pulsus paradoxus in the presence of airway obstruction. N Engl J Med, 1973, *288* : 66-69.
51. ROWE GG, AFONSO S, CASTILLO CA, MCKENNA DH. The mechanism of the production of Duroziez's murmur. N Engl J Med, 1965, *272* : 1207-1210.
52. SABBAH HN, STEIN PD. Valve origin of the aortic incisura. Am J Cardiol 1978, *41* : 32-38.

Pouls veineux cervical

53. DUCAS J, MAGDER S, MC GREGOR M. Validity of the hepatojugular reflux as a clinical test for congestive heart failure. Am J Cardiol, 1983, *52* : 1299-1303.
54. EWY GA. The abdominojugular test : technique and hemodynamic correlates. Ann Int Med 1988, *109* : 456-60
55. LIAN C, BLONDEL A. Le signe du reflux dans l'insuffisance cardiaque. Presse Méd 1925, *33* : 481-482.

Toute référence à cet article doit porter la mention : Bourdarias JP. Sémiologie cardiovasculaire. *In* : L Guillevin, L Mouthon, H Lévesque. Traité de médecine, 5ᵉ éd. Paris, TdM Éditions, 2018-S05-P01-C01 : 1-16.

Chapitre S05-P01-C02
Électrocardiogramme

Nicolas Clementy, Bertrand Pierre, Dominique Babuty
et Laurent Fauchier

Généralités

Définition

L'électrocardiogramme (ECG) est un tracé qui représente l'évolution de l'activité électrique cardiaque : en abscisse, le temps, dont l'unité utilisée est la milliseconde (ms) ; en ordonnée, la tension électrique ou circulation du champ électrique cardiaque, dont l'unité utilisée est le millivolt (mV).

Cycle électrique cardiaque

L'activité électrique cardiaque prend son origine dans le *nœud sinusal* (nœud de Keith et Flack) situé sur le toit de l'oreillette droite près de l'orifice de la veine cave supérieure. Les cellules du nœud sinusal correspondent à un tissu spécialisé qui possède une propriété électrophysiologique de dépolarisation spontanée ou automaticité. La vitesse de dépolarisation spontanée est sous l'influence du système nerveux sympathique, qui l'accélère, et parasympathique, qui la ralentit, ce qui détermine la fréquence cardiaque normale (sinusale).

Le front de dépolarisation se transmet ensuite à l'ensemble du massif atrial, d'abord l'oreillette droite, puis l'oreillette gauche par l'intermédiaire du faisceau de Bachmann et du sinus coronaire.

Les anneaux valvulaires fibreux tricuspide et mitral faisant obstacle à la transmission de l'activité électrique, le seul passage du front de dépolarisation vers le massif ventriculaire se situe au niveau du *nœud atrioventriculaire* (nœud d'Aschoff et Tawara) situé sur la cloison entre l'oreillette droite et le ventricule gauche à la partie antérosupérieure de l'orifice du sinus coronaire. Les propriétés électrophysiologiques décrémentielles des cellules du nœud atrioventriculaire (phénomène de Wenckebach) permettent un ralentissement, voire à l'extrême, un blocage de l'influx électrique entre oreillettes et ventricules, permettant une protection de l'étage ventriculaire contre une activité électrique trop rapide à l'étage atrial.

L'influx électrique se propage ensuite dans le septum interventriculaire au sein d'un tissu spécialisé à vitesse de conduction rapide, le système His-Purkinje, permettant une dépolarisation rapide et homogène de l'ensemble du massif ventriculaire. On distingue le *faisceau de His*, qui se divise rapidement en branches droite et gauche, cette dernière se subdivisant en hémibranches antérieure et postérieure, qui se subdivisent en un réseau dit *réseau de Purkinje* (Figure S05-P01-C02-1).

Nomenclature et terminologie

L'activité électrique cardiaque se traduit sur l'ECG par des variations d'amplitude (voltage) autour de la ligne iso-électrique au cours du cycle cardiaque (Figure S05-P01-C02-2).

On distingue :
– l'*onde P*, qui correspond à la dépolarisation du massif atrial ;

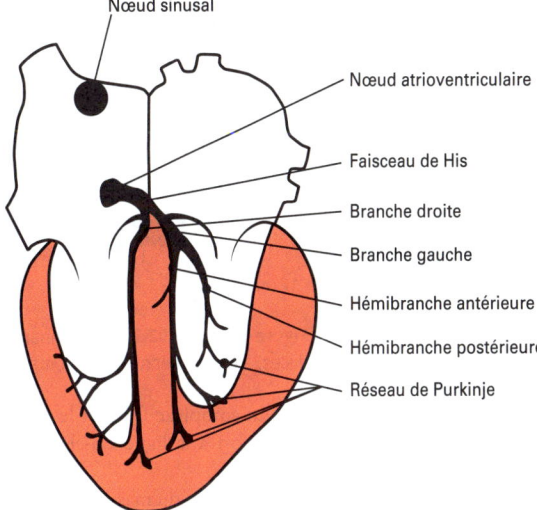

Figure S05-P01-C02-1 Anatomie du système de conduction cardiaque.

– l'*intervalle PR*, ou segment PQ, iso-électrique, mesuré entre le début de l'onde P et le début du complexe QRS ;
– le *complexe QRS*, qui correspond à la dépolarisation du massif ventriculaire. Il masque la repolarisation du massif atrial. L'aspect du complexe QRS répond à une nomenclature spécifique : la première onde négative non précédée d'une onde positive est une onde Q ; la première onde positive est une onde R ; la première onde négative suivant une onde R est une onde S ; les ondes positives suivant l'onde R sont notées R', R'', etc. ; les ondes négatives suivant l'onde S sont notées S', S'', etc. Par ailleurs, si l'amplitude de l'onde est supérieure ou égale à 0,5 mV, on utilise une lettre majuscule (Q, R ou S), et une lettre minuscule dans le cas contraire (q, r ou s) ;
– le *point J*, qui correspond à la jonction entre la fin du complexe QRS et le début du segment ST ;

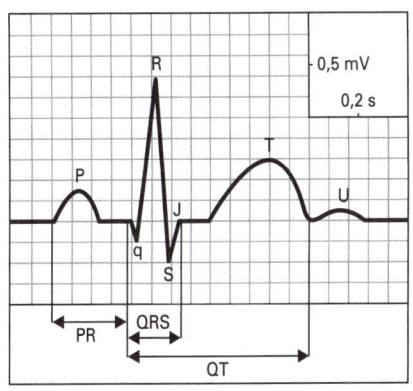

Figure S05-P01-C02-2 Cycle électrique cardiaque.

Cardiologie

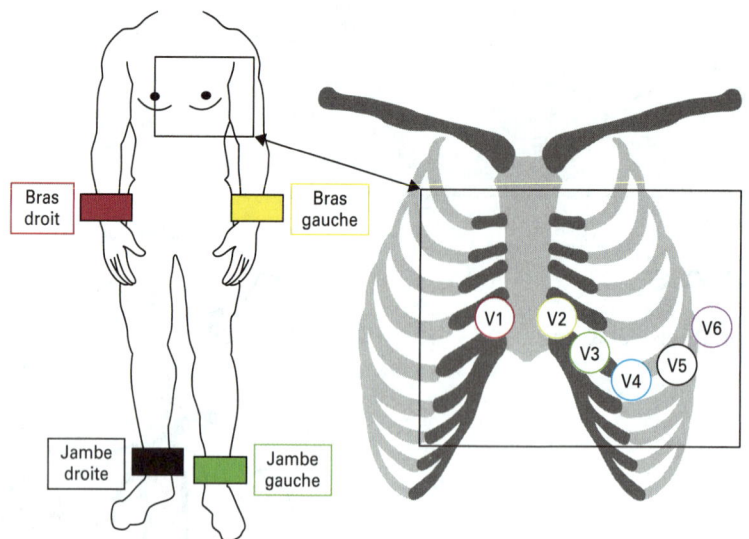

Figure S05-P01-C02-3 Positionnement des électrodes périphériques, à gauche, et précordiales, à droite, dans le plan frontal.

– le *segment ST*, situé entre la fin du complexe QRS et le début de l'onde T, et dont l'amplitude par rapport à la ligne iso-électrique se mesure 80 ms après le point J ;
– l'*onde T*, qui correspond à la repolarisation du massif ventriculaire ;
– l'*onde U*, inconstante, qui peut suivre l'onde T et correspondrait à la repolarisation des fibres de Purkinje ;
– l'*intervalle QT*, qui se mesure entre le début du complexe QRS et la fin de l'onde T. Il doit être corrigé à la fréquence (QT corrigé ou QTc) car la durée de l'intervalle QT, qui correspond à la durée totale des potentiels d'action des cardiomyocytes ventriculaires, s'allonge physiologiquement quand la fréquence cardiaque diminue et se raccourcit quand elle augmente. On utilise habituellement la formule de Bazett : $QTc = QT/\sqrt{RR}$, avec QT (en milliseconde), et RR la mesure de l'intervalle entre les deux complexes QRS précédents (en seconde).

Réalisation de l'électrocardiogramme

Des électrodes cutanées sont positionnées à des endroits spécifiques, classiquement selon un code couleur, et ces électrodes sont reliées par des fils conducteurs à l'électrocardiographe (Figure S05-P01-C02-3).

On enregistre ensuite la tension électrique entre deux électrodes (dérivation), soit deux électrodes cutanées (dérivations dites bipolaires), soit entre une électrode cutanée (pôle positif) et une électrode indifférente (dérivations dites unipolaires).

On utilise classiquement quatre électrodes positionnées sur les quatre membres, et six électrodes positionnées sur le thorax, permettant de distinguer douze dérivations dites standard :

Six dérivations périphériques ou frontales :
• Trois dérivations bipolaires des membres (dites d'Einthoven) :
– DI (pôle négatif : bras droit, pôle positif : bras gauche) ;
– DII (pôle négatif : bras droit, pôle positif : jambe gauche) ;
– DIII (pôle négatif : bras gauche, pôle positif : jambe gauche).
• Trois dérivations unipolaires des membres (dites de Goldberger) :
– aVR au bras droit (R : *right*) ;
– aVL au bras gauche (L : *left*) ;
– aVF au pied gauche (F : *foot*).
Six dérivations unipolaires précordiales ou horizontales (dites de Wilson) :
• V1 (4e espace intercostal, bord droit du sternum).
• V2 (4e espace intercostal, bord gauche du sternum).
• V3 (équidistante de V2 et V4).
• V4 (5e espace intercostal, ligne médioclaviculaire gauche).
• V5 (5e espace intercostal, ligne axillaire antérieure gauche).
• V6 (5e espace intercostal, ligne axillaire moyenne gauche).

On peut utiliser dans certains cas spécifiques des dérivations additionnelles :
• Dérivations unipolaires précordiales droites : V3R, V4R, V5R, V6R, symétriques de V3, V4, V5 et V6 à droite de la ligne sternale, et VE (sous l'apophyse xyphoïde sur la ligne sternale).
• Dérivations unipolaires précordiales dorsales : V7, V8 et V9, au niveau du 5e espace intercostal dans la continuité de V6.

L'enregistrement ECG doit dans l'idéal être réalisé au repos et en décubitus dorsal. Les sources de parasites doivent être éliminées dans la mesure du possible (tremblements, respiration ample, interférences), éventuellement par l'utilisation de filtres automatiques, afin d'obtenir une ligne iso-électrique rectiligne. La malposition des électrodes, source classique d'erreur, doit être évitée.

La vitesse de déroulement du tracé est classiquement de 25 mm/s et l'échelle d'amplitude de 10 mm/mV. L'impression se fait le plus souvent sur du papier thermique millimétré : en abscisses, un « petit carreau » de 1 mm représente 40 ms et un « grand carreau » de 5 mm, 200 ms ; en ordonnées, un « petit carreau » représente 0,1 mV et un « grand carreau » 0,5 mV.

Interprétation de l'ECG

Vectocardiographie

L'amplitude totale et la direction (tridimensionnelle) moyenne du vecteur électrique de tous les cardiomyocytes peuvent être représentées sous la forme d'un seul vecteur électrique. L'évolution de ce vecteur au cours du cycle cardiaque est schématisée par le vectocardiogramme. On peut ainsi distinguer un vectocardiogramme dans le plan frontal, qui va déterminer l'enregistrement électrique des dérivations périphériques, et un vectocardiogramme dans le plan horizontal, qui va déterminer l'enregistrement électrique des dérivations précordiales.

Chaque dérivation de l'ECG est ainsi en quelque sorte un « observateur » de la direction et de l'amplitude du vectocardiogramme selon un angle particulier, soit dans le plan frontal (Figure S05-P01-C02-4) pour les dérivations périphériques (cercle de Cabrera), soit dans le plan horizontal (Figure S05-P01-C02-5) pour les dérivations précordiales.

– le vecteur 2, ventriculaire gauche (durée : 60 ms), dirigé en arrière en bas et à gauche, correspondant principalement à l'activation du massif ventriculaire gauche (qui domine l'activation concomitante du massif ventriculaire droit) (onde R) ;
– le vecteur 3, basal (durée : 15 ms), dirigé en arrière en haut et à droite, correspondant à l'activation des parois antéro-latéro-basales ventriculaires (onde s).

Axe électrique

Il est calculé en mesurant l'amplitude nette (négative ou positive) d'une onde dans deux dérivations perpendiculaires (Figure S05-P01-C02-6).

L'axe électrique cardiaque est surtout calculé pour le complexe QRS dans le plan frontal, classiquement en utilisant les dérivations DI et aVF. Il est normal entre –30 et +90°, gauche entre –30 et –90°, droit entre +90 et ±180°, et indéterminé entre –90 et ±180° (axe en aVR) (Figure S05-P01-C02-7).

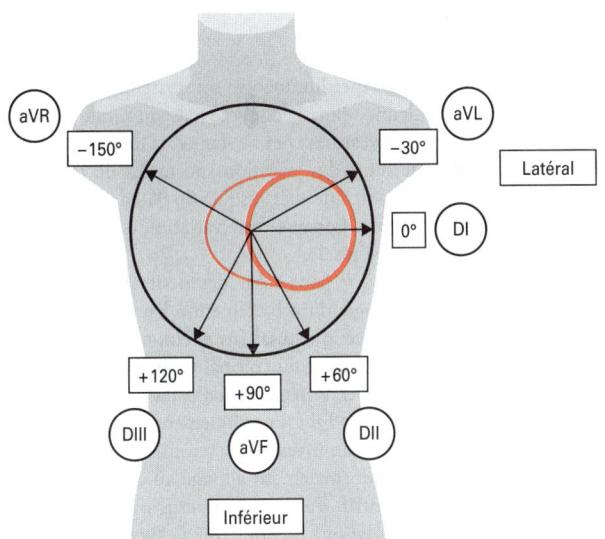

Figure S05-P01-C02-4 Dérivations périphériques dans le plan frontal (cercle de Cabrera).

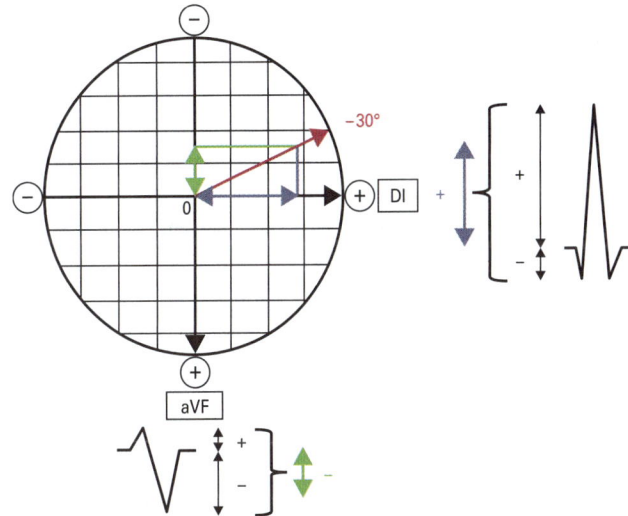

Figure S05-P01-C02-6 Exemple de calcul de l'axe électrique cardiaque dans le plan frontal. L'amplitude nette (positivité – négativité) du complexe QRS dans deux dérivations périphériques perpendiculaires est reportée sur l'axe gradué, ici +2,5 mm en DI et –1,5 mm en aVF. Le vecteur résultant correspond à l'axe électrique, ici –30°.

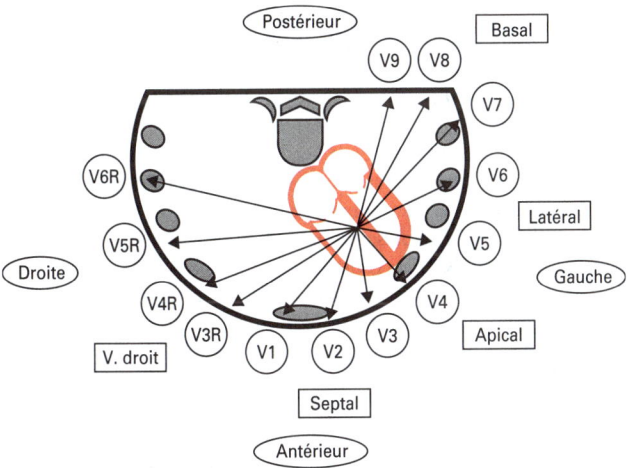

Figure S05-P01-C02-5 Dérivations précordiales dans le plan horizontal.

On peut classer les dérivations par groupe correspondant à un territoire myocardique spécifique :
– le territoire septal (antéroseptal) : V1 V2 V3 ;
– le territoire latéral : DI aVL V5 V6 ;
– le territoire apical : V4 ;
– le territoire inférieur : DII DIII aVF ;
– le territoire basal (ou postérieur) : V7 V8 V9 ;
– le territoire ventriculaire droit : VE V3R V4R.

Par association, on distingue les territoires inférolatéral, inférobasal, latérobasal, septal profond (inférieur + septal), antérieur étendu (septal + latéral) et circonférentiel (septal + latéral + inférieur).

Vecteurs QRS simplifiés

Le vectocardiogramme ventriculaire (complexe QRS) peut être simplifié par l'utilisation de trois vecteurs :
– le vecteur 1, septal (durée : 15 ms), dirigé en avant en bas et à droite, correspondant à l'activation initiale du septum interventriculaire (onde q) ;

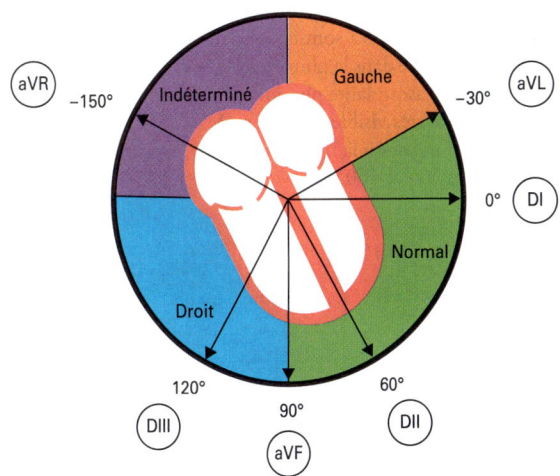

Figure S05-P01-C02-7 Axe électrique cardiaque dans le plan frontal.

Estimation de la fréquence

L'échelle des abscisses étant par convention de 25 mm/s, on peut facilement calculer la fréquence en divisant 300 par le nombre de carreaux (« grands carreaux » de 5 mm) de l'intervalle mesuré. Par exemple, lorsqu'on mesure trois carreaux entre deux complexes QRS (intervalle RR), la fréquence ventriculaire est de 300/3 = 100/min.

Approche interprétative

L'interprétation doit être attentive et surtout systématique. Elle se fait si possible à l'aide d'une règle et/ou d'un compas.
Il est impératif de répondre aux questions suivantes :
– l'ECG est-il de bonne qualité (douze dérivations, échelles standard, absence de malposition d'électrode) ?
– la fréquence ventriculaire est-elle normale ?
– les intervalles RR sont-ils réguliers ?
– l'onde P est-elle présente ? S oui, le rythme atrial est-il sinusal ?
– l'intervalle PR est-il de durée normale et constant ?
– les QRS sont-ils normaux (amplitude, durée, axe, morphologie) ?
– le point J et le segment ST sont-ils isoélectriques ?
– la morphologie et la polarité des ondes T sont-elles normales ?
– l'intervalle QT est-il de durée normale ?

ECG normal

Normes habituelles

La *fréquence ventriculaire au repos* est classiquement comprise entre 60 et 100/min (Figure S05-P01-C02-8).
Le *rythme atrial* est d'origine sinusale : l'onde P est de morphologie constante, positive dans la majorité des dérivations (notamment DI et DII), positive ou diphasique en DIII, V1 et aVL, et toujours négative en aVR. Les intervalles PP sont souvent réguliers.
Le *massif atrial* n'est pas dilaté : l'onde P a une durée comprise entre 90 et 110 ms, une amplitude inférieure à 0,25 mV dans les dérivations périphériques.
La *conduction atrioventriculaire* est normale : l'intervalle PR est iso-électrique et a une durée fixe comprise entre 120 et 200 ms.
La *dépolarisation ventriculaire* est rapide : la durée du complexe QRS est comprise entre 80 et 100 ms.
Le *massif ventriculaire gauche* est dominant et non pathologique : l'amplitude totale est normale, supérieure à 0,5 mV dans les dérivations périphériques et 0,7 mV dans les dérivations précordiales. L'axe est habituellement compris entre 0 et 90°. On observe dans les dérivations précordiales une transition progressive d'une onde S dominante en V1 vers une onde R dominante en V6. Cette transition intervient en V3 ou V4.
Le *point J* et le *segment ST* sont iso-électriques.
L'*onde T* est positive dans la plupart des dérivations (sauf en aVR) et asymétrique (pente ascendante plus longue que la pente descendante). L'onde U peut être très visible, surtout en V5 et V6.
L'*intervalle QT* corrigé à la fréquence (QTc), mesuré en DII ou V5, est compris entre 360 et 460 ms.

Variations normales

La *fréquence ventriculaire* peut être inférieure à 60/min (bradycardie), notamment la nuit (prédominance du système parasympathique), et chez le sujet jeune, sportif et de sexe masculin. Elle peut être supérieure à 100/min (tachycardie) chez l'enfant et la femme enceinte.
Le *rythme atrial* peut subir des variations normales de fréquence d'un battement à l'autre, pouvant aller jusqu'à 50 %, la morphologie de l'onde P restant constante. Lorsque cette variation est supérieure à 15 %, on parle d'arythmie sinusale.
La morphologie de l'*onde P* peut subir des petites modifications physiologiques de morphologie d'un battement à l'autre selon le site d'échappement au sein du nœud sinusal (*wandering pacemaker*). On peut aussi observer un rythme du sinus coronaire, surtout chez le sujet jeune et sportif, avec des ondes P négatives dans les dérivations inférieures. Une onde P négative en DI est pratiquement toujours associée à une malposition d'électrode au niveau des membres.
L'*intervalle PR* peut être normalement allongé au-delà de 200 ms, surtout la nuit ou chez le sportif, réalisant un bloc atrioventriculaire du 1er degré (10 % de la population) ou du 2e degré type Wenckebach (5 % de la population).
L'*aspect de bloc de branche droit incomplet* (BBDi) est fréquent (aspect rSr' en V1 et durée du QRS entre 100 et 120 ms).
L'*amplitude totale du QRS* peut être abaissée dans les dérivations périphériques (très rarement dans plus de quatre dérivations sur six).
L'*axe frontal du QRS* peut être entre 90 et 120° chez l'enfant de moins de 2 ans et entre 0 et –30° chez le sujet âgé (déviation axiale gauche progressive avec l'âge).
L'*axe horizontal du QRS* peut être souvent décalé vers la droite (rotation antihoraire, transition avant V3), surtout chez l'enfant. L'axe est en revanche plus rarement décalé vers la gauche dans des conditions normales (rotation horaire, transition après V4) et peut correspondre à une malposition des électrodes thoraciques.
Une *onde Q* peut être présente en DIII ou aVF. Elle disparaît généralement lorsque l'ECG est réalisé en inspiration profonde.
Le *point J* et le *segment ST* sont très fréquemment sus-décalés par rapport à la ligne iso-électrique (amplitude positive jusqu'à 0,3 mV) dans les dérivations V2 et V3, surtout en cas de bradycardie sinusale. Plus rare, l'aspect de « repolarisation précoce » peut aussi être une variation normale et se caractérise par un sus-décalage du point J et du segment ST dans les dérivations latérales et inférieures (Figure S05-P01-C02-9).
L'*onde T* est souvent négative en DIII, parfois en aVF, rarement en DII ; en cas de déviation axiale gauche, elle peut être négative en aVL, mais jamais en DI. L'onde T peut être négative (ou iso-électrique) en V1, parfois en V2, très rarement en V3, surtout chez la femme jeune.

Anomalies de la dépolarisation

Anomalies de l'onde P

Hypertrophie atriale droite

L'onde P dite pulmonaire se caractérise par une augmentation de l'amplitude de l'onde P (≥ 2,5 mm) dans les dérivations inférieures

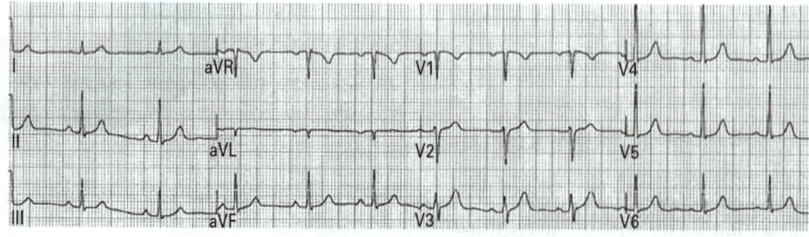

Figure S05-P01-C02-8 ECG normal.

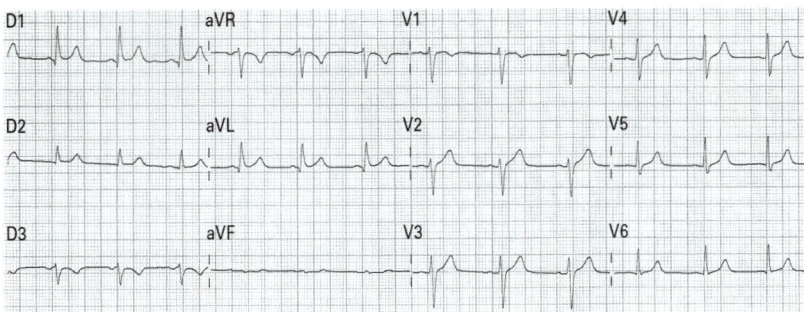

Figure S05-P01-C02-9 ECG normal. Noter l'onde T négative en DIII, le discret sus-décalage du point J en V2 et V3 et l'aspect de repolarisation précoce en DI et aVL, constituant tous des variations de la normale.

(classiquement DII) ; l'onde P est souvent négative en aVL ; elle est rare et correspond à une dilatation du massif atrial droit (maladie respiratoire chronique, hypertension artérielle pulmonaire, cardiomyopathie congénitale).

Hypertrophie atriale gauche

L'onde P dite mitrale se caractérise par une augmentation de la durée de l'onde P (≥ 110 ms), avec parfois dans les cas les plus sévères un aspect d'onde P bifide en DI, DII ou V6 ; elle correspond à une dilatation du massif atrial (valvulopathie mitrale, hypertension artérielle, insuffisance cardiaque) ; l'allongement de l'onde P peut aussi être dû à un vrai bloc de la conduction interatriale ; une accentuation isolée de l'amplitude de la portion négative de l'onde P en V1 peut être un signe d'augmentation de la pression atriale gauche (insuffisance cardiaque aiguë).

Anomalies de la conduction intraventriculaire

Elles se caractérisent par une atteinte du réseau de His-Purkinje, qui entraîne un allongement de la durée du QRS sur l'ECG.

Bloc de branche droit

Il se caractérise par un aspect rsR' en V1 avec une onde R' large, une onde R terminale large en aVR, une onde S large en DI et V6 ; le QRS a une durée supérieure à 120 ms dans le bloc de branche droit complet, entre 90 et 120 ms dans le bloc incomplet ; c'est une anomalie électrique fréquente (1 à 5 %), rarement pathologique (Figure S05-P01-C02-10).

Bloc de branche gauche

Il se caractérise le plus souvent par un aspect QS en V1 et une onde R exclusive en V6 (ou RR') ; le QRS est toujours fragmenté ou crocheté (*notch*) en DI et V6 ; l'onde T a souvent une polarité opposée à celle du QRS ; le QRS a une durée supérieure à 120 ms dans le bloc de branche gauche complet et entre 100 et 120 ms dans le bloc incomplet (rare) ; il est souvent pathologique et peut révéler une cardiomyopathie sous-jacente ; sa prévalence augmente avec l'âge (dégénérescence du système His-Purkinje ou maladie de Lenègre) (Figure S05-P01-C02-11). Son association à une déviation axiale gauche se rencontre plus souvent dans les cardiomyopathies dilatées.

Blocs fasciculaires

Hémibloc antérieur gauche

Il se caractérise par une durée de QRS entre 90 et 120 ms, une déviation axiale gauche dans le plan frontal (–30 à –90°), et une transition « douce » dans les dérivations précordiales (aspect rS de V2 à V6) ; il est fréquent, associé dans 50 % des cas à une coronaropathie, à une cardiomyopathie hypertensive ou un diabète (Figure S05-P01-C02-12).

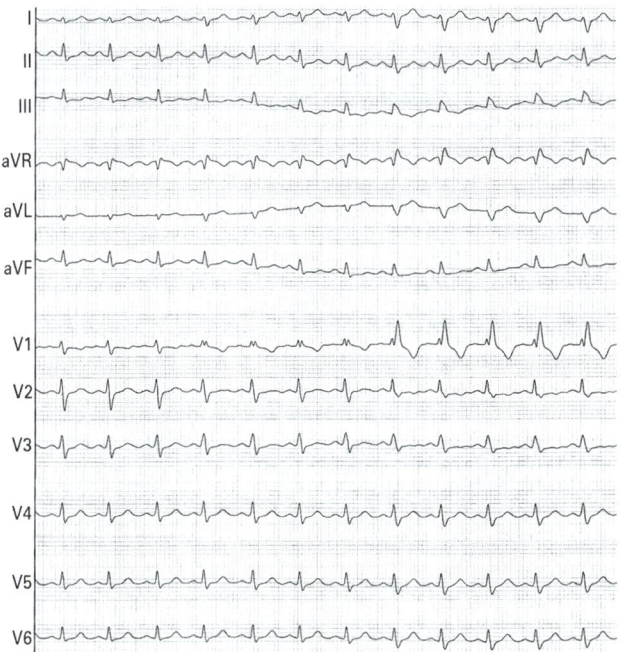

Figure S05-P01-C02-10 Apparition progressive d'un bloc de branche droit incomplet (4ᵉ complexe), puis complet (8ᵉ complexe).

Hémibloc postérieur gauche

Il se caractérise par une durée de QRS entre 90 et 120 ms et une déviation axiale droite dans le plan frontal (60 à 120°), en l'absence d'hypertrophie ventriculaire droite ; il est rare, et le fascicule postérieur gauche correspondant à la branche la plus importante du système His-Purkinje, son bloc prédispose au bloc atrioventriculaire complet.

Bloc bifasciculaire

Association d'un bloc de branche droit avec un bloc fasciculaire, le plus souvent antérieur gauche ; s'associe à l'aspect de bloc de branche droit une déviation axiale gauche (hémibloc antérieur) ou droite (hémibloc postérieur) (Figures S05-P01-C02-13 et S05-P01-C02-14).

Bloc de branche intermittent

Appelé aussi aberration de conduction ou bloc fonctionnel, il s'agit le plus souvent d'un bloc de branche tachycardique (en phase 3), dû à une accélération de la fréquence ventriculaire (tachycardie ou extrasystole) ; la période réfractaire du système His-Purkinje s'allongeant lorsque la fréquence diminue, l'aberration apparaît d'autant plus facilement que le cycle précédent était long (phénomène d'Ashman).

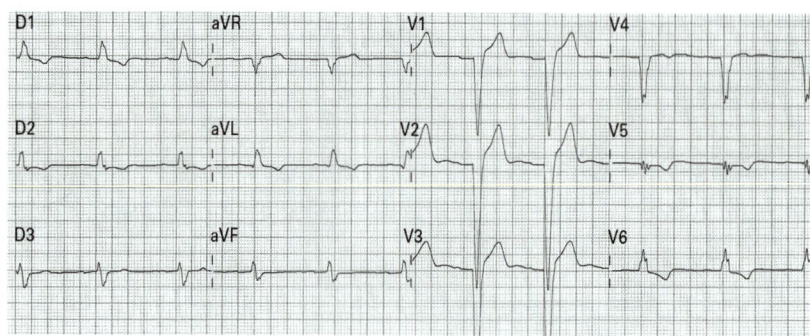

Figure S05-P01-C02-11   Bloc de branche gauche complet.

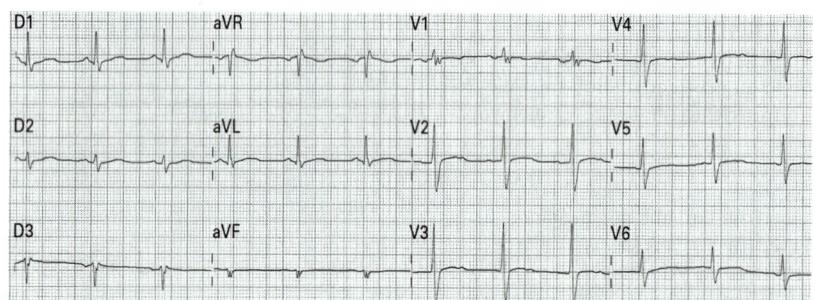

Figure S05-P01-C02-12   Hémibloc antérieur gauche.

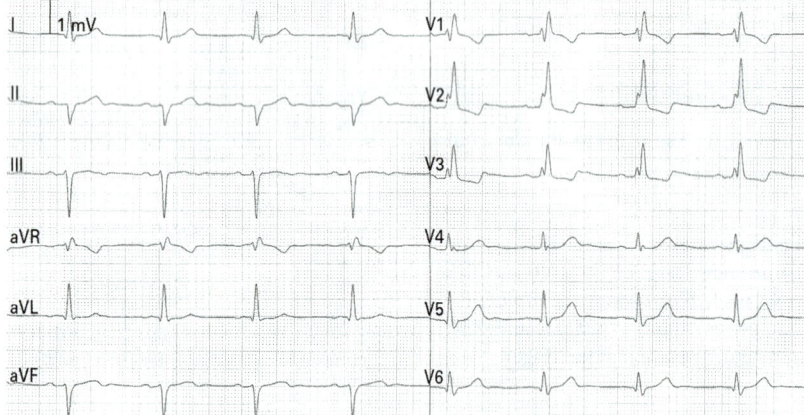

Figure S05-P01-C02-13   Association d'un bloc de branche droit et d'un hémibloc antérieur gauche.

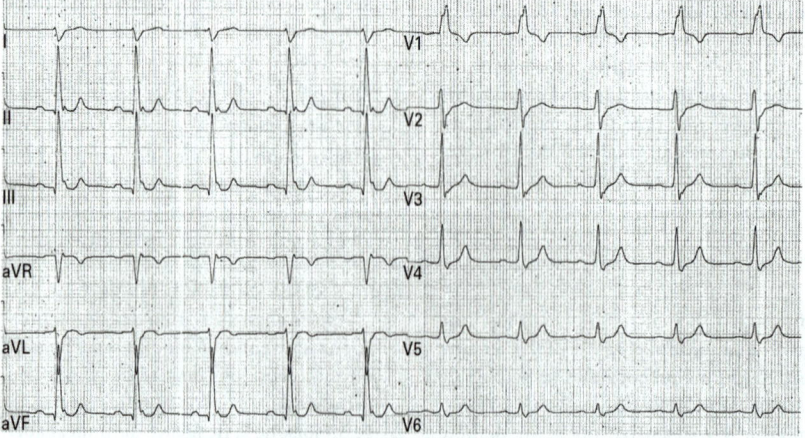

Figure S05-P01-C02-14   Association d'un bloc de branche droit et d'un hémibloc postérieur gauche.

Bloc de branche alternant

Alternance d'un bloc de branche droit et d'un bloc de branche gauche, il est équivalent à un bloc atrioventriculaire de haut degré (Figure S05-P01-C02-15).

Pré-excitation ventriculaire

Le *syndrome de Wolff-Parkinson-White* associe un aspect de pré-excitation ventriculaire et des accès de palpitations paroxystiques. La pré-excitation ventriculaire se caractérise par un raccourcissement de l'intervalle PR (< 120 ms) et un élargissement avec empâtement de la partie initiale du complexe QRS appelé « onde δ » (Figure S05-P01-C02-16). Ce syndrome est le plus souvent bénin, dû à la présence d'une voie accessoire atrioventriculaire (faisceau de Kent) qui court-circuite la conduction antérograde normale par les voies nodohisiennes. Le degré de pré-excitation varie en fonction de la compétition entre la conduction par les voies normales (QRS plus fins) et la conduction par la voie accessoire (QRS plus larges). Ce syndrome peut être malin, dans de rares cas, lors de la conduction rapide d'une arythmie atriale par la voie accessoire aux ventricules, avec un risque de dégénérescence en arythmie ventriculaire grave (Figure S05-P01-C02-17).

Hypertrophies ventriculaires

Hypertrophie ventriculaire gauche

Elle est mal dépistée par l'électrocardiogramme et l'échocardiographie reste l'examen de référence. Les nombreux indices électrocardiographiques existants ont une bonne spécificité (> 90 %) mais une mauvaise sensibilité (< 35%). Les deux indices les plus utilisés sont :
– l'*indice de Sokolow-Lyon* : I = $S_{V1} + R_{V5}$ (ou R_{V6}) ≥ 35 mm ;
– l'*indice de Cornell* : $R_{aVL} + S_{V3}$ ≥ 28 mm (homme) ou 20 mm (femme).

Les troubles de la repolarisation sont fréquents dans les dérivations précordiales (Figure S05-P01-C02-18).

Hypertrophie ventriculaire droite

On observe dans la majorité des cas une déviation axiale droite dans le plan frontal. Le diagnostic électrocardiographique est facilité en tenant compte de la largeur des QRS :
– QRS fins : grande onde R en V1, souvent exclusive, parfois avec aspect qR ;
– bloc de branche droit incomplet : un aspect rSr' en V1 avec r' > r est associé à une hypertrophie ventriculaire droite dans 40 % des cas ;
– bloc de branche droit complet : classiquement, on retrouve un aspect rsR' avec une onde R' > 12 mm (Figure S05-P01-C02-19).

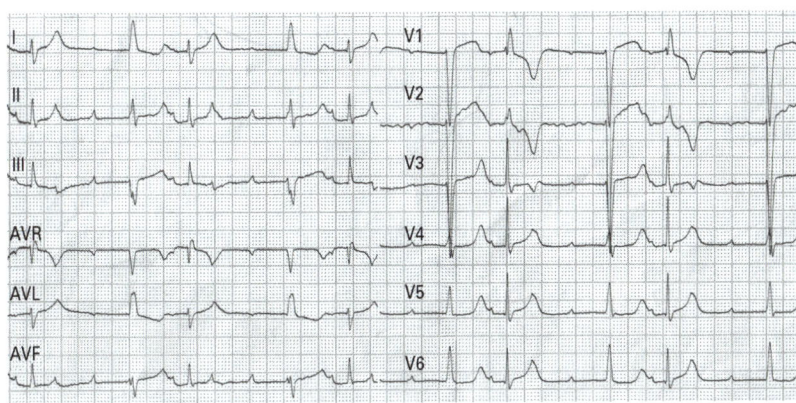

Figure S05-P01-C02-15 Alternance d'un bloc de branche droit et d'un bloc de branche gauche (bloc alternant). Le bloc de branche gauche est associé à un bloc atrioventriculaire du 1er degré (intervalle PR à 400 ms). Le bloc alternant est un équivalent de bloc de haut degré et nécessite l'implantation d'un stimulateur cardiaque.

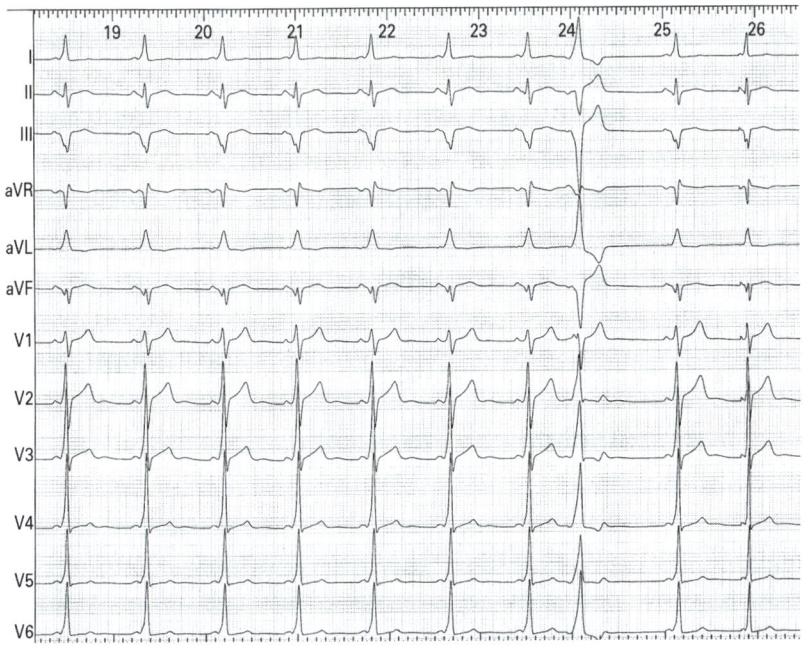

Figure S05-P01-C02-16 Pré-excitation ventriculaire sur une voie accessoire postéroseptale. Sur le 8e complexe, une extrasystole atriale est conduite préférentiellement par la voie accessoire, du fait d'un ralentissement de la conduction dans le nœud atrioventriculaire, entraînant un élargissement du QRS.

Cardiologie

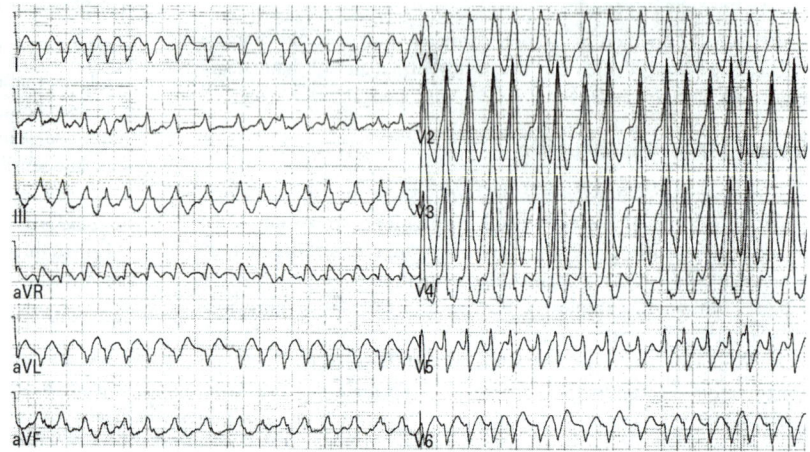

Figure S05-P01-C02-17 Passage en fibrillation atriale chez un patient porteur d'une voie accessoire de localisation latérale gauche. La compétition entre la conduction antérograde par les voies nodohisiennes et celle de la voie accessoire entraîne un aspect de pré-excitation variable typique, dit « en accordéon ». Le risque est le passage en fibrillation ventriculaire.

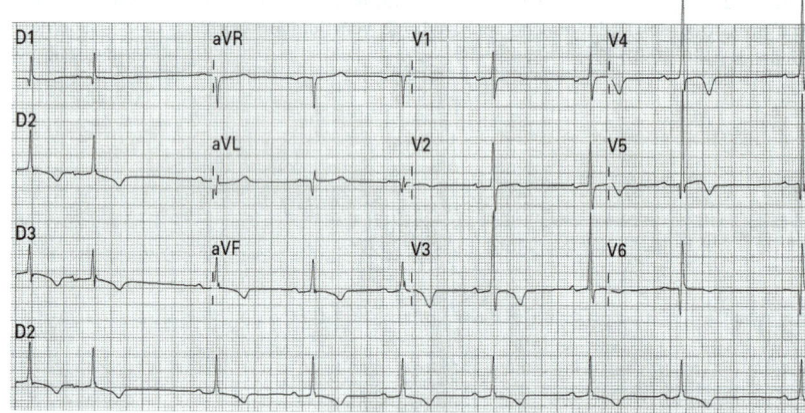

Figure S05-P01-C02-18 Hypertrophie ventriculaire gauche chez une patiente porteuse d'une cardiomyopathie hypertrophique primitive. L'indice de Sokolow est mesuré à 36 mm, avec des anomalies diffuses de la repolarisation.

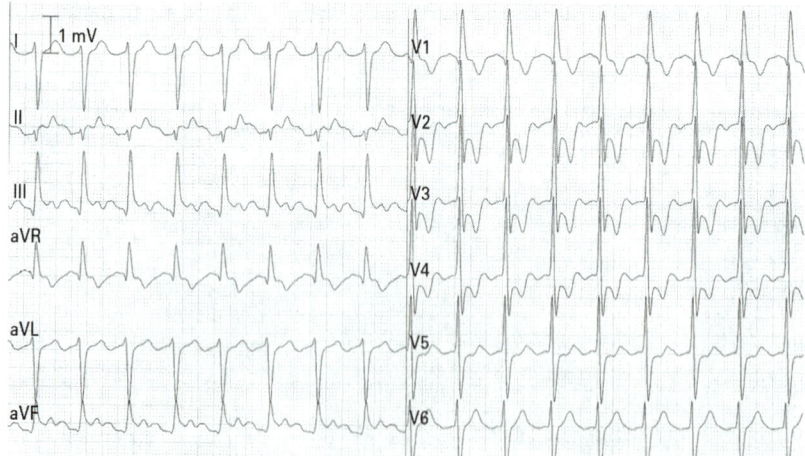

Figure S05-P01-C02-19 Hypertrophie ventriculaire droite chez un patient avec antécédent de transposition corrigée des gros vaisseaux. Le bloc de branche droit complet est associé à une très grande onde R en V1 (14 mm) et à une déviation axiale droite.

Microvoltage ventriculaire

Il est défini par une amplitude inférieure à 0,5 mV dans les dérivations périphériques, et à 0,7 mV dans les dérivations précordiales en dehors de situations favorisant l'augmentation de la distance des électrodes thoraciques au cœur (obésité, emphysème, etc.). Il peut traduire un volumineux épanchement péricardique, une nécrose myocardique importante ou une cardiomyopathie restrictive infiltrative (amylose).

Anomalies de la repolarisation

Ischémie myocardique

La terminologie électrocardiographique spécifique de l'ischémie distingue par ordre de gravité (Figure S05-P01-C02-20) :
– l'ischémie sous-endocardique : ondes T positives, amples, pointues et symétriques ;

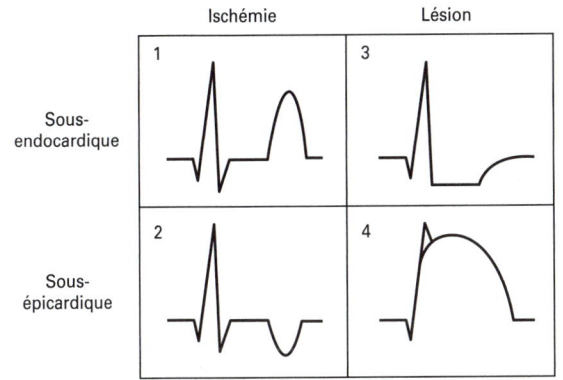

Figure S05-P01-C02-20 Aspects électrocardiographiques dans l'ischémie myocardique.

– l'ischémie sous-épicardique : ondes T négatives et symétriques ;
– le courant de lésion sous-endocardique : sous-décalage horizontal du segment ST ;
– le courant de lésion sous-épicardique (ou transmural) : sus-décalage du segment ST.

Ces anomalies surviennent en cas de syndrome coronarien aigu.

Autres anomalies de la repolarisation

Syndrome de Brugada

Il se diagnostique sur l'ECG par la présence d'un sus-décalage du segment ST ≥ 2 mm dans les dérivations V1 et/ou V2, après élimination des autres causes possibles (bloc de branche droit, ischémie myocardique, troubles métaboliques, pectus excavatum, etc). Cet aspect électrocardiographique est associé à un risque accru de mort subite (Figure S05-P01-C02-21). Pour augmenter la sensibilité du dépistage, on peut positionner les électrodes V1 et V2 au niveau du 3e, voire du 2e espace intercostal.

Repolarisation précoce

Il s'agit d'un sus-décalage du segment ST concave vers le haut, souvent entre 2 et 4 mm, et/ou d'un sus-décalage du point J avec empâtement de la partie terminale du QRS (pseudo-onde J d'Osborn). Cet aspect n'est pas rare chez le sujet jeune, surtout chez l'homme, et bénin dans la grande majorité des cas. Il est plus rarement associé à des morts subites dans le syndrome d'Haïssaguerre, particulièrement en cas de pseudo-ondes J très amples dans les dérivations inférieures et/ou latérales (Figure S05-P01-C02-22).

Syndrome de Chatterjee

Appelé aussi « mémoire cardiaque », il s'agit d'une négativation transitoire des ondes T qui suit immédiatement la résolution d'une anomalie de la conduction intraventriculaire (bloc de branche, tachycardie à QRS larges, stimulation ventriculaire, pré-excitation ventriculaire). Cette anomalie persiste d'autant plus que l'anomalie de conduction précédente a duré longtemps.

Le syndrome de Chatterjee peut être distingué de l'ischémie myocardique sur le plan électrocardiographique car il associe :
– une onde T positive en aVL ;
– une onde T positive ou iso-électrique en DI ;
– une amplitude maximale de l'onde T négative dans les dérivations précordiales supérieure à l'amplitude de l'onde T négative en DIII.

Par ailleurs, les ondes T suivent toujours la polarité des complexes QRS pendant l'anomalie de conduction, négatives en cas d'onde S prédominante, positives en cas d'onde R prédominante (Figure S05-P01-C02-23).

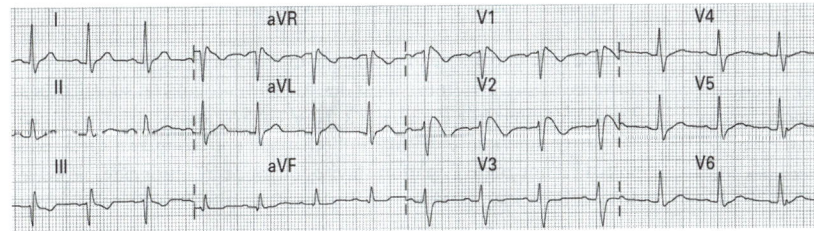

Figure S05-P01-C02-21 Syndrome de Brugada, avec sus-décalage du point J et du segment ST caractéristique en V1 et V2.

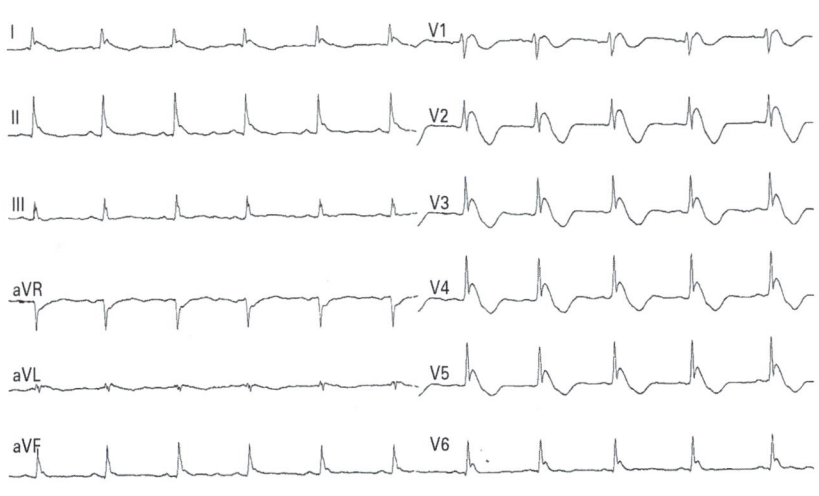

Figure S05-P01-C02-22 Repolarisation précoce maligne ou syndrome d'Haïssaguerre. L'aspect de repolarisation précoce est majeur avec un sus-décalage du point J dans les dérivations inférolatérales.

Figure S05-P01-C02-23 Syndrome de Chatterjee. Après résolution d'une tachycardie à QRS larges avec aspect de bloc de branche gauche, on observe des ondes T négatives qui suivent la polarité du QRS large (onde T négative si onde S prédominante, positive si onde R prédominante).

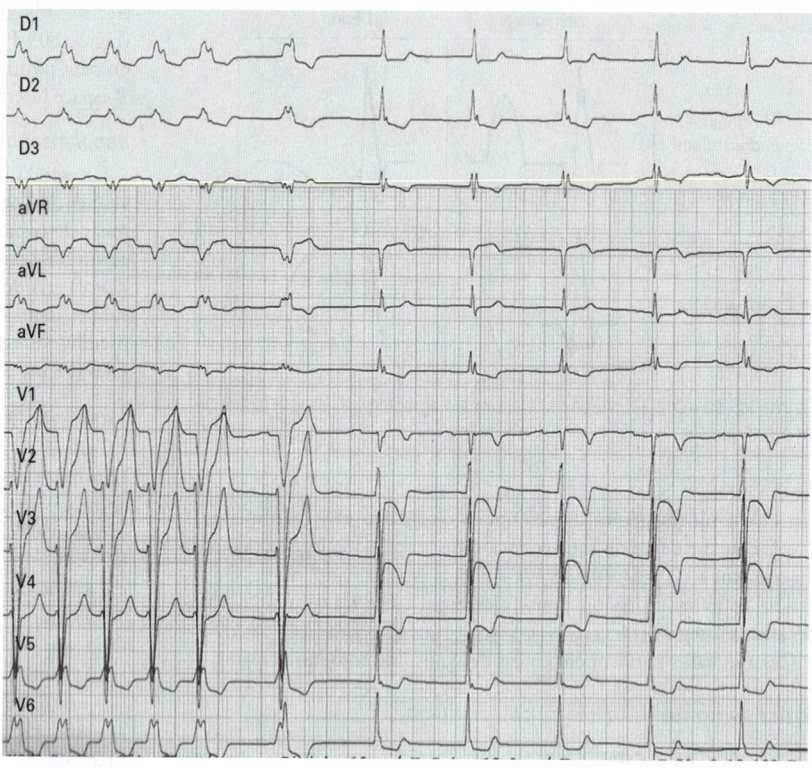

Onde J d'Osborn

C'est un empâtement de la partie terminale du QRS avec sus-décalage souvent diffus du point J, retrouvé dans l'hypothermie profonde (Figure S05-P01-C02-24).

Anomalies de l'intervalle QT

QT long

Il s'agit d'un allongement de l'intervalle QT corrigé (QTc) supérieur à 460 ; il est le plus souvent acquis (hypokaliémie, médicaments), mais peut aussi être congénital (syndrome du QT long congénital) ; il peut se compliquer de troubles du rythme ventriculaire (torsades de pointes) (Figure S05-P01-C02-25).

QT court

Il s'agit d'un raccourcissement de l'intervalle QTc inférieur à 360 ; rare, il peut être acquis (hyperthermie, hypercalcémie) ou congénital (syndrome du QT court congénital) (Figure S05-P01-C02-26).

Troubles du rythme cardiaque

Bradycardies

Bloc sino-atrial

Appelé souvent et plus proprement dysfonction sinusale, il se caractérise par une absence prolongée d'onde P, entraînant une bradycardie sinusale avec une fréquence cardiaque diurne inférieure à 45/min (nocturne inférieure à 35/min) et/ou des pauses ventriculaires supérieures à 2 secondes sans onde P visible. La pause est fréquemment interrompue par un rythme idioventriculaire d'échappement (complexe QRS non précédé d'une onde P, parfois suivi d'une onde P' rétrograde, négative dans les dérivations inférieures) (Figure S05-P01-C02-27).

La classification électrocardiographique des blocs sino-atriaux (du 1er, 2e ou 3e degré) est désuète car elle n'est pas toujours possible sur le seul ECG et n'a pas de conséquence clinique. L'indication de l'implantation d'un stimulateur cardiaque dépend principalement des symptômes.

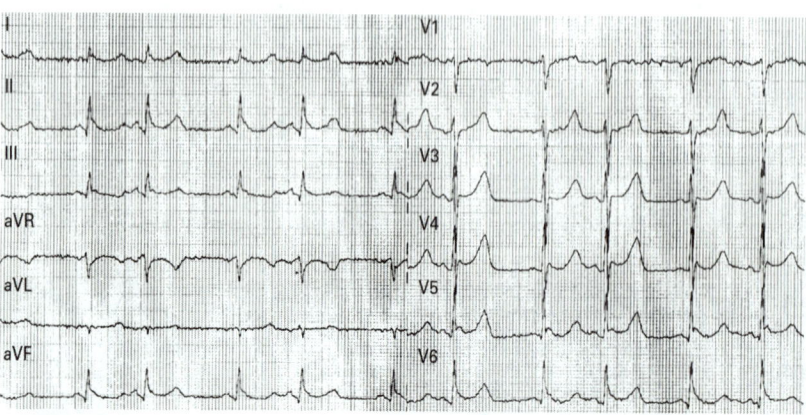

Figure S05-P01-C02-24 Onde J d'Osborn d'un patient en hypothermie profonde. Elle est bien visible dans les dérivations inférolatérales.

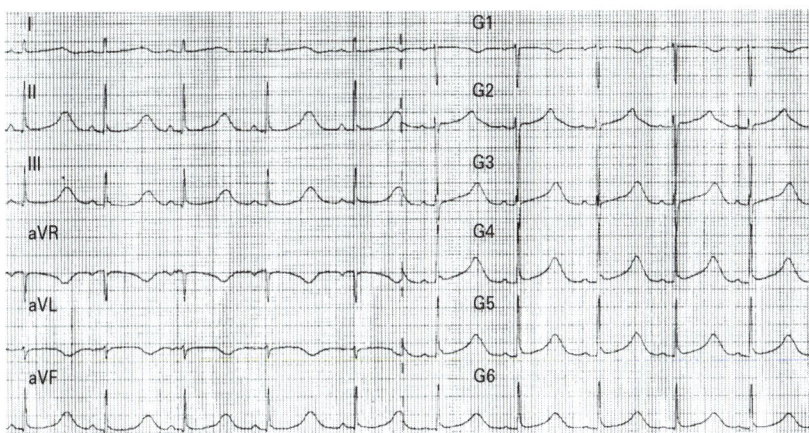

Figure S05-P01-C02-25 Allongement de l'intervalle QT. Patient porteur d'un syndrome du QT long congénital de type 1.

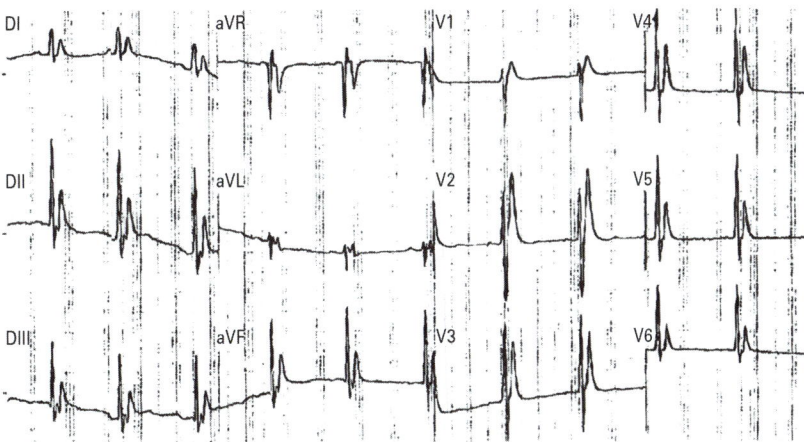

Figure S05-P01-C02-26 Syndrome du QT court congénital. Les ondes T, très amples et pointues, suivent immédiatement le complexe QRS.

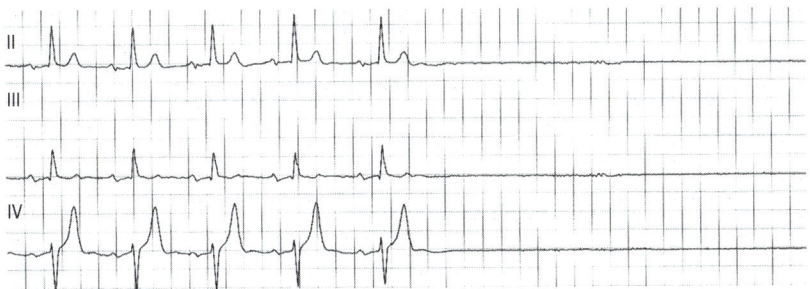

Figure S05-P01-C02-27 Bloc sino-atrial paroxystique avec pause sinusale supérieure à 3 secondes.

Bloc atrioventriculaire

Il se caractérise par une augmentation de la durée de l'intervalle PR. Il existe trois degrés de gravité successifs :
- Bloc atrioventriculaire du 1er degré : toutes les ondes P sont conduites aux ventricules. C'est un allongement fixe de l'intervalle PR au-delà de 200 ms, parfois jusqu'à 400 ms. Le délai de conduction est souvent situé au niveau du nœud atrioventriculaire et est asymptomatique.
- Bloc atrioventriculaire du 2e degré : certaines ondes P ne sont pas conduites aux ventricules. On distingue :
  – le bloc atrioventriculaire type Wenckebach (ou Mobitz I) : c'est un allongement progressif de l'intervalle PR jusqu'à ce qu'une seule onde P soit bloquée ; l'intervalle PR retrouve ensuite sa valeur minimale puis se rallonge à nouveau, selon un cycle identique à fréquence sinusale identique ; la conduction atrioventriculaire est N:N – 1 ; le siège du bloc est le plus souvent nodal (90 %), et donc sans gravité (Figure S05-P01-C02-28) ;

Figure S05-P01-C02-28 Bloc atrioventriculaire du 2ᵉ degré de type Wenckebach. L'allongement progressif de l'intervalle PR est associé à une conduction atrioventriculaire 3:2 ou 4:3.

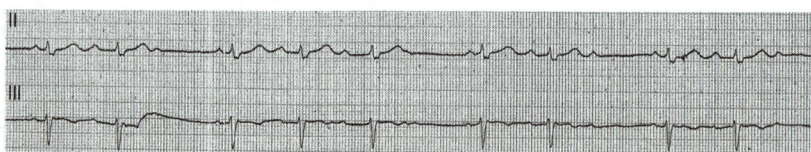

– le bloc atrioventriculaire de type Mobitz (ou Mobitz II) : il s'agit d'une seule ou de plusieurs ondes P successives bloquées, survenant de manière inopinée ou parfois périodique, sans aucune modification de l'intervalle PR avant ou après le bloc ; le bloc est parfois déclenché par la conduction rétrograde d'une extrasystole ventriculaire dans la zone de bloc ; le siège du bloc est très souvent infrahisien (d'autant que les complexes QRS sont élargis), et donc hautement pathologique (Figure S05-P01-C02-29) ;

– le bloc atrioventriculaire de haut degré : une onde P est conduite de manière périodique, avec une conduction atrioventriculaire N:1 (Figure S05-P01-C02-30). Le bloc atrioventriculaire 2:1 est une entité particulière puisqu'il peut s'agir soit d'un bloc malin de haut degré (surtout quand les QRS sont larges), soit d'un bloc bénin de type Wenckebach (surtout quand les QRS sont fins).

• Bloc atrioventriculaire du 3ᵉ degré (complet) : aucune onde P n'est conduite aux ventricules. Il existe donc une dissociation atrioventriculaire complète. Le rythme ventriculaire est régulier du fait d'un rythme idioventriculaire d'échappement. Plus le siège du bloc est distal sur les voies nodohisiennes, plus les complexes QRS sont larges et la fréquence ventriculaire est basse (Figure S05-P01-C02-31).

Extrasystole atriale

Elle est à l'origine de la plupart des troubles du rythme supraventriculaires (atriaux et jonctionnels).

Il s'agit d'une dépolarisation atriale prématurée d'origine non sinusale ; l'onde P n'est pas de morphologie sinusale, précoce, parfois cachée dans l'onde T du complexe QRS précédent, et souvent suivie d'un complexe QRS identique au complexe précédent. Si l'extrasystole est précoce, elle peut être suivie d'un complexe QRS aberrant (bloc de branche fonctionnel) ou même être bloquée. L'extrasystole atriale est toujours suivie d'une pause sinusale appelée repos compensateur, soit complet (l'intervalle entre les deux complexes QRS encadrant l'extrasystole est exactement égal au double de l'intervalle RR normal), soit incomplet en cas de pénétration de la dépolarisation atriale prématurée dans le nœud sinusal qui est alors recyclé (intervalle inférieur au double de l'intervalle RR normal).

L'extrasystole peut être isolée, couplée au cycle normal (le plus souvent bigéminée, c'est-à-dire qu'elle suit chaque cycle normal, parfois trigéminée, c'est-à-dire qu'elle suit un cycle normal sur deux) ou en salve atriale (succession d'extrasystoles) (Figure S05-P01-C02-32). La morphologie peut varier, traduisant la présence de plusieurs foyers atriaux excitables.

Tachycardies d'origine atriale

Fibrillation atriale

L'activité atriale est anarchique, irrégulière et rapide, supérieure à 300/min. Elle se traduit par une absence d'onde P, une oscillation de la ligne iso-électrique (souvent visible en V1) et des intervalles RR toujours irréguliers et imprévisibles (sauf dans le cas d'un bloc atrioventriculaire

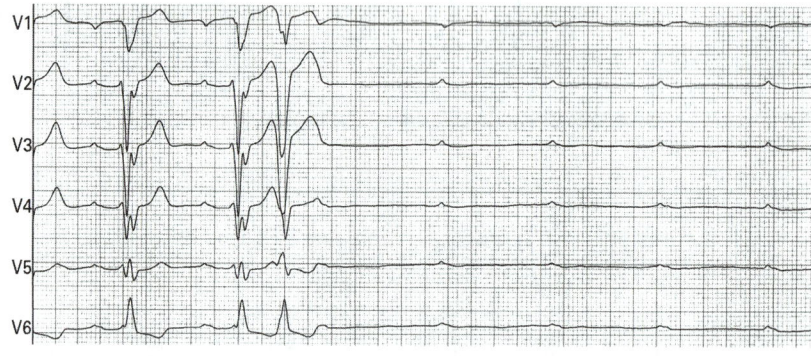

Figure S05-P01-C02-29 Bloc atrioventriculaire du 2ᵉ degré de type Mobitz. Une extrasystole ventriculaire entraîne le blocage de plusieurs ondes P successives.

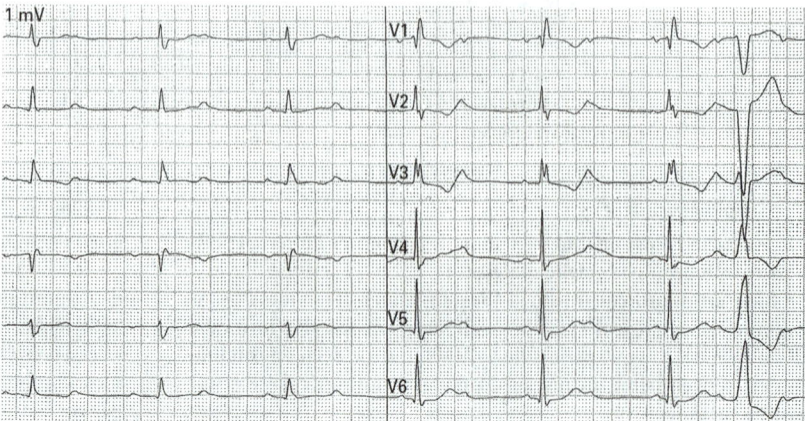

Figure S05-P01-C02-30 Bloc atrioventriculaire de haut degré. On observe une conduction atrioventriculaire 2:1 avec alternance d'une onde P conduite avec bloc de branche droit et une onde P bloquée (bien visible en V1 à la fin de l'onde T). Sur le dernier complexe, l'onde P est conduite avec bloc de branche gauche (bloc de branche alternant).

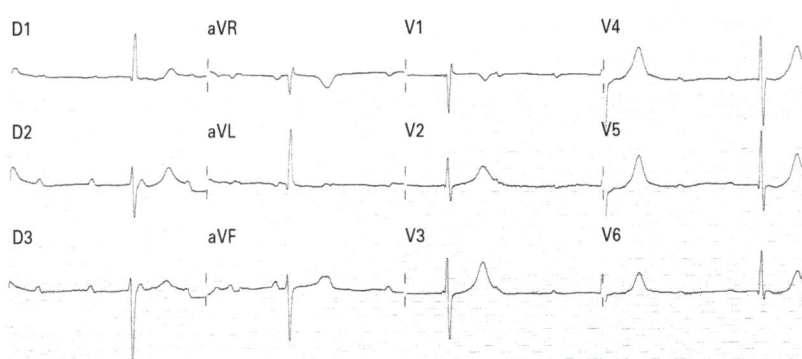

Figure S05-P01-C02-31 Bloc atrioventriculaire du 3e degré avec dissociation atrioventriculaire complète. Les QRS étant fins (échappement proximal), le siège du bloc est soit nodal, soit intrahisien, avant bifurcation du faisceau de His.

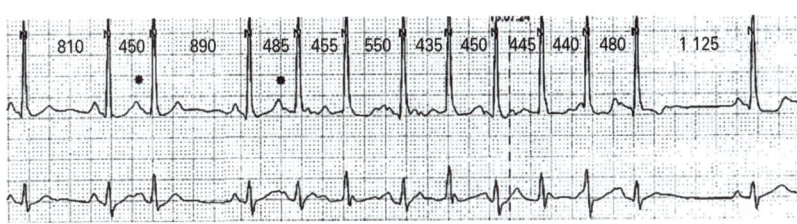

Figure S05-P01-C02-32 Extrasystolie atriale chez un patient aux antécédents de fibrillation atriale paroxystique. La deuxième extrasystole déclenche une salve atriale non soutenue (huit complexes).

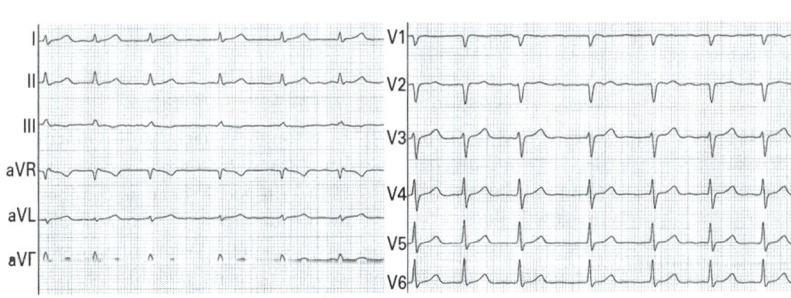

Figure S05-P01-C02-33 Fibrillation atriale. L'activité atriale est peu visible (iso-électrique), mais l'irrégularité complète des intervalles RR permet de faire le diagnostic.

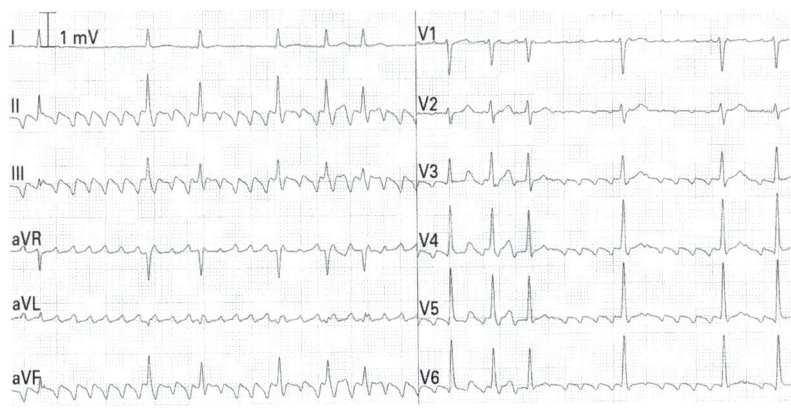

Figure S05-P01-C02-34 Fluttor atrial commun à conduction atrioventriculaire variable. L'aspect de l'activité atriale est typique, en « toit d'usine » dans les dérivations inférieures, à une fréquence de 300/min.

complet concomitant). Parfois, surtout en cas de dilatation atriale importante, l'activité atriale n'est pas visible (ligne iso-électrique), et seule l'irrégularité des intervalles RR est présente sur l'ECG (Figure S05-P01-C02-33).

Flutter atrial typique

Le flutter atrial dit commun correspond à un circuit de réentrée au sein de l'oreillette droite, autour de l'anneau tricuspide, dans le sens inverse des aiguilles d'une montre (antihoraire) ; l'activité atriale est régulière, rapide, avec une fréquence entre 200 et 300/min, et une morphologie classiquement en dents de scie ou en toit d'usine particulièrement visible dans les dérivations inférieures. Les intervalles RR sont souvent réguliers, ou irréguliers mais prévisibles, selon le mode de conduction atrioventriculaire (2:1, 3:1, 3:2, etc.) (Figure S05-P01-C02-34).

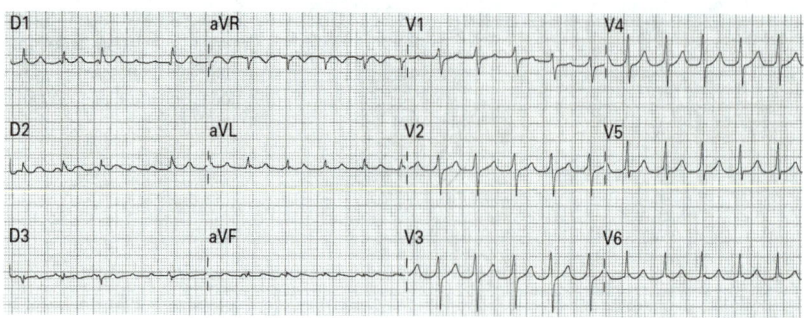

Figure S05-P01-C02-35 Flutter atrial gauche, après une procédure d'ablation de fibrillation atriale.

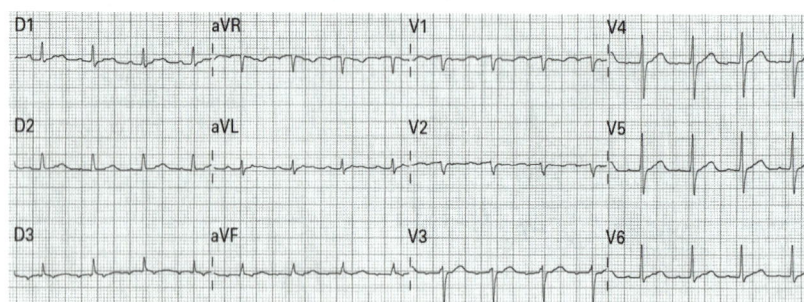

Figure S05-P01-C02-36 Tachycardie atriale focale avec conduction atrioventriculaire 2:1. L'activité atriale est bien visible en D1.

Flutters atriaux atypiques

Ils se caractérisent par une activité atriale oscillante rapide avec absence de retour à la ligne iso-électrique sur au moins une dérivation. Le mécanisme électrophysiologique est le plus souvent une macroréentrée intra-atriale.

On distingue :
– le flutter atrial droit horaire : il s'agit du même circuit que pour le flutter commun mais le sens de rotation autour de l'anneau tricuspide est horaire ;
– le flutter atrial péricicatriciel : il s'agit d'une réentrée autour d'une cicatrice, le plus souvent post-opératoire après atriotomie ;
– le flutter atrial gauche : le plus souvent consécutif à une procédure d'ablation de fibrillation atriale dans l'oreillette gauche, il peut s'agir d'une macroréentrée périmitrale ou autour des veines pulmonaires, plus rarement d'une microréentrée (Figure S05-P01-C02-35).

Tachycardie atriale non fluttérienne

Il s'agit souvent d'une activité focale atriale ou d'une réentrée intra-atriale atypique. Sur le plan électrocardiographique, l'activité atriale est régulière, rapide, de 120 à 250/min, souvent bien visible en V1, avec retour à la ligne iso-électrique sur toutes les dérivations (Figure S05-P01-C02-36).

Tachycardies d'origine jonctionnelle

Il s'agit de tachycardies bénignes, à QRS fins en l'absence de bloc de branche, toujours régulières, avec une association atrioventriculaire 1:1, les ventricules étant activés de manière antérograde et les oreillettes de manière rétrograde (ondes P négatives dans les dérivations inférieures, notées P'). Elles sont responsables de la maladie de Bouveret qui se caractérise par des crises de palpitations rapides, régulières, à début et fin brutaux, de réduction spontanée, ou par manœuvre vagale, ou après injection d'adénosine triphosphate, avec habituellement une crise polyurique post-critique. Deux principaux mécanismes sont possibles.

Tachycardie jonctionnelle par réentrée intranodale

Elle représente environ 70 % de toutes les tachycardies jonctionnelles. Il s'agit d'un circuit de réentrée au sein du nœud atrioventriculaire du fait d'une dualité de conduction nodale (voie de conduction lente pathologique et voie de conduction rapide normale) ; le circuit étant situé dans la jonction atrioventriculaire, les ventricules sont activés de manière antérograde par les voies normales nodohisiennes, et les oreillettes de manière rétrograde. La forme la plus commune démarre brutalement sur une extrasystole atriale avec allongement brutal de l'intervalle PR (saut de conduction du fait d'une conduction antérograde dans la voie lente) ; les ondes P' rétrogrades (issues de la conduction rétrograde dans la voie rapide) sont souvent masquées dans le complexe QRS (Figure S05-P01-C02-37).

Tachycardie réciproque sur voie accessoire

Il s'agit d'un circuit de réentrée qui emprunte les voies nodohisiennes classiquement de manière antérograde et une voie accessoire (le plus souvent un faisceau de Kent, voir « Pré-excitation ventriculaire ») de manière rétrograde (tachycardie orthodromique), plus rarement l'inverse (tachycardie antidromique). Les caractéristiques ECG sont assez similaires à la réentrée intranodale, excepté les ondes P' souvent bien visibles après le complexe QRS, et les QRS larges en cas de circuit antidromique (Figure S05-P01-C02-38).

On distingue chez l'enfant un type particulier de tachycardie réciproque orthodromique persistante ou permanente (de Coumel), caractérisée par un intervalle RP' long (plus long que l'intervalle P'R), souvent incessante, due à une voie accessoire à conduction rétrograde lente.

Extrasystole ventriculaire

Il s'agit d'un complexe QRS large survenant prématurément au cours du cycle électrique cardiaque. Elle peut être isolée, en doublet (deux complexes successifs), en triplet (trois complexes successifs) ou en salves (trois complexes ou plus successifs). On parle de tachycardie

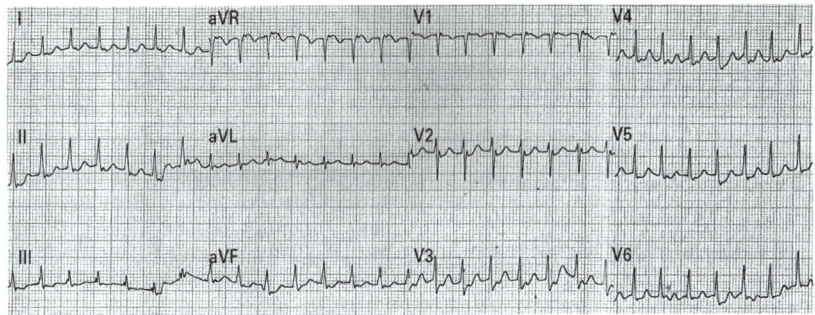

Figure S05-P01-C02-37 Tachycardie jonctionnelle à QRS fins, ici par réentrée intranodale typique. Les ondes P' sont visibles en DII, juste après le complexe QRS.

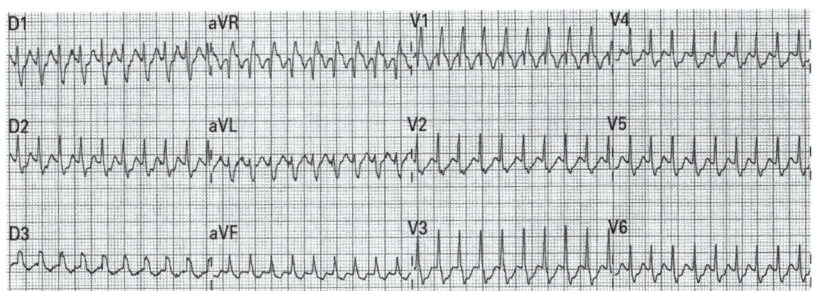

Figure S05-P01-C02-38 Tachycardie jonctionnelle avec aberration de conduction (bloc de branche droit), ici orthodromique sur voie accessoire. Les ondes P' sont particulièrement bien visibles en V2.

ventriculaire lorsque la salve ventriculaire a une fréquence supérieure à 100/min, et plutôt de rythme idioventriculaire accéléré (RIVA) au-dessous. Les extrasystoles ventriculaires peuvent aussi être périodiquement associées aux complexes QRS normaux (bigéminisme, trigéminisme ventriculaire). Elles sont habituellement suivies d'un repos compensateur dû à la conduction rétrograde dans les voies nodohisiennes. Ce repos, comme pour l'extrasystole atriale, peut être complet ou incomplet. Lorsqu'il n'y a pas de repos compensateur, l'extrasystole est dite interpolée. La parasystolie correspond à un foyer ventriculaire protégé : les extrasystoles ventriculaires ne sont pas couplées aux complexes QRS normaux et sont retrouvées à intervalles réguliers indépendamment de la fréquence sinusale.

Les extrasystoles ventriculaires surviennent plus ou moins précocement par rapport au complexe QRS précédent : c'est le couplage. Lorsque le couplage est court, dans l'onde T (phénomène R/T), l'extrasystole peut survenir dans la période vulnérable du potentiel d'action et entraîner une arythmie ventriculaire grave. Plus que leur fréquence ou leur polymorphisme, ce sont le couplage et l'existence éventuelle d'une cardiomyopathie sous-jacente qui font le pronostic des extrasystoles ventriculaires (Figure S05-P01-C02-39).

Tachycardies d'origine ventriculaire

Il s'agit d'une tachycardie à QRS toujours larges, le plus souvent régulière et monomorphe, dont la fréquence est comprise entre 100 et 300/min. Elle peut être soutenue ou non soutenue (de durée inférieure à 30 secondes). L'origine est schématiquement ventriculaire droite en cas d'onde Q ou S prédominante en V1 (aspect dit de retard gauche), et ventriculaire gauche en cas d'onde R prédominante en V1 (aspect dit de retard droit).

Le diagnostic différentiel (tachycardie supraventriculaire à QRS larges par bloc de branche) est parfois difficile. Le diagnostic de tachycardie ventriculaire peut être privilégié devant les critères suivants :
– présence d'une dissociation atrioventriculaire ;

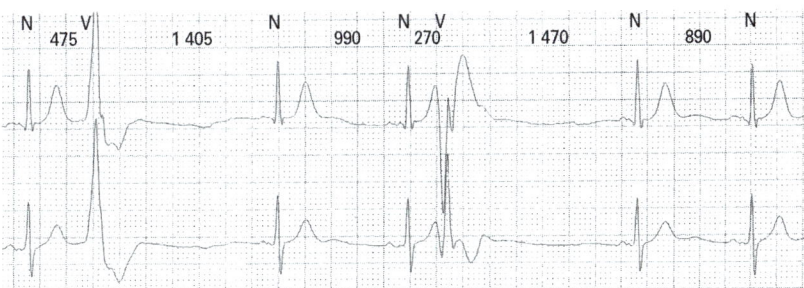

Figure S05-P01-C02-39 Extrasystolie ventriculaire. La deuxième extrasystole est maligne car elle survient très précocement (couplage court), dans l'onde T du complexe précédent (phénomène « R sur T »).

– présence de complexes de fusion (QRS de morphologie intermédiaire entre le QRS en tachycardie et le QRS en rythme spontané) ou de capture (QRS spontané dû à une conduction atrioventriculaire antérograde normale) ; rares, ils nécessitent une fréquence ventriculaire qui ne soit pas trop rapide ;
– concordance (polarité identique des QRS) positive (origine à la base du ventricule gauche) ou négative (apex) dans les dérivations précordiales ;
– axe frontal en aVR (indéterminé) ;
– indice de Pava : le délai entre le début du QRS et le sommet du premier pic positif ou négatif en DII est supérieur ou égal à 50 ms ;
– indices de Vereckei : un indice vi/vt < 1, vi (vecteur initial) correspondant à la variation d'amplitude du QRS lors des 40 premières millisecondes, et vt (vecteur terminal) à la variation d'amplitude lors des 40 dernières millisecondes ; en aVR : une onde R initiale, ou une onde r ou q initiale > 40 ms ou un crochetage de la pente descendante de l'onde S si elle est prédominante.

Tachycardie ventriculaire sur cardiomyopathie

Il s'agit dans la grande majorité des cas d'un circuit de réentrée intraventriculaire autour d'une plage de fibrose myocardique, souvent après infarctus du myocarde (cardiomyopathie ischémique) (Figure S05-P01-C02-40). On les retrouve aussi dans les cardiomyopathies dilatées, la dysplasie arythmogène du ventricule droit ou la myocardite.

Tachycardie ventriculaire infundibulaire (de Gallavardin)

Appelé aussi « Bouveret ventriculaire », il s'agit d'une tachycardie ventriculaire bénigne, de mécanisme automatique, dont l'origine se situe autour des anneaux pulmonaire et aortique, dans la chambre de chasse ventriculaire droite ou gauche. Elles se présentent souvent en salves non soutenues fréquentes. La morphologie est à type de retard gauche sur l'axe vertical ou droit. Elles sont habituellement sensibles à l'injection d'adénosine triphosphate (Figure S05-P01-C02-41).

Tachycardie ventriculaire fasciculaire (de Belhassen)

Il s'agit d'une tachycardie ventriculaire bénigne issue de l'hémibranche postérieure gauche (plus rarement de l'hémibranche antérieure gauche), dont le mécanisme est une réentrée dans le réseau de Purkinje. La morphologie est à type de retard droit sur l'axe gauche (plus rarement l'axe droit). Elles sont habituellement sensibles au vérapamil (Figure S05-P01-C02-42).

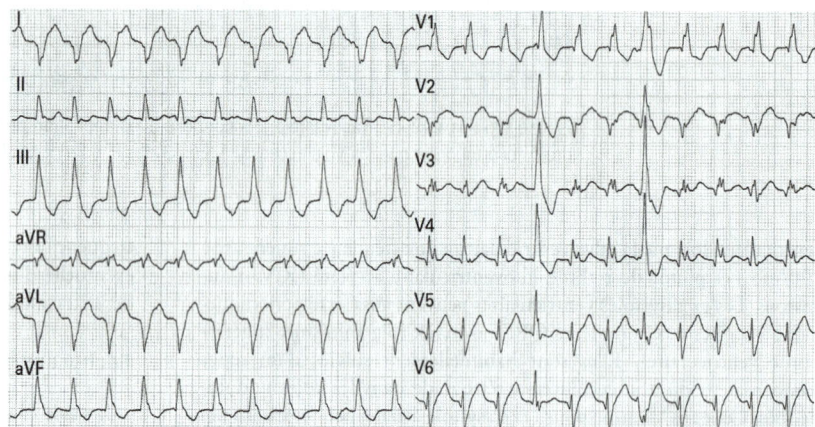

Figure S05-P01-C02-40 Tachycardie ventriculaire à type de retard droit sur axe droit. Patient porteur d'une cardiomyopathie ischémique. On observe une dissociation atrioventriculaire (bien visible en DII et V2) et des complexes de fusion.

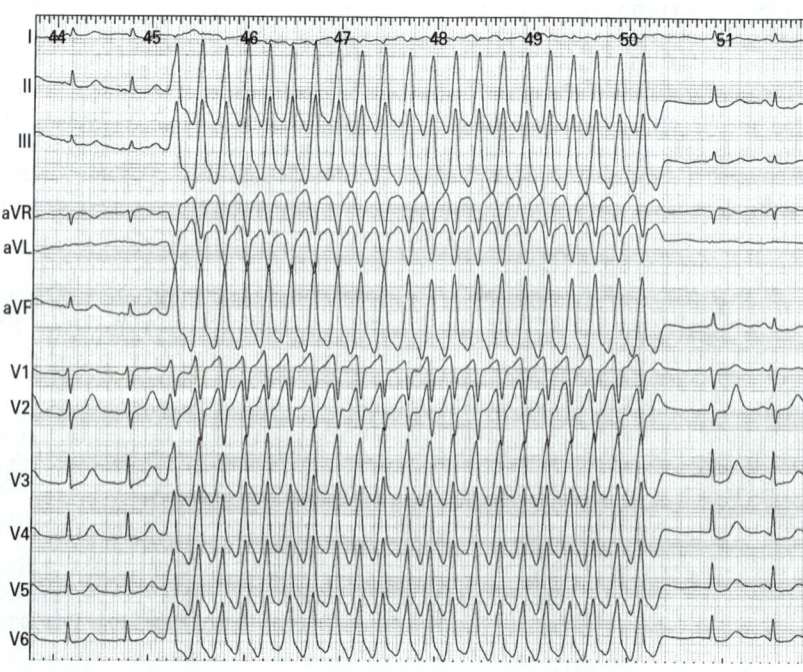

Figure S05-P01-C02-41 Tachycardie ventriculaire bénigne de Gallavardin. L'aspect de retard gauche sur l'axe vertical (+90°) et l'absence de cardiomyopathie sous-jacente (dysplasie arythmogène du ventricule droit surtout) permettent le diagnostic.

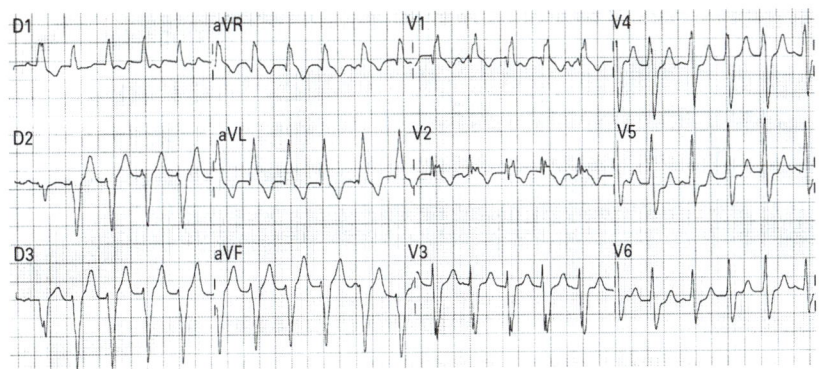

Figure S05-P01-C02-42 Tachycardie ventriculaire fasciculaire. La tachycardie prenant son origine dans le système His-Purkinje, l'aspect typique de bloc de branche droit sur axe gauche est parfois difficile à différencier d'une tachycardie supraventriculaire avec aberration de conduction. Ici, la dissociation atrioventriculaire et la présence d'un complexe de fusion (1er complexe) permet le diagnostic.

Torsade de pointes (de Dessertenne)

C'est une tachycardie ventriculaire polymorphe qui se caractérise par une rotation périodique de l'axe du QRS, survenant toujours sur un allongement de l'intervalle QT (acquis ou congénital) ; elle est toujours maligne et peut dégénérer en fibrillation ventriculaire. Elle est souvent précédée par des extrasystoles ventriculaires tardives, le repos compensateur favorisant encore l'allongement du QT et précipitant la torsade de pointes (Figure S05-P01-C02-43).

Flutter ventriculaire

Il s'agit d'une tachycardie ventriculaire rapide, au-delà de 250/min, avec un aspect électrocardiographique en dents de scie.

Fibrillation ventriculaire

Elle est synonyme au plan clinique de mort subite. L'activité électrique ventriculaire est anarchique, rapide (> 300/min) et sans efficacité hémodynamique. Elle n'est qu'exceptionnellement spontanément résolutive et nécessite une cardioversion électrique en urgence (Figure S05-P01-C02-44). Elle démarre habituellement sur une extrasystole ventriculaire précoce, au sommet de l'onde T, dans la période dite vulnérable du cycle électrique cardiaque.

Diagnostics pathologiques

Syndrome coronarien aigu avec sus-décalage du segment ST

Sur le plan physiopathologique, il correspond à l'occlusion complète d'une artère coronaire (infarctus du myocarde). Les signes électrocardiographiques ont une très grande spécificité et une sensibilité d'environ 70 %. Ils associent un courant de lésion transmural, une ischémie sous-endocardique et des ondes Q pathologiques, dans un territoire électrocardiographique précis.

On distingue trois phases :

– la *phase aiguë* : courant de lésion transmural (sus-décalage du segment ST), classiquement supérieur à 3 mm (et jusqu'à 12 mm) ; l'onde R, le segment ST et l'onde T sont inclus dans une seule déflection positive appelée onde de Pardee ; il existe un « miroir » (sous-décalage du segment ST) de ce courant de lésion dans le territoire opposé à celui de l'infarctus (Figure S05-P01-C02-45). Cet aspect se retrouve aussi dans l'angor dit Prinzmetal dans lequel l'occlusion coronaire, d'origine spastique, est transitoire ;

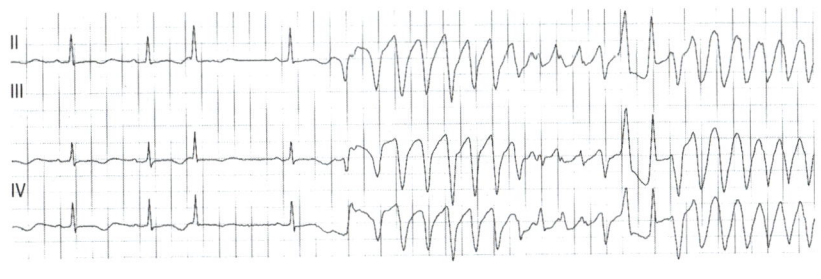

Figure S05-P01-C02-43 Torsades de pointes, sur un allongement de l'intervalle QT iatrogène, avec rotation caractéristique de l'axe du QRS. Une extrasystole atriale (3e complexe) est suivie d'un repos compensateur (allongement de l'intervalle RR), allongeant l'intervalle QT consécutif et précipitant la torsade de pointes.

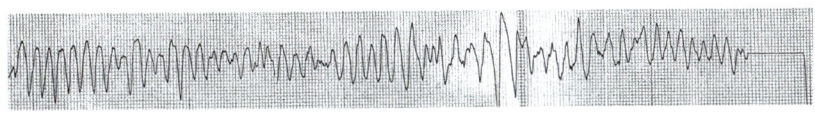

Figure S05-P01-C02-44 Fibrillation ventriculaire réduite par choc électrique externe.

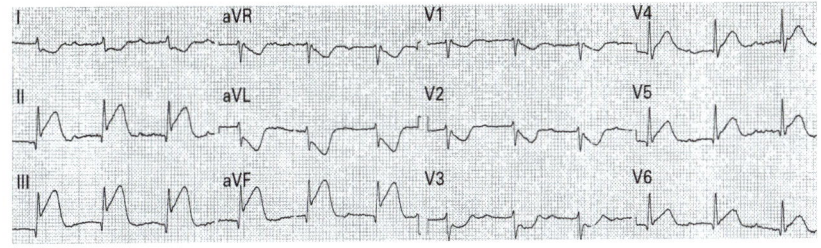

Figure S05-P01-C02-45 Infarctus du myocarde inférieur à la phase aiguë. Noter l'aspect en miroir dans le territoire septal.

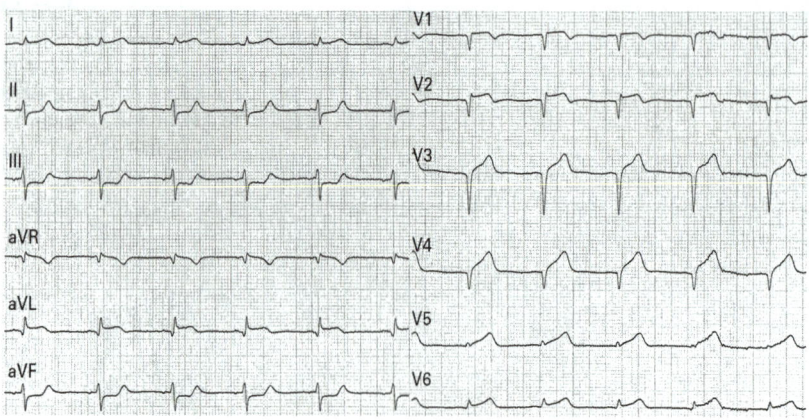

Figure S05-P01-C02-46 Infarctus du myocarde antérieur étendu à la phase subaiguë. Persistance du sus-décalage ST, miroir dans les dérivations inférieures, négativation des ondes T et apparition d'ondes Q de nécrose.

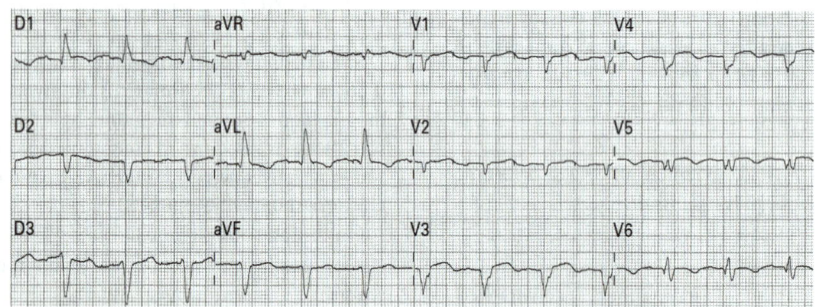

Figure S05-P01-C02-47 Séquelle d'infarctus antérieur chez un patient porteur d'un bloc de branche gauche. Signe de Cabrera avec crochetage de la branche ascendante de l'onde S en V3 et V4.

– la *phase subaiguë* : courant de lésion transmural en diminution, apparition d'ondes Q et ischémie sous-endocardique (Figure S05-P01-C02-46) ;
– la *phase chronique* : ondes Q larges (≥ 40 ms) avec segment ST iso-électrique, ondes T normalisées ou ischémie sous-endocardique persistante ; en cas de bloc de branche gauche, la séquelle de nécrose antérieure peut être démasquée par le signe de Cabrera (Figure S05-P01-C02-47).

La localisation des anomalies permet de déterminer le territoire coronaire atteint, classiquement l'artère interventriculaire antérieure dans les territoires septal et latéral, l'artère circonflexe dans les territoires latéral et basal, et l'artère coronaire droite dans les territoires inférieur et ventriculaire droit.

Syndrome coronarien aigu sans sus-décalage du segment ST

Sur le plan physiopathologique, il correspond à une subocclusion ou à une sténose coronaire critique. Il peut se traduire par un courant de lésion sous-endocardique (Figure S05-P01-C02-48) ou une ischémie sous-épicardique dans toutes les dérivations d'un territoire coronaire.

Embolie pulmonaire

À la phase aiguë, en cas de cœur pulmonaire aigu, on peut observer, en association, une tachycardie sinusale (Figure S05-P01-C02-49) :
– une déviation axiale droite dans le plan frontal, avec un aspect $S_{DI} + Q_{DIII}$ (ondes s et q ≥ 1,5 mm), ou un aspect $S_{DI} + rSr'_{DIII}$;
– une transition précordiale décalée vers la gauche (horaire) ;
– un bloc de branche droit, souvent incomplet ;
– des ondes T négatives en DIII et aVF ;
– des ondes T négatives en V2 et V3.

Péricardite aiguë

On distingue classiquement quatre phases électrocardiographiques, inconstantes :
– la *phase aiguë* : sous-décalage du segment PQ et ondes T positives, puis apparition d'un sus-décalage du segment ST concave vers le haut (Figure S05-P01-C02-50) ;
– la *phase intermédiaire* : segments ST et PQ iso-électriques et aplatissement des ondes T ;
– la *phase subaiguë* : segments ST et PQ iso-électriques et négativation des ondes T ;
– la normalisation complète.

En cas d'épanchement péricardique majeur (souvent dans le cadre d'une tamponnade), un microvoltage est possible, et l'on peut observer une alternance électrique : l'amplitude des QRS varie d'un complexe au suivant.

Troubles électrolytiques

Hyperkaliémie

• *Modérée* : ondes T amples et pointues (Figure S05-P01-C02-51).
• *Sévère* : complexes QRS très larges (> 200 ms), avec surtout élargissement de la partie terminale du QRS, absence d'ondes P, bloc sino-atrial, bloc atrioventriculaire du 2e ou 3e degré, troubles du rythme ventriculaire (Figure S05-P01-C02-52).

Hypokaliémie

• *Modérée* : discret sous-décalage du segment ST, aplatissement des ondes T.

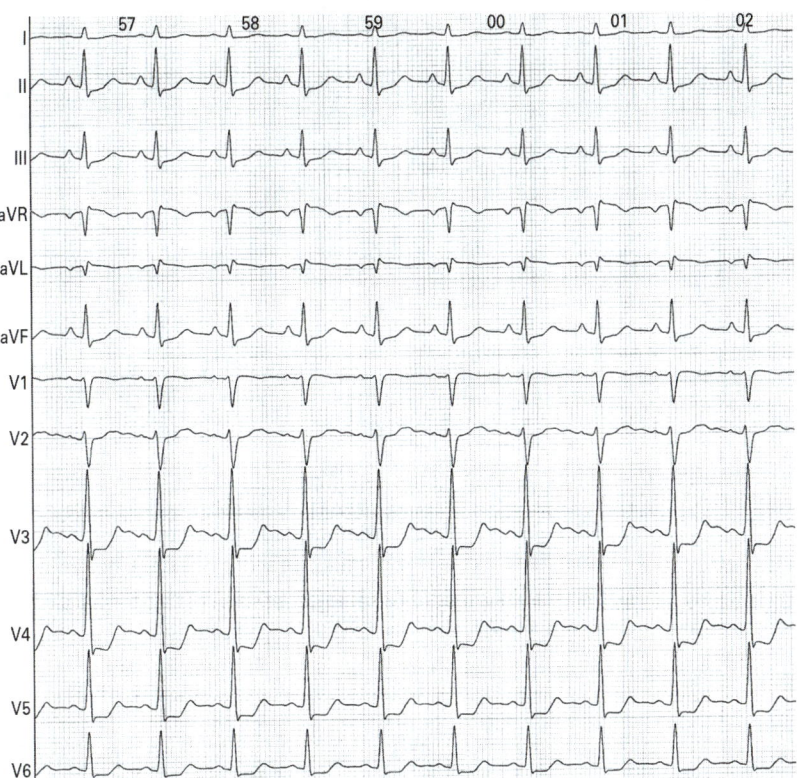

Figure S05-P01-C02-48 Courant de lésion sous-endocardique antérolatéral. Patient avec sténose critique du tronc commun coronaire.

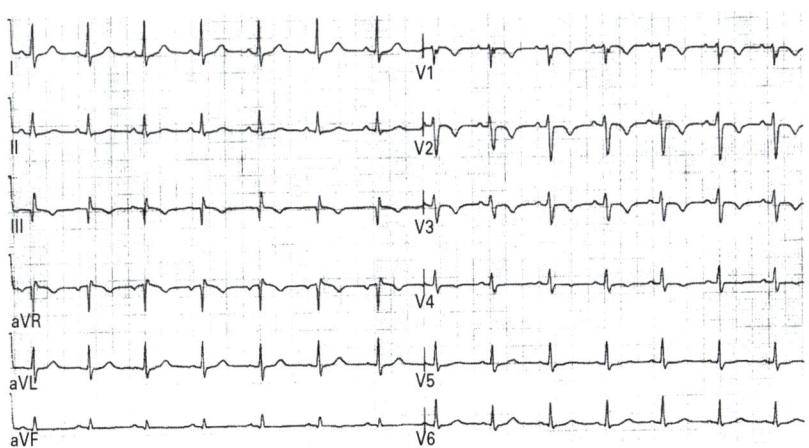

Figure S05-P01-C02-49 Embolie pulmonaire massive avec cœur pulmonaire aigu. On observe un aspect SDI + QDIII et des ondes T négatives de V1 à V4.

- *Sévère* : allongement de l'intervalle QT difficilement mesurable avec fusion entre l'onde T et une onde U ample, parfois sous-décalage important du segment ST, troubles du rythme ventriculaire (torsades de pointes) (Figure S05-P01-C02-53).

Hypercalcémie

On retrouve un raccourcissement de l'intervalle QT aux dépens du segment ST qui est très raccourci voire absent (onde T « précoce ») (Figure S05-P01-C02-54).

Hypocalcémie

Rare, on retrouve un allongement de l'intervalle QT prédominant au niveau du segment ST (onde T « tardive ») (Figure S05-P01-C02-55).

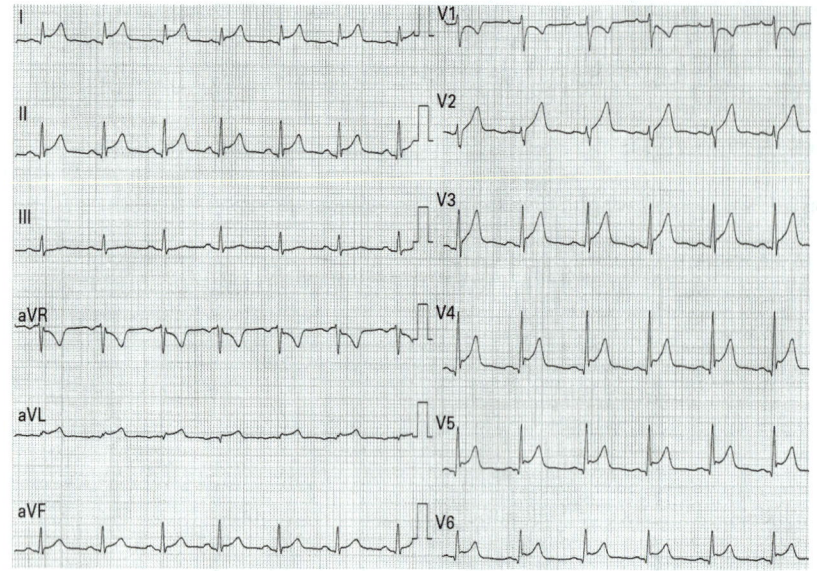

Figure S05-P01-C02-50 Péricardite à la phase aiguë avec discret sous-décalage du segment PQ (bien visible en DI et DII) et sus-décalage du segment ST concave vers le haut diffus.

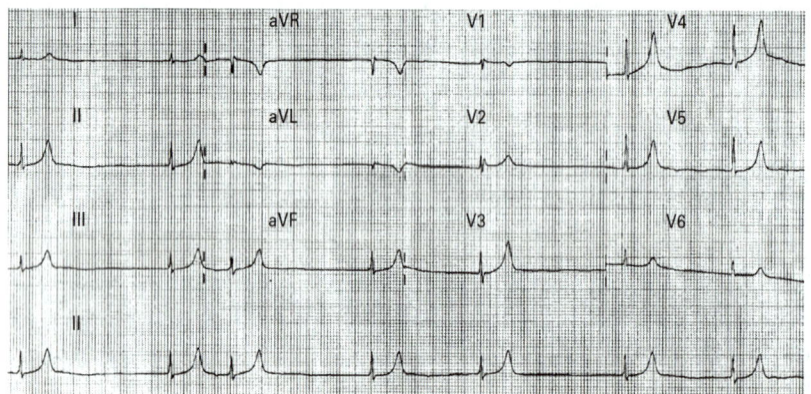

Figure S05-P01-C02-51 Hyperkaliémie à 8 mmol/l avec absence d'ondes P visibles et ondes T amples et pointues.

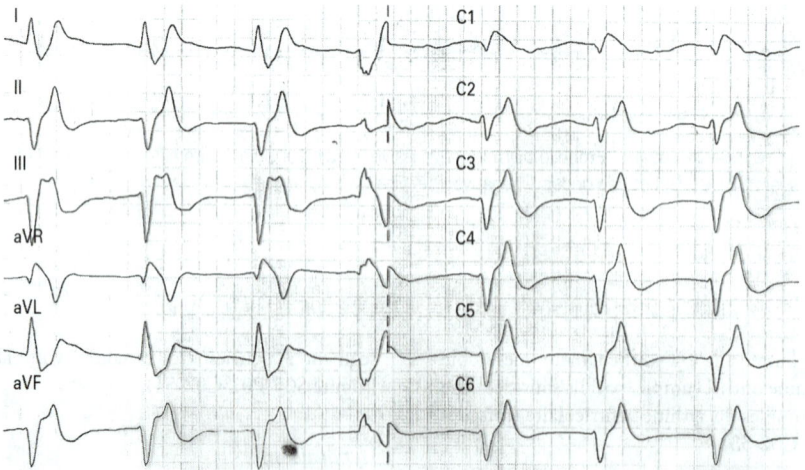

Figure S05-P01-C02-52 Hyperkaliémie à 11 mmol/l avec absence d'ondes P et élargissement extrême des complexes QRS.

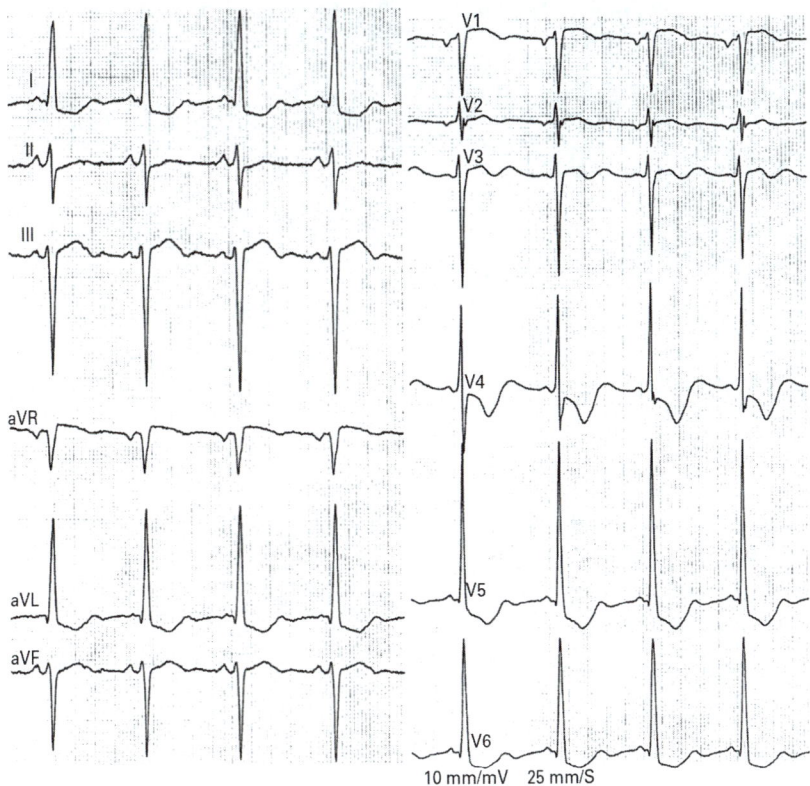

Figure S05-P01-C02-53 Hypokaliémie à 1 mmol/l avec allongement de l'intervalle QT et sous-décalage du segment ST.

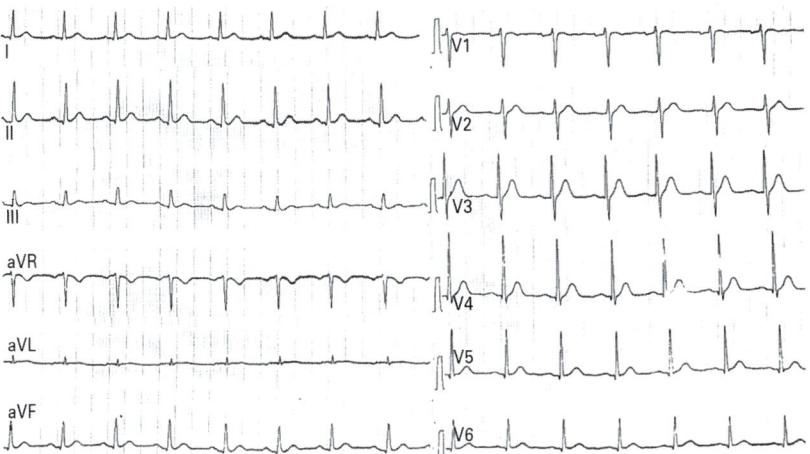

Figure S05-P01-C02-54 Hypercalcémie à 4,5 mmol/l avec raccourcissement de l'intervalle QT aux dépens du segment ST.

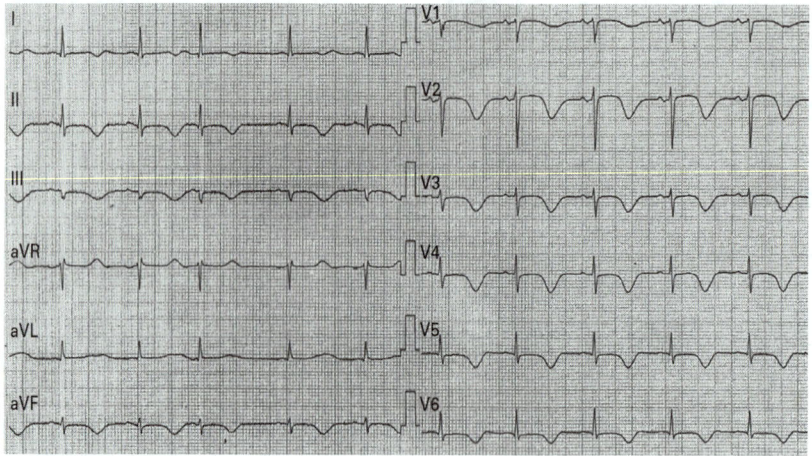

Figure S05-P01-C02-55 Hypocalcémie à 1,5 mmol/l avec ondes T négatives diffuses et allongement de l'intervalle QT, principalement au niveau du segment ST.

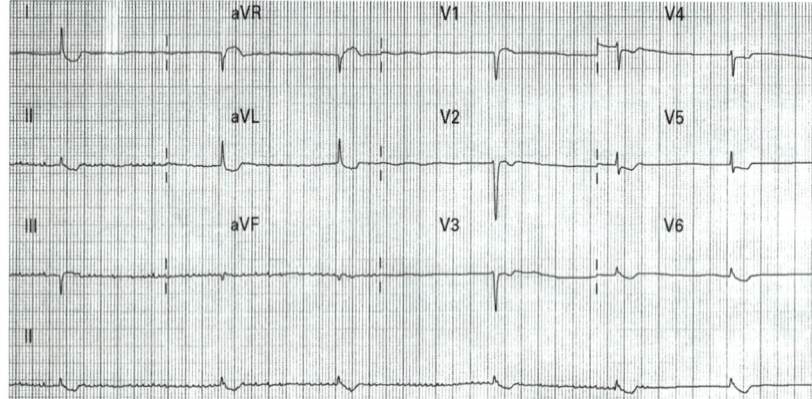

Figure S05-P01-C02-56 Intoxication digitalique. On retrouve une bradycardie sans onde P visible (fibrillation atriale ou bloc sino-atrial), un aspect de cupule digitalique particulièrement visible dans les dérivations latérales, et un intervalle QT paradoxalement court malgré la bradycardie.

Intoxication digitalique

L'imprégnation normale en digitalique (digoxine) donne l'aspect typique dit de « cupule digitalique » : sous-décalage du segment ST concave vers le haut englobant l'onde T.

En cas d'intoxication, l'aspect se majore avec raccourcissement de l'intervalle QT et apparition de troubles de la conduction (blocs sino-atrial et atrioventriculaire) et de troubles du rythme atrial et/ou ventriculaire. L'intervalle QT est paradoxalement court malgré la bradycardie (Figure S05-P01-C02-56).

Toute référence à cet article doit porter la mention : Clementy N, Pierre B, Babuty D, Fauchier L. Électrocardiogramme. In : L Guillevin, L Mouthon, H Lévesque. Traité de médecine, 5ᵉ éd. Paris, TdM Éditions, 2018-S05-P01-C02 : 1-22.

Chapitre S05-P01-C03

Échocardiographie-Doppler

Pascal Guéret

L'échocardiographie-Doppler est une technique d'exploration cardiaque et vasculaire qui repose sur le principe de la génération des ultrasons par des cristaux piézo-électriques et leur pénétration dans l'organisme, se traduisant par la représentation sur un écran en temps réel des différentes structures cardiaques et vasculaires. Ne permettant initialement que l'étude du déplacement de ces structures anatomiques en fonction du temps selon le mode TM (temps-mouvement), l'échocardiographie-Doppler a connu des améliorations techniques ininterrompues depuis les années 1970. Ont été successivement développés le mode bidimensionnel, puis le couplage de l'imagerie au Doppler dans ses différentes modalités (Doppler pulsé spectral, puis à codage couleur, Doppler continu), la voie transœsophagienne permettant de pallier certaines insuffisances de l'échographie transthoracique, l'imagerie de seconde harmonique issue de la technologie des agents de contraste et plus récemment, le Doppler tissulaire et la méthode du *speckle tracking*, ouvrant la voie au calcul des indices de déformation myocardique. Le plus souvent, les examens sont pratiqués à l'état basal, mais il est également possible d'étudier les modifications physiologiques et de détecter un comportement pathologique au cours de l'échographie dite « de stress », effectuée lors d'un effort physique ou d'une épreuve pharmacologique.

Il est intéressant de remarquer que ces appareils munis de la technologie la plus récente et la plus sophistiquée ont vu leur taille et leur encombrement diminuer au fil du temps et qu'en raison de l'extension considérable du marché, leur prix de vente est resté pratiquement constant au cours des dernières décennies.

Pour toutes ces raisons, auxquelles il faut ajouter un caractère non (ou très peu) invasif, un faible coût et une très large diffusion, l'échocardiographie-Doppler occupe une place fondamentale dans la prise en charge des maladies cardiovasculaires de l'adulte et de l'enfant. Prolongement de l'examen clinique, elle participe à l'étape diagnostique initiale ainsi qu'au suivi du patient, fournit aussi des renseignements d'ordre pronostique et guide très souvent la prise en charge thérapeutique. Ses indications à toutes les étapes de la prise en charge du patient sont maintenant clairement précisées dans les recommandations internationales.

Dans ce chapitre, seront envisagés les principes physiques et les différentes modalités techniques disponibles, puis les voies d'abord et les résultats normaux chez l'adulte. Les données échocardiographiques-Doppler obtenues dans les différentes pathologies seront détaillées dans les chapitres correspondants de cet ouvrage.

Principes physiques des ultrasons

Les ondes ultrasonores sont des ondes élastiques de très faible longueur d'onde, produites par des sondes (appelées aussi capteurs ou transducteurs). Ces sondes transforment l'impulsion électrique en ondes ultrasonores, et réciproquement (effet piézo-électrique). Les propriétés de transmission des ondes ultrasonores, puis leur réflexion, réfraction et diffusion dans les tissus nécessitent la présence d'interfaces acoustiques définies comme la frontière entre deux milieux d'impédance acoustique différente. Sans interface acoustique, il n'y a pas de réflexion des ondes ultrasonores et donc pas d'image. À l'interface entre les tissus mous, d'une part, et l'air ou l'os, d'autre part, la réflexion est très importante et les structures cardiaques ne sont pas visualisées au-delà de cette interface. Pour cette raison, les capteurs utilisés en échographie cardiaque transthoracique doivent être de petite taille : on doit pouvoir les placer dans un espace intercostal en évitant l'interposition à la fois des structures osseuses de la cage thoracique et d'un lobe pulmonaire. Tous les échocardiographes actuels sont équipés de sondes électroniques à balayage par retard de phase (*phased array*). Celles-ci permettent une cadence de balayage très élevée. Le développement des capteurs matriciels de conception plus récente a ouvert la voie de l'échographie tridimensionnelle. Les fréquences utilisées s'échelonnent de 2 à 10 MHz. Pour obtenir une bonne résolution spatiale, il faut utiliser une sonde délivrant des fréquences élevées – mais, dans ce cas, la pénétration en profondeur est limitée. En pratique, retenons que les sondes de haute fréquence sont utilisées pour explorer les structures anatomiques superficielles et qu'inversement, les sondes de fréquence basse sont utilisées pour examiner les organes plus profonds. La mise à disposition plus récente des sondes dites « à large bande » a considérablement simplifié les manipulations et rendu presque inutiles en pratique quotidienne les changements de capteur en cours d'examen, car la fréquence est adaptée automatiquement par l'appareil à la profondeur de la structure anatomique examinée.

Le signal électrique provenant du capteur est de type analogique, mais il est transformé en données numériques par un convertisseur, ce qui présente l'avantage considérable de fournir une image de bonne qualité, inaltérable dans le temps et la possibilité de procéder à des calculs de façon différée à partir des données brutes (*raw data*).

La qualité de l'image définie par la résolution spatiale, la résolution temporelle et la qualité du contraste constitue l'exigence principale des utilisateurs. La qualité de l'image a bénéficié de progrès considérables ces dernières années, surtout depuis l'apparition de la technologie de l'imagerie dite de « seconde harmonique » (réception au double de la fréquence émise) qui est disponible sur tous les échocardiographes actuels et est même proposée par défaut dès l'allumage de l'appareil pour les examens effectués chez l'adulte.

Effet Doppler

Les hématies constituent une interface pour le faisceau ultrasonore et la différence de fréquence entre les ondes émises et les ondes réfléchies par les hématies est proportionnelle à la vitesse du flux sanguin. Cette différence de fréquence définit l'effet Doppler. Lorsque le faisceau frappe une structure en mouvement, les ondes sonores réfléchies ont une fréquence différente. Cette fréquence sera augmentée si la structure en mouvement se dirige vers la sonde d'échographie et si le signal est positif sur l'écran ; elle sera diminuée si la structure en mouvement s'éloigne de cette sonde et le signal s'inscrit en négatif. À partir des vitesses ainsi obtenues, on peut calculer des paramètres hémodynamiques, en particulier des gradients de pression de part et d'autre d'un

Cardiologie

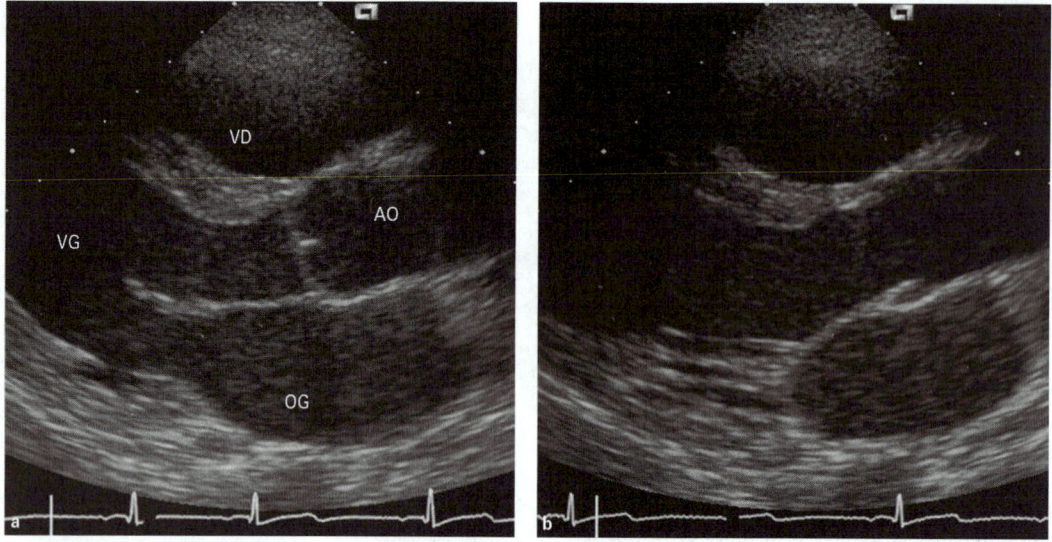

Figure S05-P01-C03-1 Vue parasternale grand axe. **a)** Diastole. **b)** Systole. Ao : aorte ; OG : oreillette gauche ; VD : ventricule droit ; VG : ventricule gauche.

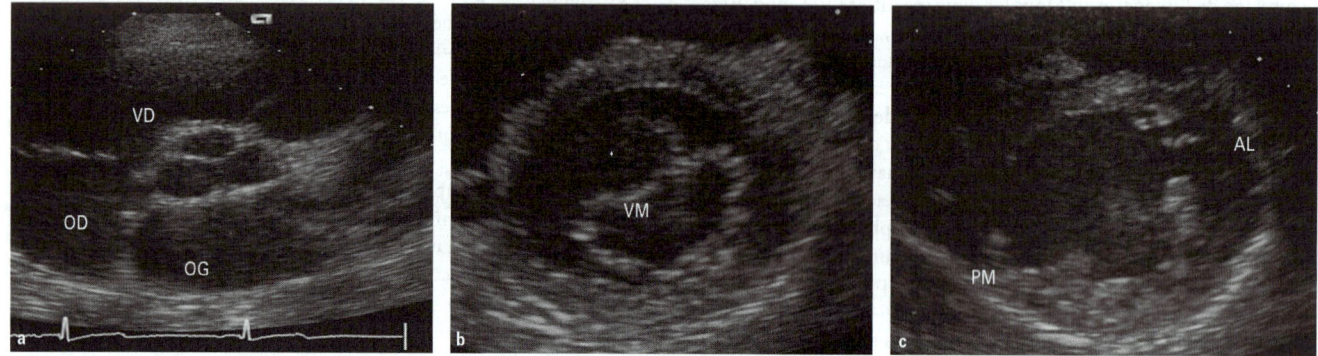

Figure S05-P01-C03-2 Vue parasternale petit axe au niveau de l'oreillette gauche et de la valve aortique (**a**), de la valve mitrale (**b**) et des piliers (**c**). AL : pilier antérolatéral ; PM : pilier postéromédian ; OD : oreillette droite ; OG : oreillette gauche : VD : ventricule droit ; VM : valve mitrale.

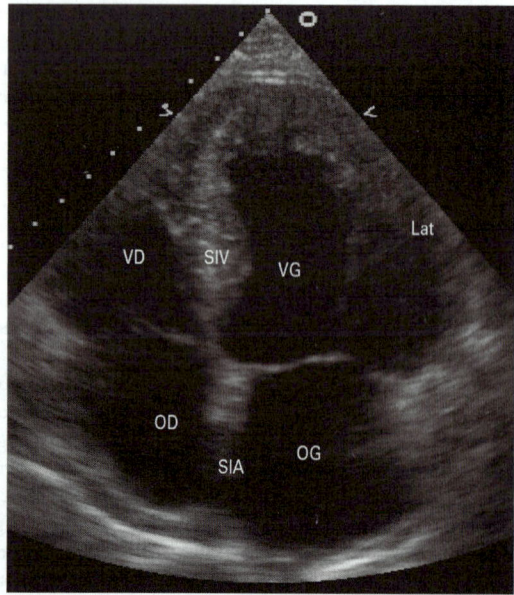

Figure S05-P01-C03-3 Vue apicale 4 cavités. Lat : paroi latérale du ventricule gauche ; OD : oreillette droite : OG : oreillette gauche ; SIA : septum interauriculaire ; SIV : septum interventriculaire ; VD : ventricule droit ; VG : ventricule gauche.

orifice, en appliquant l'équation de Bernoulli simplifiée ($\Delta P = 4V^2$), ainsi que des calculs de surface et de débit.

Le *Doppler pulsé* présente la caractéristique de mesurer des vitesses de flux sanguin à un endroit précis (défini par la localisation du « volume échantillon ») mais au-delà d'une certaine vitesse définie par la limite de Niquist, il se produit un repli de spectre (phénomène d'*aliasing*). Cet inconvénient est pallié par la modalité du Doppler continu qui permet de mesurer sans discrimination spatiale des vitesses très élevées le long du tir Doppler.

La technique dite du *Doppler couleur* fournit en chaque point d'une image échographique recueillie en Doppler pulsé une information sur la vitesse des cibles sanguines circulantes en la présentant sur l'écran sur une échelle de couleur correspondant aux différentes vitesses. Par convention, les flux sont codés dans les teintes rouge-orangé lorsque les flux se rapprochent du capteur et dans les teintes bleues lorsqu'ils s'en éloignent.

Le *Doppler tissulaire* apporte des informations sur le sens et la vitesse de déplacement des structures myocardiques elles-mêmes, obtenues après élimination par filtrage de ce qui correspond aux flux circulants.

D'apparition plus récente, la modalité du *speckle tracking* consiste à suivre le déplacement de chaque élément d'image au cours du cycle cardiaque. Elle permet ainsi le calcul de paramètres de déformation myocardique intrinsèque (*strain*) et de vélocité dans le sens du déplacement longitudinal, radiaire et circonférentiel.

Échocardiographie 3D/4D

Grâce à l'augmentation considérable de la puissance de calcul des microprocesseurs et au développement des capteurs matriciels, l'échocardiographie 3D temps réel (appelée aussi 4D, car à une cadence correspondant au rythme cardiaque du patient) se développe rapidement, tant pour l'échocardiographie transthoracique que, de plus en plus, pour l'échographie transœsophagienne. Ces capteurs matriciels peuvent contenir quelques milliers d'éléments et une partie de l'électronique est située dans le capteur lui-même. La résolution spatiale reste inférieure à celle de l'échocardiographie 2D, mais la cadence image est néanmoins suffisante pour bon nombre de situations cliniques. Les évolutions techniques les plus récentes permettent d'obtenir avec la même sonde des images 2D multiplan et 3D temps réel dites « en rendu de volume ». La présentation colorée rend l'impression de profondeur. De plus, certaines modalités Doppler sont disponibles, en particulier le Doppler couleur ainsi que le calcul des indices de déformation myocardique dans la présentation en multiplan. Les principales indications cliniques actuelles sont l'analyse quantitative de la fonction ventriculaire, en particulier gauche, les valvulopathies, les cardiopathies congénitales et certaines situations en salle de cardiologie interventionnelle.

Agents de contraste

Les agents de contraste échographique sont constitués d'une suspension aqueuse de microcapsules de gaz non diffusible entourées d'une coque. Sous l'effet des ultrasons, ces microcapsules subissent des modifications de structure à type de compression et d'expansion cycliques qui entraînent des changements de leur diamètre. Elles reflètent les ultrasons à la fréquence fondamentale d'émission et à des fréquences dites harmoniques, multiples de la fréquence fondamentale. Au terme de nombreuses oscillations dans le champ ultrasonore, elles finissent par être détruites. Mais avant cela, elles constituent une interface qui va augmenter l'intensité du signal reçu. Après injection par voie veineuse périphérique, les microbulles de gros diamètre (> 8 µm) restent dans les cavités cardiaques droites mais les agents de seconde génération, de plus petite taille, franchissent la barrière pulmonaire et atteignent les cavités gauches, puis le tissu myocardique après avoir emprunté le trajet des artères coronaires. Les principales indications cliniques sont issues de l'amélioration du contour endocardique et donc l'« opacification » du ventricule gauche, en particulier au cours de l'échocardiographie de stress chez les patients stables, dont la performance diagnostique se trouve améliorée. Le seul agent commercialisé en France (Sonovue®) reste contre-indiqué dans les syndromes coronaires aigus. À ce jour, l'étude de la perfusion myocardique elle-même à l'aide de ces agents de contraste n'a pas trouvé de réelles indications cliniques validées.

Échocardiographie transthoracique

C'est la voie d'exploration habituelle chez les patients ambulatoires. La sonde est positionnée sur le thorax du patient, en différentes « fenêtres » qui sont plus des zones d'exploration que des endroits précis, en raison de la position relative de la sonde et de la masse cardiaque dans le thorax, variable d'un patient à l'autre selon sa morphologie. À partir de ces fenêtres, le manipulateur imprime des mouvements de rotation à la sonde, afin d'obtenir des coupes tomographiques des cavités cardiaques sous différentes incidences et d'examiner ainsi le cœur de façon complète, en évitant les obstacles anatomiques à la pénétration des ultrasons et en particulier les structures aériques et osseuses.

En pathologie courante, le patient est placé tout d'abord en décubitus latéral gauche afin de rapprocher le cœur de la paroi thoracique. Les incidences parasternales « grand axe » et « petit axe » (Figures S05-P01-C03-1 et S05-P01-C03-2) sont obtenues en plaçant la sonde dans le 3e ou 4e espace intercostal gauche. Puis en déplaçant la sonde à proximité de la perception du choc de pointe, on obtient les incidences dites « apicales ». À partir de la vue des 4 cavités (les deux ventricules et les deux oreillettes) (Figure S05-P01-C03-3), on imprime une rotation de 90° environ à la sonde pour obtenir la vue des 2 cavités (le ventricule gauche et l'oreillette gauche) (Figure S05-P01-C03-4), puis en poursuivant la rotation jusqu'à 120° environ, la vue des 3 cavités (ventricule gauche, oreillette gauche, chambre de chasse et valve aortique) (Figure S05-P01-C03-5). Une orientation vers l'avant de la sonde à partir de la vue des 4 cavités permet d'obtenir la vue de 5 cavités avec visualisation supplémentaire de la chambre de chasse du ventricule gauche et de la valve aortique. Après avoir demandé au patient de se placer en décubitus dorsal, l'examen est complété par l'incidence sous-costale grand axe et petit axe (Figure S05-P01-C03-6) en positionnant le capteur au creux épigastrique, puis par la voie suprasternale, la tête du patient étant en légère extension. Enfin, la voie parasternale droite est utile pour recueillir, à l'aide de la sonde Pedof n'émettant qu'un Doppler continu (2 MHz) sans imagerie ou d'un capteur habituel, mais dont on n'utilise pas la fonction d'imagerie, la vélocité maximale à travers la valve aortique chez un patient porteur d'une sténose valvulaire.

Sous chaque incidence (sauf l'incidence suprasternale), on recueille successivement les images en mode bidimensionnel (et en mode TM si l'incidence est appropriée) (Figures S05-P01-C03-7 et S05-P01-C03-8), puis en Doppler. Le Doppler à codage couleur est très utile pour étudier le sens, normal ou pathologique, de la circulation des flux sanguin et pour guider le positionnement de l'échantillon du Doppler pulsé. Le Doppler continu est indispensable pour enregistrer les flux de hautes vélocités. L'examen sera complété par les enregistrements en Doppler tissulaire en fonction du contexte clinique. Les indices de déformation myocardique obtenus à partir du *speckle tracking* sont calculés à l'aide des logiciels de post-traitement à partir des images numérisées stockées sur le disque dur de l'échographe.

Cardiologie

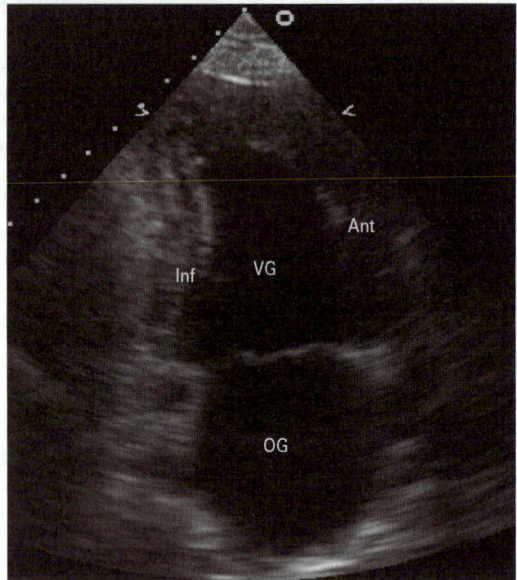

Figure S05-P01-C03-4 Vue apicale 2 cavités. Ant : paroi antérieure du ventricule gauche ; Inf : paroi inférieure du ventricule gauche ; OG : oreillette gauche ; VG : ventricule gauche.

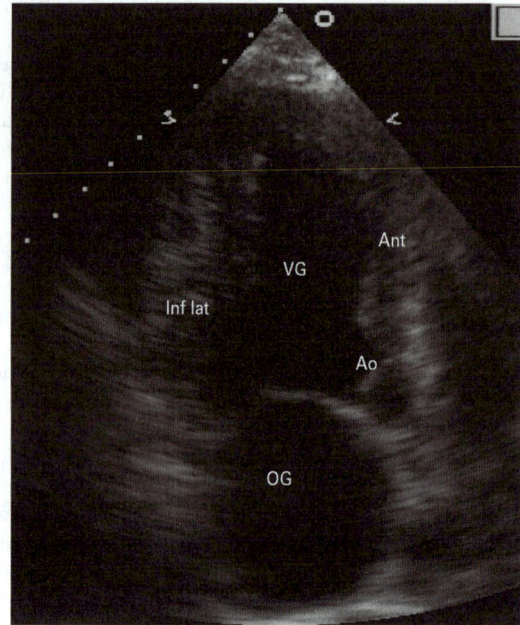

Figure S05-P01-C03-5 Vue apicale 3 cavités. Ant : paroi antérieure du ventricule gauche ; Ao : aorte ; Inf lat : paroi inférolatérale du ventricule gauche ; OG : oreillette gauche ; VG : ventricule gauche.

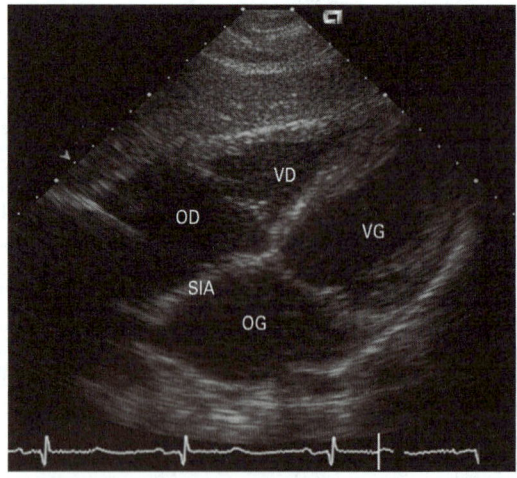

Figure S05-P01-C03-6 Vue sous-costale. OD : oreillette droite : OG : oreillette gauche ; SIA : septum interauriculaire ; VD : ventricule droit ; VG : ventricule gauche.

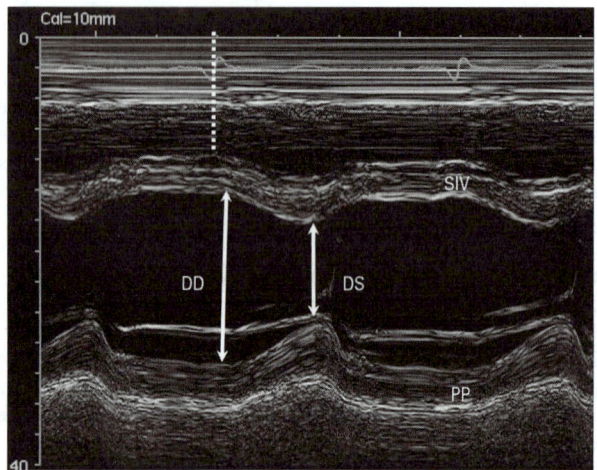

Figure S05-P01-C03-7 TM transventriculaire gauche (voie parasternale). DD : diamètre télédiastolique du ventricule gauche ; DS : diamètre télésystolique du ventricule gauche ; PP : paroi postérieure du ventricule gauche ; SIV : septum interventriculaire.

Échocardiographie transœsophagienne

En dépit des progrès technologiques permanents offrant une qualité d'image accrue, certains patients restent difficiles à examiner par voie transthoracique en raison d'une mauvaise échogénicité ou dans certaines situations particulières (intubation et ventilation artificielle, examen au bloc opératoire). L'échocardiographie transœsophagienne trouve ici de bonnes indications cliniques, en utilisant la position anatomique de l'œsophage, situé au contact direct de la face postérieure de l'oreillette gauche, comme fenêtre échographique et tirant ainsi profit de la position devenue proche du capteur de structures cardiaques anatomiques profondes, en particulier les oreillettes et le plan des valves en avant de l'œsophage, et l'aorte thoracique descendante en arrière.

Techniquement, un capteur à balayage électronique émettant les ultrasons à une fréquence élevée (5 à 8 MHz) est placé à l'extrémité d'un fibroscope souple. Le plan de coupe est perpendiculaire à l'axe du fibroscope, mais avec la technologie actuelle de l'échocardiographie transœsophagienne multiplan, son orientation peut être modifiée de 0° à 180° par l'opérateur grâce à un moteur électrique ainsi qu'à l'aide de molettes qui permettent de faire varier l'incidence dans les plans antéropostérieur et latéral. Toutes les modalités d'imagerie et de Doppler sont disponibles (2D, TM, Doppler pulsé spectral et à codage couleur, Doppler continu, Doppler tissulaire). Récemment, certains constructeurs ont adapté la technologie du 3D à l'échographie transœsophagienne. Le capteur lui-même mesure environ 10 mm d'épaisseur et le corps du fibroscope est un peu plus fin.

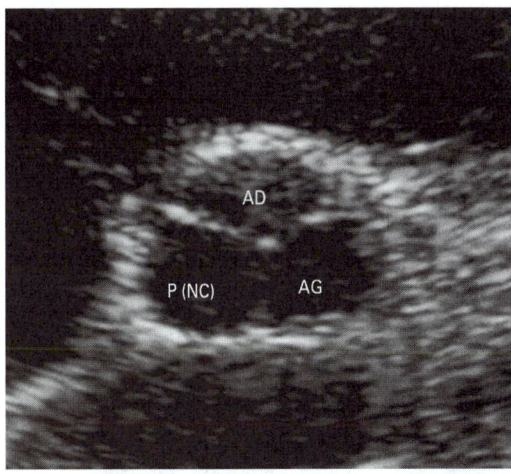

Figure S05-P01-C03-8 Vue parasternale petit axe. Zoom sur la valvule aortique. AD : sigmoïde antéro-droite ; AG : sigmoïde antéro-gauche ; P (NC) : sigmoïde postérieure (non coronaire).

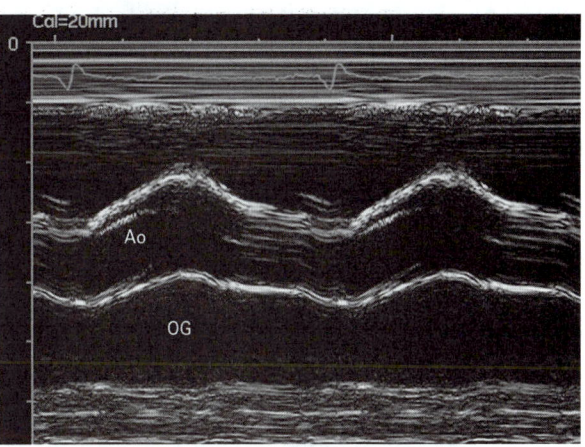

Figure S05-P01-C03-9 TM de l'oreillette gauche et de la valvule aortique en vue parasternale. Ao : aorte ; OG : oreillette gauche.

Sur un plan pratique, les justifications et les modalités de l'examen sont expliquées au patient qui donne son consentement écrit. D'une durée de 10 à 15 minutes, l'examen est pratiqué chez le patient conscient et à jeun depuis plus de 6 heures, dont on a anesthésié l'oropharynx par pulvérisation de lidocaïne. Une voie veineuse n'est nécessaire que si une épreuve de contraste est envisagée. Une fois l'examen terminé, la sonde est nettoyée dans une solution antiseptique selon un protocole standardisé. Les complications sont rares, le plus souvent mineures à type de dysphagie transitoire ou de variations tensionnelles, exceptionnellement plus graves (troubles du rythme sévères, perforation œsophagienne, hématémèse, spasme œsophagien, paralysie d'une corde vocale).

Les contre-indications sont peu nombreuses, mais doivent être connues et respectées. Certaines sont absolues, en particulier les pathologies œsophagiennes connues (varices, diverticule ou fistule ou encore chirurgie récente ou néoplasie), les antécédents d'irradiation médiastinale et le refus de l'examen par le patient. D'autres sont relatives (instabilité respiratoire ou hémodynamique, pathologie cervicale sévère, patient non à jeun en cas de suspicion de dissection aortique aiguë). Les indications découlent des limites de l'échocardiographie transthoracique, qu'il s'agisse d'une mauvaise échogénicité ou de la nécessité d'examiner les structures cardiaques profondes : dysfonction de prothèse valvulaire, endocardite infectieuse, pathologie valvulaire en particulier mitrale, thrombus et tumeurs dans les oreillettes ou les auricules, pathologie du septum interauriculaire, visualisation des veines pulmonaires, pathologie de l'aorte thoracique, ainsi que les indications particulières dans le milieu de la réanimation ou du bloc opératoire.

Échographie intracardiaque

Issue de la technologie de l'échocardiographie transœsophagienne, les sondes d'échographie intracardiaque sont équipées d'un capteur à balayage électronique à 64 éléments, de très petite taille (8 à 10 Fr) et orientable, de fréquence élevée (5 à 10 MHz) pour obtenir des images dans un champ très proximal. Les modalités 2D et Doppler sont disponibles, ainsi que le speckle tracking chez certains constructeurs. La sonde est introduite à l'aide d'un désilet de 9 à 11 Fr. En raison de son coût et de son usage unique, les indications sont actuellement limitées (guidage du cathétérisme trans-septal, études électrophysiologiques).

Examen transthoracique standard et valeurs normales chez l'adulte

Les trois incidences suivantes sont systématiques.

La *voie parasternale gauche* (grand axe et petit axe) permet d'étudier en mode TM et 2D les structures anatomiques suivantes :
– la cavité ventriculaire gauche, en analysant la cinétique et l'épaississement des parois antéroseptale et inférolatérale du ventricule gauche et en calculant les dimensions du ventricule gauche, les épaisseurs pariétales et la fraction de raccourcissement ;
– l'oreillette gauche (Figure S05-P01-C03-10), mais très inconstamment l'auricule gauche ;
– les sigmoïdes aortiques et la portion initiale de l'aorte thoracique (sinus de Valsalva, jonction sinotubulaire et portion tubulaire) ;
– de façon inconstante, les ostia coronaires ;
– la valvule mitrale, l'appareil sous-valvulaire et les piliers ;
– le ventricule droit (VD), en particulier la voie d'éjection et la paroi antérieure de l'infundibulum ;
– la valve tricuspide et la valve pulmonaire ;
– le tronc de l'artère pulmonaire et parfois sa bifurcation ;
– l'aorte thoracique descendante ;
– le péricarde.

Le Doppler couleur est utile pour détecter une fuite au niveau des quatre valves : mitrale, aortique (mesure en TM couleur du diamètre du jet régurgitant à son origine en cas d'insuffisance aortique) tricuspide et pulmonaire. Dans l'incidence petit axe, le Doppler continu permet de calculer la vélocité des fuites tricupide et pulmonaire.

Les *vues apicales* (deux, trois et quatre cavités) permettent d'étudier :
– les deux ventricules (dimensions, cinétique, calcul du rapport des diamètres ou des surfaces ventricule droit/ventricule gauche, et de la fraction d'éjection du ventricule gauche selon la méthode de Simpson) ;
– les deux oreillettes (très rarement l'auricule gauche), le septum interauriculaire et l'abouchement des veines pulmonaires supérieures ;
– les valves auriculoventriculaires (mitrale et tricuspide) ;
– la chambre de chasse du ventricule gauche et la valve aortique dans l'incidence appelée 5 cavités obtenue dans un plan de coupe légèrement antérieur à partir de la vue 4 cavités ;
– le péricarde.

Le Doppler dans ses modalités pulsé, spectral et à codage couleur, et continu permet de recueillir et de calculer plusieurs

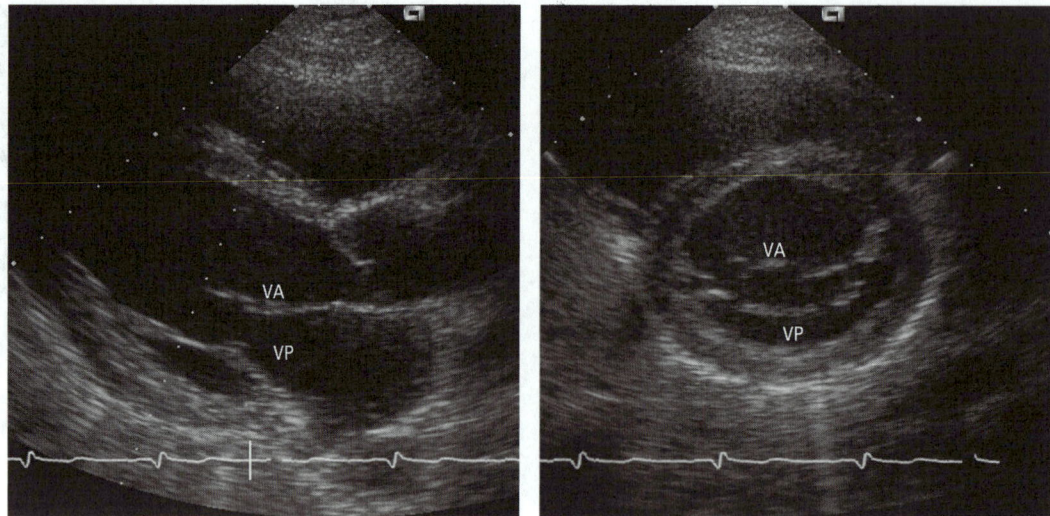

Figure S05-P01-C03-10 Valve mitrale postérieure (VP) et antérieure (VA) par voie parasternale grand axe (**a**) et petit axe (**b**).

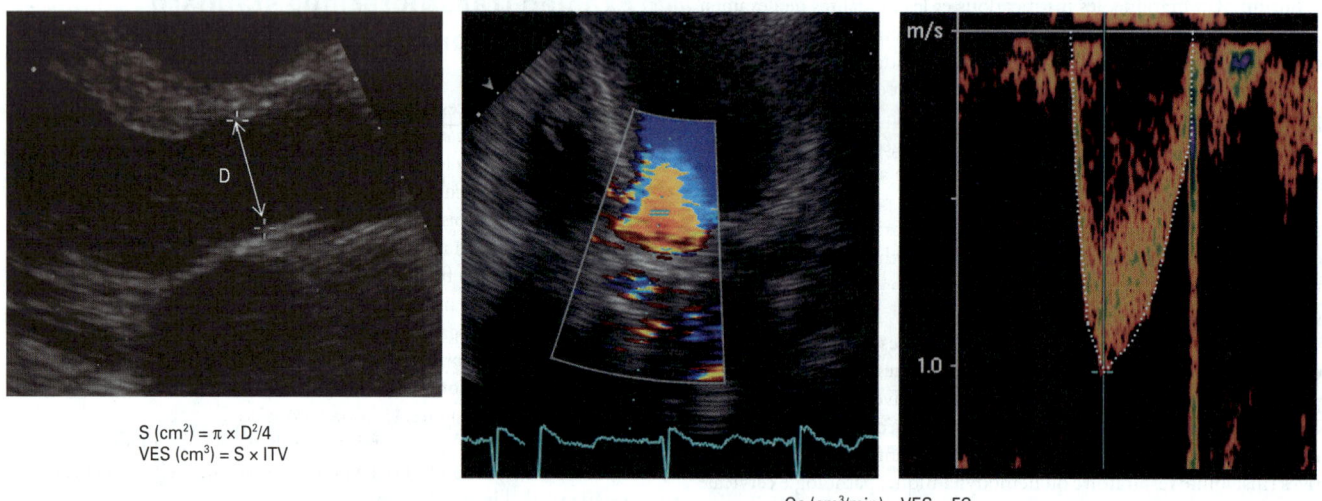

$S\ (cm^2) = \pi \times D^2/4$
$VES\ (cm^3) = S \times ITV$

$Qc\ (cm^3/min) = VES \times FC$

Figure S05-P01-C03-11 Calcul du débit cardiaque transaortique. D : diamètre de la chambre de chasse ; FC : fréquence cardiaque ; ITV : intégrale temps/vitesse sous-aortique ; Qc : débit cardiaque ; S : surface de la chambre de chasse ; VES : volume d'éjection systolique.

paramètres hémodynamiques (Figures S05-P01-C03-11, S05-P01-C03-12, S05-P01-C03-13 et S05-P01-C03-14) : vélocité et intégrale temps/vitesse (ITV) systolique sous-aortique pour le calcul du débit cardiaque, différentes composantes du flux diastolique transmitral et transtricuspide, la quantification des sténoses et des insuffisances valvulaires, le calcul de la pression systolique dans l'artère pulmonaire à partir de la vélocité d'une fuite tricuspide. C'est également dans les incidences apicales que l'on peut calculer les vélocités en Doppler tissulaire (en particulier à l'anneau mitral), les indices de déformation (*strain* longitudinal ventriculaire et *strain* auriculaire) par la technique du *speckle tracking* et l'excursion systolique de l'anneau tricuspide (TAPSE pour *tricuspid annular plane systolic excursion*) (Figure S05-P01-C03-15).

La *vue sous-costale* (incidences longitudinale et transversale ou petit axe) permet d'étudier (Figures S05-P01-C03-16, S05-P01-C03-17 et S05-P01-C03-18) :
– les deux ventricules et le septum interventriculaire ;
– les deux oreillettes et le septum interauriculaire ;

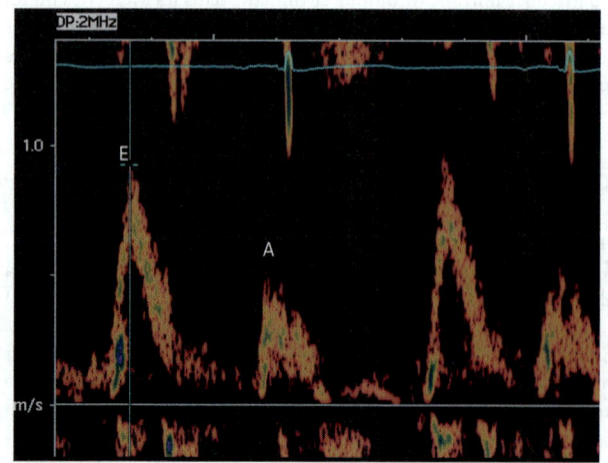

Figure S05-P01-C03-12 Flux transmitral en Doppler pulsé. Ondes E et A.

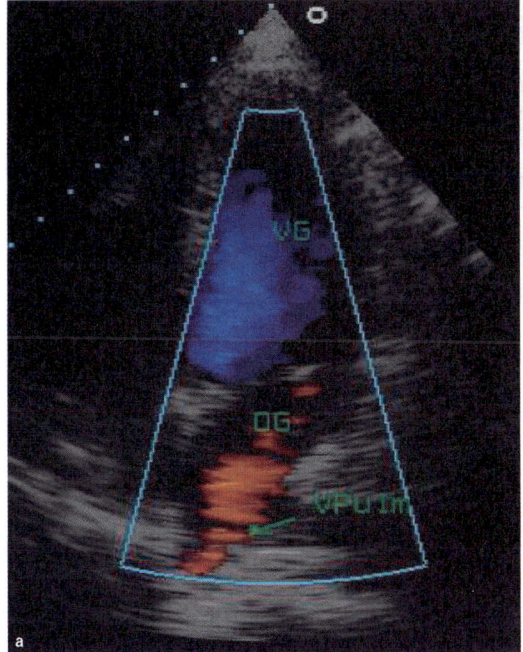

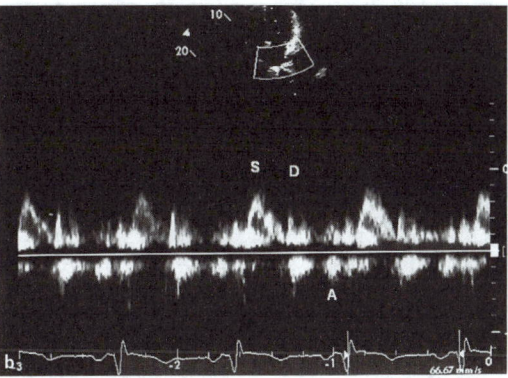

Figure S05-P01-C03-13 Flux veineux pulmonaire enregistré en Doppler pulsé par voie apicale 4 cavités. Composantes systolique (S) et diastolique (D).

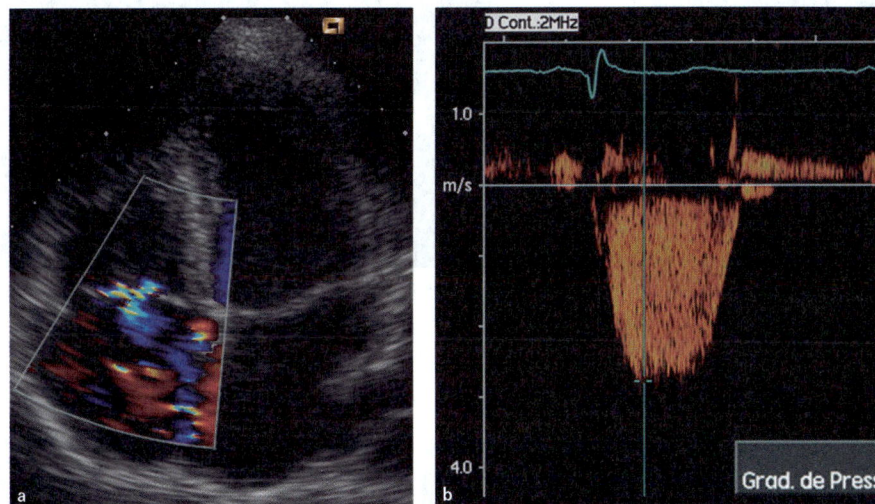

Figure S05-P01-C03-14 Calcul de la pression systolique dans l'artère pulmonaire et calcul établi à partir de la vélocité maximale (V = 2,77 m/s) d'une fuite tricuspide physiologique. PAPS (mmHg) = $4V^2$ + 10 mmHg (estimation de la pression dans l'OD). Application de l'équation de Bernoulli simplifiée.

– les valves auriculoventriculaires ;
– la veine cave inférieure et les veines sus-hépatiques ;
– le péricarde.

Dans certaines situations cliniques, des incidences particulières peuvent se révéler très utiles.

L'*incidence suprasternale* permet de visualiser :

– l'aorte ascendante, la crosse aortique et la portion initiale de l'aorte descendante pour le recueil de la vélocité télédiastolique d'un flux d'insuffisance aortique et l'étude de certaines cardiopathies congénitales (coarctation et persistance du canal artériel) ;
– l'origine des vaisseaux du cou, mais avec une résolution et une qualité d'imagerie inférieures à l'échotomographie vasculaire ;
– une portion de l'artère pulmonaire droite.

Cardiologie

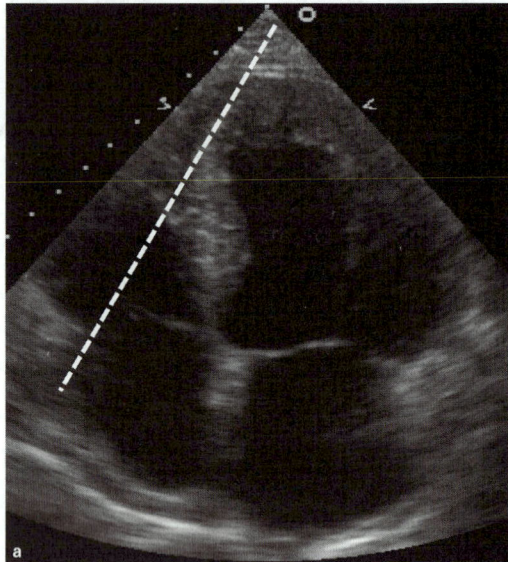

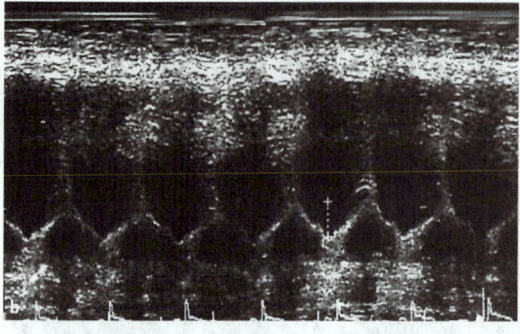

Figure S05-P01-C03-15 Excursion systolique de l'anneau tricuspide (TAPSE), TM par voie apicale 4 cavités.

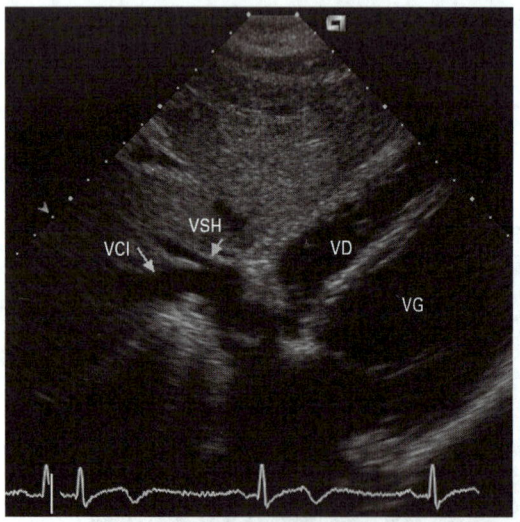

Figure S05-P01-C03-16 Vue sous-costale longitudinale. VCI : veine cave inférieure ; VSH : veine sus-hépatique ; VD : ventricule droit ; VG : ventricule gauche.

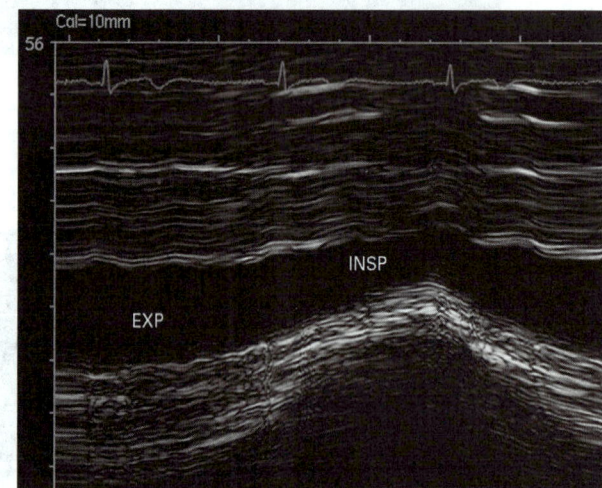

Figure S05-P01-C03-17 Variations respiratoires du diamètre de la veine cave inférieure. TM par voie sous-costale. EXP : expiration ; INSP : inspiration.

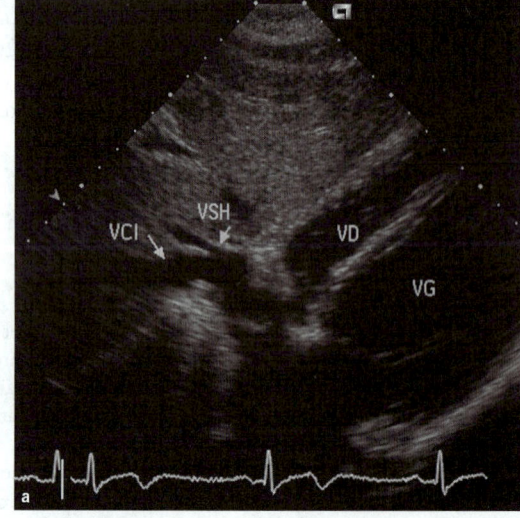

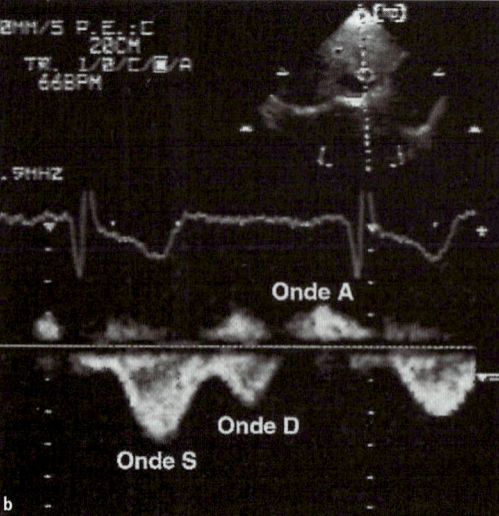

Figure S05-P01-C03-18 Flux veineux sus-hépatique. Doppler pulsé par voie sous-costale. VCI : veine cave inférieure ; VSH : veine sus-hépatique ; VD : ventricule droit ; VG : ventricule gauche.

Tableau S05-P01-C03-I Principales valeurs normales chez l'adulte.

Ventricule gauche
Épaisseur diastolique des parois antéroseptale et inférolatérale : hommes < 10 mm, femmes < 9 mm
Diamètre diastolique : hommes 47 ± 4 mm
Fraction de raccourcissement : 38 ± 4 %
Fraction d'éjection (calculée par la méthode de Simpson) : 63 ± 6 %
Masse myocardique : hommes = 115 g/m², femmes = 100 g/m²
Ventricule droit
Épaisseur diastolique de la paroi libre : < 5 mm
Surface diastolique (vue apicale 4 cavités) : 20 ± 4 cm²
Fraction de raccourcissement de surface (vue apicale 4 cavités) : 46 ± 7 %
Rapport des diamètres transversaux ou des surfaces (vue apicale 4 cavités) VD/VG < 0,6
Oreillette gauche
Diamètre (mesuré lors de la systole du VG) 30 ± 3 mm par voie parasternale et 48 ± 8 mm par voie apicale
Surface (mesurée en systole du VG, vue apicale) : 14 ± 3 cm²
Oreillette droite
Surface : 13 ± 2 cm²

Aorte thoracique
Diamètre de l'anneau 20 ± 2 mm
Diamètre au niveau des sinus de Valsalva : 28 ± 3 mm
Diamètre de l'aorte ascendante : 26 ± 3 mm
Diamètre de la crosse : 27 ± 3 mm
Voie d'éjection sous-aortique
Diamètre de la chambre de chasse : 20 ± 2 mm
ITV sous-aortique (en Doppler pulsé) : 16 ± 3 cm
Tronc de l'artère pulmonaire
Diamètre diastolique : 16 ± 3 mm
Veine cave inférieure
Diamètre en expiration : 16 ± 2 mm
Collapsus inspiratoire > 50 %
Flux transmitral
Rapport E/A : 1-2
ITV : 15 ± 3 cm
Onde Ea en Doppler tissulaire > 8 cm/s
Temps de relaxation isovolumique : 70 ± 15 ms
Flux veineux pulmonaire
Rapport ondes S/D > 1
Durée de l'onde A pulmonaire – durée de l'onde A mitrale : 0

ITV : intégrale temps/vitesse ; VD : ventricule droit ; VG : ventricule gauche.

La *voie parasternale droite* a pour seule mais fondamentale utilité de recueillir la vélocité maximale transvalvulaire en cas de sténose valvulaire aortique.

Le tableau S05-P01-C03-I indique les principales valeurs normales chez l'adulte des paramètres recueillis en échocardiographie TM et 2D et en Doppler. Ces valeurs sont fournies à titre purement indicatif ; certaines peuvent varier selon le genre (masculin ou féminin), l'âge la surface corporelle et l'incidence sous laquelle elles sont recueillies.

Toute référence à cet article doit porter la mention : Guéret P. Échocardiographie-Doppler. *In* : L Guillevin, L Mouthon, H Lévesque. Traité de médecine, 5ᵉ éd. Paris, TdM Éditions, 2018-S05-P01-C03 : 1-9.

Cardiologie

Chapitre S05-P01-C04

Imagerie cardiaque non invasive pour détecter l'ischémie myocardique

Pascal Guéret

L'un des grands champs d'application des méthodes non invasives d'imagerie cardiaque est la détection de l'ischémie myocardique, c'est-à-dire l'étude de la répercussion des sténoses artérielles des troncs coronaires épicardiques sur la fonction myocardique régionale et globale. Il s'agit de détecter des anomalies de la perfusion ou de la contraction régionale ventriculaire gauche.

L'ischémie est la conséquence d'une mauvaise irrigation du myocarde, c'est-à-dire une insuffisance du débit coronaire qui ne s'élève pas suffisamment en cas d'augmentation des besoins en oxygène, lors d'un effort par exemple, ou qui est réduit spontanément, comme en cas de spasme coronaire. Plus rarement, ce déséquilibre peut survenir lorsque la réserve coronaire est réduite, suite à une élévation des résistances vasculaires, en particulier par dysfonction microvasculaire. Par ailleurs, il faut rappeler que les couches sous-endocardiques sont plus précocement sensibles à l'ischémie que les couches sous-épicardiques, ce qui va influencer la fonction ventriculaire gauche.

La figure S05-P01-C04-1 schématise les différentes étapes de la « cascade ischémique » et situe la place de ces techniques à chaque stade de cette cascade. En cas d'hypoperfusion myocardique, les anomalies diastoliques surviennent les premières, suivies d'une dysfonction systolique, puis de modifications de l'électrocardiogramme (ECG) et enfin, mais de façon inconstante, de l'apparition d'une douleur thoracique (on parle alors d'« ischémie silencieuse »). Cette cascade permet de comprendre pourquoi les méthodes d'imagerie analysant les anomalies de perfusion ou de contraction sont plus sensibles que le simple électrocardiogramme pour détecter l'ischémie myocardique.

Ces anomalies sont rarement présentes à l'état basal, mais peuvent être déclenchées par un stress physique (épreuve d'effort sur cyclo-ergomètre ou sur tapis roulant) ou pharmacologique, en utilisant soit un agent vasodilatateur (dipyridamole ou adénosine) dans le but d'induire une hétérogénéité de la perfusion régionale, soit un inotrope positif (dobutamine) en tirant profit de ses propriétés inotropes et chronotropes positives pour augmenter la consommation myocardique en oxygène.

Enfin, il est important de souligner dans la démarche du diagnostic d'ischémie myocardique chez un patient stable présentant des douleurs thoraciques, le rôle de l'évaluation préalable du risque de maladie coronaire qui repose sur les caractéristiques cliniques de la douleur, le genre (masculin ou féminin) et l'âge du patient. Ces trois critères simples permettent de procéder à une estimation de la probabilité prétest considérée alors comme faible (< 15 %), modérée (modérée-faible [15-65 %] ou modérée-élevée [65-85 %]) ou élevée (> 85 %). La place des méthodes d'imagerie est en grande partie conditionnée par cette évaluation du risque [2].

Électrocardiogramme d'effort

À distance de toute douleur thoracique, l'ECG basal (intercritique) est le plus souvent normal ou enregistre des anomalies non spécifiques de la repolarisation ventriculaire (ondes T aplaties). Cependant, lorsqu'elles sont présentes, des ondes T négatives de type ischémique sont évocatrices d'une ischémie.

L'ECG d'effort est l'examen le plus ancien pour détecter l'ischémie myocardique. Il est très répandu, largement validé et de faible coût. Le patient effectue un exercice physique sur cyclo-ergomètre ou sur tapis roulant, sous surveillance permanente de l'ECG et de la pression artérielle au brassard. Il est préférable que le test soit « démaquillé », c'est-à-dire effectué après l'arrêt des médicaments pouvant modifier le niveau de la performance physique ou le seuil de l'ischémie (bêtabloquants, inhibiteurs calciques). Les contre-indications sont peu nombreuses, représentées essentiellement par le syndrome coronaire aigu, l'hypertension artérielle (HTA) de repos supérieur à 200/120 mmHg, l'insuffisance cardiaque décompensée et la sténose valvulaire aortique serrée symptomatique. Certaines anomalies présentes sur l'ECG de repos vont gêner l'interprétation du tracé au cours de l'effort (bloc complet de la branche gauche, syndrome de Wolff-Parkinson-White). Les complications sont très rares (risque létal inférieur à 1/10 000, troubles du rythme ventriculaires graves), mais elles justifient le respect des normes réglementaires de l'environnement qui sont très strictes [11, 4], l'examen devant être pratiqué sous surveillance médicale dans un milieu cardiologique disposant d'un matériel de réanimation (chariot d'urgence, défibrillateur, fluides médicaux).

Figure S05-P01-C04-1 La « cascade ischémique ». Les anomalies de la perfusion myocardique (détectables en scintigraphie et en IRM) précèdent la dysfonction diastolique étudiée principalement en échocardiographie-Doppler, qui elle-même est suivie des altérations systoliques détectables en échocardiographie, en scintigraphie synchronisée sur l'ECG et en IRM. Les anomalies de la repolarisation ventriculaire enregistrées sur l'ECG sont plus tardives. La douleur thoracique survient inconstamment au terme de cette succession d'événements.

Plusieurs protocoles sont utilisés : chez un patient suspect de maladie coronaire, les incréments sont habituellement de 30 watts toutes les 3 minutes. Les critères diagnostiques principaux sont cliniques (déclenchement d'une douleur thoracique angineuse) et électriques avec apparition d'un sous-décalage horizontal ou descendant du segment ST supérieur ou égal à 1 mm, persistant 0,06-0,08 seconde après le point J dans au moins une dérivation. Cette anomalie peut survenir au cours de l'effort ou pendant la phase de récupération, ce qui justifie une surveillance prolongée de l'ECG après l'arrêt de l'exercice. Pour que le test soit interprétable, l'effort doit être suffisamment intense, ce dont atteste une accélération de la fréquence cardiaque atteignant 80 % ou plus de la fréquence maximale théorique pour l'âge du patient (FMT = 200/min – âge). L'analyse automatique des tracés au cours du test par des logiciels spécifiques offre une présentation moyenne d'un très grand nombre de complexes successifs (Figure S05-P01-C04-2) et permet aussi le calcul de nombreux paramètres additionnels (évolution du segment ST par rapport à la fréquence cardiaque, variations du voltage de l'onde R et de la durée du complexe QRS) dont l'utilisation est variable selon les équipes.

Selon le théorème de Bayes, la performance diagnostique du test (en particulier ses valeurs prédictives) est influencée par plusieurs facteurs dont la prévalence de la maladie coronaire dans la population étudiée. De nombreuses méta-analyses ont situé la sensibilité et la spécificité de l'examen aux environs respectivement de 40-50 % et de 85-90 %. Cette performance peut varier en fonction des sous-groupes (prévalence de la maladie, probabilité prétest, homme/femme) mais elle est jugée globalement insuffisante par beaucoup (en particulier en ce qui concerne la sensibilité), ce qui justifie le développement des méthodes d'imagerie couplées à l'ECG d'effort ou aux épreuves de stress pharmacologique [2].

L'enregistrement de l'ECG-Holter a peu d'indication dans la détection de l'ischémie myocardique. Il est utile chez les patients ressentant des palpitations et lorsqu'on soupçonne un angor spastique [2].

Scintigraphie myocardique

Cet examen a bénéficié d'importantes améliorations technologiques. Les caméras à scintillation sont installées dans les services de médecine nucléaire, mais le test d'effort est supervisé par un médecin cardiologue. Les récentes caméras à multidétecteurs permettent de raccourcir notablement les temps d'acquisition et fournissent des images mieux définies. L'environnement sécuritaire est identique à celui des laboratoires d'ECG d'effort. Contrairement à l'échocardiographie, les images ne sont pas recueillies en temps réel, mais sont le résultat de la moyenne d'un comptage effectué sur un très grand nombre de cycles cardiaques consécutifs. Les contre-indications de l'examen sont celles des épreuves d'effort, auxquelles s'ajoutent les précautions en cas de stress pharmacologique (troubles du rythme ventriculaire avant dobutamine, consommation de thé et de café avant diyridamole).

Plusieurs marqueurs sont utilisés pour étudier la perfusion (thallium 201, technétium 99-sestamibi et technétium 99-tétrofosmine). De nos jours, on préfère les agents technétiés, responsables de moins

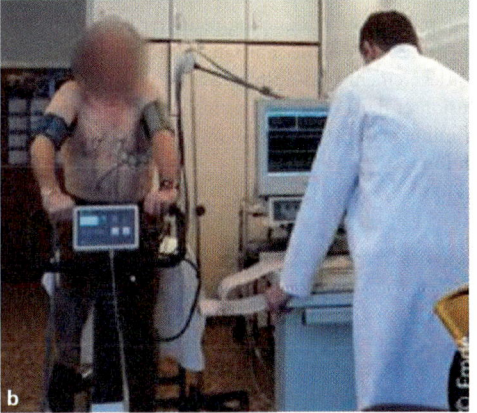
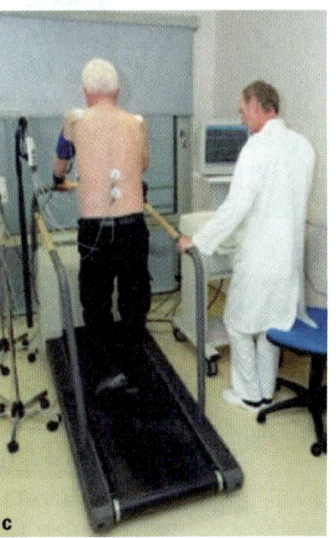

Figure S05-P01-C04-2 Électrocardiogramme d'effort.

d'artefacts, en raison de leur plus grande énergie et de la plus faible exposition des patients aux rayons gamma. Les protocoles d'acquisition peuvent varier d'un centre à l'autre en fonction des préférences et de l'expérience acquise. La scintigraphie est faite au repos et immédiatement après un effort physique (cyclo-ergomètre ou tapis roulant) ou après injection d'un agent vasodilatateur (dipyridamole ou adénosine). La dobutamine est plus rarement utilisée. Le caractère réversible du défaut de perfusion traduit une ischémie, alors que les anomalies irréversibles sont la traduction d'une nécrose myocardique (Figure S05-P01-C04-3). Les images sont interprétées soit visuellement, soit à l'aide de logiciels de quantification afin de mieux préciser l'étendue de ces anomalies. En raison du recul dont on dispose maintenant et de sa grande diffusion en cardiologie, cette méthode a été très largement validée. Les performances diagnostiques publiées sont bien entendu dépendantes des caractéristiques des populations étudiées (sexe, prévalence de la maladie, niveau de risque, antécédent d'infarctus, traitement médicamenteux concomitant). Dans les méta-analyses, la sensibilité pour la détection de l'ischémie myocardique est de l'ordre de 84-86 % et la spécificité de 74-77 % [12]. Les lésions portant sur un seul vaisseau sont détectées avec plus de précision que les atteintes pluritronculaires qui induisent une hypoperfusion parfois équilibrée d'un territoire à l'autre et donc potentiellement difficile à mettre en évidence. Il n'y a pas de grandes disparités dans la performance diagnostique selon qu'il s'agit d'un test d'effort ou d'un stress pharmacologique. Il faut rappeler la limite inhérente à la résolution spatiale limitée de la technique (de l'ordre de 10 mm), qui ne permet pas de faire la différence entre une ischémie transmurale et une ischémie ne touchant que les couches sous-endocardiques.

Grace à la synchronisation des acquisitions sur l'ECG, il est possible de calculer les volumes et la fraction d'éjection du ventricule gauche et d'apprécier la cinétique segmentaire. Les corrélations avec les autres méthodes d'imagerie sont satisfaisantes [5], mais la fraction d'éjection est légèrement sous-estimée. L'interprétation concomitante de la perfusion et de la contraction améliore la performance diagnostique, en diminuant de 30 à 10 % environ le nombre d'examens dont l'interprétation reste douteuse.

La valeur pronostique de la scintigraphie myocardique a été documentée sur de très grandes séries de patients. Une scintigraphie myocardique normale est rassurante, suivie d'un taux d'événements cardiovasculaires inférieur à 1 % par an. À l'inverse, un pronostic plus péjoratif est lié à l'étendue de l'ischémie, à l'intensité de l'hypoperfusion et à la fonction ventriculaire gauche.

On peut rapprocher de la scintigraphie myocardique une autre technique de médecine nucléaire : la tomographie par émission de positons (TEP), qui utilise des traceurs radioactifs émettant des positons pour obtenir des images de la perfusion et du métabolisme myocardique. Avant l'avènement de l'IRM, le fluorodésoxyglucose (FGD) était un marqueur très utilisé pour quantifier l'utilisation myocardique régionale du glucose et c'était la méthode de référence pour étudier la viabilité myocardique, en mettant en évidence une discordance (ou *mismatch*) entre la perfusion et le métabolisme. Mais à l'époque, son usage était très limité par la faible disponibilité des appareils. Depuis, le parc s'est agrandi, mais les applications actuelles sont surtout réservées à l'oncologie, car parmi les méthodes de détection de l'ischémie, les autres sont plus diffusées et largement validées. D'autres agents radiopharmaceutiques de courte demi-vie et pouvant être utilisés par des caméras situées à distance du lieu de fabrication du traceur, tels le rubidium 82, permettent l'étude de la perfusion au repos et au cours d'un stress, avec une performance diagnostique supérieure, et en particulier une meilleure spécificité [1] que celle de la scintigraphie conventionnelle.

Échocardiographie de stress

Cette technique permet de détecter des anomalies réversibles de la contraction régionale ventriculaire gauche secondaires aux troubles de perfusion myocardique et de calculer les paramètres de fonction globale. La qualité de l'imagerie en seconde harmonique fournie par les appareils actuels et les logiciels de post-traitement dont ils sont équipés ont rendu cette évaluation routinière. Il s'agit d'un effort physique sur table d'exercice munie d'un cyclo-ergomètre ou d'un

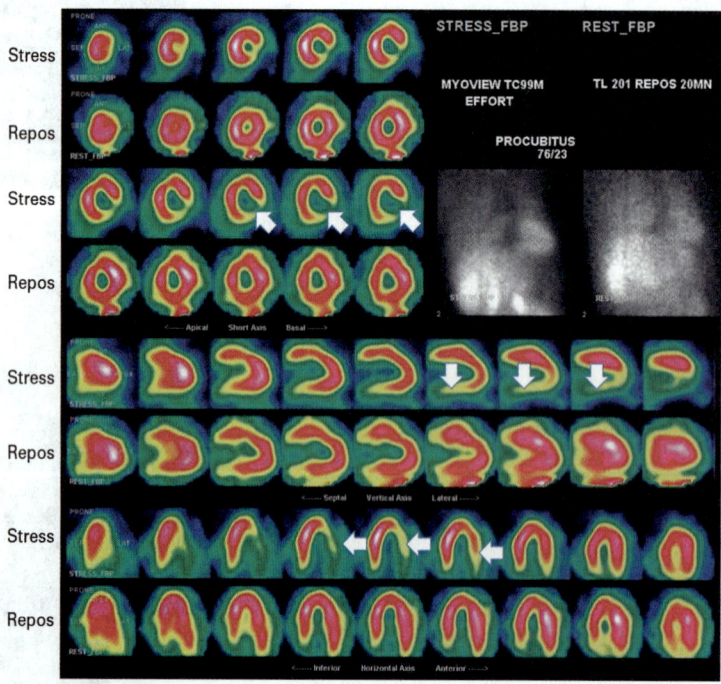

Figure S05-P01-C04-3 Scintigraphie myocardique au technétium 99. Large déficit de perfusion dans le territoire inféro-latéral.

stress pharmacologique au cours de paliers de 3 minutes. Contrairement à ce qui se pratique en scintigraphie, la dobutamine est largement plus utilisée que le dipyridamole dans notre pays. Cet agent pharmacologique est injecté par voie intraveineuse périphérique à doses croissantes afin de détecter des anomalies de la contraction secondaires à une ischémie myocardique provoquée par le stress. Une injection complémentaire d'atropine est recommandée si la fréquence cardiaque atteinte n'est pas suffisante.

L'échocardiogramme est enregistré de façon permanente et continue au cours de quatre étapes successives : repos (état basal), faible niveau d'effort (ou faible dose de dobutamine, de l'ordre de 10 µg/kg/min), pic de l'effort (ou forte dose de dobutamine, maximum 40 µg/kg/min) puis récupération, souvent raccourcie par l'injection d'un bêtabloquant par voie intraveineuse après arrêt de la perfusion de dobutamine. L'examen se déroule dans le même environnement sécuritaire et réglementaire que les épreuves d'effort, avec enregistrement continu de l'ECG et de la pression artérielle. Lorsque la qualité de l'image est insuffisante, on peut recourir à l'échocardiographie de contraste qui consiste à injecter par voie veineuse périphérique des agents constitués de microbulles (Sonovue®) dont la taille suffisamment petite leur permet de franchir la barrière pulmonaire, d'arriver ensuite dans les cavités cardiaques gauches puis de pénétrer dans les artères coronaires et dans les capillaires, reflétant ainsi la microcirculation. L'échocardiographie de contraste est d'un intérêt certain pour améliorer la détection des contours endocardiques au cours du stress.

La tolérance de l'examen est globalement bonne et les accidents sont très rares. Dans une revue de la littérature portant sur plus de 50 000 examens [3], il s'agit essentiellement de troubles du rythme ventriculaire à type d'extrasystoles. Les cas de tachycardie ventriculaire soutenue ou de fibrillation ventriculaire sont exceptionnels (respectivement 0,15 et 0,04 %) et la surveillance permanente de l'ECG au cours du stress permet leur traitement approprié immédiat. Le taux d'infarctus du myocarde est extrêmement faible (0,02 %). Des variations tensionnelles peuvent être observées, soit de type hypotensif sous dobutamine (1,7 %) sans signification péjorative particulière, soit de type hypertensif (1,3 %), surtout lors de l'effort physique.

Les contre-indications de l'échocardiographie d'effort sont celles de tous les tests d'effort et celles de l'échocardiographie sous dobutamine sont essentiellement les syndromes coronaires aigus, l'instabilité hémodynamique, les sténoses valvulaires aortiques serrées symptomatiques et les cardiomyopathies hypertrophiques avec gradient significatif. Il faut y ajouter les sténoses connues du tronc commun et l'arythmie complète par fibrillation auriculaire, car la variabilité de la durée des cycles cardiaques rend difficile la comparaison des paramètres de la fonction ventriculaire au cours des différentes étapes du test.

La performance diagnostique de l'examen pour la détection de l'ischémie est satisfaisante (sensibilité : 76-80 % ; spécificité : 84 % ; précision diagnostique : 81 %) [9, 10]. Dans l'ensemble, elle est proche de celle de la scintigraphie, bien que légèrement moins sensible, mais plus spécifique [9]. Cela est dû au fait que la scintigraphie recherche des anomalies de la perfusion et de l'intégrité membranaire, alors que l'échographie met en évidence des anomalies de la contraction secondaires aux troubles précédents (Figure S05-P01-C04-4).

L'échocardiographie sous dobutamine perfusée à faible dose est très utile pour détecter la viabilité myocardique au sein d'une zone dyssynergique à l'état basal et qui peut voir sa contraction améliorée sous

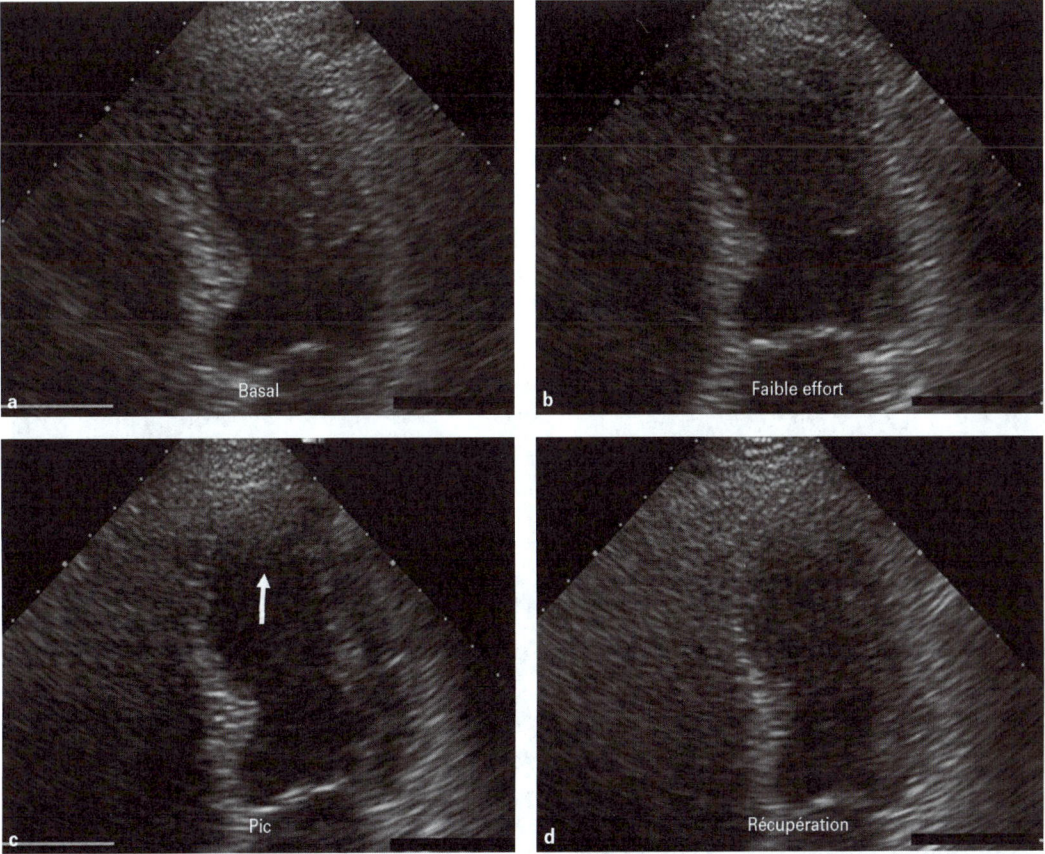

Figure S05-P01-C04-4 Échocardiographie de stress sous dobutamine en incidence apicale quatre cavités. État basal (**a**) et sous faible dose (**b**) de dobutamine : contraction ventriculaire gauche normale. Sous forte dose de dobutamine (**c**), apparition d'une anomalie de contraction dans le territoire antérieur (flèche), disparaissant rapidement après arrêt de la perfusion (**d**).

l'effet inotrope positif du produit, mais sans que la fréquence cardiaque ne soit accélérée.

Comme en scintigraphie, il est possible d'évaluer les variations des paramètres de fonction ventriculaire gauche (volumes et fraction d'éjection) au cours du stress en complément de celle de la cinétique pariétale. Dans l'ensemble, les valeurs des volumes sont légèrement inférieures à celles de l'IRM mais sans que le calcul de la fraction d'éjection n'en soit trop affecté, car les sources de sous-estimation des volumes télédiastolique et télésystolique tendent à s'annuler dans le calcul de ce paramètre.

Imagerie par résonance magnétique

L'IRM est actuellement considérée comme la méthode la plus précise, reproductible et robuste pour l'étude de la perfusion. Elle n'est pas aussi diffusée que la scintigraphie ou l'échocardiographie, et présente l'avantage de ne pas être irradiante. Les principes techniques et la description de l'équipement font l'objet d'un autre chapitre de cet ouvrage.

Pour l'étude de la perfusion, on utilise un agent de contraste approprié, le gadolinium, qui modifie temporairement le temps de relaxation T1 et augmente ainsi l'intensité du signal dans le myocarde perfusé. À l'inverse, les régions ischémiques sont traduites par un signal d'intensité diminuée. Ces renseignements peuvent être obtenus à l'état basal, puis au cours d'un stress pharmacologique (dipyridamole, adénosine ou dobutamine), comme pour les autres techniques d'imagerie. Le point fort de l'IRM est sa bonne résolution spatiale (environ 2 mm) qui permet de faire la différence entre les anomalies localisées au sous-endocarde et l'ischémie transmurale. Un recueil différé des images, 10 à 15 minutes après l'injection du gadolinium, permet d'étudier la cinétique de sa distribution dans le myocarde et d'identifier en particulier des zones dites de « rehaussement tardif » (Figure S05-P01-C04-5).

La sensibilité de l'IRM pour détecter les lésions mono-, bi- ou tritronculaires est respectivement de 85, 96 et 100 %, avec une spécificité de 85 % [6]. La prise en compte simultanée des phases précoces et tardives de la cinétique du gadolinium améliore encore la valeur diagnostique comme en attestent la sensibilité (qui passe de 84 à 89 %), la spécificité (de 58 à 87 %) et la précision diagnostique (de 68 à 88 %) [8].

L'étendue plus ou moins transmurale du rehaussement tardif, partant du sous-endocarde pour se propager vers le sous-épicarde, renseigne aussi sur la viabilité cellulaire et la probabilité de récupération et d'amélioration de la fonction contractile après revascularisation. Kim et al. [7] ont montré qu'il existait une relation inverse entre l'étendue transpariétale du rehaussement tardif et les chances de récupération fonctionnelle. Au seuil de 25 % de rehaussement tardif, la valeur prédictive positive d'amélioration est de 88 %. À l'inverse, en cas de rehaussement tardif étendu à plus de 75 % de l'épaisseur pariétale, les chances d'amélioration fonctionnelle sont extrêmement faibles.

Comme la scintigraphie et l'échocardiographie, l'IRM fournit en complément de l'étude de la perfusion des données quantitatives sur la fonction ventriculaire gauche globale et régionale en temps réel (ciné-IRM synchronisée sur l'ECG). En raison de l'excellent contraste entre le sang circulant et le myocarde et de la bonne résolution spatiale et temporelle, les résultats sont précis et reproductibles. L'IRM est considérée actuellement comme la méthode de référence, en particulier pour les études cliniques. Cependant, la diffusion et la disponibilité encore limitée de l'appareillage dans les centres hospitaliers et le temps d'analyse expliquent que l'échocardiographie reste encore actuellement la plus utilisée en clinique pour obtenir ces renseignements sur la fonction ventriculaire gauche globale chez le plus grand nombre de patients examinés en routine.

Tomodensitométrie cardiaque

Il a été proposé de compléter la visualisation de l'arbre artériel coronaire en tomodensitométrie par l'acquisition d'images supplémentaires correspondant au transit du produit de contraste iodé dans le myocarde lui-même, selon une méthode analogue à celle utilisée pour étudier la cinétique du gadolinium en IRM. Les images acquises précocement reflètent les anomalies de perfusion induites par l'obstruction microvasculaire, alors que l'accumulation plus tardive du produit de contraste (dite de « rehaussement tardif », par analogie avec le gadolinium) traduit la présence d'une zone de nécrose myocardique. Cette acquisition supplémentaire augmente l'exposition du patient aux rayons X (environs 10 mSv).

Imagerie de fusion

Les améliorations technologiques offrent la possibilité de fusionner des images obtenues par des modalités techniques d'imagerie différentes.

C'est ainsi que l'on peut fusionner ou superposer et présenter sur le même document les images de l'arbre artériel coronaire obtenues en

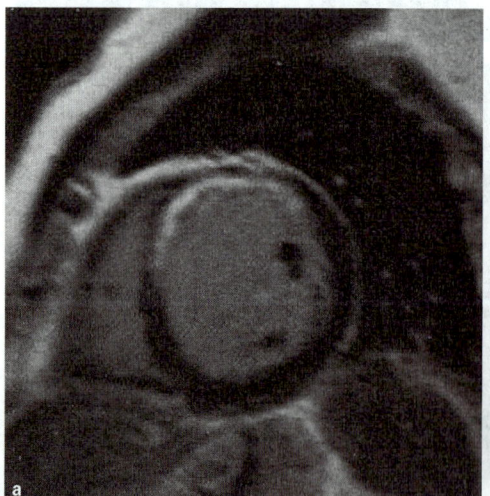 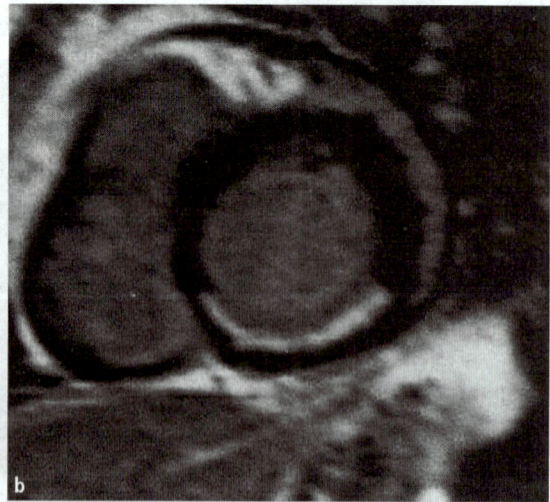

Figure S05-P01-C04-5 IRM. Image de rehaussement tardif du gadolinium, traduisant la présence d'une nécrose myocardique transmurale dans le territoire antérieur (**a**) et non transmurale inférieure (**b**).

tomodensitométrie et les anomalies de perfusion documentées en TEP ou en scintigraphie, mettant ainsi en correspondance l'anatomie et la fonction et facilitant l'identification des lésions coronaires réellement « coupables » et source de réduction de flux. Aussi séduisantes ces présentations soient-elles, leur utilité clinique reste à établir, de même que la justification de leur surcoût par rapport à l'acquisition séparée des images par deux techniques complémentaires, suivie de leur analyse simultanée afin de mieux répondre à la question clinique posée.

Place des techniques d'imagerie dans la détection de l'ischémie

Le grand nombre de ces techniques nécessite de faire un choix pour chaque patient pris en charge. Ce choix va être guidé d'une part, par la disponibilité de l'appareillage et l'expertise locale, et d'autre part, par les limites et les contre-indications de chacune d'entre elles. Dans la mesure du possible, il est recommandé de privilégier l'exercice physique sur le stress pharmacologique, car il est plus physiologique. Mais certains patients ne pourront pas développer un effort physique suffisant (en raison d'une artériopathie des membres inférieurs, par exemple). De même, certains patients claustrophobes ne pourront pas bénéficier d'une IRM. Une mauvaise échogénicité reste la principale limite de l'échocardiographie de stress.

Une fois prises en compte les particularités de chacune d'entre elles, la Société européenne de cardiologie place ces techniques, hormis le test d'effort conventionnel, à un niveau identique dans l'arbre décisionnel de détection de l'ischémie myocardique [2]. Comme cela a été rappelé en introduction, l'évaluation préalable du risque de maladie coronaire chez un patient stable présentant des douleurs thoraciques est indispensable, car elle va conditionner la justification du recours éventuel aux méthodes d'imagerie. Sans pouvoir détailler ici toutes les situations particulières et tenant compte du fait, d'une part, qu'aucune de ces méthodes n'a une sensibilité et une valeur prédictive négative parfaites (et donc qu'il existe des faux négatifs) et, d'autre part, que les résultats sont parfois discordants d'une technique à l'autre, le schéma suivant peut être proposé : les méthodes non invasives d'imagerie cardiaque ne sont pas indiquées chez les patients considérés comme à faible risque (probabilité prétest < 15 %), car selon l'analyse bayésienne, la probabilité post-test ne se trouve pas suffisamment augmentée pour justifier une telle attitude. De même, chez les patients dont la probabilité prétest de maladie coronaire est élevée (> 85 %), le recours à la coronarographie diagnostique est recommandé sans la faire précéder d'autres examens. C'est donc dans le groupe des patients dont la probabilité prétest est intermédiaire (15 à 85 %) que ces examens sont les plus justifiés, car selon que leur résultat est normal ou au contraire pathologique, l'estimation post-test conclura soit à une probabilité plus faible ne justifiant pas le recours à la coronarographie, soit au contraire à une probabilité encore plus élevée, devant conduire à la coronarographie pour confirmer le diagnostic (Figure S05-P01-C04-6), sauf si le patient présente a priori une contre-indication formelle à une revascularisation par angioplastie ou par pontage coronaire, ce qui rendrait alors cet examen inutile.

Bibliographie

1. Bateman TM, Heller GV, McGhie AI et al. Diagnostic accuracy of rest/stress ECG-gated Rb-82 myocardial perfusion PET : comparison with ECG-gated Tc-99m sestamibi SPECT. J Nucl Cardiol, 2006, *13* : 24-33.
2. ESC guidelines on the management of stable coronary artery disease. The Task Force on the management of stable coronary artery disease of the European Society of Cardiology. Eur Heart J, 2013, *34* : 2949-3003.
3. Geleijnse ML, Krenning BJ, Nemes A et al. Incidence, pathophysiology, and treatment of complications during dobutamine-atropine stress echocardiography. Circulation, 2010, *121* : 1756-1767.
4. Gibbons RJ, Balady GJ, Bricker JT et al. ACC/AHA 2002 guideline update for exercise testing : summary article. A report of the American College of Cardiology/American Heart Association task force on practice guidelines (committee to update the 1997 exercise testing guidelines). J Am Coll Cardiol., 2002, *40* : 1531-1540.
5. Ioannidis JP, Trikalinos TA, Danias PG. Electrocardiogram-gated single-photon emission computed tomography versus cardiac magnetic resonance imaging for the assessment of left ventricular volumes and ejection fraction: a meta-analysis. J Am Coll Cardiol, 2002, *39* : 2059-2068.
6. Ishida N, Sakuma H, Motoyasu M et al. Noninfarcted myocardium : correlation between dynamic first-pass contrast-enhanced myocardial MR imaging and quantitative coronary angiography. Radiology, 2003, *229* : 209-216.
7. Kim RJ, Wu E, Rafael A et al. The use of contrast-enhanced magnetic resonance imaging to identify reversible myocardial dysfunction. N Engl J Med, 2000, *343* : 1445-1453.
8. Klem I, Heitner JF, Shad DJ et al. Improved detection of coronary artery disease by stress perfusion cardiovascular magnetic resonance with the use of delayed enhancement infarction imaging. J Am Coll Cardiol, 2006, *47* : 1630-1638.
9. Lee TH, Boucher CA. Non invasive tests in patients with stable coronary artery disease. N Eng J Med, 2001, *344* : 1840-1845.
10. Schinkel AFL, Bax JJ, Geleijnse ML et al. Noninvasive evaluation of ischaemic heart disease: myocardial perfusion imaging or stress echocardiography ? Eur. Heart J, 2003, *24* : 798-800.
11. Sellier P, Monpere C, Broustet JP. Recommandations de la Société française de cardiologie concernant la pratique des épreuves d'effort chez l'adulte en cardiologie. Arch Mal Cœur, 1997, *90* : 77-91.
12. Underwood S.R., Anagnostopoulos C., Cerqueir M. et al. Myocardial perfusion scintigraphy : the evidence, Eur J Nucl Med Mol Imaging, 2004, *31*, 261-291.

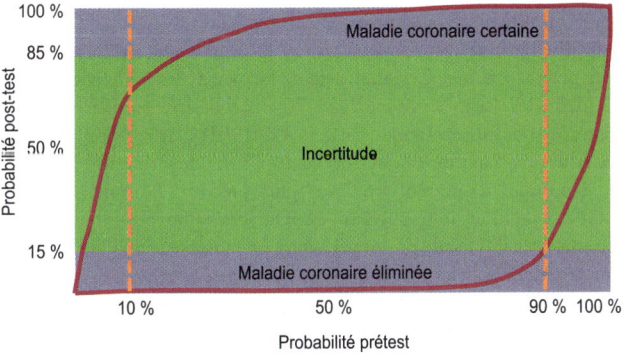

Figure S05-P01-C04-6 Approche bayésienne de la probabilité de maladie coronaire avant et après le test diagnostique. Chez les patients dont l'évaluation du risque est faible, la maladie coronaire peut être éliminée avec une forte probabilité, sans avoir recours à un test d'imagerie. À l'inverse, chez les patients à risque élevé, la probabilité de maladie coronaire est forte. Les méthodes non invasives trouvent leurs meilleures indications dans le groupe des patients à risque intermédiaire (large zone d'incertitude prétest). La forte valeur prédictive négative d'un examen permet d'éliminer la présence d'une maladie coronaire significative lorsque celui-ci est normal. À l'inverse, les résultats anormaux d'un examen à valeur prédictive positive élevée augmentent la probabilité de l'existence d'une maladie coronaire.

Cardiologie

Chapitre S05-P01-C05

Imagerie des artères coronaires

Pascal Guéret

Coronarographie

La coronarographie a un triple intérêt, diagnostique en permettant de visualiser la lumière artérielle des artères coronaires, thérapeutique car c'est l'étape préalable indispensable à une éventuelle revascularisation par angioplastie et pronostique en précisant le nombre et la localisation des sténoses coronaires. Bien qu'invasif, car nécessitant une ponction artérielle et exposant le patient aux rayons X, cet examen est devenu sûr, rapide et grevé d'un taux très faible d'accidents. Il est actuellement très largement pratiqué mais réglementairement dans des centres habilités et par des médecins formés et expérimentés.

Aspects techniques

L'examen est pratiqué chez un patient conscient et ayant signé au préalable une lettre d'information, sur le modèle proposé par la Société française de cardiologie, précisant l'objectif de la coronarographie et ses risques éventuels. Cependant, ce document ne peut être imposé et ne dispense pas le médecin de délivrer une information orale détaillée et adaptée à chaque cas particulier.

La coronarographie se déroule au cours d'une hospitalisation conventionnelle ou parfois en ambulatoire (hospitalisation de jour) mais dans ce cas chez des patients soigneusement sélectionnés, stables et informés qu'il peut devenir nécessaire de prolonger la surveillance hospitalière au terme de l'examen.

Le laboratoire de cathétérisme dispose d'un plateau technique adéquat doté d'un équipement moderne de radiologie (salle numérisée), d'un système de surveillance et d'enregistrement des pressions intracardiaques et intravasculaires, d'un enregistreur de l'ECG et du matériel de réanimation (chariot d'urgence, défibrillateur, fluides médicaux, etc.). La radioprotection du personnel doit répondre aux normes règlementaires en vigueur.

Après préparation locale et désinfection large du site abordé, il est procédé à la ponction artérielle percutanée, selon la technique de Seldinger, sous anesthésie locale. La voie fémorale est souvent utilisée mais l'abord artériel radial trouve actuellement de larges indications en raison de la plus petite taille du cathéter employé, ce qui minimise le risque de complications hémorragiques locales et n'oblige pas à un alitement prolongé.

De nombreux modèles de sondes préformées, toutes à usage unique, sont disponibles pour permettre le cathétérisme sélectif des artères coronaires (ou des pontages coronaires artériels ou veineux) ou la ventriculographie.

Plusieurs produits de contraste opaques aux rayons X sont disponibles, se différenciant par leur caractère ionique ou non ionique et leur osmolalité, élevée ou basse, ce qui conditionne leur tolérance hémodynamique et générale.

Le produit de contraste est injecté manuellement par le médecin et plusieurs injections sont effectuées, à l'origine du tronc commun gauche et au niveau de l'ostium de la coronaire droite, sous plusieurs incidences afin de dégager tous les segments artériels, d'éviter les superpositions et de préciser au mieux la morphologie des sténoses.

La résolution temporelle (80 ms) et spatiale (0,2 mm) optimale en fait encore actuellement l'examen de référence pour la visualisation des artères coronaires.

Selon les habitudes de chaque centre et surtout en fonction de chaque cas particulier, la coronarographie peut être complétée par la ventriculographie, qui consiste à opacifier le ventricule gauche par injection du produit de contraste à l'aide d'un injecteur spécial. Cela permet de procéder à une étude fonctionnelle et en particulier de calculer les volumes et la fraction d'éjection ventriculaires gauches et d'analyser la cinétique pariétale régionale.

Actuellement la coronarographie peut être complétée par une ou plusieurs angioplasties, au ballon seul ou plus souvent à l'aide d'un stent. C'est son aspect thérapeutique. Les stents sont dits « nus » ou au contraire « actifs » lorsqu'ils sont recouverts d'une substance pharmacologique possédant des propriétés antiprolifératives dans le but de diminuer le taux de resténose. Le matériel utilisé dont le diamètre est adapté au calibre du vaisseau coronaire est conduit sous contrôle radiologique jusqu'à la lésion. Le gonflement du ballon ou le déploiement du stent vont permettre de comprimer l'athérome dans la paroi artérielle et ainsi d'agrandir la lumière du vaisseau. Pour réduire le risque de thrombose, une double anti agrégation plaquettaire est préconisée pendant plusieurs mois après la mise en place du stent actif.

Complications

Au point de ponction artérielle, le risque est double : celui d'hémorragies (hématome, pseudo-anévrysme) et celui d'une occlusion artérielle par thrombose. Certains facteurs favorisant les hémorragies ont été identifiés (sexe féminin, âge > 70 ans, obésité, coronarographie effectuée sous fibrinolytique ou anti-GPIIb/IIIa, artère ponctionnée très athéromateuse ou calcifiée). Les dispositifs de fermeture percutanée fémorale permettent un lever plus précoce. Pouvant survenir jusqu'aux premiers jours suivant l'examen, ces hémorragies nécessitent une compression locale prolongée, voire une intervention chirurgicale. Plus rarement peut se constituer une fistule artérioveineuse.

L'occlusion coronaire brutale par thrombose, dissection coronaire, ou plus rarement par embolie aérique est une complication grave qui doit être levée immédiatement par un geste approprié mais qui peut être responsable de la constitution d'un infarctus du myocarde.

Parmi les complications emboliques, il faut souligner la gravité des embolies de cristaux de cholestérol mobilisés à partir d'une plaque athéromateuse.

Les troubles du rythme cardiaque, en particulier tachycardie ou fibrillation ventriculaire doivent être traités immédiatement.

Les très rares perforations cardiaques pouvant aboutir à un tableau de tamponnade nécessitent un drainage péricardique en urgence.

Les accidents liés aux agents de contraste iodés revêtent des formes cliniques variées, allant du simple rash cutané, témoin d'une intolérance à l'iode à l'œdème de Quincke, voire au choc anaphylactique. Ces produits de contraste peuvent aussi induire ou surtout aggraver une insuffisance rénale préexistante, en particulier chez les patients diabétiques. Ces risques spécifiques justifient un interrogatoire soigneux à la recherche d'une allergie à l'iode connue et l'évaluation biologique de la fonction rénale afin d'appliquer les protocoles préventifs adaptés.

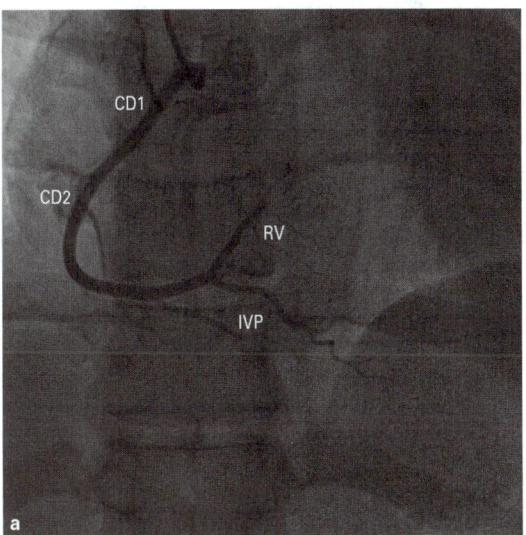 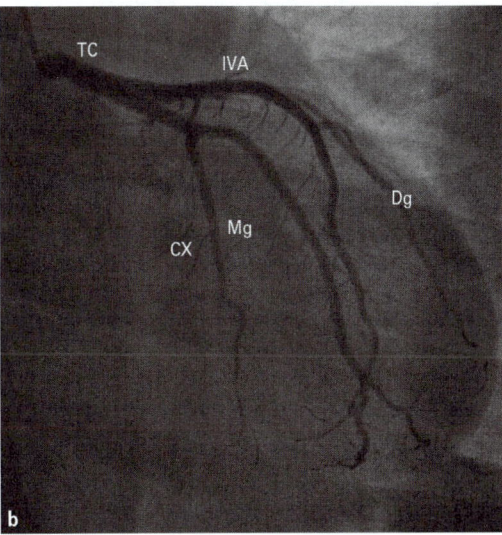

Figure S05-P01-C05-1 Coronarographie normale. **a)** Coronaire droite normale, dans ses segments proximal (CD1), moyen (CD2) et distal avec la division en rétroventriculaire (RV) et interventriculaire postérieure (IVP). **b)** Coronaire gauche normale, avec le segment proximal ou tronc commun (TC) et l'artère interventriculaire antérieure (IVA), d'où naissent les artères septales, la branche de division ou artère diagonale (Dg) et l'artère circonflexe (CX) d'où naît l'artère marginale (Mg).

Comme tout examen radiologique, la coronarographie expose le patient aux rayons X. Les risques induits surviennent à long terme mais doivent être pris en compte lors de la discussion de l'indication de l'examen, surtout chez les sujets jeunes. Le degré d'exposition du patient aux rayons X figure maintenant sur le compte rendu de l'examen.

L'ensemble de ces complications doit être connu, ne serait-ce que pour les prévenir lorsque cela s'avère possible mais il faut reconnaître qu'actuellement la coronarographie est un acte pratiqué par des professionnels bien formés et dans un environnement règlementairement défini. Quantitativement, ces complications restent rares [1, 8]. Alors qu'en France près de 200 000 coronarographies sont effectuées chaque année, un risque combiné de décès, d'infarctus du myocarde et d'accident vasculaire cérébral de l'ordre de 0,1 à 0,2 % a été rapporté sur de grandes séries de patients. Celui des autres complications moins sévères, en particulier hémorragiques est de 0,5 à 2 %.

Interprétation

Les nomenclatures internationales permettent de décrire les images coronarographiques et de préciser la topographie des lésions sur l'arbre artériel coronaire (Figures S05-P01-C05-1 et S05-P01-C05-2). De nos jours, les examens sont enregistrés sur des supports numériques ; les films 35 mm et les bandes magnétiques ne sont plus utilisés. Chaque artère est analysée dans tous ses segments, sous plusieurs incidences. En routine, la quantification des lésions siégeant sur les vaisseaux épicardiques est visuelle et les anomalies sont classées selon un éventail allant de la simple irrégularité de la paroi jusqu'aux sténoses dites « significatives » lorsqu'elles entraînent une diminution de plus de 50 % de la lumière du tronc commun gauche ou de 50 à 70 % celle des autres vaisseaux, selon les équipes. Mais les logiciels de quantification (dits QCA pour *quantitative coronarography analysis*), qui sont de plus en plus utilisés, fournissent une expression chiffrée du degré de rétrécissement sous la forme d'une variable continue allant de 0 à 100 % d'obstruction. De plus, il est maintenant démontré qu'à degré de rétrécissement égal, toutes les sténoses n'ont pas le même retentissement hémodynamique et n'entraînent pas obligatoirement une ischémie myocardique dans le territoire d'aval. Cela a justifié le développement de la mesure de la FFR (*fractional flow reserve*) à l'aide d'un guide pression, après induction d'une hyperhémie pharmacologique [9, 11]. La valeur-seuil en-deçà de laquelle il existe une ischémie en aval de la sténose a été fixée inférieure ou égale à 0,8 (correspondant à une chute supérieure ou égale à 20 % du flux sanguin en aval du rétrécissement artériel). Cette exploration complémentaire est particulièrement utile chez les patients pour lesquels on ne dispose pas de preuve d'ischémie avant la coronarographie.

Chez un patient présentant des douleurs authentiquement suspectes et dont les artères coronaires sont normales ou le siège de sténoses non significatives, l'examen peut être complété par l'étude de la vasomotricité coronaire à la recherche d'un spasme (test au Méthergin®).

L'opacification de la lumière artérielle par le produit de contraste n'apporte que peu d'information sur la nature et le volume de la plaque d'athérome et de la paroi du vaisseau. Tout au plus est-il possible de détecter des calcifications pariétales radio-opaques. À ce titre, l'apport de nouvelles techniques d'imagerie intravasculaire telles que l'échogra-

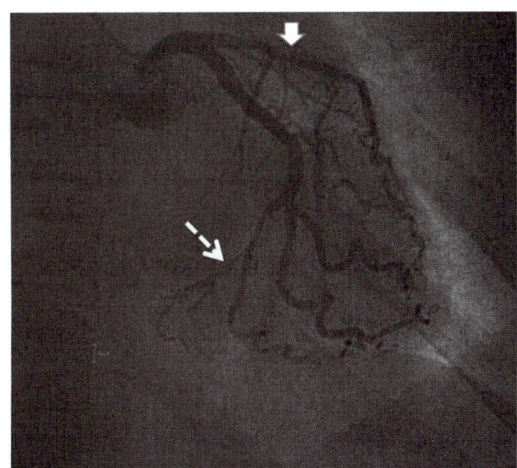

Figure S05-P01-C05-2 Sténoses coronaires significatives. Sténoses sur le segment proximal de l'artère interventriculaire antérieure (flèche pleine) et sur la portion distale de l'artère circonflexe (flèche pointillée).

phie intracoronaire et la tomographie par cohérence optique est très utile, en particulier pour identifier les plaques instables, mais le coût de ce matériel à usage unique en limite l'utilisation en routine.

L'examen de la coronarographie est complété par la description de la dominance (droite le plus souvent, gauche ou équilibrée), l'interprétation du flux antérograde selon la classification du groupe TIMI, allant du grade 0 (absence complète de flux en aval d'une occlusion) au grade 3 traduisant un flux normal, les grades intermédiaires correspondant à des ralentissements plus ou moins importants du flux. La description d'une éventuelle circulation collatérale de suppléance développée en cas d'occlusion chronique complète l'interprétation de la coronarographie.

Une analyse qualitative des sténoses a fait l'objet de classifications proposées par les sociétés savantes, permettant de calculer un score reflétant la complexité des lésions coronaires (SYNTAX, par exemple) [10]. Les lésions peuvent être classées en fonction de plusieurs caractéristiques telles que leur topographie (ostiale ou plus distale), leur longueur (sténose courte ou tubulaire), leur caractère plus ou moins concentrique, leur tortuosité et leur angulation, la présence de calcifications ou d'un thrombus intraluminal, le calibre des branches collatérales, la dominance, l'existence d'une circulation de suppléance, etc. Cette description a surtout pour but d'évaluer la faisabilité et le risque associé à une angioplastie coronaire ou à l'inverse de réunir des arguments en faveur d'une revascularisation par pontage coronaire. Elle complète l'évaluation pronostique de la maladie basée sur certaines localisations péjoratives des lésions (tronc commun, artère interventriculaire antérieure proximale) et leur diffusion sur le réseau coronaire (maladie mono-, bi- ou tritronculaire).

Signalons enfin l'existence de variations anatomiques dans le trajet ou la distribution artérielle coronaire et en particulier les rares anomalies de naissance des coronaires qui doivent être connues afin de ne pas être source d'erreurs d'interprétation. On peut en rapprocher les rares fistules coronaires et anévrysmes coronaires.

Indications

Le but de la coronarographie n'est pas d'affirmer une ischémie myocardique ; cela relève de l'interrogatoire, des données de l'ECG et des résultats des tests non invasifs fonctionnels d'imagerie cardiaque. Cet examen a pour finalité essentielle de documenter des sténoses coronaires susceptibles de bénéficier d'une revascularisation. Dans la grande majorité des cas, ses indications sont donc celles des indications cliniques de la revascularisation myocardique. Elles ont été récemment actualisées par la Société européenne de cardiologie [2, 3] (Tableau S05-P01-C05-I).

Tableau S05-P01-C05-I Stratification du risque par la coronarographie (recommandations de l'ESC) [3]

Recommandations	Classe	Niveau de preuve
La coronarographie (avec mesure de la FFR si nécessaire) est indiquée pour la stratification du risque chez les patients restant symptomatiques (classe CCS 3) sous traitement médical ou chez ceux dont le profil clinique est à haut risque	I	C
La coronarographie (avec mesure de la FFR si nécessaire) est indiquée chez les patients peu ou pas symptomatiques sous traitement médical, mais dont la stratification non invasive du risque fait penser que la revascularisation améliorera le pronostic	I	C
La coronarographie (avec mesure de la FFR si nécessaire) doit être envisagée pour stratifier le risque chez les patients dont les tests non invasifs sont non concluants ou non concordants	IIa	C

FFR : *fractionnal flow reserve*.

La coronarographie est indiquée chez les *patients angineux stables* restant symptomatiques sous traitement médical bien conduit et pour lesquels on dispose d'une preuve d'ischémie. Le choix du type de revascularisation repose sur les caractéristiques anatomiques de la maladie coronaire ainsi précisées. En revanche, elle est rarement nécessaire chez des patients stables suspects de maladie coronaire dans le seul but d'exclure ou d'affirmer le diagnostic. Lorsque les tests de détection de l'ischémie ne sont pas réalisables, d'interprétation difficile ou discordants, la coronarographie peut alors être discutée ; il en est de même chez des patients avec dysfonction ventriculaire gauche systolique (fraction d'éjection < 50 %) et souffrant d'un angor typique. La coronarographie ne doit pas être effectuée chez un patient symptomatique mais qui refuse l'examen (d'où l'importance de la délivrance du document d'information) ou qui est opposé à l'idée d'une éventuelle revascularisation, et chez les patients dont le pronostic spontané est très sombre (quelle qu'en soit la raison) et ne sera très probablement pas amélioré par la revascularisation. Enfin, la coronarographie ne doit pas être proposée à un patient asymptomatique avant que son risque ait été évalué par les examens non invasifs. Cette situation est à différencier de celle d'une coronarographie préconisée dans le cadre du bilan pré opératoire d'une valvulopathie ou dans celui d'une cardiomyopathie dilatée ne faisant pas sa preuve étiologique.

Dans les *syndromes coronaires aigus sans sus-décalage du segment ST*, la coronarographie effectuée dans des délais rapides est indiquée chez les patients à haut risque (élévation de la troponine associée à des récidives douloureuses et/ou une instabilité électrique, hémodynamique ou rythmique). Chez les patients à faible risque sans élévation de la troponine ni instabilité, l'indication de la coronarographie doit être discutée en fonction des résultats des tests de détection de l'ischémie, comme chez les malades stables.

En cas de *syndrome coronaire aigu avec sus-décalage du segment ST* [2], l'objectif est de procéder à la revascularisation dans les meilleurs délais. Si l'accessibilité au plateau technique le permet (≤ 60 minutes), la coronarographie immédiate est indiquée en vue de procéder à une angioplastie de sauvetage. Dans les autres situations, en particulier après une fibrinolyse, la coronarographie est recommandée afin de

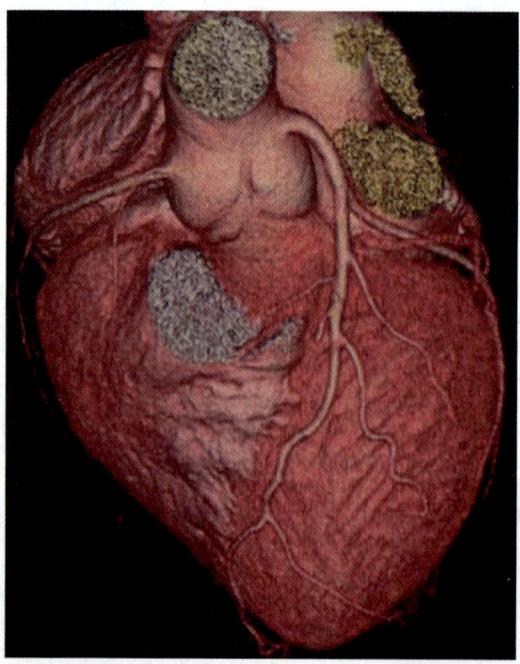

Figure S05-P01-C05-3 « Rendu de volume » d'une tomodensitométrie cardiaque. La tomodensitométrie montre le parcours de l'artère coronaire gauche et la portion initiale de la coronaire droite sur le ventricule gauche.

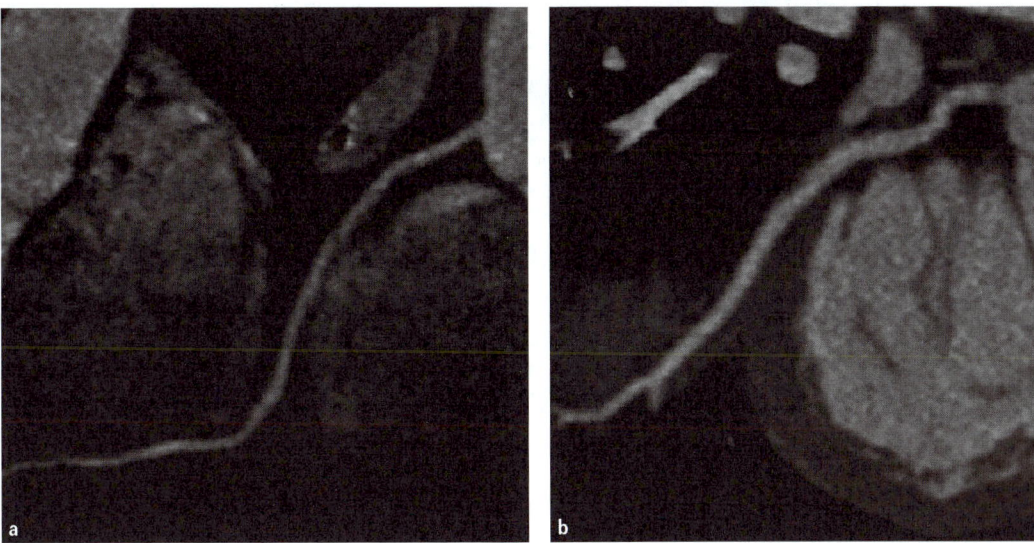

Figure S05-P01-C05-4   Artères coronaires normales en tomodensitométrie. Artère coronaire droite (**a**) et artère circonflexe (**b**).

procéder à une angioplastie soit de sauvetage après échec de la thrombolyse (dans les 3 à 24 heures), soit de complément dans les délais rapides conditionnés par l'organisation logistique locale. Enfin, chez les patients n'ayant pu bénéficier d'aucune revascularisation, la coronarographie trouve ses indications en cas de survenue d'une complication de l'infarctus ou en cas d'ischémie résiduelle.

Tomodensitométrie coronaire

Technique

La tomodensitométrie coronaire (ou coroscanner) a bénéficié ces dernières années d'améliorations technologiques considérables qui permettent maintenant une visualisation précise de l'arbre artériel et des lésions coronaires. De façon à éliminer les artefacts de mouvement secondaires aux contractions du cœur, l'acquisition des images est synchronisée à l'ECG, soit de façon rétrospective en mode hélicoïdal soit de façon prospective en mode segmentaire, ce qui diminue l'irradiation. La tachycardie reste une limite à la qualité de l'examen, même avec les nouveaux systèmes offrant une excellente résolution temporelle. Si la fréquence cardiaque est supérieure à 70 batt/min, un bêtabloquant d'action rapide est administré par voie orale ou par voie intra veineuse immédiatement avant l'examen. Les paramètres d'acquisition (kV et mAs) sont adaptés à la morphologie du patient afin d'optimiser la qualité des images et son exposition aux rayons X. Après acquisition de la séquence permettant de calculer le score calcique (hélice non synchronisée en basse dose), le produit de contraste iodé est injecté par voie intra veineuse à débit élevé à l'aide d'un injecteur automatique au cours d'une phase d'apnée d'une dizaine de secondes demandée au patient. Au total, avec les appareils actuels et les protocoles optimisés, l'exposition du patient aux rayons X est devenue très faible, de l'ordre de 1 à 5 mSv.

L'acquisition synchronisée à l'ECG permet de reconstruire les images aux différentes phases du cycle cardiaque. Le traitement des images nécessite l'usage de logiciels spécifiques. En règle générale, les phases entre 70 et 80 % de la durée de l'espace RR permettent d'analyser correctement les artères coronaires. En imagerie 3D (*volume rendering*), on utilise un logiciel qui efface automatiquement les structures osseuses et médiastinales entourant le cœur (Figure S05-P01-C05-3). Cela permet la localisation des lésions coronaires mais les images sont de qualité insuffisante pour procéder à une analyse morphologique et quantitative précise. L'étude en 2D est donc indispensable pour l'étude et la quantification des sténoses (Figures S05-P01-C05-4 et S05-P01-C05-5), ainsi que pour celle de la plaque d'athérome et le cas échéant de la lumière d'un stent. La résolution spatiale (0,4 mm) et temporelle (200 ms) est inférieure à celle de la coronarographie. Dans le but d'améliorer la qualité de l'image et de diminuer l'exposition aux rayons X, les perfectionnements technologiques sont permanents (bitubes, double énergie, 320 détecteurs permettant de couvrir l'ensemble de la masse cardiaque en une seule rotation, nouveaux algorithmes de post-traitement, etc.).

Interprétation

Comme en coronarographie, les lésions sont classées suivant les critères internationaux (longueur, excentricité, angulation, sinuosité, présence d'un thrombus, calcifications, etc.). La quantification du degré de sténose est visuelle (« à l'œil ») ou automatique si l'on dis-

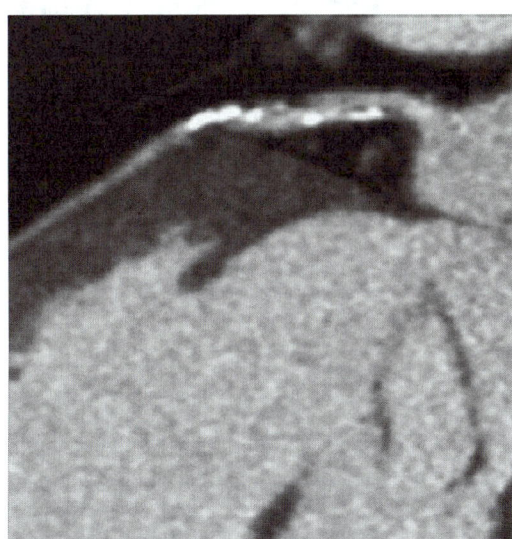

Figure S05-P01-C05-5   Tomodensitométrie coronaire. Lésions calcifiées sur le segment proximal de l'artère interventriculaire antérieure.

pose des logiciels adaptés pour la détection des contours. La présence de calcifications tend à surestimer le degré des rétrécissements. Chez les patients à risque intermédiaire haut (66-85 %), il est recommandé par la Société européenne de cardiologie de faire conforter l'indication de coronarographie par un test non invasif de détection d'ischémie [3].

Contre-indications

L'arythmie complète par fibrillation auriculaire reste une contre-indication à l'examen, car la reconstruction rétrospective est délicate dans cette situation. Une allergie connue et l'aggravation d'une insuffisance rénale sont les limites habituelles de l'imagerie avec injection d'un agent de contraste iodé. Les mesures préventives préconisées sont les mêmes que pour la coronarographie.

Valeur diagnostique

Avec un appareillage disposant d'au moins 64 barrettes (ou 64 détecteurs par tour), la performance diagnostique dans la maladie coronaire avec sténose supérieure ou égale à 50 % rapportée dans les études multicentriques est satisfaisante [7, 6, 5]. En prenant la coronarographie comme méthode de référence, la sensibilité varie de 85 à 99 % et la spécificité de 52 à 93 %. C'est surtout la forte valeur prédictive négative (84 à 99 %) qui fait l'intérêt de cet examen pour éliminer avec une grande fiabilité la présence de sténose coronaire significative.

Le scanner permet également une analyse de la composition de la plaque d'athérome et en particulier d'identifier les plaques non calcifiées en raison de la forte différence d'atténuation (exprimée en unités Hounsfield) par rapport aux calcifications. Cependant, la distinction entre plaques riches en lipides et plaques fibreuses riches en collagène et supposées plus stables reste difficile.

Indications

Dans l'angor stable, les indications de la tomodensitométrie coronaire ont été précisées par la Société européenne de cardiologie [3, 4] (Tableau S05-P01-C05-II). Il apparaît clairement que la tomodensitométrie coronaire ne remplace pas la coronarographie dans l'arbre décisionnel et que l'évaluation préalable du risque de maladie coronaire guide ces indications qui trouvent leur meilleure place chez les patients à risque intermédiaire faible (15-65 %) et lorsque les tests non invasifs de détection de l'ischémie sont soit contre-indiqués, soit douteux ou d'interprétation litigieuse. L'examen n'est pas indiqué chez les patients asymptomatiques ni chez les malades stables mais à risque élevé de maladie coronaire (> 85 %).

L'examen n'est pas indiqué au titre du diagnostic de maladie coronaire chez les patients préalablement revascularisés, mais il apporte des renseignements intéressants sur les stents surtout lorsqu'ils ont un calibre important (> 3,5 mm) et sur l'état des pontages coronaires (perméabilité, rétrécissements) en adaptant les particularités techniques d'acquisition des images au type de greffon utilisé.

La tomodensitométrie coronaire n'a pas d'indication en cas d'infarctus du myocarde récent (syndrome coronaire aigu avec sus décalage du segment ST). La position est plus nuancée lorsque le segment ST n'est pas sus-décalé : l'examen peut trouver des indications chez les patients dont la troponine n'est pas élevée et l'on rejoint ici le cas du schéma adopté dans l'angor stable. Pour certaines équipes, le scanner est indiqué pour visualiser le réseau coronaire avant intervention chirurgicale pour valvulopathie et dans le cadre des cardiomyopathies n'ayant pas fait leur preuve étiologique.

Par ailleurs, comme la coronarographie, la tomodensitométrie permet de détecter les anomalies de naissance et de trajet des artères coronaires ainsi que les anévrysmes.

IRM des artères coronaires

Les avantages portés à l'actif de l'IRM sont son caractère non irradiant, l'utilisation d'agents de contraste non iodés et la possibilité d'étudier l'anatomie et la fonction cardiaque, en particulier ventriculaire, et la viabilité myocardique dans le même temps que les artères coronaires. Mais, en raison de la difficulté à visualiser des petits vaisseaux sinueux et en mouvement, ses performances restent inférieures à celles de la tomodensitométrie. Plusieurs protocoles ont été développés (en respiration libre avec échonavigateur ou en apnées successives, séquences d'acquisition variées, logiciels de post-traitement) et sont diversement appliqués selon l'équipement disponible et l'expérience des équipes. Les études cliniques de validation sur de grands effectifs manquent encore et cette technique n'est pas rentrée dans la routine pour l'exploration de la maladie coronaire, ni l'examen des stents et des pontages. Elle reste utile pour mettre en évidence des anomalies de naissance ou de trajet des vaisseaux et les fistules artérioveineuses coronaires. Les contre-indications de l'examen sont la claustrophobie, la présence de corps étrangers métalliques dans l'organisme (en particulier intra-oculaires ou cérébraux) et pour certains les stimulateurs et défibrillateurs cardiaques implantés.

Tableau S05-P01-C05-II Indications de la tomodensitométrie coronaire (recommandations de l'ESC) [3]

Recommandations	Classe	Niveau de preuve
La tomodensitométrie coronaire peut être envisagée comme alternative aux méthodes d'imagerie de stress pour éliminer une maladie coronaire chez les patients à risque intermédiaire faible (15-65 %) et chez lesquels une bonne qualité d'image est attendue	IIa	C
La tomodensitométrie coronaire peut être envisagée chez les patients à risque intermédiaire faible après un ECG d'effort ou une imagerie de stress non concluants ou contre-indiqués afin d'éviter une coronarographie si une bonne qualité d'image est attendue	IIa	C
La recherche de calcifications coronaires n'est pas recommandée pour identifier une maladie coronaire à titre individuel	III	C
La tomodensitométrie coronaire n'est pas recommandée chez les patients ayant déjà bénéficié d'une revascularisation myocardique	III	C
La tomodensitométrie coronaire n'est pas recommandée comme test de dépistage chez les patients asymptomatiques sans argument clinique pour une maladie coronaire	III	C

Bibliographie

1. Arora N, Matheny ME, Sepke C, Resnic FS. A propensity analysis of the risk of vascular complications after cardiac catheterization procedures with the use of vascular closure devices. Am Heart J, 2007, *153* : 606-611.
2. ESC guidelines for the management of acute myocardial infarction in patients presenting with ST-segment elevation. The task force on the management of ST-segment elevation acute myocardial infarction of the European Society of Cardiology. Eur Heart J, 2012, *33* : 2569-2619.
3. ESC guidelines on the management of stable coronary artery disease. The task force on the management of stable coronary artery disease of the European Society of Cardiology. Eur Heart J, 2013, *34* : 2949-3003.
4. ESC/EACTS guidelines on myocardial revascularization. The task force on myocardial revascularization of the European Society of Cardiology (ESC)

and the European Association for Cardio-Thoracic Surgery (EACTS). Eur Heart J, 2014, *35* : 2541-2619.
5. GUERET P, DEUX JF, BONELLO L et al. Diagnostic performance of computed tomography coronary angiography (from the prospective national multicenter multivendor EVASCAN study). Am J Cardiol, 2013, *111* : 471-478.
6. MEIJBOOM WB, MEIJS MF, SCHUIJF JD et al. Diagnostic accuracy of 64-slice computed tomography coronary angiography : a prospective, multicenter, multivendor study. J Am Coll Cardiol, 2008, *52* : 2135-2144.
7. MILLER JM, ROCHITTE CE, DEWEY M et al. Diagnostic performance of coronary angiography by 64-row CT. N Eng J Med, 2012, *359* : 2324-2336.
8. NOTO TJ Jr, JOHNSON LW, KRONE R et al. Cardiac catheterization 1990 : a report of the registry of the Society for Cardiac Angiography and Interventions. Cathet Cardiovasc Diagn, 1991, *24* :75-83.
9. PIJLS NH, DE BRUYNE B, PEELS K et al. Measurement of fractional flow reserve to assess the functional severity of coronary artery stenoses. N Engl J Med, 1996, *334* : 1703-1708.
10. SERRUYS PW, MORICE M-C, KAPPETEIN AP et al. Percutaneous coronary Intervention versus coronary-artery bypass grafting for severe coronary artery disease. N Engl J Med, 2009, *360* : 961-972.
11. TONINO PA, DE BRUYNE B, PIJLS NH et al. Fractional flow reserve versus angiography for guiding percutaneous coronary intervention. N Engl J Med, 2009, *360* : 213-224.

Toute référence à cet article doit porter la mention : Guéret P. Imagerie des artères coronaires. *In* : L Guillevin, L Mouthon, H Lévesque. Traité de médecine, 5e éd. Paris, TdM Éditions, 2018-S05-P01-C05 : 1-6.

Chapitre S05-P01-C06

IRM cardiaque

Benjamin Dubourg et Jean-Nicolas Dacher

L'imagerie par résonance magnétique (IRM) cardiaque est une technique d'exploration récente, qui doit répondre à la difficulté d'imager un organe mobile et nécessitant donc des techniques d'acquisition rapides et synchronisées à l'ECG. Les évolutions technologiques rapides, la couverture volumique du cœur, l'absence d'irradiation et la caractérisation tissulaire confèrent à l'IRM de réels atouts, et le nombre d'examens ne fait qu'augmenter dans la majorité des centres radiologiques. Cependant, de par sa faible disponibilité et son temps de réalisation élevé, elle ne peut remplacer les autres techniques d'exploration cardiaque. Le but de ce chapitre n'est donc pas de réaliser un recueil exhaustif de sémiologie [3, 10], mais plutôt de fournir au clinicien un aperçu des indications où l'IRM est actuellement recommandée pour le diagnostic et le suivi de nombreuses pathologies cardiovasculaires.

Contre-indications et limites

Les contre-indications habituelles de l'IRM s'appliquent à l'exploration cardiaque. La présence de matériel non IRM compatible constitue toujours le principal obstacle à la réalisation de l'examen. Cependant, les matériels implantables sont de plus en plus fréquemment compatibles à l'exploration par résonance, il conviendra alors de vérifier le statut du matériel (www.mrisafety.com). Les pacemakers compatibles représentent un cas particulier et une consultation spécialisée en rythmologie avant et après l'examen doit être réalisée.

Si la claustrophobie vraie empêche la réalisation de l'examen, elle est néanmoins rare. Souvent, une simple appréhension pourra être prise en charge par une prémédication (le plus souvent par un anxiolytique) débutant le jour précédant l'examen.

Les contre-indications à l'injection de produits de contraste gadolinés sont peu fréquentes. On retiendra les antécédents de réaction allergique grave suite à l'injection de gadolinium et une clairance rénale inférieure à 30 ml/min (risque théorique de fibrose néphrogénique systémique).

La grande majorité des séquences de routine utilisées en IRM cardiaque étant synchronisées à l'électrocardiogramme et réalisées en apnée, des troubles du rythme importants et/ou l'impossibilité de maintenir une apnée de quelques secondes seront autant d'obstacles à l'obtention d'un examen optimal et d'un résultat contributif. Néanmoins, des options techniques (synchronisation prospective, *gating* respiratoire) pourront être utilisées afin de les minimiser. Ils ne représentent donc pas des contre-indications stricto sensu.

Analyse de la cinétique segmentaire et globale ventriculaire gauche et droite

La fraction d'éjection est l'indice fonctionnel le plus fréquemment utilisé en imagerie cardiaque, quelle que soit la modalité. L'exploration non irradiante, volumique (avec l'utilisation de coupes jointives), rapide (< 5 minutes), synchronisée à l'ECG, avec une forte reproductibilité inter- et intra-observateurs ont rapidement amené l'IRM cardiaque à devenir la méthode de référence dans cette indication. Le post-traitement permet la mesure aisée des volumes cardiaques, de la fraction d'éjection et de la masse ventriculaire gauche et droite (Figure S05-P01-C06-1). Si ces mesures sont réalisées en routine lors de toute IRM cardiaque, peu d'examens IRM sont réalisés à seul but de mesurer la fonction ventriculaire. En effet, la faible disponibilité des machines doit faire retenir l'échocardiographie en première intention (éventuellement potentialisée par l'injection de produit de contraste ultrasonore en cas d'examen difficile). Les principales indications de l'IRM cardiaque réalisée uniquement pour l'évaluation de la fonction sont :

– une évaluation échographique sous-optimale ;
– une fraction d'éjection échocardiographique limite dont le résultat entraînera une décision thérapeutique majeure : typiquement, la pose d'un défibrillateur implantable ou le remplacement d'une chimiothérapie en cas de toxicité cardiaque ;
– la mesure exacte des volumes cardiaques dans des cas particuliers : suspicion de dysplasie arythmogène du ventricule droit, bilan étiologique d'une cardiomyopathie dilatée.

Notons que l'IRM cardiaque n'a encore que peu de place dans l'évaluation des insuffisances cardiaques à FEVG conservée. En effet, l'échocardiographie reste supérieure pour l'évaluation des flux mitraux.

Les mesures de la déformation myocardique en IRM (*tagging*), comparables aux mesures réalisées en *strain* à l'échographie restent du domaine de la recherche.

Bilan étiologique d'une douleur thoracique à coronaires saines

La principale indication à la réalisation d'une IRM cardiaque en urgence est typiquement la douleur thoracique avec élévation modérée de la troponinémie, des modifications électrocardiographiques peu marquées et des coronaires sans lésion significative à la coronarographie. Les trois principaux diagnostics envisageables sont alors l'infarctus à coronaires saines, la myocardite aiguë et le syndrome de Tako-Tsubo (souvent suspecté à l'échographie et/ou l'angiographie conventionnelle). L'IRM permet de confirmer un de ces diagnostics grâce aux séquences d'analyse de la cinétique, de perfusion de premier passage et surtout grâce aux séquences de rehaussement tardif :

– un rehaussement tardif sous-endocardique ou transmural, systématisé à un territoire coronaire, associé à des troubles de la perfusion du même territoire orientera vers l'infarctus du myocarde (Figures S05-P01-C06-2 et S05-P01-C06-3) ;
– un rehaussement tardif sous-épicardique, nodulaire, non systématisé, éventuellement associé à une hyperhémie sur les séquences de perfusion fera suspecter une myocardite (Figure S05-P01-C06-4) ;
– enfin l'absence de rehaussement pathologique et de trouble perfusionnel, associé à des anomalies de la cinétique et un œdème des segments apicaux permettra de conclure à un syndrome de Tako-Tsubo (Figure S05-P01-C06-5). Un contrôle IRM à quelques mois sera alors nécessaire afin de vérifier la régression des signes pathologiques.

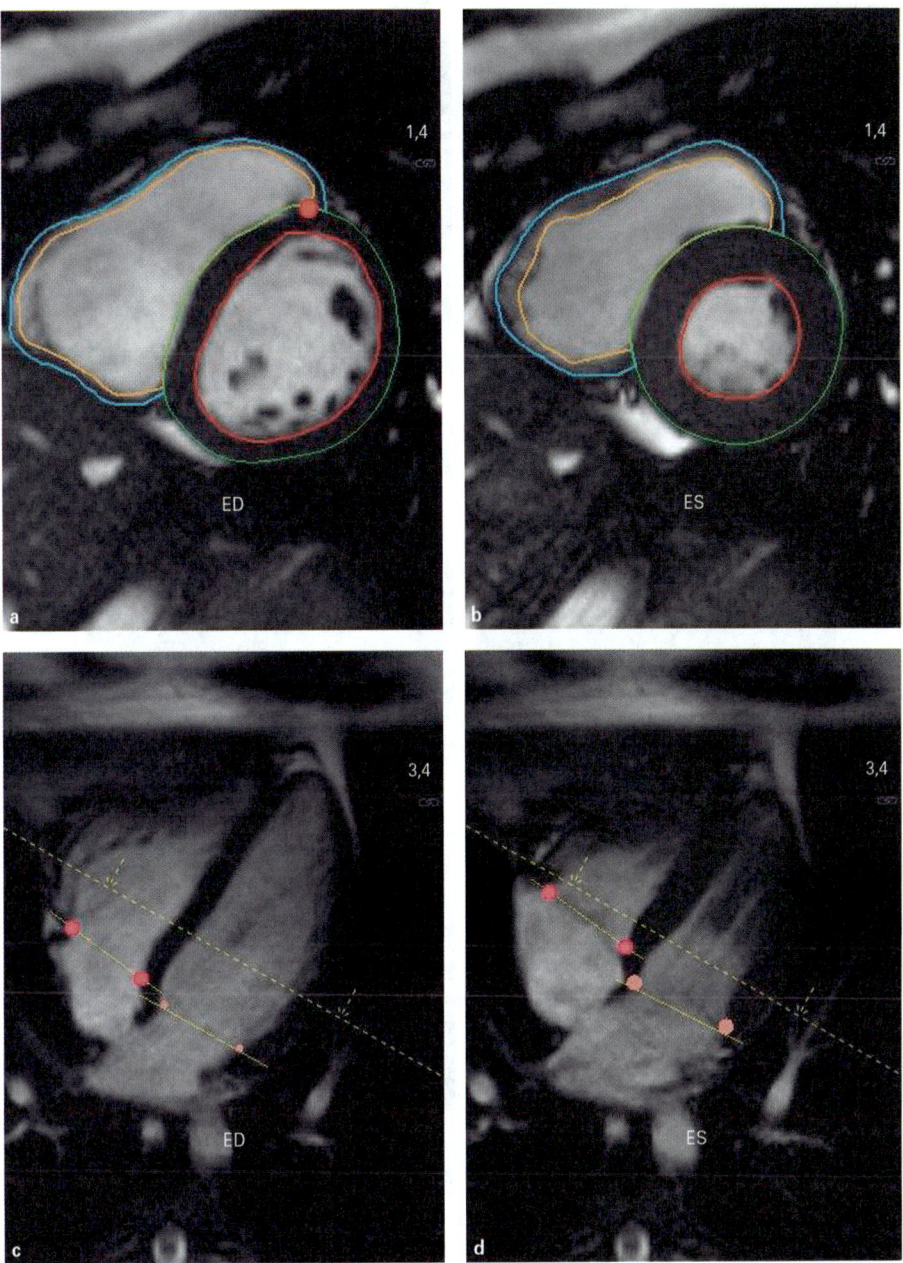

Figure S05-P01-C06-1 Séquences CINE. Coupes petit axe basal (en diastole [**a**]) et en systole [**b**]) et 4 cavités (en diastole [**c**] et en systole [**d**]). Le plan de coupe en (**a**) et (**b**) est représenté en pointillés jaunes sur les coupes 4 cavités (**c** et **d**). Sur les coupes 4 cavités (c et d) sont repérés les plans de l'anneau mitral (points roses) et tricuspide (points rouges). Sur les coupes petit axe (**a** et **b**) sont dessinés les contours endocardiques et épicardiques des ventricules (respectivement en rouge et vert pour le ventricule gauche et en orange et bleu pour le ventricule droit). Cette segmentation est répétée sur l'ensemble des coupes petits axes jointives couvrant l'ensemble du massif cardiaque. Les volumes cardiaques, les fractions d'éjections et les masses myocardiques sont calculés à partir de ces contours.

Pathologie ischémique

Infarctus du myocarde et viabilité myocardique

L'infarctus du myocarde est facilement identifiable en IRM cardiaque, devant des anomalies systématisées à un ou des territoires coronaires : trouble de la cinétique, défaut de perfusion, rehaussement tardif à point de départ sous-endocardique, plus ou moins étendu. Cependant, en cas d'infarctus aigu de présentation typique (SCA ST+), l'IRM n'a pas d'intérêt, le patient devant bénéficier d'une coronarographie avec angioplastie en urgence dans les plus brefs délais. L'IRM ne sera alors réalisée que dans les cas diagnostiques difficiles (*voir* « Bilan étiologique d'une douleur thoracique à coronaires saines ») ou pour la recherche de complications.

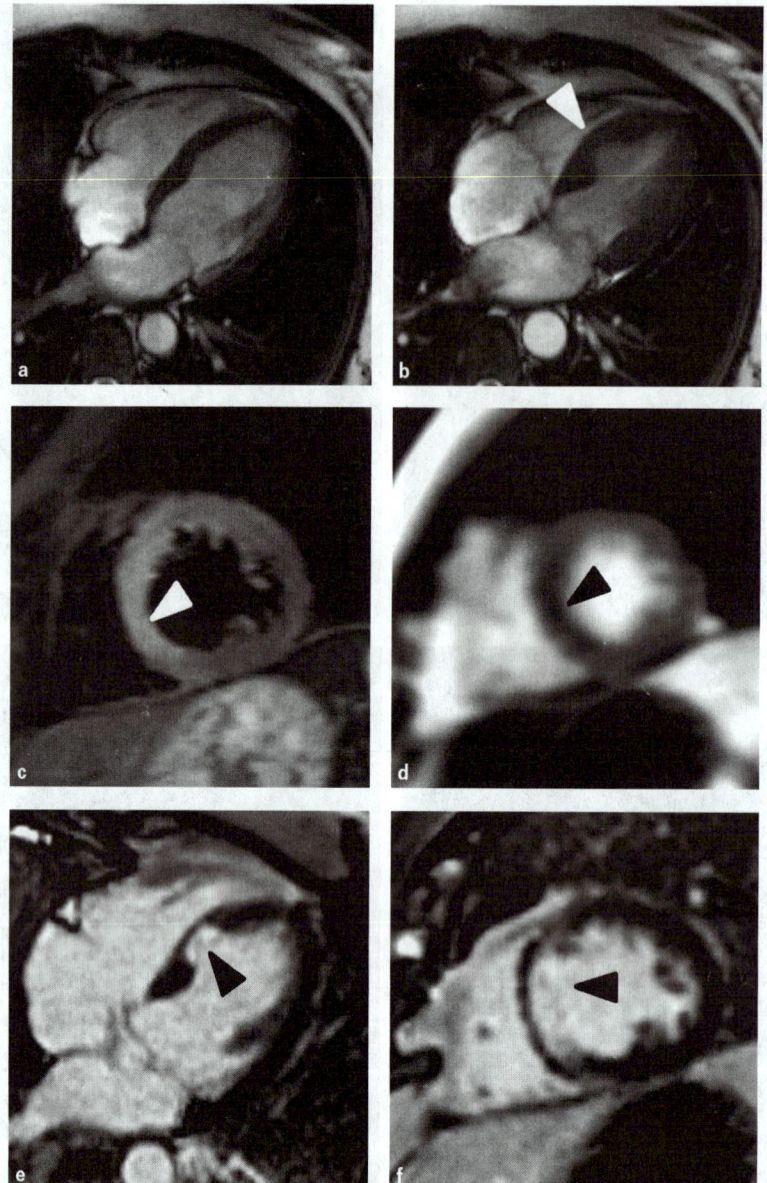

Figure S05-P01-C06-2 Infarctus du myocarde. Patiente de 41 ans, présentant des douleurs thoraciques, une élévation de la troponinémie et des coronaires saines à la coronarographie. Séquences CINE 4 cavités (en diastole [**a**] et en systole [**b**]) montrant une hypokinésie septale isolée (**b**, tête de flèche). Séquence STIR petit axe médioventriculaire (**c**) montrant un œdème myocardique septal, en hypersignal (tête de flèche). Séquence de perfusion premier passage en petit axe médioventriculaire (**d**) montrant un retard de rehaussement septal (tête de flèche). Séquences de rehaussement tardif (4 cavités [**e**] et petit axe médioventriculaire [**f**]) montrant une prise de contraste septale sous-endocardique supérieure à 75 % de l'épaisseur myocardique (**e** et **f**, têtes de flèches). L'examen est en faveur d'un infarctus du myocarde sur occlusion d'une branche septale, difficilement visualisable en coronarographie.

En revanche, l'IRM présente un intérêt dans l'évaluation de la viabilité myocardique, dans le cas d'un infarctus vu tardivement (> 24 heures) ou d'un infarctus plus ancien non revascularisé. Traditionnellement, on pourra conclure à l'absence de viabilité en cas d'amincissement pariétal (< 5 mm), de prise de contraste tardive supérieure à 50 % de l'épaisseur myocardique, de la présence d'une zone de *no-reflow* (hyposignal franc) au sein de la zone présentant un rehaussement tardif (Figure S05-P01-C06-6). En cas de doute, l'IRM de stress (le plus souvent avec injection de dobutamine à faible dose) est indiquée, on recherchera alors une amélioration de la cinétique segmentaire et globale sous drogue inotrope. Certains auteurs ne concluent à l'absence de viabilité qu'après avoir démontré l'absence de réponse cinétique sous dobutamine. On peut noter que cet examen sous stress ne peut être réalisé à la phase aiguë d'un infarctus.

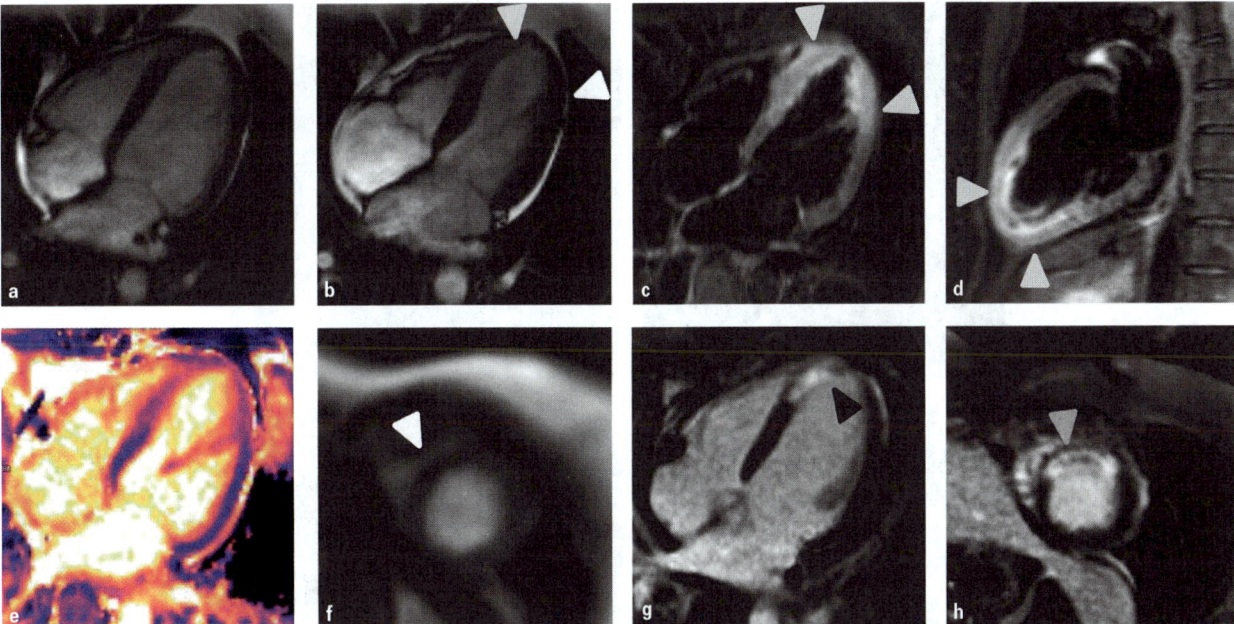

Figure S05-P01-C06-3 Infarctus du myocarde. Patiente de 38 ans présentant des douleurs thoraciques et une augmentation de la troponinémie. Pas de lésion significative à la coronarographie. Séquences CINE (en diastole [**a**] et en systole [**b**]) montrant une hypokinésie des segments apicaux (**b**, têtes de flèche). Séquences STIR en coupe 4 cavités (**c**) et long axe ventriculaire gauche (**d**) montrant un œdème myocardique apical en hypersignal (têtes de flèche). Cet œdème est également visualisé sur une séquence de cartographie T2 (T2 *mapping*) en coupe 4 cavités (**e**) avec une augmentation du T2 des segments apicaux. Séquence de perfusion premier passage en coupe petit axe apicale (**f**) montrant un retard de perfusion antéro- et septo-apical (tête de flèche). Séquences de rehaussement tardif en coupe 4 cavités (**g**) et petit axe apical (**h**) montrant un rehaussement tardif transmural en antéro- et septo-apical (têtes de flèches). L'examen est donc en faveur d'un infarctus du myocarde dans le territoire de l'artère interventriculaire antérieure distale avec sidération des autres segments apicaux. Avant injection de gadolinium, les lésions visualisées auraient pu être compatibles avec un syndrome de Tako-Tsubo, montrant l'importance de l'injection de gadolinium pour le diagnostic.

Enfin, l'IRM cardiaque permet le diagnostic aisé d'un thrombus intracavitaire (*voir* « Masses cardiaques ») pouvant compliquer les infarctus étendus.

Détection de l'ischémie

L'IRM cardiaque de stress est recommandée pour le diagnostic de la maladie ischémique chez les patients à risque intermédiaire, quand le test d'effort est impossible [9]. Cet examen n'a pas montré de supériorité par rapport aux autres tests d'effort (échographie et scintigraphie) et le choix du test est fonction des habitudes locales et de la disponibilité des équipements. Le plus souvent, l'IRM de stress dans cette indication est réalisée avec injection d'un vasodilatateur (dipyridamole ou adénosine) et des séquences de perfusion sont réalisées sous stress puis au repos.

Cardiomyopathies

Hormis le cas particulier de la myocardite, où l'IRM cardiaque représente un véritable test diagnostique, le diagnostic positif et l'évaluation initiale des cardiomyopathies sont en général réalisés par échocardiographie, sauf en cas d'évaluation ultrasonore sous-optimale. En revanche, l'IRM présente un réel intérêt dans le bilan étiologique et pronostique de nombreuses cardiomyopathies. L'ensemble des cardiomyopathies ne pourra être évidemment abordé dans ce chapitre, mais seront évoquées celles fréquemment explorées en IRM cardiaque. La classification des cardiomyopathies de l'European Society of Cardiology (ESC) est utilisée (Figure S05-P01-C06-4).

Myopéricardite aiguë

L'IRM cardiaque est devenue l'examen de référence dans cette indication. En phase aiguë, il faudra réaliser l'examen dans les cinq jours après le début des signes cliniques. En effet, passé ce délai, une régression des signes est fréquente. On recherchera un œdème myocardique (hypersignal en T2), éventuellement associé à des troubles de la cinétique et surtout une prise de contraste sous-épicardique, volontiers nodulaire (*voir* Figure S05-P01-C06-4). Certains proposent de détecter un rehaussement myocardique précoce. On peut, dans les formes sévères, contrôler la régression des signes à quelques mois et éliminer une forme chronique. On notera que l'orientation étiologique est peu évidente et que les évaluations clinique et biologique restent essentielles.

Cardiomyopathie hypertrophique (CMH)

Formes familiales

L'évaluation initiale et le suivi des formes familiales doivent être réalisés par IRM en cas de forme apicale (Figure S05-P01-C06-7) ou dans les autres présentations en cas d'évaluation échographique sous-optimale [2]. On pourra faire une mesure précise des segments hypertrophiés et rechercher des îlots de fibrose après injection (la prise de contraste myocardique tardive semble être un critère de mauvais pronostic, mais cela doit encore être démontré sur de larges séries). Si l'IRM cardiaque permet de visualiser un *systolic anterior motion* (SAM) de la grande valve mitrale sur les séquences dynamiques (Figure S05-P01-C06-8) et permet de mesurer le gradient intraventriculaire grâce aux séquences en contraste de phase, l'échocardiographie reste supé-

Cardiologie

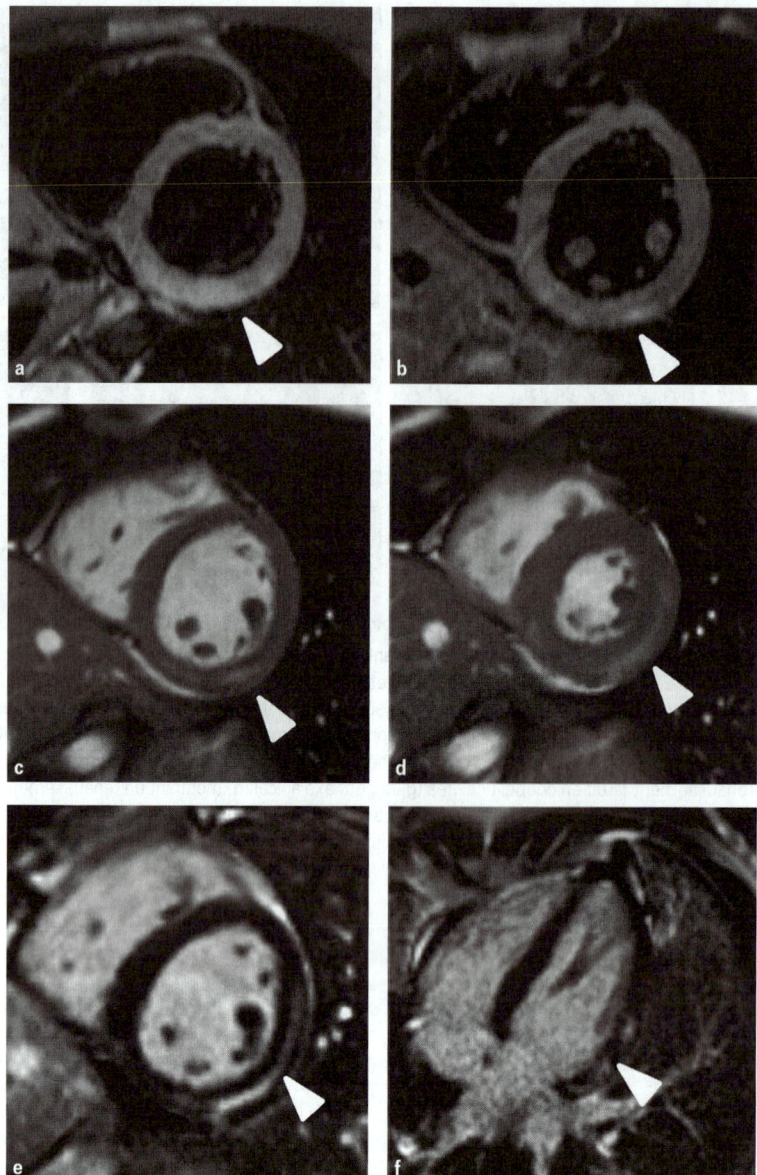

Figure S05-P01-C06-4 Myocardite aiguë. Patient de 19 ans, présentant des douleurs thoraciques, des modifications électrocardiographiques (sus-décalage du segment ST diffus) et une augmentation de la troponinémie associée à un syndrome inflammatoire biologique. Séquences STIR petit axe, en basal (**a**) et médioventriculaire (**b**), montrant un œdème myocardique en hypersignal (têtes de flèche). Séquences CINE après injection de gadolinium, en diastole (**c**) et en systole (**d**), montrant une prise de contraste inférolatérale, sous-épicardique, mieux visualisée en systole (têtes de flèche). Séquences de rehaussement tardif en petit axe médioventriculaire (**e**) et en 4 cavités (**f**), montrant une prise de contraste sous-épicardique prédominante en latéral (têtes de flèche). L'examen est en faveur d'une myocardite aiguë. Pas d'argument pour un infarctus du myocarde.

rieure pour l'évaluation de ces deux critères, du fait d'une résolution temporelle bien plus élevée.

Formes non familiales et diagnostics différentiels

L'*amylose AL* est un cas un peu particulier, car elle est classée comme forme non familiale à la fois de cardiopathie hypertrophique et restrictive. Des signes non spécifiques comme l'hypertrophie ventriculaire gauche concentrique, l'hypertrophie de la paroi libre du ventricule droit, l'épaississement valvulaire et des muscles papillaires ainsi qu'une augmentation du T1 et du T2 seront recherchés (Figure S05-P01-C06-9). Après injection de produit de contraste, des signes plus spécifiques comme la difficulté à déterminer le temps d'inversion du myocarde sur la séquence de « TI *scouting* » orienteront le diagnostic (Figure S05-P01-C06-10). Néanmoins, le diagnostic reste histologique, la biopsie endomyocardique pouvant être évitée en cas d'atteinte systémique (par biopsie périphérique).

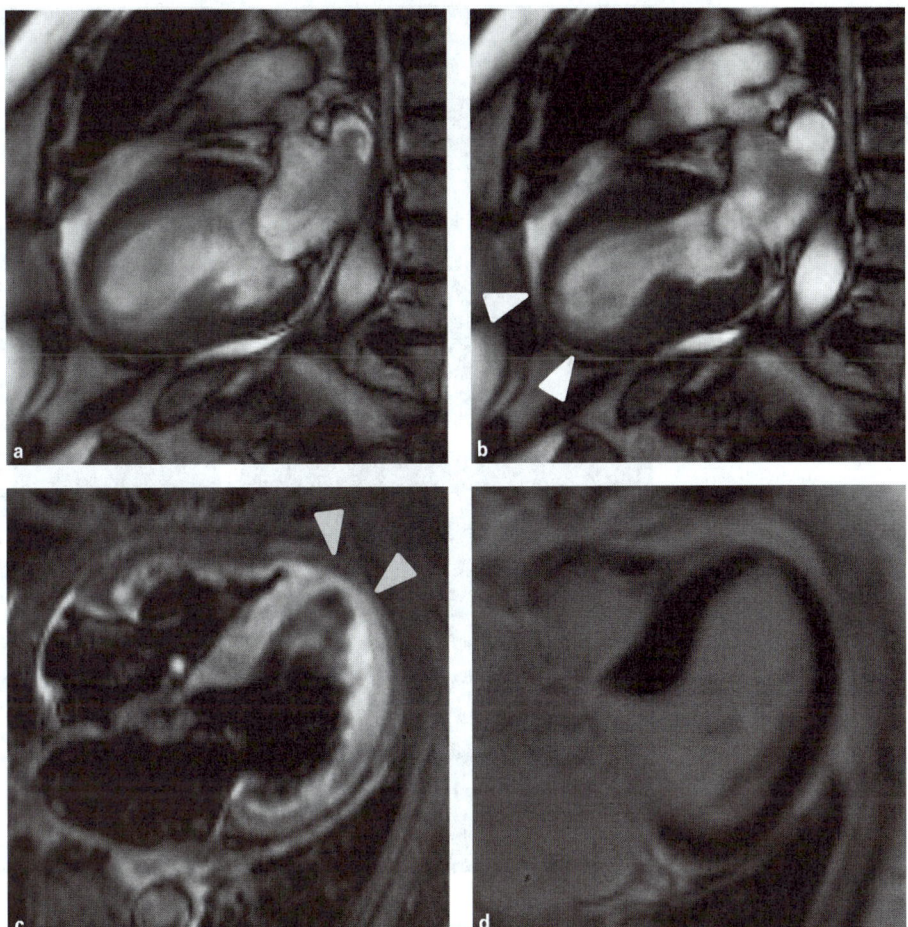

Figure S05-P01-C06-5 Syndrome de Tako-Tsubo. Patiente de 78 ans présentant des douleurs thoraciques avec élévation de la troponinémie. En coronarographie, sténose significative de l'artère interventriculaire antérieure dans sa portion moyenne et aspect ballonnisé de l'apex. IRM réalisée pour différencier un infarctus du myocarde et un syndrome de Tako-Tsubo. Séquences CINE en long axe ventriculaire gauche (en diastole [**a**] et en systole [**b**]), montrant une akinésie apicale avec aspect ballonnisé de la pointe du cœur (**b**, têtes de flèche). Séquence STIR 4 cavités (**c**) montrant un œdème myocardique en hypersignal intéressant les segments apicaux (têtes de flèche). Séquence de rehaussement tardif en coupe 4 cavités (**d**) ne montrant pas de prise de contraste pathologique. L'examen est donc en faveur d'un syndrome de Tako-Tsubo. Un contrôle sera réalisé à 3 mois et montrera une régularisation de la cinétique ventriculaire gauche, sans séquelle.

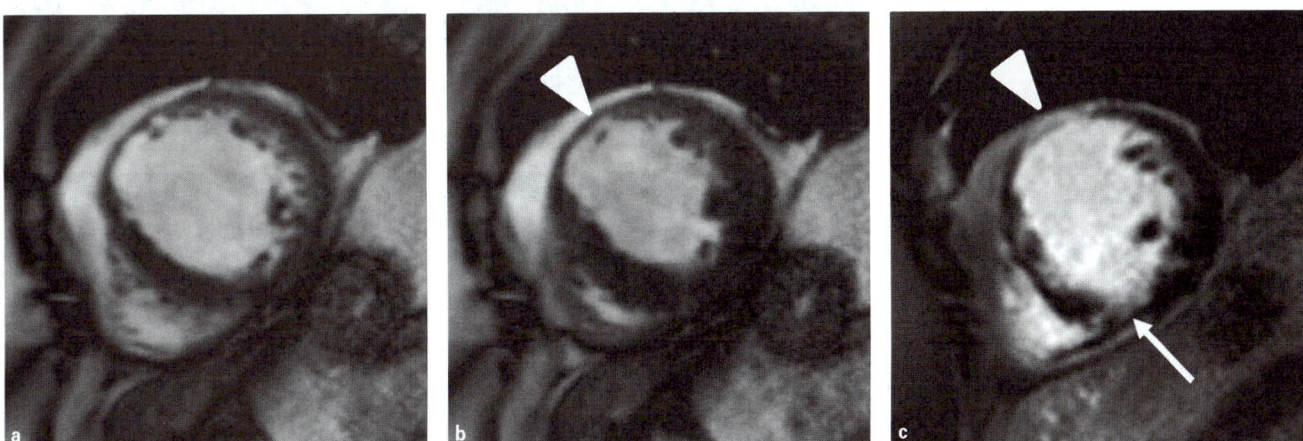

Figure S05-P01-C06-6 Viabilité myocardique. Patient de 53 ans aux antécédents de cardiopathie ischémique (infarctus dans les territoires de l'artère interventriculaire antérieure et de l'artère coronaire droite). Évaluation de la viabilité avant une éventuelle revascularisation. Séquences CINE en coupe petit axe médioventriculaire en diastole (**a**) et en systole (**b**), montrant une akinésie antérieure et antéroseptale avec un amincissement très important de ces segments, mesurés à 2 mm (**b**, tête de flèche). Séquence de rehaussement tardif dans le même plan de coupe (**c**) montrant un rehaussement transmural des segments antérieur et antéroseptal (**c**, tête de flèche) mais également en inférieur (**c**, flèche). Cette IRM est donc en faveur de l'absence de viabilité antérieure et antéroseptale.

Cardiologie

Figure S05-P01-C06-7 Cardiomyopathie hypertrophique. Patient de 42 ans, découverte fortuite d'une hypertrophie septale difficilement analysable à l'échocardiographie. Séquences CINE en coupe long axe ventriculaire gauche (en diastole [**a**] et en systole [**b**]) et en coupe petit axe apicale en diastole (**c**). On visualise une cardiomyopathie hypertrophique apicale à 20 mm d'épaisseur maximale (**c**) avec un aspect caractéristiques en « as de pique » de la cavité ventriculaire gauche (**a**). Séquence de rehaussement tardif en coupe quatre cavités (**d**) montrant de petites prises de contraste septo-apicales, au niveau des segments hypertrophiés (tête de flèche).

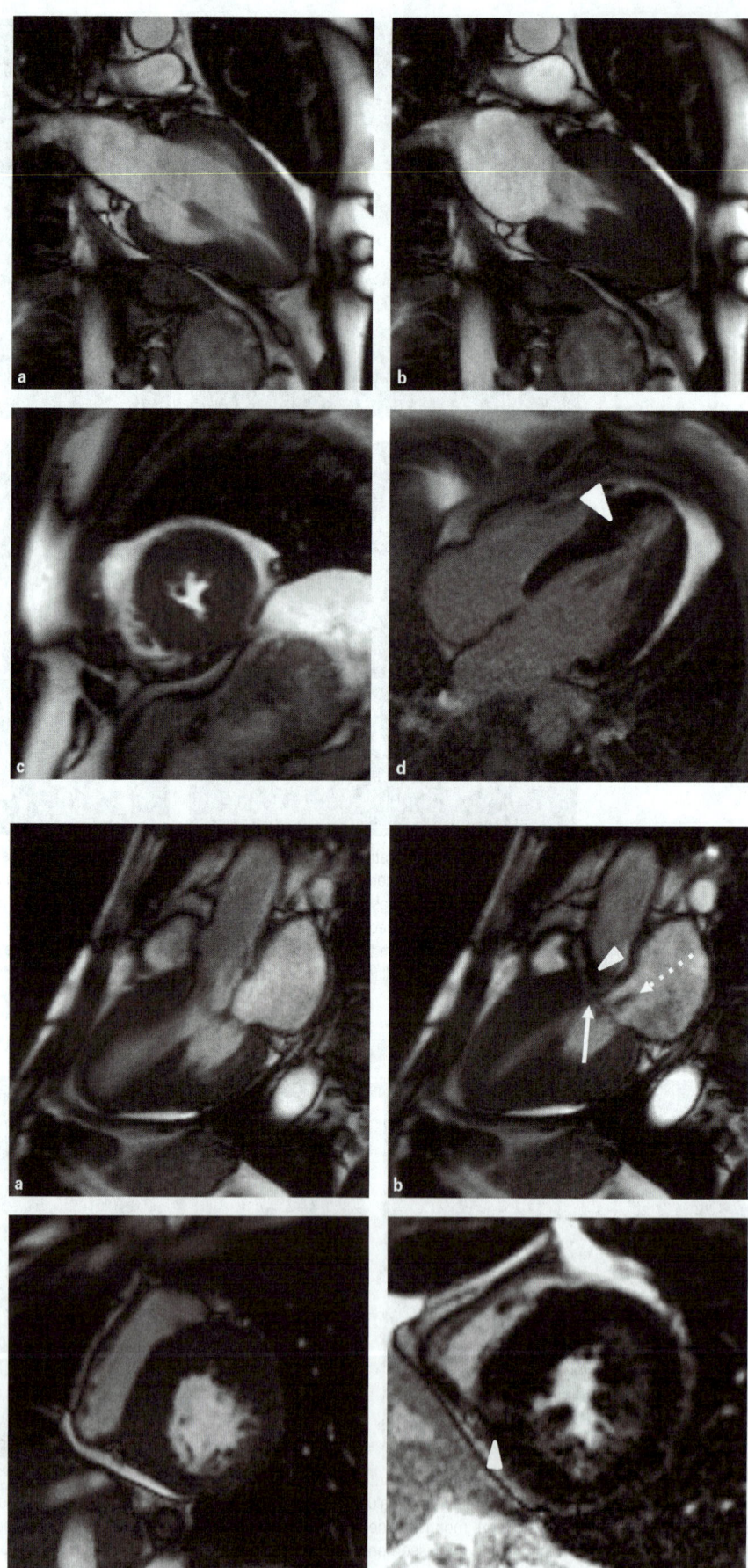

Figure S05-P01-C06-8 Cardiomyopathie hypertrophique. Patient de 54 ans, découverte d'une hypertrophie septale à l'échocardiographie. Séquences CINE en coupe 3 cavités (en diastole [**a**] et en systole [**b**]) et en coupe petit axe basal en diastole (**c**), montrant une hypertrophie septale (21 mm d'épaisseur maximale). En systole (**b**), mise en évidence d'un SAM (*systolic anterior motion*) de la grande valve mitrale (flèche), responsable d'une insuffisance mitrale (flèche pointillée), associé à un déphasage protonique (en noir) dans la chambre de chasse et la racine de l'aorte (tête de flèche). L'ensemble de ces anomalies est en faveur d'un gradient intraventriculaire gauche significatif. Séquence de rehaussement tardif en coupe petit axe basale (**d**) montrant une prise de contraste nodulaire, au niveau du segment inféroseptal

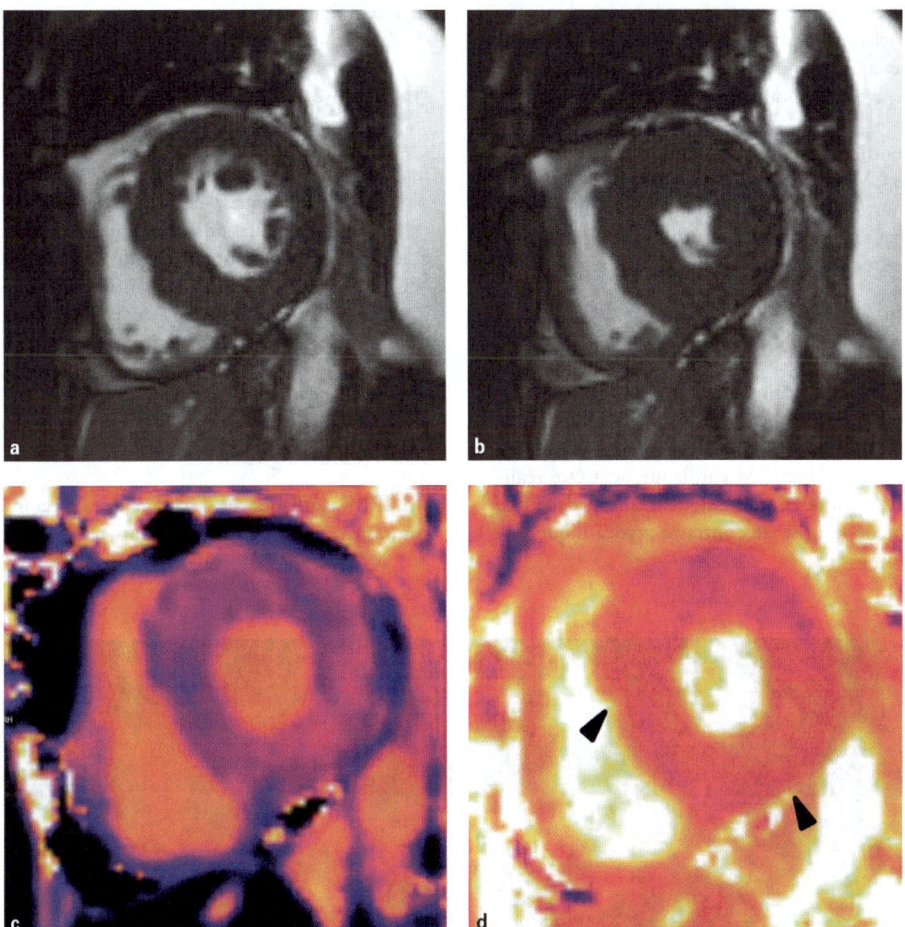

Figure S05-P01-C06-9 Amylose AL. Patiente de 85 ans, découverte d'une hypertrophie myocardique à l'échographie, recherche d'argument pour une localisation cardiaque. Séquences CINE en petit axe médioventriculaire (en diastole [**a**] et en systole [**b**]) montrant une hypertrophie myocardique asymétrique prédominant sur le septum. Cartographie T1 en coupe médioventriculaire petit axe (**c**) montrant une augmentation diffuse du T1 (environ 1 100 ms) et cartographie T2 dans le même plan de coupe (**d**) montrant une augmentation du T2 prédominant en septal et en inférieur (environ 60 ms, têtes de flèche). La séquence de « TI scouting » réalisée après injection est représentée à la figure S05-P01-C06-10.

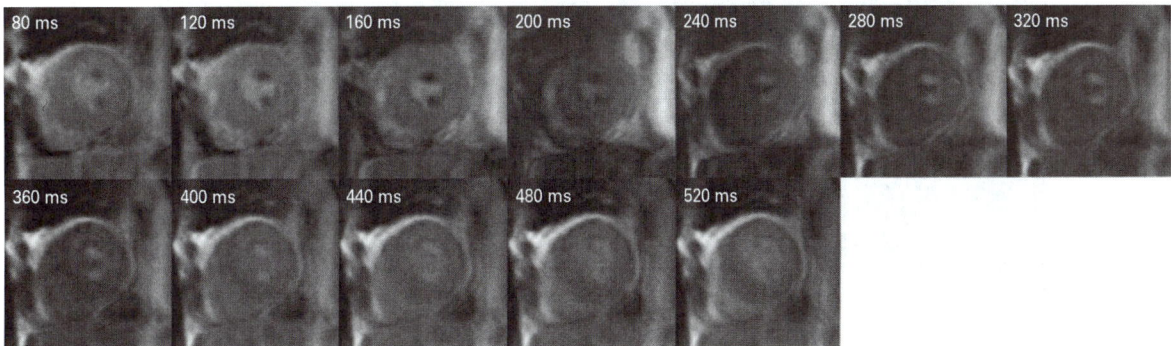

Figure S05-P01-C06-10 Amylose AL. Séquence de « TI scouting » réalisée 10 minutes après injection, chez la même patiente qu'à la figure S05-P01-C06-9. Le temps d'inversion optimal du myocarde est recherché dans ce type de séquence en faisant varier le temps d'inversion après un pulse de 180°. Ici, on remarque que le signal du sang s'annule à 240 ms, mais il est difficile de déterminer un temps pour l'inversion du myocarde. Cet aspect est assez caractéristique d'une atteinte cardiaque de l'amylose. Noter la prise de contraste intense des deux piliers, en faveur d'une fibrose de ces deux structures.

La *maladie de Fabry* s'accompagne souvent d'une hypertrophie myocardique, mais n'est pas classée comme une CMH. On recherchera notamment une prise de contraste souvent linéaire, en faveur d'une fibrose intramyocardique, avec une localisation préférentielle en inférolatéro-basal.

Dans l'hypertrophie ventriculaire gauche du sportif, l'IRM peut être utile afin d'éliminer une CMH apicale ou un diagnostic différentiel. Un déconditionnement (arrêt du sport de quelques mois) est souvent utile chez les sportifs de haut niveau pour faire le diagnostic différentiel entre une CMH et un cœur d'athlète.

Cardiomyopathies dilatées et restrictives

Le bilan des cardiopathies dilatées se fait généralement à l'aide d'une échographie et d'une exploration des artères coronaires, de même, le diagnostic positif d'une cardiopathie restrictive (par l'étude des flux de remplissage mitraux) ne nécessite pas d'autre examen qu'une échographie cardiaque. Une IRM cardiaque peut être réalisée, notamment à visée étiologique et pronostique. Dans les deux cas, l'importance et l'étendue de la prise de contraste myocardique tardive semblent être de mauvais pronostic, mais cela doit encore être démontré.

Dysplasie arythmogène du ventricule droit (DAVD)

Les résultats de l'IRM cardiaque font partie depuis 2010 des critères majeurs et mineurs en faveur d'une DAVD (avec les résultats échographiques, histologiques, électriques et l'histoire familiale) [7]. On recherche des troubles de la cinétique segmentaire et globale du ventricule droit, et une mesure précise du volume télédiastolique est réalisée (Figure S05-P01-C06-11). Une infiltration graisseuse de la paroi myocardique ventriculaire droite et une fibrose après injection sont traditionnellement recherchées, mais ne font pas partie des critères majeurs ou mineurs.

Cardiomyopathies non classées : non-compaction ventriculaire gauche

L'IRM cardiaque et l'échographie avec injection de produit de contraste sont les examens de choix pour cette pathologie. On recher-

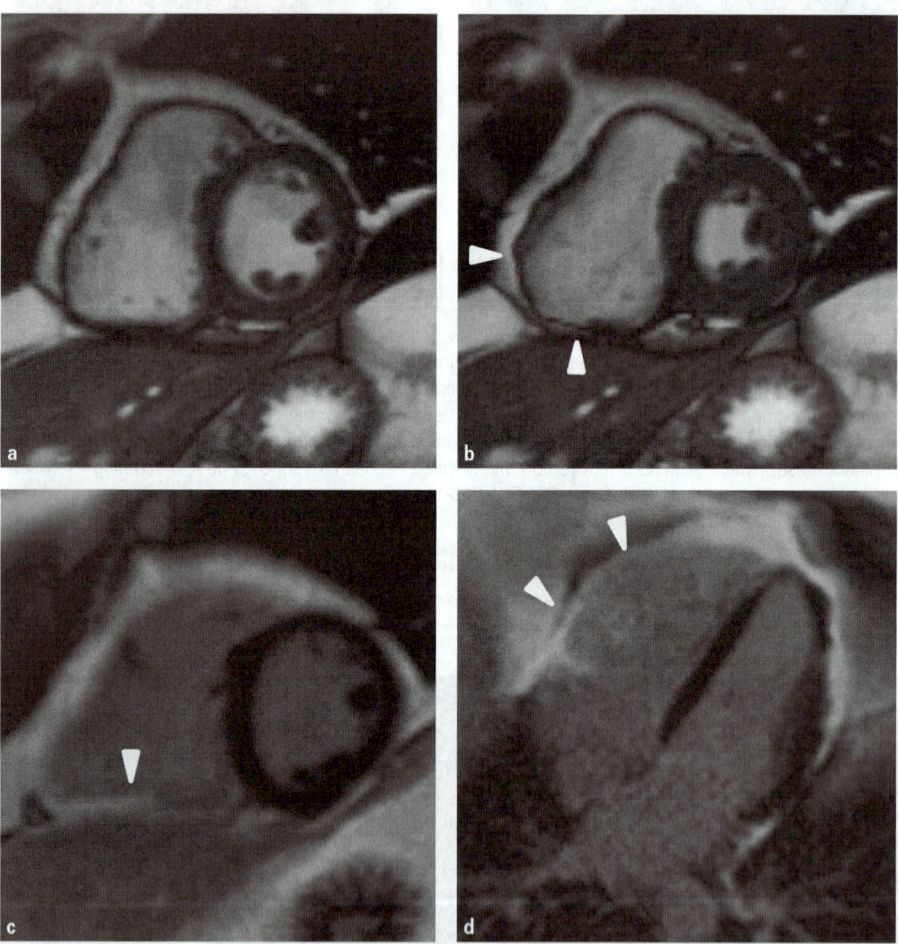

Figure S05-P01-C06-11 Dysplasie arythmogène du ventricule droit. Patient de 54 ans présentant des troubles du rythme (épisode de tachycardie ventriculaire soutenue) et une dilatation ventriculaire droite (VD) à l'échographie. Séquences CINE en petit axe médioventriculaire (en diastole [**a**] et en systole [**b**]) montrant une dilatation du VD (diamètre télédiastolique du VD : 58 mm ; rapport VD/VG > 1) associée à une dyskinésie des parois inférolatérale et postérieure (**b**, têtes de flèche). Le volume télédiastolique normalisé du VD est mesuré à 115 ml/m^2 et la fraction d'éjection à 26 % (critères majeurs de dysplasie arythmogène du VD). Séquences de rehaussement tardif en coupe petit axe médioventriculaire (**c**) et 4 cavités (**d**), montrant une prise de contraste des parois latérale et postérieure du VD (têtes de flèche), en faveur d'une forme fibrosante.

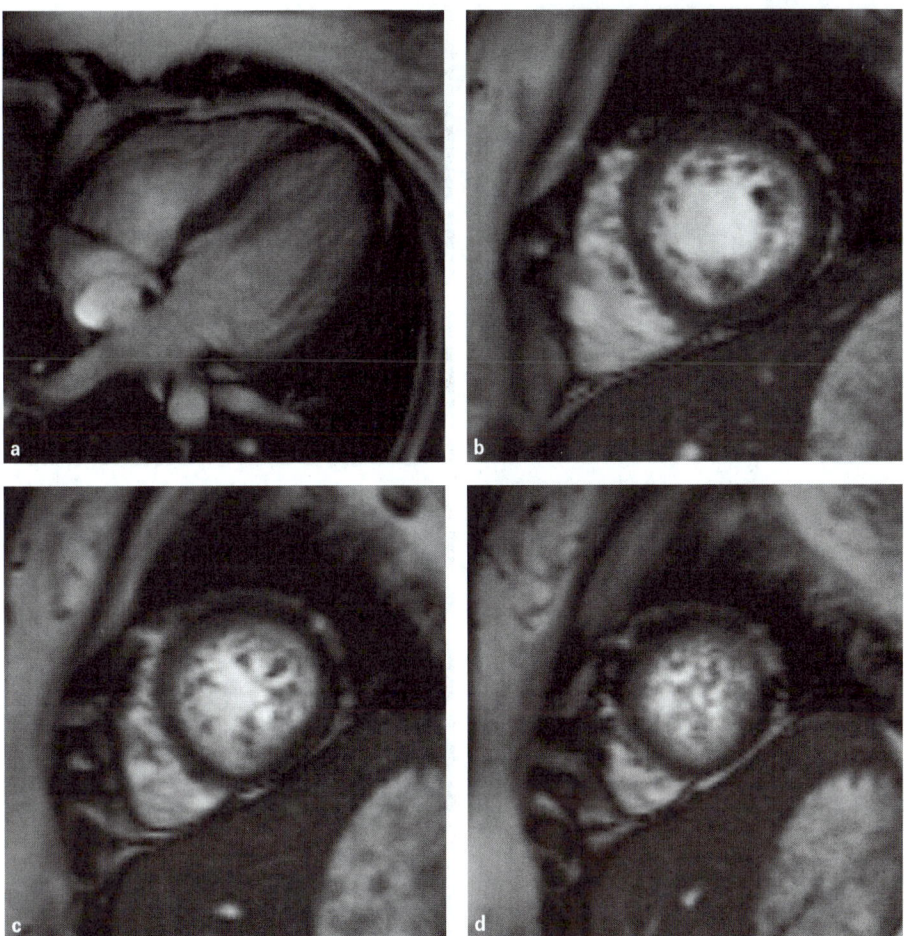

Figure S05-P01-C06-12 Non-compaction du ventricule gauche. Patiente de 33 ans, suspicion de cardiomyopathie hypertrophique apicale à l'échographie. Séquences CINE en diastole en coupe 4 cavités (**a**) et en coupes petit axe en diastole (médioventriculaire [**b**] et apicales [**c** et **d**]). Aspect « spongieux » du myocarde avec rapport d'épaisseur myocarde non compacté/compacté supérieur à 2,3. La masse totale de myocarde non compacté est supérieure à 20 % de la masse myocardique totale. Cet examen est donc en faveur d'une non-compaction ventriculaire gauche.

chera un myocarde d'aspect spongieux, hypertrabéculé (avec une prédominance latéro-apicale) et un rapport de tissu non compacté/compacté supérieur à 2,3 en diastole (Figure S05-P01-C06-12). Le calcul de la masse ventriculaire gauche non compactée sera réalisé (diagnostic positif si la masse non compactée est supérieure à 20 % de la masse ventriculaire gauche totale). L'enquête familiale est déterminante, une exploration échographique ou une IRM des parents au premier degré est donc indispensable.

Le syndrome de Tako-Tsubo, également considéré comme une cardiomyopathie non classifiée a été décrit dans le paragraphe « Bilan étiologique d'une douleur thoracique à coronaires saines ».

Surcharges myocardiques en fer

La recherche par IRM d'une surcharge myocardique en fer, d'origine primitive ou secondaire (hémochromatose) est un examen devenu routinier. Des séquences dynamiques d'analyse de la cinétique et une séquence de mesure du T2* myocardique seront réalisées. Une valeur inférieure à 20 ms (à 1,5 tesla) permettra de conclure à une surcharge ferrique myocardique [1]. L'examen cardiaque est habituellement complété par une IRM hépatique pour la quantification de la charge hépatique en fer.

Atteinte cardiaque de la sarcoïdose

L'IRM cardiaque présente une forte sensibilité et une forte spécificité dans la recherche d'une atteinte cardiaque de la sarcoïdose. En effet, l'étude volumique du cœur représente un atout précieux par rapport à la biopsie myocardique qui est finalement rarement réalisée. Cependant, il n'est pas indiqué de réaliser une IRM cardiaque chez tous les patients porteurs d'une sarcoïdose systémique, seuls ceux présentant des signes cliniques, électrocardiographiques ou échographiques d'atteinte cardiaque bénéficieront de cette exploration [6]. En phase inflammatoire on recherchera un œdème myocardique, une hypoperfusion et des rehaussements volontiers nodulaires au sein des segments pathologiques (Figure S05-P01-C06-13). En phase chronique, la prise de contraste sera plutôt linéaire. Dans tous les cas, l'atteinte est prédominante au niveau du septum basal et de la paroi latérale, de topographie intramyocardique ou épicardique.

Cardiologie

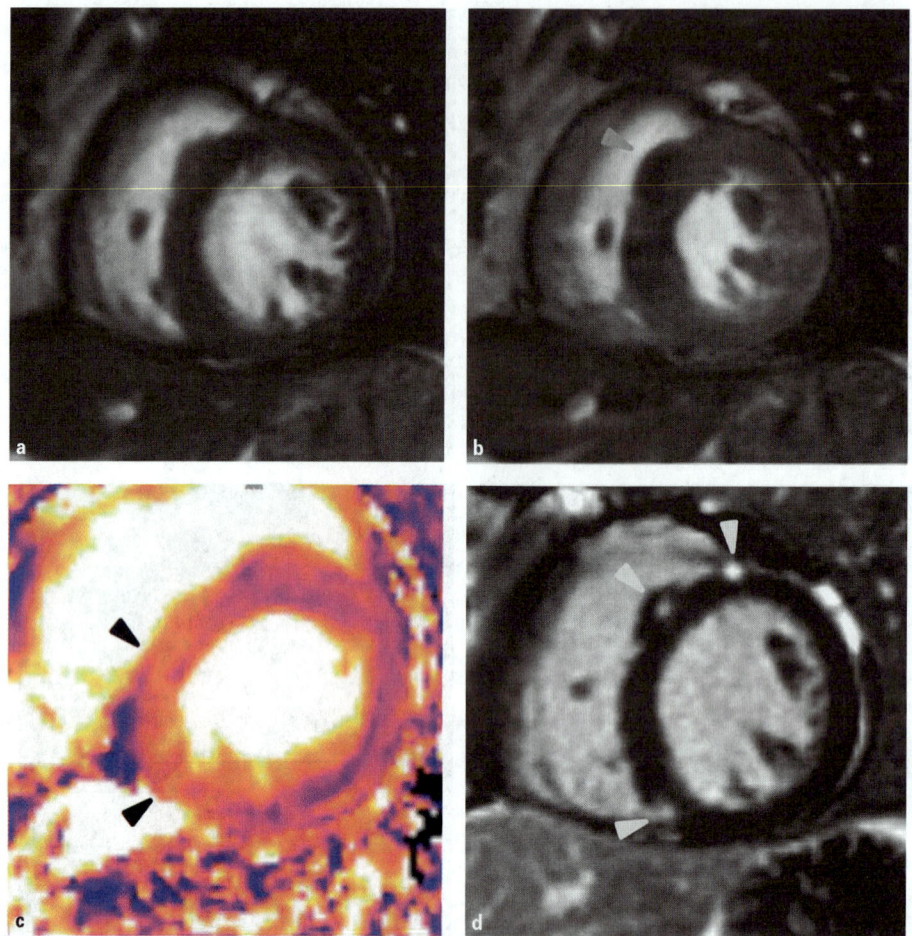

Figure S05-P01-C06-13 Sarcoïdose. Patient de 36 ans aux antécédents de sarcoïdose systémique, présentant des douleurs thoraciques et des troubles de conduction (bloc auriculoventriculaire de premier ordre et hémibloc postérieur gauche). Pas d'augmentation de la troponinémie et coronaires saines à la coronarographie. L'ensemble des coupes présentées est en petit axe médioventriculaire. Séquences CINE (en diastole [**a**] et en systole [**b**]) montrant une hypertrophie antéroseptale localisée (**b**, tête de flèche), sans anomalie de la cinétique contractile. Séquence de cartographie T2 (T2 *mapping*) (**c**) montrant une augmentation du T2 en inférieur et inféroseptal en faveur d'un œdème (têtes de flèche). Séquence de rehaussement tardif (**d**) montrant trois prises de contraste nodulaires : antérieure, antéroseptale et inféroseptale (têtes de flèche). L'ensemble de ces anomalies est en faveur d'une localisation cardiaque de la sarcoïdose, en phase inflammatoire.

Valvulopathies aortiques et mensurations de l'aorte thoracique

Les pathologies valvulaires mitrales ne sont que rarement explorées par l'IRM, l'analyse de la mobilité valvulaire et la quantification des flux ne posent généralement pas de difficulté à l'échocardiographiste. Néanmoins l'analyse de la cinétique valvulaire et la quantification des flux mitraux sont tout à fait réalisables à l'IRM.

En revanche, l'IRM cardiaque présente un réel intérêt dans les valvulopathies aortiques [8]. En effet l'échographie transthoracique (ETT) peut se trouver limitée pour la détermination du caractère bi- ou tricuspide de la valve aortique. De plus, en cas d'insuffisance aortique, la méthode de la PISA (*proximal isovelocity surface area*) peut être mise en défaut, notamment sur des fuites complexes ou paravalvulaires multiples post-opératoires. L'IRM est alors un outil robuste pour la quantification, grâce aux séquences de vélocimétrie par contraste de phase (Figure S05-P01-C06-14).

L'IRM permet également l'exploration volumique de l'aorte thoracique. Elle est le plus souvent réalisée après injection de gadolinium (Figure S05-P01-C06-15), néanmoins, des travaux récents montrent l'intérêt de séquences cinétiques ou en contraste de phase en 3D, qui permettraient des mesures précises sans injection de produit de contraste. Cette technique d'exploration est donc souvent utilisée pour le diagnostic et le suivi de pathologies anévrysmales aortiques. Si cet examen présente l'avantage d'être non irradiant, rappelons que les calcifications ne sont pas analysables en IRM et que certaines équipes préfèrent l'angioscanner, notamment en pré-opératoire.

Cardiopathies congénitales

Si une grande majorité de cardiopathies congénitales sont maintenant diagnostiquées en prénatal, certaines restent encore de découverte fortuite. La pathologie la plus fréquemment rencontrée est la communication interauriculaire. Une IRM peut alors être utile pour estimer

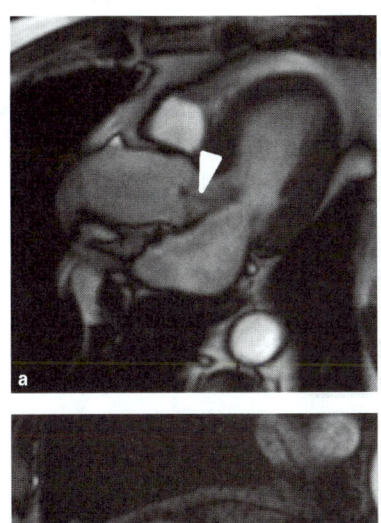
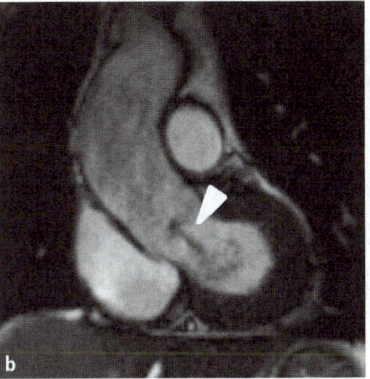
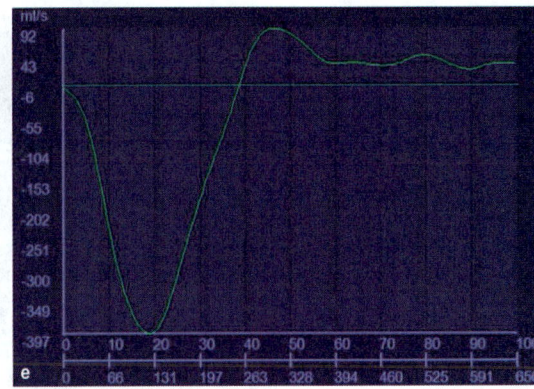
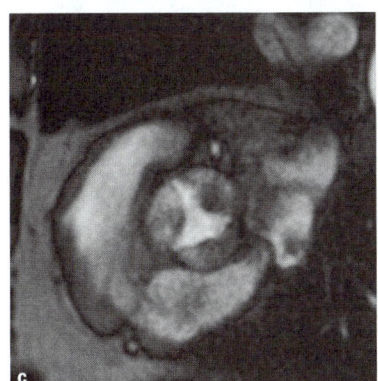
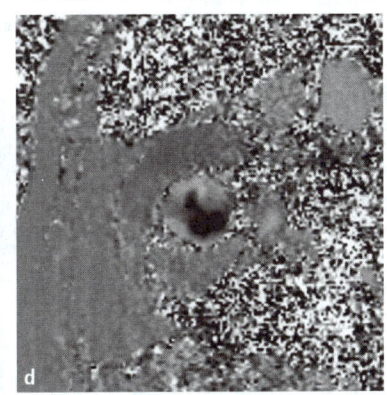

Figure S05-P01-C06-14 Valvulopathie aortique. Patient de 70 ans présentant une ectasie et une insuffisance aortique. Échogénicité médiocre. Séquences CINE centrées sur la chambre de chasse aortique, en diastole (**a** et **b**). Visualisation d'une régurgitation aortique avec un jet excentré vers la grande valve mitrale (têtes de flèche). Séquence CINE centrée sur la valve aortique (**c**) montrant une valve tricuspide. Séquence en contraste de phase perpendiculaire à la racine de l'aorte (**d**) permettant le calcul des courbes de flux (**e**). À partir de cette courbe sont calculés les volumes antérograde, rétrograde et la fraction de régurgitation. Ici, le volume régurgitant est mesuré à 20 ml et la fraction de régurgitation à 25 %.

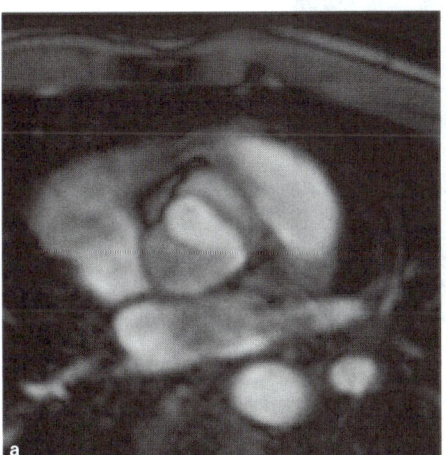
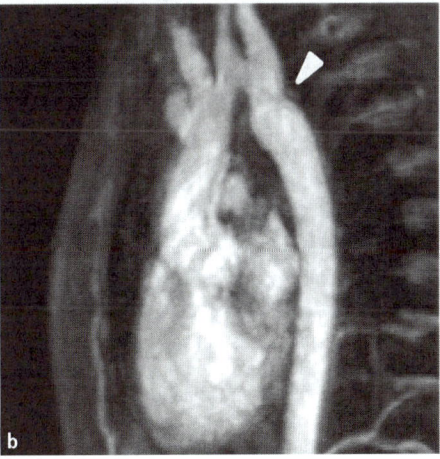

Figure S05-P01-C06-15 Bilan morphologique de l'aorte thoracique. Patient de 11 ans, suivi pour bicuspidie aortique. Séquence CINE centrée sur la valve aortique (**a**) montrant une bicuspidie de type 1 L-R. Angio-IRM 3D de l'aorte thoracique après injection de gadolinium (**b**) montrant un aspect en marche d'escalier de l'isthme aortique (tête de flèche) en faveur d'un « King-King » aortique.

le shunt intracardiaque par la mesure des rapports de débit pulmonaire/aortique (Qp/Qs), mais surtout pour la recherche d'un retour veineux pulmonaire anormal (RVPA) associé.

L'IRM sera surtout utile dans le suivi post-opératoire des patients ayant bénéficié de montages complexes et/ou difficilement explorables en échographie.

Pathologie péricardique

Si l'IRM ne présente que peu d'intérêt par rapport à l'échographie dans l'évaluation initiale d'une péricardite aiguë, voire d'une tamponnade, elle est en revanche utile, de par sa couverture volumique et sa caractérisation tissulaire, dans l'évaluation des péricardites constrictives (Figure S05-P01-C06-16). On recherchera alors un épanchement ou un épaississement péricardique ainsi que des signes de constriction. L'examen sera complété par un scanner sans injection à la recherche de calcifications.

L'IRM est également utile dans l'évaluation des tumeurs péricardiques.

Masses cardiaques

Les masses cardiaques, souvent de découverte fortuite lors d'une échographie ou d'un scanner, représentent une indication de choix pour l'exploration par résonance. La caractérisation tissulaire, les rapports anatomiques, la mobilité et le rehaussement après injection

Cardiologie

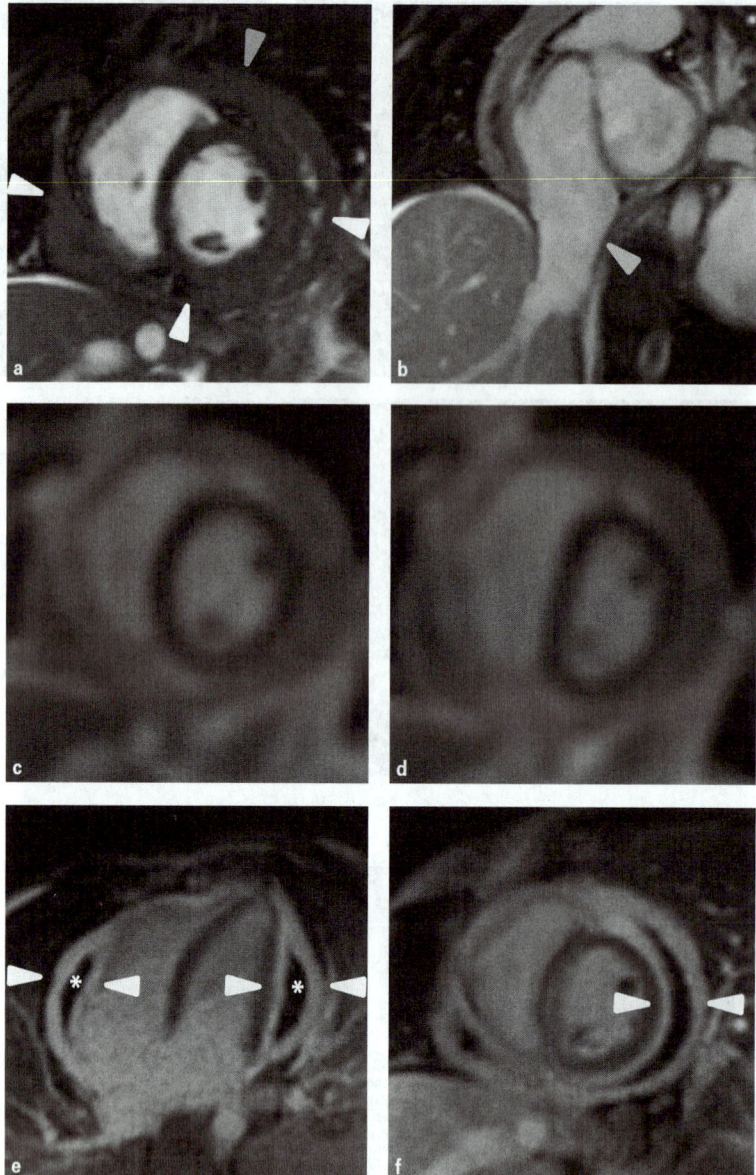

Figure S05-P01-C06-16 Péricardite constrictive. Patient de 17 ans, découverte récente d'une tuberculose pulmonaire. Hospitalisation pour décompensation cardiaque globale. Séquences CINE en petit axe médioventriculaire gauche en diastole (**a**) montrant un épaississement circonférentiel majeur du péricarde (têtes de flèche). Séquence CINE centrée sur la veine cave inférieure (**b**) montrant une nette dilatation à 45 mm (tête de flèche). Séquences CINE en temps réel en expiration (**c**) et en inspiration (**d**), montrant une verticalisation du septum en inspiration. Séquences de rehaussement tardif en coupe 4 cavités (**e**) et petit axe médioventriculaire (**f**), montrant une prise de contraste intense des feuillets péricardiques (têtes de flèche) avec épanchement cloisonné central (**e**, étoiles). L'examen est en faveur d'une péricardite constrictive probablement d'origine tuberculeuse.

seront étudiés afin d'apprécier le caractère tumoral ou non d'une lésion de la sphère cardiaque.

L'IRM est surtout utile pour conclure au caractère non tumoral d'une masse, telle qu'une formation kystique, un thrombus intracavitaire (Figure S05-P01-C06-17), une infiltration lipomateuse ou des reliquats embryonnaires. En cas de lésion tissulaire avérée, un bilan complet associant ETT, ETO, IRM et tomodensitométrie sera réalisé, et une confrontation histologique sera le plus souvent nécessaire. Des ouvrages traitant spécifiquement de l'imagerie des masses cardiaques sont disponibles [5].

Conclusion

L'IRM cardiaque est une technique en plein essor qui est, aujourd'hui, devenue un outil diagnostique indispensable en cardiolo-

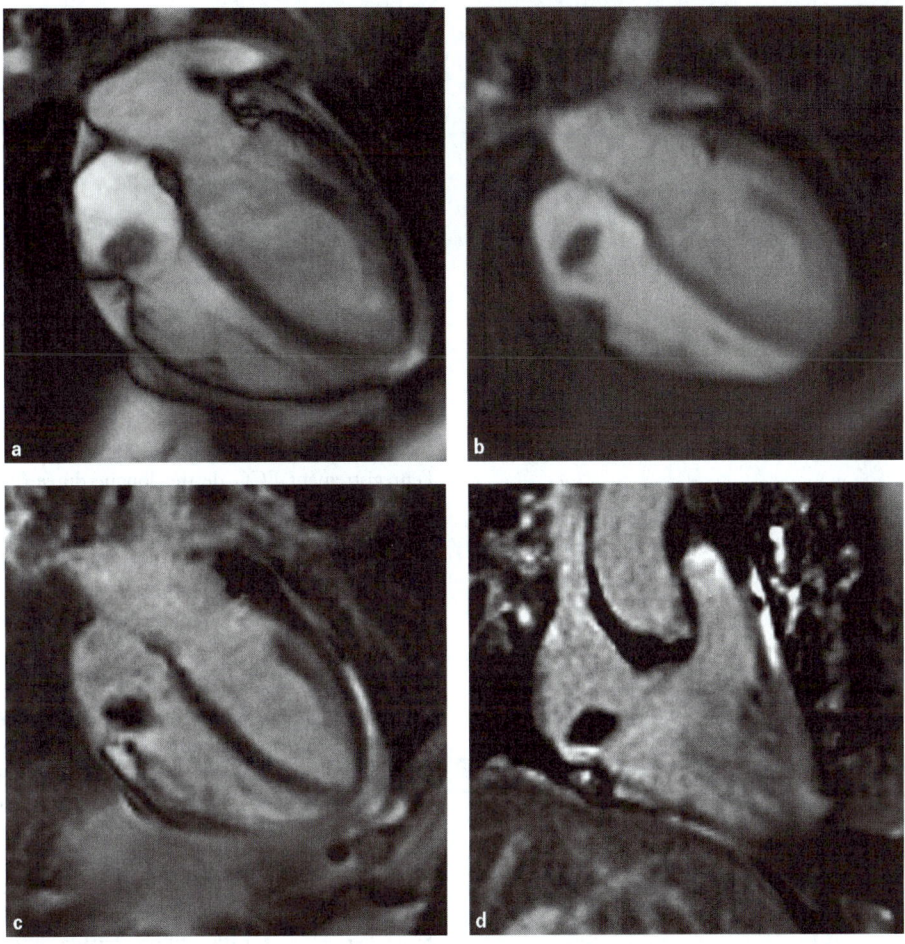

Figure S05-P01-C06-17 Masse cardiaque. Patiente de 40 ans suivie pour une néoplasie pulmonaire, présentant une masse cardiaque au contact de l'orifice d'un cathéter veineux central, mais semblant développée à distance de ce dernier à l'échocardiographie. Bilan établi afin de différencier un thrombus d'une métastase cardiaque. Séquence CINE en diastole, coupe 4 cavités (**a**) montrant une masse de l'oreillette droite. Séquence de perfusion premier passage en coupe quatre cavité (**b**) ne montrant pas de prise de contraste précoce. Séquences de rehaussement tardif en coupe 4 cavités (**c**) et long axe ventriculaire droit (**d**), ne montrant pas de prise de contraste tardive. L'examen est en faveur d'un thrombus de l'oreillette droite.

gie même si, pour des raisons de disponibilité et les contraintes qu'elle entraîne, elle reste un examen de seconde intention.

Bibliographie

1. Anderson L. Cardiovascular T2-star (T2*) magnetic resonance for the early diagnosis of myocardial iron overload. Eur Heart J, 2001, 22 : 2171-2179.
2. Authors/task force members, Elliott PM, Anastasakis A et al. 2014 ESC guidelines on diagnosis and management of hypertrophic cardiomyopathy : the task force for the diagnosis and management of hypertrophic cardiomyopathy of the European Society of Cardiology (ESC). Eur Heart J, 2014, 35 : 2733-2779.
3. Bogaert J, Dymarkowski S, Taylor AM et al. Clinical cardiac MRI. New York, Springer, 2012.
4. Elliott P, Andersson B, Arbustini E et al. Classification of the cardiomyopathies: a position statement from the European Society of Cardiology working group on myocardial and pericardial diseases. Eur Heart J, 2008, 29 : 270-276.
5. Jacquier A. Imagerie en coupes des masses cardiaques. Du protocole d'acquisition au diagnostic. Paris, Springer, 2009.
6. Kim JS, Judson MA, Donnino R et al. Cardiac sarcoidosis. Am Heart J, 2009, 157 : 9-21.
7. Marcus FI, McKenna WJ, Sherrill D et al. Diagnosis of arrhythmogenic right ventricular cardiomyopathy/dysplasia : proposed modification of the task force criteria. Eur Heart J, 2010, 31 : 806-814.
8. Nishimura RA, Otto CM, Bonow RO et al. 2014 AHA/ACC guideline for the management of patients with valvular heart disease : executive summary : a report of the American College of Cardiology/American Heart Association task force on practice guidelines. Circulation, 2014, 129 : 2440-2492.
9. Task force members, Montalescot G, Sechtem U et al. 2013 ESC guidelines on the management of stable coronary artery disease : the task force on the management of stable coronary artery disease of the European Society of Cardiology. Eur Heart J, 2013, 34 : 2949-3003.
10. Vignaux O. Imagerie cardiaque : scanner et IRM. Issy-les-Moulineaux, Elsevier-Masson, 2011.

Toute référence à cet article doit porter la mention : Dubourg B, Dacher JN. IRM cardiaque. *In* : L Guillevin, L Mouthon, H Lévesque. Traité de médecine, 5ᵉ éd. Paris, TdM Éditions, 2018-S05-P01-C06 : 1-14.

Cardiologie

Chapitre S05-P01-C07

Explorations rythmologiques

Franck Chikli

Holter

L'enregistrement électrocardiographique de longue durée (Holter-ECG) est un examen d'une grande utilité dans la pratique cardiologique. La technologie sur laquelle il repose a considérablement évolué depuis les premières publications de son inventeur, Norman J. Holter, au début des années 1960 [13]. Initialement limité à une durée d'enregistrement de 10 heures et à une vitesse de relecture du signal relativement lente, l'enregistrement Holter a bénéficié des progrès technologiques tels que des supports mémoire de plus en plus performants (bandes magnétiques, mémoires solides, puis cartes mémoire), la miniaturisation des boîtiers enregistreurs ainsi que le développement d'algorithmes améliorant l'analyse des données. Si l'indication la plus fréquente reste la recherche de troubles paroxystiques du rythme ou de la conduction, des indications pronostiques ou thérapeutiques peuvent également justifier l'examen.

Principe et technique

Holter-ECG des 24 ou 48 heures

La mise en place de l'appareil doit être minutieuse afin d'obtenir un tracé ECG de qualité. Après une préparation cutanée (rasage, abrasion superficielle et douce de la couche cornée dans la zone de contact électrique), cinq à sept électrodes sont collées sur le thorax (et le dos). Des câbles de connexion raccordés au boîtier enregistreur sont alors fixés minutieusement aux électrodes (le plus souvent, la fixation est renforcée par une bande adhésive hypoallergénique). Les dérivations utilisées sont bipolaires, avec une électrode neutre (d'où un nombre impair d'électrodes). Les bipoles les plus souvent utilisés sont :
– CM5, électrode positive en V5, négative sur le manubrium sternal, qui permet d'obtenir un QRS ample ;
– une dérivation bisternale ou manubrium sternal-V3R, qui permet d'obtenir une onde P bien visible ;
– LM5, électrode positive sur le manubrium sternal et négative sur la cinquième lombaire, qui permet d'observer des troubles de la repolarisation en territoire inférieur.

Le système de câblage est la partie la plus fragile du système qu'il convient de changer régulièrement afin d'éviter les problèmes de parasitage du signal.

L'enregistrement s'effectue soit :
– sur une bande magnétique, ce qui expose au problème de défilement (distension de la bande, variation de la vitesse du moteur, mauvais enroulement). Ce support a aujourd'hui quasiment disparu ;
– sur une mémoire solide, non dissociable du boîtier enregistreur et nécessitant le transfert des données sur un ordinateur avant d'effectuer un nouvel examen ;
– sur une carte « flash » (PCMCIA ou carte mémoire SD), support de plus en plus utilisé malgré son prix élevé, mais offrant une bonne qualité de signal et une facilité de stockage.

Autres systèmes d'enregistrement ECG

On dispose désormais d'enregistreurs (*loop recorder*) mis en place pour une, deux, voire quatre semaines. Ils permettent d'enregistrer automatiquement, selon des critères définis par le cardiologue, de courtes séquences de tracé ECG ou de laisser au patient la possibilité de déclencher lui-même l'enregistrement de courtes périodes. Il est également possible de sauvegarder les quelques minutes d'enregistrement précédant l'activation de l'appareil.

Depuis quelques années, un moniteur implantable (Reveal®) permet l'enregistrement ECG de très longue durée (jusqu'à 3 ans d'autonomie). De petite taille (61 × 19 × 8 mm), très léger (17 grammes), il est placé en position sous-cutanée pectorale gauche. Selon la programmation du moniteur, les événements sont enregistrés automatiquement dans la mémoire ou le patient peut déclencher manuellement la mise en mémoire d'un épisode symptomatique grâce à un activateur externe.

Analyse de l'enregistrement

Quel que soit le support utilisé, la lecture accélérée du tracé s'effectue avec l'aide d'un logiciel réalisant un comptage des complexes QRS (100 000 complexes, voire plus), une mesure des intervalles séparant les QRS, ce qui permet d'apprécier la prématurité ou le retard des complexes. Les programmes proposent de reconnaître automatiquement les extrasystoles auriculaires (ESA), les doublets auriculaires, les tachycardies supraventriculaires (TSV), les extrasystoles ventriculaires (ESV), les doublets ventriculaires, les tachycardies ventriculaires (TV), les pauses. Si les logiciels mis à disposition sont de plus en plus fiables, ils ne peuvent dispenser d'une analyse par un cardiologue qualifié pour l'interprétation des enregistrements Holter [12]. Une relecture attentive et soigneuse est toujours indispensable [6] compte tenu des fréquentes erreurs de l'analyse automatique (erreurs d'autant plus fréquentes que le tracé est de mauvaise qualité). Les résultats doivent comporter la durée d'enregistrement (24 ou 48 heures), le nombre total et par heure des QRS, des ESA et ESV, les fréquences minimale et maximale, le nombre et la durée des pauses [5]. On précisera également le type d'arythmies documentées. Ces résultats sont fournis sous forme de tableaux (nombre par heure de QRS fins, des ESV et ESA), de courbes fréquentielles, d'échantillons du tracé, voire du tracé des 24 heures sous forme miniaturisée. Une feuille d'activité est complétée par le patient pour permettre de corréler les symptômes au trouble du rythme ou de la conduction.

Indications du Holter

Indications diagnostiques

L'intérêt du Holter est de permettre l'enregistrement d'un événement ECG rare :
– une pause (Figure S05-P01-C07-1) ou une bradycardie paroxystique (bloc auriculoventriculaire (BAV), bloc sino-auriculaire (BSA)) pouvant expliquer une syncope, un malaise ou des vertiges ;
– une tachycardie paroxystique (TSV, TV) à l'origine de palpitations, de vertiges, de perte de connaissance, de dyspnée, de douleurs thoraciques inexpliquées ou pouvant orienter vers une cardiopathie emboligène (AC/FA ou flutter auriculaire paroxystique à l'origine d'un accident vasculaire cérébral) ;
– des extrasystoles (auriculaires ou ventriculaires) se manifestant sous forme de palpitations.

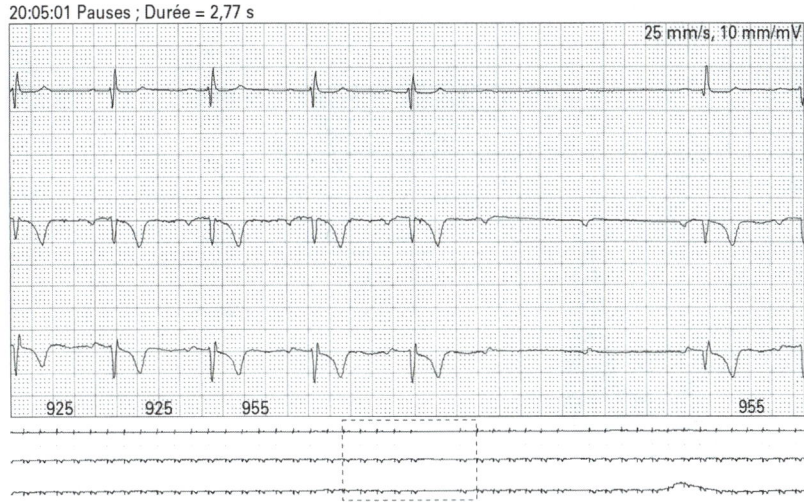

Figure S05-P01-C07-1 Échantillon d'un enregistrement Holter. Pause de 2 770 ms en rapport avec un BAV 3. Noter les deux ondes P successives, non suivies de QRS.

Si le Holter-ECG reste un examen essentiel du bilan des syncopes, il ne permet un diagnostic que chez 5 à 19 % des patients, avec le plus souvent mise en évidence d'une dysfonction sinusale (pour laquelle il reste l'examen de référence), plus rarement d'une tachycardie ventriculaire ou d'un BAV. Le Holter de longue durée (plusieurs semaines avec *loop recorder*) et le Holter implantable augmentent respectivement la sensibilité diagnostique à 35 % et 94 % [1]. Dans le cadre des palpitations, cet examen est contributif environ une fois sur trois, retrouvant le plus souvent une arythmie auriculaire. On devra éviter d'attribuer systématiquement une valeur pathologique à ces extrasystoles fréquemment présentes chez le sujet âgé. D'autres symptômes peuvent justifier sa réalisation comme la dyspnée ou l'asthénie sans cause. En cas de douleur thoracique, l'enregistrement contemporain d'un sous-décalage du segment ST oriente vers l'ischémie myocardique. L'analyse du segment ST doit toutefois être prudente car le Holter expose au risque de faux positif lors des changements de position ou d'hypertrophie ventriculaire.

Indications pronostiques

Elles sont essentiellement représentées par la cardiopathie ischémique. Ainsi, l'association d'un test d'effort positif et d'un sous-décalage du ST supérieur à 2 mm au Holter est un marqueur de risque de décès cardiovasculaire. Après infarctus du myocarde, la mise en évidence d'extrasystoles ventriculaires fréquentes (> 10/heure), polymorphes ou répétitives, notamment chez des patients avec fraction d'éjection ventriculaire gauche (FEVG) abaissée (< 40 %) indique un risque d'arythmie maligne (valeur prédictive positive de 15 à 34 %). L'enregistrement Holter permet une évaluation précise des caractéristiques des ESV et des classifications à visée pronostique (Lown et Wolff, Myerburg) ont été établies (Tableau S05-P01-C07-I). Chez les insuffisants cardiaques et les patients atteints de cardiomyopathie hypertrophique, le Holter est également un outil pronostic important permettant de rechercher les troubles rythmiques auriculaires et surtout ventriculaires qui font la gravité de la maladie. L'évaluation du risque de mort subite repose sur l'évaluation clinique et échocardiographique mais la découverte de salves de TV non soutenue et d'une FEVG inférieure à 30 % multiplie par 8,2 le risque de mort subite. Dans la cardiomyopathie hypertrophique, la découverte au Holter de salves de TV (plus de trois complexes ventriculaires) dont la fréquence est supérieure à 120/min est un critère pronostic péjoratif [18]. L'utilisation pronostique du Holter s'est surtout développée avec l'analyse de la variabilité sinusale, c'est-à-dire l'étude des modifications permanentes de l'activité sinusale, sous l'effet du système nerveux végétatif. Les changements de durée des cycles sont analysés par moyens informatiques. On distingue :
— l'analyse temporelle (Figure S05-P01-C07-2), qui décrit par des indices statistiques la régularité des RR (SDNN 50, pNN 50, rMSSD, *St. George's index*, diagramme de Poincaré…) ;
— l'analyse spectrale, qui suppose un traitement mathématique de la fréquence au cours de la journée afin de reconnaître la périodicité des variations rythmiques (transformée de Fourrier). L'importance des oscillations (puissance spectrale) est rapportée pour chacune des fréquences (0 à 0,4 MHz). On distingue un pic de basse fréquence (0,04 à 0,15 MHz) reflet du tonus sympathique et un pic de haute fréquence (0,15 à 0,40 MHz) reflet du tonus vagal.

Une diminution de la variabilité sinusale est un indicateur de mauvais pronostic. On retiendra que dans les suites d'un infarctus du myocarde, la baisse du SDNN 50 (écart type des intervalles RR normaux) au-dessous de 50 ms est associée à une mortalité quatre fois plus importante que chez les patients ayant un SDNN supérieur à 100 ms. L'association d'un SDNN inférieur à 70 ms et d'une fréquence cardiaque élevée est pour certains auteurs un meilleur indicateur de mort subite que la FEVG et la fréquence cardiaque. Enfin, chez les patients présentant une cardiopathie dilatée, la présence d'un SDNN inférieur à 100 ms associée à des salves de TV non soutenue est prédictive d'événement rythmique grave.

Indications thérapeutiques

Le Holter constitue un outil efficace dans le choix et l'évaluation de l'efficacité des traitements anti-arythmiques. Un enregistrement Holter

Tableau S05-P01-C07-I Classification des arythmies ventriculaires proposées par Myerburg, prenant en compte la fréquence, la morphologie et le caractère répétitif des extrasystoles ventriculaires (ESV).

Fréquence des ESV	Morphologie et caractère répétitif
Classe 0 : absence d'ESV	Classe A : ESV monomorphes
Classe I : ESV rares (< 1 ESV/h)	Classe B : ESV polymorphes
Classe II : ESV peu fréquentes (1 à 9 ESV/h)	Classe C : ESV répétitives (doublets, salves de 3 à 5 complexes)
Classe III : extrasystolie modérée (10 à 29 ESV/h)	Classe D : tachycardie ventriculaire non soutenue (6 à 30 complexes)
Classe IV : ESV fréquentes (> 30 ESV/h)	Classe E : tachycardie ventriculaire soutenue (> 30 complexes)

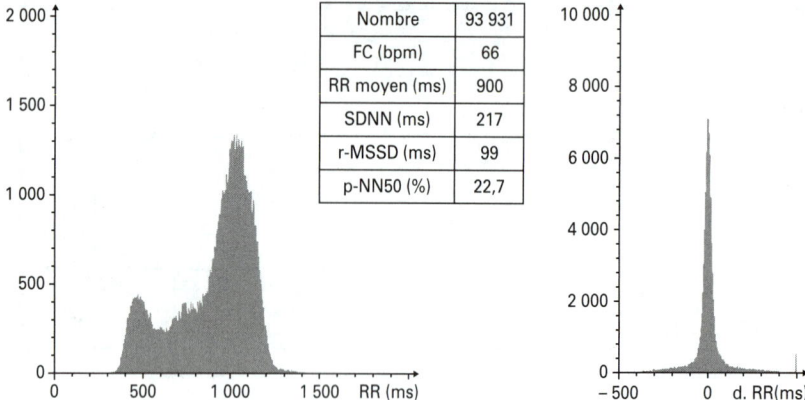

Figure S05-P01-C07-2 Analyse de la variabilité de la fréquence cardiaque par la méthode temporelle. Le SDNN est un indicateur de la variabilité globale. Le r-MSSD et le p-NN50 expriment la variabilité de haute fréquence sous l'influence du système parasympathique.

de référence, avant traitement, permet une meilleure évaluation de l'efficacité du traitement (sous réserve de la variabilité de survenue du trouble du rythme). Outre le nombre d'extrasystoles, non forcément corrélé au risque rythmique, c'est surtout le mode d'apparition des extrasystoles (ou d'un trouble du rythme plus soutenu) qui permettra un choix adapté du traitement anti-arythmique. On distingue ainsi :
– les arythmies vagales essentiellement nocturnes ;
– les arythmies adrénergiques favorisées par l'effort ou l'accélération de la fréquence cardiaque.

Le Holter permet de juger de l'efficacité du traitement (contrôle de la cadence ventriculaire au cours de l'AC/FA), mais également de rechercher des effets secondaires (effets pro-arythmiques, aggravation ou apparition de troubles conductifs). Les anti-arythmiques peuvent être métabolisés différemment d'un patient à autre et le Holter facilite l'estimation du délai ou la durée d'action du traitement et ainsi l'adaptation du nombre et de la répartition des prises médicamenteuses.

Exploration électrophysiologique

L'exploration électrophysiologique a pour but d'étudier l'activité électrique du cœur à partir du recueil endocavitaire des potentiels auriculaire, hisien et ventriculaire, complétant ainsi l'analyse du tracé de surface. Associée aux épreuves de stimulation intracardiaque et aux épreuves pharmacologiques, elle précise la conduction auriculoventriculaire, l'activité du nœud sinusal, la nature et le mécanisme des tachycardies (supraventriculaires ou ventriculaires). Elle permet d'effectuer des cartographies d'activation des oreillettes ou des ventricules en rythme sinusal ou lors d'un trouble du rythme.

Techniques d'enregistrement

L'enregistrement de l'activité électrique endocavitaire est réalisé en salle de cathétérisme, chez un patient à jeun, selon des conditions d'asepsie strictes et sous amplificateur de brillance permettant le positionnement des différents cathéters dans les cavités cardiaques [11]. Une baie d'électrophysiologie permet le recueil simultané de l'activité endocavitaire et de surface. Les sondes habituellement utilisées sont des cathéters à électrodes bipolaires ou quadripolaires six à sept French (environ 2 mm de diamètre) dont l'extrémité distale est composée de petites bagues (2 : bipolaire, 4 : quadripolaire), chacune constituant l'émergence d'un fil conducteur engainé dans le cathéter. Les enregistrements sont effectués sur le mode bipolaire et le signal correspond à une différence de potentiels entre deux bagues. L'emploi d'une sonde quadripolaire permet simultanément de recueillir l'activité (une paire d'électrodes) et de stimuler (une paire d'électrodes).

Voie d'abord

L'abord de la région fémorale s'effectue après rasage et nettoyage du triangle de Scarpa à l'alcool iodé. Après anesthésie locale, les sondes sont introduites par voie percutanée selon la technique dérivée de celle de Seldinger. Sous contrôle radioscopique, elles sont guidées via la veine cave inférieure jusqu'à l'oreillette droite (OD). Une sonde quadripolaire est appliquée contre la paroi latérale de l'oreillette droite. Une sonde bipolaire, ou plus généralement quadripolaire, est appliquée en regard de la région hisienne, juste sous la valve tricuspide. On place volontiers une sonde bipolaire à la pointe du ventricule droit afin de pallier une bradycardie excessive en cours d'examen.

Autres voies d'abord

D'autres voies d'abord des cavités droites peuvent être utilisées en cas de difficulté avec la voie fémorale : voie sous-clavière, jugulaire interne, basilique. L'abord direct des cavités gauches, soit par franchissement d'un foramen ovale perméable, soit par cathétérisme artériel rétrograde est également possible, éventuellement réservé à la cartographie du ventricule gauche.

Enregistrement des potentiels à l'état basal

Après positionnement des sondes, l'activité électrique de chaque structure fonctionnelle peut être individualisée (Figure S05-P01-C07-3) :
– activité *auriculaire* (onde A) : cette activité est moins ample que celle du ventricule est survient simultanément à l'onde P sur le tracé de surface ;
– activité *hisienne* (onde H) : d'aspect bi- ou triphasique, elle apparaît entre l'activité auriculaire et ventriculaire, sa durée est comprise entre 10 et 25 ms. Elle correspond à la dépolarisation du tronc du faisceau de His ;
– activité *ventriculaire* (onde V) : l'activité est ample, large, parfois précédée d'un potentiel bref, collé au ventriculogramme, correspondant à la dépolarisation de la branche droite du faisceau de His. Il ne doit pas être confondu avec l'activité propre du tronc du faisceau de His.

Les différents intervalles de conduction sont donc :
– l'*intervalle PA* : il s'agit d'un temps de conduction intra-auriculaire entre l'onde P sur le tracé de surface et l'onde A sur le tracé endo-

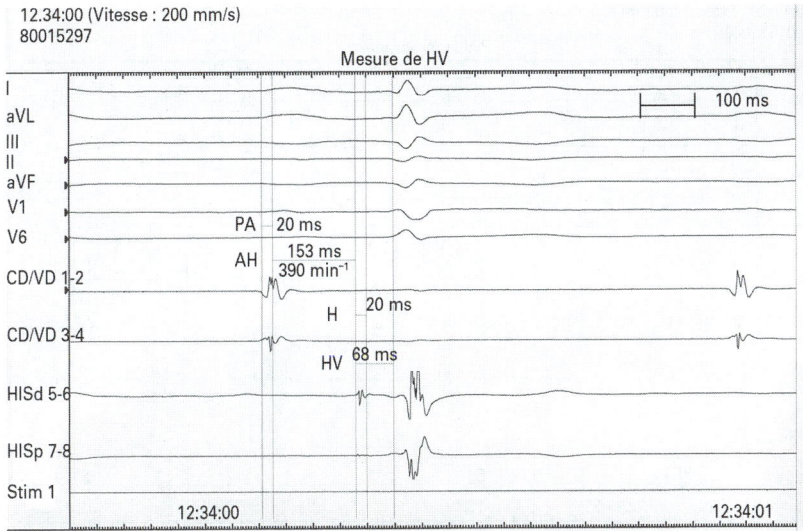

Figure S05-P01-C07-3 Mesure des différents intervalles de conduction. L'activité hisienne est nettement visible sur la dérivation Hisd 5-6, sa durée est de 20 ms. La mesure de HV (68 ms) s'effectue depuis le début de H jusqu'au début du ventriculogramme (signal de surface ou endocavitaire le plus précoce).

cavitaire. Ce temps de conduction ne reflète pas la conduction intra-auriculaire gauche. L'intervalle PA varie entre 20 et 60 ms ;

– l'*intervalle AH* : reflète la conduction nodale mesurée depuis la première déflexion rapide d'A jusqu'au début de H. Sa valeur est comprise entre 60 et 140 ms, mais de nombreux facteurs peuvent la modifier tels l'hypertonie vagale, la fréquence cardiaque, ou certaines substances (isoprénaline, atropine) ;

– l'*intervalle HV* : correspond au temps de conduction intraventriculaire à travers le tissu de His-Purkinje. Il est mesuré depuis le début de H jusqu'au début du ventriculogramme de surface ou endocavitaire. Sa valeur est comprise entre 35 et 55 ms.

Conduction auriculoventriculaire

Exploration à l'état basal

L'enregistrement de l'activité hisienne permet de préciser le siège d'un BAV, voire de révéler des lésions étagées du tissu de conduction (blocs mixtes). Tout comme la classification en trois catégories (BAV I, II, III) sur l'ECG de surface, l'enregistrement endocavitaire permet de définir les blocs supra-, intra- et infrahisiens [8, 23].

Les *blocs suprahisiens* sont le plus souvent la traduction d'une lésion du nœud AV, plus rarement d'un bloc intra-auriculaire (entre P et A). Ils sont de trois types :

– bloc du 1er degré : allongement fixe de l'intervalle AH au-delà de 120 ms avec persistance de QRS fins sur l'ECG de surface ;

– bloc du 2e degré : soit de type I avec incrément progressif d'AH jusqu'à un H bloqué, correspondant à des périodes de Wenckebach, soit de type II avec onde A isolée, non conduite de façon intermittente. Ce type de bloc reste exceptionnel au niveau du nœud AV ;

– bloc du 3e degré : le bloc est complet et il n'existe aucun lien entre les ondes A et les complexes HV.

Les *blocs intrahisiens* traduisent une lésion du tronc commun du faisceau de His et peuvent être classés en trois types :

– bloc du 1er degré : il y a soit un élargissement du potentiel hisien (> 35 ms) qui apparaît fragmenté, soit un dédoublement de H en deux composantes H1 et H2 séparées de plus de 25 ms (H2 doit être séparé de V de plus de 30 ms, afin d'éviter toute confusion avec la déflexion d'une branche droite du faisceau de His) ;

– bloc du 2e degré : soit de type I (phénomène de Wenckebach) avec allongement progressif de l'intervalle H1H2, jusqu'à un H2 bloqué, soit de type II (type Mobitz II) avec absence intermittente de H2 sans allongement antérieur de H1H2 ;

– bloc du 3e degré : il existe une dissociation complète entre d'une part AH1 et d'autre part H2V.

Les *blocs infrahisiens* traduisent l'atteinte bilatérale des voies de conduction intraventriculaires et s'expriment par un allongement de l'intervalle HV ou par l'absence intermittente de V :

– bloc du 1er degré : allongement de l'intervalle HV au-delà de 55 ms ;

– bloc du 2e degré : soit de type I (phénomène de Wenckebach) avec allongement progressif de l'intervalle HV, jusqu'à un V bloqué, soit de type II (type Mobitz II) avec absence intermittente de V sans allongement antérieur de HV ;

– bloc du 3e degré : il existe une dissociation complète entre AH d'une part et V d'autre part.

Exploration dynamique

La stimulation auriculaire à fréquence croissante est effectuée avec un cathéter quadripolaire. La fréquence de stimulation à peine supérieure à la fréquence spontanée est progressivement augmentée par paliers de dix impulsions toutes les 30 à 60 secondes jusqu'à la mise en évidence d'un défaut de conduction nodale (onde A non suivie de HV). La fréquence de stimulation pour laquelle ce défaut de conduction apparaît est appelé « point de Wenckebach » (Figure S05-P01-C07-4). Habituellement, le point de Wenckebach apparaît pour une fréquence supérieure ou égale à 150/min, mais devient pathologique pour une valeur inférieure à 130/min. Chez le sujet âgé, il peut être abaissé, sans pour autant traduire un état pathologique jusqu'au seuil de 100/min. La mise en évidence de complexes AH non suivie de V traduit un bloc infrahisien dont la valeur n'est pas nécessairement pathologique au-delà de 150/min.

Exploration pharmacologique

Le test à l'ajmaline peut faciliter le diagnostic de BAV paroxystique. L'ajmaline (Cardiorythmine®) est un anti-arythmique de classe I de Vaughan-Williams permettant d'allonger la conduction intraventricu-

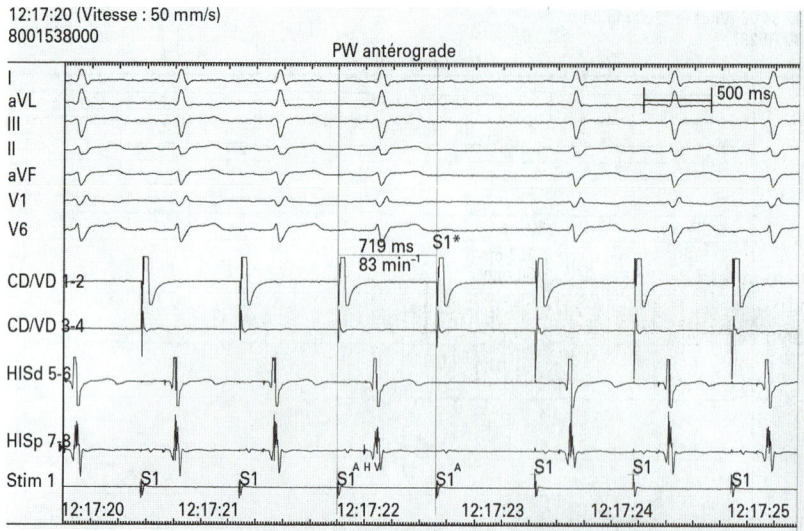

Figure S05-P01-C07-4 Mesure du point de Wenckebach antérograde. L'activité auriculaire stimulée S1* n'entraîne pas d'activité hisienne ou ventriculaire (contrairement à l'activité S1 précédent S1*). Le délai entre le S1 et S1* détermine la fréquence de survenue du bloc nodal.

laire de façon relativement spécifique. Après injection d'ajmaline à la dose de 1 mg/kg en IV lente, la surveillance du tracé endocavitaire est effectuée régulièrement durant 15 minutes. La mise en évidence d'un bloc infrahisien du 2e ou 3e degré, d'un HV supérieur à 100 ms, ou d'un allongement de HV au double de sa valeur initiale doit faire considérer le test comme positif. La survenue d'un allongement de HV entre 80 et 100 ms ne permet pas de conclure formellement. Si l'espace HV reste inférieur à 80 ms, le test est négatif. Ce test est de moins en moins réalisé compte tenu des difficultés à s'approvisionner en ajmaline.

Valeur pronostique des blocs auriculoventriculaires

Les blocs *intranodaux* n'ont pas de valeur pronostique péjorative et témoignent que le frein nodal physiologique est plus ou moins marqué. Évalués sur l'allongement d'AH et surtout sur la mesure du point de Wenckebach, ils peuvent être symptomatiques lorsqu'ils sont sévères.

Les blocs *intrahisiens* sont toujours pathologiques, puisqu'ils traduisent une atteinte du tronc du faisceau de His.

Les blocs *infrahisiens* sont également pathologiques et traduisent une atteinte de la conduction distale intraventriculaire. La présence d'un HV supérieur à 70 ms chez des patients symptomatiques constitue une indication à la pose d'un stimulateur cardiaque. Entre 55 et 70 ms, l'indication d'un stimulateur est plus discutée et doit tenir compte de la clinique. Un HV inférieur à 55 ms ne permet pas d'éliminer un BAV paroxystique.

Au cours du test à l'ajmaline, la mise en évidence d'un bloc infrahisien du 2e ou 3e degré, même chez un sujet asymptomatique, constitue une indication à la mise en place d'un stimulateur. En revanche, même si l'allongement de HV fait considérer le test comme positif (bloc infrahisien du 1er degré), l'indication d'un stimulateur reste plus discutable chez le sujet asymptomatique.

Fonction sinusale

L'électrocardiogramme de surface ou l'enregistrement Holter suffisent pour porter le diagnostic de dysfonction sinusale lorsqu'on l'enregistre une pause sinusale prolongée ou un bloc sino-auriculaire 2/1. Ainsi l'exploration électrophysiologique apparaît-elle moins sensible que l'enregistrement Holter pour la recherche d'une dysfonction sinusale. Cependant, lorsque le lien de causalité n'est pas clairement établi entre symptômes et troubles conductifs, ou qu'une autre cause potentiellement responsable des symptômes (autre trouble conductif) est suspectée, l'exploration électrophysiologique est indiquée.

Exploration dynamique

Mesure du temps de récupération sinusale (méthode de Mandel)

La stimulation à cadence fixe de l'oreillette droite est effectuée pendant 30 secondes à 1 minute, à une fréquence croissante (70, 90, 110, 130, 150/min). Pour chacun de ces niveaux de fréquence, le temps de récupération sinusale (TRS) est mesuré (délai entre la dernière activité auriculaire stimulée et la première activité auriculaire spontanée). Cette pause post-stimulation est parfois plus marquée sur les 2e ou 3e cycles de retour et non à l'arrêt immédiat de la stimulation. Le TRS est proportionnel à la fréquence sinusale spontanée et il est préférable d'utiliser le TRS corrigé (TRSC) obtenu en soustrayant du TRS la valeur du cycle de base (Figure S05-P01-C07-5). La valeur maximale habituellement retenue pour le TRSC est de 525 ms ou 550 ms suivant les auteurs ou 150 % du cycle de base. Des phénomènes de réentrées ou d'échos auriculaires peuvent donner des valeurs négatives du TRSC dont il ne faut pas tenir compte dans l'analyse du test.

Mesure du temps estimé de conduction atrio-sino-atriale (méthode de Strauss)

La délivrance d'un extrastimulus dans la région du nœud sinusal permet de déterminer le temps estimé de conduction atrio-sino-atrial (TECASA). La stimulation est effectuée sur rythme spontané tous les six ou huit cycles par une extrasystole de plus en plus précoce (décrément de 20 ms) jusqu'à obtention de la période réfractaire de l'oreillette. La courbe de Strauss s'établit en traçant le diagramme avec en abscisse le cycle test normalisé A1A2/A1A1 (A1 étant une activité auriculaire spontanée et A2 l'activité auriculaire stimulée) et en ordonnée le cycle de retour normalisé A2A3/A1A1 (A3 étant la première activité auriculaire spontanée post-stimulation). Deux zones sont alors individualisables :

– la zone I correspond aux extrastimulus les plus tardifs et les points successifs s'alignent sur une droite ascendante en haut et à gauche, traduisant l'allongement du délai A2A3 au fur et à mesure du raccourcissement du délai A1A2 ; le phénomène de repos compensateur est ainsi mis en évidence avec A1A2 + A2A3 = 2A1A1 ;

– la zone II est obtenue avec des extrastimulus plus précoces et les points successifs se placent sur une droite horizontale, traduisant la

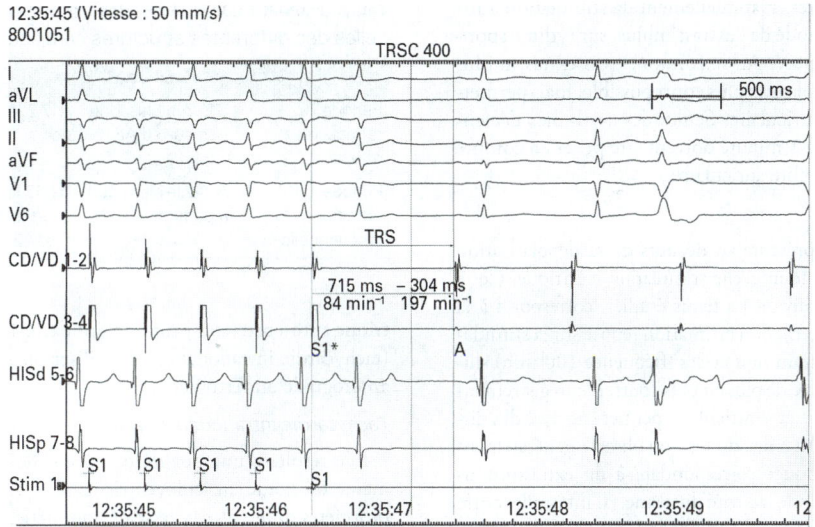

Figure S05-P01-C07-5 Mesure du temps de récupération sinusale. L'oreillette droite est stimulée à cadence fixe de 150/min (400 ms). Après la dernière stimulation S1*, on observe une pause (temps de récupération sinusal à 1 019 ms). En soustrayant du TRS la valeur du RR spontané (ici 715 ms), on obtient le TRS corrigé (304 ms).

stabilité du délai A2A3, au fur et à mesure du raccourcissement du délai A1A2. Il s'agit ici d'un repos non compensateur avec extrastimulus recyclant le nœud sinusal ; le temps de conduction atrio-sino-atrial est égal à : A2A3-A1A1.

Les valeurs normales pour le TECASA sont de 200 à 340 ms.

Stimulation vagale et épreuves pharmacodynamiques

La stimulation vagale peut être provoquée par le massage du sinus carotidien ou par le réflexe oculocardiaque mais la reproductibilité du test n'est pas toujours satisfaisante. On peut retenir comme seuil de positivité la survenue d'une pause supérieure à 3 secondes mais certaines dysfonctions sinusales authentifiées ne présentent pas d'hypersensibilité sinocarotidienne.

Divers tests pharmacologiques ont également été proposés (atropine, isoprotérénol). On retiendra la méthode de blocage du système nerveux autonome permettant d'évaluer l'activité intrinsèque du nœud sinusal par injection de propranolol (blocage des récepteurs β-adrénergiques) puis d'atropine (blocage des récepteurs muscariniques).

Exploration endocavitaire des tachycardies [7, 15]

Les tachycardies à complexes fins sont dans leur grande majorité d'origine supraventriculaire naissant du nœud sinusal, des oreillettes, du nœud auriculoventriculaire, utilisant parfois une voie accessoire en sens rétrograde. L'indication de l'étude endocavitaire porte moins sur le siège (supraventriculaire ou ventriculaire) que sur les mécanismes, les propriétés électrophysiologiques ou la localisation précise d'une voie accessoire, voire sur les effets des différents anti-arythmiques.

Les tachycardies à complexes larges posent fréquemment un problème diagnostique : le siège supraventriculaire avec aberration de conduction (ou bloc de branche préexistant) ou ventriculaire peut être difficile à déterminer.

Diagnostic endocavitaire du siège d'une tachycardie

Analyse per critique

Au cours d'un accès de tachycardie à complexes larges, sans dissociation auriculoventriculaire apparente, l'enregistrement de l'activité de l'oreillette droite permet dans la grande majorité des cas d'affirmer le siège de la tachycardie. La mise en évidence d'une activité auriculaire régulière plus rapide que l'activité ventriculaire évoque une tachycardie atriale (flutter ou tachysystolie auriculaire). Lorsque l'activité ventriculaire apparaît plus rapide que l'activité auriculaire, le diagnostic de tachycardie ventriculaire est posé. Lorsqu'il existe autant d'auriculogrammes que de ventriculogrammes, différents diagnostics peuvent être évoqués :

– une tachycardie atriale à conduction 1/1. La morphologie superposable des auriculogrammes en rythme sinusal et en tachycardie (siège d'émergence parasinusal), la séquence d'activation des oreillettes précédant H et V (HV au moins égal à 30 ms) sont en faveur de ce diagnostic ;

– une tachycardie jonctionnelle. Une primodépolarisation hisienne, une activité auriculaire évoquant une émergence de la région du sinus coronaire, la sensibilité aux manœuvres vagales sont des arguments orientant vers l'origine jonctionnelle ;

– une tachycardie ventriculaire avec conduction rétrograde 1/1. L'activité ventriculaire précédant l'activité hisienne est un élément diagnostic important lorsque la conduction rétrograde est de bonne qualité.

Stimulation endocavitaire

La stimulation cardiaque programmée permet de reproduire (et d'arrêter) l'épisode de tachycardie. On peut ainsi préciser le siège d'émergence et étudier les propriétés électrophysiologiques des différentes structures impliquées lors de la tachycardie.

Mécanismes des tachycardies

Différents mécanismes peuvent être à l'origine des troubles du rythme : les automatismes anormaux, la réentrée, l'activité déclenchée par les post-dépolarisations. Ces mécanismes peuvent, isolement ou en association, être responsables de tachycardie éventuellement favorisée par des conditions locales (myocarde ischémique, fréquence cardiaque lente ou rapide, stimulation hormonale ou pharmacologique). En pratique clinique, les méthodes d'explorations ne permettent pas d'accéder directement à ces mécanismes physiopathologiques, mais orientent vers certains types d'anomalies.

Étage auriculaire

Vulnérabilité auriculaire

Elle reflète la capacité de l'oreillette à produire une activité répétitive soit spontanément, soit en réponse à une stimulation. Elle traduit l'existence de troubles conductifs intra-auriculaires et la dispersion des périodes réfractaires auriculaires. Habituellement, la stimulation auriculaire s'effectue selon la méthode de l'extrastimulus, sur rythme spontané puis éventuellement imposé. Au maximum, trois extrastimulus sont appliqués suivant un couplage le plus court possible, mais permettant d'obtenir une réponse auriculaire. Seules des arythmies déclenchées d'une durée supérieure à 1 minute doivent être prises en compte pour le diagnostic de vulnérabilité auriculaire.

Périodes réfractaires

Toute structure cardiaque présente au décours de sa dépolarisation une incapacité à répondre à une nouvelle stimulation électrique. Cette période de temps, différente suivant les tissus étudiés, correspond à la période réfractaire effective (PRE). Son estimation repose sur la stimulation de l'activité auriculaire durant huit cycles (fréquence 100/min) suivie d'un extrastimulus à couplage de plus en plus court. L'enregistrement de l'activité auriculaire, hisienne et ventriculaire permet l'analyse des différentes périodes réfractaires. Au cours du test, on observe généralement la survenue d'une onde A bloquée correspondant à un extrastimulus trop précoce pour entraîner une activité hisienne. L'intervalle entre l'onde A précédant l'extrastimulus et l'onde A déclenchée par l'extrastimulus sans entraîner d'activité hisienne correspond à la période réfractaire effective du nœud AV. En raccourcissant encore la période de couplage de l'extrastimulus, l'oreillette n'est plus dépolarisée par l'activité prématurée. L'intervalle entre l'avant-dernier et le dernier *spike* auriculaire représente la période réfractaire effective de l'oreillette. Les valeurs normales des PRE sur un cycle atrial à 600 ms sont de 220 ± 30 ms pour l'OD et 300 ± 60 ms pour le nœud AV.

Étage ventriculaire

Stimulation ventriculaire programmée

Cet examen peut être proposé chez les patients à risque de tachycardie ventriculaire, notamment lorsqu'il existe une cardiopathie ischémique ou une cardiomyopathie dilatée. Les indications sont multiples : diagnostic d'une tachycardie mal documentée, arrêt cardiocirculatoire « récupéré », bilan d'une syncope dont l'étiologie reste obscure, évaluation pronostique d'une arythmie ventriculaire détectée sur un enregistrement Holter, évaluation pronostique d'une cardiopathie ischémique ou dilatée, qu'elle soit ou non symptomatique, enfin évaluation de l'efficacité d'un traitement anti-arythmique. Si les premières indications sont généralement admises, l'évaluation pronostique des arythmies ventriculaires, qu'elles soient ou non symptomatiques, reste plus discutée. La méthodologie utilisée comporte habituellement la stimulation de deux sites ventriculaires droits différents, un à trois extrastimulus étant appliqués d'abord sur rythme spontané, puis sur cycles imposés à 100 et 150/min. Le couplage de chaque extrastimulus est progressivement diminué jusqu'à la période réfractaire effective ventriculaire. La mise en évidence au cours de la stimulation d'une TV monomorphe soutenue de fréquence inférieure à 270/min est pathologique. Le déclenchement d'autres troubles du rythme, notamment d'une FV apparaissant d'emblée, ou le choix de techniques de stimulation plus agressives (plus de trois extrastimulus, salves d'extrastimulus, perfusion d'isuprel au cours de la stimulation) diminuent fortement la valeur prédictive de ce test.

Périodes réfractaires ventriculaires

Elles sont estimées par la méthode de l'extrastimulus, sur rythme entraîné ou non, de la même façon qu'à l'étage supraventriculaire. Le balayage de la diastole ventriculaire par l'extrastimulus délivré dans le ventricule droit permet de déterminer le plus long couplage S1S2 non suivi de réponse V2 (période réfractaire effective) et le plus court intervalle V1V2 (période réfractaire fonctionnelle) (Tableau S05-P01-C07-II).

Tachycardies réciproques [22]

On désigne sous ce terme l'ensemble des tachycardies par réentrée impliquant dans leur circuit l'étage jonctionnel. Le mouvement élec-

Tableau S05-P01-C07-II Périodes réfractaires effectives et fonctionnelles des différentes structures cardiaques.

	Oreillette	Nœud AV	Ventricule
Période réfractaire effective	S1S2 le plus long non suivi d'A2	A1A2 le plus long non suivi de H2	SV1SV2 le plus long non suivi de V2
Période réfractaire fonctionnelle	A1A2 le plus court à partir de S1S2	H1H2 le plus court à partir d'A1A2	V1V2 le plus court à partir de SV1SV2

trique auto-entretenu peut être soit exclusivement limité au nœud AV (tachycardie intranodale), soit utiliser une voie accessoire dans le sens antérograde ou rétrograde.

Tachycardie intranodale (maladie de Bouveret)

Elle résulte d'une dualité fonctionnelle de conduction à l'intérieur même du nœud auriculoventriculaire. Chacune des voies possède des propriétés différentes (vitesse de conduction, période réfractaire) expliquant qu'une activité prématurée puisse traverser le nœud AV dans le sens antérograde (voie lente) puis rétrograde (voie rapide). On notera que chaque activité auriculaire s'accompagne d'une activité ventriculaire, mais qu'au cours de la tachycardie, l'enregistrement de l'activité atriale basse précède l'activité parasinusale (dépolarisation rétrograde de l'OD à partir du nœud AV). Cette activité auriculaire rétrograde s'inscrit juste après l'activité ventriculaire et un délai V-OD inférieur à 75 ms en tachycardie est un élément très spécifique de tachycardie intranodale. L'activité auriculaire peut parfois s'inscrire avant même le ventriculogramme, témoignant de l'absence de lien direct entre les deux activités. La tachycardie peut persister même en cas de BAV II confirmant l'inutilité des ventricules dans le maintien de la tachycardie. La méthode de l'extrastimulus auriculaire permet de suspecter la dualité nodale ou de déclencher la tachycardie. En diminuant le couplage de l'extrastimulus, on allonge progressivement la conduction nodale (allongement d'AH) jusqu'à l'apparition d'un saut de conduction (augmentation brutale d'au moins 50 ms de AH) qui traduit le passage exclusif de l'activité auriculaire dans la voie nodale à conduction lente.

Voies accessoires

Différents types de voies accessoires peuvent participer aux tachycardies réciproques (syndrome de Wolff-Parkinson-White). La plus fréquente est représentée par le faisceau de Kent (voie accessoire auriculoventriculaire) mais une voie atrionodale, atriohisienne ou nodoventriculaire (fibres de Mahaim) peut également être impliquée. Ces voies peuvent être empruntées dans le sens antérograde (tachycardie réciproque orthodromique) ou rétrograde (antidromique). Le diagnostic de voie accessoire à conduction antérograde est en général aisé, avec sur le tracé de surface un aspect de préexcitation et au cours de la tachycardie un PR court, avec aspect de préexcitation majeure (aspect de « super-Wolff » d'une tachycardie sur Kent antérograde). L'activité hisienne est alors intra- ou post-ventriculaire sur le tracé endocavitaire. L'exploration électrophysiologique a également un rôle pronostique puisqu'elle permet d'évaluer le caractère potentiellement dangereux de la voie accessoire. Lorsque la PRE antérograde de la voie accessoire (mesure sur un rythme imposé à 100/min) est inférieure à 250 ms ou que le RR le plus court en AC/FA est inférieur à 250 ms, le Kent est potentiellement « malin ».

Le diagnostic de voie accessoire à conduction rétrograde est plus difficile. La stimulation ventriculaire prématurée (prématurité croissante) révèle une conduction rétrograde VA fixe et courte car empruntant un tissu accessoire à conduction non décrémentielle. Un élément supplémentaire est donné par le maintien d'une conduction VA lors de la stimulation contemporaine de H. Ainsi le tissu hisien, forcément en période réfractaire, ne peut-il être responsable de la conduction rétrograde. L'activité auriculaire la plus précoce est enregistrée à proximité de l'émergence auriculaire du faisceau accessoire (Kent droit, gauche, latéral, etc.).

ECG de haute amplification

Les potentiels tardifs sont constitués d'une série de déflexions de très faible amplitude et de fréquence élevée survenant immédiatement après le complexe QRS. Ils reflètent un retard d'activation d'une région myocardique (zone péricicatricielle d'un infarctus du myocarde par exemple) qui peut être une source de réentrée. Ils ne peuvent être détectés par l'électrocardiographe standard et nécessite l'emploi d'un enregistreur capable de filtrer et de moyenner le signal retard.

Méthodologie de recueil des potentiels tardifs

L'enregistrement du signal s'effectue sur un patient en décubitus dorsal à distance de sources électromagnétiques. Une préparation soigneuse de la peau est nécessaire (nettoyage par un mélange éther-alcool ou décapage superficiel de la couche cornée). Les électrodes doivent être de nature et de surface identiques afin d'obtenir une même qualité de signal sur toutes les dérivations. On utilise généralement un système de dérivation bipolaire, système orthogonal XYZ, avec pour X une électrode au 4e espace intercostal droit et gauche sur la ligne axillaire médiane, pour Y une électrode à la partie supérieure du manubrium sternal et à la crête iliaque gauche, pour Z une électrode au 4e espace intercostal V2 et une électrode à la même hauteur en position paravertébrale gauche. On s'efforcera d'obtenir un bon relâchement musculaire du patient. Les potentiels tardifs ont une amplitude faible, parfois inférieure à l'interférence électromagnétique ou aux potentiels musculaires. Le système d'enregistrement comporte donc un amplificateur de signal, un système de moyennage temporel et l'utilisation de filtres. Le moyennage temporel est utilisé pour réduire le bruit (composante aléatoire) parasitant le recueil d'un signal périodique (composante non aléatoire). Il repose sur la sommation des signaux obtenus cycle par cycle divisée par le nombre de battements considérés : la valeur moyenne de chaque point du signal tend vers la valeur non contaminée du signal, alors que le niveau de bruit est divisé par la racine carré du nombre de cycles additionnés. Compte tenu de la fluctuation des intervalles RR, des opérations de détection, d'alignement et de superposition des QRS sont nécessaires. Les battements ectopiques ou trop parasités sont éliminés du moyennage. Le critère d'arrêt du moyennage est l'obtention d'un bruit de fond < 0,7 µV (après filtrage à 40 Hz), ce qui correspond généralement à la sommation de 300 QRS. Il n'est pas recommandé de poursuivre l'enregistrement au-delà de ces valeurs, même en cas de QRS de mauvaise qualité, car en réduisant l'amplitude du bruit, il existe un risque de dégradation du signal moyenné (risque de faux négatif). La présence d'un bloc de branche avec QRS > 120 ms ou d'une fibrillation auriculaire ne permet pas la recherche de potentiels tardifs.

Les potentiels tardifs ont une amplitude inférieure à 25 µV et une fréquence élevée. Des composantes de basse fréquence qui constituent le segment ST peuvent également gêner le recueil des potentiels tardifs. On utilise donc un double filtrage des basses et hautes fréquences (< 40 Hz et > 250 Hz).

Représentation temporelle et résultat de l'ECG de haute amplification

La recherche de potentiels tardifs se fait à partir de la représentation modulaire vectorielle des dérivations (X,Y,Z) après filtrage bidirectionnel. Sous les trois dérivations orthogonales apparaît la somme algébrique du QRS filtré (Figure S05-P01-C07-6). La présence de potentiels tardifs repose sur trois variables :

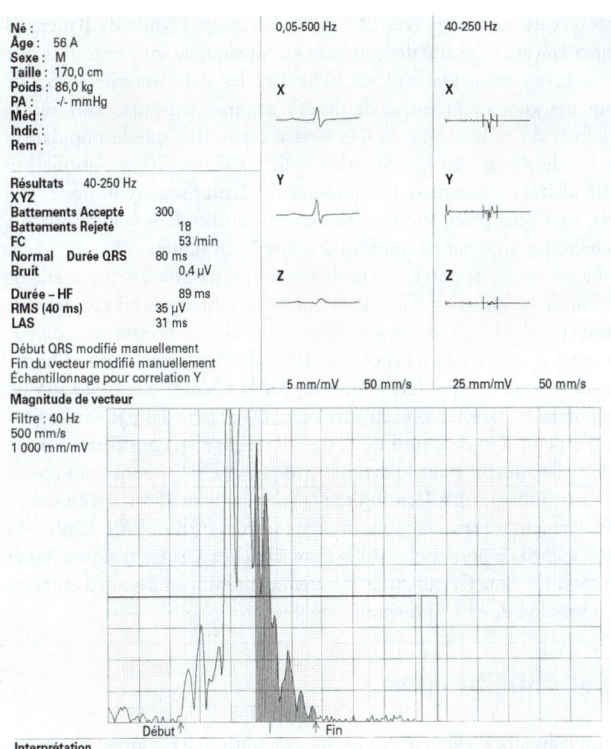

Figure S05-P01-C07-6 Vectocardiogramme filtré obtenu à partir de trois dérivations orthogonales (X,Y,Z). Le signal vectoriel (R) est égal à la racine carrée de la somme des carrés des trois signaux filtrés X,Y,Z. Les potentiels tardifs sont définis à partir de trois variables : QRSf, LAS et RMS.

– la durée du QRS filtré (QRSf) ;
– la durée de la partie terminale du QRS sur le signal vectoriel ou *low amplitude signal* (LAS) ;
– l'amplitude en µV des signaux enregistrés dans les quarante dernières millisecondes du QRS filtré ou *root mean square* (RMS 40).

Les seuils retenus pour affirmer la présence de potentiels tardifs sont :
– QRSf > 114 ms ;
– LAS > 38 ms ;
– RMS 40 < 20 µV.

La positivité d'un seul de ces critères est suffisante pour identifier des potentiels tardifs [4], mais la plupart des auteurs considèrent qu'il existe des potentiels tardifs lorsque deux critères sont positifs.

Valeur diagnostique et pronostique de l'ECG de haute amplification

Au début des années 1990, la thrombolyse, qui va transformer la prise en charge de l'infarctus du myocarde, se développe progressivement. Les délais de prise en charge excluent cependant un grand nombre de patients des procédures de reperfusion. Dans ce contexte, l'étude CAST [9] montre que, chez des patients en post-infarctus et sans bloc de branche, les potentiels tardifs ont des valeurs prédictives positive et négative supérieures à la fraction d'éjection ventriculaire gauche et au Holter pour la survenue de tachycardie ou fibrillation ventriculaires. Deux ans plus tard, l'étude CAB-Patch [3] infirme ce résultat et montre que les potentiels tardifs sont moins prédictifs de mort subite que les TV soutenues (spontanées ou induites) chez des patients à FEVG diminuée. La place croissante de la reperfusion dans la prise en charge de l'infarctus a permis de réduire la mortalité et les troubles du rythme graves (2 à 3 %). En 2005, l'étude de Bauer [2] remet en cause l'utilité des potentiels tardifs qui ne sont retrouvés que chez 9,3 % des patients (15 à 30 % dans les séries antérieures) et ne sont pas associés au risque de décès d'origine cardiovasculaire ou de troubles du rythme graves. On notera cependant que la population exclue des études sur les potentiels tardifs (QRS > 120 ms, fibrillation auriculaire) est justement une population à haut risque rythmique [14, 19]. La valeur pronostique des potentiels tardifs dans la cardiopathie ischémique apparaît aujourd'hui extrêmement limitée.

La recherche de potentiels tardifs peut s'avérer utile au diagnostic de certaines pathologies telles la dysplasie arythmogène du ventricule droit (DAVD) ou les arythmies ventriculaires présumées idiopathiques. Ils traduisent ici encore la dépolarisation retardée d'une partie du tissu myocardique (généralement par la fibrose). Dans la DAVD, les potentiels tardifs sont retrouvés chez 60 à 80 % des patients et correspondent à l'onde ε sur l'ECG de surface. Ils sont considérés comme un critère mineur pour le diagnostic de DAVD [17] et ne sont considérés comme positifs (sensibilité 66 %, spécificité 95 %) qu'en cas de dépassement du seuil d'au moins deux valeurs (QRSf, LAS, RMS 40). La présence de potentiels tardifs reste rare chez le sujet sain (< 2 %) et en cas d'ESV ou TV sur cœur apparemment sain, on devra s'assurer de la normalité de l'ECG de haute amplification.

Test d'inclinaison

En l'absence d'élément clinique d'orientation, il est souvent difficile d'établir le diagnostic étiologique d'une syncope. On estime qu'après examen clinique (y compris massage sinocarotidien) et électrocardiogramme, près de la moitié de ces syncopes sont inexpliquées. Le test d'inclinaison ou *Tilt-test* (TT) est une épreuve de verticalisation passive permettant d'évaluer de façon simple le système nerveux autonome (SNA). Il s'agit d'un test de provocation destiné à révéler la prédisposition aux syncopes vasovagales. Depuis près de 25 ans, il est entré dans la pratique clinique et constitue désormais un examen essentiel du bilan diagnostic des syncopes inexpliquées [20].

Principe et technique

Physiopathologie

Le passage à l'orthostatisme passif qui s'accompagne d'une baisse du retour veineux entraîne la stimulation des barorécepteurs artériels conduisant à une diminution du tonus parasympathique et une augmentation du tonus sympathique. L'effet clinique se manifeste par une augmentation modérée de la pression artérielle (PA) et de la fréquence cardiaque (FC). Chez certains patients (sujets prédisposés, conditions environnementales favorisantes, hypovolémie), une réponse adrénergique excessive est parfois observée avec pour effet une stimulation des mécanorécepteurs ventriculaires gauches. La mise en jeu de ces récepteurs induit, via le centre médullaire cardio-inhibiteur, une baisse brutale du tonus sympathique et l'augmentation du tonus parasympathique avec pour conséquence une hypotension et/ou une bradycardie.

Réalisation

L'examen est effectué sous la surveillance d'un médecin dans une salle équipée d'un matériel de réanimation. Le patient, à jeun 4 heures avant le test et non déshydraté, aura interrompu son traitement cardiovasculaire (sauf si cela est potentiellement inducteur de syncope). Il est installé sur une table basculante avec support pour les pieds et sangle thoracique pour éviter le risque de chute en cas de syncope ou malaise. Une surveillance continue de l'ECG et de la PA est nécessaire. Différents protocoles ont été proposés selon la durée de la phase de décubitus, de la phase de verticalisation et des méthodes de sensibilisation pharmacologique. Le protocole suivant est issu des recommandations des sociétés européenne et américaine de cardiologie [21] :

– phase décubitus de 5 ou 20 minutes en cas de perfusion veineuse ;
– angle d'inclinaison de la table de 60 à 70° ;
– phase de verticalisation de 20 min minimum à 45 minutes maximum ;
– sensibilisation par nitroglycérine sublinguale (300 à 400 µg) qui dispense de la voie veineuse et est mieux tolérée [16] ou par isoprotérénol par voie intraveineuse (1 à 3 µg/min pendant 15 à 20 minutes) avec pour objectif une augmentation de la FC de 20 à 25 %.

La sensibilisation pharmacologique permet d'obtenir une réponse positive chez 61 à 69 % des patients avec une spécificité de 92 à 94 %. L'isoprotérénol reste contre-indiqué chez les patients porteurs d'une cardiopathie ischémique, d'un gradient intraventriculaire gauche, d'un rétrécissement aortique ou d'une hypertension artérielle non contrôlée.

Critères de positivité

La survenue d'un malaise ou d'une syncope reproduisant la symptomatologie signe la positivité du test d'inclinaison. On distingue deux types de réponse vasovagale :

• Une réponse classique avec accélération de la FC puis bradycardie et chute brutale de la PA. Cette forme, habituelle chez le sujet jeune, comporte trois types :

– type 1 avec réponse mixte équilibrée entre bradycardie et baisse tensionnelle : la baisse de PA précède la bradycardie qui reste supérieure à 40/min ou inférieure à 40/min pendant moins de 10 secondes. Une asystolie (pause sinusale ou BAV complet) est possible, mais inférieure à 3 secondes ;
– type 2 avec cardio-inhibition prédominante : la baisse de PA précède ou accompagne la bradycardie. La FC est inférieure à 40/min pendant plus 10 secondes. Une asystolie de plus de 3 secondes est possible ;
– type 3 avec vasodépression prédominante. Le ralentissement de la FC n'excède pas 10 % de la valeur maximale. Cette forme est communément observée chez le sujet âgé.

• Une réponse « dysautonomique » avec chute graduelle de la PA et de la FC avant la syncope vagale. Cette forme est volontiers rencontrée chez le sujet âgé, notamment en présence d'éléments de comorbidité, et montre l'incapacité du SNA à s'adapter à l'orthostatisme.

D'autres formes de réponses pouvant s'accompagner de syncope ont été décrites :

– une réponse avec tachycardie sinusale (> 130/min) survenant dès le passage à l'orthostatisme et avec baisse modérée de la TA ;
– une réponse psychogène avec ou sans poussée tensionnelle et tachycardie sinusale. Une hyperventilation et une anxiété majeure complètent volontiers le tableau clinique.

On notera que la réponse cardiovasculaire d'un patient au test d'inclinaison est variable dans le temps et que la sensibilité du test est d'autant plus faible que celui-ci est effectué à distance de la manifestation clinique. On notera également qu'un examen négatif ne permet pas d'éliminer formellement le diagnostic de syncope vasovagale.

Indications

Le test d'inclinaison est un examen long (25 à 65 minutes) qui ne peut être réalisé chez tous patients ayant présenté une syncope. Il est ainsi inutile chez un patient sans histoire familiale de mort subite, sans cardiopathie ou anomalie ECG et dont le tableau clinique est typique de syncope vagale. En revanche, sa rentabilité diagnostique est élevée dans de nombreuses autres indications [10].

Chez des patients sans cardiopathie et avec ECG normal, certaines indications font l'objet d'un consensus :

– syncopes d'allure vasovagale, mais dont le caractère brutal (avec possible chute) et répétitif ainsi que le mode de survenue (métier à risque) font la gravité ;
– syncopes atypiques en raison de l'absence de facteurs favorisants ou survenues lors de la conduite automobile.

D'autres sont plus discutables :
– syncopes profondes, convulsivantes qu'il faut différencier d'une véritable épilepsie ;
– chutes répétées chez le sujet âgé ;
– diagnostic différentiel entre hypotension orthostatique et syncope réflexe (les deux mécanismes peuvent être associés) ;
– syncopes répétées chez un patient atteint de maladie psychiatrique ;
– syncope avec tachycardie sinusale déclenchée par l'orthostatisme et précédant la perte de connaissance.

Chez les patients porteurs d'une cardiopathie ou avec ECG anormal, un Holter et/ou une étude électrophysiologique doivent exclure une cause rythmologique.

Le test d'inclinaison avait été proposé pour guider le traitement de la syncope vagale en s'appuyant sur le mécanisme physiopathologique déclenchant (réponse cardio-inhibitrice ou vasodépressive). Les données recueillies au cours des syncopes spontanées (avec Holter-ECG implantable par exemple) apparaissent actuellement bien plus fiables que la réponse initiée par l'orthostatisme passif. La faible reproductibilité du test de verticalisation a également réduit l'intérêt de celui-ci dans l'évaluation de l'efficacité d'un traitement. Le test d'inclinaison apparait désormais inutile pour orienter un traitement ou juger de son efficacité.

Bibliographie

1. ALBONI P, BRIGNOLE M, MENOZZI C et al. Diagnostic value of history in patients with syncope with or without heart disease. J Am Coll Cardiol, 2001, *37* : 1921-1928.
2. BAUER A, GUZIK P, BARTHEL P et al. Reduced prognostic power of ventricular late potentials in post-infarction patients of the reperfusion area. Eur Heart J, 2005, *26* : 755-761.
3. BIGGER JT Jr, FOR THE CORONARY ARTERY BYPASS GRAFT (CABG) PATCH TRIAL INVESTIGATORS. Prophylactic use of implanted cardiac defibrillators in patients at high risk for ventricular arrhythmias after coronary-artery bypass graft surgery. N Engl J Med, 1997, *337* : 1569-1575.
4. BREITHARDT G, CAIN ME, EL-SHERIF N et al. Standarts for analysis of ventricular late potentials using high resolution or signal-average electrocardiography. A statement by a task force commitee between the European Society of Cardiology, the American Heart Association and the American College of Cardiology. Eur Heart J, 1991, *12* : 473-480.
5. BUXTON AE, CLAKINS H, CALLANS DJ et al. ACC/AHA/HRS 2006 key data elements and definitions for electrophysiological studies and procedures : a report of the American College of Cardiology/American Heart Association task force on clinical data standards (ACC/AHA/HRS writing committee to develop data standards on electrophysiology). J Am Coll Cardiol, 2006, *48* : 2360-2396.
6. CRAWFORD MH, BERNSTEIN SJ, DEEDWANIA PC et al. ACC/AHA guidelines for ambulatory electrocardiography : executive summary and recommendations. Circulation, 1999, *100* : 886-893.
7. DAUBERT JC, LEVY S, MEDVEDOWSKY JL, au nom des groupes de travail « rythmologie » et « stimulation cardiaque » de la Société française de cardiologie. Recommandations sur les bonnes pratiques dans les techniques intracavitaires de diagnostic et de traitement des arythmies cardiaques. Électrophysiologie diagnostique. Électrophysiologie interventionnelle. Stimulation cardiaque permanente. Défibrillateurs automatiques implantables. Arch Mal Cœur Vaiss, 1998, *91 (Suppl. 1)* : 15-26.
8. DELAY M, CASTEIGNEAU G, PROUTEAU N et al. L'étude électrophysiologique cardiaque. *In* : N Saoudi, JC Deharo. Précis de rythmologie de la Société française de rythmologie. Montpellier, Sauramps Médical, 2005 : 155-190.
9. EL-SHERIF N, DENES P, KATZ R et al. Definition of the best prediction criteria of the time domain signal-average electrocardiogram for serious arrhythmic events in the postinfarction period. The Cardiac Arrhythmia Suppression Trial/Signal-Averaged Electrocardiogram (CAST/SAECG) substudy investigators. J Am Coll Cardiol, 1995, *25* : 908-914.
10. GARCIA-CIVERA R, RUIZ-GRANELL R, MORELL-CABEDO S et al. Significance of tilt table testing in patients with suspected arrhythmic syncope and negative electrophysiologic study. J Cardiovasc Electrophysiol, 2005, *16* : 938-942.
11. JOSEPHSON ME. Electrophysiological investigations : technical aspects. *In* : ME Josephson. Clinical cardiac electrophysiology, techniques and interpretations, 4th ed. Pennsylvania, Lippincott-Williams & Wilkins, 2008 : 1-19.
12. KADISH AH, BUXTON AE, KENNEDY HL et al. ACC/AHA clinical competence statement on electrocardiography and ambulatory electrocardiography. Circulation, 2001, *104* : 3169-3178.
13. KENNEDY HL. The history, science and innovation of Holter technology. Ann Noninvasive Electrocardiol, 2006, *11* : 85-94.
14. LEHTO M, SNAPINN S, DICKSTEIN K et al. OPTIMAAL investigators. Prognostic risk of atrial fibrillation in acute myocardial infarction complicated by left ventricular dysfunction : the OPTIMAAL experience. Eur Heart J, 2005, *26* : 350-356.
15. LIBERSA C, CARON J, GUEDON L, et al. Exploration électrophysiologique endocavitaire. *In* : H Denolin, PH Coumel, JP Bourdarias, A Lenaers. Méthodes d'investigations en cardiologie. Paris, Maloine, 1993 : 104-123.
16. MACEDO PG, ASIRVATHAM SJ, MAIA L et al. Comparison of a shortened isosorbide dinitrate-potentiated head-up tilt testing with the conventional protocol: tolerance and diagnostic accuracy. Pacing Clin Electrophysiol, 2012, *35* : 1005-1011.
17. MARCUS FI, MCKENNA WJ, SHERRILL D et al. Diagnosis of arrhythmogenic right ventricular cardiomyopathy/dysplasia (ARVC/D). Circulation, 2010, *121* : 1533-1541.
18. MARON BJ, MCKENNA WJ, DANIELSON GK et al. ACC/ESC clinical expert consensus on hypertrophic cardiomyopathy. J Am Coll Cardiol, 2003, *42* : 1687-1713.
19. MOSS AJ, ZAREBA W, HALL WJ et al. Multicenter automatic defibrillator implantation trial II investigators. Prophylactic implantation of a defibrillator in a patients with myocardial infarction and reduced ejection fraction. N Engl J Med, 2002, *346* : 877-883.
20. SHELDON R. Tilt testing for syncope: a reappraisal. Curr Opin Cardiol, 2005, *20* : 38-41.
21. TASK FORCE FOR THE DIAGNOSIS AND MANAGEMENT OF SYNCOPE, EUROPEAN SOCIETY OF CARDIOLOGY (ESC), EUROPEAN HEART RHYTHM ASSOCIATION (EHRA), HEART FAILURE ASSOCIATION (HFA), HEART RHYTHM (HRS), MOYA A, SUTTON R, AMMIRATI F. Guidelines for the diagnosis and management of syncope (version 2009). Eur Heart J, 2009, *30* : 2631-2671.
22. TOUBOUL P. Tachycardies réciproques. *In* : Le groupe de rythmologie de la Société française de rythmologie. Les troubles du rythme cardiaque. Acquisitions actuelles. Paris, éditions Roussel, 1993 : 155-164.
23. VICTOR J, TADEI A. Exploration du tissu conducteur auriculo ventriculaire. *In* : Le groupe de rythmologie de la Société française de rythmologie. Les troubles du rythme cardiaque. Acquisitions actuelles. Paris, éditions Roussel, 1993 : 43-53.

PARTIE S05-P02

Épidémiologie et facteurs de risque cardiovasculaire

Chapitre S05-P02-C01

Épidémiologie des maladies cardiovasculaires

Nicolas Danchin et Étienne Puymirat

Les maladies cardiovasculaires rassemblent un ensemble d'affections aussi diverses que la maladie coronaire, les cardiopathies congénitales, les maladies cardiaques rythmiques, les cardiomyopathies dilatées, les valvulopathies, les artériopathies périphériques ou les accidents vasculaires cérébraux. Pourtant, en termes de santé publique, ce sont les maladies liées à l'athérosclérose qui en représentent l'essentiel ; ces atteintes sont très sensibles à l'environnement et au mode de vie, si bien qu'elles sont sans doute celles dont l'incidence est le plus susceptible d'évoluer au fil du temps. C'est essentiellement de ces maladies athéroscléreuses qu'il sera question ici, en illustrant les données épidémiologiques récentes par la présentation des tendances observées dans l'infarctus du myocarde.

L'épidémiologie des maladies cardiovasculaires est étonnante, et apparemment contradictoire. Les trente dernières années ont vu des progrès considérables dans leur prise en charge, allant des méthodes de reperfusion utilisées en urgence lors des syndromes coronaires aigus (infarctus et angor instable) ou maintenant lors des accidents vasculaires cérébraux (AVC), en passant par le développement fulgurant de l'angioplastie coronaire, vers les succès de la prévention secondaire médicamenteuse de la maladie coronaire et ceux de la prévention primaire de l'athérosclérose. Pourtant, l'OMS reconnaît que les maladies cardiovasculaires sont et resteront encore longtemps la première cause de morbi-mortalité à l'échelle mondiale, mais également dans les pays industrialisés comme la France (Tableau S05-P02-C01-I). Ce paradoxe n'est en fait qu'apparent : les maladies cardiovasculaires sont certes mieux soignées, mais l'espérance de vie de la population croît dans des proportions importantes (en France, l'augmentation a été d'environ 10 ans en 50 ans) [10], de sorte que de plus en plus de sujets, de plus en plus âgés, sont touchés par les maladies cardiovasculaires.

Mortalité cardiovasculaire : état des lieux et évolution

Incidence annuelle standardisée

Il existe de très importantes variations dans les causes de mortalité d'un pays à l'autre. Pour ce qui est des maladies cardiovasculaires, les statistiques de l'OCDE en 2006 observent un taux moyen standardisé sur l'âge de 126/100 000 habitants chez les hommes et 55/100 000 chez les femmes, pour la maladie coronaire et de 60/100 000 et 48/100 000 respectivement, pour l'accident vasculaire cérébral. Les variations entre pays sont cependant considérables, avec un gradient général décroissant du nord au sud et de l'est à l'ouest.

Ainsi pour les maladies cardiaques ischémiques, les taux les plus faibles sont observés au Japon (41/100 000 chez les hommes, 19/100 000 chez les femmes), et les plus élevés en Slovaquie (324/100 000 et 209/100 000, respectivement). La France se situe dans le bas du tableau (54/100 000 pour les hommes, 21/100 000 pour les femmes), et les États-Unis à un niveau trois à quatre fois plus élevé (145/100 000 et 79/100 000, respectivement).

Pour les accidents vasculaires cérébraux, le meilleur élève est la Suisse (30/100 000 chez les hommes, 25/100 000 chez les femmes) et les records sont observés en Hongrie (129/100 000 chez les hommes, 87/100 000 chez les femmes) et au Portugal (126/100 000 et 100/100 000, respectivement). Ici encore, la France est très bien placée (33/100 000 pour les hommes et 24/100 000 pour les femmes), tandis que le Japon est beaucoup moins bien situé que pour les maladies coronaires (61/100 000 et 36/100 000, respectivement), mais les États-Unis beaucoup mieux (35/100 000 et 32/100 000, respectivement).

Les dernières statistiques européennes montrent que les maladies cardiovasculaires restent la principale cause de décès en Europe [13] : chez les hommes, 42 % des décès sont d'origine cardiovasculaire, avec

Tableau S05-P02-C01-I Prévisions de l'Organisation mondiale de la santé sur l'évolution des causes de mortalité dans le monde entre 1990 et 2020.

	1990	2020	Δ rang
Maladies cardiaques ischémiques	1	1	
Maladies cérébrovasculaires	2	2	
Infections des voies respiratoires basses	3	4	-1
Diarrhées	4	11	-7
Maladies périnatales	5	16	-11
Maladies pulmonaires obstructives chroniques	6	3	+3

Les maladies cardiaques ischémiques et les maladies cérébrovasculaires restent au premier plan des causes de mortalité. Les maladies respiratoires chroniques augmentent de façon notable.

20 % liés à la maladie coronaire, 10 % liés aux accidents vasculaires cérébraux et 12 % ayant pour cause une autre maladie cardiaque ou vasculaire ; en comparaison, le cancer représente 23 % des causes de décès, le cancer du poumon étant la maladie tumorale prédominante (6 %). Chez les femmes, la mortalité cardiovasculaire est de 53 %, avec 21 % d'origine coronaire et 15 % d'origine cérébrovasculaire. L'ensemble des cancers représente 18 % des causes de décès, dont 3 % par cancer du sein.

Ainsi, en Europe, les dernières données rapportent un chiffre annuel de 4,1 millions de décès d'origine cardiovasculaire, dont 1,8 million dus à la maladie coronaire. Les maladies cardiovasculaires sont aussi responsables d'un très grand nombre de décès prématurés, causant la mort de 1,5 million de personnes de moins de 75 ans, dont environ la moitié d'origine coronaire et entre un quart et un cinquième liés aux accidents cérébrovasculaires [13].

Évolution historique

Dans la première partie du XXe siècle, la mortalité d'origine cardiovasculaire a considérablement augmenté, alors que diminuait de façon considérable la mortalité d'autres pathologies jusque-là dominantes, en particulier celles d'origine infectieuse, comme la tuberculose. À partir des années 1970, toutefois, les courbes se sont inversées et la mortalité cardiovasculaire a commencé à baisser de façon sensible.

La baisse de la mortalité cardiovasculaire a d'abord été observée dans les pays industrialisés les plus riches, alors que la mortalité continuait de progresser dans d'autres pays, notamment les pays européens de l'ancien bloc de l'Est. À partir des années 2000, la tendance, dans ces pays, s'est inversée à son tour, et l'on y observe actuellement une diminution généralisée de la mortalité cardiovasculaire.

Ainsi, dans la plupart des pays européens, la mortalité cardiovasculaire est actuellement deux fois plus faible que ce qu'elle était dans le début des années 1980 [12].

En France, l'un des pays où le risque cardiovasculaire est parmi les plus faibles, la mortalité cardiovasculaire a diminué de manière impressionnante entre 1980 et 2004 : sur l'ensemble de la population, le taux de décès cardiovasculaires était de 445/100 000 en 1980 et il a diminué progressivement pour atteindre 214/100 000 en 2004 [1]. Chez les hommes, les taux sont passés de 559/100 000 à 282/100 000 ; chez les femmes, la diminution a été également marquée, passant de 369/100 000 en 1980 à 169/100 000 en 2004. Dans le même temps, la mortalité par cancer passait de 257/100 000 à 227/100 000 sur l'ensemble de la population (chez les hommes, la mortalité par cancer est passée de 372/100 000 à 329/100 000, et chez les femmes, de 177/100 000 à 157/100 000), si bien que les maladies cardiovasculaires ne représentent plus dorénavant la première cause de mortalité en France ; chez les hommes, le croisement des courbes s'est fait dans le milieu des années 1990 ; chez les femmes, la mortalité cardiovasculaire conserve la première place, mais elle devrait très bientôt passer à son tour derrière les causes tumorales (Figure S05-P02-C01-1). En valeur absolue, en 2004, 147 323 décès étaient liés à des maladies cardiovasculaires, contre 152 708 liés au cancer.

Pour ce qui concerne la mortalité par maladie coronaire, les données européennes les plus récentes [12] montrent que la tendance à la baisse est très générale (baisse annuelle standardisée de 4 % chez les hommes et 3,9 % chez les femmes), même s'il existe des variations notables d'un pays à l'autre : ainsi, chez les hommes, les baisses les plus importantes sont constatées au Danemark (– 72 %), en Suède, au Royaume-Uni, aux Pays-Bas et à Malte. À l'inverse, la baisse est faible en Lituanie, Lettonie, Pologne et Hongrie (–7 %), tandis qu'on observe une augmentation en Roumanie. Chez les femmes, la diminution n'est pas significative en Hongrie, Grèce, Lituanie, Pologne, Roumanie et Slovaquie, mais il n'y a aucun pays où la mortalité par maladie ischémique cardiaque a augmenté. En fin de compte, la plupart des pays du Nord,

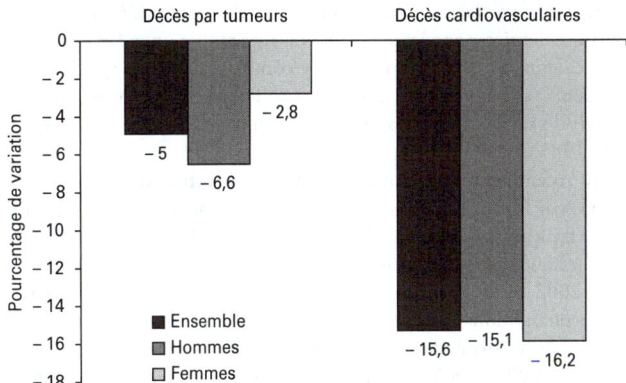

Figure S05-P02-C01-1 Évolution comparée des deux principales causes de décès (décès d'origine tumorale et décès cardiovasculaires) en France entre 2000 et 2004 [4].

traditionnellement considérés comme des pays à forte mortalité cardiovasculaire (> 300/100 000), ont maintenant une mortalité coronaire qui les aurait fait entrer dans la catégorie des pays à faible mortalité cardiovasculaire (< 130/100 000) il y a 20 ans.

La diminution de la mortalité d'origine coronaire est notée dans tous les groupes d'âge, y compris les plus jeunes (< 45 ans), sauf en Grèce, où la mortalité des moins de 45 ans a augmenté au cours des trente dernières années. En France, la mortalité par maladie coronaire a diminué de 49 % entre 1980 et 2009 chez les hommes, et de 54 % chez les femmes ; surtout, on constate une accélération de la baisse au fil du temps : chez les hommes, la baisse annuelle a été de 1,7 % dans les années 1980, de 2,0 % dans les années 1990 et de 4,1 % dans les années 2000 ; chez les femmes, la baisse annuelle a été de 1,6 % dans les années 1980, de 3,0 % dans les années 1990 et de 5,0 % dans les années 2000.

Ce tableau extrêmement encourageant doit cependant être nuancé : dans une quinzaine de pays européens (sans que l'on puisse établir de règle en fonction de leur localisation géographique ou de leur niveau économique), la baisse de mortalité coronaire paraît marquer le pas, avec apparition d'un plateau au cours des dernières années. On peut ainsi s'interroger sur l'impact défavorable que pourrait avoir à terme l'augmentation de prévalence de certains facteurs de risque, en particulier de l'obésité et du diabète. Pendant la période étudiée dans ces récents travaux, la prévalence de l'obésité a notablement augmenté, en particulier dans les pays d'Europe occidentale (+0,6 kg/m^2 chez les hommes et +0,4 kg/m^2 chez les femmes). Or, la maladie coronaire se développe sur une très longue période, prenant généralement plus de 20 à 30 ans avant d'arriver au stade des événements cliniques : on peut donc craindre que l'impact de l'augmentation de l'obésité ne se fasse ressentir que dans les prochaines années. À l'inverse, d'autres facteurs de risque, comme le tabac, peuvent avoir une traduction clinique beaucoup plus rapide, dans la mesure où le tabagisme a non seulement un effet sur l'athérogenèse, mais également un effet prothrombotique : une réduction sensible du tabagisme peut ainsi aboutir à une baisse rapide des événements cardiovasculaires, et une augmentation de la consommation de tabac, à une hausse de ces accidents.

Morbidité : épidémiologie des syndromes coronaires aigus

Évolution de l'incidence de l'infarctus du myocarde

Comme à l'échelle européenne, au sein même de la France, on retrouve un gradient nord-sud, avec une prévalence supérieure de la maladie coronaire et une incidence des infarctus supérieure à Lille ou à Strasbourg par rapport à celle constatée à Toulouse. L'évolution au cours des dernières années s'est faite vers une réduction, à âge égal, des cas incidents de maladie coronaire, y compris dans les régions où la prévalence de la maladie était la plus faible. Ainsi, dans l'étude MONICA de Toulouse, les cas incidents ont-ils baissé de 2 % par an entre 1985 et 1993 [9].

Plus récemment, l'incidence annuelle des infarctus hospitalisés a été évaluée par l'Institut national de veille sanitaire sur l'ensemble du territoire français (à l'exception de Mayotte et Saint-Pierre-et-Miquelon) [5]. En 2008, 56 102 personnes ont été hospitalisées pour infarctus. Entre 2002 et 2008, on observe une baisse de 7,2 % du chiffre brut des hospitalisations pour infarctus. Après standardisation sur l'âge, l'incidence a baissé de 17,2 %, soit une réduction de 2,5 % par an, entre 2002 et 2008 ; la réduction est comparable chez les hommes (–17,6 %) et chez les femmes (–18,1 %). En revanche, on constate des tendances divergentes en fonction de l'âge : chez les personnes de 65 ans et plus, la réduction d'incidence est très importante (–22,4 % [–22,7 % pour les hommes et –23,7 % pour les femmes]) ; chez les hommes de moins de 65 ans, la baisse d'incidence est nettement plus faible (–10,2 %), tandis que chez les femmes de moins de 65 ans, on note même une augmentation d'incidence de 6,7 %.

Les raisons de cette diminution récente d'incidence de la maladie coronaire sont incomplètement élucidées. Elles sont sans doute assez largement dues à des modifications du mode de vie et à la réduction de certains facteurs de risque classiques de l'athérosclérose [3, 6]. On peut ainsi proposer que la prise en charge des facteurs de risque « repérés » (hypertension artérielle, dyslipidémie, diabète) chez les personnes plus âgées aboutit à une diminution marquée du risque d'infarctus, tandis que, chez les plus jeunes, les facteurs de risque ne sont souvent pas encore diagnostiqués et ne sont donc pas traités, ce qui expliquerait la plus faible réduction de l'incidence de la maladie : l'incidence de l'infarctus dépend alors fortement du tabagisme, qui a longtemps baissé notablement chez les hommes, tandis qu'il tendait à augmenter chez les femmes jeunes [2]. Les données des registres français d'infarctus sont d'ailleurs concordantes, montrant une forte croissance du pourcentage de femmes jeunes, fumeuses actives au moment de leur infarctus (chez les 60 ans et moins, 37,5 % des femmes de moins de 60 ans étaient fumeuses en 1995, contre 73 % en 2010) [15].

Cette baisse d'incidence des infarctus ayant conduit à une hospitalisation est retrouvée dans de nombreux pays. Ainsi, dans l'étude ARIC (*atherosclerosis risk in communities*), l'incidence des infarctus avec sus-décalage diminue-t-elle de 1,9 % par an entre 1987 et 2002 [11]. Aux Pays-Bas, l'incidence des hospitalisations pour infarctus a également diminué d'environ 10 % entre 1995 et 2000 [8]. Une étude californienne plus récente montre une diminution spectaculaire de plus de 60 % de l'incidence des infarctus avec sus-décalage de ST entre 1999 et 2008 [16]. L'évolution des infarctus sans sus-décalage est plus complexe : entre 1999 et 2004, on constate une augmentation d'incidence, très vraisemblablement liée à la généralisation de l'utilisation des dosages de troponines (qui amène à porter un diagnostic d'infarctus chez des patients qui auraient auparavant été considérés comme ayant simplement un angor instable) ; à partir de 2005, en revanche, l'incidence des infarctus sans sus-décalage diminue, avec une pente proche de celle observée pour les infarctus avec sus-décalage. Ces tendances sont confirmées par les observations de l'étude Framingham qui montre une diminution de 50 % en 40 ans de la prévalence des infarctus avec séquelles ECG, tandis que l'incidence des infarctus diagnostiqués uniquement par l'élévation de marqueurs biologiques augmente (de façon contemporaine à la généralisation de l'utilisation de ces marqueurs).

En somme, au-delà de la diminution de la mortalité cardiovasculaire, on constate actuellement une diminution de la morbidité, dont témoigne l'importante baisse d'incidence de l'infarctus du myocarde, après standardisation sur l'âge. On retrouve même habituellement une baisse d'incidence absolue, malgré le vieillissement de la population.

Évolution de la mortalité précoce des infarctus du myocarde

L'autre élément notable, constaté dans pratiquement tous les pays industrialisés, est la diminution de la mortalité hospitalière ou à 30 jours chez les patients hospitalisés pour infarctus du myocarde.

Fin 2009, une enquête menée au niveau européen dans des centres hospitaliers volontaires montre que la mortalité hospitalière était alors de 6,3 % (7,9 % pour les infarctus avec sus-décalage, et de 3,9 % pour les infarctus sans sus-décalage) [14]. La moyenne d'âge variait selon les régions, plus faible (64 ans) dans les pays d'Europe centrale et de l'Est, plus élevée (69 ans) dans les pays du Nord de l'Europe. La prise en charge était aussi sensiblement différente selon les régions, tant en ce qui concerne l'usage que le type du traitement de reperfusion. La mortalité la plus faible était observée dans les pays du Nord (4,1 %) et la plus élevée dans les pays d'Europe orientale (10,1 %).

L'évolution de la mortalité au fil des années a surtout été étudiée dans l'infarctus avec sus-décalage du segment ST, qui correspond aux formes au pronostic immédiat le plus sévère. Le registre national suédois SWEDEHEART, qui a la particularité d'être exhaustif, montre une baisse de 43 % de la mortalité à 30 jours entre 1996 (15,0 %) et 2007 (8,6 %) [7]. Cette baisse est contemporaine d'un changement marqué de la prise en charge initiale, avec notamment une augmentation de l'utilisation des traitements de reperfusion, destinés à déboucher en urgence l'artère responsable de l'infarctus, essentiellement au profit de l'angioplastie primaire. Une tendance analogue est rapportée par le registre MINAP (registre obligatoire pour tous les établissements d'Angleterre et du Pays-de-Galles) : entre 2003 et 2012, le pourcentage de patients reperfusés est resté stable, aux environs de 75 %, mais les modalités du traitement ont profondément évolué, avec une progression majeure de l'angioplastie primaire, passant de 25 à plus de 90 %. Dans le même temps, la mortalité à 30 jours baissait très fortement, de 12,5 % en 2003 pour atteindre à peine plus de 8 % en 2012.

En France, une enquête nationale est menée tous les 5 ans pendant une période d'un mois, dans la grande majorité des établissements hospitaliers publics et privés [15]. Comme en Suède, on constate une diminution impressionnante (–68 %) de la mortalité à 30 jours, entre 1995 (13,7 %) et 2010 (4,4 %). L'étude soigneuse des facteurs liés à cette diminution fait ressortir un tableau plus complexe, qui met en avant les progrès effectués à tous les niveaux : la population des victimes d'infarctus est différente en 2010 de ce qu'elle était en 1995, avec notamment un rajeunissement sensible (63 au lieu de 66 ans), et, dès lors, son risque intrinsèque est moindre ; ce rajeunissement s'explique par la plus forte baisse de l'incidence des infarctus chez les patients plus âgés par rapport aux plus jeunes ; il s'accompagne évidemment d'une fréquence moindre des comorbidités. À lui seul, ce changement de profil de la population pourrait expliquer plus de 20 % de la baisse de mortalité. Dans le même temps, le comportement des patients présentant une douleur d'infarctus a changé à la suite des campagnes d'information du grand public : le délai médian d'appel après le début des symptômes est ainsi passé de 120 minutes en 2000 à 74 minutes en 2010 ; en parallèle, le SAMU est immédiatement appelé par la moitié des patients en 2010, tandis que ce n'était le cas que d'un quart en 2000. Par ailleurs, la carte sanitaire a été fortement modifiée pendant cette période, à l'initiative des pouvoirs publics, si bien que les patients victimes d'infarctus sont beaucoup plus souvent admis dans des centres experts, à forte activité et plus à même de traiter les complications éventuelles.

Enfin, la prise en charge précoce a, comme en Suède, considérablement évolué : trois quarts des patients reçoivent maintenant un traitement de reperfusion, alors qu'ils n'étaient que 50 % en 1995 ; le traitement de reperfusion s'est lui-même transformé, avec une progression considérable de l'angioplastie primaire (12 % en 1995 et 61 % en 2010), une réduction de l'utilisation de la fibrinolyse intraveineuse

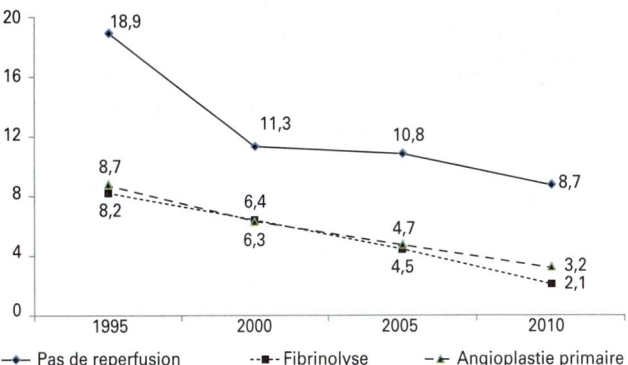

Figure S05-P02-C01-2 Évolution de la mortalité à 30 jours chez les patients hospitalisés pour infarctus du myocarde avec sus-décalage du segment ST en France entre 1995 et 2010, en fonction du traitement de reperfusion [10].

(38 % en 1995, 14 % en 2010) et en cas de fibrinolyse, l'association presque systématique à une angioplastie semi-urgente (15 % en 1995, 87 % en 2010), dans le cadre d'une véritable stratégie pharmaco-invasive. Dans le même temps, sont apparus de grands bouleversements dans l'utilisation des traitements médicamenteux dès la phase aiguë ; pour ce qui est des traitements antithrombotiques, l'utilisation de l'aspirine a progressé (de 92 à 97 %), les traitements anti-agrégants complémentaires par inhibiteurs du P2Y12, quasiment jamais employés en 1995, sont prescrits chez 98 % des patients en 2010. Les traitements anticoagulants ont aussi évolué, avec un recul de l'héparine non fractionnée au profit des héparines de bas poids moléculaire et des nouveaux anticoagulants (fondaparinux, bivalirudine). Enfin, la prescription précoce de bêtabloquants et d'inhibiteurs de l'enzyme de conversion (IEC) a progressé, et celle des statines a véritablement explosé, passant de 10 % en 1995 à 90 % en 2010. Bref, la baisse de mortalité observée est contemporaine d'un changement très global du paysage des infarctus avec sus-décalage, tant dans la présentation initiale des patients que dans l'organisation des soins et la prise en charge en phase aiguë, et pas seulement le reflet d'une plus grande utilisation de l'angioplastie primaire (Figure S05-P02-C01-2).

Pour ce qui est des infarctus sans sus-décalage du segment ST, les données sont moins nombreuses. Dans les enquêtes françaises, la présentation clinique et l'âge sont restés relativement constants au fil du temps. En revanche, la prise en charge hospitalière s'est franchement modifiée, avec une évolution marquée des traitements antithrombotiques (proche de ce qui est constaté dans les infarctus avec sus-décalage), un recours beaucoup plus fréquent aux stratégies invasives (coronarographie, éventuellement suivie d'angioplastie ou de pontage coronaire), et une forte augmentation de la prescription précoce des traitements de prévention recommandés. Ces trois éléments paraissent expliquer pour l'essentiel la baisse de mortalité, elle aussi très marquée, entre 1995 (10,9 %) et 2010 (3,2 %).

Conclusion et perspectives

Si les maladies cardiovasculaires représentent toujours la première cause de mortalité à travers le monde, les progrès des trente dernières années ont été si spectaculaires que, dans un pays comme la France, la mortalité cardiovasculaire est passée derrière la mortalité par maladies tumorales. Ce succès remarquable apparaît lié à deux phénomènes conjoints : d'une part, les progrès de la prévention primaire, avec le recul du tabagisme et une meilleure prise en charge de l'hypertension artérielle et des dyslipidémies, aboutissant à une baisse très sensible de l'incidence des complications telles que l'infarctus du myocarde ; d'autre part, des progrès considérables dans le traitement de la maladie déclarée, qu'il s'agisse des accidents évolutifs aigus comme l'infarctus, ou du traitement au long cours de la maladie coronaire stable.

Pourtant, le nombre des événements potentiellement évitables reste encore considérable. Aux États-Unis, les statistiques du Center for Disease Control montrent que le nombre des décès d'origine cardiaque ou neurovasculaire considérés comme évitables reste supérieur à 200 000 en 2010 (soit un taux de 60/100 000 habitants), un chiffre très élevé, même s'il représente un progrès substantiel par rapport à ce qui était observé dix ans auparavant (taux de décès évitables de 85/100 000 habitants en 2001).

Les progrès accomplis ne doivent cependant pas masquer la réalité de l'évolution de certains facteurs de risque majeurs liés à notre mode de vie, qui pourrait venir compromettre à relativement brève échéance les succès de ces dernières décennies. Si le tabagisme a considérablement reculé dans la plupart des pays, certaines catégories de la population (particulièrement les femmes jeunes) échappent à cette tendance favorable et, sur l'ensemble de la population, le recul du tabagisme semble maintenant marquer le pas. Surtout, l'obésité, conduisant immanquablement à son corollaire, le diabète, ne fait que croître. Sans atteindre les records enregistrés dans des pays comme les États-Unis, l'évolution en France est nettement défavorable. L'enquête triennale OBEPI montre que la proportion de personnes obèses a quasiment doublé entre 1997 et 2012, où le chiffre atteignait presque 7 millions (15 % de la population adulte). Même si la pente de croissance s'est infléchie depuis 2006, les chiffres sont toujours à la hausse, une situation d'autant plus préoccupante que l'augmentation est plus marquée chez les plus jeunes (18-24 ans), où la courbe de progression reste toujours très marquée. Les données de l'échantillon de population ENTRED montrent une croissance quasi parallèle du diabète (traité), dont le taux passe de 2,6 % en 2000, à plus de 4 % en 2009.

Au bout du compte, on peut donc craindre que ces « nouveaux » facteurs de risque aient, dans les 15 à 30 ans à venir, un impact particulièrement défavorable sur les maladies cardiovasculaires, aboutissant à l'inversion des tendances favorables observées au cours des trois dernières décennies [4].

On le comprend, nous sommes encore bien loin de pouvoir considérer la maladie athéroscléreuse comme éradiquée.

Bibliographie

1. Aouba A, Péquignot F, Le Toullec A, Jougla E. Les causes médicales de décès en France en 2004 et leur évolution 1980-2004. BEH, 2007, *35-36* : 308-314.
2. Beck F, Guignard R, Richard J et al. Augmentation récente du tabagisme en France : principaux résultats du baromètre santé, France, 2010. BEH, 2011, *20-21* : 230-233.
3. Danaei G, Finucane MM, Lin JK et al. National, regional, and global trends in systolic blood pressure since 1980 : systematic analysis of health examination surveys and epidemiological studies with 786 country-years and 5.4 million participants. Lancet, 2011, *377* : 568-577.
4. Danchin N, Puymirat E, Simon T. The (possibly) deceptive figures of decreased coronary heart disease mortality in Europe. Eur Heart J, 2013, *34* : 3014-3016.
5. De Peretti C, Chin F, Tuppin P, Danchin N. Personnes hospitalisées pour infarctus du myocarde en France : tendances 2002-2008. BEH, 2012, *41* : 459-465.
6. Farzadfar F, Finucane MM, Danaei G et al. National, regional, and global trends in serum total cholesterol since 1980 : systematic analysis of health examination surveys and epidemiological studies with 321 country-years and 3.0 million participants. Lancet, 2011, *377* : 578-586.
7. Jernberg T, Johanson P, Held C et al. Association between adoption of evidence-based treatment and survival for patients with ST-elevation myocardial infarction. JAMA, 2011, *305* : 1677-1684.
8. Koek HL, Kardaun JW, Gevers E et al. Acute myocardial infarction incidence and hospital mortality : routinely collected national data versus linkage of national registers. Eur J Epidemiol, 2007, *22* : 755-762.

9. Marques-Vidal P, Ruidavets JB, Cambou JP, Ferrieres J. Incidence, recurrence, and case fatality rates for myocardial infarction in southwestern France, 1985 to 1993. Heart, 2000, *84* : 171-175.
10. McMichael AJ, McKee M, Shkolnikov V, Valkonen T. Mortality trends and setbacks : global convergence or divergence ? Lancet, 2004, *363* : 1155-1159.
11. Myerson M, Coady S, Taylor H et al. Declining severity of myocardial infarction from 1987 to 2002 : the Atherosclerosis Risk in Communities (ARIC) study. Circulation, 2009, *119* : 503-514.
12. Nichols M, Townsend N, Scarborough P, Rayner M. Trends in age-specific coronary heart disease mortality in the European Union over three decades : 1980-2009. Eur Heart J, 2013, *34* : 3017-3027.
13. Nichols M, Townsend N, Scarborough P, Rayner M. Cardiovascular disease in Europe : epidemiological update. Eur Heart J, 2013, *34* : 3028-3034.
14. Puymirat E, Battler A, Birkhead J et al. Euro Heart Survey 2009 Snapshot : regional variations in presentation and management of patients with AMI in 47 countries. European heart journal. Acute Cardio Care, 2013, *2* : 359-370.
15. Puymirat E, Simon T, Steg PG et al. Association of changes in clinical characteristics and management with improvement in survival among patients with ST-elevation myocardial infarction. JAMA, 2012, *308* : 998-1006.
16. Yeh RW, Sidney S, Chandra M et al. Population trends in the incidence and outcomes of acute myocardial infarction. N Engl J Med, 2010, *362* : 2155-2165.

Toute référence à cet article doit porter la mention : Danchin N, Puymirat É. Épidémiologie des maladies cardiovasculaires. *In* : L Guillevin, L Mouthon, H Lévesque. Traité de médecine, 5ᵉ éd. Paris, TdM Éditions, 2018-S05-P02-C01 : 1-5.

Chapitre S05-P02-C02

Facteurs de risque cardiovasculaire traditionnels

MARIE-EMMANUELLE SIRIEIX, ALAIN SIMON ET GILLES CHIRONI

Les maladies cardiovasculaires (infarctus du myocarde et accident vasculaire cérébral) restent en France la première cause de décès chez la femme et les sujets de plus de 65 ans (32-33 %) et la deuxième cause de décès chez l'homme (29 %) juste derrière le cancer [1]. Cependant la mortalité cardiovasculaire a diminué de 50 % en 30 ans grâce à une prise en charge précoce des complications de l'athérosclérose mais aussi grâce à la détection des facteurs de risque qui ont permis d'évaluer le risque cardiovasculaire afin d'instaurer un traitement préventif de réduction du risque approprié.

Notion de facteur de risque et de risque cardiovasculaire

L'étude de Framingham aux États-Unis a jeté les fondements de l'épidémiologie et de la prévention des maladies cardiovasculaires. Cette étude de cohorte a débuté en 1948 par le recrutement de 5 209 hommes et femmes âgés de 30 à 60 ans résidant dans la ville de Framingham située dans le Massachusetts. Les participants ont été régulièrement suivis avec des contrôles médicaux tous les 2 à 4 ans. De même, à partir de 1971, 5 124 descendants de ces premiers participants ont été inclus dans une seconde étude. C'est ainsi que l'on a pu mettre en évidence pour la première fois que l'hypercholestérolémie, l'hypertension artérielle, le diabète et le tabagisme étaient associés à une augmentation des maladies cardiovasculaires. On a pu ainsi définir un facteur de risque comme tout attribut, caractéristique clinique ou biologique, ou exposition qui augmente la probabilité de développer une maladie. Le facteur de risque peut être un simple marqueur de risque ou avoir un lien de causalité. Pour cela, les critères sont :
– une augmentation du risque avec la durée de l'exposition (comme pour le tabac) ;
– la présence du facteur avant que la maladie ne se manifeste ;
– un effet dose-dépendant ;
– la cohérence de la relation dans les études qu'elles soient cliniques ou expérimentales (l'hypercholestérolémie induite chez l'animal entraîne l'apparition de plaques d'athérome) ;
– la diminution du risque après intervention appropriée sur le facteur de risque (comme le sevrage du tabac).

Utilisation diagnostique des facteurs de risque cardiovasculaire

La priorité diagnostique de la mesure des facteurs de risque est de détecter un haut risque cardiovasculaire défini le plus souvent comme une forte probabilité d'accident coronarien dans les dix ans à venir. Seulement 15 % de la population générale adulte de 20 à 80 ans sont à l'origine de 60 % de tous les accidents cardiaques : cette population à haut risque cardiovasculaire doit être dépistée et traitée en priorité [5].

Cette stratégie de dépistage du haut risque cardiovasculaire s'appuie sur les directives de sociétés savantes internationales [4, 7, 12, 14] qui établissent un score de risque global. Dans cette perspective, les facteurs de risque sont répartis en trois classes : les facteurs de risque majeurs, les facteurs de risque traditionnels et les facteurs de risque complémentaires.

Facteurs de risque majeurs

Ils sont constitués par tout antécédent personnel de complication de la maladie athéroscléreuse. En effet, le diagnostic de haut risque cardiovasculaire est établi d'emblée chez tout patient en prévention secondaire d'une maladie coronaire (angor, syndrome coronarien aigu), d'une artériopathie oblitérante des membres inférieurs symptomatique ou d'un accident vasculaire cérébral transitoire ou constitué.

Est également considéré comme facteur de risque majeur toute lésion artérielle avancée asymptomatique : sténose artérielle rénale ou carotidienne supérieure à 50 %, anévrysme aortique.

S'ajoute enfin à ces facteurs, un mono-risque sévère ou non contrôlé comme le diabète de type 2 compliqué de dysfonction rénale (présence d'une micro-albuminurie ou baisse du débit de filtration glomérulaire à moins de 60 ml/min/1,73 m^2) ou associé à deux autres facteurs de risque, l'hypercholestérolémie sévère (cholestérol total > 3,20 g/l ou LDL-cholestérol > 2,40 g/l) et une hypertension artérielle de grade III (systolique > 180 mmHg et/ou diastolique > 110 mmHg).

Un seul facteur de risque majeur suffit à porter le diagnostic de haut risque cardiovasculaire, situation classiquement dénommée « risque coronarien équivalent ».

Facteurs de risque traditionnels et score de risque multifactoriel

Ils constituent une liste limitée de facteurs : un âge avancé (> 55 ans chez l'homme, > 65 ans chez la femme), une hypertension artérielle traitée ou non de grade I ou II, hypercholestérolémie traitée ou non (mais non sévère, cholestérol total < 3,20 g/l), un diabète de type II isolé (sans autre facteur de risque associé et sans dysfonction rénale), une hypo-HDLémie inférieure à 0,40 g/l, un tabagisme actuel ou sevré depuis moins de 3 ans (quelle que soit la quantité fumée). À l'inverse, une hyper-HDLémie supérieure à 0,60 g/l est considérée comme protectrice et sa présence annule un autre facteur de risque traditionnel. Ainsi, une femme de 65 ans avec un HDL-cholestérol à 0,70 g/l et une hypertension artérielle est considérée comme n'ayant qu'un seul facteur de risque : l'hypertension.

L'utilisation des facteurs de risque traditionnels pour évaluer le risque cardiovasculaire d'un patient oblige à recourir au calcul d'un score de risque global dont la valeur prédictive est très supérieure à celle de chaque facteur de risque pris isolément. Ce score est obtenu en attribuant à chaque facteur de risque traditionnel des points de risque qui sont fonction de l'importance de ce facteur, en calculant la somme de tous les points de risque des différents facteurs, et en transformant le total des points de risque obtenu en probabilité d'accident coronarien dans les dix ans. Le score le plus utilisé dans le monde est celui de Framingham, ville du nord-est des États-Unis [8]. Il montre par exemple qu'un homme de 58 ans ayant une hypertension artérielle traitée à 155/90 mmHg, un cholestérol total à 2,60 g/l, un HDL-cholestérol à 0,35 g/l et une consommation régulière de 5 cigarettes par jour, a une probabilité d'accident coronarien dans les 10 ans de 30 %, ce qui correspond à un haut risque selon les normes internationales en vigueur qui définissent trois classes de risque : le faible risque avec moins de 10 % de probabilité d'accident coronarien à 10 ans, le risque intermédiaire avec 10 à 20 % de probabilité d'accident coronarien à 10 ans, et le haut risque (ou risque coronarien équivalent) avec plus de 20 % de probabilité d'accident coronarien à 10 ans. L'exemple du patient évoqué plus haut est instructif car bien qu'il soit asymptomatique et apparemment en bonne santé, la multiplicité de ses facteurs de risque traditionnels, chacun d'entre eux étant pourtant modéré, lui procure un haut risque d'accident coronarien. Ce haut risque multifactoriel dont le diagnostic est souvent ignoré du patient et de son médecin constitue actuellement le terrain sur lequel se développent la majorité des accidents cardiaques. La détection de ce risque par l'évaluation du score de risque telle qu'elle vient d'être définie est une priorité de santé publique. Cependant, le score de risque de Framingham n'est pas parfaitement adapté à la population française dont le risque moyen est moindre que celui de la population américaine et il a donc été proposé de minorer le score de Framingham en le divisant le score par un facteur de 1,5 à 2 ou d'utiliser un autre score de risque mieux adapté à notre population comme le score de risque européen (SCORE) qui tient compte des disparités régionales européennes à partir d'études européennes prospectives [7]. Il intègre l'âge, le sexe, la pression artérielle systolique, le cholestérol total/HDL-cholestérol et le tabagisme pour calculer la probabilité de décès cardiovasculaire (d'origine coronaire ou cérébrovasculaire) dans les dix ans à venir. Le haut risque est alors défini comme supérieur à 5 %.

Facteurs de risque complémentaires

À côté des facteurs de risque traditionnels, existent d'autres facteurs de risque qualifiés de complémentaires :
– facteur de risque génétique quand il existe une hérédité directe (parents et fratrie) d'accident coronarien ou de mort subite prématurée (< 55 ans chez l'homme et < 65 ans chez la femme) ;
– la sédentarité, les troubles anxiodépressifs, la précarité et le faible statut socio-économique sont plus difficiles à quantifier, mais le risque cardiovasculaire réel est plus élevé en leur présence alors qu'ils ne sont pas pris en compte dans le score de Framingham ;
– un autre facteur de risque non pris en compte dans le score global est le surpoids (indice de masse corporelle (IMC) compris entre 25 et 30 kg/m²) et l'obésité (IMC > 30 kg/m²) surtout s'il existe une répartition androïde des graisses (périmètre abdominal > 94 cm chez l'homme, > 80 cm chez la femme) dans le cadre du syndrome métabolique. Ce dernier regroupe au moins trois des cinq items suivants (surpoids androïde, hypertriglycéridémie > 1,50 g/l, hypo-HDLémie < 0,40 g/l, pression artérielle > 140/90 mmHg, glycémie > 1g/l) et expose au risque d'évolution vers un diabète de type 2 et de ce fait, vers un haut risque.

La présence d'un, ou surtout plusieurs, de ces facteurs de risque complémentaires permet de requalifier le score de risque traditionnel dans une catégorie de risque plus élevé et notamment de reclasser un sujet dont le score de risque traditionnel est intermédiaire (10 à 20 % de probabilité à 10 ans) dans la catégorie du haut risque.

Mais d'autres facteurs de risque sont encore oubliés dans le calcul du score de risque comme l'insuffisance rénale chronique.

Paradoxe et limites des facteurs de risque

Si les facteurs de risque cardiovasculaire traditionnels sont une cause avérée de maladie athéroscléreuse, la plupart des accidents cardiovasculaires surviennent chez des sujets n'ayant pas ou peu de facteurs de risque. Dans une méta-analyse regroupant quatorze essais cliniques randomisés internationaux, portant sur plus de 100 000 patients victimes d'accident coronaire aigu, dans 20 % des cas, aucun facteur de risque n'est retrouvé et dans 40 % des cas les patients ont un score de risque intermédiaire avant leur accident suggérant une faible sensibilité des facteurs de risque cardiovasculaire pour prédire la survenue d'un syndrome coronarien aigu [10]. Dans ces mêmes études, 80 % des sujets non coronariens avaient au moins un facteur de risque cardiovasculaire à l'inclusion, illustrant ainsi la faible spécificité des facteurs de risque traditionnels.

Un autre moyen de montrer la faible valeur prédictive des facteurs de risque cardiovasculaire traditionnels pris isolément, est de comparer les incidences annuelles d'événements coronaires en présence et en l'absence de chacun d'entre eux. Dans l'étude ARIC (*atherosclerosis risk in communities*), aucun des facteurs de risque pris isolément n'est capable de prédire une incidence annuelle de plus de 1 %, sauf le diabète chez l'homme qui atteint presque 1,5 %, valeur qui reste bien en-deçà du seuil de 2 % par an définissant le haut risque (Tableau S05-P02-C02-I) [2].

L'intégration des facteurs de risque dans un score de risque multifactoriel augmente leur valeur prédictive, mais la performance pronostique de ces scores reste moyenne et demande à être améliorée par de nouveaux outils diagnostiques. Les progrès dans le diagnostic du risque cardiovasculaire tiennent moins à la découverte de nouveaux biomarqueurs circulants dont aucun n'a démontré qu'il améliorait la prédiction du risque par rapport aux facteurs de risque classiques, qu'à l'utilisation des nouvelles techniques d'imagerie non invasive à la recherche d'athérosclérose infraclinique : détection de plaques carotidiennes, fémorales et aortiques par ultrasons, recherche de calcifications coronaires par tomodensitométrie cardiaque multibarrette à basse irradiation. Ces marqueurs sont indispensables pour requalifier un sujet à score de risque traditionnel intermédiaire vers le haut risque en présence d'une athérosclérose infraclinique significative.

Utilisation thérapeutique des facteurs de risque cardiovasculaire

Cette étape est subordonnée au diagnostic du risque cardiovasculaire global et consiste à définir les cibles et les modalités du traitement de réduction de risque.

Tableau S05-P02-C02-I Incidence annuelle d'accident coronarien en fonction de la présence de chaque facteur de risque cardiovasculaire (FRCV) traditionnel chez des hommes (H) et des femmes (F) dans l'étude ARIC [2].

Facteur de risque	Sexe	Incidence annuelle (%)
Absence de FRCV	H	0,93
	F	0,23
Hypertension artérielle	H	1,10
	F	0,56
LDL-cholestérol > 1,60 g/l	H	0,95
	F	0,47
HDL-cholestérol < 0,35 g/l	H	1,10
	F	0,95
Tabagisme	H	1,04
	F	0,53
Diabète	H	1,42
	F	1,00

Cibles du traitement de réduction de risque

Ce sont tous les facteurs de risque modifiables dont un sujet peut être porteur : pression artérielle, LDL-cholestérol, glycémie à jeun, hémoglobine glyquée en cas de diabète, tabagisme, poids, sédentarité.

Les valeurs auxquelles ces cibles thérapeutiques doivent être amenées sont fonction du risque cardiovasculaire global, notamment pour la pression artérielle, le LDL-cholestérol et l'hémoglobine glyquée. Les modalités du traitement découlent de la prévention secondaire et de la médecine fondée sur les preuves et doivent être adaptées au profil du patient et aux éventuelles comorbidités. Il s'agira donc d'une prise en charge personnalisée qui nécessite l'adhésion du patient et sa participation active ainsi qu'un suivi régulier.

Les valeurs des autres cibles thérapeutiques sont indépendantes du niveau de risque : glycémie inférieure à 1 g/l (en l'absence de diabète), sevrage complet et définitif du tabac, IMC inférieur à 25 kg/m² et périmètre abdominal inférieur à 94 cm chez l'homme (80 cm chez la femme), lutte contre la sédentarité. Pour atteindre ces cibles, le traitement est d'abord non médicamenteux en modifiant son style de vie avec application de règles hygiénodiététiques trop souvent négligées :
– régime alimentaire de type méditerranéen, peu salé, pauvre en graisse et en sucre rapide et, en cas de surpoids, hypocalorique ;
– activité physique d'endurance modérée (< 120 batt/min au pic d'effort, à type de marche rapide, course, natation, vélo) régulière, d'environ 30 à 45 minutes trois à quatre fois par semaine ;
– sevrage total du tabac et lutte contre le tabagisme passif.

Les traitements médicamenteux sont spécifiques de chaque facteur de risque. Pour l'hypertension artérielle, les inhibiteurs calciques, les diurétiques, les inhibiteurs de l'enzyme de conversion (IEC) ou les sartans en cas d'intolérance aux IEC, sont les trois principales classes à utiliser en première intention, avec certaines indications forcées du fait d'une comorbidité (IEC en cas d'insuffisance rénale, de diabète, de dysfonction ventriculaire gauche ; inhibiteur calcique en cas de maladie vasculaire cérébrale ; bétabloquant en cas de maladie coronaire ou de troubles du rythme). Pour l'hyper-LDLémie, la statine est impérative. Pour le diabète, la metformine est prescrite en première intention associée à d'autre(s) classe(s) orale(s), voire à l'insuline si nécessaire. Pour le tabagisme, l'aide au sevrage avec les produits nicotiniques de substitution, voire des médicaments d'action centrale est discutée avec le tabacologue (Tableau S05-P02-C02-II).

Hypertension artérielle

L'hypertension artérielle est un facteur de risque modifiable bien établi dont le retentissement sur les organes cibles (cœur, cerveau et rein) est à l'origine d'une lourde morbi-mortalité coronaire et cérébrovasculaire, double de celle d'une population normotendue. C'est aussi un facteur de risque fréquent retrouvé dans 20 % de la population générale. Ces données justifient donc une prise en charge thérapeutique de la maladie hypertensive dont les modalités sont fonction du niveau tensionnel et du risque cardiovasculaire global.

La relation entre la pression artérielle et le risque cardiovasculaire est linéaire et la définition du seuil de pression artérielle à partir duquel on parle d'hypertension artérielle a été longuement débattue, mais la définition de l'hypertension artérielle comme une pression artérielle systolique supérieure à 140 mmHg et/ou une pression artérielle diastolique supérieure à 90 mmHg fait l'objet d'un consensus international depuis 1999. Cependant, devant une distribution unimodale de la pression artérielle dans la population générale, l'ESH/ESC a depuis 2003 distingué plusieurs catégories [4] :
– pression artérielle optimale < 120/80 mmHg ;
– pression artérielle normale stricte < 130/85 mmHg ;
– pression artérielle normale haute < 140/90 mmHg ;
– hypertension artérielle de grade 1 (légère) < 160/100 mmHg ;
– hypertension artérielle de grade 2 (modérée) < 180/110 mmH ;
– hypertension artérielle de grade 3 (sévère) à partir de 180/110 mmH ;
– une hypertension artérielle systolique pure à partir de 140 mmHg de pression artérielle systolique avec une pression artérielle diastolique < 90 mmHg.

Cette classification repose sur des mesures effectuées au cabinet du médecin avec un brassard huméral adapté à la circonférence du bras, dans des conditions standardisées après un repos de plusieurs minutes en position assise ou allongée en faisant une moyenne de trois mesures à deux consultations différentes pour affirmer le diagnostic et en dépistant une éventuelle hypotension orthostatique en position debout ou une anisotension par la mesure de la pression artérielle aux deux bras. Mais compte tenu de la variabilité de la pression artérielle, une mesure automatisée soit en ambulatoire sur 24 heures, soit en automesure (qui ne prend alors pas en compte l'activité et la pression artérielle nocturne) sont utiles pour confirmer le diagnostic et permettent :
– d'éliminer un effet « blouse blanche » avec une pression artérielle élevée au cabinet seulement ;
– de dépister une hypertension artérielle masquée où les chiffres de pression artérielle sont normaux en consultation, mais élevés en dehors.

La pression artérielle augmente avec l'âge, et notamment la pression pulsée (différence entre la pression artérielle systolique et diastolique) délétère pour le système cardiovasculaire. Chez la femme, la pression artérielle peut s'élever au cours de la grossesse et sous contraceptif œstroprogestatif, et elle augmente après la ménopause.

Un bilan simple recherchera une atteinte des organes cibles, identifiera les autres facteurs de risque associés afin d'estimer le risque cardiovasculaire global et permettra de ne pas méconnaître une hypertension artérielle secondaire :

Tableau S05-P02-C02-II Traitement de réduction de haut risque : cibles, objectifs et moyens.

Cible	Valeur requise	Type de traitement
Pression artérielle	< 140/90 mmHg Sujet âgé < 150/90 mmHg	Hygiénodiététique : ↓ poids, ↑ activité, ↓ sel et alcool Médicaments : diurétiques thiazidiques, bêtabloquants, IEC ou antagonistes du récepteur de l'angiotensine, inhibiteurs calciques. Indications forcées – IEC ou antagonistes du récepteur de l'angiotensine : IRC, diabète, fraction d'éjection < 40 % – bêtabloquants (acébutotol, métropropol) : maladie rythmique, coronaire
LDL-cholestérol	Fonction du niveau de risque	Hygiénodiététique : ↓ poids, ↑ activité, ↓ graisses Médicament : statine à haute ou moyenne dose
Diabète	HbA1c < 7 %, voire 6,5 %	Hygiénodiététique : ↓ poids, ↑ activité, ↓ graisses et sucres Médicament : metformine + si besoin autre
Tabac	Arrêt total	Aide au sevrage Lutte contre le tabagisme passif
Surpoids	IMC : 18,5-25 kg/m² TT < 94 cm (H), < 80 cm (F)	Restriction calorique Exercice physique d'endurance régulier
Sédentarité	30 à 45 minutes d'exercice d'endurance, 3 fois par semaine	Marche rapide, course, natation, vélo

– créatininémie et estimation du débit de filtration glomérulaire ;
– bandelette réactive urinaire (protéinurie, hématurie) et quantification en cas de positivité ;
– kaliémie (sans garrot) ;
– prélèvements à jeun : glycémie, cholestérol total et HDL-cholestérol, triglycérides, calcul du LDL-cholestérol ;
– ECG de repos.

La cible thérapeutique est de ramener les chiffres de pression artérielle au-dessous de 140 mmHg pour la systolique et au-dessous de 90 mmHg pour la diastolique quel que soit le sexe.

Les mesures hygiénodiététiques sont toujours initiées d'emblée : réduction pondérale en cas de surpoids, réduction de l'apport sodé à moins de 6 g par jour, réduction de la consommation d'alcool (< 2 verres/j chez la femme et < 3 verres/j chez l'homme), augmentation de l'apport de fibres (fruits et légumes), de laitages maigres (les apports calciques diminuent la pression artérielle) et d'acides gras polyinsaturés et enfin, pratique d'une activité physique d'endurance régulière (30 à 45 minutes, trois à quatre fois par semaine). Si le risque cardiovasculaire est modéré, un traitement médicamenteux sera associé dans un second temps si la cible n'est pas atteinte après modification du style de vie. Dans le haut risque défini soit par une hypertension artérielle de grade 3 (> 180/110 mmHg), soit par un score de risque élevé (Framingham > 20 % ou SCORE > 5 %), soit en prévention secondaire d'une maladie cardiovasculaire ou d'une insuffisance rénale avancée ou d'un diabète compliqué, un traitement médicamenteux sera associé d'emblée.

Le traitement médicamenteux dans le haut risque nécessitera le plus souvent l'association de plusieurs molécules pour atteindre l'objectif, surtout en cas d'hypertension artérielle de grade 3. Ce dernier cas nécessitera le plus souvent une trithérapie comportant un diurétique. En dehors de ces cas, on débutera par une monothérapie. Mais quelle que soit la classe thérapeutique utilisée, la baisse de la pression artérielle s'accompagnera d'une réduction du risque coronarien de 22 % et du risque cérébrovasculaire de 40 %.

En l'absence d'indication spécifique (comme les bêtabloquants ou les ralentisseurs calciques dans les troubles du rythme ou la maladie coronaire, les inhibiteurs de l'enzyme de conversion dans l'insuffisance rénale avec protéinurie ou dans le diabète), il existe trois grandes classes d'antihypertenseur utilisées :
– les inhibiteurs calciques, dihydropiridine de longue durée d'action, utilisés en première intention chez les patients de plus de 55 ans ou afro-antillais ;
– les inhibiteurs de l'enzyme de conversion ou les sartans bloqueurs du récepteur de l'angiotensine, utilisés en première intention chez les sujets de moins de 55 ans ;
– les diurétiques thiazidiques, utilisés en association avec les précédents si le contrôle tensionnel n'est pas obtenu.

Étant donné la relation directe entre la pression artérielle et la survenue d'événements, le concept d'une cible thérapeutique abaissée a été soulevé dans des sous-groupes à haut risque, chez l'insuffisant rénal ou le diabétique. Cependant dans le très haut risque chez le diabétique (diabétique en prévention secondaire ou diabète associé à deux autres facteurs de risque cardiovasculaire), la baisse de la pression artérielle en dessous de 120 mmHg de systolique, non seulement ne s'accompagne pas d'une diminution de la mortalité cardiovasculaire, mais semble responsable d'effets secondaires : hypotension, syncope, bradycardie ou arythmie, hyperkaliémie et défaillance rénale (étude ACCORD). Les récentes recommandations (ESH/ESC 2013 et JNC8) qui ont inclus des essais randomisés, contrôlés multicentriques entre 2009 et 2013 ne retrouvent pas de bénéfice en termes de morbi-mortalité cardiovasculaire à abaisser la pression artérielle à moins de 130/80 mmHg. Dans l'insuffisance rénale, la baisse de la pression artérielle au-dessous de 130/80 mmHg a un effet néphroprotecteur et diminue la protéinurie, mais n'a pas d'incidence sur les événements cardiovasculaires. Chez le sujet âgé, la baisse de la pression artérielle à moins de 150/90 mmHg est suffisante pour diminuer l'incidence des maladies coronaires et de l'accident vasculaire cérébral [3, 9].

Les cibles thérapeutiques ont donc été simplifiées par ces méta-analyses récentes : il faut abaisser la pression artérielle au-dessous de 140/90 mmHg et chez le sujet âgé en dessous de 150/90 mmHg.

Hypercholestérolémie et LDL-cholestérol

De nombreuses études épidémiologiques, aux États-Unis (Framingham) comme en Europe (*Münster heart study*) ont montré que le cholestérol total et surtout le LDL-cholestérol étaient corrélés positivement et de façon exponentielle avec le risque coronaire et ce de manière continue dès les plus basses valeurs. Dans l'étude nord-américaine MRFIT (*multiple risk factor intervention*) portant sur plus de 350 000 hommes âgés de 35 à 57 ans, une élévation du cholestérol de 1 mg augmente le risque de 1,4 % jusqu'à 2,50 g/l mais, au-delà, chaque élévation du cholestérol de 1 mg augmente le risque de 2,25 %.

Mais surtout, ces données ont été confirmées par la diminution des accidents coronaires chez les patients traités par statine. Cette classe thérapeutique (les inhibiteurs de l'HMG-CoA réductase ou statines) a été évaluée de manière parfaitement rigoureuse entre 1994 et 2004 dans dix essais cliniques de haut niveau de preuve car randomisés contre placebo, en double aveugle, en prévention primaire (AFCAPS, ASCOT, CARDS, WOSCOPS, ALERT) comme en prévention secondaire (HPS, LIPID, CARE, PROSPER, 4S) mais avec des doses fixes de statines quel que soit le niveau initial de cholestérol. Le bénéfice est d'autant plus important que le risque cardiovasculaire est élevé. Outre la diminution d'événements coronaires, il existe aussi une diminution d'accidents vasculaires cérébraux (HPS et PROSPER). Puis des études comparatives de doses (TNT, IDEAL, SEARCH) ont démontré l'intérêt d'un traitement intensif par statines dans la maladie coronaire avec une réduction supplémentaire d'événements coronariens pour une cible moyenne de LDL-cholestérol de 0,70-0,80 g/l (Figure S05-P02-C02-1). C'est pourquoi, en 2006, les sociétés savantes nord-américaines (ACC/AHA) ont actualisé les recommandations de 2002 (NCEP/ATP-III) [14], définissant des cibles de LDL-cholestérol à atteindre en fonction du risque cardiovasculaire : inférieur à 0,70 g/l en prévention secondaire d'un très haut risque comme une maladie coronaire, inférieur à 1 g/l dans le haut risque et inférieur à 1,30 g/l dans le risque intermédiaire. Ces cibles ont donc été déduites a posteriori par les méta-analyses en fonction du principe *the lower, the better*.

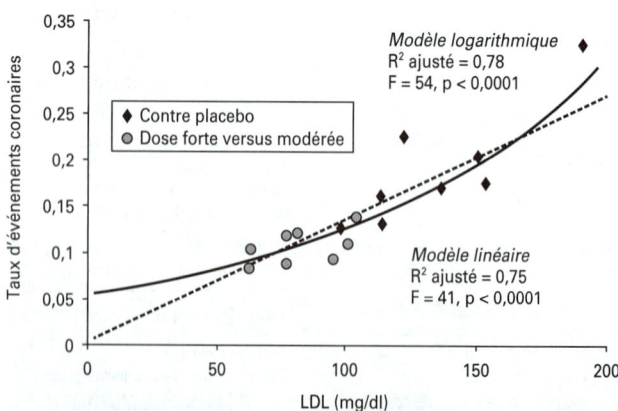

Figure S05-P02-C02-1 Relation statistique entre le taux de LDL-cholestérol et le taux d'événements coronaires dans les essais thérapeutiques avec les statines. (Modifié d'après Robinson JG, Stone NJ. Identifying patients for aggressive cholesterol lowering : the risk curve concept. Am J Cardiol, 2006, 98 : 1405-1408.)

C'est pourquoi les dernières recommandations nord-américaines de novembre 2013 (ACC/AHA) [13] ont voulu définir pour des niveaux de risque cardiovasculaire donnés une intensité de traitement par statines (forte intensité ou intensité modérée) plutôt qu'une cible de LDL-cholestérol. Elles s'appuient pour cela sur une sélection d'études randomisées contrôlées en double insu, de haut niveau de preuve et de leurs méta-analyses, dont le critère de jugement porte sur les maladies cardiovasculaires (syndrome coronaire, accident vasculaire cérébral et artériopathie des membres inférieurs), complications de la maladie athéroscléreuse, et dont le suivi était supérieur à 18 mois, en laissant de côté les études observationnelles. Quatre groupes de patients sont ainsi définis :

– les patients en prévention secondaire doivent bénéficier d'un traitement par statines à haute dose ;
– les hypercholestérolémies sévères (LDL-cholestérol > 1,90 g/l) doivent bénéficier d'un traitement par statines à haute dose ;
– les diabétiques de 40 à 75 ans avec un LDL-cholestérol supérieur à 0,70 g/l doivent bénéficier d'un traitement par statines dont l'intensité (moyenne ou élevée) dépend de leur risque cardiovasculaire global ;
– les patients de 40 à 75 ans avec un LDL-cholestérol supérieur à 0,70 g/l, en prévention primaire, non diabétiques mais à risque élevé, doivent bénéficier d'un traitement par statines à dose modérée et en cas de risque très élevé (coronaire-équivalent), à dose élevée.

Les posologies de statines sont ainsi définies :
– traitement intensif : les doses quotidiennes de statines doivent abaisser le LDL-cholestérol de plus de 50 %, ce que l'on ne peut obtenir qu'avec l'atorvastatine 40 à 80 mg/j et la rosuvastatine 20 à 40 mg/j ;
– traitement modéré : les doses quotidiennes de statines doivent abaisser le LDL-cholestérol de 30 à 50 %, ce que l'on peut obtenir avec l'ensemble des statines commercialisées.

Le choix et la dose de la statine dépendront du taux initial du LDL-cholestérol (pourcentage de réduction nécessaire pour atteindre la cible), de la tolérance du patient, et des comobidités (chez le patient infecté par le VIH sous antiprotéases, seules la pravastatine et la rosuvastatine seront utilisées).

Au traitement par statines sera associé un régime hypolipidique (limiter les graisses animales au profit de graisses végétales en privilégiant les laitages maigres et les poissons) et un exercice physique d'endurance.

En deuxième intention, en cas d'intolérance aux statines, l'ézétimibe peut être associé à une statine à faible dose ou utilisé seul, avec une baisse de la morbi-mortalité en association à une faible dose de statines [11].

Les fibrates restent le traitement de l'hypertriglycéridémie, quand elle est menaçante (risque de pancréatite) au-delà de 4 g/l.

Glycémie

Chez le non-diabétique, la glycémie à jeun doit rester inférieure ou égale à 1 g/l en appliquant les règles hygiénodiététiques.

Chez le diabétique, le risque cardiovasculaire est élevé, équivalent à un risque coronarien lorsque le diabète est associé à au moins deux autres facteurs de risque ou à une dysfonction rénale. La cible à surveiller est d'avantage l'hémoglobine glyquée ($HbA1_c$), reflet des glycémies des trois derniers mois, plus précise que la glycémie à jeun variable d'un jour à l'autre. L'objectif glycémique est une $HbA1_c$ à moins de 7 %, voire inférieure à 6,5 % chez certains patients jeunes à la phase précoce du diabète et en l'absence d'hypoglycémie. Cependant trois études (ACCORD, ADVANCE et VADT) ne retrouvent pas de bénéfice en termes de morbimortalité cardiovasculaire en abaissant le seuil à 6 %. Au contraire, un surcroît de mort subite est retrouvé dans ADVANCE et VADT. Ces deux études en revanche confirment le bénéfice d'une intervention multifactorielle : le contrôle de la pression artérielle et du LDL-cholestérol est plus important que le contrôle glycémique sur les complications cardiovasculaires [6].

À côté du régime et de l'activité physique, toujours indispensables, les antidiabétiques de première intention restent les biguanides (la metformine). Ils ne s'accompagnent pas de prise de poids et sont donc indiqués dans l'obésité androïde. Ils n'entraînent pas d'hypoglycémie, mais nécessitent une fonction rénale normale. Ce sont les seuls avec les sulfamides hypoglycémiants, avec qui ils peuvent s'associer, qui diminuent les événements cardiovasculaires et la mortalité (UKPDS), à l'inverse des glitazones (augmentation du risque d'insuffisance cardiaque et d'ischémie myocardique). Des molécules émergentes, les incrétines, comme l'analogue du GLP1 et les inhibiteurs de la dipeptidyl-peptidase 4 (DDP-4), semblent prometteuses, en association avec la metformine, mais leur utilité reste à démontrer en termes de morbimortalité. Enfin en cas d'échec, on aura recours à l'insuline. Un traitement oral précoce reste cependant garant d'une diminution des événements cardiovasculaires.

Tabagisme

Le tabagisme est un facteur de risque cardiovasculaire important. L'incidence d'infarctus du myocarde est multipliée par six chez les femmes et par trois chez les hommes qui fument au moins 20 cigarettes par jour comparés à des non-fumeurs. Il s'agit pourtant d'un facteur de risque modifiable par excellence, le sevrage s'accompagnant d'une baisse rapide du risque cardiovasculaire. En prévention secondaire, le risque d'un nouvel infarctus diminue de 50 % un an après le sevrage.

Le sevrage complet et définitif du tabac reste l'objectif quel que soit le niveau de risque, étant donné la toxicité cumulée du tabac sur l'arbre vasculaire. Le sevrage est difficile à obtenir, car il existe une dépendance associée. Il faut proposer une aide au sevrage, par un soutien psychologique et ou par un traitement substitutif nicotinique. L'éviction du tabagisme passif est également souhaitable chez les sujets à haut risque.

Poids

Le surpoids dans le cadre du syndrome métabolique est associé aux autres facteurs de risque cardiovasculaire. La réduction pondérale permet de prévenir ou de reculer la survenue d'un diabète de type II, d'améliorer le bilan lipidique (triglycérides et HDL-cholestérol) et d'aider à un meilleur contrôle tensionnel. Elle a comme objectif d'atteindre un indice de masse corporelle (IMC) compris entre 18,5 et 24,9 kg/m^2 et d'obtenir un périmètre abdominal inférieur à 94 cm chez l'homme et à 80 cm chez la femme. Elle repose sur un régime hypocalorique approprié associé à un exercice physique d'endurance avec une perte progressive du poids (environ 10 % du poids corporel initial sur un an).

Conclusion

Si les facteurs de risque cardiovasculaire traditionnels ont un rôle causal avéré dans la maladie athéroscléreuse, pris isolément, ils sont peu prédictifs des complications à type de maladies coronaires ou cérébrovasculaires. Cependant, leur intégration dans un score de risque multifactoriel aide au dépistage du haut risque cardiovasculaire dont la prise en charge précoce devrait permettre d'abaisser la mortalité et la morbidité cardiovasculaires. C'est parce qu'ils constituent autant de cibles thérapeutiques que les facteurs de risque traditionnels sont à la base de la décision d'instaurer un traitement de réduction de risque et de sa surveillance. La connaissance des cibles thérapeutiques de chaque facteur en fonction du niveau de risque global permet une prise en charge prédictive, préventive, personnalisée et participative de chaque patient.

Bibliographie

1. Aouba A, Eb M, Rey G et al. Données sur la mortalité en France : principales causes de décès en 2008 et évolutions depuis 2000. BEH, 2011, *22* : 249-245.
2. Chambless LE, Heiss G, Folsom AR et al. Association of coronary heart disease incidence with carotid arterial wall thickness and major risk factors: the atherosclerosis risk in communities (ARIC) study, 1987-1993. Am J Epidemiol, 1997, *146* : 483-494.
3. ESH/ESC. Guidelines for the management of arterial hypertension : the task force for the management of arterial hypertension of the European Society of Hypertension (ESH) and of the European Society of Cardiology (ESC). J Hypertens, 2013, *31* : 1281-1357.
4. European Society of Hypertension-European Society of Cardiology. Guidelines for the management of arterial hypertension. Guidelines committee. J Hypertens, 2003, *21* : 1011-1053.
5. Ford ES, Giles WH, Mokdad AH. The distribution of 10-year risk for coronary heart disease among US adults : findings from the National Health and Nutrition Examination survey III. J Am Coll Cardiol, 2004, *43* : 1791-1796.
6. Golden SH. Emerging therapeutic approaches for the management of diabetes mellitus and macrovascular complications. Am J Cardiol, 2011, *108* (Suppl.) : 59B-67B.
7. Graham I, Atar D, Borch-Johnsen K et al. European guidelines on cardiovascular disease prevention in clinical practice. Fourth joint task force of the European Society of Cardiology and other societies on cardiovascular disease prevention in clinical practice. Eur Heart J, 2007, *28* : 2375-2414.
8. Grundy SM. Primary prevention of coronary heart disease: integrating risk assessment with intervention. Circulation, 1999, *100* : 988-98.
9. James PA, Oparil S, Carter BL et al. Evidence-based guideline for the management of high blood pressure in adults : report from the panel members appointed to the eighth joint national committee (JNC 8). JAMA, 2014, *311* : 507-520.
10. Khot UN, Khot MB, Bajzer CT et al. Prevalence of conventional risk factors in patients with coronary heart disease. JAMA, 2003, *290* : 898-904.
11. Llyod-Jones DM, Morris PB, Ballantyne CM et al. 2016 ACC expert consensus decision pathway on the role of non-station therapies for LDL-cholesterol lowering in the management of atherosclerotic cardiovascular disease risk : a report of the American College of Cardiology task force on clinical expert consensus documents. J Am Coll Cardiol, 2016, *68* : 92-125.
12. Smith SC Jr, Greenland P, Grundy SM. AHA conference proceedings. Prevention conference V : beyond secondary prevention : identifying the high-risk patient for primary prevention : executive summary. Circulation, 2000, *101* : 111-116.
13. Stone NJ, Robinson JG, Lichtenstein AH et al. ACC/AHA guideline on the treatment of blood cholesterol to reduce atherosclerotic cardiovascular risk in adults : a report of the American College of Cardiology/American Heart Association task force on practice guidelines. J Am Coll Cardiol, 2014, *63* : 2889-2934.
14. Third report of the National Cholesterol Education Program (NCEP) expert panel on detection, evaluation, and treatment of high blood cholesterol in adults (adult treatment panel III). Circulation, 2002, *106* : 3143-3421.

Toute référence à cet article doit porter la mention : Sirieix ME, Simon A, Chironi G. Facteurs de risque cardiovasculaire traditionnels. *In* : L Guillevin, L Mouthon, H Lévesque. Traité de médecine, 5ᵉ éd. Paris, TdM Éditions, 2018-S05-P02-C02 : 1-6.

Chapitre S05-P02-C03
Nouveaux facteurs de risque cardiovasculaire

Obésité, marqueurs métaboliques et inflammatoires

GILLES CHIRONI

Dans les modèles de risque multifactoriel traditionnels (le score de Framingham, ou son dérivé, le score européen SCORE (*systematic coronary risk estimation*), un certain nombre de facteurs de risque modifiables ne sont pas pris en compte (on les appelle donc facteurs de risque complémentaires ou nouveaux), en particulier le surpoids et l'obésité. Pourtant, la prévalence de l'obésité et de ses comorbidités, facteurs de risque évitables et modifiables par excellence, croît de manière préoccupante à l'échelle mondiale. L'Organisation mondiale de la santé (OMS) indique qu'en 2014, 1,9 milliard d'adultes étaient en surpoids dans le monde, dont 600 millions d'obèses, avec une prévalence qui a plus que doublé depuis 1980 [56]. Touchant aussi bien les pays en voie de développement que, et peut-être même davantage, les pays développés, ce fléau rend compte des modifications récentes de l'alimentation et du développement de l'urbanisation : qualité nutritionnelle des régimes alimentaires insuffisante car pauvres en fibres, riche en sucres, en graisses, en sel et en calories ; modes de travail de plus en plus sédentaires, popularisation des moyens de transport [56]. L'obésité, principalement centrale, est la principale cause du syndrome métabolique qui associe en proportion variable hypertension artérielle (HTA), dyslipidémie athérogène, trouble de la glycorégulation évoluant vers le diabète de type 2, syndrome d'apnées du sommeil et hépatopathie de surcharge. Le double risque de maladies cardiovasculaires (via le diabète de type 2 ou non) et de cancer rend particulièrement alarmante l'émergence de cette épidémie mondiale.

L'obésité comme facteur de risque cardiovasculaire

L'étude INTERHEART illustre bien la part de risque cardiovasculaire attribuable au surpoids et à l'obésité, et la distribution viscérale de la masse adipeuse. Publiée à partir de 2004, cette étude cas-témoins a comparé 15 152 patients victimes d'infarctus du myocarde (IDM) avec 14 820 sujets témoins dont les caractéristiques cliniques ont été répertoriées dans 52 pays. Six facteurs de risque (tabagisme, rapport Apo B/Apo A₁, HTA, diabète, stress psychologique ou social et obésité) et trois facteurs protecteurs (consommation de fruits et légumes, activité physique régulière et consommation d'alcool modérée) expliquaient 90 % du risque attribuable chez les hommes et 94 % chez les femmes [80].

L'index de masse corporelle (IMC = poids/taille^2) reste le paramètre de référence pour définir le surpoids ($\geq$ 25 kg/m^2) et l'obésité ($\geq$ 30 kg/m^2)

Tableau S05-P02-C03-I Risque d'infarctus du myocarde attribuable à l'indice de masse corporelle et aux paramètres d'obésité abdominale dans l'étude INTERHEART [81].

Paramètre	1 écart type	Ajustement (âge, sexe, région géographique) OR (IC 95 %)	Ajustement à l'IMC ou au RTH OR (IC 95 %)
IMC (kg/m^2)	4,15	1,01 (1,07-1,13)	1,02 (0,99-1,04)[1]
Périmètre abdominal (cm)	12,08	1,19 (1,16-1,22)	1,25 (1,21-1,30)[2]
Tour de taille (cm)	10,96	0,96 (0,94-0,99)	0,87 (0,84-0,89)[2]
RTH	0,085	1,37 (1,34-1,41)	1,37 (1,33-1,40)[2]
Périmètre abdominal/taille	0,072	1,19 (1,16-1,22)	1,24 (1,20-1,29)[2]

(1) Ajustement à l'IMC.
(2) Ajustement au RTH.
IMC : indice de masse corporelle ; OR (IC 95 %) : *odds-ratio* (intervalle de confiance à 95 %) ; RTH : rapport taille/hanche.

[56]. Pourtant, il était largement pris en défaut pour expliquer le risque attribuable d'infarctus du myocarde dans l'étude INTERHEART, contrairement au périmètre abdominal (délétère) et au tour de hanche (favorable) [81]. Après ajustement à l'âge, au sexe, et à la région géographique, l'augmentation de risque d'infarctus du myocarde était plus importante pour le périmètre abdominal et pour le rapport taille/hanche que pour l'IMC (Tableau S05-P02-C03-I). L'*odds-ratio* (OR) était même plus élevé pour le périmètre abdominal après ajustement à l'IMC, alors que la relation devenait non significative entre IMC et risque d'infarctus après ajustement au rapport taille/hanche (*voir* Tableau S05-P02-C03-I). Après ajustement à tous les facteurs de risque, la relation entre variables d'adiposité centrale et risque d'infarctus persistait, alors qu'elle disparaissait pour l'IMC [81]. Le tour de hanche était associé à un risque plus faible d'infarctus, y compris après ajustements multiples. Le risque attribuable d'infarctus pour une augmentation de rapport taille/hanche dans les deux quintiles supérieurs était de 24,3 % (IC 95 % : 22,5-26,2), c'est-à-dire trois fois supérieur au risque attribuable à l'IMC (7,7 % [IC 95 % : 6,0-10,0]) pour les deux quintiles supérieurs d'IMC). Le rapport taille/hanche prédisait le mieux le risque d'infarctus dans les deux sexes, dans toutes les classes d'âge, tous les groupes ethniques et en présence comme en l'absence de facteurs de confusion potentiels comme le tabagisme, l'HTA, la dyslipidémie ou le diabète.

La répartition androïde des graisses est la caractéristique centrale de l'obésité à risque cardiovasculaire. Elle est définie par une augmentation du périmètre abdominal au-dessus d'un seuil distinct chez les hommes et chez les femmes et qui diffère selon les zones géographiques (Tableau S05-P02-C03-II) pour tenir compte des différences morphométriques entre l'Amérique du Nord, l'Europe et l'Asie [31]. L'accumulation de graisse abdominale ou viscérale s'accompagne d'une dysfonction adipocytaire qui conduit à une diminution de la sensibilité à l'insuline des tissus périphériques. La résistance à l'insuline est responsable de l'élévation chronique de la glycémie, ce qui stimule les réserves pancréatiques à l'origine d'une hyperinsulinémie qui sous-tend en partie l'élévation de la pression artérielle [40]. Typiquement, la dyslipidémie qui s'ensuit associe une élévation des triglycérides à jeun et post-prandiaux (augmentation des VLDL [*very low density lipoptoteins*] circulantes), et une baisse du HDL-cholestérol (*high-density lipoprotein*), ces

Tableau S05-P02-C03-II Seuils de périmètre abdominal retenus pour la définition du syndrome métabolique en fonction des zones géographiques [31].

Population	Seuil de circonférence abdominale recommandé	
	Hommes	Femmes
États-Unis	≥ 102 cm	≥ 88 cm
Canada	≥ 102 cm	≥ 88 cm
Europe	≥ 94 cm	≥ 80 cm
Asie	≥ 90 cm	≥ 80 cm

deux anomalies entrant dans la définition du syndrome métabolique et résultant de la surproduction de lipoprotéines à apo B par le foie (LDL [low density lipoprotein] et VLDL), et de la diminution de la lipolyse des triglycérides circulants, avec diminution de la clairance des lipoprotéines riches en triglycérides [11, 12]. Il existe aussi une augmentation des acides gras libres circulants consécutive à la baisse de captation périphérique des acides gras libres, et à l'augmentation du flux d'acides gras libres du tissu adipeux vers le foie [40]. Le taux de LDL est généralement normal [40], mais avec augmentation de la proportion de LDL petites et denses [36, 70]. Entre autres mécanismes, ces particules de LDL, petites et denses, sont métabolisées lentement (5 jours), ce qui favorise in situ leur athérogénicité [57] et leur densité, leur petite taille les rendant plus susceptibles de s'oxyder [69]. La lipolyse des lipoprotéines riches en triglycérides (en particulier les VLDL) est normalement assurée par la lipoprotéine lipase (LPL). Dans l'obésité, cette lipolyse est fortement diminuée pour trois raisons : la réduction de l'expression des ARN messagers de la LPL dans le tissu adipeux [14], la réduction d'activité LPL dans le muscle squelettique et la compétition entre lipolyse des VLDL et celle des chylomicrons [41].

Critères de qualité d'un biomarqueur de risque cardiovasculaire

Un biomarqueur cardiovasculaire est un paramètre mesurable qui témoigne d'un processus biologique lié à un état clinique ou au développement d'une future complication clinique (par exemple, un accident ischémique coronarien ou cérébrovasculaire). Un biomarqueur peut être physique (structure ou fonction de la paroi artérielle), biologique (molécules solubles, circulantes ou non, marqueurs cellulaires) ou génétique. Plusieurs centaines de biomarqueurs biologiques mesurables in vivo chez l'être humain ont été identifiés et correspondent pour la plupart à des effecteurs impliqués dans la physiopathologie de l'athérosclérose : marqueurs métabolique, marqueurs inflammatoires (protéines de l'inflammation, cytokines, cellules inflammatoires), marqueurs de stress oxydatif, molécules d'adhésion, marqueurs d'activation plaquettaire, leucocytaire ou endothéliale, marqueurs de thrombose, facteurs de croissance, polymorphismes génétiques.

Les critères classiquement exigés pour prédire un risque d'événement cardiovasculaire à l'aide d'un biomarqueur sont :
– la facilité de mesure de ce biomarqueur ;
– sa capacité à apporter des informations supplémentaires par rapport aux modèles de risque existants ;
– sa capacité à changer la prise en charge [53].

Idéalement, mesurer ou doser un biomarqueur devrait également entraîner un impact positif sur la maladie considérée en termes d'incidence, de sévérité, de qualité de vie et d'espérance de vie [59].

Concernant les biomarqueurs circulants, le premier critère est facile à obtenir à condition que les dosages soient standardisés et reproductibles.

Le deuxième critère (capacité à apporter des informations nouvelles) est évalué prospectivement dans des études qui analysent les relations entre la valeur du biomarqueur et l'incidence d'événements cardiovasculaires sur un temps donné (généralement 10 ans). Selon les cas, cette relation est exprimée par un risque relatif ou un odds-ratio qui doivent montrer, non seulement que l'association est significative, mais aussi qu'elle est indépendante des facteurs de risque confondants. Toutefois, une association significative entre un biomarqueur et un événement est nécessaire mais non suffisante pour déterminer si le biomarqueur est pertinent ou non [42]. La signification statistique indique uniquement que la valeur moyenne du biomarqueur diffère entre, par exemple, un groupe de patients qui feront un syndrome coronaire aigu (SCA), et un groupe indemne de SCA pendant la durée du suivi. Mais étant donné les possibilités de chevauchement des distributions de ce biomarqueur entre le groupe SCA et le groupe indemne, la pertinence de la mesure de ce biomarqueur chez un individu donné peut être extrêmement limitée, même si une association significative existe dans la population étudiée [77]. Pour affiner la valeur prédictive d'un biomarqueur, trois critères statistiques ont donc été ajoutés : les capacités de discrimination, de calibration et de reclassification.

Discrimination

La discrimination est la capacité d'un biomarqueur de distinguer les individus qui développeront une maladie de ceux qui ne la développeront pas [75]. La discrimination d'un test pronostique s'exprime par la c-statistic qui est une adaptation de l'aire sous la courbe ROC (reveiver operating characteristic) utilisée pour la validation des tests diagnostiques [32]. Ce paramètre permet d'étudier les variations de la spécificité et de la sensibilité d'un score de risque ou d'un biomarqueur pour différentes valeurs du seuil de discrimination (Figure S05-P02-C03-1). La sensibilité définit la capacité du test à prédire un événement quand il surviendra effectivement (proportion de vrais positifs) et la spécificité définit la capacité du test à prédire l'absence de survenue d'événement quand il ne surviendra effectivement pas (proportion de vrais négatifs). L'aire sous la courbe ROC ou c-statistic varie de 0,5 (test non informatif revenant à un tirage au sort) à 1,0 (discrimination parfaite) [32]. Par convention, il est admis qu'une aire sous la courbe

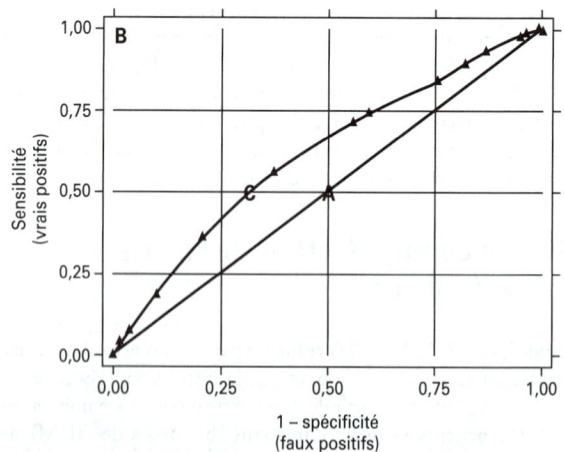

Figure S05-P02-C03-1 Valeur discriminative d'un score de risque ou d'un biomarqueur. Principe de la construction d'une courbe ROC (receiver operating characteristic) appliquée à des scores de risque ou à des biomarqueurs (c-statistics). Exemples de scores : A : pas du tout discriminant (AUC = 0,5) ; B : hautement discriminant (AUC = 1,0) ; C : moyennement à faiblement discriminant. Pouvoir prédictif d'un score estimé par l'aire sous la courbe ROC : 0,80-1,00 : excellent ; 0,70-0,80 : bon ; 0,60-0,70 : faible ; 0,50-0,60 : nul. AUC : aire sous la courbe ROC.

de moins de 0,7 correspond à un score ou marqueur de risque non contributif, alors que le pouvoir prédictif est bon entre 0,7 et 0,8, et excellent au-dessus de 0,8 [16].

Concrètement, la signification statistique d'un score ou d'un biomarqueur qui aurait une valeur discriminante (aire sous la courbe) de 0,75 vis-à-vis d'un événement donné (par exemple, un SCA) est qu'un individu tiré au sort victime d'un SCA au cours du suivi aura 75 % de probabilité d'avoir une valeur de score ou de biomarqueur supérieure à celle d'un participant indemne, lui aussi tiré au sort. En pratique, pour l'analyse de la valeur prédictive d'un nouveau score ou biomarqueur, sa valeur d'aire sous la courbe est comparée avec celle d'un score de référence (par exemple, le score de Framingham). On considère généralement qu'un score ou biomarqueur qui augmente l'aire sous la courbe d'au moins 0,05 par rapport à un score de référence apporte de l'information cliniquement pertinente. Mais la pertinence clinique de cette valeur incrémentale dépend naturellement aussi de la qualité prédictive du score de référence : un biomarqueur qui augmenterait le pouvoir discriminant de 0,75 à 0,77 (+0,02) serait certainement plus performant qu'un biomarqueur qui le ferait passer de 0,50 à 0,55 (+0,05).

Calibration

Ce paramètre permet d'analyser la concordance entre le risque prédit et le risque observé, en comparant les estimations de risque d'événements selon le modèle à la proportion d'événements effectivement observés. La calibration est calculée par le test statistique de Hosmer-Lemeshow qui, s'il conclut à une valeur de p supérieure à 0,05, indique que le score ou marqueur de risque est correctement calibré, car il n'y a pas de différence significative entre les taux d'événements prédits et observés. Ce paramètre de calibration met donc en évidence le risque qu'un score ou un biomarqueur surestime ou sous-estime le risque réel. Un exemple connu est la mauvaise applicabilité du score de Framingham à l'Europe puisque ce score, issu d'une population en moyenne à plus haut risque que celui la population européenne, n'est pas calibré pour cette dernière [18, 19]. C'est pourquoi le score européen SCORE, qui comprend les mêmes covariables que le score de Framingham, a été mis au point en distinguant l'Europe du Nord-Est et l'Europe du Sud-Ouest [15]. Plus anciennement, le modèle de Framingham avait été recalibré pour la population française par Laurier et al. [44].

Reclassification

Le pouvoir de reclassification d'un score ou d'un biomarqueur concerne sa capacité à modifier la catégorie de risque à laquelle appartient un individu, par rapport à un score de référence. Ce paramètre est le plus compréhensible, car le plus proche de la pratique courante. Par exemple, les recommandations françaises [1], européennes [63] et nord-américaines [28] s'accordent pour stratifier le niveau de risque cardiovasculaire d'un individu avant de mettre en route (ou non) un traitement hypolipémiant, et pour définir des objectifs thérapeutiques (même si les seuils de décision et les objectifs diffèrent entre ces trois recommandations). Supposons un nouveau score de risque que l'on compare au score de Framingham pour stratifier une population en trois niveaux de risque (faible, intermédiaire, élevé). Pour apporter de l'information, ce nouveau score devra permettre de correctement reclasser une proportion substantielle d'individus en les faisant changer de catégorie de risque. Mieux, cette reclassification doit être exacte, c'est-à-dire que la somme des sujets reclassés vers le bas qui ne feront effectivement pas d'événement (vrais négatifs) et des sujets reclassés vers le haut qui feront effectivement un événement (vrais positifs) doit être le plus élevée possible. Cet index est appelé « amélioration nette de reclassification » (NRI pour *net reclassification improvement*) [58].

Potentiel à modifier la prise en charge et à impacter l'épidémiologie de la maladie

Le biomarqueur idéal devrait, en plus des caractéristiques détaillées ci-dessus, contribuer, de par sa mesure, à modifier la prise en charge (aussi bien du côté du soignant que du côté du patient) et impacter positivement la morbi-mortalité, voire la qualité de vie, pour une pathologie donnée. Ces considérations sont beaucoup plus difficiles à mettre en évidence, puisqu'elles requièrent des études prospectives longues et coûteuses où les sujets inclus seraient randomisés pour avoir ou ne pas avoir le dosage du biomarqueur et seraient comparés en termes de prise en charge diagnostique et thérapeutique et en termes de pronostic [59].

Liste (non exhaustive) de biomarqueurs d'intérêt pour prédire le risque cardiovasculaire (Tableau S05-P02-C03-III)

Protéine C réactive

La protéine C réactive (CRP) est une protéine circulante non spécifique dont la production, essentiellement hépatique, augmente au cours d'une inflammation (*acute phase reactant*), d'une infection ou d'un traumatisme. Sa production est principalement stimulée par l'interleukine 6 et le TNF-α, ce qui révèle un lien direct entre CRP et adipocyte [7]. Les limites de « normalité » du taux de CRP sont difficiles à établir, car elles sont dépendantes de l'indice de masse corporelle, de la présence de syndrome métabolique, de contraception orale, d'exercice physique et de la consommation de tabac et d'alcool [43]. C'est pourquoi un dosage anormal de CRP doit être répété à distance, et le dosage de CRP ultrasensible (CRPus) est utilisé à visée de biomarqueur, avec des seuils de risque établis dans la littérature en faible (< 1 mg/l), intermédiaire (2-3 mg/l), ou élevé (> 3 mg/l) [66]. Plusieurs études cas témoins et prospectives ont démontré que la CRPus était associée au risque d'événement coronarien. Une méta-analyse incluant dix études prospectives de bonne qualité montre une augmentation de 58 % du risque coronarien chez les patients ayant une CRP supérieure à 3 mg/l en comparaison avec ceux qui ont une CRP inférieure à 1 mg/l [9].

Malgré cette association statistique robuste entre CRP et événements cardiovasculaires, ce dosage n'offre en fait qu'une modeste amélioration de la valeur prédictive du score de Framingham avec une valeur discriminante incrémentale de seulement 0,0039 (IC 95 % : 0,0028-0,0050) en termes de *c-statistics*, et un index de reclassification nette de seulement 1,52 % [46]. Mais surtout, à l'image de la quasi-totalité des autres biomarqueurs, il n'est pas démontré qu'avoir recours au dosage de CRP modifie la prise en charge ou améliore la morbimortalité de la population cible. Un essai thérapeutique de grande ampleur, l'étude JUPITER, a démontré que la rosuvastatine, comparée au placebo, tout en réduisant le taux de LDL et la CRP, diminuait l'incidence des événements cardiovasculaires de manière significative et indépendante en cas de CRP initiale élevée [65]. Pour autant, il n'existe pas de preuve que le dosage de CRP pourrait contribuer à modifier la prise en charge et à améliorer la morbimortalité tant qu'il n'existe pas d'essais cliniques comparant deux groupes randomisés quant au dosage ou non de la CRPus. La recommandation nord-américaine stipule que la CRP peut être utilisée pour guider la prescription de statine chez les sujets à risque intermédiaire (recommandation IIa) [30].

Peptides natriurétiques

Le BNP (*brain natriuretic peptide*)[1] appartient à une famille d'hormones synthétisées par le cardiomyocyte, sous l'influence de stimulus

---
(1) Le terme *brain* réfère au cerveau dans lequel les ARNm du BNP ont été isolés pour la première fois, mais il s'agit bien d'une sécrétion cardiomyocytaire.

Tableau S05-P02-C03-III Exemples (non exhaustifs) de biomarqueurs circulants.

Marqueurs	Utilité	Source
Marqueurs d'inflammation		
CRPus	Décision de traiter par statine (risque intermédiaire, recommandation IIa) [30]	Foie
IL-6	Association au risque coronaire [21] et cérébrovasculaire [51]	Monocytes activés, macrophages, cellules endothéliales
Lp-PLA$_2$	Plus spécifique que la CRP [47], mais faible pouvoir de reclassification [29]	Cellules de la plaque athéromateuse
TNF-α	Prédiction des événements coronaires [71]	Cellules endothéliales, macrophages
MMP	Implication dans la vulnérabilité des plaques athéromateuses [54]. Association à la diffusion des lésions athéromateuses [45]	Cellules endothéliales, macrophages
Marqueurs cardiaques		
BNP	Marqueur de dysfonction systolique et diastolique [10, 49]. Prédiction du risque cardiovasculaire [25, 74]	Cardiomyocytes en réponse aux conditions de charge
Troponine ultrasensible	Prédiction du risque cardiovasculaire avec discrimination et recalibration modestes [23, 24, 67]	Cardiomyocytes
Hémostase		
D-Dimères circulants	Prédiction de risque cardiovasculaire [22]	Produit de dégradation de la fibrine
Fibrinogène	Prédiction modeste du risque cardiovasculaire (c-statistic incrémentale = 0,0027, NRI = 0,83 [26]) Prédiction forte du risque de premier AVC (méta-analyse) [72]	Foie
PAI-1	Prédiction du risque cardiovasculaire [62]	Plaquettes
Activation plaquettaire		
sCD40L	Marqueur d'athérosclérose [2] et de thrombose [76]	Plaquettes
P-Sélectine	Marqueur de diffusion athéromateuse [13] Prédiction du risque cardiovasculaire [62]	Plaquettes (granules denses)
Autre		
Acides gras libres	Marqueur précoce de SCA [39] Facteur de risque indépendant de mort subite [6]	Lipolyse du tissu adipeux

BNP : *brain natriuretic peptide* ; CRPus : protéine C réactive ultrasensible ; IL-6 : interleukine 6 ; LP-PLA$_2$: *lipoprotein-associated phospholipase A$_2$* ; MMP : *matrix metalloproteases* ; PAI-1 : *plasminogen activator inhibitor 1* ; TNF : *tumor necrosis factor.*

de distension comme dans l'insuffisance cardiaque. Son précurseur, le proBNP, est clivé en un fragment C-terminal biologiquement actif, le BNP, et un fragment inactif N-terminal, le NT-proBNP. Le NT-proBNP a une demi-vie plus longue (1 à 2 heures) que le BNP (20 minutes) et il est détectable chez 90 % des individus versus 70 % pour le BNP. Les BNP et NT-proBNP sont élevés dans l'insuffisance cardiaque et sont donc de bons marqueurs diagnostiques [10, 49]. De plus il est démontré que le traitement de l'insuffisance cardiaque guidé par le dosage de BNP diminue significativement la mortalité toutes causes (RR : 0,76 ; IC 95 % : 0,63-0,91) [61]. Chez des sujets appa-

remment sains, BNP et NT-proBNP sont également des marqueurs pronostiques dans la mesure où des concentrations supérieures à 20 mg/ml de BNP étaient associées, dans l'étude de Framingham, à une augmentation de 60 à 200 % du risque d'événements cardiovasculaires, d'accident vasculaire cérébral (AVC), d'insuffisance cardiaque et de mortalité toute cause sur un suivi de 5,2 ans [74]. Une méta-analyse de quarante études prospectives, dont la moitié en prévention primaire, confirme des associations consistantes entre concentration plasmatique de BNP et risque cardiovasculaire [25]. Toutefois, peu de données existent sur les capacités discriminatoires, de calibration et de reclassification des peptides B natriurétiques. Une méta-analyse démontre que la capacité discriminative ajoutée par ces dosages est modeste (0,05 à 0,1) [25] et une autre étude indique un taux de reclassification correct de 5 à 15 %, et uniquement chez les sujets à risque intermédiaire [50].

Troponine

Les trois sous-unités C, T et I de la troponine apparaissent dans le sang après mort cellulaire d'origine ischémique, mais aussi en cas d'événement non ischémique comme une péricardite, un sepsis ou un traumatisme. Le dosage ultrasensible de la troponine T a été testé dans les cohortes ARIC (*atherosclesosis risk in communities*) [67], dans la *Dallas heart study* [24] et dans une cohorte de sujets âgés de plus de 65 ans [23] avec des résultats superposables en termes de prédiction d'événements coronaires [67] de mortalité toutes causes [24], d'insuffisance cardiaque et de mortalité cardiovasculaire [24, 23] mais avec un pouvoir de discrimination et de reclassification modeste.

Lipoprotéine (a)

Synthétisée par le foie, il s'agit d'une molécule Apo B100 liée de manière covalente à une apoprotéine (a) [3, 35]. La composante Apo B100 ressemble à la lipoparticule LDL et la glycoprotéine Apo(a) possède des analogies de séquences avec le plasminogène. Comme les LDL, la Lp(a) contribue au développement des plaques athéromateuses en participant à la formation des cellules spumeuses [33, 60], mais elle n'est pas associée au risque de thrombose [33]. Une méta-analyse de trente-six études prospectives qui incluent 126 634 participants indique que chaque déviation standard d'élévation de la Lp(a) est associée à une augmentation de 13 % du risque d'événement cardiovasculaire (RR : 1,13 ; IC 95 % : 1,09-1,18), même après ajustement aux autres facteurs de risque cardiovasculaires [27]. La Lp(a) est génétiquement déterminée, et des études génétiques montrent que des variants proches du locus du gène *LPA* influencent la concentration en Lp(a) et la taille de l'Apo(a) [8, 52] et que les polymorphismes génétiques sont associés au sur risque cardiovasculaire [37, 38]. Du fait de son déterminisme génétique, un consensus de 2013 de la Société européenne d'athérosclérose recommande que les praticiens dosent la Lp(a) chez les patients ayant une hypercholestérolémie familiale [55].

Lp-PLA$_2$

La lipoprotéine associée à la phospholipase A$_2$ (Lp-PLA$_2$) est produite par les cellules impliquées dans l'athérosclérose et l'inflammation, telles que les macrophages et les lymphocytes T [68]. Dans la plaque, elle clive la phosphatidylcholine oxydée des LDL oxydés, générant des acides gras oxydés pro-inflammatoires et pro-athérogènes [82]. Elle participe donc activement à l'initiation et à la pérennisation de la plaque athéromateuse. Dans la circulation, elle est majoritairement liée aux LDL (80 %), aux HDL (10 %) et dans une moindre mesure, aux VLDL et à la Lp(a) [4]. Une revue systématique de 14 études prospectives a démontré une relation significative entre Lp-PLA$_2$ (activité ou dosage) et événements cardiovasculaires (RR : 1,51 ; IC 95 % 1,30-1,75) persistant après ajustement aux facteurs de risque conventionnels (OR = 1,60 ; IC 95 % : 1,36-

1,89). Là encore, le pouvoir discriminant et de reclassification est trop modeste pour faire de ce dosage un biomarqueur de routine supérieur aux modèles de risque traditionnels.

Pistes pour améliorer la valeur pronostique des biomarqueurs

Pour illustrer l'insuffisance des capacités discriminatives et de reclassification des biomarqueurs circulants, nous comparerons la CRPus à un biomarqueur robuste, les calcifications coronaires (CAC pour *coronary artery calcium*) détectées par scanner thoracique sans injection chez des sujets asymptomatiques en prévention primaire. Cet examen est recommandé chez les sujets à risque intermédiaire dans le but de les reclasser dans la catégorie du haut risque [30]. L'étude MESA (*multiethnic study of atherosclerosis*) a comparé les valeurs prédictives incrémentales de six marqueurs dont le CAC et la CRP, par rapport au score de Framingham, sur un suivi de populations générale de 6,7 ans (n = 6 814 participants). La valeur discriminative incrémentale et le nombre de sujets correctement reclassés par le CAC et par la CRPus étaient respectivement de +0,161 versus +0,07 et 66 versus 8 % [79].

Des pistes sont donc envisagées pour améliorer la valeur pronostique (discrimination, calibration, reclassification) des biomarqueurs biologiques : incorporation de ces marqueurs dans de nouveaux scores de risque, dosages combiné de multiples biomarqueurs.

Incorporation de marqueurs dans de nouveaux scores de risque ?

Le tableau S05-P02-C03-IV montre plusieurs scores de prédiction incorporant des facteurs de risque complémentaires (hérédité, insuffisance rénale chronique, polyarthrite rhumatoïde, fibrillation atriale, hémoglobine glyquée, CRPus, obésité ou rapport Apo B/Apo A_1). Il en résulte que la capacité discriminative de ces modèles est généralement meilleure chez les femmes que chez les hommes, mais sans supériorité nette et constante d'un modèle par rapport à l'autre. À titre d'exemple, le score PROCAM (issu de la *prospective cardiovascular Münster study*) a été comparé à celui de Framingham lors du suivi de la *Northwick park heart study* [17] ; bien que prenant en compte l'hérédité coronaire précoce et le taux de triglycérides, le modèle PROCAM (AUC : 0,63) n'apporte aucune valeur discriminante supplémentaire par rapport au modèle de Framingham (AUC : 0,62) (Figure S05-P02-C03-2).

Dosage combiné de multiples biomarqueurs

En se référant à l'aire sous la courbe ROC, les investigateurs de l'étude de Framingham ont évalué la valeur prédictive incrémentale du dosage de dix biomarqueurs circulants (CRP, fibrinogène, facteur natriurétique atrial [ANP], BNP, D-dimères, PAI-1, homocystéine, micro-albuminurie, rénine et aldostérone) par rapport au modèle de Framingham seul. Ils ont démontré que l'addition de la mesure de ces multiples biomarqueurs aux facteurs de risque traditionnels intégrés dans le score de Framingham n'apportait aucune valeur discriminative ajoutée avec, sur un suivi de 7,4 ans, deux courbes ROC parfaitement superposées (Figure S05-P02-C03-3) [73].

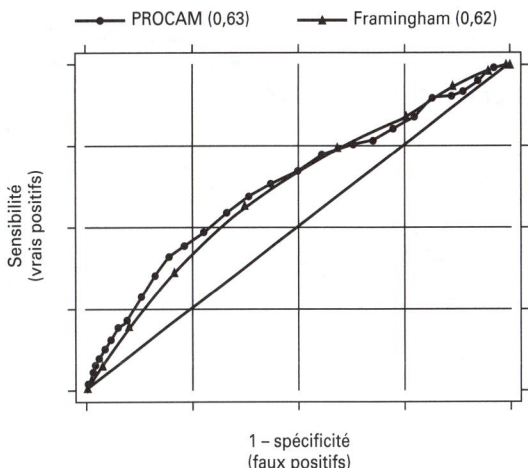

Figure S05-P02-C03-2 Valeurs prédictives comparées. Comparaison au moyen des aires sous les courbes ROC (*receiver operating characteristic*) entre les scores de risque PROCAM et de Framingham dans la population d'âge moyen de NPHS-II [17].

En pratique

Les recommandations sur l'utilisation et l'interprétation des nouveaux biomarqueurs cardiovasculaires s'accordent à conclure que, en l'état actuel, il n'est pas justifié de les doser en pratique courante [30] sauf dans des cas bien particuliers :

– la CRP peut (recommandation de classe IIa) participer à la décision de traiter par statine les hommes de plus de 50 ans et les femmes de plus de 60 ans, à risque intermédiaire, sans diabète, insuffisance rénale ni maladie inflammatoire, sans statine ou traitement hormonal substitutif et ayant un LDL-cholestérol à moins de 1,30 g/l (critères d'inclusion de l'étude JUPITER) [65]. Le dosage de la CRP peut être envisagé chez les autres sujets à risque intermédiaire (recommandation de classe IIb), mais il n'est pas recommandé en cas de risque élevé ou faible ;

Tableau S05-P02-C03-IV Exemples de scores de risque multifactoriels applicables en prévention primaire, incluant différents facteurs de risque.

Score	Discrimination		Facteurs de risque inclus	Références
	Hommes	Femmes		
Framingham	0,76	0,79	Âge, sexe, tabac, PAS, anti-HT, CT/HDL	[19]
SCORE	0,80	0,75	Âge, sexe, tabac, PAS, CT/HDL	[15]
ASSIGN	0,73	0,77	Âge, sexe, diabète, PR, hérédité, tabac, PAS, CT/HDL	[78]
QRISK2	0,79	0,82	Âge, sexe, diabète, FA, taille, poids, IRC, tabac, PAS, anti-HT, PR, ethnie, hérédité, CT/HDL	[34]
PROCAM	0,82	0,79	Âge, sexe, tabac, diabète, PAS, LDL, HDL, TG, hérédité	[5]
Reynolds	0,71	0,81	Âge, sexe, tabac, HbA_{1c}, PAS, CT/HDL, CRPus, hérédité	[64, 66]
INTERHEART	0,71	0,74	Âge, sexe, diabète, tabac, PAS, Apo B/A_1, obésité, diététique, psychosociaux	[48]

Anti-HT : traitement antihypertenseur ; CRPus : protéine C réactive ultrasensible ; CT : cholestérol total ; FA : fibrillation auriculaire ; IRC : insuffisance rénale chronique ; PAS : pression artérielle systolique ; PR : polyarthrite rhumatoïde ; TG : triglycérides.

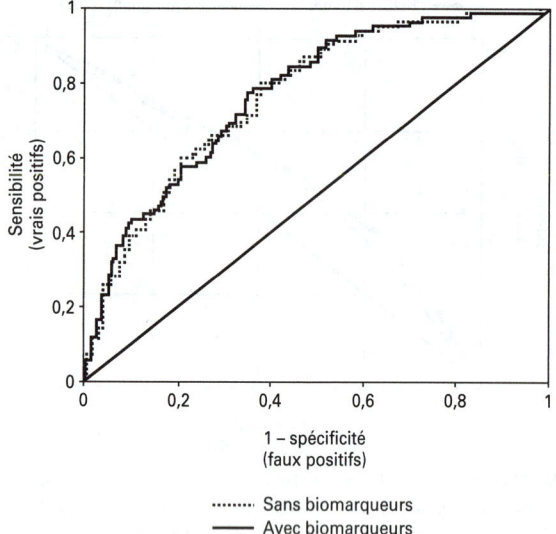

Figure S05-P02-C03-3 Valeurs prédictives comparées. Comparaison au moyen des aires sous les courbes ROC (*receiver operating characteristic*) entre le score de Framingham seul (ligne pointillée) ou additionné du dosage de multiples biomarqueurs circulants (ligne pleine) dans la population de Framingham [73].

– chez les sujets non diabétiques, l'hémoglobine glyquée est prédictive de la survenue de diabète, mais aussi d'événements coronariens [30]. Il est donc raisonnable de la doser chez l'adulte non diabétique à risque intermédiaire (recommandation de classe IIb), même si son pouvoir discriminant n'est pas établi ;

– le dosage de la micro-albuminurie n'est pas plus indiqué en présence (recommandation de classe IIa) qu'en l'absence (recommandation de classe IIb) de diabète ou d'HTA [30] ;

– le dosage de la lipoprotéine (a), génétiquement déterminée et dont des taux extrêmes (supérieurs au 5e quintile) sont associés à un haut risque de syndrome coronaire aigu [20] n'est pourtant pas recommandé (classe III) par manque de preuve de sa capacité de discrimination et de reclassification, et en raison du fait que le recours à son dosage n'a pas démontré qu'il diminuait la morbi-mortalité.

Conclusion

À l'heure actuelle, les biomarqueurs cardiovasculaires circulants ont pour principal intérêt de contribuer à mieux comprendre les mécanismes physiopathologiques de la maladie athéromateuse, mais leur place dans la stratégie diagnostique et thérapeutique du haut risque reste à préciser au moyen d'études prospectives de grande ampleur, ou de modélisations sophistiquées [59].

Syndrome d'apnées du sommeil

Florence de Roquefeuil

Le syndrome d'apnées du sommeil (SAS) a fait l'objet de nombreuses publications. Les études épidémiologiques ont d'abord montré une association significative et indépendante entre le SAS et le risque d'HTA, de coronaropathie, d'infarctus du myocarde, d'accident vasculaire cérébral, d'insuffisance cardiaque et de mort subite. La présence d'un SAS est, par ailleurs un facteur aggravant du pronostic d'un patient « cardiologique ». Le SAS, accélérateur du risque cardiovasculaire, apparaît donc comme un probable nouveau facteur de risque cardiovasculaire

Sa prévalence, importante dans la population cardiologique, pose la question de ce sur-risque via les mécanismes physiopathologiques du syndrome et ses conséquences cardiovasculaires. Il s'agit d'une maladie chronique largement sous-diagnostiquée et sous-traitée. L'implication du cardiologue dans le dépistage et la prise en charge du SAS s'impose, même si de nombreuses questions restent à résoudre dans les années à venir quant aux thérapeutiques proposées et à l'impact de sa présence dans l'évaluation du niveau de risque cardiovasculaire global du patient.

Définition

Le syndrome d'apnées du sommeil (SAS) est défini par la survenue répétée au cours du sommeil de deux types d'événements respiratoires : des arrêts respiratoires appelés *apnées* (A) et une réduction du flux respiratoire de plus de 30 % s'accompagnant d'un micro-éveil ou d'une désaturation supérieure ou égale à 3 %, appelée hypopnée (H).

Le mécanisme causal de survenue des événements respiratoires permet de distinguer plusieurs types de SAS :

– le *SAS obstructif* (SAOS), caractérisé par une obstruction intermittente au niveau des voies aériennes supérieures (VAS), s'accompagne de mouvements thoraciques et abdominaux de lutte pour leur réouverture. Le siège de l'obstruction est précisé par un examen ORL approfondi endoscopique (fosses nasales, voile du palais, base de langue, hypopharynx) [115]. Les causes obstructives sont dynamiques (relâchement musculaire après prise d'alcool ou de médicaments, surcharge pondérale et/ou redistribution des flux extravasculaires) ou statiques (petite cavité buccale, rétromandibulie, grosse base de langue, hypertrophie de la luette, goitre thyroïdien, déviation de cloison nasale, hypertrophie des cornets inférieurs sur un terrain atopique, sinusite chronique) ;

– le *SAS de mécanisme central* (SASC) est dû à un arrêt intermittent de la commande centrale des muscles respiratoires. La pause respiratoire, peu ou non bruyante, ne s'accompagne d'aucun mouvement thoracique ou abdominal de lutte, les VAS sont ouvertes. L'insuffisance cardiaque est l'un des pourvoyeurs de SASC.

Le SAS peut comporter également des *apnées dites « mixtes »*, considérées comme obstructives débutant par un mécanisme central avec apparition, à la fin de l'arrêt respiratoire, de mouvements thoraco-abdominaux de lutte, ou des *apnées dites « complexes »*, débutant par une obstruction et se complétant d'une apnée centrale.

Durant une même nuit, chez un même patient, les deux types de mécanisme, central et obstructif, peuvent être associés [126]. Le syndrome est alors classé selon le mécanisme prépondérant intéressant plus de 50 % des apnées. Cette situation « mixte » est fréquente chez les insuffisants cardiaques, mais aussi chez les apnéiques obstructifs sévères évoluant depuis longtemps (en fin de nuit, pendant les apnées de type central, le patient ne lutte plus).

Pour être pris en compte, ces événements respiratoires doivent répondre à des critères précis (critères de l'American Academy of Sleep Medicine) [123] de durée (ils doivent être supérieurs ou égaux à 10 secondes) et d'association à des symptômes : somnolence diurne excessive en situation passive (SDE) ou, en son absence, fréquente chez les sujets cardiaques et chez les femmes, association minimale de deux autres signes cliniques : ronflements, étouffements ou épisodes de suffocation pendant le sommeil, sensation de sommeil non réparateur, asthénie diurne, difficulté de concentration, nycturie.

Le diagnostic de SAS repose sur l'analyse de l'enregistrement du sommeil qui permet d'établir un index horaire d'apnées/hypopnées appelé l'IAH. La gravité est déterminée par cet IAH :
– un IAH inférieur à 5 définit un sujet normal ;
– un IAH entre 5 et 15 définit un SAS minime ;
– un IAH entre 15 et 30 définit un SAS modéré (3 % de la population française) ;
– un IAH supérieur ou égal à 30 définit un SAS sévère (1 % de la population française).

Physiopathologie

Apnées obstructives

Les conséquences physiopathologiques (Figure S05-P02-C03-4) provoquent des modifications aiguës, puis chroniques avec des cycles répétitifs d'hypoxie et d'hypercapnie, de dépressions intrathoraciques (négativité de la pression œsophagienne), d'hypertonie sympathique [125]. Ces cycles entraînent une déstructuration du sommeil avec changement de stade (on parle de micro-éveil [ME], dont le patient n'a pas conscience) et reprise respiratoire. Ces stimuli, à leur tour, interviennent sur la contractilité myocardique, l'activité du système nerveux autonome, la tension artérielle (poussée tensionnelle contemporaine de la reprise respiratoire et de la désaturation), la pression transmurale ventriculaire gauche et le retour veineux. À terme, ces modifications passent à la chronicité avec hyperactivité sympathique persistant sur tout le nycthémère, apparition d'une hypertension artérielle, d'une dysfonction endothéliale (via un stress oxydatif, une inflammation systémique, une hyperactivité plaquettaire), d'une dysrégulation métabolique [105] (augmentation de la masse graisseuse viscérale, résistance à la leptine, insulino-résistance, obésité), d'une hypertrophie myocardique ventriculaire et d'une dilatation cavitaire. Chez les diabétiques, on parle d'association bidirectionnelle en raison des multiples interactions entre le métabolisme glucidique et la pathologie du sommeil.

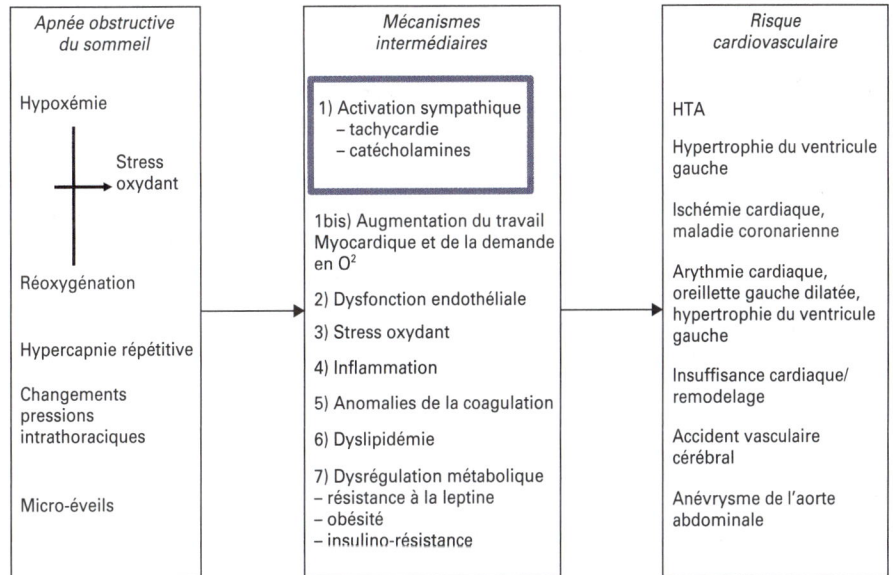

Figure S05-P02-C03-4 Physiopathologie du syndrome d'apnées du sommeil obstructif. Des stimuli aux accidents cardiovasculaires.

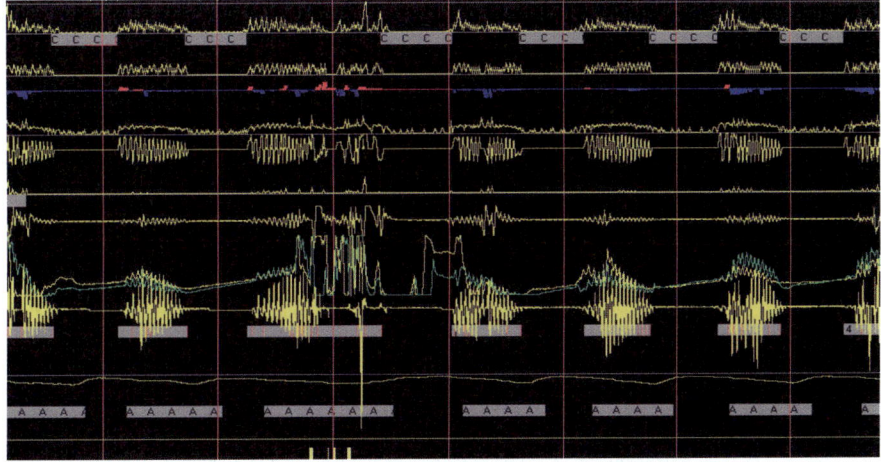

Figure S05-P02-C03-5 Syndrome d'apnées du sommeil central : respiration de Cheyne-Stokes.

Tableau S05-P02-C03-V Syndrome d'apnées du sommeil et insuffisance cardiaque : prévalence.

Auteur, année	Nombre de patients	NYHA	Hommes (%)	FEVG (%)	Sévérité (IAH)	SAOS (%)	SACS (%)
Ferrier, 2005	53	I-II	77	34 (9)	> 10/h	15	53
Vazir 2007	55	II	100	31 (10)	≥ 15/h	15	38
Javaheri, 2006	100	II	100	25 (7)	≥ 15/h	37	12
Oldenburg, 2007	700	> II	80	28 (7)	≥ 15/h	19	33
MAcDonald, 2008	108	> II	85	20	≥ 15/h	30	31
Schulz, 2007	203	II, III	75	28	> 10/h	43	28
Lanfranchi, 2003	47	I	89	27 (6)	≥ 15/h	11	55
Bitter, 2009	244	II-IV	64	> 55	> 15/h	24	23

Apnée centrale [92]

Le starter de l'arrêt de la commande est la baisse de la $PaCO_2$ au-dessous du seuil apnéique en raison de l'hyperventilation due à l'activation des récepteurs intrapulmonaires. L'arrêt respiratoire avec désaturation aggrave l'hypoxie chronique de l'insuffisant cardiaque et entraîne une remontée progressive de la capnie, déclenchant la reprise respiratoire. La respiration est dite périodique à cycle long, la respiration de Cheyne-Stokes des insuffisants cardiaques donnant un aspect en fuseau classique crescendo-decrescendo sur les enregistrements du sommeil (Figure S05-P02-C03-5). Il existe également un SAS central dit idiopathique, retrouvé chez 26 % des patients avec fibrillation auriculaire de plus de 60 ans [114].

Prévalence

En population générale, la prévalence des SAOS varie selon le sexe, l'âge, le poids et l'IAH. Avec un seuil d'IAH supérieur à 15, elle est à 4 % pour les femmes et de 9 % pour les hommes.

En population cardiovasculaire, la prévalence du SAS est nettement plus élevée : 40 % chez les hypertendus « tout venant » [107] ; 60 % chez l'hypertendu diabétique et obèse ; 80 % chez l'hypertendu résistant [117] ; 30 % chez les coronariens stables ; proche de 50 % chez les insuffisants cardiaques (variable selon les cohortes, le stade et le type d'insuffisance cardiaque systolique ou diastolique) (Tableau S05-P02-C03-V) ; proche de 60 % dans les fibrillations auriculaires dans chez les syndromes métaboliques ; 60 % chez les patients survivant à un accident vasculaire cérébral ; 41% chez les porteurs d'un anévrysme de l'aorte abdominale [108].

Classiquement, le SAOS voit sa prévalence augmenter avec l'âge, avec une décroissance qui s'amorce à 70 ans. Le risque cardiovasculaire est d'autant plus important que le sujet est jeune et qu'il s'agit d'un homme. En termes de rapport risque/bénéfice, le dépistage des hommes de moins de 70 ans est le plus utile [103] (Figure S05-P02-C03-6).

Il existe des facteurs favorisant le SAOS qu'il est utile de connaître : le sexe masculin, mais aussi le surpoids et l'obésité, l'augmentation du

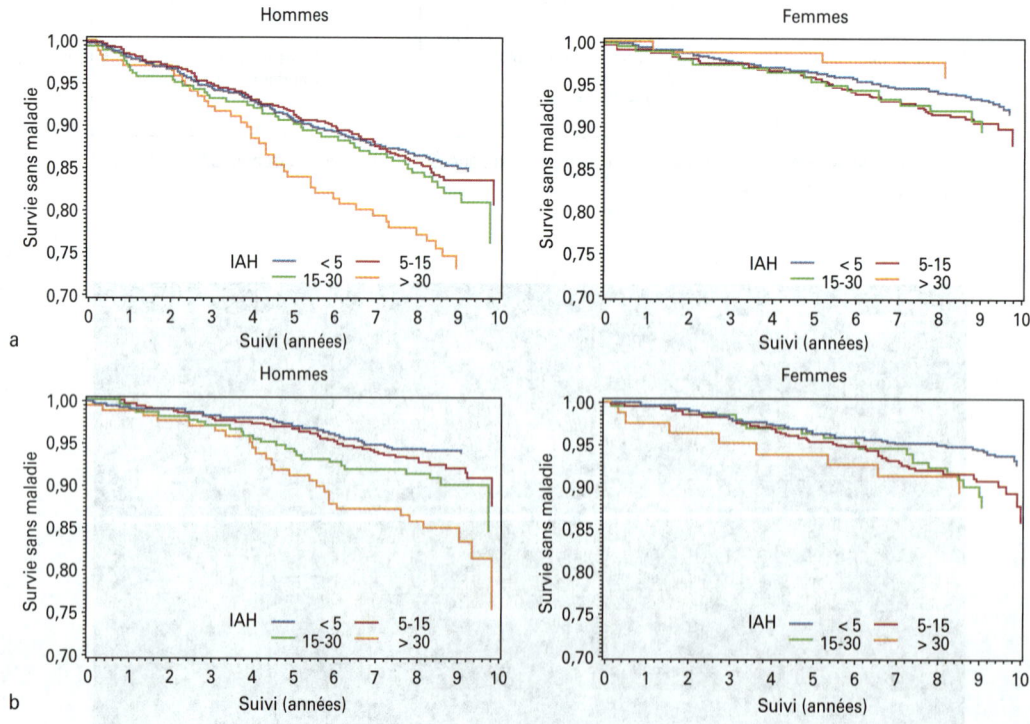

Figure S05-P02-C03-6 Syndrome d'apnées du sommeil et risque relatif de coronaropathie (**a**) et d'insuffisance cardiaque (**b**). Risque relatif seulement chez les hommes de moins de 70 ans.

tour de cou (> 42 mm chez la femme, > 45 mm chez l'homme) et le facteur héréditaire.

Conséquences cardiovasculaires

Elles sont nombreuses, avec un effet bénéfique de la ventilation en cas de SAOS sévère.

Hypertension artérielle (Figure S05-P02-C03-7)

Il existe une relation quasi linéaire entre l'IAH et le risque relatif d'apparition d'une HTA ou d'aggravation d'une HTA préexistante. Dans une étude prospective de suivi durant huit ans, le risque relatif d'HTA à 4 ans est de 2,9 en cas d'IAH supérieur à 15, cette incidence ayant été ajustée sur les facteurs confondants possibles (âge, sexe, indice de masse corporelle). Par ailleurs, en cas d'HTA à 4, si l'enregistrement tensionnel sur 24 heures montre l'absence de descente nocturne, aspect encore appelé « non dipper ». L'hyperaldostéronisme est fréquent dans les SAS sévères, expliquant probablement la prévalence importante de SAOS dans le groupe des HTA résistantes [106], et justifie la recommandation de la Haute Autorité de santé en France de rechercher un SAS dans ce sous-groupe. En présence d'un SAS, il existe souvent une HTA méconnue [85] (car à prédominance diastolique et/ou nocturne), mise en évidence par des enregistrements tensionnels sur 24 heures. L'effet positif est modéré et la ventilation stabilise le contrôle tensionnel [86, 101]. Des recommandations précises ont été publiées en 2013 sur la prise en charge des SAOS hypertendus [120].

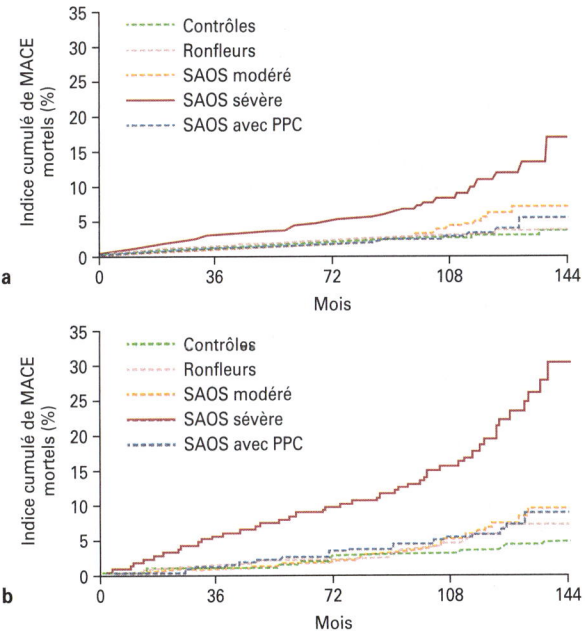

Figure S05-P02-C03-7 Syndrome d'apnées du sommeil obstructif et morbi-mortalité cardiovasculaire. Étude observationnelle sur 10 ans des MACE (*major adverse cardiac events*) mortels et non mortels (syndrome coronaire aigu, accident vasculaire cérébral, infarctus du myocarde). Pour les SAOS sévères, index apnées/hypopnées > 30/h [107].

Surmortalité

Les études longitudinales des données de la cohorte sommeil du Wisconsin durant 18 ans montrent un taux de mortalité, toutes causes confondues, trois fois plus élevé en cas de SAS sévère (IAH > 30) [119, 129] (Figure S05-P02-C03-8). Il y a aussi une majoration du risque d'accident vasculaire cérébral [128].

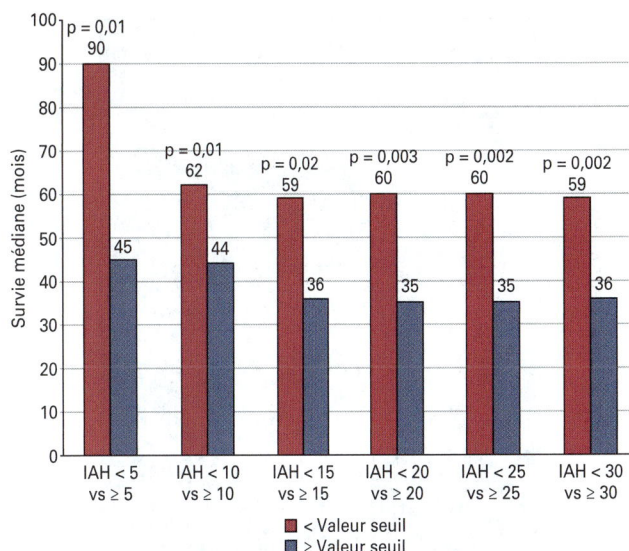

Figure S05-P02-C03-8 Syndrome d'apnées du sommeil et mortalité. Médiane de survie impactée, quel que soit l'index apnées/hypopnées.

Maladie coronarienne

Le SAOS augmente le risque de survenue de coronaropathie (risque relatif à 5 en cas de SAS sévère). La présence d'un SAOS augmente les MACE (*major adverse cardiac events*) chez les coronariens connus. Le SAS peut jouer un rôle délétère à tous les stades de la maladie vasculaire. Au début, il se présente comme un accélérateur de certains facteurs de risque bien connus, en favorisant l'apparition d'une HTA ou en aggravant une HTA préexistante. Il existe une instabilité tensionnelle nocturne. Le SAOS favorise l'apparition d'une insulino-résistance, et il constitue un facteur déstabilisant le diabète ou aggravant une dyslipidémie. Au stade d'athérosclérose constituée, il joue un rôle accélérateur sur les poussées évolutives en facilitant le développement de l'athérosclérose et en favorisant les ruptures de plaques au cours des poussées hypertensives, la dysfonction endothéliale, les hypoxies nocturnes et la stimulation comme des facteurs de l'inflammation. Enfin, au stade terminal du continuum, en cas d'insuffisance cardiaque, que le SAS soit obstructif ou central, il accélère le pronostic délétère. La prise en charge par ventilation du SAOS chez le patient coronarien, qu'il soit modéré ou sévère, améliore la morbi-mortalité [111].

Troubles du rythme

Les liens entre SAS et arrêt cardiaque par fibrillation auriculaire (AC/FA), suspectés sur les données épidémiologiques, sont nombreux [99, 110]. Le SAS augmente le risque de survenue d'une fibrillation auriculaire en le multipliant par quatre, particulièrement avant 65 ans (0,9 % en population générale, 4,8 % en cas de SAS). En cas d'insuffisance cardiaque, la présence d'un SAS augmente la prévalence de fibrillation auriculaire, notamment si le mécanisme est central (5 % chez l'insuffisant cardiaque sans SAS, 22 % en cas de SAS associé) [109]. La prévalence de la fibrillation auriculaire est multipliée par trois en cas d'insuffisance cardiaque avec SAS central. Le risque de récidive de fibrillation auriculaire est augmenté après une réduction par choc électrique externe (CEE) [102], comme après une ablation par radiofréquence. Enfin, il existe des facteurs de risque de survenue communs entre SAS et AC/FA : l'HTA et l'obésité [98].

Les mécanismes de développement de la FA en cas de SAS sont multiples [97, 122] : remodelage électrique, contractile et structurel avec dilatation atriale. L'hypoxémie et les modifications du système nerveux

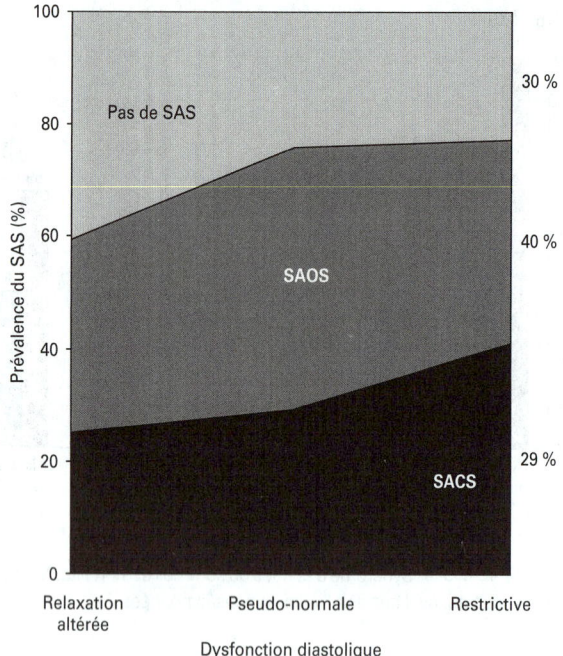

Figure S05-P02-C03-9 Prévalence et type de syndrome d'apnées du sommeil chez les insuffisants cardiaques à fonction systolique préservée.

autonome et l'inflammation y contribuent. Le SAS central peut être induit par la fibrillation auriculaire [121].

Il est donc nécessaire de dépister un SAS et de le prendre en charge chez les patients en fibrillation auriculaire, afin d'améliorer l'efficacité de la réduction de la fibrillation auriculaire, que ce soit par les médicaments, le choc électrique ou l'ablation.

Insuffisance cardiaque

Le risque relatif de développer une insuffisance cardiaque augmente en cas de SAS sévère chez l'homme de moins de 70 ans (étude prospective de suivi de la cohorte de la *sleep heart health study*, n = 4 422, pendant 9 ans [100]). La prévalence du SAS est importante en cas d'insuffisance cardiaque, que le mécanisme soit central et/ou obstructif et que l'insuffisance cardiaque soit systolique ou diastolique (Figure S05-P02-C03-9). Le SAS est un facteur de risque indépendant de décès chez un insuffisant cardiaque, quel qu'en soit le mécanisme. Les études de cohortes ont montré, chez l'insuffisant cardiaque, la gravité pronostique de la présence d'apnées, quel qu'en soit le mécanisme [127], avec un risque plus élevé de réhospitalisation, de recours à une transplantation cardiaque et de décès. La prise en charge thérapeutique est bénéfique à condition d'obtenir une ventilation efficace avec correction de l'IAH et une observance de 4 heures minimales.

Étapes du diagnostic

En cas de SAOS [124], le diagnostic est suspecté par l'interrogatoire et l'examen clinique à la recherche de la triade caractéristique : ronflements, pauses et somnolence diurne. Le ronflement doit être quotidien et intense, la pause respiratoire est signalée par une reprise bruyante succédant au silence de la pause, et la somnolence diurne excessive en situation passive (SDE) est évaluée par un autoquestionnaire. Le plus connu est l'indice de l'échelle d'Epworth qui porte sur huit items de la vie courante. Il est pathologique lorsque l'indice est supérieur à 10. Aucun des trois symptômes décrits n'est obligatoire pour le diagnostic, mais il faut alors rechercher d'autres signes cliniques, en sachant qu'il est nécessaire d'avoir au moins deux symptômes : étouffements ou suffocations pendant le sommeil, sensation de sommeil non réparateur, asthénie diurne, difficulté de concentration, nycturie (> 1),

L'étude du contexte clinique est une étape incontournable du diagnostic, et la présence de certaines maladies associées augmente la probabilité de la présence d'un SAOS : la toux irritative matinale signe le reflux gastro-œsophagien via les cycles incessants de variabilité nocturne de pression œsophagienne. Certaines maladies ophtalmologiques (comme l'élévation de la tension intra-oculaire, la thrombose de la veine centrale de la rétine, la DMLA rapidement évolutive via les désaturations nocturnes) peuvent être associées, et un syndrome métabolique peut également être présent. Enfin, le profil évolutif de la maladie traitée peut être un marqueur de la présence d'un trouble respiratoire du sommeil méconnu : HTA instable et/ou résistante, poussées évolutives d'une coronaropathie, épisodes itératifs de décompensation cardiaque, récidives d'AC/FA.

Le diagnostic peut être conforté en cas de doute par des examens complémentaires (Figure S05-P02-C03-10) : une oxymétrie nocturne recherche de fréquentes et/ou profondes désaturations nocturnes. Cet examen complémentaire permet de cribler les patients prioritaires pour un dépistage par un enregistrement du sommeil. L'enregistrement tensionnel sur 24 heures est un autre outil du dépistage, montrant un profil tensionnel nocturne sans descente physiologique, appelé « non dipper », évocateur, ou une HTA insuffisamment contrôlée, notamment en période nocturne, ou une HTA diastolique plus facilement méconnue. Les Holter-ECG, par l'analyse de la variabilité de la fréquence cardiaque et par la présence de très basses fréquences [104], sont utiles. Certains stimulateurs cardiaques comportent des algorithmes de dépistage des troubles respiratoires du sommeil.

En cas de SAS central, les points d'appel cliniques perdent leur pertinence en termes de sensibilité et de spécificité : asthénie diurne très marquée, respiration de Cheyne-Stokes diurne, présence possible de ronflements en cas de mécanisme mixte. Enfin, malgré une très mauvaise qualité du sommeil retrouvée à l'interrogatoire, la somnolence diurne en situation passive est souvent absente. La recherche de marqueurs d'un SAS en cas d'insuffisance cardiaque comme critères de sélection des patients est une étape importante du dépistage. Ces critères sont cliniques, biologiques, échocardiographiques et évolutifs. À partir des études de cohortes, un algorithme décisionnel [90] peut être proposé sur des critères cliniques : le genre masculin, un indice de masse corporelle (IMC) supérieur à 26,6 kg/m^2, la présence de ronflements ou d'apnées signalées, l'existence d'une fatigue.

Les critères biologiques utiles au dépistage d'un SAS sont : l'existence d'une capnie inférieure à 35,5 ou supérieure à 37,6 mmHg, la présence d'une NT-pro-BNP élevée, en sachant que le niveau de NT-pro-BNP pourrait être un indicateur de l'absence de SAS (376 ± 192 pg/ml) ou du mécanisme du SAS obstructif (643 ± 378 pg/ml) ou central (1 237 ± 192 pg/ml) [90]. Les critères échocardiographiques sont une dilatation marquée de l'oreillette gauche et la présence de signes d'HTAP [83] (*voir* Figure S05-P02-C03-9). Les critères évolutifs sont les épisodes fréquents de décompensation cardiaque.

Le diagnostic est confirmé par deux types d'enregistrements du sommeil, seuls examens de certitude. La polygraphie ventilatoire permet de rechercher les SAS les plus sévères (IAH > 30). Elle comprend huit capteurs différents : une sonde nasale, un capteur son, un capteur de saturation, un capteur de fréquence cardiaque, un capteur de ronflements, un capteur de pression médiastinale, un capteur de position et des sangles thoraco-abdominales, indispensables chez l'insuffisant cardiaque pour préciser le mécanisme. L'enregistrement est fait au domicile du patient afin de respecter les conditions habituelles du sommeil. Sa lecture et son interprétation sont validées par un médecin formé. Le compte rendu, rappelant le type de symptômes et le contexte, confirme le niveau de gravité du SAS, précise son mécanisme (central ou obs-

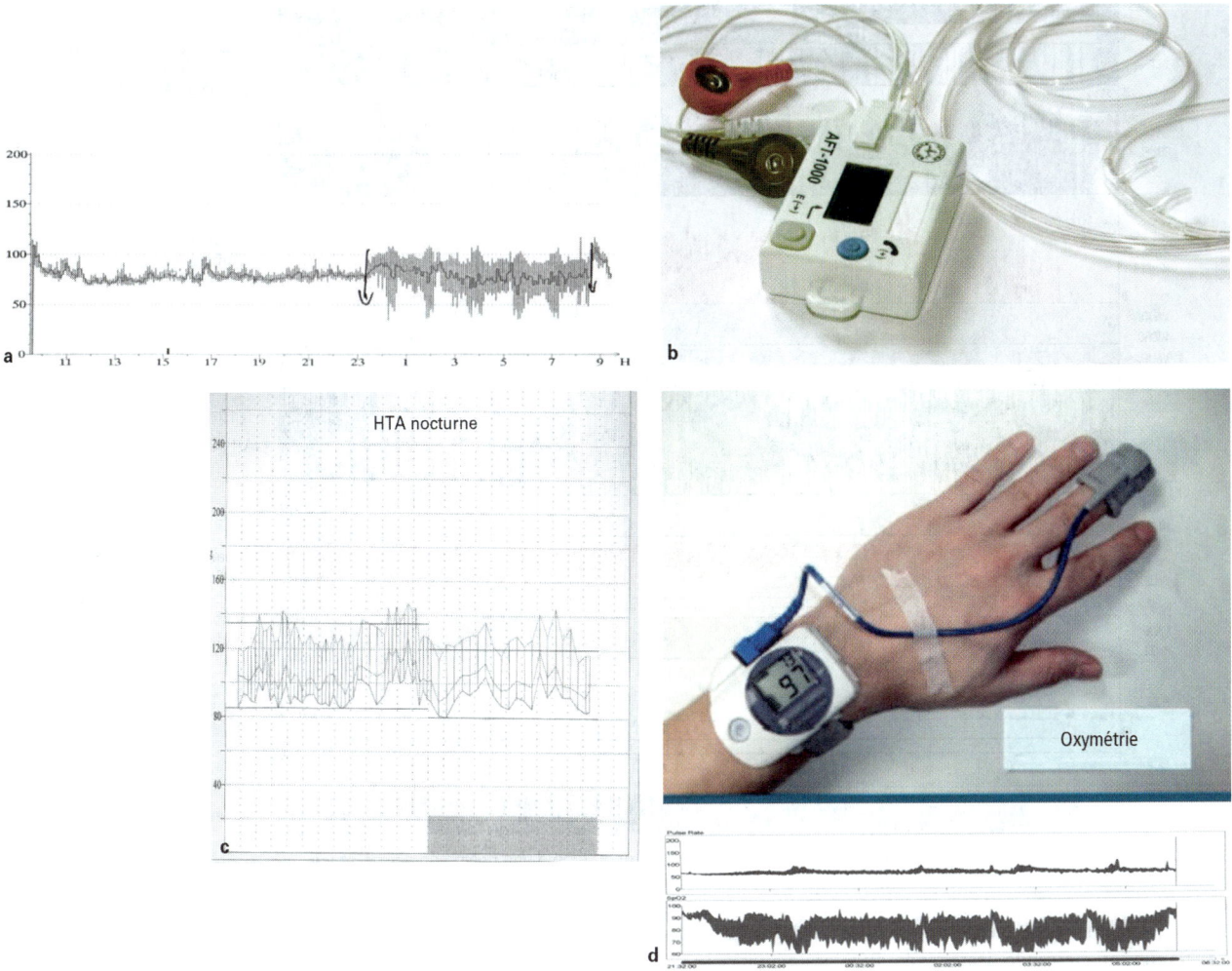

Figure S05-P02-C03-10 Outils diagnostiques d'un syndrome d'apnées du sommeil. **a)** Holter. **b)** Holter avec flux nasal. **c)** Mesure ambulatoire de la pression artérielle sur 24 heures (MAPA). **d)** Oxymétrie, éventuellement couplée au Holter.

tructif) et indique le degré de désaturation sur les quatre indicateurs principaux (Figure S05-P02-C03-11).

La polysomnographie ventilatoire (PSGV) comporte en plus des capteurs permettant de définir les stades de sommeil (tracé électro-encéphalographique, électro-oculogramme, électromyogramme mentonnier [EMM], éventuellement capteur jambier). Elle est ici indispensable en cas d'insomnie, de SAOS avec IAH modéré discordant avec les symptômes ou de facteurs confondants comme des sources propres de déstructuration du sommeil (syndrome d'impatiences des membres inférieurs, syndrome des jambes sans repos). Effectuée en laboratoire ou au domicile du patient, son interprétation nécessite une formation spécifique en neurophysiologie. L'enregistrement est programmé chez un insuffisant cardiaque stabilisé par un traitement médical optimisé avec, si nécessaire, un stimulateur triple chambre de resynchronisation, un défibrillateur, un remplacement valvulaire et/ou un pontage selon le contexte. Notons que ces traitements réduisent la part centrale de SAS, mais pas la part obstructive.

Traitement (Figure S05-P02-C03-12)

La prise en charge du SAOS répond à des critères spécifiques bien définis. Seuls les SAS sévères IAH supérieurs à 30 avec des symptômes justifient une prise en charge par ventilation nocturne en pression positive. La machine, soufflant de l'air en pression positive, offre une attelle de pression s'opposant au collapsus des VAS. Elle est reliée par un tuyau à un masque à fuite, c'est l'interface entre le patient et la machine. La ventilation est faite en pression fixe, après titration en laboratoire, ou en mode autopiloté, adaptée aux besoins du patient (pression expiratoire variable). Il existe trois types de masques choisis en fonction du niveau de l'obstacle sur les VAS : les masques narinaires, nasaux et faciaux. Cette interface nécessite un temps d'adaptation. L'éducation thérapeutique joue alors un rôle important. Plus le patient est somnolent, plus l'adhésion est facile avec un bénéfice rapidement ressenti.

Cette prise en charge, soumise en France à une demande d'entente préalable pour une période initiale de 5 mois, est renouvelable annuellement en fonction de l'observance (3 heures minimum pour obtenir un renouvellement, 5 heures pour obtenir un bénéfice cardiovasculaire). Pour le prescripteur, le critère d'efficacité de la ventilation est évalué en plus sur l'index d'apnées/hypopnées résiduel, sur l'amélioration de l'oxymétrie nocturne, sur la régression des symptômes diurnes et sur la stabilisation des maladies cardiovasculaires.

En cas d'insuffisance cardiaque avec troubles respiratoires du sommeil, la prise en charge thérapeutique doit être spécifique [84]. La PPC autopilotée est contre-indiquée, le seul mode de ventilation possible est la ventilation en pression fixe (PPC). La ventilation en mode servo-adapté utilise deux niveaux de pression : une pression expiratoire pour

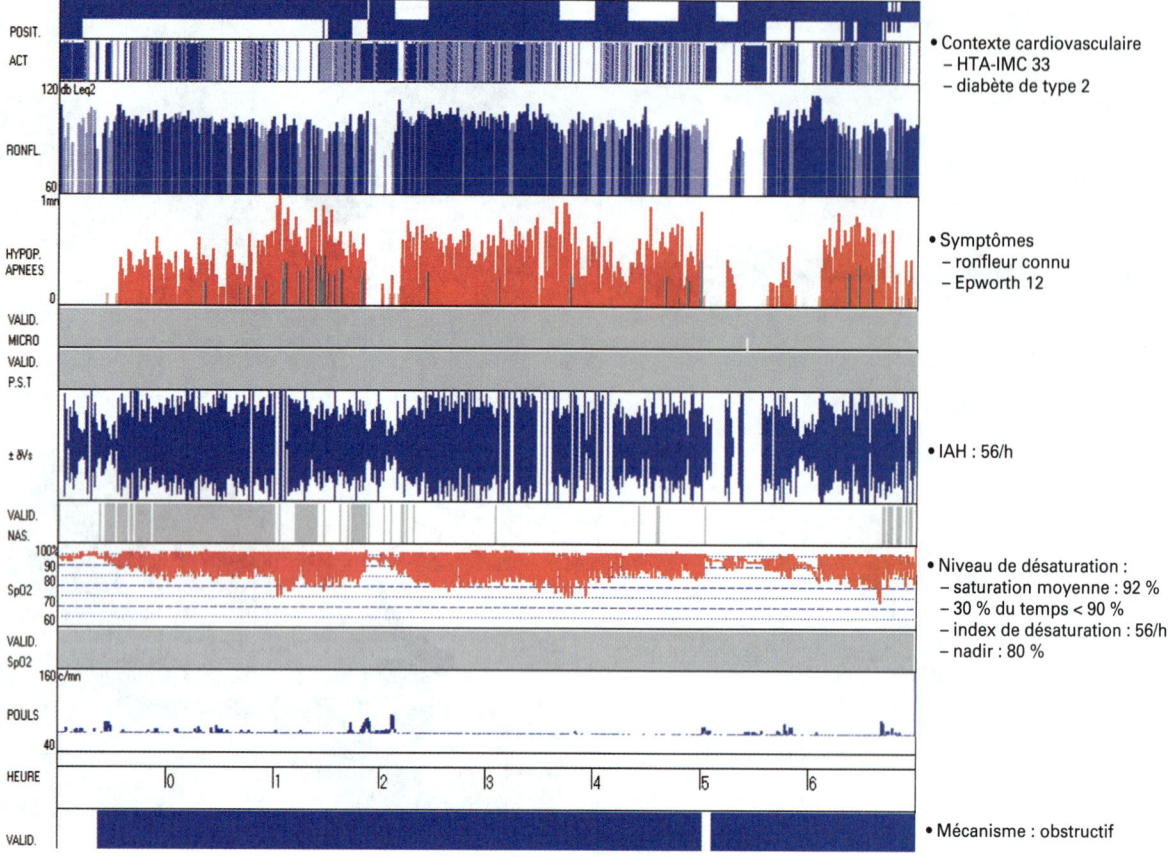

Figure S05-P02-C03-11 Compte rendu type d'une polygraphie ventilatoire.

traiter la part obstructive et une aide inspiratoire variable pour s'adapter à la respiration crescendo-decrescendo du Cheyne-Stokes, ce qui stabilise en quelques minutes la ventilation des patients. Le masque est facial ou nasal. Ce type de ventilation est initié sous surveillance médicale, avec un contrôle tensionnel au démarrage. Les insuffisants cardiaques graves avec une pression systolique basse peuvent avoir une chute de pression consécutive à la mise en place d'une pression expiratoire trop élevée [113]. Une chute tensionnelle de plus de 30 % est une contre-indication à la poursuite de la ventilation.

L'écart est important entre les recommandations des sociétés savantes des troubles du sommeil et celles des sociétés savantes de cardiologie pour lesquelles le niveau reste en IIa, avec niveau de preuve C. La ventilation de type ASV chez l'insuffisant cardiaque s'est montrée efficace à court et moyen termes [118] sur la normalisation de l'IAH, la baisse de la NT-pro-BNP, la réduction de l'hyperexcitabilité ventriculaire [89], l'amélioration de la qualité de vie et, sur de petites cohortes, sur la FEVG. En termes d'amélioration de la mortalité et de réduction du nombre de réhospitalisations, les résultats de l'étude SERVEHF publiés en 2015 [94] ont montré une surmortalité chez les patients à FEVG inférieure à 45 % ayant un SAS central traité par une ventilation de type servo-adapté. En France, ce type de ventilation est donc contre-indiqué sur ce profil de patients. Faut-il traiter un SAS de type obstructif chez un insuffisant cardiaque à FEVG inférieure à 45 % ? La question reste en attente des résultats de l'étude ADVENT HF en cours d'inclusion (Tableau S05-P02-C03-VI).

Si le SAOS est modéré, ou, en cas d'intolérance à la PPC, les thérapeutiques envisageables sont :
– les règles hygiénodiététiq0ues, le principal but est d'obtenir une perte de poids. Il existe une relation linéaire entre l'IAH, la courbe pondérale [116] et l'activité physique ;

Tableau S05-P02-C03-VI Études de morbi-mortalité sur la prise en charge par ventilation auto-asservie.

Étude SERVE-HF
Étude prospective, multicentrique, européenne N = 1 260 insuffisants cardiaques chroniques Suivi de 24 mois Résultats en 2014
Étude ADVENT-HF
Étude prospective, multicentrique, Amérique du Nord et Europe Insuffisants cardiaques chroniques, avec traitement optimisé ± ventilation de type ASV Objectif : étude des décès et des hospitalisations cardiovasculaires Évolution de la FEVG, du BNP, de la distance de marche… Suivi de 2 à 5 ans, en cours

– une thérapie positionnelle lorsque les événements surviennent électivement en décubitus dorsal ;
– un geste ORL de levée d'obstacle, qui facilite l'observance d'une ventilation ou réduit l'IAH (radiofréquence sur les cornets) ;
– la mise en place d'une orthèse d'avancée mandibulaire [95], réalisée sur mesure à partir des empreintes dentaires, avec un réglage progressif de l'avancée par des biellettes ajustées. Elle est est proposée après un avis ORL sur l'efficacité de la désobstruction pharyngée par avancée basilinguale (test de protraction) et un avis stomatologique sur la faisabilité en fonction de l'état buccodentaire (panoramique dentaire, recherche de parodontopathie). Les effets secondaires concernent les dents, l'articulé temporomandibulaire et la salivation. L'efficacité est contrôlée par une polygraphie ventilatoire après optimisation de l'avancée. L'orthèse d'avance

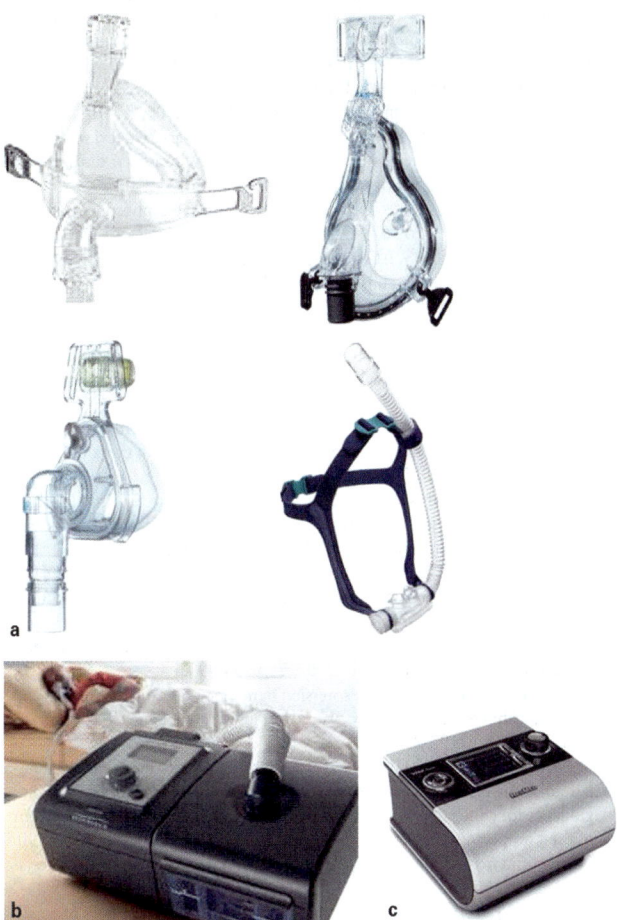

Figure S05-P02-C03-12 Appareillage pour la prise en charge d'un syndrome d'apnées du sommeil. **a**) Masques. **b** et **c**) Machines de ventilation.

mandibulaire est prise en charge en cas de SAS sévère avec intolérance à la PPC. Un contrôle stomatologique annuel et un renouvellement tous les 2-3 ans sont nécessaires ;

– la stimulation du grand hypoglosse, qui constitue une nouvelle approche thérapeutique (propulsion de la langue en inspiration via l'implantation d'un stimulateur du nerf lingual), et dont l'étude STAR [130] montre l'efficacité en termes de réduction de l'IAH et de l'index de désaturation. Elle est à réserver aux patients sélectionnés en fonction de leur IAH, de leur poids et des données de l'endoscopie

Concernant la chirurgie ORL, elle est formellement contre-indiquée si l'IMC est supérieur à 30 ou si l'IAH est très élevé. L'efficacité du résultat est liée à la détermination du site obstructif par l'utilisation d'une endoscopie sous sommeil induit [88]. La chirurgie ORL est indiquée en cas de SAOS sévère en cas d'échec ou de refus du traitement par PPC et/ou orthèse d'avancée mandibulaire. Les SAS modérés, sans facteurs de risque cardiovasculaires ou neurologiques, sont les seuls candidats à une chirurgie de première intention : ostéotomie d'avancée bimaxillaire (chirurgie lourde, mais durable avec un taux de succès supérieur à 90%) ; uvulopalatopharyngoplastie (indiquée pour des patients non obèses ayant un SAS peu sévère) ; amygdalectomie (rare chez l'adulte).

Conclusion

Le SAS, fréquent et délétère quant à son pronostic dans les populations cardiologiques, doit bénéficier d'un large dépistage. Ce nouveau facteur de risque sera probablement à intégrer dans l'évaluation du risque cardiovasculaire individuel. Le diagnostic, suspecté cliniquement, repose sur les enregistrements du sommeil. Le traitement de référence dans les SAS modérés à sévères est représenté par la ventilation nocturne en pression positive associée à des mesures hygiénodiététiques avec prise en charge des comorbidités. L'amélioration du pronostic, claire en cas de SAS obstructif, est en en attente de confirmation en cas de SAS central.

Bibliographie

Obésité, marqueurs métaboliques et inflammatoires

1. AFSSAPS. Prise en charge thérapeutique du patient dyslipidémique, 2005.
2. ANDRE P, NANNIZZI-ALAIMO L, PRASAD SK, PHILLIPS DR. Platelet-derived CD40L : the switch-hitting player of cardiovascular disease. Circulation, 2002, *106* : 896-899.
3. ANUURAD E, BOFFA MB, KOSCHINSKY ML, BERGLUND L. Lipoprotein(a) : a unique risk factor for cardiovascular disease. Clin Lab Med, 2006, *26* : 751-772.
4. ASANO K, OKAMOTO S, FUKUNAGA K et al. Cellular source(s) of platelet-activating-factor acetylhydrolase activity in plasma. Biochem Biophys Res Commun, 1999, *261* : 511-514.
5. ASSMANN G, CULLEN P, SCHULTE H. Simple scoring scheme for calculating the risk of acute coronary events based on the 10-year follow-up of the prospective cardiovascular Munster (PROCAM) study. Circulation, 2002, *105* : 310-315.
6. AZZAZY HM, PELSERS MM, CHRISTENSON RH. Unbound free fatty acids and heart-type fatty acid-binding protein : diagnostic assays and clinical applications. Clin Chem, 2006, *52* : 19-29.
7. BALAGOPAL PB, DE FERRANTI SD, COOK S et al. Nontraditional risk factors and biomarkers for cardiovascular disease : mechanistic, research, and clinical considerations for youth : a scientific statement from the American Heart Association. Circulation, 2011, *123* : 2749-2769.
8. BOERWINKLE E, LEFFERT CC, LIN J et al. Apolipoprotein(a) gene accounts for greater than 90 % of the variation in plasma lipoprotein(a) concentrations. J Clin Invest, 1992, *90* : 52-60.
9. BUCKLEY DI, FU R, FREEMAN M, ROGERS K, HELFAND M. C-Reactive protein as a risk factor for coronary heart disease : a systematic review and meta-analyses for the U.S. Preventive Services task force. Ann Intern Med, 2009, *151* : 483-495.
10. BURNETT JC Jr, KAO PC, HU DC et al. Atrial natriuretic peptide elevation in congestive heart failure in the human. Science, 1986, *231* : 1145-1147.
11. CAPELL WH, ZAMBON A, AUSTIN MA et al. Compositional differences of LDL particles in normal subjects with LDL subclass phenotype A and LDL subclass phenotype B. Arterioscler Thromb Vasc Biol 1996, *16* : 1040-1046.
12. CASTRO CABEZAS M, DE BRUIN TW, DE VALK HW et al. Impaired fatty acid metabolism in familial combined hyperlipidemia. A mechanism associating hepatic apolipoprotein B overproduction and insulin resistance. J Clin Invest, 1993, *92* : 160-168.
13. CHIRONI G, DOSQUET C, DEL-PINO M et al. Relationship of circulating biomarkers of inflammation and hemostasis with preclinical atherosclerotic burden in nonsmoking hypercholesterolemic men. Am J Hypertens, 2006, *19* : 1025-1031.
14. CLEMENTE-POSTIGO M, QUEIPO-ORTUNO MI, FERNANDEZ-GARCIA D et al. Adipose tissue gene expression of factors related to lipid processing in obesity. PLoS One, 2011, *6* : e24783.
15. CONROY RM, PYORALA K, FITZGERALD AP et al. Estimation of ten-year risk of fatal cardiovascular disease in Europe : the SCORE project. Eur Heart J, 2003, *24* : 987-1003.
16. COOK NR. Use and misuse of the receiver operating characteristic curve in risk prediction. Circulation, 2007, *115* : 928-935.
17. COOPER JA, MILLER GJ, HUMPHRIES SE. A comparison of the PROCAM and Framingham point-scoring systems for estimation of individual risk of coronary heart disease in the Second Northwick Park Heart Study. Atherosclerosis, 2005, *181* : 93-100.
18. D'AGOSTINO RB Sr, GRUNDY S, SULLIVAN LM, WILSON P. Validation of the Framingham coronary heart disease prediction scores : results of a multiple ethnic groups investigation. JAMA, 2001, *286* : 180-187.
19. D'AGOSTINO RB Sr, VASAN RS, PENCINA MJ et al. General cardiovascular risk profile for use in primary care : the Framingham heart study. Circulation, 2008, *117* : 743-753.

20. DANESH J, COLLINS R, PETO R. Lipoprotein(a) and coronary heart disease. Meta-analysis of prospective studies. Circulation, 2000, *102* : 1082-1085.
21. DANESH J, KAPTOGE S, MANN AG et al. Long-term interleukin-6 levels and subsequent risk of coronary heart disease : two new prospective studies and a systematic review. PLoS Med, 2008, *5* : e78.
22. DANESH J, WHINCUP P, WALKER M et al. Fibrin D-dimer and coronary heart disease : prospective study and meta-analysis. Circulation, 2001, *103* : 2323-2327.
23. DE FILIPPI CR, DE LEMOS JA, CHRISTENSON RH et al. Association of serial measures of cardiac troponin T using a sensitive assay with incident heart failure and cardiovascular mortality in older adults. JAMA, 2010, *304* : 2494-2502.
24. DE LEMOS JA, DRAZNER MH, OMLAND T et al. Association of troponin T detected with a highly sensitive assay and cardiac structure and mortality risk in the general population. JAMA, 2010, *304* : 2503-2512.
25. DI ANGELANTONIO E, CHOWDHURY R, SARWAR N et al. B-Type natriuretic peptides and cardiovascular risk : systematic review and meta-analysis of 40 prospective studies. Circulation, 2009, *120* : 2177-2187.
26. EMERGING RISK FACTORS COLLABORATION, KAPTOGE S, DI ANGELANTONIO E et al. C-Reactive protein, fibrinogen, and cardiovascular disease prediction. N Engl J Med, 2012, *367* : 1310-1320.
27. ERQOU S, KAPTOGE S, PERRY PL et al. Lipoprotein(a) concentration and the risk of coronary heart disease, stroke, and nonvascular mortality. JAMA, 2009, *302* : 412-423.
28. Executive summary of the third report of the National Cholesterol Education Program (NCEP) expert panel on detection, evaluation, and treatment of high blood cholesterol in adults (adult treatment panel III). JAMA, 2001, *285* : 2486-2497.
29. GARZA CA, MONTORI VM, MCCONNELL JP et al. Association between lipoprotein-associated phospholipase A_2 and cardiovascular disease : a systematic review. Mayo Clin Proc, 2007, *82* : 159-165.
30. GREENLAND P, ALPERT JS, BELLER GA et al. 2010 ACCF/AHA guideline for assessment of cardiovascular risk in asymptomatic adults : a report of the American College of Cardiology Foundation/American Heart Association task force on practice guidelines. Circulation, 2010, *122* : e584-e636.
31. GRUNDY SM, CLEEMAN JL, DANIELS SR et al. Diagnosis and management of the metabolic syndrome. An American Heart Association/National Heart, Lung, and Blood Institute scientific statement. Circulation, 2005, *112* : 2735-2752.
32. HANLEY JA, MCNEIL BJ. The meaning and use of the area under a receiver operating characteristic (ROC) curve. Radiology, 1982, *143* : 29-36.
33. HELGADOTTIR A, GRETARSDOTTIR S, THORLEIFSSON G et al. Apolipoprotein(a) genetic sequence variants associated with systemic atherosclerosis and coronary atherosclerotic burden but not with venous thromboembolism. J Am Coll Cardiol, 2012, *60* : 722-729.
34. HIPPISLEY-COX J, COUPLAND C, VINOGRADOVA Y et al. Predicting cardiovascular risk in England and Wales : prospective derivation and validation of QRISK2. Br Med J, 2008, *336* : 1475-1482.
35. HOBBS HH, WHITE AL. Lipoprotein(a) : intrigues and insights. Curr Opin Lipidol, 1999, *10* : 225-236.
36. HOKANSON JE, KRAUSS RM, ALBERS JJ et al. LDL physical and chemical properties in familial combined hyperlipidemia. Arterioscler Thromb Vasc Biol 1995, *15* : 452-459.
37. HOLMER SR, HENGSTENBERG C, KRAFT HG et al. Association of polymorphisms of the apolipoprotein(a) gene with lipoprotein(a) levels and myocardial infarction. Circulation, 2003, *107* : 696-701.
38. KAMSTRUP PR, TYBJAERG-HANSEN A, STEFFENSEN R, NORDESTGAARD BG. Genetically elevated lipoprotein(a) and increased risk of myocardial infarction. JAMA, 2009, *301* : 2331-2339.
39. KLEINFELD AM, KLEINFELD KJ, ADAMS JE III. Serum levels of unbound free fatty acids reveal high sensitivity for early detection of acute myocardial infarction in patient samples from the TIMI II trial. J Am Coll Cardiol, 2002, *39* : 312.
40. KLOP B, ELTE JW, CABEZAS MC. Dyslipidemia in obesity : mechanisms and potential targets. Nutrients, 2013, *5* : 1218-1240.
41. KLOP B, WOUTER JUKEMA J, RABELINK TJ, CASTRO CABEZAS M. A physician's guide for the management of hypertriglyceridemia : the etiology of hypertriglyceridemia determines treatment strategy. Panminerva Med, 2012, *54* : 91-103.
42. KOENIG W. Cardiovascular biomarkers : added value with an integrated approach ? Circulation, 2007, *116* : 3-5.
43. KONES R. Rosuvastatin, inflammation, C-reactive protein, JUPITER, and primary prevention of cardiovascular disease : a perspective. Drug Des Devel Ther, 2010, *9* : 383-413.
44. LAURIER D, NGUYEN PC, CAZELLES B, SEGOND P. Estimation of CHD risk in a French working population using a modified Framingham model. The PCV-METRA Group. J Clin Epidemiol, 1994, *47* : 1353-1364.
45. LEHRKE M, GREIF M, BROEDL UC et al. MMP-1 serum levels predict coronary atherosclerosis in humans. Cardiovasc Diabetol, 2009, *8* : 50.
46. LOOYD-JONES DM, LIU K, TIAN L, GREENLAND P. Narrative review : assessment of C-reactive protein in risk prediction for cardiovascular disease. Ann Intern Med, 2006, *145* : 35-42.
47. MCCONNELL JP, HOEFNER DM. Lipoprotein-associated phospholipase A2. Clin Lab Med, 2006, *26* : 679-697.
48. MCGORRIAN C, YUSUF S, ISLAM S et al. Estimating modifiable coronary heart disease risk in multiple regions of the world : the INTERHEART modifiable risk score. Eur Heart J, 2011, *32* : 581-589.
49. MCKIE PM, CATALIOTTI A, LAHR BD et al. The prognostic value of N-terminal pro-B-type natriuretic peptide for death and cardiovascular events in healthy normal and stage A/B heart failure subjects. J Am Coll Cardiol, 2010, *55* : 2140-2147.
50. MELANDER O, NEWTON-CHEH C, ALMGREN P et al. Novel and conventional biomarkers for prediction of incident cardiovascular events in the community. JAMA, 2009, *302* : 49-57.
51. MIWA K, TANAKA M, OKAZAKI S et al. Association between interleukin-6 levels and first-ever cerebrovascular events in patients with vascular risk factors. Arterioscler Thromb Vasc Biol, 2013, *33* : 400-405.
52. MOOSER V, SCHEER D, MARCOVINA SM et al. The Apo(a) gene is the major determinant of variation in plasma Lp(a) levels in African Americans. Am J Hum Genet 1997, *61* : 402-417.
53. MORROW DA, DE LEMOS JA. Benchmarks for the assessment of novel cardiovascular biomarkers. Circulation, 2007, *115* : 949-952.
54. NEWBY AC. Metalloproteinase expression in monocytes and macrophages and its relationship to atherosclerotic plaque instability. Arterioscler Thromb Vasc Biol, 2008, *28* : 2108-2114.
55. NORDESTGAARD BG, CHAPMAN MJ, HUMPHRIES SE et al. Familial hypercholesterolaemia is underdiagnosed and undertreated in the general population : guidance for clinicians to prevent coronary heart disease : consensus statement of the European Atherosclerosis Society. Eur Heart J, 2013, *34* : 3478-3490.
56. Obesity and overweight, 2015 (http://www.who.int/mediacentre/factsheets/fs311/en/).
57. PACKARD CJ. Triacylglycerol-rich lipoproteins and the generation of small, dense low-density lipoprotein. Biochem Soc Trans, 2003, *31* : 1066-1069.
58. PENCINA MJ, D'AGOSTINO RB Sr, D'AGOSTINO RB Jr, VASAN RS. Evaluating the added predictive ability of a new marker : from area under the ROC curve to reclassification and beyond. Stat Med, 2008, *27* : 157-172 ; discussion : 207-212.
59. PLETCHER MJ, PIGNONE M. Evaluating the clinical utility of a biomarker : a review of methods for estimating health impact. Circulation, 2011, *123* : 1116-1124.
60. POON M, ZHANG X, DUNSKY KG et al. Apolipoprotein(a) induces monocyte chemotactic activity in human vascular endothelial cells. Circulation, 1997, *96* : 2514-2519.
61. PORAPAKKHAM P, PORAPAKKHAM P, ZIMMET H et al. B-type natriuretic peptide-guided heart failure therapy : a meta-analysis. Arch Intern Med, 2010, *170* : 507-514.
62. RAIKO JR, OIKONEN M, WENDELIN-SAARENHOVI M et al. Plasminogen activator inhitor-1 associates with cardiovascular risk factors in healthy young adults in the cardiovascular risk in young Finns study. Atherosclerosis, 2012, *224* : 208-212.
63. REINER Z, CATAPANO AL, DE BACKER G et al. ESC/EAS guidelines for the management of dyslipidaemias : the task force for the management of dyslipidaemias of the European Society of Cardiology (ESC) and the European Atherosclerosis Society (EAS). Eur Heart J, 2011, *32* : 1769-1818.
64. RIDKER PM, BURING JE, RIFAI N, COOK NR. Development and validation of improved algorithms for the assessment of global cardiovascular risk in women : the Reynolds risk score. JAMA, 2007, *297* : 611-619.
65. RIDKER PM, DANIELSON E, FONSECA FA et al. Reduction in C-reactive protein and LDL cholesterol and cardiovascular event rates after initiation of rosuvastatin : a prospective study of the JUPITER trial. Lancet, *373* : 1175-1182.
66. RIDKER PM, PAYNTER NP, RIFAI N et al. C-reactive protein and parental history improve global cardiovascular risk prediction : the Reynolds risk score for men. Circulation, 2008, *118* : 2243-2251.
67. SAUNDERS JT, NAMBI V, DE LEMOS JA et al. Cardiac troponin T measured by a highly sensitive assay predicts coronary heart disease, heart failure, and mortality in the atherosclerosis risk in communities study. Circulation, 2011, *123* : 1367-1376.

68. STAFFORINI DM, PRESCOTT SM, MCINTYRE TM. Human plasma platelet-activating factor acetylhydrolase. Purification and properties. J Biol Chem 1987, 262 : 4223-4230.
69. SUBRAMANIAN S, CHAIT A. Hypertriglyceridemia secondary to obesity and diabetes. Biochim Biophys Acta, 2012, 1821 : 819-825.
70. TCHERNOF A, LAMARCHE B, PRUD'HOMME D et al. The dense LDL phenotype. Association with plasma lipoprotein levels, visceral obesity, and hyperinsulinemia in men. Diabetes Care, 1996, 19 : 629-637.
71. TUOMISTO K, JOUSILAHTI P, SUNDVALL J et al. C-Reactive protein, interleukin-6 and tumor necrosis factor alpha as predictors of incident coronary and cardiovascular events and total mortality. A population-based, prospective study. Thromb Haemost, 2006, 95 : 511-518.
72. VAN HOLTEN TC, WAANDERS LF, DE GROOT PG et al. Circulating biomarkers for predicting cardiovascular disease risk ; a systematic review and comprehensive overview of meta-analyses. PLoS One, 2013, 8 : e62080.
73. WANG TJ, GONA P, LARSON MG et al. Multiple biomarkers for the prediction of first major cardiovascular events and death. N Engl J Med, 2006, 355 : 2631-2639.
74. WANG TJ, LARSON MG, LEVY D et al. Plasma natriuretic peptide levels and the risk of cardiovascular events and death. N Engl J Med, 2004, 350 : 655-663.
75. WANG TJ. Assessing the role of circulating, genetic, and imaging biomarkers in cardiovascular risk prediction. Circulation, 2001, 123 : 551-565.
76. WANG Y, LI L, TAN HW, et al. Transcoronary concentration gradient of sCD40L and hsCRP in patients with coronary heart disease. Clin Cardiol, 2007, 30 : 86-91.
77. WARE JH. The limitations of risk factors as pronostic tools. N Engl J Med, 2006, 355 : 2615-2617.
78. WOODWARD M, BRINDLE P, TUNSTALL-PEDOE H. Adding social deprivation and family history to cardiovascular risk assessment : the ASSIGN score from the Scottish heart Health extended cohort (SHHEC). Heart, 2007, 93 : 172-176.
79. YEBOAH J, MCCLELLAND RL, POLONSKY TS et al. Comparison of novel risk markers for improvement in cardiovascular risk assessment in intermediate-risk individuals. JAMA, 2012, 308 : 788-797.
80. YUSUF S, HAWKEN S, OUNPUU S et al. Effect of potentially modifiable risk factors associated with myocardial infarction in 52 countries (the INTERHEART study) : case-control study. Lancet, 2004, 364 : 937-952.
81. YUSUF S, HAWKEN S, OUNPUU S et al. Obesity and the risk of myocardial infarction in 27,000 participants from 52 countries : a case-control study. Lancet, 2005, 366 : 1640-1649.
82. ZALEWSKI A, MACPHEE C. Role of lipoprotein-associated phospholipase A2 in atherosclerosis : biology, epidemiology, and possible therapeutic target. Arterioscler Thromb Vasc Biol, 2005 ; 25 : 923-931.

Syndrome d'apnées du sommeil
83. ARZT M, YOUNG T, FINN L et al. Sleepiness and sleep in patients with both systolic heart failure and obstructive sleep apnea. Arch Intern Med, 2006, 166 : 1716-1722.
84. AURORA RN, CHOWDHURIS S, RAMAR K et al. The treatment of central sleep apnea syndromes in adults : practice parameters with an evidence-based literature review and meta-analyses. Sleep, 2012, 35 : 17-40.
85. BAGUET JP, LEVY P, BARONE-ROCHETTE G et al. Masked hypertension in obstructive sleep apnea syndrome. J Hypertens, 2008, 26 : 885-892.
86. BARBÉ F, DURAN-CANTOLLA J, SANCHEZ-DE-LA-TORRE M et al. Effect of continuous positive airway pressure on the incidence of hypertension and cardiovascular events in nonsleepy patients with obstructive sleep apnea. A randomized controlled trial. JAMA, 2012, 307 : 2161-2168.
87. BERRY S, ROBLIN G, WILLIAMS A et al. Validity of sleep nasoendoscopy in the investigation of sleep related breathing disorders. Laryngoscope, 2015, 115 : 538-540.
88. BITTER T, FABER L HERING D et al. Sleep-disordered breathing in heart failure with normal left ventricle ejection fraction. Eur J Heart Fail, 2009, 11 : 602-608.
89. BITTER T, GUTLEBEN KJ, NOLKER G et al. Treatment of Cheyne-Stokes respiration reduces arrhythmic events in chronic heart failure. J Cardiovasc Electrophysiol, 2013, 24 : 1-9.
90. BITTER T, WESTERHEIDE N, HOSSAIN SM et al. Symptoms of sleep apnoea in chronic heart failure--results from a prospective cohort study in 1,500 patients. Sleep Breath, 2012, 16 : 781-791.
91. BRADLEY TD, FLORAS JS. Sleep apnea and heart failure. Part II : central sleep apnea. Circulation, 2003, 107 : 1822-18267.
92. BRADLEY TD, FLORAS JS. Obstructive sleep apnea and its cardiovascular consequences. Lancet, 2009, 373 : 82-103.
93. COMBES N, JAFFUEL D, CAYLA G et al. Pressure-dependent hemodynamic effect of continuous positive airway pressure in severe chronic heart failure : a case series. Int J Cardiol, 2014, 171 : e104-e105.
94. COWIE MR, WOEHRLE H, WEGSCHEIDER K et al. Adaptive servo-ventilation for central sleep apnea in systolic heart failure. N Engl J Med, 2015, 373 : 1095-1105.
95. DAL-FABBRO C, GARBUIO S, D'ALMEIDA V et al. Mandibular advancement device and CPAP upon cardiovascular parameters in OSA. Sleep Breath, 2014, 18 : 749-759.
96. DAMY T, MARGARIT L, NOROC A et al. Prognostic impact of sleep-disordered breathing and its treatment with nocturnal ventilation for chronic heart failure. Eur J Heart Failure, 2012, 14 : 1009-1019.
97. DIMITRI H, NG M, BROOKS AG et al. Atrial remodeling in obstructive sleep apnea : implication for atrial fibrillation. Heart Rhythm, 2012, 9 : 321-327.
98. GAMI AS, HODGE DO, HERGES RM et al. Obstructive sleep apnea, obesity and the risk of incident atrial fibrillation. J Am Coll Cardiol, 2007, 49 : 565-571.
99. GAMI AS, PRESSMANN G, CAPLES SM et al. Association of atrial fibrillation and obstructive sleep apnea. Circulation, 2004, 110 : 364-712.
100. GOTTLIEB DJ, YENOKYAN G, NEWMAN AB et al. Prospective study of obstructive sleep apnea and incident coronary heart disease and heart failure. The sleep heart health study. Circulation, 2010, 122 : 352-360.
101. HAENTJENS P, VAN MEERHAEGHE A, MOSCARIELLO A et al. The impact of continuous positive airway pressure on blood pressure in patients with obstructive sleep apnea syndrome : evidence from a meta-analysis of placebo-controlled randomized trials. Arch Intern Med, 2007, 167 : 757-764.
102. KANAGALA R, MURALI NS, FRIEDMAN PA et al. Obstructive sleep apnea and the recurrence of atrial fibrillation. Circulation, 2003, 107 : 2589-2594.
103. LAVIE P, LAVIE L, HERER P. All-cause mortality in males with sleep apnea syndrome : declining mortality rates with age. Eur Resp J, 2005, 25 : 514-520.
104. LE HEUZEY JY, ROMEJKO P, FLEURY B. Enregistrement Holter et syndrome d'apnées du sommeil. Cœur, 1989, 4 : 195-198.
105. LEVY P, BONSIGNORE MR, ECKEL J. Sleep-disordered breathing and metabolic consequences. Eur Respir J, 2009, 34 : 243-260.
106. LOGAN AG, PERLIKOWSKI SM, MENTE A et al. High prevalence of unrecognized sleep apnoea in drug-resistant hypertension. J Hypertens, 2001, 19 : 2271.
107. MARIN JM, CARRIZO SJ, VICENTE E, AGUSTI AG. Long-term cardiovascular outcomes in men with obstructive sleep apnea-hypopnea with or without treatment with continuous positive airway pressure : an observational study. Lancet, 2005, 365 : 1046-1053.
108. MASON RH, RUEGG G, PERKINS J et al. Obstructive sleep apnea in patients with abdominal aortic aneurysms highly prevalent and associated with aneurysm expansion. Am J Respir Crit Care Med, 2011, 183 : 668-674.
109. MEHRA R, STONE KK, VAROSY PD et al. Nocturnal arrhythmias across a spectrum of obstructive and central sleep-disordered breathing in older men : outcomes of sleep-disorders in older men (NrOS sleep) study. Arch Intern Med, 2009, 169 : 1147-1155.
110. MEHRA R, BENJAMIN EJ, SHAHAR E et al. Association of nocturnal arrhythmias with sleep-disordered breathing. The sleep heart health study. Am J Respir Crit Care Med, 2006, 173 : 910-916.
111. MILLERON O, PILLIÈRE R, FOUCHER A et al. Benefits of obstructive sleep apnoea treatment in coronary artery disease : a long term follow-up study. Eur Heart J, 2004, 25 : 728-734.
112. MORGENTHALER TI, AURORA RN, BROWN T et al. Practice parameters for the use of autotitrating continuous positive airway pressure devices for titrating pressures and treating adult patients with obstructive sleep apnea syndrome : an update for 2007. An American Academy of Sleep Medicine report. Sleep, 2008, 31 : 141-147.
113. OLDENBURG O, BARTSCH S, BITTER T et al. Hypotensive effects of positive airway pressure ventilation in heart failure patients with sleep disordered breathing. Sleep Breath, 2012, 16 : 753-757.
114. PEKER Y, HEDNER J, NORUM J et al. increased incidence of cardiovascular disease in middle-aged men with obstructive sleep apnea : a 7 year follow-up. Am J Respir Crit Care Med, 2002, 166 : 159-165.
115. PEPIN J, LEVY P, VEALE D, FERRETTI G. Evaluation of the upper airway in sleep apnea syndrome. Sleep, 1992, 15 : S50-S55.
116. PEPPARD PE, YOUNG T, PALTA M et al. Longitudinal study of moderate weight change and sleep-disordered breathing. JAMA, 2000, 284 : 3015-3021.
117. PEPPARD PE, YOUNG T, PALTA M et al. Prospective study of the association between sleep-disordered breathing and hypertension. N Engl J Med, 2000, 342 : 1378-1844.
118. PHILIPPE C, STOICA-HERMAN M, DROUOT X et al. Compliance with and effectiveness of adaptive servoventilation versus continuous positive airway

pressure in the treatment of Cheyne-Stokes respiration in heart failure over a six month period. Heart, 2006, *92* : 337-342.
119. PUNJABY NM, CAFFO BS, GOODWIN JL et al. Sleep-disordered breathing and mortality a prospective cohort study. PLoS Med, 2009, *6* : e1000-e1321.
120. Recommendations for the management of patients with obstructive sleep apnoea and hypertension. Eur Respir J, 2013, 41.
121. RUPPRECHT S, HUTSCHENREUTHER J, BREHM B. Causality in the relationship between central sleep apnea and paroxysmal atrial fibrillation. Sleep Med, 2008, *9* : 462-464.
122. SHAMZUZZAMANA SM, WINNICKI M, LANFRANCHI P et al. Elevated C-reactive protein in patients with obstructive sleep apnea. Circulation, 2002, *105* : 2462-2464.
123. Sleep-related breathing disorders in adults : recommendations for syndrome definition and measurement techniques in clinical research. The report of an American Academy of Sleep Medicine task force. Sleep, 1999, *22* : 667-8916.
124. SOCIÉTÉ DE PNEUMOLOGIE DE LANGUE FRANÇAISE, SOCIÉTÉ FRANÇAISE D'ANESTHÉSIE-RÉANIMATION, SOCIÉTÉ FRANÇAISE DE CARDIOLOGIE, SOCIÉTÉ FRANÇAISE DE MÉDECINE DU TRAVAIL, SOCIÉTÉ FRANÇAISE D'ORL, SOCIÉTÉ FRANÇAISE DE RECHERCHE ET DE MÉDECINE DU SOMMEIL, SOCIÉTÉ DE PHYSIOLOGIE. Recommandations pour la pratique clinique du syndrome d'apnées-hypopnées obstructives du sommeil de l'adulte. Rev Mal Respir, 2009, *26*.
125. TAMISIER R, PÉPIN JL, REMY J et al. Fourteen nights of intermittent hypoxia elevate daytime blood pressure and sympathetic activity in healthy humans. Eur Respir J, 2011, *37* : 119-128.
126. VAZIR A, HASTINGS PC, PAPAIOANNOU I et al. Variation in severity and type of sleep-disordered breathing throughout 4 nights in patients with heart failure. Respir Med, 2008, *102* : 831-839.
127. WANG H, PARKER JD, NEWTON GE et al. Influence of obstructive sleep apnea on mortality in patients with heart failure. J Am Coll Cardiol, 2007, *49* : 1625-1631.
128. YAGGI HK, CONCATO J, KERNAN WN et al. Obstructive sleep apnea as a risk factor for stroke and death. N Engl J Med, 2005, *353* : 2034-2041.
129. YOUNG T, FINN L, PEPPARD PE et al. Sleep disordered breathing and mortality: eighteen-year follow-up of the Wisconsin sleep cohort. Sleep, 2008, *31* : 1071-1078.
130. ZHANG XL, DING N, WANG H et al. Transvenous phrenic nerve stimulation in patients with Cheyne-Stokes respiration and congestive heart failure : a safety and proof-of-concept study. Chest, 2012, *142* : 927-934.

Chapitre S05-P02-C04
Estimation du risque cardiovasculaire

Alain Simon et Gilles Chironi

Priorité de la prévention coronaire

De tous les types de décès cardiovasculaires par accident coronarien, attaque cérébrale, insuffisance cardiaque, pathologies aortiques et valvulaires, ceux d'origine coronaire sont prépondérants, atteignant même la proportion de 50 % dans une enquête nord-américaine récente [6] (Figure S05-P02-C04-1).

La maladie coronaire a donc un impact majeur sur la santé publique et sa prévention permet de mieux réduire la mortalité cardiovasculaire. Pour organiser la prévention coronaire et en estimer le coût, il est nécessaire d'estimer le risque coronaire et de connaître sa répartition dans la population générale.

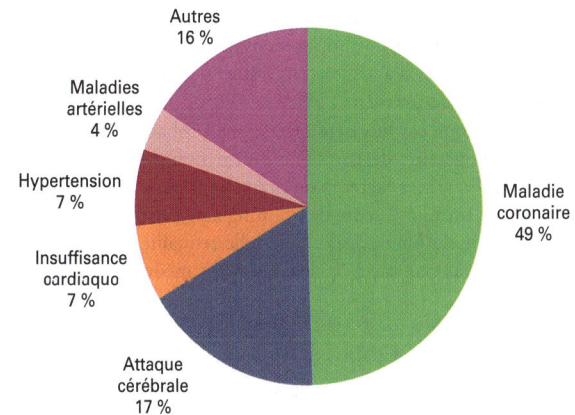

Figure S05-P02-C04-1 Origine des décès cardiovasculaires (États-Unis, 2007).

Définition et estimation du risque coronaire

Score de risque multifactoriel

Trois catégories de risque coronaire sont à considérer en prévention primaire avant tout accident cardiovasculaire : le risque faible, le risque intermédiaire et le haut risque [11]. Ces catégories sont identifiables grâce à l'utilisation d'algorithme multifactoriel (ou score) de risque coronaire prenant en compte les facteurs de risque traditionnels. Ce score s'applique à tout adulte des deux sexes âgé de 20 à 75 ans, mais indemnes de maladie cardiovasculaire et de facteur de risque majeur défini plus bas.

Le score de risque coronaire le plus utilisé est le score nord-américain de Framingham [11]. Il incorpore dans son calcul (Tableau S05-P02-C04-I) l'âge, le sexe, la pression artérielle systolique, le cholestérol total (ou LDL) et le HDL-cholestérol, la présence ou l'absence de tabagisme

Tableau S05-P02-C04-I Exemple de calcul de score de risque coronaire de Framingham.

Âge : *55 ans*
Sexe : *homme*
Cholestérol total et HDL-cholestérol : *2,60* et *0,35* g/l
Consommation actuelle de tabac : *oui*/non
Pression artérielle : *160* mmHg, traitée : *oui*/non
Probabilité d'accident à 10 ans : *31* %

Site internet : www.cvriskcalculator.com.

actuel et indique la probabilité à 10 ans d'accident coronarien fatal ou non (infarctus du myocarde ou mort subite).

En France, le score de Framingham doit être l'objet d'une calibration pour tenir compte du fait que le risque coronaire est plus bas qu'aux États-Unis (paradoxe français). Cette calibration consiste à diviser le résultat du score de Framingham par 1,5.

Le risque coronaire défini par le score de Framingham est défini comme faible si la probabilité d'accident coronarien à 10 ans est inférieure à 10 %, intermédiaire (ou modéré) si cette probabilité est comprise entre 10 et 20 % et élevé (haut risque) si elle est supérieure à 20 % [11] (Figures S05-P02-C04-2 et S05-P02-C04-3).

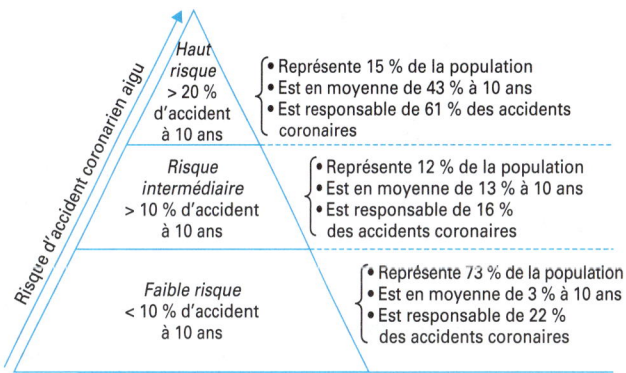

Figure S05-P02-C04-2 Répartition des catégories de risque coronaire dans la population générale adulte [2]. Hommes et femmes de 20 à 79 ans, n = 14 058.

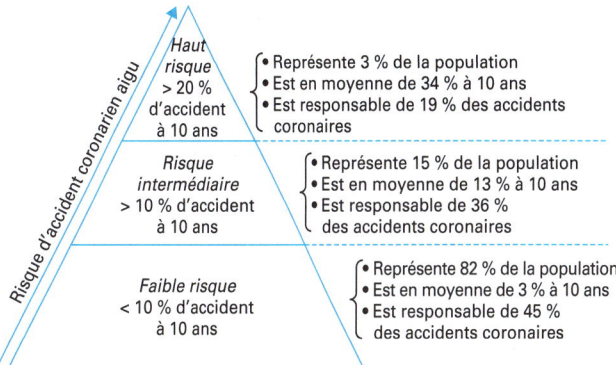

Figure S05-P02-C04-3 Répartition des catégories de risque coronaire dans la population adulte de prévention primaire [2]. Hommes et femmes asymptomatiques de 20 à 79 ans, n = 11 611.

Facteurs de risque majeurs

Un facteur de risque est qualifié de majeur lorsque le risque d'accident coronarien à 10 ans qu'il confère dépasse 20 %. Trois facteurs répondent à cette définition [11] : le diabète de type 2 compliqué de dysfonction rénale et/ou associé à plusieurs autres facteurs de risque, l'hypertension artérielle sévère (pression artérielle > 180 et/ou 115 mmHg), et l'hypercholestérolémie sévère (cholestérol total > 3,20 g/l et/ou LDL-cholestérol > 2,40 g/l).

Chacun de ces trois facteurs de risque majeurs étant synonyme de haut risque coronaire, le score de Framingham n'a pas de raison d'être calculé en leur présence.

Prévention secondaire

Toute histoire présente ou passée de maladie coronaire (infarctus du myocarde, angor, revascularisation coronaire), confère un très haut risque d'accident coronaire (de 30 à 50 % à 10 ans) sans qu'il soit besoin de calculer le score de risque de Framingham qui ne s'applique pas à une telle condition [11].

Il en est de même de la maladie vasculaire cérébrale ou périphérique présente ou passée [2] (artériopathie oblitérante, anévrysme aortique abdominal, sténose artérielle rénale supérieure à 50 %, maladie carotidienne symptomatique ou asymptomatique avec plus de 50 % de sténose, accident vasculaire cérébral ou accident ischémique transitoire) qui confère également un haut risque d'accident coronarien supérieur à 20 % à 10 ans. Ce risque est souvent dénommé « risque coronaire équivalent », car il est de même ordre que celui associé à une maladie coronaire avérée.

Distribution du risque coronaire dans la population

La répartition des catégories de risque coronaire dans la population permet de bien cibler les stratégies de prévention et d'estimer les moyens nécessaires et les coûts qui en résultent. En effet, l'intensité du traitement de réduction de risque est fonction du niveau de risque [11].

Statistiques en population générale

Les principales données disponibles proviennent des États-Unis [2] et ne sont donc peut-être pas extrapolables comme telles à la population française. Elles montrent que les trois catégories de risque coronaire (faible, intermédiaire et élevé) ont une distribution pyramidale [2] (voir Figure S05-P02-C04-2) dans la population générale adulte des deux sexes de 20 à 79 ans : 73 % de la population est à faible risque, 12 % est à risque intermédiaire et 15 % est à haut risque. La catégorie du haut risque comporte plus d'hommes que de femmes, plus de sujets âgés que de sujets jeunes, car la proportion de sujets à haut risque augmente avec l'âge pour atteindre 43 % de 70 à 79 ans, et plus de patients de prévention secondaire que de sujets asymptomatique de prévention primaire ayant un score de Framingham supérieur à 20 % [2].

Statistiques en prévention primaire

Dans la population adulte asymptomatique de prévention primaire (ne comprenant pas les sujets de prévention secondaire ni ceux à risque coronaire équivalent), la distribution des trois catégories de risque reste pyramidale [6] avec 82 % de sujets à faible risque, 15 % de sujets à risque intermédiaire, et 3 % seulement de sujets à haut risque ayant un score de risque de Framingham supérieur à 20% (voir Figure S05-P02-C04-3).

Requalification du risque coronaire

L'estimation du risque coronaire par le score de risque multifactoriel de Framingham est fiable lorsque le résultat indique un risque faible (< 10 % à 10 ans) ou un risque élevé (> 20 % à 10 ans) [7]. En revanche, l'estimation du risque coronaire par le score de Framingham est peu fiable lorsque le résultat indique un risque intermédiaire (de 10 à 20 % à 10 ans) [7]. En effet environ 30 % des sujets ayant un score de risque de Framingham intermédiaire ont un risque réel faible ou élevé et sont donc improprement classés par le score de Framingham. Les sujets à score de risque de Framingham intermédiaire doivent donc être requalifiés par des tests pronostiques permettant de préciser leur risque coronaire [7].

Facteurs de risque complémentaires

Certains facteurs de risque bien établis, qui ne sont pas pris en compte dans le score de Framingham, sont qualifiés de complémentaires. Il s'agit principalement de l'hérédité prématurée d'accident coronarien (définie par un antécédent familial d'infarctus du myocarde ou de mort subite avant 55 ans chez l'homme et 65 ans chez la femme chez au moins un parent du premier degré) et de l'obésité abdominale. Celle-ci, définie par un tour de taille supérieur à 102 cm chez l'homme et 88 cm chez la femme (voire, respectivement 97 et 80 cm en Europe), est souvent associé au syndrome métabolique qui s'accompagne d'un risque de diabète de type 2 aggravant le pronostic cardiovasculaire [11]. Ce syndrome regroupe au moins trois des cinq facteurs suivants [11] : obésité abdominale, hypertriglycéridémie supérieure à 1,50 g/l, hypo-HDLémie inférieure à 0,40 g/l, hyperglycémie à jeun supérieure à 1,10 g/l (voire 1 g/l) et pression artérielle supérieure à 135 et/ou 85 mmHg. D'autres facteurs de risque complémentaires sont aussi à considérer comme le manque d'activité physique régulière, le syndrome dépressif et l'état de précarité [11].

Même si le risque cardiovasculaire réel est probablement plus élevé en présence de facteurs de risque complémentaires, incluant le syndrome métabolique, ces facteurs ne permettent pas de requalifier systématiquement un sujet à score de Framingham à risque intermédiaire dans la catégorie du haut risque. Une telle requalification est cependant laissée au cas par cas à la discrétion du médecin qui évalue le risque [11].

Biomarqueurs circulants

Il existe de nombreux marqueurs solubles du risque coronaire en lien avec les voies biologiques de l'athérogenèse et de la dysfonction cardiaque comme l'inflammation, le métabolisme, l'oxydation, et l'état de l'endothélium et des cardiomyocytes [12] (Tableau S05-P02-C04-II). La liaison de ces biomarqueurs avec le risque artériel et cardiaque est démontrée pour la plupart d'entre eux, mais aucun n'a encore prouvé sa capacité à reclasser des sujets à risque de Framingham intermédiaire dans une catégorie de risque plus élevée ou plus basse [12].

Il n'est donc pas recommandé de les mesurer de façon systématique en pratique clinique même si au cas par cas certains, comme la lipoprotéine (a), l'homocystéine ou la protéine C réactive ultrasensible, peuvent conduire à reclasser à haut risque un sujet à risque intermédiaire.

Biomarqueurs d'imagerie

Ces marqueurs d'athérosclérose préclinique ont été introduits comme outils de stratification du risque coronaire en formant l'hypothèse que la performance pronostique de l'athérosclérose clinique (Tableau S05-P02-C04-III) pouvait être extrapolée à l'athérosclérose préclinique [7].

Tableau S05-P02-C04-II Biomarqueurs circulants : voies biologiques d'athérogenèse et de dysfonction cardiaque (inflammation, métabolisme, oxydation, endothélium, cardiomyocytes).

Protéine C réactive ultrasensible
Protéine amyloïde sérique A
Ligand de CD40 soluble
Compte leucocytaire
Fibrinogène
Inhibiteur de l'activateur du plasminogène 1
D-Dimères
Activateur tissulaire du plasminogène
Facteurs V, VII, VIII
LDL petites et dense
Microparticules
Lipoprotéine (a)
Apolipoprotéines A_1 et B
Sous-types LDL et HDL
LDL oxydées
Homocystéine
$LpPLA_2/sPLA_2$
Micro-albuminurie
Créatinine (débit de filtration glomérulaire)
Cystatine C
Agents infectieux
BNP/NT-proBNT
Troponine cardiaque ultrasensible

Tableau S05-P02-C04-III Performance pronostique des différentes formes cliniques de la maladie athéroscléreuse [3].

Type	Incidence à 10 ans d'accident coronarien (%)
Angor	30
Accident ischémique transitoire	40
Accident vasculaire cérébral	50
Infarctus du myocarde	50
Infartus du myocarde multiples	80

Échographie artérielle

Elle peut dépister l'athérosclérose sous deux formes : l'épaississement pariétal pré-intrusif diffus détecté en mesurant l'épaisseur intima-média carotidienne [8] et la plaque détectée par un épaississement de paroi focalisé et intrusif supérieur à 1,5 mm (plaque) et pouvant même entraîner une sténose artérielle supérieure à 50 %. L'épaississement intima-média est recherché principalement dans les artères carotides, alors que les plaques sont recherchées dans les carotides, l'aorte abdominale et les artères iliofémorales [8] (*voir* Figure S05-P02-C04-4).

Les sujets dont l'épaisseur intima-média carotidienne se situe dans la tranche de valeurs la plus élevée de la population (4e tertile de distribution) ont environ quatre fois plus de risque d'accident coronarien que ceux dont l'épaisseur carotidienne se situe dans la tranche la plus faible (1er tertile de distribution). Malgré ce rapport de risque important, la performance de la prédiction d'accident coronarien n'augmente pas lorsqu'on ajoute la mesure de l'épaisseur carotidienne au score de Framingham [1]. La mesure de l'épaisseur carotidienne ne semble donc pas apporter d'information pronostique supplémentaire à celle des facteurs de risque traditionnels.

De nombreux tests non invasifs sont proposés pour détecter l'athérosclérose préclinique chez les sujets à risque de Framingham intermédiaire dans le but de requalifier leur risque coronarien [7]. Les plus utilisés sont l'échographie artérielle périphérique, notamment carotidienne, et la tomodensitométrie coronaire sans injection [7] (Figure S05-P02-C04-4).

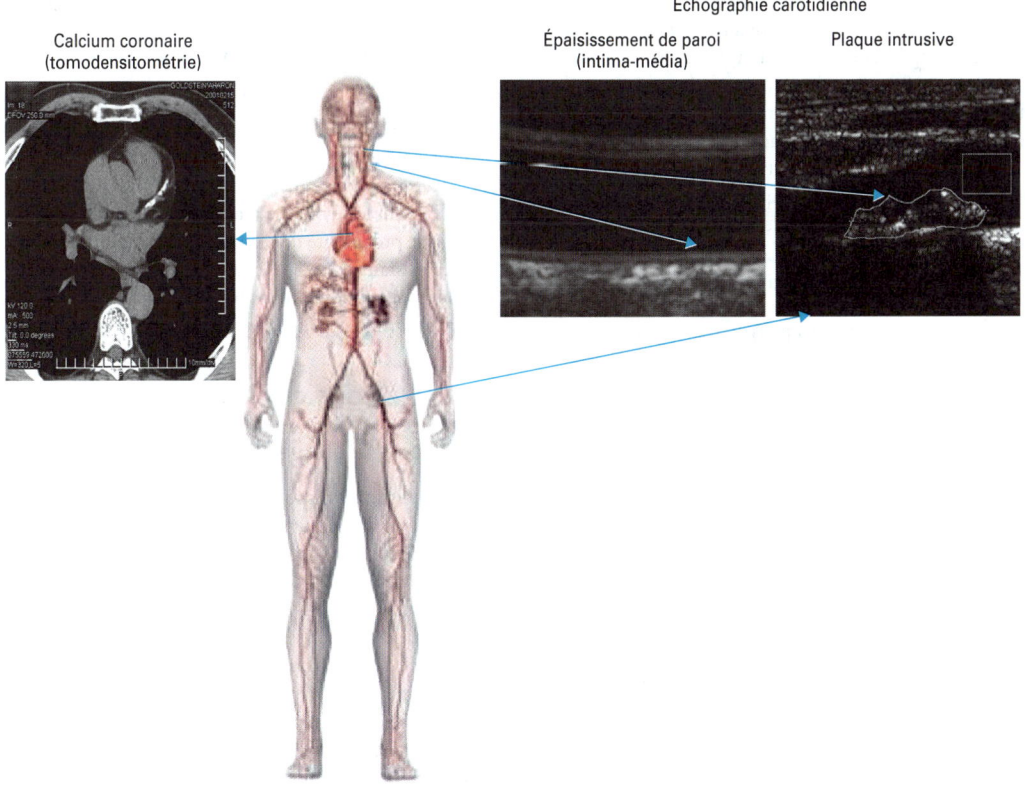

Figure S05-P02-C04-4 Principaux tests non invasifs d'athérosclérose préclinique.

La valeur pronostique de l'athérosclérose intrusive (plaque) est encore peu documentée, probablement en raison de l'expression qualitative ou semi-quantitative de sa mesure qui affaiblit l'analyse statistique. Il est cependant admis que la présence de plaque carotide est associée en moyenne à un risque coronaire de l'ordre de 20 % à 10 ans et le risque d'accident coronarien est encore plus élevé si la plaque entraîne une sténose supérieure à 50 % [11].

Tomodensitométrie cardiaque sans injection

Le calcium coronaire (*voir* Figure S05-P02-C04-4) est un marqueur pathognomonique de l'athérome coronaire calcifié [9]. Sa quantité totale déposée dans les artères coronaires peut être évaluée par un score de calcium coronaire en utilisant un scanner à faible dose de radiation (de l'ordre de 1 mSv) de type *electron beam* (EBCT) ou *multidetector* (MDCT) sans injection de produit de contraste [5].

Comparativement aux sujets indemnes de calcification coronaire (score de calcium global à 0), ceux ayant un score de calcium coronaire légèrement élevé (1 à 100) ont un risque d'accident coronarien multiplié par deux, ceux ayant un score de calcium modérément élevé (100 à 400) ont un risque coronaire multiplié par cinq, et ceux ayant un score de calcium très élevé (> 400) ont un risque coronaire multiplié par dix [8].

De plus, la performance de la prédiction d'accident coronarien, mesurable par l'aire sous la courbe ROC reliant les faux positifs aux vrais positifs, augmente significativement lorsqu'on ajoute la mesure du calcium coronaire au score de Framingham [1]. La quantification du calcium coronaire améliore donc la prédiction du risque coronaire fournie par les facteurs de risque. Un dépôt de calcium coronaire important (score de calcium coronaire > 400 U) permet de reclasser un sujet à risque de Framingham intermédiaire dans la catégorie du haut risque.

Indications des tests d'athérosclérose préclinique

Les recommandations internationales [4] considèrent qu'il est raisonnable de détecter des calcifications coronaires ou de mesurer l'épaisseur intima-média carotidienne des sujets ayant un score de Framingham intermédiaire de 10 à 20 % (recommandation de classe IIa et niveau de preuve de classe B). En effet, un score de calcium coronaire supérieur à 400 U, la présence de plaques artérielles périphériques à plusieurs sites ou une épaisseur intima-média carotidienne supérieure ou égale à 1 mm), permet de requalifier à haut risque le risque coronaire d'un sujet ayant un score de risque de Framingham intermédiaire [11].

De même, toute sténose carotidienne asymptomatique supérieure à 50 % classe le sujet qui en est porteur dans la catégorie du haut risque coronaire (recommandation NCEP ATP III, classe I, niveau de preuve C) [11].

Estimation du risque d'accident extracoronaire

Risque d'accident cérébral ischémique

Le risque cardiovasculaire est généralement synonyme de risque coronarien et ignore donc souvent l'accident cérébral ischémique, cause majeure de décès et d'incapacité. Heureusement, tous les facteurs de risque coronaire sont aussi des facteurs de risque d'accident cérébral ischémique, en particulier l'hypertension artérielle, le tabac, l'obésité et le diabète [9].

Cependant, il existe des facteurs de risque cérébrovasculaire plus spécifiques [9] comme :
– les caractéristiques ethniques, en particulier noire, chinoise et japonaise ;
– les antécédents familiaux d'accidents vasculaires cérébraux ;
– les antécédents personnels de fibrillation auriculaire non valvulaire, ou d'autre pathologie cardiaque emboligène (cardiomyopathie dilatée, valvulopathie, anomalie congénitale intracardiaque comme le foramen ovale perméable, infarctus du myocarde ancien, et pontage coronaire ou intervention à cœur ouvert).

D'autres facteurs de risque d'accident cérébral ischémique sont moins documentés comme l'excès de consommation d'alcool, l'utilisation de drogues illicites, et les états d'hypercoagulabilité (anticorps antiphospholipides, facteur V Leiden, mutation de la prothrombine 2000, déficit en protéine C ou S, déficit en antithrombine III) tous associés au risque veineux thromboembolique mais n'ayant pas clairement démontré leur implication dans la thrombose artérielle cérébrovasculaire [9].

Enfin, le modèle de Framingham permet de calculer le risque d'accident vasculaire cérébral à partir de l'âge, du sexe, de la pression artérielle systolique et de la présence ou non de traitement antihypertenseur, de diabète, de tabagisme, d'antécédent de maladie coronaire, de fibrillation auriculaire, et d'hypertrophie ventriculaire gauche [9]. Il est néanmoins beaucoup moins utilisé que le score de risque coronaire et sa fiabilité clinique mérite d'être davantage testée.

Risque de maladie artérielle périphérique

Les facteurs de risque de maladie artérielle périphérique ne diffèrent pas de ceux de la maladie athéroscléreuse d'autres territoires artériels [9]. Cependant, l'âge et le sexe sont particulièrement importants à prendre en considération car la maladie artérielle périphérique est plus fréquente chez le sujet âgé et chez l'homme. Le diabète et le tabagisme sont également deux facteurs étiologiques majeurs de la maladie artérielle périphérique [9].

Cependant, aucun score de risque multifactoriel n'a été spécifiquement développé pour prédire cette maladie, bien que le modèle de Framingham permet d'estimer un risque global de maladie cardiovasculaire incluant le risque de maladie vasculaire périphérique, en plus du risque de maladie coronaire et cérébrovasculaire [9].

Risque de mortalité cardiovasculaire de toute cause

Le score européen (SCORE), dérivé d'études européennes prospectives, permet de calculer la probabilité de décès cardiovasculaire dans les 10 ans à venir [9]. Il intègre dans son calcul l'âge, le sexe, la pression artérielle systolique, le cholestérol total ou le rapport du cholestérol total au HDL-cholestérol et le tabagisme actuel. Le haut risque étant établi pour une probabilité de plus de 5 %. Pour tenir compte du gradient de risque existant entre le Nord et le Sud de l'Europe, le calcul du score européen est différent dans les pays Européens du Nord à haut risque, et dans les pays du Sud, incluant la France, à faible risque [9].

Implications cliniques

Aspect pronostique

Les statistiques disponibles montrent que 22 % de tous les accidents coronariens surviennent chez les sujets à faible risque de Framingham, 16 % chez ceux à risque intermédiaire (sans tenir compte de la requalification du risque), et 61% chez ceux à haut risque [2] (*voir* Figure S05-P02-C04-2).

Lorsque cette analyse est restreinte à la population des sujets asymptomatiques de prévention primaire [2], le faible risque est à l'origine de près de la moitié des accidents coronariens (45 %), le risque intermédiaire en fournit 36 %, et le haut risque 19 % (*voir* Figure S05-P02-C04-3).

Ces statistiques montrent que bien que les sujets à haut risque sont une minorité de la population, ils pourvoient une grande proportion d'accidents coronariens. Ces accidents sont en majeure partie constitués de récidives en prévention secondaire, mais la proportion de primo-accidents en prévention primaire n'est pas négligeable. Ces constatations justifient la priorité qui doit être accordée à la prévention secondaire des accidents coronariens, mais aussi au dépistage et au traitement du haut risque coronaire en prévention primaire [10].

Aspect thérapeutique

La population à risque faible et intermédiaire, étant à l'origine de nombreux accidents coronariens à cause du grand nombre de sujets qu'elle représente, doit être l'objet d'une stratégie de prévention de masse active [8, 9], incluant le dépistage et la prévention des facteurs de risque, notamment l'alimentation, l'activité physique, le tabac, l'alcool, l'obésité, la pression artérielle, le cholestérol sanguin et la glycémie (Figure S05-P02-C04-5). Cette stratégie concerne surtout les jeunes et les femmes qui constituent la grande majorité des sujets à faible risque (*voir* Figure S05-P02-C04-5).

La population à haut risque, détectée de façon appropriée et systématique selon la procédure décrite plus haut, doit recevoir un traitement de réduction de risque intensif, multifactoriel, et poursuivi à vie, accompagné d'un suivi médical périodique et rigoureux (*voir* Figure S05-P02-C04-5) [9]. Ce traitement et ce suivi sont bien codifiés en prévention secondaire, mais encore insuffisamment appliqués en prévention primaire où encore trop de sujets asymptomatiques à haut risque ne sont pas dépistés et/ou pris en charge de façon appropriée [11].

Les cibles de ce traitement de réduction de risque sont multiples : pression artérielle, cholestérol, glycémie, agrégation plaquettaire, tabac, poids et activité physique. Les traitements pour amener ces cibles aux objectifs requis sont hygiénodiététiques et polymédicamenteux. Ils peuvent être même interventionnels en prévention secondaire plus souvent qu'en prévention primaire à type de revascularisation percutanée ou chirurgicale (*voir* Figure S05-P02-C04-5) [9].

Bibliographie

1. ERBEL R, MÖHLENKAMP S, MOEBUS S et al. Coronary risk stratification, discrimination, and reclassification improvement based on quantification of subclinical coronary atherosclerosis : the Heinz Nixdorf Recall study. J Am Coll Cardiol, 2010, *56* : 1397-406.
2. FORD ES, GILES WH, MOKDAD AH. The distribution of 10-year risk for coronary heart disease among U.S. adults : findings from the National Health and Nutrition Examination survey III. J Am Coll Cardiol, 2004, *43* : 1791–6.
3. GREENLAND P, ALPERT JS, BELLER GA et al. 2010 ACCF/AHA guideline for assessment of cardiovascular risk in asymptomatic adults. A report of the American College of Cardiology Foundation/American Heart Association task force on practice guidelines developed in collaboration with the American Society of Echocardiography, American Society of Nuclear Cardiology, Society of Atherosclerosis Imaging and Prevention, Society for Cardiovascular Angiography and Interventions, Society of Cardiovascular Computed Tomography, and Society for Cardiovascular Magnetic Resonance. J Am Coll Cardiol, 2010, *56* : e50-e103.
4. LAW MR, WATT HC, WALD NJ. The underlying risk of death after myocardial infarction in the absence of treatment. Arch Inter Med, 2002, *162* : 2405-2410.
5. O'ROURKE RA, BRUNDAGE BH, FROELICHER VF et al. American College of Cardiology/American Heart Association expert Cconsensus document on electron-beam computed tomography for the diagnosis and prognosis of coronary artery disease. Circulation, 2000, *102* : 126-40.
6. ROGER VL, GO AS, LLOYD-JONES DM et al. On behalf of the American Heart Association Statistics Committee and Stroke Statistics Subcommittee. Heart disease and stroke statistics. 2012 update : a report from the American Heart Association. Circulation, 2012, *125* : e2-e220.
7. SIMON A, CHIRONI G, LEVENSON J. Comparative performance of subclinical atherosclerosis tests in predicting coronary heart disease in asymptomatic individuals. Eur Heart J 2007, *28* : 2967-2971.
8. SIMON A, GARIEPY J, CHIRONI G et al. Intima-media thickness : a new tool for diagnosis and treatment of cardiovascular risk. J Hypertens, 2002, *20* : 159-169.
9. SIMON A, MIJITI W, GARIEPY J, LEVENSON J. Current possibilities for detecting high risk of cardiovascular disease. Int J Cardiol, 2006, *110* : 146-152.
10. SMITH SC Jr, GREENLAND P, GRUNDY SM. AHA conference proceedings. Prevention conference V : beyond secondary prevention : identifying the high-risk patient for primary prevention : executive summary. Circulation, 2000, *101* : 111-116.
11. Third Report of the National Cholesterol Education Program (NCEP) expert panel on detection, evaluation, and treatment of high blood cholesterol in adults (adult treatment panel III). Circulation, 2002, *106* : 3143-3421.
12. WANG TJ. Assessing the role of circulating, genetic, and imaging biomarkers in cardiovascular risk prediction. Circulation, 2011, *123* : 551-565.

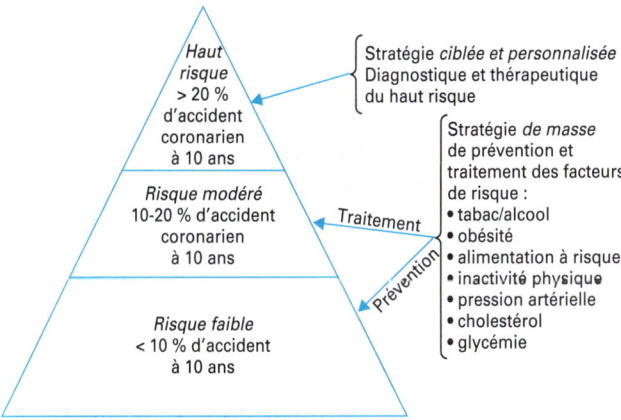

Figure S05-P02-C04-5 Stratégies de prévention cardiovasculaire.

Toute référence à cet article doit porter la mention : Simon A, Chironi G. Estimation du risque cardiovasculaire. *In* : L Guillevin, L Mouthon, H Lévesque. Traité de médecine, 5ᵉ éd. Paris, TdM Éditions, 2018-S05-P02-C04 : 1-5.

PARTIE S05-P03

Pathologie cardiovasculaire

Chapitre S05-P03-C01

Maladie coronaire

Physiopathologie de la maladie coronaire

Simon Weber et Karim Wahbi

Pour faire face à la grande variabilité des besoins énergétiques du myocarde, qui peuvent être multipliés par cinq en quelques secondes lors de l'effort et du stress, la circulation artérielle coronaire doit être particulièrement performante et réactive. Pour des raisons imparfaitement élucidées pour l'instant, cette circulation coronaire est le territoire de prédilection de localisation de la maladie athéromateuse. Une bonne compréhension de la physiologie de la circulation coronaire ainsi que des processus de formation et d'évolution des plaques d'athérome dont elle est souvent porteuse, permet de comprendre les symptômes, les méthodes d'explorations, les événements cliniques et enfin, les moyens thérapeutiques à utiliser dans les diverses formes cliniques de la maladie athéromateuse coronaire.

Cahier des charges de la circulation coronaire

Faire face à la variabilité de la consommation en oxygène du myocarde

Le muscle strié myocardique, pour faire face à son activité contractile permanente, 24 heures/24, très variable d'un moment à l'autre, est fortement consommateur d'oxygène et d'énergie. Seules, en effet, la glycolyse et la lipolyse aérobie, au niveau mitochondrial, produisent suffisamment d'adénosine triphosphate (ATP) pour permettre une activité musculaire efficace. Contrairement aux autres muscles striés, le myocarde est totalement dénué de réserve énergétique. Il n'y a pas de glycogène, ni d'autre forme de stockage de l'ATP. Les apports en oxygène et en substrat énergétique doivent donc être régulés quasiment battement par battement en fonction des besoins du cœur. Les principaux métabolites énergétiques consommés par le myocarde sont le

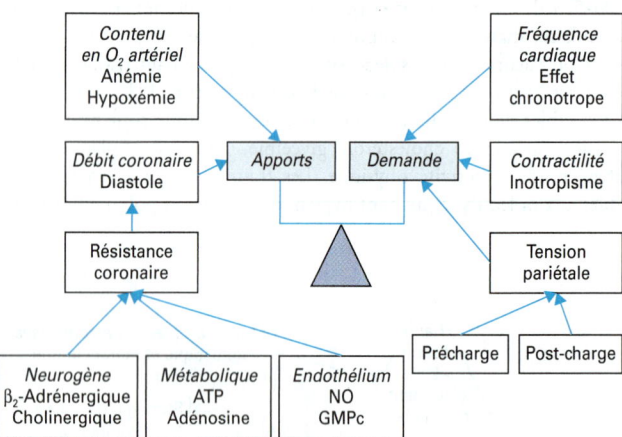

Figure S05-P03-C01-1 Déterminants de la balance énergétique du myocarde. GMPc : guanosine monophosphate cyclique ; NO : monoxyde d'azote.

glucose et, dans une forte proportion, les acides gras libres. Les besoins énergétiques dépendent bien sûr, du niveau d'activité contractile du cœur mais également, de ses paramètres de charge. Les trois principaux déterminants des besoins en oxygène (MVO_2) sont (Figure S05-P03-C01-1) :
– la fréquence cardiaque (effet chronotrope C+). Plus elle est élevée, plus la consommation augmente ;
– la contractilité (inotropisme I+) ;
– la tension pariétale du ventricule gauche. Il s'agit là du déterminant principal de la consommation en oxygène du myocarde. Cette grandeur physiologique un peu abstraite intègre en pratique l'épaisseur du myocarde et surtout, les conditions de charge de la fibre myocardique, c'est-à-dire la précharge (assimilable à la pression télédiastolique du ventricule gauche) et la post-charge représentant les résistances à l'éjection du ventricule gauche. La post-charge est difficile à déterminer précisément chez l'homme, mais elle peut être, de façon certes simplifiée, assimilée à la pression artérielle systolique.

Lors de l'exercice physique et des situations d'hypertonie adrénergique, les besoins en oxygène du myocarde s'accroissent par augmentation synchrone de la fréquence cardiaque, de la contractilité et de la pression artérielle systolique. Chez un patient bien entraîné physiquement, les besoins en oxygène du myocarde peuvent, entre le repos et l'effort physique extrême être multipliés par cinq en quelques dizaines de seconde.

Deux paramètres supplémentaires augmentent le « challenge » de la circulation coronaire :
– la perfusion du myocarde ne s'effectue que lors de la diastole, pendant la systole, car du fait de la contraction du muscle, les artérioles intramyocardiques sont écrasées et ne circulent pas. Lors de l'effort, du fait même de la tachycardie, il y a simultanément augmentation des besoins et réduction des apports puisque la durée des diastoles diminue ;
– contrairement à ce qui est observé au niveau des autres muscles striés (squelette, diaphragme), il n'y a pas au niveau coronaire d'anastomose physiologique entre les divers territoires vasculaires. La circulation coronaire humaine est dite terminale. Chez le sujet sain, chaque territoire coronaire (coronaire droite, interventriculaire antérieure, circonflexe) doit assurer les apports énergétiques de la zone myocardique correspondante.

Potentiel de vasodilatation coronaire

Pour faire face en temps réel, battement par battement, à la variabilité des besoins énergétiques du myocarde, la circulation coronaire est dotée d'un considérable potentiel de vasodilatation. Chez le sujet sain, les résistances coronaires peuvent diminuer drastiquement et rapidement permettant, si besoin, le quintuplement du débit coronaire préalablement évoqué. Les systèmes de régulation assurant cette vasodilatation particulièrement performante sont multiples :
– la *vasodilatation neurogène*, à médiation β_2-adrénergique et cholinergique concerne les gros troncs épicardiques ; la puissance de ce système vasodilatateur est cependant modeste ;
– la *vasodilatation à médiation endothéliale* concerne principalement les artères coronaires de gros et de moyen calibre cheminant sur l'épicarde. L'endothélium coronaire élabore du monoxyde d'azote (NO), ce médiateur va être libéré aux deux pôles des cellules endothéliales. Vers la lumière artérielle, le NO assure un effet antiadhésif et anti-agrégant plaquettaire. Au versant interne de la cellule endothéliale, au contact des fibres musculaires lisses coronaires, le NO exerce un puissant effet vasodilatateur essentiellement par stimulation de la guanylate cyclase. L'augmentation des taux intracellulaires de guanosine monophosphate (GMP) *cyclique* dans la fibre musculaire lisse coronaire est à l'origine d'une relaxation musculaire et donc d'un abaissement des résistances à l'écoulement. La régulation de la sécrétion de NO par les cellules endothéliales dépend, en partie, des paramètres physiques du flux coronaire. Lorsque celui-ci s'accélère, le stress tangentiel des cellules endothéliales augmente, entraînant une libération de NO et secondairement, une diminution compensatrice des résistances à l'écoulement. La régulation endothéliale concerne principalement les gros troncs épicardiques ; ceux-ci ne représentent chez le sujet normal qu'une faible partie des résistances à l'écoulement coronaire, mais en revanche, ces artères épicardiques sont le siège électif des lésions athéromateuses chez les sujets porteurs d'une maladie coronaire. Le rôle de la régulation endothéliale des résistances coronaires est alors particulièrement important ;
– la *vasodilatation à médiation métabolique* concerne principalement les artères et artérioles coronaires de petit calibre, intramyocardiques. Le principe de cette régulation est simple. Lorsqu'à l'échelon de la fibre myocardique apparaît, par exemple lors du démarrage de l'effort, un déséquilibre même mineur entre les besoins et les apports en oxygène du myocarde, plusieurs métabolismes témoins de ce déséquilibre s'accumulent, comme les lactates, les ions H^+ et surtout l'adénosine. L'adénosine est le produit ultime de l'hydrolyse de l'ATP. Lorsque toutes les liaisons riches en énergie de l'ATP ont été consommées par les protéines contractiles, l'accumulation d'adénosine entraîne un effet vasodilatateur artériolaire immédiat et puissant. Cet abaissement des résistances à l'écoulement permet une augmentation du débit coronaire rétablissant l'équilibre énergétique du myocarde. Si, par exemple, l'effort se poursuit, une nouvelle phase de carence énergétique peut être décelée, et immédiatement corrigée par une libération supplémentaire d'adénosine jusqu'à rétablissement d'un nouvel équilibre. Cette vasodilatation à médiation métabolique est le principal mécanisme d'équilibre des apports et des besoins en oxygène du myocarde chez le sujet normal ;
– le *potentiel de vasodilatation de la circulation coronaire* est appelé « réserve coronaire ». Elle est facilement mesurable expérimentalement (mesure de l'hyperémie réactionnelle après occlusion temporaire d'un vaisseau). Sa mesure chez le sujet sain ne peut être évidemment qu'indirecte et approximative, essentiellement appréhendée par les techniques isotopiques. En revanche, en cas de maladie coronaire, il est possible en cours de coronarographie de mesurer la réserve coronaire d'un territoire donné pour aider à juger du degré de sévérité d'un rétrécissement.

Autres protagonistes de l'équilibre à fort besoin myocardique

Chez le sujet sain, malgré la très grande variabilité des besoins en oxygène, la réserve coronaire est telle que les apports énergétiques du myocarde sont toujours assurés. Par exemple, l'ischémie myocardique n'est pas un facteur limitant du niveau maximal d'effort aussi bien chez les sujets moyennement entraînés que chez les sportifs de haut niveau. La limitation viendra le plus souvent du muscle strié squelettique, parfois des échanges gazeux pulmonaires, mais pas d'un défaut d'adaptation des apports sanguins coronaires aux besoins cardiaques. L'équilibre énergique peut cependant être perturbé par des phénomènes extracoronaires :
– lorsque le contenu en oxygène du sang artériel coronaire est diminué, principalement en cas d'anémie, mais parfois par hypoxémie et désaturation lors de certaines pathologies pulmonaires aiguës ou chroniques ;
– les tachycardies extrêmes peuvent entraîner une anaérobiose myocardique, même en l'absence de pathologie coronaire. Le raccourcissement extrême des diastoles ne permet plus une circulation myocardique suffisante et peut conduire à l'ischémie. La plupart du temps, il s'agit d'une ischémie modérée transitoire sans réelles conséquences. Elle peut néanmoins, lors des tachycardies extrêmes et/ou prolongées, être responsable de douleurs thoraciques d'allure angineuse, de modifications ischémiques du segment ST, voire de souffrance cellulaire myocardique se traduisant par un largage de troponine et une diminution transitoire de contractilité. Ces facteurs « adjuvants » d'ischémie myocardique (notamment anémie, désaturation et tachycardie extrême) sont rarement préoccupants lorsque les coronaires sont parfaitement saines. En revanche, ces mêmes paramètres peuvent entraîner une ischémie myocardique sévère s'il existe une maladie athéromateuse sous-jacente qui était souvent méconnue et qui ne s'exprime qu'à l'occasion de l'anémie, de la désaturation ou de la tachycardie.

Athérome coronaire

La circulation coronaire représente l'une des localisations les plus fréquentes (probablement la plus fréquente chez les patients caucasiens) de la maladie athéromateuse.

L'angine de poitrine, marqueur très caractéristique de la pathologie coronaire, aisément reconnaissable par un clinicien averti, a été décrite dès la fin du XVIIIe siècle. Cette pathologie aisément identifiable était cependant rare, voire très rare, attribuable assez fréquemment à une aortite syphilitique atteignant les ostia coronaires ; cette étiologie bien particulière de l'insuffisance coronaire a aujourd'hui quasiment disparu.

L'angine de poitrine et l'infarctus du myocarde sont devenus assez soudainement, vers les premières décennies du XXe siècle, fréquents, puis de plus en plus fréquents jusqu'à devenir dans les années 1950-1960 la première cause de mortalité dans les pays occidentaux [5]. Les facteurs de risque de la maladie athéromateuse sont très largement connus, établis et validés par d'excellentes études épidémiologiques. Il s'agit de l'âge et du sexe masculin, facteurs non modifiables, mais également de l'intoxication tabagique, de l'hypercholestérolémie, de l'hypertension artérielle, du diabète, de l'obésité, de la sédentarité. Ces facteurs de risque ont un rôle favorisant évident et majeur, mais ne fournissement probablement pas une explication exhaustive des mécanismes intimes de cette maladie. En effet, les populations urbaines aisées, qui composaient exclusivement la patientèle des médecins du XIXe siècle et du début du XXe siècle, étaient fortement exposées à tous ces facteurs de risque et ne présentaient cependant que très rarement de l'angor (que leur médecin aurait facilement pu identifier). De même, on observe depuis deux décennies une diminution importante, parfois même très importante, non seulement de la mortalité liée à la maladie coronaire, mais également de la prévalence de cette pathologie elle-même. Cette diminution n'est que partiellement expliquée par l'amélioration des contrôles des facteurs de risque ; certains d'entre eux ont effectivement été en partie réduits par les interventions de santé publique (lutte contre tabagisme) ou par des traitements efficaces (hypertension artérielle, HTA). D'autres facteurs de risque tels que l'obésité, la sédentarité et le diabète ont en revanche augmenté. Les déterminants de la survenue, de la croissance, puis depuis deux décennies, de l'amorce de la décroissance de cette maladie ne sont donc pas encore tous élucidés.

Aux facteurs de risque traditionnels précédemment évoqués, s'ajoutent d'autres mécanismes d'athérogenèse. Les maladies inflammatoires chroniques telles les connectivites ou la polyarthrite rhumatoïde augmentent fortement le risque coronaire ; plus accessoirement, la radiothérapie thoracomédiastinale représente également un facteur favorisant de l'athérome coronaire. La vulnérabilité particulière de la circulation coronaire par rapport à d'autres circulations artérielles d'organes n'est pas non plus clairement comprise. Par exemple, les artères mammaires internes, artères intrathoraciques de calibre similaire à celui des coronaires, ne sont jamais touchées par la maladie athéromateuse, même lorsqu'il existe de très nombreux facteurs de risque ; c'est au demeurant pour cette raison qu'elles sont utilisées comme artères « de dérivation » lors des pontages aortocoronaires.

La maladie athéromateuse concerne chez un patient donné l'ensemble de l'arbre artériel coronaire ; à l'échelon histologique et fonctionnel, les lésions athéromateuses sont toujours diffuses et la dysfonction endothéliale qui leur est associée est généralisée. En revanche, les conséquences sur l'écoulement du flux coronaire sont potentiellement très variables :
– souvent, la maladie athéromateuse n'est pas sténosante, n'ampute pas la réserve coronaire. Elle reste donc purement histologique sans aucune traduction clinique ;
– parfois, toutefois, ce processus aboutit à la constitution de plaques sténosantes plus ou moins sévères, plus ou moins nombreuses, se concentrant habituellement à la partie proximale ou moyenne des gros troncs épicardiques. Dans les formes plus anciennes, plus évoluées et plus volontiers chez le patient diabétique, ce processus sténosant peut également concerner la distalité des artères coronaires épicardiques.

Les premières étapes de l'athérogenèse coronaire sont représentées par l'infiltration dans la paroi de l'artère de cellules mononucléées d'origine circulantes, monocytes et macrophages [6]. Il en résulte, dans des proportions variables d'un patient à l'autre, et chez le même patient d'un endroit à l'autre de l'arbre artériel coronaire, deux phénomènes pathologiques :
– d'une part, la stimulation, la prolifération des fibres musculaires lisses pariétales aboutissant à un épaississement progressif de la paroi pouvant réduire la lumière artérielle et représenter, au-delà d'un certain stade, une gêne à l'écoulement du flux et donc une ischémie myocardique ;
– d'autre part, l'infiltration lipidique de certaines de ces cellules mononucléées à partir de produits oxydés du LDL-cholestérol. L'infiltration lipidique des cellules mononucléées peut devenir considérable, les transformant en structures quasi exclusivement graisseuses dont la fusion aboutit à la constitution de stries lipidiques (décelables histologiquement dès les stades très précoces de la maladie), ou de flaques lipidiques englobées au sein des zones de prolifération du muscle lisse [1].

La fibrose et l'accumulation lipidique sont donc les deux protagonistes majeurs de l'apparition et du développement de la maladie coronaire [3].

À certains endroits du réseau artériel, le phénomène dominant est la prolifération cellulaire ; s'ensuit la constitution de sténoses « fibreuses » dont le développement rétrécit progressivement la lumière artérielle. Il s'agit des plaques coronaires stables. À d'autres endroits du réseau coronaire, chez le même patient, l'infiltration lipidique est plus importante ; les plaques sont mixtes, fibreuses et lipidiques, parfois à dominante lipidique. Ces plaques mixtes sont histologiquement représentées par une assise fibreuse, un cœur lipidique surmonté d'une chape de cellules fibreuses la séparant de la lumière du vaisseau coronaire. Ces plaques lipidiques, hétérogènes, sont instables et particulièrement exposées au risque de rupture soudaine avec constitution d'une thrombose endoluminale (Figure S05-P03-C01-2).

Il est très important de souligner qu'il existe chez le même patient, dans des proportions certes variables, des plaques d'athérome fibreux stables et des plaques d'athérome fibrolipidiques instables. Les différences de structure des plaques d'athérome sont évidentes à l'échelon histologique, en pratique en post-mortem chez l'homme [2]. Il n'y a actuellement pas de technique utilisable à large échelle en pratique clinique permettant de détecter les plaques instables, vulnérables, et de les traiter électivement. L'angioscanner coronaire permet de détecter les plaques calcifiées et les plaques « molles » plus riches en lipidiques, mais ces nuances tomodensitométriques ne peuvent prédire le pronostic évolutif de chaque lésion. Les méthodes d'imagerie endocoronaire par ultrasons ou tomographie de cohérence optique, autorisent une ébauche de quantification des composantes fibreuses et lipidiques [7]. Il s'agit cependant de techniques longues et lourdes, qui ne sont utilisables qu'en salle de cathétérisme et qui doivent pour l'instant être considérées comme un instrument de recherche clinique et non pas d'aide à la décision thérapeutique individuelle. La mise au point de méthodes cliniquement pertinentes de détermination de la vulnérabilité, et donc du risque évolutif, d'une plaque d'athérome reste à faire.

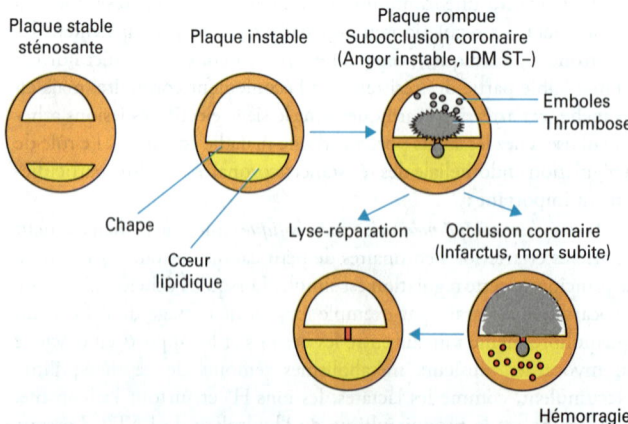

Figure S05-P03-C01-2 Séquence histologique de la progression et de la rupture de plaque d'athérome. IDM ST– : infarctus du myocarde sans sus-décalage du segment ST.

Physiopathologie de l'angor d'effort

L'angor d'effort correspond à l'augmentation des besoins en oxygène du myocarde ne pouvant être satisfaite par la vasodilatation coronaire compte tenu de l'existence d'une sténose hémodynamiquement significative. Lors de l'effort physique, trois des quatre déterminants majeurs de la consommation en oxygène du myocarde sont augmentés :
– la fréquence cardiaque augmente au début de l'effort par levée du tonus vagal prédominant physiologiquement puis, au fur et à mesure que l'effort s'accentue, par mise en jeu d'une hypertonie sympathique noradrénergique. La fréquence maximale de l'effort est approximativement donnée par la formule : fréquence maximale théorique = 220 – âge ;
– la contractilité augmente lors des efforts soutenus nécessitant la mise en jeu du système sympathique ;
– enfin, la pression artérielle systolique augmente fortement lors de l'effort chez le sujet normal, des pressions systoliques supérieures à 200 mmHg étant parfaitement banales et physiologiques chez le sujet sain. Il en résulte une forte augmentation de la tension pariétale du myocarde.

Chez le sujet normal, les apports sanguins coronaires suivent harmonieusement l'augmentation des besoins, malgré le raccourcissement de la durée de la diastole du fait du très fort potentiel de vasodilatation de cette circulation. Le myocarde reste donc en métabolisme aérobie tout au long de l'effort.

Si une sténose athéromateuse atteint le seuil de significativité, elle ampute la réserve de vasodilatation coronaire. Ce seuil de significativité correspond à une sténose supérieure ou égale à 70 % de réduction du diamètre de l'artère à la coronarographie (sténose supérieure à 50 % pour le tronc commun de la coronaire gauche). Cette définition angiographique du seuil de significativité est actuellement remise en cause car en pratique, la corrélation entre l'image de la sténose à la coronarographie et son retentissement réel sur le flux coronaire n'est pas parfaite. Il est possible en cours de coronarographie, en passant à travers la sténose un capteur de pression et en utilisant un réactif pharmacodynamique (généralement l'adénosine), de mesurer directement cette réserve coronaire. Ce paramètre commence à être assez largement utilisé en salle de coronarographie pour aider à poser l'indication de l'angioplastie d'une lésion précise.

Lorsque le seuil de significativité est dépassé, la réserve de dilatation coronaire ne peut plus faire face à l'augmentation des besoins en oxygène du myocarde. Celui-ci ne dispose d'aucune réserve énergétique. La rupture de l'équilibre entraîne une ischémie myocardique. Le métabolisme devient partiellement ou totalement anaérobie. Le rendement de la glycolyse anaérobie est faible. Elle ne produit plus assez d'ATP ni pour assurer la contractilité du territoire myocardique correspondant, ni même pour assurer une électrogenèse satisfaisante puisque les pompes ioniques gouvernant l'activité électrique du cœur nécessitent de l'ATP en quantité suffisante. Les conséquences de cette ischémie myocardique d'effort seront par ordre chronologique :
– une diminution de la relaxation puis de la contraction du territoire myocardique situé en aval de la sténose significative ;
– une altération de l'activité électrique de ce même territoire ; ce phénomène prédomine sur le sous-endocarde, région la plus vulnérable à l'ischémie. Il en résulte sur l'ECG de surface un sous-décalage du segment ST témoin de cette ischémie ;
– les altérations de l'électrogène peuvent également être responsables de trouble du rythme ischémique : extrasystoles ventriculaires ou salves de tachycardie ventriculaire ;
– l'accumulation de métabolites anaérobies est décelable par exemple par constatation d'une augmentation du taux de lactates dans le sang veineux coronaire (méthode non utilisée en pratique clinique) ;
– enfin, cette même accumulation de métabolites anaérobies, notamment ions H^+/lactates, stimule les récepteurs nociceptifs du territoire myocardique correspondant et génère un signal douloureux très caractéristique : l'angine de poitrine. La perception de la douleur entraîne un arrêt de l'effort et donc une diminution très rapide des besoins en oxygène du myocarde. L'équilibre énergétique se rétablit en quelques dizaines de seconde, au plus quelques minutes. La douleur disparaît, l'ECG se normalise et la cellule myocarde reprend un fonctionnement normal.

La perception douloureuse de l'ischémie myocardique est parfois absente, notamment chez les patients diabétiques. La non-perception du signal d'alarme est bien entendu potentiellement dangereuse, l'effort pouvant se poursuivre jusqu'à ce que surviennent des conséquences plus graves de l'ischémie : insuffisance ventriculaire gauche aiguë et/ou trouble du rythme grave. Cette éventualité est cependant rare. L'angor d'effort correspond à la progression d'une plaque athéromateuse stable fibreuse. La majorité des sténoses significatives correspondant au développement progressif d'une plaque fibreuse ne génèrent cependant pas d'angor d'effort. En effet, la diminution très progressive de la réserve coronaire déclenche dans la plupart des cas un phénomène adaptatif de développement d'une circulation collatérale de suppléance, lié à un processus d'angiogenèse à partir des territoires coronaires adjacents. Dans bon nombre de cas, la circulation collatérale est suffisamment efficace pour empêcher l'ischémie, aussi bien au repos qu'à l'effort. La maladie coronaire, bien que liée à des sténoses hémodynamiquement significatives, n'a alors pas de corrélat clinique. Elle peut être découverte à l'occasion d'un dépistage systématique ou lors de l'autopsie chez un patient décédé d'une cause extracardiaque.

La richesse et la rapidité de développement de la circulation collatérale sont cependant très variables d'un sujet à l'autre. Lorsque la néo-angiogenèse est « en retard » par rapport à la progression de la sténose, l'angor d'effort survient. Il y a quelques décennies, lorsqu'il n'y avait aucun traitement efficace de la maladie coronaire, l'angor d'effort pouvait précéder l'infarctus ou la mort subite. Bien souvent cependant, les symptômes s'atténuaient puis disparaissaient en quelques mois ou quelques années du fait du développement finalement efficace de la circulation collatérale. Actuellement, la revascularisation, d'une part, et la prescription de médicaments anti-ischémiques, d'autre part, permettent de contrôler rapidement la très grande majorité des patients souffrant d'un angor d'effort.

En dehors de la maladie athéromateuse, une ischémie d'effort peut être observée lors du rétrécissement aortique serré et de certaines cardiopathies hypertrophiques à coronaires saines. Il existe enfin de rares cas d'ischémie d'effort correspondant à un défaut du métabolisme énergétique du myocarde à l'effort. Ce syndrome relativement peu fréquent est mal connu (syndrome X coronaire). L'ischémie est authentifiable par un sous-décalage du segment ST à l'ECG et une production de lactates dans le sinus coronaire. Le pronostic est généralement bon, le risque d'infarctus du myocarde et de trouble du rythme grave étant minime.

Rupture de plaques et syndrome coronaire aigu

La rupture d'une plaque instable est un événement brutal aigu rarement prévisible, entraînant une diminution soudaine et souvent drastique, voire totale du calibre de la lumière du vaisseau coronaire concerné. Les plaques instables sont les plaques mixtes hétérogènes fibrolipidiques. La rupture d'une plaque peut concerner aussi bien une lésion hémodynamiquement serrée qu'une plaque non sténosante n'amputant pas la réserve coronaire. Le risque de rupture est certes plus élevé pour une sténose serrée que pour une plaque non sténosante, mais ces dernières étant bien plus nombreuses, la majorité des plaques d'athérome rompues étaient peu ou pas sténosantes, n'ayant donc donné lieu avant leur rupture à aucun symptôme. Ces mêmes plaques non sténosantes, s'étant pourtant compliquées d'un phénomène de rupture, n'auraient pas été décelables par l'une des techniques habituelles de détection de l'ischémie myocardique.

La rupture de plaque est une déchirure de la chape fibreuse surmontant le centre lipidique de la lésion athéromateuse. Cette déchirure entraîne une rupture de l'endothélium et de cette chape et aboutit à la mise en contact direct du cœur lipidique de la plaque avec les éléments figurés du sang, notamment les plaquettes. La composante lipidique de la plaque est très thrombogène, très riche en nombreux médiateurs de l'agrégation plaquettaire et de la thrombose [8]. Le contact de ce cœur lipidique avec les plaquettes entraîne la formation inéluctable d'un thrombus plaquettaire se transformant potentiellement en thrombus fibrinocruorique. La rapidité et l'extension de ce phénomène de thrombose sont très variables d'un sujet à l'autre. Il peut s'agir d'un simple thrombus plaquettaire colmatant la déchirure endothéliale et assurant sans aucune conséquence péjorative pour le myocarde d'aval la cicatrisation du phénomène de rupture. À l'autre extrémité du spectre, il peut s'agir d'un thrombus d'extension très rapide aboutissant, quasiment d'une seconde à l'autre, à l'occlusion d'un gros tronc coronaire épicardique avec, pour conséquence, une mort subite ou un infarctus massif du myocarde. Entre ces deux extrêmes, tous les intermédiaires sont possibles [4].

Les facteurs déclenchant la rupture de plaques ne sont que partiellement identifiés ; toutes les plaques histologiquement instables sont susceptibles de se rompre soit spontanément, soit à l'occasion d'un stress hémodynamique tels une vasoconstriction artérielle ou un pic hypertensif. L'activité des médiateurs de l'inflammation, quel qu'en soit le mécanisme déclencheur (infectieux, immunologique, etc.), sont eux aussi susceptibles de favoriser la rupture de plaques non pas par un mécanisme de contrainte physique directe, mais par le déclenchement de réactions protéolytiques fragilisant la mince chape fibreuse. Parfois, probablement le plus souvent, la rupture de plaque n'a aucune conséquence physiopathologique ni clinique. La « cicatrisation » de la déchirure par le thrombus plaquettaire peut cependant s'accompagner d'une progression du degré de sténose.

Lorsque, en revanche, l'extension du thrombus est rapide et brutale, une subocclusion ou une occlusion complète de l'artère coronaire peuvent s'ensuivre, avec pour conséquence toutes les formes cliniques de syndromes coronaires aigus. Les paramètres gouvernant la sévérité et la rapidité de formation du thrombus endocoronaire ne sont que partiellement connus. Ils comportent le degré d'activation à l'instant t donné de la rupture des divers systèmes thrombogènes et, a contrario, thrombolytiques de l'organisme. La logique du traitement anti-agrégant plaquettaire prescrit au long cours dans toutes les formes cliniques de maladie coronaire est précisément de faire pencher « dans le bon sens » l'équilibre entre les agents thrombogènes et, a contrario, antithrombotiques.

Subocclusion coronaire et syndromes coronaires aigus sans sus-décalage de ST (SCA ST−)

Il s'agit d'une rupture de plaque avec constitution d'un thrombus volumineux réduisant brutalement le calibre de l'artère coronaire sans cependant l'occlure complètement. Il en résulte une diminution du débit sanguin coronaire drastique, mais avec cependant persistance d'un flux résiduel permettant de maintenir au minimum le métabolisme de base du territoire myocardique concerné qui n'est pas ou presque pas nécrosé. Ces syndromes coronaires aigus ST− sont caractérisés par une ischémie profonde, mais le plus souvent intermittente, se traduisant cliniquement par des douleurs de repos durant quelques minutes à quelques petites dizaines de minutes et s'accompagnant le plus souvent d'un sous décalage du segment ST ou d'une négativation des ondes T. La variabilité du débit sanguin résiduel est liée, d'une part, à des variations du tonus vasomoteur coronaire : sur une artère subocclus, de minimes variations du tonus vasoconstricteur ou du tonus vasodilatateur peuvent suffire à accentuer ou au contraire à lever l'ischémie myocardique. D'autre part, la variabilité dans le temps de l'ischémie peut s'expliquer par l'extension du caillot endocoronaire : la thrombose est un processus dynamique avec des phases d'expansion ou au contraire, de rétraction du caillot, contribuant à aggraver ou réduire d'un instant à l'autre la souffrance myocardique.

Selon la sévérité et la durée des épisodes ischémiques, le territoire myocardique concerné peut rester normocontractile au repos ou au contraire, perdre son activité mécanique ; la souffrance cellulaire peut également se traduire par des troubles du rythme ischémique. Dans les formes les plus graves, les apports sanguins au sous-endocarde peuvent être réduits au point d'entraîner des zones de micronécrose cellulaire se traduisant biologiquement par une élévation des taux sanguins de troponine, marqueur ultrasensible de mort cellulaire myocardique. La fragmentation du caillot endocoronaire subocclusif peut être également responsable de micro-emboles, des artérioles intramyocardiques pouvant également générer des dégâts tissulaires modestes, mais suffisants pour élever la troponine. Deux mécanismes compensateurs peuvent se déclencher pour faire face à cette occlusion subaiguë de l'artère :
– le développement plus ou moins rapide d'une circulation collatérale de suppléance ;
– une adaptation métabolique du myocarde (préconditionnement) à l'ischémie lui permettant, au fil du temps, de s'adapter partiellement à la raréfaction de l'oxygène et des substrats énergétiques.

En l'absence de traitement, malgré la mise en jeu de ces mécanismes compensateurs, l'évolution se fait (ou plutôt se faisait) souvent vers la progression du thrombus, l'occlusion totale de l'artère et la constitution, dans un second temps, d'un infarctus du myocarde. Sous traitement associant actuellement anti-agrégant plaquettaire, anti-ischémique et très souvent angioplastie coronaire d'urgence, l'évolution est le plus souvent favorable avec restitution *ad integrum* de la fonction contractile du myocarde qui avait été soumise à une ischémie intermittente sévère.

Occlusion coronaire aiguë : infarctus du myocarde et mort subite

Lorsque, dans les minutes suivant la rupture de la plaque d'athérome, se constitue un thrombus occlusif, il en résulte un arrêt total et brutal des apports sanguins myocardiques, qui peut avoir pour conséquences :
– soit une mort subite par fibrillation ventriculaire ischémique ; ce phénomène est fréquent, parfois inaugural de la maladie coronaire ;
– soit un infarctus du myocarde. Le muscle cardiaque privé brutalement d'énergie et d'oxygène cesse quasi instantanément de se relaxer et de se contracter ; l'activité électrique est fortement perturbée avec pour conséquence un sus-décalage du segment ST dans le territoire concerné (d'où la notion de syndrome coronaire aigu ST+) et, parfois, des troubles du rythme ventriculaire : extrasystole ventriculaire (ESV), tachycardie ventriculaire et, bien sûr, fibrillation ventriculaire pouvant soit être inaugurale (mort subite), soit survenir dans les premières heures ou les premiers jours suivant l'infarctus du myocarde. La nécrose cellulaire se traduit généralement par une douleur thoracique constrictive typique intense et prolongée jusqu'à l'administration d'analgésiques majeurs qui reste indispensable jusqu'à la mise en œuvre du traitement étiologique (désocclusion artérielle). La mort cellulaire entraîne une très forte élévation des marqueurs biologiques de nécrose (troponine, CPK). À l'échographie, le territoire myocardique tributaire de l'artère occlusion ne se contracte plus.

Ce processus d'infarctus du myocarde débute dès la constitution du thrombus occlusif, mais par contre, peut être interrompu par une reperfusion coronaire à condition qu'elle soit effectuée précocement. Cette reperfusion doit être envisagée en extrême urgence dès que le diagnostic d'infarctus paraît hautement vraisemblable. Elle s'effectue idéalement par angioplastie primaire, c'est-à-dire par réalisation en urgence d'une coronarographie. Celle-ci confirme généralement l'occlusion d'un tronc artériel épicardique qui bénéficie ensuite d'une désocclusion mécanique presque constamment suivie de l'implantation d'une endoprothèse.

Lorsque l'acheminement vers une salle de coronarographie n'est pas possible dans un délai très court, un traitement thrombolytique administré par voie intraveineuse dès la prise en charge (c'est-à-dire pendant la période préhospitalière) permet dans environ deux tiers des cas de lyser le thrombus occlusif s'étant formé au contact de la plaque rompue. Le traitement de la sténose athéromateuse elle-même étant assuré dans un second temps par une angioplastie. Pour une minorité de patients (quelques pourcents), malgré une reperfusion réussie, la nécrose cellulaire n'est pas interrompue. Ce redoutable phénomène de « non-reperfusion » reste incompris et difficile à prévenir. Son pronostic est sombre, puisque la reperfusion n'empêche pas la destruction de la totalité du territoire myocardique concerné.

Dans l'immense majorité des cas cependant, la destruction cellulaire est enrayée et le myocarde à risque est sauvegardé. Le pourcentage de myocarde sauvegardé par rapport au territoire menacé est d'autant plus élevé que la reperfusion a été précoce. La sauvegarde myocardique est maximale pendant les deux premières heures ; le bénéfice reste franchement substantiel jusqu'à la 6e heure, devient marginal de la 6e à la 12e heure, et inefficace au-delà. Le myocarde sauvegardé par la reperfusion ne récupère généralement pas instantanément la force contractile. On observe pendant plusieurs heures, souvent plusieurs jours et parfois quelques semaines, un phénomène de sidération myocardique. Les cellules musculaires cardiaques restent vivantes et intactes, mais ne se contractent plus. En effet, une désorganisation pendant les quelques heures d'ischémie des chaînes mitochondriales et des protéines régulatrices de la contraction s'est produite. La restauration du métabolisme énergétique soumis est souvent retardée. En termes cliniques, le bénéfice de la reperfusion peut être décalé de quelques heures à quelques jours pendant lesquels une insuffisance cardiaque transitoire doit être efficacement traitée jusqu'à restitution d'une activité contractile normale ou subnormale.

Le territoire définitivement nécrosé va être le siège d'une intense réaction inflammatoire aboutissant à un processus de fibrose cicatricielle transformant le territoire concerné en une plaque akinétique ne participant plus à la fonction systolique du ventricule gauche. Une reperfusion réussie permet de fortement diminuer, voire de quasiment abolir cette séquelle akinétique et ainsi de préserver le pronostic à court et long terme des patients.

Classification de la maladie coronaire

Pierre Michaud et Rami El Mahmoud

Historique

Les premières classifications de la maladie coronarienne se sont fondées sur des critères cliniques, électrocardiographiques, puis biologiques avec le dosage de la créatine kinase et de sa fraction myocardique MB. On distinguait schématiquement angor, syndrome de menace et infarctus du myocarde :
– ainsi le diagnostic d'angor, ou angine de poitrine, est-il resté longtemps clinique, sans la corrélation anatomique que permet la large diffusion actuelle de l'imagerie coronaire ;
– la notion de « syndrome de menace », qui n'a plus cours, prenait en compte les situations susceptibles de conduire à l'infarctus du myocarde : angor de novo, angor crescendo, angor spontané, récidive angineuse post-infarctus. La plupart de ces situations cliniques sont classées actuellement dans la catégorie « syndrome coronarien aigu (SCA) sans sus-décalage du segment ST » de la nouvelle nosologie ;
– l'« infarctus du myocarde » pouvait être un diagnostic d'admission (par abus de langage) pour un patient présentant un sus-décalage persistant du segment ST (les « syndromes coronariens aigus avec sus-décalage persistant de ST » de la nosologie actuelle). Il pouvait être également diagnostiqué au cours de l'évolution par l'apparition d'une onde Q électrocardiographique et/ou une élévation de la fraction MB de la créatine kinase.

Il a été longtemps commun de distinguer sur des critères ECG, les infarctus « transmuraux » avec onde Q des infarctus « sous-endocardiques » sans onde Q. On extrapolait sur l'étendue des lésions du myocarde sans vérification anatomopathologique, bien qu'un certain degré de corrélation ait pu être démontré : l'apparition d'une onde Q supposait une nécrose de toute l'épaisseur de la paroi myocardique, l'absence d'onde Q une nécrose limitée aux couches sous-endocardiques du myocarde, les plus sensibles à l'ischémie.

De façon similaire, à partir de l'analyse de la repolarisation ventriculaire, on a longtemps utilisé les termes d'« ischémie » ou de lésion « sous-endocardique » ou « sous-épicardique » pour désigner les zones supposées menacées. Ces termes ne doivent plus être utilisés. Cependant, si le développement de l'imagerie myocardique par résonance magnétique a permis de montrer les limites de cette analyse électrocardiographique, il a remis au goût du jour les concepts de nécrose transmurale ou sous-endocardique qui pourraient être à nouveau utilisés dans les futures classifications de la maladie coronaire.

Bases de la classification actuelle

Les avancées diagnostiques et thérapeutiques majeures des trente dernières années ont conduit à revoir aussi bien la classification que les définitions utilisées dans la maladie cardiaque ischémique.

Cette classification a été établie à partir de la compréhension des mécanismes physiopathologiques : c'est la stabilité ou l'instabilité de la plaque athérosclérose coronaire qui permet de classer les deux formes cliniques principales de la maladie. Il existe cependant un continuum entre ces deux formes ; de ce fait, la frontière entre maladie coronarienne stable et instable est artificielle, mais justifiée par des implications thérapeutiques différentes.

De même, la coexistence de plusieurs formes d'ischémie myocardique ou le passage de l'une à l'autre au cours de l'évolution de la maladie sont fréquemment observés.

De plus, la classification des formes instables de la maladie est différente selon le moment de la prise en charge (diagnostic d'admission et diagnostic de sortie).

On aura compris qu'il est impossible de proposer une classification figée d'une pathologie potentiellement instable et évolutive (Figure S05-P03-C01-3).

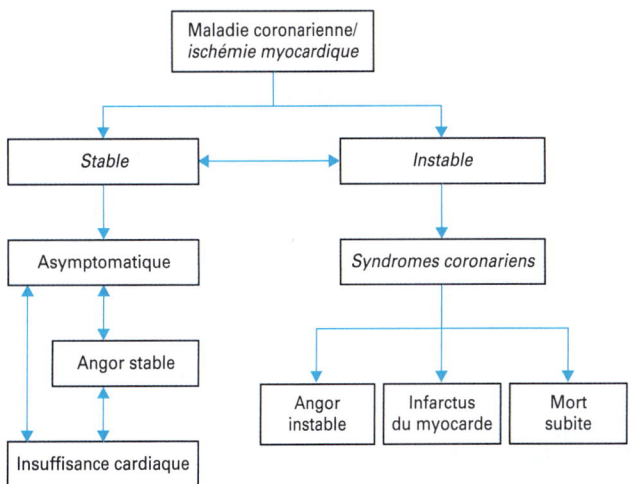

Figure S05-P03-C01-3 Classification de la maladie coronaire.

Maladie coronarienne stable

Elle est définie par opposition aux syndromes coronariens aigus. Elle suppose la stabilité des lésions athérosclérotiques qui réalisent des sténoses fixes, et deviennent responsables d'ischémie myocardique dans des circonstances où les besoins en oxygène du myocarde augmentent, principalement à l'effort.

Cette classification mentionne aussi toutes les conditions aboutissant à une ischémie, c'est-à-dire à un déséquilibre entre les besoins et les apports en oxygène au myocarde (Tableau S05-P03-C01-I).

Tableau S05-P03-C01-I Maladie coronarienne stable.

Pathogenèse
Lésions athérosclérotiques stables et/ou altérations fonctionnelles des vaisseaux épicardiques et/ou de la microcirculation
Histoire naturelle
Maladie stable avec phases symptomatiques et asymptomatiques pouvant être interrompues par des syndromes coronariens aigus
Mécanismes de l'ischémie myocardique
Sténoses fixes ou dynamiques des artères coronaires épicardiques Dysfonction microvasculaire Spasmes coronaires épicardiques diffus ou focaux Les mécanismes sus-mentionnés peuvent se superposer chez un même patient et évoluer dans le temps
Présentations cliniques
Angor d'effort provoqué par : – sténose des artères épicardiques – dysfonction microvasculaire – vasoconstriction sur des sténoses épicardiques – combinaison des mécanismes ci-dessus Angor de repos provoqué par un vasospasme : – épicardique focal – épicardique diffus – microvasculaire – combinaison des mécanismes ci-dessus Asymptomatique : – absence d'ischémie et/ou de dysfonction ventriculaire gauche – malgré ischémie et/ou dysfonction ventriculaire gauche Cardiomyopathie ischémique

Il est donc plus exact de parler de l'ischémie myocardique sous toutes ses formes que de l'atteinte des gros troncs coronaires exclusivement. Mais si les causes plus rares d'ischémie myocardique sont mentionnées dans la classification de la maladie coronaire, l'atteinte la plus fréquente et la plus importante sur un plan épidémiologique et pronostique reste l'athérosclérose des artères coronaires épicardiques et ses conséquences.

Syndromes coronariens aigus

Par opposition à la maladie coronarienne stable, le syndrome coronarien aigu suppose un déséquilibre brutal entre besoins et apports en oxygène au myocarde, dont le mécanisme physiopathologique le plus fréquent est une rupture de plaque athéroclérotique coronaire avec formation d'un thrombus intravasculaire.

On divise les syndromes coronariens aigus en deux catégories en fonction de l'aspect de l'électrocardiogramme à l'admission : le SCA avec sus-décalage persistant du segment ST et le SCA sans sus-décalage persistant du segment ST. S'il peut sembler archaïque de se fier à un test paraclinique ancien pour une distinction qui a d'importantes conséquences thérapeutiques, cela se justifie par la large diffusion, la disponibilité immédiate et la rapidité d'analyse de l'ECG.

L'existence d'un sus-décalage du segment ST sur l'ECG distingue en général les syndromes coronariens aigus les plus étendus menaçant

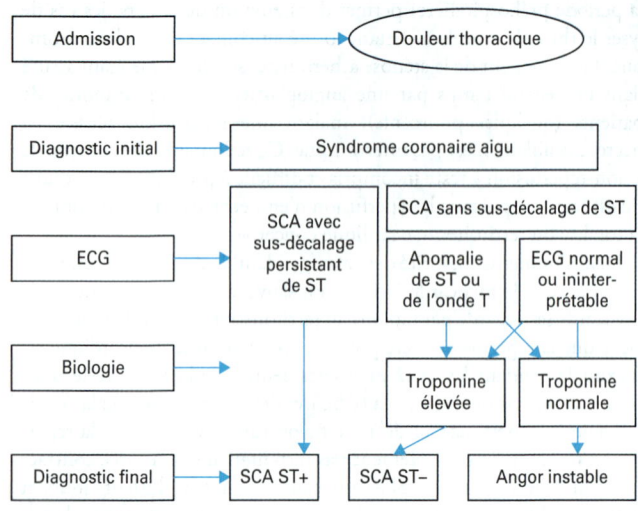

Figure S05-P03-C01-4 Classification schématique des syndromes coronariens aigus (SCA).

toute l'épaisseur de la paroi myocardique qui relèvent d'une stratégie de reperfusion en urgence. L'absence de sus-décalage concerne en règle générale les syndromes coronariens aigus menaçant une zone moins étendue.

C'est au terme du bilan paraclinique et du dosage des marqueurs de nécrose myocardique que l'on diagnostiquera un infarctus du myocarde avec sus décalage persistant du segment ST (IDM ST+ ou *ST elevation myocardial infarction* [STEMI]), un infarctus du myocarde sans sus-décalage persistant du segment ST (IDM ST– ou *non ST elevation myocardial infarction* [NSTEMI]) ou un angor instable (Figure S05-P03-C01-4).

Classification des infarctus du myocarde en fonction des situations cliniques

L'infarctus du myocarde grève l'évolution d'une partie des syndromes coronariens aigus. En fonction de données ECG, on a défini les IDM ST+ et les IDM ST–.

D'autres situations cliniques moins standardisées peuvent néanmoins aboutir à la constitution d'un infarctus du myocarde. La vérification anatomopathologique étant exceptionnelle, il a fallu, à partir notamment des dosages maintenant largement répandus de la troponine établir des nouveaux critères diagnostiques et une classification qui tient compte de six situations rencontrées en pratique (Tableau S05-P03-C01-II) [9, 10].

Syndromes coronaires aigus

RAMI EL MAHMOUD ET PIERRE MICHAUD

Syndromes coronaires aigus sans sus-décalage du segment ST

Épidémiologie

L'athérothrombose constitue un problème majeur de santé publique. Le syndrome coronaire aigu (SCA) en est la complication la plus fréquente et la plus grave. La maladie coronaire est la première cause de mortalité dans le monde selon des statistiques établies

Tableau S05-P03-C01-II Définition et classification de l'infarctus du myocarde.

Type 1 : infarctus du myocarde spontané Infarctus du myocarde spontané dû à une plaque coronaire athérosclérotique ulcérée, fissurée, érodée ou disséquée, entraînant la formation d'un thrombus dans la lumière artérielle avec, pour conséquence, une nécrose des cardiomyocytes
Type 2 : infarctus du myocarde secondaire à un déséquilibre aigu apports/besoins Nécrose des cardiomyocytes par dysfonction endothéliale, spasme coronaire épicardique, embolie coronaire, trouble conductif ou rythmique, anémie, insuffisance respiratoire, hypotension, hypertension avec ou sans hypertrophie ventriculaire.
Type 3 : infarctus du myocarde entraînant le décès avant dosage des biomarqueurs Décès précédé de symptômes et de modifications ECG suspects d'ischémie myocardique avant prélèvement, ou élévation des marqueurs biologiques de nécrose myocardique
Type 4a : infarctus du myocarde compliquant une intervention coronaire percutanée L'infarctus du myocarde est dans ces cas défini arbitrairement par une élévation de la troponine > 5 × 99^e percentile si les valeurs de base sont normales, ou une élévation de plus de 20 % par rapport à la valeur avant intervention ; l'apparition d'un bloc de branche gauche ou d'une onde Q nouvelle, une occlusion d'artère native ou d'une branche importante en angiographie et une anomalie myocardique segmentaire nouvelle par rapport à la situation pré-opératoire
Type 4b : infarctus du myocarde dû à une thrombose d'endoprothèse coronaire Détectée par angiographie ou autopsie
Type 5 : infarctus du myocarde compliquant un pontage coronarien L'infarctus du myocarde est dans ces cas défini arbitrairement par une élévation de la troponine > 10 × 99^e percentile si les valeurs de base sont normales, ou une élévation de plus de 20 % par rapport à la valeur avant intervention ; l'apparition d'un bloc de branche gauche et d'une onde Q nouvelle, une occlusion d'artère native ou de pontage en angiographie et une anomalie myocardique segmentaire nouvelle par rapport à la situation pré-opératoire

en 2004 par l'Organisation mondiale de la santé (OMS) et publiées en 2008. En effet, l'OMS estimait à 59 000 000 le nombre de décès survenus en 2004, dont 7 200 000 liés à la maladie coronaire, et à 5 700 000 le nombre de décès liés à d'autres manifestations des maladies cardiovasculaires. L'impact prépondérant de la maladie coronaire sur la mortalité générale est encore plus net dans les pays à fort niveau d'industrialisation. L'OMS estime que 17 000 000 de décès par an dans le monde ont une origine cardiovasculaire et que la maladie cardiovasculaire est devenue la cause principale de décès, quel que soit le niveau de vie. En effet, si les pays pauvres restent moins touchés par la maladie coronaire, la population a, en revanche, moins accès aux traitements préventifs ou secondaires. C'est pour cette raison que 80 % de ces décès cardiovasculaires surviennent dans les pays dont le niveau de vie est bas ou modéré. L'OMS estime que 80 % des décès cardiovasculaires seraient évitables si l'on parvenait à contrôler les facteurs de risque majeurs, à savoir tabagisme, surpoids et manque d'activité physique. En France, selon la Haute autorité de santé (HAS), chaque année environ 200 000 à 300 000 personnes sont atteintes d'un syndrome coronarien, dont 120 000 d'un infarctus du myocarde, soit un syndrome coronaire aigu avec sus-décalage du segment ST.

Environ 10 % des malades présentant un infarctus décèdent lors de la crise, et 18 000 dans l'année qui suit. Au total la maladie coronaire est estimée responsable de 50 000 décès par an en France [33, 34].

En 2004, les maladies cardiovasculaires représentaient la seconde cause de mortalité en France après les tumeurs et avant les accidents [17]. La même année, sur 509 408 décès enregistrés, 147 323 avaient une origine cardiovasculaire dont 40 656 une origine ischémique.

L'épidémiologie des SCA a été étudiée dans les années 1980 à l'échelle mondiale (38 centres répartis dans 21 pays et quatre continents) sous l'égide de l'OMS dans le cadre de l'étude MONICA (*MONItoring trends and determinants in CArdiovascular disease*). Cette étude montrait un gradient Nord-Sud et pointait les facteurs de risque.

En France, un suivi complémentaire dans la continuité du projet MONICA, sur la période 1997-2002, a été réalisé. Le classique gradient Nord-Sud persistait durant la période, mais il avait tendance à s'estomper. La maladie coronaire gardait sa prépondérance masculine. Cependant, le ratio hommes/femmes se réduisait progressivement à mesure que l'âge progressait. La tranche d'âge 65-74 ans payait le plus lourd tribut à la maladie coronaire. Quant à la létalité des infarctus du myocarde hospitalisés, elle continuait à baisser, sauf chez les femmes jeunes [18].

Les auteurs soulignent que des améliorations significatives de la mortalité et de la létalité hospitalière par SCA ont été enregistrées entre 1997 et 2002. Un infléchissement de la baisse des taux d'incidence des SCA a été relevé pendant la même période et en particulier dans le Sud de la France. La mort subite reste un enjeu majeur de santé publique en raison de la difficulté à mettre en place une politique de prévention efficiente. L'étude montre l'importance de la gestion de la phase préhospitalière. Des données récentes ont montré une nette amélioration des soins en phase aiguë, mais les taux relativement élevés d'incidence des SCA souligne l'importance de promouvoir également la prévention primaire et le dépistage des lésions d'athérosclérose peu avancées et asymptomatiques [18].

Physiopathologie

Athérothrombose

Le syndrome coronaire aigu est la conséquence de l'athérosclérose coronaire, phénomène artériel de nature athérothrombotique qui concerne le territoire coronaire. Sur le plan physiologique, la plaque d'athérosclérose adulte se caractérise par la formation d'une chape fibromusculaire qui isole le centre athéromateux de la lumière artérielle. L'intégrité de la chape fibreuse est un élément déterminant de la stabilité des plaques d'athérosclérose. En effet, les deux composants de la plaque adulte (le centre lipidique et la partie fibreuse) contribuent à la croissance de la plaque du fait de l'infiltration lipidique, de l'accumulation de cellules spumeuses et de la prolifération de cellules musculaires lisses avec synthèse de matrice extracellulaire. Les plaques très évoluées sont aussi souvent la conséquence de l'incorporation de matériel thrombotique lors d'une rupture de plaque silencieuse.

L'évolution de la plaque d'athérosclérose se déroule sur plusieurs années. Pour qu'une plaque d'athérosclérose entraîne des manifestations ischémiques chroniques, il faut habituellement qu'elle soit responsable d'une sténose réduisant la lumière de plus de 50 %. Au fur et à mesure de la formation de la plaque d'athérome, la lumière artérielle va se réduire de façon asymptomatique ou symptomatique en entraînant des crises d'angor à l'effort, voire au repos.

Le risque essentiel de l'athérosclérose est la survenue d'un accident aigu, d'origine thrombotique, dont l'origine est quasiment toujours un phénomène mécanique : rupture ou érosion de plaque résultant de sa fragilisation mécanique et des forces exercées sur elle par un stimulus quelconque (poussée tensionnelle, stress aigu…). La rupture se situe au niveau de la chape fibreuse et met le sang en contact avec les éléments thrombogènes du centre lipidique. La conséquence est un phénomène de thrombose qui implique d'abord les plaquettes, puis le système de la coagulation. Assez souvent, il n'existe pas de réelle rupture de plaque, mais simplement une érosion qui met en contact le sang avec l'espace sous-endothélial ; les conséquences en termes de thrombose sont similaires. Le processus thrombotique peut être spontanément résolutif, mais il se développe souvent jusqu'à occlure l'artère, conduisant, lorsqu'il n'existe pas de circulation collatérale suffisamment déve-

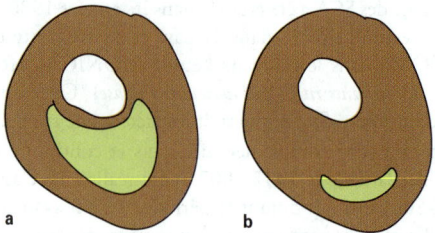

Figure S05-P03-C01-5 Composition des plaques et vulnérabilité La composition des plaques joue un rôle déterminant dans leur vulnérabilité. **a)** Plaque très vulnérable comportant un important centre lipidique et une fine chape fibreuse. **b)** Plaque stable, à faible risque de rupture, car essentiellement fibreuse avec un petit centre lipidique à distance de la lumière.

loppée, à une ischémie aiguë du territoire d'aval. L'athérothrombose associe donc la lésion et la rupture d'une plaque d'athérosclérose à une réaction thrombotique (adhésion, activation et agrégation plaquettaire). L'inflammation en est le dénominateur commun et intervient à plusieurs étapes clés de l'évolution de l'athérothrombose : activation de l'endothélium avec recrutement des monocytes et des lymphocytes assurant la production locale et systémique des cytokines pro-inflammatoires, dégradation des protéines de la chape fibreuse par des protéases matricielles et enfin, induction de l'apoptose des cellules de la plaque et formation du cœur lipidique procoagulant.

Le plus simple indicateur de la vulnérabilité d'une plaque d'athérosclérose est sa composition relative en lipides et en tissu fibreux (Figure S05-P03-C01-5). Les plaques les plus vulnérables sont celles qui comportent un centre lipidique important et une chape fibreuse relativement fine riche en macrophages et pauvre en cellules musculaires lisses. À l'inverse, les plaques les moins vulnérables, donc les plus stables, sont celles qui ont un centre lipidique de petite taille, isolé de la lumière par une chape fibreuse épaisse.

En cas de rupture de la plaque d'athérome, la mise à nu du sous-endothélium va provoquer l'adhésion, l'activation puis l'agrégation des plaquettes. Il se produit alors une cascade d'événements qui peut aboutir à la formation d'un caillot qui va venir occlure la ou les artères coronaires. L'histoire d'une plaque se résume à l'alternance entre des phases d'instabilité (liée à un processus inflammatoire) et des phases dites de cicatrisation (réparation de la chape). Lorsque la plaque est rompue, le déclenchement de la coagulation par les cellules inflammatoires aboutit à la génération d'un thrombus, qui peut se lyser spontanément, emboliser en totalité ou en partie dans la circulation d'aval, ou bien encore croître jusqu'à l'occlusion complète de la lumière artérielle. Le thrombus peut soit être incorporé dans la plaque et entraîner sa croissance, soit rester au niveau de la fissure afin de réparer la lésion sans étendre la plaque (Figure S05-P03-C01-6).

La formation d'un thrombus au site d'une érosion ou d'une rupture de plaque expose fort logiquement à un risque d'embolies dans le territoire d'aval. Ces embolies sont reconnues depuis longtemps comme faisant partie intégrante de la physiopathologie des accidents vasculaires cérébraux et de l'artériopathie des membres inférieurs. Plus récemment, le recours systématique à des dosages enzymatiques très sensibles et spécifiques comme la troponine a permis de démontrer l'existence de tels accidents emboliques lors des syndromes coronaires aigus.

Syndromes coronaires aigus (Figure S05-P03-C01-7)

Les syndromes coronariens aigus représentent une étape d'un continuum physiopathologique allant de la plaque d'athérome simple à la rupture de plaque compliquée de thrombus coronaire occlusif. La rupture ou l'érosion de plaque d'athérome étant l'élément de base commun à tous les syndromes coronaires aigus. L'érosion, comme la

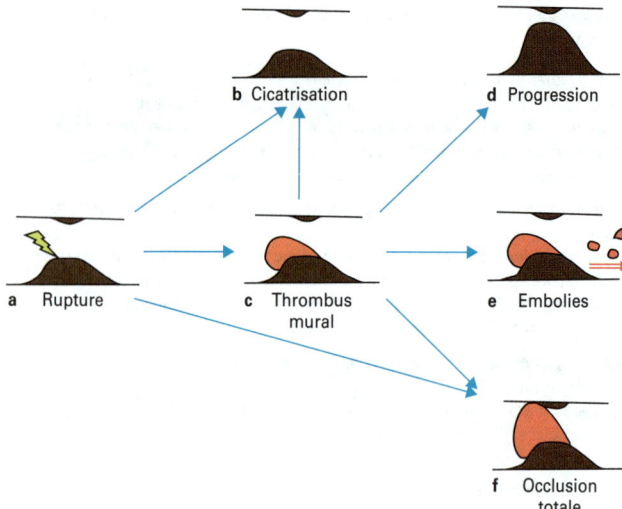

Figure S05-P03-C01-6 Physiopathologie des syndromes coronariens aigus. Le point de départ du syndrome coronarien aigu est pratiquement toujours une rupture ou une érosion de plaque (**a**). L'évolution peut alors se faire soit vers la cicatrisation (**b**), soit vers la thrombose (**c**). En cas de thrombose, celle-ci peut être spontanément résolutive ou aboutir à l'occlusion complète de la lumière artérielle (**f**). Dans un certain nombre de cas, la thrombose restera silencieuse et l'incorporation du thrombus dans la plaque peut conduire à sa progression rapide (**d**). L'embolisation vers le territoire distal est aussi possible (**e**).

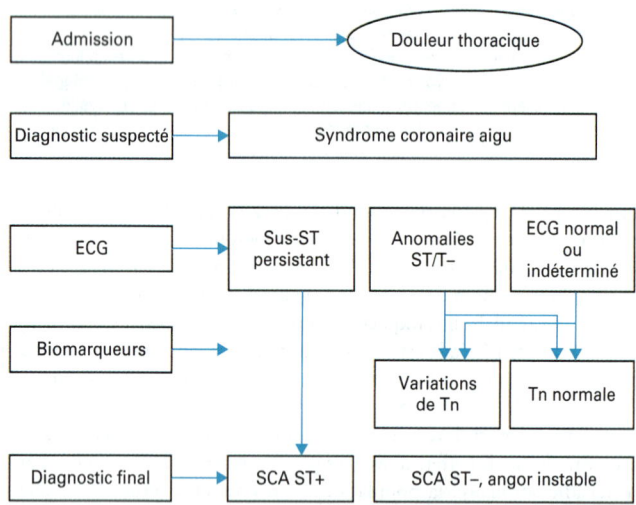

Figure S05-P03-C01-7 Orientation diagnostique devant une douleur thoracique suspecte d'être un syndrome coronaire aigu (SCA).

rupture de plaque, est responsable de l'adhésion des plaquettes au sous-endothélium thrombogène, entraînant la formation d'un thrombus friable pouvant envoyer dans la circulation coronaire d'aval des micro-emboles plaquettaires et athéromateux responsables de dégâts myocardiques et d'élévation des marqueurs biologiques de nécrose.

L'interruption partielle ou complète du flux coronaire conduit à une zone de nécrose myocardique pouvant intéresser toute l'épaisseur du myocarde vascularisée par l'artère occluse.

Le SCA se définit par la présence d'au moins un des trois critères diagnostiques suivants :
– symptomatologie de douleur angineuse ;

– modifications ECG du segment ST (sous-décalage ou sus-décalage d'au moins 0,1 mV) ou modification des ondes T dans deux dérivations contiguës ;
– élévation de la troponine.

L'occlusion progressive peut déclencher un syndrome coronaire aigu sans élévation du segment ST (occlusion partielle, spasme) ou bien avec élévation du segment ST signant l'occlusion coronaire totale et imposant un geste de reperfusion en urgence, qu'il soit pharmacologique par fibrinolyse ou mécanique par angioplastie primaire.

Syndromes coronaires sans sus-décalage du segment ST (SCA ST–)

Le SCA ST– (anciennement dit « angor instable » ou « syndrome de menace ») est associé à une mortalité deux fois moins importante que le SCA ST+. Il s'agit d'une entité plus fréquente que le SCA ST+, mais également plus hétérogène (ce dernier se différenciant par un risque de récidive deux fois plus important durant les six premiers mois). L'algorithme de prise en charge dépend du risque évalué à l'entrée.

Dans cette catégorie, sont individualisés :
– le SCA ST à troponine négative (SCA ST, Tn–) ;
– le SCA ST à troponine positive (SCA ST, Tn+), anciennement appelé « infarctus sans onde Q » ou « infarctus rudimentaire ».

Clinique

Diagnostic

Le diagnostic de SCA ST– repose essentiellement sur l'interrogatoire qui peut retrouver des facteurs favorisants (effort physique, émotion, stress, infection, etc.), sur l'examen physique et sur l'ECG. Ces trois étapes vont permettre d'éliminer un éventuel diagnostic différentiel (Tableau S05-P03-C01-III).

Examen clinique

Les SCA se révèlent le plus souvent par une douleur angineuse caractérisée par une localisation thoracique rétrosternale constrictive, profonde, médiane ou latéralisée à gauche, parfois épigastrique ou sous-mamelonnaire mal localisée, avec une irradiation vers le cou, la mâchoire ou les épaules, souvent causée ou exacerbée par un effort ou un stress émotionnel et calmée de façon inconstante par les dérivés nitrés.

À l'inverse, un certain nombre de caractères cliniques sont évocateurs d'une douleur thoracique dont l'origine n'est pas coronaire : douleur de type pleural modifiée par la toux et la respiration, douleur hypogastrique, douleur localisée par un doigt, douleur reproduite par la palpation de la cage thoracique ou par certains mouvements, douleur constante durant plusieurs jours, douleur très brève de quelques secondes, douleur irradiant vers les membres inférieurs. Néanmoins, la symptomatologie du SCA peut être atypique, en particulier chez les sujets jeunes (moins de 40 ans), ou à l'inverse chez les patients âgés (plus de 75 ans), a fortiori s'ils ont des troubles cognitifs, également chez les diabétiques, les insuffisants rénaux et chez les femmes. La douleur présente alors des caractéristiques inhabituelles (douleur thoracique en coup de poignard, de type pleural ou reproduite par la palpation, douleur épigastrique), ou alors elle est remplacée par une autre présentation : troubles digestifs, dyspnée ou malaise. L'examen clinique complet doit rechercher tout particulièrement des signes de complications immédiates (insuffisance cardiaque aiguë, hypotension, tachycardie, arythmie, etc.). La gravité immédiate des SCA impose que tout patient se présentant pour une douleur thoracique potentiellement angineuse soit admis en box ou chambre dans un délai rapide pour une évaluation clinique et électrocardiographique. Le groupe de travail de la Société européenne de cardiologie indique que tout patient arrivant dans un service d'accueil des urgences (SAU) pour une douleur thoracique doit avoir un ECG dans les dix minutes [26].

Électrocardiogramme

Devant une suspicion de SCA, on doit impérativement réaliser un ECG 18 dérivations. Il permet d'exclure un SCA ST+, caractérisé par un sus-décalage persistant du segment ST dans au moins deux dérivations contiguës (≥ 0,2 mV pour V1-V3, ≥ 0,1 mV pour les autres dérivations) et relevant d'un traitement de reperfusion rapide.

L'électrocardiogramme sera enregistré lors de la douleur et après sa cessation, soit spontanée soit obtenue après administration de dérivés nitrés. La comparaison avec un ECG antérieur peut s'avérer très utile, en particulier en cas d'hypertrophie ventriculaire gauche ou d'ondes Q de nécrose. Les signes les plus spécifiquement associés aux SCA ST– sont les suivants : sous-décalage (> 0,1 mV dans au moins deux dérivations) ou sus-décalage transitoire du ST, inversion de l'onde T (> 0,1 mV) dans des dérivations où prédomine une onde R. Il faut savoir qu'un tracé ECG normal n'élimine pas le diagnostic pour autant, car il existe d'authentiques SCA avec ECG per critique normal (4 % des angors instables) ; en particulier, l'ischémie dans le territoire de la circonflexe échappe souvent à l'ECG 12 dérivations mais peut être détectée dans les dérivations V3R V4R et V7-V8-V9. L'existence de modifications du segment ST ou de l'onde T contemporaines de l'épisode douloureux et résolutives lors de l'arrêt de la douleur est très évocatrice de maladie coronaire sévère [42].

Il faut savoir répéter les ECG pendant la surveillance en unité de soins intensifs, a fortiori en cas de récidive des symptômes ou réaliser si possible un monitoring du segment ST : 15-30 % des SCA ST– ont des épisodes transitoires de modifications du segment ST, principalement un sous-décalage, avec un risque plus élevé d'évolution vers l'infarctus transmural ST+.

Marqueurs biologiques

Le dosage des troponines cardiaques I et T s'est imposé au cours de ces dernières années comme le marqueur de référence de la nécrose myocardique du fait de son excellente spécificité. Cependant, la troponine peut s'élever dans des situations de nécrose myocytaire d'origine non coronaire (Tableau S05-P03-C01-IV), en particulier en cas de myocardite, de contusion myocardique, d'état de choc, d'insuffisance cardiaque gauche aiguë d'origine non ischémique, d'embolie pulmonaire, etc. [26, 51].

En dehors de ces situations, une élévation de la troponine dans un contexte de douleur thoracique aiguë spontanée permet de confirmer l'existence d'une ischémie myocardique aiguë et d'affirmer que cette

Tableau S05-P03-C01-III Principaux diagnostics différentiels des syndromes coronaires aigus sans sus-décalage du segment ST.

Cardiaques	Pulmonaires	Hématologiques	Vasculaires	Gastro-intestinaux	Orthopédiques-infectieux
Myocardites	Embolie pulmonaire	Anémie	Dissection aortique	Spasme œsophagien	Discopathie cervicale
Péricardites	Infarctus pulmonaire	Anémie hémolytique aiguë	Anévrysme aortique	Œsophagite	Fracture de côte
Cardiomyopathies	Pneumonie		Maladie cérébrovasculaire	Ulcère peptique	Traumatisme, inflammation musculaire
Valvulopathies	Pleurésie			Pancréatite	Herpès, zona
Cardiomyopathie de Tako-Tsubo	Pneumothorax			Cholécystite	Costochondrite
Traumatisme cardiaque					

Tableau S05-P03-C01-IV Causes non coronaires d'élévation de la troponine.

Insuffisance rénale aiguë ou chronique
Insuffisance cardiaque sévère aiguë ou chronique
Crise aiguë hypertensive
Tachyarythmies ou bradyarythmies
Embolie pulmonaire, hypertension artérielle pulmonaire sévère
Myocardites, maladies inflammatoires
Maladie neurologique aiguë, accident vasculaire cérébral, hémorragie sous-arachnoïdienne
Dissection aortique
Cardiomyopathie hypertrophique, rétrécissement aortique
Traumatisme avec contusion cardiaque
Syndrome de ballonnisation apicale (maladie de Tako Tsubo, cardiomyopathie)
Hypothyroïdie
Maladie infiltrative de type amylose, hémochromatose, sarcoïdose
Toxiques : adriamycine, 5-fluoro-uracile
Brûlure > 30 % de surface cutanée, rhabdomyolyse
Réanimation cardiopulmonaire et cardioversion
État de choc septique ou hypovolémique

ischémie est responsable d'une nécrose myocardique. Il s'agit d'un marqueur biologique de choix, car c'est le plus sensible et le plus spécifique pour le diagnostic et la stratification du risque. Son élévation reflète la souffrance de la cellule myocardique qui, dans le cas des SCA ST–, peut résulter de l'embolisation distale d'un thrombus issu d'une érosion ou d'une rupture de plaque. Dans le cadre d'une douleur avec modifications électriques, son élévation traduit une nécrose myocardique, distinguant ainsi les SCA ST– des angors instables. C'est également un marqueur pronostic à court et à long terme. L'extrême sensibilité de ce marqueur permet de détecter des nécroses de très petite taille, d'environ 1 gramme, dont la signification pronostique reste ensuite à apprécier par le clinicien. La National Academy of Clinical Biochemistry recommande l'individualisation de deux valeurs seuils de la troponine [69]. Un premier seuil permet la détection d'une nécrose myocardique, et servira à confirmer le diagnostic d'ischémie myocardique aiguë quand celui-ci n'apparaît pas suffisamment probable après l'évaluation clinique et ECG. Un second seuil, plus élevé, correspond à l'infarctus « cliniquement significatif ».

Cette distinction n'a pas été retenue par la Société européenne de cardiologie, qui indique que le seuil de positivité doit être défini pour chaque kit commercial comme le 99e percentile des mesures effectuées dans une population saine [26]. La troponine commence à s'élever 3 à 4 heures après le début de l'infarctus et reste élevée jusqu'à 15 jours après, la myoglobine et les CPK-MB s'élevant un peu plus précocement.

Depuis les recommandations européennes de 2011, la place du dosage de la troponine ultrasensible devient centrale. Ce dosage permet de caractériser plus rapidement une nécrose myocytaire. Avec les techniques classiques, il fallait respecter une fenêtre de 6 heures entre deux mesures pour pouvoir éliminer une nécrose, alors qu'avec la technique ultrasensible, on obtient une réponse équivalente en 3 heures seulement, ce qui raccourcit le cycle de troponine et permet de gagner 2 ou 3 heures sur la prise en charge des patients, pour confirmer ou éliminer le diagnostic, ce qui peut s'avérer précieux aux urgences.

Néanmoins, le problème de l'hypersensibilité est qu'elle peut détecter des élévations infracliniques chez des patients coronariens stables, et ce n'est plus la présence de troponine qui signe alors la nécrose, mais la cinétique de son élévation, c'est-à-dire l'évolution ascendante ou stable d'un chiffre initialement modérément élevé. Cela permet de distinguer l'élévation aiguë ou récente de l'élévation chronique ou ancienne. L'augmentation de la sensibilité s'accompagne cependant d'une baisse de spécificité : en effet, une élévation modérée ou minime peut s'élever dans d'autres pathologies cardiaques ou extracardiaques comme nous l'avons déjà vu précédemment (*voir* Tableau S05-P03-C01-IV).

Prise en charge initiale

Après avoir réalisé l'examen clinique et l'ECG, on met en place une voie veineuse périphérique. Le dosage de la troponine est effectué à l'entrée du patient, et sera contrôlé 3 heures plus tard s'il s'avère négatif. Ce second contrôle est inutile si le premier prélèvement a été fait plus de 12 heures après le début de la douleur. Si le patient est évalué moins de 6 heures après le début de la douleur, il est possible de doser la myoglobine et/ou les CPK-MB [26]. En pratique, il n'apparaît cependant pas que ces marqueurs, en plus de la troponine, modifient la prise en charge du patient. Les échantillons sanguins sont également prélevés pour une numération globulaire et des plaquettes, créatininémie, glycémie et bilan de coagulation (TP, TCA). Les autres examens sont demandés au cas par cas. Une surveillance cardioscopique est instaurée. La Société européenne de cardiologie recommande après l'évaluation initiale d'instaurer « si possible » une surveillance continue multidérivation du segment ST [26]. Cette recommandation contraste avec la difficulté, pour nombre de services d'accueil des urgences, d'assurer un monitoring cardiaque monodérivation à tous les patients suspects de syndrome coronarien aigu, soit dans le service d'accueil même, soit dans un service de cardiologie ou de réanimation polyvalente.

Évaluation du risque ischémique

L'évaluation du risque de complications ischémiques (décès, infarctus) est une étape indispensable pour orienter le patient, guider la thérapeutique avec notamment la nécessité ou non d'un traitement invasif et surtout son délai de mise en œuvre.

Il s'agit d'un risque de décès et d'infarctus dont l'évaluation est basée sur les antécédents du patient, sur des critères cliniques, électriques, biologiques et sur des scores de risque.

Le risque évolutif du SCA ST– comporte l'évolution vers le SCA ST+ et l'infarctus transmural, la décompensation cardiaque, voire le choc cardiogénique, les troubles du rythme supraventriculaires et surtout ventriculaires avec le risque de mort subite, les troubles de conduction cardiaque et le décès.

Le registre Euro Heart Survey indique une mortalité hospitalière de 2,4 %, et une mortalité à 1 et 6 mois respectivement de 3,5 et 12 % pour les SCA ST– [26, 35]. L'hétérogénéité des patients présentant un SCA ST– a conduit à rechercher des facteurs pronostiques permettant d'individualiser un sous-groupe de patients nécessitant une surveillance, un traitement et/ou une orientation particuliers. Le risque d'infarctus ou de décès d'origine cardiovasculaire à court et moyen terme des syndromes coronariens aigus est ainsi corrélé à de nombreux facteurs cliniques, électrocardiographiques, biologiques et angiographiques, dont certains sont immédiatement accessibles au service d'accueil des urgences (persistance de la douleur, ECG), et d'autres ne le sont pas (taux sanguin d'interleukine 6, coronarographie) [26]. De nombreux travaux ont cherché au cours des dernières années à montrer la valeur pronostique de divers marqueurs sériques. Parmi ceux-ci, la troponine est reconnue comme un facteur prédictif majeur de décès et de récidive d'infarctus à court et moyen termes [26, 50]. Plusieurs scores de risque ont été établis pour aider le clinicien à quantifier ce risque ischémique. D'autres facteurs pronostiques biologiques ont été évalués dans les SCA, en particulier la protéine C réactive ultrasensible, le *brain natriuretic peptide* (BNP) et le NT-proBNP [48].

La multiplication des facteurs pronostiques identifiés rend indispensable l'analyse de leur valeur pronostique propre, indépendamment des autres marqueurs cliniques et électrocardiographiques de risque. Il existe plusieurs scores de risque incluant des données cliniques, ECG et enzymatiques. Les deux scores les plus utilisés en pratique sont le score de GRACE et le score TIMI [11, 28].

Score de GRACE

Le calcul de ce score nécessite de prendre en compte huit variables facilement disponibles à l'admission du patient (Tableau S05-P03-C01-V) :
– classification de Killip (stratification de la gravité des infarctus du myocarde ; I : pas de signe d'insuffisance cardiaque ; II : crépitants, galop [B3], turgescence jugulaire ; III : œdème pulmonaire ; IV : choc cardiogénique) ;
– pression artérielle systolique ;
– fréquence cardiaque ;
– âge ;
– créatinine ;
– arrêt cardiaque à l'admission ;
– sus-décalage du segment ST ;
– élévation des enzymes cardiaques.

Un certain nombre de points sont attribués en fonction de chaque item. Le score final obtenu permet de classer le patient en catégorie de risque : faible, intermédiaire et élevé avec pour chaque catégorie de risque une estimation du taux de mortalité hospitalière et à 6 mois (Tableau S05-P03-C01-VI).

Il existe certaines limites à ce score :
– ce score a été construit dans des populations « tout-venant », mais en sous-estimant les patients les plus graves qui étaient exclus du fait d'un décès précoce à l'arrivée avant l'inclusion dans l'étude ;
– par ailleurs, ce score n'est pas adapté pour stratifier les patients à faible risque qui présentent une douleur thoracique suspecte ; mais en dehors d'un contexte de syndrome coronaire aigu ;
– enfin, la complexité de calcul de ce score nécessite un outil de calcul en ligne (www.outcomes-umassmed.org/grace).

Score de risque TIMI (Tableau S05-P03-C01-VII)

Ce score est plus simple d'utilisation et il est assez bien corrélé au pronostic des patients :
– un score TIMI élevé prédit un plus grand risque de survenue d'événement coronaire : décès, infarctus, revascularisation coronaire en urgence [11] ;
– le risque de survenue d'événements à J14 est directement lié au score obtenu à l'entrée.

Une des limites de ce score est que l'évaluation initiale et précoce du patient ne prend pas en compte d'autres critères importants comme l'élévation des biomarqueurs.

D'une façon générale, les données actuellement disponibles sur les marqueurs biologiques isolés comme sur les scores pronostiques néces-

Tableau S05-P03-C01-V Calcul du score de GRACE.

	Points
Score de Killip	
I	0
II	20
III	39
IV	59
PAS (mmHg)	
≤ 80	58
80-99	53
100-119	43
120-139	34
140-159	24
160-199	10
≥ 200	0
Fréquence cardiaque (bpm)	
≤ 50	0
50-69	3
70-89	9
90-109	15
110-149	24
150-199	38
≥ 200	46
Âge (années)	
≤ 30	0
30-39	8
40-49	25
50-59	41
60-69	58
70-79	75
80-89	91
≥ 90	100
Créatininémie (mmol/l)	
0-34	1
35-70	4
71-105	7
106-140	10
141-176	13
177-353	21
≥ 353	28
Autres facteurs de risque	
Arrêt cardiaque à l'admission	39
Sus-décalage de ST	28
Enzymes cardiaques élevées	14

Tableau S05-P03-C01-VI Mortalité hospitalière et à 6 mois en fonction du score de GRACE.

Catégorie de risque (tertiles)	GRACE score	Mortalité hospitalière (%)
Faible	≤ 108	< 1
Intermédiaire	109-140	1-3
Élevé	> 140	> 3
Catégorie de risque (tertiles)	GRACE score	Mortalité à 6 mois (%)
Faible	≤ 88	< 3
Intermédiaire	89-118	3-8
Élevé	> 118	> 8

Tableau S05-P03-C01-VII Score de risque TIMI dans le syndrome coronaire sans sus-décalage du segment ST.

Facteurs de risque	Points
Âge ≥ 65 ans	1
Plus de trois facteurs de risque coronaire	1
Cardiopathie ischémique connue	1
Prise d'aspirine au cours des sept derniers jours	1
Douleur angineuse récente	1
Augmentation des enzymes (troponine)	1
Sous-décalage de ST > 0,5 mm	1

Score de risque : total des points (0 à 7)
La récidive d'un infarctus du myocarde et la récidive ischémique nécessitent une revascularisation urgente à J14.
Mortalité à J14 : 0-1 point : 5 % ; 2 points : 8 % ; 3 points : 13 % ; 4 points : 20 % ; 5 points : 26 % ; 6-7 points : 41 %.

sitent d'être complétées, parce que la troponine en tant que telle n'a pas été incluse dans l'élaboration de ces scores, et parce qu'elles n'ont été que rarement validées sur des populations tout-venant. Ainsi la Société européenne de cardiologie propose-t-elle sa propre définition des patients à haut risque d'évolution vers l'infarctus du myocarde ou le décès, à partir des critères suivants [26] :
– une ischémie récidivante ou en voie de constitution : douleurs thoraciques récidivantes ou modifications dynamiques du segment ST (sous-décalage > 0,1 mV, sus-décalage transitoire) ;
– un angor instable précoce après infarctus ;
– une élévation du taux de troponine ;
– une instabilité hémodynamique au cours de la période d'observation ;
– des accès de tachycardies ventriculaires répétés voire une fibrillation ventriculaire ;
– un diabète ;
– des caractéristiques ECG empêchant d'évaluer les modifications du segment ST.

Évaluation du risque hémorragique

À la stratification du risque ischémique, s'ajoute l'évaluation du risque hémorragique puisque le traitement des SCA comporte un abord vasculaire souvent réalisé en urgence, dans un environnement pharmacologique comportant deux, voire trois antiplaquettaires et un anticoagulant. Le gain d'efficacité de ces traitements est corrélé à une augmentation de leur risque hémorragique.

Ces complications hémorragiques ont un impact majeur sur le pronostic vital des patients, d'où l'intérêt de les dépister et de les prévenir en diminuant le risque de surdosage.

Les caractéristiques associées à un risque accru d'hémorragie grave sont indiquées au tableau S05-P03-C01-VIII, les plus importantes étant les antécédents d'hémorragie, l'insuffisance rénale, l'âge, l'anémie et le faible poids corporel.

Le risque hémorragique dans le syndrome coronarien aigu conditionne :
– le pronostic (une transfusion de produit sanguin en phase hospitalière accroît le risque de décès) ;
– la thérapeutique (associations thérapeutiques d'anticoagulants et d'anti-agrégants).

L'un des scores le plus utilisé est le score de risque CRUSADE [61] ; il peut être calculé manuellement ou à l'aide d'un calculateur (disponible sur www.crusadebleedingscore.org).

Le score CRUSADE se fonde sur la combinaison de huit facteurs prédictifs de saignements majeurs (Tableau S05-P03-C01-IX).

Tableau S05-P03-C01-VIII Facteurs exposants à un risque accru d'hémorragies graves.

Facteurs liés au patient
Âge avancé
Sexe féminin
Faible poids
Antécédent d'hémorragie
HTA
Diabète
Signes d'insuffisance cardiaque
Instabilité hémodynamique
Insuffisance rénale chronique
Anémie
Facteurs liés à la prise en charge
Utilisation d'anti-GPIIb/IIIa en plus de l'héparine
Cathétérisme cardiaque ou angioplastie coronaire dans les 24 heures suivant l'admission
Voie fémorale (par rapport à la voie radiale)
Surdosage en traitement antithrombotique, antiplaquettaire

Tableau S05-P03-C01-IX Score de risque de saignement du registre CRUSADE.

Facteur prédictif	Score
Pourcentage d'hématocrite	
< 31	9
31-33,9	7
34-36,9	3
37-39,9	2
≥ 40	0
Clairance de la créatinine (ml/min)[1]	
≤ 15	39
> 15-30	35
> 30-60	28
> 60-90	17
> 90-120	7
> 120	0
Fréquence cardiaque (bpm)	
≤ 70	0
71-80	1
81-90	3
91-100	6
101-110	8
111-120	10
≥ 121	11
Sexe	
Masculin	0
Féminin	8
Signes d'insuffisance cardiaque congestive à l'arrivée	
Non	0
Oui	7
Antécédents vasculaires[2]	
Non	0
Oui	6
Pression artérielle systolique (mmHg)	
≤ 90	10
91-100	8
101-120	5
121-180	1
181-200	3
≥ 201	5

Algorithme utilisé pour déterminer le score de risque CRUSADE de saignement majeur intrahospitalier.
(1) Estimée par la formule de Cockcroft-Gault.
(2) Artériopathie ou accident vasculaire cérébral.

Ensemble, ces facteurs fournissent un spectre de risque d'hémorragie allant de très faible (3,1 %) à très élevé (19,5 %). Ce score a été validé chez 25 000 patients atteints d'un SCA [45].

Interprétation et conséquences pratiques

– On tient compte des scores de risque hémorragique lors du choix des traitements anticoagulants et anti-agrégants. Ce score permet aussi d'estimer le risque de saignements majeurs intrahospitaliers (Figure S05-P03-C01-8).

Les limites de ce score sont que seuls les facteurs de base à l'admission du patient sont pris en compte pour le calcul du score. En effet, il

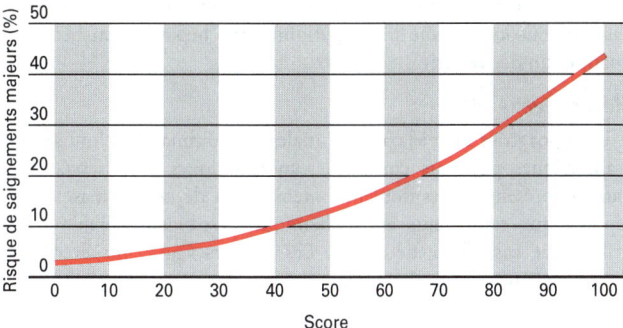

Figure S05-P03-C01-8 Risque de saignement majeur selon le score de CRUSADE.

n'y a pas de prise en compte des antécédents de saignements, des troubles de l'hémostase ou de l'âge.

Le mécanisme précis de l'impact négatif des hémorragies sur les événements ischémiques est inconnu, mais pourrait être lié à des perturbations hémodynamiques, une hypotension, une anémie, un arrêt prématuré du traitement antithrombotique ainsi qu'à l'état inflammatoire et préthrombotique créé par la transfusion sanguine.

D'autres scores de risque hémorragique ont été déterminés à partir du registre GRACE et des études TIMI. La classification TIMI des accidents hémorragiques comporte trois types de saignements [26] :
– majeurs : hémorragie intracrânienne ou rétropéritonéale, hémorragie clinique avec déglobulisation supérieure à 5 g/dl d'hémoglobine ;
– mineurs : hémorragie clinique avec déglobulisation entre 3 et 5 g/dl d'hémoglobine (et ne répondant pas aux critères de saignements majeurs) ;
– minimes : hémorragie clinique avec déglobulisation inférieure à 3 g/dl d'hémoglobine.

Plusieurs mesures permettent de limiter le risque de complications hémorragiques :
– évaluer le risque hémorragique individuel à l'aide des scores ;
– privilégier la voie d'abord radiale chez les patients à haut risque hémorragique ;
– respecter les indications des anti-GPIIb/IIIa et leur utilisation hospitalière uniquement, notamment en salle de cathétérisme ;
– utiliser la dose d'aspirine d'efficacité prouvée la plus faible ;
– éviter de mélanger héparine non fractionnée (HNF) et héparine de bas poids moléculaire (HBPM) ;
– adapter les doses d'antithrombotiques au poids et à la fonction rénale.

On notera qu'à ce jour, la façon d'intégrer ces scores de risque hémorragique dans la démarche thérapeutique n'est pas bien définie, même si cela est spécifié dans les recommandations européennes (Tableau S05-P03-C01-X).

Stratégie globale de prise en charge et orientation des patients

La classification du syndrome coronaire aigu à l'aide d'un marqueur biologique de nécrose myocardique comme l'élévation de la troponine ultrasensible, est fondamentale pour stratifier le risque de complications et déterminer pour chaque patient présentant une douleur thoracique angineuse aiguë et suspect de SCA la prise en charge optimale (Figure S05-P03-C01-9).

De la stratégie de prise en charge découle l'orientation du patient. Chez les patients ne présentant aucun des facteurs de risque évolutifs au cours et au terme de la phase d'observation initiale de 6 à 12 heures (et donc classés comme étant à faible risque), le traitement anticoagulant par héparine peut être arrêté. La Société européenne de cardiologie recommande de poursuivre le traitement par aspirine, clopidogrel, dérivés nitrés et bêtabloquants, et de programmer une évaluation de la

Tableau S05-P03-C01-X Recommandations pour le diagnostic et la stratification du risque.

Recommandations	Classe	Niveau
Chez les patients avec une suspicion de SCA ST–, le diagnostic et la stratification des risques à court terme d'ischémie/saignement doivent être fondés sur l'histoire clinique, les symptômes, les signes physiques, l'ECG (répété ou par monitoring de ST continu) et les biomarqueurs	I	A
Les patients avec un SCA ST– doivent être hospitalisés de préférence dans des unités spécialisées dans les douleurs thoraciques ou dans des unités de soins coronariens	I	C
Il est recommandé d'utiliser des scores de risque établis pour le pronostic et le saignement (GRACE, CRUSADE…)	I	B
Un ECG à 12 dérivations doit être enregistré dans les 10 minutes suivant le premier contact avec un médecin et lu immédiatement par un médecin expérimenté. Cette démarche doit être répétée en cas de récidive des symptômes, et après 6-9 et 24 heures, et avant la sortie de l'hôpital	I	B
Des dérivations ECG supplémentaires (V3R, V4R, V7-V9) sont recommandées lorsque les dérivations habituelles ne permettent pas de conclure	I	C
Une prise de sang doit être rapidement effectuée pour le dosage de la troponine (troponine T ou I). Le résultat doit être disponible en moins de 60 minutes. L'examen doit être répété 6-9 heures après l'évaluation initiale si les premiers dosages ne sont pas concluants. Un dosage répété après 12-24 heures est conseillé si l'état clinique suggère toujours un SCA ST–	I	A
Un protocole rapide (0 et 3 heures) hors routine est conseillé si des dosages de la troponine ultrasensible sont disponibles	I	B
Un échocardiogramme est recommandé chez tous les patients pour évaluer leur fonction ventriculaire gauche segmentaire et globale et pour porter ou éliminer les diagnostics différentiels	I	C
Une coronarographie est indiquée chez les patients chez lesquels l'étendue du SCA ST– ou de la lésion responsable doit être déterminée	I	C
Une tomodensitométrie coronaire doit être considérée comme une alternative à la coronarographie pour éliminer un SCA ST– lorsqu'il existe une vraisemblance faible à intermédiaire de maladie coronaire et que la troponine et l'ECG ne sont pas concluants	IIa	B
Chez les patients sans douleur récidivante, avec un ECG normal, des dosages de troponine négatifs et un score de risque faible, une épreuve de stress non invasive recherchant une ischémie est recommandée avant de décider d'une stratégie invasive	I	A

sévérité de l'ischémie coronaire par épreuve d'effort, scintigraphie myocardique ou échographie cardiaque de stress [26]. Cet examen est réalisé de préférence avant la sortie de l'hôpital ou dans les jours qui suivent la sortie. En pratique, la prescription médicamenteuse peut être allégée chez certains patients à faible risque évolutif, lorsque l'ensemble des données recueillies pendant la surveillance initiale n'oriente pas clairement vers une origine coronaire des symptômes, y compris avant réalisation de l'épreuve d'effort. Dans ce cas, un simple traitement par aspirine et dérivés nitrés par voie sublinguale en cas de récidive douloureuse est envisageable, après accord avec le cardiologue qui prendra en charge le patient. La décision d'hospitalisation ou de sortie après la phase initiale d'observation est prise au cas par cas, fondée en particulier sur les antécédents du patient et sur la possibilité d'un suivi cardiologique.

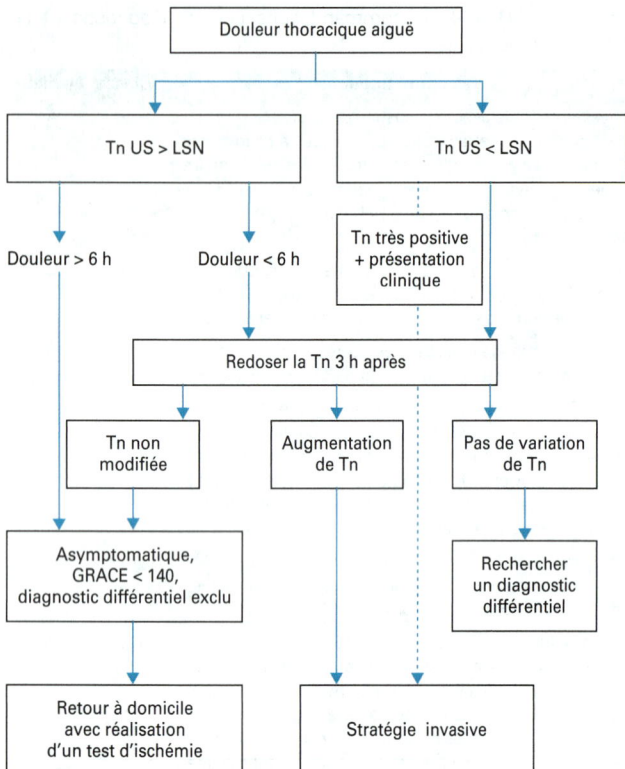

Figure S05-P03-C01-9 Algorithme de diagnostic positif ou d'exclusion de syndrome coronaire aigu à l'aide de la troponine ultrasensible. LSN : limite supérieure de la normale ; Tn US : troponine ultrasensible.

Les patients à haut risque évolutif doivent être en revanche hospitalisés, de préférence en unité de soins intensifs de cardiologie (USIC), pour surveillance monitorée, explorations complémentaires et traitement. Une décision d'hospitalisation en secteur conventionnel, voire d'un retour rapide à domicile, peut néanmoins être prise pour les patients chez qui une approche invasive est d'emblée exclue du fait de l'âge ou de cormobidités importantes.

Traitement

La stratégie antithrombotique au cours des SCA ST– n'est pas fondamentalement différente de celle appliquée au cours des SCA ST+, à la différence près que la fibrinolyse est inutile, voire délétère. De plus, le degré d'urgence, notamment en termes de revascularisation, est moindre qu'au cours des SCA ST+, ne nécessitant pas dans la majorité des cas l'admission en salle de cathétérisme, mais une admission directe en unité de soins intensifs coronaires pour un traitement antithrombotique au préalable de tout geste de revascularisation, stratégie confirmée par l'étude ABOARD [45]. Seules quelques exceptions nécessitent une prise en charge invasive urgente : instabilité hémodynamique, douleurs persistantes avec fluctuations électriques ou arythmies ventriculaires menaçant le pronostic vital [26].

La prise en charge thérapeutique initiale du SCA ST– comporte deux axes :
– la diminution des symptômes et de l'ischémie myocardique par un traitement médicamenteux comportant des anti-ischémiques (dérivés nitrés, bêtabloquants) et des antithrombotiques (aspirine, inhibiteurs des récepteurs P2Y12, héparine, antithrombines) ;
– l'évaluation du risque de complications (décès, infarctus) afin de sélectionner les patients devant bénéficier de traitements supplémentaires tels que les anti-GPIIb/IIIa et/ou d'une revascularisation coronaire.

Le traitement commun à tous les patients inclut donc la prise de l'aspirine associée à une thiénopyridine, une héparine, un bêtabloquant et un dérivé nitré.

Mesures générales

Un repos strict au lit à la phase initiale est recommandé. L'utilisation d'antalgiques puissants comme les morphiniques est réservée aux patients présentant des douleurs intenses afin de ne pas masquer la réponse aux traitements anti-ischémiques. L'oxygénothérapie n'est utile qu'en cas d'hypoxie avérée. Les facteurs aggravants éventuels (hypertension artérielle, anémie…) doivent être corrigés.

Traitements anti-ischémiques (Tableau S05-P03-C01-XI)

Les traitements anti-ischémiques comprennent les bêtabloquants, les dérivés nitrés et les inhibiteurs calciques. Les bêtabloquants agissent principalement en diminuant la consommation d'oxygène du myocarde. L'effet anti-ischémique des bêtabloquants est lié à une réduction de la consommation en oxygène du myocarde secondaire à une diminution de la fréquence cardiaque et de la contractilité. Il existe peu de données objectives de leur efficacité dans le SCA ST–, mais ils figurent cependant dans les recommandations européennes [26]. Par analogie avec leur action dans le SCA ST+, ils sont également supposés diminuer le risque de troubles du rythme ventriculaire.

Une méta-analyse ancienne conclut à une diminution de 13 % du risque de progression vers l'infarctus en cas d'angor instable [26]. La recherche de contre-indications à l'utilisation d'un bêtabloquant doit être systématique. Il est raisonnable de débuter le traitement par une molécule à demi-vie plasmatique brève comme le propanolol ou le métoprolol. La voie veineuse est recommandée pour les SCA à haut risque [26]. L'utilisation des bêtabloquants doit permettre d'obtenir une fréquence cardiaque au repos inférieure ou égale à 60/min.

Les dérivés nitrés, qui agissent principalement en réduisant la consommation myocardique d'oxygène et en dilatant les artères coronaires, n'ont pas d'efficacité prouvée sur la morbi-mortalité. L'administration intraveineuse d'un dérivé nitré peut être réservée aux

Tableau S05-P03-C01-XI Recommandations pour les médicaments anti-ischémiques.

Recommandations	Classe	Niveau
Les traitements nitrés oraux ou intraveineux sont indiqués pour soulager l'angor. Le traitement nitré intraveineux est recommandé chez les patients avec angor récidivant et/ou signes d'insuffisance cardiaque	I	C
Les patients sous traitement bêtabloquant au long cours hospitalisés pour SCA ST– doivent poursuivre le traitement bêtabloquant s'ils ne sont pas dans les classes Killip ≥ III	I	B
Le traitement bêtabloquant oral est indiqué chez tous les patients avec dysfonction ventriculaire gauche sans contre-indications	I	B
Les inhibiteurs calciques sont recommandés pour le soulagement des symptômes chez les patients recevant déjà des nitrates et des bêtaloquants (du type dihydropiridines) et chez les patients pour lesquels les bêtabloquants sont contre-indiqués (du type benzothiazépine ou phényléthylamine)	I	B
Les inhibiteurs calciques sont recommandés chez les patients avec angor spastique	I	C
Le traitement bêtabloquant intraveineux au moment de l'hospitalisation doit être envisagé chez les patients en état hémodynamique stable (classe Killip < III) avec hypertension et/ou tachycardie	IIa	C
La nifédipine ou d'autres dihydropiridines ne sont pas recommandées, sauf en association aux bêtabloquants	III	B

patients présentant un angor persistant malgré l'administration d'un dérivé nitré sublingual ou oral, une insuffisance cardiaque gauche décompensée ou une hypertension artérielle sévère (généralement ≥ 180/110 mmHg), définie du fait de l'association au SCA comme une urgence hypertensive. La dose utilisée est habituellement de 0,1 μg/kg/min, augmentée de 0,1 μg/kg/min toutes les 10 minutes jusqu'à sédation de la douleur ou apparition d'une hypotension. Un relais oral ou transdermique doit être réalisé après arrêt de la douleur. Il est recommandé de respecter alors une période sans dérivés nitrés au cours du nycthémère, afin de réduire le phénomène de tolérance [26]. L'intérêt des inhibiteurs calciques dans les SCA, et dans l'insuffisance coronarienne d'une façon générale, est controversé. Certaines études suggèrent en effet un excès (statistiquement non significatif) de morbi-mortalité chez les patients traités par inhibiteur calcique sans bêtabloquant associé. Le vérapamil et le diltiazem doivent être évités chez les patients ayant une insuffisance cardiaque gauche ou un trouble de la conduction auriculoventriculaire (BAV du second ou troisième degré).

Deux indications peuvent être retenues :
– en cas de contre-indication des bêtabloquants, si l'on utilise le vérapamil ou le diltiazem (la nifédipine et les autres dihydropyridines ne devant pas être utilisées sans bêtabloquant associé) ;
– en association à un dérivé nitré et à un bêtabloquant quand la symptomatologie persiste malgré l'utilisation de ces traitements à bonne dose [26].

La meilleure indication de ces molécules reste l'angor de Printzmetal.

Traitement antiplaquettaire

Aspirine (Figure S05-P03-C01-10)

Le mécanisme d'action de l'aspirine est une inhibition de la cyclo-oxygénase 1. Au cours du SCA ST–, l'aspirine doit être administrée initialement à la dose de 250 mg IV, suivie d'une dose orale de 75 à 150 mg/j ce qui permet de réduire le risque relatif de décès ou d'infarctus de plus de 50 % [26]. En cas de contre-indication, l'aspirine doit être remplacée par le clopidogrel.

Clopidogrel (*voir* Figure S05-P03-C01-10)

Le clopidogrel (Plavix®) fait partie de la famille des thiénopyridines dont le mécanisme d'action est un antagonisme des récepteurs à l'adénosine diphosphate (ADP) plaquettaire de type P2Y12. Le bénéfice du clopidogrel dans le SCA ST– a été confirmé dans l'étude CURE comparant, en association à l'aspirine, un placebo au clopidogrel chez 12 562 patients [52, 62].

En association à l'aspirine, le clopidogrel réduit significativement le risque de décès cardiovasculaire, d'infarctus non fatal ou d'accident vasculaire cérébral après un suivi moyen de 9 mois chez les patients présentant un SCA ST– (clopidogrel : 9,3 %, placebo : 11,4 %, réduction du risque relatif de 20 %, p < 0,001). Une dose de charge de 300 mg en une prise est recommandée suivie d'une prise de 75 mg/j. L'ajout de ce traitement à l'aspirine et à une héparine augmente cependant le risque de saignement majeur (clopidogrel : 3,7 %, placebo : 2,7 %, augmentation du risque relatif à 38 %, p = 0,001), mais avec un bénéfice clinique net restant favorable au clopidogrel, notamment pour les patients bénéficiant d'une angioplastie [52, 58]. Néanmoins, le risque de saignement per opératoire des pontages aortocoronaires augmente chez les patients traités par le clopidogrel dans les cinq jours précédents.

Nouveaux anti-agrégants plaquettaires
(Tableau S05-P03-C01-XII)

La double anti-agrégation plaquettaire par l'association aspirine + clopidogrel a prouvé sa supériorité par rapport à l'aspirine seule dans tous les types de SCA (ST+ et ST– et angor instable).

Néanmoins, alors que le schéma posologique était bien établi, s'est posée la question de la variabilité de la réponse au clopidogrel. En effet, une des limitations majeures du clopidogrel tient à ses propriétés pharmacocinétiques et pharmacologiques.

Il en résulte :
– un effet retardé ayant motivé l'intérêt d'administrer une dose de charge (qui était initialement de 300 mg) dont l'efficacité a été démontrée (PCI Cure [58]), puis intégrée par les recommandations européennes [26] et l'autorisation de mise sur le marché (AMM) ;
– une forte variabilité interindividuelle dans la réponse à une dose standard de clopidogrel en termes d'inhibition plaquettaire.

Cela explique l'apparition relativement récente de deux nouveaux antiplaquettaires oraux dont le principal avantage par rapport au clopidogrel est une rapidité d'action biologique plus grande en raison d'un nombre plus restreint d'étapes intermédiaires nécessaires (voire l'absence pour le ticagrélor) à l'obtention du métabolite actif et cela se caractérise par l'absence de non-répondeurs (contre environ 30 % avec les doses habituellement utilisées de clopidogrel).

Ces deux médicaments ont démontré une efficacité clinique, grâce à deux essais randomisés les comparant à la bithérapie classique associant aspirine et clopidogrel. Le prasugrel et le ticagrélor ont entraîné une diminution relative comparable des événements ischémiques, respectivement de 19 et 16 % dans la population globale des SCA [65, 68], et

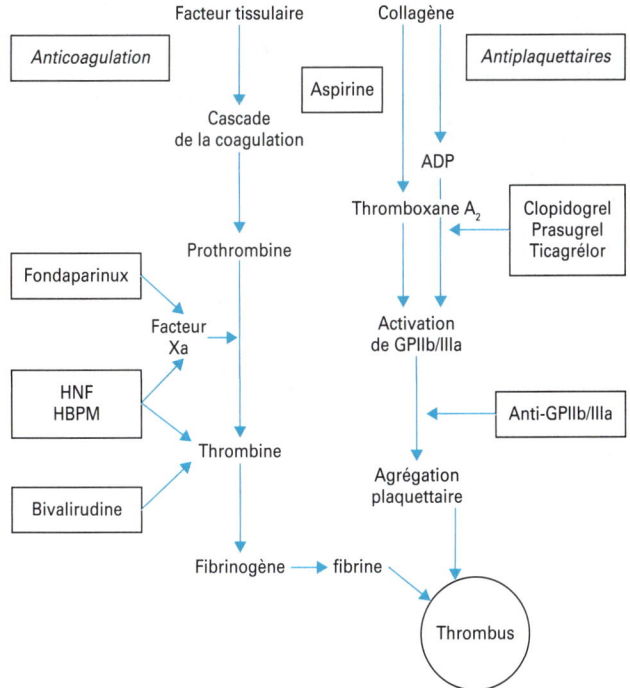

Figure S05-P03-C01-10 Schéma des cibles des différents traitements antithrombotiques. GP : glycoprotéine ; HBPM : héparine de bas poids moléculaire ; HNF : héparine non fractionnée.

Tableau S05-P03-C01-XII Inhibiteurs P2Y12.

	Clopidogrel	**Prasugrel**	**Ticagrélor**
Classe	Thiénopyridine	Thiénopyridine	Triazolopyrimidine
Réversibilité	Irréversible	Irréversible	Réversible
Activation	Prodrogue, limitée par la métabolisation	Prodrogue, non limitée par la métabolisation	Produit actif
Début de l'effet	2-4 heures	30 minutes	30 minutes
Durée de l'effet	3-10 jours	5-10 jours	3-4 jours
Interruption avant chirurgie majeure	5 jours	7 jours	5 jours

plus encore dans les sous-groupes tels que les patients atteints de SCA ST+ ou chez les patients diabétiques, sous-groupes où le bénéfice ischémique était supérieur sans sur-risque hémorragique. Cependant, lorsqu'on regarde l'effet des nouveaux inhibiteurs du récepteur P2Y12 dans ces études par rapport au clopidogrel dans l'angioplastie, on remarque une réduction de la mortalité, une réduction du risque de thrombose de stent ou de réinfarctus mais parallèlement, et cela était attendu, une augmentation du risque hémorragique.

Prasugrel

Le prasugrel (Efient®) est une thiénopyridine. Le prasugrel est un inhibiteur de l'activation et de l'agrégation plaquettaire par liaison irréversible de son métabolite actif aux récepteurs à l'ADP type P2Y12. Il est indiqué en association avec l'aspirine dans la prévention des événements athérothrombotiques chez les patients avec un syndrome coronaire aigu. La posologie comprend une dose de charge de 60 mg, puis 10 mg/J.

Le prasugrel a été validé dans l'étude TRITON-TIMI 38 (13 608 patients avec SCA) : réduction des événements cardiovasculaires majeurs au prix d'une augmentation significative des hémorragies majeures, mais avec un bénéfice clinique net en faveur du prasugrel, en comparaison avec le clopidogrel (dose de charge de 300 mg, suivie de 75 mg/j) [68]. Ces données sont confirmées dans le sous-groupe de patients présentant un SCA ST+ (3 534 patients) chez qui on ne retrouve pas le sur-risque hémorragique [46].

L'avantage du prasugrel au vu de l'étude TRITON-TIMI 38 est de réduire le risque de survenue d'infarctus biologiques qui en pratique n'ont pas de conséquences cliniques immédiates mais dont on sait que le pronostic à long terme est péjoratif. Parallèlement, le prasugrel est associé à une augmentation du risque hémorragique d'environ 30 %. Les hémorragies fatales, bien que rares, sont passées de 0,1 % avec le clopidogrel à 0,3 % avec le prasugrel. Pour 1 000 patients traités, on évite 31 infarctus non fatals et 2 infarctus fatals, au prix de 19 accidents hémorragiques mineurs. L'effet sur la mortalité n'est pas significatif dans le groupe prasugrel. L'analyse en sous-groupes montre que certaines populations de patients sont plus à même de bénéficier du traitement par le prasugrel : les diabétiques, les patients en récidive d'infarctus et notamment les thromboses de stent, les SCA ST+.

Par ailleurs, les études in vitro ont montré une plus grande efficacité en termes d'inhibition plaquettaire. Il semble logique de réserver ce médicament aux populations à fort risque thrombotique et à faible risque hémorragique ou aux patients mauvais ou non répondeurs au clopidogrel chez qui l'augmentation même de la dose est insuffisante :
– syndrome coronaire chez les malades diabétiques stentés ;
– infarctus ST+ stenté n'ayant pas subi de thrombolyse préalable ;
– thrombose de stent, quelle que soit la date de la thrombose de stent et/ou de l'angioplastie.

Ticagrélor

Le ticagrélor (Brilique®) est un inhibiteur de l'activation et l'agrégation plaquettaire par liaison réversible directe aux récepteurs à l'ADP de type P2Y12. La réversibilité du lien aux récepteurs, à la différence du clopidogrel et du prasugrel, permet de réduire le risque de saignements en cas de chirurgie. Le ticagrélor est le dernier arrivé des thiénopyridines, il est à action réversible, de courte demi-vie, et ne nécessite pas de biotransformation. Il a été testé dans l'étude PLATO chez 18 624 patients atteints de SCA (ST+ et ST–) et randomisés entre ticagrélor (dose de charge de 180 mg, puis 90 mg 2 fois par jour) et clopidogrel (dose de charge de 300 à 600 mg, puis 75 mg/j) [65]. À 12 mois, le ticagrélor réduit significativement la mortalité toutes causes (4,5 versus 5,9 %, p < 0,001), sans différence sur les hémorragies majeures. Cependant, il existe un taux de complications hémorragiques intracérébrales fatales plus élevé, ce qui nécessite une surveillance attentive dans la pratique courante.

En pratique, les dernières recommandations européennes (Tableau S05-P03-C01-XIII) :

Tableau S05-P03-C01-XIII Recommandations du traitement antiplaquettaire oral.

Recommandations	Classe	Niveau
L'aspirine doit être prescrite à tous les patients sans contre-indication à une dose d'attaque initiale de 150-300 mg, et à une dose continue quotidienne de 75-100 mg au long cours, indépendamment de la stratégie thérapeutique	I	A
Un inhibiteur P2Y12 doit être ajouté à l'aspirine aussitôt que possible et poursuivi pendant 12 mois, sauf contre-indication telle qu'un risque excessif de saignements	I	A
Un inhibiteur de la pompe à protons (de préférence autre que l'oméprazole) en association à la bithérapie antiplaquettaire est recommandé chez les patients avec des antécédents d'hémorragie gastro-intestinale ou d'ulcère peptique, et approprié pour les patients avec de multiples autres facteurs de risque (infection à *Helicobacter pylori*, âge ≥ 65 ans, usage concomitant d'anticoagulants ou de stéroïdes)	I	A
Un arrêt prolongé ou définitif des inhibiteurs P2Y12 au cours des 12 mois suivant l'événement initial est déconseillé, sauf indication clinique	I	C
Le ticagrélor (dose d'attaque de 180 mg, 90 mg 2 fois par jour) est recommandé pour tous les patients à risque modéré à élevé d'événements ischémiques, indépendamment de la stratégie thérapeutique initiale et incluant ceux préalablement traités au clopidogrel (qui doit être interrompu lorsque le ticagrélor est débuté)	I	B
Le prasugrel (dose d'attaque de 60 mg, dose quotidienne de 10 mg) est recommandé chez les patients n'ayant jamais reçu d'inhibiteurs P2Y12 (spécialement les diabétiques), dont l'anatomie coronarienne est connue, et programmés pour une intervention coronaire per cutanée, sauf en cas de risque élevé de saignements menaçant la vie ou d'autres contre-indications. Le clopidogrel (dose d'attaque de 300 mg, dose quotidienne de 75 mg) est recommandé chez les patients auxquels le ticagrélor ou le prasugrel ne peuvent être prescrits	I	B
Une dose d'attaque de 600 mg de clopidogrel (ou une dose supplémentaire de 300 mg lors de l'intervention coronaire per cutanée suivant une dose d'attaque initiale de 300 mg) est recommandée chez les patients programmés pour une stratégie invasive lorsque le ticagrélor ou le prasugrel ne peuvent être prescrits	I	A
Une dose quotidienne plus élevée de clopidogrel à 150 mg doit être envisagée pendant les sept premiers jours chez les patients traités par intervention coronaire per cutanée et sans risque accru de saignement	I	B
Une augmentation de la dose de poursuite du clopidogrel fondée sur les examens de la fonction plaquettaire n'est pas conseillée en routine, mais peut être envisagée dans des cas particuliers	IIa	B
Le génotypage et/ou l'examen de la fonction plaquettaire peuvent être envisagés dans des cas particuliers lorsque le clopidogrel est utilisé	IIb	B
Chez les patients préalablement traités par des inhibiteurs P2Y12 qui doivent subir une chirurgie majeure non urgente (dont un pontage aortocoronaire), le report de la chirurgie d'au moins 5 jours après l'arrêt du ticagrelor ou du clopidogrel et de 7 jours pour le prasugrel, s'il est cliniquement faisable et sauf si le patient est à haut risque d'événements coronariens, doit être envisagé	IIb	B
La (re)prescription du ticagrelor ou du clopidogrel doit être envisagée après une chirurgie de pontage aortocoronaire dès qu'elle est considérée comme sûre	IIa	B
L'association de l'aspirine aux AINS (inhibiteurs sélectifs de la COX-2 et AINS non sélectifs) n'est pas recommandée	III	C

– font une large place au ticagrélor, préconisé pour les patients à risque ischémique modéré à sévère, quelle que soit la thérapeutique ultérieure, y compris les patients déjà sous clopidogrel ;
– réservent le prasugrel aux patients dont l'anatomie coronaire est connue, avant l'angioplastie, particulièrement les diabétiques, en absence de contre-indication ou de haut risque hémorragique ;
– recommandent le clopidogrel à 300 mg pour les patients ne pouvant recevoir ni ticagrélor ni prasugrel, avec ajout de 300 mg si une angioplastie est décidée.

Anti-GPIIb/IIIa (Tableau S05-P03-C01-XIV)

Trois inhibiteurs de la glycoprotéine IIb/IIIa (anti-GP) sont disponibles en France. Tous sont administrés par voie intraveineuse, les composés per os n'ayant pas fait la preuve de leur efficacité. Au cours des années 1990, tous les anti-GPIIb/IIIa (abciximab [Réopro®], eptifibatide [Intégrilin®] et tirofiban [Aggrastat®]) ont obtenu leur AMM au cours des SCA ST–, respectivement suite aux études CAPTURE, PURSUIT et PRISM PLUS [15, 53, 54]. Le bénéfice était d'autant plus important que les patients avaient bénéficié en phase aiguë d'un geste de revascularisation. Dans les études princeps, le risque d'infarctus ou de décès à 30 jours est diminué significativement de 22,3 à 18,5 % par le tirofiban, et de 15,7 à 14,2 % par l'eptifibatide [15, 53]. Cependant, dans ces mêmes études, le bénéfice de l'anti-GPIIb/IIIa n'était pas statistiquement significatif en l'absence de coronarographie et de revascularisation. D'autres analyses en sous-groupe ont ultérieurement montré que les anti-GPIIb/IIIa sont surtout efficaces chez les patients ayant un haut risque évolutif, par exemple pour le tirofiban en cas d'élévation de la troponine I au-dessus de 0,50 ng/ml, en cas de score de risque TIMI supérieur ou égal à 4, et chez les patients diabétiques [15, 53]. Toutes les données des anti-GPIIb/IIIa ont été reprises en méta-analyse sur 31 402 patients, mettant en évidence une réduction de 9 % du risque relatif de décès et infarctus du myocarde qui passe de 10,8 à 11,8 % sous placebo (p = 0,015) [14]. Les événements hémorragiques étaient constamment augmentés sous anti-GPIIb/IIIa, 2,4 contre 1,4 % sous placebo (p < 0,0001). Le libellé de l'AMM distingue, d'une part, le tirofiban et l'eptifibatide, indiqués dans les SCA ST– associés à des modifications ECG et/ou une élévation enzymatique, et d'autre part l'abciximab (Reopro®), réservé aux situations réfractaires au traitement médical conventionnel quand une intervention coronarienne per cutanée est programmée.

Les études faites à cette époque étaient menées en association avec l'héparine non fractionnée (HNF) et l'aspirine, et les patients ne recevaient pas, pour la plupart, de façon systématique une thiénopyridine en association avec l'aspirine. Chez les patients prétraités par aspirine plus clopidogrel (dose de charge de 600 mg), le bénéfice des anti-GPIIb/IIIa est plus nuancé. Ainsi, dans l'étude ISAR-REACT 2 qui comptait 2 022 patients SCA prétraités avant l'angioplastie coronaire par aspirine plus clopidogrel, le bénéfice de l'abciximab n'était retrouvé que chez les patients à haut risque (troponine élevée) sur un critère composite associant décès, infarctus et revascularisation urgente (13 contre 18,3 %, p = 0,02), alors qu'il n'y avait pas de bénéfice additionnel de l'abciximab en cas de troponine normale (4,6 contre 4,6 %, p = 0,98) [40]. De plus, il n'y a pas d'urgence à mettre d'emblée les patients (recevant d'abord aspirine plus clopidogrel) sous anti-GPIIb/IIIa à l'admission, mais plutôt de réserver cette utilisation en provisionnel, au moment du geste de revascularisation, comme cela a été rapporté dans l'étude EARLY ACS avec l'eptifibatide [32].

Leur utilisation en amont de la salle d'angioplastie n'est pas préconisée et ils n'ont donc pas leur place aux urgences ni en préhospitalier dans le SCA ST–.

En pratique, l'abciximab est réservé à l'angioplastie primaire en phase aiguë d'infarctus transmural (SCA ST+) et en cas d'angioplastie programmée « complexe ».

De ce fait, les recommandations européennes [26] limitent l'emploi des anti-GPIIb/IIIa aux patients présentant un risque évolutif élevé, en association avec la coronarographie, et sans faire de distinction entre les molécules. L'administration de l'anti-GPIIb/IIIa est commencée dès la détection d'un risque évolutif élevé, jusqu'à la coronarographie et après l'angioplastie si celle-ci est réalisée.

Antithrombines (Tableau S05-P03-C01-XV)

Héparine non fractionnée (HNF)

L'héparine est un inhibiteur indirect de la thrombine dont la liaison avec l'antithrombine III catalyse l'inactivation de la thrombine par cette dernière. Elle inhibe également le facteur X activé, qui favorise la transformation de prothrombine en thrombine. Plusieurs études ont montré l'efficacité de l'HNF dans le SCA ST–, mais l'utilisation de celle-ci, notamment en perfusion continue, s'accompagne de complications hémorragiques dont la fréquence peut aller jusqu'à 10 % et ce d'autant que l'héparine est associée à un traitement antiplaquettaire. L'héparine peut également induire une thrombopénie immuno-allergique apparaissant dans les 5 jours de traitement et pouvant s'accompagner de complications thrombo-emboliques. Cette thrombopénie survient dans environ 3 % de cas et est habituellement réversible à l'arrêt du traitement. L'apparition des héparines de bas poids moléculaire (HBPM) d'utilisation plus pratique et plus maniable, car en injection sous-cutanée, diminue le risque de thrombopénies.

Héparines de bas poids moléculaire (HBPM)

Les HBPM sont obtenues par dépolymérisation de l'héparine standard et exercent leur activité anticoagulante en inhibant préférentiellement le facteur X activé par le biais de leur fixation sur l'antithrombine III. La fixation aux cellules et aux protéines plasmatiques est plus faible que celle de l'héparine standard, ce qui aboutit à une augmentation du ratio d'activité antifacteur X activé/antithrombine, à une meilleure prédiction de l'effet anticoagulant en fonction de la dose utilisée, à une demi-vie plus longue, à une meilleur absorption par voie sous-cutanée et à un risque plus faible de thrombopénie immuno-allergique.

La surveillance de l'activité anti-Xa n'est pas nécessaire, sauf pour l'insuffisant rénal et le patient obèse. L'adaptation de dose chez l'insuf-

Tableau S05-P03-C01-XIV Recommandations pour les inhibiteurs des récepteurs des GPIIb/IIIa.

Recommandations	Classe	Niveau
Le choix de l'association d'agents antiplaquettaires oraux, d'un inhibiteur des récepteurs des GPIIb/IIIa et d'anticoagulants doit être fait en fonction du risque d'événements ischémiques et hémorragiques	I	C
Chez les patients déjà traités par bithérapie antiplaquettaire, l'adjonction d'un inhibiteur des récepteurs des GPIIb/IIIa pour une intervention coronaire per cutanée à haut risque (troponine élevée, thrombus visible) est recommandée si le risque de saignements est faible	I	B
L'adjonction d'eptifibatide ou de tirofiban à l'aspirine doit être envisagée avant la coronarographie chez les patients à haut risque non surchargés en inhibiteurs P2Y12	IIa	C
Chez les patients à haut risque, l'eptifibatide ou le tirofiban doivent être envisagés avant la coronarographie précoce en complément de la bithérapie antiplaquettaire s'il y a une ischémie en cours et que le risque de saignements est faible	IIb	C
Les inhibiteurs des récepteurs des GPIIb/IIIa ne sont pas recommandés en traitement de routine avant l'angiographie dans la stratégie des traitements invasifs	III	A
Les inhibiteurs des récepteurs des GPIIb/IIIa ne sont pas recommandés pour les patients sous bithérapie antiplaquettaire qui sont l'objet d'un traitement conservateur	III	A

Tableau S05-P03-C01-XV Recommandations pour les anticoagulants.

Recommandations	Classe	Niveau
L'anticoagulation est recommandée chez tous les patients en complément du traitement antiplaquettaire	I	A
L'anticoagulation doit être choisie en fonction du double risque ischémique et hémorragique, et selon le profil d'efficacité/sécurité du médicament choisi	I	C
Le fondaparinux (2,5 mg sous-cutanés quotidiens) est recommandé comme ayant le profil d'efficacité/sécurité le plus favorable en matière d'anticoagulation	I	A
Si l'anticoagulant initial est le fondaparinux, un bolus unique d'HNF (85 UI/kg adaptés au TCA, ou 60 UI/kg en cas d'utilisation associée d'un inhibiteur des récepteurs GPIIb/IIIa) doit être ajouté au moment de l'intervention coronaire per cutanée	I	B
L'énoxaparine (1 mg/kg 2 fois par jour) est recommandée si le fondaparinux n'est pas disponible	I	B
Si le fondaparinux et l'énoxaparine ne sont pas disponibles, une HNF avec un objectif d'un temps de thromboplastine partielle activée de 50-70 secondes ou des HBPM aux doses spécifiques recommandées sont indiquées	I	C
La bivalirudine, plus provisoirement, les inhibiteurs des récepteurs GPIIb/IIIa sont recommandés comme une alternative aux HNF plus les inhibiteurs des récepteurs GPIIb/IIIa chez les patients relevant d'une stratégie invasive urgente ou précoce, particulièrement chez les patients à haut risque de saignements	I	B
Dans les stratégies purement conservatrices, l'anticoagulation doit être maintenue jusqu'à la fin de l'hospitalisation	I	A
L'arrêt de l'anticoagulation doit être envisagé après une procédure invasive sauf autre indication	IIa	C
Les croisements d'héparines (HNF et HBPM) ne sont pas recommandés	III	B

fisant rénal est nécessaire si la clairance est inférieure à 30 ml/mn ; on réalise alors une injection quotidienne de 100 UI/kg au lieu de deux.

De toutes les HBPM, l'énoxaparine est celle qui a été la plus étudiée dans les essais randomisés. Dans le ST+, sa supériorité a été définitivement admise après l'étude ATOLL en 2010 [47]. Plusieurs méta-analyses de différentes études ayant comparé HBPM et HNF dans les ST–, ou dans les SCA tous confondus, concluent à une supériorité des HBPM en termes d'efficacité sur le taux de décès et d'infarctus du myocarde à 30 jours ainsi qu'une réduction du risque hémorragique. Les HBPM ont ainsi progressivement détrôné l'héparine standard dans le traitement des SCA ST– [26].

Fondaparinux

Il s'agit d'un anti-Xa pur avec une demi-vie longue, permettant une seule injection par jour. Il ne nécessite pas de surveillance des plaquettes, car il n'induit pas de thrombopénie immuno-allergique, ni de surveillance de l'activité anti-Xa. Il a été comparé à l'énoxaparine au cours de l'étude OASIS 5 : 20 078 patients présentant un SCA ST– randomisés entre fondaparinux (2,5 mg/j) et énoxaparine (1 mg/kg/12 h) pour une durée de 6 jours [63]. À 9 jours, sur un critère composite associant décès, infarctus ou ischémie réfractaire, il y avait équivalence entre fondaparinux et énoxaparine (5,8 contre 5,7 %), mais avec une réduction du risque d'hémorragies majeures sous fondaparinux (2,2 contre 4,1 %, p < 0,001). Cependant, dans cette étude, le fondaparinux était associé à une augmentation du risque de thromboses sur cathéter chez les patients subissant un cathétérisme coronaire ou une angioplastie. L'administration d'héparine non fractionnée (HNF) a donc été suggérée à titre préventif pour ces patients. L'essai FUTURA/OASIS-8 a permis de déterminer le dosage optimal d'HNF à utiliser dans ce contexte [64]. Cela est repris dans les recommandations européennes [26] qui préconise l'ajout d'un bolus d'héparine de 85 UI/kg pour les SCA ST– qui sont dirigés vers l'angioplastie coronaire.

Bivalirudine

C'est un inhibiteur direct de la thrombine. Son intérêt dans les SCA ST– avec stratégie invasive a été mis en évidence dans l'étude ACUITY [60] où la bivalirudine a été testée contre HNF plus anti-GPIIb/IIIa chez 13 819 patients présentant un SCA ST–. Sur un critère composite à 30 jours associant décès, infarctus et revascularisation urgente pour ischémie, la bivalirudine s'est avérée non inférieure à l'association HNF plus anti-GPIIb/IIIa (7,8 contre 7,3 %, p = 0,32), mais avec une nette réduction du risque hémorragique (3,0 versus 5,7 %, p < 0,001). La bivalirudine a ainsi obtenu une AMM pour le traitement des SCA ST– en phase aiguë, se substituant ainsi à l'association HNF plus anti-GPIIb/IIIa. Le bénéfice clinique net, qui intègre les conséquences ischémiques et hémorragiques, est en faveur de la bivalirudine, mais paraît donc essentiellement lié à la réduction du risque hémorragique. Chez les patients SCA à risque modéré à sévère devant être traités par une stratégie invasive nécessitant un anti-GPIIb/IIIa, la bivalirudine pourrait être une alternative à l'héparine non fractionnée ou à l'énoxaparine, notamment en cas de haut risque hémorragique.

Les dernières recommandations (voir Tableau S05-P03-C01-XV) :
– privilégient le fondaparinux en première intention ;
– recommandent l'énoxaparine si le fondaparinux n'est pas à disposition ;
– proposent la bivalirudine comme une alternative à l'association héparine et anti-GPIIb/IIIa dans les SCA ST à haut risque relevant d'un traitement invasif, mais associée à un bolus d'anti-GPIIb/IIIa.

Perspectives

Les nouveaux anticoagulants oraux directs (AOD), anti-II (dabigatran [Pradaxa®]) et anti-Xa (apixaban [Eliquis®], rivaroxaban [Xarelto®]), ont été validés dans la prévention de la thrombose veineuse après chirurgie orthopédique et en prévention des événements ischémiques en cas de fibrillation auriculaire non valvulaire. Ces nouvelles molécules sont actuellement en évaluation au cours des SCA. L'étude REDEEM de phase II, avec le dabigatran vient de se terminer avec 1 800 patients randomisés. L'otamixaban est un agent anti-Xa utilisable par voie intraveineuse. L'étude de phase II SPECIA-ACS1 TIMI 42 [57] confirme un profil d'efficacité et de sécurité comparable à une association d'HNF plus eptifibatide. Cependant, ces données n'ont pas été confirmées par l'étude TAO [59] de phase III qui a inclus 13 229 patients souffrant d'un SCA ST– programmés pour une angioplastie précoce et randomisés en double aveugle, avec de l'otamixaban (bolus de 0,080 mg/kg et perfusion de 0,140 mg/kg/h) ou de l'HNF avec eptifibatide au moment de l'angioplastie.

Le principal critère d'efficacité (mortalité toutes causes ou un nouvel infarctus du myocarde dans les 7 jours) est survenu chez 5,5 % des patients sous otamixaban et chez 5,7 % des patients qui ont reçu héparine + eptifibatide (p = 0,93). L'otamixaban n'a donc pas permis de réduire le nombre d'événements ischémiques.

Dans l'étude APPRAISE, il existe une augmentation dose-dépendante du risque hémorragique avec l'apixaban et une tendance non significative à une réduction des événements ischémiques [12].

Statines

Le rôle bénéfique des statines en prévention secondaire après un SCA a été démontré par l'étude PROVE-IT [19]. L'utilisation d'une forte dose de statines, en l'occurrence l'atorvastatine 80 mg versus une dose standard avec la pravastatine 40 mg chez des SCA à haut risque, a permis une réduction significative du critère principal combinant les décès, l'infarctus, l'AVC, les hospitalisations pour SCA et la revascularisation alors que les patients se présentaient avec un taux de LDL-cholestérol médian de 1 g/l.

Coronarographie et revascularisation coronaire
(Tableau S05-P03-C01-XVI)

La prise en charge non médicamenteuse des SCA ST– comporte, outre le repos et le contrôle des facteurs de risque, le traitement de revascularisation myocardique après évaluation des lésions coronaires par coronarographie. Il est alors réalisé soit une angioplastie transluminale percutanée le plus souvent associée à l'implantation d'un stent, soit un pontage aortocoronaire. Deux stratégies sont opposables quant à l'indication du cathétérisme coronaire à la phase aiguë du SCA : soit celui-ci est réalisé systématiquement et précocement, et suivi d'une revascularisation rapide (on parle alors de stratégie invasive précoce), soit il est réservé aux échecs du traitement médical (stratégie conservatrice). Le bénéfice de la stratégie invasive précoce, la coronarographie étant réalisée dans les 48 premières heures, par rapport à une attitude conservatrice a été démontré pour les patients à haut risque évolutif. Ainsi, dans l'étude TACTICS-TIMI 18 [20], le risque à 6 mois de mortalité, d'infarctus non fatal ou de réhospitalisations pour SCA, est diminué de 30,6 à 19,5 % en cas de coronarographie précoce chez les patients à haut risque (dont le score de risque TIMI est compris entre 5 et 7). Dans cette même étude, la stratégie invasive précoce ne semble pas améliorer le pronostic des patients à plus faible risque (score TIMI entre 0 et 2). De façon similaire, la faible efficacité de la stratégie invasive réalisée dans les 72 heures dans l'essai RITA 3 a été attribuée au moindre risque évolutif des patients inclus dans cette étude [29].

Par ailleurs, il a été récemment montré qu'une stratégie invasive très précoce, la coronarographie étant réalisée dans les 6 heures, diminuait le risque d'infarctus ou de décès à 30 jours par rapport à une stratégie invasive retardée avec traitement antithrombotique maximal associant héparine, aspirine, clopidogrel et tirofiban pendant 3 à 5 jours avant la coronarographie [49]. Chez les patients comportant au moins un critère de haut risque évolutif, les recommandations européennes conseillent de réaliser une coronarographie dans un délai de 72 heures. En cas d'ischémie permanente, d'arythmie majeure ou d'instabilité hémodynamique, une coronarographie pour revascularisation s'impose en extrême urgence, c'est-à-dire dans les 2 heures (Figure S05-P03-C01-11).

Le bénéfice d'une stratégie invasive est d'autant plus marqué que le niveau de risque est élevé et que le délai d'intervention dépend normalement du niveau de risque (Tableau S05-P03-C01-XVII) :
• Dans les 2 heures pour les patients à très haut risque :
– angor réfractaire ;
– récidive de la douleur malgré un traitement anti-angineux maximal, avec dépression majeure du ST ≥ 2 mm ou inversion profonde des ondes T ;
– insuffisance cardiaque ou instabilité hémodynamique ;
– arythmies ventriculaires graves (menaçant le pronostic vital) au moment des crises (fibrillation ou tachycardie ventriculaire).

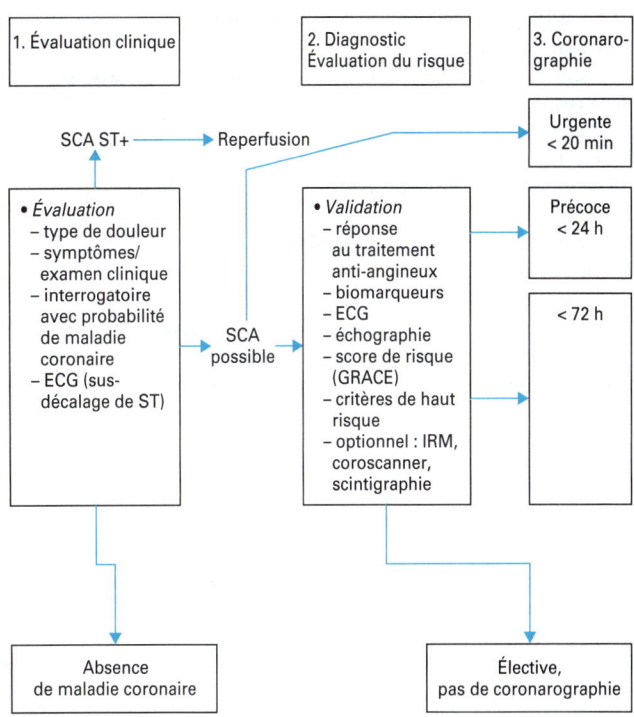

Figure S05-P03-C01-11 Algorithme de décision dans les syndromes coronaires aigus sans sus-décalage du segment ST.

Tableau S05-P03-C01-XVI Recommandations pour l'évaluation invasive et la revascularisation.

Recommandations	Classe	Niveau
Une stratégie invasive (dans les 72 heures après le premier examen) est indiquée chez les patients avec : – au moins un critère de haut risque (voir Tableau S05-P03-C01-XVII) – des symptômes récidivants	I	A
Une angiographie coronaire en urgence (< 2 heures) est recommandée chez les patients à risque ischémique très élevé (angor rebelle, avec association d'insuffisance cardiaque, d'arythmies ventriculaires menaçant la vie ou d'instabilité hémodynamique)	I	C
Une stratégie invasive précoce (< 24 heures) est recommandée chez les patients avec un score de GRACE > 140 ou avec au moins un critère de haut risque primaire	I	A
La recherche non invasive d'une ischémie inductible est recommandée chez les patients à faible risque sans symptômes récidivants avant la décision d'une évaluation invasive	I	A
La stratégie de revascularisation (angioplastie ad hoc de la lésion coupable/pontage aortocoronarien versus angioplastie des lésions pluritronculaires) doit être fondée sur l'état clinique comme sur la gravité de la maladie, comme les caractéristiques et la distribution des lésions angiographiques (score SYNTAX), selon le protocole Heart Team local	I	C
Du fait d'un profil de sécurité favorable fondé sur l'usage des stents actifs dans les SCA, l'indication du stent actif est portée sur une base individuelle prenant en compte les caractéristiques de base, l'anatomie coronaire et le risque de saignement	I	A
L'angioplastie des lésions non significatives n'est pas recommandée	III	C
L'évaluation invasive de routine des patients à faible risque n'est pas recommandée	III	A

Tableau S05-P03-C01-XVII Critères de haut risque avec indication de prise en charge invasive.

Primaire
Augmentation de la troponine
Modifications dynamiques du ST ou variations de l'onde T (symptomatique ou silencieuse)
Secondaire
Diabète
Insuffisance rénale (clairance < 60 ml/min/m²)
Altération de la fonction ventriculaire gauche (FE < 40 %)
Angor post-infarctus précoce
Angioplastie coronaire récente
Antécédent de pontage
Score de GRACE élevé ou intermédiaire

- Dans les 72 heures pour les patients à moyen et haut risque :
  – élévation de troponine ;
  – modifications du segment ST ou de l'onde T, symptomatique ou silencieuse ;
  – diabète ;
  – insuffisance rénale ;
  – altération de la fonction ventriculaire gauche (fraction d'éjection < 40 %) ;
  – récidive angineuse précoce post-infarctus ;
  – angioplastie récente ;
  – antécédent de pontage ;
  – score de GRACE intermédiaire (109-140) à élevé (> 140).
- Stratégie conservatrice : pas de coronarographie d'emblée pour les patients à bas risque réunissant l'ensemble des critères suivants :
  – pas de récidive de la douleur ;
  – pas de signes d'insuffisance cardiaque ;
  – ECG initial et de contrôle à H6-H9 normaux ;
  – troponine initiale et de contrôle à H6-H9 normales ;
  – absence d'ischémie inductible.

Dans ce cas, recherche d'ischémie non invasive avant la sortie et coronarographie à programmer en cas de positivité ou coronarographie d'emblée mais programmée à distance.

Particularités liées au terrain

Sujet âgé

Le terme de sujet âgé est utilisé arbitrairement pour qualifier différents groupes d'âge. Bien que 65 ans ait été le seuil habituel, avec une population vieillissante, il serait plus approprié de décaler le seuil à 75 ans, voire 80 ans. Au-delà de l'âge biologique, il faut prendre en compte les comorbidités, les troubles cognitifs et fonctionnels ainsi que la dépendance physique. Dans les registres européens de SCA ST–, 27 à 34 % de patients sont âgés de plus de 75 ans [13, 56], mais ils ne représentent pas plus de 20 % des patients des essais récents dans le SCA ST–. Même lorsqu'ils sont inclus dans les études, ces patients ont souvent moins de comorbidités que dans la vie réelle d'où la difficulté d'extrapoler les données issues des essais en pratique clinique.

La présentation clinique des sujets âgés est souvent atypique, la dyspnée pouvant être le principal symptôme. Les sujets âgés sont également plus susceptibles de présenter des effets secondaires des traitements médicamenteux et ils bénéficient moins souvent d'une stratégie invasive que les sujets jeunes. Bien que l'angioplastie coronaire dans le SCA soit probablement aussi efficace chez le sujet âgé que chez le sujet jeune, la coronarographie, et a fortiori l'angioplastie coronaire, est assez souvent récusée du fait de l'âge du patient [36]. La prise en charge du SCA ST– du patient âgé doit être basée sur l'évaluation du risque ischémique et du risque hémorragique, sur l'espérance de vie estimée, les comorbidités, la qualité de la vie, le souhait du patient et enfin l'estimation du rapport bénéfice/risque de la revascularisation (Tableau S05-P03-C01-XVIII).

Tableau S05-P03-C01-XVIII Recommandations chez le sujet âgé.

Recommandations	Classe	Niveau
Compte tenu de la fréquence des tableaux atypiques, en cas de suspicion de SCA ST–, les patients âgés (> 75 ans) doivent être explorés au moindre doute	I	C
Les décisions thérapeutiques chez les patients âgés (> 75 ans) doivent être prises en fonction de l'espérance de vie estimée, des comorbidités, de la qualité de vie et des souhaits et préférences du patient	I	C
Le choix et le dosage des antithrombotiques doivent être adaptés chez les patients âgés pour prévenir la survenue d'effets secondaires	I	C
La stratégie invasive précoce avec option d'une possible revascularisation doit être envisagée chez les patients âgés après évaluation rigoureuse des risques et bénéfices	IIa	B

Femme

Le SCA ST– de la femme semble présenter des différences non négligeables avec la forme de l'homme. Différentes études ont montré que les femmes présentant un SCA ST– sont généralement plus âgées, plus souvent hypertendues et diabétiques que les hommes, et qu'elles ont moins souvent un antécédent d'infarctus et des lésions sévères à la coronarographie [25]. La présentation clinique est plus souvent atypique, incluant la dyspnée ou des signes d'insuffisance cardiaque. En l'absence d'étude spécifiquement dédiée au traitement du SCA de la femme, aucune recommandation ne préconise d'adapter la prise en charge du SCA en fonction du sexe du patient (Tableau S05-P03-C01-XIX) [26].

Tableau S05-P03-C01-XIX Recommandations selon le sexe.

Recommandations	Classe	Niveau
Les deux sexes doivent être évalués et traités de la même façon	I	B

Patient diabétique

Environ 20 à 30 % des patients avec un SCA ST– sont diabétiques connus ou ont un diabète méconnu ou une intolérance au glucose [26]. Le registre Euro Heart Survey révèle que 37 % des SCAT ST– ont un diabète avéré ou un diabète nouvellement découvert. Les patients diabétiques sont plus âgés, plus souvent des femmes et sont porteurs de plus de comorbidités comme l'hypertension artérielle et l'insuffisance rénale. Ils présentent plus souvent des symptômes atypiques et sont plus susceptibles de présenter des complications en particulier l'insuffisance cardiaque et les saignements. Les registres montrent que le diabète est un facteur de risque indépendant de mortalité chez les SCA ST– qui ont un plus haut risque d'événements à court et à long terme. Concernant le mode de prise en charge, les diabétiques bénéficient moins souvent d'une revascularisation que les patients non diabétiques. L'objectif du traitement antidiabétique étant d'éviter l'hyperglycémie sévère (1,8-2 g/l) ainsi que l'hypoglycémie.

La revascularisation des patients diabétiques peut poser certains problèmes. En effet, la maladie coronaire y est souvent diffuse et étendue, les taux d'occlusion et de resténose après angioplastie et pontages sont plus importants. Une approche invasive précoce est plus bénéfique chez les diabétiques que chez les non-diabétiques [21, 31] (Tableau S05-P03-C01-XX). Néanmoins, la plupart des études suggèrent que la revascularisation par pontages est associée à un meilleur pronostic par rapport à l'angioplastie chez les patients diabétiques. Cependant, les études cli-

Tableau S05-P03-C01-XX Recommandations chez les patients diabétiques.

Recommandations	Classe	Niveau
Tous les patients avec SCA ST– doivent être l'objet d'un dépistage du diabète. Les niveaux de glycémie doivent être fréquemment surveillés chez les patients à diabète connu ou avec hyperglycémie à l'entrée	I	C
Le traitement des hyperglycémies doit éviter à la fois une hyperglycémie excessive (> 10-11 mmol/l [> 180-200 mg/dl]) et une hypoglycémie (< 5 mmol/l [< 90 mg/dl])	I	B
Les indications du traitement antithrombotique sont les mêmes que chez le patient non diabétique	I	C
La fonction rénale doit être surveillée de près après l'administration d'un produit de contraste	I	C
Une stratégie invasive précoce est recommandée	I	A
Les stents actifs sont recommandés pour éviter la fréquence des revascularisations répétées	I	A
Les pontages aortocoronaires doivent être privilégiés par rapport à l'angioplastie chez les patients diabétiques avec lésions des troncs proximaux et/ou atteinte multivasculaire avancée	I	B

niques ont surtout inclus des patients porteurs d'une maladie coronaire stable et il est difficile d'extrapoler ces données aux patients SCA ST–. Si l'on opte pour la revascularisation par angioplastie, il est préférable d'utiliser des stents actifs par rapport aux stents nus, si l'on poursuit bien la bithérapie antiplaquettaire (*voir* Tableau S05-P03-C01-XX).

Mais, encore une fois, aucune donnée ne concerne spécifiquement les patients SCA ST–. Aucune donnée n'indique que le régime antithrombotique doit être différent entre les SCA ST– diabétiques et non diabétiques, même si dans l'étude TRITON-TIMI 38, le prasugrel est supérieur au clopidogrel dans la réduction des événements ischémiques sans sur-risque hémorragique [68]. De la même façon, le ticagrélor comparé au clopidogrel dans l'étude PLATO réduit le taux d'événements ischémiques chez le patient SCA, quel que soit le statut diabétique ou non sans augmentation des événements hémorragiques majeurs [65]. Le ticagrélor réduisant la mortalité des patients dont l'hémoglobine glyquée est au-dessus de 6 %. La prévention de la néphropathie induite par les produits de contraste est particulièrement importante chez le patient diabétique chez qui la fonction rénale doit faire l'objet d'un suivi rapproché après l'exposition aux produits de contraste.

Conclusion

La prise en charge d'un patient suspect de syndrome coronarien aigu sans sus-décalage du segment ST est une situation relativement fréquente. Une fois le diagnostic évoqué devant une douleur thoracique aiguë angineuse, le diagnostic positif ou d'exclusion va s'aider du biomarqueur qu'est la troponine ultrasensible qui va guider l'orientation du patient, qui peut se décliner du retour à domicile après une période d'observation au service d'urgence, au transfert immédiat en unité de soins intensifs de cardiologie pour un éventuel cathétérisme coronaire rapide. Parallèlement à l'estimation du risque évolutif ischémique qui va guider la décision de réalisation d'une coronarographie précoce pour revascularisation, on va évaluer le risque hémorragique, ce qui va permettre d'élaborer la stratégie thérapeutique la plus adaptée, notamment dans l'utilisation du traitement antithrombotique.

Syndromes coronaires aigus avec sus-décalage du segment ST

Épidémiologie

La fréquence des SCA ST+ ou STEMI (*ST elevation myocardial infarction* dans la nosologie anglo-saxonne) est de 66/100 000 par an dans plusieurs pays d'Europe et aux États-Unis [43, 66, 67]. Une diminution de cette incidence est notée entre 1997 (121/100 000 par an) et 2005 (77/100 000 par an), parallèlement à une augmentation des syndromes coronaires aigus sans sus-décalage du segment ST.

La mortalité hospitalière en Europe est estimée entre 6 et 14 %. De nombreuses études récentes ont mis en évidence une diminution de la mortalité intrahospitalière et à long terme avec la généralisation des stratégies de reperfusion notamment par intervention per cutanée, les traitements antithrombotiques de dernière génération et les traitements de prévention secondaire [30, 39, 66, 67].

Définitions

Le terme ou syndrome coronarien aigu avec sus-décalage persistant du segment ST (SCA ST+) est un diagnostic d'admission qui repose sur des critères cliniques et électrocardiographiques [27] (Tableau S05-P03-C01-XXI).

Le diagnostic d'infarctus du myocarde (IDM) ne pourra être porté qu'ultérieurement sur les résultats du dosage des marqueurs de nécrose myocardique, par extrapolation, car à proprement parler, le terme « infarctus du myocarde » est anatomopathologique.

Tableau S05-P03-C01-XXI Définition universelle de l'infarctus du myocarde [27].

Élévation de biomarqueurs cardiaques (troponine de préférence) avec au moins une valeur supérieure au 99e percentile de la limite supérieure de référence avec au moins l'un des éléments suivants : – symptômes d'ischémie myocardique – modifications significatives récentes du segment ST et/ou de l'onde T ou apparition d'un bloc de branche gauche – apparition d'une nouvelle onde Q – imagerie objectivant une perte de myocarde viable ou un trouble de contractilité nouveau – thrombus intracoronaire angiographique ou autopsique
Décès cardiaque précédé de symptômes évocateurs d'ischémie et/ou d'anomalies ECG du segment ST et/ou de l'onde T ou bloc de branche gauche récent Décès intervenant avant la libération de marqueurs biologiques de nécrose myocardique
Thrombose de stent détectée par angiographie ou autopsie dans un contexte d'ischémie myocardique et d'élévation des marqueurs biologiques de nécrose

Autrefois traité dans le chapitre « infarctus du myocarde », le syndrome coronarien aigu avec sus-décalage persistant du segment ST est une des formes des syndromes coronariens aigus de la nouvelle nosologie. Il a été individualisé car, à la différence des autres formes de syndrome coronarien aigu, il impose la mise en route urgente d'une stratégie de reperfusion, mais il reconnaît la même physiopathologie. Il est habituellement la conséquence d'une occlusion totale d'un gros tronc coronaire épicardique par thrombose aiguë coronaire compliquant une rupture de plaque athérosclérotique. Il entraîne, en l'absence de traitement, une nécrose transmurale du myocarde, c'est-à-dire de toute l'épaisseur pariétale de l'endocarde à l'épicarde. Le but essentiel de sa prise en charge est donc de limiter l'étendue de cette nécrose. D'autres mécanismes physiopathologiques plus rares peuvent entraîner un SCA ST+ : un embole coronaire est possible, fibrinocruorique le plus souvent et à point de départ cardiaque. La stratégie thérapeutique reste la même.

Le spasme coronaire est théoriquement levé par les dérivés nitrés et n'entre donc pas dans la définition du SCA ST+ même si, non traité, il peut entraîner une nécrose myocardique.

Douleur thoracique

C'est une douleur de type angineux, prolongée au-delà de 20 minutes et résistante aux dérivés nitrés. Un antécédent de maladie coronaire ou une irradiation de la douleur vers le cou, la mandibule ou le membre supérieur gauche constituent des éléments diagnostiques forts. La douleur peut être peu intense.

Certains patients, 30 % selon certains registres [16], se présentent avec des symptômes moins typiques comme une dyspnée, des nausées et des vomissements, des palpitations ou un épisode syncopal. Ces patients sont souvent des femmes, des diabétiques ou des sujets âgés et souffrent fréquemment de retards diagnostiques.

L'examen physique au stade initial n'apporte pas d'élément déterminant mais aide au diagnostic différentiel et à la détection des complications.

Examens complémentaires

Le diagnostic du SCA ST+ repose sur l'analyse de l'électrocardiogramme. La rapidité du traitement conditionnant le pronostic, il est important d'enregistrer un premier ECG 12 dérivations sans délai. Il convient de répéter les tracés si le premier n'est pas concluant.

L'aspect typique du SCA ST+ est une surélévation du point J dans deux dérivations contiguës ($\geq 0,25$ mV pour les hommes de moins de 40 ans ; $\geq 0,20$ mV pour les hommes de plus de 40 ans ; $\geq 0,15$ mV en V2-V3 et $\geq 0,1$ mV dans les autres dérivations pour les femmes).

Ces critères sont valables en l'absence de bloc de branche gauche et d'hypertrophie ventriculaire gauche.

Chez les patients présentant un sus-décalage en territoire inférieur il convient d'enregistrer les dérivations V3R-V4R afin de rechercher des signes d'atteinte du ventricule droit.

L'évolution électrocardiographique classique a été décrite avant l'ère de la reperfusion et se décompose comme suit : ondes T amples pointues symétriques très précocement, puis onde monophasique en dôme englobant le sus-décalage du segment ST convexe vers le haut et rejoignant l'onde T (appelé « onde de Pardee »). Cet aspect régresse vers la 24e heure en l'absence de reperfusion. L'onde Q de nécrose, large (< 0,04 seconde) apparait entre la 6e et la 12e heure. La régression du sus-décalage varie en fonction du type de cicatrisation (elle peut persister en cas d'anévrysme ventriculaire). Tardivement, entre le 10e et le 20e jour, le segment ST peut revenir à la ligne iso-électrique, et les ondes T devenir négatives pointues et symétriques.

En cas de douleur thoracique évocatrice et d'ECG normal, il faut suspecter un infarctus dans le territoire circonflexe et envisager une coronarographie urgente diagnostique/thérapeutique d'emblée. Dans ce cas, l'échocardiographie préalable prend toute sa place en urgence à la recherche d'anomalie de la cinétique segmentaire. Elle permet d'évaluer l'étendue du territoire myocardique menacé et de rechercher un éventuel diagnostic différentiel. L'absence d'anomalie de cinétique segmentaire en échographie permet d'exclure un infarctus étendu.

Les dosages biologiques des marqueurs de nécrose myocardique n'ont pas de place dans le diagnostic initial des SCA ST+.

Diagnostics différentiels

Les diagnostics différentiels habituels (embolie pulmonaire, péricardite aiguë, dissection aortique, myocardite) sont généralement éliminés en cas de doute, par une évaluation clinique soigneuse, par l'échocardiographie, parfois par la tomodensitométrie et en dernier ressort par l'accès désormais facilité à une coronarographie exploratrice.

L'évolution clinique, les dosages biologiques et l'IRM cardiaque permettent de confirmer ou d'infirmer le diagnostic d'infarctus du myocarde au terme du bilan hospitalier.

La cardiomyopathie aiguë induite par le stress (syndrome de Tako-Tsubo) peut être plus difficile à distinguer à l'admission. Elle se caractérise par des circonstances de survenue particulières (stress aigu), des anomalies de la cinétique segmentaire du ventricule gauche qui ne correspondent pas à la segmentation coronaire (apex ballonnisé ou dyskinésie de la portion moyenne du ventricule gauche) avec un aspect souvent caractéristique en ventriculographie gauche et l'absence de lésion coronaire à la coronarographie. L'évolution vers la récupération d'une cinétique ventriculaire normale normale et la relativement faible montée des marqueurs de nécrose myocardique confirmeront le diagnostic [24].

Histoire naturelle et complications

L'évolution de l'infarctus du myocarde est imprévisible initialement et le risque de complication létale justifie la surveillance continue en unité de soins intensifs cardiologiques.

Évolution clinique initiale

En l'absence de traitement, la douleur peut persister 36 heures. L'examen physique retrouve fréquemment un 4e bruit, souvent un souffle d'insuffisance mitrale et vers le 2e ou le 3e jour, un frottement péricardique témoignant d'une nécrose transmurale. La fièvre habituellement modérée à 38,5 °C peut atteindre 40 °C, même en l'absence d'infection dans le cas de nécroses très étendues. Cette fièvre, maximale aux 2e et 3e jours, disparaît à 8 jours. Ce type d'évolution n'est plus observée que chez les patients présentant une nécrose myocardique non reperfusée. En revanche, toutes les complications suivantes peuvent être observées, même sur des infarctus reperfusés.

Complications précoces [27]

Troubles du rythme

Fibrillation ventriculaire

Inefficace hémodynamiquement, la fibrillation ventriculaire (FV) entraîne un arrêt cardiocirculatoire et explique la plupart des morts subites extrahospitalières. Elle peut survenir même sur des infarctus peu étendus et n'est réversible que par un choc électrique externe. Si le rythme sinusal est rétabli avant 3 minutes, il n'y a généralement pas de séquelle neurologique. La fibrillation ventriculaire n'a pas de valeur pronostique en elle-même mais, dans certains cas, elle témoigne d'une déchéance myocardique étendue et n'est qu'une étape d'un tracé pré-agonique.

C'est le risque de survenue d'une fibrillation ventriculaire qui justifie le monitoring ECG immédiat de toute suspicion de syndrome coronaire aigu.

Rythmes ventriculaires

Comme la fibrillation ventriculaire, la tachycardie ventriculaire (TV) émaille généralement les premières heures des SCA ST+. Plus organisée que la fibrillation ventriculaire, sa tolérance est très variable, allant de l'absence totale de symptômes à l'arrêt cardiocirculatoire.

L'extrasystolie ventriculaire est très fréquente (90 % des infarctus) et parfois précède un passage en tachycardie ou fibrillation ventriculaire. Elle peut être le témoin d'une reperfusion coronaire.

Le rythme idioventriculaire accéléré correspondant à un rythme ventriculaire lent est le témoin d'une reperfusion myocardique dans la majorité des cas.

Fibrillation atriale

Elle est banale (10 à 15 % des infarctus), le plus souvent transitoire, parfois témoin d'une nécrose des oreillettes. Elle peut favoriser l'apparition de signes congestifs sur un myocarde déjà altéré par l'infarctus.

Troubles de conduction

Les blocs auriculoventriculaires compliquaient jusqu'à 25 % des infarctus avant l'ère de la reperfusion. Beaucoup plus rares désormais, ils s'observent surtout dans les localisations inférieures. Souvent haut situés, d'installation progressive, ces blocs ont un échappement à complexes fins, suffisamment rapide pour être efficace hémodynamiquement. Leur signification est discutée (lésion ischémique de la région du nœud auriculoventriculaire ou lésions inflammatoires et ischémiques de l'infarctus dans son ensemble. Ils régressent en quelques jours et ne nécessitent habituellement pas de stimulation.

Dans les infarctus antérieurs, le bloc auriculoventriculaire est précédé d'un bloc de branche mais s'installe brutalement, est bas situé, donnant un échappement à QRS larges, lents, peu efficaces hémodynamiquement, de pronostic péjoratif et témoignant d'une nécrose étendue.

Il impose généralement une stimulation cardiaque qui doit être mise en place dès l'apparition du bloc de branche.

Insuffisance cardiaque

C'est la complication la plus fréquente de l'infarctus du myocarde. Elle traduit le plus souvent l'étendue de la nécrose et représente actuellement la principale cause de mortalité de l'infarctus du myocarde en soins intensifs cardiologiques. Elle peut survenir d'emblée ou émailler l'évolution de l'infarctus à tout moment et même très tardivement.

À la phase aiguë, il s'agit le plus souvent d'une poussée congestive secondaire à une défaillance du ventricule gauche. L'atteinte aiguë de la fonction contractile ne peut être compensée par une dilatation du ventricule gauche. La seule adaptation aiguë possible est chronotrope par tachycardie. Les signes d'insuffisance cardiaque dans l'infarctus du myocarde aigu sont évalués par la classification de Killip [41] :
– I : pas de râles pulmonaires ;
– II : râles aux bases ne dépassant pas la moitié d'un des deux poumons ;

– III : râles dépassant la moitié des champs pulmonaires ;
– IV : choc cardiogénique : tableau clinique et hémodynamique associant hypotension artérielle et signes de bas débit périphérique (extrémités froides, marbrures, oligurie, signes d'hypoperfusion cérébrale à un stade plus avancé).

Plus rarement, les signes congestifs pulmonaires sont la conséquence d'une régurgitation mitrale aiguë dont les mécanismes sont de deux type : restriction des mouvements du feuillet postérieur par trouble de cinétique dans le territoire du pilier mitral postéromédian (pilier lui-même ou paroi ventriculaire adjacente) ou prolapsus valvulaire par lésion ischémique du pilier au stade de prérupture, prélude à une rupture complète.

Les signes d'insuffisance ventriculaire droite se voient dans les infarctus du ventricule droit associés aux infarctus inférieurs quand l'occlusion coronaire droite survient en amont des branches marginales droites irriguant le ventricule droit.

Choc cardiogénique

Choc primaire

Il est la conséquence d'une nécrose myocardique étendue, souvent de la paroi antérieure du myocarde par occlusion de l'artère interventriculaire antérieure (IVA).

Plusieurs facteurs peuvent expliquer une nécrose étendue : l'occlusion proximale d'un gros tronc coronaire, l'absence de collatéralisation, un myocarde non conditionné (souvent quand l'occlusion survient sur une artère préalablement non sténosée), l'existence d'une nécrose controlatérale plus ancienne, un délai tardif de prise en charge. La dysfonction ventriculaire étant aiguë, un mécanisme adaptatif par dilatation ventriculaire ne peut se mettre en place. L'adaptation myocardique afin de maintenir un débit cardiaque de repos ne peut être que chronotrope. Mais dans les nécroses étendues, la tachycardie d'adaptation reste insuffisante, expliquant le tableau de choc.

Choc secondaire à une complication mécanique

La rupture d'un pilier de la valve mitrale est une complication rare, mais grave. La rupture d'un pilier fragilisé par la nécrose peut être partielle ou totale, mais entraîne toujours une fuite mitrale massive, létale à 24 heures dans 70 % des cas. C'est le pilier postérieur qui est le plus souvent atteint, car il est presque exclusivement irrigué par la coronaire droite, sans circulation de suppléance à la différence du pilier antérieur.

La conséquence de cette fuite est un œdème pulmonaire massif, voire un choc cardiogénique d'emblée. Le diagnostic repose sur les éléments cliniques (contexte, œdème pulmonaire, chute tensionnelle par effondrement de la post-charge, souffle d'insuffisance mitrale qui peut manquer quand la fuite est massive) et surtout sur l'échocardiographie Doppler transthoracique qui visualise la fuite et le pilier rompu.

La rupture du septum interventriculaire est également rare et grave avec un taux de mortalité de 24 % à 1 semaine et de 90 % à 2 mois. Cette rupture du septum interventriculaire entraîne un shunt gauche-droite souvent massif et la surcharge imposée à un ventricule droit déjà altéré conduit le plus souvent à un choc cardiogénique. Son diagnostic est clinique (souffle holosystolique intense à l'endapex) et échocardiographique.

La rupture intrapéricardique de la paroi libre du ventricule gauche avec tamponnade s'observait dans 2 à 4 % des infarctus non reperfusés. Plus rare désormais, elle complique plus volontiers les infarctus de la femme âgée. Elle survient précocement dans les trois premiers jours, se traduit par une reprise douloureuse et un état de choc immédiat. L'aspect ECG est d'abord celui d'une bradycardie ou d'un bloc auriculoventriculaire, et l'évolution hémodynamique se fait très rapidement vers la dissociation électromécanique. Cette complication est presque toujours fatale, bien que quelques cas de rupture opérée avec succès aient été publiés. Dans certains cas aussi, la rupture se fait à bas bruit, par fissuration progressive et se voit colmatée par le sac péricardique réalisant un faux anévrysme.

Événements thrombo-emboliques

On peut observer la formation de thrombus intraventriculaire gauche sur des nécroses étendues, surtout si elles n'ont pas été reperfusées. Ces thromboses ont un potentiel emboligène et justifient un traitement par anticoagulants quand elles sont détectées.

Les thromboses veineuses sont devenues rares dans l'infarctus du myocarde puisque l'alitement prolongé n'est plus justifié.

Complications tardives [27]

Dans la majorité des cas, l'infarctus du myocarde guérit sans séquelle clinique. L'examen physique est normal le plus souvent et il peut persister une onde Q et des troubles de repolarisation à l'ECG ainsi qu'une anomalie de cinétique segmentaire du ventricule gauche en échocardiographie.

Le pronostic après infarctus du myocarde est lié à l'étendue de la nécrose (évalué par calcul de la fraction d'éjection résiduelle) et à l'extension des lésions coronaires à la coronarographie. D'autres facteurs propres à chaque patient participent au pronostic (âge, diabète, insuffisance rénale).

Insuffisance cardiaque

Quand elle survient après la phase aiguë, elle est la conséquence d'une dysfonction systolique ventriculaire gauche étendue, d'une insuffisance mitrale résiduelle significative (le plus souvent par restriction des mouvements du feuillet mitral postérieur dont la base d'insertion est une paroi akinétique, et aussi par dilatation de l'anneau mitral), d'une atteinte coronaire sévère étendue. Ces trois mécanismes essentiels peuvent coexister.

Anévrysme ventriculaire

C'est une modalité évolutive de la cicatrice de l'infarctus qui déforme la paroi ventriculaire à la façon d'une poche saillante. Cette évolution anévrysmale survient entre quelques semaines et quelques mois après l'infarctus, le plus souvent non ou mal reperfusé.

Il entraîne une surcharge de volume du cœur et favorise la formation de caillots intracardiaques du fait de la stase sanguine dans la poche anévrysmale.

Le diagnostic a été historiquement clinique (palpation) et électrocardiographique (persistance d'un sus-décalage du segment ST), parfois radiologique (déformation de la silhouette cardiaque et liseré de calcifications). Il fait maintenant appel à l'échocardiographie et à l'IRM cardiaque.

Syndrome de Dressler

Différent de la réaction péricardique précoce post-infarctus, sa fréquence est estimée à 1 %. L'aspect clinique est une péricardite à rechute apparaissant après la première semaine, associée dans deux tiers des cas à une réaction pleurale souvent unilatérale gauche. Le pronostic est bénin avec un risque de rechute.

Traitement précoce

Les buts du traitement du SCA ST+ sont d'éviter le décès « illégitime » par fibrillation ventriculaire et de limiter la taille de l'infarctus dont dépend le pronostic. Il s'y ajoute le traitement spécifique des complications.

Éviter la mort subite

Toute suspicion d'infarctus du myocarde impose la mise en route immédiate d'une surveillance monitorée qui permettra une cardioversion rapide en cas de fibrillation ventriculaire. Ce risque rythmique est maximal dans les premières heures et devient quasi nul à 24 heures si l'infarctus a été reperfusé.

Limiter la taille de la nécrose myocardique

Elle fait appel aux stratégies de reperfusion. Leurs principes sont d'obtenir une recanalisation de l'artère occluse. Cette recanalisation peut être mécanique ou pharmacologique.

Reperfusion mécanique

La reperfusion urgente par angioplastie par voie radiale (intervention coronaire percutanée) est le traitement de choix dans les douze premières heures. Au-delà de 12 heures, on considère que l'ensemble du myocarde menacé est nécrosé, le bénéfice d'une éventuelle stratégie de reperfusion est discuté au cas par cas. Le bénéfice d'une reperfusion tardive après 24 heures n'est pas démontré [37].

Reperfusion pharmacologique

La thrombolyse peut être considérée dans les larges infarctus du myocarde vus dans les 2 heures chez les patients à faible risque hémorragique, et si le délai pour l'angioplastie est estimé supérieur à 90 minutes. C'est le risque de complication hémorragique lié à la thrombolyse intraveineuse (1 % d'hémorragies intracérébrales) qui limite ses indications.

Traitements médicamenteux associés

Ils ont pour but d'éviter une récidive précoce, de diminuer l'incidence des complications et de favoriser la cicatrisation de l'infarctus.

Anti-agrégants plaquettaires (Tableau S05-P03-C01-XXII)

L'aspirine a fait la preuve de son efficacité depuis l'étude ISIS 2 [22]. Elle est toujours indiquée pour ses propriétés anti-agrégantes sur les plaquettes sanguines. Elle agit par le biais de l'acétylation du site actif de la cyclo-oxygénase nécessaire à la production du thromboxane A_2 (promoteur de l'agrégation plaquettaire). La posologie de 250 mg IVD est indiquée en urgence, suivie par 75 mg/j au long cours, posologie efficace et moins gastrotoxique. Les inhibiteurs des récepteurs de l'ADP doivent être associés à l'aspirine pour leur effet anti-agrégant additionnel. Plusieurs molécules sont disponibles (clopidogrel, prasugrel ou ticagrélor), avec des niveaux de recommandation qui dépendent du terrain (âge, poids, antécédents) et des données des études randomisées.

Les inhibiteurs des récepteurs GPIIb/IIIa, puissants anti-agrégants plaquettaires intraveineux, ont vu leurs indications diminuer dans les SCA ST+ [23, 27, 38] à mesure que de puissantes molécules orales étaient développées [27, 46, 65].

Anticoagulants (voir Tableau S05-P03-C01-XXII)

La bivalirudine est l'anticoagulant qui présente le niveau de preuve le plus élevé [27, 44]. Après la reperfusion, il apparaît que la balance bénéfice/risque est favorable à l'arrêt du traitement anticoagulant, sauf pathologie associée impliquant la poursuite de celui-ci.

Autres traitements médicamenteux

Il s'agit de traitement adjuvants qui n'ont pas d'effet direct sur la reperfusion de l'artère :
– les dérivés nitrés sont utiles pour le diagnostic initial. Ensuite, ils n'ont d'intérêt qu'en cas d'HTA et de signes congestifs ;
– les bêtabloquants ont été largement évalués avant l'ère de la reperfusion, il est difficile d'extrapoler un bénéfice à leur administration précoce actuellement. Dans les infarctus étendus où l'adaptation chronotrope est la seule manière de maintenir un débit cardiaque, ils sont contre-indiqués. Dans les autres cas, on discutera leur administration précoce pour un bénéfice probablement modeste ;
– les statines à fortes doses administrées précocement [55] entraînent un bénéfice clinique immédiat et à long terme, et améliorent l'observance ultérieure quels que soient les résultats du bilan lipidique initial ;
– les inhibiteurs de l'enzyme de conversion de l'angiotensine sont indiqués en cas de dysfonction ventriculaire gauche (FEVG < 40 %) et/ou de signes congestifs. Leur administration précoce chez tous les patients est discutée et semble apporter un bénéfice clinique modeste ;
– les antagonistes de l'aldostérone peuvent apporter un bénéfice dans certains groupes de patients (FEVG < 40 %, signes congestifs, diabète), mais leur bénéfice est à mettre en balance avec le risque d'hyperkaliémie.

Contre-pulsion intra-aortique

Les données de la littérature ne permettent pas de recommander la contre-pulsion intra-aortique (CP) de façon systématique. Cependant, son usage est légitime dans les complications mécaniques en préchirurgie (insuffisance mitrale par rupture de pilier et rupture septale).

Dans le choc cardiogénique et les infarctus du myocarde antérieurs étendus, les données de la littérature ne sont pas favorables. Cependant, on peut discuter de son implantation temporaire au cas par cas.

Pré- et post-conditionnement

Le but de ces techniques est de limiter les lésions dues à la reperfusion myocardique et de diminuer la taille de l'infarctus. En effet, si le bénéfice de cette reperfusion précoce est bien démontré, de nombreuses études expérimentales ont mis en évidence des lésions spécifiques au processus de reperfusion. Les données cliniques sont limitées. L'intérêt du préconditionnement mécanique à distance (brassard tensionnel), pharmacologique (ciclosporine), ou du post-conditionnement mécanique in situ (cycles d'inflations/déflations du ballon post stenting) restent en évaluation.

Mesures associées

L'alitement prolongé n'est plus de mise et le lever à 24 heures est préconisé avec une sortie au 3ᵉ jour pour les infarctus non compliqués.

L'oxygénothérapie n'est justifiée qu'en cas de désaturation aiguë.

Tableau S05-P03-C01-XXII Traitements antithrombotiques dans l'angioplastie primaire des syndromes coronariens avec sus-décalage du segment ST [27]

	Classe	Niveau
Anti-agrégants plaquettaires		
Aspirine orale ou intraveineuse	I	B
Un inhibiteur des récepteurs de l'ADP est recommandé en plus de l'aspirine	I	A
Prasugrel, si pas de prétraitement par clopidogrel, pas d'AVC et âge < 75 ans	I	B
Ticagrélor	I	B
Clopidogrel quand ticagrélor et prasugrel contre-indiqués ou indisponibles	I	C
Anti-GPIIb/IIIa en sauvetage si thrombus angiographique important ou *low flow*	IIa	C
Anti-GPIIb/IIIa en routine en complément d'une HBPM pour une angioplastie	IIb	B
Anti-GPIIb/IIIa avant angioplastie chez des patients à haut risque transférés vers un autre centre	IIb	B
Anticoagulants		
Un anticoagulant injectable doit être utilisé dans l'angioplastie primaire	I	C
La bivalirudine est recommandé préférentiellement à l'héparine, associée aux anti-GPIIb/IIIa	I	B
L'énoxaparine peut être préférée à l'héparine non fractionnée	IIb	B
L'héparine non fractionnée doit être utilisée chez les patients ne recevant ni énoxaparine, ni bivalirudine	I	C
Le fondaparinux n'est pas recommandé dans l'angioplastie primaire	III	B
La thrombolyse intraveineuse n'est pas recommandée avant une angioplastie primaire	III	A

Tableau S05-P03-C01-XXIII Récapitulatif des traitements associés à la reperfusion des syndromes coronaires avec sus-décalage du segment ST.

Recommandation	Classe	Niveau
Conseils pour l'arrêt du tabac chez les fumeurs actifs	I	A
Chaque hôpital prenant en charge des SCA ST+ doit avoir un protocole de sevrage tabagique	I	C
Un programme de réadaptation à l'effort est recommandé	I	B
Un traitement par aspirine à dose anti-agrégante (75 à 100 mg/j) est recommandé à vie	I	A
En cas d'intolérance à l'aspirine, le clopidogrel est l'alternative	I	B
Après l'angioplastie primaire un traitement anti-agrégant plaquettaire double aspirine/prasugrel ou aspirine/ticagrélor est recommandé.	I	A
Une double anti-agrégation plaquettaire doit être poursuivie 12 mois après l'infarctus avec un strict minimum de :	I	C
– 1 mois pour un stent nu	I	C
– 6 mois pour un stent actif	II	B
En cas de thrombus intraventriculaire, une anticoagulation de 3 mois au minimum doit être instituée	IIa	B
En cas d'indication claire de traitement anticoagulant (prothèse valvulaire mécanique, FA avec CHA$_2$DS$_2$-VASC score ≥ 2), un traitement anticoagulant doit être prescrit en plus du traitement anti-agrégant	I	C
Dans ces cas, la durée du traitement anti-agrégant plaquettaire doit être la plus courte possible pour diminuer le risque de saignements	I	C
Chez des patients à risque hémorragique faible, le rivaroxaban à la dose de 2,5 mg 2 fois par jour, en plus du traitement anti-agrégant, peut être proposé	IIb	B
Les deux anti-agrégants sont poursuivis un an chez les patients non stentés	IIa	C
Une protection gastrique par un inhibiteur de la pompe à protons est proposée pendant toute la durée du traitement anti-agrégant double chez les patients à risque de saignement digestif	IIa	C
Les bêtabloquants oraux sont proposés pendant l'hospitalisation puis au long cours après SCA ST+	IIa	B
Les bêtabloquants sont conseillés en cas d'insuffisance cardiaque et de dysfonction systolique ventriculaire gauche	I	A
Les bêtabloquants IV doivent être évités en cas d'hypotension ou d'insuffisance cardiaque	III	B
Les bêtabloquants IV doivent être considérés à la phase aiguë en cas de tachycardie sans signe d'insuffisance cardiaque et d'HTA	IIa	B
Un bilan lipidique à jeun doit être dosé le plus rapidement possible après l'admission	I	C
Les statines à hautes doses sont recommandées dès l'admission, quel que soit le bilan lipidique	I	A
Un nouveau dosage de LDL-cholestérol est recommandé après 4 à 6 semaines avec un objectif < 70 mg/dl	IIa	C
Le vérapamil peut être proposé en alternative en cas de contre-indication aux bêtabloquants et en l'absence d'insuffisance cardiaque	IIb	B
Les IEC sont indiqués dès les 24 premières heures des infarctus antérieurs, chez les diabétiques, en cas d'insuffisance cardiaque et/ou de dysfonction ventriculaire gauche	I	A
En cas d'intolérance aux IEC, un antagoniste des récepteurs de l'angiotensine II, de préférence le valsartan, est l'alternative	I	B
Les IEC doivent être considérés chez tous les patients après SCA ST+	IIa	A
L'éplérénone doit être considérée en cas de FEVG < 40 %, de signes d'insuffisance cardiaque, de diabète, en l'absence d'insuffisance rénale ou d'hyperkaliémie	I	B

La prise d'anxiolytiques, la protection gastrique par inhibiteurs de la pompe à protons, éventuellement la prise de laxatifs sont souvent associées au reste du traitement.

Traitement après la phase aiguë

Il est commun à tous les SCA et s'articule autour de quatre axes [27] (Tableau S05-P03-C01-XXIII) :
– réadaptation cardiaque ;
– traitement des facteurs de risque ;
– traitement médicamenteux au long cours ;
– prévention de la mort subite rythmique.

Pronostic de l'infarctus du myocarde

À l'admission, les facteurs de mauvais pronostic sont l'âge supérieur à 70 ans, le diabète, un antécédent d'infarctus, un siège antérieur, des troubles conductifs, des signes d'insuffisance cardiaque congestive.

Le pronostic à moyen et long terme de l'infarctus du myocarde dépend de la quantité de tissu myocardique nécrosé et de la valeur fonctionnelle du myocarde restant : les facteurs de mauvais pronostic sont donc l'altération de la fonction systolique ventriculaire gauche, la diffusion des lésions coronaires avec parfois des récidives ischémiques, et enfin la stabilité électrique du cœur.

Maladie coronaire chronique

Simon Weber et Karim Wahbi

La maladie athéromateuse est un processus lentement évolutif, se déroulant généralement sur plusieurs décennies. Le processus athéromateux n'est pas réversible, mais il peut être ralenti, modulé par diverses interventions thérapeutiques. L'évolution n'est pas linéaire, mais au contraire, doublement irrégulière. La vitesse de progression des lésions athéromateuses sténosantes est très variable d'un patient à l'autre et chez le même patient, alterne des périodes de relative stabilité et au contraire, des périodes de progression rapide ; cette variabilité n'est que partiellement explicable par le plus ou moins bon contrôle des facteurs de risque. La survenue des événements cliniques dépend à la fois :
– de la progression « régulière » des plaques d'athérome qui, lorsqu'elles dépassent le seuil de significativité (70 % de réduction du calibre artériel pour la définition angiographique), a pour conséquence une réduction de la réserve de vasodilatation coronaire pouvant entraîner un angor d'effort et parfois, une dysfonction ventriculaire gauche ischémique et/ou des troubles du rythme ischémique ;
– de la rupture de plaques d'athérome coronaire avec formation d'un thrombus endoluminal extensif, phénomène brutal définissant les syndromes coronaires aigus et notamment l'infarctus du myocarde (voir « Syndromes coronaires aigus »).

Les patients porteurs d'une maladie coronaire chronique, c'est-à-dire d'au moins une sténose coronaire significative, généralement de plusieurs, correspondent à des tableaux cliniques très hétérogènes :
– l'angor d'effort chronique stable, qui est la manifestation la plus typique, la plus « pédagogique » de la maladie coronaire mais n'est pas, et de loin, la plus fréquente, notamment dans les pays développés où les patients bénéficient généralement de traitements efficaces, pharmacologiques et/ou de revascularisation myocardique qui font le plus souvent disparaître le symptôme « angor » ;
– le patient coronarien chronique redevenu asymptomatique sous traitement, qui représente, de loin, la catégorie la plus nombreuse ;

– le patient coronarien chronique restant ou redevenu symptomatique malgré le traitement, sous forme d'un angor résiduel, d'une insuffisance cardiaque post-ischémique et plus rarement d'un trouble du rythme ischémique, se rencontre le plus souvent parmi les patients plus âgés après une longue évolution de leur pathologie athéromateuse ;

– le dépistage « prospectif » de la maladie coronaire chez des sujets asymptomatiques à haut risque vasculaire recrute un nombre grandissant de patients dont la prise en charge n'est pas encore bien codifiée, notamment en matière d'évaluation de la balance bénéfice/risque des traitements à proposer à un sujet qui antérieurement à ce dépistage, n'était pas « malade ».

Depuis deux décennies, l'incidence de la maladie coronaire ajustée à l'âge est en régression dans les pays développés. La population de patients coronariens chroniques reste cependant en forte expansion car, d'une part, il s'agit d'une maladie dont la prévalence s'accroît avec l'âge et augmente donc mathématiquement avec l'augmentation de l'espérance de vie. D'autre part, et surtout, l'amélioration spectaculaire du pronostic de la maladie coronaire chronique observée ces trois dernières décennies a fortement augmenté la population des coronariens chroniques dont l'espérance de vie, moyennant prise en charge adaptée, tend à se rapprocher (sans encore l'atteindre bien sûr) de celle de la population générale [77, 82].

Angor d'effort chronique stable

L'étiologie quasi exclusive de l'angor d'effort stable est la maladie athéromateuse coronaire. L'angor peut apparaître à l'effort dès qu'une sténose dépasse le seuil de significativité conventionnellement fixé d'au moins 70 % de réduction du calibre d'une artère coronaire épicardique. Le rétrécissement aortique serré et certaines cardiomyopathies hypertrophiques peuvent être à l'origine d'un authentique angor d'effort en l'absence de maladie athéromateuse coronaire ; ces deux causes sont très minoritaires.

Tableau clinique

Il est le plus souvent hautement évocateur. L'effort déclenche une douleur thoracique médiane rétrosternale d'allure constrictive irradiant volontiers à l'épaule et au bras gauches et au maxillaire inférieur. L'intensité de l'effort déclenchant est variable d'un patient à l'autre. En l'absence de traitement, elle a tendance à diminuer plus ou moins rapidement au fil du temps. La douleur est le plus souvent intense et entraîne presque toujours l'arrêt de l'effort. Pour des raisons imparfaitement connues, à dépense énergétique égale, la marche est particulièrement génératrice d'angor. La douleur se dissipe en quelques minutes à l'arrêt de l'effort. Dans quelques cas, le patient peut poursuivre son effort de marche malgré la survenue de la douleur constrictive et celle-ci peut disparaître en quelques minutes, alors même que l'effort s'accentue. Ce *walk through phenomenon* est cependant relativement rare. La douleur d'angor d'effort s'installe rapidement, sa montée en puissance ne dure que quelques dizaines de secondes et se dissipe également rapidement en moins de 2 ou 3 minutes à l'arrêt de l'effort. La majorité des douleurs sont typiques, certaines peuvent être cependant trompeuses : rétrosternales basses, rétroxyphoïdiennes, voire épigastriques, limitées à une irradiation brachiale et mandibulaire plus rarement dorsale.

Dans l'angor d'effort, la douleur est le plus souvent isolée, elle peut parfois s'accompagner de palpitations ou de signes digestifs de type éructation. Il est parfois difficile de différencier douleurs d'effort et dyspnée d'effort. Il s'agit souvent d'un simple problème de vocabulaire. Le blocage d'effort ressenti peut être verbalisé comme douleur ou comme gêne respiratoire, définissant ainsi la blockpnée d'effort. Parfois, il y a authentiquement association d'une dyspnée d'effort avec polypnée et d'une douleur angineuse. Cette coexistence évoquant une dysfonction ventriculaire gauche ischémique d'effort. Le test thérapeutique à la trinitrine sublinguale est peu pertinent, puisque la douleur disparaît spontanément à l'arrêt de l'effort. En revanche, la prévention de la douleur angineuse par la trinitrine sublinguale administrée avant un effort habituellement déclenchant a plus de valeur diagnostique. L'angor d'effort est clairement aggravé par le froid et par le vent. Ce mode d'entrée dans la maladie coronaire est plus fréquent en hiver !

Le diagnostic d'angor d'effort peut généralement être évoqué avec une très forte probabilité dès l'interrogatoire à condition que celui-ci soit bien mené, de façon objective. Cet interrogatoire doit également s'attacher au profil évolutif de la douleur. L'« authentique » angor chronique stable évolue généralement depuis plusieurs semaines, voire plusieurs mois survenant initialement pour des efforts intenses inhabituels puis se reproduisant pour des efforts de plus faible intensité. L'angor d'effort « de novo » est de pronostic immédiat plus inquiétant. Il s'agit d'un patient ayant ressenti une première douleur d'angor pour un effort modeste, généralement à la marche. À l'interrogatoire, ce même patient avait pu effectuer des efforts physiques intenses, professionnels ou sportifs, peu de jours auparavant. L'angor de novo correspond à une diminution brutale de la réserve coronaire, conséquence le plus souvent d'une rupture de plaque coronaire avec thrombose non occlusive. L'angor d'effort de novo s'inscrit donc aux limites des syndromes coronaires aigus et nécessite une prise en charge très rapide. L'angor d'effort stable nécessite également une prise en charge rigoureuse dont les premières étapes peuvent cependant, s'effectuer en ambulatoire.

L'examen physique recherchera, comme diagnostic différentiel, un souffle systolique de rétrécissement aortique. La palpation et l'auscultation des axes artériels dépisteront une éventuelle autre localisation de la maladie athéromateuse. Enfin, des signes cliniques d'anémie doivent être recherchés, celle-ci étant un facteur déclencheur de l'angor d'effort assez fréquemment retrouvée notamment chez le sujet âgé.

Examens complémentaires (Tableau S05-P03-C01-XXIV)

Électrocardiogramme de repos

Il est le plus souvent normal. Parfois, il objective une ischémie sous-endocardique permanente (sous-décalage de ST et/ou ondes T négatives) ou la séquelle d'un infarctus myocardique ancien, passé cliniquement inaperçu (ondes Q de nécrose) [74].

Examens biologiques

Leur apport est modeste. Le dosage de taux sanguins de troponine est de médiocre intérêt dans l'angor d'effort. Une troponine normale n'élimine en rien le diagnostic, et une troponine très légèrement élevée est peu discriminante. Il convient de rechercher une anémie et de rechercher, si cela n'a pas été fait récemment, un diabète ou une dyslipidémie.

Électrocardiogramme d'effort

C'est dans l'angor chronique stable, le premier examen de débrouillage. La pratique d'une épreuve d'effort simple, non couplée à une technique d'imagerie échographique ou ultrasonique est judicieuse. Généralement, le patient souffrant d'un angor d'effort est « capable » d'effectuer l'effort nécessaire à la reproduction du symptôme l'ayant amené à consulter. Quatre cas de figures peuvent être envisagés :

• Si l'effort reproduit la douleur sans modification électrocardiographique simultanée, la probabilité d'une origine ischémique est faible.

• Si la douleur est reproduite et s'accompagne d'une modification ischémique de l'ECG, en pratique d'un sous-décalage du segment ST de plus de 1 mm d'amplitude et de plus de 8 centièmes de seconde de durée, le diagnostic devient quasi certain. Les résultats de l'épreuve d'effort ont une valeur pronostique. La maladie coronaire est d'autant plus sévère anatomiquement qu'une ischémie est apparue à un bas niveau d'effort, que le sous-décalage du segment ST a été profond (> 2 mm) et durable, mettant plusieurs minutes à se normaliser et/ou qu'elle est accompagnée de troubles du rythme ventriculaire et/ou d'une chute de la pression artérielle. Une épreuve « très positive »

Tableau S05-P03-C01-XXIV Techniques de recherche de viabilité myocardique.

	IRM myocardique avec injection de gadolinium	SPECT au thallium 201	TEP au fluorodésoxyglucose (FDG)	Échocardiographie de stress sous dobutamine
Rationnel	Le gadolinium est un métal lourd qui ne franchit pas la membrane d'un myocyte normal et reste dans l'espace extracellulaire. Il est donc présent en cas de cicatrice avec un lavage retardé en présence d'un lit capillaire réduit	Le thallium est transporté à travers la membrane sarcomérique via le système adénosine triphosphate Na/K. La perfusion et la visualisation de ce traceur nécessitent des myocytes viables	Le myocarde viable est métaboliquement actif, tandis que le tissu fibreux post-nécrotique ne l'est pas	La présence d'une réserve contractile sous l'effet d'une substance inotrope positive signe la présence d'une viabilité
Protocoles, résultats	Les zones fibreuses apparaissent brillantes, sur des images dites tardives, 10 à 20 minutes après l'injection de gadolinium	Les protocoles sont constitués d'une acquisition de la redistribution au repos, puis d'une imagerie de redistribution 4 heures après le stress. La première phase accède à la viabilité seule. La seconde à la viabilité et à l'ischémie. La présence de défects sur les images précoces, suivie d'une reperfusion dans la phase de redistribution tardive, traduit un myocarde hibernant	La présence d'un *mismatch* métabolisme/perfusion caractérise le myocarde hibernant	La dobutamine est le plus souvent utilisée, d'abord à faibles doses, puis suivie d'une augmentation progressive à de plus fortes doses (40 µg/kg/min). L'augmentation de fonction en réponse aux faibles doses est le facteur prédictif le plus fiable d'une viabilité. Une réponse biphasique, avec amélioration à faibles doses et dégradation à fortes doses, indique que le myocarde est non seulement viable et ischémique
Rendement de la technique	La récupération fonctionnelle est inversement proportionnelle au degré de transmuralité du rehaussement tardif. Dans les segments sans rehaussement tardif, une récupération a été rapportée dans plus de 70 % des cas. En cas de rehaussement > 75 %, une amélioration après revascularisation n'a été rapportée que pour 1 segment sur 58	La sensibilité estimée pour prédire une récupération fonctionnelle est de 75 à 85 %, avec des valeurs prédictives positive et négative de 70 et 90 %	Les valeurs prédictives positive et négative pour une récupération fonctionnelle ont été estimées à 85 et 92 % respectivement	L'échographie à la dobutamine à faibles doses est associée à une sensibilité de 75 à 80 %, et à une spécificité de 80 à 85 %

nécessite une prise en charge très rapide, même si les symptômes restent strictement liés à l'effort [75].

• Si l'épreuve d'effort n'a déclenché ni douleur ni modification ischémique de l'ECG, la valeur prédictive négative du test dépend de la charge de travail et de la fréquence cardiaque. L'épreuve d'effort est considérée comme valide si elle a permis d'atteindre au moins 90 % de la fréquence maximale théorique (FMT = 220 – âge) et si la charge de travail a été suffisante par rapport à l'âge, à la stature et au niveau habituel d'activité physique du patient. Si l'épreuve d'effort est valide et négative, la probabilité d'une maladie coronaire est faible, les faux négatifs étant relativement rares lorsque l'épreuve d'effort est réellement maximale.

• Si l'épreuve d'effort ne déclenche pas de douleur, mais des modifications d'allure ischémique « silencieuse » de l'ECG, il peut s'agir :
– soit d'une authentique ischémie silencieuse ;
– soit d'un faux positif de l'ECG d'effort, dont la prévalence est relativement élevée, dépendant bien entendu, de la prévalence a priori de la maladie coronaire. De ce fait, un sous-décalage asymptomatique du segment ST a d'autant plus de probabilité d'être authentiquement ischémique que le patient est plus âgé et qu'il a plus de facteur de risque athéromateux.

D'autres tests de déclenchement de l'ischémie sont possibles. L'effort peut être couplé à la réalisation d'une scintigraphie myocardique de perfusion, d'une échographie cardiaque ou d'une IRM. Ces techniques plus complexes d'imagerie sont plus sensibles que le simple ECG d'effort et ont une plus forte valeur localisatrice permettant de quantifier le territoire myocardique à risque. Ces avantages sont en partie contrebalancés par une plus faible spécificité (plus de faux positifs), notamment pour la scintigraphie. De surcroît, pour des raisons techniques, il est difficile d'obtenir un effort réellement maximal lors d'une échographie, d'une scintigraphie ou d'une IRM. Bien souvent, le niveau d'effort obtenu est modeste et l'ischémie est de ce fait « potentialisée » par un stress pharmacodynamique utilisant souvent le dipyridamole (Persantine®) ou la dobutamine (Dobutrex®). La valeur pronostique et la spécificité de ces tests d'ischémie mixte associant effort modéré et stress pharmacologique sont imparfaites.

Échographie cardiaque

Elle est très largement indiquée, bien qu'il ne s'agisse pas d'une méthode directe de détection de l'ischémie myocardique. Cet examen permet en effet d'éliminer deux diagnostics différentiels : le rétrécissement aortique et la cardiomyopathie hypertrophique. Il permet d'évaluer la fonction ventriculaire gauche, le plus souvent normale lors du diagnostic d'un angor d'effort inaugural. La constatation d'une zone akinétique témoin d'un infarctus ancien passé inaperçu n'est cependant pas exceptionnelle.

Généralement, le diagnostic positif d'angor d'effort peut être solidement posé par l'interrogatoire et l'épreuve d'effort. Dans la grande majorité des cas, il est cependant souhaitable de compléter l'évaluation par une imagerie coronaire. Elle n'est pas indispensable au diagnostic, mais permet de préciser le pronostic et de poser d'éventuelles indications à un geste de revascularisation myocardique. S'il existe d'importantes comorbidités ou en cas de refus du patient, le traitement médicamenteux de la maladie coronaire doit être initié quitte à rediscuter le rapport bénéfice/risque d'une imagerie coronaire si les symptômes persistent malgré le traitement.

Imagerie coronaire

Angioscanner coronaire

Il permet, moyennant une simple injection intraveineuse de contraste iodé, d'obtenir des images de reconstitution de la circulation coronaire de qualité suffisante pour confirmer le diagnostic de maladie athéromateuse, quantifier l'extension anatomique et dans une moindre mesure, évaluer la sévérité des lésions (pourcentage de réduction du calibre de la lumière). L'interprétation des images peut être difficile chez les patients âgés où la prévalence des calcifications coronaires est très élevée et perturbe la quantification des sténoses. En pratique, cet examen est surtout intéressant, dans la démarche diagnostique de l'angor d'effort, de par son excellente valeur prédictive négative [71]. Si les symptômes ne sont que partiellement évocateurs et si l'épreuve d'effort (ou une autre technique de détection de l'ischémie) n'ont pas donné de résultats indiscutables, un angioscanner coronaire normal permet d'éliminer de façon quasi formelle une coronaropathie. Si, en revanche, le diagnostic paraît probable, cet examen ne sera pas suffisant pour quantifier les sténoses et poser une indication de revascularisation, il sera donc inutile car il ne dispense pas d'effectuer une coronarographie.

Coronarographie

Il s'agit de l'opacification directe des artères coronaires après ponction artérielle radiale ou fémorale permettant le cathétérisme sélectif des deux ostia coronaires. La coronarographie est l'« étalon » du diagnostic d'une maladie coronaire.

Elle permet de localiser les sténoses, de les quantifier, d'étudier leur morphologie et d'analyser le calibre du lit d'aval distal. Cet examen est indispensable pour préciser le pronostic de la maladie coronaire d'autant plus sévère que les sténoses sont plus proximales et plus nombreuses ou concernant des zones à haut risque (tronc commun de la coronaire gauche, dans une moindre mesure, segment proximal de l'interventriculaire antérieure) [83].

L'aspect angiographique permet de poser l'indication d'une revascularisation et d'en définir les modalités optimales : angioplastie ou chirurgie de pontage aortocoronaire.

Depuis quelques années, la coronarographie peut être complétée en cas de doute par une mesure directe de la réserve coronaire. Cette mesure comporte le franchissement de la sténose par un cathéter capteur de pression permettant, couplé à un test pharmacodynamique généralement par injection d'adénosine, de déterminer le caractère ischémiant ou non d'une sténose coronaire. Certaines études récentes ont en effet montré, qu'à aspect angiographique égal, le pronostic du patient n'était améliorable par la revascularisation que si la sténose était effectivement ischémiante.

La grande majorité des équipes cardiologiques pose l'indication d'une coronarographie dès le début de la maladie coronaire, même si la clinique et les examens non invasifs ont permis d'affirmer avec certitude le diagnostic. Il s'agit de détecter les patients à haut risque dont le pronostic est améliorable par la revascularisation, même si l'angor et l'ischémie sont bien contrôlés par le traitement médicamenteux. Ces larges indications de la coronarographie doivent être impérativement « contrebalancées » par une grande rigueur, une fois l'anatomie coronaire connue, dans la sélection des patients à revasculariser. Si une telle discipline, passant en pratique par la discussion collégiale des indications, n'est pas respectée, une trop large pratique de la coronarographie dans l'angor d'effort peut devenir source de prise de risque iatrogénie inutile.

Traitement

Les objectifs du traitement dans l'angor d'effort chronique sont doubles :
– supprimer le symptôme angor tout en permettant au patient de conserver son niveau habituel d'activité, voire, s'il était sédentaire, en l'aidant à atteindre un niveau supérieur ;
– ralentir la progression du processus athéromateux, diminuer le risque de survenue de complication évolutive du type infarctus du myocarde et, in fine, améliorer l'espérance de vie. Le traitement est essentiellement médicamenteux, l'approche pharmacologique est indispensable chez tous les coronariens. Dans certains cas, parmi les plus graves fonctionnellement ou anatomiquement, le traitement pharmacologique est complété par une revascularisation myocardique par angioplastie ou parfois pontage.

Traitement médicamenteux

Il associe les médicaments de l'ischémie et les médicaments préventifs des accidents évolutifs de la maladie coronaire.

Anti-ischémiques (Tableau S05-P03-C01-XXV)

Dérivés nitrés

Ils exercent leur effet anti-ischémique par un double mécanisme : leur effet veinodilatateur, augmentant la capacité de stockage du sys-

Tableau S05-P03-C01-XXV Principales classes pharmacologiques des anti-ischémiques : mécanismes d'action, principaux effets indésirables et contre-indications.

	Consommation en O₂				Vasodilatation coronaire directe	Contre-indications	Effets secondaires
	FC	Contractilité	PTDVG	Pression artérielle			
Bêtabloquants	↓↓	↓	=	↓	Non	Asthme, BPCO sévère Dysfonction sinusale Bloc auriculoventriculaire (BAV1 avec PR > 240, BAV2 Mobitz 2, BAV3)	Bronchospasme Syndrome de Raynaud
Dérivés nitrés	= ou ↑	=	↓↓	↓	Oui	Association à un inhibiteur de la phosphodiestérase 5	Hypotension aiguë (voie sublinguale) Céphalées Dermite de contact (patch)
Molsidomine, nicorandil	= ou ↑	=	↓↓	↓	Oui	Association à un inhibiteur de la phosphodiestérase 5	Céphalées
Inhibiteurs calciques, dihydropyridines	= ou ↑	=	=	↓↓	Oui	Hypersensibilité	Œdèmes des membres inférieurs Bouffées de chaleur Constipation
Bradycardisants (diltiazem, vérapamil)	↓	↓	=	-	Oui	Dysfonction ventriculaire gauche systolique Insuffisance cardiaque Dysfonction sinusale Blocs auriculoventriculaires sévères	Bradycardie Œdèmes des membres inférieurs Bouffées de chaleur Constipation

BPCO : bronchopneumopathie chronique obstructive ; FC : fréquence cardiaque ; PTDVG : pression télédiastolique du ventricule gauche.

tème capacitif, diminue le retour veineux vers le cœur gauche et entraîne ainsi une diminution de la pression télédiastolique du ventricule gauche (PTDVG). Il en résulte une diminution importante de la tension pariétale du ventricule gauche qui représente l'un des trois paramètres de la consommation en oxygène du myocarde. La trinitrine exerce également un effet vasodilatateur coronaire direct. Celui-ci est essentiel lorsqu'il existe un élément de vasoconstriction associé à la plaque d'athérome, une éventualité possible, mais rare dans l'angor d'effort. Cette vasodilatation coronaire peut également diminuer la sévérité de certaines sténoses excentriques. L'athérome ne concerne pas les 360° de la circonférence de la paroi artérielle : il persiste un arc coronaire « sain » restant sensible à la vasodilatation pharmacologique de la trinitrine.

La trinitrine et ses dérivés subissent un très important catabolisme de premier passage hépatique, aussi leur efficacité par voie orale est imprévisible, variable d'un sujet à l'autre, souvent faible. Leur résorption est par contre excellente au niveau du plancher de la bouche, la voie sublinguale permet l'apparition d'un effet thérapeutique très rapide, généralement 1 minute après l'administration. La voie transdermique par patch cutané permet l'administration continue du dérivé nitré assurant, beaucoup mieux que la voie orale, leur utilisation au long cours à titre préventif de la crise d'angor, mais elle expose à un phénomène de tachyphylaxie, c'est-à-dire d'épuisement de l'effet vasodilatateur alors même que les taux sanguins de médicaments sont stables. Ce phénomène d'accoutumance hypothèque rapidement l'efficacité des nitrés. Il est prévenu en ne positionnant le patch transdermique, que 12 heures par jour. Il existe par ailleurs deux molécules apparentées aux dérivés nitrés qui, comme eux, exercent leur effet vasodilatateur par stimulation de la guanylate cyclase et augmentation de la disponibilité intracellulaire du monoxyde d'azote. Il s'agit de la molsidomine et du nicorandil, tous deux administrables par voie orale. Le nicorandil est doté en plus de son effet « nitré » d'un effet direct sur le métabolisme du myocarde ischémique (par le biais de l'activation des canaux potassiques). Il en résulte une amélioration de l'utilisation de l'énergie dans des conditions d'ischémie. Cet effet pharmacologique s'accompagne peut-être d'une efficacité thérapeutique légèrement supérieure.

La voie sublinguale est le seul traitement curatif de la crise d'angor. Dans l'angor d'effort, son utilité est faible puisque l'ischémie se résout rapidement à l'arrêt de l'effort. Elle peut néanmoins être judicieusement employée dans les formes graves où la douleur d'angor persiste au-delà de 1 minute de repos. Elle est également utilisable à titre préventif avant un effort habituellement déclenchant. L'utilisation à mauvais escient, en l'absence d'angor ou à doses répétées, de la trinitrine sublinguale, peut entraîner une hypotension par vasodilatation excessive avec risque de syncope, de chute et parfois de traumatisme grave notamment chez le sujet âgé. La prescription de trinitrine sublinguale doit donc s'accompagner d'une information thérapeutique adéquate. Si le message n'est à l'évidence pas bien compris, il est parfois préférable de renoncer à cette prescription. La trinitrine doit être administrée en position assise. Si la douleur ne cède pas, une seconde dose peut être proposée. Au-delà, une intervention médicale est nécessaire. La trinitrine sublinguale est administrable en dragée à croquer, à laisser fondre sous la langue et ne pas avaler. Ce mode d'administration a été largement supplanté par les sprays sublinguaux qui ont été jugés plus attractifs par le corps médical. Ils ne sont cependant pas dénués d'inconvénients, notamment car ils incitent aux ré-administrations trop précoces si la douleur ne disparaît pas instantanément.

Les dérivés retard sont donc utilisables soit par voie transdermique avec application intermittente du patch (12 h/j) soit sous forme orale, généralement en utilisant la molsidomine en trois prises quotidiennes (posologie de 6 à 12 mg/j) ou le nicorandil en deux prises (10 à 40 mg/j). Par cette voie, les dérivés nitrés ne se conçoivent que comme adjuvant d'une autre classe pharmacologique (bêtabloquant ou inhibiteur calcique) pour aider à contrôler soit un angor d'effort diurne (le patch est retiré la nuit) dans les formes sévères où les traitements de première ligne ne sont pas suffisamment efficaces en monothérapie, soit plus rarement un angor vasospastique nocturne (le patch est retiré le jour).

Enfin, les dérivés nitrés ne sont pas compatibles avec l'utilisation de certains médicaments de la dysfonction érectile (sildénafil et équivalents) du fait d'un risque important d'hypotension sévère. Les patients doivent en être avertis.

Bêtabloquants

Ils représentent la classe pharmacologique de référence dans le traitement préventif de l'angor d'effort. Lors de l'effort, la fréquence cardiaque, l'inotropisme et la tension pariétale du ventricule gauche augmentent proportionnellement à la puissance développée. L'inhibition compétitive de la noradrénaline au niveau des récepteurs cardiaques β permet d'antagoniser l'augmentation de chacun de ces trois paramètres. Il en résulte une forte réduction des besoins en oxygène du myocarde augmentant souvent considérablement le seuil d'apparition de l'ischémie. En pratique, si la posologie est satisfaisante, le symptôme angor disparaît dans la majorité des cas.

Il existe de nombreuses molécules bêtabloquantes. Certaines ont été développées pour d'autres indications (HTA, insuffisance cardiaque) mais leur efficacité pharmacologique reste la même, le libellé de l'AMM correspondant le plus souvent à l'historique du médicament plutôt qu'à une réelle différence d'effet pharmacologique. La quasi-totalité des bêtabloquants actuellement utilisés sont cardiosélectifs, bloquant préférentiellement les récepteurs $β_1$ cardiaques et épargnant au moins partiellement les récepteurs $β_2$ du muscle lisse. Certains bêtabloquants ont des effets annexes, notamment vasodilatateurs sans que cela n'impacte réellement leur efficacité thérapeutique. La posologie efficace est variable d'un sujet à l'autre. En dehors du cas particulier de l'acébutolol (Sectral®), le blocage adrénergique peut être considéré comme satisfaisant lorsque la fréquence cardiaque de repos est inférieure à 60 battements par minute et que la fréquence cardiaque d'effort ne dépasse au maximum 120 pulsations par minute. La bradycardie de repos n'est en effet pas un critère suffisant. Certains patients, notamment âgés ou sportifs, ont une fréquence cardiaque de repos basse mais ne peuvent pas être bloqués à l'effort, ce qui rend le traitement inefficace. Il est donc préférable de renouveler l'épreuve d'effort sous bêtabloquant pour s'assurer que l'ischémie est maîtrisée et que la fréquence cardiaque d'effort est correctement contrôlée par le traitement. L'acébutolol est doté d'un petit effet sympathomimétique intrinsèque, c'est-à-dire que les récepteurs $β_1$ cardiaques sont bloqués à environ 5 à 10 % de leur niveau d'activation maximale au lieu de 0 % pour les autres médicaments. De ce fait, il occasionne moins de bradycardie de repos tout en atténuant correctement la tachycardie d'effort. Cette particularité pharmacologique peut être utile lorsque la fréquence cardiaque de base est lente, notamment chez le sujet âgé.

La principale contre-indication aux bêtabloquants est l'asthme. Cette contre-indication persiste même lorsqu'on utilise des molécules très cardiosélectives. En cas de doute sur la sévérité ou l'authenticité d'un antécédent asthmatique ou de bronchite asthmatiforme, une concertation avec le pneumologue est indispensable. S'il existe un trouble conductif (dysfonction sinusale, bloc auriculoventriculaire), les bêtabloquants sont temporairement contre-indiqués. Si leur prescription est jugée incontournable, l'implantation d'un stimulateur cardiaque permet de les utiliser.

Outre leur effet anti-ischémique majeur, les bêtabloquants réduisent la fréquence des troubles du rythme d'origine ischémique. En cas de survenue d'un infarctus du myocarde chez un patient bien bêtabloqué, l'extension des dégâts myocardiques sera, à anatomie coronaire également, plus petite. Pour ces deux raisons, les bêtabloquants améliorent le pronostic vital du patient coronarien chronique [78]. Cela n'a cependant été formellement démontré que chez les patients ayant subi un infarctus du myocarde. Dans l'angor chronique stable, sans antécédent d'infarctus, cet effet sur la survie n'a pas été établi. Il est donc possible, surtout si la tolérance est médiocre, d'arrêter les bêtabloquants chez un patient qui a entre-temps été efficacement revascularisé.

Inhibiteurs calciques

Ils appartiennent à deux sous-classes pharmacologiques différentes : les dihydropyridines, agissant quasi exclusivement sur le muscle lisse artériel, et les anticalciques bradycardisants, diltiazem et vérapamil, agissant également directement sur la cellule myocardique avec un effet chronotrope et inotrope négatif.

Les dihydropyridines exercent leur effet anti-angineux par réduction de la tension pariétale du ventricule gauche consécutive à la baisse de la post-charge (vasodilatation artérielle systémique) et, comme les nitrés précédemment évoqués, par effet coronarodilatateur direct. La vasodilatation artérielle peut s'accompagner d'une hypotension excessive et d'une activation réflexe du système sympathique. Ils sont souvent générateurs d'œdèmes des membres inférieurs généralement modérés et rapidement résolutifs après quelques jours de traitement, mais parfois importants et persistants. Ces effets indésirables sans réelle gravité immédiate imposent cependant de limiter les posologies de dihydropyridines. Comme les dérivés nitrés, ces molécules se conçoivent surtout comme adjuvant d'un traitement bêtabloquant.

Les inhibiteurs calciques bradycardisants exercent également un effet vasodilatateur artériel mais réduisent de surcroît la consommation en oxygène du myocarde par bradycardie et diminution de l'inotropisme. Bien que leur mécanisme d'action pharmacologique soit très différent des bêtabloquants, la résultante, sur les paramètres de consommation en oxygène du myocarde, est relativement voisine. Ils seront donc préférentiellement prescrits lorsque les bêtabloquants sont contre-indiqués ou mal tolérés. Du fait de l'importance de leur effet inotrope négatif, ils sont contre-indiqués lorsque la fonction ventriculaire gauche est sévèrement déprimée.

Autres molécules

De nombreuses autres classes pharmacologiques ont été momentanément utilisées dans le traitement de l'ischémie myocardique sans preuve d'efficacité clinique solide et ont progressivement disparu de l'arsenal thérapeutique. Reste l'ivabradine (Procoralan®), de mécanisme d'action original, bloquant un canal ionique spécifique (I_f) au niveau du nœud sinusal. Cette molécule exerce son effet anti-ischémique principalement par atténuation de la tachycardie, comme les bêtabloquants. Son efficacité est analogue à celle des bêtabloquants sur le contrôle de l'angor et sur l'amélioration des paramètres électrocardiographiques d'effort. En revanche, elle n'a pas d'effet bénéfique sur le pronostic. Son utilisation n'est pas recommandée lorsque la fonction ventriculaire gauche est altérée. L'ivabradine ne doit donc être utilisée dans l'angor d'effort que si les bêtabloquants sont contre-indiqués ou insuffisants pour contrôler l'ischémie.

Traitements visant à améliorer le pronostic de la maladie coronaire chronique

Il s'agit du deuxième volet de la prise en charge du patient coronarien chronique stable. Il associe le contrôle des facteurs de risque artériel, les anti-agrégants plaquettaires et les statines.

Contrôle des facteurs de risque

Il est bien sûr capital. La prise en charge de l'hypertension artérielle et du diabète est largement évoquée dans d'autres chapitres de cet ouvrage. L'éradication du tabagisme est prioritaire. La réduction de morbi-mortalité observée chez le patient coronarien tabagique sevré par rapport à son homologue poursuivant son intoxication est de l'ordre de 50 %. Il s'agit de la plus forte réduction que l'on puisse obtenir en la matière, aussi bien par les médicaments que par les techniques de revascularisation [85]. Si le patient était fumeur, le sevrage tabagique devient la priorité absolue, d'autant que l'effet bénéfique se manifeste très rapidement, au bout de 3 mois, les courbes de survie du coronarien tabagique sevré commencent à montrer une nette amélioration. Parfois, il est judicieux de différer les autres modifications de style de vie, notamment diététiques jusqu'à l'obtention d'un sevrage tabagique consolidé.

La prévention de la sédentarité est également une intervention thérapeutique à part entière. Elle peut se faire dans le cadre d'un programme de réadaptation structurée sous contrôle médical, mais le plus souvent de simples conseils de bon sens s'avèrent suffisants.

Antiplaquettaires

Ils font partie intégrante et incontournable de la prise en charge au long cours. En cas de rupture de plaque, phénomène évolutif quasi systématique au fil des années chez le patient coronarien chronique, le risque de constitution d'un thrombus volumineux et occlusif est plus faible si le patient reçoit un traitement antiplaquettaire bien mené. Le traitement de base repose sur l'aspirine à posologie d'entretien de 75 à 300 mg/j. Moyennant un ajustement de posologie, et éventuellement le recours aux inhibiteurs de la pompe à protons, la tolérance gastrique est généralement acceptable, même s'il existe des antécédents digestifs. L'allergie vraie à l'aspirine est réelle mais très rare. Elle peut être surmontée par l'induction d'une tolérance immunologique lors de l'initiation du traitement. Il n'y a donc quasiment aucune contre-indication insurmontable à l'aspirine [72].

Le clopidogrel exerce son effet antiplaquettaire par un mécanisme différent de celui de l'aspirine. L'effet pharmacologique de ces deux classes d'anti-agrégants plaquettaires est de ce fait synergique. Le clopidogrel est le plus souvent utilisé en coprescription avec l'aspirine, chez le patient coronarien chronique, au décours de l'implantation d'un stent endocoronaire pendant une période de 1 mois à 1 an. Il est également largement utilisé dans les syndromes coronaires aigus. Cette coprescription réduit significativement le risque de thrombose coronaire, mais au prix d'une augmentation sur la longue durée, du risque de complications hémorragiques.

D'autres antiplaquettaires plus récents et plus coûteux tels le prasugrel et le ticagrélor peuvent être utilisés à la place du clopidogrel. Ces molécules récentes bénéficiant d'une forte promotion ont une efficacité antithrombotique légèrement supérieure à celle du clopidogrel au prix d'un risque hémorragique tout aussi supérieur… Le traitement antiplaquettaire, par monothérapie avec de l'aspirine le plus souvent ou par bithérapie quelques fois, ne doit pas être interrompu sans raison majeure. L'interruption des antiplaquettaires est responsable d'au moins 5 % des syndromes coronaires aigus. Le patient doit être informé de la nécessité d'un traitement indéfiniment poursuivi. Il doit signaler ce traitement aux autres professionnels de santé pouvant être impliqués dans sa prise en charge. Si une interruption temporaire est nécessaire (pour une chirurgie particulièrement hémorragique), celle-ci ne sera envisagée qu'après concertation avec le cardiologue.

Statines

Leur efficacité en prévention secondaire de la maladie coronaire est indiscutable. L'utilisation de doses appropriées de statines réduit le risque de survenue d'un syndrome coronaire aigu et améliore la survie [81]. Cet effet, commun à toute la classe des statines, est relativement homogène. Les statines les plus récentes sont plus « puissantes » mais, moyennant l'utilisation de posologies adaptées, l'ensemble des molécules disponibles sur le marché peuvent être considérées comme efficaces. Les recommandations actuelles proposent d'augmenter les posologies jusqu'à abaissement du LDL-cholestérol au-dessous de 1 g/l pour les sociétés savantes les plus calmes, voire 0,8 et même 0,7 pour certaines autres. Le seuil de 1 g/l paraît raisonnable. Certaines réflexions récentes interrogent même l'opportunité d'un monitoring du LDL-cholestérol sous traitement. Il est, en revanche, indispensable de surveiller au moins en début de traitement la tolérance hépatique (transaminases). Les crampes musculaires sont fréquentes, pouvant

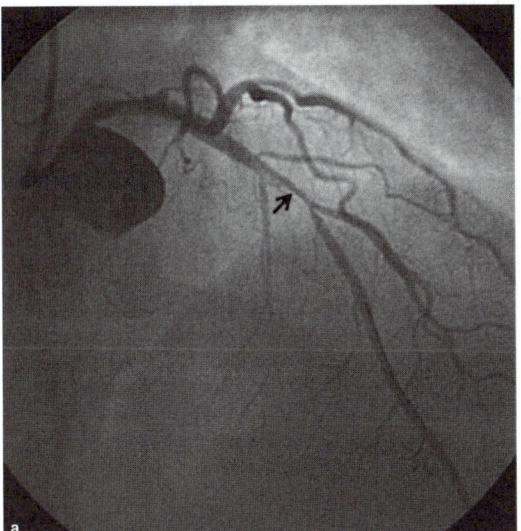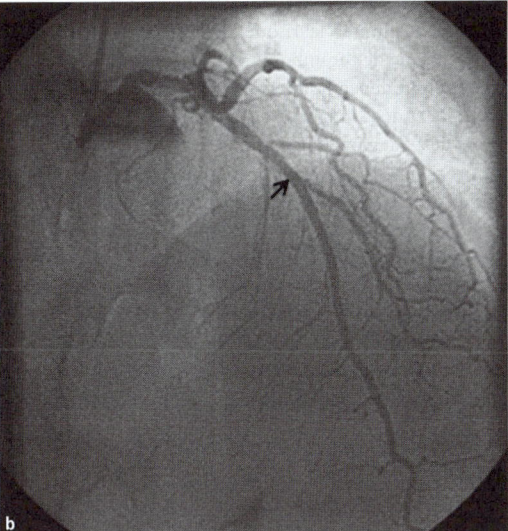

Figure S05-P03-C01-12 Images de coronarographie avec opacification de l'artère coronaire gauche avant et après angioplastie coronaire. Les flèches indiquent la présence d'une sténose serrée (**a**) et le rétablissement d'un diamètre normal de la lumière coronaire après l'implantation d'un stent (**b**).

amener à l'interruption du traitement dans environ 10 % des cas. Il n'y a pas de réelle alternative lorsque les statines sont mal tolérées. Les autres molécules hypolipidémiantes telles les fibrates et l'ézétimibe permettent effectivement de réduire les taux sanguins de LDL-cholestérol sans cependant d'efficacité documentée sur la réduction de la morbi-mortalité.

Revascularisation myocardique

Deux techniques de revascularisation sont disponibles : l'angioplastie, très largement utilisée, et la chirurgie de pontage aortocoronaire dont les indications ont diminué au fur et à mesure de l'amélioration technique de l'angioplastie, mais également de l'augmentation du nombre de cardiologues pratiquant cette méthode. Avant d'envisager ces deux techniques, il convient de rappeler les indications chez le patient coronarien chronique stable. Elles relèvent de deux logiques :
– fonctionnelle : la revascularisation est nécessaire lorsqu'elle est techniquement possible si le traitement médicamenteux ne suffit pas à contrôler les symptômes ;
– pronostique : la revascularisation est indiquée même si les symptômes sont contrôlés par les médicaments, si la coronographie a détecté des sténoses coronaires significatives anatomiquement et fonctionnellement graves, c'est-à-dire concernant le tronc commun de la coronaire gauche et pour beaucoup d'auteurs, l'IVA proximale. Pour les sténoses des autres troncs épicardiques, l'amélioration du pronostic est moins évidente, la majorité des essais comparatifs revascularisation contre traitement médicamenteux simple n'ayant pas dégagé de réduction de morbi-mortalité. Des études plus récentes utilisant comme critères d'indication de revascularisation, la mesure directe de la réserve coronaire plutôt que la simple évaluation angiographique du degré de sténose, ont montré une amélioration modeste mais significative du pronostic par la revascularisation. Ces études méritent d'être confirmées [73, 84].

Le choix entre angioplastie et chirurgie dépend des conditions anatomiques de faisabilité de l'angioplastie, moyennant une prise de risque raisonnable. En dehors de la faisabilité technique du geste d'angioplastie, il y a supériorité de la chirurgie de pontage par rapport à la revascularisation percutanée chez les patients pluritronculaires diabétiques.

L'angioplastie coronaire (Figures S05-P03-C01-12 et S05-P03-C01-13) consiste à franchir la sténose que l'on souhaite traiter avec un guide

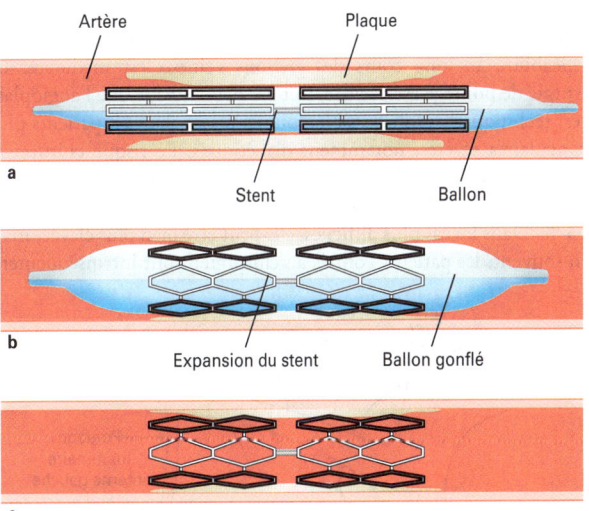

Figure S05-P03-C01-13 Schéma représentant une angioplastie avec implantation d'un stent. **a**) Mise en place du ballonnet d'angioplastie dégonflé sur lequel est positionné un stent au niveau d'une sténose serrée. **b**) Gonflage du ballonnet et expansion du stent. **c**) Fin de procédure laissant en place le stent après retrait du ballonnet.

métallique, gonfler un ballon de dilatation et ensuite, implanter une prothèse métallique grillagée (stent) permettant de consolider et de maintenir dans le temps les résultats de la dilatation au ballon. Les stents peuvent avoir une structure métallique simple ou au contraire, une structure plus complexe, le métal étant recouvert d'un polymère contenant et larguant une substance antimitotique d'action locale. En effet, les deux risques de l'implantation du stent sont :
– la thrombose aiguë généralement très précoce, parfois tardive, justifiant la bithérapie antiplaquettaire prolongée pendant 1 an ;
– la resténose, c'est-à-dire la prolifération secondaire exubérante des cellules de la paroi artérielle coronaire entre les mailles du stent. Ce phénomène est d'autant plus fréquent que l'artère était initialement de petit calibre et que la longueur de la sténose dilatée était importante. Ce processus de resténose est également plus fréquent chez le patient diabétique, expliquant les meilleurs résultats de la chirurgie de pontage

dans ce sous-groupe de patients coronariens. L'utilisation d'un stent pharmaco-actif permet de limiter le risque de resténose, mais en revanche, augmente le risque de thrombose notamment tardive.

Le choix du type de stent dépend du terrain (diabète) ainsi que du calibre du vaisseau traité et de la longueur de la sténose.

Le risque iatrogène lié à l'angioplastie comporte :
– le risque de la procédure elle-même : possibilité de dissection de l'artère, d'occlusion de celle-ci en cours de procédure et d'accident vasculaire cérébral ;
– le risque de thrombose précoce et tardive du stent ;
– le sur-risque hémorragique lié à la prescription pendant 1 an d'une bithérapie antiplaquettaire lorsqu'on utilise un stent actif.

La somme de ces effets iatrogènes possibles aboutit à un risque de complication grave de l'ordre de 1,5 à 3 % après la première année. Ce risque peut augmenter en cas de comorbidités ou dans des formes anatomiques défavorables.

L'angioplastie est très efficace pour contrôler les symptômes. Sa capacité à améliorer le pronostic est plus incertaine en dehors des cas anatomiques graves bien individualisés que nous avons évoqués. La décision d'effectuer une angioplastie après une coronarographie reste une décision lourde méritant souvent débat collégial, et non pas « automatique » dès que l'on a constaté l'existence d'une sténose serrée.

Le pontage aortocoronaire (Figure S05-P03-C01-14) permet de « court-circuiter » les sténoses serrées en utilisant, quasi exclusivement maintenant, les artères mammaires internes. Dans certains cas, le recours à un greffon saphène en complément est nécessaire, mais sa perméabilité au long cours des greffons veineux est médiocre. La chirurgie de pontage est décidée, soit par nécessité lorsque l'angioplastie est techniquement impossible, soit par choix chez des patients pluritronculaires sévères, notamment diabétiques. Le risque chirurgical dépend autant des conditions anatomiques coronaires que des comorbidités. Dans les cas favorables, la mortalité à 6 mois est de l'ordre de 2 à 3 %. Dans les cas plus difficiles, elle peut être bien plus élevée, mais bien souvent, les patients confiés au chirurgien sont intrinsèquement beaucoup plus lourds et donc de plus mauvais pronostic spontané que les patients revascularisés par voie percutanée.

Patient coronarien chronique redevenu asymptomatique

Il s'agit très certainement de la plus vaste population de patients coronariens chroniques en pleine expansion puisque l'espérance de vie du coronarien s'est fortement accrue ces trois dernières décennies. Il s'agit d'un patient ayant présenté un symptôme lié à l'ischémie myocardique soit un angor d'effort précédemment évoqué, soit plus souvent, un syndrome coronaire aigu : angor instable ou infarctus du myocarde ayant motivé une hospitalisation dont la durée est généralement limitée à quelques jours, ayant souvent bénéficié d'une revascularisation myocardique à l'occasion de cette prise en charge initiale et sorti muni d'une ordonnance médicamenteuse et de conseils concernant la prise en charge des facteurs de risque athéromateux. Ce patient doit, bien sûr, être suivi conjointement par son médecin référent et un cardiologue. Bien souvent, il mènera une vie normale sans aucun symptôme directement imputable à sa maladie coronaire pendant plusieurs mois, plusieurs années et, de plus en plus souvent, plusieurs décennies. Pendant cette très longue durée, il est nécessaire de surveiller l'efficacité et la tolérance du traitement médicamenteux, de s'assurer du contrôle des facteurs de risque, de dépister une éventuelle complication retardée de l'angioplastie et de dépister, si possible avec un peu d'avance sur la progression de la maladie, une possible évolutivité des lésions coronaires ainsi que la survenue d'une autre localisation extracoronaire de la maladie athéromateuse.

Le programme, ambitieux et multiple, doit trouver un juste équilibre entre ne pas relâcher la surveillance d'un malade menant une vie parfaitement normale mais porteur d'une maladie potentiellement grave et à l'inverse, ne pas surmédicaliser et ainsi détériorer la qualité de vie d'un patient ayant pu reprendre rapidement après l'initiation du traitement le cours habituel de ses occupations.

Les modalités de cette surveillance n'ont paradoxalement pas fait l'objet d'essais contrôlés à large échelle. Il n'y a notamment pas eu d'évaluation de la fréquence optimale de réalisation des tests de détection de l'ischémie, les notions proposées relèvent donc plus du bon sens clinique que de la médecine par les preuves.

Quel suivi clinique ?

Un suivi clinique personnalisé est la base de l'éducation thérapeutique et donc du pronostic aussi bien en qualité de vie qu'en espérance de survie. La surveillance clinique comporte bien sûr l'interrogatoire à la recherche de l'apparition de symptômes : soit rechute d'angor, soit symptôme imputable à une insuffisance cardiaque, à des troubles du rythme ischémiques ou à d'autres localisations athéromateuses (claudication intermittente, accident ischémique transitoire). L'interrogatoire comporte la recherche de comorbidités, qui s'accumuleront quasi inéluctablement au fur et à mesure du vieillissement du patient et dont la prise en charge pourrait être génératrice d'incompatibilité médicamenteuse. Ce suivi clinique comprend un rappel de la conduite à tenir en cas de récidive douloureuse. En effet, bien souvent, lors d'une rechute de syndrome coronaire aigu, le patient est hospitalisé plus tardivement que lors du premier épisode faute d'explication suffisante, d'un rappel du bon usage (et des mésusages) de la trinitrine, de la nécessité de ne pas interrompre les antiplaquettaires et, bien entendu, du contrôle des facteurs de risque.

Le rythme de cette surveillance n'est pas standardisé. Chez un patient rigoureusement asymptomatique, une consultation de médecine générale tous les 6 mois et une consultation cardiologique annuelle paraissent raisonnables.

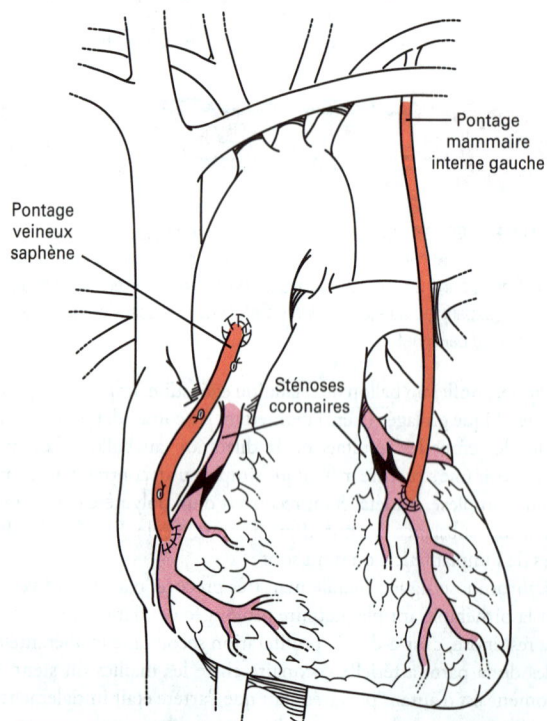

Figure S05-P03-C01-14 Pontages mammaire interne gauche-interventriculaire antérieure et saphène-coronaire droite.

Quels traitements ?

L'aspirine doit être poursuivie à vie, sauf rarissime intolérance. Les autres anti-agrégants en coprescription à l'aspirine ne sont généralement pas indiqués pour des durées supérieures à 1 an (correspondant à la durée du sur-risque thrombotique inhérent au stent actif). Au-delà de cette durée, le sur-risque d'hémorragie l'emporte sur le surcroît d'efficacité antiplaquettaire. En pratique, il n'est pas exceptionnel de voir des coprescriptions antiplaquettaires maintenues indéfiniment. Cela peut se justifier chez certains coronariens porteurs d'une maladie particulièrement étendue, agressive et surtout multistentée. Bien souvent, la persistance de cette bithérapie est routinière, traduisant peut-être la crainte du prescripteur de se sentir responsable en cas de rechute d'infarctus quelques jours à quelques semaines après l'arrêt du second anti-agrégant. Il serait bien sûr tout aussi « responsable » en cas de survenue d'une hémorragie cérébrale sur une bithérapie antiplaquettaire inutilement prolongée.

Les bêtabloquants gagnent à être poursuivis au long cours s'il y a eu antécédent d'infarctus du myocarde et si la tolérance de cette classe pharmacologique est parfaite. Si par contre la tolérance est médiocre, ils peuvent être interrompus 2 à 3 ans après l'infarctus. Si la fonction ventriculaire gauche est altérée, au-dessous de 45 %, la prescription de bêtabloquants doit être indéfinie. Si, en revanche, la fonction gauche est normale, surtout chez un patient complètement revascularisé, les bêtabloquants peuvent être interrompus. Il est prudent alors de refaire une épreuve d'effort quelques semaines plus tard pour s'assurer de l'absence d'ischémie démasquée à l'arrêt du traitement.

En dehors des symptômes résiduels, il n'y a pas d'indication au long cours aux dérivés nitrés retard et aux inhibiteurs calciques chez le patient coronarien redevenu asymptomatique.

Les inhibiteurs de l'enzyme de conversion ne sont indiqués que si la fonction gauche est altérée et chez les coronariens diabétiques où cette classe pharmacologique semble susceptible de diminuer les complications artérielles sur le long cours.

Les statines doivent être indéfiniment poursuivies. Une éventuelle intolérance, notamment musculaire, se manifeste généralement précocement dans les mois l'instauration du traitement. Quelques formes d'apparition retardée sont cependant possibles.

Le traitement du diabète est impératif avec des objectifs raisonnables d'hémoglobine glyquée (7 à 7,5 %, par exemple). Les tentatives de traitement plus agressives du diabète de type 2 chez le patient coronarien se sont avérées totalement inefficaces et même délétères, entraînant un surcroît d'événements coronaires.

L'hypertension artérielle doit être contrôlée. Les quatre classes principales d'antihypertenseurs (bêtabloquants, diurétiques, inhibiteurs calciques et médicament du système rénine-angiotensine) sont parfaitement utilisables chez le coronarien. Les bêtabloquants et les inhibiteurs calciques ont, par ailleurs, un effet anti-ischémique.

Quels examens complémentaires de surveillance ?

En l'absence de diabète, la surveillance annuelle des paramètres métaboliques et de la tolérance hépatique des statines est suffisante.

Tout le problème, imparfaitement résolu, est de choisir les modalités du dépistage de l'ischémie silencieuse. Quelle que soit la qualité du contrôle des facteurs de risque et la parfaite adhérence au traitement médicamenteux, la maladie athéromateuse coronaire est évolutive. Une sténose significative peut apparaître au fil du temps, soit par aggravation d'une sténose non significative préalablement identifiée à la coronarographie, soit même à partir d'un territoire coronaire auparavant indemne de tout athérome sténosant.

Le phénomène de resténose intrastent se développe généralement dans les premiers mois après l'implantation mais peut être occasionnellement plus tardif. Pour l'ensemble de ces raisons, il paraît raisonnable de rechercher à intervalles réguliers une ischémie myocardique silencieuse avant qu'elle ne se traduise par une réapparition de l'angor, voire d'un syndrome coronaire aigu. Cette détection n'a cependant de sens que si elle a pour conséquence un complément de revascularisation. Or, seule la réapparition d'une ischémie sévère malgré le traitement et commandant de surcroît un vaste territoire myocardique serait justifiable d'une nouvelle coronarographie et d'un geste complémentaire d'angioplastie ou de pontage.

Il est donc utile de détecter l'ischémie sévère et menaçante sans « surdétecter » l'ischémie limitée concernant de petits territoires ou n'apparaissant qu'artificiellement lorsqu'on aura volontairement interrompu le traitement anti-ischémique pour effectuer un test de dépistage. Cette éventuelle sur-détection peut conduire à des coronarographies et des angioplasties inutiles exposant à un risque iatrogène sans contrepartie pronostique chez un sujet indemne de tout symptôme.

Il paraît raisonnable chez un patient de moins de 70-75 ans d'effectuer annuellement un test d'ischémie sans interruption du traitement en cours. Chez un malade recevant un traitement bêtabloquant, seules les ischémies détectables malgré les bêtabloquants comportent un risque évolutif suffisamment élevé pour justifier d'une nouvelle revascularisation. Le test d'effort simple non couplé à une technique d'imagerie est souvent suffisant chez des patients actifs capables d'effectuer une bonne performance. L'utilisation de techniques plus sensibles telles que notamment la scintigraphie permet de détecter des territoires ischémiques beaucoup plus limités. Le gain de sensibilité peut s'avérer néfaste, amenant à ré-explorer et à revasculariser de façon itérative des patients dont le pronostic était très satisfaisant sous simple traitement médical.

Au fur et à mesure du vieillissement du patient, il devient raisonnable d'espacer les tests de provocation puis un jour de les arrêter. Il n'est pas exceptionnel que des patients coronariens entrés dans la maladie à la soixantaine deviennent octogénaires, voire nonagénaires, relevant d'une surveillance attentive et bienveillante mais ne relevant plus, en l'absence de symptôme, d'une attitude anticipatrice.

Patient coronarien chronique restant symptomatique

Ce groupe hétérogène inclut les patients gardant sur la longue durée un symptôme imputable à leur maladie coronaire : angor résiduel, trouble du rythme ischémique ou insuffisance cardiaque.

L'angor résiduel reste possible chez le patient coronarien chronique traité

Parfois, soit d'emblée, soit au fil du temps, il devient impossible de revasculariser de façon satisfaisante une maladie coronaire pluritronculaire diffuse. Du fait de l'extension des lésions, des calcifications, de l'exiguïté du lit d'aval, il n'est plus possible de proposer ni complément d'angioplastie ni pontage. Dans ces formes très sévères, il est souvent vain de répéter des explorations coronarographiques inutiles. Il est plus raisonnable de se concentrer sur l'optimisation du traitement médicamenteux et la recherche de facteurs adjuvants.

Une anémie joue souvent un rôle aggravant, notamment chez le sujet âgé. La correction de l'anémie, quelle qu'en soit la cause, améliore le contrôle de l'angor. Une valeur de 10 g d'hémoglobine est généralement considérée comme suffisante. Ce seuil est en pratique variable d'un sujet à l'autre, et parfois une meilleure correction de l'anémie peut suffire à faire disparaître un angor résiduel.

L'utilisation des anti-ischémiques peut être optimisée. Parfois, les doses de bêtabloquants sont insuffisantes, bien souvent tout simplement parce qu'il n'y a pas eu d'adaptation posologique en début de traitement. Parfois, il est nécessaire de corriger un facteur limitant telle une dysfonction sinusale ou un bloc auriculoventriculaire pour pouvoir donner les pleines doses nécessaires au contrôle des symptômes.

Une bi- ou trithérapie anti-angineuse peut s'avérer nécessaire. Les bêtabloquants peuvent être associés au dihydropyridines ou aux dérivés nitrés. Dans ces deux cas, les posologies doivent être progressivement adaptées en fonction de la tolérance clinique. L'espacement des doses doit être réfléchi en fonction notamment de l'horaire de survenue de l'angor résiduel. Parfois, le simple décalage de la prise médicamenteuse du soir de 20 à 23 heures suffit au contrôle d'un angor du petit matin. Parfois, les patchs transdermiques n'ont pas été correctement utilisés (non-respect de l'intervalle libre).

Si, malgré tous ces réajustements, l'angor persiste, il faut en apprécier la dangerosité et notamment la présence d'insuffisance ventriculaire gauche ou d'arythmies concomitantes des épisodes ischémiques (épreuve d'effort, Holter rythmique). Il faut inciter le patient à continuer son activité physique en ne s'arrêtant que lorsque l'angor apparaît. L'utilisation préventive de la trinitrine sublinguale est parfois très efficace. Toutes ces mesures permettent de maintenir l'aptitude physique et d'éviter le déconditionnement. Assez souvent heureusement, l'angor résiduel pourra régresser, voire disparaître par développement retardé, mais finalement efficace de la circulation coronaire collatérale.

Troubles du rythme ischémiques

Ils sont plus graves chez le patient coronarien chronique. Les troubles du rythme ventriculaire sont soit déclenchés par les épisodes ischémiques, soit cicatriciels autour d'un territoire nécrosé. Qu'ils soient ou non symptomatiques, ils relèvent d'un avis rythmologique spécialisé. Au plan médicamenteux, l'optimisation des bêtabloquants représente souvent le seul choix raisonnable. Leur survenue pose le problème d'un éventuel complément de revascularisation pour traiter une ischémie résiduelle. Dans certains cas particuliers, l'ablation d'un foyer de tachycardie ventriculaire cicatriciel peut être envisagée, l'implantation d'un défibrillateur automatique peut également au cas par cas être envisagée, surtout lorsque la fonction ventriculaire gauche est altérée.

Insuffisance cardiaque du patient coronarien chronique

Il s'agit d'une complication évolutive relativement fréquente, survenant parfois précocement au décours d'un infarctus grave et notamment n'ayant pas pu bénéficier d'une reperfusion précoce. De plus en plus souvent, il s'agit d'une complication tardive chez un coronarien pris en charge depuis de très nombreuses années et ayant développé, malgré l'efficacité des traitements, soit des épisodes successifs d'infarctus transmuraux ou sous-endocardiques, soit l'apparition d'une dysfonction ischémique chronique.

Le symptôme principal est bien sûr la dyspnée d'effort. Parfois, l'insuffisance cardiaque est diagnostiquée au stade de la décompensation. L'interprétation de la dyspnée d'effort chez un patient coronarien chronique n'est pas univoque. Bien souvent, surtout lorsqu'il existait une intoxication tabagique, la maladie coronaire est intriquée à une bronchopneumopathie chronique obstructive. La dyspnée d'effort est souvent mixte. Déterminer ce qui revient à la bronchopathie obstructive et à une éventuelle dysfonction ventriculaire gauche peut être occasionnellement difficile. La comparaison des mesures de fonction ventriculaire gauche, notamment échographique, des explorations fonctionnelles respiratoires, des résultats d'une épreuve d'effort avec mesure de la consommation en oxygène et enfin du dosage des taux sanguins de biomarqueurs sanguins d'insuffisance cardiaque comme le BNP permettent généralement de quantifier les responsabilités ! La recherche d'un facteur favorisant est indispensable, telle une anémie bien sûr, l'apparition au fil du temps, d'une valvulopathie dégénérative, d'un rétrécissement aortique ou d'une insuffisance mitrale, l'aggravation d'une hypertension artérielle responsable du développement d'une hypertrophie ventriculaire gauche.

L'étude de la viabilité myocardique est souvent utile chez le patient coronarien chronique porteur de symptômes d'insuffisance cardiaque. Lorsque l'échographie cardiaque retrouve une fonction gauche altérée, souvent hétérogène, certains territoires myocardiques sont normocontractiles, d'autres hypokinétiques et d'autres akinétiques.

Une akinésie complète peut être liée à une séquelle d'infarctus myocardique avec transformation fibreuse irréversible des cellules contractiles. Dans cette première situation, une revascularisation myocardique serait bien entendu inutile. Des territoires myocardiques akinétiques peuvent également correspondre à un phénomène d'hibernation : toute activité contractile a disparu, souvent il n'y a plus non plus d'activité électrique (possibilité d'ondes Q sur l'ECG de surface), mais la cellule myocardique reste vivante. Il n'y a eu aucune destruction cellulaire, mais une simple paralysie fonctionnelle généralement réversible après revascularisation [70].

Le diagnostic différentiel entre nécrose et hibernation est donc capital. S'il y a une viabilité myocardique et si l'anatomie coronaire le permet, la revascularisation par angioplastie ou par pontage peut améliorer la fonction ventriculaire gauche et faire régresser, voire disparaître les symptômes d'insuffisance cardiaque. L'évaluation de la viabilité peut être effectuée par diverses techniques :
– méthodes isotopiques traditionnelles (scintigraphie de perfusion) spécifiques, mais peu sensibles [79] ;
– échographie de stress avec perfusion de dobutamine un peu plus sensible ;
– IRM myocardique avec injection de gadolinium. Il s'agit en pratique de la technique maintenant la plus utilisée et raisonnablement accessible [80] ;
– la tomographie à émission de positons (TEP) est probablement la technique la plus sensible et la plus quantificatrice, mais son accessibilité en pratique courante est limitée [74].

Si ces diverses techniques démontrent l'existence de territoires akinétiques mais viables suffisamment étendus, une nouvelle coronarographie est indiquée avec revascularisation selon les possibilités techniques.

Le traitement médicamenteux de l'insuffisance cardiaque ischémique a recours aux molécules classiques : bêtabloquants, inhibiteurs de l'enzyme de conversion, diurétiques en fonction des besoins et antialdostérones s'il n'y a pas de contre-indication, notamment rénale, et si les possibilités de surveillance clinique et biologique sont satisfaisantes.

Dépistage coronaire

C'est une population particulière de coronariens chroniques, puisqu'il s'agit de sujets normaux (ou se croyant tels) brusquement transformés en patients coronariens suite à une démarche de dépistage. Il est bien qu'évident qu'en termes de qualité de vie et de retentissement psychologique, ce brusque passage de l'insouciance du sujet sain aux contraintes et à l'angoisse du malade se sachant porteur d'une maladie cardiaque n'est pas anodin. Ce dépistage est cependant tout à fait justifié, aussi bien au plan médical, médico-économique qu'éthique, s'il ne s'adresse qu'à des populations à haut risque coronaire et ne présentant pas par ailleurs de comorbidités significatives. Certaines populations à haut risque sont facilement définissables, notamment les diabétiques, les sujets porteurs d'une dyslipidémie sévère ou d'une hérédité coronaire importante. Le dépistage coronaire chez l'hypertendu sévère est également raisonnable en sachant que l'existence d'une hypertrophie ventriculaire gauche peut soulever des difficultés techniques d'interprétation de certains tests d'ischémie. Le dépistage chez les gros fumeurs est médicalement pertinent, mais ne doit pas être compris comme une autorisation de poursuite de l'intoxication si ce dépistage s'avère négatif !

Le problème de la limite d'âge n'est pas clairement défini. Peu d'équipes ont à vrai dire réellement osé appréhender « franchement » ce problème particulièrement difficile sur le plan éthique et médico-économique. Il est évident que plus on avance en âge, moins le bénéfice du dépistage « à l'avance » de la maladie coronaire est intéressant en matière d'amélioration du pronostic et plus le risque iatrogène des techniques d'exploration et de revascularisation est élevé. Le choix de la population bénéficiant réellement d'un dépistage coronaire est difficile. Le candidat idéal présente un niveau de risque artériel absolu élevé, peu de comorbidités et est âgé de moins de 70-75 ans. Le dépistage de l'ischémie myocardique par une épreuve d'effort simple devrait être la technique de référence chez les sujets capables d'effectuer, sur tapis roulant ou sur bicyclette, un effort suffisant. Cette méthode détecte de façon performante l'ischémie réellement significative, celle qui hypothèque le pronostic et qui peut donc être améliorée par un traitement. Les autres méthodes, notamment les scintigraphies de stress, sont plus sensibles mais beaucoup moins spécifiques. En dehors du risque d'un faux positif amenant à un angioscanner coronaire ou une coronographie inutile, la détection de petits territoires d'ischémie authentique est loin d'être toujours bénéfique. Cette ischémie correspond souvent à une sténose certes significative, mais d'une branche artérielle de petit calibre dont l'angioplastie comporte parfois plus de risques et à coup sûr, moins de bénéfices que celle d'une lésion proximale d'un gros tronc épicardique. Le dépistage de la maladie coronaire, lorsqu'il est correctement effectué, permet d'instaurer un traitement médicamenteux améliorant le pronostic. Ce n'est que dans les formes les plus graves avec une ischémie étendue apparaissant pour un bas niveau de stress qu'une revascularisation peut être raisonnablement envisagée.

Patient coronarien âgé

Les octogénaires et nonagénaires représentent une proportion croissante des patients coronariens chroniques. Le traitement est chez eux plus difficile, le risque iatrogène des médicaments plus élevé, le rapport bénéfice/risque de la revascularisation myocardique moins souvent favorable. La littérature est pauvre en études s'intéressant spécifiquement au coronarien âgé. Cette prise en charge se discute dans deux circonstances bien différentes : apparition de symptômes coronaires inauguraux chez un patient de plus de 80 ans, d'une part, et gestion du coronarien devenu âgé après quelques décennies d'évolution, d'autre part.

Angor débutant au-delà de 80 ans

La limite d'âge choisie est bien entendu totalement arbitraire. Les caractéristiques des symptômes de l'angor ne sont guère influencées par l'âge. En revanche, chez des sujets parfois très sédentarisés, le lien à l'effort n'est pas évident à mettre en évidence et les premières douleurs peuvent survenir pour des efforts minimes et correspondre à des lésions déjà anatomiquement très sévères. Les divers examens complémentaires non invasifs sont bien sûr les mêmes que dans les tranches d'âge plus jeunes, mais ils sont souvent plus difficiles à interpréter. Le simple ECG de repos est parfois ininterprétable en raison d'un trouble conductif (bloc de branche gauche), de l'implantation préalable d'un pacemaker ou de l'existence d'une cardiopathie hypertensive très fréquente notamment chez la femme dans ces tranches d'âge.

Les tests d'ischémie myocardique sont également difficiles. La réalisation d'un effort n'est pas toujours possible, l'échogénicité est parfois médiocre. L'angioscanner coronaire est d'interprétation souvent hasardeuse en raison de l'existence très fréquente de calcifications coronaires ne permettant pas une quantification des sténoses. La réalisation d'une coronographie expose à un risque iatrogène plus important. La fonction rénale est souvent altérée, les complications au point de ponction et le risque d'accident vasculaire cérébral par fragmentation d'une plaque d'athérome aortique sont nettement plus élevés que chez le sujet jeune.

Malgré ce risque iatrogène, il peut être nécessaire d'effectuer une coronarographie diagnostique chez un patient âgé lorsque le tableau clinique n'est pas évident. Il n'est en effet pas anodin de donner à l'aveugle des médicaments anti-ischémiques sans preuve solide du diagnostic. Si la douleur thoracique que l'on souhaite traiter n'était pas d'origine coronaire, les premières doses d'anti-ischémiques s'avéreront bien sûr inefficaces, la tentation serait forte d'augmenter les doses et d'exposer ce patient âgé à des complications iatrogènes parfois graves, principalement les hypotensions orthostatiques liées aux vasodilatateurs et les complications hémorragiques des traitements antiplaquettaires. Cette prise en charge diagnostique est donc difficile, nécessitant une étroite collaboration entre le médecin généraliste et le cardiologue. Le recours à l'avis spécialisé du cardiologue est ici encore plus utile que dans les tranches d'âge plus basses. Le maniement de médicaments anti-ischémiques et les indications de revascularisation obéissent à la même logique que chez les sujets d'âge inférieur, mais en sachant que le risque iatrogène est constamment plus élevé. Le contrôle des symptômes permettant au patient de retrouver une autonomie et une mobilité suffisantes représente bien sûr l'objectif thérapeutique principal, voire exclusif.

Patient coronarien devenu âgé

Il s'agit d'une éventualité de plus en plus fréquente. Le sujet a débuté « banalement » une maladie coronaire vers la soixantaine. Son vieillissement jusqu'à la 8e, 9e, voire 10e décennie peut modifier sa prise en charge. S'il n'y a pas de symptôme, il faut savoir espacer puis interrompre la réalisation de test de détection systématique de l'ischémie. Un monitoring des effets indésirables des médicaments est particulièrement important. Les mêmes doses de bêtabloquants ou de vasodilatateurs parfaitement efficaces et tolérées à 60 ans peuvent devenir excessives 20 ans plus tard en raison du ralentissement de l'élimination hépatique ou rénale ou de l'atténuation de la performance des réflexes adaptations à l'orthostatisme. Les posologies doivent parfois être baissées. Le rapport bénéfice/risque d'une bithérapie anti-agrégante doit être ici particulièrement réévaluée. Enfin, du fait de l'accumulation fréquente de nouvelles prescriptions parallèles à l'accumulation des comorbidités, l'ensemble de l'ordonnance cardiaque et extracardiaque doit faire l'objet d'une réévaluation critique régulière.

Bibliographie

Physiopathologie de la maladie coronaire
1. Berliner JA, Subbanagounder G, Leitinger N et al. Evidence for a role of phospholipid oxidation products in atherogenesis. Trends Cardiovasc Med, 2001, 11 : 142-147.
2. Clarkson TB, Prichard RW, Morgan TM et al. Remodeling of coronary arteries in human and nonhuman primates. JAMA, 1994, 271 : 289-294.
3. Geng YJ, Libby P. Progression of atheroma : a struggle between death and procreation. Arterioscler Thromb Vasc Biol, 2002, 22 : 1370-1380.
4. Libby P. Current concepts of the pathogenesis of the acute coronary syndromes. Circulation, 2001, 104 : 365-372.
5. Lopez AD, Mathers CD, Ezzati M et al. Global and regional burden of disease and risk factors, 2001 : systematic analysis of population health data. Lancet, 2006, 367 : 1747-1757.
6. Muller WA. Mechanisms of transendothelial migration of leukocytes. Circ Res, 2009, 105 : 223-230.
7. Schoenhagen P, Ziada KM, Kapadia SR et al. Extent and direction of arterial remodeling in stable versus unstable coronary syndromes : an intravascular ultrasound study. Circulation, 2000, 101 : 598-603.
8. Virmani R, Burke AP, Farb A, Kolodgie FD. Pathology of the unstable plaque. Prog Cardiovasc Dis, 2002, 44 : 349-356.

Classification de la maladie coronaire
9. ESC guidelines for the management of acute coronary syndromes in patients presenting without persistent ST-segment elevation. The task force for the management of acute coronary syndromes (ACS) in patients presenting wit-

hout persistent ST-segment elevation of the European Society of Cardiology (ESC). Eur Heart J, 2011, *32* : 2999-3054.
10. THYGESEN K, ALPERT JS, JAFFE AS et al. Third universal definition of myocardial infarction. Eur Heart J, 2012, *33* : 2551-2567.

Syndromes coronaires aigus

11. ANTMAN EM, COHEN M, BERNINK PJ et al. The TIMI risk score for unstable angina/non-ST elevation MI : a method for prognostication and therapeutic decision making. JAMA, 2000, *284* : 835-842.
12. APPRAISE STEERING COMMITTEE AND INVESTIGATORS. Apixaban, an oral, direct, selective factor Xa inhibitor, in combination with antiplatelet therapy after acute coronary syndrome. Results of the apixaban for prevention of acute ischemic and safety events (APPRAISE) trial. Circulation, 2009, *119* : 2877-2885.
13. BAUER T, KOETH O, JUNGER C et al. Effect of an invasive strategy on in-hospital outcome in elderly patients with non-ST-elevation myocardial infarction. Eur Heart J, 2007, *28* : 2873-2878.
14. BOERSMA E, HARRINGTON RA, MOLITERNO DJ et al. Platelet glycoprotein IIb/IIIa inhibitors in acute coronary syndromes : a meta-analysis of all major randomised clinical trials. Lancet, 2002, *359* : 189-198.
15. BOERSMA E, PIEPER KS, STEYERBERG EW et al. Predictors of outcome in patients with acute coronary syndromes without persistent ST-segment elevation. Results from an international trial of 9461 patients. The PURSUIT investigators. Circulation, 2000, *101* : 2557-2567.
16. BRIEGER D, EAGLE KA, GOODMAN SG et al. Acute coronary syndromes without chest pain, an underdiagnosed and undertreated high-risk group: insights from the global registry of acute coronary events. Chest, 2004, *126* : 461-469.
17. Bulletin épidémiologique hebdomadaire (BEH). Numéro thématique : surveillance épidémiologique des causes de décès en France. N°35-36-9/2007 (http://www.invs.sante.fr/beh/2007/35_36/beh_35_36_2007.pdf)
18. Bulletin épidémiologique hebdomadaire (BEH). Numéro thématique : surveillance de la pathologie coronaire en France : l'après MONICA. Bulletin épidémiologique hebdomadaire, N°8-9/2006. (http://www.invs.sante.fr/beh/2006/08_09/beh_08_09_2006.pdf5-)
19. CANNON CP, BRAUNWALD E, MCCABE CH et al. Intensive versus moderate lipid lowering with statins after acute coronary syndromes. N Engl J Med, 2004, *350* : 1495-1504.
20. CANNON CP, WEINTRAUB WS, DEMOPOULOS LA et al. for the TACTICS-Thrombolysis in Myocardial Infarction 18 Investigators. Comparison of early invasive and conservative strategies in patients with unstable coronary syndromes treated with the glycoprotein IIb/IIIa inhibitor tirofiban. N Engl J Med, 2001, *344* : 1879-1887.
21. CHAITMAN BR, HARDISON RM, ADLER D et al. The bypass angioplasty revascularisation investigation 2 diabetes randomized trial of different treatment strategies in type 2 diabetes mellitus with stable ischemic heart disease : impact of treatment strategy on cardiac mortality and myocardial infarction. Circulation, 2009, *120* : 2529-2540.
22. COLLABORATIVE GROUP. Randomized trial of intravenous streptokinase, oral aspirin, both, or neither among 17,187 cases of suspected acute myocardial infarction : ISIS-2 (second international study of infarct survival). J Am Coll Cardiol, 1988, *12* (Suppl. A) : 3A-13A.
23. DE LUCA G, NAVARESE E, MARINO P. Risk profile and benefits from GpIIb-IIIa inhibitors among patients with ST-segment elevation myocardial infarction treated with primary angioplasty: a meta-regression analysis of randomized trials. Eur Heart J, 2009, *30* : 2705-2713.
24. ELLIOTT P, ANDERSSON B, ARBUSTINI E et al. Classification of the cardiomyopathies : a position statement from the European Society of Cardiology working group on myocardial and pericardial diseases. Eur Heart J, 2008, *29* : 270-276.
25. ELSAESSER A, HAMM CW. Acute coronary syndrome. The risk of being female. Circulation, 2004, *109* : 565-567.
26. ESC. Guidelines for the management of acute coronary syndromes in patients presenting without persistent ST-segment elevation. The task force for the management of acute coronary syndromes (ACS) in patients presenting without persistent ST-segment elevation of the European Society of Cardiology (ESC). Eur Heart J, 2011, *32* : 2999-3054.
27. ESC. Guidelines for the management of acute myocardial infarction in patients presenting with ST-segment elevation. The task force on the management of ST-segment elevation acute myocardial infarction of the European Society of Cardiology (ESC). Eur Heart J, 2012, *33* : 2569-2619.
28. FOX KA, DABBOUS OH, GOLDBERG RJ et al. Prediction of risk of death and myocardial infarction in the six months after presentation with acute coronary syndrome: prospective multinational observational study (GRACE). Br Med J, 2006, *333* : 1091.
29. FOX KA, POOLE-WILSON PA, HENDERSON RA et al. Interventional versus conservative treatment for patients with unstable angina or non-ST-elevation myocardial infarction : the British Heart Foundation RITA 3 randomised trial. Lancet, 2002, *360* : 743-751.
30. FOX KA, STEG PG, EAGLE KA et al. Decline in rates of death and heart failure in acute coronary syndromes, 1999-2006. JAMA, 2007, *297* : 1892-1900.
31. FRYE RL, AUGUST P, BROOKS MM et al. A randomized trial of therapies for type 2 diabetes and coronary artery disease. N Engl J Med, 2009, *360* : 2503-2515.
32. GIUGLIANO RP, WHITE JA, BODE C et al. the EARLY ACS investigators. Early versus delayed, provisional eptifibatide in acute coronary syndromes. N Engl J Med, 2009, *360* : 2176-2190.
33. HAS, http://www.has-sante.fr/portail/ jcms/c_532116/infarctus-du-myocarde
34. HAS, http://www.has-sante.fr/portail/ upload/docs/application/pdf/guide_maladie_coronarienne_version_web.pdf
35. HASDAI D, BEHAR S, WALLENTIN L et al. A prospective survey of the characteristics, treatments and outcomes of patients with acute coronary syndromes in Europe and the Mediterranean basin. The Euro Heart Survey of Acute Coronary Syndromes (Euro Heart SurveyACS). Eur Heart J, 2002, *23* : 1190-11201.
36. HIMBERT D. L'angor instable du sujet âgé. Ann Cardiol Angéiol, 2001, *50* : 397-403.
37. HOCHMAN JS, LAMAS GA, BULLER CE et al. Coronary intervention for persistent occlusion after myocardial infarction. N Engl J Med, 2006, *355* : 2395-2407.
38. HOLGER THIELE, JOCHEN WÖHRLE, RAINER HAMBRECHT et al. Intracoronary versus intravenous bolus abciximab during primary percutaneous coronary intervention in patients with acute ST-elevation myocardial infarction : a randomised trial. Lancet, 2012, *379* : 923-931.
39. JERNBERG T, JOHANSON P, HELD C et al. Association between adoption of evidence-based treatment and survival for patients with ST-elevation myocardial infarction. JAMA, 2011, *305* : 1677-1684.
40. KASTRATI A, MCHILLI J, NEUMANN FJ et al. The intracoronary stenting and antithrombotic regimen: rapid early action for coronary treatment 2 (ISAR-REACT 2) trial investigators. Abciximab in patients with acute coronary syndromes undergoing coronary intervention after clopidogrel pretreatment. The ISAR-REACT 2 randomized trial. JAMA, 2006, *295* : 1531-1538.
41. KILLIP T, KIMBALL JT. Treatment of myocardial infarction in a coronary care unit. A two year experience with 250 patients. Am J Cardiol, 1967, *20* : 457-464.
42. MCCARTHY BD, WONG JB, SELKER HP. Detecting acute cardiac ischemia in the emergency department : a review of the literature. J Gen Intern Med, 1990, *5* : 365-373.
43. MCMANUS DD, GORE J, YARZEBSKI J et al. Recent trends in the incidence, treatment, and outcomes of patients with STEMI and NSTEMI. Am J Med, 2011, *124* : 40-47.
44. MEHRAN R, LANSKY AJ, WITZENBICHLER B et al. for the HORIZONS-AMI trial investigators. Bivalirudin in patients undergoing primary angioplasty for acute myocardial infarction (HORIZONS-AMI): 1-year results of a randomised controlled trial. Lancet, 2009, *374* : 1149-1159.
45. MONTALESCOT G, CAYLA G, COLLET JP et al. The ABOARD investigators. Immediate vs delayed intervention for acute coronary syndromes. A randomized clinical trial. JAMA, 2009, *302* : 947-954.
46. MONTALESCOT G, WIVIOTT SD, BRAUNWALD E et al. The TRITON TIMI 38 investigators. Prasugrel compared with clopidogrel in patients undergoing percutaneous coronary intervention for ST-elevation myocardial infarction (TRITON-TIMI 38) : double blind, randomised controlled trial. Lancet, 2009, *373* : 723-731.
47. MONTALESCOT G, ZEYMER U, SILVAIN J et al. Intravenous enoxaparin or unfractionated heparin in primary percutaneous coronary intervention for ST-elevation myocardial infarction: the international randomised open-label ATOLL trial. The Lancet, 2011, *378* : 693-703.
48. MORROW DA, BRAUNWALD E. Future of biomarkers in acute coronary. Syndromes moving toward a multimarker strategy. Circulation, 2003, *108* : 250-252.
49. NEUMANN FJ, KASTRATI A, POGATSA-MURRAY G et al. Evaluation of prolonged antithrombotic pre-treatment (« cooling-off » strategy) before intervention in patients with unstable coronary syndromes. A randomized controlled trial. JAMA, 2003, *290* : 1593-1599.
50. NEWBY LK, GOLDMANN BU, OHMAN EM. Troponin: an important prognostic marker and risk stratification tool in non-ST-segment elevation acute coronary syndromes. J Am Coll Cardiol, 2003, *41* (Suppl. S) : 31-36.
51. PANTEGHINI M. Acute coronary syndrome. Biochemical strategies in the troponin era. Chest, 2002, *122* : 1428-1435.

52. Peters RJG, Mehta SR, Fox KA et al. Effects of aspirin dose when used alone or in combination with clopidogrel in patients with acute coronary syndromes observations from the clopidogrel in unstable angina to prevent recurrent events (CURE) study. Circulation, 2003, *108* : 1682-1687.
53. Platelet receptor inhibition in ischemic syndrome management in patients limited by unstable signs and symptoms (PRISM-PLUS) study investigators. Inhibition of the platelet glycoprotein IIb/IIIa receptor with tirofiban in unstable angina and non-Q-wave myocardial infarction. N Engl J Med, 1998, *338* : 1488-1497.
54. Randomised placebo-controlled trial of abciximab before and during coronary intervention in refractory unstable angina : the CAPTURE study. Lancet, 1997, *349* : 1429-1435.
55. Reiner Z, Catapano AL, De Backer G et al. ESC/EAS guidelines for the management of dyslipidaemias : the task force for the management of dyslipidaemias of the European Society of Cardiology (ESC) and the European Atherosclerosis Society (EAS). Eur Heart J, 2011, *32* : 1769-1818.
56. Rosengren A, Wallentin L, Simoons M et al. Age, clinical presentation, and outcome of acute coronary syndromes in the Euroheart acute coronary syndrome survey. Eur Heart J, 2006, *27* : 789-795.
57. Sabatine MS, Antman EM, Widimsky P et al. Otamixaban for the treatment of patients with non-ST-elevation acute coronary syndromes (SPECIA-ACS 1 TIMI 42) : a randomised, doubleblind, active-controlled, phase 2 trial. Lancet, 2009, *374* : 787-795.
58. Shamir RM, Salim Y, Ron JG et al. A fox, for the clopidogrel in unstable angina to prevent recurrent events trial (CURE) investigators. Effects of pretreatment with clopidogrel and aspirin followed by long-term therapy in patients undergoing percutaneous coronary intervention : the PCI-CURE study. Lancet, 2001, *358* : 527-533.
59. Steg PG, Mehta SR, Pollack CV Jr et al. for the TAO investigators. anticoagulation with otamixaban and ischemic events in non-ST-segment elevation acute coronary syndromes : the TAO randomized clinical trial. JAMA, 2013, *310* : 1145-1155.
60. Stone GW, McLaurin BT, Cox DA et al. Bivalirudin for patients with acute coronary syndromes. N Engl J Med, 2006, *355* : 2203-2216.
61. Subherwal S, Bach RG, Chen AY et al. Baseline risk of major bleeding in non-ST-segment-elevation myocardial infarction : the CRUSADE (Can Rapid risk stratification of Unstable angina patients Suppress ADverse outcomes with Early implementation of the ACC/AHA guidelines) bleeding score. Circulation, 2009, *119* : 1873-1882.
62. The clopidogrel in unstable angina to prevent recurrent events trial investigators (CURE). Effects of clopidogrel in addition to aspirin in patients with acute coronary syndromes without ST-segment elevation. N Engl J Med, 2001, *345* : 494-502.
63. The fifth organization to assess strategies in acute ischemic syndromes investigators. Comparison of fondaparinux and enoxaparin in acute coronary syndromes. (OASIS 5). N Engl J Med, 2006, *354* : 1464-1476.
64. The FUTURA/OASIS-8 trial group, Steg PG, Jolly SS, Mehta SR et al. Low-dose vs standard-dose unfractionated heparin for percutaneous coronary intervention in acute coronary syndromes treated with fondaparinux : the FUTURA/OASIS-8 randomized trial. JAMA, 2010, *304* : 1339-1349.
65. Wallentin L, Becker RC, Budaj A et al. The PLATO investigators. Ticagrelor versus clopidogrel in patients with acute coronary syndromes. N Engl J Med, 2009, *361* : 1045-1057.
66. Widimsky P, Wijns W, Fajadet J et al. Reperfusion therapy for ST elevation acute myocardial infarction in Europe: description of the current situation in 30 countries. Eur Heart J, 2010, *31* : 943-957.
67. Widimsky P, Zelizko M, Jansky P et al. The incidence, treatment strategies, outcomes of acute coronary syndromes in the « reperfusion network » of different hospital types in the Czech Republic : results of the Czech evaluation of acute coronary syndromes in hospitalized patients (CZECH) registry. Int J Cardiol, 2007, *119* : 212-219.
68. Wiviott SD, Braunwald E, McCabe CH et al. The TRITON-TIMI 38 investigators. Prasugrel versus clopidogrel in patients with acute coronary syndromes. N Engl J Med, 2007, *357* : 2001-2015.
69. Wu AHB, Apple FS, Gibler WB et al. National Academy of Clinical Biochemistry standards of laboratory practice : recommendations for the use of cardiac ùarkers in coronary artery diseases. Clin Chem, 1999, *45* : 1104-1121.

Maladie coronaire chronique

70. Allman KC, Shaw LJ, Hachamovitch R et al. Myocardial viability testing and impact of revascularization on prognosis in patients with coronary artery disease and left ventricular dysfunction. J Am Coll Cardiol, 2002, *329* : 1151-1158.
71. Budoff MJ, Dowe D, Jollis JG et al. Diagnostic performance of 64-multidetector row coronary computed tomographic angiography for evaluation of coronary artery stenosis in individuals without known coronary artery disease : results from the prospective multicenter ACCURACY (assessment by coronary computed tomographic angiography of individuals undergoing invasive coronary angiography) trial. J Am Coll Cardiol, 2008, *52* : 1724-1732.
72. Collaborative meta-analysis of randomised trials of antiplatelet therapy for prevention of death, myocardial infarction, and stroke in high risk patients. Br Med J, 2002, *324* : 71-86.
73. Comparison of coronary bypass surgery with angioplasty in patients with multivessel disease. The bypass angioplasty revascularization investigation (BARI) investigators. N Engl J Med, 1996, *335* : 217-225.
74. Fukushima K, Javadi MS, Higuchi T et al. Prediction of short-term cardiovascular events using quantification of global myocardial flow reserve in patients referred for clinical ^{82}Rb PET perfusion imaging. J Nucl Med, 2011, *52* : 726-732.
75. Gianrossi R, Detrano R, Mulvihill D et al. Exercise-induced ST depression in the diagnosis of coronary artery disease. A metaanalysis. Circulation, 1989, *80* : 87-98.
76. Hammermeister KE, DeRouen TA, Dodge HT. Variables predictive of survival in patients with coronary disease. Selection by univariate and multivariate analyses from the clinical, electrocardiographic, exercise, arteriographic, and quantitative angiographic evaluations. Circulation, 1979, *59* : 421-430.
77. Hemingway H, McCallum A, Shipley M et al. Incidence and prognostic implications of stable angina pectoris among women and men. JAMA, 2006, *295* : 1404-1411.
78. Kernis SJ, Harjai KJ, Stone GW et al. Does beta-blocker therapy improve clinical outcomes of acute myocardial infarction after successful primary angioplasty ? J Am Coll Cardiol, 2004, *43*, 1773-1779.
79. Kiat H, Berman DS, Maddahi J et al. Late reversibility of tomographic myocardial thallium 201 defects. An accurate marker of myocardial viability. J Am Coll Cardiol, 1988, *12* : 1456-1463.
80. Kim RJ, Wu E, Rafael A et al. The use of contrast enhanced magnetic resonance imaging to identify reversible myocardial dysfunction. N Engl J Med, 2000, *343* : 1445-1453.
81. MRC-BHF heart protection study of cholesterol lowering with simvastatin in 20,536 high-risk individuals : a randomised placebocontrolled trial. Lancet, 2002, *360* : 7-22.
82. Proudfit WJ, Bruschke AV, MacMillan JP et al. Fifteen year survival study of patients with obstructive coronary artery disease. Circulation, 1983, *68* : 986-997.
83. Ringqvist I, Fisher LD, Mock M et al. Prognostic value of angiographic indices of coronary artery disease from the coronary artery surgery study (CASS). J Clin Invest, 1983, *71* : 1854-1866.
84. Rumsfeld JS, MaWhinney S, McCarthy M Jr et al. Health-related quality of life as a predictor of mortality following coronary artery bypass graft surgery. Participants of the Department of Veterans Affairs cooperative study group on processes, structures, and outcomes of care in cardiac surgery. JAMA, 1999, *281* : 1298-1303.
85. Willett WC, Green A, Stampfer MJ et al. Relative and absolute excess risks of coronary heart disease among women who smoke cigarettes. N Engl J Med, 1987, *317* : 1303-1309.

Toute référence à cet article doit porter la mention : Weber S, Wahbi K (Physiopathologie de la maladie coronaire), Michaud P, El Mahmoud R (Classification de la maladie coronaire ; Syndromes coronaires aigus), Weber S, Wahbi K (Maladie coronaire chronique). Maladie coronaire. *In* : L Guillevin, L Mouthon, H Lévesque. Traité de médecine, 5ᵉ éd. Paris, TdM Éditions, 2018-S05-P03-C01 : 1-38.

Chapitre S05-P03-C02

Insuffisance cardiaque

ALAIN COHEN-SOLAL ET FLORENCE BEAUVAIS

Physiopathologie et classification

Définitions

Les premières descriptions de l'insuffisance cardiaque (IC) remontent à la naissance de la médecine et la complexité de ce syndrome s'est accrue avec les progrès de la biologie et de la médecine, particulièrement au cours des trente dernières années. Cela explique que de nombreuses définitions et classifications ont été proposées, en fonction des époques et des approches, aucune n'étant entièrement satisfaisante. Les sociétés savantes nord-américaines et européennes ont proposé depuis plus de 10 ans des recommandations sur le diagnostic et le traitement de l'insuffisance cardiaque. Les dernières mises à jour ont été publiées en 2016 [6].

L'insuffisance cardiaque est un syndrome clinique complexe (et non une maladie), qui peut résulter de toute anomalie cardiaque, qui va gêner la capacité d'un ou des deux ventricules à se remplir et/ou à éjecter le sang. Presque toutes les maladies cardiaques vont conduire inexorablement à l'insuffisance cardiaque. La maladie coronaire, l'hypertension artérielle et les cardiomyopathies sont les causes les plus fréquentes dans nos pays. La majorité des patients ont des symptômes liés à l'altération de la fonction myocardique du ventricule gauche (VG), mais le terme d'insuffisance cardiaque n'est pas équivalent à celui de dysfonction ventriculaire gauche, qui correspond à des anomalies structurelles et/ou fonctionnelles qui peuvent être responsables du développement de l'insuffisance cardiaque.

L'insuffisance cardiaque est classiquement définie comme l'incapacité du cœur à assurer, dans des conditions normales ou basses (c'est-à-dire avec des pressions veineuses d'amont basses), un débit sanguin nécessaire aux besoins métaboliques et fonctionnels des différents organes. Cette définition recoupe des étiologies, des mécanismes physiopathologiques et des expressions cliniques diverses. La définition de la Société européenne de cardiologie est plus pragmatique : la maladie est définie par l'association de signes et de symptômes d'insuffisance cardiaque, associés à des anomalies de structure ou de fonction du cœur [6]. L'amélioration des symptômes sous diurétique faisait, lors des recommandations antérieures, aussi partie de la définition.

Physiopathologie (Figure S05-P03-C02-1)

On distingue schématiquement les insuffisances cardiaques gauches, droites et globales. Les insuffisances cardiaques gauches sont les plus fréquentes et celles que nous détaillerons. Les insuffisances cardiaques droites peuvent être isolées : elles sont alors essentiellement secondaires à des valvulopathies tricuspides ou pulmonaires, à une hypertension artérielle pulmonaire autonome ou à une pathologie respiratoire. Le plus souvent néanmoins, l'insuffisance cardiaque droite est secondaire à une insuffisance cardiaque gauche évoluée (insuffisance cardiaque globale).

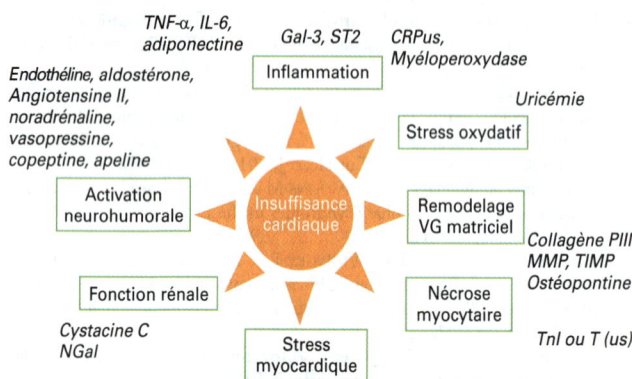

Figure S05-P03-C02-1 Multifactorialité de la physiopathologie de l'insuffisance cardiaque. La physiopathologie de l'insuffisance cardiaque associe, à des degrés divers, des phénomènes qui peuvent être appréhendés par le dosage de biomarqueurs plasmatiques. Beaucoup d'entre eux toutefois ne sont pas dosés de façon routinière. CRPus : protéine C réactive ultrasensible ; Gal-3 : galectine 3 ; MMP : métalloprotéinase ; NGal : *neutrophil gelatinase associated lipocalin* ; TIMP : inhibiteur tissulaire des métalloprotéinases ; Tn : troponine ; TNF : *tumor necrosis factor*.

À droite comme à gauche, les insuffisances cardiaques sont le plus souvent des insuffisances ventriculaires. Les rares insuffisances cardiaques sans insuffisance ventriculaire correspondent aux rétrécissements tricuspides et mitraux ainsi qu'aux pathologies péricardiques (tamponnade, péricardite chronique constrictive).

Les insuffisances ventriculaires :
– peuvent être la conséquence d'une maladie intrinsèque du muscle cardiaque comme dans les myocardiopathies, après un infarctus du myocarde ou en cas d'infiltration massive par de la fibrose, de l'amylose ou d'autres substances ;
– faire suite à une surcharge mécanique du ventricule. En effet, un ventricule peut en général s'adapter, parfois pour longtemps, à une surcharge mécanique, mais ces mécanismes d'adaptation n'ont qu'un temps et peuvent, surtout lorsque la surcharge mécanique n'est pas corrigée, être insuffisants pour la préservation de la fonction ventriculaire.

Contrairement à une notion établie depuis des décennies, on tend maintenant à individualiser deux mécanismes différents de dysfonction ventriculaire gauche, encore que les formes intriquées soient fréquentes : les insuffisances cardiaques à fonction systolique altérée et celles à fonction systolique préservée :
– les *dysfonctions systoliques* (définies arbitrairement par une fraction d'éjection du ventricule gauche [FEVG] < 40-50 %) du ventricule gauche ont été longtemps les plus fréquentes et sont les plus classiques (Figure S05-P03-C02-2). L'anomalie essentielle est une incapacité du ventricule à se vider correctement ;
– les insuffisances ventriculaires gauches à *fonction systolique relativement conservée*, improprement appelées insuffisances cardiaques « diastoliques », sont de plus en plus fréquentes, soit parce qu'elles sont mieux reconnues, soit du fait de modifications du profil étiologique, au point de représenter 50 % des cas chez le sujet âgé. On les définit en général par une fraction d'éjection du ventricule gauche supérieure à 40 ou 50 % selon les sociétés savantes. Ici, le ventricule arrive à vider

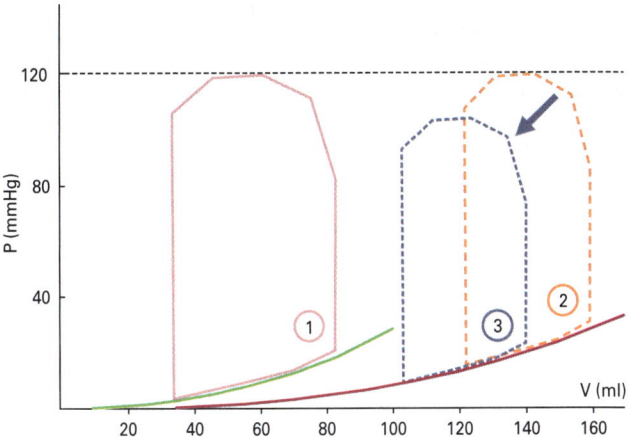

Figure S05-P03-C02-2 Relation pression-volume en cas d'insuffisance cardiaque par dysfonction systolique. La courbe 1 représente la boucle pression-volume d'un ventricule gauche normal. La courbe 2 est celle d'un ventricule avec altération de la fonction systolique : le ventricule est dilaté avec une baisse du volume systolique ; la distensibilité est améliorée. La courbe 3 représente l'effet d'un traitement par IEC ou bêtabloquant.

correctement, mais ne peut se remplir de façon satisfaisante. Dans ces cas, en effet, un remplissage complet ne peut se faire qu'au prorata d'une augmentation importante des pressions ventriculaires et auriculaires gauches, avec en corollaire des risques de congestion pulmonaire, notamment à l'effort.

Deux mécanismes peuvent être à l'origine d'une gêne au remplissage du ventricule gauche :

– une diminution de la distensibilité de la chambre ventriculaire gauche (Figure S05-P03-C02-3), c'est-à-dire une augmentation anormale des pressions pour toute augmentation de volume ; il peut s'agir d'une atteinte intrinsèque du muscle (ventricule rigide des cardiopathies restrictives comme dans l'amylose, l'hémochromatose ou le diabète) ou simplement d'une modification de la géométrie du ventricule gauche dans lequel le rapport épaisseur/rayon est augmenté (remodelage concentrique de la chambre ventriculaire gauche qu'il y ait ou non une augmentation de la masse) ; cet aspect est très fréquemment rencontré dans les surcharges de pression (hypertension artérielle systolique ou systolodiastolique, rétrécissement aortique calcifié) ;

– un ralentissement ou un retard de relaxation qui altère le remplissage. La relaxation peut être en effet retardée, ralentie, voire incomplète, non seulement quand la contractilité du muscle est diminuée comme dans les myocardiopathies dilatées ou ischémiques (insuffisance cardiaque par dysfonction systolique), mais également chaque fois qu'existe un remodelage concentrique du ventricule gauche, une ischémie myocardique, une infiltration pariétale, une hypertension artérielle ou un bloc de branche. L'anomalie du remplissage s'extériorise essentiellement à l'effort, lors d'une surcharge hydrosodée ou d'un trouble du rythme. Dans ces cas, en effet, la période de remplissage est réduite et l'insuffisance de remplissage se traduit par une augmentation des pressions d'amont et une réduction du volume éjecté par le ventricule.

Dans les insuffisances cardiaques à fraction d'éjection préservée, les anomalies de la fonction diastolique jouent un rôle important, mais non exclusif. Une dysfonction systolique modérée, prédominant sur les zones sous-endocardiques ou médianes du ventricule gauche, une incompétence chronotrope, et surtout, une rigidité vasculaire excessive sont souvent associées. En 2016, la Société européenne de cardiologie a ajouté une troisième classe, l'insuffisance cardiaque à fraction d'éjection modérément réduite, quand celle-ci est entre 35 et 50 %.

Mécanismes d'adaptation des insuffisances ventriculaires gauches : avantages et inconvénients

Au cours de l'évolution d'une insuffisance ventriculaire gauche, toute une série de mécanismes compensateurs, artériels et périphériques, neurohormonaux et métaboliques, interviennent, responsables pour l'essentiel de l'expression clinique de la maladie [2]. Chacun a ses avantages et ses inconvénients.

Il faut séparer les mécanismes d'adaptation précoces faisant suite à l'installation d'une insuffisance ventriculaire aiguë, et les mécanismes d'adaptation retardés, observés dans l'insuffisance ventriculaire chronique. Beaucoup d'entre eux, initialement bénéfiques, se sont révélés souvent délétères au long cours.

Mécanismes d'adaptation précoces

Stimulation neurohormonale

L'activation des systèmes hormonaux constitue avec le remodelage un mécanisme essentiel d'adaptation à l'insuffisance cardiaque. À la phase aiguë, elle permet la survie en maintenant des pressions de perfusion cérébrale et coronaire minimales. Quatre systèmes vasoconstricteurs (système nerveux sympathique [SNS], système rénine angiotensine-aldostérone, arginine-vasopressine [AVP] et endothéline) vont être activés. Leurs activations utiles pour passer le cap aigu s'avèrent cependant délétères sur le long terme. En effet, ces activations conduisent au déséquilibre de la balance entre systèmes vasodilatateurs (monoxyde d'azote [NO], peptides natriurétiques, bradykinine [BK], prostacycline) et vasoconstricteurs et conduisent à une augmentation de la charge ventriculaire et à des anomalies cellulaires et moléculaires au niveau cardiaque, vasculaire mais aussi des organes clés impliqués dans la régulation hydrosodée comme les reins et le cerveau dont les altérations concourent, à leur tour, à aggraver encore l'insuffisance cardiaque.

Stimulation adrénergique

C'est la plus précoce [4]. Elle a une triple action :

– l'action chronotrope positive est responsable d'une accélération de la fréquence sinusale qui contribue au maintien du débit cardiaque, au regard d'un volume systolique diminué. Cette tachycardie, dans certaines limites de fréquence, joue un rôle efficace ne supprimant que la partie de la diastole inutile au remplissage ventriculaire. De plus, l'accélération de la fréquence est responsable d'une action inotrope positive modérée ;

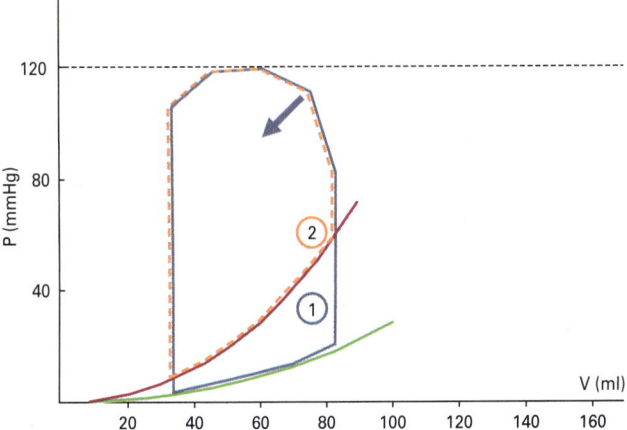

Figure S05-P03-C02-3 Relation pression-volume d'un cœur normal (1) et courbe présentant une anomalie de la fonction diastolique par diminution de la distensibilité (2). Le remplissage diastolique se fait au prix d'une augmentation des pressions de remplissage.

– l'augmentation de la contractilité par stimulation noradrénergique permet l'augmentation du volume systolique. Cette stimulation adrénergique a un inconvénient majeur : son coût énergétique, l'augmentation de la consommation d'oxygène du myocarde exposant à la survenue d'une ischémie myocardique et/ou d'un trouble du rythme et qui peut, à terme, « épuiser » le ventricule gauche ;

– la stimulation sympathique entraîne également une vasoconstriction artériolaire qui a pour double but de maintenir une pression aortique suffisante à la vascularisation des territoires dits privilégiés (essentiellement coronaire et cérébral), et de distribuer le débit systémique. Elle est donc inhomogène. Ainsi les perfusions rénales (oligurie) et cutanées (thermorégulation) sont-elles précocement diminuées.

Stimulation des autres systèmes neurohormonaux

Elle est plus tardive et sera décrite plus loin.

Dilatation aiguë du ventricule gauche

C'est un mécanisme d'adaptation précocement mis en jeu. Dénommé « régulation hétérométrique de Frank Starling » ou « réserve de précharge », il correspond à l'augmentation de la force de contraction des sarcomères secondaire à leur étirement. La dilatation aiguë a un corollaire délétère : l'augmentation importante et aiguë de la pression télédiastolique du ventricule gauche (par réduction de la distensibilité des fibres étirées) et donc des pressions pulmonaires, favorisant les signes congestifs.

Mécanismes d'adaptation retardés : syndrome d'insuffisance cardiaque chronique, maladie générale

Remodelage ventriculaire gauche

Le remodelage ventriculaire gauche correspond aux modifications de masse et de géométrie du ventricule gauche qui s'observent dans l'insuffisance ventriculaire chronique [3]. Il s'agit d'un mécanisme spécifique d'adaptation, compensateur d'une insuffisance ventriculaire aiguë pour laquelle les mécanismes initiateurs persistent. Dans les surcharges mécaniques, la finalité de ce remodelage est de permettre un accroissement du travail cardiaque tout en maintenant normales les contraintes développées.

Au niveau du myocarde, très schématiquement, le myocarde remodelé est constitué de myocytes plus gros, soit par épaississement dans le cas des surcharges barométriques, soit par allongement dans le cas de surcharges volumétriques, soit des deux à la fois. Pendant la phase d'hypertrophie compensée, leur degré de prolifération, qui est très faible, n'est pas supérieur à celui des cœurs normaux, alors qu'une prolifération plus importante surviendrait lors de l'insuffisance cardiaque chronique (ICC). Lors du processus hypertrophique, une angiogenèse insuffisante est susceptible de créer des conditions d'hypoxie pour les myocytes ou régions des myocytes les plus éloignées des capillaires. Le mécanisme d'apoptose des myocytes, dont l'importance reste controversée, qui contribue à appauvrir le myocarde en matériel contractile, joue sans aucun doute un rôle physiopathologique important, en particulier lors de la succession des poussées d'insuffisance cardiaque. Il existe parallèlement divers degrés de prolifération des cellules non musculaires et de remodelage de la matrice extracellulaire caractérisé par une fibrose interstitielle et périvasculaire favorisée par un déséquilibre entre les métalloprotéinases de la matrice extracellulaire et leurs inhibiteurs. La fibrose aboutit à une diminution de la compliance (augmentation de la rigidité) myocardique.

Au niveau du ventricule, les conséquences du remodelage pour la fonction ventriculaire diffèrent largement selon le type de remodelage considéré. On considère classiquement les surcharges de pression et les surcharges de débit (ou de volume). Dans les surcharges dites de pression, l'hypertrophie est essentiellement de type concentrique, c'est-à-dire avec une augmentation prédominante de l'épaisseur et une augmentation du rapport épaisseur/rayon. L'hypertrophie ventriculaire gauche concentrique associée aux surcharges barométriques ou aux cardiomyopathies hypertrophiques est responsable d'une diminution de la compliance du VG liée à l'épaississement de la paroi du VG souvent associée à une diminution de la compliance myocardique elle-même. Dans les surcharges de volume (régurgitations aortiques ou mitrales, communication interventriculaire, fistule artérioveineuse des insuffisants rénaux chroniques…), ou encore dans les cardiomyopathies primitives ou ischémiques, l'hypertrophie dilatation est plus harmonieuse avec une augmentation prépondérante du diamètre au prorata de l'épaisseur et une diminution du rapport épaisseur/rayon.

Ces valvulopathies fuyantes qui entraînent une surcharge de débit que l'on peut rapprocher du remodelage du sportif entraînent une dilatation du VG associé à un remodelage myocardique et myocytaire initialement modéré. C'est pourquoi elles sont longtemps bien tolérées, en tout cas tant que le VG conserve une taille raisonnable. Cela aboutit à des contraintes diastoliques et systoliques rapidement très élevées qui accélèrent le remodelage cellulaire et moléculaire du myocarde et la survenue d'une dysfonction systolique majeure. Finalement, le VG dilaté, sphéricisé (ces modifications provoquant l'apparition d'une insuffisance mitrale fonctionnelle), à paroi insuffisamment épaissie par rapport à l'augmentation de son rayon est le point de convergence final de toutes les cardiopathies où le stress biomécanique est à son comble avec ses effets délétères majeurs et rapidement évolutifs en l'absence de traitement.

Dans les surcharges de pression, l'hypertrophie est secondaire à une multiplication des sarcomères en parallèle aboutissant à des myocytes plus épais mais pas nécessairement plus longs. Dans les surcharges de volume, la multiplication des sarcomères se fait plus en série qu'en parallèle, aboutissant à des myocytes plus longs qu'épais.

Modifications neurohormonales

L'insuffisance cardiaque chronique s'accompagne d'une hyperactivité de divers systèmes neurohormonaux, globalement corrélée au degré d'insuffisance circulatoire et au pronostic de la maladie [1]. Dans l'ensemble, ces systèmes ont pour but de maintenir une pression artérielle systémique par le biais d'une vasoconstriction généralisée et d'augmenter la volémie. Il existe un déséquilibre entre les systèmes vasodilatateurs et vasoconstricteurs avec classiquement une activation plus précoce des systèmes vasodilatateurs et une prépondérance, au moins dans les stades évolués, des systèmes vasoconstricteurs.

Activation noradrénergique

Elle se poursuit tout au long de la maladie. Son implication dans la physiopathologie de l'insuffisance cardiaque chronique a été démontrée dès les années 1960. Dans les années 1980, on a démontré que les taux plasmatiques de noradrénaline sont prédictifs des événements cardiovasculaires et notamment de la mortalité. À terme, la stimulation sympathique perd en effet son efficacité quand la réserve contractile est virtuelle du fait de la raréfaction cardiomyocytaire et quand la réponse chronotrope est altérée du fait d'une réduction du nombre et/ou de la sensibilité des récepteurs β-adrénergiques myocardiques. La vasoconstriction artérielle systémique augmente la post-charge cardiaque, le travail ventriculaire et peut donc favoriser l'épuisement myocardique. L'augmentation des catécholamines circulantes entraîne une surcharge calcique intracellulaire favorisant la mort cellulaire (apoptose, nécrose) et les troubles du rythme. C'est la meilleure compréhension du rôle délétère de cette stimulation noradrénergique chronique qui est à la base du traitement par les bêtabloquants de l'insuffisance cardiaque chronique.

Peptides natriurétiques

Les peptides natriurétiques (ANP [peptide natriurétique auriculaire] et BNP [peptide natriurétique de type B]) sont augmentés précocement. Ils participent à la régulation de la balance hydrosodée et au tonus vasculaire. Les peptides natriurétiques augmentent la formation de GMPc. L'ANP et le BNP sont synthétisés au niveau des oreillettes et des ventricules. L'ANP est libéré en réponse à la distension des oreillettes, le BNP à l'augmentation du volume ou de la pression ventriculaire. Tous sont dégradés par l'endopeptidase neutre et des récepteurs de clairance. D'un point de vue physiologique, l'ANP et le BNP augmentent la vasodilatation, le taux de filtration glomérulaire et la natriurèse et s'opposent à l'activation du système rénine-angiotensine-aldostérone. Ils exercent aussi des effets sur le système sympathique en diminuant l'activité sympathique. Les taux de BNP s'élèvent précocement et représentent un bon marqueur hormonal pronostique de l'insuffisance cardiaque. Malheureusement, ces actions des peptides natriurétiques s'altèrent progressivement, pour des raisons non entièrement élucidées, peut-être une mauvaise synthèse des peptides natriurétiques à partir de leurs précurseurs du fait d'anomalies de glycosylation ou de rupture enzymatique par deux enzymes, corine et furine. Ces données ont permis de développer le concept de l'administration de BNP exogène à visée thérapeutique pour redonner à ce système toute sa place.

L'inhibition de la dégradation de ces peptides par l'endopeptidase neutre constitue un autre concept thérapeutique visant à augmenter les taux de peptides natriurétiques.

Activation du système rénine-angiotensine-aldostérone

C'est également un élément essentiel de la physiopathologie de la maladie. Cette activation est classiquement cyclique. Elle est marquée à chaque poussée congestive de la maladie et dans l'insuffisance cardiaque terminale. Elle est freinée par un mécanisme de rétrocontrôle négatif dès lors qu'une rétention hydrosodée diminue la sécrétion de rénine. Le traitement diurétique est un stimulant puissant du système. L'augmentation de la rénine plasmatique entraîne une augmentation de la formation de l'angiotensine II à partir de l'angiotensine I. L'angiotensine II a des actions nombreuses et encore incomplètement connues. Elle est en particulier responsable d'une vasoconstriction artérielle et de la sécrétion d'aldostérone par la médullosurrénale. Elle entraîne donc directement une rétention hydrosodée et une hypokaliémie. Toutefois, le rôle du système rénine angiotensine ne se limite probablement pas à ces actions. L'angiotensine II agit également sur la réactivité des microvaisseaux coronaires, facilite la transmission nerveuse sympathique, favorise l'hypertrophie des cellules musculaires lisses et des myocytes, la génération de radicaux libres oxygénés et l'apoptose. Ce système a également des interactions avec d'autres systèmes, en particulier celui des kinines. Une augmentation de l'activité de l'enzyme de conversion de l'angiotensine favorise l'accumulation de la bradykinine, substance vasodilatatrice, en particulier au niveau rénal, et favorise la production d'oxyde nitrique.

La production d'aldostérone est augmentée par le biais de l'augmentation de l'angiotensine II, mais également directement par le biais de l'hypokaliémie. Elle joue un rôle essentiel dans la physiopathologie de l'IC. Elle favorise la rétention de sodium, permet l'élimination du potassium et est impliquée dans le développement de la fibrose interstitielle myocardique. Dans l'insuffisance cardiaque post-ischémique, la production d'aldostérone est augmentée. Chez des patients ayant une insuffisance cardiaque systolique mais aussi diastolique, les résultats montrent une augmentation du gradient d'aldostérone intracardiaque. L'aldostérone paraît aussi jouer sur les remodelages coronaire et électrique.

Système arginine-vasopressine

Il est plus mal connu. Son rôle physiopathologique est moins clair mais semble moindre que celui joué par les systèmes précédents. Il entraîne une rétention d'eau et son activation exagérée est à l'origine des hyponatrémies des insuffisances cardiaques sévères. L'arginine-vasopressine (AVP) est synthétisée au niveau de l'hypothalamus, stockée et libérée dans l'hypophyse. Sa sécrétion est contrôlée par des facteurs osmotiques, volumétriques et neurovégétatifs. L'élévation des catécholamines et de l'angiotensine II augmente sa sécrétion. Dans l'insuffisance cardiaque, les taux plasmatiques d'AVP s'élèvent. L'hyponatrémie, observée chez des insuffisances cardiaques sévères, s'associe à des taux élevés d'AVP. Les effets de l'AVP reposent sur deux récepteurs : les récepteurs V1a, situés principalement sur les cellules musculaires lisses sont responsables de la vasoconstriction périphérique ; les récepteurs V2, situés principalement au niveau du tube contourné distal, sont responsables d'une réabsorption hydrosodée accrue.

Endothéline

L'endothéline, vasoconstricteur très puissant sécrété par les cellules endothéliales, est augmentée dans l'insuffisance cardiaque chronique et semble un très puissant facteur pronostique. Elle joue un rôle paracrine et intervient probablement dans la vasoconstriction artérielle systémique et dans les anomalies de la répartition du débit systémique par son action vasoconstrictrice au niveau de la microcirculation.

Oxyde nitrique (NO)

La voie du NO est un des systèmes vasodilatateurs les plus puissants et les plus efficaces de l'organisme. C'est ce système qui entraîne une vasodilatation artérielle lors de l'exercice. Une caractéristique essentielle de l'insuffisance cardiaque est l'intolérance des patients à l'effort. Celle-ci est ainsi en partie secondaire à la perte de la vasodilatation endothélium-dépendante, elle-même secondaire à la diminution de la libération de NO liée à la diminution de l'expression de la NO synthétase endothéliale. Des études expérimentales et cliniques ont montré que les effets bénéfiques de la réadaptation passent, au moins en partie, par l'amélioration de la dilatation endothélium-dépendante et de l'expression de la NO synthétase endothéliale. Ainsi le NO et l'endothélium vasculaire apparaissent-ils comme des cibles thérapeutiques potentiellement intéressantes dans l'insuffisance cardiaque. À côté du NO produit par la NO synthétase endothéliale, la production de NO peut être secondaire à d'autres isoformes de la NOS et notamment de la NO synthétase inductible et la NOS neuronale. L'amélioration de la voie de la NO synthétase-GMP cyclique est ainsi une voie de recherche intéressante dans le traitement de l'insuffisance cardiaque.

Autres substances neurohormonales

De nombreuses autres substances neurohormonales sont aussi augmentées dans l'insuffisance cardiaque. Leur rôle est moins bien connu. Citons l'adrénomédulline notamment. Il existe également un syndrome inflammatoire modéré, caractérisé par une élévation de diverses cytokines (TNF-α, interleukine 33) ou de biomarqueurs d'inflammation (récepteurs solubles de ST2, pro-adrénomédulline), qui rend compte, entre autres, de la cachexie et de l'anémie des patients.

De façon générale, ces divers systèmes neurohormonaux sont étroitement intriqués, avec des régulations croisées. Ils jouent un rôle essentiel dans la pérennisation de la maladie et sont la principale cible des traitements modernes de l'insuffisance cardiaque.

Anomalies extracardiaques

L'insuffisance cardiaque chronique est en fait une véritable maladie générale, systémique, affectant d'autres organes que le cœur. Ces altérations jouent un rôle dans la symptomatologie fonctionnelle, grèvent de façon indépendante le pronostic et peuvent parfois être spécifiquement traitées.

– le *rein* est précocement atteint. L'altération de la fonction rénale, traduite par la baisse du débit de filtration glomérulaire, est secondaire à la fois à la baisse de la pression de perfusion du rein et à l'augmentation des pressions veineuses à la sortie du rein, réduisant le gradient de perfusion. Elle a une valeur pronostique propre et complique la prise en charge médicamenteuse. Diverses pistes médicamenteuses visent à améliorer spécifiquement la perfusion rénale ;

– le *poumon cardiaque* est caractérisé par une compliance réduite, liée à la congestion des vaisseaux pulmonaires et aux éventuels épanchements pleuraux. Ces derniers, associés à la cardiomégalie, peuvent entraîner un syndrome restrictif. Un syndrome obstructif est souvent associé du fait d'un œdème de la paroi des bronches. La capacité de diffusion est réduite du fait de l'œdème interstitiel. Le rapport ventilation/perfusion est altéré du fait d'une augmentation insuffisante du débit pulmonaire à l'effort.

Enfin, une autre cause d'hyperventilation chez ces patients est un réflexe nerveux qui active la ventilation au niveau cérébral via une activation à l'exercice de métaborécepteurs musculaires périphériques ;
– des *anomalies musculaires périphériques* ont été décrites ces dernières années chez ces patients. Outre l'atrophie musculaire pouvant confiner à la cachexie, on retrouve une diminution des fibres oxydatives IIa et une augmentation des fibres glycolytiques IIx. On note également une raréfaction mitochondriales. Ces anomalies concourent à une diminution de la force musculaire, l'accumulation rapide d'acide lactique à l'effort, la rapidité de l'apparition d'une fatigue à l'effort et finalement à l'intolérance à l'effort des patients. La réadaptation cardiaque peut corriger spécifiquement ces anomalies.

Classifications

Elles sont nombreuses.
L'*American College of Cardiology/American Heart Association* a identifié quatre stades :
– stade A : patients à haut risque d'insuffisance cardiaque, mais sans anomalie structurelle de maladie cardiaque ou de symptôme d'insuffisance cardiaque ;
– stade B : maladie structurelle cardiaque, mais sans signe ou symptôme d'insuffisance cardiaque ;
– stade C : patients avec une maladie cardiaque ayant des antécédents ou des symptômes actuels d'insuffisance cardiaque ;
– stade D : insuffisance cardiaque réfractaire nécessitant une approche spécialisée.
Les deux premiers stades ne correspondent pas à une insuffisance cardiaque, mais aident à identifier de façon précoce les patients à risque de développer une insuffisance cardiaque.
Cette classification vient en complément, mais ne remplace pas la classification fonctionnelle de la *New York Heart Association* (NYHA), qui est utilisée pour apprécier la sévérité de l'insuffisance cardiaque, même si l'on sait que la relation entre symptômes et sévérité de la dysfonction cardiaque est mauvaise.
– classe I : aucune limitation fonctionnelle ;
– classe II : limitation fonctionnelle modérée ;
– classe III : limitation marquée de l'activité physique ;
– classe IV : les symptômes de l'insuffisance cardiaque sont présents au repos.
Malgré ces limites, cette classification reste la plus employée en pratique et n'a pas été supplantée par les questionnaires de qualité de vie employés lors des travaux de recherche.
La *Société européenne de cardiologie* a proposé une classification des cardiomyopathies selon le schéma suivant [5] (Figure S05-P03-C02-4). On distingue les cardiomyopathies dilatées, hypertrophiques (la cardiomyopathie « restrictive » est plus un concept physiopathologique non spécifique et a été retirée) ; les cardiomyopathies droites et la dysplasie arythmogène du ventricule droit (DVDA) et les cardiopathies inclassables. Ces cardiomyopathies peuvent être familiales ou non.

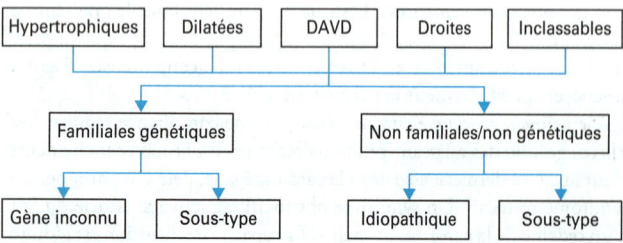

Figure S05-P03-C02-4 Classification des myocardiopathies. DAVD : dysplasie arythmogène du ventricule droit.

Étiologie

L'insuffisance cardiaque étant l'aboutissant de presque toutes les maladies cardiaques, il est fondamental d'identifier sa cause, car il peut y avoir un traitement étiologique à cette insuffisance cardiaque (correction d'une hypertension artérielle, réparation d'une cardiopathie congénitale, chirurgie valvulaire, pontage coronaire…). Lors d'une poussée d'insuffisance cardiaque, il est très important de rechercher un facteur déclencheur, que l'on trouve dans deux tiers des cas lorsque la recherche est soigneuse. Cette recherche est importante pour deux raisons :
– parfois, la poussée d'insuffisance cardiaque ne peut être bien jugulée que s'il y a un traitement spécifique du facteur déclencheur (par exemple, hyperthyroïdie) ;
– plusieurs facteurs déclencheurs sont évitables (par exemple, non-observance du traitement médicamenteux ou des mesures hygiénodiététiques).

Étiologie des insuffisances cardiaques gauches

Insuffisance coronaire

L'insuffisance coronaire est la cause principale d'insuffisance cardiaque en France, tout autant que dans d'autres pays à haut niveau socio-économique. Les mécanismes qui entraînent une insuffisance cardiaque sont multiples. Il peut s'agir d'un aspect séquellaire d'un ou plusieurs infarctus du myocarde amputant d'autant la masse contractile. Les zones akinétiques sont le plus souvent, de plus, le siège d'un mouvement retardé, anormal pendant la relaxation. La distensibilité de la zone nécrosée est souvent réduite. À l'extrême, une zone anévrysmale, fibreuse se comporte pour le reste du ventricule gauche comme une surcharge de volume.
Même en l'absence de nécrose myocardique, une ischémie diffuse altère à la fois les propriétés de contraction et de relaxation du muscle ventriculaire gauche. S'y associent, également, de façon fréquente, des petits foyers de nécrose et/ou d'apoptose souvent associés à de la fibrose interstitielle. Le myocarde sain subit alors un phénomène d'hypertrophie compensatrice de façon à maintenir le volume systolique et les contraintes ventriculaires gauches. Cette hypertrophie s'accompagne malheureusement généralement d'une altération supplémentaire des propriétés diastoliques de la chambre ventriculaire gauche. Enfin, avec le temps, cette hypertrophie devient insuffisante, expliquant l'apparition des signes d'insuffisance cardiaque.
Le diagnostic de l'étiologie ischémique repose sur l'anamnèse, l'ECG, mais surtout l'échocardiographie et l'IRM, qui objectivent les zones hypo- ou akinétiques, amincies, fibreuses. L'IRM a grandement fait évoluer la démarche diagnostique en authentifiant des zones d'ischémie sous-endocardiques, mal vues en échocardiographie, et en permettant une visualisation de la fibrose interstitielle (suggéré par des plages de rehaussement tardif). Le diagnostic de certitude requiert une opacification coronaire par tomodensitométrie coronaire ou coronarographie.

Hypertension artérielle

L'hypertension artérielle reste une cause fréquente d'insuffisance cardiaque. Néanmoins, ce n'est plus le mécanisme prédominant comme c'était le cas il y a une vingtaine d'années. En règle générale, l'hypertension artérielle est un processus chronique réalisant une surcharge de pression pour le ventricule gauche. Elle est donc à l'origine d'un processus d'hypertrophie qui se fait généralement sur le mode concentrique, du moins dans un premier temps. Cette hypertrophie permet le maintien du volume systolique en regard d'une augmentation de la post-charge ventriculaire. Néanmoins, comme dans tout remodelage concentrique, le ventricule hypertendu est moins compliant avec souvent une relaxation prolongée. Cela explique que les manifestations d'insuffisance cardiaque surviennent souvent à l'occasion d'un trouble du rythme ou d'une surcharge hydrosodée. Parallèlement, l'augmentation de pression artérielle altère les propriétés systoliques de la chambre ventriculaire gauche, surtout si l'hypertrophie est dépassée ou absente.

Avec le vieillissement constant de la population, l'hypertension artérielle systolique des sujets âgés représente une cause de plus en plus fréquente d'insuffisance cardiaque hypertensive. L'hypertension artérielle systolique entraîne les mêmes conséquences pour le ventricule gauche que l'hypertension diastolique classique. Comme l'ischémie, l'hypertension artérielle peut être à la fois une cause d'insuffisance cardiaque et un facteur de déclenchement d'une poussée d'insuffisance cardiaque aiguë.

Valvulopathies

Les valvulopathies restent une cause fréquente d'insuffisance cardiaque. Si les causes rhumatismales tendent à disparaître, les causes dégénératives augmentent rapidement.

Le *rétrécissement aortique* du sujet âgé, calcifié, s'observe ainsi avec une prévalence de plus en plus grande, à mesure que la population vieillit. Les caractéristiques de l'insuffisance cardiaque qui en découle sont les mêmes que celles d'une surcharge de pression comme dans l'hypertension artérielle. Le diagnostic en est aisé sur la clinique (bien qu'il n'y ait pas de parallélisme entre l'intensité du souffle et la gravité de la sténose) et sur l'échocardiographie. Une sténose aortique est considérée comme serrée quand le gradient transvalvulaire moyen dépasse 40 mmHg et/ou quand la surface valvulaire est inférieure à 0,8-1 cm^2. En cas de rétrécissement aortique, l'apparition d'une insuffisance cardiaque est un facteur de gravité indiscutable à court terme et représente, en l'absence de contre-indication, une indication chirurgicale (ou à un remplacement valvulaire percutané).

Les *insuffisances aortiques* n'entraînent que tardivement une insuffisance cardiaque. Elles produisent une surcharge de volume du ventriculaire gauche qui se traduit, à l'échelon cellulaire, par une réplication en série des sarcomères. De ce fait, le ventricule de l'insuffisance aortique présente une hypertrophie-dilatation (diminution du rapport épaisseur/rayon). Les causes principales d'insuffisance aortique entraînant une insuffisance cardiaque, outre la maladie rhumatismale, sont les endocardites et les dilatations anévrysmales de l'anneau aortique.

L'*insuffisance mitrale* provoque une insuffisance cardiaque, car une partie importante du sang est éjectée vers l'oreillette gauche et la circulation pulmonaire en systole et non vers le versant systémique de la circulation. Les conséquences d'une fuite mitrale sont, comme dans l'insuffisance aortique, une hypertrophie excentrique. Les causes essentielles sont dégénératives (rupture de cordages), ischémiques, infectieuses et rhumatismales. Dans les fuites mitrales organiques, l'apparition d'une insuffisance cardiaque est en général une indication opératoire avec toujours un risque opératoire élevé. Les insuffisances mitrales fonctionnelles représentent une situation complexe car l'insuffisance mitrale, conséquence de l'insuffisance cardiaque, aggrave à son tour cette dernière.

Le *rétrécissement mitral* est une cause d'insuffisance cardiaque sans insuffisance ventriculaire gauche. Il est de plus en plus rare.

Myocardiopathies

Les myocardiopathies sont des atteintes intrinsèques du muscle cardiaque.

Un grand nombre de maladies générales peuvent atteindre le myocarde et être à l'origine d'une insuffisance cardiaque : hémochromatose, amylose, sarcoïdose, maladies infiltratives, fibroses endomyocardiques, connectivites. La myocardiopathie diabétique est assez fréquente, mais souvent associée à une cardiopathie ischémique. Les myocardites et les séquelles de myocardite sont également fréquentes. Il s'agit le plus souvent de myocardites virales.

Les myocardiopathies toxiques aussi sont fréquentes. En premier lieu, la myocardiopathie alcoolique, assez fréquente en France, se traduit sous la forme d'une myocardiopathie dilatée hypokinétique. Sa caractéristique essentielle est sa fréquente régression lors du sevrage. Les anthracyclines peuvent également être à l'origine, en cas de traitement poursuivi à doses trop importantes, d'une myocardiopathie en règle extrêmement sévère. De nombreuses autres chimiothérapies peuvent aussi avoir une toxicité cardiaque.

Des nouvelles formes de cardiomyopathies ont été individualisées ces dernières années : syndrome de Tako-Tsubo, non-compaction du ventricule gauche… Le syndrome de Taku-Tsubo est une dysfonction ventriculaire gauche transitoire, dans l'immense majorité des cas secondaire à un stress, le plus souvent chez la femme : le diagnostic est fait par l'imagerie (aspect caractéristique de ballonnisation de la moitié apicale du ventricule gauche). La non-compaction ventriculaire gauche est un diagnostic échographique : il s'agit d'une cardiopathie liée à un aspect trabéculé de l'endocarde myocardique probablement par anomalie de l'embryogenèse.

Certaines cardiopathies congénitales vieillies non corrigées entraînent, à la longue, une insuffisance cardiaque. La cardiomyopathie du post-partum est rarissime en l'absence de déficits nutritionnels et ne doit pas être confondue avec la révélation, à l'occasion de la grossesse, d'une atteinte myocardique préexistante. Un trouble du rythme rapide (> 100/min) et prolongé (plusieurs mois) peut être à l'origine d'une cardiopathie « rythmique », réversible (à ne pas confondre avec l'aggravation de toute cardiopathie par un trouble du rythme rapide).

Rappelons enfin l'insuffisance cardiaque à haut débit, caractérisée par un haut débit cardiaque, habituellement avec une fréquence cardiaque élevée (causée par une arythmie, une thyrotoxicose, une anémie, la maladie de Paget…) avec une périphérie chaude et une congestion pulmonaire.

Tableau S05-P03-C02-I Principales causes d'insuffisance ventriculaire gauche.

Coronaropathie
Syndrome coronaire aigu, séquelle d'infarctus, hibernation
Hypertension
Remodelage ventriculaire gauche, avec ou sans hypertrophie
Cardiomyopathies
Familiales/génétiques ou non
Cardiomyopathie hypertrophique
Cardiomyopathie dilatée
Cardiomyopathie restrictive
Dysplasie arythmogène du ventricule droit
Non classées (type non-compaction)
Iatrogènes
Bêtabloquants, inhibiteurs calciques, anti-arythmiques, anthracyclines, autres anticancéreux
Toxiques
Alcool, cocaïne, mercure, cobalt, arsenic
Endocrinopathies
Diabète, hypo-/hyperthyroïdie, phéochromocytome
Nutritionnelles
Déficit en thiamine, sélénium, carnitine
Cachexie sévère
Infiltratives
Sarcoïdose, amylose, hémochromatose, sclérodermie, fibrose endomyocardique, maladie de Fabry
Valvulopathies
Fuites mitrale ou aortique, sténose aortique
Arythmies
Fibrillation auriculaire surtout (« cardiomyopathie rythmique »)
Maladie du péricarde
Péricardite constrictive
Autres
Maladie de Chagas, péripartum, insuffisance rénale terminale

Souvent, aucune cause n'est retrouvée. Ce cadre des myocardiopathies dilatées idiopathiques reste encore large et représente une déception permanente pour le cardiologue. La biopsie myocardique n'est que de peu d'intérêt dans ce cadre. Il est probable qu'une grande partie de ces cardiopathies aient un déterminisme génétique.

Le tableau S05-P03-C02-I reprend les diverses causes de cardiomyopathies selon la classification de la Société européenne de cardiologie [7].

Étiologie des insuffisances cardiaques droites

La majorité des insuffisances cardiaques droites sont secondaires à des insuffisances cardiaques gauches, réalisant une insuffisance cardiaque globale.

Les *hypertensions artérielles pulmonaires* (HTAP) précapillaires représentent une grande cause d'insuffisance cardiaque droite sans insuffisance cardiaque gauche. Elles sont le plus souvent secondaires à une pathologie respiratoire : insuffisance respiratoire chronique, emphysème, tuberculose… La maladie thrombo-embolique est également une cause fréquente d'HTAP. Ces dernières années, le rôle des anorexigènes a été mis en exergue. La cirrhose du foie peut entraîner des HTAP dites portopulmonaires. Parfois, aucune cause n'est retrouvée, définissant le cadre nosologique de l'hypertension artérielle pulmonaire primitive.

Les sténoses et fuites pulmonaires sont relativement rares, en dehors des maladies congénitales. Les insuffisances tricuspides sévères peuvent être à l'origine d'une l'insuffisance cardiaque droite. Elles sont le plus souvent observées dans les suites d'une endocardite infectieuse. Elles peuvent également être post-traumatiques. Enfin, la texture des valves peut être atteinte comme dans le cas d'un syndrome carcinoïde, d'une atteinte médicamenteuse ou d'une endocardite fibroblastique. Certaines maladies atteignent enfin spécifiquement le muscle ventriculaire droit, comme la dysplasie arythmogène du ventricule droit.

Facteurs aggravants

Une enquête minutieuse est nécessaire pour repérer les facteurs aggravants et essayer de les corriger. Ces facteurs aggravants (Tableau S05-P03-C02-II) sont parfois la ou les principales cibles thérapeutiques, notamment en cas de fraction d'éjection du ventricule gauche préservée.

Tableau S05-P03-C02-II Facteurs aggravant ou pouvant décompenser une insuffisance cardiaque.

Arythmies, troubles conductifs
Fibrillation ou flutter auriculaire
Dysfonction sinusale, incompétence chronotrope
Bloc auriculoventriculaire
Infections
Notamment respiratoires
Coronaropathie
Syndrome coronaire aigu
HTA
HTA déséquilibrée, « poussée » hypertensive
Comorbidités
Insuffisance rénale, insuffisance respiratoire
Rupture de traitement
Troubles neuropsychiques
Problèmes sociaux
Iatrogènes
Anti-inflammatoires non stéroïdiens, corticothérapie, excès de remplissage, modification de doses ou arrêt intempestif du traitement, utilisation de traitements inotropes négatifs
Divers
Anémie, hyperthyroïdie, carence martiale

Diagnostic

Le diagnostic positif de l'insuffisance cardiaque repose sur plusieurs étapes. La première est la mise en évidence de symptômes et de signes évocateurs d'insuffisance cardiaque. Cette étape n'est pas toujours facile, notamment chez le sujet âgé, car symptômes et signes sont non spécifiques et leur valeur est sous-estimée. Les facteurs de risque et antécédents sont des éléments d'orientation importants. La plupart des études s'accordent d'ailleurs sur un taux initial d'imprécision de l'ordre de 30 à 50 %. La deuxième étape du diagnostic est la mise en évidence directe ou indirecte d'anomalies cardiaques anatomiques ou fonctionnelles, ce qui nécessite un ou plusieurs examens complémentaires. Certains de ces examens ont un intérêt surtout pour éliminer le diagnostic, d'autres mettent directement en évidence certaines anomalies expliquant l'insuffisance cardiaque, confortant le diagnostic et donnant des éléments d'ordres étiologique et thérapeutique. Enfin, la réponse des symptômes et signes au traitement est une dernière étape très utile.

Cette démarche diagnostique fait l'objet de recommandations des sociétés savantes ; le dernier document complet a été publié par la Société européenne de cardiologie en 2016 [6].

À côté du diagnostic positif, se posent les questions du diagnostic étiologique et des facteurs aggravants. Des examens complémentaires sont alors le plus souvent nécessaires ; certains sont les mêmes que ceux utilisés pour le diagnostic positif.

Le diagnostic de l'insuffisance cardiaque repose sur l'association de signes et de symptômes typiques d'insuffisance cardiaque, et la mise en évidence d'anomalies structurelles ou fonctionnelles du cœur [8].

Signes fonctionnels

Dyspnée

La dyspnée est un symptôme cardinal de l'insuffisance cardiaque gauche.

Classiquement, les symptômes apparaissent déjà à l'effort, mais l'insuffisance cardiaque se révèle fréquemment à l'occasion d'un épisode aigu avec alors une symptomatologie de repos. Une symptomatologie ne s'aggravant pas à l'effort a peu de chances d'être due à une insuffisance cardiaque. Les mécanismes de ces symptômes d'effort ne sont pas seulement liés à la baisse de débit cardiaque et/ou la congestion pulmonaire, mais aussi à des mécanismes périphériques impliquant des anomalies des muscles squelettiques, des circulations régionales et des systèmes de contrôle réflexe cardiopulmonaires. Il s'agit d'abord et avant tout d'une dyspnée d'effort. Les circonstances déclenchantes sont le plus souvent la montée des escaliers, la marche rapide, en pente, et/ou avec vent contraire. Au cours de l'aggravation de l'insuffisance cardiaque, cette symptomatologie apparaît pour des efforts de plus en plus minimes (à la parole, par exemple).

L'*orthopnée*, très spécifique, représente un signe de gravité. Elle évolue parallèlement à l'augmentation de la pression capillaire pulmonaire. Elle oblige le patient à dormir avec des oreillers. La toux de décubitus est un équivalent de l'orthopnée.

La dyspnée peut aussi être sifflante, expiratoire, « asthmatiforme », surtout chez le sujet âgé, en raison de l'œdème péribronchique. S'il n'y a pas d'antécédent d'asthme, cela ne doit pas égarer le diagnostic ; rappelons que l'asthme se déclare rarement après 60-70 ans, contrairement à l'insuffisance cardiaque. La recherche d'une orthopnée est systématique ; à défaut d'être réellement spécifique (crise d'angoisse par exemple), son apparition ou aggravation récente est un élément très en faveur d'une insuffisance cardiaque. L'amélioration de la dyspnée sous diurétiques a aussi une valeur d'orientation. La toux est fréquente, le plus souvent sèche. Son caractère productif (mousse parfois rosée) suggère un œdème pulmonaire.

La *dyspnée paroxystique nocturne* est caractéristique de l'œdème aigu pulmonaire (OAP). Elle doit être reconnue rapidement car il s'agit d'une urgence. Elle émaille l'histoire naturelle de l'insuffisance cardiaque chronique mais constitue aussi un mode de révélation fréquent de l'insuffisance cardiaque. L'OAP traduit une inondation des alvéoles pulmonaires due à une élévation importante et rapide de la pression capillaire pulmonaire entraînant une transsudation du lit capillaire vers les alvéoles. Il se manifeste par une dyspnée aiguë, de début brutal, avec polypnée et orthopnée et une toux ramenant une expectoration rosée, mousseuse. Des équivalents mineurs, trompeurs, doivent être connus : grésillement laryngé, majoré par le décubitus ; toux incessante de décubitus ; sifflements expiratoires en rapport avec un œdème de la paroi des bronches.

Fatigue

La fatigue, à l'effort au début, est constante en rapport avec une hypoperfusion des muscles périphériques. Elle est malheureusement très peu spécifique.

Autres signes fonctionnels

Rarement rapportées spontanément par le patient, l'oligurie et la nocturie sont à rechercher ; elles traduisent la redistribution du débit sanguin au profit des reins en position horizontale, au repos, et la réduction de ce débit rénal en position verticale, diurne.

Enfin, chez le sujet très âgé ou grabataire, les symptômes d'alerte peuvent être une altération de l'état général, une anxiété, des troubles confusionnels et cognitifs... Pour ces derniers, il serait utile de les préciser régulièrement avec des scores simples, type *minimental status*.

L'hépatalgie d'effort est un signe d'insuffisance cardiaque droite, qui apparaît le plus souvent lors des poussées congestives aiguës. Des douleurs digestives, des troubles du transit peuvent exister en cas de bas débit digestif.

L'intensité de ces symptômes permet, d'après l'interrogatoire, d'apprécier le retentissement fonctionnel de l'insuffisance cardiaque selon la classification de la New York Heart Association (NYHA) (Tableau S05-P03-C02-III).

Tableau S05-P03-C02-III Classification NYHA.

Stade	Gêne fonctionnelle
I	Absence de gêne, sauf pour des efforts importants et inhabituels
II	Limitation survenant à l'effort (marche rapide, montée des escaliers)
III	Limitation des gestes de la vie courante
IV	Gêne au moindre effort et dyspnée permanente au repos

Signes physiques

Les signes cliniques apparaissent à des stades déjà évolués ou décompensés, et doivent être recherchés systématiquement à toute consultation d'un insuffisant cardiaque suspecté ou déclaré, notamment la pression artérielle, le pouls, le poids, la présence d'un galop, de crépitants, d'une turgescence jugulaire et d'œdèmes des membres inférieurs. La surveillance plurihebdomadaire du poids doit être conseillée au patient.

Signes cardiaques et pulmonaires

La *tachycardie* est peu spécifique, mais quasi constante en cas de décompensation ; elle est parfois absente chez le sujet âgé ou en cas de traitement bradycardisant. La présence d'un rythme irrégulier (fibrillation atriale...) permet d'évoquer une insuffisance cardiaque si le patient a des symptômes évocateurs par ailleurs.

Les *bruits de galop* sont des anomalies assez spécifiques à l'auscultation de l'apex cardiaque. Le plus fréquent est le B3, protodiastolique, et traduit le remplissage rapide dans un ventricule distendu, alors que le B4, télédiastolique, s'entend dans les hypertrophies ventriculaires sévères. Ils régressent avec l'amélioration de la condition hémodynamique.

L'auscultation cardiaque met souvent en évidence une ou plusieurs valvulopathies associées : fuite mitrale fonctionnelle dans dilatation de l'anneau mitral, sténose aortique ou obstruction intraventriculaire gauche. L'insuffisance mitrale fonctionnelle a (comme l'insuffisance tricuspide fonctionnelle en cas de dilatation des cavités droites) la caractéristique d'avoir une grande variabilité dans l'intensité du souffle selon les conditions hémodynamiques.

Signes congestifs pulmonaires

Les râles pulmonaires d'insuffisance cardiaque (crépitants) sont secs et prédominent aux bases. Ils ne sont pas complètement spécifiques et peuvent se rencontrer dans certaines maladies pulmonaires (fibrose, mais ils sont en général moins « fins »), voire en l'absence de pathologie évidente chez le sujet âgé (râles de distension alvéolaire). L'auscultation pulmonaire peut mettre en évidence des signes d'épanchement pleural.

Signes d'augmentation de la pression veineuse et signes congestifs périphériques

Ces signes traduisent habituellement une insuffisance cardiaque globale, l'insuffisance cardiaque droite isolée étant très rare. L'hyperpression veineuse est un des signes les plus importants, car assez spécifique d'une insuffisance cardiaque ; elle se recherche par l'inspection des veines jugulaires en position demi-assise (45°), environ 2 cm au-dessus du sternum. Une turgescence spontanée traduit une augmentation de la pression veineuse centrale. En son absence, on recherche un reflux hépatojugulaire anormal (persistance de la turgescence jugulaire provoquée par la compression du foie au-delà de quelques secondes), traduisant le défaut de réserve de précharge du ventricule droit. La palpation de l'hypocondre droit recherche une hépatomégalie, rarement douloureuses. Les œdèmes des membres inférieurs sont bilatéraux, mous et indolores, et prennent « le godet » à la palpation. Dans les formes les plus évoluées, ils peuvent atteindre les lombes, en particulier chez le sujet alité, et les séreuses, à l'origine d'une ascite et/ou d'un épanchement pleural.

Signes de bas débit

Ce sont l'hypotension inhabituelle, la confusion, la lipothymie, voire des marbrures, les extrémités froides, la cyanose des extrémités dans les formes les plus critiques.

Signes généraux

Une altération de l'état général peut s'installer avec une cachexie (définie par une perte de poids récente d'au moins 10 %) qu'il faut évaluer régulièrement et qui a une grande valeur pronostique.

Une décompensation congestive d'une insuffisance cardiaque jusque-là stabilisée doit faire rechercher un facteur déclenchant (Tableau S05-P03-C02-IV) retrouvé dans plus de la moitié des cas et dont le traitement préventif pourra prévenir les rechutes.

Tableau S05-P03-C02-IV Principaux facteurs aggravants ou précipitants de décompensation.

Arythmies, troubles conductifs
Fibrillation ou flutter auriculaire
Dysfonction sinusale, incompétence chronotrope
Bloc auriculoventriculaire
Infections
Notamment respiratoires
Coronaropathie
Syndrome coronaire aigu
HTA
HTA déséquilibrée, « poussée » hypertensive
Comorbidités
Insuffisance rénale, insuffisance respiratoire
Iatrogène
AINS, corticothérapie, excès de remplissage, modification de doses ou arrêt intempestif du traitement
Problèmes sociaux
Rupture de traitement
Divers
Anémie, hyperthyroïdie

Les sociétés savantes recommandent néanmoins aujourd'hui de toujours confirmer, par des examens complémentaires, un diagnostic clinique d'insuffisance cardiaque [9].

Examens complémentaires

Le diagnostic d'une insuffisance cardiaque chronique doit aujourd'hui reposer sur des examens complémentaires pour étayer le diagnostic avec certitude.

Radiographie pulmonaire

La radiographie pulmonaire, en position verticale, permet d'authentifier une cardiomégalie, mesurée par le rapport cardiothoracique, témoin de la dilatation des cavités cardiaques. L'absence de cardiomégalie n'exclut cependant pas un diagnostic d'insuffisance cardiaque, notamment quand la fraction d'éjection est préservée. La congestion pulmonaire se traduit par divers signes qui, quand ils sont associés, permettent un diagnostic de certitude. La redistribution vasculaire vers les sommets pulmonaires, la diminution de transparence liée à l'œdème interstitiel, les stries horizontales B de Kerley en périphérie des bases pulmonaires, le comblement plus ou moins important d'un ou de plusieurs culs-de-sac pleuraux témoignent aussi de l'œdème interstitiel. Les épanchements peuvent siéger uniquement dans une scissurite, du moins au début. Le stade d'œdème pulmonaire est caractérisé par des opacités micronodulaires à prédominance périhilaires, confluentes. Au maximum est constitué un aspect de poumon « blanc ». On peut aussi noter des adénopathies médiastinales en rapport avec l'hypertension dans le système lymphatique.

Électrocardiogramme

Un ECG normal exclut virtuellement le diagnostic d'insuffisance cardiaque (< 15 %). L'hypertrophie ventriculaire gauche, traduite par une augmentation de l'index de Sokolow (> 35 mm) est très fréquente, de même que les troubles de conduction (bloc de branche gauche) ou les troubles de repolarisation secondaires, a type d'ondes T négatives, asymétriques. Il est fréquent d'observer des signes d'hypertrophie auriculaire. Les troubles du rythme ventriculaires (extrasystoles en salves ou isolées) ou auriculaires (fibrillation auriculaire notamment) sont très fréquents. La tachycardie (> 80/min) est fréquente en l'absence de traitement. L'ECG a également une valeur étiologique lorsqu'il objective des signes d'ischémie ou de nécrose.

Échocardiographie-Doppler

L'échocardiographie-Doppler a acquis une place de choix dans l'évaluation d'un insuffisant cardiaque. Les renseignements apportés par l'échocardiographie Doppler sont très nombreux.

Échocardiographie en mode TM ou bidimensionnelle

Elle permet une mesure directe des diamètres et des épaisseurs ventriculaires gauches et une détermination de la fraction d'éjection ventriculaire gauche : un diamètre télédiastolique normal n'excède pas 30 mm/m^2. Chez un sujet sain, le volume télédiastolique est d'environ 120 ml et la masse inférieure à 130 g/m^2 chez l'homme et 110 g/m^2 chez la femme. Dans l'insuffisance cardiaque, les volumes ventriculaires peuvent dépasser 300 ml et la masse ventriculaire être triplée ou quadruplée. L'échographie cardiaque en mode bidimensionnel permet également une mesure de la fraction d'éjection définie de la façon suivante : fraction d'éjection = volume télédiastolique − volume télésystolique/volume télédiastolique (FEVG normale > 50 %). Le pourcentage de raccourcissement (diamètre télédiastolique − diamètre télésystolique/diamètre télédiastolique ; valeurs normales : 22-28 %) permet également une estimation simple de la fonction systolique d'éjection de la pompe ventriculaire gauche.

Doppler cardiaque en mode pulsé ou continu

Il apporte des renseignements inestimables sur les fonctions systoliques et diastoliques du ventricule gauche. La mesure de la vitesse du flux sanguin au niveau de l'anneau aortique permet, si l'on mesure simultanément la taille de l'orifice aortique, de calculer le volume d'éjection systolique et le débit cardiaque. L'évaluation de la fonction diastolique est également réalisable. Il est possible d'appréhender l'importance des anomalies de la relaxation en mesurant le temps de relaxation isovolumique entre le deuxième click aortique et le début du remplissage mitral. La valeur normale de ce temps de relaxation est de 60 à 80 ms. Elle augmente en cas de relaxation prolongée, mais peut être raccourcie par une augmentation de la pression auriculaire gauche.

C'est surtout l'analyse du flux de remplissage transmitral qui a fait énormément progresser la connaissance de la fonction de remplissage du ventricule gauche des cœurs insuffisants, en renseignant sur la distensibilité de la chambre ventriculaire gauche. En effet, le flux mitral normal se compose de deux ondes, E et A, correspondant aux vitesses de remplissage rapide protodiastolique et tardive présystolique du ventricule gauche. Les ondes E et A sont déterminées par le gradient de pression entre l'oreillette gauche et le ventricule gauche à l'ouverture de la valve mitrale et lors de la contraction auriculaire, ainsi que par la taille de l'anneau mitral. Chez un sujet sain, le remplissage s'effectue essentiellement en protodiastole et le rapport E/A est supérieur à 1. Avec l'âge, la relaxation s'allonge physiologiquement et le rapport E/A tend à s'inverser et à devenir inférieur à 1 chez le sujet de plus de 50 ans. Quand il existe une augmentation importante de la pression auriculaire gauche, le gradient de pression auriculo-ventriculaire est important à l'ouverture des valves mitrales, générant un remplissage à haute vitesse, avec une onde E de grande amplitude. Comme le cœur insuffisant est le plus souvent dilaté, il fonctionne sur une zone de faible distensibilité et les pressions ventriculaires augmentent très rapidement au cours du remplissage, abrégeant ce dernier. Le temps de décroissance de l'onde E est ainsi raccourci : un rapport E/A supérieur à 2, avec un temps de décélération de l'onde E inférieur à 120 ms définit un profil « restrictif » toujours associé à une pression capillaire pulmonaire supérieure à 20 mmHg. Des mesures plus sophistiquées sont également possibles en analysant en particulier les vitesses au niveau des veines pulmonaires et de l'anneau mitral par Doppler tissulaire.

Le Doppler tissulaire permet de mesurer la vitesse de déplacement de l'anneau mitral en protodiastole (E') et un rapport E/E' supérieur à 15 témoigne généralement d'une augmentation des pressions de remplissages ventriculaires gauches alors qu'un rapport inférieur à 8 témoigne plutôt de pressions basses. On peut aussi mesurer le *strain* myocardique, qui est un paramètre plus fin de contractilité. Les mêmes mesures peuvent être appliquées au niveau du ventricule droit. Le TAPSE (*tricuspid annular plane systolic excursion*) est un paramètre de fonction systolique ventriculaire droit mesuré en routine, de même que la vitesse S' tissulaire en systole de la paroi latérale du ventricule droit.

Le Doppler permet également une estimation des pressions systoliques et diastoliques de l'artère pulmonaire s'il existe une insuffisance tricuspide et/ou pulmonaire.

L'autre intérêt essentiel de la technique d'échocardiographie-Doppler est de permettre le diagnostic étiologique. En effet, l'origine ischémique d'une insuffisance cardiaque est en règle facilement reconnue ou au moins suspectée, devant l'existence d'un anévrysme ventriculaire gauche, d'une zone akinétique ou amincie, fibreuse, ou devant une hétérogénéité franche de contraction. L'échographie permet de détecter et de quantifier une valvulopathie, de suspecter certaines causes telles qu'une amylose donnant un aspect particulier à la texture du myocarde. Cet examen permet enfin de détecter des complications de l'insuffisance cardiaque telles qu'une insuffisance mitrale fonctionnelle ou un thrombus intraventriculaire gauche.

Par son caractère simple, non traumatique et facilement répétable, l'échocardiographie-Doppler est aujourd'hui un examen essentiel, sinon le plus important, pour l'évaluation d'une insuffisance cardiaque. Il fournit également des éléments pronostiques essentiels : un effondrement de la fraction d'éjection, un profil restrictif et une augmentation du volume télésystolique ont été retrouvés de façon constante comme étant associés à un pronostic réservé.

Méthodes isotopiques

Les méthodes isotopiques sont moins utilisées que les méthodes échocardiographiques en raison de leur coût et de leur moindre généralisation, du moins en France. La détermination de la fraction d'éjection par la méthode isotopique est considérée comme étant plus fiable et plus reproductible que par la méthode échocardiographique. La tomoscintigraphie permet la recherche d'une ischémie myocardique. La scintigraphie myocardique à la MIBG (méta-iodobenzylguanidine) a aussi une grande valeur pronostique, notamment pour affiner les indications de transplantation cardiaque ou de défibrillateur automatique implantable. Un rapport cœur/médiastin (H/M) 4 heures après l'injection, inférieur à 1,20 est associé à un mauvais pronostic.

IRM

L'IRM est devenue un examen important dans le bilan d'une insuffisance cardiaque. Pas tant pour le diagnostic que pour la détermination fine et reproductible de certains paramètres : la masse ventriculaire gauche, la fraction d'éjection, les volumes ventriculaires droit et gauche, l'existence d'une fibrose interstitielle, d'une viabilité myocardique par un test pharmacologique, ou la visualisation de zones de rehaussement tardif sous-épicardiques très en faveur d'une origine myocarditique de l'insuffisance cardiaque. Néanmoins, son accessibilité reste réduite et la présence d'un stimulateur cardiaque et de certaines prothèses valvulaires le contre-indiquent.

Examens biologiques

Les anomalies biologiques sont fréquentes dans l'insuffisance cardiaque.

Lors d'une décompensation gauche, un effet shunt est fréquent aux gaz du sang ; l'hypoxémie, à interpréter en fonction de l'âge, reflète la tachypnée ; une hypocapnie est constante. Dans les œdèmes aigus du poumon graves, toutefois, un épuisement ventilatoire peut conduire à une hypoventilation alvéolaire et une hypercapnie, péjorative.

Une insuffisance rénale fonctionnelle (augmentation de la créatininémie et surtout de l'urée sanguine avec conservation du rapport urée sanguine/urée urinaire, baisse du débit de filtration glomérulaire) est fréquente du fait de la baisse du débit rénal et de l'augmentation des pressions veineuses. On observe, en l'absence de traitement diurétique, une baisse de la natriurèse (Na) et de la kaliurèse (K), avec inversion du rapport Na/K urinaire témoignant d'un hyperaldostéronisme secondaire. L'hyponatrémie reflète une hyperhydratation relative du secteur intracellulaire. L'analyse de la protidémie ou de l'hématocrite peut permettre, en cas d'insuffisance rénale fonctionnelle, de rattacher celle-ci à une hypervolémie ou au contraire à une déshydratation extracellulaire, généralement iatrogène. L'insuffisance rénale a une valeur pronostique délétère très importante et contre-indique de nombreux traitements.

L'anémie est fréquente dans les stades avancés. Elle majore la réduction du transport en oxygène résultant de la baisse du débit cardiaque. Elle est le plus souvent ferriprive. Il en est de même de la carence ferrique. Elle peut aussi être en rapport avec l'hémodilution.

L'uricémie est augmentée, du fait des traitements diurétiques, mais aussi du stress oxydant. Des valeurs supérieures à 500 µmol/l sont fréquentes. La goutte est une complication fréquente de cette hyperuricémie.

En cas de foie cardiaque, on peut observer des modifications non spécifiques du bilan hépatique : cytolyse reflétée par une augmentation (parfois très importante) des transaminases ; cholestase avec augmentation de la bilirubine libre et conjuguée ; une insuffisance hépatocellulaire avec baisse des facteurs de la coagulation ne se voit en général que dans les défaillances circulatoires graves. L'hypo-albuminémie est fréquente, mais plus en rapport avec une cachexie qu'avec une insuffisance hépatique. Notons la place récente de l'échographie pulmonaire en urgence pour faire le diagnostic d'œdème pulmonaire.

En cas d'épanchement pleural ou péritonéal, la ponction ramène un liquide clair, citrin, pauvre en protéines (< 40 g/l) et en cellules.

Évaluation neurohormonale

L'insuffisance cardiaque est caractérisée par des anomalies neurohormonales. Il existe une hyperactivité des systèmes vasoconstricteurs : adrénaline noradrénaline, endothéline, rénine, angiotensine II sont augmentées dans le plasma, mais ne sont pas dosées en routine. Seul le dosage des peptides natriurétiques, peptide natriurétique de type B (BNP) et NT-proBNP, s'est imposé ces dernières années dans le diagnostic, mais aussi le pronostic de l'insuffisance cardiaque. Les peptides natriurétiques sont sécrétés par les ventricules en réponse à un étirement des myocytes, donc en pratique, une augmentation des pressions de remplissage. C'est chez les patients qui se présentent avec des signes suspects d'insuffisance cardiaque (dyspnée, fatigue) que le dosage des peptides natriurétiques s'est révélé le plus intéressant. Schématiquement, un BNP inférieur à 100 pg/ml ou un NT-proBNP inférieur à 500 pg/ml excluent généralement le diagnostic d'insuffisance cardiaque en présence de symptômes pourtant évocateurs d'insuffisance cardiaque (en revanche, ces valeurs peuvent être redevenues normales chez un patient insuffisant cardiaque stabilisé asymptomatique) ; un BNP supérieur à 500 pg/ml ou un NT-proBNP supérieur à 2 000 pg/ml rend très vraisemblable ce diagnostic (les valeurs seuils sont fonction de l'âge pour le NT-proBNP). Une zone d'ombre existe entre ces valeurs limites où l'échographie garde une place essentielle. L'insuffisance rénale peut augmenter significativement les taux de peptides natriurétiques. L'obésité les diminue très significativement. D'autres biomarqueurs plasmatiques sont en cours d'évaluation (galectine 3, pro-adrénomédulline, récepteur soluble de ST2, MR-pro-ANP).

Évaluation hémodynamique invasive

Longtemps technique de référence, elle n'est pas nécessaire au diagnostic dans l'immense majorité des cas aujourd'hui. Elle est essentiellement réalisée lors des bilans de prétransplantation cardiaque pour mesurer de façon précise les résistances vasculaires pulmonaires et leur réversibilité.

L'exploration est en règle réalisée au cours d'un cathétérisme droit, avec une sonde de Swan-Ganz, qui permet d'avoir accès à l'ensemble des pressions droites et de mesurer le débit cardiaque. L'insuffisance cardiaque se caractérise par une augmentation de la pression capillaire pulmonaire, au-dessus de 15 mmHg, à l'origine d'une hypertension artérielle pulmonaire post-capillaire (pression artérielle pulmonaire systolique supérieure à 30-40 mmHg ; absence de gradient entre la pression artérielle diastolique pulmonaire et la pression capillaire pulmonaire). L'exploration hémodynamique permet également la mesure des pressions ventriculaire droite et auriculaire droite et le calcul des résistances pulmonaires et systémiques. Le débit cardiaque peut être mesuré par la technique de thermodilution ou beaucoup plus rarement, en utilisant un indicateur coloré. La mesure du débit cardiaque par la méthode de Fick est rarement utilisée. Si les valeurs normales d'un débit cardiaque sont de 4 à 5 l/min au repos, les valeurs inférieures à 3 l/min ne sont pas rares. Une analyse intégrée de la performance cardiovasculaire nécessite, outre la mesure du débit cardiaque, celle de la différence artérioveineuse en oxygène ($DAVO_2$). Au repos, la valeur de la $DAVO_2$ est de 40 ± 10 ml d'oxygène par litre de sang. En cas de diminution du débit cardiaque, l'organisme extrait plus d'oxygène en périphérie et la $DAVO_2$ augmente ; dans le sang veineux mêlé, la saturation d'oxygène s'effondre (valeurs normales au repos : 70 %), la différence artérioveineuse au repos peut ainsi dépasser 100 ml d'oxygène par litre de sang.

Épreuves d'effort

La performance intégrée du système cardiovasculaire et pulmonaire peut être évaluée par une épreuve d'effort cardiorespiratoire qui permet de mesurer la consommation d'oxygène (VO_2) au maximum de l'effort. En effet, la consommation d'oxygène est à tout moment le produit du débit cardiaque par la différence artérioveineuse, et la consommation d'oxygène au pic de l'effort est ainsi un reflet du débit cardiaque maximal. Au cours de l'effort, la différence artérioveineuse s'élargit du fait d'une extraction périphérique plus importante en oxygène, chez l'insuffisant cardiaque comme chez le sujet sain, pouvant atteindre des valeurs maximales de 150 ml d'oxygène par litre de sang. L'augmentation du débit cardiaque est par contre beaucoup plus faible chez l'insuffisant cardiaque, expliquant la baisse de la consommation d'oxygène au pic de l'exercice. Alors qu'un sujet sain atteint une consommation maximale d'oxygène de 30 à 40 ml/min/kg, les insuffisants cardiaques ont le plus souvent des valeurs inférieures à 20 ml/min/kg.

L'épreuve d'effort cardiorespiratoire permet d'évaluer de façon objective la capacité fonctionnelle d'un patient, de rechercher des causes associées à une dyspnée ou à une fatigabilité à l'effort, de suivre l'évolution sous traitement.

La tolérance à l'effort d'un insuffisant cardiaque est l'un des critères pronostiques les plus puissants. Un pic de VO_2 inférieur à 12 ml/min/kg ou inférieur à 35 % des valeurs théoriques chez un patient sous bêtabloquants (14 ml/min/kg et 45 % respectivement chez un patient sans bêtabloquants) est, par exemple, considéré comme l'un des critères les plus importants pour indiquer l'heure d'une transplantation cardiaque. Ces dernières années, l'efficience respiratoire à l'effort, la pente VE/VCO_2 (VE : ventilation minute ; VCO_2 : rejet de CO_2) s'est imposée comme un deuxième critère pronostique important de l'épreuve d'effort cardiorespiratoire. Chez un sujet sain, il faut ventiler environ 25 l/min à l'effort pour rejeter 1 litre de CO_2 ; la pente VE/VCO_2 normale est ainsi de l'ordre de 25. Chez l'insuffisance cardiaque, elle est très augmentée, et des valeurs supérieures à 45 ont une valeur pronostique très défavorable, aussi péjorative qu'une baisse de la consommation maximale d'O_2. Malheureusement, ce test ne peut être très souvent réalisé ; peu de centres en ont l'expertise ; et il est difficile à effectuer chez des sujets très âgés.

Diagnostic de gravité

Le tableau S05-P03-C02-V résume les principaux éléments du diagnostic de gravité d'une insuffisance cardiaque.

Insuffisance cardiaque à fraction d'éjection ventriculaire gauche altérée ou préservée ?

Les groupes de travail de la Société européenne de cardiologie sur la fonction myocardique et la Société européenne de cardiologie ont défini les critères diagnostiques de l'insuffisance cardiaque à fraction d'éjection du ventricule gauche (FEVG) préservée. Trois critères doivent être présents :
– des signes ou des symptômes d'insuffisance cardiaque ;
– une fonction ventriculaire gauche normale ou discrètement altérée avec une FEVG supérieure ou égale à 50 %, sans dilatation ventriculaire ;
– l'évidence d'une anomalie de structure ou de fonction du ventricule gauche en diastole.

En ce qui concerne les signes ou les symptômes d'insuffisance cardiaque, ils sont parfois difficiles à affirmer chez des sujets âgés ou en cas de pathologies associées. Dans ces cas-là, on peut s'aider de trois tests : l'hémodynamique, les peptides natriurétiques ou l'échocardiographie-Doppler. L'exploration hémodynamique serait l'examen de référence qui objectiverait, outre la fonction systolique normale mesurée par fraction d'éjection, une augmentation de la PTDVG et de la pression capillaire pulmonaire, en phase de décompensation ou lors d'un test d'effort. Ce sont en fait les peptides natriurétiques qui sont les plus souvent utilisés. Ils sont augmentés lorsque les contraintes ventriculaires gauches sont augmentées. Néanmoins à distance d'une poussée, le BNP peut être normal en l'absence âge extrême ou d'insuffisance rénale sévère. Il est de plus important de réaliser que ces patients n'ayant pas obligatoirement de rétention hydrosodée et de stimulation du système rénine-angiotensine entre les poussées, les contraintes myocardiques peuvent être normales et il n'y a pas toujours d'augmentation des peptides natriurétiques entre les poussées. L'échocardiographie-Doppler a permis de faire de grands progrès pour le diagnostic de l'insuffisance cardiaque à fraction d'éjection préservée. En effet, elle permet d'objectiver, lors des poussées congestives, l'augmentation des pressions de remplissage qui se traduit sur le profil mitral, soit par un profil restrictif. Dans certains cas, tachycardie, fibrillation auriculaire, l'analyse des flux Doppler est moins aisée. Néan-

Tableau S05-P03-C02-V Principaux critères de gravité de l'insuffisance cardiaque chronique (paramètres obtenus sous un traitement bien conduit).

Paramètres cliniques
Classes NYHA III et IV, galop B3, mauvaise réponse (ou intolérance) au traitement, notamment bêtabloquant
Paramètres biologiques simples
Hyponatrémie, insuffisance rénale ou hépatique
Paramètres neurohormonaux
Taux sériques élevés de peptides natriurétiques
Paramètres hémodynamiques
Fraction d'éjection ventriculaire gauche < 20 %, flux Doppler mitral restrictif, augmentation de la pression artérielle pulmonaire, dysfonction du ventricule droit
Paramètres rythmiques
Salves de tachycardie ventriculaire
Paramètres fonctionnels
VO_2 max < 14 ml/kg/min, pente VE/VCO_2 > 45, absence de montée tensionnelle à l'effort

moins, à distance des poussées, lorsque les pressions de remplissage sont normales, on retrouve généralement le flux de remplissage évoquant un trouble de la relaxation avec une petite onde E reflétant le faible gradient moteur auriculoventriculaire en protodiastole du fait de la relaxation et une grande onde A auriculaire avec un rapport E/A inférieur à 1 et un rapport E/e' au Doppler tissulaire mitral inférieur à 8. En fait, ce profil est parfaitement physiologique après 70 ans. Il est donc essentiel de comprendre que contrairement à ce que l'on a longtemps cru :

– un profil évoquant un trouble de la relaxation lors d'une poussée congestive exclut virtuellement une poussée d'insuffisance cardiaque ;

– inversement, un tel aspect à distance d'une poussée est normal chez le sujet âgé et ne permet pas d'étiqueter le patient « insuffisant cardiaque diastolique ».

Le deuxième critère, une FEVG supérieure ou égale à 50 %, pose moins de problème ; si ce n'est l'absence de consensus sur la valeur seuil de FEVG : 40, 45 ou 50 %.

Le troisième critère est la démonstration d'une anomalie structurale du cœur (hypertrophie ventriculaire gauche ou dilatation de l'oreillette gauche) ou d'une anomalie de la fonction diastolique en dehors des poussées. Pour cela, on peut évaluer le remplissage isovolumique, la constante tau de relaxation, le profil mitral. En fait, beaucoup d'études ont montré que ces paramètres sont souvent présents en dehors des poussées dès lors qu'on a affaire à une hypertrophie ventriculaire gauche ou à un sujet âgé et il est probable que l'on puisse ne pas rechercher systématiquement ce troisième critère pour poser le diagnostic d'insuffisance cardiaque à fonction systolique préservée.

Ces critères diagnostiques sont importants à connaître pour ne pas poser des diagnostics d'insuffisance cardiaque à fonction systolique préservée par excès (par exemple, essoufflement lié à une obésité, un déconditionnement, une pathologie respiratoire ; œdèmes en rapport avec un traitement par dihydropyridines ; à une cirrhose, une hypoalbuminémie voire de simples œdèmes veineux ou lymphatiques) ; ou par défaut (cœur non dilaté, FEVG normale, peptide natriurétiques normaux entre les poussées).

Diagnostics différentiels

Le tableaux S05-P03-C02-VI résume les nombreux diagnostics différentiels pouvant être évoqués en présence de certains symptômes et signes communs à l'insuffisance cardiaque. Les affections respiratoires évoluées sont le diagnostic différentiel le plus difficile à distinguer cliniquement, surtout quand elles s'accompagnent d'insuffisance cardiaque droite.

Tableau S05-P03-C02-VI Principaux diagnostics différentiels de l'insuffisance cardiaque.

	Dyspnée	Toux	Asthénie	Œdèmes	TJ/RHJ
Anémie	+	–	+	–	–
Hypothyroïdie	–	–	+	+	–
BPCO, emphysème, HTAP, affections respiratoires	+	+	+	±	±
Bronchite aiguë	–	+	+	–	–
Déconditionnement physique	+	–	+	–	–
Trouble psychique	+	+	+	+	–
Syndrome néphrotique, insuffisance rénale terminale	–	–	+	+	+
Cirrhose	–	–	+	+	–
Lymphœdème	–	–	–	+	–

BPCO : bronchopathie chronique obstructive ; RHJ : reflux hépatojugulaire ; TJ : turgescence jugulaire.

Traitement

Traitement d'une poussée d'insuffisance cardiaque aiguë décompensée

Le traitement d'une décompensation congestive aiguë repose sur l'administration intraveineuse de diurétiques de l'anse, à posologies variables selon la gravité de l'état clinique et hémodynamique ; et généralement des vasodilatateurs en l'absence d'hypotension artérielle (< 100 mmHg de pression artérielle systolique). Les diurétiques sont administrables sous forme de bolus ou d'injections discontinues. Les dérivés nitrés sont le plus souvent utilisés, par voie IV continue ou discontinue. Dans les formes sévères avec hypotension artérielle ou signes de bas débit systémique, une catécholamine est indiquée, la dobutamine généralement. L'oxygénothérapie nasale, la ventilation en pression positive sont souvent utiles. Le traitement de la cause (hypertension, ischémie, troubles du rythme) est toujours nécessaire.

À ce jour, on ne dispose toutefois d'aucune étude ayant démontré un effet positif sur la morbi-mortalité à court et moyen terme des patients admis pour insuffisance cardiaque aiguë décompensée, que celle-ci affecte un patient avec insuffisance cardiaque connue ou qu'elle survienne de novo. La majorité des études a évalué des critères intermédiaires comme la dyspnée. Ainsi ne dispose-t-on d'aucune donnée sur les diurétiques ou les dérivés nitrés. Le nésiritide, un analogue synthétique du BNP, n'a pas montré d'effet supérieur au placebo sur la mortalité à 6 mois, sur plus de 7 000 patients. Les méta-analyses réalisées avec les catécholamines montrent dans une large majorité un effet délétère vis-à-vis d'un placebo. Le lévosimendan, un inotrope positif n'agissant pas sur les récepteurs β-adrénergiques, ne s'est pas révélé supérieur à la dobutamine sur le pronostic à 6 mois (étude SURVIVE) et s'est révélé entraîner plus de morts que le placebo dans une autre étude (REVIVE). Un nouveau vasodilatateur, la sérélaxine, a, dans une étude récente, démontré une réduction de mortalité cardiovasculaire par rapport au placebo. Un vaste essai de mortalité s'est révélé négatif, sans effet sur la morbi-mortalité à 6 mois. Enfin, la ventilation en pression positive (CPAP) semble, à la lumière des méta-analyses, avoir un effet supérieur à une prise en charge classique sans ventilation.

Traitement de l'insuffisance cardiaque chronique (Tableau S05-P03-C02-VII)

Mesures générales

L'hygiène de vie d'un insuffisant cardiaque est essentielle.

Le *régime désodé* reste indispensable. Il est illusoire d'espérer une action bénéfique des diurétiques, notamment lorsqu'ils sont utilisés à faibles doses, ou des IEC, en cas de régime normalement salé. Néan-

Tableau S05-P03-C02-VII Traitement de l'insuffisance cardiaque par dysfonction systolique.

| Traitement de fond |
| Inhibiteurs de l'enzyme de conversion/antagonistes des récepteurs de l'angiotensine II |
| Bêtabloquants |
| Antagonistes des récepteurs des minéralocorticoïdes |
| Inhibiteurs mixtes des récepteurs de l'angiotensine II et de la néprilysine (IRAN) |
| Traitement symptomatique la carte |
| Diurétiques |
| Prothèses |
| Défibrillateur |
| Resynchronisation |

moins, grâce à la puissance des traitements diurétiques modernes, un régime amenant uniquement 3 à 4 g/j de chlorure de sodium est généralement suffisant. L'apport d'une diététicienne est particulièrement intéressant chez ces patients.

La *réadaptation physique* s'impose de plus en plus en appoint du traitement médical chez les patients en classe III de la NYHA. Sous surveillance spécialisée, elle apparaît à même de procurer un bénéfice net sur la symptomatologie fonctionnelle, la qualité de vie, l'humeur des patients. Elle ne se conçoit, du moins au départ, que dans des centres spécialisés. Diverses méta-analyses et une grande étude contrôlée (HF-ACTION) ont montré que la réadaptation physique pourrait réduire la morbi-mortalité d'environ 25 %. Par ailleurs, c'est le lieu idéal pour organiser un programme d'éducation thérapeutique. L'éducation thérapeutique a également un effet démontré sur le pronostic de ces patients.

La *prise en charge ambulatoire* des patients dans le cadre d'un réseau de soins, faisant intervenir médecins généralistes, infirmières, assistantes sociales, se développe progressivement. À ce jour, elle n'a pas démontré en France d'effet clair sur la morbi-mortalité.

Les *comorbidités* sont un problème important. Elles sont très fréquentes et négligées. Elles compliquent le traitement de l'insuffisance cardiaque, ont une valeur pronostique propre, et peuvent souvent être corrigées, avec un effet bénéfique sur l'insuffisance cardiaque.

Une anémie est fréquente et doit être corrigée. En effet, elle aggrave les symptômes et réduit la tolérance à l'effort. Quand elle est en rapport avec une carence martiale, une correction ferrique par voie intraveineuse semble efficace pour améliorer les symptômes, la tolérance fonctionnelle et réduire les réhospitalisations. La voie orale est inefficace pour réduire la carence martiale ou corriger une anémie par carence martiale chez ces patients. En revanche, l'érythropoïétine s'est révélée inefficace pour améliorer le pronostic de ces patients avec un risque accru de thrombose vasculaire.

Les apnées du sommeil sont fréquentes. Elles sont de deux types : obstructives comme chez des patients sans insuffisance cardiaque, mais aussi centrales, en rapport avec le bas débit systémique. Elles aggravent la maladie en favorisant l'hypertonie sympathique, l'inflammation et les épisodes d'hypoxémie. La CPAP améliore les symptômes. Toutefois, le traitement par ventilation servo-assistée des apnées centrales chez ces patients s'est révélé inefficace, voire délétère.

Les bronchopathies chroniques aggravent la gêne respiratoire et compliquent la prise en charge thérapeutique. En fait, à l'exception de l'asthme, les pathologies respiratoires, même avec une composante de réversibilité sous β_2-stimulants, ne sont pas une contre-indication aux bêtabloquants β_1-sélectifs (bisoprolol) ou vasodilatateurs (carvédilol ou nébivolol). L'ivabradine est une excellente alternative aux bêtabloquants en cas d'asthme.

L'amaigrissement et la cachexie peuvent être améliorés par le renforcement musculaire et la réadaptation physique, voire les compléments alimentaires.

De même, il faut vacciner les insuffisants cardiaques contre la grippe, voire contre les infections à pneumocoques.

Traitement médicamenteux de fond de l'insuffisance cardiaque par dysfonction systolique

Le traitement de l'insuffisance cardiaque chronique a très nettement progressé au cours des dernières années. Il repose aujourd'hui sur une polythérapie de fond [12] (Tableaux S05-P03-C02-VIII et S05-P03-C02-IX). Elle vise tout à la fois à :
– ralentir l'histoire naturelle de la maladie ;
– soulager les symptômes ;
– améliorer le pronostic.
Elle s'associe à un traitement diurétique symptomatique, « à la carte ».

Tableau S05-P03-C02-VIII Doses usuelles des traitements à visée neurohormonale au cours de l'insuffisance cardiaque systolique.

	Dose initiale (mg)		Dose cible (mg)	
Inhibiteurs de l'enzyme de conversion				
Captopril	6,25	3 fois par jour	50-100	3 fois par jour
Énalapril	2,5	2 fois par jour	10-20	2 fois par jour
Lisinopril	2,5-5	1 fois par jour	20-35	1 fois par jour
Ramipril	2,5	1 fois par jour	5	2 fois par jour
Trandolapril	0,5	1 fois par jour	4	1 fois par jour
Périndopril	4	1 fois par jour	8	2 fois par jour
Antagonistes des récepteurs de l'angiotensine II				
Candésartan	4 ou 8	1 fois par jour	32	1 fois par jour
Valsartan	40	2 fois par jour	160	2 fois par jour
Antagonistes de l'aldostérone				
Spironolactone	25	1 fois par jour	25-50	1 fois par jour
Éplérénone	25	1 fois par jour	50	1 fois par jour
Bêtabloquants				
Bisoprolol	1,25	1 fois par jour	10	1 fois par jour
Carvédilol	3,125	2 fois par jour	25-50	2 fois par jour
Nébivolol	1,25	1 fois par jour	10	1 fois par jour
Métoprolol	23,75	1 fois par jour	190	1 fois par jour

Tableau S05-P03-C02-IX Recommandations de la Société européenne de cardiologie concernant le traitement médical de l'insuffisance cardiaque systolique.

	Inhibiteurs de l'enzyme de conversion	Antagonistes des récepteurs de l'angiotensine II	Diurétiques	Bêtabloquants	Anti-aldostérone	Digitaliques
Dysfonction ventriculaire gauche asymptomatique	Indiqués	Si intolérance aux IEC	Non indiqués	Indiqués (si post-infarctus du myocarde)	Si infarctus du myocarde récent	Si fibrillation auriculaire
Insuffisance cardiaque symptomatique (NYHA II)	Indiqués	Indiqués, avec ou sans IEC	Indiqués si rétention hydrosodée	Indiqués	Indiqués	Si fibrillation auriculaire Si amélioration d'une insuffisance cardiaque sévère en rythme sinusal
Insuffisance cardiaque aggravée (NYHA III-IV)	Indiqués	Indiqués, avec ou sans IEC	Indiqués Association de diurétiques	Indiqués	Indiqués	Indiqués
Insuffisance cardiaque terminale (NYHA IV)	Indiqués	Indiqués, avec ou sans IEC	Indiqués Association de diurétiques	Indiqués	Indiqués	Indiqués

Inhibiteurs de l'enzyme de conversion

Les inhibiteurs de l'enzyme de conversion (IEC) représentent le traitement de base d'une insuffisance cardiaque chronique (Tableaux S05-P03-C02-X et S05-P03-C02-XI). Ils agissent en bloquant l'enzyme de conversion qui assure la transformation de l'angiotensine I en angiotensine II. Ils inhibent également la dégradation de la bradykinine, vasodilatateur. Ils ont enfin un effet freinateur sur le tonus sympathique.

Les IEC sont des vasodilatateurs mixtes : ils diminuent l'impédance aortique et la résistance vasculaire systémique, facilitant ainsi l'éjection ventriculaire gauche, et la précharge, réduisant les signes congestifs. Leur effet net sur le bilan énergétique du myocarde est particulièrement intéressant. Cet effet hémodynamique, modeste au demeurant, ne peut à lui seul suffire à expliquer les effets favorables des IEC dans la maladie. Il faut donc évoquer d'autres effets encore incomplètement connus, mais il est probable que l'effet de freination des systèmes neurohormonaux joue un rôle essentiel.

Les IEC ont un effet favorable sur le remodelage ventriculaire gauche (c'est-à-dire la dilatation progressive avec le temps de la cavité ventriculaire) qu'ils freinent. Outre leurs effets sur l'hémodynamique ventriculaire, ils améliorent la symptomatologie fonctionnelle, la qualité de vie, la tolérance à l'effort. Ils réduisent les hospitalisations pour insuffisance cardiaque et améliorent le pronostic : la réduction de mortalité est de 20 à 30 % pour les patients en stades II et III de la New York Heart Association (NYHA), et de plus de 40 % pour les patients en classe IV. Ils ont, en revanche, un effet modeste, voire nul, sur la mort subite. Globalement, on considère que l'effet bénéfique des IEC est un effet de classe.

Les IEC doivent être utilisés à des posologies relativement élevées, de l'ordre de celles utilisées dans l'hypertension artérielle, si la tolérance rénale et tensionnelle le permet. Les IEC sont indiqués à tous les stades de la maladie. Ils sont indispensables chez les patients en classes II, III et IV de la NYHA. C'est également la seule classe thérapeutique indiquée chez les patients qui présentent une dysfonction ventriculaire gauche asymptomatique (classe I de la NYHA).

Les contre-indications aux IEC sont rares : sténose bilatérale de l'artère rénale, hypotension symptomatique. Les insuffisants cardiaques peuvent souvent tolérer des tensions inférieures à 100 mmHg de pression artérielle systolique (PAS) ; il est également possible d'accepter, notamment chez les patients diabétiques, une augmentation modérée de la créatininémie. L'insuffisance rénale en elle-même n'est pas une contre-indication. La toux est observée dans 10 % des cas environ ; elle impose le plus souvent l'arrêt de l'IEC. Une réintroduction à distance peut être tentée. La survenue d'un effet indésirable n'implique donc pas toujours l'arrêt de l'IEC. Le praticien doit toujours garder en mémoire la balance bénéfice/risque et essayer dans la mesure du possible de prescrire les IEC avec certaines précautions.

Chez les patients hospitalisés pour décompensation, un IEC doit être prescrit avant la sortie. Un contrôle de la créatininémie et du ionogramme doivent être réalisés 1 à 2 semaines après le début du traitement. En effet, une élévation de la créatininémie est fréquente lors de leur initiation, secondaire à la levée de la vasoconstriction des artérioles efférentes des glomérules qui étaient sous la dépendance de l'angiotensine II, ce qui induit une diminution de la perfusion rénale. Elle peut être respectée si l'augmentation du taux de créatinine ne dépasse pas 50 % de la valeur initiale et si la kaliémie demeure inférieure à 5,5 mmol/l. La posologie doit être progressivement augmentée par paliers de 15 jours tant que la pression artérielle systolique demeure supérieure ou égale à 90 mmHg en l'absence d'hypotension orthostatique. La dose cible est la posologie maximale tolérée la plus proche possible de celle utilisée dans les essais thérapeutiques.

En cas d'insuffisance rénale, leur dose d'entretien sera adaptée à la clairance de la créatinine, diminuée de moitié si elle est inférieure à 30 ml/min. Ils ne sont contre-indiqués que chez les patients présentant une insuffisance rénale terminale (clairance de la créatininémie inférieure à 15 ml/min) ou une sténose bilatérale des artères rénales. En cas de survenue d'insuffisance rénale sous IEC, il faut s'assurer de l'absence de coprescription de médicaments néphrotoxiques comme les anti-inflammatoires non stéroïdiens et, si nécessaire, réduire la dose d'IEC ou les arrêter. En cas de survenue d'hyperkaliémie sous IEC, il faut diminuer la dose pour une kaliémie comprise entre 5,5 et 5,9 mmol/l puis surveiller la biologie et les arrêter pour une kaliémie supérieure ou égale à 6 mmol/l. En cas de survenue d'hypotension orthostatique, il faut diminuer la dose de diurétiques et supprimer les autres médicaments hypotenseurs, notamment les autres vasodilatateurs. En cas de toux ou d'angiœdème, il faut remplacer les IEC par un antagoniste des récepteurs de l'angiotensine II.

Bêtabloquants

Longtemps contre-indiqués dans l'insuffisance cardiaque, les bêtabloquants ont changé le paradigme du traitement de l'insuffisance cardiaque chronique ces dernières années. Leur prescription est justifiée par le fait qu'il existe, dans la maladie, une augmentation importante du tonus sympathique. Celle-ci altère la fonction systolique du ventricule gauche par l'élévation de la post-charge qu'elle induit. Par ailleurs, la tachycardie et la stimulation d'origine sympathique tendent à épuiser le myocarde et favoriser les troubles du rythme.

Tableau S05-P03-C02-X Inhibiteurs de l'enzyme de conversion ayant l'autorisation de mise sur le marché pour l'insuffisance cardiaque.

Dénomination commune internationale	Nom commercial	Dosage	Posologie/jour recommandée
Captopril[1][2][3]	Lopril®	Cp sécable à 25 et 50 mg	150 mg
	Captolane®		
Énalapril	Rénitec®	Cp sécable à 5 et 20 mg	20 mg
Lisinopril[1]	Prinivil®	Cp sécable à 5 et 20 mg	20 mg
	Zestril®	Cp sécable à 5 et 20 mg	20 mg
Quinapril	Acuitel®	Cp sécable à 5 et 20 mg	20 mg
	Korec®	Cp sécable à 5 et 20 mg	20 mg
Fosinopril	Fozitec®	Cp sécable à 5 et 20 mg	20 mg
Périndopril	Coversyl®	Cp sécable à 2 et 4 mg	4 mg
Cilazapril	Justor®	Cp sécable à 2,5 mg	2,5 mg

(1) AMM également dans l'infarctus du myocarde dans les premières 24 heures.
(2) AMM également dans le post-infarctus du myocarde lors de dysfonction ventriculaire gauche.
(3) AMM également dans les néphropathies diabétiques macroprotéinuriques du diabétique insulino-dépendant.
Remarque : le ramipril (Triatec®) est aussi utilisé, bien que n'ayant pas d'AMM explicite.

Tableau S05-P03-C02-XI Effet du traitement par inhibiteurs de l'enzyme de conversion dans l'insuffisance cardiaque chronique par dysfonction systolique.

	Odds-ratio	Intervalle de confiance
Mortalité globale	0,77	0,67-0,88
Mortalité ou hospitalisations	0,65	0,57-0,74
Hospitalisation pour insuffisance cardiaque	0,69	0,58-0,83
Mort subite	0,91	0,73-1,12
Décès par infarctus	0,82	0,60-1,11

À ce jour, plusieurs études ont montré une efficacité des bêtabloquants dans l'insuffisance cardiaque (Figure S05-P03-C02-5) : les études américaines réalisées avec le carvédilol (Kredex®), l'étude CIBIS II réalisée avec le bisoprolol (Cardensiel®, Cardiocor®), l'étude MERIT-HF réalisée avec le métoprolol CR/XL (Selozoc®) ainsi que l'étude SENIORS avec le nébivolol (Temerit®, Nébilox®). Toutes ont montré une réduction de la mortalité de l'ordre de 35 %. Dans l'étude COMET, le carvédilol s'est révélé supérieur au métoprolol (mais utilisé sous une forme galénique standard) sur la survie. Seuls ces trois bêtabloquants ont une AMM dans l'insuffisance cardiaque et doivent être utilisés.

Les bêtabloquants freinent la dilatation ventriculaire gauche et améliorent la symptomatologie fonctionnelle. Ils réduisent l'incidence des troubles du rythme et sont en première ligne dans le traitement préventif de la mort subite.

Les bêtabloquants doivent donc avoir une administration large chez des patients en classes II et III de la NYHA avec une fraction d'éjection inférieure à 35 %. Ils sont aussi théoriquement indiqués chez les patients en classe IV : l'étude COPERNICUS a montré que le carvédilol était également efficace et bien toléré chez ces patients sévères. Il s'agissait toutefois de patients stables et sans signes congestifs (ascite, œdèmes pulmonaire ou des membres inférieurs) et l'instauration du traitement bêtabloquant chez un patient en classe IV ne se conçoit qu'en service spécialisé. De nos jours, le traitement peut être institué dès la fin de la première semaine d'hospitalisation dans la grande majorité des cas.

Les contre-indications habituelles, autres que l'insuffisance cardiaque (asthme, bradycardie ou dysfonction sinusale, hypotension ou bloc auriculoventriculaire), restent valables. De ce fait, la plus grande prudence devra être observée chez les sujets très âgés, chez lesquels la dysfonction sinusale latente est fréquente et à ce titre, il faut noter que les sujets de plus de 70 ans sont rares dans les essais thérapeutiques avec les bêtabloquants. Il faudra également être très prudent chez les patients qui reçoivent de façon concomitante de la digoxine, de l'amiodarone, du diltiazem, voire du vérapamil car il y a là un risque majoré de troubles conductifs.

Enfin, l'hypotension n'est pas une contre-indication aux bêtabloquants. Le carvédilol, à la différence des autres bêtabloquants, est également un alphabloquant et le risque d'hypotension est donc majoré en présence d'un IEC ou d'un autre vasodilatateur. En cas d'impuissance, les nouveaux médicaments de l'érection peuvent être prescrits si la pression artérielle n'est pas trop basse et si le sujet ne prend pas des dérivés nitrés pour des crises d'angine de poitrine.

Cinq jours de stabilité clinique, biologique et thérapeutique constituent un délai minimum à respecter entre une décompensation d'insuffisance cardiaque et l'instauration d'un traitement par bêtabloquants. Pour le carvédilol, la posologie initiale est de 3,25 mg/j et la posologie finale de l'ordre de 50 mg/j, avec des paliers de 15 jours d'intervalle. Elle est de 1,25 et 25 mg pour le bisoprolol et le métoprolol CR/XL, respectivement, avec des doses cibles de 10 et 200 mg.

Lors de la première administration, le pouls et la tension devront être surveillés toutes les heures pendant 4 heures et un ECG réalisé avant et après 4 heures de traitement. La surveillance du poids et de la diurèse est importante : la prise de quelques kilogrammes entre le 8e et le 15e jour est souvent prémonitoire de l'apparition d'une insuffisance cardiaque sous bêtabloquants.

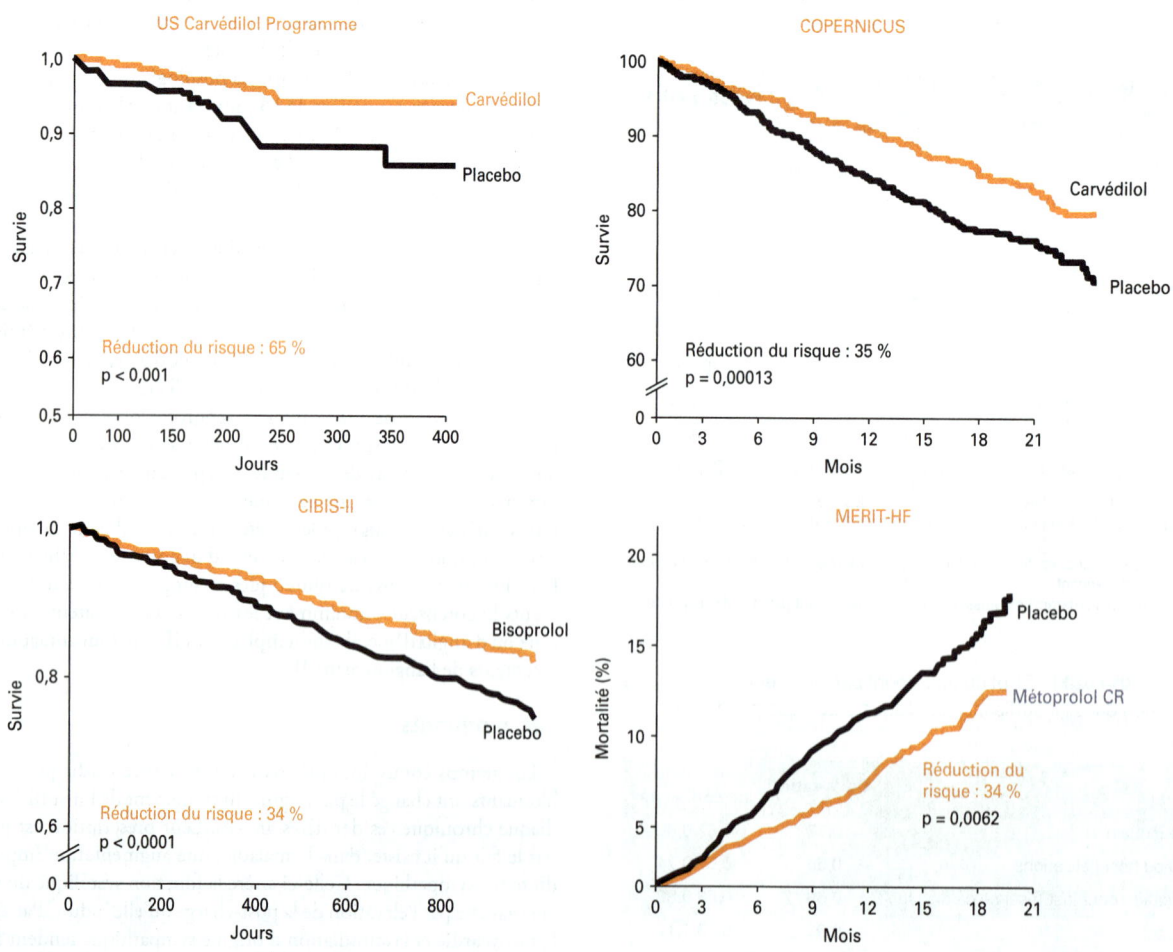

Figure S05-P03-C02-5 Études de mortalité avec les bêtabloquants dans l'insuffisance cardiaque avec dysfonction systolique.

En cas d'intolérance au traitement (apparition d'une poussée d'insuffisance cardiaque, bradycardie, hypotension), il faut arrêter le médicament ou plutôt tenter auparavant d'en réduire la posologie. On essaiera également, dans un premier temps, de modifier les posologies des autres traitements concomitants qui pourraient expliquer la survenue de la bradycardie (digoxine, amiodarone) ou de l'hypotension (IEC, dérivés nitrés).

En effet, l'action du bêtabloquant est tout à fait remarquable. L'effet sur la mortalité est supérieur à celui obtenu avec les IEC et sans aucune comparaison avec la neutralité d'action de la digoxine. Il faut donc s'acharner à essayer de maintenir le traitement bêtabloquant chez ces patients. On peut s'aider de quelques astuces :
– ne pas donner les médicaments bradycardisants ou hypotenseurs et le bêtabloquant aux mêmes heures ;
– donner le médicament en deux ou trois prises plutôt qu'en une prise ;
– utiliser des paliers d'un ou deux mois entre les augmentations de doses.

Il est en effet essentiel de comprendre, et de faire comprendre au patient, que l'effet bénéfique du traitement bêtabloquant n'apparaît en général qu'à partir du deuxième ou du troisième mois. Il ne faut donc pas désespérer et considérer que le traitement est inefficace avant cette période d'autant qu'au cours de ces deux premiers mois, il n'est pas rare de voir les patients se sentir plus fatigués, plus essoufflés et demander eux-mêmes l'arrêt du traitement. Néanmoins, en règle générale, les patients sont satisfaits du traitement à partir du troisième mois.

Dans le même ordre d'idées, il faut essayer de ne pas arrêter le traitement bêtabloquant si le patient fait une poussée d'insuffisance cardiaque du moins tant que celle-ci n'est pas catastrophique. Le premier réflexe serait en effet d'arrêter le traitement bêtabloquant à l'admission du patient. Il faut au contraire maintenir le traitement bêtabloquant, quitte à en diminuer les doses et essayer d'améliorer le patient en utilisant des diurétiques par voie intraveineuse, d'autres vasodilatateurs, voire de la dobutamine par voie intraveineuse.

Antagonistes des récepteurs de l'angiotensine II

Ils bloquent plus complètement que les IEC la formation d'angiotensine II du fait de l'existence de voies alternatives de transformation de l'angiotensine I en angiotensine II ne faisant pas intervenir l'enzyme de conversion. Néanmoins, ils sont dépourvus d'action sur la bradykinine. Leur avantage essentiel est leur excellente tolérance, faisant que ces médicaments sont souvent prescrits en cas d'intolérance aux IEC, c'est-à-dire essentiellement en cas de toux, voire d'hypotension artérielle.

À ce jour, les études à court terme ont montré une action à peu près équivalente à celle des IEC sur l'hémodynamique et l'évaluation fonctionnelle des patients. Une étude réalisée avec le losartan n'a pas montré d'effet sur le pronostic supérieur au captopril. Deux études, ValHeFT (avec le valsartan [Tareg®]) et CHARM (avec le candésartan [Atacand®, Kenzen®]) ont montré :
– que ces médicaments sont une alternative valide en cas d'intolérance aux IEC (toux surtout) : ils réduisent la morbi-mortalité des patients.
– qu'ils peuvent, du moins en ce qui concerne le candésartan, procurer, en association aux IEC, un surcroît de bénéfice en termes de mortalité et de réhospitalisation pour insuffisance cardiaque (étude CHARM).

Dans ces deux études, les antagonistes de l'angiotensine II ont été utilisés à des doses cibles assez élevées (160 mg/j de valsartan, 32 mg/j de candésartan).

La triple thérapie IEC-antagonistes des récepteurs de l'angiotensine II et antagonistes des récepteurs minéralocorticoïdes est contre-indiquée.

Inhibiteurs de l'angiotensine II et de la néprilysine

Une nouvelle classe thérapeutique est apparue récemment : les inhibiteurs mixtes des récepteurs de l'angiotensine II et de la néprilysine (IRAN). Le blocage de la néprilysine, enzyme qui, entre autres, dégrade les peptides natriurétiques, entraîne une baisse plus importante de la post-charge, mais ses mécanismes d'action sont encore mal connus. Comparés aux IEC, les IRAN, dont le seul composé disponible est le valsartan-sacubitril (Entresto®), se révèlent plus efficaces pour améliorer la symptomatologie fonctionnelle des patients et leur mortalité. Il est donc recommandé aujourd'hui de remplacer chez les patients symptomatiques en classe NYHA II ou III les IEC ou les ARA2 par ces médicaments.

Ivabradine

C'est un agent bradycardisant qui agit en bloquant le canal I_f. Dans l'étude SHIFT, chez des patients en classe III de la NYHA, elle a eu un effet bénéfique sur le remodelage cardiaque et le pronostic chez les patients en rythme sinusal avec une fréquence cardiaque supérieure à 75/min [15]. Elle peut être associée aux bêtabloquants ; sa meilleure indication est l'intolérance aux bêtabloquants. Elle est contre-indiquée chez les patients avec bloc sino-auriculaire.

Diurétiques (Tableau S05-P03-C02-XII)

Ils sont indispensables chez la majorité des patients. Chez les patients en classe IV, on utilise de fortes doses de diurétiques : de 80 à 160 mg/j de furosémide sont souvent nécessaires, et l'on est parfois contraint d'utiliser des comprimés à 500 mg de furosémide ou des injections IV discontinues. L'association aux diurétiques thiazidiques est souvent indiquée (25 mg deux à trois fois par semaine) et très efficace en cas de résistance aux diurétiques de l'anse. Le risque d'hypokaliémie est certain, justifiant de surveiller régulièrement la kaliémie. Chez les patients en classes II et III de la NYHA, les diurétiques sont également indiqués, mais à des posologies plus classiques de l'ordre de 20 à 60 mg/j de furosémide. La justification de l'administration de diurétiques chez les patients en classe I de la NYHA est discutée ; à ce stade, il n'existe aucune rétention hydrosodée et la stimulation des systèmes neurohormonaux est faible. Dans tous les cas, l'administration des diurétiques de l'anse doit s'accompagner d'une supplémentation potassique, soit par l'administration de potassium, soit par l'administration d'un diurétique distal. Le triamtérène et le modamide sont en général contre-indiqués.

Au cours de l'insuffisance cardiaque modérée, il faut commencer par une faible dose et augmenter jusqu'à l'amélioration des signes et des symptômes de congestion. Il faut cibler la posologie minimale efficace, permettant de contrôler les symptômes sans entraîner une stimulation neurohormonale accrue, potentiellement délétère à long terme. À distance d'un épisode congestif, qui a pu nécessiter des posologies élevées de diurétiques, après obtention du poids sec, leur posologie doit être progressivement réduite afin d'éviter le risque d'hypotension, de déshydratation et d'insuffisance rénale fonctionnelle. A contrario, dans l'insuffisance cardiaque sévère, les posologies de diurétiques de l'anse devront être progressivement augmentées pour contrôler les

Tableau S05-P03-C02-XII Posologie des diurétiques proximaux.

Diurétiques	Dose initiale (mg)	Dose quotidienne usuelle (mg)
Hydrochlorothiazide	25	12,5-100
Furosémide	20-40	40-250
Bumétanide	0,5-1,0	1-5

Doses équivalentes : furosémide 40 mg = bumétanide 1 mg.

symptômes, en les donnant alors en plusieurs prises quotidiennes, par exemple le matin et à midi, pour lutter contre la réabsorption sodée. Dans les formes les plus sévères, en cas de résistance aux diurétiques, une association de diurétiques de l'anse et de thiazidiques à faibles doses (12,5 à 25 mg d'hydrochlorothiazide) peut être bénéfique car synergique, sous surveillance biologique stricte, le plus souvent de manière transitoire. L'auto-ajustement des doses de diurétiques selon la pesée quotidienne et les signes cliniques de rétention peut être encouragé chez les insuffisants cardiaques chroniques ambulatoires correctement éduqués. En cas d'une survenue d'une hypotension, il faut réduire la posologie de diurétiques avant de diminuer les doses d'IEC ou de bêtabloquants. En cas de survenue d'une insuffisance rénale, il faut distinguer les patients en hypovolémie où la posologie de diurétiques doit être réduite, de ceux présentant un rein cardiaque avec inflation hydrosodée où a contrario leur dose doit être majorée. Plus que le dosage des peptides natriurétiques, un contrôle échocardiographique-Doppler doit alors être réalisé.

Antagonistes des récepteurs des minéralocorticoïdes

La spironolactone et l'éplérénone sont des antagonistes des récepteurs minéralocorticoïdes, qui entraînent une natriurèse, freinent la kaliurèse et s'opposent à l'établissement d'une fibrose myocardique. La constatation que les insuffisants cardiaques traités par des diurétiques de l'anse ont souvent une hypokaliémie et les données des études RALES [14] et EMPHASIS [16] montrant que la spironolactone et l'éplérénone réduisaient, chez ces patients, la mortalité d'environ 30 %, amène à revoir la place des antagonistes des récepteurs des minéralocorticoïdes dans le traitement de l'insuffisance cardiaque : sous réserve que la kaliémie soit régulièrement surveillée et qu'il n'existe pas d'insuffisance rénale, la spironolactone et l'éplérénone sont indiqués en association aux IEC dans les stades II, III et IV de la NYHA. L'ampleur de l'effet est supérieure à celle des IEC. L'insuffisance rénale et l'hyperkaliémie sont des freins fréquents en pratique quotidienne.

Du fait du risque d'hyperkaliémie, que fait courir leur association avec les IEC ou les antagonistes des récepteurs de l'angiotensine II, les antagonistes des récepteurs de l'aldostérone doivent être réservés aux patients ne présentant pas d'insuffisance rénale sévère, dont la clairance de la créatininémie est supérieure ou égale à 30 ml/min et dont la kaliémie de base est inférieure ou égale à 5 mmol/l. Si le débit de filtration glomérulaire estimé est supérieur ou égal à 60 ml/min, ils doivent être initiés à la posologie de 25 mg/j, chez les patients hospitalisés pour décompensation avant la sortie de l'hôpital, et leur posologie peut être doublée après un mois de traitement si les symptômes persistent et si la kaliémie est inférieure ou égale à 5 mmol/l. Chez les patients présentant une insuffisance rénale modérée, avec une clairance de la créatininémie comprise entre 30 et 60 ml/min, ces posologies doivent être diminuées de moitié. Chez tous les patients, une surveillance régulière de la kaliémie et de la créatininémie s'impose et l'emploi de suppléments potassiques est contre-indiqué. Le choix entre les différents antagonistes des récepteurs de l'aldostérone dépend de leurs indications, la spironolactone devant être utilisée dans l'insuffisance cardiaque sévère et l'éplérénone après un infarctus compliqué de dysfonction ventriculaire gauche. Dans ce cas, une administration précoce entre le 3e et le 7e jour doit être privilégiée, car elle est plus efficace pour prévenir la mortalité. En cas de survenue de gynécomastie, de douleurs mammaires ou de dysfonction érectile sous spironolactone, il faut la substituer par de l'éplérénone qui est mieux tolérée car plus spécifique des récepteurs minéralocorticoïdes. En terme de puissance d'effets antiminéralocorticoïdes, il est admis que 25 mg de spironolactone est approximativement équivalente à 50 mg d'éplérénone.

Digoxine

Longtemps utilisés en première intention dans l'insuffisance cardiaque, les digitaliques ont vu leur place très significativement se réduire à la suite de l'étude DIG qui a montré que la digoxine, chez des patients déjà traités par diurétiques et IEC, ne réduisait pas la mortalité, mais diminuait uniquement le nombre de poussées d'insuffisance cardiaque. Ce résultat peut s'expliquer en partie par une tendance non significative à la surmortalité par troubles du rythme.

En pratique, la digoxine peut être administrée à tous les patients déjà traités par IEC et diurétiques, dès lors qu'il existe une altération de la fonction systolique du ventriculaire gauche et une symptomatologie fonctionnelle. Leur indication est encore plus évidente s'il existe une fibrillation auriculaire rapide. En revanche, la digoxine doit être administrée avec prudence, ou on doit s'en abstenir, en cas de risque arythmogène important : cardiopathie ischémique évoluée, hypokaliémie, troubles du rythme ventriculaire menaçants.

La posologie est d'environ un demi à un comprimé par jour. Les taux plasmatiques considérés comme efficaces sont de l'ordre de 0,5-1,2 ng/ml.

Anti-arythmiques

Ils sont tous contre-indiqués dans l'insuffisance cardiaque, alors même que le risque de mort subite est majeur. La mort subite, le plus souvent par trouble du rythme ventriculaire grave, rend compte de près de 30 à 50 % des décès de ces patients. Seule l'amiodarone garde une place chez ces patients. En effet, l'amiodarone est dépourvu d'effet inotrope négatif et c'est le seul anti-arythmique dont l'administration, chez des patients à fonction systolique altérée, n'a pas entraîné d'action délétère sur le pronostic. Malheureusement, l'administration systématique n'a pas d'effet sur le pronostic. L'amiodarone reste néanmoins efficace quand existent des troubles du rythme ventriculaire graves, sont symptomatiques ou une arythmie complète par fibrillation auriculaire paroxystique dans la mesure où celle-ci est souvent un facteur de décompensation.

Anticoagulants

Ils ne sont pas indiqués de façon systématique, car le risque de complication embolique est moindre que ce qui a été longtemps supposé. Néanmoins, les patients en arythmie complète, avec dilatation auriculaire, dont le débit cardiaque est effondré, avec présence d'un contraste spontané dans les cavités cardiaques en échographie transœsophagiennes représentent une indication probablement logique, de même que les patients alités ou aux antécédents thrombo-emboliques. Les antiplaquettaires s'imposent en cas d'insuffisance cardiaque ischémique. La place des nouveaux anticoagulants oraux (dabigatran, rivaroxaban, apixaban, endoxaban) est en cours d'évaluation.

Autres thérapeutiques

Elles ont une place beaucoup plus restreinte.

Les dérivés nitrés retard sont des vasodilatateurs veineux puissants qui réduisent les signes congestifs en diminuant la précharge. Ils réduisent également l'impédance aortique. Bien qu'ils apparaissent particulièrement intéressants chaque fois qu'existent des signes congestifs importants, que l'origine de la cardiopathie est ischémique, ou qu'il existe une insuffisance mitrale significative, aucune étude n'a clairement démontré leur efficacité, d'autant qu'un phénomène d'échappement thérapeutique, pratiquement constant, limite leur efficacité.

La place éventuelle des inhibiteurs calciques dans le traitement de l'insuffisance cardiaque est des plus modestes. Le vérapamil est contre-indiqué du fait de son action inotrope négative. Le diltiazem n'a jamais fait la preuve de son efficacité. Il en est de même de la nifédipine. Les dérivés dihydropyridiniques de la dernière génération (amlodipine, félodipine) ont par contre démontré qu'ils n'avaient pas d'action délétère sur le pronostic. Dans ces conditions, il apparaît possible d'utiliser ces médicaments en présence d'une ischémie myocardique ou d'une pression artérielle trop élevée malgré les autres thérapeutiques.

Traitement de l'insuffisance cardiaque à fonction systolique conservée

La prise en charge thérapeutique de l'insuffisance cardiaque à fraction d'éjection préservée (> 40-50 %) reste mal codifiée. Les recommandations des sociétés savantes ne sont pas aussi précises que dans la dysfonction systolique, pour deux raisons :
- La dualité physiopathologique et thérapeutique entre insuffisance cardiaque à fraction d'éjection réduite (ICFER) ou préservée (ICFEP) n'est pas unanimement acceptée.
- Il n'existe pas d'essai de large envergure réalisé dans cette population. Et cela pour deux raisons :
  - une erreur conceptuelle, beaucoup pensant qu'il existe une ICFEP chronique (alors qu'elle est le plus souvent paroxystique) de mécanisme purement diastolique, alors qu'elle associe des mécanismes complexes ;
  - il s'agit souvent de sujets âgés, avec de nombreuses comorbidités, généralement exclus des essais médicamenteux.

Les recommandations des sociétés savantes sont moins fortes dans la mesure où la médecine fondée sur les preuves est pauvre. Le traitement de fond repose d'abord et avant tout sur le traitement du facteur étiologique à l'origine de l'ICFEP. Une méta-analyse a collecté les données de 53 878 patients inclus dans trente publications dont dix-huit essais contrôlés (n = 11 253) et douze études observationnelles (n = 42 625). Dans les essais contrôlés, la tolérance à l'effort paraissait être améliorée mais avec un recul moyen de 18,6 mois, la mortalité globale n'était pas réduite (risque relatif : 0,99, IC 95 % : 0,92-1,06 ; p = 0,70). Dans les études observationnelles, on notait une réduction de 7 % de la mortalité non significative statistiquement après ajustements (risque relatif : 0,93, IC 95 % : 0,84-1,02 ; p = 0,10).

Il n'y a le plus souvent pas, comme dans la dysfonction systolique, un mécanisme physiopathologique homogène de dilatation ventriculaire gauche et de remodelage progressif justifiant d'un traitement par IEC ou bêtabloquants, et de leur association à fortes doses ; si l'hypertrophie ventriculaire gauche est fréquente, elle n'est pas constante.

On peut ainsi envisager le traitement de fond en fonction de l'étiologie.

En cas de cardiopathie hypertensive

Le traitement est celui qui permet de contrôler le mieux les chiffres tensionnels, quelle que soit la molécule. En cas d'hypertension systolique du sujet âgé, les traitements diurétiques et anticalciques sont souvent les plus efficaces. Dans l'étude HYVET, l'association indapamide-périndopril a réduit la survenue d'une insuffisance cardiaque de plus de 80 % chez des hypertendus âgés. En cas d'hypertrophie ventriculaire gauche importante ou de remodelage concentrique, les IEC, les antagonistes des récepteurs de l'angiotensine II et les antagonistes de l'aldostérone peuvent avoir une action plus spécifique. En effet, les antagonistes du système rénine-angiotensine-aldostérone ont expérimentalement un effet net sur la régression de l'hypertrophie ventriculaire gauche et de la fibrose, celle-ci semblant particulièrement bénéficier des antagonistes de l'aldostérone [16]. Chez l'homme, les données sont un peu moins probantes. De plus, ces médicaments semblent retarder la survenue d'une fibrillation auriculaire.
- dans l'essai CHARM-preserved, le candésartan n'a pas eu d'effet sur la mortalité cardiovasculaire mais a réduit les hospitalisations de 20 %, l'essentiel du bénéfice étant observé chez les patients avec FEVG entre 40 et 50 % ;
- dans l'essai PEP-HF, le périndopril administré à des sujets âgés n'a pas eu de bénéfice sur le critère primaire, bien qu'un bénéfice ait été observé dans la première année ;
- l'essai I-PRESERVE s'adressait spécifiquement à une population d'insuffisants cardiaques âgés avec FEVG supérieure à 50 %. Il comparait les effets d'un antagoniste des récepteurs de l'angiotensine II, l'irbésartan, à un placebo, sur plus de 4 000 patients, suivis pendant 4 ans. L'essai a été totalement négatif. Il peut y avoir eu plusieurs raisons à cela (population mal ciblée, population sous placebo recevant souvent des IEC) ;
- les antagonistes des récepteurs minéralocorticoïdes sont souvent efficaces expérimentalement dans ces modèles d'insuffisance cardiaque, notamment lorsqu'existe une hypertrophie ventriculaire gauche ou une fibrose. Un essai sur 200 patients (ALDO-HF) n'a pas trouvé d'effet significatif sur la tolérance à l'effort. TOPCAT est un large essai international comparant la spironolactone au placebo sur plus de 1 500 patients. Si la mortalité n'a pas été réduite, les hospitalisations pour insuffisance cardiaque l'ont été, aux prix d'un sur-risque d'hyperkaliémie et d'insuffisance rénale.

En cas de cardiopathie ischémique

Le meilleur traitement est la revascularisation lorsqu'elle est possible. La poussée ischémique est une grande pourvoyeuse de poussées d'insuffisance cardiaque congestive. Les épisodes de nécrose, même limités, favorisent la fibrose cicatricielle. Sinon, le traitement bêtabloquant ou anticalcique s'impose, associé au traitement antithrombotique. Mais nous n'avons pas de données scientifiques établissant le bénéfice de la revascularisation de l'ICFEP.

En cas de fibrillation auriculaire paroxystique

Le traitement anti-arythmique est nécessaire. À la différence de la dysfonction systolique, tous les anti-arythmiques, et non seulement l'amiodarone, semblent pouvoir être utilisés pour prévenir les rechutes. Toutefois, en cas d'étiologie ischémique, la prudence s'impose, notamment avec la classe IC. En cas de fibrillation persistante, la digoxine ou les bêtabloquants sont indiqués pour ralentir le rythme.

En cas de cardiopathie valvulaire

Un traitement curatif chirurgical ou per cutané doit être discuté si l'âge le permet. Les valvulopathies aortiques sont parmi les plus importants contributeurs de l'ICFEP et sont systématiquement exclues des essais médicamenteux.

En cas de cardiopathie diabétique

Un traitement par metformine (classiquement contre-indiquée) ou par insuline est nécessaire.

Dans tous les cas

Certains dogmes veulent que toute ICFEP doive être ralentie par un traitement bêtabloquant ou anticalcique. La prolongation de la durée de remplissage diastolique est a priori bénéfique en cas de relaxation ralentie. Les choses sont moins claires en cas de trouble prédominant de la compliance. Dans le registre OPTIMIZE-HF portant sur 7 154 patients hospitalisés pour insuffisance cardiaque, le traitement bêtabloquant était inefficace sur le pronostic ultérieur en cas d'ICFEP (RR : 0,94, IC 95 % : 0,84-1,07 pour la mortalité, et RR : 0,98, IC 95 % : 0,90-1,06 pour les réhospitalisations). Un seul essai a évalué les effets d'un traitement bêta-bloquant dans l'ICFEP, SENIORS [10]. SENIORS a comparé les effets du nébivolol contre placebo sur 2 500 patients âgés de plus de 70 ans, quelle que soit leur FEVG. Le nébivolol a significativement réduit la morbi-mortalité par rapport au placebo, et le bénéfice observé était de même ampleur en cas de FEVG supérieure ou inférieure à 35 %. Toutefois, le nombre de patients avec FEVG supérieure à 50 % était relativement faible. Le nébivolol semble plus efficace que l'aténolol chez des hypertendus avec dysfonction diastolique. Mais une étude plus récente, de plus faible taille, n'a toutefois pas retrouvé de bénéfice du nébivolol sur des critères de tolérance à l'effort.

Enfin, même s'il n'existe pas de surcharge hydrosodée significative au long cours ou d'activation du système rénine angiotensine, il est fréquent que ces patients soient traités par des petites doses de diurétiques thiazidiques. Ce traitement réduit l'élastance artérielle et améliore le couplage ventriculo-artériel ; il permet également, en cas de poussée congestive, de limiter les signes de congestion. Sur des critères intermédiaires de tolérance à l'effort ou de qualité de vie, les thiazidiques semblent faire aussi bien que l'irbésartan.

Dans le cas particulier d'une cardiomyopathie hypertrophique primitive, les traitements les plus efficaces sur les symptômes sont les bêta-bloquants ou les anticalciques de type vérapamil à fortes doses. On ne connaît pas leurs effets sur la morbi-mortalité. En cas d'échec, on discutera s'il existe une obstruction dynamique du ventricule gauche (cardiomyopathie hypertrophique obstructive), une alcoolisation septale ou une chirurgie de myomectomie. En cas de troubles du rythme graves ou de notion d'hérédité familiale, les indications du défibrillateur doivent être larges. Dans des cas extrêmes, la transplantation cardiaque est la seule alternative.

Dans tous les cas, la prévention des rechutes par le contrôle des facteurs déclenchants est essentielle :
– prévention des à-coups hypertensifs ou ischémiques ;
– prévention de la fibrillation auriculaire ;
– prévention des surinfections respiratoires (vaccinations, traitement antibiotique précoce des infections) ;
– prévention des déséquilibres du bilan hydrosodé (apport de sel, prise d'AINS, poussée d'insuffisance rénale) ;
– correction de l'anémie.

Traitement médical de l'insuffisance cardiaque droite

Le traitement de l'insuffisance ventriculaire droite repose essentiellement sur les diurétiques de l'anse et les antagonistes des récepteurs des minéralocorticoïdes.

L'utilisation du sildénafil pour améliorer la fonction ventriculaire droite quand celle-ci est secondaire à une hypertension artérielle capillaire s'est révélée inefficace pour améliorer la capacité d'exercice des patients. Le bosentan, la maxicentan, deux antagonistes des récepteurs de l'endothéline, se sont eux révélés efficaces dans le traitement de l'HTAP primaire.

Traitement non médical de l'insuffisance cardiaque chronique avec altération de la fonction systolique

Transplantation cardiaque

Quand le traitement médical a échoué, les thérapeutiques alternatives représentent la seule solution. La transplantation cardiaque a un effet remarquable sur la symptomatologie fonctionnelle et le pronostic des patients les plus sévèrement atteints. Elle reste, à ce jour, indiquée chez les patients en classe IV de la NYHA malgré le traitement médical ou chez ceux qui présentent un risque majeur de mort subite.

Indications

L'amélioration de la prise en charge médicamenteuse de l'insuffisance cardiaque depuis plusieurs années a permis, dans une certaine limite, de prolonger la survie et d'améliorer la qualité de vie des patients. L'indication de transplantation ne doit être posée que pour des malades dont le risque de décès est important, quel que soit le retentissement fonctionnel de leur cardiopathie. Il ne faut pas oublier que la durée d'attente d'un greffon peut être longue. Ce dernier facteur doit être pris en compte afin de ne pas inscrire les malades trop tardivement sur la liste d'attente de transplantation et de limiter ainsi au maximum la détérioration de l'état général du patient tout comme la survenue de complications liées au retentissement sur les autres organes (rein, foie). Pour ce faire, différents critères sont pris en compte comme la consommation maximale en oxygène, la natrémie, l'importance et l'adaptation du traitement médicamenteux, ainsi que le nombre d'épisodes d'hospitalisation pour décompensation cardiaque. L'âge limite de la transplantation cardiaque, initialement fixé à 55 ans, a progressivement été augmenté à 65 ans, adapté au cas par cas.

Contre-indications

De nombreuses contre-indications sont liées à la nécessité d'une immunosuppression post-transplantation. Ainsi une infection non contrôlée constitue-t-elle une contre-indication provisoire du fait du risque de sepsis majeur lors de l'instauration du traitement immunosuppresseur. Des antécédents de cancer constituent classiquement une contre-indication définitive. Toutefois, de possibles indications peuvent être envisagées au cas par cas en fonction du type de cancer, de son ancienneté et des critères de guérison obtenus. Le diabète n'est une contre-indication que s'il est compliqué. De la même façon, une artériopathie périphérique sévère qui risque encore de s'aggraver sous ciclosporine constitue une contre-indication. De même que pour les transplantations d'autres organes, le contexte psychologique et social est important. Un alcoolisme chronique ou une toxicomanie doivent être sevrés avec certitude. Le patient doit être capable après la transplantation, soit directement, soit par l'intermédiaire de son entourage, de prendre son traitement immunosuppresseur et d'avoir des conditions de vie au minimum salubres.

L'hypertension artérielle pulmonaire (HTAP) constitue une contre-indication spécifique à la transplantation cardiaque. En effet, l'existence de résistances vasculaires pulmonaires (RVP) élevées risque de conduire à une dysfonction aiguë du ventricule droit du greffon cardiaque. En pratique, lorsqu'un patient a des RVP supérieurs à 4 unités Wood, il est nécessaire d'évaluer la réversibilité de cette hypertension. Les tests les plus utilisés sont le test au NO et à la dobutamine. Si au cours de ces tests, les RVP diminuent au-dessous de 4 U Wood, il est licite de proposer une transplantation cardiaque au patient. Dans ce cas, il sera souhaitable de choisir le greffon d'un donneur de poids supérieur à celui du receveur. Dans les cas où les résistances ne baissent pas, force sera de se résoudre à envisager une transplantation cardio-pulmonaire.

Au terme du bilan prégreffe, en l'absence de contre-indications, le malade est inscrit en liste d'attente qui est gérée au niveau national par l'Agence de la biomédecine.

La survie après transplantation est d'environ 70 % à 5 ans. À terme, les complications sont malheureusement nombreuses :
– coronaropathie du greffon imposant souvent la réintervention ;
– complications de l'immunodépression et de la corticothérapie ;
– hypertension artérielle secondaire à la ciclosporine.

Pour toutes ces raisons, les indications doivent être soigneusement pesées au terme d'un bilan maintenant bien codifié, à réaliser en milieu spécialisé.

On peut rattacher à ce chapitre le cœur artificiel total implantable (système CARMAT) dont l'implantation a débuté récemment chez l'homme.

– l'assistance circulatoire pour minipompes ou par cœur artificiel, longtemps proposée uniquement en attente de la transplantation, tend à se développer régulièrement du fait de la raréfaction des greffons.

Indications

Attente de la transplantation

L'utilisation en attente de la transplantation concerne les patients en choc cardiogénique qui ne peuvent être greffés immédiatement et les patients se détériorant sur la liste d'attente, avant la survenue des déchéances multiviscérales irréversibles. On utilise un système assurant la suppléance biventriculaire. La greffe ne peut intervenir raisonnablement qu'après réhabilitation complète du patient, alors avec un risque opératoire voisin de celui de la greffe élective.

Attente de la récupération de la fonction ventriculaire

L'attente de la récupération de la fonction ventriculaire native est raisonnable dans certaines cardiomyopathies, les myocardites aigues et les sidérations myocardiques post-ischémiques notamment. Elle peut durer de quelques jours à quelques semaines.

Implantation définitive

L'implantation définitive est à considérer chez les patients qui ne peuvent être greffés, en l'absence de récupération de la fonction ventriculaire native. Il est aujourd'hui démontré que la durée de vie et la qualité de vie de ces patients sont, malgré les insuffisances actuelles, très supérieures chez les patients placés sous assistance que chez les patients traités médicalement.

Stimulation cardiaque triple chambre (resynchronisation ventriculaire)

Elle s'est imposée ces dernières années chez les insuffisants cardiaques sévères présentant un trouble conductif important (bloc de banche gauche, largeur du QRS supérieure à 150 ms) [11].

Elle a été validée par les nouvelles recommandations européennes et américaines du traitement de l'insuffisance chronique chronique dans des indications bien précises avec un niveau de preuve IA pour l'amélioration des symptômes et la réduction des hospitalisations et IB pour la réduction de la mortalité.

Le concept de la resynchronisation cardiaque est basé sur le fait que des troubles de conduction atrioventriculaire et intraventriculaire (principalement un bloc de branche gauche) sont observés chez 25 à 50 % des patients en insuffisance cardiaque sévère et réfractaire au traitement médical avec dysfonction ventriculaire gauche systolique. Ces troubles de conduction induisent un asynchronisme atrioventriculaire, interventriculaire et intraventriculaire gauche (avec fréquemment un retard de la contraction de la paroi latérale du ventricule gauche) avec pour conséquences une altération des fonctions systolique et diastolique du myocarde. La resynchronisation cardiaque, en corrigeant ces asynchronismes électromécaniques améliore les performances systolique et diastolique cardiaques sans pour autant augmenter la consommation myocardique en oxygène.

La resynchronisation cardiaque est aujourd'hui assurée par une stimulation atriobiventriculaire simultanée ou séquentielle. Le ventricule droit est stimulé par voie endocardique et le ventricule gauche par voie épicardique grâce à une sonde insérée dans une veine collatérale du sinus coronaire, le plus souvent une veine latérale ou postérolatérale.

Plusieurs essais cliniques, prospectifs, contrôlés et randomisés, ont confirmé le bénéfice de la resynchronisation cardiaque sur les critères fonctionnels et sur la morbi-mortalité. Les patients inclus étaient en rythme sinusal, en classe II, III ou IV de la classification NYHA malgré un traitement pharmacologique jugé optimal, avec une dysfonction systolique VG définie par une FEVG inférieure ou égale à 35 % et un diamètre télédiastolique supérieur à 55-60 mm. Les critères de désynchronisation étaient basés sur une durée des QRS supérieure à 120-150 ms sur l'ECG de surface. Tous les essais ont démontré que la resynchronisation cardiaque améliore significativement les symptômes, la qualité de vie et la consommation maximale en oxygène au pic de l'effort. La resynchronisation cardiaque réduit significativement les hospitalisations, notamment les hospitalisations pour insuffisance cardiaque. Toutes les études ont montré que la resynchronisation cardiaque avait un effet positif sur le remodelage ventriculaire gauche, facteur pronostique majeur de l'insuffisance cardiaque. La resynchronisation cardiaque réduit significativement les volumes télésystolique et télédiastolique du ventricule gauche, l'insuffisance mitrale et augmente la FEVG de 10 % environ. Cet effet bénéfique sur le remodelage ventriculaire augmente avec le temps. L'étude COMPANION a montré que la resynchronisation cardiaque associée à la défibrillation ventriculaire réduisait significativement de 36 % la mortalité globale à un an et que la resynchronisation seule réduisait de 24 % la mortalité globale mais sans atteindre le seuil de significativité. L'étude CARE-HF, qui comparait la resynchronisation cardiaque associée au traitement pharmacologique optimal au seul traitement pharmacologique optimal a montré que la resynchronisation cardiaque sans défibrillation associée réduisait la mortalité globale de 36 % sur un suivi moyen de 29 mois, le bénéfice étant encore plus net à 36 mois avec une réduction de la mortalité de 40 % avec une réduction relative du risque de mort subite de 54 %. L'éventuel bénéfice additionnel du défibrillateur doit être mis en balance avec son surcoût substantiel.

Les indications validées de la resynchronisation cardiaque sont clairement définies par les recommandations européennes et américaines : la resynchronisation cardiaque est indiquée chez les patients en classe NYHA II, III ou IV malgré un traitement médical optimal avec une dysfonction systolique ventriculaire gauche (FEVG ≤ 35 %), une dilatation ventriculaire gauche (diamètre télédiastolique > 55 mm), en rythme sinusal et avec un asynchronisme défini uniquement par une durée des QRS supérieure ou égale à 130 ms sur l'ECG de surface.

Défibrillateur implantable

Il représente la meilleure solution chez les patients à haut risque de mort subite, surtout si la déchéance myocardique n'est pas trop avancée.

Même si l'incidence de la mort subite a largement diminué chez le patient en insuffisance cardiaque depuis 20 ans grâce au traitement bêtabloquant et aux antagonistes de l'aldostérone, la mort subite représente environ un tiers des causes de décès des patients IC. Le risque de mort subite est inversement corrélé à la sévérité de l'insuffisance cardiaque jugée sur la classe NYHA. La mort subite est en effet responsable de 65 % des décès chez les patients en classe II et de seulement 39 % chez les patients en classe IV. L'implantation d'un défibrillateur automatique implantable (DAI) chez les patients insuffisants cardiaques semble donc séduisante pour réduire la mort subite. De fait, chez les patients avec une indication de prévention secondaire, c'est-à-dire les patients avec un antécédent d'arrêt cardiaque ressuscité secondaire à une tachycardie ou une fibrillation ventriculaire ou de tachycardie ventriculaire hémodynamiquement mal tolérée, le DAI permet de réduire la mortalité totale de 28 % et la mortalité rythmique de 50 %. Si le bénéfice du DAI était identique que la cardiopathie soit ischémique ou non ischémique, la réduction de la mortalité n'était significative que chez les patients dont la FEVG était inférieure ou égale à 35 %. Les indications d'implantation en prévention primaire ont été précisées par les sociétés savantes. L'implantation d'un défibrillateur est jugée raisonnable chez les patients IC symptomatiques avec une FEVG inférieure à 35 % sous traitement médical optimal pour réduire la mortalité subite en excluant les patients en post-infarctus immédiat défini par une période de 40 jours (niveau IA) et ceux avec une survie estimée sans DAI inférieure à un an. Enfin, l'implantation d'un DAI en association avec la stimulation biventriculaire peut être envisagée pour améliorer la mortalité ou la morbidité chez les patients symptomatiques en classe NYHA III ou IV avec une FEVG inférieure à 35 % et des QRS supérieurs à 120 ms (niveau de preuve IIaB). Notons que le bénéfice du DAI systématique en cas de FEVG basse a été récemment remis en question quand l'insuffisance cardiaque n'est pas de cause ischémique (étude DANISH).

Si la discussion de l'implantation ou de la non-implantation d'un DAI doit toujours s'appuyer sur les recommandations, la décision doit se prendre au cas par cas sans attitude systématique.

Greffe de cellules souches

Elle est actuellement en voie d'évaluation et représente à coup sûr une perspective séduisante dans le traitement de l'insuffisance cardiaque.

Médicaments à éviter

Dans le cas de l'insuffisance cardiaque, il faut particulièrement éviter la prise des médicaments suivants :
– les inotropes négatifs : bêtabloquants (quand ils ne sont pas administrés selon le schéma de titration progressive propre à l'insuffisance cardiaque) par voie orale ou oculaire (timolol) ; les anti-arythmiques autres que l'amiodarone, de classe Ia (quidine, disopyramide), Ib (mexilétine), Ic (flécaïnide, propafénone, cibenzoline), certains inhibiteurs calciques (vérapamil, voire diltiazem) ; certains anesthésiques ;
– les vasoconstricteurs, essentiellement les vasoconstricteurs nasaux ;
– le sildénafil (Viagra®) en cas de tension artérielle inférieure à 90 mmHg ou de traitement par des dérivés nitrés ;
– les anti-inflammatoires non stéroïdiens peuvent augmenter la pression artérielle et réduire la perfusion rénale, surtout si le patient prend des IEC (inhibition des prostaglandines vasodilatatrices) ;
– les corticoïdes (rétention sodée) ;
– le lithium et les antidépresseurs tricycliques, qui peuvent majorer le risque arythmogène.

Bibliographie

Physiopathologie et classification
1. Cohen-Solal A, Logeart D, Seknadji P. Mécanismes de l'insuffisance cardiaque. Rev Prat, 1997, 47 : 2109-2113.
2. Cohen-Solal A, Logeart D, Seknadji P. [Mechanisms of cardiac failure]. Rev Prat, 1997, 47 : 2109-2113.
3. Cohn J. Structural basis of heart failure : ventricular remodeling and its pharmacological inhibition. Circulation, 1995, 91 : 2504-2507.
4. Eisenhofer G, Friberg P, Rundqvist B et al. Cardiac sympathetic nerve function in congestive heart failure. Circulation, 1996, 93 : 1667-1676.
5. Elliott P, Andersson B, Arbustini E et al. Classification of the cardiomyopathies : a position statement from the European Society of Cardiology working group on myocardial and pericardial diseases. Eur Heart J, 2008, 29 : 270-276.
6. Ponikowski P, Voors AA, Anker SD et al. 2016 ESC guidelines for the diagnosis and treatment of acute and chronic heart failure : the task force for the diagnosis and treatment of acute and chronic heart failure of the European Society of Cardiology (ESC) developped with the special contribution of the Heart Failure Association (HFA) of the ESC. Eur Heart J, 2016, 37 : 2129-2200.

Étiologie
7. McMurray JJ, Adamopoulos S, Anker SD et al. ESC guidelines for the diagnosis and treatment of acute and chronic heart failure 2012 : the task force for the diagnosis and treatment of acute and chronic heart failure 2012 of the European Society of Cardiology. Developed in collaboration with the Heart Failure Association (HFA) of the ESC. Eur Heart J, 2012, 33 : 1787-1847.

Diagnostic
8. Cohen-Solal A. Guide pratique de l'insuffisance cardiaque. Paris, Masson, 2006.
9. McMurray JJ, Adamopoulos S, Anker SD et al. ESC guidelines for the diagnosis and treatment of acute and chronic heart failure 2012 : the task force for the diagnosis and treatment of acute and chronic heart failure 2012 of the European Society of Cardiology. Developed in collaboration with the Heart Failure Association (HFA) of the ESC. Eur Heart J, 2012, 33 : 1787-1847.

Traitement
10. Flather MD, Shibata MC, Coats AJ et al. Randomized trial to determine the effect of nebivolol on mortality and cardiovascular hospital admission in elderly patients with heart failure (seniors). Eur Heart J, 2005, 26 : 215-225.
11. Linde C, Abraham WT, Gold MR et al. Randomized trial of cardiac resynchronization in mildly symptomatic heart failure patients and in asymptomatic patients with left ventricular dysfunction and previous heart failure symptoms. J Am Coll Cardiol, 2008, 52 : 1834-1843.
12. McMurray JJ, Adamopoulos S, Anker SD et al. ESC guidelines for the diagnosis and treatment of acute and chronic heart failure 2012 : the task force for the diagnosis and treatment of acute and chronic heart failure 2012 of the European Society of Cardiology. Developed in collaboration with the Heart Failure Association (HFA) of the ESC. Eur Heart J, 2012, 33 : 1787-1847.
13. McMurray JJ, Packer M, Desai AS et al. Angiotensin-neprilysin inhibition versus enalapril in heart failure. N Engl J Med, 2014, 371 : 993-1004.
14. Pitt B, Pierard LA, Bilge A et al. Effectiveness of spironolactone added to an angiotensin-converting enzyme inhibitor and a loop diuretic for severe chronic congestive heart failure (the randomized aldactone evaluation study [rales]). Am J Cardiol, 1996, 78 : 902-907.
15. Swedberg K, Komajda M, Bohm M et al. Ivabradine and outcomes in chronic heart failure (shift) : a randomised placebo-controlled study. Lancet, 2010, 376 : 875-885.
16. Zannad F, McMurray JJ, Krum H et al. Eplerenone in patients with systolic heart failure and mild symptoms. N Engl J Med, 2011, 364 : 11-21.

Toute référence à cet article doit porter la mention : Cohen-Solal A, Beauvais F. Insuffisance cardiaque. In : L Guillevin, L Mouthon, H Lévesque. Traité de médecine. Paris, TdM Éditions, 2018-S05-P03-C02 : 1-21.

Chapitre S05-P03-C03

Cardiomyopathies

Classification

Nicolas Mansencal et Olivier Dubourg

Définition

Les cardiomyopathies sont des maladies du muscle cardiaque. Elles comprennent différents types d'anomalies myocardiques, entraînant des phénotypes extrêmement variés. Il s'agit habituellement d'une atteinte primitive, et les principales causes cardiovasculaires, telles que l'hypertension, la cardiopathie ischémique ou les valvulopathies, doivent être éliminées avant d'affirmer la présence d'une cardiomyopathie.

Classifications

Plusieurs classifications ont été proposées depuis une vingtaine d'années. Actuellement, deux classifications ont des approches diamétralement opposées : celle émanant des États-Unis et la classification européenne.

Les recommandations américaines [2] ont pris le parti de s'intéresser dans un premier temps à l'aspect familial et génétique de l'atteinte cardiaque avant de s'intéresser dans un second temps à la morphologie de l'atteinte cardiaque (Figure S05-P03-C03-1). Il s'agit d'un changement majeur par rapport à ces dernières décennies. Le principal problème de cette classification repose donc sur la nécessité de connaître le statut familial et surtout génétique de la cardiomyopathie avant de pouvoir classer le patient entre une atteinte génétique et une atteinte non génétique.

La classification européenne (Figure S05-P03-C03-2) [1], publiée après la classification américaine, a pris le contre-pied des Américains en gardant un rôle prépondérant de l'atteinte morphologique avant de s'intéresser à l'atteinte génétique. Ces dernières années, plusieurs « nouvelles » cardiomyopathies ont été décrites et nous sommes loin du temps où il n'existait que deux ou trois cardiomyopathies. D'après les recommandations européennes, il existe cinq types de cardiomyopathie : la cardiomyopathie hypertrophique, la cardiomyopathie dilatée, la cardiomyopathie restrictive, la cardiomoyopathie arythmogène du ventricule droit et les cardiomyopathies inclassables (Figure S05-P03-C03-3).

Pour chaque cardiomyopathie, le clinicien doit réaliser une analyse morphologique pour évoquer le diagnostic, éliminer les causes secondaires et proposer une prise en charge complète du patient et de la famille (dépistage).

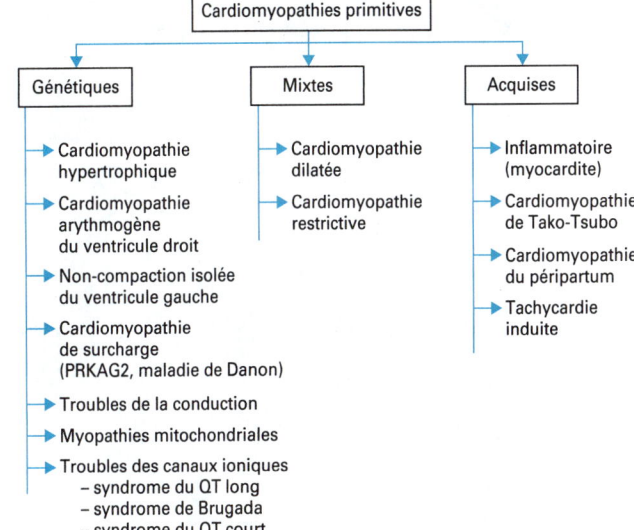

Figure S05-P03-C03-1 Classification américaine des cardiomyopathies. (Modifié d'après Maron BJ, Towbin JA, Thiene G et al. Contemporary definitions and classification of the cardiomyopathies : an American Heart Association scientific statement from the council on clinical cardiology, heart failure and transplantation committee ; quality of care anf outcomes research and functional genomics and translational biology interdisciplinary working groups ; and council on epidemiology and prevention. Circulation, 2006, 113 : 1807-1816.)

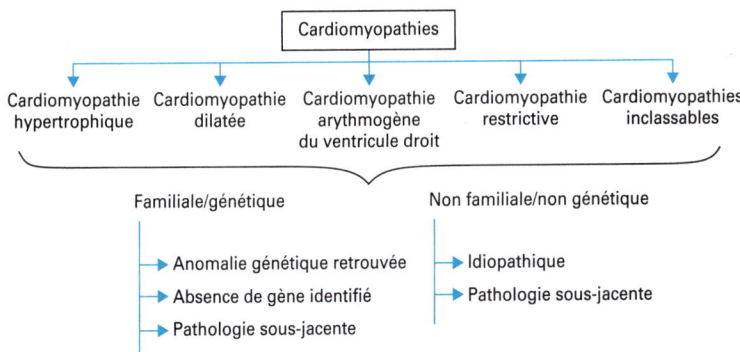

Figure S05-P03-C03-2 Classification européenne des cardiomyopathies. (Modifié d'après Elliott P, Andersson B, Arbustini E et al. Classification of the cardiomyopathies : a position statement from the European Society of Cardiology working group on myocardial and pericardial diseases. Eur Heart J, 2008, 29 : 270-276.)

Cardiologie

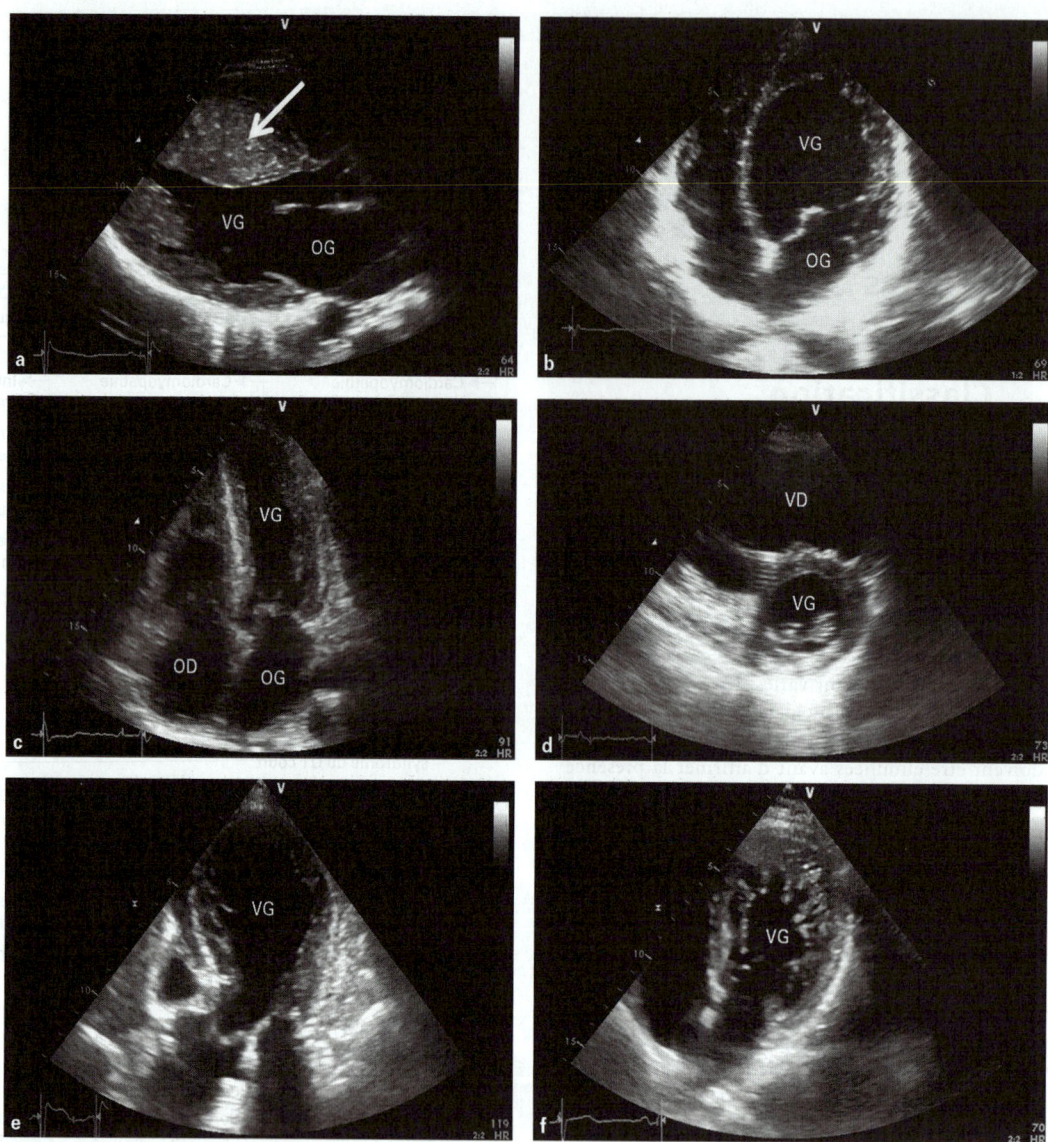

Figure S05-P03-C03-3 Aspect échocardiographique des principales cardiomyopathies en coupe apicale 4 cavités. **a)** Cardiomyopathie hypertrophique (la flèche indique la présence de l'hypertrophie asymétrique). **b)** Cardiomyopathie dilatée. **c)** Cardiomyopathie restrictive. **d)** Cardiomyopathie arythmogène du ventricule droit. **e)** Cardiomyopathie de Tako-Tsubo. **f)** Non-compaction isolée du ventricule gauche. OD : oreillette droite ; OG : oreillette gauche ; VD : ventricule droit ; VG : ventricule gauche.

Cardiomyopathie hypertrophique

Elle se caractérise par une hypertrophie ventriculaire asymétrique essentiellement, sans cause secondaire retrouvée (hypertension artérielle, rétrécissement aortique). Cette hypertrophie touche préférentiellement le septum interventriculaire. En cas d'atteinte familiale, des mutations génétiques concernant les protéines sarcomériques contractiles sont retrouvées, de transmission autosomique dominante, avec une pénétrance variable. Il s'agit de la principale cardiomyopathie avec une prévalence de l'ordre de 1/500 habitants. Le principal risque de la cardiomyopathie hypertrophique est la mort subite.

Cardiomyopathie dilatée

La cardiomyopathie dilatée se définit par une dilatation ventriculaire gauche associée à une dysfonction systolique ventriculaire gauche, en l'absence de conditions de charge anormales (hypertension, valvulopathie) ou de cardiopathie ischémique pouvant entraîner une atteinte systolique globale. Cliniquement, les signes d'insuffisance cardiaque (gauche et droite) doivent être recherchés. Son traitement repose essentiellement sur le traitement de l'insuffisance cardiaque et une resynchronisation après optimisation du traitement médical peut être proposée (éventuellement associée à un défibrillateur implantable).

Cardiomyopathie restrictive

Il s'agit d'une cardiomyopathie extrêmement rare. Dans sa forme typique, elle se caractérise par une altération sévère du remplissage, responsable d'une élévation des pressions de remplissage et d'une dilatation biauriculaire. La fonction systolique est longtemps préservée et le ventricule gauche est habituellement non dilaté. Les symptômes cliniques sont proches de ceux observés au cours des péricardites constrictives. Son diagnostic est difficile et le clinicien doit tout d'abord penser à ce diagnostic et distinguer une cardiomyopathie restrictive d'une péricardite constrictive.

Cardiomyopathie arythmogène du ventricule droit

La cardiomyopathie ou dysplasie arythmogène du ventricule droit se caractérise par une dégénérescence graisseuse des fibres myocardiques associée à de la fibrose. Cela a pour conséquence l'apparition de zones de dyskinésie. L'atteinte préférentielle touche l'infundibulum pulmonaire et le ventricule droit, et peut être localisée ou diffuse, avec apparition d'une dilatation du ventricule droit. Le risque principal de cette cardiomyopathie est rythmique (tachycardie ventriculaire).

Cardiomyopathies inclassables

Les cardiomyopathies inclassables sont au nombre de deux : la cardiomyopathie de Tako-Tsubo et la non-compaction isolée du ventricule gauche. Ces entités cliniques ont été rapportées récemment.

La *cardiomyopathie de Tako-Tsubo* mime un syndrome coronaire aigu et se caractérise par une dysfonction systolique réversible, le plus souvent secondaire à un stress. Il convient d'éliminer une cardiopathie ischémique avant de poser ce diagnostic. La récupération est systématique et survient dans les trois premiers mois (le plus souvent dans le premier mois).

La non-compaction isolée du ventricule gauche présente un aspect ventriculaire gauche assez évocateur, avec d'importantes trabéculations et des récessus intertrabéculaires myocardiques. L'expression anatomique est extrêmement variable, allant de formes minimes, touchant l'apex à des formes sévères avec de larges trabéculations et une dysfonction systolique ventriculaire gauche dont le diagnostic ne prête pas à discussion.

Conclusion

Il est important que le clinicien connaisse parfaitement la classification des cardiomyopathies afin de pouvoir poser le bon diagnostic et proposer une thérapeutique appropriée. La suspicion d'une cardiomyopathie nécessite d'éliminer des causes secondaires qui peuvent potentiellement entraîner le même aspect morphologique mais qui doivent être traitées spécifiquement. Les sous-chapitres qui vont suivre feront le point sur ces différentes cardiomyopathies, en s'intéressant à la prise en charge diagnostique et thérapeutique.

Cardiomyopathie dilatée

Nicolas Mansencal, Olivier Auzel, Valérie Siam-Tsieu et Olivier Dubourg

Depuis une vingtaine d'années, les outils diagnostiques et thérapeutiques ont permis un progrès considérable dans la prise en charge et le pronostic de la cardiomyopathie dilatée. Il y a encore quelques années, le diagnostic étiologique de cette atteinte structurelle était limité par les moyens dont les médecins disposaient. Actuellement, un bilan étiologique de plus en plus précis permet de trouver une origine, éventuellement génétique, d'affirmer le diagnostic de cardiomyopathie dilatée et d'éliminer une origine secondaire telle qu'une maladie coronarienne. En effet, en cas d'atteinte ischémique, on parlera de cardiopathie ischémique avec dysfonction ventriculaire gauche, et non de cardiomyopathie dilatée. La cardiomyopathie dilatée ne sera considérée comme primitive qu'après l'élimination de toutes les causes potentielles de cardiopathie telles qu'une hypertension artérielle, une maladie coronarienne (avec des sténoses significatives > 50 %), une infection par le VIH, une intoxication alcoolique chronique, une consommation de cocaïne, un traitement par anthracyclines, une arythmie supraventriculaire, une maladie auto-immune ou infiltrative (amylose, hémochromatose…), une atteinte pulmonaire responsable d'un cœur pulmonaire chronique, une atteinte péricardique ou encore une cardiopathie congénitale. Les formes génétiques se présentent sous deux formes : une forme familiale ou une forme sporadique.

La fréquence de la cardiomyopathie dilatée a considérablement augmenté depuis l'amélioration des techniques diagnostiques et elle touche environ 200 000 à 300 000 patients en France actuellement. La maladie se déclare le plus souvent à l'âge adulte, entre 30 et 40 ans. Il existe cependant des formes de découverte tardive ou, au contraire, très précoce. Les hommes semblent plus touchés que les femmes avec un sex-ratio de 3. Ces patients présentent un risque d'insuffisance cardiaque, d'arythmie ventriculaire et supraventriculaire, ainsi qu'un risque non négligeable de mort subite.

Généralités

Les dernières recommandations européennes et américaines [9] définissent une cardiomyopathie comme une atteinte myocardique où le myocarde présente une anomalie structurelle et fonctionnelle, cela en l'absence de maladie coronarienne, d'hypertension artérielle (HTA), de maladie valvulaire ou de maladie cardiaque congénitale.

La cardiomyopathie dilatée est caractérisée par la dilatation et le défaut de contraction du ventricule gauche ou des deux ventricules (la fraction d'éjection ventriculaire gauche est inférieure à 45 %). La dilatation devient souvent sévère et est invariablement accompagnée d'une augmentation de la masse cardiaque totale. La dysfonction systolique est constante et peut évoluer vers l'insuffisance cardiaque.

La prévalence de la cardiomyopathie dilatée est de 1/2 500 individus avec une incidence de 1/14 300 par an. Cependant, la fréquence réelle de la maladie pourrait être très supérieure à cette estimation. Dans 20 à 50 % des cas, il s'agit d'une forme héréditaire de la maladie.

La maladie peut se rencontrer à tous les âges, mais l'âge moyen du diagnostic est situé entre 30 et 40 ans. Il existe des formes infantiles, plus rares. La mortalité a nettement diminué depuis l'amélioration et la précocité du diagnostic : environ 20 % à 5 ans et 50 % à 10 ans.

Histologie

L'examen macroscopique retrouve une dilatation des cavités cardiaques, plus prononcée pour les ventricules que pour les oreillettes. Il existe classiquement un amincissement des parois, mais on peut observer au début de la maladie des parois d'épaisseur normale ou modérément hypertrophiées. L'aspect macroscopique des valves est sans particularité, à l'exception d'une dilatation de l'anneau mitral. Des thrombi intracavitaires peuvent être retrouvés, essentiellement à l'apex du ventricule gauche. Enfin, les artères coronaires sont normales.

L'étude microscopique montre des plages plus ou moins étendues de fibrose interstitielle et périvasculaire. Parfois, des petites plages de nécroses et d'infiltrations cellulaires ont été observées, mais ne font pas partie intégrante de l'aspect typique de la maladie. La taille des myocytes est très variable. Généralement, aucun élément viral, microbiologique, immunologique, histochimique ou morphologique n'est retrouvé.

Physiopathologie

Il s'agit d'une insuffisance cardiaque par défaut de contractilité. L'inotropisme est défini par la pente de la relation pression/volume télésystoliques (PTS/VTS). Dans ce cas, la relation PTS/VTS est déviée en bas et à droite. Cela implique que la chambre ventriculaire doit fonctionner avec des volumes dilatés pour maintenir un volume d'éjection systolique suffisant. La dilatation cavitaire est alors d'importance croissante.

Initialement, une hypertrophie pariétale compensatrice permet d'améliorer la fonction inotrope et le maintien d'un débit cardiaque normal. Dans un deuxième temps, le volume télésystolique augmente et la pression télédiastolique s'élève progressivement entraînant une chute de l'index cardiaque, associée à une diminution de la fraction d'éjection ventriculaire. Tout cela provoque une élévation de la pression télédiastolique du ventricule gauche.

Au stade compensé, l'augmentation de la fréquence cardiaque permet de maintenir un débit cardiaque normal (Qc = FC × VES).

L'évolution de la maladie est responsable d'une diminution du débit cardiaque associée à une élévation des pressions auriculaires gauche et capillaire pulmonaire responsable d'une dyspnée, voire d'un œdème aigu pulmonaire. L'élévation des pressions artérielles pulmonaires peut être responsable d'une défaillance cardiaque droite.

Un défaut de compliance de la chambre ventriculaire gauche peut coexister. La compliance exprime la capacité du ventricule gauche à se distendre en diastole et dépend de l'épaisseur de la paroi et de la qualité intrinsèque de la paroi ventriculaire gauche.

L'insuffisance ventriculaire gauche comporte à la fois une élévation des pressions de remplissage ventriculaire gauche et une chute du débit cardiaque. Des phénomènes compensateurs interviennent, qu'ils soient myocardiques (phénomènes d'hypertrophie-dilatation) ou périphériques. Les mécanismes d'adaptation périphérique ont pour but d'essayer de maintenir un débit cardiaque suffisant par augmentation du remplissage, de la fréquence cardiaque et de l'inotropisme. Cela entraîne également un raccourcissement de la diastole et par voie de conséquence, du remplissage, une augmentation de la consommation d'oxygène du myocarde (favorisant l'apparition de troubles du rythme ventriculaire), une augmentation des résistances périphériques (donc la post-charge du ventricule gauche) et la défaillance potentielle de certains organes.

Ces mécanismes d'adaptation entraînent la mise en action de systèmes neurohormonaux et vasoconstricteurs. Le système adrénergique entraîne une sécrétion excessive de catécholamines responsables d'une vasoconstriction artérielle et veineuse. Elle est également l'un des stimuli qui conditionnent l'activation du système rénine-angiotensine-aldostérone. Ce dernier est sous la dépendance de la stimulation directe de l'appareil juxtaglomérulaire. L'hypersécrétion d'angiotensine provoque une vasoconstriction artériolaire puissante en augmentant la post-charge du ventricule gauche, et majore ainsi la sécrétion des catécholamines par stimulation de la médullosurrénale. Il se crée ainsi un cercle vicieux qui, à terme, est délétère pour l'organisme. Il existe également une sécrétion augmentée d'hormone antidiurétique. Ces deux derniers mécanismes ont pour conséquence l'exagération de la rétention hydrique.

L'hyperactivité du système sympathique et du système rénine-angiotensine-aldostérone sont des mécanismes compensateurs de l'insuffisance cardiaque qui tendent à corriger la pression artérielle et à augmenter la volémie efficace. La mise en jeu du système de l'ADH et du système arginine-vasopressine est plus tardive. Dans l'insuffisance cardiaque, il existe un déséquilibre des systèmes vasodilatateurs aux dépens des systèmes vasoconstricteurs. Ce sont les phénomènes permettant de maintenir un débit cardiaque adapté qui aggravent l'atteinte myocardique.

Étiologie

Les cardiomyopathies dilatées sont souvent classées par cause lorsque celle-ci est connue. Le diagnostic de cardiomyopathie dilatée primitive ne peut être retenu qu'après exclusion des étiologies reportées dans le tableau S05-P03-C03-I. Il convient de distinguer les formes familiales des formes sporadiques de cardiomyopathies dilatées primitives.

Tableau S05-P03-C03-I Causes de dysfonctions ventriculaires gauches.

Causes toxiques
- Éthanol
- Médicaments (certaines chimiothérapies, antirétroviraux, phénothiazine…)
- Cocaïne
- Monoxyde de carbone
- Dépôts de métaux (cobalt, mercure…)
- Radiothérapie thoracique

Troubles hydro-électrolytiques
- Hypocalcémie
- Hypophosphatémie
- Urémie

Déficit nutritionnel
- Sélénium
- Certaines vitamines ou acides aminés (thiamine, carnitine)

Causes inflammatoires
- Virales (virus Coksakie, entérovirus, cytomégalovirus, VIH, virus d'Epstein-Barr…)
- Bactériennes (streptocoque, typhoïde, diphtérie, brucellose, maladie de Lyme…)
- Parasitaire (toxoplasmose, trypanosomiase, schistosomes, trichinose, trypanosomes provoquant la maladie de Chagas …)

Maladies infiltratives
- Hémochromatose
- Amylose
- Thalassémie

Maladies systémiques
- Lupus érythémateux systémique
- Sclérodermie
- Dermatomyosite
- Granulomatoses (sarcoïdose)

Désordres endocriniens
- Dysthyroïdie, hormone de croissance
- Phéochromocytome, syndrome de Cushing
- Diabète

Maladies neuromusculaires
- Dystrophie musculaire de Duchenne et autres myopathies
- Ataxie de Friedreich
- Autres troubles neurologiques

Autres causes
- Cardiomyopathie du péripartum
- Cardiomyopathie de Tako-Tsubo
- Cardiomyopathie hypertrophique (forme terminale)
- Cardiomyopathie arythmogène du ventricule droit (avec atteinte biventriculaire)
- Non-compaction du ventricule gauche
- Trouble du rythme supraventriculaire persistant
- Syndrome d'apnées du sommeil
- Myocardite auto-immune
- Insuffisance rénale terminale
- Maladie cœliaque

Cardiopathie ischémique
- Infarctus du myocarde, ischémie coronaire

Valvulopathie
- Valvulopathie évoluée

Cardiopathie hypertensive
- Hypertension artérielle évoluée

Les formes familiales représentent environ 30 % des cardiomyopathies dilatées. Il existe différents modes de transmission, avec une grande majorité de transmission autosomique dominante. Les cardiomyopathies dilatées à transmission autosomique dominante représentent plus de la moitié des formes familiales de cardiomyopathie dilatée et sont causées dans la plupart des cas par des mutations des gènes codant le cytosquelette. La desmine, la dystrophine ou l'épicardine sont des protéines qui interagissent entre le cytosquelette et la bande Z du sarcomère et dont la mutation entraînerait des anomalies de transmission entre la cellule myocardique et le sarcomère. Les mutations des gènes codant les protéines du sarcomère (chaîne lourde β de la myosine, troponine I cardiaque ou encore l'actine cardiaque) sont les plus fréquentes. Ces mutations sont aussi très fréquemment identifiées dans les formes familiales de cardiomyopathie hypertrophique. Il existe aussi des mutations des gènes codant des protéines de la membrane nucléaire telles que la lamine A et C ou l'émerine, responsables d'une apoptose cellulaire.

Il existe également des cardiomyopathies dilatées à transmission liée à l'X. La mutation de la dystrophine, responsable d'une perte d'intégrité de la membrane plasmique est une cause génétique de cardiomyopathie dilatée. Elle peut s'inscrire dans un tableau de myopathie avec une atteinte musculaire plus globale comme dans la myopathie de Duchenne ou de Becker. Enfin, des formes à transmission autosomique récessive ont été décrites et sont plus rares, mais plus graves sur le plan pronostique. Les atteintes mitochondriales représentent environ 10 % des causes de cardiomyopathie dilatée.

Plusieurs maladies neuromusculaires comme la myopathie de Duchenne, la maladie de Steinert, la dystrophie musculaire progressive d'Erb ou l'ataxie de Friedreich se compliquent d'une atteinte myocardique et nécessitent une surveillance échocardiographique régulière.

Les formes sporadiques constituent la grande majorité des diagnostics de cardiomyopathie dilatée et sont le plus souvent considérées comme multifactorielles.

Plusieurs maladies endocriniennes peuvent se compliquer d'une cardiomyopathie dilatée, surtout si elles ne sont pas traitées (hyperthyroïdie et hypothyroïdie, acromégalie, phéochromocytome). Le diabète peut se compliquer d'une cardiomyopathie dilatée, par toxicité cardiaque directe ; ce diagnostic ne devant être évoqué qu'après avoir éliminé une étiologie coronarienne ou hypertensive. Les déficits nutritionnels en vitamine B_1 (béribéri), en carnitine ou la nutrition parentérale prolongée entraînant un déficit en sélénium peuvent provoquer une atteinte myocardique. De manière générale, la malnutrition observée dans les populations des pays en voie de développement ou dans l'anorexie mentale sont des facteurs favorisants. Certaines anomalies électrolytiques comme l'hypophosphatémie ou l'hypocalcémie peuvent aussi être impliquées dans la genèse d'une cardiomyopathie dilatée.

La cardiomyopathie alcoolique est une entité indépendante qui peut représenter jusqu'à près d'un tiers des cardiomyopathies dilatées. Elle survient en raison d'une consommation abusive et chronique d'alcool. Une étude a démontré que les patients consommant plus de 90 g/j d'alcool (soit 7 à 8 doses d'alcool standard) sur une période d'au moins 5 ans ont un risque accru de développer une cardiomyopathie dilatée alcoolique [12]. La physiopathologie de cette atteinte reste complexe, mais il semble que l'alcool soit responsable par un effet toxique direct cellulaire d'une dysfonction du myocyte (dégradation des protéines contractiles, diminution de la sensibilité du myofilament au calcium, etc.) et est associé à un déficit en thiamine. Il est démontré qu'une abstinence complète permet une récupération *ad integrum* de la fonction myocardique. La mortalité à 5 ans reste élevée (entre 30 et 40 %) en l'absence de sevrage.

Certaines chimiothérapies antimitotiques, notamment les anthracyclines, sont pourvoyeuses de cardiomyopathies dilatées. Les patients traités sont le plus souvent surveillés régulièrement, d'autant plus que la maladie peut se déclarer tardivement.

La cardiomyopathie dilatée pourrait aussi être dans certains cas la séquelle d'une myocardite virale, et serait la conséquence d'une réaction auto-immune. Les infections virales à tropisme cardiaque sont une des causes suspectées de myocardite et de cardiomyopathie dilatée par le biais d'une probable réaction auto-immune. Les virus les plus fréquemment mis en cause sont l'entérovirus [7], le parvovirus B19, le virus herpès HHV-6, les virus Coxsackie B, l'adénovirus, le cytomégalovirus ou encore le VIH. Les parasites tels que les trypanosomes, provoquant la maladie de Chagas, ou la trichinose peuvent entraîner des cardiomyopathies.

En dehors du lupus érythémateux systémique, peu de maladies auto-immunes se compliquent d'une cardiomyopathie dilatée. La granulomatose éosinophilique avec polyangéite (Churg-Strauss) est la vascularite où la cardiomyopathie est le plus présente. La sclérodermie ou la dermatomyosite se compliquent aussi parfois d'une atteinte cardiaque. L'auto-immunité joue un rôle déterminant dans la pathogenèse d'une proportion importante de cas de cardiomyopathie dilatée chez des individus prédisposés. Depuis quelques années, les techniques de génomique et d'immunologie ont permis de découvrir des anticorps circulants anticœur (*anti-heart antibodies* [AHA]), retrouvés chez 30 % des patients [3] présentant une cardiomyopathie dilatée symptomatique et chez 20 % des patients non symptomatiques. De plus, ces anticorps anticœur apparaissent comme un facteur prédictif indépendant du développement de la maladie à 5 ans chez des patients asymptomatiques.

La cardiomyopathie du péripartum doit être considérée comme une entité à part. Elle se définit par une dysfonction ventriculaire gauche apparaissant dans le péripartum chez des patientes indemnes de toute atteinte cardiaque préexistante. Son incidence est estimée à 1/3 000 aux États-Unis. La cardiomyopathie du péripartum se définit par :
– le développement d'une insuffisance cardiaque dans le dernier mois de grossesse ou dans les 5 mois après délivrance ;
– l'absence d'autre cause identifiable d'insuffisance cardiaque ;
– l'absence de pathologie cardiaque reconnaissable avant le dernier mois de grossesse ;
– une dysfonction systolique ventriculaire gauche (fraction d'éjection ventriculaire gauche < 45 %).

Son origine est probablement multifactorielle, même si plusieurs facteurs de risque ont été identifiés (origine afro-américaine, âge > 30 ans, multiparité, grossesse gémellaire). Les principales complications sont l'insuffisance cardiaque et les accidents emboliques. Son pronostic est généralement favorable, mais une normalisation de la fonction contractile n'est retrouvée que dans 54 % des cas. Les critères associés à une absence de normalisation de la fonction contractile sont une fraction d'éjection ventriculaire gauche inférieure ou égale à 30 %, une fraction de raccourcissement inférieure ou égale à 20 %, un diamètre télédiastolique du ventricule gauche supérieur ou égale à 60 mm ou une élévation de la troponine.

L'existence d'un trouble du rythme supraventriculaire persistant et asymptomatique, passant inaperçu, peut être responsable d'une cardiomyopathie dilatée. Il s'agit d'un diagnostic d'élimination confirmé par la récupération de la fonction ventriculaire gauche dans les suites du retour en rythme sinusal.

Diagnostic, enquête génétique et familiale

Tableau clinique

La symptomatologie respiratoire est très fréquente. Elle peut cependant être très variable, dans son intensité et dans son mode de survenue. La dyspnée d'exercice s'apprécie par le niveau d'activité physique nécessaire à réaliser pour induire une dyspnée. Au stade précoce, le patient décrit plutôt une diminution de sa tolérance habituelle à un effort. Ce symptôme est absent chez les patients sédentaires. L'intolérance à l'exercice physique est l'un des signes les plus précoces, avec notamment une capacité maximale à l'effort progressivement décroissante. Certaines présentations peuvent différer et se présenter sous une forme plus chronique avec une asthénie, une anorexie, une cachexie, une distension abdominale et des œdèmes périphériques. Il n'existe aucune corrélation entre le degré de dyspnée et l'importance de la dysfonction ventriculaire gauche. La dyspnée d'effort s'aggrave généralement progressivement jusqu'à la dyspnée au moindre effort ou permanente. La classification de la dyspnée la plus utilisée est la classification NYHA (New York Heart Association). L'orthopnée se définit par l'amélioration de la fonction respiratoire lors du passage de la position allongée à la position assise. Elle est généralement évaluée par le nombre d'oreillers nécessaires au confort du malade pour son sommeil. À l'extrême, le patient peut dormir assis au fauteuil. Une dyspnée paroxystique peut survenir généralement la nuit. Elle réveille le patient brutalement en raison d'une suffocation intense. L'œdème pulmonaire entraîne également une bronchoconstriction importante, ne permettant pas la vidange d'air dans les voies aériennes distales par compression. Une toux non productive secondaire à la congestion pulmonaire peut également apparaître et survient dans les mêmes circonstances que la dyspnée (à l'exercice, la nuit en position allongée et cède après traitement de l'insuffisance cardiaque). Elle ne doit pas être confondue avec la toux aux IEC.

Les signes cliniques sont généralement non spécifiques et se caractérisent le plus souvent par des signes d'insuffisance cardiaque congestive d'apparition progressive. Ces signes dépendent de la sévérité de l'insuffisance cardiaque gauche et/ou droite.

Les signes sémiologiques sont dominés par l'apparition d'un choc de pointe dévié. Un B4 est facilement audible, plus rarement un B3, surtout dans le cas de formes avancées. La cardiomyopathie dilatée présente souvent une insuffisance mitrale fonctionnelle qui peut être audible à l'auscultation. En cas d'insuffisance cardiaque, on retrouve des crépitants pulmonaires et des signes d'insuffisance cardiaque droite.

Selon l'origine de la cardiomyopathie dilatée, le tableau apparaît entre 30 et 50 ans le plus souvent et s'accompagne d'une dyspnée d'effort ou d'une orthopnée. La symptomatologie peut être majorée par un passage en fibrillation atriale.

Examens complémentaires

Radiographie pulmonaire

Il s'agit de l'un des examens les plus informatifs pour l'évaluation des patients présentant une dyspnée afin de différencier une insuffisance cardiaque d'une maladie primitive pulmonaire. Le diagnostic radiologique d'une cardiomyopathie dilatée en insuffisance cardiaque repose sur la constatation d'une cardiomégalie, d'une redistribution vasculaire pulmonaire vers les sommets, de lignes de Kerley de type B et d'épanchements pleuraux.

Électrocardiogramme

La majorité des patients en insuffisance cardiaque présentent des anomalies électriques (valeur prédictive négative de 98 %). Cependant, les signes électrocardiographiques sont non spécifiques : un bloc auriculoventriculaire du premier degré, un bloc de branche gauche ou un hémibloc antérieur gauche et des troubles de conduction intraventriculaire, une hypertrophie ventriculaire gauche électrique, une déviation axiale gauche ou des troubles non spécifiques de la repolarisation. L'électrocardiogramme permet de détecter des troubles du rythme supraventriculaires ou ventriculaires (extrasystoles ventriculaires asymptomatiques et tachycardies ventriculaires soutenues ou non soutenues), qui contribuent à la décompensation cardiaque. Dans certains cas, l'électrocardiogramme peut orienter vers une autre étiologie (signes d'ischémie myocardique ou de séquelle de nécrose, orientant alors vers une cardiopathie ischémique).

Examens biologiques

Le bilan biologique de base comprend une numération formule sanguine, un ionogramme sanguin et un bilan hépatique. La numération formule sanguine recherche une anémie qui pourrait exacerber l'insuffisance cardiaque ou être la conséquence de cette dernière. Le ionogramme sanguin recherche une insuffisance rénale fonctionnelle ou organique. Le taux de créatinine est fondamental en début de traitement, car elle a une valeur pronostique et elle sert à guider la thérapeutique et le taux de kaliémie sera utile pour guider la thérapeutique. Un bilan hépatique décèlera des anomalies hépatiques en rapport avec un « foie cardiaque ». Une glycémie à jeun permettra de dépister un diabète associé.

Le dosage du BNP, sécrété par les myocytes en cas d'insuffisance cardiaque chronique, représente une aide au diagnostic d'insuffisance cardiaque. En prenant une valeur seuil de 100 pg/ml, on observe une sensibilité de 90 %, avec une spécificité de 76 %. Il est corrélé avec le degré d'insuffisance cardiaque. Il peut également être utile dans le suivi des patients en insuffisance cardiaque chronique afin d'évaluer la réponse aux traitements. Le pro-BNP suit la même cinétique, les taux sont environ 4 fois plus élevés que ceux du BNP.

Échocardiographie (Figures S05-P03-C03-4 et S05-P03-C03-5)

Cet examen doit être réalisé chez tous les patients suspects de cardiomyopathie dilatée, permettant une évaluation de la morphologie et de la fonction cardiaque. Sa sensibilité et sa spécificité pour le diagnostic d'insuffisance cardiaque sont respectivement de 80 et de 100 %. Les deux principaux critères sont une diminution de la fonction pompe ventriculaire gauche (fraction d'éjection ventriculaire gauche < 45 %) et une dilatation ventriculaire gauche (diamètre télédiastolique ventriculaire gauche > 27 mm/m^2). L'indexation à la surface corporelle est un élément très important du diagnostic.

Les dimensions ventriculaires, en coupe parasternale grand axe, permettent d'apprécier le degré de dilatation pour en suivre l'évolution. La fraction d'éjection ventriculaire gauche est évaluée par la technique Simpson en mode biplan en coupe apicale. La mesure de l'accélération maximale moyenne aortique, en dehors de toute valvulopathie aortique, est un indice systolique fiable et reproductible, assez indépendant des conditions de charge, qui peut permettre de

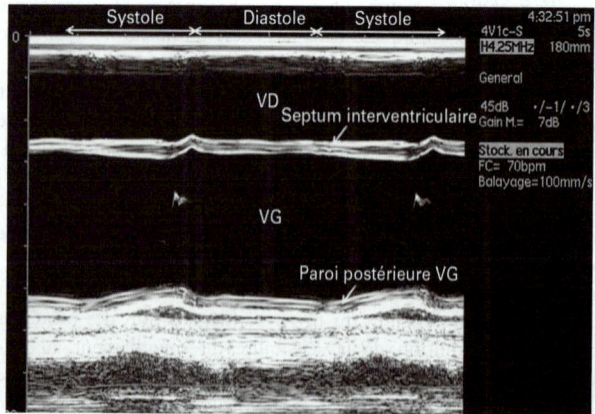

Figure S05-P03-C03-4 Cardiomyopathie dilatée en échocardiographie transthoracique. Mode TM en coupe parasternale grand axe retrouvant une faible contractilité ventriculaire gauche. VD : ventricule droit ; VG : ventricule gauche.

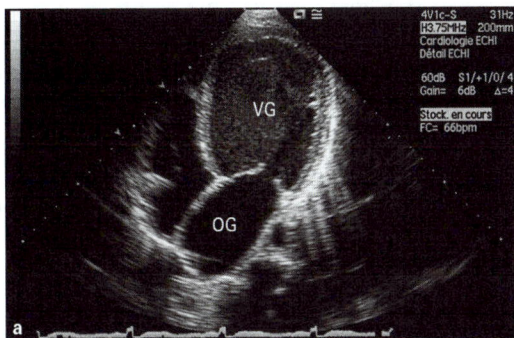
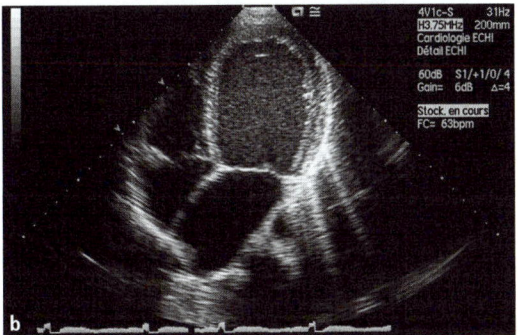

Figure S05-P03-C03-5 Cardiomyopathie dilatée en échocardiographie transthoracique Imagerie bidimensionnelle en coupe apicale 4 cavités en diastole (**a**) et en systole (**b**). Dysfonction ventriculaire gauche sévère. OG : oreillette gauche ; VG : ventricule gauche.

calculer le débit cardiaque. L'étude de la déformation myocardique (*strain longitudinal global*) est un nouvel outil échocardiographique qui permet une estimation de la fonction systolique ventriculaire gauche. En cas de cardiomyopathie dilatée, le *strain* global est diminué. L'échocardiographie permet également de rechercher une dysfonction ventriculaire droite associée.

L'étude de la fonction diastolique et des pressions de remplissage du ventricule gauche s'effectue à partir du flux de remplissage mitral en Doppler pulsé. Le flux de remplissage transmitral en diastole donne de précieux renseignements sur l'évaluation des pressions de remplissage : un temps de décélération court (< 125 ms) est de mauvais pronostic chez les patients avec dysfonction systolique. Le Doppler pulsé au niveau de la valve mitrale (onde E mitrale) doit être couplé à l'analyse du Doppler tissulaire à l'anneau mitral (onde e'), permettant le calcul du rapport E/e' et, par conséquent, l'estimation des pressions de remplissage ventriculaire gauche.

L'échocardiographie doit évaluer le retentissement en amont, avec notamment l'estimation des pressions droites, par l'intermédiaire du recueil de l'insuffisance tricuspide ou pulmonaire. Elle doit également rechercher une cause à cette dysfonction ventriculaire gauche (par exemple, une valvulopathie significative) et des complications, comme une thrombose intracardiaque (thrombus apical).

L'échocardiographie peut être utilisée comme outil pronostique. Un diamètre télédiastolique ventriculaire gauche supérieur à 70 mm, une fraction d'éjection ventriculaire gauche inférieure à 20 %, une masse myocardique peu augmentée, une dilatation de l'oreillette gauche (> 45 mm), une dilatation ventriculaire droite, un profil mitral restrictif et un rapport E/e' supérieur à 15 sont de mauvais pronostic.

Coronarographie

La cardiopathie ischémique est la première cause de dysfonction ventriculaire gauche et de dilatation du ventricule gauche. La réalisation d'une coronarographie permet d'éliminer cette cause.

Autres techniques exploratoires et diagnostiques

Plusieurs techniques permettent d'explorer les patients porteurs d'une cardiomyopathie dilatée. Une place de plus en plus importante est accordée à l'IRM. Elle nécessite l'utilisation de produit de contraste non iodé et permet une exploration fonctionnelle et étiologique avec notamment la recherche de zone de fibrose ou d'arguments pour une séquelle ischémique. Elle permet une étude anatomique et fonctionnelle chez les patients en insuffisance cardiaque. À partir de coupes petit axe acquises en ciné-IRM durant le cycle cardiaque, on peut appréhender la fonction systolique ventriculaire gauche. L'IRM est l'examen de référence pour les mesures de volumes et le calcul de la fraction d'éjection ventriculaire gauche.

La ventriculographie isotopique est une méthode non invasive pour mesurer la fraction d'éjection ventriculaire gauche. La mesure précise et fiable d'une valeur seuil de la fraction d'éjection ventriculaire gauche à 20 % peut être ainsi déterminée et peut servir d'indice pour décider de la réalisation d'une greffe cardiaque.

La biopsie endomyocardique est recommandée dans le cadre du bilan étiologique des cardiomyopathies dilatées compliquées d'insuffisance cardiaque d'apparition récente et sans facteur déclenchant retrouvé [4]. Le geste présente 3 à 4 % de taux de complications, lorsqu'il est réalisé par des équipes entraînées mais les renseignements obtenus sont le plus souvent faibles.

Les tests d'effort font partie du bilan initial d'évaluation de l'insuffisance cardiaque et permettent de juger de l'efficacité des traitements et de déterminer le pronostic. La mesure de la VO_2 maximale est considérée comme le meilleur index pronostique. Il permet également d'évaluer le moment où le patient doit être inscrit sur liste de transplantation cardiaque. Une alternative peut être le test de marche de 6 minutes, qui est facilement réalisable et qui permet d'apprécier la réponse au traitement.

Diagnostic génétique et enquête familiale

Si le praticien soupçonne une origine génétique à la cardiomyopathie dilatée après avoir réalisé l'ensemble des examens complémentaires classiques, il pourra procéder à un test d'analyse génétique et moléculaire par un prélèvement sanguin. Plus de trente gènes ont été identifiés comme responsables de cardiomyopathies dilatées. La génétique moléculaire de la cardiomyopathie dilatée est caractérisée par une hétérogénéité de loci et d'allèles, une pénétrance incomplète et une variabilité d'expression selon l'âge. Les gènes impliqués dans la cardiomyopathie dilatée sont des gènes codant l'actine cardiaque ; les altérations génétiques provoquant la maladie correspondent à une partie du filament d'actine qui est immobilisé. D'autres gènes sont impliqués : ceux codant les protéines cytosquelettiques comme le gène de la dystrophine ou celui de la métavinculine localisée au niveau des disques intercalaires et des sites d'attache de l'actine non sarcomérique au sarcolemme. Deux autres gènes codant des protéines cytosquelettiques peuvent être impliqués : la δ-sarcoglycane et la protéine musculaire LIM liant l'actine cytosquelettique à l'appareil contractile.

La recherche de mutations génétiques doit être réalisée dans un centre de référence, avec une équipe médicale pluridisciplinaire. Le conseil génétique et familial est primordial dans la recherche des apparentés, dans les cas de diagnostics de cardiomyopathies dilatées non secondaires à une cause classique de dysfonction ventriculaire (ischémie myocardique, éthylisme chronique, etc.). La recherche des apparentés permet de débuter le traitement permettant de ralentir l'évolution de la maladie. L'enquête doit être réalisée chez les apparentés du premier degré.

Par ailleurs, la cardiomyopathie dilatée reste, dans ses formes génétiques, une maladie à pénétrance variable, ce qui implique un suivi régulier des apparentés, les signes pouvant apparaître à distance. La réalisation d'un électrocardiogramme et d'une échocardiographie sont indispensables, notamment chez les patients jeunes, tous les 2 ans environ.

Évolution et pronostic

Évolution

L'évolution de la maladie dépend de la précocité du diagnostic et des différents facteurs pronostiques. Il paraît difficile d'évaluer les facteurs de progression de l'atteinte myocardique. Il apparaît cependant que dès l'installation de signes cliniques de la dysfonction ventriculaire, le pronostic s'effondre. Selon la cause de la cardiomyopathie dilatée, il existe une potentielle récupération de la fonction ventriculaire gauche, spontanée ou sous traitement médical.

La mortalité a diminué depuis une dizaine d'années (20 % à 5 ans) grâce à la précocité du diagnostic et à l'amélioration de la prise en charge thérapeutique des insuffisants cardiaques. Cette nette amélioration du pronostic est en grande partie liée à l'utilisation des bêtabloquants, des inhibiteurs du système rénine-angiotensine et des anti-aldostérones ainsi que la diminution de l'utilisation des anti-arythmiques.

Du fait que la plupart des patients présentant une cardiomyopathie dilatée idiopathique sont jeunes, cette pathologie reste la première cause de transplantation cardiaque en France.

Facteurs pronostiques

Facteurs pronostiques étiologiques

Il existe dans les formes génétiques certains groupes dont le pronostic est plus sévère. Les patients porteurs d'une mutation du gène *LMNA* qui code la lamine A/C présentent un risque plus important de survenue de troubles de la conduction sévères, d'arythmies ventriculaires et de mort subite [11].

Les cardiomyopathies secondaires à des infections notamment celles liées au trypanosome (maladie de Chagas) sont associées également à un pronostic plus péjoratif par rapport aux cardiomyopathies dilatées idiopathiques. À l'inverse, certaines causes ont un pronostic moins péjoratif, et la dysfonction ventriculaire gauche est alors transitoire ; c'est le cas de la myocardite et des cardiomyopathies dilatées liées à l'intoxication alcoolique.

Facteurs pronostiques cliniques

Tout comme dans l'insuffisance cardiaque, l'âge et le stade NYHA constituent des facteurs pronostiques des cardiomyopathies dilatées. Les femmes ont aussi un meilleur pronostic à long terme. La pression artérielle normale améliore la possibilité de récupération d'une fonction ventriculaire satisfaisante. L'existence d'un diabète semble être un facteur pronostique péjoratif.

Facteurs pronostiques électrocardiographiques, biologiques et fonctionnels

L'augmentation de la durée du QRS est un facteur péjoratif sur la récupération de la fonction ventriculaire gauche. Le taux de BNP plasmatique est un facteur pronostique de mortalité et de ré-hospitalisation pour insuffisance cardiaque. D'autres marqueurs biologiques peuvent aider à déterminer les patients à risque de décompensation cardiaque : l'hyponatrémie, l'anémie, le taux plasmatique de noradrénaline.

La mesure du pic de consommation d'oxygène permet de quantifier la tolérance à l'effort et permet d'évaluer de manière précise le pronostic de chaque patient. La VO_2 maximale à l'exploration cardiaque à l'effort est un facteur pronostique puissant, notamment lorsqu'elle est supérieure à 18 ml/min/kg, ce qui est en faveur d'une amélioration du pronostic. En revanche, une VO_2 maximale inférieure à 12 ml/min/kg est de mauvais pronostic et, associée à d'autres critères, pose l'indication à la transplantation cardiaque.

Facteurs pronostiques échocardiographiques

En échocardiographie, plusieurs critères désormais bien définis, permettent de stratifier les patients à risque : le diamètre télédiastolique du ventricule gauche supérieur à 70 mm est de mauvais pronostic, tout comme la dilatation de l'oreillette gauche.

Une altération sévère de la fraction d'éjection ventriculaire gauche, tout comme l'existence d'une insuffisance mitrale fonctionnelle sont le reflet d'un pronostic péjoratif. Différentes études montrent qu'un profil restrictif caractérisé par un temps de décélération inférieur à 130 millisecondes est associé à un pronostic défavorable et une mortalité de l'ordre de 65 % à 2 ans. La réversibilité d'un profil mitral restrictif est associée à un meilleur pronostic par rapport à un profil restrictif fixé. Un rapport E/e' supérieur à 15 en Doppler tissulaire à l'anneau mitral est également associé à un mauvais pronostic.

L'évaluation de la fonction ventriculaire droite apparaît désormais comme un facteur pronostique important depuis le début des années 2000. Le déplacement longitudinal de la partie latérale de l'anneau tricuspidien (ou TAPSE pour *tricuspid annular plane systolic excursion*) constitue un paramètre important de la stratification du risque chez les patients atteints de cardiomyopathie dilatée et il est indépendant de la fonction ventriculaire gauche, avec une valeur seuil définie à 14 mm confirmée dans plusieurs études [8]. La vélocité de l'onde S à l'anneau tricuspide en Doppler tissulaire est un autre marqueur pronostique pour une valeur seuil de 10,8 cm/s.

Facteurs pronostiques rythmiques

Il existe un risque d'événements rythmiques et de mort subite au décours de l'évolution des cardiomyopathies dilatées [5]. Grimm et al. ont montré de manière prospective que la survenue d'événements rythmiques majeurs (tachycardie ventriculaire soutenue, fibrillation ventriculaire ou mort subite) existait chez 13 % des patients (suivi de 52 mois) [5]. L'ECG-Holter, même s'il met en évidence de nombreuses extrasystoles ventriculaires, ne permet pas d'évaluer le risque rythmique de ces patients.

Il ressort de nombreuses études que seule la fraction d'éjection ventriculaire gauche est un facteur pronostique sur le risque rythmique. La limite de 35 % est d'ailleurs celle qui est retenue pour la nécessité d'implantation d'un défibrillateur automatique implantable (DAI) en prévention primaire, quelle que soit la cardiomyopathie du patient. L'implantation d'un DAI, chez les patients porteurs d'une cardiomyopathie dilatée sévère déjà traitée par inhibiteur du système rénine-angiotensine et par bêtabloquants, réduit le risque de mort subite d'origine rythmique [6].

Autres facteurs pronostiques

Il a été montré qu'une altération du rapport cardiomédiastinal de fixation à la scintigraphie au méta-iodobenzylguanidine (MIBG) est significativement corrélée à un risque plus important d'hospitalisation pour évènement cardiovasculaire. La présence de fibrose myocardique en IRM cardiaque est associée à un risque plus important de survenue de troubles du rythme ventriculaire et par conséquent d'un pronostic global plus péjoratif [9].

Traitement

Le traitement préventif est essentiel afin d'éviter autant que possible la survenue d'une insuffisance cardiaque chez les patients porteurs d'une cardiomyopathie dilatée. Le traitement des causes responsables de cardiomyopathie dilatée est également fondamental. Le but du traitement et des règles hygiénodiététiques est de maintenir ou d'améliorer la qualité de vie et de diminuer la mortalité. La correction des facteurs systémiques (dysfonction thyroïdienne, infection, diabète...) fait partie du traitement. Une hygiène de vie stricte est nécessaire et doit comporter l'arrêt de la consommation alcoolique, l'arrêt du tabac, la compliance au traitement et la limitation des apports sodés. Le médecin devra également faire attention à tout traitement pouvant aggraver l'insuffisance cardiaque (AINS, anti-arythmiques..). Ainsi un traitement médical adapté permet-il de ralentir l'évolution de l'insuffisance cardiaque et d'en améliorer les symptômes. Dans la plupart des cas, sans cause retrouvée, le traitement repose uniquement sur la prise en charge symptomatique et se rapproche en soi de celle de l'insuffisance cardiaque. Il existe cependant quelques particularités essentielles à souligner.

Règles hygiénodiététiques

L'éducation du patient et de sa famille est essentielle dans la prise en charge de la maladie. Un contrôle régulier du poids et une connaissance de l'ajustement de la posologie des diurétiques en cas de prise de plus de 2 kg en 3 jours sont nécessaires. Il est important de privilégier un régime pauvre en sodium, voire désodé. La diminution d'une surcharge pondérale, tout en surveillant à ne pas entraîner de malnutrition, est nécessaire. Il faut s'efforcer à repérer une dénutrition, fréquemment rencontrée dans l'insuffisance cardiaque terminale. La pratique d'une activité physique régulière adaptée à chaque patient est conseillée. L'observance thérapeutique est indispensable ainsi que la consultation régulière du médecin traitant et du cardiologue. L'ensemble des règles hygiénodiététiques s'inscrivent dans un projet thérapeutique et l'éducation du patient sur sa maladie, parfois au décours d'une réadaptation cardiovasculaire.

Les vaccinations antigrippale et antipneumococcique permettent de diminuer l'incidence des affections respiratoires, elles-mêmes responsables de l'aggravation de l'insuffisance cardiaque. Les explications des effets attendus et de tous les effets secondaires des médicaments, et l'importance de l'observance sont indispensables à transmettre. Certains médicaments (AINS, certains anti-arythmiques...) sont à utiliser avec précaution ou sont contre-indiqués.

Traitement médicamenteux

L'essentiel du traitement médicamenteux n'est pas spécifique de la cardiomyopathie dilatée et consiste essentiellement à bloquer l'activation neurohormonale (système sympathique et système rénine-angiotensine-aldostérone).

Les inhibiteurs de l'enzyme de conversion (IEC) restent la thérapeutique la plus utilisée en première intention, que le patient soit symptomatique ou pas. En effet, cette classe tout comme les inhibiteurs de l'angiotensine permettent de diminuer le remodelage ventriculaire, diminuent la morbi-mortalité et retardent l'évolution de l'insuffisance cardiaque. Les antagonistes des récepteurs de l'angiotensine II sont cependant réservés aux patients ne tolérant pas les IEC, notamment en cas d'apparition d'une toux sèche. Ils devront être administrés à la dose maximale supportée par le patient après une augmentation progressive des doses. Leur utilisation nécessite une surveillance régulière de la pression artérielle et du taux de créatininémie.

La classe des bêtabloquants doit être utilisée dès l'apparition des symptômes d'insuffisance cardiaque, avec une titration progressive, afin de permettre une bonne tolérance clinique. Les bêtabloquants sont recommandés pour le traitement de toute insuffisance cardiaque, quel qu'en soit le niveau de gravité. Les patients bénéficiant de ce traitement ont une fraction d'éjection du ventricule gauche inférieure à 45 % et se situent dans les classes II à IV de la NYHA. Ils se prescrivent en adjonction d'un traitement à base d'IEC et de diurétiques au long cours, et ils diminuent la mortalité totale, cardiovasculaire, par mort subite et la morbidité avec diminution du nombre d'hospitalisations. L'instauration du traitement doit se faire à distance d'un épisode de décompensation cardiaque aiguë. La dose initiale doit être faible et se faire sous surveillance médicale, puis augmentée très progressivement pour être adaptée à la réponse individuelle, avec comme objectif la dose maximale supportée par le patient.

Les anti-aldostérones sont utilisés en complément de ces thérapeutiques, dans le cas des patients se révélant tout de même symptomatiques sur le plan congestif malgré des doses optimales de bloqueurs du système rénine-angiotensine. Ils nécessitent une surveillance biologique stricte (risque d'hyperkaliémie).

Sur le plan des traitements symptomatiques, les diurétiques de l'anse sont utiles chez les patients présentant des signes congestifs. Les diurétiques entraînent une amélioration rapide de la dyspnée et accroissent la tolérance à l'effort. La durée et la dose des diurétiques dépendent de la gravité des signes d'insuffisance cardiaque.

L'efficacité des inotropes positifs afin de passer le cap d'une décompensation cardiaque aiguë (choc cardiogénique) est bien établie, mais ils ne semblent pas avoir d'effets bénéfiques à long terme. Leur administration est même néfaste à long terme, avec une augmentation de la mortalité cardiovasculaire. La digoxine joue principalement un rôle sur les symptômes. Son bénéfice est clair chez les patients atteints de fibrillation auriculaire avec dysfonction systolique ventriculaire gauche. Une amélioration sur les symptômes a parfois été démontrée chez l'insuffisant cardiaque en rythme sinusal. Les doses et les taux sanguins circulants doivent être faibles.

La cardiomyopathie dilatée se complique souvent d'épisodes de fibrillation atriale. Le traitement anticoagulant peut être proposé en cas de troubles du rythme supraventriculaire ou en cas de dysfonction ventriculaire gauche majeure avec constitution (ou risque de constitution) d'un thrombus intraventriculaire.

Les anti-arythmiques de classe I sont contre-indiqués. Seule l'amiodarone en prévention des troubles du rythme est indiquée, bien qu'aucun essai n'ait pu montrer de réduction de la mortalité.

Traitement par stimulation électrique

Sa place dans la prise en charge des cardiomyopathies dilatées, comme dans l'insuffisance cardiaque, a considérablement augmenté depuis une dizaine d'années [10]. Sur le plan physiologique, la resynchronisation abaisse en aigu les pressions pulmonaires et augmente le débit cardiaque ainsi que la pression pulsée. La stimulation biventriculaire augmente aussi la fonction contractile et améliore la performance globale du ventriculaire gauche sans augmenter sa demande énergétique à l'inverse des médicaments inotropes. Plusieurs études ont montré que la resynchronisation par stimulation cardiaque biventriculaire améliore la symptomatologie des patients et diminue la morbi-mortalité. La resynchronisation permet aussi la prévention de la progression de l'insuffisance cardiaque et l'inversion du remodelage ventriculaire chez des patients moins sévères en classe NYHA II.

Selon les recommandations actuelles [9], chez les patients restant symptomatiques (classe II-IV de la NYHA), malgré un traitement médical optimal, avec des QRS supérieurs à 120 ms et une fraction d'éjection ventriculaire gauche inférieure à 35 % et chez certains patients asymptomatiques (fraction d'éjection ventriculaire gauche < 35 %, QRS > 150 ms et en rythme sinusal), la resynchronisation cardiaque par stimulation biventriculaire peut être envisagée afin d'améliorer la morbi-mortalité. Cette indication est recommandée uniquement chez les patients dont l'espérance de vie est supérieure à 1 an et en bon état général. Sur les critères de sélection actuels, le taux de patients répondeurs à la resynchronisation cardiaque est d'environ 70 %. En cas de survenue de trouble du rythme ventriculaire (prévention secondaire), la pose d'un défibrillateur implantable est justifiée.

En prévention primaire, les patients ayant une fraction d'éjection ventriculaire gauche inférieure à 35 % doivent également bénéficier de la pose d'un défibrillateur automatique implantable.

Traitement chirurgical

La cardiomyopathie dilatée reste la première cause de transplantation cardiaque en France. Dans la plupart des cas de cardiomyopathie dilatée, aucun traitement étiologique ne peut être proposé et le seul traitement curatif que l'on peut proposer au patient se résume le plus souvent à la transplantation. Un problème récurrent, et qui ne concerne pas uniquement la cardiomyopathie dilatée, est le manque de greffons et l'allongement des délais d'attente sur liste de greffe. C'est pourquoi, depuis plusieurs années, se développent des techniques d'assistance ventriculaire qui permettent au patient d'attendre un greffon compatible dans des conditions de vie parfois complexes.

Conclusion

La cardiomyopathie dilatée se définit par une dilatation ventriculaire gauche associée à dysfonction ventriculaire gauche sévère, sans cause secondaire retrouvée (cardiopathie ischémique, valvulopathie, etc.). Si la plupart des patients présentent une forme idiopathique, il ne faut pas méconnaître les causes identifiables les plus fréquentes, notamment les formes familiales nécessitant un bilan génétique et une enquête approfondie des apparentés.

Le diagnostic des éléments échocardiographiques, tels que la dilatation du ventricule gauche associée à une altération de la fonction ventriculaire gauche, est essentiel et peut être confirmé par l'IRM myocardique. La prise en charge ne diffère pas des autres causes d'insuffisance cardiaque. Le traitement médical est essentiel, associé ou non à une resynchronisation biventriculaire. Les cardiomyopathies dilatées sont les premières causes de transplantation cardiaque en France de par leur pronostic globalement très péjoratif. Les avancées en génétique et dans les techniques d'exploration cardiaque permettront, dans un avenir proche, de réduire le nombre de cardiomyopathies dilatées dites primitives, en permettant le diagnostic étiologique.

Cardiomyopathie hypertropique

Olivier Dubourg, Philippe Charron et Nicolas Mansencal

La cardiomyopathie hypertrophique (CMH) est une maladie myocardique primitive pouvant revêtir plusieurs aspects cliniques et anatomiques [33]. C'est une maladie génétique monogénique hétérogène qui est une cause importante de mort subite, d'insuffisance cardiaque, d'arythmie atriale et ou ventriculaire compliquée parfois d'accidents emboliques [77].

Épidémiologie

Cette maladie affecte aussi bien les hommes que les femmes de toutes ethnies et de toutes les races. Son incidence a été récemment estimée entre 0,02 et 0,2 % de la population générale [39] et on la rencontre dans environ 0,5 % des patients examinés dans un laboratoire d'échocardiographie en l'absence de toute sélection préalable. Ces données toutefois restent une estimation en l'absence de données épidémiologiques très précises, et ce d'autant plus que le diagnostic de formes familiales reste encore souvent inconnue.

Nomenclature

La CMH est définie comme une hypertrophie ventriculaire gauche (HVG) asymétrique (à prédominance septale), d'origine génétique, s'accompagnant inconstamment d'une obstruction à l'éjection ; en fait, la majorité des patients n'a pas d'obstruction dans les conditions basales, mais les patients peuvent en revanche en développer une après une manœuvre de Valsalva ou une extrasystole, lors ou immédiatement au décours d'une épreuve d'effort ou encore après utilisation d'un inotrope positif. Maron et al. [77] ont montré que la fréquence de l'obstruction spontanée et provoquée pouvait atteindre 70 % des cas ; toutefois, 30 % des patients restent sans aucune obstruction malgré les modifications de conditions de charge. Toutes les publications actuelles ont tendance à être focalisées sur le groupe de patients avec un obstacle sous-aortique. On exclut classiquement du cadre des CMH toutes les affections valvulaires, artérielles systémiques ou maladies de système qui peuvent entraîner une augmentation de la masse du ventricule gauche (VG) [77]. L'utilisation abusive de l'appellation « cardiomyopathie hypertrophique » pour des maladies métaboliques ou génétiques touchant des organes multiples est une source d'incompréhensions et d'erreurs thérapeutiques.

L'hypertrophie de la CMH est presque toujours asymétrique et concerne le septum interventriculaire. Ce trait est considéré comme un signe très caractéristique de cette maladie. Toutefois, on a observé plus rarement des hypertrophies cardiaques primitives plutôt symétriques et chez certains patients, l'hypertrophie est limitée à l'apex ou la paroi latérale du ventricule gauche [33]. Le cadre de la CMH s'est progressivement transformé grâce aux nombreux travaux anatomiques, hémodynamiques, angiographiques et plus récemment échocardiographiques qui lui ont été consacrés. La richesse de la terminologie proposée pour désigner cette affection en témoigne, mais la confusion entretenue par les différents noms donnés à cette maladie résulte d'une évolution progressive des concepts la concernant. Dans les années 1960, les auteurs privilégiaient le concept d'obstruction (durant la systole), la maladie semblant caractérisée par un obstacle dynamique créé par l'affrontement en systole du feuillet antérieur de la valve mitrale et du septum interventiculaire hypertrophié dans sa partie sous-aortique et a conduit très logiquement à utiliser des médications inotropes négatives. Ultérieurement, un certain nombre de constatations hémodynamiques, angiographiques, échocardiographiques-Doppler sont venues modifier ce concept physiopathologique, privilégiant alors les altérations de la fonction diastolique, aux dépens des anomalies purement systoliques et de la notion d'obstruction qui n'était plus constante et a donc logiquement conduit a l'utilisation des traitement améliorant la relaxation (inhibiteurs calciques) ou ralentissant la fréquence cardiaque (bêta-bloquants) et allongeant par la même la durée de la diastole. De plus, il existe des formes d'hypertrophies vraies, sans obstruction, qui se traduisent par les mêmes signes fonctionnels et qui sont menacées des mêmes complications, en particulier la mort subite (par trouble du rythme) et ont conduit à l'utilisation des défibrillateurs implantables pour la prévenir. L'ischémie myocardique a été suspectée dans la genèse des symptômes. Mais actuellement, on s'intéresse de nouveau au concept d'obstruction et à sa réduction potentielle, que ce soit par des médicaments, par l'utilisation de stimulateur DDD ou par réduction septale (médicale ou chirurgicale).

Génétique

Les formes familiales de CMH représentent plus de 50 % des cas et la maladie est en fait d'origine génétique dans la quasi-totalité des cas, avec une transmission autosomique dominante [25].

Génétique moléculaire

L'identification des gènes impliqués dans la CMH a débuté en 1990 avec l'identification de mutations hétérozygotes du gène *MYH7* codant la chaîne lourde β de la myosine [48]. La maladie est génétiquement hétérogène avec actuellement plus d'une quinzaine de gènes impliqués, selon les familles considérées (Tableau S05-P03-C03-II). L'étude moléculaire de près de 200 familles françaises [108] a permis de préciser la fréquence relative des gènes et a identifié deux gènes largement prévalents, codant la protéine C cardiaque (*MYBPC3*) et la chaîne lourde β de la myosine (*MYH7*), qui représentent à eux deux 82 % des mutations trouvées. Les fréquences sont assez proches dans d'autres études européennes ou américaines, avec cependant dans ce dernier cas une prévalence non négligeable des mutations du gène codant la troponine T cardiaque (*TNNT2*). Envisagée collectivement, l'analyse moléculaire permet de retrouver une mutation dans environ 50 à 70 % des cas index (proband) atteints de CMH [58] avec pour certains auteurs une fréquence moindre en cas de formes apparemment sporadiques. Plus de 430 mutations ont été identifiées au total, avec très peu de mutations récurrentes, mais au contraire des mutations souvent « privées » et localisées sur toute l'étendue des régions codantes et jonctions exon-intron des gènes [25]. Les mutations sont majoritairement soit des mutations faux sens (comme dans le gène *MYH7*) soit des mutations « tronquantes » par altération de sites d'épissage ou de courtes insertions/délétions décalant le cadre de lecture (comme dans le gène *MYBPC3*).

La quasi-totalité des gènes identifiés ont en commun de coder des protéines du sarcomère. Expérimentalement, il a été montré que les mutations induisent une altération de la fonction du sarcomère, avec diminution de la vitesse de glissement des filaments d'actine sur la myosine et diminution de la vitesse maximale de raccourcissement et de la tension isométrique [111]. Des études plus récentes ont mis en évidence une augmentation de la sensibilité au calcium et une altération [30] du métabolisme énergétique qui pourraient entraîner une déplétion en ATP du fait d'une demande énergétique excessive. La production de modèles murins (obtenus par recombinaison homologue ou par transgenèse) a permis d'observer un phénotype très proche de celui de l'homme, et mis en évidence une altération précoce de la fonction diastolique globale du ventricule gauche, avant même l'apparition de l'hypertrophie [47]. L'ensemble de ces résultats suggèrent que les mutations entraînent une altération primitive des sarcomères suivie d'une hypertrophie compensatrice.

Génétique clinique

Les formes apparemment sporadiques de CMH peuvent s'expliquer par un bilan cardiaque familial insuffisant, par la possibilité de néomutations (nombreuses mutations de novo mises en évidence) [67] ou encore la possibilité de pénétrance incomplète chez le parent transmetteur (plus rarement).

La pénétrance de la maladie apparaît fortement liée à l'âge avec une expression cardiaque souvent retardée [11, 65] surtout pour les gènes *MYBPC3* et *TNNT2* [97]. Une étude observationnelle française a ainsi estimé que la pénétrance (exprimée en considérant la présence d'une hypertrophie avérée, que les sujets soient symptomatiques ou non) était de 55 % entre 10 et 30 ans, 75 % entre 30 et 50 ans, puis 95 % après l'âge de 50 ans [24]. Il n'existe cependant pas d'études prospectives et larges permettant de valider définitivement ces données.

Des études ont identifié des corrélations phénotype-génotype, associant à certains gènes ou mutations un phénotype sévère avec haut risque de mort subite précoce (gène *TNNT2*, mutations Arg403Gln du gène *MYH7*, par exemple) ou bien un phénotype modéré avec faible risque de mort subite (le gène *MYBPC3*, par exemple [25, 97]). La méthodologie des études (rétrospective, faible échantillon de populations) ainsi que quelques données plus récentes et discordantes [14] amènent à devoir confirmer les corrélations initialement suggérées et l'évaluation du risque individuel demeure malaisée.

La CMH est une maladie dont l'expressivité clinique est particulièrement variable, entre familles et aussi au sein d'une même famille. Outre l'âge, le sexe (expression plus précoce chez l'homme), le gène sous-jacent, la mutation au sein de ce gène, d'autres facteurs ont un rôle dans cette expressivité, notamment dans certains cas des mutations multiples (dans environ 5 % des cas index), des gènes modificateurs, et des facteurs non génétiques, mais environnementaux, non identifiés précisément mais tels que l'effort physique ou une myocardite [43].

Diagnostic

Diagnostic anatomopathologique

Examen macroscopique du cœur

Le ventricule gauche (VG) est de petite taille, et ses parois sont plus volontiers hypertrophiques que celles du ventricule droit (VD) qui sont plus rarement atteintes, et l'hypertrophie est le plus souvent asymétrique. Lorsque les parois ventriculaires sont hypertrophiées, les oreillettes sont souvent dilatées. Le septum est très souvent hypertrophié dans sa partie moyenne et sous-aortique, réalisant une saillie dans la cavité ventriculaire gauche. Cette saillie sous la chambre d'éjection peut exister aussi du côté du VD. L'hypertrophie peut porter également sur les piliers, les colonnes charnues et la paroi libre du VG à un degré variable. Il existe des CMH particulières pouvant toucher la paroi postérolatérale ou bien la portion médioventriculaire réalisant un obstacle médioventriculaire. La forme apicale de la cardiomyopathie réalise une hypertrophie touchant tout l'apex du VG. Une autre forme

Tableau S05-P03-C03-II Gènes et mutations dans les cardiomyopathies hypertrophiques.

Gène	Locus	Protéine	Fréquence (%)	Mutations
MYH7	14q12	Chaîne lourde β de la myosine	20-35	194
TNNT2	1q32	Troponine T	5-15	31
TPM1	15q22.1	Tropomyosine α	< 5	11
MYBPC3	11p11.2	Protéine C cardiaque	20-40	149
MYL3	3p	Chaîne légère essentielle	< 1	5
MYL2	12q23	Régulateur de la chaîne légère	1-5	10
TNNI3	19p13.4	Troponine I	5	27
ACTC	15q11-q14	Actine cardiaque	< 2	7
TNNC1	3p21.3-p14.3	Troponine C cardiaque	Rare	2
TTN	2q31	Titine	Rare	1
MYH6	14q12	Chaîne lourde α de la myosine	Rare	2
CSRP3	11p15.1	Protéine LIM	Rare	3
TCAP	17q12	Téléthonine	Rare	2
MYOZ2	4q26-q27	Myozénine 2	Rare	2
OBSCN	1q42	Obscurine	Rare	2
JPH2	20q12	Junctophiline 2	Rare	3

a été décrite chez les sujets âgés. L'hypertrophie que l'on y observe est concentrique et s'associe à une petite cavité ventriculaire gauche [65], elle est peu importante (< 20 mm) associée à une calcification assez extensive de l'anneau mitral qui en soulevant la petite valve mitrale est responsable d'un obstacle sous-aortique modéré [65]. Cette CMH est très particulière, car souvent associée à une hypertension artérielle. L'étude génétique de cette CMH a montré que la protéine C cardiaque était souvent prédominante [98], ce qui la distinguerait de la forme familiale de l'adulte.

Examen en microscopie optique

Les faisceaux musculaires sont désorganisés et les fibres sont hypertrophiées. Il existe une augmentation du tissu conjonctif pouvant aboutir à des plages de fibrose. Il existe de plus des anomalies des coronaires intramyocardiques : réduction de leur taille et de leur lumière et épaississement de la paroi vasculaire. Ces anomalies sont fréquentes et sont observées chez près de 80 % des sujets étudiés. On les observe plus volontiers au niveau du septum interventriculaire et la présence de ces anomalies coronariennes dans des zones de fibrose myocardique extensive suggère qu'il existe des anomalies de nature ischémique au cours de la cardiomyopathie hypertrophique. Les cellules myocardiques perdent leur parallélisme et adoptent une disposition bizarre et désordonnée, cette anomalie de l'agencement cellulaire est considérée comme caricaturale de cette maladie : c'est le classique *myocyte disarray* des auteurs anglo-saxons. Cette anomalie est évaluée jusqu'à 5 % ou plus de la masse myocardique d'un patient, alors que chez les sujets indemnes de CMH, elle ne dépasse pas 1 %.

Diagnostic clinique

Motifs de consultation

Soit la maladie est totalement latente et sa découverte reste fortuite lors d'un examen ECG ou échocardiographique systématique ou lors d'une enquête génétique familiale d'un patient porteur de la maladie ou au décours d'une mort subite chez un sportif, soit elle peut aussi être découverte devant des symptômes ou une complication.

La maladie survient chez un adulte jeune et l'on considère que la présence d'une CMH chez l'enfant est possible, mais rare. Inversement, l'absence de signes ECG et/ou échocardiographiques de CMH chez un enfant apparenté au premier degré à des sujets atteints ne permet pas d'éliminer ce diagnostic avant que l'enfant n'ait atteint l'âge de 18 ans. Il est classique de noter la prédominance masculine de cette maladie. La découverte de la maladie à un âge plus avancé n'était pas rare, puisque dans les premières études angiographiques, un tiers des patients étaient âgés de plus de 60 ans. Actuellement, la pratique courante de l'échocardiographie explique le rajeunissement de la population étudiée. Mais il existe des formes à découvrir plus tardive.

Symptômes

Ils peuvent être assez riches, sans qu'il existe de parallélisme entre l'intensité des signes fonctionnels et la gravité de la maladie.

Dyspnée

C'est le symptôme le plus fréquent, elle est modérée et variable d'un jour à l'autre. Elle est le plus souvent secondaire à une dysfonction diastolique secondaire au trouble de la relaxation qui entraîne à une élévation des pressions de remplissage à l'effort et qui peut être objectivée dans certains cas par une limitation du pic de VO_2 à l'effort [115].

Douleurs thoraciques

Le patient ressent des douleurs rétrosternales souvent atypiques ou au contraire caractéristiques d'angor qui peuvent être liées ou non à l'effort. Lorsque celles-ci sont de nature ischémique, ce qui n'est pas toujours le cas, on suppose que l'ischémie myocardique observée est probablement la conséquence de l'atteinte des microvaisseaux avec épaississement des parois et rétrécissement de la lumière [68, 70].

Palpitations

Elles sont fréquentes et sans caractère très précis, des crises de tachycardie ou des malaises lipothymiques étant peu caractéristiques, mais très alarmants. Le passage en arythmie complète et un tournant dans l'évolution de la maladie sont souvent concomitants d'une décompensation cardiaque et surviennent le plus souvent dans la seconde partie de la vie.

Syncope

La survenue de syncope vraie est possible dans la CMH. Si certaines sont de nature vagale et semblent caractéristiques, surtout en reprenant l'anamnèse du patient ou de sa famille, d'autres surviennent au cours ou au décours d'un effort et sont plus évocatrices du risque de mort subite et revêtent une signification très péjorative dont il faut tenir compte pour la conduite des explorations et les mesures thérapeutiques préventives qui en découlent.

Examen cardiologique

Il peut être normal dans les formes asymptomatiques et sans obstruction.

Souffle systolique

On peut retrouver cliniquement un souffle systolique éjectionnel siégeant le long de la chambre d'éjection du ventricule gauche sans irradiation dans les carotides. Son intensité, le plus souvent modérée, est surtout variable : elle est renforcée après une extrasystole, pendant la phase de maintien de la manœuvre de Valsalva. Au contraire, son intensité diminue pendant la manœuvre de Müller ou lors du passage en position accroupie.

Insuffisance mitrale

L'insuffisance mitrale (IM) est souvent associée au souffle d'éjection précédent et responsable d'un souffle de régurgitation holosystolique siégeant à la pointe et irradiant dans l'aisselle.

Galop de type B4

Un galop présystolique ou B4 est fréquent dans les formes symptomatiques. Il traduit la gêne au remplissage, mais la découverte de forme plus précoce et asymptomatique en échocardiographie va diminuer la fréquence de ce signe.

Diagnostic différentiel d'un rétrécissement aortique

L'absence de click d'éjection, le caractère normal du deuxième bruit et l'absence d'irradiation dans les vaisseaux du cou permettent de différencier facilement une CMH d'un rétrécissement aortique. L'échocardiographie reste l'outil diagnostique le plus utile dans tous les cas.

Électrocardiogramme

L'ECG est anormal dans plus de 80 % des cas, ce qui explique la fréquence des formes asymptomatiques découvertes à l'occasion d'un ECG systématique. Un ECG normal ne se voit que chez un quart des patients asymptomatiques et sans obstruction (Figure S05-P03-C03-6).

Hypertrophie ventriculaire gauche

L'ECG montre des signes d'hypertrophie ventriculaire gauche et des troubles de la repolarisation dans 70 % des cas. Une déviation marquée de l'axe de QRS vers la gauche suggère la présence d'un gradient intraventriculaire.

Onde Q

Il existe des ondes Q fines et profondes dans le territoire inférieur et/ou latéral dans 20 à 30 % des cas.

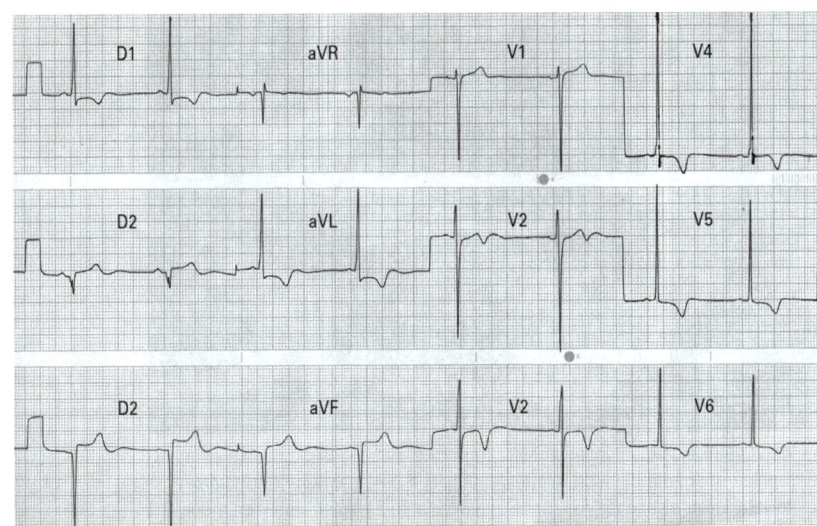

Figure S05-P03-C03-6 ECG d'une cardiomyopathie hypertrophique. Noter l'espace PR mesuré à 212 ms et la présence d'une hypertrophie ventriculaire gauche avec troubles secondaires de la repolarisation dans le territoire apicolatéral.

Autres signes

Plus rarement, on enregistre une hypertrophie auriculaire gauche, un bloc incomplet gauche, un aspect de pré-exitation (onde delta) d'un syndrome de Wolff-Parkinson-White. Dans les formes apicales, on enregistre des ondes T négatives géantes supérieures à 10 mm et une hypertrophie électrique ventriculaire gauche dans les dérivations apicolatérales. La fibrillation auriculaire se rencontre dans environ 10 à 20 % des cas, et elle est souvent mal tolérée ; c'est un tournant dans les symptômes et l'évolution clinique des patients lorsqu'ils passent en arythmie complète, car ils sont plus fréquemment hospitalisés pour une poussée d'insuffisance cardiaque avec une prévalence de 6 % des cas et une incidence de 0,8 % par an. La susceptibilité de développer une arythmie cardiaque par fibrillation auriculaire (AC/FA) est d'autant plus grande que le sujet est plus âgé et que le diamètre transversal de l'oreillette gauche dépasse 50 mm en échocardiographie bidimensionnelle.

Enregistrement Holter

Les enregistrements Holter (24 à 48 heures) ont permis d'évaluer la fréquence des arythmies ventriculaires au repos ou à l'effort à environ 75 % des cas, les épisodes de tachycardies ventriculaires (TV) non soutenues à 25 % des cas, et les TV soutenues sont plus rares. La découverte d'une TV soutenue a un pronostic péjoratif : en son absence, la mortalité est de 1 % par an et, en sa présence, de 9 %.

Diagnostic par imagerie

Sur la radiographie de thorax, le cœur est de taille variable. En règle générale, l'arc inférieur gauche est augmenté. Il ne semble pas exister de corrélation entre l'augmentation de la taille du cœur et l'importance du gradient dans la chambre de chasse ventriculaire.

Imagerie isotopique

La scintigraphie au thallium 201 est d'un intérêt limité et permettrait d'identifier les patients ayant des douleurs thoraciques de nature ischémique. Cependant, les résultats de ces études sont controversés, d'autant plus que les déficits de perfusion observés sur les documents isotopiques ne sont pas superposables aux données coronarographiques. Des défauts de perfusion persistant sur les scintigraphies témoigneraient des zones cicatricielles. Toutefois, la présence d'une ischémie myocardique sur un examen isotopique chez un sujet jeune est considérée comme un facteur de risque supplémentaire de mort subite. Enfin, la ventriculographie isotopique permet de mesurer la fonction pompe du ventricule gauche, mais aussi d'évaluer la performance diastolique qui est fortement altérée.

IRM

Des études récentes ont montré l'intérêt de l'IRM pour mesurer les dimensions et les volumes du ventricule gauche ainsi que sa fraction d'éjection, avec une haute reproductibilité. L'IRM peut jouer un rôle essentiel pour identifier et apprécier le degré d'hypertrophie qui peut être plus importante que celle de l'échocardiographie, particulièrement celle de la paroi antérolatérale. C'est aussi vrai pour les formes apicales. Elle est aussi utile dans les formes frustes et dans les enquêtes familiales [96]. L'utilisation du gadolinium qui permet de reconnaître des zones anormales de prise de contraste a permis d'objectiver deux types de « rehaussement » une forme localisée à la jonction septale VD et VG que l'on considère comme bénigne et une forme de rehaussement plus diffus et proportionnel à l'hypertrophie, mais inversement proportionnel à la fonction systolique [91]. L'étude histologique a montré que ces zones sont riches en collagène [92]. La place de l'IRM devient de plus en plus importante dans le diagnostic des formes mal explorées ou mal explorables en échocardiographie. Il en est de même pour explorer les sujets considérés comme phénotypiquement normaux et/ou pour mieux apprécier l'hypertrophie exacte localisée et/ou les anomalies mitrales associées (pilier, valve mitrale). Ces travaux sont prometteurs et peuvent servir d'argument pour définir des patients à haut risque de mort subite et d'ailleurs les travaux les plus récents semblent lier l'importance du rehaussement tardif au gadolinium avec l'importance de la fibrose cicatricielle, les troubles du rythme et donc le risque de mort subite.

L'IRM cardiaque est recommandée pour les patients avec une suspicion de forme apicale, en particulier pour dépister un anévrysme apical du ventricule gauche (parfois méconnu par l'échocardiographie), et peut être très utile pour les autres phénotypes de CMH [92]. Elle a pris maintenant une place de plus en plus importante dans l'évaluation du risque de mort subite.

Échocardiographie-Doppler

Paramètres en mode TM et 2D

Dans la CMH, l'hypertrophie ventriculaire gauche (HVG) est asymétrique et prédomine sur le septum (Figure S05-P03-C03-7). Plus rarement, on a observé des hypertrophies symétriques cardiaques primitives [114] et, dans certains cas encore plus rares, une hypertrophie intéressant seulement la pointe ou la paroi latérale [33, 71]. Les formes

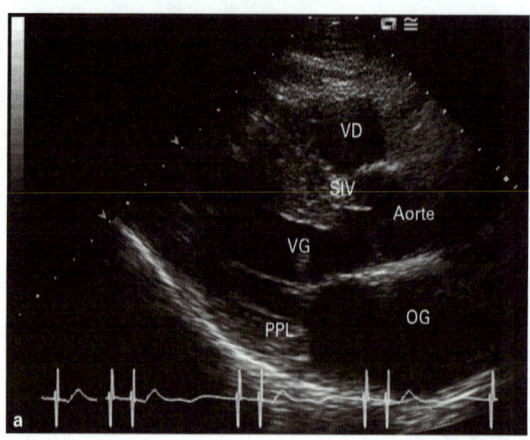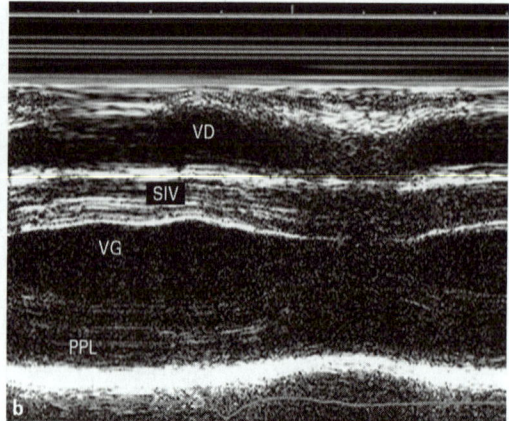

Figure S05-P03-C03-7 Échocardiographie en mode 2D d'une cardiomyopathie hypertrophique. **a)** Échocardiographie en mode 2D, coupe parasternale grand axe. Noter l'hypertrophie importante du septum interventriculaire (SIV) par rapport à la paroi postérolatérale (PPL) qui est normale ; de plus, la cavité ventriculaire gauche (VG) est de petite taille. **b)** Enregistrement en mode TM dans la même incidence en coupe transventriculaire VD et VG.

biventriculaires s'observent dans les hypertrophies évoluées [88]. Pour une forme sporadique, une épaisseur seuil de 15 mm est considérée comme pathologique et 13 mm pour une forme familiale. Chez l'adulte, cette valeur seuil de 13 mm a été utilisée comme critère diagnostique majeur dans l'enquête génétique française. On a pu comparer les données diagnostiques cliniques (ECG et échocardiographique) à celles de la génétique, la sensibilité de ce critère majeur échocardiographique est de 62 % et sa spécificité 100 % [24]. Dans une étude similaire à celle de l'adulte mais réalisée chez l'enfant et en se servant de la génétique comme *gold standard*, on a pu déterminer que l'échocardiographie avait une sensibilité diagnostique supérieure à celle de l'ECG. Charron et al. [23] ont montré de plus qu'en utilisant les deux méthodes, on pouvait diagnostiquer plus de 50 % des enfants atteints.

Chez le sportif, le diagnostic peut être plus difficile à faire (Tableau S05-P03-C03-III) ; une étude portant sur 947 athlètes propose une valeur seuil « physiologique » septale de 16 mm au-delà de laquelle on est en droit de poser le diagnostic de CMH [105]. Notons que, dans cette étude, seuls treize athlètes avaient une épaisseur septale supérieure à 13 mm. On peut aussi s'aider des données Doppler, des anomalies ECG, des données familiales, de l'IRM et enfin de la génétique.

Les données du Doppler tissulaire permettraient de distinguer théoriquement les deux types d'hypertrophie. Mais les sensibilités et spécificités du Doppler tissulaire dans l'hypertrophie cardiaque sont contradictoires chez l'adulte et restent trop variables pour avoir une valeur diagnostique formelle de certitude et les données de l'examen génétique en biologie moléculaire restent toujours le *gold standard* dans les cas litigieux.

L'hypertrophie cardiaque de la CMH peut être diagnostiquée en échocardiographie en mode TM. Le rapport septum/paroi postérolatérale est considéré comme un indice d'hypertrophie asymétrique [57], et la valeur limite de ce rapport varie de 1,3 à 1,5 suivant les auteurs [72, 114]. Ainsi dans l'enquête française et pour une valeur seuil inférieure ou égale à 1,3 on a observé 23 % de formes symétriques. L'épaisseur septale a été mesurée en moyenne à 19,4 mm dans l'enquête française [33]. Le diamètre diastolique de la cavité ventriculaire gauche est le plus souvent diminué (≤ 50 mm) dans notre expérience. Le septum est épais et akinétique, contrastant avec une paroi postérolatérale non épaissie et hyperkinétique, mais on doit s'aider de l'examen échocardiographique bidimensionnel (2D) pour mesurer l'épaisseur du septum interventriculaire de façon fiable, afin d'éviter la surestimation due à une angulation anormale du septum ou à la superposition d'un pilier tricuspidien.

L'analyse morphologique de l'hypertrophie est importante, mais seul l'examen de la cavité ventriculaire gauche en coupe parasternale petit axe permet d'avoir une représentation spatiale réelle de l'hypertrophie. Maron a défini quatre principaux types d'hypertrophie :
– type I : l'hypertrophie est limitée à la partie antérieure du septum (10 %) ;
– type II : l'hypertrophie touche l'ensemble du septum (20 %) ;
– type III : l'hypertrophie intéresse le septum et la paroi antérolatérale (52 %) ;
– type IV : l'hypertrophie est localisée à d'autres régions que le septum basal (18 %).

L'atteinte de la paroi postérolatérale est rare et son hypertrophie (épaisseur > 15 mm) n'est observée que chez 6 % des sujets étudiés. Dans l'enquête française [33], une hypertrophie de type I est retrouvée plus rarement dans 2 % des 239 sujets atteints, une hypertrophie de type II dans 25 % des cas, un type III dans 66 % des cas et enfin un type IV n'a été observé que chez 7 % des patients (Figures S05-P03-C03-8 et S05-P03-C03-9).

L'obstruction intraventriculaire n'est pas nécessaire pour faire le diagnostic et existe dans environ un tiers des cas au repos et 70 % après effort. Deux signes morphologiques témoignent de la présence d'un obstacle à l'éjection ventriculaire gauche : le soulèvement antérieur de la valve mitrale (SAM) en systole (Figure S05-P03-C03-10) et la fer-

Tableau S05-P03-C03-III Données échocardiographiques (positives ou négatives) en mode TM et 2D, permettant de distinguer une hypertrophie physiologique d'une hypertrophie pathologique.

	HVG physiologique	HVG pathologique
Épaisseur paroi ≥ 16 mm	–	+
Dilatation VG ≥ 55 mm	+	–
Diamètre VG < 45 mm	–	+
Dilatation OG	–	+
Anomalie de la relaxation en Doppler	–	+
Régression HVG après arrêt du sport (≤ 3 mois)	+	–
Antécédents familiaux de CMH	–	+
Rehaussement tardif en IRM	–	+

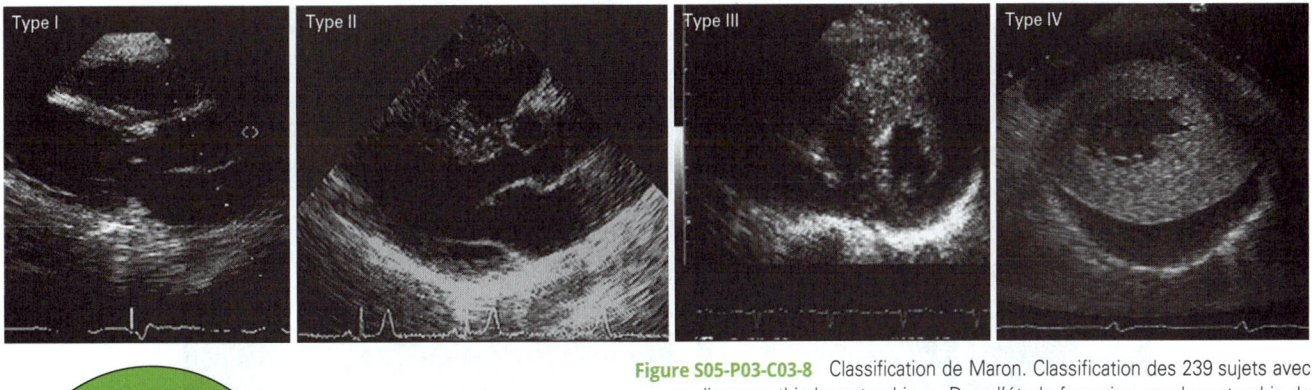

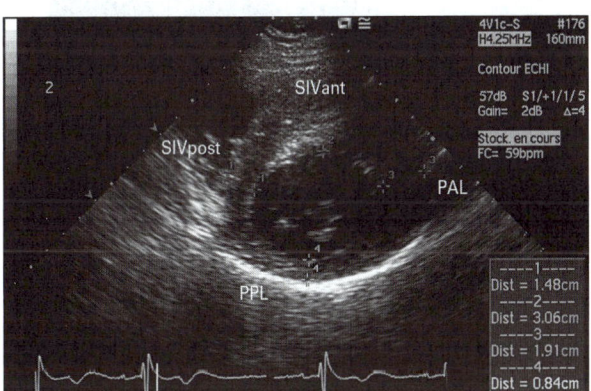

Figure S05-P03-C03-8 Classification de Maron. Classification des 239 sujets avec une cardiomyopathie hypertrophique. Dans l'étude française, une hypertrophie de type I (sous-aortique) est retrouvée plus rarement, chez 2 % des 239 sujets atteints, une hypertrophie de type II (septum) dans 25 % des cas, un type III (septum et paroi antérolatérale) dans 66 % des cas et enfin un type IV (apicale, postérolatérale) n'a été observé que dans 7 % des cas.

Type I (IVSa)	2 %
Type II (IVS)	25 %
Type III (IVS + ALW)	66 %
Type IV (autres)	7 %

Figure S05-P03-C03-9 Échocardiographie d'une cardiomyopathie hypertrophique de type III. Coupe parasternale petit axe avec sur les quatre segments mesurés 14,8 et 30,6 et 19,1 et 8,4 mm, une hypertrophie supérieure à 30 mm au niveau du septum antérieur (30,6 chez ce patient), considéré comme un critère de très mauvais pronostic. PAL : paroi antérolatérale ; PPL : paroi postérolatérale.

meture mésosystolique des sigmoïdes aortiques. Un SAM a été retrouvé dans 61 % des observations étudiées par Maron [79]. Toujours dans cette étude, il est intéressant de noter que les patients atteints de CMH et ayant une hypertrophie de type III qui touche le septum et déborde sur la paroi libre du ventricule gauche ont plus souvent (55 %) une obstruction à l'état basal que les autres. Il existe une relation entre l'amplitude du gradient de pression intraventriculaire gauche et la durée du contact entre la valve mitrale et le septum interventriculaire [107]. En fait, le SAM est rarement présent en l'absence de gradient. Une fermeture mésosystolique des sigmoïdes est observée dans 80 % des cas de CMH avec obstacle à l'éjection. Comme le SAM, la fermeture des sigmoïdes aortiques dépend des conditions de charge et de la présence ou non d'un gradient intraventriculaire lors de l'examen. Les CMH sans obstruction à l'état basal sont des formes sans gradient de repos ou provoqué, les CMH avec obstacle significatif ont un gradient intra-VG de plus de 30 mmHg. Dans la CMH, le gradient peut apparaître à l'effort sous trinitrine après une extrasystole ventriculaire ou après une stimulation inotrope. L'effort est la méthode la plus classique, elle est à réserver aux formes sans obstruction au repos inférieures à 50 mmHg, et elle est de plus en plus employée, car c'est la forme de potentialisation la plus physiologique et elle peut être intéressante, en particulier chez les patients symptomatiques sans gradient au repos. On peut réaliser ce test en position debout et l'effort est maximal sur un tapis, ou moins important en position assise sur un vélo, ou encore en position demi-allongée sur une table d'échocardiographie équipée d'un pédalier. Approximativement, deux tiers des patients avec une CMH symptomatique ont en fait un obstacle latent lorsqu'on fait la somme des patients ayant un gradient au repos 30 % et ceux ayant un gradient à l'effort. Cette étude suggère que tous les patients symptomatiques avec une CMH doivent avoir une échocardiographie d'effort [113]. Toutefois, le gradient spontané est peu corrélé au gradient secondaire à l'effort. L'effort entraîne une augmentation du gradient de 50 %, mais celle-ci peut survenir pendant l'effort comme pendant la récupération. Il est plus important en position debout que couché. Enfin l'échocardiographie sous dobutamine pour la potentialisation d'un gradient n'est plus recommandée et devient même contre-indiquée pour certains [78].

L'examen transœsophagien (ETO) peut faciliter la distinction entre une CMH avec obstacle et une sténose sous-valvulaire aortique (Figure S05-P03-C03-11). Il permet aussi d'étudier l'appareil sous-valvulaire mitral, la longueur des cordages et la partie de la valve mitrale participant au SAM ainsi que la chronologie de l'insuffisance mitrale (IM). On peut également noter la dilatation fréquente de l'oreillette gauche (OG) et ce, malgré l'absence d'insuffisance mitrale [69]. Ainsi, dans l'enquête française, le diamètre et la longueur de l'OG étaient-ils statistiquement différents par rapport aux sujets normaux [34], et cela a été observé aussi chez des patients hypertendus [118]. Hagège et al. [52], dans une population de sujets génotypés, l'ont aussi observé dans un sous-groupe de patients porteurs sains, c'est-à-dire sans hypertrophie cardiaque.

L'échocardiographie ne permet pas toujours d'affirmer le diagnostic avec certitude. Dans ce cas, il faut savoir soit avoir recours à un centre de référence et/ou centre de compétence des maladies cardiaques héré-

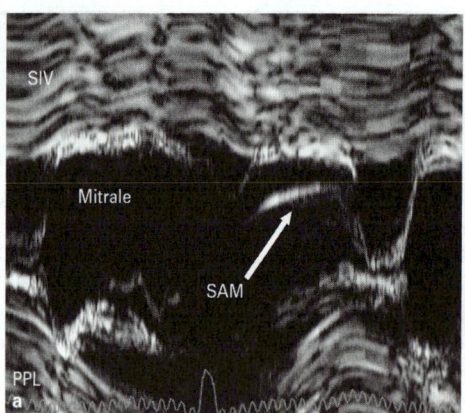
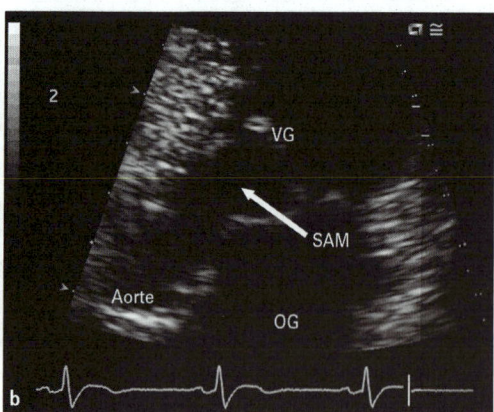

Figure S05-P03-C03-10 Échocardiographie d'un soulèvement antérieur de la valve mitrale (SAM) (flèche). **a)** Mode TM. **b)** Mode 2D. OG : oreillette gauche ; PPL : paroi postérolatérale ; SIV : septum interventriculaire ; VG : ventricule gauche.

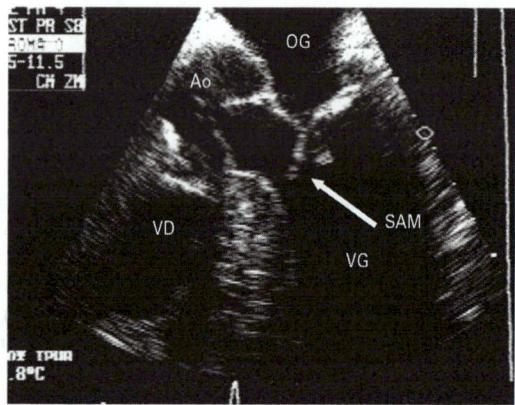

Figure S05-P03-C03-11 Échocardiographie transœsophagienne. Enregistrement en écho mode 2D et en transœsophagien. Noter la séparation systolique anormale des deux feuillets mitraux en rapport avec le soulèvement antérieur de la valve mitrale (SAM) (flèche). Ao : aorte ; OG : oreillette droite ; VD : ventricule droit ; VG : ventricule gauche.

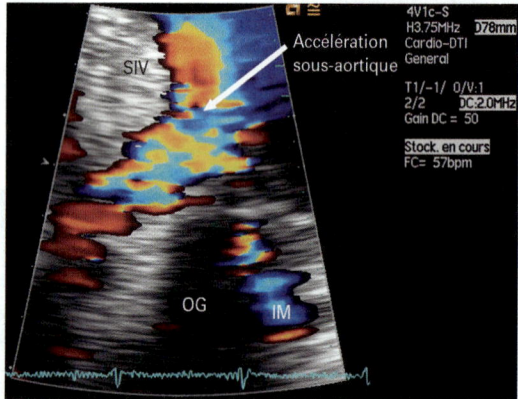

Figure S05-P03-C03-12 Échocardiographie-Doppler couleur. Vue apicale centrée sur la chambre d'éjection ventriculaire gauche. Noter en Doppler couleur la coudure imprimée par le septum (SIV) hypertrophié, se traduisant par l'aspect multicolore, en rapport avec le repliement spectral secondaire à l'accélération sous-aortique. Il existe de façon concomitante une insuffisance mitrale (IM) excentrée dans une (OG) non dilatée.

ditaires, soit se tourner vers une autre imagerie non invasive qui permet le diagnostic de certains cas douteux ou mal explorés par l'échocardiographie. En particulier, l'IRM cardiaque trouve là une indication privilégiée. L'analyse des déformations myocardiques longitudinales (*strain rate*) en échocardiographie 2D permet dans certains cas le diagnostic d'une atteinte précoce de la fonction systolique [112].

Paramètres échocardiographiques-Doppler

Dans la CMH avec obstacle à l'éjection du ventricule gauche, la vitesse maximale du flux d'éjection recueillie en Doppler continu sous contrôle du Doppler couleur est augmentée, pouvant atteindre en moyenne plus de 3 m/s (Figures S05-P03-C03-12 et S05-P03-C03-13). Ce flux d'éjection est étroit avec une déformation concave vers la gauche (aspect en lame de sabre) (*voir* Figure S05-P03-C03-13). Ce gradient peut être spontané ou provoqué par une manœuvre de Valsalva ou au cours d'une épreuve d'effort. Il est plus volontiers observé dans les formes où l'hypertrophie asymétrique est en situation sous-aortique et associée à des anomalies de l'appareil valvulaire mitral (orientation ou implantation anormale des piliers anomalie de la longueur des feuillets mitraux). L'obstacle est dû à un phénomène de Venturi (phénomène d'aspiration de la mitrale) responsable aussi de l'insuffisance mitrale concomitante. La présence d'un gradient sous-aortique supérieur à 30 mmHg semble avoir une importance pronos-

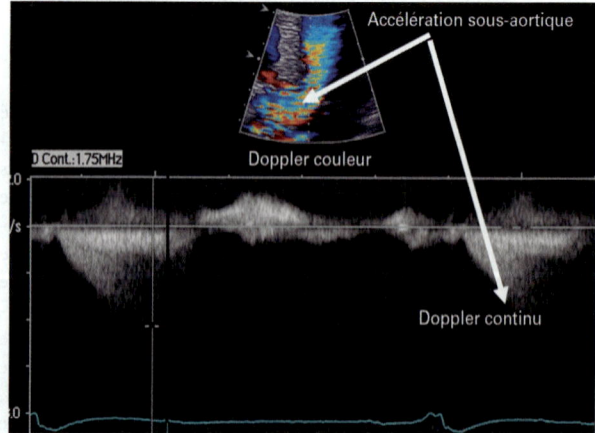

Figure S05-P03-C03-13 Doppler continu. Enregistrement en Doppler continu de l'accélération sous-aortique avec aspect caricatural en lame de sabre. La vitesse maximale enregistrée est de 3 m/s et le gradient calculé est de l'ordre de 36 mmHg.

tique [61, 86]. Mais ce gradient est éminemment variable d'un jour à l'autre et d'un examen échocardiographique à un autre ; il varie en fonction des conditions de charge ventriculaires. On propose de classer à l'aide du Doppler cardiaque les patients comme :
– obstructifs lorsqu'on observe un gradient de repos d'au moins 30 mmHg ;
– latents quand le gradient de repos est supérieur à 30 mmHg seulement après provocation ;
– non obstructifs quand le gradient reste inférieur à 30 mmHg au repos comme après provocation [68].

Plusieurs méthodes ont été utilisées pour provoquer un obstacle. L'effort physique au cours d'une épreuve d'effort en cardiologie avec analyse Doppler semble la méthode la plus recommandable. L'exploration à l'effort doit être réalisée en échocardiographie-Doppler ou au cours d'une épreuve d'effort conventionnelle avec, dans tous les cas, surveillance des paramètres hémodynamiques et en particulier de la pression artérielle. L'insuffisance mitrale est fréquente au cours de la CMH, puisqu'elle est observée chez 50 à 90 % des patients avec obstruction. Le Doppler à codage couleur (voir Figure S05-P03-C03-12) est une méthode utile pour analyser la répartition spatiale des hautes vitesses et permet aussi de différencier facilement le flux d'accélération sous-aortique de celui d'une insuffisance mitrale. Le plus souvent, le jet se dirige postérieurement dans l'oreillette gauche et il s'agit, dans ce cas, d'une fuite provoquée par le SAM. Dans les fuites centrales ou antérieures, l'anomalie est indépendante du SAM, ce qui témoigne de sa nature organique.

L'importance de la dysfonction diastolique dans la CMH contraste avec une fonction systolique « supranormale » qui le reste longtemps. L'altération de la fonction diastolique est responsable d'un certain nombre d'anomalies enregistrables en Doppler. En diastole, l'analyse du flux de remplissage mitral permet d'enregistrer trois flux positifs successifs (Figure S05-P03-C03-14) ; le premier est contemporain de la relaxation isovolumique et correspond au déplacement d'un faible volume sanguin vers la région médioventriculaire et apicale ; le second flux est protodiastolique (onde E) ; le troisième correspond au flux de remplissage d'origine atriale (onde A) [32]. Les données Doppler actuelles montrent clairement que l'amplitude des pics de vitesse ne dépend pas seulement de la présence d'un trouble de la relaxation et/ou de la compliance, mais aussi de l'ensemble des conditions de charge auriculaire et ventriculaire gauches, notamment de l'existence ou non d'une insuffisance mitrale. En effet, une insuffisance mitrale significative entraîne une modification du gradient de pression VG-OG en protodiastole qui normalise l'onde E et qui rend le plus souvent les paramètres non interprétables. Il semble aussi que la durée de la relaxation isovolumique (temps mesuré entre la fermeture de la valve aortique et l'ouverture de la valve mitrale) soit un paramètre multifactoriel, qui dépend non seulement de la vitesse de la diminution de la pression intraventriculaire gauche, mais aussi de l'amplitude du gradient de pression qui s'établit entre la survenue de la fermeture de la valve aortique et celle de l'ouverture de la valve mitrale.

Il faut observer qu'une hypertrophie myocardique associée à des anomalies du remplissage mitral témoigne en général d'une hypertrophie pathologique. Cependant, l'absence d'anomalie du remplissage en présence d'une hypertrophie n'élimine pas le diagnostic de CMH, mais s'observe plus volontiers en cas d'hypertrophie physiologique, comme c'est le cas par exemple chez les sujets sportifs. On ne connaît pas encore la corrélation entre l'importance de l'hypertrophie de la CMH et l'existence d'une dysfonction diastolique et n'a pas observé de corrélation entre l'HVG et les amplitudes de l'onde A ($r = 0,10$), de l'onde E ($r = 0,02$), ou de leur rapport E/A ($r = –0,11$) [123] ; il en est de même avec le temps de relaxation isovolumique ($r = –0,11$) ou la pente EF ($r = –0,15$).

Le Doppler tissulaire est une technique ultrasonore qui permet d'étudier les mouvements myocardiques (Figure S05-P03-C03-15). Il analyse, sur une vue apicale, la cinétique longitudinale comme le mouvement de l'anneau mitral et, sur une vue parasternale, les mouvements circonférentiels comme le mouvement pariétal [104]. Le Doppler tissulaire permet d'analyser les mouvements de faible vitesse, mais animés d'une forte énergie à l'aide de réglages adaptés sur les filtres et les gains échocardiographiques. On peut recueillir ce signal tissulaire sous trois formes : en mode TM couleur, en mode 2D couleur et en Doppler pulsé. La mesure automatique des vitesses sur l'imagerie TM et 2D suppose une numérisation et un transfert d'image sur des stations informatiques. On peut observer dans l'épaisseur myocardique l'existence d'un gradient transmyocardique de vitesse depuis l'endocarde jusqu'à l'épicarde (décroissance des vitesses). Le gradient transmyocardique de vitesse est une nouvelle variable ultrasonore fondée sur la technique du Doppler couleur tissulaire qui quantifie la distribution spatiale des vélocités transmyocardiques. L'intérêt clinique de cette variable a été montré par plusieurs équipes, mais n'est pas ou peu utilisée en pratique quotidienne. Les paramètres conventionnels Doppler (Tableau S05-P03-C03-IV) ne sont pas fiables pour estimer la pression de remplissage du ventricule gauche dans la CMH [103]. Le Doppler pulsé tissulaire a été proposé pour faire cette estimation et les auteurs l'ont utilisé chez trente-cinq patients porteurs d'une CMH. Dans cette étude échocardiographique (rapport de l'onde E_{mitral}/e'_{anneau}) et hémodynamique simultanée (pré-onde A), ils ont retrouvé une assez bonne corrélation entre les deux méthodes (0,76) ; en revanche, les corrélations sont plus faibles pour les paramètres classiques [95].

La corrélation établie par les auteurs est la suivante : pression de remplissage VG = $3,2 + 1,1\ E_{mitral}/e'_{anneau}$, et une valeur $E_{mitral}/e'_{anneau} \geq 10$ est équivalente d'une pression de pré-onde A ≥ 15 mmHg avec une sensibilité de 92 % et une spécificité de 85 % pour cette équipe. Des données hémodynamiques récentes établies par d'autres équipes montrent que cette méthode est peu reproductible en pratique et ne permet même pas de classer les sujets de façon fiable (par exemple, entre ceux ayant une pression basse, ceux ayant une pression normale et ceux ayant une pression élevée) [102]. La détermination d'une mesure précise de la pression de remplissage pour un sujet donné, comme elle est suggérée par les auteurs [95], est encore plus sujette à caution et les valeurs calculées ne sont qu'indicatives parmi un faisceau d'autres paramètres échocardiographiques.

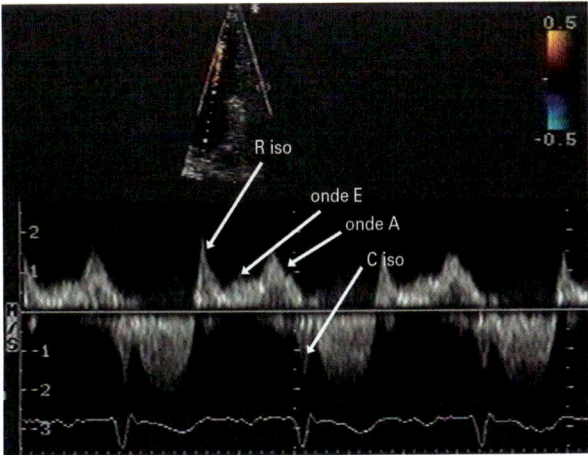

Figure S05-P03-C03-14 Enregistrement Doppler continu du profil de remplissage ventriculaire gauche au niveau mitral. Noter la succession d'une onde de relaxation isovolumique (R iso), puis de l'onde de remplissage rapide (onde E) et du remplissage auriculaire (onde A). Il existe une onde de contraction isovolumique ventriculaire gauche (C iso) qui précède le flux aortique d'éjection.

Cardiologie

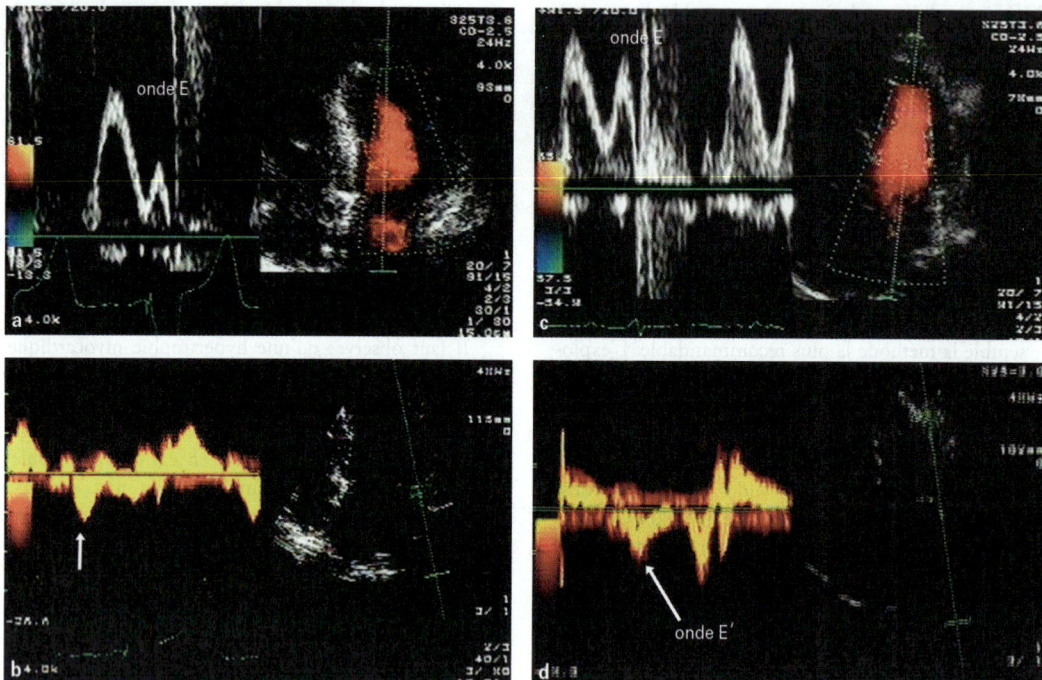

Figure S05-P03-C03-15 Étude du remplissage en Doppler pulsé. **a)** Doppler pulsé chez un patient peu dyspnéique porteur d'une cardiomyopathie hypertrophique. L'étude Doppler permet d'observer un profil normal ou normalisé E/A > 1. **b)** Dans ce cas, la grande onde e' au niveau de l'anneau témoigne d'un flux normal, et non pas normalisé, chez ce patient porteur d'une cardiomyopathie hypertrophique. **c et d)** Autre patient porteur d'une cardiomyopathie hypertrophique très dyspnéique à l'effort. **c)** Étude du remplissage mitral en Doppler pulsé au niveau mitral en (**c**) qui semble identique au patient en (**a**) normal ou normalisé E/A > 1. **d)** Doppler pulsé tissulaire : la petite onde e' au niveau de l'anneau et la grande onde E au niveau de la mitrale en (**c**) témoignent d'un flux normalisé.

Tableau S05-P03-C03-IV Corrélations entre les paramètres échocardiographiques et la pression pré-onde A.

Paramètres échocardiographiques-Doppler	Corrélations (r)
Volume de l'OG	0,3
Vitesse d'E_{mitral}	0,4[1]
Rapport E_{mitral}/A_{mitral}	0,33[1]
Temps de relaxation isovolumique	−0,2
Vitesse d'E_{mitral}/ propagation d'E_m	0,67[1]
Rapport vitesse d'E_{mitral}/e'_{anneau}	0,76[1]
Différence onde $A_{pulmonaire} - A_{mitral}$	0,46[1]

(1) p > 0,05.

Évaluation pronostique échocardiographique

Le fait de porter le diagnostic de CMH chez un patient revêt classiquement une signification pronostique particulière, compte tenu du risque de mort subite qui lui est habituellement attribué, puisque la mortalité est de 2 à 4 % par an chez l'adulte [18]. Cependant, une étude rapporte une mortalité de 0,1 % par an chez des patients non sélectionnés par un centre spécialisé [20], et il semble de plus en plus que cette maladie soit bien mortelle, surtout à l'effort, mais qu'on a surestimé sa mortalité annuelle en extrapolant la mortalité observée dans des centres très spécialisés et chez des patients symptomatiques avec celle observée dans la « vraie vie » chez des sujets peu ou pas symptomatiques. L'épaisseur myocardique mesurée en échocardiographie ou en IRM est-elle un facteur pronostique ? Spirito et al. [119] ont montré récemment dans une étude échocardiographique portant sur 480 patients qu'il semble y avoir un lien entre l'épaisseur de la paroi et le risque de mort subite, puisque pour une épaisseur inférieure à 15 mm, l'incidence de mort subite par an et pour 1 000 sujets est nulle. En revanche, elle est de 18,2 % pour une épaisseur supérieure ou égale à 30 mm (*voir* Figure S05-P03-C03-10). Une localisation apicale de l'hypertrophie est classiquement d'un bon pronostic (Figure S05-P03-C03-16) ; toutefois, l'évolution de cette forme expose à des complications particulières secondaires au développement d'un anévrysme apical au-dessous de la

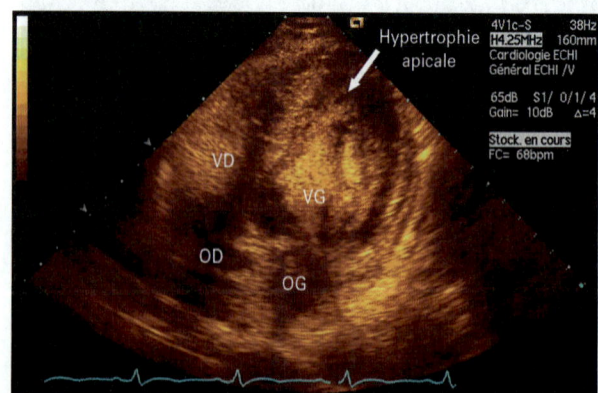

Figure S05-P03-C03-16 Étude d'une cardiomyopathie hypertrophique apicale avec contraste. Vue bidimensionnelle d'une cardiomyopathie hypertrophique apicale après injection de produit de contraste. L'hypertrophie apicale qui comble l'apex et le déforme en cœur de carte à jouer est signalée par la flèche. OD : oreillette droite ; OG : oreillette gauche ; VD : ventricule droit ; VG : ventricule gauche.

zone hypertrophiée et secondaires à l'hyperpression dans cette deuxième chambre ventriculaire. De plus, l'anévrysme peut être le siège de thrombus qui expose à des complications emboliques, et dans certains cas est même la cause de troubles du rythme ventriculaire qui peuvent être mortels. Koga et al. [62] ont observé chez 136 patients ayant une CMH, que les sujets porteurs d'une telle forme (29 sur 136) avaient un excellent pronostic avec une mortalité nulle à un an, alors que la mortalité annuelle globale (des 136 patients) était de 3,7 %. Un amincissement de la paroi myocardique, s'il survient, représente un facteur pronostique péjoratif lorsqu'il est associé à une dilatation du ventricule gauche et à une altération de la fonction pompe [121] ; cette forme représente l'évolution dilatée de la CMH, qui est très péjorative. Cette évolution peut survenir entre 20 et 50 ans. Des échocardiographies successives ont montré que la dimension télédiastolique du ventricule gauche peut augmenter de 44 à 49 mm, tout en restant inférieure à 55 mm en moyenne, tandis que le septum peut diminuer de 21 à 15 mm avec une variation maximale observée de 9 mm dans cette série. La fraction d'éjection ventriculaire gauche est en général inférieure à 50 %. Cette altération morphologique et fonctionnelle est rapportée soit à une ischémie myocardique, soit à une progression du processus fibreux de la cardiomyopathie.

L'épaisseur de la paroi semble varier en fonction de l'âge des patients. Dans un travail concernant 173 patients, une l'équipe de Maron [122] a montré que dans une population de patients symptomatiques avec CMH, l'hypertrophie est beaucoup plus importante chez les adultes jeunes que chez des patients plus âgés. Il existerait une relation inverse entre l'âge et l'épaisseur des parois ; une épaisseur maximale supérieure à 30 mm est observée avant 40 ans, alors qu'elle n'est plus que de l'ordre de 25 mm après 55-60 ans [122]. L'explication de cet amincissement est double : soit la valeur moyenne du groupe diminue à cause des décès des patients plus jeunes qui ont souvent une forme très hypertrophique, soit il existe un véritable amincissement fibreux de la paroi au cours de l'évolution de la CMH.

Certains auteurs ont voulu savoir s'il existait une relation entre l'hypertrophie pariétale et l'existence d'un trouble du rythme ventriculaire. Ils ont montré que l'épaisseur maximale n'était pas différente chez les patients sans trouble du rythme ventriculaire (22 ± 5 mm) de celle des patients avec trouble du rythme (21 ± 5 mm), quels que soient le score de l'hypertrophie ou le type d'hypertrophie (asymétrique, concentrique, ou distale) [31]. L'atteinte cardiaque droite semble fréquente pour d'autres équipes [88]. Ainsi, ces auteurs ont étudié soixante-treize patients par sept mesures échocadiographiques réalisées sur le VD. Ils ont observé qu'une atteinte ventriculaire droite (épaisseur ≥ 8 mm) était présente dans 44 % des cas ; elle était moyenne chez vingt-quatre patients, modérée chez sept et sévère chez un seul. Pour ces auteurs, il existe une corrélation entre l'hypertrophie ventriculaire gauche et l'hypertrophie ventriculaire droite (r = 0,63).

Diagnostics différentiels des autres hypertrophies

Hypertrophie secondaire à une HTA

Il s'agit de patients souvent âgés, de sexe féminin et pour lesquels une hypovolémie (par diurétique et/ou saignement) est souvent associée. Le SAM est souvent présent et dû à la tension anormale de l'appareil mitral associée à une réduction de la taille de la chambre d'éjection ventriculaire gauche par une calcification de l'anneau mitral. Chez les patients âgés hypertendus et après correction de l'hypovolémie, on observe aussi une disparition du SAM. De même, l'arrêt de vasodilatateurs artériels et l'utilisation d'un inotrope négatif du type bêtabloquant améliore les conditions hémodynamiques et fait disparaître le SAM. Il peut aussi y avoir une association d'une CMH familiale et d'une HTA vraie ; dans ce cas, soit l'arbre généalogique de la famille, soit la mise en évidence de l'anomalie génétique permet de conclure. En l'absence de ces éléments, aucun argument clinique définitif ne permet de trancher et seule l'analyse génétique permet de résoudre le problème.

Hypertrophie physiologique du sportif

Le diagnostic peut être plus difficile à faire chez un sportif (voir Tableau S05-P03-C03-II). Dans une étude portant sur 947 athlètes, les auteurs proposent une valeur seuil « physiologique » septale de 16 mm au-delà de laquelle on est en droit de poser le diagnostic de CMH. De plus, il n'existe pas d'anomalie du remplissage ventriculaire gauche chez le sportif, alors que cette anomalie est souvent observée chez les patients porteurs d'une CMH. Les données échocardiographiques utilisant le Doppler tissulaire permettraient de distinguer facilement une hypertrophie physiologique d'une hypertrophie pathologique (voir Tableau S05-P03-C03-III) [77]. Les recommandations actuelles de l'AHA concernant la pratique du sport ont été publiées par Maron et al. [85].

Hypertrophie d'une cardiomyopathie restrictive

L'hypertrophie observée dans la cardiomyopathie restrictive (CMR) est plus volontiers symétrique (rapport septum/paroi postérolatérale < 1,3) et il existe souvent une dilatation biauriculaire marquée. On observe souvent une adiastolie Doppler, que ce soit au niveau du remplissage mitral où l'on peut voir un profil de remplissage du type anomalie de la compliance (E/A > 2 et temps de décélération de l'onde E < 150 ms), ou que ce soit au niveau du flux de remplissage des veines sus-hépatiques où les flux systolique et diastolique ont des temps de décélération brefs. Par ailleurs, une atteinte biventriculaire plaide plus en faveur d'un phénomène restrictif, comme l'absence d'antécédents familiaux ou l'absence de signes ECG. Plus rarement, il s'agit d'une forme hypertrophique familiale vraie avec une expression phénotypique inhabituelle qui, au lieu d'être hypertrophique, peut être restrictive. Dans ce cas, les auteurs ont rapporté qu'il s'agissait d'une mutation sur la troponine I [90].

Hypertrophie d'une maladie de Fabry

L'hypertrophie myocardique asymétrique découverte en échocardiographie ne signe pas toujours son caractère primitif et sarcomérique, mais il peut s'agir d'autres anomalies métaboliques et d'origine génétique, telles que la maladie de Fabry. Dans ce cas, l'histoire familiale n'est pas celle d'une CMH banale et en échocardiographie, l'hypertrophie est volontiers symétrique et sans obstacle à l'éjection. Toutefois, il existe des cas rares avec asymétrie et obstacle sous-aortique, qui se limitent à l'atteinte cardiaque sans atteinte viscérale associée. La maladie de Fabry est une maladie lysosomiale génétique, liée au chromosome X, résultant d'un déficit enzymatique de l'α-galactosidase lysosomiale avec accumulation de globotriaosylcéramide et de digalactosylcéramide dans les cellules. Sa fréquence est d'une naissance pour 50 000 garçons [89]. Les femmes génétiquement atteintes peuvent parfois en présenter des signes. Cette maladie touche essentiellement les hommes lorsque l'activité enzymatique est inférieure à 1 %. Les premiers signes commencent dans l'enfance ou à l'adolescence par des acroparesthésies, puis commencent une hypohidrose, des anomalies de la cornée, une cataracte et une protéinurie. Une insuffisance rénale s'installe entre 30 et 50 ans [17], nécessitant une dialyse dans environ 50 % des cas. Malgré le traitement, les patients auront soit des complications cardiovasculaires (essentiellement une hypertrophie ventriculaire gauche pouvant conduire à un tableau d'insuffisance cardiaque, mais dont le mécanisme n'est pas clair, la surcharge des cellules musculaires cardiaques en globotriaosylceramides étant modérée [26]), soit des complications cérébrales (accidents vasculaires cérébraux) responsables de la mortalité de cette pathologie. Chez les hommes, la méthode la plus fiable d'établir le diagnostic est la mesure de l'activité enzymatique de l'α-galactosidase dans les leucocytes. La détection des femmes porteuses de la mutation par mesure de l'activité enzymatique de l'α-galactosidase n'est pas fiable. Seule la recherche de la mutation du gène *GLA* permet de détecter les porteuses. La détection de la mutation est possible dans près de 100 % des hommes malades.

Hypertrophie d'une maladie de Friedreich

C'est la plus fréquente des ataxies héréditaires d'origine génétique, qui se déclare généralement à l'adolescence et conduit le patient à une complète invalidité et à la mort en une trentaine d'années. Gêne majeure à la marche avec instabilité, pieds creux bilatéraux et déviation importante de la colonne vertébrale font partie des signes cliniques habituels de la maladie de Friedreich. Sur le plan cardiaque, un PR court est retrouvé dans 25 % des cas et sur le plan échocardiographique, deux aspects sont classiquement décrits : soit une hypertrophie symétrique (concentrique), soit une hypertrophie asymétrique. Sur le plan de la contractilité, l'évolution se fait dans la majorité des cas vers une diminution de la performance systolique.

Hypertrophie d'une maladie mitochondriale

Les maladies mitochondriales se rencontrent chez l'enfant. Elles regroupent un ensemble disparate de maladies en rapport avec un trouble de la chaîne respiratoire mitochondriale. Ce trouble est secondaire à une mutation de l'ADN nucléaire ou mitochondrial. Cependant, la très grande variabilité des manifestations cliniques ne permet pas toujours de poser un diagnostic précis. Les signes les plus fréquents sont un ptosis, une opthalmoplégie externe, une myopathie ou une fatigabilité musculaire excessive, une cardiomyopathie, une diminution de la vision et de l'audition, une atrophie optique, une rétinite pigmentaire ou un diabète. Les signes neurologiques les plus fréquents sont l'encéphalopathie, l'épilepsie, la démence, l'ataxie et des troubles spastiques.

Hypertrophie d'une maladie de Pompe

La maladie de Pompe est une glycogénose de type II qui se présente sous différentes formes. Elle se manifeste le plus souvent dès la naissance. Les premiers signes n'apparaissent que rarement à l'âge adulte. Trois tableaux cliniques sont classiquement décrits. La forme infantile est la plus classique : elle débute dans les premiers jours de la vie par une hypotonie, des difficultés alimentaires, des troubles respiratoires et surtout par une insuffisance cardiaque en rapport avec une cardiomégalie secondaire à une cardiomyopathie. L'ECG montre un PR court associé à une hypertrophie ventriculaire gauche importante. Des troubles de l'audition sont habituels en rapport avec une anomalie de la perception ou de la transmission. La créatine kinase sérique est très élevée, surtout dans la forme infantile mais peut être normale dans la forme de l'adulte. Le dosage de l'activité de l'α-glucosidase par culture de fibroblaste cutané est la méthode la plus fiable pour établir le diagnostic. Un déficit total (activité inférieure à 1 % du contrôle) est associé avec la forme infantile. À la différence des autres glycogénoses, la maladie de Pompe est aussi une maladie lysosomiale. La biopsie musculaire peut être utilisée pour mettre en évidence par des méthodes de coloration des lysosomes chargées de glycogène. En l'absence de traitement actif, le décès survient dans la première année de vie. Une thérapie enzymatique substitutive est maintenant disponible : l'alglucosidase alfa. Les bénéfices de cette thérapie substitutive par enzyme recombinante n'ont pas encore été établis dans les formes à début plus tardif.

Hypertrophie d'une maladie de Danon

La maladie de Danon, ou glycogénose due au déficit en LAMP-2 (ou glycogénose lysosomiale à activité maltase acide normale), est une glycogénose lysosomiale due au déficit en LAMP-2 (*lysosomal-associated membrane protein 2*). Elle fait partie des causes d'hypertrophie ventriculaire gauche chez l'enfant. Elle est secondaire à une anomalie du stockage du glycogène. Elle associe une cardiomyopathie, une myopathie squelettique et un retard mental. La cardiomyopathie est observée à un âge variable, mais souvent avant 20 ans. Elle est typiquement hypertrophique chez les garçons, associée à un PR court et à un syndrome de Wolff-Parkinson-White, et elle évolue rapidement vers une insuffisance cardiaque. Le diagnostic biologique repose sur la mise en évidence d'une activité maltase acide normale ou augmentée, et l'étude d'une biopsie musculaire montrant des vacuoles (remplies de glycogène et de produits de dégradation cytoplasmique) et l'absence de protéine LAMP-2 par immunohistochimie.

Plusieurs mutations ont été identifiées dans le gène *LAMP-2*, localisé en Xq24, rendant possible un diagnostic prénatal. Il n'existe pas de traitement et à un stade évolué ; seule la transplantation cardiaque est possible.

Hypertrophie d'un syndrome de Noonan

C'est une maladie génétique observée chez l'enfant, associant un faciès caractéristique, une petite taille avec un cou large ou palmé et un retard mental de degré très variable.

On note un aspect inhabituel du thorax avec implantation basse des mamelons. On retrouve une cardiopathie congénitale avec une atteinte cardiaque complexe où sténose pulmonaire et cardiomyopathie principalement ventriculaire gauche sont les plus fréquentes. Il existe souvent des anomalies de la coagulation sanguine associées.

Hypertrophie myocardique associée à une cardiomyopathie dilatée

Nous avons vu précédemment, dans l'évaluation pronostique, qu'un amincissement de la paroi myocardique d'une CMH est possible au cours du temps et représente un facteur pronostique péjoratif [121]. Cette évolution peut survenir avant 50 ans. Des échocardiographies successives ont montré que la dimension télédiastolique peut augmenter jusqu'à 49 mm (Figure S05-P03-C03-17). Mais la caractéristique principale de cette cardiomyopathie « hypertrophique et dilatée » est de rester toujours modérément dilatée, c'est-à-dire inférieure à 55 mm en moyenne, ce qui est facilement distinguable d'une cardiomyopathie dilatée (CMD) classique. De plus, l'épaisseur pariétale reste hypertrophique, car le septum peut diminuer de 21 à 15 mm, mais il reste hypertrophique (15 mm) avec une variation maximale observée de 9 mm dans la série princeps [121], et il est peu fréquent d'observer une telle hypertrophie au cours de la CMD. Enfin, la FEVG est en général inférieure à 50 %, c'est-à-dire modérément diminuée, ce qui, là encore, est très différent de la diminution de FEVG observée habituellement au cours de la CMD évoluée où la FEVG est le plus souvent inférieure à 35 %.

Diagnostic angiographique et hémodynamique

Les techniques modernes du cathétérisme ont permis de mieux connaître les anomalies des fonctions systolique et diastolique de la CMH, mais ces données sont actuellement accessibles à l'échocardiographie-Doppler. Ce qui caractérise la fonction systolique ventriculaire gauche dans la CMH, c'est l'augmentation de la vitesse d'éjection et de la fraction d'éjection. Pendant la première moitié de l'éjection, 90 % du volume d'éjection sont expulsés dans l'aorte, alors qu'elle est de 60 % chez les sujets normaux. La cavité ventriculaire gauche en systole est quasi virtuelle. Chez les patients avec une forme de CMH apicale, le cœur est déformé en as de pique. Il existe une hypertrophie des piliers et une cassure de l'axe base pointe. L'enregistrement des pressions simultanées permet de retrouver le gradient intra-VG ou sous-aortique, et surtout sa potentialisation post-extrasystolique, dite « effet Brockenbrough ». Dans ce cas, le remplissage post-extrasystolique, facteur de diminution du gradient, est bien inférieur au renforcement inotrope, facteur d'aggravation du gradient (Figure S05-P03-C03-18). Le gradient est potentialisé par les inotropes et/ou par l'utilisation de vasodilatateurs qui diminuent le remplissage et donc la taille du chenal sous-aortique.

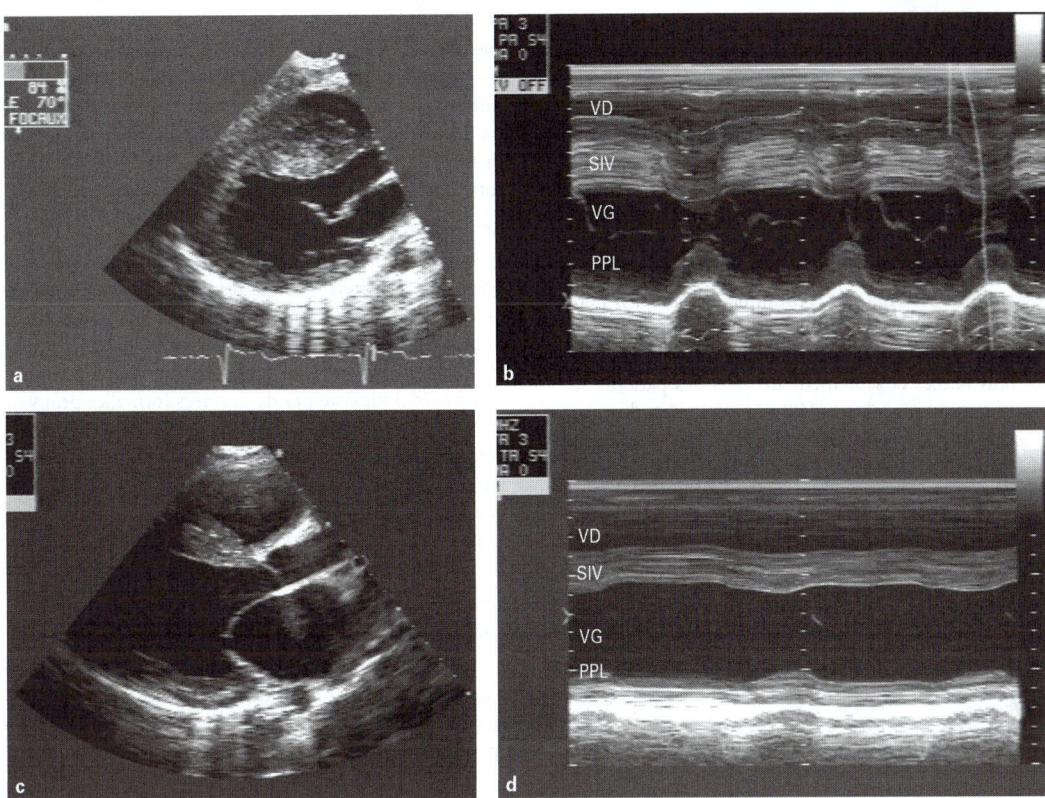

Figure S05-P03-C03-17 Cardiomyopathie hypertrophique évoluant vers la dilatation. Échocardiographie en mode 2D (**a**) et TM (**b**) d'une cardiomyopathie hypertrophique asymétrique chez un patient jeune sans dilatation ventriculaire gauche (VG). Échocardiographie en mode 2D (**c**) et TM (**d**) chez un patient plus âgé porteur d'une cardiomyopathie hypertrophique très symptomatique. On peut observer une dilatation ventriculaire gauche et un amincissement par rapport à la forme de l'adolescent. VD : ventricule droit ; PPL : paroi postérolatérale ; SIV : septum interventriculaire.

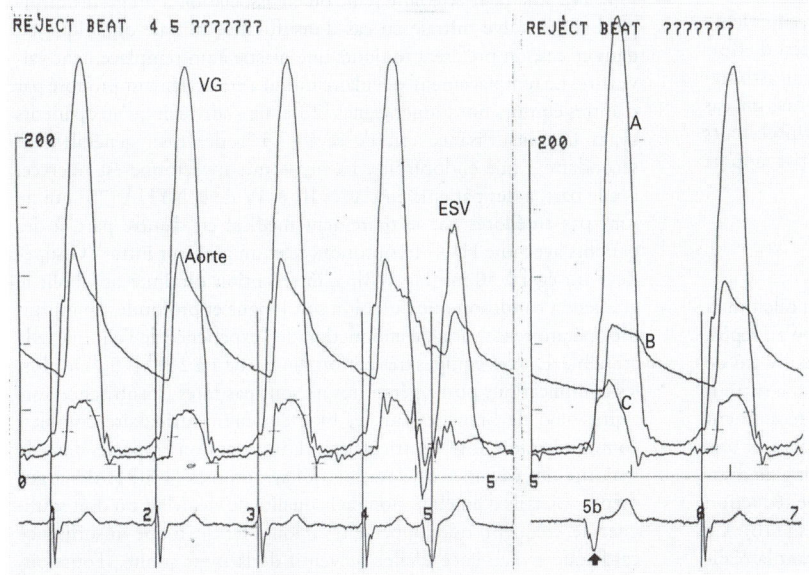

Figure S05-P03-C03-18 Courbes de pressions intraventriculaire gauche et aortique. Courbes de pressions simultanées dans le VG (A), l'artère fémorale (B) et le ventricule droit (C). Noter que le complexe ECG n° 5 est prématuré. Au complexe suivant, post-extrasystolique (n° 5b), la courbe ventriculaire objective une pression intraventriculaire gauche supérieure à 250 mmHg et une pression fémorale à 90 mmHg. Cette augmentation du gradient post-extrasystolique est connue comme le phénomène de Brockenbrough. Au complexe ECG suivant (n° 6), la pression intraventriculaire (A) retourne à sa valeur initiale 220 mmHg, comme la pression fémorale (B) qui objective un pic systolique à 120 mmHg.

Traitement

Traitement médical

Bêtabloquants

Le propranolol (Avlocardyl®) est le traitement de choix pour les patients symptomatiques [49, 128]. Il exerce un effet inotrope négatif et diminue la MVO_2. Il améliore la fonction diastolique en diminuant la fréquence cardiaque, il prolonge la diastole et améliore le remplissage ventriculaire gauche. Il diminue enfin le gradient intra-VG à l'effort, mais ne semble pas ou peu le changer au repos [78]. Ce traitement est préféré chez les patients ayant un gradient qui apparaît ou s'aggrave à l'effort. Son action anti-arythmique est faible. Il permet le contrôle de la fréquence cardiaque en cas d'arythmie cardiaque par fibrillation auriculaire. En fait, la réponse clinique est décevante aux posologies les plus faibles et seulement un tiers des patients se déclarent améliorés lorsqu'ils reçoivent 120 mg au moins de propranolol par 24 heures. À dose plus élevée (jusqu'à 480 mg/24 h) [78] et en l'absence de contre-indication, l'amélioration est plus nette et porte plus sur l'angine de poitrine que sur la dyspnée. Chez l'enfant, son indication est rare et doit être particulièrement prudente et suivie dans ce contexte [78]. Il est utilisable à la dose de 2 mg/kg ; il faut surveiller la croissance et on peut observer des dépressions chez l'adolescent. Il faut noter que les effets secondaires chez l'adulte peuvent en limiter leur utilisation, en particulier sont rapportés : fatigue, impuissance, troubles du sommeil.

Inhibiteurs calciques

Leur utilisation est logique en raison de la dysfonction diastolique toujours sous-jacente dans la CMH. Leur action réside dans leur propriété inotrope négative et dans l'amélioration de la fonction diastolique qui peut s'expliquer par deux mécanismes : d'une part, une vasodilatation coronaire notamment au niveau de la microcirculation et, d'autre part, une action sur la surcharge calcique intracellulaire. Les inhibiteurs calciques améliorent la symptomatologie et la tolérance à l'effort sous vérapamil (Isoptine®) à la dose de 120 à 480 mg/24 h, mais ce médicament reste contre-indiqué en cas d'insuffisance cardiaque associée à un obstacle intraventriculaire [128] et lorsqu'il existe une maladie du sinus ou des troubles de la conduction auriculoventriculaire. Le vérapamil n'est pas non plus indiqué chez l'enfant. Il semble que le vérapamil puisse avoir une action bénéfique sur l'HVG (actuellement, on aurait tendance à le prescrire chez les patients avec une très forte hypertrophie, supérieure à 35 mm) et sur l'ischémie myocardique prouvée par un test d'effort au thallium). Il est aussi habituel de le prescrire au patient asthmatique ou intolérant aux bêtabloquants ; il peut être donné en cas d'inefficacité des bêtabloquants, et l'association des deux (inhibiteurs calciques et bêtabloquants) n'a pas montré de supériorité par rapport à chaque médicament pris isolément [78].

Autres molécules

Disopyramide (Rythmodan®)

Anti-arythmique de classe 1A, il modifie la cinétique du calcium et entraîne une disparition du gradient, aussi bien à l'effort qu'au repos. On l'utiliserait à la dose de 600 à 800 mg/24 h, mais il n'existe pas de données suffisantes pour généraliser son utilisation [106]. Il a surtout une action inotrope négatif. L'efficacité à long terme a été récemment testée dans une étude multicentrique portant sur 118 patients avec une obstruction [116]. Les patients ont reçu en moyenne 432 mg de disopyramide pendant trois ans, et les résultats ont montré une réduction de plus de 50 % du gradient dans deux tiers des cas traités [116]. Ce traitement devrait être considéré en première intention avant la réalisation d'une myectomie ; toutefois, il expose le patient à une sensation de bouche sèche, à des troubles de l'accommodation, à une constipation et/ou à une dysurie. Tous ces effets sont en rapport avec l'effet atropinique du médicament. Mais cette étude n'est pas randomisée et ne permet pas d'exclure un effet pro-arythmogène toujours possible avec ce type de traitement [42]. Actuellement, on déconseille de l'utiliser seul, car il peut favoriser une augmentation de la fréquence d'un flutter ou d'une arythmie cardiaque par fibrillation auriculaire ; c'est pourquoi il est recommandé de l'associer à de petites doses de bêtabloquant. De même, il n'est pas recommandé de l'administrer associé au sotalol ou à l'amiodarone, en raison du risque pro-arythmogène.

Amiodarone (Cordarone®)

Son utilisation est difficile chez les sujets jeunes en raison de la fréquence de ses effets secondaires. Elle a également été proposée, isolée ou en association au traitement bêtabloquant et pour traiter les arythmies, mais son rapport thérapeutique bénéfice/risque doit être évalué chez chaque patient. Elle ne modifie pas la fonction ventriculaire gauche, et il n'existe pas de données formelles prouvant qu'elle améliore le pronostic des CMH. L'amiodarone en association aux anticoagulants est le traitement curatif de choix de l'arythmie cardiaque par fibrillation auriculaire. Les patients présentant des troubles du rythme ventriculaire et/ou des syncopes seraient améliorés par l'utilisation de ce traitement. L'amiodarone peut être utilisée en cas d'insuffisance cardiaque, mais son association aux autres anti-arythmiques doit être évitée [78].

Cibenzoline (Cipralan®)

Cet anti-arythmique de la classe 1C a pu être utilisé à la dose de 150 à 200 mg. Deux heures après son administration orale, il permettrait à la pression intra-VG de diminuer de 123 ± 60 à 39 ± 33 mmHg ($p = 0,0026$). Son utilisation pour diminuer le gradient intraventriculaire a fait l'objet de quelques publications [53, 54, 55].

Furosémide (Lasilix®)

Ce n'est pas un traitement habituel de la CMH. Son utilisation est limitée aux patients très symptomatiques, sans gradient intraventriculaire gauche important, ayant des pressions de remplissage élevées, mais sa prescription doit être toujours limitée dans le temps pour soulager les symptômes et prudente quant aux doses utilisées [78].

Traitement chirurgical

L'intervention la plus pratiquée est la résection d'une partie saillante du septum interventriculaire, ou myotomie-myectomie de Morrow [93, 94]. Elle peut être faite seule ou en association à un geste chirurgical sur la valve mitrale en cas d'insuffisance mitrale organique et, dans ce cas, on préférera toujours une plastie à un remplacement valvulaire. Le remplacement valvulaire mitral a été également proposé par d'autres équipes nord-américaines [28] et ne s'adressait qu'aux patients ayant une insuffisance mitrale sévère (5 % des cas), généralement secondaire à une endocardite. La myotomie myectomie est réservée, d'une part, à des patients en classes III et IV de la NYHA [75] qui ne sont pas améliorés par le traitement médical et, d'autre part, à des patients avec une HVG très prononcée et un gradient intra-VG supérieur ou égal à 50 mmHg [78]. L'intervention diminue ou abolit le gradient à condition que l'incision soit longue et profonde. La mortalité opératoire est variable en fonction de l'expérience de l'équipe ; elle est faible dans les équipes très performantes (de 1 à 2 %) [75]. De plus, les complications post-opératoires ne sont pas rares (insuffisance aortique, bloc de branche gauche, bloc auriculoventriculaire complet, communication interventriculaire). L'intervention apporte dans la majorité des cas une amélioration des symptômes [130] et des arguments objectifs d'amélioration de la qualité de vie. Mais on doit souligner le fréquent développement à long terme d'une insuffisance cardiaque et l'absence d'effet préventif de la mort subite. Toutefois, une seule étude rétrospective non randomisée a montré sa supériorité sur l'évolution naturelle de la maladie [29].

On a montré que la mortalité globale de ces patients dépendait de cinq facteurs :
– l'âge supérieur ou égal à 50 ans ;
– le sexe féminin ;
– l'existence d'une arythmie cardiaque par fibrillation auriculaire pré-opératoire ;
– une chirurgie coronaire associée
– un diamètre pré-opératoire de l'OG supérieur ou égal à 46 mm [130].

Selon certaines statistiques, la mortalité globale post-opératoire immédiate et à long terme serait de 3,5 % par an, donc très proche de l'histoire naturelle de la maladie. Une situation particulière est celle des patients résistant aux traitements médicamenteux et non pharmacologiques ou ayant une forme congestive d'insuffisance cardiaque (c'est-à-dire IEC, diurétiques, bêtabloquant, antagonistes des récepteurs de l'angiotensine II, spironolactone) chez lesquels la transplantation cardiaque reste la seule solution [117].

Stimulation séquentielle par un DDD

Cette thérapeutique est à réserver aux patients symptomatiques porteurs d'un gradient intra-VG important résistant à toutes thérapeutiques ; certains d'entre eux ont été traités avec succès par implantation d'un stimulateur séquentiel. Il faut que cette stimulation se fasse avec un intervalle de conduction relativement court et avec une programmation individuellement optimisée. Son but est de permettre une capture ventriculaire complète, tout en permettant un synchronisme auriculoventriculaire satisfaisant et si l'on obtient une stimulation correcte de la partie apicale du ventricule droit et du septum [78]. On évite ainsi une stimulation précoce de la portion basale du septum interventriculaire, responsable de ce fait d'une asynergie de contraction et d'une diminution du gradient intra-VG. La principale difficulté est de déterminer le délai de conduction auriculoventriculaire (AV) optimal. Certains auteurs recommandent un temps de conduction AV particulièrement bref. On peut s'aider de l'association de substances qui ralentissent la conduction (bêtabloquant et/ou amiodarone [Cordarone®]). L'ablation de la conduction AV est aussi possible chez les patients qui restent symptomatiques malgré cette thérapeutique [41]. Le délai de conduction AV optimal dépend aussi de la conduction antérograde de chaque patient. Un délai de conduction AV de l'ordre de 75 à 125 millisecondes est en général considéré comme optimal. Le réglage du stimulateur est facilité par la mesure du gradient par l'échocardiographie Doppler ou des mesures hémodynamiques réalisées en salle de cathétérismes.

Cette méthode apporte une amélioration symptomatique notable qui serait due à une diminution du gradient intra-VG. L'effet semble stable et reproductible plus de six mois après l'implantation d'un stimulateur [41]. Il est constaté chez 25 % des patients, mais ne serait pas différent d'un effet placebo dans les études les plus récentes et pendant les premiers mois [46]. Toutefois, l'effet à plus long terme dans l'étude PIC (*pacing in obstructive hypertrophic cardiomyopathy*) [46, 59, 60] a bien montré que seule la stimulation double chambre permettait une amélioration objective des patients porteurs d'une CMH. Aucune recommandation claire de niveau I concernant l'utilisation de la stimulation dans la CMH ne figure dans les recommandations de la Société européenne de cardiologie [127]. Chez les patients qui ont un gradient intra-VG sévère, la stimulation permanente peut être proposée avant d'envisager une myotomie-myectomie, mais il n'y a pas de données définitives qui permettent de le recommander (recommandation de classe IIb de niveau A [127]), en particulier chez le sujet âgé. Toutefois, l'utilisation de la stimulation autorise les associations médicamenteuses très bradycardisantes qui peuvent parfois améliorer les patients les plus symptomatiques ; c'est une recommandation de niveau IIa de niveau C. En revanche, il n'existe pas d'indication chez les patients asymptomatiques ou chez les patients sans aucun gradient (classe III niveau C) [127].

Réduction septale par alcoolisation

C'est une technique de réduction du septum interventriculaire qui passe par la réalisation d'un infarctus limité et provoqué du bourrelet obstructif septal. Elle est réalisée au cours d'une exploration hémodynamique et chez les patients avec un gradient intra-VG important et résistant aux thérapeutiques précédentes. Elle est contre-indiquée chez les patients ayant une faible hypertrophie septale inférieure à 18 mm et ceux ayant une insuffisance mitrale organique. Le repérage de la première artère septale coronaire a lieu au cours d'une coronarographie [40], puis on l'obstrue par un ballonnet et l'on injecte dans le lit d'aval de l'alcool pour provoquer un infarctus septal limité. La technique semble produire l'effet d'une myectomie par réduction de l'épaisseur septale, l'élargissement de la zone sous-aortique avec diminution du SAM et donc de l'insuffisance mitrale. On doit s'aider de l'échocardiographie de contraste pour choisir la meilleure branche septale et par là même, limiter la taille de l'infarctus septal et donc ses complications éventuelles en particulier l'apparition d'un bloc auriculoventriculaire [64]. Il existe une diminution franche du gradient dans plus de 80 % des cas [42]. Cette diminution peut être très rapide, mais dans la majorité des cas, l'amélioration est plus progressive et apparaît entre six et douze mois après la procédure. Cette technique est potentiellement dangereuse, en particulier concernant la genèse de troubles du rythme à long terme et fait l'objet d'une évaluation de son impact à long terme. Son principal risque est l'existence d'un trouble de la conduction définitif qui nécessite la pose d'un stimulateur cardiaque (30 % des cas, mais actuellement diminués à moins de 10 % avec le guidage échocardiographique de contraste) [64]. La mortalité globale serait proche de celle de la myectomie dans les centres expérimentés [56].

Défibrillateur implantable

L'implantation d'un défibrillateur est considérée comme le traitement électif du risque de mort subite et cette implantation est justifiée chez les sujets ayant fait une mort subite, ou chez ceux qui ont un trouble du rythme ventriculaire menaçant [84, 99]. Son implantation en cas de gradient intraventriculaire important est plus discutée et semble licite quand le gradient est associé à d'autres facteurs de risques majeurs [37]. Le défibrillateur a supplanté toutes les thérapeutiques anti-arythmiques classiques : l'amiodarone (Cordarone®) en raison de ses effets secondaires chez les sujets jeunes, mais aussi du manque de preuve en faveur de son efficacité ; les bêtabloquants à fortes doses dans cette indication, qui reste obsolètes et inefficaces pour prévenir une mort subite. La fréquence de choc approprié est de 11 % par an en prévention secondaire et de 4 % par an en prévention primaire [84]. Si l'implantation est indiscutable en prévention secondaire, l'évaluation du risque bénéfice en prévention primaire passe par l'évaluation du risque de mort subite.

Situations particulières

Évaluation du risque de mort subite

La mort subite est la complication la plus redoutée de cette maladie. Elle survient chez des patients à haut risque, et la recherche de facteurs de risque permet de cerner les patients les plus menacés [50], bien que cette évaluation pronostique puisse être prise en défaut. Elle peut survenir chez des patients asymptomatiques ou peu symptomatiques et sans signes d'appel, c'est pourquoi si la recherche de facteurs de risques reste une étape indispensable et nécessaire, elle est parfois insuffisante pour prévenir la mort subite. Celle-ci survient souvent le matin après le réveil [76] et souvent chez des adolescents ou des adultes jeunes (en règle générale) avant 35 ans [50], mais elle peut survenir à un âge plus avancé. Elle peut survenir aussi bien pour des efforts peu importants que pour des efforts violents comme la pratique du basket-ball ou du football américain mais, dans certains cas, elle peut frapper un individu au repos, voire pendant son sommeil [81, 93]. Le mécanisme principal retrouvé sur l'interrogation des défibrillateurs déjà implantés montre qu'il s'agit de troubles du rythme ventriculaires complexes dont la genèse n'est pas univoque.

Deux approches sont actuellement possibles pour la stratification du risque de mort subite. L'*approche classique* est une méthode de stratification à partir de cinq facteurs de risque : des antécédents familiaux de mort subite cardiaque, la survenue d'une syncope, l'existence de tachycardie ventriculaire non soutenue, une réponse anormale de la pression artérielle à l'effort, la présence d'une hypertrophie ventriculaire gauche supérieure ou égale à 30 mm. Ces cinq facteurs de risque sus-cités sont considérés comme majeurs par tous les auteurs [21, 58, 78, 83] :

• les antécédents familiaux de mort subite [38, 73, 74], surtout si la mort subite est survenue chez un sujet apparenté au premier degré ou s'il y a eu plusieurs cas de mort subite dans la famille ;

• la survenue de malaises de syncopes [61, 87], particulièrement quand ils surviennent à l'effort et de façon répétitive ou bien chez un sujet jeune [50]. Mais la sensibilité de la syncope comme signe précurseur d'une mort subite éventuelle est faible, car son mécanisme n'est pas univoque et elle est souvent neurogénique [63, 73, 74, 125]. Toutefois, lorsque la syncope est associée à un trouble du rythme ventriculaire, elle peut être la seule raison d'implantation d'un défibrillateur [82] ;

• l'existence de tachycardies ventriculaires non soutenues sur le Holter (plus de trois complexes QRS consécutifs à une fréquence supérieure à 120/min [50]) ou, a fortiori, un antécédent d'arrêt cardiocirculatoire réanimé [39] ;

• la réponse anormale de la pression artérielle lors de l'épreuve d'effort sur tapis roulant ou sur un vélo. On considère que la réponse est pathologique en cas de réponse tensionnelle plate ou d'hypotension comprise entre 15 et 25 mmHg chez des patients avant 40 ans, alors que pour certains après 40 ans, la modification tensionnelle ne serait plus discriminative [39] ; pour d'autres, 50 ans a été retenue comme âge limite pour considérer une réponse tensionnelle anormale [50] ;

• l'épaisseur de la paroi du ventricule gauche supérieure à 30 mm. Des formes extrêmes de CMH ont été étudiées sur une durée moyenne de 6 ans, sans observer de décès, et il ne semblait pas qu'une hypertrophie majeure soit un élément péjoratif [66]. Toutefois, d'autres auteurs [119] ont montré plus récemment le contraire dans une étude portant sur 480 patients. Il semble bien y avoir un lien de cause à effet direct entre l'épaisseur de la paroi et le risque de mort subite puisque pour une épaisseur inférieure à 15 mm, l'incidence de mort subite par an et pour 1 000 sujets est nulle. En revanche, elle passe par an de 2,6 pour une épaisseur de 15-19 mm à 7,4 pour une épaisseur de 19-24 mm, puis à 11 pour une épaisseur 24-29 mm et enfin à 18,2 pour une épaisseur supérieur ou égale à 30 mm ;

• un début des symptômes dès l'enfance, ce qui semble aussi être un élément péjoratif [78] ;

• Sont classés à part d'autres facteurs de risque potentiels [78] :

– l'identification d'une mutation « maligne » peut constituer un risque supplémentaire, car il a été rapporté que certaines mutations de la chaîne lourde β de la myosine (Arg719Gln et Arg403Gln, par exemple) et de la troponine T sont malignes et que les mutations de la protéine C sont associées à un meilleur pronostic [111]. Actuellement, il semble prématuré de penser qu'une mutation est par elle-même suffisante pour représenter l'élément déterminant et unique du pronostic de la cardiopathie [78] ;

– plus récemment est apparue une discussion sur la valeur relative du rehaussement tardif en IRM (Figure S05-P03-C03-19) ; il semble avéré

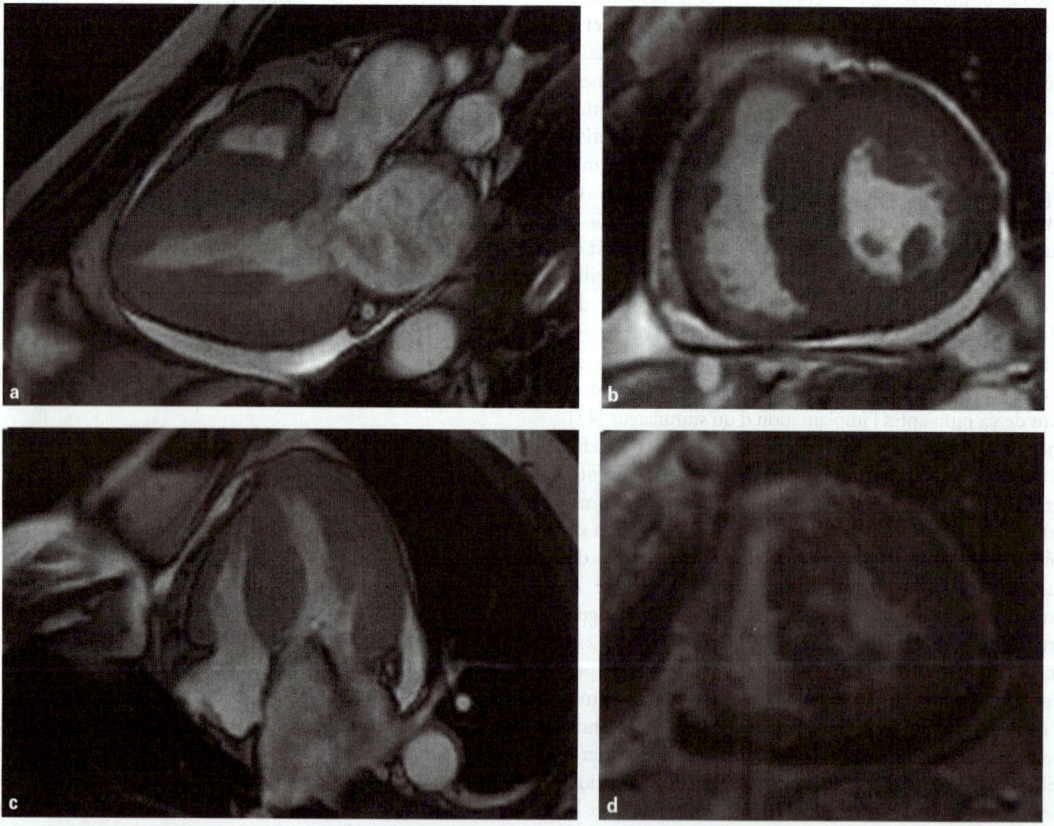

Figure S05-P03-C03-19 IRM cardiaque. IRM au contrôle (**a** et **c**) et après injection de gadolinium (**b** et **d**). On voit sur la coupe longitudinale antéropostérieure (**a**) et la coupe septolatérale (**b**) un rehaussement tardif discret ; sur la coupe transversale petit axe (**c** et **d**), on observe plus clairement un rehaussement tardif au niveau septal en plusieurs points, mais celui-ci reste encore localisé et peu envahissant.

que sa présence peu importante est fréquente et banale dans la CMH, surtout au niveau septal, mais l'aspect envahissant ou étendu témoignant d'une fibrose évoluée semble bien avoir un rôle dans l'évolution, l'apparition de trouble du rythme et la mort subite. L'IRM a pris maintenant une place indiscutable dans l'évaluation du risque de mort subite ;

– il existe d'autres facteurs dont la valeur relative est toujours discutée comme la présence d'épisodes de fibrillation auriculaire ou celle d'une ischémie [50] ou bien la présence d'une obstruction intraventriculaire gauche significative (≥ 30 mmHg). Enfin, l'activité sportive intensive de compétition est aussi considérée comme un facteur de risque éventuel. D'autres facteurs favorisants ont été avancés, en particulier une vasodilatation inappropriée et un trouble de la conduction [50].

Quelle signification simple peut-on retenir pour les facteurs de risque ? Si la plupart des marqueurs de mort subite ont une faible valeur prédictive positive, en particulier à cause de la faible fréquence des événements rencontrés, la forte valeur prédictive négative de ces marqueurs permet de décrire un profil de patient à faible risque.

Le sujet est considéré à haut risque en présence d'au moins de deux des facteurs de risque majeurs. La mortalité annuelle est alors supérieure à 4 % et on doit discuter un défibrillateur implantable. En présence d'un seul facteur majeur, chaque décision d'implantation de défibrillateur doit être envisagée en fonction du contexte clinique [84] et on doit considérer chez un sujet jeune le rapport risque/bénéfice comme celui des chocs inappropriés et toutes les autres complications inhérentes au défibrillateur [84]. Le sujet est considéré comme à faible risque rythmique s'il ne présente aucun facteur de risque majeur. La présence de plusieurs facteurs de risques mineurs est probablement péjorative, mais l'absence d'évaluation de cette situation ne permet pas de conclure de façon définitive et ne permet pas de recommander une conduite particulière. Il n'y a pas traitement à visée anti-arythmique à préconiser. Les restrictions sportives et une surveillance annuelle [50] restent indispensables.

La *nouvelle approche* de stratification du risque de mort subite utilise un calculateur de risque à partir de sept paramètres ; elle est préconisée par l'ESC et permettrait d'améliorer l'identification des sujets à risque. Mais elle n'est pas applicable dans tous les cas, et les deux méthodes (la classique et la nouvelle) ne s'opposent pas car elles sont complémentaires. La stratification du risque dans la CMH devrait encore être améliorée pour être sûr que seuls les patients à risque élevé de mort subite reçoivent bien un défibrillateur cardiaque implantable.

Les dernières recommandations de l'ESC proposent une méthode originale et plus précise de l'évaluation de la mort subite en prévention primaire, en utilisant un calculateur de risque à 5 ans [13]. Les sept marqueurs de risque de mort subite sont l'âge, l'histoire familiale de mort subite, l'épaisseur maximale télédiastolique du ventricule gauche, le diamètre de l'oreillette gauche, le gradient maximal du ventricule gauche au repos ou provoqué par une manœuvre de Valsalva, l'existence d'une tachycardie ventriculaire et une histoire de syncope inexpliquée. La formule pour calculer le risque absolu à 5 ans est disponible en ligne sous la forme d'un calculateur sur le site de l'ESC dans la rubrique *guidelines* [13]. À partir de ces différents paramètres qui peuvent être de nature continue comme l'âge, la valeur maximale du gradient, le diamètre de l'oreillette gauche et l'épaisseur maximale du ventricule gauche, ou qui font appel à des réponses binaires du type « oui/non » comme l'histoire familiale de mort subite, la syncope et la présence d'une tachycardie ventriculaire, on calcule, chez un patient donné, le risque de mort subite à 5 ans [34]. Pour l'implantation d'un défibrillateur en termes de prévention primaire, les sujets sont classés en trois catégories : bas risque, risque intermédiaire et haut risque, respectivement inférieur à 4 %, de 4 à 6 % et supérieur à 6 %. Ainsi, chez les patients à risque inférieur à 4 %, il n'y a pas d'indication en général au défibrillateur ; chez les patients entre 4 et 6 %, un défibrillateur peut être considéré, et chez les patient ayant un risque de décès à 5 ans supérieur à 6 %, l'implantation d'un défibrillateur doit être envisagée. L'évaluation du risque rythmique doit être refaite tous les 1 à 2 ans ou plus tôt s'il y a des modifications cliniques [35].

Cette formule validée dans une population de réplication (soit au total un effectif de 3 675 patients issus de six centres européens spécialisés) connaît cependant quelques limites [35]. Elle n'est pas applicable :
– avant 16 ans ;
– chez les athlètes de très haut niveau ;
– chez les patients ayant une cardiomyopathie métabolique ;
– en cas de syndromes malformatifs ;
– après alcoolisation septale ou myectomie ;
– en cas d'épaisseur maximale télédiastolique du ventricule gauche supérieure à 35 mm.

Enfin, le modèle proposé n'utilise pas la pression artérielle à l'effort.

La validité de ce calculateur par d'autres équipes a donné lieu à des résultats contradictoires, favorables à l'utilisation du calculateur pour une équipe européenne et inutile pour une équipe américaine. La stratification du risque de mort subite a beaucoup progressé ces dernières années. Mais l'approche classique par simple accumulation de facteurs de risque est sans doute insuffisante pour décider actuellement de l'implantation d'un défibrillateur ; elle est toutefois la seule possible chez l'enfant.

Arythmie complète par fibrillation auriculaire

C'est l'arythmie la plus fréquente rencontrée dans cette maladie (18 à 25 % des patients [19, 101, 110]) et il est probable que cette fréquence soit sous-estimée en raison des épisodes asymptomatiques [78]. L'AC/FA n'est pas reconnue comme un facteur de risque majeur de mortalité, toutefois son rôle déclencheur d'une arythmie fatale est envisagé [16, 126]. En revanche, son rôle déclencheur d'une insuffisance cardiaque aiguë ou comme cause d'un accident embolique cérébral ou périphérique n'est pas contesté [101]. Le traitement de cette complication doit être classique et repose sur les recommandations actuelles [44, 45, 131]. Un traitement anticoagulant est nécessaire, mais ne permet pas d'abolir complètement le risque d'accident vasculaire cérébral [80, 101]. Le traitement définitif de l'AC/FA par radiofréquence est en cours d'évaluation dans cette maladie [78]. Le traitement par ablation du nœud auriculoventriculaire et stimulation ventriculaire définitive est une alternative possible en cas d'échec des traitements classiques chez les patients qui restent symptomatiques [80, 101].

Grossesse

Elle est généralement bien tolérée [15, 100], et cela est particulièrement vrai dans les CMH avec obstacle asymptomatiques ou seulement peu ou moyennement symptomatiques avant la grossesse. La plupart des femmes enceintes ayant une CMH ont une augmentation du débit cardiaque qui est une réponse adéquate à l'augmentation physiologique des besoins due à la grossesse. La rétention hydrosodée augmente le volume plasmatique circulant qui compense la vasodilatation secondaire à cette situation. Un rapport d'une équipe italienne a été établi à partir de 100 patientes avec une CMH et qui ont eu 199 naissances [15]. On y observait que la mortalité maternelle y était de 10/1 000 naissances (IC 95 % : 1,1 à 36,2/1 000) soit beaucoup plus élevée que dans la population générale italienne (risque relatif de 17,1 ; IC 95 % : 2,0 à 61,8). Parmi les quarante femmes suivies de façon longitudinale pendant 5 ans, vingt-huit femmes étaient asymptomatiques et, parmi les douze symptomatiques, cinq (42 %) se sont aggravées.

Une seule patiente est passée en AC/FA et une autre a fait une syncope, mais ces problèmes étaient déjà survenus avant la grossesse. Deux décès ont été observés sur des patientes qui étaient particulièrement à haut risque : un cas d'hypertrophie ventriculaire massive associée à un gradient de 115 mmHg et, dans l'autre cas, des antécédents de nombreuses morts subites (cinq décès chez des sujets jeunes).

Les bêtabloquants peuvent être utilisés pour améliorer les symptômes, mais les doses doivent être les plus faibles possibles pour éviter la bradycardie fœtale, l'hypoglycémie et les retards de croissance. Ce sont les bêtabloqueurs qui sont utilisés avec la plus grande sécurité chez ce type de patientes. Les diurétiques peuvent être très utiles pour contrôler les poussées d'insuffisance cardiaque, en particulier en fin de grossesse. L'accouchement se fait souvent par les voies naturelles. L'anesthésie péridurale, à condition d'être réalisée de façon progressive, n'expose pas à une vasodilatation brusque et donc une hypotension délétère. En ce qui concerne l'accouchement lui-même, il faut maintenir la volémie en cours de travail et en post-partum, disposer de voies veineuses de bon calibre et être prêt, le cas échéant, à compenser les pertes sanguines. Il est justifié d'accoucher ces patientes en centre spécialisé, mais le plus souvent l'accouchement se déroule sans difficulté, et notamment sans nécessité d'une césarienne.

Risque d'endocardite

Dans la CMH, le risque d'endocardite bactérienne est d'une part faible, d'autre part limité aux patients avec un obstacle sous-aortique au repos et ou avec une anomalie mitrale intrinsèque [124]. Le site de la végétation est habituellement le feuillet antérieur de la valve mitrale mais on a rapporté des végétations siégeant au niveau septal (zone de contact avec la mitrale) et ou sur la valve aortique [109, 124]. Toutefois, les recommandations de l'AHA concernant la cardiomyopathie hypertrophique s'appliquent aux patients avec un gradient patent au moment de soins dentaires ; quant aux médications utilisables, elles ont été actualisées par Wilson et al. pour l'American Heart Association en 2007 [129]. Dans les dernières recommandations de la Société européenne, on ne recommande donc plus une prophylaxie antibactérienne classique chez ces patients en cas de soins dentaires ou de gestes invasifs ; la CMH reste dans la catégorie des cardiopathies à risque moyen [51].

L'absence de prophylaxie obligatoire en cas de geste à risque est toutefois contestée par certains spécialistes de la CMH. En revanche, on insiste sur la prévention (hygiène dentaire, pas de piercing, etc.)

Traitement des sujets asymptomatiques

Les données issues de patients non sélectionnés et étudiés en cohortes ou au cours d'études génétiques suggèrent que la plupart des patients ne sont pas au courant de leur maladie et sont asymptomatiques ou peu symptomatiques [22, 24, 69, 78, 120]. Ces patients, le plus souvent, ne semblent pas nécessiter de traitement. Il est beaucoup plus difficile de définir une stratégie chez le sujet jeune asymptomatique pour éviter une mort subite et/ou empêcher la progression de la maladie [38, 39, 86]. Le traitement des sujets peu ou pas symptomatiques repose sur des bases empiriques [78], et l'on ne connaît pas l'effet du traitement sur la mortalité. Ce traitement a pour principal but de retarder ou de soulager la progression des symptômes vers une insuffisance cardiaque, il est surtout destiné à limiter l'obstruction intra-VG et/ou l'apparition d'une arythmie cardiaque par fibrillation auriculaire. Mais l'utilisation systématique chez les patients jeunes peu ou pas symptomatiques d'une classe médicamenteuse ne peut pas être recommandée actuellement, car cette attitude ne repose pas sur une étude clinique comparative probante, et elle pose le problème de l'utilisation d'un traitement à visée pronostique sans preuves.

Cardiomyopathie restrictive

Olivier Dubourg, Maria Arslan et Nicolas Mansencal

De toutes les cardiomyopathies, les cardiomyopathies restrictives (CMR) sont celles que l'on rencontre le plus rarement [158, 168]. Elles sont caractérisées par une paroi ventriculaire rigide qui entraîne une gêne secondaire à une dysfonction diastolique, responsable d'une élévation des pressions de remplissage et d'une dilatation bi-auriculaire [158, 167, 168, 169]. En revanche, la fonction systolique est longtemps conservée et le ventricule gauche est en règle non dilaté [151, 152]. Les symptômes cliniques sont proches de ceux observés au cours des péricardites constrictives. On distingue deux types de classification : l'une est basée sur la génétique, l'autre sur l'anatomie. La première approche est génétique, la plus récente et c'est celle qui est proposée par le groupe de travail de la Société européenne de cardiologie qui en distingue deux grands types : les familiales et les non familiales [157].

Dans les CMR familiales, on a identifié des formes familiales d'amylose avec mutation sur la transthyrétine, ou sur l'apolipoprotéine. L'hémochromatose fait aussi partie de ce sous-groupe ainsi que la maladie de Fabry, les maladies de surcharge en glycogène et la fibrose endomyocardique familiale. On classe encore dans ce sous-groupe : les CMR sarcomériques avec mutation identifiée sur la troponine I ou sur la chaîne légère de la myosine au locus 10q23.3, les desminopathies, le pseudo-xanthome élastique, mais on connaît aussi des CMR familiales vraies sans gène encore identifié.

Dans les CMR non familiales [157], on classe deux types d'amylose (l'amylose primitive, ou AL, et l'amylose secondaire), la sclérodermie, l'endocardite fibroplastique, les CMR secondaires à des causes toxiques (sérotonine, méthysergide, ergotamine, agents mercuriels, busulfan, anthracyclines) ou tumorales (syndrome carcinoïde et cancers métastasés) et les CMR post-irradiation [157].

La seconde approche est anatomique, elle est plus accessible cliniquement par l'échocardiographie et l'on distingue les CMR myocardiques des CMR endocardiques.

Dans les CMR myocardiques, on retrouve encore trois sous-groupes : les CMR infiltratives, les CMR non infiltratives et les CMR par maladies de surcharge. Dans les causes infiltratives, l'amylose cardiaque représente la cause la plus fréquente de ces cardiomyopathies, mais il existe d'autres causes possibles : la sarcoïdose, la maladie de Gaucher ou la maladie de Hurler. Dans les causes non infiltratives, on reconnaît les formes restrictives idiopathiques, les formes hypertrophiques, la sclérodermie, le pseudo-xanthome élastique.

Dans les maladies de surcharge, l'hémochromatose est la plus fréquente, mais on y retrouve aussi la maladie de Fabry.

Les CMR endocardiques ont de multiples causes : la plus classique est l'endocardite fibroplastique qui recouvre plusieurs entités (endocardite de Löffler, fibrose endomyocardique et complication cardiaque du syndrome hyperéosinophilique). On y retrouve également le syndrome carcinoïde et différentes atteintes endocardiques secondaires à des substances toxiques.

Amylose

L'amylose est un désordre de cause inconnue qui se caractérise par le dépôt d'une protéine anormale dans les différents tissus de l'organisme. L'amylose peut être classée en différentes formes :
– l'amylose primitive (AL). Le sigle « AL » vient de A pour amylose et L pour chaîne légère d'immunoglobuline. L'infiltration amyloïde touche la langue, le cœur, le tube digestif, les nerfs, la peau et les ligaments du carpe. Il existe une forme associée au myélome avec production de chaînes légères d'immunoglobuline ;
– l'amylose secondaire (AA). Il s'agit d'une maladie qui accompagne les maladies chroniques (polyarthrite chronique évolutive, infection chronique). Elle se caractérise par l'atteinte du foie, de la rate, du rein et des glandes surrénales, les fibrilles amyloïdes ne ressemblant pas à celles de la forme primitive ni à aucune immunoglobuline connue ;

– l'amylose familiale (AF) avec mutation du gène codant la transthyrétine (précédemment appelé pré-albumine) qui résulte de la production d'une protéine de type pré-albumine. On lui reconnaît trois principaux types : néphropathique, neuropathique et cardiopathique dans ses formes familiales ;

– l'amylose sénile (SSA ou *sytemic senile amyloidosis*) secondaire à une transthyrétine mutée due également à la production d'une protéine de type pré-albumine. On l'observe, à partir de l'âge de 75 ans, dans 10 % des cœurs autopsiés.

Dans l'amylose primitive (AL), l'atteinte cardiaque est présente dans 50 % des cas, c'est la cause la plus fréquente de décès, au contraire de l'amylose secondaire (AA) où l'atteinte cardiaque est plus rare [168, 169]. Dans l'amylose familiale, l'atteinte cardiaque est occasionnelle [155, 187]. Enfin, dans l'amylose sénile, l'atteinte cardiaque peut aller de dépôts isolés dans les oreillettes jusqu'à l'infiltration ventriculaire [159, 161].

L'amylose cardiaque est plus fréquente chez les hommes que chez les femmes sauf dans sa forme sénile [161] ; elle commence rarement avant l'âge de 35 ans et elle apparaît le plus souvent après l'âge de 40 ans.

Anatomopathologie

Macroscopiquement [182], le cœur est augmenté de volume et son poids est de 500 grammes environ. Les parois des deux ventricules sont fermes, plastifiées, peu compliantes et épaissies avec un aspect gris jaunâtre. L'amylose est présente entre les fibres myocardiques et les dépôts dans les muscles papillaires sont fréquents. Une atteinte totale ou partielle des tissus de conduction est possible, soit par l'amylose elle-même, soit par une atteinte fibreuse. L'atteinte endocardique auriculoventriculaire est fréquente et souvent associée à des thrombi. Le péricarde peut contenir des dépôts amyloïdes, les valves peuvent être aussi infiltrées, sans dysfonction valvulaire. Les atteintes coronariennes ainsi que les atteintes des veines sont fréquentes et occasionnellement, il peut y avoir une diminution de la lumière de celle-ci pouvant expliquer alors une insuffisance coronarienne. En microscopie optique, l'infiltration amyloïde envahit tout le tissu conjonctif interstitiel et englobe les fibres myocardiques, qui dégénèrent et se nécrosent. Les études en microscopie électronique et les travaux biochimiques montrent que la substance amyloïde est une glycoprotéine insoluble, de structure fibrillaire comportant pour 60 à 70 % une fraction protéique, dont la séquence d'acides aminés est identique aux fragments variables d'une chaîne légère d'immunoglobuline. On peut penser que des précurseurs de la substance amyloïde sont des fragments d'immunoglobuline monoclonale.

Clinique

En dehors de l'atteinte viscérale expliquant des signes digestifs dont se plaignent les patients (nausées, vomissements et diarrhées), il existe quatre grands tableaux cliniques rencontrés au cours de l'amylose cardiaque :

– l'insuffisance cardiaque restrictive, qui est la plus fréquente, les signes droits sont prédominants, en particulier les œdèmes des membres inférieurs et les signes gauches sont en règle générale absents ;

– l'insuffisance cardiaque congestive, avec une symptomatologie respiratoire secondaire à la dysfonction systolique du ventricule gauche. Il existe également des signes évoquant une insuffisance coronarienne associée ;

– une cardiopathie rythmique avec anomalies de conduction ou une simple arythmie auriculaire qui domine le tableau, mais c'est parfois au décours d'une syncope qu'on évoque le diagnostic ;

– l'hypotension orthostatique, qui est observée chez un tiers des patients est secondaire à une hypovolémie associée au syndrome néphrotique. Elle est aussi associée à une atteinte du système nerveux autonome et/ou à une atteinte vasculaire.

À l'examen clinique [167, 168], on observe soit des signes en rapport avec une cardiopathie restrictive en raison de l'adiastolie, soit des signes congestifs non évocateurs. De plus, on peut retrouver un souffle d'insuffisance mitrale ou d'insuffisance tricuspide non spécifique du diagnostic.

Radiologie

Sur la radiographie de thorax de face, la silhouette cardiothoracique est peu modifiée, elle peut être normale dans les formes restrictives alors que l'on note la présence d'une cardiomégalie modérée dans les formes congestives.

Électrocardiogramme

Il est souvent perturbé avec diminution du voltage des QRS dans 50 % des cas et/ou avec des faux aspects de nécrose en raison d'ondes Q de fibrose. On note une déviation axiale gauche et une fibrillation atriale dans 50 % des cas. Tous les troubles de la conduction sont possibles. Concernant les troubles du rythme supraventriculaire, ils sont particulièrement sensibles à l'utilisation de la digitaline ou de ses dérivés qui peuvent entraîner des arythmies sérieuses [181]. L'ECG et l'échocardiographie ont une mauvaise sensibilité diagnostique ; Carroll et al. ont proposé d'utiliser le rapport voltage/masse [143], et Simons et al. l'ont utilisé dans une étude diagnostique comparative pour monter la supériorité diagnostique de ce rapport [184].

Échocardiographie

Échocardiographie en mode TM

Il existe une hypertrophie des parois avec un épaississement du septum ainsi que de la paroi postérolatérale, mais en fait, l'hypertrophie touche toutes les parois myocardiques (Figure S05-P03-C03-20). Il existe une diminution du pourcentage d'épaississement septal chez la majorité des patients ainsi qu'une diminution du pourcentage de raccourcissement du petit axe du ventricule gauche dans les formes évoluées [132, 155, 160]. On peut parfois observer la présence d'un épanchement péricardique de faible abondance.

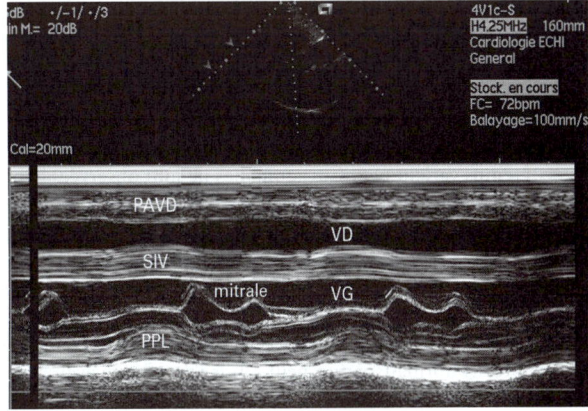

Figure S05-P03-C03-20 Amylose cardiaque en échocardiographie en mode TM. Les parois ventriculaires sont hypertrophiées : la paroi antérieure du ventricule droit (PAVD) ainsi que le septum interventriculaire (SIV) et la paroi postérolatérale du ventricule gauche (PPL). La cavité du ventricule gauche est de petite taille, comme celle du ventricule droit.

Cardiologie

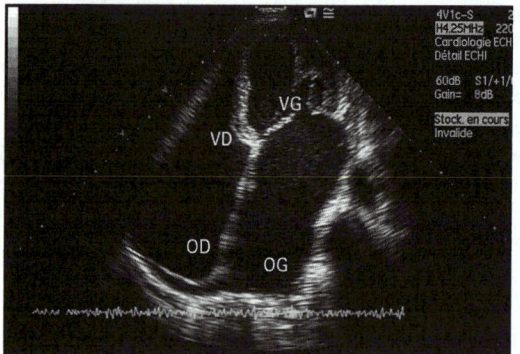

Figure S05-P03-C03-21 Amylose cardiaque en échocardiographie bidimensionnelle (2D). On est frappé par le contraste entre la dilatation majeure des deux oreillettes droite (OD) et gauche (OG) et la petite taille des deux ventricules droit (VD) et gauche (VG). Les parois sont scintillantes, épaissies ; on retrouve le même aspect au niveau des valves mitrale et aortique, témoignant d'un processus infiltratif (amyloïde dans le cas de ce patient) au niveau des parois myocardiques comme au niveau valvulaire.

Échocardiographie bidimensionnelle

On retrouve un épaississement des piliers chez 40 % des patients ainsi qu'un aspect scintillant du myocarde dans près de 80 % des observations. Cet aspect s'accompagne d'une infiltration des valves dans près de 30 % des cas ainsi qu'une infiltration anormale de la cloison interauriculaire. On observe parfois l'aspect caricatural d'une CMR à parois hypertrophiques symétriques avec des cavités ventriculaires non dilatées mais associées à une dilatation bi-auriculaire marquée (Figure S05-P03-C03-21).

Échocardiographie-Doppler [152, 153]

On a pu étudier le remplissage des patients présentant une cardiomyopathie restrictive amyloïde. Cette analyse échocardiographique-Doppler a été conduite simultanément à l'enregistrement de l'échocardiogramme, de la respiration et dans certains cas, de la mesure des pressions intracardiaques. L'amylose cardiaque est responsable classiquement d'un profil mitral restrictif du fait de l'augmentation de la contribution auriculaire (Figure S05-P03-C03-22) car le rapport du remplissage rapide, onde E/surremplissage tardif, onde A est supérieur à 2 (valeur normale du rapport E/A ≤ 2). Il existe de plus une diminution du temps de décélération de l'onde de remplissage rapide (onde E), en protodiastole, qui se renforce en inspiration. Au niveau mitral, ce temps est de 132 ± 40 ms en apnée et passe à 117 ± 37 ms en inspiration, et au niveau tricuspidien, il est de 149 ± 39 ms en apnée et passe à 104 ± 30 ms en inspiration. Ces variations respiratoires sont d'autant plus importantes que la CMR est sévère, tandis que chez les sujets normaux, ces temps varient peu. Ces anomalies ne sont observées habituellement qu'à un stade tardif et dans les formes où l'épaisseur des parois est franchement augmentée de plus de 15 mm [164, 165]. Cependant, dans les formes moins hypertrophiées (parois comprises entre 12 et 15 mm) ou vues plus précocement, il est habituel de rencontrer des profils de remplissage de type trouble de la relaxation E/A inférieur à 1 et temps de décélération supérieur à 220 ms et/ou des profils normalisés. On peut s'aider dans cette évaluation des pressions de remplissage :

– soit du flux veineux pulmonaire recueilli dans la veine supérieure droite en vue apicale 4 cavités par le rapport S/D inversé et l'augmentation de l'amplitude de l'onde A pulmonaire (Ap) ou Ap supérieure à 35 cm/s ou la durée d'Ap Am supérieure à 30 ms (Am ou onde A mitral) ;

– soit du Doppler pulsé tissulaire qui permet de recueillir le mouvement latéral ou septal de l'anneau mitral ce qui permet de calculer un rapport E/e' dont la valeur est dans ce cas supérieure ou égale à 15 (Figure S05-P03-C03-23) et d'en déduire que la pression de remplissage du ventricule gauche est supérieure à 12 mmHg. Une déduction identique est obtenue à partir du rapport de l'onde E mitrale sur la pente de propagation du remplissage rapide en TM couleur (ou E/Vp > 2,2).

On peut voir apparaître une fuite diastolique mitrale et/ou tricuspidienne de faible vitesse qui témoigne alors d'une gêne marquée au remplissage (voir Figure S05-P03-C03-22).

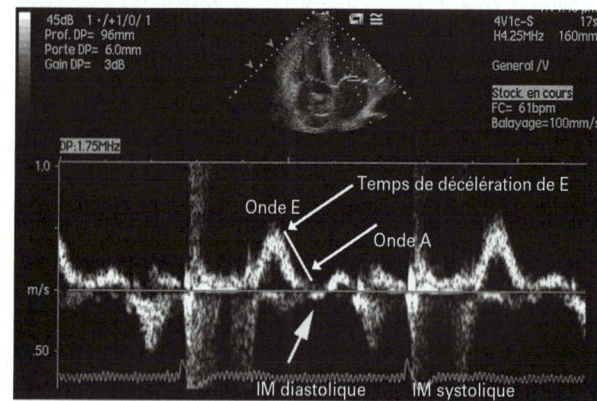

Figure S05-P03-C03-22 Amylose cardiaque en échocardiographie-Doppler pulsé. La porte Doppler pulsée est placée au niveau de l'anneau mitral et l'on observe un profil mitral de type restrictif : grande onde E, petite onde A et rapport E/A > 2. Noter également que le temps de décélération de l'onde E est particulièrement court (< 140 ms). Noter enfin la présence d'une insuffisance mitrale (IM) systolique banale et peu importante. En revanche, il existe durant la diastole, entre l'onde E et l'onde A mitrale, un recul très net du signal Doppler en mésodiastole, témoignant d'une régurgitation diastolique typique d'une adiastolie ventriculaire gauche, comme on peut la voir en cas d'amylose cardiaque évoluée.

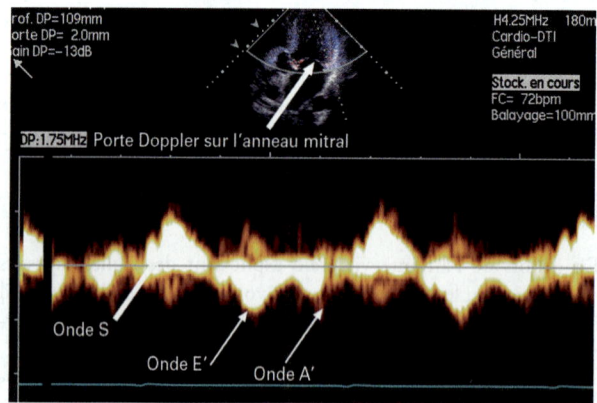

Figure S05-P03-C03-23 Amylose cardiaque en échocardiographie-Doppler tissulaire. La porte Doppler est positionnée sur la portion latérale de l'anneau mitral et le signal recueilli est successivement : un signal systolique positif se dirigeant vers le haut (onde S), qui est très diminué dans ce cas et témoigne d'une atteinte importante de la contractilité, puis on observe deux ondes diastoliques négatives dirigées vers le bas (onde E', puis onde A'). L'amplitude très faible de l'onde e' témoigne d'une pression de remplissage très élevée qui, dans ce contexte d'amylose cardiaque terminale, s'observe lorsque la pression télédiastolique est très élevée.

Analyse Doppler de la veine sus-hépatique

Elle est souvent réalisable. Chez un sujet normal, il existe une succession physiologique de deux composantes négatives, l'onde systolique (onde S ou creux X) et l'onde diastolique (onde D ou creux Y) avec l'onde S supérieure à D, et d'une petite onde A positive correspondant à la contraction auriculaire. Chez un sujet porteur d'une cardiopathie restrictive, l'inspiration diminue l'onde S, alors que l'onde D varie peu. La diminution de l'onde S est en rapport avec l'augmentation de la pression de l'oreillette droite (OD) secondaire à la restriction ventriculaire droite.

Mesure de la dimension de la veine cave inférieure

La dilatation de la veine cave inférieure témoigne de l'élévation de pression de remplissage des cavités droites. L'absence de collapsus inspiratoire de la veine cave inférieure (VCI) témoigne de la surcharge de pression diastolique des cavités droites, et l'augmentation de taille de l'OD est proportionnelle à la POD moyenne.

Insuffisance pulmonaire et dip-plateau (Figure S05-P03-C03-24)

L'insuffisance pulmonaire (IP) semble être un témoin fidèle de la présence d'une adiastolie aiguë dans l'infarctus inférieur avec extension au ventricule droit, comme l'ont montré Cohen et al. [146] quand la décroissance protodiastolique du signal d'IP est brève (temps PHT mesuré < 150 ms) et s'il existe une diminution importante de la vitesse proto-mésodiastolique contemporaine du dip-plateau (rapport $V_{min}/V_{max} \leq 0,5$) [146]. Toutefois, l'utilisation diagnostique de l'IP dans l'adiastolie d'une CMR amyloïde est moins établie. Comme le signal Doppler varie avec la respiration et que l'IP n'est pas enregistrable chez tous les patients, ce signe peut manquer ou être difficilement interprétable. Toutefois, l'IP est relativement facile à obtenir et mérite d'être recherchée, mais son interprétation n'est envisageable qu'en tenant compte de l'ensemble des autres paramètres Doppler (voir Figure S05-P03-C03-24).

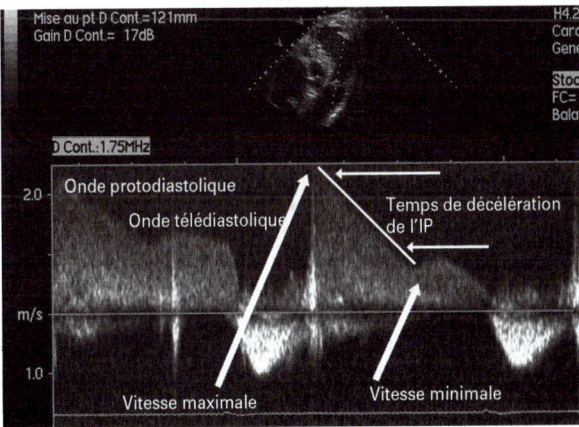

Figure S05-P03-C03-24 Amylose cardiaque en échocardiographie-Doppler continu : étude de l'insuffisance pulmonaire. Noter la forme particulière de l'insuffisance pulmonaire (IP) avec un temps de décélération protodiastolique du signal d'IP bref (temps PHT mesuré < 150 ms) et la diminution importante de la vitesse proto-mésodiastolique contemporaine du dip-plateau, avec une vitesse minimale très diminuée et un rapport V_{min}/V_{max} inférieur à 0,5.

Imagerie de déformation (strain et strain rate)

Dans une étude comparant trente-deux sujets normaux à quarante-deux patients porteurs d'une amylose primitive (AL) sans atteinte cardiaque documentée en échocardiographie, il existait une différence statistiquement significative aussi bien en termes de strain longitudinal systolique qu'en termes de strain rate systolique ; en revanche, il n'y avait pas de différence pour les strains circonférentiel ou radial. Cet outil récent pourrait être un marqueur précoce de l'atteinte cardiaque à un stade préclinique [137].

Pronostic

Deux types de paramètres ont été publiés comme ayant une valeur pronostique dans l'amylose cardiaque. Le premier est morphologique, c'est l'épaisseur de la paroi myocardique mesurée en mode TM sous contrôle bidimensionnel. Ainsi, les patients ayant une hypertrophie marquée (épaisseur > 15 mm) auraient une survie diminuée (< 6 mois) alors que les patients ayant peu ou pas d'hypertrophie pariétale auraient une survie plus longue (> 2 ans) [148].

Le second est fonctionnel et recueilli en Doppler pulsé. C'est le profil restrictif mitral, en particulier lorsque le temps de décélération de l'onde E est inférieur à 150 ms. Dans ce cas, les patients ont une survie à un an inférieure à 50 %, alors que les patients avec temps de décélération de l'onde E supérieur à 150 ms ont une survie à un an de l'ordre de 92 % [163].

Une atteinte de la fonction systolique du ventricule droit estimée à partir d'un TAPSE (tricuspid annular plane systolic excursion) inférieur à 17 mm serait susceptible d'être un marqueur fiable de mauvais pronostic [162].

IRM

L'épaisseur du myocarde est augmentée et le péricarde est normal, à l'inverse de la péricardite chronique constrictive. Il existe, de plus, une augmentation de la taille des oreillettes et on retrouve un flux tardif marqué dans l'oreillette gauche en télésystole. Cela est différent du signal recueilli chez un sujet normal, où il existe seulement l'ébauche d'un flux au même instant. La présence d'un signal anormal dans l'oreillette gauche à tout moment du cycle cardiaque témoigne d'une gêne au remplissage ventriculaire gauche. L'IRM cardiaque peut faire suggérer très fortement le diagnostic, en particulier du fait de la cinétique particulière du rehaussement du gadolinium qui est particulièrement tardif, ce qui est rarement observé dans les autres cardiomyopathies. Le rehaussement dans l'amylose cardiaque peut être sous-endocardique ou diffus. Il peut être visible sur l'ensemble des parois myocardiques. Toutefois, l'utilisation du gadolinium est contre-indiquée en cas d'insuffisance rénale sévère. L'IRM semble plus sensible que l'échocardiographie pour détecter les dépôts amyloïdes, car on peut en faire le diagnostic, même lorsque la paroi cardiaque est d'épaisseur normale. L'extension de l'atteinte avec le gadolinium a été corrélée au taux de BNP dans plusieurs séries. On a même observé une fixation du gadolinium auriculaire. Le lien entre l'extension de l'atteinte avec le gadolinium et la mortalité est à l'étude.

Examen isotopique

La scintigraphie osseuse corps entier peut montrer une hyperfixation cardiaque anormale ; c'est un argument en faveur d'une amylose cardiaque car les traceurs se fixent au niveau des dépôts d'amylose cardiaque qui seraient spécifiques de dépôts amyloïdes composés de transthyrétine (c'est-à-dire de l'amylose familiale ou de l'amylose sénile).

Tomodensitométrie

Le myocarde est épaissi avec une densité radiologique plus faible que celle du muscle hypertrophié habituellement, car dans ce cas, l'hypertrophie est due aux dépôts amyloïdes.

Hémodynamique

Le cathétérisme retrouve une insuffisance cardiaque congestive avec augmentation des pressions de remplissage. Il peut également retrouver un aspect particulier de gêne au remplissage ventriculaire droit ou gauche, c'est-à-dire un aspect en dip-plateau comparable à celui décrit dans les péricardites chroniques constrictives. Mais, dans ce cas, le dip-plateau est moins marqué que dans la péricardite chronique constrictive, où il atteint souvent le tiers de la valeur du pic de la pression artérielle pulmonaire systolique. Il existe encore d'autres différences entre ces deux maladies, le dip plateau étant commun à ces deux affections. Les pressions de remplissage ventriculaire gauche sont supérieures de plus de 5 mmHg aux pressions de remplissage droites dans la CMR ; cela n'est pas retrouvé dans la péricardite chronique constrictive, où les pressions de remplissage sont souvent identiques. La pression artérielle pulmonaire systolique est souvent supérieure à 45 mmHg dans la cardiomyopathie restrictive, alors qu'elle est souvent plus basse dans la péricardite chronique constrictive. Le cathétérisme permet de plus la réalisation d'une biopsie myocardique positive en cas d'amylose. La biopsie myocardique est parfois nécessaire, mais le diagnostic est généralement confirmé par la biopsie extracardiaque (glandes salivaires, graisse abdominale…). Le diagnostic est ante-mortem chez 25 % des patients et reste encore post-mortem dans 75 % des cas.

Traitement

Le traitement de l'amylose est décevant, et repose sur deux principales cibles : le traitement de l'insuffisance cardiaque et le traitement de la maladie amyloïde sous-jacente.

Le traitement de l'amylose cardiaque compliquée d'insuffisance cardiaque diffère de l'insuffisance cardiaque avec dysfonction diastolique ou systolique banales. Alors que les diurétiques de l'anse sont les médicaments clefs du traitement classique, en particulier dans la dysfonction systolique évoluée, ils sont souvent mal tolérés chez ces patients et doivent être utilisés avec précaution. De même que le traitement par inhibiteurs calciques, parfois très utile dans la dysfonction diastolique, il est très mal toléré en cas d'amylose cardiaque et à ce titre contre-indiqué. Les traitements bradycardisants sont également à utiliser avec précaution du fait du risque de survenue de troubles conductifs dans la CMR. Le traitement anticoagulant est recommandé chez les patients avec une amylose cardiaque lorsqu'il existe une fibrillation atriale et ou un thrombus intracardiaque et/ou une complication embolique. Les maladies rythmiques auriculaires et/ou les troubles de conduction auriculo-ventriculaire bénéficient de la mise en place d'un stimulateur externe. L'efficacité de défibrillateur implantable est limitée en cas d'amylose cardiaque.

Le principal traitement des patients avec une amylose AL est la chimiothérapie, en particulier par des cures à hautes doses de melphalan (Alkéran®) et la transplantation de cellules hématopoïétiques autologues. Les agents alkylants peuvent être utilisés dans cette affection [154, 186]. La colchicine (Colchicine®) seule, la colchicine associée au melphalan et à la prednisone (Cortancyl®) et l'association melphalan-prednisone ont été utilisées pour traiter l'amylose primitive [154, 186]. Cette dernière association a montré sa supériorité en termes de mortalité sur l'utilisation de la colchicine [170]. Plus récemment, le bortézomib (Velcade®) qui est une molécule anticancéreuse inhibant le protéasome, a été utilisé pour traiter le myélome multiple, récemment l'amylose AL et même chez les patients avec une amylose cardiaque avancée. La transplantation hépatique peut être salvatrice chez les patients avec une forme familiale, mais elle est inefficace en cas d'amylose sénile. Cependant, cette transplantation n'enraye pas toujours l'atteinte cardiaque de ces formes familiales. Chez les malades porteurs d'une forme familiale avec atteinte hépatique et cardiaque évoluée, il a été proposé des transplantations hépatique et cardiaque couplées. Mais la transplantation cardiaque a des résultats décevants dans l'amylose cardiaque évoluée et ne reste qu'une indication palliative [154].

Hémochromatose

Il s'agit d'un dépôt excessif de fer dans les tissus, il existe deux types d'hémochromatose [135, 136] :
– l'hémochromatose familiale idiopathique où l'atteinte cardiaque est fréquente ;
– l'hémochromatose secondaire où l'atteinte cardiaque est beaucoup plus rare.

La forme familiale est une affection autosomique récessive, associée au locus HLA-A sur le bras court du chromosome 6. Les études récentes ont montré que le coefficient de saturation de la transferrine supérieur à 60 % chez l'homme et 50 %, chez la femme identifie la présence d'une anomalie du métabolisme du fer, qu'il soit présent chez un hétérozygote ou un homozygote, et avec une précision de 95 % [156, 178]. Les hétérozygotes représentent 10 % de la population caucasienne aux États-Unis comme en Europe et les homozygotes représentent 0,5 % des sujets [156, 178]. En l'absence de transfusion sanguine ou de prise de fer, la surcharge ferrique est presque toujours due à une hémochromatose héréditaire. Une étude génétique doit être proposée chez tous les patients suspects, à la recherche d'une mutation C282Y ou H63D. Les patients avec C282Y/C282Y sont homozygotes, et les patients C282Y/H63D comme C282Y/wt sont hétérozygotes. Les autres possibilités génétiques H63D/H63D comme H63D/wt sont actuellement à l'étude [174, 175].

Anatomopathologie

L'infiltration myocardique est très fréquente dans les vérifications anatomiques des hémochromatoses (100 %), mais l'insuffisance cardiaque est présente dans 15 à 20 % des cas seulement. Macroscopiquement, le cœur est modérément augmenté de volume avec des parois plus épaisses et de consistance flasque et molle avec une teinte sombre. Le péricarde est épaissi, avec un endocarde indemne, sans lésion valvulaire. Les cavités cardiaques contiennent souvent des thrombi. Microscopiquement, la surcharge ferrique est initialement périnucléaire ; à un stade plus tardif, il peut exister une dégénérescence avec nécrose cellulaire associée puis après celle-ci, on retrouve une atteinte du tissu interstitiel avec fibrose interstitielle en plage.

Clinique

L'insuffisance cardiaque survient le plus souvent chez l'homme, et il s'agit de signes cliniques surajoutés au tableau d'une cirrhose décompensée. Les signes fonctionnels sont ceux de l'insuffisance cardiaque congestive banale. À l'examen, on retrouve une pigmentation cutanée anormale, ainsi qu'une finesse des cheveux et parfois une atrophie testiculaire. Les signes d'insuffisance cardiaque droite et gauche sont évidents. À l'auscultation, on peut noter la présence d'un galop protodiastolique et un souffle systolique de régurgitation mitrale ou tricuspide. La pression artérielle est normale ou basse.

Examens paracliniques

Radiographie

Le cœur est augmenté de volume et en scopie, dans la forme la plus typique, l'amplitude des battements est diminuée, mais le cœur peut être aussi de taille normale.

Électrocardiogramme

Les signes électriques sont non spécifiques et fréquents lorsqu'il existe des signes d'insuffisance cardiaque. Ces signes sont à type de bas voltage des QRS avec aplatissement de l'onde T, et l'on retrouve parfois une surcharge ventriculaire droite et gauche ainsi que des troubles de la conduction. Les troubles du rythme sont plus tardifs et péjoratifs.

Cathétérisme cardiaque

Dans 75 % des cas, il s'agit d'une insuffisance cardiaque congestive banale, avec élévation des pressions de remplissage biventriculaire. Dans 25 % des cas, on peut retrouver une adiastolie ventriculaire droite avec dip-plateau du type de celui que l'on observe dans les autres causes de cardiomyopathies restrictives.

Échocardiographie

Le ventricule gauche est parfois dilaté, avec une augmentation de l'épaisseur des parois. Ces anomalies échocardiographiques dépendent de l'ancienneté et de l'importance de la surcharge ferrique. La recherche d'un aspect scintillant du myocarde infiltré n'est d'aucune aide diagnostique dans cette maladie. Il existe par ailleurs des signes de diminution du débit cardiaque et des altérations des indices de la fonction pompe du ventricule gauche (fraction de raccourcissement, fraction d'éjection, amplitude de l'onde S lors de l'étude du déplacement de l'anneau mitral en Doppler tissulaire). Ces anomalies de la fonction systolique banales sont précédées d'une atteinte non spécifique de la fonction diastolique de type trouble de la relaxation du type I d'Appleton [134] lors de l'étude du remplissage mitral.

On a observé, dans les formes tardives, des profils de remplissage de type restrictif [185] de type III d'Appleton, et l'effet de la déplétion ferrique sur les anomalies de remplissage reste à démontrer [185]. La recherche d'une adiastolie en hémodynamique non invasive est le plus souvent négative. Toutefois sur le plan hémodynamique, il faut savoir que dans 75 % des hémochromatoses, il s'agit d'une insuffisance cardiaque congestive banale, avec élévation des pressions de remplissage biventriculaire progressive et que dans 25 % des cas seulement, on peut retrouver une adiastolie ventriculaire droite au cathétérisme avec dip-plateau du type de celui que l'on observe dans les autres étiologies de cardiomyopathies restrictives. La valeur diagnostique de cette adiastolie à partir du flux diastolique Doppler d'une insuffisance pulmonaire [146] reste encore à évaluer.

IRM

Cette méthode est particulièrement intéressante pour mesurer l'importance de la saturation et la fixation hépatique et cardiaque en fer.

Diagnostic

Il est porté le plus souvent chez un homme, et l'on y pense s'il existe des anomalies de la coloration cutanée, des troubles de la glycorégulation et des troubles endocriniens associés à des manifestations ostéo-articulaires.

Sur les différents examens biologiques, on peut noter :
– la sidérémie est supérieure à la normale dans l'hémochromatose, elle est supérieure ou égale à 200 µg/100 ml (normale entre 40 et 150 µg/100 ml). La capacité totale de fixation est normale ou basse, de 200 à 300 µg/100 ml dans l'hémochromatose (normale entre 250 et 370 µg/100 ml). Le coefficient de saturation de la transferrine est élevé de 80 à 90 % (normale entre 22 et 46 %) ;
– la ferritinémie est élevée dans l'hémochromatose, de l'ordre de 900 à 6 000 ng/ml (normale entre 3 et 180 ng/ml). Son dosage est essentiel au diagnostic ;
– le dosage pondéral du fer par la ponction-biopsie hépatique est augmenté dans l'hémochromatose de 600 à 1 800 µg/100 mg de tissu sec (normale entre 30 et 140) ;
– la biopsie cutanée permet de rechercher des dépôts de fer entourant les glandes sudoripares.

Traitement

La majorité des patients atteints d'hémochromatoses héréditaires (HH) dans la population ou dans les enquêtes génétiques sont souvent asymptomatiques et sans lésion d'organe associée évidente. Les patients avec une hémochromatose héréditaire asymptomatique et une ferritinémie inférieure à 1 000 sont à très faible risque de développer des signes et des symptômes dans le futur. Ces patients n'ont besoin que d'une surveillance annuelle du fer sérique, de la ferritine et du coefficient de saturation mais des examens complémentaires sont nécessaires en cas d'aggravation ou d'apparitions de symptômes. Chez les patients symptomatiques, en particulier chez les patients ayant une atteinte viscérale, la suppression de fer est nécessaire.

Traitement initial

Chez ces patients symptomatiques avec une forme héréditaire et dont la ferritinémie augmente progressivement, on recommande un programme de saignée immédiate une ou deux fois par semaine ; l'utilisation de chélateurs du fer n'est recommandée que chez les patients ne supportant pas les saignées.

Traitement au long cours

Les saignées doivent être continuées jusqu'à ce que la ferritinémie soit comprise dans une fourchette de 50 à 100 ng/ml. Il est raisonnable de limiter les apports en alcool. L'enquête familiale est très utile. Une surveillance particulière des patients ayant une atteinte hépatique doit être entreprise pour dépister un carcinome hépatique. Le traitement des patients avec atteinte cardiaque repose sur un régime sans sel, des tonicardiaques (à la phase aiguë) et un traitement diurétique. La saignée est utile chez ces patients qui présentent une hémochromatose primitive. En cas d'intolérance, on utilise la déféroxamine (Desféral®), administré par voie sous-cutanée ou intramusculaire, qui permet une diminution progressive de la sidérémie. L'utilisation de déféroxamine a été associée à une régression d'une dysfonction ventriculaire gauche associée à une hémochromatose [180].

Endocardite fibroplastique

L'endocardite fibroplastique est une maladie dont l'origine est inconnue et qui recouvre plusieurs entités. On oppose classiquement l'endocardite décrite par Löffler à celle décrite par Davies [138, 139, 142]. En 1936, Löffler décrit une éosinophilie avec fibrose de l'endocarde, s'accompagnant d'une atteinte myocardique et de signes de vascularite diffuse. De plus, il existe une élévation des éosinophiles pouvant dépasser 80 % du chiffre des leucocytes, un grand syndrome inflammatoire associé à une altération marquée de l'état général. En 1948, Davies décrit en Ouganda une endomyocardite fibreuse, où il existe une atteinte prédominante au niveau de l'endocarde, sans syndrome inflammatoire, avec peu ou pas d'augmentation du chiffre des éosinophiles. Depuis, de nombreux cas de fibrose endocardique ont été observés en Afrique du Sud, aux États-Unis et en France. Plusieurs auteurs avaient émis l'hypothèse que les deux entités, celle de Löffler et celle de Davies, n'étaient que deux étapes dans l'évolution d'une même maladie : l'éosinophilie serait un phénomène transitoire et la maladie de Löffler représenterait le stade précoce de celle décrite par Davies. Sur le plan anatomopathologique, il existe des différences à un stade précoce de cette maladie, mais celles-ci s'estompent à un stade plus avancé ; c'est ce que prouve le travail de Brockington en 1973. En effet, l'endocardite de Löffler ne peut être distinguée histologiquement de la maladie décrite par Davies. Depuis, la théorie uniciste semble l'emporter, et l'on confond actuellement sous le terme d'endocardite fibroplastique la maladie de Löffler et la maladie de Davies, entité à laquelle on rattache toutes les autres atteintes fibreuses de l'endocarde. Le syndrome hyperéosinophilique se compliquant très fréquemment d'une endocardite fibroplastique, certains auteurs ont supposé que les éosinophiles étaient directement responsables de l'atteinte de l'endocarde. L'hypothèse de cette éosinophilie responsable de la fibrose endocardique est attrayante, mais incomplètement élucidée. L'endocardite fibroplastique est rare en Europe et reste beaucoup plus fréquente en Afrique [177, 179].

Clinique

Les signes cardiaques sont toujours au premier plan. Des signes d'insuffisance cardiaque droite sont évidents en cas d'adiastolie du ventricule droit. En cas d'atteinte biventriculaire, il s'agit d'une insuffisance cardiaque globale rebelle au traitement médical. À l'auscultation, on retrouve des souffles de régurgitation droite en cas de fibrose de la tricuspide, ou gauche en cas d'atteinte de la mitrale. Il existe parfois un bruit surajouté que Bertrand et al. nomment « vibrance endocardique ». On peut observer une splénomégalie et un purpura. Plusieurs atteintes dermatologiques non spécifiques ont été rapportées : ichtyose, rash cutané. Les embolies périphériques sont fréquentes : accidents ischémiques divers. Les embolies pulmonaires sont fréquentes lorsqu'il existe une atteinte du cœur droit.

Examens complémentaires

Examens hématologiques

On constate dans certaines observations une anémie importante avec hyperleucocytose, hyperéosinophilie et thrombopénie. Le myélogramme, dans ces observations, montre une moelle riche, envahie par les éosinophiles. Sur la biopsie médullaire, une myélofibrose est parfois notée comme dans la leucémie myéloïde chronique. Le dosage des immunoglobulines E peut montrer un taux plasmatique élevé. Enfin, divers examens sont perturbés (fibrinogène plasmatique, vitesse de sédimentation), mais ces éléments ne témoignent que du syndrome inflammatoire évolutif et ne sont pas spécifiques. On en rapprochera les perturbations des différents bilans biologiques, hépatiques, rénaux, qui témoignent plus du retentissement de la maladie que d'une localisation autonome hépatique ou rénale.

Examens complémentaires cardiologiques

Radiographie de thorax

Elle montre une cardiomégalie non spécifique, associée à une dilatation de l'artère pulmonaire, et des épanchements pleuraux. Bertrand et al. signalent que des calcifications curvilignes en coup d'ongles sont parfois visibles à la pointe du cœur sur les incidences de profil.

Électrocardiogramme

Il est souvent perturbé, mais les troubles du rythme auriculaires (fibrillation, tachycardie atriale), ventriculaires (extrasystoles, tachycardies) ne sont pas spécifiques. Il en est de même pour les troubles de conduction auriculoventriculaire ou intraventriculaire. Des hypertrophies auriculaires et ventriculaires peuvent être observées, de même que la présence d'ondes Q dites de fibrose. Les troubles de la repolarisation sont souvent secondaires à des épanchements péricardiques.

Échocardiogramme (Figure S05-P03-C03-25)

On retrouve parfois un comblement des cavités ventriculaires droites ou gauche et un mouvement paradoxal du septum interventriculaire en TM comme en 2D, témoignant d'une surcharge en pression du ventricule droit. Les valves tricuspide ou mitrale peuvent être envahies par la fibrose endocardique et l'on retrouve, dans ce cas, des fuites organiques sur chaque orifice concerné [153]. Le pilier inférieur de la valve mitrale est le plus touché, il est parfois adhérent à la paroi postérieure, et on peut retrouver des ruptures de cordages au niveau des valves cardiaques. L'analyse tissulaire est difficile en échocardiographie et on ne peut pas préciser la nature de l'envahissement ventriculaire ou valvulaire [133]. En cas d'atteinte droite, l'oreillette est toujours dilatée, le ventricule droit est amputé au niveau de l'apex et de la chambre de remplissage, alors que l'infandibulum pulmonaire est dilaté. On a pu utiliser l'échocardiographie-Doppler pour visualiser l'amputation ventriculaire droite [149]. Le sang peut passer directement de l'oreillette dans l'artère pulmonaire en raison de la tunnellisation du ventricule droit. Ainsi l'oblitération immobile de la chambre de remplissage du ventricule droit se distingue-t-elle d'une chambre de chasse dilatée et à contraction vigoureuse, associée à une insuffisance tricuspidienne d'importance variable.

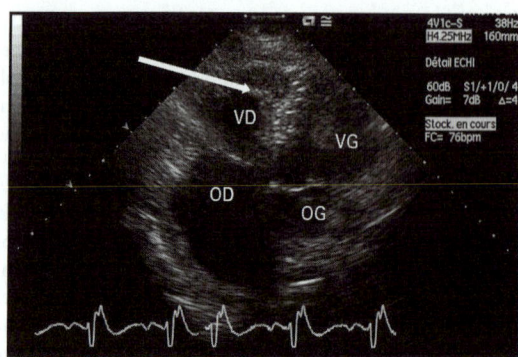

Figure S05-P03-C03-25 Endocardite fibroplastique en échocardiographie 2D. Vue apicale 4 cavités retrouvant la présence d'un comblement tumoral (flèche) à la pointe du ventricule droit (VD) et la dilatation de l'oreillette droite (OD) ; les cavités cardiaques gauches (OG et VG) semblent normales.

En cas de fibrose du ventricule gauche, l'oreillette gauche est modérément augmentée de volume. Un reflux mitral peut être noté en Doppler à codage couleur, le ventricule gauche peut être déformé (en gant de boxe) ou amputé (en trognon de pomme), ou bien peut réaliser l'aspect typique (en aile de chauve-souris) ; on peut s'aider de l'échocardiographie de contraste gauche pour opacifier la cavité ventriculaire. Dans certaines fibroses, on a pu constater un aspect rigide et biconcave de l'apex, le déformant et réalisant l'aspect en cœur de carte à jouer. Toutes ces anomalies peuvent être étudiées en échocardiographie transœsophagienne chez les patients peu échogènes.

L'adiastolie est le tableau le plus classique. En cas d'atteinte ventriculaire droite, la courbe de la pression ventriculaire retrouve un aspect en dip plateau mais l'intérêt diagnostique de l'insuffisance pulmonaire en Doppler pour objectiver l'adiastolie n'a pas été rapporté dans cette maladie. Il est également possible de retrouver une fuite mitrale ou tricuspide isolée, ou des signes échocardiographiques d'insuffisance cardiaque congestive avec élévation des pressions de remplissage. L'étude du remplissage en Doppler mitral retrouve un profil de type restrictif dans les formes évoluées.

Examen hémodynamique

L'adiastolie est le tableau le plus classique. La courbe de pression auriculaire a un aspect en dip-plateau, comme c'est aussi le cas de la pression ventriculaire, en cas d'atteinte ventriculaire droite. La courbe de pression capillaire est anormale, avec présence d'une onde V en cas de régurgitation mitrale. On peut observer un dip-plateau à gauche en cas d'atteinte du ventricule gauche.

On peut observer, par ailleurs, des aspects hémodynamiques moins spécifiques : soit celui d'une régurgitation mitrale ou tricuspide isolée, soit celui d'une insuffisance cardiaque congestive avec élévation des pressions de remplissage sans dip-plateau, mais avec effondrement du débit cardiaque. Le cathétérisme permet la réalisation d'une biopsie endomyocardique, qui peut permettre le diagnostic de la fibrose, mais expose à des accidents emboliques.

Examen angiographique (Figure S05-P03-C03-26)

Il permet le diagnostic de certitude. On peut observer des calcifications sur les clichés sans préparation En cas d'atteinte droite, l'oreillette est toujours dilatée, le ventricule droit est amputé au niveau de l'apex et de la chambre de remplissage, alors que l'infandibulum pulmonaire

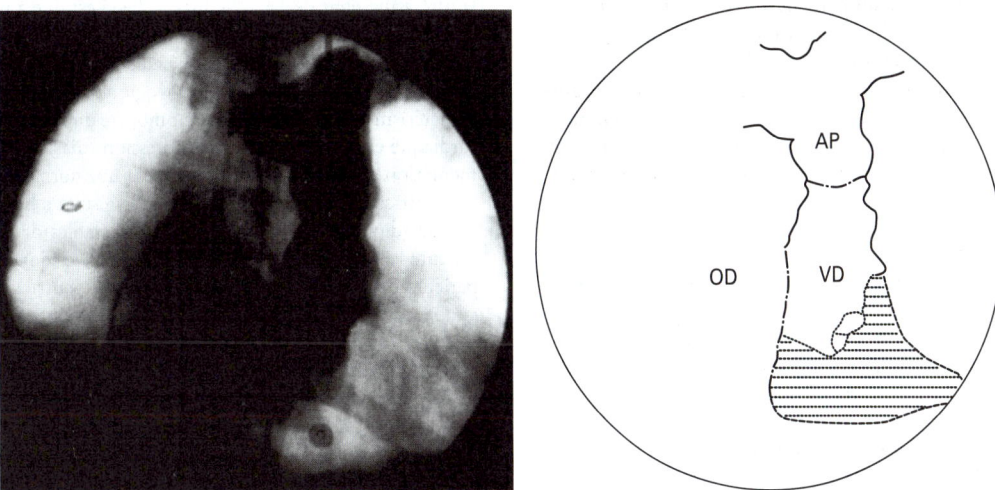

Figure S05-P03-C03-26 Endocardite fibroplastique en angiographie. Angiographie conventionnelle en incidence de face du ventricule droit (VD). Noter le comblement de la pointe du ventricule droit. L'artère pulmonaire (AP) est dilatée. Il existe un reflux massif du produit de contraste dans l'oreillette droite (OD), témoin d'une insuffisance tricuspidienne importante.

est dilaté. Le produit de contraste peut passer directement de l'oreillette dans l'artère pulmonaire en raison de la tunnellisation du ventricule droit. Ainsi l'oblitération de la chambre de remplissage du ventricule droit contraste-t-elle avec une chambre de chasse dilatée et à contraction vigoureuse, associée ou non à une insuffisance tricuspidienne plus ou moins importante. On peut noter par ailleurs des calcifications lors des clichés sans préparation.

En cas de fibrose du ventricule gauche, l'oreillette gauche est modérément augmentée de volume et se vide en général assez bien. Un reflux mitral peut être noté, le ventricule gauche peut être déformé (en gant de boxe), ou amputé (en trognon de pomme), ou bien peut réaliser l'aspect typique (en aile de chauve-souris). Dans certaines fibroses, on a pu constater un aspect rigide et biconcave de l'apex, le déformant et réalisant l'aspect en cœur de carte à jouer.

Examen anatomopathologique

L'examen macroscopique retrouve un cœur le plus souvent dilaté, avec un processus fibreux recouvrant la totalité de la chambre de chasse des cavités gauche et droite. Il existe une atteinte mitrale et tricuspide, par envahissement fibreux des piliers et des cordages, ainsi que du tissu des valves. La fibrose ne dépasse pas l'anneau mitral du côté auriculaire et laisse indemne l'orifice aortique. Du côté droit, la fibrose s'arrête le plus souvent à l'anneau auriculoventriculaire. On constate parfois la présence de thrombi intracardiaques dans les quatre cavités. L'examen microscopique permet de localiser deux zones, une zone superficielle constituée d'un tissu conjonctif avasculaire et acellulaire sans fibre élastique ; une autre zone plus profonde avec fibroblastes sans fibre élastique, mais avec de nombreux capillaires. La fibrose peut pénétrer les couches myocardiques. C'est cette différence qui a permis d'opposer pour certains, l'endomyocardiopathie de Davies à l'endocardite fibroplastique de Löffler.

Une classification de l'atteinte cardiaque a pu être proposée dans le cadre du syndrome hyperéosinophilique compliqué d'endocardite fibroplastique : au stade précoce, il existerait une myocardite ; au stade tardif, il existerait des thrombi ; à un stade plus évolué, la fibrose endocardique remplacerait l'endocarde.

Problèmes étiopathogéniques

L'hyperéosinophilie semble jouer le rôle principal. Chusid décrit une hyperéosinophilie en l'absence de cause précise [145] et certains lui rattachent les leucémies à éosinophiles [177, 179], diagnostic souvent porté par excès, en l'absence de marqueur spécifique de malignité et de signe de transformation blastique aiguë [141]. Le rôle de l'hyperéosinophilie dans la genèse de l'endocardite fibroplastique est développé dans le chapitre S03-P01-C31. Les autres causes d'hyperéosinophilie peuvent être responsables d'une endocardite fibroplastique : ainsi, toutes les hyperéosinophilies intenses et prolongées, quelle que soit leur cause, semblent susceptibles d'entraîner une fibrose endomyocardique. Elle a été constatée au cours des parasitoses : au premier plan, la filariose, et plusieurs observations rapportent ce fait. Il s'agit toujours d'une filariose à loa-loa, et le problème de la parenté entre cette parasitose et la fibrose reste non résolu. On a évoqué les dépôts de fibrine et d'immunoglobuline. On a rapporté par ailleurs, un cas de filaires dans les tuniques cardiaques. Parmi les autres parasitoses, on a rapporté des cas de distomatose associés à des fibroses cardiaques ; Bertrand signale que la bilharziose peut être une cause possible. Certains auteurs ont proposé une étiologie toxique à l'endocardite fibroplastique sans hyperéosinophilie. En dehors des exceptionnelles causes médicamenteuses, rapportées dans la littérature, secondaires à la rubidomycine, d'autres auteurs pensent que la fibrose endomyocardique pourrait résulter d'une avitaminose du groupe B ; pourtant, les lésions cardiaques dans le béribéri sont bien différentes. Enfin, la sérotonine, contenue dans une variété de bananes (« banane plantain ») pourrait être responsable, lors d'une consommation massive, d'une fibrose endomyocardique. Le lien entre la sérotonine et la fibrose cardiaque a, d'autre part, été envisagé en raison des lésions cardiaques constatées dans les tumeurs carcinoïdes du grêle, où les localisations cardiaques de la tricuspide et de la valve pulmonaire ainsi que l'atteinte de l'endocarde semblent bien proches de l'endocardite fibroplastique.

Traitement

Traitement médical

Il reste souvent un échec : il peut s'agir d'un traitement symptomatique de l'insuffisance cardiaque ou du traitement plus spécifique de l'hyperéosinophilie [141, 147]. Ce traitement « spécifique » est surtout une corticothérapie à dose efficace par la prednisone (Cortancyl®) à 0,5 mg/kg et reste le plus souvent employé. Chez les sujets rebelles au traitement par les corticoïdes, l'hydroxyurée (Hydréa®) semble le traitement adéquat. Les autres produits employés ont un effet plus ou moins important sur la réduction de l'hyperéosinophilie, que ce soit le chlorambucil (Chloraminophène®), la vincristine (Oncovin®) et le 6-mercaptopurine (Purinéthol®). L'emploi de ces médicaments a donné souvent des résultats jugés peu encourageants par tous les auteurs, et seuls les corticoïdes et l'hydroxyurée semblent avoir une efficacité réelle. Avant d'instaurer un traitement efficace, un typage HLA est souhaitable pour envisager une éventuelle greffe de moelle allogénique.

Traitement chirurgical

Seul ce traitement reste la solution la plus radicale quand il existe une atteinte cardiaque avec adiastolie [150]. Différents types d'intervention palliative avaient été proposés, en particulier l'anastomose cavopulmonaire. Ces interventions ont depuis été abandonnées. Actuellement, les chirurgiens emploient l'intervention proposée par Dubost et al. [150]. L'opération réalisée sous circulation extracorporelle permet une exposition de l'orifice mitral, après ouverture de l'oreillette gauche. Le chirurgien pratique alors une décortication : celle-ci consiste à réséquer l'appareil mitral, puis à inciser le tissu fibreux à sa jonction avec l'anneau mitral, de façon à trouver le plan de clivage avec le myocarde sous-jacent. La direction générale de la dissection se fait vers la pointe du ventricule en avant d'abord, en arrière ensuite. Il convient de sectionner sans les arracher les cloisons fibreuses qui séparent la coque d'endocarde épaissi du muscle cardiaque vers la pointe du ventricule (Figure S05-P03-C03-27). Les adhérences sont très serrées et il n'est donc pas rare de trouver à ce niveau des calcifications. Au niveau des piliers, il convient de réséquer ceux-ci. Il faut rester au contact de la fibrose pendant toute la dissection, et l'on parvient ainsi à réséquer la coque fibreuse. L'anneau mitral est ensuite appareillé, préférentiellement par une hétérogreffe. Certains auteurs emploient aussi des valves mécaniques. La résection du ventricule droit est faite suivant les mêmes règles. Mais la décortication du ventricule droit peut ne pas être totale dans la mesure où seule la chambre de chasse du ventricule droit doit être libérée, la pointe peut être plus ou moins négligée.

Le problème de la chirurgie du ventricule droit repose essentiellement sur les troubles de conduction auriculoventriculaire, constatés en post-opératoire. Metras et al. [173], dans une série chirurgicale, rapportent leur technique personnelle consistant à laisser en place une bande de fibrose juxta-auriculaire le long de la valve septale de la tricuspide, ce qui évite les blocs auriculoventriculaires. L'orifice tricuspidien doit être appareillé par une prothèse du même type que la valve mitrale. La mortalité chez les soixante-quinze patients rapportés dans la littérature était de 13,5 %, mais celle-ci est due à une chirurgie tardive et de dernier ressort. Les résultats chez les patients opérés sont satisfaisants et l'intervalle de surveillance moyen est de 15 mois avec une amélioration clinique, radiologique et hémodynamique. Les cathétérismes post-opératoires ont montré une augmentation du débit cardiaque et une diminution des pressions diastoliques avec une augmentation des volumes ventriculaires et une normalisation de la forme du ventricule gauche. Il semble que les résultats hémodynamiques et angiocardiographiques soient moins favorables dans les formes avec atteinte ventriculaire droite. Mais là encore, les données des différents patients peuvent être dues à une chirurgie ventriculaire droite beaucoup trop tardive. On peut dégager du traitement chirurgical une indication formelle dans les endocardites fibroplastiques du cœur gauche et l'intervention chirurgicale précoce dans les endocardites fibroplastiques du cœur droit, car secondairement vont apparaître une atteinte hépatique et une cardiomégalie irréversible, dont les résultats chirurgicaux seront très mauvais. Ainsi le but du traitement chirurgical est-il fondé sur un triple principe :
– réséquer complètement l'endocarde fibreux ;
– assurer une compétence valvulaire des orifices auriculoventriculaires ;
– éviter les blocs auriculoventriculaires.

Ce traitement chirurgical reste palliatif, et on a pu constater d'exceptionnels cas de récidive de fibrose endocardique après exérèse chirurgicale. L'étiologie de cette maladie restant totalement inconnue, seule la chirurgie permet de modifier le pronostic de cette maladie dont l'évolution était toujours mortelle.

Cardiopathie carcinoïde

La cardiopathie carcinoïde se présente sous la forme de valvulopathies droites (et éventuellement gauches) [172], et elle est classée depuis de nombreuses années comme une cardiomyopathie restrictive [157, 166]. Elle ne survient que chez des patients ayant une tumeur endocrine digestive (tumeur carcinoïde) et un syndrome carcinoïde (flush, diarrhées motrices, *wheezing*). Elle se caractérise par des dépôts fibreux pathognomoniques, qui se déposent essentiellement sur l'endocarde des valves et sur les cavités cardiaques, formant la plaque carcinoïde [183]. La sérotonine joue un rôle majeur dans la physiopathologie de la cardiopathie carcinoïde [140]. Les valves et l'endocarde du cœur droit sont plus souvent touchés (atteinte dans près de 50 % des patients ayant tumeur et syndrome carcinoïde), alors que le cœur gauche est relativement protégé par l'inactivation des substances vaso-actives (dont la sérotonine) par le poumon (entre 10 % et 20 %). L'atteinte cardiaque gauche est essentiellement retrouvée en cas de foramen ovale perméable, et ce dernier doit être systématiquement recherché par échocardiographie de contraste [171].

La principale valvulopathie est l'insuffisance tricuspide, suivie de l'atteinte pulmonaire. L'aspect valvulaire est pathognomonique et se caractérise par une rétraction valvulaire très différente de l'aspect retrouvé dans les valvulopathies post-rhumatismale. Dans les formes avancées, les valves sont immobiles, présentant une déhiscence centrale. Il peut alors survenir de véritables maladies tricuspides ou pulmonaires, associant sténose et régurgitation [172]. Lorsqu'il existe une atteinte valvulaire droite et gauche, l'aspect morphologique des cavités cardiaques peut faire évoquer une cardiomyopathie restrictive avec une dilatation biauriculaire. Ces valvulopathies peuvent évoluer et nécessitent un suivi échocardiographique rapproché [171]. Le traitement repose d'une part sur la déplétion et d'autre part, au cas par cas et après une approche multidisciplinaire, sur la chirurgie cardiaque ou sur la fermeture percutanée du foramen ovale perméable [144, 176].

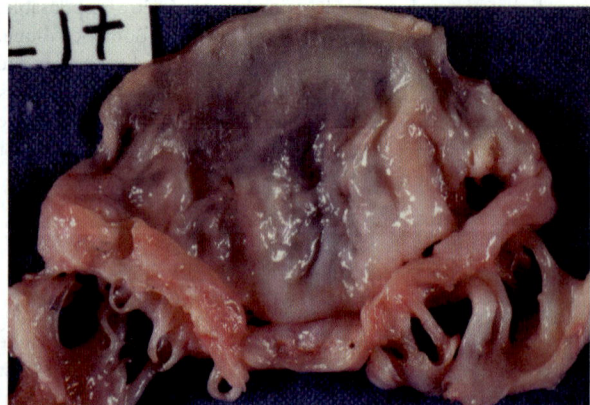

Figure S05-P03-C03-27 Pièce chirurgicale d'une endocardite fibroplastique. Pelage de l'endocarde avec résection de l'appareil mitral fibrosé, la valve mitrale sera remplacée par une prothèse mécanique.

Dysplasie ventriculaire droite arythmogène

Antoine Leenhardt, Anne Messali, Jean-Philippe Labbé, Patrick Dejode, Isabelle Denjoy et Fabrice Extramiana

La dysplasie ventriculaire droite arythmogène (DVDA), ou cardiomyopathie arythmogène du ventricule droit ou encore cardiomyopathie arythmogène, est une cardiomyopathie du ventricule droit caractérisée par une infiltration adipeuse du myocarde avec persistance de fibres myocardiques survivantes entourées de fibrose. Elle entraîne une dilatation ventriculaire droite, localisée puis diffuse et parfois tardivement des manifestations d'insuffisance cardiaque. Elle peut être associée à une atteinte ventriculaire gauche, grevant le pronostic. Elle est susceptible de se compliquer d'une mort subite due à une arythmie ventriculaire. La DVDA serait à l'origine de 3 à 10 % des morts subites inexpliquées avant l'âge de 65 ans.

Son origine est génétique [202]. De très nombreux travaux ont été publiés ces dernières années dans ce domaine qui reste très évolutif. Ces travaux montrent qu'il y a plusieurs formes différentes de DVDA, de telle sorte que l'on devrait plutôt utiliser le terme de cardiomyopathies arythmogènes du ventricule droit.

Poser le diagnostic de DVDA a des conséquences très importantes pour la vie quotidienne des patients atteints, souvent des adultes jeunes, en raison des contraintes thérapeutiques et des limitations dans la pratique d'activités sportives.

Incidence et prévalence

La DVDA touche des adultes jeunes : 80 % des diagnostics sont faits avant 40 ans. Le ratio homme/femme est de 2,7/1. En raison des nombreuses formes peu symptomatiques ou non diagnostiquées, l'incidence réelle est en fait mal connue. Dans la population générale, elle est estimée entre 1 et 2/10 000. La prévalence dans la population générale est de 0,02 à 0,1 %, variable selon les zones géographiques [212]. Dans certaines régions d'Italie (Padoue, Venise) et en Grèce (île de Naxos), il existe une augmentation de la prévalence qui peut atteindre 0,4 à 0,8 %. Dans un tiers des cas, cette pathologie se présente sous la forme d'une atteinte familiale.

L'incidence de la mort subite est évaluée entre 1 et 3 % par an dans les DVDA connues. La DVDA serait responsable de 11 à 22 % des cas de mort subite chez le jeune athlète, 22 % des cas chez les athlètes d'Italie du Nord et environ 17 % des morts subites des sujets jeunes aux États-Unis.

Diagnostic

La DVDA se manifeste essentiellement par des arythmies ventriculaires, extrasystoles, tachycardies ventriculaires, ou fibrillation ventriculaire (FV), cette dernière pouvant être la première manifestation de la maladie, ce qui souligne sa gravité potentielle [200].

Anomalies électriques sur l'électrocardiogramme de base

Il existe des anomalies ECG chez 90 % des patients porteurs d'une DVDA. Les anomalies électriques sont visibles essentiellement dans les précordiales droites (Figure S05-P03-C03-28). Il s'agit de :
– troubles de conduction localisés du ventricule droit se manifestant par un élargissement de la fin du QRS (durée de QRS ≥ 110 ms en V1, onde S traînante en V1-V3 ≥ 55 ms en l'absence de bloc de branche droit), un élargissement du QRS en V1-V3 comparé à V6 (+25 ms), un rapport de durée de QRS en V1-V3 versus V4-V6 ≥ 1,2 ;
– micropotentiels terminaux appelés onde ε (en V1-V3 chez 30 % des patients), mieux visibles sur un ECG à haute amplification [191] ;
– bloc de branche droit typique, mais avec élargissement de sa partie terminale témoignant d'un bloc pariétal ;
– inversion des ondes T en précordiales droites (50 à 70 % des patients).

Ces caractéristiques électrocardiographiques ont tendance à s'accentuer avec le temps, témoignant du caractère évolutif de la maladie. Si l'ECG reste normal sur un long suivi, le diagnostic de DVDA doit être remis en cause. En plus de l'ECG de repos, l'ECG d'effort peut être utile afin de rechercher des arythmies ventriculaires d'effort.

Caractéristiques des arythmies ventriculaires

Les extrasystoles ventriculaires ont en principe un aspect de retard gauche, confirmant l'origine ventriculaire droite ; elles sont souvent polymorphes.

Les tachycardies ventriculaires (TV) peuvent être polymorphes. Elles sont néanmoins le plus souvent monomorphes, à type de retard gauche, trois morphologies dominant selon l'origine (triade de la dysplasie) infundibulaire, apex du ventricule droit ou paroi inférieure. Un même patient a souvent plusieurs TV : on parle de TV pléiomorphes. Surtout, la caractéristique majeure de ces arythmies ventriculaires, au moins à un stade relativement précoce de la maladie, est leur dépendance adrénergique, expliquant leur survenue à l'effort ou en période d'accélération sinusale.

Ces TV sont faciles à déclencher et à stopper par stimulation ventriculaire programmée : il s'agit pratiquement toujours de circuits de réentrée.

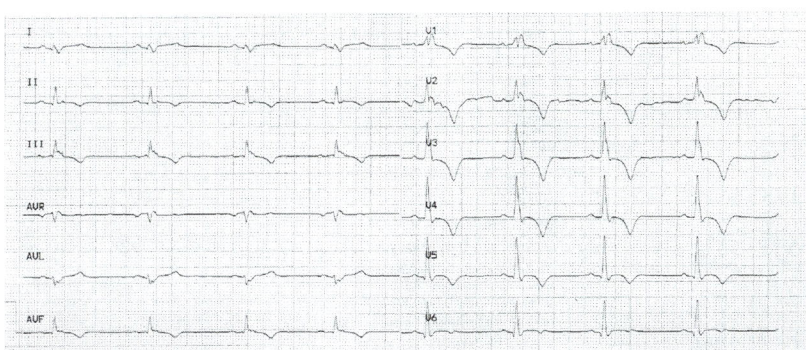

Figure S05-P03-C03-28 ECG d'une dysplasie ventriculaire droite arythmogène. Aspect électrocardiographique typique de DVDA avec onde ε bien visible dans les dérivations précordiales droites

Cardiologie

Potentiels tardifs

Considérés comme un critère électrocardiographique « mineur », ils seront recherchés par les techniques d'amplification et de moyennage standard avec un filtrage 25 Hz-250 Hz ou 40 Hz-250 Hz. Classiquement, la présence de deux des trois critères suivants indique la présence de potentiels tardifs (QRSd > 114 ms, LAS > 38 ms, RMS40 < 20 µV). Dans les recommandations de 2010 [201], il est indiqué que l'un au moins de ces critères est suffisant en l'absence de bloc de branche droit (Tableau S05-P03-C03-V). La sensibilité est ainsi de 69 % pour une spécificité de 95 %.

Techniques d'imagerie

Échocardiographie-Doppler traditionnelle

Elle n'apporte que des informations dans les formes évoluées de DVDA, les formes précoces et localisées n'étant pas aisément décelables. Des valeurs quantitatives des dimensions de la voie d'éjection pulmonaire ont été proposées dans les recommandations de 2010 (voir Tableau S05-P03-C03-V). Des informations seront recueillies sur la fonction ventriculaire gauche, qui constitue un critère pronostique important.

Tableau S05-P03-C03-V Critères diagnostiques d'une cardiopathie arythmogène du ventricule droit.

Critères majeurs	Critères mineurs
I. Dysfonction globale ou régionale et altérations structurelles	
Échographie 2D Akinésie, dyskinésie localisée de la paroi VD ou anévrysme *et* l'un des éléments suivants (télédiastole) : – PLAX RVOT ≥ 32 mm (rapporté à la surface corporelle [PLAX/SC] ≥ 19 mm/m²) – PSAX RVOT ≥ 36 mm (rapporté à la surface corporelle [PSAX/SC] ≥ 21 mm/m²), *ou* – modification de la fraction de raccourcissement ≤ 33 % *IRM* Akinésie ou dyskinésie localisée de la paroi VD ou contraction non synchrone de la paroi VD *et* l'un des critères suivants : – volume télédiastolique VD rapporté à la surface corporelle ≥ 110 ml/m² (homme) ou ≥ 100 ml/m² (femme), *ou* – fraction d'éjection VD ≤ 40 % *Angiographie VD* Akinésie ou dyskinésie localisée de la paroi VD ou anévrysme	*Échographie 2D* Akinésie, dyskinésie localisée de la paroi VD *et* l'un des éléments suivants (télédiastole) : – PLAX RVOT ≥ 29 et < 32 mm (rapporté à la surface corporelle [PLAX/SC] ≥ 16 et < 19 mm/m²) – PSAX RVOT ≥ 32 et < 36 mm (rapporté à la surface corporelle [PSAX/BSA] ≥ 18 et < 21 mm/m²), *ou* – fraction de raccourcissement > 33 % et ≤ 40 % *IRM* Akinésie ou dyskinésie localisée de la paroi VD ou contraction non synchrone de la paroi VD *et* l'un des critères suivants : – volume télédiastolique VD rapporté à la surface corporelle ≥ 100 et < 110 ml/m² (homme) ou ≥ 90 et < 100 ml/m² (femme), *ou* – fraction d'éjection VD > 40 % et ≤ 45 %
II. Histologie de la paroi du ventricule droit	
Myocytes résiduels < 60 % par analyse morphométrique (ou < 50 % si estimation visuelle), avec plages de fibrose dans la paroi libre du VD dans ≥ 1 échantillon, avec ou sans remplacement par du tissu graisseux à la biopsie endomyocardique	Myocytes résiduels 60 à 75 % par analyse morphométrique (ou 50 à 65 % si estimation visuelle), avec plages de fibrose dans la paroi libre du VD dans ≥ 1 échantillon, avec ou sans remplacement par du tissu graisseux à la biopsie endomyocardique
III. Anomalies de la repolarisation	
Inversion des ondes T dans les dérivations précordiales droites (V1, V2 et V3) ou au-delà, chez des sujets de plus de 14 ans (en l'absence de bloc de branche droit complet : QRS ≥ 120 ms)	Inversion des ondes T en V1 et V2 chez des sujets de plus de 14 ans (en l'absence de bloc de branche droit complet) ou en V4, V5, ou V6 Inversion des ondes T en V1, V2, V3, et V4 chez des sujets de plus de 14 ans en présence d'un bloc de branche droit complet
IV. Anomalies de la dépolarisation ou de la conduction	
Onde ε (signaux reproductibles de basse amplitude localisés entre la fin du QRS et le début de l'onde T) dans les dérivations précordiales droites (V1 à V3)	Présence de potentiels tardifs (au moins un des trois critères positifs) par moyennage haute amplification en l'absence d'élargissement du QRS au-delà de 110 ms sur l'ECG standard Durée du QRS filtré (fQRS) ≥ 114 ms Durée de la partie terminale de QRS d'amplitude < 40 µV (LASd) ≥ 38 ms Amplitude moyenne des 40 dernières millisecondes de QRS (RMS 40) < 20 µV Durée de l'activation de la partie terminale de QRS ≥ 55 ms mesurée entre le nadir de l'onde S et la partie terminale de QRS, incluant R', en V1, V2, ou V3, en l'absence de bloc de branche droit complet
V. Arythmies ventriculaires	
Tachycardie ventriculaire soutenue ou non soutenue, axe supérieur (QRS négatif ou indéterminé en II, III, et aVF et positif en aVL)	Tachycardie ventriculaire soutenue ou non soutenue provenant de la voie d'éjection VD, aspect de retard gauche axe inférieur (QRS positif en II, III, et aVF et négatif en aVL) ou d'axe inconnu > 500 ESV par 24 heures (Holter)
VI. Histoire familiale	
DVDA/CAVD confirmée sur les critères de cette *task force* chez un apparenté du premier degré DVDA/CAVD confirmée par l'examen anatomopathologique lors d'une chirurgie ou d'une autopsie chez un apparenté du premier degré Identification d'une mutation pathogène considérée comme associé ou probablement associée à la DVDA/CAVD chez le patient en cours d'évaluation	Histoire de DVDA/CAVD chez un apparenté du premier degré, sans qu'il soit possible de déterminer s'il satisfait aux critères de cette *task force* Mort subite prématurée (avant 35 ans) en rapport avec une DVDA/CAVD suspectée chez un apparenté du premier degré DVDA/CAVD confirmée histologiquement ou sur les critères de cette *task force* chez un apparenté du second degré

Le diagnostic est porté en présence de deux critères majeurs, ou en présence d'un critère majeur et de deux critères mineurs, ou de quatre critères mineurs.
PLAX : parasternal grand axe ; PSAX : parasternal petit axe ; RVOT : infundibulum pulmonaire.

(Modifié d'après Marcus FI, McKenna WJ, Sherrill D et al. Diagnosis of arrythmogenic right ventricular cardiomyopathy/dysplasia : proposed modification of the task force criteria. Eur Heart J, 2010, 31 : 806-814.)

Angiographie ventriculaire droite

L'angiographie ventriculaire droite (deux incidences orthogonales : OAD 45° et OAG 45°) est considérée par certains comme l'examen de référence. Selon les critères diagnostiques antérieurs au groupe de travail de 2010, les anomalies morphologiques et fonctionnelles majeures sont les suivantes : déplacement systolique de l'anneau tricuspide (TAPSE pour *tricuspid annulus plane systolic excursion*) inférieur ou égal à 12 mm ou fraction d'éjection ventriculaire droite inférieure ou égale à 35 % ou volume télédiastolique indexé (VTDi) supérieur ou égal à 110 ml/m² ou anomalie segmentaire (dyskinésie ou akinésie) ou dilatation localisée.

Les anomalies considérées comme mineures sont les suivantes : 12 mm < TAPSE < 14 mm ; 35 % < FEVD < 45 % ; 100 ml/m² < VTDi < 110 ml/m² ou anomalie segmentaire : hypokinésie localisée avec raccourcissement systolique inférieure à 4 mm.

Ces critères ont disparu des recommandations de 2010 [198] qui ne retiennent que des modifications de la cinétique de la paroi du ventricule droit à type d'akinésie ou de dyskinésie et la présence d'anévrysmes.

L'angiographie ventriculaire droite permet d'évaluer le degré de diffusion de la maladie. Néanmoins, sa principale limite tient à la variabilité d'interprétation interobservateur.

Scintigraphie cavitaire de phase

La scintigraphie cavitaire de phase est un excellent examen dont l'un des avantages majeurs est la positivité précoce [198]. Elle permet de montrer des zones en opposition (ou en décalage) de phase avec le reste du ventricule.

IRM

L'IRM est devenue un examen non invasif de choix pour analyser le ventricule droit. Elle permet d'étudier les volumes des cavités, la cinétique des parois et de détecter les zones d'infiltration graisseuse anormales, bien que ces derniers paramètres n'aient pas été inclus dans les critères diagnostiques révisés de 2010 en raison de leur spécificité limitée et la grande variabilité d'interprétation interobservateur. Elle permet aussi de rechercher des zones de fibrose qui bien qu'absentes des recommandations 2010, devraient prendre une grande valeur diagnostique.

Cartographie en voltage

Elle peut être utile : l'idée est d'identifier des zones de faible amplitude dans le ventricule droit qui pourraient correspondre à des régions d'infiltration fibro-adipeuse. Cette technique permet, dans certains cas, de différencier une DVDA d'une myocardite compliquée de tachycardies ventriculaires.

Biopsie endomyocardique du ventricule droit

L'analyse histologique peut être considérée comme le *gold standard* quand elle est positive, mais elle conduit souvent à des faux négatifs en raison du caractère localisé de l'atteinte de la paroi myocardique, du fait qu'elle touche l'épicarde avant l'endocarde et enfin du fait que les biopsies sont le plus souvent réalisées au niveau du septum qui n'est pas habituellement touché par le processus pathologique. La sensibilité de la biopsie est approximativement de 67 %. La confirmation histologique du diagnostic n'est ainsi pas souvent obtenue. Des critères qualitatifs et quantitatifs précis d'atteinte histologique ont été intégrés par le groupe de travail de 2010 [201] (*voir* Tableau S05-P03-C03-V).

Le diagnostic repose donc sur l'association d'anomalies cliniques, électriques, morphologiques, histologiques et fonctionnelles du ventricule droit mises en évidence par des méthodes d'imagerie invasive (angiographie du ventricule droit) et non invasive (échographie, scintigraphie du ventricule droit, IRM). Des critères diagnostiques ont été proposés par des groupes de travail, associant des critères majeurs et mineurs (*voir* Tableau S05-P03-C03-V). Plusieurs commentaires peuvent être faits concernant ces critères diagnostiques. Dans l'histoire familiale, les antécédents chez un apparenté au premier degré doivent être privilégiés de façon à ne pas diminuer la spécificité de ce critère. On peut s'étonner de trouver dans les critères mineurs un nombre minimal d'extrasystoles ventriculaires par 24 heures, alors que des caractéristiques incluant l'aspect dimorphe ou polymorphe des extrasystoles ventriculaires et des salves de tachycardies ventriculaires paraissent au moins aussi intéressantes. Les critères diagnostiques gagneraient sans doute en pertinence si l'on exigeait l'association de critères électrocardiographiques ou rythmiques à des critères morphologiques et fonctionnels. Les données d'imagerie IRM n'incluent pas la recherche de fibrose par l'étude du rehaussement tardif qui paraît pourtant un élément important du diagnostic, souligné par les critères histologiques. Enfin, on peut penser qu'assez prochainement, des critères génétiques seront inclus dans les critères diagnostiques puisque, par exemple, des mutations portées par le gène de la plakophiline 2 (PKP2) seraient identifiées dans 40 % des cas et 70 % des formes familiales.

La DVDA doit être différenciée de la maladie d'Uhl, d'une myocardite ou d'une cardiomyopathie biventriculaire. Le problème souvent le plus délicat est de distinguer une forme localisée à l'infundibulum pulmonaire, de tachycardies ventriculaires en salves bénignes infundibulaires. Ces dernières ont des caractéristiques qui les distinguent des tachycardies ventriculaires de la DVDA : elles sont monomorphes, le plus souvent non déclenchables, sans potentiels fragmentés lors de l'exploration électrophysiologique. Mais le diagnostic différentiel peut se révéler difficile. L'angioscintigraphie de phase du ventricule droit trouve alors tout son intérêt. Certains ont proposé des critères électrocardiographiques qui mériteraient d'être évalués sur des séries consistantes de patients. Les critères reposent l'analyse de l'ECG en tachycardie ventriculaire. La durée de QRS en tachycardie ventriculaire n'est en principe jamais inférieure à 120 ms dans le cas d'une DVDA et, si le QRS est supérieur ou égal à 120 ms, l'axe de QRS dans le plan frontal doit alors être mesuré, une déviation axiale vers la gauche, inférieure à +30° ne se retrouvant pas dans les tachycardies ventriculaires d'origine infundibulaire.

Enfin, citons les tachycardies ventriculaires ayant pour origine la grande veine cardiaque, qui ont une morphologie voisine de celles d'origine infundibulaire.

Évolution

La DVDA est une cause majeure de mort subite du sujet jeune, celle-ci pouvant fréquemment être la première manifestation de la maladie. Dans la moitié des cas, cet accident est lié à l'exercice, à une forte émotion ou à un stress et survient chez des patients sans traitement.

Le mode de décès des patients atteints de dysplasie n'est pas limité à la mort subite. En effet, il s'agit d'une cardiomyopathie évolutive, avec un risque d'évolution vers une insuffisance cardiaque globale terminale. Dans la série de la Pitié [194], sur les vingt et un décès d'origine cardiovasculaire, un tiers sont des morts subites, alors que les autres sont survenus dans un tableau d'insuffisance cardiaque globale progressive, associée pour la moitié d'entre eux à des arythmies ventriculaires.

Évaluation du risque de mort subite

Évaluer le risque de mort subite dans la DVDA est délicat. Cette évaluation se heurte en particulier au fait que la mort subite peut être la première manifestation de la DVDA que seul un dépistage systématique permettrait de reconnaître. Un tel dépistage ne peut se faire que dans certaines populations à haut risque d'avoir la maladie. Il s'agit surtout de la famille des patients chez qui on a détecté la maladie. Il s'agit aussi des sportifs particulièrement à risque du fait des efforts qu'ils sont amenés à fournir et chez qui un ECG peut être systématiquement pratiqué lors de la délivrance de certificats d'aptitude.

En revanche, une fois la maladie reconnue, qu'il s'agisse de patients asymptomatiques ou présentant des arythmies ventriculaires, il faut en rechercher les éléments pronostiques. Il n'est en effet pas question d'implanter un défibrillateur à tout patient porteur d'une DVDA, mis à part ceux déjà ressuscités de mort subite. De plus, la faible incidence de la maladie, la faible mortalité à court terme et la longue évolution rendent illusoire la possibilité d'une étude prospective randomisée.

Antécédents de troubles du rythme ventriculaire

Les caractéristiques de l'arythmie initiale ont une valeur pronostique pour certains auteurs : globalement, les patients présentant des tachycardies ventriculaires bien tolérées ne font pas d'arythmie grave pendant le suivi, au contraire de ceux ayant présenté une mort subite récupérée ou des tachycardies ventriculaires hémodynamiquement mal tolérées. Dans la série de la Pitié [194], le type d'arythmie n'a pas de valeur prédictive. En revanche, tous les patients décédés de cause cardiaque avaient une histoire de tachycardies ventriculaires (21/21), contre 74 % de ceux qui ont survécu (102/130). L'absence de tachycardies ventriculaires pourrait avoir une valeur prédictive négative, mais cette valeur est remise en question par les morts subites inaugurales de la maladie. Les formes familiales ne semblent pas constituer des formes à plus haut risque rythmique.

Le type d'arythmie ventriculaire spontanée pourrait avoir une importance pronostique selon certains auteurs qui montrent que l'incidence de la fibrillation ventriculaire serait de 1 % par année de suivi chez des patients ayant présenté une tachycardie ventriculaire bien tolérée sur le plan hémodynamique. L'incidence de la fibrillation ventriculaire bondit à 8-10 % par année de suivi chez les patients ayant présenté initialement des tachycardies mal tolérées sur le plan hémodynamique, un arrêt cardiaque ou une syncope inexpliquée.

Rôle des explorations électrophysiologiques

L'analyse des données est difficile en raison des traitements antiarythmiques associés. Il semble bien exister une tendance, toutefois non significative, montrant que le déclenchement d'une fibrillation ventriculaire à l'exploration est un critère prédictif d'apparition de tachycardies ventriculaires rapides (> 240/min) pendant le suivi. Le protocole doit être standardisé : deux sites, trois extrastimulus, isoprénaline éventuellement.

Cette tendance n'est pas confirmée par d'autres auteurs qui, à partir des thérapies délivrées par le défibrillateur automatique implantable et en fonction des données initiales de l'exploration électrophysiologique, lui attribuent une valeur limitée (valeur prédictive positive de 49 % ; valeur prédictive négative de 54 %).

Syncopes

L'existence de syncopes, interprétées comme la conséquence d'événements rythmiques mal tolérés paroxystiques, constitue de manière unanime un facteur de risque de mortalité cardiovasculaire.

Âge

Les morts subites surviennent pour la plupart avant l'âge de 35 ans. La fibrillation ventriculaire serait associée à des phases initiales évolutives de mort cellulaire, alors que les tachycardies ventriculaires bien tolérées surviendraient à un stade cicatriciel de la maladie.

Exercice

Dans la moitié des cas rapportés de la littérature, les circonstances de la mort subite sont en rapport avec l'effort ou le stress. L'incidence de la DVDA est plus forte chez les sportifs décédés de mort subite, de l'ordre de 20 %, alors qu'elle est de 5 à 10 % dans la population générale des morts subites de moins de 35 ans. Cela souligne l'importance de prévenir les patients des modalités de démarrage de ces arythmies qui vont contre-indiquer la pratique sportive en compétition et les sports à risque. Des travaux récents soulignent le rôle délétère de la pratique sportive intensive chez ces patients avec une augmentation de l'incidence des troubles du rythme ventriculaire et de l'insuffisance cardiaque [195].

Atteinte du ventricule gauche

L'atteinte du ventricule gauche constitue un facteur de risque identifié par plusieurs études concordantes. L'analyse multivariée des données de la Pitié [194] confirme que les deux facteurs pronostiques majeurs sont la présence de signes cliniques d'insuffisance ventriculaire droite, d'une part, et d'une insuffisance ventriculaire gauche, d'autre part. Cette dernière donnée avait été mise en évidence quelques années auparavant par Leguludec et al. qui montraient l'importance pronostique péjorative d'une altération de la fonction ventriculaire gauche à l'angiographie isotopique [197].

Absence de traitement anti-arythmique efficace des tachycardies ventriculaires

L'absence de tachycardie ventriculaire déclenchable sous traitement pharmacologique par les méthodes de stimulation programmée est corrélée avec l'absence de mort subite, sur un suivi court de 3 ans, malgré des récidives de tachycardies ventriculaires non fatales. Les auteurs allemands insistent sur l'intérêt du sotalol à doses élevées (320 à 480 mg/j). Nous avons une bonne expérience de l'association anti-arythmique de classe Ic (voire de l'amiodarone) et bêtabloquant. En réalité, un certain nombre d'échecs thérapeutiques et de récidives de tachycardies ventriculaires sont aisément expliqués par l'arrêt intempestif du traitement anti-arythmique.

Autres facteurs

La dispersion de la largeur de QRS (≥ 40 ms), étudiée simplement sur l'ECG basal 12 dérivations, serait un bon facteur prédictif indépendant de mort subite dans la DVDA. L'association syncope, dispersion de QT supérieure à 65 ms et inversion de T au-delà de V1 ou de V3 pour certains améliorerait encore l'évaluation pronostique.

Des facteurs génétiques interviennent certainement dans le pronostic et plusieurs travaux sont en cours. Certaines mutations paraissent plus à risque (*TMEM43*). Il apparaît également que les patients porteurs d'une double mutation sont plus à risque rythmique.

Aspects génétiques

Les cardiopathies arythmogènes du ventricule droit sont, pour la plupart, liées à des anomalies des jonctions cellulaires et plus spécifiquement du desmosome. Le desmosome est une structure complexe composée de plusieurs types de protéines, toutes susceptibles d'être de bons candidats à ces anomalies. Plusieurs groupes de protéines contribuent à la formation du desmosome. Il s'agit des cadhérines, des protéines à répétition type Armadillo et de la famille des plakines [193]). Les cadhérines desmosomales, protéines membranaires, interagissent avec les protéines de la famille Armadillo telles que la plakoglobine et les plakophilines 1, 2 et 3. Ces dernières sont des protéines qui font le lien entre les protéines membranaires du desmosome (les cadhérines) et les protéines juxtamembranaires (la desmoplakine). La desmoplakine est présente dans tous les desmosomes ; c'est la protéine qui permet l'ancrage de tous les types de filaments, ceux-ci variant en fonction du type de cellule.

Parmi les cadhérines deux candidats sont possibles : la desmogléine et la desmocolline, dont les isoformes 2 respectives sont exprimées dans les desmosomes de tous les épithéliums ainsi que dans le tissu cardiaque.

Les connaissances sur le desmosome concernant les gènes codant les protéines constitutives, les interactions entre protéines ainsi que l'analyse de la structure du desmosome ont connu de grandes avancées. Le desmosome et les protéines qui le composent semblent, en plus de leur rôle structural de liaison entre cellules, être impliqués dans des phénomènes de signalisation intracellulaire.

Les premières études génétiques ont porté sur des formes récessives de DVDA associées à une kératose palmoplantaire et à des anomalies des phanères : la maladie de Naxos. McKoy et al. ont objectivé une mutation dans le gène *JUP* de la plakoglobine [203]. Cette protéine est localisée au niveau des desmosomes. La mutation homozygote est une délétion de deux nucléotides qui aboutit à une protéine tronquée. Une autre forme clinique récessive de DVDA est le syndrome décrit par Carvajal [196] qui associe des anomalies de la contractilité et une dilatation cardiaque à des altérations de la peau et des phanères. Une mutation homozygote portée par la desmoplakine, autre protéine du desmosome, a été mise en évidence [205]. Il s'agit également d'une délétion d'un nucléotide conduisant à l'obtention d'une protéine tronquée.

D'autres études portant sur les formes autosomiques dominantes de la DVDA ont montré que cette pathologie présente une hétérogénéité de locus (Tableau S05-P03-C03-VI). À ce jour, neuf loci différents ont été rapportés dans ces formes dominantes de DVDA [188, 192, 199, 204, 206, 208, 209, 210, 211, 212, 213] et quatre gènes ont été identifiés. Le premier gène décrit (*RyR2*) code l'isoforme du récepteur de la ryanodine cardiaque [214]. Puis une mutation à l'état hétérozygote portée par le gène de la desmoplakine (*DSP*) a été rapportée par Rampazzo et al. [210]. Des travaux réalisés par Gerull et al. ont montré que 25 % des DVDA étaient liées à des mutations portées par le gène de la plakophiline 2 (*PKP2*), protéine du desmosome [192]. On pense actuellement que 40 à 50 % des cas de DVDA présentent des mutations de *PKP2*. Pilichou et al. ont ensuite trouvé pour la première fois des mutations dans le gène codant la desmogléine 2 (*DSG2*), seule isoforme de la desmogléine exprimée dans les myocytes cardiaques [206], une glycoprotéine impliquée dans l'adhérence des desmosomes. Environ 30 % des cas de DVDA présenteraient des mutations sur *DSG2*.

Enfin des mutations ont été décrites au niveau du gène *TGFβ3* (*transforming growth factor β3*), impliqué dans la régulation de la production de la matrice extracellulaire et dans l'expression de gènes codant des protéines desmosomales et les gènes *TMEM43*.

Aspects thérapeutiques

Le traitement de la DVDA est délicat car il s'agit le plus souvent de sujets jeunes qui peuvent rester asymptomatiques. Le but est de protéger d'une éventuelle mort subite les patients réellement à risque et d'utiliser des traitements dénués au maximum d'effets secondaires chez ceux dont le pronostic vital ne paraît pas menacé. La stratégie thérapeutique doit donc être établie au cas par cas en fonction de la présentation clinique et de l'évaluation pronostique. Nous ne ferons qu'évoquer les différentes options thérapeutiques qui ont été développées dans des recommandations en 2015 [207] et une mise au point en 2017 [190] :

– le traitement anti-arythmique en cas de troubles du rythme ventriculaires avérés repose sur une association de bêtabloquants et d'anti-arythmiques de classe Ic ou d'amiodarone. Certains ont proposé le sotalol qui peut être efficace à forte dose. Ces recommandations ne reposent pas sur des études prospectives randomisées mais sur des suivis de registres avec des résultats parfois conflictuels d'une série à l'autre. Il est raisonnable d'utiliser un traitement médical préventif en première intention après une tachycardie ventriculaire bien tolérée ;

– les méthodes ablatives seront utilisées en cas de tachycardies ventriculaires récidivantes ou d'emblée en cas de tachycardies mal tolérées, en sachant que le substrat peut être épicardique et qu'une approche endo- et épicardique doit être anticipée, qu'il existe souvent plusieurs morphologies de tachycardies ventriculaires différentes correspondant potentiellement à des circuits différents [189]. Enfin, l'évolutivité de cette maladie est importante, ce qui doit rendre très prudent dans le suivi de ces patients, y compris après une ablation qui paraît avoir été efficace ;

– le défibrillateur automatique implantable (DAI) a, bien entendu, une place importante en première intention en cas de fibrillation ventriculaire (classe IA) ou devant des tachycardies ventriculaires mal tolérées sur le plan hémodynamique (classe IB). Les recommandations de la Société française de cardiologie retiennent l'indication d'un DAI (classe IIaC) en cas d'atteinte du ventricule gauche, ou s'il existe une histoire familiale de mort subite ou en cas de syncope inexpliquée. Il faut insister sur l'importance du lieu d'implantation de la sonde ventriculaire droite puisqu'il faut éviter les zones dysplasiques (privilégier les sondes à vis pour une implantation septale donnant de meilleurs critères de détection et de

Tableau S05-P03-C03-VI Aspects génétiques des cardiopathies arythmogènes du ventricule droit.

	Locus et gènes	Protéines	Publications
Formes dominantes			
DVDA 1	14q23 24	TGF-β$_3$	Rampazzo et al. [208]
DVDA 2	1q42-43 *RyR2*	Récepteur de la ryanodine	Rampazzo et al. [209] Tiso et coll. [214]
DVDA 3	14q11-q12		Severini et al. [213]
DVDA 4	2q32		Rampazzo et al. [211]
DVDA 5	3p23 *TMEM43*		Ahmad et al. [188]
DVDA 6	10p12-p14		Li D et al. [199]
DVDA 7	10q22		Melberg et al. [204]
DVDA 8	6p24 *DSP*	Desmoplakine	Rampazzo et al. [210]
DVDA 9	12p11 *PKP2*	Plakophiline 2	Gerull et al. [192]
DVDA 10	*DSG2*	Desmogléine	Pilichou et al. [206]
Formes récessives			
Syndrome de Nxos	17q21 *JUP*	Plakoglobine	McKoy el al. [10]
Syndrome de CArvajal	6p24 *DSP*	Desmoplakine	Norgett et al. [12]

stimulation) ainsi que sur la qualité du suivi, centré sur les performances des sondes en termes de détection afin de dépister une éventuelle progression de la maladie qui pourrait influer gravement sur la morbidité à long terme. Il faut aussi insister sur la qualité de la programmation en privilégiant des seuils de détection haut situés (> 200/min) et une durée de détection allongée, afin d'éviter les thérapies inappropriées sur des arythmies non soutenues et favoriser la stimulation antitachycardique si les arythmies sont suffisamment bien tolérées. Implanter un DAI à un tel patient ne signifie pas qu'il sera tranquille dans l'avenir en termes de récidives d'arythmie, et très fréquemment, des anti-arythmiques, voire des manœuvres ablatives doivent être proposés en complément en raison de récidives trop nombreuses de tachycardies ventriculaires ;

– le traitement d'une insuffisance cardiaque sera parfois nécessaire en cas de dysfonction ventriculaire droite ou biventriculaire ;

– citons enfin les possibilités chirurgicales, non pas tant la cardiomyoplastie qui n'est plus utilisée, que surtout la transplantation qui doit être proposée en cas d'atteinte hémodynamique avancée ou beaucoup plus rarement en cas d'orages rythmiques intraitables ;

– dans tous les cas, il est important de prescrire l'interdiction du sport, au minimum en compétition et de tous les sports à risque. Les sports de détente peuvent être pratiqués dans la plupart des cas, mais pas de manière intensive. On sait en effet, depuis quelques années, que l'activité physique aggrave la maladie à l'échelon cellulaire par découplage des myocytes et donc le risque d'arythmies ventriculaires. Une surveillance Holter occasionnelle est utile si des activités sportives sont néanmoins pratiquées. Une réévaluation régulière de ces contre-indications, pour chaque patient désireux de faire du sport, est indispensable, en raison de l'évolutivité de cette maladie ;

– une fois le diagnostic de DVDA établi, une évaluation clinique et morphologique (ECG, ECG-Holter des 24 heures, échocardiogramme et, pour certains, recherche de potentiels tardifs, IRM) et génétique des membres de la famille, au moins apparentés au premier degré, est indispensable. En cas de bilan clinique et morphologique normal, une réévaluation tous les deux à cinq ans est conseillée.

Conclusion

La DVDA est une maladie évolutive avec des complications potentiellement vitales. Le diagnostic peut être délicat en raison de la variabilité de la présentation clinique, des formes asymptomatiques à toutes les variétés d'arythmies ventriculaires dont la plus dramatique est la mort subite par fibrillation ventriculaire, qui peut en être la première manifestation. C'est une cause importante de mort subite des sujets jeunes et en particulier des sportifs. Cela conduit au minimum à contre-indiquer la pratique sportive intensive et les sports à risque.

L'évaluation du risque rythmique constitue un problème important et difficile qui n'est pas actuellement résolu de manière satisfaisante. Il faut s'entourer d'un ensemble de critères et il est possible que certaines techniques électrocardiographiques (turbulence, alternance de T) ou d'imagerie (scintigraphie, IRM, TEP) puissent être utiles. De même, la génétique pourrait prochainement jouer un rôle dans l'évaluation pronostique.

Pour avancer dans ces différents domaines, des études multicentriques seraient certainement utiles. On assiste au développement de registres prospectifs dont on espère que tant les cliniciens que les généticiens pourront tirer des informations pertinentes afin d'offrir à ces patients une meilleure qualité de vie et d'améliorer leur pronostic vital.

Cardiomyopathies inclassables

Nicolas Mansencal et Olivier Dubourg

D'après les recommandations européennes sur les cardiomyopathies [215], il existe cinq types de cardiomyopathie : la cardiomyopathie hypertrophique, la cardiomyopathie dilatée, la cardiomyopathie restrictive, la dysplasie arythmogène du ventricule droit et les cardiomyopathies inclassables. Actuellement, ces dernières sont essentiellement au nombre de deux : la cardiomyopathie de Tako-Tsubo et la non-compaction isolée du ventricule gauche. Elles ont été récemment décrites (années 1990 et début des années 2000) et leurs définitions vont probablement évoluer dans le futur avec une meilleure connaissance de leurs caractéristiques.

Cardiomyopathie de Tako-Tsubo

La cardiomyopathie de stress de Tako-Tsubo mime un syndrome coronaire aigu [222, 223] et se définit par une sidération myocardique réversible. Un stress aigu est souvent retrouvé comme facteur déclenchant. La première série de Tako-Tsubo remonte à 2001 et a été publiée au Japon ; depuis, la cardiomyopathie de Tako-Tsubo a été retrouvée dans le monde entier [216]. Plusieurs noms ont été proposés : syndrome du cœur brisé, *apical ballooning*, syndrome de Tako-Tsubo, cardiomyopathie de stress, etc. [217, 220, 221, 222]. Actuellement, il existe un début de consensus pour utiliser le terme de cardiomyopathie de Tako-Tsubo [223]. *Tako-tsubo* signifie « piège à poulpe » en japonais, il s'agit d'un vase utilisé dans la pêche traditionnelle. Or, dans la forme typique de la cardiomyopathie de Tako-Tsubo, le ventricule gauche en systole présente une forme similaire à ce vase.

Avant de connaître cette nouvelle cardiomyopathie, les médecins étaient confrontés à des patients qui présentaient un tableau clinique de syndrome coronaire aigu sans aucune lésion coronaire significative retrouvée à la coronarographie. Il existait par contre une dysfonction ventriculaire gauche importante qui ne correspondait pas à un territoire coronaire. Le diagnostic retenu à l'époque était posé de manière aléatoire : soit un infarctus à coronaires saines, soit une myocardite, soit un spasme coronaire. A posteriori, la très grande majorité de ces tableaux cliniques correspondaient à une cardiomyopathie de Tako-Tsubo.

Définition

La cardiomyopathie de Tako-Tsubo se définit selon les critères de la Mayo Clinic [223] par :

– la présence d'une dysfonction ventriculaire gauche (VG) transitoire touchant les portions moyennes (plus ou moins les portions apicales) du ventricule gauche, et ne correspond pas à un territoire coronarien. Un facteur déclenchant (un stress) est habituel mais n'est pas toujours retrouvé ;

– l'absence de lésion coronaire significative ou de rupture de plaque coronaire. Une atteinte est possible en raison de l'âge des patients, mais il est nécessaire que la dysfonction ventriculaire gauche ne corresponde pas à l'atteinte coronaire ;

– l'apparition de troubles de la repolarisation à l'ECG et/ou l'élévation modérée de la troponine cardiaque ;

– l'absence de phéochromocytome ou de myocardite.

Épidémiologie

La cardiomyopathie de Tako-Tsubo touche préférentiellement la femme ménopausée (plus de 80 % des cas) [222, 223]. L'âge moyen dans les études est de l'ordre de 70 ans. On estime qu'elle représente entre 1 et 2,5 % des suspicions de syndrome coronaire aigu. Son incidence est estimée à près de trente nouveaux cas par million d'habitants et par an en Île-de-France [219].

Présentation clinique

La cardiomyopathie de Tako-Tsubo mime un syndrome coronaire aigu [222] et, par conséquent, dans la majorité des cas, une douleur thoracique d'allure angineuse est retrouvée. Les autres signes cliniques possibles de la cardiomyopathie de Tako-Tsubo sont la dyspnée (témoignant d'une insuffisance cardiaque gauche), et exceptionnellement la syncope (en cas de trouble du rythme). Il peut s'agir également d'une découverte fortuite au décours un stress aigu.

L'interrogatoire doit s'efforcer de retrouver la présence d'un stress déclenchant. Ce stress peut être émotionnel ou physique : par exemple, suite à une agression, l'annonce d'un décès d'un proche, un incendie, un accident de la voie publique, une chute… Une autre cause classique de cardiomyopathie de Tako-Tsubo est le stress médicochirurgical : une affection aiguë (asthme, crise d'épilepsie) ou une procédure médicochirurgicale (examens invasifs, semi-invasifs et chirurgie). Ces stress peuvent parfois être minimes ; parfois même, une succession de stress semblant anecdotiques peut provoquer la maladie.

Physiopathologie

Depuis sa découverte, plusieurs hypothèses physiopathologiques ont été avancées. Actuellement, la décharge catécholergique secondaire à un stress aigu est l'hypothèse physiopathologique privilégiée [224]. Dans la cardiomyopathie de Tako-Tsubo, les taux observés de catécholamines sont significativement plus élevés à la phase aiguë par rapport à ceux retrouvés chez des patients présentant un syndrome coronaire aigu [224] et des biopsies myocardiques ont retrouvé des stigmates de toxicité des catécholamines, sans signe d'apoptose. Enfin, la répartition différente des récepteurs β_1- et β_2-adrénergiques entre l'apex et la base du cœur de l'innervation sympathique myocardique cœur pourrait expliquer cette morphologie caractéristique du Tako-Tsubo.

Les autres hypothèses physiopathologiques sont moins probables et sont une origine infectieuse (myocardite), la présence d'un gradient intraventriculaire gauche et le spasme coronaire (notamment de la microcirculation coronaire).

Examens complémentaires

Le diagnostic de cardiomyopathie de Tako-Tsubo doit être un diagnostic d'élimination. Devant un tableau clinique de syndrome coronaire aigu, il convient de considérer qu'il s'agit jusqu'à preuve du contraire d'un syndrome coronaire aigu, même si l'hypothèse d'une cardiomyopathie de Tako-Tsubo est évoquée.

Devant toute suspicion de syndrome coronaire aigu, les premiers examens complémentaires sont habituellement l'électrocardiogramme et le dosage biologique des marqueurs cardiaques (CPK, troponine).

L'électrocardiogramme est anormal dans la grande majorité des cas et présente des troubles de la repolarisation : sus-décalage du segment ST sans image en miroir, ondes T négatives et éventuellement ondes Q (le plus souvent rabotage de l'onde R en V1-V4). L'électrocardiogramme se modifie quasiment tous les jours à la phase aiguë, avec régression du sus-décalage du segment ST, négativation des ondes T et éventuellement réapparition secondaire du sus-décalage du segment ST. Fréquemment, un allongement du QT est retrouvé. À distance, l'électrocardiogramme se normalise. Concernant les marqueurs cardiaques, il existe une élévation modérée des CPK et de la troponine, avec une discordance entre cette faible élévation et l'importance de la dysfonction ventriculaire gauche. Enfin, le taux de BNP peut être élevé en cas d'insuffisance cardiaque associée.

L'échocardiographie transthoracique est l'examen à pratiquer, notamment aux soins intensifs de cardiologie et en réanimation pour évaluer la fonction systolique ventriculaire gauche et pour rechercher une éventuelle complication. L'utilisation de nouvelles techniques échocardiographiques (outils de déformation myocardique longitudinale [strain] et échocardiographie de contraste) permet d'améliorer les performances de l'échocardiographie traditionnelle. Enfin, l'échocardiographie permet de s'assurer de la récupération complète de la fonction contractile globale et segmentaire ventriculaire gauche.

La prise en charge diagnostique doit être celle d'un syndrome coronaire aigu. La coronarographie éventuellement couplée à la réalisation de ventriculographie est l'examen de référence pour s'assurer de l'absence de lésion coronaire et pour porter le diagnostic de cardiomyopathie de Tako-Tsubo en retrouvant l'aspect pathognomonique de dysfonction systolique ventriculaire gauche (Figure S05-P03-C03-29).

L'IRM est un examen très utile dans la cardiomyopathie de Tako-Tsubo [222]. Elle permet de parfaitement visualiser la dysfonction systolique ventriculaire gauche (Figure S05-P03-C03-30) et de s'assurer de l'absence de rehaussement tardif après injection de gadolinium. Il est ainsi possible de différencier la cardiomyopathie de Tako-Tsubo d'une cardiopathie ischémique, voire d'une myocardite. Cependant, l'IRM présente actuellement une véritable limite, à savoir sa faible accessibilité, avec des examens fréquemment réalisés après plusieurs jours, lors de la phase de récupération. Il est alors difficile de porter un diagnostic de certitude.

Le diagnostic de cardiomyopathie de Tako-Tsubo repose sur un faisceau d'arguments (clinique, électrocardiogramme, marqueurs biologiques, échocardiographie, coronarographie et ventriculographie, IRM).

Aspects ventriculaires

Trois types d'atteinte ventriculaire gauche peuvent survenir dans la cardiomyopathie de Tako-Tsubo (voir Figure S05-P03-C03-29) :
– la forme typique se caractérise par une akinésie des portions apicales et moyennes de toutes les parois du ventricule gauche et seule la collerette basale se contracte. Elle représente entre 70 et 80 % des cardiomyopathies de Tako-Tsubo ;
– dans 20 à 30 % des cas, seules les portions moyennes du ventricule gauche sont akinétique ; il s'agit d'une atteinte circulaire médiane. On parle alors de Tako-Tsubo médian. Les patients présentant cette forme sont plus jeunes (63 ± 14 ans versus 74 ± 10 ans pour la forme classique), sont moins souvent en insuffisance cardiaque et ont une fraction d'éjection ventriculaire gauche moins altérée (45 ± 4 % versus 35 ± 7 %) ;
– la forme inverse est exceptionnelle (1 % des cas) et l'akinésie ne touche que les formes basales du ventricule gauche. Les rares cas rapportés de Tako-Tsubo inversé n'intéressent que des sujets jeunes (environ 30 ans).

Complications, évolution et pronostic

Les principales complications rencontrées à la phase aiguë sont par ordre de fréquence l'insuffisance cardiaque, l'insuffisance mitrale, la dysfonction ventriculaire droite associée, le gradient intraventriculaire gauche, la survenue de troubles du rythme, le choc cardiogénique et la constitution d'un thrombus intraventriculaire gauche (avec ses complications thrombo-emboliques) [222].

Un choc cardiogénique peut survenir suite à la dysfonction ventriculaire gauche majeure ou suite à l'apparition d'un gradient intraventriculaire gauche. L'échocardiographie permet alors de guider la thérapeutique. En cas de choc cardiogénique secondaire à un gradient intraventriculaire gauche, l'utilisation d'agents inotropes positifs (dobutamine) est à éviter en raison du risque de majoration du gradient. À l'opposé, en cas de choc cardiogénique sans gradient intra-

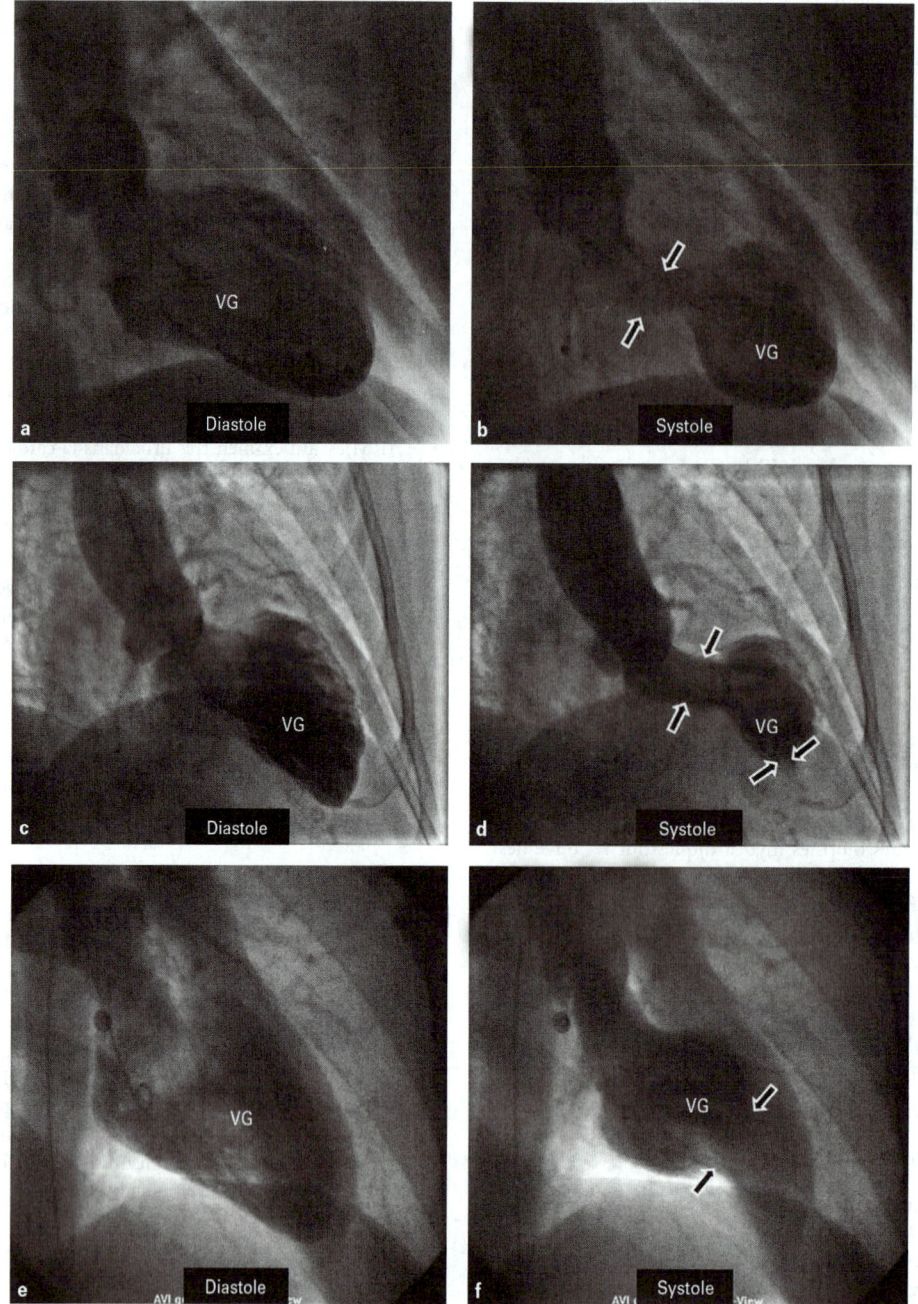

Figure S05-P03-C03-29 Trois formes de cardiomyopathie de Tako-Tsubo en ventriculographie. Forme typique en diastole (**a**) et en systole (**b**). Forme médiane en diastole (**c**) et en systole (**d**). Forme inverse en diastole (**e**) et en systole (**f**). Les flèches représentent les portions ventriculaires gauches (VG) se contractant.

ventriculaire gauche, l'utilisation d'agents inotropes positifs est recommandée.

La mortalité intrahospitalière est de l'ordre de 3 % [222]. Concernant le pronostic à long terme, les premières études sont contradictoires : la première étude a montré un pronostic similaire chez les patients ayant une cardiomyopathie de Tako-Tsubo par rapport à la population générale, alors qu'une seconde étude retrouvait une faible augmentation de la mortalité.

La phase de récupération dure quelques semaines et peut débuter dès le premier jour. À la fin de la première semaine, la fraction d'éjection ventriculaire gauche s'améliore habituellement et dans la très grande majorité des cas, la récupération est totale à un mois. En revanche, la persistance d'une dysfonction ventriculaire gauche séquellaire doit remettre en cause le diagnostic de cardiomyopathie de Tako-Tsubo. Il est donc primordial d'effectuer un suivi échocardiographique des patients afin de confirmer avec certitude le diagnostic de cardiomyopathie de Tako-Tsubo.

La cardiomyopathie de Tako-Tsubo peut récidiver et la première étude sur ce sujet a retrouvé un taux de récidive à 4 ans de l'ordre de 11 % et, dans une méta-analyse, le taux annuel de récidive est de l'ordre de 1 à 2 %.

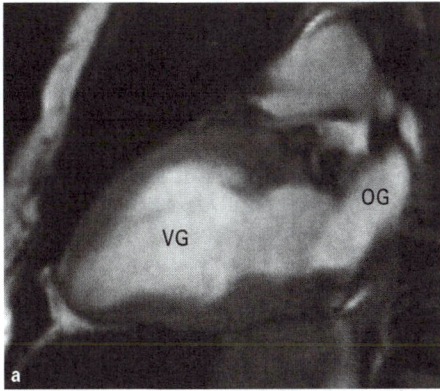
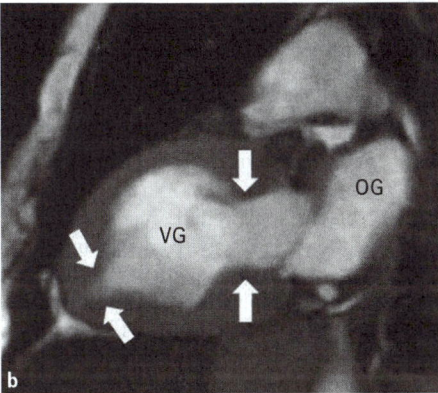

Figure S05-P03-C03-30 Forme médiane de cardiomyopathie de Tako-Tsubo en IRM. Coupes IRM en diastole (**a**) et en systole (**b**). Les flèches représentent les portions ventriculaires gauches (VG) se contractant. OG : oreillette gauche.

Traitement

La prise en charge initiale des patients suspects de cardiomyopathie de Tako-Tsubo doit être celle du syndrome coronaire aigu, jusqu'à l'élimination de lésions coronaires. Une fois le diagnostic confirmé de cardiomyopathie de Tako-Tsubo, en raison de cette dysfonction ventriculaire gauche, les bêtabloquants et les inhibiteurs de l'enzyme de conversion sont largement prescrits, jusqu'à la récupération complète de la fonction contractile. En cas d'état de choc sans gradient intraventriculaire gauche, la prescription d'agents inotropes positifs (dobutamine) est possible. La prescription au long cours des bêtabloquants n'est actuellement pas recommandée car, jusqu'à présent, aucune étude n'a démontré son utilité sur la récidive.

Enfin, le diagnostic de cardiomyopathie de Tako-Tsubo est essentiel à poser, car il permet d'éviter la prescription injustifiée des thérapeutiques au long cours de la cardiopathie ischémique.

Non-compaction isolée du ventricule gauche

La non-compaction isolée du ventricule gauche a été également initialement décrite sous la forme de cas cliniques, avant la première série de patients. Elle se caractérise par un aspect ventriculaire gauche assez évocateur, avec d'importantes trabéculations et des récessus intertrabéculaires myocardiques (Figure S05-P03-C03-31) [217, 218]. L'expression anatomique est extrêmement variable, allant de formes minimes, touchant l'apex à des formes sévères avec de larges trabéculations dont le diagnostic ne prête pas à discussion. Dans ses formes mineures, le diagnostic est très difficile à poser et un suivi est alors nécessaire.

Tout comme la cardiomyopathie de Tako-Tsubo, plusieurs noms ont été proposés tels que les termes myocarde spongieux ou syndrome d'hypertrabéculation ; cependant, actuellement, le nom de non-compaction isolée du ventricule gauche doit être privilégié.

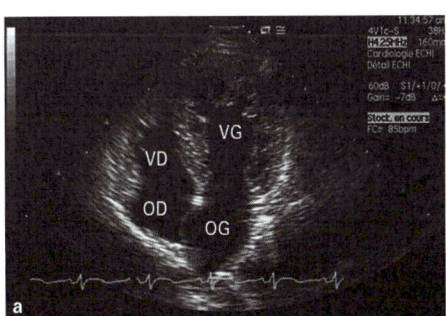
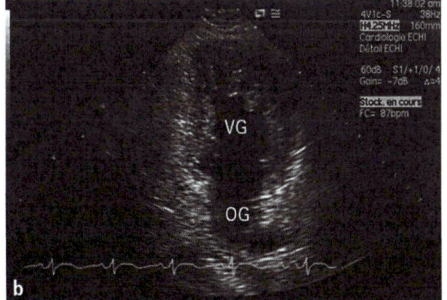
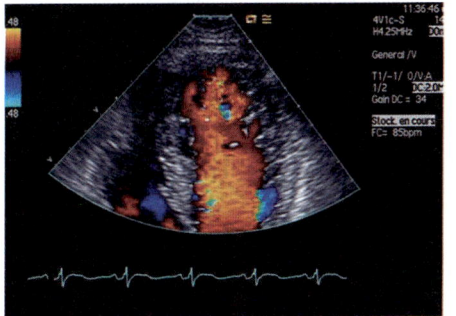

Figure S05-P03-C03-31 Aspect de non-compaction isolée du ventricule gauche en échocardiographie. OD : oreillette droite ; OG : oreillette gauche ; VD : ventricule droit ; VG : ventricule gauche.

Épidémiologie

Sa prévalence est encore incertaine. Actuellement, on estime que la prévalence de la non-compaction isolée du ventricule gauche est de l'ordre de 0,014 à 1,3 % de la population générale et elle peut atteindre 3 % chez les patients atteints d'insuffisance cardiaque.

Physiopathologie

Ces anomalies morphologiques sont secondaires à un désordre de l'embryogenèse (arrêt in utero de la compaction), se traduisant par la présence d'excès de trabéculations à l'étage ventriculaire [220, 224]. Les formes peuvent être sporadiques ou familiales. Devant la découverte d'une non-compaction isolée du ventricule gauche, il est essentiel de proposer un dépistage de la famille du patient atteint. Les premières mutations génétiques ont été récemment retrouvées, et plusieurs études sont actuellement en cours afin de mieux caractériser ces mutations génétiques.

Présentation clinique et diagnostic

La découverte d'un non-compaction isolée du ventricule gauche peut être fortuite. Les signes cliniques ne sont pas spécifiques de cette pathologie. Les principaux signes cliniques sont ceux de l'insuffisance cardiaque gauche plus ou moins associés à ceux d'insuffisance cardiaque droite.

Étant donné la difficulté à poser un diagnostic de certitude quand la forme clinique n'est pas caricaturale, plusieurs définitions échocardiographiques ont été proposées.

Chin a rapporté le rapport X/Y mesuré en diastole : X correspondant à la distance de l'épicarde au fond des récessus trabéculaires et Y correspondant à la distance de l'épicarde au sommet des trabéculations. Une valeur seuil à 0,5 a été retenue et lorsque le rapport X/Y est inférieur à 0,5, le diagnostic de non-compaction peut être évoqué.

Stöllberger a proposé pour poser le diagnostic les critères suivants : plus de trois trabéculations ventriculaires gauches visibles sur un même plan de coupe, localisés au-delà des piliers mitraux et associés à une perfusion des récessus intertrabéculaires visible en Doppler couleur.

Cependant, actuellement, les critères de Jenni [218] sont les plus utilisés et comprennent les signes échocardiographiques suivants :
– une structure myocardique en double couche : une couche épicardique compacte (C) et une couche plus endocardique non compactée (NC). Cette mesure est effectuée en systole et un rapport NC/C supérieur à 2 est en faveur d'une non-compaction isolée du ventricule gauche ;
– la prédominance de la localisation de ces trabéculations à l'apex et dans les portions moyennes des parois latérale et inférieure (Figure S05-P03-C03-32) ;
– la perfusion des récessus intertrabéculaires visible en Doppler couleur (*voir* Figure S05-P03-C03-31) ;
– l'absence d'affections cardiaques associées.

La présence de zones compactées et de zones non compactées est importante à rechercher afin de poser ce diagnostic. L'utilisation du Doppler couleur est également essentielle et permet de visualiser le remplissage par le sang cavitaire des récessus trabéculaires.

La non-compaction isolée du ventricule gauche est le plus souvent associée à une dysfonction ventriculaire gauche. Dans le registre multicentrique français [217], 46 % des patients présentaient une fraction d'éjection ventriculaire gauche (FEVG) inférieure à 30 %, et seulement 16 % des patients avaient une non-compaction avec une FEVG supérieure à 50 %.

La présentation clinique initiale de la non-compaction isolée du ventricule gauche peut être celle de ses complications (*voir* plus loin) [224]. Il est important de rechercher un éventuel thrombus apical responsable de complications emboliques, notamment en cas de dysfonction systolique ventriculaire gauche associée. L'échocardiographie de contraste permet de bien individualiser un thrombus en cas d'échogénicité imparfaite lors de la réalisation de l'échocardiographie transthoracique conventionnelle. L'utilisation de l'échocardiographie de contraste est également utile afin de différencier des trabéculations « physiologiques » ou des faux tendons d'une non-compaction isolée du ventricule gauche. Les agents spécifiques de contraste avec opacification des cavités cardiaques gauches permettent d'obtenir un comblement des récessus intraventriculaires et ainsi une excellente visualisation de la non-compaction isolée du ventricule gauche. L'échocardiographie tridimensionnelle a également été proposée dans cette indication et il semble que les résultats soient prometteurs avec une meilleure analyse du ventricule gauche en 3D.

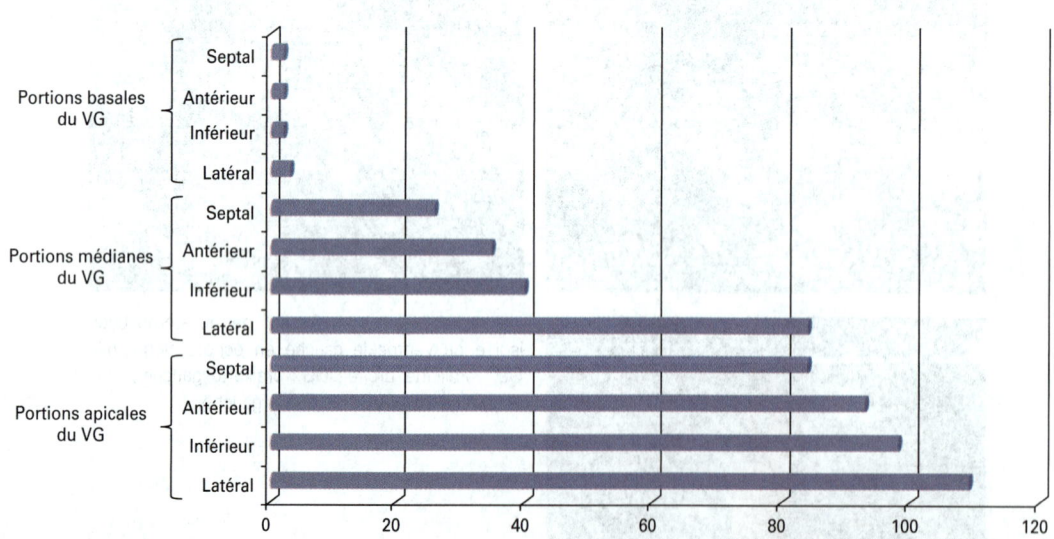

Figure S05-P03-C03-32 Répartition des segments non compactés dans la non-compaction isolée du ventricule gauche. La majorité des segments atteints se trouve à l'apex du ventricule gauche (VG) et dans la portion médiane de la paroi latérale du ventricule gauche. (D'après le registre français [217].)

L'échocardiographie joue donc un rôle clef pour évoquer ou poser ce diagnostic. Cependant, l'imagerie par résonance magnétique est plus performante en raison de sa meilleure résolution et permet ainsi de poser plus facilement des diagnostics de non-compaction avec atteinte mineure [221]. Les critères diagnostiques en IRM sont différents de ceux de l'échocardiographie et reposent essentiellement sur un rapport NC/C mesuré en diastole supérieur à 2,3 (sensibilité de 86 % et spécificité de 99 %).

Cependant, le diagnostic est souvent difficile lorsque la forme est mineure et certains diagnostics de non-compaction isolée du ventricule gauche sont remis en cause, car les critères diagnostiques manquent de spécificité. Par exemple, Kohli et al. ont retrouvé que près de 8 % des sujets sains ont des critères de non-compaction. La difficulté diagnostique repose également sur la possibilité de nombreux diagnostics différentiels. En effet, une cardiomyopathie hypertrophique apicale, certains thrombi intraventriculaires ou une fibrose endomyocardique peuvent mimer ce diagnostic. De plus, la présence de faux tendons intraventriculaires peut également être source d'erreur, mais dans ce cas précis, la fonction contractile ventriculaire gauche est normale. Les atteintes majeures ne posent pas de problème diagnostique, puisqu'il existe de nombreuses zones non compactées et une dysfonction systolique ventriculaire gauche. En revanche, le diagnostic de certitude des atteintes mineures sans dysfonction ventriculaire gauche est beaucoup plus difficile à poser. Enfin, chez les sujets noirs, la présence de diagnostics erronés de non-compaction semble être plus fréquente.

Complications et pronostic

Les principales complications sont l'insuffisance cardiaque, les troubles du rythme et les accidents thrombo-emboliques. La mort subite peut également survenir en cas de dysfonction ventriculaire gauche majeure.

La mortalité est élevée, similaire à celle des patients présentant une cardiomyopathie dilatée (85 versus 83 % à 3 ans). Les signes cliniques de mauvais pronostics sont les suivants : l'âge lors de l'apparition des symptômes, les signes cliniques d'insuffisance cardiaque (classes III et IV de la NYHA) et les troubles du rythme ventriculaire soutenus. Concernant les paramètres échocardiographiques de mauvais pronostic, on retrouve le rapport zone non-compactée sur zone saine, le nombre de segments touchés et le diamètre télédiastolique du ventricule gauche et une onde e' diminuée en Doppler tissulaire à l'anneau mitral latéral.

Traitement

Les formes mineures ne nécessitent aucun traitement. Seul un suivi est nécessaire afin de s'assurer de l'absence d'évolutivité. Il n'existe aucun traitement spécifique. Dans les formes plus sévères, un traitement des complications est nécessaire : traitement de l'insuffisance cardiaque, traitement des troubles du rythme et traitement des accidents thrombo-emboliques. En cas de dysfonction ventriculaire gauche, un traitement par IEC et bêtabloquant est recommandé. Concernant les troubles du rythme ventriculaire, les bêtabloquants sont préconisés, et lorsque cela ne suffit pas, la prescription d'amiodarone peut être alors nécessaire. La prescription d'anticoagulants (antivitamine K) est utile en cas de découverte d'un thrombus apical afin d'éviter les complications thromboemboliques. Dans les formes gravissimes, la greffe cardiaque peut se discuter.

Conclusion

Les cardiomyopathies inclassables sont au nombre de deux : la cardiomyopathie de Tako-Tsubo et la non-compaction isolée du ventricule gauche. Ce sont deux nouvelles entités médicales dont les connaissances vont probablement évoluer avec le temps.

Cardiomyopathies et génétique

Philippe Charron, Pascale Richard et Michel Komajda

Initialement qualifiées d'idiopathiques, les cardiomyopathies sont désormais définies par la Société européenne de cardiologie [239] comme des maladies du myocarde avec anomalies structurales et fonctionnelles, en l'absence de maladie coronaire, d'hypertension, de valvulopathie ou de cardiopathie congénitale suffisante pour l'expliquer. Contrairement à la classification américaine [226], la dernière classification européenne des cardiomyopathies [239] conserve la subdivision classique, selon le phénotype morphologique et fonctionnel (Figure S05-P03-C03-33), en cardiomyopathie hypertrophique (CMH), dilatée (CMD), restrictive (CMR), ventriculaire droite arythmogène (CVDA/DVDA) et non classifiée (telle que la non-compaction du ventricule gauche [NCVG]). Elles sont ensuite subdivisées en cardiomyopathies familiales/génétiques ou non familiales/non génétiques, puis dans le premier cas, en fonction du gène ou du sous-type, témoignant de l'origine fréquemment génétique de ces pathologies.

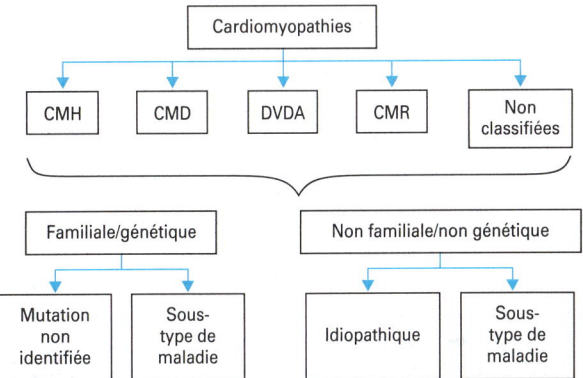

Figure S05-P03-C03-33 Classification européenne des cardiomyopathies CMD : cardiomyopathie dilatée ; CMH : cardiomyopathie hypertrophique ; CMR : cardiomyopathie restrictive ; DVDA : dysplasie ventriculaire droite arythmogène ; NCVG : non-compaction du ventricule gauche. (Modifié d'après Elliott P, Andersson B, Arbustini E et al. Classification of cardiomyopathies : a position statement from the European Society of Cardiology working group on myocardial and pericardial diseases. Eur Heart J, 2008, 29 : 270-276.)

Mode de transmission

Les cardiomyopathies rencontrées chez l'adulte, l'adolescent et le grand enfant sont très largement à transmission autosomique dominante (Figure S05-P03-C03-34) [269, 275]. Cela signifie que la maladie affecte aussi bien les femmes que les hommes, qu'elle est habituellement transmise par l'un des deux parents, lui-même affecté par la maladie, et que le risque de transmission à la descendance est de 50 % pour chaque enfant. Parfois, la présentation est inhabituelle devant un cas apparemment isolé ou sporadique, sans autre atteinte dans la famille. Les analyses génétiques permettent cependant d'identifier une mutation causale chez les patients avec cardiomyopathie « sporadique » dans un nombre grandissant de cas. Dans le cadre de cardiomyopathies à transmission autosomique dominante, deux mécanismes peuvent rendre compte de cette situation :

– une mutation transmise par l'un des parents qui n'a lui-même pas encore développé la maladie (cas d'expression cardiaque retardée) ou qui ne la développera jamais (on parle de pénétrance incomplète, cas fréquent dans la DVDA) ;

– la survenue d'une néomutation ou mutation de novo (cas assez fréquent dans la CMH, par exemple). Dans ce dernier cas, la mutation, absente chez les deux parents, est apparue pour la première fois dans la famille à la génération du patient avec la cardiomyopathie (ou plus exactement dans un gamète de l'un des parents).

D'autres modes de transmission sont plus rarement rencontrés, en particulier dans les cardiomyopathies à expression néonatale (maladies métaboliques, souvent récessives ou liées à l'X) ou syndromiques (maladies mitochondriales par exemple).

Fréquence des formes familiales et génétiques

La fréquence des formes familiales, objectivées par une enquête familiale cardiologique exhaustive, varie de 20 à 60 % selon le type de cardiomyopathie [230, 248, 253, 255, 269, 270, 275]. Cependant, dans la mesure où les cas sporadiques peuvent relever d'une origine génétique et mendélienne, la fréquence des formes génétiques apparaît donc très supérieure. Dans la CMH, et aussi la DVDA, la maladie est considérée comme étant quasiment toujours d'origine génétique. Dans la CMD, la CMR ou la non-compaction du ventricule gauche, la fréquence apparaît inférieure mais n'a pas été évaluée précisément.

Dans la CMD, les enquêtes échographiques réalisées systématiquement chez les apparentés de patients avec CMD apparemment idiopathique ont permis de déterminer que la maladie est familiale dans 20 à 35 % des cas [255, 261]. Différents modes de transmission sont décrits, avec une nette prédominance de formes autosomiques dominantes, à côté de formes autosomiques récessives, récessives liée à l'X, mitochondriales ou non classifiées. Dans une étude italienne, les pourcentages étaient respectivement de 64, 16, 10, 0 et 10 % [257]. Dans une autre étude, les formes liées à l'X représentaient 8 % des cas masculins [237].

Dans la non-compaction du ventricule gauche, les deux modes autosomiques dominants et liés à l'X sont prédominants. Notons que la non-compaction du ventricule gauche est une entité nosologique encore floue avec des recouvrements entre cardiomyopathies, qui apparaissent notamment par la coexistence fréquente dans les familles de patients développant un type différent de cardiomyopathie.

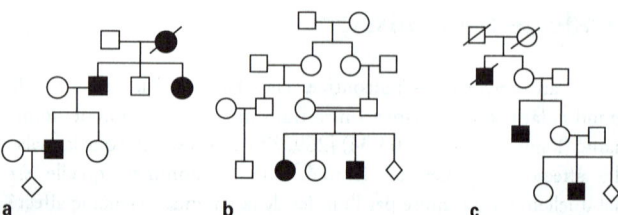

Figure S05-P03-C03-34 Les trois principaux modes de transmission. **a)** Transmission autosomique dominante (50 % de risque pour la fratrie/descendance). **b)** Transmission autosomique récessive (25 % de risque pour la fratrie). **c)** Transmission liée à l'X (si malade dans la fratrie et mère conductrice : 50 % des garçons dans la fratrie et 50 % de conductrices chez les filles).

Pénétrance et histoire naturelle

La pénétrance d'une mutation est définie comme le pourcentage de porteurs de mutation qui expriment le phénotype (ici la cardiomyopathie présente sur l'échographie). Le concept concerne en fait le risque cumulé pendant la vie. La pénétrance peut être complète (100 % des porteurs de mutation développent la maladie au cours de leur vie) ou incomplète (en particulier dans la DVDA). Pour les maladies autosomiques récessives, la pénétrance est habituellement complète avant l'âge adulte, alors que pour les maladies autosomiques dominantes, la pénétrance est incomplète ou plutôt progressivement croissante avec l'âge (dans la CMH, 50 % environ des porteurs de mutation ne développent la maladie qu'après l'âge de 20 ans et environ 95 % l'ont développée à l'âge de 50-60 ans dans l'étude française rétrospective) [231]. Dans certaines populations ou régions géographiques du globe (comme les Pays-Bas), la pénétrance des mutations peut apparaître faible en relation avec un effet fondateur et une forme moins sévère de la maladie [235]. De façon générale dans les cardiomyopathies, et chez le porteur de mutation, la maladie évolue schématiquement en trois phases. La première phase, pouvant se prolonger chez l'adulte, est totalement silencieuse sur le plan cardiaque (pas de symptôme et pas de cardiomyopathie). La deuxième phase est celle de l'apparition de la maladie avec son expression cardiaque (repérable sur l'échographie par exemple), alors qu'il n'y a encore aucun symptôme. Cette deuxième phase peut s'étendre sur plusieurs années avant l'apparition des symptômes et/ou des complications, qui constituent la troisième phase.

Dans 10 à 20 % des cas selon les phénotypes, une pénétrance plus élevée peut être observée (maladie dès la naissance ou dans l'enfance). Elle peut être due à la présence de mutations hétérozygotes composites (une mutation sur chaque allèle du même gène) ou de mutations doubles hétérozygotes (une mutation hétérozygote sur deux gènes différents).

Gènes des cardiomyopathies

Il existe une large hétérogénéité génétique au sein des cardiomyopathies, avec par ailleurs un recouvrement important des gènes en cause (Tableau S05-P03-C03-VII) [230, 248, 253, 255, 269, 270, 275]. Pour une cardiomyopathie donnée, un grand nombre de gènes ont été identifiés comme responsable de la maladie (une seule mutation dans un gène donné au sein d'une famille, mais le gène et/ou la mutation ne sont pas forcément les mêmes d'une famille à l'autre) (Figure S05-P03-C03-35 et voir Tableau S05-P03-C03-VII). Les mutations sont de nature variable (faux sens, non-sens, petite insertion ou délétion, altération des sites d'épissage…) et se situent sur l'ensemble des régions codantes ou régions d'épissage du gène concerné, sans localisation préférentielle. Les gènes en cause codent des protéines variées (sarcomériques, desmosomales, filaments intermédiaires, membranaires), et certains gènes sont impliqués dans plusieurs types de cardiomyopathies. Enfin, il est important de souligner que nos connaissances ne sont pas complètes et que, au total, les gènes rapportés ne concernent pas la totalité des familles répertoriées.

Dans la CMH, plus de 1 500 mutations différentes ont été répertoriées au sein d'une quinzaine de gènes [230, 270] qui sont majoritairement des gènes codant pour des protéines du sarcomère. Dans la plupart des études, les deux gènes prédominants sont *MYBPC3* (la protéine C cardiaque de liaison à la myosine) et *MYH7* (la chaine lourde β de la myosine), qui représentent plus de 80 % des mutations dans l'expérience française [263]. Les autres gènes sarcomériques pouvant être impliqués sont surtout *TNNT2* (troponine T cardiaque), *TNNI3* (troponine I), *MYL2* et *MYL3* (les chaînes légères régulatrices

Tableau S05-P03-C03-VII Principaux gènes responsables des cardiomyopathies.

	CMH	CMD	DVDA	CMR	Non classées, NCVG	Phénotype parfois associé
Sarcomère						
MYBPC3	X	X			X	
MYH6	X	X				
MYH7	X	X		X	X	Myopathie
MYL2	X					
MYL3	X					
TNNC1	X	X				
TNNI3	X	X		X		
TNNT2	X	X		X	X	
TPM1	X	X				
TTN	X	X	X			Myopathie
ACTC1	X	X		X	X	
Z-disk						
ACTN2	X	X				
ANKRD1	X	X				
BAG3	X	X		X		Myopathie
CSRP3	X	X				Myopathie
LDB3/ZASP	X	X			X	Myopathie
MYOZ2	X					
OBSCN	X					
NEXN	X	X				
TCAP	X	X				Myopathie
VCL	X	X		X		
FHL1	X					Myopathie
FHL2						
FLNC						Myopathie
NEBL						Fibro-élastose endocardique
Maladies de surcharge						
Glycogénose, GAA	X			X		Maladie de Pompe (GSDII)
Glycogénose, AGL	X					Maladie de Forbes (GSDIII)
Glycogénose, PRKAG2	X					Syndrome de Wolff-Parkinson-White
Amylose, TTR	X			X		Amylose
Maladies lysosomiales						
GAA	X			X		Maladie de Fabry
LAMP2	X	X				Maladie de Danon
IDUA						Syndrome de Hurler
Maladies mitochodriales						
MELAS, MERFF, LHON	X	X				

Tableau S05-P03-C03-VII (suite).

	CMH	CMD	DVDA	CMR	Non classées, NCVG	Phénotype parfois associé
Syndromique						
PTPN11						Syndrome de Noonann, syndrome Léopard
FXN						Ataxie de Friedreich
TAZ ou G4,5	X	X			X	Syndrome de Barth
Protéines membranaires						
CAV3	X	X				Myopathie
LMNA		X	X		X	Myopathie
EMD		X				Myopathie
TMEM43			X			
LAMA4		X				
PSEN2		X				
TMPO		X				
Réticulum sarcoplasmique						
JPH2	X					
PLN	X	X		X		
RYR2	X			X		Tachycardies ventriculaires catécholergiques
CASQ2					X	Tachycardies ventriculaires catécholergiques
Protéines cytosoliques						
Filament intermédiaire, DES		X	X	X		Myopathie
CRYAB		X				Myopathie
CTF1		X				
Dystrophine, DMD		X				Myopathie
DTNA				X		
SGCD		X				Myopathie
RBM20		X				
Kinase, MYLK2	X					
Protéines du desmosome						
DSC2		X	X			
DSG2		X	X			
DSP		X	X			Syndrome de Carvajal
PKP2		X	X			
JUP			X			Syndrome de Naxos

Cardiologie

Tableau S05-P03-C03-VII (suite).

	CMH	CMD	DVDA	CMR	Non classées, NCVG	Phénotype parfois associé
Canaux ioniques						
SCN5A		X			X	Syndrome de Brugada, syndrome du QT long
ABCC9		X				
Facteur de transcription						
EYA4		X				Surdité
GATAD1	X					

CMD : cardiomyopathie dilatée ; CMH : cardiomyopathie hypertrophique ; CMR : cardiomyopathie restrictive ; DVDA : dysplasie ventriculaire droite arythmogène ; NCVG : non-compaction du ventricule gauche.

et essentielles de la myosine). Finalement, des mutations sont retrouvées dans l'ensemble des gènes sarcomériques chez 40 à 70 % des patients (60 % dans l'expérience française).

Chez l'enfant, les formes génétiques non sarcomériques représentent ~25 % des cas de CMH [236] avec trois sous-groupes : les maladies métaboliques (chef de file : la maladie de Pompe, gène *GAA*), les maladies neuromusculaires (chef de file : la maladie de Friedreich, gène *FXN*) et les maladies syndromiques (chef de file : le syndrome de Noonan, gène *PTPN11* notamment). Chez l'adulte, les formes non sarcomériques sont mal évaluées, mais représentent sans doute moins de 10 % des cas, avec comme principales causes la maladie de Danon (gène *LAMP*-2), la maladie de Fabry (gène *GLA*), l'amylose génétique (gène *TTR*), la surcharge en glygogène par atteinte du gène *PRKAG2*.

Dans la CMD, des mutations ont été décrites dans plus de vingt-cinq gènes différents [255], ces gènes codant des protéines structurales (dystrophine, δ-sarcoglycane), des protéines des filaments intermédiaires (desmine), de la membrane nucléaire (lamines A/C) ou encore des protéines sarcomériques, identiques à celles impliquées dans les cardiomyopathies hypertrophiques (gènes *MYBPC3, MYH7, TNNT2, TNNI3, TPM1, ACTC*), des protéines de la

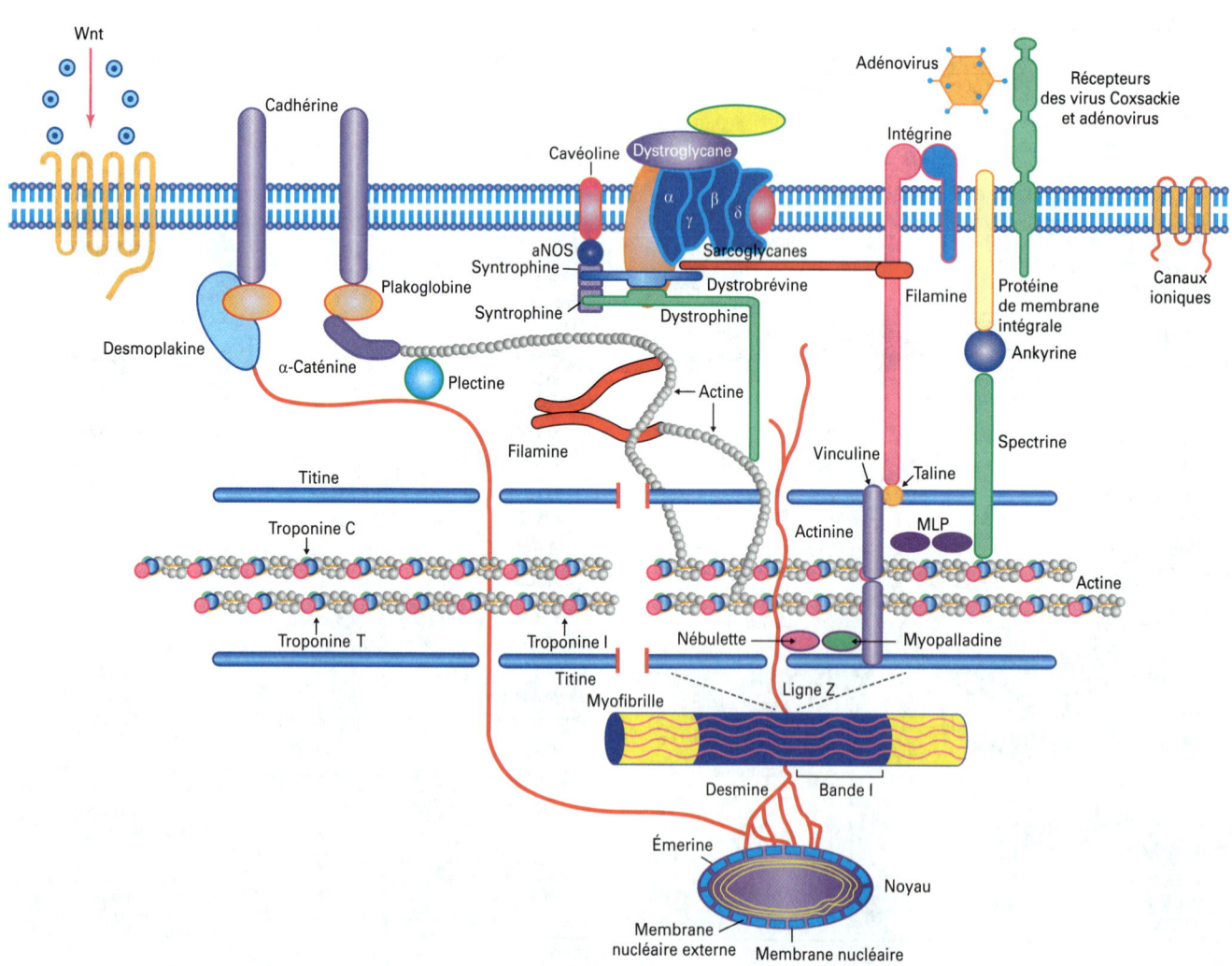

Figure S05-P03-C03-35 Représentation schématique du cardiomyocyte et des protéines impliquées dans les cardiomyopathies. (Modifié d'après Baylor College of Medicine, Texas's Children Hospital [Professeur J.A. Towbin], www.bcm.edu/.../Cytoskeleton_Small_Cap.gif.)

bande Z (gènes *CARP*, *MYPN*) ou, plus récemment, une protéine impliquée dans l'apoptose et l'autophagie (gène *BAG3*) [274] (*voir* Tableau S05-P03-C03-VII et Figure S05-P03-C03-33). Parmi les gènes décrits, aucun d'entre eux ne prédomine et leur analyse ne permet de trouver l'anomalie causale que dans une faible proportion de patients (~20 % des formes familiales) [245] même si l'analyse du gène de la titine (gène *TTN*) est susceptible d'augmenter ce pourcentage (des mutations tronquantes sont retrouvées chez ~25 % des patients). La présence d'un tableau clinique particulier accroît notablement la probabilité d'identifier une mutation. Il peut s'agir de l'association d'une CMD avec une atteinte musculaire squelettique mineure ou infraclinique (taux élevé et permanent de CPK plasmatiques) orientant vers des mutations du gène de la dystrophine (transmission liée à l'X) [237]. Dans d'autres familles (avec transmission autosomique dominante), il s'agit de l'association d'une CMD avec des troubles de conduction de type bloc auriculoventriculaire ou dysfonction sinusale sévère, survenant habituellement avant le stade de dysfonction myocardique, et conduisant souvent à implanter un pacemaker, orientant vers des mutations du gène des lamines A/C (*LMNA*) [230].

Dans la DVDA, les mutations sont retrouvées principalement dans des gènes codant pour les protéines des desmosmomes, jonctions intercellulaires essentielles à l'intégrité tissulaire, avec ~50 % de mutations retrouvées au total dans l'expérience française [243], qu'il y ait un contexte familial ou pas. Les gènes principaux sont la plakophiline 2 (*PKP2*), la desmogléine 2 (*DSG2*), la desmoplakine (*DSP*), la desmocolline 2 (*DSC2*) et la plakoglobine (*JUP*). Quelques mutations ont également été retrouvées dans des gènes non liés aux desmosomes comme *RYR2* (récepteur cardiaque de la ryanodine type 2), *TGFB3* (*transforming growth factor β3*) *TMEM43*, *LMNA* (lamines AC/), *TTN* (titine), *DES* (desmine) et *PLN* (phospholamban).

Variabilité d'expression et relations phénotype-génotype

La plupart des cardiomyopathies à transmission autosomique dominante sont caractérisées par une grande variabilité dans l'expression de la maladie (le phénotype), notamment l'âge de début de la cardiomyopathie, le degré des symptômes, le risque de complications.

La variabilité entre familles peut être due en bonne partie à la nature du gène et de la mutation en cause, et on parle alors de corrélations entre le phénotype et le génotype. Il faut noter que les corrélations ont été établies pour certaines mutations seulement et à partir d'études habituellement rétrospectives, portant sur des effectifs souvent réduits. Dans la CMH, les mutations du gène de la troponine T et certaines mutations du gène de la chaîne lourde β de la myosine (*MYH7*) sont ainsi associées à un risque important de mort subite prématurée, alors que les mutations du gène de la protéine C cardiaque sont associées habituellement à une expression retardée et une évolution moins sévère [230, 250]. Dans la CMD, les mutations du gène des lamines A/C (ou *LMNA*) sont aussi associées à un fort taux de mort subite (par arythmie ventriculaire ou par bloc auriculoventriculaire précoce) [268].

Il existe par ailleurs une variabilité importante au sein d'une même famille de cardiomyopathie, suggérant le rôle d'autres facteurs modulant le phénotype. Dans certains cas, la sévérité et/ou la précocité du phénotype est liée à la présence d'une seconde mutation causale, dans le même gène ou dans un gène différent, (5 % des patients avec une CMH et 4 % des patients avec une DVDA dans l'expérience française) [243, 263]. D'autres facteurs génétiques de type polymorphismes génétiques pourraient également avoir un rôle. Enfin, des facteurs environnementaux, comme l'activité sportive intensive pendant de nombreuses années ou des événements inflammatoires et/ou infectieux (myocardite) sont de plus en plus suspectés de jouer un rôle modulateur.

Quelle information donner à un patient atteint de cardiomyopathie ?

L'objectif pour le clinicien est d'intégrer les connaissances nouvelles en prenant en compte l'origine génétique probable ou certaine de la maladie pour organiser et optimiser la prise en charge du patient et de sa famille. Le niveau d'évidence scientifique est suffisamment important pour que diverses sociétés savantes aient édicté des recommandations de prise en charge en ce sens [216, 226, 232, 238, 242, 244, 262]. La mission est triple :
– apporter au patient et à sa famille l'information la plus pertinente ;
– organiser le bilan cardiologique et la surveillance au sein de la famille ;
– discuter la réalisation d'un test génétique et utiliser les résultats pour optimiser la prise en charge de la famille.

Ces missions sont intégrées au sein d'un conseil génétique [242, 244], et la première étape est l'information à fournir à la famille, qui porte sur différents aspects :
– informer sur l'origine génétique de la cardiomyopathie. Après analyse attentive de l'histoire familiale, du phénotype des patients et de l'arbre généalogique le clinicien doit déterminer et dire s'il existe une probabilité très grande, forte ou faible d'une origine génétique au sein de la famille, quel que soit le contexte familial ou non de la maladie. En présence d'une CMH ou d'une DVDA l'origine génétique est quasi certaine, même en l'absence de contexte familial (car possibilité de mutation de novo ou de pénétrance incomplète en présence de cas apparemment sporadique). En présence d'une CMD « sporadique » il faut rester prudent et dire que la maladie est génétique dans au moins un tiers des cas ;
– informer sur le mode de transmission et identifier les apparentés à risque au sein de la famille. L'analyse de la famille et du phénotype permet de déterminer le mode de transmission (le mode autosomique dominant peut être affirmé en cas de transmission père-fils), d'indiquer par conséquent le risque de transmission pour la descendance (50 % de risque pour chaque enfant en cas de mode autosomique dominant) ;
– informer sur les manifestations cardiaques de la maladie, son histoire naturelle, la possibilité d'expression très retardée. Ces informations sont particulièrement importantes pour les apparentés au sein de la famille. Indiquer les trois phases de la maladie (asymptomatique et sans expression cardiaque ; asymptomatique mais avec expression échographique ; symptomatique) et la grande variabilité selon les individus (notamment la durée des phases) ;
– informer sur l'intérêt d'un bilan cardiologique et d'un suivi au sein de la famille (*voir* plus loin). Cela est lié au bénéfice d'une prise en charge précoce. L'expression retardée explique l'utilité de poursuivre la surveillance même en cas de premier bilan cardiaque normal ;
– informer sur la possibilité d'apparition ou d'aggravation de la maladie au cours de la grossesse. Ce risque maternel (avéré pour la CMD et la CMH), associé au risque de transmission à l'enfant, doit faire l'objet d'une information (avant la grossesse si possible) et conduire à la planification d'une surveillance médicale spécifique pendant la grossesse et après l'accouchement. La présence d'une CMD conduit même à déconseiller toute grossesse (à la différence des autres cardiomyopathies, habituellement) ;
– informer sur la possibilité d'analyses génétiques. Indiquer les coordonnées d'une consultation spécialisée afin de discuter le test génétique ;
– informer sur l'existence d'associations de patients atteints de cardiomyopathie (www.ligue-cardiomyopathie.com), de sources médicales d'information (telles que le site Orphanet de l'Inserm [www.orpha.net] et le site du centre national de référence [www.cardiogen.aphp.fr]) et, si nécessaire, les coordonnées d'une consultation spécialisée dans la prise en charge des cardiomyopathies (centres de compétence listés sur www.cardiogen.aphp.fr).

Tableau S05-P03-C03-VIII Organisation de la surveillance cardiologique familiale selon le type de cardiomyopathie.

	CMH	CMD	DVDA	CMR	NCVG
Examens	ECG Échographie	ECG Échographie (ECG-Holter si trouble conductif chez le propositus)	ECG Échographie ECG-Holter ECG à haute amplification	ECG Échographie (ECG-Holter si trouble conductif chez le propositus)	ECG Échographie
Âge de début	10-12 ans	Petite enfance (sauf laminopathie : 10-12 ans)	10-12 ans	10-12 ans	Nouveau-né
Périodicité	Tous les 1 à 2 ans entre 10 et 20 ans Tous les 2 à 5 ans après 20 ans	Tous les 1 à 2 ans avant 10 ans Tous les 1 à 2 ans entre 10 et 20 ans Tous les 2 à 5 ans après 20 ans	Tous les 1 à 2 ans entre 10 et 20 ans Tous les 2 à 5 ans après 20 ans	Tous les 1 à 2 ans entre 10 et 20 ans Tous les 2 à 5 ans après 20 ans	Tous les 1 à 3 ans avant 20 ans Tous les 2 à 5 ans après 20 ans
Âge d'arrêt	50-60 ans	50-60 ans	50-60 ans	50-60 ans	50-60 ans

CMD : cardiomyopathie dilatée ; CMH : cardiomyopathie hypertrophique ; CMR : cardiomyopathie restrictive ; DVDA : dysplasie ventriculaire droite arythmogène ; NCVG : non-compaction du ventricule gauche.
(Modifié d'après Charron P, Arbustini E, Arad M et al. Genetic counselling and testing in cardiomyopathies : a position statement of the European Society of Cardiology working group on myocardial and pericardial diseases. Eur Heart J, 2010, 31 : 2715-2726.)

Organiser la surveillance cardiaque au sein de la famille

Le dépistage cardiologique des apparentés se justifie en raison :
– de l'histoire naturelle de la maladie comportant une phase asymptomatique parfois très prolongée (parfois à l'âge adulte moyen) ;
– des implications médicales du diagnostic précoce : mise en place d'une surveillance cardiologique régulière, modification de l'hygiène de vie incluant une modification ou contre-indication de l'activité sportive, parfois initiation d'un traitement médicamenteux destiné à prévenir les complications de la maladie (inhibiteur de l'enzyme de conversion dans la CMD), discussion d'un défibrillateur prophylactique selon la stratification du risque rythmique ;
– des données génétiques moléculaires pas toujours disponibles (en l'absence de test génétique effectué chez le cas index, ou en cas d'analyse négative chez celui-ci) [226, 232, 238, 242, 244, 252, 254, 258].

Le dépistage cardiologique s'adresse à tous les apparentés à risque significatif au sein de la famille (essentiellement tous les apparentés au premier degré dans les formes à transmission dominante). Le bilan cardiologique préconisé par la Société européenne de cardiologie [232] (Tableau S05-P03-C03-VIII) consiste en un ECG et une échographie, à partir de l'âge de 10 ans dans la plupart des cardiomyopathies, et en répétant les examens, même si le premier bilan cardiaque est normal (tous les un à deux ans entre 10 et 20 ans puis tous les deux à cinq ans entre 20 ans et 60 ans). Dans le cas de la CMD, le renouvellement est préconisé seulement en cas de forme familiale avérée.

Conformément à la loi, les apparentés ne peuvent être contactés directement par l'équipe médicale en charge du cas index, mais seulement via le cas index et après information de celui-ci sur l'importance de cette démarche et sa responsabilité dans la prévention de la maladie au sein de sa famille. Une fiche (support écrit d'information) peut être remise au cas index afin de permettre une diffusion plus facile de l'information au sein de sa famille.

Préconiser la réalisation d'un test génétique moléculaire

Le test génétique est préconisé dans le cadre de la pratique médicale afin d'améliorer la prise en charge du patient et de sa famille. La discussion d'un test génétique doit être intégrée dans une démarche globale et via une consultation spécifique de conseil génétique [216, 226, 232, 238, 242, 244, 262].

Diagnostic moléculaire

La stratégie d'identification d'une mutation chez un patient atteint de cardiomyopathie commence par une prise de sang chez celui-ci, après recueil écrit de son consentement éclairé. Après extraction de son ADN, la stratégie conventionnelle est focalisée sur l'analyse des gènes principaux qui sont possiblement impliqués chez le patient en fonction des informations cliniques détaillées transmises (arbre généalogique et mode de transmission, phénotype principal, atypies du bilan cardiaque et extracardiaque pouvant orienter vers des étiologies spécifiques). L'étude moléculaire a longtemps reposé sur l'analyse séquentielle des gènes ciblés, portant sur les séquences codantes de ces gènes (et les jonctions introns-exons de façon à analyser les sites d'épissage), par une méthode directe d'identification de mutation (le séquençage traditionnel de type « Sanger »), parfois précédée d'une méthode indirecte de détection (comme la technique HRMA). Du fait de l'hétérogénéité génétique et de la technologie traditionnelle de séquençage mentionnée ici, la phase d'analyse génétique et d'identification de la mutation causale chez le patient atteint (cas index) est donc longue. Cette analyse prend habituellement environ 6 mois pour l'analyse des principaux gènes d'une cardiomyopathie (voir la nomenclature dans l'encadré S05-P03-C03-1). De plus, une mutation n'est pas identifiée chez 100 % des cas de patients/familles du fait de nos connaissances encore incomplètes. La probabilité d'identifier la mutation causale dans une famille de cardiomyopathie est bonne dans la CMH (environ 60 %), satisfaisante dans la DVDA (environ 50 %), modeste dans la CMD familiale (environ 20 % des CMD de phénotype conventionnel, la titine n'étant pas analysée en pratique par cette stratégie du fait de la longueur du gène). En revanche, lorsque la mutation causale est identifiée dans une famille (chez le cas index), il est extrêmement simple (une amplification PCR/séquençage), rapide (quelques jours ou semaines) et fiable (100 % de fiabilité) de déterminer le statut génétique des apparentés au sein de cette famille.

La stratégie d'identification de mutation causale chez le cas index est désormais bouleversée par l'utilisation des nouvelles technologies de séquençage à haut débit (NGS pour *next generation sequencing*) [247, 260] dans le domaine du diagnostic moléculaire. Cette technologie permet l'analyse simultanée de nombreux gènes, quelle que soit leur taille, et génère une quantité très importante d'informations à un prix devenu compétitif avec celui du séquençage conventionnel « Sanger ». En fonction des approches choisies il est possible de séquencer soit l'exome entier (séquences codantes de tous les gènes, soit environ 1-2 % du génome entier) ou le génome entier (le coût reste encore excessif pour un usage diagnostic), soit de sélectionner les divers gènes décrits comme responsables d'un phénotype donné (séquençage ciblé d'un large panel de gènes). Cette dernière stratégie est la plus prometteuse à court terme, avec des données préliminaires déjà rapportées dans les cardiomyopathies [241, 251, 256, 264], permettant non seulement une efficacité

Encadré S05-P03-C03-1 Nomenclature utilisée pour le rendu d'un résultat génétique.

1. Gène impliqué et son numéro de séquence de référence (NM_...).
2. Mutation identifiée, avec nomenclature au niveau de l'ADNc (c.) et de la protéine (p.). Par exemple :
• Substitution :
– c.123A>G : sur l'ADNc, la base adénine en position 123 est remplacée par la guanine ;
– p.Pro252Arg : sur la protéine, l'acide aminé proline en 252 est remplacé par l'arginine ;
– p.Leu856* : substitution de la leucine en 856 de la séquence protéique en codon stop direct (* ou X).
• Délétion :
– c.546delT : délétion du nucléotide thymine en 546 de l'ADNc ;
– c.586_591del : délétion de six nucléotides sur l'ADNc ;
– p.Arg548del : délétion de l'arginine en position 548.
• Duplication :
– c.546dupT : duplication du nucléotide T en position 546 de l'ADNc ;
– c.586_591dup : duplication du segment 586→591 de l'ADNc ;
– p.Gly4_Gln6dup : duplication des acides aminés à partir de la glycine en position 4 jusqu'à la glutamine en position 6 de la séquence protéique.
• Décalage du cadre de lecture :
– Thr1264fsX15 : décalage du cadre de lecture (fs) à partir de la thréonine 1264 avec formation d'un codon stop prématuré 15 acides aminés plus loin.
3. Statut hétérozygote ou homozygote du variant.
4. Évaluation du caractère pathogène :
– variant déjà décrit dans la littérature/bases de données ;
– variant absent des bases de données d'exomes/génome sur témoins « sains » ;
– prédiction des logiciels in silico ;
– nature de la variation et sa localisation dans le gène/la protéine.

diaques modérées, faisant discuter une forme débutante de cardiomyopathie ou bien un « cœur d'athlète » physiologique chez le sportif de haut niveau (la distinction est ici cruciale) [265]. L'apport du test génétique est alors important pour aider à une distinction cruciale, compte tenu des implications professionnelles.

Recommandations européennes [232].
• Le test génétique est approprié pour le diagnostic d'une cardiomyopathie rare ou particulière, surtout en présence d'anomalies cliniques atypiques et suggestives.
• Le test génétique n'est pas indiqué pour le diagnostic d'une forme douteuse de cardiomyopathie, à l'exception de cas particuliers dans le contexte d'équipe experte.

Test génétique pronostique

En cas de corrélations phénotype-génotype, l'identification du gène et de la mutation causale chez un patient avec cardiomyopathie permet d'apporter quelques informations pronostiques supplémentaires (identification de sous-groupes à haut risque ou bas risque de complications) qui peuvent orienter la stratégie thérapeutique (et notamment conduire à l'implantation d'un défibrillateur prophylactique). Cette situation est illustrée dans la CMH, en cas de mutation du gène de la troponine T, et de certaines mutations de la β-myosine. Dans la CMD, l'identification d'une mutation du gène des lamines A/C (*LMNA*) implique une mortalité élevée [268] en rapport avec un haut risque de mort subite, à la fois par troubles conductifs sévères et précoces (justifiant un stimulateur cardiaque précoce) et par troubles du rythme ventriculaire précoces, parfois avant même la dysfonction myocardique (conduisant à discuter précocement un défibrillateur) [259, 271] Récemment, au travers d'un registre européen de 269 patients porteurs de mutations du gène des lamines A/C (Figure S05-P03-C03-36), plusieurs facteurs prédictifs de mort subite

plus grande, mais aussi d'intégrer l'outil génétique dans la stratégie étiologique générale de prise en charge d'une cardiomyopathie.

Quelle que soit la stratégie utilisée pour l'analyse du cas index, et a fortiori en cas d'utilisation du séquençage à haut débit, un écueil majeur est l'interprétation des variants génétiques identifiés et la validation du caractère causal ou pathogène des variants. Divers critères permettent de différentier un polymorphisme génétique rare d'une mutation pathogène : l'absence du variant dans les populations contrôles/bases de données d'exomes/génomes ; le type de mutation et la prédiction *in silico* des conséquences protéiques ; la conservation selon les espèces de l'acide aminé concerné en cas de mutation faux sens ; la coségrégation dans la famille entre le variant et la maladie ; la présence éventuelles d'études expérimentales sur les conséquences fonctionnelles du variant. Dans certains cas, l'interprétation reste difficile et le variant génétique est dit de « signification incertaine ».

Bénéfice médical attendu

Le test génétique constitue un outil diagnostique complémentaire qui peut représenter une aide pour le clinicien, dans des situations variées comme le test diagnostique, pronostique, prédictif ou parfois prénatal.

Test génétique diagnostique

Affirmer le diagnostic d'une cardiomyopathie ne nécessite habituellement pas de preuve moléculaire, même si dans le cas de la DVDA le test génétique a été intégré dans le score diagnostique général. Dans quelques cas, cependant, le test peut se révéler très utile. Il peut s'agir d'un patient avec un tableau clinique particulier faisant évoquer une maladie rare pour laquelle la certitude diagnostique s'impose en raison des implications thérapeutiques qui en découlent (par exemple, débuter une enzymothérapie substitutive devant une CMH en cas de maladie de Pompe ou de maladie de Fabry ; discuter une transplantation hépatique en cas d'amylose génétique liée à la transthyrétine). Parfois, il s'agit de diagnostic clinique douteux, en raison d'anomalies car-

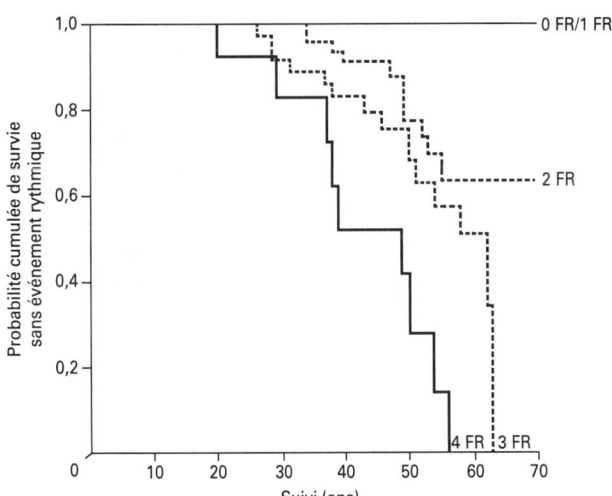

Figure S05-P03-C03-36 Exemple de l'influence des facteurs génétiques sur le pronostic de la cardiomyopathie dilatée. Survie sans événement rythmique majeur chez 269 porteurs de mutation du gène des lamines A/C. Courbes de survie de Kaplan-Meier (critère composite : mort subite ou mort subite récupérée ou choc approprié de défibrillateur) selon la présence de quatre facteurs de risque (FR) indépendants : tachycardie ventriculaire non soutenue, fraction d'éjection ventriculaire gauche < 45 %, sexe masculin, mutation du gène *LMNA* de type tronquante (codon stop, insertion/délétion, épissage : en opposition à une mutation de type faux sens). (Modifié d'après van Rijsingen I, Arbustini E, Elliott PM et al. Risk factors for malignant ventricular arrhythmias in lamin A/C mutations carriers : the European lamin A/C registry. J Am Coll Cardiol, 2012, 59 : 493-500.)

Cardiologie

ont été identifiés (FEVG < 45 %, tachycardie ventriculaire non soutenue, sexe masculin, mutation d'épissage ou « tronquante ») permettant de préciser le stade où le défibrillateur peut être implanté de façon prophylactique [273]. Enfin, dans les diverses cardiomyopathies, l'identification de plusieurs mutations pathogènes est associée à un plus grand risque de complications [243, 263, 266, 277]. Les données restent cependant à valider pour la plupart d'entre elles d'où le faible niveau des recommandations actuelles.

> **Recommandations européennes [232].**
> Le test génétique n'est pas recommandé de façon systématique pour la stratification pronostique d'une cardiomyopathie, mais doit être considéré chez des patients sélectionnés et dans le contexte d'équipe experte.

Test génétique prédictif chez l'apparenté

Quand la mutation est identifiée chez le cas index d'une famille donnée, alors un test génétique prédictif peut être proposé aux apparentés asymptomatiques ayant un bilan cardiologique normal, pour déterminer leur statut génétique et guider ainsi la prise en charge. La démarche concerne surtout les maladies autosomiques dominantes, du fait de l'expression cardiaque volontiers retardée. En l'absence de mutation chez l'apparenté, la surveillance cardiologique de celui-ci devient inutile, de même que celle de ses descendants (Figure S05-P03-C03-37). Chez l'apparenté porteur de la mutation, la poursuite d'une surveillance cardiologique est impérative. D'autres mesures peuvent parfois être discutées à ce stade précoce : restriction d'alcool dans la CMD, restriction d'activité sportive dans les diverses cardiomyopathies. Quelques études de modélisation médico-économique ont été réalisées dans le cas de la cardiomyopathie hypertrophique [246, 276] et valident le ratio coût/efficacité de la stratégie de surveillance familiale fondée sur le test génétique plutôt que sur le bilan cardiaque seul, malgré un excès de coût initial, car permettant de mieux cibler la surveillance des apparentés. L'impact psychologique du test génétique prédictif ne doit cependant pas être négligé [228, 233, 240]. L'annonce d'une mutation peut conduire à une angoisse importante, lié à la quasi-certitude de développer la maladie et au risque de la transmettre. Conformément aux dispositions légales, les enjeux médicaux, socioprofessionnels et psychologiques doivent être abordés largement avec le consultant, préalablement au test, au sein d'une équipe pluridisciplinaire déclarée au ministère de la Santé ou à l'Agence de biomédecine. Concernant l'enfant, du fait d'enjeux plus complexes et en accord avec les recommandations générales en médecine [227], la conduite à tenir doit être guidée par l'intérêt de l'enfant, et pas seulement la demande des parents, et l'âge à partir duquel le test génétique est proposé est habituellement 10 à 12 ans.

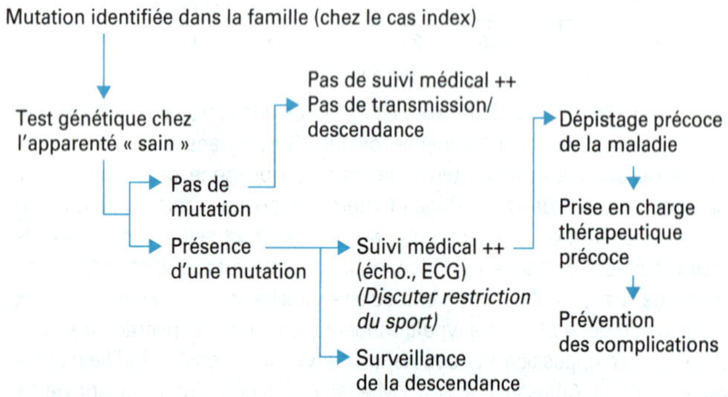

> **Recommandations européennes [232].**
> • Le test génétique est approprié pour le diagnostic prédictif chez les apparentés asymptomatiques d'un patient avec cardiomyopathie, quand la mutation causale a été préalablement identifiée dans la famille.
> • Le test génétique est par conséquent préconisé chez tout cas index avec cardiomyopathie, comme condition permettant ensuite le test prédictif chez les apparentés.
> • Le test génétique prédictif chez l'enfant peut être considéré à l'âge où l'examen cardiologique est considéré comme utile, soit l'âge de 10-12 ans dans la majorité des cas.

Diagnostic prénatal

Certains couples souhaitent réaliser un diagnostic prénatal (analyse du statut génétique du fœtus en début de grossesse par amniocentèse ou biopsie de trophoblaste) pour envisager une interruption médicale de grossesse en cas de mutation. La législation précise que la démarche ne peut s'envisager que si l'affection recherchée est « d'une particulière gravité et reconnue comme incurable au moment du diagnostic », ce qui est rarement le cas pour les cardiomyopathies (il existe souvent une thérapeutique efficace, les maladies ne sont par ailleurs pas systématiquement associées à un mauvais pronostic et certaines ne débuteront que tardivement au cours de la vie). Le diagnostic prénatal est donc discuté au cas par cas [234], au sein d'une équipe pluridisciplinaire, et il est rarement retenu en fin de compte. Les alternatives doivent être expliquées (telles que l'adoption, la procréation avec don de gamètes), alors que la majorité des couples optera pour une grossesse conventionnelle. Le diagnostic pré-implantatoire représente une alternative prometteuse[249] mais un parcours encore long et incertain, puisque suppose une fécondation in vitro pour n'implanter que l'embryon non porteur de la mutation.

> **Recommandations européennes [232].**
> Considérant les enjeux médicaux, le test génétique n'est pas approprié pour le diagnostic prénatal pour la plupart des cardiomyopathies, sauf dans des cas particuliers et dans le contexte d'équipes expertes.

Équipe spécialisée et pluridisciplinarité

Le test génétique constitue un outil complémentaire qui doit s'intégrer dans une démarche globale. La pratique du test génétique doit par ailleurs s'entourer de précautions pour préserver le consultant de répercussions négatives éventuelles. Le test génétique pose en effet des problèmes spécifiques, touchant l'individu dans sa nature intime et dans ses liens avec sa famille [227, 228, 232, 233, 240, 272]. Il peut avoir des répercussions personnelles et familiales, et être source de discriminations. C'est pourquoi des textes de loi régissent la pratique des tests génétiques en France (loi de bioéthique révisée le 6 août 2004, puis le 7 juillet 2011, décrets du 23 juin 2000, du 4 avril 2008 et du 20 juin 2013).

La discussion du test génétique et sa réalisation doivent donc prendre en compte ses différentes dimensions médicales, socioprofessionnelles, psychologiques, éthiques et médicolégales. La prise en charge fait appel le plus souvent à une équipe pluridisciplinaire expérimentée, pouvant associer selon les cas le cardiologue, le généticien (ou le conseiller en génétique), le psychologue, l'obstétricien, l'assistante sociale, etc.

Le conseil génétique comporte différentes étapes qui commencent par l'étape diagnostique (analyse attentive de l'histoire familiale, du

Figure S05-P03-C03-37 Enjeux médicaux du test prédictif. (Dans le cas habituel d'une transmission autosomique dominante.)

phénotype des patients et de l'arbre généalogique sur au moins trois générations). Vient ensuite l'étape d'information ou de conseil prétest (information sur les enjeux du test génétique, l'histoire naturelle de la maladie et les ressources thérapeutiques, l'anticipation des conséquences du test génétique tant sur la plan médical que familial, psychologique, socioprofessionnel). Une consultation à ce stade auprès d'une psychologue de l'équipe peut être nécessaire. Dans le cas de la discussion d'un test génétique prédictif, les textes de loi mentionnent explicitement que celui-ci doit être proposé par un médecin œuvrant au sein d'une équipe pluridisciplinaire déclarée au ministère de la Santé ou à l'Agence de biomédecine. L'étape suivante est celle de la décision par le consultant de faire le test génétique (ou de reporter sa décision) et la signature du formulaire de consentement, avant le prélèvement sanguin, puis vient l'étape de rendu du résultat et de conseil post-test (interprétation du résultat et organisation de la prise en charge pour le consultant, ainsi que pour ses apparentés). L'étape finale du conseil génétique est celle de la transmission de l'information aux apparentés (ou parentèle) qui a fait l'objet en 2013 d'un décret d'application précisant les modalités et donnant notamment au cas index une responsabilité plus grande dans cette mission d'information aux apparentés.

Pour faciliter cette prise en charge spécialisée et pluridisciplinaire des maladies dites rares, le ministère de la Santé a souhaité structurer un fonctionnement national en réseau (le plan national maladies rares), au travers de la désignation d'un centre de référence pour les maladies cardiaques héréditaires (incluant les cardiomyopathies), à vocation nationale, et de centres de compétence, à vocation régionale (coordonnées sur le site du centre de référence : www.cardiogen.aphp.fr). Ces centres sont à la disposition des cliniciens pour aider à la prise en charge tant génétique que cardiologique des cardiomyopathies.

Recommandations européennes [232]
- Le conseil génétique est approprié pour tout patient avec une cardiomyopathie (et sa famille), sauf si une cause acquise a été démontrée.
- Le conseil génétique doit être délivré par un professionnel formé à cette tâche.
- Le conseil génétique doit être délivré dans le contexte d'une prise en charge pluridisciplinaire, idéalement au sein d'un centre spécialisé dans la prise en charge des cardiomyopathies héréditaires, surtout lorsqu'il s'agit de discuter un test génétique prédictif chez un apparenté ou bien un test prénatal.

Bibliographie

Classification
1. Elliott P, Andersson B, Arbustini E et al. Classification of the cardiomyopathies : a position statement from the European Society of Cardiology working group on myocardial and pericardial diseases. Eur Heart J, 2008, 29 : 270-276.
2. Maron BJ, Towbin JA, Thiene G et al. Contemporary definitions and classification of the cardiomyopathies : an American Heart Association scientific statement from the council on clinical cardiology, heart failure and transplantation committee ; quality of care and outcomes research and functional genomics and translational biology interdisciplinary working groups ; and council on epidemiology and prevention. Circulation, 2006, 113 : 1807-1816.

Cardiomyopathie dilatée
3. Caforio ALP, Mahon NG, Baig MK et al. Prospective familial assessment in dilated cardiomyopathy: cardiac autoantibodies predict disease development in asymptomatic relatives. Circulation, 2006, 115 : 76-83.
4. Cooper LT, Baughman KL, Feldman AM et al. The role of endomyocardial biopsy in the management of cardiovascular disease : a scientific statement from the American Heart Association, the American College of Cardiology, and the European Society of Cardiology endorsed by the Heart Failure Society of America and the Heart Failure Association of the European Society of Cardiology. Eur Heart J, 2007, 28 : 3076-3093.
5. Grimm W. Noninvasive arrhythmia risk stratification in idiopathic dilated cardiomyopathy : results of the Marburg cardiomyopathy study. Circulation, 2003, 108 : 2883-2891.
6. Kadish A, Dyer A, Daubert JP et al. Prophylactic defibrillator implantation in patients with nonischemic dilated cardiomyopathy. N Engl J Med, 2004, 350 : 2151-2158.
7. Kuhl U. Viral persistence in the myocardium is associated with progressive cardiac dysfunction. Circulation, 2005, 12 : 1965-1970.
8. Kjaergaard J, Akkan D, Iversen KK et al. Right ventricular dysfunction as an independent predictor of short- and long-term mortality in patients with heart failure. Eur J Heart Fail, 2007, 9 : 610-616.
9. McMurray JJV, Adamopoulos S, Anker SD et al. ESC guidelines for the diagnosis and treatment of acute and chronic heart failure 2012 : the task force for the diagnosis and treatment of acute and chronic heart failure 2012 of the European Society of Cardiology. Developed in collaboration with the Heart Failure Association (HFA) of the ESC. Eur Heart J, 2012, 33 :1787-1847.
10. Nazarian S. Magnetic resonance assessment of the substrate for inducible ventricular tachycardia in nonischemic cardiomyopathy. Circulation, 2005, 112 : 2821-2825.
11. Pasotti M, Klersy C, Pilotto A et al. Long-term outcome and risk stratification in dilated cardiolaminopathies. J Am Coll Cardiol, 2008, 52 : 1250-1260.
12. Piano MR. Alcoholic cardiomyopathy incidence, clinical characteristics, and pathophysiology. Chest, 2002, 121 : 1638-1650.

Cardiomyopathie hypertropique
13. Authors/Task Force members, Elliott PM, Anastasakis A, Borger MA et al. 2014 ESC guidelines on diagnosis and management of hypertrophic cardiomyopathy : the task force for the diagnosis and management of hypertrophic cardiomyopathy of the European Society of Cardiology (ESC). Eur Heart J, 2014, 35 : 2733-2779.
14. Ackerman MJ, Landstrom AP. Detection of subclinical Fabry disease in patients presenting with hypertrophic cardiomyopathy. J Am Coll Cardiol, 2007, 50 : 2404-2405.
15. Autore C, Conte MR, Piccininno M et al. Risk associated with pregnancy in hypertrophic cardiomyopathy. J Am Coll Cardiol, 2002, 40 : 1864-1869.
16. Boriani G, Rapezzi C, Biffi M et al. Atrial fibrillation precipitating sustained ventricular tachycardia in hypertrophic cardiomyopathy. J Cardiovasc Electrophysiol, 2002, 13 : 954.
17. Branton MH, Schiffmann R, Sabnis SG et al. Natural history of Fabry renal disease : influence of alpha-galactosidase A activity and genetic mutations on clinical course. Medicine (Baltimore), 2002, 81 : 122-138.
18. Cecchi F, Montereggi A, Squillantini G et al. The natural history and clinical course of hypertrophic cardiomyopathy. In : G Baroldi, F Camerini, J Goodwin J. Advances in cardiomyopathies. Berlin, Springer Verlag, 1990 · 25-31.
19. Cecchi F, Olivotto I, Betocchi S et al. The Italian registry for hypertrophic cardiomyopathy : a nationwide survey. Am Heart J, 2005, 150 : 947-954.
20. Cecchi F, Olivotto I, Montereggi A et al. Hypertrophic cardiomyopathy in Tuscany : clinical course and outcome in an unselected regional population. J Am Coll Cardiol, 1995, 26 : 1529-1536.
21. Charron P. Clinical genetics in cardiology. Heart, 2006, 92 : 1172-1176.
22. Charron P, Dubourg O, Desnos M et al. Clinical features and pronostic implications of familial hypertrophic cardiomyopathy related to the cardiac myosin binding protein C gene. Circulation, 1998, 97 : 2230-2236.
23. Charron P, Dubourg O, Desnos M et al. Diagnostic value of electrocardiography and echocardiography for familial hypertrophic cardiomyopathy in genotyped children. Eur Heart J, 1998, 19 : 1377-1382.
24. Charron P, Dubourg O, Desnos M et al. Diagnostic value of electrocardiography and echocardiography for familial hypertrophic cardiomyopathy in a genotyped adult population. Circulation,1997, 96 : 214-219.
25. Charron P, Komajda M. Molecular genetics in hypertrophic cardiomyopathy: towards individualized management of the disease. Expert Rev Mol Diagn, 2006, 6 : 65-78.
26. Clarke JT. Narrative review : Fabry disease. Ann Intern Med, 2007, 146 : 425-433.
27. Codd M, Sugrue D, Gersh B, Melton L. Epidemiology of idiopathic dilated and hypertrophic cardiomyopathy. Circulation,1989, 80 : 564-572.
28. Cooley DA, Wukasch DC, Leachman RD. Mitral valve replacement for idiopathic hypertrophic subaortic stenosis. Results in 27 patients. J Cardiovasc Surg (Torino), 1976, 17 : 380-387.

29. CORRADO D, PELLICCIA A, BJORNSTAD HH et al. Cardiovascular pre-participation screening of young competitive athletes for prevention of sudden death : proposal for a common European protocol. Consensus statement of the study group of sport cardiology of the working group of cardiac rehabilitation and exercise physiology and the working group of myocardial and pericardial diseases of the European Society of Cardiology. Eur Heart J, 2005, 26 : 516-524.
30. DEBOLD EP, SCHMITT JP, PATLAK JB et al. Hypertrophic and dilated cardiomyopathy mutations differentially affect the molecular force generation of mouse alpha-cardiac myosin in the laser trap assay. Am J Physiol Heart Circ Physiol, 2007, 293 : H284-291.
31. DRITSAS A, GILLIGAN D, SBAROUNI E et al. Influence of left ventricular hypertrophy and function on the occurrence of ventricular tachycardia in hypertrophic cardiomyopathy. Am J Cardiol, 1992, 70 : 913-916.
32. DUBOURG O, DELORME G, HARDY A, BOURDARIAS J. La cardiomyopathie hypertrophique. Arch Mal Cœur, 1990, 83 : 783-792.
33. DUBOURG O, ISNARD R, HAGEGE A et al. Doppler echocardiography in familial hypertrophic cardiomyopathy : the French cooperative study. Echocardiography, 1995, 12 : 235-241.
34. DUBOURG O, KOMAJDA M, ISNARD R et al. L'enquête multicentrique familiale française de la cardiomyopathie hypertrophique. Résultats échocardiographiques-Doppler préliminaires. Arch Mal Cœur Vaiss, 1993, 86 (n° spéc. 2) : 59-64.
35. DUBOURG O, MANSENCAL N, CHARRON P. Recommendations for the diagnosis and management of hypertrophic cardiomyopathy in 2014. Arch Cardiovasc Dis, 2015, 108 : 151-155.
36. DUBOURG O, CHARRON P, SIROL M et al. Stratification du risque de la mort subite dans la CMH en 2016. Presse Méd, 2016, 45 : 903-910.
37. ELLIOTT P, GIMENO J, TOME M, MCKENNA W. Left ventricular outflow tract obstruction and sudden death in hypertrophic cardiomyopathy. Eur Heart J, 2006, 27 : 3073 ; author reply : 3073-3074.
38. ELLIOTT PM, POLONIECKI J, DICKIE S et al. Sudden death in hypertrophic cardiomyopathy : identification of high risk patients. J Am Coll Cardiol, 2000, 36 : 2212-2218.
39. ELLIOTT PM, SHARMA S, VARNAVA A et al. Survival after cardiac arrest or sustained ventricular tachycardia in patients with hypertrophic cardiomyopathy. J Am Coll Cardiol, 1999, 33 : 1596-1601.
40. FABER L, ZIEMSSEN P, SEGGEWISS H. Targeting percutaneous transluminal septal ablation for hypertrophic obstructive cardiomyopathy by intraprocedural echocardiographic monitoring. J Am Soc Echocardiogr, 2000, 13 : 1074-1079.
41. FANANAPAZIR L, EPSTEIN ND, CURIEL RV et al. Long-term results of dual-chamber (DDD) pacing in obstructive hypertrophic cardiomyopathy. Evidence for progressive symptomatic and hemodynamic improvement and reduction of left ventricular hypertrophy. Circulation, 1994, 90 : 2731-2742.
42. FIFER MA, VLAHAKES GJ. Management of symptoms in hypertrophic cardiomyopathy. Circulation, 2008, 117 : 429-439.
43. FRUSTACI A, VERARDO R, CALDARULO M et al. Myocarditis in hypertrophic cardiomyopathy patients presenting acute clinical deterioration. Eur Heart J, 2007, 28 : 733-740.
44. FUSTER V, RYDEN LE, CANNOM DS et al. [ACC/AHA/ESC 2006 guidelines for the management of patients with atrial fibrillation : excutive summary]. Rev Port Cardiol, 2007, 26 : 383-446.
45. FUSTER V, RYDEN LE, CANNOM DS, et al. ACC/AHA/ESC 2006 guidelines for the management of patients with atrial fibrillation : full text : a report of the American College of Cardiology/American Heart Association task force on practice guidelines and the European Society of Cardiology committee for practice guidelines (writing committee to revise the 2001 guidelines for the management of patients with atrial fibrillation) developed in collaboration with the European Heart Rhythm Association and the Heart Rhythm Society. Europace, 2006, 8 : 651-745.
46. GADLER F, LINDE C, DAUBERT C et al. Significant improvement of quality of life following atrioventricular synchronous pacing in patients with hypertrophic obstructive cardiomyopathy. Data from 1 year of follow-up. PIC study group. Pacing In Cardiomyopathy. Eur Heart J, 1999, 20 : 1044-1050.
47. GEISTERFER-LOWRANCE AA, CHRISTE M, CONNER DA et al. A mouse model of familial hypertrophic cardiomyopathy. Science, 1996, 272 : 731-734.
48. GEISTERFER-LOWRANCE AA, KASS S, TANIGAWA G et al. A molecular basis for familial hypertrophic cardiomyopathy : a beta cardiac myosin heavy chain gene missense mutation. Cell, 1990, 62 : 999-1006.
49. GILLIGAN DM, CHAN WL, JOSHI J et al. A double-blind, placebo-controlled crossover trial of nadolol and verapamil in mild and moderately symptomatic hypertrophic cardiomyopathy. J Am Coll Cardiol, 1993, 21 : 1672-1679.
50. GOLDBERGER JJ, CAIN ME, HOHNLOSER SH et al. American Heart Association/American College of Cardiology Foundation/Heart Rhythm Society scientific statement on noninvasive risk stratification techniques for identifying patients at risk for sudden cardiac death : a scientific statement from the American Heart Association council on clinical cardiology committee on electrocardiography and arrhythmias and council on epidemiology and prevention. Circulation, 2008, 118 : 1497-1518.
51. HABIB G, HOEN B, TORNOS P et al. Guidelines on the prevention, diagnosis, and treatment of infective endocarditis (new version 2009) : the task force on the prevention, diagnosis, and treatment of infective endocarditis of the European Society of Cardiology (ESC). Eur Heart J, 2009, 30 : 2369-2413.
52. HAGÈGE A, DUBOURG O, DESNOS M et al. Cardiac ultrasonic abnormalities in genetically affected subjects without echocardiographic evidence of left ventricular hypertrophy. Eur Heart J, 1998, 19 : 490-499.
53. HAMADA M. Cibenzoline therapy for mitral regurgitation in patients with HOCM. Intern Med, 2004, 43 : 3-4.
54. HAMADA M, SHIGEMATSU Y, INABA S et al. Antiarrhythmic drug cibenzoline attenuates left ventricular pressure gradient and improves transmitral Doppler flow pattern in patients with hypertrophic obstructive cardiomyopathy caused by midventricular obstruction. Circ J, 2005, 69 : 940-945.
55. HASSEGAWA I, SAKAMOTO T, HADA Y et al. Relationship between mitral regurgitation and left ventricular outflow obstruction in hypertrophic cardiomyopathy. J Am Soc Echo, 1989, 2 : 177-186.
56. HELDMAN AW, WU KC, ABRAHAM TP, CAMERON DE. Myectomy or alcohol septal ablation surgery and percutaneous intervention go another round. J Am Coll Cardiol, 2007, 49 : 358-360.
57. HENRY W, CLARK C, EPSTEIN S. Asymetric septal hypertrophy : echocardiographic identification of the pathognomonic abnormality of HISS. Circulation, 1973, 47 : 225-293.
58. HO CY, SEIDMAN CE. A contemporary approach to hypertrophic cardiomyopathy. Circulation, 2006, 113 : e858-e862.
59. KAPPENBERGER L, LINDE C, DAUBERT C et al. Pacing in hypertrophic obstructive cardiomyopathy. A randomized crossover study. PIC study group. Eur Heart J, 1997, 18 : 1249-1256.
60. KAPPENBERGER LJ, LINDE C, JEANRENAUD X et al. Clinical progress after randomized on/off pacemaker treatment for hypertrophic obstructive cardiomyopathy. Pacing in cardiomyopathy (PIC) study group. Europace, 1999, 1 : 77-84.
61. KOFFLARD MJ, TEN CATE FJ, VAN DER LEE C, VAN DOMBURG RT. Hypertrophic cardiomyopathy in a large community-based population: clinical outcome and identification of risk factors for sudden cardiac death and clinical deterioration. J Am Coll Cardiol, 2003, 41 : 987-993.
62. KOGA Y, ITAYA K, TOSHIMA H. Prognosis in hypertrophic cardiomyopathy. Am Heart J, 1984, 108 : 351-359.
63. KUCK KH, KUNZE KP, SCHLUTER M et al. Programmed electrical stimulation in hypertrophic cardiomyopathy. Results in patients with and without cardiac arrest or syncope. Eur Heart J, 1988, 9 : 177-185.
64. LAWRENZ T, LIEDER F, BARTELSMEIER M et al. Predictors of complete heart block after transcoronary ablation of septal hypertrophy: results of a prospective electrophysiological investigation in 172 patients with hypertrophic obstructive cardiomyopathy. J Am Coll Cardiol, 2007, 49 : 2356-2363.
65. LEWIS JF, MARON BJ. Elderly patients with hypertrophic cardiomyopathy : a subset with distinctive left ventricular morphology and progressive clinical course late in life. J Am Coll Cardiol, 1989, 13 : 36-45.
66. LOUIE EK, MARON BJ. Hypertrophic cardiomyopathy with extreme increase in left ventricular wall thickness: functional and morphologic features and clinical significance. J Am Coll Cardiol, 1986, 8 : 57-65.
67. MACRAE C, GHAISAS N, KASS S et al. Familial hypertrophic cardiomyopathy with Wolff-Parkinson-White syndrome maps to a locus on chromosome 7q3. J Clin Invest, 1995, 96 : 1216-1220.
68. MARON B, J, BONOW RO, CANNON RO et al. Hypertrophic cardiomyopathy : interrelations of clinical manifestations, pathophysiology, and therapy (first of two parts). N Engl J Med, 1987, 316 : 780-789.
69. MARON B, JM. G, FLACK J et al. Prevalence of hypertrophic cardiomyopathy in a general population of young adults. Echocardiographic analysis of 4111 sujects in the CARDIA study. Circulation, 1995, 92 : 785-789.
70. MARON B, WOLFSON JK, EPSTEIN S, ROBERTS W. Intramural ("small vessel") coronary artery disease in hypertrophic cardiomyopathy. J Am Coll Cardiol, 1986, 8 : 545-557.
71. MARON BJ. Apical hypertrophic cardiomyopathy : the continuing saga. J Am Coll Cardiol, 1990, 15 : 91-93.
72. MARON BJ. Asymmetry in hypertrophic cardiomyopathy : the septal-to-free wall thickness ratio revisited. Am J Cardiol, 1985, 55 : 835-838.

73. MARON BJ. Hypertrophic cardiomyopathy. Lancet, 1997, *350* : 127-133.
74. MARON BJ. Hypertrophic cardiomyopathy : a systematic review. JAMA, 2002, *287* : 1308-1320.
75. MARON BJ. Surgery for hypertrophic obstructive cardiomyopathy : alive and quite well. Circulation, 2005, *111* : 2016-2018.
76. MARON BJ, KOGAN J, PROSCHAN MA et al. Circadian variability in the occurrence of sudden cardiac death in patients with hypertrophic cardiomyopathy. J Am Coll Cardiol, 1994, *23* : 1405-1409.
77. MARON BJ, MARON MS. Hypertrophic cardiomyopathy. Lancet, 2013, *381* : 242-255.
78. MARON BJ, MCKENNA WJ, DANIELSON GK et al. American College of Cardiology/European Society of Cardiology clinical expert consensus document on hypertrophic cardiomyopathy. A report of the American College of Cardiology foundation task force on clinical expert cConsensus documents and the European Society of Cardiology committee for practice guidelines. J Am Coll Cardiol, 2003, *42* : 1687-1713.
79. MARON BJ, NICHOLS P, PICKLE LW et al. Patterns of inheritance in hypertrophic cardiomyopathy : assessment by M-mode and two-dimensional echocardiography. Am J Cardiol, 1984, *53* : 1087-1094.
80. MARON BJ, OLIVOTTO I, BELLONE P et al. Clinical profile of stroke in 900 patients with hypertrophic cardiomyopathy. J Am Coll Cardiol, 2002, *39* : 301-307.
81. MARON BJ, ROBERTS WC, EPSTEIN SE. Sudden death in hypertrophic cardiomyopathy: a profile of 78 patients. Circulation, 1982, *65* : 1388-1394.
82. MARON BJ, SHEN WK, LINK MS et al. Efficacy of implantable cardioverter-defibrillators for the prevention of sudden death in patients with hypertrophic cardiomyopathy. N Engl J Med, 2000, *342* : 365-373.
83. MARON BJ, SHIRANI J, POLIAC LC et al. Sudden death in young competitive athletes. Clinical, demographic, and pathological profiles. JAMA, 1996, *276* : 199-204.
84. MARON BJ, SPIRITO P, SHEN WK et al. Implantable cardioverter-defibrillators and prevention of sudden cardiac death in hypertrophic cardiomyopathy. JAMA, 2007, *298* : 405-412.
85. MARON BJ, THOMPSON PD, ACKERMAN MJ et al. Recommendations and considerations related to preparticipation screening for cardiovascular abnormalities in competitive athletes : 2007 update: a scientific statement from the American Heart Association council on nutrition, physical activity, and metabolism : endorsed by the American College of Cardiology foundation. Circulation, 2007, *115* : 1643-1455.
86. MARON MS, OLIVOTTO I, BETOCCHI S et al. Effect of left ventricular outflow tract obstruction on clinical outcome in hypertrophic cardiomyopathy. N Engl J Med, 2003, *348* : 295-303.
87. MCKENNA W, DEANFIELD J, FARUQUI A et al. Prognosis in hypertrophic cardiomyopathy : role of age and clinical, electrocardiographic and hemodynamic features. Am J Cardiol, 1981, *47* : 532-538.
88. MCKENNA WJ, KLEINEBENNE A, NIHOYANNOPOULOS P, FOALE R. Echocardiographic measurement of right ventricular wall thickness in hypertrophic cardiomyopathy : relation to clinical and prognostic features. J Am Coll Cardiol, 1988, *11* : 351-358.
89. MEIKLE PJ, HOPWOOD JJ, CLAGUE AE, CAREY WF. Prevalence of lysosomal storage disorders. JAMA, 1999, *281* : 249-254.
90. MOGENSEN J, KUBO T, DUQUE M et al. Idiopathic restrictive cardiomyopathy is part of the clinical expression of cardiac troponin I mutations. J Clin Invest, 2003, *111* : 209-216.
91. MOON JC, MCKENNA WJ, MCCROHON JA et al. Toward clinical risk assessment in hypertrophic cardiomyopathy with gadolinium cardiovascular magnetic resonance. J Am Coll Cardiol, 2003, *41* : 1561-1567.
92. MOON JC, REED E, SHEPPARD MN et al. The histologic basis of late gadolinium enhancement cardiovascular magnetic resonance in hypertrophic cardiomyopathy. J Am Coll Cardiol, 2004, *43* : 2260-2264.
93. MORROW AG. Editorial : operative treatment of hypertrophic subaortic stenosis. Ann Thorac Surg, 1974, *18* : 539-540.
94. MORROW AG, REITZ BA, EPSTEIN SE et al. Operative treatment in hypertrophic subaortic stenosis. Techniques, and the results of pre and postoperative assessments in 83 patients. Circulation, 1975, *52* : 88-102.
95. NAGUEH S, LAKKIS N, MIDDLETON K et al. Doppler estimation of left ventricular filling pressures in patients with hypertrophic cardiomyopathy. Circulation, 1999, *99* : 254-261.
96. NAGUEH SF, MAHMARIAN JJ. Noninvasive cardiac imaging in patients with hypertrophic cardiomyopathy. J Am Coll Cardiol, 2006, *48* : 2410-2422.
97. NIIMURA H, BACHINSKI LL, SANGWATANAROJ S et al. Mutations in the gene for cardiac myosin-binding protein C and late-onset familial hypertrophic cardiomyopathy. N Engl J Med, 1998, *338* : 1248-1257.
98. NIIMURA H, PATTON KK, MCKENNA WJ et al. Sarcomere protein gene mutations in hypertrophic cardiomyopathy of the elderly. Circulation, 2002, *105* : 446-451.
99. NISHIMURA RA, OMMEN SR. Hypertrophic cardiomyopathy, sudden death, and implantable cardiac defibrillators: how low the bar ? JAMA, 2007, *298* : 452-454.
100. OAKLEY GD, MCGARRY K, LIMB DG, OAKLEY CM. Management of pregnancy in patients with hypertrophic cardiomyopathy. Br Med J, 1979, *1* : 1749-1750.
101. OLIVOTTO I, CECCHI F, CASEY SA et al. Impact of atrial fibrillation on the clinical course of hypertrophic cardiomyopathy. Circulation, 2001, *104* : 2517-2524.
102. OMMEN S, NISHIMURA R, APPLETON C et al. Clinical utility of Doppler echocardiography and tissue Doppler imaging in the estimation of left ventricular filling pressures : a comparative simultaneous Doppler-catheterization study [in process citation]. Circulation, 2000, *102* : 1788-1794 .
103. PALKA P, LANGE A, FLEMING A et al. Differences in myocardial velocity gradient measured throughout the cardiac cycle in patients with hypertrophic cardiomyopathy, athletes and patients with left ventricular hypertrophy due to hypertension. J Am Coll Cardiol, 1997, *30* : 760-768.
104. PELLERIN D, DUBOURG O, COISNE D et al. Apport de l'imagerie Doppler du myocarde pour l'étude des cardiomyopathies. Arch Mal Cœur, 1998, *91* : 51-58.
105. PELLICIA A, MARON BJ, SPATARO A et al. The upper limit of physiologic cardiac hypertrophy in highly trained elite athletes. N Eng J Med, 1991, *324* : 244-252.
106. POLLICK C, KIMBALL B, HENDERSON M, WIGLE ED. Disopyramide in hypertrophic cardiomyopathy. I. Hemodynamic assessment after intravenous administration. Am J Cardiol, 1988, *62* : 1248-1251.
107. POLLICK C, RAKOWSKI H, WIGLE E. Muscular sub aortic stenosis : the quantitative relationship between systolic anterior motion and the pressure gradient. Circulation, 1984, *69* : 43-49.
108. RICHARD P, CHARRON P, CARRIER L et al. Hypertrophic cardiomyopathy: distribution of disease genes, spectrum of mutations, and implications for a molecular diagnosis strategy. Circulation, 2003, *107* : 2227-2232.
109. ROBERTS WC, KISHEL JC, MCINTOSH CL et al. Severe mitral or aortic valve regurgitation, or both, requiring valve replacement for infective endocarditis complicating hypertrophic cardiomyopathy. J Am Coll Cardiol, 1992, *19* : 365-371.
110. ROBINSON K, FRENNEAUX MP, STOCKINS B et al. Atrial fibrillation in hypertrophic cardiomyopathy : a longitudinal study. J Am Coll Cardiol, 1990, *15* : 1279-1285.
111. SEIDMAN JG, SEIDMAN C. The genetic basis for cardiomyopathy : from mutation identification to mechanistic paradigms. Cell, 2001, *104* : 557-567.
112. SERRI K, REANT P, LAFITTE M et al. Global and regional myocardial function quantification by two-dimensional strain : application in hypertrophic cardiomyopathy. J Am Coll Cardiol, 2006, *47* : 1175-1181.
113. SHAH JS, ESTEBAN MT, THAMAN R et al. Prevalence of exercise-induced left ventricular outflow tract obstruction in symptomatic patients with non-obstructive hypertrophic cardiomyopathy. Heart, 2008, *94* : 1288-1294.
114. SHAPIRO LM, MCKENNA WJ. Distribution of left ventricular hypertrophy in hypertrophic cardiomyopathy : a two-dimensional echocardiographic study. J Am Coll Cardiol, 1983, *2* : 437-444.
115. SHARMA S, ELLIOTT P, WHYTE G et al. Utility of cardiopulmonary exercise in the assessment of clinical determinants of functional capacity in hypertrophic cardiomyopathy. Am J Cardiol, 2000, *86* : 162-168.
116. SHERRID MV, BARAC I, MCKENNA WJ et al. Multicenter study of the efficacy and safety of disopyramide in obstructive hypertrophic cardiomyopathy. J Am Coll Cardiol, 2005, *45* : 1251-1258.
117. SHIRANI J, MARON BJ, CANNON RO 3rd et al. Clinicopathologic features of hypertrophic cardiomyopathy managed by cardiac transplantation. Am J Cardiol, 1993, *72* : 434-440.
118. SIMEK C, FELDMAN M, HABER H et al. Relationship between left ventricular wall thickness and left atrial size: comparison with other measures of diastolic function. J Am Soc Echocardiogr, 1995, *8* : 37-47.
119. SPIRITO P, BELLONE P, HARRIS K et al. Magnitude of left ventricular hypertrophy and risk of sudden death in hypertrophic cardiomyopathy. N Engl J Med, 2000, *342* : 1778-1785.
120. Spirito P, CHIARPELLA F, CARRATINO L et al. Clinical course and prognosis of hypertrophic cardiomyopathy in an outpatient population. N Engl J Med, 1989, *320* : 749-755.
121. SPIRITO P, MARON B. Absence of progression of left ventricular hypertrophy in adult patients with hypertrophic cardiomyopathy. Am J Cardiol, 1987, *9* : 1013-1017.

122. Spirito P, Maron BJ. Relation between extent of left ventricular hypertrophy and age in hypertrophic cardiomyopathy. J Am Coll Cardiol, 1989, 13 : 820-823.
123. Spirito P, Maron BJ, Chiarella F et al. Diastolic abnormalities in patients with hypertrophic cardiomyopathy : relation to magnitude of left ventricular hypertrophy. Circulation, 1985, 72 : 310-316.
124. Spirito P, Rapezzi C, Bellone P et al. Infective endocarditis in hypertrophic cardiomyopathy : prevalence, incidence, and indications for antibiotic prophylaxis. Circulation, 1999, 99 : 2132-2137.
125. Spirito P, Seidman CE, McKenna WJ, Maron BJ. The management of hypertrophic cardiomyopathy. N Engl J Med, 1997, 336 : 775-785.
126. Stafford WJ, Trohman RG, Bilsker M et al. Cardiac arrest in an adolescent with atrial fibrillation and hypertrophic cardiomyopathy. J Am Coll Cardiol, 1986, 7 : 701-704.
127. Vardas PE, Auricchio A, Blanc JJ et al. Guidelines for cardiac pacing and cardiac resynchronization therapy : the task force for cardiac pacing and cardiac resynchronization therapy of the European Society of Cardiology. Developed in collaboration with the European Heart Rhythm Association. Eur Heart J, 2007, 28 : 2256-2295.
128. Wigle ED, Rakowski H, Kimball BP, Williams WG. Hypertrophic cardiomyopathy. Clinical spectrum and treatment. Circulation, 1995, 92 : 1680-1692.
129. Wilson W, Taubert KA, Gewitz M et al. Prevention of infective endocarditis. Guidelines from the American Heart Association. A guideline from the American Heart Association rheumatic fever, Endocarditis, and Kawasaki disease committee, council on cardiovascular disease in the young, and the council on clinical cardiology, council on cardiovascular surgery and anesthesia, and the quality of care and outcomes research interdisciplinary working group. Circulation, 2007, 138 : 739-745.
130. Woo A, Williams WG, Choi R et al. Clinical and echocardiographic determinants of long-term survival after surgical myectomy in obstructive hypertrophic cardiomyopathy. Circulation, 2005, 111 : 2033-2041.
131. Wyse DG. Anticoagulation in atrial fibrillation : a contemporary viewpoint. Heart rhythm. Heart Rhythm, 2007, 4 (Suppl. 3) : S34-S39.

Cardiomyopathie restrictive

132. Acquatella H. Two-dimensional echocardiography in endomyocardial disease. Postgrad Med J, 1983, 59 : 157-159.
133. Acquatella H, Schiller N, Puigbo J et al. Value of two-dimensional echocardiography in endomyocardial disease with and without eosinophilia. A clinical and pathologic study. Circulation, 1983, 67 : 1219-1226.
134. Appleton CP, Hatle LK, Popp RL. Relation of transmitral flow velocity patterns to left ventricular diastolic function : new insights from a combined hemodynamic and Doppler echocardiographic study. J Am Coll Cardiol, 1988, 12 : 426-440.
135. Barriales AV, Simarro GC, Suarez SE et al. [Restrictive cardiac involvement in a patient with dyserythropoietic anemia and secondary hemochromatosis]. Rev Esp Cardiol, 1996, 49 : 618-620.
136. Bartfay W, Bartfay E. Iron-overload cardiomyopathy : evidence for a free radical : mediated mechanism of injury and dysfunction in a murine model. Biol Res Nurs, 2000, 2 : 49-59.
137. Bellavia D, Pellikka PA, Abraham TP et al. Evidence of impaired left ventricular systolic function by Doppler myocardial imaging in patients with systemic amyloidosis and no evidence of cardiac involvement by standard two-dimensional and Doppler echocardiography. Am J Cardiol, 2008, 101 : 1039-1045.
138. Bertrand E. [Endomyocardial fibrosis or fibroplastic endocarditis. Indications and results of surgical treatment]. Ann Cardiol Angéiol (Paris), 1984, 33: 35-41.
139. Bertrand E, Renambot J, Chauvet J et al. [14 cases of constrictive endocardial fibrosis (or endomyocardial fibrosis). Arch Mal Cœur Vaiss, 1975, 68 : 625-635.
140. Bhattacharyya S, Davar J, Dreyfus G, Caplin ME. Carcinoid heart disease. Circulation, 2007, 116 : 2860-2865.
141. Blanc A, Bletry O. [Idiopathic hypereosinophilic syndrome]. Rev Prat (Paris), 2000, 50 : 616-621.
142. Brockington I, Ikeme A, Bohrer S. Contributions to the diagnosis of endomyocardial fibrosis. Acta Cardiol, 1973, 28 : 255-272.
143. Carroll J, Gaasch W, McAdam K. Amyloid cardiomyopathy : characterization by a distinctive voltage/mass relation. Am J Cardiol, 1982, 49 : 9-13.
144. Castillo JG, Filsoufi F, Rahmanian PB et al. Early and late results of valvular surgery for carcinoid heart disease. J Am Coll Cardiol, 2008, 51 : 1507-1509.
145. Chusid M, Dale D, West B, Wolff S. The hypereosinophilic syndrome : analysis of fourteen cases with review of the literature. Medicine (Baltimore), 1975, 54 : 1-27.
146. Cohen A, Guyon P, Chauvel C et al. Relations between Doppler tracings of pulmonary regurgitation and invasive hemodynamics in acute right ventricular infarction complicating inferior wall left ventricular infarction. Am J Cardiol, 1995, 75 : 425-430.
147. Coutant G, Bletry O, Prin L et al. [Treatment of hypereosinophilic syndromes of myeloproliferative expression with the combination of hydroxyurea and interferon alpha. A propos of 7 cases]. Ann Méd Interne, 1993, 144 : 243-250.
148. Cueto-Garcia L, Reeder GS, Kyle RA et al. Echocardiographic findings in systemic amyloidosis : spectrum of cardiac involvement and relation to survival. J Am Coll Cardiol, 1985, 6 : 737-743.
149. Diaz RA, Aranguiz E, Pedemonte O. Complementary roles of transthoracic two-dimensional color Doppler imaging and myocardial contrast echocardiography in diagnosis of endomyocardial fibrosis. Echocardiography, 2009, 26 : 589-592.
150. Dubost C, Blondeau P, Lenfant C et al. [Twenty four open heart interventions under extracorporeal circulation. 1957]. Ann Chir, 1997, 51 : 505-523.
151. Dubourg O, Bourdarias J. [Doppler echocardiographic investigation of cardiomyopathies]. Arch Mal Cœur Vaiss, 1996, 89 (n° spé. 2) : 39-45.
152. Dubourg O, Pellerin D, Coisne D et al. [The echocardiographic examination in adult cardiomyopathy]. Arch Mal Cœur Vaiss, 1998, 91 (Suppl. 12) : 35-42.
153. Dubourg O, Srinelli A, Forissier J. Cardiomyopahtie hypertrophique. In : P Godeau, S Herson, JC Piette. Traité de médecine, 4e éd. Paris, Flammarion Médecine-Sciences, 2004 : 553-563.
154. Dubrey S, Burke M, Khaghani A et al. Long term results of heart transplantation in patients with amyloid heart disease. Heart, 2001, 85 : 202-207.
155. Dubrey S, Cha K, Skinner M et al. Familial and primary (AL) cardiac amyloidosis : echocardiographically similar diseases with distinctly different clinical outcomes. Heart, 1997, 78 : 74-82.
156. Edwards C, Kushner J. Screening for hemochromatosis. N Engl J Med, 1993, 328 : 1616-1620.
157. Elliott P, Andersson B, Arbustini E et al. Classification of the cardiomyopathies : a position statement from the European Society of Cardiology working group on myocardial and pericardial diseases. Eur Heart J, 2008, 29 : 270-276.
158. Gertz M, Kyle R. Primary systemic amyloidosis : a diagnostic primer. Mayo Clin Proc, 1989, 64 : 1505-1519.
159. Gertz M, Kyle R, Edwards W. Recognition of congestive heart failure due to senile cardiac amyloidosis. Biomed Pharmacother. 1989, 43 : 101-106.
160. Gorcsan J. Tissue Doppler echocardiography. Curr Opin Cardiol, 2000, 15 : 323-329.
161. Jacobson D, Pastore R, Yaghoubian R et al. Variant-sequence transthyretin (isoleucine 122) in late-onset cardiac amyloidosis in black Americans. N Engl J Med, 1997, 336 : 466-473.
162. Klein AL, Hatle LK, Burstow DJ et al. Comprehensive Doppler assessment of right ventricular diastolic function in cardiac amyloidosis. J Am Coll Cardiol, 1990, 15 : 99-108.
163. Klein AL, Hatle LK, Taliercio CP et al. Prognostic significance of Doppler measures of diastolic function in cardiac amyloidosis. A Doppler echocardiography study. Circulation, 1991, 83 : 808-816.
164. Klein AL, Hatle LK, Taliercio CP et al. Serial Doppler echocardiographic follow-up of left ventricular diastolic function in cardiac amyloidosis. J Am Coll Cardiol, 1990, 16 : 1135-1141.
165. Klein AL, Oh JK, Miller FA et al. Two-dimensional and Doppler echocardiographic assessment of infiltrative cardiomyopathy. J Am Soc Echocardiogr, 1988, 1 : 48-59.
166. Kulke MH, Mayer RJ. Carcinoid tumors. N Engl J Med, 1999, 340 : 858-868.
167. Kushwaha S, Fallon J, Fuster V. Restrictive cardiomyopathy. N Engl J Med, 1997, 336 : 267-276.
168. Kyle R. Amyloidosis. Circulation. 1995, 91 : 1269-1271.
169. Kyle R, Gertz M. Primary systemic amyloidosis : clinical and laboratory features in 474 cases. Semin Hematol, 1995, 32 : 45-59.
170. Kyle R, Gertz M, Greipp P et al. A trial of three regimens for primary amyloidosis : colchicine alone, melphalan and prednisone, and melphalan, prednisone, and colchicine. N Engl J Med, 1997, 336 : 1202-1207.
171. Mansencal N, Mitry E, Bachet JB et al. Echocardiographic follow-up of treated patients with carcinoid syndrome. Am J Cardiol, 2010, 105 : 1588-1591.

172. Mansencal N, Mitry E, Forissier JF et al. Assessment of patent foramen ovale in carcinoid heart disease. Am Heart J, 2006, *151* : 1129 e1121-1126.
173. Metras D, Coulibaly A, Ouattara K. The surgical treatment of endomyocardial fibrosis : results in 55 patients. Circulation, 1985, *72* : 274-279.
174. Moirand R, Adams P, Bicheler V et al. Clinical features of genetic hemochromatosis in women compared with men. Ann Intern Med, 1997, *127* : 105-110.
175. Moirand R, Mortaji A, Loreal O et al. A new syndrome of liver iron overload with normal transferrin saturation. Lancet, 1997, *349* : 95-97.
176. Moller JE, Pellikka PA, Bernheim AM et al. Prognosis of carcinoid heart disease : analysis of 200 cases over two decades. Circulation, 2005, *112* : 3320-3327.
177. Ohta M, Abe A, Kaguchi Y, Sato S. [Restrictive cardiomyopathy with eosinophilic leukemia]. Paper presented at : Ryoikibetsu Shokogun Shirizu, 1996.
178. Pippard M. Detection of iron overload. Lancet, 1997, *349* : 73-74.
179. Pop C, Tassan S, Arav E et al. [Incidental discovery of asymptomatic Loeffler fibroplastic endocarditis. Report of a case]. Ann Cardiol Angéiol (Paris), 1998, *47* : 728-731.
180. Rahko P, Salerni R, Uretsky B. Successful reversal by chelation therapy of congestive cardiomyopathy due to iron overload. J Am Coll Cardiol, 1986, *8* : 436-440.
181. Reisinger J, Dubrey S, Lavalley M et al. Electrophysiologic abnormalities in AL (primary) amyloidosis with cardiac involvement. J Am Coll Cardiol, 1997, *30* : 1046-1051.
182. Roberts W, Waller B. Cardiac amyloidosis causing cardiac dysfunction : analysis of 54 necropsy patients. Am J Cardiol, 1983, *52* : 137-146.
183. Roberts WC. A unique heart disease associated with a unique cancer : carcinoid heart disease. Am J Cardiol, 1997, *80* : 251-256.
184. Simons M, Isner J. Assessment of relative sensitivities of noninvasive tests for cardiac amyloidosis in documented cardiac amyloidosis. Am J Cardiol, 1992, *69* : 425-427.
185. Spirito P, Lupi G, Melevendi C, Vecchio C. Restrictive diastolic abnormalities identified by Doppler echocardiography in patients with thalassemia major. Circulation, 1990, *82* : 88-94.
186. Spyrou N, Foale R. Restrictive cardiomyopathies. Curr Opin Cardiol, 1994, *9* : 344-348.
187. Svendsen I, Steensgaard-Hansen F, Nordvag B. A clinical, echocardiographic and genetic characterization of a Danish kindred with familial amyloid transthyretin methionine 111 linked cardiomyopathy. Eur Heart J, 1998, *19* : 782-789.

Dysplasie arythmogène du ventricule droit
188. Ahmad F, Li D, Karibe A et al. Localization of a gene responsible for arrhythmogenic right ventricular dysplasia to chromosome 3p23. Circulation, 1998, *98* : 2791-275.
189. Bai R, Di Biase L, Shivkumar K et al. Ablation of ventricular arrhythmias in arrhythmogenic right ventricular dysplasia/cardiomyopathy arrhythmia-free survival after endo-epicardial substrate based mapping and ablation. Circ Arrhythm Electrophysiol, 2011, *4* : 478-485.
190. Corrado D, Link MS, Calkins H. Arrhythmogenic right ventricular cardiomyopathy. N Engl J Med, 2017, *376* : 61-72.
191. Fontaine G, Frank R, Guiraudon G et al. Signification des troubles de conduction intraventriculaires observés dans la dysplasie ventriculaire droite arythmogène. Arch Mal Cœur Vaiss, 1984, *77* : 872-879.
192. Gerull B, Heuser A, Wichter T et al. Mutations in the desmosomal protein plakophilin-2 are common in arrhythmogenic right ventricular cardiomyopathy. Nat Genet, 2004, *36* : 1162-1164.
193. Getsios S, Huen AC, Green KJ. Working out the strength and flexibility of desmosomes. Nat Rev Mol Cell Biol, 2004, *5* : 271-281.
194. Hulot JS, Jouven X, Empana JP et al. Natural history and risk stratification of arrhythmogenic right ventricular dysplasia/cardiomyopathy. Circulation, 2004, *110* : 1879-1884.
195. James CA, Bhonsale A, Tichnell C et al. Exercise increases age-related penetrance and arrhythmic risk in arrhythmogenic right ventricular dysplasia/cardiomyopathy-associated desmosomal mutation carriers. J Am Coll Cardiol, 2013, *62* : 1290-1297.
196. Kaplan SR, Gard JJ, Carvajal-Huerta L et al. Structural and molecular pathology of the heart in Carvajal syndrome. Cardiovasc Pathol, 2004, *13* : 26-32.
197. Le Guludec D, Gauthier H, Porcher R et al. Prognostic value of radionuclide angiography in patients with right ventricular arrhythmias. Circulation, 2001, *103* : 1972-1976.
198. Le Guludec D, Slama MS, Frank R et al. Evaluation of radionuclide angiography in diagnosis of arrhythmogenic right ventricular cardiomyopathy. J Am Coll Cardiol. 1995, *26* : 1476-1483.
199. Li D, Ahmad F, Gardner MJ et al. The locus of a novel gene responsible for arrhythmogenic right-ventricular dysplasia characterized by early onset and high penetrance maps to chromosome 10p12-p14. Am J Hum Genet, 2000, *66* : 148-156.
200. Marcus FI, Fontaine GH, Guiraudon G et al. Right ventricular dysplasia : a report of 24 adult cases. Circulation, 1982, *65* : 384-98.
201. Marcus FI, McKenna WJ, Sherrill D et al. Diagnosis of arrhythmogenic right ventricular cardiomyopathy/dysplasia : proposed modification of the task force criteria. Eur Heart J, 2010, *31* : 806-814.
202. Maron BJ, Towbin JA, Thiene G et al. Contemporary definitions and classification of the cardiomyopathies : an American Heart Association scientific statement from the council on clinical cardiology, heart failure and transplantation committee, quality of care and outcomes research and Functional genomics and translational biology interdisciplinary working groups, and council on epidemiology and prevention. Circulation, 2006, *113* : 1807-1816.
203. McKoy G, Protonotarios N, Crosby A et al. Identification of a deletion in plakoglobin in arrhythmogenic right ventricular cardiomyopathy with palmoplantar keratoderma and woolly hair (Naxos disease). Lancet, 2000, *355* : 2119-2124.
204. Melberg A, Oldfors A, Blomstrom-Lundqvist C et al. Autosomal dominant myofibrillar myopathy with arrhythmogenic right ventricular cardiomyopathy linked to chromosome 10q. Ann Neurol, 1999, *46* : 684-692.
205. Norgett EE, Hatsell SJ, Carvajal-Huerta L et al. Recessive mutation in desmoplakin disrupts desmoplakin-intermediate filament interactions and causes dilated cardiomyopathy, woolly hair and keratoderma. Hum Mol Genet, 2000, *9* : 2761-2766.
206. Pilichou K, Nava A, Basso C et al. Mutations in desmoglein-2 gene are associated with arrhythmogenic right ventricular cardiomyopathy. Circulation, 2006, *113* : 1171-1179.
207. Priori SG, Blomstrom-Lundqvist C, Mazzanti A et al. ESC guidelines for the management of patients with ventricular arrhythmias and the prevention of sudden cardiac death : the task force for the management of patients with ventricular arrhythmias and the prevention of sudden cardiac death of the European Society of Cardiology (ESC) endorsed by Association for European Paediatric and Congenital Cardiology (AEPC). Eurospace, 2015, *17* : 1601-1687.
208. Rampazzo A, Nava A, Danieli GA et al. The gene for arrhythmogenic right ventricular cardiomyopathy maps to chromosome 14q23-q24. Hum Mol Genet, 1994, *3* : 959-962.
209. Rampazzo A, Nava A, Erne P et al. A new locus for arrhythmogenic right ventricular cardiomyopathy (ARVD2) maps to chromosome 1q42-q43. Hum Mol Genet, 1995, *4* : 2151-2154.
210. Rampazzo A, Nava A, Malacrida S et al. Mutation in human desmoplakin domain binding to plakoglobin causes a dominant form of arrhythmogenic right ventricular cardiomyopathy. Am J Hum Genet, 2002, *71* : 1200-1206.
211. Rampazzo A, Nava A, Miorin M et al. ARVD4, a new locus for arrhythmogenic right ventricular cardiomyopathy, maps to chromosome 2 long arm. Genomics, 1997, *45* : 259-263.
212. Romero J, Mejia-Lopez E, Manrique C, Lucariello R. Arrhythmogenic right ventricular cardiomyopathy (ARVC/D) : a systematic literature review. Cardiology, 2013, *7* : 97-114.
213. Severini GM, Krajinovic M, Pinamonti B et al. A new locus for arrhythmogenic right ventricular dysplasia on the long arm of chromosome 14. Genomics, 1996, *31* : 193-200.
214. Tiso N, Stephan DA, Nava A et al. Identification of mutations in the cardiac ryanodine receptor gene in families affected with arrhythmogenic right ventricular cardiomyopathy type 2 (ARVD2). Hum Mol Genet, 2001, *10* : 189-194.

Cardiomyopathies inclassables
215. Elliott P, Andersson B, Arbustini E et al. Classification of the cardiomyopathies : a position statement from the European Society of Cardiology working group on myocardial and pericardial diseases. Eur Heart J, 2008, *29* : 270-276.
216. Elliott PM, Anastasakis A, Borger MA et al. 2014 ESC guidelines on diagnosis and management of hypertrophic cardiomyopathy : the task force for the diagnosis and management of hypertrophic cardiomyopathy of the European Society of Cardiology (ESC). Eur Heart J, 2014, *35* : 2733-2779.
217. Habib G, Charron P, Eicher JC et al. Isolated left ventricular non-compaction in adults: clinical and echocardiographic features in 105 patients. Results from a French registry. Eur J Heart Fail, 2011, *13* : 177-185.
218. Jenni R, Oechslin E, Schneider J et al. Echocardiographic and pathoanatomical characteristics of isolated left ventricular non-compaction: a step

towards classification as a distinct cardiomyopathy. Heart, 2001, *86* : 666-671.
219. MANSENCAL N, AUVERT B, N'GUETTA R et al. Prospective assessment of incidence of Tako-Tsubo cardiomyopathy in a very large urban agglomeration. Int J Cardiol, 2013, *168* : 2791-2795.
220. OECHSLIN E, JENNI R. Left ventricular non-compaction revisited: a distinct phenotype with genetic heterogeneity ? Eur Heart J, 2011, *32* : 1446-1456.
221. PETERSEN SE, SELVANAYAGAM JB, WIESMANN F et al. Left ventricular non-compaction : insights from cardiovascular magnetic resonance imaging. J Am Coll Cardiol, 2005, *46* : 101-105.
222. PILGRIM TM, WYSS TR. Tako-Tsubo cardiomyopathy or transient left ventricular apical ballooning syndrome: A systematic review. Int J Cardiol, 2008, *124* : 283-292.
223. PRASAD A, LERMAN A, RIHAL CS. Apical ballooning syndrome (Tako-Tsubo or stress cardiomyopathy) : a mimic of acute myocardial infarction. Am Heart J, 2008, *155* : 408-417.
224. WEIFORD BC, SUBBARAO VD, MULHERN KM. Noncompaction of the ventricular myocardium. Circulation, 2004, *109* : 2965-2971.
225. WITTSTEIN IS, THIEMANN DR, LIMA JA et al. Neurohumoral features of myocardial stunning due to sudden emotional stress. N Engl J Med, 2005, *352* : 539-548.

Cardiomyopathies et génétique

226. ACKERMAN MJ, PRIORI SG, WILLEMS S et al. HRS/EHRA expert consensus statement on the state of genetic testing for the channelopathies and cardiomyopathies : this document was developed as a partnership between the Heart Rhythm Society (HRS) and the European Heart Rhythm Association (EHRA). Heart Rhythm, 2011,*8* : 1308-1339.
227. BORRY P, EVERS-KIEBOOMS G, CORNEL MC et al. Genetic testing in asymptomatic minors : background considerations towards ESHG recommendations. Public and professional policy committee (PPPC) of the European Society of Human Genetics (ESHG). Eur J Hum Genet, 2009, *17* : 711-719.
228. BROADSTOCK M, MICHIE S, MARTEAU T. Psychological consequences of predictive genetic testing : a systematic review. Eur J Hum Genet, 2000, *8* : 731-738.
229. CATTIN ME, MUCHIR A, BONNE G. State-of-the-heart' of cardiac laminopathies. Curr Opin Cardiol, 2013, *28* : 297-304.
230. CHARRON P, KOMAJDA M. Molecular genetics in hypertrophic cardiomyopathy : towards individualized management of the disease. Expert Rev Mol Diagn, 2006, *6* : 65-78
231. CHARRON P, DUBOURG O, DESNOS M et al. Diagnostic value of electrocardiography and echocardiography for familial hypertrophic cardiomyopathy in a genotyped adult population. Circulation, 1997, *96* : 214-219.
232. CHARRON P, ARBUSTINI E, ARAD M et al. Genetic counselling and testing in cardiomyopathies : a position statement of the European Society of Cardiology working group on myocardial and pericardial diseases. Eur Heart J, 2010, *31* : 2715-2726.
233. CHARRON P, HÉRON D, GARGIULO M et al. Genetic testing and genetic counseling in hypertrophic cardiomyopathy : the French experience. J Med Genet, 2002, *39* : 741-746.
234. CHARRON P, HÉRON D, GARGIULO M et al. Prenatal molecular diagnosis in hypertrophic cardiomyopathy : report of the first case. Prenat Diagn, 2004, *24* : 701-703.
235. CHRISTIAANS I, BIRNIE E, BONSEL GJ et al. Manifest disease, risk factors for sudden cardiac death, and cardiac events in a large nationwide cohort of predictively tested hypertrophic cardiomyopathy mutation carriers : determining the best cardiological screening strategy. Manifest disease, risk factors for sudden cardiac death, and cardiac events in a large nationwide cohort of predictively tested hypertrophic cardiomyopathy mutation carriers : determining the best cardiological screening strategy. Eur Heart J, 2011, *32* : 1161-1170.
236. COLAN SD, LIPSHULTZ SE, LOWE AM et al.Epidemiology and cause-specific outcome of hypertrophic cardiomyopathy in children : findings from the pediatric cardiomyopathy registry.Circulation, 2007, *115* : 773-781.
237. DIEGOLI M, GRASSO M, FAVALLI V et al. Diagnostic work-up and risk stratification in x-linked dilated cardiomyopathies caused by dystrophin defects. J Am Coll Cardiol, 2011, *58* : 925-934.
238. DUBOURG O, P CHARRON, BLANCHARD P. Protocole national de diagnostic et de soins sur la cardiomyopathie hypertrophique. 2011 (http://www.has-sante.fr/portail/jcms/c_1100272/fr/ald-n5-cardiomyopathie-hypertrophique).
239. ELLIOTT P, ANDERSSON B, ARBUSTINI E et al. Classification of the cardiomyopathies : a position statement from the European Society of Cardiology working group on myocardial and pericardial diseases. Eur Heart J, 2008, *29* : 270-276.
240. EVERS-KIEBOOMS G, WELKENHUYSEN M, CLAES E et al. The psychological complexity of predictive testing for late onset neurogenetic diseases and hereditary cancers : implications for multidisciplinary counselling and for genetic education. Soc Sci Med, 2000, *51* : 831-841.
241. KOKSTUEN S, MAKRYTHANASIS P, NIKOLAEV Z et al.Multiplex targeted high-throughput sequencing for Mendelian cardiac disorders.Clin Genet, 2014, *85* : 365-370.
242. FRASER FC. Genetic Counselling. Am J Hum Genet, 1974, *26* : 636-661.
243. FRESSART V, DUTHOIT G, DONAL E et al. Desmosomal gene analysis in arrhythmogenic right ventricular dysplasia/cardiomyopathy : spectrum of mutations and clinical impact in practice. Europace, 2010, *12* : 861-868.
244. GODARD B, KAARIAINEN H, KRISTOFFERSSON U et al. Provision of genetic services in Europe : current practices and issues. Eur J Hum Genet, 2003, *11* (Suppl. 2) : S13-S48.
245. HERSHBERGER RE, NORTON N, MORALES A et al. Coding sequence rare variants identified in *MYBPC3*, *MYH6*, *TPM1*, *TNNC1*, and *TNNI3* from 312 patients with familial or idiopathic dilated cardiomyopathy. Circ Cardiovasc Genet 2010, *3* : 155-161.
246. INGLES J, MCGAUGHRAN J, SCUFFHAM PA et al. A cost effectiveness model of genetic testing for the evaluation of families with hypertrophic cardiomyopathy. Heart, 2012, *98* : 625-630.
247. KATSANIS SH, KATSANIS N. Molecular genetic testing and the future of clinical genomics. Nat Rev Genet, 2013, *14* : 415-426.
248. KLAASSEN S, PROBST S, OECHSLIN E et al. Mutations in sarcomere protein genes in left ventricular noncompaction. Circulation, 2008, *117* : 2893-2901.
249. KULIEV A, POMERANTSEVA E, POLLING D et al. PGD for inherited cardiac diseases. Reprod Biomed Online, 2012, *24* : 443-453.
250. LOPES LR, TAHMAN MS, ELLIOT PM. A systematic review and meta-analysis of genotype-phenotype associations in patients with hypertrophic cardiomyopathy caused by sarcomeric protein mutations. Heart, 2013, *99* : 1800-1811.
251. LOPES LR, ZEKAVATI A, SYRRIS P et al. Genetic complexity in hypertrophic cardiomyopathy revealed by high-throughput sequencing. J Med Genet, 2013, *50* : 228-239.
252. MAHON NG, MURPHY RT, MAC RAE CA et al. Echocardiographic evaluation in asymptomatic relatives of patients with dilated cardiomyopathy reveals preclinical disease, Ann Intern Med, 2005, *143* : 108-115.
253. MARCUS FI, EDSON S, TOWBIN JA. Genetics of arrhythmogenic right ventricular cardiomyopathy : a practical guide for physicians. J Am Coll Cardiol, 2013, *61* : 1945-1948.
254. MARON BJ, SEIDMAN GJ, SIEDMAN CE. Proposal for contemporary screening strategies in families with hypertrophic cardiomyopathy. J Am Coll Cardiol, 2004, *44* : 2125-2132.
255. McNally EM, Golbus JR, Pucklwart MJ Genetic mutations and mechanisms in dilated cardiomyopathy. J Clin Invest, 2013, *123* : 1926.
256. MEDER B, HAAS J, KELLER A et al.Targeted next-generation sequencing for the molecular genetic diagnostics of cardiomyopathies.Circ Cardiovasc Genet, 2011, *4* : 110-122.
257. MESTRONI L, ROCCO C, GREGORI D et al. Familial dilated cardiomyopathy : evidence for genetic and phenotypic hetterogeneity. Heart muscle disease study group. J Am Coll Cardiol 1999, *34* : 181-190.
258. MESTRONI L, MAISCH B, MCKENNA WJ et al. Guidelines for the study of familial dilated cardiomyopathies. Eur Heart J, 1999, *20* : 93-102.
259. MEUNE C, VAN BERLO JH et al. Primary prevention of sudden death in patients with lamin A/C gene mutations. N Engl J Med, 2006, *354* : 209-210.
260. MOGENSEN J, VAN TINTELEN JP, FOKSTUEN S et al. The current role of next-generation DNA sequencing in routine care of patients with hereditary cardiovascular conditions : a viewpoint paper of the European Society of Cardiology working group on myocardial and pericardial diseases and members of the European Society of Human Genetics. Eur Heart J, 2015, *36* : 1367-1370.
261. MY VV, MOLL PP, MILLER FA et al. The frequency of familial dilated cardiomyopathy in a series of patients with idiopathic dilated cardiomyopathy. N Engl J Med, 1992, *326* : 77-82.
262. PINTO YM, ELLIOTT PM, ARBUSTINI E et al. Prposal for a revised definition of dilated cardiomyopathy, hypokinetic non-dilated cardiomyopathy, and its implications for clinical practice : a position statement of the ESC working group on myocardial and pericardial diseases. Eur Heart J, 2016, *37* : 1850-1858.

263. Richard P, Charron P, Carrier L et al. Hypertrophic cardiomyopathy : distribution of disease genes, spectrum of mutations and implications for a molecular diagnosis strategy. Circulation, 2003, *107* : 2227-2232.
264. Richard P, Fressart V, Aoutil N et al. Molecular diagnosis of inherited cardiomyopathies and arrhythmias by custom target capture system of 76 genes and sequencing with Next Generation Sequencing (NGS). Arch Cardiovasc Dis, 2013, *5* (*Suppl. 1*).
265. Richard P, Denjoy I, Fressart V et al. Advising a cardiac disease gene positive yet phenotype negative or borderline abnormal athlete : is sporting disqualification really necessary ? Br J Sports Med, 2012, *46* (*Suppl. 1*) : i59-i68.
266. Rigato I, Bauce B, Rampazzo A et al. Compound and digenic heterozygosity predicts lifetime arrhythmic outcome and sudden cardiac death in desmosomal gene-related arrhythmogenic right ventricular cardiomyopathy. Circ Cardiovasc Genet, 2013, *6* : 533-542.
267. Shoaib Hamid M, Norman M, Quraishi A et al. Prospective evaluation of relatives for familial arrhythmogenic right ventricular cardiomyopathy/dysplasia reveals a need to broaden diagnostic criteria. J Am Coll Cardiol, 2002, *40* : 1445-1450.
268. Taylor MRG, Fain MR, Sinagra G et al. Natural history of dilated cardiomyopathy cue to lamin A/C gene mutations. J Am Coll Cardiol, 2003, *41* : 771-780.
269. Teekakirikul P, Kelly MA, Rehm HL et al. Inherited cardiomyopathies : molecular genetics and clinical genetic testing in the postgenomic era. J Mol Diagn, 2013, *15* : 158-170.
270. Teekakirikul P, Padera RF, Seidman JG, Seidman CE. Hypertrophic cardiomyopathy : translating cellular cross talk into therapeutics. J Cell Biol, 2012, *199* : 417-421.
271. Van Berlo JH, De Voogt WG, Van der Kooi AJ et al. Meta-analysis of clinical characteristics of 299 carriers of LMNA gene mutations : do lamin A/C mutations portend a high risk of sudden death ? J Mol Med. 2005, *83* : 79-83.
272. Van Langen IM, Birnie E, Schuurman E et al. Preferences of cardiologists and clinical geneticists for the future organization of genetic care in hypertrophic cardiomyopathy : a survey. Clin Genet, 2005, *68* : 360-368.
273. Van Rijsingen I, Arbustini E, Elliott PM et al. Risk factors for malignant ventricular arrhythmias in lamin A/C mutation carriers : the European lamin A/C registry. J Am Coll Cardiol, 2012, *59* : 493-500.
274. Villard E, Perret C, Gary F et al. A genome-wide association study identifies two loci associated with heart failure due to dilated cardiomyopathy. Eur Heart J, 2011, *32* : 1065-1076.
275. Watkins H, Ashrafian H, Redwood C. Inherited cardiomyopathies. N Engl J Med, 2011, *364* : 1643-1656.
276. Wordsworth S, Leal J, Blair E et al. DNA testing for hypertrophic cardiomyopathy : a cost-effectiveness model. Eur Heart J, 2010, *31* : 926-935.
277. Zou Y, Wang J, Liu X et al. Multiple gene mutations, not the type of mutation, are the modifier of left ventricle hypertrophy in patients with hypertrophic cardiomyopathy. Mol Biol Rep, 2013, *40* : 3969-3976.

Toute référence à cet article doit porter la mention : Mansencal N, Dubourg O (Classification), Mansencal N, Auzel O, Siam-Tsieu V, Dubourg O (Cardiomyopathie dilatée), Dubourg O, Charron P, Mansencal N (Cardiomyopathie hypertrophique), Dubourg O, Arslan M, Mansencal N (Cardiomyopathie restrictive), Leenhardt A, Messali A, Labbé JP, Dejode P, Denjoy I, Extramiana (Dysplasie ventriculaire droite arythmogène), Mansencal N, Dubourg O (Cardiomyopathies inclassables), Charron P, Richard P, Komajda M (Cardiomyopathies et génétique). Cardiomyopathies. *In* : L Guillevin, L Mouthon, H Lévesque. Traité de médecine, 5ᵉ éd. Paris, TdM Éditions, 2018-S05-P03-C03 : 1-59.

Chapitre S05-P03-C04

Myocardites

Guillaume Jondeau et Olivier Milleron

Les myocardites sont des causes sous-diagnostiquées d'insuffisance cardiaque, de mort subite, de cardiomyopathie dilatée, de douleurs thoraciques, de palpitations, de dypsnée. Le pronostic aigu est souvent favorable, mais certains des patients peuvent développer progressivement une cardiopathie dilatée, parfois des années après l'infection. L'étude par IRM et par biopsies peut aider à faire le diagnostic chez certains patients. Il n'y pas de traitement spécifique actuellement validé.

La myocardite est une inflammation du myocarde associée ou non à une nécrose myocardique. Sa traduction peut être clinique ou simplement histologique. Différentes formes de myocardites peuvent être différentiées en fonction du type cellulaire prédominant en histologie : myocardites lymphocytaires (virales, auto-immunes), neutrophiles (bactériennes, fongiques, et formes précoces virales), éosinophiles (myocardites d'hypersensibilité, syndrome hyperéosinophylique), et granulomateuses (sarcoïdose, myocardite à cellules géantes). Des formes intermédiaires existent.

Les facteurs qui peuvent provoquer une inflammation du myocarde sont théoriquement nombreux. Les facteurs infectieux sont au premier plan : infection virale surtout en France, mais aussi bactérienne ou parasitaire, agents physiques et maladies inflammatoires chroniques avec atteinte cardiaque. L'étiologie virale est l'hypothèse la plus souvent évoquée devant une myocardite, mais la responsabilité d'un virus est rarement établie avec certitude. La physiopathologie des myocardites virales a été établie à partir de modèles murins, et divers tableaux cliniques ont été identifiés avec des pronostics différents.

Physiopathologie

Les modèles murins de cardiomyopathies ont permis de mettre en évidence trois phases successives.

Première phase

La première phase est contemporaine de l'infection virale et l'atteinte myocardique est probablement la conséquence directe de la destruction myocytaire par le virus. L'entrée des virus dans la cellule se fait par fixation à des récepteurs spécifiques, en l'absence desquels l'infection ne se produit pas, ni la myocardite sur les modèles animaux. Cela peut se traduire au maximum par une myocardite fulminante, mais cette forme est rare, et cette phase est le plus souvent silencieuse et méconnue. Elle dure quelques jours.

Au cours de cette période, l'éradication du virus est souhaitable : la thérapeutique antivirale et la stimulation immunitaire sont probablement efficaces, mais aucune étude clinique n'est là pour conforter directement cette attitude. On peut juste rapprocher de cette affirmation que les patients qui ont le meilleur pronostic dans l'étude nord-américaine *myocarditis treatment trial* sont ceux qui ont les stigmates d'une activation humorale qui doit permettre de se débarrasser du virus. Mais la réponse immunitaire a une autre conséquence que l'éradication du virus : elle provoque la mort de myocytes infectés et peut participer à l'altération de la fonction ventriculaire gauche. Le plus souvent, la réaction immunitaire permet d'éliminer le virus, puis la réaction immunitaire s'arrête, la myocardite est passée inaperçue, et le patient est guéri.

Deuxième phase

Lors de la deuxième phase qui survient chez un faible pourcentage de patients, un phénomène auto-immun, déclenché par l'atteinte virale, avec présence d'auto-anticorps (antimyosine, antirécepteurs β) est dirigé contre le myocarde et le détruit progressivement, ce qui conduit à une dilatation lente du ventricule gauche. L'activation de cytokines telles que les interleukines 1 et 6 et le TNF-α peuvent aggraver l'altération cardiaque. Une similitude antigénique entre certains éléments du myocyte et le virus, ou l'exposition d'un antigène du fait de l'altération du myocyte pourraient expliquer cette réaction inadaptée. On a également proposé qu'une activation faible des cellules T *killer* par les virus leur permette de rester présents à de faibles taux, insuffisants pour détruire directement les myocytes, mais suffisants pour maintenir une stimulation immunitaire néfaste. Il est possible que la survenue de cette deuxième phase soit favorisée par des facteurs génétiques.

Il est intéressant de noter que la fonction ventriculaire gauche est plus souvent anormale chez les parents de patients présentant une cardiomyopathie dilatée et des auto-anticorps de ce type, comme si l'infection s'était propagée aux parents proches. Bien qu'aucune thérapeutique n'ait jusqu'à ce jour démontré de bénéfice durable, deux études récentes rapportent une amélioration de la fonction ventriculaire gauche après élimination des anticorps. Cela suggère que la réaction immunitaire pourrait effectivement être délétère.

Troisième phase

Lors de la troisième phase, la cardiomyopathie dilatée qui est apparue continue de se développer indépendamment de tout processus immunitaire. On a rapporté la survenue de cardiopathie dilatée chez 21 % des patients ayant présenté une myocardite aiguë à 3 ans. Ce remodelage peut être accéléré par la persistance de virus : on a pu montrer la présence tardive de virus dans certaines cardiomyopathies dilatées évoluées, mais cela n'établit pas une relation causale et la démonstration du rôle joué par le virus à ce stade (ou plus précocement) est difficile à établir dans des études humaines. À titre d'exemple, l'ARN des entérovirus est également retrouvé dans des prélèvements de cœur sain. Par ailleurs, les biopsies peuvent ne pas sélectionner le myocarde dans lequel le virus est présent, les sondes ne pas permettre de reconnaître tous les virus potentiellement impliqués. La présence de virus dans les biopsies à ce stade est de mauvais pronostic dans certaines études, mais pas dans toutes les études [11], et le rôle pathogène des virus retrouvés est discuté [1].

Les virus en cause sont d'après les données expérimentales, les études sériques et épidémiologiques réalisées avant le développement de la PCR (*polymerase chain reaction*) sur les biopsies myocardiques, les entérovirus, le plus souvent le virus Coxsackie B, mais aussi les adénovirus, le virus de l'hépatite C, le cytomégalovirus (CMV), les échovirus, le virus influenzæ, le virus d'Epstein-Barr (EBV). De nombreux autres génomes viraux ont été retrouvés grâce aux PCR réalisées sur les biopsies myocardiques (quand elles sont réalisées), et les plus fréquents sont les parvovirus B19 et l'herpèsvirus 6 et, en Europe, surtout le parvovirus B19 qui pourrait avoir un tropisme pour les cellules endothéliales [11].

Épidémiologie, histoire naturelle et pronostic

En l'absence de critère diagnostique définitif non invasif, les études épidémiologiques sont très peu nombreuses, et probablement biaisées. Aucune étude systématique n'a été réalisée dans une population donnée.

Dans une étude portant sur 1 230 cas de cardiopathie dilatée inexpliquée, souvent envoyée au centre de référence après qu'un bilan initial simple a permis d'éliminer une cause évidente (d'où une sous-représentation des cardiopathies ischémiques [7 %] ou valvulaires [1,6 %]), une myocardite a été retrouvée chez 111 patients (soit 9 %). La présence d'argument pour une myocardite ne modifiait pas le pronostic dans cette population [4]. Une population de 2 233 patients ayant eu une biopsie du fait d'une insuffisance cardiaque d'étiologie indéterminée a conclu également à une prévalence du même ordre. L'évolution du groupe placebo était similaire à celle du groupe recevant le traitement immunosuppresseur ; l'amélioration clinique était la règle, avec une fraction d'éjection du ventriculaire gauche (FEVG) qui a augmenté en moyenne de 28 % à 35 % en 28 semaines, et on estime que la récupération de la fonction ventriculaire survient spontanément chez 40 à 60 % des patients lorsque la maladie est découverte au stade de cardiomyopathie dilatée. Mais il est très difficile de prévoir quels sont les patients qui vont s'améliorer (y compris avec les données histologiques [14]) et le pronostic reste sombre lorsque la fonction ventriculaire ne s'améliore pas.

La persistance de virus sur les biopsies au stade de cardiopathie dilatée est de mauvais pronostic dans certaines séries, mais pas dans toutes, et pourrait permettre de reconnaître les patients ne bénéficiant pas d'un traitement immunosuppresseur [6]. Cela étant, le niveau de preuve n'est pas suffisant pour justifier la pratique de la biopsie myocardique chez ces patients.

De même, les marqueurs sérologiques n'ont pas montré leur intérêt en pratique, même si le taux de Fas semble être associé à un plus mauvais pronostic ou une moindre récupération de fonction ventriculaire gauche [15], et le taux l'IL-10 à un sombre pronostic en cas de myocardite fulminante.

Différents facteurs cliniques de mauvais pronostic ont été rapportés : cliniquement, l'existence d'une syncope, à l'ECG un bloc de branche, un élargissement du QRS ou une prolongation du QT, à l'échographie une altération de la fonction systolique avec une FEVG inférieure à 40 % et la présence d'une hypertension artérielle pulmonaire. La guérison est d'autant plus probable que la cardiomyopathie dilatée est récente.

Le pronostic à long terme est souvent meilleur en cas de décompensation cardiaque brutale au décours immédiat d'une infection virale, même si la phase initiale peut être délicate à franchir (voir plus loin).

Tableaux cliniques

Chez l'homme comme chez l'animal, la séparation de l'évolution en trois phases distinctes est en fait probablement artificielle : celles-ci peuvent se chevaucher. Il est également possible que plusieurs cycles de trois périodes se succèdent. Ces différentes phases et méca-

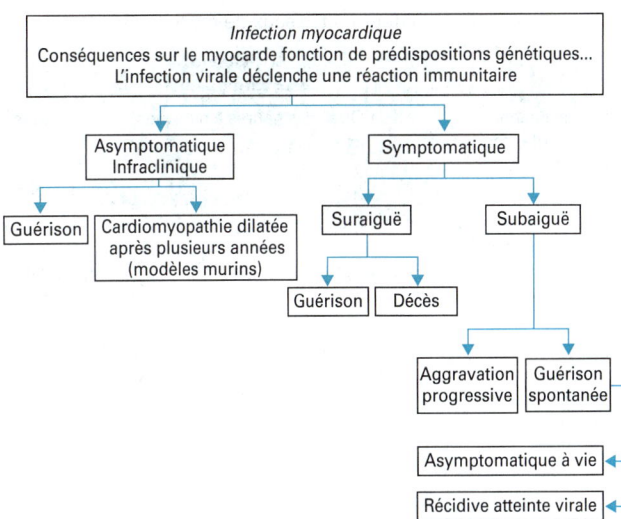

Figure S05-P03-C04-1 Les différents tableaux cliniques que peut donner la combinaison des trois phases de la myocardite.

nismes permettent de construire de très diverses histoires cliniques, allant de l'insuffisance cardiaque par dysfonction systolique d'évolution fulminante (contemporaine de l'infection virale), au développement subaigu d'une cardiomyopathie après une phase d'infection passée inaperçue ou accompagnée de symptômes mineurs, à la révélation très tardive d'une cardiomyopathie dilatée. Si les phénomènes initiaux sont passés inaperçus, il peut alors être quasiment impossible de rattacher la cardiomyopathie dilatée à une infection virale. Enfin, une cardiomyopathie dilatée d'apparition récente peut guérir complètement ou partiellement, si le processus pathogène s'éteint. Tous les tableaux cliniques des cardiomyopathies dilatées non ischémiques peuvent ainsi théoriquement être expliqués par l'une de ces combinaisons (Figure S05-P03-C04-1). La signification d'un antécédent d'infection virale dans les mois ou les années précédant l'apparition d'une cardiomyopathie dilatée est difficile à préciser étant donné sa fréquence dans la population générale ne présentant pas de myocardite.

Classification clinique et histologique

Une classification clinique et histologique des myocardites a été proposée (Tableau S05-P03-C04-I) [2]. On peut retrouver plus ou moins associés :
– les stigmates de l'infection virale (fièvre, tachycardie, douleurs musculaires, etc.) au moment de la découverte de la myocardite qui est alors la conséquence directe de l'infection virale. Ils peuvent au contraire avoir disparu au moment de la découverte de la cardiopathie ; l'infection peut être passée inaperçue ou être oubliée par le patient ;
– une atteinte péricardique (myopéricardite) notamment à la phase aiguë : un frottement péricardique est parfois perçu. Les signes ECG de péricardite peuvent être présents, de même qu'un épanchement péricardique à l'échographie cardiaque. Le tableau peut varier selon l'atteinte prédominante myocardique ou péricardique ;
– une atteinte myocardique aiguë avec dans certains cas, des tableaux mimant un infarctus du myocarde, avec douleur thoracique brutale, destruction myocardique dont témoigne l'élévation des enzymes cardiaques (qui peuvent également s'élever dans des tableaux moins brutaux), anomalies ECG avec sus-décalage de ST contemporain de l'élévation enzymatique, mais également souvent sous-décalage de PQ, et surtout coronaires normales lors de la coronarographie sou-

Cardiologie

Tableau S05-P03-C04-I Différents tableaux de myocardite [2].

Clinique	Ancienneté de la cardiopathie	Histologie	Pronostic	Traitement
Mime un infarctus du myocarde, coronaires normales	Quelques heures à quelques jours	Myocardite lymphocytaire active ou, rarement, myocardite nécrosante à éosinophiles ou myocardite à cellules géantes	Bon en cas de myocardite lymphocytaire sur la biopsie	Symptomatique
Insuffisance cardiaque avec ventricule gauche dilaté ou de taille normale et instabilité hémodynamique	Moins de 2 semaines	Myocardite lymphocytaire active ou, moins souvent, myocardite nécrosante à éosinophiles ou myocardite à cellules géantes	Bon en cas de myocardite fulminante lymphocytaire, mais la phase aiguë nécessite souvent des inotropes positifs ou une assistance mécanique	Symptomatique : possiblement corticostéroïdes ou immunoglobulines IV chez les enfants
Insuffisance cardiaque avec ventricule gauche dilaté et apparitions d'arythmies, de bloc auriculoventriculaire de haut degré ou mauvaise réponse au traitement médical en 1 à 2 semaines	Quelques semaines à quelques mois	Myocardite à cellules géantes, myocardite à éosinophiles ou myocardite lymphocytaire	Mauvais : grande probabilité de décès ou de recours à la transplantation cardiaque en cas de myocardite à cellules géantes	Le traitement dépend de l'histopathologie
Insuffisance cardiaque avec ventricule gauche dilaté sans nouvelles arythmies ou bloc auriculoventriculaire de haut degré	Quelques semaines à quelques mois	Altérations non spécifiques le plus probable, avec génomes viraux présents dans 25-45 % des cas et myocardite lymphocytaire répondant aux critères de Dallas dans 10 %	Bon lors des premières années, avec un risque de progression de l'insuffisance cardiaque et de la cardiomyopathie	Symptomatique ; valeur prédictive des génomes viraux en cours d'exploration
Insuffisance cardiaque avec éosinophilie	Toute durée	Myocardite à éosinophiles ou myocardite d'hypersensibilité ou endomyocardite à éosinophiles	Mauvais	Symptomatique, recherche et traitement de la cause sous-jacente, possiblement corticostéroïdes pour les myocardites d'hypersensibilité
Insuffisance cardiaque avec dilatation du ventricule gauche et nouvelles arythmies, bloc auriculoventriculaire de haut degré ou absence de réponse au traitement donné 1-2 semaines	Plus que quelques mois	Sarcoïdose cardiaque (myocardite granulomateuse idiopathique) ou infection spécifique (*Trypanosoma cruzi* ou *Borrelia burgdorferi* par exemple) ; altérations non spécifiques les plus probables	Risque de nécessiter un pacemaker ou un défibrillateur implantable si la sarcoïdose est confirmée sur la biopsie	Symptomatique : corticostéroïdes si sarcoïdose prouvée par biopsie
Insuffisance cardiaque avec ventricule gauche dilaté sans nouvelle arythmie ou bloc auriculoventriculaire de haut degré	Plus que quelques mois	Modifications non spécifiques le plus probable ; augmentation des cellules inflammatoires par immunomarquage jusqu'à chez 40 % des patients et présence de génome viral chez 25 à 35 %	Dépend de la classe fonctionnelle et de la présence ou de l'absence d'inflammation et de génome viral sur la biopsie	Symptomatique ; traitement antiviral et immunosuppression en cours d'évaluation

(Modifié d'après Cooper LT Jr. Myocarditis. N Engl J Med, 2009, *360* : 1526-1538.)

vent réalisée. Une biopsie myocardique retrouverait une inflammation, et l'évolution se fait souvent vers une amélioration ou une normalisation de la cinétique segmentaire (81 % des cas dans une série française) ;

– les signes révélateurs de la cardiomyopathie dilatée peuvent être des signes d'insuffisance cardiaque par dysfonction systolique (signes congestifs, dilatation ventriculaire, galop…), des troubles rythmiques (ventriculaires ou une fibrillation auriculaire), ou une complication embolique (la formation de l'embole étant éventuellement favorisée par l'état inflammatoire). Enfin, on a rapporté des cas de mort subite à des myocardites.

Myocardite fulminante

La myocardite fulminante réalise un tableau particulier : le tableau d'insuffisance cardiaque survient dans les jours qui suivent une infection virale bien individualisée, le patient est souvent fébrile. L'insuffisance cardiaque reflète une dysfonction systolique sévère qui peut conduire au choc cardiogénique, nécessitant une assistance par inotropes positifs ou mécanique. Le ventricule est peu déformé, comme attendu du fait du caractère aigu du phénomène. La paroi peut être épaissie par de l'œdème, la biopsie myocardique est très clairement positive avec inflammation et nécrose myocytaire. L'évolution est rapidement fatale (10 % des cas) ou se fait vers la guérison souvent complète au cours du suivi (Figure S05-P03-C04-2) [14], d'où la nécessité de mettre en place rapidement une assistance circulatoire pour permettre à la récupération de la fonction myocardique de survenir, ce qui justifie que ces patients soient dans des centres médicochirurgicaux. Ce tableau réalise une indication de classe 1 de réalisation de biopsie myocardique selon les recommandations américaines.

Myocardites à éosinophiles ou avec éosinophilie

Les myocardites à éosinophiles ou avec éosinophiles forment un cadre particulier. Le diagnostic en est souvent difficile car les signes évocateurs (éruption cutanée, fièvre, éosinophilie) sont souvent absents. La myocardite à éosinophiles peut s'observer avec des antipsychotiques (par exemple, clozapine), des antibiotiques (pénicilline, ampicilline, sulfamides, tétracyclines), et des antiphlogistiques

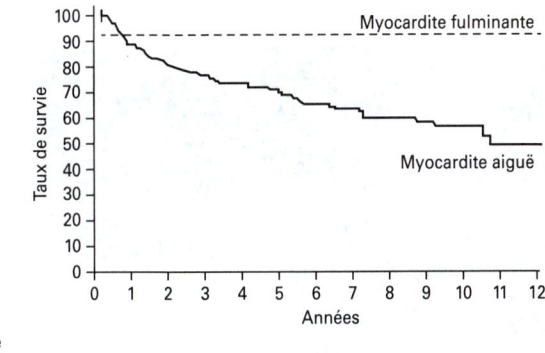

Figure S05-P03-C04-2 Importance pronostique du tableau clinique. Les myocardites fulminantes ont un meilleur pronostic au long terme (expérience de John Hopkins).

(par exemple, mésalamine). La guérison survient généralement à l'arrêt du traitement en cause. Les myocardites à éosinophiles peuvent également se voir après vaccination contre la variole, et des maladies systémiques telles que la granulomatose éosinophilique avec polyangéite (Churg-Strauss) ou syndrome éosinophilique (maladie de Löffler).

Comment arriver au diagnostic de myocardite ?

Clinique

Cliniquement, les tableaux réalisés peuvent être très variables, mais la suspicion est évidente devant une décompensation cardiaque aiguë brutale chez un sujet jeune après un épisode fébrile avec myalgies. Nous avons vu les tableaux non spécifiques qui doivent faire évoquer le diagnostic.

Élévation des marqueurs de nécrose

L'élévation des marqueurs de nécrose est observée chez une minorité des patients, mais peut aider à confirmer le diagnostic (devant une péricardite, par exemple). Les autres dosages (Fas, ligand de Fas, interleukine 10) ont une valeur pronostique, mais ne sont pas utilisés en pratique. Les marqueurs inflammatoires peuvent être élevés au cours de la phase aiguë, mais cela n'est pas constant (lymphocytes, CRP).

Étude échographique du ventricule gauche

L'étude échographique du ventricule gauche ne retrouve pas d'argument pour une autre cause, et les différents types de cardiopathie ont été rapportés lors des myocardites (dilatée, hypertrophique, restrictive), et il peut exister des troubles localisés de la cinétique pouvant mimer une cardiopathie ischémique. On a rapporté une sphéricisation du ventricule gauche, susceptible de régresser si la fonction systolique s'améliore au cours du suivi (étude *myocarditis treatment trial* [MTT]). À la phase aiguë, l'œdème peut se traduire par un simple épaississement du myocarde, diffus ou non, et peut s'y associer un épanchement péricardique en cas de péricardite associée. L'atteinte du ventricule droit est assez fréquente en cas de dysfonction ventriculaire gauche sévère et a une valeur pronostique importante. Un thrombus ventriculaire gauche peut être présent.

IRM

L'IRM peut apporter des arguments supplémentaires en faveur du diagnostic [5] (Figures S05-P03-C04-3 et S05-P03-C04-4). L'œdème tissulaire présent à la phase précoce peut être visualisé par l'imagerie en séquence T2 ; l'hyperémie et la fuite capillaire par le rehaussement précoce diminuent avec le temps (séquence T1). Le rehaussement tardif permet de montrer la nécrose et la fibrose, et est associé à la présence d'inflammation sur les biopsies dirigées. Sa localisation est différente de celle observée au cours des cardiopathies ischémiques, avec une localisation sous-épicardique (alors qu'elle est sous-endocardique lors des cardiopathies ischémiques) et indépendante des territoires coronaires.

Biopsie myocardique

La seule façon de faire le diagnostic de façon formelle est de réaliser une biopsie myocardique, au mieux guidée par une IRM avec injection de gadolinium (zones de rehaussement tardif). Mais les biopsies myocardiques ne sont pas dénuées de risque, même si les progrès techniques ont été réalisés [9]. Il est donc logique de ne les pratiquer que si elles peuvent modifier le traitement, dans un centre qui en a l'habitude (souvent centre de transplantation cardiaque). La biopsie permet l'histologie classique mais aussi des études immunohistologiques qui permettent de reconnaître les antigènes des surfaces des cellules : anti-CD3 (cellules T), anti-CD4 (cellules T *helper*), anti-CD20 (cellules B), anti-CD68 (macrophages) et anti HLA. On recherche également la présence de génome viral par PCR, et la protéomique est proposée.

Dans une étude de 2005, la PCR retrouvait du génome viral chez 67 % des cas de bilan de dysfonction ventriculaire gauche idiopathique, le plus souvent le parvovirus B19, et les résultats suggéraient des infections multiples chez plus de 17 % des patients [12]. Mais la spécificité de la présence de génome viral est mal établie, car il peut également être retrouvé dans le myocarde de patients souffrant d'insuffisance cardiaque d'autre étiologie. On a aussi proposé d'affiner encore en recherchant la charge virale sur les biopsies, ou la présence d'ARN tardifs ou de protéines qui signent l'activité du virus. Mais les résultats obtenus pas les différentes équipes ne sont pas toujours concordants.

En pratique, la réalisation d'une biopsie ne se justifie que si une conséquence thérapeutique en découle du fait du risque du geste. Au stade de cardiopathie dilatée, elle est surtout utile pour rechercher une infiltration ou une atteinte par sarcoïdose, non retrouvée autrement (dosage de la ferritine, aspiration de graisse abdominale, recherche d'une maladie auto-immune). Elle se discute chez les patients qui s'aggravent malgré le traitement médical. Elle est utile dans l'évaluation de nouveaux protocoles thérapeutiques. Les recommandations conjointes de l'European Society of Cardiology et de l'American College of Cardiology sont de réaliser une biopsie myocardique devant un tableau d'insuffisance cardiaque de moins de deux semaines avec ou sans dilatation ventriculaire gauche, mais avec instabilité hémodynamique (suspicion de myocardite fulminante) (recommandation de grade 1), en cas d'insuffisance cardiaque de deux semaines à trois mois, avec dilatation ventriculaire et arythmies ou troubles de la conduction, et mauvaise réponse à la thérapeutique (recommandation de grade 1). Les autres indications proposées, moins claires, comprennent le tableau d'insuffisance cardiaque depuis plus de trois mois avec dilatation ventriculaire gauche et arythmies ventriculaires, l'apparition d'un bloc auriculoventriculaire du deuxième ou troisième degré, une insuffisance cardiaque ne répondant pas au traitement médical en une à deux semaines, une insuffisance cardiaque associée à une dilatation ventriculaire quelle que soit l'ancienneté avec suspicion d'allergie et/ou présence d'hyperéosinophilie, une insuffisance cardiaque avec suspicion de cardiomyopathie toxique liée aux anthracyclines, une cardiomyopathie non expliquée de l'enfant.

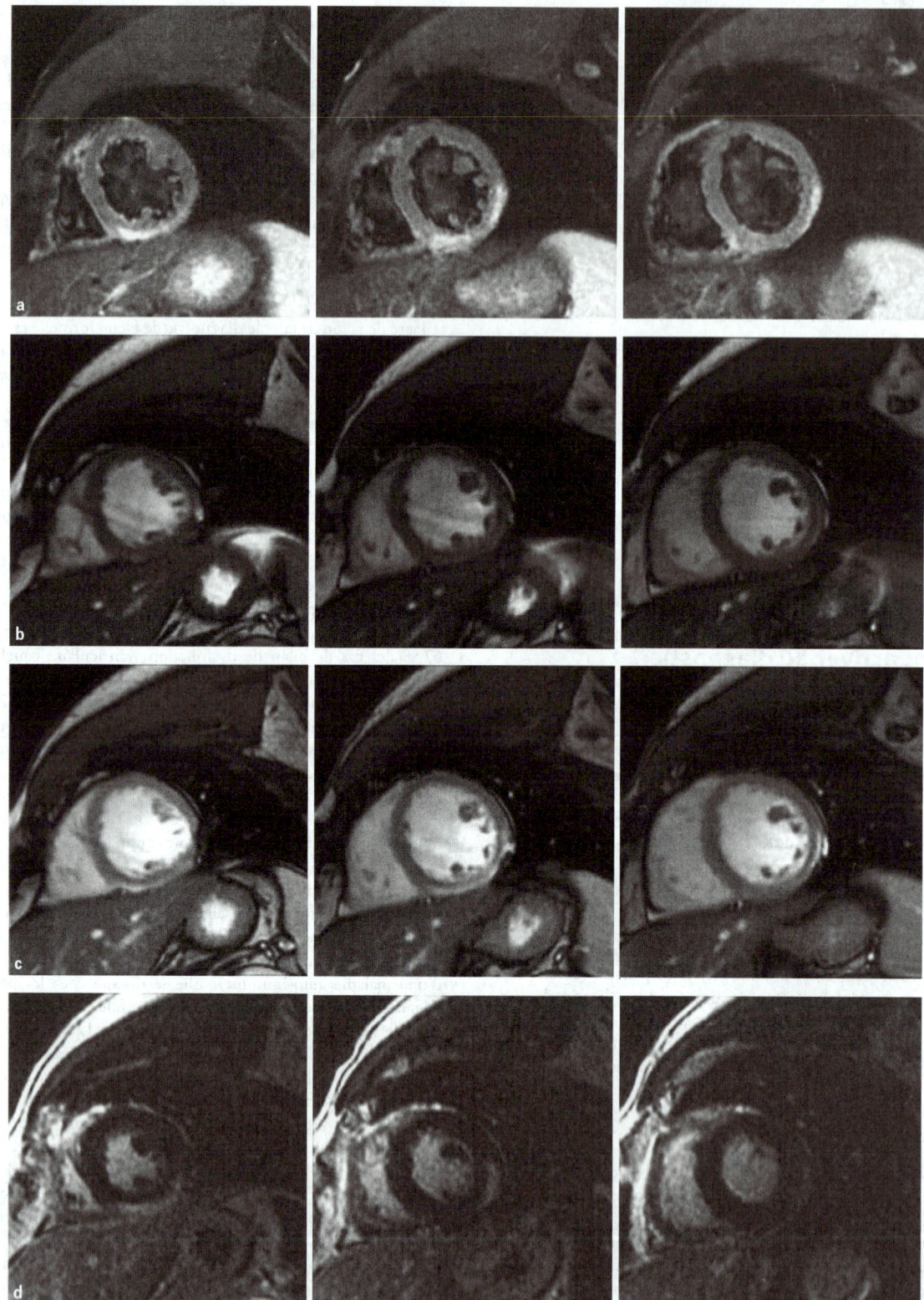

Figure S05-P03-C04-3 Aspect typique de myocardite aiguë virale en IRM cardiaque sur des incidences petit axe. **a)** Séquence T2, STIR : hypersignal sous-épicardique dans le territoire inférolatéral et inférieur. **b)** Séquence ciné SSFP avant injection de produit de contraste : aspect d'hypersignal dans le territoire inférolatéral et inférieur. **c)** Séquence ciné SSFP après injection de produit de contraste : aspect majoré de l'hypersignal dans le territoire inférolatéral et inférieur. **d)** Séquence 3D MDE au temps tardif après injection de produit de contraste : prise de contraste linéaire sous-épicardique dans le territoire inférolatéral et inférieur.

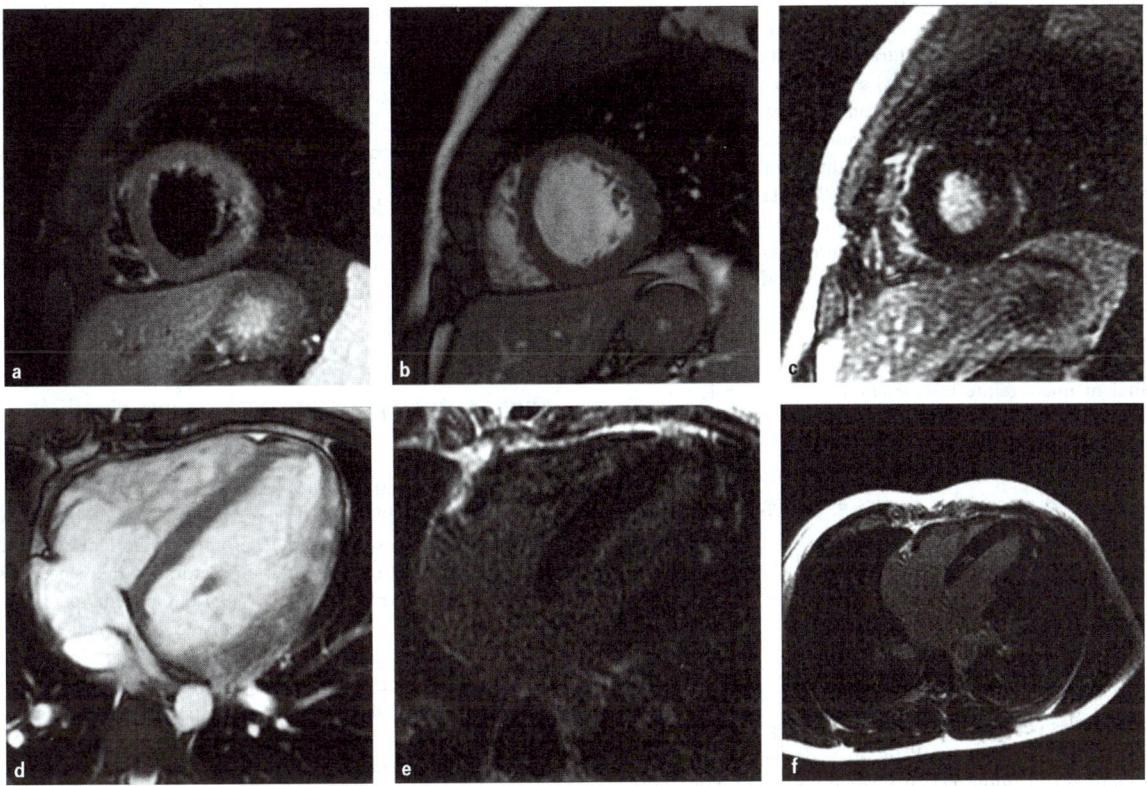

Figure S05-P03-C04-4 Myocardite en IRM. **a)** Séquence T2, STIR : hypersignal sous-épicardique dans le territoire inférolatéral. **b)** Séquence ciné SSFP avant injection de produit de contraste : pas anomalie du signal myocardique. **c)** Séquence 3D MDE au temps tardif après injection de produit de contraste : prise de contraste nodulaire sous-épicardique dans le territoire inférolatéral. **d)** Séquence ciné SSFP après injection de produit de contraste : plusieurs localisations nodulaires d'hypersignal dans le territoire inférolatéral. **e)** et **f)** Séquences 3D MDE au temps tardif après injection de produit de contraste : prises de contraste nodulaires sous-épicardique dans le territoire inférolatéral.

Sérologies virales

Les sérologies virales peuvent permettre de faire le diagnostic d'une primo-infection à parvovirus B19, cytomégalovirus ou virus d'Epstein-Barr (recherche d'IgG et d'IgM, et confirmation de la séroconversion sur un second prélèvement à quinze jours). Les entérovirus, ou virus influenza, sont recherchés dans des prélèvements périphériques (gorge, selles pour les entérovirus ; prélèvements respiratoires pour la grippe) par culture ou PCR. Cela étant, se pose le problème de la valeur de ces résultats, la concordance avec les résultats de la biopsie myocardique étant faible.

Traitement

Le traitement de la myocardite devrait logiquement comprendre trois parties :

Traitement de la dysfonction ventriculaire gauche

Il n'est pas spécifique et relève des inhibiteurs de l'enzyme de conversion (IEC), du traitement bêtabloquant, des diurétiques, de l'aldactone chez les patients se présentant sous forme de cardiomyopathie dilatée pour limiter l'auto-entretien du remodelage ventriculaire. Une stimulation inotrope positive ou, surtout, une assistance circulatoire doivent permettre d'attendre la récupération éventuelle, et de passer la phase critique dans les myocardites fulminantes.

Éradication de l'agent causal de la myocardite

Il semble logique à la phase aiguë, et lorsque l'agent causal persiste, mais dont le bénéfice sur la myocardite n'est pas établi, même lorsqu'un traitement spécifique est disponible (par exemple, en cas de maladie de Lyme). De plus, nous avons vu qu'il est difficile de reconnaître la phase et le rôle à donner à un virus retrouvé chez un patient donné (infection virale ou/et réaction immune).

Le bénéfice des thérapeutiques antivirales n'a été démontré que chez les animaux (les souris), chez lesquelles la ribavirine ou l'interféron diminuent les lésions myocardiques et la mortalité, mais uniquement si la thérapeutique est donnée avant l'infection. Il est probablement rare en pratique humaine que les patients soient vus très tôt après leur infection et donc que ces résultats puissent être extrapolés à l'homme.

Chez l'homme, l'interféron pourrait éradiquer le virus et ainsi éviter la prolongation de la réaction inflammatoire cardiotoxique (phase 2). Une étude randomisée préliminaire a montré des résultats intéressants, avec disparition des adénovirus ou entérovirus initialement mis en évidence et amélioration de la fonction ventriculaire gauche [13]. Il semble par ailleurs que la persistance du génome de virus mis en évidence par PCR sur des biopsies myocardiques répétées soit associée à une dégradation de la fonction ventriculaire, alors que sa disparition spontanée est associée à une amélioration de la fonction VG [12], ce qui milite pour l'utilisation d'antiviraux. Dans l'étude randomisée européenne en double aveugle BICC (*betaferon in patients with chronic viral cardiomyopathy*) le virus n'a pas été éradiqué chez tous les patients, même si la charge virale a été diminuée, et seuls les paramètres fonctionnels ont été améliorés (NYHA et évaluation globale par le patient) [9].

Modulation de la réaction immune [8]

En cas de myocardite à cellules géantes, un traitement immunosuppresseur (ciclosporine et corticostéroïdes) avec ou sans azathioprine ou muronomab-CD3 pourrait améliorer le pronostic chez certains patients, mais aggraver les patients chez lesquels le virus persiste.

Le bénéfice de la plasmaphérèse (permettant l'élimination des anticorps) mérite confirmation. Elle pourrait améliorer la fonction ventriculaire, des marqueurs de sévérité cliniques et humoraux (NT-proBNP), hémodynamiques, et diminuer l'inflammation. Une étude randomisée multicentrique est en cours (NCT00558584).

Une étude randomisée a testé la valeur des immunoglobulines intraveineuses chez soixante-deux patients présentant une cardiomyopathie (FEVG < 40 %) dilatée récente (< 6 mois). Seuls 16 % de la population présentaient une atteinte inflammatoire sur la biopsie myocardique qui a été réalisée systématiquement. L'évolution de la FEVG, le critère principal de l'étude, était identique chez les patients recevant les immunoglobulines ou le placebo, et se normalisait chez 56 % des patients en un an. Il est possible que les immunoglobulines soient bénéfiques chez les enfants.

Les traitements immunosuppresseurs ont obtenu des résultats contrastés. Dans la cardiomyopathie dilatée chronique, l'azathioprine et la prednisone ont amélioré la fonction ventriculaire gauche. L'étude TIMIC (*immunosuppressive therapy in patients with virus negative inflammatory cardiomyopathy*) a montré une amélioration de la FEVG et une diminution de la taille du ventricule gauche avec prednisone et azathioprine chez les patients chez lesquels une biopsie myocardique n'avait pas trouvé de génome par PCR, mais des lésions inflammatoires en immunohistochimie [7]. Il s'agit d'une étude randomisée unicentrique qui mérite confirmation par une étude multicentrique.

Enfin, certains ont proposé la prévention par la vaccination des enfants contre les virus cardiotropes, mais des myopéricardites peuvent compliquer certaines vaccinations.

Dans la myocardite à cellules géantes, l'immunosuppression a un rôle établi depuis qu'une étude a montré que le traitement par prednisone prolongeait la survie des patients [3] ; le bénéfice des anticorps monoclonaux est également possible. L'immunosuppression est également utilisée dans les myocardites avec maladies systémiques telles le lupus et la sarcoïdose.

En pratique

Il est de règle de limiter l'activité physique des patients présentant une myocardite, sur des arguments expérimentaux et parce que des morts subites de sujets jeunes ont été rapportées à des myocardites. Le traitement de la dysfonction systolique est le même que le traitement d'une dysfonction systolique d'autre étiologie (bêtabloquants, bloqueurs du système rénine-angiotensine-aldostérone, diurétiques en cas de rétention). Aucun traitement immunosuppresseur n'a démontré son efficacité à ce jour et les patients ne devraient en recevoir que dans le cadre d'études randomisées. Enfin, en cas de myocardite fulminante, correspondant probablement à la phase d'infection par le virus, le traitement repose sur l'assistance myocardique en espérant une récupération de la fonction ventriculaire gauche et non sur un traitement immunosuppresseur, puisque les lésions myocardiques sont probablement le reflet de l'infection virale directe.

Cas particuliers

Myocardite à cellules géantes

Le diagnostic repose sur la mise en évidence, à la biopsie myocardique, de nécrose diffuse et d'inflammation diffuse avec infiltrats lymphocytaires, histiocytaires et éosinophiles. Les cellules géantes sont retrouvées en périphérie des zones de nécrose, sans granulome (à la différence de la sarcoïdose qui est un diagnostic différentiel), et sont des cellules polynucléées. La physiopathologie est inconnue.

Cette forme est une affection rare et souvent fatale, qui touche toutes les tranches d'âge et les deux sexes. Les patients sont de peau blanche le plus souvent et présentent des signes d'insuffisance cardiaque ou des arythmies souvent ventriculaires, difficiles à contrôler, ou des troubles de la conduction. D'autres manifestations auto-immunes sont retrouvées chez 20 % des patients, et il faut rechercher chez ces patients des arguments pour une infection bactérienne, à cytomégalovirus ou fongique. Le pronostic est sombre, avec une survie moyenne de six mois. Il semble que le traitement immunosuppresseur améliore le pronostic, mais les études en cours sont préliminaires.

Myocardites secondaires à des agents identifiés

Cas particulier des cardiopathies associées à l'infection par le VIH

La cardiomyopathie dilatée secondaire à l'infection par le VIH est reconnue depuis 1986, date de la première description d'une CMD rapidement fatale. Lors d'une étude prospective portant sur 952 patients infectés par le asymptomatiques, on a estimé la fréquence de survenue d'une cardiomyopathie dilatée à 15,9/1 000 patients par an. Le traitement antiviral efficace a diminué la fréquence de survenue de cette cardiopathie qui touchait auparavant 30 % des patients (et continue de toucher un grand pourcentage de patients qui n'ont pas accès à ces traitements).

La cardiopathie dilatée survient assez tard dans le développement de la maladie, lorsque le taux de CD4 est bas. Sur le plan histologique, il existe une fibrose endocardique avec thrombus mural, notamment apical, avec hypertrophie myocytaire et fibrose périmyocytaire non spécifiques. De multiples facteurs pourraient participer à cette pathologie : l'infection par le VIH (présente dans 57 % des cas de myocardite retrouvée lors de biopsie systématique de cardiomyopathies dilatées chez des patients porteurs du VIH), mais aussi par d'autres virus favorisée par l'immunosuppression. Peut également s'y combiner l'effet toxique des médications antirétrovirales, des cytokines (TNF-α, IL-6, voire endothéline 1), des drogues, de l'alcool et des désordres nutritionnels. Ces différents facteurs peuvent se potentialiser (augmentation de la toxicité d'une infection en cas de carence nutritionnelle par le sélénium, par exemple).

Le diagnostic repose sur la mise en évidence généralement par l'échocardiographie d'anomalies diastoliques qui précèdent les anomalies systoliques. La biopsie est discutable en l'absence de conséquence thérapeutique et de participation à un protocole.

L'attitude thérapeutique est identique à celle de toute cardiopathie dilatée (IEC, bêtabloquants), mais l'utilisation des anticoagulants doit être prudente du fait du risque d'atteinte cérébrale (possibles anévrysmes). Il semble exister une augmentation de la sensibilité à la digoxine.

En dehors de la myocardite, l'infection par le VIH peut entraîner une atteinte endocardique et péricardique, être associée à des atteintes néoplasiques (maladie de Kaposi, lymphome), et à une hypertension artérielle pulmonaire.

Myocardites bactériennes

Toutes les bactéries peuvent altérer le myocarde, soit directement, soit du fait de l'effet des toxines.

L'effet des toxines est particulièrement marqué dans les infections par le bacille de la diphtérie, lors desquelles l'atteinte cardiaque est présente dans 50 % des cas, et la principale cause de décès. La toxine inhibe la synthèse protéique, et induit un bloc auriculoventriculaire dont le pronostic est sombre. La gravité de l'atteinte cardiaque justifie l'utilisation précoce d'antitoxine.

L'atteinte myocardique par les infections à streptocoques est surtout celle du rhumatisme articulaire aigu, mais une infiltration inflammatoire lors des infections à streptocoques peut s'observer en dehors de ce cadre.

La maladie de Lyme, secondaire à *Borrelia budgoferi*, est causée par une morsure de tique. Le premier signe est un érythème cutané, suivi quelques semaines à quelques mois plus tard par l'apparition de signes neurologiques (méningite, atteinte motrice centrale ou périphérique), articulaires (arthralgies précoces, arthrites plus tardives), ophtalmologiques peu fréquents ou/et cardiaques. L'atteinte cardiaque touche 10 % des patients et se manifeste essentiellement par un bloc auriculoventriculaire, qui peut être complètement responsable de syncope. Ce bloc est probablement la conséquence d'une infection directe par le spirochète qui peut être retrouvé sur des biopsies. Le traitement est purement symptomatique et repose sur la surveillance scopique avec au besoin stimulation ventriculaire transitoire (une semaine environ), car le bloc régresse en règle. La valeur du traitement antibiotique pour limiter les complications tardives n'est pas établie, mais il est de règle de l'administrer (céphalosporines de troisième génération).

Myocardites fongiques

Toutes les infections fongiques généralisées peuvent se localiser au myocarde. Elles surviennent généralement sur terrain immunodéprimé. Elles peuvent également résulter d'une infection par contiguïté en cas d'atteinte médiastinale.

Myocardites secondaires aux protozoaires

La plus fréquente est la maladie de Chagas, secondaire à une infection par *Trypanosoma cruzi*, très fréquente en Amérique centrale et du Sud. Elle ne se rencontre pas dans nos pays. Elle évolue par trois phases :

– la transmission survient généralement avant l'âge de 20 ans, par morsure, souvent péri-orbitaire, nocturne, donnant parfois lieu à un œdème périorbitaire. La maladie peut également se transmettre lors de transfusion sanguine. Une myocardite clinique survient dans 10 % des cas, parfois mortelle, et peut s'accompagner d'endocardite avec thrombus et de péricardite. Le reste du tableau comprend de la fièvre, des myalgies, une hépatosplénomégalie, et la guérison spontanée est la règle ;

– une phase de latence d'une vingtaine d'années suit, pendant laquelle surviennent des anomalies cardiaques discrètes (modifications ECG), altération progressive de la fonction ventriculaire gauche ;

– une phase symptomatique suit chez un tiers des patients : la cardiomyopathie touche les quatre cavités avec des signes cliniques d'insuffisance cardiaque droite prédominants, et peut provoquer une mort subite, des douleurs thoraciques atypiques. Il existe une altération progressive de la fonction systolique avec troubles du rythme ventriculaire, troubles de la conduction, et embolies d'origine cardiaque.

Le traitement combine le traitement de la dysfonction systolique (IEC et bêtabloquants, diurétiques en cas de congestion), des troubles du rythme (amiodarone et défibrillateur), des complications emboliques (anticoagulation pour prévenir les récidives) et la limitation des infections et réinfections.

Myocardites toxiques

De nombreux agents peuvent entraîner une réaction inflammatoire cardiaque directe (arsenic, lithium) ou par l'intermédiaire d'une réaction d'hypersensibilité.

Conclusion

Les myocardites sont des pathologies mal connues en l'absence d'un moyen diagnostic simple non invasif et fiable. L'IRM a pris une place prépondérante. La compréhension que l'on en a est encore très incomplète, et la thérapeutique reste très décevante et non spécifique. Il est possible que les biopsies actuellement surtout justifiées dans le cadre d'un protocole de recherche puissent retrouver une place importante pour guider la thérapeutique [10].

Bibliographie

1. BOCK CT, KLINGEL K, KANDOLF R. Human parvovirus B19-associated myocarditis. N Engl J Med, 2010, *362* : 1248-1249.
2. COOPER LT Jr. Myocarditis. N Engl J Med, 2009, *360* : 1526-1538.
3. COOPER LT Jr, BERRY GJ, SHABETAI R. Idiopathic giant-cell myocarditis : natural history and treatment. Multicenter giant cell myocarditis study group investigators. N Engl J Med, 1997, *336* : 1860-1866.
4. FELKER GM, THOMPSON RE, HARE JM et al. Underlying causes and long-term survival in patients with initially unexplained cardiomyopathy. N Engl J Med, 2000, *342* : 1077-1084.
5. FRIEDRICH MG, SECHTEM U, SCHULZ-MENGER J et al. Cardiovascular magnetic resonance in myocarditis : A JACC white paper. J Am Coll Cardiol, 2009, *53* : 1475-1487.
6. FRUSTACI A, CHIMENTI C, CALABRESE F et al. Immunosuppressive therapy for active lymphocytic myocarditis : virological and immunologic profile of responders versus nonresponders. Circulation, 2003, *107* : 857-863.
7. FRUSTACI A, RUSSO MA, CHIMENTI C. Randomized study on the efficacy of immunosuppressive therapy in patients with virus-negative inflammatory cardiomyopathy : the TIMIC study. Eur Heart J, 2009, *30* : 1995-2002.
8. HIA CP, YIP WC, TAI BC, QUEK SC. Immunosuppressive therapy in acute myocarditis : an 18 year systematic review. Arch Dis Child, 2004, *89* : 580-584.
9. HOLZMANN M, NICKO A, KUHL U et al. Complication rate of right ventricular endomyocardial biopsy via the femoral approach : a retrospective and prospective study analyzing 3048 diagnostic procedures over an 11-year period. Circulation, 2008, *118* : 1722-1728.
10. KINDERMANN I, BARTH C, MAHFOUD F et al. Update on myocarditis. J Am Coll Cardiol, 2012, *59* : 779-792.
11. KINDERMANN I, KINDERMANN M, KANDOLF R et al. Predictors of outcome in patients with suspected myocarditis. Circulation, 2008, *118* : 639-648.
12. KUHL U, PAUSCHINGER M, NOUTSIAS M et al. High prevalence of viral genomes and multiple viral infections in the myocardium of adults with « idiopathic » left ventricular dysfunction. Circulation, 2005, *111* : 887-893.
13. KUHL U, PAUSCHINGER M, SCHWIMMBECK PL et al. Interferon-beta treatment eliminates cardiotropic viruses and improves left ventricular function in patients with myocardial persistence of viral genomes and left ventricular dysfunction. Circulation, 2003, *107* : 2793-2798.
14. MCCARTHY RE 3rd, BOEHMER JP, HRUBAN RH et al. Long-term outcome of fulminant myocarditis as compared with acute (nonfulminant) myocarditis. N Engl J Med, 2000, *342* : 690-695.
15. SHEPPARD R, BEDI M, KUBOTA T et al. Myocardial expression of fas and recovery of left ventricular function in patients with recent-onset cardiomyopathy. J Am Coll Cardiol, 2005, *46* : 1036-1042.

Toute référence à cet article doit porter la mention : Jondeau G, Milleron O. Myocardites. *In* : L Guillevin, L Mouthon, H Lévesque. Traité de médecine, 5ᵉ éd. Paris, TdM Éditions, 2018-S05-P03-C04 : 1-8.

Cardiologie

Chapitre S05-P03-C05

Troubles du rythme

Troubles du rythme supraventriculaires

Jean-Yves Le Heuzey

Les troubles du rythme supraventriculaires tiennent actuellement une place grandissante dans le quotidien des cardiologues. La fibrillation atriale occupe une position centrale parmi ces troubles du rythme supraventriculaires et son épidémiologie montre une croissance rapide en termes d'incidence et de prévalence, principalement du fait du vieillissement de la population. C'est probablement la fibrillation atriale qui pose les problèmes thérapeutiques les plus complexes, même si son traitement fait partie de la routine quotidienne de tous les cardiologues. À côté de la fibrillation atriale d'autres troubles du rythme supraventriculaires sont à analyser : l'extrasystolie atriale, les tachycardies sinusales inappropriées, les tachycardies par réentrée intrasinusale, le flutter et les tachycardies atriales. Un peu à part, mais entrant également dans le cadre des troubles du rythme supraventriculaires, figurent les tachycardies jonctionnelles dont les mécanismes peuvent être en rapport avec une réentrée intranodale ou une voie accessoire type faisceau de Kent.

Description clinique

Extrasystolie atriale

Les extrasystoles atriales sont fréquentes dans la population générale et cette fréquence s'accentue avec le vieillissement. Elles peuvent être asymptomatiques ou révélées par des palpitations. Il est important, lorsqu'elles sont observées, de dépister des facteurs favorisants qui peuvent être supprimés comme la prise fréquente de café, de thé ou encore l'hypokaliémie. Celle-ci est souvent générée par des traitements diurétiques chez des patients ayant une cardiopathie sous-jacente. Sur le plan électrocardiographique, elles se caractérisent par des ondes P prématurées de morphologie différente de celles des ondes P sinusales, suivies d'un complexe QRS. Celui-ci peut parfois être déformé ou élargi, on parle alors d'aberration de conduction.

Si la simple suppression des facteurs favorisants cités précédemment n'est pas suffisante pour faire disparaître les extrasystoles et que la symptomatologie impose un traitement, il est possible d'utiliser des médicaments anti-arythmiques dans le respect des contre-indications, tels qu'ils sont utilisés, par exemple, pour la prévention des rechutes de fibrillation atriale (voir « Fibrillation atriale »). Une très grande fréquence d'extrasystoles atriales peut être annonciatrice de la survenue d'une fibrillation atriale, mais il est difficile de débuter un traitement anticoagulant tant que l'on n'a pas la preuve de ces épisodes de fibrillation, le risque d'un traitement anticoagulant étant à prendre en compte et le rapport bénéfice/risque n'étant positif que si la fibrillation est effectivement démontrée.

Tachycardie sinusale inappropriée

Le mécanisme des tachycardies sinusales inappropriées n'est pas totalement connu. Elles sont probablement secondaires à une exacerbation de la réponse des cellules pacemaker à une stimulation sympathique accentuée ou à une hypersensibilité des récepteurs sympathiques. La morphologie des ondes P est identique à celle des ondes P normales sinusales. Ce type de tachycardies peut s'observer dans des conditions posturales avec leur survenue lors du passage à la position debout. Elles peuvent parfois être résistantes aux médicaments bradycardisants, rendant leur prise en charge thérapeutique très délicate.

Tachycardies par réentrée intrasinusale

On peut les diagnostiquer lorsqu'on observe le déclenchement par des extrasystoles atriales d'accès de tachycardie supraventriculaire avec une morphologie d'onde P identique à celle de l'onde P sinusale habituelle. Cliniquement ce type de tachycardie se présente comme des tachycardies paroxystiques à début et fin brusques et elles peuvent être interrompues par des manœuvres vagales. Leur prise en charge thérapeutique se rapproche de celle des tachycardies atriales (voir « Tachycardies atriales »).

Fibrillation atriale

La fibrillation atriale est le plus fréquent des troubles du rythme, son incidence croît régulièrement. Elle est surtout fréquente à partir des sixième et septième décennies. La proportion de population âgée augmentant rapidement dans les pays industrialisés, la prévalence de la fibrillation atriale est de plus en plus élevée. C'est un facteur de mauvais pronostic, principalement du fait du risque thromboembolique auquel elle est associée. Son diagnostic est relativement facile, mais sa prise en charge thérapeutique reste complexe. Il n'y a pas une fibrillation atriale unique, mais de nombreux tableaux cliniques qui peuvent inclure une fibrillation, ce qui implique des prises en charges thérapeutiques qui peuvent être très différentes d'un patient à l'autre.

Définition

La fibrillation atriale est une arythmie supraventriculaire caractérisée par une activation atriale anarchique ayant pour conséquence une détérioration de la fonction mécanique atriale. Elle se traduit sur l'électrocardiogramme par une arythmie complète avec des irrégularités des ventriculogrammes. Les ondes P habituelles sont remplacées par des ondes f irrégulières (Figure S05-P03-C05-1), très rapides, de 400 à 600 par minute, d'amplitude variable. On parle de fibrillation à grosses mailles ou petites mailles selon l'aspect électrocardiographique de ces ondes f. La cadence des ventricules dépend de l'état de la conduction dans le nœud auriculoventriculaire et de l'équilibre vagosympathique. Les complexes QRS sont en général fins mais un bloc de branche pré-existant ou fonctionnel peut les élargir.

Classification

La classification maintenant communément admise est celle dite des 3 P qui distingue la fibrillation atriale paroxystique survenant par crises qui s'interrompent spontanément, la fibrillation atriale persistante pour laquelle l'épisode dure plus de 7 jours et enfin la fibrillation atriale permanente qui perdure, soit parce qu'il est impossible de rétablir le rythme sinusal, soit parce que le thérapeute a décidé de ne

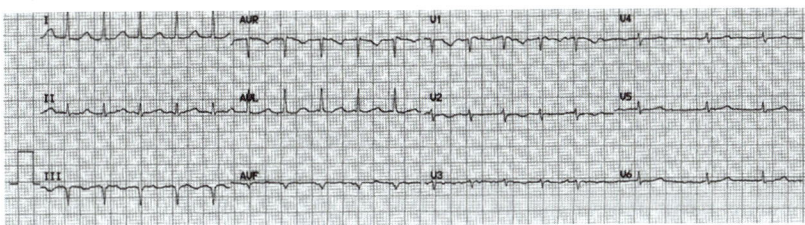

Figure S05-P03-C05-1 Aspect classique d'arythmie complète par fibrillation atriale.

pas le rétablir. On a introduit récemment le terme de « fibrillation atriale persistante de longue durée » pour caractériser des fibrillations qui durent depuis un temps prolongé mais qui peuvent être supprimées notamment grâce à l'ablation (voir « Ablation de la fibrillation atriale »).

Le terme de fibrillation atriale isolée s'applique en général à des patients de moins de 60 ans sans cardiopathie sous-jacente, mais il est bien évident que lors de l'évolution, un certain nombre de ces fibrillations dites isolées s'avèrent entrer dans le cadre de cardiopathies. Enfin, par convention, on définit des fibrillations atriales non valvulaires concernant les patients qui n'ont ni cardiopathie valvulaire rhumatismale hémodynamiquement significative (par exemple, un rétrécissement mitral serré), ni prothèse valvulaire mécanique.

Épidémiologie et pronostic

La fibrillation atriale représente environ le tiers de toutes les hospitalisations pour troubles du rythme cardiaque. Lors des dix à vingt dernières années il a été observé une augmentation de plus de 60 % du nombre des admissions à l'hôpital en rapport avec une fibrillation atriale [3]. Celle-ci est maintenant devenue un problème de santé publique majeur pour lequel on peut noter que les hospitalisations représentent le premier poste de dépenses (52 %), suivi par les médicaments (23 %) et les consultations (9 %). Globalement le coût annuel de traitement pour une fibrillation atriale a été estimé à environ 3 000 euros [9]. Connaissant la prévalence de la fibrillation atriale, la charge pour la société entière est énorme, de l'ordre de 15 milliards d'euros par an dans l'Union européenne.

Prévalence

La prévalence estimée de la fibrillation atriale est d'environ 0,4 à 1 % dans la population générale, augmentant avec l'âge. L'âge médian des patients ayant une fibrillation atriale est proche de 75 ans. Environ 70 % de ces patients ont entre 65 et 85 ans et 60 % des patients atteints de fibrillation atriale ayant plus de 75 ans sont des femmes.

Incidence

Dans les études prospectives, l'incidence de la fibrillation atriale augmente de moins de 0,1 % par an chez les patients de moins de 40 ans jusqu'à 1,5 % chez les femmes et 2 % chez les hommes de plus de 80 ans. On peut estimer qu'environ 2,5 millions d'Américains et 5 millions d'Européens ont une fibrillation atriale.

Pronostic

La fibrillation atriale est associée à un risque accru à long terme d'accident vasculaire cérébral, d'insuffisance cardiaque et de mortalité toutes causes. Cette mortalité est d'environ le double de celle de sujets en rythme sinusal et est directement liée à la sévérité de la cardiopathie sous-jacente. Le risque d'accident vasculaire cérébral annuel, sans traitement, peut être estimé aux alentours de 3 % avec un continuum allant des fibrillations atriales isolées pour lesquelles le risque est très faible jusqu'aux fibrillations atriales chez des sujets très âgés avec cardiopathie évoluée pour lesquelles le risque est très élevé, comme on peut l'apprécier par les scores de risque (voir plus loin).

Mécanismes physiopathologiques

L'explication physiopathologique classique pour la création d'une fibrillation atriale est l'existence de multiples réentrées. Une oreillette a tendance à être vulnérable s'il existe une longueur d'onde abaissée. Cette longueur d'onde est le produit de la période réfractaire par la vitesse de conduction. Dans les oreillettes pathologiques, les périodes réfractaires ont tendance à se raccourcir et la vitesse de conduction à diminuer, il en résulte une diminution de la longueur d'onde. D'autres facteurs peuvent rentrer en ligne de compte comme la masse critique (plus l'oreillette est grosse, plus le risque de fibrillation est important) et l'effet du système nerveux autonome. À côté de ces mécanismes de multiples réentrées, d'autres facteurs ont été identifiés comme les foyers présents dans les veines pulmonaires d'où naissent des extrasystoles qui, si elles sont nombreuses et précoces, peuvent être à l'origine de la désynchronisation en fibrillation. Une fois que la fibrillation est installée, elle a tendance à induire une diminution des périodes réfractaires qui va être elle-même un facteur d'arythmie. On considère que la fibrillation « engendre » la fibrillation du fait de ce remodelage électrophysiologique, principalement en rapport avec des modifications du courant calcique. Le remodelage peut ensuite être contractile, puis structurel, faisant entrer en ligne de compte l'activation des fibroblastes, les connexines, l'accumulation de collagène et la fibrose. À côté de ces mécanismes, d'autres sont évoqués comme la présence de rotors qui peuvent être en cause dans le déclenchement et la perpétuation de l'arythmie.

Évaluation clinique

Il existe des causes aiguës dans lesquelles la fibrillation atriale peut être due à un facteur temporaire, comme l'absorption excessive d'alcool, la chirurgie en particulier thoracique, l'infarctus du myocarde, les péricardites, les myocardites, l'embolie pulmonaire ou les dysthyroïdies. En dehors de ces cas particuliers, la fibrillation atriale est la plupart du temps une manifestation électrique d'une maladie cardiaque sous-jacente. Environ 40 % des cas de fibrillation atriale paroxystique et 20 % des cas de fibrillation atriale persistante surviennent chez des patients jeunes sans cause cardiaque démontrée, entrant dans le cadre de la fibrillation atriale dite « isolée ».

La plupart du temps, la fibrillation survient dans le contexte d'une maladie cardiaque sous-jacente valvulaire, coronaire ou hypertensive. On peut par ailleurs rencontrer une fibrillation atriale dans les cardiomyopathies hypertrophiques, les cardiomyopathies dilatées ou les pathologies congénitales, principalement les défects du septum interauriculaire. Les dysfonctions sinusales et pré-excitations ventriculaires peuvent également s'associer à une fibrillation atriale. Certaines formes familiales ont été décrites.

Le système nerveux autonome joue un rôle important dans l'initiation de la fibrillation atriale et on distingue classiquement des formes où le déclenchement est plutôt de type vagal (nocturne, post-prandial, après l'effort) ou cathécholergique (lors des efforts ou des émotions). La fibrillation atriale peut avoir de nombreuses présentations cliniques, mais les symptômes les plus fréquemment rapportés sont les

palpitations et/ou la dyspnée d'effort. L'évaluation minimale nécessaire devant un patient atteint de fibrillation atriale comporte :
– l'examen physique et la définition des antécédents pour préciser la présence et la nature de symptômes associés à la fibrillation, son type clinique (premier épisode, paroxystique, persistante ou permanente), le début des premiers symptômes et la date de découverte de la fibrillation, la fréquence, la durée, les facteurs favorisants et les modes de terminaison des accès, la réponse aux agents pharmacologiques qui auraient déjà été utilisés auparavant, la présence d'une maladie cardiaque sous-jacente ou d'une condition réversible comme une hyperthyroïdie ;
– l'électrocardiogramme identifiera le rythme, recherchera une hypertrophie ventriculaire gauche, précisera la durée de l'onde P si la fibrillation est paroxystique ou la morphologie des ondes f, recherchera une pré-excitation, un bloc de branche ou un infarctus préalable. Il conviendra de mesurer les intervalles RR, la durée du complexe QRS et de l'espace QT ;
– l'échocardiogramme recherchera une maladie valvulaire, précisera la taille des oreillettes droite et gauche, la taille du ventricule gauche et sa fonction, recherchera le retentissement d'une hypertension artérielle, d'une hypertrophie ventriculaire gauche, d'un thrombus atrial (mais l'échographie transthoracique a très peu de sensibilité à ce sujet) ou encore une pathologie péricardique ;
– enfin, pour un premier épisode de fibrillation atriale, le dosage des hormones thyroïdiennes est indispensable ;
– d'autres tests peuvent être utiles, mais il s'agit de cas particuliers : test d'effort, enregistrement Holter, échographie transœsophagienne, étude électrophysiologique.

Prise en charge thérapeutique

Dans la grande majorité des cas, la fibrillation atriale est bien tolérée, permettant une mise en place progressive des stratégies thérapeutiques. Cependant, dans quelques cas, une situation d'urgence se présente, principalement chez les patients qui avaient une cardiopathie sous-jacente et pour lesquels la perte de la systole atriale aggrave la condition hémodynamique et conduit à l'insuffisance cardiaque aiguë.

Il s'agit le plus souvent d'une insuffisance cardiaque gauche avec œdème ou subœdème pulmonaire, parfois d'une insuffisance cardiaque globale avec signes droits associés. L'essentiel du traitement à ce stade est constitué par le ralentissement de la fréquence cardiaque, ce simple facteur permettant souvent d'améliorer la situation. On peut utiliser les digitaliques, les bêtabloquants ou les inhibiteurs calciques bradycardisants pour obtenir ce ralentissement. Même s'ils n'ont pas montré d'efficacité dans la réduction de la fibrillation atriale les digitaliques, c'est-à-dire ici la digoxine intraveineuse, permettent le ralentissement et l'amélioration fonctionnelle. Pour ce qui concerne les bêtabloquants et les inhibiteurs calciques ralentisseurs, leur maniement dans ces conditions reste délicat puisqu'ils sont inotropes négatifs et qu'ils ne doivent donc pas être utilisés en cas d'insuffisance cardiaque patente. Il est souvent nécessaire d'associer des diurétiques en prenant garde d'éviter l'hypokaliémie iatrogène. Il convient également d'anticoaguler le patient. Dans ces conditions, il s'agit habituellement d'un patient hospitalisé et il est possible de lui prescrire de l'héparine intraveineuse, s'il n'était pas anticoagulé auparavant. Le relais est ensuite pris par les anticoagulants oraux (voir « Intérêt de l'anticoagulation dans le traitement de la fibrillation atriale »).

Dans la majorité des cas, ces traitements permettent d'obtenir une amélioration fonctionnelle suffisante, afin que le patient ne soit gardé en soins intensifs ou en hospitalisation que quelques jours. La stratégie thérapeutique ultérieure est la même que celle concernant les fibrillations atriales bien tolérées.

L'essentiel des problèmes posés par la fibrillation atriale est d'ordre thérapeutique. En effet, les attitudes thérapeutiques qui étaient admises par tous depuis très longtemps, basées sur des consensus et des habitudes, ont été largement remises en cause par le développement de la médecine basée sur les preuves et la réalisation de certains grands essais qui ont fait reconsidérer beaucoup de ces positions.

Cardioversion

On peut utiliser deux moyens pour obtenir le retour en rythme sinusal d'un patient qui est en fibrillation atriale : la cardioversion pharmacologique et la cardioversion électrique. Dans les deux cas, il est nécessaire d'anticoaguler le patient. Le risque d'embolie de régularisation est faible, mais néanmoins réel. Deux attitudes peuvent classiquement être retenues : soit la mise sous anticoagulant pendant 3 semaines par antivitamine K en exigeant un INR au moins égal à 2, soit l'utilisation d'un anticoagulant oral direct, mais ces médicaments ne sont recommandés qu'en seconde intention. L'autre possibilité est de réaliser une échographie transœsophagienne afin de rechercher la présence d'un caillot intra-atrial.

Concernant la cardioversion chimique, plusieurs médicaments antiarythmiques de classe I ou III peuvent être efficaces. Le moyen pharmacologique le plus utilisé actuellement en France est l'amiodarone. Ce médicament ayant une demi-vie de l'ordre de 3 semaines, il est nécessaire de prescrire des « doses de charge » afin d'avoir une efficacité dans un temps suffisamment bref. Il faut envisager de donner environ 20 comprimés dans la semaine. Le seul vrai risque de ce type de traitement est la réduction d'une fibrillation atriale en un rythme sinusal qui serait très lent chez un sujet ayant un dysfonctionnement sinusal sous-jacent.

Lorsque ce traitement pharmacologique ne permet pas le rétablissement du rythme sinusal, ou si c'est un choix d'emblée, la cardioversion électrique est indiquée. Celle-ci ne pourra être faite qu'à trois conditions, à savoir une kaliémie normale, une anticoagulation suffisamment efficace, et enfin avoir arrêté les digitaliques depuis un temps suffisamment long pour permettre leur élimination, en pratique une huitaine de jours au maximum. Cette cardioversion est réalisée par un choc électrique sous anesthésie générale. L'utilisation de défibrillateurs biphasiques a amélioré le taux de succès, qui est de l'ordre de 90 %. Les chances de réduction de la fibrillation atriale sont d'autant plus importantes que cette dernière est récente. Au-delà d'un délai de 6 mois à un an, le taux de succès diminue notablement. Il est parfois possible, en cas d'échec, de programmer une nouvelle cardioversion avec une préparation pharmacologique, par exemple par l'amiodarone.

Contrôle de la fréquence

En cas d'échec de la cardioversion, le patient va rester en fibrillation atriale permanente. Elle est souvent assez mal tolérée sur le plan symptomatique dans les premiers jours ou semaines qui suivent le passage en fibrillation. En revanche, dans les mois qui suivent, il est habituel que cette tolérance s'améliore. Il est cependant souvent nécessaire de prescrire au patient un médicament ralentisseur afin d'améliorer cette tolérance. On utilise communément pour cela les bêtabloquants, les digitaliques ou les inhibiteurs calciques ralentisseurs. Les digitaliques sont efficaces au repos, mais ne permettent pas un bon contrôle de la fréquence à l'effort. Là aussi, il est nécessaire de se méfier de l'effet inotrope négatif des inhibiteurs calciques et de ne prescrire les bêtabloquants que prudemment et à dose croissante chez l'insuffisant cardiaque, en utilisant l'un des quatre bêtabloquants qui ont prouvé leur efficacité dans cette indication : le carvédilol, le bisoprolol, le métoprolol ou le nébivolol.

Thérapeutiques de maintien du rythme sinusal

Si la cardioversion a pu rétablir le rythme sinusal, il est nécessaire de le maintenir grâce aux médicaments anti-arythmiques. Ces substances ont toutes un index thérapeutique étroit (un rapport bénéfice/risque relativement faible). Ils doivent donc être prescrits dans le respect scrupuleux de leurs contre-indications.

On utilise souvent les anti-arythmiques de classes I et III. Parmi les anti-arythmiques de classe I se trouvent principalement le flécaïnide et la propafénone ; ils sont contre-indiqués en cas d'insuffisance cardiaque et/ou d'insuffisance coronaire ainsi qu'en cas de bloc de branche gauche complet. Les anti-arythmiques de classe III sont représentés par le sotalol, bêta-bloquant doué de propriétés anti-arythmiques de classe III, par l'amiodarone et la dronédarone. Le sotalol comporte un risque de torsades de pointes, l'amiodarone un risque de dysthyroïdie et de fibrose pulmonaire. Il convient également de surveiller la fonction hépatique lors de la prescription d'amiodarone. Le contrôle des hormones thyroïdiennes doit être régulier, et effectué tous les 3 mois environ. La dronédarone est un médicament dont la formule est proche de celle de l'amiodarone sans présence d'atomes d'iode. Il peut être utilisé chez le coronarien, contrairement aux anti-arythmiques de classe I, mais doit être soigneusement évité en cas d'insuffisance cardiaque. Il est à bannir en cas de fibrillation atriale permanente (comme c'est le cas pour les anti-arythmiques de classe I). Ce médicament n'est actuellement pas remboursé en France.

Le choix du médicament anti-arythmique est principalement fonction de l'existence ou non d'une cardiopathie sous-jacente. Lorsqu'il n'y en a pas, on peut utiliser les anti-arythmiques de classe Ic ; s'il y en a une, le choix se résume le plus souvent au sotalol ou à l'amiodarone. La figure S05-P03-C05-2 présente la stratégie thérapeutique proposée dans la mise à jour des recommandations de la Société européenne de cardiologie en 2016 [7].

Réduire ou ralentir ?

Il y a de nombreux avantages théoriques pour penser que le maintien du rythme sinusal puisse être bénéfique : il rétablit la systole auriculaire, lui permettant de jouer son rôle ; il permet une hémodynamique optimale, il évite l'évolution vers la tachycardiomyopathie et le remodelage électrophysiologique, il améliore les symptômes et la qualité de vie. Cependant, comme précisé précédemment les médicaments utilisés pour ce maintien peuvent avoir un certain nombre d'effets délétères. Ces considérations font qu'a été réalisé un grand essai intitulé *atrial fibrillation follow-up investigation of rhythm management* (AFFIRM) qui a randomisé les deux stratégies [10]. Les patients inclus avaient au moins un facteur de risque de morbidité ou de mortalité comme une hypertension artérielle, une cardiopathie sous-jacente ou des antécédents d'accident ischémique transitoire ou d'accident vasculaire cérébral. Ils ont été suivis pendant 3 ans et demi en moyenne. Le résultat global de l'étude montre qu'il n'y a pas plus de survivants dans le groupe qui a été remis en rythme sinusal. Les conclusions de l'essai ont donc été que la stratégie consistant à respecter la fibrillation atriale et à simplement contrôle de la fréquence cardiaque pouvait être choisie en première intention. Dans la pratique, les résultats de cet essai n'ont pas fait abandonner toute cardioversion, mais ont conduit à éviter les cardioversions répétitives chez les patients qui présentent tous les risques de rechuter. On considère qu'il vaut mieux proposer une stratégie de contrôle du rythme (anti-arythmique pour éviter les épisodes de fibrillation atriale paroxystique, cardioversion, puis anti-arythmique pour favoriser le maintien du rythme sinusal en cas de fibrillation persistante) ou une stratégie d'ablation chez les patients les plus jeunes, les plus symptomatiques et qui ont pas ou peu de facteurs de risque de rechute. À l'opposé, il vaut mieux proposer une stratégie de contrôle de la fréquence chez les patients les plus âgés avec cardiopathie évoluée et de nombreux facteurs de risque de rechute.

Deux catégories de patients n'étaient pas incluses dans l'étude AFFIRM : d'une part, les sujets jeunes sans cardiopathie sous-jacente et, d'autre part, les sujets en insuffisance cardiaque. Pour cette seconde catégorie, un autre essai, appelé AF-CHF a été réalisé, spécifiquement chez ces patients en insuffisance cardiaque ; cet essai n'a pas démontré d'intérêt en termes de mortalité en faveur de la stratégie de contrôle du rythme par rapport à la stratégie de simple contrôle de la fréquence, c'est-à-dire le respect de la fibrillation atriale et l'utilisation de médicaments ralentisseurs. Dans l'insuffisance cardiaque, on est cependant limité. Les digitaliques peuvent être utilisés ainsi que les bêtabloquants ayant montré leur intérêt dans l'insuffisance cardiaque (*voir* plus haut).

Intérêt de l'anticoagulation dans le traitement de la fibrillation atriale

L'anticoagulation est un enjeu majeur du traitement de la fibrillation atriale. En effet, le risque thromboembolique des patients atteints de fibrillation est réel. Un certain nombre d'essais réalisés il y a une quinzaine d'années ont clairement précisé les indications du traitement anticoagulant dans la fibrillation atriale. Ces essais (AFASAK, BAATAF, SPAF, CAFA, SPINAF, EAFT) ont montré que les antivitamines K avec un INR cible compris entre 2 et 3 étaient capables de diminuer la morbi-mortalité. Ces médicaments entraînent un risque accru d'hémorragies, mais il s'agit souvent d'hémorragies mineures. Par ailleurs, le nombre d'accidents emboliques évités est supérieur au nombre d'hémorragies induites, d'où un rapport bénéfice/risque positif. Ces médicaments permettent une réduction très significative des accidents emboliques, de l'ordre de 60 %. On a longtemps considéré qu'il était possible de donner de l'aspirine aux sujets à faible risque, mais les consensus récents considèrent que le gain apporté par l'aspirine en termes de réduction des accidents thrombo-emboliques est très modeste, alors que le risque hémorragique n'est pas nul. L'aspirine ne fait donc plus partie des recommandations européennes [7], sauf cas particuliers.

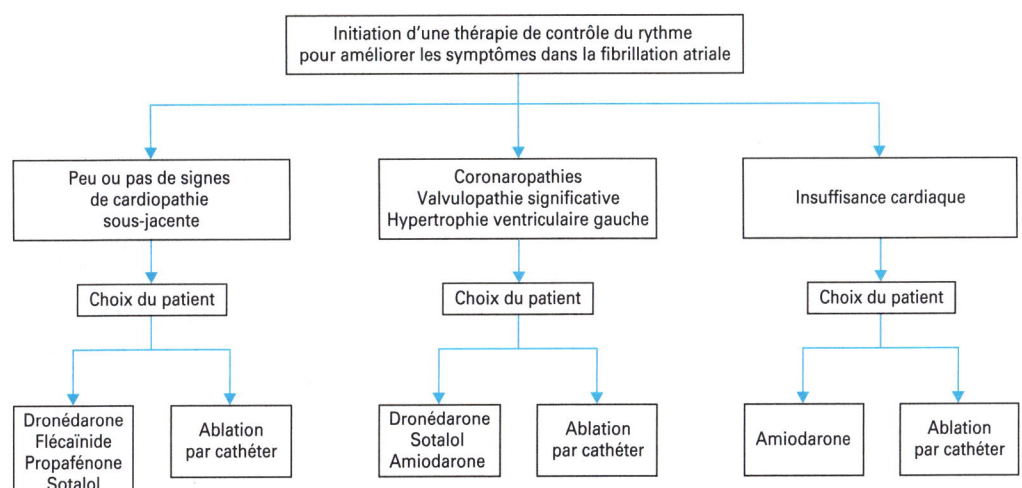

Figure S05-P03-C05-2 Algorithme de choix du traitement à visée anti-arythmique dans la fibrillation atriale.

On connaît maintenant très bien les pathologies sous-jacentes et les comorbidités associées qui augmentent le risque thrombo-embolique dans la fibrillation atriale. L'existence dans les antécédents d'un accident vasculaire cérébral préalable ou d'un accident ischémique transitoire multiplie le risque relatif par 2,5, les antécédents d'hypertension artérielle par 1,6, la présence d'une insuffisance cardiaque par 1,4, l'âge avancé par 1,4 pour chaque tranche de 10 ans, le diabète par 1,7 et la maladie coronarienne par 1,5. Il est possible de quantifier ce risque en utilisant des scores [2] comme le score CHA_2DS_2-VASc proposé dans les recommandations européennes depuis 2010 [2]. Le score CHA_2DS_2-VASc est un score en neuf points (Tableau S05-P03-C05-I), dont la décomposition est la suivante :
– présence d'une insuffisance cardiaque congestive : 1 point ;
– hypertension artérielle : 1 point ;
– âge : 2 points si supérieur à 75 ans, 1 point s'il est compris entre 65 et 75 ;
– diabète : 1 point ;
– antécédent d'accident vasculaire cérébral ou d'accident ischémique transitoire : 2 points ;
– maladie vasculaire (insuffisance coronaire, artériopathie des membres inférieurs, pathologie carotidienne) : 1 point ;
– sexe féminin : 1 point. L'algorithme de décision d'une anticoagulation est basé sur ce score.

Il faut également tenir compte du risque hémorragique évalué par un autre score, le score HAS-BLED, lui aussi sur neuf points :
– hypertension artérielle : 1 point ;
– fonction rénale ou hépatique anormale : 1 ou 2 points ;
– antécédent d'accident vasculaire cérébral : 1 point ;
– antécédent de saignement : 1 point ;
– INR labile : 1 point ;
– âge de plus de 65 ans : 1 point ;
– médicaments pouvant intervenir dans le traitement anticoagulant ou prise d'alcool : 1 ou 2 points.

Les recommandations européennes 2016 [7] ne citent plus le score HAS-BLED, mais insistent sur l'analyse du caractère modifiable de certains facteurs comme, par exemple, l'hypertension artérielle qu'il est toujours possible de tenter de mieux contrôler. Elles précisent par ailleurs que tous les patients avec une fibrillation atriale doivent être anticoagulés, à l'exception de ceux qui ont moins de 65 ans et une fibrillation atriale isolée. Par fibrillation atriale isolée, on entend l'absence de toute pathologie ou de comorbidité pouvant interférer, notamment l'absence d'hypertension artérielle. Une fois que le diagnostic est posé et que les scores de risque sont évalués, il est possible de décider de la mise sous traitement anticoagulant. Une recommandation de classe I précise que si le score de CHA_2DS_2-VASc est supérieur ou égal à 2, on peut donner soit des antivitamines K, soit des nouveaux anticoagulants, c'est-à-dire un antithrombine, le dabigatran ou un anti-Xa, le rivaroxaban ou l'apixaban. Les recommandations européennes donnent une préférence (recommandation de classe IIa) pour les nouveaux anticoagulants oraux, compte tenu des avantages qu'ils ont montrés dans les grands essais qui ont été réalisés récemment [8]. On peut cependant considérer que, pour les patients sous antivitamine K depuis très longtemps, n'ayant jamais présenté ni accident thrombotique ni accident hémorragique, il soit plus sage de conserver le traitement antivitamine K. Il s'agit de patients, dits « non naïfs », qui ont été inclus dans les essais, mais en proportions jamais supérieures à 50 % et il est donc difficile d'extrapoler les résultats à cette seule population en pensant qu'il s'agirait d'une perte de chance que de ne pas les laisser sous antivitamine K. Pour les patients ayant un score de CHA_2DS_2-VASc à 1, il existe également une recommandation d'anticoagulation, mais il est précisé qu'il convient de tenir compte du risque hémorragique et du souhait du patient.

Cet algorithme d'anticoagulation (Figure S05-P03-C05-3) concerne les fibrillations atriales dites non valvulaires. En effet, dès les essais réalisés il y a une quinzaine d'années cités précédemment, il était clair pour les concepteurs des essais que les patients qui avaient une fibrillation atriale associée à une valvulopathie marquée ne devaient pas être inclus dans ces essais, car il était indispensable de les anticoaguler. C'est la raison pour laquelle les patients porteurs de prothèse mécanique et de sténose mitrale hémodynamiquement significative

Tableau S05-P03-C05-I Score de risque dans la fibrillation atriale : CHA_2DS_2-VAS$_c$ pour le risque thrombo-embolique et HAS-BLED pour le risque hémorragique.

Facteurs de risque	Score
CHA_2S_2-VASc[(1)]	
Insuffisance cardiaque congestive	1
Hypertension artérielle	1
Âge ≥ 75 ans	2
Diabète	1
Accident vasculaire cérébral/accident ischémique transitoire/thrombo-embolie	2
Maladie vasculaire	1
Âge : 65-74 ans	1
Sexe masculin	1
HAS-BLED[(2)]	
Hypertension artérielle	1
Insuffisance rénale ou hépatique	2
Accident vasculaire cérébral	1
Hémorragie	1
INR labile	1
Âge > 65 ans	1
Médicaments (aspirine, AINS) ou alcool (1 point chacun)	2

(1) Score maximal : 9 points.
(2) Score maximal : 9 points.

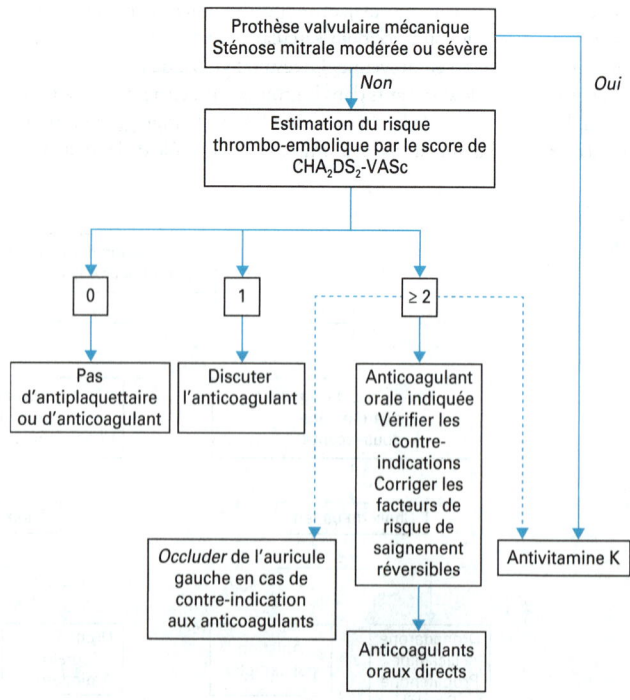

Figure S05-P03-C05-3 Algorithme de choix du traitement anticoagulant dans la fibrillation atriale.

justifient d'un traitement par antivitamine K et non par un anticoagulant oral direct.

Dans les dernières années ont été publiés trois essais de grande envergure testant les anticoagulants oraux directs contre la warfarine, antivitamine K le plus utilisé. Le but de ces essais était de montrer une non-infériorité. L'intérêt principal de ces médicaments est de pouvoir être utilisés à des doses identiques (ou avec peu de modification) chez tous les patients, contrairement aux antivitamines K qui nécessitent une prescription qui peut varier en quantité de 1 à 16 (exemple un quart tous les 2 jours ou 2 par jour). Cette très grande variabilité inter-individuelle et intra-individuelle (avec la nourriture, les associations médicamenteuses, etc.) implique la nécessité de surveiller par un test de coagulation l'effet du traitement. Avec les anticoagulants oraux directs, cette variabilité est largement moindre et il n'y a donc plus de nécessité de contrôle de routine. Le premier à avoir démontré au moins une non-infériorité est le dabigatran qui l'a prouvé dans l'étude RE-LY, non-infériorité à la dose de 2 fois 110 mg/j et même supériorité à la dose de 2 fois 150 mg/j. Chronologiquement, la deuxième étude à avoir été publiée est l'étude ROCKET-AF, testant cette fois ci le rivaroxaban. Le dabigatran est un antithrombine, mais le rivaroxaban, comme l'apixaban, est un anti-Xa. L'étude ROCKET-AF a également atteint son but, c'est-à-dire la démonstration d'une non-infériorité par rapport à la warfarine donnée avec un INR cible entre 2 et 3. La particularité de l'étude ROCKET-AF par rapport à l'étude RE-LY était d'avoir inclus environ la moitié de patients en prévention secondaire, c'est-à-dire des patients ayant déjà eu un accident vasculaire cérébral ou un accident ischémique transitoire auparavant.

Une troisième étude a été publiée avec un autre anti-Xa, l'apixaban. Il s'agit de l'étude ARISTOTLE, qui elle aussi a atteint son but. Par rapport à la warfarine, il y avait une diminution de 31 % des accidents vasculaires cérébraux, de 21 % des critères primaires de jugement, c'est-à-dire accidents vasculaires cérébraux et embolies systémiques, et de 11 % de la mortalité. Un dernier anti-Xa a également démontré son intérêt, il s'agit de l'édoxaban dans l'étude ENGAGE AF TIMI 48. Notons que pour l'apixaban, une autre étude contre aspirine a été faite. Il s'agit de l'essai AVERROES qui a montré une supériorité de l'apixaban ayant nécessité l'arrêt prématuré de l'étude. Ces médicaments peuvent donc s'utiliser sans contrôle de l'INR. Ils sont tous éliminés par le rein, à des degrés divers, et il est indispensable d'être certain de la normalité de la fonction rénale avant de les prescrire à la dose habituelle. Le dabigatran se prescrit à 110 ou 150 mg 2 fois par jour, le rivaroxaban à 15 ou 20 mg 1 fois par jour et l'apixaban à 2,5 ou 5 mg 2 fois par jour. Les doses habituelles sont 2 fois 150 mg pour le dabigatran, 1 fois 20 mg pour le rivaroxaban et 2 fois 5 mg pour l'apixaban. Si la clairance de la créatinine mesurée selon la méthode de Cockroft (celle qui a été utilisée dans les études) est normale, on peut donner la pleine dose, si elle est entre 30 et 50 il faut préférer les plus faibles doses et si elle est inférieure à 30, ces médicaments sont contre-indiqués. Leurs intérêts sont donc l'absence de nécessité de surveillance de l'INR et également le fait que dans toutes ces études le taux d'hémorragies intracrâniennes a été retrouvé plus bas qu'avec la warfarine, alors que les taux d'hémorragies digestives étaient plus élevés. On peut aussi en conclure que les antivitamines K sont des médicaments qui font particulièrement saigner dans le cerveau. Les inconvénients sont, outre le fait qu'il s'agit de médicaments récents, l'absence pour certains d'agent de réversion spécifique que l'on peut donner en cas de saignement et leur coût en termes de traitement journalier plus élevé. Actuellement, seul le dabigatran a un agent de réversion spécifique disponible, l'idarucizumab.

Autres méthodes thérapeutiques

Comme décrit précédemment, le traitement de la fibrillation atriale reste difficile. Ses limites impliquent que de nombreuses autres propositions thérapeutiques ont été faites pour tenter d'améliorer la prise en charge de ces patients. Il s'agit de la stimulation, de la défibrillation, de la chirurgie et de l'ablation. Stimulation et défibrillation ont malheureusement été des échecs. Il est très rare qu'il soit possible d'éviter la survenue d'une fibrillation atriale par la simple stimulation intra-atriale. Cela est possible chez certains patients, mais les essais de traitement plus larges par ce type de moyens n'ont pas été couronnés de succès. De même, la défibrillation automatique a été tentée, mais l'obstacle principal a été constitué par la douleur induite par le choc.

En chirurgie, de nombreuses recherches ont été menées pour pouvoir prévenir les rechutes de fibrillation atriale chez les patients opérés pour une chirurgie valvulaire ou coronaire. Il a été proposé il y a quelques années la réalisation de l'intervention dite « du labyrinthe ». Elle consiste à segmenter l'oreillette de façon à contraindre l'influx à un trajet particulier pour éviter les circuits de réentrée. Cette technique a évolué, elle a actuellement tendance à se contenter d'un isolement des veines pulmonaires, comme cela est effectué en ablation endocavitaire. Les techniques d'isolation des veines pulmonaires à thorax fermé par vidéoscopie se développent également.

Ablation de la fibrillation atriale

L'une des principales avancées thérapeutiques dans le traitement de la fibrillation atriale lors de ces dix dernières années a été constituée par l'ablation. Il est maintenant admis que les veines pulmonaires et le tissu atrial adjacent forment un complexe extrêmement arythmogène [6]. Il est nécessaire, pour effectuer une ablation par isolation des veines pulmonaires, de réaliser un cathétérisme transseptal. Cette région joue un rôle de gâchette permettant de déclencher la fibrillation atriale. Il est maintenant considéré comme acquis que la déconnexion complète des veines pulmonaires permet de réduire le taux de récidives des fibrillations atriales paroxystiques et d'empêcher la perpétuation des fibrillations persistantes. Les techniques actuelles font appel à une isolation réalisée veine par veine la plupart du temps. Il est parfois nécessaire d'associer des lésions linéaires du toit et/ou de l'isthme mitral. Il a également été proposé de réaliser des ablations dans les zones où il existe des potentiels fragmentés.

Le taux de succès de la procédure est variable suivant le terrain. Les meilleurs résultats sont obtenus chez les patients ayant une fibrillation atriale paroxystique sans cardiopathie sous-jacente. À long terme, les taux de succès diminuent cependant progressivement jusqu'à 50 % à 5 ans alors qu'ils étaient proches de 70 à 80 % initialement. Il est souvent nécessaire de réaliser deux ou plusieurs procédures.

Il existe un risque de complications dans cette technique avec des sténoses des veines pulmonaires, qui étaient fréquentes au début de l'expérience mais qui ont très largement diminué en nombre depuis que les ablations sont réalisées à l'origine des veines pulmonaires. Les fistules atrio-œsophagiennes et les lésions du nerf phréniques sont exceptionnelles pour les premières et rares pour les secondes. Il existe cependant d'une part, un risque de tamponnade et d'autre part, d'accident vasculaire cérébral qui est estimé pour chacune de ces complications à environ 0,5 %. La technique utilisée fait appel habituellement à la radiofréquence, mais il est également possible d'effectuer une cryoablation.

Les indications sont maintenant bien codifiées comme le précisent les recommandations européennes mises à jour en 2016 [7] que l'on peut retrouver dans l'algorithme de la figure S05-P03-C05-2. Ces recommandations précisent que cette thérapeutique peut être proposée chez des patients avec une fibrillation atriale paroxystique symptomatique ayant eu des récidives sous traitement anti-arythmique et qui préfèrent une thérapeutique de contrôle du rythme. Il faut que ce geste soit réalisé par un électrophysiologiste entraîné dans un centre habitué à réaliser ce type de procédure. Dans certains cas, il est précisé que l'ablation par cathéter peut être envisagée comme thérapeutique de premier choix chez des patients sélectionnés avec une fibrillation atriale paroxystique symptomatique, comme alternative au traitement anti-arythmique en tenant compte du choix du patient, du bénéfice et des risques possibles.

Flutters atriaux

Le flutter atrial correspond à une description électrocardiographique. Il s'agit d'une activité électrique atriale régulière et rapide, dont la fréquence est proche de 300 par minute sans retour à la ligne iso-électrique dans au moins l'une des douze dérivations de l'électrocardiogramme [1].

Mécanismes

Le mécanisme habituel des flutters est une macro réentrée intra-auriculaire. L'initiation d'une telle arythmie nécessite la présence d'un circuit anatomique, d'une zone de conduction lente et d'une zone de bloc de conduction unidirectionnelle. On distingue des flutters atriaux typiques, également dénommés communs ou de type I. Dans ce cas, le circuit est antihoraire et la morphologie des ondes auriculaires (Figure S05-P03-C05-4) appelées onde F se traduit, dans les dérivations inférieures en DII, DIII, VF par une négativité franche suivie d'une positivité à pente ascendante plus abrupte et par un plateau descendant qui rejoint la nouvelle déflexion négative formant un aspect en « dent de scie » ou « toit d'usine » (voir Figure S05-P03-C05-4). Ce type de macroréentrée atriale droite utilise donc un circuit qui passe par l'isthme cavotricuspide ; on dit alors que le flutter est isthmique-dépendant.

À côté de cette forme typique, il existe également des flutters atriaux inverses avec une rotation dans le sens horaire autour de l'anneau tricuspide. On décrit également des flutters gauches qui surviennent généralement sur des oreillettes remaniées présentant souvent des zones de fibrose postérieure dans laquelle l'activité électrique est minime, voire absente. Il existe également des flutters septaux, principalement en cas d'antécédent de chirurgie sur le septum, des flutters atypiques droits avec des circuits de boucle de réentrée supérieure ou inférieure par exemple et enfin des flutters cicatriciels survenant principalement après les interventions de chirurgie cardiaque avec circulation extracorporelle.

Présentation clinique

Le flutter atrial est retrouvé dans environ 0,4 à 1,2 % des électrocardiogrammes interprétés dans les hôpitaux. Le diagnostic est électrocardiographique. Il peut être difficile si la conduction auriculoventriculaire se fait sur un mode 2/1 ou 1/1 car, dans ce cas, l'activité atriale est masquée par les complexes QRS. La cadence ventriculaire est habituellement comprise entre 150 et 300/min. La réalisation de manœuvres vagales permet de démasquer des ondes F et de faire le diagnostic.

La tolérance clinique du flutter dépend en grande partie de la cardiopathie sous-jacente, mais aussi de l'état de la conduction auriculoventriculaire. Devant la découverte d'un flutter, il convient de rechercher un facteur favorisant ou déclenchant de cette arythmie. Le cheminement des investigations est tout à fait comparable à celui proposé précédemment pour la fibrillation atriale. De la même façon, le pronostic est également très proche de celui de la fibrillation atriale. De nombreux patients avec cardiopathie sous-jacente ont d'ailleurs tendance à alterner fibrillation atriale et flutter.

Traitement

On a longtemps considéré que le flutter atrial était moins emboligène que la fibrillation atriale, mais on est largement revenu sur cette notion actuellement, considérant que c'est le terrain et donc le score de risque CHA_2DS_2-VASc qui devait être pris en compte dans les décisions thérapeutiques. L'algorithme d'anticoagulation de la fibrillation atriale peut également être appliqué aux patients avec flutter.

De même, les cardioversions électriques peuvent être réalisées dans les mêmes conditions chez les patients ayant un flutter. La cardioversion médicamenteuse est possible, mais il existe toujours un risque avec les anti-arythmiques de classe I de transformer un flutter 2/1 en un flutter 1/1, ce qui constitue un effet proarythmique avec une fréquence ventriculaire très rapide. La cardioversion électrique peut se dérouler dans les mêmes conditions avec un taux de succès proche de 100 %. Il est également possible d'utiliser chez ces patients la stimulation atriale rapide, que ce soit par voie endocavitaire ou par voie transœsophagienne. Souvent, ce type de stimulation transforme le flutter en fibrillation atriale qui laisse place ensuite au rythme sinusal.

Quant au traitement de la récidive, il est comparable à celui du traitement de la fibrillation atriale en ce qui concerne les médicaments anti-arythmiques, mais les taux de succès sont faibles et l'ablation par cathéter peut être considérée comme une stratégie de première intention dans le traitement du flutter atrial. En effet, il est relativement facile d'interrompre le circuit de réentrée s'il s'agit d'une macroréentrée isthme-dépendante dans l'oreillette droite. Le taux de succès est important, de l'ordre de 80 %, mais un grand nombre de ces patients récidiveront sous forme de fibrillation atriale. L'ablation des flutters gauches est plus complexe, nécessitant un cathétérisme transseptal.

Tachycardies atriales

Les tachycardies atriales [4] représentent 5 % des tachycardies supraventriculaires chez l'adulte. Comme les autres troubles du rythme atriaux, elles se présentent habituellement de façon paroxystique, plus

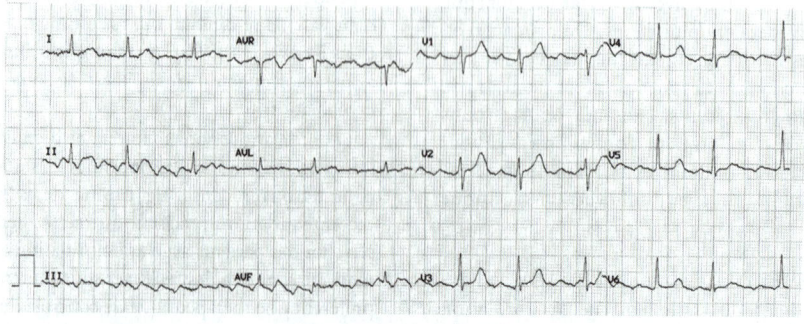

Figure S05-P03-C05-4 Aspect typique de flutter isthmique commun.

rarement permanente, pouvant évoluer vers une tachycardiomyopathie et une insuffisance cardiaque. La fréquence atriale est généralement comprise entre 100 et 250/min, et l'aspect de l'onde P en tachycardie est différent de celui de l'onde P sinusale. La conduction auriculo ventriculaire se fait la plupart du temps en 2/1.

Mécanismes

On reconnaît trois types de mécanismes : l'automatisme anormal, l'activité déclenchée et la micro-réentrée. Les tachycardies atriales en liaison avec un foyer d'automatisme anormal se constatent surtout chez les sujets jeunes. La tolérance dépend de la fréquence atriale et de la durée de l'arythmie. Les tachycardies atriales dues à une activité déclenchée peuvent se voir dans certains cas particuliers comme les surdosages digitaliques par exemple. La tachycardie peut enfin être due à une réentrée intra-atriale, elle peut alors être déclenchée ou interrompue par un extrastimulus auriculaire. Ces formes sont en général peu rapides, entre 120 et 150/min. La plupart des tachycardies atriales naissent de sites qui sont la crista terminalis, les auricules droit et gauche, les veines caves supérieure et inférieure, le sinus coronaire, les veines pulmonaires, le septum interatrial et le triangle de Koch. On distingue des formes particulières dites tachycardies atriales polymorphes ou chaotiques avec présence d'auriculogrammes de morphologies différentes. Ces tachycardies atriales sont souvent liées à des affections de type cœur pulmonaire chronique avec hypoxie.

Traitement

L'efficacité des médicaments anti-arythmiques est relativement mal évaluée, notamment du fait de la faible fréquence de ces anomalies. En première intention pour la prévention des récidives, les anti-arythmiques de classe I et les bêtabloquants sont préconisés. Le vérapamil est plutôt utile dans les formes spécifiques des tachycardies atriales par activité déclenchée. L'amiodarone peut également être utilisée.

Les techniques d'ablation par radiofréquence sont utilisées dans les tachycardies atriales, mais les résultats sont souvent limités. Il est en effet indispensable de pouvoir faire une cartographie de l'activation atriale pour être capable d'identifier soit un foyer anormal, soit un circuit de réentrée qui pourrait être accessible à la radiofréquence.

Tachycardies jonctionnelles

Le terme de tachycardie jonctionnelle [5] regroupe l'ensemble des tachycardies ne naissant ni dans les oreillettes ni dans les ventricules. Il s'agit donc des tachycardies par réentrée intranodale ou utilisant une voie accessoire et des exceptionnelles tachycardies jonctionnelles en rapport avec une activité automatique du nœud auriculoventriculaire ou du faisceau de His.

Tachycardies jonctionnelles par réentrée intranodale

Elles peuvent apparaître à n'importe quel âge, mais surviennent plus souvent chez des adultes jeunes ou d'âge moyen indemnes de cardiopathie. Il s'agit d'un accès de tachycardie à début et fin brusque. L'électrocardiogramme standard ne permet pas de distinguer la réentrée intranodale de la réentrée utilisant une voie accessoire. Elles correspondent à l'aspect classique décrit en clinique qui est celui de maladie de Bouveret. L'aspect électrocardiographique est celui d'une tachycardie régulière de fréquence variant de 120 à 200/min avec habituellement des ondes P non visibles. Dans certains cas il est possible d'observer des ondes P rétrogrades. La dualité de conduction nodale, qui est la caractéristique principale de ces tachycardies, n'est démontrable que lors de l'exploration endocavitaire.

Le traitement de la crise fait appel aux manœuvres vagales ou à l'injection intraveineuse d'adénosine, d'un anticalcique ou d'un bêtabloquant. Le traitement préventif des crises fait le plus souvent actuellement appel à l'ablation. Les taux de succès sont très élevés, de l'ordre de 90 % grâce à la radiofréquence. Il existe un risque minime, mais réel, d'altération des voies de conduction normale, de moins de 2 %. Le patient doit cependant être prévenu de cette possibilité avant la procédure. La cryoablation peut également être proposée, ayant pour avantage de minimiser encore ces risques de bloc auriculoventriculaire accidentels en raison de la réversibilité de la lésion tant qu'une température très basse n'est pas atteinte.

Tachycardies jonctionnelles utilisant une voie accessoire

La forme la plus typique est constituée par la voie accessoire type faisceau de Kent qui représente environ 90 % des voies accessoires. Présentes dès la naissance, elles sont composées de fibres connectant le myocarde atrial au myocarde ventriculaire. La conduction de l'influx dans la voie accessoire n'est pas décrémentielle, elle peut être bidirectionnelle ou seulement rétrograde. En rythme sinusal, ces patients peuvent avoir un aspect de syndrome de Wolff-Parkinson-White avec un espace PR court et une onde delta. Si le faisceau de Kent n'est pas perméable dans le sens antérograde, on parle de faisceau de Kent caché et il n'existe donc pas de pré-excitation en rythme sinusal. La tachycardie jonctionnelle empruntant une voie accessoire est dite « orthodromique », car elle emprunte la voie nodohisienne dans le sens antérograde. Sa présentation clinique est tout à fait comparable à ce que l'on observe dans les tachycardies jonctionnelles dues à une réentrée intranodale.

La présence d'un faisceau de Kent fait courir au malade un risque potentiel de troubles du rythme ventriculaire graves, pouvant exceptionnellement menacer le pronostic vital, si la période réfractaire de la voie accessoire est courte. En effet, la survenue d'un trouble du rythme atrial peut être transmise très rapidement au ventricule puisqu'il n'y a pas de conduction décrémentielle dans la voie accessoire.

Le traitement des crises de tachycardie jonctionnelle orthodromique obéit aux mêmes règles que celui des crises de tachycardie par réentrée intranodale. Pour ce qui est du traitement préventif des récidives, l'ablation de la voie accessoire tient une grande place. Elle est indiquée lorsque les crises de tachycardie jonctionnelle sont fréquentes ou lorsqu'on a pu faire la démonstration que la voie accessoire a une période réfractaire courte et donc est potentiellement dangereuse.

Troubles du rythme ventriculaires

GAËL JAUVERT

Les troubles du rythme ventriculaire sont des troubles moins fréquents que les troubles du rythme supraventriculaire. Leur origine ventriculaire ne leur confère pas nécessairement un quelconque critère de plus mauvais pronostic.

La principale question à se poser en présence d'un trouble du rythme ventriculaire, quel qu'il soit, est de savoir s'il est associé ou non à une cardiopathie. L'absence de cardiopathie ne signifie pas obligatoirement un pronostic bénin. Inversement, la présence d'une cardiopathie, même complexe, n'implique pas toujours la nécessité d'un traitement ou d'une surveillance renforcée.

L'absence d'anomalie morphologique est cependant compatible avec une anomalie génétique dont la manifestation cardiaque sera purement électrique et non physique, myopathies mises à part.

Schématiquement, en l'absence d'anomalie morphologique et de syndrome d'origine génétique, la majorité des troubles du rythme ventriculaire peut être considérée comme bénigne ne nécessitant aucun traitement ni aucune surveillance étroite.

Toute arythmie ventriculaire doit faire l'objet d'une stratification du risque, d'une évaluation des symptômes ou du retentissement hémodynamique afin de pouvoir proposer une stratégie thérapeutique individualisée conforme aux recommandations internationales.

Les différentes arythmies ventriculaires peuvent se détailler en extrasystoles ventriculaires (ESV), tachycardies ventriculaires non soutenues (TVNS), tachycardies ventriculaires (TV) monomorphes, tachycardies ventriculaires polymorphes et fibrillation ventriculaire (FV).

Pour tous les troubles du rythme ventriculaire, l'interrogatoire s'attachera à recueillir les symptômes (palpitations, malaise, syncope, douleurs thoraciques), leur récurrence et leurs circonstances de survenue (repos, stress, effort physique), les facteurs de risque cardiovasculaires, les antécédents familiaux (cardiopathie héréditaire, myopathie, canalopathie, mort subite inexpliquée). Il sera complété d'un examen clinique à la recherche de signes cliniques orientant vers une cardiopathie, ou témoins de la tolérance hémodynamique.

Le bilan non invasif minimal comportera un électrocardiogramme 12 dérivations, un ECG-Holter des 24 heures, une échocardiographie. Ces données initiales permettront d'orienter un bilan plus exhaustif si nécessaire pouvant comporter des examens d'imagerie (IRM, angiographie), un test d'effort, des épreuves pharmacologiques, une exploration électrophysiologique, un dépistage génétique. Le type de l'arythmie est un paramètre qui oriente bien sûr aussi le bilan étiologique et son degré d'urgence.

Troubles du rythme ventriculaire survenant sur cœur morphologiquement sain

Extrasystoles ventriculaires

Les extrasystoles ventriculaires isolées sont un trouble du rythme d'une grande banalité. Leur découverte peut-être totalement fortuite lors de la réalisation d'un électrocardiogramme de routine ou suite à la perception d'une extrasystolie à l'auscultation ou bien au pouls. Au contraire, elles peuvent être symptomatiques responsables de palpitations isolées récurrentes plus ou moins nombreuses. Il est très anormal d'avoir pour symptômes des malaises ou des syncopes ainsi qu'une histoire familiale de syncopes ou de mort subite. Cela signifie que les extrasystoles sont associées à un autre trouble du rythme paroxystique tel que des tachycardies ventriculaires polymorphes ou des fibrillations ventriculaires et qu'une origine héréditaire est très possible.

L'électrocardiogramme de surface à 12 dérivations permet en général de les identifier. Selon qu'elles présentent un aspect de retard droit ou bien de retard gauche, leur origine ventriculaire gauche ou bien ventriculaire droite peut être la plupart du temps ainsi déterminée. L'analyse plus fine, et en particulier l'analyse de l'axe de ces extrasystoles, permet de localiser plus ou moins grossièrement leur origine au niveau du plancher ventriculaire ou bien au niveau des voies d'éjection (dans le cas d'un axe inférieur). L'ECG est par ailleurs strictement normal avec une attention particulière portée à la repolaristion. En général les extrasystoles ventriculaires ont un couplage tardif et la repolarisation précédente est normale. Certaines ESV ont un couplage court, inférieur à 300 ms (Figure S05-P03-C05-5). Elles sont alors pathognomoniques des torsades de pointes à couplage court pouvant être responsables de fibrillation ventriculaire.

L'ECG-Holter des 24 heures est indiqué pour quantifier l'importance numérique sur la journée et la répartition nycthémérale. Cet examen permet également d'apprécier le caractère monomorphe ou bien polymorphe de l'arythmie ou bien encore de qualifier de plus ou moins prédominante une morphologie par rapport à une ou plusieurs autres. Le troisième objectif de cet examen est de rechercher des formes répétitives (doublets, triplets, salves de tachycardies ventriculaires de même morphologie ou bien polymorphe).

L'échocardiographie doit permettre d'éliminer une cardiopathie qu'elle soit dilatée, hypertrophique, ischémique ou valvulaire. Elle est très utile pour apprécier l'efficacité hémodynamique de l'extrasystole (mesure simple de la VTI aortique) et le retentissement éventuel de l'arythmie ; en effet dans le cas d'une extrasystolie très nombreuse (au moins 10 000 extrasystoles ventriculaires/24 h) la découverte d'une dysfonction ventriculaire gauche (surtout si elle est modérée) et/ou d'une dilatation ventriculaire gauche doit faire suspecter un retentissement hémodynamique néfaste de l'arythmie et non conclure à tort à une cardiopathie dilatée à l'origine des extrasystoles ventriculaires bien que parfois il puisse être difficile d'affirmer si l'arythmie ventriculaire en est la cause ou bien la conséquence.

Dans le cas des extrasystoles ayant un retard gauche et provenant donc du ventricule droit, y compris les extrasystoles évocatrices d'une origine infundibulaire dites d'« allure bénigne » l'échocardiographie est insuffisante pour éliminer une dysplasie ventriculaire droite arythmogène (DVDA) en dehors des stades avancés. Il est donc nécessaire de réaliser une IRM afin d'éliminer la présence des anomalies morphologiques et dynamiques caractéristiques de cette pathologie. En dehors de la dysplasie ventriculaire droite arythmogène, l'IRM permet de découvrir parfois des séquelles fibreuses localisées de ce qu'on attribue en général à une séquelle de myocardite de date souvent indéterminée.

L'épreuve d'effort n'est pas forcément obligatoire. Elle peut être utile cependant pour vérifier qu'il n'existe pas une recrudescence de l'arythmie pendant l'effort, ce qui inciterait davantage à un traitement (tout en sachant que les extrasystoles ventriculaires peuvent se manifester dans une « gamme de fréquence cardiaque » pendant l'effort et en récupération) et à dépister éventuellement une tachycardie ventriculaire polymorphe catécholergique.

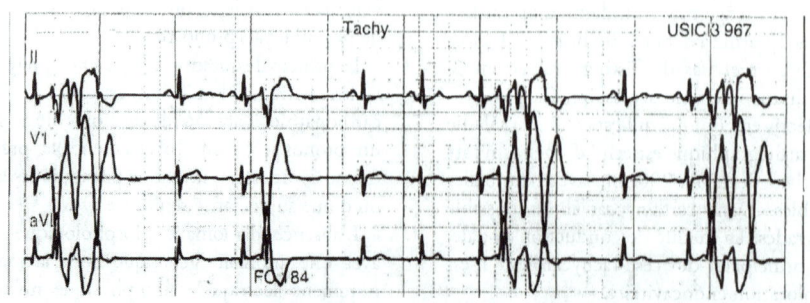

Figure S05-P03-C05-5 Extrasystole ventriculaire à couplage court et salves de tachycardies ventriculaires polymorphes.

Traitement

Des extrasystoles asymptomatiques, même nombreuses, et bien que la tentation soit grande, ne justifient pas de traitement. Une surveillance par Holter peut d'ailleurs démontrer que leur nombre est fluctuant dans le temps avec des recrudescences et des accalmies périodiques. Une supplémentation périodique en magnésium peut éventuellement être utile. En présence de symptômes (palpitations gênantes) un traitement bêtabloquant ou par inhibiteurs calciques ou par flécaïnide peut être proposé. Au-dessous de quelques centaines d'extrasystoles par 24 heures un traitement médicamenteux est totalement injustifié.

Les patients présentant un nombre d'extrasystoles supérieur à 10 000 par 24 heures méritent raisonnablement une surveillance des paramètres échographiques indépendamment des symptômes. En cas d'altération de la fonction ventriculaire gauche et/ou d'augmentation des diamètres ou bien en cas d'apparition d'une dyspnée d'effort, l'ablation par radiofréquence du foyer à l'origine des extrasystoles ventriculaires est recommandée et très efficace à condition que les extrasystoles ventriculaires soient monomorphes (ou bien d'une morphologie nettement prédominante), ce qui est en général le cas. L'ablation par radiofréquence peut être également proposée aux patients dont les extrasystoles ventriculaires monomorphes sont nombreuses et symptomatiques en cas d'échec ou bien d'intolérance du traitement médicamenteux ou bien en première intention, s'il s'agit du choix éclairé du patient.

Dans le cas des extrasystoles ventriculaires à couplage court, la défibrillation prophylactique est indiquée et incontournable. Un traitement par vérapamil peut avoir une certaine utilité pour contrôler cette arythmie et ne peut en aucun cas se substituer au défibrillateur. L'ablation par radiofréquence de l'extrasystole initiatrice, lorsqu'elle est répétitive et identifiée, s'est révélée très efficace pour supprimer la survenue itérative de fibrillations ventriculaires et de chocs appropriés invalidants chez ces patients porteurs de défibrillateurs. Là non plus, l'ablation par radiofréquence ne peut se substituer à la défibrillation prophylactique.

Les extrasystoles ventriculaires ayant un facteur catécholergique sont normalement sensibles aux bêtabloquants notamment le nadolol (dans le cadre des tachycardies ventriculaires polymorphes catécholergiques).

Tachycardies ventriculaires non soutenues

Les tachycardies ventriculaires non soutenues correspondent à un rythme ventriculaire à une fréquence d'au moins 100 par minute de plus de trois battements et de durée inférieure à 30 secondes.

Les tachycardies ventriculaires non soutenues *monomorphes* sont comme les extrasystoles ventriculaires isolées assez banales chez les sujets ayant un cœur sain notamment chez l'athlète. Elles sont rarement des phénomènes isolés, il est commun de mettre en évidence des extrasystoles ventriculaires de même morphologie. Leur survenue à l'effort ne constitue pas un critère de mauvais pronostic. Leur découverte implique un bilan superposable à celui des extrasystoles ventriculaires isolées monomorphes. Leur traitement est également semblable. Il est essentiellement guidé par les symptômes et le retentissement hémodynamique.

Les tachycardies ventriculaires non soutenues *polymorphes* sont davantage suspectes. Elles sont plus volontiers responsables de symptômes tels que lipothymies ou syncopes.

L'analyse électrocardiographique (ECG 12 dérivations et ECG-Holter) doit faire rechercher en particulier une anomalie de la repolarisation en faveur d'un syndrome du QT long congénital, d'un syndrome du QT court, d'un syndrome de Brugada d'un syndrome de repolarisation précoce. Pour ces deux derniers en particulier, les anomalies de repolarisation peuvent être fluctuantes dans le temps. Il peut être alors utile de répéter ces examens électrocardiographiques dans le temps et dans des circonstances différentes (repos, effort, stress, fièvre). Ces affections sont responsables de tachycardies ventriculaires polymorphes (dont les torsades de pointes caractéristiques d'un syndrome du QT long) et de fibrillations ventriculaires. Leur survenue à l'effort associée à un électrocardiogramme normal par ailleurs doit faire évoquer le diagnostic de tachycardies ventriculaires polymorphes catécholergiques, surtout chez l'enfant ou le sujet jeune.

Le test d'effort permet normalement de documenter des tachycardies ventriculaires polymorphes ou bidirectionnelles caractéristiques des tachycardies ventriculaires polymorphes catécholergiques et d'éliminer une origine ischémique.

L'échocardiographie et les résultats d'imagerie (IRM, tomodensitométrie cardiaque, angiographie coronaire, angiographie ventriculaire droite selon la ou les causes recherchées) doivent être normaux.

Bien que toutes les mutations n'aient pas été encore identifiées, une enquête et des prélèvements génétiques doivent être réalisés pour toute canalopathie identifiée ou fortement suspectée.

L'exploration électrophysiologique voit son intérêt de plus en plus débattu, notamment dans la stratification du risque du syndrome de Brugada. Son intérêt dans le syndrome de repolarisation précoce symptomatique n'est pas défini.

Concernant les tests pharmacologiques utiles dans le diagnostic des canalopathies, on retiendra le test à l'ajmaline (ou bien à la flécaïnide) pour démasquer un syndrome de Brugada.

Malgré l'amélioration des connaissances et le renouvellement des recommandations, la stratification du risque laisse parfois des zones d'ombre et nécessite d'être périodiquement réévaluée. Dans ces cas, l'implantation d'un Holter sous-cutané peut s'avérer très utile. Leur miniaturisation et l'amélioration de leurs performances devraient aider à leur emploi plus large.

Traitement

De l'étiologie dépend principalement la conduite thérapeutique vis-à-vis des tachycardies ventriculaires non soutenues polymorphes.

Les bêtabloquants sont largement utilisés, y compris chez les sujets asymptomatiques lorsqu'il s'agit d'un syndrome du QT long ou des tachycardies ventriculaires polymorphes catécholergiques. La quinidine peut être proposée dans le syndrome de Brugada symptomatique.

On retiendra l'indication d'un défibrillateur en cas d'efficacité insuffisante des bêtabloquants, en cas de syndrome de Brugada symptomatique et de syndrome du QT court. Il n'existe pas de recommandations en faveur de l'implantation prophylactique d'un défibrillateur dans le cas d'un syndrome de repolarisation précoce associée à des tachycardies ventriculaires polymorphes non soutenues.

À la condition qu'elles soient fréquentes et que l'extrasystole initiatrice soit toujours la même, l'ablation par radiofréquence peut s'avérer très utile.

Enfin des listes de médicaments et de substances interdites ou déconseillées ont été établies et sont à remettre de façon systématique aux patients porteurs d'un syndrome de Brugada ou du QT long congénital. Ces patients comme ceux présentant des tachycardies ventriculaires catécholergiques doivent être informés de certaines situations à risque telles que la fièvre (Brugada) ou bien l'effort intense ou bien les stress émotionnels.

Tachycardies ventriculaires soutenues

Les tachycardies ventriculaires soutenues (rythme ventriculaire à une fréquence supérieure à 100/min, de durée supérieure à 30 secondes), monomorphes, sont le plus souvent symptomatiques pour des palpitations plus ou moins rapides et régulières, plus rarement associées à des malaises ou des syncopes. Ces tachycardies sont rarement responsables d'arrêts cardiocirculatoires ou de très mauvaise tolérance hémodynamique. Elles dégénèrent également rarement en fibrillation ventriculaire.

L'électrocardiogramme de surface permet de distinguer les différents types de tachycardies.

Les tachycardies infundibulaires ayant pour origine la chambre de chasse du ventricule droit, plus rarement la voix d'éjection aortique, ont un axe inférieur et un aspect de retard gauche. Elles peuvent être retrouvées isolément ou bien associées à des extrasystoles ventriculaires et des tachycardies ventriculaires non soutenues de morphologie identique (ECG-Holter).

Les tachycardies fasciculaires provenant du ventricule gauche dans sa partie septale et inférieure ont un aspect caractéristique avec des QRS peu élargis à type de retard droit et d'hémibloc antérieur gauche (Figure S05-P03-C05-6).

Plus rarement l'électrocardiogramme peut documenter d'autres tachycardies ventriculaires gauches focales.

Outre l'interrogatoire, l'origine suspectée droite ou gauche d'une tachycardie ventriculaire soutenue monomorphe va guider les investigations qui auront pour but d'éliminer une cardiopathie sous-jacente.

Ce bilan comprendra de façon systématique une échocardiographie, fréquemment une IRM. Il pourra être complété par un électrocardiogramme à haute amplification à la recherche de potentiels tardifs (dysplasie ventriculaire droite arythmogène), un test d'effort. Une exploration électrophysiologique est utile pour identifier parfois le mécanisme ventriculaire ou supraventriculaire d'une tachycardie à QRS larges ou bien pour identifier plus précisément le site d'origine de la tachycardie ventriculaire, en particulier si elle n'a pas pu être documentée par un électrocardiogramme à 12 dérivations et à condition bien sûr de pouvoir l'induire. Le caractère manipulable (inductibilité et arrêt facile par manœuvres provocatives) est également une information importante en vue notamment d'un traitement par ablation.

Traitement

En l'absence de cardiopathie ou d'origine génétique, bien que le pronostic soit exceptionnellement malin, il paraît difficile de ne pas proposer de traitement, même en cas d'épisode rare. Chez un patient éclairé, on proposera indifféremment en première intention un traitement pharmacologique ou bien une ablation par radiofréquence. Cette

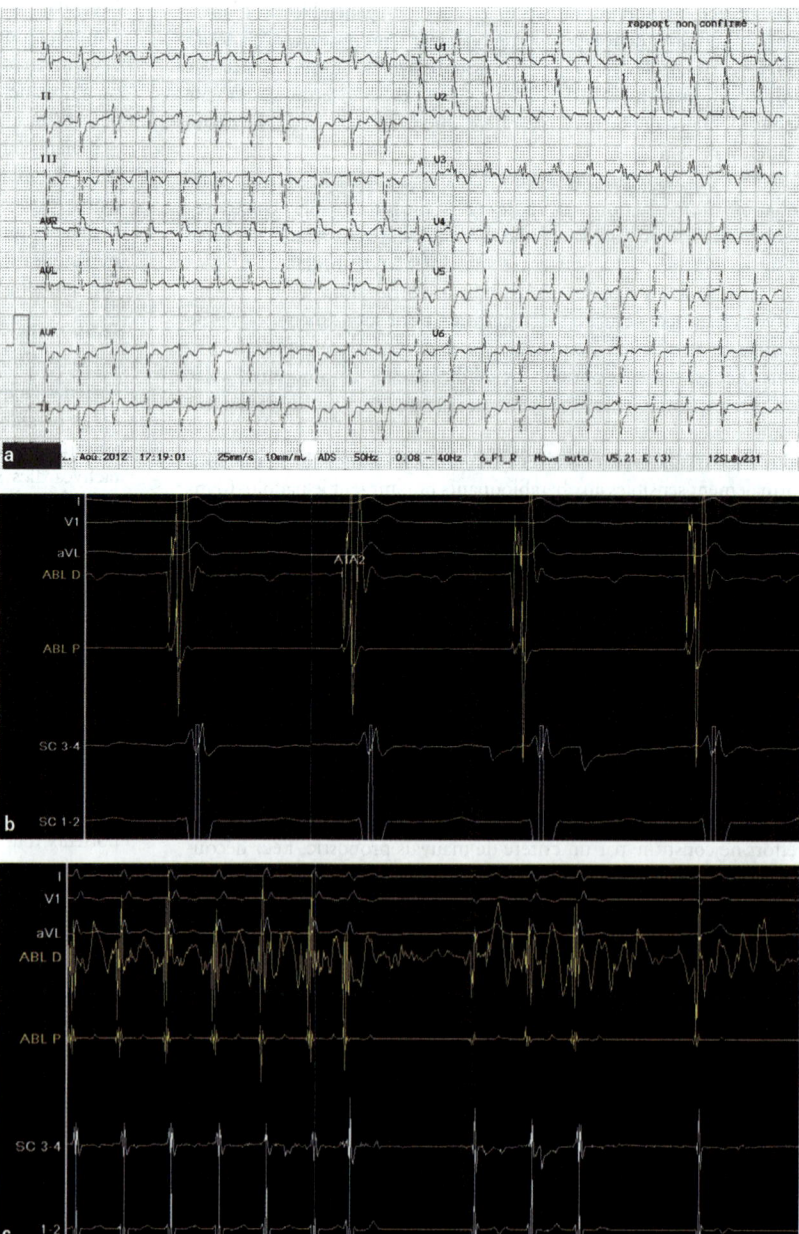

Figure S05-P03-C05-6 Tachycardies fasciculaires. **a)** ECG de tachycardie ventriculaire fasciculaire. Aspect de retard droit et d'hémibloc antérieur gauche. Les ondes P sinusales dissociées sont bien visibles. **b)** Enregistrement par la sonde d'ablation (ABL) d'un potentiel rapide de Purkinje, précédant le ventriculogramme de surface et localisé à la partie inférieure du septum interventriculaire du ventricule gauche. **c)** Application de la radiofréquence sur ce potentiel permettant l'arrêt de la tachycardie.

dernière option, curative et très efficace, présente un risque opératoire faible mais permet d'éviter un traitement médicamenteux quotidien, prolongé et potentiellement invalidant.

Tachycardies ventriculaires polymorphes et fibrillations ventriculaires

Les tachycardies ventriculaires polymorphes sont des tachycardies ventriculaires soutenues dont la morphologie des complexes QRS est variable et dont les torsades de pointes représentent une entité particulière, rattachée au syndrome du QT long acquis ou congénital. Une fibrillation ventriculaire est un rythme ventriculaire rapide et chaotique dont l'arrêt spontané est exceptionnel. Les symptômes sont en général forts : syncope ou malaise présyncopal, arrêt cardiocirculatoire.

Le premier diagnostic à éliminer est un syndrome coronaire aigu. Il faut ensuite vérifier l'absence de tout autre cause réversible (toxique, hydro-électrolytique, médicamenteuse, bradycardie, syndrome du QT long acquis, tachycardie ventriculaire monomorphe dégénérant en fibrillation ventriculaire, fibrillation auriculaire du syndrome de Wolff-Parkinson-White dégénérant en fibrillation ventriculaire).

Il convient ensuite d'écarter une cardiopathie jusqu'alors non diagnostiquée : cardiopathie hypertrophique, cardiopathie dilatée primitive, dysplasie ventriculaire droite arythmogène, sarcoïdose, myocardite, prolapsus valvulaire mitral, séquelle de nécrose myocardique (bien que dans ce cas, en l'absence d'ischémie surajoutée, le trouble du rythme ventriculaire le plus fréquent est une tachycardie ventriculaire monomorphe), non-compaction ventriculaire.

Il faut enfin rechercher une origine génétique : syndrome de Brugada, syndrome de repolarisation précoce, syndrome du QT long congénital, syndrome du QT court, extrasystoles ventriculaires à couplage court, tachycardies ventriculaires polymorphe catécholergique.

Le diagnostic de fibrillation ventriculaire idiopathique est une entité rare et un diagnostic d'élimination.

Lorsqu'une cause réversible est identifiée il faut en premier lieu traiter cette cause lorsque cela est possible. Il s'agira donc de la correction des désordres hydro-électrolytiques, d'une stimulation cardiaque définitive en cas de bradycardie, d'un traitement bêtabloquant associé, si nécessaire, à une stimulation cardiaque en cas de syndrome du QT long congénital, de l'ablation d'un faisceau de Kent malin. L'ablation d'un trouble du rythme ventriculaire à l'origine de la fibrillation ventriculaire (tachycardie ventriculaire monomorphe, extrasystoles ventriculaires) est à envisager chaque fois que possible ; cependant les résultats étant un peu plus incertains que pour l'ablation d'un faisceau de Kent, l'indication d'un défibrillateur implantable doit être discutée. Dans le cas d'un spasme coronaire responsable d'une fibrillation ventriculaire ou bien de syncopes récidivantes en rapport avec des tachycardies ventriculaires polymorphes, l'incertitude quant à l'efficacité absolue d'un traitement médicamenteux (inhibiteur calcique, dérivés nitrés) peut justifier l'implantation d'un défibrillateur. Le traitement médicamenteux a alors pour objectif de limiter le nombre de récidives qui seraient responsables de chocs appropriés. Lorsque l'étiologie est un syndrome de Brugada, un syndrome de repolarisation précoce, une torsade de pointes à couplage court, un syndrome du QT court, un syndrome du QT long congénital déjà traité correctement, il s'agit d'indications de défibrillateur implantable.

Troubles du rythme ventriculaire survenant sur une cardiopathie

Extrasystoles ventriculaires

Il est commun de voir apparaître ou de documenter des extrasystoles ventriculaires chez un patient ayant une cardiopathie connue. La présence d'une cardiopathie n'est pas nécessairement un facteur de plus mauvais pronostic impliquant un traitement ou une surveillance très étroite. Il n'est pas impossible que les extrasystoles (idiopathiques) n'aient rien à voir avec la cardiopathie elle-même. Plusieurs questions se posent :
– les extrasystoles ventriculaires font-elles découvrir une cardiopathie ? Cela implique le bilan de la cardiopathie et son traitement avant de traiter le trouble du rythme lui-même ;
– les extrasystoles ventriculaires apparaissent-elles ou bien sont-elles en recrudescence au cours du suivi d'une cardiopathie ? Cela implique de réévaluer la cardiopathie elle-même à la recherche d'une aggravation se traduisant par une altération de la fonction ventriculaire gauche et une dégradation de l'état hémodynamique. Cela implique également de réévaluer le traitement à la recherche d'un effet iatrogène éventuellement concomitant de désordres électrolytiques ;
– les extrasystoles ventriculaires en grand nombre ont-elles un retentissement hémodynamique direct ? En présence d'une cardiopathie, il est parfois difficile de savoir si l'extrasystolie ventriculaire est la cause ou bien la conséquence de la dysfonction ventriculaire gauche et ou des dilatations des diamètres ventriculaires gauches ;
– les extrasystoles ventriculaires sont-elles associées à des tachycardies ventriculaires soutenues ou non, monomorphes ou polymorphes, documentées, le cas échéant à des symptômes (malaises, syncopes) fortement évocateur de leur présence ?

Les données de l'anamnèse et de l'aspect électrocardiographique des extrasystoles guideront les investigations complémentaires à mettre en œuvre pour le diagnostic ou la réévaluation de la cardiopathie sous-jacente. L'imagerie (échocardiographie, IRM, tomodensitométrie cardiaque, angiographie coronaire, angiographie ventriculaire droite et ou gauche) permet bien souvent de poser le diagnostic, à défaut de l'orienter : cardiopathie ischémique avec séquelles contractiles, prolapsus mitral, cardiopathie hypertensive, cardiomyopathie hypertrophique, cardiopathie dilatée, dysplasie ventriculaire droite arythmogène, cardiopathie congénitale, sarcoïdose ou amylose cardiaque. L'imagerie permet également de quantifier un paramètre pronostique essentiel : la fonction ventriculaire gauche. L'épreuve d'effort aura pour but de rechercher une ischémie chez le coronarien connu ou suspecté d'une part et d'autre part d'évaluer le comportement de l'arythmie à l'effort. Le ECG-Holter des 24 heures complète l'épreuve d'effort pour déterminer le caractère isolé ou non des extrasystoles et pour quantifier l'hyperexcitabilité ventriculaire.

Traitement

En l'absence de dysfonction ventriculaire gauche sévère et en l'absence de trouble du rythme plus soutenu et volontiers polymorphe, le pronostic des extrasystoles ventriculaires isolées est probablement aussi bénin qu'en l'absence de cardiopathie. Cela ne nécessite donc pas de traitement particulier ni de surveillance plus étroite autres que suivi de la cardiopathie elle-même.

Lorsqu'il existe un nombre significatif d'extrasystoles (plusieurs centaines ou quelques milliers par 24 heures), un traitement par bêtabloquants ou inhibiteurs calciques, s'il ne fait pas déjà parti du traitement de fond de la cardiopathie (cardiopathie ischémique avec séquelles d'infarctus, cardiopathie hypertrophique), peut-être envisagé, et ce d'autant plus si des salves de tachycardies ventriculaires ont été documentées ou bien si les extrasystoles ventriculaires sont symptomatiques. L'utilisation des anti-arythmiques peut s'avérer plus délétère qu'utile sur le long terme et en dehors de l'amiodarone, les anti-arythmiques sont généralement contre-indiqués en présence d'une cardiopathie, de surcroit avec dysfonction ventriculaire gauche même modérée. En présence d'une dysplasie ventriculaire droite arythmogène cependant, les bêtabloquants et la flécaïnide seuls ou en association peuvent être utilisés et s'avérer très efficaces.

Lorsque les extrasystoles sont très nombreuses (supérieures à 10 000 par 24 heures), il est logique de proposer un traitement et de surveiller régulièrement, non seulement la charge en extrasystoles ventriculaires, mais également le retentissement hémodynamique clinique et échographique. En cas de persistance d'un grand nombre d'extrasystoles, de symptômes ou de leur aggravation, en cas d'apparition ou bien d'altération de la fonction ventriculaire gauche et ou des dimensions ventriculaires gauches, l'ablation par radiofréquence est une approche thérapeutique efficace et doit être proposée. L'association d'un grand nombre d'extrasystoles et la survenue de tachycardies ventriculaires non soutenues de même morphologie ou de morphologie différente, mais initiées par les extrasystoles ventriculaires cliniques justifient également de considérer l'ablation par radiofréquence en cas d'échec du traitement médical, voire en alternative à celui-ci.

Enfin, la stimulation cardiaque en cas de bradycardie et surtout la resynchronisation cardiaque, lorsqu'elle est indiquée dans le traitement des cardiomyopathies dilatées symptomatiques à QRS élargis, peuvent améliorer considérablement l'hyperexcitabilité ventriculaire et éviter ainsi de recourir à un traitement antiarythmique potentiellement délétère ou une ablation.

Tachycardies ventriculaires non soutenues

Les tachycardies ventriculaires non soutenues sont plus fréquentes en présence d'une cardiopathie sous-jacente.

Les *tachycardies ventriculaires non soutenues monomorphes* sont communément observées au cours du suivi des cardiopathies ischémiques avec séquelles d'infarctus, des cardiopathies congénitales opérées : le mécanisme étant préférentiellement une réentrée autour d'une barrière cicatricielle. On peut les observer dans toutes les cardiopathies, notamment dilatées ou simplement hypertensives, mais également dans des affections plus rares : non-compaction ventriculaire, amylose… Le mécanisme dans ces autres cardiopathies peut être réentrant ou focal.

D'une façon générale, lorsqu'elles sont peu nombreuses, asymptomatiques et que la fonction ventriculaire gauche est peu ou pas altérée, le pronostic est bon, assez superposable à celui des tachycardies ventriculaires non soutenues monomorphes sur cœur sain. Cependant, il est logique en présence d'une cardiopathie de proposer un traitement le plus souvent bêtabloquant, rarement si possible un anti-arythmique tel que l'amiodarone. Lorsqu'elles sont nombreuses et/ou associées à des extrasystoles de même morphologie, elles aussi en nombre significatif, le recours à l'ablation par radiofréquence en cas d'efficacité insuffisante du traitement est une bonne option.

Dans la cardiopathie hypertrophique, c'est leur présence plus que leur nombre qui constitue un des facteurs de risque de mort subite à prendre en compte. Un traitement bêtabloquant en première intention est généralement proposé.

Dans la non-compaction ventriculaire ou l'amylose, c'est la cardiopathie plus que le trouble du rythme lui-même qui est un facteur de risque majeur de mort subite, si bien que l'arythmie ventriculaire n'est pas nécessaire pour poser l'indication d'une défibrillation prophylactique. Le traitement bêtabloquant ou anti-arythmique (éventuellement en association) aura alors pour objectif de contenir l'hyperexcitabilité ventriculaire pour limiter la survenue de tachycardies ventriculaires soutenues et de fibrillations ventriculaires responsables de chocs appropriés, invalidants par leur nombre.

Les *tachycardies ventriculaires non soutenues polymorphes,* quelle que soit la cardiopathie sous-jacente, ont un pronostic plus réservé. Il faut en premier lieu rechercher une ischémie myocardique, notamment chez le coronarien même asymptomatique. Le traitement sera donc celui de l'ischémie, avant celui du trouble du rythme. Il convient ensuite d'éliminer une origine iatrogène, une grande bradycardie spontanée ou induite et/ou un désordre électrolytique en particulier une hypokaliémie.

La découverte de tachycardies ventriculaires polymorphes non soutenues invite à refaire rapidement une évaluation de la situation hémodynamique, notamment dans les cardiopathies entraînant une dysfonction ventriculaire gauche. On peut ainsi espérer un meilleur contrôle de l'hyperexcitabilité ventriculaire par l'amélioration de la situation hémodynamique, soit par un réajustement du traitement pharmacologique, soit par une resynchronisation cardiaque si elle est indiquée. Cette réévaluation permettra également de rechercher l'indication d'implantation d'un défibrillateur de manière prophylactique si la fraction d'éjection est basse.

Dans les cardiopathies congénitales, il faut tenir compte non seulement de la fonction ventriculaire systémique, mais également de la fonction et de la dilatation du ventricule droit, de la fuite pulmonaire, de la largeur des QRS dans le cas d'une tétralogie de Fallot. Avant une chirurgie telle que la dérivation cavopulmonaire (ventricule unique) ou la valvulation pulmonaire (régurgitation pulmonaire dans la tétralogie de Fallot opérée), une exploration électrophysiologique est souvent réalisée dans le but de rechercher une inductibilité ventriculaire (tachycardie ventriculaire, fibrillation ventriculaire) ou de cartographier les isthmes possibles impliqués dans le mécanisme d'une tachycardie ventriculaire réentrante. Au terme de ce bilan invasif et non invasif la découverte de tachycardies ventriculaires polymorphes non soutenues pour conduire à non seulement la mise en route d'un traitement bêtabloquant ou anti-arythmique, mais également à poser l'éventuelle indication de l'implantation d'un défibrillateur ou d'une ablation prophylactiques.

Tachycardies ventriculaires soutenues monomorphes

Comme pour les tachycardies ventriculaires monomorphes survenant sur cœur sain, les tachycardies ventriculaires soutenues associées une cardiopathie sont le plus souvent symptomatiques et de façon probablement plus bruyante. Elles sont responsables de palpitations rapides et régulières dont la tolérance hémodynamique est variable, allant de la simple hypotension (malaises lipothymiques) au collapsus plus ou moins brutal (tachycardies ventriculaires syncopales). Chez les patients traités par des anti-arythmiques il n'est pas rare d'observer des tachycardies ventriculaires « lentes » dont la fréquence peut être inférieure à 100/min. Dans ce cas, le trouble du rythme peut être initialement asymptomatique et se révéler par l'apparition progressive plus ou moins rapide d'une insuffisance cardiaque.

L'électrocardiogramme à 12 dérivations est le principal outil permettant de poser le diagnostic de tachycardie ventriculaire soutenue monomorphe. La morphologie de la tachycardie permet d'orienter le diagnostic étiologique et son origine. En aigu, même en cas de mauvaise tolérance, il est important de s'efforcer de documenter ainsi la tachycardie. L'ECG-Holter des 24 heures ou sur une durée plus prolongée aura pour objectif de documenter une tachycardie ventriculaire lorsqu'elle est fortement suggérée par la clinique (palpitations rapides et régulières associée à une tolérance hémodynamique plus ou moins bonne).

L'épreuve d'effort peut être envisagée pour les mêmes raisons lorsqu'une composante adrénergique est suspectée. C'est le cas dans la dysplasie ventriculaire droite arythmogène. Dans cette pathologie, cet examen est utile dans le suivi et l'évaluation thérapeutique.

L'exploration électrophysiologique est indiquée lorsqu'une tachycardie ventriculaire est suspectée à l'origine d'une syncope et que la fraction d'éjection n'est pas trop basse (ce qui poserait l'indication d'un défibrillateur implantable en l'absence de tachycardies ventriculaires documentées). Cet examen est également indiqué éventuellement pour poser le diagnostic différentiel d'une tachycardie à QRS larges (flutter 1/1, tachycardie antidromique empruntant une voie accessoire) (Figure S05-P03-C05-7).

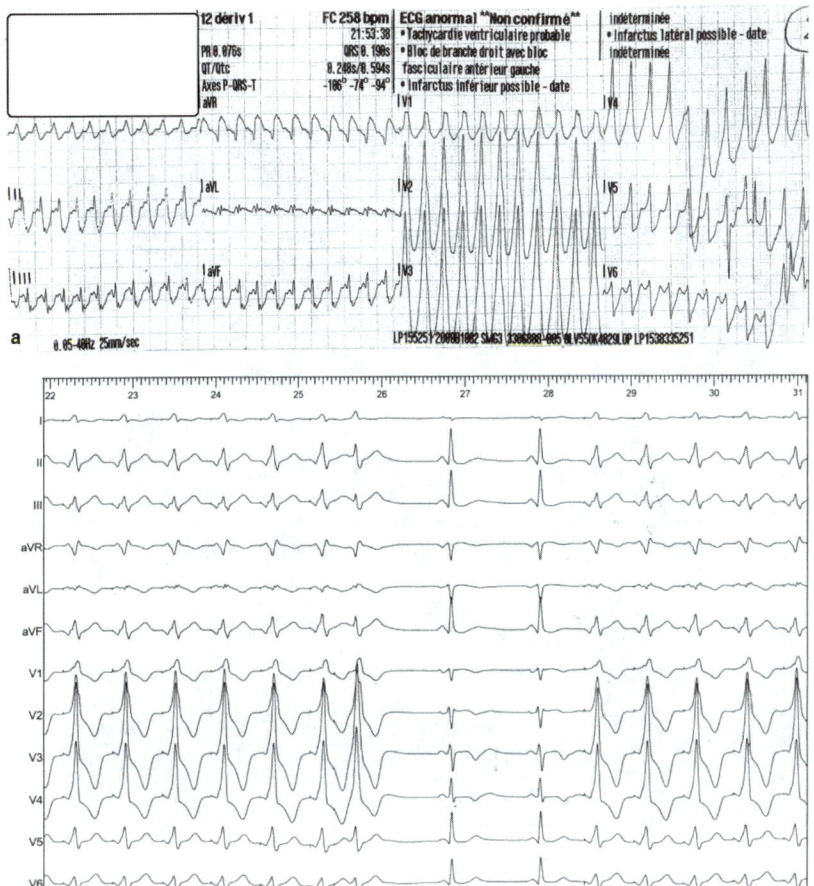

Figure S05-P03-C05-7 Diagnostic différentiel de tachycardie ventriculaire. **a)** Tachycardie antidromique empruntant une voie accessoire gauche. **b)** En rythme électro-entraîné dans l'oreillette lors de l'exploration électrophysiologique, on démasque la pré-excitation peu ou pas visible suivant les battements sinusaux (QRS fins au centre).

Le bilan morphologique (imagerie) permet de poser le diagnostic étiologique du trouble du rythme. Le plus fréquent est la séquelle d'infarctus (Figures S05-P03-C05-8 et S05-P03-C05-9). On retrouve également de façon classique la dysplasie ventriculaire droite arythmogène, les cicatrices chirurgicales des cardiopathies congénitales opérées. Il peut également s'agir d'une cardiopathie dilatée non ischémique, d'une cardiopathie hypertrophique, etc.

Concernant les tachycardies ventriculaires monomorphes soutenues survenant sur une cardiopathie, les deux paramètres essentiels pour déterminer la stratégie thérapeutique sont la tolérance et la fraction

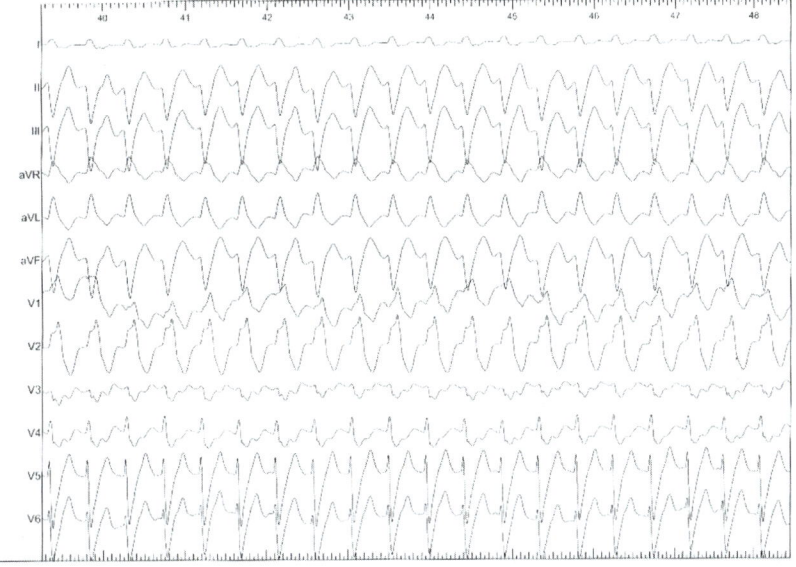

Figure S05-P03-C05-8 Tachycardie ventriculaire gauche sur séquelle d'infarctus inféroseptal.

Cardiologie

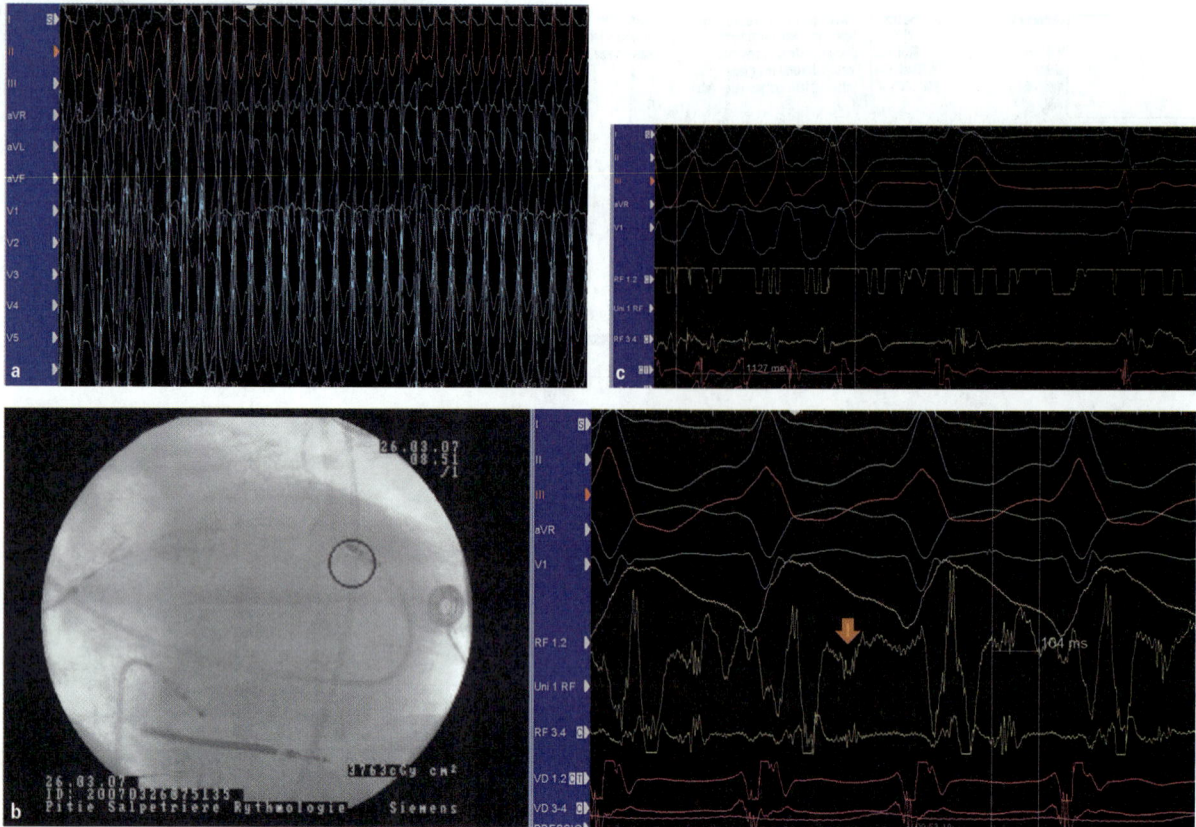

Figure S05-P03-C05-9 Tachycardie ventriculaire. **a)** Tachycardie ventriculaire sur séquelle d'infarctus antérieur. **b)** Dans la région antérolatérale du ventricule gauche, la zone d'ablation (RF) enregistre un potentiel *mid*-diastolique (flèche), témoin de la zone de conduction lente de la réentrée au niveau de la séquelle d'infarctus. **c)** L'application de la radiofréquence permet, à cet endroit, d'interrompre la tachycardie.

éjection. Quelle que soit la cardiopathie sous-jacente, une mauvaise tolérance hémodynamique et/ou une dysfonction ventriculaire gauche sévère font poser l'indication d'un défibrillateur en prévention secondaire. À l'exception des cardiopathies rares à haut risque de mort subite indépendamment de la fraction d'éjection, la présence d'une cardiomyopathie n'implique systématiquement pas l'indication d'une défibrillation en prévention secondaire.

Dans les cardiopathies ischémiques, le mécanisme des tachycardies ventriculaires monomorphes est une réentrée au sein ou autour d'une cicatrice d'infarctus. Même si elle est présente, l'ischémie n'est qu'exceptionnellement la cause. La performance actuelle des systèmes de cartographie électro-anatomique en 3D permet de guider très efficacement l'ablation par radiofréquence tout en limitant considérablement l'exposition aux rayons X. Cette approche invasive est certainement plus élégante et plus efficace que le recours à un traitement anti-arythmique.

Dans les autres cardiopathies, même si le mécanisme d'une tachycardie ventriculaire monomorphe est le plus souvent (mais pas toujours) une réentrée, celle-ci peut se trouver plus volontiers au niveau des couches épicardiques du myocarde, ou bien être de morphologie multiple, ou bien plus difficile à cartographier. L'ablation par radiofréquence est donc le plus souvent proposée en seconde intention en cas d'efficacité insuffisante du traitement anti-arythmique.

Tachycardies ventriculaires soutenues polymorphes/fibrillations ventriculaires

Les tachycardies ventriculaires polymorphes et les fibrillations ventriculaires sont les complications rythmiques redoutées dans toutes les cardiopathies acquises ou congénitales évoluées. La première étiologie recherchée est le syndrome coronaire aigu. Il faut ensuite éliminer une origine iatrogène et/ou un désordre hydro-électrolytique chez les patients recevant souvent des traitements multiples. Comme dans les tachycardies ventriculaires polymorphes non soutenues, la survenue de ces troubles du rythme graves invite à réévaluer une cardiopathie connue acquise ou congénitale à la recherche d'une dégradation des conditions hémodynamiques. En dehors du syndrome coronaire aigu, les tachycardies ventriculaires polymorphes et les fibrillations ventriculaires peuvent être la manifestation inaugurale d'une cardiopathie hypertrophique, d'une dysplasie ventriculaire droite arythmogène, d'une cardiomyopathie dilatée, d'une myocardite, mais aussi d'une sarcoïdose, d'une amylose, d'un prolapsus mitral.

Les circonstances de survenue, l'électrocardiogramme de surface et les moyens d'imagerie permettent en général de poser rapidement le diagnostic étiologique.

En dehors des causes aiguës réversibles, le diagnostic étiologique peut-être précisé après l'implantation d'un défibrillateur. Un traitement bêtabloquant ou anti-arythmique n'est pas nécessairement justifié d'emblée après la pose du défibrillateur, puisque ces troubles du rythme sont en général rares ou épisodique pour un même patient.

Orages rythmiques

Un orage rythmique se définit par la survenue d'au moins trois épisodes de tachycardies ventriculaires ou de fibrillations ventriculaires dans les 24 heures et nécessitant d'être interrompus (cardioversion électrique, stimulation antitachycardique). Ces

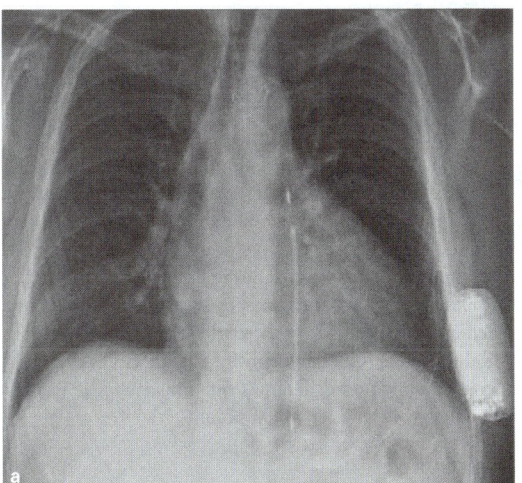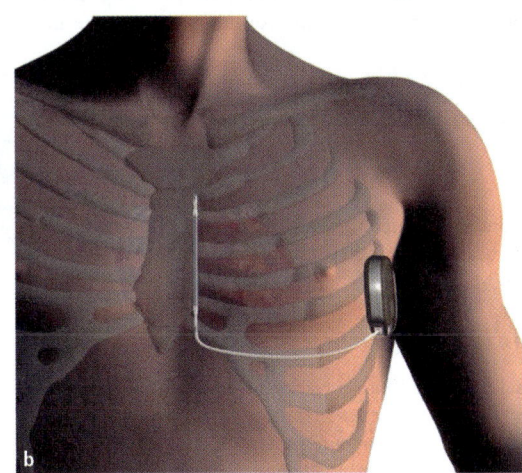

Figure S05-P03-C05-10 Défibrillateur sous-cutané (Cameron Health, Inc.).

orages surviennent le plus souvent sur une cardiopathie, mais pas nécessairement. Après avoir éliminé une étiologie aiguë réversible à traiter le plus rapidement possible, le premier objectif est de stabiliser le rythme par un anti-arythmique (amiodarone en général) ou un bêtabloquant par voie intraveineuse. Chez un patient porteur d'un défibrillateur et présentant une tachycardie ventriculaire récidivante bien tolérée (relativement), il peut être nécessaire de déprogrammer les thérapies (stimulations antitachycardiques et chocs) afin d'éviter les chocs une fois que les séquences de stimulations antitachycardiques, inefficaces, ont été délivrées (conformément à la programmation) ou bien pour éviter que ces mêmes séquences ne dégradent une tachycardie ventriculaire monomorphe soutenue bien tolérée en une fibrillation ventriculaire. Une fois le patient stabilisé, deux options sont envisageables : soit un ajustement/renforcement du traitement médicamenteux, soit une ablation par radiofréquence d'un circuit ou d'un foyer de tachycardie ventriculaire stable, d'une extrasystolie ventriculaire fréquente identifiée à l'origine des tachycardies ventriculaires ou fibrillations ventriculaires, d'une zone cicatricielle supposée à l'origine du trouble du rythme lorsque celui-ci est instable, non inductible ou d'emblée mal toléré. Les systèmes de cartographie électro-anatomique 3D ont grandement facilité le traitement invasif des orages rythmiques.

Quel défibrillateur pour quel patient ?

La défibrillation implantable répond à deux indications : prévention secondaire ou prévention primaire. Il existe quatre types de défibrillateurs implantables : trois endocavitaires (monochambre, double chambre, multisite) et un sous-cutané. Les systèmes endocavitaires assurent la fonction de stimulation cardiaque (identique à celle d'un stimulateur cardiaque), la fonction de stimulation antitachycardique et la fonction cardioversion/défibrillation. Le défibrillateur multisite assure également la fonction de resynchronisation. Le défibrillateur sous-cutané, plus récent, n'assure que la fonction de défibrillation, mais a l'avantage de n'être relié à aucune sonde endocavitaire (Figure S05-P03-C05-10). Il est relié à une seule sonde de défibrillation sous-cutanée.

On peut proposer le schéma suivant :

– en l'absence de nécessité de stimulation cardiaque et si le trouble du rythme ciblé est uniquement une fibrillation ventriculaire (typiquement un syndrome de Brugada chez un sujet jeune), on choisira en première intention un défibrillateur sous-cutané. Ce système réduit considérablement la morbidité liée au défibrillateur en cas de fracture de sonde ou d'infection ;

– en l'absence de nécessité de stimulation cardiaque ou bien chez le patient en fibrillation auriculaire permanente et si les troubles du rythme ciblés sont à la fois la fibrillation ventriculaire et des tachycardies ventriculaires monomorphes, on choisira un système endocavitaire monochambre ;

– en cas de nécessité de stimulation cardiaque atriale ou ventriculaire (en rythme sinusal), on choisira un système endocavitaire double chambre ;

– en cas d'indication de resynchronisation cardiaque, on choisira un défibrillateur multisite.

Il peut être difficile de choisir entre un système monochambre et double chambre. C'est le cas notamment chez des patients présentant une cardiopathie ischémique avec séquelle d'infarctus. Ces patients ne présentent pas nécessairement de dysfonction sinusale au moment de l'implantation. Cependant, si le risque à venir de dysfonction sinusale est élevé, en raison par exemple de la nécessité de maintenir/renforcer un traitement bêtabloquant, et si de surcroît il existe des arythmies atriales documentées, il paraît alors plus judicieux de choisir un système double chambre. En effet, la stimulation atriale permanente peut permettre d'éviter une incompétence chronotrope symptomatique et d'obtenir un meilleur contrôle des arythmies atriales dont la discrimination par les algorithmes du défibrillateur sera par ailleurs améliorée par la présence d'une sonde atriale.

Troubles de la conduction

Jean-Claude Daubert et Philippe Mabo

Les troubles de la conduction intracardiaque sont fréquents, en particulier chez le sujet âgé, du fait des lésions dégénératives du tissu nodal. Ils peuvent entraîner une bradycardie paroxystique ou permanente et avoir des conséquences cliniques sévères, dominées par les troubles de conscience transitoires (syncopes et équivalents), l'insuffisance cardiaque et les troubles du rythme induits. Hors cause aiguë potentiellement réversible, ils peuvent faire discuter une indication de stimulation cardiaque définitive qui constitue le seul traitement efficace. Après un rappel de l'anatomie du tissu nodal avec quelques corrélations électrophysiologiques, ce chapitre traitera pour l'essentiel des dysfonctions sinusales et blocs sino-atriaux, et des blocs atrioventriculaires. Les blocs intra-atriaux sont étudiés plus succinctement. Les blocs fasciculaires ou blocs de branche ne sont pas abordés ici.

Rappel de la conduction intracardiaque normale

Les voies de conduction (tissu nodal) permettent une activation coordonnée du myocarde à partir du pacemaker naturel, le nœud sinusal (Figure S05-P03-C05-11).

Nœud sinusal

Le nœud sinusal décrit par Keith et Flack est situé à la face antérieure de la jonction de l'oreillette droite et de la veine cave supérieure. Il a la forme d'une massue à grosse extrémité supéro-gauche et à extrémité inféro-droite plus mince. Il est constitué d'une abondante trame collagène qui s'infiltre entre des cellules de petite taille, pauvres en myofibrilles, nettement distinctes des cellules myocardiques environnantes, avec un arrangement plexiforme caractéristique.

Jonction sino-atriale

Elle est le siège d'un délai de conduction important lié à la transition entre les cellules pacemaker sinusales et les cellules du myocarde auriculaire commun.

Voies de conduction intra-atriales ou faisceaux internodaux

Même si elles sont anatomiquement et histologiquement difficiles à individualiser, il est admis qu'il existe des voies de conduction préférentielles entre le nœud sinusal et le nœud atrioventriculaire. Sur la base de corrélations anatomo-électrophysiologiques, James a décrit trois voies internodales postérieure, moyenne et antérieure cheminant dans le septum interatrial. À sa pénétration dans la partie supérieure et antérieure du septum, la voie antérieure donne naissance à un contingent de fibres destinées à l'oreillette gauche, le « faisceau de Bachmann » qui permet une activation céphalocaudale préférentielle de l'oreillette gauche.

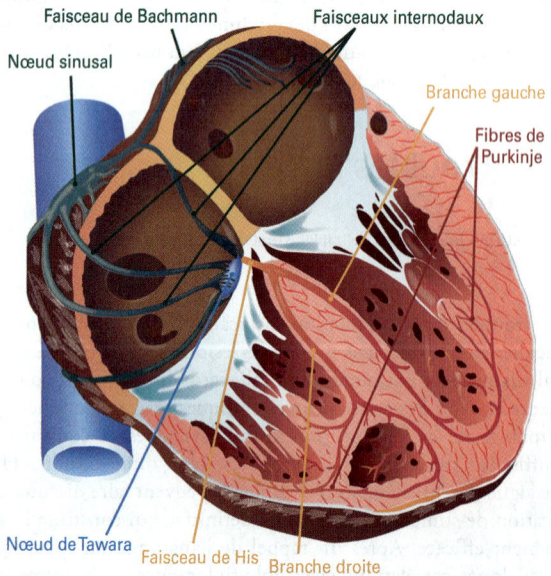

Figure S05-P03-C05-11 Anatomie des voies de conduction.

Nœud atrioventriculaire

Décrit par Tawara, il est situé dans la base de l'oreillette droite entre l'orifice du sinus coronaire en arrière, le septum membraneux en avant et l'insertion de la valve septale de la tricuspide en bas. De forme ovalaire, mesurant 6 mm de long et 2 mm de large, il est constitué de cellules enchevêtrées caractéristiques. Les voies d'entrée dans le nœud de Tawara forment deux groupes différents : postérieur et supérieur. Les fibres postérieures pénètrent dans le nœud par sa partie postérieure près de l'insertion de la valve tricuspide, à distance de la jonction avec le faisceau de His. Le groupe supérieur est formé de fibres atriales verticales appartenant aux faisceaux internodaux antérieur et moyen ; elles pénètrent le nœud dans sa partie toute antérieure près de la jonction nodohisienne. Ces deux contingents de fibres ont des propriétés électrophysiologiques différentes qui constituent le substrat des réentrées nodales (voie lente et voie rapide).

Faisceau de His

Il prolonge le nœud de Tawara dans sa partie antérieure et se dirige en avant et légèrement en bas, longeant le bord inférieur du septum membraneux. Il passe sous l'angle formé par l'insertion des valves tricuspides septale et antérieure, ce qui explique son abord aisé par voie endocavitaire pour enregistrer son activité électrique. Il est long de 10 mm environ et son diamètre est étroit, de 2 mm. Il est constitué de deux portions de longueur égale : une portion postérieure, prolongement direct du nœud qui pénètre le noyau fibreux central, et une portion antérieure d'où s'échappent les premiers rameaux de division (filets antérieurs) des branches droite et gauche. La portion antérieure se situe au contact immédiat du myocarde septal. Le faisceau de His est formé de longues fibres strictement parallèles, expliquant la conduction très rapide à ce niveau.

Branches droite et gauche

La branche droite est un faisceau compact et arrondi qui poursuit la direction du faisceau de His, puis rejoint l'endocarde septal droit. Son cheminement est superficiel, expliquant sa sensibilité aux traumatismes. Elle s'engage ensuite dans la bandelette ansiforme et se termine près du pilier antérieur de la tricuspide.

La branche gauche a une structure plus complexe. Son origine ressemble à un ruban très large mais mince. Les fibres se dispersent ensuite en éventail sous l'endocarde septal gauche plus ou moins regroupées en deux contingents, l'un antérieur qui rejoint le pilier antérieur de la mitrale, l'autre postérieur qui se dirige vers le pilier postérieur. Les notions d'hémibloc antérieur gauche et d'hémibloc postérieur gauche répondent à une classification électrocardiographique plus qu'à une réalité anatomique ou histologique.

Dysfonctions sinusales et blocs sino-auriculaires

Définition

On regroupe sous ce terme les anomalies ECG liées à une anomalie de l'automatisme sinusal ou à un vrai trouble de conduction sino-atrial. Seul l'enregistrement direct du potentiel sinusal permet de différencier les deux mécanismes, mais sa réalisation est difficile et sans réelles conséquences pratiques.

Diagnostic types

Bloc sino-auriculaire du 1er degré

Il ne peut être identifié que par l'enregistrement direct du potentiel sinusal (délai de conduction sino-atrial) et ne peut donc être reconnu sur l'ECG de surface.

Bloc sino-auriculaire du 2e degré

Il a deux formes principales :
– le blocage à période fixe, habituellement 2/1 avec alternance de rythme sinusal normal et d'intervalles PP égaux au double de l'intervalle normal ;
– les périodes de Wenckebach sino-atrial dont la forme la plus caractéristique (décrite par Lutembacher) réalise un raccourcissement progressif de l'intervalle PP jusqu'à un intervalle plus long, mais inférieur au double de l'espace précédent qui est le plus court de la période (Figure S05-P03-C05-12).

Bloc sino-auriculaire du 3e degré

Il s'exprime par une bradycardie jonctionnelle (40-50 batt/min), habituellement régulière sans ondes P visibles, ou avec ondes P antérogrades négatives en DII-DIII-aVF (rythme dit du « sinus coronaire » (Figure S05-P03-C05-13) traduisant un échappement nodal postérieur), ou avec ondes P rétrogrades habituellement négatives en DII-DIII-aVF (Figure S05-P03-C05-14).

Pauses sinusales

Une dysfonction sinusale paroxystique (arrêt sinusal ou bloc de sortie sino-atrial) peut s'exprimer par des pauses cardiaques brutales sans activité sinusale visible (Figure S05-P03-C05-15). Elles sont rarement

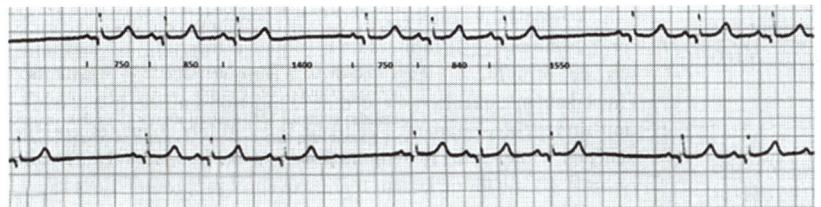

Figure S05-P03-C05-12 Bloc sino-atrial du 2e degré. Avec allongement progressif de l'intervalle P-P sur trois cycles jusqu'à l'absence d'une onde P.

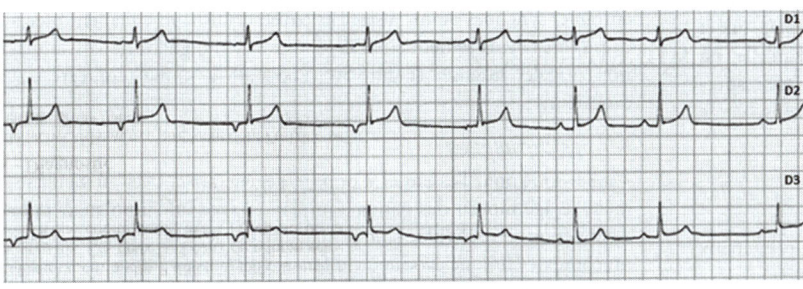

Figure S05-P03-C05-13 Bloc sino-atrial de haut degré. Avec alternance de bradycardie jonctionnelle (rythme du sinus coronaire avec ondes P antérogrades négatives en D2-D3-aVF) et de cycles sinusaux longs et irréguliers.

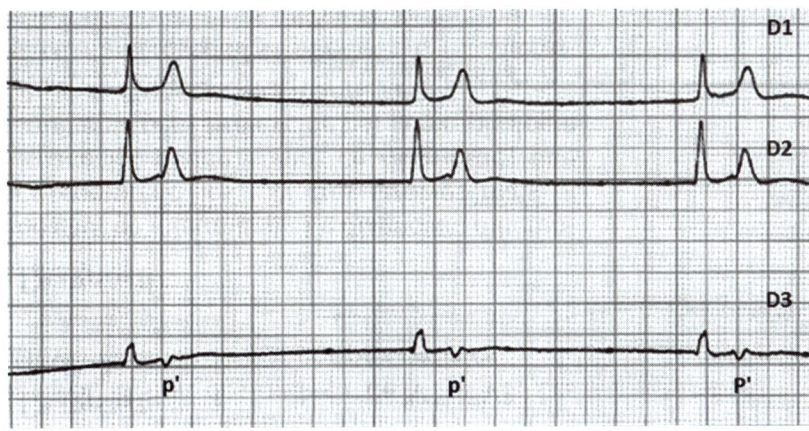

Figure S05-P03-C05-14 Bradycardie jonctionnelle majeure (30 batt/min). Avec ondes P rétrogrades 1/1 favorisées par une hyperkaliémie (6,5 mmol/l) avec ondes T amples et positives.

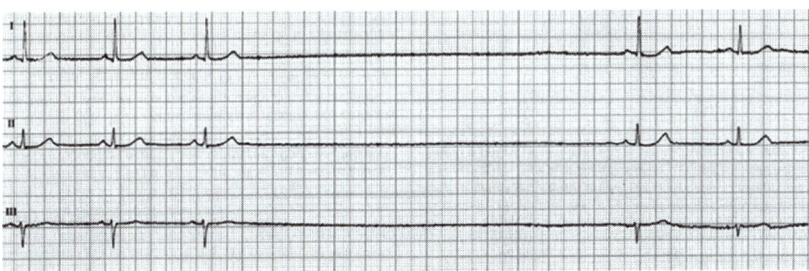

Figure S05-P03-C05-15 Pause sinusale de 5,5 secondes, liée à une dysfonction sinusale organique.

très longues, interrompues après quelques secondes par un échappement jonctionnel ou ventriculaire.

Syndrome bradycardie-tachycardie (ou maladie rythmique atriale ou « maladie de l'oreillette »)

Les dysfonctions sinusales ou blocs sino-auriculaires sont souvent associées à des arythmies atriales paroxystiques, une fibrillation auriculaire ou des tachycardies atriales organisées. Les deux anomalies atriales (bradycardie et tachycardie) peuvent alterner ou non de façon aléatoire. Les épisodes de tachycardie peuvent survenir préférentiellement dans les périodes de bradycardie, en particulier à la suite de pauses ou à l'inverse, les pauses sinusales peuvent survenir à l'arrêt d'un épisode de tachycardie. L'identification du type de relation bradycardie-tachycardie a une importance pratique : en cas d'arythmies bradycardie-dépendantes, la stimulation atriale pourra avoir un effet préventif ; en cas de pauses post-tachycardie, le traitement premier de l'arythmie (anti-arythmiques ou, mieux, traitement curatif par ablation) doit être discuté.

Incompétence chronotope atriale

Au-delà de la bradycardie basale, la dysfonction sinusale/bloc sino-auriculaire chronique s'accompagne volontiers (environ 50 % des cas) d'une limitation d'accélération du rythme cardiaque à l'effort. L'incompétence chronotrope peut être absolue (aucune accélération) ou relative. Dans ce cas, l'accélération est rarement linéaire, mais plutôt erratique avec alternance de phases d'accélération et de plateaux et parfois, une décélération brutale en récupération. Lorsqu'elle est asymptomatique, l'incompétence chronotrope atriale doit être respectée d'autant que chez le coronarien, elle peut masquer une ischémie myocardique latente.

Diagnostic différentiel

Il existe plusieurs pièges diagnostiques à connaître. Les principaux sont :
– les extrasystoles atriales bloquées qui simulent volontiers un bloc sino-auriculaire du 2e degré. L'analyse soigneuse de la repolarisation sur plusieurs dérivations permet d'identifier l'onde P' ectopique non conduite, dans l'onde T du cycle précédant la pause (Figure S05-P03-C05-16) ;
– l'arythmie sinusale respiratoire, banale chez le sujet jeune avec un système nerveux autonome encore immature. La bradycardie inspiratoire peut être prononcée et inquiéter à tort. Un enregistrement ECG prolongé avec alternance inspiration profonde-expiration permet de rassurer ;
– la microfibrillation atriale qui peut simuler un bloc sino-auriculaire du 3e degré avec bradycardie jonctionnelle lorsque l'activité atriale n'est pas visible. Ces états proches de la paralysie atriale témoignent d'altérations majeures et diffuses du myocarde atrial. Au besoin, un enregistrement endocavitaire confirmera la persistance d'une activité fibrillatoire atriale de très faible amplitude.

Étiologie

Il faut distinguer les formes aiguës et transitoires des formes chroniques.

Causes aiguës

Elles associent les surcharges médicamenteuse (digitaliques, amiodarone, bêtabloquants, inhibiteurs calciques à tropisme myocardique, sels de lithium…), les désordres électrolytiques, en particulier l'hyperkaliémie qui altère en premier la fonction sinusale et la conduction sino-atriale, rarement l'ischémie myocardique aiguë, exceptionnellement une cause infectieuse (maladie de Lyme…). L'anomalie rythmique est habituellement régressive après suppression de la cause, ne justifiant pas de traitement continu.

Le syndrome vasovagal doit être mis à part. Les pauses sinusales sont fréquentes et parfois prolongées, contribuant avec la vasoplégie à entraîner syncopes ou malaises. Les pauses sont habituellement précédées d'un ralentissement sinusal progressif témoignant de la stimulation vagale intense (Figure S05-P03-C05-17). Le contexte est évocateur.

Formes chroniques

Elles sont pour l'essentiel d'origine dégénérative, liées au vieillissement. L'âge moyen des patients implantés avec un stimulateur pour dysfonction sinusale/bloc sino-auriculaire est de 80 ans environ. Dans un contexte clinique évocateur, il faut savoir penser à des causes particulières : amylose, hypothyroïdie…

Conséquences cliniques

Les dysfonctions sinusales/blocs sino-auriculaires chroniques peuvent être peu symptomatiques, voire asymptomatiques. Sauf cas particulier, ces formes bien tolérées doivent être respectées.

Lorsqu'elles sont symptomatiques, il s'agit de signes neurologiques transitoires plus souvent lipothymies que syncopes vraies, ou de signes

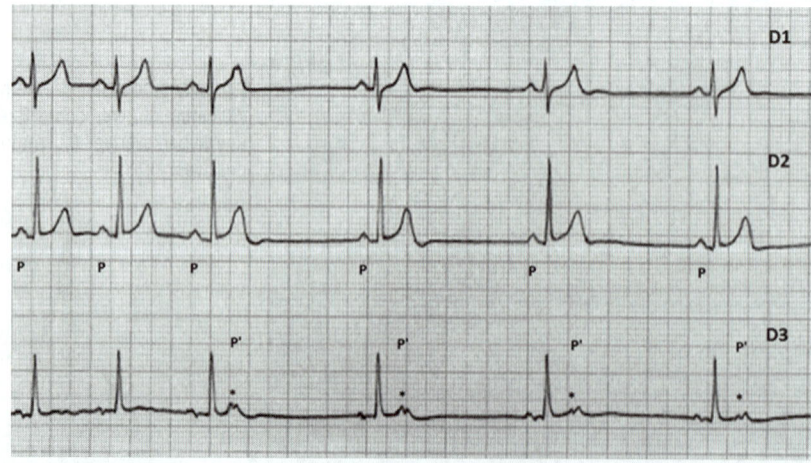

Figure S05-P03-C05-16 Extrasystoles atriales bloquées visibles dans la fin de l'onde T du cycle précédent (D3), simulant un bloc sino-atrial du 2e degré.

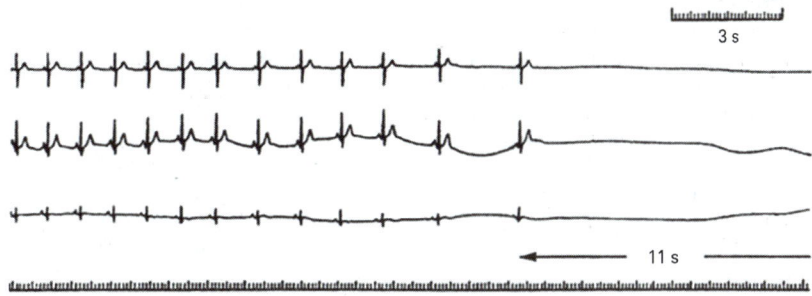

Figure S05-P03-C05-17 Très longue pause sinusale (11 secondes), précédée d'un allongement progressif de l'intervalle PP, typique d'un phénomène vasovagal.

directement liés à la bradycardie : asthénie, intolérance à l'effort qui peut révéler une incompétence chronotrope atriale.

Chez les sujets âgés, les symptômes peuvent être atypiques : irritabilité, sensations vertigineuses, troubles de mémoire, difficultés de concentration… avec une relation de cause à effet plus difficile à établir.

Les dysfonctions sinusales/blocs sino-auriculaires peuvent être cause d'insuffisance cardiaque en cas de bradycardie permanente et soutenue, surtout si existe une conduction ventriculo-atriale.

Prise en charge

Après avoir éliminé une cause aiguë et réversible, une indication de stimulation cardiaque permanente peut se discuter chez les patients symptomatiques lorsqu'un lien de cause à effet entre anomalie électrique et symptômes est certain ou hautement probable. Ce lien peut être difficile à établir en cas de symptômes atypiques.

Il n'existe pas de traitement pharmacologique efficace.

Les recommandations internationales les plus récentes (ESC 2013) [20] sont résumées dans le tableau S05-P03-C05-II où la classe I désigne les indications cliniques solidement établies par les preuves, la classe IIb les indications qui peuvent éventuellement se discuter, mais ne reposent sur aucune preuve solide et la classe III, les situations où il existe un consensus pour ne pas implanter.

Le choix du type de stimulateur et du mode de stimulation est critique dans cette indication. L'oreillette doit être impérativement stimulée soit avec un dispositif double chambre, soit éventuellement chez des patients sélectionnés (conduction intrinsèque normale) avec un dispositif simple chambre atrial. Si un dispositif double chambre est choisi, un algorithme de protection ventriculaire (commutation automatique de mode [CAM]) doit être activé afin de respecter la conduction intrinsèque et prévenir toute stimulation ventriculaire inutile. Le (ou les) capteur(s) d'asservissement ne doivent être activés que s'il existe une incompétence chronotrope atriale symptomatique. Ces recommandations sont résumées dans l'arbre décisionnel de l'ESC 2013 (Figure S05-P03-C05-18).

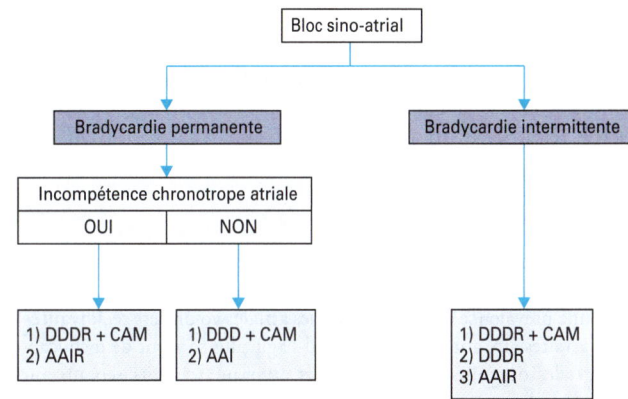

Figure S05-P03-C05-18 Arbre décisionnel de l'European Society of Cardiology 2013. Modes de stimulation proposés par ordre préférentiel selon la situation : DDDR : stimulation double chambre avec asservissement et commutation automatique de mode ; DDDR : stimulation double chambre avec asservissement ; DDD + CAM : stimulation double chambre avec commutation automatique de mode ; AAIR : stimulation atriale seule avec asservissement. AAI : stimulation atriale seule.

Tableau S05-P03-C05-II Recommandations internationales pour les dysfonctions sinusales (DS) et blocs sino-auriculaires (BSA).

Recommandations	Classe	Niveau preuve
DS/BSA avec bradycardie permanente et symptômes clairement en rapport avec la bradycardie	I	B
DS/BSA avec symptômes en rapport avec une bradycardie intermittente documentée	I	B
DS/BSA avec bradycardie permanente ou intermittente et symptômes possiblement en rapport avec la bradycardie	IIb	C
DS/BSA asymptomatique ou en rapport avec une cause réversible	III	C

(Modifié d'après 2013 ESC guidelines on cardiac pacing and cardiac resynchronisation therapy. Eur Heart J, 2013, 34 : 2281-2329.)

Troubles de la conduction intra-atriaux

Ils sont en rapport avec une fibrose extensive, régionale ou diffuse du myocarde atrial et se reconnaissent sur l'ECG par une augmentation de la durée de l'onde P associée à des anomalies morphologiques diverses.

Types et siège

Les formes les plus caractéristiques sont :
– les *blocs intra-atriaux* droits, avec une onde P sinusale très lente (habituellement supérieure à 120 ms), souvent peu voltée, monophasique mais crochetée avec plusieurs composantes. L'intervalle PR est souvent allongé, soit du seul fait du trouble de conduction intra-atrial, soit parce qu'il existe un trouble de conduction nodal associé ;
– l'*onde P dite « mitrale »*, avec une onde P de durée prolongée (supérieure à 100 ms) et des anomalies morphologiques caractéristiques : bicéphale en D2 ++ avec une phase terminale lente et forte-

ment négative en V1. Cet aspect est très évocateur de dilatation atriale gauche avec important retard d'activation de l'oreillette gauche ;
– les *blocs interatriaux*, dont la forme la plus accomplie est le « bloc du faisceau de Bachman ». Sur l'ECG de surface, la durée de l'onde P est très longue (supérieure à 120 ms, pouvant atteindre 200 ms). Son aspect est biphasique ± en D2, D3 et VF avec un retour temporaire à la ligne iso-électrique entre les deux composantes. Dans le plan frontal, l'axe du vecteur terminal de l'onde P est dévié vers la gauche au-delà de 30° et il existe un gradient supérieur à 90° entre le vecteur initial lié à l'activation céphalocaudale de l'oreillette droite et le vecteur terminal lié à l'activation retardée et rétrograde (caudo-céphalique) de l'oreillette gauche. Il est généralement admis que ce syndrome ECG très particulier est dû à une fibrose extensive du toit de l'oreillette, interrompant la conduction antérograde dans le faisceau internodal antérieur (Figure S05-P03-C05-19).

Étiologie

Les blocs intra-atriaux peuvent s'observer dans des affections très diverses : cardiopathies hypertensives, cardiomyopathies hypertrophiques évoluées valvulopathies mitrales, cardiopathies congénitales opérées (cicatrice d'atriotomie étendue), etc., mais ils peuvent être isolés.

Conséquences cliniques

Elles sont doubles :
– *arythmies atriales* : les blocs intra-atriaux et interatriaux sont associés à une prévalence élevée d'arythmies atriales volontiers récidivantes et réfractaires aux anti-arythmiques. Il s'agit plus souvent de tachycardies atriales organisées de type flutter atypique (circuits septaux ou atriaux gauches) que de fibrillation auriculaire ;
– *insuffisance cardiaque* : en créant un asynchronisme atrioventriculaire mécanique dans le cœur gauche, les blocs intra-atriaux et surtout interatriaux peuvent favoriser la survenue d'une insuffisance cardiaque, voire la créer. Ce phénomène peut en particulier s'observer dans l'insuffisance cardiaque à fraction d'éjection préservée du sujet âgé.

Prise en charge

La stimulation bi-atriale permanente (ou resynchronisation atriale) à l'aide de deux sondes placées dans l'oreillette droite haute et dans la partie moyenne du sinus coronaire a été proposée chez des patients très symptomatiques pour corriger les désordres électromécaniques induits par un bloc inter-atrial de haut degré. La validité de ce traitement n'a pu être formellement établie.

Blocs atrioventriculaires

Ce terme regroupe les troubles de conduction de tout degré, allant du simple délai au bloc complet, prenant naissance à l'un des trois étages de la jonction atrioventriculaire :
– le nœud de Tawara : blocs nodaux ou suprahisiens ;
– le tronc du faisceau de His : blocs tronculaires ou intrahisiens ;
– les branches du faisceau de His : blocs infrahisiens.

Types et siège

Bloc atrioventriculaire du 1er degré

Il correspond à un simple retard de conduction, habituellement dans le nœud de Tawara et se caractérise par un allongement de l'intervalle PQ ou PR supérieur à 200 ms chez l'adulte. Il peut être très long, jusqu'à 600 ms avec, si le rythme cardiaque s'accélère, une onde P difficilement visualisable, car se projetant dans la repolarisation du cycle précédent (Figure S05-P03-C05-20). Ces PR très longs peuvent créer une désynchronisation mécanique atrioventriculaire importante dans le cœur gauche et être mal tolérés (Figure S05-P03-C05-21).

Blocs atrioventriculaires du 2e degré

Il en existe trois formes principales :
– *type 1 de Mobitz* ou *périodes de Wenckebach* : il se caractérise par un allongement progressif de l'intervalle PR jusqu'à survenue d'une onde P bloquée et d'une pause relative, après quoi une autre séquence identique recommence (Figure S05-P03-C05-22). La durée de chaque séquence est variable, mais inclut au minimum trois ondes P. Le bloc auriculoventriculaire II de type Mobitz 1 est habituellement de siège nodal ;
– *type 2 de Mobitz* : il se traduit par la survenue inopinée d'une (ou plusieurs) onde P bloquée sans allongement de l'intervalle PR sur les cycles précédents (Figure S05-P03-C05-23). L'intervalle RR qui comprend l'onde P bloquée est le double des intervalles précédents. Les blocs auriculoventriculaires II de type 2 de Mobitz sont de siège intrahisien ou infrahisien ;

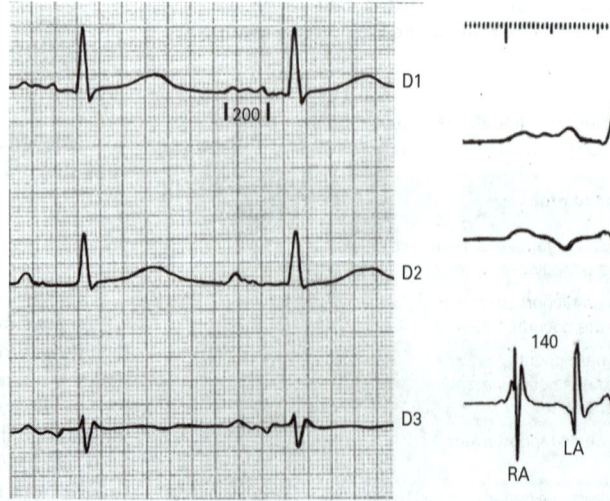
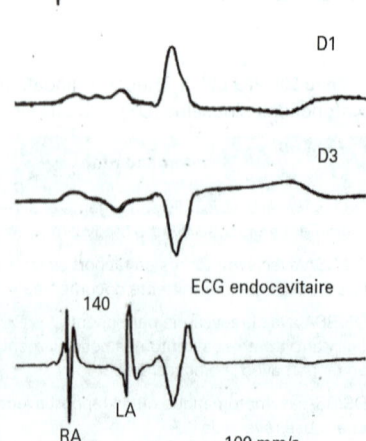

Figure S05-P03-C05-19 Bloc interatrial dit du faisceau de Bachmann. Avec onde P très lente (200 ms), polyphasique, d'aspect ++ en D1 et ± en D2-D3, avec un gradient de 120° entre les vecteurs initial et terminal de P. L'enregistrement endocavitaire mesure un délai très long de 140 ms entre l'oreillette droite et l'oreillette gauche (sinus coronaire moyen).

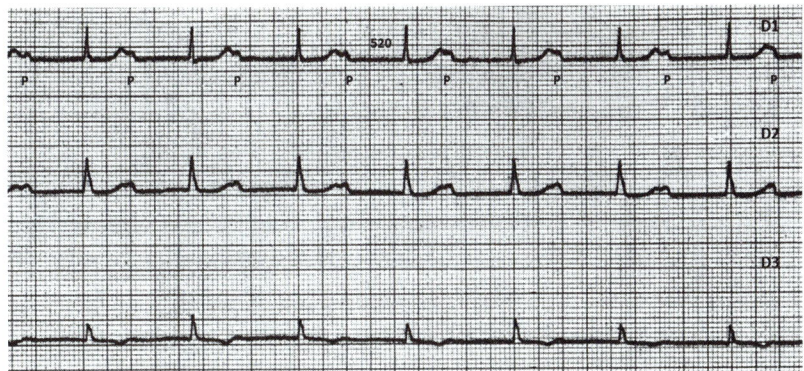

Figure S05-P03-C05-20 Bloc atrioventriculaire du 1er degré avec PR très long (520 ms). L'onde P se projette dans la fin de l'onde T du cycle précédent.

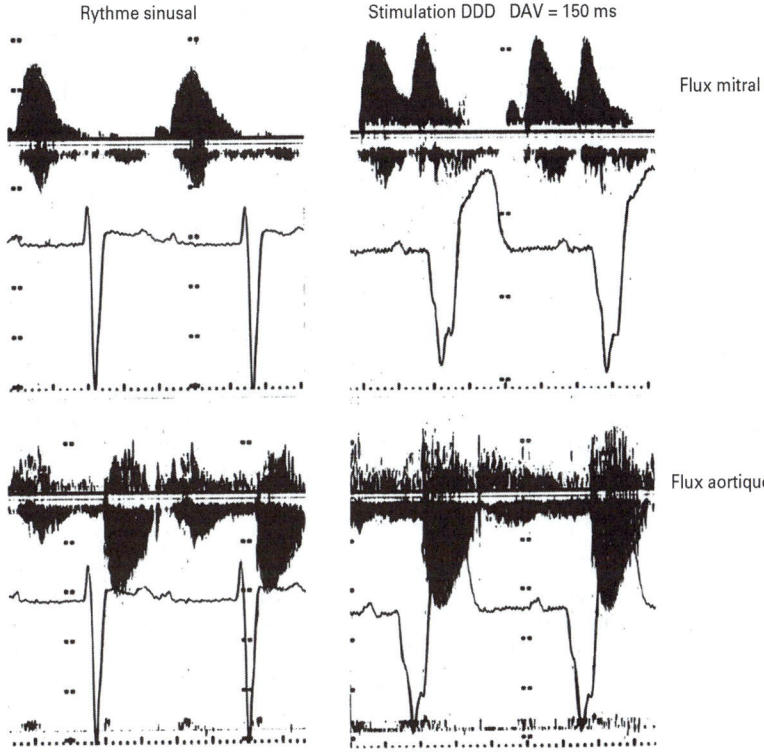

Figure S05-P03-C05-21 Conséquences hémodynamiques d'un bloc atrioventriculaire de haut degré. En rythme sinusal, le flux de remplissage mitral est bref et monophasique du fait de la fusion des ondes A et E. La correction de l'asynchronisme atrioventriculaire dans le cœur gauche par stimulation DDD avec un délai atrioventriculaire standard de 150 ms double la durée du flux mitral, fait réapparaître une onde A parfaitement individualisée et synchronisée, en même temps que la vitesse maximale du flux d'éjection aortique augmente parallèlement.

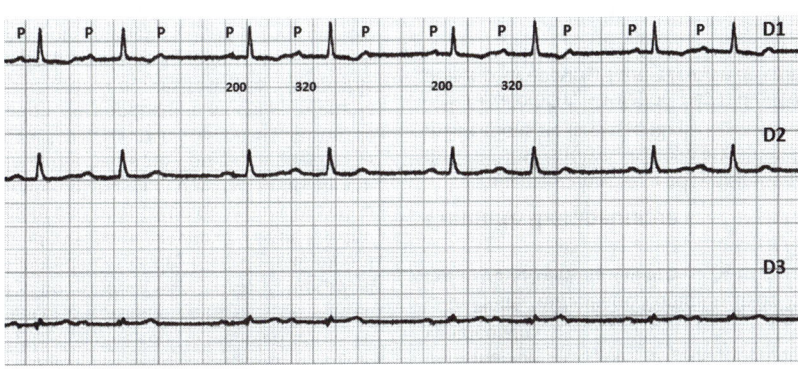

Figure S05-P03-C05-22 Bloc atrioventriculaire du 2e degré type 1 de Mobitz. L'intervalle PR s'allonge de 200 ms sur le premier cycle à 320 ms sur le second, avant le blocage de la troisième onde P, puis la séquence reprend à l'identique.

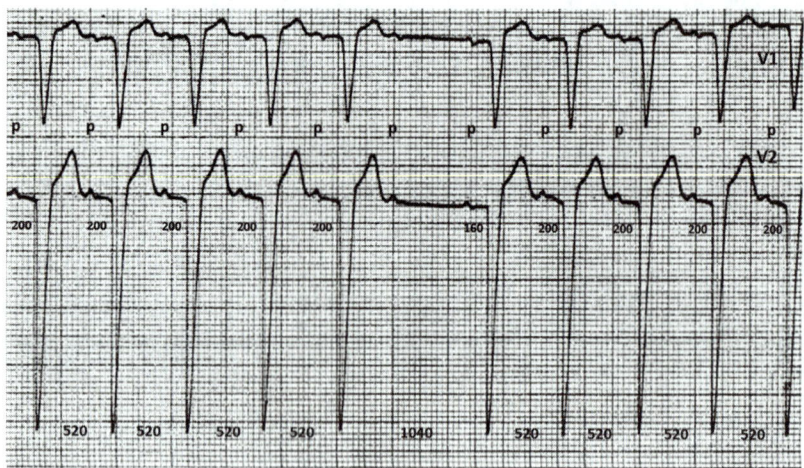

Figure S05-P03-C05-23 Bloc atrioventriculaire du 2e degré type 2 de Mobitz. Blocage soudain d'une onde P, sans allongement de l'intervalle PR sur les cycles précédents.

– *blocs du 2e degré à période fixe* : la forme la plus fréquente correspond au blocage d'une onde P sur deux (bloc 2/1) avec pour conséquence un rythme ventriculaire lent qui correspond à la moitié du rythme atrial (Figure S05-P03-C05-24). On peut aussi observer des blocs 3/1, voire 4/1. Dans tous les cas, l'intervalle PR des complexes conduits est fixe ; il peut être normal ou prolongé. Les blocs auriculo-ventriculaires II à période fixe ont un siège variable ;

– l'*arythmie ventriculophasique* : dans les blocs auriculoventriculaires II, le rythme atrial (en général, sinusal) est habituellement régulier. Il peut arriver que les intervalles PP qui « contiennent » un complexe QRS soient plus courts que les autres. L'explication électrophysiologique de ce phénomène n'est pas claire.

Blocs atrioventriculaires du 3e degré ou blocs complets

Toutes les ondes P sont bloquées. Il existe une dissociation complète entre les ondes P (normales, voire rapides) et le rythme ventriculaire lent et régulier, pris en charge par un foyer automatique de substitution. Plus le siège du bloc est distal, plus le rythme de substitution sera lent. Lorsque le bloc siège au niveau du nœud, le foyer de substitution est jonctionnel avec des rythmes de 40-50 batt/min (Figure S05-P03-C05-25). Lorsque le bloc est infrahisien, le rythme d'échappement est lent, aux alentours de 30 batt/min (Figure S05-P03-C05-26). La morphologie des complexes QRS renseigne aussi sur le siège du trouble de conduction : si les QRS sont fins, le foyer d'échappement est situé au-dessus de la bifurcation du faisceau de His : il est donc nodal ou intrahisien. Si les QRS sont élargis, il peut s'agir d'un bloc distal avec foyer d'échappement intraventriculaire ou plus rarement d'un bloc nodal ou intra-hisien associé à un bloc de branche. En cas de bloc distal, il peut exister plusieurs foyers de substitution avec alternance de plusieurs morphologies de QRS.

Cas particulier : bloc atrioventriculaire et fibrillation atriale

Un rythme ventriculaire lent et régulier chez un patient en fibrillation atriale indique un bloc atrioventriculaire complet.

Blocs atrioventriculaires paroxystiques

Les blocs tronculaires et infrahisiens peuvent évoluer sur un mode paroxystique avec la survenue brutale de plusieurs ondes P bloquées sans échappement ventriculaire. Le blocage survient parfois à l'occasion d'une extrasystole atriale. La pause peut être longue et entraîner un arrêt circulatoire. C'est l'un des deux principaux mécanismes de syncopes chez les patients avec bloc atrioventriculaire.

Pièges diagnostiques

Les pièges diagnostiques sont peu nombreux. Le principal est représenté par les phénomènes de conduction cachée. Des extrasystoles hisiennes qui ne dépolarisent ni le ventricule, ni l'oreillette et sont donc invisibles sur l'ECG de surface, peuvent provoquer le blocage inopinée d'une onde P et simuler un bloc de type Mobitz 2. Le diag-

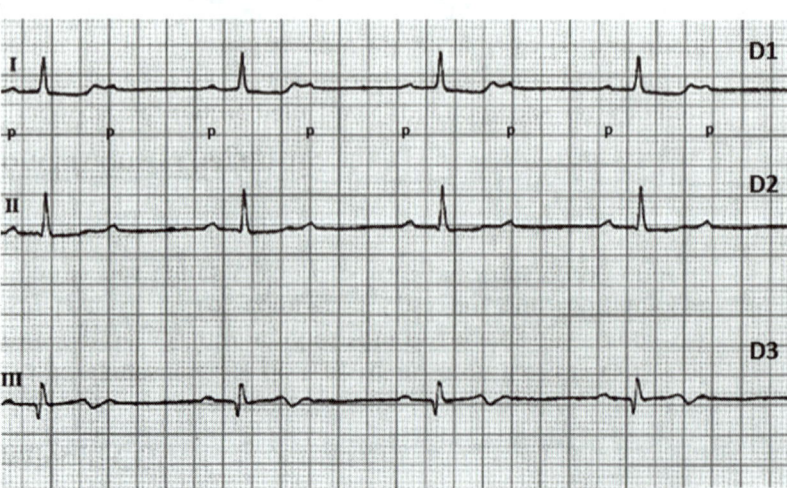

Figure S05-P03-C05-24 Bloc atrioventriculaire du 2e degré à période fixe 2/1. L'intervalle PR plutôt long sur les cycles conduits et les QRS fins évoquent une origine nodale.

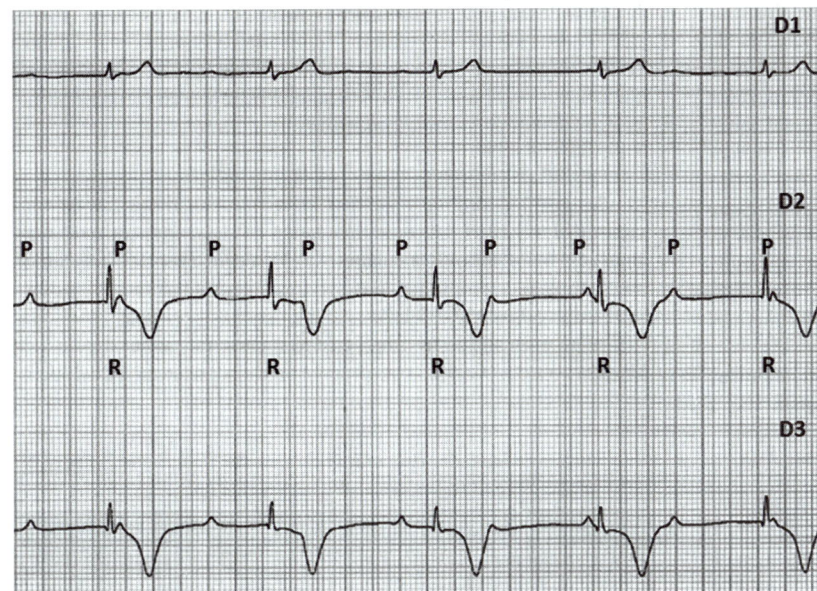

Figure S05-P03-C05-25 Bloc atrioventriculaire du 3ᵉ degré : toutes les ondes P sont bloquées. Le rythme d'échappement assez rapide (50 batt/min) et les QRS fins évoquent une origine nodale.

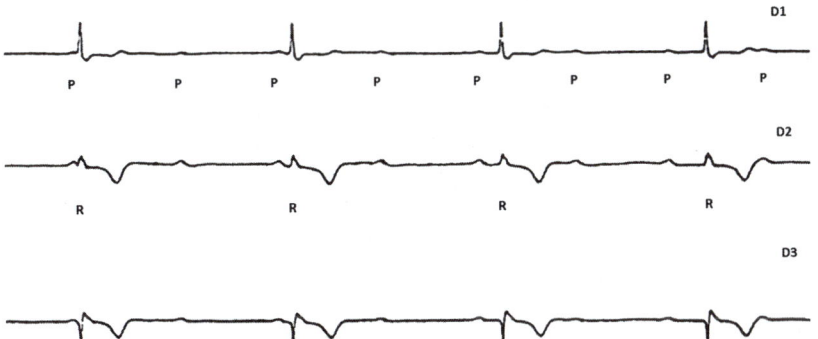

Figure S05-P03-C05-26 Bloc atrioventriculaire du 3ᵉ degré : toutes les ondes P sont bloquées. Le rythme d'échappement assez lent (35 batt/min) et les QRS élargis (140 ms) évoquent une origine distale.

nostic est souvent redressé par l'observation sur le même tracé d'extrasystoles hisiennes conduites. Ce phénomène n'est pas physiologique ; il témoigne de lésions organiques du tissu hisien.

Étiologie

Blocs atrioventriculaires aigus

Les causes aiguës sont dominées par l'ischémie myocardique aiguë. Complication précoce et relativement fréquente (environ 5 %) des syndromes coronaires aigus ST+, le bloc atrioventriculaire a une physiopathologie et une signification pronostique différentes selon la localisation de l'infarctus :
– dans l'infarctus inférieur, le bloc atrioventriculaire est de siège nodal. Lorsqu'il est présent dès le stade initial, il est souvent lié à une hypertonie vagale ; dans ce cas, il sera rapidement régressif, spontanément ou après administration IV de sulfate d'atropine. Sinon, son apparition est souvent progressive avec un degré croissant. Si le bloc devient complet, le rythme d'échappement est habituellement rapide (40-50 batt/min) et stable. Les pauses ventriculaires prolongées sont très rares. Dans la quasi-totalité des cas, l'évolution est régressive en quelques jours, exceptionnellement plus ;
– dans l'infarctus antérieur et/ou septal, le bloc atrioventriculaire est bas situé, infrahisien. Il témoigne de lésions myocardiques étendues. Son apparition est souvent annoncée par des troubles de conduction intraventriculaires à type de bloc de branche ou de bloc bifasciculaire.

Le bloc atrioventriculaire, s'il survient, est brutal et d'emblée complet avec des pauses ventriculaires prolongées qui peuvent causer une syncope. Lorsqu'il est établi, le rythme de suppléance est lent (30-40 batt/min) et demeure instable, justifiant des indications larges d'électrostimulation provisoire. Associé à l'infarctus étendu, il contribue à fragiliser l'état hémodynamique et à favoriser l'insuffisance cardiaque aiguë. L'évolution peut être régressive, mais le pronostic dépend plus de l'atteinte myocardique que du trouble de conduction.

Le bloc atrioventriculaire périprocédural est une autre cause assez fréquente de bloc aigu, en particulier dans la chirurgie de remplacement valvulaire ou après geste interventionnel valvulaire (pose d'une endovalve aortique ou TAVI), ryhtmique (ablation endocavitaire), ou plus rarement coronaire (alcoolisation septale dans la cardiomyopathie hypertrophique obstructive). Il peut être définitif et imposer l'implantation précoce d'un stimulateur cardiaque. Lorsqu'il régresse, il le fait habituellement en quelques jours, parfois plus lentement jusqu'à 3 semaines.

Les autres causes aiguës sont plus rares : médicamenteuses (digitaliques, bêtabloquants, inhibiteurs calciques à tropisme myocardique, anti-arythmiques de classe I, tricycliques…), infectieuses (endocardites bactériennes, maladie de Lyme…).

Blocs atrioventriculaires chroniques

Ils sont en majorité d'origine dégénérative, survenant chez des sujets âgés sans cardiopathie figurée. L'âge moyen des patients appareillés en

France pour bloc atrioventriculaire dépasse 80 ans. Il s'agit plus souvent de blocs distaux touchant les branches du faisceau de His, que de blocs nodaux.

Les blocs atrioventriculaires congénitaux peuvent être isolés (une cause immunologique est suspectée) ou associés à une malformation cardiaque : transposition corrigée des gros vaisseaux, communication interventriculaire, canal atrioventriculaire… L'anomalie rythmique peut être découverte à la naissance ou plus tardivement si le bloc est isolé avec une bonne tolérance. Il s'agit habituellement de blocs haut situés, nodaux ou hisiens.

Toutes les cardiopathies figurées peuvent se compliquer en cours d'évolution de bloc atrioventriculaire, en particulier les valvulopathies calcifiées, surtout aortiques, les cardiomyopathies dilatées, les atteintes cardiaques des myopathies, les cardiopathies ischémiques…

Il faut enfin signaler les blocs atrioventriculaires volontairement induits par radiofréquence pour le contrôle d'arythmies atriales à cadence ventriculaire rapide, mal tolérées.

Conséquences cliniques

Blocs atrioventriculaires asymptomatiques

Il n'est pas rare qu'un bloc atrioventriculaire, en particulier s'il est de siège nodal et de degré incomplet, n'entraîne pas de gêne fonctionnelle significative dans la vie quotidienne. Sauf cas particulier, il doit être respecté.

Syncopes et lipothymies

C'est le symptôme le plus fréquent et le plus grave. Typiquement, les syncopes sont inopinées avec une perte de connaissance brutale entraînant la chute et volontiers un traumatisme, une durée brève (« syncopes à l'emporte-pièce ») et une récupération immédiate sans signes post-critiques. Cette description est très évocatrice d'une cause cardiaque rythmique, en particulier d'un bloc atrioventriculaire paroxystique. Toutefois, il existe d'autres mécanismes de syncopes chez les patients avec bloc atrioventriculaire. Une bradycardie soutenue peut provoquer un allongement important de la repolarisation ventriculaire (intervalle QT) et la survenue de tachycardies ventriculaires multidirectionnelles ou « torsades de pointes », initiées par des extrasystoles ventriculaires à couplage tardif (R/T). Les accès sont habituellement brefs, spontanément résolutifs n'entraînant que malaises ou syncopes brèves, mais ils peuvent parfois dégénérer en fibrillation ventriculaire. Des désordres hydro-électrolytiques (hypokaliémie) et des imprégnations médicamenteuses (produits qui allongent le QT) sont souvent associés à la bradycardie pour déclencher le trouble du rythme.

Insuffisance cardiaque

En l'absence de cardiopathie figurée, le bloc atrioventriculaire même de haut degré est rarement responsable d'insuffisance cardiaque. En revanche, lorsqu'il s'associe à une cardiopathie, la bradycardie et la perte du synchronisme atrioventriculaire constituent des facteurs majeurs de décompensation de la cardiopathie ou d'aggravation de l'insuffisance cardiaque. Cela est particulièrement vrai lorsque la performance cardiaque dépend largement de la qualité du remplissage ventriculaire et donc de la fonction atriale gauche.

Troubles neuropsychologiques

Chez les sujets âgés, un bloc atrioventriculaire peut se révéler par des troubles cognitifs, des troubles de l'humeur et du comportement… tous symptômes qui peuvent faire craindre une démence débutante. Dans quelques cas heureux, la correction de la bradycardie apportera une amélioration inespérée.

Prise en charge

Blocs atrioventriculaires aigus

Une électrostimulation provisoire par sonde endocavitaire est nécessaire en cas de bloc atrioventriculaire de haut degré responsable d'une bradycardie soutenue et mal tolérée : syncopes ou malaises sévères, signes de bas débit, torsades de pointe… La perfusion d'isoprénaline IV (Isuprel®) peut être utile en attente. Pour limiter le risque de complications (infection, thrombose…), la sonde endocavitaire doit être retirée dès que la régression du bloc atrioventriculaire est confirmée.

Indications de stimulation cardiaque permanente

Elles sont aujourd'hui régies par les recommandations très simplifiées de l'ESC 2013. La recommandation de classe IIa peut être étendue aux blocs atrioventriculaires du 1er degré avec PR très long, responsable de symptômes d'effort invalidants (Tableaux S05-P03-C05-III et S05-P03-C05-IV).

Ces recommandations sont précisées dans un arbre décisionnel (Figure S05-P03-C05-27) qui propose un choix préférentiel du disposi-

Tableau S05-P03-C05-III Recommandations de l'European Society of Cardiology 2013 pour les blocs atrioventriculaires.

Recommandations	Classe	Niveau preuve
Bloc atrioventriculaire acquis du 2e ou du 3e degré symptomatique	I	C
Bloc atrioventriculaire acquis du 2e degré type 1, symptomatique ou de siège intra- ou infrahisien	IIa	C
Bloc atrioventriculaire aigu de cause réversible	III	C

Tableau S05-P03-C05-IV Choix du type de dispositif et du mode de stimulation pour les blocs atrioventriculaires.

Recommandations	Classe	Niveau preuve
Dispositif monochambre avec fonction d'asservissement (VVIR) en cas de fibrillation atriale permanente	I	C
Préférer un dispositif et un mode double chambre chez les patients avec activité atriale sinusale	IIa	B
Préférer un dispositif triple chambre (resynchronisation cardiaque) chez les patients avec insuffisance cardiaque et FEVG abaissée	IIa	B

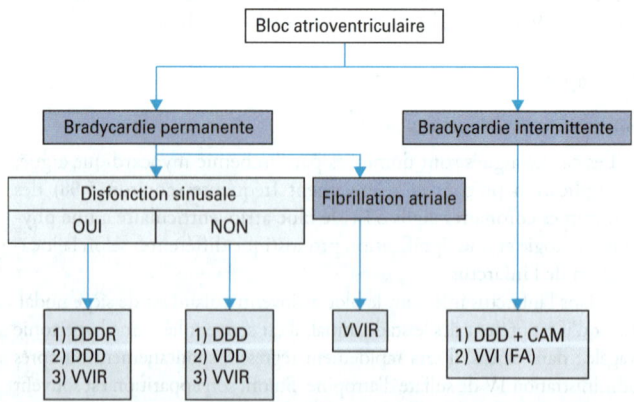

Figure S05-P03-C05-27 Recommandations de l'European Society of Cardiology 2013 pour le choix du dispositif et du mode de programmation. Modes proposés par ordre préférentiel pour chaque situation : DDDR : stimulation double chambre avec asservissement ; DDD : stimulation double chambre sans asservissement ; DDD + CAM : idem avec commutation automatique de mode ; VDD : stimulation ventriculaire déclenchée par la détection atriale (sonde atrioventriculaire unique) ; VVIR : stimulation ventriculaire seule avec asservissement ; VVI : stimulation ventriculaire seule sans asservissement.

tif et du mode programmé selon que la bradycardie est permanente/persistante ou intermittente et que l'activité atriale est sinusale ou non (FA). Lorsqu'elle est sinusale, une variante est établie selon qu'il existe (DS+) ou non (DS–) une dysfonction sinusale associée au bloc atrioventriculaire.

Conclusion

Devant toute anomalie de conduction récemment découverte, il faut :
– exclure une cause aiguë, potentiellement réversible ;
– se méfier des pièges diagnostiques, en particulier pour les pathologies sinusales ;
– en cas d'indication de stimulation cardiaque définitive, choisir le dispositif et adapter le mode de stimulation aux besoins de chaque patient en tenant compte de son âge, de ses besoins d'activité, du type d'anomalies de conduction à corriger et de l'éventuelle cardiopathie associée.

Bibliographie

Troubles du rythme supraventriculaire

1. Anselme F, Saoudi N. Flutters atriaux. *In* : Société française de cardiologie. Cardiologie et maladies vasculaires. Paris, Masson, 2007 : 1047-1055.
2. Camm AJ, Kirchhof P, Lip GY et al. Guidelines for the management of atrial fibrillation : the task force for the management of atrial fibrillation of the European Society of Cardiology (ESC). Eur Heart J, 2010, *31* : 2369-2429.
3. Charlemagne A, Blacher J, Cohen A et al. Epidemiology of atrial fibrillation in France : extrapolation of international epidemiological data to France and analysis of French hospitalisation data. Arch Cardiovasc Dis, 2011, *104* : 115-124.
4. Cosnay P, Giraudeau C, Charniot JC et al. Tachycardies atriales. *In* : Société française de cardiologie. Cardiologie et maladies vasculaires. Paris, Masson, 2007 : 1055-1059.
5. Franceschi F, Deharo JC, Djiane P. Tachycardies jonctionnelles. *In* : Société française de cardiologie. Cardiologie et maladies vasculaires. Paris, Masson, 2007 : 1060-1066.
6. Jais P, Hocini M, Bordachar P et al. Ablation de la fibrillation atriale. *In* : Société française de cardiologie. Cardiologie et maladies vasculaires. Paris, Masson, 2007 : 1104-1107
7. Kirchhof P, Benussi S, Kotecha D et al. 2016 ESC guidelines for the management of atrial fibrillation developed in collaboration with EACTS. Rev Esp Cardiol (Engl Ed), 2017, *70* : 50.
8. Le Heuzey JY. Antithrombotic treatment of atrial fibrillation : new insights. Thromb Res, 2012, *130* : 59-60.
9. Le Heuzey JY, Paziaud O, Piot O et al. Cost of care distribution in atrial fibrillation patients : the COCAF study. Am Heart J, 2004, *147* : 121-126.
10. Wyse DG, Waldo AL et al. A comparison of rate control and rhythm control in patients with atrial fibrillation. N Engl J Med, 2002, *247* : 1825-1833.

Troubles du rythme ventriculaires

11. Bogaard K, van der Steen MS, Tan HL, Tukkie R. Short-coupled variant of torsade de pointes. Neth Heart J, 2008, *16* : 246-249.
12. Brugada R, Campuzano O, Sarquella-Brugada G et al. Brugada syndrome. Methodist Debakey Cardiovasc J, 2014, *10* : 25-28.
13. Cerrone M, Cummings S, Alansari T, Priori SG. A clinical approach to inherited arrhythmias. Circ Cardiovasc Genet, 2012, *5* : 581-590
14. Di Biase L, Gasparini M, Lunati M et al. Antiarrhythmic effect of reverse ventricular remodeling induced by cardiac resynchronization therapy : the InSync ICD (implantable cardioverter-defibrillator) Italian registry. J Am Coll Cardiol, 2008, *52* : 1442-1449.
15. Leenhardt A, Denjoy I, Guicheney P. Catecholaminergic polymorphic ventricular tachycardia. Circ Arrhythm Electrophysiol, 2012, *5* : 1044-1052.
16. Mahida S, Derval N, Sacher F et al. History and clinical significance of early repolarization syndrome. Heart Rhythm, 2015, *12* : 242-249.
17. Pedersen CT, Kay GN, Kalman J et al. EHRA/HRS/APHRS expert consensus on ventricular arrhythmias.. Europace, 2014, *16* : 1257-1283.
18. Priori SG, Wilde AA, Horie M et al. HRS/EHRA/APHRS expert consensus statement on the diagnosis and management of patients with inherited primary arrhythmia syndromes : document endorsed by HRS, EHRA, and APHRS in May 2013 and by ACCF, AHA, PACES, and AEPC in June 2013. Heart Rhythm, 2013, *10* :1932-1963.
19. Willems SL, Hoffmann BA, Schaeffer B et al. Mapping and ablation of ventricular fibrillation-how and for whom ? J Interv Card Electrophysiol, 2014, *40* :229-235.

Troubles de la conduction

20. 2013 ESC guidelines on cardiac pacing and cardiac resynchronisation therapy. Eur Heart J, 2013, *34* : 2281-2329.

Toute référence à cet article doit porter la mention : Le Heuzey JY (Troubles du rythme supraventriculaires), Jauvert G (Troubles du rythme ventriculaires), Daubert JC, Mabo P (Troubles de la conduction). Troubles de la conduction. *In* : L Guillevin, L Mouthon, H Lévesque. Traité de médecine, 5ᵉ éd. Paris, TdM Éditions, 2018-S05-P03-C05 : 1-26.

Cardiologie

Chapitre S05-P03-C06
Maladies du péricarde

Péricardite aiguë

Hervé Lardoux et Michel Pezzano

La péricardite aiguë, affection fréquente, caractérisée par une infiltration de cellules inflammatoires au niveau des feuillets péricardiques est, dans la majorité des cas, bénigne. Entité pathologique classique, celle-ci a bénéficié récemment, de deux apports majeurs, l'imagerie de coupe, et la peu « coûteuse » colchicine.

Carrefour de la cardiologie et de la médecine interne, la péricardite aiguë reste encore à ce jour, déconcertante. Maladie « simple », le diagnostic de péricardite aiguë reste l'apanage de la clinique et de signes échocardiographiques classiques. Maladie « complexe », car derrière cette simplicité apparente, se cache une maladie inflammatoire assez secrète, dont l'origine virale est certes toujours dominante, mais qui peut aussi venir révéler une atteinte néoplasique, une maladie auto-immune, ou une exceptionnelle tuberculose [12]. Pendant de longues années, l'échocardiographie a constitué l'imagerie de référence pour l'étude du péricarde [1, 4, 11, 13]. Toutefois, l'imagerie de coupe (tomodensitométrie thoracique et/ou IRM cardiaque) est devenue le complément indispensable de situations plus complexes [11], permettant la confirmation de l'atteinte inflammatoire du péricarde, la détection d'une atteinte myocardique associée, ou la découverte d'un processus intrathoracique. Enfin, au traitement anti-inflammatoire empirique est venue s'adjoindre la colchicine, molécule ubiquitaire, peu coûteuse, particulièrement efficace lors des récurrences fréquentes de la péricardite [9], mais aussi à la phase aiguë initiale de la maladie [1, 10].

Anatomie du péricarde

Le péricarde, membrane fibreuse, entourant la face externe du cœur, est composé de deux feuillets (sac péricardique), l'un séreux, l'autre fibreux.

Le péricarde séreux comprend deux feuillets, l'un viscéral et l'autre pariétal qui délimitent la cavité péricardique (contenant 15 à 50 ml d'ultrafiltrat plasmatique) au niveau d'une ligne de réflexion (Figure S05-P03-C06-1). Celle-ci est complexe, remontant jusqu'au niveau des gros vaisseaux et enserrant le pédicule veineux, les veines caves et les veines pulmonaires. Cette ligne de réflexion passe en pont au niveau des veines pulmonaires, formant plusieurs culs-de-sac (cul-de-sac de Haller à la face postérieure de l'oreillette gauche) et plusieurs récessus.

Ces particularités anatomiques expliquent que :
– le décollement échographique observé en arrière de l'oreillette droite (OD) facilement dépressible et, parfois, de l'oreillette gauche (OG), soit l'un des premiers témoins d'un épanchement péricardique significatif ;

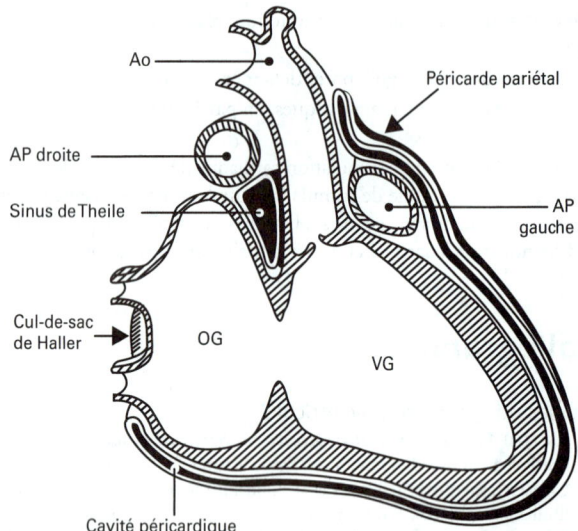

Figure S05-P03-C06-1 Anatomie du péricarde séreux et lignes de réflexion du péricarde. Ao : aorte ; AP : artère pulmonaire ; OG : oreillette gauche ; VG : ventricule gauche.

– lors d'un épanchement péricardique abondant, le cœur ne soit plus amarré que par le pédicule des gros vaisseaux, donnant cet aspect caractéristique de « cœur dansant ».

Les franges graisseuses, fréquentes de part et d'autre du péricarde, sont de véritables « pièges » diagnostiques, mimant de faux épanchements péricardiques en échocardiographie.

Les nouvelles techniques d'imagerie permettent d'apprécier l'épaisseur normale des feuillets péricardiques : de 0,7 à 2,0 mm sur la tomodensitométrie, de 1,2 à 1,7 mm sur l'IRM, valeurs légèrement surestimées par comparaison aux valeurs anatomiques (de 0,4 à 1,0 mm).

Les *affections aiguës du péricarde* sont habituellement regroupées en plusieurs entités : péricardite aiguë, péricardites récidivantes, épanchement péricardique et tamponnade.

Péricardite aiguë

Le diagnostic de péricardite aiguë est, encore aujourd'hui, en priorité clinique. L'échocardiogramme complément indispensable, ainsi que CRP et enzymes cardiaques, appartiennent à la routine.

Tableau clinique

Affection du sujet jeune (30-50 ans), à prédominance masculine, la douleur thoracique, souvent intense, est le symptôme d'appel : douleur constrictive, évocatrice, car augmentant lors de l'inspiration profonde et calmée par la position antéfléchie. Le frottement péricardique, élément majeur, recherché en antéflexion, au niveau de la région précordiale, est un bruit surajouté, systolodiastolique, audible en apnée, souvent fugace. Présent selon les séries, de 75 % à seulement 10-30 % des cas, il présente une forte spécificité, mais une faible sensibilité. La

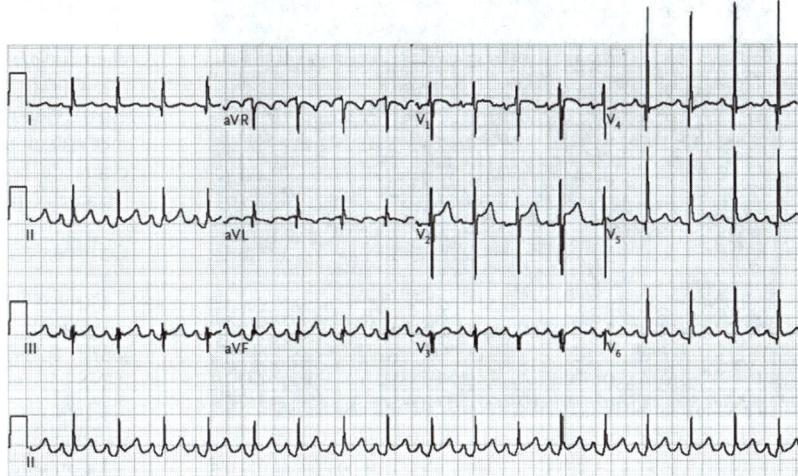

Figure S05-P03-C06-2 Péricardite aiguë. ECG 12 dérivations : sous-décalage de PQ et aspect « suspendu » quasi diffus de ST-T, sans image en miroir.

fièvre est fréquente (> 38 °C) et s'accompagne (ou est précédée) de manifestations rhinopharyngées. Une fièvre élevée (> 39 °C) doit faire évoquer d'emblée, soit une myocardite associée, soit une péricardite purulente.

Anomalies ECG

Les anomalies de repolarisation, sous décalage de PQ et aspect suspendu plus ou moins diffus du segment ST-T sont usuelles, et s'expliquent par l'anatomie du péricarde qui se réfléchit, sur le myocarde, en arrière au niveau des oreillettes (PQ) et enserre les ventricules (ST-T). Ces anomalies fréquentes (80 %) et précoces, évoluent classiquement en quatre phases : sus-décalage de ST-T, normalisation, inversion des ondes T et normalisation de la repolarisation (Figure S05-P03-C06-2).

Ces anomalies de repolarisation sont en règle faciles à différentier de l'aspect en dôme du segment ST-T de la phase aiguë de l'infarctus du myocarde, associé à une image en miroir. Des troubles du rythme (fibrillation auriculaire, extrasystoles auriculaires ou ventriculaires) sont fréquents à la phase aiguë de la péricardite

Anomalies biologiques

Le dosage de la CRP, marqueur du syndrome inflammatoire et de son intensité, est essentiel. Cependant, chez un tiers des patients, la CRP ultrasensible (CRPus) est normale, lors de la première détermination, ce qui peut correspondre soit à un dosage précoce, soit à un traitement anti-inflammatoire prescrit antérieurement. Une forte élévation initiale de la CRPus et l'absence de normalisation de la CRP sous traitement anti-inflammatoire à J8 sont des facteurs de risque de récidive [8]. La surveillance régulière de la CRP est donc un élément important de la surveillance.

La troponine I (cTnI), indissociable du bilan biologique de référence, est souvent augmentée (seuil 1,5 ng/ml) dans plus de la moitié des cas. Dans une série de 118 patients publiée en 2003, Imazio et al. observent une élévation de la troponine I supérieure à 0,1 ng/ml (Figure S05-P03-C06-3) chez un tiers des patients et 7,6 % des patients ont un taux de troponine I supérieur au seuil de l'infarctus (> 1,5 ng/ml). Ces valeurs anormales de troponine I s'associent à une élévation de la CK-MB, à des troubles segmentaires échocardiographiques, mais sans anomalie coronaire (devant faire évoquer le diagnostic de myopéricardite). Cette augmentation s'observe plus fréquemment chez des hommes jeunes, avec franche élévation du segment ST-T et présence d'un épanchement péricardique. Par opposi-

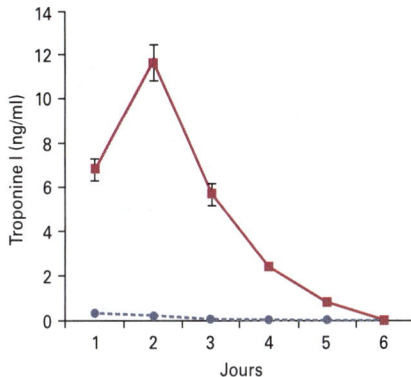

Figure S05-P03-C06-3 Péricardite aiguë idiopathique. Évolution de la troponine I (ng/ml). Groupe I (traits pointillés) : élévation de la troponine I < 0,4 ng/ml ; groupe II (traits continus) : élévation de la troponine I (> 1,5 ng/ml) comparable à celle de l'infarctus du myocarde aigu. (Modifié d'après Imazio M, Demichelis B, Cocchi E et al. Cardiac troponin I in acute pericarditis. J Am Coll Cardiol, 2003, 42 : 2144-2148.)

tion à la CRP, l'élévation initiale de la troponine I n'a pas de valeur pronostique péjorative (suivi de 24 mois).

Le contexte étiologique guide les autres examens biologiques complémentaires : anticorps antinucléaires, sérologie VIH, facteur rhumatoïde, marqueurs carcinologiques, recherche de tuberculose, Quant à la recherche d'une étiologie virale (culture, dosage d'anticorps), celle-ci n'a pas de justification en pratique courante.

Échocardiographie transthoracique

Examen de référence pour la pathologie péricardique depuis les descriptions initiales de Feigenbaum dans les années 1960, l'échocardiographie transthoracique (ETT) peut s'avérer normale lors du premier contrôle : le décollement péricardique n'est en fait présent que chez 30 à 60 % des patients. L'absence de décollement péricardique initial peut donc justifier secondairement un nouvel examen selon l'évolution du syndrome inflammatoire.

Bien que l'examen 2D soit la référence (Figure S05-P03-C06-4), la classification proposée par Horowitz [6] en mode TM (Figure S05-P03-C06-5) reste un élément simple et important du diagnostic, permettant de différentier épanchement postérieur « physiologique » (aspects A, B, C1) des épanchements « significatifs » (aspects C2 et D).

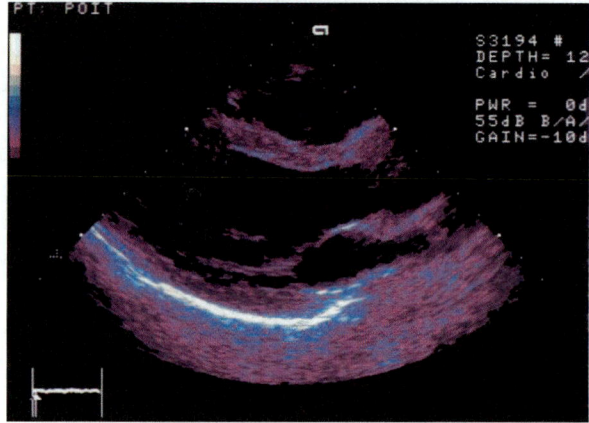

Figure S05-P03-C06-4 Péricarde normal en échographie 2D. Incidence parasternale gauche. Le péricarde est la structure la plus postérieure du massif cardiaque et la plus réfléchissante aux ultrasons.

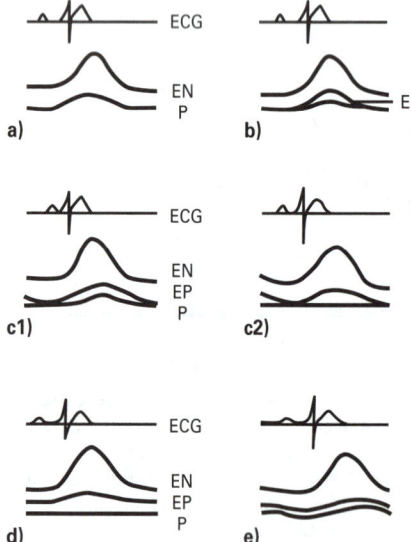

Figure S05-P03-C06-5 Classification des épanchements péricardiques selon Horowitz [6] en échocardiographie mode TM. **a)** Absence d'épanchement. **b)** Séparation de l'épicarde et du péricarde (3-16 ml). **c1)** Séparation systolodiastolique de l'épicarde et du péricarde (petit épanchement > 16 ml). **c2)** Séparation systolodiastolique de l'épicarde et du péricarde avec atténuation du mouvement du péricarde. **d)** Séparation franche systolodiastolique entre l'épicarde et le péricarde, large espace vide d'écho. **e)** Épaississement péricardique. EN : endocarde ; I : péricarde.

L'échographie 2D permet ainsi, par les multiples abords, une évaluation semi-quantitative et topographique de l'épanchement péricardique [15]. Celui-ci est souvent de répartition asymétrique, pouvant prédominer en avant des cavités droites (importance de la voie sous-costale à pratiquer en routine) ou en arrière du massif auriculaire, surtout de l'oreillette droite. Dès que l'épanchement devient circonférentiel, une analyse soigneuse des flux intracardiaques, en particulier tricuspide et pulmonaire, étudiés à faible vitesse, associée à un capteur respiratoire devient indispensable pour préciser la tolérance de l'épanchement. La présence de franges fibrineuses mobiles au contact du péricarde n'est pas rare, mais ne fournit aucune orientation étiologique [13].

Un décollement exclusivement antérieur exclut un épanchement péricardique (hormis certains rares épanchements cloisonnés) et correspond à des franges graisseuses (mieux analysées par tomodensitométrie thoracique). Il est aussi important de différencier épanchement péricardique et épanchement pleural gauche (Figure S05-P03-C06-6) : en incidence parasternale gauche, la présence d'un espace vide d'écho en avant de l'aorte thoracique descendante permet d'assurer la différence. L'examen bilatéral de la partie postérieure de la base du thorax, en position demi-assise, complète l'examen à la recherche d'un épanchement pleural associé.

Critères de gravité

Ils doivent être systématiquement recherchés :
– majeurs : fièvre élevée > 38 °C, évolution subaiguë (sur plusieurs jours), épanchement abondant (> 20 mm), absence de réponse aux AINS à J7, tamponnade ;
– mineurs : myopericarditis (voir plus loin), immunodépression, traitement anticoagulant.

La présence d'un facteur de risque et/ou d'une atteinte inflammatoire systémique justifie une hospitalisation pour surveillance et la réalisation d'un bilan étiologique [0].

Imageries de coupe : tomodensitométrie et IRM

La tomodensitométrie cardiaque et l'IRM viennent en complément de l'échographie cardiaque. Leur pratique n'est actuellement justifiée que dans les situations cliniques mal définies ou considérées à risque (fièvre élevée, inflammation prolongée) et pour lesquelles l'apport de l'échographie cardiaque apparait insuffisant et/ou incomplet [11] (Tableau S05-P03-C06-I). Ces examens sont donc souvent réalisés de façon différée par rapport à la phase aiguë initiale.

Tomodensitométrie thoracique

La tomodensitométrie thoracique permet une étude précise du péricarde (Figure S05-P03-C06-7). En l'absence de calcifications, un épaississement du péricarde avec présence d'une petite lame liquidienne est fortement évocateur de péricardite aiguë. L'injection de produit de contraste renforce l'aspect d'épaississement des feuillets pariétal et viscéral.

L'irrégularité de l'épaississement des feuillets péricardiques traduit la sévérité et l'ancienneté du processus inflammatoire. L'étude des densités renseigne sur le caractère transsudatif ou exsudatif (20-60 UH) du liquide péricardique et permet aussi de distinguer épanchement liquidien et franges graisseuses. La tomodensitométrie précise la topographie du liquide péricardique autour du massif cardiaque, et participe aussi à la démarche étiologique : analyse du médiastin, du parenchyme pulmonaire (que l'échographie est incapable d'assurer) ainsi que des plèvres.

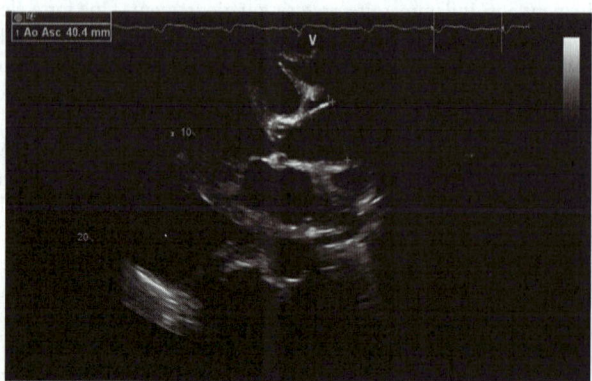

Figure S05-P03-C06-6 Échocardiographie 2D, incidence parasternale gauche grand axe. Important épanchement pleural gauche isolé, situé en avant de l'aorte thoracique. Absence de décollement péricardique.

Tableau S05-P03-C06-I Apport comparatif de l'échocardiogramme, de la tomodensitométrie thoracique et de l'IRM cardiaque pour le diagnostic des épanchements péricardiques.

	Échographie	Tomodensitométrie	IRM
Localisation	Bonne Multi-incidence	Très bonne	Excellente
Caractérisation liquidienne et tissulaire	Médiocre	Quantification par densité liquidienne : – transsudat : 20-60 UH – exsudat < 10 UH	Transsudat : faible intensité du signal en T1 et en T2 Exsudat : forte intensité du signal en T1 et en T2
Avantages	Grande accessibilité Excellente évaluation hémodynamique	Bonne accessibilité Analyse topographique et exploration du médiastin	Haute résolution temporelle Excellente définition tissulaire et évaluation hémodynamique
Limites	Échogénicité	Définition de la paroi latérale du ventricule gauche Insuffisance rénale Irradiation (réduite avec les appareils récents)	Respiration Claustrophobie Accès limité en France

UH : unités Hounsfield.

IRM cardiaque

L'IRM cardiaque assure une analyse précise des feuillets péricardiques et du myocarde (Figure S05-P03-C06-8). Un épaississement du péricarde avec présence d'une petite lame liquidienne est fortement évocateur de péricardite aiguë.

L'intensité du signal au niveau des feuillets péricardiques sur les images en écho de spin est inversement proportionnelle à l'ancienneté du processus inflammatoire : dans les formes aiguës (ou subaiguës), l'épaississement du péricarde présente des signaux de forte intensité. L'étude des séquences T2 renseigne sur le degré de l'œdème, et de néovascularisation des feuillets, témoins du degré d'inflammation. Le rehaussement tardif après injection de gadolinium est un autre marqueur de l'épaississement des feuillets péricardiques avec une forte sensibilité diagnostique de 94 à 100 % [11]. En cas de suspicion de myocardite aiguë associée, l'IRM cardiaque est l'examen de référence (Figure S05-P03-C06-9) : présence dans le sous-épicarde ou en intramyocardique, en hyper signal T2, de foyers nodulaires « en mottes », témoins d'un œdème cellulaire et, lors du rehaussement tardif, d'images nodulaires, souvent multiples, respectant le sous-endocarde, et sans correspondance avec un territoire myocardique.

Étiologie

Les péricardites aiguës [12] sont dans 80 à 85 % des cas d'origine virale ou idiopathiques (Tableau S05-P03-C06-II). De nombreux virus peuvent être impliqués (entérovirus, adénovirus, virus influenzæ). Les herpèsvirus et le cytomégalovirus seront à suspecter systématiquement chez les patients immunodéprimés. Si les péricardites bactériennes ou tuberculeuses sont actuellement rares en Europe, elles seront de principe évoquées chez des sujets habitant ou en provenance de pays émergents.

La prévalence des péricardites néoplasiques est estimée à environ 7 % : cancers du poumon, du sein, lymphome ou leucémie. Les péricardites post-radiques (maladie de Hodgkin, cancer du sein) sont plus rares et peuvent évoluer vers la constriction ou s'associer à d'autres atteintes cardiaques (coronaires et myocarde). Les maladies auto-immunes sont également des causes fréquentes (3-5 %) : polyarthrite rhumatoïde, lupus érythémateux systémique, sclérodermie et syndrome de Gougerot-Sjögren. Quant aux tumeurs primitives du péricarde, elles sont exceptionnelles.

Parmi les causes cardiologiques, l'épanchement péricardique est désormais rare au cours de l'infarctus du myocarde, aussi bien en phase aiguë (infarctus antérieur étendu) que tardivement, lors de l'exceptionnel syndrome de Dressler. Plus fréquents sont les épan-

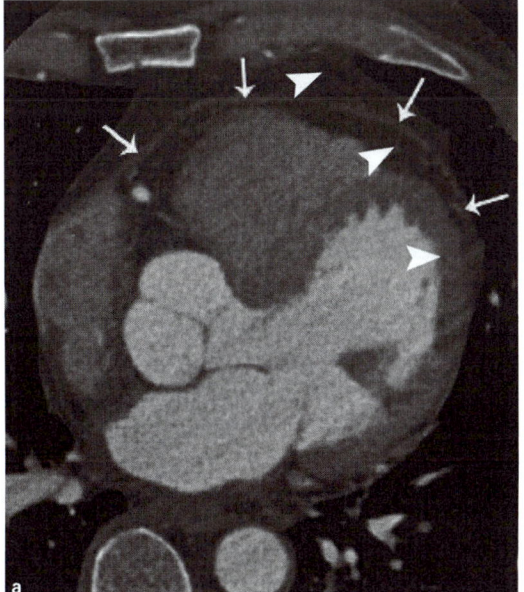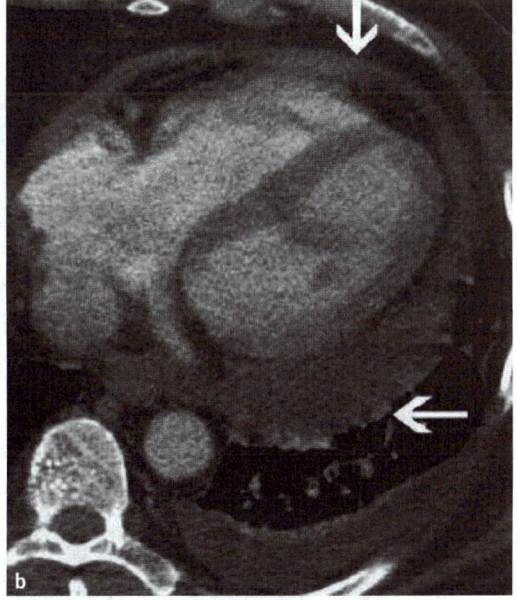

Figure S05-P03-C06-7 Tomodensitométrie thoracique avec injection. **a)** Feuillets péricardiques (flèches) d'épaisseur normale (2 mm) avec présence de franges graisseuses de part et d'autre des feuillets péricardiques (têtes de flèche). **b)** Épanchement péricardique circonférentiel, d'abondance modérée, à prédominance postérolatérale (flèches) ; épanchement pleural gauche modéré.

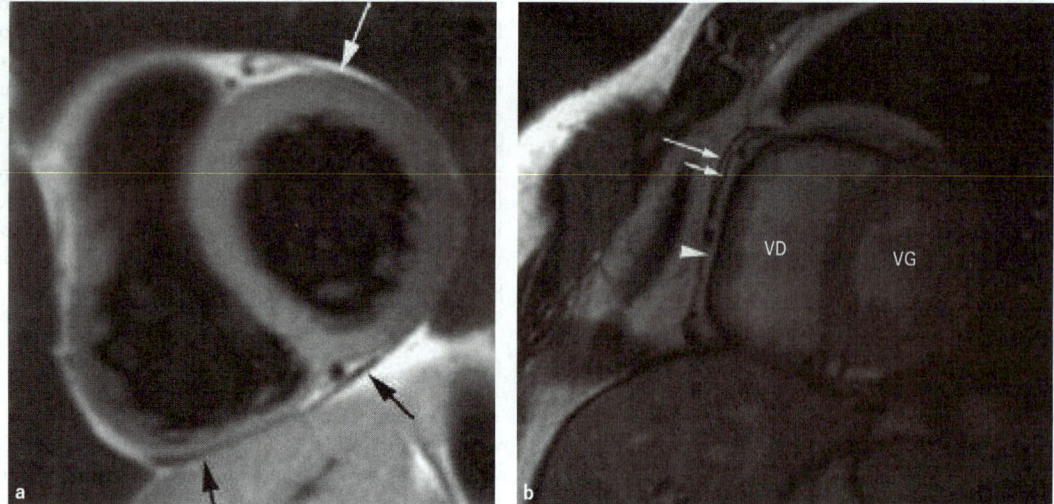

Figure S05-P03-C06-8 IRM, incidence petit axe. **a)** Séquence sang noir, T1 : péricarde normal (flèches). **b)** Séquence SSFP permettant la différenciation entre le liquide péricardique et les feuillets péricardiques : graisse épicardique (tête de flèche basse) ; minime épanchement péricardique entre les deux feuillets viscéral (flèche courte) et pariétal (flèche longue).

chements péricardiques, précoces ou retardés (J15) dans les suites de la chirurgie cardiaque (sans que le mécanisme soit clairement compris), justifiant une surveillance échographique post-opératoire dans les trois premières semaines. Les épanchements péricardiques peuvent compliquer les procédures interventionnelles, exceptionnellement en cours d'angioplastie coronaire complexe ou lors de procédures d'ablation (fibrillation auriculaire), nécessitant un drainage péricardique en urgence. Un épanchement péricardique, souvent modéré, s'observe au cours des dissections aortiques de type A.

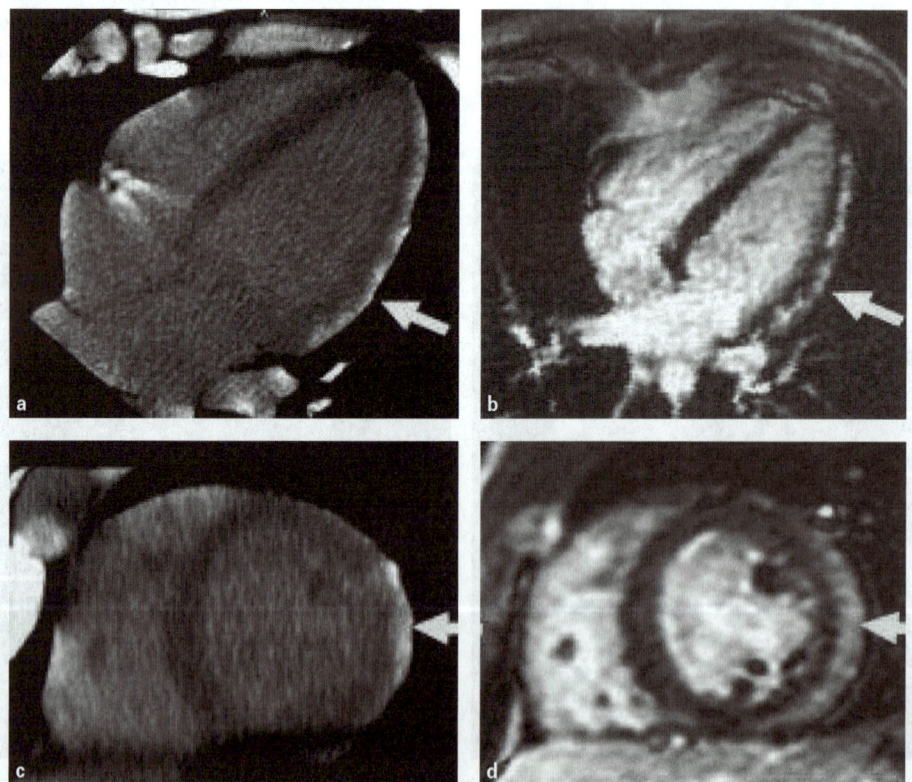

Figure S05-P03-C06-9 Myocardite aiguë. **a** et **b)** Tomodensitométrie. **c** et **d)** IRM. Coupes de 5 mm après injection d'iode (tomodensitométrie) et de gadolinium (IRM) : rehaussement sous-épicardique en mottes, intéressant la paroi latérale (flèche).

Tableau S05-P03-C06-II Principales causes et fréquence estimée des péricardites aiguës.

Étiologie	Incidence estimée
Idiopathique ou virale	85 %
Infectieuse	
– bactérienne	1-2 %
– tuberculeuse	4 %
Néoplasique	7 %
Autre	
– maladies auto-immunes	3-5 %
– radiothérapie	< 1 %
– dissection aortique	< 1 %
– chirurgie cardiaque	< 1 %
– infarctus du myocarde	5-10 % des IDM

(Modifié d'après Lange RA, Hillis LD. Acute pericarditis. N Engl J Med, 2004, 351 : 2195-2202.)

Traitement (Tableau S05-P03-C06-III)

L'objectif initial du traitement est de calmer la douleur thoracique et de contrôler rapidement le syndrome inflammatoire. Le traitement anti-inflammatoire non stéroïdien est efficace dans 80-90 % des cas [14] : aspirine (2-4 g/j) ou AINS (ibuprofène [1 200-1 600 mg/j], diclofénac [150 mg/j en traitement d'attaque, puis 100 mg/j en entretien]). Ces traitements ont une efficacité comparable, mais n'ont aucune réelle valeur « préventive » vis-à-vis des péricardites récidivantes, de la tamponnade ou encore de la constriction péricardique. Le traitement anti-inflammatoire de la péricardite aiguë demeurait, encore récemment, largement empirique (classe 1, niveau de preuve B, recommandations européennes de 2004 [14]).

En 2004, une étude française limitée à dix-neuf patients montrait le bénéfice de l'adjonction de la colchicine pour la prévention des rechutes. En 2005, dans une première série monocentrique de 120 patients, tirés au sort, lors d'un premier épisode de péricardite aiguë, l'adjonction de colchicine à un traitement conventionnel pendant 3 mois, permet de réduire le taux de rechute de péricardite de 32,3 % à 10,7 % (p < 0,004). Imazio et al. [10], en 2013, ont complété ce premier travail, par une étude multicentrique avec tirage au sort : 240 patients présentant une péricardite aiguë idiopathique (90 % des patients), traités par aspirine, étaient répartis en deux sous-groupes thérapeutiques (adjonction de colchicine [0,5 mg, 1 à 2 fois par jour] ou placebo) et suivis en moyenne 22 semaines. Le groupe colchicine a présenté une évolution précoce significativement meilleure que le groupe placebo, jugée sur la persistance des symptômes à J3 et leur disparition à J8, (respectivement 19 versus 40 % et 85 versus 58 %), mais aussi tardive (rechute et tamponnade, respectivement 16,5 versus 37,5 % et 0 versus 2,5 %). La tolérance médicamenteuse est comparable dans les deux groupes. Malgré l'absence de recommandations publiées à ce jour, et l'absence de compréhension parfaite du mécanisme d'action de la colchicine (inhibition de la dynamique de la polymérisation de la tubuline au niveau des microtubules), l'association aspirine-colchicine, pour une période de 3 mois, peut être proposée, mais reste à valider par de nouvelles recommandations.

Ces données ont justifié, dans les récentes recommandations européennes, de considérer comme systématique la prescription de colchicine (0,5 mg 2 fois par jour ou 0,5 mg/j si > 70 kg ou intolérance) en association à l'aspirine ou aux AINS pour le traitement de la péricardite aiguë. Il faut éviter d'associer la colchicine aux inhibiteurs du cytochrome P450 3A4. Une insuffisance rénale et hépatique sévère reste des contre-indications à la colchicine.

Quant à la corticothérapie, elle est contre-indiquée dans les formes simples, car exposant à un risque élevé de récidives. Les maladies auto-immunes resteraient la seule justification de la corticothérapie.

Pronostic

Le pronostic de la péricardite aiguë, virale ou idiopathique, est globalement bon. La survenue d'une tamponnade est rare. Le risque de constriction péricardique est estimé inférieur à 1 % pour les péricardites aiguës idiopathiques, à 2-5 % pour les péricardites auto-immunes et élevé (> 20-30 %) en cas de péricardite tuberculeuse ou purulente. Cette double association permet d'améliorer le pronostic et de réduire significativement la fréquence des rechutes (péricardites récurrentes) car, en l'absence de traitement par la colchicine, celle-ci est estimée à 15-30 %.

Péricardites récidivantes (Tableau S05-P03-C06-IV)

Ce terme de péricardite récidivante recouvre, d'une part les péricardites dites « intermittentes » avec une période libre de tout symptôme d'au moins 6 semaines et, d'autre part, les péricardites « incessantes » avec permanence ou disparition transitoire des symptômes en moins de 6 semaines. Des épanchements péricardiques abondants, une tamponnade ou une constriction péricardique sont exceptionnels. Le mécanisme de la rechute reste obscur, probable processus immunopathologique en raison des poussées évolutives, de la fréquence des anticorps anticœur, et de la similitude avec les affections auto-immunes (lupus, post-infarctus, post-péricardiotomie).

Tableau S05-P03-C06-III Recommandations pour le traitement de la péricardite aiguë [4]

Recommandations	Classe	Niveau de preuve
L'aspirine ou les AINS sont recommandés comme traitement de 1re intention	I	A
La colchicine est recommandée comme traitement de 1re intention en association aux AINS	I	A
La CRP guide la durée du traitement et évalue la réponse du traitement	IIa	C
Les corticoïdes ne sont pas recommandés comme traitement de 1re intention	III	C

Tableau S05-P03-C06-IV Définition des péricardites « incessante », « chronique » et « récurrente ».

Péricardite incessante
Persistance des symptômes (> 4-6 semaines) sans intervalle libre franc après la phase aiguë
Péricardite chronique
Persistance de l'épanchement péricardique > 3 mois
Péricardite récurrente
Premier épisode de péricardite aiguë, intervalle libre de 4 à 6 semaines, voire au-delà et récurrence de l'atteinte péricardique similaire à celle de l'épisode aigu

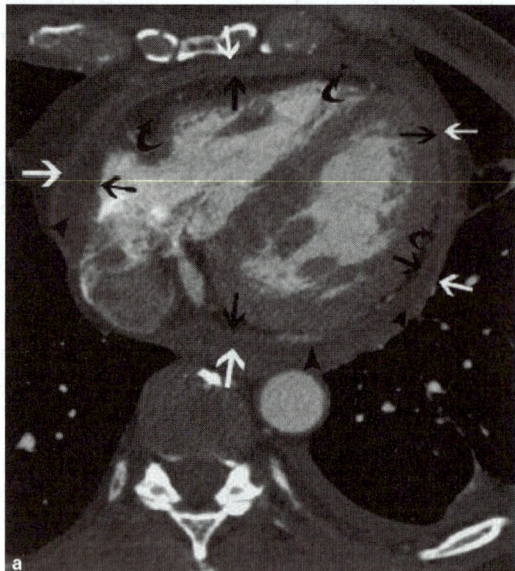 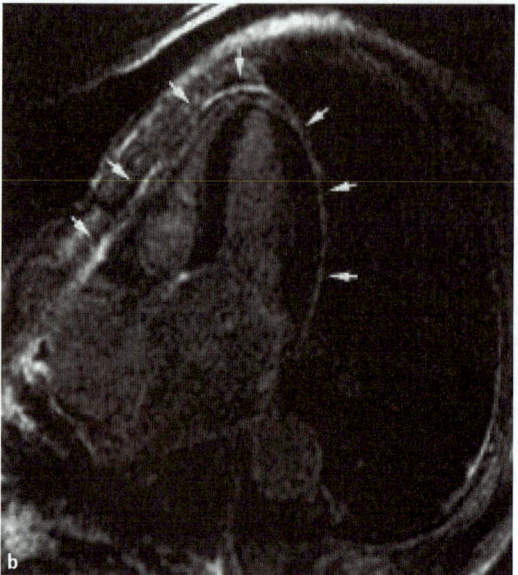

Figure S05-P03-C06-10 Péricardite récidivante. **a)** Tomodensitométrie cardiaque après injection de produit de contraste : épaississement des feuillets péricardiques (flèches blanches) et graisse épicardique (flèches noires) ; petit épanchement pleural gauche. **b)** IRM cardiaque : rehaussement tardif après injection de gadolinium, avec renforcement circonférentiel du péricarde (têtes de flèche), traduisant l'inflammation du péricarde.

Leur fréquence, après un premier épisode de péricardite aiguë est estimée de 15 à 30 %, et favorisée par le recours aux corticoïdes. À partir d'une série de 453 patients, plusieurs facteurs de risque de rechute ont été individualisés : le sexe féminin, une fièvre supérieure à 38 °C, la forte élévation initiale de la CRP, l'absence d'efficacité rapide du traitement anti-inflammatoire, ainsi qu'un épanchement péricardique abondant [7]. La symptomatologie est identique à celle de la péricardite aiguë, mais habituellement sur un mode atténué ; frottement péricardique, modifications ECG et épanchement péricardique sont moins fréquents, mais la CRP est significativement élevée.

Imagerie

L'échocardiographie reste, dans cette situation, l'imagerie de première intention [11] avec des caractéristiques identiques à celles de la péricardite aiguë, allant du simple décollement postérieur aux épanchements abondants, rarement mal tolérés avec tamponnade. Au terme de poussées itératives, des signes débutants de constriction péricardique peuvent apparaître.

La tomodensitométrie thoracique et l'IRM cardiaque sont dès lors justifiées [1, 4, 11], en complément de l'échographie trans-thoracique. Elles permettent d'apprécier le degré d'épaississement des feuillets péricardiques, témoin du syndrome inflammatoire, mais aussi la topographie et l'atteinte thoracique associée (Figure S05-P03-C06-10).

L'aspect inflammatoire de la graisse péricardique et épicardique ainsi que la présence de sang dans l'espace péricardique sont des arguments en faveur de la récurrence de l'atteinte du péricarde. L'étude des densités en tomodensitométrie donne une orientation sur le caractère exsudatif (10 unités Hounsfield) ou éventuellement hémorragique aigu (> 30 UH) de l'épanchement. De même, l'IRM aide à cette distinction : en faveur d'un transsudat, faible signal sur les images pondérées en T1 et, à l'inverse, signal intense en faveur d'un exsudat [4]. Les adhérences entre péricarde pariétal et viscéral, souvent plus tardives, peuvent être mises en évidence en IRM cardiaque par un *tagging* dynamique.

L'IRM peut s'avérer à la fois intéressante pour exclure le diagnostic de péricardite récidivante dans un contexte de douleur thoracique et d'antécédents de péricardite, et pour surveiller l'évolution des marqueurs de l'inflammation et donc guider le traitement anti-inflammatoire.

Traitement (Tableau S05-P03-C06-V)

La péricardite aiguë récidivante est restée longtemps une vraie difficulté thérapeutique. Quelques observations [2] avaient indiqué que la colchicine permettait d'interrompre le cycle de rechutes péricardiques incessantes, face à l'inefficacité des divers traitements anti-inflammatoires, y compris les corticoïdes, et même le drainage péricardique. Imazio et al., avec les études CORE (en ouvert, sans tirage au sort), puis CORP (prospective, multicentrique, en double aveugle, tirage au sort et groupe placebo), ont démontré l'importance de l'adjonction de la colchicine dans la prévention des rechutes. La deuxième étude publiée en 2011 [9] incluant 120 patients avec le même schéma thérapeutique (adjonction de colchicine 0,5-1 mg/j, pendant une période de 6 mois), confirme la réduction du taux de récidive de 55 à 24 % pour le groupe colchicine, ainsi que la disparition plus rapide des symptômes dès la 72e heure du traitement, une diminution du nombre moyen de rechutes et un allongement de la durée de rémission entre les rechutes. La méta-analyse publiée par Imazio en 2012 confirme, en prévention secondaire, la nette réduction, en adjoignant la colchicine, du taux de péricardite récidivante (RR : 0,40 ; p > 0,001). L'association de la colchicine à l'aspirine est donc efficace, bien tolérée et désormais recommandée dans cette indication [1].

Les corticoïdes restent contre-indiqués en première intention, sauf pour les maladies auto-immunes et post-radiques (cancer du sein). En cas d'échec des traitements conventionnels, certains proposent en cas rechutes incessantes, un traitement immunosuppresseur, voire, en dernier recours, une péricardectomie.

Péricardite aiguë associée à une atteinte myocardique aiguë (« myopericarditis »)

La péricardite aiguë et la myocardite aiguë peuvent s'associer, avec une prédominance soit de l'atteinte péricardique (« myopericarditis »), soit

Tableau S05-P03-C06-V Recommandations pour le traitement de la péricardite récurrente [1].

Recommandations	Classe	Niveau de preuve
L'aspirine ou les AINS sont la base du traitement et sont recommandés à la posologie maximale jusqu'à la résolution complète des symptômes	I	A
La colchicine (0,5 mg 2 fois par jour ou 0,5 mg/j si < 70 kg ou intolérance) pour 6 mois est recommandée comme traitement en association à l'aspirine/AINS	I	A
La CRP guide la durée du traitement et évalue la réponse au traitement	IIa	C
Après normalisation de la CRP, une réduction progressive des traitements est envisagée, avec arrêt de l'une des classes de médicaments	IIa	C
Une restriction de l'activité sportive chez des sujets non athlètes doit être prescrite jusqu'à la disparition des symptômes et la normalisation de la CRP	IIa	C
Même restriction pour une période de 3 mois chez des athlètes jusqu'à la normalisation de la CRP, de l'ECG et de l'échographie	IIa	C

de l'atteinte myocardique (« perimyocarditis ») [1]. Habituellement d'origine virale, mais imprécise, les atteintes mixtes s'observent aussi lors des connectivites, des arthrites inflammatoires et après radiothérapie.

Le tableau clinique est souvent modeste, hormis les manifestations de la maladie causale. Le dosage de la troponine I ou T, parfois l'altération de la fonction ventriculaire gauche en échographie et surtout en IRM [4], l'aspect caractéristique en mottes intramyocardique, témoin de l'œdème (hypersignal sur les images pondérées en T2, avec rehaussement précoce et tardif du gadolinium), respectant l'endocarde et sans répartition systématisée, caractérisent cette entité.

Le traitement est celui de la péricardite aiguë : aspirine ou AINS associés à la colchicine, surveillance de la CRP et vérification de la disparition des images en mottes en IRM ainsi que des anomalies de la fonction VG. Le pronostic est bon [1, 4, 11].

Épanchement péricardique

Le volume de l'épanchement péricardique, en dehors du tableau particulier de la tamponnade, est en règle faible (50-100 ml), à modéré (100-500 ml), rarement important (> 500 ml). Les épanchements modérés sont de causes diverses ; les épanchements abondants sont le plus souvent néoplasiques, tuberculeux ou secondaire à une hypothyroïdie sévère, ou peuvent s'observer dans des contextes particuliers, dissection aortique, rupture myocardique, cardiologie interventionnelle. La nature de l'épanchement correspond à un transsudat, à un exsudat, à un hémopéricarde ou exceptionnellement à un pyopéricarde.

Les symptômes d'appel peuvent être ceux d'une péricardite, ou plus atypiques, dyspnée, oppression thoracique, tachycardie, signes d'hyperpression veineuse modérée, voire découverte fortuite. Bien tolérés, ces épanchements justifient une simple surveillance. Toutefois, des épanchements abondants pouvant révéler secondairement une néoplasie, nécessitent une surveillance régulière.

Imagerie

Une cardiomégalie radiologique est la première justification d'une imagerie cardiaque, de même que toute symptomatologie thoracique mal explicitée.

Échocardiographie

L'échocardiographie demeure l'examen de première intention. Le décollement systolodiastolique entre l'épicarde et le péricarde pariétal postérieur affirme l'épanchement péricardique significatif [6, 15]. L'échographie 2D et l'étude Doppler des flux intracardiaques demeurent des outils classiques, et indispensables. L'échographie 2D permet d'apprécier l'abondance et la répartition topographique variable, circonférentielle ou localisée, de l'épanchement [15]. Elle peut contribuer à distinguer graisse péricardique et épanchement liquidien : la graisse antérieure est plus brillante que le myocarde et reste adhérente au cœur lors des contractions. L'évaluation du volume de l'épanchement reste semi-quantitative (répartition péricardique habituellement non uniforme). L'importance du décollement postérieur entre les deux feuillets péricardiques, en fin de diastole, est bon indicateur (Tableau S05-P03-C06-VI). L'étude des flux intracardiaques par Doppler pulsé avec capteur nasal est systématique et sert de référence.

Tableau S05-P03-C06-VI Évaluation semi-quantitative d'un épanchement péricardique par échographie 2D

	Volume
Faible	< 10 mm
Modéré	10-20 mm
Abondant	> 20 mm
Très abondant	> 25 mm

Tomodensitométrie cardiaque

La tomodensitométrie cardiaque est un complément utile pour préciser la localisation et la quantification d'un épanchement péricardique. La graisse épicardique est facilement différentiée d'un épanchement liquidien par la tomodensitométrie thoracique, surtout dans les régions antérieures et supérieures, moins bien explorées par l'échographie. L'évaluation de la densité du liquide péricardique [3] renseigne sur la chimie et l'étiologie du liquide péricardique (*voir* Tableau S05-P03-C06-VI)

IRM cardiaque

L'IRM cardiaque, indiquée en seconde intention, fournit aussi des informations précises sur la topographie, le degré d'épaississement péricardique et la caractérisation de l'épanchement (Figure S05-P03-C06-11) [4, 11]. La quantification du volume de l'épanchement est beaucoup plus fiable, en raison d'une meilleure analyse de la paroi postérolatérale du ventricule gauche, de la paroi inférieure du ventricule droit et des récessus péricardiques (analyse volumétrique « multicoupe »). Le caractère exsudatif ou hémorragique du liquide se traduit habituellement par un signal de forte intensité sur les séquences T1 et T2. L'IRM, en objectivant les variations du liquide péricardique au cours du cycle cardiaque, contribue à améliorer la distinction entre liquide et graisse épicardique. L'IRM est donc un outil performant adapté aux situations complexes (Tableau S05-P03-C06-VII).

Conclusion

L'anatomie du péricarde et sa physiologie complexe, reliant péricarde, cavités cardiaques et pressions intrathoraciques, rendent compte de la diversité des tableaux cliniques, Important carrefour de la médecine interne, la péricardite aiguë, maladie inflammatoire, sans cause apparente dans la majorité des cas, reste de ce fait déroutante, sinon encore mystérieuse. Même si l'échocardiographie-Doppler demeure la référence en imagerie, pour la pathologie péricardique [3, 5, 6, 15, 19], la tomo-

Cardiologie

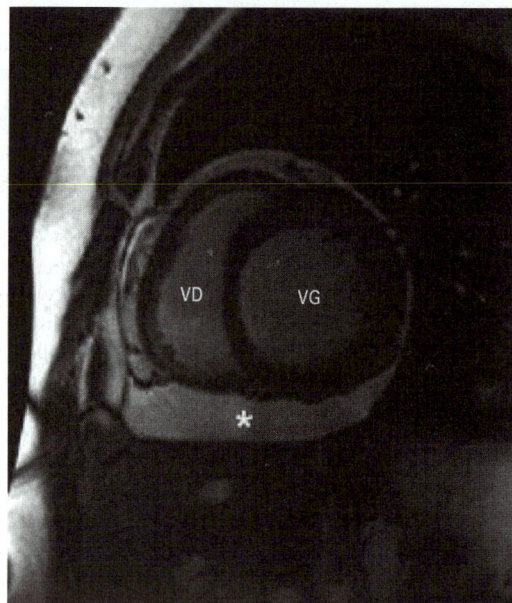

Figure S05-P03-C06-11 IRM, séquence SSFP, incidence petit axe : épanchement péricardique circonférentiel d'abondance modérée, prédominant nettement en regard de la partie déclive en regard des cavités cardiaques (VD-VG).

Tableau S05-P03-C06-VII Recommandations pour le diagnostic d'épanchement péricardique [1].

Recommandations	Classe	Niveau de preuve
L'échographie trans-thoracique est recommandée chez tous les patients suspects d'épanchement péricardique	I	C
Le cliché thoracique est recommandé en cas de suspicion d'épanchement péricardique ou d'atteinte pleuropulmonaire	I	I
Le dosage des marqueurs de l'inflammation (CRP) est recommandé en cas d'épanchement péricardique	I	C
La tomodensitométrie ou l'IRM sont à envisager en cas de suspicion d'épanchement péricardique cloisonné, d'épaississement des feuillets péricardiques, de masses ou d'anomalies thoraciques	IIa	C

densitométrie thoracique et l'IRM cardiaque se sont imposées comme des compléments indispensables [1, 4, 5, 9, 16, 17] dans des situations cliniques traînantes, récidivantes ou imprécises, permettant une meilleure appréciation topographique de l'épanchement et une analyse précise des feuillets péricardiques, inflammation et épaississement. L'IRM cardiaque assure en complément, grâce une haute résolution temporelle, l'évaluation de l'interdépendance ventriculaire, et une éventuelle atteinte myocardique aiguë associée.

Enfin, l'importante expérience acquise par Imazio et al. [7, 8, 9, 10] avec la colchicine, prescrite en complément de l'aspirine, a transformé la fréquence des rechutes et simplifié l'évolution des formes aiguës. Ainsi l'imagerie multimodale et la colchicine résument-elles les avancées récentes diagnostiques et thérapeutiques de la péricardite aiguë [1, 4, 11].

Toutefois, des interrogations multiples persistent concernant la péricardite aiguë, symptôme et maladie, qui font discuter la tenue de registre multicentrique des péricardites aiguës et de leurs variantes cliniques, mais aussi de la création de centres de référence pour une prise en charge thérapeutique optimisée des formes récurrentes.

Tamponnade cardiaque

Xavier Repessé, Cyril Charron et Antoine Vieillard-Baron

Le péricarde est constitué de deux feuillets, un feuillet externe dit pariétal et un feuillet interne dit viscéral, entre lesquels se trouvent en permanence de façon physiologique 15 à 30 ml de liquide à une pression proche de la pression pleurale, soit approximativement 5 mmHg au-dessous de la barométrique. La tamponnade cardiaque est définie par la présence d'une quantité anormale de liquide péricardique générant une pression dans le péricarde suffisante pour comprimer les cavités cardiaques et être responsable d'un retentissement circulatoire. Ce retentissement peut parfois être fruste, mais est aussi et plus souvent majeur, entraînant alors un tableau typique de choc obstructif.

Les conséquences circulatoires de la tamponnade cardiaque résultent directement de la faible distensibilité du tissu péricardique provoquant une compression des cavités cardiaques droites puis gauches. Cela survient soit parce que l'épanchement est de grande abondance, soit parce qu'il se constitue rapidement.

Il existe peu de données épidémiologiques sur l'incidence exacte de la tamponnade cardiaque tant les populations et les situations diffèrent. De nombreuses études épidémiologiques ont, en revanche, rapporté les principales causes d'un épanchement péricardique, sans se focaliser particulièrement sur la tamponnade et une analyse rétrospective sur une large cohorte de plus de 10 000 patients « tout venant » ayant bénéficié d'une échocardiographie, a rapporté que la présence d'un épanchement péricardique était associée à une majoration de la mortalité à un an [25].

Les causes de l'épanchement péricardique sont très variées (Tableau S05-P03-C06-VIII). Le liquide péricardique peut être clair, purulent, sanglant avec ou sans caillot, voire gazeux. Les cancers, les infections (en particulier la tuberculose) et les maladies auto-immunes sont les principales causes de tamponnade dite médicale. L'hémopéricarde est le plus souvent post-chirurgical ou traumatique, mais peut révéler aussi une dissection aortique, urgence chirurgicale qu'il faudra savoir diagnostiquer.

Rappels physiopathologiques hémodynamiques

La tamponnade cardiaque est responsable d'une « adiastolie aiguë » [27]. L'issue brutale de liquide dans le péricarde inextensible empêche un remplissage normal des cavités cardiaques, auriculaires ou ventriculaires.

En condition normale, le volume des cavités cardiaques est plus grand en diastole qu'en systole. Les cavités ne sont pas limitées dans leur expansion car la pression intrapéricardique est basse. En protosystole, la réduction brutale du volume des ventricules crée une dépression intrapéricardique qui agit comme un moteur du retour veineux, assurant le remplissage auriculaire par accélération systolique antérograde des flux des veines caves. C'est également vrai de façon prononcée lors de la relaxation ventriculaire protodiastolique qui fait également baisser la pression intrapéricardique (Figure S05-P03-C06-12).

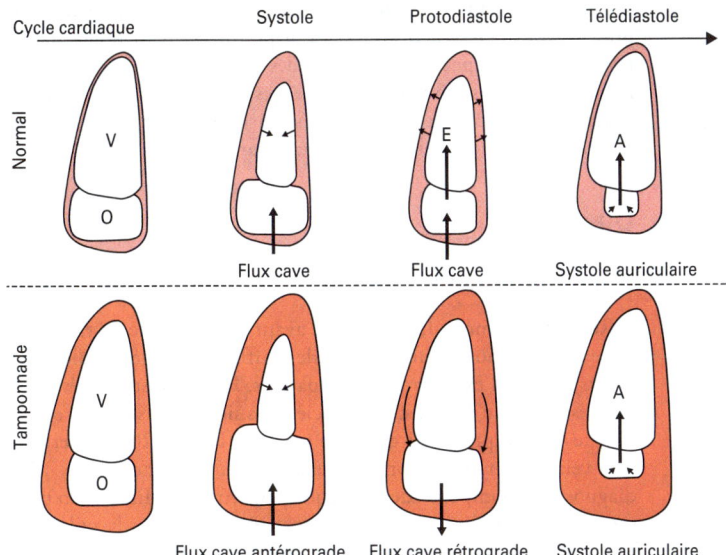

Figure S05-P03-C06-12 Schéma illustrant l'altération du remplissage des cavités cardiaques lors de la tamponnade. En condition normale, suite à la systole ventriculaire, le remplissage du ventricule est assuré par un flux passif lié à la relaxation (onde E), puis par un flux actif secondaire à la systole auriculaire (onde A). Lors de la tamponnade, le remplissage V est assuré en grande partie par la systole auriculaire, la relaxation ventriculaire n'ayant plus d'effet d'afflux de sang en raison de l'hyperpression péricardique.

Lors de la présence d'un épanchement péricardique mal toléré, l'expansion des cavités cardiaques en diastole devient plus difficile. Du fait d'une pression élevée dans le péricarde et sachant que le volume des cavités cardiaques reste constant, ce volume sera d'autant plus petit que la pression péricardique est importante. Il en découle une compétition entre l'oreillette droite (OD) et le ventricule droit (VD) qui survient précocement à un stade initial dit de « prétamponnade ». Secondairement, au stade de tamponnade cardiaque, survient une compétition entre les deux ventricules avec un enfoncement du VD en diastole (Figure S05-P03-C06-13). Ainsi, outre le tableau clinique évocateur, est-ce l'échocardiographie qui fait le diagnostic de tamponnade cardiaque en visualisant l'épanchement péricardique et en évaluant sa mauvaise tolérance, à savoir la compétition ventriculaire. La voie transthoracique est suffisante dans la majorité des situations, mais dans certaines situations très particulières abordées à la fin de ce chapitre, la voie transœsophagienne s'impose.

Compétition auriculoventriculaire droite

Lors de la systole, la réduction du volume ventriculaire droit génère une dépression intrapéricardique qui permet le remplissage passif de

Tableau S05-P03-C06-VIII Principales causes de la tamponnade cardiaque.

Type de liquide	Contexte	Étiologie
Liquide exsudatif (Protéines P/S b> 0,5, LDH P/S > 0,6)	Infectieux	Bactérienne : *Mycobacterium tuberculosis*, *Coxiella burnetii*, *Streptococcus* sp., *Staphylococcus* sp. Virale (plus rare) : virus Cocksackie, rougeole, virus d'Epstein-Barr, cytomégalovirus… Fongique (très rare dans la tamponnade) Parasitaire (très rare dans la tamponnade)
	Néoplasique	Tumeurs métastatiques : lymphome, cancer solide (poumon, sein…) Tumeurs primitives : mésothéliome (très rare)
	Inflammatoire	Myocardite Syndrome de Dressler
	Dysimmunitaire	Lupus érythémateux systémique Myxœdème Maladie de Behçet Vascularite systémique Polyarthrite rhumatoïde
	Métabolique	Péricardite urémique Maladie d'Addison Péricardite hypercholestérolémique
	Médicamenteux	Hypersensibilité : pénicilline Lupus-induit : hydralazine, isoniazide Chimiothérapie : anthracyclines
	Idiopathique	
Hémopéricarde	Post-interventionnel	Post-sternotomie pour chirurgie cardiaque Ablation de flutter Pose de pacemaker
	Spontané	Dissection aortique aiguë
	Traumatique	Traumatisme thoracique fermé ou ouvert
Liquide transudatif	Anasarque	Insuffisance cardiaque Insuffisance hépatocellulaire Insuffisance rénale chronique

P/S : péricarde/sérum.

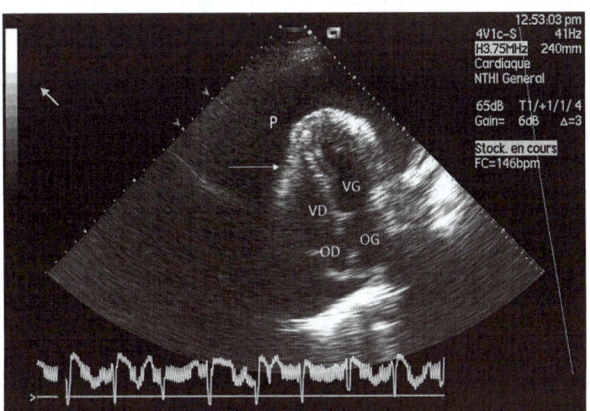

Figure S05-P03-C06-13 Échocardiographie transthoracique en mode bidimensionnel objectivant un volumineux épanchement péricardique comprimant le ventricule droit. La tamponnade est définie par la présence d'un épanchement le plus souvent liquidien, apparaissant comme un espace vide d'échos (noir) entre les deux feuillets péricardiques sur un échocardiogramme, et responsable d'une compression du ventricule droit.

l'oreillette droite grâce au flux cave systolique antérograde qui reste préservé. En revanche, lors du remplissage du VD, l'augmentation de son volume génère une augmentation brutale et intense de la pression intrapéricardique responsable d'une compression de la cavité la plus faible, à savoir l'OD, responsable d'une baisse du retour veineux systémique. Ce collapsus auriculaire est qualifié de prétamponnade lorsqu'il est isolé et partiel. En cas de tamponnade, il est complet et associé à une compression du VD (voir plus loin).

Compétition ventriculo-ventriculaire

Outre le tableau clinique caractéristique, la tamponnade se caractérise par la compression de la paroi libre du VD [19]. Les deux ventricules devant se partager un espace péricardique restreint par l'épanchement, c'est le ventricule où règne la pression la plus basse, en l'occurrence le VD, qui est la première victime de l'augmentation de la pression intrapéricardique. Le ventricule gauche (VG) se remplit donc aux dépens du VD, qui présente alors un collapsus télédiastolique, signant l'adiastolie et le diagnostic de tamponnade.

Rôle de la ventilation

La dépression intrathoracique lors de l'inspiration est responsable d'une baisse de la pression péricardique, ce qui permet le maintien d'un retour veineux systémique malgré l'obstacle péricardique. C'est pourquoi les patients en tamponnade cardiaque sont très souvent polypnéiques, la polypnée faisant partie du tableau clinique. C'est aussi l'une des raisons pour laquelle l'anesthésie générale et la mise sous ventilation mécanique (pression intrathoracique positive) peuvent toutes les deux engendrer un arrêt cardiaque. Ces éléments sont à prendre en compte lors du drainage chirurgical de l'épanchement et nécessitent une coordination parfaite entre l'anesthésiste et le chirurgien.

Cette dépression intrathoracique qui survient lors de l'inspiration majore le gradient de pression motrice du retour veineux et facilite le remplissage des cavités cardiaques droites. Cela se fait aux dépens du VG qui se trouve alors comprimé avec un mouvement caractéristique du septum interventriculaire vers la gauche [21]. Lors de l'inspiration, le VD éjecte donc une quantité de sang substantiellement plus importante dans la circulation pulmonaire, alors que cette quantité de sang ne peut atteindre les cavités gauches du fait des troubles de la compliance directement issus de la compression gauche par le VD. Lors de l'expiration, le VD n'exerce plus cette contrainte sur le VG qui se laisse alors remplir du sang stocké dans les vaisseaux pulmonaires lors de l'inspiration. Ce rôle des vaisseaux pulmonaires, appelé *pooling*, améliore donc l'éjection ventriculaire gauche lors de l'expiration. Le septum interventriculaire a alors le mouvement inverse de la gauche vers la droite. L'échocardiographie en mode Doppler permet ainsi de visualiser à l'inspiration une augmentation des flux tricuspide et pulmonaire et une diminution des flux mitral et aortique et inversement lors de l'expiration (*voir* Figure S05-P03-C06-20).

Chez un patient ventilé mécaniquement (en pression positive), les pressions pleurale et péricardique sont positives durant tout le cycle respiratoire avec une majoration de celles-ci à l'insufflation. Cette augmentation de pression a des conséquences dramatiques dans le cas de la tamponnade cardiaque où la pression générée par la ventilation mécanique s'ajoute à celle générée par l'épanchement.

Diagnostic

Diagnostic clinique

Reconnue comme un diagnostic avant tout clinique, la tamponnade est néanmoins parfois difficile à affirmer sur de simples éléments issus de l'examen au lit du patient. Le diagnostic est évoqué en présence d'un état de choc associé à des signes d'insuffisance cardiaque droite, qui constituent la « triade de Beck » [20] : hypertension veineuse, hypotension artérielle, et cœur « petit et calme ». Le diagnostic de tamponnade cardiaque peut être plus difficile en présence de signes cliniques moins francs. La dyspnée et la polypnée sont parmi les signes cliniques les plus fréquents mais, comme la tachycardie, la turgescence jugulaire ou la diminution des bruits du cœur, ils manquent de sensibilité et de spécificité. Dans certains cas, la tamponnade est dite à pression systémique basse et n'est alors pas accompagnée par l'hyperpression systémique (turgescence jugulaire notamment). C'est le cas par exemple lors d'une hypovolémie associée.

Parmi les signes cliniques classiquement décrits pour poser le diagnostic de tamponnade cardiaque, le pouls paradoxal est le plus classique. Il s'agit d'une diminution du pouls radial à l'inspiration, reflet d'une chute du débit cardiaque (Figure S05-P03-C06-14). En pratique, il est défini comme une diminution inspiratoire de la pression artérielle systolique de 10 mmHg ou plus. Bien que décrit comme « paradoxal », il n'est en fait que l'exagération du phénomène physiologique que nous avons décrit ci-dessus : la majoration du retour veineux à l'inspiration provoque une compétition ventriculoventriculaire aux dépens du VG qui se voit comprimé et ne peut donc plus éjecter le sang, lui-même stocké dans les vaisseaux pulmonaires. La principale limite du pouls paradoxal concerne la difficulté à évaluer les variations de la pression artérielle chez un patient tachycarde et polypnéique sans monitoring invasif de la pression sanglante. Par ailleurs, le pouls paradoxal manque de sensibilité et peut être absent lors d'une authentique tamponnade dans des situations telles que l'état de choc sévère avec profonde hypotension, l'hypertrophie ventriculaire droite, la dysfonction cardiaque gauche avec pressions élevées, la communication interauriculaire ou encore certains cas de tamponnades à basse pression. Ainsi, l'absence de pouls paradoxal ne peut éliminer le diagnostic. A contrario, certaines maladies cardiaques peuvent être associées à la présence d'un pouls paradoxal : la péricardite constrictive, la cardiomyopathie restrictive, l'infarctus du myocarde ou encore le choc cardiogénique. Des affections extracardiaques peuvent aussi générer le

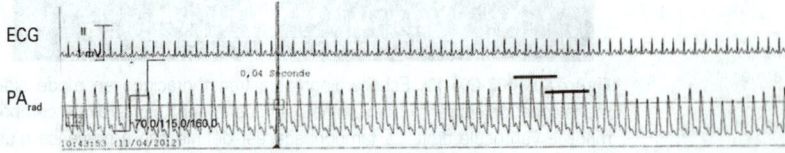

Figure S05-P03-C06-14 Variation respiratoire de la courbe de pression artérielle mesurée sur un cathéter radial, correspondant au pouls paradoxal de Kussmaul. En ventilation spontanée, l'augmentation du retour veineux dans l'oreillette droite lors de l'inspiration est responsable d'une dilatation du ventricule droit qui gêne le remplissage ventriculaire gauche ; il en résulte une baisse de la pression artérielle systolique. À l'expiration, le ventricule gauche peut se remplir de nouveau et la pression artérielle systolique augmente.

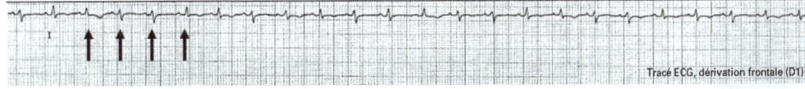

Figure S05-P03-C06-15 Électrocardiogramme montrant une tachycardie sinusale avec alternance électrique. Un épanchement péricardique, s'il est volumineux, est à l'origine de mouvements du cœur dans la cavité liquidienne, responsables de modifications de l'axe électrique du cœur, expliquant l'alternance électrique sur l'ECG.

pouls paradoxal, la plus connue étant l'asthme aigu grave, mais le contexte clinique est alors très différent.

L'ECG d'un patient présentant une tamponnade cardiaque présente en général une tachycardie sinusale. Il est microvolté au même titre que les bruits du cœur peuvent paraître assourdis à l'auscultation. Il existe fréquemment des troubles non spécifiques de la repolarisation. L'alternance électrique est pathognomonique d'un épanchement péricardique abondant mais ne signe pas forcément la tamponnade (Figure S05-P03-C06-15).

Au final, et compte tenu des difficultés du diagnostic clinique, le diagnostic est posé grâce à l'évaluation hémodynamique du patient, par le cathétérisme droit dans le passé, mais désormais à l'aide de l'échocardiographie.

Évaluation hémodynamique

Au cours de la tamponnade cardiaque, la pression artérielle pulmonaire (PAP) subit d'importantes variations respiratoires en opposition parfaite avec la pression artérielle systémique : la PAP est amplifiée par l'inspiration et diminuée à l'expiration. La pression auriculaire gauche évaluée par la pression artérielle pulmonaire d'occlusion (PAPO) est anormalement élevée. Son niveau moyen est proche de la pression péricardique. La pression transmurale de l'OG et de l'OD est quasi nulle (Figure S05-P03-C06-16). Enfin, la pression veineuse centrale (PVC) est élevée et identique à la pression intrapéricardique. Il existe en fait une égalisation des pressions, toutes proches de la pression péricardique.

La coronarographie, rarement réalisée dans le contexte, peut montrer un collapsus coronaire en diastole.

L'apport des ultrasons dans le diagnostic d'un épanchement péricardique a été suggéré pour la première fois en 1955, même si c'est en 1965 que Feigenbaum rapporta la visualisation directe de l'épanchement péricardique en mode TM uniquement [23]. Le liquide péricardique y apparaît comme un espace vide d'échos situé entre les deux feuillets du péricarde [23] (Figure S05-P03-C06-17). Depuis, l'échocardiographie par voie transthoracique en mode bidimensionnel est devenue l'examen de choix. Dans le cas extrême d'un épanchement abondant et circonférentiel, le cœur est décrit comme flottant dans le sac péricardique, ce qui lui vaut l'expression anglo-saxonne de *swinging heart* (Figure S05-P03-C06-18). La présence d'un épanchement péricardique à l'échographie ne signe pour autant pas le diagnostic de tamponnade. Les éléments de la tamponnade cardiaque ont été décrits plus haut et sont rappelés dans le tableau S05-P03-C06-IX. Chez un patient sous ventilation mécanique, la pression intrathoracique positive rend l'étude des variations des flux Doppler impossible. Dans des situations très particulières comme en post-opératoire de chirurgie cardiaque, la tamponnade cardiaque peut être due à un hématome rétro-auriculaire localisé. Son diagnostic est difficile et nécessite très souvent la réalisation d'une échographie transœsophagienne (Figure S05-P03-C06-19).

Si l'échocardiographie est la méthode de choix pour étayer le diagnostic de tamponnade cardiaque, la tomodensitométrie thoracique

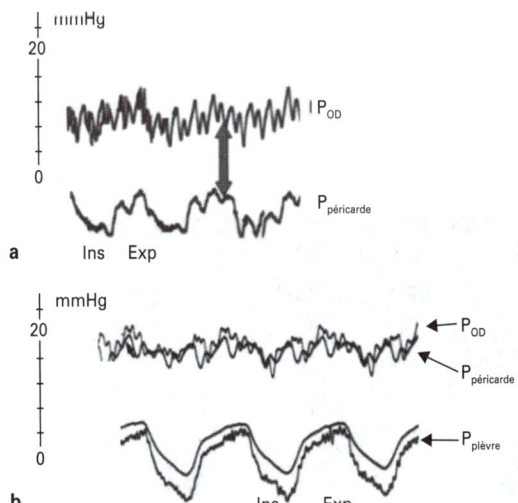

Figure S05-P03-C06-16 Enregistrement des pressions de l'oreillette droite (OD) et du péricarde, illustrant l'égalisation des pressions du péricarde et de l'oreillette droite au cours de la tamponnade cardiaque. **a)** Patient normal. **b)** Patient présentant une tamponnade cardiaque. L'étude des pressions auriculaire et péricardique montre une égalisation complète de celles-ci, qui signe le diagnostic de tamponnade. Exp : expiration ; Insp : inspiration.

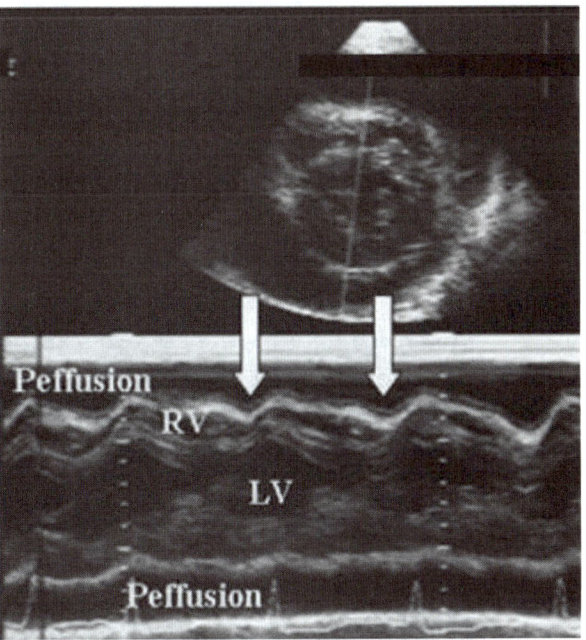

Figure S05-P03-C06-17 Échocardiographie transthoracique en mode TM objectivant la zone anéchogène entre les deux feuillets viscéral et pariétal du péricarde. L'épanchement péricardique apparaît comme une zone vide d'échos (noire) sur une coupe parasternale petit axe. Le diagnostic de tamponnade est porté sur la présence d'une compression protodiastolique du ventricule droit (flèches). LV : ventricule gauche ; RV : ventricule droit.

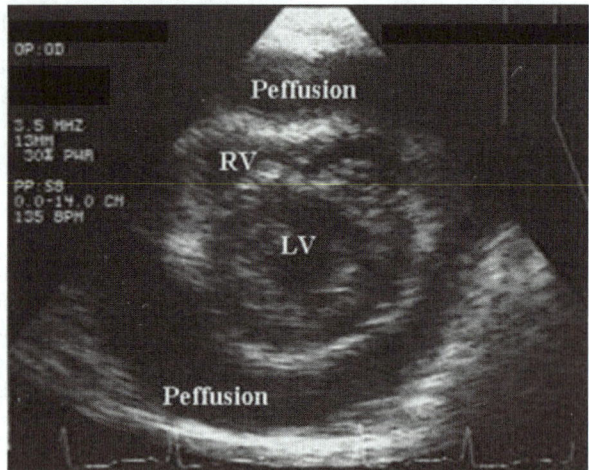

Figure S05-P03-C06-18 Échocardiographie transthoracique en mode bidimensionnel mettant en évidence une tamponnade cardiaque. Le volumineux épanchement circonférentiel, visible sur une coupe parasternale petit axe, est responsable d'une compression du ventricule droit, attestant le diagnostic de tamponnade. La présence d'un volumineux épanchement circonférentiel peut être à l'origine de mouvement du cœur au sein du péricarde, donnant un aspect de cœur dansant, le *swinging heart*. LV : ventricule gauche ; RV : ventricule droit.

Tableau S05-P03-C06-IX Diagnostic échocardiographique de la tamponnade cardiaque.

Mode	Coupe	Résultat
TM	Parasternal petit axe	Espace vide d'écho (Figure S05-P03-C06-20) comprimant le VD
	Sous-costale	Dilatation de la VCI
Bidimensionnel	Parasternal petit axe	1) Compression du VD 2) Mouvements respiratoires du septum interventriculaire
	Apicale 4 cavités	1) Compression de l'OD, définissant la prétamponnade (Figure S05-P03-C06-22) 2) Compression du VD 3) Mouvements respiratoires du septum interventriculaire
Doppler	Apicale 4 cavités	1) Variation respiratoire du flux tricuspide (Figure S05-P03-C06-21) 2) Profil mitral inversé avec E < A

VCI : veine cave inférieure ; TM : temps-mouvement.

avec injection de produit de contraste permet une évaluation plus large permettant parfois d'identifier des tumeurs médiastinales et/ou pulmonaires pouvant orienter vers une étiologie donnée. Les signes tomodensitométriques associés à la tamponnade cardiaque sont, outre la visualisation directe de l'épanchement, la distension des veines caves supérieure et inférieure, le reflux de produit de contraste dans les veines azygos et cave inférieure, la compression des cavités cardiaques en particulier des cavités droites ou encore le bombement du septum interventriculaire.

Traitement

En cas de tamponnade, l'urgence est au drainage péricardique qui ne pourra être réalisé dans de bonnes conditions que grâce à une réanimation basée sur une prise en charge médicale symptomatique, qui ne devra néanmoins pas le retarder.

Expansion volémique

L'hypovolémie est particulièrement mal tolérée et doit être systématiquement corrigée. L'expansion volémique a de plus comme objectif de maintenir une pression systémique moyenne élevée pour préserver le retour veineux malgré l'obstacle. Cependant, cette stratégie d'optimisation est largement discutée en dehors de l'existence d'une hypovolémie. Une expansion volémique par 500 ml de sérum salé isotonique permet d'augmenter le débit cardiaque chez seulement un patient sur deux et essentiellement chez les patients ayant une pression artérielle systolique inférieure à 100 mmHg, quand un tiers des patients voit au contraire son débit cardiaque baisser du fait de l'augmentation de la pression péricardique générée par le remplissage [26].

Catécholamines

Historiquement, l'isoprotérénol était la molécule préférée, compte tenu de ses effets (hausse du débit cardiaque, hausse de la fréquence cardiaque, baisse de la pression de l'oreillette droite et diminution des résistances vasculaires périphériques) [24]. Mais considérant que la stimulation sympathique endogène est déjà quasi maximale dans la tam-

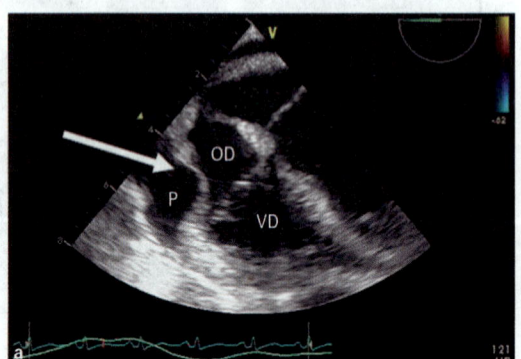 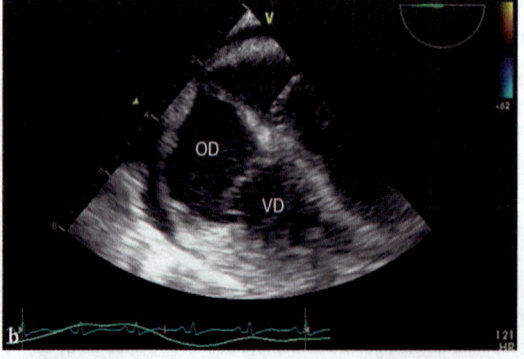

Figure S05-P03-C06-19 Échocardiographie transœsophagienne mettant en évidence un épanchement compressif rétro-auriculaire droit (flèche). **a)** Diastole. **b)** Systole. Dans le contexte particulier de la chirurgie cardiaque, l'épanchement péricardique post-péricardotomie peut être localisé, mais avoir les conséquences hémodynamiques d'une réelle tamponnade. Le diagnostic doit rapidement être évoqué pour pouvoir être confirmé par une échocardiographie transœsophagienne.

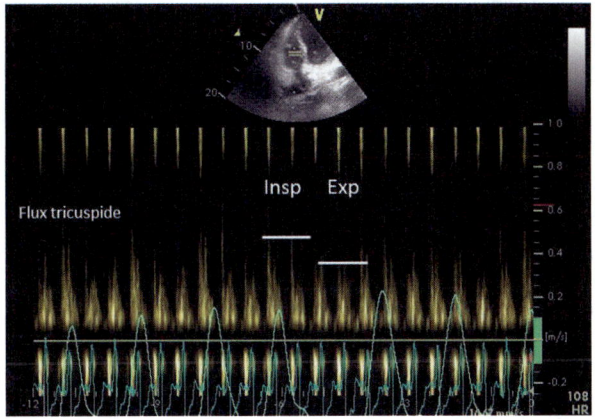

Figure S05-P03-C06-20 Échocardiographie transthoracique apicale 4 cavités en mode Doppler montrant des variations de flux tricuspide. La tamponnade cardiaque est associée à des variations respiratoires du flux tricuspide directement en lien avec la majoration du retour veineux lors de l'inspiration. La polypnée à l'origine de la majoration du retour veineux est le principal mécanisme mis en jeu pour maintenir le débit cardiaque. Exp : expiration ; Insp : inspiration.

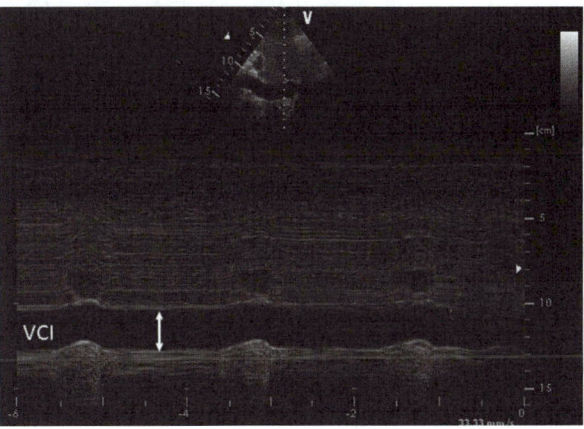

Figure S05-P03-C06-21 Échocardiographie transthoracique par voie sous-costale mettant en évidence une dilatation de la veine cave inférieure. La gêne au retour veineux due à l'augmentation de pression auriculaire droite causée par l'hyperpression intrapéricardique se traduit par une congestion systémique d'amont illustrée par une dilatation souvent importante de la veine cave inférieure (VCI).

ponnade cardiaque, l'utilisation d'une drogue chronotrope positive peut conduire à des troubles du rythme mal tolérés. L'utilisation d'un vasopresseur comme la noradrénaline a l'avantage de restaurer la pression artérielle moyenne et d'améliorer le retour veineux systémique par augmentation de la pression systémique moyenne.

Drainage péricardique

Il doit être réalisé en urgence après avoir éliminé une rupture de la paroi libre d'un ventricule ou une dissection aortique qui nécessiteront le traitement du patient en chirurgie cardiaque. Il peut être réalisé selon deux techniques, une technique dite « per cutanée », réalisable au lit du patient, et une technique dite « chirurgicale ».

Le drainage percutané (péricardiocentèse) a été proposé au début des années 1970. Il se réalise au mieux sous contrôle échographique et consiste en la mise en place d'un drain de petit calibre inséré selon la technique de Seldinger. La voie d'abord est le plus souvent sous-xiphoïdienne mais doit se faire là où la distance entre le cœur et la paroi est au moins de 10 cm à tous les temps du cycle respiratoire. La faible abondance de l'épanchement en regard de la paroi libre du ventricule droit ou encore le caractère hétérogène de l'épanchement orientent plutôt vers un drainage chirurgical. Les conséquences d'un drainage trop rapide peuvent être une dilatation aiguë du ventricule droit [18] ou un œdème pulmonaire dit de reperfusion [22]. Les autres complications sont la plaie ventriculaire ou coronaire, le pneumothorax, la plaie hépatique ou encore l'infection.

Le drainage chirurgical doit rester la première option, à condition seulement d'avoir rapidement un chirurgien et un bloc opératoire disponibles. Ses indications formelles sont l'épanchement cloisonné, l'inaccessibilité par la méthode percutanée avec risque de ponction ventriculaire droite, l'hématome en post-opératoire de chirurgie cardiaque ou l'hémopéricarde traumatique, la nécessité de biopsie péricardique et/ou myocardique ou enfin l'indication à la réalisation d'une fenêtre pleuropéricardique. La voie d'abord la plus simple et la plus usuelle est la voie sous-xiphoïdienne. Le principal risque du drainage chirurgical réside dans la gestion de l'induction anesthésique ; tant la sédation avec vasoplégie que la mise sous ventilation mécanique en pression positive ont des conséquences hémodynamiques majeures en cas de tamponnade cardiaque. Cette induction anesthésique est ainsi pratiquée au dernier moment, le patient étant maintenu en ventilation spontanée,

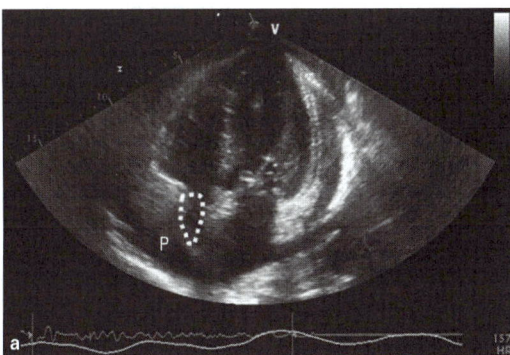
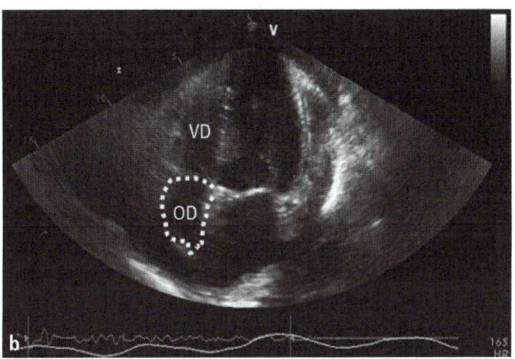

Figure S05-P03-C06-22 Échocardiographie transthoracique apicale 4 cavités montrant une compression diastolique de l'oreillette droite. **a)** Diastole. **b)** Systole. L'issue de liquide dans le fourreau péricardique est à l'origine d'une compression des cavités à basse pression. La compression de l'oreillette droite se définit comme un tableau de prétamponnade. OD : oreillette droite ; VD : ventricule droit.

alors que le chirurgien commence son geste de décompression. Elle est réalisée en position demi-assise et s'appuie sur des drogues peu dépressives du système cardiovasculaire telles que la kétamine ou l'étomidate.

Conclusion

La tamponnade cardiaque est responsable de choc obstructif sévère et représente une urgence médicochirurgicale qui nécessite de bien en connaître la physiopathologie pour assurer une prise en charge adaptée. L'expansion volémique doit être parcimonieuse, se bornant à corriger une éventuelle hypovolémie associée, la ventilation mécanique proscrite et le drainage péricardique prioritaire sous couvert d'un vasopresseur si nécessaire.

Péricardite constrictive

Laurie Soulat-Dufour, Gilles Soulat, Stéphane Ederhy, Saroumadi Adavane, Franck Boccara et Ariel Cohen

La péricardite constrictive est une maladie rare (0,5 à 1 % des cardiopathies), mais très invalidante. Elle est la conséquence de la transformation fibreuse et/ou inflammatoire, avec ou sans calcifications, des deux feuillets du péricarde. Le péricarde devient un sac inextensible à l'origine de l'adiastolie.

Anatomie du péricarde

Le péricarde est un sac fibroséreux qui entoure le cœur. Il assure une protection mécanique du cœur, et diminue les frictions entre le cœur et les structures environnantes. Il assure par ailleurs un rôle hémodynamique essentiel pour les oreillettes et les ventricules. Il est composé d'un sac externe ou péricarde fibreux, et d'un sac interne appelé péricarde séreux constitué d'un feuillet pariétal et viscéral.

Étiologie

La péricardite constrictive peut survenir après toute affection péricardique. Dans les pays développés, les causes idiopathiques et les antécédents de chirurgie cardiaque sont les deux causes les plus fréquentes, suivies de l'irradiation médiastinale et des péricardites [37]. Dans les pays en voie de développement ainsi que chez les patients immunodéprimés, la tuberculose est la cause principale de péricardite constrictive. Diverses autres causes peuvent être décrites dans des contextes cliniques différents : connectivites, cancers, traumatismes, médicaments, asbestose, sarcoïdose, péricardite urémique…

Diagnostic

La péricardite constrictive est souvent sous-diagnostiquée en raison de la symptomatologie parfois insidieuse d'évolution progressive, et de la difficulté à la différencier des cardiomyopathies restrictives et d'autres entités responsables d'insuffisance cardiaque à prédominance droite.

Interrogatoire

Les antécédents du patient peuvent orienter vers la péricardite constrictive (antécédents de chirurgie cardiaque, de péricardite, d'irradiation médiastinale, de tuberculose…). Le symptôme le plus fréquent est la dyspnée d'effort quasi constante et qui est plurifactorielle (épanchements pleuraux, ascite). La dyspnée de décubitus, l'hépatalgie d'effort et l'asthénie sont plus rares.

Examen clinique

Examen cardiaque

L'auscultation cardiaque peut être normale (20 % des cas), ce qui dans un contexte clinique évocateur, peut être en faveur du diagnostic. Le choc de pointe peut être assourdi ou absent, signe d'une symphyse péricardique au niveau des segments apicaux du ventricule gauche. La « vibrance » péricardique pathognomonique de la calcification péricardique reste exceptionnelle. Elle est fréquemment décrite en cas de constriction chronique, moins fréquente dans les formes subaiguës ou fibreuses. Le bruit est protodiastolique maximal à l'apex, et reflète le bruit du remplissage ventriculaire en protodiastole. Il irradie parfois dans toute l'aire précordiale, et la précocité du bruit est reliée à la sévérité de la constriction.

Signes périphériques

Hépatomégalie

Elle est pratiquement constante ; le foie est ferme, lisse et indolore à la palpation. Elle est associée un reflux hépato-jugulaire souvent difficile à mettre en évidence en raison de la turgescence spontanée des jugulaires.

Turgescence jugulaire

La présence d'une turgescence jugulaire est extrêmement fréquente (jusqu'à 95 % des cas) et permet ainsi d'écarter le problème diagnostique d'une cirrhose qui aurait pu être évoquée devant l'hépatomégalie. La turgescence jugulaire persiste après traitement déplétif dans une péricardite constrictive et disparaît si elle est secondaire à une insuffisance cardiaque. En cas de constriction pure, le signe de Kussmaul peut être retrouvé ; il correspond à l'augmentation de la turgescence jugulaire à l'inspiration. Le pouls artériel paradoxal de Kussmaul (diminution inspiratoire de la pression artérielle d'au moins 10 mmHg à l'inspiration) est souvent absent en cas de constriction pure mais est décrit si la constriction s'associe à un épanchement.

Ascite, œdème des membres inférieurs et épanchements pleuraux

Ils sont secondaires à l'augmentation de la pression veineuse systémique et à la diminution du débit cardiaque.

L'ascite et les œdèmes des membres inférieurs sont très fréquents retrouvés dans 50 à 80 % des cas. L'ascite est à prédominance lymphocytaire avec un examen bactériologique négatif et précède le plus souvent l'apparition des œdèmes des membres inférieurs.

Les épanchements pleuraux sont légèrement moins fréquents, à type de transsudat. L'analyse de la ponction pleurale peut se révéler utile à but étiologique (tuberculose).

Électrocardiogramme

Il est constamment modifié, mais de façon non spécifique.

On peut noter une fibrillation atriale (20 % des cas), des ondes P bifides. Il peut s'y associer un microvoltage (voltage inférieur à 5 mm dans les dérivations périphériques et inférieur à 10 mm dans les dérivations précordiales) dans 50 à 90 % des cas et des anomalies diffuses de la repolarisation (aplatissement ou négativation des ondes T) quasi constantes. L'axe du QRS est souvent normal.

Radiographie pulmonaire

Les calcifications péricardiques peuvent être de localisations multiples et sont à rechercher, mais leur absence n'élimine en aucun cas le diagnostic de péricardite constrictive. En effet dans la littérature, les calcifications sont décrites chez seulement 25 % des patients présentant une constriction péricardique. Le volume cardiaque est le plus souvent normal, sauf s'il existe un épanchement péricardique associé. Le parenchyme pulmonaire est normal et il existe fréquemment des épanchements uni- ou bilatéraux associés.

Biologie

Le taux de BNP est le plus souvent normal, témoignant de l'absence d'atteinte myocardique associée. Il peut être retrouvé des anomalies non spécifiques secondaires à l'élévation des pressions veineuses (hypoalbuminémie, hyperbilirubinémie, perturbations des tests hépatiques).

Le bilan étiologique, orienté par l'interrogatoire et l'examen clinique, pourra s'appuyer sur les mêmes examens biologiques utilisés lors du diagnostic étiologique des péricardites aiguës (voir « Péricardite aiguë »). En fonction du contexte, on s'attachera à éliminer une origine tuberculeuse accessible à un traitement spécifique.

Imagerie cardiaque

Des recommandations récentes des sociétés américaine [33] et européenne d'échocardiographie [31] guident l'utilisation de l'imagerie en cas de péricardite constrictive. Le nombre d'examens d'imagerie nécessaire pour le diagnostic et la prise en charge des patients atteints de péricardite constrictive dépend de l'expertise de l'opérateur dans chaque domaine et des besoins cliniques.

Échocardiographie

L'échocardiographie transthoracique est l'examen à réaliser en première intention. Il faut veiller pour une bonne interprétation de cet examen, à avoir une trace ECG et une trace respiratoire correcte, pour pouvoir repérer précisément le début de l'inspiration et de l'expiration.

Mode bidimensionnel et TM

Les signes décrits en mode bidimensionnel et TM sont peu sensibles et peu spécifiques.

Signes péricardiques

Il peut être mis en évidence un épaississement des deux feuillets péricardiques, qui conservent un mouvement parallèle, et en cas de calcification des échos denses pluristratifiés péricardiques. L'échocardiographie transœsophagienne peut être utile à la mise en évidence d'un épaississement péricardique.

Signes de constriction

Le mouvement paradoxal du septum interventriculaire (« mouvement du drapeau »), caractéristique de la péricardite constrictive, est illustré dans la figure S05-P03-C06-23 et les vidéos S05-P03-C06-1 et S05-P03-C06-2. Le septum interventriculaire se dirige à l'inspiration vers le ventricule gauche et à l'expiration vers le ventricule droit.

Il peut aussi être mis en évidence :
– un mouvement de recul diastolique rapide, précoce de la paroi postérieure du ventricule gauche ou une rectitude de la paroi postérieure du ventricule gauche avec une disparition du recul télédiastolique ;
– une ouverture prématurée des sigmoïdes pulmonaires signant l'adiastolie ;
– une dilatation de l'oreillette droite, du ventricule droit, de la veine cave inférieure avec une disparition de son collapsus inspiratoire, et des veines sus-hépatiques ;
– une dilatation modérée bi-atriale (la dilatation bi-atriale est plus importante en cas de cardiomyopathie restrictive)

Il faut souligner la normalité des valves auriculoventriculaires et de la fraction d'éjection ventriculaire gauche.

Doppler cardiaque

L'analyse du flux doppler est essentielle pour établir le diagnostic de péricardite constrictive. Elle permet la mise en évidence du retentisse-

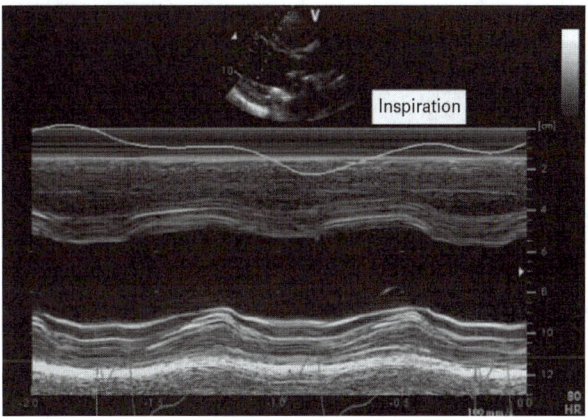

Figure S05-P03-C06-23 Mouvement paradoxal du septum interventriculaire (« mouvement du drapeau ») au cours d'une péricardite constrictive.

ment hémodynamique avec la présence d'une adiastolie (gêne au remplissage diastolique) droite et/ou gauche [35]. Seule la phase initiale du remplissage diastolique est conservée.

L'adiastolie du cœur gauche est appréciée par l'étude du flux transmitral, et du flux des veines pulmonaires, tandis que l'adiastolie du cœur droit fait appel à l'analyse du flux tricuspide et surtout du flux d'insuffisance pulmonaire et du flux des veines sus-hépatiques.

Adiastolie du cœur gauche

Flux de remplissage mitral

Le flux mitral montre un trouble de compliance avec une augmentation de l'onde E de remplissage rapide aboutissant à un rapport E/A >> 1.

Le temps de décélération de l'onde E est diminué (< 150 ms), de même que le temps de relaxation isovolumique (< 60 ms).

De manière physiologique, au cours du cycle respiratoire, le flux de remplissage transmitral varie naturellement de 10 à 15 %. Au cours de la péricardite constrictive, cette variation respiratoire visible sur le pic de l'onde E est amplifiée au-delà de 25 à 30 %. En inspiration, il existe une diminution de l'onde E et du temps de décélération, et une majoration inspiratoire du temps de relaxation isovolumique. Ces variations respiratoires sont secondaires au retentissement sur les cavités gauches de l'augmentation des pressions de remplissage des cavités droites liées à l'augmentation du retour veineux lors de l'inspiration.

Flux aortique

Il existe une variation respiratoire visible sur le flux aortique supérieure à 15 %.

Flux des veines pulmonaires

Le flux veineux pulmonaire montre une inversion du rapport S/D inférieur à 1 avec allongement de la durée de l'onde A pulmonaire comparativement à l'onde A mitrale. Il existe une variation respiratoire visible sur le flux des veines pulmonaires supérieure à 35 %.

Adiastolie du cœur droit

L'analyse de l'adiastolie du cœur droit est probablement la plus intéressante à rechercher car la plus précoce.

Flux de remplissage tricuspide

L'analyse du flux tricuspide montre une augmentation inspiratoire du remplissage protodiastolique (onde E) et télédiastolique (onde A) du flux transtricuspidien. Il existe une variation respiratoire visible sur le flux tricuspide supérieure à 30 %.

Flux d'insuffisance pulmonaire

Le flux d'insuffisance pulmonaire montre un aspect de dip-plateau avec une pente de décélération très accélérée accentuée en ins-

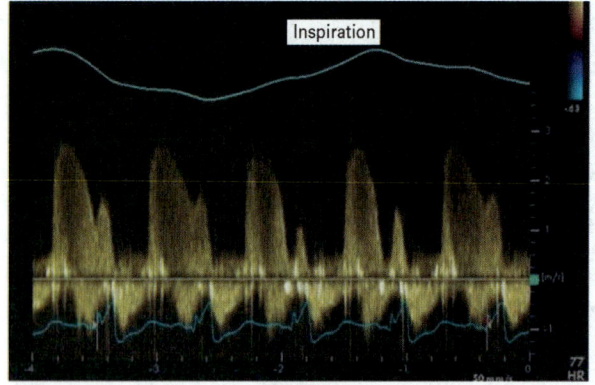

Figure S05-P03-C06-24 Pente de décroissance de l'insuffisance pulmonaire en dip-plateau, enregistrée en Doppler continu en voie parasternale petit axe.

piration (temps de demi-décroissance < 110 ms) (Figure S05-P03-C06-24) [30]. Le rapport entre les vitesses protodiastoliques et mésodiastoliques est corrélé à l'importance de l'adiastolie. Dans les adiastolies sévères, on peut observer une annulation du flux d'insuffisance pulmonaire mésotélédiastolique. L'inspiration majorera ces anomalies, ce qui permet de sensibiliser le diagnostic des constrictions modérées.

Flux des veines sus-hépatiques

L'analyse du flux des veines sus-hépatiques montre un profil de type restrictif avec une inversion du rapport S/D inférieur à 1 et une annulation ou un reflux télésystolique et télédiastolique. Ces anomalies, en particulier le reflux télédiastolique sur le flux veineux sus-hépatique peut aussi être démasqué en expiration dans les formes modérées.

La figure S05-P03-C06-25 représente les modifications caractéristiques enregistrées en Doppler pulsé au niveau du flux mitral, aortique et tricuspide en cas de péricardite constrictive.

Pente de propagation intraventriculaire

La pente de propagation intraventriculaire est normale (supérieure à 50 cm/s, voire à 100 cm/s) en cas de péricardite constrictive, alors qu'elle est diminuée dans les cardiomyopathies restrictives.

Doppler tissulaire et strain

Doppler tissulaire

En comparaison avec une population saine, les patients atteints de péricardite constrictive présentent une distribution inversée des vélocités à l'anneau mitral avec des valeurs d'e' latéral inférieures aux valeurs d'e' médial [36]. Ce rapport inversé du rapport e' latéral/e' médial est due à l'attachement d'un péricarde pathologique calcifié dans la partie latérale de l'anneau mitral, ce qui diminue les vitesses recueillies en Doppler tissulaire dans cette zone. Il faut aussi noter que l'e' latéral est plus bas dans les cardiomyopathies restrictives que dans les péricardites constrictives.

Strain

Les patients présentant une péricardite constrictive semblent présenter une diminution du *strain* circonférentiel, de la torsion du ventricule gauche avec une relative conservation de la déformation longitudinale. À l'inverse, les patients présentant une cardiomyopathie restrictive ont un *strain* longitudinal altéré préférentiellement au niveau des segments basaux avec une conservation relative de la rotation.

Le tableau S05-P03-C06-X [29] résume les signes échographiques et Doppler caractéristiques de la péricardite constrictive en comparaison avec les caractéristiques de la cardiomyopathie restrictive.

Tomodensitométrie cardiaque

La tomodensitométrie cardiaque synchronisée à l'ECG, avec un temps d'acquisition court et une résolution spatiale de l'ordre de 0,6 mm, permet une évaluation précise de l'épaisseur péricardique et la mise en évidence de calcifications péricardiques. Le péricarde normal en tomodensitométrie est une ligne courbe de 1 à 2 mm de la

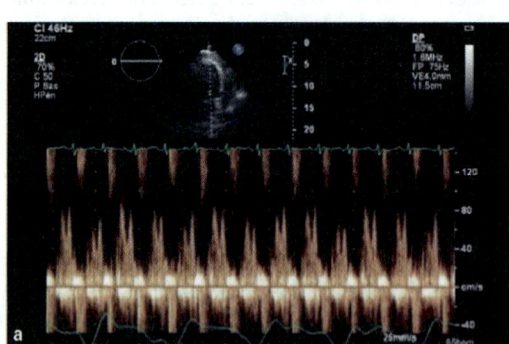

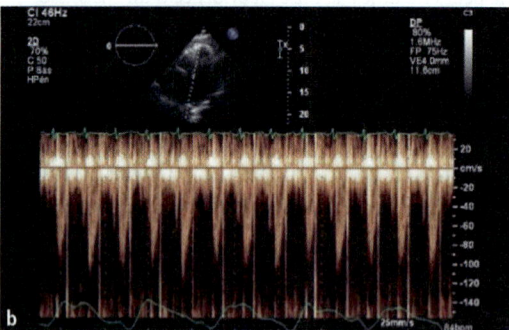

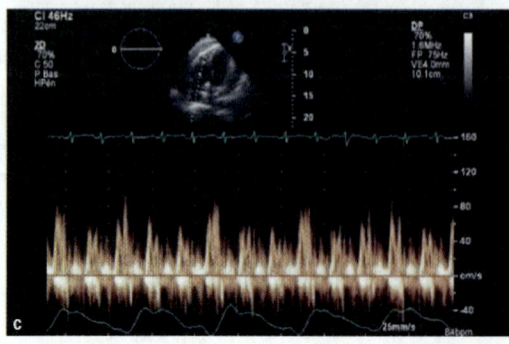

Figure S05-P03-C06-25 Variation des flux antérogrades en Doppler pulsé en incidence 4 cavités au cours d'une péricardite constrictive. Échocardiographie transthoracique. Variation de 30 % sur le flux mitral (**a**) et sur le flux aortique (**b**), de 42 % sur le flux tricuspide (**c**).

Tableau S05-P03-C06-X Signes échographiques et Doppler différentiels entre péricardite constrictive et cardiomyopathie restrictive.

Échocardiographie	Péricardite constrictive	Cardiomyopathie restrictive
Mode bidimensionnel et TM		
Taille des ventricules gauche et droit	Normale	Normale (ou réduite)
Fonction systolique du VG	Normale	Normale ou altérée (forme évoluée)
Épaisseur pariétale du VG	Normale	Augmentée (texture anormale si amylose) ou normale
Oreillettes (OG, OD)	Normales ou peu dilatées	Dilatées
Péricarde	Adhésions, calcifications, épaississement (ETO)	Normal ou épanchement lors des poussées d'insuffisance ventriculaire gauche
Cinétique pariétale	Anomalies de la cinétique septale et de la paroi postérieure	Homogène
Veine cave inférieure	Dilatée, disparition du collapsus inspiratoire	Dilatée
Doppler		
Flux transmitral	Variation respiratoire > 25 %	Variation respiratoire < 10 %
– temps de décélération de E	↓ insp, ↑ exp	Insp = exp (≤ 150 ms)
– protodiastolique (E)	↓ insp, ↑ exp	E = insp = exp
– télédiastolique (A)	A = insp	A = insp (≤ 0,5 ms)
– TRIV	↑ insp, ↓ exp	Insp = exp (≤ 70 ms)
Flux aortique	Variation respiratoire > 15 %	Variation respiratoire < 5 %
Veines pulmonaires	S, D et A augmentés	S, D et A augmentés
Onde D des veines pulmonaires	Variation respiratoire > 35 %	Variation respiratoire < 20 %
– flux diastolique (D)	D ≥ S, S/D > 0,65	D >> S, S/D > 0,5
– flux systolique (S)	D, S ↓↓ insp, ↑↑ exp	D ↑ insp
Flux tricuspide	Variation respiratoire > 30 %	Variation respiratoire < 15 %
– protodiastolique (E)	↑↑ insp, ↓ exp	↑ insp, ↓ exp
– télédiastolique (A)	↑ insp	↑ insp
– temps de décélération de E	= insp	↑ insp, ↑ exp
Insuffisance pulmonaire	Dip-plateau (↓ insp < 110 ms)	Dip-plateau
Veines sus-hépatiques	S, D et A augmentés D ≥ S	S, D et A augmentés D >> S
– flux diastolique (D)	D ↑ insp, ↓ exp ; ↑ flux atrial exp	D ↑ insp, ↓ exp
– flux systolique (S)		
Pente de propagation, Doppler tissulaire et *strain*		
Pente de propagation	> 50 cm/s	< 50 cm/s
Doppler tissulaire		
– e'	> 8 cm/s	< 8 cm/s
– E/e'	≤ 15	> 15
Strain longitudinal	Normal ou diminution régionale	Diminution globale

↓ : diminué ; ↑ : augmenté ; ETO : échocardiographie transœsophagienne ; exp : expiration ; insp : inspiration ; TRIV : temps de relaxation isovolumique ; VG : ventricule gauche. (Modifié d'après Cohen A, Belmatoug N. Cœur et médecine interne. Paris, Estem, 2002.)

densité des tissus mous. Dans la péricardite constrictive, le péricarde pariétal peut mesurer de 4 mm jusqu'à 20 mm d'épaisseur. Les calcifications peuvent être localisés sur toute la surface cardiaque, mais se situent principalement dans les régions où la graisse péricardique est abondante (sillon auriculoventriculaire et base du cœur).

La tomodensitométrie peut également montrer des signes indirects comme un rétrécissement ou une déformation tubulaire des ventricules, une dilatation de la veine cave inférieure, des veines sus-hépatiques, de l'oreillette droite, une hépatosplénomégalie, la présence d'ascite et d'épanchements pleuraux.

La tomodensitométrie cardiaque est un élément important du bilan pré-opératoire de péricardectomie en précisant la localisation, l'importance de l'épaississement péricardique et des calcifications ainsi que les rapports anatomiques notamment chez les patients ayant des antécédents de chirurgie cardiothoracique. En outre, il permet aussi d'évaluer les coronaires et le parenchyme pulmonaire, en particulier chez les patients aux antécédents de radiothérapie.

La figure S05-P03-C06-26 présente un exemple d'une tomodensitométrie cardiaque d'un patient présentant une péricardite constrictive.

IRM cardiaque

L'IRM cardiaque apporte des informations diagnostiques complémentaires à celles de la tomodensitométrie. Elle permet une délimitation anatomique fiable du péricarde, des tissus adjacents et la mesure de l'épaisseur péricardique en utilisant, comme pour la tomodensitométrie, une valeur seuil supérieure à 4 mm. Elle permet aussi une meilleure différenciation entre les épanchements péricardiques minimes et les épaississements péricardiques. En ce qui concerne la détection des calcifications péricardiques la tomodensitométrie reste supérieure à l'IRM.

L'IRM identifie aussi mieux l'inflammation du péricarde et les adhérences myopéricardiques. Le rehaussement tardif mis en évidence après injection de gadolinium pourrait être un facteur prédictif de la réversibilité de la péricardite constrictive après traitement par agents anti-inflammatoires. Les séquences de *tagging* qui analysent la déformation myocardique sont utilisées pour mettre en évidence les adhérences myopéricardiques.

L'IRM permet une visualisation des signes indirects morphologiques de péricardite constrictive (aspect tubulaire des ventricules, dilatation de la veine cave…), mais aussi des modifications hémodynamiques comme le mouvement paradoxal du septum interventriculaire (« fasseyement septal »). L'IRM reste cependant inférieure à l'échocardiographie pour la détection des caractéristiques hémodynamiques de constriction. Les séquences de vélocimétrie par séquence de contraste de phase sont à l'étude pour fournir des caractéristiques hémodynamiques de la physiologie constrictive en complément de l'échographie cardiaque.

Enfin, il faut noter que l'IRM n'est pas affectée par les problèmes de fenêtre acoustique et de mauvaise échogénicité, fréquents chez ces patients.

La figure S05-P03-C06-27 présente différentes séquences IRM d'un patient présentant une péricardite constrictive.

Le tableau S05-P03-C06-XI présente l'apport des différentes techniques d'imagerie cardiaque dans le diagnostic de péricardite constrictive.

Cathétérisme cardiaque

Il est à réaliser selon la vraisemblance diagnostique et les résultats de l'imagerie cardiaque. Il demeure l'examen hémodynamique de référence, d'indication rare et essentiellement en phase pré-opératoire.

Courbes de pressions intracardiaques

Morphologie

La morphologie des courbes de pression auriculaire et ventriculaire droite est modifiée. Il existe un aspect en M ou W sur la courbe de pression auriculaire droite. La courbe de pression ventriculaire droite

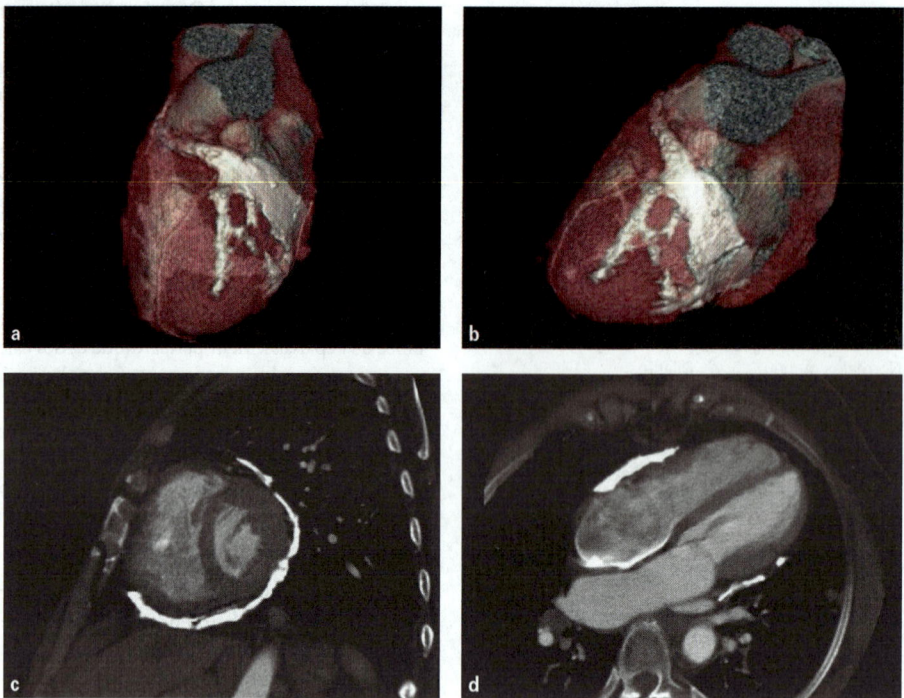

Figure S05-P03-C06-26 Tomodensitométrie cardiaque d'un patient présentant une péricardite constrictive. **a** et **b**) Reconstruction en rendu volumique faisant apparaître les calcifications péricardiques en blanc. **c**) Coupe petit axe du ventricule gauche en reformatage multiplan avec calcifications extensives. **d**) Coupe 4 cavités retrouvant des calcifications prédominant au niveau des sillons auriculoventriculaires et une déformation tubulaire du ventricule droit.

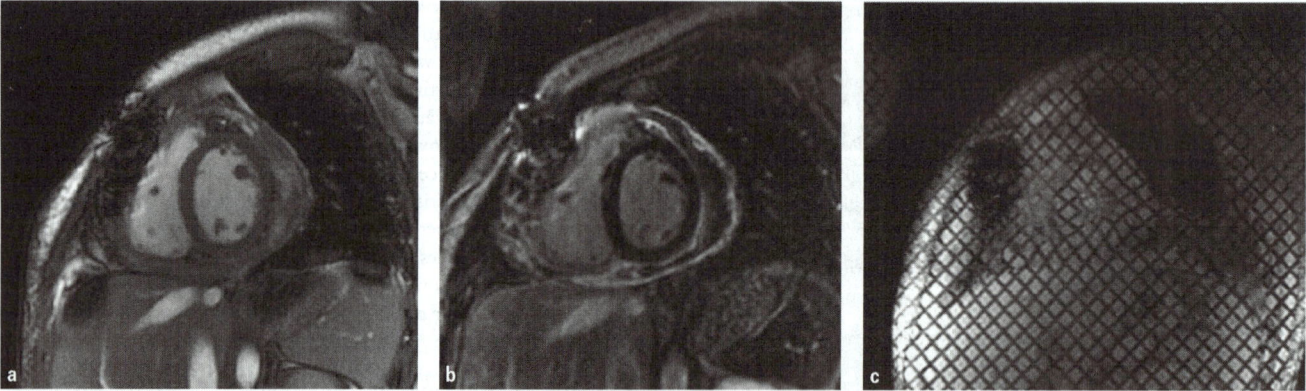

Figure S05-P03-C06-27 IRM cardiaque d'un patient présentant une péricardite constrictive. **a**) Séquence SSFP [ciné IRM], coupe petit axe médioventriculaire gauche : épaississement péricardique. **b**) Séquence de rehaussement tardif après injection de gadolinium, coupe petit axe médioventriculaire gauche : hypersignal péricardique. **c**) Séquence *tagging*, coupe petit axe médioventriculaire gauche : étude des adhérences péricardiques.

est caractéristique en « dip-plateau » avec présence d'un creux bref et profond protodiastolique (dip) suivi d'une remontée rapide jusqu'à un plateau méso-télédiastolique supérieur au tiers de la pression systolique du ventricule droit.

Modification des pressions, débit cardiaque

Le profil hémodynamique d'adiastolie montre une élévation des pressions de remplissage droites avec tendance à l'égalisation des pressions diastoliques depuis les veines caves jusqu'aux capillaires pulmonaires. Le débit et l'index cardiaque sont souvent diminués ou parfois normaux. Ce tableau d'adiastolie du ventricule droit n'est cependant pas pathognomonique de la constriction péricardique. Il se voit aussi au cours des cardiomyopathies restrictives ou d'infarctus du myocarde ventriculaire droit.

Diagnostic différentiel avec la cardiomyopathie restrictive

Malgré les différences physiopathologiques entre la péricardite constrictive et la cardiomyopathie restrictive, certains paramètres hémodynamiques sont communs entre les deux pathologies. L'augmentation des pressions intra-auriculaires, l'égalisation des pressions

Tableau S05-P03-C06-XI Apports des différentes techniques d'imagerie cardiaque dans le diagnostic de péricardite constrictive.

Échocardiographie
Mode 2D et TM : épaississement/calcification péricardique, mouvement paradoxal du septum interventriculaire, recul diastolique précoce de la paroi postérieure du VG, dilatation marquée et collapsus diminué ou absent de la veine cave inférieure et des veines sus-hépatiques
Doppler : dip-plateau sur le flux d'insuffisance pulmonaire, variation > 25 % du flux mitral et > 40 % du flux tricuspide, reflux mésotélédiastolique en expiration dans les veines sus-hépiques
Doppler tissulaire : vitesse à l'anneau mitral normale ou augmentée (> 7 cm/s)
Doppler couleur : vitesse de propagation du flux mitral normale ou augmentée
Tomodensitométrie
Épaississement péricardique > 4 mm, calcifications péricardiques
Signes indirects : déformation tubulaire du ventricule droit et gauche, taille normale ou diminuée des ventricules, fasseyement septal, dilatation de la veine cave inférieure et des veines sus-hépatiques, hépatosplénomégalie, ascite, épanchements pleuraux
Bilan pré-opératoire (étude coronaire, parenchyme pulmonaire)
IRM
Épaississement péricardique > 4 mm
Œdème péricardique et inflammation (séquence en pondération T2 et rehaussement tardif)
Adhérence myopéricardique (séquence *tagging*)
Morphologie : déformation tubulaire du ventricule droit et gauche, taille normale ou diminuée des ventricules, dilatation de la veine cave inférieure, des veines sus-hépatiques
Hémodynamique (ciné temps réel, vélocimétrie par contraste de phase) : fasseyement septal, modifications respiratoires

télédiastoliques et le dip-plateau sont des caractéristiques de la péricardite constrictive mais qui peuvent également être observés dans la cardiomyopathie restrictive. Ainsi, pour préciser le diagnostic de péricardite constrictive, la variation respiratoire du remplissage et l'interdépendance ventriculaire doivent être démontrées.

L'algorithme présenté dans la figure S05-P03-C06-28 représente la conduite à tenir diagnostique en cas de suspicion de péricardite constrictive.

Formes anatomopathologiques

Dans la péricardite constrictive, le remplissage diastolique est très précocement limité par un péricarde inextensible, calcifié et inflammatoire. Le péricarde est habituellement plus épais qu'un péricarde normal et l'augmentation de l'épaisseur péricardique a été considérée jusqu'à très récemment comme un marqueur diagnostic essentiel de péricardite constrictive. Il faut cependant noter que certaines péricardites constrictives peuvent avoir une épaisseur normale en tomodensitométrie et sur l'examen histologique.

Différentes formes anatomopathologiques de péricardite constrictive sont décrites dans la littérature [34] :
– constriction péricardique annulaire avec épaississement du péricarde au niveau du sillon atrioventriculaire, une configuration normale des deux ventricules et un élargissement des deux oreillettes ;
– constriction péricardique unilatérale prédominant le long du ventricule gauche avec déviation du septum interventriculaire vers les cavités droites, une configuration tubulaire du ventricule gauche et un élargissement des deux oreillettes ;
– constriction péricardique unilatérale prédominant le long du ventricule droit avec déviation du septum interventriculaire vers les cavités gauches, une configuration tubulaire du ventricule droit et un élargissement des deux oreillettes ;

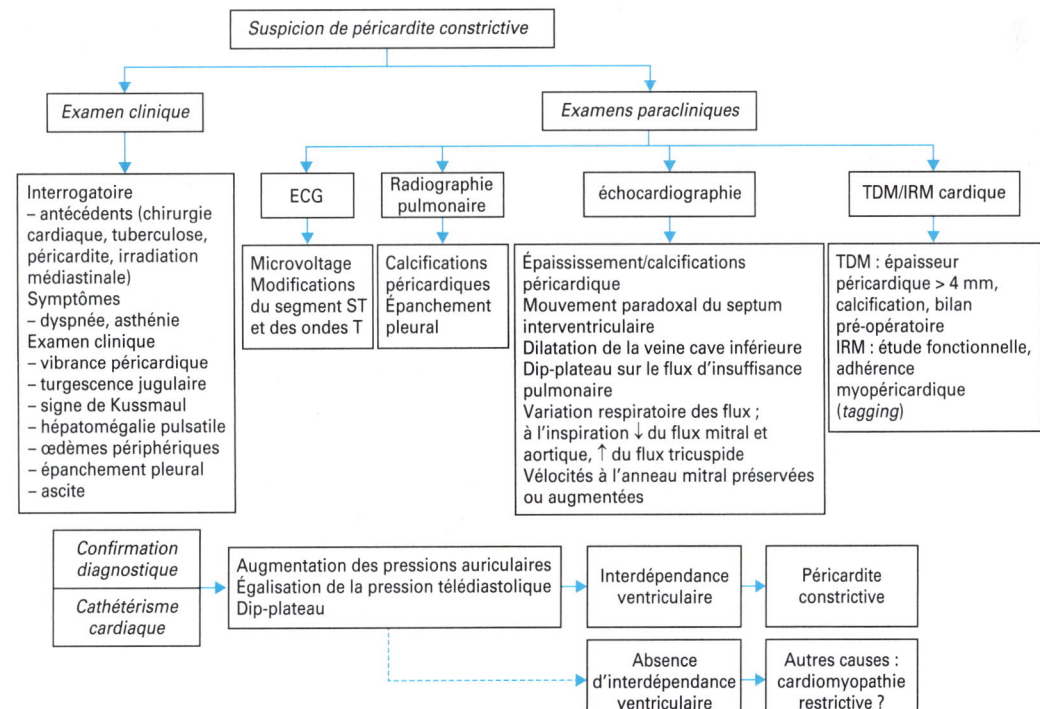

Figure S05-P03-C06-28 Conduite à tenir en cas de suspicion de péricardite constrictive.

– forme globale de constriction péricardique isolée ou associée avec une atrophie myocardique ou une fibrose périmyocardique. Il existe un épaississement bilatéral du péricarde le long des deux ventricules et une configuration tubulaire des deux ventricules.

Formes cliniques

Péricardite constrictive transitoire

Pendant de nombreuses années, l'évolution de la péricardite constrictive était considérée comme irréversible. Certains auteurs ont décrits des formes de péricardite constrictive transitoire avec une résolution des signes constrictifs sous traitement médical [32].

Généralement, ces patients ont initialement un épanchement péricardique modéré qui se résout après traitement anti-inflammatoire. Quand l'épanchement disparaît, le péricarde reste inflammatoire et avec un défaut de compliance, ce qui se traduit sur le plan hémodynamique par des signes de constriction. Les signes de constriction peuvent durer 2 à 3 mois avant résolution spontanée ou grâce à un traitement anti-inflammatoire.

Péricardite chronique constrictive sans épanchement

Elle représente la forme classique de péricardite chronique constrictive. La présentation clinique et les résultats hémodynamiques sont compatibles avec une constriction péricardique ; l'épaisseur du péricarde documentée par l'imagerie non invasive peut être normale ou augmentée.

Péricardite chronique constrictive avec épanchement

La péricardite constrictive avec épanchement est une entité clinique particulière composée à la fois d'un épanchement péricardique et d'une constriction hémodynamique. Le patient se présente avec un épanchement péricardique et des pressions de remplissages augmentés évoquant une constriction. L'évacuation du liquide péricardique peut conduire à la résolution des signes de constriction en raison de la diminution de la pression intrapéricardique. Toutefois, dans certains cas, l'hémodynamique constrictive peut persister même après drainage de l'épanchement péricardique. La péricardite constrictive avec épanchement peut être traitée par péricardiocentèse (cathéter ou drainage chirurgical) et péricardectomie.

Péricardite constrictive avec atteinte myocardique

De rares cas ont été décrits dans la littérature avec coexistence chez certains patients des signes de constriction et de restriction.

Diagnostic différentiel

Cardiomyopathie restrictive

La cardiomyopathie restrictive (*voir* Chapitre S06-P03-C03) est le principal diagnostic différentiel de la péricardite constrictive. Elle survient habituellement sur un terrain sous-jacent différent (amylose, sarcoïdose, syndrome d'hyperéosinophilie, fibrose endomyocardique, post-chimiothérapie). Elle se caractérise par une atteinte directe de la compliance du myocarde qui n'est pas présente dans la péricardite constrictive. Dans la péricardite constrictive, le remplissage diastolique ventriculaire est altéré par le péricarde épaissi, calcifié et l'existence d'une fibrose des couches péricardiques. Dans la cardiomyopathie restrictive, le remplissage diastolique est limité par un myocarde anormal et hypertrophié.

Les tableaux S05-P03-C06-X et S05-P03-C06-XII présentent les signes échographiques, tomodensitométriques et IRM différentiels entre une péricardite chronique constrictive et une cardiomyopathie restrictive.

Tableau S05-P03-C06-XII Signes tomodensitométriques et IRM différentiels entre une péricardite chronique constrictive et une cardiomyopathie restrictive.

Signes tomodensitométriques/IRM	Péricardite constrictive	Cardiomyopathie restrictive
Calcifications péricardiques	Oui	Non
Épaississement péricardique	Oui	Non
Adhérences péricardiques	Oui	Non
Taille de l'oreillette gauche	Normale	Dilatée
Myocarde	Normal	Épaissi
Cinétique segmentaire	Fasseyement septal	Homogène
Interdépendance des ventricules	Oui	Non
Rehaussement après gadolinium	Péricarde	± Myocarde

Cirrhose hépatique

Le diagnostic de cirrhose peut être évoqué cliniquement devant l'hépatomégalie, l'ascite et biologiquement devant les signes d'insuffisance hépatocellulaire. Cependant, les signes d'hyperpression veineuse (turgescence jugulaire) orientent le diagnostic vers une péricardite constrictive.

Traitement

Traitement médical

Chez les patients présentant une forme transitoire de péricardite constrictive, les symptômes peuvent être réversibles avec un traitement médical seul [32].

Le traitement consiste en un traitement par un traitement par AINS pendant 2 à 3 semaines. En l'absence d'efficacité, une corticothérapie peut être envisagée (corticostéroïdes pour 1 à 2 mois avec une diminution progressive pendant 6 à 8 semaines) chez les patients n'ayant pas une péricardite d'origine infectieuse.

Traitement chirurgical

En cas de péricardite chronique constrictive, la chirurgie avec réalisation d'une péricardectomie est le traitement standard. Il existe deux approches standard : la thoracotomie antérolatérale (cinquième espace intercostal) et la sternotomie médiane. L'existence d'adhérences calcifiées et de calcifications importantes augmente le risque de la chirurgie et son succès incomplet.

La péricardectomie est associée à un taux de mortalité significatif opératoire supérieure à 6 % dans les centres les plus expérimenté [28]. Les prédicteurs indépendants de mauvais résultats à long terme de la chirurgie sont l'âge avancé, la classe NYHA, l'insuffisance rénale, la dysfonction ventriculaire gauche, l'hyponatrémie, et les antécédents de radiothérapie. La normalisation complète de l'hémodynamique cardiaque est rapportée chez seulement 60 % des patients opérés. En post-opératoire, le temps de décélération peut rester prolongé, les variations respiratoires post-opératoires mitrale et tricuspide sont de l'ordre de 9 à 25 % ; la fraction d'éjection ventriculaire gauche peut augmenter en raison d'un meilleur remplissage ventriculaire.

Les complications majeures comprennent l'insuffisance cardiaque aiguë post-opératoire et la rupture myocardique. La mortalité et la morbidité de la chirurgie sont principalement dues à la présence d'atrophie myocardique ou de fibrose myocardique non reconnu en pré-opératoire.

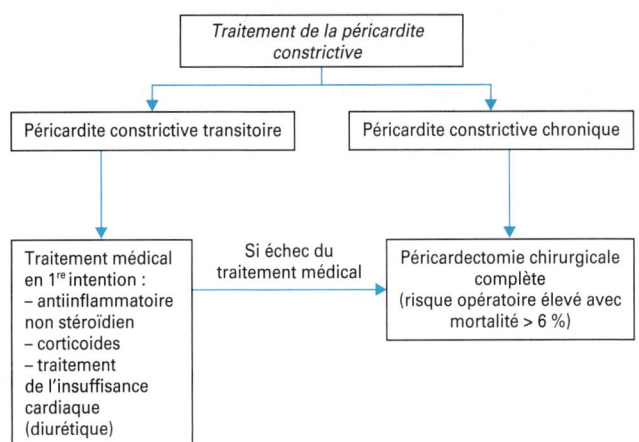

Figure S05-P03-C06-29 Conduite à tenir thérapeutique en cas de péricardite constrictive.

L'algorithme présenté dans la figure S05-P03-C06-29 représente la conduite à tenir thérapeutique en cas de péricardite constrictive.

Conclusion

La péricardite constrictive est une pathologie rare dont il faut connaître les particularités cliniques et d'imagerie. Le diagnostic doit être évoqué devant une insuffisance cardiaque droite inexpliquée, dans un contexte clinique évocateur (antécédent de chirurgie cardiaque, de péricardite, d'irradiation médiastinale et de tuberculose). L'échocardiographie et le développement des nouvelles techniques d'imagerie cardiaque comme la tomodensitométrie et l'IRM sont une aide précieuse au diagnostic.

Vidéos

Vidéo S05-P03-C06-1 Mouvement paradoxal du septum en échocardiographie transthoracique en voie parasternale grand axe chez un patient présentant une péricardite constrictive.

Vidéo S05-P03-C06-2 Mouvement paradoxal du septum en échocardiographie transthoracique 4 cavités chez un patient présentant une péricardite constrictive.

Bibliographie

Péricardite aiguë

1. Adler Y, Charron P, Imazio M et al. 2015 ESC guidelines for the diagnosis and management of pericardial diseases. The task force for the diagnosis and the management of pericardial diseases of the European Society of Cardiology et al. Eur Heart J, 2015, 36 : 2921-2964.
2. Adler Y, Finkelstein Y, Guindo J, et al. Colchicine treatment for recurrent pericarditis. A decade of experience. Circulation, 1998, 97 : 2183-2185.
3. Bogaert J, Francone M. CT and MR imaging of pericardial disease. Radiology, 2013, 267 : 340-356.
4. Cosyns B, Plein S, Nihoyanoardiaoulos P et al. European Association of Cardiovascular Imaging (EACVI) position paper : multimodality imaging in pericardial disease. Eur Heart J Cardiovasc Imaging, 2015, 16 : 12-31.
5. Feigenbaum H, Waldhausen JA, Hyde LP. Ultrasonic diagnosis of pericardial effusion. JAMA, 1965, 191 : 107-111.
6. Horowitz MS, Schultz CS, Stinson EB et al. Sensitivity and specificity of echocardiographic diagnosis of pericardial effusion. Circulation, 1974, 50 : 239-247.
7. Imazio M, Cecchi E, Demichelis B et al. Indicators of poor prognosis of acute pericarditis. Circulation, 2007, 115 : 2739-2744.
8. Imazio M, Brucato A, Maestroni S et al. Prevalence of C-reactive protein elevation and time course of normalization in acute pericarditis : implications for the diagnosis, therapy, and prognosis of pericarditis. Circulation, 2011, 123 : 1092-1097.
9. Imazio M, Brucato A, Cemin R et al. Colchicine for recurrent pericarditis (CORP) : a randomized trial. Ann Intern Med, 2011, 155 : 409-414.
10. Imazio M, Brucato A, Cemin R et al. A randomized trial of colchicine for acute pericarditis. N Engl J Med, 2013, 369 : 1522-1528.
11. Klein AL, Abbara S, Agler DA et al. American Society of Echocardiography clinical recommendations for multimodality cardiovascular imaging of patients with pericardial disease J Am Soc Echocardiogr, 2013, 26 : 965-1012.
12. Lange RA, Hillis LD. Acute pericarditis, N Engl J Med, 2004, 351 : 2195-2202.
13. Lardoux H, Fauveau E, Nicollet E et al. Physiopathologie des épanchements du péricarde : échographie. Chapitre 10. Maladies du péricarde. In : Société française de cardiologie. Cardiologie et maladies vasculaires. Issy-les-Moulineaux, Elsevier Masson, 2007.
14. Maisch B, Seferovic PM, Ristic AD et al. Guidelines on the diagnosis and management of pericardial diseases executive summary. The task force on the diagnosis and management of pericardial diseases of the European Society of Cardiology. Eur Heart J, 2004, 25 : 587-610.
15. Martin RP, Rakowski H, Franch JW, Popp RL. Localization of pericardial effusion with wide angle phased array echocardiography. Am J Cardiol, 1978, 42 : 904-910.
16. Rajiah P, Kanne J P. Computed tomography of the pericardium and pericardial disease J Cardiovasc Comput Tomogr, 2010, 4 : 3-18.
17. Yared K, Baggish A, Picard MH et al. Multimodality imaging of pericardial diseases. JACC Cardiovasc Imaging, 2010, 6 : 650-660.

Tamponnade

18. Armstrong WF, Feigenbaum H, Dillon JC. Acute right ventricular dilation and echocardiographic volume overload following pericardiocentesis for relief of cardiac tamponade. Am Heart J, 1984, 107 : 1266-1270.
19. Armstrong WF, Schilt BF, Helper DJ et al. Diastolic collapse of the right ventricle with cardiac tamponade : an echocardiographic study. Circulation, 1982, 65 : 1491-1496.
20. Beck C. Two cardiac compression triads. JAMA, 1935, 104 : 714-716.
21. Cosio FG, Martinez JP, Serrano CM et al. Abnormal septal motion in cardiac tamponade with pulse paradoxus. Echocardiographic and hemodynamic observations. Chest, 1977, 71 : 787-788.
22. Downey RJ, Bessler M, Weissman C. Acute pulmonary edema following pericardiocentesis for chronic cardiac tamponade secondary to trauma. Crit Care Med, 1991, 19 : 1323-1325.
23. Feigenbaum H, Waldhausen JA, Hyde LP. Ultrasound diagnosis of pericardial effusion. JAMA, 1965, 191 : 711-714.
24. Fowler NO, Holmes JC. Hemodynamic effects of isoproterenol and norepinephrine in acute cardiac tamponade. J Clin Invest, 1969, 48 : 502-7.
25. Mitiku TY, Heidenreich PA. A small pericardial effusion is a marker of increased mortality. Am Heart J, 2011, 161 : 152-157.
26. Sagrista-Sauleda J, Angel J, Sambola A, Permanyer-Miralda G. Hemodynamic effects of volume expansion in patients with cardiac tamponade. Circulation, 2008, 117 : 1545-1549.
27. Soulie P, Soulie J. [Cardiac tamponade or acute adiastolia.] Cœur Méd Interne, 1969 , 8 : 393-401.

Péricardite constrictive

28. Bertog SC, Thambidorai SK, Parakh K et al. Constrictive pericarditis : etiology and cause-specific survival after pericardiectomy. J Am College Cardiol, 2004, 43 : 1445-1452.
29. Cohen A, Belmatoug N. Cœur et médecine interne. Paris, Estem, 2002, 2 310 pages.
30. Cohen A, Chauvel C, Abergel E et al. Pulmonary regurgitant flow and detection of dip-plateau. J Am Soc Echocardiogr, 2006, 19 : 580.
31. Cosyns B, Plein S, Nihoyanopoulos P et al. European Association of Cardiovascular Imaging (EACVI) position paper : multimodality imaging in pericardial disease. Eur Heart J Cardiovasc Imaging, 2015, 16 : 12-31.
32. Haley JH, Tajik AJ, Danielson GK et al. Transient constrictive pericarditis : causes and natural history. J Am Coll Cardiol, 2004, 43 : 271-275.
33. Klein AL, Abbara S, Agler DA, et al. American Society of Echocardiography clinical recommendations for multimodality cardiovascular imaging of patients with pericardial disease. J Am Soc Echocardiogr, 2013, 26 : 965-1012.

34. Maisch B, Seferovic P, Ristic A et al. Guidelines on the diagnosis and management of pericardial diseases. European Society of Cardiology. Eur Heart J, 2004, *25* : 587-610.
35. Oh JK, Hatle LK, Seward JB et al. Diagnostic role of Doppler echocardiography in constrictive pericarditis. J Am Coll Cardiol, 1994, *23* : 154-162.
36. Reuss CS, Wilansky SM, Lester SJ et al. Using mitral « annulus reversus » to diagnose constrictive pericarditis. Eur J Echocardiogr, 2009, *10* : 372-375.
37. Schwefer M, Aschenbach R, Heidemann J et al. Constrictive pericarditis, still a diagnostic challenge : comprehensive review of clinical management. Eur J Cardiothorac Surg, 2009, *36* : 502-510.

Toute référence à cet article doit porter la mention : Lardoux H, Pezzano M (Péricardite aiguë), Repessé X, Charron C, Vieillard-Baron A (Tamponnade cardiaque), Soulat-Dufour L, Soulat G, Ederhy S, Adavane S, Boccara F, Cohen A (Péricardite constrictive). Maladies du péricarde. *In* : L Guillevin, L Mouthon, H Lévesque. Traité de médecine, 5ᵉ éd. Paris, TdM Éditions, 2018-S05-P03-C06 : 1-23.

Chapitre S05-P03-C07

Valvulopathies

Rétrécissement aortique calcifié

Jean-Luc Monin

Le rétrécissement aortique calcifié (RAC) est actuellement la maladie valvulaire acquise la plus fréquente dans les pays industrialisés d'Europe et du continent nord-américain [22]. Du fait de la quasi-disparition des valvulopathies rhumatismales dans ces pays, le RAC d'origine « dégénérative » et la bicuspidie se partagent plus de 90 % des causes [36]. Compte tenu du vieillissement progressif des populations, il est probable que la prévalence de cette maladie continuera d'augmenter au cours des prochaines décennies. La prise en charge des patients porteurs d'un RAC sévère occupe donc actuellement une place prépondérante dans l'activité des équipes médicochirurgicales de cardiologie. Après l'interrogatoire et l'examen clinique, l'échocardiographie-Doppler cardiaque reste la pierre angulaire de l'évaluation d'un RAC, permettant l'évaluation du degré de calcification valvulaire, le calcul de la surface aortique et du gradient de pression transvalvulaire ainsi que l'évaluation du retentissement ventriculaire gauche et des lésions associées. La mise en évidence d'un RAC sévère symptomatique est une indication consensuelle de remplacement valvulaire aortique chirurgical, qui reste le traitement de référence actuellement [6, 48]. Au stade asymptomatique, un certain nombre de paramètres de stratification du risque (hémodynamiques, radiologiques et hormonaux) sont actuellement en cours d'évaluation, l'indication opératoire restant largement débattue. Au stade de dysfonction systolique ventriculaire gauche avec bas débit cardiaque, l'étude hémodynamique sous dobutamine permet d'évaluer la réelle sévérité de l'obstacle aortique et participe à la stratification du risque opératoire [19, 29].

Étiologie

Mis à part les formes rhumatismales actuellement très minoritaires dans les pays industrialisés, les deux principales causes de RAC à l'heure actuelle sont la forme « dégénérative » du sujet âgé (maladie de Monckeberg) et les anomalies congénitales de la valve aortique (bicuspidie essentiellement).

Forme calcifiée du sujet âgé/bicuspidie : histologie

Un RAC est caractérisé macroscopiquement par un épaississement des sigmoïdes avec calcification progressive des valves sur le versant artériel ; l'absence de fusion commissurale différencie les formes calcifiées d'un rétrécissement aortique rhumatismal (Figure S05-P03-C07-1). L'hypothèse initiale d'une maladie dégénérative liée à l'âge est actuellement démentie par la mise en évidence de similitudes histologiques avec la plaque d'athérosclérose, associées à des nombreux facteurs de risque communs. Au stade initial, la sclérose valvulaire aortique est caractérisée par un épaississement progressif des valves sans limitation d'ouverture [46]. Le développement de la fibrose et des calcifications valvulaires entraîne une limitation progressive de l'ouverture des valves, proportionnelle au degré de calcification. La fusion commissurale est classiquement absente, toutefois une fusion très limitée (sur 1 à 2 mm) d'une ou de plusieurs commissures peut être retrouvée [36].

L'étude histologique révèle un épaississement sous-endothélial sur le versant aortique des valves, préférentiellement vers leur base d'insertion, avec déplacement de la limitante élastique et rupture localisée de l'endothélium [32]. Des infiltrats lipidiques s'y associent, ainsi qu'un infiltrat cellulaire composé majoritairement de macrophages et de lym-

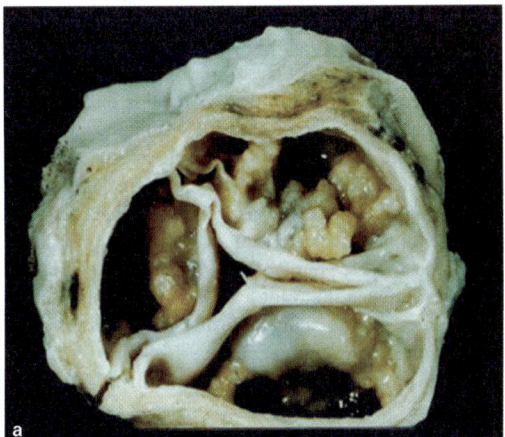
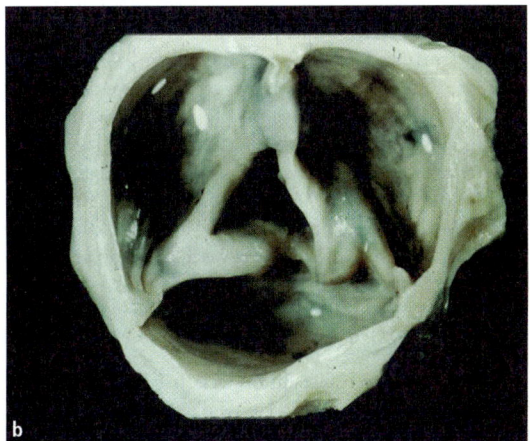

Figure S05-P03-C07-1 Rétrécissement aortique calcifié. **a)** Rétrécissement aortique calcifié du sujet âgé : pièce anatomique, vue aortique. Calcifications massives sur le versant aortique des valves, respectant le bord libre ; absence de fusion commissurale. **b)** Sténose aortique rhumatismale : fusion commissurale, sclérose et rétraction valvulaire.

phocytes T [32]. On note également des zones de calcification situées en profondeur, alors que l'infiltrat cellulaire est plus proche de l'endothélium ; cela suggère un processus actif évoluant par strates successives d'inflammation suivies de fibrose et de calcification [32]. Ce processus affecte de manière identique les valves bicuspides ; les différences étant d'une part une évolution plus précoce, liée au caractère favorisant des forces d'étirement sur les tissus valvulaires en cas de bicuspidie ; d'autre part les calcifications débutent volontiers sur les raphés et le bord libre des valves, zone de plus forte contrainte sur une bicuspidie. Les rares cas de valves unicuspides subissent de manière très précoce le même processus inflammatoire et calcifiant [37].

Rétrécissement aortique rhumatismal

En cas de rétrécissement aortique d'origine rhumatismale, on retrouve initialement des dépôts thrombotiques sur le bord libre des valves, responsables de la fusion commissurale. Le processus de fusion peut affecter les trois commissures de manière symétrique ou prédominer sur une commissure, pouvant ressembler au raphé d'une bicuspidie ; secondairement, intervient un processus de calcification qui est généralement au second plan derrière la fusion commissurale et moins sévère que dans les formes calcifiées du sujet âgé ou sur bicuspidie.

Diagnostic différentiel : obstacle paravalvulaire

L'association d'un gradient de pression significatif sur la voie d'éjection gauche avec des sigmoïdes aortiques relativement fines et souples doit faire rechercher un obstacle paravalvulaire. Un diaphragme situé dans la chambre de chasse sous-aortique est mieux visible par voie apicale centrée sur la voie d'éjection aortique, compte tenu de l'orientation perpendiculaire des ultrasons qui donne une meilleure résolution sur une membrane relativement fine. Beaucoup plus rarement, on peut observer un obstacle supravalvulaire en forme de sablier au-dessus des ostia coronaires (jonction sinotubulaire), le plus souvent dans le cadre d'un syndrome de Williams-Beuren [34]. Compte tenu des difficultés diagnostiques en échographie transthoracique, l'échographie trans-œsophagienne ou l'IRM cardiaque peuvent être d'une aide précieuse au diagnostic d'obstacle paravalvulaire aortique.

Physiopathologie de l'obstruction valvulaire

La surface valvulaire aortique chez l'adulte est habituellement comprise entre 3 et 4 cm^2. Un obstacle à l'éjection ventriculaire gauche devient hémodynamiquement significatif si la surface aortique est inférieure ou égale à 1,5 cm^2. Les études cliniques prospectives montrent que les symptômes liés au RAC (dyspnée d'effort, angor, syncopes) surviennent en moyenne pour une surface aortique inférieure ou égale à 1 cm^2 (surface indexée $\leq$ 0,6 cm^2/m^2), correspondant le plus souvent à un pic de vitesse transvalvulaire supérieur à 4,0 m/s et un gradient de pression moyen supérieur à 40 mmHg [31] ; ces valeurs seuils définissent donc actuellement un RAC sévère [6, 48]. Rappelons que la sévérité hémodynamique ne préjuge pas de l'indication opératoire, la tolérance hémodynamique d'un RAC résultant de l'interaction complexe entre l'obstacle valvulaire, d'une part, et l'adaptation ventriculaire gauche et de la vascularisation artérielle périphérique, d'autre part.

Retentissement ventriculaire gauche

Une sténose valvulaire aortique réalise un obstacle fixe à l'éjection ventriculaire gauche, avec accélération de la vitesse d'éjection et apparition d'un gradient de pression systolique ventricule gauche/aorte. Le ventricule gauche tente de s'adapter à cette surcharge barométrique en développant une hypertrophie pariétale concentrique (réplication parallèle des sarcomères) afin de maintenir une contrainte pariétale normale. En théorie, l'hypertrophie ventriculaire gauche permet d'équilibrer la contrainte pariétale et de préserver la fonction systolique ventriculaire gauche. Cependant, l'étude du raccourcissement systolique à mi-paroi démontre que l'hypertrophie ventriculaire gauche entraîne une altération de la fonction pompe ventriculaire gauche, malgré une fraction d'éjection conservée [49]. L'hypertrophie ventriculaire gauche entraîne donc *per se* une altération de la fonction pompe, liée en grande partie au développement d'une fibrose sous-endocardique prédominant sur les segments basaux du ventricule gauche, mise en évidence par une diminution du volume d'éjection systolique, de la fraction de raccourcissement à mi-paroi et de la fonction longitudinale ventriculaire gauche qui semblent de meilleurs indices que la fraction d'éjection, faussement rassurante dans ce contexte [1, 49].

Désadaptation à la charge

L'aggravation progressive de l'obstacle aortique fait qu'à un certain point, l'hypertrophie ventriculaire et l'étirement des sarcomères arrivent à leur limite, sans possibilité d'adaptation supplémentaire de la précharge ventriculaire gauche. Dans ces conditions de précharge fixée, l'augmentation progressive de la post-charge entraîne l'élévation de la contrainte pariétale, elle-même responsable d'une diminution de la fraction d'éjection. La désadaptation à la charge (*afterload mismatch*) est donc définie par l'impossibilité pour le ventricule gauche de maintenir un volume d'éjection systolique adéquat et des pressions de remplissage normales, compte tenu de l'augmentation de la post-charge. L'*afterload mismatch* entraîne une dysfonction systolique ventricule gauche directement liée à l'augmentation de la contrainte pariétale (relation linéaire), à l'opposé d'une anomalie intrinsèque de la contractilité myocardique. Dans la plupart des cas, cette dysfonction systolique est en grande partie réversible après levée de l'obstacle aortique, bien qu'une évolution prolongée puisse s'accompagner d'une fibrose collagène entraînant une dysfonction systolique irréversible [49].

Examen clinique

La longue période de latence fonctionnelle du rétrécissement aortique explique que cette pathologie soit souvent diagnostiquée au stade asymptomatique par la découverte d'un souffle systolique aortique lors d'un examen systématique.

Signes d'examen

L'examen clinique du RAC est dominé par la présence d'un souffle systolique éjectionnel dont l'intensité n'est pas corrélée à la sévérité de l'obstacle aortique.

Souffle systolique aortique

L'accélération et les turbulences du flux éjectionnel aortique se traduisent par la présence d'un souffle systolique, habituellement maximal au bord droit du sternum (2e espace intercostal droit), irradiant vers les carotides. Le maximum d'intensité peut être déplacé vers le bord gauche du sternum, du 2e au 4e espace intercostal gauche. Le souffle de RAC présente toutes les caractéristiques d'un souffle éjectionnel :
– début après le premier bruit cardiaque (B1), maximum d'intensité mésosystolique et fin avant le deuxième bruit (B2) ;
– renforcement de l'intensité du souffle après une diastole longue ;
– tonalité grave, rauque, râpeuse.
L'intensité du souffle, dépassant rarement 3/6, est proportionnelle au gradient de pression transvalvulaire et donc au volume d'éjection systolique, possiblement renforcé par une insuffisance aortique coexistante. En cas de bas débit cardiaque, du fait de la diminution du volume d'éjection et du gradient transvalvulaire, un souffle discret n'est pas incompatible avec un RAC sévère. En pratique, sur une série

consécutive de 123 patients asymptomatiques (débit cardiaque normal) ayant un RAC modéré à sévère, l'intensité du souffle était de 1, 2, 3 ou 4/6 dans respectivement 2, 17, 64 et 12 % des cas ; aucun patient ne présentait de souffle supérieur à 4/6 et l'intensité du souffle ne permettait pas de prédire la sévérité de l'obstacle aortique de manière fiable.

Signes cliniques de sévérité

Le signe physique majeur en faveur d'un RAC sévère est la diminution ou l'abolition du deuxième bruit cardiaque (B2). La diminution de B2 est liée à l'abolition de la composante aortique du deuxième bruit du fait de la rigidité des sigmoïdes ; c'est un signe très spécifique en faveur d'un RAC sévère dont la sensibilité peut être prise en défaut : un B2 relativement conservé n'est pas incompatible avec un RAC sévère. Les signes d'insuffisance ventriculaire gauche sont également à rechercher (tachycardie, bruit de galop présystolique [B4] lié à l'impact de la systole auriculaire [patient en rythme sinusal]), de même que les râles crépitants ou sibilants pulmonaires et les signes de distension jugulaire (insuffisance cardiaque globale).

Anomalies valvulaires associées

Les anomalies auscultatoires fréquemment associées sont la présence d'un souffle diastolique d'insuffisance aortique et/ou d'un souffle holosystolique de pointe d'insuffisance mitrale.

Symptômes

L'apparition de symptômes est un tournant évolutif important en cas de RAC sévère ; de ce fait, leur recherche à l'interrogatoire est cruciale. Une difficulté majeure réside dans le fait que la plupart des patients, notamment les plus âgés, ont tendance à réduire progressivement leur activité physique de manière plus ou moins consciente, ce qui peut masquer d'éventuels symptômes à l'effort.

Diminution de la tolérance à l'effort

En cas de RAC sévère, le premier symptôme est volontiers une diminution de la tolérance à l'effort, assez difficile à mettre en évidence, d'où l'intérêt primordial du test d'effort dans ce contexte. En effet, il est fréquent d'entendre les patients justifier leur diminution d'activité physique par toute autre raison que leur maladie valvulaire : leur âge, l'arthrose, les conditions climatiques, etc. Toute la difficulté de l'interrogatoire est d'objectiver une diminution significative de l'activité physique ou de la tolérance à l'effort, qui précède généralement les symptômes plus francs : angor, syncope ou dyspnée d'effort.

Angor d'effort

L'angor d'effort est classiquement présent dans 30 à 40 % des cas de sténose aortique sévère, dont un cas sur deux ne présente pas de sténose coronaire significative. Indépendamment d'éventuelles sténoses coronaires, l'ischémie myocardique est liée à l'hypoperfusion des couches sous-endocardiques, elle-même en rapport avec l'hypertrophie pariétale et la diminution de la réserve coronaire. En cas de RAC sévère, la présence d'un angor est corrélée avec une élévation significative de la contrainte pariétale et des pressions intraventriculaires gauches ainsi qu'une réserve coronaire altérée, par comparaison avec les patients sans angor. Indépendamment d'un éventuel angor clinique, les séries chirurgicales contemporaines retrouvent des sténoses coronaires significatives dans 40 à 50 % des cas de RAC [37].

Syncope d'effort

Une syncope d'effort survient dans 15 % des cas de RAC sévère, la médiane de survie correspondante étant de 3 ans [9]. L'origine des syncopes est probablement liée à une réaction inadaptée des barorécepteurs intraventriculaires gauches à l'effort. Il existe en effet une inhibition du réflexe vasoconstricteur avec chute tensionnelle à l'effort et malaise présyncopal en cas de RAC sévère. Il est vraisemblable que les troubles du rythme ventriculaires soient rarement le facteur déclenchant initial d'une syncope en cas de RAC sévère, survenant plutôt secondairement après une chute tensionnelle prolongée.

Dyspnée d'effort

Considérée comme un signe fonctionnel tardif de RAC sévère, la dyspnée d'effort est associée à une médiane de survie courte, de l'ordre de 2 ans [9]. La dyspnée est liée à l'élévation des pressions de remplissage ventriculaire gauche avec élévation transitoire de la pression capillaire pulmonaire à l'effort. Par ailleurs, plusieurs études ont retrouvé 20 à 25 % de dyspnée lors de tests d'effort pratiqués chez des patients qui se déclarent asymptomatiques. Une dyspnée modérée, volontiers occultée par le malade, est donc probablement un signe fonctionnel précoce de RAC sévère [16] dont la valeur pronostique est moins péjorative que celle d'une dyspnée sévère accompagnée de signes physiques d'insuffisance cardiaque.

Échocardiographie-Doppler

L'échocardiographie-Doppler transthoracique (ETT) est la pierre angulaire de l'évaluation diagnostique et pronostique d'un patient porteur d'un RAC [48]. Cet examen permet dans la plupart des cas une évaluation fiable du degré de calcification valvulaire et un calcul précis des gradients de pression transvalvulaires et de la surface fonctionnelle aortique par l'équation de continuité ; l'ETT permet également d'évaluer le retentissement ventriculaire gauche du RAC, la présence d'éventuelles valvulopathies associées et le calcul des pressions pulmonaires.

Calcification valvulaire aortique

L'étude soigneuse de la valve aortique en échographie bidimensionnelle (incidences parasternale longitudinale et transverse) permet d'évaluer le degré de calcification valvulaire et la mobilité des sigmoïdes. Malgré son caractère semi-quantitatif, l'appréciation visuelle du degré de calcification valvulaire aortique a une bonne valeur pronostique pour la survenue d'événements cardiaques à moyen terme chez les patients initialement asymptomatiques [38]. La présence de calcifications valvulaires massives sans ouverture visible des sigmoïdes est en règle associée à une sténose sévère. À l'opposé, une valve modérément calcifiée correspond généralement à une sténose modérée, à l'exception toutefois de certaines valvulopathies rhumatismales dont le degré de calcification.

Pic de vitesse et gradient de pression transvalvulaire

Le pic de vitesse (V_{max}) et le gradient de pression moyen transvalvulaire sont deux paramètres fondamentaux de l'évaluation hémodynamique d'un RAC, notamment à cause de leur impact pronostique majeur [5]. Dans 8 à 9 cas sur dix, les vitesses transvalvulaires les plus élevées sont enregistrées par voie apicale ; il est donc indispensable d'interroger les autres fenêtres Doppler, notamment la voie parasternale droite, qui est la deuxième fenêtre la plus rentable et la voie suprasternale qui peut donner de bons résultats, notamment en cas de bicuspidie. Le calcul des gradients transvalvulaires repose sur l'équation simplifiée de Bernoulli qui relie le gradient de pression instantané (ΔP) au carré de la vitesse du flux sanguin : $\Delta P = 4\ V_2^2$, V_2 étant la vitesse maximale transvalvulaire. La planimétrie de la courbe de vitesse transvalvulaire aortique obtenue par le Doppler continu permet le calcul automatique du gradient de pression moyen.

Surface valvulaire aortique

La surface aortique (S_{Ao}) peut être calculée par l'équation de continuité, validée en 1985 par l'équipe norvégienne de Liv Hatle [43] :

$S_{Ao} = S_{ABV} \times (ITV_{ABV}/ITV_{Ao})$, où S_{ABV} est la surface sous-aortique correspondant au plan de l'anneau basal virtuel, qui passe par le point d'insertion le plus bas des trois sigmoïdes aortiques, ITV_{ABV} et ITV_{Ao} étant respectivement les intégrales temps-vitesse sous-aortique (anneau basal virtuel) et transvalvulaires. Le diamètre sous-aortique (anneau basal virtuel) doit être mesuré exclusivement en incidence parasternale longitudinale (en utilisant le zoom) et en systole, entre les points d'insertion des sigmoïdes aortiques (Figure S05-P03-C07-2) [43]. Le diamètre sous-aortique étant corrélé avec la surface corporelle et non modifié par l'âge, les valeurs couramment retrouvées sont de 20 ± 2 mm chez la femme et de 22 ± 3 mm chez l'homme [19] ; des valeurs plus élevées sont courantes en cas de bicuspidie aortique. En pratique, toute mesure inférieure à 17 mm chez la femme ou 19 mm chez l'homme est exceptionnelle et donc sujette à caution. La courbe de vitesses sous-aortique est enregistrée en Doppler pulsé, incidence apicale alignée sur la voie d'éjection aortique. L'échantillon Doppler pulsé doit être placé 5 mm en amont des valves puis amené très progressivement au contact des valves en mode spectral, jusqu'à l'entrée dans la zone de turbulences (*aliasing*). Le *cineloop* permet ensuite de sélectionner pour les mesures les flux d'éjection sous-aortiques laminaires de plus haute vélocité, dont la localisation spatiale correspond à l'anneau basal virtuel [43].

Index de perméabilité

L'index de perméabilité est le rapport entre les pics de vitesse sous-aortique et transvalvulaire. Cette mesure simple est utile, notamment en cas de fibrillation atriale, où l'on peut mesurer les pics de vitesse sur le même flux enregistré en Doppler continu. Une valeur seuil inférieure à 25 % est en faveur d'une sténose aortique serrée [33]. L'index de perméabilité est très sensible (97 %), mais relativement peu spécifique (69 %), et peut donc surestimer la sévérité de l'obstacle valvulaire aortique [33].

Autres paramètres hémodynamiques

La résistance valvulaire aortique (RVA) est le produit du gradient moyen transvalvulaire par le temps d'éjection systolique (TES), divisé par le volume d'éjection systolique (VES) :

RVA (dyn × s × cm^{-5}) = (1,33) (gradient moyen) (TES)/VES

où TES = temps d'éjection systolique et VES = volume d'éjection systolique [8]. La valeur seuil proposée pour une sténose critique est de 300 dyn × s × cm^{-5} [8]. La résistance valvulaire est censée être moins dépendante du flux que la surface valvulaire et bien corrélée avec la contrainte pariétale ventriculaire gauche. Toutefois, cet indice surtout validé pour la recherche est peu utilisé en pratique courante. D'autres indices de sévérité d'une sténose valvulaire aortique ont été proposés, comme l'index de « perte d'énergie » du ventricule gauche (*left ventricular stroke work loss*), également peu utilisé en pratique courante [45]. Plus récemment, l'impédance valvulo-aortique (Z_{va}) a été proposée comme indice de post-charge globale du ventricule gauche [11] :

Z_{va} = PA systolique × gradient moyen transvalvulaire/index d'éjection systolique

La principale limite de cet indice est l'absence de discrimination entre la part liée à l'obstacle valvulaire aortique et la part éventuelle d'une HTA chronique, fréquente chez les sujets âgés ; de ce fait, cet indice est peu utilisé en pratique clinique.

Examens complémentaires

ECG d'effort

En cas de RAC sévère, la présence de symptômes à l'effort (angor, dyspnée, syncope ou lipothymie) est une contre-indication absolue à tout test d'effort et toute recherche d'ischémie par des moyens non invasifs quels qu'ils soient [6]. En revanche, chez un patient asymptomatique ou supposé tel, la pratique d'un ECG d'effort est un moyen

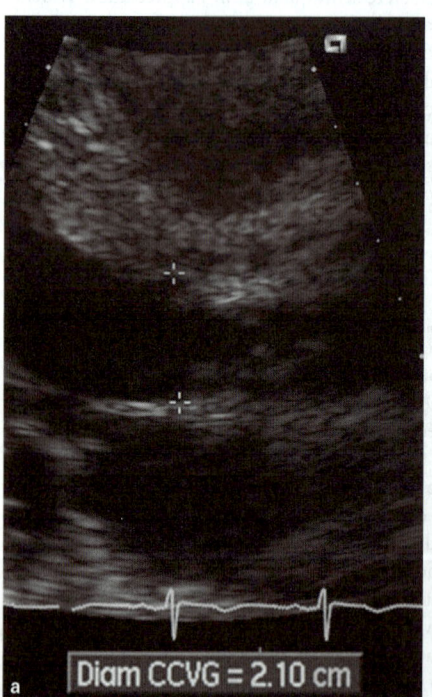
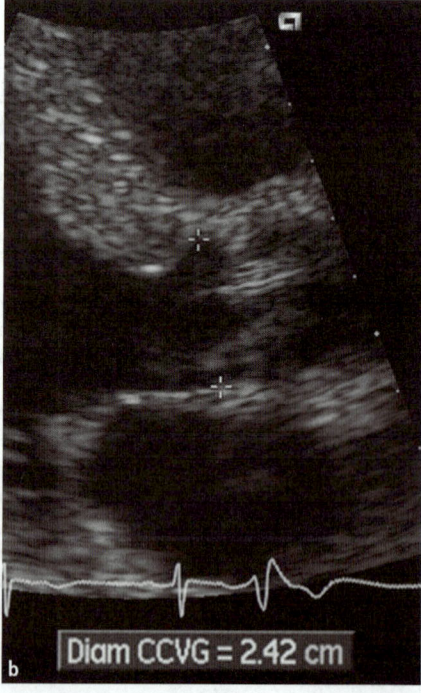
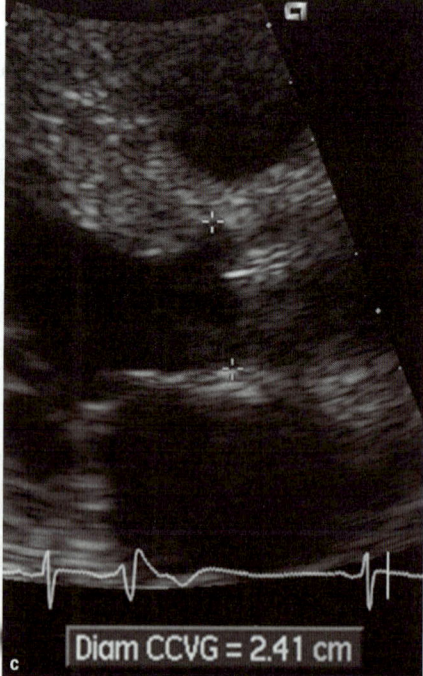

Figure S05-P03-C07-2 Diamètre de l'anneau basal virtuel aortique en échocardiographie transthoracique. Incidence parasternale longitudinale zoomée. La mesure est prise en systole, valve ouverte, au ras de l'insertion des sigmoïdes, de bord interne à bord interne. Noter le bourrelet septal, mieux dégagé sur les deux mesures (**b**) et (**c**), la mesure étant prise au ras de l'insertion des sigmoïdes, en aval du bourrelet. La sous-estimation de 3 mm du diamètre sous-aortique (**a**) entraîne une sous-estimation de 0,3 cm² (S_{Ao} = 0,9 cm²) de la surface valvulaire aortique réelle (**b** et **c**, S_{Ao} = 1,2 cm²).

sûr et efficace de stratification du risque [35]. Le test d'effort permet de démasquer les « faux » asymptomatiques (30 % à 37 % des cas selon les séries) et les patients dont la tolérance à l'effort est médiocre. Ces patients encourent un risque spontané d'événements cardiaques indésirables, nettement supérieur au risque opératoire [2, 16]. Par conséquent, en cas de RAC sévère supposé asymptomatique, un test d'effort positif (symptômes démasqués à l'effort) est une indication opératoire de classe I et une indication de classe IIa en cas de chute tensionnelle à l'effort [48].

Échographie transœsophagienne

L'échographie transœsophagienne (ETO) peut être indiquée en cas de difficulté de mesure du diamètre sous-aortique, notamment en vue de l'implantation d'une prothèse transcathéter (TAVI). Un intérêt potentiel de l'ETO est la planimétrie de l'orifice aortique : bien qu'il semble exister une bonne corrélation entre la surface anatomique mesurée par planimétrie et la surface fonctionnelle (équation de continuité), certaines études ont rapporté une tendance à la surestimation de la surface mesurée par planimétrie ETO et insistent sur les limites de cette méthode en cas de calcification importante des valves [13]. En pratique, la planimétrie de l'orifice aortique n'est fiable que pour les valves peu calcifiées, correspondant généralement à des sténoses peu à moyennement sévères. En cas de calcification valvulaire massive, la planimétrie n'est pas fiable [13].

Échocardiographie sous dobutamine

L'échographie sous faibles doses de dobutamine est essentiellement utile en cas de RAC avec bas débit/ bas gradient et altération de la fraction d'éjection ventricule gauche, définis par l'association d'une surface aortique inférieure à 1,0 cm^2, une fraction d'éjection inférieure à 40 % et un gradient moyen inférieur à 30, voire 40 mmHg [29]. Cet examen permet essentiellement de répondre à deux questions : existe-t-il d'une réserve contractile ventriculaire gauche sous dobutamine ? L'obstacle valvulaire aortique est-il réellement sévère ? Trois cas de figure sont donc possibles [17] :
– groupe insuffisance aortique : réserve contractile ventricule gauche sous dobutamine avec élévation des gradients transvalvulaires sans variation de surface aortique : RAC sévère avec réserve contractile ventricule gauche ;
– groupe IB : réserve contractile surface aortique finale supérieure ou égale à 1,2 cm^2 et gradient moyen restant inférieur ou égal à 30 mmHg : RAC modéré (pseudo-sévère) au second plan derrière une cardiomyopathie primitive [19] ;
– groupe II : absence de réserve contractile ventricule gauche, on ne peut conclure quant à la réelle sévérité de l'obstacle aortique, le pronostic est médiocre quel que soit le traitement choisi [19, 29].

Échocardiographie d'effort

L'intérêt de l'échocardiographie d'effort pour l'évaluation des RAC asymptomatiques a été évaluée essentiellement dans deux études européennes publiées en 2005 et 2010 [24, 26]. Dans la première étude, une augmentation du gradient moyen transvalvulaire supérieur à 18 mmHg au cours de l'effort était un facteur prédictif indépendant de la survenue d'événements cardiaques (symptômes d'effort, œdème pulmonaire, remplacement valvulaire ou décès) ajoutant à la valeur pronostique de l'échographie de repos et de l'ECG d'effort simple [24]. La seconde étude multicentrique comporte 135 patients asymptomatiques ayant un RAC moyennement serré à serré, évalués par échocardiographie d'effort et suivis de manière prospective pendant 20 mois [26]. Dans cette étude, l'impact pronostique du gradient moyen à l'effort est significatif, mais il n'est pas plus pertinent que celui du gradient de repos. Par ailleurs, il ne faut pas sous-estimer la difficulté technique de l'enregistrement des gradients transvalvulaires aortiques pendant l'effort. Ces résultats préliminaires méritent donc d'être confirmés plus largement et le niveau de recommandation de l'échographie d'effort en cas de RAC asymptomatique est au mieux faible dans les recommandations européennes (classe IIb) [48], voire inexistant dans les recommandations américaines [6].

Cathétérisme cardiaque et coronarographie

Les indications actuelles du cathétérisme cardiaque sont très rares, en pratique lorsque les résultats de l'échocardiographie-Doppler sont ininterprétables (difficultés techniques) ou discordants avec le contexte clinique [48]. Le cathétérisme permet la mesure invasive des gradients de pression transvalvulaire (gradient instantané maximal et gradient moyen) et le calcul de la surface aortique par la formule de Gorlin, qui exprime la surface valvulaire en fonction du débit cardiaque divisé par la racine carrée du gradient moyen. Lorsque la quantification par écho-Doppler est fiable et concordante avec la clinique, le cathétérisme n'a pas d'indication [48]. En effet, indépendamment des rares accidents mortels, le franchissement d'un RAC par cathétérisme expose au risque d'embolie cérébrale, retrouvée dans 22 % des cas à l'IRM cérébrale dont 3 % ont un déficit neurologique [30]. À l'opposé, les indications de coronarographie à titre pré-opératoire restent très larges. En pratique, la coronarographie pré-opératoire doit être pratiquée chez tous les hommes après 40 ans, en cas d'antécédent de maladie coronaire, de signes d'ischémie myocardique ou de dysfonction ventriculaire gauche ainsi que chez les femmes ménopausées ou ayant des facteurs de risque vasculaires [48].

IRM cardiaque

La visualisation directe de la valve aortique en IRM dans un but de planimétrie de la surface valvulaire a été rapportée sur de petites séries. Indépendamment du coût et de la disponibilité réduite de l'IRM cardiaque, la planimétrie par IRM présente les mêmes limites qu'en échocardiographie en cas de calcification valvulaire importante. En revanche, l'intérêt d'évaluer la fibrose myocardique par IRM a été rapporté par plusieurs études [3, 18]. Une étude multicentrique anglaise chez 143 patients ayant un RAC modéré à sévère a montré que l'étude du rehaussement tardif après injection de gadolinium permettait de distinguer trois groupes de patients : absence de fibrose (n = 49), séquelle d'infarctus myocardique (n = 40) et fibrose liée à l'hypertrophie ventriculaire gauche (hypertrophie ventriculaire gauche, n = 54). La sévérité du RAC est comparable dans les trois groupes. Par rapport au groupe indemne de fibrose, la présence d'une fibrose liée à l'hypertrophie ventriculaire gauche multiplie par huit le risque de décès à 2 ans ; ce risque est multiplié par six en cas de fibrose séquellaire d'un infarctus [18]. Dans cette étude, la fibrose myocardique est un facteur de risque indépendant de mortalité, au même titre que la fraction d'éjection [18]. De plus, trois cas de mort subite sont survenus dans le groupe ayant une fibrose liée à l'hypertrophie ventriculaire gauche, ce qui favorise l'hypothèse d'arythmies ventriculaires pouvant expliquer le lien entre fibrose myocardique et mortalité.

Tomodensitométrie cardiaque

La tomodensitométrie cardiaque permet de quantifier le degré de calcification valvulaire aortique, ce qui présente un intérêt pronostique et diagnostique [15]. Une équipe française a validé la quantification de la charge calcique valvulaire par une tomodensitométrie multicoupe sur une série de 179 patients ayant un RAC modéré à serré et une fraction d'éjection supérieure à 40 % [15]. Une valeur seuil de 1 651 unités Agatston permet de diagnostiquer un RAC serré avec une sensibilité de 82 % et une spécificité de 80 % (technique de référence : échocardiographie-Doppler). Plus intéressant, en cas de bas débit cardiaque avec une fraction d'éjection basse, le score calcique permet de différencier une sténose sévère d'une sténose pseudo sévère dans dix-sept cas sur vingt [15]. De plus, avant l'implantation d'une prothèse aortique par voie transcathéter, la tomodensitométrie permet des mesures précises de l'ensemble des diamètres de la racine aortique (anneau, sinus de Valsalva, jonction sinotubulaire et portion ascendante), une évaluation de l'importance et de la position des calcifications annulaires et valvulaires ainsi que la position exacte des ostia coronaires. Ces éléments sont importants pour choisir la taille de la prothèse, prédire son positionnement, son déploiement et la qualité de son apposition sur l'anneau et les parois aortiques.

Peptides natriurétiques

Plusieurs études récentes sont en faveur de l'intérêt des dosages de peptides natriurétiques cardiaques en cas de RAC [4, 20]. Les molécules les plus intéressantes sont le peptide natriurétique de type B (*B-type natriuretic peptide* [BNP]) et le NT-pro-BNP. Les taux plasmatiques de ces hormones sont assez bien corrélés avec les symptômes, notamment la classe NYHA [20] et ont une valeur pronostique indépendante pour la survenue d'événements cardiaques [4]. Le marqueur le plus intéressant serait le BNP, moins variable en fonction de l'âge et de la fonction rénale. Une étude prospective franco-belge a proposé un score de stratification du risque d'événements cardiaques en cas de RAC asymptomatique, fondé sur le pic de vitesse transvalvulaire et le taux de BNP circulant [28]. Ce score peut être calculé selon la formule suivante :

Score = [V_{max} (m/s) × 2] + [Log-N BNP × 1,5] + 1,5 (en cas de sexe féminin)

V_{max} étant le pic de vitesse transvalvulaire et Log-N le logarithme népérien du taux de BNP exprimé en pg/ml [28]. Dans cette étude, le taux d'événements cardiaques (décès, apparition des symptômes ou ECG d'effort positif) augmentait progressivement en fonction des valeurs de score réparties en quartiles. Malgré ces résultats, la valeur additionnelle des dosages hormonaux en cas de RAC asymptomatique reste à démontrer à grande échelle ; de ce fait, le niveau de recommandation en pratique courante reste faible (classe IIb) [48].

Histoire naturelle et facteurs pronostiques

De la sclérose valvulaire au rétrécissement aortique

Une sclérose valvulaire aortique est définie par l'épaississement des valves à l'échographie sans restriction d'ouverture ni obstacle hémodynamique significatif (pic de vitesse transvalvulaire < 2,5 m/s). D'après la cohorte américaine de la *cardiovascular health study*, une sclérose valvulaire aortique est présente dans 26 % des cas (et un RAC dans 2 % des cas) après 65 ans [46]. La prévalence respective de la sclérose valvulaire et du RAC augmente à 35 et 3 % au-delà de 75 ans et à 48 et 4 % pour les sujets de plus de 85 ans [46]. Il est intéressant de noter que parmi les sujets de plus de 85 ans, un peu moins de la moitié (48 %) n'ont aucun épaississement ni calcification valvulaire aortique, ce qui va à l'encontre d'un processus dégénératif lié à l'âge [46]. Les facteurs prédictifs de sclérose valvulaire aortique sont essentiellement les suivants : l'âge (odds-ratio : 2,18 par décennie), le sexe masculin (risque doublé par rapport aux femmes), le tabagisme, l'hypercholestérolémie et l'hypertension artérielle ; ces facteurs de risque sont donc communs avec l'athérosclérose. Cependant, certains éléments diffèrent entre l'athérosclérose et la sclérose valvulaire aortique, notamment l'importance des calcifications valvulaires liées à un dérèglement local du métabolisme phosphocalcique, ce qui explique probablement que moins de la moitié des patients ayant un RAC sévère ont également une maladie coronaire significative [37].

Critères hémodynamiques de sévérité

À l'heure actuelle, l'évaluation hémodynamique d'un RAC repose quasi exclusivement sur l'échocardiographie-Doppler. Un point reste fondamental : aucune mesure hémodynamique prise isolément ne permet de conclure formellement quant à la sévérité de l'obstacle aortique ; il est donc primordial d'intégrer l'ensemble des paramètres hémodynamiques mesurés par l'échocardiographie-Doppler (éventuellement complétés par d'autres critères d'imagerie cardiaque ou des paramètres biologiques) afin d'évaluer la sévérité de l'obstacle aortique [48]. Lorsque la fonction systolique ventricule gauche et le débit cardiaque sont préservés, les critères hémodynamiques en faveur d'un RAC sévère sont actuellement : un pic de vitesse transvalvulaire (V_{max}) supérieur à 4,0 m/s et un gradient de pression moyen supérieur à 40 mmHg et/ou une surface valvulaire inférieure à 1,0 cm^2 (surface indexée < 0,6 cm^2/m^2) (Tableau S05-P03-C07-I). Rappelons que ces critères de sévérité ne préjugent pas de la tolérance fonctionnelle, variable d'un patient à l'autre, ni de l'indication opératoire qui reste largement fondée sur la présence de symptômes à l'effort [6, 48].

Paramètres hémodynamiques discordants

Paramètres discordants chez un patient asymptomatique

Une discordance entre les différents critères de sévérité peut être constatée dans 25 à 30 % des cas de RAC, malgré une fraction d'éjection ventricule gauche préservée (> 50 %, voire 55 %). Une étude ancillaire de l'étude SEAS (*simvastatine and ezetimibe in aortic stenosis*) portant sur 1 873 patients retrouvait des paramètres échographiques discordants chez 435 patients (29 %) : surface aortique inférieure à 1,0 cm^2 malgré un pic de vitesse inférieur à 4,0 m/s et/ou un gradient moyen inférieur à 40 mmHg [27]. À l'opposé, 184 patients (12 %) avaient un RAC « modéré » avec une surface comprise entre 1,0 et 1,5 cm^2 et un gradient moyen compris entre 25 et 40 mmHg [23]. Point fondamental, tous ces patients étaient asymptomatiques au départ ; ils ont été suivis de manière prospective. Les patients du groupe « discordant » étaient majoritairement des femmes (55 %), avec une surface aortique et un débit cardiaque significativement plus bas que dans le groupe « RAC modéré », malgré une masse myocar-

Tableau S05-P03-C07-I Critères hémodynamiques de sévérité d'un rétrécissement aortique calcifié (RAC) fondés sur les mesures en échocardiographie-Doppler transthoracique.

Paramètre	RAC modéré	RAC moyennement sévère	RAC sévère
Pic de vitesse transvalvulaire (V_{max})	< 3,0 m/s[(1)]	3-4 m/s[(1)]	> 4,0 m/s[(1)]
Gradient moyen de pression	< 25 mmHg[(1)]	25-40 mmHg[(1)]	> 40 mmHg[(1)]
Surface valvulaire	> 1,5 cm^2	1,5-1,0 cm^2	< 1,0 cm^2
Surface valvulaire indexée (surface corporelle)[(2)]	–	–	< 0,6 cm^2/m^2
Index de perméabilité	–	–	< 25 %

(1) Volume d'éjection systolique préservé. (2) Utile en cas de petit gabarit, ne pas utiliser chez un patient obèse.
(Modifié d'après les recommandations américaines et européennes [6, 48]).

dique ventricule gauche indexée plus basse. Le taux d'événements indésirables (décès, apparition des symptômes, remplacement valvulaire) était strictement comparable entre les deux groupes après un suivi moyen de 3,5 ans [23]. Il est donc logique de conclure que les patients du groupe « discordants » avaient pour la plupart un RAC modéré. Il est également probable que dans ce contexte de discordance hémodynamique chez un patient asymptomatique, les deux explications probables sont :
– une (ou plusieurs) erreurs de mesure (sous-estimation du diamètre sous-aortique en premier lieu) ;
– des patients de petit gabarit pour lesquels une surface valvulaire aortique à 0,9 cm² peut correspondre à un RAC modéré [23]. De ce fait, l'utilisation de la surface valvulaire aortique indexée prend toute sa valeur en cas de petit gabarit [48].

Concept de bas débit/bas gradient paradoxal

Le concept de bas débit/bas gradient paradoxal a été proposé pour expliquer certains cas de RAC avec critères hémodynamiques discordants malgré une fraction d'éjection ventricule gauche préservée chez des patients symptomatiques à l'effort. Un RAC avec bas débit/bas gradient paradoxal correspond à une surface aortique inférieure à 1,0 cm² (ou 0,6 cm²/m²) malgré un gradient de pression moyen inférieur à 40 mmHg, associé à un volume d'éjection systolique indexé inférieur à 35 ml/m² et une fraction d'éjection ventricule gauche préservée (> 50 %) [11]. Pour expliquer la possibilité d'un bas débit cardiaque malgré une fraction d'éjection préservée, plusieurs études ont fait le lien entre l'altération de la fonction longitudinale du ventricule gauche et la présence d'une fibrose sous-endocardique prédominant sur les segments basaux du ventricule gauche [1, 21]. Cette fibrose myocardique peut être quantifiée par IRM cardiaque (rehaussement tardif après injection de gadolinium) ou authentifiée par biopsie myocardique peropératoire ; elle est irréversible et influence de manière péjorative le pronostic global, y compris en post-opératoire [21]. Ainsi l'explication de la dysfonction systolique ventricule gauche en cas de bas débit paradoxal réside-t-elle dans l'altération de la fonction myocardique longitudinale du ventricule gauche, notamment sur les segments basaux, où prédomine la fibrose myocardique [1, 21, 49].

Évolutivité, facteurs pronostiques

Pic de vitesse transvalvulaire

L'étude de Seattle, première étude prospective basée sur les données de l'écho-Doppler cardiaque, a évalué 123 patients initialement asymptomatiques ayant un RAC modéré à sévère (pic de vitesse transvalvulaire initial ≥ 2,5 m/s) [31]. Cette étude a permis de définir la progression annuelle moyenne d'un RAC, soit une perte surface valvulaire de 0,1 ± 0,2 cm² et une augmentation moyenne de 7 ± 7 mmHg du gradient moyen et de 0,3 ± 0,3 m/s du pic de vitesse transvalvulaire (V_{max}) [31]. Après un suivi moyen de 30 mois, 67 patients sont restés asymptomatiques et 56 patients ont présenté un événement indésirable (huit décès dont quatre d'origine cardiaque et 48 remplacements valvulaires). La V_{max} à l'entrée dans l'étude était le facteur pronostique le plus puissant : 79 % des patients ayant une V_{max} initiale supérieure à 4 m/s ont été opérés ou sont décédés après 2 ans ; à l'opposé, 84 % des patients ayant une V_{max} initiale inférieure à 3 m/s sont restés asymptomatiques plus de 2 ans [31]. Le pic de vitesse aortique est donc un paramètre simple et robuste pour la stratification du risque chez les patients asymptomatiques. De plus, une progression annuelle de la V_{max} supérieure à 0,3 m/s est également un facteur pronostique indépendant pour la survenue d'événements indésirables [31, 38].

Plusieurs études ont confirmé l'impact pronostique majeur du pic de vitesse transvalvulaire aortique [5, 28, 40]. Dans une étude prospective centrée sur les patients asymptomatiques ayant un RAC très sévère (V_{max} initiale > 5,0 m/s), le pic de vitesse initial (valeur seuil : 5,5 m/s) était discriminant pour la survenue d'événements indésirables à moyen terme, contrairement à la surface aortique (valeur seuil : 0,6 cm²) [40]. La comparaison de l'impact pronostique des différents paramètres montre que la V_{max} (comme le gradient moyen) est constamment supérieure à la surface valvulaire pour prédire la survenue d'événements indésirables, y compris en présence d'une dysfonction ventricule gauche [5]. Comment expliquer cette hiérarchie dans l'impact pronostique ? Une partie de la réponse réside probablement dans la meilleure reproductibilité des indices Doppler : une seule mesure permet de calculer la V_{max} dont la variabilité se situe autour de 3 % [33]. À l'opposé, trois mesures successives (diamètre de l'anneau basal virtuel, ITV sous-aortique et ITV transvalvulaire) sont nécessaires pour calculer la surface par équation de continuité, d'où une variabilité interobservateur de l'ordre de 0,1 à 0,2 cm [2, 33].

Autres facteurs pronostiques

En cas de RAC sévère asymptomatique, en plus du pic de vitesse transvalvulaire, les deux principaux facteurs prédictifs du risque d'événements indésirables sont les résultats de l'ECG d'effort [2, 16, 35] et le degré de calcification valvulaire. Dans une étude prospective sur 128 patients initialement asymptomatiques ayant un RAC sévère (pic de vitesse aortique ≥ 4 m/s), le degré de calcification valvulaire estimé visuellement à l'échographie était le seul facteur pronostique indépendant d'événements ultérieurs : le taux de survie sans événement à 5 ans étant de 75 ± 9 % en cas de calcification modérée contre 20 ± 5 % en présence de calcifications sévères [38]. La valeur pronostique du degré de calcification valvulaire aortique quantifié par scanner cardiaque (score d'Agatston) a été confirmée par ailleurs [15].

Bas débit/bas gradient avec fraction d'éjection ventricule gauche altérée

La définition d'un RAC avec bas débit/bas gradient et fraction d'éjection basse associe : une surface aortique inférieure à 1,0 cm² malgré un gradient moyen inférieur à 40 mmHg (et/ou une V_{max} < 4,0 m/s), une fraction d'éjection ventricule gauche inférieure à 40 % et un index cardiaque inférieur à 3,0 l/min/m² [29]. Dans ce cas, la diminution du gradient transvalvulaire aortique s'explique facilement par le bas débit cardiaque lié à la fraction d'éjection basse. Dans ce contexte de RAC avec bas débit/bas gradient, le risque opératoire est significativement plus élevé que la moyenne [12]. Dans ce contexte, l'échographie sous faible dose de dobutamine présente deux intérêts : stratification du risque opératoire et évaluation de la réelle sévérité du RAC. Une augmentation de plus de 20 % du volume d'éjection systolique sous dobutamine définit la réserve contractile ventricule gauche, présente dans deux tiers des cas [29]. En cas de réserve contractile, le risque opératoire est acceptable (5 à 10 %) et la plupart des patients tirent un bénéfice significatif de la chirurgie, en termes de survie et d'amélioration fonctionnelle [29]. À l'opposé, l'absence de réserve contractile est un puissant facteur de risque opératoire (mortalité opératoire de 20 à 30 %) mais ne représente pas en soi une contre-indication à la chirurgie, compte tenu du bénéfice post-opératoire chez les survivants [47]. Ajoutons que pour les patients à haut risque opératoire, l'implantation d'une bioprothèse aortique par voie transcathéter pourrait être une alternative valable, bien que non complètement validée dans ce contexte.

Le second intérêt du test à la dobutamine est d'évaluer la réelle sévérité de l'obstacle aortique, une sténose pseudo-sévère étant retrouvée dans 10 à 15 % des cas de bas débit/bas gradient, au second plan derrière une cardiomyopathie ischémique ou primitive [19]. En cas de sténose pseudo-sévère, l'équilibration du traitement médical de première intention peut permettre une amélioration hémodynamique significative avec un pronostic à moyen terme comparable à celui d'une cardiomyopathie dilatée sans valvulopathie significative [19].

Traitement

Il n'existe aucun traitement médical spécifique de la sténose aortique. Le traitement curatif de référence demeure le remplacement valvulaire aortique chirurgical. Les prothèses aortiques transcathéter, de développement plus récent, sont actuellement réservées aux patients jugés inopérables ou à haut risque opératoire après concertation d'une équipe multidisciplinaire médicochirurgicale (*heart team*) [48].

Échec des statines

Compte tenu des similitudes histologiques et de facteurs de risque communs avec l'athérosclérose, l'hypothèse d'un effet bénéfique des traitements hypolipidémiants sur la progression du RAC a été envisagée. Plusieurs études rétrospectives étaient en faveur d'un effet bénéfique des statines sur la progression du RAC [39, 42]. À l'opposé, les résultats des études prospectives randomisées sont tous négatifs [10, 14, 41]. Pour l'étude SALTIRE, 134 patients (âge moyen = 68 ± 10 ans) ont été randomisés (atorvastatine : 80 mg, n = 77 versus placebo, n = 78) et suivis pendant 2 ans [14]. Les résultats sont négatifs : l'atorvastatine n'ayant pas d'effet supérieur au placebo sur la progression du pic de vitesse transvalvulaire ou du score calcique [14]. Deux autres études randomisées ayant testé l'effet de la rosuvastatine [10] et de l'association simvastatine-ézétimibe [41] sont également négatives. Aucun traitement médical à ce jour n'a démontré un quelconque effet bénéfique sur la progression d'une sténose valvulaire aortique.

Remplacement valvulaire chirurgical

Le remplacement valvulaire aortique chirurgical reste le traitement curatif de référence du RAC. Le risque opératoire moyen d'un remplacement valvulaire aortique isolé varie de 1 à 3 % pour des patients jusqu'à 70 ans et de 4 à 8 % pour des patients plus âgés [7, 22, 44]. Le risque opératoire double en cas de pontages coronaires associés ; il est bien entendu modulé par les facteurs de risque opératoire habituels : âge, classe NYHA, fonction systolique ventriculaire gauche, degré d'urgence, diabète, insuffisance rénale, insuffisance respiratoire ou maladie neurologique. L'ensemble de ces facteurs est pris en compte par des scores de risque dont l'EuroSCORE et le score STS, dont il est actuellement établi qu'ils surestiment le risque opératoire pour les patients présumés à haut risque [44]. Le choix entre bioprothèse ou prothèse mécanique dépend essentiellement de l'âge et des risques liés à un éventuel traitement anticoagulant au long cours. Les recommandations actuelles sont en faveur de l'implantation d'une bioprothèse après 65 ans en position aortique ou après 70 ans en position mitrale compte tenu d'une dégénérescence plus rapide [48]. À l'opposé, une prothèse mécanique est recommandée avant 60 ans en position aortique ou avant 65 ans en position mitrale [48].

Bioprothèse aortique transcathéter

La première implantation chez l'homme d'une bioprothèse aortique par cathétérisme (TAVI) a été réalisée par Alain Cribier au CHU de Rouen en 2002. Depuis cette date, cette technique a été largement validée par un nombre colossal de publications parmi lesquelles l'étude PARTNER occupe une place primordiale [25, 44]. Le programme PARTNER comporte essentiellement deux études commanditées par la Food and Drugs Administration pour la validation clinique de la prothèse Cribier/Edwards aux États-Unis [25, 44]. L'étude PARTNER-B avait pour but de démontrer la supériorité du TAVI sur un traitement essentiellement médical chez des patients âgés présentant un RAC serré symptomatique et jugés inopérables par une équipe médicochirurgicale [25]. Pour cette étude, 358 patients (âge moyen : 83 ± 8 ans, EuroSCORE autour de 30 %, présence d'une aorte « porcelaine » (15 %), d'une irradiation médiastinale (8 %) ou autres comorbidités) ont été randomisés 1/1 entre TAVI par voie fémorale et traitement médical éventuellement associé à la pratique d'une ou plusieurs valvuloplasties aortiques au ballon (84 % des patients) [25]. Les résultats montrent un taux de mortalité à 1 an nettement inférieur dans le groupe TAVI par rapport au groupe conventionnel (30 versus 50 %, p < 0,001) avec une réduction significative du taux d'hospitalisation pour insuffisance cardiaque, au prix d'un taux global d'accidents vasculaires cérébraux (AVC) significativement plus élevés [25]. Cependant, malgré le taux d'AVC, le pronostic global des patients est nettement amélioré par le TAVI : il suffit d'implanter cinq patients pour éviter un décès à 1 an ; pour le critère combiné décès + hospitalisation pour insuffisance cardiaque, le nombre à implanter est seulement de trois patients [25]. La supériorité du TAVI sur le traitement médical chez les patients inopérables a été confirmée après 2 ans de suivi.

La cohorte PARTNER-A avait pour but de démontrer l'équivalence entre TAVI et remplacement valvulaire aortique chirurgical chez des patients âgés présentant un RAC serré symptomatique, jugés à haut risque opératoire par un staff médico-chirurgical [44]. Dans PARTNER-A, 699 patients (âge moyen autour de 85 ans, EuroSCORE logistique = 29 ± 15 %) ont été randomisés 1/1 entre TAVI (voie fémorale ou transapicale) et chirurgie traditionnelle. Le taux de mortalité globale à 1 an est équivalent dans les deux groupes (TAVI versus chirurgie : 24 versus 27 %, p = 0,44), de même que le taux de réhospitalisation ou le taux combiné de décès + AVC laissant une séquelle neurologique (27 versus 28 %, p = 0,68) [44]. Cette équivalence du TAVI par rapport à la chirurgie chez les patients à haut risque opératoire a été également confirmée à plus long terme (2 ans).

Indications thérapeutiques

Rétrécissement aortique sévère et symptomatique

La médiane de survie en cas de RAC sévère est de 5 ans en présence d'un angor et de respectivement 3 et 2 ans en présence de syncope ou d'insuffisance cardiaque [9]. À l'opposé, la survie à 10 ans des patients après remplacement valvulaire aortique est quasiment celle de la population générale. De ce fait, la présence de symptômes associés à un RAC sévère est une indication opératoire de classe I, en l'absence de contre-indication à la chirurgie [6, 48]. En cas de RAC avec bas débit/bas gradients, l'échographie sous dobutamine permet d'évaluer la réelle sévérité de l'obstacle aortique [17] et participe à la stratification du risque opératoire [29]. Dans ce contexte, les recommandations actuelles modulent donc le niveau de recommandation d'un remplacement valvulaire aortique en fonction de la présence (classe IIa) ou de l'absence de réserve contractile ventricule gauche (classe IIb) [48]. Bien que non indiqué de manière explicite dans les recommandations, le TAVI semble une alternative valable pour les patients ayant un RAC sévère en bas débit/bas gradient avec fraction d'éjection basse pour lesquels l'ensemble du bilan préopératoire est en faveur d'un risque chirurgical élevé, voire très élevé [44, 48]. Dans les rares cas de RAC avec bas débit/bas gradient paradoxal (FEVG préservée), les recommandations sont en faveur de la chirurgie après confirmation multiparamétrique de la sévérité du RAC [48]. Les recommandations européennes actuelles d'intervention en cas de RAC sévère symptomatique sont détaillées dans le tableau S05-P03-C07-II.

Rétrécissement aortique sévère asymptomatique

L'indication opératoire au stade asymptomatique reste une source de débats. Les recommandations européennes et américaines [6, 48]

Tableau S05-P03-C07-II Indications opératoires en cas de rétrécissement aortique sévère (patients majoritairement symptomatiques).

	Classe
La chirurgie *est indiquée* en cas de RAC sévère associé à des symptômes clairement liés au RAC	I
La chirurgie *est indiquée* chez les patients ayant un RAC sévère et devant être opérés de pontages ou autre chirurgie cardiaque	I
La chirurgie *doit être envisagée* chez les patients ayant un RAC modéré et devant être opérés de pontages ou autre chirurgie cardiaque	IIa
La chirurgie *doit être envisagée* chez les patients ayant un RAC serré à haut risque opératoire, chez qui un TAVI est envisageable, mais pour lesquels la heart team considère que la chirurgie est la meilleure option.	IIa
La chirurgie *doit être envisagée* chez les patients symptomatiques ayant un RAC avec bas débit/bas gradient (< 40 mmHg) malgré une FEVG préservée après confirmation de la sévérité du RAC	IIa
La chirurgie *doit être envisagée* chez les patients symptomatiques ayant un RAC sévère avec bas débit/bas gradient et FEVG basse *en cas de réserve contractile ventriculaire gauche*	IIa
La chirurgie *peut être envisagée* chez les patients symptomatiques ayant un RAC avec bas débit/bas gradient et FEVG basse *en l'absence de réserve contractile ventriculaire gauche*	IIb

RAC : rétrécissement aortique calcifié.
(Modifié d'après les recommandations européennes ESC/EACTS 2012 [48].)

Tableau S05-P03-C07-III Indications opératoires en cas de rétrécissement aortique sévère asymptomatique.

	Classe
La chirurgie *est indiquée* en cas de RAC sévère asymptomatique avec dysfonction ventricule gauche (FEVG < 50 %) en l'absence d'autre cause	I
La chirurgie *est indiquée* en cas de RAC sévère asymptomatique en cas de test d'effort anormal démasquant des symptômes clairement liés au RAC	I
La chirurgie *doit être envisagée* chez les patients asymptomatiques en l'absence de dysfonction ventriculaire gauche et d'anomalie au test d'effort en cas de faible risque opératoire associé à l'un des critères suivants : – RAC critique défini par une V_{max} > 5,5 m/s – calcification valvulaire sévère avec progression rapide de la V_{max} ≥ 0,2 m/s dans l'année	IIa
La chirurgie *peut être envisagée* chez les patients asymptomatiques en l'absence de dysfonction ventriculaire gauche et d'anomalie au test d'effort, en cas de faible risque opératoire associé à l'un des critères suivants : – taux élevé de BNP/NT-proBNP plasmatique lors de dosages répétés, sans autre cause – élévation du gradient moyen transvalvulaire > 20 mmHg à l'échographie d'effort – hypertrophie concentrique ventriculaire gauche sévère en l'absence d'hypertension	IIb

RAC : rétrécissement aortique calcifié.
(Modifié d'après les recommandations européennes ESC/EACTS 2012 [48].)

sont en faveur d'une chirurgie précoce au stade asymptomatique en cas de RAC sévère éventuellement associé à l'un des items suivants :
– mauvaise tolérance hémodynamique objectivée par l'ECG d'effort ;
– valve sévèrement calcifiée avec progression annuelle du pic de vitesse transvalvulaire supérieure à 0,3 m/s ;
– rares cas de dysfonction ventricule gauche asymptomatique, définie par une fraction d'éjection inférieure à 50 %.

Les recommandations européennes actuelles d'intervention en cas de RAC sévère asymptomatique sont détaillées dans le tableau S05-P03-C07-III. Rappelons que la chirurgie précoce n'est pas indiquée en cas de RAC sévère asymptomatique dans le seul but d'une prévention de la mort subite, compte tenu d'un risque global de la chirurgie supérieur (à court et moyen termes) par rapport au risque spontané de mort subite [6, 48].

Bicuspidie/dilatation de la racine aortique

Une dilatation du culot aortique est fréquente en cas de bicuspidie, liée à une anomalie du tissu aortique probablement d'origine génétique. La mesure des différents diamètres aortiques est importante dans ce cas (Figure S05-P03-C07-3), éventuellement confirmée par scanner ou IRM en cas de difficultés techniques en échocardiographie. Compte tenu du risque de dissection aortique spontanée, le remplacement prophylactique de l'aorte ascendante est recommandé pour tous les patients en cas de diamètre maximal aortique supérieur à 55 mm, indépendamment de la sévérité de l'atteinte valvulaire [48]. Le seuil décisionnel de 55 mm est également valable en cas de bicuspidie chez un homme de gabarit standard ; il doit être ramené à 50 mm en cas de bicuspidie associée à des facteurs de risque de dissection, notamment la présence d'antécédents familiaux de dissection ou mort subite, d'antécédents personnels de coarctation ou hypertension artérielle [48]. En cas de petit gabarit, des seuils plus bas peuvent être considérés.

Grossesse/chirurgie non cardiaque

En cas de RAC sévère chez une femme enceinte, l'hypervolémie liée à la grossesse et l'augmentation de post-charge pendant l'accouchement exposent la patiente au risque de d'œdème pulmonaire. Bien que cette situation soit actuellement rare chez les femmes en âge de procréer, les recommandations actuelles sont en faveur d'un remplacement valvulaire aortique avant de débuter une grossesse, en choisissant de préférence une bioprothèse compte tenu du risque élevé d'accidents thrombo-emboliques et hémorragiques en cas de prothèse mécanique [48]. En cas de RAC sévère chez un patient devant subir une intervention chirurgicale non cardiaque, la décision de remplacement valvulaire est modulée en fonction du risque de l'intervention non cardiaque et du caractère symptomatique éventuel du RAC [48]. En pratique, un remplacement valvulaire préalable à l'intervention non cardiaque est recommandé en cas d'intervention non cardiaque à haut risque ou de RAC symptomatique chez un patient dont le risque pour la chirurgie aortique est acceptable [48]. À l'opposé, en cas de RAC sévère et asymptomatique, une intervention extracardiaque à risque intermédiaire ou faible peut être envisagée [48].

Patient asymptomatique : modalités de surveillance

Lorsqu'une stratégie de surveillance d'un RAC sévère asymptomatique est choisie, le patient doit être éduqué en vue d'une reconnaissance des premiers symptômes (fatigabilité inhabituelle à l'effort, dyspnée modérée) qui doivent l'amener à consulter sans attendre la prochaine consultation programmée. Le niveau d'activité autorisée dépend de la tolérance objectivée lors de l'ECG d'effort et les efforts violents doivent être évités. La fréquence des visites de contrôle doit être planifiée à l'avance avec le patient en fonction du degré de sévérité de la valvulopathie : consultation avec échocardiographie-Doppler semestrielle en cas de RAC sévère, consultation semestrielle et échocardiographie-Doppler annuelle en cas de RAC modéré [48].

Cardiologie

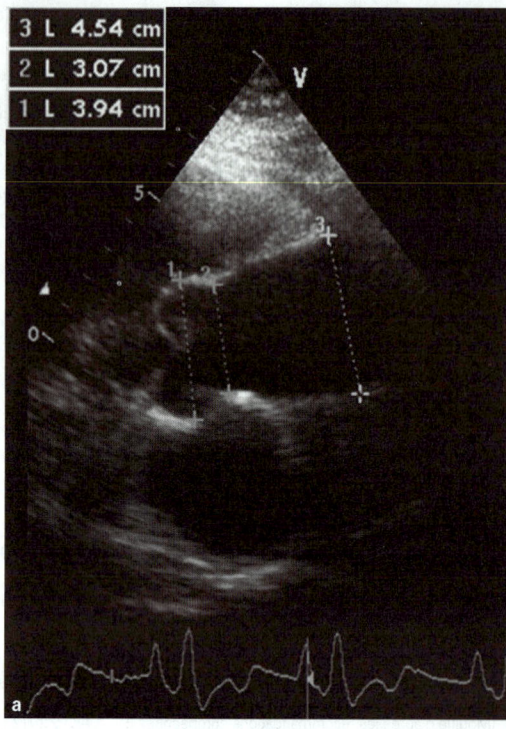
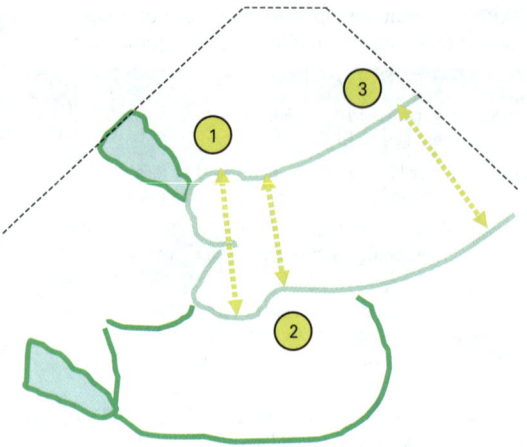

Figure S05-P03-C07-3 Mesure des diamètres de la racine aortique en échocardiographie transthoracique. Incidence parasternale longitudinale haute, sans zoom, permettant de dégager la plus grande longueur d'aorte ascendante. Les mesures sont prises en diastole (valve fermée) de bord d'attaque à bord d'attaque. (1) sinus de Valsalva ; (2) jonction sinotubulaire ; (3) portion ascendante.

Insuffisance aortique

Christophe Tribouilloy et Dorothée Malaquin

L'insuffisance aortique correspond à un défaut de coaptation des sigmoïdes aortiques en diastole à l'origine d'un reflux anormal de sang de l'aorte ascendante vers le ventricule gauche. Les principales causes d'insuffisance aortique dans les pays industrialisés sont les maladies touchant le tissu valvulaire aortique et/ou la géométrie de la racine aortique, les anomalies congénitales, notamment la bicuspidie aortique représentent la deuxième étiologie d'insuffisance aortique. Dans les pays en voie de développement, le rhumatisme articulaire aigu reste la principale cause.

Physiopathologie

L'importance de l'insuffisance aortique augmente avec la taille de la déhiscence valvulaire, la différence des pressions diastoliques entre l'aorte et le ventricule gauche et la durée de la diastole [50].

L'insuffisance aortique chronique entraîne une surcharge volumétrique diastolique à l'origine d'une dilatation progressive du ventricule gauche et d'une augmentation du volume d'éjection systolique. L'augmentation du travail cardiaque entraîne une hypertrophie ventriculaire gauche. La fraction d'éjection est longtemps conservée grâce à l'hypertrophie-dilatation du ventricule gauche qui normalise les contraintes diastoliques. Après plusieurs années d'évolution, survient une diminution de la fraction d'éjection, puis de la contractilité avec élévation de la pression télédiastolique, augmentation des diamètres du ventricule gauche et insuffisance ventriculaire gauche. L'augmentation du volume d'éjection aortique explique les pressions systoliques intra-aortiques élevées et l'hyperpulsatilité artérielle.

L'insuffisance aortique est à l'origine de la diminution de la pression artérielle diastolique et de l'élargissement de la pression artérielle différentielle. Il peut exister une insuffisance coronarienne fonctionnelle (artères coronaires angiographiquement saines) secondaire à l'augmentation des besoins myocardiques en oxygène, à la chute de la pression aortique diastolique et à l'hypertrophie ventriculaire gauche elle-même responsable d'une compression de la microcirculation coronaire.

L'insuffisance aortique aiguë correspond à l'installation brutale de la régurgitation à l'origine d'une surcharge volumétrique et barométrique sur un ventricule gauche normal ou parfois dilaté par une valvulopathie préexistante. Cette insuffisance aortique s'intègre généralement dans un contexte d'endocardite aiguë, plus rarement d'une dissection aortique ou d'un traumatisme fermé du thorax. L'insuffisance ventriculaire gauche, quand l'insuffisance aortique est volumineuse, survient rapidement par augmentation franche de la pression télédiastolique du ventricule gauche, malgré une tachycardie réactionnelle qui diminue le temps de régurgitation diastolique mais aussi le débit cardiaque.

Étiologie

Les insuffisances aortiques dystrophiques sont actuellement fréquentes dans les pays occidentaux. La forme la plus typique est représentée par la maladie annulo-ectasiante. Chez certains patients, il existe un prolapsus associé d'une ou de plusieurs sigmoïdes. Dans la maladie annulo-ectasiante, on visualise l'aspect anévrysmal caractéristique de l'aorte ascendante dans ses premiers centimètres avec perte du parallélisme des bords réalisant l'aspect classique en « bulbe d'oignon ». Cette dilatation progressive de la racine aortique peut être idiopathique dans la maladie annulo-ectasiante, ou associée à une bicuspidie, ou encore correspondre à une pathologie du tissu élastique comme le syndrome de Marfan.

La bicuspidie est une anomalie congénitale de formation de la valve aortique qui est constituée alors de deux sigmoïdes, divisées ou pas par un ou plusieurs raphés. Elle touche de 0,9 à 2,5 % de la population générale avec une prédominance masculine. La transmission est autosomique dominante à pénétrance variable. Il existe une classification des bicuspidies en fonction du nombre de raphé et de leur position, bien décrite dans une série autopsique par l'équipe de Sievers. La bicuspidie est fréquemment associée à un dysfonctionnement de la valve aortique qui se fait essentiellement sur le mode de sténose aortique. Une insuffisance aortique peut exister par prolapsus de l'une des sigmoïdes, associée dans 50 % des cas à une dilatation de l'aorte ascendante.

L'insuffisance aortique rhumatismale est évoquée devant la présence de sigmoïdes épaissies souvent rétractées en échographie, avec mauvaise coaptation diastolique à l'origine d'un diastasis et de la régurgitation. Le diagnostic est conforté par la mise en évidence de lésions rhumatismales au niveau des autres orifices valvulaires, en particulier d'une sténose mitrale.

Dans l'insuffisance aortique dégénérative, les calcifications de la valve aortique viennent gêner le mouvement valvulaire. Cette forme est souvent associée à un certain degré de rétrécissement aortique. Les amas calcaires siègent alors dans la partie centrale des cuspides et l'ouverture reste tricuspide. Il n'y a pas de fusion commissurale dans ce cas.

L'endocardite infectieuse est la cause la plus fréquente des insuffisances aortiques aiguës. La régurgitation peut être liée à une perforation valvulaire, à une déchirure avec parfois rupture d'une ou plusieurs sigmoïdes, ou encore à la présence d'une végétation gênant la coaptation valvulaire.

Les dissections aortiques de types I et II de la classification de De Bakey ou de type A de Stanford peuvent être à l'origine d'une insuffisance aortique par distension ou dislocation de l'anneau, par prolapsus ou capotage d'une ou de plusieurs sigmoïdes secondaire à un décrochage d'une ou plusieurs commissures par le processus de dissection ou plus rarement par une invagination du voile intimal en diastole dans l'orifice aortique (pas de lésion valvulaire).

Une insuffisance aortique congénitale (en dehors de la bicuspidie) peut être associée à un rétrécissement aortique congénital en dôme, à un rétrécissement aortique congénital sous-valvulaire par lésion de jet sur les sigmoïdes ou à une communication interventriculaire dans le cadre d'un syndrome de Laubry-Pezzy.

L'insuffisance aortique traumatique isolée est rare. Dans ce contexte, des lésions associées doivent être systématiquement recherchées : rupture isthmique aortique, insuffisance mitrale par rupture de cordage ou de pilier, contusion myocardique…

Certains traitements ont été reconnus ces dernières années comme pourvoyeurs de valvulopathies. Parmi eux, on retrouve les dérivés de l'ergot de seigle, les agonistes dopaminergiques, la fenfluramine et la dexfenfluramine utilisés comme anorexigènes, et le benfluorex. L'atteinte valvulaire ressemble un peu à celle du rhumatisme articulaire et l'analyse de la texture et de la cinétique valvulaire est capitale en échographie transthoracique. Les quatre valves peuvent être touchées, mais l'atteinte prédomine sur les valves aortique et mitrale. L'atteinte aortique comprend un épaississement valvulaire minime ou modéré, le plus souvent sans fusion commissurale franche. Elle engendre une fuite par restriction des mouvements valvulaires en diastole. Dans la majorité des cas, il n'y a pas de sténose significative associée. La fuite aortique est habituellement centrale avec épaississement du bord libre des sigmoïdes en échographie transthoracique.

Enfin, une insuffisance aortique par dilatation de l'aorte initiale, et surtout liée à un épaississement et à une rétraction des sigmoïdes, peut être rencontrée dans des maladies inflammatoires comme le lupus érythémateux disséminé, la polyarthrite rhumatoïde, la spondylarthrite ankylosante, le syndrome de Fiessinger-Leroy-Reiter, la polychondrite atrophiante, la syphilis, la maladie de Takayasu et la maladie de Horton…

Présentation clinique

Insuffisance aortique chronique

Interrogatoire

L'insuffisance aortique chronique volumineuse, longtemps parfaitement tolérée, peut être responsable d'une dyspnée d'effort (principal symptôme), plus rarement de crises angineuses d'effort ou spontanées et de palpitations. L'insuffisance cardiaque apparaît tardivement.

Examen clinique

À l'auscultation, il existe un souffle diastolique, doux, aspiratif, mieux perçu en position assise, penché en avant, en expiration, au 3e-4e espace intercostal, le long du bord gauche du sternum. Le souffle est parfois mieux perçu au bord droit sternal. Un souffle systolique aortique d'accompagnement lié à la majoration du volume d'éjection aortique est fréquent au 2e espace intercostal droit, irradiant dans les vaisseaux du cou. Il peut aussi exister un galop protodiastolique (B3) en faveur d'une altération de la fonction ventricule gauche, un *pistol shot* mésosystolique (claquement du jet systolique vigoureux sur la paroi aortique calcifiée) et à la pointe, un roulement protodiastolique de Foster et/ou télédiastolique de Flint (traduisant la gêne à l'ouverture du feuillet antérieur mitral provoquée par le jet d'insuffisance aortique). À la palpation, le choc de pointe est dévié en dehors et surtout en bas, témoignant de la dilatation du ventricule gauche. En cas d'insuffisance aortique importante, il existe des signes cliniques vasculaires périphériques : élargissement de la pression artérielle différentielle avec un minima effondré et une hyperpulsatilité artérielle avec des pouls amples et bondissants, une « danse » des artères du cou à l'inspection et un pouls capillaire. La recherche d'une valvulopathie associée et de signes en faveur d'un syndrome de Marfan est systématique (patient longiligne avec hyperlaxité ligamentaire, arachnodactylie).

Insuffisance aortique aiguë

L'insuffisance aortique aiguë, quand elle est volumineuse, est rapidement mal tolérée. Elle se traduit par une insuffisance ventriculaire gauche avec œdème aigu pulmonaire allant parfois jusqu'à l'état de choc cardiogénique. Le souffle diastolique est souvent associé à un souffle systolique d'accompagnement et à un galop protodiastolique.

Électrocardiogramme

Il est le plus souvent normal dans l'insuffisance aortique aiguë (hormis une possible tachycardie réactionnelle) et dans l'insuffisance aortique chronique modérée. Il n'est modifié que tardivement dans l'insuffisance aortique volumineuse, avec hypertrophie ventriculaire gauche initialement diastolique (augmentation de l'amplitude des QRS avec ondes T positives pointues et symétriques dans les dérivations latérales), puis surcharge systolique avec inversion des ondes T en latéral (Figure S05-P03-C07-4).

Radiographie de thorax

Elle peut être normale. La dilatation du ventricule gauche (saillie de l'arc inférieur gauche) avec cardiomégalie n'est présente, sur la radiographie de face, que dans l'insuffisance aortique volumineuse. L'arc supérieur droit est augmenté en cas de dilatation de l'aorte ascendante. Des signes de stase pulmonaire peuvent s'associer (Figure S05-P03-C07-5).

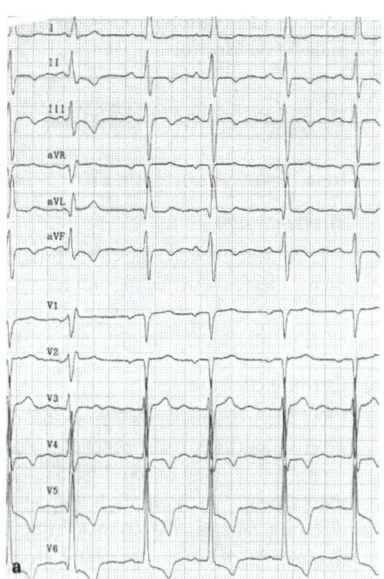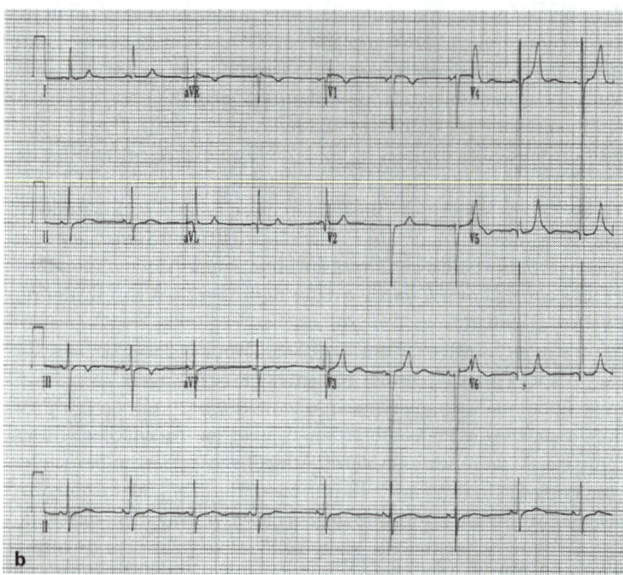

Figure S05-P03-C07-4 Électrocardiogramme chez deux patients avec insuffisance aortique sévère. **a)** Hypertophie ventriculaire gauche systolique avec inversion des ondes T en V4 à V6. **b)** Hypertrophie ventriculaire gauche diastolique avec rapport de Sokolow supérieur à 0,35 et ondes T pointues en V4 à V6.

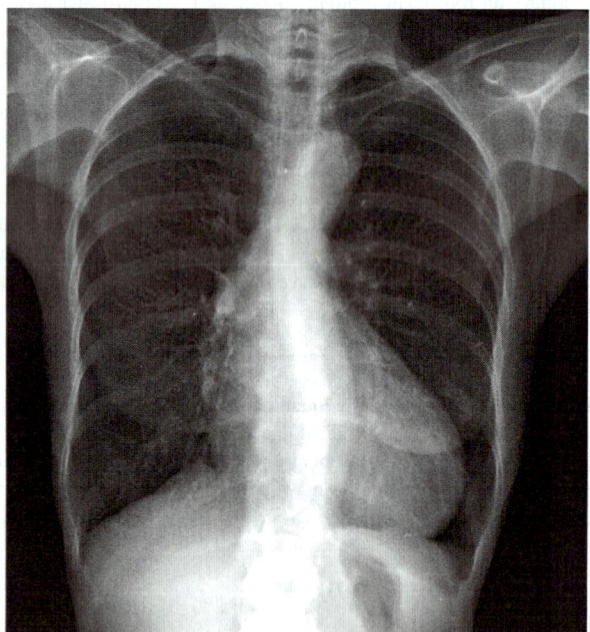

Figure S05-P03-C07-5 Cardiomégalie par saillie de l'arc inférieur gauche, liée à la dilatation du ventricule gauche. L'arc supérieur droit est légèrement augmenté du fait du déroulement de l'aorte ascendante chez cette patiente avec insuffisance aortique sévère.

Échocardiographie

L'échocardiographie est l'examen complémentaire essentiel dans l'évaluation et la surveillance de l'insuffisance aortique (Figure S05-P03-C07-6). Elle confirme le diagnostic, quantifie la fuite, précise le plus souvent son étiologie et son mécanisme, évalue son retentissement sur le ventricule gauche et les pressions pulmonaires, et permet de rechercher une dilatation de l'aorte ascendante et des lésions valvulaires associées [61].

On réalise une analyse morphologique de la valve aortique (nombre de sigmoïdes, remaniement valvulaire, présence de végétation, perforation valvulaire, prolapsus ou restriction de mouvements d'une sigmoïde…). Les diamètres aortiques sont mesurés à différents niveaux : anneau aortique, sinus de Valsalva, jonction sinotubulaire, manchon ascendant, crosse aortique et isthme (la recherche d'une coarctation de l'isthme associée est systématique) (Figure S05-P03-C07-7).

Le diagnostic est affirmé en Doppler couleur (voir Figure S05-P03-C07-6), pulsé ou continu. Il est suggéré par des vibrations diastoliques sur le feuillet antérieur mitral ou le septum (*fluttering* diastolique). L'insuffisance aortique est quantifiée en grade de 1 à 4 selon sa sévérité sur les critères échographiques (Tableau S05-P03-C07-IV). Une insuffisance aortique sévère de grade 4 est définie par une surface de l'orifice de régurgitation supérieure à 30 mm² ou un volume régurgité par battement supérieur à 60 ml, un diamètre du jet à l'origine au niveau de la vena contracta supérieur à 6 mm et une vitesse télédiastolique dans l'isthme aortique supérieure à 20 cm/s [61, 62].

On quantifie le degré de dilatation du ventricule gauche (voir Figure S05-P03-C07-7) (mesure des diamètres et des volumes) et d'hypertrophie ventriculaire gauche en mode TM. La pression artérielle pulmonaire systolique est habituellement estimée à partir de l'enregistrement Doppler d'une fuite tricuspide.

L'échographie transœsophagienne est utile chez les patients peu échogènes par voie transthoracique ou surtout lorsqu'il existe une suspicion d'endocardite ou de dissection aortique.

En présence d'une insuffisance aortique aiguë sévère, l'élévation brutale et importante des pressions diastoliques ventricule gauche se traduit par des signes échographiques et Doppler : une fermeture prématurée de la mitrale et une ouverture prématurée de la valve aortique en TM, un temps de demi-pression du flux d'insuffisance aortique en Doppler continu particulièrement court, souvent inférieur à 200 ms, une insuffisance mitrale diastolique et un flux mitral de profil restrictif [61].

Autres examens diagnostiques

IRM et tomodensitométrie

L'IRM ou la tomodensitométrie sont actuellement recommandées dans l'évaluation d'une insuffisance aortique pour étudier l'aorte ascendante chez les patients porteurs d'un syndrome de Marfan ou quand une dilatation significative de l'aorte ascendante

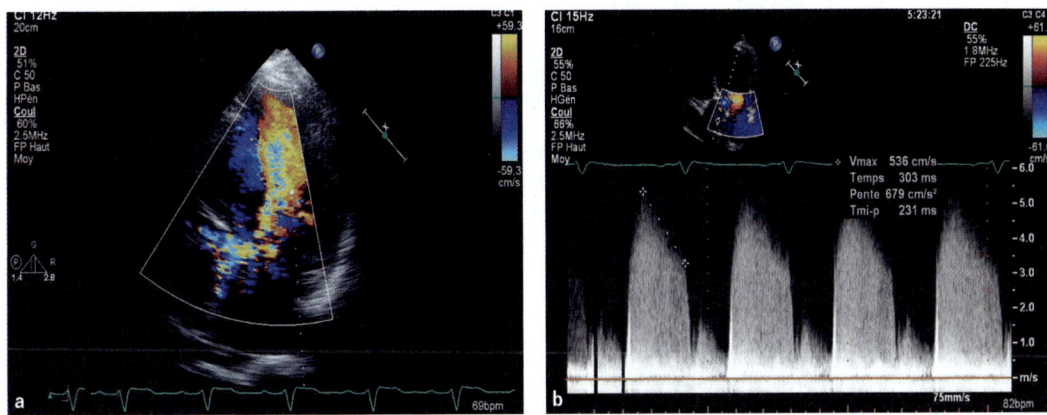

Figure S05-P03-C07-6 Volumineuse insuffisance aortique en Doppler couleur. **a)** Visualisation du flux régurgité vers le ventricule gauche à travers la valve aortique. **b)** Aspect du flux en Doppler continu sur lequel on peut mesurer le temps de demi-décroissance (PHT), ici court à 231 ms.

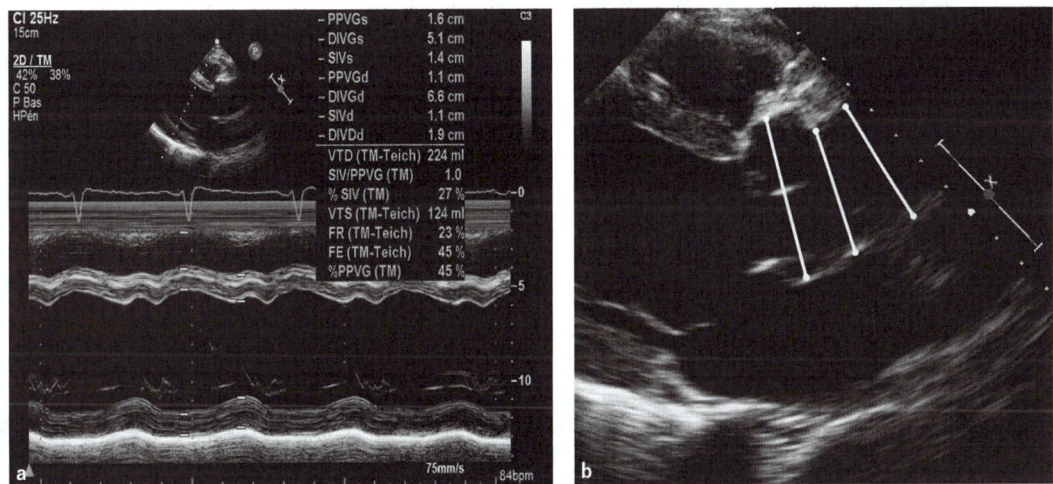

Figure S05-P03-C07-7 Insuffisance aortique en échocardiographie transthoracique. **a)** Dilatation ventriculaire gauche importante en mode temps-mouvement avec un diamètre télédiastolique à 66 mm et télésystolique à 51 mm. **b)** Mesure des diamètres de l'aorte ascendante au niveau des sinus de Valsalva, de la jonction sinotubaire et du manchon ascendant en diastole.

Tableau S05-P03-C07-IV Critères morphologiques et seuils échographiques permettant de quantifier une insuffisance aortique (IAo).

Paramètres	IAo minime (grade 1)	IAo modérée		IAo sévère (grade 4)
Qualitatifs				
– morphologie de la valve aortique	Normale/anormale	Normale/anormale		Anormale, prolapsus, défaut de coaptation
– largeur du jet à l'origine	Petite dans les jets centraux	Intermédiaire		Large dans les jets centraux, variable dans les jets excentrés
– signal Doppler continu	Incomplet/tronqué	Dense		Dense
– effet Doppler télédiastolique au niveau de l'isthme	Bref, protodiastolique	Intermédiaire		Holodiatolique
Semi-quantitatifs				
Vena contracta (mm)	< 3	Intermédiaire		> 6
PHT (ms)	> 500	Intermédiaire		< 200
		Modérée (grade 2)	Moyenne à importante (grade 3)	
Quantitatifs				
– SOR (mm^2)	< 10	10-19	20-29	≥ 30
– volume régurgité (ml)	< 30	30-44	45-59	≥ 60

est détectée par l'échocardiographie, que la valve soit bicuspide ou tricuspide. Ces deux examens permettent de déterminer le degré de dilatation du culot aortique, de rechercher éventuellement une dissection aortique et de suivre de façon non invasive l'évolution de la dilatation aortique [50, 62] (Figure S05-P03-C07-8). Les mesures des diamètres aortiques sont fiables et reproductibles. Par ailleurs, des mesures de volume, masse et fraction d'éjection du ventricule gauche précises sont possibles pour suivre la dilatation progressive du ventricule gauche (voir Figure S05-P03-C07-9). L'IRM a l'avantage de ne pas être irradiante. Les séquences en contraste de phase permettent par ailleurs la quantification de la fraction de régurgitation de l'insuffisance aortique. La résolution spatiale de la tomodensitométrie permet, quand l'acquisition est couplée au cycle cardiaque, d'étudier la valve aortique (nombre de sigmoïdes, importance des calcifications, diamètres de l'anneau aortique) et de préciser l'anatomie coronaire (voir Figure S05-P03-C07-8).

Exploration hémodynamique et angiographique-coronarographie

La coronarographie est indiquée lorsqu'un remplacement valvulaire aortique est envisagé pour rechercher une coronaropathie associée qui pourrait nécessiter la réalisation de pontages (recommandation de classe IC) [62]. L'angiographie sus-sigmoïdienne permet de rechercher un anévrysme de l'aorte thoracique et de quantifier l'insuffisance aortique selon l'extension et la tonalité du jet diastolique régurgitant dans le ventricule gauche. La ventriculographie peut y être associée pour évaluer la fraction d'éjection chez les patients très peu échogènes. Les dernières recommandations proposent de se passer de coronarographie préopératoire chez les patients jeunes sans facteurs de risque cardiovasculaire, chez les hommes de moins de 40 ans ou les femmes préménopausées [62]. La tomodensitométrie coronaire pourrait remplacer la coronarographie chez les patients à bas risque coronaire. La réalisation d'un cathétérisme gauche et droit pour la mesure invasive des pressions et le calcul des volumes de régurgitation est maintenant devenue rare, compte tenu des progrès de l'imagerie échocardiographique et ne doit se faire qu'en cas de discordance entre la clinique et les explorations non invasives.

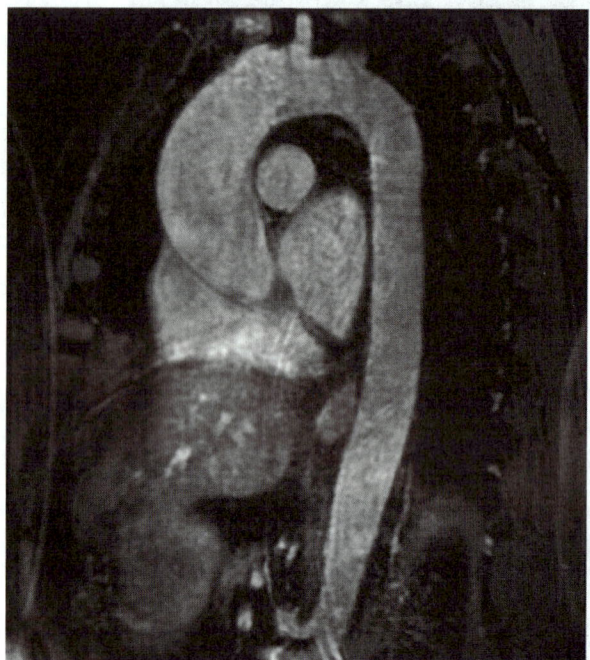

Figure S05-P03-C07-8 Mesure des diamètres de l'aorte en IRM.

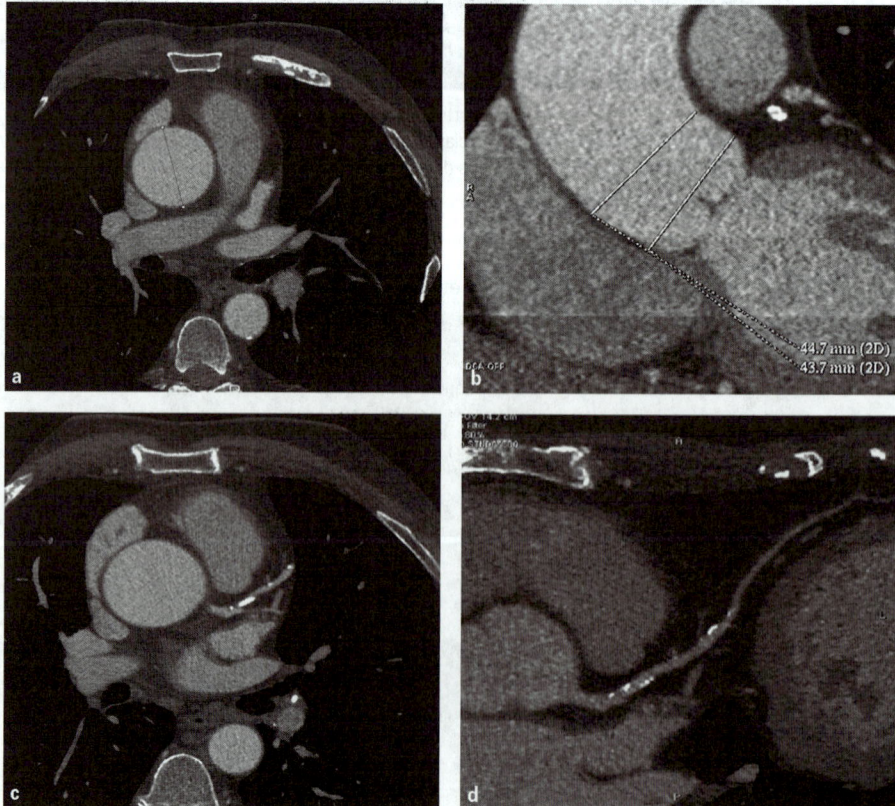

Figure S05-P03-C07-9 Tomodensitométrie de l'aorte ascendante et de l'artère coronaire interventriculaire antérieure. **a** et **b**) Mesure des diamètres aortiques en coupes transversale et sagittale. **c** et **d**) Acquisition couplée à l'ECG : étude de l'anatomie coronaire (départ du tronc commun [**c**] et déroulement de l'artère interventriculaire antérieure [**d**]).

Histoire naturelle et facteurs pronostiques

Insuffisance aortique chronique

L'insuffisance aortique chronique volumineuse sans dysfonction du ventricule gauche peut demeurer asymptomatique pendant de longues périodes, pouvant excéder 10 ans, sans dégradation de la fonction systolique, en particulier lors des atteintes rhumatismales [53]. Le risque de mort subite en l'absence de symptômes est faible (< 0,2 % par an), il existe surtout en présence d'une grande dilatation du ventricule gauche. L'apparition des symptômes ou d'une dysfonction du ventricule gauche est un facteur prédictif d'évolution défavorable. La fréquence d'apparition de symptômes et/ou d'une dysfonction systolique du ventricule gauche est de moins de 6 % par an (moyenne de 4,3 % par an) et le risque de dysfonction asymptomatique du ventricule gauche est de 1,3 % par an. Chez les patients asymptomatiques, l'âge, la chute de la fraction d'éjection ventricule gauche et/ou l'augmentation des diamètres ou volumes du ventricule gauche au cours du suivi sont des facteurs pronostiques péjoratifs [53]. Le diamètre télésystolique est un facteur prédictif très puissant. Pour Bonow et al., le risque de survenue d'un décès, de symptômes, ou d'une dysfonction systolique du ventricule gauche est extrêmement faible pour un diamètre télésystolique inférieur à 40 mm (0 % par an) et bas pour un diamètre télédiastolique inférieur à 70 mm (2 % par an), alors qu'il est élevé quand ils excèdent respectivement 50 mm (19 % par an) et 70 mm (10 % par an) [51]. Des données récentes suggèrent logiquement d'indexer les diamètres du ventricule gauche à la surface corporelle, notamment chez les patients de petite taille non obèses [58]. En effet, le diamètre télédiastolique ventricule gauche dépasse rarement 75 mm chez les femmes. Le diamètre télésystolique indexé est un facteur pronostique plus puissant que le diamètre non indexé : en l'absence de chirurgie, le taux de mortalité annuel est significativement plus élevé quand ce dernier dépasse 25 mm/m^2 (7,8 versus 1,6 % par an).

Le volume télésystolique indexé apparaît également comme un paramètre pronostique chez les patients avec insuffisance aortique sévère asymptomatique. En effet, un volume télésytolique supérieur ou égal à 45 ml/m^2 prédit la survenue d'événement cardiaque de manière indépendante et supérieure au diamètre télésystolique indexé [52].

Certains patients avec dysfonction systolique du ventricule gauche sont asymptomatiques. En l'absence de chirurgie, ces patients deviennent habituellement rapidement symptomatiques : l'incidence de survenue des symptômes est estimée à plus 25 % par an. Le taux annuel de mortalité est significativement plus élevé quand la fraction d'éjection ventricule gauche est diminuée (5,8 % par an avec fraction d'éjection < 55 % versus 2 % par an avec fraction d'éjection ≥ 55 %) [53]. En outre, c'est plus l'ancienneté de la dysfonction du ventricule gauche que la dysfonction elle-même qui a une valeur pronostique et qui conditionne la capacité à récupérer, après chirurgie, d'une fonction normale du ventricule gauche. Ainsi une diminution de la fraction d'éjection ventricule gauche au repos conduit-elle à discuter la chirurgie. L'évaluation de la fraction d'éjection ventricule gauche à l'effort ne semble pas apporter d'éléments pronostiques supplémentaires.

Dès l'apparition des symptômes, le pronostic devient sévère à moyen ou court terme, même si la fraction d'éjection ventricule gauche est conservée : la survie moyenne est classiquement de 3 à 5 ans après l'apparition de l'angor, de 2 à 3 ans après les premiers signes d'insuffisance ventriculaire gauche et de moins de 1 an en cas d'insuffisance cardiaque globale. On propose alors une intervention systématique en l'absence de contre-indication opératoire.

Insuffisance aortique avec dilatation anévrysmale de l'aorte ascendante

Les insuffisances aortiques dystrophiques associées à une dilatation de l'aorte ascendante que l'on rencontre dans le syndrome de Marfan et les autres maladies du tissu élastique, la maladie annulo-ectasiante et les bicuspidies sont exposées à un risque accru de dissection aortique. Ce risque est d'autant plus important que l'aorte est davantage dilatée, mais des dissections peuvent survenir pour des diamètres peu, voire pas augmentés sur des aortes histologiquement pathologiques. Le risque est, d'une façon générale, majeur lorsque le diamètre aortique dépasse 60 mm. Le risque de complications pariétales aortiques est aussi plus élevé lorsque le diamètre aortique augmente rapidement au cours du suivi ou en présence d'une histoire familiale de dissection aortique. Ainsi la dilatation de l'aorte ascendante et sa vitesse de progression peuvent-elles conduire à opérer un patient asymptomatique, quels que soient la sévérité de l'insuffisance aortique et le degré de retentissement sur le ventricule gauche. Si la tolérance hémodynamique de l'insuffisance aortique est habituellement bonne pendant la grossesse, les femmes atteintes d'un syndrome de Marfan sont exposées à un risque de dissection, surtout quand le diamètre de la racine aortique dépasse 40 mm. La grossesse est alors déconseillée.

Traitement

Méthodes

Le traitement chirurgical classique de l'insuffisance aortique est le remplacement valvulaire aortique par prothèse mécanique ou bioprothèse. Dans certains cas, on propose un remplacement combiné de la valve aortique et de l'aorte ascendante avec réimplantation des coronaires (intervention de Bentall), un remplacement de l'aorte ascendante avec conservation de la valve aortique (interventions de Tirone-David, Yacoub et apparentées), et plus rarement une intervention de Ross. Actuellement, dans certains centres experts et dans les cas anatomiquement favorables, on propose des techniques de plastie aortique permettant de conserver la valve native en réparant ses anomalies de manière fonctionnelle (plicature des commissures, resuspension des cuspides, résections triangulaires…).

Les traitements vasodilatateurs par inhibiteurs de l'enzyme de conversion (IEC) ou nifédipine ne sont plus recommandés pour ralentir la progression de la dilatation ventricule gauche dans les insuffisances aortique chroniques sévères asymptomatiques [56, 59], un essai randomisé n'ayant pas montré leur intérêt.

Principales modalités des interventions et résultats

Traitement chirurgical

Le traitement chirurgical consiste le plus souvent en un remplacement valvulaire aortique. Les plasties aortiques connaissent un regain d'intérêt mais sont encore essentiellement réservées à l'enfant et à la chirurgie des insuffisances aortiques de l'adulte sur bicuspidie avec prolapsus sigmoïdien dans les centres experts. En l'absence de dilatation de l'aorte ascendante, le remplacement valvulaire aortique n'est envisagé, sauf cas particuliers, que si l'insuffisance aortique est sévère. Les patients avec insuffisance aortique modérée sans indication de chirurgie cardiaque ou aortique par ailleurs ne sont pas candidats à la chirurgie, et la présence d'une symptomatologie fonctionnelle ou d'une dysfonction du ventricule gauche conduit à rechercher dans ce cas une cardiopathie associée. La mortalité opératoire du remplacement valvulaire aortique est en moyenne inférieure à 5 %, proche de 3 %. Chez les patients asymptomatiques, ce risque est plus faible (< 1,5 %) alors qu'il est plus élevé quand la fraction d'éjection ventricule gauche est abaissée (14 % si la fraction d'éjection est < 35 %, 6,7 % si la fraction d'éjection est comprise entre 35 et 50 % et 3,7 % pour une fraction d'éjection ≥ 50 %) [54]. L'amélioration de l'état fonctionnel et de la fonction du ventricule gauche est habituelle après remplacement valvulaire aortique. Les résultats à distance sont actuellement excellents, avec des survies à 5 ans comprises entre 83 et 90 %, atteignant 75 % à 10 ans, probablement en raison d'indications chirurgicales plus précoces chez des patients moins symptomatiques sans dysfonction sévère du ventricule gauche. Dans tous les cas, il ne faut pas attendre l'installation d'une symptomatologie sévère : la survie post-opératoire à 10 ans est de 78 % pour les patients en classes I-II NYHA en pré-opératoire et de 45 % pour les patients de classes III-IV NYHA.

Les atteintes dystrophiques avec dilatation anévrysmale de l'aorte ascendante justifient le plus souvent un remplacement combiné de la valve aortique et de l'aorte ascendante. Cette chirurgie « prophylactique » de la dissection a permis une amélioration considérable du pronostic. La mortalité opératoire dans les séries récentes est faible (< 3 %), et la survie à distance excellente, alors que la mortalité opératoire est très lourde, multipliée par 8 ou 10 au stade aigu d'une complication pariétale aortique. En présence d'une insuffisance aortique avec dilatation anévrysmale de l'aorte et des valves aortiques paraissant normales à l'échographie, on peut proposer un remplacement de l'aorte ascendante avec réimplantation des coronaires et conservation de la valve aortique native. Ces interventions sont séduisantes : elles évitent la mise en place d'une prothèse valvulaire, les résultats à moyen et long termes sont bons.

Traitement médical

La prévention de l'endocardite infectieuse par antibioprophylaxie n'est plus recommandée dans l'insuffisance aortique [57]. Cette prévention repose sur des mesures d'hygiène générale et surtout buccodentaire. La prévention médicamenteuse par antibioprophylaxie est maintenant réservée aux patients porteurs de cardiopathies congénitales opérées, aux patients avec antécédent d'endocardite et aux patients porteurs de prothèses valvulaires.

Traitement vasodilatateur

Nous disposons de peu de données dans la littérature. Les plus encourageantes concernaient les inhibiteurs de l'enzyme de conversion et la nifédipine. Ces résultats n'ont pas été confirmés par une étude randomisée de 2005 [56]. Quatre-vingt-dix patients avec une insuffisance aortique sévère chronique asymptomatique sans dysfonction ventricule gauche initiale ont été randomisés en trois groupes : sans traitement, nifédipine et énalapril. La nifédipine et l'énalapril, en comparaison à l'absence de traitement, n'ont pas permis de retarder la chirurgie ni de réduire le volume régurgité de l'insuffisance aortique, la taille du ventricule gauche ou d'améliorer la fonction du ventricule gauche.

En pratique, les vasodilatateurs (IEC ou dihydropyridine) ne doivent pas aujourd'hui être prescrits chez les patients non opérés asymptomatiques pour essayer de « préserver » le ventricule gauche dans les insuffisances aortiques sévères et ainsi retarder les indications chirurgicales admises. En revanche, ils trouvent leur place, en présence d'une HTA associée, chez les patients symptomatiques et/ou avec dysfonction du ventricule gauche qui ne peuvent être opérés en raison de comorbidités majeures, et après remplacement valvulaire aortique quand il persiste une dysfonction du ventricule gauche.

Traitement bêtabloquant

Les bêtabloquants méritent d'être systématiquement utilisés quand l'insuffisance aortique n'est pas sévère pour prévenir la dissection aortique dans le syndrome de Marfan : ils ralentissent la progression de la dilatation de la racine aortique et réduisent le risque de survenue d'événements cardiovasculaires (dissection, chirurgie…) [62]. Ils sont également recommandés après la chirurgie pour prévenir les récidives de dissection. Dans l'insuffisance aortique isolée, ils ne sont pas recommandés, car en allongeant la durée de la diastole, ils peuvent majorer le volume régurgité.

Indications opératoires

Elles sont fondées sur la symptomatologie fonctionnelle, les dimensions et la fraction d'éjection du ventricule gauche, et le diamètre de l'aorte ascendante. L'âge et les comorbidités sont aussi des éléments essentiels à considérer. On n'hésite pas à répéter un examen, en particulier l'échocardiographie, avant de retenir une indication chirurgicale.

Deux situations sont schématiquement distinguées dans les dernières recommandations de la société européenne de cardiologie [55, 62] :

• Dans l'*insuffisance aortique chronique sévère sans dilatation de l'aorte ascendante* (Tableau S05-P03-C07-V) :

– la chirurgie est recommandée dès l'apparition de symptômes, même modérés ou transitoires (recommandation de classe I). Le bénéfice de la chirurgie dans ce groupe de patients n'est plus à démontrer. Même chez les patients en classe fonctionnelle IV de la NYHA et dont la fraction d'éjection ventricule gauche est inférieure à 25 %, le remplacement valvulaire aortique associé à un traitement médical est le plus souvent justifié au prix d'un risque opératoire fortement accru, et l'on observe habituellement une amélioration fonctionnelle qui peut durer plusieurs années ;

– la chirurgie est clairement recommandée pour les patients asymptomatiques avec fraction d'éjection (fraction d'éjection) de repos inférieure ou égale à 50 % (recommandation de classe I). Elle est aussi recommandée si une chirurgie de pontage, de l'aorte ascendante ou sur une autre valve est indiquée (recommandation de classe I). Elle est conseillée (recommandation de classe IIa) chez les patients asymptomatiques dont la fraction d'éjection est supérieure à 50 % et qui ont un diamètre télédiastolique ventriculaire gauche supérieur à 70 mm ou un diamètre télésystolique supérieur à 50 mm (> 25 mm/m² chez les patients de petite surface corporelle). Un remplacement de l'aorte ascendante associé est proposé si les diamètres aortiques sont supérieurs à 45 mm.

• Dans l'*insuffisance aortique avec dilatation anévrysmale de l'aorte* (Tableau S05-P03-C07-VI) :

– dans tous les cas, sauf contre-indication, la chirurgie préventive de l'aorte ascendante est recommandée, quelle que soit la sévérité de l'insuffisance aortique, quand le diamètre de l'aorte ascendante excède 55 mm (recommandation de classe IIa), quel que soit le site de mesure ;

– dans le syndrome de Marfan, la chirurgie prophylactique de l'aorte est recommandée quand le diamètre maximal de l'aorte ascendante est supérieur ou égal à 50 mm (recommandation de classe IC) ou supérieur à 45 mm (recommandation de classe IIA) quand il existe des facteurs de

Tableau S05-P03-C07-V Indications de chirurgie de l'insuffisance aortique sévère selon les recommandations européennes.

	Classe	Niveau de preuve
Chirurgie indiquée chez les patients symptomatiques	I	B
Chirurgie indiquée chez les patients asymptomatiques avec fraction d'éjection de repos ≤ 50 %	I	B
Chirurgie indiquée chez les patients devant bénéficier d'un pontage, d'une chirurgie de l'aorte ascendante ou d'une chirurgie valvulaire autre	I	C
Chirurgie devrait être envisagée chez les patients asypmtomatiques avec fraction d'éjection de repos > 50 %, avec dilatation importante du ventricule gauche : DTD > 70 mm ou DTS > 50 mm ou > 25 mm/m² de surface corporelle	IIa	C

Tableau S05-P03-C07-VI Indications de remplacement de l'aorte ascendante selon les recommandations européennes de 2012.

	Classe	Niveau de preuve
Chirurgie indiquée chez les patients avec dilatation de l'aorte ascendante avec diamètre maximal ≥ 50 pour les patients avec syndrome de Marfan	I	C
Chirurgie devrait être envisagée chez les patients avec dilatation de l'aorte ascendante avec diamètre aortique maximal : – ≥ 45 mm chez les patients avec un syndrome de Marfan avec facteurs de risque[(1)] – ≥ 50 mm chez les patients bicuspides avec facteurs de risque[(2)] – ≥ 55 mm pour tous les autres	IIa	C

(1) Histoire familiale de dissection aortique, majoration du diamètre > 2 mm/an (> 3 mm/an selon les recommandations de 2014), insuffisance aortique ou insuffisance mitrale sévère, désir de grossesse.
(2) Coarctation aortique, HTA, histoire familiale de dissection, évolution du diamètre > 2 mm/an (> 3 mm/an selon les recommandations de 2014).

risque vasculaires, à savoir : une histoire familiale de dissection et/ou un diamètre de l'aorte qui augmente de plus de 2 mm par an (> 3 mm/an selon les recommandations de 2014) sur des mesures répétées utilisant la même technique d'imagerie, effectuées au même niveau de l'aorte et confirmées par d'autres techniques ; une insuffisance aortique sévère ou une insuffisance mitrale sévère ; un désir de grossesse ;

– pour les bicuspidies, le remplacement de l'aorte ascendante est conseillé (recommandation de classe IIa) quand le diamètre dépasse 55 mm, ou 50 mm en présence de facteurs de risque vasculaires. Ces facteurs de risques vasculaires sont les suivants : antécédent personnel de coarctation de l'aorte, existence d'une HTA, antécédent familial de dissection ou augmentation du diamètre aortique de plus de 2 mm par an (> 3 mm/an selon les recommandations de 2014) documenté dans les mêmes conditions que pour le syndrome de Marfan.

Modalités de surveillance en l'absence d'indication d'intervention chirurgicale

En l'absence de symptomatologie fonctionnelle, les patients avec insuffisance aortique modérée doivent être suivis cliniquement et par échocardiographie tous les 2 ou 3 ans. En présence d'une insuffisance aortique volumineuse, ce suivi est impératif, tous les 6 mois ou tous les ans, selon le degré et l'évolutivité du retentissement sur le ventricule gauche, et le diamètre de l'aorte ascendante [62]. La tomodensitométrie et, surtout, l'IRM sont les meilleurs examens pour surveiller l'évolution de la dilatation de l'aorte ascendante.

Rétrécissement mitral

BERTRAND CORMIER

Le rétrécissement mitral est la valvulopathie rhumatismale la plus fréquente et représente encore 10 % des valvulopathies natives en Europe [69]. Le rétrécissement mitral est dans la majorité des cas découvert à l'âge adulte, séquelle d'une cardite rhumatismale survenue dans l'enfance ou l'adolescence. Méconnue et non traitée, la sténose peut engendrer des complications potentiellement fatales, tels un œdème pulmonaire, une embolie systémique ou une hypertension artérielle pulmonaire avec insuffisance cardiaque. Si les valvulopathies dégénératives sont actuellement plus fréquentes que les valvulopathies rhumatismales dans les zones industrialisées, le rétrécissement mitral, qui est une source de morbidité et de mortalité importante, reste en revanche un enjeu de santé publique majeur dans les pays en voie de développement. Dans ces pays où le rhumatisme articulaire aigu n'est pas éradiqué, les patients sont habituellement plus jeunes, avec des sténoses plus sévères, plus rapidement symptomatiques. La prévalence des cardiopathies valvulaires est de l'ordre de 2 à 15 pour 1 000 enfants en âge scolaire dans les pays en voie de développement alors qu'elle est inférieure à 0,5 pour 1 000 dans les pays développés.

Anatomopathologie [63]

Le processus rhumatismal initial peut avoir différentes localisations cardiaques. Au niveau mitral, les lésions prédominent à l'extrémité des valves qui sont épaisses et fibreuses, les commissures sont fusionnées et l'orifice a habituellement une forme de fente avec une atteinte variable de l'appareil sous-valvulaire (Figures S05-P03-C07-10 et S05-P03-C07-11). Ultérieurement, les lésions anatomiques progressent lentement, sur des décennies, probablement secondaires aux perturbations

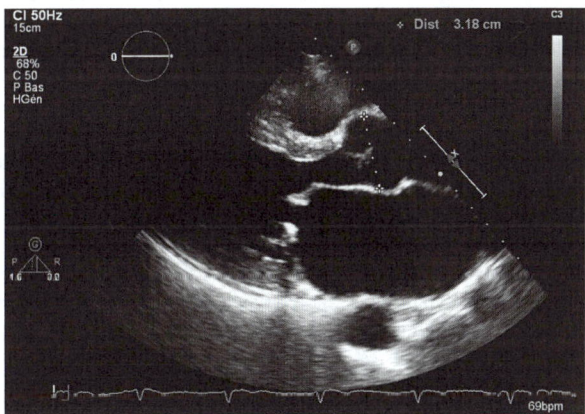

Figure S05-P03-C07-10 Rétrécissement mitral rhumatismal. Échocardiographie transthoracique coupe grand axe. Épaississement de l'extrémité de la valve.

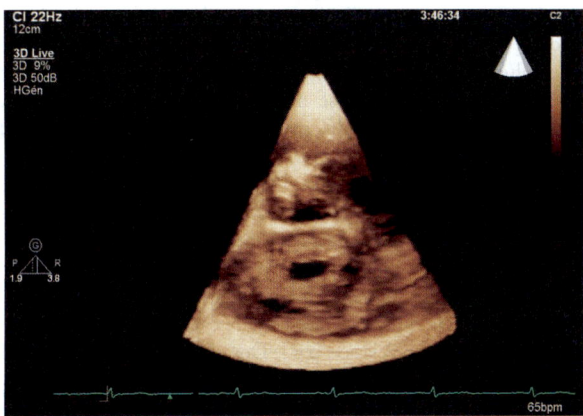

Figure S05-P03-C07-11 Rétrécissement mitral rhumatismal serré. Échocardiographie transthoracique coupe petit axe. Valve épaissie, fusion bicommissurale.

hémodynamiques engendrées par l'atteinte anatomique initiale. Dans les valvulopathie rhumatismales chroniques, l'orifice mitral est intéressé dans deux tiers des cas. La sténose mitrale, au contraire de l'insuffisance mitrale, est rarement observée lors de l'épisode fébrile aigu initial et survient habituellement plus tardivement à distance de l'attaque initiale. L'obstruction hémodynamique est habituellement davantage en rapport avec la fusion des commissures qu'avec les lésions de l'appareil sous-valvulaire, sauf dans certains cas de resténose mitrale en rapport avec une fibrose diffuse de la totalité de l'appareil valvulaire. Secondairement se produit une augmentation des résistances vasculaires pulmonaires qui est habituelle dans les sténoses mitrales évoluées avec au plan anatomique, un épaississement de la paroi vasculaire et une obstruction des petits vaisseaux.

Les autres causes de sténoses mitrales sont beaucoup plus rares : le rétrécissement mitral congénital est exceptionnellement observé à l'âge adulte. Chez le sujet âgé, des calcifications de l'anneau et de la racine de la valve postérieure sont banales en particulier en cas de surcharge barométrique ventriculaire gauche (hypertension artérielle), habituellement sans conséquence hémodynamique significative. D'authentiques sténoses dégénératives peuvent néanmoins être observées, notamment chez les patients ayant un rétrécissement aortique avec coulée calcaire de l'orifice aortique vers la valve mitrale antérieure. Néanmoins, l'obstruction hémodynamique dans ce contexte est rarement sévère.

Les autres causes comportent la maladie de Fabry, le syndrome des antiphospholipides, les atteintes toxiques d'origine médicamenteuse. Dans ces différentes affections, il s'agit le plus souvent de maladie mitrale associant à des degrés variables une sténose et une régurgitation. La surface valvulaire mitrale normale est de l'ordre de 4 à 6 cm^2 et un jeu valvulaire physiologique, avec une ouverture et une fermeture gouvernées par de faibles gradients de pression, suppose la coordination d'un anneau mitral et d'un appareil sous valvulaire normaux. En cas d'atteinte rhumatismale, l'orifice a une forme en bouche de poisson, secondaire à la fusion commissurale. La rigidité des feuillets entraîne une résistance à l'ouverture de l'orifice, d'importance variable selon la sévérité des lésions anatomiques et les conditions hémodynamiques : la réserve fonctionnelle qui peut être observée lors de l'exercice est d'autant plus importante que les lésions anatomiques sont modestes.

Physiopathologie

Conséquences hémodynamiques

Les conséquences physiopathologiques de la sténose mitrale incluent les perturbations hémodynamiques, mais également la genèse des arythmies, en particulier la fibrillation auriculaire, l'activation neurohormonale et la survenue des complications thrombo-emboliques ainsi que les altérations des fonctions ventriculaires. Les conséquences hémodynamiques de la sténose mitrale ont quatre caractéristiques essentielles : l'augmentation du gradient de pression transmitral en diastole ; l'accélération du flux à travers l'orifice sténosé ; la réduction du débit cardiaque et l'hyperpression atriale gauche. Le gradient de pression transmitral est fonction de la sévérité de la sténose et du débit cardiaque. Le gradient moyen au repos dans les sténoses mitrales serrées est habituellement de l'ordre de 10 à 20 mmHg chez les patients en rythme sinusal et augmente rapidement lors de l'effort, même mineur. L'évaluation de l'accélération du flux au travers de l'orifice sténosé est la base de l'appréciation par le Doppler de la sévérité de la valvulopathie.

La formule de Gorlin est utilisée pour l'évaluation hémodynamique de la surface mitrale :

Surface valvulaire (cm^2) = flux transvalvulaire/38 $\sqrt{\text{gradient moyen}}$ (mmHg)

Cette formule validée sur de petits effectifs de patients avec des corrélations anatomiques, n'est valide que lorsque la sténose mitrale est pure ou très prédominante. Les relations entre le gradient de pression transvalvulaire et le débit mitral à partir de la formule de Gorlin, montrent que lorsque le débit double, le gradient transvalvulaire quadruple. Ainsi, toutes les causes d'augmentation du débit (effort, anémie, grossesse, hyperthyroïdie…), contribueront à l'augmentation des pressions dans l'oreillette gauche et sont des facteurs de décompensation d'une sténose mitrale, même moyennement serrée. La tachycardie est nocive en diminuant le temps de remplissage diastolique du ventricule gauche, et l'on conçoit dès lors les effets néfastes d'une fibrillation auriculaire à cadence ventriculaire rapide par la diminution du temps de remplissage diastolique et par la perte de la systole auriculaire qui joue un rôle actif dans le remplissage ventriculaire gauche.

Manifestations pulmonaires

Les symptômes d'effort caractéristiques du rétrécissement mitral serré sont donc en rapport, d'une part avec l'augmentation importante de la pression atriale gauche, secondaire au raccourcissement du temps de remplissage diastolique lié à la tachycardie et, d'autre part, à l'augmentation du débit cardiaque. On conçoit dès lors l'intérêt du contrôle de la fréquence cardiaque par un traitement pharmacologique approprié, l'allongement de diastole permettant une vidange plus complète de l'oreillette gauche, avec en corollaire une baisse de la pression atriale gauche et du gradient de pression transmitral diastolique.

L'augmentation de la pression atriale gauche a des conséquences cliniques variées : l'augmentation de la pression capillaire pulmonaire se traduit par de la dyspnée, de l'œdème pulmonaire, des hémoptysies, puis l'hypertension artérielle pulmonaire (HTAP) chronique retentit sur les cavités droites. L'hyperpression atriale gauche entraîne également une dilatation de l'oreillette favorisant les troubles rythmiques atriaux et les complications thrombo-emboliques. Le niveau de pression atriale gauche, normalement inférieur à 12 mmHg, peut atteindre 50 mmHg dans le cas de sténose mitrale très serrée en rythme sinusal avec un débit cardiaque peu diminué.

Les manifestations cliniques sont modulées par l'adaptation anatomique des composants du lit vasculaire pulmonaire à la surcharge chronique de pression : au fil de l'évolution, un épaississement de la paroi des vaisseaux capillaires se développe, limitant dans une certaine mesure le risque de survenue d'œdème pulmonaire ou d'hémoptysies. L'hypertension artérielle pulmonaire est la conséquence habituelle des sténoses mitrales serrées évoluées. Les modifications anatomiques comportent habituellement une dilatation des artères pulmonaires, un rétrécissement de leur lumière et une hyperplasie de l'intima des petits vaisseaux. Initialement, le ventricule droit s'hypertrophie en réaction à l'augmentation de la post-charge, avec une baisse de la fraction d'éjection ventriculaire droite, susceptible de disparaître en cas de normalisation des conditions de charge telle qu'on peut observer après dilatation mitrale per cutanée.

Ventricule gauche

La sténose mitrale est la seule valvulopathie du cœur gauche où il n'y a pas de surcharge ventriculaire gauche. Dans les sténoses mitrales pures et chroniques, le ventricule gauche est de petite taille avec une post-charge normale. Néanmoins, une baisse de la fraction d'éjection est parfois observée, dont l'explication physiopathologique n'est pas univoque : des troubles de la contractilité ventriculaire gauche peuvent résulter soit de la fibrose de la paroi ou de la restriction des mouvements pariétaux par la fibrose de l'appareil sous-valvulaire, soit de l'interaction ventricule droit/ventricule gauche en cas d'hypertension artérielle pulmonaire sévère ; une baisse de la contractilité myocardique intrinsèque en rapport avec une séquelle fibreuse de la myocardite rhumatismale initiale peut également entraîner une baisse de la fraction d'éjection ; enfin, une activation neurohormonale entraînant une vasoconstriction et une augmentation de la post-charge a été évoquée.

Oreillette gauche

La fonction de l'oreillette gauche comporte une fonction passive (fonction systolique de réservoir et fonction diastolique de conduit) ainsi qu'une fonction active (contraction atriale télédiastolique). En cas de rétrécissement mitral, les pressions et les volumes de l'oreillette gauche s'élèvent (surcharge barométrique). L'oreillette s'hypertrophie et développe une contractilité télédiastolique accrue compensatoire. Secondairement l'oreillette se dilate, ce qui augmente la capacité de réservoir et limite l'élévation des pressions pulmonaires. La dilatation atriale prédit de façon indépendante les accidents vasculaires périphériques, les complications cardiovasculaires et les décès. À un stade évolué, la dilatation chronique de l'oreillette gauche s'accompagne de fibrose et d'une altération de la contraction, ce qui favorise l'apparition de troubles rythmiques atriaux qui contribuent à l'altération de la fonction mécanique atriale et à la survenue des complications susmentionnées.

Ventricule droit

Dans des conditions normales, le ventricule droit est triangulaire en coupe longitudinale et présente une forme de croissant en coupe transversale. La contraction ventriculaire droite se fait par contraction circonférentielle de la paroi libre et par contraction longitudinale abaissant l'anneau tricuspide. Le ventricule gauche contribue à la fonction ventriculaire droite en faisant bomber le septum vers le ventricule droit pendant la systole. La sténose mitrale est la cardiopathie gauche qui entraîne le plus fréquemment une hypertension artérielle pulmonaire avec en conséquence une hypertrophie et une dysfonction ventriculaire droite. Dans les sténoses mitrales très évoluées, la dilatation et la dysfonction ventriculaire droite s'accompagnent habituellement d'une fuite tricuspide avec élévation des pressions atriales droites et manifestations périphériques cliniques d'insuffisance cardiaque. La dilatation des cavités droites du fait de l'interdépendance VD-VG, contribue au trouble du remplissage ventriculaire gauche en raison du bombement septal droit-gauche.

Axe neurohormonal

L'activation du système neurohormonal peut être démontrée par la mesure directe de l'activité du système nerveux sympathique ou par l'augmentation des concentrations sériques d'un certains nombres de transmetteurs et de leurs métabolites. La vasoconstriction d'origine neurohumorale contribue à l'augmentation des pressions pulmonaires. Ces perturbations sont susceptibles de régresser rapidement après dilatation mitrale percutanée réussie.

Fibrillation auriculaire [67]

La survenue d'une fibrillation auriculaire est un tournant évolutif de l'histoire naturelle du rétrécissement mitral. Elle est habituellement en rapport avec la sévérité de l'obstruction et l'augmentation de la pression atriale gauche, mais peut également être favorisée par des séquelles cicatricielles fibreuses du processus inflammatoire initial au niveau des oreillettes et des voies de conduction. Elle est d'autant plus fréquente que l'oreillette gauche est plus dilatée et quasi systématique en cas d'oreillette gauche ectasique ou de calcifications pariétales atriales. L'âge, la coexistence d'une hypertension artérielle systémique et d'une éventuelle coronaropathie, sont des facteurs additionnels contribuant à la survenue des troubles rythmiques auriculaires. L'hétérogénéité des vitesses de conduction et des périodes réfractaires intra-atriales favorise la survenue des extrasystoles et des différents troubles rythmiques atriaux. La fibrillation auriculaire est initialement volontiers paroxystique avant de devenir permanente. Elle contribue à la dilatation atriale, ce qui constitue donc un mécanisme d'auto-aggravation.

Complications thrombo-emboliques [68]

La thrombose atriale, source d'embolie systémique, est une des complications évolutives majeures de la sténose mitrale. La localisation préférentielle est l'auricule gauche, mais des thromboses atriales massives voire des thrombi mobiles peuvent être observés. Une incidence de thrombose atriale de l'ordre de 20 % a été rapportée chez des patients dont la sténose mitrale était jusqu'alors méconnue et qui ne prenaient pas de traitement anticoagulant. La fibrillation auriculaire est présente dans plus de 90 % des cas de thrombose ; chez les patients en rythme sinusal, la sévérité de la sténose mitrale semble être le facteur prédisposant essentiel. La dilatation de l'oreillette est un facteur de risque indépendant de formation de thrombus. La présence d'un contraste spontané intra-atrial en échographie (Figure S05-P03-C07-12) est un marqueur de stase atriale dont la présence est corrélée à la diminution de l'activité mécanique de l'auricule gauche appréciée par le Doppler. Ce phénomène de contraste spontané est susceptible de disparaître ou de s'atténuer après dilation mitrale percutanée réussie, tout au moins chez les patients en rythme sinusal. La sévérité du contraste est un facteur prédictif indépendant de la formation de thrombus et sa présence est associée à un état d'hypercoagulabilité. Les embolies systémiques, sources de mortalité ou de séquelles invalidantes intéressant préférentiellement le territoire cérébral, sont parfois multiples et volontiers récidivantes. Le point de départ habituel est une thrombose atriale ou auriculaire gauche. Le traitement préventif de ces complications thrombo-emboliques est le traitement anticoagulant en cas de fibrillation auriculaire et de la levée de l'obstacle mitral.

Marqueurs de coagulation

La sténose mitrale est associée à une augmentation des concentrations sériques des marqueurs prothrombotiques, y compris chez les patients en rythme sinusal. Comparativement aux témoins, les patients ayant une sténose mitrale ont une augmentation des concentrations de l'activateur tissulaire du plasminogène et de ses inhibiteurs ainsi qu'une élévation des D-dimères et de l'antithrombine III. L'augmentation de ces derniers suggère une activation de la coagulation et de la thrombogenèse. Ces marqueurs prothrombotiques sont élevés, y compris chez les patients sans dilatation atriale, et pourraient contribuer à la survenue des complications thrombo-emboliques.

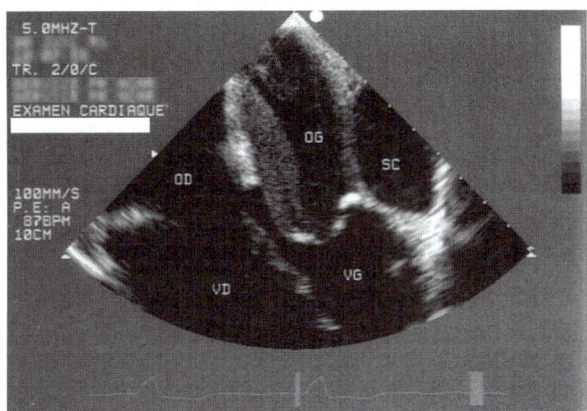

Figure S05-P03-C07-12 Contraste spontané intra-atrial gauche en échocardiographie transœsophagienne.

Présentation clinique

Circonstances de découverte

Les circonstances de découverte de la sténose mitrale sont variables selon le lieu et le mode de vie. L'âge de survenue de la pharyngite streptococcique et de l'accès rhumatismal aigu initial est habituellement compris entre 5 et 15 ans. Le délai de découverte de la sténose mitrale après l'attaque initiale est très variable, probablement d'autant plus jeune que l'épisode rhumatismal initial a été intense. Les récidives infectieuses streptococciques éventuelles peuvent accélérer le processus de fusion commissurale et d'altération des différentes portions de l'appareil valvulaire. La découverte tardive à l'âge adulte reflète probablement une attaque rhumatismale plus modeste avec une progression ultérieure lente, cicatricielle, indépendante de l'infection streptococcique initiale. Le plus souvent, la sténose reste latente pendant des décennies avant que des symptômes en rapport avec l'obstruction valvulaire apparaissent, mais dans les pays d'endémie streptococcique, une sténose mitrale sévère et symptomatique peut être diagnostiquée quelques années après l'épisode initial. Dans les contrées où le rhumatisme articulaire a été éradiqué, il n'est pas exceptionnel de découvrir la sténose mitrale après 50-60 ans alors que, dans les pays d'endémie, l'âge moyen est habituellement de l'ordre de 20 à 30 ans. L'âge imprime des particularités à la présentation clinique et une découverte tardive de la valvulopathie est plus souvent associée à la fibrillation auriculaire, une moindre activité physique et un bas débit cardiaque pour des paramètres de fonction valvulaire identiques. Une coronaropathie associée est volontiers présente, bien que cliniquement silencieuse, chez ces patients plus âgés, la valve mitrale est plus souvent calcifiée et l'anatomie moins souvent favorable à une éventuelle dilatation percutanée. Finalement, le diagnostic de sténose mitrale chez des patients âgés peut être une découverte d'échographie chez les patients dont l'auscultation est pauvre.

Symptômes

Le symptôme majeur de la sténose mitrale est la dyspnée d'effort. Chez certains patients, la symptomatologie d'effort est dominée par de la fatigue sans véritable dyspnée. Les symptômes sont parfois difficiles à évaluer, notamment chez les patients les plus âgés qui adaptent leur style de vie à leur cardiopathie. La fibrillation auriculaire peut être le facteur déclenchant d'une dégradation fonctionnelle. Une toux à l'effort peut être observée chez les patients ayant une hypertension artérielle pulmonaire sévère. Les causes d'hémoptysies sont variées, incluant l'œdème pulmonaire, les infarctus pulmonaires. La syncope et l'angor ne sont pas des symptômes classiques de rétrécissement mitral. Néanmoins, des embolies coronaires peuvent survenir et des manifestations angineuses d'effort ont été décrites chez des patients ayant une hypertension artérielle pulmonaire sévère avec retentissement droit.

Examen physique

Le faciès mitral, qui est un mélange d'érythrose et de cyanose du visage et des extrémités, était autrefois observé dans les formes évoluées avec manifestation d'insuffisance cardiaque droite. La palpation peut retrouver le frémissement cataire, équivalent palpatoire du roulement diastolique chez les patients en rythme sinusal en décubitus latéral gauche. L'auscultation recueille une séquence d'anomalies stéthacoustiques caractéristiques, classiquement appelées rythme mitral de Duroziez, associant l'éclat du 1er bruit, le claquement d'ouverture mitrale et le roulement diastolique. L'éclat du 1er bruit est perçu à la pointe : il s'agit d'un bruit sec, claqué, qui peut parfois être palpé, mais dont la présence suppose une certaine mobilité valvulaire. Le bruit d'ouverture mitrale est un bruit surajouté, bref, souvent mieux perçu à l'endapex avec le diaphragme du stéthoscope, survenant après le B2 dont il est nettement séparé selon un intervalle de temps variable, d'autant plus court que la sténose est plus serrée, l'intervalle B2CO étant apprécié de façon précise par le phonomécanogramme. Ce bruit d'ouverture mitrale peut disparaître dans les formes évoluées avec calcifications valvulaires. Le roulement diastolique est l'élément stéthacoustique le plus caractéristique du rétrécissement mitral, habituellement maximum à la pointe, mais irradiant dans l'aisselle et à l'endapex, débutant immédiatement après le claquement d'ouverture mitrale. Il s'agit d'un bruit de basse fréquence, mieux perçu avec la cloche du stéthoscope, dont l'intensité variable décroît progressivement au cours de la diastole avec un renforcement présystolique chez les patients en rythme sinusal. Dans les sténoses évoluées avec baisse du débit cardiaque, le roulement s'atténue et peut disparaître. Les autres signes stéthacoustiques sont un éclat de B2 au foyer pulmonaire témoignant habituellement d'une hypertension artérielle pulmonaire, un souffle systolique inspiratoire d'insuffisance tricuspide à l'endapex, un petit souffle diastolique au bord gauche sternal, témoignant le plus souvent d'une insuffisance aortique, mais parfois d'une insuffisance pulmonaire en cas d'hypertension artérielle pulmonaire sévère.

Formes particulières

Sténose mitrale durant la grossesse

La décompensation cardiaque chez les femmes enceintes est une complication classique impliquant un risque majeur pour la mère et le fœtus. Les patientes préalablement asymptomatiques bien compensées peuvent soudainement présenter des symptômes d'insuffisance cardiaque congestive menaçante, avec une fréquence de l'ordre de 25 % en cas de sténose serrée. La détérioration apparaît classiquement au milieu du deuxième semestre, ce qui coïncide avec l'apparition des perturbations hémodynamiques en rapport avec la grossesse. Les symptômes comportent à des degrés variables une fatigue, une dyspnée et des œdèmes périphériques. Le débit cardiaque est habituellement élevé, ce qui accentue les anomalies auscultatoires caractéristiques précédemment évoquées.

Rétrécissement mitral évolué, décompensé

Les patients avec une sténose mitrale rhumatismale au terme de l'évolution, sont souvent cachectiques avec une insuffisance cardiaque réfractaire au traitement médical associant à des degrés divers une hépatomégalie vasculaire, une ascite, des œdèmes des membres inférieurs. L'examen physique est dominé par les signes d'insuffisance respiratoire, la perte de poids, et les manifestations d'hypertension artérielle pulmonaire avec fuite tricuspide.

Sténose mitrale et valvulopathies associées

Les valvulopathies les plus fréquemment associées à la sténose mitrale sont l'insuffisance aortique et l'insuffisance tricuspide. L'association sténose et régurgitation mitrale, constitue la maladie mitrale avec un souffle dont l'intensité est habituellement bien corrélée à la sévérité de la régurgitation. Il est facilement différencié du souffle d'insuffisance tricuspide qui est plus doux, augmentant à l'inspiration, perçu à l'endapex, associé à des signes d'insuffisance cardiaque droite.

Électrocardiogramme

En rythme sinusal, les signes les plus fréquents sont l'hypertrophie auriculaire gauche avec une onde P bifide en D2, biphasique en V1 avec une négativité terminale prolongée. La fibrillation auriculaire est banale, présente chez plus de 30 à 40 % des patients symptomatiques. L'axe de QRS est vertical ou dévié à droite, avec souvent un bloc incomplet droit. L'inversion du rapport R/S en précordial droit est un reflet de l'hypertension artérielle pulmonaire avec hypertrophie ventriculaire droite, mais ces signes sont souvent dissociés et peu sensibles. Lorsqu'ils sont très marqués avec troubles de repolarisation secondaires en précordiales droites, ils suggèrent une hypertension artérielle pulmonaire importante, comme on en observe dans les formes sévères de l'enfant.

Radiographie thoracique

L'aspect caractéristique du rétrécissement mitral associe à des degrés variables une dilatation de l'oreillette gauche, des cavités droites et du tronc pulmonaire ainsi que des signes de congestion pulmonaire. De face, l'arc supérieur gauche est normal, l'arc moyen gauche présente deux saillies : en haut, le tronc pulmonaire dilaté et, au-dessous, l'auricule gauche. L'arc inférieur gauche est normal ou déplacé à gauche par une hypertrophie ventriculaire droite. Le bord droit du cœur est modifié par le développement vers la droite de l'oreillette gauche dont le contour droit, normalement invisible, déborde de façon variable avec un aspect de double contour, l'oreillette gauche s'inscrivant à l'intérieur de l'oreillette droite. Au fil de l'évolution, les contours des deux oreillettes se croisent et lorsqu'elle est très dilatée, l'oreillette gauche dessine le contour droit du cœur souvent associé à un élargissement de l'angle de bifurcation trachéale avec horizontalisation de la bronche gauche. Les modifications de la vascularisation pulmonaire sont étudiées sur le cliché de face et associent à des degrés divers une dilatation des branches artérielles pulmonaires, une redistribution vasculaire vers les sommets, des opacités floues et une grisaille périhilaire témoignant d'une exsudation alvéolaire, un aspect réticulonodulaire prédominant aux bases et, enfin, des lignes B de Kerley, opacités fines, linéaires, horizontales, situées habituellement au-dessus des culs-de-sac pleuraux lorsqu'il existe une hypertension pulmonaire importante. Les épanchements pleuraux, qu'ils soient la conséquence directe du trouble hémodynamique ou satellites d'un infarctus pulmonaire sont banals, situés dans la grande cavité ou scissuraux. Les calcifications mitrales sont rarement vues sur les radiographies standard, qui permettent parfois de visualiser des calcifications de l'oreillette gauche.

Échocardiographie

L'échocardiographie est le temps essentiel de l'évaluation paraclinique permettant d'apprécier la sévérité de la sténose mitrale, d'en préciser l'anatomie qui conditionne les modalités thérapeutiques et d'en apprécier les conséquences hémodynamiques [64]. L'échocardiographie transthoracique est la méthode de référence pour apprécier la sévérité du rétrécissement mitral à partir de deux paramètres : le calcul de la surface et le gradient transmitral.

Calcul de la surface mitrale

La planimétrie est considérée comme la méthode de référence pour calculer la surface mitrale, permettant une mesure de l'orifice anatomique avec une bonne corrélation avec l'appréciation directe per opératoire. Les limites de la méthode sont essentiellement représentées par l'inexpérience de l'opérateur, l'évaluation devant être faite au sommet de l'entonnoir mitral, ce qui suppose des balayages de l'orifice de l'apex à la base. Il a été suggéré que l'échographie 3D permettait dans une certaine mesure de surmonter ce problème d'expérience (Figure S05-P03-C07-13). Les autres limites de l'échographie sont l'échogénicité des patients et l'importance des calcifications, empêchant un dessin précis des contours de l'orifice.

Le temps de demi-pression (*pressure half time* [PHT]) est le temps correspondant à la diminution de moitié du gradient auriculoventriculaire à partir de sa valeur maximale. La surface est obtenue par la formule 220/PHT (Figure S05-P03-C07-14). Cette méthode validée par Hatle sur un petit effectif de patients est largement utilisée, malgré l'absence de validation sur de larges séries. Son principal avantage est sa simplicité et sa reproductibilité. Cela dit, il existe de nombreuses limites et causes d'erreurs : la fibrillation auriculaire, les variations de pente de décroissance, la tachycardie, l'insuffisance aortique et toutes causes d'augmentation des pressions de remplissage ventriculaire gauche. Il a également été montré que la compliance atrioventriculaire chez les patients en rythme sinusal avec petite oreillette gauche, était une cause de sous-estimation de la surface (Figure S05-P03-C07-15). Enfin, la PHT n'est pas valide au décours immédiat d'une dilatation

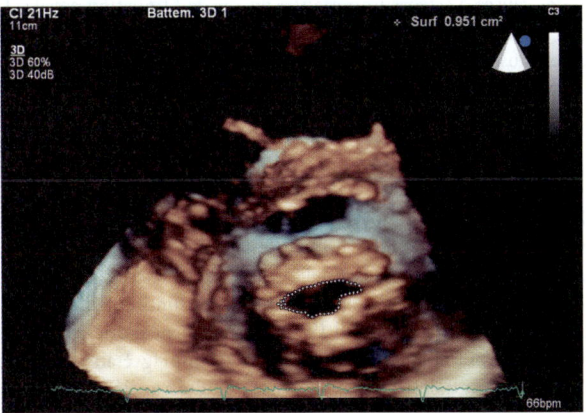

Figure S05-P03-C07-13 Planimétrie de l'orifice mitral. Échocardiographie transthoracique 3D.

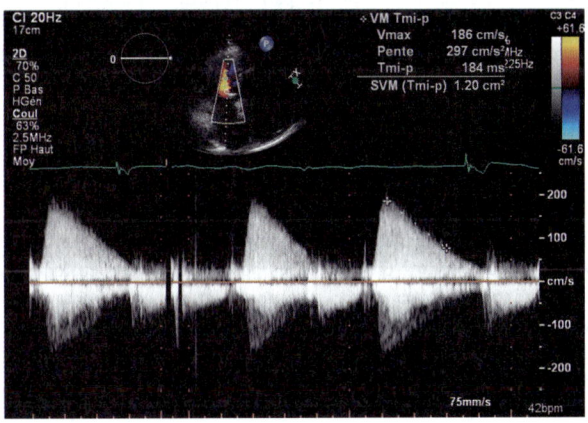

Figure S05-P03-C07-14 Calcul de la surface mitrale par Doppler continu selon la méthode de Hatle. PHT = 184 ms, correspondant à une surface de 1,20 cm². (patient en fibrillation atriale).

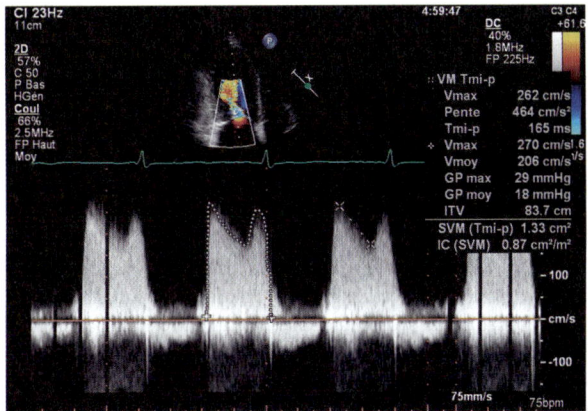

Figure S05-P03-C07-15 Rétrécissement mitral serré. Discordance entre le gradient moyen très élevé (18 mmHg) et la surface par la PHT (1,33 cm²).

mitrale per cutanée, probablement pour les mêmes raisons de modification brutale de la compliance atrioventriculaire.

Les autres méthodes d'évaluation de la surface mitrale sont moins utilisées : l'équation de continuité fondée sur la conservation du flux au niveau de la chambre de chasse du ventricule gauche et de l'orifice mitral est invalide en cas de fuite aortique ou de fuite mitrale associée et a des causes d'erreurs importantes en cas de fibrillation atriale. La PISA, également fondée sur la loi de conservation des flux, a de nombreuses causes d'erreur dont la principale est la nécessité d'utiliser une correction angulaire, la zone de convergence étant une portion d'hémisphère limitée par les feuillets mitraux.

Calcul du gradient transmitral

Le calcul du gradient moyen par Doppler est bien corrélé avec le gradient de pression hémodynamique lorsque les mesures sont faites simultanément. La limite essentielle de ce paramètre est la dépendance vis-à-vis de la fréquence et du débit cardiaque, ainsi que d'une éventuelle fuite mitrale associée. Il s'agit d'un élément d'orientation, un gradient transmitral moyen supérieur à 10 mmHg étant en faveur d'une sténose mitrale serrée en l'absence de fuite associée.

Échographie d'effort

L'échographie d'effort a un double intérêt : préciser la sévérité de la sténose mitrale lorsque l'appréciation basale est difficile et poser les indications thérapeutiques chez les patients pour lesquels il existe une discordance entre les paramètres de fonction valvulaire au repos et la gêne fonctionnelle. Dans les sténoses mitrales serrées, le gradient transmitral moyen s'élève fortement dès les faibles paliers, une valeur supérieure à 15 mmHg avec une HTAP supérieure à 60 mmHg étant les seuils classiquement retenus pour envisager une intervention.

Anatomie valvulaire

Le deuxième temps de l'évaluation est l'anatomie mitrale en fonction de laquelle seront envisagées les possibilités thérapeutiques en cas de sténose mitrale serrée symptomatique. Les lésions anatomiques caractéristiques de la sténose mitrale associent habituellement une fusion commissurale, un épaississement des feuillets valvulaires prédominant à leur extrémité et un remaniement variable de l'appareil sous-valvulaire avec un raccourcissement, un épaississement et une fusion des cordages. On oppose schématiquement le rétrécissement mitral à valve souple, appareil sous-valvulaire peu remanié du sujet jeune en rythme sinusal, aux formes à valve épaisse, fibreuse, rigide et calcifiée du sujet âgé, tous les intermédiaires étant bien sûr possibles.

Différents scores ont été proposés pour prédire le résultat de la dilatation mitrale percutanée [66, 71]. Le plus répandu dans les pays anglo-saxons est le score de Wilkins qui prend en compte quatre paramètres : la mobilité valvulaire, le remaniement de l'appareil sous-valvulaire, l'épaississement des feuillets valvulaires et la présence de calcifications. Chaque paramètre est affecté d'un score de 1 à 4 de sévérité croissante. Un score global de 4 à 16 est établi à partir de la somme des scores individuels, les meilleurs candidats étant les patients ayant un score inférieur à 8.

D'autres équipes utilisent un score semi-quantitatif, les patients étant divisés en trois catégories : le groupe idéal, le groupe intermédiaire et le groupe défavorable avec des calcifications valvulaires. Il n'a pas été montré qu'un score était supérieur à l'autre et ils partagent les mêmes limitations : ils sont semi-quantitatifs, subjectifs, les lésions anatomiques sont généralement sous-estimées, en particulier celles de l'appareil sous-valvulaire comparativement aux constatations chirurgicales, enfin ils ne tiennent pas compte de la localisation des calcifications, les localisations commissurales constituant un facteur de risque

pour une dilatation percutanée (difficultés d'ouverture ou possibilité de déchirure valvulaire à proximité d'un nodule calcifié). Au final, leur valeur prédictive vis-à-vis du résultat de la dilatation est relativement médiocre et par ailleurs, le statut anatomique ne constitue qu'un critère prédictif parmi d'autres, les facteurs cliniques (âge, sexe, classe fonctionnelle...) devant être également pris en compte.

Retentissement de la sténose mitrale

L'échographie cardiaque permet enfin d'apprécier le retentissement de la sténose mitrale sur l'oreillette gauche dont le degré de dilatation évalué au mieux par la surface ou par le volume exprimé en ml/m^2, est un facteur important de prédiction du risque thrombo-embolique (Figure S05-P03-C07-16). La détection d'une valvulopathie associée, en particulier d'une insuffisance tricuspide, l'appréciation du retentissement hémodynamique, en particulier du degré d'hypertension artérielle pulmonaire et enfin, l'évaluation de la taille des cavités droites et de la veine cave inférieure sont les autres éléments à prendre en compte lors de l'étude échographique.

Échographie transœsophagienne

L'intérêt essentiel de l'échographie transœsophagienne (ETO) est de détecter une thrombose atriale ou de l'auricule (Figure S05-P03-C07-17) qui constitue une contre-indication à la dilatation mitrale per cuta-

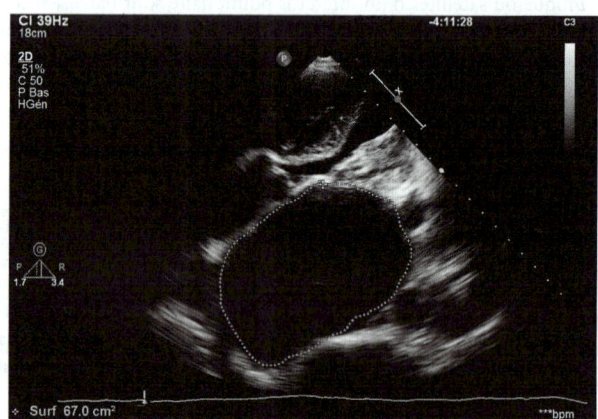

Figure S05-P03-C07-16 Rétrécissement mitral serré avec appareil sous-valvulaire très fibreux et épaissi. Échocardiographie transthoracique coupe apicale. Forte dilatation atriale.

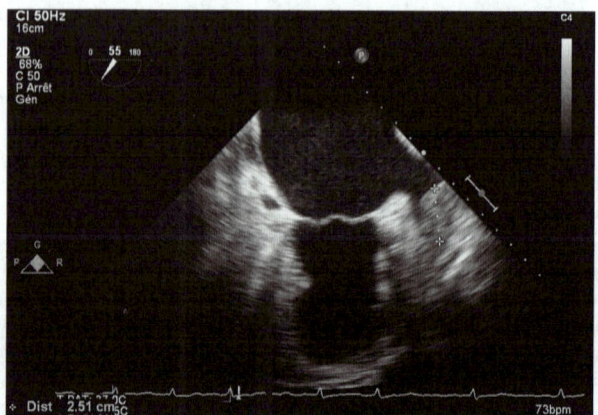

Figure S05-P03-C07-17 Rétrécissement mitral. Échocardiographie transœsophagienne. Forte dilatation de l'oreillette gauche, contraste spontané et thrombose de l'auricule.

née et qui est donc systématiquement réalisée avant la procédure. La sensibilité de l'ETO dans ce contexte est supérieure à 90 % comparativement aux données anatomiques alors qu'elle est inférieure à 30 % pour l'échographie transthoracique. En dehors des cas de faible échogénicité par voie transthoracique, l'ETO n'apporte pas de renseignement complémentaire anatomique. La constatation d'un contraste spontané, qui témoigne de la stase intra-atriale et qui est un marqueur de risque thrombo-embolique, est habituelle chez les patients en fibrillation auriculaire et banale chez les patients en rythme sinusal ayant une sténose serrée avec dilatation atriale.

Autres investigations

Cathétérisme cardiaque

Le cathétérisme cardiaque à visée diagnostique ou thérapeutique n'est actuellement plus indiqué, sauf cas exceptionnel. Il peut rester indiqué dans certaines situations difficiles comme les polyvalvulopathies pour préciser la part respective dans le retentissement hémodynamique ou sur les cavités cardiaques des différentes atteintes valvulaires. L'angiographie ventriculaire gauche peut être effectuée avant dilatation mitrale lorsqu'il existe un doute sur la sévérité d'une fuite mitrale sur les données de l'examen clinique et des explorations non invasives. La coronarographie est pratiquée chez les patients pour lesquels on envisage une cure chirurgicale après l'âge de 50 ans, ou en présence de facteurs de risque d'athérosclérose ou de symptomatologie angineuse.

Tomodensitométrie

La planimétrie de l'orifice mitral est possible en tomodensitométrie, tout au moins chez les patients en rythme sinusal avec des cycles cardiaques réguliers ; le scanner est également performant pour détecter les thromboses atriales ou auriculaires gauches lorsqu'il existe une suspicion clinique et une contre-indication à l'échographie transœsophagienne. Mais le principal intérêt concerne les sténoses mitrales dégénératives notamment celles associées à une sténose aortique, pour lesquelles la planimétrie est difficile en raison de l'importance des calcifications et le temps de demi-pression faussé par l'augmentation des pressions de remplissage gauches. Le scanner permet par ailleurs d'évaluer l'extension épicardique et myocardique des calcifications qui ont une implication thérapeutique dans les rares cas où l'on envisage une sanction chirurgicale (Figure S05-P03-C07-18).

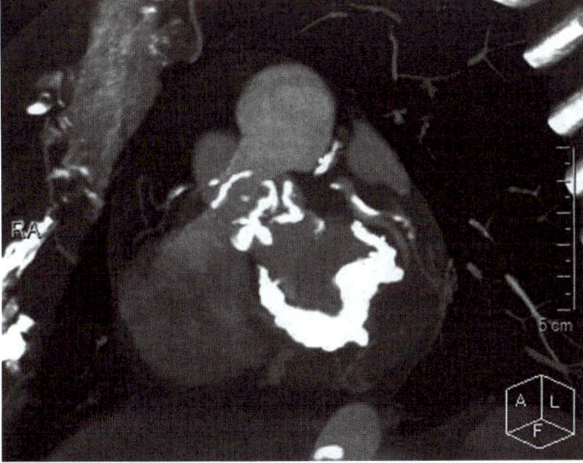

Figure S05-P03-C07-18 Rétrécissement mitral dégénératif très calcifié en tomodensitométrie.

IRM

L'appréciation de la sévérité de la sténose mitrale est également possible en IRM, les paramètres évalués étant les mêmes qu'en échographie, à savoir la planimétrie de l'orifice et l'évaluation du gradient moyen. Cela dit, sauf cas particulier, l'apport par rapport aux ultrasons est négligeable et ces examens ne sont pas effectués en routine.

Traitement [72]

Les modalités de la prise en charge dépendent des données cliniques, de l'anatomie valvulaire, des possibilités locales de traitement. L'évaluation initiale du patient inclut l'interrogatoire, l'examen clinique, l'électrocardiogramme de surface, la radiographie thoracique, les analyses biologiques standard et une échocardiographie-Doppler transthoracique.

Traitement médical

Le traitement médical est habituellement réservé aux patients symptomatiques, pour lesquels il existe des arguments paracliniques pour un retentissement hémodynamique. Le traitement médicamenteux vise à réduire les conséquences hémodynamiques de l'obstruction valvulaire. Chez les patients en rythme sinusal, le traitement bêtabloquant réduit la fréquence cardiaque au repos et à l'effort, et est susceptible d'améliorer les symptômes à l'exercice en diminuant la pression capillaire pulmonaire. Cela dit, la capacité d'effort n'est pas améliorée et certains travaux suggèrent une augmentation des résistances vasculaires pulmonaires en cas d'hypertension artérielle pulmonaire sévère. Le régime sans sel et le traitement diurétique peuvent améliorer la dyspnée et sont indiqués en cas d'insuffisance cardiaque périphérique. La fibrillation auriculaire est un tournant évolutif de la valvulopathie. Elle nécessite un traitement anticoagulant, un contrôle de la fréquence cardiaque par digoxine, bêtabloquants ou inhibiteurs calciques. Une cardioversion doit être discutée ainsi qu'une levée de l'obstacle mitral. Chez les patients en rythme sinusal, le traitement anticoagulant est indiqué lorsqu'il existe des antécédents emboliques, si un thrombus intra-atrial est présent (niveau de recommandations 1c) ; il doit être considéré lorsqu'il existe des marqueurs de risque thromboemboliques représentés par un contraste spontané intra-atrial, une forte dilatation atriale gauche (diamètre > 50 mm en mode TM ou volume > 60 ml/m^2) (niveau de recommandations 2aC). L'aspirine et les autres agents anti-agrégants ne sont pas validés dans ce contexte.

Commissurotomie mitrale per cutanée

Cette technique, proposée à la fin des années 1980, a progressivement remplacé la commissurotomie chirurgicale. Il s'agit d'une méthode sûre, efficace, susceptible d'entraîner une amélioration à court et long terme des symptômes et du statut hémodynamique chez un large spectre de patients. La commissurotomie mitrale per cutanée (CMP) doit être discutée en première intention chez les patients symptomatiques, mais peut être également proposée dans des cas sélectionnés chez des patients asymptomatiques pour lesquels il existe un risque de décompensation hémodynamique ou un risque thrombo-embolique. La principale contre-indication à la procédure est représentée par la thrombose de l'oreillette gauche. S'il existe une thrombose de l'auricule, un traitement anticoagulant peut être instauré pendant une durée de 2 mois environ, et la CMP peut être tentée si une nouvelle ETO montre la disparition du thrombus.

Cette stratégie est possible chez les patients cliniquement stables, si l'anatomie laisse penser que la CMP est réalisable avec des chances raisonnables de réussite. Dans les autres cas, la présence d'une thrombose atriale est une indication chirurgicale. L'insuffisance mitrale modérée contre-indique en général la CMP. Celle-ci est néanmoins possible

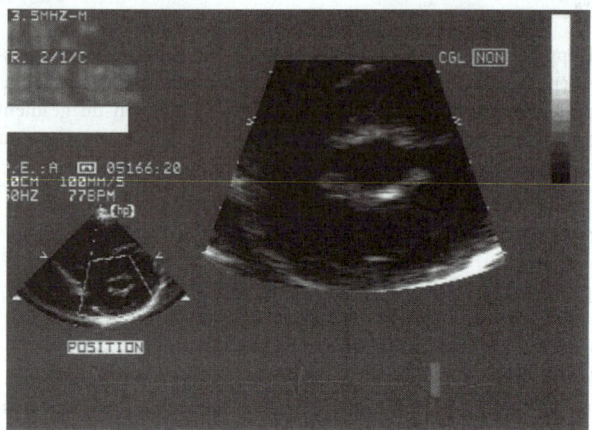

Figure S05-P03-C07-19 Commissurotomie mitrale per cutanée. Échocardiographie transthoracique coupe petit axe. Ouverture bicommissurale.

lorsque le risque chirurgical est élevé. Enfin, une valvulopathie associée, notamment une valvulopathie tricuspide organique ou une fuite tricuspide fonctionnelle sévère avec retentissement clinique et échographique avec dilatation des cavités droites et de la veine cave, est plutôt du ressort chirurgical.

La dilatation peut être effectuée selon différentes méthodes, mais la plus commune et la mieux évaluée est celle utilisant un ballon d'Inoue par voie trans-septale. Dans la majorité des cas, la dilatation est réalisée sous anesthésie locale, le cathétérisme trans-septal étant réalisé sous contrôle de la scopie et l'évaluation du résultat est réalisée par échographie transthoracique. Le mécanisme d'action du ballon est la séparation des commissures fusionnées (Figure S05-P03-C07-19) et, dans la majorité des cas, le bénéfice hémodynamique est immédiat avec une surface qui est en règle doublée, une chute du gradient de pression transvalvulaire et des pressions pulmonaires. Les critères habituels de bons résultats, sont une surface finale de plus de 1,5 cm^2 sans fuite significative, avec une ouverture commissurale. Le taux d'échec est de l'ordre de 1 à 2 % dans les équipes entraînées. La mortalité est faible, inférieure à 1 % en rapport avec une perforation cardiaque ou bien chez des patients en état général précaire. Les complications emboliques sont elles aussi rares, la plus critique étant l'embolie cérébrale susceptible de nécessiter une prise en charge neurologique vasculaire en urgence. L'hémopéricarde lié au cathétérisme trans-septal peut justifier une procédure de drainage percutané en urgence. La complication principale est l'insuffisance mitrale traumatique, dont l'incidence est comprise entre 2 et 15 % avec une déchirure qui peut être paracommissurale ou, plus rarement, centrale, intéressant alors le bord libre de la valve antérieure ou de la valve postérieure (Figure S05-P03-C07-20). La chirurgie en urgence pour fuite mitrale massive mal tolérée au plan hémodynamique est très rare, de l'ordre de 1 à 2 % des cas. La constatation d'un shunt atrial au point de ponction trans-septal est banale et habituellement sans conséquence hémodynamique.

Des études randomisées sur de faibles effectifs suggèrent que la dilatation mitrale a des résultats comparables à la commissurotomie à cœur fermé chez les patients ayant une anatomie favorable [65]. Les résultats cliniques à long terme sont globalement bons, mais dépendent étroitement de la qualité du résultat immédiat : en cas de bons résultats, les taux de survie sont excellents, la majorité des patients sont améliorés fonctionnellement et la chirurgie secondaire rarement nécessaire à court terme. Quand une détérioration clinique survient, elle est essentiellement liée à une resténose définie par une perte de plus de 50 % du résultat initial avec une surface valvulaire de moins de 1,5 cm^2. Une redilatation peut être envisagée si la resténose s'accompagne de symptômes, survient à distance d'une procédure initialement réussie et si le mécanisme prédominant est une refusion commissurale.

Sélection des patients

Les recommandations récentes suggèrent de sélectionner les patients sur des critères cliniques et anatomiques. Chez les patients symptomatiques, la dilatation est le traitement de première intention lorsque l'anatomie est favorable, d'autant plus qu'il s'agit de sujets jeunes susceptibles de bénéficier éventuellement d'une nouvelle dilatation en cas de resténose permettant de retarder l'échéance chirurgicale. Chez les patients dont l'anatomie est intermédiaire, ce qui est habituellement le cas en Europe, l'indication de dilatation mitrale est individualisée en fonction des critères cliniques et du risque d'une éventuelle chirurgie. Lorsque les caractéristiques cliniques sont favorables (patient relativement jeune, en rythme sinusal), la dilatation permet en règle de retarder l'échéance de remplacement valvulaire de plusieurs années. En l'absence de symptôme, une dilatation mitrale peut être envisagée en cas d'anatomie favorable, lorsqu'il existe un risque de complication thromboembolique (antécédents emboliques, fibrillation auriculaire permanente ou paroxystique, forte dilatation atriale avec contraste spontané) ou de décompensation hémodynamique (HTAP de repos > 50 mmHg ou 60 mmHg à l'effort, nécessité de chirurgie extracardiaque majeure ou prévision d'une grossesse).

Chirurgie mitrale

Les trois techniques chirurgicales sont la commissurotomie à cœur fermé, la commissurotomie à cœur ouvert, et le remplacement valvulaire. La commissurotomie à cœur fermé et à cœur ouvert donne de

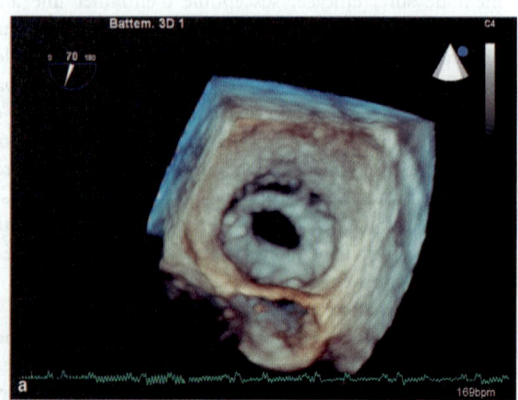
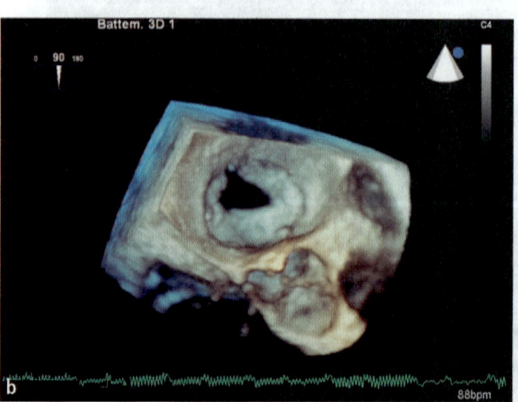

Figure S05-P03-C07-20 Déchirure du bord libre de la valve mitrale postérieur. Échocardiographie transœsophagienne avant (**a**) et après dilatation (**b**).

bons résultats supérieurs à 15 ans chez une majorité de patients, particulièrement chez ceux opérés avant l'âge de 40 ans [70]. La chirurgie à cœur ouvert peut comporter, en plus du geste valvulaire, une ligature de l'auricule pour réduire le risque thromboembolique, une mobilisation des cordages, éventuellement une chirurgie rythmique de type Maze. Le remplacement valvulaire est la procédure habituelle chez les patients les plus âgés avec les lésions anatomiques les plus sévères, avec les cardiopathies les plus évoluées en fibrillation auriculaire ou en cas de valvulopathie associée (insuffisance tricuspide sévère, maladie mitrale).

Situations particulières

Grossesse

Elle entraîne des modifications hémodynamiques (augmentation de la volémie, tachycardie, augmentation du débit cardiaque dès le premier trimestre, atteignant 50 % du débit basal à partir du 5e mois jusqu'au terme), susceptibles de décompenser la cardiopathie.

L'accouchement par voie basse s'accompagne d'une nouvelle augmentation du débit cardiaque secondaire aux contractions utérines. Parallèlement à ces modifications hémodynamiques, se produisent une hyperagrégation plaquettaire, une activation de l'hémostase secondaire, une diminution de la protéine S et une altération de la fibrinolyse, toutes modifications responsables d'une augmentation du risque thrombo-embolique.

Le rétrécissement mitral est la valvulopathie pour laquelle le risque de complications gravidiques est le plus élevé, l'augmentation du débit cardiaque, la tachycardie contribuant à l'augmentation du gradient transmitral et à l'hypertension artérielle pulmonaire. Les complications gravidiques cardiaques peuvent être un mode de révélation d'un rétrécissement mitral jusque-là méconnu. Toute sténose inférieure à 1,5 cm² est susceptible de décompensation en cours de grossesse. L'élévation du gradient est corrélée au risque de détérioration hémodynamique, de même que le niveau d'hypertension artérielle pulmonaire. La perspective d'une grossesse est une indication de commissurotomie mitrale per cutanée chez les femmes asymptomatiques ayant une sténose serrée, compte tenu du risque élevé de décompensation. Dans l'attente de la dilatation, la grossesse doit être contre-indiquée. En cours de grossesse, les indications dépendent essentiellement de la tolérance fonctionnelle et hémodynamique. Un ralentissement de la fréquence cardiaque par traitement bétabloquant est indiqué en cas de symptômes ou d'hypertension artérielle pulmonaire supérieure à 50 mmHg. Le traitement diurétique doit être transitoire. La dilatation mitrale doit être réalisée de préférence à partir du 6e mois, ce qui correspond à la fin de l'organogenèse, avec des précautions particulières (protection plombée de l'abdomen), par une équipe expérimentée. Le risque principal est la fuite traumatique susceptible de nécessiter une chirurgie sous circulation extracorporelle, grevée d'une mortalité fœtale élevée.

Resténoses mitrales

On entend sous ce terme les récidives de sténose mitrale après chirurgie ou dilatation mitrale percutanée. La resténose doit être différenciée des résultats insuffisants, ce qui suppose une amélioration de la fonction valvulaire et de l'état hémodynamique pendant une certaine durée après la procédure initiale. L'incidence de la resténose se situe entre 5 et 40 % à 9 ans après dilatation mitrale per cutanée initialement réussie. Les facteurs prédictifs de bons résultats à distance de la dilatation sont la qualité du résultat initial, l'âge, la classe fonctionnelle et l'anatomie valvulaire. Anatomiquement, les lésions sont plus sévères que lors de la première intervention, et le mécanisme de la resténose peut être soit une refusion commissurale, soit

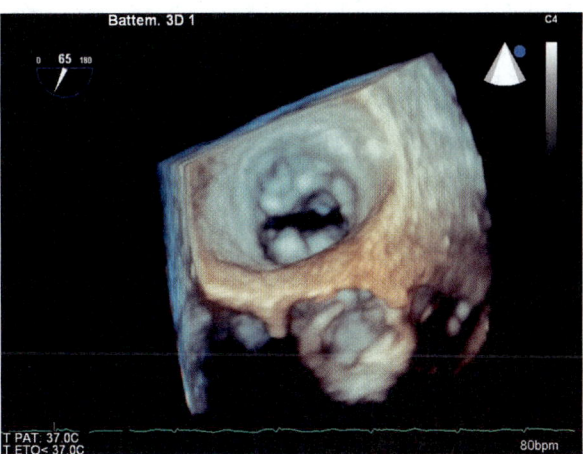

Figure S05-P03-C07-21 Resténose mitrale par rigidité valvulaire avec persistance d'une ouverture partielle des commissures. Échocardiographie transœsophagienne.

une rigidité valvulaire avec des commissures restant ouvertes (Figure S05-P03-C07-21). Selon le mécanisme de la resténose se discutera soit une chirurgie de remplacement valvulaire, soit une redilatation mitrale percutanée, qui permet dans une majorité de cas une amélioration fonctionnelle avec un taux de survie sans réintervention de 50 % à 10 ans.

Sténose mitrale du sujet âgé

Des séries autopsiques rapportent une incidence de 2 à 5 % des valvulopathies rhumatismales chez les patients âgés. Approximativement un tiers ont une sténose mitrale, deux tiers une fuite prédominante, la combinaison des deux dysfonctions étant la règle.

Il s'agit de sténoses mitrales le plus souvent calcifiées (Figure S05-P03-C07-22) découvertes tardivement, souvent à l'occasion d'une complication à type de fibrillation auriculaire ou d'accident embolique. Il importe de différencier les sténoses rhumatismales des formes dégénératives avec des calcifications extensives de l'anneau et de la base des feuillets mitraux, dont l'extrémité reste relativement souple où il n'existe habituellement pas de fusion commissurale. Habituellement, il s'agit de cardiopathies évoluées avec manifestation d'hypertension artérielle pulmonaire, insuffisance cardiaque, fibrillation auriculaire permanente et dilatation bi-atriale. En l'absence de contre-indication

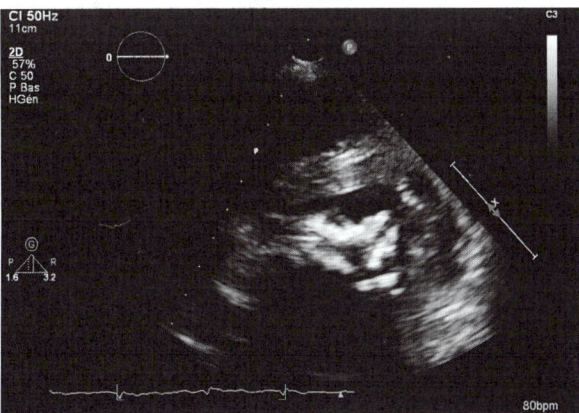

Figure S05-P03-C07-22 Rétrécissement mitral calcifié du sujet âgé. Échocardiographie transthoracique.

ou de calcifications massives, la commissurotomie mitrale per cutanée peut être tentée en cas de risque opératoire élevé, avec des résultats acceptables pour un bénéfice qui est habituellement moins prolongé que pour les autres patients.

Rétrécissement mitral et hypertension artérielle pulmonaire sévère

Certains rétrécissements mitraux serrés développent une hypertension artérielle pulmonaire susceptible de dépasser dans certains cas la pression artérielle systémique. La pression capillaire pulmonaire moyenne est élevée, mais reste inférieure à la pression artérielle pulmonaire moyenne, les résistances artériolaires pulmonaires sont augmentées et il existe deux barrages, artériolaire pulmonaire et mitral. Ces formes se rencontrent avec une particulière fréquence dans les rétrécissements mitraux serrés de l'enfance, mais peuvent se voir à tout âge. L'hypertension artérielle pulmonaire imprime à la symptomatologie certaines caractéristiques : la dyspnée d'effort domine le tableau clinique, alors que les accidents d'œdème pulmonaire sont inhabituels. Au plan clinique, il existe un éclat de B2 au foyer pulmonaire. L'électrocardiogramme est habituellement en rythme sinusal avec une forte surcharge ventriculaire droite. La commissurotomie mitrale per cutanée peut être tentée, en particulier chez les sujets jeunes pour diminuer le niveau de pression pulmonaire et éventuellement autoriser une chirurgie à moindre risque lorsque le résultat de la procédure est insuffisant. Lorsque la levée de l'obstacle mitral est complète, la chute des pressions pulmonaires est habituellement rapide et spectaculaire avec une normalisation des résistances artériolaires pulmonaires.

Conclusion

Le rétrécissement mitral est la valvulopathie rhumatismale la plus fréquente, qui demeure prévalente dans les pays en voie de développement et représente encore 10 % des valvulopathies natives en Europe. La présentation clinique varie en fonction des conditions géographiques : il s'agit de sujets jeunes ayant des sténoses mitrales très serrées avec une mauvaise tolérance fonctionnelle et hémodynamique dans les pays en voie de développement, alors que dans les pays industrialisés le début est plus tardif et souvent plus insidieux à l'occasion d'une complication. La gravité potentielle des complications, sources de mortalité, justifie la poursuite de l'éradication du rhumatisme articulaire.

Dans tous les cas, la prise en charge a largement bénéficié du développement de la dilatation mitrale per cutanée qui est le traitement de première intention lorsque l'anatomie valvulaire est favorable ou intermédiaire et en l'absence de contre-indication.

La prédiction du résultat repose sur des critères composites à la fois anatomiques mais également cliniques.

Insuffisance mitrale

Patrizio Lancellotti et Christine Henri

L'insuffisance mitrale est la deuxième valvulopathie, en termes de fréquence, nécessitant une chirurgie en Europe. La détermination de l'étiologie et du mécanisme de la régurgitation mitrale, la quantification de sa sévérité et de ses répercussions sur le ventricule gauche et les pressions pulmonaires, ainsi que la faisabilité de la réparation mitrale sont des éléments primordiaux pour guider la décision d'une intervention chirurgicale.

Classification des mécanismes

L'insuffisance mitrale est généralement classée en deux groupes, soit primaire/organique ou secondaire/fonctionnelle. Cette distinction est primordiale, puisque la pathophysiologie, le pronostic et le traitement diffèrent selon l'étiologie. Les atteintes primaires sont dues à un processus pathologique intrinsèque de la valve, tandis que les atteintes secondaires sont reliées à un remodelage ventriculaire gauche sans anomalie structurelle de la valve.

La classification fonctionnelle la plus souvent utilisée est celle de Carpentier et repose sur les mouvements des feuillets mitraux [77] :
– le type 1 regroupe les mouvements valvulaires normaux et l'insuffisance mitrale est le résultat d'une dilatation de l'anneau ou d'une perte de substance valvulaire (perforation) ;
– le type 2 se définit par des mouvements valvulaires exagérés tel que dans le prolapsus mitral dégénératif ;
– le type 3 représente les mouvements valvulaires limités par rétraction des cordages de type rhumatismale (type 3A) ou par déformation de l'appareil valvulaire dans la cardiomyopathie ischémique ou dilatée (type 3B).

Insuffisance mitrale primaire

Étiologie

Étant donné la diminution du rhumatisme articulaire aigu dans les pays industrialisés et du vieillissement de la population, l'insuffisance mitrale dégénérative, regroupant un grand spectre de présentations, est actuellement la plus prévalente avec environ 60-70 % des cas [73]. Deux types sont principalement rencontrés, soit la dégénération myxomateuse ou la déficience fibro-élastique. La première est une maladie génétique menant à une insuffisance mitrale significative vers 30-40 ans, tandis que la seconde est d'étiologie inconnue, engendrant typiquement un prolapsus isolé chez le sujet âgé. La dégénérescence myxomateuse résulte d'une anomalie du tissu valvulaire par dépôt de mucopolysaccharides au niveau de la pars spongiosa avec épaississement et protubérance des feuillets, ainsi que d'une élongation et/ou rupture de cordage, entraînant soit une ballonnisation, un prolapsus ou une éversion complète d'un feuillet dans l'oreillette gauche. L'atteinte peut être limitée à un seul feuillet ou généralisée avec un épaississement extensif des deux feuillets, communément appelée « maladie de Barlow ». Un prolapsus mitral correspond à une protrusion systolique du corps et/ou de l'extrémité des feuillets associée au déplacement du point de coaptation de plus de 2 mm sous le plan de l'anneau mitral. L'éversion complète d'un feuillet par rupture d'un cordage atteint préférentiellement le feuillet postérieur (Figure S05-P03-C07-23).

Les atteintes rhumatismales représentent 2 à 5 % des cas d'insuffisance mitrale, le plus souvent associées à une sténose avec une valve figée en diastole et en systole [73]. Elles sont caractérisées par un épaississement des feuillets, surtout au niveau du bord libre, d'une fusion des commissures et d'un rétrécissement des cordages avec une atteinte prédominante du feuillet postérieur (voir Figure S05-P03-C07-23).

Les endocardites infectieuses (2-5 %) peuvent être associées à de larges végétations s'interposant entre les feuillets mitraux empêchant leur coaptation ou entraînant une destruction valvulaire ou une rupture de cordage menant à une insuffisance mitrale sévère [73] (voir Figure S05-P03-C07-23)

D'autres causes moins fréquentes sont rapportées : les maladies du collagène (syndromes de Marfan, d'Ehlers-Danlos), les maladies auto-immunes (lupus érythémateux systémique, syndrome des antiphos-

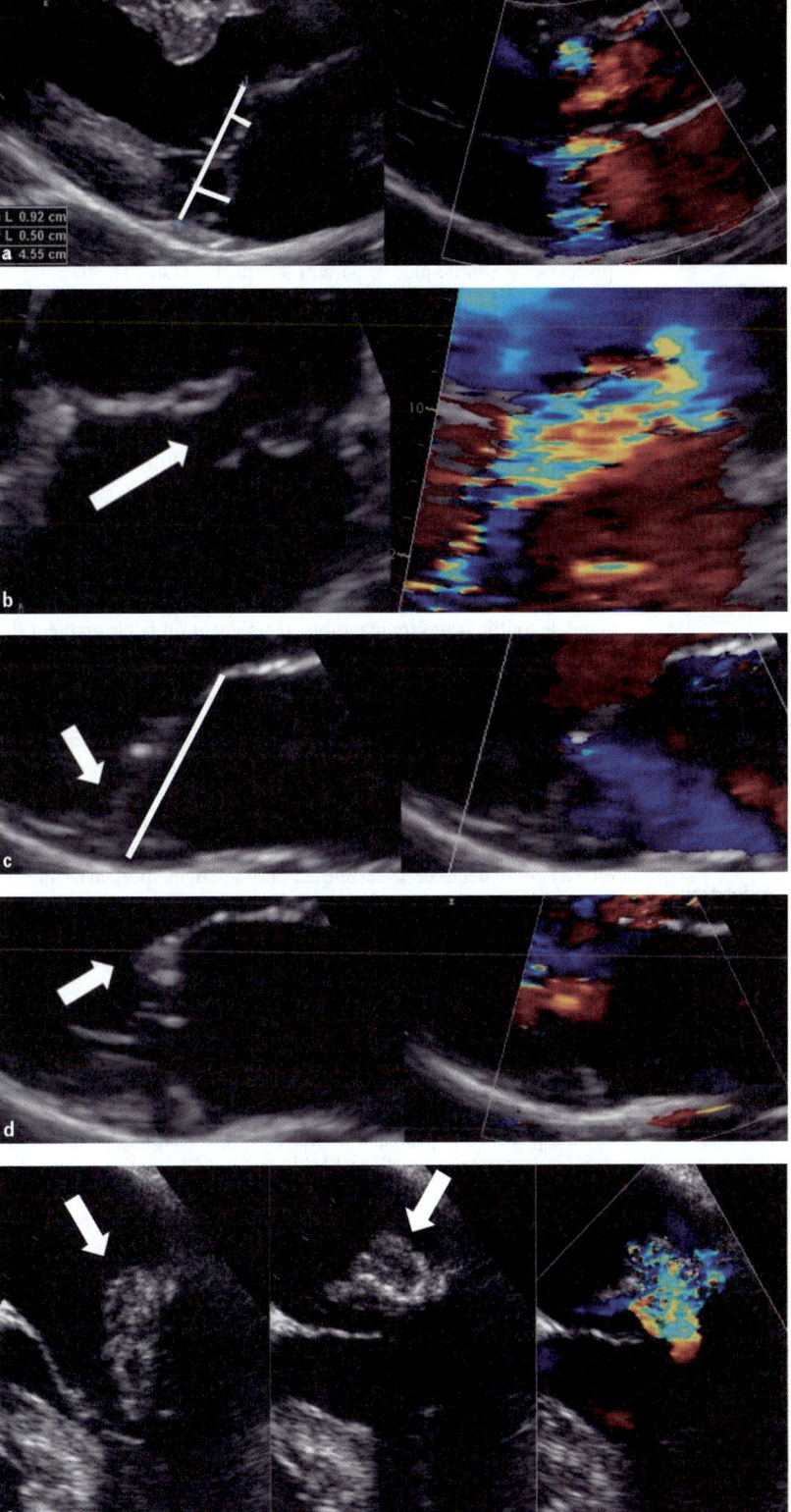

Figure S05-P03-C07-23 Étiologie de l'insuffisance mitrale primaire. Maladie dégénérative : prolapsus des deux feuillets mitraux avec jet de régurgitation comprenant deux composantes dirigées en antérieur et en postérieur (**a**) et éversion complète du feuillet postérieur (flèche) avec jet de régurgitation excentrique dirigé en antérieur (**b**). Maladie mitrale rhumatismale : restriction de la mobilité du feuillet postérieur en systole (flèche) avec jet de régurgitation dirigé en postérieur (**c**) et épaississement du feuillet antérieur au niveau du rebord libre (flèche) avec restriction de la mobilité en diastole induisant une sténose (**d**). Endocardite : présence d'une énorme végétation sur le feuillet postérieur (flèche), induisant une éversion complète du feuillet et une régurgitation mitrale avec jet dirigé en antérieur (**e**). (Vidéos S05-P03-C07-1, S05-P03-C07-2, S05-P03-C07-3 et S05-P03-C07-4.)

pholipides, syndrome hyperéosinophilique), la cardiomyopathie hypertrophique, les cardiopathies congénitales (fente mitrale isolée ou associée à un canal atrioventriculaire, valve parachute) ou les atteintes toxiques/médicamenteuses (méthylsergide, anorexigènes, post-radiothérapie) [73].

Les insuffisances mitrales aiguës sont le plus souvent associées à des endocardites infectieuses par perforation valvulaire ou des ruptures de cordages associées à une atteinte dégénérative. La rupture d'un muscle papillaire qui représente une complication rare, mais dramatique, d'un infarctus aigu du myocarde peut être classée dans les atteintes organiques.

Physiopathologie

L'appareil valvulaire mitral est composé des feuillets antérieur et postérieur, de l'anneau mitral, des cordages tendineux et des muscles papillaires. Toute dysfonction d'une de ces composantes peut entraîner une perte de la coaptation systolique des feuillets menant à une insuffisance mitrale significative. Le volume régurgitant est déterminé par la surface de l'orifice régurgitant, la durée de la régurgitation et le gradient de pression entre le ventricule et l'oreillette gauche. En phase chronique compensée, l'éjection rétrograde du sang vers l'oreillette gauche entraîne une diminution de la post-charge facilitant la vidange du ventricule gauche et donc, une réduction du volume télésystolique. De plus, la combinaison du sang provenant des veines pulmonaires avec celle du volume régurgité entraîne une augmentation du volume télédiastolique, favorisant une hypertrophie excentrique du ventricule gauche. Ces deux phénomènes entraînent une augmentation de la fraction d'éjection ventriculaire gauche et le maintien du débit cardiaque systémique. En outre, la surcharge volumique sur l'oreillette gauche favorise sa dilatation et l'augmentation de sa compliance, ce qui permet de maintenir une pression auriculaire gauche proche de la normale. La congestion pulmonaire et les symptômes sont donc rares pendant cette phase.

Le passage du stade compensé au stade décompensé se fait de manière insidieuse lorsque les mécanismes d'adaptation sont dépassés. Ainsi, lorsque la compliance auriculaire gauche est insuffisante pour accommoder le volume régurgité, une augmentation de la pression auriculaire est observée menant à la congestion pulmonaire et à l'élévation des pressions pulmonaires. D'un autre côté, l'élévation de la pression auriculaire gauche entraîne une élévation de la post-charge, tandis que la surcharge volumique amène une augmentation des pressions de remplissage du ventricule gauche entraînant une dysfonction systolique débutante, même si la fraction d'éjection demeure dans les limites de la normale. Ces deux phénomènes favorisent la diminution du débit cardiaque systémique et, en association avec la congestion pulmonaire, expliquent l'apparition des symptômes.

La physiopathologie de l'insuffisance mitrale aiguë est beaucoup moins insidieuse. L'augmentation abrupte du volume régurgitant dans une oreillette gauche de taille normale et non compliante entraîne une augmentation importante des pressions auriculaires et pulmonaires. Cela se traduit par l'apparition d'un œdème pulmonaire aigu, d'une insuffisance cardiaque congestive et même d'un choc cardiogénique.

Présentation clinique

La présentation clinique dépend de la sévérité de la régurgitation et de sa chronicité. Les patients présentant une insuffisance mitrale modérée sont généralement asymptomatiques. Pour ce qui est des insuffisances mitrales sévères, les symptômes apparaissent lorsque le stade décompensé est atteint et se traduisent par une dyspnée d'effort associée à de l'asthénie. Des symptômes plus marqués d'insuffisance cardiaque tels que l'orthopnée, la dyspnée paroxystique nocturne ou les hémoptysies sont plus rares et souvent déclenchés par un passage en fibrillation auriculaire ou une majoration aiguë de l'insuffisance mitrale par une rupture de cordage ou une endocardite. Pour leur part, les insuffisances mitrales aiguës entraînent un tableau d'insuffisance cardiaque brutal passant rapidement d'un œdème pulmonaire aigu au choc cardiogénique.

L'examen physique de l'insuffisance mitrale est caractéristique. Un souffle généralement holosystolique, c'est-à-dire commençant dès le premier bruit cardiaque et se terminant après le deuxième, est perçu. En revanche, en présence d'un prolapsus valvulaire, le souffle peut être méso- ou télésystolique et accompagné d'un clic mésosystolique correspondant à la mise en tension brutale des cordages. Le clic est plus précoce et le souffle plus important lorsque le volume télédiastolique ventriculaire gauche diminue suite à une manœuvre de Valsalva ou en position debout, lorsque la contractilité augmente ou lorsque la post-charge diminue. En revanche, l'effet inverse, c'est-à-dire une diminution du souffle, est observé suite à ces manœuvres dans les cas de régurgitation mitrale causée par d'autres étiologies. La localisation maximale du souffle est généralement située à l'apex et l'irradiation est influencée par la direction du jet de régurgitation. Un jet dirigé vers le toit de l'oreillette irradie vers la base, voire les vaisseaux du cou, tandis qu'un jet postérieur vers le plancher de l'oreillette irradie le plus souvent vers l'aisselle. Contrairement à la forme secondaire, dans l'insuffisance mitrale chronique primaire, l'intensité du souffle témoigne souvent de la sévérité de la régurgitation. En revanche, en cas insuffisance mitrale aiguë, le souffle peut être inaudible, témoignant du faible gradient de pression entre le ventricule et l'oreillette gauches expliqué par l'élévation subite de la pression de cette dernière.

En cas de surcharge volumique importante, un roulement diastolique témoignant de l'augmentation du flux à travers la valve mitrale et un troisième bruit cardiaque protodiastolique peuvent être perçus. Aussi, en cas d'hypertension pulmonaire, une augmentation de l'intensité du deuxième bruit cardiaque (B2) peut-elle être notée. En présence d'une dilatation ventriculaire gauche, la palpation du choc de pointe est élargie et déplacée avec une amplitude augmentée, mais brève. Dans cette situation, un galop protodiastolique peut être perçu (B3). Une dilatation auriculaire gauche importante peut entraîner un soulèvement parasternal gauche. La palpation d'un frémissement systolique est associée à une insuffisance mitrale importante (Tableau S05-P03-C07-VII).

Examen diagnostique

Électrocardiogramme et radiographie pulmonaire

Cliniquement, le principal intérêt de l'électrocardiogramme est de documenter la présence d'une fibrillation auriculaire. Par ailleurs, les caractéristiques classiques liées à la dilatation auriculaire et ventriculaire gauche peuvent être présentes. La radiographie pulmonaire permet, elle aussi, de mettre en évidence une dilatation auriculaire et ventriculaire gauche et des signes d'œdème pulmonaire peuvent être corrélées à la présence de symptômes.

Échocardiographie

L'échocardiographie transthoracique est la technique de choix pour évaluer l'insuffisance mitrale. L'évaluation de l'étiologie, du méca-

Tableau S05-P03-C07-VII Présentation clinique de l'insuffisance mitrale primaire.

Prolapsus mitral	Insuffisance mitrale	Critères de sévérité
Clic et souffle mésosystolique	Souffle holosystolique	Frémissement systolique
Augmentation du souffle : – position debout – manœuvre de Valsalva – exercice physique – isoprotérénol – nitrite d'amyl	Diminution du souffle : – position debout – manœuvre de Valsalva – exercice physique – isoprotérénol – nitrite d'amyl	Intensité du souffle : – B3 – roulement diastolique – augmentation du B2

nisme de la régurgitation, la quantification de la sévérité de l'insuffisance mitrale et des répercussions sur le ventricule gauche, l'oreillette gauche et la circulation pulmonaire sont primordiales [77].

Étude morphologique en mode bidimensionnel

L'analyse de la valve mitrale en deux dimensions doit viser à objectiver la présence et l'extension de tissu inadéquat ou excessif et préciser la localisation de la régurgitation, surtout dans les cas de prolapsus mitral. Le feuillet postérieur est attaché au deux tiers de l'anneau, mais représente seulement le tiers de la surface mitrale, et inversement pour le feuillet antérieur. Chaque feuillet est divisé en trois festons : A1, A2, A3 et P1, P2, P3. Les festons A1 et P1 correspondent à la portion antérolatérale de la valve adjacente à l'appendice auriculaire gauche, tandis que les festons A3 et P3 sont en position postéromédiane près de l'anneau tricuspidien. L'approche transœsophagienne (ETO) devrait être utilisée lorsque les acquisitions par voie transthoracique sont non diagnostiques ou lorsqu'une analyse plus de fine est nécessaire en cas de lésions complexes. La coupe parasternale petit axe permet de visualiser les six festons et de localiser à l'aide du Doppler couleur l'origine du jet de régurgitation et d'identifier le feston impliqué dans le prolapsus. La coupe parasternale grand axe ou à 120° (ETO) permet classiquement de localiser A2 et P2, tandis qu'une angulation vers la valve aortique permet la visualisation de A1 et P1, et vers la valve tricuspide de A3 et P3. Par ailleurs, en coupe apicale des quatre cavités, les festons A3, A2 et P1 sont visualisés de l'intérieure vers l'extérieure. En coupe apicale deux cavités ou ETO à 60°, P3, A2 et P1 sont visualisés de gauche à droite (Figure S05-P03-C07-24). L'épaississement des feuillets et la présence de calcifications doivent être documentés, étant donné leur impact sur la faisabilité d'une réparation de la valve mitrale. L'identification d'une éversion complète d'un feuillet, d'une rupture de muscle papillaire ou d'un large défaut de coaptation doit orienter vers une insuffisance mitrale sévère.

Évaluation qualitative par méthode Doppler couleur

L'utilisation du Doppler couleur permet de localiser la direction du jet pouvant orienter vers le mécanisme. Dans le cas de prolapsus mitral, le jet de régurgitation est souvent excentrique et orienté en opposition avec la lésion valvulaire. Par exemple, un prolapsus de P2 induit un jet excentrique dirigé antérieurement. À l'opposé, en cas de restriction de la mobilité des feuillets valvulaires mitraux, soit par atteinte rhumatismale ou ischémique, le jet de régurgitation est dirigé vers la lésion.

La surface du jet de régurgitation peut être quantifiée par planimétrie. Un jet régurgitant occupant plus de 40 % de l'aire de l'oreillette gauche est généralement considéré comme sévère. En revanche, la relation entre la surface du jet régurgitant et la sévérité de l'insuffisance mitrale peut être variable, surtout chez les patients avec élévation des pressions auriculaires gauches, dilatation importante de l'oreillette gauche ou présence d'un jet excentrique. Étant donné ses limitations, cette méthode n'est plus recommandée pour la quantification de l'insuffisance mitrale. De plus, dans les cas d'insuffisance mitrale aiguë, l'augmentation rapide de la pression auriculaire gauche peut mener à une sous-estimation de la sévérité de la régurgitation mitrale. Ainsi un ventricule gauche hyperdynamique en présence d'un choc cardiogénique suivant un infarctus du myocarde doit-il faire évoquer la possibilité d'une rupture d'un muscle papillaire.

Le diamètre du jet d'insuffisance mitrale à l'origine, ou vena contracta, est un indice couleur reflétant la taille de l'orifice régurgitant et est supérieure à la surface du jet régurgitant pour la quantification de l'insuffisance mitrale. Elle doit être mesurée au niveau de la zone d'étranglement du jet sous la zone de convergence et précédant l'extension du jet dans l'oreillette gauche. Une dimension inférieure à 3 mm indique une régurgitation mitrale minime, tandis qu'une valeur supérieure à 7 mm définit une régurgitation sévère.

Évaluation semi-quantitative par méthode Doppler pulsé

Le profil du flux mitral peut être un ajout utile dans la quantification de l'insuffisance mitrale. En absence de sténose mitrale, la présence d'une vélocité de l'onde E supérieure à 1,5 m/s et/ou un rapport de l'intégrale temps-vitesse du flux mitral par rapport au flux aortique supérieur à 1,4 suggère une insuffisance mitrale sévère. Le profil du flux des veines pulmonaires permet d'ajouter un argument supplémentaire en faveur d'une insuffisance mitrale sévère lorsque la composante systolique est inversée. En revanche, les faux négatifs sont fréquents en présence d'une oreillette gauche sévèrement dilatée et l'onde S peut être fortement diminuée en présence d'une fibrillation auriculaire ou de pressions auriculaires gauche augmentées.

Évaluation quantitative par la méthode de la zone de convergence et volumétrique

La quantification de l'orifice et du volume régurgitant est la pierre angulaire de la stratification du risque pour la prise de décision thérapeutique. La méthode de la zone de convergence est la plus recommandée. Cette méthode est basée sur le principe de l'équation de continuité où le débit instantané à la zone de convergence est égal au débit instantané à travers l'orifice régurgitant. Le passage du flux à travers l'orifice régurgitant décrit une zone d'accélération progressive selon une succession d'hémisphères d'isovitesses concentriques en amont de l'orifice représentant la zone de convergence. La surface de la zone de convergence correspond à la surface de l'hémisphère avec la même vélocité que celle de la limite de l'*aliasing* choisie. En mesurant le rayon de cette zone de convergence et connaissant la vitesse de repliement spectral ou *aliasing* choisie (optimale entre 20 et 40 cm/s) ainsi que la vitesse maximale du jet régurgitant, il est possible de calculer la surface de l'orifice régurgitant (SOR) et, en utilisant l'intégrale temps-vitesse du jet régurgitant, le volume régurgitant (Figure S05-P03-C07-25). Cette méthode a l'avantage de ne pas être influencée par les variations hémodynamiques. En revanche, en présence d'un jet excentrique, une distorsion des hémisphères d'isovitesse peut survenir limitant la validité de la mesure.

La méthode volumétrique est fondée sur le calcul des débits mitral et aortique permettant de déduire le volume régurgitant. Cette méthode peut être utile dans les cas où l'excentricité du jet amène une distorsion significative de la zone de convergence. En revanche, cette approche est fastidieuse et nécessite le recueil de plusieurs paramètres susceptibles d'entraîner des erreurs, particulièrement pour la mesure du diamètre de l'anneau mitral. Elle n'est donc plus recommandée en première ligne.

La classification de la sévérité de l'insuffisance mitrale regroupe les régurgitations minimes (SOR < 20 mm^2, VR < 30 ml), minimes à modérées (SOR = 20-29 mm^2, VR = 30-44 ml), modérées à sévères (SOR = 30-39 mm^2, VR = 45-60 ml) et sévères (SOR > 40 mm^2, VR > 60 ml) [77] (Tableau S05-P03-C07-VIII).

Évaluation des répercussions sur le ventricule gauche, l'oreillette gauche et la circulation pulmonaire

En présence d'une régurgitation mitrale plus que minime, l'impact sur le ventricule gauche, l'oreillette gauche et la circulation pulmonaire devrait être évalué. La mesure précise du diamètre télésystolique du ventricule gauche, ainsi que la mesure des volumes et de la fraction d'éjection par la méthode Simpson biplan doivent faire partie du compte-rendu. L'étude de la déformation longitudinale du ventricule gauche par la méthode du 2D-*speckle tracking* peut compléter l'évaluation des patients présentant une insuffisance mitrale primaire sévère et une fraction d'éjection ventriculaire gauche (60-65 %) ou un diamètre télésystolique du ventricule gauche (près de 40 mm ou 22 mm/m^2) proche des valeurs pathologiques. De plus, le volume de l'oreillette gauche et la pression systolique de l'artère pulmonaire doivent être mesurés.

Cardiologie

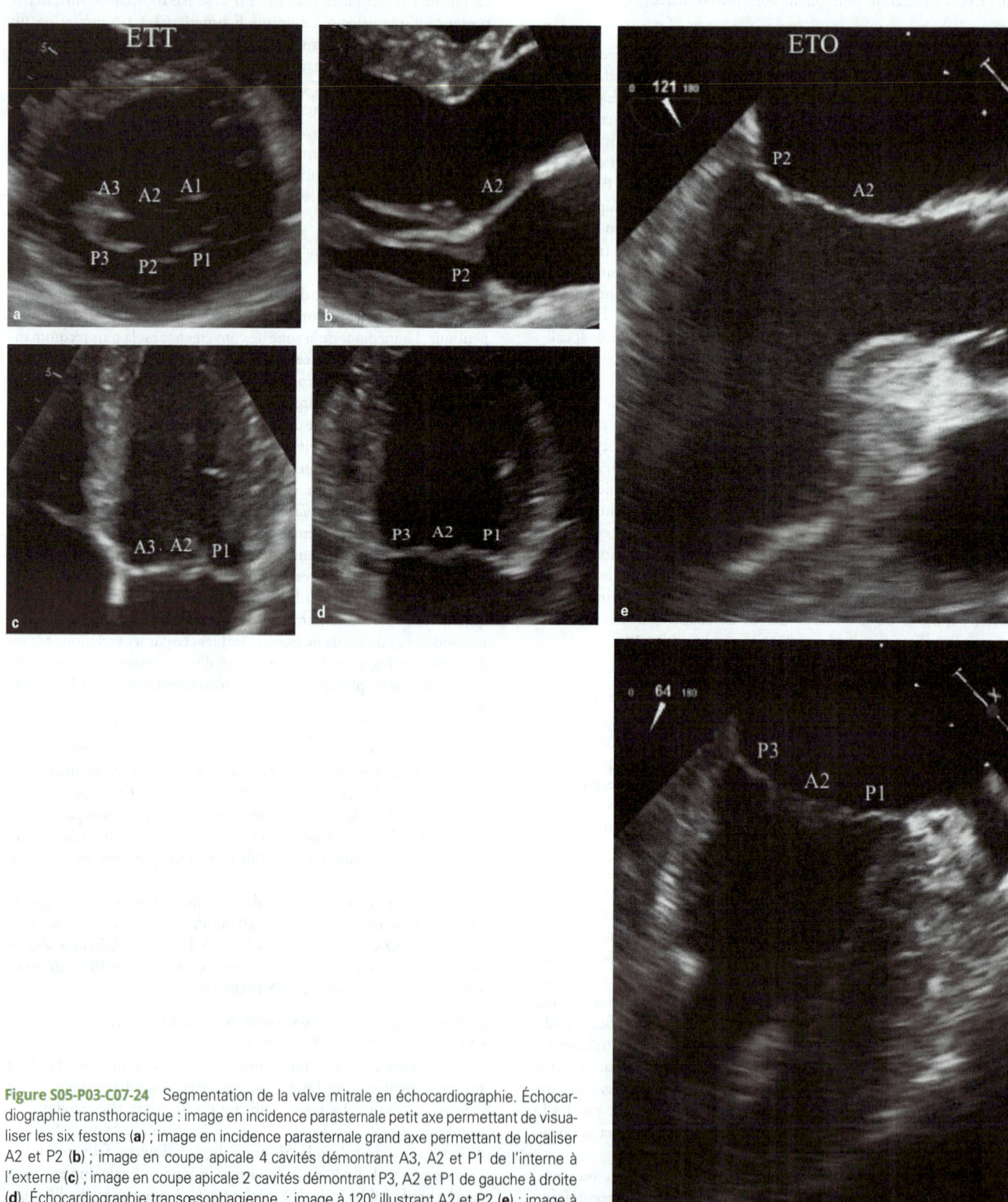

Figure S05-P03-C07-24 Segmentation de la valve mitrale en échocardiographie. Échocardiographie transthoracique : image en incidence parasternale petit axe permettant de visualiser les six festons (**a**) ; image en incidence parasternale grand axe permettant de localiser A2 et P2 (**b**) ; image en coupe apicale 4 cavités démontrant A3, A2 et P1 de l'interne à l'externe (**c**) ; image en coupe apicale 2 cavités démontrant P3, A2 et P1 de gauche à droite (**d**). Échocardiographie transœsophagienne : image à 120° illustrant A2 et P2 (**e**) ; image à 60° ou vue bicommissurale illustrant P3, A2 et P1 de gauche à droite (**f**).

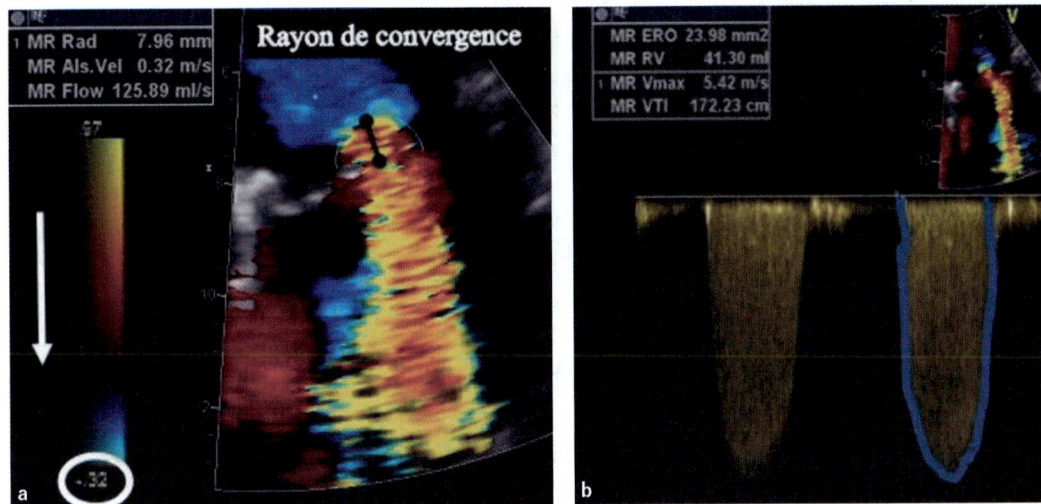

Figure S05-P03-C07-25 Quantification de la surface de l'orifice régurgitant et du volume régurgitant par la méthode de la zone de convergence. La flèche démontre la diminution de la ligne de base des vélocités entre 20-40 cm/s permettant d'obtenir un hémisphère d'isovitesse. En utilisant le mode « zoom » (**a**), il est possible de mesurer le rayon de la zone de convergence et de calculer sa surface en utilisant la vitesse maximale du jet régurgitant obtenue avec le Doppler continu (**b**) ainsi que le volume régurgitant en utilisant l'intégrale temps-vitesse du jet régurgitant.

Tableau S05-P03-C07-VIII Classification de la sévérité de l'insuffisance mitrale primaire.

Paramètres	Légère	Légère-modérée	Modérée-sévère	Sévère
Vena contracta (mm)	< 3	3-7		≥ 7 ou > 8[1]
Profil Doppler mitral	Onde A dominante	Variable		Onde E > 1,5 m/s
Rapport ITV mitral/ITV aortique	< 1	1-1,4		> 1,4
Flux veineux pulmonaire	Onde S dominante	Onde S diminuée		Onde S renversée
Surface de l'orifice régurgitant (mm^2)	< 20	20-29	30-39	≥ 40
Volume régurgitant (ml)	< 30	30-44	45-59	≥ 60

(1) Moyenne coupes apicales 4 et 2 cavités.
ITV : intégrale temps-vitesse.

Échocardiographie tridimensionnelle (3D)

L'ETO 3D s'avère plus précise dans la description anatomique des prolapsus mitraux. La « vue du chirurgien » ou « en face » permet d'identifier le nombre de segments avec prolapsus, leur localisation, leur extension et de confirmer ou d'infirmer la présence d'une éversion complète d'un feuillet (Figure S05-P03-C07-26). De plus, la quantification de la sévérité de la régurgitation par mesure de la surface de la vena contracta en 3D serait plus précise, notamment en évitant les écueils liés à la géométrie variable de l'orifice régurgitant, en particulier dans le cas d'orifice elliptique ou irrégulier des jets régurgitant excentriques. En revanche, les valeurs seuils à utiliser sont actuellement en attente de validation et nécessitent des études supplémentaires avant l'intégration dans la pratique quotidienne. L'échographie 3D apporte également une fiabilité supplémentaire pour l'évaluation des volumes ventriculaires et de la fraction d'éjection.

Échocardiographie d'effort

Lorsqu'elle est disponible, l'échocardiographie à l'effort est utile pour quantifier l'augmentation de la sévérité de la régurgitation mitrale ainsi que l'élévation des pressions pulmonaires chez des patients asymptomatiques avec insuffisance mitrale modérée à sévère. Une augmentation de l'orifice régurgitant de plus de 10 mm^2 ou du volume régurgitant de plus 15 ml pendant le test d'effort a été rapportée chez environ un tiers des patients porteurs d'une insuffisance mitrale dégénérative, ce qui témoigne du caractère dynamique de cette valvulopathie. Ce degré d'augmentation est souvent associé à la présence d'une hypertension artérielle pulmonaire d'effort (PAPs ≥ 60 mmHg) et à une diminution de la survie sans symptôme à 2 ans [78] (Figure S05-P03-C07-27). L'absence de réserve contractile du ventricule gauche mesurée par la différence de fraction d'éjection ou de déformation longitudinale globale entre le pic de l'effort et le repos permet d'identifier les patients à risque de dysfonction ventriculaire post-opératoire. D'autre part, le test d'effort, en soi, peut également permettre de démasquer des patients présentant des symptômes non reconnus ou une diminution de la capacité fonctionnelle pouvant justifier une intervention chirurgicale.

IRM et tomodensitométrie cardiaque

De nouvelles techniques permettent le calcul du volume régurgitant et de la fraction régurgitante. En IRM cardiaque, l'approche la plus utilisée consiste à déterminer le volume d'éjection total du ventricule gauche en utilisant la planimétrie en petit axe pour quantifier le volume télédiastolique et télésystolique, puis de soustraire le volume d'éjection effectif passant par la valve aortique calculé à l'aide d'une imagerie par contraste de phase. Ce type d'imagerie est déjà considéré comme une référence dans l'estimation des volumes ventriculaires. L'avantage de cette technique réside dans le fait qu'elle n'est pas affectée par la direction du jet, la géométrie de l'orifice régurgitant ou les

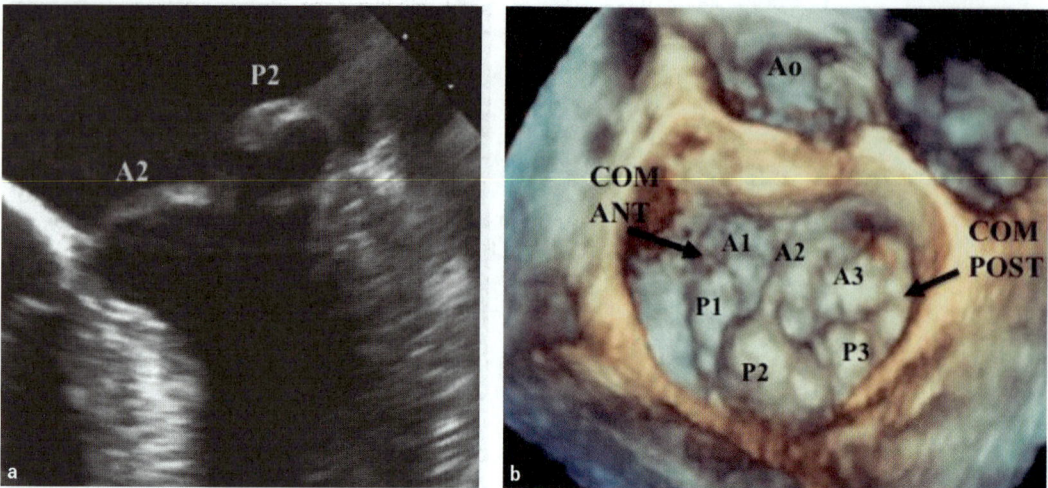

Figure S05-P03-C07-26 **a)** Échocardiographie transœsophagienne 2D, démontrant une éversion complète de P2. **b)** Image en 3D avec la « vue du chirurgien » ou « en face », permettant d'identifier la présence d'un prolapsus complexe atteignant principalement les festons postérieurs avec l'éversion complète de P2. Ao : aorte ; COM ANT : commissure antérolatérale ; COM POST : commissure postéromédiane.

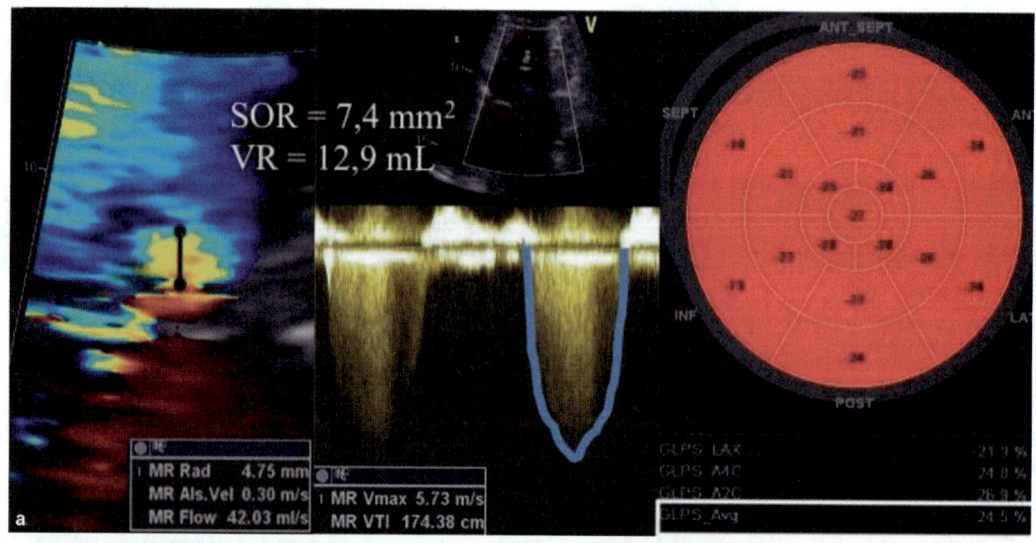

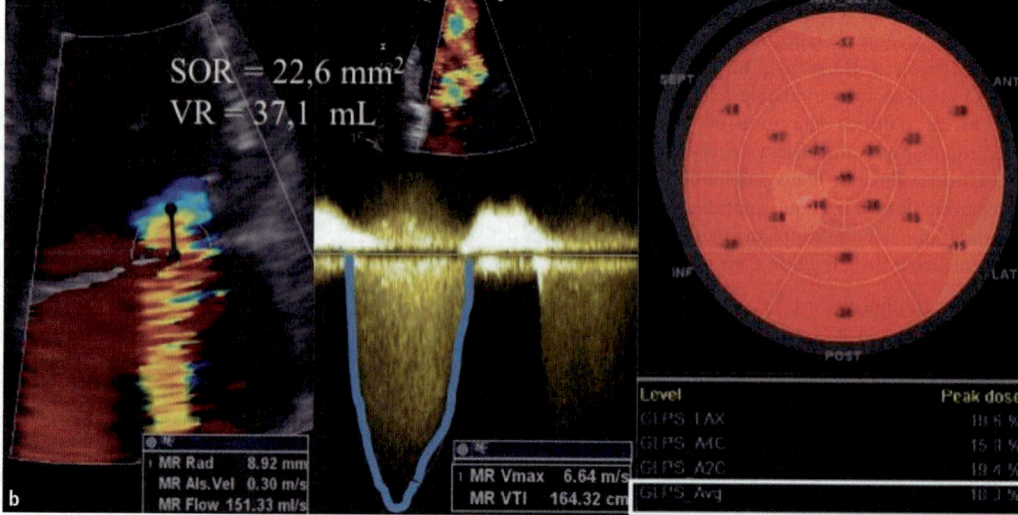

Figure S05-P03-C07-27 **a)** Échocardiographie au repos, démontrant une insuffisance mitrale primaire légère et une fonction longitudinale ventriculaire gauche normale. **b)** Échocardiographie d'effort, démontrant une augmentation significative de la surface de l'orifice régurgitant (SOR =15,2 mm²) et du volume régurgitant (VR = 24,2 ml) ainsi qu'une absence de réserve contractile chez un patient asymptomatique.

conditions de charge. Malgré l'avenir prometteur de cette méthode non invasive, surtout chez les patients avec une mauvaise fenêtre échographique, des études complémentaires sont nécessaires pour démontrer sa validité et les valeurs seuils à utiliser.

Pour sa part, la tomodensitométrie cardiaque ne permet pas de mesurer le flux à travers les valves. Le volume régurgitant ne peut être calculé qu'en utilisant les contours du ventricule gauche et droit avec une résolution temporelle souvent limite et une exposition aux radiations importantes. De plus, cette méthode est inadéquate dans le cas de maladie plurivalvulaire et devrait être de dernier recours pour un patient avec mauvaise fenêtre acoustique et contre-indication à l'IRM [80].

Cathétérisme cardiaque

Le cathétérisme cardiaque permet de déterminer les pressions intracardiaques, la sévérité de la régurgitation, la fonction ventriculaire gauche et l'anatomie coronarienne. Cette technique invasive garde une utilité en cas de discordance entre les données échographiques et cliniques ou pour l'évaluation des coronaires en fonction des facteurs de risque cardiovasculaire dans un contexte de bilan pré-opératoire. En cas d'insuffisance mitrale décompensée, on peut noter la présence d'une élévation de la pression télédiastolique du ventricule gauche, de l'oreillette gauche et de l'artère pulmonaire. Bien qu'influencée par d'autres facteurs, tels que la compliance de l'oreillette gauche, la présence d'une onde V sur le tracé de l'oreillette gauche ou de la pression capillaire pulmonaire bloquée peut refléter la sévérité de la régurgitation. L'analyse qualitative de la sévérité de la régurgitation, en l'absence d'extrasystole, s'effectue selon la densité du produit de contraste ayant reflué dans l'oreillette gauche :
– grade 1 : produit de contraste ne remplissant pas entièrement l'oreillette et se lavant à chaque cycle ;
– grade 2 : opacification complète, mais de plus faible intensité que dans le ventricule gauche ;
– grade 3 : opacification complète et aussi dense que dans le ventricule gauche ;
– grade 4 : opacification plus dense que le ventricule gauche avec présence d'un reflux dans les veines pulmonaires.

Utilisation des biomarqueurs, mesure du BNP

Suite à de récentes études, un niveau de peptide natriurétique de type B (BNP) élevé ou une augmentation durant le suivi est reconnu comme élément prédictif d'événements cardiovasculaires. En effet, une valeur supérieure à 105 pg/ml au repos permettrait d'identifier les patients asymptomatiques à plus haut risque de développer une insuffisance cardiaque, une dysfonction ventriculaire gauche ou un décès durant le suivi [81]. D'un autre côté, une valeur de BNP basse présente une valeur prédictive négative élevée et peut être utile dans le suivi des patients asymptomatiques avec insuffisance mitrale modérée à sévère.

Suivi systématique

Suivant l'évaluation initiale regroupant l'histoire clinique, l'examen physique et l'échocardiographie au repos, une deuxième évaluation dans un court délai de 3 à 6 mois devrait être prévue pour éliminer une progression rapide de l'insuffisance mitrale. Ensuite, l'intervalle de l'évaluation devrait être adapté à la condition clinique du patient. Par exemple, une évaluation à intervalle de 2 ans est raisonnable pour un patient asymptomatique avec insuffisance mitrale modérée, tandis qu'une évaluation annuelle est souhaitable en présence d'une insuffisance mitrale sévère. D'un autre côté, l'évaluation devrait être rapprochée à 6 mois en présence d'une fraction d'éjection comprise entre 60 et 65 % ou d'un diamètre télésystolique du ventricule gauche proche de 40 mm.

Histoire naturelle

Chez les patients asymptomatiques présentant une insuffisance mitrale primaire sévère chronique, le taux estimé à 5 ans de décès de toute cause, de décès de cause cardiaque ou d'événements cardiaques (décès, insuffisance cardiaque ou fibrillation auriculaire nouvelle) est, respectivement, de 22, 14 et 33 %. Après 10 ans de suivi, un événement cardiaque survient chez la plupart des patients et la chirurgie est nécessaire chez au moins 90 % d'entre eux. Par ailleurs, le taux de mort subite chez les patients asymptomatiques avec fraction d'éjection normale et éversion valvulaire mitrale est de 0,8 % par an [73]. Les facteurs suivants permettent d'identifier les patients à haut risque d'événements : l'âge, l'apparition récente de fibrillation auriculaire, une surface de l'orifice régurgitant supérieure à 40 mm^2, une hypertension pulmonaire (> 50 mmHg au repos ou > 60 mmHg à l'effort), une dilatation auriculaire gauche (> 40 ml/m^2), une augmentation du diamètre télésystolique du ventricule gauche (> 45 mm) ou une diminution de la fraction d'éjection ventriculaire gauche (< 60 %) [81]. D'un autre côté, l'insuffisance mitrale aiguë est généralement mal tolérée et requiert une intervention chirurgicale urgente après stabilisation du statut hémodynamique pouvant nécessiter un ballon de contre-pulsation intra-aortique et des agents inotropiques combinés si possible à des vasodilatateurs.

Traitement médical

En présence d'une insuffisance mitrale primaire sévère chronique sans dysfonction ventriculaire gauche, aucune évidence ne soutient l'utilisation de vasodilatateurs. Dans les formes secondaires ou accompagnées d'insuffisance cardiaque, un traitement approprié avec inhibiteur de l'enzyme de conversion de l'angiotensine, bêtabloquants et, si indiqué, inhibiteur du récepteur de l'aldostérone ou une thérapie de resynchronisation devrait être débuté. En présence de fibrillation auriculaire, l'anticoagulation et le contrôle de la fréquence cardiaque sont indiqués. Le maintien en rythme sinusal est souvent illusoire en présence d'une dilatation auriculaire gauche importante. En revanche, l'intervention chirurgical précoce peut favoriser le maintien en rythme sinusal en post-opératoire.

Intervention chirurgicale

La Société européenne de cardiologie a récemment mis à jour les recommandations concernant les indications chirurgicales de l'insuffisance mitrale primaire et secondaire [81]. Dans les formes primaires, la réparation mitrale est toujours la technique de choix lorsqu'elle est possible (recommandation de classe IC). Deuxièmement, dans les formes sévères, la chirurgie mitrale est clairement indiquée en présence de symptômes (recommandation de classe I, niveau d'évidence B) ou d'une répercussion significative sur le ventricule gauche, telle qu'une fraction d'éjection inférieure à 60 % ou un diamètre télésystolique supérieur à 45 mm (recommandation de classe I, niveau d'évidence C). D'un autre côté, les patients avec dysfonction ventriculaire gauche sévère, fraction d'éjection inférieure à 30 % ou diamètre télésystolique supérieur à 55 mm doivent faire l'objet d'une évaluation minutieuse, puisque l'impact de l'intervention chirurgicale sur la survie est inconnu. L'absence de réponse au traitement médical incluant la resynchronisation, un niveau de comorbidité bas et une haute probabilité de réparation valvulaire sont des arguments en faveur d'une intervention chirurgicale (recommandation de classe IIa, niveau d'évidence C).

Chez les patients asymptomatiques avec une fonction ventriculaire gauche préservée, la correction de l'insuffisance mitrale sévère devrait être considérée en présence d'une fibrillation auriculaire, d'une hypertension artérielle pulmonaire au repos (> 50 mmHg) ou d'un diamètre du ventricule gauche supérieur à 40 mm ou

22 mm/m² chez les patients avec éversion complète d'un feuillet, si la probabilité de réparation est supérieure à 90 % et que le risque opératoire est bas (recommandation de classe IIa, niveau d'évidence C). La chirurgie pourrait également être considérée en cas de dilatation auriculaire gauche isolée importante (≥ 60 ml/m²) ou d'une hypertension artérielle pulmonaire d'effort (> 60 mmHg) et ce, toujours en présence d'une haute probabilité de réparation et d'un risque chirurgical bas (recommandation de classe IIb, niveau d'évidence C) (Tableau S05-P03-C07-IX). Lorsque la probabilité de réparation est faible, le risque opératoire et les complications reliées au remplacement valvulaire dépassent les bénéfices d'une chirurgie précoce. Dans ce cas, seules les indications formelles reliées aux symptômes et aux répercussions sur le ventricule gauche devraient être considérées.

Résultat de la chirurgie

Malgré l'absence d'études randomisées comparant la réparation et le remplacement mitral, il est largement accepté que la réparation mitrale est l'option chirurgicale optimale puisqu'elle est associée à une mortalité opératoire plus basse, une meilleure préservation de la fonction ventriculaire gauche post-opératoire et un retour à l'espérance de vie normale. En effet, la mortalité opératoire est inférieure à 2 % pour la réparation mitrale comparativement à 6 % pour le remplacement valvulaire isolé [81]. De plus, l'espérance de vie et la qualité de vie après une réparation mitrale s'apparentent à celles d'une population saine du même âge. Généralement, une ré-opération est nécessaire chez 5 % des patients opérés pour prolapsus postérieur et 10 % pour ceux opérés de prolapsus antérieur 10 ans après la chirurgie initiale, ce qui n'excède pas le taux de ré-opération suite à un remplacement mitral [73]. Finalement, une diminution de la fraction d'éjection, atteignant parfois 10 %, est souvent observée en post-opératoire immédiat suite aux modifications des conditions de charge avec diminution du volume télédiastolique. Celle-ci est moindre après réparation mitrale puisque l'appareil sous-valvulaire reste intact. Ainsi, lorsque nécessaire, le remplacement valvulaire doit-il comporter la préservation de l'appareil sous-valvulaire pour conserver la meilleure géométrie et la fonction du ventricule gauche. Outre la présence de symptômes, les facteurs prédictifs les plus importants de l'évolution postopératoire sont : l'âge, la fonction ventriculaire gauche pré-opératoire, la présence ou l'absence d'hypertension pulmonaire et la faisabilité de la réparation mitrale [81].

La réparation mitrale inclut plusieurs procédures valvulaires, sous-valvulaires ou annulaires ayant pour but de rétablir la coaptation des feuillets. Par exemple, les prolapsus postérieurs sont souvent corrigés par résection triangulaire ou quadrangulaire ; des transferts de cordages ou des cordages artificiels peuvent être utilisés dans les cas d'une rupture ou de rétrécissement des cordages natifs ; et l'annuloplastie (mise en place d'un anneau flexible ou rigide) est fréquemment utilisée dans les cas de dilatation de l'anneau mitral. Le choix entre une prothèse mécanique ou biologique dépend de l'âge du patient, d'une indication (par exemple, fibrillation auriculaire chronique) ou d'une contre-indication à l'anticoagulation, du mode de vie du patient et de ses préférences. Les prothèses mécaniques sont associées à un risque de dysfonction mécanique, de fuite périvalvulaire, d'événements thromboemboliques ou de complications liées à l'anticoagulation, tandis que les prothèses biologiques présentent un risque de dégénérescence précoce nécessitant une ré-intervention, surtout chez le sujet jeune (< 65 ans). Ces complications reliées aux prothèses expliquent que les indications chirurgicales soient plus restreintes lorsque la probabilité réparation valvulaire est limitée.

Évaluation de la probabilité d'une réparation mitrale

La probabilité d'une réparation mitrale durable est influencée par l'expérience et l'habilité du chirurgien ainsi que par l'étiologie et le mécanisme de l'insuffisance mitrale. Actuellement, dans les centres à haut débit, la réparation peut être réalisée chez 80-90 % des patients [73]. Les prolapsus isolés sont habituellement facilement réparables, tandis que les lésions rhumatismales, les prolapsus extensifs et la présence de calcifications augmentent considérablement la difficulté de réparation, justifiant ainsi la nécessité d'un remplacement valvulaire. Un échec de réparation est souvent le résultat d'une correction insuffisante d'un prolapsus, d'une résection excessive de tissu ou d'une rupture de cordage récurrente. Certains paramètres échographiques sont utiles pour identifier les patients à risque d'échec tels que la présence d'un large jet régurgitant central, une dilatation de l'anneau mitral supérieure à 50 mm, un prolapsus extensif comprenant plus de trois festons, surtout si le feuillet antérieur est atteint, la présence de calcifications extensives et la perte importante de tissu valvulaire par rétraction, comme dans la maladie rhumatismale, ou par destruction en cas d'endocardite avec large perforation [77] (Tableau S05-P03-C07-X).

Intervention per cutanée

La procédure per cutanée *edge-to-edge* ou MitraClip® peut être considérée chez les patients symptomatiques avec insuffisance mitrale sévère

Tableau S05-P03-C07-IX Indications chirurgicales des insuffisances mitrales primaires sévères selon la Société européenne de cardiologie.

Indication	Classe	Niveau
Patients symptomatiques, FEVG > 30 % et DTSVG < 55 mm	I	B
Patients asymptomatiques, FEVG ≤ 60 % et/ou DTSVG ≥ 45 mm	I	C
Patients asymptomatiques, FEVG > 60 %, fibrillation auriculaire et/ou PAPs > 50 mmHg	IIa	C
Patients asymptomatiques, FEVG > 60 %, éversion complète d'un feuillet et DTSVG ≥ 40 mm, faisabilité de la réparation élevée et comorbidité basse	IIa	C
Patients symptomatiques, FEVG < 30 %, DTSVG > 55 mm, réfractaires au traitement médical optimal, faisabilité de la réparation élevée et comorbidité basse	IIa	C
Patients symptomatiques, FEVG < 30%, DTSVG > 55 mm, réfractaires au traitement médical optimal, faisabilité de la réparation basse et comorbidité basse	IIb	C
Patients asymptomatiques, FEVG > 60 %, oreillette gauche ≥ 60 ml/m² et rythme sinusal, ou PAPs > 60 mmHg à l'effort, faisabilité de la réparation élevée et comorbidité basse	IIb	C

DTSVG : diamètre télésystolique ventriculaire gauche ; FEVG : fraction d'éjection ventriculaire gauche ; PAPs : pression artérielle pulmonaire systolique.

Tableau S05-P03-C07-X Faisabilité d'une réparation mitrale en cas d'insuffisance mitrale primaire.

Caractéristiques favorables
Chirurgien expérimenté
Prolapsus isolé, surtout P2
Caractéristiques non favorables
Calcifications de l'année et/ou des feuillets
Prolapsus étendu ≥ trois festons, surtout antérieur
Jet régurgitant large
Anneau mitral ≥ 50 mm
Perte de tissu valvulaire :   – maladie rhumatismale   – endocardite avec perforation

rencontrant les critères échographiques de faisabilité et qui sont jugés inopérables avec une espérance de vie supérieure à un an (recommandation de classe IIb, niveau d'évidence C). Les dernières études suggèrent que le taux de succès de cette procédure est d'environ 75-80 % et qu'elle est généralement bien tolérée. Dans l'étude EVEREST, il a été montré que, comparativement à la chirurgie conventionnelle, le taux d'événements majeurs dans les trente jours post-opératoires était moindre avec l'intervention per cutanée (48 versus 15 %). À un an, 55 % des patients étaient vivants, n'avaient pas recours à un remplacement valvulaire et leur insuffisance mitrale était inférieure à modérée. De plus, un effet bénéfique était observé sur le remodelage ventriculaire gauche, la capacité fonctionnelle et la qualité de vie des patients. En revanche, le taux de ré-intervention pour récurrence ou détérioration de l'insuffisance mitrale s'élevait à 20 % au courant de la première année de suivi [74].

Insuffisance mitrale secondaire

Étiologie et physiopathologie

L'insuffisance mitrale secondaire ou fonctionnelle n'est pas une valvulopathie en soi, mais la conséquence valvulaire d'une dilation de l'anneau mitral et/ou du ventricule gauche. En premier lieu, la dilatation de l'anneau peut entraîner une coaptation incomplète des feuillets mitraux avec une insuffisance mitrale le plus souvent centrovalvulaire. La dilatation de l'anneau peut être secondaire à une fibrillation auriculaire chronique ou à une dilatation ventriculaire gauche de type cardiomyopathie ischémique ou dilatée. Les patients présentant une dilatation auriculaire ont généralement une régurgitation moins sévère que ceux avec atteinte ventriculaire. Une dilatation de l'anneau est présente lorsque le rapport du diamètre de l'anneau mitral par rapport à la longueur du feuillet antérieur mitral est de plus de 1,3 en télédiastole ou lorsque le diamètre de l'anneau est supérieur à 35 mm en systole [77].

En pratique, la fonction de la valve mitrale est surtout dépendante de la géométrie du ventricule gauche. Une augmentation des forces de traction résultant du déplacement postéro-apical des muscles papillaires dans le cas d'un remodelage ventriculaire gauche peut expliquer une insuffisance mitrale secondaire. En effet, un déséquilibre s'installe entre cette augmentation des forces de traction et la diminution des forces dites de fermeture expliquée par une réduction de la contraction annulaire systolique, une diminution de la contractilité globale du ventricule gauche et un asynchronisme ventriculaire gauche atteignant les segments basaux et/ou les muscles papillaires. Deux types d'insuffisance mitrale secondaire sont reconnus : l'asymétrique et le symétrique.

Le type *asymétrique* caractérise environ 95 % des cas d'insuffisance mitrale secondaire ; il résulte d'une restriction du mouvement systolique prédominant sur le feuillet postérieur chez les patients ayant un antécédent d'infarctus inféropostérieur. Cette restriction est secondaire à un remodelage régional du ventricule gauche entraînant un déplacement postérolatéral et apical du muscle papillaire postéromédian. Trois principales conséquences sont observées :
– un déplacement postérieur du feuillet postérieur ;
– une déformation en « bâton de hockey » du feuillet antérieur causée par une traction sur les cordages secondaires ;
– un déplacement postérieur du point de coaptation.

Le type *symétrique* est surtout rencontré chez les patients avec cardiomyopathie dilatée ou ischémique par atteintes coronariennes multiples ; il résulte d'une restriction du mouvement systolique des deux feuillets. La restriction est causée par un remodelage ventriculaire gauche global associé à une augmentation de la sphéricité ventriculaire et un déplacement postéro-apical des deux muscles papillaires.

Dans les deux cas, la géométrie de la valve mitrale est altérée avec un déplacement apical du point de coaptation et une augmentation de l'aire sous la valve en forme de « tente ». En revanche, la direction du jet permet de distinguer les deux entités, le jet étant dirigé postérieurement dans le type asymétrique et plutôt central dans le type symétrique (Figure S05-P03-C07-28). Une autre caractéristique importante de l'insuffisance mitrale secondaire est son aspect dynamique, surtout lié à des modifications de la précharge et/ou de la post-charge, d'inotropisme ou d'asynchronisme du ventricule gauche. Chez certains patients, la sévérité de la régurgitation peut diminuer à l'effort en raison de la présence d'une réserve contractile augmentant les forces de fermeture. À l'inverse, une augmentation dynamique de la régurgitation mitrale résulte souvent d'une aggravation de la déformation val-

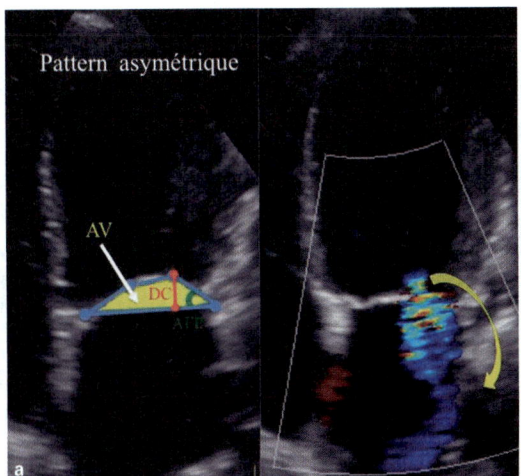 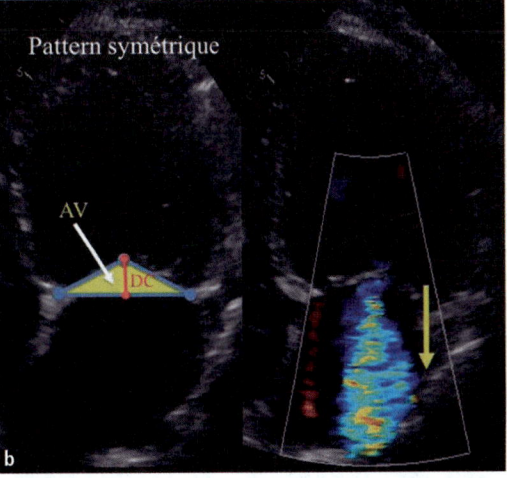

Figure S05-P03-C07-28 Insuffisance mitrale secondaire. **a)** Type asymétrique avec restriction du mouvement systolique du feuillet postérieur et jet de régurgitation dirigé en postérieur. **b)** Type symétrique avec restriction du mouvement systolique des deux feuillets et jet de régurgitation central. La distance de coaptation (DC) représente la distance entre le plan de l'anneau mitral et le point de coaptation ; la surface sous la tente, ou aire sous la valve (AV), correspond à l'aire entre l'anneau mitral et les feuillets mitraux ; l'angle du feuillet postérieur (AFP) équivaut à l'angle entre le plan de l'anneau mitral et le feuillet postérieur en mésosystole sur la vue apicale 4 cavités (Vidéos S05-P03-C07-5 et S05-P03-C07-6).

vulaire mitrale ou d'une désynchronisation ventriculaire gauche majorée à l'effort. Physiologiquement, l'apparition d'une insuffisance mitrale secondaire sur un ventricule affaibli représente une condition *sine qua non* à l'installation d'un cercle vicieux avec progression secondaire du remodelage et de l'asynchronisme du ventricule gauche et donc, l'augmentation de la régurgitation mitrale [79].

Présentation clinique

La présentation clinique est très variable en relation avec le caractère dynamique de cette pathologie. Pour une même sévérité de régurgitation, certains patients peuvent être quasi asymptomatiques, tandis que d'autres présentent une dyspnée à l'effort surprenante par rapport au degré d'insuffisance mitrale et de dysfonction ventriculaire gauche objectivées au repos. Contrairement à l'insuffisance mitrale primaire, l'intensité de souffle est souvent faible et ne reflète pas la sévérité de la régurgitation. Les signes habituels d'insuffisance cardiaque gauche et même droite en présence d'hypertension artérielle pulmonaire peuvent être mis en évidence.

Examen diagnostique

Électrocardiogramme et radiographie thoracique

La présence d'une onde Q oriente vers une origine ischémique, tandis que la présence d'un bloc de branche gauche témoigne souvent de la présence d'un asynchronisme. Une cardiomégalie, ainsi que des signes d'œdème pulmonaire peuvent être mis en évidence par la radiographie pulmonaire.

Échocardiographie

Étude morphologique en mode bidimensionnel

L'aspect échographique de l'insuffisance mitrale secondaire est souvent typique, associant un trouble de la cinétique segmentaire dans la région adjacente à un des piliers et une restriction systolique des mouvements valvulaires intéressant le plus souvent la petite valve, mais s'étendant aussi à la grande valve (feuillet antérieur), donnant le signe caractéristique de la mouette. Il existe alors une zone de plicature sur le feuillet antérieur liée à la traction excessive par les cordages secondaires. La fermeture incomplète de la valvule mitrale est aisément reconnue par un point de coaptation anormalement antérieure (apical) des deux feuillets mitraux par rapport au plan de l'anneau mitral. La géométrie de la valve, ainsi que le remodelage ventriculaire global et régional doivent être caractérisés par l'échocardiographie [77]. En ce qui concerne la géométrie de la valve mitrale, la distance de coaptation représente la distance entre le plan de l'anneau mitral et le point de coaptation, tandis que l'aire sous la tente correspond à l'aire entre l'anneau mitral et les feuillets mitraux mesurée en mésosystole dans la vue apicale quatre cavités. Le remodelage ventriculaire global est évalué en mesurant le volume du ventricule gauche par la méthode du Simpson biplan et l'index de sphéricité. Le remodelage régional est quant à lui quantifié en mesurant la distance entre les muscles papillaires en coupe parasternale petit axe et celle entre la tête du muscle papillaire postérieur et la fibrosa intervalvulaire mesurée en coupe apicale trois cavités (Figure S05-P03-C07-29). L'évaluation des anomalies de la cinétique segmentaire ainsi que la quantification de la fraction d'éjection ventriculaire doivent faire partie de l'évaluation globale.

Étude qualitative et quantitative par méthode Doppler

Les méthodes standard de quantification de la sévérité de la régurgitation mitrale par le calcul de la surface de l'orifice et du volume régurgitant peuvent être utilisées [77]. En revanche, l'application de la méthode PISA est souvent limitée par la variation de la sévérité de la régurgitation mitrale durant la systole et l'excentricité du jet. L'insuffisance mitrale secondaire est habituellement prédominante au début et à la fin de la systole, et moindre en mésosystole lorsque la pression intraventriculaire gauche est maximale, augmentant les forces de fermeture (Figure S05-P03-C07-30). Dans les jets excentriques, la mesure de la vena contracta par échographie 3D semble plus précise. Cet examen permet d'ailleurs de mieux visualiser la forme de l'orifice régurgitant. Le caractère dynamique de l'insuffisance mitrale secondaire est généralement bien illustré en salle d'opération où l'anesthésie générale est le plus souvent associée à une sous-estimation de la sévérité de la fuite mitrale par modifications des conditions de charge. L'évaluation des fuites secondaires doit donc être impérativement faite préalablement à toute intervention. Il est important de noter que différents seuils de sévérité sont utilisés en cas d'insuffisance mitrale secondaire puisqu'une SOR supérieure à 20 mm^2 et un volume régurgitant supérieur à 30 ml sont considérés d'un point de vue pronostique comme sévère (*voir* Tableau S05-P03-C07-VIII).

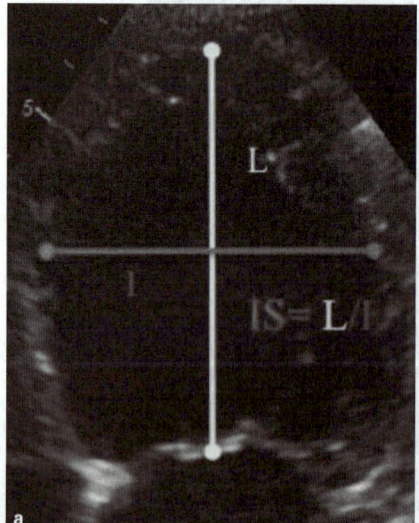 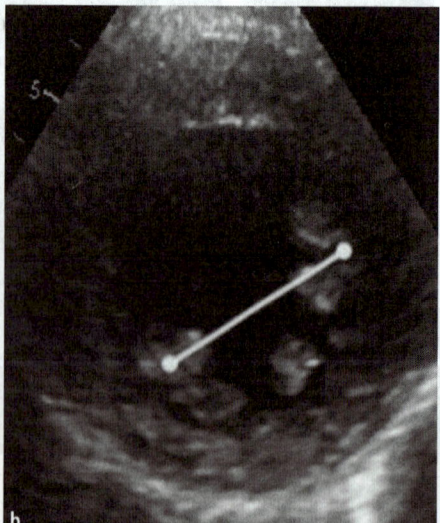 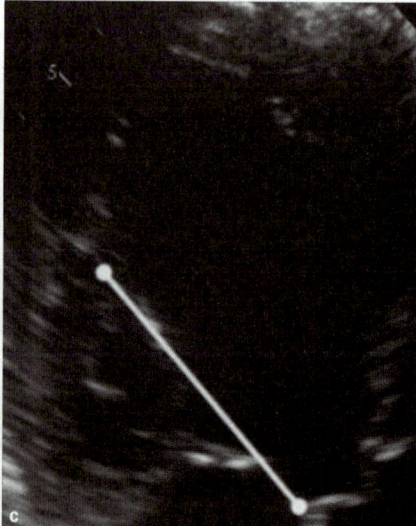

Figure S05-P03-C07-29 Insuffisance mitrale secondaire. Remodelage ventriculaire globale : mesure de l'index de sphéricité (IS) en coupe apicale 4 cavités (**a**). Remodelage ventriculaire gauche régional : mesure de la distance entre les muscles papillaires en petit axe (**b**) et de la distance entre la tête du muscle papillaire postérieur et la fibrosa intervalvulaire (**c**) en coupe apicale 3 cavités. l : axe mineur ; L : axe majeur.

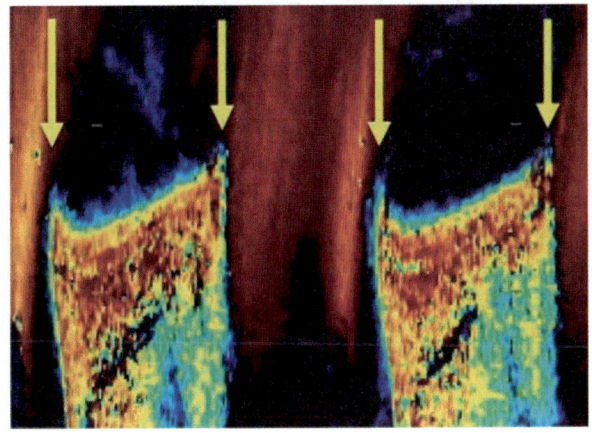

Figure S05-P03-C07-30 Image en mode TM couleur, démontrant la prédominance de la sévérité de l'insuffisance mitrale secondaire au début et à la fin de la systole (flèches) et moindre en mésosystole.

Échocardiographie de stress

L'insuffisance mitrale secondaire est reconnue pour son aspect dynamique et des informations pronostiques supplémentaires peuvent être obtenues par l'échocardiographie de stress, en particulier à l'effort. En effet, la sévérité de l'insuffisance mitrale de repos ne permet pas de prédire l'importance de l'augmentation de la régurgitation mitrale à l'effort et une augmentation de plus de 13 mm^2 de la surface de l'orifice régurgitant, présente chez près d'un tiers des patients, permet de prédire la mortalité et les hospitalisations pour insuffisance cardiaque décompensée [75]. Cette modalité diagnostique est recommandée chez les patients avec dysfonction cardiaque ischémique chronique et :
- symptômes disproportionnés comparativement à la sévérité de la régurgitation mitrale au repos ;
- œdèmes pulmonaires aigus à répétition sans cause évidente ;
- régurgitation modérée avant un pontage aortocoronaire.

En revanche, ces données ne peuvent être extrapolées aux patients atteints de cardiomyopathie non ischémique. Finalement, l'échocardiographie de stress, tant à l'effort qu'à la dobutamine, permet de détecter la présence d'une viabilité myocardique dans les territoires hypocontractiles au repos et/ou la survenue d'une ischémie myocardique. Il est à noter que l'utilisation de la dobutamine ne permet pas d'étudier le caractère dynamique de l'insuffisance mitrale étant donné son action sur la précharge, la post-charge et l'inotropisme.

Coronarographie et recherche de viabilité

La coronarographie est essentielle pour préciser l'étiologie de la cardiomyopathie, évaluer l'anatomie coronarienne et déterminer la stratégie de revascularisation. Diverses modalités sont actuellement disponibles pour évaluer la viabilité myocardique, telles que la tomoscintigraphie myocardique au thallium 201 qui étudie l'intégrité membranaire, la tomographie à émission de positons qui évalue le métabolisme myocardique, l'échocardiographie de stress à la dobutamine qui identifie la réserve contractile, et la résonance magnétique cardiaque avec injection de gadolinium qui quantifie l'épaisseur et l'étendue des zones nécrosées. Le choix du type d'imagerie dépend de l'expertise locale et de la disponibilité selon le centre hospitalier. Cette évaluation est indispensable dans les cas de dysfonction ventriculaire gauche sévère avec de larges zones akinétiques pour déterminer le bénéfice potentiel d'une revascularisation myocardique.

Histoire naturelle

L'évolution dépend surtout de la sévérité de la cardiomyopathie sous-jacente englobant la sévérité de la dysfonction ventriculaire gauche et de la maladie coronarienne. La présence d'une insuffisance mitrale secondaire alourdit, proportionnellement à sa sévérité et indépendamment du degré de dysfonction ventriculaire gauche, le pronostique de l'insuffisant cardiaque. Dans sa forme modérée à sévère, elle augmente le risque d'accès de décompensation cardiaque de 3 fois et le risque de décès de 1,6 fois à 5 ans de suivi [79]. D'autre part, la démonstration d'un caractère dynamique de cette insuffisance mitrale ajoute un élément supplémentaire de mauvais pronostique en multipliant le risque relatif de décès par 5 sur un suivi de 3 ans chez les patients atteints de cardiomyopathie ischémique [75].

Traitement médical

Les recommandations habituelles du traitement médical de l'insuffisance cardiaque doivent être appliquées. Étant donné leurs effets bénéfiques sur le remodelage ventriculaire gauche, les inhibiteurs de l'enzyme de conversion de l'angiotensine ou les antagonistes des récepteurs à l'angiotensine II et les bêtabloquants peuvent favoriser la diminution des forces de traction, réduire la déformation valvulaire mitrale et diminuer la sévérité de l'insuffisance mitrale secondaire. Les diurétiques doivent être ajoutés en présence d'une rétention hydrosodée, tout comme les inhibiteurs des récepteurs à l'aldostérone, si le patient demeure symptomatique.

La thérapie de resynchronisation par stimulation biventriculaire est indiquée pour les patients qui demeurent symptomatiques (classe ≥ II NYHA) malgré un traitement médical optimal et qui présentent une fraction d'éjection ventriculaire gauche inférieure à 35 % et un asynchronisme électrique (QRS > 120 ms). Ce traitement est associé à une diminution immédiate du degré de la régurgitation (pouvant atteindre 35 % de réduction), qui est directement corrélée à l'amélioration de la fonction systolique ventriculaire gauche (forces de fermeture), l'augmentation de dP/dt, et à la réduction du délai temporel d'activation des piliers (forces de traction). Au cours du suivi, le remodelage inverse se marque par une diminution complémentaire de 10 à 20 % du degré de la régurgitation. Globalement, l'insuffisance mitrale s'améliore chez la plupart des patients, demeure stable chez environ 25 % et se détériore dans un petit nombre de cas après stimulation biventriculaire. En revanche, il est rare qu'elle soit complètement abolie. Il est à noter que le bénéfice de la thérapie de resynchronisation est modulé par la sévérité de la régurgitation et l'extension du remodelage ventriculaire gauche avant l'implantation. Ainsi les patients porteurs d'une régurgitation mitrale sévère et d'un remodelage extensif du ventricule gauche sont-ils moins susceptibles de répondre à la thérapie par une limitation de la possibilité de remodelage inverse [76].

Intervention chirurgicale

L'indication d'une correction chirurgicale de l'insuffisance mitrale secondaire associée ou non à une chirurgie de pontage est sujette à controverse en l'absence d'études contrôlées. Tout d'abord, rappelons que, dans la majorité des cas, le pontage ne suffit pas à faire disparaître la régurgitation, ni même à en diminuer la sévérité. D'autre part, ne pas traiter l'insuffisance mitrale secondaire expose à un risque plus élevé d'hospitalisation pour insuffisance cardiaque. L'impact éventuel d'une chirurgie mitrale isolée ou combinée est mal connu ; la mortalité à 5 ans reste élevée. Les résultats de la littérature se heurtent malheureusement à leur caractère rétrospectif, au biais inévitable de sélection et aux questions non résolues comme la durabilité de la réparation. L'indication de revascularisation coronarienne et la sévérité de la régurgitation devraient guider la décision chirurgicale [81]. Les recommandations européennes de 2012 préconisent la réalisation d'un geste mitral chez les patients porteurs d'une insuffisance mitrale secondaire

Tableau S05-P03-C07-XI Indications chirurgicales des insuffisances mitrales secondaires.

Indications	Classe	Niveau
Insuffisance mitrale sévère, FEVG > 30 %, revascularisation coronarienne prévue	I	C
Insuffisance mitrale modérée et revascularisation coronarienne prévue (faisabilité de la réparation élevée et aspect dynamique à l'échocardiographie d'effort)	IIa	C
Insuffisance mitrale sévère, patients symptomatiques, FEVG < 30 %, viabilité significative et possibilité de revascularisation	IIa	C
Insuffisance mitrale sévère, patients symptomatiques, FEVG > 30 %, absence de viabilité ou de possibilité de revascularisation, réfractaires au traitement médical optimal et comorbidité basse	IIb	C

sévère lorsque la fraction d'éjection ventriculaire gauche est supérieure à 30 % et qu'une chirurgie de pontage aortocoronarien est programmée (classe I, niveau d'évidence C). Chez les patients nécessitant une revascularisation coronarienne chirurgicale et présentant une insuffisance mitrale modérée à caractère dynamique avec dyspnée et hypertension artérielle pulmonaire d'effort, un geste mitral devrait être considéré si la valve est réparable (classe IIa, niveau C). Cette intervention est souvent associée à une amélioration de la classe fonctionnelle, de la fraction d'éjection et des dimensions ventriculaires gauches, sans pour autant affecter la survie à long terme.

En l'absence d'indication de pontage, l'anatomie coronarienne, le degré de dysfonction ventriculaire gauche et la présence ou non d'une viabilité myocardique permettent de guider le choix thérapeutique. Une chirurgie mitrale devrait être également considérée chez les patients porteurs d'une régurgitation mitrale sévère et présentant une fraction d'éjection ventriculaire gauche inférieure à 30 %, une viabilité myocardique objectivée et qu'il existe une possibilité de revascularisation (classe IIa, niveau C). En revanche, l'intervention mitrale isolée chez les patients avec une insuffisance mitrale sévère et une fraction d'éjection ventriculaire gauche supérieure à 30 % sans viabilité ou possibilité de revascularisation est questionnable et devrait être effectuée seulement chez les patients symptomatiques malgré un traitement médical optimal comorbidité (classe IIb, niveau C) (Tableau S05-P03-C07-XI). Finalement, le traitement médical demeure la meilleure option pour les patients avec fraction d'éjection inférieure à 30 % sans viabilité ou possibilité de revascularisation.

Résultats de la chirurgie

La technique chirurgicale à privilégier demeure controversée, mais une tendance favorise l'annuloplastie par anneau rigide sous-dimensionné, étant donné le faible risque opératoire et l'absence de complications liées aux prothèses valvulaires. Il existe toutefois un plus haut risque de persistance ou de récurrence d'insuffisance mitrale post-opératoire. L'utilisation d'un anneau sous-dimensionné de plus de deux tailles n'est pas recommandée à cause du risque de sténose mitrale iatrogénique.

La mortalité opératoire chez les patients atteints d'insuffisance mitrale secondaire est plus élevée comparativement à l'insuffisance mitrale primaire. La mortalité opératoire d'une revascularisation associée à une réparation ou à un remplacement mitral est respectivement de 4,6 et 11,1 % [81]. Plusieurs facteurs pré-opératoires d'évolution défavorable ont été identifiés dans la littérature. Certains sont reliés aux comorbidités du patient ou aux circonstances opératoires telles que l'âge avancé, la présence d'un diabète ou d'une insuffisance rénale, un EuroSCORE élevé ou une intervention chirurgicale urgente en présence d'un choc cardiogénique. En revanche, la plupart des facteurs sont liés à la sévérité et la chronicité de la maladie, représentées par une classe fonctionnelle élevée, un épisode récent d'insuffisance cardiaque, des zones d'akinésies myocardiques extensives sans viabilité, une diminution sévère de la fraction d'éjection avec important remodelage du ventricule gauche et déformation de l'appareil mitral et un jet de régurgitation mitral complexe [76].

Faisabilité de la réparation

Dans les cas d'insuffisance mitrale secondaire, le choix de la procédure chirurgicale demeure controversé étant donné le haut taux de persistance (15-25 %) et/ou de récurrence (50-70 % à 5 ans) de la régurgitation après réparation. L'évaluation de la déformation de la valve mitrale, ainsi que du remodelage régional et global du ventricule gauche permet de prédire la persistance et/ou la récurrence de la régurgitation [77]. Les paramètres reliés à la déformation de la valve (distance de coaptation supérieure à 10 mm, surface sous la tente supérieure à 2,5 cm^2, angle du feuillet postérieur supérieur à 45° et diamètre de l'anneau supérieur à 37mm) sont plus souvent associés à la persistance de la régurgitation, tandis que les paramètres reliés au remodelage du ventricule gauche (distance entre la fibrosa et le muscle papillaire postérieur > 40 mm, distance télésystolique entre les muscles papillaires > 20 mm, index de sphéricité systolique > 0,7 et dilatation importante du ventricule gauche en télésystole > 140 ml) prédisent surtout la récurrence (Tableau S05-P03-C07-XII). Ces paramètres permettent d'identifier non seulement les patients à haut risque de réparation valvulaire sous-optimale, mais aussi de mieux définir les approches chirurgicales complémentaires au niveau valvulaire, sous-valvulaire ou annulaire (par exemple, la suture bord à bord, la résection de cordages secondaires, la plicature de la zone infarcie ou relocalisation des muscles papillaires et la greffe de myoblastes dans la zone de nécrose).

Intervention per cutanée

Un nombre limité de 75 patients (27 % de la cohorte) avec insuffisance mitrale secondaire ont été inclus dans l'étude EVEREST [74]. Les résultats d'EVEREST suggèrent que la réparation per cutanée *edge-to-edge* est réalisable avec un risque bas de complications procédurales et favorise une diminution de la régurgitation mitrale, ainsi qu'une augmentation de la fraction d'éjection ventriculaire gauche et de la classe fonctionnelle. En revanche, la sélection des patients avec insuffisance mitrale secondaire est primordiale, puisqu'une altération trop

Tableau S05-P03-C07-XII Faisabilité d'une réparation mitrale en cas d'insuffisance mitrale secondaire.

Prédicteurs de persistance
Géométrie de la valve :   – jets complexes avec origine centrale et postéromédiane   – distance de coaptation > 10 mm   – surface sous la tente > 2,5 cm^2 – angle du feuillet postérieur > 45°   – anneau mitral > 37 mm
Prédicteurs de récurrence
Remodelage ventriculaire gauche régional :   – distance entre la fibrosa et le muscle papillaire postérieur > 40 mm   – distance télésystolique entre les muscles papillaires > 20 mm
Remodelage ventriculaire gauche global :   – index de sphéricité systolique > 0,7   – DTDVG > 65 mm   – DTSVG > 51 mm   – VTSVG > 140 ml

DTDVG : diamètre télédiastolique ventriculaire gauche ; DTSVG : diamètre télésystolique ventriculaire gauche ; VTSVG : volume télésystolique ventriculaire gauche.

importante de la géométrie de la valve diminue considérablement le succès de la procédure. De plus, ces données doivent être validées dans de plus grandes études pour cette condition particulière. Néanmoins, cette procédure peut être considérée chez les patients symptomatiques sous traitement médical optimal avec insuffisance mitrale secondaire sévère rencontrant les critères échographiques de faisabilité et qui sont jugés inopérables avec une espérance de vie supérieure à un an (recommandation de classe IIb, niveau d'évidence C).

Valvulopathies tricuspides

Nicolas Mansencal, Valérie Siam-Tsieu et Olivier Dubourg

Les valvulopathies tricuspides ont été pendant longtemps méconnues et les médecins se sont essentiellement concentrés sur les valvulopathies gauches. Cependant, ces dernières années, de nombreuses études ont permis de prendre conscience que les valvulopathies droites ne doivent pas être négligées car elles nécessitent une prise en charge adaptée et elles peuvent avoir un impact pronostique.

Généralités

La quasi-totalité des valvulopathies tricuspides est représentée par l'insuffisance tricuspide. Le rétrécissement tricuspidien est quant à lui exceptionnel et il est souvent associé à d'autres valvulopathies. L'insuffisance tricuspide est une anomalie relativement fréquente, souvent asymptomatique et non détectée à l'examen physique. L'échocardiographie permet alors de faire le diagnostic d'insuffisance tricuspide. Cependant, la majorité de la population présente une fuite tricuspide minime physiologique, et lors de la réalisation d'une échocardiographie transthoracique, le diagnostic de fuite « triviale » est posé, et sa présence permet de calculer la pression artérielle pulmonaire systolique.

Physiopathologie

L'insuffisance tricuspide est caractérisée par le reflux du sang dans l'oreillette droite pendant la systole. Cette dernière est relativement compliante, permettant ainsi de tolérer des fuites significatives sans retentissement hémodynamique. Toutefois, lorsque l'insuffisance tricuspide est importante, les pressions droites (atriale et veineuse) s'élèvent et peuvent entraîner un tableau d'insuffisance cardiaque droite. Puis rapidement, une élévation des pressions ventriculaires droites et la surcharge de volume entraîneront une dysfonction systolique du ventricule droit et une diminution du débit cardiaque.

En cas de rétrécissement tricuspidien, il existe un gradient diastolique de pression entre l'oreillette droite et le ventricule droit. Il se majore en cas d'augmentation du flux sanguin (inspiration et exercice), et diminue en expiration. Le régime de pressions dans les cavités cardiaques est normalement bas, et la présence d'un gradient à 5 mmHg est suffisante pour entraîner une élévation de pressions dans l'oreillette droite et secondairement l'apparition de signes d'insuffisance cardiaque droite.

Étiologie

Concernant les fuites tricuspides, il convient de différencier les fuites fonctionnelles des fuites organiques (ou primitives) dont le mécanisme est extrêmement différent [84]. Les insuffisances tricuspides fonctionnelles représentent plus de 90 % des fuites tricuspides. Elles se définissent par une anatomie normale des valvules et des cordages. Une dilatation du ventricule droit et de l'anneau tricuspidien est présente et il convient donc de rechercher une cause en aval : retentissement cardiaque gauche associé à une hypertension artérielle pulmonaire ou hypertension artérielle pulmonaire isolée (Tableau S05-P03-C07-XIII). Près de 70 % des patients avec fuite tricuspide importante présentent une hypertension artérielle pulmonaire significative. Les causes des fuites tricuspides primitives sont beaucoup plus rares. Le tableau S05-P03-C07-XIV résume les différentes origines possibles.

Concernant les rétrécissements tricuspidiens, les causes se limitent au rhumatisme articulaire aigu, à la cardiopathie carcinoïde, aux atteintes congénitales, aux endocardites infectieuses et enfin aux tumeurs métastatiques. Cependant, ces sténoses tricuspides ne sont pas isolées et sont associées à des fuites tricuspides ou, pour le rhumatisme articulaire aigu, à des atteintes valvulaires gauches.

Tableau S05-P03-C07-XIII Causes d'insuffisance tricuspide fonctionnelle.

Valvulopathies gauches (essentiellement rétrécissement mitral et insuffisance mitrale)
Dysfonction ventriculaire gauche systolique majeure (toutes causes)
Shunts gauche-droite (communication interauriculaire, communication interventriculaire, anomalies du retour veineux pulmonaire)
Syndrome d'Eisenmenger
Maladies pulmonaires (embolie pulmonaire, hypertension artérielle pulmonaire, quelle que soit sa cause, cœur pulmonaire)
Sténose pulmonaire (valve ou artère)
Hyperthyroïdie

Tableau S05-P03-C07-XIV Causes d'insuffisance tricuspide primitive (ou organique).

Cardiopathie carcinoïde
Rhumatisme articulaire aigu
Dégénérescence valvulaire avec prolapsus valvulaire
Infarctus du ventricule droit
Endocardite infectieuse
Insuffisance tricuspide sur sonde de pacemaker/défibrillateur implantable
Tumeur, masse
Maladie d'Ebstein
Insuffisance tricuspide traumatique
Endocardite fibroblastique
Insuffisance tricuspide « toxique » (drogue ou médicaments)

Signes cliniques

Il n'existe pas de signe clinique spécifique de valvulopathie droite. Les valvulopathies droites sont le plus souvent bien tolérées pendant longtemps, avec un patient asymptomatique. Ce dernier peut ne ressentir que des sensations de pulsatilité dans le cou ou dans le foie. À un stade évolué, le patient présente les signes d'insuffisance cardiaque droite qui ne sont absolument pas spécifiques d'une valvulopathie droite. Lorsqu'il existe une cause secondaire à cette valvulopathie, il convient de rechercher des signes cliniques pouvant faire évoquer une étiologie secondaire. Par exemple, des épisodes de flush et de diarrhées motrices doivent faire évoquer un syndrome carcinoïde et conduire à la réalisation d'une échocardiographie transthoracique afin d'éliminer une cardiopathie carcinoïde.

En cas d'insuffisance tricuspide, il existe un souffle holosystolique, d'intensité généralement faible à modérée, de timbre doux, maximal au niveau xiphoïdien et au bord gauche du sternum, augmenté en inspiration profonde et en apnée post-inspiratoire. Un galop protodiastolique suivi d'un souffle (ou roulement) diastolique est possible en cas d'insuffisance tricuspide massive.

En cas de rétrécissement tricuspide, il peut exister un roulement diastolique, d'intensité faible, de timbre doux, maximal au niveau xiphoïdien et au bord gauche du sternum, augmenté en apnée post-inspiratoire.

Examens complémentaires

Électrocardiogramme

Il n'y a pas d'anomalies électrocardiographiques en cas d'insuffisance tricuspide modérée. Il peut y avoir des anomalies non spécifiques de l'onde T et du segment ST dans les dérivations précordiales droites qui témoignent d'une dysfonction ventriculaire droite. En cas d'infarctus du ventricule droit, on peut observer des ondes Q dans le territoire inférieur et en V3R et V4R. En cas d'hypertension artérielle pulmonaire, l'ECG peut retrouver une surcharge droite ; les principaux signes sont une hypertrophie ventriculaire droite, une hypertrophie atriale droite, un axe droit, un bloc de branche droit et de grandes ondes R en V1 et V2. L'apparition d'une fibrillation atriale témoigne d'une élévation importante des pressions droites. Enfin, l'ECG permet de rechercher des étiologies de cardiopathie gauche.

Radiographie pulmonaire

La radiographie pulmonaire peut retrouver une cardiomégalie, essentiellement liée à une dilatation ventriculaire droite ou atriale droite. Un épanchement pleural peut être également constaté. En cas d'hypertension artérielle pulmonaire (HTAP), la radiographie permet d'en visualiser les signes. Enfin, en cas de valvulopathie liée à une atteinte cardiaque gauche, on peut visualiser une cardiomégalie en rapport avec la dilatation ventriculaire gauche.

Examens biologiques

Le bilan biologique de base est classiquement normal en cas de valvulopathie tricuspide modérée. Le dosage du BNP, sécrété par les myocytes en cas d'insuffisance cardiaque, est élevé en cas de valvulopathie sévère. Le dosage de TSH permet de rechercher une dysthyroïdie. Le dosage urinaire de 5-HIAA doit être réalisé en cas de suspicion de cardiopathie carcinoïde. Enfin, les dosages de CPK et de troponine sont utiles dans l'infarctus inférieur avec extension au ventricule droit.

Échocardiographie

L'échocardiographie est essentielle, car elle permet de rechercher une valvulopathie tricuspide, de quantifier cette dernière, d'évaluer le retentissement cardiaque et de rechercher une étiologie [82, 84].

Il existe différentes incidences afin d'étudier la valve tricuspide : la coupe parasternale petit axe, la coupe parasternale modifiée, la coupe apicale, la coupe sous-costale. L'analyse bidimensionnelle permet d'analyser la cinétique de la valve tricuspide. Il convient de rechercher une rétraction valvulaire, un épaississement de la valve, un prolapsus, une insertion anormale de la valve, etc. L'analyse bidimensionnelle est également couplée au Doppler couleur afin de rechercher une fuite tricuspide.

La classification de Carpentier permet de classer le mécanisme des fuites tricuspides en trois types :
– type I : mouvement normal (perforation dans le cas d'endocardite, par exemple ou dilatation annulaire) ;
– type II : prolapsus ;
– type III : restriction valvulaire (rhumatisme articulaire aigu, calcifications, toxique).

L'échocardiographie transthoracique permet de quantifier les valvulopathies tricuspides. De nombreux paramètres ont été proposés. Actuellement, la présence d'un reflux dans la veine cave inférieure est le paramètre échocardiographique le plus robuste (excellente spécificité) pour poser le diagnostic de fuite tricuspide sévère. L'étude se fait en coupe sous-costale. En Doppler pulsé, il faut positionner le capteur Doppler dans une veine hépatique et de rechercher un flux inversé (positif) en systole, correspondant à une fuite tricuspide massive. L'utilisation du Doppler couleur (avec calcul de la surface du jet d'insuffisance tricuspide ou calcul du rapport de la surface de l'insuffisance tricuspide sur la surface de l'oreillette droite) n'est utilisable que pour poser le diagnostic de fuite tricuspide, mais ne permet pas une quantification fine de la fuite tricuspide. Le calcul de la vena contracta est réalisable, et une vena contracta supérieure à 7 mm est en faveur d'une fuite tricuspide sévère. Le calcul de la PISA est également faisable en cas d'insuffisance tricuspide significative et on considère qu'une fuite tricuspide est sévère lorsque la surface de l'orifice régurgitant est supérieure à 0,40 cm^2 ou que le volume régurgitant est supérieur à 45 ml. En cas de fuite sévère, le flux tricuspide antérograde est accéléré (en l'absence de sténose associée). Ainsi, les vitesses des ondes E et A sont augmentées, et l'on considère qu'une onde E tricuspide supérieure à 1 m/s est en signe indirect de fuite tricuspide sévère. Enfin, en cas de fuite tricuspide massive, le flux de régurgitation est laminaire et constitue donc un signe indirect également de sévérité de cette valvulopathie.

Il est important d'évaluer le retentissement cardiaque de la fuite tricuspide en recherchant une dilatation de l'oreillette droite, une dilatation de la veine cave inférieure, une dilatation du ventricule droit, une dysfonction ventriculaire droite et en calculant la pression artérielle pulmonaire systolique.

La quantification du rétrécissement tricuspide est plus simple. Peu de critères ont été clairement validés. Il est possible d'utiliser la formule d'Hattle (220/PHT) ou l'équation de continuité pour estimer la surface tricuspide. Cependant, actuellement, le paramètre le plus robuste est le calcul du gradient moyen du flux tricuspide antérograde. En cas de gradient moyen inférieur à 5 mmHg, le rétrécissement tricuspide est modéré, entre 5 et 8 mmHg, il est considéré comme moyennement serré et, enfin, en cas de gradient moyen supérieur à 8 mmHg, il doit être considéré comme serré.

Autres examens

L'IRM peut être utile lorsque l'échocardiographie ne permet pas de conclure sur la sévérité de la valvulopathie tricuspide, sur la taille et la fonction du ventricule droit. Le cathétérisme cardiaque peut également être pratiqué, mais son utilisation demeure actuellement exceptionnelle. Il permet d'évaluer la valvulopathie tricuspide et les pressions droites, et d'estimer les résistances vasculaires pulmonaires.

Cardiopathie carcinoïde

La cardiopathie carcinoïde se définit par la présence d'une valvulopathie organique droite [90], chez un patient porteur d'une tumeur endocrine digestive (tumeur carcinoïde) associée à un syndrome carcinoïde. La principale localisation de la tumeur endocrine digestive est la partie terminale de l'intestin grêle (iléum) et son incidence est estimée à 1-2/100 000. Le syndrome carcinoïde est présent chez moins de 20 % des patients ayant une tumeur endocrine digestive et il est secondaire à la libération de sérotonine et d'autres substances vasoactives. Pour que le patient présente un syndrome carcinoïde, il faut que le patient ait soit des métastases hépatiques, soit une tumeur carcinoïde ovarienne, soit des taux très élevés de sérotonine. Dans la très grande majorité des cas, le patient présente des métastases hépatiques qui court-circuitent le foie qui a un rôle de filtre et qui élimine la sérotonine secrétée par la tumeur. Le syndrome carcinoïde associe classiquement un flush (érythème paroxystique de la face et du cou), une diarrhée motrice et, plus rarement, un *wheezing*. Pour aider au

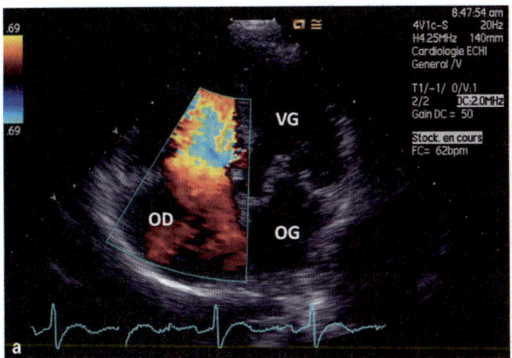 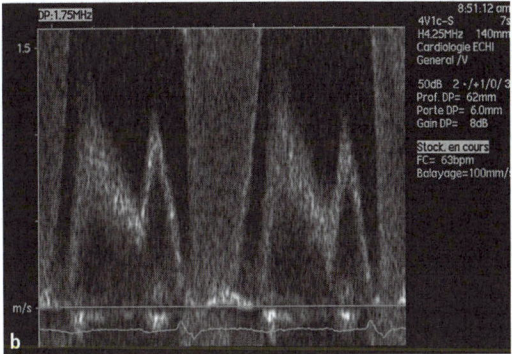

Figure S05-P03-C07-31 Rétrécissement tricuspidien en échocardiographie transthoracique. Imagerie bidimensionnelle couplée au Doppler couleur, retrouvant une accélération du flux tricuspide antérograde. En Doppler, accélération des vélocités, témoignant de la présence d'un rétrécissement tricuspidien. OD : oreillette droite ; OG : oreillette gauche ; VG : ventricule gauche.

diagnostic, le dosage du métabolite urinaire de la sérotonine, l'acide 5-hydroxy-indolacétique (5-HIAA urinaire) est le test biologique le plus fréquemment réalisé.

Physiopathologie

La cardiopathie carcinoïde est caractérisée par des dépôts fibreux qui se déposent essentiellement sur l'endocarde des valves et des cavités cardiaques. Les valves sont alors rétractées, correspondant à des plaques carcinoïdes. La sérotonine joue un rôle majeur dans la physiopathologie de la cardiopathie carcinoïde. Il est à noter également que certains médicaments (fenfluramine, dexfenfluramine, antimigraineux et agonistes dopaminergiques dérivés de l'ergot de seigle, benfluorex) et certaines drogues peuvent également entraîner des rétractions valvulaires assez comparables à celles de la cardiopathie carcinoïde [85]. Cependant, les caractéristiques et le tableau clinique de ces patients permettent de les différencier de la cardiopathie carcinoïde.

Présentation clinique

Les signes cliniques de la cardiopathie carcinoïde sont souvent frustres, car les principaux signes cliniques sont ceux de l'insuffisance cardiaque droite. En cas d'atteinte cardiaque gauche associée, des signes d'insuffisance cardiaque gauche peuvent être présents. La présence d'une cyanose traduit généralement un processus évolué de cardiopathie carcinoïde avec le plus souvent la mise en évidence d'un foramen ovale perméable (FOP) responsable d'un shunt droite-gauche (majeur en cas de cyanose) [86]. Cependant, le patient peut être paucisymptomatique et le diagnostic de cardiopathie carcinoïde sera posé soit lors du bilan échocardiographique chez un patient présentant une tumeur endocrine digestive, soit de manière fortuite lors de la réalisation d'une échocardiographie.

Description

La cardiopathie carcinoïde peut se présenter sous deux formes très différentes, l'une représentant la quasi-totalité des cas, l'autre étant exceptionnelle :
– la principale manifestation de la cardiopathie carcinoïde est une valvulopathie droite isolée (Figure S05-P03-C07-31) ou associée à une valvulopathie gauche ;
– la découverte de métastases intracardiaques est une éventualité exceptionnelle [87].

Une cardiopathie carcinoïde droite associe une lésion valvulaire (épaississement, rétraction, entraînant une réduction de mobilité) à type de fuite (plus ou moins associée à une sténose) [82, 88]. La principale valve touchée est la valve tricuspide. Les lésions valvulaires fuyantes sont plus fréquentes que les sténoses.

Les poumons jouent un rôle de filtre physiologique, comme le foie, et ils vont éliminer la sérotonine secrétée par la tumeur. Les poumons vont donc « protéger » les valves cardiaques gauches de la sérotonine. Cependant, une cardiopathie carcinoïde gauche peut survenir en cas de présence d'un foramen ovale perméable, de taux élevés de sérotonine ou d'une tumeur bronchique primitive. Contrairement à la cardiopathie carcinoïde droite, la cardiopathie carcinoïde gauche se présente sous la forme de valvulopathie régurgitante, sans sténose associée. La prévalence de la cardiopathie carcinoïde est de l'ordre de 50 % des syndromes carcinoïdes.

La recherche d'une cardiopathie carcinoïde se fait en échocardiographie transthoracique (Figure S05-P03-C07-32). Elle demeure l'exa-

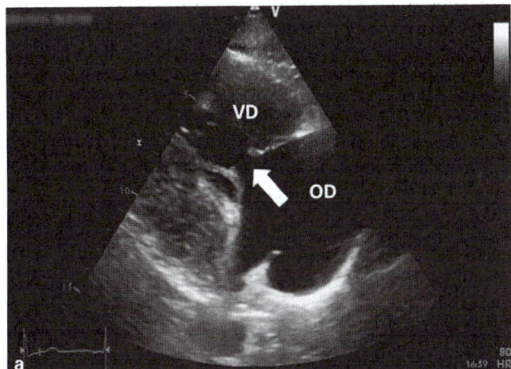 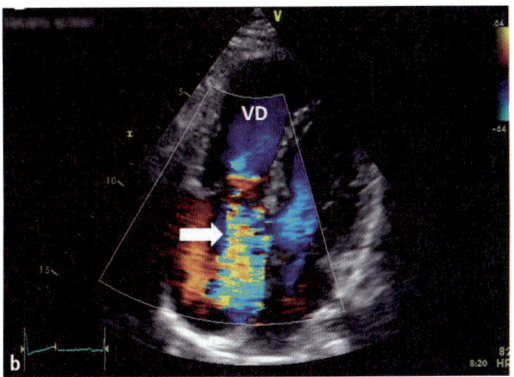

Figure S05-P03-C07-32 Cardiopathie carcinoïde en échocardiographie transthoracique. **a)** Coupe parasternale modifiée, mettant en évidence une déhiscence centrale de la valve tricuspide (flèche). **b)** Coupe apicale 4 cavités, mettant en évidence une fuite tricuspide massive (flèche). OD : oreillette droite ; VD : ventricule droit.

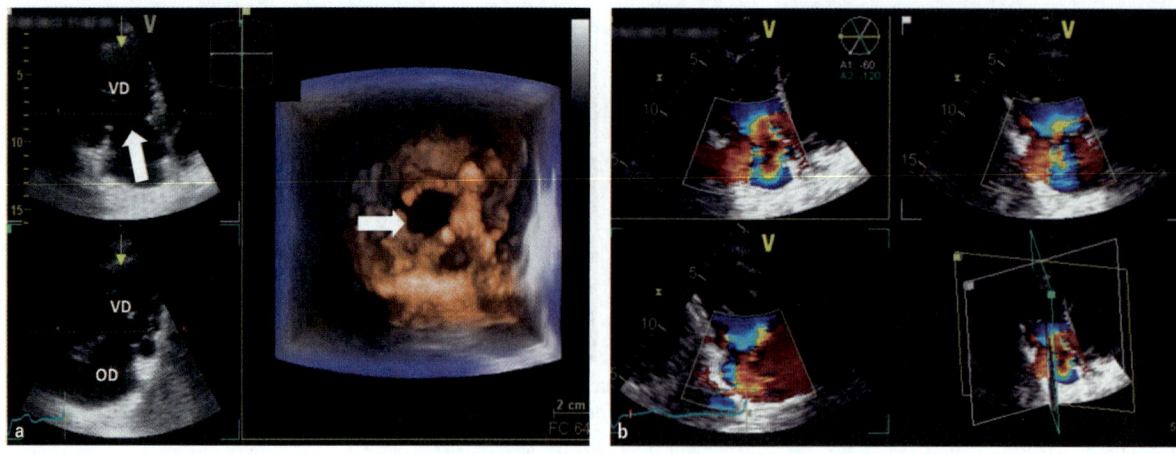

Figure S05-P03-C07-33 Cardiopathie carcinoïde en échocardiographie tridimensionnelle. Visualisation tridimensionnelle de l'aspect rétracté de la valve tricuspide (**a**, flèches) et de la fuite tricuspide (**b**). OD : oreillette droite ; VD : ventricule droit.

men de référence et doit être faite systématiquement chez tout patient présentant un syndrome carcinoïde [87]. L'échocardiographie tridimensionnelle (Figure S05-P03-C07-33), l'IRM et le dosage du peptide natriurétique de type B (BNP) ont été récemment proposés pour compléter l'exploration de la cardiopathie carcinoïde. Un foramen ovale perméable doit être systématiquement recherché chez les patients porteurs d'une cardiopathie carcinoïde. Cette recherche se fait en échocardiographie transthoracique de contraste (solution salée agitée), en couplant l'étude à des manœuvres de provocation (manœuvre de toux ou manœuvre de Valsalva).

Évolution et pronostic

La cardiopathie carcinoïde peut évoluer et nécessite des contrôles échocardiographiques réguliers. Plusieurs facteurs de progression de la cardiopathie carcinoïde ont été décrits : un taux élevé de 5-HIAA urinaires, la présence de chimiothérapie et un foramen ovale perméable. À l'inverse, la résection complète chirurgicale des métastases hépatiques a été décrite comme facteur diminuant l'évolutivité de l'atteinte cardiaque.

Le pronostic des tumeurs endocrines digestives est meilleur que celui de nombreuses tumeurs. Mais, lorsqu'un patient porteur d'une tumeur endocrine digestive présente une cardiopathie carcinoïde, son pronostic est moins bon. La principale cause de décès est l'insuffisance cardiaque. Cependant, ces deux dernières décennies, le pronostic des patients présentant une cardiopathie carcinoïde s'est amélioré [88].

Traitement

La prise en charge initiale repose sur la résection chirurgicale de la tumeur endocrine digestive, la résection des métastases hépatiques (ou la chimio-embolisation hépatique lorsque la chirurgie hépatique n'est pas possible) et la prescription d'analogues de la somatostatine. Le traitement de la cardiopathie carcinoïde repose dans un premier temps sur le traitement symptomatique de l'insuffisance cardiaque essentiellement droite. En cas de cardiopathie carcinoïde évoluée, le traitement chirurgical peut être envisagé. Cependant, le pronostic lié à la tumeur endocrine digestive, la présence de localisations secondaires et le type de la cardiopathie carcinoïde doivent être pris en compte pour poser l'indication chirurgicale, nécessitant une concertation multidisciplinaire. La mortalité opératoire est élevée, estimée à 20 %. Le remplacement valvulaire par bioprothèse est actuellement privilégié. Chez ces patients hautement sélectionnés ayant bénéficié d'une chirurgie valvulaire, une amélioration de la symptomatologie est retrouvée dans 93 % des cas. Cependant, en fonction du contexte clinique, de nombreux patients ne peuvent pas bénéficier de chirurgie valvulaire. En cas de cardiopathie carcinoïde évoluée associée à un foramen ovale perméable symptomatique (≥ stade 3 de la classification NYHA et cyanose), il est possible de proposer une fermeture percutanée du FOP afin d'améliorer ces patients récusés chirurgicalement.

Autres causes

L'endocardite fibroblastique est associée à un syndrome hyperéosinophilique et se caractérise principalement par une atteinte cardiaque à type de cardiomyopathie restrictive. Il peut exister un comblement des cavités ventriculaires droites et gauches et une atteinte valvulaire tricuspide ou mitrale. Il existe alors en envahissement de l'appareil valvulaire par la fibrose endocardique, entraînant des fuites organiques.

Le rhumatisme articulaire aigu est une cause de valvulopathie tricuspide organique. Il est devenu une cause rare de valvulopathie dans les pays industrialisés. En effet, dans les années 1960 (1963-1967), le rhumatisme articulaire aigu représentait 79 % des causes de valvulopathie, alors que dans les années 1980 (1983-1987), ce taux n'était plus que de 24 %. Il s'agit principalement de valvulopathie gauche. Une atteinte tricuspide n'est retrouvée que dans 9 % des atteintes cardiaques rhumatismales, le plus souvent associée à une atteinte valvulaire gauche, et l'atteinte valvulaire droite isolée est exceptionnelle. Lorsqu'il existe une atteinte tricuspide rhumatismale, le mode de présentation est réparti de manière équitable entre un tableau de valvulopathie fuyante et une valvulopathie sténosante.

L'infarctus inférieur peut se compliquer d'une extension au ventricule droit dans moins de 50 % des cas (7 % dans l'étude française). L'infarctus du ventricule droit isolé est rare (4 % des infarctus avec extension au ventricule droit). L'échocardiographie transthoracique joue un rôle important afin d'évaluer cette complication. Elle permet de rechercher une hypokinésie du ventricule droit, une dilatation du ventricule droit avec un rapport VD/VG supérieur à 1, un flux d'adiastolie retrouvé à partir de l'insuffisance pulmonaire et une insuffisance tricuspide. La revascularisation par angioplastie permet la recanalisation de l'artère coupable et a démontré un bénéfice si elle est réalisée dans les sept premiers jours qui suivent la constitution de l'infarctus.

L'endocardite tricuspide est une complication qui touche principalement les sujets jeunes. L'âge moyen est de 20 à 30 ans. Il existe souvent un contexte social particulier, puisque ce type d'endocardite touche préférentiellement les toxicomanes. Il s'agit de greffe sur valve native, le plus souvent de point de départ cutané (point de ponction veineuse). Le germe incriminé est le staphylocoque doré. La mortalité est de l'ordre de 5 à 10 %, c'est-à-dire moins que la mortalité habituelle dans l'endocardite infectieuse. Dans ce contexte, le médecin sera amené à faire rechercher les sérologies VIH, VHB et VHC.

Pronostic

La présence d'une fuite tricuspide minime n'affecte pas le pronostic, contrairement aux fuites tricuspides sévères (facteur indépendant de mortalité) [89]. Il en est de même en cas de rétrécissement tricuspide serré [91]. Dans une étude ayant inclus 5 223 patients, le taux de survie à 1 an était de 92 %, 90 %, 79 % et 64 %, respectivement chez des patients n'ayant pas de fuite tricuspide, en cas de fuite modérée, en cas de fuite moyenne ou en cas de fuite sévère.

Traitement

La prise en charge thérapeutique dépend essentiellement des symptômes, des signes cliniques, de la sévérité de la fuite tricuspide, du retentissement cardiaque et de l'étiologie [82].

En cas d'insuffisance cardiaque droite, le traitement médical repose sur la prescription de diurétiques : diurétiques de l'anse ou antagonistes de l'aldostérone. En cas de fuite tricuspide secondaire à une atteinte cardiaque gauche, le traitement médical est celui de l'insuffisance cardiaque à fraction d'éjection altérée et associe les inhibiteurs de l'enzyme de conversion aux bêtabloquants. Lorsque la valvulopathie tricuspide est secondaire à une hypertension artérielle pulmonaire, des traitements spécifiques doivent être proposés (*voir* Section S22, « Pneumologie »).

Une indication chirurgicale tricuspide peut être proposée, lorsqu'un geste chirurgical sur une valve cardiaque (mitrale ou aortique) est planifié. En cas de fuite tricuspide sévère, il est recommandé de réaliser une valvuloplastie tricuspide plutôt qu'un remplacement valvulaire, essentiellement chez des patients ayant une dilatation de l'anneau tricuspide (diamètre > 40 mm ou 21 mm/m^2) et une insuffisance cardiaque droite.

Une chirurgie isolée de la valve tricuspide est rarement réalisée et est réservée à des patients en insuffisance cardiaque droite et ayant une fuite tricuspide sévère ne répondant pas à un traitement médical optimal. Une valvuloplastie per cutanée peut être proposée en cas de rétrécissement tricuspide serré.

Lorsque l'indication de la chirurgie tricuspide est bien posée, une amélioration des capacités fonctionnelles est constatée : 85 % des patients étaient en classes III et IV de la NYHA en pré-opératoire versus 34 % en post-opératoire.

Conclusion

Les valvulopathies tricuspides demeurent rares, en comparaison aux valvulopathies gauches. Durant de nombreuses années, elles ont été sous-estimées en termes de diagnostic et de pronostic. Il convient maintenant de rechercher systématiquement une valvulopathie tricuspide en cas de tableau d'insuffisance cardiaque droite et dans le cadre d'un bilan pré-opératoire d'une valvulopathie gauche. L'échocardiographie joue un rôle majeur dans son diagnostic. En cas d'insuffisance tricuspide significative, il conviendra de rechercher une cause organique. Le traitement médical est à privilégier et la chirurgie devra être proposée au cas par cas.

Chirurgie de remplacement valvulaire aortique et mitral et état des lieux sur les endoprothèses valvulaires

Pierre Demondion et Pascal Leprince

Depuis plus de 40 ans, une expérience considérable de la chirurgie des valves cardiaques a été accumulée, intégrant de nombreuses avancées chirurgicales, des progrès technologiques et la prise en charge de patients de plus en plus âgés, porteurs de comorbidités. Même si le contexte actuel se focalise sur le développement de procédures percutanées, il est important de garder à l'esprit que ces innovations restent du domaine de l'évaluation clinique. Le remplacement valvulaire chirurgical, notamment pour la valve aortique et la valve mitrale, reste pour une période à venir encore longue une base thérapeutique stable et solide. Ce sous-chapitre a pour but de décrire les techniques chirurgicales validées, de faire le point sur les évolutions technologiques en cours d'évaluation et de préciser les évolutions chirurgicales nécessaires.

Remplacement valvulaire aortique chirurgical conventionnel

Bases anatomiques

Il faut insister sur quelques caractères fondamentaux de l'appareil valvulaire aortique et de la voie d'éjection du ventricule gauche afin de mieux approcher les impératifs chirurgicaux. La valve aortique est une structure qui se ferme sous l'effet de la pression diastolique de l'aorte (Figure S05-P03-C07-34). Les zones de contraintes sont avant

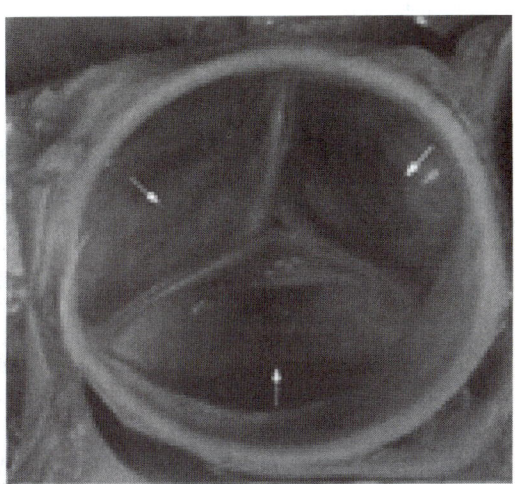

Figure S05-P03-C07-34 Valve aortique normale.

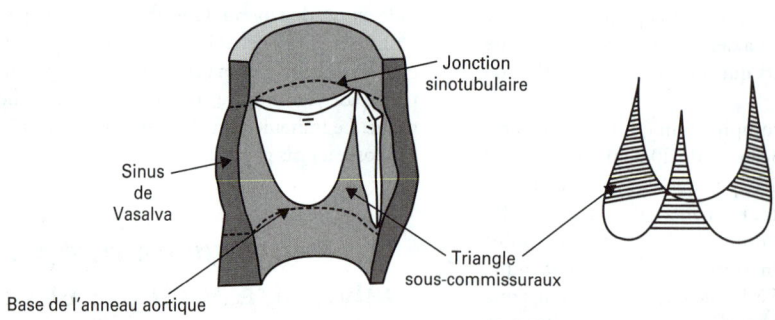
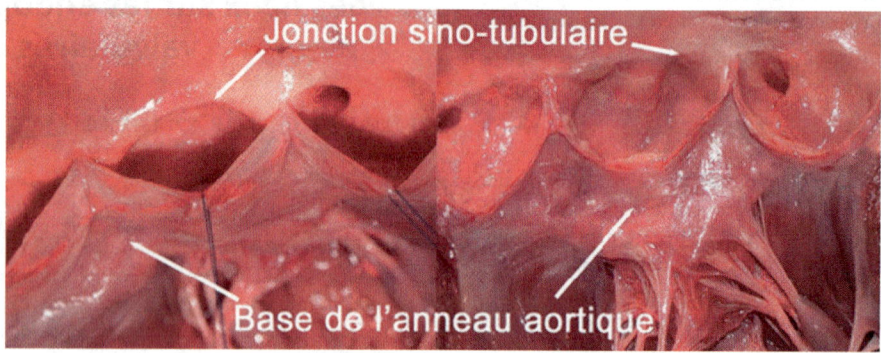

Figure S05-P03-C07-35 Anatomie chirurgicale de la valve aortique.

tout les commissures valvulaires et les bords libres des trois cuspides, qui constituent les zones de coaptation. Il faut aussi intégrer le fait que l'anneau aortique n'est ni rond, ni plan : il est festonné. La zone d'attachement des trois cuspides est haute, située en regard des commissures, l'insertion valvulaire descendant vers le ventricule. Entre la zone basse d'insertion de la partie moyenne des cuspides et la zone haute d'insertion des commissures se développe, en regard de chacune des cuspides, les sinus de Valsalva, désignés selon l'émergence de chacune des deux coronaires : sinus coronarien droit, sinus coronarien gauche et sinus non coronaire. Plusieurs diamètres sont donc à intégrer dans la dynamique du flux aortique : chambre de chasse du ventricule, diamètre de l'anneau, diamètre de l'aorte au niveau des sinus de Valsalva, de la jonction sinotubulaire, puis de l'aorte ascendante (Figure S05-P03-C07-35). Au-dessous du plan inférieur de l'anneau aortique, se développe le trigone donnant insertion à la cuspide septale de la valve mitrale. En avant, à l'aplomb de la commissure unissant sigmoïde non coronaire et sigmoïde coronaire droite se situe le septum membraneux, et passe le faisceau de His atrioventriculaire et sa branche gauche.

Rétrécissements aortiques

On observe une modification de la fréquence respective des malades valvulaires avec une diminution très importante du rhumatisme articulaire aigu et une augmentation des atteintes dégénératives, directement en rapport avec l'augmentation de l'espérance de vie.

Sténose aortique sur bicuspidie (Figure S05-P03-C07-36)

Elle se caractérise par une calcification généralement massive de l'ensemble des sigmoïdes aortiques, faite d'un dépôt calcaire végétant et friable, responsable d'une sténose serrée. La calcification déborde souvent la valve elle-même, infiltre l'anneau aortique et peut se propager vers la grande valve mitrale, sous la sigmoïde non coronaire, et le septum interventriculaire dans la voie d'éjection du ventricule gauche. Cette dernière coulée peut se propager en profondeur dans le septum, expliquant les atteintes du faisceau His et les risques de bloc atrioventriculaire et création d'une communication interventriculaire lors de la décalcification de l'anneau aortique. Le plus souvent, la bicuspidie est le résultat d'une symphyse étendue et complète siégeant entre

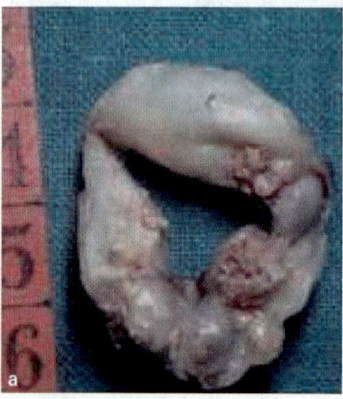
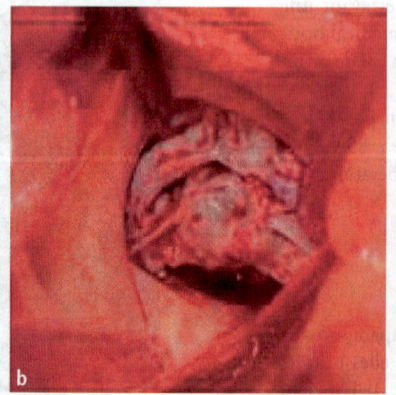
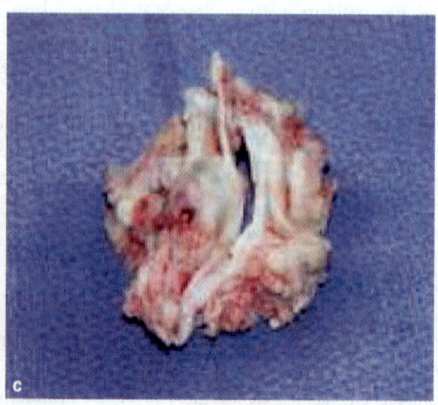

Figure S05-P03-C07-36 Bicuspidies calcifiées (**a-c**).

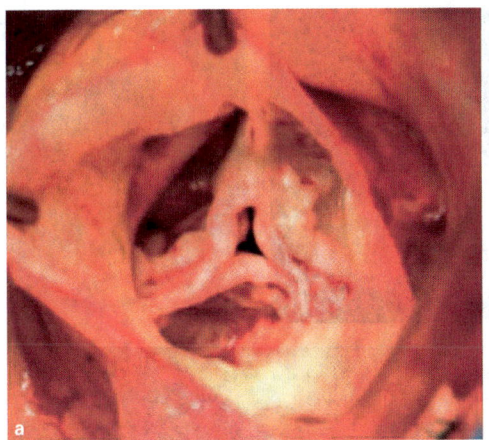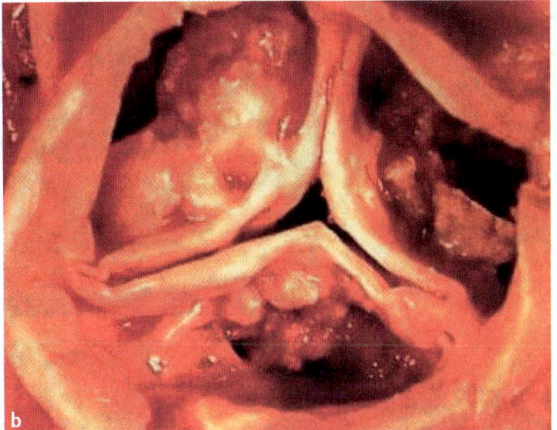

Figure S05-P03-C07-37 Valves tricuspides calcifiées séniles (**a** et **b**).

les deux sigmoïdes coronaires, « fausse bicuspidie », prenant l'aspect d'un volumineux bourrelet calcaire étendu de la paroi aortique au centre de l'orifice aortique : l'orifice aortique est ainsi réduit à une fente antéropostérieure étroite et rigide.

Sténose aortique sénile (Figure S05-P03-C07-37)

Décrite sous le nom de maladie de Mönckeberg, c'est la lésion des sujets âgés, observée chez les patients de plus de 70 ans. D'origine athéroscléreuse, elle se caractérise par l'absence de symphyse commissurale, la valve conservant ses trois sigmoïdes indépendantes. La sténose est le fait de l'enraidissement valvulaire dû au développement de calcifications, plus ou moins volumineuses. La calcification siège sur le versant aortique de la valve, et s'associe à des lésions d'athérome du tube aortique dont la présence complique le geste chirurgical. La calcification apparaît souvent extensive et diffuse, débordant complètement sur le culot aortique, mais aussi sur le trigone, sur le septum et sur la paroi libre du ventricule, en arrière : la décalcification après exérèse de la valve s'en trouve souvent plus délicate. L'augmentation à peu près constante du nombre des patients âgés, dans les séries chirurgicales récentes, place désormais cette lésion au premier rang des causes : 46 % des rétrécissements aortiques opérés.

Sténose aortique rhumatismale

Conséquence du rhumatisme articulaire aigu, sa fréquence est en très nette diminution dans les pays occidentaux. L'antécédent rhumatismal n'est pas toujours bien documenté, d'autant que la lésion se manifeste longtemps après le rhumatisme initial. L'architecture tricuspide est préservée, mais les trois commissures et les parties adjacentes des sigmoïdes sont symphysées. La valve a un aspect de « gicleur », dont les parois sont d'abord fibreuses, fortement épaissies, pseudo-cartilagineuses. Avec le temps, la calcification se développe progressivement pouvant réaliser une atteinte calcaire massive, l'aspect perdant alors sa spécificité.

La rétraction qui accompagne l'épaississement fibreux explique l'insuffisance aortique habituellement associée. La sténose post-rhumatismale est en définitive rarement très serrée et rarement pure. Il s'agit plus souvent d'une maladie aortique. Par ailleurs, l'association d'une atteinte mitrale est fréquente.

Insuffisances aortiques

La fuite aortique peut être due à des rétractions, un prolapsus, une disjonction commissurale, une perforation valvulaires et/ou à une dilatation de l'aorte.

Rhumatisme articulaire aigu

Typiquement, les valves sigmoïdes s'épaississent et deviennent plus rigides. Leur bord libre se rétracte, la coaptation centrale devenant incomplète. Un prolapsus valvulaire peut également se constituer. Il s'y associe assez souvent une fusion des commissures, à l'origine d'un degré de sténose associé (maladie aortique). Une atteinte mitrale associée est fréquente.

Dystrophies de l'aorte ascendante

Dans ce cadre, la fuite aortique relève de plusieurs mécanismes associés à des degrés divers :
– dysplasie du tissu valvulaire, par dégénérescence myxoïde : tissu valvulaire très fin avec évolution vers l'éversion ou le prolapsus sous l'effet de la pression diastolique aortique de fermeture ;
– dilatation de l'aorte initiale, se développant au niveau des sinus de Valsalva et entraînant une dilatation de l'anneau valvulaire et un effacement de la zone de jonction sinotubulaire. C'est principalement dans ce cadre que se situent les possibilités de chirurgie de conservation valvulaire, le traitement de la lésion causale pouvant permettre de conserver une valve en fait normale.

Endocardite infectieuse

Les atteintes valvulaires associent des lésions de prolifération : végétations parfois très mobiles et des mutilations valvulaires avec perforations du tissu valvulaire et déchirures du bord libre des cups ; les lésions destructives peuvent être responsables de dégradation sévères de l'état hémodynamique et de fuites très importantes. L'atteinte microbienne peut se propager à l'anneau aortique et aux structures de voisinage avec constitution d'abcès de l'anneau aortique et/ou du septum.

Autres causes

La dissection aortique mérite d'être citée. Elle peut être responsable d'une insuffisance aortique aiguë par plusieurs mécanismes : distension de l'anneau en cas de dissection remontant jusqu'à la base du cœur ; prolapsus valvulaire par défaut de coaptation commissurale ; abaissement du plan de l'anneau sur une partie variable de la circonférence sous l'influence de l'hématome disséquant. Le remplacement de l'aorte et la solidarisation des cylindres peut permettre de corriger l'insuffisance aortique.

Choix du type de substitut valvulaire

Nous envisageons successivement une description des différentes alternatives et les stratégies de choix du substitut.

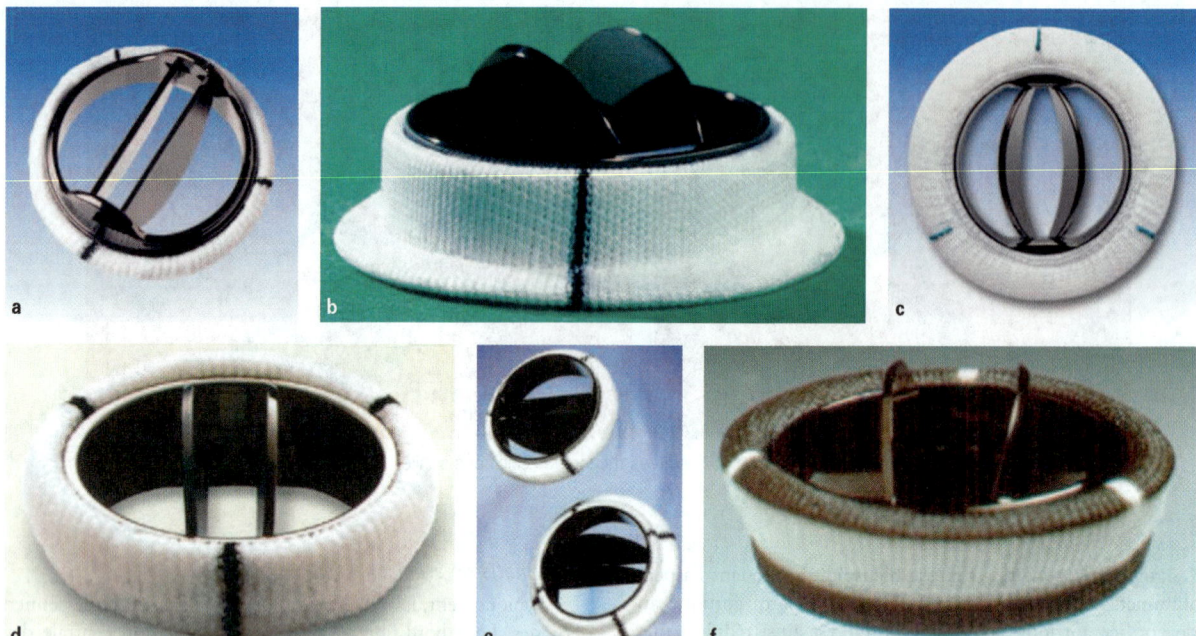

Figure S05-P03-C07-38 Prothèses mécaniques à ailettes. SJM (**a**), Carbomedics Top Hat (**b**), Edwards Mira (**c**), ATS (**d**), Medtronic Advantage (**e**) et Carbomedics (**f**).

Prothèses mécaniques (Figure S05-P03-C07-38)

Les prothèses à ailettes sont les seuls modèles implantés actuellement. La prothèse de Saint-Jude (mise au point dès 1977) comporte deux hémidisques s'ouvrant à 85° et assurant un flux central et laminaire. Elle se caractérise par son bas profil très peu encombrant et son excellente performance hémodynamique particulièrement intéressante en position aortique dans les petites tailles, notamment pour les variantes actuelles (modèle Regent). Les résultats de séries importantes ont été rapportés pour un suivi de plus de 25 ans. On en rapproche des modèles très comparables : Carbomedics, Sorin Bicarbon, Edwards Mira… Les fabricants ont développé des alternatives visant à augmenter le diamètre utile sans augmenter le diamètre externe par diminution de la largeur de la collerette de fixation : cette subtilité permet d'insérer une prothèse de même numéro ayant une surface utile supérieure permettant d'obtenir une meilleure hémodynamique. Citons les modèles SJM Regent, Edwards Mira Ultrafiness, Sorin Slimline ; certains ont réalisé des collerettes pour fixation supra-annulaire (Carbomedics Top Hat).

Schématiquement :
– les modèles à collerette réduite doivent être la référence pour les petits diamètres (19, 21, 23 mm), afin d'optimiser la surface d'ouverture utile ;
– les modèles standard à collerette plus large restent la bonne référence dans les grands diamètres (25 mm et au-delà), l'impératif premier dans ces circonstances n'étant plus l'hémodynamique, mais la solidité de fixation.

Prothèses biologiques

Bioprothèses classiques dites avec armature (Figure S05-P03-C07-39)

Après les expériences initiales d'implantation d'hétérogreffes fraîches puis conservées par le formaldéhyde, des bioprothèses dites de première génération ont été conçues par Carpentier afin de faciliter l'implantation (grâce à une armature ou stent) et rendre cette chirurgie reproductible ; la conservation par le glutaraldéhyde (remplaçant le procédé initial par formaldéhyde) a permis d'accroître considérablement la durabilité. Les hétérogreffes dites de deuxième génération ont connu un très large développement grâce à des améliorations portant sur trois points principaux :
– techniques de préparation et de préservation : le traitement des tissus se fait à basse pression ; le glutaraldéhyde assure le tannage du collagène et supprime l'antigénicité ;
– réalisation d'armatures souples, moins encombrantes, permettant des gains notables de l'hémodynamique valvulaire ;
– traitements visant à réduire la calcification du tissu : acides aminés-oléiques α (AOA), procédé « thermafix ».

Deux groupes de fabrication sont à individualiser :
– les hétérogreffes porcines réalisées à partir de la racine aortique du porc. Il faut noter qu'une des sigmoïdes est normalement appuyée sur une console musculaire qui y adhère. Cette partie musculaire peut être éliminée lors de la préparation (abrasion, effacement) mais laisse cependant une relative raideur responsable d'un certain gradient de pression. Des valves composites (reconstitution d'une valve tricuspide éliminant la cuspide musculaire) ont été réalisées. Actuellement, les plus usitées sont les bioprothèses dites de deuxième génération de Hancock, les prothèses de Carpentier-Edwards supra-annulaires, dites SAV, les prothèses Mosaic (laboratoire Medtronic) ou Epic (laboratoire SJM) ;
– les hétérogreffes péricardiques construites artificiellement à partir de péricarde de veau : le tissu est lui aussi traité à basse pression ; le montage dans l'armature fait appel à des sutures, ou à un procédé original dans le cadre de la bioprothèse de Carpentier Perimount évitant toute fragilisation tissulaire par cette zone de suture : apparue en 1984, elle est très utilisée depuis 1990. Les modèles Trifecta (SJM) et Mitroflow (Sorin) offrent une bonne hémodynamique, notamment dans les petits diamètres.

D'une façon générale, l'hémodynamique autrefois limitée par l'encombrement des armatures a été améliorée par la réalisation de collerettes festonnées autorisant une implantation « supra-annulaire », avec suppression de toute structure encombrante sous le stent (variantes Carpentier Perimount Magna, ou Sorin Soprano).

Le calibrage des valves reste un point important : si les firmes préconisent un « surdimensionnement », celui-ci doit être évité, notamment

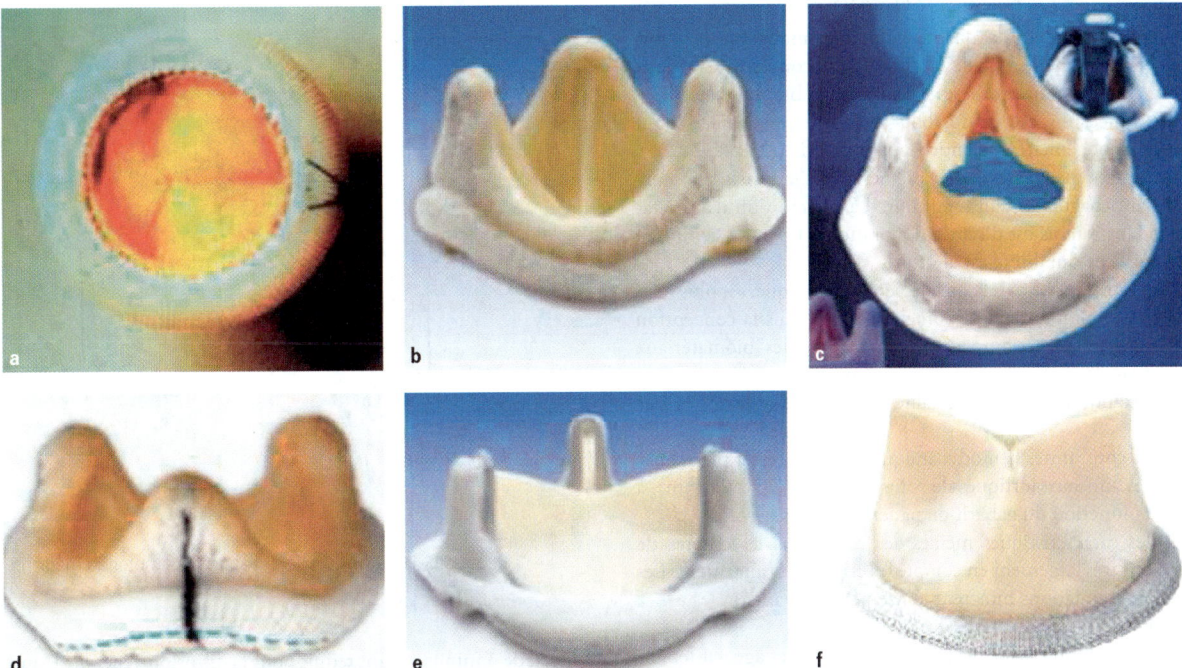

Figure S05-P03-C07-39 Bioprothèses avec armature (modèles usuels). De Hancock (**a**), Carpentier Edwards SAV (**b**), Medtronic Mosaic (**c**), SJM Epic (**d**), Carpentier Edwards Perimount (**e**) et Trifecta (**f**).

dans les petits culots aortiques, afin de prévenir des problèmes techniques (fragilisation de l'anneau, gêne à la perfusion coronaire, difficulté de fermeture de l'aortotomie…). L'aléa majeur des bioprothèses reste leur durabilité. L'altération des hétérogreffes relève de deux mécanismes principaux : la calcification (d'autant plus importante que le sujet est plus jeune) et la déchirure (notamment sur les zones de forte contrainte), volontiers associées dans le temps (le tissu péricardique évoluant plus vers la calcification et la sténose, le tissu porcin vers des lésions mixtes par perforation et végétations calcaires). Seuls les résultats à long terme permettent de déterminer la durabilité réelle des différentes alternatives. Le pic de délai de survenue est compris entre 10 et 15 ans ; la détection doit se faire précocement (par échographies systématiques dans la surveillance) pour une ré-intervention dans de bonnes conditions. Cet aléa doit être bien intégré lors du choix du matériau à implanter.

Bioprothèses sans armature (*stentless*)

Apparues sur le marché depuis quelques années, elles n'ont pas supplanté les alternatives classiques « avec stent ».

Leurs avantages théoriques sont certains :
– meilleure hémodynamique que les valves avec armature du fait de leur faible encombrement ;
– fonctionnement physiologique respectant la dynamique du culot aortique (au contraire des armatures rigides), ce qui diminue les contraintes tissulaires (et pourrait limiter la détérioration dans le temps, ce qui reste à démontrer).

Leurs inconvénients sont les suivants :
– techniques d'implantation plus longues, avec introduction d'un facteur « opérateur-dépendant », une suture imparfaite étant à l'origine d'une fuite, limitant très probablement les espoirs de durabilité accrue ;
– relative difficulté d'implantation dans les petits culots aortiques (l'avantage hémodynamique des petits diamètres est théorique, très peu de prothèses d'un diamètre inférieur à 23 mm étant implantées), et surtout dans les culots aortiques calcifiés (rétrécissement aortique du sujet âgé, la plus fréquente des situations cliniques) représentant une contre-indication relative. Les dilatations du culot aortique avec effacement du sillon sinotubulaire (insuffisances aortiques dystrophiques) sont une contre-indication à leur utilisation ;
– relative déception quant à la performance hémodynamique évaluée sur les échographies postopératoires : gradients assez voisins de celui des modèles avec stent, du moins pour les implantations en situation « sous-coronaire ».

Elles sont presque toutes d'origine porcine, énumérons les plus utilisées : la bioprothèse Medtronic Freestyle et la valve Sorin Solo.

Bioprothèses sans suture (*sutureless*)

Il 'agit d'une nouvelle génération de prothèses valvulaires aortiques biologiques qui sont implantées par voie chirurgicale conventionnelle, mais sans ou peu suture sur l'anneau aortique. La valve 3F Enable Medtronic (Minneapolis, États-Unis) a été la première valve *sutureless* disponible sur le marché, puis sont arrivées la Perceval S de Sorin Group (Saluggia, Italie) et l'Intuity d'Edwards Lifesciences (Irvine, États-Unis). Les valves *sutureless* permettent une implantation chirurgicale plus simple et des temps de clampage aortique moins longs que les prothèses suturées. Elles apportent donc un bénéfice théorique pour les patients les plus fragiles et en cas de procédures associées. Elles sont moins traumatiques sur l'anneau aortique, ne nécessitant pas de décalcifications profondes, sources parfois de plaies de l'anneau. Elles permettent un accès plus facile à la chirurgie mini-invasive. Le choix de chaque centre se fait en fonction des habitudes et convictions des chirurgiens, sans oublier le caractère financier qui prend une part non négligeable dans les décisions hospitalières actuelles. Elles peuvent néanmoins être utiles dans certaines circonstances (certains, anneaux très calcifiés), et à ce titre doivent faire partie de l'arsenal thérapeutique en chirurgie aortique moderne.

Le manque de données fiables dans la littérature et l'absence de recul quant à l'utilisation de cette nouvelle génération de valves nous pousse à dire que l'utilisation des prothèses biologiques standard reste le choix de référence.

Stratégie pour choisir le type de prothèse valvulaire

Il faut tenir compte de la qualité hémodynamique, de la faible thrombogénicité souhaitée, et de la durabilité escomptée. Ces deux derniers critères opposent prothèses mécaniques et biomatériaux.

– prothèses mécaniques : de durabilité excellente, mais nécessitant pour leur thrombogénicité une anticoagulation à vie (INR de 2 à 3) ;

– biomatériaux : peu thrombogènes, ne nécessitant pas par eux-mêmes une anticoagulation au long cours La prescription d'antivitamine K pendant 3 mois est discutée, les pratiques restant à ce niveau variables, mais leur durabilité est aléatoire.

Le troisième critère majeur, la qualité hémodynamique, est plus relatif actuellement, compte tenu des progrès réalisés dans la conception des prothèses (faible encombrement, même pour les biomatériaux actuels), et pour les collerettes de fixation (matériaux moins encombrants, avec fixation respectant la totalité de la surface utile de l'orifice aortique).

Cela dit, les contraintes hémodynamiques peuvent rester problématiques pour les anneaux aortiques de petits diamètres (19 à 21 mm), à interpréter en fonction du gabarit du patient et de ses besoins.

Au-delà des caractéristiques mêmes des matériaux, les critères de choix prennent très largement en compte les critères liés au patient. Les diverses recommandations intègrent les éléments suivants :

• Âge, comorbidités, espérance de vie :

– le choix de la bioprothèse est légitime chez le sujet âgé, en tenant compte des comorbidités (incidence sur la durée de vie et les contraintes thérapeutiques associées) ;

– la frontière acceptable de choix est admise à 65 ans pour le RVA (en pratique à discuter dans la fourchette 60-70 ans) ;

– la bioprothèse est un choix légitime si l'espérance de vie est inférieure à 12 ans.

• Prise en compte d'impératifs particuliers :

– contre-indications à un traitement anticoagulant au long cours, qu'elles soient médicales ou d'ordre socioéconomique. En ce sens, chez une femme jeune le désir de grossesse doit faire éviter le choix d'une prothèse mécanique ;

– de la même façon, les indications générales du traitement anticoagulant, autres que valvulaires, doivent peser dans le choix du matériau, les biomatériaux perdant dans ces circonstances leur avantage majeur, à savoir la possibilité d'éviter le traitement anticoagulant au long cours (mais autorisant cependant une anticoagulation moins lourde ou une gestion plus simple de l'anticoagulation…).

Le choix personnel de style de vie, notamment chez un patient jeune et actif, est important et l'information éclairée est essentielle. S'il souhaite choisir entre l'anticoagulation et un biomatériau, il doit bien connaître les probabilités de ré-intervention, et accepter de se plier à une surveillance échographique régulière afin de déceler au plus tôt une altération débutante.

Technique chirurgicale du remplacement valvulaire aortique

Voie d'abord (Figure S05-P03-C07-40)

La voie d'abord consiste en une sternotomie médiane verticale extrapleurale. Après ouverture verticale plus ou moins suspension du péricarde, l'exploration constitue un préalable important et indispensable pouvant conditionner la stratégie de l'intervention, entraîner des modifications des sites de canulation ou de l'aortotomie (en cas de plaques calcifiées importantes de l'aorte ascendante ou du culot aortique).

Circulation extracorporelle

La circulation extracorporelle (CEC) est conduite en hémodilution, avec maintien de l'hématocrite au-dessus de 25 %. L'héparine est injectée directement dans l'oreillette droite par le chirurgien après la confection des bourses, à la dose initiale de 300 UI/kg chez l'adulte, un

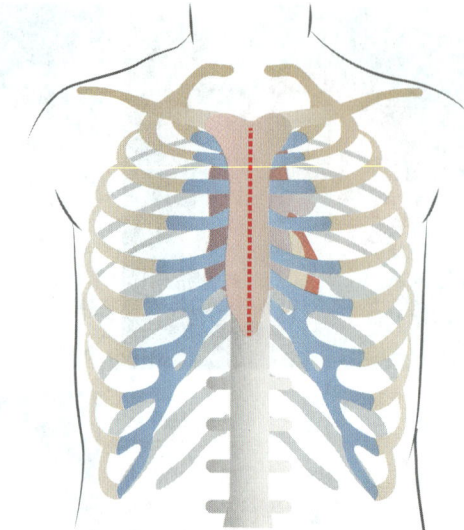

Figure S05-P03-C07-40 Voie d'abord : sternotomie médiane.

délai de 3 minutes étant requis pour la diffusion générale. L'anticoagulation obtenue est vérifiée sur l'ACT (*activated cloting time*). Au cours de la circulation extracorporelle, l'anticoagulation est suivie par la mesure de l'ACT toutes les 20 minutes avec réinjection d'héparine si l'ACT est inférieur à 400 secondes.

En fin d'intervention, après arrêt de la circulation extracorporelle et ablation des canules, l'héparine est neutralisée par l'injection intraveineuse lente de sulfate de protamine.

La circulation extracorporelle est établie entre l'aorte ascendante et l'oreillette droite par une veineuse atriocave. La canulation aortique est effectuée un peu au-dessous du tronc artériel brachiocéphalique à la face antérieure de l'aorte ascendante haute au travers d'une double bourse, effectuée aux fils tressés 4/0, prenant l'adventice mais s'appuyant aussi sur les couches superficielles de la média. Elle est introduite après ponction de l'aorte au bistouri lame n° 11, puis solidement fixée sur deux tirettes. Après raccordement de la ligne artérielle il peut être procédé au remplissage du patient si la tension artérielle le nécessite. La canule veineuse atriocave est introduite au travers d'une bourse effectuée sur la paroi latérale de l'oreillette droite juste à la base de l'auricule droit (fil tressé non résorbable 3/0) et descendue de façon atraumatique jusque dans la veine cave inférieure après franchissement de la valvule d'Eustachi.

Clampage aortique et protection myocardique

La circulation extracorporelle est conduite en normothermie à 37 °C. Durant le temps de clampage aortique, la protection myocardique est assurée par une cardioplégie discontinue au sang chaud. Le mode d'injection habituel est antérograde par ponction directe de l'aorte ascendante à sa face antérieure (sur le site qui servira de purge) : injection de sang chaud artérialisé, à la sortie coronaire de l'oxygénateur, auquel on ajoute une charge de potassium. La vitesse d'injection est égale au débit coronaire théorique (surface corporelle multipliée par 150 ml/min) et la durée d'injection est de 3 minutes. Au total, la quantité de potassium injectée est comprise en moyenne entre 1,3 et 1,8 gramme. Les réinjections suivantes s'effectuent sur 2 minutes, toujours au débit coronaire théorique, la dose de potassium étant diminuée de moitié. Les réinjections sont réalisées par perfusion directe intracoronaire après canulation sélective des ostia, toutes les 20 à 30 minutes, ou plus tôt en cas de reprise d'une activité cardiaque. En cas d'insuffisance aortique importante et significative, deux solutions : soit injection antérograde rapidement complétée par une perfusion directe intracoronaire après canulation sélective des ostia effectuée immédiatement après l'aortotomie ; soit injection par voie rétrograde après canulation du sinus coronaire ; l'injection réalisée sous faible pression présente l'avantage de pouvoir être poursuivie pendant que l'on procède au remplacement valvulaire.

Décharge ventriculaire gauche

La décharge des cavités gauches peut être réalisée essentiellement par deux voies, soit par la voie trans-septale, soit par l'oreillette gauche. Par voie trans-septale l'aiguille est mise en place dans le ventricule gauche à travers le ventricule droit et le septum interventriculaire après le début de la cardioplégie. C'est la solution la plus simple et qui, dans la majorité des cas, assure une bonne décharge. Par voie atriale, la décharge atriale gauche est introduite au travers d'un point en « U » placé dans l'oreillette gauche au niveau du sillon de Sondergard, à l'implantation de la veine pulmonaire supérieure droite. La sonde peut ensuite être conduite dans le ventricule gauche à travers la valve mitrale si nécessaire. Le point passé en attente peut être assujetti sur une tirette élastique.

Sevrage de la circulation extracorporelle

La reprise de l'activité cardiaque peut se faire en rythme sinusal, d'abord lent, s'accélérant progressivement. Les troubles de conduction atrioventriculaire sont fréquents, bien que la plupart du temps transitoires, mais pouvant nécessiter une stimulation électrique : l'insertion d'électrodes épicardiques temporaires sur le ventricule droit est systématique (les électrodes atriales sont ajoutées si le patient a une fraction d'éjection du ventricule gauche altérée). Une fois la situation considérée comme stable, les différentes canules sont retirées et la neutralisation de l'héparine par la protamine effectuée. La quantité de sang restant dans le circuit de circulation extracorporelle est ensuite récupérée dans le système d'aspiration lavage transfusion (système d'autotransfusion Cell Saver®) permettant la confection d'une ou plusieurs poches stériles de sang à haut degré d'hématocrite qui seront ensuite retransfusées au patient.

Temps valvulaire de l'intervention

Remplacement valvulaire aortique pour rétrécissement aortique calcifié.

Aortotomie

Après clampage aortique transversal haut, 10 mm en amont du tronc artériel brachiocéphalique, injection du liquide de cardioplégie puis ouverture de l'aorte ascendante 15 mm en aval de l'origine de l'artère coronaire droite. L'aortotomie est réalisée en « crosse de hockey » avec une ouverture transversale à la face antérieure ; à gauche, l'incision se prolonge vers l'artère pulmonaire en remontant, et à droite l'incision descend obliquement vers le milieu du sinus non coronaire pour s'arrêter à 10 mm de l'anneau.

Exposition (Figure S05-P03-C07-41)

Deux fils (Prolène® 5/0) sont passés dans l'adventice. L'un récline le lambeau supérieur, l'autre fil éverse le bord inférieur de l'aortotomie vers le bas. L'exposition ainsi fournie est en règle suffisante pour dispenser de placer un écarteur sur la lèvre inférieure de l'aortotomie. Le premier temps opératoire est une analyse de la lésion valvulaire du culot aortique et des orifices coronaires.

Résection de la valve (Figure S05-P03-C07-42)

Ce temps chirurgical important et délicat doit être réalisé avec beaucoup de soin afin d'éviter de disséminer des débris calcaires friables dans l'aorte, le ventricule gauche et les coronaires. C'est pourquoi l'aide opératoire doit assurer une aspiration vigilante pendant tout le temps de la décalcification et au besoin masquer l'ostium coronaire gauche à l'aide de l'aspirateur en cas de situation à risque. L'autre danger est de créer une plaie du culot aortique ou de l'anneau. Ces plaies

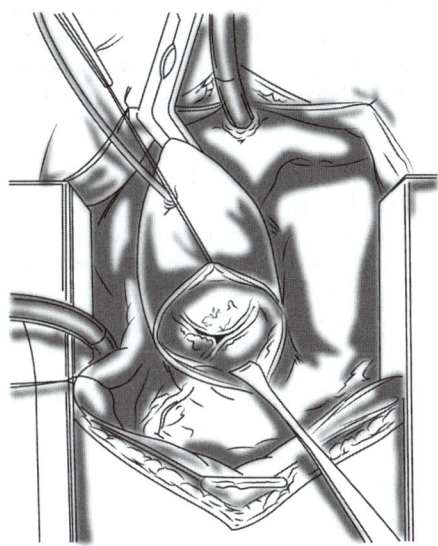

Figure S05-P03-C07-41 Aortotomie et exposition de la valve aortique.

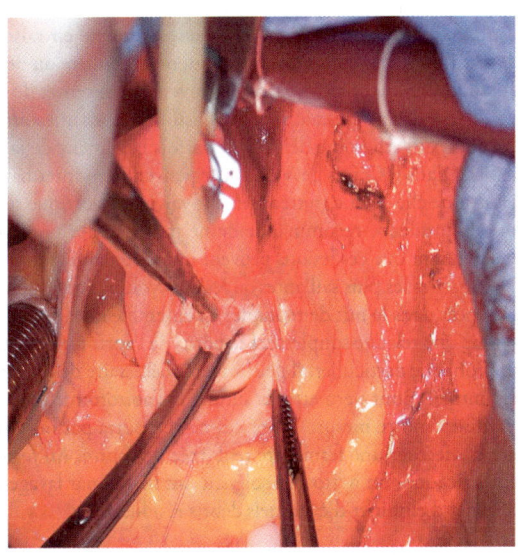

Figure S05-P03-C07-42 Résection de la valve.

sont difficiles à réparer et peuvent être à l'origine de fusée hématique disséquante dans la base du cœur ou la paroi aortique aux conséquences extrêmement délétères. Elles doivent être évitées à tout prix grâce à une dissection prudente. Lorsqu'une telle plaie survient, elle doit être immédiatement contrôlée par la pose d'un surjet aller-retour de Prolène® 5/10. La valve aortique est saisie fortement de la main gauche par l'opérateur à l'aide d'une pince à disséquer solide de Resano. Schématiquement, deux situations peuvent se présenter.

Dans les cas les plus faciles, un plan de clivage peut être trouvé ; dans certains cas plus difficiles, l'anneau, voire la paroi aortique, sont profondément incrustés par les calcifications rendant la technique du clivage impossible et dangereuse. Lorsqu'il est possible de trouver un plan de clivage, celui-ci est amorcé en regard de la commissure séparant les deux sigmoïdes coronaires gauche et droite en incisant du bout des ciseaux l'endothélium aortique entre la calcification et la paroi. Il est ensuite poursuivi sur la sigmoïde gauche (sens antihoraire) puis sur la sigmoïde droite (sens horaire) et terminé sur la sigmoïde non coronaire. On peut ainsi réaliser une sorte d'endartériectomie par décollement pas à pas de la valve, parce que le plan de clivage est bien individualisé ou parce que le bord adhérent des sigmoïdes a conservé une certaine souplesse et peut être sans danger sectionné prudemment aux ciseaux. Dans ces formes, s'il existe une coulée calcaire sur la valve mitrale, elle peut être clivée facilement et vient en bloc avec la pièce aortique.

Lorsque la propagation profonde de la calcification rend cette technique impossible et dangereuse, la résection valvulaire va être réalisée en deux temps par une technique moins élégante, mais plus sûre. On effectue d'abord une première résection de la partie centrale de la valve qui reste délibérément incomplète. Dans un deuxième temps la partie périphérique de la calcification va être reprise pas à pas. Les ciseaux ne sont pas ici les plus utiles et il faut s'aider largement d'une curette. Les noyaux calcaires les plus gros et les plus profonds sont brisés à la gouge sans chercher à les extirper en bloc au risque de créer des plaies de l'anneau, l'exérèse par morceaux s'en trouve facilitée. Progressant peu à peu, il faut finir par obtenir un anneau aortique propre, parfois un peu mâché, mais non rompu et en tout cas souple, condition indispensable à la bonne coaptation de la prothèse et à l'absence de fuite paraprothétique.

Lésions calcaires associées

Dans certaines formes, on peut rencontrer une volumineuse calcification sous-valvulaire développée dans le septum interventriculaire. Il n'est pas toujours prudent d'en faire l'exérèse complète en raison du risque de création d'une communication interventriculaire ou de blessure du tissu de conduction. Mieux vaut souvent se contenter de briser la partie saillante de ce bloc calcaire pour ensuite réaliser une abrasion. La calcification et l'athérome débordent parfois largement de la valve et de l'anneau dans les sinus de Valsalva et peuvent remonter haut sur la paroi aortique elle-même (rétrécissement valvulaire aortique sénile). Là encore, la prudence recommande de ne pas chercher une exérèse complète, d'autant que ces lésions peuvent intéresser largement l'aorte en aval. Les parties les plus saillantes ou les plus volumineuses sont brisées et extirpées dans le but de redonner à l'ensemble de la voie d'éjection aortique une relative souplesse. Les bords de l'aortotomie peuvent poser un problème particulier, il peut s'avérer nécessaire de les décalcifier suffisamment pour permettre la suture de l'aortotomie en évitant de les fragiliser à outre mesure. Dans ces cas, il pourra parfois s'avérer nécessaire d'effectuer une fermeture renforcée de l'aorte. Au terme de cette décalcification, un nettoyage soigneux au besoin par lavage-aspiration, permet d'éliminer d'éventuels débris résiduels.

Choix de la prothèse

Pour bien évaluer le choix du diamètre, les trois points commissuraux peuvent être mis en place en principe point en « U » éversant. Le diamètre de l'anneau aortique est mesuré. Il convient de tenir compte également de la taille de la racine aortique. La prothèse doit venir au contact de l'anneau sans forcer. Dans le choix de la dimension, il est souvent dit que la cardioplégie, par le biais de la relaxation qu'elle entraîne, favorise une surestimation de l'orifice. En fait, cette notion exacte de la valve mitrale joue peu à peu pour l'orifice aortique fibreux et peu extensible. Il faut aussi considérer qu'une prothèse trop petite sollicite mécaniquement davantage l'anneau aortique et favorise la survenue de fuite paravalvulaire. L'épaisseur de la collerette de Dacron® et sa souplesse ne sont pas sans influence à cet égard, surtout s'il a fallu laisser en place quelques calcifications.

Technique de suture (Figure S05-P03-C07-43)

Il est impératif d'utiliser un fil solide, car en matière de prothèse il n'y a jamais d'amalgame véritable avec les tissus du patient et la fracture d'un fil, même très longtemps après l'opération, sera à l'origine d'une désinsertion. Nous utilisons un polyester tressé gainé (2/0). Notre technique de routine est le point simple dont le seul chef ventri-

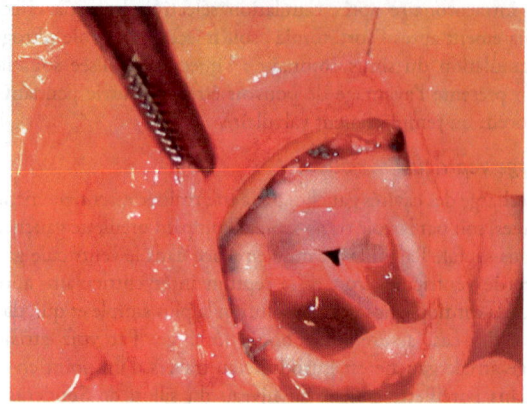

Figure S05-P03-C07-43 Remplacement valvulaire aortique biologique.

culaire est passé dans la prothèse. Les points sont mis en place tout le long de la circonférence avec une distance de 2 à 3 mm entre chaque point. Trois points commissuraux en « U » éversant peuvent être mise en place afin d'abaisser les commissures dans le plan horizontal et ainsi faciliter l'exposition de l'anneau, son parage, puis le choix de la prothèse. Ensuite, nous commençons les sutures par la sigmoïde coronaire droite dans le sens antihoraire jusqu'à rejoindre le point de départ. Les fils de suture sont passés au fur et à mesure dans la prothèse qui est ensuite descendue en glissant sans traction excessive sur ses fils. Le porte-valve est ensuite retiré, les fils noués puis coupés courts (2 mm), mais non ras. Ils ne doivent pas interférer avec le mécanisme de la prothèse dont on vérifie toujours le fonctionnement avec douceur. De même, avant la fermeture de l'aorte, on vérifie l'absence de déhiscence paraprothétique, la bonne insertion sur l'anneau et la liberté des orifices coronaires.

Fermeture de l'aorte

L'aorte est refermée par deux hémi-surjets simples (monofil, polypropylène 5/0). Dans certains cas où la paroi aortique est particulièrement fine ou a été fragilisée par une nécessaire endartériectomie, on préfère effectuer d'emblée une suture en deux plans : un premier plan par un surjet affrontant passé en « U » du type Blalock au monofil 4/0, complété par un second surjet continu reprenant les deux lèvres adossées.

Purges

L'aspiration des cavités gauches aura été interrompue au début ou au milieu du temps de fermeture aortique, pour permettre à l'aorte ouverte le remplissage progressif du cœur gauche et de l'aorte, premier temps incomplet mais utile des manœuvres de purges. Si ce remplissage n'a pas été obtenu, le clamp aortique peut être momentanément entrouvert avant la terminaison de la suture de façon à éviter de déclamper sur une aorte remplie d'air. Le clamp aortique est alors ouvert doucement de la main gauche pendant que l'index droit appuie sur l'origine de l'artère coronaire droite afin de prévenir tout embole gazeux à ce niveau. Une ligne d'aspiration est connectée à la canule utilisée pour la cardioplégie afin de parfaire la purge. Un maximum de soin doit être apporté aux purges du cœur. Si l'oreillette droite est vide, on fait freiner le retour veineux par le perfusionniste ; l'anesthésiste, grâce à une pression forte et maintenue sur le ballon de ventilation, provoque une chasse du sang pulmonaire et le remplissage cardiaque. Simultanément, le chirurgien masse doucement le cœur et exprime l'auricule gauche en élevant la pointe pour favoriser la progression de l'air intracardiaque résiduel. Les aspirations et divers orifices de ponction doivent drainer librement le sang. Lorsqu'une décharge gauche intra-atriale est en place, elle peut être supprimée ou ralentie (une pression négative intracardiaque peut engendrer une entrée d'air). L'aspiration est maintenue sur le trocart placé dans l'aorte ascendante jusqu'à l'arrêt complet de la circulation extracorporelle.

Pendant la réalisation des différentes manœuvres de purges, l'activité cardiaque s'est progressivement enrichie. Si le cœur n'a pas repris spontanément ses battements, un choc électrique (10 joules) est délivré lorsque la défibrillation apparaît suffisamment riche et le cœur réchauffé. Il est important que le cœur ne soit pas immédiatement sollicité aussitôt levé le clamp aortique ; plusieurs minutes doivent s'écouler pour que la reperfusion assure l'élimination des métabolites de la phase anaérobie et permette l'apport de l'oxygène et des substrats énergétiques.

Complications de la chirurgie valvulaire aortique

Troubles du rythme et de la conduction

Les troubles du rythme cardiaque sont très fréquents, notamment l'arythmie complète par fibrillation auriculaire ; en général fugace et transitoire, elle justifie pleinement l'anticoagulation efficace afin de prévenir les embolies. Les troubles de conduction sont dominés par les blocs de branche, à la fois blocs de branche gauches (volontiers liés aux points de fixation valvulaire) et blocs de branche droits (traduisant plus vraisemblablement un défaut relatif de protection du ventricule droit). Ils apparaissent beaucoup plus tenaces que les troubles du rythme ; les blocs plurifasciculaires doivent être explorés, ce groupe de patients présentant un risque non négligeable de survenue d'un bloc complet (avec son risque de mort subite). Les blocs auriculoventriculaires complets sont plus rares. Il est quasiment impossible de déterminer des facteurs préopératoires prédictifs. Ils peuvent s'avérer transitoires (favorisés par l'hypothermie) ou permanents : il apparaît en ce cas nécessaire d'effectuer une exploration électrophysiologique quelques jours après le remplacement valvulaire, la mise en place d'un pacemaker par voie endocavitaire étant alors le plus souvent nécessaire.

Hémorragie majeure par plaie de l'anneau aortique

Cette éventualité se rencontrait avant tout dans les sténoses aortiques très calcifiées, après résection intempestive du calcaire (incrusté sur l'anneau aortique ou se propageant sur la paroi ventriculaire). L'effraction intéressait le plus souvent la partie postérieure de l'anneau, au-dessous de l'orifice coronarien gauche. La réparation de cette lésion, toujours délicate nécessitait la reprise de la circulation extracorporelle, et la dépose de la prothèse pour suturer de la plaie par voie endo-aortique. Insistons surtout sur leur prévention : prudence dans la décalcification de l'anneau (surtout en arrière) ; en cas d'effraction ou de fragilisation, réparation immédiate de la plaie par un surjet de monofilament avant implantation de la prothèse.

Technique chirurgicale du remplacement valvulaire aortique avec les nouvelles prothèses sans suture

Valve 3F Enable de Medtronic (Figure S05-P03-C07-44)

Il s'agit d'une bioprothèse aortique modèle 1000 ATS 3F avec trois sections égales de tissu péricardique équin, un cadre auto-extensible en nitinol couvert d'un tissu en polyester du côté entrant, une collerette en polyester et trois languettes commissurales équidistantes.

La valve est conservée dans une solution de glutaraldéhyde tamponnée à 1 %.

Technique d'implantation

L'aortotomie doit être effectuée au moins 2 cm au-dessus de la jonction sinotubulaire, proche du repli graisseux. Un seul point annulaire est nécessaire pour guider le positionnement de la prothèse. On réalise la résection des cusps et la décalcification de l'anneau aortique, puis le calibrage pour sélectionner la taille de la bioprothèse. Plusieurs tailles sont disponibles.

La bioprothèse est rincée 3 fois 30 s dans des cuvettes contenant 500 ml de sérum physiologique, puis elle est mise dans une quatrième cuvette contenant 500 ml de sérum physiologique refroidi le temps

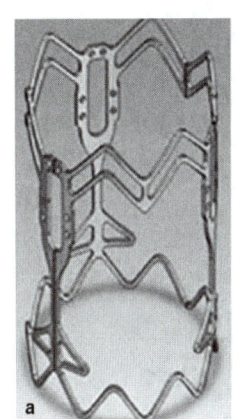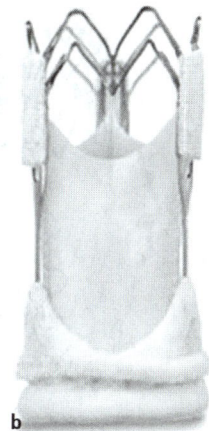

Figure S05-P03-C07-44 Valve 3F Enable de Medtronic.

nécessaire pour rendre le cadre en nitinol malléable. Le pliage de la bioprothèse doit être effectué dans un bain de sérum physiologique froid en exerçant une légère pression avec l'outil de pliage en plastique, ou le doigt, et en appuyant au centre de la bioprothèse pour qu'elle s'affaisse pendant qu'elle est immergée dans le sérum refroidi. Il est recommandé de plier délicatement la bioprothèse au moyen du manchon pliant autour de l'outil de pliage. On retire la bioprothèse avec le manchon pliant du sérum froid et on insère la bioprothèse avec son manchon pliant dans un collier plastique de dimension appropriée. Le collier doit être introduit sur le côté sortant de la bioprothèse jusqu'à la collerette externe du manchon pliant. On saisit la valve 3F Enable avec une pince atraumatique et on retire le manchon pliant et le collier. On passe ensuite le point annulaire dans la collerette valvulaire puis on fait glisser la bioprothèse le long de la suture de guidage pour positionnement sur l'anneau du patient et son largage. On la déploie, et on applique la collerette sur l'anneau natif en le positionnant dans la rainure centrale. On noue le point annulaire, et on verse du sérum physiologique chaud pour aider à poursuivre l'expansion radiaire de la bioprothèse, puis l'on ferme l'aortotomie selon la technique habituelle. Si l'on souhaite repositionner la valve, on peut à nouveau verser du sérum froid.

Valve Perceval S de Sorin Group (Figure S05-P03-C07-45)

Elle a été mise en place pour la première fois en avril 2007. Il s'agit de péricarde bovin avec stent en nitinol avec une géométrie à deux bagues, et piliers de conception unique recouvert de Carbofilm. Le péricarde n'est pas comprimé, seul le stent est resserré par le système de préparation de la prothèse juste avant son largage. La valve a bénéficié d'un traitement par glutaraldéhyde 0,5 %, puis une détoxification et conservation dans une solution sans aldéhyde tamponnée de parabène.

Technique d'implantation

L'aortotomie doit être effectuée au moins 2 cm au-dessus de la jonction sinotubulaire, au niveau du repli graisseux comme pour la 3F Enable. On réalise ensuite la résection des cusps et la régularisation de l'anneau pour qu'il ait une forme circulaire régulière. Trois points de guidage (monobrin 4/0) sont passés aux nadirs des cusps, sortant 3 mm environ sous l'anneau natif. Cela est capital pour optimiser la position de la valve par rapport à l'anneau aortique, puis un calibrage de l'anneau est réalisé avec sélection de la taille de la bioprothèse. Quatre tailles sont disponibles, *small* (S), *medium* (M), *large* (L) et

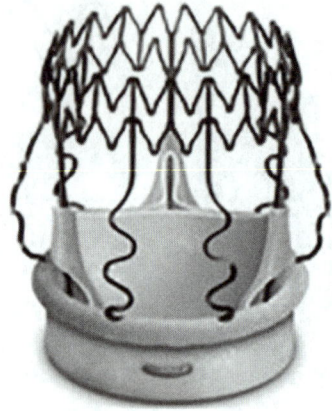

Figure S05-P03-C07-45 Valve Perceval S de Sorin Group.

extralarge (XL). Le rinçage de la Perceval S n'est pas obligatoire. On réalise alors le pliage de la bioprothèse.

Il faut passer les trois points de guidage dans la partie réservée sur la valve, puis la descendre et la larguer, partie proximale d'abord puis partie haute. Il faut vérifier son bon positionnement, puis gonfler le ballon proportionnel à la taille de la bioprothèse 30 secondes à quatre atmosphères. Les trois points sont ensuite retirés. L'aortotomie est fermée selon la technique habituelle.

Vavle Intuity d'Edwards Lifesciences (Figure S05-P03-C07-46)

Première implantation clinique en janvier 2010. Il s'agit de trois feuillets de péricarde bovin d'épaisseur et d'élasticité identiques avec armature en alliage, stent en acier inoxydable et tissu en PTFE. Les feuillets de la valve sont traités avec le processus ThermaFix de Carpentier-Edwards, qui implique un traitement thermique du tissu dans du glutaraldéhyde et utilise de l'éthanol et du polysorbate 80 (un tensioactif). La valve est conditionnée et stérilisée dans du glutaraldéhyde en fin de processus.

Technique d'implantation

L'aortotomie est standard, à l'opposé des deux valves précédentes. On réalise la résection des cusps et la décalcification de l'anneau puis on mesure la taille de la bioprothèse, plusieurs tailles disponibles. La valve est rincée 2 fois 1 min dans 500 ml de sérum physiologique. Trois points sont passés aux nadirs des cusps, puis dans la collerette de la bioprothèse. Mise en place du cathéter à ballonnet gonflable puis descente de la valve. On réalise le gonflage du ballonnet, puis le retrait du dispositif de mise en place. Les trois points sont noués et l'aortotomie fermée selon la technique standard.

Conclusion

Le remplacement valvulaire aortique reste le geste de référence, exécuté de façon simple, fiable et parfaitement reproductible. Les nouvelles approches doivent faire l'objet d'évaluations objectives à long terme. Il est primordial que les chirurgiens doivent restent attentifs pour intégrer dans les années à venir les nouvelles approches technologiques.

Remplacement valvulaire mitral chirurgical conventionnel

Concernant la chirurgie mitrale, il est primordial d'envisager un geste de réparation valvulaire en première intention car la chirurgie reconstructrice mitrale permet de corriger la plupart des insuffisances mitrales avec des résultats à long terme supérieurs à ceux du remplacement valvulaire.

Bases anatomiques (Figure S05-P03-C07-47)

Le nom « mitral » a été donné à la valve auriculoventriculaire gauche par Vésale en 1543, parce qu'elle ressemble à une mitre épiscopale. Mais la valve mitrale est un ensemble dynamique constitué de cinq éléments différents :

– deux feuillets ; le feuillet postérieur est arciforme et subdivisé en trois festons anatomiquement bien différenciés (P1 en avant, P2 au milieu et P3 en arrière) ; son insertion représente les deux tiers de la circonférence de l'anneau. Le feuillet antérieur est plus homogène et de forme plus carrée ; sa division en trois portions A1, A2 et A3 ne correspond pas à des entités anatomiques distinctes. Malgré leurs formes différentes, les deux feuillets ont une surface équivalente ;

– un anneau fibreux, dont l'allure vue depuis l'oreillette gauche rappelle une lettre D inversée, la partie rectiligne étant antérieure, au niveau du trigone fibreux. La partie postérieure est plus fine. En trois dimensions, l'anneau mitral affiche une forme en selle dont les points les plus élevés sont antérieur et postérieur ; l'élévation totale est d'environ 1 cm. En systole, cette forme en selle s'accentue, et la surface d'ouverture de l'anneau diminue de 25 % ;

– 25-30 cordages insérés sur la face ventriculaire des feuillets; les cordages de 1er ordre sont fixés à l'extrémité distale et ceux de 2e ordre sur le corps des feuillets ; les cordages de 3e ordre sont attachés près de la base et maintiennent la géométrie du ventricule ; les cordages mesurent en moyenne 1,5 cm de longueur ;

– deux muscles papillaires, l'un antérolatéral et l'autre postéromédian, situés à la verticale des commissures ; le bouquet de cordages implanté sur chaque pilier se répartit sur les deux feuillets, soit sur leur partie antérieure (pilier antérolatéral [PAL]), soit sur leur partie postérieure (pilier postéromédian [PPM]). Le PAL est vascularisé par deux réseaux coronariens (IVA et CX), alors que le PPM n'est vascularisée que par la coronaire droite ;

– la paroi du ventricule gauche sur laquelle est implanté chaque pilier ; la contraction de cette paroi est essentielle pour assurer l'occlusion mitrale ; en cas d'akinésie, le défaut de raccourcissement radiaire maintient une traction excessive sur les cordages correspondants et empêche les feuillets d'atteindre leur point de coaptation.

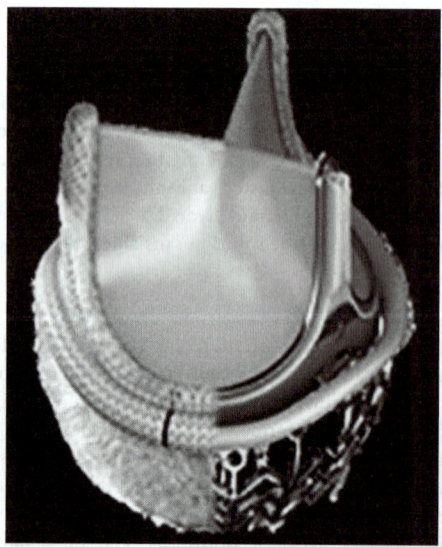

Figure S05-P03-C07-46 Vavle Intuity d'Edwards Lifesciences.

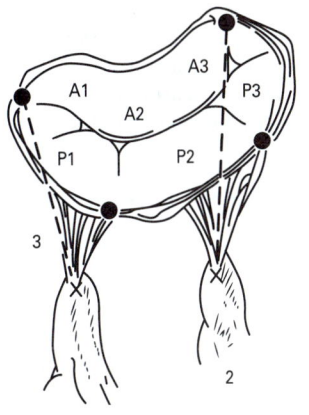 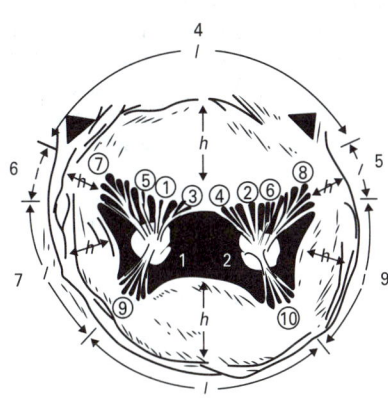

Figure S05-P03-C07-47 Anatomie de la valve mitrale. La valve mitrale et son appareil sous-valvulaire : muscle papillaire antéro-latéral (1), muscle papillaire postéromédian (2), cordages tendineux (3), feuillet antérieur/aortique (4), feuillet commissural postérieur (5), feuillet commissural antérieur (6). Le feuillet postérieur/mural est composé du feston antérieur (7), du feston central (8) et du feston postérieur (9). Les références (A1, A2, A3, P1, P2, P3) correspondent à la classification échocardiographique. Les chiffres encerclés indiquent les différents cordages. (Modifié d'après Sakai et al., 1999.)

Rétrécissements mitraux

Rhumatisme articulaire aigu (Figure S05-P03-C07-48)

Le rhumatisme articulaire aigu (RAA) est la cause la plus fréquente. La sténose mitrale ne se développe que plusieurs années à plusieurs dizaines d'années après l'atteinte rhumatismale. Sa constitution est d'autant plus précoce que le processus rhumatismal intervient plus précocement dans l'existence et est plus soutenu et répété. La fréquence et la sévérité des rétrécissements mitraux dans les pays en voie de développement sont à la mesure de l'insuffisance de la prophylaxie. Sa fréquence baisse dans les pays développés, où les rares formes observées sont désormais le fait de rhumatisme articulaire aigu passé inaperçu ou insuffisamment traité. Parfois, seule la notion d'angines répétées dans l'enfance est retrouvée.

Rétrécissement mitral congénital

Il est très rare et s'observe le plus souvent dans un contexte malformatif. Il est le plus souvent dû à une valve mitrale « en parachute » sur pilier mitral unique, et est plus fréquent chez les garçons.

Sténose mitrale satellite d'une autre maladie valvulaire

Une sclérose avec calcifications de la valve mitrale peut s'observer en présence d'un rétrécissement aortique. Dans ces cas, la sténose mitrale est plus fonctionnelle, liée à la perte de mobilité des valves, qu'organique, liée à la fusion des commissures.

Insuffisance mitrale

Pathologie dégénérative mitrale

La pathologie dégénérative est devenue la cause la plus fréquente des insuffisances mitrales dans les pays développés. Trois entités pathologiques doivent être distinguées suivant l'histoire clinique, l'aspect macroscopique et histologique de la valve mitrale.

Maladie de Barlow

Cette entité se caractérise cliniquement par une histoire de souffle cardiaque apparu depuis longtemps dès le jeune âge. Ce souffle a parfois été précédé par l'observation d'une ballonnisation des valves avec clic. Macroscopiquement, la valve présente un excès important de tissu, non seulement au niveau de la partie prolabée, mais dans toute sa portion. Les cordages sont souvent épais, allongés ou rompus et l'anneau est très dilaté, ayant une tendance à se calcifier. Histologiquement, la valve mitrale se caractérise par une dégénérescence myxoïde des feuillets mais aussi des cordages.

Dégénérescence fibro-élastique

Cette pathologie entraîne une insuffisance mitrale chez le patient plus âgé, d'évolution souvent récente. La valve mitrale présente un aspect pellucide au niveau des feuillets (à l'exception de la zone prolabée qui entraîne une prolifération de tissu) et des cordages très fins, plus souvent rompus qu'allongés et un anneau peu dilaté. Histologiquement, l'anomalie prédominante est une anomalie au niveau des fibres élastiques.

Syndrome de Marfan

Cette affection peut se compliquer d'une pathologie mitrale présentant des aspects proches de celle de la maladie de Barlow.

Pathologie rhumatismale

Le rhumatisme articulaire aigu entraîne une atteinte mitrale par un processus inflammatoire donnant une fibrose atteignant l'ensemble de l'appareil mitral. Les lésions rencontrées sont fréquemment une rétraction du tissu valvulaire se calcifiant, une fusion des cordages une fusion commissurale avec souvent une sténose associée.

Endocardite

L'endocardite aiguë mitrale peut entraîner des abcès valvulaires annulaires, des végétations mobiles ou adhérentes et un prolapsus valvulaire par rupture de cordages. Les végétations ou abcès peuvent cicatriser en provoquant une perte de substance valvulaire plus ou moins importante (perforation).

Maladie calcifiante de l'anneau

Les calcifications annulaires résultent d'un processus dégénératif de l'anneau, le plus souvent localisées au niveau de l'insertion du feuillet postérieur mais pouvant être circonférentielles. Ces calcifications peuvent s'étendre dans le ventricule gauche. Cette pathologie peut être isolée ou associée à une autre pathologie dégénérative. La maladie calcifiante peut entraîner une insuffisance mitrale par plusieurs méca-

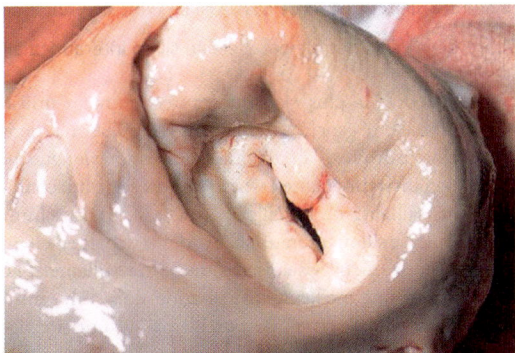

Figure S05-P03-C07-48 Rétrécissement mitral rhumatismal.

nismes : perte de la contraction systolique de l'anneau, restriction des mouvements valvulaires du feuillet postérieur, prolapsus valvulaire par rupture de cordage.

Traumatisme

L'insuffisance mitrale par traumatisme pénétrant ou non pénétrant est excessivement rare.

Affections mitrales secondaires

Il s'agit des cardiopathies ischémiques, des cardiomyopathies et de la fibrose endomyocardique.

Remplacement mitral

Comme pour le remplacement valvulaire aortique, les deux alternatives sont le remplacement mitral par une prothèse mécanique ou le remplacement mitral par une bioprothèse.

Prothèses mécaniques

Elles sont toutes à double ailette pivotante. Donc, il existe trois orifices : deux latéraux et un central. Le carbone pyrolytique est utilisé pour la collerette et les disques, la collerette de suture est recouverte de Dacron® ou de Teflon® tressé permettant l'ancrage des sutures. La plus petite taille est de 23 mm et la plus large de 33 mm. Les facteurs intrinsèques de la prothèse qui en limitent le débit sont la taille de la prothèse, l'ouverture des ailettes, la résistance à l'ouverture et l'angle d'ouverture des disques. Presque toutes les marques ont des prothèses mécaniques à double ailette. Il est très important de disposer de prothèses orientables pour placer les disques dans une position où il n'y a pas de risque de blocage. Des différences selon les marques se retrouvent au niveau des tailles par rapport aux testeurs, aux systèmes de pivots et à la fuite de régurgitation (normale) due à l'orifice entre les disques et la collerette rigide.

Prothèses biologiques

Contrairement au remplacement valvulaire aortique il n'y a qu'un type de bioprothèse utilisée pour le remplacement mitral : les bioprothèses classiques dites avec armature (*voir* « Remplacement valvulaire aortique per cutané »).

Stratégie du choix du type de prothèse valvulaire

Les critères à prendre en compte dans le choix de la prothèse valvulaire sont la qualité hémodynamique, la faible thrombogénicité souhaitée, et la durabilité escomptée. Ces deux derniers critères opposent prothèses mécaniques et biomatériaux :
– prothèses mécaniques de durabilité excellente, mais nécessitant pour leur thrombogénicité une anticoagulation à vie (INR de 2,5 à 3,5) ;
– biomatériaux : peu thrombogènes, ne nécessitant pas par eux-mêmes une anticoagulation au long cours La prescription d'antivitamine K pendant 3 mois est discutée, les pratiques restant à ce niveau variables, mais leur durabilité est aléatoire.

Au-delà des caractéristiques mêmes des matériaux, les critères de choix prennent très largement en compte les critères liés au patient. Les diverses recommandations intègrent les éléments suivants :
• Âge, comorbidités, espérance de vie :
– le choix de la bioprothèse est légitime chez le sujet âgé, en tenant compte des comorbidités (incidence sur la durée de vie et les contraintes thérapeutiques associées) ;
– la frontière acceptable de choix est admise à 65 ans pour le remplacement valvulaire mitral (en pratique, à discuter dans la fourchette 60-70 ans) ;
– la bioprothèse est un choix légitime si l'espérance de vie est inférieure à 12 ans.
• Prise en compte d'impératifs particuliers :
– contre-indications à un traitement anticoagulant au long cours, qu'elles soient médicales ou d'ordre socio-économique. En ce sens, chez une femme jeune le désir de grossesse doit faire éviter le choix d'une prothèse mécanique ;

– de la même façon, les indications générales du traitement anticoagulant, autres que valvulaires, doivent peser dans le choix du matériau, les biomatériaux perdant dans ces circonstances leur avantage majeur, à savoir la possibilité d'éviter le traitement anticoagulant au long cours (mais autorisant cependant une anticoagulation moins lourde ou une gestion plus simple de l'anticoagulation).

Technique chirurgicale du remplacement valvulaire mitral avec circulation extracorporelle

Voies d'abord

Sternotomie médiane verticale

Le patient est installé en décubitus dorsal. L'incision cutanée s'étend de la fourchette sternale à la xiphoïde. Le sternum est incisé à la scie. Cette voie d'abord permet un accès facile à l'ensemble des structures cardiaques et la réalisation d'éventuels gestes associés sur les valves aortique et tricuspide. Cependant, quelques inconvénients lui sont reprochés : la grande taille de l'incision; l'importance des douleurs post-opératoires et essentiellement dorsales par un écartement exagéré ; le risque accru d'infection post-opératoire (sternite, médiastinite). Ce taux d'infection varie de 0,5 à 2 % en cas de chirurgie valvulaire selon les données de la littérature.

Thoracotomie antérolatérale droite

Il s'agit d'une thoracotomie antérolatérale de 15 cm, dans le 4e espace intercostal droit. Cette voie d'abord fut la première à être décrite pour l'abord de la valve mitrale, et elle fut abandonnée au bénéfice de la sternotomie médiane durant les années 1960. Les deux indications principales de cette voie d'abord sont des impératifs esthétiques ou la chirurgie mitrale redux.

Chirurgie mini-invasive

Avec le développement de la chirurgie moins invasive durant les années 1990, plusieurs voies d'abord ont été décrites pour l'abord de la valve mitrale. L'intérêt de ces voies d'abord est de diminuer la douleur post-opératoire, le risque infectieux post-opératoire ainsi que la durée moyenne de séjour hospitalier et à un moindre degré, un avantage esthétique, sans en aucun cas compromettre le résultat chirurgical. Il est bien entendu évident que lorsque ces voies d'abord ne permettent pas une exposition satisfaisante de la valve mitrale, il ne faut pas hésiter à s'élargir, voire réaliser une conversion en sternotomie

Abord de la valve mitrale

L'exposition parfaite de la valve mitrale est une condition indispensable avant d'entreprendre tout geste de plastie mitrale ou de remplacement valvulaire mitral.

Trois voies d'abord principales ont été décrites pour aborder la valve mitrale :
– sillon interauriculaire ou sillon de Sondergaard ;
– voie bi-auriculaire horizontale transseptale (voie « royale » de Dubost) ;
– voie bi-auriculaire supérieure transseptale (voie de Guiraudon).

Voie d'abord de la valve mitrale parallèle au sillon interauriculaire
(Figure S05-P03-C07-49)

Cette voie d'abord, la plus classique et fréquemment utilisée, est idéale lorsque l'oreillette gauche est dilatée et fait saillie en arrière et en dehors de l'oreillette droite. L'abord chirurgical est une longue incision parallèle au sillon interauriculaire et 2 cm en arrière de lui, conduit sur la partie la plus saillante de l'oreillette gauche. Certains chirurgiens préfèrent disséquer le sillon interauriculaire dès le départ en circulation extracorporelle pour mieux visualiser cette partie saillante. Plusieurs artifices permettent une meilleure visualisation de la valve mitrale. Il est utile de poursuivre l'incision de l'oreillette, surtout si celle-ci est petite, en bas et en arrière de la veine cave inférieure afin qu'une traction importante sur les écarteurs ne risque pas d'entraîner une déchi-

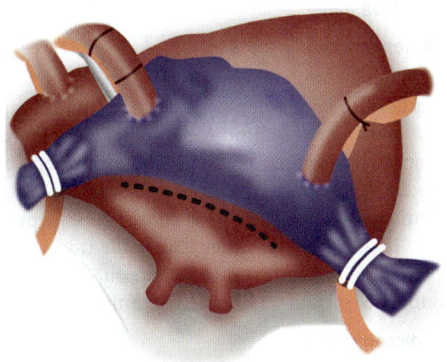

Figure S05-P03-C07-49 Sillon interauriculaire.

rure qui filerait dans une zone où sa réparation serait difficile. De même, la libération de la veine cave supérieure du péricarde avant son abouchement dans l'oreillette diminuera le risque de déchirure par traction exagérée sur les écarteurs.

En fin d'intervention, la fermeture de l'incision doit être soigneuse et tenir compte de plusieurs points cruciaux :
– les tissus adipeux entourant les berges de l'auriculotomie ne doivent pas être inversés vers la lumière de l'oreillette gauche. Cela peut être à l'origine de thrombose de l'oreillette gauche en post-opératoire ;
– lorsqu'on démarre l'extrémité proximale du surjet, il faut bien distinguer les limites de l'artère pulmonaire droite afin que celle-ci ne soit pas prise dans le surjet ;
– le surjet de l'auriculotomie ne doit en aucun cas occlure la lumière des veines pulmonaires supérieures et inférieures droites.

Voie horizontale bi-auriculaire trans-septale

La voie bi-auriculaire trans-septale a été décrite par Dubost en 1965. Elle consiste à inciser horizontalement l'oreillette droite 2 cm en arrière du sillon interauriculoventriculaire droit. Le septum interauriculaire est incisé au niveau de la fosse ovale, s'incurvant vers le bas et en arrière du sinus coronaire, puis éventuellement étendu à la veine pulmonaire supérieure droite à la demande. La réparation est aisée, le septum interauriculaire est suturé par un surjet de fil monobrin 4/0 poursuivi sur l'oreillette droite. La suture de l'oreillette gauche et de la veine pulmonaire supérieure droite est achevée en même temps ou en fin d'intervention en fonction de la technique de purge des cavités gauches.

Voie bi-auriculaire supérieure trans-septale (voie de Guiraudon)

Elle consiste à inciser l'oreillette droite longitudinalement à distance du sillon interauriculoventriculaire. Le septum interauriculaire est ouvert verticalement jusqu'au bord inférieur de la fosse ovale avec une extension de cette incision de 2 cm au bord supérieur de cette dernière. Puis l'atriotomie droite est prolongée supérieurement entre l'auricule droit et le sillon interauriculoventriculaire pour rejoindre l'extrémité supérieure de l'incision septale. Ainsi, lorsque ces deux incisions se rejoignent, le toit de l'oreillette gauche est ouvert. Cette incision de l'oreillette gauche peut être étendue de 3 à 5 cm à distance de la racine aortique. Cette voie d'abord permet une visibilité parfaite de la valve mitrale.

Circulation extracorporelle

Qu'il s'agisse d'intervention à visée conservatrice ou de remplacement valvulaire mitral, le protocole opératoire est identique en ce qui concerne l'installation de la circulation extracorporelle, l'évaluation et l'inventaire des lésions, la protection myocardique à l'arrêt de la circulation extracorporelle.

Chirurgie standard par sternotomie médiane

Nous décrivons l'intervention conduite par sternotomie médiane verticale qui reste actuellement la voie d'abord la plus largement utilisée et qui permet un accès facile à l'ensemble des structures cardiaques en cas de geste valvulaire ou coronaire associé.

Après héparinisation, la circulation extracorporelle est mise en place en canulant l'aorte au pied du tronc artériel brachiocéphalique et des deux veines caves par la voie de l'oreillette droite. Si un geste tricuspidien associé est envisagé, nous faisons ensuite le tour des veines caves par des lacs qui seront serrés lorsque la circulation extracorporelle aura atteint son débit maximal.

Protection myocardique

Elle est effectuée par injection d'un liquide de cardioplégie sanguine par voie antérograde dans la racine de l'aorte (en l'absence d'insuffisance aortique). En cas d'insuffisance aortique associée, nous préférons faire une cardioplégie rétrograde par la voie de l'oreillette droite de façon à éviter tout risque de distension ventriculaire et tout risque de perfusion myocardique insuffisante.

Exposition de la valve mitrale (Figure S05-P03-C07-50)

Dans la grande majorité des cas, nous utilisons la voie d'abord du sillon interauriculaire décrit précédemment. Cependant, lorsque l'oreillette gauche est de petite taille ou en cas de chirurgie redux, nous préférons la voie bi-atriale trans-septale de Dubost. Dès que l'aorte est clampée, l'oreillette gauche est incisée. S'il n'existe pas d'insuffisance mitrale, un aspirateur est introduit immédiatement dans la valve mitrale pour éviter toute distension ventriculaire et la cardioplégie antérograde est commencée. Le cœur étant arrêté et vide, on ouvre largement l'oreillette gauche et deux écarteurs sont introduits de façon à exposer parfaitement l'orifice mitral. La mise en place d'une ligne d'aspiration au point déclive de l'oreillette gauche pendant toute l'intervention permet de maintenir exsangue le champ opératoire.

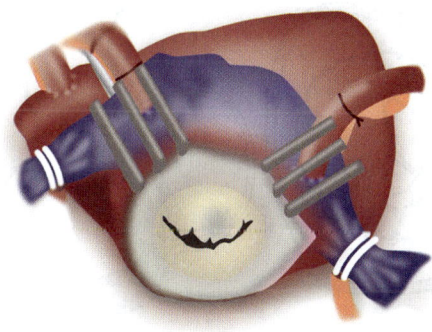

Figure S05-P03-C07-50 Exposition de la valve mitrale.

Remplacement valvulaire mitral

Appareil non calcifié

Une fois la valve bien exposée, la valve antérieure est arrimée en son milieu près de son bord libre par un fil tracteur qui permet d'étaler le tissu valvulaire, en extériorisant l'anneau mitral. La grande valve est incisée au bistouri à 2 mm de son insertion sur l'anneau. L'incision est poursuivie au ciseau sur toute la circonférence jusqu'à désinsertion complète du tissu valvulaire. On voit alors les piliers et les cordages parfaitement individualisés se tendre et il est aisé de sectionner les piliers au niveau de leur attache myocardique. Nous faisons une résection des cordages de la valve antérieure. La valve postérieure est presque toujours conservée. Le maintien de la valve postérieure permet de réduire notablement les risques de rupture de la paroi libre du ventricule gauche. Si la valve postérieure est très épaissie et fibreuse, on diminue la hauteur de la valve pour ne pas gêner l'insertion de la prothèse valvulaire.

Appareil calcifié

Les difficultés de résection de l'appareil mitral peuvent se trouver multipliées en cas de calcification massive de l'anneau mitral. Il est alors prudent de réséquer partiellement valves et piliers pour s'attacher ensuite à parfaire la décalcification de l'anneau qui sera effectuée dans de meilleures conditions. Il est indispensable de protéger les cavités de l'oreillette et du ventricule gauche contre l'éventuel oubli d'un fragment calcaire. Chaque zone calcifiée de l'anneau est nettoyée à la curette et aux ciseaux jusqu'à l'obtention d'une zone souple, propre à la suture. Sur certains endroits, la pénétration de calcaire est trop profonde pour que l'on soit tenté d'en pratiquer l'extraction : ces zones dangereuses doivent être aménagées ; elles correspondent au cheminement du tissu de conduction en avant et de l'artère circonflexe en arrière.

Lorsque l'anneau mitral est extrêmement fragile (endocardite ou calcifications importantes), nous préconisons l'implantation intra-atriale de la valve mitrale décrite par Gandjbakhch en 1983. Un tube de Dacron® de 35 mm de diamètre est ouvert dans le sens de la longueur pour obtenir un large carré de Dacron®. Cette pièce est percée en son centre d'un orifice circulaire d'un diamètre légèrement inférieur à celui de la valve que l'on désire insérer (valve mécanique ou bioprothèse), l'orifice de Dacron® ayant toujours tendance à s'élargir. La valve est ensuite suturée au Dacron® à l'aide d'un surjet. La prothèse prolongée de la collerette de Dacron® est ensuite insérée par une série de points en U de fil 3/0 insérés dans la paroi de l'oreillette gauche à 1,5-2 cm de l'anneau, ce qui permet de rester à distance des zones pathologiques et d'éviter les vaisseaux circonflexes. Le bord libre de la collerette est enfin suturé à l'oreillette par un surjet de Prolène® (Figures S05-P03-C07-51 et S05-P03-C07-52).

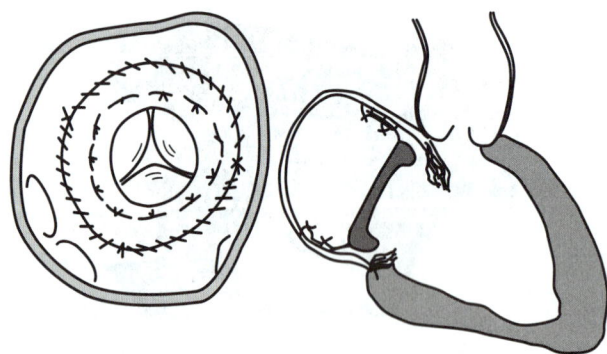

Figure S05-P03-C07-51 Schéma de pose d'une valve mitrale intra-atriale.

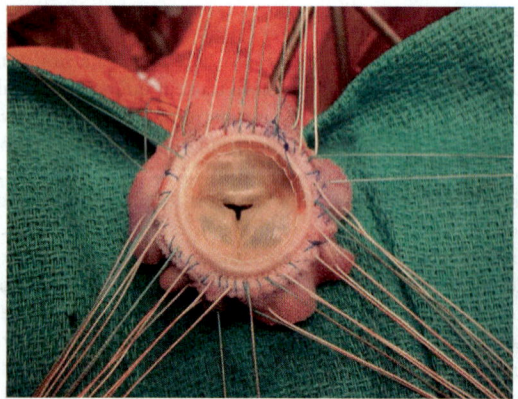

Figure S05-P03-C07-52 Pose d'une valve intra-atriale à « jupe ».

Mise en place de la valve

Choix de la dimension de la prothèse

Un testeur, différent selon les compagnies, est utilisé. Celui-ci doit être placé dans l'orifice mitral, non pas à peu près, mais complètement dans l'orifice. Il n'existe pas de prothèse mitrale supra-annulaire ; elles sont toutes intra-annulaires. Les points d'exposition placés sur l'anneau facilitent cette manœuvre, surtout lorsque l'anneau est petit. En cas d'hésitation, la taille inférieure est choisie car il y a peu de risque de sténose avec les prothèses actuelles. Une taille trop grande, même légèrement, expose au risque de rupture d'anneau, de compressions de l'artère circonflexe et surtout de difficulté technique de mise en place.

Mismatch ou discongruence

Le terme *mismatch* désigne la mise en place d'une prothèse valvulaire trop petite par rapport à la surface du malade. On parle de *mismatch* sévère pour une valeur de surface effective (*geometric orifice area* [GOA]) inférieure à 0,9 cm^2/m^2. Cette surface est calculée (après l'opération) au Doppler. Il existe une corrélation entre cette valeur très basse et la surface mesurée de la prothèse fournie par les fabricants. Lorsqu'il existe un *mismatch*, la prothèse se comporte comme une sténose mitrale avec persistance de l'hypertension pulmonaire et survie diminuée. C'est le cas de certaines prothèses mécaniques de taille 27 ou 25, plus rarement des valves biologiques. La difficulté de cette situation vient du fait qu'il n'y a pas de technique d'élargissement de l'anneau mitral et que la prothèse utilisée est de la plus grande taille possible, sauf à prendre le risque de rupture.

Fixation de la prothèse

Points séparés

Plusieurs techniques sont possibles : séparés, simples en U, en U éversants, en X. Les points en U appuyés sur des attelles de feutre (*pledjet*) sont utilisés lorsque l'anneau est fragile, et systématiquement pour certains. Les points en U éversants avec *pledjet* ont tendance à rétrécir l'anneau et à gêner les mouvements des ailettes des valves mécaniques. Dans tous les cas, le fil est un dérivé de polyester multitressé 2/0.

Surjets

Cette méthode est simple et rapide. La suture est un fil monobrin 2/0 de grande longueur (1,2 m). Le surjet est continu ou interrompu. La suture débute à la partie postérieure de l'anneau à distance. Ensuite, la prothèse est abaissée et basculée dans le ventricule gauche pour finir le surjet ou la zone antérieure.

Orientation selon le type de prothèse

Prothèses biologiques

Elles comportent toutes trois montants de fixation du tissu biologique, équidistants, qu'elles soient péricardiques ou porcines. Des marques correspondant aux trigones sont placées sur la collerette et doivent absolument être respectées, sinon un montant se retrouve dans la voie d'éjection du ventricule gauche et constitue une sténose intraventriculaire sous-aortique.

Prothèses mécaniques

Les ailettes peuvent être en position anatomique ou anti-anatomique sans réelle importance. Le point le plus important est de vérifier le libre jeu des ailettes. Celui-ci peut être gêné par une hypertrophie de la paroi postérieure, des reliquats d'anneau, voire un pilier protubérant. C'est pourquoi il existe une possibilité de rotation de la prothèse qui assure le libre mouvement des ailettes. Cette manœuvre est délicate et doit être faite avec l'appareil prévu à cet effet. Une rotation en force avec des instruments inadaptés expose au risque de fracture d'ailette donc de changement de prothèse. Il est utile de vérifier, à l'échographie transœsophagienne per opératoire, le mouvement des ailettes qui n'est pas toujours aussi parfait que l'on croit sur un cœur vide. Le moindre doute oblige à une vérification visuelle et une rotation de la prothèse.

Fin de la circulation extracorporelle et purge des cavités

L'intervention sur la valve mitrale achevée, on ferme l'auricule gauche par deux hémisurjets de fil monobrin 2/0 ; avant la fin de la suture de l'incision auriculaire, le chirurgien prend soin d'introduire, dans la valve mitrale réparée, un tube multiperforé dont les orifices siègent à la fois dans le ventricule et dans l'oreillette de manière à éviter l'envoi d'air dans la circulation systémique. Cette manœuvre est également valable en cas de remplacement par bioprothèse. En cas de remplacement valvulaire prothétique, il suffit de rendre la valve incontinente par un tube de Foley maintenu en place par gonflage du ballonnet. Une aiguille d'aspiration est introduite dans la racine de l'aorte ; la ventilation est alors reprise, les caves sont déclampées et le cœur est gonflé par frein temporaire de lignes veineuses. Ainsi, avant même le déclampage aortique, une grande quantité de l'air emprisonné dans le cœur est-elle aspirée par la racine de l'aorte. Cette manœuvre peut être complétée par le massage manuel du cœur et le retournement systématique de l'auricule gauche. Ensuite, l'aorte est déclampée, et le cœur déchargé pour une phase d'assistance. Pendant cette phase, il est fondamental, si le cœur bat spontanément, d'éviter tout passage systolique en vérifiant que la pression de perfusion de la circulation extracorporelle est suffisamment haute et en s'assurant que la décharge du ventricule gauche par la ligne transvalvulaire, reliée à une aspiration de récupération vers la circulation extracorporelle, assure une insuffisance mitrale et une décharge efficaces. Puis, quand le cœur est suffisamment nourri, la décharge gauche et l'aorte sont clampées, le cœur à nouveau rempli et défibrillé si besoin. Cette phase permet la purge définitive du cœur qui bat contre le clamp aortique, la seule issue étant l'aspiration aortique. Enfin, le clamp aortique est libéré et le cœur peut assurer une pression systolique coiffant la ligne de perfusion de base de la circulation extracorporelle. Il est alors possible de déclamper la décharge transvalvulaire pour poursuivre l'assistance le temps souhaitable, puis de l'ôter en prenant bien garde qu'au moment de la sortie de cette ligne, de l'air ne puisse pénétrer dans une oreillette insuffisamment remplie.

Complications liées au remplacement valvulaire

Rupture ventriculaire

Cet accident se manifeste dans les suites immédiates d'un remplacement valvulaire (quelques minutes à quelques heures). Une grande abondance de sang rouge s'extériorise par les drains, entraînant un collapsus et un retour immédiat en salle d'opération.

Facteurs favorisants

Le type de prothèse n'est pas en cause, bien que les bioprothèses aient été un temps incriminées. Le terrain est assez univoque : femme de 50 ans ou plus, avec une paroi postérieure ventriculaire fragile.

Réparation-prévention

Les tentatives de réparation par l'extérieur sont souvent vouées à l'échec, car la luxation de la pointe pour examiner la rupture entraîne un désamorçage accentué par l'hémorragie. La réparation par l'intérieur n'est pas simple : il est nécessaire de retirer la prothèse ; la suture sur attelles de feutre tente de fermer la brèche ; la fermeture peut être faite avec un patch de péricarde. La perméabilité de la circonflexe est souvent compromise et les suites sont grevées d'une mortalité importante. Le mécanisme d'apparition des ruptures ventriculaires n'est pas clair, survenant malgré toutes les précautions concernant la résection des piliers et du tissu valvulaire. Il semble que la préservation de la valve postérieure soit la meilleure prévention (non absolue) des ruptures ventriculaires.

Rupture d'anneau

C'est une déconnexion atrioventriculaire.

Facteurs favorisants

Ces facteurs peuvent être une résection valvulaire postérieure englobant l'anneau, une décalcification extensive, une endocardite.

Prévention

Cette situation est diagnostiquée avant la mise en place de la prothèse.

Réparation

Le traitement est le renforcement de l'anneau par des points sur attelles de feutre de Téflon®, ou bien un patch de péricarde. Lorsqu'elle n'est pas reconnue, la rupture s'extériorise lorsque le ventricule est en charge. La réparation de la rupture par l'extérieur, avec des points appuyés sur des attelles de feutre, évite si possible l'artère circonflexe en passant profondément. La réparation par l'intérieur après dépose de la prothèse semble de meilleur pronostic.

Obstruction sous-aortique

Les prothèses mécaniques actuellement à bas profil n'ont pas ce risque. En revanche, les bioprothèses, malgré des montants peu encombrants, doivent être placées en respectant les marques qui correspondent aux trigones pour éviter de placer un montant sous l'anneau aortique. Les prothèses mécaniques peuvent aussi se compliquer d'obstruction sous-valvulaire aortique lorsque le septum est épais et que la valve antérieure a été conservée.

Blocage d'ailettes

Les causes les plus fréquentes sont les reliquats d'anneau qui s'interposent entre une ailette et la collerette. Il est possible de réséquer le tissu excédentaire ou bien de faire pivoter la prothèse sur elle-même. Cette complication n'est pas rare avec les points en U avec *pledjets* protubérants placés dans le ventricule. Le blocage d'ailette doit être considéré attentivement lors de la conservation de l'appareil sous-valvulaire mitral. Une fibrose importante des cordages ou une hypertrophie des piliers expose à un risque de blocage. Le diagnostic est évident lors de la mise en place de la prothèse, et oblige à réséquer une partie des structures sous-valvulaires. Un frottement par la paroi postérieure ou le septum interventriculaire est une cause possible qui oblige à faire une rotation de la prothèse. Actuellement, avec l'échographie cardiaque transœsophagienne, cela oblige à une révision immédiate ; des blocages asymptomatiques sont décelés en salle d'opération.

Résultats de la chirurgie de remplacement mitral

Les résultats précoces et à long terme du remplacement valvulaire mitral se sont améliorés, d'une part grâce aux progrès effectués dans la conception des prothèses, d'autre part grâce à la préservation de l'appareil sous-valvulaire. Le maintien de la continuité entre l'anneau mitral et le ventricule gauche par conservation des cordages du feuillet antérieur et préservation du feuillet postérieur permet de conserver la fonction systolique du ventricule gauche en post-opératoire et à long terme. Cela s'est traduit par une diminution de la mortalité opératoire et une diminution de l'incidence de la défaillance cardiaque à long terme. Cependant, le taux de survie à 15 ans du remplacement valvulaire, entre 60 et 65 %, reste moins important que celui de la chirurgie reconstructrice.

D'autres complications peuvent venir grever le pronostic, dépendant du type de prothèse utilisé, mécanique ou biologique. Les complications thrombo-emboliques représentent le principal risque des prothèses mécaniques. Le taux de survenue de ces accidents varie entre 0,5 et 2 % patients-année. Les recommandations actuelles avec les nouvelles générations de prothèses sont de proposer une anticoagulation moins importante avec un INR (*international normalized ratio*) compris entre 2,5 et 3,5. Cela a permis une diminution de survenue d'accidents hémorragiques, le taux linéaire de survenue étant évalué à 1 % patient-année. Les prothèses mécaniques ont une durabilité excellente permettant un taux faible de ré-interventions. La détérioration structurelle représente la principale cause de morbidité des bioprothèses. Le taux linéaire de ré-interventions pour dégénérescence des bioprothèses de type porcin en position mitrale est estimé à 2 % patients-année. Les résultats semblent supérieurs avec les bioprothèses péricardiques qui présentent une meilleure hémocompatibilité et une diminution des contraintes hémodynamiques, principalement au niveau commissural grâce à un nouveau design du stent.

Ainsi, le taux linéaire de détérioration structurelle des bioprothèses péricardiques en position mitrale est estimé à 0,5 % patient-année. La survenue d'endocardite sur prothèse est une complication rare (risque inférieur à 0,5 % patient-année) mais représente une complication grave avec une mortalité importante.

État des lieux sur les endoprothèses valvulaires

Remplacement valvulaire aortique per cutané

Le développement du TAVI a été une longue odyssée depuis la naissance du concept dans les années 1990. Les premières prothèses montées sur ballonnet ont été expérimentées sur l'animal en 2000, avant la première implantation humaine à Rouen en 2002. Deux modèles de valve sont utilisés actuellement, la valve d'Edwards expansible par ballonnet et la CoreValve (Medtronic) auto-expansible, commercialisés depuis 2007 (Figure S05-P03-C07-53). Les registres post-marketing et l'étude randomisée américaine PARTNER ont confirmé la qualité des résultats et précisé les indications, encore limitées aux patients à haut risque. En 2011, plus de 50 000 patients (trente-trois centres en France) ont été traités par TAVI dans le monde avec des résultats en constante amélioration expliquant l'engouement des équipes. Les résultats à 5 ans de l'essai PARTNER 1 confirment que l'implantation de la valve aortique percutanée de première génération Sapien (Edwards Lifesciences) constitue une bonne alternative à la chirurgie chez les patients à haut risque chirurgical mais néanmoins opérables.

L'essai PARTNER 1, publié dans *The Lancet*, a inclus notamment 699 patients atteints de sténose aortique sévère, opérables mais à haut risque chirurgical, randomisés entre l'implantation de la valve aortique percutanée (TAVI) et le remplacement de valve chirurgical. Les résultats à 1, 2 et 3 ans avaient montré une mortalité similaire entre les deux groupes. À 5 ans, la mortalité toutes causes était de 67,8 % dans le groupe TAVI et 62,4 % dans le groupe chirurgical, sans différence statistiquement significative entre les deux.

Une détérioration structurelle de la valve nécessitant une ré-intervention chirurgicale n'a été observée dans aucun des deux groupes. Cependant, il y a eu significativement plus de régurgitations aortiques modérées à sévères dans le groupe TAVI (14 contre 1 %). Ces régurgitations étaient associées à une mortalité augmentée à 5 ans, dans le groupe TAVI : celle-ci atteignait 72,4 % en cas de régurgitation modérée à sévère, contre 56,6 % pour les patients ne présentant pas de régurgitation aortique ou une régurgitation aortique légère. L'autre partie de PARTNER 1, portant sur 358 patients inopérables, est également publiée dans *The Lancet*. La mortalité à 5 ans chez ces patients était de 71,8 % dans le groupe Sapien contre 93,6 % avec le traitement standard non chirurgical. Le risque relatif de décès était réduit de 50 % avec le TAVI.

Les valves aortiques per cutanées ont prouvé leur efficacité chez les patients à haut risque chirurgical ou inopérables. Les complications procédurales telles que les accidents vasculaires cérébraux (AVC), les complications vasculaires, les fuites paravalvulaires et les troubles de la conduction étaient un sujet d'inquiétude avec les premières valves, que les nouvelles générations de valves visent à diminuer, ouvrant le champ à leur utilisation dans des populations à plus faible risque chirurgical.

La valve aortique per cutanée de nouvelle génération Sapien 3 (Edwards Lifesciences) a été associée à une mortalité et des complications procédurales très faibles chez les patients à risque chirurgical intermédiaire, selon les résultats de l'étude PARTNER 2 présentés en mars 2015 au congrès de l'American College of Cardiology (ACC) à San Diego. La valve de troisième génération lancée en France en octobre 2014 a été évaluée dans l'essai PARTNER 2 chez 583 patients à haut risque chirurgical ou inopérables et chez 1 086 patients à risque intermédiaire, présentant une sténose aortique sévère symptomatique. C'est la première fois que les patients à risque intermédiaire sont représentés dans un tel essai sur une valve aortique percutanée. Chez les patients à haut risque, la mortalité toutes causes à 30 jours était de 2,2 %, soit 74 % de mortalité en moins par rapport à celle attendue à partir du score STS estimant le risque chirurgical des patients.

La mortalité cardiovasculaire à 30 jours atteignait 1,4 %. Dans le groupe de patients à risque intermédiaire, la mortalité toutes causes à 30 jours était de 1,1 %, soit 79 % inférieure à celle attendue si ces patients avaient reçu une intervention chirurgicale. La mortalité cardiovasculaire était de 0,9 %.

Le taux d'AVC a été de 1,5 % et atteignait 0,9 % pour les AVC entraînant un handicap, chez les patients à haut risque, et de 2,6 %

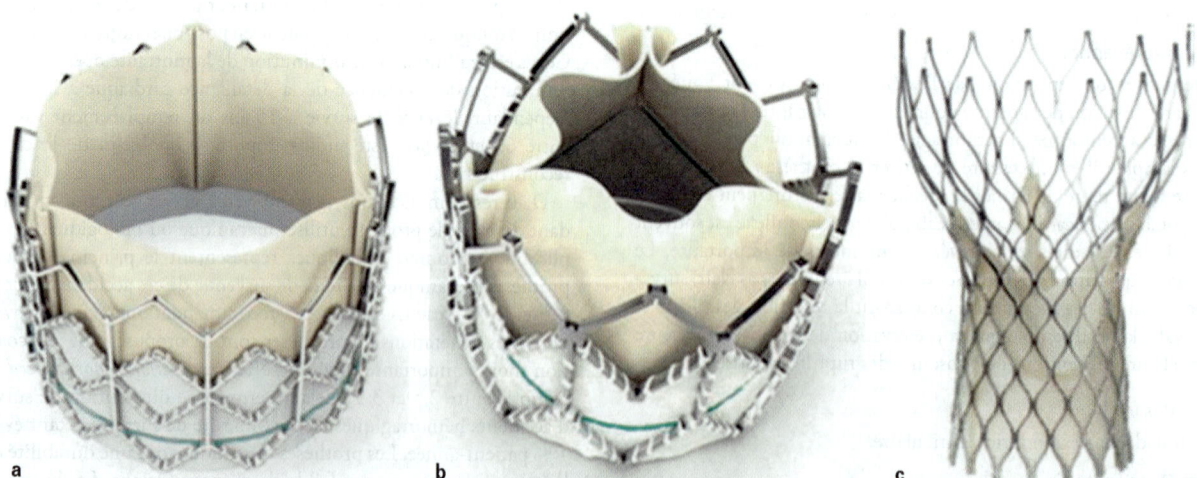

Figure S05-P03-C07-53 Valves aortiques per cutanées. **a)** Edwards Sapien. **b)** Sapien XT (Edwards Lifesciences). **c)** Medtronic CoreValve (Medtronic, Minneapolis, Minnesota).

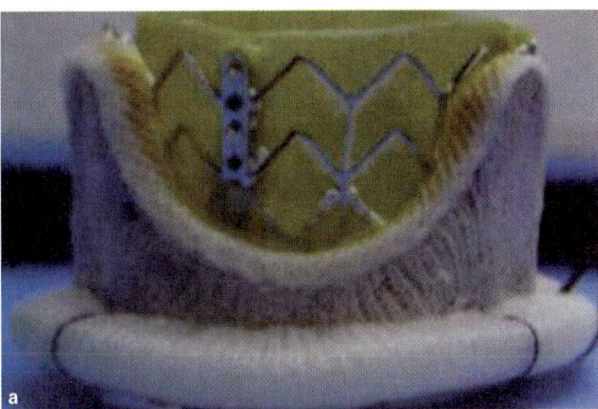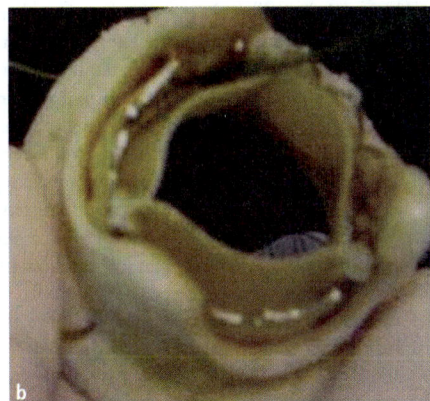

Figure S05-P03-C07-54 *Valve-in-valve* (**a** et **b**).

avec 1,0 % de handicap persistant chez les patients à risque intermédiaire.

La mortalité et les AVC ont progressivement diminué au fur et à mesure des générations de valve Sapien, Sapien XT et Sapien 3. Le taux de fuite paravalvulaire a été faible également, de 3,8 % chez l'ensemble des patients de l'étude (0,1 % de formes sévères seulement), soit 2,9 % chez les patients à haut risque et 4,2 % chez les patients à risque intermédiaire. Il est également intéressant de noter que les performances hémodynamiques de ces valves sont très compétitives.

Néanmoins, les résultats du TAVI ne semblent pas supérieurs à ceux du remplacement valvulaire aortique.

À court terme, la mortalité observée des TAVI sur le registre France 2 était de 9,9 % à 1 mois. Celle-ci n'est pas significativement différente (p = 0,62) de la mortalité de 10,48 % des remplacements valvulaires aortiques de même classe de risque dans le registre ÉPICARD. Comme précisé dans le rapport de la Haute Autorité de santé, les études américaines PARTNER 1 et 2 ne mettent pas non plus en évidence de gain de survie à 30 jours pour l'implantation de bioprothèses par voie transfémorale ou transapicale par rapport à la chirurgie conventionnelle chez le patient à haut risque chirurgical.

À long terme, les résultats des valves implantées par TAVI ne sont pas encore connus. On connaît bien en revanche ces données sur le remplacement valvulaire aortique, qui doit demeurer le *gold standard* auquel doit se comparer toute autre procédure. On ne peut qu'être inquiet sur le taux important de fuites paraprothétiques observé dans les séries de TAVI. On sait que des fuites modérées à sévères sont un facteur de non-amélioration clinique des patients ainsi qu'un facteur de surmortalité à distance, même si le taux de fuite paravalvulaire semble nettement réduit avec l'arrivée des nouvelles prothèses.

L'offre ne doit donc pas entraîner la demande : des patients qui n'auraient, en aucune façon, été dirigés vers un remplacement valvulaire aortique, ne doivent pas devenir, de fait, des candidats au TAVI. Il paraît difficile d'accepter que des patients à l'espérance de survie très limitée, grabataires, en démence sénile, deviennent tout à coup « chirurgicaux » parce que le TAVI existe. De même, et en accord total avec le rapport de la Haute Autorité de santé, le critère de choix du patient, à l'heure actuelle, ne peut être retenu comme une indication de TAVI sous peine de dérive majeure.

Il semble également important d'évaluer de façon prospective et comparative une cohorte de patients *valve in the valve* (Figure S05-P03-C07-54) traités par TAVI par rapport à une cohorte de remplacements valvulaires aortiques itératifs dans le remplacement des bioprothèses dégénérées. Du fait de l'augmentation du pourcentage d'implantation de bioprothèses (par rapport aux valves mécaniques) sur des patients plus jeunes, en accord avec les recommandations des sociétés savantes, et du fait de l'allongement de l'espérance de vie, il est évident que l'on devra faire face dans l'avenir à un nombre accru de patients âgés porteurs de bioprothèses dégénérées. L'avantage du TAVI dans cette indication doit absolument être évalué par rapport à la chirurgie conventionnelle itérative.

Au total, le TAVI, arme nouvelle importante et incontournable dans le traitement du rétrécissement aortique serré symptomatique présentant une contre-indication à la prise en charge par la technique de référence, le remplacement valvulaire aortique, se doit de rester pour l'heure strictement encadré, évalué et contingenté. Il ne faut pas « rater le coche » de cette nouvelle technique, mais il ne faut pas non plus « ouvrir les vannes » avant une plus grande évaluation de son efficience à long terme même s'il paraît indéniable que cette technique devienne, dans un futur proche, le traitement de choix de la sténose valvulaire aortique chez les sujets âgés à risque intermédiaire.

Réparation mitrale per cutanée : Mitraclip®
(Figure S05-P03-C07-55)

Mitraclip® est un dispositif médical de classe III (marquage CE 2008, en cours d'examen pour autorisation par la FDA), commercia-

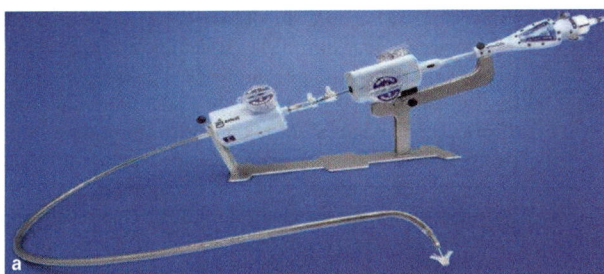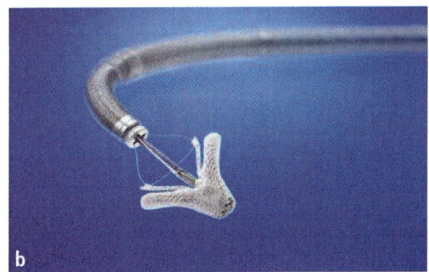

Figure S05-P03-C07-55 Dispositif Mitraclip® (**a** et **b**).

lisé par la société Abbott. Il s'agit d'un dispositif permettant de reproduire par voie percutanée la technique chirurgicale introduite par Alfieri qui consiste en la suture des bords des deux feuillets de la valve mitrale, aboutissant à une réduction du reflux anormal de sang du ventricule gauche vers l'oreillette gauche. Ici, un clip métallique remplace la suture, il est acheminé par voie percutanée de la veine fémorale dans l'oreillette droite puis dans l'oreillette gauche à travers le septum interauriculaire. Mitraclip® est composé d'un système de mise en place incluant le clip implantable, un manchon orientable et un cathéter de largage (cathéter guide orientable incluant un dilatateur). Le clip implantable est à base d'alliages métalliques et de toile polyester. Il peut être ouvert, fermé et inversé à partir de la poignée du cathéter de pose afin de saisir et de rapprocher les feuillets de la valve mitrale (Figure S05-P03-C07-56).

S'ajoutant à plusieurs séries de cas, des études prospectives examinent l'efficacité et la sécurité de ce dispositif ; il s'agit principalement des études EVEREST I, étude interventionnelle non randomisée de faisabilité et EVEREST II, seule étude comparative multicentrique randomisée. Plusieurs autres publications font état de petites études comparatives non randomisées et d'études observationnelles ou de registres, comme la cohorte ACCESS Europe.

Dans l'étude prospective de faisabilité EVEREST I, un clip mitral a été proposé à 107 patients. Sur les 76 patients ayant bénéficié de cette intervention avec succès, 50 (66 %) ont terminé la période d'observation de 12 mois en vie, sans insuffisance mitrale supérieure à un grade 2/4, et sans avoir eu besoin d'une autre intervention chirurgicale. Un suivi à 5 ans des 55 patients (dont 15 patients ont nécessité la mise en place de deux Mitraclip®) a montré les résultats suivants : quatorze (25 %) ont été perdus de vue car n'ayant pas accepté le suivi à 5 ans ; seize (29 %) ont nécessité une reprise chirurgicale ; parmi les dix-neuf (35 %) patients restants, quatre sont décédés et quinze ont fini les 5 ans de suivi avec un état clinique satisfaisant (93 % d'entre eux étaient en classes I et II de la classification fonctionnelle NYHA).

L'étude randomisée EVEREST II a comparé la réparation mitrale par clip (n = 184) à la chirurgie conventionnelle (n = 95) chez des patients ayant une insuffisance mitrale de grade 3 ou 4, avec une prépondérance causes dégénératives. Le critère principal de jugement a été un indicateur composite prenant en compte l'absence de décès, de recours secondaire à la chirurgie et de fuite mitrale importante. À 12 mois, ce critère a été observé chez 55 % des patients du groupe clip contre 73 % des patients du groupe chirurgie conventionnelle (signifiant en fait plus d'événements négatifs avec le clip qu'avec la chirurgie), différence due au recours secondaire à la chirurgie, de 20 % dans le groupe clip et de 2 % dans le groupe chirurgie ; la mortalité a été la même dans les deux groupes, d'environ 6 %, tout comme la persistance d'une insuffisance mitrale importante, de l'ordre de 20 %. Une analyse à 2 ans a montré un critère d'efficacité atteint chez 52 % des patients du groupe clip et 66 % du groupe chirurgie, avec une mortalité non différente d'environ 11 % et avec une chirurgie de recours pratiquée chez 22 % des patients du groupe clip contre 4 % du groupe chirurgie conventionnelle.

Les résultats préliminaires du registre de la Société européenne de cardiologie, ACCESS Europe (257 patients inclus dans la cohorte finale à 6 mois pour 529 patients originellement traités par Mitraclip®), ont rapporté des améliorations jusqu'à 6 mois de la fonction cardiaque et circulatoire. En effet, les séries monocentriques et les registres publiés concordent pour montrer une amélioration fonctionnelle sur des critères cliniques simples (classe NYHA) et parfois des évaluations objectives. Le degré d'insuffisance mitrale diminue, mais la plupart des patients gardent une insuffisance mitrale mitrale légère à modérée. Des limites inhérentes à ce type de registres ont été observées : exhaustivité, absence d'évaluation centralisée pour les événements cliniques et l'insuffisance mitrale et le contrôle du traitement médical. De plus les patients de ces registres sont différents de ceux de l'étude randomisée : majorité d'insuffisance mitrale fonctionnelle, haut risque ou contre-indication à la chirurgie.

L'étude EVEREST II a comparé la sécurité des deux procédures en prenant en compte les événements indésirables majeurs (décès, infarctus du myocarde, AVC, nouvelle opération, insuffisance rénale, ventilation de plus de 48 heures, besoin de transfusion) survenant à 30 jours. Ces événements indésirables ont été observés chez 15 % de patients du groupe Mitraclip® et chez 48 % de patients du groupe chirurgie conventionnelle (p < 0,001). En excluant le besoin de transfusion de plus de deux culots (plus fréquemment nécessaire lors de la chirurgie classique), la différence s'amoindrit, 5 % dans le groupe Mitraclip® et 10 % dans le groupe chirurgie (p = NS). Parmi les 41 patients conservant une insuffisance mitrale importante après la pose de Mitraclip®, la fréquence des effets indésirables majeurs a été de 34 %, incluant deux morts. Il n'a pas été observé d'embolisation du dispositif.

En mai 2011, le laboratoire Abbott a rappelé les dispositifs non implantés lorsque trois cas d'impossibilité de retirer complètement la ligne de pince ont été signalés, sans que cela n'ait d'impact sur les autres patients déjà traités par Mitraclip®. Le dispositif a été remis sur le marché depuis et une recommandation d'utilisation a été diffusée par le laboratoire en décembre 2011.

L'ensemble des registres publiés confirme la bonne sécurité de la procédure.

Mitraclip® a été évaluée par rapport à la chirurgie classique. L'efficacité du dispositif n'apparaît pas meilleure que celle de l'intervention chirurgicale. Seule l'étude randomisée a rapporté une efficacité clinique du Mitraclip® moins bonne sur la nécessité de ré-intervention, mais l'amélioration fonctionnelle est comparable dans les deux groupes. La réduction de l'insuffisance mitrale est meilleure avec la chirurgie et le maintien de cette efficacité est encore mal connu au-delà de 3 ans. La sécurité du dispositif n'apparaît supérieure à celle de l'intervention que lorsqu'elle est définie en tenant compte de la nécessité de transfusions supérieures à deux culots globulaires.

En revanche, la faisabilité de l'utilisation du dispositif chez des patients non éligibles au traitement chirurgical reste encore à démontrer. Si tous les registres montrent une très bonne faisabilité, les résultats publiés suggèrent, mais ne démontrent pas, des avantages par rapport au traitement médical optimal. Une telle comparaison apparaît souhaitable. Deux essais randomisés débutent (COAPT et RESHAPE), évaluant dans l'insuffisance mitrale fonctionnelle versus le traitement médical.

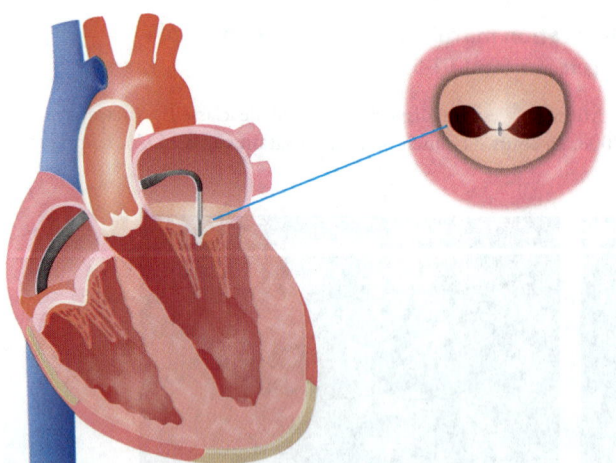

Figure S05-P03-C07-56 Principe du Mitraclip® (**a** et **b**).

Au total, le dispositif Mitraclip® constitue une nouvelle alternative à la chirurgie pour la réparation de la valve mitrale. Les données disponibles aujourd'hui montrent des résultats engageants, mais insuffisants pour montrer la supériorité de Mitraclip® par rapport à la chirurgie classique en termes d'efficacité ou de sécurité. Ce dispositif pourrait toutefois s'avérer plus utile aux patients ayant une contre-indication à la chirurgie ou à ceux ayant des risques chirurgicaux importants.

Vidéos

Vidéo S05-P03-C07-1 Insuffisance mitrale primaire.

Vidéo S05-P03-C07-2 Insuffisance mitrale primaire.

Vidéo S05-P03-C07-3 Insuffisance mitrale primaire.

Vidéo S05-P03-C07-4 Insuffisance mitrale primaire.

Vidéo S05-P03-C07-5 Insuffisance mitrale secondaire.

Vidéo S05-P03-C07-6 Insuffisance mitrale secondaire.

Bibliographie

Rétrécissement aortique calcifié

1. ADDA J, MIELOT C, GIORGI R et al. Low-flow, low-gradient severe aortic stenosis despite normal ejection fraction is associated with severe left ventricular dysfunction as assessed by speckle-tracking echocardiography : a multicenter study. Circ Cardiovasc Imaging, 2012, 5 : 27-35.
2. AMATO MC, MOFFA PJ, WERNER KE, RAMIRES JA. Treatment decision in asymptomatic aortic valve stenosis : role of exercise testing. Heart, 2001, 86 : 381-386.
3. AZEVEDO CF, NIGRI M, HIGUCHI ML et al. Prognostic significance of myocardial fibrosis quantification by histopathology and magnetic resonance imaging in patients with severe aortic valve disease. J Am Coll Cardiol, 2010, 56 : 278-287.
4. BERGLER-KLEIN J, KLAAR U, HEGER M et al. Natriuretic peptides predict symptom-free survival and postoperative outcome in severe aortic stenosis. Circulation, 2004, 109 : 2302-2308.
5. BERMEJO J, ODREMAN R, FEIJOO J et al. Clinical efficacy of Doppler-echocardiographic indices of aortic valve stenosis : a comparative test-based analysis of outcome. J Am Coll Cardiol, 2003, 41 : 142-151.
6. BONOW RO, CARABELLO BA, CHATTERJEE K et al. 2008 focused update incorporated into the ACC/AHA 2006 guidelines for the management of patients with valvular heart disease : a report of the American College of Cardiology/American Heart Association task force on practice guidelines (writing committee to revise the 1998 guidelines for the management of patients with valvular heart disease). Endorsed by the Society of Cardiovascular Anesthesiologists, Society for Cardiovascular Angiography and Interventions, and Society of Thoracic Surgeons. J Am Coll Cardiol, 2008, 52 : e1-e142.
7. BROWN JM, O'BRIEN SM, WU C et al. Isolated aortic valve replacement in North America comprising 108,687 patients in 10 years : changes in risks, valve types, and outcomes in the Society of Thoracic Surgeons national database. J Thorac Cardiovasc Surg, 2009, 137 : 82-90.
8. CANNON JD Jr, ZILE MR, CRAWFORD FA Jr, CARABELLO BA. Aortic valve resistance as an adjunct to the Gorlin formula in assessing the severity of aortic stenosis in symptomatic patients. J Am Coll Cardiol, 1992, 20 : 1517-1523.
9. CARABELLO BA. Clinical practice. Aortic stenosis. N Engl J Med, 2002, 346 : 677-682.
10. CHAN KL, TEO K, DUMESNIL JG et al. Effect of Lipid lowering with rosuvastatin on progression of aortic stenosis : results of the aortic stenosis progression observation : measuring effects of rosuvastatin (ASTRONOMER) trial. Circulation 2010, 121 : 306-14.
11. CLAVEL MA, DUMESNIL JG, CAPOULADE R et al. Outcome of patients with aortic stenosis, small valve area, and low-flow, low-gradient despite preserved left ventricular ejection fraction. J Am Coll Cardiol, 2012, 60 : 1259-1267.
12. CONNOLLY HM, OH JK, SCHAFF HV et al. Severe aortic stenosis with low transvalvular gradient and severe left ventricular dysfunction : result of aortic valve replacement in 52 patients. Circulation, 2000, 101 : 1940-1946.
13. CORMIER B, IUNG B, PORTE JM et al. Value of multiplane transesophageal echocardiography in determining aortic valve area in aortic stenosis. Am J Cardiol, 1996, 77 : 882-885.
14. COWELL SJ, NEWBY DE, PRESCOTT RJ et al. A randomized trial of intensive lipid-lowering therapy in calcific aortic stenosis. N Engl J Med, 2005, 352 : 2389-2397.
15. CUEFF C, SERFATY JM, CIMADEVILLA C et al. Measurement of aortic valve calcification using multislice computed tomography : correlation with haemodynamic severity of aortic stenosis and clinical implication for patients with low ejection fraction. Heart, 2011, 97 : 721-726.
16. DAS P, RIMINGTON H, CHAMBERS J. Exercise testing to stratify risk in aortic stenosis. Eur Heart J, 2005, 26 : 1309-1313.
17. DEFILIPPI CR, WILLETT DL, BRICKNER ME et al. Usefulness of dobutamine echocardiography in distinguishing severe from nonsevere valvular aortic stenosis in patients with depressed left ventricular function and low transvalvular gradients. Am J Cardiol, 1995, 75 : 191-194.
18. DWECK MR, JOSHI S, MURIGU T et al. Midwall fibrosis is an independent predictor of mortality in patients with aortic stenosis. J Am Coll Cardiol, 2011, 58 : 1271-1279.
19. FOUGERES E, TRIBOUILLOY C, MONCHI M et al. Outcomes of pseudo-severe aortic stenosis under conservative treatment. Eur Heart J, 2012, 33 : 2426-2433.
20. GERBER IL, STEWART RA, LEGGET ME et al. Increased plasma natriuretic peptide levels reflect symptom onset in aortic stenosis. Circulation, 2003, 107 : 1884-1890.
21. HERRMANN S, STORK S, NIEMANN M et al. Low-gradient aortic valve stenosis myocardial fibrosis and its influence on function and outcome. J Am Coll Cardiol, 2011, 58 : 402-412.
22. IUNG B, BARON G, BUTCHART EG et al. A prospective survey of patients with valvular heart disease in Europe : the Euro heart survey on valvular heart disease. Eur Heart J, 2003, 24 : 1231-1243.
23. JANDER N, MINNERS J, HOLME I et al. Outcome of patients with low-gradient « severe » aortic stenosis and preserved ejection fraction. Circulation, 2011, 123 : 887-895.
24. LANCELLOTTI P, LEBOIS F, SIMON M et al. Prognostic importance of quantitative exercise Doppler echocardiography in asymptomatic valvular aortic stenosis. Circulation, 2005, 112 : I377-I382.
25. LEON MB, SMITH CR, MACK M et al. Transcatheter aortic-valve implantation for aortic stenosis in patients who cannot undergo surgery. N Engl J Med, 2010, 363 : 1597-1607.
26. MARECHAUX S, HACHICHA Z, BELLOUIN A et al. Usefulness of exercise-stress echocardiography for risk stratification of true asymptomatic patients with aortic valve stenosis. Eur Heart J, 2010, 31 : 1390-1397.
27. MINNERS J, ALLGEIER M, GOHLKE-BAERWOLF C et al. Inconsistencies of echocardiographic criteria for the grading of aortic valve stenosis. Eur Heart J, 2008, 29 : 1043-1048.
28. MONIN JL, LANCELLOTTI P, MONCHI M et al. Risk score for predicting outcome in patients with asymptomatic aortic stenosis. Circulation, 2009, 120 : 69-75.
29. MONIN JL, QUERE JP, MONCHI M et al. Low-gradient aortic stenosis : operative risk stratification and predictors for long-term outcome : a multicenter study using dobutamine stress hemodynamics. Circulation, 2003, 108 : 319-324.
30. OMRAN H, SCHMIDT H, HACKENBROCH M et al. Silent and apparent cerebral embolism after retrograde catheterisation of the aortic valve in valvular stenosis : a prospective, randomised study. Lancet, 2003, 361 : 1241-1246.
31. OTTO CM, BURWASH IG, LEGGET ME et al. Prospective study of asymptomatic valvular aortic stenosis. Clinical, echocardiographic, and exercise predictors of outcome. Circulation, 1997, 95 : 2262-2270.
32. OTTO CM, KUUSISTO J, REICHENBACH DD et al. Characterization of the early lesion of 'degenerative' valvular aortic stenosis. Histological and immunohistochemical studies. Circulation, 1994, 90 : 844-853.
33. OTTO CM, PEARLMAN AS, COMESS KA et al. Determination of the stenotic aortic valve area in adults using Doppler echocardiography. J Am Coll Cardiol, 1986, 7 : 509-517.
34. POBER BR. Williams-Beuren syndrome. N Engl J Med, 2010, 362 : 239-252.
35. RAFIQUE AM, BINER S, RAY I et al. Meta-analysis of prognostic value of stress testing in patients with asymptomatic severe aortic stenosis. Am J Cardiol, 2009, 104 : 972-927.
36. ROBERTS WC, KO JM. Frequency by decades of unicuspid, bicuspid, and tricuspid aortic valves in adults having isolated aortic valve replacement for aor-

37. ROBERTS WC, KO JM, HAMILTON C. Comparison of valve structure, valve weight, and severity of the valve obstruction in 1849 patients having isolated aortic valve replacement for aortic valve stenosis (with or without associated aortic regurgitation) studied at 3 different medical centers in 2 different time periods. Circulation, 2005, 112 : 3919-3929.
38. ROSENHEK R, BINDER T, PORENTA G et al. Predictors of outcome in severe, asymptomatic aortic stenosis. N Engl J Med, 2000, 343 : 611-617.
39. ROSENHEK R, RADER F, LOHO N et al. Statins but not angiotensin-converting enzyme inhibitors delay progression of aortic stenosis. Circulation, 2004, 110 : 1291-1295.
40. ROSENHEK R, ZILBERSZAC R, SCHEMPER M et al. Natural history of very severe aortic stenosis. Circulation 2010, 121 : 151-6.
41. ROSSEBO AB, PEDERSEN TR, BOMAN K et al. Intensive lipid lowering with simvastatin and ezetimibe in aortic stenosis. N Engl J Med, 2008, 359 : 1343-1356.
42. SHAVELLE DM, TAKASU J, BUDOFF MJ et al. HMG CoA reductase inhibitor (statin) and aortic valve calcium. Lancet, 2002, 359 : 1125-1126.
43. SKJAERPE T, HEGRENAES L, HATLE L. Noninvasive estimation of valve area in patients with aortic stenosis by Doppler ultrasound and two-dimensional echocardiography. Circulation, 1985, 72 : 810-818.
44. SMITH CR, LEON MB, MACK MJ et al. Transcatheter versus surgical aortic-valve replacement in high-risk patients. N Engl J Med, 2011, 364 : 2187-2198.
45. SPRIGINGS DC, CHAMBERS JB, COCHRANE T et al. Ventricular stroke work loss : validation of a method of quantifying the severity of aortic stenosis and derivation of an orifice formula. J Am Coll Cardiol, 1990, 16 : 1608-1614.
46. STEWART BF, SISCOVICK D, LIND BK et al. Clinical factors associated with calcific aortic valve disease. Cardiovascular Health Study. J Am Coll Cardiol, 1997, 29 : 630-634.
47. TRIBOUILLOY C, LEVY F, RUSINARU D et al. Outcome after aortic valve replacement for low-flow/low-gradient aortic stenosis without contractile reserve on dobutamine stress echocardiography. J Am Coll Cardiol, 2009, 53 : 1865-1873.
48. VAHANIAN A, ALFIERI O, ANDREOTTI F et al. Guidelines on the management of valvular heart disease (version 2012) : The joint task force on the management of valvular heart disease of the European Society of Cardiology (ESC) and the European Association for Cardio-Thoracic Surgery (EACTS). Eur Heart J, 2012, 33 : 2451-2496.
49. WEIDEMANN F, HERRMANN S, STORK S et al. Impact of myocardial fibrosis in patients with symptomatic severe aortic stenosis. Circulation, 2009, 120 : 577-584.

Insuffisance aortique

50. BEKEREDJIAN R, GRAYBURN PA. Valvular heart disease : aortic regurgitation. Circulation, 2005, 112 : 125-134.
51. BONOW R, CARABELLO B, CHATTERJEE K et al. Guidelines ACoCAHATFoP. 2008 focused update incorporated into the ACC/AHA 2006 guidelines for the management of patients with valvular heart disease : a report of the American College of Cardiology/American Heart Association task force on practice guidelines (writing committee to revise the 1998 guidelines for the management of patients with valvular heart disease). Endorsed by the Society of Cardiovascular Anesthesiologists, Society for Cardiovascular Angiography and Interventions, and Society of Thoracic Surgeons. J Am Coll Cardiol, 2008, 52 : e1-e142.
52. DETAINT D, MESSIKA-ZEITOUN D, MAALOUF J et al. Quantitative echocardiographic determinants of clinical outcome in asymptomatic patients with aortic regurgitation : A prospective study. JACC Cardiovasc Imaging, 2008, 1 : 1-11.
53. DUJARDIN K, ENRIQUEZ-SARANO M, SCHAFF H et al. Mortality and morbidity of severe aortic regurgitation in clinical practice : a long-term follow up study. Circulation,1999, 99 : 1851-1857.
54. ENRIQUEZ-SARANO M, TAJIK AJ. Clinical practice. Aortic regurgitation. N Engl J Med, 2004, 351 : 1539-1546.
55. ERBEL R, ABOYANS V, BOILEAU C et al. 2014 ESC guidelines on the diagnosis and treatment of aortic diseases : document covering acute and chronic aortic diseases of the thoracic and abdominal aorta of the adult. The task force for the diagnosis and treatment of aortic diseases of the European Society of Cardiology (ESC). Eur Heart J, 2014, 35 : 2873-2926.
56. EVANGELISTA A, TORNOS P, SAMBOLA A et al. Long-term vasodilator therapy in patients with severe aortic regurgitation. N Engl J Med, 2005, 353 : 1342-1349.
57. HABIB G, HOEN B, TORNOS P et al. Guidelines on the prevention, diagnosis, and treatment of infective endocarditis (new version 2009) : The task force on the prevention, diagnosis, and treatment of infective endocarditis of the European Society of Cardiology (ESC). Endorsed by the European Society of Clinical Microbiology and Infectious Diseases (ESCMID) and the International Society of Chemotherapy (ISC) for infection and cancer. Eur Heart J, 2009, 30 : 2369-2413.
58. SAMBOLA A, TORNOS P, FERREIRA-GONZALEZ I, EVANGELISTA A. Prognostic value of preoperative indexed end-systolic left ventricle diameter in the outcome after surgery in patients with chronic aortic regurgitation. Am Heart J, 2008, 155 : 1114-1120.
59. SCOGNAMIGLIO R, RAHIMTOOLA S, FASOLI G et al. Nifedipine in asymptomatic patients with severe aortic regurgitation and normal left ventricular function. N Engl J Med, 1994, 331 : 689-694.
60. TRIBOUILLOY C, DE GEVIGNEY G, ACAR C et al. Recommandations de la Société Française de Cardiologie concernant la prise en charge des valvulopathies acquises et des dysfonctions de prothèse valvulaire. Arch Mal Cœur, 2005, 2 (Suppl.) : 5-61.
61. TRIBOUILLOY C, MALAQUIN D. Insuffisance aortique. In : A Cohen, P Guéret. Manuel d'échocardiographie clinique, Paris, Lavoisier, 2012 : 206-223.
62. VAHANIAN A, ALFIERI O, ANDREOTTI F et al. Guidelines on the management of valvular heart disease (version 2012). Eur Heart J, 2012, 33 : 2451-2496.

Rétrécissement mitral

63. ACAR J, LABORDE JP, CORMIER B. Le rétrécissement mitral. In : J Acar. Cardiopathies valvulaires acquises. Paris, Flammarion Médecine-Sciences. 1985 : 253-279
64. BAUMGARTNER H, HUNG J, BERMEJO J et al. Echocardiographic assessment of valve stenosis : EAE/ASE recommendations for clinical practice. Eur J Echocardiogr, 2009, 10 : 1-25.
65. BEN FARHAT M, AYARI M, MAATOUK F et al. Percutaneous balloon versus surgical closed and open mitral commissurotomy: seven-year follow-up results of a randomized trial. Circulation, 1998, 97 : 245-250.
66. BOULETI C, IUNG B, LAOUÉNAN C et al. Late results of percutaneous mitral commissurotomy up to 20 years. Development and validation of a risk score predicting late functional results from a series of 912 patients. Circulation, 2012, 125 : 2119-2127.
67. CAMM AJ, KIRCHHOF P, LIP GY et al. Guidelines for the management of atrial fibrillation : the task force for the management of atrial fibrillation of the European Society of Cardiology (ESC). Eur Heart J, 2010, 31 : 2369-2429.
68. CHIANG CW, LO SK, KO YS et al. Predictors of systemic embolism in patients with mitral stenosis. A prospective study. Ann Intern Med, 1998, 128 : 885-889.
69. IUNG B, BARON G, BUTCHART E, et al. A prospective survey of patients with valvular heart disease in Europe : the Euro heart survey on valvular heart disease. Eur Heart J, 2003, 24 : 1231-1243.
70. SONG J-K, SONG J-M, KANG D-H et al. Restenosis and adverse clinical events after successful percutaneous mitral valvuloplasty : immediate post-procedural mitral valve area as an important prognosticator. Eur Heart J, 2009, 30 : 1254-1262.
71. WILKINS GT, WEYMAN AE, ABASCAL VM et al. Percutaneous balloon dilatation of the mitral valve: an analysis of echocardiographic variables related to outcome and the mechanism of dilatation. Br Heart J, 1988, 60 : 299-308.
72. VAHANIAN A, ALFIERI O, ANDREOTTI F et al. Guidelines on the management of valvular heart disease (version 2012). The joint task force on the management of valvular heart disease of the European Society of Cardiology (ESC) and the European Association for Cardio-Thoracic Surgery (EACTS). Eur Heart J, 2012, 33 : 2451-2496.

Insuffisance mitrale

73. ENRIQUEZ-SARANO M, AKINS CW, VAHANIAN A. Mitral regurgitation. Lancet, 2009, 373 : 1382-1394.
74. FELDMAN T, FOSTER E, GLOWER DD et al. Percutaneous repair or surgery for mitral regurgitation. N Engl J Med, 2011, 364 : 1395-1406.
75. LANCELLOTTI P, GERARD PL, PIERARD LA. Long-term outcome of patients with heart failure and dynamic functional mitral regurgitation. Eur Heart J, 2005, 26 : 1528-1532.
76. LANCELLOTTI P, MARWICK T, PIERARD LA. How to manage ischaemic mitral regurgitation. Heart, 2008, 94 : 1497-1502.
77. LANCELLOTTI P, TRIBOUILLOY C, HAGENDORFF A et al. Recommendations for the echocardiographic assessment of native valvular regurgitation: an executive summary from the European Association of Cardiovascular Imaging. Eur J Cardiovasc Imaging, 2013, 14 : 611-644.
78. MAGNE J, LANCELLOTTI P, PIERARD LA. Exercise-induced changes in degenerative mitral regurgitation. J Am Coll of Cardiol, 2010, 56 : 300-309.
79. MARWICK TH, LANCELLOTTI P, PIERARD L. Ischaemic mitral regurgitation : mechanisms and diagnosis. Heart, 2009, 95 : 1711-1718.
80. THAVENDIRANATHAN P, PHELAN D, THOMAS JD et al. Quantitative assessment of mitral regurgitation : validation of new methods. J Am Coll Cardiol, 2012, 60 : 1470-1483.

81. VAHANIAN A, ALFIERI O, ANDREOTTI F et al. Guidelines on the management of valvular heart disease (version 2012). Eur Heart J, 2012, *33* : 2451-2496.

Valvulopathies tricuspides

82. BONOW RO, CARABELLO BA, CHATTERJEE K et al. 2008 Focused update incorporated into the ACC/AHA 2006 guidelines for the management of patients with valvular heart disease : a report of the American College of Cardiology/American Heart Association task force on practice guidelines (writing committee to revise the 1998 guidelines for the management of patients with valvular heart disease) : endorsed by the Society of Cardiovascular Anesthesiologists, Society for Cardiovascular Angiography and Interventions, and Society of Thoracic Surgeons. Circulation 2008, *118* : e523-e661.
83. FUKUDA S, GILLINOV AM, SONG JM, et al. Echocardiographic insights into atrial and ventricular mechanisms of functional tricuspid regurgitation. Am Heart J, 2006, *152* : 1208-1214.
84. HAUCK AJ, FREEMAN DP, ACKERMANN DM et al. Surgical pathology of the tricuspid valve : a study of 363 cases spanning 25 years. Mayo Clin Proc 1988, *63* : 851-863.
85. LE VEN F, TRIBOUILLOY C, HABIB G et al. Valvular heart disease associated with benfluorex therapy : results from the French multicentre registry. Eur J Echocardiogr, 2011, *12* : 265-271.
86. MANSENCAL N, MITRY E, FORISSIER JF et al. Assessment of patent foramen ovale in carcinoid heart disease. Am Heart J, 2006, *151* : 1129.e1-6.
87. MANSENCAL N, MITRY E, BACHET JB et al. Echocardiographic follow-up of treated patients with carcinoid syndrome. Am J Cardiol 2010, *105* : 1588-1591.
88. MØLLER JE, PELLIKKA PA, BERNHEIM AM et al. Prognosis of carcinoid heart disease : analysis of 200 cases over two decades. Circulation 2005, *112* : 3320-3327.
89. NATH J, FOSTER E, HEIDENREICH PA. Impact of tricuspid regurgitation on long-term survival. J Am Coll Cardiol 2004, *43* : 405-409.
90. PELLIKKA PA, TAJIK AJ, KHANDHERIA BK et al. Carcinoid heart disease. Clinical and echocardiographic spectrum in 74 patients. Circulation, *87* : 1188-1196.
91. ROGUIN A, RINKEVICH D, MILO S et al. Long-term follow-up of patients with severe rheumatic tricuspid stenosis. Am Heart J 1998, *136* : 103-108.

Toute référence à cet article doit porter la mention : Monin JL (Rétrécissement aortique calcifié), Tribouilloy C, Malaquin D (Insuffisance aortique), Cormier B (Rétrécissement mitral), Lancellotti P, Henri C (Insuffisance mitrale), Mansencal N, Siam-Tsieu V, Dubourg O (Valvulopathies tricuspides), Demondion P, Leprince P (Chirurgie de remplacement valvulaire aortique et mitral et état des lieux sur les endoprothèses valvulaires). Valvulopathies. *In* : L Guillevin, L Mouthon, H Lévesque. Traité de médecine, 5ᵉ éd. Paris, TdM Éditions, 2018-S05-P03-C07 : 1-63.

Cardiologie

Chapitre S05-P03-C08

Endocardite infectieuse

GILBERT HABIB, ERWAN SALAUN ET FRANCK THUNY

Définition et épidémiologie

L'endocardite infectieuse est une infection de l'endocarde intéressant le plus souvent les structures valvulaires cardiaques. Elle peut également toucher l'endocarde non valvulaire ainsi que celui recouvrant ou jouxtant un matériel implanté dans les cavités cardiaques, tels qu'une prothèse valvulaire, une sonde de stimulateur ou de défibrillateur cardiaque, un cathéter veineux central ou une canule d'assistance ventriculaire.

L'incidence de cette maladie est estimée, selon les études, entre 30 et 100 cas par million de patients-année [57]. Elle n'a pas diminué depuis des décennies, et ce malgré les différentes stratégies de prévention mises en place [69]. En revanche, le profil épidémiologique des endocardites infectieuses a changé depuis une vingtaine d'années dans les pays industrialisés [7, 22, 32]. La diminution de l'incidence des valvulopathies rhumatismales au profit des valvulopathies dégénératives associée au vieillissement de la population générale a eu pour conséquence une augmentation de l'âge moyen des patients, de l'ordre actuellement de 65 ans. De plus, l'augmentation des indications d'implantation de prothèses valvulaires et de stimulateurs/défibrillateurs cardiaques a conduit à l'accroissement du nombre d'endocardites sur ces matériaux. Enfin, depuis plusieurs années nous assistons à l'émergence d'endocardites dites « liées aux soins » qui sont la conséquence d'infections nosocomiales et/ou de situations en rapport avec différents soins médicaux (Tableau S05-P03-C08-I). Ce type d'endocardites représente actuellement 30 % des endocardites infectieuses et est associé à un pronostic plus péjoratif [2, 63, 64].

Ces modifications épidémiologiques se sont logiquement accompagnées d'une redistribution de la répartition des germes responsables des endocardites. Si les streptocoques oraux, les streptocoques du groupe D, les entérocoques et les staphylocoques sont impliqués dans 85 % des cas, on assiste à une augmentation significative du taux d'endocardites à *Staphylococcus aureus* qui est devenu le germe le plus fréquent (Figure S05-P03-C08-1) [22]. Le type de germe rencontré dépend évidemment du profil du patient et de la situation. Les staphylocoques seront plus fréquents en cas de toxicomanie intraveineuse ou d'infections liées aux soins, alors que les streptocoques du groupe D (*Streptococcus gallolyticus*) et les entérocoques seront plus souvent retrouvés en cas de porte d'entrée digestive comme une tumeur colique. Dans environ 15 % des cas, les hémocultures n'identifient aucun germe responsable de l'endocardite [21, 49]. Cette situation peut être la conséquence de la prise d'antibiotiques avant que les hémocultures aient été prélevées, mais également d'infections liées à des germes intracellulaires, des germes fastidieux ou des agents fongiques. Parmi ces micro-organismes, on peut citer *Coxiella burnetii* (agent de la fièvre Q), *Bartonella* sp., *Brucella* sp., *Tropheryma whipplei*, *Myocplasma* sp., *Chlamydiæ* sp., *Candida* sp., *Aspergillus* sp. et les germes du groupe HACCEK (*Hæmophilus parainfluenzæ*, *H. aphrophilus*, *H. paraphrophilus*, *H. influenzae*, *Actinobacillus actinomycetem-*

Tableau S05-P03-C08-I Classification et définition des endocardites infectieuses.

Classification en fonction de la localisation
Endocardites du cœur gauche
Endocardites sur prothèses valvulaires :   – précoces : ≤ 1 an après la chirurgie   – tardives : >1 an après la chirurgie
Endocardites du cœur droit
Endocardites sur sondes de stimulateur/défibrillateurs
Classification en fonction du mode d'acquisition
Liées aux soins   • Nosocomiales : endocardite se développant chez un patient hospitalisé depuis plus de 48 heures avant l'apparition des symptômes/signes   • Non nosocomiales : symptômes/signes débutant avant l'admission et moins de 48 heures après l'admission chez un patient en cours ou au décours de soins définis par :   – nursing à domicile, traitement intraveineux, hémodialyse, chimiothérapie intraveineuse < 30 jours avant le début de l'endocardite, *ou*   – hospitalisation dans une structure de soins urgents < 90 jours avant le début de l'endocardite, *ou*   – résident en centre de convalescence ou de rééducation (soins de suite)   *Communautaires*   Symptômes/signes débutant avant l'admission et moins de 48 heures après l'admission, chez un patient ne remplissant pas les critères d'endocardite liée aux soins   *Endocardites du toxicomane intraveineux*
Endocardite active
Endocardite avec fièvre persistante et hémocultures positives, *ou*   Inflammation active visualisée lors de la chirurgie, *ou*   Patient toujours sous traitement antibiotique, *ou*   Preuve anatomopathologique du caractère actif de l'infection
Récurrences
Récidive : nouvel épisode d'endocardite au même germe survenant < 6 mois après le premier épisode   Rechute : endocardite à un germe différent ou endocardite au même germe survenant > 6 mois après le premier épisode

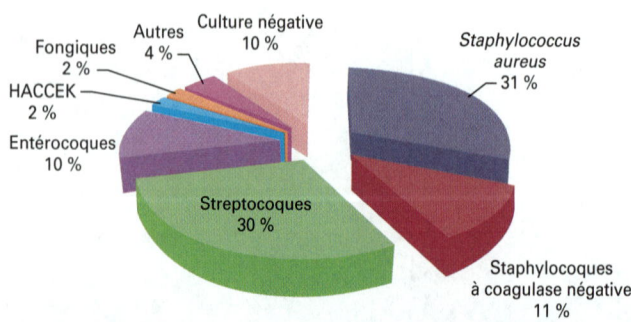

Figure S05-P03-C08-1 Germes responsables d'endocardites. (Modifié d'après Murdoch DR, Corey GR, Hoen B et al. Clinical presentation, etiology, and outcome of infective endocarditis in the 21st century : the international collaboration on endocarditis-prospective cohort study. Arch Intern Med, 2009, *169* : 463-473.)

comitans, *Cardiobacterium hominis*, *Capnocytophaga* spp., *Eikenella corrodens*, *Kingella kingæ* et *K. denitrificans*). Enfin, il existe des endocardites dites « non infectieuses » secondaires à des processus auto-immuns ou néoplasiques (endocardites marastiques).

Physiopathologie

Habituellement, l'endocardite infectieuse se développe sur un endocarde préalablement lésé ou sur du matériel implanté. Lorsqu'une bactériémie importante ou répétée survient à partir d'une porte d'entrée (cutanée, buccodentaire, digestive ou urinaire), les germes peuvent adhérer puis coloniser l'endocarde fragilisé grâce à un processus complexe basé sur une interaction hôte-pathogène unique [48]. Des complications graves et potentiellement mortelles peuvent survenir telles que l'insuffisance cardiaque par destruction valvulaire, les embolies artérielles, des hémorragies, des morts subites, ou des réactions auto-immunes.

Lésions prédisposantes de l'endocarde

L'endocarde est normalement résistant aux infections. Cependant, les processus dégénératifs (fibrose, calcification), les flux turbulents créés par des valvulopathies ou des cardiopathies congénitales et l'implantation de matériel intracardiaque peuvent être responsables de lésions de l'endocarde le rendant sensible à l'infection. Il en résulte une exposition de la matrice extracellulaire au sang circulant, des phénomènes d'apoptose et la production de facteur tissulaire induisant la formation de thrombus sur l'endocarde que l'on désigne sous le terme de végétation thrombotique non bactérienne [47]. De plus, l'exposition de phospholipides altérés (cardiolipine) sur la membrane extracellulaire des cellules endothéliales peut induire la production d'anticorps antiphospholipides par les cellules immunitaires de l'hôte, aggravant ainsi le phénomène thrombotique [43, 81]. La formation de cette « endocardite thrombotique non bactérienne » représente un événement clé pour permettre l'adhésion des germes et l'infection. Parfois un endocarde indemne de lésions mécaniques peut constituer une surface d'adhésion pour certains germes très virulents, comme *S. aureus*, grâce à l'expression d'intégrines sur les cellules endothéliales activées par une inflammation [79].

Rôle de la bactériémie

Plusieurs travaux effectués sur des modèles animaux ont permis de comprendre le rôle de la bactériémie dans la physiopathologie de l'endocardite infectieuse. La genèse d'une endocardite dépend à la fois de l'importance de la bactériémie, mais également de la capacité du germe à adhérer à l'endocarde. Des épisodes de bactériémie peuvent survenir non seulement après une procédure invasive, telles qu'une extraction dentaire, une endoscopie ou une chirurgie, mais également lors d'activités de la vie quotidienne comme le brossage de dents ou la mastication [20]. Le nombre cumulé de bactéries circulantes est significativement plus important lors de ces activités quotidiennes qu'à l'occasion d'une procédure invasive unique. De tels épisodes de bactériémies spontanées, de faible importance, de courte durée, mais répétés pourraient expliquer pourquoi la majorité des endocardites infectieuses ne sont pas précédées de la notion de procédure invasive. Ces constatations sont à l'origine de la remise en compte de l'efficacité d'une monodose d'antibiotiques avant une procédure invasive pour prévenir l'endocardite (*voir* « Prophylaxie et prévention ») [27].

Interaction hôte-pathogène

Pendant la bactériémie, certains germes peuvent adhérer à la végétation thrombotique non bactérienne ou directement aux cellules endothéliales activées. Le fibrinogène, la fibronectine ou les protéines

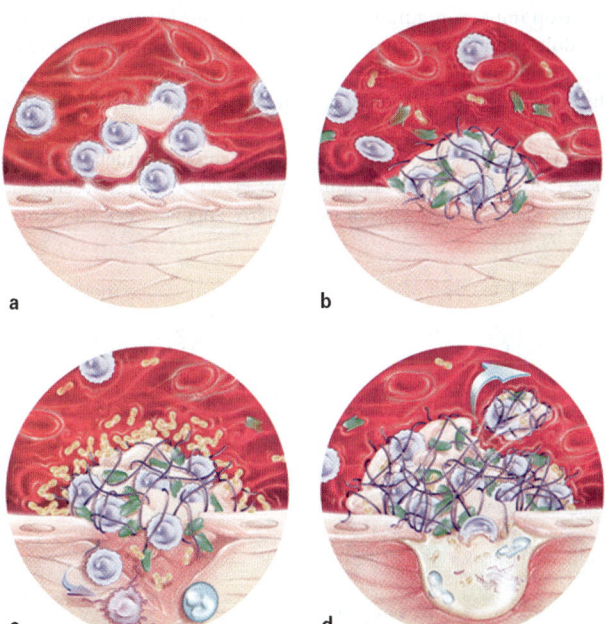

Figure S05-P03-C08-2 Histoire naturelle des endocardites infectieuses L'histoire naturelle de l'endocardite infectieuse peut être décomposée en étapes successives, incluant l'apoptose des cellules secondaire à la turbulence du sang dans le voisinage de la lésion valvulaire (**a**), l'activité procoagulante qui aboutit au dépôt de fibrine et de plaquettes (**b**), la colonisation bactérienne et l'attraction de polynucléaires, puis l'augmentation de la taille de la végétation (**c**) et le remodelage des tissus et la néo-angiogenèse, conduisant à la destruction fonctionnelle de la valve et des embolies (**d**). À ce stade, la situation est irréversible et la chirurgie cardiaque est souvent nécessaire. (D'après Benoit M, Thuny F, Le Priol Y et al. The transcriptional programme of human heart valves reveals the natural history of infective endocarditis. PLoS One, 2010, *5* : e8939.)

plaquettaires sont reconnues par des adhésines localisées à la surface des germes [47, 79]. La prédominance des bactéries à Gram positif (staphylocoques, streptocoques, entérocoques) parmi les causes d'endocardites infectieuses s'explique par la présence très importante de ces adhésines à la surface de ce type de germes. Elles sont regroupées sous le terme général de *microbial surface component reacting with adhesive matrix molecules* (MSCRAMM). Après l'adhésion, la colonisation puis l'invasion de l'endocarde maintiennent à la fois l'inflammation et le processus de coagulation créant ainsi un cercle vicieux avec la formation d'une végétation bactérienne dans laquelle les germes survivent, se multiplient et échappent aux défenses immunitaires. Ainsi, la végétation grossit, un processus de néo-angiogenèse débute et le tissu valvulaire est détruit. En définitive, il en résulte des événements emboliques, la formation d'abcès, de fistules et de dysfonctions valvulaires [3]. Une réponse de l'hôte excessive peut également être à l'origine d'une aggravation des lésions par des réactions auto-immunes à l'origine de glomérulonéphrites, de vascularites et d'une augmentation du risque embolique par hypersécrétion et activation de métalloprotéinases [70] et production d'anticorps antiphospholipides [36] (Figure S05-P03-C08-2).

Diagnostic

Évolution des stratégies diagnostiques

En cas de forte suspicion d'endocardite infectieuse, une antibiothérapie adaptée doit être débutée le plus rapidement possible, car un délai trop important aura un impact négatif sur le pronostic. Ainsi, tout doit être mis en œuvre pour identifier rapidement les patients avec un diagnostic certain ou hautement probable d'endocardite ainsi que le germe responsable afin de débuter l'antibiothérapie appropriée.

Le diagnostic d'endocardite infectieuse repose habituellement sur l'association d'un syndrome infectieux et d'une lésion récente de l'endocarde. Cette association est la pierre angulaire des différentes classifications et scores proposés pour faciliter le diagnostic difficile de cette maladie. Ces classifications ont été modifiées au fil des années, parallèlement aux progrès des techniques de microbiologie et d'imagerie cardiaque. Von Reyn et al. ont ainsi utilisé uniquement les résultats des hémocultures pour définir l'infection bactérienne et la présence d'un nouveau souffle de régurgitation valvulaire ou d'une cardiopathie prédisposante pour définir l'atteinte de l'endocarde [76]. Par la suite, les critères de la Duke University ont inclus la détection échographique des lésions typiques d'endocardites (végétations, abcès, nouvelle désinsertion valvulaire) comme critère diagnostique majeur [15]. En 2002, ces critères ont été modifiés en incluant une sérologie positive à C. burnetii comme nouveau critère majeur (Tableau S05-P03-C08-II) [39]. Cependant, la sensibilité de ces critères de Duke modifiés est limitée, particulièrement lorsqu'ils sont recueillis très tôt dans l'histoire de la maladie, en cas d'endocardites à hémocultures négatives et en présence de prothèses valvulaires ou de sondes de pacemakers/défibrillateurs. Actuellement, de nouvelles stratégies diagnostiques émergent pour améliorer l'indentification des germes lorsque les hémocultures restent négatives et pour démontrer l'atteinte de l'endocarde lorsque l'échocardiographie est normale ou douteuse. Les techniques de biologie moléculaire ou PCR (*polymerase chain reaction*), d'immunohistochimie, les sérologies systématiques, l'IRM, la tomodensitométrie cardiaque, la tomographie par émission de positons au ^{18}F-fluorodésoxyglucose couplée à la tomodensitométrie (TEP-TDM) et la scintigraphie aux leucocytes marqués sont des outils prometteurs [69] qui pourront être intégrés dans les critères diagnostiques futurs comme proposés récemment [50, 53].

Présentation clinique

Bien que la présence d'une fièvre chez un patient porteur d'une cardiopathie prédisposante (valvulopathie, matériel intracardiaque, cardiopathie congénitale) est la situation conduisant le plus fréquemment au diagnostic d'endocardite (environ 50 % des cas [67]), les histoires cliniques peuvent être très variables [27] (Tableau S05-P03-C08-III). Ainsi un niveau élevé de suspicion et un faible seuil de prescription des investigations sont-ils recommandés. Les hémocultures et l'échocardiographie demeurent la pierre angulaire du diagnostic.

Tableau S05-P03-C08-II Critères diagnostiques de Duke modifiés.

Endocardite infectieuse certaine
Critères pathologiques
Micro-organismes identifiés par culture ou examen histologique d'une végétation, d'une végétation qui a embolisé ou d'un abcès intracardiaque, *ou*
Lésions pathologiques : présence d'une végétation ou d'un abcès intracardiaque avec confirmation histologique d'une endocardite active
Critères cliniques
2 critères majeurs, *ou*
1 critère majeur et 3 critères mineurs, *ou*
5 critères mineurs
Endocardite infectieuse possible
1 critère majeur et 3 critères mineurs, *ou*
3-4 critères mineurs
Endocardite infectieuse non retenue
Un diagnostic alternatif certain, *ou*
Résolution du syndrome d'endocardite infectieuse avec une antibiothérapie ≤ 4 jours
Absence d'évidence d'endocardite infectieuse lors de la chirurgie ou de l'autopsie après une antibiothérapie ≤ 4 jours, *ou*
Ne remplit pas les critères d'endocardite infectieuse possible
Critères majeurs
Hémocultures positives pour une endocardite infectieuse
Micro-organismes typiques pour une endocardite infectieuse dans deux hémocultures séparées : Streptococcus viridians, Streptococcus bovis, bactéries du groupe HACCEK[(1)], Staphylococcus aureus ou entérocoques acquis dans la communauté, en l'absence d'un foyer infectieux primaire, *ou*
Micro-organismes non typiques pour une endocardite infecieuse, mais isolés dans des hémocultures positives persistantes (> 2 heures ou ≥ 3/3)
Une hémoculture positive pour Coxiella burnetii, ou un titre d'anticorps IgG antiphase I > 1:800
Évidence d'une atteinte de l'endocarde
Échocardiographie positive pour une endocardite infectieuse (échocardiographie transœsophagienne recommandée chez des patients avec valves prothétiques, chez ceux définis avec une endocardite infectieuse possible possible sur la base des critères cliniques ou qui ont une endocardite infectieuse compliquée) définiecomme suit : masse oscillante intracardiaque sur une valve, sur le trajet d'un reflux, sur du matériel prothétique ou abcès ou nouvelle déhiscence de valve prothétique
Nouveau souffle d'insuffisance valvulaire (l'aggravation/modification d'un souffle connu ne suffit pas)
Critères mineurs
Facteur cardiaque prédisposant (haut ou modéré) ou toxicomanie intraveineuse
Fièvre > 38 °C
Phénomènes vasculaires : embolies artérielles, anévrysmes mycotiques, pétéchies, hémorragie intracrânienne ou conjonctivale, lésions de Janeway
Phénomènes immunologiques : glomérulonéphrites, nodules d'Osler, taches de Roth, facteur rhumatoïde
Hémocultures positives mais ne remplissant pas les critères majeurs ou sérologies positives pour une affection active avec un germe compatible avec une endocardite infectieuse

(1) Groupe HACCEK : *Hæmophilus* sp., *Actinobacillus actinomycetemcomitans*, *Cardiobacterium hominis*, *Capnocytophaga* spp., *Eikinella corrodens* et *Kingela kingæ*.

Tableau S05-P03-C08-III Présentations cliniques des endocardites infectieuses.

Une endocardite infectieuse doit être suspectée dans les situations suivantes :
Nouveau souffle cardiaque de régurgitation valvulaire
Événements emboliques d'origine inconnue
Sepsis d'origine inconnue
Fièvre associée à :
– matériel intracardiaque
– antécédent d'endocardite
– antécédent de valvulopathie ou de cardiopathie congénitale
– autres situations prédisposant à l'endocardite (toxicomanie intraveineuse, immunosuppression)
– prédisposition et intervention récente exposant à une bactériémie
– insuffisance cardiaque aiguë
– troubles de la conduction cardiaque récents
– hémocultures positives aux germes responsables d'endocardites ou sérologie positive à *Coxiella burnetii*
– phénomènes vasculaires ou immunologies des endocardites (*voir* Tableau S05-P03-C08-II)
– signes neurologiques focalisés ou non spécifiques
– embolie pulmonaire
– abcès périphérique de cause inconnue

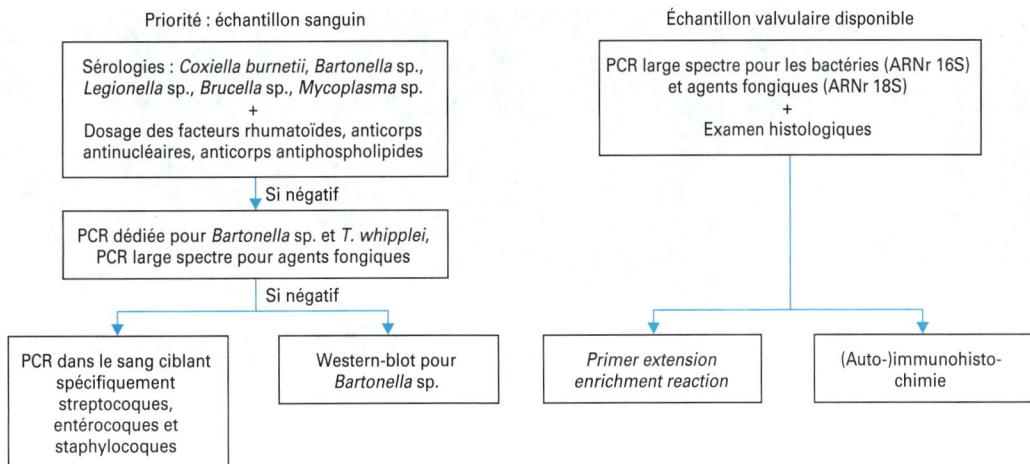

Figure S05-P03-C08-3 Stratégie diagnostique pour identifier les causes d'endocardites à hémocultures négatives. (Modifié d'après Fournier PE, Thuny F, Richet H et al. Comprehensive diagnostic strategy for blod culture-negative endocarditis : a prospective study of 819 new cases. Clin Infect Dis, 2010, *51* : 131-140.)

Diagnostic microbiologique

L'objectif est d'identifier rapidement le germe en cause et éventuellement de détecter des causes non infectieuses. Les hémocultures représentent l'examen de référence mais elles restent négatives dans près de 15 % des cas, exposant ainsi à des difficultés diagnostiques et thérapeutiques. Alors que les endocardites à hémocultures négatives sont souvent dues à une antibiothérapie préalable, un certain nombre de cas résultent d'infections à bactéries intracellulaires, germes fastidieux ou agents fongiques. L'isolement de ces pathogènes nécessite alors une culture sur des milieux spécifiques, et leur croissance est souvent lente. De plus, dans ces situations, l'administration d'une antibiothérapie adaptée est souvent retardée, exposant le patient à la survenue de complications. Afin de résoudre ces difficultés, il a été proposé de standardiser le diagnostic microbiologique. En effet, cela permet d'améliorer le rendement diagnostique en dépistant systématiquement toutes les causes potentielles d'endocardites. Ainsi, le « kit diagnostique » proposé, composé de trois unités, peut être effectué dans les deux heures qui suivent l'admission de chaque patient suspect d'endocardite infectieuse. La première unité, prélevée immédiatement, comprend un ensemble de deux flacons d'hémocultures pour cultures aérobies et anaérobies, et un tube pour recueillir un échantillon de sérum qui est utilisé pour la détection du facteur rhumatoïde et l'estimation des anticorps spécifiques (sérologies) dirigés contre *Coxiella burnetii*, *Legionella pneumophila*, *Bartonella*, *Brucella*, *Mycoplasma* et *Aspergillus* spp. Les deuxième et troisième unités comportent chacune un ensemble de deux flacons d'hémocultures prélevées 2 heures après la premier. Les résultats de ces tests diagnostiques peuvent être obtenus rapidement après l'admission, réduisant ainsi le délai à l'institution d'un traitement spécifique [49].

Les germes responsables d'endocardite infectieuse peuvent également être identifiés par d'autres moyens, tels que les cultures de tissus valvulaires recueillis lorsqu'une chirurgie valvulaire a été nécessaire. Cependant, la détection des germes reste parfois difficile. Elle peut être faite par des colorations histochimiques non spécifiques ou des analyses immunohistochimiques. Comme les anticorps spécifiques ne sont souvent pas disponibles, une autre approche appelée auto-immunohistochimie, qui utilise le propre sérum du patient, a été décrite pour la détection de micro-organismes dans des échantillons valvulaires. La détection rapide et fiable du matériel génétique des germes en cause par PCR a été validée dans le tissu valvulaire chez les patients opérés pour une endocardite [51]. La PCR spécifique ou à large spectre dans le sang est également prometteuse. Cependant, une interprétation prudente de cette méthode moléculaire est cruciale, en raison du risque de contamination (faux positifs). Le contexte clinique doit aussi être pris en compte car la PCR peut demeurer positive plusieurs jours après la guérison. Ces méthodes perfectionnées peuvent être intégrées dans une stratégie multimodale normalisée qui permet de mieux identifier les causes d'endocardites à hémocultures négatives (Figure S05-P03-C08-3) [21].

Imagerie

Échocardiographie

Elle reste la méthode de référence, car elle est précise pour détecter les lésions spécifiques de l'endocardite [26]. Elle doit être effectuée rapidement et répétée chaque semaine tant que le diagnostic est suspecté mais pas formellement établi. L'échocardiographie transthoracique (ETT)

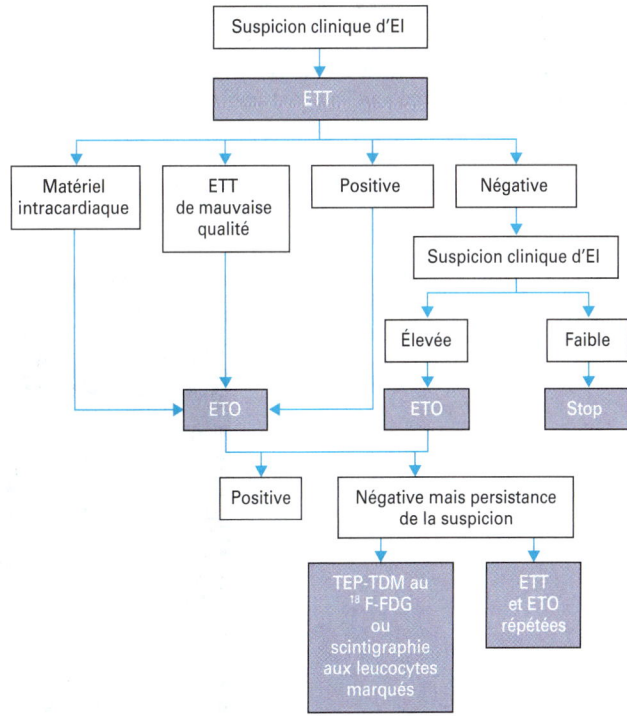

Figure S05-P03-C08-4 Indications des procédures d'imagerie pour le diagnostic d'endocardite infectieuse.

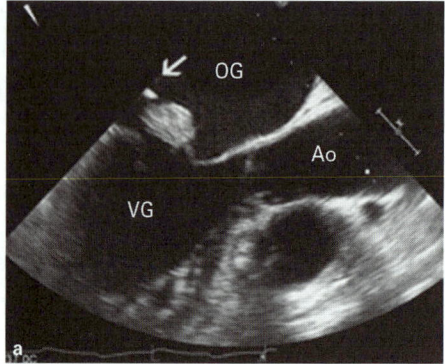 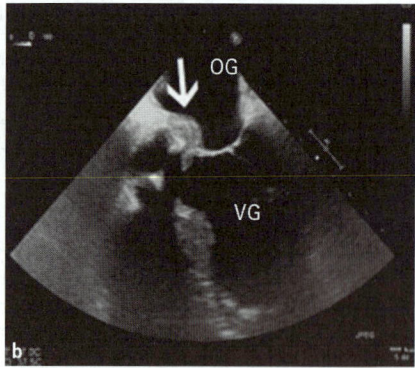 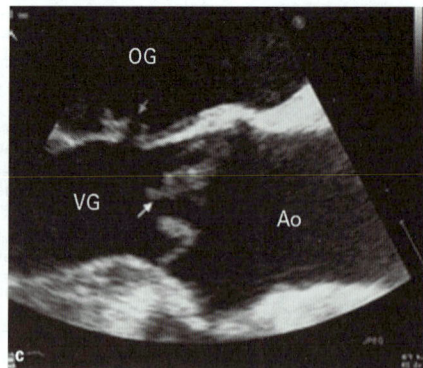

Figure S05-P03-C08-5 Apport de l'échocardiographie transœsophagienne dans l'endocardite infectieuse. **a)** Végétation mitrale (flèche). **b)** Abcès annulaire aortique (flèche). **c)** Végétation et destruction valvulaire aortique et perforation mitrale (flèche). Ao : aorte ; OG : oreillette gauche, VG : ventricule gauche.

doit être utilisée en première intention, car elle fournit l'information rapide et non invasive que le diagnostic est peu probable lorsqu'elle est négative chez des patients à faible suspicion. De plus, l'ETT est supérieure à l'échocardiographie transœsophagienne (ETO) pour détecter des abcès cardiaques antérieurs (contrairement aux abcès postérieurs) ainsi que pour l'évaluation du retentissement hémodynamique de la dysfonction valvulaire. En raison de sa grande sensibilité et de sa spécificité, l'ETO est recommandée en cas :

– d'ETT négative associée à une forte suspicion clinique,
– d'ETT de mauvaise qualité,
– de prothèses valvulaires ou dispositif intracardiaque,
– d'ETT positive (Figure S05-P03-C08-4) [26].

L'identification de végétations, d'abcès, de perforations valvulaires ou de nouvelles désinsertions prothétiques permettra de confirmer le diagnostic dans la plupart des cas (Figure S05-P03-C08-5). Le diagnostic peut être particulièrement difficile (faux négatifs) chez les patients avec des dispositifs intracardiaques, une prothèse valvulaire, d'importantes lésions valvulaires préexistantes, ou de formes sans végétation [31]. De plus, l'échocardiographie peut conduire à des diagnostics erronés d'endocardites (faux positifs), par exemple en présence d'un thrombus, d'un prolapsus, de tumeurs valvulaires (myxome ou fibro-élastome), de remaniements myxomateux, d'excroissances endocardiques de Lambl ou de *strands*. Les innovations conduites dans le domaine de l'imagerie des endocardites sont en train de résoudre les limites de l'échocardiographie. Ainsi la tomodensitométrie cardiaque, l'imagerie moléculaire et l'IRM ont trouvé leur place dans la stratégie diagnostique des endocardites infectieuses.

Autres modalités d'imagerie

Elles peuvent aider aux diagnostics difficiles, voire dans la décision thérapeutique. La tomodensitométrie propose une imagerie rapide du cœur et d'autres organes, identifiant ainsi les lésions cardiaques et les complications extracardiaques qui peuvent modifier la stratégie thérapeutique comme une embolie, un anévrisme infectieux, des hémorragies et des métastases septiques. En outre, elle fournit une évaluation anatomique du lit coronaire, important dans l'évaluation pré-opératoire. La tomodensitométrie semble utile dans en cas d'examens échographiques négatifs ou douteux, en particulier pour détecter certaines lésions périvalvulaires (abcès et pseudo-anévrysmes) passées inaperçues [18, 19]. Les produits de contraste iodés doivent toutefois être utilisés avec prudence chez les patients présentant une insuffisance rénale ou une instabilité hémodynamique en raison du risque de détérioration de la fonction rénale, notamment lors de la combinaison avec des antibiotiques néphrotoxiques. Des recommandations spécifiques sont nécessaires pour définir clairement les situations appropriées où le contraste doit être utilisé.

Bien que plusieurs cas cliniques rapportent que l'IRM est capable d'identifier les lésions valvulaires et périvalvulaires des endocardites, l'identification des complications cérébrales silencieuses semble être sa principale indication. Des travaux récents ont montrés que la réalisation systématique d'une IRM cérébrale à l'admission de patients suspects d'endocardite infectieuse permettait de détecter des lésions asymptomatiques dans plus de 50 % des cas, améliorant ainsi le rendement diagnostique (ajout d'un critère mineur) et la prise en charge thérapeutique [10, 16, 58].

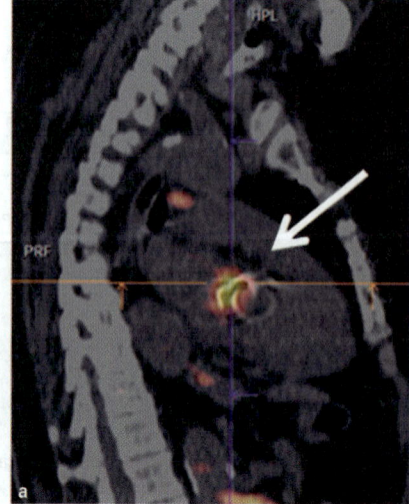 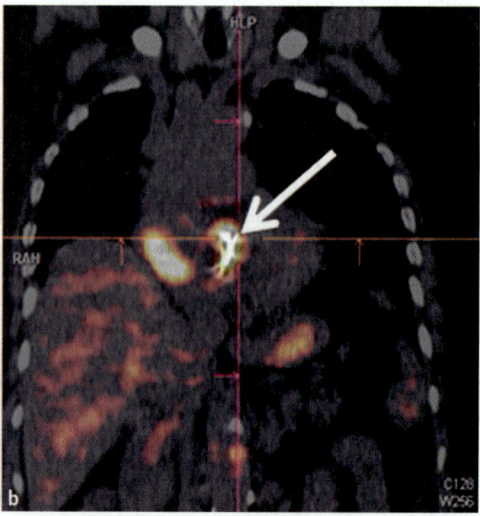

Figure S05-P03-C08-6 Fixation intense en TEP-TDM (**a** et **b**, flèche) chez un patient porteur d'une endocardite sur bioprothèse aortique.

Des résultats préliminaires prometteurs suggèrent l'intérêt de la TEP-TDM dans le diagnostic des endocardites sur sondes de stimulateurs/défibrillateurs [4, 56], mais surtout sur prothèses valvulaires (Figure S05-P03-C08-6) [53, 54]. Récemment, une étude a proposé d'ajouter la présence d'une hyperfixation prothétique et/ou périprothétique détectée par la TEP-TDM comme nouveau critère majeur de la classification de Duke pour le diagnostic d'endocardite sur prothèses valvulaires. En effet, la TEP-TDM permettrait de détecter plus précocement des infections prothétiques en cas d'échocardiographie négative [53]. Enfin, la scintigraphie aux leucocytes marqués est une autre modalité d'imagerie moléculaire dont la spécificité est supérieure à celle de la TEP-TDM au ^{18}F-fluorodésoxyglucose, mais avec une sensibilité moindre et un temps de réalisation plus long (*voir* Figure S05-P03-C08-4) [17].

Évaluation pronostique

La mortalité hospitalière des endocardites infectieuses est comprise entre 10 et 20 %, et la mortalité à 1 an de l'ordre de 30 % [5, 44, 55, 66, 67]. L'insuffisance cardiaque aiguë et les accidents vasculaires cérébraux représentent les deux principales causes de décès [72]. En raison de la gravité de la maladie, l'identification rapide des patients à haut risque de complications et décès offre la possibilité de changer le cours de la maladie et d'améliorer le pronostic en proposant une surveillance plus étroite (monitoring aux soins intensifs) et une thérapeutique plus agressive telle qu'une chirurgie valvulaire urgente. Cette stratification du risque prend en compte des paramètres cliniques, microbiologiques et échocardiographiques simples, qui pourront être intégrés dans des scores de risques [30, 33, 63]. Ce sont non seulement les données liées à la maladie qui doivent être prises en compte, mais également les caractéristiques du patient, notamment ses comorbidités, et enfin le risque opératoire (Tableau S05-P03-C08-IV) [71]. Dans chaque cas, le bénéfice global de la chirurgie doit être mis en balance avec le risque opératoire.

Après la période hospitalière et la fin du traitement antibiotique, les patients ayant présenté une endocardite infectieuse gardent un pronostic moins bon que celui de la population générale, surtout au cours de la première année. Cela est lié au risque de récidives infectieuses (8 % environ), d'insuffisance cardiaque due aux séquelles valvulaires de l'endocardite, et aux comorbidités du patient. Une surveillance rapprochée doit être envisagée, surtout au cours de l'année qui suit l'épisode d'endocardite [68].

Complications

L'insuffisance cardiaque, les atteintes périvalvulaires, et les embolies représentent les trois principales complications de l'endocardite infectieuse. Elles représentent également les trois principales indications chirurgicales [27].

Complications hémodynamiques

L'insuffisance cardiaque représente (40-60 % de cas) l'indication chirurgicale la plus fréquente dans l'endocardite infectieuse. Les recommandations européennes conseillent une chirurgie précoce dès que des signes d'insuffisance cardiaque apparaissent, en cas de régurgitation valvulaire sévère ou en cas de végétations obstructives [27]. L'insuffisance cardiaque est due aux délabrements valvulaires, responsables de fuites valvulaires aiguës et mal tolérées. Certains signes échocardiographiques tels que les lésions valvulaires destructrices étendues, les régurgitations massives, l'existence d'une fermeture mitrale prématurée, sont en faveur d'une chirurgie urgente. Plus rarement, l'insuffisance cardiaque est due à une obstruction valvulaire, surtout prothétique, ou à une complication coronarienne de l'endocardite infectieuse.

Complications infectieuses

La présence d'une atteinte périvalvulaire, incluant abcès, fistule, faux anévrysme, et perforation valvulaire, représente la deuxième principale indication chirurgicale dans l'endocardite infectieuse et nécessite habituellement un traitement chirurgical rapide [27]. De même, l'augmentation de la taille de la végétation sous traitement médical peut constituer une indication opératoire. L'échocardiographie, particulièrement transœsophagienne, joue un rôle majeur dans le diagnostic initial et la surveillance des lésions périvalvulaires.

Complications emboliques

Les embolies constituent une complication fréquente et grave (20 à 40 % des cas) de l'endocardite infectieuse et sont associées à une morbidité et une mortalité élevées [8, 13, 14, 29, 61, 74]. La prédiction du risque embolique est un enjeu majeur dans l'endocardite infectieuse, car elle peut conduire à proposer un traitement chirurgical précoce pour prévenir ce risque. Dans l'endocardite infectieuse, les embolies sont corrélées à la taille de la végétation, et surviennent préférentiellement dans les deux premières semaines suivant le diagnostic et le début du traitement [61].

Plusieurs facteurs ont été associés à un risque accru d'embolie. Nous avons récemment identifié six variables associées au risque embolique : l'âge, le diabète, la fibrillation atriale, les antécédents d'embolie, la longueur de la végétation et une infection staphylococcique, permettant de créer un calculateur de risque [8]. Parmi eux, la taille de la végétation est le marqueur pronostique le plus puissant. Une végétation de plus de 10 mm très mobile est associée à un risque embolique majoré [13], une végétation très volumineuse de plus de 15 mm est également un marqueur pronostique indépendant de mortalité à 1 an [67].

Tableau S05-P03-C08-IV Facteurs prédictifs de mauvais pronostic au cours des endocardites infectieuses.

Facteurs liés aux caractéristiques du patient
Âge
Diabète
Autres comorbidités
Prothèse valvulaire
Facteurs liés à l'endocardite
Insuffisance cardiaque
Accident vasculaire cérébral, confusion
Choc septique
Fièvre persistante > 7-10 jours
Végétation > 15 mm ou augmentant de taille
Complications périvalvulaires (abcès, pseudo-anévrysmes, fistules)
Bloc auriculoventriculaire récent
Régurgitation valvulaire sévère du cœur gauche, dysfonction prothétique sévère
Faible fraction d'éjection ventriculaire gauche
Élévation des pressions de remplissage ventriculaires gauches
Hypertension pulmonaire
S. aureus, agents fongiques
Insuffisance rénale aiguë
Facteurs de risque opératoire élevé
Choc pré-opératoire
Insuffisance cardiaque
Accident vasculaire cérébral pré-opératoire
Insuffisance rénale
Faible fraction d'éjection ventriculaire gauche
Prothèse valvulaire
Complications périvalvulaires
EuroSCORE élevé

Une étude randomisée récente a montré que la chirurgie précoce réduisait de façon significative le risque embolique par rapport au traitement conventionnel [34].

Les recommandations européennes [27] conseillent d'opérer pour prévenir une embolie dans les suites d'un accident embolique clinique ou silencieux avec végétation persistante supérieure à 10 mm, quand la présence d'une large végétation est associée à d'autres facteurs pronostiques péjoratifs connus (insuffisance cardiaque, infection persistante, abcès, endocardite prothétique) et en présence d'une végétation volumineuse isolée de plus de 15 mm, si une chirurgie réparatrice paraît envisageable.

Complications neurologiques

Les complications neurologiques au cours des endocardites infectieuses surviennent dans 60 à 80 % des cas et sont généralement liées à l'embolie d'un fragment de végétation [10, 16, 58]. Ces complications peuvent être des accidents vasculaires cérébraux ischémiques, des hémorragies cérébrales, des anévrysmes infectieux, des abcès cérébraux ou des méningites. Elles sont asymptomatiques (silencieuses) et uniquement décelées par une tomodensitométrie cérébrale ou une IRM dans presque 50 % des cas. *Staphylococcus aureus* est le germe le plus fréquemment impliqué [1, 24]. Le traitement des patients qui développent ces complications est difficile et leur prise en charge doit être multidisciplinaire, en incluant dans la discussion cardiologues, neurologues, spécialistes en maladies infectieuses, réanimateurs, chirurgiens cardiaques et neurochirurgiens. Après un premier événement neurologique, la majorité des patients ont une indication chirurgicale valvulaire. Le pronostic de ces patients est mauvais si celle-ci n'est pas réalisée [24, 65]. L'impact de la chirurgie valvulaire après une complication neurologique a fait l'objet de nombreuses études observationnelles. Dans les séries les plus récentes, le risque de détérioration neurologique postopératoire était faible (0 à 6 %), même lorsque la chirurgie avait été effectuée très tôt après l'apparition des premiers symptômes neurologiques [10, 65]. En fait, le risque de détérioration neurologique post-opératoire semble dépendre plus de la sévérité des complications vasculaires cérébrales que du délai au bout duquel est réalisée la chirurgie valvulaire. Elle peut être effectuée rapidement après une complication neurologique si une hémorragie cérébrale a été exclue par le scanner et si les lésions neurologiques ischémiques ne sont pas trop étendues. À l'inverse, en cas d'hémorragie intracrânienne, le pronostic neurologique est mauvais et la chirurgie doit être différée d'au moins 1 mois si possible [27].

La gestion des anévrismes infectieux intracrâniens en cas d'indication de chirurgie valvulaire reste délicate. Ils doivent être recherchés chez tous les patients présentant des symptômes neurologiques à l'aide de la tomodensitométrie, de l'IRM ou de l'angiographie conventionnelle. Les anévrismes rompus avec hémorragie sévère ont un très mauvais pronostic et doivent être traités par neurochirurgie ou thérapie endovasculaire avant la chirurgie cardiaque. En cas d'anévrysme non rompu, la chirurgie valvulaire peut être effectuée en premier en cas de défaillance hémodynamique, ou réalisée après un traitement endovasculaire ou chirurgical dans les autres cas [45].

Autres complications

Complications rénales

L'insuffisance rénale aiguë est une complication fréquente des endocardites infectieuses qui se produit dans environ 30 % cas [41]. Elle est associée à un pronostic plus péjoratif. La cause est souvent multifactorielle :
– glomérulonéphrite immunologique ;
– infarctus rénal ;
– hypodébit rénal en cas d'insuffisance cardiaque ou de sepsis sévère, ou après une chirurgie cardiaque ;
– toxicité des antibiotiques (néphrite interstitielle aiguë), notamment liée aux aminosides, à la vancomycine (toxicité synergique avec les aminosides), et même aux doses élevées de pénicilline ;
– néphrotoxicité des produits de contraste iodés utilisés à des fins d'imagerie.

L'hémodialyse peut être nécessaire chez certains patients, mais l'insuffisance rénale aiguë est souvent réversible. Pour éviter cette complication, les doses d'antibiotiques doivent être ajustées à la clairance de la créatinine et aux taux sériques (aminosides et à la vancomycine). Les procédures d'imagerie nécessitant l'administration d'agents de contraste néphrotoxiques doivent être évitées en cas d'insuffisance hémodynamique sévère ou d'insuffisance rénale.

Complications rhumatologiques

Des symptômes musculosquelettiques (arthralgies, myalgies, douleurs dorsales) sont fréquents au cours des endocardites infectieuses et des complications rhumatismales peuvent être les premières manifestations de la maladie. Une arthrite périphérique est observée dans environ 14 % des cas et une spondylodiscite dans 3 à 15 % des cas [25]. Dans une étude, une endocardite a été diagnostiquée chez 31 % des patients atteints de spondylodiscite à germes pyogènes [46]. Une IRM ou un scanner de la colonne vertébrale doivent être effectués chez les patients atteints d'endocardite infectieuse et souffrant de douleurs dorsales. Inversement, une échocardiographie doit être effectuée chez les patients souffrant de spondylodiscite et porteurs conditions cardiaques prédisposant à une endocardite. Une antibiothérapie prolongée est généralement nécessaire en cas de spondylodiscite confirmée [27].

Abcès spléniques

Bien que les embolies spléniques soient communes, les abcès spléniques sont rares. La fièvre et la bactériémie persistante ou récurrente évoquent le diagnostic, qui devra être confirmé par tomodensitométrie abdominale, IRM ou échographie. Le traitement consiste en une antibiothérapie appropriée et prolongée. La splénectomie peut être envisagée en cas de rupture splénique ou de volumineux abcès qui répond mal aux antibiotiques seuls. Elle doit être réalisée avant la chirurgie valvulaire, à moins que celle-ci ne soit urgente. Le drainage per cutané est une alternative pour les patients à haut risque chirurgical [27].

Myocardite et péricardite

Une myocardite peut compliquer une endocardite infectieuse, surtout en cas d'abcès. Elle peut alors se compliquer d'insuffisance cardiaque et de troubles du rythme ventriculaire. Une péricardite purulente complique parfois une endocardite, surtout à *S. aureus* avec abcès [27].

Formes cliniques

Endocardites infectieuses sur prothèse valvulaire

Les endocardites sur prothèse valvulaire (EPV) sont les formes les plus graves des endocardites infectieuses, touchant 3 à 6 % des patients porteurs de prothèses [77, 78], représentant une incidence annuelle de 0,1 à 2 % par an. Elles représentent 10 à 30 % des cas d'endocardite infectieuse, pouvant toucher aussi bien les bioprothèses que les prothèses mécaniques. On distingue les EPV précoces, survenant durant la première année postopératoire, et les EPV tardives, survenant au-delà. Les infections staphylococciques et fongiques sont plus fréquentes et les endocardites infectieuses streptococciques plus rares. Les staphylocoques, les levures, et les germes à Gram négatif sont les principales causes d'EPV précoce, alors que la microbiologie des EPV tardives est similaire à celle observée dans les endocardites infectieuses sur valves natives.

Le diagnostic des EPV est plus difficile que celui des endocardites infectieuses sur valves natives. La sensibilité de l'échocardiographie est plus faible dans les EPV, en raison des artefacts engendrés par la présence de la prothèse. Cela explique que les critères de Duke ont une plus faible sensibilité diagnostique dans les EPV que dans les endocardites infectieuses sur valves natives [28], et que des modifications de ces critères aient été proposées [37]. D'autres techniques d'imagerie (tomodensitométrie, TEP-TDM) sont très prometteuses pour l'évaluation des EPV [6].

Les EPV gardent un pronostic redoutable avec une mortalité de 30 à 80 % dans les formes précoces et de 20 à 40 % dans les formes tardives. Les EPV compliquées d'abcès et/ou d'insuffisance cardiaque et les EPV staphylococciques sont associées au pronostic le plus péjoratif et justifient une prise en charge agressive, c'est-à-dire si l'état général du patient et ses comorbidités le permettent, un traitement chirurgical précoce. Les autres indications chirurgicales sont identiques à celles des endocardites infectieuses sur valves natives [27]. Les EPV non compliquées peuvent être traitées initialement médicalement, sous réserve d'un suivi rapproché, car le risque de complications ultérieures est important dans les semaines ou mois qui suivent le traitement antibiotique initial

Endocardites infectieuses sur stimulateur et défibrillateur

Les endocardites infectieuses sur matériel intracardiaque implanté sont définies par une infection étendue à la surface de la sonde, les feuillets valvulaires et/ou la surface de l'endocarde auriculaire ou ventriculaire droit. Le mécanisme physiopathologique principal est la contamination locale par la flore bactériologique lors de l'implantation, bien que d'autres mécanismes soient possibles [11]. L'incidence des infections de sonde est plus élevée pour les défibrillateurs que pour les stimulateurs [59, 60, 73].

La présentation clinique des endocardites infectieuses sur matériel intracardiaque est souvent trompeuse, particulièrement chez les sujets âgés [35]. L'échocardiographie reste l'examen paraclinique clef, même si sa valeur est plus faible que dans les autres endocardites infectieuses [75]. Comme pour les endocardites infectieuses prothétiques, l'utilisation des critères de Duke s'applique mal au diagnostic des endocardites infectieuses sur stimulateurs, même si des modifications de ces critères, incluant les signes locaux et des signes d'embolie pulmonaire comme critères majeurs, ont été proposées [35]. Enfin, la TEP-TDM a également été proposée pour l'évaluation des endocardites infectieuses sur stimulateur, mais des études supplémentaires sont nécessaires avant de valider cette indication [9].

Le traitement des endocardites infectieuses sur stimulateurs et défibrillateurs est fondé sur l'extraction du matériel infecté et une double antibiothérapie prolongée [27]. Dans la majorité des cas, une extraction percutanée peut être réalisée, même en cas de végétation volumineuse [52]. Le choix du siège et du moment de la réimplantation est discuté au cas par cas et varie selon les centres [27]. La réimplantation immédiate et une stimulation temporaire sont en général déconseillées, bien que l'attitude sur ce point varie selon les centres.

Endocardites infectieuses du cœur droit

Les endocardites infectieuses du cœur droit représentent 5 à 10 % des EI [23, 80] et peuvent toucher des patients porteurs de cathéters de perfusion, de cardiopathies congénitales, mais s'observent surtout chez les toxicomanes, particulièrement chez les séropositifs pour le VIH. Les hypothèses physiopathologiques des endocardites infectieuses du cœur droit font intervenir l'injection de matériel infecté en raison de mauvaises conditions d'hygiène, de l'injection de substances contaminées, et d'une dysfonction immunitaire [27]. L'infection peut toucher la valve tricuspide, mais également la valve pulmonaire, la valvule d'Eustachi, et l'endocarde auriculaire ou ventriculaire droit. L'association à une endocardite infectieuse du cœur gauche est également fréquente. Le staphylocoque doré est le germe le plus fréquemment retrouvé.

Les endocardites infectieuses du cœur droit se manifestent généralement par de la fièvre et des embolies pulmonaires septiques mais, comme pour les endocardites sur stimulateur, le tableau clinique est fréquemment trompeur. L'ETT est en général plus performante que dans les endocardites infectieuses du cœur gauche, mais l'ETO reste nécessaire dans la majorité des cas.

Le pronostic des endocardites infectieuses du cœur droit est en général bon, avec une mortalité plus faible que les endocardites du cœur gauche [42], et un traitement chirurgical moins fréquemment nécessaire. Le traitement antibiotique peut être de courte durée (2 semaines), notamment dans les formes non compliquées survenant chez des patients peu immunodéprimés et répondant bien au traitement antibiotique. Dans tous les autres cas, un traitement standard de 4 à 6 semaines doit être prescrit. La chirurgie n'est recommandée qu'en cas d'insuffisance tricuspide sévère symptomatique, en cas de germes résistants, ou en cas de très volumineuse végétation de plus de 20 mm de longueur [27], même si cette dernière recommandation est contestée. Le traitement des patients toxicomanes est en général plus conservateur en raison du risque plus élevé de récidives dans cette population [38].

Traitement

Antibiothérapie

L'antibiothérapie précoce a bouleversé le pronostic de l'endocardite infectieuse. Avec la chirurgie précoce, elle constitue la deuxième arme thérapeutique majeure de l'endocardite infectieuse. Les grands principes de l'antibiothérapie dans l'endocardite infectieuse sont les suivants :
– le principe du traitement de l'endocardite infectieuse repose sur l'antibiothérapie parentérale prolongée complétée une fois sur deux par l'éradication chirurgicale des foyers infectieux ;
– le traitement antibiotique doit être bactéricide, et est constitué dans la majorité des cas par une double antibiothérapie ;
– l'antibiothérapie doit être prolongée (4 à 6 semaines), le plus souvent par voie intraveineuse, et double, la monothérapie n'étant acceptable qu'exceptionnellement dans certaines endocardites infectieuses streptococciques sur valves natives non compliquées ;
– l'antibiothérapie doit être plus prolongée (6 semaines) en cas d'endocardite compliquée ou sur prothèse valvulaire ;
– une antibiothérapie plus courte (2 semaines) peut être rarement proposée dans les endocardites streptococciques non compliquées sur valves natives [27] ;
– dans tous les cas, la durée du traitement est basée sur la date de début de l'antibiothérapie, indépendamment d'un éventuel traitement chirurgical. Un traitement prolongé peut être discuté en cas de foyer infectieux persistant ou de cultures des valves positives ;
– en cas d'endocardite infectieuse à hémocultures négatives, un traitement empirique doit être prescrit ;
– une prise en charge thérapeutique à domicile peut être acceptée en l'absence de complication à partir de la deuxième semaine de traitement en cas d'endocardite infectieuse non compliquée et sous stricte surveillance médicale et paramédicale dans un centre référent ;
– une consultation précoce avec un chirurgien est recommandée. Une prise en charge multidisciplinaire est fondamentale.

Les caractéristiques, posologies, et durée du traitement pour chaque catégorie d'endocardite infectieuse sont exposées en détail dans les recommandations de la Société européenne de cardiologie [27].

Indications chirurgicales

Le traitement de l'endocardite infectieuse reste fondé sur la combinaison d'une antibiothérapie adaptée et prolongée et d'un traitement chirurgical nécessaire dans environ la moitié des cas [71]. Les indications thérapeutiques et le choix du moment optimal de la chirurgie

Tableau S05-P03-C08-V Indications chirurgicales dans l'endocardite infectieuse (d'après les recommandations ESC 2015 [27]).

	Indications
Insuffisance cardiaque : indication hémodynamique	
Insuffisance valvulaire ou prothétique prothétique ou obstruction valvulaire ou prothétique sévère avec insuffisance cardiaque persistante malgré le traitement médical	Urgente
Insuffisance valvulaire ou prothétique ou obstruction valvulaire ou prothétique sévère avec œdème pulmonaire réfractaire ou choc cardiogénique	Très urgente
Infection non contrôlée : indication infectieuse	
Infection localement non contrôlée (abcès, faux anévrysme, fistule, végétation grossissant sous traitement)	Urgente
Infection persistante malgré un traitement antibiotique bien conduit et malgré le contrôle des foyers infectieux métastatiques	Urgente
Infection par un micro-organisme multirésistant	Urgente/élective
Endocardite prothétique à staphylocoque	Urgente/élective
Prévention des embolies : indication embolique	
Végétation > 10 mm après accident embolique clinique ou silencieux	Urgente
Végétation > 10 mm avec fuite ou sténose sévère et risque opératoire bas	Urgente
Végétation très volumineuse isolée > 30 mm	Urgente
Végétation très volumineuse (> 15 mm) et mobile, même en l'absence d'événements emboliques, surtout si une intervention conservatrice est envisageable	Urgente

restent fréquemment difficiles. Les principes du traitement chirurgical dans l'endocardite infectieuse sont les suivants :
– le traitement chirurgical consiste en l'excision de tous les tissus infectés ;
– les nouvelles recommandations de l'European Society of Cardiology (ESC) insistent à la fois sur les indications chirurgicales et sur le choix du meilleur moment pour la chirurgie. Les nouvelles recommandations définissent ainsi pour la première fois le *timing* optimal de la chirurgie. La tendance actuelle est en faveur d'une chirurgie plus précoce privilégiant la réparation valvulaire [27].
– les trois principales complications de l'endocardite infectieuse sont également les trois principales indications chirurgicales retenues par les nouvelles recommandations ESC 2009 : l'insuffisance cardiaque, l'infection non contrôlée, et les embolies systémiques. Ces indications sont résumées dans le tableau S05-P03-C08-V.
– même en l'absence d'indication chirurgicale immédiate évidente, une consultation précoce avec un chirurgien est recommandée. Une prise en charge multidisciplinaire est fondamentale ;
– les indications chirurgicales sont discutées au cas par cas, tenant compte des recommandations, mais également de l'état clinique et de l'âge du patient, ainsi que de ses comorbidités et du risque opératoire.

Prophylaxie et prévention

Les recommandations récemment publiées par la plupart des sociétés savantes ont profondément bouleversé nos habitudes et ont réduit l'importance de l'antibioprophylaxie pour insister sur la prépondérance du principe de prévention.

Les grands principes actuels de la prévention de l'endocardite infectieuse sont les suivants :
– le profil épidémiologique de l'endocardite infectieuse a changé, avec l'émergence de nouveaux facteurs prédisposants (matériels intracardiaques, lésions valvulaires dégénératives, toxicomanie) et surtout l'importante augmentation de la fréquence des endocardites nosocomiales, en rapport avec la multiplication des gestes invasifs à risque de bactériémie, représentant ainsi désormais jusqu'à 30 % de toutes les endocardites infectieuses. La majorité des endocardites infectieuses n'est plus d'origine dentaire actuellement ;
– il n'y a pas de preuve scientifique de l'efficacité ou de l'absence d'efficacité de la prophylaxie antibiotique, notamment lors de soins dentaires, les bactériémies à risque étant plus le fait d'un passage quotidien des bactéries de la cavité buccale dans le sang que de gestes buccodentaires invasifs occasionnels [40] ;
– les nouvelles recommandations proposent donc de réduire l'antibioprophylaxie aux situations les plus à risque d'endocardite et cela uniquement lors des procédures dentaires à risque, suivant ainsi la direction donnée en 2002 par les recommandations françaises [12] ;
– les patients les plus à risque sont les patients porteurs d'une prothèse valvulaire, d'un antécédent d'endocardite infectieuse, ou d'une cardiopathie congénitale non corrigée ;
– les gestes les plus à risque sont représentés par les gestes dentaires touchant les gencives ou la région péri-apicale dentaire ou accompagnés d'une perforation de la muqueuse buccale ;
– cela signifie que l'antibioprophylaxie n'est plus indiquée dans toutes les autres cardiopathies, y compris les valvulopathies les plus courantes (fuites ou sténoses aortiques ou mitrales, prolapsus mitral, bicuspidie aortique, etc.), et dans toutes les autres situations à risque, incluant les procédures gastro-entérologiques, génito-urinaires, ou dermatologiques ;
– les nouvelles recommandations européennes insistent sur le rôle majeur de la prévention, c'est-à-dire l'amélioration de l'hygiène dentaire et sur la nécessité de consulter régulièrement son dentiste lorsqu'on est porteur d'une cardiopathie à risque, ainsi que sur la prévention des endocardites nosocomiales. Le *piercing* et les tatouages doivent être évités chez les patients à risque.

Conclusion

De grands progrès ont été observés ces dernières années, tant dans le domaine du diagnostic, du traitement antibiotique que de la prise en charge chirurgicale. Une prise en charge multidisciplinaire dans des centres spécialisés dans l'endocardite infectieuse est fondamentale pour la prise en charge de cette pathologie dont la mortalité reste trop élevée.

Bibliographie

1. ANDERSON DJ, GOLDSTEIN LB, WILKINSON WE et al. Stroke location, characterization, severity, and outcome in mitral vs aortic valve endocarditis. Neurology 2003, 61 : 1341-1346.
2. BENITO N, MIRO JM, DE LAZZARI E et al. Health care-associated native valve endocarditis : importance of non-nosocomial acquisition. Ann Intern Med, 2009, 150 : 586-594.
3. BENOIT M, THUNY F, LE PRIOL Y et al. The transcriptional programme of human heart valves reveals the natural history of infective endocarditis. PLoS One, 2010, 5 : e8939.
4. BENSIMHON L, LAVERGNE T, HUGONNET F et al. Whole body [(18)F]fluorodeoxyglucose positron emission tomography imaging for the diagnosis of pacemaker or implantable cardioverter defibrillator infection : a preliminary prospective study. Clin Microbiol Infect, 2010, 17 : 836-844.
5. BOTELHO-NEVERS E, THUNY F, CASALTA JP et al. Dramatic reduction in infective endocarditis-related mortality with a management-based approach. Arch Intern Med, 2009, 169 : 1290-1298.

6. BRUUN NE, HABIB G, THUNY F, SOGAARD P. Cardiac imaging in infectious endocarditis. Eur Heart J, 2014, 35 : 624-632 ; erratum : Eur Heart J, 2014, 35 : 2334.
7. CABELL CH, JOLLIS JG, PETERSON GE et al. Changing patient characteristics and the effect on mortality in endocarditis. Arch Intern Med, 2002, 162 : 90-94.
8. CABELL CH, POND KK, PETERSON GE et al. The risk of stroke and death in patients with aortic and mitral valve endocarditis. Am Heart J 2001, 142 : 75-80.
9. CAUTELA J, ALESSANDRINI S, CAMMILLERI S et al. Diagnostic yield of FDG positron-emission tomography/computed tomography in patients with CEID infection : a pilot study. Europace , 2013, 15 : 252-257.
10. COOPER HA, THOMPSON EC, LAURENO R et al. Subclinical brain embolization in left-sided infective endocarditis : results from the evaluation by MRI of the brains of patients with left-sided intracardiac solid masses (EMBOLISM) pilot study. Circulation, 2009, 120 : 585-591.
11. DA COSTA A, LELIEVRE H, KIRKORIAN G et al. Role of the preaxillary flora in pacemaker infections : a prospective study. Circulation, 1998, 97 : 1791-1795.
12. DANCHIN N, DUVAL X, LEPORT C. Prophylaxis of infective endocarditis : French recommendations, 2002. Heart, 2005, 91 : 715-718.
13. DI SALVO G, HABIB G, PERGOLA V et al. Echocardiography predicts embolic events in infective endocarditis. J Am Coll Cardiol, 2001, 37 : 1069-1076.
14. DICKERMAN SA, ABRUTYN E, BARSIC B et al. The relationship between the initiation of antimicrobial therapy and the incidence of stroke in infective endocarditis : an analysis from the ICE prospective cohort study (ICE-PCS). Am Heart J, 2007, 154 : 1086-1094.
15. DURACK DT, LUKES AS, BRIGHT DK. New criteria for diagnosis of infective endocarditis : utilization of specific echocardiographic findings. Duke endocarditis service. Am J Med 1994, 96 : 200-209.
16. DUVAL X, IUNG B, KLEIN I et al. Effect of early cerebral magnetic resonance imaging on clinical decisions in infective endocarditis : a prospective study. Ann Intern Med, 2010, 152 : 497-504.
17. ERBA PA, CONTI U, LAZZERI E et al. Added value of ^{99m}Tc-HMPAO-labeled leukocyte SPECT/CT in the characterization and management of patients with infectious endocarditis. J Nucl Med, 2012, 53 : 1235-1243.
18. FAGMAN E, PERROTTA S, BECH-HANSSEN O et al. ECG-gated computed tomography : a new role for patients with suspected aortic prosthetic valve endocarditis. Eur Radiol, 2012, 22 : 2407-2414.
19. FEUCHTNER GM, STOLZMANN P, DICHTL W et al. Multislice computed tomography in infective endocarditis : comparison with transesophageal echocardiography and intraoperative findings. J Am Coll Cardiol, 2009, 53 : 436-444.
20. FORNER L, LARSEN T, KILIAN M, HOLMSTRUP P. Incidence of bacteremia after chewing, tooth brushing and scaling in individuals with periodontal inflammation. J Clin Periodontol, 2006, 33 : 401-407.
21. FOURNIER PE, THUNY F, RICHET H et al. Comprehensive diagnostic strategy for blood culture-negative endocarditis : a prospective study of 819 new cases. Clin Infect Dis, 2010, 51 : 131-140.
22. FOWLER VG JR, MIRO JM, HOEN B et al. Staphylococcus aureus endocarditis : a consequence of medical progress. JAMA, 2005, 293 : 3012-3021.
23. FRONTERA JA, GRADON JD. Right-side endocarditis in injection drug users : review of proposed mechanisms of pathogenesis. Clin Infect Dis, 2000, 30 : 374-379.
24. GARCIA-CABRERA E, FERNANDEZ-HIDALGO N, ALMIRANTE B et al. Neurological complications of infective endocarditis : risk factors, outcome, and impact of cardiac surgery : a multicenter observational study. Circulation, 2013, 127 : 2272-2284.
25. GONZALEZ-JUANATEY C, GONZALEZ-GAY MA, LLORCA J et al. Rheumatic manifestations of infective endocarditis in non-addicts. A 12-year study. Medicine (Baltimore), 2001, 80 : 9-19.
26. HABIB G, BADANO L, TRIBOUILLOY C et al. Recommendations for the practice of echocardiography in infective endocarditis. Eur J Echocardiogr, 2010, 11 : 202-219.
27. HABIB G, LANCELLOTTI P, ANTUNES MJ et al. 2015 ESC guidelines for the management of infective endocarditis : the task force for the management of infective endocarditis of the European Society of Cardiology. Eur Heart J, 2015, 36 : 3075-3128.
28. HABIB G, THUNY F, AVIERINOS JF. Prosthetic valve endocarditis : current approach and therapeutic options. Prog Cardiovasc Dis 2008, 50 : 274-281.
29. HABIB G. Embolic risk in subacute bacterial endocarditis. Role of transesophageal echocardiography. Curr Cardiol Rep, 2003, 5 : 129-136.
30. HASBUN R, VIKRAM HR, BARAKAT LA et al. Complicated left-sided native valve endocarditis in adults : risk classification for mortality. JAMA 2003, 289 : 1933-1940.
31. HILL EE, HERIJGERS P, CLAUS P et al. Abscess in infective endocarditis : the value of transesophageal echocardiography and outcome : a 5-year study. Am Heart J, 2007, 154 : 923-928.
32. HOEN B, ALLA F, SELTON-SUTY C et al. Changing profile of infective endocarditis : results of a 1-year survey in France. JAMA, 2002, 288 : 75-81.
33. HUBERT S, THUNY F, RESSEGUIER N et al. Prediction of symptomatic embolism in infective endocarditis : construction and validation of a risk calculator in a multicenter cohort. J Am Coll Cardiol, 2013, 62 : 1384-1392.
34. KANG DH, KIM YJ, KIM SH et al. Early surgery versus conventional treatment for infective endocarditis. N Engl J Med, 2012, 366 : 2466-2473.
35. KLUG D, LACROIX D, SAVOYE C et al. Systemic infection related to endocarditis on pacemaker leads : clinical presentation and management. Circulation, 1997, 95 : 2098-2107.
36. KUPFERWASSER LI, HAFNER G, MOHR-KAHALY S et al. The presence of infection-related antiphospholipid antibodies in infective endocarditis determines a major risk factor for embolic events. J Am Coll Cardiol, 1999, 33 : 1365-1371.
37. LAMAS CC, EYKYN SJ. Suggested modifications to the Duke criteria for the clinical diagnosis of native valve and prosthetic valve endocarditis : analysis of 118 pathologically proven cases. Clin Infect Dis, 1997, 25 : 713-719.
38. LEVINE DP, SOBEL JD. Infections in intravenous drug abusers. In : GL Mandell, RG Douglas, JE Bennett. Principles and practice of infectious diseases. New York, Churchill Livingstone, 1995 : 2696-2709.
39. LI JS, SEXTON DJ, MICK N et al. Proposed modifications to the Duke criteria for the diagnosis of infective endocarditis. Clin Infect Dis, 2000, 30 : 633-638.
40. LOCKHART PB. The risk for endocarditis in dental practice. Periodontol, 2000, 23 : 127-135
41. MAJUMDAR A, CHOWDHARY S, FERREIRA MA et al. Renal pathological findings in infective endocarditis. Nephrol Dial Transplant, 2000, 15 : 1782-1787.
42. MARTIN-DAVILA P, NAVAS E, FORTUN J et al. Analysis of mortality and risk factors associated with native valve endocarditis in drug users : the importance of vegetation size. Am Heart J, 2005, 150 : 1099-1106.
43. MILLION M, WALTER G, Bardin N et al. Immunoglobulin G anticardiolipin antibodies and progression to Q fever endocarditis. Clin Infect Dis, 2013, 57 : 57-64.
44. MURDOCH DR, COREY GR, HOEN B et al. Clinical presentation, etiology, and outcome of infective endocarditis in the 21st century : the international collaboration on endocarditis-prospective cohort study. Arch Intern Med, 2009, 169 : 463-473.
45. PETERS PJ, HARRISON T, LENNOX JL. A dangerous dilemma : management of infectious intracranial aneurysms complicating endocarditis. Lancet Infect Dis, 2006, 6 : 742-748.
46. PIGRAU C, ALMIRANTE B, FLORES X et al. Spontaneous pyogenic vertebral osteomyelitis and endocarditis : incidence, risk factors, and outcome. Am J Med, 2005, 118 : 1287.
47. QUE YA, HAEFLIGER JA, PIROTH L et al. Fibrinogen and fibronectin binding cooperate for valve infection and invasion in Staphylococcus aureus experimental endocarditis. J Exp Med, 2005, 201 : 1627-1635.
48. QUE YA, MOREILLON P. Infective endocarditis. Nat Rev Cardiol, 2011, 8 : 322-336.
49. RAOULT D, CASALTA JP, RICHET H et al. Contribution of systematic serological testing in diagnosis of infective endocarditis. J Clin Microbiol, 2005, 43 : 5238-5242.
50. RAOULT D. Chronic Q fever : expert opinion versus literature analysis and consensus. J Infect, 2012, 65 : 102-108.
51. ROVERY C, GREUB G, LEPIDI H et al. PCR detection of bacteria on cardiac valves of patients with treated bacterial endocarditis. J Clin Microbiol, 2005, 43 : 163-167.
52. RUTTMANN E, HANGLER HB, KILO J et al. Transvenous pacemaker lead removal is safe and effective even in large vegetations : an analysis of 53 cases of pacemaker lead endocarditis. Pacing Clin Electrophysiol, 2006, 29 : 231-236.
53. SABY L, LAAS O, HABIB G et al. Positron emission tomography/computed tomography for diagnosis of prosthetic valve endocarditis : increased valvular (18)F-fluorodeoxyglucose uptake as a novel major criterion. J Am Coll Cardiol, 2013, 61 : 2374-2382.
54. SABY L, LE DOLLEY Y, LAAS O et al. early diagnosis of abscess in aortic bioprosthetic valve by 18F-fluorodeoxyglucose positron emission tomography-computed tomography. Circulation, 2012, 126 : e217-e220.
55. SAN ROMAN JA, LOPEZ J, VILACOSTA I et al. Prognostic stratification of patients with left-sided endocarditis determined at admission. Am J Med, 2007, 120 : 369e1-369e7.
56. SARRAZIN JF, PHILIPPON F, TESSIER M et al. Usefulness of fluorine-18 positron emission tomography/computed tomography for identification of car-

diovascular implantable electronic device infections. J Am Coll Cardiol, 2012, 59 : 1616-1625.
57. Selton-Suty C, Celard M, Le Moing V et al. Preeminence of Staphylococcus aureus in infective endocarditis : a 1-year population-based survey. Clin Infect Dis, 2012, 54 : 1230-1239.
58. Snygg-Martin U, Gustafsson L, Rosengren L et al. Cerebrovascular complications in patients with left-sided infective endocarditis are common : a prospective study using magnetic resonance imaging and neurochemical brain damage markers. Clin Infect Dis 2008, 47 : 23-30.
59. Sohail MR, Uslan DZ, Khan AH et al. Infective endocarditis complicating permanent pacemaker and implantable cardioverter-defibrillator infection. Mayo Clin Proc, 2008, 83 : 46-53.
60. Sohail MR, Uslan DZ, Khan AH et al. Management and outcome of permanent pacemaker and implantable cardioverter-defibrillator infections. J Am Coll Cardiol, 2007, 49 : 1851-1859.
61. Steckelberg JM, Murphy JG, Ballard D et al. Emboli in infective endocarditis the prognostic value of echocardiography. Ann Intern Med, 1991, 114 : 635-640.
62. Sy RW, Chawantanpipat C, Richmond DR, Kritharides L. Development and validation of a time-dependent risk model for predicting mortality in infective endocarditis. Eur Heart J, 2011, 32 : 2016-2026.
63. Sy RW, Kritharides L. Health care exposure and age in infective endocarditis : results of a contemporary population-based profile of 1536 patients in Australia. Eur Heart J, 2010, 31 : 1890-1897.
64. Thuny F, Avierinos JF, Habib G. Changing patterns in epidemiological profiles and prevention strategies in infective endocarditis : from teeth to healthcare-related infection. Eur Heart J, 2010, 31 : 1826-1827.
65. Thuny F, Avierinos JF, Tribouilloy C et al. Impact of cerebrovascular complications on mortality and neurologic outcome during infective endocarditis : a prospective multicentre study. Eur Heart J, 2007, 28 : 1155-1161.
66. Thuny F, Botelho E, Casalta JP et al. Can we really achieve a 1-year mortality rate lower than 10% in patients with infective endocarditis ? In reply. Arch Intern Med, 2010, 170 : 211-212.
67. Thuny F, Di Salvo G, Belliard O et al. Risk of embolism and death in infective endocarditis : prognostic value of echocardiography : a prospective multicenter study. Circulation, 2005, 112 : 69-75.
68. Thuny F, Giorgi R, Habachi R et al. Excess mortality and morbidity in patients surviving infective endocarditis. Am Heart J, 2012, 164 : 94-101.
69. Thuny F, Grisoli D, Collart F et al. Management of infective endocarditis : challenges and perspectives. Lancet, 2012, 379 : 965-975.
70. Thuny F, Habib G, Le Dolley Y et al. Circulating matrix metalloproteinases in infective endocarditis : a possible marker of the embolic risk. PloS One, 2011, 6 : e18830.
71. Thuny F, Habib G. When should we operate on patients with acute infective endocarditis ? Heart, 2010, 96 : 892-897.
72. Thuny F, Hubert S, Tribouilloy C et al. Sudden death in patients with infective endocarditis : findings from a large cohort study. Int J Cardiol, 2013, 162 : 129-132.
73. Uslan DZ, Sohail MR, St. Sauver JL et al. Permanent pacemaker and implantable cardioverter defibrillator infection. Arch Intern Med, 2007, 167 : 669-675.
74. Vilacosta I, Graupner C, San Roman JA et al. Risk of embolization after institution of antibiotic therapy for infective endocarditis. J Am Coll Cardiol, 2002, 39 : 1489-1495.
75. Vilacosta I, Sarriá C, San Román JA et al. Usefulness of transesophageal echocardiography for diagnosis of infected transvenous permanent pacemakers. Circulation 1994, 89 : 2684-2687.
76. Von Reyn FC, Arbeit RD, Friedland GH, Crumpacker CS, 3rd. Criteria for the diagnosis of infective endocarditis. Clin Infect Dis, 1994, 19 : 368-370.
77. Vongpatanasin W, Hillis LD, Lange RA. Prosthetic heart valves. N Eng J Med, 1996, 335 : 407-416.
78. Wang A, Athan E, Pappas PA et al. Contemporary clinical profile and outcome of prosthetic valve endocarditis. JAMA, 2007, 297 : 1354-1361.
79. Widmer E, Que YA, Entenza JM, Moreillon P. New concepts in the pathophysiology of infective endocarditis. Curr Infect Dis Rep, 2006, 8 : 271-279.
80. Wilson LE, Thomas DL, Astemborski J et al. Prospective study of infective endocarditis among injection drug users. J Infect Dis, 2002, 185 : 1761-1766.
81. Zuily S, Regnault V, Selton-Suty C et al. Increased risk for heart valve disease associated with antiphospholipid antibodies in patients with systemic lupus erythematosus : meta-analysis of echocardiographic studies. Circulation, 2011, 124 : 215-224.

Toute référence à cet article doit porter la mention : Habib G, Salaun E, Thuny F. Endocardite infectieuse. In : L Guillevin, L Mouthon, H Lévesque. Traité de médecine, 5ᵉ éd. Paris, TdM Éditions, 2018-S05-P03-C08 : 1-11.

Chapitre S05-P03-C09
Cardiopathies congénitales

LAURENCE ISERIN ET SARAH COHEN

Les cardiopathies congénitales sont les plus fréquentes des malformations congénitales et concernent près de 1 % des naissances [8], soit pour la France environ 7 000 nouveau-nés par an. Grâce aux progrès considérables de la chirurgie cardiaque, 80 à 85 % des enfants nés avec une malformation cardiaque atteignent désormais l'adolescence et l'âge adulte. Les cardiopathies congénitales deviennent ainsi la première cause d'atteinte cardiaque chez le jeune adulte dans les pays occidentaux. Cette population continue à croître du fait de l'allongement de son espérance de vie. La diminution du taux de mortalité opératoire à moins de 5 % est également à l'origine de cette croissance. Ainsi, dans les prochaines décennies, un jeune adulte sur 150 aura une cardiopathie congénitale.

Certes, leur gravité est variable, et pour schématiser on les sépare en trois grands groupes (cardiopathies mineures, modérées ou sévères) (Tableau S05-P03-C09-I). Les paragraphes suivants ont été scindés suivant la classification anatomique et physiologique des cardiopathies mais, chez l'adulte, l'éventuelle réparation effectuée de la cardiopathie et les séquelles laissées par celle-ci déterminent le pronostic et donc les modalités du suivi. Ainsi la principale problématique des cardiopathies congénitales sont-elles les arythmies, le plus souvent atriales, liées principalement à des mécanismes cicatriciels. Leur tolérance médiocre est particulière chez ces patients [3]. Enfin, un petit nombre de patients, le plus souvent avec des cardiopathies complexes évolueront vers la défaillance cardiaque ; se pose alors le problème de la transplantation cardiaque, particulièrement délicate chez ces patients.

Alors que la majorité des patients suivis pour cardiopathies congénitales ont bénéficié de la chirurgie cardiaque, il reste un groupe de patients très différents les uns des autres qui n'ont pas été opérés et dont le devenir est fascinant.

En effet, les cardiopathies congénitales à l'âge adulte sont le témoin d'une évolution de forme et de fonction à différents niveaux :
– l'hypertrophie myocardique par un phénomène adaptatif sous un obstacle aortique ou pulmonaire peut elle-même entraîner une obstruction ;
– les calcifications valvulaires sur des valves anatomiquement anormales mais initialement fonctionnellement normales déterminent une symptomatologie tardive ;
– les dépôts fibreux et élastiques endocardiques constituent par exemple le support anatomique, évolutif, de la sténose sous-aortique ;
– la déstabilisation des valves auriculoventriculaires par une contrainte inhabituelle de pression ou de volume : valve tricuspide en position systémique dans les doubles discordances, valves auriculo-ventriculaire des cardiopathies univentriculaires. De même, les fuites mitrales sont excessivement rares chez l'enfant, mais les malformations mitrales rendent compte pour une bonne part des fuites mitrales de l'adulte jeune ;
– l'augmentation des résistances artériolaires pulmonaires diminue le shunt initialement gauche-droite, puis l'annule et enfin, l'inverse pour un shunt droite-gauche ;
– enfin, l'expression clinique de ces cardiopathies peut être modifiée par la présence de cardiopathies acquises telles la maladie coronaire, l'hypertension artérielle et par des désordres non circulatoires telle l'insuffisance respiratoire chronique. Ainsi, ce qui apparaissait comme un shunt gauche-droite bien toléré dans l'enfance, peut entraîner une insuffisance cardiaque à 50 ans ;
– l'endocardite enfin peut aggraver les patients. Ils nécessitent donc une éducation et une prévention, comme un patient valvulaire. Seuls

Tableau S05-P03-C09-I Suivi d'une cardiopathie congénitale à l'âge adulte en fonction de sa complexité (adapté de [9]).

Cardiopathies congénitales simples	Cardiopathies congénitales de complexité modérée	Cardiopathies congénitales complexes
Suivi dans un centre spécialisé non nécessaire	Suivi alterné avec un centre spécialisé nécessaire	Suivi exclusif dans un centre spécialisé
Cardiopathies natives – valvulopathie aortique isolée – valvulopathie mitrale isolée (excepté valve mitrale en parachute et fente mitrale) – petite CIA – petite CIV isolée – sténose pulmonaire légère Cardiopathies traitées – ligature (occlusion) du canal artériel persistant – CIA ostium secundum ou sinus venosus réparée sans séquelle – CIV réparée sans séquelle	Fistule entre l'aorte et le VG Retour veineux pulmonaire anormal (partiel ou total) Canal atrioventriculaire (partiel ou complet) Coarctation de l'aorte Maladie d'Ebstein Sténose infundibulaire significative Canal artériel persistant (non fermé) Insuffisance pulmonaire (modérée ou sévère) Sténose pulmonaire (modérée ou sévère) Anévrysme/fistule du sinus de Valsalva CIA type sinus venosus Sténose sous- et supraventriculaire aortique (sauf CMO) Tétralogie de Fallot CIV avec atrésie des valves, insuffisance aortique, coarctation de l'aorte, maladie mitrale, sténose infundibulaire, chevauchement des valves auriculoventriculaires, sténose sous-aortique	Présence de tubes valvés ou non valvés Cardiopathies cyanogènes (toutes) Ventricule droit à double issu Syndrome d'Eisenmenger Circulation de type Fontan Atrésie mitrale Ventricule unique Atrésie pulmonaire Transposition des gros vaisseaux Atrésie tricuspide Truncus arteriosus Autres anomalies de connexions ou de situs : cœur, ventricules superposés, isomérisme et hétérotaxie, inversion ventriculaire

CIA : communication interauriculaire ; CIV : communication interventriculaire ; CMO : cardiomyopathie obstructive ; VG : ventricule gauche.
(Modifié d'après Warnes CA, Williams RG, Bashore TM et al. ACC/AHA 2008 guidelines for the management of adults with congenital heart disease : a report of the American College of Cardiology/American Heart Association task force on practice guidelines. J Am Coll Cardiol, 2008, 52 : e1-e121.)

les patients listés dans le tableau S05-P03-C09-I ne nécessitent pas ces précautions ;

– enfin, même les patients ayant des cardiopathies des plus complexes atteignent maintenant l'âge adulte, si bien qu'un nombre croissant des jeunes femmes ayant une cardiopathie congénitale, avec parfois un parcours difficile, ont un fort désir de grossesse et il conviendra d'organiser la prise en charge de ces femmes tout au long de leur vie [6] (choix d'une contraception, anticipation des risques de la grossesse, modalités et lieu de prise en charge).

La nécessité d'une prise en charge spécialisée ne se discute plus de nos jours, à la fois sur le plan médical et chirurgical, compte tenu de la complexité des montages utilisés. Ainsi des unités spécialisées se sont créées à travers le monde, des recommandations ont été éditées ; elles précisent la prise en charge de ces patients et même le lieu de prise en charge souhaitable (suivi en cardiologie générale ou spécialisée) (*voir* Tableau S05-P03-C09-I) [2, 10]. Elles décrivent aussi les modalités souhaitables de la transition entre la prise en charge pédiatrique et la médecine d'adulte, car un des problèmes majeurs de ces patients est la sortie du système de soin lors de l'adolescence, avec un risque accru de morbi-mortalité [7, 10].

Shunts intracardiaques

Les shunts intracardiaques isolés sont le plus souvent, en début de vie tout du moins, des shunts gauche-droite.

Les différents types de shunt sont les suivants :

– les shunts dits prétricuspides : communications interauriculaires (CIA) et retour veineux pulmonaire anormal ;

– les shunts post-tricuspides : communications interventriculaires, canal atrioventriculaire, et canal artériel et fistules coronaires (abordées brièvement).

Le site du shunt détermine la symptomatologie et l'évolution de la cardiopathie à l'âge adulte.

Pour chaque cardiopathie, nous aborderons l'évolution naturelle de ces cardiopathies et l'évolution des patients opérés.

Communications interauriculaires

Cardiopathie native

Les CIA représentent 25 à 30 % des cardiopathies congénitales diagnostiquées à l'âge adulte, en raison de l'absence de symptômes jusqu'à un âge avancé et de signes physiques discrets.

Classification anatomique

Elles sont classifiées en fonction de leur localisation dans le septum interauriculaire :

– les CIA ostium secundum (75 % des CIA) sont situées au centre du septum interauriculaire et dans la région de la fosse ovale ;

– les CIA ostium primum (15 %) sont dans la partie basse de la cloison interauriculaire et sont toujours associées à une anomalie des valves auriculoventriculaire communément appelée fente mitrale, il s'agit alors d'un canal atrioventriculaire (CAV) partiel. Quand cette CIA s'associe à une CIV d'admission, elle s'intègre dans un CAV complet ;

– les CIA sinus venosus (10 %) se situent à l'orifice de la veine cave supérieure qui arrive à cheval sur la cloison interauriculaire haute, y est constamment associée un retour veineux pulmonaire anormale du poumon droit (en général supérieur). Ce défect est plus souvent méconnu car moins facile à diagnostiquer en échographie transthoracique.

Les autres défects sont beaucoup plus rares (défect de la partie inférieure situé proche de la veine cave inférieure, et alors souvent associé à un retour veineux pulmonaire anormal des veines pulmonaires inférieures droites) et les CIA dites du sinus coronaire où l'oreillette gauche communique avec l'oreillette droite via un sinus coronaire sans toit, appelées aussi *unroofed coronary sinus*, où l'oreillette gauche communique avec l'oreillette droite via le défect du sinus coronaire.

Prévalence

Il s'agit pour 70 % environ de femmes pour les ostium secundum, mais la proportion d'homme et de femmes est équivalente pour les sinus venosus et les ostium primum.

Facteurs génétiques

Le syndrome de Holt-Oram comporte fréquemment des CIA parfois multiples. Il associe des anomalies des mains et des défects intracardiaques.

Les CIA familiales sont une entité reconnue avec des mutations de type GATA4 et NKX2.5, et des mutations sur l'actine α, et la chaîne 6 lourde de la myosine. Dans ces familles, un dépistage familial à visée rythmique se justifie.

Elles sont associées à des troubles conductifs et des troubles du rythme, indépendant de l'histoire naturelle de la CIA, qui justifie leur suivi rythmologique tout au long de la vie. Les patients ayant une trisomie 21 ont plus fréquemment un canal artériel complet et rarement un canal atrioventriculaire partiel ou une CIA ostium secundum.

Physiopathologie

Le caractère asymptomatique des CIA jusqu'à 30 ou 40 ans est la règle. En cas de défaut large, la plupart des patients sont symptomatiques à partir de 50 ans : des troubles du rythme à type de flutter et de fibrillation auriculaire apparaissent, l'hypertension artérielle pulmonaire même modérée impose une surcharge de travail au ventricule droit, une insuffisance mitrale peut aussi survenir. La défaillance cardiaque droite clinique est souvent précipitée par les arythmies auriculaires. L'importance du shunt gauche-droite est déterminée par la taille de la CIA mais aussi par les pressions auriculaires gauche et droite. Ainsi, les pathologies acquises du cœur gauche comme une cardiopathie hypertrophique hypertensive, une cardiopathie ischémique ou une fuite mitrale (comme dans un canal atrioventriculaire partiel) peuvent majorer le shunt par élévation de la pression auriculaire gauche. De même, l'élévation physiologique de la pression de l'oreillette gauche avec l'âge majore le shunt.

Les shunts significatifs entraînent une dilatation importante des cavités droites (taille du ventricule droit égale à celle du ventricule gauche).

La survenue d'une HTAP dite fixée ou « irréversible » est rare (< 7 % des CIA ostium secundum), mais plus fréquente chez les femmes ; elle se développe rapidement chez l'adulte jeune et serait favorisée par les grossesses multiples. L'élévation des résistances pulmonaires conduit à une inversion du shunt et à une cyanose d'effort au début, puis de repos (*voir* « Cardiopathies cyanogènes »). Le mécanisme de cette HTAP est encore mal compris, mais il est probable qu'une fermeture d'un shunt significatif de façon précoce dans l'enfance prévient la survenue d'une HTAP à l'âge adulte pur un certain nombre de patients. À l'inverse, chez le sujet âgé, les pressions pulmonaires augmentent avec la persistance d'un shunt gauche-droite significatif. La présence d'une maladie pulmonaire comme une bronchopathie obstructive ou un emphysème rend plus fréquente la survenue de symptômes ou d'HTAP. Les petits shunts isolés de taille inférieure à 10 mm en règle chez l'adulte comportent seulement un risque mal évalué d'embolie paradoxale.

Présentation clinique et examens complémentaires

Longtemps asymptomatique, la présentation la plus fréquente comporte une dyspnée d'effort associée à des palpitations. La défaillance

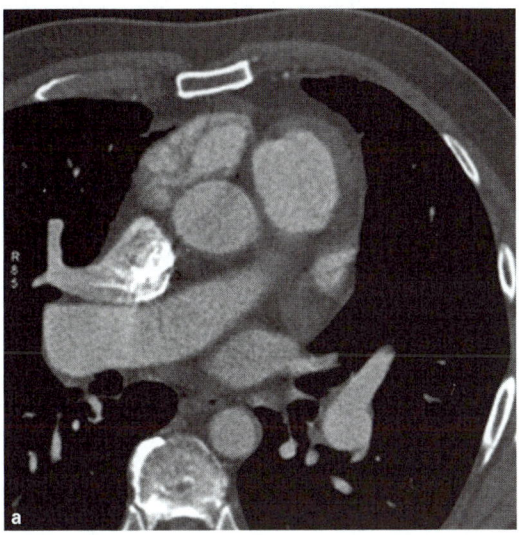 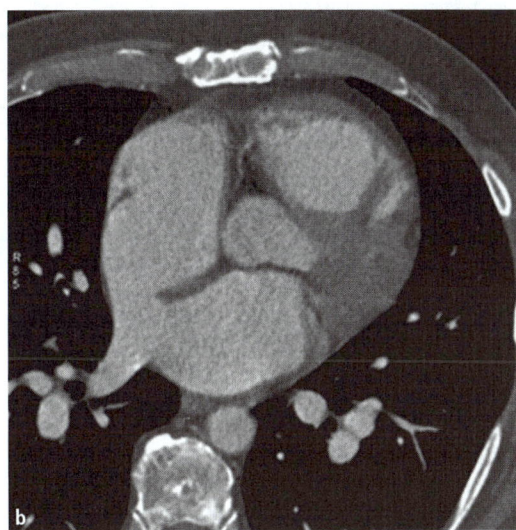

Figure S05-P03-C09-1 Tomodensitométrie d'une communication interauriculaire sinus venosus (**a** et **b**).

cardiaque droite est en général tardive, chez des patients plus âgés, précipitée par un flutter ou une arythmie cardiaque par fibrillation auriculaire, initialement paroxystique, puis permanente et associée à une importante dilatation de l'anneau avec insuffisance tricuspide conséquente. L'auscultation retrouve un souffle systolique de débit sur la voie pulmonaire (faible en raison de la dilatation progressive de l'anneau pulmonaire) et un dédoublement fixe du deuxième bruit :
– l'ECG montre presque toujours un bloc incomplet droit ;
– un BAV 1 ou une déviation axiale gauche évoquent un défect de type ostium primum ;
– la radiographie de thorax reste un élément important pour apprécier le débit pulmonaire et la raréfaction de la trame vasculaire périphérique évoque fortement une HTAP fixée ;
– l'échographie transthoracique peut faire le diagnostic complet de la CIA.

Le diagnostic de CIA doit être évoqué en échographie devant une dilatation des cavités droites. Elle est due à la surcharge volémique créée par le shunt gauche/droit auriculaire. La présence d'un défect du septum interauriculaire par voie sous-costale permet de porter le diagnostic. Il faut essayer de dégager un plan sagittal permettant de voir à la fois l'abouchement de la veine cave inférieure et supérieure, en particulier pour la CIA sinus venosus. Chez l'adulte, en particulier chez les patients obèses ou longilignes, cette incidence est difficile à obtenir, le diagnostic peut être porté en échographie transœsophagienne (ETO), en tomodensitométrie ou en IRM. L'ETO permet de mieux étudier la région de la fosse ovale, le rapport entre le septum interauriculaire et la veine cave supérieure, et de voir l'abouchement des veines pulmonaires à l'oreillette gauche. Elle permet d'étudier la taille de la CIA et ses berges dans l'optique d'une fermeture per cutanée.

L'estimation des pressions pulmonaires se fait sur la fuite tricuspide (qui surestime souvent la PAPs en raison d'un gradient de débit sur la voie pulmonaire) et sur la fuite pulmonaire. Le calcul du QP/QS est possible, mais entaché d'erreurs chez l'adulte en raison de la difficulté à mesurer l'anneau pulmonaire. L'échographie tridimensionnelle permet de mieux étudier la forme et les rapports anatomiques des CIA. Chez l'adulte âgé, l'attention doit être portée sur la fonction ventriculaire droite, la présence d'une IT significative et les pathologies gauches associées.

Quand l'ETO n'est pas possible ou n'a pas fait le diagnostic de CIA, ces deux techniques permettent de voir et mesurer les défects, mais surtout de préciser au mieux les connexions veineuses systémiques (Figure S05-P03-C09-1) ainsi que les retours veineux pulmonaires. Le cathétérisme diagnostique n'est réservé qu'aux cas avec HTAP pour mesurer précisément les résistances et leur réactivité à l'O_2 et au NO. Le cathétérisme est maintenant la technique de choix pour la fermeture percutanée dans les cas favorables.

Prise en charge

De nombreuses études montrent les bénéfices de la fermeture de la CIA. Ils sont dépendants de l'âge de la fermeture. La fermeture dans l'enfance avant l'âge de 25 ans prévient la surmortalité et la morbidité, en particulier les troubles du rythme et les accidents vasculaires cérébraux. Le remodelage cardiaque (diminution de la taille du ventricule droit et de l'oreillette droite) est précoce et perdure pendant la première année, ce remodelage est également relié à l'âge à la fermeture. Il est plus rapide en cas de fermeture percutanée. Chez l'adulte de plus de 40 ans, la fermeture de la CIA prévient la survenue d'une défaillance cardiaque et diminue la dyspnée, si bien qu'il se justifie de fermer les CIA avec shunt significatifs à tout âge. L'amélioration de la VO_2 de plus de 15 % a été démontrée (avec une récupération plus rapide en cas de procédure percutanée), concomitante d'une augmentation du débit cardiaque. Dans une étude contrôlée, la mortalité dans cette tranche d'âge n'est pas diminuée par la fermeture chirurgicale, mais la morbidité est diminuée (en particulier concernant la fréquence de pneumopathies récidivantes.)

La prévention des arythmies est, en revanche, difficile à prévenir chez les patient âgés (remodelage moins important, étirement au long cours des fibres atriales). Les troubles du rythme auriculaire font en effet partie de l'évolution naturelle de la CIA, auxquels s'ajoutent les troubles du rythme cicatriciels créés par la chirurgie. Ces arythmies expliquent le risque d'AVC chez les patients opérés tard.

La fermeture per cutanée est à l'origine de moins de troubles du rythme.

Tous ces éléments encouragent donc à une fermeture précoce des shunts atriaux, une fois le diagnostic posé.

Il existe toutefois des non-indications ou contre-indications à la fermeture :
– les petits shunts inférieurs à 10 mm sans dilatation significative des cavités droites. Une surveillance est toutefois nécessaire pour ces patients pour détecter une majoration du shunt des changements hémodynamiques ;
– les shunts avec HTAP dite fixée (c'est-à-dire quand les résistances vasculaires pulmonaires sont < 8 unités Wood × m^2, que le shunt est gauche-droite < 1,5 et qu'il n'y a pas de signe de réactivité vasculaire pulmonaire sous O_2 ou NO) [2]. Le risque est alors la défaillance du

ventricule droit (aiguë ou plus tardivement constituée, qui amène à une situation proche de celle de l'HTAP idiopathique) Cette HTAP des cardiopathies congénitales dite « à shunt fermé » est connue pour être de particulièrement mauvais pronostic.

Cas particuliers

Les patients ayant une dysfonction ventriculaire gauche systolique sévère ou une dysfonction ventriculaire gauche diastolique sont également à risque de défaillance gauche aiguë lors de la fermeture de CIA chirurgicale ou per cutanée (l'augmentation du débit cardiaque transitoire et la dépendance VG-VD peuvent entraîner un œdème aigu du poumon post-procédure, en général transitoire). Certains proposent un traitement diurétique préventif avant la procédure.

Les patientes ayant une communication interauriculaire non opérée tolèrent en général bien la grossesse [6]. Il existe un risque théorique d'embolie paradoxale. Les grossesses multiples augmenteraient la fréquence d'évolution vers une hypertension artérielle pulmonaire, ce qui est toutefois rare (moins de 10 % des CIA). Les CIA opérées ne posent en général pas de problème, mais les cicatrices de chirurgie exposent au risque très faible de trouble du rythme de novo pendant la grossesse. La seule contre-indication à la grossesse chez les patientes ayant une CIA est l'HTAP sévère.

Les troubles du rythme auriculaire avant la fermeture. Les troubles du rythme auriculaire font en effet partie de l'évolution naturelle de la CIA et sont largement liés à l'âge du patient. Une étude canadienne montre que les troubles du rythme permanents ne régresseront pas après la fermeture, mais on peut espérer une diminution des épisodes paroxystiques après la fermeture. Le traitement anticoagulant doit donc être poursuivi longtemps après la fermeture chez les patients âgés, car la principale cause de morbi-mortalité est l'accident vasculaire cérébral. Dans le cas de troubles du rythme permanents, une chirurgie rythmique a été proposée, mais la chirurgie droite seule n'a pas prouvé son efficacité (anomalie de l'oreillette droite associée en cas de trouble du rythme chronique).

La chirurgie rythmique, si elle est envisagée, devrait donc comporter un temps gauche chez les patients âgés. Ses indications sont encore mal précisées.

Traitement chirurgical ou interventionnel

La fermeture des CIA de type sinus venosus (jouxtant les veines caves et/ou les veines pulmonaires) et ostium primum (jouxtant les valves auriculoventriculaires) ne se conçoit que chirurgicalement et ne devrait être réalisée que par des chirurgiens spécialisés dans le traitement des cardiopathies congénitales. Les CIA ostium secundum sont en revanche majoritairement accessibles à une fermeture par cathétérisme interventionnel. C'est aujourd'hui la technique de choix dans l'occlusion de ce type de shunt. Actuellement, il est possible de fermer des CIA jusqu'à 38 mm de diamètre, voire un peu plus et environ 80 % à 90 % des CIA ostium secundum chez l'adulte sont accessibles à cette technique. Les principales limites sont la dimension totale du septum et la présence ou non de berges. Par exemple, les larges CIA présentant peu ou pas de berge postéro-inférieure (*low-septal defect*) ne sont pas accessibles à la fermeture percutanée en raison du risque d'embolisation de la prothèse [4].

Le cathétérisme interventionnel est généralement réalisé sous ETO. L'échocardiographie intracardiaque, introduite par voie fémorale ou voie jugulaire peut remplacer l'ETO. Enfin, certains opérateurs utilisent exclusivement l'échocardiographie transthoracique. Diverses prothèses existent mais la plus répandue est l'*Amplatzer septal occluder* (Figure S05-P03-C09-2). Le patient est habituellement surveillé pendant 24 heures avec contrôle échocardiographique et ECG le lendemain. Un traitement anti-agrégant comprenant au minimum de l'aspirine est prescrit et la prophylaxie oslérienne est recommandée pendant 6 mois, jusqu'à l'endothélialisation de la prothèse, et la prophylaxie oslérienne est recommandée durant ce délai. Les contrôles (examen clinique, échocardiographie et ECG) sont effectués à 1 semaine, 1 mois, 6 mois, puis tous les 1 à 3 ans environ. Les sports violents sont déconseillés pendant le premier mois suivant la procédure. Les complications précoces sont marquées par des déplacements de prothèse (très rares). Les complications tardives des prothèses sont très rares mais décrites même à quelques années de la mise en place (dans 1/1 000 cas), elles sont souvent révélées es pas des douleurs thoraciques en rapport avec un épanchement péricarde par érosion de l'oreillette ou de l'aorte par la prothèse.

Cardiopathie opérée : suivi au long cours des CIA opérées

Les complications sont donc essentiellement rythmiques pour les CIA ostium secundum. Ainsi la surveillance ECG et Holter est-elle fondamentale pour le patient opéré tard dans la vie.

Dans les CIA sinus venosus, les complications hémodynamiques (sténoses des veines pulmonaires ou de la veine cave supérieure) peuvent survenir à distance de la chirurgie. Dans les CIA ostium primum, c'est l'évolution de la valve mitrale qui est déterminante (insuffisance mitrale résiduelle), et il peut paraître à distance une sténose sous aortique justifiant leur suivi en centre spécialisé Dans le cas d'un shunt opéré avec une HTAP, la recherche d'une HTAP résiduelle ou évoluant pour son propre compte est fondamentale, car un traitement spécifique peut être proposé.

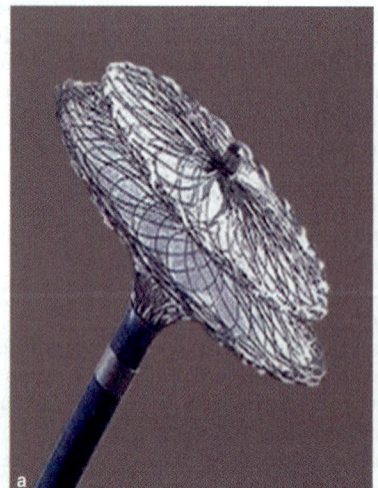 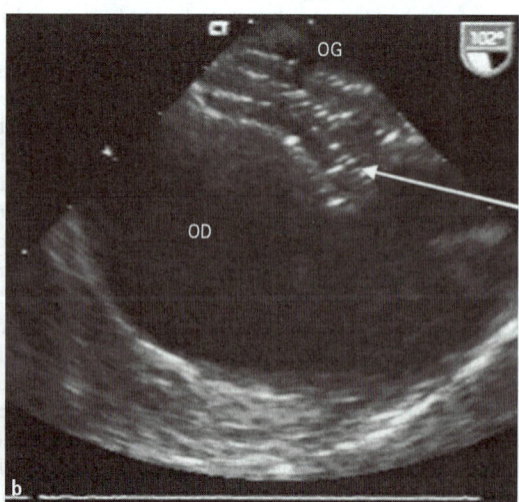

Figure S05-P03-C09-2 Prothèse d'Amplatz (**a**) et échographie d'une communication interauriculaire ostium secundum fermée par une prothèse d'Amplatz (**b**, flèche).

Au total, les shunts significatifs fermés tôt sont d'excellent pronostic. Même à un âge avancé, la fermeture de CIA doit être envisagée, les bénéfices en termes de prévention des complications sont authentifiés, mais les complications rythmiques et thrombo-emboliques peuvent persister.

Retours veineux pulmonaires anormaux

Cardiopathie native

Le retour veineux pulmonaire anormal (RVPA) total est exceptionnel chez l'adulte et est en général opéré dans l'enfance dans un tableau de défaillance cardiaque avec cyanose.

Les RVPA partiels sont souvent méconnus dans l'enfance, si bien que leur découverte se fait à l'âge adulte. Ils sont souvent associés à un shunt atrial.

Le RVPA partiel est retrouvé dans 0,4 à 0,7 % des cas dans les séries autopsiques. Parfois isolé, il est retrouvé chez 10 % des patientes d'une CIA.

Anatomie et physiopathologie

Les formes les plus fréquentes décrites sont les suivantes :
– une veine pulmonaire supérieure droite (et parfois la veine moyenne droite) s'abouche dans la veine cave supérieure ; cette forme est très souvent associée à une CIA haute supérieure où la veine cave supérieure chevauche le septum interauriculaire (CIA type sinus venosus) ;
– une veine pulmonaire supérieure gauche (et parfois la veine inférieure gauche) s'abouche à l'angle du tronc veineux innominé et de la veine jugulaire gauche ;
– une ou deux veines pulmonaires droites se jettent directement l'oreillette droite. Il existe souvent une large CIA ;
– la veine pulmonaire inférieure droite s'abouche dans la veine cave inférieure : cette anomalie s'inscrit le plus souvent dans le cadre du syndrome du cimeterre.

Dans cette situation, le poumon droit est souvent hypoplasique avec une petite artère pulmonaire droite, et il existe parfois un séquestre (partie du poumon non fonctionnelle dont la vascularisation est assurée par une artère systémique venant de l'aorte abdominale et pouvant être à l'origine d'une HTAP chez l'enfant).

Diagnostic et traitement

Le diagnostic peut se faire à l'échographie, mais il est difficile chez l'adulte, on suspecte un RVPA quand la taille de la CIA n'explique pas la dilatation importante des cavités droites. L'angioscanner ou l'angio-IRM confirmeront alors le diagnostic syndrome du cimeterre.

La majorité des patients étant asymptomatiques, ce syndrome est évoqué sur la radiographie pulmonaire qui montre l'aspect en cimeterre de la veine pulmonaire anormale, une hypoplasie pulmonaire droite et une dextroposition du cœur. L'échographie retrouve des signes de shunt et l'angioscanner ou l'angio-IRM confirme le diagnostic. Enfin, dans les rares cas de surcharge ventriculaire droite due au RVPA, la correction chirurgicale par tunnellisation de la veine anormale vers l'oreillette gauche peut être discutée, mais elle comporte un risque de thrombose du collecteur anastomosé qui peut être à l'origine d'une HTAP sévère. Enfin, des infections à répétition du parenchyme pulmonaire séquestré peuvent nécessiter une lobectomie. La physiologie et les symptômes sont les mêmes que dans une CIA ; en revanche, l'indication de fermeture doit se limiter au shunt significatif (QP/QS > 1,5), ne peut être que chirurgicale et doit faire appel à des chirurgiens aguerris aux cardiopathies congénitales. Pour les RVPA supérieurs droits ou dans l'oreillette droite, le traitement consiste à tunnelliser par un patch les veines pulmonaires vers l'oreillette gauche (parfois en créant une CIA). Pour les RVPA supérieurs gauches, la veine pulmonaire est anastomosée à l'auricule gauche.

Suivi des RVPA opérés

Le suivi des RVPA opérés dans l'enfance est similaire à celui des CIA avec une attention particulière pour la présence possible de shunts résiduels [1] (Figure S05-P03-C09-3) ou d'une sténose des veines pulmonaires (qui, même de façon unilatérale, peut être à l'origine d'une HTAP).

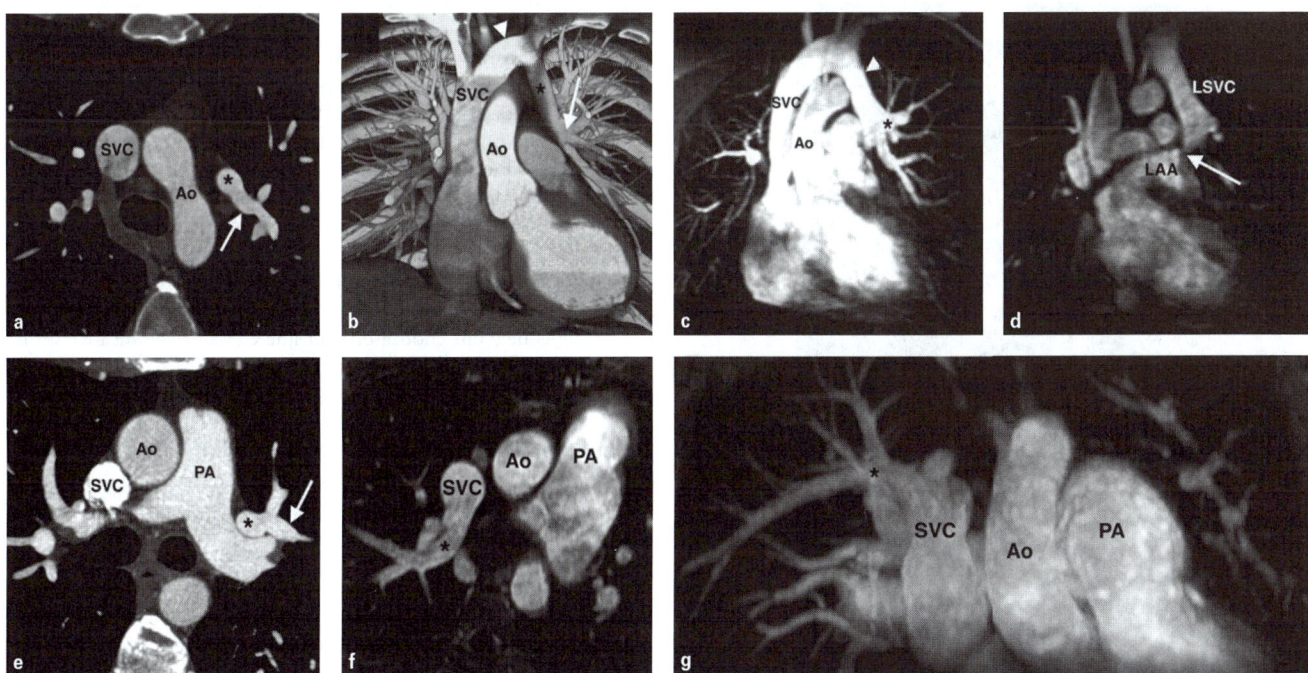

Figure S05-P03-C09-3 Différentes formes de retours veineux pulmonaires anormaux résiduels. En (**a-d**) dans un collecteur G (aussi appelé veine cave supérieure gauche [LSVC]) ; en (**e-g**), dans la veine cave supérieure (SVC) droite. Ao : aorte ; PA : artère pulmonaire.

Persistance du canal artériel

Cardiopathie native

Le canal artériel est une structure reliant l'aorte isthmique et l'artère pulmonaire gauche. Durant la vie fœtale, il sert à dériver la circulation artérielle pulmonaire non fonctionnelle vers l'aorte. Quand le canal reste ouvert au-delà des premiers jours de vie, il n'a pas de tendance à la fermeture spontanée.

La persistance du canal artériel peut, si le vaisseau est très large (par exemple, de plus de 8 mm), entraîner une HTAP dite fixée assez tôt dans la vie (dès quelques mois de vie). À l'âge adulte, si le diagnostic est méconnu, il est parfois difficile de faire le diagnostic de canal artériel perméable au stade d'Eisenmenger, un des signes évocateurs étant la saturation différentielle (désaturation très marquée aux membres inférieurs uniquement) (voir « Cardiopathies cyanogènes »).

Si le canal artériel est de calibre modeste, les patients sont asymptomatiques jusqu'à l'âge de 30 ans ou plus, mais une insuffisance cardiaque, souvent annoncée par une fibrillation auriculaire et associée à une insuffisance pulmonaire et à une dilatation de l'artère pulmonaire, peut finir par apparaître. Un vol coronaire est possible, puisque le shunt du canal artériel affecte systole et diastole.

Les canaux artériels de petite taille sont asymptomatiques et peuvent être découverts sur un souffle continu sous-claviculaire gauche. Leur fermeture est souhaitable en raison du risque d'endocardite, plutôt par cathétérisme interventionnel (Figure S05-P03-C09-4), car la chirurgie est difficile chez l'adulte en raison de parois ductales fragiles, voire calcifiées.

Cardiopathie traitée

La section suture du canal artériel pratiquée tôt dans l'enfance est pratiquement l'une des seules cardiopathies considérées comme guéries, car il n'y a pas de cicatrices intracardiaque ayant un potentiel arythmogène.

En revanche, la ligature simple du canal artériel peut se reperméabiliser et laisser un shunt résiduel.

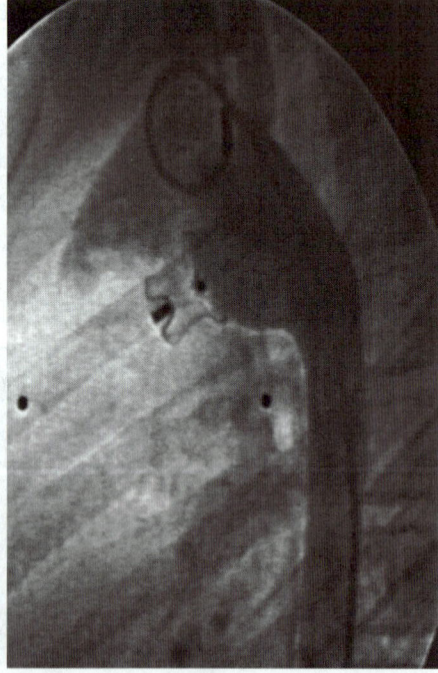

Figure S05-P03-C09-4 Canal artériel fermé par une prothèse dite *Amplatz duct occluder*.

Communication interventriculaire

Cardiopathie native

Anatomie et diagnostic

Les communications interventriculaires (CIV) sont rares chez l'adulte (0,3/1 000) et fréquentes chez l'enfant (3,0 à 3,5/1 000 naissances vivantes). En effet, les petites CIV diagnostiquées chez le nouveau-né ou chez le nourrisson ont tendance à se fermer spontanément et la plupart des CIV larges sont fermées chirurgicalement. Subsistent chez l'adulte les CIV larges inopérables du syndrome d'Eisenmenger et les petites CIV bien tolérées, ou maladie de Roger, et très rarement des CIV responsables d'un débit pulmonaire significatif à l'origine d'une dilatation du ventricule gauche.

Le diagnostic est porté en échographie bidimensionnelle couplée au Doppler. On distingue par ordre de fréquence les CIV périmembraneuses hautes, les CIV plus postérieures d'admission, les CIV musculaires (ou trabéculées) et les CIV infundibulaires sous-pulmonaires.

Elles sont responsables d'une dilatation du ventricule gauche et d'un hyperdébit pulmonaire avec élévation des pressions pulmonaires. Le shunt à travers la CIV résulte du gradient de pression entre les ventricules gauche et droit. Ce dernier sera d'autant plus véloce que le gradient est élevé et donc que les pressions pulmonaires sont basses. On parle alors de CIV restrictive (petit calibre). Le flux du shunt est recueilli en Doppler continu dans l'incidence parasternale grand axe et petit axe ; il est systolique et permet d'évaluer de façon indirecte la pression ventriculaire droite. Les pressions pulmonaires peuvent être calculées à partir du flux continu en Doppler continu de la fuite tricuspide ou de la fuite pulmonaire, à condition qu'il ne soit pas confondu avec le flux de la CIV (en particulier pour les CIV périmembraneuses pour la fuite tricuspide).

Il est important de rechercher des lésions associée à la CIV telles qu'une sténose de l'infundibulum pulmonaire (dans les CIV périmembraneuses), l'insuffisance aortique par prolapsus d'une cusp (CIV infundibulaire et périmembraneuse) justifiant une surveillance échographique annuelle, ou une membrane sous-aortique, qui peuvent faire indiquer une intervention chirurgicale. Certaines CIV de petit calibre peuvent évoluer spontanément vers la fermeture spontanée, même à l'âge adulte.

Les CIV larges avec hypertension pulmonaire laissées ouvertes évoluent dans plus de 50 % des cas vers un syndrome d'Eisenmenger (voir « Cardiopathies cyanogènes »). Les CIV avec gros shunt droite-gauche et défaillance cardiaque posent surtout problème dans la première année de vie. Ensuite, le pronostic des CIV suivies médicalement (en dehors des syndromes d'Eisenmenger) est excellent, mais la complication majeure est la survenue d'une insuffisance aortique (IA) dont la fréquence est estimée à environ 4/1 000 patients-années. Sa présence aggrave le risque d'endocardite. Le risque global d'endocardite est chiffré à 14,5 % pour 10 000 patients-années.

La survenue d'une endocardite sur une CIV non significative sur le plan hémodynamique doit faire discuter sa fermeture [7] (bien que la CIV ne fasse pas partie des groupes dits à haut risque d'endocardite et ne justifie actuellement plus l'antibioprophylaxie au moment des soins dentaires en particulier).

Rarement, un shunt du ventricule gauche à l'oreillette droite peut être à l'origine de fibrillation auriculaire et de défaillance cardiaque gauche.

Facteurs génétiques

Dans la plupart des cas, la CIV est isolée. Les anomalies chromosomiques les plus fréquentes associée aux CIV sont la trisomie 21, la microdélétion 22q11 (syndrome de DiGeorge) et le syndrome de Turner. Des formes familiales de défaut de septation sont aussi associées aux mutations des gènes *TBX5*, *GATA4* et N*KX2.5*.

Suivi de la cardiopathie traitée

Les patients opérés tôt dans la vie sont la plupart du temps guéris. Ils sont surveillés sur le plan rythmique (cicatrice atriale de la réparation, mais risque rythmique ventriculaire faible) et de la conduction de façon très espacée (des troubles conductifs comme un bloc auriculo-ventriculaire peuvent se révéler tardivement) [5]. À distance, peut rarement apparaître une sténose sous-aortique, surtout en cas de voie sous-aortique étroite, de bicuspide aortique ou coarctation. Une sténose médioventriculaire droite peut également se constituer.

Canal atrioventriculaire complet

Cardiopathie anatomie et évolution

Le canal atrioventriculaire complet (CAVC) se caractérise par une communication interauriculaire de type ostium primum, une valve auriculoventriculaire commune et une communication interventriculaire dans le septum d'admission. Il représente environ 3 % des malformations cardiaques. Il survient dans 1/5 000 naissances viables. Cette anomalie est présente autant chez l'homme que chez la femme et est fréquemment observée chez les patients ayant une trisomie 21 (60 %). Trois types de canal atrioventriculaire complet ont été définis (types A, B, C selon la classification de Rastelli) en fonction de la morphologie du feuillet supérieur de la valve atrioventriculaire commune. Cette pathologie provoque un shunt gauche-droite interauriculaire et interventriculaire plus au moins associé à une fuite de la valve auriculoventriculaire unique, entraînant ainsi une hyperpression dans le ventricule droit, une surcharge volumétrique et une hypertension pulmonaire. Cette pathologie devient symptomatique dans la petite enfance en raison de l'insuffisance cardiaque congestive et du retard de croissance. La physiopathologie est comparable à celle de la CIV large. La réparation de la malformation doit donc être faite tôt dans l'enfance avant l'évolution de la HTAP, car l'hypertension peut devenir irréversible dès l'âge de 6 mois, empêchant toute intervention chirurgicale.

Suivi de la cardiopathie opérée

Au cours de l'ère chirurgicale récente (quand les patients ont été opérés dans les années 1980 et au-delà), la mortalité en phase aiguë d'un canal atrioventriculaire partiel est de l'ordre de 0-6 %, mais elle est de l'ordre de 4 à 6 % s'il existe, en pré-opératoire, une fuite de la valve auriculoventriculaire. Pour les canaux atrioventriculaires complets sans complication, la mortalité est de l'ordre de 5 %, avec fuite de la valve auriculoventriculaire de l'ordre de 13 %.

Les complications au long cours sont :
– les ré-opérations pour une fuite mitrale. On sait qu'en ce qui concerne les canaux atrioventriculaires complets, le taux de ré-opération est de l'ordre de 10 % à 25 ans et un peu plus pour les canaux atrioventriculaires partiels (15 %). La répartition n'est pas la même puisque les canaux atrioventriculaires complets sont plus fréquents chez les enfants trisomiques et la forme anatomique des trisomiques est bien plus favorable que celle des enfants eusomiques. Les anomalies complexes et les anomalies associées modifient bien évidemment le pronostic de cette cardiopathie. Il s'agit le plus fréquemment du canal artériel, des tétralogies de Fallot, mais surtout des anomalies mitrales du type muscle papillaire unique ou valve en parachute (2 à 6 % des cas), double orifice mitral (8 à 14 % des cas). Dans les formes les plus sévères, il s'agit d'un équivalent de ventricule unique avec une valve auriculoventriculaire unique et une oreillette unique ;
– la sténose sous-aortique, rapportée avec une fréquence de 5 % au cours du suivi ;
– enfin, l'arythmie qui est la complication la plus fréquente. Il s'agit principalement de troubles du rythme auriculaires liés à la fois aux cicatrices créées sur les oreillettes, mais aussi à l'importance de la fuite mitrale résiduelle ;
– un bloc auriculoventriculaire complet, qui peut s'installer à distance de la cure complète.

Les patients opérés dans l'enfance doivent donc être surveillés tout au long de leur vie.

Fistules coronaires

Ces communications entre les artères coronaires et la cavité cardiaque se font le plus souvent entre n'importe quelle coronaire et se jettent, par ordre de fréquence, dans le ventricule droit, l'oreillette droite ou les artères pulmonaire et, moins souvent, vers la veine cave supérieure, le sinus coronaire ou l'oreillette gauche

Les résistances basses offertes par le drainage dérivent le sang qui aurait dû traverser le réseau capillaire myocardique, dilatant la cavité de drainage et les cavités suivantes, et sont parfois responsables d'un vol diastolique myocardique. Dans la plupart des cas, il s'agit de petites fistules qui peuvent s'occlure spontanément dans l'enfance et qui sont à surveiller cliniquement. Dans le cas de fistules importantes, les symptômes sont très fréquents après l'âge de 20 ans ; elles peuvent être à l'origine de défaillance cardiaque avec dilation du ventricule gauche, d'infarctus myocardique, plus rarement de HTAP, d'endocardite, voire de rupture.

Les fistules larges doivent être fermées, soit par la chirurgie qui peut permettre de contrôler la branche fistuleuse à la surface épicardique, ou par occlusion par cathétérisme. La faisabilité dépend de la morphologie de la fistule (zone de rétrécissement nécessaire pour emboliser la seule branche alimentant la fistule sans risque d'embolie). La fermeture de la fistule entraîne ensuite la régression de la dilatation du tronc coronaire.

Cardiopathies cyanogènes

La plupart des patients atteints de cardiopathies congénitales cyanogènes sont opérés dans l'enfance. Leur cyanose est donc supprimée, mais les patients ne sont pas toujours guéris.

Les plus communes sont la tétralogie de Fallot et la transposition des gros vaisseaux ; les cardiopathies univentriculaires sont souvent palliées par des interventions de type Fontan.

À l'opposé, certains patients ayant une cardiopathie congénitale cyanogène n'ont pas de « réparation complète » dans l'enfance ; nous détaillerons les complications de la cyanose en général et les problèmes particuliers du syndrome d'Eisenmenger

Cardiopathies opérables n'ayant plus de cyanose (le plus souvent)

Tétralogie de Fallot

Anatomie

La tétralogie de Fallot est la cardiopathie congénitale cyanogène la plus fréquente. Elle concerne 3,5 % des enfants nés avec une cardiopathie congénitale, soit un enfant sur 3 600 naissances vivantes et aujourd'hui, elle représente également la cardiopathie congénitale complexe la plus fréquente parmi les cardiopathies congénitales de l'adulte.

Étienne-Louis Arthur Fallot la décrit en 1888, il en retient quatre points cardinaux : une sténose sous-pulmonaire (fréquemment associée à une sténose valvulaire et supravalvulaire), une hypertrophie réactionnelle du ventricule droit, une communication interventriculaire (CIV)

de type conoventriculaire et une dextroposition de l'aorte (à cheval sur la CIV). Actuellement, on explique la cardiopathie par une anomalie de septation interventriculaire : la bascule antéro-supérieure partielle du septum conal (portion finalisant la septation des deux ventricules).

Génétique

L'anomalie chromosomique la plus fréquente associée est la microdélétion 22q11 (syndrome de DiGeorge) dans 15 % des cas. Le risque de récurrence de l'anomalie dans la descendance des patients ayant un syndrome de DiGeorge est de 50 %. En l'absence d'anomalie extracardiaque associée ou de microdélétion 22, le risque de récurrence d'une cardiopathie dans la descendance des patients ayant une tétralogie de Fallot est de l'ordre de 4 %.

Forme non opérée

Les formes natives de la cardiopathie à l'âge adulte sont exceptionnelles, car seuls 10 % des patients parviennent à l'âge adulte avec cette malformation s'ils n'ont pas été opérés. Le tableau clinique à l'âge adulte est marqué par une intolérance fonctionnelle majeure (dyspnée d'effort et parfois malaises), des complications de la cyanose (polyglobulie, risque d'abcès cérébraux, hypertrophie des deux ventricules) ; une collatéralité par des artères systémiques rend la réparation plus difficile que chez l'enfant.

Forme opérée

La plupart des patients adultes ayant une tératologie de Fallot ont donc été opérés dans l'enfance.

La première ère de la chirurgie cardiaque (sans circulation extracorporelle) a permis de sauver des vies en réalisant des anastomoses de Blalock-Taussig (1947), ou anastomoses systémico-pulmonaires, en connectant l'artère sous-clavière à l'artère pulmonaire. En 1954, l'avènement de la circulation extracorporelle a permis de réaliser la première réparation chirurgicale complète de cette cardiopathie, consistant en la fermeture de la CIV et la résection de la sténose sous-pulmonaire.

Lors de cette réparation chirurgicale complète, pour lever l'obstacle sous-pulmonaire, le chirurgien est souvent amené à mettre un patch d'élargissement sur la voie pulmonaire, traversant ou non l'anneau pulmonaire. Ce geste peut être accompagné d'une valvulotomie ou valvectomie si la valve pulmonaire est également dysplasique et par là même, créer une fuite pulmonaire. Actuellement, la cure chirurgicale complète permet un taux de survie à 40 ans d'au moins 90 %

Cependant, même si le taux de survie est excellent, les patients ne sont pas totalement guéris. Le taux de mort subite chez les patients opérés d'une tétralogie de Fallot est de 2 à 3 % par 10 ans. En effet, différents problèmes assaillent le ventricule droit après la réparation chirurgicale, le plus souvent à l'âge adulte ; aussi les recommandations préconisent-elles un suivi régulier dans un centre spécialisé par des cardiologues spécialisés [12].

La réparation chirurgicale d'une tétralogie de Fallot (patch transannulaire, anneau pulmonaire fendu…) provoque inévitablement une régurgitation pulmonaire, plus ou moins libre, qui entraîne progressivement une dilatation du ventricule droit, généralement asymptomatique durant des décennies. Si un facteur hémodynamique aggravant s'ajoute (sténose résiduelle sur la voie pulmonaire, anévrysme infundibulaire, CIV résiduelle ou trouble du rythme de type tachycardie atriale ou ventriculaire), les symptômes apparaissent plus tôt.

Généralement, quand les symptômes apparaissent (dyspnée, malaise, douleur thoracique), la dysfonction du ventricule droit est sévère, avec une dilatation majeure du ventricule et une fraction d'éjection ventriculaire droite (FEVD) nettement altérée. Cela survient habituellement 20 ans après la réparation chirurgicale.

La solution pour éviter cette fuite pulmonaire chronique et délétère à long terme est de revalver la voie pulmonaire. Le moment opportun pour la mise en place de cette valve est délicat à déterminer.

Techniques d'exploration

Échographie cardiaque

Elle permet une étude hémodynamique fiable et détecte les complications (voir plus loin) : présence d'une fuite ou d'un obstacle sur la voie droite, pression ventriculaire droite mesurée sur l'insuffisance tricuspide, estimation de la fonction ventriculaire droite, présence d'une CIV résiduelle et taille de l'aorte. Elle ne permet pas de bien voir les branches pulmonaires chez l'adulte.

IRM cardiaque

Actuellement, il s'agit de l'examen dit de référence pour estimer la taille du ventricule droit. Elle doit être réalisée dans des mains expérimentées : difficultés liées, d'une part, à la morphologie intrinsèque du ventricule droit qui compte de nombreuses trabéculations et muscles papillaires, rendant difficile la délimitation exacte de l'endocarde et, d'autre part, à l'existence d'un anévrysme de la voie pulmonaire patchée. Cet examen permet de mesurer le volume et la fonction du ventricule droit ainsi que la fraction de régurgitation de l'insuffisance pulmonaire (FRIP) [23]. L'injection de gadolinium peut également mettre en évidence des lésions de fibrose, qui sont des zones potentielles de réentrée et donc à risque d'arythmie ventriculaire.

Épreuve d'effort avec mesure de la consommation en oxygène

Cet examen peut aider à démasquer de façon plus subtile toute dysfonction débutante du ventricule droit. Elle donne une idée plus précise de la limitation fonctionnelle des patients qui, habitués à leur gêne, se déclarent comme asymptomatiques. Elle peut identifier les patients avec une insuffisance pulmonaire sévère et une dysfonction du ventricule droit de façon sensible et spécifique et donc prédire la morbidité et la nécessité d'hospitaliser un patient.

Complications

Troubles du rythme

Les plus fréquents sont les troubles du rythme atriaux, souvent un flutter atrial droit qui doit faire rechercher un problème hémodynamique sous-jacent.

Les troubles du rythme ventriculaires, tachycardie ventriculaire et mort subite, sont rares (2 % par décennie sur toute la population), mais le risque augmente avec l'âge du patient plus fréquent après 35 ans et les anomalies hémodynamique (dilatation et dysfonction du ventricule droit par une fuite pulmonaire importante, altération de la fonction ventriculaire gauche). Il faut donc dépister ces troubles du rythme en réalisant un Holter chez tous les sujets à haut risque ou cliniquement suspects (palpitations).

Apparition d'une insuffisance tricuspide

Lorsque le ventricule droit est sévèrement dilaté, il apparaît une fuite tricuspide, le plus souvent sur dilatation de l'anneau, qui participe elle aussi secondairement à la dilatation du ventricule droit. Elle peut aussi être liée à une restriction du feuillet septal de la tricuspide, par suture lors de la fermeture de la CIV.

Sténose résiduelle sur la voie d'éjection droite

L'existence d'une sténose sur la voie pulmonaire est commune et doit être recherchée, car elle entraîne une surcharge de pression sur un ventricule droit déjà soumis à une surcharge en volume. Cette sténose peut se situer à différents niveaux : au niveau de l'infundibulum, de la valve pulmonaire, du tronc pulmonaire ou des branches pulmonaires.

Communication interventriculaire résiduelle

Elle peut être secondaire à une déhiscence du patch ou à une malfaçon chirurgicale. Elle peut entraîner une surcharge du ventricule gauche.

Suivi du diamètre de l'aorte ascendante

Décrite comme une complication habituelle de la tétralogie de Fallot, la dilatation aortique peut se compliquer d'une insuffisance aortique et, exceptionnellement, d'une dissection aortique dans cette pathologie. Les seuils de remplacement de l'aorte ascendante sont beaucoup plus tardifs que dans une maladie annulo-ectasiante [12].

Dysfonction du ventricule gauche

Le mécanisme de cette dysfonction est complexe et peut s'expliquer par plusieurs mécanismes intriqués ou non : anomalie coronarienne, interaction entre les deux ventricules (ventricule gauche écrasé par le ventricule droit dilaté), désynchronisation ou encore secondaire à un trouble du rythme atrial. Elle se rencontre plus fréquemment chez les patients opérés tardivement (séquelle possible de l'hypoxémie chronique).

Indications et chronologie de la valvulation pulmonaire

Chez les patients asymptomatiques, la présence d'une fuite pulmonaire libre dilatant le ventricule droit et associée à un des critères décrits ci-dessus a permis de « standardiser » les indications de ré-intervention des tétralogies de Fallot réparées. Les recommandations européennes retiennent ces préconisations (toutes de niveau d'évidence C) [12] :
- le remplacement valvulaire aortique chez des patients avec une fuite aortique sévère, associée à des symptômes ou des signes d'insuffisance cardiaque gauche ;
- la fermeture de CIV en cas de CIV résiduelle avec surcharge significative du ventricule gauche ou si le patient doit subir une chirurgie de remplacement valvulaire pulmonaire ;
- le remplacement valvulaire pulmonaire chez des patients symptomatiques avec une fuite et/ou une sténose pulmonaire sévère (pression systolique ventriculaire droite > 60 mmHg, vélocité de l'insuffisance tricuspide > 3,5 m/s) ;
- le remplacement valvulaire pulmonaire doit être considéré chez des patients asymptomatiques avec une fuite et/ou sténose pulmonaire sévère quand au moins un des critères suivants est présent :
  – diminution objective de la tolérance à l'effort (épreuve d'effort),
  – dilatation progressive du VD (préconisent un volume télédiastolique (VDTD) inférieur entre 150 et 170 ml/m^2 et un volume télésystolique (VDTS) supérieur à 85 ml/m^2,
  – altération progressive de la fonction systolique du VD,
  – augmentation progressive de la régurgitation tricuspide (au moins modérée),
  – obstacle sur la voie d'éjection droite avec une pression systolique du VD supérieure à 80 mmHg (vélocité sur l'insuffisance tricuspide > 4,3 m/s),
  – arythmie atriale ou ventriculaire soutenue.

Le suivi des patients réopérés a montré que le remplacement valvulaire pulmonaire s'accompagnait d'une amélioration de la classification fonctionnelle selon la New York Heart Association (NYHA), d'une diminution du volume du ventricule droit (*remodeling*) et d'une sauvegarde de la fonction de celui-ci, sans toutefois l'améliorer [11]. Le remplacement valvulaire pulmonaire ne diminue pas, mais stabilise la durée du QRS.

Méthodes de revalvulation

Pour la revalvulation pulmonaire, deux options existent aujourd'hui :
– par voie chirurgicale (la plus fréquente), avec un taux de mortalité péri-opératoire assez faible (1 à 4 %) ; le problème étant la longévité de la valve dont on sait que les substrats bioprothétiques ont une durée de vie plus courte chez les sujets jeunes ;
– par voie endoluminale avec la mise en place d'une jugulaire de bœuf montée sur un stent (valve Melody®) et positionnée par dilatation d'un ballonnet. Cette technique est déjà réalisée depuis les années 2000, avec un très bon résultat et une mortalité nulle, mais elle reste limitée aux voies pulmonaires prothétiques non dilatées (maximum 22 mm), c'est-à-dire à une minorité des patients. L'incidence d'endocardite est faiblement mais significativement plus élevée que dans les bioprothèses, le risque étant surtout lié à une obstruction rapide de la valve à l'origine d'une défaillance cardiaque droite aiguë [19, 21].

L'une ou l'autre option sera choisie en fonction de la voie pulmonaire (native ou prothétique, dilatée ou non) et des lésions associées (voie chirurgicale si geste associé sur la valve tricuspide ou sur la voie aortique, voie endoluminale si sténose dilatable ou stentable sur la voie pulmonaire).

Prévention du risque rythmique

Le risque rythmologique individuel est difficile à évaluer. En effet, s'il existe un consensus bien établi sur l'utilisation d'un défibrillateur en prévention secondaire (après la survenue d'un trouble du rythme ventriculaire), il est encore difficile de déterminer quels patients doivent « bénéficier » d'un défibrillateur prophylactique.

Il n'y a pas non plus de consensus sur l'implantation prophylactique d'un défibrillateur ni sur la réalisation systématique d'une stimulation ventriculaire programmée pré-opératoire chez les patients devant avoir un remplacement valvulaire pulmonaire. On connaît cependant les facteurs de risque de trouble du rythme dans les tétralogies de Fallot : la survenu de TVNS, élévation de la pression télédiastolique du VG, la largeur du QRS supérieure à 180 ms [18].

Suivi des tétralogies de Fallot opérées

L'European Society of Cardiology (ESC) suggère la réalisation d'un suivi régulier dans un centre spécialisé en cardiologie congénitale adulte, de préférence annuel [12].

Le suivi systématique des patients opérés d'une tétralogie de Fallot peut être proposé comme suit :
– un premier bilan complet de départ à l'âge adulte, comprenant la réalisation d'une échographie cardiaque, d'un ECG, d'une IRM cardiaque et d'une épreuve d'effort avec mesure de la consommation en oxygène avec réalisation d'un Holter de rythme des 24 heures ;
– une surveillance plus ou moins espacée (au minimum une consultation par an) selon les résultats de base ou l'apparition de symptômes.

Au total, l'insuffisance pulmonaire acquise lors de la correction chirurgicale aggrave l'anomalie intrinsèque du ventricule droit dans la tétralogie de Fallot. En effet, cette fuite pulmonaire dilate progressivement le ventricule droit, jusqu'à un certain seuil où la dilatation est telle qu'elle entraîne une dysfonction du ventricule droit, une limitation à l'exercice, l'apparition de troubles du rythme ventriculaire et l'augmentation du risque de mort subite. Pour éviter ces complications fatales, il faut évaluer régulièrement les patients, dans un centre spécialisé, pour dépister précocement les signes avant-coureurs, afin de proposer un remplacement valvulaire pulmonaire dans les meilleurs délais, car quand les symptômes apparaissent, il est souvent trop tard et le remplacement valvulaire pulmonaire n'apporte pas le bénéfice attendu.

Transposition des gros vaisseaux

Transposition des gros vaisseaux opérée par switch atrial

La transposition des gros vaisseaux est une anomalie congénitale de connexion entre les ventricules et les gros vaisseaux : l'aorte naît du ventricule droit et l'artère pulmonaire naît du ventricule gauche.

Entre 1960 et 1980, la seule correction possible de cette cardiopathie étaient les interventions de Senning et Mustard, appelées également *switch* atrial. Leur principe est de créer des chenaux intra-atriaux qui dérivent le sang des veines caves au ventricule gauche qui est connecté à l'artère pulmonaire et dévient le sang des veines pulmonaires vers le ventricule droit et donc à l'aorte. Le ventricule droit est ainsi laissé en position sous-aortique. Ces interventions sont à l'origine de nombreuses complications, en particulier une complication rythmique atriale, elle-même entraînant ou étant très fortement liée à une dysfonction du ventricule droit dit systémique (car sous l'aorte) et à une fuite tricuspide par dilatation de l'anneau. Les études les plus récentes sur l'incidence de l'« insuffisance cardiaque » dans le ventricule droit systémique font état de 70 % de patients symptomatiques (classes II à IV de la NYHA) et de 61 % avec une dysfonction ventriculaire droite à 25 ans [14]. En cas de ventricule défaillant, la transplantation cardiaque reste l'issue la plus raisonnable, peu de traitement médicamenteux ayant fait leur preuve.

La surveillance de ces patients (échocardiographie transthoracique, Holter) doit être annuelle pour rechercher les complications suscitées. Le suivi doit être rigoureux, car la plupart des patients, asymptomatiques, se croient guéris et ne consultent pas spontanément. Les malaises, syncopes ou palpitations doivent faire consulter en urgence à la recherche d'un trouble du rythme auriculaire, qui revêt une gravité toute particulière du fait que le ventricule droit soit systémique. L'implantation prophylactique d'un défibrillateur n'a pas montré de bénéfice pour prévenir les événements graves, qui sont souvent liés à des troubles du rythme auriculaires mal tolérés (ECG) [11].

Transposition des gros vaisseaux opérée par switch artériel

Le *switch* artériel, pratiqué à partir des années 1980, est une réparation « anatomique » qui consiste à replacer l'aorte au-dessus du ventricule gauche et l'artère pulmonaire au-dessus du ventricule droit, puis à réimplanter les coronaires sur le néo-culot aortique. Cette procédure doit être effectuée avant que le ventricule gauche sous-pulmonaire soit « déconditionné » à la circulation systémique, c'est-à-dire tôt, habituellement dans la première semaine de vie. La mortalité initiale de cette opération est passée de 15 % à une mortalité opératoire de moins de 5 % actuellement [22]. Le recul de suivi des patients opérés par la technique de *switch* artériel est maintenant de 30 ans au maximum. La majorité de ces patients n'ont cependant pas plus de 30 ans. Leur état clinique est pour l'instant très rassurant, mais on peut s'attendre à la survenue de complications, essentiellement d'ordre coronarien, acquises lors de la croissance de l'aorte et des vaisseaux. La fuite aortique et la dilatation du néo-culot aortique doivent faire partie des items à surveiller, de même que l'état de la voie droite dont l'obstruction peut résulter d'un étirement des artères pulmonaires pour être connectées au ventricule droit [20]. Cependant, cela pose de moins en moins de problèmes en raison des modifications techniques. Un suivi annuel avec échocardiographie est recommandé auprès de cardiologues avec une expertise sur les cardiopathies congénitales de l'adulte [12].

Interventions de type Fontan ou dérivations cavopulmonaires

L'intervention de Fontan est une procédure palliative destinée aux patients pour qui une réparation à deux ventricules n'est pas possible, comme dans l'atrésie tricuspide, l'atrésie pulmonaire à septum interventriculaire intact ou d'autres types de ventricule unique. Le mélange de la circulation systémique et pulmonaire dans un seul ventricule est responsable d'une cyanose, et la sévérité de la cyanose dépend du débit pulmonaire. Ces cardiopathies sont certes rares, mais posent de réels problèmes cliniques. Ce type de correction a pour principe de connecter les veines caves directement aux artères pulmonaires sans passer par le ventricule sous-pulmonaire, c'est-à-dire sans l'aide du système « pompe » ventriculaire. Ces interventions ont pour avantage de supprimer la cyanose et la surcharge obligatoire des cardiopathies univentriculaires existant dans les autres interventions palliatives [15].

Les inconvénients sont cependant nombreux :
– les troubles du rythme supraventriculaires sont fréquents et mal tolérés. Ils entraînent une détérioration hémodynamique et sont responsables d'une importante morbi-mortalité. Il est donc essentiel de les traiter activement et de maintenir un rythme sinusal. Ils peuvent être traités par anti-arythmiques, par cardioversion ou par ablation par cathétérisme. Cette dernière option nécessite la persistance d'un accès à l'oreillette droite : il est donc important encore une fois de bien connaître le montage chirurgical. Un traitement anticoagulant est souhaitable bien avant la survenue de troubles du rythme ;
– la dysfonction sinusale et le bloc auriculoventriculaire peuvent nécessiter un stimulateur posé par voie épicardique (pas d'accès au cœur et risque de la présence d'une sonde dans le ventricule unique en lien direct avec la circulation cérébrale). La dysfonction du nœud sinusal est beaucoup plus fréquente. Il faut donc être prudent quant à l'utilisation des traitements bradycardisants ;
– le risque de thrombose : la stagnation du sang dans l'oreillette droite favorise la présence d'embolies ;
– la stase cave inférieure avec une hépatomégalie habituelle, voire une authentique cirrhose et, dans les cas graves, éventuellement une entéropathie exsudative. L'augmentation chronique des pressions veineuses systémiques et une diminution du débit cardiaque sont associées à une perte protéique majeure intestinale ;
– la dysfonction ventriculaire et l'insuffisance cardiaque. Dans certains cas, une transplantation cardiaque peut être envisagée, mais ce geste reste à haut risque de mortalité.

Il s'agit des patients les plus compliqués et qui justifient un suivi très rapproché dans un centre spécialisé pour prévenir et prendre en charge les nombreuses complications [12]. Leur évaluation nécessite un examen clinique avec prise de la saturation, un ECG, un bilan biologique (bilan hépatique, protéinémie, albuminémie, ionogramme sanguin et numération-formule sanguine), une échocardiographie pour vérifier la fonction du ventricule unique, rechercher des fuites des valves auriculoventriculaires, la présence de thrombus (dans l'oreillette droite), l'obstruction des veines pulmonaires laminées par l'oreillette droite dilatée, la taille de l'oreillette droite, un shunt droite-gauche et étudier le fonctionnement du montage Fontan ou de dérivation cavopulmonaire.

Cardiopathies laissées en situation de cyanose

La plupart des cardiopathies congénitales cyanogènes sont opérées dans l'enfance. Les plus communes sont la tétralogie de Fallot et la transposition des gros vaisseaux. Cependant, certaines cardiopathies congénitales sont laissées en situation de cyanose pour quatre raisons principales :
– une séparation des deux circulations est impossible car il manque l'un des deux ventricules (cardiopathies univentriculaires) ;
– la circulation pulmonaire est incomplète ou assurée, non pas par de vraies branches pulmonaires, mais par des branches collatérales venant de l'aorte descendante (c'est le cas des atrésies pulmonaires à septum ouvert où il est impossible au chirurgien de reconstituer une voie pulmonaire complète en continuité avec le ventricule droit) ;
– les résistances vasculaires pulmonaires sont trop élevées car un shunt gauche-droite laissé en place pendant trop longtemps, a donné lieu à une artériolite pulmonaire. Les résistances artériolaires pulmonaires s'élevant au-delà des résistances systémiques, le shunt s'inverse (devient droite-gauche) alors à l'origine de la cyanose. C'est le syndrome d'Eisenmenger. La fermeture du shunt entraînerait un décès précoce par hyperpression ventriculaire droite suprasystémique ;
– rarement, on a laissé évoluer une cyanose (souvent alors modeste), par exemple sur une maladie d'Ebstein ;
– certaines cardiopathies « curables » sont laissées en situation de cyanose par refus du patient ou de la famille.

Les caractéristiques communes aux cyanogènes cardiopathies congénitales sont liées aux conséquences de la cyanose. Ainsi la tolérance fonctionnelle dépend-elle du niveau de désaturation de repos et d'effort, mais aussi de la fonction des ventricules.

La désaturation artérielle en oxygène entraîne une certaine limitation fonctionnelle de ces patients, mais certains peuvent mener une vie sédentaire acceptable en adaptant leur activité à leur capacité (même avec des saturations artérielles en O$_2$ de 80 % au repos) [12]. Cependant, certaines complications sont à redouter, en rapport avec l'évolution naturelle des patients ou secondaires à des accidents iatrogènes. Certaines complications sont communes à toutes les cardiopathies cyanogènes, d'autres sont spécifiques (en particulier celles du syndrome d'Eisenmenger)

Complications de la cyanose et des shunts droite-gauche

Polyglobulie et troubles de l'hémostase

La *polyglobulie* est une réaction « salutaire » vis-à-vis de la cyanose destinée à améliorer le transport d'oxygène chez ces patients. Aussi est-il important de respecter un certain degré de polyglobulie ou de traiter une éventuelle anémie par carence martiale. De temps en temps (rarement), cette polyglobulie est dite « décompensée » et dépasse les niveaux souhaités au-delà desquels le risque thrombotique existe, et pour lesquels l'hématose est menacée en raison d'une hyperviscosité majeure. Les valeurs seuils de l'hématocrite au-delà desquelles on doit entreprendre le traitement de cette polyglobulie est généralement autour de 65 % (les symptômes d'hyperviscosité apparaissent en général à partir de 70 % d'hématocrite). Cette polyglobulie doit être respectée car elle favorise le transport de l'oxygène. Les saignées doivent être évitées au maximum en cas de symptôme d'hyperviscosité, et en l'absence de carence martiale. Si on décide de pratiquer des saignées, elles doivent être de petit volume (300 à 400 cc) et ne pas être trop rapprochées (espacées de 3 à 6 mois). En effet, une déplétion sanguine trop importante peut induire une microcytose, qui aggrave l'hyperviscosité (les globules rouges de petite taille sont peu déformables) et donc favorise la survenue d'accidents thrombo-emboliques. Les saignées doivent être associées à un remplissage vasculaire de même volume par des macromolécules ou du sérum physiologique. Les tentatives de traitement par freinage de la production de globules rouges par Hydréa® (hydroxyurée) peuvent donner de bons résultats en des mains expérimentées. Son utilisation est parfois limitée en raison de l'apparition d'une thrombopénie. Il permet d'espacer les saignées. La décision de traitement doit reposer non seulement sur les chiffres d'hématocrite, après s'être assuré que les patients ne sont pas déshydratés, mais surtout sur la présence de symptômes (tels que des vertiges, des paresthésies, un flou visuel et des céphalées).

De façon habituelle existe une *thrombopénie*, le plus souvent supérieure à 100 000 plaquettes de mécanisme mixte (consommation périphérique et baisse de la production médullaire). Une augmentation des plaquettes suit en général les saignées. L'*hyperuricémie* est fréquente et peut entraîner (chez les hommes le plus souvent) des crises de goutte, voire une lithiase urique, ce qui justifie un traitement au long cours par allopurinol. La lithiase vésiculaire est également plus fréquente que dans la population générale.

L'*hyperviscosité* est augmentée par la déshydratation et, à ce titre, la prescription de diurétique apparaît comme dangereuse.

Les *troubles de l'hémostase* sont fréquents dans cette situation. L'étude de l'hémostase doit tenir compte du degré de polyglobulie. En effet, on constate un abaissement du taux de prothrombine, artefactuel chez les patients polyglobuliques, en rapport avec une quantité de citrate inadaptée au volume de plasma contenu dans le tube par rapport au volume globulaire. Une correction doit être effectuée par le laboratoire. De plus, des déficits en prothrombine, facteurs V et IX sont décrits dans ces situations et toute intervention chirurgicale doit être précédée d'un bilan d'hémostase détaillé.

Ces patients sont donc à risque de thrombose via la polyglobulie, mais aussi à risques hémorragiques en rapport avec la thrombopénie, la thrombopathie et les déficits en facteurs de coagulation éventuels, ajoutés au risque propre d'hémoptysie de certaines cardiopathies (syndrome d'Eisenmenger, atrésies pulmonaires).

Aussi l'utilisation des antivitamines K doit-elle être prudente et justifiée (troubles du rythme auriculaire, antécédent d'accident vasculaire cérébral ischémique). L'utilisation d'aspirine à petites doses est recommandée par certains auteurs, mais il n'existe pas d'étude comparative authentifiant leur bénéfice.

Accidents vasculaires cérébraux

Le facteur de risque majeur d'AVC, outre la fibrillation auriculaire, est l'existence d'une microcytose, d'où le danger d'une carence martiale induite par les saignées trop rapprochées.

Abcès cérébraux

L'absence de filtre pulmonaire autorise le passage des bactéries dans la circulation systémique. Leur survenue serait précédée par l'existence de petits foyers ischémiques cérébraux. Ils peuvent être torpides, marqués par des céphalées avec de la fièvre ou même par une hyperpyrexie isolée. Aussi doit-on au moindre doute pratiquer chez ces patients une tomodensitométrie cérébrale devant une fièvre isolée, des symptômes neurologiques insolites ou même une altération inexpliquée de l'état général. Leur traitement est évidemment urgent, basé sur une antibiothérapie et rarement le drainage.

Fonction rénale

Elle est souvent subnormale, mais l'utilisation de médicaments néphrotoxiques peut provoquer une insuffisance rénale aiguë (anti-inflammatoires non stéroïdiens en particulier, produits iodés). Depuis longtemps une atteinte glomérulaire est décrite avec des lésions anatomo-pathologiques comportant des gros glomérules, pouvant entraîner un authentique syndrome néphrotique.

Fonction ventriculaire

L'hypoxémie au long cours peut altérer le myocarde, avec une hypertrophie ventriculaire importante en cas de cyanose marquée, et le développement d'une fibrose myocardique, qui peut maintenant être authentifiée par les techniques dites de rehaussement tardif à l'IRM. La fonction systolique ventriculaire est cependant longtemps conservée dans les atrésies pulmonaires à septum ouvert et les syndromes d'Eisenmenger. Les cardiopathies univentriculaires, elles, évoluent plus facilement vers une défaillance du ventricule unique qui a travaillé pendant longtemps avec une surcharge diastolique obligatoire (surtout en cas de fuite de ou des valves auriculoventriculaires).

Endocardites d'Osler

Les cardiopathies cyanogènes sont considérées comme un groupe à haut risque d'endocardite, elles justifient une prévention de l'endocardite d'Osler. L'endocardite peut se faire sur les valves, mais aussi sur le matériel prothétique parfois mis en place (anastomose systémicopulmonaire). Le diagnostic en est difficile. Signalons que, chez les adolescents cyanosés, l'acné représente une réelle porte d'entrée infectieuse. Enfin, toujours dans la population jeune, tatouages et piercing sont contre-indiqués.

Mode de vie, grossesse et contraception

Les voyages en avion ne posent pas de problème particulier, si ce n'est le maintien d'une bonne hydratation. Enfin, le séjour en altitude ne pose théoriquement pas de problème au-dessous de 1 500 m, le séjour prolongé au-delà risquant de majorer la polyglobulie.

La grossesse est possible en l'absence d'hypertension artérielle pulmonaire pour une cardiopathie cyanogène si la cyanose n'est pas trop prononcée (saturation supérieure à 85 %) et si la polyglobulie n'est pas trop marquée. Elle s'accompagnera d'une majoration de la cyanose en raison de la vasodilatation artérielle, le risque est alors pour le fœtus essentiellement celui de fausse couche spontanée si la cyanose est importante, ou de petit poids de naissance si la grossesse est menée à terme. La récurrence de cardiopathie congénitale chez l'enfant est située entre 4 et 5 %. Pour la femme, il existe un risque d'accidents thrombo-emboliques et de déstabilisation de la fonction ventriculaire surtout dans les cardiopathies univentriculaires.

La contraception se heurte a deux problèmes : le risque thrombo-embolique contre-indique une pilule œstroprogestative classique, le stérilet comporte un risque infectieux. Aussi la contraception est-elle orientée le plus souvent vers les macroprogestatifs (type Lutenyl® ou Lutéran®) ou les implants sous-cutanés ; les microprogestatifs ont, quant à eux, une efficacité plus limitée.

Problème particulier du syndrome d'Eisenmenger

Définitions

Décrit en 1897 par Victor Eisenmenger, il a été défini plus précisément en 1958 par Paul Wood. Le modèle de description est une large communication interventriculaire (CIV) non opérée qui entraîne une élévation des résistances artériolaires pulmonaires et des pressions pulmonaires, déterminant alors une inversion du shunt qui devient bidirectionnel, puis droite-gauche. Le syndrome d'Eisenmenger peut être induit par d'autres shunts qui font communiquer les deux circulations, comme le canal artériel, le tronc artériel, les fenêtres aortopulmonaires et les cardiopathies plus complexes comme les ventricules dits uniques sans protection pulmonaire. Cette « situation » peut être également iatrogène dans le cas de shunt créé chirurgicalement (pour pallier une cardiopathie cyanogène). Ce n'est que dans moins de 10 % des cas que les communications interauriculaires (CIA) induisent une réaction d'Eisenmenger. Actuellement, les progrès en cardiologie pédiatrique et en chirurgie permettent de détecter et de traiter tôt les shunts gauche-droite. Les patients ayant un syndrome d'Eisenmenger sont donc principalement des adultes nés il y a trop longtemps pour bénéficier de ces techniques ou n'ayant pas eu un diagnostic précoce.

HTAP des cardiopathies congénitales

L'hypertension artérielle pulmonaire (HTAP) est une complication fréquente des cardiopathies congénitales dont le pronostic, même s'il est meilleur que celui des HTAP idiopathiques, reste sombre et d'évolution imprévisible (médiane de survie réduite de 20 ans par rapport à la population générale. Dans le registre français de l'HTAP, l'HTAP associée aux cardiopathies congénitales représentait 11,3 % des cas recensés mais est certainement sous-estimée [16].

L'HTAP associée à une cardiopathie congénitale peut être la conséquence :
– d'un obstacle au retour veineux pulmonaire ; l'HTAP est dite post-capillaire et généralement réversible après levée chirurgicale de l'obstacle ;
– d'un hyperdébit pulmonaire en rapport avec un shunt entre la circulation systémique et pulmonaire. Les lésions artériolaires pulmonaires dues aux forces de cisaillement engendrées par ce shunt sont rapidement évolutives et aboutissent à des lésions histologiques irréversibles similaires à celles observées au cours de l'HTAP idiopathique (hypertrophie médiale, fibrose intimale réduisant ou obstruant la lumière vasculaire, thrombose in situ). Les résistances vasculaires pulmonaires augmentent, puis deviennent suprasystémiques entraînant une inversion du shunt qui devient droite-gauche, définissant le syndrome d'Eisenmenger.

Le rythme auquel progresse l'HTAP dépend du type de malformation à son origine. Un shunt entre aorte et artère pulmonaire (tronc artériel commun, canal artériel, fenêtre aortopulmonaire) égalisant les pressions en systole et en diastole entre l'artère pulmonaire et l'aorte pourra évoluer en quelques semaines ou quelques mois vers la constitution d'une HTAP dite fixée, alors que l'HTAP peut se fixer en 6 mois à 1 an pour les communications interventriculaires larges et bien plus tardivement (plusieurs dizaines d'années) pour les shunts dits prétricuspides (CIA et retour veineux pulmonaire anormal, par exemple). Les enfants trisomiques ayant le plus souvent un canal atrioventriculaire complet évoluent plus vite vers l'HTAP fixée.

Tableau clinique et histoire naturelle

Chaque shunt gauche-droite entraîne une symptomatologie particulière, mais s'il évolue vers le développement d'un syndrome d'Eisenmenger, le tableau clinique devient commun à tous les shunts. Ainsi, dans les premiers mois de vie, le shunt gauche-droite est à l'origine d'une surcharge vasculaire pulmonaire et de difficultés d'alimentation chez le nourrisson avec une stagnation staturopondérale. Des infections bronchopulmonaires à répétitions liées à la compression des bronches par les artères pulmonaires dilatées sont habituelles. C'est à ce moment, en général, que la décision de fermeture du shunt est prise si le diagnostic est fait. Quand la maladie artériolaire progresse, les signes de congestion cardiaque s'amendent, car l'élévation des résistances pulmonaires n'autorise plus un shunt gauche-droite important. Sans opération, les résistances continuent de s'élever jusqu'à obtenir un shunt bidirectionnel, puis inversé. Les patients ont alors une dyspnée d'effort, une cyanose, un hippocratisme digital, une polyglobulie secondaire à l'hypoxémie, et des complications spécifiques. Une fermeture du shunt n'est plus envisageable à ce stade car le ventricule droit ne pourrait pas « pousser » contre des résistances suprasystémiques, le shunt lui sert de « soupape », au prix d'une cyanose.

Les autres signes cliniques sont un click éjectionnel pulmonaire, suivi par un court souffle systolique et un B2 palpable avec éventuellement un souffle d'insuffisance pulmonaire et des signes de fuite tricuspide. Une désaturation prédominant aux membres inférieurs est évocatrice d'un canal artériel avec HTAP. Les œdèmes des membres inférieurs n'apparaissent que très tardivement (en cas de défaillance du ventricule droit). La désaturation est intéressante à chiffrer à l'aide d'un saturomètre, mais la mesure des gaz du sang artériels est le plus souvent inutile.

Explorations nécessaires

La radiographie de thorax est initialement en faveur d'une surcharge vasculaire pulmonaire, puis la trame périphérique vasculaire se raréfie et les artères pulmonaires proximales se dilatent. Le rapport cardiothoracique est habituellement normal, sauf en cas de CIA où le ventricule droit est dilaté. L'échographie cardiaque révèle la lésion initiale (aisément quand il s'agit d'une large CIV, très difficilement pour un canal artériel). L'échographie permet de mesurer la pression artérielle pulmonaire systolique et parfois diastolique. Elle permet aussi d'évaluer la fonction ventriculaire droite.

La tolérance fonctionnelle est évaluée par le test de marche de 6 minutes. Il est parfois surprenant de constater une saturation de base abaissée (< 80 %), une désaturation parfois profonde à la marche et une distance parcourue peu altérée.

Le cathétérisme cardiaque est à haut risque chez les patients déjà au stade d'inversion du shunt et doit être réalisé en milieu spécialisé. Il n'a d'intérêt que pour les patients chez qui se pose le problème d'une éventuelle correction chirurgicale du shunt (avant le stade de syndrome d'Eisenmenger) ou pour modifier le traitement médical. Les mesures hémodynamiques peuvent être réalisées à l'état basal et sous vasodilatateurs pulmonaires (O_2 et NO). La mesure du débit cardiaque doit être réalisée par la méthode de Fick [débit cardiaque = $VO_2/(CaO_2 - CvO_2)$, où VO_2 représente la consommation en O_2, CaO_2 et CvO_2 représentent les différences de contenu en O_2 des sangs artériel et veineux mêlés], en raison du shunt intracardiaque qui rend les mesures par thermodilution ininterprétables.

Pronostic

Le pronostic est meilleur pour les patients ayant un syndrome d'Eisenmenger comparé à celui des HTAP idiopathiques. La cause de l'HTAP est, dans certaines séries, un facteur pronostic. Les CIA ont une évolution plus rapide et une histoire naturelle s'apparentant à celle des HTAP idiopathiques. Les patients ayant un ventricule unique ont une espérance de vie plus courte. La présence de signes d'insuffisance cardiaque droite dus à la dysfonction du ventricule droit représente un tournant évolutif de la maladie et doit faire discuter la transplantation cardiopulmonaire. Le pourcentage de survie à 40, 50, et 60 ans d'âge est de 94, 74, et 52 %, respectivement, avec des extrêmes jusqu'à 69 ans. Les causes de décès des patients sont le plus souvent la mort subite (par trouble du rythme ventriculaire ou auriculaire rapide), les hémoptysies, et plus rarement, la défaillance cardiaque, les abcès cérébraux, les accidents thrombo-emboliques et les complications de la grossesse ou de chirurgie non cardiaque). Les facteurs pronostiques essentiels identifiés sont la désaturation de repos importante (saturation < 85 %), la survenue de syncope, les pressions droites auriculaires élevées, mais aussi les signes de défaillance cardiaque et les antécédents d'arythmies cliniques.

Grossesse et contraception

La grossesse est formellement contre-indiquée en raison du risque vital pour la femme qui peut avoisiner 35 % de décès pendant la grossesse et pendant le péripartum [13]. Initialement, une majoration de la cyanose apparaît en raison de la vasodilatation artérielle qui peut se compliquer de fausse couche spontanée ou de petit poids de naissance. La récurrence de cardiopathie congénitale chez l'enfant est dépendante de la cardiopathie maternelle. Le vrai problème est l'aggravation de la maladie vasculaire pulmonaire avec risque d'hémoptysie foudroyante ou de syncope pendant la grossesse, le travail et durant tout le mois du post-partum. Une contraception efficace apparaît donc impérative, mais se heurte à deux problèmes : le risque thrombo-embolique contre-indique une pilule œstroprogestative classique et le stérilet comporte un risque infectieux. Aussi une contraception macroprogestative (Lutényl® ou Lutéran®) est-elle le plus souvent prescrite. La pose d'implant sous-cutané est également une alternative. La contraception mécanique définitive par les voies naturelles « méthode Essur » peut être également proposée.

Traitement chirurgical

Au stade de syndrome d'Eisenmenger, la fermeture du shunt n'est pas possible. La seule chirurgie possible est la transplantation cœur-poumon ou poumon seul avec réparation du défect. La survie après transplantation, une fois passée le premier mois post-opératoire, est similaire à celle des patients opérés pour une cardiopathie non congénitale. En effet, les opérations, en particulier les thoracotomies, les complications de la cyanose, la collatéralité rendent cette chirurgie difficile.

Traitement médical

Les traitements non spécifiques comme les antivitamines K ne sont donc pas recommandés de façon systématique dans le syndrome d'Eisenmenger. L'utilisation de l'oxygénothérapie est discutée, mais elle peut apporter un confort.

Traitement spécifiques de l'HTAP

L'étude BREATHE V a évalué l'efficacité du bosentan (inhibiteurs des récepteurs de l'endothéline) spécifiquement chez des patients atteints de syndrome d'Eisenmenger en classe 3 de la NYHA. Elle a montré à 16 semaines de traitement une amélioration du périmètre de marche et une baisse des résistances pulmonaires, sans aggravation de la saturation en oxygène. [16]. D'autres études en ouvert ont également montré un bénéfice du sildénafil chez ces patients.

Une étude rétrospective londonienne a montré une réduction de la mortalité chez les patients recevant des thérapeutiques spécifiques de l'HTAP (bosentan, sildénafil et époprosténol) comparativement à ceux n'en recevant pas. Ces traitements, bien que non curatifs, ont un impact positif sur l'évolution naturelle du syndrome d'Eisenmenger.

L'espoir de traiter des patients avant le stade de syndrome d'Eisenmenger et de faire régresser une partie de leurs lésions pour que le shunt devienne réparable n'est pas encore confirmé.

Conclusion

Les patients adultes atteints d'un syndrome d'Eisenmenger ont des similitudes avec les patients ayant une HTAP idiopathique mais, du fait de la désaturation chronique et de la cardiopathie sous-jacente, ces patients ont des complications spécifiques à connaître et qui doivent être gérées dans des centres spécialisés (idéalement dans des structures comprenant des spécialistes de l'HTAP et des spécialistes des cardiopathies congénitales). Les nouveaux traitements spécifiques de l'HTAP peuvent être prescrits aux patients avec un syndrome d'Eisenmenger.

Suivi et prise en charge des cardiopathies encore cyanogènes : en pratique

Le suivi doit comporter outre l'évaluation du degré de cyanose de repos et après un test de marche (par la clinique et le saturomètre) : le degré de polyglobulie, le bilan martial, l'uricémie et la fonction rénale. La prévention de l'endocardite est fondamentale et doit inclure une éducation du patient. ;

Le traitement médical doit éviter :
– les vasodilatateurs (y compris les IEC et les dérivés nitrés qui aggravent la cyanose en diminuant le flux pulmonaire au profit du débit systémique) ;
– les diurétiques et les médicaments néphrotoxiques ;
– les thérapeutiques anti-arythmiques pouvant être pro-arythmiques sur un myocarde souffrant de l'hypoxémie ;
– les antivitamines K, sauf indications formelles (arythmie auriculaire ou antécédents d'AVC).

Les problèmes de contraception et de grossesse doivent être envisagés en milieu spécialisé sous surveillance cardiologique étroite.

Au total, la prise en charge des cardiopathies cyanogènes arrivées à l'âge adulte laissées en situation de cyanose est complexe ; les traitements médicamenteux cardiologiques « classiques » doivent être attentivement discutés, car leurs effets bénéfiques ne sont souvent pas reconnus, mais leurs effets iatrogènes sont nombreux. Les nouveaux traitements de l'HTAP ont en revanche montré leur efficacité et doivent être discutés dans le syndrome d'Eisenmenger.

Bibliographie

Shunts intracardiaques

1. Ashrafpoor G, Azarine A, Redheuil A et al. Partial anomalous pulmonary venous return in adults with prior curative congenital heart surgery detected by cross-sectional imaging techniques. Int J Cardiol, 2013, *168* : e109-e110.
2. Baumgartner H, Bonhoeffer P, De Groot NM et al. ESC guidelines for the management of grown-up congenital heart disease (new version 2010). Eur Heart J, 2010, *31* : 2915-2957.
3. Bouchardy J, Therrien J, Pilote L et al. Atrial arrhythmias in adults with congenital heart disease Circulation, 2009, *120* : 1679-1686.
4. Butera G, Biodi-Zoccai G, Sangiorgi G et al. Percutaneous versus surgical closure of secundum atrial septal defects : a systematic review and meta-analysis of currently available clinical evidence. Eurointervention, 2011, *7* : 377-385.
5. Menting ME, Cuypers JA, Opić P et al. The unnatural history of the ventricular septal defect : outcome up to 40 years after surgical closure. J Am Coll Cardiol. 2015, *65* : 1941-1951.
6. Regitz-Zagrosek V, Blomstrom Lundqvist C et al. ESC guidelines on the management of cardiovascular diseases during pregnancy : the task force on the management of cardiovascular disease during pregnancy of the European Society of Cardiology (ESC). Eur Heart J, 2011, *32* : 3147-3197.
7. Sable C, Foster E, Uzark K et al. American Heart Association congenital heart defects committee. Best practices in managing transition to adulthood

8. van des Linde D, Konings EE, Slager MA et al. Birth prevalence of congenital heart disease worldwide : a systematic review and meta-analysis. J Am Coll Cardiol, 2011, *58* : 2241-2247.
9. Warnes CA, Wiliams RG, Bashore TM et al. ACC/AHA 2008 guidelines for the management of adults with congenital heart disease : a report of the American College of Cardiology/American Heart Association task force on practice guidelines. J Am Coll Cardiol, 2008, *52* : e1-e121.
10. Yeung E, Kay J, Roosevelt GE et al. Lapse of care as a predictor for morbidity in adults with congenital heart disease. Int J Cardiol, 2008, *125* : 62-65.

Cardiopathies cyanogènes

11. Abbas JR, Hoschtitzky JA. Which is the best tissue valve used in the pulmonary position, late after previous repair of tetralogy of Fallot ? Int Cardiovasc Thorac Surg, 2013, *17* : 854-860.
12. Baumgartner H, Bonhoeffer P, De Groot NM et al. ESC guidelines for the management of grown-up congenital heart disease (new version 2010). Eur Heart J, 2010, *31* : 2915-2957.
13. Bédard E, Dimopoulos K, Gatzoulis MA. Has there been any progress made on pregnancy outcomes among women with pulmonary arterial hypertension ? Eur Heart J, 2009, *30* : 256-265.
14. Cuypers JA, Eindhoven JA, Slager MA et al. The natural and unnatural history of the Mustard procedure : long-term outcome up to 40 years. Eur Heart J, 2014, *35* : 1666-1674.
15. Fontan F, Kirklin JW, Fernandez G et al. Outcome after a "perfect" Fontan operation. Circulation, 1990, *81* : 1520-1536.
16. Galie N, Beghetti M, Gatzoulis MA et al. Bosentan therapy in patients with Eisenmenger syndrome : a multicenter, double-blind, randomized, placebo-controlled study. Circulation, 2006, *114* : 48-54.
17. Khairy P, Harris L, Landzberg MJ et al. Sudden death and defibrillators in transposition of the great arteries with intra-atrial baffles : a multicenter study. Circ Arrhythm Electrophysiol, 2008, *1* : 250-257.
18. Khairy P, Harris L, Landzberg MJ et al. Implantable cardioverter-defibrillators in tetralogy of Fallot. Circulation, 2008, *117* : 363-370.
19. Khambadkone S, Coats L, Taylor A et al. Percutaneous pulmonary valve implantation in humans : results in 59 consecutive patients. Circulation, 2005, *112* : 1189-1197.
20. Legendre A, Losay J, Touchot-Koné A et al. Coronary events after arterial switch operation for transposition of the great arteries. Circulation, 2003, *108* : II186-II190.
21. Malekzadeh-Milani S, Ladouceur M, Iserin L et al. Incidenceand outcomes of right-sided endocarditis in patients with congenital heartdisease after surgical or transcatheter pulmonary valve implantation. J Thorac Cardiovasc Surg, 2014, *148* : 2253-2259.
22. Pretre R, Tamisier D, Bonhoeffer P et al. Results of the arterial switch operation in neonates with transposed great arteries. Lancet, 200, *357* : 1826-1830.
23. Therrien J, Provost Y, Merchant N et al. Optimal timing for pulmonary valve replacement in adults after tetralogy of Fallot repair. Am J Cardiol, 2005, *95* : 779-782.

Toute référence à cet article doit porter la mention : Iserin L, Cohen S. Cardiopathies congénitales. *In* : L Guillevin, L Mouthon, H Lévesque. Traité de médecine, 5ᵉ éd. Paris, TdM Éditions, 2018-S05-P03-C09 : 1-14.

Chapitre S05-P03-C10
Cœur et grossesse

Bernard Iung

La grossesse s'accompagne de modifications hémodynamiques importantes qui peuvent décompenser une cardiopathie pré-existante, même bien tolérée antérieurement. Les cardiopathies rencontrées durant la grossesse sont rares, mais potentiellement graves. Le risque maternel et fœtal est très hétérogène, ce qui nécessite une analyse individuelle en fonction de la cardiopathie et de sa tolérance.

Épidémiologie

Dans les pays occidentaux, les grossesses associées à une cardiopathie structurelle sont rares, représentant moins de 4 % de toutes les grossesses. Elles sont toutefois la première cause de mortalité maternelle durant la grossesse [6]. La part des différentes cardiopathies a été précisée récemment dans un registre européen comprenant 1 321 grossesses dans 28 pays chez des patientes présentant une cardiopathie structurelle ou ischémique (Figure S05-P03-C10-1) [7]. Comme dans les séries nord-américaines, les cardiopathies les plus fréquemment rencontrées durant la grossesse sont les cardiopathies congénitales, ce qui est la conséquence des progrès effectués dans leur diagnostic et leur prise en charge. La seconde étiologie est constituée par les cardiopathies valvulaires. Même dans les pays occidentaux, il s'agit encore en majorité de valvulopathies rhumatismales qui sont plus souvent dues aux mouvements migratoires qu'à des cas autochtones en raison de la diminution de l'incidence du rhumatisme articulaire aigu. Les autres cardiopathies sont nettement plus rares et sont essentiellement représentées par les cardiomyopathies et les cardiopathies ischémiques.

Dans les pays en voie de développement, les cardiopathies valvulaires demeurent de loin la première cause des cardiopathies rencontrées durant la grossesse en raison de la persistance d'une endémie rhumatismale et de l'absence de prise en charge des cardiopathies congénitales.

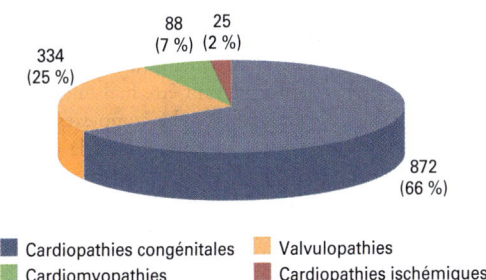

Figure S05-P03-C10-1 Étiologie des cardiopathies présentes durant la grossesse dans le registre de la Société européenne de cardiologie (2007-2011) [7].

Physiopathologie

La grossesse entraîne d'importantes modifications de l'hémodynamique, dont la principale conséquence est une augmentation du débit cardiaque qui est progressive jusqu'au 5e mois et atteint alors 30 à 50 % par rapport au débit cardiaque de base [5]. Cette augmentation du débit cardiaque est la conséquence d'une augmentation de la fréquence cardiaque et d'une augmentation du volume d'éjection systolique secondaire à une diminution des résistances artérielles systémiques, qui est due à l'imprégnation hormonale et à la circulation fœtoplacentaire.

Ce stress hémodynamique est encore accru durant l'accouchement par voie basse qui s'accompagne d'une augmentation du débit cardiaque de base et surtout d'une augmentation paroxystique durant les contractions utérines, pouvant atteindre un doublement par rapport au débit cardiaque de base. Ces modifications dépendent des conditions de l'accouchement et sont atténuées par l'analgésie péridurale. L'accouchement par césarienne limite le stress hémodynamique supplémentaire mais expose à d'autres complications en rapport notamment avec un risque thrombo-embolique et hémorragique accru.

La grossesse s'accompagne également de modifications de l'hémostase qui concernent l'agrégation plaquettaire, l'hémostase secondaire et la fibrinolyse et contribuent toutes à une hypercoagulabilité. Le risque thrombo-embolique veineux est également accru en raison de la compression veineuse par l'utérus gravide.

Enfin, la grossesse est à l'origine de modifications dans la pharmacocinétique de nombreux médicaments.

Évaluation d'une cardiopathie chez la femme enceinte

Prise en charge clinique

L'interrogatoire est essentiel afin de préciser les antécédents personnels et familiaux. Toutefois, il n'est pas rare que la cardiopathie soit diagnostiquée à l'occasion d'une décompensation survenant durant la grossesse, en particulier chez les femmes en situation de précarité n'ayant pas eu de prise en charge médicale préalable. L'interrogatoire permet également d'évaluer la tolérance fonctionnelle de la cardiopathie, qui est un facteur pronostique essentiel. L'auscultation cardiaque permet parfois de dépister une cardiopathie méconnue.

L'évaluation clinique doit tenir compte de certaines spécificités de la grossesse, notamment la possibilité d'un souffle systolique fonctionnel peu intense ou d'œdèmes des membres inférieurs modérés en l'absence de cardiopathie. Il faut toutefois ne pas imputer abusivement une dyspnée ou un souffle à la grossesse et les indications d'échocardiographie doivent être larges à la moindre suspicion de cardiopathie.

Examens complémentaires

Électrocardiogramme

L'électrocardiogramme (ECG) est le plus souvent normal chez la femme enceinte, hormis la tachycardie sinusale. Toute anomalie doit donc conduire à suspecter une cardiopathie, même si l'ECG manque de sensibilité.

Échocardiographie

L'échocardiographie est l'examen clef du diagnostic, de l'évaluation de la sévérité et du suivi des cardiopathies durant la grossesse. Elle présente l'avantage d'être un examen non invasif pouvant être aisément répété. La grossesse entraîne peu de modifications de l'échocardiographie d'un cœur normal. Il s'agit essentiellement d'une dilatation modérée du ventricule et de l'oreillette gauches et parfois d'un discret épanchement péricardique.

Épreuve d'effort

Une épreuve d'effort menée à 80 % de la fréquence maxima théorique peut être effectuée sans risque de complications durant la grossesse [5]. L'ECG d'effort est utile pour le diagnostic et l'évaluation pronostique des cardiopathies ischémiques stables. L'échocardiographie d'effort est surtout utile avant la grossesse pour l'évaluation objective de la tolérance des valvulopathies asymptomatiques. La scintigraphie d'effort est contre-indiquée en raison des risques liés à l'irradiation

Examens radiographiques

Les examens faisant appel aux radiations ionisantes sont contre-indiqués durant la grossesse, à l'exception des cas où ils sont indispensables pour le diagnostic ou le traitement d'une pathologie mettant en jeu le pronostic maternel. C'est notamment le cas de l'angioscanner pour le diagnostic d'embolie pulmonaire ou des procédures de cardiologie interventionnelle comme la commissurotomie mitrale per cutanée ou l'angioplastie coronaire [5] Ces procédures doivent être effectuées par des opérateurs entraînés, avec des mesures de protection plombée de l'abdomen.

IRM

L'IRM peut être effectuée en cours de grossesse, en évitant l'injection de gadolinium.

Échographie fœtale

L'échographie fœtale fait partie de la surveillance d'une grossesse normale, mais doit également être prise en compte chez une femme atteinte d'une cardiopathie. La plupart des cardiopathies augmentent en effet le risque d'hypotrophie fœtale. Une stagnation de la croissance fœtale peut conduire à anticiper l'accouchement.

Stratification du risque

Le risque de complications maternelles ou fœtales dépend étroitement du type de cardiopathie. La classification de l'organisation mondiale de la santé comporte quatre classes de gravité croissante, la classe IV correspondant aux cardiopathies contre-indiquant la grossesse (Tableau S05-P03-C10-I).

Différents scores de risque ont été proposés afin d'évaluer plus précisément le risque de complications en fonction du type de cardiopathie, de sa sévérité et de son retentissement fonctionnel. Le score

Tableau S05-P03-C10-I Grossesses à très haut risque selon la classification de l'OMS (classe IV : grossesse contre-indiquée).

Hypertension artérielle pulmonaire, indépendamment de son étiologie
Insuffisance cardiaque sévère du ventricule systémique (FEVG < 30 %, NYHA III-IV)
Antécédent de cardiopathie du péripartum, avec persistance d'une dysfonction ventriculaire gauche
Rétrécissement mitral serré, rétrécissement aortique serré symptomatique
Syndrome de Marfan avec dilatation de l'aorte > 45 mm
Dilatation aortique > 50 mm associée à une bicuspidie aortique
Coarctation native de l'aorte sévère

(Modifié d'après Regitz-Zagrosek V, Blomstrom Lundqvist C, Borghi C et al. ESC guidelines on the management of cardiovascular diseases during pregnancy : the task force on the management of cardiovascular diseases during pregnancy of the European Society of Cardiology [ESC]. Eur Heart J, 2011, *32* : 3147-3197.)

Tableau S05-P03-C10-II Variables incluses dans les différents scores de risque visant à prédire le risque de complication maternelle.

	ZAHARA	CARPREG	KHAIRY
Prothèse valvulaire mécanique	+		
Obstruction du cœur gauche	+	+	
Antécédents de troubles du rythme	+	+	
Traitement cardiaque avant la grossesse	+		
Cardiopathie cyanogène	+		
Dysfonction du ventricule systémique		+	
Régurgitation atrioventriculaire sur la circulation pulmonaire	+		+
Régurgitation atrioventriculaire sur la circulation systémique	+		
Classe NYHA > 2 avant la grossesse	+	+	
Tabagisme			+

(Modifié d'après Regitz-Zagrosek V, Blomstrom Lundqvist C, Borghi C et al. ESC guidelines on the management of cardiovascular diseases during pregnancy : the task force on the management of cardiovascular diseases during pregnancy of the European Society of Cardiology (ESC). Eur Heart J, 2011, *32* : 3147-3197.)

CARPREG a été élaboré pour les cardiopathies congénitales et valvulaires, le score ZAHARA et le score de Khairy pour les cardiopathies congénitales (Tableau S05-P03-C10-II) [5]. Leur validation repose toutefois sur des séries d'effectif limité.

Cardiopathies congénitales

Les cardiopathies congénitales représentent une entité particulièrement hétérogène, que ce soit en raison de la variété des lésions anatomiques ou du risque de complications cardiaques lors de la grossesse [2].

Cardiopathies congénitales avec shunt gauche-droite

Ces cardiopathies se caractérisent par une communication isolée entre les cavités gauches et droites : communication interauriculaire, communication interventriculaire et persistance du canal artériel. Leur tolérance est généralement bonne durant la grossesse et le risque de complication est faible en l'absence d'hypertension artérielle pulmonaire. Le traitement par cardiologie interventionnelle ou chirurgie de ces malformations doit être différé après l'accouchement, même lorsque des signes d'insuffisance cardiaque surviennent durant la grossesse. Ces cardiopathies exposent à un risque de récurrence chez le fœtus, en particulier

Cardiopathies congénitales avec shunt droite-gauche (cyanogènes) sans artériolite pulmonaire

Il s'agit de cardiopathies complexes combinant une communication entre les cavités gauches et droites et une lésion augmentant la pression dans les cavités droites. La plus fréquente est la tétralogie de Fallot, qui est désormais le plus souvent traitée par une cure complète dans la petite l'enfance. Des formes incomplètement traitées avec une sténose pulmonaire ou un shunt résiduel peuvent être mal tolérées durant la grossesse. Lorsqu'il s'agit de cardiopathies plus complexes non curables chirurgicalement, la cyanose peut s'aggraver durant la grossesse et il existe également un risque de décompensation cardiaque droite et de complications thrombo-emboliques en raison de la polyglobulie compensatrice. Le pronostic de la grossesse est bon tant que la saturation artérielle en oxygène est supérieure à 85 %. Il existe un risque d'hypotrophie fœtale qui est proportionnel à la sévérité et à la durée de la désaturation. L'accouchement par voie basse est favorisé, notamment en raison du risque thrombo-embolique de la césarienne.

Cardiopathies congénitales cyanogènes avec artériolite pulmonaire

Le syndrome d'Eisenmenger associe une cardiopathie congénitale avec shunt et une hypertension artérielle pulmonaire sévère en rapport avec une élévation des résistances artériolaires pulmonaires due à une hyperplasie de l'intima et de la média des artérioles pulmonaires. La mortalité maternelle demeure très élevée, entre 20 et 40 %, y compris dans des séries récentes, la plupart des décès survenant en fin de grossesse ou en post-partum. Cela justifie la contre-indication de la grossesse ou son interruption thérapeutique [5]. L'hypertension artérielle pulmonaire idiopathique ne s'associe pas à un shunt intracardiaque, mais expose également à un risque élevé et justifie la même prise en charge.

Transposition des gros vaisseaux

Les transpositions corrigées (doubles discordances) exposent à un risque de dysfonction du ventricule systémique, qui a une structure de ventricule droit. Les transpositions corrigées par switch atrial (interventions de Mustard et Senning) exposent en outre à des troubles du rythme supraventriculaire qui peuvent être mal tolérés hémodynamiquement.

Obstacles sans shunt

La coarctation de l'aorte expose à un faible risque de complications lorsqu'elle a été corrigée antérieurement. Il est toutefois nécessaire de rechercher une recoarctation et une dilatation de l'aorte ascendante, surtout si une bicuspidie est associée. Le suivi tensionnel doit être régulier, car la réapparition d'une hypertension artérielle (HTA) est fréquente en cours de grossesse.

Les sténoses aortiques congénitales justifient de la même prise en charge que les sténoses acquises.

Les sténoses pulmonaires sont généralement bien tolérées et seules les formes très serrées en classe NYHA III-IV conduisent à discuter une dilatation pulmonaire en cours de grossesse.

Valvulopathies

Valvulopathies sténosantes

Le risque de complications hémodynamiques gravidiques est nettement plus élevé pour les valvulopathies sténosantes que pour les valvulopathies fuyantes. La présence d'une obstruction du cœur gauche est un facteur prédictif indépendant de la survenue de complications cardiaques durant la grossesse [8].

Rétrécissement mitral

Évaluation

Le diagnostic clinique du rétrécissement mitral est difficile car le roulement diastolique est difficilement audible et les complications gravidocardiaques peuvent être révélatrices. L'évaluation du retentissement clinique repose sur la quantification de la dyspnée. Le rétrécissement mitral est considéré comme significatif si la surface est inférieure à 1,5 cm^2. Le gradient mitral et la pression artérielle pulmonaire systolique permettent d'évaluer le retentissement de la sténose. L'échocardiographie analyse aussi l'anatomie de l'appareil valvulaire mitral et quantifie une régurgitation associée, ce qui conditionne la faisabilité d'une commissurotomie mitrale percutanée.

Pronostic et indications thérapeutiques

Tout rétrécissement mitral devrait être pris en charge avant la grossesse et traité s'il est serré, même en l'absence de symptôme. En effet, la majorité des femmes présentant un rétrécissement mitral en classe I de la NYHA deviennent symptomatiques en cours de grossesse [3].

Si la patiente est dyspnéique ou si la pression artérielle pulmonaire systolique est supérieure à 50 mmHg, un traitement bêtabloquant doit être débuté en visant une fréquence cardiaque à 70-80/min, en favorisant le bisoprolol ou le métoprolol. En cas de symptômes ou d'hypertension artérielle pulmonaire sous bêtabloquant, des diurétiques de l'anse peuvent être associés, mais il est alors surtout nécessaire d'envisager une commissurotomie mitrale per cutanée en cours de grossesse afin de prévenir les complications hémodynamiques lors de l'accouchement [5]. La procédure doit être réalisée par des opérateurs entraînés avec des précautions particulières, notamment une protection de l'abdomen par un tablier de plomb (Figure S05-P03-C10-2).

Les principales complications fœtales du rétrécissement mitral sont le retard de croissance intra-utérin, la prématurité et l'hypotrophie et sont surtout observées chez les femmes très symptomatiques, en classe III ou IV de la NYHA.

Rétrécissement aortique

Le rétrécissement aortique est moins fréquent que le rétrécissement mitral chez la femme jeune et son risque de décompensation est plus faible. Les causes congénitales sont plus fréquentes.

Évaluation

Le diagnostic clinique d'un rétrécissement aortique serré est plus facile que celui du rétrécissement mitral, car le souffle est aisément

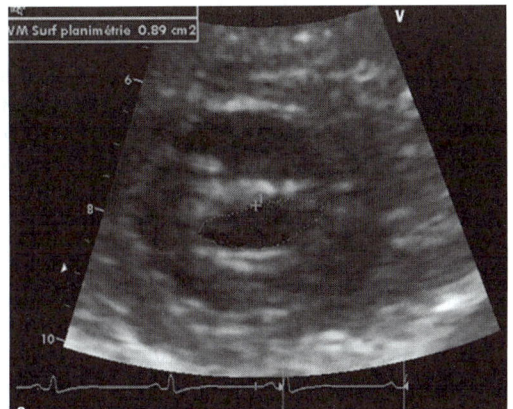 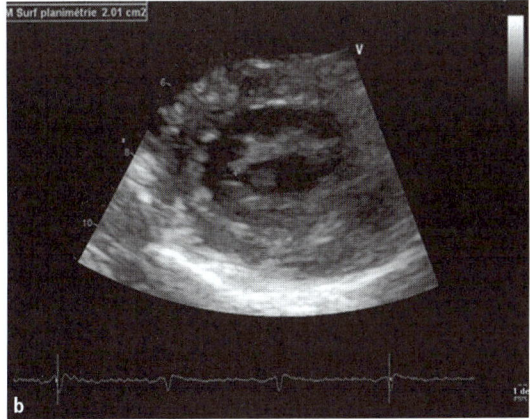

Figure S05-P03-C10-2 Rétrécissement mitral traité par commissurotomie mitrale per cutanée. Échocardiographie transthoracique, vue parasternale petit axe. **a)** Avant dilatation, fusion bicommissurale et surface : 1 cm^2. **b)** Après dilatation, ouverture bicommissurale et surface : 2 cm^2.

audible. En cas de doute sur le caractère asymptomatique, une épreuve d'effort est indiquée avant la grossesse [5].

L'échocardiographie permet de quantifier la sévérité de la sténose aortique. Un gradient moyen inférieur à 50 mmHg durant la grossesse s'accompagne d'un faible risque de décompensation. L'échocardiographie permet également le diagnostic étiologique du rétrécissement aortique. Il est nécessaire d'analyser les différents diamètres de l'aorte ascendante, en particulier en cas de bicuspidie, car la dilatation aortique peut s'aggraver et a une valeur pronostique propre durant la grossesse.

Pronostic et indications thérapeutiques

Avant la grossesse, le remplacement valvulaire aortique est indiqué en cas de rétrécissement aortique serré symptomatique ou de rétrécissement aortique asymptomatique avec épreuve d'effort anormal.

En cas de symptômes d'insuffisance cardiaque, le traitement repose sur les diurétiques. Une dilatation aortique peut être discutée chez les patientes en classe III ou IV de la NYHA ou présentant des signes congestifs malgré le traitement médical [5].

Valvulopathies régurgitantes

Contrairement aux sténoses, les valvulopathies régurgitantes chroniques ont un bon pronostic durant la grossesse. Même si l'augmentation du débit majore le volume régurgitant, la diminution des résistances artérielles systémiques et la tachycardie ont un effet positif sur la tolérance hémodynamique.

Évaluation

Le dépistage repose sur la mise en évidence d'un souffle de régurgitation à l'auscultation. Lorsqu'il existe un doute sur le caractère asymptomatique avant la grossesse, une épreuve d'effort est recommandée.

L'échocardiographie permet de quantifier la sévérité de la régurgitation mitrale ou aortique, d'en évaluer l'étiologie et le retentissement ventriculaire gauche. La quantification de la régurgitation doit inclure des méthodes quantitatives en raison des conditions hémodynamiques de la grossesse. En cas d'insuffisance aortique, l'analyse de l'aorte ascendante doit vérifier que la régurgitation n'est pas satellite d'une dystrophie de l'aorte ascendante, en particulier d'un syndrome de Marfan.

Pronostic et indications thérapeutiques

Le risque de décompensation cardiaque est faible durant la grossesse en cas de valvulopathie régurgitante, même sévère, lorsque la fonction ventriculaire gauche est préservée. En cas de décompensation cardiaque, le traitement doit être médical, reposant surtout sur les diurétiques. Les inhibiteurs de l'enzyme de conversion et les inhibiteurs des récepteurs de l'angiotensine sont contre-indiqués durant la totalité de la grossesse. Une intervention doit être évitée, car il ne peut s'agir que d'une chirurgie sous circulation extracorporelle dont le risque fœtal n'est pas justifié par le risque de complications d'une régurgitation mitrale ou aortique chronique [5]

La tolérance hémodynamique des régurgitations aiguës est en revanche mauvaise et une chirurgie peut être indiquée pour le sauvetage maternel, notamment en cas d'endocardite. Une césarienne préalable doit être discutée en fonction du terme.

Valvulopathies opérées

Risques liés à la grossesse en présence d'une prothèse valvulaire

Le principal problème posé par la grossesse est celui des modalités et du risque inhérents au traitement anticoagulant en présence d'une prothèse valvulaire mécanique. Les antivitamines K (AVK) traversent le placenta et exposent à un risque d'embryopathie d'environ 5 %, en particulier entre les 6e et 12e semaines de la grossesse, consistant surtout en des malformations osseuses et faciales. L'héparine non fractionnée (HNF) et les hépa-

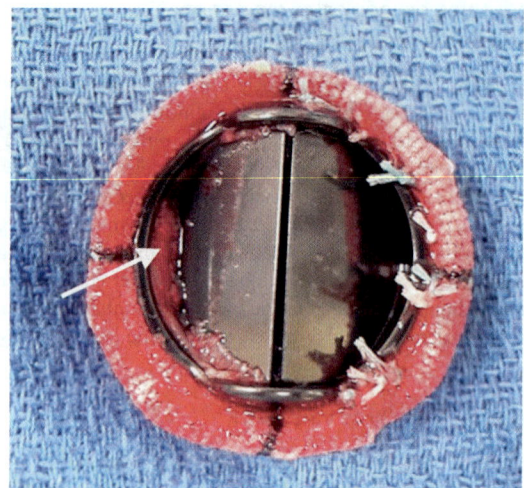

Figure S05-P03-C10-3 Thrombose de prothèse mitrale mécanique. Thrombus bloquant l'une des deux ailettes (flèche).

rines de bas poids moléculaire (HBPM) ne traversent pas le placenta et n'ont pas de conséquences fœtales, mais augmentent le risque de complications thrombo-emboliques, en particulier celui de thrombose de prothèse qui expose à une mortalité élevée (Figure S05-P03-C10-3). Les nouveaux anticoagulants oraux (anti-IIa et anti-Xa) traversent le placenta et sont contre-indiqués en cours de grossesse.

Les bioprothèses ne nécessitent pas de traitement anticoagulant au long cours mais comportent un risque élevé de dégénérescence lorsque la chirurgie a été effectuée avant 40 ans, surtout en position mitrale.

Recommandations

Le risque maternel lors d'une grossesse en présence d'une prothèse mécanique conduit à recommander le recours à un substitut biologique lorsqu'un remplacement valvulaire est nécessaire chez une femme jeune souhaitant avoir des grossesses [5]. Bien évidemment, la femme doit être informée du risque de ré-intervention pour dégénérescence de prothèse qui est de l'ordre de 80 % à 10 ans dans ce contexte. Toutefois, l'analyse comparative du risque lié à un remplacement valvulaire redux et à une ou plusieurs grossesses en présence d'une prothèse mécanique favorise le choix initial d'une bioprothèse.

Lorsque la femme a déjà été opérée d'un remplacement valvulaire par prothèse mécanique, il est nécessaire de l'informer du risque, tant maternel que fœtal, lié à une grossesse et ce, quelles que soient les modalités du traitement anticoagulant.

Les recommandations européennes de 2011 envisagent l'alternative du traitement AVK ou du traitement par héparine lors du premier trimestre de la grossesse (Tableau S05-P03-C10-III) [5]. Malgré les biais de toutes les études comparatives, le risque de complications thrombo-emboliques, en particulier de thromboses de prothèses, est nettement plus faible chez les femmes recevant un traitement AVK durant la totalité de la grossesse que chez celles ayant eu un relais par HNF durant le premier trimestre ou la totalité de la grossesse (Tableau S05-P03-C10-IV) [1]. Bien que l'efficacité des HBPM soit plus stable, il existe également un risque de complications thrombo-emboliques, même lorsque la posologie est adaptée à l'activité anti-Xa [5].

Le traitement doit faire appel aux AVK durant les deuxième et troisième trimestres avec un relais par l'héparine à la 36e semaine afin d'éviter des complications hémorragiques cérébrales fœtales. Les AVK sont privilégiées durant le premier trimestre lorsque la dose d'AVK est faible. L'héparine est privilégiée au premier trimestre lorsque le traitement par AVK doit faire appel à une dose de warfarine supérieure à 5 mg/24 h.

Tableau S05-P03-C10-III Recommandations de la Société européenne de cardiologie pour le traitement anticoagulant des prothèses mécaniques durant la grossesse.

	Classe	Niveau d'évidence
Les AVK sont recommandés durant les 2e et 3e trimestres jusqu'à la 36e semaine	I	C
Le changement des modalités d'anticoagulation doit être mis en œuvre en milieu hospitalier	I	C
Si le travail débute sous AVK, une césarienne est indiquée	I	C
Les AVK doivent être interrompus et une héparinothérapie à dose adaptée (aPTT ≥ 2 × témoin pour l'HNF ou activité anti-Xa 0,8-1,2 U/ml 4 à 6 heures après l'injection) doit être débutée à la 36e semaine	I	C
Chez les femmes enceintes traitées par HBPM, l'activité anti-Xa doit être mesurée toutes les semaines	I	C
L'HBPM doit être remplacée par l'HNF intraveineuse au moins 36 heures avant l'accouchement et reprise 4 à 6 heures après en l'absence de complication hémorragique	I	C
Une échocardiographie urgente est indiquée chez une femme enceinte avec une prothèse mécanique présentant une dyspnée ou un événement embolique	I	C
La poursuite des AVK doit être considérée durant le premier trimestre si la dose de warfarine nécessaire à l'anticoagulation est < 5 mg/24 h, après consentement de la patiente informée.	IIa	C
L'arrêt des AVK entre la 6e et la 12e semaine doit être considéré si la dose de warfarine nécessaire à l'anticoagulation est > 5 mg/24 h, avec une substitution par une héparinothérapie : HNF avec un aPTT ≥ 2 × témoin, par voie intraveineuse si haut risque, ou HBPM en 2 injections par 24 heures à dose adaptée au poids et à l'activité anti-Xa (0,8-1,2 U/ml 4 à 6 heures après l'injection)	IIa	C
L'arrêt des AVK entre la 6e et la 12e semaine peut être considéré si la dose de warfarine nécessaire à l'anticoagulation est < 5 mg/24 h, avec une substitution par une héparinothérapie à dose adaptée (voir plus haut)	IIb	C
La poursuite des AVK peut être considérée durant le premier trimestre si la dose de warfarine nécessaire à l'anticoagulation est > 5 mg/24 h	IIb	C
Un traitement par HBPM doit être évité si l'activité anti-Xa ne peut pas être surveillée régulièrement	III	C

aPTT : *activated partial thromboplastin time* ; AVK : antivitamine K ; HBPM : héparine de bas poids moléculaire ; HNF : héparine non fractionnée.
(Modifié d'après Regitz-Zagrosek V, Blomstrom Lundqvist C, Borghi C et al. ESC guidelines on the management of cardiovascular diseases during pregnancy : the task force on the management of cardiovascular diseases during pregnancy of the European Society of Cardiology (ESC). Eur Heart J, 2011, *32* : 3147-3197.)

Tableau S05-P03-C10-IV Complications maternelles et fœtales de la grossesse sous traitement anticoagulant en présence d'une prothèse valvulaire mécanique.

Anticoagulation	Embryopathies (%)	Avortements spontanés (%)	Accidents thrombo-emboliques (%)	Décès maternels (%)
AVK durant toute la grossesse (n = 792)	6,4	25	3,9	1,8
Héparine durant toute la grossesse	0	24	33	15
– faible dose	0	20	60	40
– dose adaptée	0	25	25	6,7
Héparine au 1er trimestre, puis AVK (n = 230)	3,4	25	9,2	4,2

AVK : antivitamine K.
(Modifié d'après Chan WS, Anand S, Ginsberg JS. Anticoagulation of pregnant women with mechanical heart valves : a systematic review of the literature. Arch Intern Med, 2000, *160* : 191-196.)

Dans tous les cas, le choix du traitement doit être effectué après information de la patiente et de son conjoint et prendre en compte le risque thrombo-embolique de la prothèse et l'observance du traitement anticoagulant. L'INR cible est identique à celui choisi en fonction des caractéristiques de la prothèse et de la patiente selon les recommandations [5].

En cas de traitement par l'héparine, une adaptation régulière des doses aux prélèvements biologiques est nécessaire en raison des modifications pharmacocinétiques en cours de grossesse. La surveillance de l'activité anti-Xa doit être hebdomadaire. L'impossibilité d'effectuer une surveillance régulière de l'activité anti-Xa est une contre-indication à la prescription d'HBPM durant la grossesse [5]. L'activité anti-Xa mesurée 4 à 6 heures après l'injection doit être comprise entre 0,8 et 1,2 U/ml. Le risque thrombo-embolique pourrait être diminué en mesurant aussi l'activité anti-Xa résiduelle. L'association de faibles doses d'aspirine n'est pas recommandée en présence d'une prothèse mécanique.

Pathologie de l'aorte

Les anévrysmes de l'aorte ascendante sont généralement associés à des bicuspidies aortiques ou à des dystrophies comme le syndrome de Marfan (Figure S05-P03-C10-4). Le risque de dissection augmente

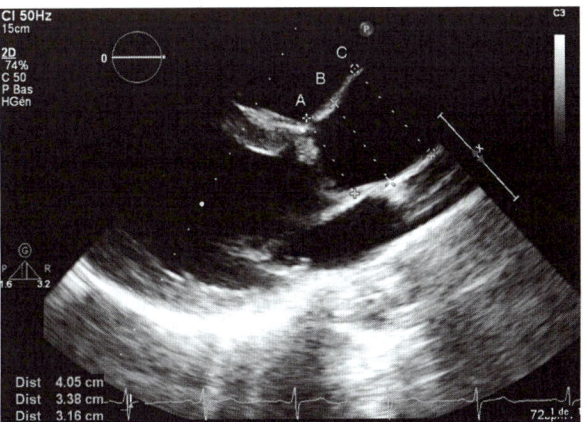

Figure S05-P03-C10-4 Dilatation de l'aorte ascendante associée à une bicuspidie aortique. Échocardiographie transœsophagienne. Diamètres : 32 mm pour les sinus de Valsalva (A), 34 mm pour la jonction sinotubulaire (B) et 41 mm pour l'aorte ascendante tubulaire (C).

lorsque le diamètre maximal de l'aorte ascendante est supérieur à 45 mm en cas de syndrome de Marfan ou de 50 mm en cas de bicuspidie aortique, ce qui représente une contre-indication à la grossesse et une indication de remplacement préalable de l'aorte ascendante [4]. Dans les autres cas, la grossesse doit être conduite sous traitement bêtabloquant et avec une surveillance échocardiographique régulière de l'aorte ascendante [5].

Cardiomyopathies

Les cardiomyopathies représentent moins de 10 % des cardiopathies chez les femmes enceintes, mais certaines peuvent menacer le pronostic vital maternel.

Cardiomyopathies hypertrophiques

Les cardiomyopathies hypertrophiques, familiales ou sporadiques, peuvent être à l'origine d'une insuffisance cardiaque en raison de la dysfonction diastolique du myocarde non compliant et de l'obstruction dynamique présente dans environ un tiers des cas. Les troubles du rythme auriculaire et ventriculaire sont également fréquents.

Le pronostic est bon lorsque la cardiomyopathie hypertrophique était bien tolérée avant la grossesse [5]. Les complications graves surviennent dans les formes présentant des critères de gravité comme une dyspnée ou une obstruction dynamique sévère, des troubles du rythme ventriculaire ou des antécédents familiaux de mort subite. Dans 20 % des cas environ surviennent une insuffisance cardiaque ou des troubles du rythme relevant du traitement médical. Le traitement est essentiellement bêtabloquant, en particulier en cas d'obstruction.

Cardiomyopathies dilatées

Les cardiomyopathies dilatées préexistantes sont rares et sont souvent décompensées précocement lors du premier ou du deuxième trimestre de la grossesse. Le risque de complications est élevé lorsque la fraction d'éjection est inférieure à 40 % et il est majeur lorsqu'elle est inférieure à 20 %, représentant alors une contre-indication à la grossesse ou une indication d'interruption thérapeutique [5].

Les cardiomyopathies dilatées les plus fréquentes sont représentées par la cardiomyopathie du péripartum. Le tableau clinique et échocardiographique est non spécifique, la seule particularité étant le lien chronologique avec la grossesse, le diagnostic étant posé lors du dernier mois ou lors des cinq mois suivant l'accouchement chez des patientes antérieurement indemnes de cardiopathie. Ce dernier point est souvent difficile à prouver en l'absence d'échocardiographie antérieure, mais il est supposé lorsque la tolérance de la grossesse était bonne jusqu'au 8e mois. La relation chronologique entre la grossesse et la survenue d'une cardiomyopathie se traduit aussi par le fait qu'environ la moitié des cardiomyopathies du péripartum récupèrent une fonction ventriculaire gauche normale dans les six mois suivant l'accouchement [9].

En cas de dysfonction ventriculaire gauche résiduelle, le pronostic est celui d'une cardiomyopathie et il existe un risque élevé d'aggravation en cas de nouvelle grossesse avec une mortalité de l'ordre de 20 %. Même lorsque la fonction ventriculaire gauche a récupéré, elle peut se détériorer à l'occasion d'une nouvelle grossesse.

La physiopathologie de la cardiomyopathie du péripartum n'est pas élucidée. La toxicité myocardique d'un métabolite de la prolactine a été imputée récemment, ce qui pourrait déboucher sur un traitement spécifique par la bromocriptine. Les niveaux de preuve demeurent toutefois actuellement faibles [9].

Le traitement fait appel aux bêtabloquants introduits à petites doses et augmentés progressivement fonction de la tolérance. Les inhibiteurs de l'enzyme de conversion peuvent être introduits après l'accouchement. L'objectif est généralement d'attendre 6 mois après l'accouchement dans l'hypothèse d'une récupération [5]. Toutefois, en cas d'insuffisance cardiaque réfractaire, une transplantation cardiaque peut être nécessaire avant ce terme. Le risque thrombo-embolique est élevé en cas de dysfonction ventriculaire gauche sévère et doit conduire à un traitement anticoagulant.

Insuffisance coronaire

La pathologie coronaire est rare durant la grossesse, car la prévalence de l'athérosclérose est faible chez la femme jeune, bien qu'elle puisse être rapportée à des affections non athéromateuses comme des thromboses ou dissections coronaires. Les syndromes coronaires aigus sont rares, avec une prévalence estimée entre 3 et 6 pour 1 000 grossesses.

En cas de suspicion d'angor stable, une épreuve d'effort menée à 80 % de la fréquence maximale théorique peut être effectuée durant la grossesse. Le diagnostic de syndrome coronaire aigu repose sur les mêmes critères qu'en dehors de la grossesse. L'élévation de la troponine est moins spécifique en cours de grossesse.

Le pronostic est bon en l'absence d'ischémie résiduelle et de dysfonction ventriculaire gauche. En cas de syndrome coronaire aigu, la mortalité maternelle est élevée, autour de 10 %, notamment en raison de retard au diagnostic. Le risque fœtal dépend principalement du pronostic maternel.

Le traitement médical repose sur les bêtabloquants et l'aspirine. Les statines doivent être évitées durant la grossesse. Le clopidogrel peut être prescrit en favorisant la durée la plus brève possible. En cas de syndrome coronaire aigu avec sus-décalage du segment ST, une intervention coronaire per cutanée urgente est indiquée, car elle permet d'éviter les risques de la thrombolyse et il s'agit du seul traitement efficace en cas de dissection coronaire [5]. Une approche invasive, mais non urgente, est recommandée en cas de syndrome coronaire aigu sans sus-décalage du segment ST associé à des critères de risque. Seuls les syndromes coronaires aigus sans critère de risque peuvent être traités médicalement.

Les interventions coronaires percutanées en cours de grossesse doivent être effectuées par des équipes entraînées avec une protection plombée de l'abdomen. Le recours aux endoprothèses en métal nu est recommandé pour limiter la durée de la double anti-agrégation plaquettaire.

La césarienne est favorisée en cas de syndrome coronaire aigu durant la grossesse, l'accouchement par voie basse étant possible dans les coronaropathies stables.

Troubles du rythme et de la conduction

Ils surviennent chez environ 15 % des femmes présentant une cardiopathie sous-jacente, qui domine alors le pronostic. Plus rarement, il peut s'agir de troubles du rythme isolés.

Troubles du rythme supraventriculaire

Les tachycardies par réentrée intranodale peuvent être interrompues par les manœuvres vagales ou l'adénosine intraveineuse. Les formes récidivantes peuvent justifier un traitement bêtabloquant de fond.

Le flutter ou la fibrillation atriale sont le plus souvent associés à une cardiopathie sous-jacente. Le choc électrique externe peut être effectué de façon sûre durant la grossesse en cas de mauvaise tolérance. Sinon, le contrôle du rythme cardiaque fait appel aux bêtabloquants, aux inhibiteurs calciques bradycardisants ou aux digitaliques. Le traitement anticoagulant privilégie les HBPM durant le premier trimestre et les AVK ensuite.

Troubles du rythme ventriculaire

Ils sont souvent satellites d'une cardiopathie dilatée ou d'une cardiopathie ischémique. Les rares formes survenant sur cœur sain répondent souvent très bien au traitement bêtabloquant.

Stimulateurs cardiaques et défibrillateur implantable

La grossesse en présence d'un stimulateur cardiaque ou d'un défibrillateur implantable n'expose généralement pas à des complications spécifiques. L'implantation d'un stimulateur cardiaque est rarement nécessaire, mais possible en cours de grossesse.

Hypertension artérielle

L'HTA complique 6 à 8 % des grossesses. L'HTA est une entité hétérogène regroupant différents cas de figure :
– l'HTA préexistante, ou survenant avant la 20e semaine et qui persiste généralement après la grossesse ;
– l'HTA gestationnelle qui survient après la 20e semaine et disparaît à distance de l'accouchement ;
– la pré-éclampsie, qui est une HTA gestationnelle associée à une protéinurie, en rapport avec une anomalie de la vascularisation placentaire et à l'origine d'une hypotrophie fœtale ou/et d'une prématurité [10].

L'HTA préexistante ou gestationnelle ne justifie d'un traitement médicamenteux que si la pression artérielle est supérieure à 150/95 mmHg [5]. Une hospitalisation est nécessaire en vue d'un traitement urgent si la pression artérielle est supérieure à 170/110 mmHg. En cas de pré-éclampsie, le problème est essentiellement celui de l'indication d'un accouchement prématuré.

Les médicaments privilégiés sont tout d'abord l'α-méthyldopa, ensuite le labétalol puis les dihydropyridines. Les diurétiques doivent être évités.

Pathologie veineuse thrombo-embolique

La pathologie veineuse thrombo-embolique demeure une cause fréquente de complication durant la grossesse et contribue significativement à la mortalité maternelle.

Le risque thrombo-embolique doit être évalué chez toute femme enceinte, à partir de scores de risque validés [5]. Les patientes à haut risque sont celles ayant présenté plusieurs épisodes thrombo-emboliques veineux ou un seul épisode associé à une thrombophilie ou à des antécédents familiaux. Selon le risque, la prophylaxie fait appel à des mesures physiques (contention veineuse) ou à un traitement préventif par HBPM, en particulier en péripartum.

En cas de suspicion d'embolie pulmonaire, le dosage des D-dimères a une valeur prédictive négative élevée. L'angioscanner pulmonaire associé à une protection plombée de l'abdomen combine la meilleure valeur diagnostique et la plus faible irradiation fœtale [5]. Le traitement curatif de la thrombose veineuse fait appel en première intention aux HBPM dose curative.

Modalités d'accouchement

Une concertation pluridisciplinaire entre obstétriciens, anesthésistes et cardiologues est nécessaire pour déterminer les modalités de l'accouchement. L'accouchement par voie basse et le plus souvent possible en cas de cardiopathie stable et bien tolérée. La césarienne est recommandée dans le syndrome de Marfan avec un diamètre aortique supérieur à 40 mm, les antécédents de syndromes coronaires aigus survenus durant la grossesse et les valvulopathies sténosantes en classe III ou IV de la NYHA. La césarienne a l'avantage d'éviter le stress hémodynamique lié au travail, mais expose à d'autres complications, en particulier le risque thrombo-embolique et le risque hémorragique.

Les indications d'analgésie péridurale limitent le stress hémodynamique de l'accouchement et elle est donc très utilisée. Elle est toutefois rarement possible en cas de traitement anticoagulant, dont elle impose une interruption prolongée, prohibitive en cas de prothèse mécanique.

Bibliographie

1. CHAN WS, ANAND S, GINSBERG JS. Anticoagulation of pregnant women with mechanical heart valves : a systematic review of the literature. Arch Intern Med, 2000, 160 : 191-196.
2. DRENTHEN W, BOERSMA E, BALCI A et al. Predictors of pregnancy complications in women with congenital heart disease. Eur Heart J, 2010, 31 : 2124-2132.
3. HAMEED A, KARAALP IS, TUMMALA PP et al. The effect of valvular heart disease on maternal and fetal outcome of pregnancy. J Am Coll Cardiol, 2001, 37 : 893-899.
4. MEIJBOOM LJ, VOS FE, TIMMERMANS J et al. Pregnancy and aortic root growth in the Marfan syndrome : a prospective study. Eur Heart J, 2005, 26 : 914-920.
5. REGITZ-ZAGROSEK V, BLOMSTROM LUNDQVIST C, BORGHI C et al. ESC guidelines on the management of cardiovascular diseases during pregnancy : the task force on the management of cardiovascular diseases during pregnancy of the European Society of Cardiology (ESC). Eur Heart J, 2011, 32 : 3147-3197.
6. ROOS-HESSELINK JW, DUVEKOT JJ, THORNE SA. Pregnancy in high risk cardiac conditions. Heart, 2009, 95 : 680-686.
7. ROOS-HESSELINK JW, RUYS TP, STEIN JI et al. Outcome of pregnancy in patients with structural or ischaemic heart disease : results of a registry of the European Society of Cardiology. Eur Heart J, 2013, 34 : 657-665.
8. SIU SC, SERMER M, COLMAN JM et al. Prospective multicenter study of pregnancy outcomes in women with heart disease. Circulation, 2001, 104 : 515-521.
9. SLIWA K, HILFIKER-KLEINER D, PETRIE MC et al. Current state of knowledge on aetiology, diagnosis, management, and therapy of peripartum cardiomyopathy : a position statement from the Heart Failure Association of the European Society of Cardiology Working Group on peripartum cardiomyopathy. Eur J Heart Fail, 2010, 12 : 767-778.
10. STEEGERS EA, VON DADELSZEN P, DUVEKOT JJ, PIJNENBORG R. Pre-eclampsia. Lancet, 2010, 376 : 631-644.

Chapitre S06-P03-C11

Cœur et sport

FRANÇOIS CARRÉ

La sédentarité et l'inactivité physique, qui favorisent le développement de nombreuses maladies chroniques et diminuent l'espérance de vie, ne cessent de croître dans la population générale. Devant ce problème de santé publique, la pratique d'une activité physique et sportive doit toujours être recommandée et le médecin doit le plus souvent possible la prescrire et non la limiter ou, pire, l'interdire ! Il est aussi vrai qu'une pratique sportive « sans limites » peut révéler une cardiopathie méconnue dont le dépistage est essentiel. Pour remplir au mieux ce double rôle, le praticien doit être capable de dépister une contre-indication cardiovasculaire, de conseiller un pratiquant sur les activités physiques et sportives autorisées et de l'éduquer sur leur bonne pratique pour une prescription la plus individualisée possible.

Quelques définitions

L'activité physique regroupe l'ensemble des mouvements corporels qui majorent la dépense énergétique par rapport au métabolisme basal. Le sport est souvent défini comme une activité physique réalisée dans un cadre codifié répondant à un règlement. Il peut se pratiquer sous forme de compétition ou de loisir. La compétition repose sur un entraînement planifié pour améliorer une performance ou un classement obtenu lors de confrontations avec d'autres pratiquants. Sur le plan cardiovasculaire, il n'y a pas de compétition de petit ou de haut niveau. C'est le niveau de la performance qui varie. En France, la plupart des épreuves sportives officielles sont considérées comme des compétitions, même si le participant y prend part sans esprit de performance, mais le seul but de loisir. Le terme loisir sous-entend une participation ludique et de détente. Cette distinction binaire classique est un peu artificielle. En effet, des activités sportives amicales peuvent donner lieu à de véritables joutes où l'esprit de compétition domine. En termes d'exposition aux risques cardiovasculaires, le sport dépend du type d'exercice physique, de son intensité, de sa durée, de l'environnement dans lequel il est réalisé et du niveau d'entraînement du sujet.

Adaptations cardiovasculaires aiguës à l'exercice musculaire

Tous les sports correspondent à un mélange variable d'exercice dynamique ou statique. L'exercice dynamique (aérobie, endurance) est caractérisé par une alternance de contraction et de relaxation de masses musculaires importantes avec ventilation libre. Il sollicite plus ou moins selon l'intensité de l'effort les métabolismes aérobie et anaérobie. L'intensité, en pourcentage de la consommation maximale d'oxygène, et la durée de l'effort sont modulables. L'exercice statique (isométrique) est caractérisé par une contraction sans changement de longueur du muscle, il est purement anaérobie. La « musculation » (résistance) est le plus souvent un exercice dynamique contre résistance et diffère donc de l'exercice statique pur. L'intensité de ces exercices est exprimée en pourcentage de force maximale volontaire. Les exercices mixtes associent de manière variable ces deux composantes (aviron, cyclisme). La classification de Mitchell [4] est fondée sur les composantes dynamique et statique des différents sports (Tableau S05-P03-C11-I) et est utilisée pour les recommandations pour la pratique sportive des cardiaques.

Tableau S05-P03-C11-I Classification des sports de Mitchell en fonction de leurs contraintes dynamiques et statiques.

Dynamique	A	B	C
Statique	Faible (< 40 % VO_2 max)	Moyenne (40-70 % VO_2 max)	Forte (> 70 % VO_2 max)
I. Faible (< 20 % FMV)	Billard Bowling Cricket Tir à l'arme à feu Golf	Baseball Volley-ball Escrime Tennis de table	Football Tennis, badminton Squash, racket-ball Course longue distance Course d'orientation Marche athlétique Ski de fond (classique)
II. Moyenne (20-50 % FMV)	Tir à l'arc Plongée sous-marine[2] Automobilisme[1,2] Motocyclisme[1,2] Équitation[1,2]	Sprint, sauts (athlétisme)[1] Patinage artistique[1] Football américain[1] Rugby[1] Surf[1,2] Natation synchronisée[1,2]	Basket-ball Handball Hockey sur glace[1] Ski de fond (*skating*)[1] Course à pied moyenne distance Natation[2]
III. Forte (> 50 % FMV)	Lancers, haltérophilie[2] Gymnastique[1,2] Luge[1,2] Voile, planche à voile[1,2], ski nautique[1,2] Escalade Sports de combat	Lutte Body-building Ski alpin[1,2], surf des neiges[1,2] Skateboard[1,2]	Canoë-kayak, aviron Boxe[1], décathlon[1] Cyclisme[1], triathlon[1] Patinage de vitesse[1]

Ce tableau aide à guider un patient cardiaque dans son choix de pratique sportive.
(1) Sports présentant un risque marqué de collision.
(2) Sports présentant un risque en cas de cardiopathie à risque de syncope.
FMV : force maximale volontaire ; VO_2 max : consommation maximale d'oxygène.

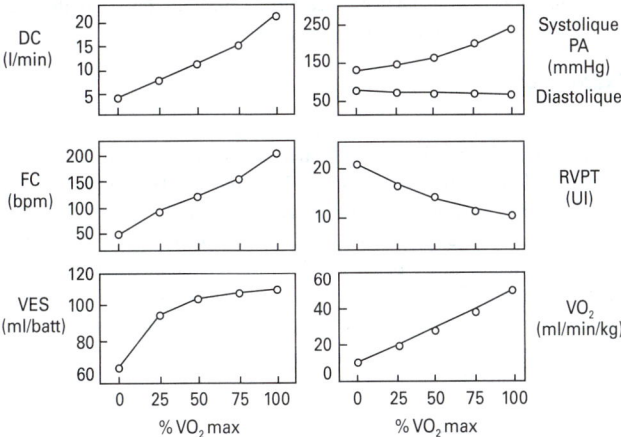

Figure S05-P03-C11-1 Adaptations cardiovasculaires et de la consommation d'oxygène lors d'un exercice dynamique progressivement maximal réalisé par un sujet sain non entraîné. DC : débit cardiaque ; FC : fréquence cardiaque ; PA : pression artérielle ; RVPT : résistances vasculaires périphériques totales ; VES : volume d'éjection systolique ; VO_2 : consommation d'oxygène.

L'évolution à l'exercice des paramètres cardiovasculaires dépend de ses caractéristiques, type, intensité, durée, et de celles du pratiquant, âge, niveau d'entraînement, pathologie et traitement éventuels [2]. La figure S05-P03-C11-1 schématise les adaptations cardiovasculaires et de la consommation d'oxygène lors d'un exercice croissant dynamique. L'augmentation du débit cardiaque est importante (× 4-5 par rapport au repos), avec élévation progressive de la fréquence cardiaque et plateau du volume d'éjection systolique lorsque le premier seuil ventilatoire (50-70 % de la consommation maximale d'oxygène) est atteint. L'élévation de la pression artérielle systolique est modérée (× 2 en moyenne) grâce à la baisse des résistances vasculaires périphériques. Au pic de l'effort, les besoins en oxygène du myocarde sont multipliés par dix, et la pression artérielle pulmonaire systolique est multipliée par trois. Proportionnellement, c'est donc le ventricule droit qui a le travail le plus important à fournir. Le volume télédiastolique ventriculaire augmente grâce à la pompe musculaire qui favorise le retour veineux, la contrainte cardiaque

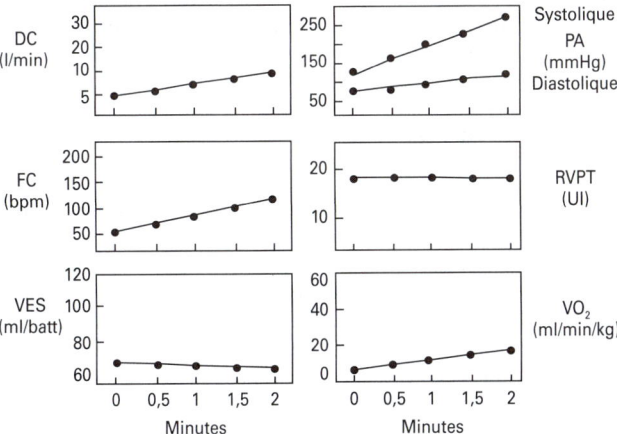

Figure S05-P03-C11-2 Adaptations cardiovasculaires et de la consommation d'oxygène en fonction du temps de maintien d'un exercice statique d'intensité stable réalisé par un sujet sain non entraîné. DC : débit cardiaque ; FC : fréquence cardiaque ; PA : pression artérielle ; RVPT : résistances vasculaires périphériques totales ; VES : volume d'éjection systolique ; VO_2 : consommation d'oxygène.

est donc surtout « volumétrique ». Au-delà du premier seuil ventilatoire, l'exercice est considéré comme intense et les adaptations cardiovasculaires dépendent largement de la stimulation catécholergique dont le risque arythmogène est démontré surtout en cas de substrat myocardique pathologique. La figure S05-P03-C11-2 montre les adaptations observées lors d'un exercice statique. Le débit cardiaque et la consommation d'oxygène augmentent un peu par la tachycardie modérée, alors que le volume d'éjection systolique et les résistances vasculaires périphériques ne varient pas. Les deux composantes de la pression artérielle augmentent nettement, imposant une contrainte « barométrique » au myocarde [2].

Bénéfices et risques cardiovasculaires de l'activité physique et sportive

La pratique modérée et régulière d'une activité physique ou d'un sport doit être largement prescrite en prévention primaire, secondaire et tertiaire. Mais le risque d'accident cardiovasculaire, dont le plus dramatique est la mort subite, est transitoirement accru pendant une pratique sportive intense par un « cardiaque » souvent méconnu.

Mort subite liée au sport, épidémiologie

La mort subite liée au sport est définie par un décès naturel, non traumatique, inattendu, survenant pendant la pratique sportive ou dans l'heure qui suit son interruption. Les causes cardiovasculaires dominent (75 à 80 %), largement devant le « coup de chaleur », et plus rarement les causes neurologiques et pulmonaires [2]. La mort subite cardiovasculaire liée au sport reste heureusement très rare. Son incidence précise difficile à établir a longtemps été sous-estimée. Actuellement, elle est d'au moins 1/50 000 participants. En France, annuellement au moins 1 000 sujets décèdent lors de la pratique sportive [3]. Les sujets les plus concernés sont les hommes, avec un pic de fréquence entre 40 et 55 ans, qui pratiquent le sport en loisir [2, 3].

Mort subite cardiovasculaire liée au sport, étiologie

Le très rare *comotio cordis* (≤ 3 %) est dû à un traumatisme thoracique qui induit le plus souvent une tachycardie ventriculaire dégénérant en fibrillation. Il concerne surtout les jeunes sportifs et sa prévention repose sur le port de matériel de protection adapté [4].

Dans les autres cas, la mort subite est généralement due à une fibrillation ventriculaire sur une pathologie myocardique sous-jacente. Celle-ci constitue un substrat arythmogène et les perturbations (acidose, déshydratation, catécholamines…) induites par l'exercice intense créent l'environnement favorable à l'apparition et au développement d'une arythmie grave. L'accident est précédé de prodromes non respectés dans au moins la moitié des cas.

Après 35 ans, les accidents coronaires aigus sur athéromatose sont la première cause (85 %) des décès. Avant 35 ans, les cardiopathies congénitales ou génétiques dominent. Les principales causes sont les cardiomyopathies, surtout cardiomyopathie hypertrophique et maladie arythmogène du ventricule droit, les anomalies congénitales des coronaires, les canalopathies dont la prévalence est sûrement sous-estimée en l'absence d'analyse génétique systématique. Le syndrome de Wolff-Parkinson-White, la dissection aortique, les valvulopathies obstructives (rétrécissements aortique ou pulmonaire surtout) sont beaucoup plus rarement rapportés. Des affections aiguës peuvent aussi être en cause, comme les myocardites et les causes toxiques (cocaïne…). Deux points doivent être soulignés : avant 35 ans il faut oser penser à la maladie coronaire, car sa fréquence augmente (10-15 %) et il faut toujours prescrire une interruption (8-15 jours) de pratique sportive intense en cas de syndrome viral avec courbatures musculaires qui peut être associé à une atteinte myocardique. Le rôle du dopage qui touche tous les niveaux sportifs ne doit pas être occulté, même si sa fréquence est mal précisée.

Cardiologie

Calendrier et contenu de la visite d'absence de contre-indication à la pratique sportive

Éthiquement, médicalement et légalement, il semble justifié de proposer une prévention si possible efficace des accidents cardiovasculaires. Elle repose sur une visite médicale d'absence de contre-indication (VACI).

Données légales actuelles

Les textes légaux français varient selon le mode de pratique sportive. La pratique sportive de loisir, quelles que soient sa quantité et son intensité, est totalement libre. La présentation d'un certificat médical d'absence de contre-indication est obligatoire pour l'obtention d'une licence fédérale (compétition ou non) ou pour la pratique d'un sport en compétition sans licence. Cela, même si le sportif ne participe qu'à une seule compétition dans l'année. Depuis 2017, la VACI est réalisée tous les trois ans pour les licenciés. Le certificat médical est valable 1 an ; lors des deux années intermédiaires, le sportif remplira un questionnaire attestant de l'absence de modification de son état de santé. En cas de réponse positive à au moins une question, il devra bénéficier d'une nouvelle VACI. Les compétiteurs non licenciés ont une VACI annuelle. Le certificat engage les responsabilités, pénale, civile et ordinale du signataire. Légalement, le coût de la VACI doit être supporté par le sportif, sa fédération ou le club concerné.

Contenu de la visite d'absence de contre-indication

Seul l'examen cardiovasculaire, qui n'est que l'un des éléments de la VACI, sera abordé ici. Sa place est essentielle, car la plupart des restrictions, en particulier définitives, sont cardiovasculaires et concernent des pathologies le plus souvent asymptomatiques qui risquent de se compliquer d'un accident potentiellement fatal. Le médecin concerné et le contenu cardiovasculaire dépendent du niveau de performance du pratiquant. Pour les sportifs de haut niveau de performance, on distingue les « amateurs » et les professionnels. Pour les sportifs amateurs classés annuellement comme les meilleurs de la discipline par leur fédération, le contenu du bilan est fixé par la commission médicale de la fédération. Les commissions médicales des ligues des sports professionnels fixent le contenu de leur bilan cardiovasculaire. Pour tous les autres sportifs désireux de participer à une ou plusieurs compétitions officielles, la VACI peut être réalisée par tout médecin qui se sent compétent. Son contenu, légalement libre, est à la discrétion du praticien.

Recommandations des sociétés savantes

Les sociétés européenne (2005) et française (2009) de cardiologie ont recommandé un contenu cardiovasculaire minimal de la VACI. L'objectif de ces recommandations est de proposer le bilan le plus efficace possible pour détecter les cardiopathies à risque potentiel de mort subite et/ou à risque d'aggravation par une pratique sportive intense [2]. Pour tout compétiteur entre 12 et 35 ans, il est recommandé que la VACI associe un interrogatoire familial et personnel, un examen physique et un ECG de repos. La société française de cardiologie recommande que l'ECG soit réalisé lors de la première VACI et répété tous les 3 ans jusqu'à 20 ans puis tous les 5 ans jusqu'à 35 ans. Après 35 ans, la détection de la maladie coronaire domine, la place de l'épreuve d'effort sera détaillée plus loin.

Réalisation de la visite d'absence de contre-indication à la pratique sportive

Les deux composantes (examen clinique et ECG) de la VACI sont complémentaires et aussi indispensables l'une que l'autre. Il faut rappeler lors de la VACI, les règles de bonne pratique du sport intense (téléchargeables sur clubcardiopsort.com).

Examen clinique

Il regroupe l'interrogatoire et l'examen physique. L'interrogatoire est essentiel. Il est pratique de s'appuyer sur le questionnaire téléchargeable sur le site internet de la Société française de l'exercice et de médecine du sport (www.sfms.asso.fr). Il est préférable de le faire signer par le pratiquant. Mais il doit être complété par un interrogatoire personnalisé mené par le praticien. Il recherche un antécédent de mort subite (< 50 ans) et/ou d'une cardiopathie génétique chez un membre de la fratrie du premier degré et sur le plan personnel des facteurs de risque cardiovasculaires, la prise chronique de traitements ou de compléments nutritionnels. Il précise de manière « policière », car ils sont souvent oubliés ou minimisés, des signes fonctionnels anormaux (douleur thoracique, fatigue, essoufflement, palpitations, malaise) liés à l'effort. La présence de symptômes chez un sportif ne doit jamais être banalisée et impose toujours un bilan cardiovasculaire complémentaire. L'apport de l'examen physique cardiovasculaire est limité : auscultation cardiovasculaire du sujet couché puis debout, symétrie des pouls aux membres supérieurs et inférieurs pour éliminer une coarctation aortique, recherche de signes de Marfan et mesure de la pression artérielle aux deux bras à distance d'une séance d'entraînement.

Électrocardiogramme de repos

La réalisation systématique d'un ECG de repos fait encore l'objet d'un débat entre cardiologues nord-américains et européens. Il est pourtant prouvé que cet examen, de coût relativement faible, en association avec l'examen clinique est très largement supérieur ($\geq 80\%$) à l'examen clinique seul ($\leq 10\%$) pour détecter des anomalies cardiaques silencieuses à risque lors d'une pratique sportive intense. L'ECG a aussi des limites. Sa valeur prédictive négative est très bonne, mais sa valeur prédictive positive reste médiocre. La difficulté potentielle pour le médecin généraliste d'interpréter l'ECG est souvent évoquée. Sa réalisation et son interprétation doivent être classiques et le praticien ne doit se poser qu'une question : cet ECG est-il normal ou non ? Si l'ECG paraît anormal, un avis cardiologique doit être demandé. Enfin, il est trop classiquement rapporté que le « sportif » présente des particularités électrocardiographiques. Il ne faut pas relier trop facilement des « bizarreries » électrocardiographiques à une pratique sportive. Un entraînement modéré (< 4-6 heures de sport intense par semaine) ne modifie pas significativement l'ECG en dehors d'une diminution facultative et modeste de la fréquence cardiaque et d'un bloc de branche droit incomplet [2].

Examens cardiovasculaires complémentaires en cardiologie du sport

Les examens cardiovasculaires complémentaires en cardiologie du sport ont une place majeure. En effet, étant donné le risque vital potentiel d'une cardiopathie ignorée, aucun doute relevé lors de la VACI n'est acceptable pour autoriser la pratique d'un sport intense. L'échocardiographie de repos et l'épreuve d'effort sont les examens cardiovasculaires complémentaires de première intention. Le temps du bilan, le sport intense, même à l'entraînement, et éventuellement lors des activités scolaires, doit être contre-indiqué avec consignation dans le dossier médical, explications claires au sportif et si besoin à sa famille, et remise d'un certificat explicite.

Échocardiographie

L'échocardiogramme de repos n'a pas d'intérêt pour le suivi de l'entraînement. Il ne doit être réalisé qu'à visée diagnostique. De réalisation aisée chez des sujets souvent échogènes, c'est le premier examen à réaliser pour explorer un souffle cardiaque a priori organique ou des anomalies électrocardiographiques. Il doit toujours être complet et non limité à une brève « échoscopie ». Son analyse classique doit tenir compte si besoin des signes échographiques du cœur d'athlète.

Épreuve d'effort

Les épreuves d'effort sous-maximales, type tests de Ruffier-Dickson ou du tabouret, ont une très faible valeur diagnostique et n'ont aucune place pour détecter une contre-indication cardiovasculaire à la pratique sportive. Les épreuves d'effort maximales réalisées en milieu cardiologique sont à privilégier, mais leurs indications doivent être ciblées et leurs limites doivent être bien connues. Ainsi, l'épreuve d'effort est toujours justifiée en cas de symptôme, de pathologie cardiovasculaire (y compris l'hypertension artérielle) connue et dès qu'un doute concerne l'intégrité du système cardiovasculaire du pratiquant. L'indication la plus fréquente de l'épreuve d'effort reste la détection de la maladie coronaire. Étant donné la très faible prévalence de cette pathologie dans cette population et son faible pouvoir discriminant, l'épreuve d'effort n'est pas recommandée chez un sportif asymptomatique avant 35 ans. Après 35 ans, la maladie coronaire est l'étiologie principale des accidents cardiovasculaires et la place de l'épreuve d'effort a fait l'objet de recommandations européennes [1]. Son indication doit être réfléchie et non systématique (Figure S05-P03-C11-3). Le risque cardiovasculaire du sujet et le type de pratique sportive (discipline et intensité) désiré sont les deux facteurs décisionnels principaux. Le risque cardiovasculaire, fondé sur les facteurs de risque classiques, doit être évalué avec des formules validées (Framingham ou SCORE). L'intensité de l'exercice est classée comme faible s'il n'induit qu'un essoufflement minime, modérée en cas d'essoufflement non désagréable limitant peu la conversation et élevée si l'essoufflement est désagréable.

Une épreuve d'effort est conseillée pour tout sujet désireux de pratiquer un sport intense et présentant au moins deux facteurs de risque cardiovasculaire. Tabagisme actif, dyslipidémies marquées, diabète ancien et chez l'homme l'âge supérieur à 60 ans sont des facteurs de risque importants à considérer. L'inactivité physique et la sédentarité augmentent aussi le risque d'accident, alors que la pratique régulière et ancienne d'une activité physique diminue ce risque. La répétition de l'épreuve d'effort est en règle générale annuelle en cas de cardiopathie. Pour les sportifs asymptomatiques l'absence d'étude et la diversité d'expression des cardiopathies font que le calendrier de suivi des épreuves d'effort est mal précisé. Tout nouvel élément clinique doit faire pratiquer une épreuve d'effort. Après 60-65 ans, la pratique sportive en compétition présente un risque coronarien accru dont le sportif doit être conscient et à cet âge, une épreuve d'effort annuelle paraît justifiée.

Les objectifs de l'épreuve d'effort diagnostique sont de détecter une pathologie coronaire ou arythmique asymptomatique, de vérifier la normalité des adaptations cardiovasculaires à l'exercice et de quantifier la capacité fonctionnelle individuelle. L'épreuve d'effort doit être réellement maximale (anomalie limitante ou épuisement du sujet) et ne pas être arrêtée devant l'obtention d'une fréquence cardiaque maximale très théorique. Ses limites doivent être bien connues des praticiens, prescripteur et réalisateur, et être clairement expliquées au

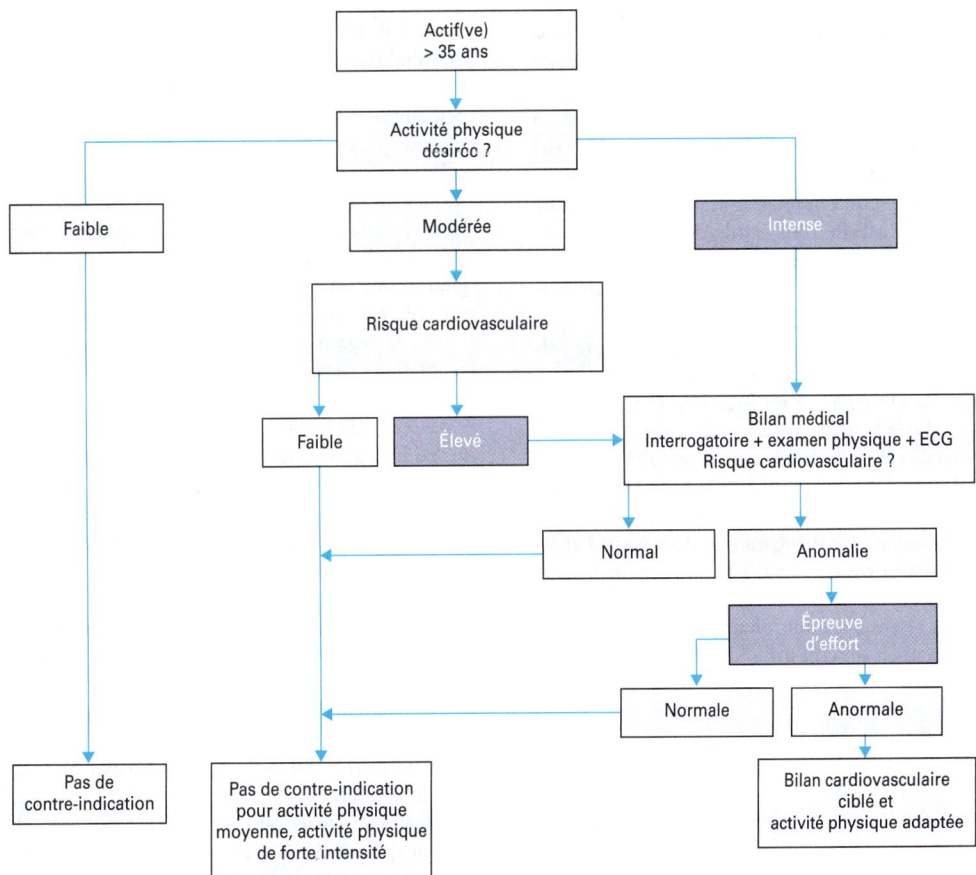

Figure S05-P03-C11-3 Algorithme décisionnel pour la réalisation d'une épreuve d'effort à visée diagnostique chez un sujet actif de plus de 35 ans.

sportif. L'épreuve d'effort n'est pas une assurance tout risque et, si elle détecte assez bien la maladie coronaire « installée » qui limite le débit coronaire à l'effort, elle ne peut pas prédire la survenue d'un accident aigu (érosion ou rupture de plaque). Son pouvoir déclenchant et sa reproductibilité pour les arythmies sont médiocres. De plus, une épreuve d'effort « en laboratoire » ne reproduit jamais les conditions extrêmes de l'exercice réalisé sur le terrain. Le pratiquant, surtout vétéran ou avec un risque cardiovasculaire significatif, bien informé doit comprendre et accepter les limites de cet examen et consulter au moindre symptôme inhabituel même s'il a réalisé une épreuve d'effort considérée comme « normale » récemment. Quel que soit le résultat de l'épreuve d'effort, il faut prescrire une reprise très progressive (6-8 semaines) au sujet qui veut se « remettre » au sport. Enfin, les « faux positifs » pour la détection de la maladie coronaire plus fréquents (15 %) chez le sportif que chez le sujet non entraîné restent mal expliqués et les imageries fonctionnelles non invasives complémentaires doivent être privilégiées. En dehors du suivi de l'entraînement, par la valeur des renseignements supplémentaires qu'elle apporte l'épreuve d'effort couplée à une analyse des échanges gazeux a une place majeure en cardiologie du sport. Elle est à privilégier pour le bilan d'une dyspnée, d'une cardiomyopathie, d'une valvulopathie et pour aider au diagnostic différentiel entre un cœur d'athlète et une cardiomyopathie hypertrophique ou dilatée.

Autres examens complémentaires cardiovasculaires en cardiologie du sport

Parmi les examens complémentaires de deuxième intention, l'IRM cardiaque et l'échocardiographie d'effort ont une place prépondérante.

L'IRM complète les données parfois insuffisantes de l'échocardiographie, en particulier pour l'exploration du ventricule droit et certaines zones du ventricule gauche et permet de rechercher un rehaussement tardif après injection de gadolinium. Elle est donc toujours indiquée devant certaines anomalies ECG comme des troubles de repolarisation marqués et en cas de symptômes évocateurs de troubles du rythme.

L'échocardiographie d'effort est essentielle pour évaluer le retentissement hémodynamique d'une valvulopathie asymptomatique et significative sur l'échocardiogramme de repos. Elle précise la qualité de la contractilité myocardique à l'effort en cas de doute sur une cardiomyopathie dilatée, recherche un obstacle éjectionnel, surtout entre ventricule gauche et aorte, et enfin élimine une hypertension artérielle pulmonaire d'effort inadaptée.

Parmi les autres examens cardiovasculaires, la place du score calcique après 40 ans est encore discutée et le coroscanner garde ses indications classiques. Le Holter est d'un grand apport grâce aux enregistrements longue durée avec incorporation de séances d'entraînement intenses et surveillés. Le test de verticalisation (*Tilt-test*) peut être utile dans l'exploration des syncopes post-effort, en sachant que les faux positifs sont plus fréquents dans la population sportive. L'exploration électrophysiologique, suivie ou non d'un geste d'ablation, est largement utilisée en cas d'anomalie ECG potentiellement arythmique et en cas de symptôme d'arythmie mal étiquetée et potentiellement grave. La sensibilisation pharmacologique (isoprénaline ± atropine) de l'examen souvent utilisée peut compliquer son interprétation.

Cœur d'athlète

Les signes et les limites du cœur d'athlète doivent être connus du praticien du sport, d'une part, pour ne pas laisser pratiquer un patient avec une cardiopathie potentiellement à risque et, d'autre part, pour ne pas abusivement interdire le sport intense à quelqu'un dont cela peut être le métier.

La définition de l'athlète est empirique, c'est un sportif qui s'impose un entraînement codifié d'au moins 6-8 h/sem, à une intensité supérieure au premier seuil ventilatoire, ce qui correspond à 60-70 % de la consommation d'oxygène maximale ou 70-80 % de la fréquence cardiaque maximale individuelle depuis plus de 6 mois. Le cœur d'athlète regroupe les modifications cardiaques et vasculaires cliniques, électriques et échographiques induites par cet entraînement. Les signes du cœur d'athlète sont facultatifs avec de grandes variations interindividuelles et sont plus marqués chez les spécialistes d'endurance (course à pied longues distances, cyclisme, natation, triathlon, ski de fond…). Rappelons qu'une pratique sportive modérée, avec ou sans participation à des compétitions, ne modifie pas significativement l'ECG, ni l'échocardiogramme du pratiquant. Elle est cependant fonctionnellement bénéfique, comme en témoignent la baisse modérée de la fréquence cardiaque de repos et les améliorations du remplissage ventriculaire et de la capacité de vasodilatation. Un athlète doit être asymptomatique et le moindre doute sur l'intégrité de son système cardiovasculaire impose un bilan cardiovasculaire exhaustif avec arrêt concomitant de la pratique sportive. Les explorations à l'effort (épreuve d'effort avec analyse des gaz expirés et/ou échocardiogramme) sont essentielles. Pour être significative, la baisse de la consommation maximale d'oxygène doit être diminuée de 15-20 % par rapport à la valeur attendue pour le niveau d'entraînement (en moyenne 120, 140 et 160 % de la valeur théorique d'un sédentaire pour respectivement 2, 4 et 6 heures d'entraînement hebdomadaire).

Physiologie du cœur d'athlète

Les adaptations du cœur d'athlète peuvent par leur importance parfois surprendre le praticien, qui doit garder en mémoire que ce qui est anormal n'est pas obligatoirement pathologique. Le cœur d'athlète est normal. Il est la traduction des adaptations physiologiques chroniques, morphologiques et fonctionnelles, aux contraintes aiguës et répétées de l'exercice intense. Les déterminants de ces adaptations sont génétiques, hémodynamiques et neurohormonaux. Le rôle du patrimoine génétique explique les différences interindividuelles observées pour le même niveau et le même type d'entraînement. Les contraintes volumétriques et barométriques, décrites précédemment, ont un impact hémodynamique. Les adaptations neurohormonales concernent essentiellement le système nerveux autonome et les stimulations catécholergiques, thyroïdiennes, corticosurrénaliennes. D'autres facteurs vont intervenir à un moindre niveau comme le sexe, l'âge, l'origine ethnique, le type d'entraînement et malheureusement, le dopage. Ces adaptations régressent pour la plupart rapidement (1-6 mois) en cas d'arrêt total de la pratique sportive.

Le système cardiovasculaire de l'athlète s'adapte pour être plus performant à l'effort. L'augmentation majeure (40 à 60 % de plus qu'un sujet non entraîné) de la consommation d'oxygène maximale chez l'athlète est due à meilleure extraction musculaire squelettique de l'oxygène circulant et à une augmentation du débit cardiaque maximal (35-40 l/min versus 20-25 l/min chez le non-entraîné). Cette amélioration n'est pas due à une augmentation de la fréquence cardiaque maximale, qui peut être plutôt un peu (4-6 bpm) diminuée chez l'athlète, mais à une augmentation majeure du volume d'éjection systolique (150-180 ml chez l'athlète versus 110-130 ml). Celle-ci est due à l'augmentation de la volémie, à la dilatation des cavités cardiaques et à une meilleure capacité de relaxation et de contraction myocardique. Pour un même niveau d'effort sous-maximal, la fréquence cardiaque de l'athlète est plus basse que celle du sédentaire. Ainsi, l'athlète épargne sa fréquence cardiaque et augmente son volume d'éjection systolique qui associe un meilleur remplissage et une vidange accrue. Les adaptations vasculaires, capacité de vasodilatation accrue avec baisse plus nette des résistances périphériques, permettent de maintenir un couplage ventriculo-artériel optimal.

Signes cliniques du cœur d'athlète

Répétons-le, un athlète doit être asymptomatique. L'interrogatoire recherche des symptômes négligés par ce sportif qui est persuadé, à tort, que sa pratique sportive l'immunise contre les maladies cardiaques. La bonne corrélation entraînement et performance sportive est aussi vérifiée. L'examen physique retrouve un cœur plutôt lent et une pulsatilité artérielle marquée. À l'auscultation, des bruits surajoutés sans caractère organique sont assez fréquents. Le réseau veineux des membres sollicités par l'entraînement est souvent marqué. La pression artérielle mesurée avec un brassard adapté aux masses musculaires est plutôt basse, avec tendance à l'hypotension orthostatique. Des chiffres tensionnels limites chez un endurant souvent vétéran doivent interpeller vu l'effet hypotenseur habituel de la pratique sportive [4].

Signes électriques du cœur d'athlète

L'ECG a une place centrale pour détecter une pathologie silencieuse, mais n'a aucun intérêt validé pour guider un entraînement ni vérifier son effet. L'idée classique que tous les athlètes présentent des particularités électrocardiographiques est fausse. L'ECG de repos est normal chez 75 % des athlètes féminines et chez 55 % de leurs homologues masculins. Chez l'endurant, il n'est strictement normal que dans 30 % des cas. Pour diminuer les « faux positifs » de l'ECG, donc la réalisation d'examens complémentaires injustifiés, des classifications successives des particularités de l'ECG de l'athlète ont été proposées. La dernière classification proposée garde la haute sensibilité (100 %) et la grande valeur prédictive négative (> 90 %), améliore la spécificité (84 %) et diminue le nombre de faux positifs (16 %) de l'ECG [7], la valeur prédictive positive restant faible (5 %). Elle différencie trois groupes de particularités ECG (Figure S05-P03-C11-4), celles liées au sport qui n'imposent pas de bilan complémentaire en l'absence de symptôme, celles non liées au sport et évocatrices d'une pathologie avec potentiel arythmogène adrénergique qui imposent toujours un bilan complémentaire cardiovasculaire, enfin les particularités non liées au sport et non évocatrices d'une pathologie à risque en cas de pratique sportive intense. L'observation d'une seule de ces dernières particularités n'impose pas de bilan complémentaire qui sera justifié devant l'observation d'au moins deux particularités associées.

En résumé, par rapport à un sujet non entraîné, l'ECG de l'athlète montre un rythme sinusal avec une arythmie respiratoire marquée, une fréquence cardiaque plus lente, un intervalle PR un peu allongé, un complexe QRS ample avec un axe frontal un peu dévié à droite, un peu élargi mais inférieur à 0,12 seconde et avec, très souvent (> 60 %), un bloc de branche droit incomplet, des ondes T amples parfois un peu déformées, mais positives (sauf aVR et souvent D3 et V1) et une durée de l'intervalle QT un peu allongée (limites supérieures du QT corrigé par la formule de Bazett de 480 ms pour les femmes et 470 ms pour les hommes). En cas de bradycardie inférieure ou égale à 50 bpm, la correction par la formule de Bazett sous-estime la durée de l'intervalle QT. Cette classique bradycardie est le plus souvent modérée, entre 50 et 55 bpm, inférieure à 50 bpm chez 10 % et à 40 bpm chez moins de 5 % des athlètes, elle est mal corrélée à la durée du PR et ne préjuge pas du niveau de performance, même si une fréquence cardiaque supérieure à 75 bpm chez un endurant doit alerter. Ces adaptations électriques, outre leur composante génétique, s'expliquent par les modifications, hyperparasympaticotonie, mais surtout hyposympaticotonie, de la réponse à la balance autonomique, par l'hypertrophie myocardique et par des modifications intrinsèques de la densité et/ou de l'activité des canaux ioniques impliqués dans la genèse du potentiel d'action cardiaque, comme en témoignent la baisse de la fréquence cardiaque intrinsèque des athlètes, la morphologie « bizarre » de certaines ondes T, les fréquents et marqués syndromes de repolarisation précoce et l'allongement du QT.

Chez l'endurant, des particularités rythmiques « vagales », *wandering pacemaker*, rythme du sinus coronaire ou jonctionnel et, plus rarement, idioventriculaire accéléré peuvent être constatées. Même si elles peuvent être plus fréquentes que dans la population générale, les extrasystoles supraventriculaires et ventriculaires isolées ne font pas partie des signes du cœur d'athlète. Les blocs atrioventriculaires de premier degré (limite chez l'athlète > 220 ms) et de type Mobitz 1 avec périodes de Luciani-Wenckebach ne sont pas rares. La limite acceptable des pauses sinusales est de 3 secondes. Tous ces aspects asymptomatiques et disparaissant rapidement au passage en orthostatisme ou à l'effort ne sont pas inquiétants et ne nécessitent pas de bilan complémentaire.

Les blocs atrioventriculaires de haut degré, symptomatiques ou non, ne font pas partie des signes du cœur d'athlète et doivent être explorés, même si d'exceptionnels cas de blocs fonctionnels ont été décrits. Les hémiblocs et les blocs de branche complets ne sont pas plus fréquents chez l'athlète. Isolés et en l'absence de symptôme, ils n'imposent pas de bilan complémentaire, sauf le bloc de branche gauche complet.

Une hypertrophie ventriculaire gauche isolée, c'est-à-dire sans déviation axiale, ni onde Q anormale, ni hypertrophie atriale, ni trouble de repolarisation, est banale. Une hypertrophie ventriculaire droite isolée

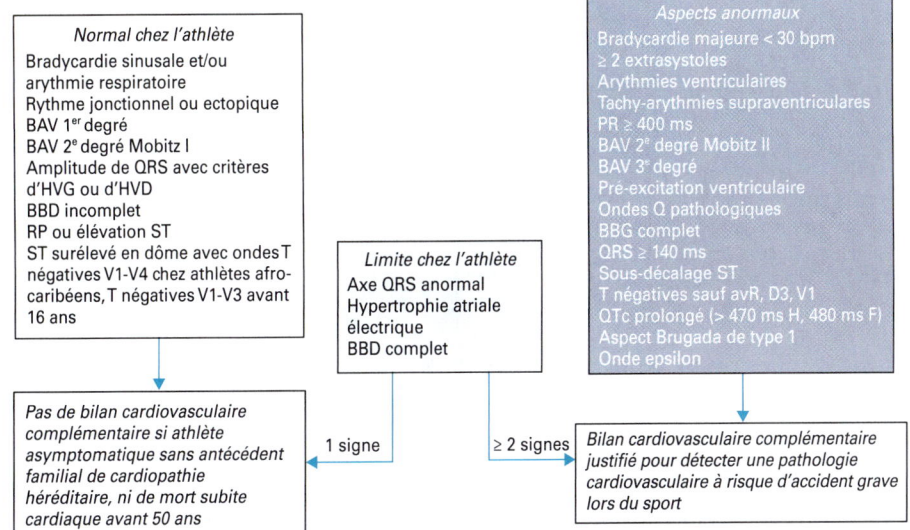

Figure S05-P03-C11-4 Critères d'interprétation de l'ECG de repos de l'athlète (≥ 4 h/sem de sport) [7]. BAV : bloc atrioventriculaire ; BBD : bloc de branche droit ; BBG : bloc de branche gauche ; F : femme ; H : homme ; HVD : hypertrophie électrique ventriculaire droite ; HVG : hypertrophie électrique ventriculaire gauche ; QTc : durée QT corrigée par la formule de Bazett ; RP : repolarisation précoce.

est décrite chez 15 à 25 % des athlètes. Insistons sur le fait que l'observation d'une hypertrophie électrique asymptomatique n'impose aucun bilan complémentaire.

Des ondes Q larges (> 40 ms) et profondes (> 4 mm) imposent toujours un bilan cardiologique complémentaire. L'analyse de la repolarisation, point J, segment JT et onde T, pose le plus de problèmes d'interprétation chez l'athlète Les particularités de repolarisation sont plus fréquentes chez l'athlète afro-caribéen.

Les aspects classiques de repolarisation précoce comme les formes de *slurring* et *notching* du point J sont plus fréquents chez les athlètes (25-60 % selon la définition choisie versus 3-8 % chez le sédentaire). Les ondes T de l'athlète ont souvent une morphologie inhabituelle, très amples, pointues, bifides, arrondies, fréquemment associées à un sus-décalage du point J et du segment JT, ascendant ou horizontal, et parfois à une onde U marquée, mais elles doivent rester positives en dehors de aVr et souvent D3, et V1 (Figure S05-P03-C11-5). Un aspect particulier de repolarisation précoce est observé chez 25 % des athlètes d'origine afro-caribéenne. Limité aux dérivations V2-V4, il est caractérisé par un sus-décalage de plus de 2 mm du point J suivi d'un segment JT en dôme et d'une onde T négative (Figure S05-P03-C11-6).

Chez ces athlètes, aucun bilan cardiologique complémentaire n'est recommandé. La pratique sportive, même très intense, ne négative pas les ondes T, l'observation d'ondes T exclusivement et franchement négatives (> 2 mm) dans au moins deux dérivations concordantes est toujours considérée comme anormale. Si leur prévalence chez l'athlète caucasien est superposable à celle de la population générale (2-3 %), elle est plus élevée chez l'athlète afro-caribéen (5-6 %). Les ondes T négatives « juvéniles » ne sont pas plus fréquentes chez l'enfant ou l'adolescent athlète. Ainsi, chez l'athlète pubère, on ne doit pas accepter des ondes T négatives au-delà de V2. Avant la puberté, elles se voient parfois jusqu'à V3.

Les ondes T négatives et/ou sous-décalage du segment ST témoignent en règle générale d'une pathologie cardiaque, cardiomyopathies hypertrophiques plutôt que dilatées, maladie arythmogène du ventricule droit, canalopathies, ischémie coronaire. Une échocardiographie normale doit être complétée par une IRM avec recherche de foyers de fibrose potentiellement arythmogènes. La normalisation de ces troubles de repolarisation à l'effort n'est pas synonyme de leur bénignité. L'épreuve d'effort et le Holter recherchent une capacité physique inadaptée au niveau d'entraînement et/ou des arythmies. La normalité de tous les examens chez un athlète asymptomatique sans antécédent familial autorise la poursuite de la pratique sportive au même niveau, mais n'élimine pas formellement une pathologie latente. Une surveillance cardiologique annuelle est justifiée tout au long de sa carrière sportive [4].

Signes échographiques du cœur d'athlète

L'interprétation de l'échocardiogramme chez l'athlète doit tenir compte des données de l'examen clinique, de l'ECG de repos et du niveau de performance. Il ne faut pas classer comme anormales des adaptations physiologiques fonctionnelles et/ou morphologiques. Des examens complémentaires, en particulier à l'effort, peuvent être nécessaires avant d'affirmer une pathologie échographique

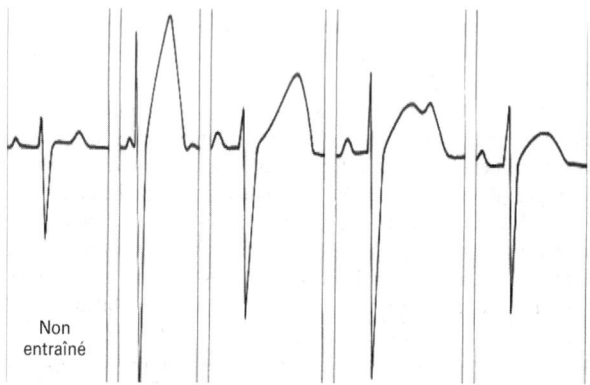

Figure S05-P03-C11-5 Exemple de particularités de repolarisation observées chez l'athlète.

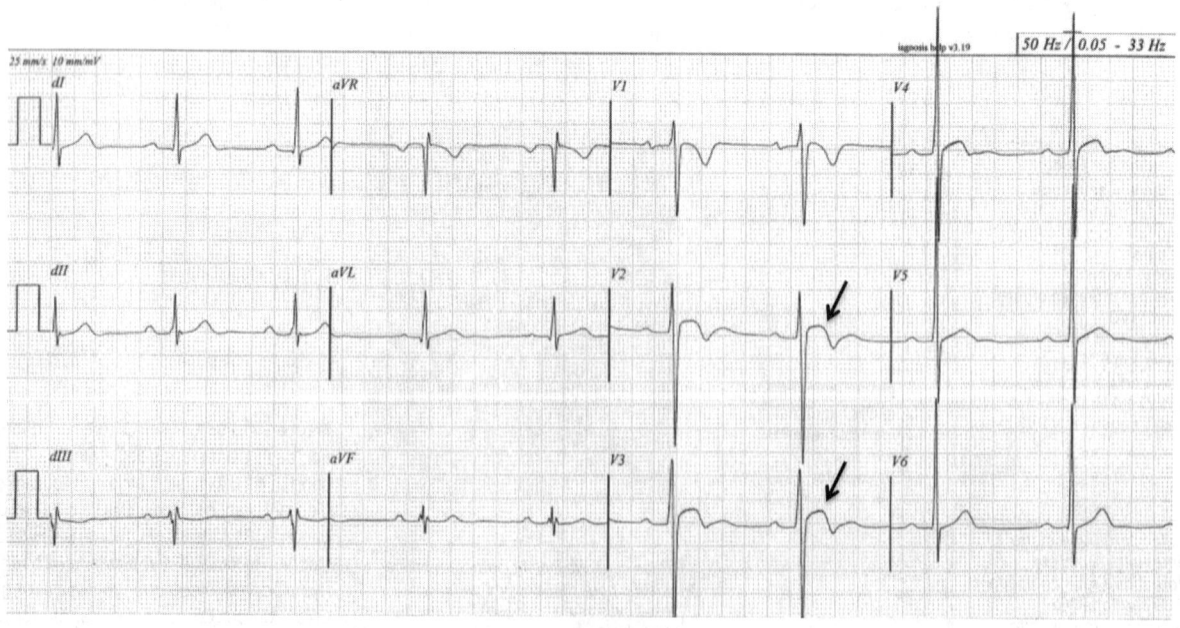

Figure S05-P03-C11-6 Exemple de syndrome de repolarisation précoce (flèches), fréquent chez l'athlète afro-caribéen.

chez un athlète. L'echocardiogramme doit être complet avec analyses TM, 2D et Doppler classiques. Les données chiffrées doivent être exprimées en valeurs absolues et indexées par la taille ou la surface corporelle. Les nouvelles méthodes d'analyses (TDI, *strain*, 3D) sont complémentaires et ne sont justifiées qu'en cas de doute. Rappelons que le cœur d'athlète est adapté pour l'effort et non pour le repos, ce qui peut expliquer une fraction d'éjection discrètement abaissée sur le cœur lent et très dilaté d'un hyperendurant. Certaines parois du ventricule gauche et surtout le ventricule droit restent difficiles à explorer et, au moindre doute, la réalisation d'une IRM cardiaque est justifiée.

Morphologiquement, le cœur d'athlète est caractérisé par une dilatation harmonieuse des quatre cavités associée à une hypertrophie pariétale réactionnelle proportionnellement moins marquée en réponse à la loi de Laplace. Ces adaptations facultatives sont modestes et moins marquées que celles induites par une pathologie. Depuis la description princeps de Morganroth et al. (1977), il est classique de parler du cœur dilaté de l'« endurant » et épaissi du « résistant ». Proposée à partir d'un petit échantillon de sportifs, cette théorie n'a pas été confirmée et il est préférable aujourd'hui, de retenir que l'entraînement intense dilate avant tout les cavités cardiaques [4]. Les fonctions systoliques et diastoliques chez l'athlète sont au moins normales au repos et supranormales à l'exercice. Les fuites, pulmonaire et tricuspide, minimes sont plus fréquentes que chez le non-entraîné. Ces adaptations morphologiques, surtout l'hypertrophie pariétale, et fonctionnelles régressent plus ou moins rapidement (3-6 mois) en cas d'arrêt total de l'entraînement.

Les limites chiffrées actuelles sont résumées dans les tableaux S05-P03-C11-II et S05-P03-C11-III. Rappelons que l'observation de valeurs supérieures ne signe pas la nature pathologique de l'adaptation, mais impose la réalisation d'examens cardiologiques complémentaires. Les adaptations cavitaires et pariétales les plus marquées s'observent dans les sports mixtes comme le cyclisme sur route, l'aviron, le canoë-kayak. Pour le ventricule gauche, en TM, par rapport à des sédentaires appariés, le diamètre télédiastolique est le plus souvent compris entre 55 et 60 mm (10 % > 60 mm). La limite supérieure retenue est 32 mm/m². La dilatation est moins nette chez l'Afro-Caribéen. Comme la dilatation doit aussi concerner les autres cavités, les rapports interventriculaires et atrioventriculaires doivent être conservés. Les adaptations morphologiques doivent être corrélées aux qualités fonctionnelles de repos et, si besoin, d'effort. Ainsi les fréquentes dilatations ventriculaires droites isolées sans anomalie fonctionnelle sont-elles peu inquiétantes. L'épaisseur pariétale moyenne chez l'athlète est comprise entre 10 et 11 mm (10 % > 11 mm). Chez l'adulte masculin caucasien, la limite supérieure proposée est 13 mm. Entre 13 et 15 mm, on parle de « zone grise », et au-delà de 15 mm, le diagnostic de cardiomyopathie hypertrophique doit être suspecté. Chez les femmes et les adolescents caucasiens, les limites sont respectivement de 11 et 12 mm. Chez les femmes et hommes afro-caribéens, les limites supérieures sont respectivement de 12 et 15 mm.

Limites du cœur d'athlète

Toute adaptation présente des limites, le cœur d'athlète ne déroge pas à cette règle. Rarement atteintes (< 5 %), elles posent des problèmes diagnostiques et/ou induisent des symptômes de gravité variables [2]. Ces limites doivent rester des diagnostics d'élimination, car tout athlète symptomatique devient un patient. Certains symptômes, comme l'intolérance à l'orthostatisme et les arythmies atriales « vagales » modérées, peuvent disparaître avec le rééquilibrage de l'entraînement. La fibrillation atriale de l'endurant vétéran est plus fréquente que dans la population générale. Son traitement classique doit être associé à une diminution de l'entraînement. Des arythmies ventriculaires, parfois complexes, le plus souvent issues du ventricule droit, semblent exceptionnellement liées à une pratique de l'endurance trop intense pour le sujet. Rarement, les données échographiques peuvent prêter à confusion avec une cardiomyopathie, hypertrophique plus que dilatée ou maladie arythmogène du ventricule droit. Des examens complémentaires d'imagerie, de repos et si besoin d'effort, sont alors nécessaires et la décision parfois collégiale sera prise sur un faisceau d'arguments. L'utilisation de produits interdits (érythropoïétine devant une dilatation majeure et anabolisants en cas d'hypertrophie pariétale marquée) doit parfois être évoquée. La figure S05-P03-C11-7 propose une attitude adaptée aux résultats de la VACI pour le sport en compétition.

Tableau S05-P03-C11-II Limites supérieures proposées dans la littérature pour les paramètres échographiques les plus étudiés chez l'athlète masculin (d'après une revue de la littérature).

Paramètre	Caucasiens adultes	Afro-caribéens adultes	Caucasiens adolescents	Afro-caribéens adolescents
TM				
DTDVG	> 62-32 mm/m²	> 32 mm/m²	> 60-32 mm/m²	> 32 mm/m²
Paroi du VG	> 13 mm	> 14 mm	> 11 mm	> 12 mm
Masse du VG	< 500-250 g/m²	< 280 g/m²		
Diamètre de l'OG	> 45 mm	> 45 mm	> 40 mm	> 40 mm
Aorte	> 40 mm			
2D				
Vol. VGTD	> 330-170 ml/m²			
FEVG	< 45 %			
Vol. VDTD	> 365-185 ml/m²			
FEVD	< 45			

Tableau S05-P03-C11-III Limites supérieures proposées dans la littérature pour les paramètres échographiques les plus étudiés chez l'athlète féminine (d'après une revue de la littérature).

Paramètre	Caucasiennes adultes	Afro-caribéennes adultes	Caucasiennes adolescentes
TM			
DTDVG	> 55-32 mm/m²	> 55-32 mm/m²	> 50-32 mm/m²
Paroi du VG	> 11 mm	> 12 mm	> 10 mm
Masse du VG	> 300-150 g/m²	> 320-170 g/m²	
Diamètre de l'OG	> 40 mm	> 40 mm	> 35 mm
Aorte	> 34 mm		
2D			
Vol. VGTD	> 260-140 ml/m²		
FEVG	< 45 %		
Vol. VDTD	> 280-145 ml/m²		
FEVD	< 45		

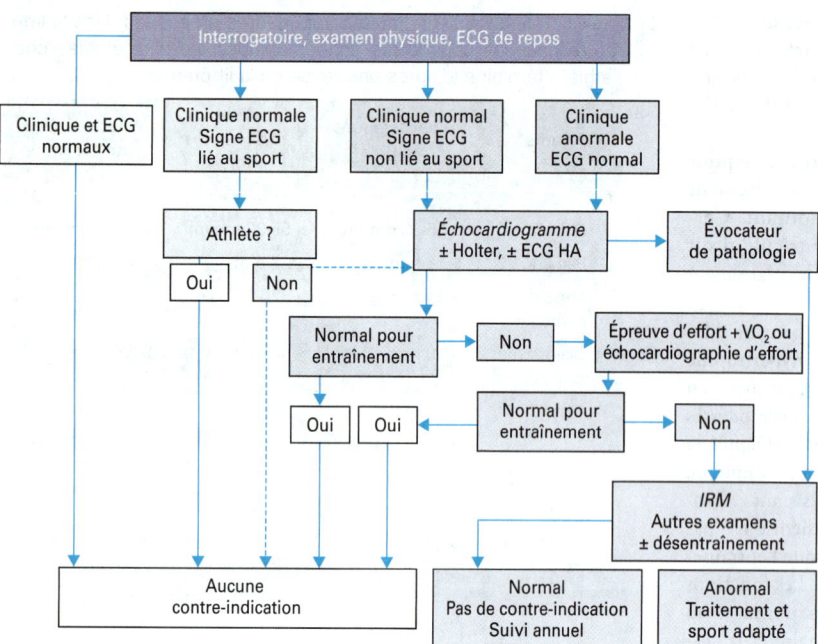

Figure S05-P03-C11-7 Attitude proposée en fonction des données de la visite d'absence de contre-indication à la pratique du sport en compétition [5].

Pathologie cardiovasculaire et pratique sportive

Recommandations pour la pratique sportive par un patient cardiaque

Compte tenu des risques potentiels d'une pratique sportive intense en cas de cardiopathie et des effets bénéfiques d'une activité physique modérée, c'est-à-dire à une intensité ne provoquant pas un essoufflement désagréable, c'est celle-ci qui doit être globalement recommandée. Pour la pratique sportive intense avec ou sans compétition, des restrictions adaptées à la gravité de la pathologie et au ressenti du patient sont justifiées. Les recommandations américaines de 2015 et les européennes en cours de réactualisation [4, 5] sont un « plus » important pour guider le praticien, mais elles ne doivent pas être considérées comme la seule attitude possible. Étant donné la spécificité de la thématique analysée, elles ne reposent pas sur la classification habituelle par niveau de preuve. De plus, elles sont fondées sur un risque absolu et non individuel d'accident et leur prudence parfois jugée excessive s'explique par le risque vital potentiel sous-jacent. Quelle que soit la pathologie, les classifications de gravité, les indications thérapeutiques, les surveillances et les mesures préventives classiques sont justifiées comme chez tout patient. Il faut se rappeler que le sportif minimise souvent, pas toujours sciemment, sa symptomatologie. Il faut donc toujours l'explorer dans les conditions de l'effort en se rappelant qu'aucune épreuve de « laboratoire » ne reproduit les contraintes du terrain. Concernant les thérapeutiques, leur efficacité n'a peu ou pas été validée dans les conditions particulières (déshydratation, acidose, hyperkaliémie…) des exercices intenses. De plus, un oubli du médicament avant la pratique sportive est toujours possible. Le cardiologue devra donc évaluer les bénéfices et les risques de la pratique du sport intense, puis adapter les recommandations à chaque cas individuel en fonction de son expérience personnelle. Le possible impact de la « pression » de l'entourage ne doit pas interférer dans le choix. Une réflexion collégiale peut aider dans les cas difficiles (sportifs professionnels, déséquilibre psychologique majeur à craindre en cas d'arrêt de la pratique…). La décision finale doit toujours être clairement expliquée au patient chez qui l'arrêt de la pratique sportive ne dispense pas d'un traitement spécifique éventuel. Enfin, le sport à l'école éventuel doit aussi être adapté en accord avec l'encadrement scolaire.

Le tableau S05-P03-C11-IV propose les prérequis indispensables pour autoriser une pratique sportive intense à un « cardiaque ». Le type de sport désiré (voir Tableau S05-P03-C11-I) intervient beaucoup dans les restrictions individuelles éventuelles. D'autres facteurs doivent à notre avis être pris en compte, comme la pratique sportive lors de l'entraînement si elle diffère de la compétition, l'impact d'un changement brutal des conditions de pratique (environnementales, par exemple) sur un patient avec une « réserve » cardiaque diminuée et les niveaux individuels de motivation et technique. Quelques données générales peuvent être précisées. Le choix de l'implantation d'un défibrillateur cardiaque ne peut être dicté par la volonté de poursuivre le sport en compétition. Pour les porteurs de défibrillateur, le plus souvent, seuls les sports classés IA (voir Tableau S05-P03-C11-I) sont autorisés en compétition. Pour les porteurs de stimulateur cardiaque, si certains sports avec risques de collision (basket-ball, volley-ball, football…) peuvent être autorisés avec une protection adaptée, d'autres (rugby, hockey, handball, sports de combat…) restent contre-indiqués. À noter que

Tableau S05-P03-C11-IV Prérequis indispensables pour autoriser un patient porteur d'une cardiopathie à pratiquer un sport intense en compétition ou non.

Pathologie stable et équilibrée
Pathologie ne risquant pas d'être aggravée par la pratique sportive
Pathologie sans risque arythmogène potentiellement létal
Pas d'antécédent familial de mort subite due à la même pathologie
Patient asymptomatique au repos et à l'effort, éventuellement sous traitement
Absence d'arythmies s'aggravant à l'effort
Pas d'altération des fonctions cardiaques à l'échographie
Adaptations de la pression artérielle à l'effort normales
Capacité physique au moins comprise entre 90 et 100 % de la valeur théorique

le port d'un stimulateur n'interfère pas avec le bon fonctionnement des cardiofréquencemètres. La prise d'anticoagulants contre-indique les sports avec risque de collision. L'effet anti-stress des bêtabloquants a imposé leur interdiction en compétition par certaines fédérations et une demande d'autorisation de prescription à usage thérapeutique doit être demandée à la fédération concernée. Compte tenu de leur pouvoir masquant vis-à-vis des substances dopantes, les diurétiques sont interdits en cas de compétition.

Arythmies et sport

Trois questions se posent devant une arythmie cardiaque : existe-t-il une cardiopathie organique, le patient est-il symptomatique, l'arythmie s'aggrave-t-elle à l'effort ? Une seule réponse positive impose une restriction vis-à-vis du sport intense qui pourra être revue au cas par cas, après mise en place d'un traitement efficace. Les syncopes vagales confirmées sans cardiopathie ne contre-indiquent pas la pratique sportive, à condition de respecter les règles classiques de prévention de leur survenue. Les troubles de conduction atrioventriculaires de haut degré, organiques et symptomatiques, peuvent imposer des restrictions. Les tachycardies supraventriculaires rares, brèves, non ou paucisymptomatiques, non aggravées par l'effort, ne contre-indiquent aucune pratique sportive. Fréquentes et limitantes, elles peuvent nécessiter une ablation. La découverte d'une pré-excitation impose une exploration électrophysiologique pour la pratique sportive intense.

La fibrillation atriale est la cause la plus fréquente de palpitations chez le sportif, surtout vétéran. Fréquemment idiopathique, elle peut compliquer une cardiopathie sous-jacente. La pratique sportive ne majore pas le risque emboligène qui doit être classé comme chez le non-entraîné. Les formes paroxystiques, souvent vagales, peuvent disparaître avec l'interruption temporaire (1-3 mois) mais totale du sport. Les épisodes brefs (5-15 secondes), asymptomatiques sans majoration à l'effort ne contre-indiquent aucune pratique sportive. Dans les autres formes, le traitement et les restrictions dépendent de la gêne occasionnée, de la fréquence ventriculaire à l'effort maximal et du sport pratiqué. Le sport intense est contre-indiqué si la fréquence ventriculaire est inadaptée au niveau d'effort. L'indication de l'ablation plus large chez l'athlète doit rester réfléchie et discutée avec le sportif, qui devra le plus souvent, en particulier s'il est vétéran, accepter de diminuer son niveau de pratique pour éviter la récidive. Le flutter atrial sur cœur sain avec épisodes rares, brefs et adaptation normale du rythme ventriculaire à l'effort ne contre-indique pas le sport intense. Le sport peut être repris dans les 1 à 2 semaines qui suivent une éventuelle ablation.

Les tachycardies ventriculaires non soutenues, monomorphes, lentes (< 150 bpm), ne contre-indiquent pas le sport intense. Les tachycardies bénignes, fasciculaires ou infundibulaires ne contre-indiquent aucune pratique sportive, mais leur survenue à l'effort est souvent limitante, d'où l'ablation souvent proposée. Les tachycardies ventriculaires malignes, soutenues, très rapides, polymorphes, torsades de pointes, flutter et fibrillation ventriculaires sont plus restrictives. Après 35 ans, la cause principale est la cardiopathie ischémique et chez les jeunes, ce sont les cardiomyopathies hypertrophiques, la maladie arythmogène du ventricule droit et les canalopathies (QT long ou court, tachycardie catécholergique...) qui dominent. Le sport intense est contre-indiqué, même sous traitement médicamenteux et/ou avec un défibrillateur implanté.

Cardiomyopathies et pratique sportive

Les cardiomyopathies hypertrophiques ou dilatées et la maladie arythmogène du ventricule droit, traitées ou non, contre-indiquent le sport intense. L'attitude vis-à-vis d'une non-compaction du ventricule gauche est moins bien codifiée. Chez un sujet asymptomatique sans antécédent familial, sans altération de la fonction ventriculaire ni arythmie, la pratique sportive, y compris en compétition, peut être autorisée sous couvert d'une surveillance stricte au moins annuelle. Une interruption temporaire de pratique sportive est justifiée en cas de péricardite et de myocardite (au moins 6 mois), jusqu'à normalisation complète de toutes les anomalies. Il semble qu'une pratique sportive intense puisse aggraver l'évolution d'une cicatrice de myocardite avec survenue d'arythmie grave, la prudence paraît donc raisonnable.

Maladies valvulaires et pratique sportive

L'évaluation du risque de la pratique sportive intense en cas de valvulopathie avérée chez un sportif asymptomatique n'est pas aisée. C'est le retentissement hémodynamique et rythmique de la valvulopathie et de l'éventuelle cardiopathie sous-jacente secondaire qui dicte l'attitude vis-à-vis du sport. L'épreuve d'effort avec analyse des échanges gazeux et l'échocardiogramme d'effort occupent une place majeure dans le bilan de gravité. Les recommandations proposées peuvent paraître sévères, en particulier pour les valvulopathies opérées. Une valvulopathie légère ne contre-indique aucune pratique sportive. Une valvulopathie modérée impose souvent des restrictions avec un suivi cardiologique périodique rapproché. Une valvulopathie importante interdit la pratique sportive intense dans la plupart des sports. L'indication opératoire repose sur les critères de gravité classiques. Le désir de poursuivre une pratique sportive intense peut pousser à choisir collégialement (médecins et patient) la technique la plus conservative possible et/ou à éviter la prescription d'anticoagulants.

La bicuspidie aortique est la cause la plus fréquente des pathologies valvulaires du sujet jeune. Sa découverte impose un suivi échographique dont le calendrier, annuel ou semestriel, varie avec le degré de gravité. Une bicuspidie non compliquée autorise toutes les pratiques sportives. Le degré de la complication éventuelle (sténose, fuite, dilatation de l'aorte) dictera les restrictions sportives. En cas de dilatation aortique, quelle qu'en soit l'étiologie, le diamètre aortique doit être indexé par la surface corporelle surtout en cas de gabarit hors norme. Les indications opératoires restent classiques. Un syndrome de Marfan impose des restrictions sévères et la pratique sportive intense est déconseillée, sauf parfois pour les sports de types IA et IIA (voir Tableau S05-P03-C11-I).

Le syndrome d'Ehlers-Danlos et la maladie de Rendu-Osler contre-indiquent en règle générale les sports intenses. Devant un anévrysme abdominal significatif mais non chirurgical, il paraît logique de limiter l'intensité des activités sportives et d'éviter les sports de contact. Chez un athlète endurant, devant une insuffisance aortique asymptomatique avec dilatation ventriculaire gauche marquée, la part de l'entraînement doit être discutée. L'échocardiogramme d'effort est utile en cas de rétrécissement aortique ou mitral et de fuite mitrale significatifs et asymptomatiques. Un prolapsus mitral ne contre-indique aucun sport en l'absence d'histoire familiale de mort subite, d'arythmie ventriculaire complexe, de syncope, de fuite mitrale sévère, de dysfonction ventriculaire gauche. Un signe de gravité associé contre-indique le sport intense. Les fuites pulmonaire et tricuspide sont le plus souvent minimes et bénignes. Les rares rétrécissements pulmonaire ou tricuspide doivent être explorés à l'effort.

En cas d'indication chirurgicale, il faut s'abstenir en pré-opératoire de prédire à un sportif un niveau de pratique et/ou de performance sportive envisageable après l'opération. En effet, un bon résultat chirurgical validé au repos préjuge mal de l'adaptation à l'effort maximal. Une réadaptation post-opératoire avec programme d'entraînement adapté est très profitable. La reprise sportive sera progressive sur 3 à 12 mois et adaptée au niveau de pratique antérieure ainsi qu'à la pathologie en cause. Bien qu'il n'y ait pas actuellement d'argument pour une altération prématurée des prothèses, la pratique intense des sports de type IIIC (voir Tableau S05-P03-C11-I) est contre-indiquée dans les recommandations. Devant une prothèse aortique, la solidité du matériel prothétique n'est pas mise en doute, mais le risque potentiel de lésion au niveau de la paroi artérielle native qui reste fragile du fait de la maladie sous-jacente ou de la jonction prothèse-paroi artérielle native explique que la pratique intense des sports à forte composante statique (IC-IIC-IIIC, voir Tableau S05-P03-C11-I) soit contre-indiquée. Les sports à risque de collision sont contre-indiqués en cas d'anticoagulants. Enfin, la prévention systématique de l'endocardite infectieuse est la même chez les sportifs que dans la population générale.

Maladie coronaire et pratique sportive

Il est très difficile de proposer une attitude générale simple vis-à-vis de la pratique sportive par un coronarien. D'une part, étant donné les nombreuses facettes de la maladie, chaque patient est pratiquement un cas particulier. D'autre part, aucune technique simple actuelle ne permet de détecter les plaques athéromateuses à risque de rupture. Enfin, nous manquons de preuve scientifique solide pour affirmer l'existence d'un seuil absolu d'intensité au-delà duquel le risque rythmique est accru.

Nous avons vu la difficulté de détection du risque coronarien chez les sportifs asymptomatiques. Chez un coronarien connu désireux de pratiquer un sport, la première étape est la stratification de son risque (Tableau S05-P03-C11-V). Les nouvelles recommandations américaines sont moins restrictives que les précédentes. Elles autorisent les sports de compétition sans restriction aux patients bien traités et aux facteurs de risque bien équilibrés, à la condition qu'ils soient asymptomatiques avec une fonction cardiaque et une épreuve d'effort maximale normale et sans aucune arythmie [4]. Pour les pathologies coronaires non athéromateuses (pont myocardique, anomalies de trajet des coronaires), les autorisations doivent être collégiales.

Hypertension artérielle et pratique sportive

L'hypertension se définit sur les chiffres de repos, et il n'y a pas de valeur d'hypertension artérielle (HTA) d'effort isolée imposant un traitement. Le sport pratiqué par un hypertendu ne doit pas faire peur. En effet, l'HTA n'est pas une cause directe d'accidents à l'effort sur des artères non anévrysmales. Mais l'HTA peut altérer l'arbre coronaire et/ou favoriser le développement de foyers arythmogènes. Une bonne évaluation cardiovasculaire (épreuve d'effort, échocardiogramme) de l'hypertendu qui désire faire du sport intense est donc indispensable. Bien équilibrée (< 140/90 mmHg), une HTA à faible risque ne contre-indique pas la pratique sportive intense. Chez ces patients, le choix du traitement doit aboutir au meilleur équilibre sécurité/bonne observance qui repose ici sur l'absence de limitation des performances. Les inhibiteurs calciques et/ou les inhibiteurs du système rénine-angiotensine sont à privilégier.

Cardiopathies congénitales et pratique sportive

Les cardiopathies congénitales sont prises le plus souvent en charge avec succès dès l'enfance. Ces progrès thérapeutiques font que les cardiologues consultent aujourd'hui de jeunes adultes porteurs d'une cardiopathie congénitale désireux de faire du sport. Les explorations à l'effort occupent une place essentielle dans leur bilan. Les autorisations reposent sur une capacité physique adaptée sans symptôme et une bonne tolérance hémodynamique et rythmique à l'effort. Des symptômes, une capacité physique objective inadaptée, une élévation anormale de la pression artérielle pulmonaire et/ou des arythmies complexes à l'effort sont des facteurs restrictifs pour la pratique sportive intense.

Tableau S05-P03-C11-V Stratification du risque d'un patient coronarien désireux de reprendre une activité sportive après réadaptation cardiaque.

Paramètres	Risque faible	Risque élevé
Fraction d'éjection	> 50 %	< 50 %
Capacité d'effort	Adaptée au sport désiré	Diminuée
Ischémie provocable	Non	Oui
Arythmie ventriculaire	Non au repos et à l'effort	Oui, significative
Sténose coronaire significative (> 70 % ou tronc coronaire > 50 %)	Non	Oui
Contrôle des facteurs de risque	Oui	Non
Profil « compétiteur »	Non	Oui
Cicatrice d'infarctus	Non	Oui
Accident aigu ancien sans récidive	Oui	Non

EE : épreuve d'effort ; ETT : échocardiographie transthoracique ; VG : ventricule gauche.

Bibliographie

1. Borjesson M, Urhausen A, Kouidi E et al. Cardiovascular evaluation of middle-aged/senior individuals engaged in leisure-time sport activities: position stand from the sections of exercise physiology and sports cardiology of the European Association of Cardiovascular Prevention and Rehabilitation. Eur J Cardiovasc Prev Rehab, 2011, 18 : 446-458.
2. Carré F. Cardiologie du sport. Bruxelles, De Boeck, 2013.
3. Marijon E, Tafflet M, Celermaier DS et al. Sports-related sudden death in the general population. Circulation, 2011, 124 : 672-681.
4. Maron BJ, Zipes DP, Kovacs RJ. Eligibility and disqualification recommendations for competitive athletes with cardiovascular abnormalities : preambule, principles, and general considerations : a scientific statement from the American Heart Association and American College of Cardiology. J Am Coll Cardiol, 2015, 66 : 2343-2349.
5. Pelliccia A, Fagard R, Bjørnstad HH, et al. Recommendations for competitive sports participation in athletes with cardiovascular disease: a consensus document from the study group of sports cardiology of the working group of cardiac rehabilitation and exercise physiology and the working group of myocardial and pericardial diseases of the European Society of Cardiology. Eur Heart J, 2005, 26 : 1422-1445.
6. Prior DL, La Gerche A. The athlete's heart. Heart, 2012, 98 : 947-955.
7. Sharma S, Drezner JA, Baggish A et al. International recommendations for electrocardiographic interpretation in athletes. J Am Coll Cardiol, 2017, 69 : 1057-1075.

Chapitre S05-P03-C12
Tumeurs cardiaques

OLIVIER DUBOURG ET AGNÈS SIRINELLI

Les tumeurs primitives du cœur sont rares et les métastases cardiaques sont 20 fois plus fréquentes [1]. L'incidence des tumeurs primitives varie entre 0,02 et 0,3 % dans la population générale [15]. Les méthodes actuelles d'explorations non invasives comme l'échocardiographie transthoracique et transœsophagienne, la tomodensitométrie et l'imagerie par résonance magnétique permettent d'en faire le diagnostic du vivant du malade [3]. Les tumeurs cardiaques sont généralement accessibles à la chirurgie et la majorité d'entre elles doivent être opérées, car toutes exposent à des complications graves : embolie, insuffisance cardiaque, troubles du rythme et mort subite [2, 8]. Seul l'examen anatomopathologique permet de différencier les tumeurs bénignes des malignes. Le myxome est la tumeur primitive la plus fréquente (près de 25 % des observations de McAllister [15]) ; les autres tumeurs bénignes sont plus rares et sont représentées par le lipome (8 %), le papillome valvulaire (8 %), le rhabdomyome (7 %), le fibrome (3 %), l'hémangiome (3 %) et le tératome (3 %). Les tumeurs malignes primitives représentent 25 % de l'ensemble des tumeurs primitives cardiopéricardiques et sont dans la majorité des cas des sarcomes. Ainsi McAllister a-t-il retrouvé des angiosarcomes qui représentent moins de 8 % des tumeurs cardiaques primitives, des rhabdomyosarcomes (moins de 5 %) et des fibrosarcomes (moins de 3 %). Les tumeurs péricardiques sont le plus souvent bénignes, le kyste péricardique est le plus fréquent (près de 15 % des observations), et le mésothéliome péricardique est la forme maligne la plus fréquente (près de 3 % des cas) [15].

Tumeurs cardiaques bénignes

Myxomes

Nous avons rapporté une série de vingt tumeurs cardiaques primitives où le myxome représentait 65 % des observations [3]. Les données concernant le myxome sont issues de notre expérience et de la littérature. Le myxome est la tumeur la plus fréquente chez l'adulte, et était présent chez 13 patients de notre série. Les myxomes à eux seuls représentent 50 % de l'ensemble des tumeurs primitives de l'adulte. On n'observe pas de myxome avant l'âge de 3 ans, et il représente seulement 14 % des tumeurs cardiaques de l'enfant. La majorité des cas est observée entre 30 et 60 ans et la prédominance féminine est habituellement soulignée, ce qui est le cas dans notre série. Il existe des cas familiaux, des myxomes multiples, enfin parfois des myxomes récidivants. Dans 74 % des cas, le myxome siège dans l'oreillette gauche (OG) où il est appendu par un pédicule au septum interauriculaire, au niveau de la fosse ovale. Les autres localisations sont plus rares : oreillette droite (OD), ce qui était le cas d'une de nos observations et de 18 % de celles de la littérature ; ventricule droit, une observation dans notre série et 4 % dans la littérature ; ventricule gauche ; 4 % dans la littérature. Cette tumeur est histologiquement bénigne, mais elle peut être responsable de complications dramatiques : embolies systémiques ou pulmonaires, car elle est friable, obstruction d'un orifice valvulaire, car elle est pédiculée.

Clinique

Tableau simulant une pathologie mitrale

Le myxome de l'oreillette gauche est une tumeur mobile, se prolabant à travers l'orifice mitral en diastole, ce qui peut provoquer une obstruction avec ou sans régurgitation. Ainsi, ce type de tumeur se présente cliniquement comme un rétrécissement mitral dans presque la moitié des cas. Dans notre série, le diagnostic stéthacoustique de valvulopathie mitrale a été porté 10 fois sur 11 [3]. Les patients peuvent se présenter avec des manifestations paroxystiques, dyspnée aiguë ou syncope, secondaires au changement de position. L'auscultation cardiaque est donc variable dans le temps et surtout avec la position du sujet, on peut entendre un roulement diastolique au foyer mitral, mais il n'existe pas de claquement d'ouverture associé.

Tableau d'une embolie

Le deuxième tableau classique est celui de l'embolie (28 % des cas de notre série). Lorsque le myxome siège à gauche, ces embolies peuvent intéresser tous les territoires artériels et ainsi provoquer un accident cérébral, une ischémie d'un membre ou un infarctus myocardique.

Tableau d'une insuffisance cardiaque droite

Lorsque le myxome siège à droite, le tableau clinique est celui d'une insuffisance cardiaque droite progressive avec ou sans atteinte valvulaire droite, et pouvant se compliquer d'embolie pulmonaire [18].

Tableau d'une altération de l'état général

Le dernier tableau classique associe une altération de l'état général, une fièvre isolée et un syndrome inflammatoire biologique ; il est rare et ne représente que 2 % des observations rapportées dans la littérature.

Tableau du myxome dans un syndrome familial
(*Carneys complex*) [6, 7]

C'est un syndrome complexe avec atteinte cutanée de type nævus bleu, des tumeurs périphériques myxoïdes, un syndrome du Cushing, un adénome pituitaire et des myxomes cardiaques récidivants. La transmission génétique de ce syndrome est hétérogène [1]. Le gène de la maladie a été localisé sur le chromosome 2 p16 et sur le chromosome 17 q2 [6].

Radiographie thoracique

L'oreillette gauche est parfois dilatée et on note la présence de calcifications tumorales dans près de 10 % des observations. En scopie, ces calcifications ont la particularité d'être mobiles.

ECG

Il est superposable à celui d'une sténose mitrale évoluée, montrant une hypertrophie auriculaire gauche avec une hypertrophie ventriculaire droite. Le rythme est sinusal dans la majorité des cas. Une fibrillation auriculaire ou un flutter peuvent révéler un myxome auriculaire gauche.

Biologie

Ils sont peu perturbés en dehors d'un syndrome inflammatoire peu spécifique : accélération de la vitesse de sédimentation, hypergammaglobulinémie (cet aspect a été retrouvé chez sept patients sur treize), anémie inflammatoire et une thrombocytémie. Une étude a montré que les cellules du myxome pouvaient élaborer de l'érythropoïétine, des facteurs de la coagulation et de l'interleukine [20].

Échocardiographie

Cet examen est essentiel pour le diagnostic de tumeur du cœur. Il doit être réalisé par voie transthoracique et, parfois, par voie transœsophagienne. Il précise la taille et le siège de la tumeur, sa mobilité et ses rapports avec les appareils valvulaires. L'aspect échographique et la localisation de la tumeur sont souvent très évocateurs de myxome, ce qui incite les chirurgiens à opérer sur ces seules données [3].

Myxome de l'oreillette gauche

En mode bidimensionnel (Figure S05-P03-C12-1), le myxome se présente comme une masse souvent homogène, de taille variable (2 à 8 cm), avec des contours plutôt réguliers, implanté habituellement au niveau du septum interauriculaire près de la fosse ovale. Lorsque cette tumeur est mobile, elle peut s'enclaver dans l'orifice mitral en diastole. Parfois, elle est non mobile avec une implantation inhabituelle au niveau de la paroi de l'oreillette gauche ou de l'anneau mitral. En cas de doute, ou bien lorsque la tumeur est de petite taille, l'échocardiographie par voie transœsophagienne est nécessaire. Elle permettra d'éliminer un thrombus ou une anomalie de la valve mitrale. L'échocardiographie de contraste permet parfois de reconnaître la nature vasculaire de la tumeur et permet de préciser la nature et l'homogénéité de celle-ci (voir Figure S05-P03-C12-1). L'examen Doppler pourra objectiver une obstruction mitrale généralement peu importante en dehors des formes volumineuses qui peuvent réaliser un vrai barrage mitral.

Myxome de l'oreillette droite

L'examen bidimensionnel en vue apicale retrouve la tumeur insérée sur le septum interauriculaire et se prolabant à travers la tricuspide en diastole [18]. Les cavités droites sont parfois dilatées. Devant une tumeur de petite taille, non mobile, l'échocardiographie transœsophagienne est nécessaire pour tenter d'éliminer un thrombus ou une végétation tricuspide [11].

Myxome ventriculaire

Il est rare, facilement visualisé en échocardiographie transthoracique. Il est habituellement implanté au niveau du septum interventriculaire, mais toutes les localisations sont possibles. La cavité ventriculaire est parfois dilatée. Seul l'examen anatomopathologique en fera le diagnostic.

Tomodensitométrie

Elle permet d'analyser la densité tissulaire et de préciser l'insertion et la localisation du myxome [14]. Celui-ci apparaît comme une masse hypodense ou isodense dans la cavité cardiaque en l'absence d'injection de produit de contraste. Après injection (Figure S05-P03-C12-2), la masse tumorale a un aspect hétérogène, avec des zones prenant le contraste et parfois même des microcalcifications.

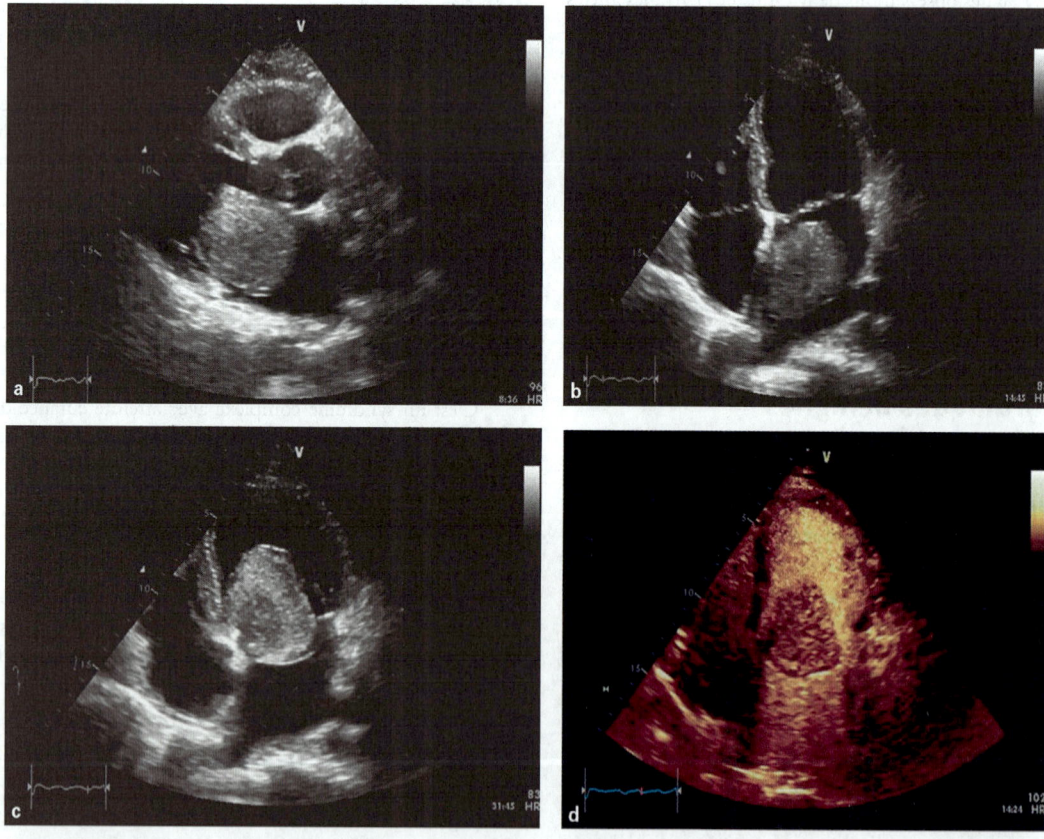

Figure S05-P03-C12-1 Myxome de l'oreillette gauche en échocardiographie bidimensionnelle. **a)** Vue parasternale grand axe : tumeur enclavée dans l'orifice mitral qui semble totalement obstructive en diastole. **b)** Même malade, incidence apicale 4 cavités en systole : la tumeur est entièrement dans l'oreillette gauche, collée contre le septum interauriculaire. **c)** Même incidence qu'en (**b**), mais en systole : la tumeur soulève la grande valve mitrale, elle est passée aux deux tiers dans l'oreillette gauche, mais on note qu'elle n'est pas totalement obstructive dans l'anneau mitral. **d)** Même incidence, mais après injection de contraste intraveineux : les cavités gauches sont remplies de contraste qui souligne la masse tumorale qui semble inhomogène. La paroi tumorale semble hypervascularisée.

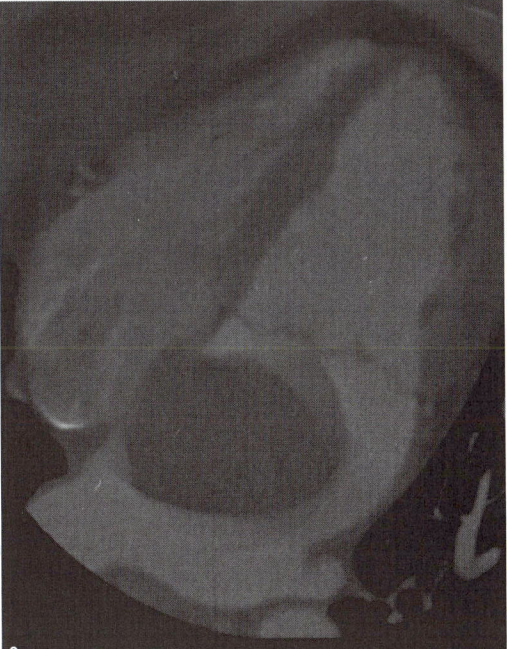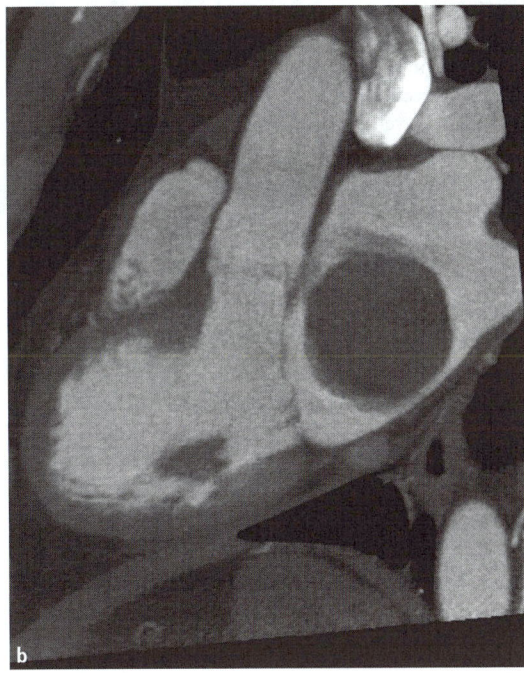

Figure S05-P03-C12-2 Myxome de l'oreillette gauche en tomodensitométrie. **a)** Coupe 4 cavités : présence d'une tumeur collée au septum interauriculaire et remplissant la quasi-totalité de l'oreillette gauche sur cette image en systole. **b)** Coupe 3 cavités : on retrouve la masse tumorale bien visible dans l'oreillette gauche qui semble homogène.

IRM

Avant injection, les caractéristiques du signal dépendent de la composition du myxome : zones en hypersignal pour les régions hémorragiques intratumorales, hyposignal pour les calcifications. Après injection de gadolinium, le rehaussement du signal est hétérogène, en faveur de régions tumorales nécrosées et l'IRM est d'une aide précieuse pour l'analyse de la densité tumorale [17].

Traitement chirurgical

Il est systématique et les résultats sont excellents [2, 8]. L'indication opératoire est actuellement posée sur les données échocardiographiques. L'exérèse tumorale est réalisée sous circulation extracorporelle : la tumeur, son pédicule et la partie adjacente du septum sont retirés. Ce type d'intervention permet d'espérer l'absence de récidive tumorale dont il existe quelques cas rapportés dans la littérature. Le diagnostic final est porté par l'examen anatomopathologique de la pièce opératoire.

Anatomopathologie

Macroscopiquement, il s'agit d'une masse souvent polypoïde, lobulée, molle dont la surface est lisse ou irrégulière. Des calcifications sont fréquentes, surtout dans les myxomes de l'oreillette droite. Les tumeurs irrégulières sont gélatineuses et embolisent souvent, contrairement aux myxomes à surface lisse qui contiennent du collagène en abondance et se fragmentent rarement. Leur taille varie de moins de 1 cm à plus de 10 cm.

Histologiquement, le myxome comprend un stroma myxoïde plus ou moins abondant coloré par le bleu Alcian. Dans ce stroma, il existe une prolifération de cellules mésenchymateuses de petite taille polygonales ou stellaires. Ces cellules peuvent s'organiser en cordons ou simuler des capillaires, elles expriment des marqueurs endothéliaux CD31 et CD34. On retrouve par ailleurs dans le stroma des fibres élastiques, des cellules musculaires lisses, des lymphocytes, des macrophages (contenant de l'hémosidérine) et des cellules dendritiques.

Lipomes

Les lipomes cardiaques sont retrouvés chez l'adulte, notamment âgé. La majorité du tissu tumoral est composé de tissu adipeux mature avec parfois des cellules adipeuses fœtales associées à du tissu fibreux et/ou musculaire [13]. Les anatomopathologistes distinguent l'hypertrophie lipomateuse du septum interauriculaire des autres lipomes cardiaques, car le lipome interauriculaire n'est pas encapsulé alors que les autres tumeurs sont encapsulées.

Lipome du septum interauriculaire

On le rencontre autour de la sixième décennie. La symptomatologie clinique n'est pas spécifique et se résume à des troubles du rythme auriculaire ou de conduction.

Échocardiographie

Son aspect échographique (transthoracique ou transœsophagien) est caractéristique : épaississement du septum interauriculaire de plus de 2 cm respectant la fosse ovale (aspect en « haltères »). L'imagerie par résonance magnétique pourra confirmer la nature graisseuse [22].

Traitement

Il est symptomatique (anti-arythmiques, stimulateurs), une intervention chirurgicale est exceptionnelle [23]. La confirmation anatomopathologique n'est donc que rarement obtenue.

Anatomopathologie

Macroscopiquement, ce sont des tumeurs graisseuses non capsulées, situées en avant du foramen ovale qui se développent dans la cloison interauriculaire et peuvent mesurer jusqu'à 8 cm d'épaisseur. La croissance de ces lipomes se fait en règle vers l'oreillette droite. La compression des voies de conduction intra-atriale est fréquente. Histologiquement, la tumeur est composée de vésicules de graisse brune, de cellules adipeuses matures, de lipoblastes et de myocytes dystrophiques.

Autres lipomes cardiaques

Ils sont rares et silencieux cliniquement. Il s'agit le plus souvent de découverte fortuite lors d'une échocardiographie ou d'une autopsie. Ces tumeurs sont rencontrées chez l'adulte des deux sexes. Les structures cardiaques les plus souvent atteintes sont le ventricule gauche, l'oreillette droite et le péricarde. La moitié de ces tumeurs se développent à partir de l'épicarde dans le sac péricardique et dans un quart des cas respectivement à partir de l'endocarde ou du myocarde.

Échocardiographie

Cet examen découvre une masse hyperéchogène, brillante, fixe ou peu mobile, pouvant faire protrusion dans une cavité cardiaque. Sa nature graisseuse est confirmée par l'IRM ou la tomodensitométrie.

IRM

Elle permet de définir la taille, la localisation et surtout la nature du lipome qui apparaît en hypersignal sur les séquences pondérées en T1 avant injection et en signal intermédiaire sur les séquences pondérées en T2. Sur les séquences de saturation de graisse, l'aspect est typique d'absence de signal.

Traitement chirurgical

Il est exceptionnellement nécessaire, seulement dans les formes volumineuses obstructives [23]. La confirmation anatomopathologique n'est donc que rarement acquise.

Anatomopathologie

Macroscopiquement, ce sont des tumeurs graisseuses encapsulées qui peuvent mesurer de 1 à 15 cm. Microscopiquement, ces tumeurs ne sont pas différentes des autres lipomes pouvant se développer dans l'organisme. Ils sont composés de cellules graisseuses matures sans cellule fœtale avec du tissu myxoïde et des vaisseaux sanguins. Des cellules musculaires peuvent être présentes, on a décrit des associations possibles avec la sclérose tubéreuse de Bourneville.

Fibro-élastomes papillaires

Clinique

Le fibro-élastome papillaire ou papillome est une tumeur de l'adulte qui est très rarement observée chez l'enfant [9, 21]. Cette tumeur est le plus souvent asymptomatique [10]. Elle est découverte soit au cours d'une échocardiographie, soit lors d'une autopsie [5, 10]. Elle se développe sur l'endocarde, le plus souvent sur les valves cardiaques. Dans les quarante-deux observations de McAllister, il a été retrouvé 33 % de localisation sur les sigmoïdes aortiques, 20 % sur la tricuspide, 19 % sur les sigmoïdes pulmonaires, 15 % sur la valve mitrale, 9 % dans les cavités cardiaques droites et 4 % dans les cavités gauches [15]. Le fibro-élastome siège sur la face ventriculaire des valves sigmoïdes et sur la face auriculaire des valves auriculoventriculaires. Des thrombi peuvent se développer à la surface de la tumeur et être responsables d'embolies, notamment pour la localisation aortique.

Échocardiographie

L'utilisation de plus en plus fréquente de l'échocardiographie transthoracique et transœsophagienne a révélé de petites masses arrondies homogènes, assez bien limitées, mobiles avec la valve et sans dysfonction valvulaire [5, 10]. Le diagnostic différentiel avec les autres tumeurs ou des végétations est souvent difficile, il dépend du contexte. Le diagnostic est encore plus difficile pour les formes se développant sue l'endocarde cavitaire.

Traitement chirurgical

Ces tumeurs sont une source d'embolies (30 % embolisent) secondaires à la formation de thrombus à leur surface.

L'indication opératoire est formelle lorsque la tumeur est symptomatique récidivante ou qu'elle entraîne une insuffisance coronaire [9, 21]. En revanche, en cas de découverte sur une échographie ou pour prévenir une embolie, un traitement anticoagulant peut suffire dans un premier temps [5, 10].

Anatomopathologie

Le fibro-élastome valvulaire dérive de l'endocarde. Il ressemble à une anémone de mer et peut atteindre 3 à 4 cm de large. Son centre est constitué d'un stroma riche en protéoglycane avec des couches de fibres élastiques et de collagène notamment à la base de la tumeur. Les cellules endothéliales qui couvrent la surface expriment la vimentine, antigène de facteur VIII et CD34. L'origine du fibro-élastome est discutée. Certains ont voulu l'assimiler à un hamartome ou à une excroissance de Lambl. La première hypothèse peut être éliminée du fait de la rareté du fibro-élastome chez l'enfant. La seconde est écartée par la taille du fibro-élastome et son siège possible sur toute valve ou surface endocardique.

Rhabdomyomes

Clinique

C'est la tumeur la plus fréquente du nourrisson et de l'enfant (avant 15 ans) [13, 19]. Le rhabdomyome survient dans la première année chez près de 80 % des enfants et les garçons sont 2 fois plus souvent atteints que les filles. Les localisations cardiaques sont multiples dans la majorité des cas. Cette tumeur est associée à une sclérose tubéreuse de Bourneville dans près d'un tiers des cas.

On peut individualiser trois tableaux cliniques d'égale fréquence :
– il s'agit d'enfants mort-nés ou décédant dans les premières 24 heures de la vie. La tumeur obstrue une cavité cardiaque ou bien crée une gêne majeure au fonctionnement valvulaire. La sclérose tubéreuse est peu fréquente dans ce cas ou du moins le diagnostic clinique est difficile à cet âge ;
– il s'agit de la découverte fortuite d'une tumeur cardiaque au décours d'un bilan clinique complet pour une sclérose tubéreuse de Bourneville. Les rhabdomyomes sont généralement petits et restent asymptomatiques. Ils ne sont pas mortels dans la majorité des cas ;
– il s'agit de nouveau-nés après la 24ᵉ heure de vie qui présentent une symptomatologie cardiaque. Celle-ci est directement en rapport avec la localisation tumorale : insuffisance cardiaque droite, gauche, ou globale, souffle systolique ou roulement diastolique faisant diagnostiquer une obstruction valvulaire. La sclérose tubéreuse est rarement associée à cette symptomatologie.

Examens complémentaires

Les modifications de l'ECG sont peu spécifiques : déviations axiales, hypertrophie ventriculaire droite ou gauche. Des troubles du rythme et de la conduction sont parfois rencontrés.

Il existe une cardiomégalie radiologique.

L'échocardiographie retrouve une ou plusieurs masses arrondies, plus brillantes que le myocarde, de taille variable, intramyocardique pouvant faire saillie au niveau de l'endocarde ou de l'épicarde. Cette tumeur siège électivement au niveau de l'apex et du septum interventriculaire. Elle peut être retrouvée aussi dans l'infundibulum pulmonaire ou dans l'oreillette gauche. Son retentissement obstructif est analysé.

L'IRM précise la localisation et l'extension de la tumeur. Le rhabdomyome donne un signal d'intensité intermédiaire à élevée sur les séquences pondérées en T1. Après injection, le rehaussement de la tumeur est identique au myocarde

Traitement

L'indication chirurgicale dépend du retentissement de la tumeur [12]. On opère habituellement les tumeurs intracavitaires entraînant une symptomatologie fonctionnelle. La présence d'une sclérose tubéreuse est a priori une contre-indication opératoire.

Anatomopathologie

Macroscopiquement, c'est une tumeur nodulaire, grisâtre ou jaunâtre dont la taille varie de 1 mm à plusieurs centimètres de diamètre. Elle peut être intramyocardique ou saillir à l'extérieur ou à l'intérieur du cœur [15]. Les localisations myocardiques sont souvent multiples sans jamais de point de départ valvulaire. Les localisations intraventriculaires droite ou gauche, septum inclus, sont les plus fréquentes. Enfin, 30 % des tumeurs ventriculaires sont associées à des localisations auriculaires.

Microscopiquement, c'est une tumeur circonscrite dans le myocarde sans capsule et qui contient de grandes cellules remplies de glycogène réagissant de façon positive avec le PAS. Ces cellules ont typiquement une forme d'araignée, avec une masse cytoplasmique centrale contenant le noyau, et de fins prolongements qui s'étendent jusqu'à la membrane cellulaire. Ces prolongements sont séparés par des vacuoles contenant du glycogène. En microscopie électronique, il existe des myofibrilles. On note la présence de multiples jonctions intercellulaires qui se répartissent sur tout le pourtour de la cellule tumorale, contrairement aux jonctions intercellulaires des cellules myocardiques normales, ou celles des cellules de Purkinje où les jonctions intercellulaires sont localisées aux deux pôles de la cellule.

Fibromes

Clinique

Le fibrome est une tumeur du tissu conjonctif qui représente moins de 4 % des tumeurs cardiaques primitives. On l'observe chez l'enfant dans 70 % des cas. C'est la deuxième tumeur la plus fréquente de l'enfant. Sa rareté chez l'adulte s'explique probablement par le fait que ces tumeurs se compliquent souvent de mort subite. Le fibrome est généralement unique, siégeant dans le myocarde ventriculaire, et en particulier dans le septum interventriculaire. À ce niveau, il est responsable de troubles du rythme et de la conduction. Dans la série de dix-sept patients de McAllister, le fibrome était situé 10 fois dans le septum et il était responsable 2 fois de fibrillations ventriculaires et 6 fois de morts subites [8]. D'autres observations rapportées dans la littérature font état de pseudo-sténose pulmonaire ou de rétrécissement ou d'insuffisance tricuspide.

Examens complémentaires

La radiographie de thorax n'apporte pas de renseignement spécifique en dehors de la cardiomégalie et d'éventuelles calcifications intra-tumorales.

L'ECG montre fréquemment des anomalies non spécifiques telles que des troubles du rythme ou de la conduction lorsque la tumeur est située dans le septum interventriculaire. Les signes d'hypertrophie ou de dilatation des cavités cardiaques dépendent du siège de la tumeur qui peut être un obstacle à l'éjection ou au remplissage ventriculaire.

À l'échocardiographie, le fibrome a souvent la même échogénicité que le myocarde. Lorsque la tumeur est plus grosse, elle est responsable d'un comblement d'une cavité ou d'une obstruction intraventriculaire. Sa taille, habituellement de 4 à 7 cm, sa forme, et sa localisation seront précisées. L'échocardiographie 3D peut aider pour préciser cette localisation [16].

En IRM après injection, la prise de contraste est hétérogène avec une zone centrale hypo-intense et une périphérie hyperintense [4]. La région centrale correspond probablement à une zone fibreuse pauvrement vascularisée.

Traitement

L'indication opératoire est habituelle, sauf pour les fibromes qui se développent dans le septum et qui compriment les voies de conduction. Actuellement, certains chirurgiens tentent avec succès une exérèse tumorale de ce type de tumeurs. L'efficacité d'un entraînement électrosystolique chez les patients atteints de trouble de la conduction n'a pas été testée, mais cela reste une solution thérapeutique valable chez ces malades.

Anatomopathologie

Macroscopiquement, le fibrome du cœur est une tumeur conjonctive dérivée de fibroblastes, elle est gris blanchâtre. C'est une tumeur bien limitée, mais non encapsulée, qui se développe dans le myocarde ventriculaire ou le septum interventriculaire. Elle est unique et parfois très volumineuse (plus de 10 cm de long sur plusieurs centimètres de large). Il existe souvent des calcifications au centre de la tumeur ainsi que des zones de nécroses hémorragiques.

Microscopiquement, les zones blanchâtres correspondent à des proliférations de cellules fusiformes à noyaux réguliers de type fibroblastique, dispersées dans un stroma fibreux riche en fibres de collagènes orientées. Dans la zone d'insertion de la tumeur, on peut retrouver des fibres myocardiques dégénérées emprisonnées par la prolifération tumorale. Il s'agit d'une tumeur très peu vasculaire avec très peu de capillaires.

En microscopie électronique, d'une part, l'examen confirme la nature fibroblastique des cellules qui élaborent du collagène et, d'autre part, on retrouve des cellules musculaires dégénératives nettement différentes des cellules en araignée du rhabdomyome.

Tumeurs cardiaques malignes

Clinique

Les sarcomes représentent la majorité des tumeurs malignes primitives du cœur [8, 23]. Il en existe plusieurs formes histologiques, comme pour tout sarcome des tissus mous : l'angiosarcome et le rhabdomyosarcome en sont les formes les plus fréquentes. Le diagnostic précis repose actuellement sur l'immunohistochimie associée à la biologie moléculaire. Les sarcomes se rencontrent aussi souvent chez l'homme que chez la femme et apparaissent généralement entre la troisième et la cinquième décennie. Ils se développent principalement au niveau du cœur droit et plus particulièrement dans le myocarde auriculaire droit. Ces tumeurs sont infiltrantes et il est parfois impossible de préciser le point de départ tumoral. Les tumeurs malignes du cœur peuvent être révélées par une extension locorégionale, comme un hémopéricarde ou bien par des métastases (adénopathies médiastinales, métastases pulmonaires, pleurales, cérébrales ou osseuses). La symptomatologie cardiovasculaire n'est pas spécifique de malignité. Le plus souvent, il existe une insuffisance cardiaque droite progressive, devenant rapidement irréductible malgré le traitement médical habituel. Il existe parfois des douleurs thoraciques qui peuvent être en rapport avec une péricardite. Ces péricardites sont souvent abondantes et compressives responsables, alors d'une tamponnade typique. Les troubles du rythme ou de la conduction sont moins souvent révélateurs de ce type de tumeur. Enfin, l'installation rapide d'un syndrome cave supérieur ou inférieur doit faire évoquer ce diagnostic. L'auscultation est variable, les souffles cardiaques dépendent du siège de la tumeur et sont souvent en rapport avec l'obstruction tumorale.

Examens complémentaires

La radiographie thoracique peut mettre en évidence une cardiomégalie avec des adénopathies ou des images pulmonaires suspectes. L'ECG retrouve parfois des troubles de la repolarisation non spécifiques.

L'échocardiographie met en évidence une masse hétérogène, hyperéchogène, sessile, siégeant le plus souvent dans l'oreillette droite. L'épanchement péricardique plus ou moins abondant est habituel, il peut donner des signes de compression échographiques.

L'IRM complétera le bilan en visualisant la tumeur atriale et son extension cardiaque, veines caves et péricarde, et extracardiaque [4].

L'angiosarcome a un aspect très hétérogène sur les séquences pré-injection pondérée en T1, les zones en hypersignal correspondant à des hémorragies intratumorales. Après injection, la prise de contraste est intense, mais très inhomogène (aspect en « chou-fleur »).

Formes cliniques

Angiosarcome

C'est le plus fréquent des sarcomes [15]. Il est rencontré 2 fois plus souvent chez l'homme que chez la femme. Ce sarcome siège habituellement dans l'oreillette droite et son extension péricardique se voit dans près d'un cas sur deux. Cette tumeur obstrue les cavités cardiaques dans près de 25 % des cas. Microscopiquement, il s'agit d'une prolifération de cellules endothéliales malignes qui forment des vaisseaux anastomosés.

Rhabdomyosarcome

C'est une tumeur cardiaque de novo, et non une dégénérescence d'un rhabdomyome. Elle peut se rencontrer chez l'enfant et siège aussi bien à droite qu'à gauche. Souvent, l'atteinte est multiple, très étendue et infiltrante. Une obstruction valvulaire ainsi qu'un envahissement valvulaire se voient dans près de la moitié des cas. Le diagnostic histologique est parfois difficile. Il repose sur la découverte de rhabdomyoblastes qui sont plus facilement identifiables en microscopie électronique. Les autres sarcomes sont exceptionnels, qu'il s'agisse des fibrosarcomes, lymphosarcomes, ostéosarcomes extrasquelettiques, léiomyosarcomes ou enfin liposarcomes. Tous ces sarcomes partagent, avec les deux précédemment décrits, leur pronostic effroyable en dépit de tous les traitements utilisés.

Traitement

Il est théoriquement chirurgical, mais l'exérèse est rarement possible du fait de l'extension tumorale. Le diagnostic est histologique avec une biopsie soit de la tumeur soit d'une localisation secondaire. Le pronostic de ces tumeurs reste dramatique.

Bibliographie

1. Basson C, MacRae C, Korf B, Merliss A. Genetic heterogeneity of familial atrial myxoma syndromes (Carney complex). Am J Cardiol, 1997, 79 : 994-995.
2. Bhan A, Mehrotra R, Choudhary S et al. Surgical experience with intracardiac myxomas : long-term follow-up. Ann Thorac Surg, 1998, 66 : 810-813.
3. Bourdarias J, Dubourg O, Grosgogeat Y. [Primary cardiac tumors]. Presse Méd, 1987, 16 : 335-337.
4. Braggion-Santos MF, Koenigkam-Santos M, Teixeira SR et al. Magnetic resonance imaging evaluation of cardiac masses. Arquivos Brasileiros de Cardiologia, 2013, 101 : 263-272.
5. Brown RJ, Khandheria B, Edwards W. Cardiac papillary fibroelastoma : a treatable cause of transient ischemic attack and ischemic stroke detected by transesophageal echocardiography. Mayo Clin Proc, 1995, 70 : 863-868.
6. Casey M, Mah C, Merliss A et al. Identification of a novel genetic locus for familial cardiac myxomas and Carney complex. Circulation, 1998, 98 : 2560-2566.
7. Casey M, Vaughan C, He J et al. Mutations in the protein kinase A R1alpha regulatory subunit cause familial cardiac myxomas and Carney complex. J Clin Invest, 2000, 106 : R31-R38.
8. Centofanti P, Di Re, Deorsola L et al. Primary cardiac tumors : early and late results of surgical treatment in 91 patients. Ann Thorac Surg, 1999, 68 : 1236-1241.
9. Gowda RM, Khan IA, Nair CK et al. Cardiac papillary fibroelastoma : a comprehensive analysis of 725 cases. Am Heart J, 2003, 146 : 404-410.
10. Klarich K, Enriquez-Sarano M, Gura G et al. Papillary fibroelastoma : echocardiographic characteristics for diagnosis and pathologic correlation. J Am Coll Cardiol, 1997, 30 : 784-790.
11. Kucukarslan N, Kirilmaz A, Ulusoy E et al. Eleven-year experience in diagnosis and surgical therapy of right atrial masses. J Cardiac Surg, 2007, 22 : 39-42.
12. Kutluk T, Demir HA, Buyukpamukcu M et al. Cardiac rhabdomyomas in childhood : six cases from a single institution. Turk J Pediatri, 2013, 55 : 69-73.
13. Lam K, Dickens P, Chan A. Tumors of the heart. A 20-year experience with a review of 12,485 consecutive autopsies. Arch Pathol Lab Med, 1993, 117 : 1027-1031.
14. Mandegar MH, Rayatzadeh H, Roshanali F. Left atrial myxoma : the role of multisclice computed tomography. J Thorac Cardiovasc Surg, 2007, 134 : 795.
15. McAllister H, Fenoglio J. Tumors of the cadiovascular system, vol. 15, second series. Washington, Armed Forces Institute of Pathology, 1978.
16. Miglioranza MH, Leiria TL, Haertel JC et al. The role of three-dimensional echocardiography in interventricular mass evaluation. Echocardiography, 2013, 30 : E125-E127.
17. Motwani M, Kidambi A, Herzog BA et al. MR imaging of cardiac tumors and masses : a review of methods and clinical applications. Radiology, 2013, 268 : 26-43.
18. Rajani R, Sarangmath N, Mishra B. Massive right atrial myxoma. Intern J Cardiol, 2008, 128 : 121-122.
19. Rey C, Bourgin J, Bozio A et al. [Echocardiography in the diagnosis of intracardiac tumors in the infant and child. A propos of 8 cases]. Arch Mal Cœur Vaiss, 1980, 73 : 472-482.
20. Seino Y, Ikeda U, Shimada K. Increased expression of interleukin 6 mRNA in cardiac myxomas. Br Heart J, 1993, 69 : 565-567.
21. Sun JP, Asher CR, Yang XS et al. Clinical and echocardiographic characteristics of papillary fibroelastomas : a retrospective and prospective study in 162 patients. Circulation, 2001, 103 : 2687-2693.
22. Tuna I, Julsrud P, Click R et al. Tissue characterization of an unusual right atrial mass by magnetic resonance imaging. Mayo Clin Proc, 1991, 66 : 498-501.
23. Verkkala K, Kupari M, Maamies T et al. Primary cardiac tumours--operative treatment of 20 patients. Thorac Cardiovasc Surg, 1989, 37 : 361-364.

Chapitre S05-P03-C13

Dissection aortique et autres maladies de l'aorte thoracique

Raymond Roudaut, Claire Cornolle, Cécile Vincent, Marina Dijos, Patricia Réant et Stéphane Lafitte

La connaissance de la pathologie de l'aorte a largement bénéficié des grandes études épidémiologiques, cliniques et des progrès des différents modes d'exploration, de la chirurgie et des procédures interventionnelles.

La pathologie est très variée et va de l'anévrysme de l'aorte décelé « à froid », au tableau aigu de dissection aortique, véritable drame thoracique nécessitant une prise en charge médicochirurgicale selon des algorithmes bien établis [4, 11].

Nous envisagerons successivement :
– la pathologie chronique ;
– la pathologie aiguë.

La pathologie chronique est dominée par l'anévrysme de l'aorte

La pathologie chronique de l'aorte thoracique est dominée par l'anévrysme.

Par définition, l'anévrysme de l'aorte correspond à une dilatation localisée avec perte du parallélisme des bords. Les anévrysmes sont le plus souvent acquis et correspondent à des causes variées (congénitale, dystrophique, athéromateuse, inflammatoire, voire infectieuse). Nous concentrerons notre propos sur les anévrysmes vrais, qui correspondent à une soufflure des trois tuniques de l'aorte. Les faux anévrysmes correspondent à une pathologie différente, dans la mesure où leur sac est constitué par l'organisation d'une poche en regard d'une brèche pariétale qui elle-même peut être d'origine traumatique, infectieuse ou chirurgicale.

Généralités

Les anévrysmes de l'aorte thoracique sont relativement rares, même si leur fréquence de découverte tend à augmenter du fait du développement des explorations à visée diagnostique non invasives performantes et du vieillissement de la population.

Étiologie

La fréquence des anévrysmes varie également en fonction de l'étiologie :
– anévrysmes congénitaux : essentiellement des sinus de Valsalva ;
– anévrysmes dystrophiques : ils prédominent au niveau de l'aorte ascendante à l'origine de la « maladie annulo-ectasiante ». Cette pathologie, plus fréquemment reconnue de nos jours, correspond à trois situations : le syndrome de Marfan typique, une « forme fruste » de syndrome de Marfan ou une médianécrose kystique sans cause sous-jacente évidente. Dans le syndrome de Marfan, plusieurs mutations de gènes localisés sur le chromosome 15 sont responsables d'anomalies de constitution de la fibrilline de type 1 ;
– anévrysmes dégénératifs : une dilatation anévrysmale de l'aorte peut compliquer une sténose aortique valvulaire ou encore une hypertension artérielle sévère ;
– anévrysmes athéroscléreux : environ un quart des anévrysmes athéroscléreux atteignent l'aorte thoracique et siègent surtout sur l'aorte thoracique descendante en réalisant une dilatation fusiforme ou sacciforme ;
– anévrysmes inflammatoires : les principales maladies inflammatoires à l'origine d'une « aortite » et d'un anévrysme, sont la maladie de Takayasu, la maladie de Horton, la maladie de Behçet. Une insuffisance aortique peut être associée à une dilatation de l'aorte ascendante dans l'évolution de la spondylarthrite ankylosante, de l'arthrite du psoriasis, à un syndrome de Fiessinger-Leroy-Reiter ;
– anévrysmes infectieux : anévrysme syphilitique ou anévrysme évoluant dans un contexte d'endocardite ;
– anévrysmes traumatiques de l'aorte : résultent le plus souvent de traumatismes avec décélération rapide. Dans ces cas, l'isthme aortique est concerné en priorité, la déchirure pariétale (intima et média) conduit à un anévrysme sacciforme ou fusiforme selon que la rupture est partielle ou totale. Il s'agit en règle de faux anévrysmes. Dans les formes les plus graves, l'évolution est rapidement compliquée de rupture. Cependant, chez bon nombre de patients, la brèche pariétale n'est que partielle et l'anévrysme n'est décelé que quelques mois, voire quelques années après l'accident ;
– anévrysmes post-opératoires : il s'agit le plus souvent de faux anévrysmes qui surviennent au niveau des points de suture des canulations aortiques ou des tubes aortiques.

Anatomopathologie

L'anévrysme peut toucher l'un des trois segments intrathoraciques de l'aorte.

Sur le plan macroscopique, un anévrysme correspond à une dilatation des trois tuniques de l'aorte : intima, média et adventice.

Sur le plan microscopique, les lésions varient en fonction de l'étiologie de l'anévrysme.

Ainsi les anévrysmes dystrophiques, de plus en plus fréquents, ont-ils pour dénominateur commun la « média nécrose kystique » associant dégénérescence des fibres élastiques et désorganisation du collagène.

Sur le plan anatomique :
– à la faveur de la fragilité de la paroi aortique, l'évolution se fait vers la dilatation avec refoulement et compression des organes du voisinage ;
– la rupture est la complication majeure, elle peut être brutale ou progressive (fissuration).

Physiopathologie

Quelle que soit la cause, la fragilisation de la paroi aortique, en particulier de la média, favorise la dilatation. Selon la loi de Laplace, la contrainte pariétale (C) est d'autant plus grande que la pression (P) qui règne dans le vaisseau est élevée, que le rayon (R) augmente, et inversement proportionnelle à l'épaisseur pariétale. La dilatation s'accentue donc inexorablement jusqu'à un certain seuil où surviennent les complications à type de dissection ou de rupture.

Clinique

Les circonstances de découverte d'un anévrysme de l'aorte thoracique sont extrêmement variables en fonction de leur étiologie, de leur siège.

Circonstances de découverte

• Découverte fortuite : d'un souffle au niveau du foyer aortique, d'une anomalie de la silhouette cardiaque, d'une échocardiographie réalisée pour le bilan d'un souffle, ou d'un scanner thoracique réalisé pour un motif autre.

• Anévrysme symptomatique : plus rare :
– douleurs thoraciques
– syndrome de compression : médiastinale tel le syndrome cave ; trachéobronchique associant toux incessante, dyspnée ; nerf récurrent gauche avec voix bitonale, syndrome de Claude Bernard-Horner ;
– embolie systémique ;
– hématémèse, hémoptysie… témoignant d'une fissuration dans l'œsophage ou les bronches.

Examens complémentaires

Radiographie thoracique

La radiographie thoracique permet de découvrir un certain nombre d'anévrysmes généralement évolués ou permet de suggérer ce diagnostic. Le diagnostic doit cependant toujours être confirmé par une méthode d'imagerie en coupe, échographie ou surtout tomodensitométrie ou IRM, car la confusion avec les masses médiastinales ou médiastinopulmonaires est toujours possible.

Échocardiographie [5, 6]

Échocardiographie transthoracique (ETT)

L'examen de l'aorte thoracique en ETT doit être standardisé et complet, visant à analyser successivement la racine de l'aorte, les sinus de Valsalva, l'aorte ascendante, l'aorte horizontale, l'aorte thoracique descendante, sans oublier l'aorte abdominale en général facilement accessible.

Les mesures de l'aorte en ETT sont standardisées et doivent se faire à quatre niveaux : anneau aortique, sinus de Valsalva, juste au-dessus des sinus, aorte (Figures S05-P03-C13-1 et S05-P03-C13-2).

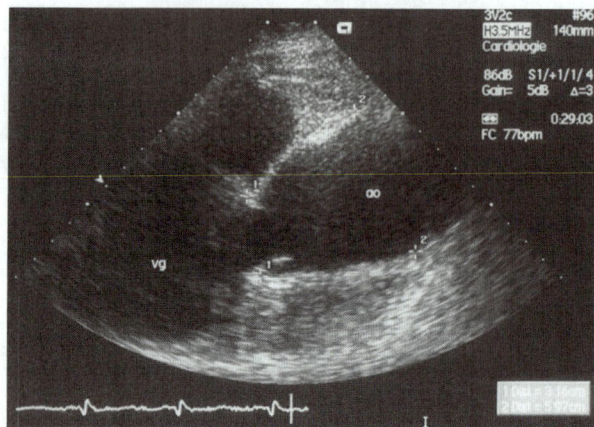

Figure S05-P03-C13-2 Anévrysme de l'aorte ascendante chez une patiente hypertendue de 73 ans. Échocardiographie transthoracique, incidence parasternale coupe grand axe : anévrysme prédominant à la partie moyenne de l'aorte ascendante, mesure à 59 mm.

Les valeurs normales ont été proposées par Roman [17]. Les chiffres mesurés doivent être interprétés en fonction de l'âge et de la surface corporelle.

Le diagnostic d'anévrysme est retenu lorsqu'il existe une dilatation de 50 % par rapport aux valeurs normales et lorsque le diamètre sinusien est supérieur à 2,1 cm/m^2.

Échocardiographie transœsophagienne (ETO)
(Figure S05-P03-C13-3)

L'examen de l'aorte en ETO a largement bénéficié des sondes multiplans qui sont actuellement à notre disposition et qui permettent un examen très complet de toute l'aorte intrathoracique depuis la racine aortique jusqu'à la traversée diaphragmatique.

En matière d'anévrysme de l'aorte non compliqué, l'ETO n'a pas une place de choix, on lui préfère la tomodensitométrie ou l'IRM.

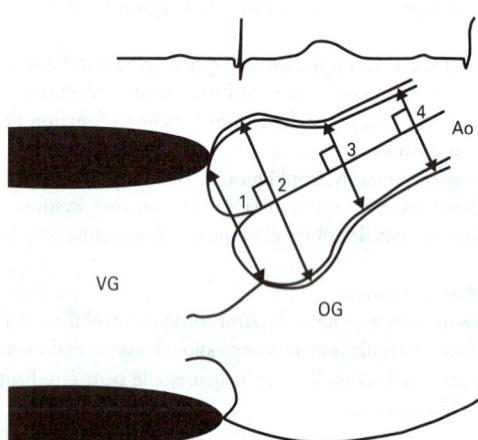

Figure S05-P03-C13-1 Technique de mesure échocardiographique du diamètre aortique. (1) Anneau aortique (racine) : bord de fuite au bord d'attaque (diamètre interne en systole). (2) Sinus de Valsalva (le diamètre le plus large) : bord d'attaque au bord d'attaque : la paroi antérieure fait partie du diamètre mesuré en diastole. (3) Juste au-dessus des sinus : bord d'attaque au bord d'attaque : la paroi antérieure fait partie du diamètre mesuré en diastole. (4) Aorte ascendante : bord d'attaque au bord d'attaque : la paroi antérieure fait partie du diamètre mesuré en diastole.

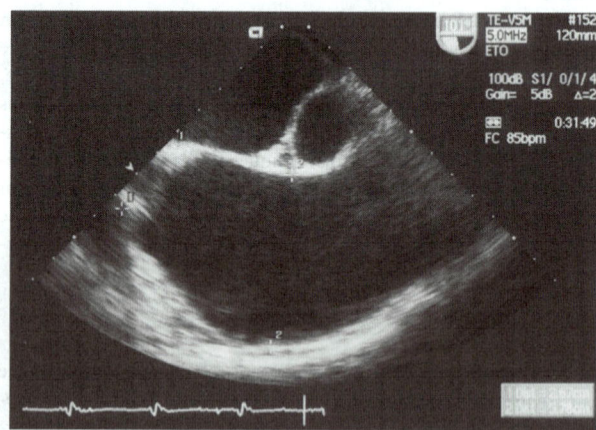

Figure S05-P03-C13-3 Anévrysme de l'aorte ascendante chez une patiente hypertendue de 73 ans. Échocardiographie transœsophagienne multiplan : coupe à 101° permettant d'évaluer l'anévrysme à 58 mm.

Tomodensitométrie et IRM
(Figures S05-P03-C13-4 et S05-P03-C13-5)

La tomodensitométrie et l'IRM ont fait des progrès spectaculaires et peuvent aujourd'hui complètement remplacer l'angiographie. Le choix d'une technique est dicté par sa disponibilité, les performances des machines et les habitudes des opérateurs. Ce n'est pas le diagnostic d'anévrysme de l'aorte thoracique qui pose problème aujourd'hui,

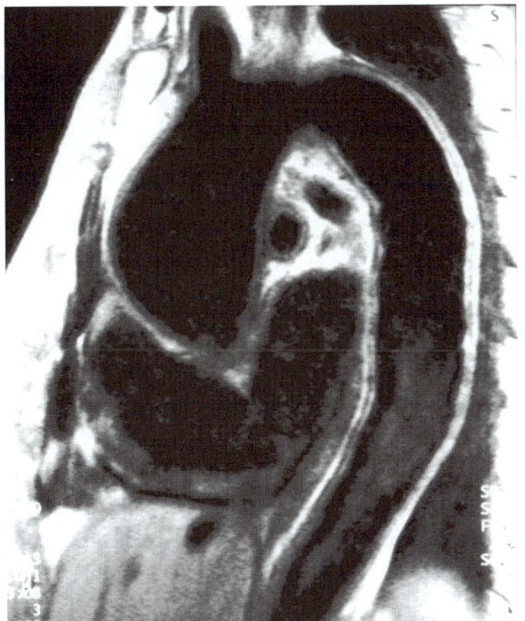

Figure S05-P03-C13-4 IRM en séquence d'écho de spin en coupe sagittale oblique dans le plan de la crosse aortique. L'IRM montre une dilatation de l'aorte descendante mesurée à 45 mm et un épaississement de l'ensemble de la paroi aortique.

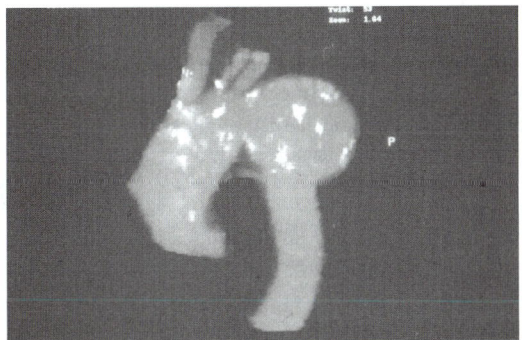

Figure S05-P03-C13-5 Anévrysme athéromateux de la crosse aortique.

mais la réalisation de mesures précises et fiables, l'évaluation de l'extension aux branches de l'aorte et la situation du collet qui sont essentielles aux choix thérapeutiques.

Le diagnostic d'anévrysme de l'aorte repose sur l'augmentation de calibre du vaisseau de plus de 50 % par rapport à la normale et la rupture du parallélisme des bords du vaisseau.

Les différents éléments morphologiques macroscopiques d'un anévrysme sont visibles en tomodensitométrie, idéalement avec injection : la dilatation de l'aorte, la présence et l'épaisseur d'un thrombus, le déplacement ou l'érosion de structures adjacentes, l'épaississement des structures péri-adventitielles dans les anévrysmes inflammatoires, les fréquentes atélectasies pulmonaires au contact de l'anévrysme, voire l'hématome péri-anévrysmal en cas de fissuration. Les calcifications sont mieux visibles sans injection de produit de contraste. Le nombre de segments aortiques intéressés par l'anévrysme, sa situation, ses dimensions, l'importance du thrombus et des calcifications, les rapports précis avec les vaisseaux de la crosse aortique sont essentiels. L'exploration de l'aorte doit être complète, car les formes bifocales et les anévrysmes thoraco-abdominaux ne sont pas rares.

L'insuffisance rénale est bien sûr une limite à la tomodensitométrie avec injection de produit de contraste.

L'angiographie-IRM combine l'utilisation de séquences très rapides à haute résolution spatiale et l'injection en bolus de produit de contraste. La faible quantité injectée et l'absence de néphrotoxicité du produit de contraste offre à la technique une innocuité presque totale. Le principal avantage de cette technique est de permettre une analyse fine des branches de l'aorte et de parfaitement délimiter la lumière et le thrombus.

Évolution

La tendance spontanée de l'anévrysme est la croissance. Cependant, le rythme de progression est variable selon les cas. Les risques évolutifs sont dominés par la fissuration et la dissection.

En outre, l'histoire naturelle de ces anévrysmes est différente en fonction de leur localisation, puisque ceux touchant l'aorte thoracique descendante ont un risque de complications qui survient lorsque la dilatation maximale est supérieure d'au moins 1 cm à celle des autres segments aortiques (60-65 versus 50-55 mm).

Traitement

Le traitement des anévrysmes de l'aorte doit avant tout tenir compte de l'étiologie et de la taille. Bon nombre d'anévrysmes seront d'emblée chirurgicaux.

Traitement médical

Il est avant tout fondé sur les bêtabloquants dont le but est de diminuer l'inotropisme cardiaque et donc l'effet « coup de boutoir » de chaque systole.

L'étude princeps de Shores [21] dans le syndrome de Marfan a bien démontré le rôle bénéfique des bêtabloquants.

L'intérêt des inhibiteurs des antagonistes de l'angiotensine II dans cette affection est actuellement en cours d'évaluation [9].

La surveillance évolutive doit être fondée sur l'échocardiographie, la tomodensitométrie spiralée ou l'IRM en fonction des disponibilités locales, de la facilité de mise en œuvre de ces différents types d'examens et des habitudes des différents centres.

Traitement chirurgical et par cathétérisme interventionnel

Aspects chirurgicaux

L'évolutivité des anévrysmes aortiques thoraciques vers une augmentation constante de leur diamètre et la gravité de leurs complications aiguës, fissuration ou rupture, expliquent l'agressivité chirurgicale à leur égard. Encore faut-il porter des indications les plus justes possibles, non seulement en fonction du diagnostic lésionnel de l'anévrysme et de son évolutivité, mais aussi de l'état général du patient. Cela nécessite un bilan pré-opératoire très complet.

Pour les anévrysmes fusiformes de type B, le principe de l'implantation d'une endoprothèse couverte consiste à introduire par voie fémorale une endoprothèse étanche qui couvre la porte d'entrée et provoque une décompression du faux chenal et sa thrombose. La faisabilité de cette technique est établie.

Indications opératoires (Tableaux S05-P03-C13-I, S05-P03-C13-II, S05-P03-C13-III et S05-P03-C13-IV)

Elles vont dépendre de la balance entre le risque opératoire et le risque évolutif (dissection, rupture) à moyen terme (1 an) de l'anévrysme. Elle dépend donc en partie de l'expérience de l'équipe qui prend en charge le patient, en particulier chez ceux qui sont asymptomatiques et à risque évolutif. Enfin, la chirurgie à thorax ouvert de l'aorte thoracique descendante est classiquement grevée d'un taux de morbi-mortalité supérieur à celui de la chirurgie de l'aorte ascendante et transverse (du fait du risque de paraplégie).

Tableau S05-P03-C13-I Recommandations d'intervention en cas d'anévrysme de l'aorte ascendante (ESC 2014).

Recommandations	Classe	Niveau
Dans le syndrome de Marfan, la chirurgie de l'aorte ascendante est indiquée pour un diamètre ≥ 50 mm	I	C
Une chirurgie doit être considérée en cas d'anévrysme de l'aorte ascendante lorsque le diamètre de l'aorte est : – ≥ 45 mm pour les syndromes de Marfan avec facteurs de risque (antécédent familial de dissection aortique, progression > 3 mm/an, insuffisance aortique ou mitrale sévère, désir de grossesse) – ≥ 50 mm pour les bicuspidies avec facteurs de risque (coarctation, HTA, antécédent familial de dissection aortique, progression > 3 mm/an) – ≥ 55 mm pour les autres patients sans maladie du tissu élastique	IIa	C
Des seuils inférieurs peuvent être discutés en fonction de la surface corporelle, chez des patients de petite stature ou en cas de progression rapide, d'insuffisance aortique, de grossesse planifiée ou du choix du patient	IIb	C

Tableau S05-P03-C13-II Recommandations de la prise en charge de la dilatation de l'aorte ascendante en cas de bicuspidie valvulaire aortique (BVA) (ESC 2014).

Recommandations	Classe	Niveau
En cas de BVA, une étude initiale de l'aorte ascendante en ETT est recommandée	I	C
En cas de BVA, si l'aorte ascendante ne peut pas être bien étudiée en ETT, une tomodensitométrie ou une IRM est indiquée	I	C
Un suivi régulier des mesures de l'aorte ascendante est indiqué dans tous les BVA à un intervalle qui dépend de la taille de l'aorte, de la progression, et des antécédents familiaux	I	C
En cas de calibre de l'aorte > 50 mm ou d'une progression > 3 mm/an à l'ETT, une confirmation par tomodensitométrie ou IRM est indiquée	I	C
En cas de BVA, une chirurgie de l'aorte ascendante est indiquée si : – aorte ascendante > 55 mm – aorte ascendante > 50 mm en présence de facteurs de risque (coarctation, HTA, antécédent familial de dissection aortique, progression > 3 mm/an) – aorte ascendante > 45 mm quand une chirurgie de la valve est programmée	I	C
Des bêtabloquants doivent être envisagés lorsque l'aorte est > 40 mm	IIb	C
Un dépistage de parents au 1er degré est indiqué chez les patients avec maladie du tissu élastique, ou BVA et aorte ascendante > 40 mm	IIa	C
Un effort isométrique avec charge statique élevée (haltérophilie) n'est pas indiqué et doit être découragé	III	C

Tableau S05-P03-C13-III Recommandations d'intervention en cas d'anévrysme de la crosse de l'aorte (ESC 2014).

Recommandations	Classe	Niveau
Une chirurgie doit être considérée chez le patient avec anévrysme isolé de l'arche aortique ≥ 55 mm	IIa	C
Une chirurgie de réparation de l'arche aortique doit être considérée chez les patients qui, par ailleurs, doivent être opérés d'une chirurgie d'une zone adjacente : aorte ascendante ou descendante	IIb	C

Tableau S05-P03-C13-IV Recommandations d'intervention en cas d'anévrysme de l'aorte thoracique descendante (ESC 2014).

Recommandations	Classe	Niveau
Un TEVAR doit être discuté plutôt qu'une chirurgie quand l'anatomie s'y prête	IIa	C
Un TEVAR doit être discuté en cas d'anévrysme dont le diamètre maximal ≥ 55 mm	IIa	C
Lorsque le TEVAR n'est pas réalisable techniquement, une chirurgie doit être discutée lorsque le diamètre de l'aorte est ≥ 60 mm	IIa	C
Lorsque l'intervention est indiquée en cas de syndrome de Marfan ou d'autres maladies du tissu élastique, une chirurgie doit être préférée au TEVAR	IIa	C

En pratique pour les patients symptomatiques présentant un anévrysme de l'aorte ascendante, la chirurgie doit être réalisée sans délais, voire en urgence en fonction des signes cliniques et des données des examens complémentaires. Pour les patients asymptomatiques, les recommandations actuelles pour les équipes entraînées retiennent comme valeurs cibles à partir desquelles doit être envisagé un bilan pré-opératoire et/ou une chirurgie les valeurs suivantes :

• Atteinte de l'aorte ascendante (*voir* Tableau S05-P03-C13-I) :
– 55 mm en l'absence de pathologie associée et de facteurs de risque (hypertension artérielle, valvulopathie, antécédent de dissection dans la famille) ;
– 50 mm en cas de bicuspidie aortique associée à un anévrysme de l'aorte ascendante en l'absence de facteurs de risque ;
– 45 mm en cas de syndrome de Marfan.

• Atteinte de l'aorte transverse : 60 mm en l'absence de pathologie associée.

• Atteinte de l'aorte thoracique descendante : 65 mm, sauf en cas de maladie du tissu conjonctif (syndrome de Marfan…).

Pour certains auteurs, ces valeurs absolues sont trop strictes et ils préfèrent utiliser des valeurs indexées à la surface corporelle des patients, en sachant que la valeur seuil du diamètre aortique de l'aorte ascendante recommandée pour une chirurgie « préventive » est alors de 2,75 cm/m^2.

Résultats de la chirurgie d'anévrysme thoracique

Dans les cas de primo-intervention, la mortalité hospitalière dépend du segment aortique traité : elle est inférieure à 2 % pour les segments 0 et I, et comprise entre 5 et 10 % pour les segments II et III. Ces chiffres sont à multiplier par 2 lorsqu'il s'agit de ré-intervention. Elle est supérieure à 20 % lorsque ces anévrysmes sont opérés en urgence (rupture, dissection…).

La survie à moyen et à long terme dépend de l'étiologie de l'anévrysme : en cas de dystrophie, la récidive anévrysmale sur un autre segment aortique que celui déjà traité est fréquente et peut nécessiter des ré-interventions, il s'agit d'un facteur de mauvais pronostic.

D'une façon générale, la probabilité de survie après cure de l'anévrysme thoracique à 5 ans est en moyenne de 70 à 80 % (supérieure pour le segment I) et à 10 ans, de 60 à 70 %.

Traitement endovasculaire des anévrysmes de l'aorte thoracique [8]

Décrite dès 1994, la mise en place d'endoprothèses aortiques est immédiatement apparue comme une alternative au traitement chirurgical classique des anévrysmes touchant l'aorte thoracique descendante.

Cependant, à l'heure actuelle, peu d'essais randomisés ont permis de définir de manière absolue la place de ce traitement.

Chez les patients asymptomatiques à risque chirurgical faible, le traitement classique continue à être préféré du fait de sa supériorité à dis-

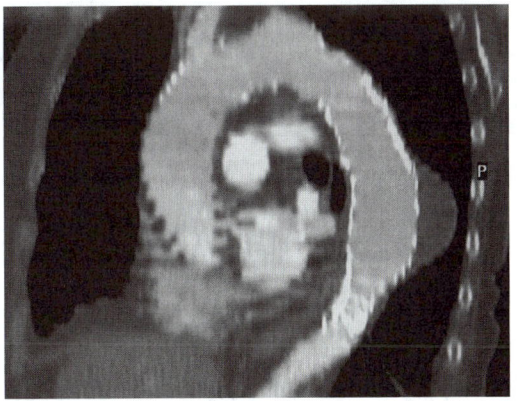

Figure S05-P03-C13-6 Anévrysme athéromateux de l'aorte descendante, traité par la mise en place d'une endoprothèse. La tomodensitométrie de contrôle montre, sur la reconstruction 2D dans le plan de la crosse, la situation précise de l'endoprothèse.

tance. Chez les patients symptomatiques (rupture en particulier) et/ou à haut risque chirurgical de par leur(s) comorbidité(s), la mise en place d'une endoprothèse permet un contrôle excellent de la maladie à court et moyen termes (Figure S05-P03-C13-6).

Utilité des tests génétiques en cas de maladie du tissu élastique (Tableau S05-P03-C13-V)

Il est recommandé d'examiner les parents au 1er degré (parents et fratrie) afin d'identifier une forme familiale dans laquelle les parents ont 50 % de risque de présenter la maladie ou la mutation.

Lorsqu'une forme familiale est hautement suspecte, il est recommandé de référer la patiente à un généticien afin de réaliser une investigation familiale et un test moléculaire.

La variabilité du début de la pathologie conduit à proposer un dépistage tous les 5 ans chez les parents sains, mais à risque, jusqu'à ce que le diagnostic (clinique ou moléculaire) soit établi ou exclu.

Dans les cas familiaux non syndromiques, un dépistage à la recherche d'un anévrysme de l'aorte doit être envisagé, non seulement au niveau de l'aorte thoracique, mais de tout l'arbre artériel (incluant les artères intracérébrales).

Au total, les anévrysmes de l'aorte thoracique sont de mieux en mieux reconnus. La prise en charge dépend avant tout de la pathologie sous-jacente, du calibre de l'aorte en fonction de la topographie, et de la progression. Les recommandations récentes précisent la conduite à tenir.

La pathologie aiguë de l'aorte thoracique est dominée par la dissection

[4, 11, 1, 3, 9, 12-15, 17, 18, 20]

La dissection aortique est une urgence médicochirurgicale dont le diagnostic a été considérablement facilité ces dernières années par le développement de méthodes diagnostiques fiables et facilement disponibles comme l'échocardiographie, l'angioscanner, voire l'IRM.

La dissection aortique se définit par le clivage longitudinal de la paroi aortique au niveau de la média à partir d'une brèche intimale (porte d'entrée) située à un niveau variable de l'aorte thoracique et favorisant l'irruption du sang sous pression dans la partie clivée et donc son extension en aval.

Longtemps, on a pensé qu'il y avait une seule porte d'entrée et une porte de sortie. En réalité, les déchirures sont souvent multiples.

Une dissection est dite « aiguë » si elle est détectée dans les 14 jours qui suivent les premiers symptômes, au-delà il s'agit d'une dissection aortique « chronique ».

L'incidence exacte de la dissection aortique est mal connue, car la clinique est loin d'être toujours typique, elle serait responsable de 1 % des morts subites.

Classiquement, la dissection aortique a une prédominance masculine (trois hommes pour une femme). L'âge moyen de survenue est de 55 ans pour l'aorte ascendante et de 63 ans pour l'aorte descendante.

Le pronostic spontané est très sombre lorsque l'aorte ascendante est concernée (soit deux tiers des dissections aortiques), 50 % de survie à la 48e heure, 30 % à l'issue de la première semaine et seulement 10 % à 1 an. Fort heureusement, de nos jours, une prise en charge chirurgicale, en particulier des dissections aortiques de type A, transforme ce pronostic.

Un registre international, International Registry of Acute Aortic Dissection (IRAD) a débuté en 1996 et a pris en compte plus de 1 000 dissections aortiques à partir de dix-huit centres internationaux [10]. Dans ce registre, le taux des dissections aortiques de type A est de l'ordre de 70 %, celui des dissections aortiques de type B de 30 %, l'âge moyen est de 61,7 ans. La mortalité hospitalière globale est de 25 %.

L'étiologie de la dissection aortique apparaît différente en fonction de l'âge : de façon schématique, on peut opposer la dissection aortique du sujet d'âge mûr provoquée par l'hypertension artérielle et l'athérome aortique, à la dissection aortique du sujet jeune provoquée par une maladie du tissu élastique, une malformation congénitale de l'aorte, une bicuspidie, la grossesse.

En se référant à la segmentation anatomique, plusieurs classifications des dissections aortiques ont été proposées. Elles ont pour objectif une évaluation pronostique et une orientation thérapeutique. Les classifications dépendent de l'atteinte ou non de l'aorte ascendante, de l'extension de la dissection, du site de la porte d'entrée (Figure S05-P03-C13-7).

La classification de Stanford a été proposée par Daily [2] et Shumway en 1970, elle ne tient pas compte du siège de la porte d'entrée mais se fonde avant tout sur ce qui fait le pronostic de l'affection : l'atteinte ou non de l'aorte ascendante +++.

– type A : toutes les dissections aortiques qui intéressent l'aorte ascendante (types I, II et III « rétrograde » de la classification de De Bakey) dont le traitement est en règle chirurgical ;

– type B : toutes les autres variétés (type III de De Bakey) dont le traitement est médical, sauf complications.

Tableau S05-P03-C13-V Recommandations de tests génétiques en cas de maladie du tissu aortique (anévrysme, dissection) (ESC 2014).

Recommandations en cas d'anévrysme ou dissection aortique	Classe	Niveau
Il est recommandé d'examiner les parents au 1er degré (parents et fratrie) afin d'identifier une forme familiale dans laquelle les parents ont 50 % de risque de présenter la maladie ou la mutation	I	C
Lorsqu'une forme familiale est hautement suspecte, il est recommandé de référer la patiente à un généticien afin de réaliser une investigation familiale et un test moléculaire	I	C
La variabilité du début de la pathologie conduit à proposer un dépistage tous les 5 ans chez les parents sains mais à risque, jusqu'à ce que le diagnostic (clinique ou moléculaire) soit établi ou exclu	I	C
Dans les cas familiaux non syndromiques, un dépistage à la recherche d'un anévrysme de l'aorte doit être envisagé, non seulement au niveau de l'aorte thoracique, mais de tout l'arbre artériel (incluant les artères intracérébrales)	IIa	C

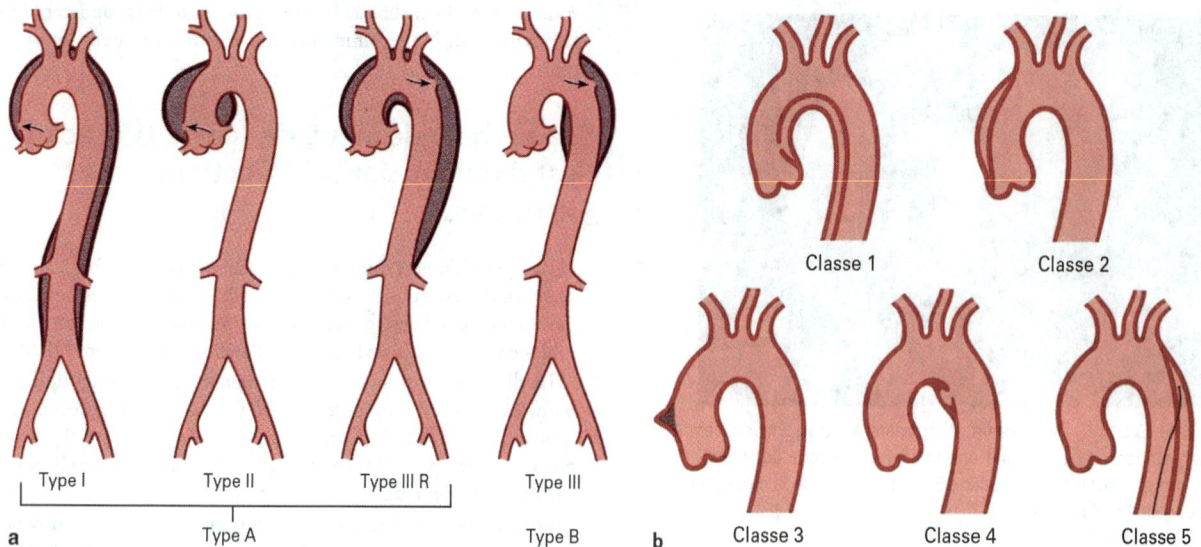

Figure S05-P03-C13-7 Classifications des dissections aortiques. **a)** Classification selon de Bakey et Shumway. **b)** Classification selon Erbel et Svensson.

Si la classification de Stanford est aujourd'hui la plus utilisée, car calquée sur la gravité de la dissection aortique, il n'en reste pas moins vrai qu'il est indispensable de préciser au chirurgien le site exact de la ou des portes d'entrées car le type de chirurgie en dépendra.

Plus récemment, Erbel [4, 5], à la suite de Svensson, a proposé une nouvelle classification des dissections aortiques, qui inclut des situations proches comme « l'hématome de paroi » ou différentes comme l'« ulcère athéromateux pénétrant ». Toutes ces situations ont pour point commun de donner un tableau d'« aorte douloureuse » :
– classe 1 : dissection aortique classique, avec une membrane intimale séparant le vrai et le faux chenal ;
– classe 2 : rupture de la média, avec formation d'un hématome intramural ;
– classe 3 : discrète et minime dissection sans hématome, voussure excentrique localisée à la porte d'entrée ;
– classe 4 : rupture de la plaque conduisant à un ulcère athéromateux pénétrant, avec un hématome habituellement sous-adventitiel ;
– classe 5 : dissection traumatique ou iatrogène.

Clinique

La dissection aortique représente l'un des plus grands drames cardiologiques avec l'infarctus du myocarde (IDM), l'embolie pulmonaire. Il s'agit d'une urgence médicochirurgicale majeure.

Sur le plan pratique, il faut opposer les formes typiques où la douleur thoracique est au premier plan, des formes atypiques fréquentes.

Rogers [18], dès 2001, a proposé un score clinique combinant les facteurs en faveur d'un syndrome aortique aigu (Tableau S05-P03-C13-VI).

Formes typiques

Classiquement, il s'agit d'un homme d'âge mûr aux antécédents d'hypertension artérielle, qui présente brutalement une douleur thoracique intense s'intégrant parfois dans la triade : « douleur, insuffisance aortique et abolition d'un pouls ».

La douleur thoracique est le signe révélateur le plus fréquent (90 % des cas environ). Dans sa forme la plus typique, elle a cinq caractéristiques : aiguë à début brutal, sévère, de siège le plus souvent antérieur, pulsatile, migratrice, suivant l'extension de la dissection aortique le long de l'aorte.

Tableau S05-P03-C13-VI Score de risque de dissection aortique [18].

Situations à haut risque
Syndrome de Marfan
Antécédents familiaux de dissection aortique
Chirurgie aortique récente
Anévrysme de l'aorte thoracique
Douleur à haut risque
Thoracique, abdominale, dorsale
Début brutal
Très intense
À type d'arrachement ou de déchirement
Examen physique à haut risque
Signe d'hypotension d'organe
Pouls filant
Asymétrie tensionnelle
Déficit neurologique focal
Souffle d'insuffisance aortique
Hypotension, état de choc

Sa durée est prolongée, plusieurs heures, parfois paroxystique, les signes d'accompagnement éventuels sont des manifestations vasovagales : pâleur, sueurs profuses, nausées, vomissements, lipothymie, syncope, parfois plus graves : œdème aigu du poumon, collapsus cardiovasculaire.

L'insuffisance aortique est présente dans deux tiers des dissections aortiques de type A.

L'abolition d'un pouls est observée dans 25 à 50 % des dissections aortiques.

Quatre mécanismes peuvent être à l'origine d'une ischémie dans le territoire d'une artère collatérale de l'aorte :
– dissection d'une collatérale ;
– compression de la vraie lumière par la fausse lumière sous tension ;
– obstruction de l'ostium de la collatérale par le flap intimal ;
– désinsertion d'une collatérale.

En pratique, on oppose l'« ischémie statique » (obstruction par extension de l'hématome disséquant sous pression dans une collatérale) à l'« ischémie dynamique » (obstruction intermittente par un voile intimal flottant).

Formes atypiques

La clinique peut être trompeuse, soit parce que le siège de la douleur est atypique (abdominal), soit parce qu'une complication est au premier plan :
– accident vasculaire cérébral ;
– syndrome coronaire aigu ;
– ischémie mésentérique ;
– ischémie rénale ;
– ischémie aiguë d'un ou des membres ;
– syndrome de compression médiastinale.

Ces situations compliquent le tableau et peuvent conduire à une prise en charge spécifique.

Examens complémentaires (Figure S05-P03-C13-8, Tableau S05-P03-C13-VII)

Examens complémentaires de débrouillage

Électrocardiogramme

L'ECG est indispensable, même si dans 15 à 20 % des cas, il est normal. Dans ce cas, l'association douleur thoracique et ECG normal doit impérativement faire évoquer une dissection aiguë de l'aorte.

Radiographie de thorax

Elle peut être parfaitement normale (20 % des cas), ce qui n'élimine pas le diagnostic, mais elle est le plus souvent pathologique : élargissement du médiastin supérieur avec dilatation du bouton aortique et refoulement de la trachée à droite, image de double contour, épanchement pleural gauche.

Biologie

Elle est peu utile au diagnostic car elle ne révèle que peu d'anomalies, souvent peu significatives. Dans environ 10 % des cas cependant, on observe des signes de coagulopathie de consommation.

Quelques travaux récents montrent l'intérêt de dosages plus spécifiques : iso-enzymes de la créatine kinase BB, chaîne lourde de la myosine du muscle lisse, mais ces dosages ne sont pas faits en routine. Récemment, des auteurs ont montré la grande sensibilité de la positivité du dosage des D-dimères en cas de dissection aortique, ce dosage pourrait avoir un intérêt pour éliminer le diagnostic de dissection aortique en cas de négativité. Par ailleurs, la valeur absolue du taux des CRP reflète l'extension anatomique de la dissection et constitue une valeur pronostique indépendante.

Tableau S05-P03-C13-VII Valeur comparée des différentes techniques d'imagerie.

	ETT/ETO	Aortographie	Tomodensitométrie	IRM
Disponibilité	++	++	+	–
Coût	+	++	++	++
Délai	0	+	++	++
Injection d'iode	–	+	+	–
Diagnostic de type	++	++	++	++
Flap intimal	++	±	+	+
Faux chenal	++	±	0	+
Porte d'entrée	++	–	0	±
Branches aortiques	±	++	±	±
Fonction ventriculaire gauche	++	+	–	–
Insuffisance aortique	++	++	–	–
Coronaires	+	++	–	–
Hémopéricarde	++	–	+	+
Hémomédiastin	+	–	++	++

Examens complémentaires de certitude [13]

Trois types d'examens complémentaires, non invasifs, ont connu un développement fulgurant au cours de ces quinze dernières années : l'échocardiographie (transthoracique et surtout transœsophagienne), la tomodensitométrie spiralée et l'IRM.

Échocardiographie [11, 14]

Échocardiographie transthoracique (Figure S05-P03-C13-9)

L'échocardiographie bidimensionnelle, couplée au Doppler couleur, a l'avantage d'être facilement réalisable à toute heure du jour ou de la nuit en unité de soins intensifs cardiologiques (USIC).

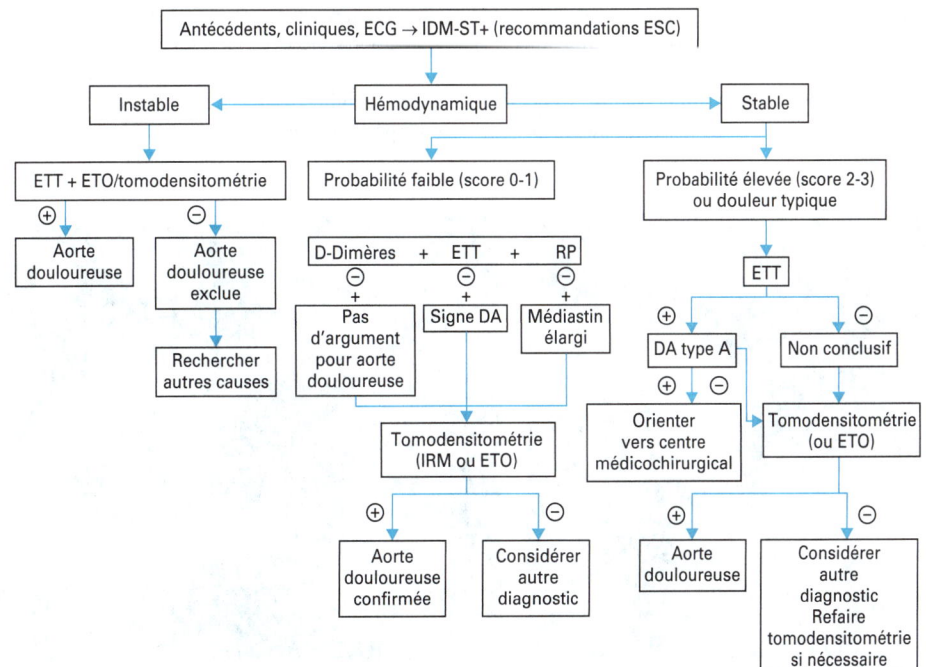

Figure S05-P03-C13-8 Algorithme de prise en charge d'une suspicion de syndrome aortique aigu (ESC 2014).

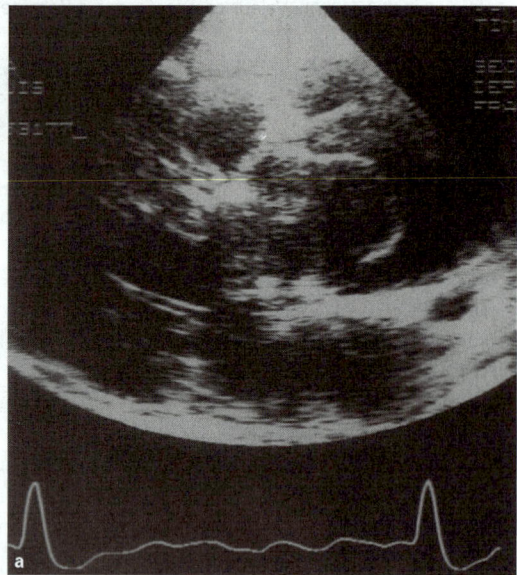
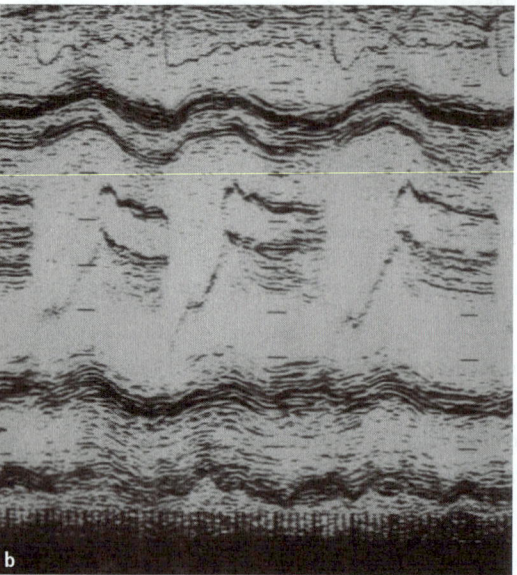

Figure S05-P03-C13-9 Échocardiographie transthoracique : dissection aortique de type A en modes 2D (**a**) et TM (**b**) : voile flottant au sein d'une aorte ascendante dilatée.

L'examen recherche :
– une dilatation de l'aorte, quasi constante mais aspécifique ;
– un écho anormal intraluminal : il s'agit du maître signe, il correspond au « voile intimal » qui sépare l'aorte en deux chenaux au niveau desquels les flux sont classiquement différents ;
– une insuffisance aortique, non spécifique ;
– un épanchement péricardique, signe de gravité, qui témoigne en règle d'une fissuration aortique avec hémopéricarde.

La sensibilité (55 à 76 %) et la spécificité (89 à 98 %) de l'ETT sont honorables, mais les causes de faux négatifs et faux positifs doivent être bien connues. La principale cause de faux positifs est la présence d'échos linéaires de réverbérations au niveau de l'aorte ascendante dont la séméiologie est de nos jours bien précisée.

Dans les dissections aortiques les plus typiques et, a fortiori, s'il y a grande urgence (dissection de type A avec hémopéricarde), une décision opératoire peut être prise sur les seules images d'ETT, l'ETO étant réalisée au bloc opératoire chez le patient intubé-ventilé. Cependant, dans la majorité des cas, cette imagerie ultrasonore sera complétée par une ETO, plus fiable et plus précise, ou surtout par une tomodensitométrie thoracique.

Échocardiographie transœsophagienne (Figure S05-P03-C13-10)

Cet examen a également l'avantage de pouvoir être réalisé en USIC au lit du malade, 24 heures sur 24. Il est impératif dans ce contexte que l'ETO soit entreprise chez un patient à jeun bien sédaté, dont la tension artérielle est parfaitement contrôlée par une association bêtabloquants-antihypertenseurs. La surveillance est clinique, tensionnelle et électrocardiographique.

L'exploration de toute l'aorte permet de préciser l'extension exacte de la dissection aortique et donc son type. Un second point important à préciser pour le chirurgien est le siège de la ou des portes d'entrée : elles apparaissent en échographie sous forme d'une rupture de l'intima à l'emporte-pièce et en Doppler couleur sous forme d'un jet en mosaïque faisant communiquer vraie et fausse lumières.

La sensibilité de l'ETO est excellente, elle est de l'ordre de 96 % avec une spécificité de 94 %.

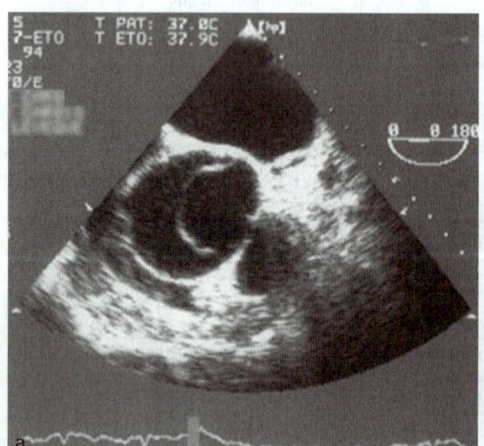
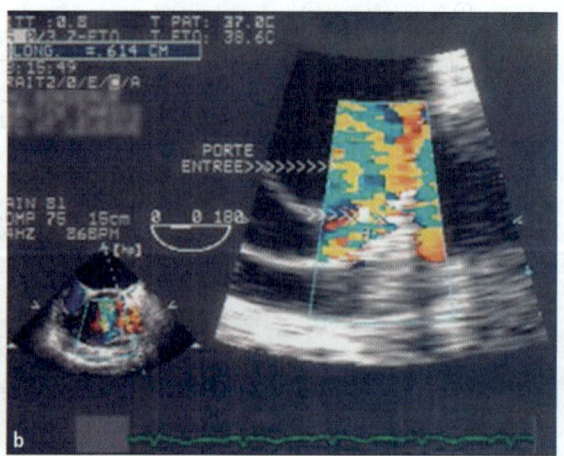

Figure S05-P03-C13-10 Échocardiographie transœsophagienne : aspect typique de dissection aortique de l'aorte ascendante dont le calibre est de 43 mm. Noter la présence d'un *aliasing* en Doppler couleur (**b**) au niveau de la porte d'entrée.

Au total, le bilan échocardiographique transthoracique et transœsophagien, éventuellement associé à une échocardiographie-Doppler des troncs supra-aortiques, de l'aorte abdominale et des membres, a l'avantage de permettre dans la majorité des cas un diagnostic très précis. Dans les dissections de type A, de nombreux malades ont été opérés sur les seules données échographiques. Le gain de temps considérable permet d'améliorer le pronostic de cette affection. En cas de doute, il ne faut pas hésiter à demander d'autres examens complémentaires.

Angioscanner (Figure S05-P03-C13-11) [3]

Aujourd'hui, les tomodensitométries spiralées permettent l'exploration de la totalité de l'aorte en quelques secondes par des coupes submillimétriques. La synchronisation ECG réduit les artefacts. Cet examen est le plus souvent utilisé en urgence face à une douleur thoracique, car il a l'avantage de répondre à de nombreuses questions : dissection aortique, embolie pulmonaire, éventuellement infarctus du myocarde atypique.

La sémiologie comporte des signes directs et indirects : le signe direct de la membrane intimale décollée est le seul qui permette d'affirmer le diagnostic de dissection à faux chenal perméable. La mise en évidence de deux chenaux est facilitée par leurs différences d'opacification, la vraie lumière étant habituellement plus opaque et plus rapidement opacifiée que le faux chenal. L'extension de la dissection aux branches de l'aorte est identifiable, ainsi qu'un syndrome de malperfusion au niveau d'un parenchyme et son mécanisme. Les signes indirects de dissection aortique sont des calcifications situées en dedans de la paroi aortique. L'épaississement de la paroi aortique peut traduire une thrombose du faux chenal dont l'interface avec la lumière est rectiligne, ou encore la présence d'un hématome intrapariétal survenu avant toute communication avec la lumière aortique. Ce dernier présente dans la phase aiguë une hyperdensité caractéristique.

La tomodensitométrie peut mettre en évidence certaines complications de la dissection (épanchement pleural et/ou péricardique, hématome médiastinal) qui font craindre l'imminence d'une rupture. La situation et les dimensions de la ou des portes d'entrée sont identifiées.

Les performances de la tomodensitométrie ont été évaluées par de nombreuses études. La sensibilité oscille entre 83 et 100 % et la spécificité entre 90 et 100 %.

Les avantages de la tomodensitométrie tiennent à son caractère non invasif, à la diffusion de la technique facilement disponible, mais aussi à sa capacité à couvrir un volume important d'acquisition (thoraco-abdomino-pulmonaire) pour une étude complète de l'aorte disséquée et des syndromes de malperfusion. Ses inconvénients tiennent essentiellement à la nécessité d'injection de produit de contraste. En pratique, c'est l'examen le plus fréquemment réalisé, notamment dans le cadre de l'exploration d'un syndrome douloureux thoracique permettant parfois un diagnostic « fortuit » non initialement évoqué.

Imagerie par résonance magnétique

L'IRM est très performante dans l'exploration de dissections aortiques. En pratique, cet examen est peu réalisé en urgence, compte tenu de l'instabilité hémodynamique des patients ; en revanche, c'est un excellent examen de suivi (+++).

Les performances de l'IRM dans l'exploration des dissections aiguës sont excellentes. La précision diagnostique oscille entre 83 % et 100 % des cas.

Aortographie

L'aortographie a longtemps été considérée comme la technique de référence dans le diagnostic des dissections aortiques. C'est un examen invasif, mais bien toléré, rapide à mettre en œuvre et efficace dans des mains bien entraînées.

Les signes angiographiques sont directs et indirects. Les signes directs permettent seuls d'affirmer le diagnostic. Ce sont l'identification de deux chenaux de vitesses circulatoires asynchrones ou d'une image de décollement intimal. Les signes indirects ne sont que des arguments diagnostiques non spécifiques. Ce sont l'épaississement pariétal aortique, l'insuffisance aortique, l'image d'addition de type « ulcération » qui traduit le passage du produit de contraste entre vrai et faux chenal, la position anormale du cathéter placé dans un faux chenal peu opacifié.

Stratégie diagnostique

Un algorithme de prise en charge d'une suspicion de syndrome aortique aigu, fondé sur la probabilité clinique et l'hémodynamique des patients a récemment été proposé par l'European Society of Cardiology (ESC) [4] (voir Figure S05-P03-C13-8).

Dans l'étude de Moore [13] issue du registre IRAD, l'angioscanner est l'examen de première intention dans 63 % des cas, l'ETT-ETO dans 32 % des cas, l'IRM dans 14 % des cas. Deux examens, échocardiographie et tomodensitométrie, sont réalisés dans 76 % des cas.

Diagnostic différentiel

Le tableau clinique de la dissection aiguë de l'aorte thoracique est souvent atypique et rarement complet, responsable des errances diagnostiques. Aussi convient-il d'écarter en urgence des diagnostics différentiels au pronostic tout aussi grave. Il s'agit souvent d'éliminer les différentes étiologies d'une douleur thoracique.

Devant ce tableau d'« aorte thoracique douloureuse » citons :
– l'*anévrysme aortique fissuré* : urgence chirurgicale, généralement facilement diagnostiqué ;
– l'*hématome de paroi aortique* [7, 12]. Pour plusieurs auteurs, l'hématome de paroi aortique correspond à une forme initiale de dissection aortique. Il s'agit d'un hématome localisé dans la paroi sans porte d'entrée. La topographie la plus fréquente est l'aorte thoracique descendante dans un contexte d'athérosclérose (Figure S05-P03-C13-12).

Dans le registre IRAD, Evangelista [7] a individualisé 58 patients sur 1 010 dissections aortiques (5,7 %) présentant un hématome de paroi aortique. Ces patients sont significativement plus âgés que ceux qui présentent une dissection aortique (68,7 versus 61,7 ans, p < 0,001). L'atteinte est avant tout celle de l'aorte thoracique descendante (60,3 versus 34,3 %, p < 0,01). La mortalité est identique à celle de la dissection aortique (20,7 versus 23,9 %, p = 0,57). Parmi ces patients, 8 (16 %) progressent vers une dissection aortique.

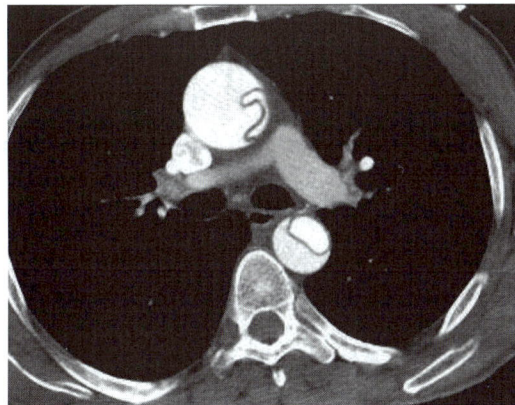

Figure S05-P03-C13-11 Dissection aortique de type A en angioscanner. Les deux chenaux sont visibles et perméables dans l'aorte ascendante et descendante. Le vrai chenal est identifiable car comprimé par le faux chenal quasi circonférentiel dans l'aorte ascendante.

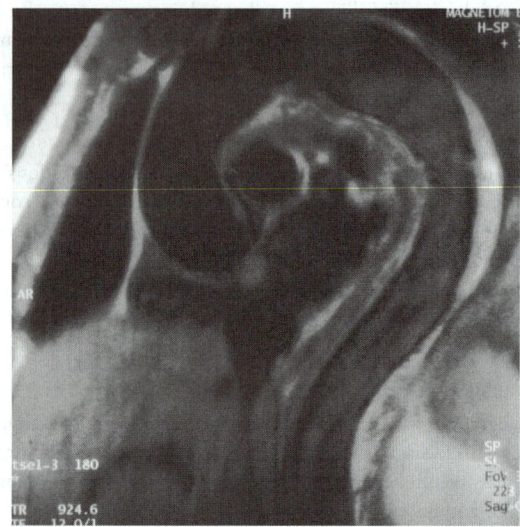

Figure S05-P03-C13-12 Hématome de paroi aortique de type B en IRM. Aspect d'hypersignal en séquence T1 localisé au niveau de la paroi postérieure de l'aorte thoracique descendante.

Le diagnostic peut être difficile en échocardiographie, surtout si l'hématome est étroit, par contre le scanner et l'IRM montrent un hématome de la paroi aortique contenant du sang frais.

Le traitement d'un hématome de paroi aortique touchant l'aorte ascendante est en règle identique à celui d'une dissection aortique, à savoir la chirurgie.

L'*ulcère athéromateux pénétrant* (Figure S05-P03-C13-13) est défini par une perforation cratériforme de la paroi aortique avec rupture de la limitante élastique interne et extension à la média. Cette anomalie semble correspondre à l'évolution d'une plaque ulcérée intimale, elle peut évoluer vers un faux anévrysme ou une rupture aortique.

L'ulcère athéromateux pénétrant est plus fréquent chez le sujet âgé athéromateux. Il se traduit par une image de faux anévrysme sacciforme localisé le plus souvent au niveau de l'aorte thoracique descendante, plus facile à mettre en évidence en angioscanner et en IRM qu'en ETO.

Le traitement d'un ulcère athéromateux pénétrant compliqué au niveau de l'aorte thoracique descendante relève avant tout de nos jours d'une procédure interventionnelle (stent couvert).

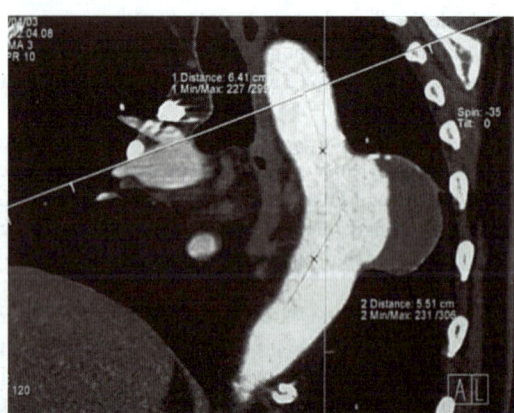

Figure S05-P03-C13-13 Ulcère pénétrant de l'aorte descendante en angioscanner. Image d'addition implantée sur l'aorte descendante au tiers moyen. Noter la largeur du cratère et la profondeur de l'ulcère dont le fond est thrombosé.

Prise en charge thérapeutique

(Tableaux S05-P03-C13-VIII, S05-P03-C13-IX, S05-P03-C13-X, S05-P03-C13-XI et Tableau S05-P03-C13-XII) [4, 15, 17]

Le traitement a connu des progrès importants ces trente dernières années. Il doit être le plus précoce possible, dès l'établissement du diagnostic et du bilan lésionnel. Il est fonction du type de dissection, de l'état clinique initial, des tares associées.

Tableau S05-P03-C13-VIII Recommandations pour le traitement d'une dissection aortique (ESC 2014).

Recommandations	Classe	Niveau
Dans toute dissection aortique, un traitement médical incluant antalgiques et contrôle de la PA est recommandé	I	C
Dans la dissection de type A, une chirurgie urgente est recommandée	I	B
Dans la dissection aortique de type A avec malperfusion d'un organe, une approche hybride doit être considérée (remplacement de l'aorte ascendante ± arche associé à une procédure per cutanée	IIa	B
Dans la dissection aortique de type B non compliquée, un traitement médical est toujours recommandé	I	C
Dans la dissection aortique de type B non compliquée, un TEVAR doit être discuté	IIa	B
Dans la dissection aortique de type B compliquée, un TEVAR est recommandé	I	C
Dans la dissection de type B compliquée, une chirurgie doit être discutée	IIb	C

Tableau S05-P03-C13-IX Recommandations de la prise en charge d'un hématome de paroi aortique (HPA) (ESC 2014).

Recommandations	Classe	Niveau
En cas d'HPA, un traitement médical associant antalgique et contrôle de la PA est recommandé	I	C
En cas d'HPA de type A, une chirurgie urgente est indiquée	I	C
En cas d'HPA de type B, un traitement médical initial sous surveillance attentive est recommandée	I	C
En cas d'HPA de type B non compliqué, la répétition des imageries (tomodensitométrie ou IRM) est recommandée	I	C
En cas d'HPA de type B compliqué, un TEVAR doit être discuté	IIa	C
En cas d'HPA de type B compliqué, une chirurgie doit être discutée	IIb	C

Tableau S05-P03-C13-X Recommandations de la prise en charge de l'ulcère athéromateux pénétrant (UAP) (ESC 2014).

Recommandations	Classe	Niveau
Chez tous les patients avec UPA, un traitement médical associant antalgiques et contrôle de la PA est recommandé	I	C
En cas d'UAP de type A, une chirurgie doit être discutée	IIa	C
En cas d'UAP de type B, un traitement médical initial sous surveillance attentive est recommandé	I	C
En cas d'UAP de type B non compliqué, des imageries à répétition (tomodensitométrie, IRM) sont indiquées	I	C
En cas d'UAP de type B compliqué, un TEVAR doit être discuté	IIa	C
En cas d'UAP de type B, une chirurgie doit être discutée	IIb	C

Tableau S05-P03-C13-XI Recommandations concernant les techniques chirurgicales dans les pathologies aortiques (ESC 2014).

Recommandations	Classe	Niveau
Un drainage du LCR est recommandé en cas de chirurgie thoraco-abdominale afin de réduire le risque de paraplégie	I	B
Une réparation de la valve aortique utilisant la technique de ré-implantation ou de remodelage avec annuloplastie est recommandée chez les jeunes patients avec dilatation de la racine aortique et valve aortique tricuspide	I	C
Pour la réparation d'une dissection aortique de type A, une technique d'anastomose distale (hémi-arche ou arche complet) évitant le clampage de l'aorte est recommandé	I	C
Chez les patients présentant une maladie du tissu élastique, il est recommandé de remplacer les sinus de Valsalva	I	C
Une perfusion cérébrale sélective antérograde doit être considérée en cas de chirurgie de l'arche aortique afin de réduire le risque d'AVC	IIa	C

Tableau S05-P03-C13-XII Recommandations de réparation endovasculaire de l'aorte thoracique TEVAR (ESC 2014).

Recommandations	Classe	Niveau
Les indications doivent être décidées de façon multidisciplinaire au cas par cas, en fonction de l'anatomie, de la pathologie, des comorbidités, de la durabilité prévisible de chaque réparation	I	C
Il est recommandé de disposer d'une zone d'implantation proximale et distale de 2 cm pour un déploiement sûr et durable de la prothèse	I	C
En cas d'anévrysme aortique, il est recommandé de sélectionner un stent dont le diamètre doit être de plus de 10 à 15 % des zones bordantes	I	C
Pendant l'implantation de stent, il est recommandé d'assurer un contrôle invasif de la pression artérielle	I	C
Un drainage préventif de LCR est recommandé chez les patients à haut risque	IIa	C

Méthodes

Nous envisagerons successivement les méthodes médicales, chirurgicales et interventionnelles.

Traitement médical

Il a été introduit pour la première fois en 1965 par Wheat et al. [22]. Il doit être conduit en réanimation ou USIC et à proximité d'un service de chirurgie cardiovasculaire. Il s'adresse à tous les patients, qu'il s'agisse d'un conditionnement pré-opératoire ou d'une stratégie thérapeutique à part entière. Un traitement antalgique est toujours administré en urgence.

Le deuxième volet du traitement médicamenteux concerne le contrôle tensionnel. En cas d'hypotension, le traitement sera adapté à la situation hémodynamique (remplissage si épanchement péricardique…). En cas d'hypertension, le traitement bêtabloquant est le plus approprié pour diminuer les contraintes hémodynamiques, diminuer la vitesse d'éjection ventriculaire gauche et l'impact de l'onde sanguine systolique sur la paroi artérielle.

Si le contrôle tensionnel n'est pas suffisant, on associe d'autres hypotenseurs injectables, le plus souvent la nicardipine (Loxen®), inhibiteur calcique ou l'urapidil (Eupressyl®), alphabloquant, plus rarement le nitroprussiate de sodium (Nipride®).

Traitement chirurgical

C'est en 1955 que les premiers vrais succès opératoires sont réalisés par De Bakey et al. Il associe trois principes :
– la suppression de la plus grande longueur possible d'aorte disséquée et la résection des segments dilatés ;
– la suppression de la porte d'entrée principale avec appropriation des tuniques disséquées d'aval ;
– la restitution d'une perfusion prédominante dans le vrai chenal et la levée d'ischémie éventuelle.

Le geste technique dépend de l'extension ou non à l'aorte ascendante, mais aussi d'éventuelles complications, de l'âge, de l'état général du patient ainsi que de l'expérience propre du chirurgien.

Les techniques opératoires dépendent de la localisation de la porte d'entrée et des segments d'aorte concernés :
• Chirurgie de l'aorte ascendante : trois types principaux de montages chirurgicaux sont réalisables :
– le tube supracoronaire ;
– la technique de Bentall, associée éventuellement à une extension chirurgicale au niveau de la crosse de l'aorte ;
– la technique de réimplantation de la valve aortique selon T. David.
• Chirurgie isolée de l'aorte thoracique descendante : le remplacement d'un segment d'aorte thoracique descendante par un tube prothétique en Dacron reste dangereux de par le risque d'ischémie médullaire et de paraplégie post-opératoire.

Traitement endovasculaire

Le traitement endovasculaire des dissections aortiques aiguës est de deux grands types :
– fenestration du flap intimal par cathétérisme ;
– endoprothèse aortique couverte : le principe est d'oblitérer la porte d'entrée, de rétablir un flux préférentiel dans le vrai chenal et d'obtenir ainsi une oblitération du faux chenal.

La problématique des endoprothèses en cas de dissection aortique aiguë est liée :
– à la fragilité de la paroi aortique qui peut être accrue par les contraintes mécaniques liées au squelette métallique de l'endoprothèse. Pour les dissections aortiques chroniques, le problème est essentiellement lié à la résistance du flap intimal fibrosé qui peut empêcher l'endoprothèse pour s'expandre correctement ;
– au siège et à la porte d'entrée très proche de la sous-clavière, ce qui peut nécessiter le déroutage d'un ou plusieurs troncs supra-aortiques.

Indications

Elles dépendent de la localisation de la dissection.

Dissection aortique de type A

Il est clairement établi que le traitement de choix est la chirurgie en urgence avec remplacement de l'aorte ascendante et de la porte d'entrée. Sa mortalité (15-20 %) est en effet nettement inférieure à la poursuite du traitement médical exclusif (mortalité ≥ 80 % à 15 jours).

Ainsi, les patients les plus jeunes dans des mains expérimentées pourraient bénéficier par principe d'un remplacement de la racine aortique et de l'aorte transverse avec si possible la mise en place d'une « trompe d'éléphant » pour simplifier un éventuel geste sur l'aorte thoraco-abdominale à long terme. Chez les patients les plus fragiles et/ou dans des mains moins expérimentées, un geste limité sur l'aorte ascendante est souvent suffisant, grevé d'une mortalité opératoire acceptable, mais avec un risque supérieur de ré-intervention sur la racine et/ou l'aorte transverse à distance.

Une intervention hybride peut être nécessaire de type chirurgie de l'aorte ascendante associée à une fenestration d'un flap intimal responsable d'une ischémie au niveau abdominal ou des membres inférieurs.

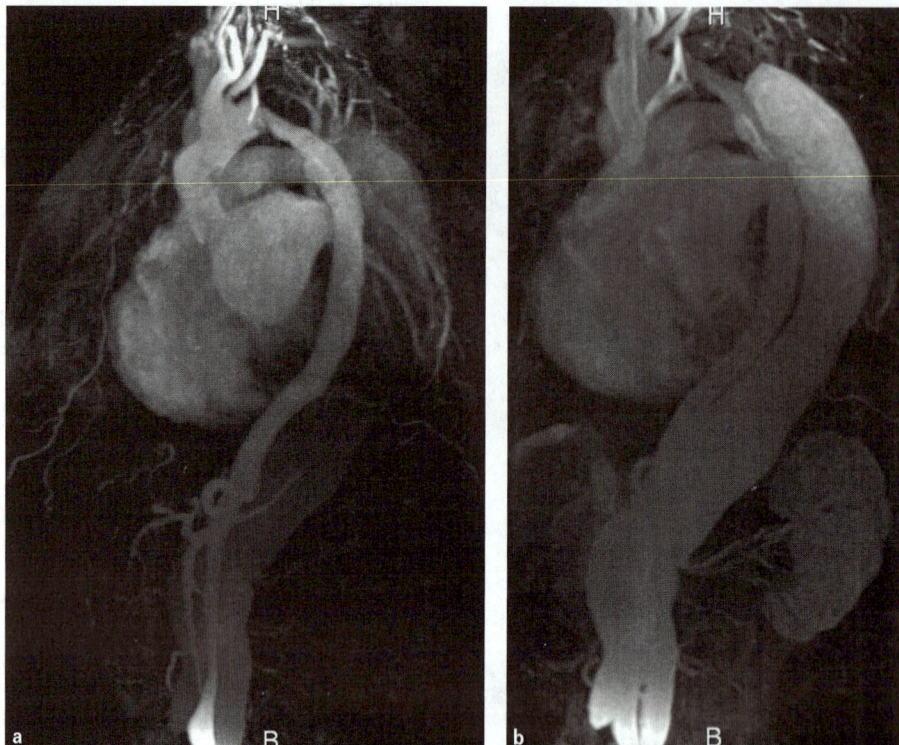

Figure S05-P03-C13-14 Suivi d'une dissection de type B. Angio-IRM aux temps précoce (**a**) et tardif (**b**) après injection de gadolinium. Le vrai chenal est identifié au temps précoce. Le faux chenal est opacifié plus tardivement, permettant la mesure des diamètres de l'aorte, élément essentiel de l'évolution et du pronostic.

Dissection aortique de type B

L'évolution spontanée des dissections aortiques de type B sous traitement médical (hypotension contrôlée) permet d'obtenir une survie d'environ 90 % à 1 mois. La chirurgie et ses risques associés (paraplégie post-opératoire en particulier) n'est donc indiquée que dans le cas des dissections compliquées.

Les complications à dépister sont :
– fissuration du faux chenal ;
– malperfusion viscérale (anurie, ischémie digestive) ;
– extension rétrograde sur l'aorte ascendante ;
– persistance de la douleur avec hypertension non contrôlée.

La chirurgie est exceptionnelle de nos jours et tend à être remplacée par les traitements endovasculaires (endoprothèses aortiques qui couvrira la porte d'entrée principale et fenestrations ± *stenting* périphérique sont d'actualité).

Pour les dissections de type B non compliquées, l'étude randomisée INSTEAD [16] comparant le traitement médical seul et le traitement médical associé à une endoprothèse n'a pas montré d'amélioration significative, mais un meilleur remodelage de l'aorte et une diminution du nombre d'interventions secondaires. Les résultats à 5 ans montrent un meilleur pronostic vital. Quoi qu'il en soit, les indications doivent être décidées de façon multidisciplinaire, au cas par cas, en fonction de l'anatomie, des comorbidités, de la durabilité prévisible de la réparation [16].

Résultats immédiats et à long terme

La mortalité opératoire initiale (30 premiers jours) dans les dissections de type A est de l'ordre de 20 %. L'existence de complications à la prise en charge (tamponnade, anurie, paraplégie, hématome médiastin) aggrave le pronostic.

Stratégie de suivi d'une disection aortique (Figure S05-P03-C13-14)

La chirurgie précoce a transformé le pronostic immédiat des dissections aortiques, en particulier de type A. Cependant, cette chirurgie reste palliative en laissant en place une grande longueur d'aorte disséquée dont l'évolution anévrysmale est la complication principale. Seules les dissections limitées à l'aorte ascendante peuvent être considérées comme traitées définitivement par la chirurgie. Cette évolution ectasique secondaire explique la surmortalité à moyen et long terme des dissections aortiques opérées et la nécessité de la dépister pour prévoir une ré-interventions. Il est donc conseillé chez ces patients de réaliser une imagerie de coupe tous les 3 mois la première année, puis au moins une fois par an.

Les principaux facteurs de risque de ré-opération sont le mauvais contrôle tensionnel au long cours, la persistance d'un faux chenal perméable, la non-résection de la porte d'entrée principale, la présence d'une dysplasie artérielle (syndrome de Marfan) et le diamètre de l'aorte restante

Dans tous les cas un traitement bêtabloquant post-opératoire est indiqué à vie, l'ensemble de l'aorte restante demeurant à risque de dissection.

Conclusion

La dissection aortique est une affection gravissime qui doit être reconnue précocement et dont le traitement est une urgence médico-chirurgicale. La prise en charge fait appel à des compétences multidisciplinaires.

Les progrès récents de l'imagerie médicale, de la chirurgie et du cathétérisme interventionnel contribuent largement à une meilleure prise en charge de ces patients. Cependant, le traitement n'est que palliatif, car il laisse en place un segment plus ou moins long d'aorte disséquée. Le risque d'évolution ectasique secondaire de cette aorte pathologique rend obligatoire un suivi annuel clinique et par imagerie. Ce suivi permet le diagnostic précoce des complications secondaires. Une décision chirurgicale pourra alors être éventuellement posée à froid ; au prix cependant d'une morbi-mortalité parfois élevée.

D'autres tableaux doivent être connus : l'hématome de paroi aortique, l'ulcère athéromateux pénétrant, qui nécessitent une prise en charge spécifique.

Bibliographie

1. Azeem SS, Kamran A, Sajjad M. Acute aortic syndrome. Circulation, 2013, 128 : 1122-1127.
2. Daily PO, Trueblood HW, Stinson B et al. Management of acute aortic dissection. Ann Thor Surg, 1970, 10 : 237-247.
3. Decourcy Hallinan JTP, Gopinathan A. Multi-detector computed tomography in the diagnosis and management of acute aortic syndromes. World J Radiol, 2014, 6 : 355-365.
4. Erbel R, Aboyans V, Boileau C et al. 2014 ESC guidelines on the diagnosis and treatment of aortic diseases. Eur Heart J, 2014, 35 : 2873-2926.
5. Erbel R, Alfonso F, Boileau C et al. Diagnosis and management of aortic dissection. Recommendations of the task force on aortic dissection, European Society of Cardiology. Eur Heart J, 2001, 22 : 1642-1681.
6. Evangelista A, Flachskampf FA, Erbel R et al. Echocardiography in aortic diseases : EAE recommendations for clinical practice. Eur J Echocardiogr, 2010, 11 : 645-658.
7. Evangelista A, Mukherjee Mehta RH et al. Eagle for the international registry of aortic dissection investigators acute intramural hematoma of the aorta : a mystery in evolution. Circulation, 2005, 111 : 1063-1070.
8. Grabenwöger M, Alfonso F, Bachet J et al. Thoracic endovascular aortic repair (TEVAR) for the treatment of aortic diseases : a position statement from the European Association for Cardio-Thoracic Surgery (EACTS) and the European Society of Cardiology (SEC), in collaboration with the European Association of Percutaneous Cardiovascular Interventions (EAPCI). Eur Heart J, 2012, 33 : 1558-1563.
9. Groenink M, Den Hartog AW, Franken R et al. Losartan reduces aortic dilation rate in adults with Marfan syndrome : a randomized controlled trial. Eur Heart J, 2013, 34 : 3491-3500.
10. Hagan PG, Nienaber CA, Isselbacher EM et al. The international registry of acute aortic dissection (IRAD). JAMA, 2000, 283 : 897-903.
11. Hiratzka LF, Bakris GL, Beckman JA, et al. 2010 ACCF/AHA/AATS/ACR/ASA/SCA/ SCAI/SIR/STS/SVM guidelines for the diagnosis and management of patients with thoracic aortic disease : executive summary. Circulation, 2012, 121 : 1544-1579.
12. Kruse MJ, Johnson PT, Fishman EK et al. Aortic intramural hematoma : review of high-risk imaging features. J Cardiovasc Comp Tomogr, 2013, 7 : 267-272.
13. Moore AG, Eagle KA, Bruckman D et al. Choice of computed tomography, transesophageal echocardiography, magnetic resonance imaging, and aortography in acute aortic dissection : international registry of acute aortic dissection (IRAD). Am J Cardiol, 2002, 89 : 1235-1238.
14. Nazerian P, Vanni S, Castelli M et al. Diagnostic performance of emergency transthoracic focus cardiac ultrasound in suspected acute type A aortic dissection. Intern Emerg Med, 2014, 9 : 665-670.
15. Nienaber CA, Divchev D, Palisch H et al. Early and late management of type B aortic dissection. Heart, 2014, 100 : 1491-1497.
16. Nienaber CA, Kische S, Rousseau H et al. Endovascular repair of type B aortic dissection. Long-term results of the randomized investigation of stent grafts in aortic dissection trial. Circ Cardiovasc Interv, 2013, 6 : 407-416.
17. Nienaber CA, Powell JT. Management of acute aortic syndromes. Eur Heart J, 2012, 33 : 26-35.
18. Rogers AM, Hermann LK, Booher AM et al. Sensitivity of the aortic dissection detection risk score, a novel guideline-based tool for identification of acute aortic dissection at initial presentation. Circulation, 2001, 123 : 2213-2218.
19. Roman MJ, Devereux RB, Kramer Fox R et al. Two dimensional echocardiographic root dimension in normal child and adults. Am J Cardiol, 1989, 64 : 507-512.
20. Roudaut R, Massabuau P. Dissection aortique, hématome de paroi et ulcère athéromateux pénétrant. In : A Cohen, P Gueret. Manuel d'échocardiographie clinique. Paris, Lavoisier/Médecine Sciences, 2011 : 559-570.
21. Shores J, Berger KR, Murphy EA et al. Progression of aortic dilatation and the benefit of long-term beta-blockade in Marfan syndrome. N Engl J Med, 1994, 330 : 1335-1340.
22. Wheat MW, Palmer RF, Bartley TD. Treatment of dissecting aneurysms of the aorta without surgery. J Thorac Cardiovasc Surg, 1965, 50 : 282-290.

Toute référence à cet article doit porter la mention : Roudaut R, Cornolle C, Vincent C, Dijos M, Réant P, Laffitte S. Dissection aortique et autres maladies de l'aorte thoracique. In : L Guillevin, L Mouthon, H Lévesque. Traité de médecine, 5ᵉ éd. Paris, TdM Éditions, 2018-S05-P03-C13 : 1-14.

Pathologie vasculaire

S06

PATRICE CACOUB
ET PASCAL PRIOLLET

Chapitre S06-P01-C01

Anévrysmes artériels

Fabien Koskas

Un anévrysme se définit comme une perte de parallélisme des parois artérielles. Cette définition amène d'emblée à critiquer toutes les autres utilisant des critères de taille absolue comme le diamètre. En effet, cette perte de parallélisme agit en concentrant les charges hémodynamiques sur la paroi. Les petits anévrysmes sacciformes, bien que de petite taille, présentent un risque évolutif supérieur à celui des anévrysmes fusiformes réguliers de plus grande taille. Il est admis que 50 % de diamètre en plus par rapport à celui l'artère sus-jacente, objet de variations interindividuelles non négligeables, suffisent à définir un anévrysme. L'anatomie d'un anévrysme comporte un sac anévrysmal, zone de dilatation artérielle réunie au reste du réseau artériel par un collet proximal et un ou plusieurs collets distaux.

Mécanisme et physiopathologie

Le mécanisme des phénomènes initiateurs de l'anévrysme est inconnu dans la plupart des cas. Celui qui régit le développement de l'anévrysme, une fois celui-ci constitué, est mieux connu. En effet, le maintien du parallélisme des parois artérielles nécessite l'équilibre, par la résistance de leur structure, de la contrainte transpariétale. La loi de Laplace donne une approximation grossière de cette contrainte : $S = [P \times R]/e$, où S est la contrainte, P la pression qui règne dans le vaisseau, R son rayon et e son épaisseur. Cette loi explique donc d'emblée l'auto-aggravation du phénomène anévrysmal. L'augmentation du rayon et l'amincissement pariétal, caractéristiques des anévrysmes, contribuent à l'augmentation de la contrainte transpariétale. Une fois créé, l'anévrysme est soumis à trois risques évolutifs, à vrai dire intriqués : l'augmentation de taille aboutissant à la rupture, l'alluvionnement de thrombus, l'inflammation et l'infection. L'augmentation de taille est inexorable bien que variable dans le temps et avec le volume de l'anévrysme. Pour les anévrysmes de l'aorte abdominale sous-rénale, cet accroissement en diamètre est en moyenne d'environ 0,5 cm par an. Cependant, au début, le taux d'accroissement est inférieur alors que, à partir d'un certain diamètre, il augmente vite pour aboutir à la rupture. Le caractère diphasique de la croissance anévrysmale est l'un des fondamentaux de la maladie. Schématiquement, à une phase généralement assez longue de croissance lente durant laquelle les complications sont rares, succède une phase de croissance rapide durant laquelle les complications sont fréquentes. Le changement de phase intervient en général pour un diamètre entre 2 et 3 fois le diamètre du vaisseau d'amont. Pour l'aorte abdominale chez un sujet de taille moyenne, le diamètre critique est entre 50 et 55 mm. Pour l'aorte, c'est la rupture qui est la complication la plus redoutée (Figure S06-P01-C01-1). Cette rupture peut se faire dans un espace fibreux (médiastin, espace rétropéritonéal, loge musculaire d'un membre). Dans ce cas, cette contention temporaire peut laisser le temps d'intervenir en urgence. En revanche, si cette rupture se produit dans une cavité libre (péricarde, plèvre, péritoine, hémorragie extériorisée), la déperdition sanguine peut être rapidement cataclysmique. La rupture

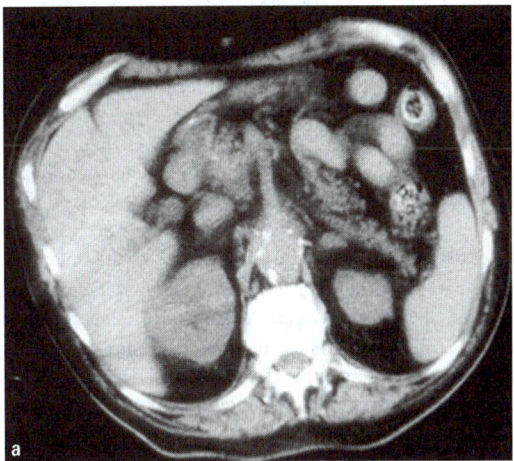
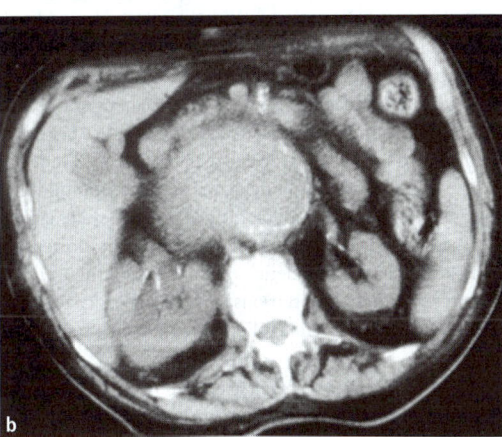

Figure S06-P01-C01-1 Anévrysme de l'aorte abdominale en angioscanner. **a)** Coupe à hauteur de la naissance de l'artère mésentérique supérieure, montrant une aorte à la paroi calcifiée, mais de calibre normal. **b)** Coupe concernant l'aorte sous-rénale : le diamètre de l'aorte sous-rénale est très augmenté, avec une quasi-disparition du liseré pariétal partiellement calcifié en regard du rein droit : aspect typique d'une rupture imminente.

peut également se faire dans un organe creux du voisinage (œsophage, bronches ou poumons, intestin, appareil urinaire). Enfin, l'anévrysme peut se rompre dans une autre cavité du système cardiocirculatoire (péricarde, responsable d'une tamponnade, cavité cardiaque, veine aboutissant à une fistule artérioveineuse). L'alluvionnement de thrombus est une conséquence directe de la géométrie de l'anévrysme. En effet, le changement de géométrie modifie le régime laminaire normal du vaisseau en un régime tourbillonnaire. Schématiquement, seul le chenal axial du vaisseau circule correctement alors que la vitesse des particules sanguines peut diminuer, s'annuler ou se négativer en périphérie, point d'appel à une thrombose progressive, multistratifiée, siège d'un délitement modelant constant. Cette thrombose ne prévient pas la rupture et la favorise du fait des remaniements, voire de la surinfection dont elle fait l'objet. De plus son délitement conduit à une destruction embolique progressive du lit d'aval [2].

Étiologie

Si le mécanisme de développement et de complication des anévrysmes commence à être élucidé, si un faisceau de prédispositions physiques ou biologiques peut expliquer certains sièges préférentiels, il faut bien reconnaître que l'étiologie de la plupart des anévrysmes est inconnue. Quelques anévrysmes méritent d'être classés dans l'étiologie mécanique. En effet, les anévrysmes post-sténotiques, post-coarctation et post-sténose valvulaire semblent présenter une étiologie clairement mécanique. En fait, ces causes sont très rares au niveau de l'aorte abdominale dont la plupart des anévrysmes reconnaissent une étiologie « structurale ». En fait, plus de 80 % des anévrysmes sont déclarés « athéromateux ». Ce dernier terme désigne en fait plusieurs incertitudes. Tout d'abord, il recouvre une population hétérogène de malades dans laquelle on peut décrire au moins deux contingents :

– d'une part, des malades présentant des lésions occlusives athéromateuses et un anévrysme aortique ou fémoro-poplité isolé ;
– d'autre part des artériomégales diffus qui présentent en général plusieurs zones d'élargissement artériel et peu de lésions sténosantes.

Cette bipolarité schématique montre qu'au moins pour ce qui concerne le second contingent, le caractère causal de l'athérome est loin d'être démontré et pourrait n'être qu'intercurrent ou consécutif. Depuis la fin des années 1970, les arguments en faveur d'une étiologie structurale, biochimique, au moins partiellement génétique s'accumulent. Le caractère génétique paraît évident si l'on considère la prédominance masculine (trois hommes pour une femme) dans la population blanche, dans les groupes sanguins O Rhésus négatif et dans la fratrie ou la parenté masculine des malades. Près de 20 % des anévrysmes seraient au moins partiellement familiaux. L'incidence est multipliée par 6 à 11 chez les parents directs d'un malade porteur d'anévrysme. Si l'index est une femme, ce qui est plus rare, cette incidence peut être multipliée par 50. Cela souligne l'intérêt d'une échographie de dépistage systématique dans la parenté masculine d'un porteur et surtout d'une porteuse d'anévrysme. L'association à d'autres déficits tissulaires structuraux est très fréquente (varices, hernies, éventrations, emphysème, kystes rénaux et hépatiques) et est probablement expliquée par la même fragilité structurale héréditaire.

L'épidémiologie des anévrysmes est encore mal connue, mais il est clair que leur incidence apparente, qui a été en augmentation dans tous les pays industrialisés, qu'il s'agisse de l'incidence nécropsique, de l'incidence réelle ou du nombre de décès par anévrysme, est actuellement en cours de stabilisation. Cette augmentation d'incidence est encore réelle dans les pays émergents et n'est probablement pas seulement liée à un effort de dépistage précoce auquel contribue le développement des méthodes non invasives, mais le justifie pleinement. Dans les pays aux systèmes de santé les plus avancés, la stabilisation est peut-être liée à une meilleure prévention primaire et secondaire de l'athérome. Les autres étiologies des anévrysmes artériels sont beaucoup plus rares. Les anévrysmes congénitaux s'observent dans l'évolution des agénésies médiales, de la maladie d'Ehlers-Danlos, de la maladie de Marfan, des malformations vasculaires, des élastopathies, des connectivites. Les anévrysmes infectieux émaillaient couramment l'évolution tertiaire de la syphilis, et celle de la tuberculose. Actuellement, ce sont des germes banals, plus particulièrement les salmonelles, qui sont à l'origine d'anévrysmes infectieux. Bien que la très grande majorité des anévrysmes dégénératifs soit classée « athéromateux », ils peuvent également s'observer dans la dysplasie fibromusculaire et dans la nécrose médiale. Les anévrysmes traumatiques peuvent être des faux anévrysmes, qu'ils soient iatrogènes ou non, ou des anévrysmes authentiques, soit par dilatation post-sténotique, soit par microtraumatismes répétés (*hammer syndrome*). Quant aux anévrysmes inflammatoires, il est impossible de dire à l'heure actuelle s'ils représentent une catégorie particulière d'anévrysmes ou si l'inflammation vient

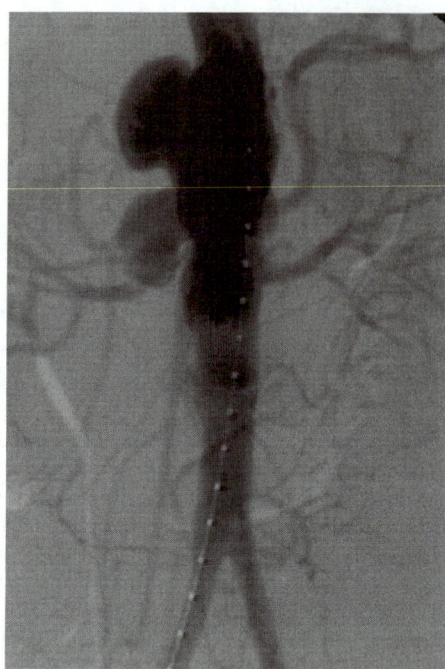

Figure S06-P01-C01-2 Faux anévrysme de la jonction thoraco-abdominale compliquant une maladie de Behçet.

émailler l'évolution d'un anévrysme dégénératif ou « athéromateux » banal. À côté des anévrysmes inflammatoires, il faut signaler que les maladies artérielles inflammatoires (maladies de Takayasu, de Behçet) (Figure S06-P01-C01-2) peuvent se compliquer d'anévrysmes ou de faux anévrysmes de types variés.

Anatomie et histoire naturelle

Il faut distinguer les vrais anévrysmes, pour lesquels la perte de parallélisme intéresse toutes les tuniques artérielles, des faux anévrysmes, véritables solutions de continuité d'une ou plusieurs de ces tuniques ou ruptures artérielles contenues par les structures de voisinage. Cette distinction est indépendante du type morphologique de l'anévrysme qui peut être sacciforme, fusiforme ou disséquant. L'anévrysme disséquant est une forme particulière d'anévrysme correspondant le plus souvent à l'évolution chronique d'une dissection artérielle. La paroi artérielle est alors dédoublée par un clivage médial et fait l'objet d'une perte de parallélisme. Enfin, il faut citer les anévrysmes artérioveineux, forme particulière de fistule artérioveineuse où la communication entre artère et veine comporte une véritable chambre dont l'hémodynamique et l'évolution se rapprochent de celles des anévrysmes artériels.

À tous les anévrysmes, on peut décrire un sac anévrysmal communiquant avec le réseau artériel adjacent par l'intermédiaire d'un ou de plusieurs collets. Ces collets peuvent être plus ou moins longs, conditionnant largement les possibilités chirurgicales. La présence d'un anévrysme artériel expose à des risques évolutifs : la rupture, les embolies à distance, la thrombose, la compression des structures voisines, l'infection et l'inflammation. Seule la rupture, au niveau aortique sous-rénal, a fait l'objet d'études systématiques et prospectives. Toutes démontrent de façon nette l'évolutivité des anévrysmes vers un accroissement de la taille et la rupture justifiant la cure chirurgicale prophylactique de tout anévrysme artériel diagnostiqué. La seule exception concerne les anévrysmes de petite taille chez les malades en mauvais état général. Les facteurs prédictifs de rupture sont la taille de l'anévrysme, l'absence de contrôle d'une hypertension artérielle systolique, la coexistence de problèmes respiratoires sévères comme une bronchopneumopathie chronique obstructive, la distribution polyartérielle de la maladie anévrysmale ou son caractère spécifique, infectieux, dysplasique, disséquant ou pseudo-anévrysmal.

À côté du risque de rupture, le risque thrombo-embolique menace gravement le pronostic tissulaire et fonctionnel. Le thrombus et le matériel athéromateux accumulés dans le sac anévrysmal peuvent conduire à l'occlusion de l'anévrysme. Les conséquences de cette occlusion dépendent de la qualité de la collatéralité établie, allant de l'ischémie aiguë à la gêne fonctionnelle. Cette occlusion anévrysmale peut s'observer au niveau de l'aorte abdominale, mais elle est particulièrement fréquente au niveau iliofémoral ou fémoropoplité où elle est une cause relativement fréquente d'ischémie du membre. Encore plus fréquemment, ce sont des complications emboliques qui vont affecter les branches collatérales ou terminales situées dans ou en aval de la zone anévrysmale. Au niveau des membres, ces embolies sont plus ou moins bruyantes en fonction de leur taille, allant de l'ischémie aiguë sensitivomotrice à un asymptomatisme masquant une destruction progressive du lit artériel. Dans les territoires plus « nobles », les conséquences de ces embolies anévrysmales peuvent être redoutables : ischémie coronaire ou cérébrale dans les anévrysmes de l'aorte ascendante ou de la crosse aortique, paraplégie, insuffisance rénale, ischémie digestive dans les atteintes anévrysmales de l'aorte thoracique ou thoraco-abdominale.

L'anévrysme peut comprimer les structures voisines : phlébite poplitée par compression par un anévrysme poplité, compression cave inférieure par un anévrysme de l'aorte abdominale sous-rénale, compression bronchique par un anévrysme de l'aorte thoracique, compression récurrentielle par un anévrysme de la crosse aortique. Dans 5 à 20 % des cas, il est constaté que le thrombus anévrysmal contient des germes, en général des staphylocoques blancs ou à Gram négatif. Cette infection larvée peut constituer le point de départ d'une véritable infection de la paroi artérielle et d'une rupture de celle-ci. De plus, tout anévrysme constitue un point de fixation possible pour une bactériémie. Il est clair en effet que les anévrysmes infectieux, comme ceux à salmonelles, ont souvent pour point de départ un anévrysme dégénératif de petite taille ou une plaque irrégulière. Enfin, sous l'influence de facteurs actuellement inconnus, certains anévrysmes déterminent une réaction inflammatoire locorégionale importante, par exemple dans l'espace rétropéritonéal, y déterminant l'étranglement de structures comme la veine cave ou l'uretère.

Clinique

Les circonstances de découverte d'un anévrysme artériel dépendent de si celui-ci est compliqué. Dans la plupart des cas, les anévrysmes non compliqués sont asymptomatiques. Leur découverte est alors due au caractère systématique et consciencieux d'un examen clinique ou paraclinique entrepris pour une raison intercurrente. De plus en plus d'anévrysmes sont ainsi révélés par une radiographie de thorax, un abdomen sans préparation, ou surtout une échographie ou une tomodensitométrie, demandés pour une raison intercurrente, par exemple une échographie prostatique découvrant un anévrysme de l'aorte abdominale sous-rénale ou une échographie-Doppler pour claudication intermittente des membres inférieurs découvrant un anévrysme poplité. Parfois, même non compliqué, l'anévrysme peut donner lieu à des symptômes. Il s'agit en général de douleurs peu intenses et assez vagues, à distinguer des douleurs de rupture. Le malade peut rapporter la sensation étrange de battements cardiaques ectopiques, l'impression d'avoir un « deuxième cœur dans le ventre ou dans le creux poplité ». Un anévrysme poplité peut limiter la flexion du genou ou déterminer des mouvements pendulaires de la jambe pendante. Quelquefois, une masse battante est découverte par le malade lui-même à la palpation. En fait, dans la grande majorité des cas, les anévrysmes non compliqués sont asymptomatiques, ce qui donne toute son importance à une politique de dépistage systématique par l'examen clinique et les explorations vasculaires non invasives.

Quand l'anévrysme siège en un segment accessible de l'arbre artériel, son diagnostic est possible cliniquement grâce à la palpation d'une masse, parfois même visible chez un sujet maigre, battante et surtout expansive, écartant à chaque systole les doigts qui la palpent. Le caractère expansif de cette masse est pathognomonique d'anévrysme artériel. La masse est également mate à la percussion et peut être soufflante à l'auscultation. Cependant, le caractère battant ou expansif de la masse anévrysmale peut faire défaut si celle-ci est partiellement ou complètement thrombosée. Enfin, même s'il siège en un segment normalement accessible de l'arbre artériel, l'anévrysme peut être impossible à diagnostiquer du fait d'une obésité ou de sa petite taille. Le diagnostic clinique d'un anévrysme doit engager à un examen soigneux de tout l'arbre artériel accessible à la recherche d'autres localisations anévrysmales. D'autre part, l'examen clinique peut donner une idée des dimensions de l'anévrysme et de sa localisation. Par exemple, devant une masse battante et expansive sus-ombilicale et correspondant à un anévrysme aortique, la possibilité d'insinuer le bord cubital de la main entre la masse battante et le rebord de l'auvent costal traduit en général le caractère infra-rénal de l'anévrysme (signe de De Bakey). Peuvent être ainsi accessibles à la clinique les anévrysmes des artères cervicales, ceux des membres et ceux de l'abdomen. En revanche, en dehors de cas monstrueux historiques, les anévrysmes thoraciques ou intracrâniens sont inaccessibles à l'examen clinique.

Explorations complémentaires

(Figures S06-P01-C01-3 et S06-P01-C01-4)

Les explorations complémentaires permettent de faire ou de confirmer le diagnostic positif, de dresser le bilan morphologique de la maladie, de porter ou non l'indication, de choisir et planifier la méthode thérapeutique et d'apprécier l'opérabilité du malade. Les radiographies sans pré-

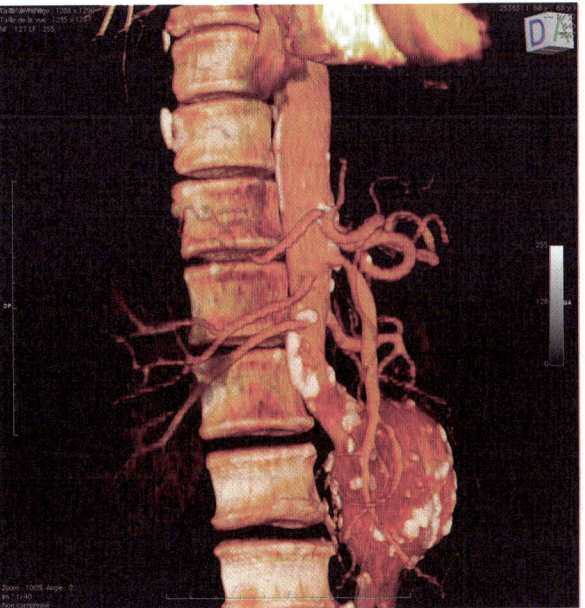

Figure S06-P01-C01-3 Anévrysme de l'aorte abdominale sous-rénale sur une reconstruction tomodensitométrique. Noter le segment d'aorte non dilaté entre la naissance des artères rénales et le sac anévrysmal. Ce segment est appelé collet proximal et est d'importance capitale pour un traitement endovasculaire.

Pathologie vasculaire

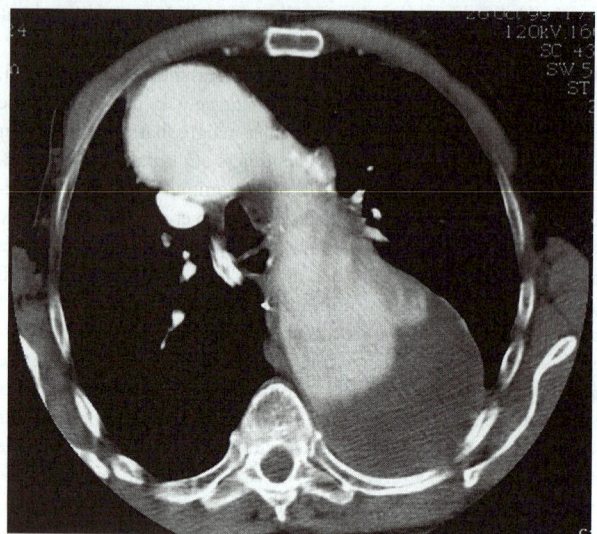

Figure S06-P01-C01-4 Coupe tomodensitométrique d'un volumineux anévrysme de l'isthme aortique. Noter l'hémi-surface postéro-gauche de la lésion comblée de matériel hypodense (thrombus).

paration visualisent les parois de l'anévrysme si celles-ci sont calcifiées, ce qui n'est pas toujours le cas. À partir d'une certaine taille, les anévrysmes thoraciques provoquent une modification plus ou moins typique de la silhouette médiastinale (élargissement du bouton aortique, double contraste rétrocardiaque, élargissement du médiastin moyen, élargissement du médiastin supérieur). De la même façon, la présence d'un anévrysme de l'aorte abdominale peut dédoubler le bord externe de l'ombre des psoas sur les clichés d'abdomen sans préparation.

Ultrasonographie

C'est l'ultrasonographie qui a transformé ces dernières années le diagnostic des anévrysmes et constitue l'instrument du dépistage. L'échographie-Doppler permet en effet d'apprécier la forme du sac anévrysmal, sa taille, sa localisation, la présence d'un thrombus mural et les conditions hémodynamiques régnant au niveau de l'anévrysme. Le rendement de l'ultrasonographie est suffisant pour toutes les régions anatomiques, sauf peut-être le crâne et certaines zones du thorax. L'échographie transthoracique explore très convenablement l'aorte ascendante, mais un peu moins bien la crosse, les troncs supra-aortiques et l'aorte descendante. L'échographie transœsophagienne, certes plus invasive, explore un peu mieux les lésions de l'aorte descendante et thoraco-abdominale. En plus des informations qu'elle donne sur l'anévrysme lui-même, l'ultrasonographie fournit un nombre important d'informations morphologiques et hémodynamiques sur l'ensemble de l'arbre artériel, dans le territoire de l'anévrysme et dans tous les autres territoires. De plus elle fournit des renseignements sur les structures anatomiques du voisinage, veines, cavités cardiaques, viscères du voisinage. Malheureusement, elle présente certaines limites : impossibilités techniques temporaires ou permanentes du fait de superpositions osseuses, de gaz intestinaux, de l'absence de coopération du malade. De plus, le caractère opérateur-dépendant des explorations ultrasonographiques est bien connu, même si cette dépendance tend actuellement à se réduire du fait d'une meilleure formation des opérateurs et de la meilleure qualité du matériel.

Tomodensitométrie

La tomodensitométrie, surtout si elle est associée à une injection intravasculaire de produits iodés, est devenue incontournable dans l'exploration des anévrysmes artériels. Elle fournit des renseignements très fiables sur l'environnement anatomique, la morphologie et la taille de l'anévrysme, ses limites et la structure de sa paroi et de son contenu (calcifications, chenal circulant, thrombose pariétale). Dans certains cas, elle peut fournir des indications précieuses sur l'étiologie des anévrysmes (double chenal ou lambeau intimal dans les anévrysmes disséquants). La tomodensitométrie est une excellente méthode d'imagerie de l'environnement anatomique de la lésion, permettant au chirurgien d'adapter sa tactique opératoire (veine rénale gauche rétro-aortique, rein en fer à cheval, fibrose rétropéritonéale) pour la chirurgie ouverte. Avec l'avènement du traitement endovasculaire, elle est devenue l'instrument principal du choix de la tactique endovasculaire et du dimensionnement des implants.

Pour que la tomodensitométrie soit parfaitement rentable non seulement pour le diagnostic mais aussi pour le traitement, la technique d'acquisition doit être adaptée et la machine performante. Surtout, le post-traitement de l'imagerie est devenu si important pour la planification thérapeutique qu'il est de plus en plus souvent effectué par le chirurgien. Si la rentabilité de la tomodensitométrie est excellente au niveau des artères de gros calibre, elle baisse avec la taille des vaisseaux visualisés, particulièrement dans les régions comme le pelvis dont les tomodensitométries sont affectées d'artefacts. Avec les progrès technologiques, la tomodensitométrie a éclipsé les autres méthodes iodées. Elle est loin d'être concurrencée par l'IRM.

Autres explorations

Pour plusieurs équipes, l'artériographie reste un examen indispensable pour explorer le lit d'aval de lésions périphériques. Pour parvenir à ce but, elle doit fournir des images de bonne qualité sur deux incidences, des artères sus-jacentes, de toutes les collatérales naissant de l'anévrysme et du lit d'aval. L'artériographie visualise l'ensemble de l'arbre artériel perméable et, en particulier, montre la perte de parallélisme caractérisant l'anévrysme. Parfois, le volume du sac anévrysmal est tel que le produit de contraste se dilue en volutes dans l'anévrysme. Parfois, au contraire, les images sont trompeuses, car seul le chenal circulant non thrombosé est visualisé en imposant pour une artère non anévrysmale. Alors, des petits signes comme la rigidité pariétale et surtout la naissance des collatérales à distance du chenal circulant doivent attirer l'attention et faire redresser le diagnostic à l'aide de la tomodensitométrie. Dans la quête d'une méthode d'imagerie qui serait à la fois complète et non invasive, de nombreux espoirs ont été fondés dans l'imagerie par résonance magnétique nucléaire. Dans l'état actuel des techniques, cet examen n'apporte rien de plus que la tomodensitométrie, tout en étant beaucoup plus long à obtenir. Cependant les progrès de la technique aidant, il se pourrait qu'un jour l'IRM remplace toutes les méthodes d'imagerie dans l'exploration des anévrysmes artériels, en fournissant à la fois des informations morphologiques et de flux.

Problème de l'injection iodée

Chez les malades sans insuffisance rénale, la tomodensitométrie injectée est l'investigation primordiale. Il en va de même chez les insuffisants rénaux dialysés et chez la plupart des hypersensibles à l'iode qu'il est assez simple de désensibiliser. C'est chez les insuffisants rénaux non encore dialysés avec une clairance de la créatinine inférieure à 50 ml/min que l'injection iodée pose problème. Chez les malades avec une menace vitale immédiate par l'anévrysme, il peut être décidé avec le néphrologue de procéder tout de même aux explorations iodées, d'autant plus si c'est l'anévrysme qui a contribué à la destruction du patrimoine néphronique. Le néphrologue dicte alors les conditions de l'exploration comme l'hydratation et éventuellement l'hydroxyméthylcystéine. Sinon la tomodensitométrie sans injection couplée à l'ultrasonographie, l'IRM ou même une artériographie très sélective n'utilisant que très peu de produit de contraste représentent une solution acceptable, surtout si l'on peut recourir aux techniques avancées de fusion d'imagerie.

Exploration du contexte

Dans la plupart des cas, l'anévrysme s'inscrit dans le cadre d'une maladie générale, le plus souvent dans le cadre de la maladie athéromateuse. C'est pourquoi l'ensemble de l'arbre artériel doit être exploré à la recherche non seulement d'autres localisations anévrysmales, mais également d'autres lésions artérielles susceptibles de dominer le pronostic péri-opératoire ou à distance. Cette exploration relève de l'interrogatoire, de l'examen clinique, des examens non invasifs et de plus en plus volontiers d'explorations plus poussées. Les artères à destinée cérébrale sont explorées à l'aide de l'échographie-Doppler systématique. Les lésions coronaires, dans le cas des anévrysmes athéromateux, dominent le pronostic péri-opératoire et à distance ; aussi doivent-elles être recherchées systématiquement. Cela est particulièrement vrai si la cure chirurgicale de l'anévrysme nécessite un clampage aortique. Malheureusement l'interrogatoire à la recherche d'antécédents d'infarctus ou d'angor, l'électrocardiogramme, l'électrocardiogramme d'effort, l'échographie cardiaque et le Holter ne sont pas toujours suffisants. Les explorations cardiaques fonctionnelles classiques comme l'épreuve d'effort ne sont pas toujours possibles chez des malades qui claudiquent. Pire, elles ont été accusées de favoriser la rupture des anévrysmes qui en constituent même pour certains une contre-indication. Nous utilisons personnellement l'échographie cardiaque sous dobutamine pour dépister l'ischémie coronaire silencieuse. La scintigraphie myocardique au thallium-dipyridamole et la remnographie cardiaque sont probablement tout aussi intéressantes, mais nous la réservons à l'exploration des coronariens connus. Plusieurs équipes recourent à la coronarographie d'emblée chez les malades dont la cure d'anévrysme nécessite un clampage aortique. Nous la réservons personnellement aux indications cardiologiques classiques, à la positivité des explorations fonctionnelles et de stress, et aux gestes exigeant une ouverture du thorax ou la circulation extracorporelle.

Le risque de paraplégie affectant largement le pronostic des anévrysmes de l'aorte thoracique descendante et thoraco-abdominale, l'artériographie médullaire et ses équivalents tomodensitométriques constituent un apport important permettant d'adapter la technique chirurgicale. Les artères rénales et digestives principales ainsi que les artères hypogastriques sont explorées systématiquement par la tomodensitométrie avant la cure des anévrysmes de l'aorte thoracique, thoraco-abdominale, abdominale ou des artères iliaques. Enfin, dans le cadre du bilan pré-opératoire, les grandes fonctions métaboliques doivent être appréciées : épreuves fonctionnelles respiratoires et surtout gaz du sang au repos chez les malades dont la cure d'anévrysme nécessite un abord thoracique ou abdominal, fraction d'éjection systolique du ventricule gauche chez les malades justifiant un clampage aortique, fonction rénale.

Indications

L'indication repose comme toujours sur une appréciation du risque spontané de la maladie et une évaluation des risques thérapeutiques. Il est assez rare que le risque spontané soit suffisant pour justifier autre chose que le traitement médical dans la première phase de croissance lente d'un anévrysme non compliqué. En revanche la quasi-totalité des anévrysmes compliqués doivent être opérés. Pour ceux non compliqués mais entrés en phase de croissance rapide, force est de se référer à des études historiques ou biaisées pour apprécier le risque spontané de la maladie et à des statistiques plus ou moins représentatives pour évaluer les risques inhérents aux méthodes thérapeutiques. Les modèles de raisonnement les plus connus sont ceux qui concernent les anévrysmes de l'aorte sous-rénale et dont le risque évolutif le plus important est la rupture. Le changement de phase de croissance intervient entre 50 et 55 mm de diamètre pour un individu de taille moyenne. Avant 50 mm, le risque de rupture n'est pas nul, mais à peu près du même ordre que le risque de décès péri-opératoire. Entre 50 et 55 mm, le risque de rupture dans l'année est diversement apprécié entre 6 et 13 %. À 60 mm, le risque de rupture dans l'année n'est donné que par une étude historique… à 40 % ! Il en va de même du risque opératoire qui dépend évidemment du système de santé. Cela explique le fait que la borne au-delà de laquelle le traitement chirurgical est conseillé dépend des cultures médicales, 50 mm en France et aux États-Unis, 55 mm au Royaume-Uni. Surtout, le lecteur doit comprendre que l'indication repose sur une étude personnalisée des deux risques avec tout ce que cet exercice a de subjectif. C'est pourquoi il est indispensable que l'étude de l'anévrysme, d'une part, et celle du terrain, d'autre part, soient exhaustives. Pour donner des exemples concrets, intervenir sur un anévrysme aortique sous-rénal de 48 mm de diamètre non compliqué chez une femme de petite taille en pleine forme est plus justifié que sur l'anévrysme de 55 mm de diamètre chez un homme de grande taille en grande insuffisance cardiorespiratoire.

Traitement

Traitement médical

Il n'existe aucun traitement médical spécifique des anévrysmes artériels. Mais le meilleur traitement médical de l'athérome est celui de tous les facteurs connus pour accélérer la croissance anévrysmale. Il est probable que le contrôle d'une éventuelle hypertension artérielle, et en particulier la réduction de la différentielle systolo-diastolique est une mesure préventive pré-, per et post-opératoire utile. Il en va de même du contrôle de l'intoxication tabagique éventuelle. De la même façon, pour les anévrysmes « athéromateux », le contrôle des facteurs de risque constitue l'un des éléments essentiels du pronostic non seulement de l'anévrysme, mais surtout du malade à long terme.

Traitement chirurgical ouvert
(Figures S06-P01-C01-5 et S06-P01-C01-6)

Le traitement des anévrysmes artériels est essentiellement chirurgical. Il inclut une neutralisation de l'anévrysme associée dans la grande majorité des cas à une revascularisation des artères tributaires de celui-ci. En effet, les méthodes non restauratrices comme la ligature ou l'endo-anévrysmorraphie oblitérante isolée (suture de toutes les branches allant vers ou partant de l'anévrysme, par l'intérieur de l'anévrysme) n'ont plus pour indication que les anévrysmes des artères distales très bien court-circuitées par un réseau collatéral naturel. La neutralisation de l'anévrysme peut être idéalement obtenue par résection, mais les phénomènes inflammatoires autour de la coque anévrysmale rendent cette résection relativement dangereuse. C'est pourquoi la plupart préfèrent la mise à plat du sac anévrysmal avec endo-anévrysmorraphie des branches sans importance (artères lombaires). L'anévrysme peut également être neutralisé par exclusion d'amont et d'aval par des ligatures quand sa taille est petite. Le rétablissement de la continuité artérielle peut être assuré, au mieux, par une greffe de taille et de matériau adaptés. Cette greffe peut se substituer à l'anévrysme comme dans le cas de la résection-greffe ou être logée dans la mise à plat, on parle alors de mise à plat-greffe. Ailleurs, la revascularisation peut être réalisée par pontage à distance si l'on souhaite éviter de faire traverser au greffon la zone pathologique (anévrysme infectieux ou autre raison tactique). Les collatérales importantes naissant de l'anévrysme peuvent être réimplantées dans le greffon, soit directement et éventuellement par l'intérieur de l'anévrysme, soit indirectement à l'aide d'un greffon séparé. Le matériau choisi pour la reconstruction artérielle dépend du calibre des artères revascularisées et des circonstances de l'intervention : matériau synthétique (Dacron® ou PTFE [polytétrafluoroéthylène]) pour les artères de gros et de moyen calibre, autogreffon artériel ou veineux pour les artères de petit calibre et

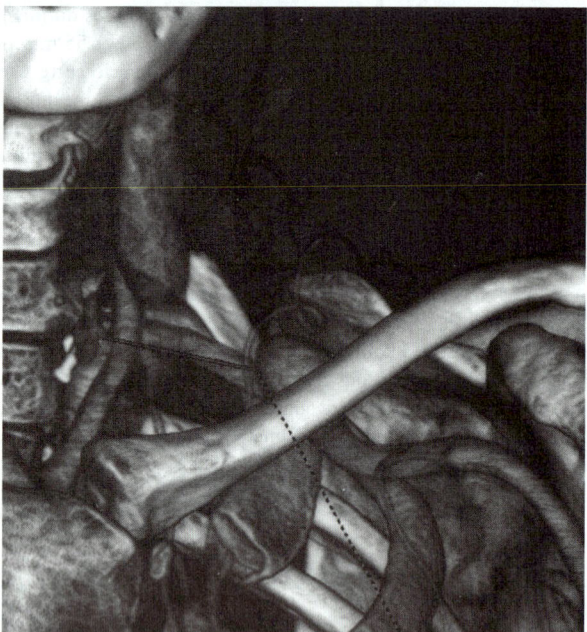

Figure S06-P01-C01-5 Anévrysme post-strictural compliquant un syndrome de la traversée thoracobrachiale sur côte cervicale.

allogreffon artériel pour les revascularisations d'artères de gros calibre en milieu septique.

Toutes ces interventions ont en commun la nécessité d'un contrôle hémodynamique général permanent, de la consommation de produits sanguins grâce à l'autotransfusion différée ou per opératoire. La voie d'abord doit être confortable sans amputer inutilement les performances respiratoires. Chez les insuffisants respiratoires, les voies rétropéritonéales constituent souvent une alternative mieux tolérée à la laparotomie. Les anévrysmes des artères des membres peuvent être traités sous anesthésie générale légère ou locorégionale. Une fois opérés, les malades doivent être régulièrement surveillés cliniquement et par les méthodes non invasives. Cette surveillance a pour but de dépister précocement, non seulement toute détérioration du montage chirurgical, mais surtout le développement d'autres lésions artérielles anévrysmales

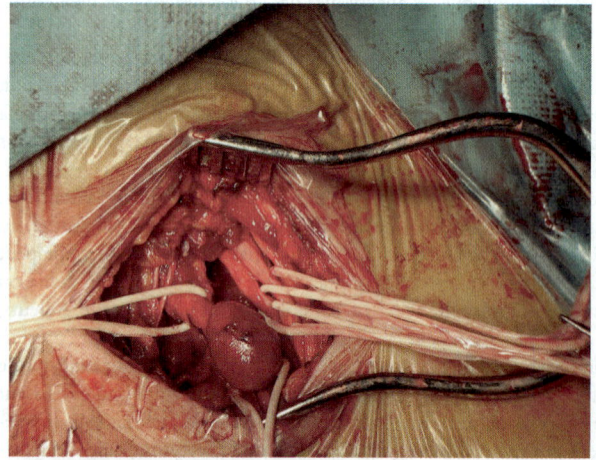

Figure S06-P01-C01-6 Vue opératoire de l'anévrysme de la figure S06-P01-C01-5 après la résection des scalènes, de la côte cervicale et de la première côte. Les deux collets proximal et distal de l'anévrysme sont tractés vers la droite par deux lacs alors que les racines du plexus brachial sont réclinées en dehors.

ou sténosantes. En effet, ces lésions conditionnent le pronostic à distance et peuvent survenir, même si le traitement médical est adapté et observé. En revanche les résultats de la chirurgie ouverte restent en général stables dans le temps, ce qui en fait la méthode de référence. Ces excellents résultats à long terme sont obtenus au prix d'une indéniable invasivité. Chez les malades à risque chirurgical correct, ce palier d'invasivité est en général facilement franchi. Pour un anévrysme de l'aorte sous-rénale, la durée de l'hospitalisation post-opératoire moyenne est alors de 6 jours ; celle de la convalescence d'un mois.

Traitement endovasculaire

Les excellents résultats du traitement chirurgical ouvert chez les malades à risque correct ne peuvent occulter ceux, moins satisfaisants observés chez les malades à mauvais risque. Chez ces malades, les plus âgés, porteurs d'insuffisance cardiaque, respiratoire, rénale ou autres tares métaboliques, l'offre thérapeutique était très réduite jusqu'au début des années 1990. Ces malades étaient laissés pour compte et voués aux complications. C'est pourquoi l'avènement du traitement endovasculaire des anévrysmes et de ses variantes a été considéré à juste titre comme une révolution thérapeutique. Ce traitement consiste en la mise en place, entre le collet proximal de l'anévrysme et son ou ses collets distaux, une endoprothèse vouée ainsi à exclure le sac anévrysmal tout en assurant la vascularisation d'aval. Surtout, l'endoprothèse est introduite sous contrôle radioscopique via un abord très peu invasif, parfois même per cutané, par exemple fémoral. Depuis le début des années 1990, le traitement endovasculaire a fait l'objet d'un extraordinaire développement technologique qui repousse toujours plus loin les critères d'applicabilité et la fiabilité à long terme de ce traitement. Il reste néanmoins que, pour être fiable, notamment à long terme, ce traitement exige des collets suffisamment longs et sains et qu'un certain nombre de malades finissent par requérir des traitements complémentaires, endovasculaires ou chirurgicaux pour maintenir l'exclusion anévrysmale. Le pourcentage de malades en échec thérapeutique à un moment donné de leur suivi dépend des conditions morphologiques initiales, du matériel employé et de la durée d'observation. Ce pourcentage est très difficile à cerner dans la littérature, mais probablement au moins de 10 %. Cela donne à la surveillance post-opératoire une mission supplémentaire par rapport au traitement chirurgical ouvert : guetter l'existence de fuites pouvant repressuriser le sac anévrysmal et favoriser une reprise de sa croissance vers la rupture. Le consensus veut donc que tout anévrysme traité de façon endovasculaire fasse l'objet au moins tous les ans d'une tomodensitométrie injectée.

Choix entre traitement chirurgical ouvert et endovasculaire

Le lecteur aura compris que les avantages et inconvénients de ces deux traitements sont réciproques. Schématiquement quatre situations sont possibles :
– le malade à bon risque chirurgical sans possibilité de traitement endovasculaire raisonnable : c'est le traitement chirurgical qui est directement proposé ;
– le malade à mauvais risque chirurgical et dont la morphologie anévrysmale permet un traitement endovasculaire : c'est le traitement endovasculaire qui est directement proposé ;
– le malade à bon risque chirurgical et dont la morphologie anévrysmale permet un traitement endovasculaire : le choix réellement éclairé doit être donné au malade. Pour éclairer ce choix, il faut véritablement expliquer l'invasivité initiale mais la grande fiabilité à long terme du traitement chirurgical ouvert, et les avantages de la faible invasivité initiale du traitement endovasculaire mais aussi les risques de détérioration du résultat à long terme inhérents à cette méthode. Si le malade choisit l'endovasculaire, il doit comprendre que l'échappement au suivi n'est pas possible ;

– le malade à mauvais risque chirurgical sans possibilité de traitement endovasculaire simple : ces malades sont heureusement devenus très rares et constituent le défi pour les jeunes générations de chirurgiens vasculaires et leur appareil médico-industriel.

Conclusion

Les anévrysmes artériels, dont l'évolution spontanée était constamment défavorable, ont vu leur pronostic transformé par la chirurgie vasculaire moderne. Leur dépistage doit être précoce et leur cure chirurgicale programmée avant l'apparition de complications dont le traitement est moins gratifiant. Tout anévrysme artériel doit être montré au chirurgien vasculaire [1].

Bibliographie

1. COLLÈGE FRANÇAIS DE CHIRURGIE VASCULAIRE (www.cfcv.fr/reperes).
2. VORP DA. Biomechanics of abdominal aortic aneurysm. J Biomech, 2007, *40* : 1887-1902.

Toute référence à cet article doit porter la mention : Koskas F. Anévrysmes artériels. *In* : L Guillevin, L Mouthon, H Lévesque. Traité de médecine, 5ᵉ éd. Paris, TdM Éditions, 2018-S06-P01-C01 : 1-7.

Pathologie vasculaire

Chapitre S06-P01-C02

Coarctations aortiques

Fabien Koskas

Les coarctations de l'aorte sont des rétrécissements, généralement congénitaux, siégeant le plus souvent au niveau de l'isthme, plus rarement au niveau de l'aorte thoracique descendante ou abdominale. La première forme, isthmique, est d'origine presque toujours congénitale. Elle constitue 5 à 8 % des malformations cardiovasculaires. La seconde, beaucoup plus rare, post-isthmique, est d'étiologie plus variée et discutée, dysembryogénétique ou acquise.

Coarctations isthmiques

Étiologie

Ces lésions relèvent d'un défaut de développement d'une partie plus ou moins importante de la crosse aortique distale. Ce défaut de développement provient, dans la plupart des cas, d'un déséquilibre entre le flux aortique et le flux pulmonaire durant la vie embryonnaire. Ce déséquilibre peut être isolé ou plus souvent consécutif à d'autres anomalies congénitales des valves cardiaques, des cloisons intercavitaires ou de l'aorte ascendante. Dans les formes pré-ductales ou infantiles, la persistance du canal artériel explique l'absence de développement d'une collatéralité qu'on observe plus volontiers dans les formes post-ductales. Ce sont ces formes post-ductales qui sont le plus souvent observées chez l'adulte. Le développement exubérant d'une circulation collatérale typique est pourtant rarement suffisant à éviter le retentissement hémodynamique en aval. Les lésions sténosantes font l'objet d'une auto-aggravation par hyperplasie intimale du site sténotique. Cette hyperplasie intimale explique certains diaphragmes surajoutés à la sténose et chirurgicalement clivables. Par ailleurs, l'évolution est marquée par la dilatation du segment aortique post-sténotique, cette dilatation pouvant évoluer comme un anévrysme aortique.

Coarctation du nouveau-né et du nourrisson

Cinquante pour cent des coarctations pré-ductales se révèlent dans les premiers mois de la vie, soit par une hypertension en général mal tolérée, soit par des effets des malformations cardiaques associées. La défaillance ventriculaire gauche consécutive à la fermeture du canal artériel est le plus souvent bruyamment révélatrice, responsable d'un taux de décès de 90 % en l'absence d'un traitement chirurgical. Les coarctations juxta-ductales peuvent également se révéler tôt dans la vie, mais le plus souvent elles évoluent plus discrètement pour donner les formes de l'adulte ou du grand enfant.

Coarctation de l'enfant et de l'adulte

La plupart des coarctations révélées après la première année sont juxta ou post-ductales. Le malade peut rester asymptomatique plus ou moins longtemps, mais est exposé aux complications de l'hypertension artérielle. Dans l'histoire naturelle de l'affection, le décès survient le plus souvent dans les quatre premières décennies, d'insuffisance cardiaque, d'hémorragie cérébrale, de rupture d'anévrysme aortique ou d'autres complications de l'hypertension artérielle. La rupture aortique est un mode de décès fréquent. Elle peut siéger au niveau d'une dissection de l'aorte d'amont, au niveau d'un anévrysme post-sténotique ou d'un faux anévrysme aortique par surinfection du site de la coarctation. L'association de la coarctation à une bicuspidie avec dilatation fusiforme de l'aorte ascendante est particulièrement fréquente.

Clinique

L'hypertension artérielle est le signe révélateur le plus fréquent. Sa physiopathologie est le plus souvent mécanique, affectant les territoires sus-sténotiques alors que les territoires sous-sténotiques sont hypotendus. D'autres mécanismes peuvent également être invoqués, rénovasculaire, adrénergique et par dysfonctionnement des barorécepteurs. Les pouls des membres inférieurs sont amortis ou abolis dans 75 % des cas. Le souffle caractéristique est intense et audible entre les omoplates, mais il peut irradier vers l'abdomen. Une circulation collatérale peut être cliniquement perceptible. Il existe alors une augmentation de volume et de pulsatilité des artères superficielles tributaires des intercostales, des mammaires et des épigastriques. Le plus souvent, cette collatéralité n'est perceptible qu'à partir de la quatrième année sur la radiographie de thorax, de façon indirecte devant la présence d'encoches costales caractéristiques marquées dans l'os par les artères intercostales. Le cliché de thorax sans préparation peut également contribuer au diagnostic positif en montrant l'anormalité du bouton aortique, typiquement encoché, ou encore des signes indirects de complication par un anévrysme.

Diagnostic et exploration

Bien que le diagnostic positif puisse être fait par l'échographie endo-œsophagienne et l'IRM, c'est la tomodensitométrie injectée ou l'angio-scanner qui est l'investigation de référence. À condition d'une acquisition correcte et d'un post-traitement averti, elle montre la lésion et surtout précise son siège et sa longueur ainsi que les complications ou anomalies artérielles associées. La lésion peut être une occlusion ou beaucoup plus fréquemment une sténose plus ou moins serrée et plus ou moins longue allant d'un diaphragme à un long filet. En général, la surface luminale de la lésion est lisse. L'association à des complications anévrysmales est fréquente. Cette dilatation associée n'était pas toujours évidente à l'aortographie, ce qui a fait la supériorité de la tomodensitométrie. Elle doit être systématiquement recherchée par la tomodensitométrie ou l'IRM. Il peut s'agir d'une dilatation post-sténotique de l'aorte descendante, d'un anévrysme fusiforme de l'aorte ascendante ou de la crosse distale, le plus souvent associé à une insuffisance ou une maladie aortique avec bicuspidie. L'association d'une dissection de l'aorte en amont de la coarctation n'est pas exceptionnelle et constitue même l'une des causes de rupture mortelle. Elle est particulièrement fréquente chez les malades les plus âgés. Enfin, il peut également s'agir d'anévrysmes sacciformes siégeant à l'origine des premières intercostales post-sténotiques. Ces derniers anévrysmes sont souvent partiellement thrombosés. Leur paroi est pellucide et les expose au risque de rupture. Leur fragilité peut rendre la cure chirurgicale délicate. Le bilan doit en outre comporter une exploration cardiaque exhaustive afin de mesurer le retentissement de l'hypertension et surtout de faire l'inventaire des anomalies valvulaires, cavitaires et coronaires potentiellement associées. Ces anomalies, auxquelles il faut ajouter la possibilité d'une persistance du canal artériel, sont surtout fréquentes aux deux extrémités de l'échelle des âges. L'insuffisance mitrale, la com-

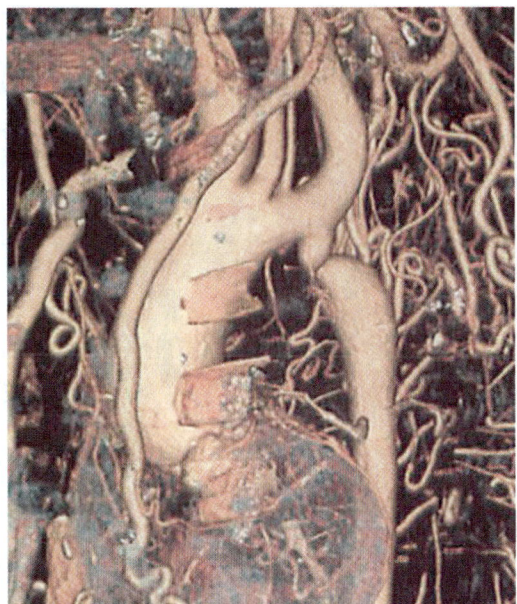

Figure S06-P01-C02-1 Coarctation isthmique chez un jeune adulte. Noter le formidable développement de la collatéralité court-circuitant la coarctation, notamment via la sous-clavière et la mammaire interne gauche.

munication interventriculaire, les cardiopathies complexes et la persistance de canal artériel s'observent surtout chez le nourrisson alors que le rétrécissement aortique calcifié sur bicuspidie, les anévrysmes de l'aorte ascendante, les dissections aortiques et les coronaropathies sont plus volontiers observés chez l'adulte plus âgé (Figure S06-P01-C02-1).

Traitement

L'histoire naturelle des coarctations isthmiques est bien connue, vouant la majorité des malades au décès avant la quatrième décennie par rupture aortique ou complication de l'hypertension. Le traitement chirurgical des coarctations isthmiques a fait des progrès considérables. Ses étapes historiques, depuis les années 1940, ont véritablement fondé la chirurgie vasculaire moderne. Toutes les coarctations isthmiques relèvent du traitement chirurgical. Seules méritent discussion la méthode thérapeutique et la chronologie du geste chez le nourrisson et chez l'enfant. Le but du traitement est la suppression de l'obstacle aortique, des lésions anévrysmales associées et le rétablissement de la continuité artérielle. Plusieurs méthodes permettent d'atteindre ce but.

La résection-anastomose directe est l'intervention théoriquement idéale. Elle ne nécessite aucun matériau. Malheureusement, elle n'est pas toujours réalisable si les lésions sont longues ou compliquées. Son exécution peut être délicate nécessitant une mobilisation aortique. La résection-greffe prothétique est plus simple de réalisation, mais nécessite l'usage d'un matériau prothétique potentiellement responsable de complications à distance. Elle n'est que rarement utilisée chez l'enfant. Les plasties autogènes (Waldhausen, Alvarez) utilisent la sous-clavière gauche pour combler le défaut de substance aortique. Le fait qu'elles préservent les possibilités de croissance et n'utilisent aucun matériau prothétique les désigne tout particulièrement chez l'enfant, quand la résection-anastomose directe est impossible. La plastie par patch prothétique présente les mêmes inconvénients que la résection-greffe prothétique avec en plus le risque de dégénérescence anévrysmale de la ligne de suture. Ses indications sont de plus en plus exceptionnelles. Les pontages prothétiques à distance vers l'aorte descendante, à partir de l'aorte ascendante ou de la sous-clavière gauche, sont l'indication exceptionnelle, réservés aux cas où les lésions sont rendues inaccessibles (récidives multiples) ou septiques et destinées à être exclues. Ces dernières années, le traitement endovasculaire des coarctations a fait d'abord une apparition timide, progressant jusqu'à tenter de supplanter la chirurgie ouverte. Avant l'apparition des endoprothèses, le risque d'une rupture opératoire fatale a tempéré les enthousiasmes. L'avènement des endoprothèses couvertes a relativement sécurisé une procédure dont les résultats immédiats peuvent s'avérer suffisants pour passer un cap, mais les résultats et complications à long terme sont bien moins enthousiasmants.

La chronologie de l'intervention mérite d'être discutée. Chez l'adulte, toute coarctation avec retentissement hémodynamique constitue une indication élective formelle, a fortiori s'il existe une complication. Chez le grand enfant, de 7 ans à l'adolescence, le compromis entre la souplesse des tissus et la taille de l'aorte est optimal. C'est pourquoi la plupart comptent sur une certaine tolérance fonctionnelle qui s'installe chez les malades ayant passé le 16e mois pour attendre cette période idéale sous surveillance et traitement médical. Avant le 16e mois, c'est en général la main forcée par la mauvaise tolérance hémodynamique des lésions et des anomalies associées que le traitement chirurgical est proposé. Les résultats de ce traitement chirurgical sont excellents, comparés au pronostic spontané de la maladie. Les résultats sur l'hypertension artérielle sont d'autant plus favorables que l'intervention a été réalisée dans l'enfance. En revanche, la possibilité d'une altération du résultat morphologique doit être guettée par une surveillance à distance, d'autant plus volontiers que la coarctation a été corrigée précocement dans la vie.

Coarctations de l'aorte thoracique descendante et de l'aorte abdominale

Les coarctations de l'aorte thoracique descendante et de l'aorte abdominale sont beaucoup plus rares. Elles représentent 2 % des coarctations, mais constituent une cause classique d'hypertension artérielle curable de l'enfant et de l'adulte jeune.

Morphologie

Les lésions rencontrées varient selon leur type, leur siège, la présence d'autres lésions aortiques ou des artères viscérales, branches de l'aorte. Le rétrécissement peut être plus ou moins serré, allant de la variation de calibre au remplacement de l'aorte par un filet parfois occlus. La sténose peut être courte, de l'ordre du diaphragme ou au contraire étendue et alors responsable, même en l'absence d'une forte réduction de diamètre, d'un retentissement hémodynamique considérable. Les associations de ces différents types de lésion sont possibles, de même que leur association à des lésions anévrysmales. Les lésions peuvent siéger au-dessus ou au-dessous de la naissance des artères viscérales, mais plus souvent à cheval sur la naissance des artères rénales, expliquant une hypertension fréquemment aggravée par un mécanisme rénovasculaire. Enfin, la constriction aortique peut être diffuse à l'ensemble de l'aorte. En plus du retentissement concernant l'aorte, des lésions analogues des segments ostial et post-ostial des artères digestives et rénales sont souvent observées. Ces lésions des artères viscérales engendrent volontiers une dilatation post-sténotique. L'association à d'autres lésions aortiques est fréquente. Il s'agit alors d'une dilatation de l'aorte sus- ou sous-sténotique, d'anévrysmes sacciformes sur les artères lombaires de réentrée, d'ébauches de valvules et de cloisons intra-aortiques, ces dernières constituant des arguments en faveur d'une origine dysembryogénétique. L'association à des anomalies ou malformations des systèmes cave et urogénital est particulièrement fréquente.

Histologie

Les trois tuniques artérielles sont atteintes. L'intima par hyperplasie ou fibrodysplasie explique certains diaphragmes endoluminaux de matériel clivable. La média est désorganisée, siège de remaniements fibreux mutilant les couches élastiques. L'adventice ne présente des lésions inflammatoires que dans certaines étiologies comme la maladie de Takayasu, mais le plus souvent il ne s'agit que d'une fibrose constrictive. Enfin un remaniement athéromateux est possible chez les malades les plus âgés.

Étiologie

Cette étiologie reste encore relativement mystérieuse. Dans certains cas, les arguments en faveur d'une dysembryogenèse sont clairs : sujets très jeunes, précocité de l'hypertension artérielle, association à d'autres dysembryogenèses cardiaques, veineuses ou autres, cloisonnement ou valvulation aortique et surtout absence de réaction inflammatoire médio-adventicielle. La maladie serait alors liée à un défaut de fusion ou à la régression de l'une des deux ébauches aortiques dorsales. La tunique impliquée serait la média. Cette dysembryogenèse peut ne relever d'aucune étiologie connue, mais peut également s'intégrer dans le cadre d'une rubéole congénitale, d'une neurofibromatose de von Recklinghausen, d'un syndrome de Williams-Beuren, d'une fibro-élastose endocardique ou d'une hypercalcémie essentielle. Diamétralement opposés sont les cas survenant chez l'adulte jeune et dont l'adventice est le siège d'un remaniement inflammatoire plus ou moins typique de la maladie de Takayasu. En fait, nombre de « coarctations abdominales » décrites dans les années 1960 et 1970 étaient probablement des atteintes typiques de la maladie de Takayasu. Malgré tous les efforts de clarification, la limite reste floue entre les grandes familles étiologiques de coarctation abdominale, étant donné la possibilité d'atteinte aortique inflammatoire, fœtale ou néonatale révélée au stade cicatriciel dans la grande enfance ou l'âge adulte.

Clinique

La prédominance féminine est de l'ordre de 75 %. Le signe révélateur principal est l'hypertension artérielle. Comme pour les coarctations isthmiques, le mécanisme est multiple, mais la composante rénovasculaire est autant plus nette que les lésions siègent au-dessus ou entre ou intéressent directement les artères rénales. La présence de symptômes ischémiques des membres inférieurs et leur sévérité dépend du siège et du retentissement hémodynamique des lésions. En général ces symptômes sont modestes du fait d'une importante collatéralité forcée par une hypertension artérielle sévère. Au maximum, le malade se plaint d'une claudication à périmètre large. L'examen clinique constate la diminution ou l'abolition des pouls des membres inférieurs et la présence d'un souffle abdominal plus ou moins intense.

Explorations et bilan

Les étapes de l'exploration sont semblables à celles décrites plus haut pour les coarctations isthmiques à la différence que cette exploration est centrée sur l'aorte thoraco-abdominale. C'est l'angioscanner qui permet le diagnostic définitif évoqué devant la clinique et l'ultrasonographie. Cet angioscanner permet de préciser le type morphologique de coarctation et la participation des artères viscérales au processus pathologique. L'appréciation de la fonction rénale et de la taille des reins par l'échographie ou la tomodensitométrie est indispensable à la planification du traitement chirurgical (Figure S06-P01-C02-2). Dans certains cas, la scintigraphie rénale et le dosage des substances réninergiques dans les veines rénales peuvent aider à choisir le geste indiqué.

Traitement

Bien que l'histoire naturelle de ces coarctations soit moins bien connue que celle des coarctations isthmiques, elle est marquée par une

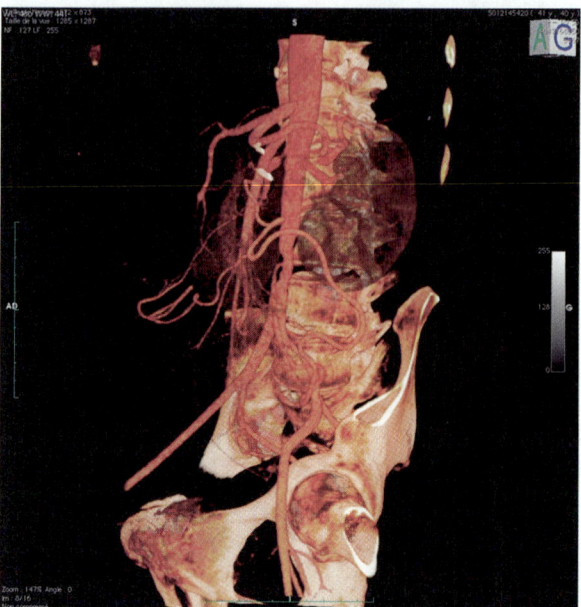

Figure S06-P01-C02-2 Coarctation de l'aorte abdominale sous-rénale chez une jeune adulte. Noter une sténose associée de chacune des artères viscérales.

diminution notable de l'espérance de vie par les conséquences de l'hypertension artérielle, la perte progressive de la fonction rénale, le risque de complications ischémiques digestives, le risque de rupture des lésions anévrysmales associées et la limitation progressive du développement et du périmètre de marche. Chez les femmes en âge de procréer, la coarctation rend compte de la forte probabilité de fausse couche, d'une part, et de complications sévères de la grossesse, d'autre part. Compte tenu de l'étendue habituelle des lésions, les gestes de revascularisation ne faisant appel à aucun matériau de reconstruction sont rarement possibles. La plupart des auteurs ne proposent donc la chirurgie avant la fin de la croissance que devant la grande sévérité du retentissement de l'hypertension artérielle et la menace de la fonction rénale. Une fois la croissance achevée, les indications sont formelles et électives devant des symptômes, une hypertension artérielle, une atteinte de la fonction rénale ou des lésions morphologiquement menaçantes.

Le geste proposé dépend du type morphologique et de la topographie des lésions. Il associe une suppression de l'obstacle et des autres lésions aortiques à un rétablissement de la continuité et la revascularisation des artères viscérales affectées par le processus. Le traitement des lésions aortiques peut être réalisé par résection-greffe, angioplastie prothétique ou pontage aorto-aortique. La nécessité d'un abord extensif parfois laborieux et la longueur de l'ischémie viscérale et éventuellement médullaire nécessitée par les deux premières méthodes lui font volontiers préférer le dernier. Le pontage peut être alimenté par l'aorte ascendante ou plus volontiers l'aorte descendante sus-lésionnelle. Les artères viscérales nécessitant une revascularisation peuvent être incluses dans une angioplastie complexe ou plus volontiers réimplantées dans le montage aortique, soit directement, soit par l'intermédiaire d'un greffon, plus volontiers autogène et artériel, que veineux ou prothétique chez ces sujets jeunes. À la condition d'un traitement avant une détérioration des parenchymes rénaux, les résultats sur l'hypertension artérielle, la fonction rénale, le périmètre de marche et la survenue des complications sont excellents et justifient une exploration poussée de l'hypertension artérielle chez l'enfant et les sujets jeunes.

Toute référence à cet article doit porter la mention : Koskas F. Coarctations aortiques. *In* : L Guillevin, L Mouthon, H Lévesque. Traité de médecine, 5ᵉ éd. Paris, TdM Éditions, 2018-S06-P01-C02 : 1-3.

Chapitre S06-P01-C03

Embolies artérielles périphériques

FABIEN KOSKAS

Elles consistent en une occlusion artérielle systémique, non pulmonaire, le plus souvent aiguë, par un corps étranger provenant d'en amont. Encore relativement fréquentes malgré leur raréfaction relative parmi les causes d'ischémie aiguë, les embolies artérielles posent un triple problème :
– *local*, car elles mettent en jeu la vitalité et le pronostic fonctionnel du territoire atteint ;
– *général*, car elles compliquent habituellement une affection cardiaque ou vasculaire générale qui domine le pronostic vital ;
– *étiologique*, car la recherche de la cause est une étape incontournable de la démarche thérapeutique.

Clinique typique : embolie aiguë d'un membre sur artères saines

Le diagnostic est alors essentiellement clinique, devant l'association du syndrome ischémique sensitivomoteur et du contexte embolique.

Syndrome ischémique sensitivomoteur

De survenue brutale ou rapidement progressive, il associe une douleur violente, à type de broiement ou de crampe, une sensation de froid intense, alors que le membre est effectivement plus froid, d'une pâleur cireuse, remplacée progressivement par des marbrures bleutées. Le diagnostic est assuré par la recherche des pouls : ceux-ci sont abolis en aval de l'occlusion embolique. Dans certains cas, plus difficiles, comme en la présence d'une obésité, l'utilisation, aux urgences, sans perdre de temps, d'un Doppler de poche, révèle l'absence de signal en aval du siège de l'occlusion. La profondeur de l'ischémie est révélée par un déficit neurologique sensitif ou moteur qui, négligé, amène dans des délais rapides à une destruction neuromusculaire irréversible. Ailleurs, dans les formes vues plus tardivement, la palpation des masses musculaires révèle une douleur de signification équivalente. Une fois affirmé, le syndrome ischémique sensitivomoteur doit motiver une prise en charge chirurgicale immédiate, sans perdre un temps précieux à la multiplication d'examens complémentaires d'ailleurs inutiles.

Contexte embolique

Celui-ci peut être évident devant la notion d'une affection dont le caractère emboligène a pu être déjà démontré, devant des antécédents ou par la présence d'autres sièges emboliques synchrones ou métachrones. Parmi les maladies typiquement emboligènes, on peut citer les cardiopathies valvulaires (surtout mais pas exclusivement mitrales), les prothèses valvulaires (particulièrement en cas d'irrégularité récente du traitement anticoagulant), l'arythmie complète (particulièrement si le malade est passé récemment de l'arythmie au rythme sinusal ou l'inverse) et les antécédents plus ou moins récents d'infarctus du myocarde, surtout si un thrombus mural, un anévrysme pariétal ou des troubles du rythme ont émaillé l'évolution de cet infarctus. Par ailleurs, la brutalité de l'installation du syndrome ischémique est un argument supplémentaire pour son origine embolique. Ailleurs, l'embolie est révélatrice de l'affection emboligène et le diagnostic doit procéder en trois étapes : l'examen clinique, l'électrocardiogramme et la biologie, qui peuvent montrer des troubles du rythme ou des signes d'infarctus du myocarde sont réalisés en urgence. Un bilan étiologique plus poussé sera réalisé après la levée de l'ischémie.

Traitement

Héparinothérapie

Elle est débutée dès que le diagnostic positif est porté de façon à limiter la thrombose extensive et à prévenir la récidive embolique dans le même territoire ou dans un territoire différent. En pratique, un bolus de 0,5 à 1 mg/kg peut être injecté immédiatement, suivi d'une administration continue, de préférence à la seringue électrique, de façon à obtenir une efficacité telle que le temps de céphaline activée (TCA) soit franchement le double de celui du témoin. Détail pratique important, si l'intervention doit être réalisée sous rachianesthésie ou anesthésie péridurale, la mise en place du cathéter péridural ou rachidien doit précéder la première administration d'héparine. À cette héparinothérapie est en général adjoint un traitement vasodilatateur intraveineux. À cette vasodilatation participe également le bloc sympathique lié à l'usage d'une anesthésie rachidienne ou péridurale.

Avant intervention

Un rapide bilan permet de rechercher d'autres localisations emboliques, en particulier mésentérique ou rénale, pouvant mettre en jeu le pronostic vital ou fonctionnel et réclamer un traitement propre aussi urgent. L'angioscanner s'est imposé comme l'instrument de cette démarche, car il est pratiquement universellement disponible, rapide et fiable. Cet examen ne doit pas se contenter de visualiser la lésion embolique, mais rechercher d'autres embolies moins bruyantes et collecter de précieuses informations étiologiques. Pour cela, tout l'arbre artériel de la valve aortique au lit d'aval de l'embolie devrait être exploré.

Ce bilan pré-opératoire permet d'apprécier et éventuellement de corriger rapidement l'état cardiovasculaire général dont l'importance pronostique est cruciale, en particulier tout collapsus, toute hypovolémie, toute poussée d'insuffisance cardiaque doivent être réduits. Les événements coronaires aigus qui sont une cause fréquente d'embolie doivent être stabilisés en priorité. C'est alors aux soins intensifs de cardiologie que les priorités sont gérées de concert avec le cardiologue. Enfin, l'état métabolique doit être surveillé de façon continue avant, pendant, et après l'intervention : hématocrite, ionogramme, équilibre acide-base, fonction rénale et diurèse.

Intervention

L'embolectomie à la sonde à ballonnet de Fogarty a transformé le pronostic des embolies. Elle peut être réalisée sous anesthésie générale ou, mieux, sous anesthésie locorégionale, voire sous anesthésie locale si l'état général du patient le nécessite. La bifurcation artérielle ayant arrêté l'embole est abordée, contrôlée et, par une artériotomie, le caillot en est extrait en utilisant une sonde à ballonnet pour désobstruer le lit d'aval et le lit d'amont. Le caillot est toujours confié à l'anatomopathologiste car son examen peut fournir des informations étiologiques précieuses. La désobstruction du lit d'aval conditionne très largement le pronostic loco-régional, c'est pourquoi elle doit être vérifiée par la recherche de la réapparition de pouls distaux de bonne qualité, l'existence d'un reflux abondant et surtout par un contrôle morphologique systématique du réseau désobstrué par angioscopie ou artériographie per opératoire.

La persistance d'un thrombus en aval sur ces contrôles morphologiques doit inviter à une désobstruction complémentaire, par la même voie d'abord, éventuellement après ramollissement du thrombus par une thrombolyse per opératoire, ou mieux par une voie d'abord complémentaire visant à contrôler la bifurcation située en aval de la première. Les difficultés de cette embolectomie dépendent surtout de l'ancienneté de l'embolie, car cette dernière déclenche, au-delà de la première heure, des phénomènes inflammatoires qui rendent le thrombus adhérent et convertissent un endothélium naturellement antithrombogène en une lésion d'appel à la thrombose. Par ailleurs, cette embolectomie sera plus facile sur une paroi antérieurement saine que sur une artère athéromateuse ou anévrysmale. Dans ce dernier cas, le pronostic est identique à celui d'une thrombose. Enfin, il faut avoir à l'esprit la possibilité que le malade ait subi l'occlusion d'une partie de son lit d'aval du fait de salves emboliques antérieures parfois passées inaperçues, cette possibilité venant compliquer considérablement le traitement. Par ailleurs, le passage d'une sonde de Fogarty ne doit pas être considéré comme un geste anodin, car il peut provoquer des lésions macroscopiques ou microscopiques susceptibles de compliquer le traitement. Ces lésions macroscopiques s'observent principalement, mais non exclusivement, avec des artères pathologiques alors que les lésions microscopiques expliquent les moins bons résultats de l'usage de la sonde de Fogarty sur les artères de petit calibre.

À côté de cette embolectomie classique à la sonde de Fogarty ou en complément de celle-ci, la technologie endovasculaire a produit de nombreux équivalents ou suppléments d'utilité d'autant plus grande que le cas cumule les difficultés. Les sondes de Fogarty peuvent maintenant être acheminées sous contrôle scopique sur un guide. Certaines sondes sont munies de racloirs métalliques pour les embolies les plus adhérentes. Le thrombus peut être fractionné, ramolli par un thrombolytique et aspiré sous contrôle radiologique via un accès distant du site embolique. Ces systèmes de thrombo-aspiration vont de la simple sonde munie d'une seringue à de véritables turbines aspirantes à l'efficacité redoutable, au moins en théorie. Tous ces développements ne doivent pas faire oublier que la précocité de la désobstruction est le meilleur gage de son efficacité.

Après la désoblitération

La surveillance de l'évolution doit être continue aux plans local, hémodynamique, métabolique et fonctionnel. Un territoire ischémié doit être considéré comme traumatisé et protégé de toute agression mécanique. Son état trophique doit être constamment sous surveillance à la recherche d'une récidive de l'ischémie par ré-occlusion du lit désobstrué. Cette ré-occlusion peut provenir de causes locales, ou d'une récidive de l'embolie dans le même siège. L'apparition d'un œdème de revascularisation est très fréquente. Elle doit éveiller l'attention quant à la possibilité de complications métaboliques générales. Mais surtout, le développement de cet œdème, au sein de loges musculaires inextensibles, produit une élévation de la pression tissulaire susceptible de s'opposer à la perfusion du membre, cause redoutable d'ischémie, car diffuse et microscopique, comparable à celle des grands écrasements. En pratique, le chirurgien vasculaire expérimenté saura indiquer l'aponévrotomie d'emblée devant des ischémies graves ou prolongées. Dans tous les autres cas, la surveillance systématique de la pression des masses musculaires à l'aide d'un cathéter permettra de déceler et de traiter par aponévrotomie le syndrome des loges. Les fibres musculaires nécrosées durant l'épisode ischémique peuvent, après revascularisation, libérer des catabolites toxiques ou se transformer en cicatrices fibreuses rétractiles, source de séquelles fonctionnelles d'autant plus graves qu'elles sont associées à la persistance du déficit neurologique.

Au plan général, la prévention des récidives n'est véritablement obtenue que par le traitement étiologique. Par ailleurs, il faut guetter et prévenir la survenue de complications métaboliques générales liées à la libération systémique de catabolites tissulaires. La fréquence et la gravité de ces complications métaboliques sont proportionnelles au volume et à la durée de l'ischémie. Leur tolérance est particulièrement mauvaise chez les malades à l'hémodynamique précaire. Le syndrome métabolique post-ischémique se rapproche du lâcher de garrot et des grands écrasements de membre. Il comporte une acidose métabolique avec hyperkaliémie. Le muscle ischémié revascularisé libère des quantités importantes d'enzymes intracellulaires comme les CPK (créatine phosphokinase), puis de myoglobine, elle-même filtrée sous forme de myoglobinurie, annonçant l'insuffisance rénale aiguë nécessitant alors la dialyse. Le meilleur traitement de ces syndromes métaboliques post-revascularisation est préventif : la rapidité du traitement chirurgical. Le rétablissement d'une hémodynamique convenable, une volémie correcte, l'entraînement de la diurèse et l'alcalinisation doivent être considérés comme le traitement préventif systématique.

La recherche d'autres localisations emboliques est systématique. Leur association simultanée ou consécutive est à ce point typique qu'elle constitue une excellente preuve de la nature embolique d'une occlusion aiguë artérielle. Aussi ces autres localisations doivent-elles être recherchées systématiquement, efficacement, mais sans retarder le traitement. Ces autres localisations dépendent du siège et de la nature de l'emboligenèse. Il peut s'agir d'embolies en amont ou en aval sur le même axe : par exemple d'une embolie de la fémorale profonde, silencieuse devant une embolie poplitée qui mobilise l'attention ou d'embolies d'axes de jambe devant une embolie du trépied fémoral. Mais ces embolies peuvent siéger sur un autre axe, l'autre membre inférieur par exemple. Quand un syndrome ischémique controlatéral attire l'attention, le problème est simple. Il est plus complexe s'il s'agit d'une embolie silencieuse, comme, par exemple, une embolie de la fémorale profonde controlatérale au membre ischémique. En pratique, cette possibilité explique la nécessité d'un bilan artériographique au décours de l'embolie, car ces embolies silencieuses sont précisément responsables de l'amputation à bas bruit d'un capital collatéral d'autant plus précieux que la situation emboligène persiste. Ces embolies simultanées, silencieuses ou non, peuvent siéger ou survenir sur n'importe quel autre membre, mais aussi et surtout dans les territoires plus « nobles », ce qui pose de difficiles problèmes diagnostiques et thérapeutiques.

Le diagnostic d'une embolie carotidienne associée ne pose guère de problème devant la survenue d'un déficit hémi-corporel. Une situation particulièrement typique est celle d'un déficit hémi-corporel gauche associé à une ischémie aiguë du membre supérieur droit, témoignant de l'écrasement d'un embole sur la bifurcation du tronc artériel brachio-céphalique (TABC). Cependant, le diagnostic peut être difficile devant un embole de petite taille dans une zone relativement silencieuse de l'hémisphère mineur. Une embolie associée des artères digestives doit être évoquée devant la survenue d'un syndrome douloureux abdominal ou de troubles du transit. Si l'ischémie de membre réclame un traitement immédiat, la vérification d'un abdomen douteux peut être effectuée en per opératoire par la réalisation d'une laparotomie diagnostique et thérapeutique, mais il vaut mieux disposer d'un angioscanner exhaustif, ce qui ne prend que quelques minutes dans un centre bien équipé. Une embolie rénale associée doit être évoquée devant un syndrome douloureux lombaire, une hématurie ou une anurie aiguë (particulièrement en cas d'embolie bilatérale ou sur rein unique).

Pour le diagnostic et le bilan de toutes les embolies viscérales associées, l'artériographie constitue une aide considérable, mais son intégration stratégique pose des problèmes, car elle peut faire perdre un temps précieux, ce qui est d'autant plus grave qu'elle ne débouche sur aucune modification thérapeutique. La tomodensitométrie immédiate avant le geste chirurgical ne fait perdre que quelques minutes qui sont bien rentabilisées pour peu que la présomption clinique soit assez élevée. L'artériographie per opératoire ne permet que difficilement, en l'état actuel des techniques, le diagnostic des embolies viscérales associées. Devant une embolie sensitivomotrice d'un membre et en l'absence d'argument clinique de présomption d'embolies viscérales associées, et enfin si l'exploration impose des délais supérieurs à 30 minutes, il vaut mieux embolectomiser en urgence et réaliser cette exploration une fois l'ischémie levée.

Bilan étiologique

Le diagnostic et le traitement de la cause emboligène sont nécessaires à la prévention des récidives emboliques. Le bilan étiologique doit être exhaustif sans retarder le traitement, quitte à être réalisé une fois l'ischémie levée. Les causes cardiaques sont recherchées par une étude soigneuse de l'anamnèse et l'examen clinique. L'électrocardiogramme et les enzymes cardiaques permettent de dépister un infarctus latent ou des troubles du rythme. Le Holter permet de mettre en évidence des troubles du rythme paroxystiques. En fait, c'est l'échographie cardiaque transpariétale, ou mieux transœsophagienne, qui permet une exploration poussée des cavités cardiaques, mettant parfois directement en évidence le thrombus d'origine ou sa cause. L'échographie cardiaque, surtout si elle est potentialisée par une épreuve de contraste, permet de mettre en évidence la perméabilité d'un foramen ovale, argument indirect en faveur d'une embolie paradoxale dont le diagnostic demande, en outre, la recherche d'une cause d'hypertension artérielle pulmonaire (HTAP) et d'une thrombose d'amont veineuse (phlébite des membres inférieurs) ou pulmonaire (embolie néoplasique). Le bilan étiologique est de difficulté variée, tantôt évident chez un patient en AC/FA (arythmie cardiaque/fibrillation auriculaire) avec thrombose murale à l'échographie et au décours d'un changement de rythme, tantôt très difficile devant un trouble du rythme paroxystique de circonstances particulières et de détection délicate malgré le Holter et l'exploration du faisceau de His. Parfois, aucune cause n'est retrouvée, posant le problème d'un traitement anticoagulant efficace prolongé.

Formes cliniques

Symptomatiques

Formes peu symptomatiques

Certaines formes peuvent être révélées secondairement par une claudication intermittente : l'apparition d'un tel symptôme chez un sujet à artères saines doit évoquer une embolie passée inaperçue. L'embolie « manquée » est typiquement spontanément résolutive, traduisant les possibilités de thrombolyse spontanée. Les formes responsables d'ischémie non sensitivomotrice donnent la possibilité de réaliser un bilan complet avant l'intervention.

Formes pseudo-paralytiques

Elles en imposent pour un déficit neurologique isolé, par exemple, nombre d'embolies du carrefour aortique sont initialement considérées comme des paraplégies aiguës.

Topographiques

Embolies de la bifurcation aortique

Elles sont caractérisées par l'importance du territoire menacé, expliquant la mise en jeu rapide du pronostic vital. Si dans la forme typique, le diagnostic en est évident devant un syndrome ischémique du bassin et des deux membres inférieurs, certaines formes asymétriques ou pseudo-paraplégiques peuvent conduire à des retards thérapeutiques aux conséquences graves. Le traitement fait appel dans la grande majorité des cas à l'embolectomie rétrograde bifémorale, car, dans les cas où l'ischémie aiguë est sensitivomotrice, le retard infligé par l'exploration pré-opératoire a des conséquences vitales graves. À cette technique relativement aveugle, il est reproché une négligence des embolies viscérales ou hypogastriques associées, mais cette négligence peut être redressée grâce à un contrôle artériographique per opératoire ou tomodensitométrique post-opératoire. L'embolectomie par abord aortique est donc réservée aux échecs et embolies résiduelles après embolectomie par voie fémorale ou aux formes sans ischémie sensitivomotrice, en règle après une exploration exhaustive.

Embolies iliofémorales

Elles constituent le type même de description. Leur pronostic a été transformé par l'embolectomie per fémorale en urgence.

Embolies poplitées

Assez souvent associées aux précédentes, elles peuvent être accessibles par un abord du trépied fémoral, mais nécessitent souvent, en pratique, un contrôle de la bifurcation poplitée (Figures S06-P01-C03-1 et S06-P01-C03-2).

Embolies des axes de jambe

Isolées, elles posent des problèmes diagnostiques parce que souvent asymptomatiques ou paucisymptomatiques. Il est pourtant important de ne pas les méconnaître car leur répétition à bas bruit aboutit à la destruction progressive du capital vasculaire du membre inférieur, expliquant l'échec de l'embolectomie de la dernière salve. Multiples et associées aux embolies poplitées, elles posent des problèmes thérapeutiques difficiles, étant donnée la susceptibilité des artères de petit calibre à la sonde de Fogarty (traumatisme macroscopique ou microscopique à l'origine de complications immédiates et à distance). C'est dans ce cas que la thrombolyse locale per opératoire, même si elle n'a pas encore démontré son efficacité, offre des espoirs. En effet, cette technique, utilisant des petites doses mais de fortes concentrations locales de thrombolytiques au contact même du caillot, permettrait de ramollir ce dernier, rendant les manœuvres à la sonde de Fogarty moins traumatisantes. Les embolies des axes de jambe centrent la problématique des anévrysmes poplités qui en sont une cause fréquente.

Embolies du membre supérieur

Elles sont relativement fréquentes. Dominées par l'étiologie cardiaque, elles sont parfois d'origine périphérique, compliquant par exemple un anévrysme post-sténotique sur syndrome de la traversée thoracobrachiale. La présence d'une embolie du membre supérieur droit, même en l'absence de signe neurologique central, doit faire évoquer l'écrasement d'un embole sur la bifurcation du TABC. En effet, certaines manœuvres intempestives de la sonde de Fogarty par voie humérale risqueraient de mobiliser un caillot vers l'axe carotidien, avec pour résultat un déficit hémisphérique aux signes controlatéraux.

Embolies des artères à destinée cérébrale

Elles sont une cause fréquente d'accident vasculaire cérébral.

Embolies des artères rénales

Aiguës et tronculaires, elles sont évoquées devant un syndrome douloureux lombaire, avec ou sans hématurie dans un contexte de maladie emboligène. Leur caractère bilatéral ou sur rein unique est source d'anurie aiguë. Plus pernicieuses sont les embolies rénales de plus petite taille qui passent le plus souvent inaperçues. Ce n'est qu'après de nombreuses salves emboliques silencieuses que le diagnostic en est fait devant un petit rein irrégulier « léopard » et une cause plausible comme un anévrysme de l'aorte thoracique ou thoraco-abdominale.

Embolies des artères digestives

Elles doivent être systématiquement évoquées dans un contexte embolique devant un syndrome douloureux abdominal ou des troubles du transit. Leur négligence peut aboutir à l'infarctus intestinal dont l'issue est fréquemment fatale.

Pathologie vasculaire

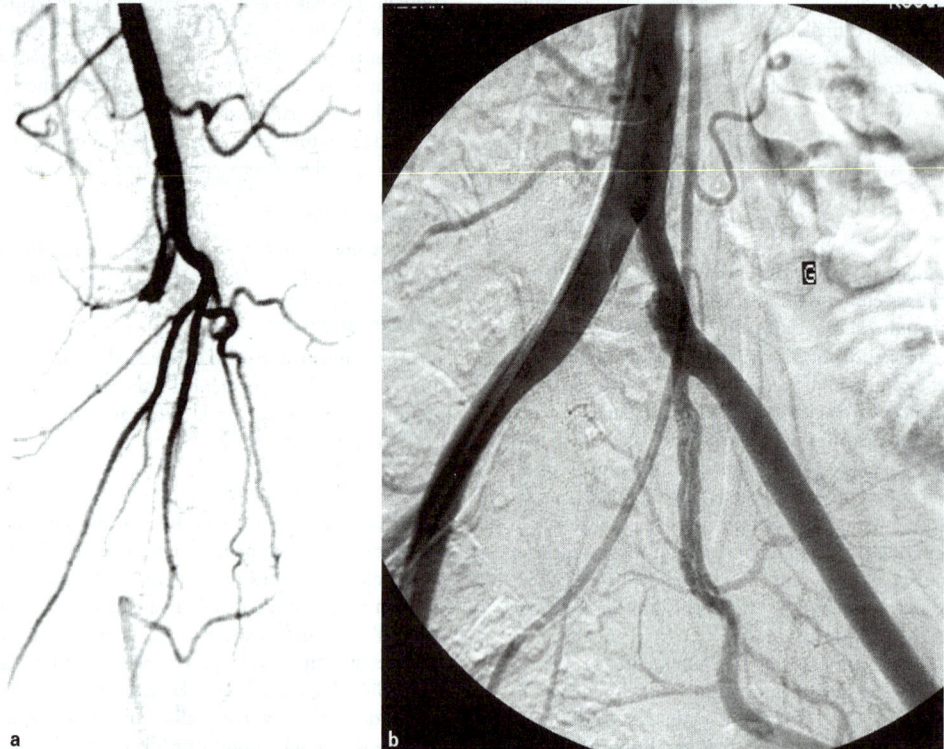

Figure S06-P01-C03-1 Embolie de l'artère poplitée. **a)** Noter l'arrêt net du produit de contraste qui ne se propage plus que dans les artères jumelles. **b)** Le bilan étiologique montre la cause : une plaque hétérogène de l'iliaque primitive ainsi qu'une « embolie manquée » de l'artère hypogastrique qui contient encore un thrombus marginé typique.

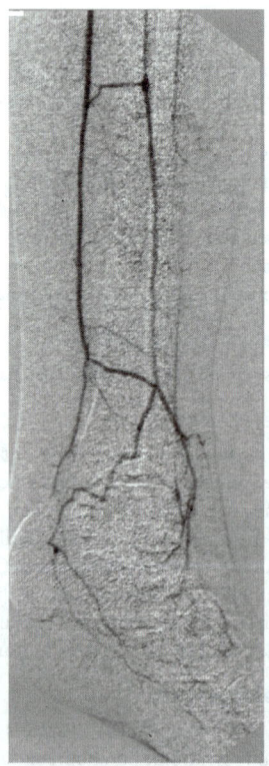

Figure S06-P01-C03-2 Destruction embolique chronique du lit d'aval jambier d'un anévrysme poplité.

Formes étiologiques

Précardiaques : l'embolie paradoxale

Elle justifie une prophylaxie des récidives par l'interruption cave ou par la fermeture du shunt intracardiaque. Ces interventions sont actuellement presque toujours percutanées dans ce contexte.

Post-cardiaques

Celles-ci sont de plus en plus fréquemment reconnues grâce au meilleur bilan étiologique que permet l'angioscanner. Le lecteur doit comprendre qu'une embolie peut révéler ou émailler l'évolution de toute pathologie de la paroi artérielle. L'athérome sous toutes ses formes vient au premier rang des lésions emboligènes, qu'il s'agisse de plaques ou de sténoses, surtout si ces lésions ont une surface endoluminale remaniée par une irrégularité, de l'hémorragie, de la nécrose, une ulcération ou une thrombose pariétale. Les anévrysmes sont des causes emboligènes particulièrement puissantes et typiques. Les tumeurs à développement luminal sont des causes beaucoup plus rares, mais elles doivent être systématiquement détectées par l'envoi du matériel embolique en anatomie pathologique. Enfin le développement extraordinaire des thérapeutiques chirurgicales, et tout particulièrement endovasculaires, explique la fréquence croissante des embolies iatrogènes. Les embolies post-cardiaques sont d'un pléiotropisme supérieur à celui des formes cardiaques qu'il convient d'évoquer au paragraphe suivant.

Formes pathologiques

Embolies de thrombus blanc plaquettaire

À petite échelle, elles sont le mode d'expression initial typique de la plaque d'athérome de la bifurcation carotidienne : un agrégat de plaquettes se forme dans les aspérités de la plaque et migre vers la rétine y provoquant une cécité monoculaire ou dans une zone hémisphérique assez critique pour provoquer un déficit. Les symptômes ne durent que quelques minutes ou heures, le temps de la désagrégation de l'amas de plaquettes. L'on a alors affaire à un accident ischémique transitoire (AIT) typique ; celui-ci aura eu le mérite d'attirer l'attention sur une lésion au potentiel plus sérieux et faire administrer au moins des anti-agrégants plaquettaires et proposer le cas échéant une éradication chirurgicale de la plaque responsable par endartériectomie.

À plus grande échelle et diffuses, elles doivent éveiller l'attention quant à une éventuelle hypersensibilité à l'héparine, annoncée par la thrombopénie qui justifierait le changement de l'anticoagulant.

Thrombus rouge cruorique

Il est celui pris pour type de description. Il ne s'agit pas seulement d'un agrégat de plaquettes mais d'un gel de fibrine à forte cohésion, ce qui explique que sa lyse soit plus difficile et plus lente, en règle postérieure à la constitution de dégâts ischémiques irréversibles.

Embolies de matériel athéromateux ou embolies de cholestérol

Elles constituent un mode évolutif redoutable des lésions artérielles comme les plaques et anévrysmes athéromateux. L'impossibilité d'une thrombolyse de l'embole explique l'inefficacité de l'héparine sur des lésions constituées. Les caractéristiques du matériel embolique en bouillie cholestérolique expliquent son impaction irréversible dans la microcirculation, en particulier cutanée, où il donne cet aspect typiquement marbré en livedo, ou musculaire. Le diagnostic est évident en microscopie devant la présence de cristaux de cholestérol intravasculaires. Ces embolies de cholestérol peuvent être révélatrices d'une lésion aortique (*blue toe syndrome*) ou en émailler l'évolution ou même le traitement (*trash-foot*).

Embolies par corps étrangers

Elles peuvent être observées dans un contexte traumatique (embolies de plombs de chasse ou de balles) ou iatrogénique, conséquence logique du développement de la médecine endovasculaire.

Embolies septiques ou mycosiques

Elles traduisent la dissémination d'un sepsis cardiaque (endocardite, sepsis de prothèse valvulaire) ou, de plus en plus souvent, périphérique (anévrysme infectieux, sepsis artériel des toxicomanes, sepsis sur prothèse artérielle). Le diagnostic peut être difficile si l'on ne l'évoque pas systématiquement en fonction du terrain, devant la survenue de manifestations septiques dans un territoire vasculaire. En pratique, un fragment de la pièce d'embolectomie doit toujours être confié en bactériologie et permettre, le cas échéant, l'ajustement de l'antibiothérapie post-opératoire.

Embolies tumorales

Elles peuvent émailler l'évolution des tumeurs intracardiaques (myxome de l'oreillette) pulmonaires, particulièrement au décours des exérèses pulmonaires ou d'autres tumeurs, comme le sarcome intimal à titre plus exceptionnel. Elles justifient l'étude anatomopathologique de toutes les pièces d'embolectomie.

Formes selon le terrain

Embolies sur artères pathologiques

Elles sont de plus en plus fréquentes avec le vieillissement des populations et partagent le pronostic et la difficulté de traitement des thromboses. Elles se caractérisent par un mode évolutif plus volontiers subaigu et progressif en une ou plusieurs étapes.

Embolie « marastique »

Elle est typique des états hémodynamiques précaires et hypercoagulables des cancers évolués et des grandes dénutritions.

Formes particulières

Embolies multiples

Elles sont à ce point fréquentes que la recherche d'autres localisations fait partie du bilan de toute embolie. Au maximum, l'aspect réalisé est celui d'une pluie d'emboles.

Embolies récidivantes

Elles sont d'autant plus fréquentes que la source emboligène n'a pas été neutralisée et justifiant dans ces cas un traitement anticoagulant au long cours. Le meilleur exemple est l'AC/FA chronique qu'il n'a pas été possible de régulariser et qu'il vaut mieux anticoaguler au long cours.

Embolies vues tardivement

Elles posent un triple problème :
– local, car la cascade de phénomènes inflammatoires intimaux est déclenchée, rendant le résultat de la revascularisation plus aléatoire ;
– régional, car menaçant la viabilité d'un membre longtemps ischémié ;
– général, car c'est dans ces cas que le syndrome métabolique peut engager le pronostic rénal ou vital.

Elles constituent un plaidoyer en faveur d'un traitement sans retard. Dans ces cas, seule l'expérience permet de discriminer les cas à amputer d'emblée de ceux qui peuvent encore bénéficier du traitement restaurateur. Même dans ce dernier cas, il n'est pas exceptionnel d'assister impuissant à la nécrose septique d'un membre dont les muscles et les nerfs sont morts mais revascularisés. Devant des complications générales et/ou septiques, l'amputation secondaire s'impose alors.

Embolies aiguës sur lit embolique chronique

À bas bruit, le lit artériel du membre a été progressivement réduit à un seul axe que la dernière salve embolique vient occlure rendant la tâche du chirurgien vasculaire critiquement difficile. C'est le cas typique et fréquent de la thrombose finale d'un anévrysme poplité. Celle-ci est provoquée par la dernière salve embolique qui oblitère le dernier axe de jambe resté perméable.

Toute référence à cet article doit porter la mention : Koskas F. Embolies artérielles périphériques. *In* : L Guillevin, L Mouthon, H Lévesque. Traité de médecine, 5ᵉ éd. Paris, TdM Éditions, 2018-S06-P01-C03 : 1-5.

Pathologie vasculaire

Chapitre S06-P01-C04

Artérites infectieuses

Raphaël Coscas, Isabelle Javerliat, Olivier Goëau-Brissonnière et Marc Coggia

Avec les progrès de l'antibiothérapie, les artériopathies infectieuses sont devenues rares mais conservent toute leur gravité. Connues de longue date, leurs causes ont évolué avec le temps. Autrefois liées à certaines infections systémiques comme la syphilis, elles sont aujourd'hui davantage post-traumatiques. En l'absence de traitement, l'évolution se fait toujours vers le décès par rupture artérielle ou septicémie. Sur le plan thérapeutique, l'évidence reste faible car la littérature manque d'études prospectives randomisée. Sur la base de l'expérience collective, le traitement repose sur l'association d'un traitement chirurgical local, d'une antibiothérapie de longue durée et de l'éradication de la porte d'entrée. La résection large des segments artériels infectés fait discuter une revascularisation immédiate ou différée. Celle-ci doit être discutée au cas par cas, notamment en fonction de la localisation de l'artériopathie infectieuse et de la collatéralité existante. Elle fait alors appel à l'utilisation de substituts vasculaires résistants à l'infection, comme les veines autologues et les allogreffes artérielles. Le traitement endovasculaire par endoprothèse ou stent couvert peut être utilisé comme traitement d'attente, notamment dans le cadre urgent de la rupture artérielle. La recherche d'une porte d'entrée septique à distance et d'autres localisations sur le système artériel est impérative pour éviter les récidives et limiter la morbi-mortalité tardive.

Historique

Les premières artériopathies infectieuses ont été rapportées par Ambroise Paré au XVIe siècle dans des contextes de plaies de guerre ouvertes. Le traitement consistait en l'excision la plus complète possible des tissus artériels infectés associée à la ligature artérielle. Au milieu du XIXe siècle, Rokitansky puis L. Koch [40] évoquaient le lien entre anévrysme et septicémie. Mais c'est véritablement W. Osler [52] qui a présenté en 1885 la première documentation de la relation entre infection artérielle et formation d'anévrysme. Il décrivait des anévrysmes multiples de l'aorte thoracique chez un homme de 30 ans porteur d'une endocardite aortique. Retrouvant une similitude entre l'aspect macroscopique de ces anévrysmes et celui des végétations fongiques, il introduisit le terme d'anévrysme « mycotique ». Bien que largement entré dans le vocabulaire médical, il est à présent connu que les anévrysmes infectieux sont très exceptionnellement d'origine fongique. Également, le terme « anévrysme » ne reflète pas toujours la réalité, car un certain nombre de ces infections sont des faux ou pseudo-anévrysmes, surtout lorsqu'elles concernent une aorte de calibre normal.

Physiopathologie

L'infection artérielle primitive a été surtout étudiée sur des modèles d'anévrysmes aortiques [68]. Il existe plusieurs différences cliniques importantes entre les anévrysmes de l'aorte abdominale infectieux et les autres anévrysmes de l'aorte abdominale. Les infectieux se développent plus rapidement, affectent volontiers l'aorte suprarénale ou thoraco-abdominale et peuvent concerner un segment isolé et court d'une aorte autrement de calibre normal.

Le mécanisme est généralement centrifuge. Lors d'une septicémie, une greffe bactérienne se produit au niveau d'une zone de turbulence de flux, généralement sur une plaque d'athérome préexistante. Toutefois, des mécanismes centripètes peuvent se voir lorsque la greffe bactérienne se fait via les vasa vasorum, ou dans le cas d'anévrysmes infectieux développés en contiguïté avec un foyer septique chronique (comme une spondylodiscite). L'analyse anatomopathologique typique inclut l'existence d'une inflammation suppurative aiguë et d'îlots bactériens au sein d'une zone d'athérosclérose aortique chronique.

La façon dont la greffe bactérienne conduit au développement d'un anévrysme de l'aorte abdominale infectieux a été récemment élucidée, et les mécanismes physiopathologiques sont les mêmes qu'au niveau des artères périphériques. Comme les anévrysmes non infectieux, l'étape fondamentale menant à la formation d'un anévrysme de l'aorte abdominale infectieux est liée à la fragmentation des éléments structurels de la paroi artérielle. Étonnamment, l'activité élastolytique provient d'abord des leucocytes de l'hôte et non directement des micro-organismes concernés [11]. Cependant, les micro-organismes produisent une collagénase et jouent tout de même un rôle direct dans la dégradation du collagène [65]. Ils jouent également un rôle indirect en dégradant le collagène via l'activation du promoteur de la collagénase dans les cellules de type macrophage [56] et/ou par l'activation des métalloprotéinases matricielles 1, 8 et 9 [65]. Tous ces mécanismes conduisent à une dégradation extrêmement rapide du collagène sur une aorte préalablement normale. L'activité collagénase est généralement localisée au niveau de la greffe bactérienne, menant à la formation d'un anévrysme de l'aorte abdominale sacciforme ou pseudo-anévrysme sur une aorte autrement de calibre normal. L'évolution rapide de ces anévrysmes peut être expliquée par cette activité collagénase intensive.

Étiologie

Bactériémie

Historiquement, il s'agissait de la cause la plus fréquente d'infection artérielle. La septicémie entraîne une diffusion générale de la bactérie, susceptible d'aller se loger au niveau des vasa vasorum adventitiels ou de lésions endoluminales intimales des vaisseaux. Cette inoculation survient tout particulièrement au niveau des diminutions de calibre artériel, de zones de turbulences comme les bifurcations artérielles, ou de lésions préexistantes comme les plaques d'athérome. Suivant le mécanisme physiopathologique, l'infection se propage alors de manière centrifuge ou centripète pour aboutir à un amincissement de la paroi artérielle, puis une nécrose du vaisseau. En découle la formation d'un anévrysme ou pseudo-anévrysme infectieux.

Infection par contiguïté

Une infection des tissus adjacents au contact d'une artère peut se propager de dehors en dedans et entraîner ainsi une nécrose infectieuse de la paroi. Cela peut aboutir à la rupture artérielle, qui se présente volontiers en plusieurs temps. C'est le cas par exemple des sepsis chroniques du fémur pouvant entraîner des infections de l'artère fémorale superficielle, des spondylodiscites avec infection aortique de voisinage ou des abcès du psoas diffusant vers l'axe iliaque.

Traumatisme

Les traumatismes pénétrants septiques sont une cause classique d'artériopathie infectieuse. Historiquement, il s'agissait des traumatismes de guerre comme décrits par Ambroise Paré, puis par Dominique-Jean Larrey. Aujourd'hui, il s'agit d'avantage de la toxicomanie parentérale lorsque l'injection est réalisée en intra-artérielle, soit par erreur, soit délibérément du fait d'une destruction du capital veineux périphérique.

Infection de matériel prothétique vasculaire ou endovasculaire

L'infection des prothèses artérielles est un sujet distinct qui sort du champ de ce chapitre et ne sera donc pas traité ici. Cependant, il s'agit d'une cause relativement fréquente et grave de ré-intervention en chirurgie vasculaire. La contamination d'une prothèse artérielle aboutit à l'infection du tissu artériel de voisinage avec les mêmes conséquences à type de rupture ou de pseudo-anévrysme, généralement au niveau des anastomoses chirurgicales. Une suspicion d'infection de prothèse artérielle doit conduire à adresser le malade en urgence dans un service de chirurgie vasculaire.

Classification des infections artérielles

Plusieurs classifications ont été proposées. La plupart se fondent sur les différents mécanismes des artériopathies infectieuses. La plus communément admise est celle de S. Wilson publiée en 1978 qui distingue cinq types selon leur étiologie [73] :
– les anévrysmes « mycotiques », tels que décrits par Osler, secondaires à une endocardite infectieuse ;
– les anévrysmes infectés, qui correspondent à une greffe bactérienne sur aorte préalablement anévrysmale au décours d'une bactériémie ;
– l'artérite microbienne, infection d'une artère non anévrysmale secondaire à une bactériémie ; l'exemple typique est l'artérite à *Salmonella* ;
– l'anévrysme artériel infecté post-traumatique, survenant au point de ponction d'une procédure de cathétérisme artériel (artériographie, coronarographie) ou suite à une ponction septique fémorale ou humérale chez le toxicomane parentéral ;
– l'anévrysme contigu à une infection des tissus de voisinage, typiquement les sepsis osseux chroniques comme l'ostéomyélite vertébrale avec infection aortique.

Microbiologie et évolution des infections artérielles

De très nombreux micro-organismes, en particulier bactériens, ont été impliqués dans des artériopathies infectieuses. Il convient de noter d'emblée le tropisme particulier des salmonelles et de la syphilis pour les artères. Toutefois, on assiste à de profondes modifications des causes des artériopathies infectieuses sur les cinquante dernières années.

En 1984, S. Brown [9] a publié une revue de la littérature où il identifiait 243 artériopathies infectieuses chez 178 malades. Avant 1965, la plupart étaient liées à une endocardite infectieuse ou une salmonellose alors que, depuis 1965, les traumatismes dominent largement les causes d'artériopathies infectieuses. Ainsi les bacilles à Gram positif (*Streptococcus pneumoniæ*, *Streptococcus pyogenes* et *Staphylococcus aureus*) et les salmonelles étaient-ils les micro-organismes le plus fréquemment retrouvés avant 1965 alors que *Staphylococcus aureus* suivi de bacilles à Gram négatif moins spécifiques (*Escherichia coli*, *Pseudomonas æruginosa*) sont actuellement les plus souvent responsables. Aujourd'hui, les artériopathies infectieuses surviennent volontiers chez des patients plus âgés atteints d'athérosclérose au décours d'un épisode de septicémie à bacilles à Gram négatif. Cependant, l'évolution de la microbiologie des artériopathies infectieuses se poursuit. Plusieurs publications font état de nouveaux cas à *Streptococcus pneumoniæ*. Des infections opportunistes sur terrains immunodéprimés ont également fait diagnostiquer des artériopathies infectieuses à mycobactéries ou champignons.

Les artériopathies infectieuses à salmonelles doivent être individualisées. Elles affectent tout particulièrement l'aorte abdominale. Environ 65 % des artériopathies infectieuses à salmonelles sont localisées au niveau de l'aorte et 36 % des artériopathies infectieuses aortiques sont à salmonelles [35]. *Salmonella choleræsius*, *S. typhimurium* et *S. enteritidis* sont les germes fréquemment retrouvés. L'infection est secondaire à l'ingestion d'une eau ou d'un aliment contaminé. Des rapports chinois récents font état de plus en plus d'artériopathies infectieuses liées à des salmonelles non typhiques [30]. La physiopathologie est imparfaitement comprise, mais une faible proportion d'individus développera une artériopathie infectieuse après une infection digestive à salmonelles. L'artériopathie infectieuse n'est généralement pas immédiate et est constatée plusieurs semaines après l'infection intestinale. Ainsi certains auteurs recommandent-ils une tomodensitométrie aortique systématique 6 semaines après l'épisode digestif [68]. Le dépistage précoce des artériopathies infectieuses à salmonelles est d'autant plus important que l'anévrysme de l'aorte abdominale infectieux à salmonelle évolue rapidement vers la rupture avec un taux de mortalité dépassant les 50 %. L'éradication du foyer infectieux aortique est également difficile avec un très haut taux de réinfections [17, 64].

Historiquement fréquents, les anévrysmes syphilitiques avaient quasiment disparu ces dernières décennies. Cependant, la réémergence de la syphilis doit attirer l'attention [67]. *Treponema pallidum* était une cause très fréquente d'artériopathies infectieuses localisées au niveau de l'aorte ascendante et la crosse aortique. Elles touchent exceptionnellement l'aorte sous la sixième vertèbre [45]. La prédilection de *Treponema pallidum* pour l'aorte proximale pourrait être simplement liée à l'existence de vasa vasorum plus larges à ce niveau. En effet, les tréponèmes sont connus pour se loger dans les larges vasa vasora de l'aorte thoracique et causer une réponse inflammatoire intense avec destruction transmurale à ce niveau [45].

De très nombreux autres germes ont été décrits comme à l'origine d'artériopathies infectieuses, notamment *Streptococcus pyogenes* [60], *Campylobacter fetus* [16], *Listeria monocytogenes* [3], *Hæmophilus influenzæ* [71], *Serratia marcescens* [47], *Bacteroides thetaiotaomicron* [47], *Klebsiella pneumoniæ* [14], *Streptococcus pneumoniæ* [13], *Citrobacter freundii* [44], *Brucella abortus* [44], *Clostridium* [61], *Coxiella burnetii* [4], *Mycobacterium tuberculosis* [1], *Mycobacterium bovis* [18], *Candida* [10], *Pasteurella* [41] et d'autres [63, 74]. Les infections à champignons sont connues pour être particulièrement agressives tandis que celles à mycobactéries sont volontiers peu destructrices.

Toutefois, dans 25 % des cas, aucun germe n'est retrouvé [9, 51]. L'origine de cette proportion élevée de cultures négatives chez ces patients manifestement atteints d'artériopathies infectieuses reste peu claire. L'antibiothérapie préalable pourrait clairement jouer un rôle, tout comme des méthodes de culture inappropriées [68]. À l'inverse, il faut noter qu'environ un quart des anévrysmes de l'aorte abdominale d'apparences aspécifiques opérés à froid ont des cultures positives au niveau du thrombus et/ou de la paroi artérielle [21, 22, 69]. Les raisons restent obscures et le suivi à long terme de ces patients ne se traduit pas par une augmentation de l'incidence des infections de prothèse. C'est pourquoi les cultures systématiques des parois et thrombi de ces anévrysmes opérés ont été quasi totalement abandonnées.

Pathologie vasculaire

Sièges des infections artérielles

Dans la large revue de S. Brown [9], les infections artérielles prédominent au niveau de l'artère fémorale (38 %) et de l'aorte abdominale (31 %). Les autres sites sont l'artère mésentérique supérieure (8 %), l'artère humérale (7 %), l'artère iliaque (6 %), l'artère carotide (5 %), les artères radiale/ulnaire (3 %), l'artère hépatique (1 %) et rarement l'artère sous-clavière et l'artère poplitée. Il faut noter qu'il n'y avait pas d'anévrysme de l'aorte suprarénale ou thoraco-abdominale dans cette revue. La littérature plus récente a pourtant fait état de plusieurs rapports concernant ces localisations. Cela suggère que l'aorte pourrait être en fait le premier site atteint par ordre de fréquence. Ainsi, dans les séries de B. Muller [50] et G. Oderich [51], les anévrysmes de l'aorte suprarénale et thoraco-abdominale représentaient-ils environ la moitié des anévrysme aortiques.

Facteurs de risque

Généralement, les patients admis pour artériopathies infectieuses présentent un ou plusieurs facteurs d'immunodépression chronique [27, 50, 51, 53, 61, 66]. Un cancer, une pathologie générale chronique, une corticothérapie au long cours, une infection par le virus de l'immunodéficience humaine (VIH), un diabète, une insuffisance rénale chronique, une cirrhose ou encore une neutropénie ont pu être incriminés.

Diagnostic clinique

La clinique est souvent aspécifique. Toutefois, un syndrome infectieux général est la règle. Il peut manquer dans les artériopathies infectieuses liées à des germes peu virulents, telles les mycobactéries. L'apparition d'un syndrome de réponse inflammatoire systémique (SIRS) est péjorative car associée à une augmentation de la mortalité [23, 32, 48]. Un syndrome de réponse inflammatoire systémique est défini par l'association d'au moins deux des quatre critères suivants :
– température supérieure à 38 °C ou inférieure à 36 °C ;
– fréquence cardiaque supérieure à 90/min ;
– tachypnée supérieure à 20/min ou $PaCO_2$ inférieure à 32 mmHg ;
– taux de globules blancs supérieur à 12 000/mm^3 ou inférieur à 4 000/mm^3.

Les anévrysmes aortiques infectés sont typiquement accompagnés de douleurs dorsales avec psoïtis tandis que les anévrysmes périphériques se présentent comme des masses pulsatiles plus ou moins associées à des images de « points noirs » signant une rupture imminente.

Diagnostic paraclinique

Diagnostic positif

Examens biologiques

Biologiquement, une hyperleucocytose ou une leucopénie sont observées. La vitesse de sédimentation (VS), la protéine C réactive (CRP) et la procalcitonine (PCT) sont également élevées. Les hémocultures sont positives dans 75 % des cas [9, 51, 68]. Les cultures directes du site infecté sont les plus informatives [51, 68].

Examens morphologiques

Les examens morphologiques peuvent être séparés en examens anatomiques directs (échographie-Doppler, tomodensitométrie, IRM, artériographie, endoscopie), examens d'imagerie fonctionnelle (scintigraphie aux leucocytes marqués) et examens d'imagerie combinée (tomodensitométrie par émission de positons) [8].

Examens anatomiques directs

Échographie-Doppler

C'est l'examen le plus simple à réaliser et à obtenir. Son intérêt est limité pour les artériopathies infectieuses aortiques, mais il peut être utile dans les périphériques. Il recherche un anévrysme sacciforme, un pseudo-anévrysme, des signes de rupture contenue dans les tissus adjacents, une infiltration de la graisse péri-artérielle et/ou une collection péri-artérielle. Il peut guider la ponction d'une collection péri-artérielle lorsqu'il est réalisé par des mains expérimentées.

Tomodensitométrie

Il s'agit très probablement de l'examen le plus fréquemment utilisé en cas d'artériopathie infectieuse de nos jours. Il recherche un anévrysme sacciforme, un pseudo-anévrysme, des signes de rupture contenue dans les tissus adjacents, des bulles de gaz péri-artériel hautement évocatrices, une infiltration de la graisse péri-artérielle, une collection adjacente, un halo clair péri-artériel.

IRM

Plus difficile à obtenir, l'IRM possède pourtant une capacité unique à distinguer une infiltration péri-artérielle d'une collection vraie. L'infiltration produit habituellement un signal de basse intensité en T1 et en T2 alors que la collection donnera des images de moyenne ou basse intensité en T1 et de forte intensité en T2. Une limite majeure de l'IRM est surtout de ne pas faire clairement la différence entre une bulle gazeuse et une calcification artérielle, car toutes deux donnent une absence de signal.

Artériographie

Elle n'est d'aucune utilité pour le diagnostic initial d'artériopathie infectieuse puisqu'elle n'opacifie que la lumière circulante de l'artère. Si elle est malgré tout réalisée, elle peut montrer un anévrysme sacciforme, un pseudo-anévrysme ou des signes de rupture « contenue » dans les tissus adjacents. En pratique, cet examen ne doit pas être réalisé à la recherche d'une infection en cas de suspicion d'artériopathie infectieuse. L'artériographie est en revanche utile en pré-opératoire pour aider le chirurgien à planifier son geste.

Endoscopie

Les endoscopies hautes et basses peuvent s'avérer utiles en cas de saignement digestif avec une suspicion de fistule aortoviscérale. Cependant il faut noter que les fistules aortoviscérales primaires sont exceptionnelles. Elles sont généralement rencontrées dans des cadres secondaires, chez des patients ayant eu une chirurgie aortique avec implantation prothétique.

Examens d'imagerie fonctionnelle

La scintigraphie aux leucocytes marqués est difficile à obtenir. Elle est aujourd'hui réalisée au technétium 99m (^{99m}Tc) exametazime ou à l'indium 111. Elle présente une sensibilité et une spécificité supérieure à 80 % en cas d'artériopathie infectieuse [8]. Elle reste peu utilisée en pratique.

Examens d'imagerie combinée

Il s'agit de la tomodensitométrie par émission de positons (TEP) couplée au fluorodésoxyglucose. Elle est également peu utilisée en pratique, notamment du fait de sa difficulté d'obtention.

Bilan d'extension

La tomodensitométrie corps entier est la règle à la recherche d'autres anévrysmes sur l'arbre artériel et d'abcès profonds occultes.

Examens à visée étiologique

La recherche étiologique est fondamentale. Elle vise à éviter une réinfection précoce et à distance. Les hémocultures répétées orientent cette recherche. L'endocardite doit être « traquée » par échographie cardiaque transthoracique et transœsophagienne. Il ne faut pas hésiter à répéter un examen négatif 3 à 4 semaines après l'épisode car sa positivation n'est pas exceptionnelle. Les examens sérologiques (recherche de *Salmonella*, *Campylobacter*, *Shigella*, *Pasteurella*, *Brucella*, *Bartonella henselæ*, *Borrelia burgdorferi*, *Coxiella burnetii*) et les PCR (*polymerase chain reaction*) s'avèrent utiles en cas d'hémocultures négatives (recherche de rickettsies, *Bartonella* spp., *Chlamydia trachomatis*, *Chlamydia pneumoniæ*, *Brucella melitensis* et *Coxiella burnetii*). La recherche d'un facteur favorisant (VIH, cancer, hémopathie, diabète) doit être envisagée au décours du traitement.

Anévrysmes infectieux aortiques

Les anévrysmes infectieux aortiques représentent environ un tiers des artériopathies infectieuses [9]. Tous les segments de l'aorte peuvent être atteints, depuis l'aorte ascendante jusqu'à la bifurcation aortique [50, 51]. Environ la moitié des infections aortiques siègent sur l'aorte sous-rénale [50, 51, 68]. Depuis la disparition des anévrysmes syphilitiques, l'aorte ascendante et la crosse aortique sont rarement atteintes. Aucun diagnostic formel n'est possible. Le diagnostic repose sur un faisceau d'arguments et non uniquement sur des cultures bactériologiques, puisque 20 à 25 % des anévrysmes de l'aorte abdominale opérés ont des cultures artérielles positives sans aucun signe pré-, per ou post-opératoire tardif d'infection [21, 22, 69].

Anévrysmes infectieux de l'aorte abdominale

Les anévrysmes infectieux de l'aorte abdominale restent rares et ne représentent que 0,6 à 3 % des anévrysmes aortiques [62]. Il s'agit le plus souvent d'aortites bactériennes sur aorte à paroi parallèle (non anévrysmale avant la greffe infectieuse). Un état d'immunodépression préalable (hémopathie, cancer, traitement corticoïde ou immunosuppresseur, diabète, cirrhose, VIH) est fréquemment retrouvé [27, 50, 51, 61, 66]. Les situations supprimant le suc gastrique (gastrectomies, traitement par inhibiteur de la pompe à protons) pourraient favoriser les infections à salmonelles [62].

Cliniquement, l'anévrysme de l'aorte abdominale infectieux est typiquement symptomatique et associe fièvre, douleurs abdominales et lombaires, masse battante abdominale et hyperleucocytose [22, 50, 51, 62]. La présence d'un abcès du psoas ou d'une spondylodiscite de voisinage dans 25 à 40 % des cas est hautement évocatrice [6, 25, 59, 62]. L'augmentation de taille rapide d'un anévrysme suite à un épisode infectieux et/ou la rupture de l'anévrysme de l'aorte abdominale dans un site peu habituel (tube digestif, veine cave inférieure) sont évocateurs.

Les salmonelles (notamment *Salmonella typhimurium*) et les staphylocoques sont les agents infectieux prédominants (25 à 75 % des cas) [9]. Toutefois, une multitude de bactéries à Gram positif, à Gram négatif et intracellulaires ont été décrites comme à l'origine d'artériopathies infectieuses [9, 50, 51, 68]. L'isolement du germe responsable repose sur les hémocultures, les cultures des prélèvements locaux (paroi artérielle, thrombus), le prélèvement de la supposée porte d'entrée. Lorsque les cultures restent négatives, l'examen sérologique et les PCR peuvent être réalisés. Les sérologies permettent le diagnostic d'infection à *Salmonella*, *Campylobacter*, *Shigella*, *Pasteurella*, *Brucella* ou d'infection à germes intracellulaires comme *Bartonella henselæ*, *Borrelia burgdorferi* ou *Coxiella burnetii*. Les techniques de PCR permettent le diagnostic d'infections à rickettsies, *Bartonella* spp., *Chlamydia trachomatis*, *Chlamydia pneumoniæ*, *Brucella melitensis* et *Coxiella burnetii* [9, 50, 51, 62, 68].

Sans traitement, l'anévrysme de l'aorte abdominale infectieux est toujours mortel. Il constitue donc une urgence médico-chirurgicale. Un traitement antibiotique à large spectre doit être débuté par voie veineuse dès que possible. Il s'agit toujours d'une bi-antibiothérapie maintenue par voie intraveineuse pour au moins 15 jours et poursuivie per os pour une durée minimale de 6 semaines. De nombreux praticiens la poursuivent en fait 3 à 6 mois, voire à vie. Cependant, aucune évidence solide n'existe sur la durée de l'antibiothérapie.

Non opéré, l'anévrysme de l'aorte abdominale infectieux reste mortel dans la grande majorité des cas malgré un traitement antibiotique prolongé. Certains ont évoqué le possible intérêt d'un traitement antibiotique à vie en cas d'anévrysme à salmonelle chez les patients inopérables [19, 29]. Cette attitude peut se discuter chez des malades en très mauvais état général. L'association d'un traitement chirurgical radical reste toutefois la règle.

Le traitement chirurgical est complexe et ne fait l'objet d'aucune recommandation ou consensus. La résection complète des tissus infectés en constitue la base. L'anévrysme de l'aorte abdominale doit être réséqué et non mis à plat comme ce qui est fait habituellement dans les anévrysmes non infectieux. Un abcès du psoas doit être drainé et une spondylodiscite curetée. Si une résection complète des tissus infectés est possible, la tendance actuelle est à réaliser une revascularisation in situ. Le problème principal est alors celui du matériel (substitut vasculaire) à utiliser. Un matériel non prothétique est logiquement préférable. Les allogreffes artérielles cryopréservées sont de plus en plus utilisées [28, 35]. Elles présentent l'avantage d'être relativement simples d'utilisation et d'avoir une bonne résistance à l'infection. Elles ne sont en revanche pas toujours disponibles, notamment en urgence, et peuvent se dégrader lors du suivi (risques de rupture, dilatations anévrysmales, sténoses). Les veines profondes autologues des membres inférieurs (veines fémorales superficielles) constituent un excellent matériel [20]. Leur résistance à l'infection est très bonne, tout comme leur perméabilité. En revanche, leur prélèvement peut s'avérer long et fastidieux. La quasi-totalité des patients présentent des œdèmes des membres inférieurs en post-opératoire. Généralement transitoires, ils peuvent malheureusement persister dans de rares cas.

Les prothèses imprégnées d'antibiotiques ou de sels d'argent ne sont pas à exclure en cas d'urgence [7, 26]. Elles ont un rôle antimicrobien transitoire, mais non à long terme. Leur utilisation sur des anévrysmes infectieux à germe à croissance lente (*Staphylococcus epidermidis*, mycobactérie) semble acceptable.

En cas de résection incomplète des tissus infectés ou de sepsis majeur, la revascularisation in situ est à éviter. Dans ces cas, la ligature du moignon aortique sous les artères rénales associée à un pontage extra-anatomique (type pontage axillo-bifémoral) demeure une solution [50]. La ligature du moignon aortique est réputée difficile et il est difficile de savoir si la zone de ligature est véritablement indemne d'infection.

Dans tous les cas, la couverture ou le comblement de la zone infectée doit se faire par une épiplooplastie et un large drainage post-opératoire est nécessaire.

Le traitement endovasculaire par endoprothèse couverte semble conceptuellement à éviter puisqu'il laisse en place l'infection tout en y ajoutant du matériel étranger. Toutefois plusieurs auteurs l'ont décrit dans des cas urgents (ruptures) chez des patients en mauvais état général [15, 24, 34]. Ils l'associent dans ces cas à une antibiothérapie à vie. Il faut considérer ce traitement comme temporaire, destiné à sortir d'une situation critique, et qui sera complété par un traitement chirurgical radical à distance lorsque la situation sera stabilisée. Plusieurs cas de bons résultats à long terme ont même été décrits. Sur la base d'une revue de C. Kan [34], il semble possible de proposer un traitement endovasculaire lorsque le plus de conditions suivantes est présent :

– hémocultures négatives lors de l'implantation (même après une antibiothérapie préopératoire) ;

– absence d'infection régionale (abcès, spondylodiscite) ou possibilité de drainage chirugical ou percutané ;

– possibilité d'antibiothérapie au long cours. Les infections à salmonelles semblent ne pas devoir être traitées par endoprothèse du fait de la haute probabilité d'infection du matériel implanté [24, 34].

Anévrysmes infectieux de l'aorte thoracique descendante et thoraco-abdominale

Ils représentent aujourd'hui environ la moitié des anévrysmes aortiques infectieux [50, 51]. La pathogénie et les germes en cause ne diffèrent pas de ceux des autres anévrysmes aortiques infectieux. Cependant, leur gravité est extrême du fait de l'implication possible d'artères à destinée viscérale ou rénale. Par ailleurs, les anévrysmes infectieux secondaires à des fistules aorto-œsophagiennes et aorto-bronchiques doivent être individualisés car ils posent également le problème de la reconstruction viscérale associée [70]. La lésion responsable de la fistule peut être une lésion aortique qui a érodé ou s'est rompue dans la cavité viscérale, ou une lésion viscérale contiguë comme une tumeur ou un traumatisme venu contaminer la paroi aortique. L'association à une spondylodiscite de voisinage est également possible. La tomodensitométrie thoraco-abdominale avec injection de produit de contraste est l'examen clef du bilan, permettant d'examiner les rapports de l'artériopathie infectieuse avec les viscères et les vertèbres, et localiser éventuellement les artères à destinée médullaire. Le traitement chirurgical ne peut faire appel qu'aux seuls substituts vasculaires de gros calibre : les allogreffes artérielles cryopréservées [39] (Figure S06-P01-C04-1) ou les prothèses en polyester (Dacron®) [31]. En revanche, le clampage aortique haut situé nécessite une décharge cardiaque et éventuellement une perfusion des artères viscérales si l'intervention s'annonce longue ou difficile. Plusieurs moyens sont à disposition comme l'utilisation de la circulation extracorporelle partielle fémoro-fémorale, le shunt artérioveineux ou encore le pontage axillo-bifémoral temporaire de décharge. Le choix est affaire d'école et de disponibilité. Comme pour les anévrysmes sous-rénaux, si les tissus de voisinage peuvent être correctement nettoyés et drainés, une revascularisation in situ est possible. Si le germe est à croissance lente ou peu agressif, des prothèses ont été utilisées avec succès [31]. Dans le cas contraire, les allogreffes semblent logiquement préférables [39]. Si les tissus de voisinage ne peuvent être correctement nettoyés macroscopiquement, une résection aortique avec revascularisation extra-anatomique (pontage à partir de l'aorte ascendante ou thoracique descendante) semble la seule option. Là aussi, l'antibiothérapie doit être prolongée. Les endoprothèses aortiques plus ou moins associées à des pontages anatomiques ont été également utilisés, avec les mêmes avantages et inconvénients que pour les artériopathies infectieuses de l'aorte sous-rénale [36, 46, 58]. Leur place semble particulièrement intéressante dans la gestion en urgence de la rupture artérielle [46] ou des fistules aortoviscérales [36, 46, 58].

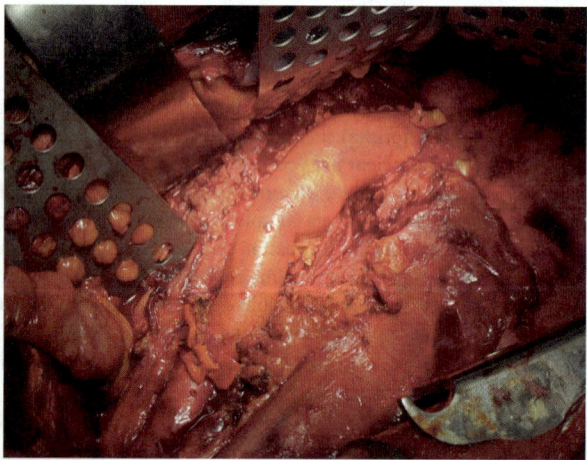

Figure S06-P01-C04-1 Vue per opératoire après remplacement de l'aorte thoraco-abdominale par une allogreffe aortique pour anévrysme septique à bacille à Gram négatif.

Anévrysmes infectieux de l'aorte ascendante et de la crosse aortique

Beaucoup plus rares depuis la quasi-disparition des anévrysmes syphilitiques, les étiologies actuelles sont surtout secondaires (après pontage coronaire ou autre chirurgie cardiaque) [49]. La reconstruction chirurgicale doit, dans ces cas, tenir compte d'une protection cardiaque supplémentaire avec cardioplégie et d'une protection cérébrale par hypothermie et/ou perfusion des troncs supra-aortique [49]. Dans les cas les plus difficiles (rupture contenue, inflammation majeure, difficultés de contrôle), l'intervention est débutée en arrêt circulatoire avec hypothermie profonde.

Anévrysmes infectieux des artères périphériques

Cas général

Ils représenteraient 2 à 3 % des anévrysmes artériels périphériques [9]. La plupart siègent au niveau de l'artère fémorale (Figure S06-P01-C04-2), car il s'agit d'une localisation fréquente de la maladie athéromateuse et d'un site privilégié de ponctions artérielles. Dans la série française de l'AURC (Association universitaire pour la recherche en chirurgie), son atteinte était retrouvée dans 59 % des artériopathies infectieuses périphériques [55]. Il en était de même dans la revue de S. Brown (54,8 % des cas) [9]. Toutes les autres artères peuvent être atteintes, avec une prédilection pour les autres artères du membre inférieur (poplitée, axes jambiers ; 23 % des cas dans la série de l'AURC) (Figure S06-P01-C04-3) suivies des artères carotides (12 % des cas dans la série de l'AURC), toutes sièges d'athérosclérose. Les artères du membre supérieur sont moins fréquemment atteintes (6 % dans la série de l'AURC) et la localisation humérale doit alerter sur une étiologie post-ponction, notamment chez le toxicomane ou le sujet ayant eu un cathétérisme récent. Enfin, la recherche d'un autre anévrysme infectieux à distance est importante car environ un quart des patients présentent des anévrysmes multiples [9, 55].

Du point de vue bactériologique, les artériopathies infectieuses périphériques ne diffèrent pas des autres artériopathies infectieuses, à l'exception de celles post-traumatiques. Ces dernières sont souvent colonisées par *Staphylococcus aureus* [2], qu'ils soient iatrogènes ou auto-induits chez le toxicomane. Sur cette population, J. Johnson [33] identifiait ce micro-organisme dans 71 % des hémocultures et 76 % des cultures tissulaires, avec un taux important de résistance à la méthicilline. *Pseudomonas æruginosa* était isolé dans 21 % des hémocultures et 18 % des cultures tissulaires. *Staphylococcus epidermidis* est fréquent dans les artériopathies infectieuses iatrogènes [72].

La stratégie thérapeutique associe une antibiothérapie de longue durée au traitement chirurgical. L'antibiothérapie doit être débutée après les prélèvements bactériologiques de préférence et être maintenue pour une durée de 6 semaines minimum. Le traitement chirurgical comprend au minimum une excision de l'anévrysme infectieux associé au parage et drainage des tissus infectés.

Le problème de la revascularisation dans le même temps opératoire doit être discuté au cas par cas [2, 33, 54, 55, 57]. La revascularisation est fonction de la localisation de l'anévrysme, de l'état général, de la qualité du réseau collatéral de suppléance et de l'importance du sepsis locorégional. Lorsque l'imagerie pré-opératoire laisse espérer une collatéralité suffisante, la revascularisation immédiate n'est pas toujours nécessaire [54, 57]. C'est le cas généralement des anévrysmes infectieux de la fémorale superficielle, de la fémorale profonde, des axes jambiers, des artères de l'avant-bras et de la carotide externe. La revascularisation semble en revanche impérative concernant les artériopa-

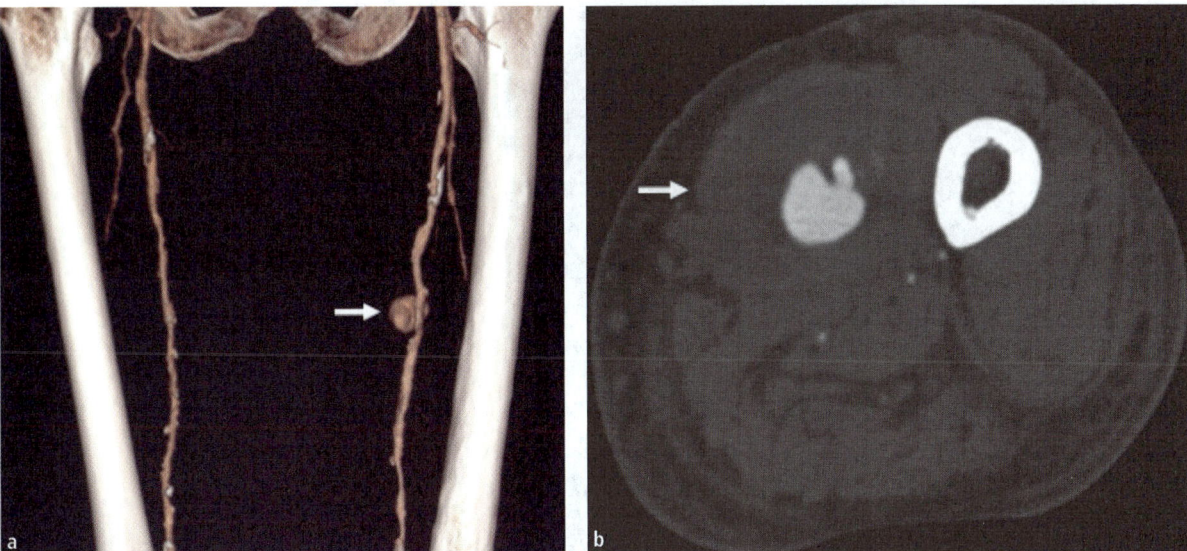

Figure S06-P01-C04-2 Anévrysme septique de l'artère fémorale superficielle droite à *Staphylococcus aureus* chez un patient de 80 ans (**a** et **b**, flèche). Noter la morphologie sacciforme évocatrice de l'anévrysme. Le bilan échographique retrouvait une endocardite sur valve aortique native. Le traitement de l'anévrysme a consisté en une antibiothérapie prolongée associée à une résection artérielle et une revascularisation par pontage en veine saphène interne autologue.

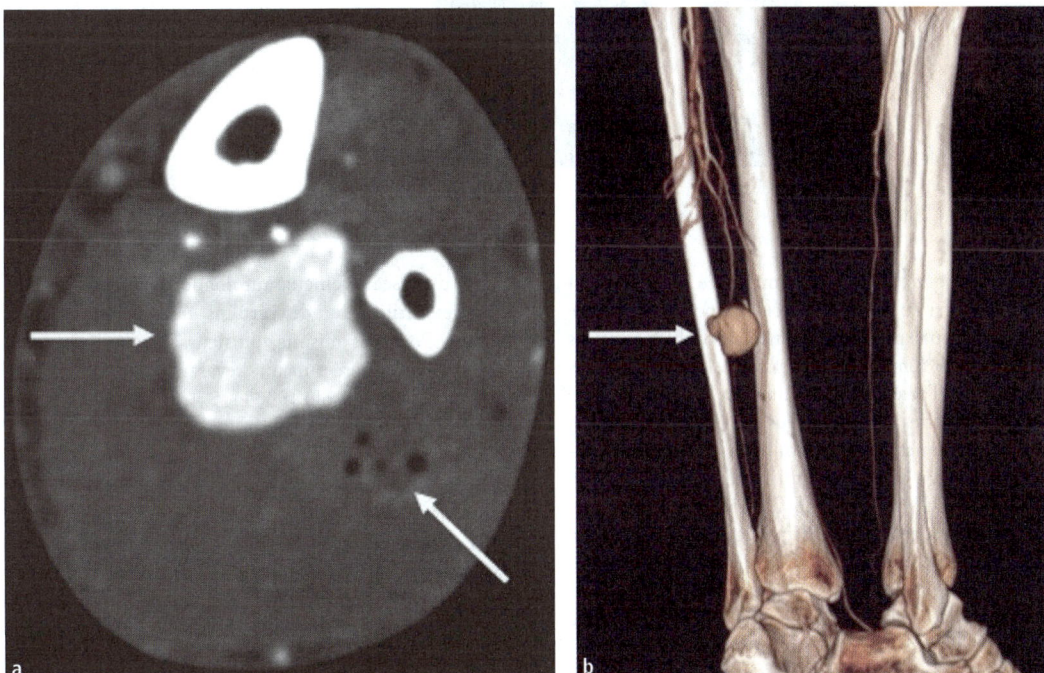

Figure S06-P01-C04-3 Anévrysme septique de l'artère péronière suite à un traumatisme pénétrant de la jambe. La patiente s'était blessée avec une branche de rosier en faisant du jardinage. Le traumatisme initial a été négligé et la patiente a consulté 3 mois plus tard pour un tableau de grosse jambe rouge inflammatoire avec fièvre. Le traitement a consisté en une résection chirurgicale de l'anévrysme sans revascularisation du fait du bel aspect des autres axes artériels jambiers.

thies infectieuses de la fémorale commune, de la carotide commune et de la carotide interne.

Lorsque la revascularisation artérielle est réalisée dans le même temps, l'objectif est d'éviter une réinfection de la revascularisation. Dans tous les cas, l'excision des tissus macroscopiquement infectés ou douteux est impérative et doit être scrupuleuse. Les anastomoses doivent être réalisées sur des artères saines, le pontage doit tunnélisé de préférence dans un trajet non infecté (extra-anatomique) et recouvert au besoin d'un lambeau musculotendineux (type lambeau de Sartorius ou de grand droit au niveau fémoral). La revascularisation

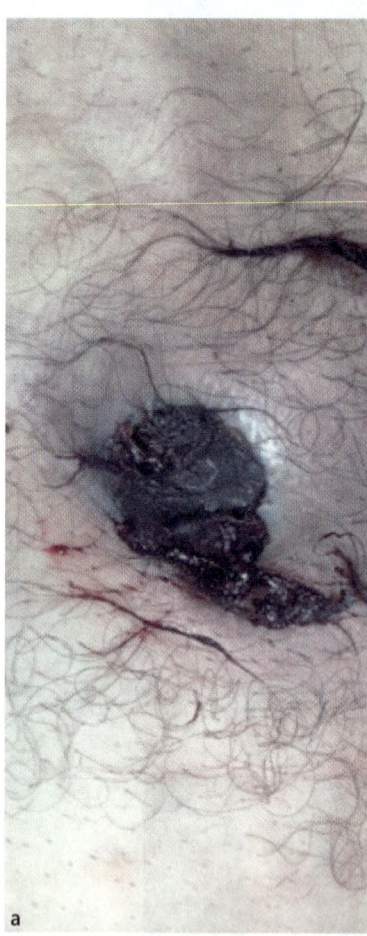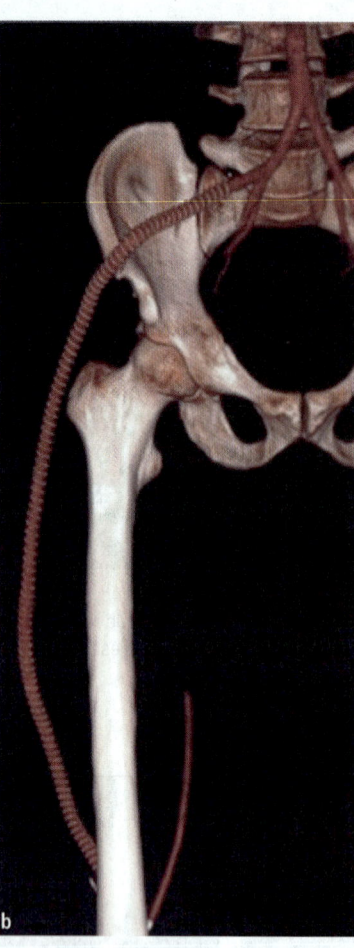

Figure S06-P01-C04-4 Faux anévrysme septique. **a)** Patient de 40 ans toxicomane parentéral admis en urgence pour faux anévrysme septique de l'artère fémorale commune droite en voie de rupture à la peau (« points noirs »). **b)** Une résection de l'artère fémorale a été nécessaire, associée à un pontage extra-anatomique iliopoplité par voie externe.

in situ peut se discuter lorsque l'infection est maîtrisée localement, si le germe est peu agressif et si un substitut vasculaire non prothétique est disponible. Les substituts potentiellement disponibles sont les veines saphènes, les veines fémorales superficielles [5], les artères fémorales superficielles et l'artère iliaque interne. En l'absence de greffon autogène, les allogreffes cryopréservées peuvent être utilisées, mais elles posent des problèmes de disponibilité et de longueur parfois insuffisante [55]. Il s'agit toutefois d'un matériel dont la résistance à l'infection est bien démontrée [42]. Enfin, lorsqu'aucun de ces substituts n'est utilisable, une prothèse imprégnée d'antibiotique ou de sels d'argent reste une option. Elle doit alors être tunnelisée de manière extra-anatomique tant que possible. Le traitement endovasculaire par stents couverts ne semble pas idéal en première intention sauf en cas d'urgence chez un patient à haut risque dans l'attente d'une allogreffe artérielle. Cependant, ce type de réparation peut s'avérer durable lorsqu'elle est associée à une antibiothérapie prolongée [12, 38, 43].

Cas particulier du patient toxicomane parentéral

Le toxicomane parentéral qui a épuisé son capital veineux superficiel tente généralement de ponctionner les sites artériels aisément accessibles. Le trépied fémoral (notamment l'artère fémorale commune) est le plus souvent concerné [33, 54, 57]. L'artère humérale vient en seconde position [33]. Traités en phase aiguë, ces anévrysmes infectieux sont volontiers associés à une cellulite régionale diffuse qui pose plusieurs problèmes. La revascularisation simultanée est à haut risque de réinfection, notamment du fait de la pauvreté du réseau veineux autologue. L'extension de la cellulite peut rendre l'utilisation de certains trajets extra-anatomiques inutilisables. Pour ces raisons, plusieurs auteurs proposent une ligature artérielle première puis une revascularisation différée, une fois l'épisode infectieux résolu [33, 54, 57]. Toutefois, lorsqu'une triple ligature est réalisée au niveau du trépied fémoral, le risque d'amputation est de 33 % [57]. La revascularisation du trépied fémoral emprunte des trajets extra-anatomique distants comme le trou obturateur ou un trajet externe tunnelisé dans ou sur la crête iliaque (Figure S06-P01-C04-4). Il faut noter que ce dernier pontage reste relativement accessible pour le toxicomane qui peut être tenté de réaliser ces injections ultérieures en le ponctionnant. Globalement, les risques de réinfections sont très élevés sur ce terrain [54].

Conclusion

Les artériopathies infectieuses sont rares mais graves. Tous les sites artériels peuvent être concernés. Le diagnostic doit faire explorer l'ensemble de l'arbre artériel à la recherche d'autres anévrysmes occultes. Idéalement, le traitement fait appel au débridement locorégional, l'excision de l'artère infectée, la revascularisation in situ ou extra-anatomique par le matériel disponible le plus résistant à l'infection et l'antibiothérapie prolongée au minimum 6 semaines. La recherche étiologique, notamment par des échographies cardiaques répétées, est fondamentale pour éviter une réinfection locale ou à distance.

Bibliographie

1. AVARO JP, AMABILE P, PAULE P et al. An unusual combination of a tuberculous aneurysm of the thoracic aorta and a degenerative aneurysm of the infrarenal abdominal aorta. Ann Vasc Surg, 2011, 25 : 700.e9-700.e12.
2. AZÉMA L, GOUËFFIC Y, DAVAINE JM et al. Anévrysmes infectieux des artères périphériques. *In* : O Goëau-Brissonnière, E Kieffer, JB Ricco. Infections artérielles en 2009. Villiers-le-Bel, Global Media Santé, 2009 : 49-56.
3. BAL A, SCHÖNLEBEN F, AGAIMY A et al. *Listeria monocytogenes* as a rare cause of mycotic aortic aneurysm. J Vasc Surg, 2010, 52 : 456-459.
4. BENDERMACHER BL, PEPPELENBOSCH AG, DAEMEN JW et al. Q fever (*Coxiella burnetii*) causing an infected thoracoabdominal aortic aneurysm. J Vasc Surg, 2011, 5 : 1402-1404.
5. BENJAMIN ME, COHN EJ JR, PURTILL WA et al. Arterial reconstruction with deep leg veins for the treatment of mycotic aneurysms. J Vasc Surg, 1999, 30 : 1004-1015.
6. BHOGAL RH, NAYEEMUDDIN M, AKHTAR I et al. Continued lumbar spinal erosion after repair of chronic contained rupture of a mycotic abdominal aortic aneurysm. Surg Infect (Larchmt), 2008, 9 : 475-480.
7. BISDAS T, WILHELMI M, HAVERICH A, TEEBKEN OE. Cryopreserved arterial homografts vs silver-coated Dacron grafts for abdominal aortic infections with intraoperative evidence of microorganisms. J Vasc Surg, 2011, 53 : 1274-1281.
8. BOCCARDO J, GOLDSTONE J. Diagnosis of arterial and vascular graft infections. *In* : O Goëau-Brissonnière, E Kieffer, JB Ricco. Infections artérielles en 2009. Villiers-le-Bel, Global Media Santé, 2009 : 16-23.
9. BROWN SL, BUSUTTIL RW, BAKER JD et al. Bacteriologic and surgical determinants of survival in patients with mycotic aneurysms. J Vasc Surg, 1984, 1 : 541-547.
10. BRUNNER S, ENGELMANN MG, NÄBAUER M. Thoracic mycotic pseudoaneurysm from *Candida albicans* infection. Eur Heart J, 2008, 29 : 1515.
11. BUCKMASTER MJ, CURCI JA, MURRAY PR et al. Source of elastin-degrading enzymes in mycotic aortic aneurysms : bacteria or host inflammatory response ? Cardiovasc Surg, 1999, 7 : 16-26.
12. CALLAERT JR, FOURNEAU I, DAENENS K et al. Endoprosthetic treatment of a mycotic superficial femoral artery aneurysm. J Endovasc Ther, 2003, 10 : 843-845.
13. CARTERY C, ASTUDILLO L, DEELCHAND A et al. Abdominal infectious aortitis caused by *Streptococcus pneumoniae* : a case report and literature review. Ann Vasc Surg, 2011, 25 : 266.e9-266.e16.
14. CHEN YJ, CHEN SY, WANG JT, HSUEH PR. Mycotic aneurysm caused by gas-forming serotype K5 *Klebsiella pneumoniae*. Int J Infect Dis, 2009, 13 : e47-e48.
15. CLOUGH RE, BLACK SA, LYONS OT et al. Is endovascular repair of mycotic aortic aneurysms a durable treatment option ? Eur J Vasc Endovasc Surg, 2009, 37 : 407-412.
16. COCHENNEC F, GAZAIGNE L, LESPRIT P et al. Aortoiliac aneurysms infected by *Campylobacter fetus*. J Vasc Surg, 2008, 48 : 815-820.
17. COHEN PS, O'BRIEN TF, SCHOENBAUM SC et al. The risk of endothelial infection in adults with salmonella bacteremia. Ann Intern Med, 1978, 89 : 931-932.
18. COSCAS R, ARLET JB, BELHOMME D et al. Multiple mycotic aneurysms due to *Mycobacterium bovis* after intravesical bacillus Calmette-Guérin therapy. J Vasc Surg, 2009, 50 : 1185-1190.
19. DONABEDIAN H. Long-term suppression of *Salmonella aortitis* with an oral antibiotic. Arch Intern Med. 1989, 149 : 1452.
20. DORWEILER B, NEUFANG A, CHABAN R et al. Use and durability of femoral vein for autologous reconstruction with infection of the aortoiliofemoral axis. J Vasc Surg, 2014, 59 : 675-683.
21. ERNST CB, CAMPBELL HC JR, DAUGHERTY ME et al. Incidence and significance of intra-operative bacterial cultures during abdominal aortic aneurysmectomy. Ann Surg, 1977, 185 : 626-633.
22. FARKAS JC, FICHELLE JM, LAURIAN C et al. Long-term follow-up of positive cultures in 500 abdominal aortic aneurysms. Arch Surg, 1993, 128 : 284-248.
23. FILLMORE AJ, VALENTINE RJ. Surgical mortality in patients with infected aortic aneurysms. J Am Coll Surg, 2003, 196 : 435-441.
24. FORBES TL, HARDING GE. Endovascular repair of Salmonella-infected abdominal aortic aneurysms : a word of caution. J Vasc Surg, 2006, 44 : 198-200.
25. GATIBELZA ME, LAROYE B, LOMBARD J et al. Management of a ruptured infected abdominal aortic aneurysm and a spondylodiscitis due to *Gemella haemolysans*. Ann Vasc Surg, 2009, 23 : 536.e13-536.e17.
26. GOËAU-BRISSONNIÈRE O, JAVERLIAT I, KOSKAS F et al. Rifampin-bonded vascular grafts and postoperative infections. Ann Vasc Surg, 2011, 25 : 134-142.
27. GOUNY P, VALVERDE A, VINCENT D et al. Human immunodeficiency virus and infected aneurysm of the abdominal aorta : report of three cases. Ann Vasc Surg, 1992, 6 : 239-243.
28. HARLANDER-LOCKE MP, HARMON LK, LAWRENCE PF et al. Vascular low-frequency disease consortium. The use of cryopreserved aortoiliac allograft for aortic reconstruction in the United States. J Vasc Surg, 2014, 59 : 669-674.e1.
29. HSU RB, CHANG CI, WU IH, LIN FY. Selective medical treatment of infected aneurysms of the aorta in high risk patients. J Vasc Surg, 2009, 49 : 66-70.
30. HSU RB, CHEN RJ, WANG SS et al. Infected aortic aneurysms : clinical outcome and risk factor analysis. J Vasc Surg, 2004, 40 : 30-35.
31. HSU RB, LIN FY. Infected aneurysm of the thoracic aorta. J Vasc Surg, 2008, 47 : 270-276.
32. IHAYA A, CHIBA Y, KIMURA T et al. Surgical outcome of infectious aneurysm of the abdominal aorta with or without SIRS. Cardiovasc Surg, 2001, 9 : 436-440.
33. JOHNSON JR, LEDGERWOOD AM, LUCAS CE. Mycotic aneurysm. New concepts in therapy. Arch Surg, 1983, 118 : 577-582.
34. KAN CD, LEE HL, YANG YJ. Outcome after endovascular stent graft treatment for mycotic aortic aneurysm : a systematic review. J Vasc Surg, 2007, 46 : 906-912.
35. KATZ SG, ANDROS G, KOHL RD. Salmonella infections of the abdominal aorta. Surg Gynecol Obstet, 1992, 175 : 102-106.
36. KAWAHARADA N, KURIMOTO Y, ITO T et al. Endovascular stent-graft repair of aortobronchial fistulas. Ann Thorac Surg, 2012, 94 : 524-529.
37. KIEFFER E, GOMES D, CHICHE L et al. Allograft replacement for infrarenal aortic graft infection : early and late results in 179 patients. J Vasc Surg, 2004, 39 : 1009-1017.
38. KLONARIS C, KATSARGYRIS A, VASILEIOU I et al. Hybrid repair of ruptured infected anastomotic femoral pseudoaneurysms : emergent stent-graft implantation and secondary surgical debridement. J Vasc Surg, 2009, 49 : 938-945.
39. KNOSALLA C, WENG Y, YANKAH AC et al. Using aortic allograft material to treat mycotic aneurysms of the thoracic aorta. Ann Thorac Surg, 1996, 61 : 1146-1152.
40. KOCK L. Ueber Aneurysma der Arterial Mesenterichae Superioris. Inag Erlangen, 1851.
41. KOELEMAY MJ. Pasteurella multocida infection, a rare cause of mycotic abdominal aortic aneurysm. J Vasc Surg, 2009, 50 : 1496-1498.
42. KOSKAS F, GOËAU-BRISSONNIÈRE O, NICOLAS MH et al. Arteries from human beings are less infectible by *Staphylococcus aureus* than polytetrafluoroethylene in an aortic dog model. J Vasc Surg, 1996, 23 : 472-476.
43. KWON K, CHOI D, CHOI SH et al. Percutaneous stent-graft repair of mycotic common femoral artery aneurysm. J Endovasc Ther, 2002, 9 : 690-693.
44. KWON TW, KIM HK, MOON KM et al. In situ polytetrafluoroethylene graft bypass for primary infected aneurysm of the infrarenal abdominal aorta. World J Surg, 2010, 34 : 1689-1695.
45. LEON LR JR, MILLS JL SR. Diagnosis and management of aortic mycotic aneurysms. Vasc Endovasc Surg, 2010, 44 : 5-13.
46. LEW WK, ROWE VL, CUNNINGHAM MJ, WEAVER FA. Endovascular management of mycotic aortic aneurysms and associated aortoaerodigestive fistulas. Ann Vasc Surg, 2009, 23 : 81-89.
47. MAEDA H, UMEZAWA H, GOSHIMA M et al. Primary infected abdominal aortic aneurysm : surgical procedures, early mortality rates, and a survey of the prevalence of infectious organisms over a 30-year period. Surg Today, 2011, 41 : 346-351.
48. MCCREADY RA, BRYANT MA, DIVELBISS JL et al. Arterial infections in the new millenium : an old problem revisited. Ann Vasc Surg, 2006, 20 : 590-595.
49. MEERKIN D, YINNON AM, MUNTER RG et al. *Salmonella* mycotic aneurysm of the aortic arch : case report and review. Clin Infect Dis, 1995, 21 : 523-528.
50. MÜLLER BT, WEGENER OR, GRABITZ K et al. Mycotic aneurysms of the thoracic and abdominal aorta and iliac arteries : experience with anatomic and extra-anatomic repair in 33 cases. J Vasc Surg, 2001, 33 : 106-113.
51. ODERICH GS, PANNETON JM, BOWER TC et al. Infected aortic aneurysms : aggressive presentation, complicated early outcome, but durable results. J Vasc Surg, 2001, 34 : 900-908.
52. OSLER W. The Gulstonian lectures, on malignant endocarditis. Br Med J, 1885, 1 : 467.
53. OZ MC, BRENER BJ, BUDA JA et al. A ten-year experience with bacterial aortitis. J Vasc Surg, 1989, 10 : 439-449.
54. PADBERG F JR, HOBSON R 2ND, LEE B et al. Femoral pseudoaneurysm from drugs of abuse : ligation or reconstruction ? J Vasc Surg, 1992, 15 : 642-648.

55. PATRA P, RICCO JB, COSTARGENT A et al. Infected aneurysms of neck and limb arteries : a retrospective multicenter study. Ann Vasc Surg, 2001, *15* : 197-205.
56. PIERCE RA, SANDEFUR S, DOYLE GA et al. Monocytic cell type-specific transcriptional induction of collagenase. J Clin Invest, 1996, *97* : 1890-1899.
57. REDDY DJ, SMITH RF, ELLIOTT JP JR et al. Infected femoral artery false aneurysms in drug addicts : evolution of selective vascular reconstruction. J Vasc Surg, 1986, *3* : 718-724.
58. RIESENMAN PJ, BROOKS JD, FARBER MA. Thoracic endovascular aortic repair of aortobronchial fistulas. J Vasc Surg, 2009, *50* : 992-998.
59. RUBERY PT, SMITH MD, CAMMISA FP, SILANE M. Mycotic aortic aneurysm in patients who have lumbar vertebral osteomyelitis. A report of two cases. J Bone Joint Surg Am, 1995, *77* : 1729-1732.
60. SCHAAKXS D, FUMEAUX A, VON SEGESSER LK, BERDAJS DA. Abdominal aorta infection by *Streptococcus pyogenes*. Eur J Cardiothorac Surg, 2013, *43* : e48.
61. SEDER CW, KRAMER M, LONG G et al. Clostridium septicum aortitis : report of two cases and review of the literature. J Vasc Surg, 2009, *49* : 1304-1309.
62. SESSA C, DE LAMBERT A, COCHET E, BLAISE H. Anévrysmes infectés de l'aorte abdominale. *In* : O Goëau-Brissonnière, E Kieffer, JB Ricco. Infections artérielles en 2009. Villiers-le-Bel, Global Média Santé, 2009 : 36-38.
63. SHARMA K, KIBRIA R, ALI S, RAO P. Primary vascular infection caused by an infected abdominal aortic aneurysm with *Mycobacterium avium* complex in an HIV patient. Acta Gastroenterol Belg, 2010, *73* : 280-282.
64. SHIMONI Z, PITLIK S, LEIBOVICI L et al. Nontyphoid *Salmonella* bacteremia : age-related differences in clinical presentation, bacteriology, and outcome, Clin Infect Dis, 1999, *28* : 822-827.
65. TILSON MD. Pathogenesis of mycotic aneurysms. Cardiovasc Surg, 1999, *7* : 1-2.
66. TILSON MD 3RD, WITHERS L. Arterial aneurysms in HIV patients : molecular mimicry versus direct infection ? Ann NY Acad Sci, 2006, *1085* : 387-391.
67. VAIDEESWAR P. Syphilitic aortitis : rearing of the ugly head. Ind J Pathol Microbiol, 2010, *53* : 624-627.
68. VALENTINE RJ, CHUNG J. Primary vascular infection. Curr Probl Surg, 2012, *49* : 128-182.
69. VAN DER VLIET JA, KOUWENBERG PP, MUYTJENS HL et al. Relevance of bacterial cultures of abdominal aortic aneurysm contents. Surgery, 1996, *119* : 129-132.
70. VON SEGESSER LK, TKEBUCHAVA T, NIEDERHÄUSER U et al. Aortobronchial and aortoesophageal fistulae as risk factors in surgery of descending thoracic aortic aneurysms. Eur J Cardiothorac Surg, 1997, *12* : 195-201.
71. WHEELER HK, QUIROGA E, KOHLER TR, TANG GL. Mycotic aortic aneurysm caused by *Haemophilus influenzae* group F. Ann Vasc Surg, 2013, *27* : 353.e13-353.e16.
72. WHITTON HOLLIS H JR, REHRING TF. Femoral endarteritis associated with percutaneous suture closure : new technology, challenging complications. J Vasc Surg, 2003, *38* : 83-87.
73. WILSON SE, VAN WAGENEN P, PASSARO E JR. Arterial infection. Curr Probl Surg, 1978, *15* : 1-89.
74. WOO JS, RABKIN DG, MOKADAM NA et al. Gonococcal ascending aortitis with penetrating ulcers and intraluminal thrombus. Ann Thorac Surg, 2011, *91* : 910-912.

Toute référence à cet article doit porter la mention : Coscas R, Javerliat I, Goëau-Brissonnière O, Coggia M. Artérites infectieuses. *In* : L Guillevin, L Mouthon, H Lévesque. Traité de médecine, 5ᵉ éd. Paris, TdM Éditions, 2018-S06-P01-C04 : 1-9.

Chapitre S06-P01-C05

Artériopathies iatrogènes et toxiques

PATRICE CACOUB

Les artériopathies iatrogènes et toxiques sont mal connues des médecins, en raison notamment de la multiplicité des causes, des prises médicamenteuses, des interactions et des mécanismes parfois complexes des troubles vasomoteurs [13, 34].

Sémiologie clinique

La symptomatologie fonctionnelle survient après une période de latence de quelques heures à quelques semaines, voire après plusieurs années de consommation du médicament. Il peut aussi s'agir d'un médicament dont la toxicité n'apparaîtra que lors de la prise d'un autre médicament modifiant son métabolisme hépatique (action inhibitrice enzymatique hépatique). Le phénomène de Raynaud ne comporte souvent qu'une phase syncopale. S'il persiste, notamment lorsque le diagnostic n'est pas fait, il peut apparaître des troubles trophiques distaux. L'acrorhigose, trouble vasomoteur banal, se traduit par une sensation permanente de froideur des extrémités. Le livedo réticulaire, parfois associé à une acrocyanose, se traduit par des marbrures cutanées, en mailles violacées, indolores, s'effaçant partiellement lors de la surélévation du membre ou de la vitropression. L'ergotisme se manifeste dans sa forme majeure par un spasme artériel diffus entraînant un refroidissement des extrémités, une claudication invalidante des membres inférieurs et supérieurs, une disparition des pouls distaux, voire des pouls proximaux. Les douleurs permanentes des extrémités de type causalgique associées à l'ischémie avaient été décrites dès le Moyen Âge sous le nom de « feu de saint Antoine ». Un spasme veineux peut s'associer au spasme artériel, entraînant une cyanose diffuse prédominant aux extrémités, et des veines sous-cutanées difficiles à ponctionner. Dans sa forme mineure, l'ergotisme associe une acrorhigose permanente et une érythrose distale.

Explorations complémentaires

Les diagnostics positif et étiologique reposent sur l'anamnèse. L'échographie-Doppler artérielle peut objectiver un aspect spasmé des artères d'aspect filiforme, avec une baisse des pressions distales. Cet aspect peut être mieux objectivé sur l'artériographie. La capillaroscopie peut montrer des capillaires grêles, une lenteur du flux distal et une dilatation des veinules. C'est souvent a posteriori que le diagnostic d'artériopathie iatrogène ou toxique peut être retenu, une fois les autres causes éliminées. Les explorations fonctionnelles vasculaires et l'artériographie permettent surtout d'écarter une autre artériopathie. Elles sont normales à distance de l'accident en cas de trouble fonctionnel (spasme). Les explorations complémentaires sont donc utiles pour le diagnostic différentiel et l'appréciation du retentissement.

Principales causes des artériopathies iatrogènes médicamenteuses

(Tableau S06-P01-C05-I)

Tableau S06-P01-C05-I Toxicité vasculaire médicamenteuse, de survenue fréquente et/ou pour laquelle les preuves d'imputabilité sont clairement établies.

Molécule	Symptômes vasculaires
Ergotamine	Ergotisme, acrorhigose
Bromocriptine	Phénomène de Raynaud
Bêtabloquants	Phénomène de Raynaud, aggravation artériopathie stades III-IV
Bléomycine	Phénomène de Raynaud
5-Fluoro-uracile	Maladie veino-occlusive pulmonaire
Inhibiteurs calciques	Érythermalgies
Fenfluramine	Hypertension artérielle pulmonaire
Dexfenfluramine	Hypertension artérielle pulmonaire, spasme artériel
Sumatriptan	Spasme coronarien, phénomène de Raynaud
Produits de contraste	Spasme artériel
Oxygène	Thromboses rétiennes, lésions de l'endothélium pulmonaire
Polyuréthane polymérisé	Destruction du mur vasculaire

Dérivés de l'ergot de seigle

L'ergotisme médicamenteux est lié à la prise de dérivés d'ergotamine, alcaloïde amino-acide, antagoniste et agoniste partiel des récepteurs adrénergiques et tryptaminergiques, ayant une puissante activité vasoconstrictrice. Le tartrate d'ergotamine est utilisé pour traiter les migraines ou les hémorragies utérines [24]. Cela explique que le spasme artériel induit est le plus souvent observé chez les femmes entre 30 et 40 ans, avec trois types de tableaux cliniques selon le mode d'ingestion du toxique :
– intoxication chronique aboutissant à des taux sanguins toxiques ;
– ingestion aiguë de doses toxiques ;
– réaction d'idiosyncrasie après l'ingestion d'une dose normale.

Toutes les artères peuvent être intéressées par le spasme induit par l'ergotamine (aorte, artères rénale, mésentérique ou coronaire), mais l'atteinte artérielle se traduit le plus souvent par une ischémie des membres inférieurs [15]. Les symptômes gastro-intestinaux sont au premier plan, à type de nausées ou vomissements. Les troubles neuropsychiques avec asthénie, somnolence et confusion mentale sont plus rares. L'ergotisme médicamenteux peut être favorisé par une association médicamenteuse notamment avec certains macrolides à 14 atomes de carbone (triacétyl-oléandomycine, érythromycine) qui, par leur très forte affinité pour le cytochrome P450 hépatique, forment avec celui-ci un complexe stable qui diminue son activité enzymatique. La spiramycine, macrolide à 16 atomes de carbone, ne possède pas cet effet d'inhibition enzymatique hépatique et peut donc être associée sans risque aux dérivés de l'ergotamine. Le délai d'apparition des signes vasculaires est de quelques heures à quelques jours après la prise d'antibiotique. Le tableau se limite habituellement aux atteintes des membres. L'évolution est spontanément favorable en quelques jours si le traitement est arrêté rapidement. D'autres médicaments inhibiteurs enzymatiques hépatiques peuvent être impliqués, notamment la cimétidine, la ranitidine, le clofibrate et la phénylbutazone. La bromo-ergocriptine, autre dérivé de l'ergot de seigle utilisé dans le traitement des maladies de Parkinson et des adénomes hypophysaires à prolactine, a une toxicité vasculaire fréquente (30 %), mais généralement mineure, limitée à un phénomène de Raynaud [3].

Bêtabloquants

Deux tableaux si distinguent, les phénomènes de Raynaud et l'aggravation d'une claudication intermittente des membres inférieurs. Un phénomène de Raynaud est retrouvé chez 50 % des patients hypertendus traités par propranolol (versus 35 % sous aténolol versus 5 % sous méthyldopa) [28]. Habituellement bénin, il peut s'atténuer avec la poursuite du traitement et n'amène pas forcément à modifier le bêtabloquant. La dégradation d'une claudication intermittente des membres inférieurs sous bêtabloquant semble très théorique, puisque une méta-analyse portant sur onze essais contrôlés et incluant plusieurs types de bêtabloquants (propranolol, aténolol, métoprolol, pindolol, acébutolol, etc.) n'a pas retrouvé de modification significative du périmètre de marche [28]. De nombreux patients souffrant d'artériopathie oblitérante athéromateuse des membres inférieurs ont également une coronaropathie et/ou une hypertension artérielle qui peut nécessiter la prise de bêtabloquants ; ces thérapeutiques ne doivent plus être contre-indiquées formellement. En revanche, en cas d'artériopathie à un stade plus avancé (III ou IV de la classification de Fontaine), l'effet même modéré d'un bêtabloquant peut entraîner une aggravation aux conséquences dramatiques pour la vitalité des membres inférieurs ; dans ce contexte, le bêtabloquant doit être évité, voire arrêté. Le syndrome des antiphospholipides, qui associe des phénomènes cliniques (thromboses artérielles et/ou veineuses, fausses couches spontanées) et biologiques (présence d'anticorps anticardiolipine, d'anticoagulant circulant de type antiprothrombinase, antiphospholipides, anti-β_2-GPI et/ou une fausse réaction syphilitique), peut être déclenché par la prise de médicaments « inducteurs », notamment les bêtabloquants.

Chimiothérapies antinéoplasiques

C'est essentiellement au cours des traitements des tumeurs malignes germinales (testicule, ovaire) qu'ont été décrits des phénomènes de Raynaud, avec la bléomycine seule ou en association au cisplatine ou à la vinblastine. Ces phénomènes de Raynaud surviennent chez 37 à 44 % des patients, sont le plus souvent bénins et résolutifs en quelques semaines à l'arrêt du traitement, bien qu'il y ait eu quelques cas de nécroses digitales [36]. Il n'y a pas de caractère distinctif en termes d'âge, d'histologie tumorale, de dose totale de chimiothérapie ou de fréquence de toxicité cutanée de la bléomycine. La toxicité vasculaire de la bléomycine repose sur plusieurs mécanismes : concentration de la molécule dans le tissu cutané (effet-dose apparaissant pour des doses cumulées supérieures à 400 mg) ; activation des fibroblastes cutanés ; majoration de la toxicité par la photosensibilisation ; majoration de la toxicité par l'association à la vinblastine qui possède une similitude structurale avec divers alcaloïdes de l'ergot de seigle.

Des observations de maladies veino-occlusives pulmonaires ont été rapportées après administration d'agents antinéoplasiques, notamment le 5-fluoro-uracile, la doxorubicine et la mitomycine, avec parfois une latence particulièrement longue.

Inhibiteurs calciques

Des érythermalgies sont décrites avec de nombreux inhibiteurs calciques parmi lesquels le vérapamil, la nifédipine et la nicardipine [11]. La symptomatologie apparaît quelques jours à quelques semaines après l'introduction du médicament, est symétrique aux mains et aux pieds et disparaît quelques jours après l'arrêt du traitement. Cette symptomatologie reste toujours très modérée, contrairement aux érythermalgies primitives ou liées aux hémopathies.

Anorexigènes

L'histoire de ces artériopathies pulmonaires aux anorexigènes est déjà ancienne. Elle commence en 1960 quand une augmentation brutale d'incidence des hypertensions artérielles pulmonaires « primitives » en Suisse, en Allemagne et aux Pays-Bas est rattachée à l'utilisation d'aminorex (anorexigène amphétamine-*like*), conduisant au retrait de cette molécule. Entre 1981 et 1995, des cas d'hypertensions artérielles pulmonaires « primitives » ont été rapportés après consommation d'autres anorexigènes amphétaminiques, la fenfluramine et la dexfenfluramine [6]. Une étude cas-témoin multicentrique européenne confirmera le potentiel toxique de ces molécules, l'utilisation d'anorexigènes, en particulier les dérivés de la fenfluramine, étant associée à un risque d'hypertension artérielle pulmonaire 6 fois plus élevé que chez les témoins, et jusqu'à 23 fois plus élevé en cas de consommation supérieure à 3 mois [1]. Ce risque était accru par certains facteurs, notamment une histoire familiale d'hypertension artérielle pulmonaire, une infection par le VIH, une cirrhose hépatique, ou la consommation de cocaïne. L'association dexfenfluramine-minocycline, chez une jeune fille sans pathologie associée, a induit une ischémie subaiguë d'un membre inférieur, d'évolution rapidement favorable.

Sumatriptan

Il a été montré chez l'animal et chez l'homme que l'action du sumatriptan sur les lits vasculaires périphériques est non négligeable puisque, après une injection sous-cutanée de 6 mg, la pression artérielle systémique augmente de 20 %, la pression artérielle pulmonaire augmente de 40 % et le diamètre des artères coronaires diminue de 17 % [9]. Les accidents vasculaires rapportés restent rares et surviennent presque uniquement après l'utilisation de la forme injectable : douleurs thoraciques transitoires, arythmie auriculaire ou ventriculaire, infarctus du myocarde.

Inhibiteurs du TNF-α

Les inhibiteurs du TNF-α sont largement utilisés dans la prise en charge des maladies inflammatoires en rhumatologie, en gastro-entérologie et en médecine interne. L'incidence d'une vascularite sous anti-TNF-α a été estimée à 15 pour 10 000 patients par an [20]. Les principales manifestations sont cutanées, dominées par le purpura, mais des atteintes viscérales graves (atteinte nerveuse centrale ou périphérique, rénale ou pulmonaire) ont été décrites dans 24 % des cas [30]. L'arrêt du traitement responsable permet, dans la majorité des cas, une guérison de la vascularite, notamment dans les formes cutanées pures. Dans les formes systémiques sévères, un traitement par corticoïde plus ou moins associé à un immunosuppresseur peut être nécessaire. La réintroduction d'un autre anti-TNF-α doit être très prudente, du fait d'un risque de récidive de la vascularite [31].

Propylthiouracil

Le propylthiouracil est utilisé dans le traitement de l'hyperthyroïdie. Trente à quarante pour cent des patients vont développer, de manière asymptomatique, des ANCA [17]. Dans une revue récente, 128 cas de vascularites secondaires à l'utilisation du propylthiouracil ont été recensés. Les principales manifestations étaient cutanées et articulaires, mais des cas d'atteinte rénale sévères, parfois terminales sont décrits [37], associée aux ANCA de type antimyéloperoxydase. L'arrêt du propylthiouracil et son remplacement par le méthimazole permet, dans la majorité des cas, une guérison de la vascularite ; toutefois, de rares cas de récidives sous méthimazole ont été décrits.

Autres molécules (Tableau S06-P01-C05-II)

Les œstroprogestatifs de synthèse augmentent l'incidence des thromboses veineuses profondes des membres, des embolies pulmonaires, des thromboses veineuses intracérébrales, des accidents vasculaires cérébraux ischémiques ou hémorragiques et des infarctus myocardiques [35]. Les mécanismes impliqués sont multiples : troubles du métabolisme lipidique, exagération du risque par la consommation de tabac, voire mécanismes immunologiques [4].

L'induction de lupus, avec phénomène de Raynaud et présence d'anticorps antinucléaires et antihistone, a été rapportée avec de nombreuses molécules : procaïnamide, isoniazide, hydantoïnes, dihydralazine.

L'amantadine, molécule antivirale, qui a retrouvé des indications dans la prévention ou le traitement des infections par le virus influenza A et dans le traitement de la maladie de Parkinson, peut entraîner un syndrome amantadinique (livedo reticularis, œdèmes périphériques), régressant en 2 à 4 semaines après l'arrêt du traitement.

Par ailleurs, des phénomènes de Raynaud sont décrits après utilisation abusive de vasoconstricteurs nasaux sympathomimétiques (prednazoline, fénoxazoline), une vascularite digitale leucocytoclasique induite par l'association d'interféron α et d'interféron γ au cours d'une leucémie myéloïde chronique [32], une vascularite leucocytoclasique des jambes quatre jours après l'introduction de didanosine chez un patient infecté par le VIH, avec épreuve de réintroduction positive et guérison complète à l'arrêt du médicament, un tableau clinique et biologique mimant une vascularite systémique granulomateuse après prise d'α-méthyldopa pour une hypertension artérielle essentielle, de résolution complète et spontanée en 3 semaines après arrêt du médicament.

Certaines molécules, utilisées dans le traitement des vascularites cryoglobulinémiques associées à une infection par le virus de l'hépatite C, peuvent avoir un effet paradoxal en favorisant des poussées de vascularites cutanées, voire systémiques. Ce phénomène, heureusement très rare, a été décrit avec l'interféron α [8] et le rituximab [33]. Pour ce dernier, l'utilisation de doses plus faibles ou la précession par des plasmaphérèses permettent de diminuer le risque.

Certains médicaments peuvent déclencher un tableau très systémique, dénommé *drug reaction with eosinophilia and systemic symptoms* (DRESS). Ces phénomènes rares, mais grevés d'une lourde mortalité (10 à 15 %), semblent liés à la conjonction de la prise de certains médicaments et d'une réactivation virale par certains herpèsvirus humains (HHV) 6 ou 7 [6, 7].

Le syndrome acrodynique associe des troubles vasomoteurs importants avec œdèmes rouges, moites et froids des extrémités, causalgies parfois intenses, altération du comportement et de l'affectivité, hallucinations avec hypotonie musculaire, hypertension artérielle et tachycardie importante. Les acrodynies, particulièrement fréquentes en France pendant la Seconde Guerre mondiale, étaient liées à la prise de vermifuges mercuriels. On retrouvait dans les urines la présence de mercure.

Les inhibiteurs de l'enzyme de conversion de l'angiotensine I (énalapril) ou les antagonistes des récepteurs de l'angiotensine II (losartan) peuvent induire des poussées d'angiœdème chez l'homme. Les inhibiteurs de la phosphodiestérase, notamment la théophylline, peuvent entraîner des lésions artérielles mésentériques. L'hypervitaminose D peut créer des lésions dégénératives de la média des artères, des calcifications des artères coronaires et la prolifération des cellules musculaires lisses. Une vascularite cutanée avec anticorps anticytoplasme des polynucléaires neutrophiles (ANCA) a été rapportée après prise de minocycline pour une acné. Une acrocyanose induite par l'imipramine, prescrite pour une énurésie chez un enfant ou une dépression chez un adulte, disparaissait rapidement après l'arrêt du médicament [2].

Des cas de vascularites sous vémurafénib, un inhibiteur de la protéine kinase BRAF utilisé dans le traitement du mélanome ou de la maladie d'Erdheim-Chester, ont été rapportés [23]. Des cas de vascularites à IgA ont été rapportés sous anti-aromatases, dans le traitement des cancers du sein exprimant des récepteurs aux œstrogènes [25]. Le montélukast (inhibiteur des récepteurs du leucotriène, utilisé dans l'asthme) a été incriminé dans le développement de vascularites de type granulomatose éosinophilique avec polyangéite (Churg-Strauss) [19]. De très rares cas de vascularites secondaires à l'utilisation des statines ont été décrites [16, 18], ceci semble anecdotique sachant le très grand nombre de patients sous statines.

Soulignons, pour ces cas relativement rares, les difficultés d'imputabilité car il existe de nombreuses prises médicamenteuses concomitantes, l'épreuve de réintroduction n'est pas toujours possible et l'évolution vasculaire est parfois favorable malgré la poursuite du traitement incriminé.

Tableau S06-P01-C05-II Toxicité vasculaire médicamenteuse, de survenue rare et/ou pour laquelle les preuves d'imputabilité ne sont pas clairement établies.

Molécule	Symptômes vasculaires
Imipramine	Acrocyanose
Procaïnamide	Phénomène de Raynaud
Isoniazide	Phénomène de Raynaud
Hydantoïne	Phénomène de Raynaud
Dihydralazine	Phénomène de Raynaud
Amantadine	Livedo reticularis, œdèmes des membres inférieurs
Prednazoline, fénoxazoline	Phénomène de Raynaud
Interféron γ	Vascularite digitale
Didanosine	Vascularite cutanée
Minocycline	Vascularite cutanée
α-Méthyldopa	Vascularite systémique granulomateuse
Interféron α	Vascularite cutanée
Rituximab	Poussée de vascularite cryoglobulinémique
Dérivés mercuriels	Acrodynie
Énalapril	Angiœdème
Losartan	Angiœdème
Théophylline	Artériopathie mésentérique
Vitamine D	Coronaropathie
Vémurafénib	Vascularite systémique
Montélukast	Vascularite systémique
Anti-TNF-α	Vascularite systémique
Propylthiouracil	Vascularite systémique

Artériopathies iatrogènes non médicamenteuses

Les agressions physiques artérielles directes (ponctions, cathétérismes, radiologie ou chirurgie endovasculaire) peuvent entraîner de nombreuses complications telles que des emboles (cristaux de cholestérol), des dissections, des anévrysmes et des fistules artérioveineuses. On peut aussi citer les spasmes artériels déclenchés par l'injection de produit de contraste iodé ou par des gestes chirurgicaux portant sur des artères proximales. Des produits utilisés pour colmater des brèches vasculaires contenant du polyuréthane polymérisé peuvent induire des dégradations importantes de la paroi vasculaire. La radiothérapie peut entraîner une fibrose péri-artérielle et de nombreuses lésions pariétales, aboutissant à un vieillissement artériel prématuré : altérations enzymatiques pariétales ; ischémie pariétale par occlusion des vasa vasorum ; altérations enzymatiques pariétales facilitant l'infiltration par les lipoprotéines plasmatiques ; diminution de la production de prostacycline. Ces lésions aboutissent à la formation de sténoses pures (5 à 10 ans) ou associées à des lésions athéromateuses (10 à 25 ans) dans les territoires artériels intéressés par les champs d'irradiation [14, 26]. Il n'y a pas de corrélation entre la dose d'irradiation et le risque d'artériopathie. Des ruptures artérielles sont beaucoup plus rares, survenant dans les semaines qui suivent l'irradiation, dans un contexte particulier : chirurgie traumatisante, infection locale grave, tumeur évolutive. Certaines caractéristiques permettent de rattacher l'artériopathie à la radiothérapie : caractère focal de la lésion, localisation en regard du champ d'irradiation, lésions cutanées radiques sus-jacentes et, à un degré moindre, absence de facteur athérogène ou d'atteinte artérielle dans un autre territoire. Le traitement curatif est affaire de cas particulier, en sachant que la peau et les plans sous-cutanés sont souvent lésés par l'irradiation et que le caractère fibreux de l'artère elle-même pose des difficultés techniques. Le traitement chirurgical, pontage ou endartériectomie, est souvent délicat, et plusieurs observations montrent une bonne efficacité de l'angioplastie.

L'administration d'oxygène aux enfants prématurés peut entraîner des lésions irréversibles de vasoconstriction et de thrombose artérielle rétinienne avec risque de cécité irréversible. Des pressions élevées en oxygène en pression positive sur de courtes périodes peuvent induire, chez l'adulte, des lésions endothéliales artérielles pulmonaires.

Artériopathies toxiques professionnelles [29]

(Tableau S06-P01-C05-III)

Tableau S06-P01-C05-III Toxicité vasculaire de toxiques professionnels.

Molécule	Symptômes vasculaires
Allylamine	Artérite mésentérique, pancréatique, pulmonaire
Cadmium	Hypertension artérielle, athérosclérose accélérée
Plomb	Hypertension artérielle
Mercure	Vasoconstriction de l'artère afférente glomérulaire
Arsenic	*Blackfoot disease*, hypertension portale
Dinitrotoluène	Athérosclérose accélérée
Benzo(a)pyrène	Athérosclérose accélérée
Monoxyde de carbone	Athérosclérose accélérée, thrombose
Disulfure de carbone	Athérosclérose coronaire accélérée
Nicotine	Athérosclérose accélérée, thrombose, anévrysme
Acide hydrazinobenzoïque	Léiomyomes, léiomyosarcomes artériels

Amines aliphatiques

Les amines aliphatiques, notamment l'allylamine (3-aminopropène), sont utilisées dans la synthèse de produits pharmaceutiques, en particulier certains antifongiques. La toxicité décrite après inhalation chronique d'allylamine est liée à l'accumulation du produit dans la paroi des artères musculaires et des artères élastiques, conduisant à une hypertrophie des artères mésentériques, pancréatiques, testiculaires ou pulmonaires.

Métaux lourds

De très nombreux métaux lourds contenus dans les aliments ou les boissons (sélénium, chromium, cuivre, zinc, cadmium, plomb, mercure) ou dans des produits inhalés (vanadium, plomb) peuvent avoir une toxicité vasculaire. Ces effets toxiques vasculaires passent par le blocage des canaux calciques et par une action sur certaines protéines intracellulaires (calmoduline). L'exposition prolongée au cadmium, tant chez l'animal que chez l'homme, favorise le développement de l'athérosclérose et d'une hypertension artérielle. L'intoxication au plomb, en particulier chez les enfants, entraîne par effet vasoconstricteur direct une élévation de la pression artérielle. L'utilisation de mercure inorganique induit une vasoconstriction des artérioles glomérulaires afférentes. L'intoxication aiguë par l'arsenic entraîne une vasodilatation. Les taux élevés d'arsenic retrouvés dans la terre et l'eau de Taïwan semblent responsables d'une forme sévère d'athérosclérose appelée *blackfoot disease*, artériopathie distale endémique associant des lésions d'athérosclérose oblitérante et de thrombo-angéite. L'arsenic peut également entraîner une hypertension portale non liée à une cirrhose hépatique.

Dérivés nitrés aromatiques

Le dinitrotoluène est utilisé comme précurseur dans la synthèse de mousse de polyuréthane, d'enduits, d'élastomère ou d'explosifs. Les travailleurs exposés quotidiennement présentent, en fonction de la durée et de l'intensité de l'exposition, une athérosclérose accélérée (dysplasies des cellules musculaires lisses aortiques), conduisant à une surmortalité cardiovasculaire.

Hydrocarbures polycycliques

Le benzo(a)pyrène peut indure une athérosclérose sans modification du métabolisme lipidique, par altération des cellules musculaires lisses de l'aorte et des gros troncs artériels : inactivation de la protéine kinase C, liaison covalente à l'acide désoxyribonucléique, liaison à des récepteurs cytosoliques, modification vers un phénotype proliférateur/migrant des cellules musculaires lisses artérielles.

Monoxyde de carbone

Principalement contenu dans les gaz d'échappement des véhicules automobiles, la fumée du tabac et le mazout, il entraîne des lésions endothéliales et des cellules musculaires lisses, à l'origine d'un effet athérogène et thrombogène [3]. La formation de carboxyhémoglobine exacerbe les effets fonctionnels en réduisant le transport d'oxygène vers les tissus.

Disulfure de carbone

Présent dans le goudron et le pétrole brut et utilisé pour la fabrication des désinfectants, sa toxicité vasculaire passe par la production de thiocarbamate, ayant une puissante activité antithyroïdienne, avec augmentation du risque de maladie coronarienne.

Nicotine

Agent alcaloïde mimant l'action de l'acétylcholine sur les récepteurs nicotiniques et réduisant la production de prostacycline aortique, la nicotine augmente le risque d'infarctus myocardique, d'infarctus cérébral, de gangrène distale et d'anévrysme artériel. La nicotine entraîne une libération de catécholamines, induisant ainsi une élévation de la pression artérielle, une élévation du débit cardiaque et une augmentation de l'agrégation plaquettaire.

Acide hydrazinobenzoïque

Ce dérivé hydrazine d'un champignon peut entraîner l'apparition de tumeur des cellules musculaires lisses de l'aorte et des grosses artères ayant les caractéristiques morphologiques et immunocytochimiques des léiomyomes et des léiomyosarcomes vasculaires.

Artériopathies toxiques non professionnelles

Cocaïne

La cocaïne base (extraite à partir des feuilles de coca) et le « crack » (forme chimique particulièrement pure de la cocaïne) ont une toxicité vasculaire aux niveaux cardiaque et cérébral, via des effets sympathomimétiques indirects :

– au niveau cardiaque [10], il s'agit de douleurs angineuses pendant les 24 heures suivant la prise de cocaïne et parfois au moment du sevrage. Les marqueurs biologiques cardiaques sont peu fiables, notamment les créatines phosphokinases MB (*muscle-brain*), car la cocaïne favorise l'activité motrice, l'hyperthermie et les rhabdomyolyses. La troponine cardiaque I est plus spécifique pour estimer l'atteinte myocardique. Différents mécanismes interviennent : vasoconstriction des artères coronaires, formation in situ de thrombus, agrégation plaquettaire, athérosclérose accélérée ;

– au niveau neurologique, il peut s'agir de crises d'épilepsie, d'accidents vasculaires cérébraux hémorragiques ou ischémiques, avec parfois un aspect d'artérite cérébrale [21] ;

– la vasoconstriction liée à la cocaïne a été associée à des avortements spontanés ou des accouchements prématurés.

Amphétamines

La prise orale, intraveineuse ou même nasale d'amphétamines (métamphétamine, phénylpropanolamine) peut provoquer des hémorragies ou des infarctus cérébraux liés à des lésions d'angéite cérébrale. Ces molécules sont utilisées par les toxicomanes [22] et sont aussi contenues dans certains anorexigènes [12] ou décongestionnants nasaux.

Conclusion

Devant une artériopathie, l'existence d'un facteur iatrogène ou toxique doit systématiquement être évoquée, même si le tableau initial est sévère (ischémie aiguë). Le diagnostic repose avant tout sur l'anamnèse, en se méfiant des prises médicamenteuses ou toxiques multiples. Le bilan morphologique permet d'éliminer une autre cause d'artériopathie. Le traitement comporte avant tout l'arrêt des médicaments incriminés ou le retrait du toxique, et des perfusions de vasodilatateurs.

Bibliographie

1. ABENHAIM L, MORIDE Y, BRENOT F et al. Appetite-suppressant drugs and the risk of primary pulmonary hypertension. N Engl J Med, 1996, 335 : 609-616.
2. ANDERSON RP, MORRIS BA. Acrocyanosis due to imipramine. Arch Dis Child, 1988, 63 : 204-205.
3. AUERBACH O, CARTER HW. Smoking and the heart. In : MR Bristow. Drug-induced heart disease. Amsterdam, Elsevier, 1980 : 359-376.
4. BEAUMONT V, BEAUMONT JL. Le risque vasculaire des contraceptifs oraux : réalité et mécanisme. Presse Méd, 1989, 18 : 1203-1206.
5. CACOUB P, BOURLIÈRE M, LÜBBE J et al. Dermatological side effects of hepatitis C and its treatment : patient management in the era of direct-acting antivirals. J Hepatol, 2012, 56 : 455-463.
6. CACOUB P, DORENT R, NATAF P et al. Pulmonary hypertension and dexfenfluramine. Eur J Clin Pharmacol, 1995, 48 : 81-83.
7. CACOUB P, MUSETTE P, DESCAMPS V et al. The DRESS syndrome : a literature review. Am J Med, 2011, 124 : 588-597.
8. CID MC, HERNÁNDEZ-RODRÍGUEZ J, ROBERT J et al. Interferon-alpha may exacerbate cryoblobulinemia-related ischemic manifestations : an adverse effect potentially related to its anti-angiogenic activity. Arthritis Rheum, 1999, 42 : 1051-1055.
9. CURTIN T, BROOKS AP, ROBERTS JA. Cardiorespiratory distress after sumatriptan given by injection. Br Med J, 1992, 305 : 713-714.
10. DESBOIS AC, CACOUB P. Cannabis-associated arterial disease. Ann Vasc Surg, 2013, 27 : 996-1005.
11. DRENTH JP, MICHIELS JJ, VAN JOOST T, VUZEVSKI VD. Verapamil-induced secondary erythermalgia. Br J Dermatol, 1992, 127 : 292-294.
12. FORMAN HP, LEVIN S, STEWART B et al. Cerebral vasculitis and hemorrhage in an adolescent taking diet pills containing phenylpropanolamine : case report and review of literature. Pediatrics, 1989, 83 : 737-741.
13. FRANCO A, CARPENTIER P, MAZARE Y. La pathologie iatrogène angéiologique : ergotisme et troubles vasomoteurs médicamenteux. Rev Prat, 1980, 30 : 1955-1967.
14. GANRY D, HABRAND JL, LEMERLE J et al. Lésions artérielles après radiothérapie chez l'enfant. À propos de 16 cas. Arch Fr Pédiatr, 1993, 50 : 9-14.
15. GHALI R, DE LEAN J, DOUVILLE Y et al. Intoxication par ergotamine et érythromycine. Étude angiographique et électrophysiologique d'une cause rare d'ischémie sévère et de neuropathie ischémique des membres inférieurs. Ann Chir Vasc, 1993, 7 : 291-296.
16. GONEN KA, ERFAN G, OZNUR M, ERDOGAN C. The first case of Henoch-Schonlein purpura associated with rosuvastatin : colonic involvement coexisting with small intestine. BMJ Case Rep, 2014, 2014.
17. GRAU RG. Drug-induced vasculitis: new insights and a changing lineup of suspects. Curr Rheumatol Rep, 2015, 17 : 71.
18. HAROON M, DEVLIN J. A case of ANCA-associated systemic vasculitis induced by atorvastatin. Clin Rheumatol, 2008, 27 (Suppl. 2) : S75-S77.
19. HAUSER T, MAHR A, METZLER C et al. The leucotriene receptor antagonist montelukast and the risk of Churg-Strauss syndrome : a case-crossover study. Thorax, 2008, 63 : 677-682.
20. JANI M, DIXON WG, KERSLEY-FLEET L et al. Drug-specific risk and characteristics of lupus and vasculitis-like events in patients with rheumatoid arthritis treated with TNFi : results from BSRBR-RA. RMD Open [internet], 17 janvier 2017 [cité 14 mai 2017], 3 (disponible sur http://www.ncbi.nlm.nih.gov/pmc/articles/PMC5255894/).
21. LEVINE SR, BRUST JC, FUTRELL N, HO KL. Cerebrovascular complications of the use of the "crack" form of alcaloidal cocaine. N Engl J Med, 1990, 323 : 699-705.
22. MATICK H, ANDERSON D, BRUMLIK J. Cerebral vasculitis associated with oral amphetamine overdose. Arch Neurol, 1983, 40 : 253-254.
23. MIROUSE A, SAVEY L, DOMONT F et al. Systemic vasculitis associated with vemurafenib treatment : case report and literature review. Medicine (Baltimore), 2016, 95 : e4988.
24. PAJEWSKI M, MODAI D, WISGARTEN J et al. Iatrogenic arterial aneurysm associated with ergotamine therapy. Lancet, 1981, 2 : 934-935.
25. PELLEGRINI F, ROSSI V, FASSONE F et al. Henoch-Schönlein purpura and aromatase inhibitors. Eur J Dermatol, 2009, 19 : 519-520.
26. PIEDBOIS P, BECQUEMIN JP, BLANC I. Arterial occlusive disease after radiotherapy : a report of 14 cases. Radiother Oncol, 1990, 17 : 133-140.
27. QUAGLIARELLO J, BAFAKAT R. Raynaud's phenomenon in fertile women treated with bromocriptine. Fertil Steril, 1987, 48 : 877-879.
28. RADACK K, DECK C. Beta-adrenergic blocker therapy does not worsen intermittent claudication in subjects with peripheral arterial disease. A meta-analysis of randomized controlled trials. Arch Intern Med, 1991, 151 : 1769-1776.
29. RAMOS KS, CHACON E, ACOSTA D. Classification of vasculotoxic agents. In : CD Klaassen. Toxic responses of the heart and vascular systems. Basic science of poison. New York, McGraw-Hill, 1996 : 515-527.
30. RAMOS-CASALS M, BRITO-ZERÓN P, MUÑOZ S et al. Autoimmune diseases induced by TNF-targeted therapies: analysis of 233 cases. Medicine (Baltimore), 2007, 86 : 242-251.
31. SAINT MARCOUX B, DE BANDT M, CRI (Club Rhumatismes et Inflammation). Vasculitides induced by TNFalpha antagonists : a study in 39 patients in France. Jt Bone Spine Rev Rhum, 2006, 73 : 710-713.
32. SCHAPIRA D, NAHIR AM, HADAD N. Interferon-induced Raynaud's syndrome. Semin Arthritis Rheum, 2002, 32 : 157-162.
33. SÈNE D, GHILLANI-DALBIN P, AMOURA Z et al. Rituximab may form a complex with IgM kappa mixed cryoglobulin and induce severe systemic reactions in patients with hepatitis C virus-induced vasculitis. Arthritis Rheum, 2009, 60 : 3848-3855.
34. SHEPHERD RF, ROOKE T. Uncommon arteriopathies : what the vascular surgeon needs to know. Semin Vasc Surg, 2003, 16 : 240-251.

35. Stolley PD, Strom BL, Sartwell PE. Oral contraceptives and vascular disease. Epidemiol Rev, 1989, *11* : 241-243.
36. Vogelzang NJ, Bosl GJ, Johnson K, Kennedy BJ. Raynaud's phenomenon : a common toxicity after combination chemotherapy for testicular cancer. Ann Intern Med, 1981, *95* : 288-293.
37. Wall AE, Weaver SM, Litt JS, Rae L. Propylthiouracil-associated leukocytoclastic necrotizing cutaneous vasculitis : a case report and review of the literature. J Burn Care Res, 2017, *38* : e678-e685.

Toute référence à cet article doit porter la mention : Cacoub P. Artériopathies iatrogènes et toxiques. *In* : L Guillevin, L Mouthon, H Lévesque. Traité de médecine, 5ᵉ éd. Paris, TdM Éditions, 2018-S06-P01-C05 : 1-6.

Chapitre S06-P01-C06

Tumeurs malignes primitives de la veine cave inférieure

Patrice Cacoub, Anne Claire Desbois et Fabien Koskas

Les tumeurs malignes primitives de la veine cave inférieure sont exceptionnelles, et se résument pratiquement aux léiomyosarcomes de la veine cave inférieure. Depuis la première description par Perl en 1871, un peu plus de 200 cas de léiomyosarcomes de la veine cave inférieure ont été rapportés dans la littérature. Le diagnostic clinique en est difficile, voire impossible, et la grande majorité des premières descriptions étaient faites après laparotomie ou après vérification autopsique. Les techniques d'imagerie non invasive, notamment l'échographie, le scanner et la résonance magnétique nucléaire (IRM), ont permis un diagnostic plus précoce de ces tumeurs malignes vasculaires. Malgré un diagnostic plus précoce et des traitements plus lourds, le pronostic reste redoutable et les survies prolongées très rares.

Épidémiologie

Les tumeurs de la veine cave inférieure sont rares, mais parmi celles-ci, les léiomyosarcomes sont de loin les tumeurs les plus fréquentes. Ceux de la veine cave inférieure représentent environ 0,5 % des sarcomes de l'adulte. Environ 300 cas ont été rapportés dans la littérature, incluant essentiellement des petites séries ou des rapports de cas. À partir d'examens autopsiques, il a été retrouvé deux cas de léiomyosarcome chez 14 000 patients. En 1985, E. Kieffer et al., dans une revue de la littérature [10], retrouvaient 93 cas de tumeurs primitives de la veine cave inférieure dont 92 tumeurs malignes incluant 89 léiomyosarcomes.

Parmi les léiomyosarcomes, l'atteinte vasculaire est rare et intéresse préférentiellement les veines notamment la veine cave inférieure. J. Kevorkian et D. Cento, analysant 86 cas de léiomyosarcomes vasculaires, ont trouvé 33 atteintes de la veine cave inférieure, 35 atteintes des autres veines systémiques et 18 atteintes artérielles [9]. M. Fisher et al., dans une revue portant sur 120 cas de léiomyosarcome veineux, ont trouvé, dans la moitié des cas, une atteinte de la veine cave inférieure [5]. Pour des raisons jusqu'ici inconnues, les tumeurs de la veine cave supérieure sont exceptionnelles, avec une dizaine de cas rapportés.

Anatomopathologie

Les léiomyosarcomes de la veine cave inférieure ont un poids qui varie de quelques grammes à 2 kg. Macroscopiquement, la tumeur est bien limitée, ferme, lobulée, de coloration grise ou rose. Histologiquement, il s'agit de cellules fusiformes plus ou moins fasciculées, parfois parsemées de zones hémorragiques et/ou nécrotiques en cas de tumeurs volumineuses. Le caractère malin de la tumeur est souvent évident du fait de noyaux cellulaires hyperchromatiques, siège de nombreuses mitoses. Dans la plupart des cas, la tumeur est largement implantée sur la face antérieure ou latérale de la veine cave inférieure, dont la lumière est partiellement obstruée, même si une thrombose cave est rare. La croissance tumorale, extra- et/ou intravasculaire, paraît liée à la topographie de la tumeur sur l'un des trois segments de la veine cave inférieure.

Le segment inférieur (segment I ou infrarénal) va de la naissance de la veine cave jusqu'à l'abouchement des veines rénales. Le segment moyen (segment II) inclut l'origine des veines rénales et le segment rétro-hépatique de la veine cave inférieure jusqu'à l'abouchement des veines sus-hépatiques. Le segment supérieur (segment III) comprend l'abouchement des veines sus-hépatiques et la portion suprahépatique de la veine cave inférieure jusqu'à l'oreillette droite. Les tumeurs du segment infrarénal (I) sont rares et peuvent avoir un développement extravasculaire. Les tumeurs du segment moyen (II) sont les plus fréquentes et ont une extension essentiellement intravasculaire de bas en haut, avec une atteinte très fréquente de la veine rénale droite, alors que la veine rénale gauche est souvent libre à son origine. Les tumeurs du segment rétro- et suprahépatique (III) peuvent envahir une ou plusieurs veines hépatiques et se compliquer d'un syndrome de Budd-Chiari aigu ou chronique chez environ 30 % des patients, voire s'étendre jusqu'à l'oreillette droite avec ou sans migration pulmonaire.

Tableau clinique

À partir des trois dernières grandes séries de la littérature, nous présentons les grandes caractéristiques des léiomyosarcomes de la veine cave inférieure. Il existe une très nette prédominance féminine (sex-ratio : 6 femmes/1 homme), l'âge moyen au moment du diagnostic est de 56 ans (extrêmes : 13-83 ans), et le diagnostic est habituellement fait dans la sixième décennie chez la femme et la septième décennie chez l'homme. L'âge ne semble pas être un facteur pronostique important. Le développement des léiomyosarcomes de la veine cave inférieure semble particulièrement lent, comme le suggèrent les symptômes non spécifiques évoluant depuis des mois, voire des années (retrouvés rétrospectivement), la découverte de tumeurs asymptomatiques sur une échographie abdominale ou lors d'une laparotomie indiquées pour d'autres raisons, ou sur un examen post-mortem. Les manifestations cliniques sont liées aux caractères de la tumeur, c'est-à-dire son volume, son rythme de croissance, son développement intra- et/ou extravasculaire, la présence d'une thrombose veineuse associée, mais aussi et surtout à la topographie tumorale. La plupart des tumeurs touchent le tiers moyen (40 à 60 %) ou le tiers inférieur (15 à 20 %) de la veine cave inférieure, alors qu'un petit nombre touchent le tiers supérieur (10 à 15 %) ou la veine cave inférieure en totalité (5 à 10 %).

Le tableau S06-P01-C06-I résume, dans notre expérience, les principaux symptômes cliniques en fonction de la topographie de la tumeur. Les douleurs abdominales, chez la moitié des patients, n'ont pas de caractère particulier d'orientation ni de valeur localisatrice. Les tumeurs du segment inférieur peuvent se traduire par une masse palpable abdominale, initialement localisée dans le flanc droit, pouvant s'étendre jusqu'à l'épigastre. Toutefois, même en cas de tumeur volumineuse, les structures adjacentes sont rarement comprimées. Une hypertension artérielle rénovasculaire est exceptionnelle. Les tumeurs du segment supérieur, du fait d'un développement essentiellement

Pathologie vasculaire

Tableau S06-P01-C06-I Principale symptomatologie clinique au moment du diagnostic chez 113 patients présentant un léiomyosarcome de la veine cave inférieure, en fonction de la topographie tumorale [2].

	Segment III	Segment II	Segment I
Nombre de patients	46	52	15
Fréquence des symptômes (p. 100)			
– douleurs abdominales	34	63	54
– masse palpable	9	28	54
– œdèmes des membres inférieurs	43	17	8
– syndrome de Budd-Chiari	57	2	0
– amaigrissement/fièvre	18	20	8

La classification prend en compte le plus haut niveau d'extension tumorale. Le segment I correspond au segment inférieur de la veine cave inférieure, les segments II et III aux segments moyen et supérieur.

intravasculaire, ne se manifestent pratiquement jamais par une masse palpable, mais se compliquent volontiers d'œdèmes des membres inférieurs. En revanche, dans la moitié des cas, l'extension aux veines sus-hépatiques conduit à un syndrome de Budd-Chiari de sombre pronostic. Une extension tumorale intracardiaque, rapportée chez la moitié des patients qui ont une atteinte du segment supérieur de la veine cave inférieure, n'est pas toujours associée à une atteinte des veines sus-hépatiques. L'extension intracardiaque était soit limitée à l'oreillette droite, soit s'étendait jusqu'au ventricule droit, entraînant une insuffisance cardiaque droite, des troubles du rythme ventriculaire, voire une embolie pulmonaire néoplasique ou un arrêt cardiaque. L'échographie et l'angiographie cardiaques retrouvaient une masse tumorale située dans les cavités droites.

Les tumeurs du segment moyen ont une symptomatologie « intermédiaire » entre celles du segment inférieur et celles du segment supérieur. Une masse palpable est retrouvée dans le quart des cas, mais les œdèmes des membres inférieurs sont rarement présents du fait du développement d'une circulation collatérale importante. En cas d'atteinte d'une ou des deux veines rénales, probablement grâce à la circulation collatérale importante, les patients sont le plus souvent asymptomatiques. Une protéinurie modérée est possible, mais aucun cas de syndrome néphrotique n'a été rapporté. Dans 10 % des cas, les manifestations cliniques initiales sont non spécifiques : fièvre prolongée, altération progressive de l'état général, nausées, sueurs nocturnes. Les métastases n'ont jamais été révélatrices.

Diagnostic

Le diagnostic de léiomyosarcome de la veine cave inférieure est difficile puisque, en l'absence d'un marqueur tumoral spécifique, la présomption diagnostique est fondée sur la suspicion clinique et les investigations radiologiques. Ainsi, de 1871 à 1975, date d'apparition de l'échographie, seulement 2 cas sur 62 de léiomyosarcome de la veine cave inférieure ont-ils été diagnostiqués avant l'intervention. Entre 1976 et 1992, le développement de l'échographie et de la tomodensitométrie ont permis un diagnostic pré-opératoire beaucoup plus fréquent (9 patients sur 51). L'échographie objective une tumeur rétropéritonéale droite, polycyclique, hypo-échogène, souvent entourée d'un anneau hyperéchogène. L'échographie permet de préciser la topographie tumorale dans la veine cave inférieure et de rechercher une thrombose surajoutée, sous forme de nombreuses images hyperéchogènes au sein d'une veine cave inférieure dilatée. Dans certains cas, l'échographie peut être prise en défaut, ne pas préciser la nature rétropéritonéale de la tumeur, ou l'origine dans la veine cave inférieure de cette tumeur. En tomodensitométrie, il s'agit d'une tumeur volumineuse, polycyclique, habituellement hypodense, parfois cerclée d'une couronne hyperdense en fin d'injection de produit de contraste (hypervascularisation périphérique), souvent hétérogène (phénomènes hémorragiques ou nécrotiques). Les tumeurs endoluminales sont facilement différenciées des thrombi car, dans ce dernier cas, la veine cave est elle-même dilatée. En cas d'extension extraluminale, il peut être difficile de différencier un léiomyosarcome de la veine cave inférieure d'une tumeur rétropéritonéale envahissant secondairement la veine cave.

Les tumeurs du segment supérieur sont souvent hypervascularisées, envahissent le foie ou les veines sus-hépatiques. Plus récemment, l'IRM a encore augmenté les performances diagnostiques : visualisation d'une tumeur dans la veine cave inférieure en hyposignal, avec dilatation et occlusion de la veine cave, distinction entre la tumeur et un thrombus, extension locale et locorégionale de la tumeur, détection de métastases (foie, poumon). Lors de la cavographie inférieure, les clichés antéropostérieurs et latéraux permettent de délimiter parfaitement l'extension proximale et distale du léiomyosarcome, ses relations avec les veines rénales et hépatiques, et l'importance de la circulation collatérale. La visualisation du segment supérieur tumoral peut nécessiter une cavographie inférieure par voie rétrograde, voire une angiocardiographie en cas de suspicion d'extension intracardiaque. L'artériographie cœliaque et mésentérique est indispensable avant un geste chirurgical en cas de tumeur du segment rétro- et suprahépatique, souvent hypervascularisée par une branche de l'artère hépatique. Les autres explorations radiologiques, telles que le transit baryté œso-gastro-duodénal, l'opacification des voies biliaires, l'urographie intraveineuse, ne peuvent offrir que des images indirectes de déplacement des structures adjacentes, mais jamais d'image diagnostique, et sont donc actuellement écartées de l'exploration de ces tumeurs.

Le diagnostic différentiel se pose avec :
– les léiomyomatoses de la veine cave inférieure, tumeurs à malignité locale qui ont tendance à récidiver après exérèse ;
– les léiomyosarcomes d'autres veines, notamment veines iliaques ou fémorales étendues à la veine cave inférieure qui posent finalement les mêmes problèmes ;
– les tumeurs malignes secondaires, en particulier métastases endoveineuses des cancers du rein ;
– les compressions extrinsèques de la veine cave inférieure par des tumeurs rétropéritonéales ou abdominales.

Pronostic

Le pronostic des léiomyosarcomes de la veine cave inférieure est mauvais. Lors d'une première étude, nous avions noté que, sur 113 cas rapportés, 27 fois le diagnostic avait été fait à l'autopsie ; parmi 86 patients avec un suivi suffisant, 59 étaient décédés 16 mois après le diagnostic, ne laissant que 26 patients encore vivants 25 mois après le diagnostic. Les tumeurs du segment supérieur ont le pronostic le plus mauvais : sur 46 patients, le diagnostic était autopsique chez 24 patients, le décès est survenu chez 17 patients dans les deux mois qui ont suivi le diagnostic, et seuls 5 patients étaient encore en vie 14 mois après le diagnostic. La moitié des patients avaient des métastases au moment du diagnostic, avec par ordre de fréquence décroissante le foie, le poumon, les ganglions abdominaux ou l'os.

Dans les séries plus récentes, la mortalité globale était comprise entre 33 et 62 % à 5 ans. La survie sans progression était en revanche plus faible, comprise entre 7 et 37 % à 5 ans. Dans la série de H. Ito [8], la médiane de la survie sans progression était de 21 mois. L'amélioration des techniques chirurgicales est l'un des principaux éléments pouvant améliorer la survie de ces patients en permettant l'exérèse de tumeurs complexes. Il est difficile de mettre en évidence les principaux facteurs pronostiques en raison des petits effectifs des séries. Dans la série de H. Ito, seule la taille de la tumeur (< 9 cm) ressortait comme un facteur de bon pronostic. Dans la série d'A. Mingoli [14], la localisation dans le segment II était également un facteur de bon pronostic. Dans une analyse plus ancienne à partir d'un registre international de 218 cas de léiomyosarcomes de la veine cave inférieure, les principaux facteurs associés au risque de décès étaient : la topographie tumorale, en particulier le niveau supérieur de l'extension tumorale au segment III, des œdèmes des membres inférieurs, un syndrome de Budd-Chiari, le développement intraluminal, et une thrombose cave. D'autres études plus récentes, portant sur de plus petits effectifs, n'ont cependant pas confirmé ces facteurs pronostiques.

Traitement

Même si les résultats chirurgicaux ne sont pas excellents, l'exérèse reste le traitement de choix des léiomyosarcomes de la veine cave inférieure. En effet, l'exérèse chirurgicale complète reste le seul traitement qui peut permettre une survie à long terme et ce, parfois, même en présence de métastases ou d'une maladie localement avancée. Certaines études montrent également un intérêt de la chirurgie dans les formes récurrentes, permettant, chez certains patients, une survie prolongée après l'intervention, confirmant l'intérêt des stratégies chirurgicales agressives. Cependant, même chez les patients opérés, le taux de récurrence reste élevé.

Les techniques opératoires sont différentes en fonction du type de segment atteint. Les tumeurs du segment infrarénal sont les plus faciles à opérer. La prise en charge des tumeurs du segment rétro-hépatique est plus délicate. Différentes techniques sont possibles. Une suture directe est parfois réalisable. On peut également pratiquer une angioplastie à l'aide d'un greffon en PTFE (polytétrafluoroéthylène Gore-tex®), ou une ligature sans reconstruction veineuse en cas de circulation collatérale importante et perméable. Le problème persistant est la diminution du flux veineux rénal, et certaines techniques opératoires permettent de préserver le rein droit. Les léiomyosarcomes du tiers supérieur de la veine cave inférieure posent des problèmes chirurgicaux difficiles. L'extension intracardiaque tumorale n'est pas, en elle-même, une contre-indication absolue à la résection, mais la résection complète de la tumeur cave est le plus souvent impossible du fait de l'extension aux veines sus-hépatiques et au segment rétro-hépatique de la veine cave. La complication la plus grave en cas d'atteinte du segment supérieur, c'est-à-dire un syndrome de Budd-Chiari, peut amener à discuter une chirurgie palliative telle qu'un shunt méso-atrial. Dans la revue de 218 cas de léiomyosarcomes de la veine cave inférieure, une résection tumorale complète n'a été possible que chez 61 % des patients, une chirurgie palliative chez 12 %, et 27 % étaient jugés inopérables. Quand la résection tumorale complète a été possible, la survie était significativement meilleure à 5 et 10 ans, respectivement 49 et 29 %. Dans les séries plus récentes chirurgicales d'Ito et Mann, les résections complètes concernaient plus de 90 % des patients et les taux de mortalité péri-opératoire dans ces études étaient faibles.

Si la chirurgie reste le traitement incontournable des léiomyosarcomes de la veine cave inférieure, d'autres traitements « adjuvants » sont disponibles et utiles dans la prise en charge. La radiothérapie a été utilisée de très longue date avant et après l'intervention chirurgicale, à des posologies de 15 à 100 Gy. Les léiomyosarcomes sont des tumeurs faiblement radiosensibles, et la proximité des structures digestives limite la quantité totale de radiation qui peut être administrée. La radiothérapie peut être utilisée par certaines équipes en néo-adjuvant, notamment à visée de réduction tumorale quand la taille de la tumeur est « limite » et que les marges risquent de ne pas être saines. La radiothérapie se décide donc au cas par cas selon l'expérience des équipes. La radiothérapie peut être utile dans le traitement de certaines métastases ou en association avec une chimiothérapie afin de rendre possible l'exérèse chirurgicale, initialement considérée comme impossible du fait de l'extension tumorale.

La chimiothérapie a été rarement utilisée dans le traitement des tumeurs malignes de la veine cave inférieure. Le protocole chimiothérapique le plus efficace semble reposer sur une association de cyclophosphamide, vincristine, doxorubicine, cisplatine et dacarbazine. Le faible nombre de patients qui ont eu un suivi important ne permet pas de conclusion définitive. L'étude d'O. Hines suggérait que la combinaison de chimiothérapie et radiothérapie serait associée à un meilleur pronostic [6]. Les patients qui ont les plus longues durées de survie sans rechute néoplasique sont ceux qui ont reçu une combinaison de chirurgie, radiothérapie et/ou chimiothérapie. Il semble logique, après avoir obtenu un diagnostic pré-opératoire grâce aux explorations non invasives (ponction-biopsie guidée sous échographie ou scanner), de proposer une chimiothérapie pré-opératoire, associée ou non à une irradiation, pour obtenir une réduction tumorale et permettre une chirurgie d'exérèse la plus complète possible, suivie en post-opératoire de nouvelles cures de chimiothérapie pendant une durée prolongée.

La prise en charge chirurgicale avec résection complète tumorale est un élément majeur du pronostic afin d'obtenir une survie prolongée. Toutefois, les récurrences restent fréquentes. La place de la radiothérapie et celle de la chimiothérapie ne sont pas claires. L'ensemble des données ne repose actuellement que sur des données rétrospectives, et sur de petits effectifs. Des études prospectives sont nécessaires pour définir les principaux facteurs pronostiques et préciser la place des différentes stratégies thérapeutiques.

Bibliographie

1. BABATASI G, MASSETTI M, AGOSTINI D et al. Leiomyosarcoma of the heart and great vessels. Ann Cardiol Angeiol, 1998, *47* : 451-458.
2. CACOUB P, PIETTE JC, WECHSLER B et al. Leiomyosarcoma of the inferior vena cava. Experience with 7 patients and literature review. Medicine, 1991, *70* : 293-306.
3. DEMERS ML, CURLEY SA, ROMSDAHL MM. Inferior vena cava leiomyosarcoma. J Surg Oncol, 1992, *51* : 89-92.
4. FIORE M, COLOMBO C, LOCATI P et al. Surgical technique, morbidity, and outcome of primary retroperitoneal sarcoma involving inferior vena cava. Ann Surg Oncol, 2012, *19* : 511-518.
5. FISHER MG, GELB AM, NUSSBAUM M et al. Primary smooth muscle tumors of venous origin. Ann Surg, 1982, *196* : 720-724.
6. HINES OJ, NELSON S, QUINONES-BALDRICH WJ, EILBER FR. Leiomyosarcoma of the inferior vena cava : prognosis and comparison with leiomyosarcoma of other anatomic sites. Cancer, 1999, *85* : 1077-1083.
7. HUANG J, LIU Q, LU JP et al. Primary intraluminal leiomyosarcoma of the inferior vena cava : value of MRI with contrast-enhanced MR venography in diagnosis and treatment. Abdom Imaging, 2011, *36* : 337-341.
8. ITO H, HORNICK JL, BERTAGNOLLI MM et al. Leiomyosarcoma of the inferior vena cava : survival after aggressive management. Ann Surg Oncol, 2007, *14* : 3534-3541.
9. KEVORKIAN J, CENTO DP. Leiomyosarcoma of large arteries and veins. Surgery, 1973, *73* : 390-400.
10. KIEFFER E, BERROD JL, CHOMETTE G. Primary tumors of the inferior vena cava. *In* : JJ Bergan, JST Yao. Surgery of the veins, New York, Grune and Stratton, 1985 : 423-443.
11. KULAYLAT MN, KARAKOUSIS CP, DOERR RJ et al. Leiomyosarcoma of the inferior vena cava : a clinicopathologic review and report of three cases. J Surg Oncol, 1997, *65* : 205-217.
12. LIGHT HG, PEKIN GW, RAVDIN JS. Primary tumors of the venous system. Cancer, 1960, *13* : 818-824.

13. Mann GN, Mann LV, Levine EA, Shen P. Primary leiomyosarcoma of the inferior vena cava : a 2-institution analysis of outcomes. Surgery, 2012, *151* : 261-267.
14. Mingoli A, Cavallaro A, Sapienza P et al. International registry of inferior vena cava leiomyosarcom : analysis of a world series on 218 patients. Anticancer Res, 1996, *16* : 3201-3205.
15. Mingoli A, Feldhaus RJ, Cavallaro A, Stipa S. Leiomyosarcoma of the inferior vena cava : analysis and search of world literature on 141 patients and report of three new cases. J Vasc Surg, 1991, *14* : 688-699.
16. Sarkar R, Eilber FR, Gelabert HA, Quinones-Baldrich WJ. Prosthetic replacement of the inferior vena cava for malignancy. J Vasc Surg, 1998, *28* : 75-81.

Toute référence à cet article doit porter la mention : Cacoub P, Desbois AC, Koskas F. Tumeurs malignes primitives de la veine cave inférieure. *In* : L Guillevin, L Mouthon, H Lévesque. Traité de médecine, 5ᵉ éd. Paris, TdM Éditions, 2018-S06-P01-C06 : 1-4.

Chapitre S06-P01-C07

Maladie thrombo-embolique veineuse

Zoubida Tazi Mezalek

La maladie thrombo-embolique veineuse (MTEV) est une pathologie fréquente, multifactorielle, source majeure de morbidité et de mortalité. La thrombose veineuse profonde (TVP) et l'embolie pulmonaire en représentent deux facettes indissociables. Une embolie pulmonaire complique une TVP aiguë, le plus souvent des membres inférieurs, dans plus de 70 % des cas, avec une mortalité à court et moyen termes élevée, estimée à 10 % dans les premières semaines et à 25 % à 1 an. À distance de l'épisode aigu, l'évolution est marquée, d'une part, par le risque de récidive thrombo-embolique avec sa propre morbi-mortalité et, d'autre part, par le risque de développement d'une maladie post-thrombotique des membres inférieurs ou d'une hypertension pulmonaire post-embolique.

Cette pathologie grave à incidence croissante a vu récemment son diagnostic et sa thérapeutique notablement modifiés et facilités par l'adoption de stratégies diagnostiques simplifiées et par l'avènement des anticoagulants oraux d'action directe.

Épidémiologie

La MTEV est une pathologie de la seconde moitié de la vie, son incidence annuelle globale estimée entre 0,7 et 2,1 cas pour 1 000 habitants augmente considérablement après 65 ans, à 3 à 7 pour 1 000 par an, voire 1 pour 100 après 75 ans. Des données européennes récentes font état d'environ 760 000 cas de thromboses veineuses par an, dont 30 % d'embolie pulmonaire et 70 % de TVP ; responsables de 360 000 décès par an. Ces estimations restent encore aujourd'hui très imprécises et la mortalité sous-estimée, étant donné la nature souvent silencieuse de la maladie. en effet, la MTEV est considérée comme un *silent killer* : 60 % des décès surviennent alors que le diagnostic de l'embolie pulmonaire n'a pas été évoqué, et une TVP asymptomatique des membres inférieurs est retrouvée chez 70 % des patients ayant un diagnostic d'embolie pulmonaire confirmé.

La MTEV peut survenir chez des sujets ayant une affection connue pour favoriser la survenue de TVP comme l'insuffisance cardiaque, l'insuffisance respiratoire, la grossesse ou le post-partum, une chirurgie ou une néoplasie. Aussi l'augmentation de l'espérance de vie, d'une part, et l'allongement de la survie de patients atteints de pathologies à risque de MTEV comme le cancer ou l'insuffisance cardiaque, d'autre part, contribuent-ils à expliquer l'augmentation de l'incidence de la maladie, et cela malgré une amélioration de la prophylaxie. La thrombose veineuse se déclare ainsi fréquemment en milieu hospitalier et près de 10 % des décès hospitaliers sont attribués à une embolie pulmonaire. Elle est de ce fait considérée comme une affection nosocomiale et comme la cause la plus commune de décès évitables à l'hôpital. Dans 50 % des cas, la MTEV survient en dehors de toute situation à risque thrombogène connu et doit faire l'objet d'une recherche étiologique spécifique.

Histoire naturelle et physiopathologie

Les conditions de constitution d'une TVP sont retrouvées dans la triade de Virchow décrite à la fin du XIXe siècle, associant lésion pariétale, stase veineuse et hypercoagulabilité. L'altération de la paroi veineuse est un facteur mineur, sauf dans certaines maladies inflammatoires (maladie de Behçet) ou agression externe (cathéter veineux). La stase veineuse est souvent le facteur prédominant, favorisant essentiellement l'extension d'un thrombus formé. Enfin, l'activation de la coagulation peut aboutir à un déséquilibre de l'hémostase et est rapportée en cas d'anomalies héréditaires ou acquises de l'hémostase, en cas de cancer ou au décours d'une chirurgie, traumatisme ou accouchement. C'est souvent à la faveur de la coexistence de ces facteurs que le thrombus se forme et se propage.

La TVP se forme le plus souvent au niveau d'une veine du mollet, dans une zone de ralentissement du flux, classiquement dans un nid valvulaire. Elle est alors asymptomatique. Une lyse spontanée physiologique tend à une recanalisation progressive plus ou moins complète de la veine. Lorsque les capacités de lyse sont dépassées, le thrombus peut s'étendre en aval avec un risque important de migration et d'embolie pulmonaire. Il va secondairement adhérer à la paroi et devenir obstructif. Le degré d'obstruction conditionne l'intensité de l'hyperpression d'amont et ainsi l'intensité des signes cliniques. Cette évolution se fait également à la faveur d'un facteur favorisant associé.

La lyse physiologique ou thérapeutique du thrombus s'accompagne de séquelles valvulaires, d'épaississement pariétal et de possible thrombus résiduel, responsables du syndrome post-thrombotique au niveau des membres inférieurs (20 à 50 % des TVP) et d'une hypertension pulmonaire post-embolique (2 à 3 % des embolies pulmonaires).

Facteurs de risque

La MTEV résulte invariablement de la conjonction de plusieurs facteurs conduisant à un accroissement du risque thrombotique. Ces facteurs de risque sont de nature diverse. Leur identification, l'importance relative de chacun sont de mieux en mieux rapportées. Les facteurs de risques de MTEV reconnus sont présentés dans le tableau S06-P01-C07-I. C'est le plus souvent l'association d'un facteur déclenchant extrinsèque (situation à risque) et de facteurs favorisants propres au patient qui est à l'origine d'une TVP. Dans la majorité des cas, on trouve plusieurs facteurs de risque concomitants dont l'association apparaît souvent plus potentialisatrice qu'additive. Ils sont classés en transitoires ou permanents.

Chirurgie et traumatologie

En l'absence de prophylaxie, l'incidence moyenne des TVP diagnostiquées par phlébographie en post-opératoire est de 15 à 40 % en chirurgie générale. Elle atteint 50 à 80 % en orthopédie et en traumatologie dont 5 à 36 % se compliquent proximales et 2 % sont d'embolies pulmonaires fatales. Avec une prévention adaptée, le taux d'embolie pulmonaire est très faible. Les autres chirurgies majeures fréquemment incriminées sont la chirurgie oncologique abdomino-pelvienne, la neurochirurgie et la chirurgie de l'obésité. Dans les autres chirurgies, le risque de MTEV dépend en grande partie des autres facteurs de risque associés et du risque propre du patient.

Pathologie vasculaire

Tableau S06-P01-C07-I Principaux facteurs de risque de maladie thrombo-embolique veineuse (MTEV) avec les odds-ratios (OR) correspondants.

Facteurs de risque	Persistants	Transitoires
Majeurs (OR > 6)		
Chirurgie récente (< 3 mois)		X
Traumatisme		X
Cancer actif avec chimiothérapie	X	
Hospitalisation		X
Thrombophilie majeure	X	
Modérés (2 < OR < 6)		
Immobilisation		X
Antécédents de MTEV	X	
Contraception œstroprogestative		X
Traitement hormonal substitutif (œstrogène oral)		X
Grossesse, post-partum		X
Bas (OR < 2)		
Varices	X	
Voyage prolongé (> 6 heures)		X
Obésité	X	
Thrombophilies mineures	X	

Immobilisation

Une immobilisation de plus de 48 heures constitue un facteur de risque majeur de MTEV. En médecine générale, l'immobilisation multiplie par 6 à 8 le risque de thrombose car, en plus de l'alitement, la majorité des patients cumulent les facteurs de risque. Au décours d'un accident vasculaire cérébral déficitaire, ce risque atteint 55 %, dont 12 % de thromboses proximales. Chez les patients hospitalisés, le risque thrombotique est de 15 à 20 %. Ce risque est certes plus faible qu'en chirurgie majeure, mais, en nombre absolu, la MTEV est plus fréquemment observée dans un contexte médical : 60 à 80 % des diagnostics de TVP et d'embolie pulmonaire sont faits chez des patients dits « médicaux ».

Grossesse et post-partum

Le risque de MTEV est 5 à 6 fois plus élevé pendant la grossesse, comparé au risque chez des femmes de même âge sans hormonothérapie. La prévalence de la MTEV durant la grossesse est de 1/1 000 grossesses. La moitié des accidents thrombotiques veineux chez la femme avant 40 ans surviennent durant la grossesse ou le post-partum. L'embolie pulmonaire fatale reste la cause la plus fréquente de mortalité maternelle dans les pays développés. Ce sur-risque est attribué à des modifications de l'équilibre hémostatique induit par la grossesse (baisse de la protéine S, augmentation de facteurs procoagulants VII et VIII), à des facteurs mécaniques (compression veineuse par l'utérus gravide) et à des facteurs de risque autres (âge > 35 ans, multiparité, pré-éclampsie, baisse du tonus veineux, varices, obésité, alitement).

Traitement hormonal

La prise de contraceptifs combinés œstroprogestatifs s'accompagne d'une augmentation du risque relatif de MTEV de 2 à 6 fois ; risque d'autant plus important que le taux d'éthinylœstradiol contenu dans la préparation est élevé (> 30 μg). Par ailleurs, l'utilisation de progestatif à base d'acétate de cyprotérone ou de type désogestrel ou le gestrodène (pilules de troisième et quatrième génération) peut être associée à un risque 4 fois plus élevé de MTEV comparé aux pilules de deuxième et première générations et 18 fois plus élevé comparé aux femmes sans contraception hormonale. Malgré cette augmentation du risque, le nombre d'événements reste modeste avec un risque absolu estimé de 15 à 25 événements pour 100 000 femmes/année. Ce risque est particulièrement important durant les 6 à 18 premiers mois d'utilisation. Il est identique pour le traitement hormonal substitutif sauf en cas d'administration transdermique de l'œstrogène qui ne semble pas augmenter le risque thrombotique.

Âge

Le risque de MTEV augmente de façon exponentielle avec l'âge d'un ratio de 1,9 par décennie à partir de 50 ans. Les patients âgés cumulent différents facteurs de risque thrombotiques (petit poids, insuffisance rénale).

Antécédents de MTEV

L'existence d'antécédents de MTEV multiplie par 2 à 3,5 le risque de thrombose ou de re-thrombose, quel que soit le contexte initial et indépendamment du facteur déclenchant. Cependant, la valeur plus précise de cet antécédent dépend de plusieurs facteurs, notamment le type de thrombose (embolie pulmonaire ou thrombose proximale), le contexte dans lequel la thrombose est survenue (idiopathique, grossesse, familiale…).

Thrombophilies

Ces facteurs sont très importants, mais le risque qui peut leur être attribué est très variable selon le type de l'anomalie. Il peut s'agir de thrombophilies majeures conférant un risque thrombotique important et thrombophilies mineures associées à un risque thrombotique plus faible. Leur intérêt clinique dans l'évaluation du risque de récidives, mais aussi dans l'aide à la détermination de la durée de traitement anticoagulant n'est pas évident (*voir plus loin*). Ces thrombophilies peuvent être constitutionnelles ou acquises.

Cancers

L'incidence de la MTEV au cours des cancers est d'environ 10 %. Le cancer multiplie le risque de thrombose par 4. Les cancers réputés les plus thrombogènes sont les adénocarcinomes du pancréas, les cancers du tube digestif, de l'ovaire et du poumon. Le risque thrombotique est plus élevé en cas de maladie métastasée, évoluée et durant les 3 à 4 premiers mois de chimiothérapie. Différents mécanismes participent à ce risque de thrombose ; une chirurgie concomitante, la stase, la chimiothérapie, et enfin l'hypercoagulabilité acquise liée au cancer sont autant de facteurs multiplicatifs.

Les hémopathies malignes sont également pourvoyeuses de TVP, particulièrement les lymphomes et les myéloproliférations malignes. Le risque thrombotique au cours du myélome multiple a été particulièrement mis en avant avec l'introduction des nouvelles thérapeutiques notamment les imides et leur association avec une polychimiothérapie ; le risque dans ce cas peut atteindre jusqu'à 50 % des cas traités.

Maladies inflammatoires

Plusieurs maladies inflammatoires s'accompagnent d'un risque thrombotique 2 à 3 fois supérieur à la population témoin, comme le lupus systémique, les maladies inflammatoires chroniques de l'intestin, le syndrome néphrotique. L'hypercoagulabilité y est en rapport avec des anomalies non spécifiques de l'hémostase.

Autres

Plusieurs autres facteurs favorisant la TVP sont rapportés : voyage prolongé, groupe ABO non O, prise d'antipsychotiques, immobilisation plâtrée.

Diagnostic positif d'une thrombose veineuse profonde

Signes cliniques

La TVP des membres inférieurs représente la localisation la plus fréquente de la MTEV. Généralement, la présentation clinique est peu spécifique et peu sensible ; dans ces cas, la notion du terrain et/ou des circonstances de survenue est primordiale à prendre en considération.

Les symptômes les plus rapportés et évocateurs d'une phlébite du membre inférieur sont une douleur spontanée ou provoquée du mollet, un œdème, une rougeur, une chaleur ou une circulation collatérale anormalement visible. Ces signes apparaissent assez brutalement et atteignent leur maximum en quelques jours. Leur caractère unilatéral est assez évocateur du diagnostic. À l'examen physique, il peut y avoir une réduction du ballottement du mollet, une douleur du mollet déclenchée par la dorsiflexion du pied (signe de Homans) ou une douleur à la palpation des trajets veineux. L'œdème est dur, ne prenant pas le godet, plus ou moins étendu selon la topographie de l'obstruction veineuse. Les signes généraux sont peu intenses avec une fébricule et une accélération progressive du pouls (pouls grimpant de Mahler).

Un œdème massif et brutal peut entraîner une compression de la circulation artérielle, réalisant le tableau de phlébite bleue ou ischémiante ou phlegmatia cœrulea dolens. Il s'agit d'une forme clinique grave, représentant une urgence médicochirurgicale. Elle associe des signes de TVP et des signes d'ischémie engageant rapidement le pronostic du membre, voire le pronostic vital.

Probabilité clinique et scores diagnostiques

La prévalence de la MTEV en cas de suspicion clinique étant faible, l'imagerie sera indiquée chez un trop grand nombre de sujets, avec un « déchet diagnostique » plus ou moins important. En effet, la réalisation d'examens complémentaires dans ce contexte ne permet de confirmer l'existence d'une thrombose que dans 10 à 30 % des cas. L'évaluation peut être fondée sur un score de probabilité associant signes physiques et circonstances favorisantes. Ce score de probabilité clinique va permettre de déterminer plus précisément quel patient avec suspicion clinique nécessiterait un bilan de confirmation. L'utilisation d'un score diagnostique permet également d'homogénéiser la stratégie diagnostique au sein d'une structure de soin. L'élaboration des scores de probabilité clinique obéit à une méthodologie bien définie. Plusieurs scores ont été développés, avec une valeur pratique quasi similaire. Le plus utilisé et ayant la plus grande « popularité » est le score de Wells modifié (Tableau S06-P01-C07-II). Actuellement, ces scores sont essentiellement utilisés, couplés aux D-dimères, pour exclure une MTEV en cas de probabilité clinique faible.

Examens complémentaires

Les symptômes cliniques manquent de sensibilité et de spécificité, ils sont utiles pour évoquer le diagnostic, mais ne permettent pas de l'affirmer ou de le réfuter. Les examens complémentaires sont indispensables au diagnostic de certitude.

Dosage des D-dimères

Les D-dimères sont les produits de dégradation du thrombus par la fibrinolyse. Leur dosage a été développé par technique ELISA (*enzyme-linked immunosorbent assay*) ou turbimétrie, avec des tests rapides sur prise de sang accessibles aux urgences. Un test seuil de 500 ng/ml est utilisé pour tous les tests commerciaux. Le dosage des D-dimères possède une bonne sensibilité et est quasi toujours élevé en cas de MTEV. En revanche, son manque de spécificité ne permet pas de confirmer un diagnostic de thrombose. Les D-dimères augmentent dans de nombreuses situations pathologiques ou physiologiques : âge avancé, grossesse, post-partum, cancer, infection, inflammation… Ainsi, seul un test négatif pourra être utilisable en cas de suspicion de MTEV. En effet, de nombreuses études prospectives ont bien montré que le taux réel d'événements thrombotiques (dit « échec de stratégie ») est très faible (0,5-0,9 % à 3 mois) chez des patients ayant une suspicion de MTEV et des D-dimères négatifs. Ainsi le test D-dimères est-il utilisé comme filtre à la réalisation d'examens radiologiques, et cela essentiellement en cas de probabilité clinique faible à modérée. La valeur prédictive négative dans ces cas est proche de 100 %. Cette stratégie permet d'écarter le diagnostic de TVP chez 30 à 40 % des patients ambulatoires sans réalisation d'examens radiologiques. Lorsque la probabilité clinique est élevée, le dosage biologique des D-dimères est inutile, car il ne permet ni d'infirmer ni de confirmer le diagnostic, alors que le taux de thrombose veineuse attendu est proche de 30 %. Dans ce cas, le clinicien aura recours directement à l'imagerie.

Chez les patients âgés ayant une suspicion de MTEV la proportion de tests D-dimères négatifs au seuil habituel de 500 ng/ml est inférieure à 5 % après 80 ans, limitant considérablement leur utilisation dans ce contexte. Un seuil des D-dimères ajusté pour l'âge a été récemment développé et validé en cas de suspicion de MTEV ; la limite inférieure chez les sujets de plus de 50 ans étant l'âge multiplié par 10 (par exemple, pour un sujet de 78 ans, le seuil de positivité des D-dimères est de 780 ng/ml). L'utilisation de cette méthode permettrait de multiplier par 5 la possibilité d'exclure le diagnostic sans examen d'imagerie chez les patients âgés de plus de 75 ans ambulatoires.

Examens radiologiques

L'échographie de compression veineuse est l'examen de référence pour la confirmation diagnostique de TVP. Sa sensibilité et sa spécificité sont de 95 % en cas de TVP symptomatique. Elle doit être réalisée selon une méthode rigoureuse et reproductible, avec une exploration complète et bilatérale des axes veineux proximaux et distaux. L'exploration limitée (adoptée par certains centres d'urgence) au réseau proximal (sus-poplité), éventuellement répétée après 48 heures, a montré une sécurité d'exclusion diagnostique acceptable, mais reste cependant moins sensible. L'incompressibilité d'une

Tableau S06-P01-C07-II Score diagnostique pour la thrombose veineuse profonde (TVP) de Wells et de Wells modifié[1].

Items	
Cancer actif (en cours de traitement curatif ou palliatif ou découvert depuis moins de 6 mois)	+1
Paralysie ou parésie ou immobilisation récente du membre	+1
Alitement récent > 3 jours ou chirurgie majeure datant de moins de 3 mois	+1
Tension douloureuse localisée du membre	+1
Œdème global de tout le membre	+1
Circonférence du mollet augmentée de 3 cm par rapport au membre controlatéral	+1
Œdème prenant le godet du côté symptomatique	+1
Circulation veineuse collatérale	+1
Diagnostic alternatif au moins aussi probable que TVP	–2
Antécédent de MTEV[1]	+1

Interprétation		
Probabilité clinique	Point	% de TVP
Faible	< 1	5
Intermédiaire	1-2	17
Forte	> 3	53

(1) Item ajouté pour le score de Wells modifié.
MTEV : maladie thrombo-embolique veineuse.

veine sous la pression de la sonde est le signe indirect le plus recherché et le principal critère diagnostique utilisé. Un thrombus peut être directement visible avec un écho intraluminal hyperéchogène. D'autres signes indirects sont également recherchés comme la diminution ou l'abolition du signal Doppler, un remplissage partiel, voire absent au niveau du thrombus, une augmentation du calibre de la veine ou une circulation collatérale.

La tomodensitométrie avec temps veineux tardif, ou l'angio-IRM peuvent être indiquées dans de très rares situations de forte probabilité clinique avec une écho-Doppler non contributive.

La phlébographie n'est plus utilisée, c'est un examen coûteux et invasif et n'a plus que des indications d'exception.

Diagnostic différentiel

Les signes cliniques qui accompagnent une TVP ont une spécificité faible, ils peuvent être présents dans plusieurs autres affections non thrombotiques. Les tableaux se rapprochant le plus d'une TVP des membres inférieurs sont la rupture du kyste synovial poplité de Baker, un érysipèle ou une cellulite, une poussée inflammatoire de lymphœdème ou de maladie post-phlébitique. La douleur, lorsqu'elle est isolée, peut évoquer un hématome, une déchirure musculaire ou une sciatique tronquée.

L'algorithme de prise en charge diagnostique se base sur l'utilisation séquentielle de la probabilité clinique, du dosage des D-dimères et de l'échographie veineuse. Il est présenté dans la figure S06-P01-C07-1 et résume une stratégie qui peut être appliquée à la plupart des patients avec suspicion d'un premier épisode de TVP.

Embolie pulmonaire

L'embolie pulmonaire est la forme la plus grave de la MTEV, avec un taux de mortalité supérieur à 15 % à 3 mois. Les facteurs de risque sont superposables à ceux de la TVP, s'agissant souvent d'une complication de celle-ci. D'un point de vue physiopathologique et hémodynamique, l'embolie pulmonaire entraîne une augmentation de la résistance artérielle pulmonaire, secondairement responsable d'une dilatation du ventricule droit, puis d'une insuffisance ventriculaire droite.

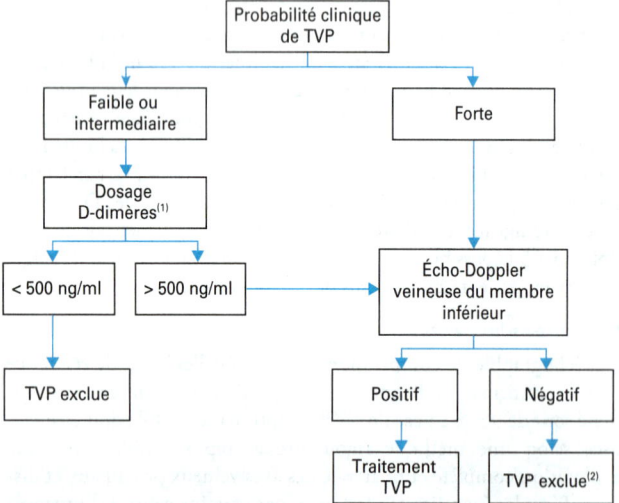

Figure S06-P01-C07-1 Algorithme diagnostique d'une suspicion de thrombose veineuse profonde (TVP). (1) Méthode ELISA. (2) Échographie-Doppler à refaire à 48 heures en cas de persistance des symptômes.

Clinique

Comme pour la TVP, les principaux signes d'appel de l'embolie pulmonaire sont là encore peu spécifiques et sont communs à de nombreuses autres pathologies thoraciques. La douleur y est brutale, augmentée par la toux et l'inspiration, classiquement basithoracique latérale. Elle peut être accompagnée d'une dyspnée spontanée, inhabituelle, brutale ou rapidement progressive, d'une tachypnée ou d'une toux, voire d'expectorations hémoptoïques. La pauvreté de l'examen clinique pulmonaire doit attirer l'attention d'autant qu'il existe un contexte favorisant (facteurs de risque, TVP connue, antécédents de MTEV). Des signes de TVP des membres inférieurs sont présents dans moins de 20 % des cas. Dans 5 % des cas, la présentation est très bruyante avec d'emblée un état de choc et/ou des signes d'insuffisance cardiaque droite ou d'insuffisance respiratoire.

Le clinicien est confronté à un dilemme, soit investiguer tous les patients présentant l'un de ces éléments cliniques, soit faire un premier tri. L'attitude la plus opérationnelle est d'évoquer une embolie pulmonaire chez tout patient ayant une symptomatologie thoracique aiguë ou d'aggravation récente, sans explication évidente. Du fait de la faible spécificité là encore du tableau clinique, la stratégie diagnostique est actuellement basée surtout sur l'utilisation de la probabilité clinique, des D-dimères et de l'angioscanner, devenu l'examen de référence. Deux scores sont utilisés en pratique courante, le score de Wells de l'embolie pulmonaire (Tableau S06-P01-C07-III), et surtout le score de Genève révisé qui est validé pour les patients ambulatoires (Tableau S06-P01-C07-IV).

Tableau S06-P01-C07-III Score de prédiction clinique de Wells pour l'embolie pulmonaire.

Items	
Hémoptysie	+1
Cancer	+1
Antécédent de MTEV	+1,5
Rythme cardiaque > 100/min	+1,5
Chirurgie récente ou immobilisation	+1,5
Signes cliniques de TVP	+3
Diagnostic alternatif moins probable que l'embolie pulmonaire	+3
Interprétation		
Probabilité clinique	Point	% d'embolie pulmonaire
Faible	< 2	2-6
Intermédiaire	2-6	17-24
Forte	> 6	54-78

MTEV : maladie thrombo-embolique veineuse ; TVP : thrombose veineuse profonde.

Examens complémentaires

Les examens complémentaires communs (électrocardiogramme et radiographie pulmonaire) ne sont généralement pas contributifs, sinon en apportant des éléments en faveur d'une autre pathologie (syndrome coronaire, pneumopathie…). Une hypercapnie isolée est parfois décrite mais, là encore, non spécifique, secondaire au classique *mismatch* entre ventilation et perfusion responsable de l'effet shunt. Les D-dimères ont la même valeur d'exclusion diagnostique dans les tableaux cliniques peu évocateurs d'embolie pulmonaire. En présence de signes de choc ou d'instabilité hémodynamique, la probabilité clinique est souvent forte et le dosage des D-dimères est alors inutile. La gravité clinique justifie le recours à un diagnostic rapide pour la mise en place rapide d'une thérapeutique adaptée.

Tableau S06-P01-C07-IV Score de prédiction clinique de Genève révisé pour l'embolie pulmonaire.

Items	
Âge > 65 ans	+1
Cancer actif	+2
Hémoptysie	+2
Chirurgie ou immobilisation récente	+2
Antécédent de MTEV	+3
Douleur spontanée du mollet	+3
Signes cliniques TVP (douleur à la palpation et œdème)	+4
Fréquence cardiaque : 75-94/min	+3
Fréquence cardiaque > 94/min	+5
Interprétation		

Probabilité clinique	Point	% d'embolie pulmonaire
Faible	0-3	7-12
Intermédiaire	4-10	24-31
Forte	> 11	58-82

MTEV : maladie thrombo-embolique veineuse ; TVP : thrombose veineuse profonde.

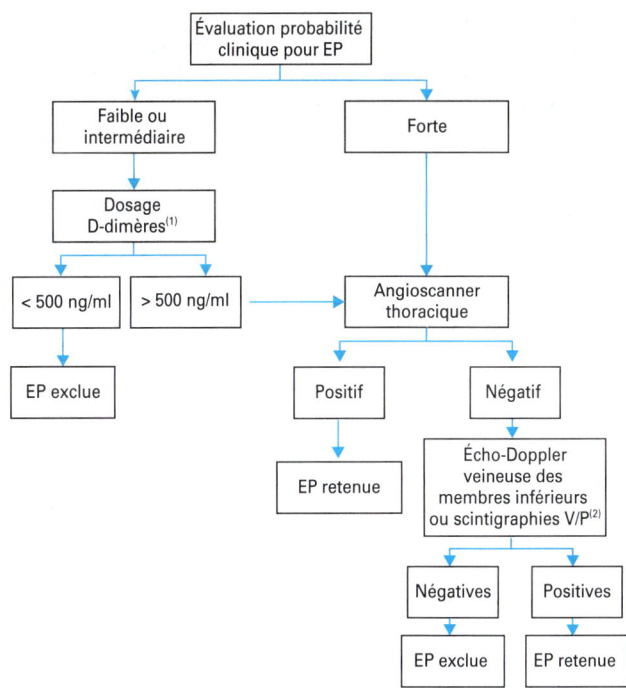

Figure S06-P01-C07-2 Algorithme diagnostique d'une embolie pulmonaire (EP). (1) Méthode ELISA. (2) L'un des deux tests. V/P : ventilation/perfusion.

La confirmation diagnostique fait généralement appel à l'angioscanner thoracique, qui permet une visualisation directe du thrombus en intravasculaire. Cet examen a une excellente sensibilité et spécificité et est actuellement l'examen de référence pour le diagnostic de l'embolie pulmonaire.

La scintigraphie pulmonaire de ventilation/perfusion met en évidence un défaut de perfusion avec une ventilation normale en cas d'embolie pulmonaire. Une scintigraphie normale a une valeur prédictive négative de 96 %, quelle que soit la probabilité clinique. Elle est surtout utile en cas de contre-indications au scanner (allergie, insuffisance rénale…). Sa non-disponibilité dans certains services d'urgence, la mauvaise qualité des ventilations disponibles peuvent en limiter l'usage.

La démonstration d'une TVP proximale asymptomatique à l'échographie veineuse des membres inférieurs a une bonne valeur diagnostique en cas de forte probabilité clinique d'embolie pulmonaire ; même et surtout en cas de négativité de l'angioscanner thoracique.

L'échocardiographie transthoracique évalue le retentissement sur le cœur droit et permet de visualiser une dilatation du ventricule droit (VD) ou un septum paradoxal. Généralement la taille du VD, ou mieux le rapport VD/VG, est calculée sur l'angioscanner. Elle peut être utile chez les patients ayant une probabilité clinique forte et chez des patients en état de choc intransportables.

Elle sera adaptée au score de probabilité clinique, à la présence de signes de gravité (état de choc, signes d'insuffisance cardiaque droite) et à la disponibilité des examens complémentaires suscités en contexte d'urgence. Plusieurs algorithmes sont actuellement disponibles et ont été validés en pratique clinique, permettant une approche diagnostique pragmatique de l'embolie pulmonaire (Figure S06-P01-C07-2).

Par ailleurs, la prise en charge initiale de l'embolie pulmonaire repose sur une stratification du risque évolutif des patients, que ce soit pour le lieu de prise en charge ou les traitements à prescrire. Parmi les différents « outils de stratification » proposés, le plus probant est le PESI (*pulmonary embolism severity index*). Récemment, un PESI simplifié (sPESI), intégrant six critères cliniques, a été validé pour l'identification des patients à faible risque de mortalité en cas de score nul (Tableau S06-P01-C07-V). Afin d'apprécier la gravité de l'embolie pulmonaire, on utilise également des marqueurs biologiques comme la troponine, qui évalue les micro-infarctus du ventricule droit et les marqueurs d'insuffisance cardiaque comme le pro-BNP (*brain natriuretic peptide*).

Tableau S06-P01-C07-V Score PESI (*pulmonary embolism severity index*) simplifié d'évaluation de la gravité initiale d'une embolie pulmonaire.

Items	
Âge > 65 ans	+1
Cancer évolutif ou en rémission depuis moins de 6 mois	+1
Insuffisance cardiaque ou respiratoire	+1
Fréquence cardiaque > 110/min	+1
Pression artérielle systolique < 100 mmHg	+1
Saturation O_2 < 90 %	+1
Interprétation	
Risque élevé si score ≥ 1	

Bilan étiologique

La MTEV a des causes multifactorielles. La démarche étiologique s'attache à, d'une part, reconnaître une situation à risque (facteur déclenchant ou extrinsèque) et, d'autre part, à identifier un facteur de risque propre au patient (facteur intrinsèque) ; la TVP est dite alors secondaire ou provoquée (50 %). En dehors d'un facteur déclenchant et/ou d'un facteur de risque évident, la thrombose est dite idiopathique ou spontanée. Une recherche étiologique approfondie est à envisager, d'autant qu'il s'agit d'une première ou seconde récidive. Un bilan à visée étiologique devra être ciblé et orienté en fonction du contexte clinique, des antécédents personnels et familiaux du sujet, de l'âge…

Néoplasies

Le cancer est un facteur de risque majeur, aussi bien lorsqu'il inaugure la maladie thrombotique que lorsqu'il la complique, témoin alors d'une aggravation du cancer. Une néoplasie est objectivée chez 10 % des patients ayant un premier épisode de TVP spontanée et chez 20 %

en cas de récidive. Cette donnée justifie la réalisation d'une recherche de cancer occulte en cas de TVP apparemment idiopathique. Il n'y a pas de consensus quant au bilan à réaliser et, actuellement, en dehors d'une orientation clinique, il est recommandé de réaliser un examen clinique complet comprenant les touchers pelviens, une échographie abdominopelvienne, une radiographie pulmonaire, les examens de dépistage usuels (mammographie, acide periodique-Schiff [PAS], recherche de sang dans les selles) et un bilan biologique standard. Un bilan exhaustif sera réalisé en cas de récidive thrombotique (particulièrement sous anticoagulants), incluant un scanner corps entier et des endoscopies digestives. La place actuelle de la TEP-TDM dans cette recherche de néoplasie occulte n'est pas validée.

Les hémopathies malignes sont également pourvoyeuses de TVP. Les syndromes myéloprolifératifs, essentiellement la polyglobulie de Vaquez et la thrombocytémie essentielle, peuvent se compliquer ou être révélés par une pathologie thrombotique veineuse. La recherche d'une mutation ponctuelle du gène codant *JAK2 V617F* permet un diagnostic avec une grande spécificité (95 % pour la polyglobulie de Vaquez, et de 50 à 60 % pour la thrombocytémie essentielle), même dans les cas « latents » au plan hématologique. Cette recherche se justifie essentiellement dans les thromboses splanchniques (positive dans 40 à 60 % des thromboses sus-hépatiques, 25 à 30 % des thromboses portes) et cérébrales idiopathiques (positive dans 8 à 10 %).

Thrombophilies

Le terme « thrombophilie » est utilisé pour désigner une ou plusieurs anomalies acquises ou héréditaires de l'hémostase qui prédisposent à une MTEV. Elles ne confèrent pas le même risque thrombotique (Tableau S06-P01-C07-VI). Leur recherche ne doit pas être systématique, mais orientée en fonction du contexte de survenue de la MTEV et des antécédents personnels et familiaux de thrombose. L'intérêt clinique de cette recherche est encore incertain et discuté, mais pourrait aider à une meilleure évaluation du risque de récidive et à la détermination de la durée du traitement anticoagulant.

Thrombophilies constitutionnelles

Les facteurs de risques génétiques bien établis de MTEV sont la mutation du facteur V Leiden, la mutation G20210A du facteur II et les déficits en inhibiteurs naturels de la coagulation (antithrombine, protéine C et protéine S). Ils se transmettent sur le mode autosomique dominant. La prévalence et le risque thrombotique de ces anomalies sont résumés dans le tableau S06-P01-C07-VI.

Ces anomalies sont très hétérogènes, conférant un risque thrombotique très variable et une pénétrance au sein d'une même famille différente (expression clinique variable pour une même anomalie). Pour l'antithrombine, il s'agit d'un déficit ; pour les protéines C et S, il peut s'agir d'une diminution de la synthèse et/ou de l'activité. Leur diagnostic nécessite deux déterminations à distance de l'épisode aigu, du traitement anticoagulant et de certaines situations (grossesse, traitement hormonal…). L'histoire familiale de MTEV reste cependant un facteur de risque important après ajustement par les autres facteurs de risque génétiques connus, suggérant l'existence d'autres anomalies, non identifiées à ce jour, impliquées dans la susceptibilité génétique à la MTEV.

L'âge médian pour la survenue d'un épisode thrombotique en cas de thrombophilie héréditaire est de 35 à 37 ans, et 80 à 85 % des patients ont une histoire familiale informative. La recherche de ces anomalies devra donc se concevoir chez des patients jeunes de moins de 40 ans et/ou ayant, dans la fratrie directe, au moins un membre ayant présenté un épisode thrombotique veineux.

Thrombophilies acquises

Le syndrome des antiphospholipides (SAPL) est une maladie auto-immune caractérisée par la présence d'une anomalie biologique (anticorps antiphospholipides) et un risque élevé de thrombose (veineuse ou artérielle). Cette affection peut également s'exprimer par des complications obstétricales (pertes fœtales, mort fœtale in utero, éclampsie, HELLP syndrome [*haemolysis elevated liver enzyme, low platelet count*]). Ces anticorps antiphospholipides sont de plusieurs types dont les plus couramment recherchés sont le lupus anticoagulant (ou anticoagulant circulant lupique), les anticorps anticardiolipine et les anticorps anti-β_2-glycoprotéine 1. Le risque thrombotique est variable, il est plus fort en cas d'anticoagulant circulant de type lupique (OR : 11) et en cas de double ou de triple positivité des anticorps. Le SAPL est considéré comme primaire lorsqu'il n'est pas associé à une pathologie sous-jacente auto-immune. Sa prévalence peut atteindre 40 % chez les patients atteints de lupus systémique où il est dit secondaire. Les TVP affectent essentiellement les membres inférieurs, associées ou non à une embolie pulmonaire ; elles peuvent également concerner d'autres territoires veineux (cérébral, mésentérique…) ou artériels.

L'hémoglobinurie paroxystique nocturne, ou maladie de Marchiafava-Micheli, est caractérisée par l'association de poussées soudaines d'hémolyse, souvent nocturnes (urines porto matinales) et de cytopénies. Une MTEV complique souvent la maladie. La recherche de cette affection peut s'envisager en cas de stigmates d'hémolyse intravasculaire ; elle est souvent réservée aux cas de thromboses de site inhabituel (abdominales, cérébrales) ou d'association avec des thromboses artérielles ou microcirculatoires. Le diagnostic est fait par cytométrie de flux de CD55 et CD59, permettant de quantifier la population cellulaire mutée.

Maladies inflammatoires

La maladie de Behçet est une vascularite systémique qui s'accompagne de TVP dans 10 à 30 % des cas (plus de TVP que d'embolies pulmonaires) en fonction des séries. Cette vascularite systémique donne essentiellement des atteintes cutanées, muqueuses (aphtose bipolaire, pseudo-folliculite, érythème noueux…) et oculaires (uvéites et vascularites rétiniennes). Il s'agit souvent d'un homme jeune, présentant une TVP sans facteur de risque thrombotique, originaire du pourtour du bassin méditerranéen. L'atteinte veineuse est inflammatoire et s'intègre volontiers dans le cadre d'une atteinte vasculaire multifocale et récidivante. Elle nécessite d'être reconnue, car elle relève d'un traitement spécifique anti-inflammatoire et/ou immunosuppresseur.

Tableau S06-P01-C07-VI Risque relatif de maladie thrombo-embolique veineuse (MTEV) et thrombophilies.

Thrombophilies	Prévalence dans la population générale (%)	Prévalence dans la MTEV (%)	OR
Majeures			
– déficit en antithrombine	0,02	1	10-20
– déficit en protéine S	0,2	1-2	10
– déficit en protéine C	3-7	3	10
– lupus anticoagulant	1-3	5	10-15
Mineures			
– mutation V de Leiden	3-7	20	5
– mutation II de Leiden	2-4	6-10	3
– anticorps anticardiolipines	5	15	5-10

Localisations particulières

Thrombose veineuse superficielle (TVS)

Il s'agit d'une thrombose touchant le réseau veineux superficiel. L'incidence est mal connue et les facteurs de risque sont quelque peu différents de ceux de la TVP. L'association à une insuffisance veineuse chronique, les scléroses de varices et les accès veineux jouent un rôle majeur. Les facteurs communs de MTEV sont également impliqués comme les thrombophilies, les traitements hormonaux, les cancers, une chirurgie récente, un traumatisme et un antécédent de MTEV. Lorsque la TVS survient sur veines saines non variqueuses, elle doit faire rechercher une étiologie sous-jacente au même titre que les TVP, avec une prédilection pour la maladie de Behçet ou de Buerger.

Son diagnostic clinique est souvent aisé par la palpation d'un trajet veineux rouge, douloureux et induré. L'écho-Doppler confirme formellement le diagnostic, en mesure l'étendue et permet de rechercher une thrombose du réseau profond associée (5 à 50 %). Suite à la publication d'études récentes, de nouvelles recommandations concernant la prise en charge des patients ayant une TVS sont proposées, notamment concernant l'importance de réaliser un examen échographique complet des membres inférieurs devant toute suspicion de TVS.

Le risque d'extension à la voie profonde varie, selon les séries, entre 2 et 6 % pour les thromboses symptomatiques. Il est particulièrement important lorsque la TVS n'est pas traitée. Le risque d'embolie pulmonaire n'est pas nul, surtout lorsque celle-ci est recherchée systématiquement, faisant de la TVS une maladie « moins bénigne qu'il n'y paraît ».

Thromboses veineuses distales

Ce sont les thromboses limitées aux veines profondes du mollet, en aval de la veine poplitée. Le pronostic d'une TVP distale ne se résume pas à sa seule topographie, il faut prendre en considération les circonstances de survenue, la recherche étiologique (comme pour une TVP proximale) et le risque important d'insuffisance veineuse. Dans les études avec dépistage systématique de l'embolie pulmonaire, on retrouve une association TVP distales/embolie pulmonaire dans 15 à 20 % versus 50 % pour les TVP proximales. Le risque d'extension proximale d'une TVP distale est de l'ordre de 5 à 15 %, voire 20 % dans certaines situations à haut risque (réanimation, neurochirurgie).

Thromboses veineuses pelviennes

Le tableau clinique associe signes urinaires, rectaux et douleurs pelviennes souvent accentuées par les touchers pelviens. Il s'agit des thromboses des veines utéro-ovariennes ou hypogastriques qui compliquent une chirurgie du petit bassin, une néoplasie pelvienne ou un accouchement difficile. Leur diagnostic est difficile car ces veines sont difficilement accessibles à l'imagerie par écho-Doppler. Elles peuvent se propager vers le réseau iliaque, cave inférieur et se compliquer d'embolie pulmonaire.

Thromboses caves

La thrombose de la veine cave inférieure doit être recherchée devant une TVP proximale à bascule ou des signes cliniques bilatéraux. Son association avec une thrombose de la veine rénale complique souvent un cancer du rein. La thrombose cave supérieure réalise un tableau clinique souvent bruyant avec des signes de stase veineuse (œdème en pèlerine, comblement des creux sus-claviculaires, circulation veineuse collatérale et turgescence des veines jugulaires). Son diagnostic doit s'accompagner d'une recherche étiologique rigoureuse. Ces thromboses surviennent généralement dans le cadre d'une malformation congénitale de la veine cave, d'une compression extrinsèque, d'une néoplasie de voisinage ou de complication d'un geste endovasculaire (filtre cave, shunt intrahépatique postosystémique).

Thrombose veineuse des membres supérieurs

L'incidence de la TVP du membre supérieur est en augmentation en raison du recours fréquent aux dispositifs intraveineux d'indications diverses. Leur diagnostic est évoqué devant des signes locaux du bras et de l'avant-bras (œdème, douleurs, rougeurs), mais surtout dans un contexte évocateur de manipulation veineuse locorégionale : cathéter de perfusion, pose de chambre implantable ou de stimulateur cardiaque, usage de drogues intraveineuses, compression par des adénopathies, syndrome du défilé ou suite à un effort intense ou répété. L'échographie de compression veineuse est l'examen de choix en première ligne avec une sensibilité et une spécificité de plus de 95 %. On retrouve une embolie pulmonaire symptomatique au moment du diagnostic chez 5 à 9 % des patients.

Thromboses veineuses splanchniques

Elles réalisent un tableau clinique spécifique associant douleurs abdominales, hypertension portale et peuvent se compliquer d'urgences médicales ou chirurgicales (ruptures de varices œsophagiennes, infarctus mésentérique, insuffisance hépatique aiguë). La recherche étiologique devra, là encore, être rigoureuse et ciblée. Les syndromes myéloprolifératifs représentent la cause la plus fréquente de ces thromboses splanchniques. À côté de leurs formes hypercytaires classiques, il existe des formes occultes ou frustes sans anomalie évocatrice dans le sang périphérique. Le diagnostic peut alors être fait par la mise en évidence de la mutation JAK2 V617F, permettant un diagnostic de myéloprolifération dans 20 à 50 % des cas. La présence d'une affection prothrombotique autre, comprenant les thrombophilies majeures, le SAPL et la maladie de Behçet doit également être recherchée.

Thromboses veineuses cérébrales

Les signes et symptômes cliniques les plus fréquents sont des céphalées, des crises d'épilepsie, un déficit focal et une stase papillaire. Elles sont l'apanage du sujet jeune, et outre les causes locales (ethmoïdite, méningite, traumatisme), des troubles héréditaires de la coagulation, la prise de contraceptifs, une grossesse et une maladie de Behçet devront être recherchés. Le diagnostic peut être posé de façon fiable le plus souvent par l'association d'une IRM et d'une angiographie veineuse par résonance magnétique ou à défaut par angioscanner en coupes fines.

Situations particulières

Diagnostic d'une MTEV durant la grossesse

Beaucoup de symptômes de la MTEV, tels que la dyspnée, la tachycardie et les œdèmes des membres inférieurs sont présents physiologiquement durant la grossesse. Certains signes cliniques peuvent être atypiques durant la grossesse comme les douleurs lombaires ou de la cuisse. Le côté gauche est le plus souvent concerné, atteint dans 80 % des cas. Aucune stratégie diagnostique de la MTEV n'est fondée sur des preuves solides et unanimement acceptées pendant la grossesse. Les scores cliniques classiques ne sont pas validés et le rendement diagnostique des examens est faible. Un score clinique dédié à la femme enceinte a été développé, mais non encore validé (*LEFT score*). En pratique, le score de Wells et le score révisé de Genève sont souvent appliqués tels quels pour la femme enceinte.

Par ailleurs, l'utilisation du taux de D-dimères est limité, car il augmente progressivement durant une grossesse normale, mais reste dans la norme jusqu'à la 20ᵉ semaine chez environ 50 % des femmes. La majorité des experts affirme qu'une TVP peut être exclue par des D-dimères négatifs chez la femme enceinte si la probabilité clinique est faible ou intermédiaire. L'échographie veineuse de compression garde une bonne sensibilité durant les deux premiers trimestres de la grossesse, les performances diagnostiques de cet examen sont diminuées durant le troisième trimestre, surtout au niveau des veines iliaques et fémorales proximales. Enfin, pour le diagnostic de l'embolie pulmonaire, il est préférable de commencer par les examens non irradiants (scintigraphie de ventilation et perfusion) afin de limiter les conséquences à long terme sur la mère et le fœtus. Toutefois, il a été démontré que les risques liés à l'utilisation du scanner sont acceptables au vu de son rendement diagnostique.

Diagnostic d'une récidive de TVP

Il n'est pas aisé, car le patient peut garder des symptômes résiduels et que la valeur des D-dimères peut rester élevée. La négativité de ces derniers garde cependant dans ce contexte une bonne valeur prédictive négative. La possibilité d'un thrombus résiduel rend difficile l'interprétation de l'échographie veineuse. Deux critères échographiques ont été proposés afin de retenir le diagnostic d'une récidive de TVP : la mise en évidence d'une thrombose dans un segment veineux non préalablement atteint et une dilatation de plus de 4 mm d'une veine préalablement thrombosée.

Traitement

Principes généraux

Chez les patients atteints de TVP ou d'embolie pulmonaire, le traitement initial vise d'abord à limiter l'extension de la thrombose et à éviter une récidive précoce, parfois mortelle, et secondairement à améliorer les symptômes. La majorité des récidives (75 %) survient durant les 3 premiers mois du traitement, permettant de distinguer deux grandes périodes de traitement : une phase initiale qui a pour but essentiel d'éviter les récidives précoces et une phase au-delà de ces 3 mois, correspondant à la phase de prévention secondaire des récidives.

La prise en charge des événements thrombo-emboliques était historiquement fondée sur l'utilisation de l'héparine avec un relais par les antivitamines K (AVK). Depuis une dizaine d'années, l'avènement des anticoagulants oraux directs (AOD) a modifié le paysage de l'anticoagulation et propose une alternative à la thérapie « standard » par héparine et AVK. Ces nouvelles molécules orales, au moins aussi efficaces et plus sûres que le traitement conventionnel, ont considérablement simplifié la prise en charge de la MTEV.

Actuellement, l'hospitalisation d'un patient ayant une TVP n'est plus systématique, la grande majorité des patients pouvant être traitée en ambulatoire, stratégie également possible pour les embolies pulmonaires non graves. Certains critères permettent d'envisager le traitement à domicile :
– absence de risque hémorragique particulier au terrain (cirrhose hépatique, insuffisance rénale chronique, lésion organique évolutive susceptible de saigner, grossesse, traitement par anti-agrégant plaquettaire [AAP], poids < 50 kg ou poids > 100 kg) ;
– réseau de soins organisé (infirmière et médecin traitant pouvant suivre le patient) ;
– coopération possible du patient et de son entourage.

Enfin, tout patient bénéficiant d'un traitement anticoagulant, doit bénéficier d'une éducation thérapeutique afin de réduire les risques de récidives et de complications hémorragiques.

Traitement initial de la TVP à la phase aiguë

Il fait appel à un traitement anticoagulant d'action rapide, intensif. En cas de probabilité clinique élevée et en l'absence de facteurs de risque hémorragiques majeurs, il peut être débuté en urgence, en attendant la confirmation ou l'exclusion du diagnostic. Plusieurs types d'anticoagulants sont disponibles, d'efficacité globalement équivalente en termes de protection thrombo-embolique. Les traitements anticoagulants disponibles et leurs posologies sont repris dans le tableau S06-P01-C07-VII.

Anticoagulants parentéraux

Parmi les traitements anticoagulants injectables, les héparines de bas poids moléculaire (HBPM) et le fondaparinux sont aussi efficaces et sûrs que l'héparine non fractionnée (HNF) avec une tendance significative pour une réduction de mortalité globale. Les HBPM (et le fondaparinux) présentent une excellente biodisponibilité (proche de 100 %), permettant un traitement adapté au poids sans contrôle biologique d'efficacité. Ces molécules sont préférées à l'HNF compte tenu d'une plus grande commodité d'emploi (1 à 2 injections sous-cutanées par jour) et de l'absence d'adaptation de doses à des tests d'hémostase. La surveillance de l'activité anti-Xa peut être proposée en cas d'insuffisance rénale modérée, d'âge avancé, de poids corporel extrême ou en cas de complication hémorragique. Leur élimination étant rénale, elles sont contre-indiquées en cas d'insuffisance rénale sévère. Cette contre-indication doit être nuancée, et actuellement la limite est revue à la baisse à moins de 15 ml/min (pour l'énoxaparine), avec une adaptation de dose pour une clairance comprise entre 15 à 30 ml/min.

L'HNF est réservée aux contre-indications des HBPM et du fondaparinux, notamment l'insuffisance rénale avancée. Du fait de sa demi-vie plus courte, elle est également utilisée en première intention chez les patients instables pouvant nécessiter une intervention chirurgicale ou une fibrinolyse. Elle est administrée par voie intraveineuse continue, et son efficacité doit être contrôlée par la réalisation d'un temps de céphaline activée (TCA : 1,5 à 2,5 fois le témoin). Le risque de thrombopénie induite par l'héparine (TIH) est réel avec l'HNF conduisant à une surveillance régulière de la numération plaquettaire. Celle-ci n'est plus de mise avec les HBPM sauf en cas de MTEV post-opératoire et sur un terrain néoplasique.

Anticoagulants oraux

Les antivitamines K sont le traitement anticoagulant oral historique de référence pour la prise en charge de la MTEV en relais du traitement injectable. Compte tenu de leur délai d'action retardée, ils doivent être prescrits dans les premiers jours en association avec un traitement parentéral. AVK et héparines sont poursuivis conjointement jusqu'à l'obtention de 2 INR (*international normalized ratio*) cibles à 24 heures d'intervalle (objectif cible entre 2 et 3). Du fait de leur marge thérapeutique étroite, des nombreuses interactions médicamenteuses et alimentaires, d'une très grande variabilité inter- et intra-individuelle, l'utilisation des AVK nécessite une surveillance biologique régulière (1 à 2 fois par mois) de l'INR. Ils sont responsables d'une importante iatrogénie liée à leur risque hémorragique.

Les anticoagulants oraux d'action directe (AOD) inhibent de façon spécifique et directe les facteurs de la coagulation activés ; la thrombine pour le dabigatran, le facteur Xa pour les « -xabans ». Les améliorations pharmacologiques apportées par ces médicaments permettent une utilisation à dose fixe et sans suivi biologique contrairement aux AVK. Ces molécules ont montré qu'elles étaient aussi efficaces et sûres que les anticoagulants utilisés jusqu'ici. Elles ont été évaluées puis validées dans le traitement curatif de la MTEV, en comparaison avec les traitements classiques associant HBPM et AVK. Une méta-analyse, incluant près de 45 000 patients regroupant les cinq études majeures, conclut à une efficacité au moins comparable sur le risque de récidive et la mortalité globale par rapport au traitement de référence. Il convient de préciser que, sous réserve d'une utilisation conforme aux contre-indications, le risque hémorragique lié aux anticoagulants oraux directes est inférieur à celui des AVK, notamment en ce qui concerne le risque d'hémorragie majeure mortelle et d'hémorragie intracrânienne.

Ces molécules présentent l'avantage d'avoir une faible variabilité interindividuelle et une marge thérapeutique large. Elles ont une activité anticoagulante prévisible et les études ont bien montré que, en l'absence de

Tableau S06-P01-C07-VII Traitements anticoagulants disponibles et posologies.

DCI	Nom commercial	Posologies		Surveillance
Héparine non fractionnée				
– HNF sodique	Héparine®			
– HNF calcique	Calciparine®	180 UI/kg/j		TCA : 1,5-2,5
Héparine de bas poids moléculaire (HBPM)				
– énoxaparine	Lovenox®	100 UI/kg/j × 2		–
		150 UI/kg/j		
– daltéparine	Fragmine®	100 UI/kg/j × 2		
		200 UI/kg/j		
– nadroparine	Fraxiparine®	85 UI/kg/j × 2		
	Fraxodi®	170 UI/kg/j		
– tinzaparine	Innohep®	175 UI/kg/j		
Fondaparinux	Arixtra®	5 mg/j (poids< 50 kg)		
		7,5 mg/j (poids 50-100 kg)		
		10 mg/j (poids > 100 kg)		
Antivitamine K				
– acénocoumarol	Sintrom®			
	Mini-Sintrom®			INR : 2-3
– fluindione	Previscan®			
– warfarine	Coumadine®			
Anticoagulants oraux directs		*Initiation*	*Entretien*	
– rivaroxaban	Xarelto®	15 mg × 2/j × 21 j	20 mg/j	–
– apixaban	Eliquis®	10 mg × 2/j × 7 j	5 mg × 2/j	
– édoxaban[(1)]	Lixiana®	60 mg/j	60 mg/j	
– dabigatran[(2)]	Pradaxa®	150 mg × 2/j	150 mg × 2/j	

(1) 30 mg/j en cas d'insuffisance rénale modérée (30-50 ml/min) ou de poids < 60 kg ou d'utilisation concomitante d'inhibiteurs puissants de la PGP.
(2) 110 mg × 2/j en cas en cas d'insuffisance rénale modérée (30-50 ml/min) ou d'âge > 80 ans.
INR : *international normalized ratio* ; TCA : temps de céphaline activée.

contrôle, ces anticoagulants étaient sûrs et efficaces. Ce qui revient à dire qu'hormis certaines situations particulières, des contrôles de laboratoire de l'activité anticoagulante ne sont pas préconisés. Du fait de leur élimination complète (dabigatran) ou partielle (xatrans) par le rein, une insuffisance rénale sévère (clairance de la créatinine < 25-30 ml/min) est une contre-indication à leur utilisation. Certains ajustements sont recommandés chez les patients de poids extrêmes, au-delà de 75 ans et en cas d'insuffisance rénale modérée. Enfin, ces AOD ne doivent pas être prescrits avec les inhibiteurs ou inducteurs de CYP3A4 et de la glycoprotéine P.

L'absence d'antidote spécifique a longtemps été un désavantage notable à une utilisation large de ces molécules. Actuellement l'antidote du dabigatran a été mis sur le marché (idarucizumab) et un antidote plus général des anti-Xa est en cours d'enregistrement. Le développement de ces antidotes est un pas en avant significatif à la gestion des complications hémorragiques engendrées par ces molécules.

Actuellement, trois stratégies thérapeutiques peuvent être proposées pour l'initiation du traitement anticoagulant en cas de TVP :
– un traitement initial parentéral par HBPM, fondaparinux ou HNF pendant au moins 5 jours avec un relais par un anticoagulant oral (AVK ou AOD) ;
– un traitement initial d'emblée par un AOD à forte dose, puis un passage à une dose dite d'entretien du même AOD ;
– un traitement injectable initial, puis prolongé sans relais oral dans certaines circonstances (cancer, grossesse…) et plus exceptionnellement chez les patients non observants.

Ces schémas sont résumés dans la figure S06-P01-C07-3, en fonction des autorisations de mise sur le marché (AMM) respectives reconnues.

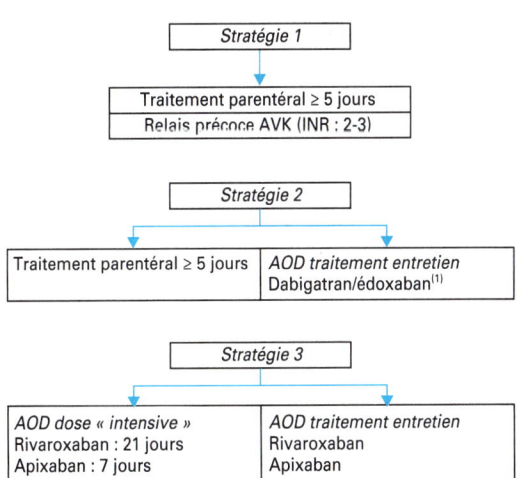

Figure S06-P01-C07-3 Stratégies de traitement d'une MTEV. (1) Un traitement par apixaban ou rivaroxaban pourra également être proposé. Il est juste important de respecter la dose et la durée du traitement initial. Par exemple, le rivaroxaban pourra être démarré après 5 ou 6 jours de traitement parentéral à la dose « intensive » ; le passage à la dose d'« entretien » se fera après 21 jours englobant les jours de traitement parentéral initial. AOD : anticoagulant oral direct ; AVK : antivitamine K ; INR : *international normalized ratio*.

Autres traitements de la TVP

La compression élastique par bas ou collants de contention moyenne ou forte est indispensable dès le diagnostic et doit être mise en place avant le lever du patient. Elle devra être poursuivie pendant au moins 3 mois et idéalement 2 ans. Si son bénéfice dans la prévention du syndrome post-phlébitique a été remis en question par une étude récente, il a été bien montré qu'elle soulage significativement les symptômes d'hyperpression veineuse.

L'interruption de la veine cave inférieure par insertion d'un filtre cave afin de prévenir la migration de thrombi dans les artères pulmonaires obéit à deux indications reconnues : la survenue d'une thrombose proximale avec un risque hémorragique contre-indiquant l'usage des anticoagulants et la récidive ou l'extension documentée d'une thrombose (plus particulièrement une embolie pulmonaire) sous traitement anticoagulant bien conduit. Dans tous les cas, un filtre cave que l'on peut retirer est préféré à un filtre permanent. Son efficacité n'est pas absolue, et il expose à un risque de thrombose cave sous filtre, de récidive de TVP et de syndrome post-thrombotique important.

Les indications de la chirurgie et la thrombolyse sont toujours l'objet de controverses. La thrombectomie chirurgicale doit être réservée aux thromboses proximales, occlusives, extensives et récentes (< 5 jours) du sujet jeune, et aux exceptionnelles « phlébites bleues ». Les thrombolytiques n'ont pas d'intérêt démontré ; ils doivent être discutés devant une thrombose très proximale (iliofémorale) et très récente.

Traitement de l'embolie pulmonaire

En règle générale, la prise en charge de l'embolie pulmonaire se fait en milieu hospitalier et repose principalement sur la prescription d'un traitement anticoagulant à dose curative associé à des mesures symptomatiques (oxygène, antalgiques, etc.). L'avènement des HBPM et des AOD permet d'envisager une prise en charge ambulatoire (ou courte hospitalisation) dans des sous-groupes d'embolie pulmonaire non graves.

Ainsi l'évaluation de la gravité initiale de l'embolie pulmonaire permet-elle de déterminer précisément la stratégie thérapeutique. Les dernières recommandations de l'ESC (Société européenne de cardiologie) ont permis de définir quatre niveaux de gravité selon trois critères : l'instabilité hémodynamique, le score PESI simplifié et la présence d'un retentissement ventriculaire droit (rapport VD/VG < 0,9, élévation de la troponine ou du *brain natriuretic peptide*). La figure S06-P01-C07-4 résume les grandes lignes thérapeutiques en fonction de cette stratification.

Les études publiées avec les anticoagulants oraux directs confirment toutes, une non-infériorité en terme de récidives emboliques ou de décès par embolie pulmonaire.

En cas d'embolie pulmonaire grave ou s'aggravant secondairement, un traitement fibrinolytique est recommandé en association avec l'HNF. Trois molécules ont l'AMM dans cette indication ; la streptokinase, l'urokinase et l'altéplase. En cas d'état de choc, une assistance hémodynamique et respiratoire est souvent nécessaire. En cas d'échec de la fibrinolyse ou de contre-indication majeure, une embolectomie chirurgicale ou instrumentale peut être envisagée.

Quelques questions restent non résolues comme le traitement des embolies pulmonaires sous-segmentaires et les embolies pulmonaires asymptomatiques de découverte fortuite. En l'absence de données cliniques solides, il est suggéré de traiter ces cas selon les mêmes modalités que les embolies pulmonaires symptomatiques « proximales ».

Thrombose et cancer

La prise en charge initiale d'une MTEV associée à un cancer actif relève d'un traitement par HBPM durant 3 à 6 mois sans relais oral précoce. Ces molécules, comparées aux AVK, réduisent de 50 % les récidives thrombo-emboliques sans augmenter le risque hémorragique. Au-delà du 6e mois, la poursuite d'une HBPM ou un relais AVK sont deux options qui s'offrent aux cliniciens en fonction de la tolérance de l'HBPM et de l'évolutivité de la néoplasie. Il est proposé de poursuivre l'HBPM tant que la maladie est encore active. Les anticoagulants oraux directs sont en cours d'évaluation dans ce contexte et ne peuvent pas encore être utilisés dans cette indication.

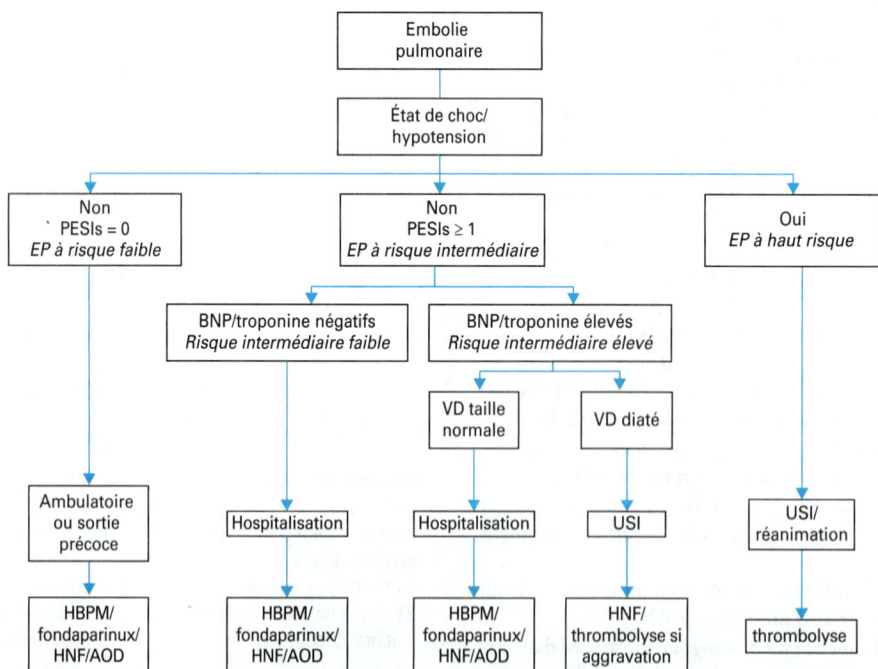

Figure S06-P01-C07-4 Algorithme de stratification du risque et de prise en charge thérapeutique de l'embolie pulmonaire (EP) [18]. AOD : anticoagulant oral direct ; BNP : *brain natriuretic peptide* ; HBPM : héparine de bas poids moléculaire ; HNF : héparine non fractionnée ; PESIs : *pulmonary embolism severity index* simplifié : USI : unité de soins intensifs ; VD : ventricule droit.

En cas de récidive(s) sous traitement adapté par AVK, il faut remplacer ces molécules par une HBPM et, en cas de récidive sous HPBM, après avoir éliminé une thrombopénie induite par l'héparine, il est suggéré d'augmenter la posologie de 20 à 25 %.

Traitement de la MTEV chez le sujet âgé

L'âge avancé est l'un des facteurs de risque majeurs de MTEV, et les personnes âgées sont les plus à risque de complications hémorragiques sous anticoagulants. Par ailleurs, les patients âgés sont nettement sous-représentés dans les études ayant validé la place des anticoagulants oraux directs. Les méta-analyses sont cependant rassurantes quant à l'utilisation de ces molécules dans cette population. Elles concluent à une efficacité des anticoagulants oraux directs similaire au traitement de référence chez le sujet âgé de plus de 75 ans, avec un risque d'hémorragies majeures (notamment intracrâniennes) moindre par rapport aux AVK. Une augmentation du risque d'hémorragies digestives a été rapportée et doit être prise en considération. Dans cette population, le déclin de la fonction rénale doit également être particulièrement surveillé.

Traitement des thromboses veineuses distales

Le caractère distal d'une TVP est défini par sa localisation en amont des veines poplités. Cette distinction est faite car il s'agit de TVP à risque emboligène et à risque de récidive moindres. Cela conduit à proposer des durées de traitement plus courtes, voire pas de traitement. Certains auteurs proposent même de ne pas rechercher les TVP distales lors d'une suspicion de TVP, et se contentent d'une analyse du réseau veineux proximal.

La place d'un traitement anticoagulant est encore plus discutable dans les thromboses veineuses distales asymptomatiques, il s'agit néanmoins au minimum d'un marqueur de risque thrombo-embolique devant faire renforcer les mesures préventives. En cas de décision de non-« anticoagulation » de ces TVP, il faut instaurer une surveillance par écho-Doppler afin de dépister les extensions proximales, qui se voient en situation à haut risque dans près de 20 % des cas.

Les mesures physiques (contention, mobilisation active ou passive, surélévation des pieds du lit…) participent à la diminution du risque de récidive et du risque de maladie post-phlébitique.

Traitement des thromboses veineuses superficielles

Chez les patients ayant une TVS spontanée aiguë symptomatique sans TVP associée au moment du diagnostic, le traitement a pour but de prévenir l'extension de thrombose. Le fondaparinux est le premier traitement ayant montré clairement une efficacité à cet égard. Administré à la posologie de 2,5 mg/j pendant 45 jours, il réduit de plus de 80 % la survenue d'accidents thrombo-emboliques majeurs sans augmentation du risque hémorragique.

Une analyse du groupe Cochrane conclut que les HBPM et les anti-inflammatoires non stéroïdiens représentent des options thérapeutiques moins efficientes que le fondaparinux. Enfin, en cas de TVS étendues à la jonction veine grande saphène/veines fémorales, un traitement anticoagulant à dose curative peut se concevoir ainsi qu'un traitement chirurgical.

Traitement de la MTEV durant la grossesse

Le traitement repose sur les HBPM durant tout le long de la grossesse et les 6 semaines du post-partum. Un relais AVK ou anticoagulant oral direct sera possible dès la deuxième semaine du post-partum. Un traitement par AVK est contre-indiqué durant les premier et troisième trimestres de la grossesse et peut être utilisé durant l'allaitement. Les anticoagulants oraux directs et le fondaparinux sont contre-indiqués durant la grossesse et l'allaitement.

Durée du traitement anticoagulant

Au-delà de la phase initiale du traitement anticoagulant de la MTEV, d'une durée minimale de 3 mois, les recommandations ne sont pas homogènes. La phase dite d'extension du traitement anticoagulant n'est pas systématique et a pour objectif la prévention secondaire des récidives de la MTEV. La conduite de cette stratégie est fondée sur l'évaluation du risque de récidive de la thrombose et ses conséquences lorsque le traitement anticoagulant est interrompu versus le risque hémorragique induit par la poursuite du traitement anticoagulant. Un traitement au long cours réduit de 90 % le risque de récidive, mais entraîne un risque hémorragique important (1 à 2 % par an d'hémorragies graves, 0,2 % par an d'hémorragies intracérébrales et d'hémorragies fatales sous AVK). Des études d'extension de traitement avec les anticoagulants oraux directs ont été faites, d'autres sont encore en cours. Ces données récentes montrent une baisse importante des récidives (équivalente aux AVK), avec un taux de saignement « acceptable », en particulier lorsque la dose de l'anticoagulant oral direct est diminuée (chez des patients sélectionnés qui n'auront pas saigné durant les six premiers mois). Le rivaroxaban et l'apixaban ont été comparés à un placebo et le dabigatran comparé aux AVK. Ces données montrent une baisse importante des récidives (équivalente aux AVK), avec un taux de saignement « acceptable », en particulier lorsque la dose de l'anticoagulant oral direct est réduite.

Quelle que soit leur durée d'utilisation, les anticoagulants ne permettent pas d'éviter les récidives après leur arrêt. La prolongation du traitement pendant une période limitée (6 mois ou 2 ans) ne fera que reculer la survenue de la récidive sans en réduire le taux au long cours. C'est dans ce cadre que la balance bénéfice/risque devra être évaluée, se fondant sur les facteurs de risque hémorragiques reconnus et les facteurs de risque de récidive thrombo-embolique (Tableau S06-P01-C07-VIII).

Tableau S06-P01-C07-VIII Facteurs de risque hémorragique sous anticoagulants et de récidives thrombotiques à l'arrêt des anticoagulants.

Facteurs de risque hémorragique
Âge > 75 ans
Antécédent d'hémorragie majeure dans l'année
Anémie
Cancer évolutif
Embolie pulmonaire initiale
Insuffisance rénale
Utilisation concomitante d'anti-agrégants plaquettaires
Alcoolisme chronique
Antécédents d'AVC
Facteurs de risque de récidive thrombotique
MTEV idiopathique
MTEV récidivante (personnelle ou familiale)
Cancer évolutif
Thrombophilie majeure
Sexe masculin
TVP résiduelle
D-Dimères élevés

AVC : accident vasculaire cérébral ; MTEV : maladie thrombo-embolique veineuse.

Actuellement, l'estimation du risque de récidive à l'arrêt du traitement repose principalement sur l'évaluation des circonstances de survenues de la MTEV et la réversibilité du facteur de risque. Le taux de récidive est extrêmement faible (moins de 3 % par an) en cas de facteur de risque temporaire. En cas de MTEV non provoquée ou provoquée par un facteur de risque majeur persistant (cancer, antécédent de MTEV, thrombophilie majeure), le risque de récidive est invariable, de 10 % par an avec un taux cumulé à 5 ans de 30 %.

À côté du taux de récidive, il est également important de prendre en considération la « morbidité » de la récidive. Le risque de récidive est identique en cas d'embolie pulmonaire ou de TVP, mais la récidive se fera majoritairement sous la même forme que l'épisode initial. Aussi, en cas d'embolie pulmonaire initiale, la récidive se fait-elle dans 75 % sous forme d'embolie pulmonaire ; dans ce cas, la morbidité de ce nouvel épisode est à prendre en considération.

L'analyse d'autres facteurs modulateurs peut aider à la décision, ainsi la gravité initiale de la MTEV n'est pas un critère de choix pour la durée du traitement, cependant le siège de la thrombose peut jouer un rôle ; une thrombose iliofémorale expose à plus de récidive qu'une thrombose fémoropoplitée. Les sujets de sexe masculin ont un potentiel de récidive plus important (× 2). Deux autres éléments peuvent aider à la décision de la poursuite ou pas de l'anticoagulant, sans être déterminants : un taux de D-dimères élevé à l'arrêt des anticoagulants et la persistance d'une thrombose résiduelle après 3 à 6 mois.

En pratique, nous pouvons distinguer trois situations :
– MTEV provoquée avec facteur favorisant transitoire fort identifié : 3 mois de traitement ;
– MTEV idiopathique récidivante ou MTEV provoquée par un facteur favorisant important permanant (SAPL, cancer, thrombophilie majeure, etc.) : traitement prolongé ;
– Premier épisode de MTEV idiopathique : au moins 6 mois de traitement (le long cours est suggéré en cas de risque hémorragique faible) ;

Le bénéfice/risque de ce traitement « au long cours » devra être régulièrement réévalué avec l'âge ou avec l'apparition de comorbidités. La préférence du patient vis-à-vis de la poursuite ou de l'arrêt du traitement est également à prendre en considération.

Les études menées avec l'aspirine à faible dose au long cours ou avec les AVK visant un INR entre 1,5 et 2 sont décevantes, avec une réduction du risque thrombotique moindre pour un risque hémorragique inacceptable.

La durée optimale du traitement anticoagulant reste empirique avec une approche individualisée pour chaque patient.

Traitement préventif

La MTEV est une pathologie d'accompagnement et elle est facilement évitable si des mesures sont instaurées pour en diminuer le risque. Plusieurs facteurs favorisant peuvent coexister chez les patients hospitalisés ou alités. En présence de ces facteurs de risque, une prévention systématique doit être discutée. Ses modalités doivent tenir compte des comorbidités du patient et du risque thrombotique qui est d'autant plus élevé que le nombre de facteurs de risque est important.

Les antithrombotiques sont utilisés à des doses prophylactiques dans le but de prévenir la formation de thrombus veineux ou d'en limiter l'extension. L'emploi des méthodes mécaniques est un moyen complémentaire de thromboprophylaxie, mais peut-être le seul à proposer en cas de contre-indications aux anticoagulants. La prévention repose également dans tous les cas sur un lever précoce et une mobilisation rapide des malades.

Bibliographie

1. Ageno W, Gallus AS, Wittkowsky A et al. Oral anticoagulant therapy. Antithrombotic therapy and prevention of thrombosis, 9th ed. American College of Chest Physicians evidence-based clinical practice guidelines. Chest 2012, 141 : e44S-e88S.
2. Ay C, Dunkler D, Marosi C et al. Prediction of venous thromboembolism in cancer patients. Blood, 2010, 116 : 5377-5382.
3. Baglin T, Luddington R, Brown K et al. Incidence of recurrent venous thromboembolism in relation to clinical and thrombophilic risk factors : prospective cohort study. Lancet, 2003, 362 : 523-526.
4. Carrier M, Le Gal G, Wells PS et al. Systematic review : case-fatality rates of recurrent venous thromboembolism and major bleeding events among patients treated for venous thromboembolism. Ann Intern Med, 2010, 152 : 578-589.
5. Carrier M, Cameron C, Delluc A et al. Efficacy and safety of anticoagulant therapy for the treatment of acute cancer-associated thrombosis : a systematic review and meta-analysis. Thromb Res, 2014, 134 : 1214-1219.
6. Castellucci LA, Cameron C, Le Gal G et al. Efficacy and safety outcomes of oral anticoagulants and antiplatelet drugs in the secondary prevention of venous thromboembolism : systematic review and network meta-analysis. Br Med J, 2013, 347 : f5133.
7. Castellucci LA, Cameron C, Le Gal G et al Clinical and safety outcomes associated with treatment of acute venous thromboembolism : a systematic review and meta-analysis. JAMA, 2014, 312 : 1122-1235.
8. Christiansen SC, Cannegieter SC, Koster T et al. Thrombophilia, clinical factors, and recurrent venous thrombotic events. JAMA, 2005, 293 : 2351-2361.
9. Cohn D, Vansenne F, de Borgie C et al. Thrombophilia testing for prevention of recurrent venous thromboembolism. Cochrane Database Syst Rev, 2009, 1 : CD007069.
10. Douketis JD, Gu CS, Schulman S et al. The risk for fatal pulmonary embolism after discontinuing anticoagulant therapy for venous thromboembolism. Ann Intern Med, 2007, 147 : 766-774.
11. Farge D, Bounameaux H, Brenner B et al. International clinical practice guidelines including guidance for direct oral anticoagulants in the treatment and prophylaxis of venous thromboembolism in patients with cancer. Lancet Oncol, 2016, 17 : e452-e466.
12. Galli M, Luciani D, Bertolini G et al. Lupus anticoagulants are stronger risk factors for thrombosis than anticardiolipin antibodies in the antiphospholipid syndrome : a systematic review of the literature Blood, 2003, 101 : 1827-1832.
13. Gomez-Outes A, Terleira-Fernandez AI, Lecumberri R et al. Direct oral anticoagulants in the treatment of acute venous thromboembolism : a systematic review and meta-analysis. Thromb Res, 2014, 134 : 774-782.
14. Kahn SR, Shapiro S, Wells PS et al. Compression stockings to prevent post-thrombotic syndrome : a randomised placebo-controlled trial. Lancet, 2014, 383 : 880-888.
15. Kearon C, Gent M, Hirsh J et al. A comparison of three months of anticoagulation with extended anticoagulation for a first episode of idiopathic venous thromboembolism. N Engl J Med, 1999, 340 : 901-907.
16. Kearon C, Akl EA, Ornelas J et al. Antithrombotic therapy for VTE disease : CHEST guideline and expert panel report. Chest, 2016, 149 : 315-352.
17. Khorana AA, Connolly GC. Assessing risk of venous thromboembolism in the patient with cancer. J Clin Oncol, 2009, 27 : 4839-4847.
18. Konstantinides S, Torbicki A, Agnelli G et al. 2014 ESC guidelines on the diagnosis and management of acute pulmonary embolism. The task force for the diagnosis and management of acute pulmonary embolism of the European Society of Cardiology (ESC). Eur Heart J, 2014, 35 : 3033-3073.
19. Kyrle PA, Kammer M, Eischer L et al. The long-term recurrence risk of patients with unprovoked venous thromboembolism : an observational cohort study. J Thromb Haemost, 2016, 14 : 2402-2409.
20. Le Gal G, Righini M, Roy PM et al. Prediction of pulmonary embolism in the emergency department : the revised Geneva score. Ann Intern Med, 2006, 144 : 165-171.
21. Louzada ML, Majeed H, Wells PS. Efficacy of low-molecular-weight-heparin versus vitamin K antagonists for long term treatment of cancer-associated venous thromboembolism in adults : a systematic review of randomized controlled trials. Thromb Res, 2009, 123 : 837-844.
22. Mismetti P, Baud JM, Becker F et al. Guidelines for good clinical practice : prevention and treatment of venous thromboembolism in medical patients. J Mal Vasc, 2010, 35 : 127-136.
23. Mismetti P, Laporte S, Pellerin O et al. Effect of a retrievable inferior vena cava filter plus anticoagulation vs anticoagulation alone on risk of recurrent pulmonary embolism : a randomized clinical trial. JAMA, 2015, 313 : 1627-1635.
24. Prandoni P, Lensing AWA, Büller HR et al. Deep-vein thrombosis and the incidence of subsequent symptomatic cancer. N Engl J Med, 1992, 327 : 1128-1133.
25. Prandoni P, Lensing AW, Piccioli A et al. Recurrent venous thromboembolism and bleeding complications during anticoagulant treatment in patients with cancer and venous thrombosis. Blood, 2002, 100 : 3484-3488.
26. Righini M, Roy PM, Meyer G et al. The simplified pulmonary embolism severity index (PESI) : validation of a clinical prognostic model for pulmonary embolism. J Thromb Haemost, 2011, 9 : 2115-2117.
27. Ruiz-Gimenez N, Suarez C, Gonzalez R et al. Predictive variables for major bleeding events in patients presenting with documented acute venous thromboembolism. Findings from the RIETE registry. Thromb Haemost, 2008, 100 : 26-31.

28. TAGALAKIS V, PATENAUDE V, KAHN SR et al. Incidence of and mortality from venous thromboembolism in a real-world population : the Q-VTE study cohort. Am J Med, 2013, *126* : 832.e13-832.e21.
29. VAN DER HULLE T, KOOIMAN J, DEN EXTER PL et al. Effectiveness and safety of novel oral anticoagulants as compared with vitamin K antagonists in the treatment of acute symptomatic venous thromboembolism : a systematic review and meta-analysis. J Thromb Haemost, 2014, *12* : 320-328.
30. VAN DOORMAAL FF, TERPSTRA W, VAN DER GRIEND R et al. Is extensive screening for cancer in idiopathic venous thromboembolism warranted ? J Thromb Haemost, 2011, *9* : 79-84.
31. WELLS PS, ANDERSON DR, RODGER M et al. Excluding pulmonary embolism at the bedside without diagnostic imaging : management of patients with suspected pulmonary embolism presenting to the emergency department by using a simple clinical model and D-dimer. Ann Intern Med, 2001, *135* : 98-107.

Toute référence à cet article doit porter la mention : Tazi Mezalek Z. Maladie thrombo-embolique veineuse. *In* : L Guillevin, L Mouthon, H Lévesque. Traité de médecine, 5ᵉ éd. Paris, TdM Éditions, 2018-S06-P01-C07 : 1-13.

Pathologie vasculaire

Chapitre S06-P01-C08

Insuffisance veineuse chronique

Monira Nou-Howaldt, Isabelle Quéré, Sandrine Mestre-Godin, Murielle Benhamou, Pierrick Henneton, Marc Tapon et Jean-Pierre Laroche

L'insuffisance veineuse chronique (IVC) est définie par l'ensemble des manifestations cliniques liées à un dysfonctionnement fonctionnel ou physique du système veineux. Il en résulte une stase et une hyperpression veineuse responsable de modifications cutanées et de symptômes veineux. C'est une affection fréquente, polymorphe, qui regroupe différents tableaux cliniques qui vont de la simple « jambe lourde » aux troubles trophiques sévères handicapants. Le clinicien qui la prend en charge doit en maîtriser tous les aspects cliniques, diagnostiques et thérapeutiques. L'insuffisance veineuse chronique ne doit jamais être négligée, son évolution vers la chronicité justifie d'un suivi régulier de ces patients avec une prise de décision adaptée pour chaque tableau évolutif. Elle accompagne le patient tout au long de sa vie, une réalité à ne pas méconnaître. Elle fait actuellement l'objet de nombreuses publications et recommandations, preuve de sa place de plus en plus importante dans les affections vasculaires périphériques. Le médecin vasculaire a une expertise reconnue dans ce domaine, trop longtemps sous-estimé et sous-traité.

Épidémiologie

Les affections veineuses chroniques sont fréquentes et constituent un véritable problème de santé publique. La prévalence est estimée entre 30 et 60 % dans les pays industrialisés selon les études [4, 22], 5 % en Afrique et 1 % en Inde. Il existe une nette prépondérance féminine (ratio 1/3). Les troubles trophiques veineux touchent 1 % de la population et la moitié des ulcères vasculaires sont d'origine veineuse. Il existe une corrélation significative entre la qualité de vie et la sévérité de la maladie veineuse. Enfin, il s'agit d'une pathologie coûteuse ; en 1991 en France, on estime que 224 millions d'euros ont été dépensés pour les affections veineuses chroniques (2,6 % du budget de la santé) dont 41 % pour les médicaments, 34 % pour les soins hospitaliers et 13 % pour les honoraires médicaux [22].

Facteurs de risque

L'âge est le principal facteur de risque avec une prévalence de 15 % à 35 ans pour atteindre 65 % à 75 ans [26]. L'antécédent familial de varices est également un facteur prédisposant comme en témoigne une étude anglaise de 2005 portant sur des jumeaux, qui a mis en avant le rôle du gène *FOXC2* sur la région du chromosome 16 [19]. Les facteurs d'environnement [4, 22] tels que l'obésité, la grossesse, la station debout ou assise prolongée, la grande taille, l'exposition à la chaleur et l'alimentation jouent également un rôle important. Le sexe féminin est classiquement retrouvé comme facteur de risque, mais cela pourrait n'être que la conséquence d'un biais de recrutement, les femmes ayant tendance à consulter plus facilement devant un tableau d'insuffisance veineuse chronique.

Physiopathologie

Système veineux : rappels anatomiques

On distingue habituellement le réseau veineux profond et le réseau veineux superficiel. Le premier est dit profond, car il se trouve à l'intérieur des aponévroses jambières et fémorales en cheminant entre ou à l'intérieur des muscles. Le réseau superficiel chemine dans le tissu graisseux entre la peau et le plan aponévrotique. Le retour veineux au niveau des membres inférieurs est assuré à 90 % par les veines profondes (veines satellites des artères dont elles partagent le même nom) et à 10 % par les veines superficielles (veine grande saphène, veine petite saphène et leurs affluents). Les deux réseaux communiquent par l'intermédiaire des veines perforantes (Dodd, Hunter, Boyd et Cockett) et des crosses saphéniennes et éventuellement (non constant) par la grande anastomotique (Giacomini) qui relie la petite et la grande saphène. Les valvules empêchent le sang de refluer vers le bas en orthostatisme. Elles sont particulièrement nombreuses à l'étage sural, moins nombreuses mais plus puissantes au niveau fémoropoplité. Les veines ont également un rôle de réservoir de masse sanguine et prennent part à la thermorégulation. À l'inverse du système artériel qui est rapide et distributif, le système veineux est lent et capacitif.

Mécanisme physiopathologique [22]

La pression dans les veines est déterminée par deux composantes, l'une hydrostatique (poids de la colonne sanguine) et l'autre hémodynamique (résultant de la contraction musculaire). En position debout immobile ou assise, la pression veineuse est d'environ 90 mmHg au niveau de la cheville. Lors de l'initiation de la marche, cette pression va diminuer, pour atteindre une moyenne d'environ 30 mmHg (Figure S06-P01-C08-1), grâce à la contraction musculaire via la semelle plantaire de Lejars (dépendant de la statique plantaire et du déroulement du pas), la pompe musculaire du mollet, le système abdomino-diaphragmatique et le système valvulaire qui empêche le retour veineux.

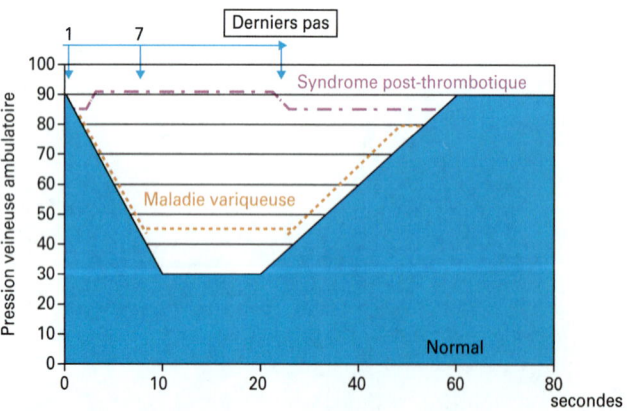

Figure S06-P01-C08-1 Évaluation des pressions veineuses ambulatoires en condition normale et en situations pathologiques (varices et syndrome post-thrombotique). Hyperpression persistante à la marche en cas de pathologie veineuse.

Un retour veineux défaillant va générer une stase et contribuer au développement d'une hyperpression veineuse. Il en résulte une dilatation capillaire et veineuse, une accumulation de toxines et une hypoxie cellulaire à l'origine de la production de médiateurs inflammatoires [22]. Cette inflammation chronique entraîne, in fine, l'ensemble des manifestations cliniques de l'insuffisance veineuse chronique et des troubles trophiques. Ainsi, trois mécanismes contribuent à altérer le retour veineux : le reflux veineux (maladie variqueuse), l'obstruction veineuse (syndrome post-thrombotique) et la déficience de la pompe musculaire (insuffisance veineuse fonctionnelle).

Étiologie

Maladie variqueuse

Les varices sont des veines pathologiques présentant une altération de leur paroi à l'origine d'une dilatation, d'une tortuosité et d'un dysfonctionnement valvulaire. On distingue :
– les *télangiectasies* : vaisseaux intradermiques d'aspect violacé, bleuté ou rouge mesurant moins de 1 mm de diamètre. Elles se localisent le plus souvent au niveau de la face latérale des cuisses, face médiale du genou, creux poplité et cheville. Le préjudice est principalement esthétique (Figure S06-P01-C08-2a) ;
– les *veines réticulaires* : veines intradermiques de couleur bleutée présentant un trajet plus ou moins tortueux et ramifié et mesurant 1 à 3 mm de diamètre. Elles peuvent se transformer en varices (Figure S06-P01-C08-2b) ;
– les *varices* : elles peuvent être tronculaires ou systématisées (interfasciale) si développées aux dépens des troncs saphènes ou non systématisées (sus-fasciale et superficielle). Le diamètre est supérieur ou égal à 4 mm (Figure S06-P01-C08-2c).
– les *perles variqueuses* : petites ampoules veineuses bleutées, liées à une dilatation très locale de la paroi veineuse. La paroi est très fine et fragile.

Les télangiectasies et les varices réticulaires sont couramment appelées « varicosités ». Dans la majorité des cas, les varices sont dites primitives et favorisées par des facteurs constitutionnels (âge, sexe, hérédité familial) et environnementaux (surpoids, station debout prolongée, grossesses multiples, alimentation…). Parfois, elles sont secondaires à un syndrome post-thrombotique ou à des anomalies constitutionnelles (agénésie valvulaire, insuffisance valvulaire primitive). La maladie variqueuse peut se compliquer d'épisodes hémorragiques en cas de rupture de varice ou de perles variqueuses et de thromboses veineuses superficielles et profondes. En cas de thrombose veineuse superficielle sur varices, on doit souligner l'association à une localisation profonde dans 20 % des cas (étude POST [8]).

Syndrome post-thrombotique

L'insuffisance veineuse chronique peut se développer dans le cadre d'un syndrome post-thrombotique suite à une destruction valvulaire et/ou à une obstruction résiduelle. De 20 à 50 % des patients présentant une thrombose veineuse profonde, surtout proximale, développeront un syndrome post-thrombotique. Parmi les facteurs de risque, on retient une thrombose iliofémorale, la récidive ipsilatérale, une maladie variqueuse sous-jacente, l'obésité et l'âge [15, 16]. Une étude récente d'A. Van Rij [31] ayant porté sur 114 patients ayant présenté une thrombose veineuse profonde proximale (iliaque, fémorale ou poplitée) et suivis pendant 5 ans, a mis en évidence quatre facteurs de risque prédictifs de la survenue d'un syndrome post-thrombotique : un thrombus d'emblée extensif, une régression du thrombus inférieure à 50 % à 6 mois, un remplissage veineux supérieur à 2,5 ml/s et un reflux anormal. Si le patient présentait au moins trois de ces critères, le risque de développer un syndrome post-thrombotique était significatif avec une sensibilité de 100 % et une spécificité de 83 %. À l'inverse, en présence de moins de deux critères, le risque à cinq ans était nul avec une valeur prédictive négative de 100 %. Certains facteurs de risques demeurent controversés comme le sexe féminin, un traitement anticoagulant mal équilibré ou la présence d'une thrombose résiduelle. Le score de Villalta [15, 16] permet de quantifier un syndrome post-thrombotique (Tableau S06-P01-C08-I). Le délai de survenue du syndrome post-thrombotique peut être retardé jusqu'à plusieurs années après la survenue de la thrombose veineuse profonde.

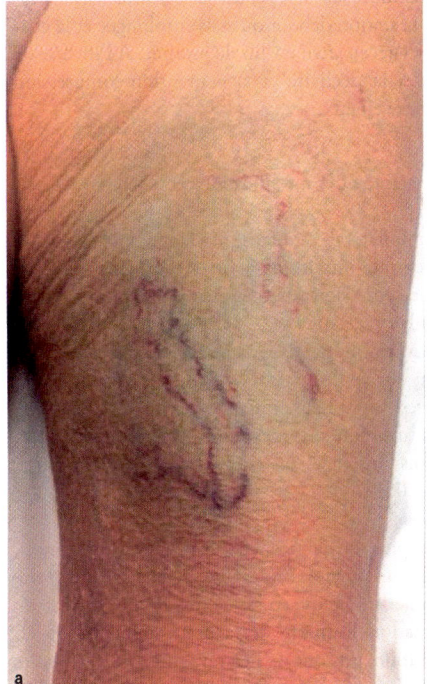 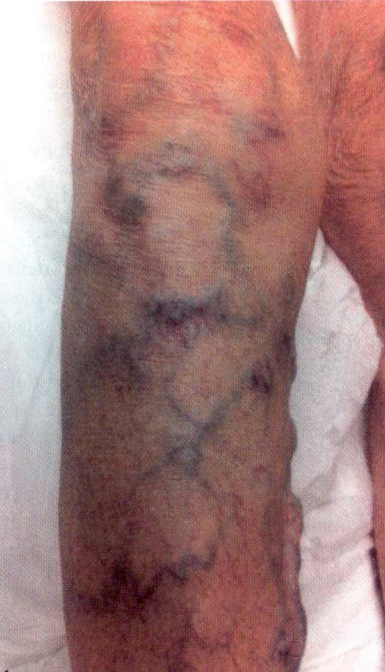 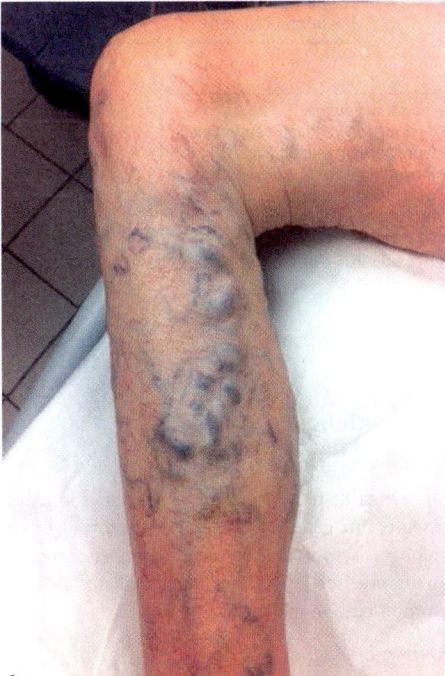

Figure S06-P01-C08-2 Maladie variqueuse. **a)** Télangiectasies. **b)** Veines réticulaires. **c)** Varices.

Tableau S06-P01-C08-I Score de Villalta [15, 16].

Symptômes subjectifs (patient)
Lourdeur
Douleur
Paresthésies
Prurit
Crampes
Signes objectifs (médecin)
Œdème
Douleur à la pression des mollets
Induration de la peau
Hyperpigmentation
Rougeur

Pour chaque symptôme ou signe, un point est attribué : 0 : absent, 1 : modéré, 2 : sévère ; ulcère présent : 1, ulcère absent : 0
Interprétation : score ≤ 4 : pas de syndrome post-thrombotique (SPT) ; 5 à 14 : SPT modéré ; 10 à 14 : SPT intermédiaire ; ≥ 15 SPT : sévère ou ulcère présent

Insuffisance veineuse fonctionnelle

L'insuffisance veineuse fonctionnelle est la conséquence d'un retour veineux défaillant malgré des veines morphologiquement normales. Cette situation se rencontre en cas d'altération de l'hémodynamique veineuse par le biais d'une diminution de la fonction musculaire : défaut de marche (station debout ou immobile prolongée), pieds creux ou plats, ankylose de la cheville (atteinte de la semelle plantaire de Lejars), amyotrophie des muscles du mollet, altération de la dynamique respiratoire. La dysfonction de la pompe du mollet est le principal pourvoyeur d'insuffisance veineuse chronique. Elle touche surtout les sujets âgés [12] (Figure S06-P01-C08-3).

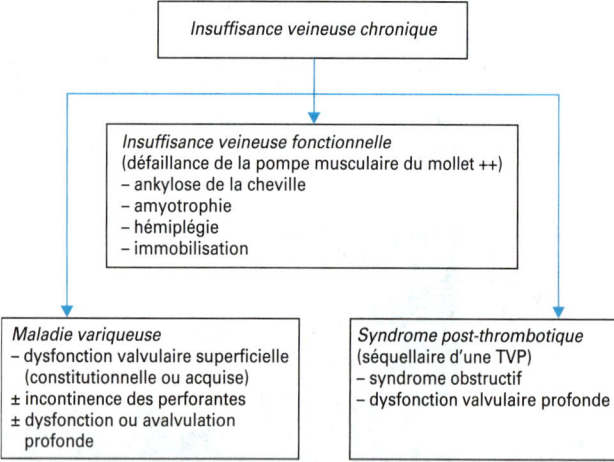

Figure S06-P01-C08-3 Principales causes d'insuffisance veineuse chronique [12]. TVP : thrombose veineuse profonde.

Clinique

Examen clinique

Interrogatoire

Il permet de préciser s'il existe des signes fonctionnels de souffrance veineuse, une gêne esthétique, des facteurs aggravants (station debout prolongée, symptômes vespéraux, grossesses multiples…). Il faut également préciser les antécédents familiaux et personnels de maladie thrombo-embolique et de varices.

Examen physique

L'examen doit être réalisé en orthostatisme sur un escabeau de phlébologie. Bilatéral et comparatif, il recherche un reflux veineux grâce à la palpation des cordons veineux et l'auscultation au Doppler continu. Il comprend l'examen complet des membres inférieurs et du pelvis pour ne pas méconnaître une varice pelvienne. La palpation des trajets veineux permet de compléter l'inspection :

– une *ectasie veineuse* peut être retrouvée au niveau des crosses saphènes ou sur le long d'un trajet, traduisant une incontinence valvulaire (soit ostiale, soit perforante) ;
– la perception d'un *thrill* au niveau de la crosse de la grande saphène, lors de la toux, témoigne d'un reflux valvulaire ostial important ;
– le *signe du flot*, percussion de la saphène avec un doigt et perception d'une onde de pression provoquée en aval, avec un doigt de l'autre main, permet de mieux repérer le trajet veineux lorsqu'il est mal perceptible spontanément ; cette manœuvre est répétée par segments de 5 cm de la partie proximale vers la partie distale de la veine ;
– la *manœuvre de Schwartz* : la percussion de la veine s'effectue en mode inverse de celui du signe du flot ; le doigt qui percute est en aval veineux ; le doigt qui perçoit est en amont veineux (vers la partie distale du membre). Si l'onde de pression déclenchée rétrograde est perçue, c'est qu'elle a pu franchir la ou les valvules à contre-courant et qu'il existe une incontinence valvulaire. Les explorations actuelles rendent cette manœuvre d'intérêt secondaire ;
– la *manœuvre de Trendelenburg* est encore pratiquée par certains ; le Doppler ou l'écho-Doppler lui donnent moins de valeur actuellement. Elle consiste à rechercher un reflux valvulaire ostial de la grande saphène.

L'examen précise s'il existe des signes de stase veineuse et/ou de remaniement cutané. À partir de 50 ans, la palpation des pouls est primordiale surtout chez les sujets à risques cardiovasculaires. Elle est associée à la mesure au Doppler de l'index de pression systolique à la cheville afin de ne pas sous-estimer l'existence d'une artériopathie sous-jacente. Il faut enfin réaliser un examen neurologique et rhumatologique simple des membres inférieurs afin de ne pas méconnaître un diagnostic différentiel ou un facteur aggravant associé.

Symptômes cliniques

Signes fonctionnels

Ils sont fréquents, variés et peu spécifiques. Il s'agit de douleur, pesanteur, lourdeur de membre, crampes et démangeaisons. Ces symptômes sont majorés par la station debout ou assise prolongée et la chaleur. Ils prédominent et s'accentuent en fin de journée. À l'inverse, le froid, l'activité physique, la déclivité et la contention-compression améliorent les symptômes veineux.

Signes cliniques

Il existe des signes de stase et des modifications cutanées :
• *Signes de stase* :
– œdème bilatéral ou unilatéral, est blanc, mou, gardant le godet et respectant les orteils. Il est plus important en fin de journée. Il n'y a pas de prise de poids associée et le signe de Stemmer est négatif (sauf s'il existe une participation lymphatique) ;
– corona phlebectatica, couronne de télangiectasies rouges ou bleutées localisées au niveau des malléoles et s'effaçant à la vitropression. Elle traduit une hyperpression veineuse importante et est prédictive de la survenue de troubles trophiques. On estime que le risque de développer une plaie est 6 fois plus élevé que chez les sujets n'ayant pas ce signe (Figure S06-P01-C08-4).
• *Remaniements cutanés* :
– eczéma variqueux, le plus souvent localisé sur le trajet d'une varice ; il s'agit d'une dermatose prurigineuse et suintante. Il peut également siéger au niveau de la peau péri-ulcéreuse en cas de trouble trophique ;
– dermite ocre, coloration brunâtre de la peau en nappe ou en plaque. Cette pigmentation est due à l'extravasation des globules rouges et à des dépôts d'hémosidérine et de mélanine (Figure S06-P01-C08-5) ;

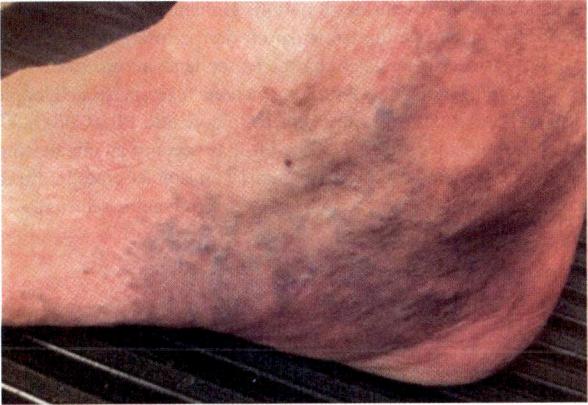

Figure S06-P01-C08-4 Corona phlebectatica.

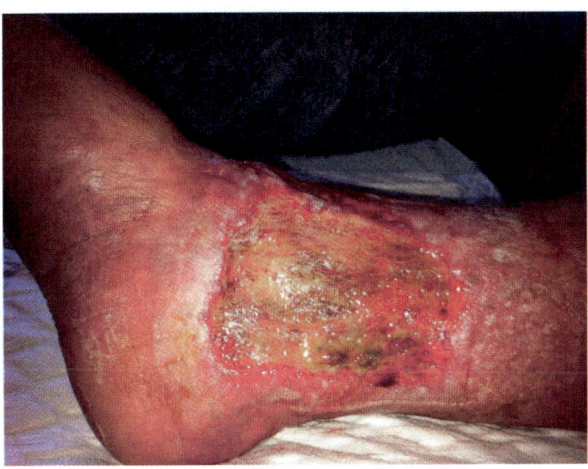

Figure S06-P01-C08-6 Ulcère veineux.

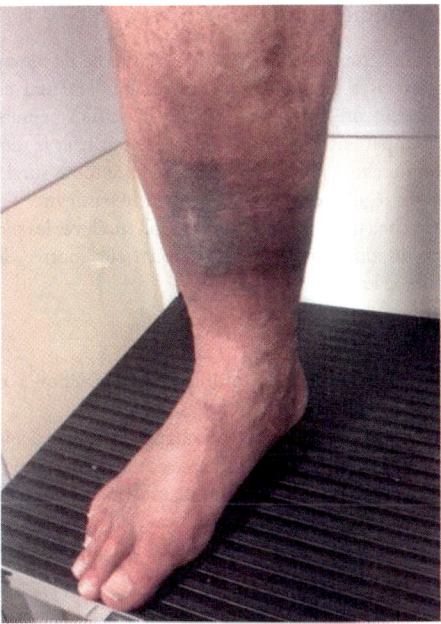

Figure S06-P01-C08-5 Dermite ocre.

– hypodermite scléreuse ou lipodermatosclérose : l'hyperpression veineuse est responsable d'une inflammation chronique. La peau devient lisse et dure et peut, à terme, être à l'origine d'une guêtre scléreuse. En cas de poussée inflammatoire, on parle de dermite de stase responsable d'un membre inférieur œdématié et érythémateux ;

– atrophie blanche (ou atrophie de Milian), zones avasculaires et fragiles secondaires à l'hypoxie chronique liée à l'hyperpression veineuse. Il s'agit de zones à risque d'ulcération ;

– ulcère de jambe et cicatrice d'ulcère, souvent chronique et récidivant, altérant la qualité de vie des patients. Il s'agit d'un ulcère au bord émietté, pouvant être douloureux. La peau périphérique est souvent pathologique (érythème, eczéma, macération…) (Figure S06-P01-C08-6). S'il s'agit d'un ulcère veineux pur, l'index de pression systolique (IPS), c'est-à-dire le rapport entre la pression systolique à la cheville et la pression systolique humérale, est normal (entre 0,9 et 1,3).

L'examen clinique précise également s'il existe des varicosités ou des varices et l'IPS sera mesuré en cas d'abolition des pouls. L'examinateur doit également rechercher une limitation des mouvements de flexion de la cheville et une amyotrophie des muscles jambiers à l'origine d'une déficience de la pompe musculaire.

Classification CEAP

La classification CEAP [9] permet de classer en différents stades évolutifs la maladie veineuse chronique en fonction de critères cliniques, étiologiques, anatomiques et physiopathologiques (Tableau S06-P01-C08-II). Cette classification, d'usage compliqué, est réservée en pratique à la recherche clinique et permet d'avoir des critères objectifs de comparaison entre les études. La CEAP est la classification des affections veineuses chroniques. En effet, dans cette classification le terme insuffisance veineuse chronique est réservé aux seuls patients ayant une maladie évoluée œdème (C3), altérations cutanées (C4), ulcères veineux (C5-C6).

Tableau S06-P01-C08-II Classification CEAP (simplifiée).

Clinique	Étiologique	Anatomique	Physiopathologique
C0 : pas de signe visible ou palpable de la maladie	Ec : congénitale	As : système veineux superficiel	Pr : reflux
C1 : télangiectasies ou veines réticulaires	Ep : primitive	Ad : système veineux profond	Po : obstruction
C2 : veines variqueuses	Es : secondaire (post-thrombose veineuse profonde)	Ap : veines perforantes	Pr,o : obstruction et reflux
C4 : atteinte cutanée C4a : dermite ocre ou eczéma C4b : hypodermite scléreuse ou atrophie blanche	En : pas d'étiologie retrouvée	An : pas de lésion anatomique identifiée	Pn : pas de mécanisme physiopathologique identifié
C5 : ulcère cicatrisé			
C6 : ulcère non cicatrisé			
(A) : asymptomatique ; (S) : symptomatique			

Examen paraclinique

L'échographie-Doppler veineuse des membres inférieurs est l'examen de référence [7] qui permet de confirmer le diagnostic d'insuffisance veineuse chronique et de préciser l'étiologie. Elle doit être bilatérale et comparative. L'examen est réalisé, dans un premier temps, avec le patient en décubitus dorsal et recherche un reflux veineux profond, une avalvulation en s'aidant des manœuvres de Valsalva ou de chasse en comprimant l'abdomen, ainsi que des séquelles de thrombose veineuse profonde ou superficielle. Puis l'examen se poursuit en orthostatisme sur l'escabeau de phlébologie. Grâce à des manœuvres de chasse veineuse (en comprimant les muscles du mollet) (Figures S06-P01-C08-7 et S06-P01-C08-8), l'opérateur recherche un reflux veineux superficiel au niveau des jonctions saphéniennes (reflux ostial), des troncs saphènes (reflux tronculaire), des perforantes, ainsi qu'au niveau des varices sus-fasciales comme les saphènes accessoires.

En situation pathologique, lors d'une manœuvre de chasse, au Doppler couleur ou pulsé, il existe un reflux veineux (Figure S06-P01-C08-9). Un reflux est pathologique lorsqu'il est supérieur à 1 seconde au niveau fémoropoplité et 0,5 seconde au niveau superficiel ou jambier profond. En cas de maladie variqueuse, le médecin réalise une cartographie veineuse.

Prise en charge thérapeutique

Le traitement a pour objectif de soulager les symptômes veineux et de lutter contre l'apparition des troubles trophiques. Le traitement sera adapté en fonction de l'étiologie de l'insuffisance veineuse chronique, mais aussi et surtout en fonction de la demande et des souhaits du patient (Figure S06-P01-C08-10).

Règles hygiénodiététiques

Le respect de certaines règles simples d'hygiène de vie ayant pour objectif de favoriser le retour veineux est fondamental en matière d'insuffisance veineuse chronique [12, 22]. Il est indispensable de bien les expliquer au patient : lutter contre la sédentarité et le piétinement, éviter la position assise jambe pendante, réduire toute surcharge pondérale, marcher régulièrement en déroulant le pas, éviter l'exposition prolongée à la chaleur, le chauffage par le sol, surélever les pieds la nuit pour assurer un drainage postural et, bien sûr, porter des bas de contention dès le lever.

Contention-compression

La contention présente de multiples effets bénéfiques en luttant contre l'hyperpression veineuse [3, 6, 20, 22] :
– elle réduit la dilatation des veines et augmente donc le débit sanguin ;
– elle diminue le volume du membre avec un effet anti-œdémateux ;
– elle améliore l'efficacité de la pompe musculaire du mollet lors de la marche ;
– elle a un effet positif sur la microcirculation cutanée et le drainage lymphatique.

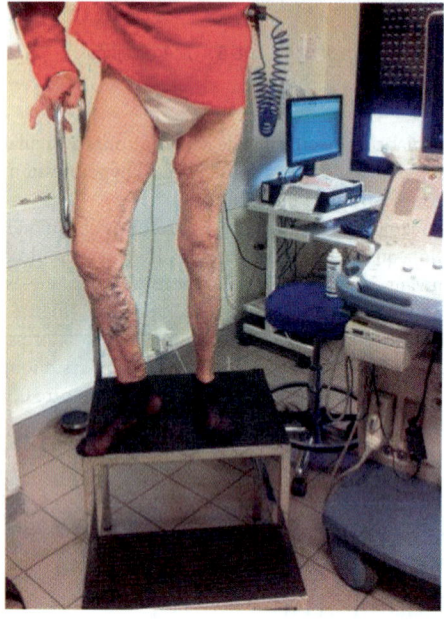

Figure S06-P01-C08-7 Examen debout sur un escabeau de phlébologie.

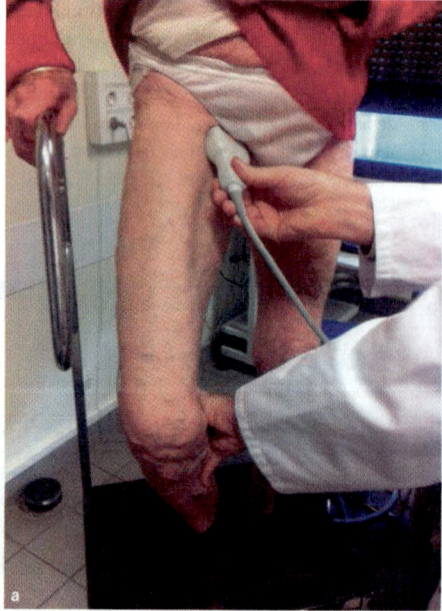 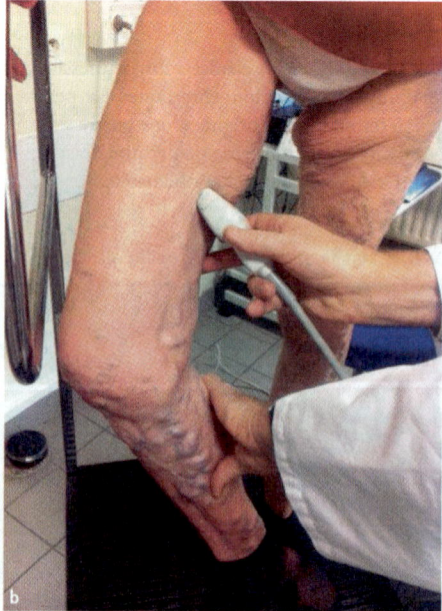

Figure S06-P01-C08-8 Recherche d'un reflux ostial (**a**) et tronculaire (**b**) par des manœuvres de chasse.

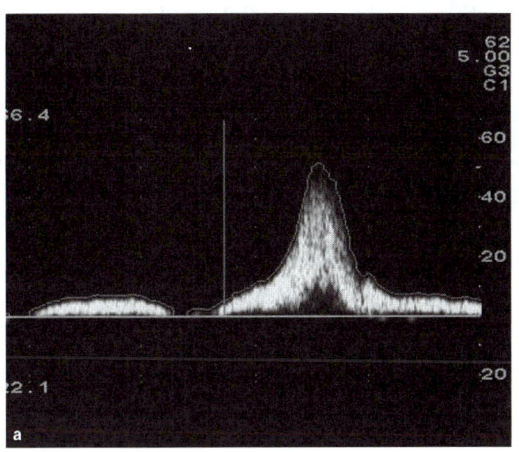 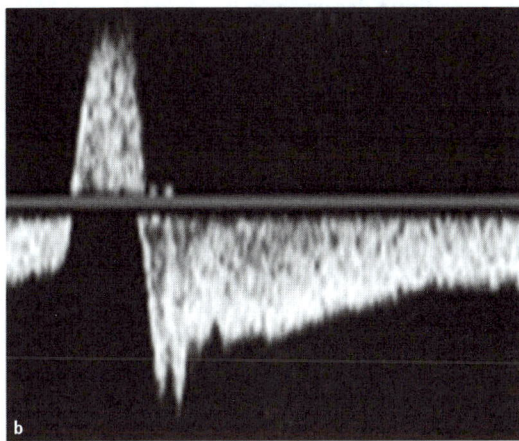

Figure S06-P01-C08-9 Échographie-Doppler veineuse des membres inférieurs. **a)** L'opérateur comprime le segment de membre sous-jacent et provoque un flux Doppler. **b)** En cas d'incontinence du segment veineux, le sang va refluer, entraînant un flux inversé au Doppler supérieur à 1 seconde.

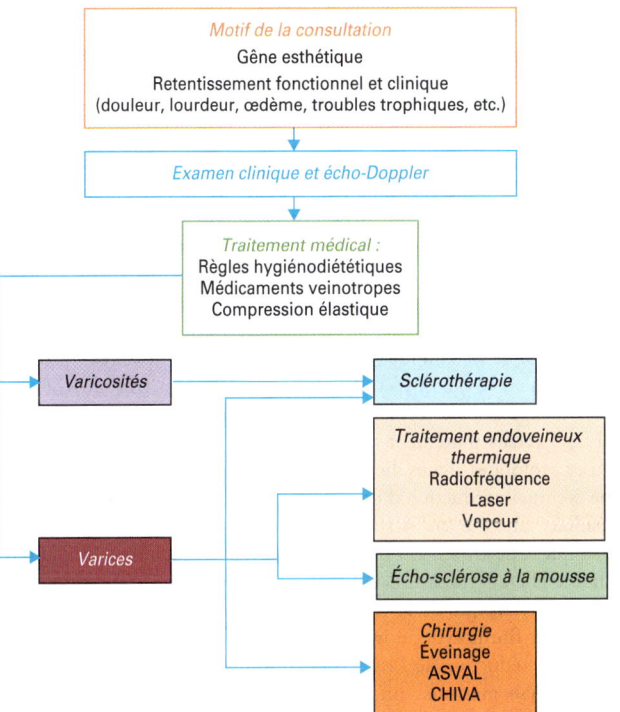

Figure S06-P01-C08-10 Stratégie thérapeutique de la maladie variqueuse. ASVAL : ablation sélective des varices sous anesthésie locale ; CHIVA : cure hémodynamique de l'insuffisance veineuse des membres inférieurs.

bleue), en cas de décompensation cardiaque aiguë ou de dermohypodermite infectieuse non contrôlée.

Médicaments veinotoniques

Ils ont leur place à tous les stades de l'insuffisance veineuse chronique, car ils agissent favorablement sur les symptômes veineux (jambes lourdes, gonflements, prurit, impatiences, douleur). Ce sont essentiellement des antalgiques veineux [22]. Trois d'entre eux bénéficient de recommandations de grade A : le dobésilate de calcium (non commercialisé en France), la fraction flavonoïque purifiée micronisée et l'HR oxérutine. Ils ont démontré leur action positive sur la qualité de vie. On recommande un traitement de 2 à 3 mois, en deux cures annuelles, particulièrement lors de la saison chaude. Ceux dépourvus d'heptaminol, de mannitol, de vitamine C et d'alcool peuvent être prescrits chez la femme enceinte.

Les recommandations de 2008 de l'American College of Chest Physicians préconisent d'adjoindre un veino-actif de grade A au stade de l'ulcère veineux [17].

Prise en charge des ulcères veineux

En plus des règles hygiénodiététiques et de la contention-compression, le traitement des ulcères repose sur des soins locaux doux et adaptés. L'usage des antiseptiques est déconseillé du fait du risque d'allergie et de l'absence de preuve d'efficacité. Le pansement appliqué devra prendre en compte l'aspect de la plaie (nécrotique, fibrineuse, bourgeonnante ou épidermisation) et de la peau péri-ulcéreuse (macération, exsudat, eczéma…). La vaccination antitétanique doit être vérifiée et mise à jour. Les antiobiotiques généraux sont utiles en cas de signe de surinfection dont les signes cliniques sont la douleur, l'exsudat anormal, la présence d'une fièvre, l'œdème et l'inflammation [22]. Par ailleurs, un régime hyperprotéiné et hypercalorique est nécessaire pour la cicatrisation. Enfin, si cela est possible, il faudra traiter la cause de l'ulcère. La chirurgie de l'insuffisance veineuse superficielle en association au traitement par compression est recommandée chez les patients ayant un ulcère ouvert ou cicatrisé (recommandations HAS 2006 [14]) :
– présentant un reflux superficiel documenté à l'échographie-Doppler ;
– sans obstruction ni reflux des veines profondes ;
– et ayant un IPS supérieur à 0,85.

En effet, l'étude ESCHAR1 [9, 30] a montré que la crossectomie-*stripping* avec phlébectomie ou la crossectomie isolée diminuaient les récidives à 1 an chez ces patients.

Les bandes et les bas de contention constituent un traitement efficace et indispensable à la prise en charge de l'insuffisance veineuse chronique. Il existe quatre classes de contention, classées de façon croissante en fonction de la pression exercée au niveau de la cheville. La force de compression est dégressive entre la cheville et le genou :
– contention faible, classe I (10 à 15 mmHg) ;
– contention moyenne, classe II (15 à 20 mmHg) ;
– contention forte, classe III (20 à 36 mmHg) ;
– contention très forte, classe IV (36 à 49 mmHg).

Le port de la contention est contre-indiqué en cas d'artériopathie évoluée des membres inférieurs avec un IPS inférieur à 0,6 en cas d'allergie au latex, en cas de phlegmatia cœrulea dolens (phlébite

Pathologie vasculaire

Prise en charge spécifique des varices

En prévention primaire, l'objectif en cas de varices est d'éviter la survenue d'une insuffisance veineuse chronique. En prévention secondaire, on essaie d'en diminuer les signes.

Les techniques mini-invasives pour traiter les varices sévères de la veine saphène comprennent la sclérothérapie écho-guidée à la mousse, l'ablation par radiofréquence et le laser endoveineux. Par rapport à la chirurgie conventionnelle (crossectomie et éveinage), ces méthodes offrent les avantages suivants : moins de complications, un retour au travail plus rapide, de meilleurs scores de qualité de vie, un recours réduit à l'anesthésie générale et des taux de récidive équivalents. L'organisme de régulation de santé britannique, le NICE (National Institute for Health and Care Excellence), l'équivalent de la Haute Autorité de santé en France, vient de publier ses recommandations et directives cliniques (*clinical guidelines 168*) [17] concernant les varices : diagnostic, prise en charge et traitement de cette pathologie. En effet, pour les personnes présentant des varices et un reflux tronculaire, le traitement recommandé en premier choix est l'ablation endothermique (devant la chirurgie). Ainsi, le Royaume-Uni (après le Canada, l'Australie, l'Autriche, la Belgique, les Pays-Bas…) place, au premier rang de ses traitements veineux, le laser endoveineux et la technique endothermique. Ensuite vient la sclérothérapie à la mousse, puis seulement après le *stripping*.

Sclérothérapie

La sclérothérapie est l'ablation chimique ciblée des varices par injection intraveineuse d'un produit sclérosant. L'agent sclérosant détruit l'endothélium veineux et entraîne une fibrose. La sclérothérapie permet de traiter tout type de veines (recommandations européennes [23] de grade 1A ou 1B) : veines saphènes, tributaires variqueuses, varicosités, varices résiduelles et récidivantes, varices pelviennes, veines proche d'ulcères de jambes.

Le produit sclérosant peut être utilisé sous une forme liquide ou mousse, avec ou sans écho-guidage. Trois produits ont l'autorisation de mise sur le marché (AMM) en France ; il s'agit du polydocanol, du tétradécyl sulfate de sodium et de la glycérine chromée. Des recommandations européennes, publiées en 2013 [23], encadrent le geste qui doit être pratiqué par un médecin expérimenté en respectant les volumes, les concentrations et les contre-indications.

Traitement endoveineux

Il s'agit d'une ablation thermique de la varice. Il existe plusieurs techniques : le laser, la radiofréquence et la vapeur d'eau. Le but du traitement est d'apporter une source de chaleur au niveau de la paroi veineuse afin de la détruire. L'ablation thermique apparaît comme une bonne alternative à la chirurgie ou à la sclérothérapie. En 2009, R. Van den Bos a publié une méta-analyse [30] comparant les traitements endoveineux à la chirurgie et la sclérothérapie dans le traitement des varices : 64 études ont été analysées. À 3 ans, les taux de succès en termes d'oblitération de la veine sont de 77 % pour la sclérose à la mousse, 78 % pour la chirurgie, 84 % pour la radiofréquence et 94 % pour le laser. Les recommandations anglaises NICE [18] préconisent en première intention ces techniques dans le traitement des varices. Le laser endoveineux est reconnu et considéré comme le traitement de premier ordre de l'insuffisance veineuse, présentant les bénéfices les plus élevés pour les patients, tant sur l'efficacité, le confort post-opératoire, l'absence de douleur que l'absence d'arrêt de travail. En France, l'ablation thermique endoveineuse par radiofréquence est désormais remboursée pour le traitement de la grande veine saphène. Une demande de remboursement du laser est en cours.

Chirurgie

La phlébectomie a l'avantage d'être réalisée en ambulatoire sous anesthésie locale et traite aussi bien des varices réticulaires que des varices plus volumineuses [5]. La méthode ASVAL (ablation sélective des varices sous anesthésie locale) a pour but de réaliser l'exérèse des veines variqueuses en préservant la veine principale de drainage [26].

La technique CHIVA est une chirurgie conservatrice ambulatoire qui se base sur l'hémodynamique veineuse. Une méta-analyse de S. Bellemunt-Montoya [2] portant sur quatre études (trois comparant la méthode CHIVA au *stripping* et une à la compression chez des patients porteurs d'ulcères veineux) a conclu que la méthode CHIVA réduit le risque de récidive variqueuse de manière significative avec moins d'effets indésirables que le *stripping*.

L'éveinage chirurgical conventionnel des troncs saphènes reste le traitement de choix en cas de tronc variqueux volumineux non accessible à l'ablation chimique ou thermique [22].

Prise en charge spécifique du syndrome post-thrombotique

Le traitement et la prévention du syndrome post-thrombotique repose sur le port de bas de contention [11, 23] dont la durée et la force restent débattues, surtout en cas de thrombose veineuse profonde distale (2 ans force 3 après une thrombose veineuse profonde proximale dans les recommandations de l'Agence française de sécurité sanitaire des produits de santé [AFSSAPS] de 2009 [20]).

Avec comme nouvel objectif l'optimisation de la prévention du syndrome post-thrombotique, les recommandations de l'American College of Clinical Pharmacy (ACCP) [17], contrairement à celles de l'AFSSAPS, « suggèrent » chez des patients sélectionnés, atteints de thromboses veineuses profondes aiguës iliofémorales, en plus des anticoagulants classiques, l'emploi par voie percutanée de thrombolytiques in situ, (recommandation grade 2B) et la correction dans le même temps d'éventuelles anomalies anatomiques sous-jacentes par angioplastie et stent (recommandation 2C). Les résultats issus d'études hétérogènes, non randomisées, objectivent un taux de lyse de 80 %, un risque de complications hémorragiques réduit de 50 % par rapport à la thrombolyse systémique (< 4 %) et une diminution nette de la durée du traitement [24, 25]. L'étude randomisée en cours (*ATTRACT trial* [32]) comparant l'association « thrombolyse facilitée » – traitement habituel versus traitement traditionnel seul dans les thromboses veineuses profondes aiguës iliofémorales a été élaborée pour authentifier une éventuelle réduction d'un tiers des syndromes post-thrombotiques (résultats attendus en 2016). D'autres techniques plus anecdotiques telles que la pose de stents ou la chirurgie manquent d'études pour être validées [11]. L'étude CaVent [10] qui compare un traitement anticoagulant classique de la thrombose veineuse iliofémorale versus un traitement fibrinolytique in situ met en évidence, avec un recul de 2 ans, une réduction de 14,4 % de syndrome post-thrombotique pour la fibrinolyse, mais aussi un taux d'hémorragie non négligeable. Enfin, entre les deux groupes, il n'y a pas de différence significative en termes de qualité de vie. Il est nécessaire de poursuivre de telles études en essayant de mettre en évidence des paramètres prédictifs d'une bonne indication de la fibrinolyse dans le but d'optimiser ses résultats. Dernier point, une fois la fibrinolyse réalisée avec succès, il existe de nombreuses interrogations non résolues sur le traitement médical à suivre : anticoagulant, antiplaquettaire, aspirine.

Une activité physique régulière est importante et il faut surélever les membres inférieurs au repos. En cas de récidive de thrombose, un traitement anticoagulant curatif doit être mis en place.

Prise en charge spécifique de l'insuffisance veineuse chronique fonctionnelle

L'objectif du traitement est de restaurer une bonne hémodynamique veineuse en corrigeant la déficience de la pompe musculaire. La lutte contre l'ankylose des chevilles repose sur la prescription de séances de kinésithérapie. En cas de pieds plats ou creux, un bilan podologique et la confection de semelles orthopédiques sont nécessaires. En cas d'amyotrophie, le port de bas de contention et des séances de kinésithérapie permettent d'améliorer les symptômes.

Conclusion

L'insuffisance veineuse chronique est une pathologie fréquente et coûteuse. Maladie des pays industrialisés, sa prévalence augmente avec le vieillissement de la population. Le traitement repose essentiellement sur la lutte contre l'hyperpression veineuse. Les mesures de prévention permettent d'éviter l'évolution de la maladie et ses complications. La prise en charge thérapeutique devra toujours prendre en compte les souhaits du patient et être le plus conservateur possible, notamment chez les patients à profil vasculaire. Il faut savoir préserver le capital veineux saphénien qui reste le pontage vasculaire idéal. Ce point doit sans cesse guider les décisions de prise en charge thérapeutiques « phlébologiques ». Ne pas tenir compte de ce principe est un mauvais service rendu aux patients. Aujourd'hui le traitement des varices doit toujours épargner les veines superficielles non variqueuses et cibler uniquement les veines variqueuses. Prévenir enfin le syndrome post-thrombotique, c'est traiter les thromboses veineuses profondes le plus rapidement possible avec une anticoagulation efficace et maîtrisée et une compression médicale adaptée. Quel sera demain l'apport des anti-II et anti-X ? L'éducation thérapeutique des patients est un autre versant du traitement qu'il convient d'amplifier afin que les patients prennent réellement en charge leur insuffisance veineuse chronique et comprennent cette nécessité au jour le jour.

Bibliographie

1. BARWELL JR, DAVIES CE, DEACON J et al. Comparison of surgery and compression with compression alone in chronic venous ulceration (ESCHAR study) : randomised controlled trial, Lancet, 2004, 363 : 1854-1859.
2. BELLMUNT-MONTOYA S, ESCRIBANO JM, DILME J et al. CHIVA method for the treatment of chronic venous insufficiency, Cochrane Database, 2012, CD009648
3. BRANDJES DP, BÜLLER HR, HEIJBOER H et al. Randomised trial of effect of compression stockings in patients with symptomatic proximal-vein thrombosis Lancet, 1997, 349 : 759-762.
4. CARPENTIER PH, MARICQ HR, BIRO C et al. Prevalence, risk factors, and clinical patterns of chronic venous disorders of lower limbs : a population-based study in France. J Vasc Surg, 2004, 40 : 650-659.
5. CARRADICE D, MEKAKO AI, HATFIELD J et al. Randomized clinical trial of concomitant or sequential phlebectomy after endovenous laser therapy for varicose veins. Br J Surg, 2009, 96 : 369-375.
6. CORNU-THÉNARD A, BENIGNI JP, UHL JF et al. Recommandations de la Société française de phlébologie sur l'utilisation quotidienne de la thérapeutique compressive. Phlébologie, 2006, 59 : 237-244.
7. DE MAESENEER M, PICHOT O, CAVEZZI A et al. Duplex ultrasound investigation of the veins of the lower limbs after treatment for varicose veins : UIP consensus document. Eur J Vasc Enfovasc Surg, 2011, 42 : 89-102.
8. DECOUSUS H, QUÉRÉ I, PRESLES E et al. Superficial venous thrombosis and venous thromboembolism : a large, prospective epidemiologic study. Ann Intern Med, 2010, 152 : 218-224.
9. EKLOF B, RUTHERFORD RB, BERGAN JJ et al. Revision of the CEAP classification for chronic venous disorders : consensus statement. J Vasc Surg, 2004, 40 : 1248-1252.
10. ENDEN T, HAIG Y, KLOW NE, SLAGSVOLD CE et al. Long-term outcome after additional catheter-directed thrombolysis versus standard treatment for acute iliofemoral deep vein thrombosis (the CaVenT study) : a randomised controlled trial. Lancet, 2012, 379 : 31-38.
11. GALANAUD JP, KAHN SR. The post-thrombotic syndrome : a 2012 therapeutic update. Curr Treat Options Cardiovasc Med, 2013, 15 : 153-163.
12. GALANAUD JP, QUÉRÉ I. Insuffisance veineuse chronique. Varices. Rev Prat, 2010, 60 : 407-412.
13. GOHEL MS, BARWELL JR, TAYLOR M et al. Long term results of compression therapy alone versus compression plus surgery in chronic venous ulceration (ESCHAR) : randomized controlled trial. Br Med J, 2007, 335 : 83.
14. HAUTE AUTORITÉ DE SANTÉ (HAS). Prise en charge de l'ulcère de jambe à prédominance veineuse hors pansement HAS/Service des recommandations professionnelles. Service évaluation économique et santé publique/juin 2006. Ann Dermatol Vénéréol, 2007, 134 : 287-298.
15. KAHN SR. Measurement properties of the Villalta scale to define and classify the severity of the post-thrombotic syndrome. J Thromb Haemost, 2009, 7 : 884-888.
16. KAHN SR. The post thrombotic syndrome. Thromb Res, 2011, 127 : S89-S92.
17. KEARON C, KAHN SR, AGNELLI G et al. Antithrombotic therapy for venous thromboembolic disease : American College of Chest Physicians evidence-based clinical practice guidelines (8th edition). Chest, 2008, 133 : 454S-545S.
18. MARSDEN G, PERRY M, KELLEY K et al. Diagnosis and management of varicose veins in the legs : summary of NICE guidance. Br Med J, 2013, 347 : f4279.
19. MAZZOLAI L. Prise en charge du syndrome post-thrombotique. Rev Méd Suisse, 2011, 7 : 1040.
20. MISMETTI P, BAUD JM, BECKER F et al. Recommandations de bonne pratique : prévention et traitement de la maladie thrombo-embolique veineuse en médecine. J Mal Vasc, 2010, 35 : 127-136.
21. NG MY, ANDREW T, SPECTOR TD, JEFFREY S et al. Linkage to the FOXC2 region of chromosome 16 for varicose veins in otherwise healthy, unselected sibling pairs. J Med Genet, 2005, 42 : 235-239.
22. NICOLAIDES AN, ALLEGRA C, BERGAN J et al. Prise en charge des affections veineuses chroniques des membres inférieurs. Recommandations basées sur les preuves scientifiques. Int Angiol, 2008, 27 : 1-59.
23. PANDRONI P, LENSING AW, PRINS MH et al. Below-knee elastic compression stockings to prevent the post-thrombotic syndrome : a randomized, controlled trial. Ann Intern Med, 2004, 141 : 249-256.
24. PERNÈS JM, AUGUSTE M, KOVARSKI S et al. Acute deep vein thrombosis and endovascular techniques : it is time for a new aggiornamento ! Diagn Interv Imaging, 2012, 93 : 725-733.
25. PERNÈS JM. The role of thrombolysis in the clinical management of deep vein thrombosis, J Mal Vasc, 2011, 36 : S20-S27.
26. PITTALUGA P, CHASTANET S, REA B, BARBE R. Midterm results of the surgical treatment of varices by phlebectomy with conservation of a refluxing saphenous vein. J Vasc Surg, 2009, 50 : 107-118.
27. RABE E, BREU FX, CAVEZZI A et al. European guidelines for sclérotherapie in chronic venous disorders. Phlebology (published online 3 May 2013).
28. ROBERTSON L, EVANS C, FOWKES FG. Epidemiology of chronic venous disease. Phlebology, 2008, 23 : 103-311.
29. SOOSAINATHAN A, MOORE HM, GOHEL MS et al. Scoring systems for the post-thrombotic syndrome. J Vasc Surg, 2013, 57 : 254-261.
30. VAN DEN BOS R, ARENDS L, KOCKAERT M et al. Endovenous therapies of lower extremity varicosities : a meta-analysis. J Vasc Surg, 2009, 49 : 230-239.
31. VAN RIJ AM, HILL G, KRYSA J et al. Prospective study of natural history of deep vein thrombosis : early predictors of poor late outcomes. Ann Vasc Surg, 2013, 27 : 924-931.
32. VEDANTHAM S, GOLDHABER SZ, KAHN SR et al. Rationale and design of the ATTRACT study : a multicenter randomized trial to evaluate pharmaco-mechanical catheter-directed thrombolysis for the prevention of postthrombotic syndrome in patients with proximal deep vein thrombosis. Am Heart J, 2013, 165 : 523-530.

Toute référence à cet article doit porter la mention : Nou-Howaldt M, Quéré I, Mestre-Godin S, Benhamou M, Henneton P, Tapon M, Laroche JP. Insuffisance veineuse chronique. *In* : L Guillevin, L Mouthon, H Lévesque. Traité de médecine, 5ᵉ éd. Paris, TdM Éditions, 2018-S06-P01-C08 : 1-8.

Pathologie vasculaire

Chapitre S06-P01-C09

Lymphœdèmes

Stéphane Vignes

Les lymphœdèmes des membres sont la conséquence d'un dysfonctionnement du système lymphatique responsable d'une stase de la lymphe, puis d'une augmentation de volume du membre atteint. Les lymphœdèmes peuvent être classés schématiquement en lymphœdèmes primaires, c'est-à-dire, sans notion d'intervention sur le système lymphatique, en particulier les aires ganglionnaires, et les lymphœdèmes secondaires à des lésions des voies lymphatiques, essentiellement après traitements de cancers comprenant chirurgie et/ou radiothérapie. Il s'agit de maladies chroniques avec un retentissement psychique, social et fonctionnel parfois important. La prise en charge, symptomatique, est nécessaire pour éviter l'aggravation, les complications et améliorer la qualité de vie.

Rappel de physiopathologie

Les vaisseaux lymphatiques sont composés des capillaires, puis des précollecteurs, puis des collecteurs recouverts de cellules musculaires lisses et munis de valvules, composant l'unité motrice de propulsion de la lymphe, le lymphangion. Au cours des lymphœdèmes, la pression dans les capillaires lymphatiques augmente, avec une accumulation de protéines (en particulier des glycosaminoglycanes), de liquide interstitiel, de lymphocytes et de métabolites cellulaires dans l'espace extracellulaire. Le système lymphatique a pour fonction de réabsorber ces éléments grâce aux capillaires lymphatiques, dont la structure fenêtrée, associée à une membrane basale discontinue, permet de capter les molécules volumineuses. La stagnation protéique interstitielle entraîne une augmentation de la pression oncotique tissulaire accentuant encore davantage l'afflux liquidien. Lors de l'évolution, apparaissent une accumulation de macrophages, polynucléaires neutrophiles, cellules dendritiques, constituant un état inflammatoire qui stimule la production de collagène par les fibroblastes, une rupture des fibres élastiques et une activation des kératinocytes et des adipocytes [24]. L'évolution se fait ainsi vers une augmentation du tissu adipeux, un épaississement et une « fibrose » cutanés, rendant le lymphœdème en grande partie irréversible. Parallèlement, lors de l'évolution, la paroi des vaisseaux lymphatiques s'épaissit par sclérose avec réduction de la lumière, altérant les fonctions lymphatiques [24].

Définitions, épidémiologie et classification des lymphœdèmes primaires

Lymphœdèmes primaires isolés

Les formes isolées ne sont associées à aucune autre malformation. Les définitions des lymphœdèmes primaires ne sont pas consensuelles et identiques. En effet, les premières descriptions reposaient exclusivement sur les données cliniques, puis sur la lymphangiographie directe (plus pratiquée actuellement) et maintenant sur les données récentes de la génétique [4]. Ainsi, la prévalence des lymphœdèmes n'est pas connue précisément, les patients ayant une atteinte minime (ne touchant que les orteils) ne consultant pas en raison de l'absence de gêne ou de gêne très modérée.

En 1934, Allen proposait le terme de lymphœdème primaire pour définir les lymphœdèmes sans cause précise identifiée. Il notait une nette prépondérance féminine (87 %) avec des formes congénitales (parfois familiales appelées maladie de Milroy) et des formes apparaissant plus tard (formes dites précoces) parfois familiales, alors appelées syndrome de Meige. Puis en 1957, Kinmonth et coll. maintenaient le terme de lymphœdème précoce pour les formes survenues avant 35 ans et dénommait lymphœdèmes tardifs (lymphedema tarda) les lymphœdèmes apparus après 35 ans et qui représentaient environ 15 % des cas. Le lymphœdème était localisé à un (44 %) ou aux deux membres inférieurs (41 %), les autres atteintes étant les membres inférieurs et la face, les membres supérieurs ou les organes génitaux externes. Les formes familiales de lymphœdème sont retrouvées de 3 à 17 % selon les études. Lors de l'apparition d'un lymphœdème primaire, la recherche d'un facteur déclenchant est habituel, mais il est préférable de parler de facteur de décompensation, la ou les anomalies lymphatiques étant préexistantes : entorse de cheville, grossesse, effort sportif, piqûres d'insecte, sclérothérapie, pontage artériel ou érysipèles.

Lymphœdème au cours d'un syndrome malformatif complexe

De nombreuses maladies malformatives et/ou génétiques ou des anomalies caryotypiques peuvent s'accompagner de lymphœdème (Tableau S06-P01-C09-I) [15]. Parmi les maladies malformatives, il faut citer la maladie de Waldmann (OMIM 152800), caractérisée par la présence de lymphangiectasies intestinales avec entéropathie exsudative (augmentation de la clairance de l'α_1-antitrypsine) et perte lymphatique intraluminale de lymphe entraînant une lymphopénie, une hypo-albuminémie et une hypogammaglobulinémie. Cette maladie se révèle habituellement dans l'enfance, mais des formes diagnostiquées plus tardivement sont possibles. Un lymphœdème des membres inférieurs peut être révélateur de la maladie.

Génétique des lymphœdèmes

Les lymphœdèmes primaires sont le plus souvent sporadiques et les formes familiales ne représentant que moins de 5 %.

Maladie de Milroy (OMIM 153400)

La maladie de Milroy correspond à un lymphœdème familial isolée d'apparition précoce de transmission autosomique dominante. Le gène responsable est localisé sur le chromosome 5 et code le récepteur 3 du *vascular growth factor C* (VEGF-C), appelé *VEGFR-3* et indispensable à l'angiogenèse lymphatique [12]. La pénétrance est de 90 % et le sex-ratio de 1. Le lymphœdème est congénital dans 97 % des cas avec une atteinte sous-gonale exclusive dans 94 % et bilatérale dans 85 %. De plus, il existe d'autres anomalies génétiques susceptibles de donner des lymphœdèmes familiaux ayant un phénotype identique, mais non liées à une mutation du *VEGFR-3*, en particulier des mutations du ligand du récepteur VEGFR-3, le VEGFC. D'autre part, il pourrait aussi exister des formes avec une transmission autosomique récessive liées à des mutations sur ce même gène, les auteurs proposant d'appeler maladie de Milroy, tout lymphœdème congénital, familial ou non.

Tableau S06-P01-C09-I Maladies malformatives et/ou génétiques et anomalies chromosomiques pouvant s'accompagner de lymphœdème [15].

Anomalies chromosomiques
Trisomie 13
Trisomie 18
Trisomie 21
Duplication 11
Syndrome 11q–, 13q–
Syndrome de Turner (45,X0), de Klinefelter (47,XXY)
Syndromes ou maladies malformatifs et/ou génétiques
Lymphœdèmes isolés
– maladie de Milroy
– maladie de Meige
Syndromes malformatifs complexes
– syndrome de Noonan (petite taille, sténose pulmonaire, dysplasie des valves, cardiomyopathie ventriculaire gauche)
– syndrome lymphœdème-distichiasis (rangée de cils surnuméraire)
– maladie de Waldmann (lymphangiectasies intestinales primitives)
– syndrome des ongles jaunes (yellow nail syndrome)
– neurofibromatose de type 1 (maladie de von Recklinghausen)
– syndrome lymphœdème-hypoparathyroïdie
– syndrome de Hennekam (lymphangiectasies intestinales, retard mental, anomalies de la face, syndactylie)
– syndrome d'Aagenaes (cholestase, hépatomégalie, atrésie des voies biliaires, hémangiomes cutanés)
– syndrome de Njolstad
– syndrome de Protée (croissance anormale des os, de la peau, du crâne, lipomes, malformations vasculaires)
– syndrome de Maffucci (enchondromes multiples, hémangiomes cutanés)
– syndrome WILD (verrues [warts], immunodéficience, lymphœdème, dysplasie anogénitale)
– syndrome oculo-dento-digital (syndactylie, hypoplasie des ailes du nez, nez pincé, visage aplati, ptosis, petites dents surnuméraires)
Syndromes malformatifs vasculaires
– syndrome de Klippel-Trénaunay
– syndrome de Parkes-Weber
Syndrome de Prader-Willi (hyperphagie, obésité, retard mental modéré, troubles du comportement, retard statural et pubertaire, hypogonadisme)
Syndrome de Dahlberg (cataracte, ptosis, hypocalcémie, néphropathie, hypothyroïdie, anomalies de la peau et des phanères)
Déficit en α-galactosidase : maladie de Fabry
Autres
Syndrome de Kasabach-Merritt (hémangiomes cutanés, thrombopénie par consommation)
Autres malformations associées : fente palatine, ptosis, nystagmus, surdité de perception, microcéphalie, craniosténose, rétinite pigmentaire, cryptorchidie

Syndrome distichiasis-lymphœdème (OMIM 153100)

Le distichiasis est la présence d'une seconde rangée de cils au niveau des orifices des glandes de Meibomius. Ce syndrome, dont il existe des formes familiales et sporadiques [23], est lié à des mutations du gène *FOXC2* situé dans la région 16q24, qui interviennent dans le développement de l'arc aortique primitif et dans la mise en place du squelette. Plus de 50 mutations génétiques ont été décrites, essentiellement, par délétion, insertion entraînant en majorité des mutations non-sens (apparition d'un codon stop prématuré) plutôt que faux sens (changement d'acide aminé). Les anomalies liées à ces mutations entraînent la présence de cellules musculaires lisses sur les capillaires lymphatiques initiaux (qui en sont habituellement dépourvus) et une absence de valves sur les collecteurs lymphatiques, favorisant ainsi un reflux de lymphe et un lymphœdème. Ce gène est aussi impliqué dans certaines formes d'insuffisance veineuse des membres inférieurs avec reflux dans les réseaux veineux superficiel (grande saphène) et profond (fémoral, poplité) des membres inférieurs dont les causes sont des anomalies valvulaires, probablement des avalvulies, qu'il existe ou non un lymphœdème [14].

Autres anomalies génétiques

Le syndrome cholestase-lymphœdème, lié à un gène anormal situé sur le bras long du chromosome 15, appelé également syndrome d'Aagenaes (OMIM 314900), de transmission autosomique récessive, associe un lymphœdème, un ictère, une hépatomégalie et une atrésie des voies biliaires intrahépatiques. Dans le syndrome de Hennekam (OMIM 235510), associant lymphangiectasies intestinales, retard mental, anomalies de la face et syndactylie, des mutations du gène *CCBE1* ont été décrites dans environ 1 cas sur 4. Des mutations dans le gène *GJC2*, dont le rôle est établi dans la myélinisation du système nerveux central, ont été retrouvées dans des familles atteintes de lymphœdèmes et transmis sur un mode autosomique dominant. Des mutations du gène *GATA-2* (syndrome d'Emberger, OMIM 614038) ont été mises en évidence chez des patients ayant une myélodysplasie, une immunodépression et un risque de transformation en leucémie myéloïde associés à un lymphœdème des membres inférieurs. Des mutations du gène *KIF11* ont été détectées dans le syndrome associant microcéphalie, choriorétinopathie et lymphœdème, de transmission autosomique dominante (OMIM 148760).

Lymphœdèmes secondaires du membre supérieur après cancer du sein

Fréquence et définition

Les lymphœdèmes du membre supérieur secondaires au cancer du sein représentent la principale cause des lymphœdèmes en France. En effet, on dénombre 5 300 nouveaux cas de cancer du sein en France. La fréquence du lymphœdème est estimée entre 15 et 28 % après curage axillaire classique [6], soit environ 1 femme sur 5. Les délais d'observation et les définitions différents expliquent cet important écart de pourcentage. Une différence de 2 cm par rapport au membre controlatéral est nécessaire pour diagnostiquer un lymphœdème et une différence de volume de 10 % entre les deux membres supérieurs semble la plus pertinente. Le délai médian de survenue du lymphœdème après la chirurgie du sein est d'environ 2 ans.

Facteurs de risque

Le principal facteur de risque de développer un lymphœdème après traitement d'un cancer du sein est le curage axillaire. La technique du ganglion sentinelle permet de ne prélever que le premier ganglion relais du cancer du sein pour rechercher son envahissement. Le risque de lymphœdème est alors nettement inférieur à celui obtenu après curage axillaire et est compris entre 2,5 et 6,9 % [6].

D'autres facteurs de risque ont aussi été mis en évidence :

– la radiothérapie adjuvante, en particulier si l'aire ganglionnaire axillaire est incluse dans le champ d'irradiation ;

– l'existence d'une obésité (IMC > 30 kg/m^2), lors du traitement du cancer du sein, augmente le risque de 3,6 [16]. La prise de poids après le traitement du cancer du sein pourrait être un facteur de risque. L'IMC est également corrélé avec le volume du lymphœdème et donc à la sévérité du lymphœdème ;

– la réduction des activités physiques après le traitement du cancer du sein ;

– d'autres facteurs de risque comme l'envahissement ganglionnaire ou la mastectomie (versus tumorectomie) ont également été retrouvés de façon plus anecdotique (Tableau S06-P01-C09-II) [1].

Pathologie vasculaire

Tableau S06-P01-C09-II Facteurs de risque de développement d'un lymphœdème du membre supérieur après traitement d'un cancer du sein [1].

Facteurs dépendants du traitement
Nombre de ganglions enlevés lors du curage axillaire
Mammectomie versus tumorectomie
Complications post-opératoires (lymphocèle, lymphorrhée)
Facteurs dépendants de la tumeur
Tumeurs du quadrant supéro-externe
Taille de la tumeur
Envahissement ganglionnaire
Facteurs dépendants du patient
Âge
Surcharge pondérale lors de la chirurgie du cancer
Prise de poids après le traitement
Diminution des activités physiques
Utilisation intensive de la main
Autres
Érysipèles
Sauna

Lymphœdèmes secondaires du membre inférieur

Cancers

Ces lymphœdèmes sont moins fréquents que ceux du membre supérieur mais, bien que les données de la littérature soient moins nombreuses, ils semblent augmenter parallèlement à l'amélioration des taux de guérison des pathologies cancéreuses.

Il n'existe pas de définition consensuelle, mais une différence périmétrique de 2 cm, comme pour le membre supérieur, semble nécessaire pour poser le diagnostic de lymphœdème. Cependant, les lymphœdèmes secondaires des membres inférieurs sont souvent bilatéraux et de diagnostic plus difficile en l'absence de membre inférieur « normal ». En France, les causes sont représentées par les cancers nécessitant un curage pelvien, inguinal et/ou une irradiation dans ces mêmes territoires : endomètre, col utérin, ovaires, rectum, vessie, prostate, verge, marge anale, mélanome, sarcome du bassin, tumeur de Merkel, lymphomes hodgkiniens ou non [17]. La fréquence de ces lymphœdèmes par pathologie est beaucoup moins bien documentée que pour le membre supérieur et varie de 1 à 49 %. Les lymphœdèmes surviennent dans 75 % des cas la première année après le traitement avec une fréquence par ordre décroissant : vulve (36 %), col utérin (12 %), endomètre (8 %), ovaires (5 %). Le délai de survenue est compris entre 4 et 5 mois pour les cancers de l'ovaire et du col utérin et 7 mois pour le cancer de l'endomètre. Les facteurs de risque sont mal connus mais, pour le cancer du col utérin, l'adénectomie élargie augmente le risque par rapport à l'absence de curage et l'association de la chirurgie à la curiethérapie et à la radiothérapie externe augmente encore le risque. Pour l'endomètre, le curage ganglionnaire et la surcharge pondérale sont deux facteurs de risque alors que, pour le cancer de l'ovaire, aucun facteur de risque n'a pu être identifié.

Insuffisance veineuse chronique

L'insuffisance veineuse chronique sévère s'accompagne, à un stade tardif, de troubles trophiques et d'insuffisance lymphatique par dépassement des capacités de réabsorption liquidienne des capillaires lymphatiques. Cette insuffisance lymphatique, confirmée par lymphoscintigraphie et microlymphangiographie, favorise alors la survenue des complications infectieuses, en particulier des érysipèles.

Autres causes

D'autres causes rares de lymphœdèmes sont mentionnées dans le tableau S06-P01-C09-III.

Tableau S06-P01-C09-III Causes rares de lymphœdèmes secondaires des membres.

Maladie de Kaposi due au virus *herpes human virus 8* (HHV-8)
Pathologies rhumatologiques :
– polyarthrite rhumatoïde de l'adulte et de l'enfant
– spondylarthropathies
– rhumatisme psoriasique
Fibroses rétropéritonéales idiopathiques ou secondaires (cancers, médicaments, infections, produits étrangers, traumatismes, amylose)
Immunosuppresseurs (sirolimus)
Pontages artériels, en particulier fémoropoplités
Filariose lymphatique
Non-utilisation d'un membre
Strictions autoprovoquées (poignet, pied, mollet) au cours des pathomimies

Examen clinique

Membre supérieur

Les lymphœdèmes secondaires, les plus fréquents, débutent habituellement à la périphérie du coude avec une extension descendante sur l'avant-bras, voire la main. Un début par la main est aussi possible avec une extension ascendante. Le principal risque est l'aggravation du volume au cours du temps. Les lymphœdèmes primaires du membre supérieur sont très rares (1 lymphœdème primaire du membre supérieur pour 30 du membre inférieur) ; il existe deux formes : congénitale et touchant tout le membre parfois associée à une atteinte des membres inférieurs ; la seconde, plus tardive (après 35 ans) touchant la main et l'avant-bras. Ils peuvent se compliquer d'érysipèles, mais ne semblent pas s'aggraver dans le temps à la différence des formes secondaires [25].

Membre inférieur

Le lymphœdème primaire débute habituellement sur le dos du pied et la cheville. Il existe deux formes cliniques principales : la première touche un seul membre en totalité avec une aggravation possible dans le temps, mais sans atteinte controlatérale ; la seconde touche les deux membres inférieurs, mais en restant localisée en sous-gonal (pied, cheville, mi-mollet) et s'aggravant peu dans le temps [2]. L'atteinte du pubis et/ou des organes génitaux externes est possible dans les formes unilatérales. Quelques rares lymphœdèmes débutent au niveau proximal (cuisse) et ont une extension descendante. L'atteinte isolée de la cuisse est possible et rend le diagnostic difficile, car il n'y a pas d'atteinte distale et donc pas de signe de Stemmer.

Lourdeurs, douleurs

L'impression de lourdeur est le symptôme le plus fréquent, décrit parfois comme une sensation de pesanteur du membre atteint par le lymphœdème. La douleur est beaucoup plus rare et doit faire rechercher une pathologie associée (thrombose veineuse profonde, pathologie ostéo-articulaire, neuropathie).

Peau et phanères

La peau peut être souple (évoquant une composante adipeuse plus importante que la composante liquidienne) ou au contraire tendue (non plissable), prendre le godet (persistance d'une empreinte du pouce sur la peau en rapport avec la présence d'un œdème interstitiel). Trois stades ont été définis par l'International Society of Lymphology :
– stade I, diminution de l'œdème en surélévation ;

– stade II, persistance de l'œdème même après surélévation ;
– stade III, troubles trophiques (acanthosis, augmentation du tissu adipeux, papillomatose), éléphantiasis [11].

Il n'y a pas de signe clinique très typique au membre supérieur en dehors de l'augmentation de volume et de l'épaississement de la peau du dos de la main alors que, pour les membres inférieurs, les plis de flexion sont accentués au niveau de la cheville, des orteils et sont associés à un œdème élastique (tissulaire) et un épaississement de la peau du dos du pied. Le signe de Stemmer (considéré comme pathognomonique) est défini par l'impossibilité de plisser la peau de la face dorsale (ou la base) du deuxième orteil.

Appréciation du lymphœdème

Si le diagnostic de lymphœdème est clinique, il est indispensable de mesurer le volume du lymphœdème, avant et après traitement. La technique de référence reste la volumétrie à eau qui est difficile d'emploi et non standardisée (définition de la hauteur mesurée, température constante de l'eau), mais permet la mesure du membre en totalité. Elle est peu utilisée en pratique courante au profit de mesures volumétriques estimées par calcul. En effet, les mesures périmétriques prises à intervalles réguliers (tous les 5 ou 10 cm) permettent de calculer un volume en ml par assimilation des segments de membres à des troncs de cônes selon la formule : $h(C^2 + Cc + c^2)/12\Pi$, où C est la grande circonférence du cône, c la petite et h l'intervalle entre deux mesures. Cette méthode est très fiable et reproductible aux membres supérieurs et inférieurs y compris entre deux observateurs. La Société française de lymphologie a proposé de prendre comme repère « 0 », le pli du coude au membre supérieur et la pointe de la rotule au membre inférieur, avec un intervalle entre deux mesures de 5 cm au membre supérieur et de 10 cm au membre inférieur [27].

Examens complémentaires

Explorations à visée étiologique

Le diagnostic de lymphœdème est avant tout clinique. Les examens complémentaires visent d'abord à éliminer les autres causes d'œdèmes d'origines cardiaque, rénale ou hépatique avant d'affirmer le diagnostic de lymphœdème primaire. La recherche d'une protéinurie est indispensable, de même que la réalisation d'une tomodensitométrie ou d'une échographie abdominopelvienne pour éliminer un syndrome compressif [9]. La survenue d'un lymphœdème du membre supérieur chez une femme sans antécédent particulier – avant de le considérer comme primaire – doit faire rechercher (examen clinique, écho-mammographie, IRM) un cancer du sein dont le lymphœdème peut être la première manifestation. Un écho-Doppler est très souvent pratiqué, mais les anomalies veineuses sont exceptionnelles au cours des lymphœdèmes primaires.

Lymphoscintigraphie

Dans les formes primaires, l'exploration du système lymphatique repose sur la lymphoscintigraphie qui a remplacé la lymphographie directe. Elle peut être pratiquée chez l'enfant et refaite si nécessaire. Le traceur radioactif (sulfocolloïdes de rhénium ou nanocolloïdes d'albumine marqués au technétium 99m) est injecté au niveau du tissu interstitiel du premier espace interdigital de chaque membre à étudier avec des images prises après 40 à 60 minutes. Cet examen permet de faire une étude morphologique des voies lymphatiques et des ganglions (inguinaux, rétrocruraux, lombo-aortiques, axillaires). C'est un examen essentiel qui permet de confirmer le diagnostic, en particulier lorsque le lymphœdème est atypique (formes suspendues), en cas de doute diagnostique ou pour permettre de le différencier du lipœdème.

Analyse tissulaire du lymphœdème

Les techniques utilisées ont pour principal intérêt l'analyse de la composition de l'œdème lui-même, mais ne sont pas d'usage courant tout en restant utiles pour la recherche. L'échographie des tissus mous et cutanée à haute fréquence (15 à 20 MHz et au-delà) a une résolution de 60 à 120 µm afin d'explorer la partie superficielle de la peau (épiderme et derme). Devant une augmentation de volume des membres inférieurs de diagnostic incertain, elle permet, par la caractérisation des tissus, de différencier le lymphœdème de l'obésité, du lipœdème, de l'insuffisance cardiaque ou de l'insuffisance veineuse.

La tomodensitométrie sans injection de produit de contraste est utile en cas de doute diagnostique, de lymphœdème proximal isolé ou en l'absence d'amélioration sous traitement. Il montre une peau épaissie, anormalement visible, associée à des images hyperdenses correspondant à des collections non déclives périmusculaires, et des travées parallèles ou perpendiculaires au derme.

L'IRM permet d'analyser la composition et les différentes composantes des tissus. Elle permet de différencier le lymphœdème, le lipœdème et l'insuffisance veineuse chronique. Dans le lymphœdème, l'augmentation de l'intensité du signal est localisée autour des veines profondes et des fascias sous-cutanés, en « nid-d'abeilles ». Sur les images pondérées en T2, l'aspect en nid-d'abeilles est dû à l'excès de lymphe au niveau de la graisse sous-cutanée. Dans l'insuffisance veineuse chronique, il existe une augmentation de chacun des compartiments, mais sans aspect en nid-d'abeilles.

Complications

Complications infectieuses

Le lymphœdème du membre inférieur représente le principal facteur de risque de survenue d'un érysipèle. Les portes d'entrée sont les intertrigos interdigitaux ou les hyperkératoses plantaires. Au membre supérieur, les portes d'entrée sont beaucoup plus rarement retrouvées. Pour certains auteurs, le lymphœdème pourrait être « déclenché » par les érysipèles avec des anomalies lymphatiques préexistantes (trajets lymphatiques anormaux, diminution du nombre de ganglions inguinaux). Dans les séries plus anciennes, 25 % des lymphœdèmes sont attribués à des érysipèles récidivants [24]. L'hypothèse la plus probable est l'existence d'une pathologie lymphatique sous-jacente infraclinique, qui, après un ou plusieurs érysipèles, pourrait être décompensée et entraîner un lymphœdème cliniquement visible. Le tableau clinique associe des signes généraux, fièvre de début brutal, avec frissons, parfois vomissements, puis un membre lymphœdémateux rouge, chaud, douloureux, augmentant de volume, ne tolérant plus les compressions élastiques. L'érysipèle atteint la zone du lymphœdème et peut s'étendre du membre inférieur aux organes génitaux externes et à la paroi thoracique et/ou au sein pour le membre supérieur.

Sous traitement, la fièvre disparaît en quelques jours, la rougeur peut persister plus longtemps et le volume ne retrouve son état antérieur qu'en quelques semaines. Le traitement est fondé sur une antibiothérapie par amoxicilline ou pristinamycine, 3 g/j en 3 prises pendant 10 à 14 jours. L'hospitalisation n'est pas toujours nécessaire. L'érysipèle peut être récidivant, nécessitant alors une prophylaxie anti-infectieuse au long cours dont l'efficacité n'est pas toujours complète. Dans cette situation, la conférence de consensus sur la prise en charge des érysipèles et fasciites nécrosantes propose d'instaurer une antibioprophylaxie par une pénicilline à la libération prolongée comme la benzathine benzylpénicilline, à la dose de 2,4 MUI tous les 2 à 3 semaines (ou par pénicilline V orale), en l'absence d'allergie à la pénicilline. La durée de la prophylaxie n'est pas définie, mais une durée prolongée (plus de 18 à 24 mois) semble nécessaire. Aucune résistance du streptocoque à la pénicilline n'a été rapportée dans l'érysipèle, et elle a toujours une efficacité dans la prévention des récidives même sous antibioprophylaxie. Les anti-inflammatoires, les corticoïdes et les anticoagulants n'ont pas de place dans le traitement. Les lymphœdèmes ne sont pas des facteurs favorisants les formes graves d'érysipèle.

Complications psychologiques et qualité de vie

Le lymphœdème est une pathologie chronique toujours mal vécue, qu'il s'agisse des formes primaires de l'adolescent et notamment des jeunes filles avec un problème esthétique majeur, ou des formes secondaires en particulier du membre supérieur après cancer du sein. Le retentissement est psychologique (dégradation de l'image corporelle, image de handicap, tristesse, désespoir, culpabilité, colère, inquiétude, dépression) et social (marginalisation, difficultés financières, problèmes sexuels, sensation d'isolement/de solitude, impression d'insensibilité du public, de non-soutien dans le milieu du travail) [7]. La qualité de vie des femmes opérées de cancer du sein est d'autant moins bonne qu'il existe d'autres problèmes du membre supérieur (douleurs, raideurs, limitation de la mobilité de l'épaule). Une prise en charge spécifique, psychologique, voire psychanalytique et/ou médicamenteuse, peut être utile chez certains patients.

Tumeurs malignes

Le lymphangiosarcome de Stewart-Treves complique surtout les lymphœdèmes secondaires du membre supérieur après cancer du sein, exceptionnellement les lymphœdèmes primaires, et a un pronostic très sévère avec une survie estimée à 35 % à 5 ans malgré les différents traitements proposés (amputation du membre, radiothérapie externe, polychimiothérapie systémique) [30]. D'autres tumeurs cutanées peuvent compliquer les lymphœdèmes des membres, en particulier des carcinomes épidermoïdes (baso- ou spinocellulaires) ou des mélanomes. De même, il est rapporté dans la littérature la survenue de lymphomes non hodgkiniens sur un lymphœdème, essentiellement de type B à grandes cellules, avec des délais d'apparition variant de 7 à 67 ans. Il est très probable qu'il existe dans le membre lymphœdémateux une « immunodépression » locale pouvant favoriser la survenue de ces tumeurs malignes.

Principal diagnostic différentiel des lymphœdèmes des membres inférieurs : le lipœdème

Le lipœdème est défini par une accumulation de tissu adipeux anormalement réparti du bassin jusqu'aux chevilles et souvent confondu avec un lymphœdème. Le lipœdème, traduction du terme anglo-saxon *lipedema*, a été décrit initialement par Allen et Hines en 1940 chez cinq femmes obèses. Le terme lipœdème n'est pas bien approprié puisqu'il n'existe pas de véritable œdème, excepté après une période d'orthostatisme prolongée.

Diagnostic

Le diagnostic de lipœdème est clinique. L. Wold et al. avaient proposé en 1949 des critères diagnostiques qui sont résumés dans le tableau S06-P01-C09-IV [29]. Le lipœdème touche essentiellement les femmes obèses (85 %) et débute à partir de la puberté, mais la survenue plus tardive n'exclut pas le diagnostic [29]. L'augmentation du tissu adipeux, allant du bassin aux chevilles, est généralement symétrique avec un respect initial du pied, alors que la partie supérieure du corps est épargnée. La peau reste souple mais douloureuse au pincement (« cellulalgies »). Ces douleurs superficielles semblent nettement augmenter avec l'âge. Il n'y a pas d'œdème prenant le godet après une période de repos. On peut aussi voir des signes associés d'insuffisance veineuse favorisés par l'obésité ainsi que des hématomes spontanés.

Tableau S06-P01-C09-IV Critères diagnostiques du lipœdème et du lymphœdème primaire des membres inférieurs [29].

Caractéristiques cliniques	Lipœdème	Lymphœdème primaire
Sexe	Femme	Femme > homme
Âge de début	60 % à la puberté	Avant 35 ans
Antécédents familiaux identiques	15-50 %	Très rare
Obésité	Très fréquente	Rare
Topographie	Tout le membre inférieur	Atteinte distale (pied) initiale puis ascendante
Symétrie	Toujours bilatéral, parfois asymétrique	Unilatéral >> bilatéral
Atteinte du pied	Absente (au début)	Constante
Épaisseur de la peau	Normale	Augmentée
Œdème	Absent ou minime	Présent
Douleurs au pincement	Oui	Non
Douleurs, lourdeurs	Plus de 30 %	Rares
Signe de Stemmer	Absent	Présent
Signes d'insuffisance veineuse	Plus de 20 %	Rares
Efficacité de l'élévation des membres inférieurs	Non	Au début de l'évolution
Effet de la perte de poids	Aucun dans 90 % des cas	Identique sur le tronc et les membres inférieurs

Après une longue évolution, l'atteinte du système lymphatique peut entraîner une augmentation de volume du dos du pied, que certains auteurs appellent « lipo-lymphœdème » avec apparition des complications habituelles du lymphœdème (papillomatose, érysipèles). En cas de doute diagnostique, une tomodensitométrie ou une IRM des membres inférieurs peut être utile en montrant une augmentation du tissu adipeux, avec peu de fibrose et d'œdème, associée à une peau d'épaisseur normale. La lymphoscintigraphie peut aussi permettre de le différencier d'un lymphœdème.

Traitement

Le traitement est difficile et actuellement non codifié. Il existe une demande importante de la part des patients, en particulier chez les femmes jeunes, en raison du caractère inesthétique de l'aspect des membres inférieurs. La perte de poids a peu d'effet sur la morphologie des membres inférieurs [29]. Certains auteurs ont proposé le port de compressions élastiques qui sont difficiles à fabriquer en raison des mesures à enfiler (manque de souplesse) et à tolérer (blessure au niveau des plis cutanés et de flexion). Le principal intérêt de la compression élastique est de lutter contre l'œdème survenant après orthostatisme. Les liposuccions avec tumescence (injection de grands volumes de liquide avant aspiration) sont les techniques les plus proposées avec la nécessité de répéter le geste à plusieurs reprises. Le bénéfice est une amélioration modérée du volume, mais surtout des éléments suivants : aspect visuel, œdèmes, douleurs spontanées ou à la palpation, ecchymoses, mobilité, qualité de vie [19]. Il est aussi conseillé de pratiquer des activités physiques, en particulier en milieu aquatique (natation, aquagym, aquabiking), dont les objectifs sont d'améliorer la musculature des membres inférieurs et de diminuer les douleurs superficielles. Certains auteurs ont proposé le port de compressions élastiques qui sont difficiles à fabriquer en raison des mesures très grandes, à enfiler (manque de souplesse) et à tolérer (blessure au niveau des plis cutanés et de flexion).

Traitement

Physiothérapie décongestive complète

La physiothérapie décongestive complète est le terme utilisé pour définir le traitement combiné du lymphœdème. Elle représente l'élément essentiel du traitement des lymphœdèmes [11] et se divise en deux phases : la première phase, dite « intensive », est destinée à réduire le volume du lymphœdème, et la seconde, dite « d'entretien », vise à maintenir le volume réduit à long terme, voire à poursuivre la réduction volumétrique (Tableau S06-P01-C09-V) [3].

Tableau S06-P01-C09-V Les deux phases de la physiothérapie décongestive complète dans le traitement des lymphœdèmes [3].

Phase I : traitement intensif (réduction du volume)
Bandages monotypes peu élastiques 24 heures sur 24, pendant 1 à 3 semaines
Drainages lymphatiques manuels
Exercices sous bandages
Soins de peau
Phase II : traitement d'entretien (maintien du volume)
Compression élastique (manchon, bas cuisse, chaussettes) la journée (tous les jours, du matin au soir)
Bandages monotypes peu élastiques la nuit (3 fois par semaine)
Exercices sous bandages
Soins de peau
Drainages lymphatiques manuels si nécessaire

Les indications de traitement ne sont pas clairement définies, mais il est important de traiter les lymphœdèmes afin d'éviter l'aggravation volumétrique et les complications, et espérer ainsi améliorer la qualité de vie. Il est aussi logique de traiter les lymphœdèmes en fonction de la demande des patients. La physiothérapie décongestive complète peut être effectuée en hospitalisation avec des bandages gardés 24 heures sur 24 et renouvelés 5 jours sur 7 ou en ambulatoire avec des bandages renouvelés 3 fois par semaine et gardés 48 heures.

Bandages peu élastiques monotypes

Les bandages représentent l'élément essentiel destiné à réduire le volume du lymphœdème. Il s'agit de poser, sans les serrer, des bandes à allongement court (< 100 %) (Somos®, Rosidal K®, Comprilan®, Biflexideal®) sur un capitonnage fait, soit de coton (ouate Cellona®), soit de mousse simple (Mousse NN®) ou alvéolée (Mobiderm®) ou combiné entre eux. Ces bandages sont appelés multicouches monotypes car il y a superposition de deux à quatre épaisseurs du même type de bande. La pression exercée au repos est faible, permettant de les supporter sur l'ensemble du nycthémère (à la différence des bandes élastiques difficiles à supporter la nuit), mais augmente nettement lors de la contraction musculaire puisque ces bandes sont peu extensibles. Les diminutions de volume sont comprises entre 25 et 73 % et des durées de traitement variant de 1 à 4 semaines. Ces bandages sont différents des bandages multicouches multitypes composés de l'association de bandes ayant des allongements différents (dont des bandes élastiques, type Biflex®) utilisés en pathologie vasculaire et parfois proposés par certains auteurs. De même l'utilisation d'autres types de bandes, cohésives ou collées, n'a pas fait l'objet d'évaluation dans le traitement du lymphœdème et n'est donc pas recommandée [9]. La pratique d'exercices physiques avec les bandages permettrait d'augmenter le débit lymphatique et ainsi l'efficacité du traitement.

Drainages lymphatiques manuels

Ils sont pratiqués par des kinésithérapeutes formés à ces techniques (dont il existe plusieurs variantes : Földi, Leduc, Vodder, Ferrandez, Schiltz), durent environ 30 minutes et débutent par le tronc et la racine du membre atteint pour finir en distalité (main, pied). Utilisés seuls, les drainages lymphatiques manuels ont un effet très modéré sur le volume du lymphœdème. Aucune étude n'a été réalisée avec une méthodologie satisfaisante dans les lymphœdèmes des membres inférieurs [13]. Réalisés avant les bandages peu élastiques, ils ont un petit effet synergique sur la réduction de volume des lymphœdèmes modérés. Ils ne sont cependant pas indispensables dans la phase d'entretien en termes de maintien ou de réduction volumétrique [28]. Pour certains auteurs, ils peuvent même être remplacés par les autodrainages [3]. Ils peuvent par ailleurs apporter à certaines patientes un confort, un effet relaxant et une diminution de la tension cutanée. Les drainages lymphatiques manuels sont également utiles dans les lymphœdèmes proximaux touchant le sein, ou la paroi thoracique, difficilement accessibles à la compression. Ils permettent également un suivi régulier par un soignant, aidant à maintenir la motivation des patients pour le traitement de cette maladie chronique.

Soins de peau, préventions des érysipèles

Toute effraction cutanée, même minime, peut représenter une porte d'entrée infectieuse : griffures, morsures, brûlures, piqûres d'insecte ou d'aiguille à coudre, acupuncture. Le port de gants est recommandé dans les situations à risque de blessures. Les érysipèles récidivants peuvent participer à l'augmentation du volume du lymphœdème. Il est également important d'hydrater la peau le soir (éventuellement sous les bandages) en évitant d'en appliquer le matin, car les corps gras altèrent les fibres élastiques des compressions. Au membre inférieur, il est indispensable de prévenir et de traiter les intertrigos par antimycosiques et les hyperkératoses par des soins de pédicurie, car ils représentent fréquemment des portes d'entrée infectieuses.

Éducation thérapeutique du patient

Le traitement du lymphœdème nécessite une motivation très importante de la part des patients. L'intégration, dans la prise en charge globale des lymphœdèmes, d'un programme d'éducation thérapeutique élaboré selon les recommandations de la Haute Autorité de santé (HAS), et prenant en compte l'ensemble des difficultés rencontrées par les patients, ainsi que les objectifs pédagogiques, permet de proposer un traitement personnalisé pour acquérir les compétences nécessaires pour mieux vivre avec sa maladie. Les actions d'éducation thérapeutique comportent des ateliers, collectifs sur la connaissance du lymphœdème, les compressions élastiques, l'intérêt des autobandages, et individuels avec l'apprentissage des autobandages [26]. Ces derniers sont enseignés en deux ou trois séquences par les kinésithérapeutes pour favoriser davantage l'autonomie et améliorer la qualité de vie. En cas de difficulté ou selon le souhait du patient, une tierce personne peut participer à une séance. Les bandages nocturnes sont associés au port d'une compression élastique la journée et permettent, après un traitement intensif pour lymphœdème secondaire après cancer du sein, de maintenir la réduction volumétrique du lymphœdème à 6 et 12 mois, voire de diminuer encore le volume chez plus de 25 % des femmes. L'adhésion du patient au traitement d'entretien est donc considérée comme très probablement efficace dans la prise en charge d'un lymphœdème.

Compression élastique

Le terme de compression élastique est plus approprié que le terme de contention. En effet, la pression s'exerce en permanence sur le membre à traiter en raison de la présence des fibres élastiques. Le port de la compression n'est pas facilement accepté, car il s'agit de dispositifs contraignants, peu esthétiques, mais indispensables au long cours pour maintenir le bénéfice obtenu après la réduction de volume obtenue par les bandages peu élastiques lors de la phase intensive [9, 26]. Les compressions élastiques seules entraînent une diminution modeste et lente du volume du lymphœdème. Il n'est généralement pas conseillé de les garder la nuit. Le type de compression doit être adapté au lymphœdème : manchon avec ou sans mitaine attenante (couvrant la main), gantelet prenant les doigts pour les membres supérieurs, chaussettes (anciennement appelé bas jarret ou mi-bas), bas (bas cuisse), collant, hémi-collant ou panty pour les membres inférieurs. Les forces de pressions sont définies, en France, en classe 1 (10-14 mmHg), 2 (15-19 mmHg), 3 (20-36 mmHg) et 4 (> 36 mmHg). Au membre supérieur, les compressions de classe 3 ou 4 peuvent être proposées (éventuellement une classe 2 si l'enfilage est difficile) alors qu'au membre inférieur, il faut privilégier une classe 3 ou 4 (avec un recours fréquent à la superposition de deux compressions), avec parfois la nécessité d'utiliser des dispositifs d'enfilage. Il est préférable d'utiliser des bas avec pied fermé et non pied ouvert pour éviter l'aggravation du lymphœdème des orteils et l'apparition éventuelle de vésicules responsables d'écoulement parfois prolongés et invalidants. Dans la plupart des cas, les compressions sont réalisées sur mesure par un orthésiste ou un pharmacien orthopédiste et sont remplacées tous les 3 à 4 mois.

Autres mesures

L'objectif théorique de ces mesures de prévention est d'éviter l'aggravation du lymphœdème. Ces mesures de prévention reposent le plus souvent sur des données consensuelles mais empiriques et ne sont que partiellement étayées par des études bibliographiques. Tous les conseils « classiques » comme d'éviter les activités répétitives (repassage, lavage de carreaux), la prise de la pression artérielle, les prélèvements sanguins, le port de charges lourdes, le port de vêtements serrés sur le membre atteint, de sac en bandoulières ou à dos sont remis en cause et ne sont plus d'actualité. Le port d'une compression ou un bandage peu élastique lors d'un voyage en avion reste cependant conseillé. La surélévation du membre supérieur n'est pas indispensable en raison d'une efficacité très modeste sur le volume. La perte de poids est un élément essentiel de la prise en charge des lymphœdèmes [22].

Activités physiques

Il est très souvent recommandé aux patientes opérées d'un cancer du sein d'éviter les efforts physiques considérés comme violents (squash, tennis) et/ou répétitifs (step, rameur, aviron) ou le port de charges lourdes. Cependant, ces conseils, là encore, sont le plus souvent empiriques et certaines études apportent même des éléments considérés comme « contradictoires » [20, 21]. Des études concernant la pratique de l'haltérophilie, chez les femmes à risque de lymphœdème ou en ayant un, avaient montré des effets positifs en diminuant le risque de survenue ou d'aggravation du lymphœdème avec un suivi d'un an sans effets négatifs. Elle était encadrée par des professionnels pendant les 3 premiers mois, progressive en intensité et en fréquence avec le port d'un manchon de compression [20, 21]. D'autres sports comme le *dragon boat* (canoë de grande taille, avec deux rangées de dix pagayeurs), la marche nordique ont montré l'absence d'aggravation ou de déclenchement d'un lymphœdème chez des femmes traitées pour cancer du sein. Il est recommandé de pratiquer des activités physiques et de ne pas les diminuer en laissant les patients gérer leur effort en fonction de leur ressenti, et en sachant qu'une activité physique même modérée a d'autres effets positifs : diminution ses symptômes d'anxiété ou de dépression, de l'index de masse corporelle et de la mortalité par cancer, du risque de rechute, amélioration de la qualité de vie [10].

Autres traitements non chirurgicaux

Pressothérapie pneumatique

L'utilisation de la pressothérapie pneumatique reste controversée et ses indications sont difficiles à poser en raison des résultats discordants, en termes de réductions volumétriques. Les différentes études sont toutes de qualité médiocre (durée de suivi insuffisant, absence de randomisation), utilisent des matériels très différents (nombre de chambres, séquences de gonflement, pression) excepté une qui montrait un effet additif de la pressothérapie pneumatique avec les bandages peu élastiques multicouches dans le traitement des lymphœdèmes secondaires du membre supérieur avec un bénéfice ne se maintenant pas à distance.

Autres traitements

La plupart des études ont été faites chez des femmes ayant un lymphœdème secondaire du membre supérieur après traitement du cancer du sein. Elles comprennent le laser basse énergie, l'endermologie, l'oxygénothérapie hyperbare, la balnéothérapie, l'acupuncture, les rubans adhésifs élastiques (kinésio-tape), la stimulation électrique à haut voltage, les ultrasons, la stimulation lymphatique électrique et la diathermie. Toutes ces techniques ont fait l'objet d'évaluations insuffisantes pour pouvoir être recommandées dans le traitement du lymphœdème en dehors d'essais cliniques, excepté deux qui sont susceptibles d'être efficaces, le laser basse énergie et le kinésio-*tape* fondé sur la mise en place de rubans adhésifs élastiques dans le territoire touché par le lymphœdème en exerçant une traction sur la peau [18]. Les veinotoniques n'ont pas montré d'utilité dans la réduction ou la stabilisation des lymphœdèmes et les diurétiques sont proscrits.

Traitements chirurgicaux

Le traitement des lymphœdèmes est symptomatique. L'objectif principal de la chirurgie est d'essayer d'obtenir une amélioration majeure, voire une « guérison ». De nombreuses techniques chirurgicales ont été proposées comportant deux stratégies différentes : la première consistant à enlever le tissu lymphœdémateux, appelée chirurgie de résection et la seconde, destinée à « réparer » le système lymphatique lésé, appelée chirurgie lymphatique, ou parfois de reconstruction. D'autres objectifs seraient aussi de diminuer le risque de complications infectieuses (érysipèles), mais également d'améliorer la qualité de vie des patients.

Chirurgie de résection

Ces techniques chirurgicales ont pour objectif commun de diminuer ou de supprimer les tissus lymphœdémateux ou les lésions compliquant le lymphœdème, en particulier les vésicules lymphatiques ou les lésions papillomateuses.

Lymphœdèmes des membres

Les premières chirurgies larges ont été faites par Charles dès 1912. En France, Servelle pratiquait des lymphangiectomies totales superficielles des zones lymphœdémateuses avec ablation de tout le tissu jusqu'à l'aponévrose, suivies de greffes cutanées. Il n'y a plus à l'heure actuelle d'indications pour ce type de chirurgie. Cependant, une chirurgie de résection a été proposée pour réduire les lymphœdèmes très volumineux ou après physiothérapie complète décongestive pour enlever l'excédent cutané persistant après une réduction volumétrique majeure, sans complications particulières et peut être répétée à plusieurs reprises. Elle facilite la réalisation des bandages et le port de la compression élastique qui doivent être poursuivis au long cours, la chirurgie n'étant un outil thérapeutique supplémentaire.

Lymphœdèmes des organes génitaux externes

La chirurgie de résection reste indiquée dans les lymphœdèmes génitaux de l'homme et de la femme. La survenue d'un lymphœdème génital après un traitement de cancer pelvien nécessite la recherche d'une récidive pelvienne par tomodensitométrie, IRM, voire tomographie par émission de positons (TEP). Les lymphœdèmes des organes génitaux externes sont de traitement complexe, car les drainages lymphatiques manuels sont peu efficaces, les bandages peu élastiques sont difficiles à mettre en place et les compressions élastiques difficiles à supporter et peu diffusées. De plus, ces lymphœdèmes survenant sur des muqueuses sont susceptibles d'entraîner des papillomatoses importantes, des vésicules lymphatiques dont les écoulements peuvent devenir particulièrement invalidants par leur abondance et le risque infectieux. La chirurgie consiste à faire une exérèse-plastie large des zones lymphœdémateuses. Ces chirurgies sont peu douloureuses, nécessitent une hospitalisation brève et peuvent être répétées si nécessaire. D'autres traitements peuvent être utilisés, en particulier en présence de vésicules lymphatiques se compliquant d'écoulements fréquents.

Chirurgies lymphatiques

De nombreuses techniques chirurgicales ont été proposées pour traiter les lymphœdèmes afin d'essayer de rétablir un système et une fonction lymphatique la plus proche du fonctionnement physiologique « normal ».

Anastomoses lymphoveineuses

Les anastomoses lymphoveineuses représentent la principale technique chirurgicale pratiquée sur le système lymphatique dans le monde. Cette chirurgie est pratiquée sous anesthésie générale, sous microscope, après repérage de vaisseaux lymphatiques dont le nombre anastomosé varie de trois à plus de dix en fonction de la pratique des opérateurs. La technique est celle développé par Degni avec des anastomoses terminolatérales dans une branche de la grande veine saphène. Les résultats sont très hétérogènes, parfois excellents en termes de réduction volumétrique et de survenue d'infections, pour d'autres négatifs. D'autres auteurs proposent d'utiliser cette chirurgie dans un but préventif et de la réaliser en même temps que le traitement chirurgical du cancer du sein. Cependant, l'efficacité constatée reste très modeste et les évaluations ne permettent pas de recommander clairement cette technique dans le traitement des lymphœdèmes [5]. En France, ces techniques sont pratiquées de façon très marginale. Une technique plus récente d'anastomose lymphaticoveineuse microchirurgicale superficielle après repérage par du vert d'indocyanine a été proposée et semblerait avoir des résultats plus prometteurs.

Greffe de canaux lymphatiques

Cette technique développée par Baumeister a l'avantage, par rapport à l'anastomose lymphoveineuse, de ne pas entraîner de reflux veineux dans le lymphatique anastomosé. Les collecteurs lymphatiques « donneurs », au nombre de deux (voire trois) sont prélevés sur la cuisse, puis anastomosés à partir des vaisseaux lymphatiques superficiels en regard du muscle jusqu'à la base du cou dans les lymphœdèmes secondaires du membre supérieur. La diminution de volume par rapport au membre controlatéral atteignait en moyenne 65 % après 2 ans de recul pour les lymphœdèmes secondaires. Cependant, le bénéfice ne se maintenait à distance que pour les lymphœdèmes secondaires du membre supérieur. En France, ce type de chirurgie n'est pas pratiqué.

Transplantation de ganglions autologues

L'objectif principal de cette technique est de remplacer les ganglions détruits ou enlevés par chirurgie et/ou radiothérapie et espérer ainsi reformer une fonction lymphatique proche de la normale. Le site donneur peut être cervical, axillaire ou inguinal. Il existe peu de publications sur ce type de chirurgie et elles concernent les lymphœdèmes secondaires du membre supérieur après cancer du sein, éventuellement associés à des douleurs neuropathiques, les lymphœdèmes primaires ou secondaires du membre inférieur. L'absence d'évaluation de bonne qualité, en particulier volumétrique, ne permet pas de définir les éventuelles indications des transplantations autologues de ganglions et surtout d'en évaluer l'efficacité. De plus, il existe un risque certain d'induction de complications en particulier de lymphœdèmes dans le territoire donneur mais aussi de lymphocèle, d'hydrocèle ou d'hypoesthésie locale.

Liposuccion

La liposuccion a pour objectif d'enlever les tissus lymphœdémateux sous-cutanés par aspiration. L'équipe de H. Brorson en Suède s'intéresse particulièrement à cette technique pour traiter les lymphœdèmes du membre supérieur après cancer du sein. De multiples aspirations effectuées par dix à douze incisions permettent d'enlever un grand volume de tissu adipeux après mise en place d'un garrot à la racine du membre. En post-opératoire immédiat, un bandage peu élastique est mis en place puis remplacé ensuite par une compression élastique avec gantelet attenant sur mesure. De plus, elle doit être portée en continu, y compris la nuit et enlevée seulement 15 minutes pour la toilette. Elle est régulièrement réadaptée au volume du bras, changée tous les 2 à 3 mois et portée au long cours pour maintenir le bénéfice chirurgical. La diminution de volume excède les 100 % (soit un volume identique au membre supérieur controlatéral). En pratique, cette technique ne s'est pas largement répandue, notamment en raison de la contrainte majeure que représente le port permanent d'une compression élastique.

Conclusion

Les lymphœdèmes sont des pathologies invalidantes, les formes secondaires étant les plus fréquentes. Le diagnostic clinique est habituellement facile et ne nécessite pas ou peu d'explorations complémentaires. Les lymphœdèmes primaires touchant plus particulièrement les femmes jeunes sont au centre de la recherche génétique dont les progrès constants permettent de mieux comprendre la physiopathologie et éventuellement d'envisager des traitements plus spécifiques. La prise en charge des lymphœdèmes repose sur la physiothérapie décongestive complète qui associe une phase de réduction volumétrique intensive puis une phase d'entretien, dont les deux piliers sont représentés par les bandages peu élastiques monotypes et la compression élastique, auxquels on associe un programme d'éducation thérapeutique. Ce traitement symptomatique nécessite un suivi médical régulier et prolongé pour maintenir la motivation nécessaire des patientes, afin d'obtenir des résultats pérennes et de limiter les conséquences esthétiques, psychologiques et infectieuses de cette pathologie chronique.

Bibliographie

1. ARRAULT M, VIGNES S. Facteurs de risque de développement d'un lymphœdème du membre supérieur après traitement du cancer du sein. Bull Cancer, 2006, 93 : 1001-1006.
2. BROWSE NL. The diagnosis and management of primary lymphedema. J Vasc Surg, 1986, 3 : 181-184.
3. CHEVILLE AL, MCGARVEY CL, PETREK JA et al. Lymphedema management. Semin Radiat Oncol, 2003, 13 : 290-301.
4. CONNELL F, GORDON K, BRICE G et al. The classification and diagnostic algorithm for primary lymphatic dysplasia : an update from 2010 to include molecular findings. Clin Genet, 2013, 84 : 303-314.
5. CORMIER JN, ROURKE L, CROSBY M et al. The surgical treatment of lymphedema : a systematic review of the contemporary literature (2004-2010). Ann Surg Oncol, 2012, 19 : 642-651.
6. DISIPIO T, RYE S, NEWMAN B, HAYES S. Incidence of unilateral arm lymphœdema after breast cancer : a systematic review and meta-analysis. Lancet Oncol, 2013, 14 : 500-515.
7. FU MR, RIDNER SH, HU SH et al. Psychosocial impact of lymphedema : a systematic review of literature from 2004 to 2011. Psychooncology, 2013, 22 : 1466-1484.
8. HARRIS SR, HUGI MR, OLIVOTTO IA, LEVINE M. Steering committee for clinical practice guidelines for the care and treatment of breast cancer. Clinical practice guidelines for the care and treatment of breast cancer : 11. Lymphedema. CMAJ, 2001, 164 : 191-199.

9. Haute Autorité de santé. (http://www.has-sante.fr/portail/upload/docs/application/pdf/2010-12/fiche_de_bon_usage_-_compression_medicale_dans_les_affections_veineuses_chroniques_2010-12-16_11-04-22_128.pdf.)
10. Ibrahim EM, Al-Homaidh A. Physical activity and survival after breast cancer diagnosis : meta-analysis of published studies. Med Oncol, 2011, *28* : 753-765.
11. International Society of Lymphology. The diagnosis and treatment of peripheral lymphedema : 2013 consensus document of the International Society of Lymphology. Lymphology 2013, *46* : 1-11.
12. Karkkainen MJ, Ferrell RE, Lawrence EC et al. Missense mutations interfere with VEGFR-3 signalling in primary lymphoedema. Nat Genet, 2000, *25* : 153-159.
13. Lasinski BB, McKillip Thrift K et al. A systematic review of the evidence for complete decongestive therapy in the treatment of lymphedema from 2004 to 2011. PM R, 2012, *4* : 580-601.
14. Mellor RH, Brice G, Stanton AW et al. Mutations in *FOXC2* are strongly associated with primary valve failure in veins of the lower limb. Circulation, 2007, *115* : 1912-1920.
15. Quéré I, Coupé M, Soulier-Sotto V et al. La génétique du lymphœdème : de la maladie de Milroy aux applications en cancérologie. Rev Méd Interne, 2002, *23* : 379-387.
16. Ridner SH, Dietrich MS, Stewart BR, Armer JM. Body mass index and breast cancer treatment-related lymphedema. Support Care Cancer, 2011, *19* : 853-857.
17. Rockson SG, Rivera KK. Estimating the population burden of lymphedema. Ann NY Acad Sci, 2008, *1131* : 147-154.
18. Rodrick JR, Poage E, Wanchai A et al. Complementary, alternative, and other non-complete decongestive therapy treatment methods in the management of lymphedema : a systematic search and review. PM R, 2014, *6* : 250-274.
19. Schmeller W, Hueppe M, Meier-Vollrath I. Tumescent liposuction in lipoedema yields good long-term results. Br J Dermatol, 2012, *166* : 161-168.
20. Schmitz KH, Ahmed RL, Troxel A et al. Weight lifting in women with breast-cancer-related lymphedema. N Engl J Med, 2009, *361* : 664-673.
21. Schmitz KH, Ahmed RL, Troxel AB et al. Weight lifting for women at risk for breast cancer-related lymphedema : a randomized trial. JAMA, 2010, *304* : 2699-2705.
22. Shaw C, Mortimer P, Judd PA. A randomized controlled trial of weight reduction as a treatment for breast cancer-related lymphedema. Cancer, 2007, *110* : 1868-1874.
23. Sholto-Douglas-Vernon C, Bell R, Brice G et al. Lymphoedema-distichiasis and *FOXC2* : unreported mutations, de novo mutation estimate, families without coding mutations. Hum Genet, 2005, *117* : 238-242.
24. Szuba A, Rockson SG. Lymphedema : anatomy, physiology and pathogenesis. Vasc Med, 1997, *2* : 321-326.
25. Vignes S, Arrault M, Yannoutsos A, Blanchard M. Primary upper-limb lymphoedema. Br J Dermatol, 2013, *168* : 272-276.
26. Vignes S, Arrault M. Prise en charge des patients atteints de lymphœdème. *In* : D Simon, PY Traynard, F Bourdillon, R Gagnayre, A Grimaldi. Éducation thérapeutique. Paris, Elsevier-Masson, 2013 : 261-270.
27. Vignes S, Coupé M, Baulieu F, Vaillant L pour le groupe « Recommandations » de la Société française de lymphologie. Les lymphœdèmes des membres : diagnostic, explorations, complications. J Mal Vasc, 2009, *34* : 314-322.
28. Vignes S, Porcher R, Arrault M, Dupuy A. Factors influencing breast cancer-related lymphedema volume after intensive decongestive physiotherapy. Support Care Cancer, 2011, *19* : 935-940.
29. Wold LE, Hines EA, Allen EV. Lipedema of the legs : a syndrome characterized by fat legs and edema. Ann Intern Med, 1949, *34* : 1243-1250.
30. Young RJ, Brown NJ, Reed MW et al. Angiosarcoma. Lancet Oncol, 2010, *11* : 983-991.

Chapitre S06-P01-C10
Phénomène de Raynaud

BENJAMIN CHAIGNE

Le phénomène de Raynaud est un acrosyndrome paroxystique vasculaire caractérisé par des vasospasmes itératifs et transitoires des extrémités [5]. Historiquement, ce symptôme fut décrit pour la première fois en 1892 dans la thèse du Docteur Maurice Raynaud. Son incidence varie de 5 à 10 % et il existe une prédominance féminine avec un sex-ratio de trois femmes atteintes pour un homme. On différencie le phénomène de Raynaud des autres acrosyndromes vasculaires avant de lui rechercher une étiologie. Lorsqu'il est idiopathique et non évolutif, il s'agit de la *maladie de Raynaud*. Le traitement symptomatique associe des règles de prévention des crises et, si nécessaire, un traitement médicamenteux. L'objectif de la prise en charge est de limiter le handicap fonctionnel en diminuant la fréquence des crises et en limitant la douleur liée au vasospasme.

Physiopathologie

La physiopathologie du phénomène de Raynaud comporte des mécanismes exagérés de vasoconstriction des artères, des artérioles précapillaires et des shunts artérioveineux digitaux [2]. La thermorégulation des doigts, des orteils, du nez ou des oreilles est assurée par une densité élevée d'anastomoses artérioveineuses qui se ferment lors d'une exposition au froid et se dilatent lorsque les températures s'élèvent. Cette vasoconstriction est sous la dépendance du système nerveux sympathique. Il est supposé que les patients avec un phénomène de Raynaud ont une réponse nerveuse exagérée ; cependant, la sympathectomie ne permettant pas d'amélioration significative des patients, il est probable que ce mécanisme ne soit pas prépondérant. Du point de vue cellulaire, la stimulation nerveuse induit la production et la libération de noradrénaline qui active les cellules musculaires lisses vasculaires par l'intermédiaire de récepteurs adrénergiques dont l'expression est augmentée par le froid. Ainsi des anomalies d'expression et de fonctionnement des récepteurs α_2-adrénergiques à la surface des cellules musculaires lisses ont-elles été évoquées chez les patients atteints de phénomène de Raynaud. D'autres récepteurs tels que les récepteurs de type U de l'angiotensine II et les récepteurs sérotoninergiques sont présents à la surface des cellules musculaires lisses et pourraient aussi dysfonctionner, conduisant à une stimulation excessive des cellules contractiles.

Des anomalies endothéliales, caractéristiques des syndromes de Raynaud associées à la sclérodermie systémique, participent à l'absence de vasodilatation. En effet, les cellules endothéliales ont un rôle vasodilatateur par la sécrétion d'oxyde nitrique et de prostacycline. Dans la sclérodermie systémique, il existe à la fois un déficit en oxyde nitrique et une augmentation de l'endothéline 1. Celle-ci s'explique en partie par la diminution de la libération de l'endothéline 1 par les granules endothéliaux, compte tenu de la diminution d'oxyde nitrique. Cette diminution pourrait, quant à elle, s'expliquer par la faible concentration du *calcitonin gene related-peptide* retrouvée chez des patients atteints de phénomène de Raynaud, idiopathique ou secondaire.

Ainsi l'activité vasoconstrictrice des cellules musculaires lisses et les dysfonctionnements endothéliaux expliquent-ils la diminution du flux sanguin observée chez les patients atteints de phénomène de Raynaud.

Diagnostic

Le diagnostic de phénomène de Raynaud est un diagnostic clinique [3]. Il repose sur la mise en évidence à l'interrogatoire de crises douloureuses favorisées par le froid et/ou par les changements de température. L'humidité, le stress ou les modifications d'humeur ont aussi été rapportés comme facteurs déclenchant les crises.

Un phénomène de Raynaud se déroule en trois phases :
– la première phase, *syncopale*, dite blanche, se caractérise par une pâleur digitale indolore associée à une hypo-esthésie. Elle dure en général quelques minutes, mais peut persister plusieurs heures. Dans 30 à 40 % des cas, le phénomène de Raynaud est limité à la phase syncopale ;
– la deuxième phase, *asphyxique* (ou cyanique), dite bleue, se caractérise par une cyanose digitale liée à la présence de sang désoxygéné, associée à des paresthésies. Elle dure moins de 30 minutes et est parfois concomitante de la phase syncopale ;
– la troisième phase, *hyperémique* (ou érythermalgique ou de récupération), dite rouge, correspond à l'ouverture des sphincters précapillaires, entraînant un érythème douloureux et parfois une tuméfaction digitale.

Le phénomène de Raynaud touche préférentiellement les doigts, mais peut également atteindre les orteils, le nez, les oreilles et très rarement la langue. Tous les doigts ne sont pas systématiquement touchés ; le pouce est en règle générale épargné, et il arrive que le phénomène prédomine à une seule phalange.

Diagnostics différentiels

Les diagnostics différentiels du phénomène de Raynaud comprennent les autres acrosyndromes rappelés dans le tableau S06-P01-C10-I.

Étiologie

Maladie de Raynaud

La maladie de Raynaud, ou syndrome de Raynaud idiopathique, correspond à une exagération de la réponse physiologique au froid et aux autres facteurs déclenchants. C'est un diagnostic d'exclusion qui nécessite deux ans de recul, l'exclusion des causes médicamenteuses ou professionnelles de syndrome de Raynaud et la normalité d'un bilan minimal pour lequel il n'existe pas de consensus entre les sociétés savantes, mais comprenant au moins la recherche d'anticorps antinucléaires et la réalisation d'une capillaroscopie péri-unguéale. La recherche d'un syndrome inflammatoire biologique par réalisation d'une vitesse de sédimentation n'est plus

Pathologie vasculaire

Tableau S06-P01-C10-I Acrosyndromes différentiels du phénomène de Raynaud.

Diagnostics différentiels	Définition
Acrocholose	Sensation permanente de chaleur des extrémités avec hyperthermie locale
Acrocyanose	Cyanose permanente des mains, parfois des jambes et rarement des oreilles, du nez et des bras
Acrodynie	Pathologie épidémique caractérisée par une tuméfaction froide, humide et cyanotique des mains et des pieds et souvent aussi du nez et de la face, accompagnée de prurit et de crises sudorales, parfois de troubles nerveux ou de troubles cardiovasculaires
Acro-érythrose	Coloration rouge des extrémités
Acroïodèse	Érythrocyanose des extrémités accompagnée de sensation de lourdeur de jambe et dépourvue d'hyperhidrose
Acromélalgie	Douleurs paroxystiques, nocturnes, des extrémités des membres
Acropathie ulcéro-mutilante	Pathologie autosomique dominante caractérisée par des maux perforants, une ostéolyse déformante, des troubles sensitifs et une perte des réflexes ostéotendineux
Acrorighose	Refroidissement symétrique des extrémités
Engelures/gelures	Enflure limitée, des doigts et/ou des orteils, dure, rouge et douloureuse causée par le froid
Érythermalgie/érythromélalgie	Accès douloureux accompagnés de gonflement et de rougeur des téguments ; siégeant aux extrémités, en particulier aux pieds
Érythrose palmoplantaire	Coloration rouge des paumes de mains et des plantes de pieds
Hématome digital spontané	Collection sanguine enkystée digitale
Hyperhidrose	Exagération de la sécrétion sudorale
Ischémie digitale et gangrènes d'orteil	Acrosyndrome vasculaire permanent secondaire à une artériopathie et/ou une thrombose artérielle
Livedo	Coloration livide du tégument
Œdème bleu de Charcot	Pathomimie conduisant à la pose d'un garrot sur un membre, responsable d'un aspect œdématié, violacé et froid du tégument en aval
Tumeur glomique	Angiome nodulaire intradermique ou sous-cutané responsable de douleurs paroxystiques irradiées.

nécessaire, et la réalisation d'un hémogramme et/ou d'une radiographie de thorax et des mains est guidée par l'interrogatoire et l'examen physique.

La maladie de Raynaud concerne habituellement les femmes de moins de 30 ans, sans autre symptôme, avec des antécédents familiaux de syndrome de Raynaud. Il a été rapporté que 30 à 50 % des patients avec une maladie de Raynaud ont un apparenté du premier degré présentant aussi une maladie de Raynaud. Le phénomène atteint les mains de façon bilatérale et symétrique, respectant les pouces, et n'est jamais responsable de complications ischémiques digitales. L'examen clinique est par ailleurs normal, et il n'est pas retrouvé de mégacapillaire ou d'autre anomalie à la capillaroscopie péri-unguéale. Enfin, les anticorps antinucléaires, recherchés par immunofluorescence indirecte, sont soit absents, soit présents à un titre faible ($\leq 1/40^e$).

Syndromes de Raynaud secondaires

Lorsqu'une maladie de Raynaud est mise en doute par l'interrogatoire ou l'examen clinique, il convient d'orienter l'examen physique et les examens complémentaires pour rechercher un syndrome de Raynaud secondaire à une obstruction vasculaire pathologique (Figure S06-P01-C10-1) [4]. Les causes de syndromes de Raynaud secondaires sont rappelées dans le tableau S06-P01-C10-II.

Syndromes de Raynaud secondaires unilatéraux

Lorsque le syndrome de Raynaud est unilatéral, il faut s'attacher à rechercher une cause locorégionale altérant la perméabilité vasculaire. Ainsi faut-il réaliser une manœuvre d'Adson, pour rechercher un syndrome du défilé thoracobrachial ou un syndrome de la côte surnuméraire, en mettant en évidence un souffle sous-clavier ou une disparition du pouls radial lors d'une hyperabduction et une rétropulsion brachiale en inspiration forcée après rotation de la tête du côté atteint. Une côte surnuméraire, habituellement au niveau de la septième vertèbre cervicale, sera confirmée par une radiographie de thorax. La mise en évidence d'une lésion responsable d'une mauvaise perméabilité vasculaire sera orientée par la manœuvre d'Allen, et une obstruction pourra être confirmée par la réalisation d'un Doppler artériel du membre supérieur. Une compression du nerf médian, mise en évidence par les signes de Tinel et Phalen, sera en faveur d'un syndrome du canal carpien, parfois associé au phénomène de Raynaud. Lorsque le phénomène de Raynaud atteint préférentiellement le 4e et le 5e doigt d'une main d'un patient sportif ou utilisant excessivement ses paumes de mains, il faudra suspecter un syndrome du marteau hypothénar responsable de lésion de l'artère ulnaire dans le canal de Guyon. Enfin les utilisateurs d'engins vibrants peuvent développer un phénomène de Raynaud dans le cadre d'une maladie des vibrations.

Syndrome de Raynaud secondaires bilatéraux

Lorsque le phénomène de Raynaud est bilatéral, sans argument pour une maladie de Raynaud, l'interrogatoire s'efforcera d'éliminer une cause professionnelle, iatrogène ou toxique. L'examen clinique sera ensuite orienté à la recherche d'une cause générale, notamment une vascularite ou une connectivite. La sclérodermie est la connectivite la plus fréquemment associée au phénomène de Raynaud, présent chez plus de 90 % des patients atteints. La présence d'une sclérodactylie, de télangiectasies, de calcinoses, d'ulcérations digitales et/ou de cicatrices pulpaires orientera vers cette étiologie. Une xérostomie et une xérophtalmie feront rechercher un syndrome de Gougerot-Sjögren. Une photosensibilité, un érythème malaire, des ulcérations buccales, une alopécie et des arthralgies feront suspecter un lupus érythémateux systémique. Chez un patient tabagique pour lequel le phénomène de Raynaud serait lié à une artériopathie oblitérant les vaisseaux de petit calibre sans autre cause retrouvée, le diagnostic de maladie de Buerger (ou thrombo-angéite oblitérante) pourra être évoqué. Un syndrome d'hyperviscosité ou un syndrome tumoral devront faire rechercher une étiologie oncohématologique et

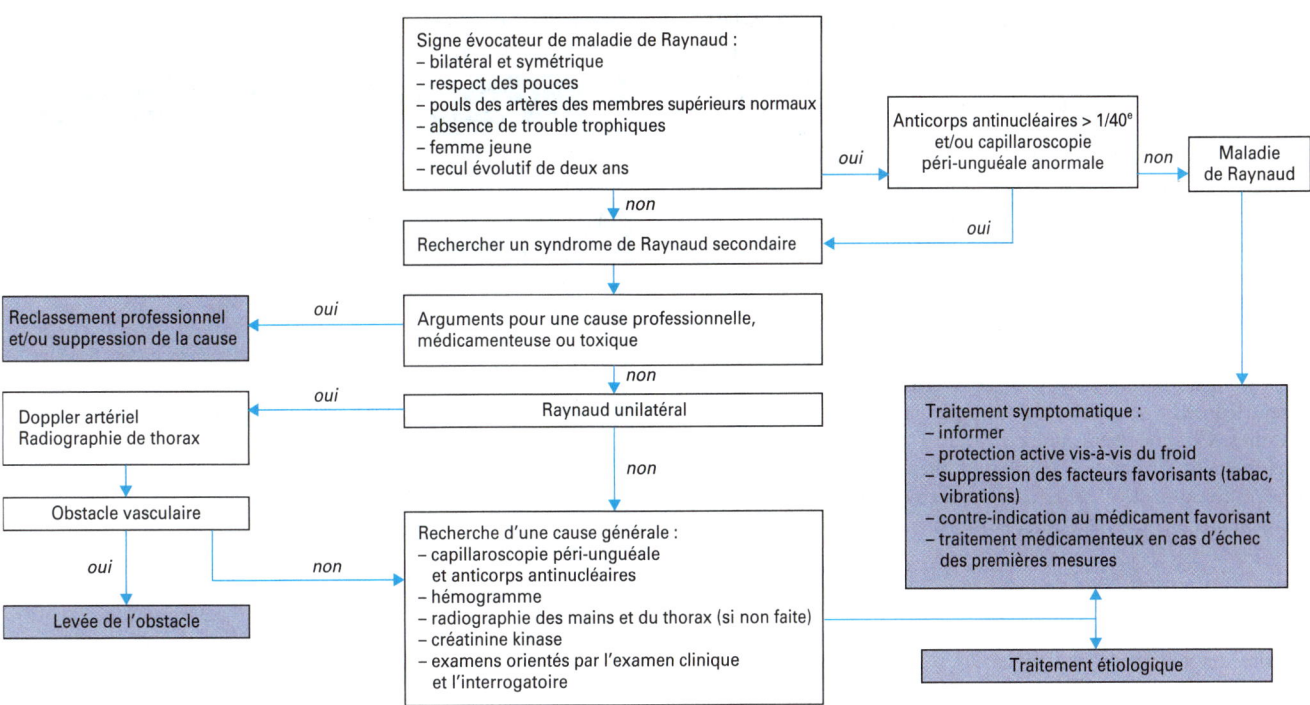

Figure S06-P01-C10-1 Arbre décisionnel devant un phénomène de Raynaud.

Tableau S06-P01-C10-II Étiologie des phénomènes de Raynaud secondaires.

I. Artériopathie oblitérante
Athérome
Embolies distales
Maladie de Buerger
Syndrome du défilé costoclaviculaire
Syndrome paranéoplasique
II. Connectivites et vascularites
Artérite à cellules géantes
Connectivite indifférenciée
Connectivite mixte
Cryoglobulinémie
Dermatomyosite
Granulomatose avec polyangéite
Lupus érythémateux systémique
Maladie des agglutinines froides
Maladie de Takayasu
Périartérite noueuse
Polyarthrite rhumatoïde
Sclérodermie systémique
Syndrome de Gougerot-Sjögren
III. Causes professionnelles
Intoxication professionnelle (arsenic, vinyle, silice)
Maladie des engins vibrants
Syndrome du marteau hypothénar
IV. Endocrinopathies
Acromégalie
Hypothyroïdie
V. Hémopathies
Hypergammaglobulinémie
Leucémies
Polyglobulie
Thrombocytémie
Thrombophilies

(suite)

Tableau S06-P01-C10-II Étiologie des phénomènes de Raynaud secondaires. (suite)

VI. Médicaments
Antidépresseurs tricycliques
Amphétamines
Bêtabloquants (collyres compris)
Bléomycine
Bromocriptine
Ciclosporine
Clonidine
Décongestifs nasaux
Ergot de seigle et dérivés
Interféron α
Imipramine
Œstroprogestatifs
Vinblastine
VII. Autres
Caféine
Cocaïne
Dystrophie de Sudek
Fistule artérioveineuse
Hypertension artérielle pulmonaire idiopathique

enfin, des patients atteints d'une pathologie endocrinienne telle qu'une hypothyroïdie ou une acromégalie peuvent aussi présenter un phénomène de Raynaud.

Traitement

Information du patient

Quelle que soit l'étiologie du phénomène de Raynaud, le traitement initial repose sur l'information du patient et la modification de son mode de vie afin de limiter la survenue des crises. Il convient

Pathologie vasculaire

de supprimer les médicaments inducteurs (voir Tableau S06-P01-C10-II), d'apprendre au patient à se protéger activement contre le froid et d'interrompre toute exposition au tabac. Bien qu'ils soient listés comme tels, il n'y a pas de preuve que les œstrogènes, les bêta-bloquants non sélectifs ou la caféine soient de potentiels facteurs aggravants du phénomène de Raynaud. Pour se protéger du froid, il est important d'expliquer au patient que ce n'est pas seulement les parties du corps touchés par le phénomène de Raynaud qu'il faut maintenir au chaud, mais l'ensemble du tégument. Ainsi peut-on recommander au patient de porter plusieurs couches de vêtements, d'avoir recours à des gants, des bonnets et éventuellement des chaufferettes, d'éviter les environnements froids ou humides ainsi que les événements sources de stress. Certains patients rapportent une diminution de la durée et/ou de la sévérité de la crise lorsqu'ils passent leur main sous l'eau chaude ou en faisant des mouvements rotatoires. Classiquement, une crise dure 15 à 20 minutes après le réchauffement. Enfin, dans le cas d'un phénomène de Raynaud de cause professionnelle, il sera nécessaire d'envisager un reclassement professionnel lorsque celui-ci est possible.

Traitements médicamenteux

Lorsque les mesures simples ne suffisent pas, on peut être amené à prescrire un traitement médicamenteux. Ces traitements ont pour objectif d'améliorer la qualité de vie des patients en diminuant la fréquence et/ou la sévérité des crises. Bien que de très nombreux traitements soient utilisés pour traiter un phénomène de Raynaud, seulement peu ont une autorisation de mise sur le marché dans cette indication (Tableau S06-P01-C10-III).

Pour les inhibiteurs calciques, qui sont le médicament le plus utilisé dans le phénomène de Raynaud, une méta-analyse récente de sept essais randomisés contrôlés a évalué la nifédipine ou la nicardipine, incluant un total de 296 patients, et montré que les patients traités par ces inhibiteurs calciques faisaient 1,72 fois (intervalle de confiance [IC] à 95 % : 0,60-2,84) moins de crises par semaine que les patients non traités [1]. Sur les sept études rapportées, seulement deux ont étudié l'effet des inhibiteurs calciques sur l'importance des crises à partir d'un score de sévérité. La première étude rapportait une différence de 0,2 point (IC 95 % : 0-0,4) entre les patients traités et les patients recevant le placebo, alors que la deuxième étude ne montrait pas de différence entre les deux groupes.

L'effet des sympatholytiques a été rapporté dans deux essais randomisés réalisés en *crossover* chez quarante patients atteints de sclérodermie systémique. Dans ces études, l'utilisation de prazosine, comparativement à un placebo, pendant 6 semaines permettait une réduction de la fréquence et de la durée des crises sans modification de leur sévérité.

Pour les formes graves ou compliquées d'ischémie digitale sévère ou de nécrose, l'iloprost intraveineux est utilisé. En effet, dans un essai clinique réalisé en double aveugle totalisant 126 patients comparant ce traitement à la dose de 0,5-2 ng/kg/min pendant 3 à 5 jours consécutifs à un placebo, il a été montré une efficacité supérieure de l'iloprost. Ainsi les patients traités rapportaient-ils une diminution moyenne du nombre de crises hebdomadaires (39,1 versus 22,2 %) et une diminution de la sévérité de celles-ci pendant les 9 semaines de suivi. De façon similaire, une prostacycline per os a été évaluée dans le phénomène de Raynaud associé à la sclérodermie systémique sans que les auteurs observent une amélioration statistiquement significative entre les patients traités et ceux recevant le placebo. Ces travaux ont été complétés par une étude comparant l'époprosténol à un placebo avec des résultats positifs (diminution de la fréquence et de la durée des crises) et par une revue systématique de la littérature concluant que les analogues de prostacyline intraveineux réduisaient la sévérité des crises et permettaient la guérison des ulcères digitaux.

Tableau S06-P01-C10-III Traitements médicamenteux utilisés dans le phénomène de Raynaud.

Molécules	Posologie
Avec AMM pour le phénomène de Raynaud	
Inhibiteurs calciques	
– nifédipine	10-30 mg/j
Sympatholytiques	
– prazosine	0,5-20 mg/j
– chlorhydrate de moxisylyte	30-90 mg/j
Prostaglandines	
– iloprost	1,5-2 ng/kg/min pendant 6 heures 5 jours consécutifs
Sans AMM pour le phénomène de Raynaud	
Inhibiteurs calciques	
– amlodipine	5-10 mg/j
– diltiazem	180-360 mg/j
– félodipine	5-10 mg/j
– isradipine	2,5-5 mg/j
– nicardipine	10-50 mg/j
– nitrendipine	20 mg/j
Antagonistes des récepteurs de l'angiotensine II	
– losartan	2,5-100 mg/j
Inhibiteurs de la recapture de la sérotonine	
– fluoxétine	20-40mg/J
Statine	
– atorvastatine	40m g/j
Trinitrine patch	5-15 mg/j
Inhibiteurs de la phosphodiestérase 5	
– sildénafil	25-100 mg/j
– tadalafil	2,5-20 mg/j
– vardénafil	5-20 mg/j
Prostaglandines	
– époprosténol	0,5-6 ng/kg/min pendant 6 heures 5 jours consécutifs
Autres	
– pentoxifylline	400-1 200 mg/j
– toxine botulinique	50-100 unités par main
– naftidrofuryl	600 mg/j

D'autres traitements ont été essayés dans le phénomène de Raynaud, notamment lorsqu'il est associé à la sclérodermie systémique. Ainsi le losartan, antagoniste du récepteur de l'angiotensine, a-t-il été testé dans une étude ouverte monocentrique et a permis une diminution de la fréquence et de la sévérité des crises chez les patients n'ayant pas répondu aux inhibiteurs calciques. Des traitements locaux contenant de la trinitrine sont en développement, notamment le glycéryl trinitrate qui améliore la sévérité des crises et permet une diminution de la durée des crises. Compte tenu de leur succès dans le traitement de l'hypertension artérielle pulmonaire, les inhibiteurs de phosphodiestérase 5 ont aussi été évalués dans le phénomène de Raynaud, et une méta-analyse conclut à une diminution de la fréquence quotidienne et de la sévérité des crises chez les patients traités. De même, la fluoxétine, inhibiteur de la recapture sérotoninergique, et l'atorvastatine ont été proposés dans le traitement du phénomène de Raynaud.

Enfin, lorsque les traitements médicamenteux ne suffisent plus dans le traitement du phénomène de Raynaud, des indications chirurgicales ont parfois été proposées. Si la sympathectomie cervicale, inefficace et parfois responsable d'une aggravation des crises, ne doit plus être recommandée, des auteurs ont rapporté les bénéfices d'injections de toxine botulinique ou de la sympathectomie digitale dans des formes compliquées et/ou réfractaires aux traitements médicamenteux.

Conclusion

Le phénomène de Raynaud est un acrosyndrome vasculaire responsable de crises douloureuses et d'un handicap fonctionnel. Un interrogatoire et un examen physique détaillés, associés à la recherche d'anticorps antinucléaires et la réalisation d'une capillaroscopie périunguéale sont les éléments clefs des explorations de ce syndrome et permettent de différencier la maladie de Raynaud des syndromes de Raynaud secondaires parmi lesquels on trouve fréquemment des médicaments inducteurs ou une connectivite telle que la sclérodermie systémique. La prise en charge des patients repose principalement sur leur information et la modification de leur mode de vie. Lorsque ces mesures sont insuffisantes ou inefficaces, un traitement par inhibiteur calcique est proposé. Des progrès dans la compréhension de la physiopathologie du phénomène et la mise en place de nouveaux essais thérapeutiques devraient accroître l'arsenal thérapeutique disponible pour traiter ce syndrome.

Bibliographie

1. Ennis H, Anderson ME, Wilkinson J, Herrick AL. Calcium channel blockers for primary Raynaud's phenomenon. Cochrane Database Syst Rev, 2014, *1* : CD002069.
2. Herrick AL. The pathogenesis, diagnosis and treatment of Raynaud phenomenon. Nat Rev Rheumatol, 2012, *8* : 469-479.
3. Hughes M, Herrick AL. Raynaud's phenomenon. Best Pract Res Clin Rheumatol, 2016, *30* : 112-132.
4. Linnermann B, Erbe M. Raynaud's phenomenon : assessment and differential diagnoses. Vasa, 2015, *44* : 166-177.
5. Wigley FM, Flavahan NA. Raynaud's phenomenon. N Engl J Med, 2016, *375* : 556-565.

Toute référence à cet article doit porter la mention : Chaigne B. Phénomène de Raynaud. *In* : L Guillevin, L Mouthon, H Lévesque. Traité de médecine, 5ᵉ éd. Paris, TdM Éditions, 2018-S06-P01-C10 : 1-5.

Pathologie vasculaire

Chapitre S06-P01-C11

Malformations vasculaires

Claude Laurian

Les différentes anomalies vasculaires congénitales, tumeurs vasculaires et malformations vasculaires, sont aujourd'hui bien identifiées. Nous exposerons les données les plus récentes et les stratégies thérapeutiques évolutives concernant ces anomalies vasculaires.

Sont d'actualité l'identification des mutations génétiques sporadiques ou héréditaires, l'évolution des explorations non invasives appliquées à cette pathologie, que sont les ultrasons, l'IRM et la tomodensitométrie avec reconstruction.

Les traitements médicamenteux font partie intégrante de cette prise en charge : les anticoagulants anti-Xa, les bêtabloquants et, plus récemment, la place d'un immunosuppresseur la rapamycine (sirolimus).

Tous ces éléments ont permis de mieux cibler les différentes orientations thérapeutiques, que sont la sclérothérapie, le laser et l'embolisation artérielle. La chirurgie a largement bénéficié de ces progrès, permettant une chirurgie palliative ou curatrice en fonction du caractère segmentaire ou non de ces lésions.

Classification

Elle est reconnue par les différentes équipes prenant en charge les anomalies vasculaires permettant de comparer les expériences. Une classification clinique et hémodynamique permet de distinguer :
• les *tumeurs vasculaires*, où existe une prolifération des cellules endothéliales (hémangiome infantile) ;
• les *malformations vasculaires*, qui sont des anomalies de structure des vaisseaux acquises au cours du développement de l'embryon. Elles sont réparties en trois cadres :
– les malformations artérioveineuses les plus graves (à flux rapide) ;
– les malformations veineuses (MV), les plus fréquentes, représentent un groupe hétérogène (à flux lent) ;
– les malformations lymphatiques (ML) dont nous ne traiterons que les lymphangiomes tissulaires, les lymphœdèmes étant exposés au chapitre S06-P01-C09.

Une classification anatomique concerne les seules malformations vasculaires en identifiant dans chaque cadre :
– les *malformations tronculaires* (anomalies des troncs vasculaires artériels, veineux ou lymphatiques) ;
– les *malformations tissulaires* (atteinte unique ou multiple), segmentaires ou étendues. Ces deux lésions peuvent être combinées dans les malformations plus complexes.

Tumeurs vasculaires

Hémangiome infantile

C'est la plus fréquente des tumeurs vasculaires.

Clinique

Il apparaît 1 à 2 semaines après la naissance, se développe rapidement durant les premiers mois de la vie sous la forme d'une tumeur framboisée cutanée. Son involution lente spontanée apparaît autour de 1 an, pour disparaître entre 2 à 7 ans en fonction de la composante sous-cutanée associée (Figure S06-P01-C11-1).

Cependant des études rétrospectives ont pu montrer une plus grande hétérogénéité : 30 % des hémangiomes infantiles seraient identifiés à la naissance, 50 % sont présents à la première semaine, les autres, plus profonds (sous-cutanés) ne sont identifiés que plus tardivement.

Physiopathologie

La particularité de l'hémangiome infantile est l'expression du transporteur de glucose 1 (GLUT 1) dans les cellules endothéliales. L'existence de cellules endothéliales GLUT+ et GLUT– pendant la phase proliférative témoigne d'une hétérogénéité cellulaire. In vitro, la rapamycine réduit la prolifération de ces deux types de cellules, ce que

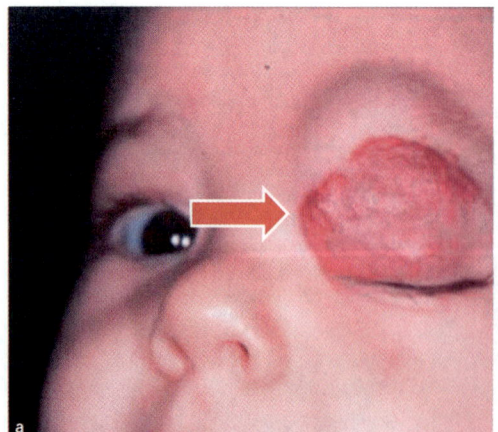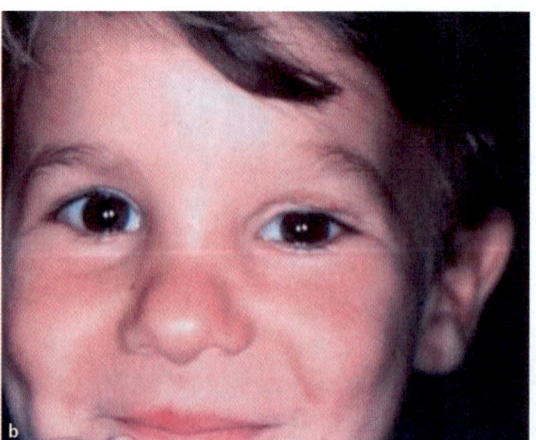

Figure S06-P01-C11-1 Hémangiome infantile palpébral. **a)** Aspect à 6 mois, occlusion oculaire, traitement par bêtabloquants. **b)** Résultat clinique à 5 ans, cicatrise résiduelle.

ne reproduisent pas les bêtabloquants. La cible des bêtabloquants sur l'involution reste discuter, des phénomènes hémodynamiques auraient un rôle dominant.

Traitement

Les bêtabloquants sont largement utilisés avec une bonne efficacité. Différents bêtabloquants sont proposés : le propanolol, l'aténolol et le timolol en topique. Le propanolol sous forme buvable, le plus utilisé, semble le plus efficace. Une contre-indication relative concerne les prématurés et les enfants à faible poids, pour lesquels une surveillance étroite cardiaque et de la glycémie est recommandée. La durée du traitement est variable selon l'étendue de l'hémangiome infantile, elle est de 6 mois pour les hémangiomes infantiles focaux, de 10 mois pour les hémangiomes infantiles segmentaires. Un impact sur le délai de développement neurologique a été suspecté selon l'âge d'initiation du traitement et l'existence de reprise du traitement.

Trente pour cent des hémangiomes infantiles nécessitent un traitement adjuvant, soit du laser superficiel, soit une chirurgie limitée, pour réduire les conséquences fonctionnelles dans la sphère cervicofaciale.

Autres tumeurs vasculaires

Le syndrome de Kasabach-Merritt est particulier, la lésion superficielle étant associée à une coagulopathie par *trapping* plaquettaire. Le traitement de première intention associe des anti-agrégants plaquettaires et des corticoïdes. Leur échec a fait proposer l'utilisation de rapamycine par voie orale pour son effet sur les cellules endothéliales. Elle pourrait transformer le pronostic de cette lésion.

Malformations vasculaires

Certaines de ces malformations sont familiales, mais la plupart sont sporadiques. Elles peuvent être focalisées, segmentaires ou diffuses.

Malformations artérioveineuses

Elles sont constituées de shunts artérioveineux développés dans une ou plusieurs structures tissulaires. Leur prise en charge est complexe, car différente selon leur angio-architecture et leur localisation. Le bilan en est réalisé par les ultrasons ou la tomodensitométrie avec reconstruction. L'artériographie n'a plus d'indication diagnostique, les procédures d'embolisation sont d'indication limitée à certaines localisations (cervicofaciales).

Données épidémiologiques

Environ 40 % des malformations artérioveineuses sont reconnues dans la période néonatale, 60 % le sont durant l'enfance ou l'adolescence. Les poussées évolutives peuvent être sous la dépendance de facteurs hormonaux (puberté, grossesse, justifiant d'être réservé sur des grossesses itératives), de traumatismes locaux, voire de traitements inadaptés.

Données anatomiques

Les shunts artérioveineux ou nidus, le plus souvent unique, siègent dans une structure tissulaire ou un territoire vasculaire bien individualisé, mais ces shunts peuvent être multiples ou associés à des syndromes malformatifs complexes [8]. En amont des shunts, l'hyperdébit est responsable de dilatations artérielles. La limite du nidus peut être difficile à identifier en raison de la superposition de nombreux pédicules artériels et du retour veineux précoce, c'est dire l'importance des techniques d'acquisition du scanner.

En aval du nidus, les veines de drainage forment des dilatations veineuses responsables de la tuméfaction tissulaire. Leurs situations superficielles exposent à des complications cutanées, voire des hémorragies. L'insuffisance cardiaque à débit élevé peut être la conséquence de shunts proximaux (racine des membres ou pelvis).

L'angio-architecture de ces malformations artérioveineuses, mieux connue, peut se résumer en trois aspects :
– shunts dans une structure tissulaire bien définie ;
– shunts dans la paroi d'une ectasie veineuse (malformation artérioveineuse du pelvis ou intracérébrale) ;
– shunt tronculaire réalisant une communication directe à gros débit entre artère et veine.

Aspects cliniques

Ils diffèrent selon les localisations.

Dans la région cervicofaciale, le diagnostic est aisé devant une tuméfaction pulsatile déformant une partie du visage (lèvre, maxillaire inférieur ou pavillon de l'oreille). Une décision thérapeutique est prise sur le préjudice fonctionnel, cosmétique, voire pour une complication hémorragique (embolisation artérielle, sclérothérapie, chirurgie d'exérèse partielle sont les procédures utilisées).

Au niveau des membres, localisation la plus fréquente, trois aspects cliniques peuvent évoquer le diagnostic :
– une tuméfaction pulsatile dans un segment de membre responsable d'une gêne fonctionnelle, de douleurs à l'effort ou d'une seule inquiétude ;
– des varices pulsatiles non systématisées où l'examen retrouve un souffle de fistule artérioveineuse ;
– un angiome plan chaud .

Ailleurs, les complications motivent la consultation : troubles trophiques secondaire à l'hypertension veineuse ou complications hémorragiques (main, avant-pied, voûte plantaire).

Pour les localisations thoraco-abdominale ou pelvienne, les malformations artérioveineuses du pelvis en sont les plus complexes, soit extrapelvienne (fesse), soit intrapelvienne (utérine ou extra-utérine).

Bilan clinique

Il n'apporte que peu d'informations, l'interrogatoire précise la date d'apparition des symptômes, leur évolution, la survenue de complications et les explorations ou traitements réalisés. L'auscultation retrouve facilement un souffle typique de fistule artérioveineuse.

Explorations non invasives

Leur but est de confirmer le diagnostic et d'identifier le siège du nidus. Les radiographies standard, les ultrasons et la tomodensitométrie sont les explorations nécessaires (l'IRM n'apporte pas d'informations décisionnelles).

La *radiographie osseuse* permet d'identifier, dans les segments intéressés :
– une atteinte osseuse de voisinage, effraction corticale ou envahissement médullaire ;
– un allongement d'un segment de membre (membre inférieur) pouvant conduire à bloquer les cartilages de conjugaison chez l'adolescent (épiphysiodèse fémorale ou tibiale).

Les *ultrasons* nécessitent une compétence particulière pour leur application à cette pathologie ; ils interviennent à plusieurs étapes de la prise en charge. Au diagnostic, ils identifient la zone de shunt et le débit en amont, les principaux pédicules artériels et les veines de drainage. En pré-opératoire (forme localisée), ils permettent le repérage cutané de la zone de shunt. Enfin, en post-opératoire, ils identifient les shunts résiduels, et permettent le suivi des débits de façon comparative.

La *tomodensitométrie* avec injection de produit de contraste et reconstruction est l'examen de référence dans les malformations artérioveineuses : elle recherche une atteinte osseuse sur les coupes axiales et les reconstructions, puis précise la structure tissulaire, siège du shunt sur les reconstructions avec des acquisitions précoces. Cette imagerie est bien supérieure aux données de l'artériographie qui n'évaluait que les vaisseaux (Figure S06-P01-C11-2).

L'artériographie est surtout utilisée dans la sphère cervicofaciale, où elle est le préalable à une embolisation.

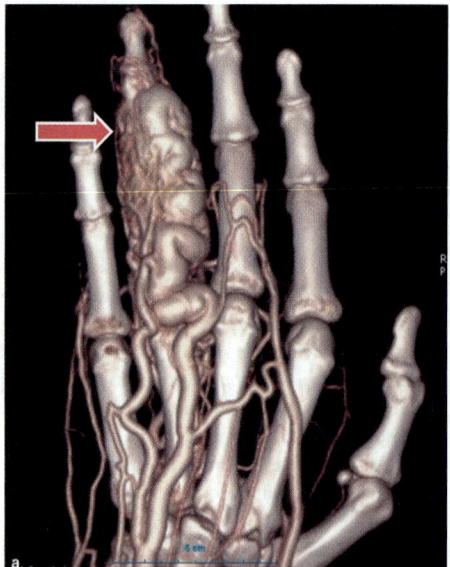
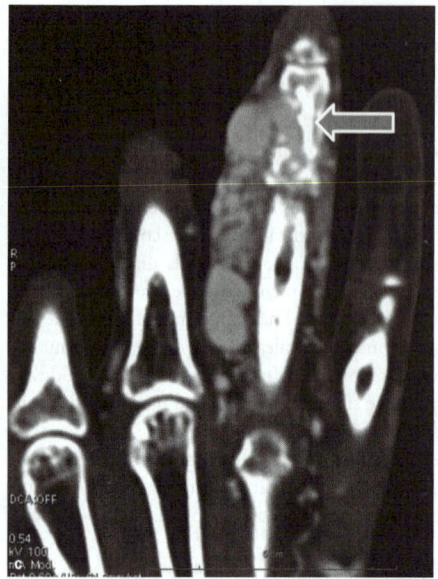
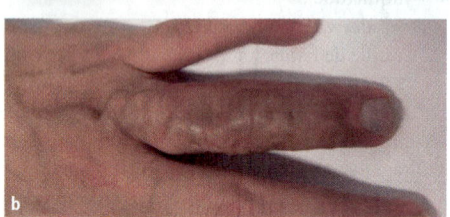

Figure S06-P01-C11-2 Malformation artérioveineuse digitale du quatrième doigt. **a)** Tomodensitométrie avec recontruction. **b)** Zone du shunt sur P2, aspect clinique. **c)** Reconstruction osseuse du shunt intramédullaire ; indication de cimentoplastie osseuse.

L'*échocardiographie* et la mesure du débit ne sont demandées que pour les malformations artérioveineuses à gros débit (proximales des membres, pelviennes ou viscérales).

Le *bilan de coagulation* est normal, les malformations artérioveineuses ne sont pas associées à des anémies par hémolyse, il n'existe pas de consommation des facteurs de coagulation. Seules les transfusions importantes per opératoires pourraient induire des troubles de coagulation.

Traitement et stratégie

Le principe est de ne pas proposer un geste thérapeutique invasif devant une malformation artérioveineuse stable, non compliquée, sans préjudice fonctionnel important.

Les techniques d'embolisation artérielle ou de sclérothérapie ne sont plus un préalable à la chirurgie en raison des difficultés ou des complications induites par le matériel d'embolisation (Onyx®).

Si un traitement précoce avant la survenue de complications apparaît logique, il est rarement retenu en raison de la lourdeur des procédures, des séquelles possibles et des résultats incomplets.

Traitement médical

La contention élastique et le traitement par bêtabloquants ont pour cible les dilatations veineuses en aval du shunt, souvent la cause de complications cutanées.

La contention ciblée est toujours utilisée de première intention (Figure S06-P01-C11-3). Elle assure une protection, affaisse les drainages veineux superficiels, mais ne réduit jamais le débit dans le shunt.

Les bêtabloquants ont pour but de réduire la pulsatilité dans le drainage veineux, ils sont prescrits systématiquement. Cette procédure permet de différer un geste chirurgical, voire de cicatriser un trouble trophique.

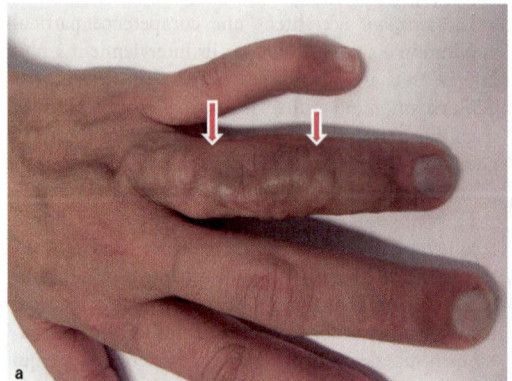
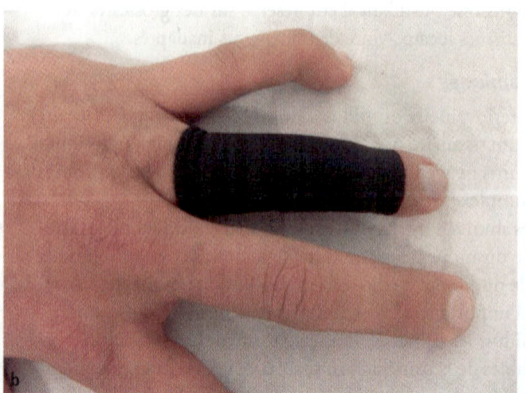

Figure S06-P01-C11-3 Malformation artérioveineuse digitale du 4e doigt (**a**). Intérêt de la contention ciblée pour réduire les dilatations veineuses de drainage (**b**).

Alternatives thérapeutiques [4]

Les *malformations artérioveineuses cervicofaciales* représentent les localisations les plus complexes et relèvent d'une prise en charge en milieu spécialisé (chirurgie maxillofaciale et reconstructrice). La chirurgie est rarement curatrice et les récidives fréquentes. Les protocoles en sont complexes associant embolisation artérielle, sclérothérapie associée, exérèses partielles avec des lambeaux de recouvrement.

Les *malformations artérioveineuses du membre supérieur* (Figure S06-P01-C11-4) dominent sur la face palmaire des mains et sur les doigts. Le traitement est souvent conservateur au niveau des doigts ou la contention ciblée est très efficace, permettant une cohabitation et la cicatrisation de troubles trophiques. Au niveau de la loge palmaire, des troubles trophiques ou des douleurs en rapport avec l'irritation des nerfs digitaux peuvent justifier la chirurgie, le nidus étant souvent situé dans les espaces cellulaires ou dans les muscles lombricaux.

Les *malformations artérioveineuses des membres inférieurs* sont les plus fréquentes. Trois localisations sont dominantes : inguinale, gonale et la voûte plantaire :

– les malformations proximales sont peu chirurgicales, la destruction de la structure osseuse fémorale en est la complication ;
– les malformations du genou peuvent être limitées à une structure tissulaire (muscles, articulation, espaces cellulaires). La chirurgie d'exérèse peut être une bonne indication dans les formes bien circonscrites ;
– les malformations du pied sont les plus complexes, souvent vues au stade de troubles trophiques ou de complications hémorragiques. Si les malformations artérioveineuses étendues de la voûte plantaire relèvent

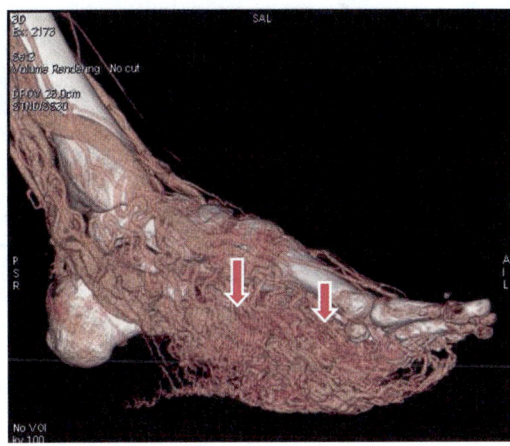

Figure S06-P01-C11-5 Malformation artérioveineuse de la voûte plantaire. Complications hémorragiques itératives, lésion diffuses, nécessitant l'amputation de jambe.

d'une amputation de jambe (Figure S06-P01-C11-5), souvent la chirurgie peut être plus conservatrice dans les formes bien limitées du talon, de la voûte plantaire et de l'avant-pied, au prix d'une prise en charge longue.

La gravité des malformations artérioveineuses nécessite une bonne information des patients et de leur environnement, une orientation

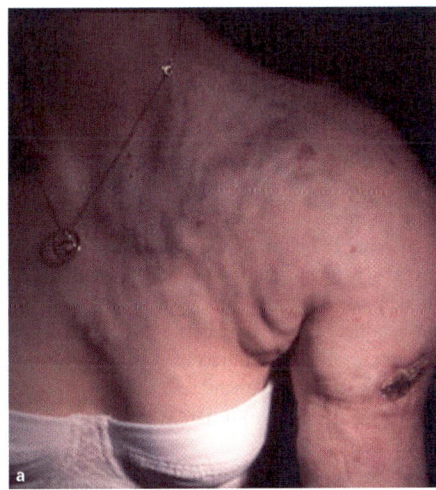
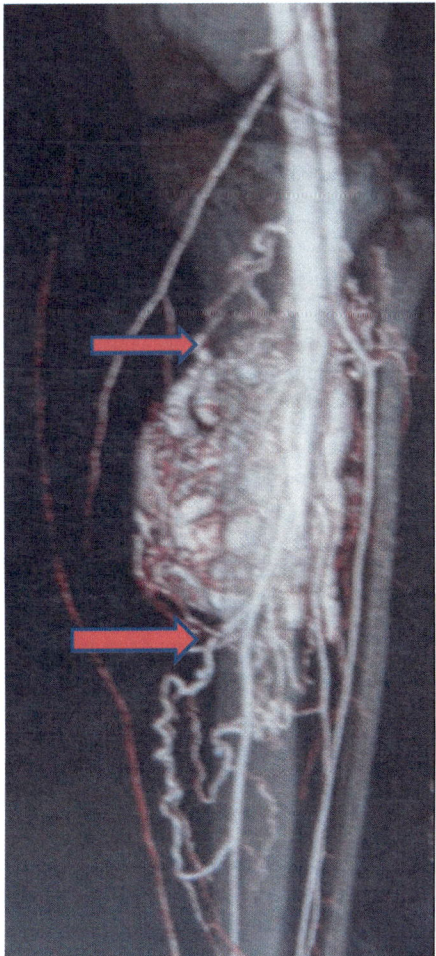
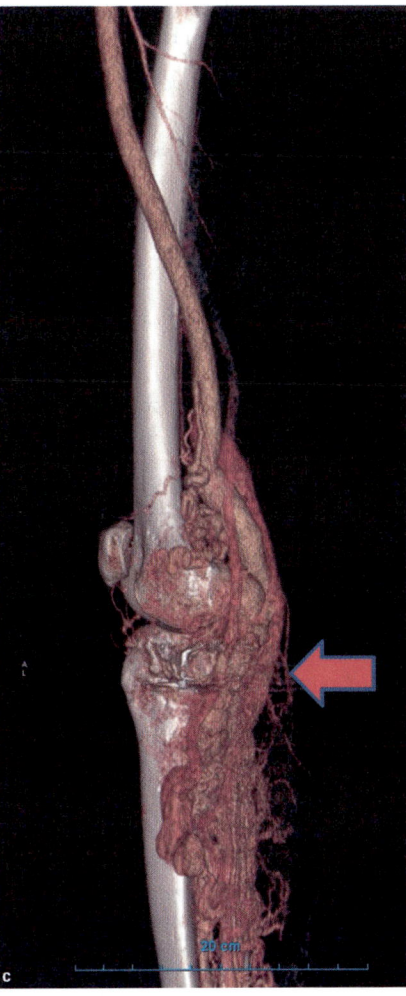

Figure S06-P01-C11-4 Aspects anatomiques des malformations artérioveineuses. **a)** Malformation proximale sous-clavière. **b)** Malformation du muscle soleus. **c)** Shunt tronculaire entre artère et veine poplitée.

Pathologie vasculaire

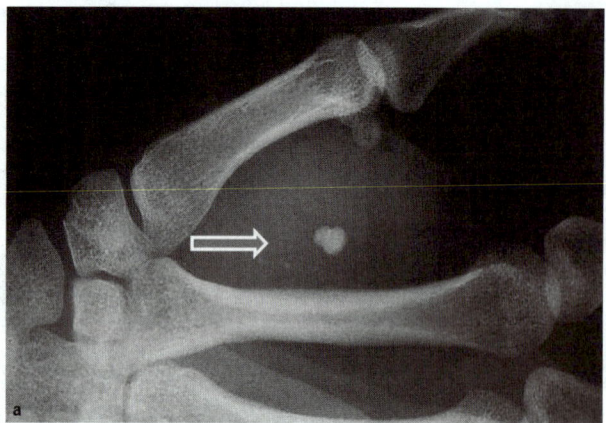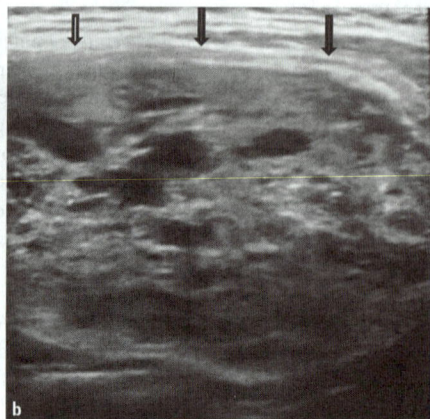

Figure S06-P01-C11-6 Malformation veineuse. **a)** Calcifications arrondies, aspect typique de phlébolithe. **b)** Échographie montrant des cavités veineuses avec une composante tissulaire graisseuse.

professionnelle adaptée et une surveillance à long terme en raison de la fréquence de shunts résiduels.

Malformations veineuses

Elles sont les plus fréquentes et les plus bénignes des malformations. Leurs particularités sont la difficulté diagnostique en l'absence de marqueurs superficiels (localisation profonde), leur évolution dominée par le pronostic fonctionnel, enfin leur dominance dans la région cervicofaciale et des membres. Les ultrasons et l'IRM en permettent l'évaluation.

Données épidémiologiques

Les malformations veineuses isolées ainsi que les malformations syndromiques associant des lésions multiples ou extensives (syndrome de Klippel-Trénaunay) sont sporadiques. Certaines malformations familiales (souvent superficielles) ont été rapportées à une mutation génétique.

Données anatomiques

On distingue, par simplification, les malformations veineuses extratronculaires où l'atteinte est tissulaire et les malformations veineuses tronculaires du fait d'anomalie des troncs veineux superficiels ou profonds. Les associations sont possibles quel que soit l'aspect clinique.

Malformations tissulaires

Les malformations veineuses superficielles sont l'angiome plan ou des plages capillaroveineuses. Le préjudice en est essentiellement cosmétique.

Les malformations veineuses profondes ne s'étendent pas, mais évoluent sous forme d'épisodes douloureux, soit en rapport avec une stase veineuse (au décours d'un effort), soit par la survenue de thrombose intralésionnelle. Les thromboses peuvent rester localisées, entraînant la formation de phlébolites (calcifications arrondies) (Figure S06-P01-C11-6), ou s'étendre vers les veines de drainage, voire les veines profondes, avec un tableau de maladie thrombo-embolique.

L'IRM en pondération T2 avec saturation du signal de la graisse permet d'identifier les différentes formes d'atteinte tissulaire :
– la malformation veineuse localisée à structure tissulaire (sous-cutanée, musculaire, intra-articulaire ou des espaces celluleux), c'est la plus chirurgicale ;
– la malformation veineuse régionale avec une atteinte de plusieurs structures tissulaires (région cervicofaciale) ;
– la malformation veineuse diffuse ou étendue d'un membre où seul le traitement des complications est retenu.

Malformations tronculaires

Leur impact est la stase veineuse et ses complications. Les troncs profonds peuvent être le siège de lésions occlusives surtout hypoplasie (veine fémorale superficielle et poplitée), d'une incontinence par avalvulation (veines iliaque interne ou fémorale), plus rarement des ectasies veine poplitée ou veines tibiales postérieures).

Les anomalies des troncs superficiels sont dominées par la veine marginale latérale, veine embryonnaire avalvulée, dont l'origine du reflux peut siéger au niveau pelvien ou à partir des veines fémorales.

Données cliniques

Le diagnostic présente des difficultés variables selon l'existence ou non de marqueurs superficiels de la malformation veineuse. Il est aisé devant un angiome plan, des varices non systématisées aux membres inférieurs, une hypertrophie tissulaire évoquant le syndrome de Klippel-Trénaunay. Il est plus difficile dans les formes localisées profondes ; la répétition des épisodes douloureux survenant à l'effort, la topographie identique de ces douleurs, en représentent la forme la plus typique (malformation veineuse des muscles gastrocnémiens ou soleus) (Figure S06-P01-C11-7). Parfois, ces épisodes font évoquer le diagnostic de thrombose veineuse profonde qui sera confirmé ou non par les ultrasons. La répétition des épisodes douloureux doit conduire à une demande d'IRM.

Les symptômes et la demande des patients diffèrent selon la localisation de la malformation veineuse [2].

Dans la sphère cervicofaciale, la demande cosmétique est dominante (cutanée, muqueuse, boule graisseuse de Bichat), mais elle peut être fonctionnelle si s'y associe une hypertrophie des lèvres, du plancher buccal ou de la langue.

Aux membres supérieurs, la demande cosmétique ou fonctionnelle est fréquente sur la main ou les doigts déformés par les localisations sous-cutanées.

Aux membres inférieurs, la demande fonctionnelle et les conséquences de la stase veineuse sont dominants.

Examen clinique

Devant une tuméfaction isolée, c'est l'IRM ou la biopsie qui orientera le diagnostic et permettra d'éliminer les autres étiologies tumorales. Elle apporte plus d'éléments aux membres inférieurs précisant la topographie des varices, l'existence d'une hypertrophie tissulaire ou d'une amyotrophie, un allongement du membre (exceptionnel dans ces formes) ou des attitudes antalgiques (équin du pied). Dans les formes étendues, est recherchée une atteinte du pelvis ou du périnée (scrotum, grande lèvre) [1].

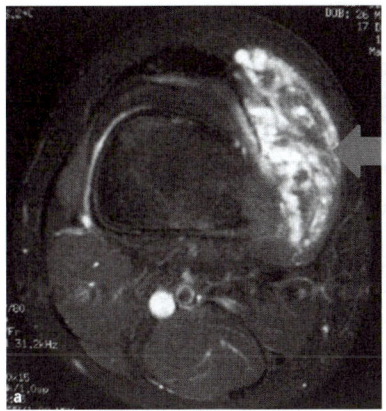 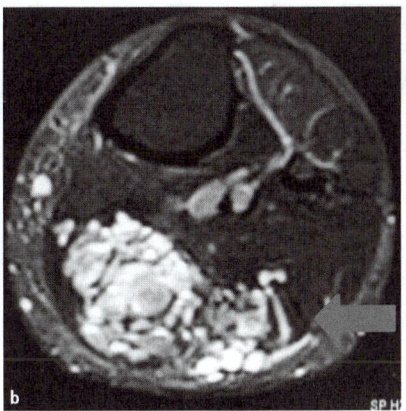 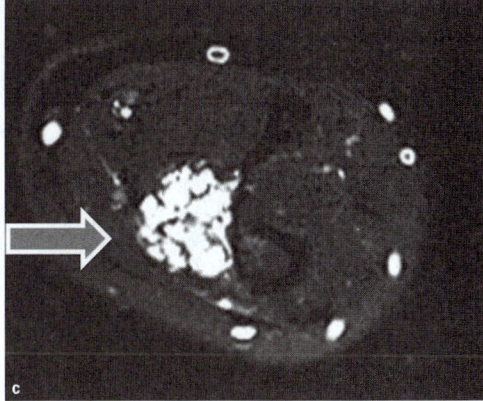

Figure S06-P01-C11-7   Malformations veineuses intramusculaires. Muscle vaste médial (**a**), muscle gastrocnémien médial (**b**) et espaces celluleux de l'avant-bras (**c**).

Bilan hématologique

De peu d'intérêt dans les formes localisées, il est systématique dans les formes étendues (plaquettes, fibrinogène, D-dimères) à la recherche d'une activation ou d'une consommation des facteurs de coagulation, conséquence des thromboses intralésionnelles. Si l'élévation des D-dimères n'a pas d'impact thérapeutique, à l'inverse, la baisse significative du taux de fibrinogène, plus rarement des plaquettes, nécessite des précautions particulières avant tout geste chirurgical, quel qu'il soit.

Explorations non invasives

Elles sont dominées par l'échographie-Doppler veineuse, l'échographie tissulaire et l'IRM.

La radiographie simple recherche des calcifications (phlébolithes) ou une réaction périostée.

L'échographie-Doppler étudie les réseaux superficiel et profond et recherche une anomalie tissulaire de voisinage. Devant une stase veineuse dominante, la recherche s'orientera vers une anomalie tronculaire.

L'IRM en pondération T2 avec saturation du signal de la graisse peut identifier une anomalie tissulaire avec un aspect spécifique d'hypersignal hétérogène entouré d'un halo graisseux. En pondération T1, avec ou sans gadolinium, l'aspect est moins typique, pouvant conduire à une biopsie.

L'angio-IRM peut faire le bilan des lésions des troncs profonds, si les données de l'échographie-Doppler étaient insuffisantes.

La phlébographie n'a d'intérêt que s'il existe des lésions associées des veines pelviennes (incontinence de la veine iliaque interne).

Traitement et stratégie

Le choix thérapeutique tient compte de la demande fonctionnelle (douleur, boiterie, stase veineuse), cosmétique, voire de la survenue de complications thrombo-emboliques. Le traitement médical est toujours la première option.

Traitement médical

La contention (classe II) permet d'affaisser les ectasies veineuses au membre supérieur, de corriger la stase aux membres inférieurs.

Les anti-agrégants plaquettaires (aspirine 75 mg) peuvent réduire la gêne douloureuse, mais de façon inconstante, elle est utilisée de première intention.

Les anticoagulants, héparines de bas poids moléculaire ou anti-facteurXa, sont utilisés à la demande sur des épisodes douloureux répétitifs ou prolongés pour des périodes courtes.

Les anti-Xa par voie orale sont réservés aux malformations veineuses étendues et invalidantes, permettant de réduire les douleurs.

Un immunosuppresseur, la rapamycine (sirolimus) à faibles doses, a été proposé, associé aux anti-Xa dans les formes extensives, mais elle est utilisée sur des périodes limitées avant une décision chirurgicale ou pour des lésions peu accessibles.

Les antivitamines K n'ont d'indication que devant une extension de la thrombose aux troncs profonds.

Les pilules contraceptives minidosées ou progestatives sont retenues. Leur induction ou leur changement peut être un facteur déclenchant des douleurs.

Sclérothérapie

Son principe est d'obtenir une fibrose partielle de la malformation veineuse et de réduire les épisodes douloureux. La sclérothérapie thermique par laser in situ rétracte les ectasies veineuses dans la malformation veineuse, la sclérothérapie médicamenteuse (Aetoxysclerol® ou éthanol) est utilisée dans les formes plus tissulaires ; leur association est fréquente. Mais leur efficacité est inconstante, plus souvent transitoire [6].

Chirurgie [5]

Elle a deux principales cibles : l'exérèse d'une malformation veineuse bien localisée ou le traitement de la stase veineuse.

Localisation cervicofaciale

La sclérose a de larges indications, la chirurgie peut être un complément cosmétique ou ciblée sur des formes plus complexes (retentissement sur les structures sous-jacentes du squelette, articulé dentaire).

Localisation aux membres

Plus fréquentes aux membres inférieurs, les malformations veineuses peuvent intéresser tous les tissus (sous-cutané, muscles, articulation, espaces celluleux).

Les localisations musculaires des membres inférieus intéressent, le plus souvent les muscles vastes au niveau crural, les muscles gastrocnémiens ou soléus au niveau jambier. Au niveau ostéo-articulaire, l'articulation du genou est l'atteinte la plus fréquente (Figure S06-P01-C11-8).

L'exérèse complète de la malformation veineuse est devenue une chirurgie réglée, sans morbidité.

Malformation veineuse des troncs veineux des membres inférieurs

C'est le traitement de la stase veineuse. La reconnaissance d'anomalies profondes justifie toujours le respect du système saphénien qui représente une voie de drainage du membre.

L'incontinence par avalvulation est la lésion la plus délétère, qui peut relever d'une interruption de l'axe veineux par embolisation (veine iliaque interne) ou par des interruptions chirurgicales. Les anomalies du système superficiel sont représentées par la veine marginale latérale qui relève d'interruptions segmentaires étagées. Cette diversité des malformations veineuses rend, parfois, difficile la compréhension des stratégies. Ne sont traitées que les malformations veineuses symptomatiques.

Pathologie vasculaire

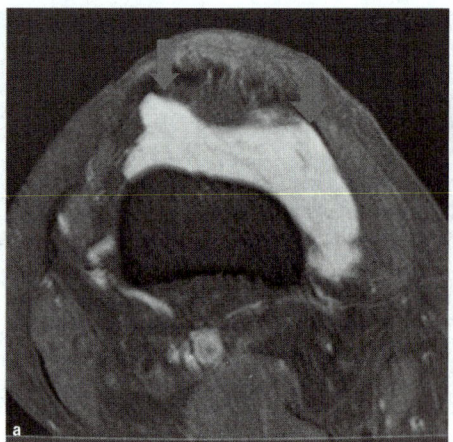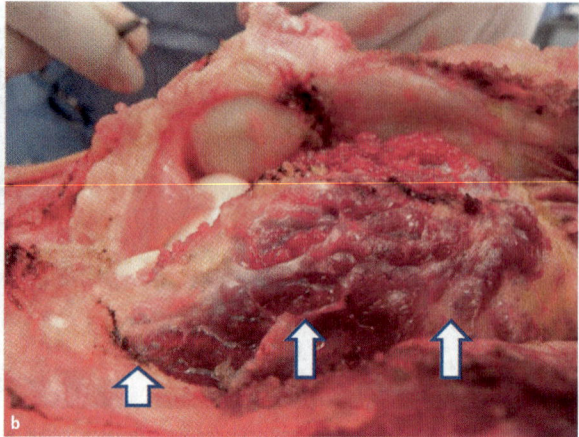

Figure S06-P01-C11-8 Malformation veineuse intra-articulaire du genou. **a)** IRM en pondération T2 : hypersignal inhomogène de la bourse suprapatellaire. **b)** Vue per opératoire de la tumeur framboisée.

Le traitement conservateur ou la sclérothérapie sont les choix de première intention. Leur insuffisance doit conduire, dans certaines formes, à la chirurgie.

Malformations lymphatiques

Comme les autres malformations, elles représentent une erreur dans la morphogenèse du système vasculaire pendant la vie embryonnaire.

Classification

Elle permet de comprendre les aspects observés, distinguant :
- les malformations tronculaires des collecteurs lymphatiques :
– hypoplasie ou agénésie responsable d'une stase lymphatique en amont (lymphœdème). Ces anomalies peuvent intéresser les troncs lymphatiques des membres, le canal thoracique, ou les collecteurs du territoire mésentérique (kyste chyleux) ;
– les lymphangiomes kystiques cervical, axillaire, conséquence de l'échec de connexions des sacs lymphatiques primitifs avec le réseau veineux jugulo-sous-clavier ;
- les malformations tissulaires (lymphangiome microkystique), localisées à une structure tissulaire (langue, région jugale) ou sous forme de plage superficielle de lymphangiome au voisinage des aires ganglionnaires.

Aspects cliniques

Le lymphœdème sera traité au chapitre S06-P01-C09.

L'aspect des lymphangiomes peut être celui de lymphangiome macrokystique ou microkystique tissulaire réalisant une infiltration cutanée parsemée de vésicules claires ou hématiques en surface.

Lymphangiome macrokystique [3]

Les macrokystes de la région cervicothoracique, les plus fréquents, sont présents à la naissance et de développement superficiel. L'IRM en pondération T2 montre un hypersignal homogène (Figure S06-P01-C11-9). La sclérothérapie par l'éthanol ou la bléomycine en est un traitement efficace. L'introduction de la rapamycine dans la sclérothérapie médicamenteuse est en voie d'évaluation.

De volumineux macrokystes peuvent se développer dans le rétropéritoine ou le médiastin postérieur (conséquence d'un obstacle du canal thoracique). La sclérothérapie à la bléomycine est plus adaptée en raison de la proximité des structures viscérales. La chirurgie n'est proposée qu'en cas de complications.

Lymphangiome microkystique

Cette forme rare domine dans la région cervicofaciale et sur les aires ganglionnaires. Dans les formes orales, il siège sur la langue, le plancher de la bouche, pouvant s'étendre au carrefour pharyngolaryngé, source de difficultés respiratoires. La sclérothérapie par laser in situ est efficace, mais ces gestes palliatifs sont souvent répétitifs.

Malformations vasculaires complexes

Elles associent aux malformations vasculaires des dysmorphies tissulaires dominantes aux extrémités. Elles relèvent de traitements orthopédiques complexes et de réduction tissulaire afin rendre à des adolescents une autonomie fonctionnelle.

Mutations génétiques

L'étiopathogénie des anomalies vasculaires commence à être clarifiée par les études génétiques. Gène et mutation sont été identifiés pour certaines anomalies familiales. L'identification de ces bases génétiques doit permettre une meilleure classification de ces entités, mais elles n'ont que peu d'impact thérapeutique.

Mutations et malformations artérioveineuses

Les malformations artérioveineuses sont, le plus souvent, une lésion isolée sporadique, l'étiologie en reste inconnue. Cependant, des affections autosomiques dominantes avec prédisposition à la survenue de malformations artérioveineuses ont été identifiées. Elles sont au nombre de trois :
– les télangiectasies héréditaires hémorragiques (syndrome de Rendu-Osler) avec des lésions dominantes pulmonaires et hépatiques. Il existe une hétérogénéité génétique avec quatre gènes identifiés ;
– la mutation du gène *PTEN* ou syndrome des hamartomes, elle induit de nombreuses tumeurs, tel le syndrome de Cowden (associant des lésions cancéreuses). *PTEN* est un gène important de suppression tumorale impliquée dans l'angiogenèse. Il pourrait induire des malformations artérioveineuses ;
– la malformation artérioveineuse associée à des malformations capillaires multiples est une affection autosomique dominante par mutation du gène *RASA1*. Le mécanisme par lequel cette mutation est à l'origine d'une malformation artérioveineuse est inconnu [7].

Mutations et malformations veineuses

La base moléculaire des malformations veineuses sporadiques n'est pas identifiée, par contre des malformations veineuses familiales autosomiques dominantes sont identifiées :

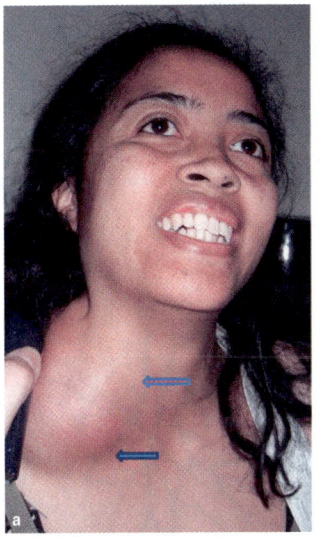
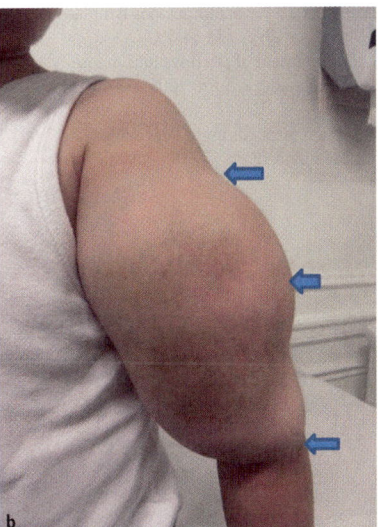
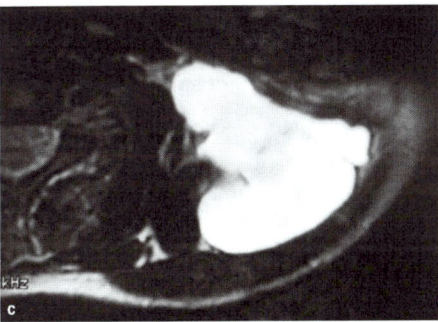

Figure S06-P01-C11-9 Lymphangiome macrokystique. **a)** Macrokyste sus-claviculaire. **b)** Macrokyste de bras. **c)** Aspect en IRM : hypersignal homogène.

– les malformations cutanéomuqueuses multiples superficielles sont souvent peu symptomatiques. La mutation du gène *TIE2*, récepteur de l'angiotensine, a été isolée, mais une hétérogénéité génétique semble importante, la mutation génétique ayant été retrouvée dans 40 % des malformations veineuses sporadiques ;

– les malformations glomuveineuses (glomangiomatose) sont des lésions sous-cutanées souvent douloureuses. Une transmission dominante est retrouvée dans 60 % des cas. Le facteur responsable en est la mutation du gène glomuline qui joue un rôle dans la différenciation des cellules musculaires lisses vasculaires ;

– les malformations caverneuses cérébrales, sont associées à des malformations veineuses cutanées multiples et sont souvent sporadiques. La mutation a été identifiée dans le gène *cerebral cavernous malformation*.

Mutations et malformations lymphatiques

La voie PI13/AKT/mTOR, impliquée dans la croissance et la survie cellulaire, est fréquemment dysrégulée dans les malformations lymphatiques et capillaroveineuses.

Ces mutations sont sporadiques, avec des expressions cliniques variables, en localisation et sévérité. Des médicaments tels que la rapamycine (sirolimus) ont été utilisés pour bloquer la voie mTOR. Son mécanisme reste inconnu.

Le lymphœdème familial primaire associe différents aspects cliniques, il peut être autosomique dominant ou récessif. Dix-neuf mutations ont été identifiées dans les lymphœdèmes isolés ou des formes plus hétérogènes.

L'origine génétique du lymphœdème primaire reste inexpliquée. Les protéines du lymphœdème encodées par une mutation génétique semblent agir par une simple voie intéressant le VEGFR3 (*vascular endothelial growth factor receptor 3*). Les différents gènes non encore identifiés pourraient agir par cette voie.

Conclusion

La classification des tableaux cliniques, l'évolution des procédures non invasives et la création de centres référents ont contribué à l'amélioration des connaissances des anomalies vasculaires.

Les nouveaux traitements médicaux, les indications plus ciblées de la radiologie interventionnelle, les plus fréquentes prises en charge chirurgicales ont modifié les attitudes jusqu'alors très conservatrices.

Enfin, la recherche des mutations génétiques laisse entrevoir des évolutions à long terme avec un impact thérapeutique.

Bibliographie

1. Dompmartin A, Vikkula M, Boon L. Venous malformation : update on etiopathogenesis, diagnosis, and management. Phlebology, 2010, *25* : 224-235.
2. Enjolras O, Ciabrini D, Mazoyer B et al. Extensive pure venous malformations in the upper and lower limb, a review for 25 cases. J Am Acad Dermatol, 1997, *36* : 219-225.

3. HERBRETEAU D, RICHE MC, ENJOLRAS O et al. Les malformations lymphatiques kystiques et leur traitement. J Mal Vasc, 1992, *17* : 54-56.
4. KIM PY, KIM DI, DO YS et al. Surgical treatment of arteriovenous malformations : 10 years experience. Eur J Vasc Endovasc Surg, 2006, *32* : 101-106.
5. LAURIAN C, GIGOU F, MALLIOS A et al. Traitement chirurgical des malformations vasculaires des membres. Encycl Méd Chir (Paris), Techniques chirurgicales, Chirurgie vasculaire : 1-13.
6. LEE KB, KIM DI, OH SK. Incidence of soft tissue injury and neuropathy after embolosclerotherapy for congenital vascular malformations. J Vasc Surg, 2008, *48* : 286-289.
7. REVENCU N, BOON L, MULLIKEN JB et al. Parkes Weber syndrome, vein of Galen aneurismal malformation and other fast-flow vascular anomalies are caused by RASA1 mutations. Human Mutation 2008, *29* : 959-965.
8. YOUNG AB. Arteriovenous malformations. *In* : Vascular birthmarks, hemangioma, and malformations. Philadelphia, WB Saunders, 1988 : 228-245.

Toute référence à cet article doit porter la mention : Laurian C. Malformations vasculaires. *In* : L Guillevin, L Mouthon, H Lévesque. Traité de médecine, 5ᵉ éd. Paris, TdM Éditions, 2018-S06-P01-C11 : 1-9.

Chapitre S06-P01-C12

Maladie de Buerger

David Saadoun, Anne Claire Desbois et Patrice Cacoub

Von Winiwarter a décrit pour la première fois en 1879 un patient présentant les signes cliniques se rapportant à une thrombo-angéite oblitérante. Par la suite, en 1908, Léo Buerger a publié une description très détaillée des caractéristiques de cette maladie, ce qui lui a valu l'appellation de maladie de Buerger. Il s'agit d'une vasculopathie thrombosante non athéromateuse d'origine inflammatoire touchant le sujet jeune et étroitement liée à l'intoxication tabagique [2]. Elle touche les artères de petit et moyen calibre et les veines des membres supérieurs et inférieurs (Figure S06-P01-C12-1). L'atteinte est le plus souvent distale.

Épidémiologie

La prévalence de la maladie est plus importante en Orient que dans les pays occidentaux (prévalence de 45 à 63 % en Inde, de 16 à 66 % au Japon versus prévalence de 0,5 à 5,6 % dans les pays occidentaux) et l'incidence annuelle est de 12,6 pour 100 000 aux États-Unis).

La maladie de Buerger atteint préférentiellement les adultes jeunes (< 45 ans), en particulier les hommes, même si les femmes peuvent être atteintes. Néanmoins, le diagnostic est parfois plus tardif, le retard de diagnostic étant fréquent. Le tabac a un rôle majeur dans la survenue de la maladie de Buerger, mais également dans l'aggravation des lésions. L'amélioration de la symptomatologie à l'arrêt du tabac et au contraire la récurrence des exacerbations à la reprise du tabac sont des arguments majeurs en faveur du rôle central du tabac dans cette pathologie. Il a été suggéré que le tabac pourrait être pathogène par ses effets sur le système immunitaire avec un effet probablement pro-inflammatoire, notamment en favorisant le recrutement et l'adhésion des leucocytes. De plus, le tabac a un rôle prothrombotique en inhibant la libération du *tissu plasminogen activator*, en augmentant le fibrinogène plasmatique, en activant les plaquettes, mais également en altérant la production de prostaglandines et en augmentant l'adhésion plaquettaire sur la paroi endothéliale endommagée par le tabac. Il faut préciser qu'il n'a pas été clairement étudié quel composant exact du tabac est le principal pathogène. D'autres toxiques ont été incriminés dans la survenue et l'aggravation des lésions. En effet, nombre de séries ont montré une association entre le cannabis et la survenue de la maladie de Buerger [6].

Par ailleurs, la majorité des patients avec une maladie de Buerger ont également une parondopathie avec un risque accru d'infections péri-odontales. Une étude a montré la présence, par PCR (*polymerase chain reaction*), de bactéries anaérobies dans les prélèvements artériels de sujets présentant une maladie de Buerger, mais pas dans des artères de sujets sains contrôle. Cependant, il n'a pas été montré de différence dans l'incidence d'infections péri-odontales chez les fumeurs avec et sans maladie de Buerger.

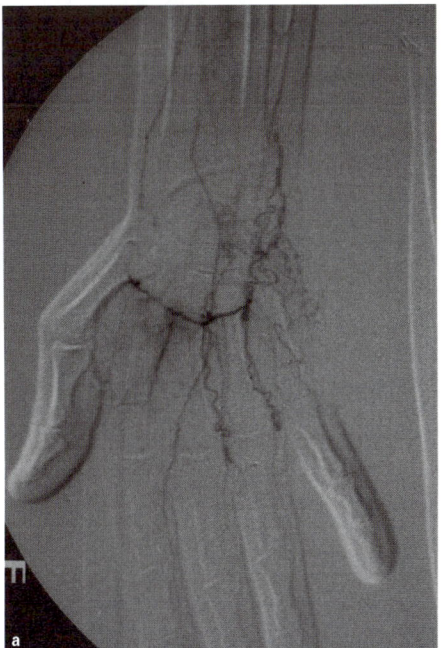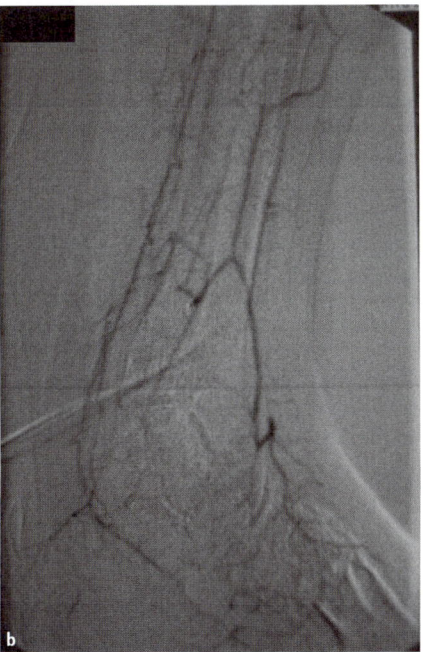

Figure S06-P01-C12-1 Atteintes artérielles de la maladie de Buerger (artériographie). **a)** Occlusion des artères digitales et aspect tortueux de la circulation collatérale. **b)** Lésions artérielles distales, diffuses au membre inférieur.

Physiopathologie

La physiopathologie de la maladie de Buerger est loin d'être parfaitement comprise. Nombre d'auteurs considèrent la maladie de Buerger comme une endartérite d'origine immunologique. Des études ont rapporté une infiltration de la lamina élastique interne par des lymphocytes T (CD4 et CD8) et plus rarement des lymphocytes B. En effet, les patients avec maladie de Buerger présentent une prolifération accrue des lymphocytes T après stimulation par des antigènes du collagène de types I et III par rapport aux sujets avec des lésions athéromateuses [1]. Une autre étude a montré des dépôts d'anticorps spécifiques et de la fraction C3 du complément dans les vaisseaux atteints chez dix patients avec maladie de Buerger. Il a également été retrouvé la présence d'anticorps dirigés contre les cellules endothéliales ainsi que des anticorps anti-élastine. D'autres ont retrouvé une association entre la présence d'anticorps anticardiolipines et la survenue de maladie de Buerger, mais ces données n'ont pas été confirmées. Une étude récente a montré une surexpression de certaines cytokines (*tumor necrosis factor* [TNF] α, interleukine [IL] 1, IL-4, IL-17 et IL-23) chez des patients ayant une maladie de Buerger, étayant le rôle de l'inflammation dans la genèse des lésions vasculaires. Des facteurs génétiques jouent probablement un rôle dans la physiopathologie de la maladie de Buerger. Certaines études mettent en évidence une association entre les molécules du complexe moléculaire d'histocompatibilité HLA-A9 et HLA-B5. Une autre étude japonaise a rapporté une association de l'HLA-A, HLA-Bw et O chez des hommes ayant une maladie de Buerger. D'autres études ont retrouvé une association de certains polymorphismes du gène du CD14 (reconnaissant les polysaccharides bactériens) ou de MyD88 (un élément clef des voies de signalisation des récepteurs *Toll*-like) chez les patients avec une maladie de Buerger.

Un autre mécanisme évoqué serait l'agression endothéliale par le tabac, entraînant une activation des cellules endothéliales et une surexpression des molécules d'adhésion (VCAM-1, ICAM-1 et E-séléctine) (Figure S06-P01-C12-2). L'ensemble de ces phénomènes pourrait induire le recrutement de cellules mononuclées dans les vaisseaux. De plus, des facteurs prothrombotiques jouent probablement un rôle dans la genèse de cette vasculopathie. Des taux élevés de fibrinogène, de facteurs VII, IX, X et d'homocystéine ont été rapportés chez des patients avec maladie de Buerger. Il a aussi été retrouvé une augmentation de la fréquence de la mutation du facteur de la prothrombine. Il a de plus été observé une augmentation de la rigidité des globules rouges et de la viscosité sanguine. Dans les études de polymorphismes, il a été montré une association entre certains variants de la NO synthétase et la survenue de la maladie de Buerger.

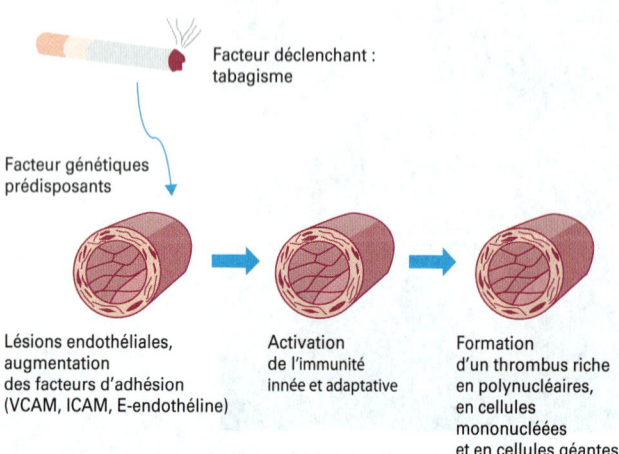

Figure S06-P01-C12-2 Physiopathologie de la maladie de Buerger.

Manifestations cliniques

Ischémie distale

Elle se manifeste cliniquement par les signes classiques d'insuffisance artérielle. Le premier signe est une claudication intermittente d'un membre dans 77 % des cas [3]. S'ensuit une douleur de repos et des signes trophiques avec des ulcérations ischémiques des extrémités. L'évolution se fait vers l'apparition d'une ulcération creusante douloureuse, sous unguéale, s'aggravant progressivement, pouvant évoluer vers la gangrène. Une surinfection est fréquente avec un risque d'ostéite septique distale. La claudication de la plante des pieds est évocatrice de la maladie de Buerger. Les patients peuvent aussi avoir des paresthésies et/ou faiblesse d'un membre. Une atteinte des membres supérieurs est notée chez 50 % des patients. Il s'agit le plus souvent d'une atteinte multifocale. Si l'atteinte des membres inférieurs et supérieurs est largement majoritaire, il a été rapporté beaucoup plus rarement une atteinte des artères cérébrales, coronariennes, de l'aorte ou des artères digestives.

Thrombophlébites superficielles

On retrouve en effet des thrombophlébites superficielles et un syndrome de Raynaud, volontiers unilatéral, dans environ 40 % des cas. Les thrombophlébites profondes ne sont en revanche pas habituelles et doivent faire plutôt évoquer une maladie de Behçet. Les phlébites superficielles sont volontiers récurrentes et migratrices au niveau des bras et des membres inférieurs.

Manifestations systémiques

Hormis l'atteinte articulaire, les manifestations systémiques sont exceptionnelles dans la maladie de Buerger.

Atteinte articulaire

Une atteinte articulaire est retrouvée chez environ 10 % des patients. Elle précède le plus souvent les symptômes ischémiques (environ 10 ans). Il s'agit volontiers d'arthrites récurrentes, non destructrices, touchant les grosses articulations avec des signes locaux inflammatoires et un caractère migrateur [10].

Atteinte digestive

L'ischémie digestive peut se traduire par des douleurs abdominales, des diarrhées, une hémorragie digestive. Une perforation digestive ou une nécrose par ischémie mésentérique sont possibles. L'atteinte digestive est favorisée par une atteinte athéromateuse associée.

Autres atteintes

Les atteintes cérébrales se manifestent par des accidents ischémiques transitoires ou permanents. L'atteinte coronarienne est extrêmement rare. Sur le plan rénal, des observations de néphropathie par dépôts mésangiaux d'immunoglobulines A (IgA) ont été rapportées.

Critères diagnostiques

Le diagnostic reste un diagnostic clinique en prenant en compte des arguments démographiques (patient < 45 ans, fumeur), cliniques (une ischémie distale se manifestant par une claudication et/ou douleurs de repos) et angiographiques (occlusions distales volontiers multiples) [8]. Un élément majeur est donc d'éliminer les diagnostics différentiels avec notamment une origine embolique (cardiopathie emboligène, maladie des emboles de cholestérol…), une thrombophilie (mutation facteur V, facteur II, hyperhomocystéinémie, déficit en protéines C et S, un syndrome des antiphospholipides, syndrome myéloprolifératif), une artériopathie athéromateuse ou inflammatoire (maladies de Behçet, de

Takayasu). Il n'y a aucun examen biologique évocateur de la maladie de Buerger. Le syndrome inflammatoire est absent en dehors des troubles trophiques surinfectés. Aucune anomalie de l'hémostase (facteur de thrombophilie) ou immunologique n'a été mise en évidence de manière convaincante. Plusieurs critères diagnostiques ont été proposés. Les critères diagnostiques retenus par J. Olin [9] sont indiqués dans le tableau S06-P01-C12-I.

Tableau S06-P01-C12-I Critères diagnostiques selon J. Olin (2000) [9].

Âge inférieur à 45 ans
Tabagisme actif ou sevrage récent
Ischémie distale se manifestant par une claudication, une douleur de repos, des ulcères d'origine ischémique/gangrène documentées à l'imagerie
Exclusion des maladies auto-immunes, prothrombotiques, d'une cause embolique (par échographie et artériographie) et athéromateuse, avec notamment diabète et hyperlipidémie
Aspect compatible à l'artériographie sur les membres atteints ou non

Imagerie

Les données de l'imagerie sont également des éléments majeurs du diagnostic. Le Doppler permet de préciser le siège distal des lésions, de rechercher d'autres sites lésionnels, de quantifier l'ischémie et de vérifier l'absence de lésions athéroscléreuses. Si l'angioscanner et l'angio-IRM permettent d'obtenir des résultats de plus en plus précis, l'artériographie reste le plus souvent nécessaire. Dans la maladie de Buerger, on retrouve typiquement une atteinte distale et diffuse touchant les membres supérieurs et inférieurs, des occlusions segmentaires multiples, des artères grêles, des collatérales tortueuses « en queue de cochon » ou en « arbre mort » et/ou une occlusion brutale sans reprise du lit d'aval. On ne retrouve pas de lésions athéromateuses. Aux membres inférieurs, les lésions prédominent en sous-poplité, intéressant un ou plusieurs axes jambiers avec une prédominance de l'atteinte de la tibiale antérieure et postérieure. Aux membres supérieurs, l'artériographie est souvent positive avant l'expression clinique. Les lésions intéressent surtout les artères radiales, cubitales, ainsi que les arcades palmaires et les artères digitales.

HIstologie

Histologiquement, il s'agit d'une atteinte segmentaire et plurifocale. Les lésions ne sont pas spécifiques. À la phase aiguë, il existe une atteinte inflammatoire de toutes les couches de la paroi des vaisseaux associée à un thrombus occlusif. À la phase intermédiaire, le thrombus est en voie d'organisation avec une réaction inflammatoire prédominant dans le thrombus et en revanche nettement moins importante dans la paroi vasculaire. Enfin, la phase chronique se caractérise par un thrombus organisé avec une fibrose de l'adventice et en périvasculaire. La maladie de Buerger se différencie de l'artériosclérose et des vascularites par la préservation de la limitante élastique interne et de la média. Il n'y a pas de nécrose fibrinoïde dans la paroi artérielle à la différence d'autres vascularites. De même, l'architecture de la paroi du vaisseau sous-jacente au thrombus est conservée.

Évolution (Tableau S06-P01-C12-II)

La maladie de Buerger évolue par poussées rythmées par l'intoxication tabagique [4]. Le pronostic est largement conditionné par l'arrêt du tabac et la qualité de prise en charge. La guérison et la cicatrisation durable d'un trouble trophique ne peuvent être obtenues qu'après sevrage tabagique. Le risque d'amputation est corrélé à la poursuite de l'intoxication tabagique. J. Olin a observé une diminution des taux d'amputation de 42 à 5 % en cas d'arrêt du tabac. À 5 ans, on estime le risque d'amputation à 25 %. Lors d'une ischémie critique, 18 % des patients nécessiteront une amputation dans les 6 mois et 6 % malgré l'administration d'un analogue de la prostacycline.

Traitement

Arrêt du tabac

La pierre angulaire du traitement est l'arrêt total et définitif du tabac. Le sevrage définitif représente le facteur pronostique essentiel et indispensable pour obtenir une amélioration des lésions et diminuer le risque d'amputation. L'éducation des patients est importante, mais l'arrêt du tabac n'est obtenu que dans 40 à 70 % des cas. L'accompagnement des patients est indispensable pour obtenir une bonne adhésion au programme de sevrage. Le traitement antalgique doit être adapté et le recours aux opiacés est fréquent. Un syndrome de Raynaud ou une claudication peuvent néanmoins persister malgré l'arrêt du tabac. Dans la plupart des séries, les amputations sont exceptionnelles chez les patients sevrés. À noter également que, dans les séries chirurgicales, le taux de perméabilité des pontages est 50 % plus bas chez les patients qui n'arrêtent pas de fumer. Il est important de noter qu'il ne faut pas utiliser de patch ou gomme de nicotine, car l'action vasoconstrictrice de la nicotine a été évoquée.

Traitement médicamenteux

S'il existe une part « dysimmunitaire » dans la maladie de Buerger, il n'existe pas de stratégie immunomodulatrice actuellement proposée dans cette maladie et les immunosuppresseurs n'ont pas prouvé leur efficacité. Les anti-inflammatoires non stéroïdiens (ou l'aspirine, 3 g/j) et la colchicine représentent le traitement de choix des thrombophlébites superficielles.

Tableau S06-P01-C12-II Pronostic des principales séries de maladie de Buerger [10].

Auteurs/années	Nombre de patients	Durée moyenne de suivi (ans)	Amputations mineures (%)	Amputations majeures (%)	Total (%)
Olin et al., 1990	89	7,6	17	10	27
Dehaine et al., 1995	74	3,5	20	7	27
Shigematsu et al., 1999	287	19	16,7	10,5	27,2
Sasaki et al., 2000	850	10			25,2
Cooper et al., 2004	111	5		11	25
Bozkurt et al., 2004	160	5,5	22,5	4,5	26,9
Ohta et al., 2004	110	10,6	30,9	11,8	42,7
Ates et al., 2006	344	11,6	39,5	5,5	45

Les épisodes d'ischémie critique nécessitent l'hospitalisation. Les seules thérapeutiques ayant démontré leur efficacité dans des essais contrôlés sont les analogues de la prostacycline. Quinze patients atteints de maladie de Buerger ont été traités par des perfusions continues de 72 heures d'époprosténol ou de placebo avec une amélioration des douleurs et des troubles trophiques maintenue à la sixième semaine dans le groupe traité [7]. Une seconde étude contrôlée comparant des perfusions quotidiennes de 6 heures d'iloprost ou de placebo associé à de l'aspirine a été réalisée sur 152 patients. Elle a montré que les patients sous ilomédine avaient une meilleure évolution avec une diminution significative de la douleur et des ulcères (85 versus 17 % à 28 jours et 88 versus 21 % à 6 mois) et une diminution des taux d'amputations (6 versus 18 %) [5]. En revanche, l'iloprost par voie orale n'a pas montré la même efficacité dans une étude randomisée. D'autres vasodilatateurs comme les inhibiteurs calciques, le sildénafil ou les alphabloquants sont proposés, mais sans preuve de leur efficacité. Le bosentan, antagoniste de l'endothéline 1 en bloquant les récepteurs ET-A et ET-B, est un vasodilatateur utilisé dans l'hypertension artérielle pulmonaire. Il a été étudié dans plusieurs études ouvertes qui suggéraient son effet bénéfique. Une étude portant sur treize patients recevant du bosentan oral montrait un taux d'amélioration clinique de 92 % et une amélioration du flux distal à l'angiographie chez dix des treize patients alors que la majorité des patients n'avaient pas cessé leur consommation de tabac. Cependant, ces résultats n'ont pas été confirmés par la suite. Récemment, l'effet bénéfique des inhibiteurs de la phosphodiestérase de type 5 a été rapporté chez trois patients.

Les anti-agrégants plaquettaires sont souvent prescrits bien que leur efficacité ne soit pas démontrée. Certains auteurs proposent des fibrinolytiques par voie artérielle pour réduire le risque d'amputation. Les assauts liquidiens à base de cristalloïdes et de colloïdes ont pour objectif d'améliorer la pression de perfusion et le débit dans le membre ischémique, mais leur efficacité reste controversée.

Soins locaux

Les soins locaux représentent un volet essentiel de la prise en charge thérapeutique. L'objectif est d'obtenir une détersion de la plaie, l'excision des tissus nécrosés, voire des séquestres osseux, et la création d'un bourgeonnement permettant la cicatrisation. Le recours aux antalgiques est nécessaire avant de faire les pansements.

Revascularisation

La chirurgie n'est souvent pas une solution envisageable car les lésions sont le plus souvent diffuses et distales et avec un mauvais flux d'aval. Elle peut toutefois être discutée chez des patients avec une ischémie critique et un flux d'aval correct. Une étude a rapporté des taux de perméabilité du pontage artériel à 1, 5 et 10 ans, de seulement 41, 32 et 30 %, respectivement. Notons également que le taux de perméabilité des pontages est étroitement corrélé au sevrage tabagique.

D'autres études suggèrent l'efficacité de la revascularisation endovasculaire dans cette pathologie. Graziani et al. ont rapporté, chez dix-sept patients (n = 20 membres) présentant une maladie de Buerger en ischémie critique, l'absence d'amputation majeure à 23 mois de suivi et 84 % d'amélioration clinique.

La sympathectomie est principalement utilisée, en dernier recours, pour améliorer un trouble trophique distal, mais son bénéfice réel n'a pas été évalué.

Perspectives

D'autres types de stratégie ont été envisagés avec notamment des thérapies à visée angiogénique et des thérapies cellulaires avec des cellules souches hématopoïétiques. Cependant, ces stratégies nécessitent d'être évaluées lors d'essais contrôlés. Un essai a évalué six patients présentant sept ulcérations datant de plus de 1 mois, et ayant reçu des injections de VEGF (plasmides avec le gène codant le VEGF). Les ulcères ont complètement cicatrisé pour trois des cinq membres, la douleur de repos a disparu pour deux membres et deux patients ont été amputés. On note, pour l'ensemble des sept membres touchés, une amélioration de la perfusion et le développement de collatérales sur l'angio-IRM. D'autres études retrouvent des résultats encourageants, chez quarante-deux patients avec maladie de Buerger, après injections périphériques de cellules souches (permettant de régénérer des cellules endothéliales à partir de cellules souches). Plus de 60 % présentaient une amélioration des signes ischémiques. Une autre étude a montré des résultats prometteurs chez deux tiers des quinze patients traités par injection de tissus adipeux dérivés de cellules souches hématopoïétiques.

Conclusion

La maladie de Buerger est une artériopathie inflammatoire secondaire à la consommation de toxiques et principalement du tabac. Il s'agit volontiers d'une atteinte distale des membres inférieurs et plus rarement supérieurs avec un risque important d'amputation. Il est donc majeur d'en poser rapidement le diagnostic, car le sevrage tabagique est l'élément pronostique de rémission clinique le plus important. Dans les cas réfractaires, de nouvelles stratégies thérapeutiques à visée angiogénique sont en cours d'évaluation.

Bibliographie

1. ADAR R, PAPA MZ, HALPERN Z et al. Cellular sensitivity to collagen in thromboangiitis obliterans. N Engl J Med, 1983, 308 : 1113-1116.
2. DARGON PT, LANDRY GJ. Buerger's disease. Ann Vasc Surg, 2012, 26 : 871-880.
3. DEHAINE-BAMBERGER N, AMAR R, TOUBOUL C et al. Buerger disease, clinical and prognostic aspects. 83 cases. Presse Méd, 1993, 22 : 945-948.
4. FAZELI B, RAVARI H, ASSADI R. Natural history definition and a suggested clinical approach to Buerger's disease : a case-control study with survival analysis. Vascular, 2012, 20 : 198-202.
5. FIESSINGER JN, SCHAFER M. Trial of iloprost versus aspirin treatment for critical limb ischaemia of thromboangiitis obliterans. The TAO study. Lancet, 1990, 335 : 555-557.
6. MARTIN-BLONDEL G, KOSKAS F, CACOUB P, SÈNE D. Is thromboangiitis obliterans presentation influenced by cannabis addiction ? Ann Vasc Surg, 2011, 25 : 469-473.
7. NIZANKOWSKI R, KROLIKOWSKI W, BIELATOWICZ J, SZCZEKLIK A. Prostacyclin for ischemic ulcers in peripheral arterial disease. A random assignment, placebo controlled study. Thromb Res, 1985, 37 : 21-28.
8. OLIN JW. Thromboangiitis obliterans. Curr Opin Rheumatol, 1994, 6 : 44-49.
9. OLIN JW. Thromboangiitis obliterans (Buerger's disease). N Engl J Med, 2000, 343 : 864-869.
10. PUECHAL X, FIESSINGER JN, KAHAN A, MENKES CJ. Rheumatic manifestations in patients with thromboangiitis obliterans (Buerger's disease). J Rheumatol, 1999, 26 : 1764-1768.

Toute référence à cet article doit porter la mention : Saadoun D, Desbois AC, Cacoub P. Maladie de Buerger. In : L Guillevin, L Mouthon, H Lévesque. Traité de médecine, 5e éd. Paris, TdM Éditions, 2018-S06-P01-C12 : 1-4.

Chapitre S06-P01-C13

Ulcères de jambe

Isabelle Lazareth

Les ulcères de jambe concernent 2 % de la population générale, avec une prévalence liée fortement à l'âge : exceptionnels avant l'âge de 40 ans, ils touchent près de 5 % des patients de plus de 80 ans.

Définition

Un ulcère de jambe est défini par sa chronicité (plus de 4 semaines d'évolution malgré des soins locaux corrects) et par sa topographie (dans une zone située entre le genou et jusqu'à 2,5 cm sous les malléoles). Les plaies du pied sont ainsi exclues de la définition des ulcères de jambe.

Le diagnostic positif est donc relativement simple. La difficulté est liée à la recherche de l'étiologie de l'ulcère de jambe et à l'évaluation globale du malade afin de proposer une prise en charge optimale.

Étiologie

Les études épidémiologiques ont montré une prédominance d'ulcères veineux : 54 % dans l'étude transversale d'O. Nelzen [9] réalisée sur la population générale, 82 % dans l'étude d'A. Ghauri [3] portant sur des services spécialisés dans la prise en charge des ulcères de jambe et excluant, de fait, les plaies du pied chez le diabétique. La deuxième cause rencontrée est l'artériopathie des membres inférieurs, isolément ou en association avec l'atteinte veineuse. L'épidémiologie nous apprend ainsi que, dans la population générale, un ulcère de jambe a plus de 90 % de chances d'être lié à une pathologie des gros vaisseaux, soit troncs veineux, soit troncs artériels.

Ulcères par atteinte des gros troncs vasculaires

Ulcères veineux purs ou ulcères mixtes à prédominance veineuse

Il s'agit d'ulcères liés à une maladie veineuse exclusive ou d'ulcères veineux s'accompagnant d'une artériopathie non hémodynamique.

La maladie veineuse sous-jacente conduit à une hypertension veineuse ambulatoire qui se transmet à la microcirculation cutanée, à l'origine des modifications cutanées. L'hypertension veineuse ambulatoire est provoquée par un défaut de la pompe musculaire à expulser correctement les volumes veineux vers le haut. Ce défaut de fonctionnement de la pompe musculaire est lié soit à une augmentation trop importante des volumes (reflux dans les veines superficielles dans le cas des varices ou reflux dans les veines profondes dans le cas du syndrome post-phlébitique), soit à une déficience de la pompe musculaire (paralysie, amyotrophie, ankylose de la cheville).

Les recommandations françaises publiées par la Haute Autorité de santé (HAS) en 2006 [4] sur la prise en charge des ulcères à prédominance veineuse ont fait le point sur la question, en décrivant une démarche standardisée qui correspond bien à la réalité de la prise en charge de ces patients et qui est toujours d'actualité. Les recommandations américaines récentes [10] ont simplement apporté un complément sur quelques options thérapeutiques actuelles.

La participation veineuse est évoquée sur des arguments d'interrogatoire et d'examen clinique. Il existe ainsi des arguments de terrain en faveur d'une participation veineuse :

– antécédents personnels ou familiaux de varices, traitées ou non ;
– antécédents de thrombose veineuse profonde, de thrombose veineuse superficielle, d'embolie pulmonaire, personnels, familiaux, documentés ou suspectés ;
– antécédents personnels de traumatisme important ou de chirurgie des membres inférieurs ;
– antécédents d'ulcère veineux.

Les arguments d'examen clinique en faveur de la participation veineuse sont ceux retenus dans la classification CEAP (clinique, étiologique, anatomique et physiopathologique) de l'insuffisance veineuse [2] et repris dans les recommandations de la Haute Autorité de santé, avec ajout de l'ankylose de cheville qui diminue l'efficacité de la pompe musculaire du mollet et ajout de la couronne phlebectasique de cheville, car il a été montré que sa présence était corrélée à la gravité de l'insuffisance veineuse. L'ankylose de la cheville est volontiers la conséquence de la lipodermatosclérose cutanée qui rétracte le tendon d'Achille. Ces signes cliniques sont les suivants :

• caractère superficiel et exsudatif de l'ulcère ;

• localisation périmalléolaire jusqu'au tiers inférieur du mollet (Figure S06-P01-C13-1) ;

• signes associés :

– œdème de la cheville : augmentation perceptible du volume liquidien dans la peau et le tissu cellulaire sous-cutané gardant le godet. L'œdème veineux se situe le plus souvent à la cheville, mais il peut s'étendre au pied ou à la jambe ;

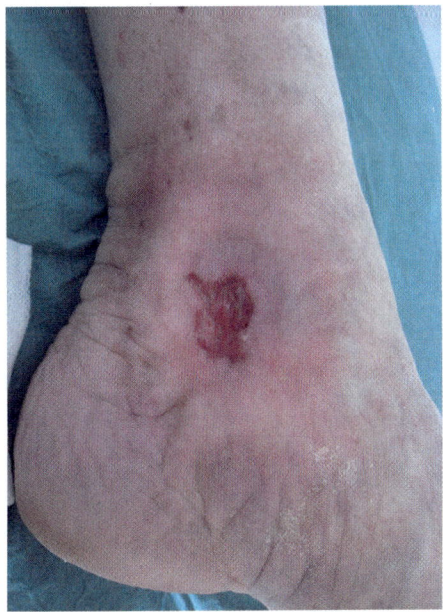

Figure S06-P01-C13-1   Ulcère veineux. Localisation malléolaire interne, dermite ocre.

– télangiectasies : confluence de veinules intradermiques dilatées dont le calibre est inférieur à 1 mm ;
– veines réticulaires : veines sous-dermiques bleutées, dilatées, sinueuses, d'un diamètre de 1 à 3 mm ;
– couronne phlébectasique : disposition en éventail de nombreuses petites veines intradermiques sur les faces latérales de la cheville ou du pied ;
– varices : veines sous-cutanées dont le diamètre est supérieur à 3 mm en position debout ;
– eczéma : dermite érythémateuse, parfois responsable de vésicules, d'un suintement ou d'une desquamation de la jambe. Souvent proche du trajet des varices, il peut aussi être localisé sur toute la surface de la jambe. Il est lié soit à la sévérité de l'insuffisance veineuse chronique, soit à une sensibilisation à un topique ;
– dermite ocre : pigmentation cutanée à type de taches brunâtres de la peau, résultant de l'extravasation de sang, habituellement à la cheville, mais pouvant s'étendre au pied ou à la jambe ;
– atrophie blanche (Figure S06-P01-C13-2) : lésion cutanée localisée, blanchâtre, atrophique, souvent circulaire, entourée de capillaires dilatées et parfois d'hyperpigmentation. Elle ne doit pas être confondue avec une cicatrice d'ulcère ;
– lipodermatosclérose ou hypodermite scléreuse : inflammation chronique localisée et induration de la peau et du tissu cellulaire sous-cutané, parfois associée à une rétraction ou un raccourcissement du tendon d'Achille. La lipodermatosclérose peut être précédée par un œdème inflammatoire diffus douloureux, appelé hypodermite (Figure S06-P01-C13-3). La lipodermatosclérose doit être différenciée de la lymphangite et de l'érysipèle sur des signes cliniques différents et sur les signes généraux ;
– limitation de l'amplitude de l'articulation de la cheville : mesurable en calculant l'angle de débattement de la cheville entre la position de flexion dorsale et flexion plantaire du pied. Cet angle est normalement supérieur à 60° ;
– cicatrices d'anciens ulcères veineux.

Même si tous ces signes sont évocateurs de l'origine veineuse, ils ne sont pas suffisants pour conclure définitivement, car leur valeur prédictive positive, même en association, ne dépasse pas 70 %. Des explorations complémentaires sont donc nécessaires et recommandées par la Haute Autorité de santé.

La participation artérielle est suspectée sur des arguments de terrain et d'examen clinique [4] :
• arguments de terrain :
– sexe masculin ;

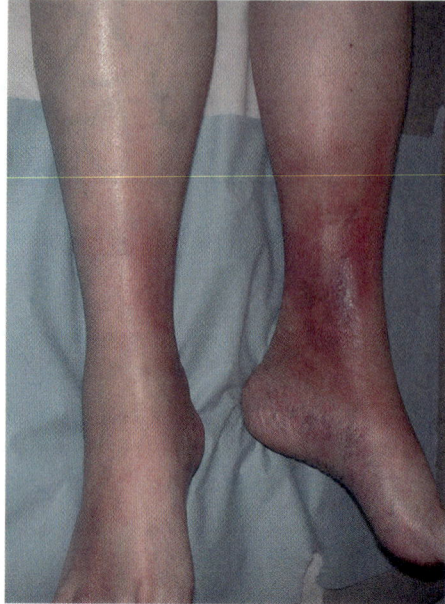

Figure S06-P01-C13-3 Hypodermite. Œdème inflammatoire et induré du tiers inférieur de jambe.

– âge supérieur à 60 ans ;
– existence de facteurs de risque vasculaire : tabagisme, diabète, hypercholestérolémie, antécédents familiaux cardiovasculaires ;
– existence d'autres localisations athéromateuses (coronaire et cérébrovasculaire) ;
• arguments d'examen clinique :
– existence de signes fonctionnels d'artériopathie des membres inférieurs (claudication intermittente, douleurs de décubitus) ;
– existence de signes cliniques d'artériopathie des membres inférieurs, abolition d'un pouls, souffle sur les trajets vasculaires, diminution de la température cutanée.

Néanmoins, la palpation des pouls n'est pas toujours simple chez un patient porteur d'ulcère de jambe en raison de l'œdème de cheville, et la sensibilité de la palpation des pouls est insuffisante pour diagnostiquer une artériopathie, même si l'absence des deux pouls distaux est un bon critère d'artériopathie. Il est nécessaire, pour dépister de façon fiable une artériopathie, de mesurer l'index des pressions systoliques (IPS) distales.

C'est une recommandation forte de la Haute Autorité de santé, car cette mesure est à la fois sensible et très spécifique pour diagnostiquer l'artériopathie. Selon la Haute Autorité de santé, elle doit être réalisée au niveau des deux artères de cheville, tibiale antérieure et tibiale postérieure, et le chiffre le plus faible sera retenu.

La mesure s'effectue avec un Doppler de poche et un brassard à tension. Le brassard est placé à la cheville. L'artère tibiale antérieure est repérée grâce à la sonde de Doppler placée sur le dos du pied, en rétro-malléolaire interne pour l'artère tibiale postérieure. La pression correspond à la valeur où le signal sonore du Doppler réapparaît lorsqu'on dégonfle le brassard. L'IPS est le rapport entre la pression distale et la pression humérale. Ce rapport est normalement supérieur à 1. Lorsqu'il s'abaisse en dessous de 0,9, la sensibilité et la spécificité sont supérieures à 90 % pour détecter l'existence d'une artériopathie. Une perte de sensibilité peut être observée chez les patients diabétiques de longue date, ou très âgés où la rigidité artérielle peut s'exprimer par des IPS faussement normaux.

Le niveau d'IPS permet de définir l'existence d'une artériopathie et sa gravité. Ainsi, un IPS compris entre 0,7 et 0,9 signifie qu'il existe une artériopathie, mais qu'elle est peu hémodynamique et qu'elle

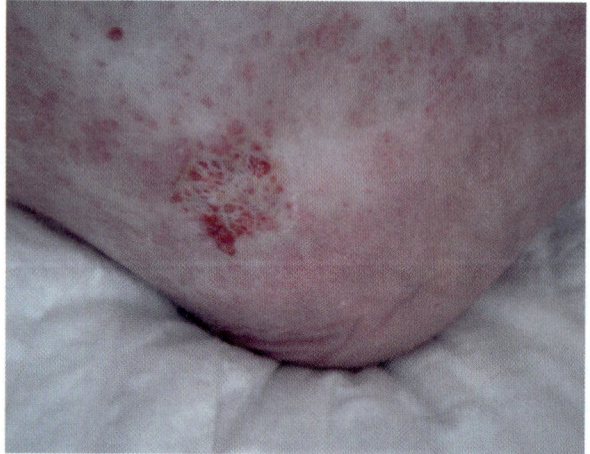

Figure S06-P01-C13-2 Atrophie blanche. Zones porcelainées avec télangiectasies.

n'explique pas à elle seule l'ulcère. Cette fourchette définit l'ulcère mixte à prédominance veineuse. Au-dessus de 1,3, la valeur de l'IPS signifie que les artères sont incompressibles en raison de leur rigidité. L'IPS est alors inutilisable pour dépister l'artériopathie. Il est alors nécessaire de réaliser une échographie-Doppler artériel.

L'IPS est parfaitement réalisable chez des patients porteurs d'ulcères de jambe à partir du moment où on protège l'ulcère si celui-ci est au contact du brassard. La sonde de Doppler peut être posée dans l'ulcère. L'IPS devrait être réalisé pour tout professionnel prenant en charge régulièrement des ulcères de jambe.

Lorsque l'IPS est anormal, une écho-Doppler artérielle doit être réalisée.

Ulcères artériels purs et ulcères mixtes à prédominance artérielle

La littérature est pauvre à leur sujet [7]. Il s'agit soit d'ulcères liés exclusivement à une artériopathie, soit d'ulcères liés à une artériopathie sévère avec une participation veineuse associée. Ils sont pris en charge de la même façon : recherche d'une solution de revascularisation et contre-indication à la compression veineuse.

Les arguments de terrain sont ceux déjà définis. La présentation clinique est différente (Figure S06-P01-C13-4) :
– la localisation est plus volontiers à la face antérieure de jambe ou vers le dos du pied, ou si l'ulcère a débuté en malléole interne, il aura tendance à s'étendre vers la face antérieure de jambe ou le pied ;
– ils sont creusants, mettant parfois à nu les tendons sous-jacents ou atteignant l'os, avec des plages nécrotiques ;
– ils peuvent s'accompagner de douleurs de décubitus (douleurs de l'avant-pied ou des orteils réveillant la nuit et obligeant au procubitus pour les soulager), d'une froideur et d'une érythrocyanose de déclivité du pied.

La prise des pressions distales va définir la gravité de l'artériopathie. Dans les ulcères artériels purs, l'IPS est souvent inférieur à 0,5, témoignant d'une artériopathie sévère. Si les pressions distales sont incompressibles, il est nécessaire d'utiliser d'autres explorations pour quantifier la gravité de l'artériopathie, telle la pression transcutanée en oxygène qui quantifie le contenu en oxygène de la peau, et la pression du gros orteil dont la valeur normale est aux trois quarts de la pression humérale. Dans ce cas, bien souvent la pression transcutanée en oxygène et/ou la pression du gros orteil sont inférieures à 30 mmHg.

Ulcères mixtes sans prédominance artérielle ou veineuse

Ce sont des ulcères à participation veineuse et à participation artérielle hémodynamique, mais non sévère : l'IPS est supérieur à 0,5, mais inférieur à 0,7, la pression transcutanée en oxygène et la pression de gros orteil sont supérieures à 30 mmHg. Ils sont volontiers de localisation malléolaire interne, mais plus creusants, plus atones et sont difficiles à faire cicatriser. La prise en charge thérapeutique privilégiera, selon les cas, la maladie veineuse ou l'artériopathie.

Autres ulcères

Dans les séries transversales, ils correspondent à moins de 5 % des ulcères, mais plus dans les services spécialisés.

Angiodermite nécrotique (Figure S06-P01-C13-5)

L'angiodermite nécrotique est un ulcère lié à une pathologie de la microcirculation cutanée survenant chez le patient hypertendu de longue date. Les anomalies de la microcirculation cutanée chez l'hypertendu associent une raréfaction capillaire et une augmentation de la pression intracapillaire. Même si la physiopathologie de l'angiodermite nécrotique reste mystérieuse, il est possible qu'elle corresponde à une hémorragie capillaire suivie de phénomènes de vasoconstriction intense.

L'aspect clinique est stéréotypé : après un traumatisme initial mineur, apparaît une tache ecchymotique laissant place à une nécrose superficielle très douloureuse et extensive. L'extension se fait par un halo violacé péri-ulcéreux tout à fait évocateur. La localisation est préférentiellement la face antéro-externe de la jambe en raison du début post-traumatique habituel.

La situation se complique parfois lorsque l'angiodermite nécrotique s'associe à une artériopathie. Le début de l'évolution est celui d'une angiodermite nécrotique, puis l'ulcère devient creusant et le tableau est celui d'un ulcère artériel.

Autres ulcères microvasculaires

Les ulcères par vascularite cutanée ont une présentation différente : ulcères multiples, aspect nécrotique association à un purpura infiltré, parfois à des nodules, à un livedo. Le diagnostic est assuré par l'analyse histologique d'une biopsie cutanée. L'enquête étiologique dépendra

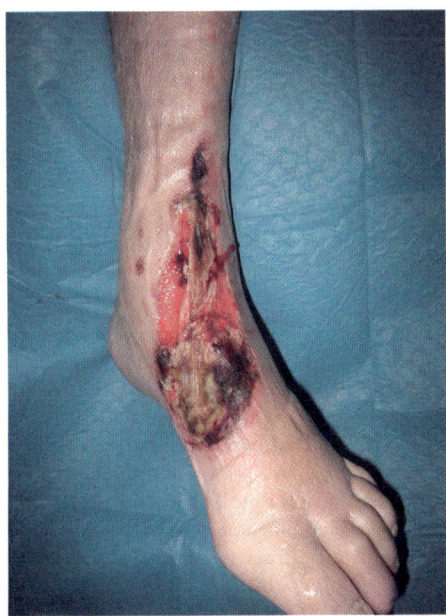

Figure S06-P01-C13-4   Ulcère artériel.

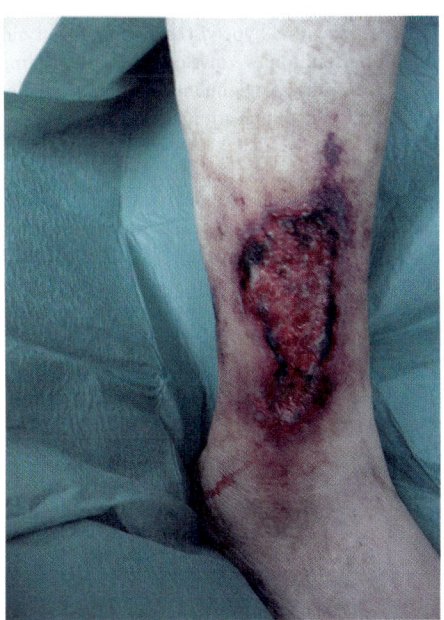

Figure S06-P01-C13-5   Angiodermite nécrotique. Ulcère en partie nécrotique, restant superficiel avec halo violacé d'extension.

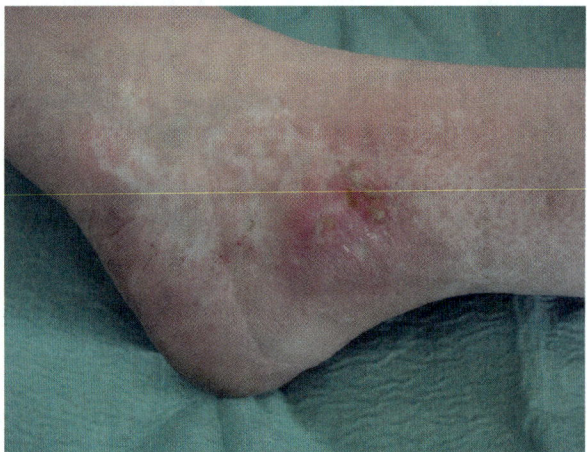

Figure S06-P01-C13-6 Livedo vasculitis ou atrophie blanche primitive. Plages cutanées porcelainées et petits ulcères très douloureux.

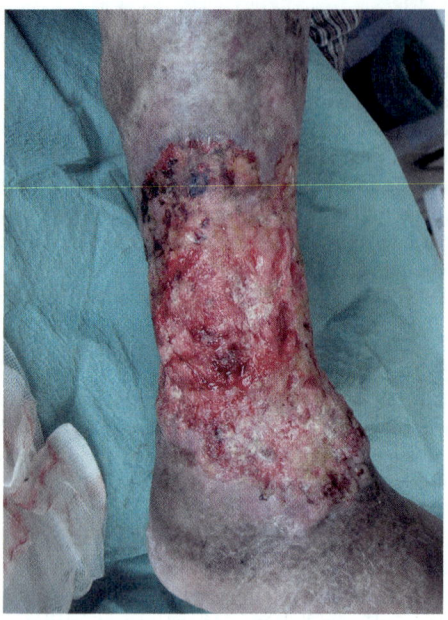

Figure S06-P01-C13-7 Carcinome spinocellulaire. Large ulcère à bords surélevés.

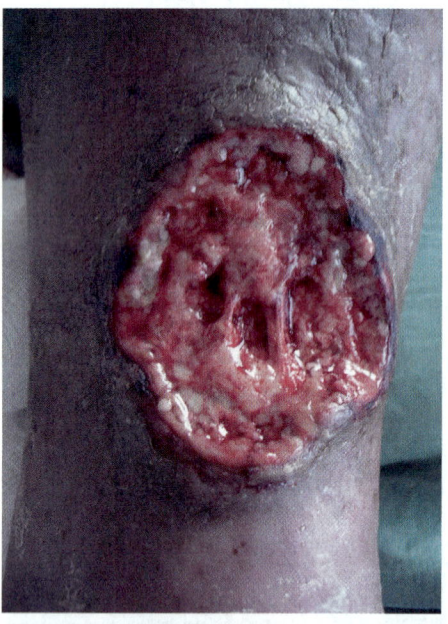

Figure S06-P01-C13-8 Pyoderma gangrenosum. Ulcère de la face antérieure de jambe, extensif en une semaine, avec bordure inflammatoire et grignotée.

ensuite du type d'atteinte vasculaire (capillaires ou artériolaires) à la biopsie et des signes associés.

Les ulcères survenant sur atrophie blanche primitive (Figure S06-P01-C13-6), ou *livedo vasculitis* des Anglo-Saxons, sont des petits ulcères très douloureux survenant chez des patients jeunes, à la cheville, par poussées, sur des zones d'atrophie blanche tout à fait semblables, séméiologiquement à l'atrophie blanche de l'insuffisance veineuse, mais sans dermite ocre, sans liposclérose et surtout sans reflux veineux à l'échographie-Doppler. Ils sont parfois accompagnés d'un livedo. À l'histologie, on retrouve soit des capillaires thrombosés mais sans vascularite, soit des capillaires dont les parois sont épaissies par des dépôts hyalins. Il s'agit d'une pathologie microcirculatoire pure et rare.

Les ulcères par calciphylaxie sont observés chez des patients dialysés rénaux ou parfois chez des patients sous antivitamines K au long cours, chez lesquels des calcifications microvasculaires extensives peuvent s'observer. L'aspect séméiologique ressemble à une angiodermite nécrotique explosive.

Les ulcères par thrombose intracapillaires sans vascularite sont rencontrés dans les pathologies d'hyperviscosité sanguine : syndrome des antiphospholipides, syndromes myéloprolifératifs, gammapathies monoclonales avec ou sans cryoglobuline. L'aspect séméiologique ressemble à une vascularite ou à une atrophie blanche.

Cancers

Les carcinomes épidermoïdes surviennent préférentiellement sur des peaux cicatricielles. Si la présentation clinique est évocatrice, s'il existe un ulcère très bourgeonnant, à bords indurés (Figure S06-P01-C13-7), survenant sur une localisation non vasculaire, un carcinome peut également apparaître sur une zone cicatricielle d'ulcère de jambe, rendant le diagnostic difficile. D'autres néoplasies, notamment hématologiques (lymphomes, leucémies), peuvent s'accompagner d'ulcères de jambe spécifiques, mais ce cas de figure est exceptionnel. Il est une règle rappelée dans les recommandations de la Haute Autorité de santé : toute plaie chronique ne cicatrisant pas malgré des soins bien conduits, et surtout survenant sur une zone cicatricielle, doit faire réaliser une, voire plusieurs biopsies cutanées.

Autres ulcères rares

Le pyoderma gangrenosum (Figure S06-P01-C13-8) a une place particulière parmi les ulcères inflammatoires à mécanisme primitivement cutané, car il est isolé, sans maladie générale associée dans 50 % des cas et son aspect est caractéristique. Le début est volontiers post-traumatique, avec une localisation préférentielle en face antérieure de jambe. L'ulcère a une bordure surélevée, inflammatoire, un enduit purulent, sur le fond et les bords de l'ulcère, est possible, l'extension peut être rapide. L'histologie n'est pas spécifique, mais évocatrice s'il existe une infiltration dermique à polynucléaires neutrophiles.

Les ulcères provoqués par la prise d'hydroxyurée (Hydréa®) prescrite pour un syndrome myéloprolifératif sont des ulcères malléolaires, très atones, difficiles à faire cicatriser (Figure S06-P01-C13-9). C'est un diagnostic d'élimination, car bien souvent ces patients souffrant de syndrome myéloprolifératif ont une atteinte artérielle ou veineuse des gros troncs associée.

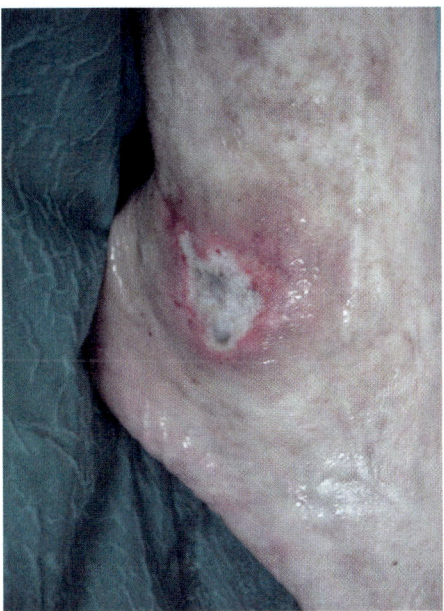

Figure S06-P01-C13-9 Ulcère lié à la prise d'hydroxyurée. Ulcère superficiel, atone, de localisation élective à la malléole externe.

Il existe d'autres ulcères exceptionnellement rencontrés en France : nécrobiose lipoïdique, ulcères infectieux (tuberculose, syphilis, ulcères tropicaux).

Les ulcères par pathomimie sont créés par les patients par des moyens mécaniques, chimiques ou thermiques, soit pour obtenir des bénéfices secondaires, soit dans le cadre de pathologies psychiatriques dites *borderline*. Dans ce dernier cas, il s'agit typiquement de femmes jeunes, dont les ulcères ont des contours géométriques, une localisation atypique mais accessible, de début brutal mais imprécis, et chez lesquelles il n'y a aucun terrain vasculaire ou signe associé pouvant faire évoquer une autre étiologie d'ulcère.

Examens complémentaires étiologiques

Échographie-Doppler veineuse

La Haute Autorité de santé recommande de réaliser une échographie-Doppler veineux chez tous les patients porteurs d'ulcère de jambe (grade C). L'échographie-Doppler :
– fait le diagnostic de l'insuffisance veineuse :
– précise le mécanisme de l'insuffisance veineuse : reflux ou obstruction veineuse ;
– précise la localisation des reflux et leur niveau anatomique : dans les veines superficielles (saphènes et perforantes) et/ou dans les veines profondes ;
– est indispensable pour les indications chirurgicales et permet de suivre l'évolution des reflux après chirurgie.

En dehors de son intérêt diagnostique, l'écho-Doppler permet de guider la thérapeutique : compression seule en cas de reflux veineux exclusivement profonds, discussion de la chirurgie lorsqu'il existe des reflux veineux superficiels.

Échographie-Doppler artérielle

Une échographie-Doppler artérielle est recommandée par la Haute Autorité de santé :
– si l'IPS est inférieur à 0,9 ou supérieur à 1,3 ;
– s'il existe une abolition des pouls ou des signes fonctionnels d'artériopathie des membres inférieurs (accord professionnel).

L'échographie-Doppler fait le diagnostic d'artériopathie en montrant des sténoses hémodynamiques et/ou des occlusions artérielles. Il précise le niveau de l'artériopathie : proximale, facile à revasculariser, distale (sous-poplitée) plus complexe à revasculariser.

Biopsie cutanée

Très largement pratiquée, elle est recommandée par la Haute Autorité de santé en cas de non-cicatrisation au bout d'un an d'évolution malgré des soins bien conduits. Elle doit être réalisée dès qu'il existe des arguments en faveur d'une étiologie ni veineuse, ni artérielle ou que l'aspect clinique n'évoque pas une angiodermite : ulcères multiples, localisation haute, caractère infiltré des bords, association à un purpura, un livedo, des nodules.

Elle est réalisée en bordure de l'ulcère et sur les signes associés (purpura, nodules, livedo).

Prise en charge thérapeutique

Elle associe une prise en charge générale du patient et des traitements spécifiques.

Évaluation générale

L'évaluation générale du patient est indispensable, car certains facteurs contribuent à la non-cicatrisation des ulcères.

Un patient vivant seul, économiquement faible, aura moins de chances de cicatriser. Les ressources économiques peuvent conduire à des choix thérapeutiques particuliers (certains matériaux ne sont pas pris en charge par la Sécurité sociale). On découvre parfois que c'est le patient ou l'entourage qui font les soins. Des aides peuvent être nécessaires et l'intervention de l'assistante sociale souhaitable. L'état de la vaccination antitétanique doit être vérifié.

L'hypo-albuminémie, liée à l'inflammation et à l'état nutritionnel, est un facteur de non-cicatrisation. Le dosage est nécessaire et peut conduire à la supplémentation par des compléments protidiques.

L'ulcère de jambe est un facteur de risque de déficit en vitamine C. Une enquête cas-témoins a montré qu'un déficit en vitamine C était retrouvé chez 50 % des patients porteurs d'ulcère de jambe versus 24 % des témoins. Il n'y a pas d'études réalisées sur l'intérêt de supplémenter en vitamine C, mais sachant que celle-ci intervient dans les processus de cicatrisation, c'est une hypothèse plausible.

Le manque de mobilité, la marche difficile, en diminuant l'efficacité de la pompe musculaire, peuvent aggraver l'hyperpression veineuse. Une kinésithérapie spécifique est utile [10].

La découverte d'une artériopathie, même modérée (0,7 < IPS < 0,9), nécessite une prise en charge générale spécifique [5]. Le patient partage alors le mauvais pronostic cardiovasculaire de ceux souffrant d'artériopathies. La prise en charge comprend la recherche d'autres localisations athéroscléreuses, le contrôle des facteurs de risque cardiovasculaire et la prescription des médicaments de l'athérosclérose. Ainsi la recherche des autres localisations athéroscléreuses justifie la réalisation d'un électrocardiogramme, d'une échographie de l'aorte et d'une échographie-Doppler des artères cervicales.

Chez ces patients âgés, la prise en charge correcte de toute cardiopathie est indispensable, car tout épisode de rétention hydrosodée majorera les œdèmes au niveau des membres inférieurs avec un risque de déclenchement ou d'aggravation des ulcères.

Évaluation locale

L'ulcère est-il douloureux ?

Il a été longtemps considéré que les ulcères de jambe d'origine veineuse étaient peu douloureux. En fait, des enquêtes récentes, réalisées en milieu hospitalier ou en médecine de ville, ont montré que les ulcères de jambe étaient douloureux dans plus de deux tiers des cas et que le caractère douloureux d'un ulcère de jambe n'était donc pas discriminant quant à son étiologie. L'évaluation de la douleur doit être systématique ainsi que la recherche de la cause de la douleur et ceci a fait l'objet d'une recommandation de la Haute Autorité de santé. En effet, même si l'ulcère peut être douloureux par lui-même, la douleur est bien souvent le signe d'une complication qui, si elle n'est pas identifiée, va retarder ou empêcher la cicatrisation.

La Haute Autorité de santé a précisé les différentes causes des douleurs rencontrées dans l'ulcère veineux :
– la détersion mécanique trop agressive ou sans préparation antalgique ;
– des pansements ou une compression non adaptés ;
– un eczéma ou une irritation de la peau péri-ulcéreuse ;
– une infection ;
– un œdème non contrôlé, une poussée d'hypodermite ;
– une artériopathie oblitérante des membres inférieurs associée.

L'étiologie la plus fréquente est une intolérance à un produit appliqué. L'eczéma et/ou l'irritation sont liés à la sensibilisation de la peau. Des études allergologiques systématiques ont montré que 85 % des patients porteurs d'ulcères de jambe avaient au moins un test allergologique positif en testant une batterie de produits utilisés couramment dans les ulcères de jambe. Les produits les plus allergisants sont le baume du Pérou, la lanoline, les antiseptiques et antibiotiques locaux, les parfums, certains adhésifs et conservateurs [1]. L'identification du produit source d'intolérance permettra son éviction et la guérison de l'eczéma. Il faut en informer le patient afin qu'il ne soit plus utilisé.

La compression est-elle efficace ?

En cas d'ulcère de jambe veineux ou mixte à prédominance veineuse, la compression est l'élément clef du traitement. Les recommandations de la Haute Autorité de santé l'ont rappelé avec un niveau de preuve élevé (grade B). Les points importants sont les suivants :
– la compression multicouches est supérieure à la compression monocouche grade A ;
– pas de différence d'efficacité entre le multicouche élastique (3 à 4 couches) et le multicouche peu élastique ;
– pas de différence entre la compression à haut niveau de pression par bandes et la compression forte (classe III) par bas.

La Haute Autorité de santé a également précisé le cahier des charges :
– système adapté à chaque cas ;
– le principal étant d'obtenir au moins 30 mmHg ;
– compression appliquée dès le lever ou 24 heures sur 24 ;
– si appliquée 24 heures sur 24, préférer la compression peu élastique ;
– surveiller la bonne pose et le bon état du matériel ;
– nécessité d'une formation des professionnels de santé.

En pratique, s'il persiste un œdème et un écoulement transperçant les bandes, cela signifie que la compression n'est pas efficace. Les raisons du manque d'efficacité de la compression sont multiples :
– niveau de pression insuffisant parce qu'appliquée en monocouche ;
– mauvaise mise en place ;
– compression mise en place sur une jambe gonflée (cas de la compression remise en fin de matinée et enlevée le soir au coucher) ;
– position permanente de jambes pendantes ;
– compression non portée ou enlevée par le patient en cours de journée ;
– compression usée.

S'agit-il d'un ulcère de bon ou de mauvais pronostic ?

Pour le médecin qui voit pour la première fois un patient porteur d'un ulcère de jambe, il est intéressant de disposer d'outils pronostiques, qui ont été définis par des études portant sur les ulcères veineux ou à prédominance veineuse. Ainsi sont de mauvais pronostic [8] :
– la taille supérieure à 10 cm^2 ;
– une durée d'évolution supérieure à un an ;
– le caractère récidivant de l'ulcère.

Ces trois caractéristiques, d'emblée évaluables, sont liées à des facteurs généraux de mauvais pronostic qui sont :
– l'âge ;
– le type de maladie veineuse : profonde plutôt que superficielle ;
– le caractère mixte de l'ulcère ;
– l'ankylose de cheville.

Ce sont ces patients porteurs d'ulcères de grande taille, ne cicatrisant pas, qui devraient en priorité bénéficier d'une prise en charge spécialisée (greffes, traitement par pression négative, et bien sûr discussion d'une revascularisation si participation artérielle).

Le traitement de l'ulcère en lui-même est principalement étiologique

Les ulcères à prédominance veineuse nécessitent une compression forte et sont l'indication à une correction des reflux veineux superficiels dépistés à l'échographie-Doppler. La chirurgie des varices diminue le risque de récidive d'ulcère de jambe. Les recanalisations endoveineuses des occlusions veineuses iliaques sont à discuter [10].

Les ulcères à prédominance artérielle sont l'indication à une revascularisation artérielle, privilégiant, en raison de l'âge des patients, les techniques endovasculaires.

Les ulcères mixtes sont les plus difficiles à prendre en charge. Une revascularisation artérielle est parfois nécessaire pour permettre le port d'une compression forte.

Les greffes cutanées en pastilles ont un effet antalgique remarquable sur les angiodermites nécrotiques, les atrophies blanches primitives et les ulcères à l'hydroxyurée. Elles permettent souvent, lorsqu'elles sont répétées, de bloquer l'extension des angiodermites et de réactiver la cicatrisation des ulcères difficiles.

Le traitement local a pour premier objectif de ne pas aggraver la situation chez des patients dont la peau est fragile et sensible. Il ne faut pas utiliser d'antiseptiques, de savons parfumés, de savon de Marseille (trop décapant), de crèmes à la lanoline. Le nettoyage est effectué au sérum physiologique. Les différents pansements disponibles seront utilisés selon les stades évolutifs de l'ulcère : hydrogels si ulcères nécrotiques que l'on veut déterger (cas des angiodermites nécrotiques), alginates si l'écoulement est très important (mais dans ce cas, il s'agit volontiers de compressions insuffisantes à rectifier), interfaces si l'ulcère est bourgeonnant, pansements à l'argent si l'ulcère est inflammatoire.

Bibliographie

1. Barbaud A, Collet E, Le Coz CJ et al. Contact allergy in chronic leg ulcers : results of a multicentre study carried out in 423 patients and proposal for an updated series of patch tests. Contact Dermatitis, 2009, 60 : 279-287.
2. Eklöf B, Rutherford RB, Bergan JJ et al. Revision of the CEAP classification for chronic venous disorders : consensus statement. J Vasc Surg 2004, 40 : 1248-1252.
3. Ghauri ASK, Nyamekye I, Grabs AJ et al. The diagnosis and management of mixed arterial/venous leg ulcers in community-based clinics. Eur J Vasc Endovasc Surg, 1998, 16 : 350-355.
4. Haute Autorité de santé. Recommandations pour la pratique clinique : « prise en charge de l'ulcère veineux pur et de l'ulcère à prédominance veineuse, hors pansements ». Saint Denis, HAS, novembre 2006.
5. Haute Autorité de santé. Recommandations pour la pratique clinique : « prise en charge de l'artériopathie oblitérante athéroscléreuses des membres inférieurs ». Saint-Denis, HAS, avril 2006.

6. Labropoulos N, Manalo D, Patel NP et al. Uncommon leg ulcers in the lower extremity. J Vasc Surg, 2007, 45 : 568-573.
7. Lazareth I. Les ulcères artériels des membres inférieurs. Soins, 2008, 722 : 46-50.
8. Margolis DJ, Allen-Taylor L, Hoffstad O, Berlin JA. The accuracy of venous leg ulcer prognostic models in a wound care system. Wound Rep Reg, 2004, 12 : 163-168.
9. Nelzen O, Bergqvist D, Lindhagen A. Leg ulcer etiology-a cross sectional population study. J Vasc Surg, 1991, 14 : 557-564.
10. O Donnell TF, Passman MA, Marston WA et al. Management of venous leg ulcers : clinical practice guidelines of the society for vascular surgery and the american venous forum. J Vasc Surg, 2014, 60 : 3S-59S.

Toute référence à cet article doit porter la mention : Lazareth I. Ulcères de jambe. *In* : L Guillevin, L Mouthon, H Lévesque. Traité de médecine, 5ᵉ éd. Paris, TdM Éditions, 2018-S06-P01-C13 : 1-8.

Médecine intensive-Réanimation

S07

CHRISTIAN RICHARD

PARTIE S07-P01

Défaillance respiratoire aiguë

Chapitre S07-P01-C01

Insuffisance respiratoire aiguë : orientation diagnostique et conduite à tenir

FLORENCE BOISSIER ET JEAN-LUC DIEHL

Définition

L'insuffisance respiratoire aiguë se définit comme l'altération aiguë des échanges gazeux assurés par l'appareil respiratoire, dont la fonction principale est d'assurer l'hématose (oxygénation artérielle et élimination du gaz carbonique). La dyspnée est la sensation subjective de la difficulté à respirer ressentie par le patient dans le cadre de l'insuffisance respiratoire. Les signes cliniques objectifs d'insuffisance respiratoire aiguë sont la polypnée (fréquence respiratoire > 20/min), l'utilisation des muscles respiratoires accessoires avec apparition de signes de lutte, définis par le tirage sus-claviculaire, suprasternal, intercostal, et par le balancement thoraco-abdominal (respiration paradoxale) ainsi que l'apparition d'une cyanose labiale et unguéale. Celle-ci est inconstante, puisqu'elle n'apparaît qu'au-delà d'un taux d'hémoglobine réduite supérieur à 5 g/dl. Elle peut donc manquer en cas d'anémie, et prédomine chez les insuffisants respiratoires chroniques avec polyglobulie. La cyanose est responsable d'une vasodilatation périphérique, par opposition à la vasoconstriction des phénomènes ischémiques distaux.

Les signes du retentissement de l'insuffisance respiratoire aiguë à rechercher sont neurologiques (confusion, agitation, troubles de la conscience), cardiologiques (angor fonctionnel, troubles du rythme, bradycardie et troubles de conduction) et hémodynamiques (les altérations hémodynamiques et cardiologiques orientant également vers des causes d'insuffisance respiratoire aiguë). On peut observer des poussées d'hypertension artérielle, que cette dernière soit la cause (œdème aigu pulmonaire [OAP] sur poussée hypertensive) ou la conséquence de la détresse respiratoire aiguë (décharge catécholaminergique endogène).

Les mécanismes fondamentaux de l'hypoxémie au cours de l'insuffisance respiratoire aiguë sont d'une part les anomalies des rapports ventilation-perfusion, le shunt vrai et les troubles de la diffusion, qui entraînent, d'une part, isolément une hypoxémie sans hypercapnie et, d'autre part, l'hypoventilation alvéolaire, associant hypoxémie et hypercapnie.

Insuffisance respiratoire aiguë hypoxémiante (associée à une normo- ou hypocapnie)

L'insuffisance respiratoire aiguë associant une hypoxémie sans hypercapnie est en rapport avec une atteinte de l'échangeur pulmonaire, se traduisant par une différence alvéolo-artérielle augmentée. En effet, dans les conditions physiologiques, la différence alvéolocapillaire en oxygène est inférieure à 10 mmHg. Celle-ci peut être calculée à partir de l'équation simplifiée des gaz alvéolaires : la pression alvéolaire en oxygène (PaO_2) dépend de la pression inspirée en oxygène (PiO_2) et de la ventilation alvéolaire, celle-ci pouvant être estimée par la pression artérielle en CO_2 divisée par le quotient respiratoire (quotient entre la production de CO_2 et la consommation en O_2). La capacité de diffusion du CO_2 étant très bonne, la pression alvéolaire en CO_2 est équivalente en pratique à la pression artérielle en CO_2 :

$PaO_2 = PiO_2 - PaCO_2/0,8$ (équation simplifiée des gaz alvéolaires)

La pression inspirée en oxygène dépend de la fraction inspirée en oxygène (F_iO_2) que multiplie la pression barométrique (P_B = 760 mmHg au niveau de la mer) diminuée de la pression partielle en vapeur d'eau au niveau des voies aériennes (P_{H2O} = 47 mmHg).

$$PiO_2 = FiO_2 \times (P_B - P_{H2O})$$

Ainsi, en air ambiant au niveau de la mer, chez un sujet sain, la pression alvéolaire en oxygène (PaO_2) est-elle égale à : $0,21 \times (760 - 47) - (40/0,8)$, soit 100 mmHg.

La différence alvéolocapillaire est la différence entre la PaO_2 (calculée à partir de l'équation des gaz alvéolaires) et la PaO_2 effectivement mesurée dans le sang artériel par les gaz du sang.

L'atteinte de l'échangeur peut être en rapport avec trois mécanismes :

Inadéquations des rapports ventilation-perfusion

Les inadéquations des rapports ventilation-perfusion (Figure S07-P01-C01-1) représentent la cause la plus fréquente. Ces inégalités de rapport ventilation-perfusion sont réparties de manière hétérogène au sein du poumon, rendant leur appréciation difficile. Cela est néanmoins possible, soit de manière indirecte par la technique de dilution des gaz inertes [18], soit par l'utilisation de logiciels scanographiques dédiés. Ces explorations restent néanmoins du domaine de la recherche clinique. Ces inadéquations de ventilation-perfusion régionales peuvent être en rapport avec des troubles de la ventilation (diminution locale de la ventilation, par exemple en cas de bronchopathie chronique obstructive, d'asthme, d'atélectasies, d'œdème alvéolaire cardiogénique ou lésionnel), ou des troubles de la perfusion (diminution locale de la perfusion : embolie pulmonaire, dysfonc-

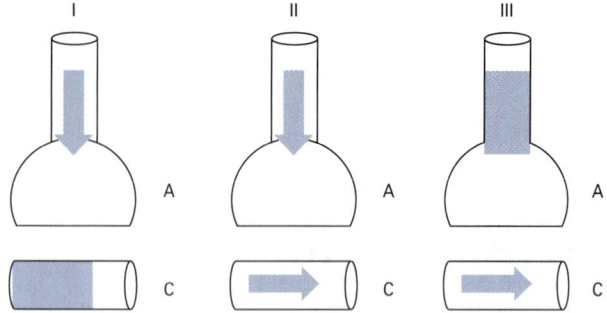

Figure S07-P01-C01-1 Illustration schématique des rapports ventilation (VA)/perfusion (Q) normaux et pathologiques. I : effet espace mort ; II : rapport VA/Q normal ; III : shunt vrai ; A : alvéole ; C : capillaire pulmonaire.

tion vasculaire pulmonaire dans le cadre du syndrome de détresse respiratoire aiguë de l'adulte (SDRA) ou du syndrome thoracique aigu au cours de la drépanocytose). Dans le cas extrême de territoires ventilés mais non perfusés, on observe un effet espace mort alvéolaire (dans les cas de l'embolie pulmonaire et du SDRA, par exemple). Dans le cas extrême de territoires perfusés mais non ventilés, on observe un shunt vrai. Entre ces deux extrêmes, on observe un effet shunt, qui se caractérise gazométriquement par la coexistence d'une hypoxémie et d'une hypocapnie. L'hypoxie alvéolaire, observée dans les territoires alvéolaires les moins bien ventilés, est responsable d'une vasoconstriction dans les territoires correspondants, redistribuant ainsi la perfusion vers les territoires mieux ventilés. D'autre part, l'hypoxémie est responsable d'une augmentation de la ventilation des territoires sains, responsable de l'hypocapnie observée dans ces situations.

Shunts

Le *shunt vrai* (ou *shunt droite-gauche* vrai) traduit la présence, au plan pulmonaire, de territoires perfusés mais non ventilés. On peut également observer des shunts vrais extrapulmonaires, le plus souvent intracardiaques. Le *shunt intrapulmonaire* peut être en rapport avec l'œdème intra-alvéolaire dans le cadre du SDRA, avec des atélectasies, ou avec des anastomoses artérioveineuses ou des dilatations artérielles (dans le cadre dynamique de la physiologie du sujet sain à l'effort, ou de manière pathologique dans le syndrome hépatopulmonaire du cirrhotique, par exemple). Le *shunt intracardiaque* peut être en rapport avec une communication interauriculaire ou interventriculaire, ou bien avec l'ouverture d'un foramen ovale perméable, favorisée par l'hypertension artérielle pulmonaire (HTAP) (embolie pulmonaire, SDRA). En cas de shunt vrai intrapulmonaire, l'augmentation des apports en oxygène n'améliore pas la PaO_2, du fait d'une absence complète de ventilation dans ces territoires.

Troubles de la diffusion des gaz au travers de la membrane alvéolocapillaire

Enfin, les troubles de la diffusion des gaz au travers de la membrane alvéolocapillaire sont également responsables d'une hypoxémie avec une différence alvéolocapillaire augmentée. Ils s'observent dans les pathologies infiltratives et fibrosantes (sarcoïdose, pneumopathie interstitielle diffuse, SDRA au stade de fibrose…).

Insuffisance respiratoire aiguë hypercapnique (hypoventilation alvéolaire)

L'insuffisance respiratoire aiguë associant une hypoxémie et une hypercapnie est en rapport avec une hypoventilation alvéolaire, se traduisant, quand cette dernière est pure, par une différence alvéolo-artérielle normale. La ventilation alvéolaire (VA) dépend d'une part de la ventilation minute (VM), calculée comme le produit du volume courant (V_T) par la fréquence respiratoire (FR), et d'autre part de la ventilation de l'espace mort anatomique (VD), selon la formule :

$$VA = VM - VD = (FR \times V_T) - VD$$

L'espace mort anatomique physiologique est de 150 ml. Il correspond aux voies aériennes de conduction, où il n'y a pas d'échanges gazeux.

Les causes d'hypoventilation alvéolaire incluent en conséquence les pathologies entraînant une baisse de la ventilation minute, et celles entraînant une augmentation de l'espace mort.

Diminution de la ventilation minute

Celle-ci peut être liée à une atteinte du contrôle respiratoire d'origine centrale ou à une atteinte de la mécanique ventilatoire.

Atteinte de la commande ventilatoire centrale

Celle-ci peut être en rapport avec des pathologies neurologiques centrales, mettant en jeu des lésions anatomiques du tronc cérébral notamment, ou des lésions fonctionnelles, soit dans le cadre d'un bas débit ou d'une hypoxémie sévère, soit secondaires à des intoxications par médicaments psychotropes. L'hypoventilation aiguë d'origine centrale se manifeste par une bradypnée qui peut être associée à des pauses respiratoires. L'ampliation thoracique et la mécanique ventilatoire sont dans ce cas localement conservées. La dyspnée et le tirage sont le plus souvent absents en cas d'hypoventilation alvéolaire d'origine centrale.

Atteinte de la mécanique ventilatoire

L'atteinte de la mécanique ventilatoire peut résulter :

1. d'une atteinte des *muscles respiratoires* :
- secondaire à une atteinte neurologique :
  – lésion médullaire cervicale ou dorsale haute, avec paralysie diaphragmatique si le siège lésionnel est supérieur à C4, et disparition de tout ou partie de l'activité musculaire intercostale et abdominale dans les atteintes cervicales basses (C4 à C7) et dorsales hautes. L'atteinte diaphragmatique peut se traduire par la diminution de l'ampliation thoracique du côté atteint, et la disparition ou diminution de l'expansion antérieure épigastrique inspiratoire, confinant à l'extrême à une dépression inspiratoire abdominale en cas d'atteinte bilatérale. L'atteinte des muscles intercostaux peut se traduire par la diminution de l'ampliation thoracique et par l'absence d'élargissement inspiratoire des espaces intercostaux ;
  – atteinte des racines antérieures motrices : polyradiculonévrite aiguë (syndrome de Guillain-Barré) ou sclérose latérale amyotrophique, par exemple ;
- secondaire à une atteinte de la jonction neuromusculaire, dans la myasthénie ou le syndrome de Lambert-Eaton ;
- secondaire à une atteinte musculaire : myosite, myopathies ;

2. d'une atteinte de la *cage thoracique* :
- secondaire à des traumatismes thoraciques, avec fractures costales et volet costal ;
- par atteinte pleuropariétale ;
- par atteinte pariétale dans le cadre de cyphoscolioses sévères ou d'une obésité morbide ;

3. d'une atteinte de la compliance pulmonaire, dans le cadre de maladies du parenchyme pulmonaire restrictives fibrosantes ou du SDRA ;

4. de remaniements de structures anatomiques dans le cadre de la bronchopneumopathie chronique obstructive (BPCO).

Augmentation de l'espace mort

L'espace mort total est la somme de l'espace mort anatomique et de l'espace mort alvéolaire. Ce dernier augmente en cas d'alvéoles peu ou pas perfusées, comme c'est le cas dans l'embolie pulmonaire, ou dans le SDRA compliqué de dysfonction vasculaire pulmonaire.

L'espace mort alvéolaire peut être mesuré, à partir des principes de la capnographie volumétrique, par la mesure de la différence entre la pression alvéolaire en CO_2 : $PaCO_2$ (assimilée à la pression artérielle en CO_2

du fait de la très bonne capacité de diffusion de ce gaz à travers la membrane alvéolocapillaire) et la pression partielle en CO_2 de fin d'expiration ($P_{ET}CO_2$). L'espace mort physiologique, chez le sujet sain, est quasiment superposable à l'espace mort anatomique, comme en témoigne une différence $PaCO_2 - P_{ET}CO_2$ de l'ordre de 2 à 3 mmHg. Une différence plus élevée traduit donc une augmentation pathologique de l'espace mort alvéolaire. Du fait de l'hétérogénéité de distribution pulmonaire de l'espace mort alvéolaire, ce dernier coexiste avec une augmentation de la ventilation des alvéoles saines, en rapport avec une ventilation minute augmentée. Cela se traduit alors par une hypocapnie, à l'exception des situations où l'augmentation de ventilation minute est elle-même impossible (exemple de l'embolie pulmonaire sous ventilation artificielle invasive en mode contrôlé).

Les mécanismes d'hypoventilation alvéolaire et d'atteinte de l'échangeur pulmonaire (notamment par hétérogénéité régionale des rapports de ventilation-perfusion) coexistent fréquemment au sein de certaines pathologies.

Outils diagnostiques

La prise en charge diagnostique d'une insuffisance respiratoire aiguë nécessite impérativement la recherche d'une cause, qui sera menée en parallèle du traitement symptomatique, du fait de l'engagement fréquent du pronostic vital.

Bilan de première intention

Le bilan diagnostique repose sur :
– l'interrogatoire, précisant les antécédents et l'anamnèse. L'interrogatoire précisera notamment les signes associés à la détresse respiratoire aiguë : fièvre, frissons, toux sèche ou avec expectoration, aspect et abondance des expectorations, hémoptysie, douleur thoracique, orthopnée ;
– l'examen clinique ;
– la prise de la température afin d'orienter vers une détresse respiratoire aiguë fébrile évocatrice d'une origine infectieuse ;
– la recherche d'une immunodépression ;
– la recherche de signes extrarespiratoires.
Le bilan complémentaire minimal devant toute insuffisance respiratoire aiguë comporte :
– les gaz du sang et un dosage de lactates artériels ;
– une radiographie de thorax de face en inspiration forcée ;
– un électrocardiogramme.
Selon l'orientation étiologique clinique, d'autres examens complémentaires seront proposés (*voir* ci-après).

Prélèvements infectieux non invasifs

Ces prélèvements sont les suivants : antigénuries légionnelle (dépistant seulement le sérotype 1) et pneumocoque, examen cytobactériologique des crachats ou aspiration bronchique transglottique (nécessitant l'appréciation des critères de qualité suivants : moins de 10 cellules épithéliales par champ, ainsi que de positivité : plus de 25 leucocytes par champ et seuil de positivité à 10^6 unités formant colonies [UFC]/ml), hémocultures, PCR multiplex des virus respiratoires sur prélèvement nasopharyngé, PCR multiplex des germes atypiques sur prélèvement nasopharyngé, sérologie VIH, sérologies des germes atypiques…

Échographie cardiaque

Elle permet d'évaluer la fonction systolique et diastolique du ventricule gauche, les pressions de remplissage ventriculaire gauche, la présence d'une hypertension artérielle pulmonaire (HTAP), et son retentissement sur le cœur droit avec dilatation ventriculaire droite, associée à un septum paradoxal en cas de cœur pulmonaire aigu ou à une hypertrophie de la paroi latérale de plus de 6 mm en cas de cœur pulmonaire chronique, et enfin d'éliminer un épanchement péricardique compressif.

Tomodensitométrie thoracique

Elle permet de faire le bilan des atteintes :
– vasculaires (angioscanner pour le diagnostic d'embolie pulmonaire, et le bilan d'hémoptysie) ;
– parenchymateuses pulmonaires (condensations alvéolaires, verre dépoli, syndrome interstitiel, nodules pulmonaires, opacités excavées, abcès pulmonaires…) ;
– pleurales (épanchement pleural cloisonné, pneumothorax incomplet ou antérieur) ;
– médiastinales (massif cardiaque : dilatation ventriculaire droite, épanchement péricardique ; adénopathies ou masses médiastinales ; goitre thyroïdien plongeant ou pathologies thymiques compressives).

Fibroscopie bronchique

La fibroscopie bronchique est réalisée sous anesthésie locale par xylocaïne, en soins intensifs ou en réanimation médicale, chez les patients en ventilation spontanée, ou bien après intubation en cas de détresse respiratoire engageant le pronostic vital à court terme.

Les principales indications de la fibroscopie bronchique en cas d'insuffisance respiratoire aiguë sont :
– la recherche d'une obstruction aiguë des voies aériennes (larynx, trachée et bronches principales notamment) par compression extrinsèque, par sténose (notamment trachéale post-intubation), ou par la présence d'un corps étranger. L'examen peut être alors complété par une bronchoscopie rigide sous anesthésie générale à visée thérapeutique (désobstruction par laser, pose de prothèse, ablation de corps étranger…) ;
– l'intubation sous fibroscopie en cas d'intubation difficile (exposition de glotte difficile ou anomalie glottique) ;
– la fibro-aspiration en cas d'atélectasie pulmonaire complète sur bouchon muqueux, après échec de kinésithérapie respiratoire et de positionnement en décubitus controlatéral, ou en cas de détresse respiratoire aiguë d'emblée mal tolérée.
– le bilan des hémoptysies avec valeur localisatrice du saignement en l'absence de lésion radiologique évidente, identification de la cause du saignement (en cas de tumeur endobronchique, ou d'ulcérations endobronchiques) et geste d'hémostase local par sérum glacé ou sérum adrénaliné envisageable en cas de lésion bronchique superficielle. La fibroscopie peut être prise en défaut en cas d'absence de saignement actif endobronchique, ou au contraire d'inondation bilatérale, prédominant dans les territoires inférieurs et postérieurs, et gênant la localisation du saignement initial ;
– le bilan lésionnel des brûlures respiratoires et inhalation de fumées d'incendies, avec fibro-aspiration de la suie ;
– le bilan lésionnel de traumatismes cervicothoraciques : lésions trachéobronchiques, notamment de la face postérieure membraneuse de la trachée ;
– le bilan des pneumopathies infectieuses de l'immunodéprimé, des pathologies interstitielles diffuses, et des hémorragies intra-alvéolaires, par la réalisation d'un lavage broncho-alvéolaire.

Prélèvements infectieux profonds

Lavage broncho-alvéolaire

Le lavage broncho-alvéolaire est réalisé au cours d'une fibroscopie bronchique. Il présente comme intérêt de pouvoir réaliser des prélèvements dirigés au niveau de la lésion observée sur la radiographie de thorax ou le scanner pulmonaire. Il permet en outre sur le plan infectieux d'avoir une quantification précise des cultures bactériennes (seuil de positivité à 10^4 UFC/ml) et du nombre de cellules infectées (seuil de positivité à plus de 5 % de cellules infectées), de rechercher également les mycobactéries, les virus par PCR (virus respiratoires, virus herpès simplex, cytomégalovirus…), des parasites (notamment la pneumocystose) et des champignons. D'autre part, l'analyse histologique du lavage broncho-alvéolaire permet une orientation diagnostique suivant la cellularité observée :

– un lavage broncho-alvéolaire normal est composé de moins de 150 000 à 200 000 cellules/ml chez un sujet non fumeur, avec 85 % de macrophages, 10 à 15 % de lymphocytes, moins de 3 % de polynucléaires neutrophiles, moins de 1 % d'éosinophiles, moins de 5 % de cellules épithéliales et une absence de cellules bronchiques ;

– une alvéolite à polynucléaires neutrophiles oriente vers une pneumopathie bactérienne, un dommage alvéolaire diffus, une collagénose, une fibrose pulmonaire ou une bronchiolite oblitérante ;

– une alvéolite lymphocytaire oriente vers une pneumopathie virale, tuberculeuse, une collagénose, une sarcoïdose, une pneumoconiose, une pneumopathie médicamenteuse, d'hypersensibilité, radique ou lymphomateuse, une pneumopathie interstitielle non spécifique (PINS) ou une pneumopathie organisée cryptogénique (POC) ;

– une alvéolite à éosinophiles évoque une pneumonie à éosinophiles, une granulomatose éosinophilique avec polyangéite (Churg-Strauss), une aspergillose bronchopulmonaire allergique (ABPA) ou un syndrome hyperéosinophilique ;

– le score de Golde permet de quantifier la présence de sidérophages, par coloration de Perls, posant le diagnostic d'hémorragie intra-alvéolaire en cas de score supérieur à 20 (hémorragie intra-alvéolaire importante si score de Golde ≥ 100). Cependant, les sidérophages sont absents en cas d'hémorragie intra-alvéolaire suraiguë ;

– la coloration à l'*oil-red-O* permet de colorer les macrophages spumeux retrouvés dans les embolies graisseuses ou la protéinose alvéolaire (dans ce dernier cas, la coloration par l'acide periodique Schiff [PAS] est également positive) ;

– l'examen cytologique permet également de rechercher des cellules malignes.

En pratique, la réalisation du lavage broncho-alvéolaire consiste en l'instillation de 100 cc de sérum physiologique dans une bronche distale ; une récupération d'environ 60-70 % du volume instillé correspondra à un rendement de bonne qualité. Le choix du territoire lavé est déterminé par la localisation des lésions à l'imagerie thoracique. En cas d'atteinte diffuse, on privilégie le lavage dans les territoires ayant le meilleur rendement, c'est-à-dire le lobe moyen ou la lingula. La réalisation du lavage broncho-alvéolaire chez un patient hypoxémique doit se faire en soins intensifs [6]. L'examen peut être réalisé sous ventilation non invasive. La fibroscopie modifie la mécanique et les volumes pulmonaires, avec une diminution de la capacité respiratoire fonctionnelle (CRF) de 30 %, une diminution du volume expiratoire maximal en 1 seconde (VEMS) de 40 % ainsi que du volume courant, avec un retour à la normale en 2 à 3 heures. Les échanges gazeux sont également perturbés, du fait d'une majoration des inadéquations des rapports ventilation-perfusion (diminution de 15 à 30 % de la PaO_2). On note également un risque d'aggravation hémodynamique, avec tachycardie, une augmentation de la pression artérielle moyenne et du débit cardiaque, et la possibilité de trouble du rythme. Le lavage broncho-alvéolaire peut entraîner un syndrome fébrile pendant 24 à 48 heures.

Les contre-indications classiques du lavage broncho-alvéolaire sont une instabilité hémodynamique ou une hypoxémie majeure, un bronchospasme sévère, une hypertension intracrânienne.

Prélèvement distal protégé

Il est effectué à l'aide d'un cathéter télescopique, soit sous contrôle de la vue, dirigé lors de la fibroscopie bronchique, soit à l'aveugle à travers la sonde d'intubation chez le malade ventilé. Son seuil de positivité est de 10^3 unités formant colonies (UFC)/ml.

Brosse

Le prélèvement par brosse télescopique protégée est effectué sous contrôle de la vue, dirigé lors de la fibroscopie bronchique. Cette technique peut être intéressante en cas de rendement nul ou insuffisant du lavage broncho-alvéolaire. Les données de l'examen direct sont, en revanche, moins fiables que celles issues d'un lavage broncho-alvéolaire. Les performances diagnostiques de la culture de la brosse protégée au seuil de 10^3 UFC/ml sont comparables à celles du lavage broncho-alvéolaire ; à la réserve d'une sensibilité moindre pour le diagnostic de pneumopathie acquise sous ventilation mécanique ; mais avec une meilleure spécificité. Cet examen est contre-indiqué en cas de trouble de l'hémostase. Une radiographie de thorax de contrôle doit être demandée en raison du risque théorique de pneumothorax.

Étiologie et thérapeutiques spécifiques

Les causes suivantes seront détaillées dans d'autres chapitres de la section S07 (Médecine intensive-Réanimation) ou de la section S22 (Pneumologie).

Œdème pulmonaire cardiogénique

L'œdème aigu pulmonaire cardiogénique est une cause fréquente de détresse respiratoire aiguë et d'hémoptysie. Son diagnostic est avant tout clinique, associant une orthopnée, des expectorations mousseuses rosées avec des signes d'insuffisance cardiaque gauche (crépitants bilatéraux), associés ou non à des signes d'insuffisance cardiaque droite. La radiographie de thorax retrouve un syndrome alvéolo-interstitiel bilatéral, classiquement en ailes de papillon, qui peut être associé à des épanchements pleuraux bilatéraux. L'électrocardiogramme permet d'orienter vers la cause, notamment en cas de pathologie rythmique (trouble du rythme ou de la conduction), ischémique, ou de cœur pulmonaire aigu. L'échographie cardiaque est réalisée à visée étiologique, à la recherche d'une dysfonction ventriculaire gauche systolique ou diastolique, d'un trouble de la cinétique segmentaire, d'une cardiomyopathie hypertrophique ou dilatée, d'une valvulopathie sévère, d'une atteinte cardiaque droite, ou d'un épanchement péricardique. Les mécanismes prédominants de l'hypoxémie sont les inadéquations des rapports ventilation-perfusion et le shunt intrapulmonaire liés à l'œdème alvéolaire, auquel peut s'ajouter une part de bronchoconstriction liée à l'œdème bronchique (se traduisant à l'auscultation par des sibilants). La plupart des patients présentent une hyperventilation alvéolaire associée, avec donc une hypocapnie et un effet shunt aux gaz du sang, mais certains peuvent être hypercapniques en dehors de toute maladie respiratoire chronique (notamment chez les patients âgés ou en surpoids) [5]. Le traitement repose sur le traitement étiologique de la décompensation cardiaque, associé à un traitement par bolus de dérivés nitrés en cas d'œdème aigu pulmonaire hypertensif, à une déplétion par diurétiques de l'anse, et à la mise en œuvre d'une oxygénothérapie. En cas de détresse respiratoire aiguë persistante malgré le traitement médical, la ventilation non invasive en pression positive permet d'améliorer plus rapidement les signes de détresse [9] et diminue le taux d'intubation chez les patients les plus sévères [15]. L'intubation et la ventilation mécanique invasive peuvent cependant être nécessaires en cas d'œdème aigu pulmonaire asphyxique.

Œdème pulmonaire lésionnel

L'œdème lésionnel pulmonaire, dont la forme la plus sévère est représentée par le SDRA de l'adulte, est actuellement défini cliniquement par l'association d'une cause compatible dans la semaine précédente, avec des images pulmonaires bilatérales et une hypoxémie (rapport $PaO_2/FiO_2 < 300$) non complètement expliqués par des atélectasies, des épanchements pleuraux, des nodules ou des masses pulmonaires, ou par des pressions de remplissage ventriculaire gauche élevées à l'échographie cardiaque [16].

La lésion initiale est une atteinte de la membrane alvéolocapillaire et de l'épithélium pulmonaire, entraînant un œdème alvéolaire riche en protéines et une dysfonction vasculaire endothéliale. Cela se manifeste histologiquement par des lésions de dommage alvéolaire diffus. Les causes peuvent être pulmonaires (pneumopathies, syndrome thoracique aigu du drépanocytaire, inhalation de fumées, de toxiques, d'eau lors de noyade, contusion pulmonaire…) ou extrapulmonaires (sepsis extrapulmonaire, pathologie abdominale, notamment pancréatite aiguë, transfusions, ischémie-reperfusion). L'hypoxémie est en rapport principalement avec des inadéquations des rapports ventilation-perfusion, comportant fréquemment une part de shunt vrai (shunt intrapulmonaire ou shunt intracardiaque par ouverture d'un foramen ovale perméable). Les troubles de la diffusion n'apparaissent que dans un second temps, en cas d'évolution défavorable avec développement de fibrose pulmonaire. Du fait de l'hyperventilation compensatrice des territoires sains, il existe initialement une hypocapnie mais, suivant l'évolution des lésions alvéolaires, une hypoventilation alvéolaire avec hypercapnie peut survenir. Le diagnostic repose sur le syndrome clinico-radiologique suscité. Le traitement comporte une part étiologique, mais aussi une ventilation mécanique protectrice. Celle-ci repose sur l'intubation, la mise sous ventilation mécanique, la sédation et la curarisation initiale [14], avec une ventilation à petit volume courant (6 ml/kg de poids idéal théorique) [17] et à niveau de pression expiratoire positive (PEP) élevé (par exemple, avec un objectif de pression de plateau compris entre 28 et 30 cmH$_2$O) pour les SDRA les plus sévères (rapport PaO$_2$/FiO$_2$ < 200) [2], cela afin d'éviter l'aggravation des lésions initiales par les phénomènes de volo- et de barotraumatisme. Cette ventilation à petit volume entraîne fréquemment, malgré l'augmentation de la fréquence respiratoire, une hypoventilation alvéolaire, tolérée au titre d'« hypercapnie permissive ».

Troubles ventilatoires obstructifs (asthme, BPCO, bronchospasme)

Les troubles ventilatoires obstructifs entraînent également des inadéquations des rapports ventilation-perfusion par diminution locale de la ventilation et diminution des débits expiratoires [1]. Au plan mécanique, cela se traduit principalement par une augmentation des pressions résistives des voies aériennes. La constante de temps du système respiratoire (produit de la résistance par la compliance du système respiratoire), paramètre fondamental définissant la durée de l'expiration jusqu'au retour à un volume d'équilibre, est alors fréquemment extrêmement allongée. Le patient développe des mécanismes adaptatifs en cas d'atteinte chronique : distension thoracique (augmentation du volume télé-expiratoire permettant une diminution de la compliance thoraco-pulmonaire, donc de la constante de temps) et diminution du temps inspiratoire, afin d'augmenter le temps dévolu à l'expiration. Ces phénomènes compensateurs, souvent imparfaitement efficaces, ont pour conséquence une augmentation du travail respiratoire. Ils sont associés à l'existence d'une pression télé-expiratoire positive intrinsèque (auto-PEP), participant également à l'augmentation du travail respiratoire et entraînant des conséquences hémodynamiques par gêne au retour veineux ainsi qu'à l'éjection ventriculaire droite. Ces phénomènes se majorent en cas de décompensation aiguë d'une BPCO ou de bronchospasme aigu (crise d'asthme aiguë). En cas de bronchospasme aigu, l'hypoxémie est associée typiquement à une hyperventilation avec hypocapnie. Une normocapnie, voire une hypercapnie signent un épuisement des muscles respiratoires et sont donc des signes de gravité extrême en cas d'asthme aigu grave. Dans la décompensation de BPCO, l'hypercapnie peut être liée à une augmentation de l'espace mort ainsi qu'à une augmentation du travail musculaire respiratoire (déterminant une augmentation de la production de CO$_2$ de l'organisme) qui reste cependant insuffisante à assurer une ventilation alvéolaire efficace dans un contexte d'altérations majeures des caractéristiques mécaniques respiratoires (surdistension, augmentation majeure des résistances des voies aériennes). Le phénomène de vasoconstriction hypoxique favorise l'HTAP et le retentissement cardiaque droit. Le traitement des pathologies obstructives repose sur les bronchodilatateurs, qui vont améliorer l'obstruction bronchique, et sur l'oxygénothérapie afin de corriger l'hypoxémie aiguë. Cependant celle-ci doit être administrée sous surveillance gazométrique stricte, car un apport d'oxygène inadapté peut, chez certains patients, aggraver l'hypercapnie essentiellement par altération des rapports ventilation-perfusion (levée de la vasoconstriction hypoxique des zones les moins ventilées), mais également par une participation de l'effet Haldane et, plus accessoirement, par une diminution du stimulus central hypoxique. Enfin, la mise sous ventilation mécanique (non invasive en première intention) permet de diminuer le travail des muscles respiratoires et de contrebalancer la PEP intrinsèque par l'application d'une PEP externe [3]. En cas d'asthme aigu grave, le traitement de première intention repose sur les bronchodilatateurs inhalés et la corticothérapie systémique. En cas d'échec, le traitement repose sur les β$_2$-mimétiques intraveineux. En cas d'évolution défavorable, la ventilation non invasive peut être discutée au sein de centres expérimentés [7]. En dernier recours, la ventilation mécanique invasive doit être entreprise, en respectant scrupuleusement les principes de la ventilation protectrice minimisant l'hyperinflation dynamique. Dans tous les cas, un facteur déclenchant de décompensation doit être recherché et traité.

Troubles ventilatoires restrictifs

L'insuffisance respiratoire restrictive est définie par une amputation de plus de 20 % de la capacité pulmonaire totale. Elle est en général chronique, liée à des pathologies parenchymateuses pulmonaires, pleuro-pariétales, ou neuromusculaires (myopathies, neuropathies périphériques, sclérose latérale amyotrophique…). Nous reverrons le cas particulier des atteintes neuromusculaires aiguës dans le paragraphe suivant. Les atteintes parenchymateuses pulmonaires responsables de troubles restrictifs sont les maladies infiltrantes touchant l'interstitium pulmonaire (fibrose pulmonaire, pneumopathies interstitielles, pneumoconioses…). Les atteintes pariétales comportent les déformations de la cage thoracique (cyphoscoliose, post-traumatique, post-opératoire, spondylarthrite ankylosante…) et l'obésité. Enfin, les affections pleurales comportent les séquelles de pleurésie purulente, les pachypleurites, ou les séquelles post-collapsothérapie antituberculeuse.

Ces atteintes sont responsables de troubles sévères de la mécanique ventilatoire, susceptibles d'entraîner une hypoventilation alvéolaire. Outre la prise en charge étiologique, le traitement d'une décompensation aiguë repose également sur la recherche et le traitement d'un facteur déclenchant, et la ventilation mécanique dans les cas les plus sévères (en respectant le projet thérapeutique général adapté au terrain sous-jacent, notamment dans les pathologies neuromusculaires) afin de diminuer le travail respiratoire.

Atteintes neuromusculaires

Les pathologies neuromusculaires aiguës touchant la jonction neuromusculaire (myasthénie, syndrome de Lambert-Eaton) ou les polyradiculonévrites aiguës (syndrome de Guillain-Barré) peuvent se compliquer d'insuffisance respiratoire aiguë avec hypoventilation alvéolaire par défaillance des muscles respiratoires, associée ou non à une pneumopathie d'inhalation secondaire aux troubles de la déglutition. Le traitement repose sur la prise en charge étiologique de ces pathologies et le support ventilatoire. L'atteinte respiratoire se manifeste par une polypnée superficielle, une orthopnée et une absence d'expansion antérieure inspiratoire du creux épigastrique traduisant une paralysie diaphragmatique. On note fréquemment un encombrement bronchique secondaire à l'inefficacité de la toux. L'hypoxémie et l'hypercapnie n'apparaissent que tardivement, traduisant une insuffisance respiratoire sévère. La surveillance ne peut donc se baser sur la seule gazométrie artérielle, pouvant être initialement faussement rassurante. Le meilleur moyen d'évaluer l'atteinte respiratoire est de mesurer la capacité vitale au lit du malade quotidiennement. Si celle-ci est retrouvée inférieure à 50 % de la théorique, une surveillance du patient en réanimation sera recommandée. Une capacité vitale inférieure à 15-20 ml/kg pose l'indication de l'intubation et la mise sous ventilation mécanique invasive [4]. Les troubles de la déglutition sévères nécessitent également l'intubation afin de protéger les voies aériennes.

Atteinte vasculaire (embolie pulmonaire, HTAP)

L'embolie pulmonaire est la principale cause d'insuffisance respiratoire aiguë liée à une atteinte vasculaire pulmonaire. Elle se traduit par un effet shunt gazométrique en ventilation spontanée, du fait d'une hyperventilation réactionnelle à l'hypoxémie. Chez les patients incapables d'augmenter leur niveau de ventilation (ventilation mécanique invasive totalement contrôlée par exemple), l'augmentation de l'espace mort alvéolaire pourra se traduire à l'inverse par une augmentation de la capnie. La prise en charge étiologique repose sur l'anticoagulation efficace et la thrombolyse médicamenteuse en cas d'embolie pulmonaire massive, en l'absence de contre-indication. La thrombolyse peut également être discutée en cas d'embolie pulmonaire sub-massive, au prix d'une augmentation du risque hémorragique principalement chez les sujets âgés [13].

Atteintes interstitielles diffuses

Les pneumopathies interstitielles diffuses aiguës peuvent se révéler par un tableau de SDRA de l'adulte. Leurs causes sont multiples, notamment les maladies systémiques, la sarcoïdose, les causes infectieuses (germes intracellulaires, miliaire tuberculeuse, virus, parasitoses), les causes tumorales (lymphangite carcinomateuse, leucostase au cours des hémopathies), la pneumopathie aiguë à éosinophiles, les pneumopathies d'hypersensibilité, les causes médicamenteuses et toxiques, ou les causes idiopathiques (pneumopathie interstitielle aiguë ou syndrome d'Hamman-Rich, exacerbation de pneumopathie interstitielle idiopathique, pneumopathie organisée cryptogénique…), et nécessitent des traitements étiologiques spécifiques.

Atteintes pleurales

L'insuffisance respiratoire aiguë peut être en rapport avec un épanchement pleural de grande abondance, ou un pneumothorax complet, nécessitant alors un drainage pleural. Si le pneumothorax est compressif, une exsufflation préalable à l'aiguille sur la ligne médioclaviculaire, au bord supérieur de la côte inférieure du deuxième espace intercostal, précédera le drainage pleural.

Obstacles des voies aériennes

Les obstacles sur les voies aériennes réalisent un tableau de détresse respiratoire aiguë brutale en cas de corps étranger ou d'œdème laryngé (œdème de Quincke, œdème angioneurotique, œdème post-extubation…), ou plus progressif en cas de compression extrinsèque ou de tumeur endobronchique. En cas d'obstacle laryngé, la symptomatologie se manifeste par une dyspnée inspiratoire avec bruit de stridor ou de cornage, associé à un allongement du temps inspiratoire. Dans le cas de l'inhalation d'un corps étranger, cela est précédé d'un syndrome de pénétration (dyspnée, tirage, cornage, cyanose, aphonie, quintes de toux). Secondairement, le type de dyspnée dépendra de la localisation du corps étranger : inspiratoire en cas de localisation laryngée, aux deux temps en cas de localisation trachéale, ou expiratoire en cas d'atteinte plus distale. La libération des voies aériennes en urgence s'impose, du fait du risque d'arrêt cardiaque hypoxique. La manœuvre de Heimlich peut aider à l'expulsion d'un corps étranger, dont l'extraction peut nécessiter le recours à la fibroscopie souple ou à la bronchoscopie rigide. Les corticoïdes intraveineux sont administrés en cas d'œdème laryngé post-extubation, l'adrénaline dans l'œdème de Quincke, l'inhibiteur de la C1-estérase dans l'œdème angioneurotique. L'endoscopie interventionnelle permet également les poses de prothèse en cas de compression extrinsèque, ou le traitement par laser de certaines tumeurs trachéobronchiques.

Hémoptysie et hémorragie intra-alvéolaire

La prise en charge des hémoptysies, en rapport avec un saignement des voies aériennes sous-glottiques, nécessite l'élimination de diagnostics différentiels (saignement ORL, hématémèse), la quantification précise de l'hémoptysie, la recherche de la localisation (par angioscanner, fibroscopie bronchique) ainsi que de la cause. Le traitement est étiologique. L'artério-embolisation des artères bronchiques ou une vaso-occlusion des artères pulmonaires peuvent être requises en cas d'hémoptysie de grande abondance, en fonction de l'étiologie [10]. Les causes les plus fréquentes d'hémoptysies sont tumorales, infectieuses (pneumopathies à pyogènes, nécrosantes, tuberculose, aspergillose invasive et aspergillome), vasculaires (embolie pulmonaire, anévrysmes, malformations artério-veineuses), cardiaque (insuffisance cardiaque gauche, rétrécissement mitral), traumatique, ou cryptogénique.

L'hémorragie intra-alvéolaire correspond à un saignement diffus au niveau intra-alvéolaire. Le diagnostic repose sur le lavage broncho-alvéolaire, devant un liquide macroscopiquement hémorragique, avec un score de Golde supérieur à 20 (un score supérieur à 100 signant une hémorragie intra-alvéolaire importante) et plus de 20 % de sidérophages. Les principales causes sont les affections auto-immunes et les vascularites systémiques, qui imposent de rechercher des signes extrarespiratoires (notamment rénaux, cutanés, articulaires…), les causes cardiaques, les troubles de l'hémostase, les causes infectieuses, tumorales, toxiques…

Conduite à tenir devant une insuffisance respiratoire aiguë

Libération des voies aériennes supérieures

L'urgence est d'assurer la liberté des voies aériennes supérieures, d'évaluer les autres fonctions vitales, notamment hémodynamiques et neurologiques, et de les corriger si besoin en parallèle de la prise en charge respiratoire et du bilan étiologique.

Traitements spécifiques/étiologiques

La recherche de l'étiologie de l'insuffisance respiratoire aiguë est fondamentale pour la prise en charge, de même que la recherche et le traitement d'un facteur déclenchant.

Oxygénation/oxygénation à haut débit

Le traitement symptomatique de première intention repose sur la correction de l'hypoxémie par oxygénothérapie, adaptée pour un objectif de saturation supérieur à 94 % (ou entre 88 et 92 % dans le cas de décompensations de BPCO). L'oxygène est administré par le biais de lunettes nasales en cas de faibles débits (inférieurs à 6 l/min), puis au masque à moyenne concentration (masque simple) pour des débits intermédiaires (6 à 12 l/min), puis au masque à haute concentration (masque à réserve, 12-15 l/min) lorsqu'on souhaite utiliser des FiO_2 élevées. L'oxygène administré par ce biais est froid et sec. Il existe actuellement des systèmes d'oxygénothérapie à haut débit (50 l/min) permettant de régler plus précisément les apports en oxygène, jusqu'à des FiO_2 de 100 %, et d'humidifier et de réchauffer le gaz inspiré. Cela permettrait, d'une part, de diminuer l'espace mort et, d'autre part, d'appliquer une pression positive modérée au niveau des voies aériennes supérieures (effet PEP, en rapport avec les hauts débits). Ces systèmes peuvent être proposés en réanimation ou en soins intensifs, sous stricte surveillance, dans certains cas d'insuffisance respiratoire hypoxémiante [8].

Ventilation mécanique

Les objectifs de la ventilation mécanique sont :
– d'assurer une oxygénation satisfaisante (principalement par le réglage de la FiO_2 et de la pression expiratoire positive) ;
– de suppléer la mécanique ventilatoire (fonction pompe) ;
– de diminuer le travail musculaire respiratoire ;
– de diminuer la consommation en oxygène et de la production de CO_2 des muscles respiratoires.

La mise sous ventilation mécanique entraîne également des effets hémodynamiques, du fait de l'application d'une pression positive intrathoracique [12]. En effet, celle-ci diminue le retour veineux, donc la précharge du ventricule droit (et donc du ventricule gauche du fait de leur interaction en série), elle majore la pression artérielle pulmonaire et donc le retentissement cardiaque droit, mais elle favorise l'éjection du ventricule gauche en diminuant la post-charge par effet de chasse de l'aorte intrathoracique vers l'aorte extrathoracique. Ces effets hémodynamiques seront bénéfiques en cas de myocarde défaillant et d'œdème aigu pulmonaire (car ils diminuent la précharge et la congestion et favorisent l'éjection du ventricule gauche), mais délétères dans d'autres situations, notamment en cas d'hypovolémie (choc septique, hémorragique, hypovolémique) ou d'HTAP et de défaillance cardiaque droite (cœur pulmonaire aigu, tamponnade…).

Ventilation mécanique non invasive

La ventilation non invasive (VNI) est une assistance ventilatoire artificielle administrée par l'intermédiaire d'une interface nasale ou faciale. Le mode ventilatoire est le plus souvent réglé en pression. Elle nécessite impérativement une activité spontanée diaphragmatique. Elle permet de diminuer le travail des muscles respiratoires et de lutter contre la PEP intrinsèque dans le cas des BPCO. Les indications reconnues de la ventilation non invasive sont l'œdème aigu pulmonaire [15] et la décompensation de BPCO [11]. Elle peut être discutée également dans le traitement de l'asthme aigu grave [7]. La ventilation non invasive est contre-indiquée en cas de défaillance multiviscérale, notamment avec état de choc associé, de troubles de la conscience, de vomissements ou distension gastrique, ou en cas de lésions faciales. Elle peut être réalisée dans le cas particulier des troubles de la conscience liée à l'encéphalopathie hypercapnique des BPCO, mais elle doit alors être réévaluée rapidement (dans un délai indicatif de 1 heure) et laisser place à la ventilation mécanique invasive en cas d'échec. Les principales complications de la ventilation non invasive sont représentées, d'une part, par les lésions cutanées et, d'autre part, par le risque d'un retard à l'intubation, ce retard pouvant être source d'une surmortalité.

Ventilation mécanique invasive

La ventilation mécanique invasive permet, en plus des bénéfices suscités, la protection des voies aériennes en cas de trouble de la conscience et la libération des voies aériennes supérieures par la sonde d'intubation (œdème ou sténose laryngée). Elle peut être administrée en dehors de toute activité ventilatoire spontanée du patient, contrairement à la ventilation non invasive. Les modes utilisés peuvent être réglés en volume ou en pression. En cas d'assistance complète, on parle alors de ventilation contrôlée. Le mode le plus fréquemment utilisé est la ventilation assistée contrôlée : l'activité inspiratoire propre du patient lui permet alors de déclencher l'administration du volume courant, au-delà de la fréquence de consigne réglée sur le respirateur artificiel.

Bibliographie

1. BARBERA JA, ROCA J, FERRER A et al. Mechanisms of worsening gas exchange during acute exacerbations of chronic obstructive pulmonary disease. Eur Respir J, 1997, 10 : 1285-1291.
2. BRIEL M, MEADE M, MERCAT A et al. Higher vs lower positive end-expiratory pressure in patients with acute lung injury and acute respiratory distress syndrome : systematic review and meta-analysis. JAMA, 2010, 303 : 865-873.
3. BROCHARD L, MANCEBO J, WYSOCKI M et al. Noninvasive ventilation for acute exacerbations of chronic obstructive pulmonary disease. N Engl J Med, 1995, 333 : 817-822.
4. CHEVROLET JC, DELEAMONT P. Repeated vital capacity measurements as predictive parameters for mechanical ventilation need and weaning success in the Guillain-Barre syndrome. Am Rev Respir Dis, 1991, 144 : 814-818.
5. CONTOU D, FRAGNOLI C, CORDOBA-IZQUIERDO A et al. Severe but not mild hypercapnia affects the outcome in patients with severe cardiogenic pulmonary edema treated by non-invasive ventilation. Ann Intensive Care, 2015, 5 : 55.
6. CRACCO C, FARTOUKH M, PRODANOVIC H et al. Safety of performing fiberoptic bronchoscopy in critically ill hypoxemic patients with acute respiratory failure. Intensive Care Med, 2013, 39 : 45-52.
7. DIEHL JL, GUEROT E. Non-invasive ventilation in severe asthma attacks. Minerva Anestesiol, 2013, 79 : 926-933.
8. FRAT JP, THILLE AW, MERCAT A et al. High-flow oxygen through nasal cannula in acute hypoxemic respiratory failure. N Engl J Med, 2015, 372 : 2185-2196.
9. GRAY A, GOODACRE S, NEWBY DE et al. Noninvasive ventilation in acute cardiogenic pulmonary edema. N Engl J Med, 2008, 359 : 142-151.
10. JEAN-BAPTISTE E. Clinical assessment and management of massive hemoptysis. Crit Care Med, 2000, 28 : 1642-1647.
11. KEENAN SP, SINUFF T, COOK DJ, HILL NS. Which patients with acute exacerbation of chronic obstructive pulmonary disease benefit from noninvasive positive-pressure ventilation ? A systematic review of the literature. Ann Intern Med, 2003, 138 : 861-870.
12. MEKONTSO DESSAP A, BOISSIER F. Effets hémodynamiques de la pression expiratoire positive. Réanimation, 2012, 21 : 209-217.
13. MEYER G, VICAUT E, DANAYS T et al. Fibrinolysis for patients with intermediate-risk pulmonary embolism. N Engl J Med, 2014, 370 : 1402-1411.
14. PAPAZIAN L, FOREL JM, GACOUIN A et al. Neuromuscular blockers in early acute respiratory distress syndrome. N Engl J Med 2010, 363 : 1107-1116.
15. PETER JV, MORAN JL, PHILLIPS-HUGHES J et al. Effect of non-invasive positive pressure ventilation (NIPPV) on mortality in patients with acute cardiogenic pulmonary oedema : a meta-analysis. Lancet, 2006, 367 : 1155-1163.
16. RANIERI VM, RUBENFELD GD, THOMPSON BT et al. Acute respiratory distress syndrome : the Berlin definition. JAMA, 2012, 307 : 2526-2533.
17. THE ACUTE RESPIRATORY DISTRESS SYNDROME NETWORK. Ventilation with lower tidal volumes as compared with traditional tidal volumes for acute lung injury and the acute respiratory distress syndrome. N Engl J Med, 2000, 342 : 1301-1308.
18. WAGNER PD, SALTZMAN HA, WEST JB. Measurement of continuous distributions of ventilation-perfusion ratios : theory. J Appl Physiol, 1974, 36 : 588-599.

Toute référence à cet article doit porter la mention : Boissier F, Diehl JL. Insuffisance respiratoire aiguë : orientation diagnostique et conduite à tenir. In : L Guillevin, L Mouthon, H Lévesque. Traité de médecine, 5ᵉ éd. Paris, TdM Éditions, 2018-S07-P01-C01 : 1-7.

Médecine intensive-Réanimation

Chapitre S07-P01-C02

Syndrome de détresse respiratoire aiguë

Sami Hraiech, Christophe Guervilly, Laurent Chiche et Laurent Papazian

Définition et pronostic

Le syndrome de détresse respiratoire aiguë (SDRA) a été décrit pour la première fois en 1967 comme un syndrome clinicoradiologique associant une tachypnée, une cyanose réfractaire à l'oxygénothérapie, une baisse de la compliance pulmonaire et une infiltration diffuse sur le cliché thoracique. Une définition consensuelle américano-européenne a été adoptée en 1994 par l'AECC (American-European Consensus Conference). Celle-ci définissait le SDRA comme l'association d'un rapport PaO_2/FiO_2 inférieur ou égal à 200 mmHg avec des opacités bilatérales sur la radiographie du thorax ainsi que l'absence d'hyperpression auriculaire gauche (fondée sur une mesure de la pression artérielle pulmonaire d'occlusion). L'*acute lung injury* (ALI) regroupait, quant à lui, les SDRA dont le rapport PaO_2/FiO_2 était inférieur à 300 mmHg. Cette définition, bien qu'ayant servi à mettre au point toutes les études physiopathologiques, épidémiologiques et interventionnelles de ces vingt dernières années, présentait néanmoins un certain nombre de limites. En effet, les valeurs seuils de PaO_2/FiO_2 ne tenaient pas compte des réglages du ventilateur, le critère radiologique était peu fiable et il était souvent difficile d'exclure un œdème pulmonaire cardiogénique. Cela a conduit à la révision récente de cette définition lors du congrès de l'European Society of Intensive Care (ESICM) à Berlin en 2012 [2]. Un certain nombre de nouveautés apparaissent dans cette définition qui vient compléter et préciser celle de l'AECC :

- introduction d'une *notion de temps* : la notion de « phase aiguë » se définit comme une apparition du tableau de SDRA dans la semaine suivant l'atteinte clinique ou le début des symptômes respiratoires ;
- *imagerie thoracique* : la radiographie (ou la tomodensitométrie) doivent retrouver un œdème pulmonaire bilatéral. Ces opacités ne doivent pas être totalement expliquées par des épanchements, des atélectasies ou des nodules ;
- *origine de l'œdème* : l'atteinte respiratoire ne doit pas être totalement expliquée par une défaillance cardiaque ou une expansion volémique massive. Si aucun facteur de risque de SDRA n'est présent, une évaluation hémodynamique objective est nécessaire pour exclure un œdème pulmonaire hydrostatique (par exemple, par échocardiographie) ;
- *oxygénation* : trois catégories de sévérité croissante sont distinguées en fonction du rapport PaO_2/FiO_2 :

– *SDRA faible* ou *léger* : associant un rapport PaO_2/FiO_2 compris entre 200 et 300 mmHg et une pression expiratoire positive (PEP) supérieure ou égale à 5 cmH_2O (ou une pression positive continue (PPC) supérieure ou égale à 5 cmH_2O, ce qui inclut donc les patients ventilés de façon non invasive) ;

– *SDRA modéré* : défini par un rapport PaO_2/FiO_2 entre 100 et 200 mmHg avec une PEP supérieure ou égale à 5 cmH_2O ;

– *SDRA sévère* : défini par un rapport PaO_2/FiO_2 inférieur ou égal à 100 mmHg avec une PEP supérieure ou égale à 5 cmH_2O.

Il est cependant difficile d'affirmer une corrélation stricte entre ces stades de sévérité gazométrique et le pronostic des patients au vu des résultats de certaines séries récemment publiées, de même qu'il ne semble pas exister de parallèle strict entre la définition de Berlin et l'existence de lésions de dommage alvéolaire diffus sur les biopsies pulmonaires. Une standardisation du niveau de PEP lors du calcul du rapport PaO_2/FiO_2, proposée par certains auteurs, pourrait peut-être permettre d'obtenir une meilleure homogénéité des patients dans chaque groupe de sévérité et ainsi d'améliorer la valeur pronostique de cette définition.

Épidémiologie

L'incidence du SDRA dans la population générale est difficile à déterminer, notamment en raison des modifications récentes de sa définition. Dans une étude réalisée dans un État nord-américain il y a une dizaine d'années, l'incidence des SDRA légers (ALI à l'époque) était de 78,9 cas pour 100 000 habitants et celle des SDRA modérés/sévères de 58,7 cas pour 100 000 habitants [9]. Les pneumonies infectieuses et les sepsis non pulmonaires étaient les causes les plus fréquentes (près de 80 % des cas). Il est difficile de tirer des conclusions d'autres études ayant observé une méthodologie moins rigoureuse et/ou avant l'implémentation de stratégies de ventilation dites protectrices. On doit cependant noter que plusieurs études européennes rapportent des incidences plus faibles, de l'ordre de 5 à 7 SDRA pour 100 000 habitants. On peut attendre néanmoins des variations liées aux systèmes de soins différents d'un pays à l'autre et parfois à la prédominance de certaines causes dans certaines contrées. Il est probable aussi qu'en dix ans, la plus grande généralisation de stratégies de ventilation protectrices ait permis de limiter le nombre de SDRA apparaissant, alors que les patients sont soumis à la ventilation mécanique.

La mortalité du SDRA varie considérablement en fonction de l'étiologie et du terrain. Ainsi la mortalité est-elle bien plus faible lorsqu'un SDRA survient chez un polytraumatisé (de l'ordre de 10 à 20 %) que lorsqu'il s'agit d'une pneumonie infectieuse chez un immunodéprimé ou d'une pneumonie communautaire chez un patient présentant des comorbidités où elle dépasse volontiers les 50 %. Avec l'utilisation d'une ventilation protectrice (réduction du volume courant et de la pression de plateau), une baisse de la mortalité a été observée. Elle reste néanmoins comprise entre 40 et 50 % lorsque l'ensemble des patients présentant un SDRA sont considérés. Dans des populations très sélectionnées de patients, la mortalité est souvent plus basse, comme dans certains essais randomisés nord-américains. La nouvelle définition de Berlin [2] a permis d'identifier un groupe de patients présentant un pronostic plus sombre, les patients présentant un SDRA dit sévère. La mortalité y est ainsi de l'ordre de 45 % dans une analyse post-hoc de plusieurs études poolées, alors qu'elle est de 32 % pour les SDRA modérés et 27 % pour les légers. Les patients décèdent rarement d'hypoxémie. Le plus souvent, le SDRA évolue vers la dysfonction de plusieurs organes aboutissant à une défaillance multiviscérale dans un contexte d'emballement incontrôlé de la réaction inflammatoire. Parmi les facteurs associés au décès des patients présentant un SDRA, sont généralement cités l'âge, le terrain, la dysfonction d'autres organes que le poumon, la présence d'un état de choc à l'admission, un IMC inférieur à la normale et la présence d'un sepsis non contrôlé.

Tableau S07-P01-C02-I Principales causes de SDRA.

Atteinte pulmonaire directe
Pneumonie infectieuse
Pneumopathie d'inhalation
Contusion pulmonaire
Noyade
Embolie graisseuse
Dysfonction primaire du greffon après transplantation pulmonaire
Atteinte pulmonaire indirecte
Sepsis extrapulmonaire
Polytraumatisme
Pancréatite aiguë
Brûlures étendues
Polytransfusions
Circuits de circulation extracorporelle
Embolie amniotique

Étiologie

De nombreuses causes de SDRA ont été décrites. Les plus fréquentes sont détaillées dans le tableau S07-P01-C02-I. Le sepsis demeure la principale cause. On distingue généralement les atteintes directes, dites pulmonaires, des atteintes indirectes dites extrapulmonaires. Dans le premier cas, l'agression est d'abord alvéolaire, puis se propage très vite à l'interstitium et à l'endothélium. Dans les atteintes indirectes, l'agression initiale est extrapulmonaire et ce sont des médiateurs et des cellules circulantes qui vont d'abord produire une atteinte vasculaire qui va rapidement diffuser à l'interstitium et à l'alvéole. Dans ce dernier cas, les atteintes sont le plus souvent diffuses, atteignant le parenchyme pulmonaire dans son ensemble de façon homogène, en tout cas dans les premières heures de l'agression. Dans les atteintes directes, la localisation peut-être très hétérogène avec la présence de territoires sains ou très peu lésés. Cependant à l'examen histologique, il est impossible de distinguer ces deux types d'atteintes, directes et indirectes.

Physiopathologie et histoire naturelle

Le SDRA est caractérisé par une atteinte inflammatoire de la membrane alvéolocapillaire accompagnée d'une perméabilité accrue avec extravasation d'un liquide riche en protéines. Ce liquide se répartit d'abord dans l'interstitium, puis rapidement dans le territoire alvéolaire. Les capacités de résorption des lymphatiques pulmonaires étant dépassées et la résorption insuffisante, ce liquide tend à s'accumuler, constituant un œdème dit lésionnel. L'architecture microvasculaire est dans ces circonstances très remaniée et pour partie détruite. Au plan histologique, cette période initiale est caractérisée par la présence de dommages alvéolaires diffus (*diffuse alveolar damage*). Une augmentation de l'activité procoagulante a aussi été mise en évidence. La présence de microthrombi a été rapportée, mais ne semble pas constante.

Même si les causes de ce syndrome sont variées (infections pulmonaires, infections extrapulmonaires, brûlures, noyades, inhalations, polytransfusions, contusions pulmonaires, polytraumatisme, circuits de circulation extracorporelle, pancréatites aiguës…), de nombreux mécanismes lésionnels sont communs.

La réponse immune à l'agression tient une place prépondérante. Les polynucléaires neutrophiles, les macrophages, les cellules dendritiques sont des acteurs majeurs de l'atteinte lésionnelle pulmonaire. Les macrophages alvéolaires occupent un rôle central, autant dans la genèse des lésions que dans leur résolution. Ils recrutent en effet des polynucléaires neutrophiles et des monocytes circulants aboutissant à la production accrue de médiateurs de l'inflammation tels que des protéases (qui vont altérer l'architecture pulmonaire), diverses cytokines et autres formes réactives d'oxygène (*reactive oxygen species*) qui vont entretenir la réaction inflammatoire et provoquer la destruction étendue de l'épithélium alvéolaire. Cette destruction va en particulier toucher les pneumocytes de type 2 qui participent à la régénération de l'épithélium, à la production de surfactant (substance douée de propriétés tensio-actives permettant aux alvéoles de rester ouvertes pendant l'expiration en particulier), mais aussi au transport ionique à la base des transferts liquidiens transmembranaires. À la nécrose cellulaire s'associent des mécanismes d'apoptose cellulaire et d'autophagie accentuant les lésions tissulaires. La réaction inflammatoire est systémique et non restreinte au compartiment pulmonaire. Ainsi observe-t-on une élévation locale et systémique de certaines cytokines pro-inflammatoires telles que l'interleukine (IL) 8, l'IL-6, l'IL-1β, l'IL-18, l'IL-33 et le *tumor necrosis factor* (TNF) α. De façon très intéressante, on observe après quelques jours un certain degré d'immunosuppression systémique alors qu'il persiste une inflammation pulmonaire majeure. Cette immunosuppression participe à la susceptibilité de ces patients envers les infections nosocomiales. On insiste à l'heure actuelle sur le rôle des récepteurs Toll-*like* (TLR) qui pourraient être des acteurs majeurs dans l'initiation du SDRA.

La prise en charge de la cause du SDRA favorise la régression des lésions. La restitution progressive de l'épithélium alvéolaire permet alors d'améliorer la réabsorption de l'œdème alvéolaire. La ré-épithélialisation se fait à partie des pneumocytes de type 2 qui se multiplient et se dédifférencient en pneumocytes de type 1. Il semblerait exister dans l'arbre aérien des progéniteurs des pneumocytes qui participeraient aussi à la reformation d'un épithélium intact [5]. Les macrophages alvéolaires participeraient aussi à la cicatrisation en éliminant les polynucléaires neutrophiles et les monocytes apoptotiques. Dans certains cas, la cause du SDRA persiste et entretient l'inflammation. Dans ces circonstances, on assiste progressivement au développement d'une fibrose pulmonaire qui peut devenir mutilante et destructrice, aboutissant à un tissu cicatriciel non fonctionnel conduisant le patient au décès. En revanche, la fibrose jeune observée durant les premiers jours et semaines est susceptible de régresser totalement (restitution *ad integrum*), ne laissant persister que de discrètes lésions identifiables au scanner à haute résolution. Une corticothérapie à 1 ou 2 mg/kg/j (progressivement décroissante) pourrait faciliter la résolution de ces lésions fibroprolifératives [6].

SDRA et médecine interne

Le SDRA est un tableau radioclinique non spécifique qui peut accompagner de nombreuses maladies auto-immunes, tant à la phase inaugurale, nécessitant l'approche diagnostique d'un médecin interniste, qu'à la phase évolutive, liée à l'histoire naturelle de la pathologie ou à des complications intercurrentes (immunosuppression), nécessitant une collaboration étroite entre réanimateur et interniste.

Les formes inaugurales rapidement évolutives de maladies auto-immunes peuvent revêtir une défaillance multiviscérale non spécifique. Le réanimateur doit notamment être interpellé par un tableau d'hémorragie intra-alvéolaire (Tableau S07-P01-C02-II) (soit clinique, soit révélé par la présence de sidérophages sur le lavage broncho-alvéolaire), associé ou non avec une atteinte rénale s'intégrant dans un syndrome pneumorénal. La recherche d'anticorps anticytoplasme des polynucléaires neutrophiles (ANCA) et d'anticorps antimembrane basale glomérulaire (MBG) doit être obtenue en urgence. L'association d'une atteinte musculaire à une pneumonie interstitielle d'évolution rapide doit faire évoquer une polymyosite ou une dermatomyosite, l'association d'un tableau d'asthme aigu grave à des manifestations extrapulmonaires (neurologiques, cutanées, ORL) doit évoquer une granulomatose éosinophile avec polyangéite (Churg-Strauss). Les thromboses artérielles et veineuses multiples se rencontrent dans les syndromes des antiphospholipides (SAPL) et les vascularites. La forme suraiguë du SAPL, dite « catastrophique », survient dans un intervalle de temps réduit (moins d'une

Tableau S07-P01-C02-II Principales causes d'une hémorragie intra-alvéolaire et/ou d'un syndrome pneumorénal dans le cadre d'une maladie systémique.

Lupus érythémateux systémique
Polyangéite microscopique
Granulomatose éosinophilique avec polyangéite (Churg-Strauss)
Granulomatose avec polyangéite (Wegener)
Syndrome de Goodpasture
Syndrome des antiphospholipides
Cryoglobulinémie
Purpura rhumatoïde
Micro-angiopathie thrombotique
Sarcoïdose
Infections compliquant une maladie systémique
Maladie systémique avec insuffisance rénale et œdème pulmonaire

semaine), les thromboses étant responsables d'une défaillance multiviscérale dont la mortalité approche 40 %. Sous cette forme, l'atteinte respiratoire est fréquente (68 %) avec critères de SDRA dans plus de 20 % des cas. L'atteinte rénale est quasi constante (80 %), les atteintes neurologiques et cardiaques retrouvées dans 50 % des cas. Des infarctus surrénaliens ont été décrits ainsi que des thromboses du système digestif. Au plan biologique, on retrouve une anémie hémolytique mécanique (avec schizocytose) et des signes de coagulation intravasculaire disséminée. Une thrombopénie profonde souvent présente ne doit pas contre-indiquer une anticoagulation à dose efficace par héparine non fractionnée. Quand le SAPL est associé à une autre maladie auto-immune, il s'agit fréquemment d'un lupus systémique. La recherche d'anticorps, associée ou non à une documentation histologique, permet la confirmation diagnostique.

Pour les connectivites, l'absence d'anticorps antinucléaires (AAN) rend peu probable le diagnostic. Leur présence en revanche n'est que peu spécifique (médicaments notamment) et nécessite d'étudier leurs cibles en recherchant d'une part des anticorps anti-ADN natifs (lupus érythémateux systémique) et, d'autre part, des anticorps anti-ECT (ou antigènes nucléaires solubles) : Sm (lupus érythémateux systémique), SS-A (Ro) et SS-B (La) (lupus érythémateux systémique), RNP (connectivite mixte), Scl70 et centromère (sclérodermie systémique), Jo1 (myosite).

La recherche d'anticorps anticardiolipine et celle d'un anticoagulant circulant de type lupique sont les critères biologiques nécessaires (au moins un des trois à deux reprises, à 12 semaines d'intervalle) pour confirmer le diagnostic de SAPL.

Dans le cadre du lupus érythémateux systémique, l'hypocomplémentémie (CH50, C3 et C4) est un argument supplémentaire. En cas d'atteinte rénale, une ponction biopsie rénale est nécessaire pour établir le diagnostic et le pronostic du lupus. Pour les vascularites, la positivité des ANCA facilite le diagnostic. En immunofluorescence, ils peuvent avoir une fluorescence périnucléaire (p-ANCA) ou cytoplasmique diffuse (c-ANCA). Leur cible antigénique doit être ensuite précisée par ELISA protéinase 3 (PR3) pour les c-ANCA ou myéloperoxydase (MPO) pour les p-ANCA.

La présence de c-ANCA est assez spécifique de la granulomatose avec polyangéite (Wegener) et peut permettre de surseoir à une biopsie risquée (par exemple, rénale). L'absence d'ANCA n'élimine pas le diagnostic de vascularite, notamment de polyangéite microscopique ou de granulomatose éosinophilique avec polyangéite (Churg-Strauss) où les p-ANCA sont présents dans environ 70 et 30-40 % des cas respectivement. La biopsie de l'artère temporale est un geste peu invasif qui peut permettre dans certains cas, en dehors de l'artérite à cellules géantes (maladie de Horton), d'asseoir le diagnostic de vascularite sans recours à des biopsies plus délicates. En résumé, le diagnostic de maladie systémique doit être évoqué devant un tableau de défaillance d'un ou de plusieurs organes pour lequel une recherche étiologique infectieuse, toxique, néoplasique s'avère infructueuse. La prise en charge symptomatique de ces types de SDRA ne diffère pas de celle des SDRA de causes « classiques », le monitorage de la fonction ventriculaire droite étant crucial pour mettre en évidence une défaillance ventriculaire droite liée à l'hypertension artérielle pulmonaire pouvant bénéficier d'un traitement par monoxyde d'azote inhalé voire de la mise en place d'une ECMO (*extracorporeal membrane oxygenation*) veino-veineuse. Ces thérapeutiques d'exception sont à réserver à des patients relativement jeunes, monodéfaillants et pour lesquels un projet de transplantation pulmonaire ou cœur-poumon existe. Cette prise en charge hautement spécialisée ne peut être envisagée que dans des centres de référence en transplantation et en ECMO.

Prise en charge symptomatique

Ventilation mécanique

La ventilation mécanique au cours du SDRA doit permettre d'assurer la suppléance ventilatoire en limitant les lésions pulmonaires dont elle pourrait elle-même être responsable et qui sont désignées par le terme de lésions induites par la ventilation mécanique (VILI en anglais). La physiopathologie de ces lésions est complexe, mais elles sont classiquement différenciées en *volotrauma* (induites par la surdistension des alvéoles pulmonaires), *barotrauma* (induites par la surpression pouvant être à l'origine d'une rupture bronchique ou alvéolaire), *atelectrauma* (agression en rapport avec l'alternance d'ouverture et de fermeture des territoires alvéolaires) et *biotrauma* (lié à l'activation de la cascade inflammatoire au niveau pulmonaire et systémique). Au cours des deux dernières décennies, les résultats de plusieurs études multicentriques ont permis d'avancer des concepts clefs dans la prise en charge ventilatoire des patients en SDRA. Le concept de ventilation protectrice définit une ventilation limitant la survenue de lésions induites par la ventilation mécanique. La réduction des volumes courants (V_T) à 6 ml/kg de poids prédit par la taille a permis de réduire la mortalité des patients en SDRA [10]. Le respect d'une pression de plateau (reflet de la pression alvéolaire) inférieure ou égale à 30-32 cmH$_2$O est également un des principes définissant la ventilation protectrice. L'optimisation du recrutement alvéolaire et la diminution de l'atélectrauma repose sur le réglage d'un niveau de PEP adapté à la mécanique ventilatoire de chaque patient. Cette titration de PEP recherche la « meilleure PEP » qui permet d'obtenir la réaération des zones recrutables en évitant la surdistension d'autres territoires, dans un poumon hétérogène ou les zones ventilées sont restreintes (concept de *baby lung*).

La nécessité d'un monitoring de la mécanique ventilatoire de chaque patient, au moyen par exemple de la réalisation d'une courbe pression-volume ou du calcul de la capacité résiduelle fonctionnelle, explique probablement l'échec de certaines études comparant différents niveaux de PEP plus ou moins élevées mais surtout standardisées à démontrer la supériorité d'une stratégie par rapport à l'autre. La prise en compte de mesures intégrant le poumon dans un ensemble plus global, dépendant de la compliance de la cage thoracique ou du poids de l'abdomen, semble déterminante. Dans ce contexte, le monitoring de la pression transpulmonaire est peut-être un élément crucial pour l'obtention de cette PEP optimale, certains auteurs ayant suggéré que le réglage de cette dernière au-dessus de la pression pleurale (estimée par la pression œsophagienne) télé-expiratoire permettait d'améliorer l'oxygénation en limitant le « dérecrutement ».

Finalement, une étude récente [1] suggère que l'amélioration de la survie associée au respect d'une ventilation protectrice n'est peut-être pas liée individuellement à la réduction du V_T, à la limitation de la pression de plateau ou à l'utilisation d'une PEP élevée mais plutôt à la résultante de ces différents paramètres. En effet, ceux-ci étant étroitement dépendants les uns des autres, il est difficile de déterminer précisément le rôle protecteur exact de chacun d'entre eux. La pression motrice (*driving pressure* ou Δp), qui est la résultante du V_T rapporté à la compliance du système respiratoire apparaît comme indépendamment liée au pronostic des patients en SDRA dans une étude reprenant les données de patients inclus dans des études randomisées récentes [1]. Une pression motrice élevée semble associée à une mortalité plus élevée, et ce à pression de plateau identique. Alors même que le V_T utilisé est limité à 6 ml/kg de poids prédit par la taille, l'élévation de la pression motrice pourrait favoriser le développement de lésions induites par la ventilation mécanique et, par là même, altérer la survie de ces patients. En effet, au cours du SDRA, le volume de poumon réellement recrutable semble plus déterminant dans la compliance pulmonaire que le volume prédit par la taille. L'association de la pression motrice avec la survie des patients en SDRA mérite toutefois d'être confirmée dans de futures études randomisées.

Modes ventilatoires

Plusieurs modes de VM peuvent se succéder au cours de la prise en charge des patients en SDRA. Ceux-ci s'intègrent dans une véritable stratégie qui tient compte de la sévérité de l'état du patient, de son stade d'évolution et des caractéristiques de sa mécanique ventilatoire (Figure S07-P01-C02-1). Certains modes permettent, à des degrés divers, de conserver une part de ventilation spontanée. Il s'agit essentiellement de la BIPAP® (*Biphasic Airway Pressure* ou *Bilevel* selon le type de ventilateur), l'APRV (*Airway Pressure Release Ventilation*) et la VSAI-PEP (ventilation spontanée avec aide et PEP). Ces modes sont parfois opposés aux modes contrôlés (en volume ou en pression) qui n'autorisent pas de ventilation spontanée, particulièrement lorsqu'ils ont associés à une curarisation continue. Pourtant, c'est plus dans une succession dans le temps et en fonction de l'évolution du patient qu'il convient de les considérer. Lors de la phase initiale du SDRA (48 premières heures après son installation, mais parfois plus longtemps), au moment du pic de l'agression pulmonaire, l'abolition complète de la ventilation spontanée par une curarisation profonde pour une période de 48 heures améliore la survie des patients les plus sévères. Elle est d'ailleurs très souvent associée au recours au décubitus ventral. Cette ventilation contrôlée à la phase précoce du SDRA n'est pas antinomique avec le recours rapide à une ventilation spontanée dès que l'amélioration respiratoire se profile. La préservation de la ventilation spontanée est, de par son caractère physiologique, largement bénéfique à plusieurs niveaux :

– sur l'hémodynamique tant macro- que microcirculatoire ;
– sur l'atrophie des muscles ventilatoires et particulièrement le diaphragme ;
– sur la limitation de la durée de séjour en réanimation et la durée de la ventilation mécanique invasive et ses classiques complications (complications de décubitus, infections nosocomiales au premier rang desquelles les pneumonies acquises sous ventilation mécanique) ;
– sur la limitation du collapsus pulmonaire et l'amélioration du recrutement alvéolaire.

Toutefois, et quelle que soit la modalité de ventilation mécanique lors du SDRA, y compris en cas de préservation totale de la ventilation spontanée, le concept de protection du parenchyme pulmonaire doit rester constamment présent à l'esprit, particulièrement à la phase aiguë initiale de l'agression pulmonaire.

Décubitus ventral

Les quatre décennies écoulées ont permis d'étudier les aspects physiopathologiques, cliniques et maintenant pronostiques de cette manœuvre, faisant passer le décubitus ventral de son aspect symptomatique (amélioration de l'oxygénation) à son caractère protecteur (diminution des lésions induites par la ventilation mécanique).

Effets sur les échanges gazeux

L'amélioration de l'oxygénation en décubitus ventral résulte principalement de la réduction du shunt intrapulmonaire (Qs/Qt) par les changements de ventilation alvéolaire (VA), de perfusion pulmonaire (Q) et ainsi l'adéquation des rapports VA/Q. Pour résumer, la réduction du Qs/Qt n'est pas tant liée à l'amélioration de la perfusion des territoires bien ventilés qu'à l'amélioration de la ventilation alvéolaire des territoires bien perfusés par un recrutement des régions dorsales (non dépendantes en décubitus ventral) supérieur au dérecrutement des régions ventrales (dépendantes en décubitus ventral). L'effet sur la clairance du CO_2 est imprévisible, mais permet de distinguer les patients répondeurs (baisse de

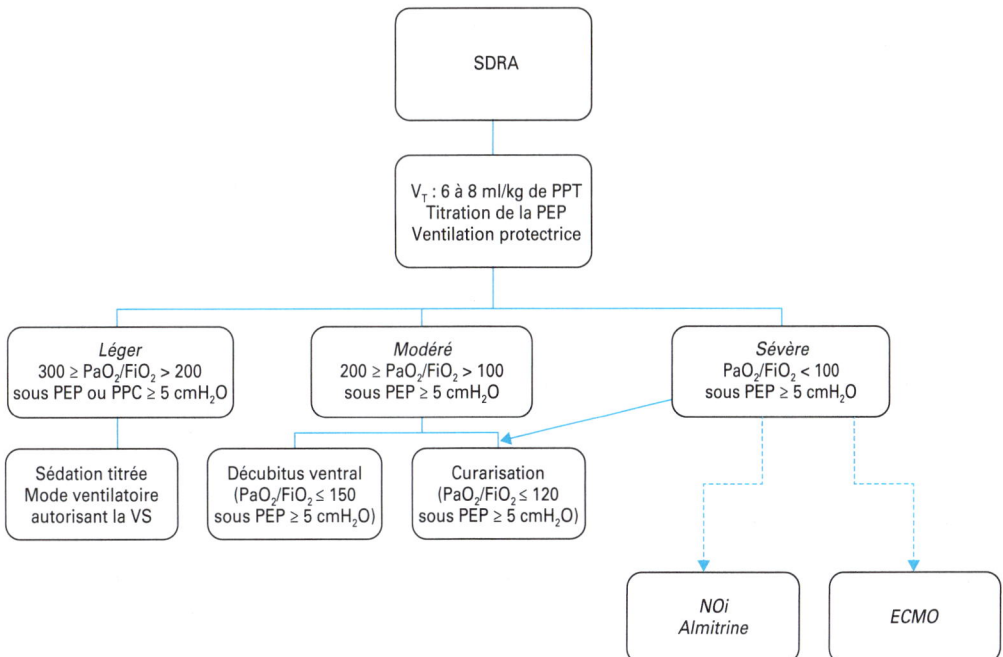

Figure S07-P01-C02-1 Algorithme décisionnel de prise en charge ventilatoire au cours du SDRA. ECMO : *extracorporeal membrane oxygenation* ; FiO_2 : fraction inspirée en oxygène ; NOi : monoxyde d'azote inhalé ; PaO_2 : pression partielle en oxygène du sang artériel ; PEP : pression expiratoire positive ; PPC : pression positive continue ; PPT : poids prédit par la taille ; VS : ventilation spontanée ; V_T : volume courant. Les données en italique correspondent à des thérapeutiques dont le niveau de preuve est insuffisant ou dont la place reste à préciser.

la $PaCO_2$ même minime, à ventilation minute inchangée) des patients non répondeurs ($PaCO_2$ inchangée). Les premiers auront un recrutement pulmonaire par le DV supérieur aux seconds et un meilleur pronostic.

Effet sur la mécanique ventilatoire

En clinique humaine, le décubitus ventral entraîne une augmentation constante de l'élastance de la paroi thoracique-abdominale, c'est-à-dire la pression nécessaire pour augmenter son volume d'un litre. Cette augmentation de rigidité de la paroi induit une meilleure répartition du volume courant à chaque insufflation, une homogénéisation des pressions transpulmonaires et in fine une amélioration des échanges gazeux.

Effets hémodynamiques

Les effets hémodynamiques du décubitus ventral sont nombreux et, pour la plupart, bénéfiques. L'amélioration de l'oxygénation observée associée ou non à une baisse du degré d'hypercapnie et d'acidose diminuent la vasoconstriction pulmonaire hypoxique, in fine les résistances vasculaires pulmonaires, contribuant ainsi à diminuer la post-charge du ventricule droit, voire à reverser un cœur pulmonaire. Concernant les pressions, une augmentation de la pression veineuse centrale et de la pression d'occlusion de l'artère pulmonaire est souvent observée. Une augmentation du débit cardiaque est observée chez les patients avec réserve de précharge, une augmentation du transport en O_2 chez les patients répondeurs en termes d'oxygénation.

Réduction des lésions induites par la ventilation

Des modules expérimentaux animaux suggèrent une réduction des lésions pour les mêmes niveaux de pression transpulmonaire lorsque les animaux sont ventilés en décubitus ventral. Les cytokines pro-inflammatoires mesurées dans le lavage broncho-alvéolaire sont moins élevées chez les patients en décubitus ventral pour les mêmes réglages en décubitus dorsal.

Décubitus ventral et pronostic

Il y a un fort rationnel pour que les effets physiologiques du décubitus ventral soient directement responsables des bénéfices cliniques observés à la fois dans une méta-analyse et dans un essai multicentrique randomisé contrôlé [4]. La réponse ou non à l'amélioration des échanges gazeux en décubitus ventral ne doit pas être le critère pour repositionner le patient après une première séance. Le décubitus ventral est une manœuvre simple et efficace qui doit être systématiquement proposée aux SDRA sévères. Il faut privilégier des séances longues d'au moins 16 heures par jour.

Curarisation

La curarisation au cours du SDRA est la seule thérapeutique médicamenteuse ayant montré un bénéfice sur la survie des patients les plus hypoxémiques. Longtemps discutée en raison de ses potentiels effets secondaires, en particulier les neuromyopathies acquises en réanimation, l'utilisation des curares a récemment connu un regain d'intérêt après la parution de l'étude ACURASYS [7] montrant un bénéfice sur la survie chez les patients en SDRA sévère ayant bénéficié d'une curarisation de 48 heures à la phase précoce. Avant cette étude pourtant, l'usage des curares au cours du SDRA était courant puisque récemment, une revue de la littérature rapportait que 25 à 55 % des patients en SDRA recevaient des curares. Ce recours fréquent aux agents paralysants est justifié par la facilitation et l'adaptation à la ventilation mécanique, la prévention des asynchronies patient-ventilateur, le respect des objectifs de la ventilation protectrice, en particulier avec l'utilisation de faibles volumes courants, la limitation des pressions de plateau et la présence d'une hypercapnie permissive. L'emploi de curares se justifie également lors de manœuvres posturales telles que le décubitus ventral ou de techniques ventilatoires non conventionnelles.

Récemment, trois études randomisées contrôlées ont permis de démontrer que l'utilisation de cisatracurium en perfusion continue pendant les 48 premières heures de l'évolution des patients en SDRA apportait une amélioration significative du rapport PaO_2/FiO_2, une diminution de la pression de plateau, de la PEP et de la FiO_2. L'étude ACURASYS a montré que les patients traités par cisatracurium présentaient une amélioration du taux de survie ajusté à 90 jours par rapport à ceux ayant reçu un placebo. L'effet bénéfique du cisatracurium sur la mortalité concernait les patients présentant un rapport PaO_2/FiO_2 inférieur à 120, donc présentant l'atteinte respiratoire la plus sévère. Il est à noter que l'utilisation des curares dans ces études n'était pas associée à une augmentation du risque de neuromyopathie. La physiopathologie qui sous-tend l'action bénéfique des curares au cours du SDRA reste encore imprécise. Plusieurs mécanismes, probablement intriqués, peuvent être impliqués. D'un point de vue de la mécanique ventilatoire, la curarisation entraîne une augmentation de la compliance thoracopulmonaire avec une meilleure adaptation au ventilateur et une disparition de l'activité musculaire expiratoire. Cela s'accompagne d'un accroissement de la capacité résiduelle fonctionnelle avec diminution du shunt intra-pulmonaire. Enfin, une modification des rapports ventilation-perfusion pourrait être liée à une nouvelle répartition plus homogène de la perfusion pulmonaire liée à l'application de pressions pulmonaires moindres, favorisant ainsi la perfusion des zones ventilées et la diminution du shunt intrapulmonaire. Une autre hypothèse consisterait en une meilleure distribution régionale du volume courant, évitant ou limitant la surdistension des territoires à meilleure compliance et favorisant le recrutement des zones à compliance plus réduite. Les curares pourraient éviter les asynchronies patient-ventilateur et ainsi limiter les élévations de la pression transpulmonaire lorsqu'un effort inspiratoire et la délivrance du volume courant sont synchrones, mais aussi le collapsus expiratoire en inhibant l'expiration active, en limitant le dérecrutement et en permettant le maintien de la PEP, limitant également la surdistension de certaines zones pulmonaires. L'utilisation des curares pourrait également être à l'origine d'une réduction des lésions induites par la ventilation mécanique et la diminution de la production de certaines cytokines pro-inflammatoires tant au niveau pulmonaire que systémique observée dans une étude suggérant un rôle protecteur du cisatracurium contre le biotrauma.

Monoxyde d'azote inhalé/almitrine

Le monoxyde d'azote inhalé (NOi) fait partie des thérapeutiques médicamenteuses proposées au cours du SDRA, en particulier pour lutter contre l'hypoxémie. Le NOi est un vasodilatateur sélectif agissant au niveau des artères vascularisant les alvéoles pulmonaires les mieux ventilées, ce qui permet une amélioration des rapports ventilation-perfusion et donc de l'oxygénation ainsi qu'une diminution de la pression artérielle pulmonaire. Il entraîne également une amélioration de la fraction d'éjection ventriculaire droite et permet de diminuer le risque de cœur pulmonaire aigu. Il existe une synthèse endogène de NO par la NO synthétase (endothéliale, neuronale ou macrophagique). Le NOi se lie aux récepteurs membranaires de la cellule musculaire lisse et active la guanylate cyclase cytosolique augmentant ainsi les niveaux intracellulaires de guanosine 3',5'-monophosphate (GMP). Cela, à son tour, aboutit à une relaxation des muscles lisses vasculaires, conduisant à une vasodilatation. Certaines études animales suggèrent également un rôle bronchodilatateur et anti-inflammatoire du NO. Son administration par voie inhalée et sa demi-vie courte limitent ses potentiels effets systémiques délétères, en particulier hypotenseurs.

Depuis sa première utilisation en clinique en 1991, de nombreuses études se sont intéressées à l'utilisation du NO au cours du SDRA. Le NOi est largement utilisé comme thérapeutique de « sauvetage » chez les patients les plus hypoxémiques. Toutefois, aucune étude n'a jusqu'alors démontré que l'administration de NOi était associée à un bénéfice sur la survie des patients en SDRA. Les différents travaux conduits ont montré une amélioration transitoire de l'oxygénation, mais sans amélioration de la survie, ni diminution de la durée de ventilation mécanique. Une méta-analyse récente retrouvait une amélioration moyenne du PaO_2/FiO_2 à la 24ᵉ heure de 15,91 points qui n'existait plus à la 48ᵉ et à la 72ᵉ heures. Par ailleurs, cette méta-analyse confirmait l'absence d'efficacité en termes de réduction de la mortalité ou de diminution de la durée de ventilation mécanique. En revanche, les auteurs mettaient en évidence une augmentation des risques d'atteinte rénale liée au NOi. Les posologies ayant prouvé une efficacité sur l'amélioration de l'oxygénation sont de l'ordre de 0,5 à 2 ppm et toujours inférieures à 20 ppm. Des posologies plus élevées (de l'ordre de 15 à 20 ppm) ont été proposées dans le cas où le SDRA était associé à une hypertension artérielle pulmonaire (HTAP) et à une dysfonction ventriculaire droite. La réponse au NOi doit être évaluée durant la première heure de traitement et il est inutile de poursuivre l'administration en l'absence de réponse après ce délai. Si une réponse au traitement est définie par une augmentation de 20 % du rapport PaO_2/FiO_2, environ 50 % des patients en SDRA sont répondeurs au NOi. L'effet du NOi étant transitoire, il convient de réévaluer la posologie et l'indication de poursuite du traitement au moins chaque jour. En effet, outre les possibles effets délétères rénaux, une inhibition de l'agrégation plaquettaire associée à son utilisation est discutée. Néanmoins, le sevrage doit toujours se faire de façon prudente et progressive (sur plusieurs heures) en raison du risque d'HTAP et de dysfonction ventriculaire droite aiguë en cas d'arrêt brutal.

L'association du NOi à d'autres thérapeutiques médicamenteuses et posturales au cours du SDRA a été décrite avec un effet additif bénéfique sur l'oxygénation avec le décubitus ventral et la ventilation par oscillations à haute fréquence. Il existe par ailleurs un effet additif et complémentaire avec l'almitrine, qui est un vasoconstricteur sélectif des zones pulmonaires les moins bien ventilées. En raison du risque de libération de dérivés nitrogènes cytotoxiques, il est préférable dans la mesure du possible de limiter la FiO_2 délivrée au patient. De même, le NO_2 libéré se doit d'être monitoré. Enfin, il n'existe pas de risque de méthémoglobinémie chez l'adulte pour des posologies inférieures à 40 ppm et ce en l'absence de déficit de la méthémoglobine réductase.

L'almitrine renforce la vasoconstriction pulmonaire hypoxique au niveau des territoires pulmonaires les moins bien ventilés, entraînant ainsi une redistribution de la vascularisation pulmonaire au profit des zones les mieux ventilées. Cela explique son utilisation dans les formes les plus hypoxémiques de SDRA. Ses effets se potentialisent avec l'administration de NOi chez environ deux tiers des patients répondeurs au NOi, mais certains patients peuvent être répondeurs à l'almitrine et non au NOi. Des posologies de 2 à 4 gamma/kg/min sont le plus souvent suffisantes. Chez les patients recevant de la noradrénaline, des posologies initiales allant jusqu'à 16 gamma/kg/min peuvent être nécessaires initialement avant une décroissance jusqu'à détermination de la posologie minimale efficace sur l'oxygénation. Les principaux effets secondaires de l'almitrine sont l'hypertension artérielle pulmonaire et la dysfonction ventriculaire droite, ce qui justifie une évaluation de la fonction ventriculaire droite avant le début du traitement, une HTAP préexistante représentant une contre-indication au traitement. Une toxicité hépatique avec diminution de la clairance du lactate peut également être observée sous traitement, réversible avec son interruption.

Ventilation par oscillations à haute fréquence

La ventilation par oscillations à haute fréquence (VOHF) remplit théoriquement les objectifs de la ventilation mécanique protectrice par l'utilisation de volumes courants réduits (inférieurs à l'espace mort anatomique, de l'ordre de 2 à 3 ml/kg de poids prédit par la taille), par un niveau de pression moyenne dans les voies aériennes relativement constant et élevé permettant une optimisation du recrutement alvéolaire au prix d'une fréquence de ventilation supra-physiologique réglée en Hertz (Hz) de l'ordre de 180/min = 3 Hz, jusqu'à 600/min = 10 Hz. Cependant, les derniers essais cliniques de grande envergure [3] n'ont pas permis de démontrer un bénéfice sur le pronostic des patients en SDRA. D'un point de vie de technique, la VOHF utilise un piston, solidaire d'une membrane de haut-parleur qui entraîne une oscillation périodique de la colonne de gaz. Ce débit constant génère une pression moyenne (mPa) régulée par une valve pneumatique placée sur le circuit expiratoire, générant le volume courant.

Les premières utilisations de la VOHF ont été décrites en néonatologie pour la maladie des membranes hyalines et cela avant l'ère de l'administration systématique de surfactant. Chez l'adulte, les effets cliniques de la VOHF sont plus contrastés. Environ deux patients sur trois ont une amélioration d'intensité variable de l'oxygénation sous VOHF. Mais un patient sur trois va dégrader son hématose (diminution de l'oxygénation et/ou augmentation de la $PaCO_2$). Chez un patient sur trois, l'état hémodynamique se dégrade (introduction ou majoration d'un traitement vasopresseur). Ces effets secondaires sont probablement en lien avec une augmentation de la post-charge du ventricule droit et de l'incidence de la survenue d'un cœur pulmonaire aigu associée à l'augmentation de la pression moyenne utilisée. En résumé, l'utilisation de la VOHF chez l'adulte doit être réservée aux cas de SDRA les plus sévères, en seconde intention après échec des stratégies de première ligne. Des indications spécifiques sont possibles (SDRA extrapulmonaires, SDRA hypercapniques), mais reposent sur des essais futurs, le niveau de pression utilisée devant être le plus faible possible et adapté à l'état hémodynamique de chaque patient.

Corticoïdes

Par leurs puissants effets anti-inflammatoires, en particulier sur l'inhibition de la transcription de cytokines pro-inflammatoires, l'inhibition de l'activation des polynucléaires neutrophiles, de la synthèse de phospholipase A_2, de la cyclo-oxygénase ou de la NO synthétase inductible, les corticoïdes ont été largement évalués au cours du SDRA. Leurs effets ont été testés à la phase précoce du SDRA avec comme objectif de limiter l'évolution vers une phase fibrosante, chez des patients en choc septique le plus souvent. Ces études ont montré une réduction de la durée de ventilation mécanique, mais pas d'amélioration, voire un effet négatif sur la survie. Seules certaines causes précises de SDRA relèvent donc d'une corticothérapie à la phase aiguë (pneumocystose, pneumonie à éosinophiles, SDRA en contexte de maladies auto-immunes ou systémiques).

D'autres auteurs se sont alors intéressés à l'efficacité des corticostéroïdes administrés à une phase plus tardive (après la première semaine d'évolution du SDRA). Meduri et al. ont montré que l'utilisation de corticoïdes à une posologie de 2 mg/kg/j avec décroissance progressive sur un mois avait un effet bénéfique sur la survie [6]. Bien que d'effectif modéré, cette étude a été le point de départ d'une utilisation des corticoïdes dans les SDRA persistants (au cours de la deuxième semaine d'évolution). Ces résultats ont été confirmés dans une autre étude avec un bénéfice sur l'oxygénation, la compliance thoracopulmonaire et une diminution de la durée de ventilation mécanique en faveur des patients traités par méthylprednisolone avec une posologie similaire à celle utilisée par Meduri et al. Il n'existait pas en revanche de bénéfice sur la survie et même une surmortalité dans le sous-groupe de patients traités au-delà de la deuxième semaine d'évolution.

Une sélection plus précise des patients présentant une fibroprolifération pulmonaire et donc ayant un bénéfice potentiel à recevoir une corticothérapie semble nécessaire. La biopsie pulmonaire chirurgicale reste l'outil de référence et permet d'apporter la preuve histologique d'une évolution fibrosante, mais aussi de mettre en évidence d'éventuels stigmates infectieux (d'origine bactérienne ou virale) contre-indiquant une corticothérapie. L'utilisation de moyens diagnostiques moins invasifs mais performants comme le dosage du procollagène III sérique et alvéolaire permettra peut-être dans un futur proche de mieux sélectionner les patients pouvant bénéficier d'une corticothérapie au cours du SDRA et du meilleur moment pour administrer celle-ci.

Extracorporeal membrane oxygenation (ECMO)

La première utilisation avec succès de l'ECMO a été décrite en 1972 chez un patient polytraumatisé. Cette première tentative a été suivie d'un essai randomisé à la fin des années 1970, conduisant à un coup d'arrêt au développement de la technique, eu égard, non seulement aux résultats négatifs sur le pronostic des patients, mais aussi par rapport aux nombreuses complications de la technique. Par la suite, seuls quelques centres spécialisés regroupés au sein d'une organisation (ELSO) avec des indications surtout néonatales et pédiatriques ont fait perdurer la technique qui a dès lors connu des améliorations considérables en termes de biocompatibilité du matériel et une diminution de la iatrogénie engendrée.

En 2009, la pandémie de grippe A (H1N1) a vu apparaître un regain d'intérêt considérable pour l'ECMO, au vu de la gravité en termes d'oxygénation des tableaux de SDRA, du caractère évolutif extrêmement rapide et de la population atteinte (patients jeunes non immunodéprimés).

L'ECMO est une technique invasive basée sur l'oxygénation et la décarboxylation du sang du patient. Lors du SDRA, l'ECMO veino-veineuse permet une suppléance totale de la fonction pulmonaire. L'ECMO peut être également un support hémodynamique au système cardiovasculaire défaillant dans sa forme veino-artérielle (par exemple, choc cardiogénique réfractaire) suppléant à la fois la pompe cardiaque et les poumons. Le circuit veino-veineux est composé, dans l'ordre, d'une canule de prélèvement placée en territoire cave inférieur via un abord veineux fémoral, d'une tubulure afférente s'abouchant dans une pompe centrifuge électromagnétique, d'un oxygénateur à membrane en polyméthylpentène avec une arrivée de gaz frais dont la FiO_2 est réglée entre 21 et 100 %, permettant une utilisation théorique prolongée de plusieurs semaines sans changement avec des PO_2 de sortie supérieures à 400 mmHg, puis la tubulure afférente est solidarisée à une canule de réinjection s'abouchant soit dans le territoire cave supérieur via la veine jugulaire interne (circuit fémoro-jugulaire), soit dans le territoire cave inférieur via la veine fémorale controlatérale (circuit fémoro-fémoral). Les canules sont positionnées par voie percutanée selon la technique de Seldinger dans la majorité des cas. Le principal déterminant de l'oxygénation par le circuit d'ECMO est le débit généré. Le débit est proportionnel au diamètre de la canule de prélèvement, est dépendant de la volémie du patient et de l'absence d'élévation de la précharge et de la post-charge ventriculaire droite (tamponnade, embolie pulmonaire). Un débit d'ECMO d'au moins 60 % du débit cardiaque du patient est nécessaire pour maintenir une oxygénation suffisante (SpO_2 > 90 %). Un état hyperkinétique, une recirculation importante sont des limites à l'efficacité de la technique. L'épuration du gaz carbonique (décarboxylation), gaz 20 fois plus dissoluble que l'O_2, ne nécessite pas de débit sanguin aussi élevé (de l'ordre 5 à 10 ml/kg suffisent), le balayage (débit de gaz frais traversant l'oxygénateur par minute) conditionne l'épuration du CO_2. L'ensemble du circuit d'ECMO est lié par *coating* de manière covalente à de l'héparine, limitant ainsi l'anticoagulation systémique nécessaire et les complications hémorragiques potentielles. Des nouveaux dispositifs dédiés uniquement à l'épuration du CO_2 (*extracorporeal CO_2 removal* [$ECCO_2$-R]), utilisant des débits de l'ordre de 300-400 ml/min et nécessitant une seule canule veineuse bilumière, sont en cours d'utilisation clinique. Leurs indications restent à préciser.

Les objectifs de l'ECMO sont doubles, d'une part, suppléer la fonction pulmonaire défaillante en assurant une oxygénation suffisante et une épuration de CO_2, limitant ainsi l'hypoxie tissulaire et la progression des défaillances d'organes et, d'autre part, limiter au maximum les lésions induites par la ventilation mécanique par l'utilisation d'une FiO_2, d'une pression de plateau et d'une fréquence respiratoire les plus basses possibles. Ces réglages du ventilateur de « repos pulmonaire » permettent en théorie une diminution de l'inflammation pulmonaire et une « cicatrisation » du parenchyme pulmonaire accélérée.

L'ECMO veino-veineuse est réservée aux formes les plus sévères de SDRA en raison de la morbidité potentielle de la technique (perforation vasculaire, hémorragies, thromboses et infections associées). À ce jour, seule une étude prospective randomisée, l'étude CESAR [8], réalisée en Grande-Bretagne entre 2001 et 2006, retrouve un impact positif sur la survie sans séquelle à 6 mois. Cependant, cette étude comporte de nombreux biais. D'une part, les patients randomisés dans le bras ECMO étaient rapatriés dans un centre de référence, tandis que les autres patients restaient dans le centre périphérique, d'autre part certains patients (20 %) randomisés dans le bras ECMO n'ont pas été placés sous ECMO devant une amélioration rapide. Enfin, les patients dans le bras ECMO ont reçu davantage de traitements adjuvants du SDRA (corticoïdes) et de suppléances d'organes (dialyse hépatique). Un nouvel essai multicentrique randomisé, l'étude européenne EOLIA devant inclure 330 patients en SDRA sévère, est en cours de réalisation. Cette étude devrait permettre de mieux positionner le recours à l'ECMO veino-veineuse dans les années futures.

Conclusion

Le SDRA est une affection fréquente et sévère, au confluent de plusieurs disciplines. Sa compréhension et son traitement nécessitent une solide connaissance de sa physiopathologie. Sa prise en charge repose avant tout sur le traitement de sa cause, mais aussi en grande partie sur la prise en charge symptomatique de la défaillance respiratoire à laquelle il est associé. Bien que de réelles avancées techniques et scientifiques aient permis d'en améliorer le pronostic, il reste aujourd'hui associé à une mortalité importante. Plusieurs études actuellement en cours permettront probablement de mieux définir la place respective des différentes mesures thérapeutiques et techniques de suppléance.

Bibliographie

1. Amato MB, Meade MO, Slutsky AS et al. Driving pressure and survival in the acute respiratory distress syndrome. N Engl J Med, 2015, 8 : 747-755.
2. ARDS Definition Task Force, Ranieri VM, Rubenfeld GD et al. Acute respiratory distress syndrome: the Berlin definition. JAMA, 2012, 23 : 2526-2533.
3. Ferguson ND, Cook DJ, Guyatt GH et al. High-frequency oscillation in early acute respiratory distress syndrome. N Engl J Med, 2013, 9 : 795-805.
4. Guérin C, Reignier J, Richard JC et al. Prone positioning in severe acute respiratory distress syndrome. N Engl J Med, 2013, 23 : 2159-2168.
5. Matthay MA. Resolution of pulmonary edema. Thirty years of progress. Am J Respir Crit Care Med, 2014, 11 : 1301-1308.
6. Meduri GU, Headley AS, Golden E et al. Effect of prolonged methylprednisolone therapy in unresolving acute respiratory distress syndrome : a randomized controlled trial. JAMA, 1998, 2 : 159-165.
7. Papazian L, Forel JM, Gacouin A et al. Neuromuscular blockers in early acute respiratory distress syndrome. N Engl J Med, 2010, 12 : 1107-1116.
8. Peek GJ, Mugford M, Tiruvoipati R et al. Efficacy and economic assessment of conventional ventilatory support versus extracorporeal membrane oxygenation for severe adult respiratory failure (CESAR) : a multicentre randomised controlled trial. Lancet, 2009, 9698 : 1351-1363.
9. Rubenfeld GD, Caldwell E, Peabody E et al. Incidence and outcomes of acute lung injury. N Engl J Med, 2005, 16 : 1685-1693.
10. The ARDS Network. Ventilation with lower tidal volumes as compared with traditional tidal volumes for acute lung injury and the acute respiratory distress syndrome. N Engl J Med, 2000, 18 : 1301-1308.

Toute référence à cet article doit porter la mention : Hraiech S, Guervilly C, Chiche L, Papazian L. Syndrome de détresse respiratoire aiguë. *In* : L Guillevin, L Mouthon, H Lévesque. Traité de médecine, 5ᵉ éd. Paris, TdM Éditions, 2018-S07-P01-C02 : 1-7.

Chapitre S07-P01-C03

Asthme aigu grave

CAROLINE SATTLER, MARC HUMBERT ET GILLES GARCIA

L'asthme aigu grave est la complication majeure de la maladie asthmatique. Il s'agit d'une complication rare, définie comme une exacerbation de sévérité inhabituelle, entraînant une obstruction bronchique particulièrement sévère mettant en jeu le pronostic vital. Cette situation clinique grave nécessite le plus souvent une hospitalisation en réanimation, mais sa fréquence tend à diminuer grâce à l'amélioration de la prise en charge globale de la maladie asthmatique et à l'éducation des patients.

Le mode d'installation des symptômes permet de distinguer :
– l'asthme grave *suraigu*, qui survient brutalement sans prodrome, souvent responsable de la mortalité préhospitalière des patients asthmatiques ;
– l'asthme aigu *grave*, souvent annoncé par des signes avant-coureurs pendant les heures/jours avant l'épisode aigu par une aggravation des symptômes ;
– l'asthme grave *subaigu* (asthme instable, anciennement « attaque d'asthme ») (Tableau S07-P01-C03-I).

Tableau S07-P01-C03-I Critères d'asthme instable (pouvant, à terme, entraîner une situation clinique grave).

Augmentation de la fréquence et de l'intensité des symptômes
Gêne respiratoire retentissant sur les activités quotidiennes
Augmentation de la consommation du traitement de secours
Moindre sensibilité des symptômes au traitement de secours
Aggravation progressive de l'obstruction bronchique, évaluée par le débit expiratoire de pointe ou le VEMS
Variations diurnes du débit expiratoire de pointe supérieures à 20 %

VEMS : volume maximal expiré par seconde.

Définition et facteurs favorisants

En France, on compte environ 50 000 hospitalisations par an en urgence pour asthme, dont environ 10 000 en réanimation, et 1 000 décès par an [6]. La mortalité par asthme est surtout liée à des décès extrahospitaliers. La mortalité intrahospitalière est quasi nulle chez les patients non ventilés. Chez les patients dont la prise en charge justifie une ventilation mécanique, la mortalité varie selon les études entre 5 et 22 % [15, 28]. Les patients ventilés au décours d'un asthme aigu grave ont une mortalité secondaire cumulée par asthme significativement augmentée, plus de la moitié des décès survenant dans la première année qui suit l'épisode ayant nécessité une ventilation mécanique [26].

Le GINA (Global INitiative for Asthma) a défini les facteurs de risque de décès par asthme (*From the Global Strategy for Asthma Management and Prevention*, Global INitiative for Asthma [GINA], 2015 : http://www.ginasthma.org/) (Tableau S07-P01-C03-II). Ces critères sont importants à rechercher, car ils déterminent largement les mesures de prévention. La mauvaise perception par le patient du niveau d'obstruction est également un facteur favorisant d'asthme aigu. Rubinfeld et al. ont montré que 15 % des patients asthmatiques ne percevaient pas une obstruction bronchique importante (diminution du VEMS de 50 %) [43]. De même, l'asthme aigu grave survient souvent après une majoration progressive des symptômes qui doit être reconnue et justifier des thérapeutiques actives afin de réduire le risque de survenue d'un asthme aigu grave (corticothérapie, vérification de l'observance, majoration du traitement de fond).

Tableau S07-P01-C03-II Facteurs de risque de décès par asthme (GINA, 2014).

Antécédent d'asthme aigu grave ayant nécessité une intubation et une ventilation mécanique
Hospitalisation ou consultation aux urgences pour asthme dans l'année précédente
Corticothérapie orale actuelle ou arrêtée récemment
Absence d'utilisation actuelle de corticostéroïdes inhalés
Surutilisation de β_2-agonistes de courte durée d'action (plus d'une boîte par mois)
Antécédents d'affection psychiatrique ou de problèmes psychosociaux
Mauvaise compliance aux médicaments de l'asthme et/ou aux plans d'action individualisés
Allergie alimentaire chez un patient asthmatique

Épidémiologie

La prévalence de l'asthme et de l'allergie est en augmentation croissante depuis plusieurs décennies sans que les causes réelles de cette augmentation soient clairement individualisées. Mais le nombre de décès par asthme a clairement diminué au cours des quinze dernières années. Le nombre de décès annuels par asthme est resté stable aux environs de 2 000 tout au long du XXe siècle. Il est maintenant inférieur à 1 000 décès par an en France. Il existe peu d'études permettant d'évaluer précisément le risque mortel de la maladie asthmatique. En 1968, un article du *British Medical Journal* rapportait l'augmentation de la mortalité par asthme au Royaume-Uni entre 1959 et 1968 (de 2,60 à 4,26 pour 100 000 habitants), mais ces données datent d'avant l'avènement des corticoïdes inhalés qui ont permis de réduire significativement la mortalité par asthme [46, 47]. Le nombre de décès par asthme et le taux de mortalité n'ont de sens que s'ils sont rapportés à l'âge. La mortalité chez l'enfant et l'adulte jeune reste faible (10 % des décès par asthme avant 35 ans), alors que 70 % des décès surviennent chez des patients de plus de 65 ans, catégorie d'âge où les difficultés diagnostiques sont les plus grandes. En 2006, on relève 994 décès par asthme en France métropolitaine, soit un taux annuel brut de décès par asthme de 1,3/100 000 hommes et de 2,0/100 000 femmes. Chez les moins de 45 ans, le taux annuel brut de décès, tout genre confondu, par asthme est 0,17/100 000 personnes (64 décès) [6, 10].

En pratique, la sévérité à l'admission conditionne le pronostic vital. Dans les séries comportant peu de malades ventilés, la mortalité est nulle. Marquette et al. retrouvent, chez 147 asthmes aigus ventilés pour la première fois, une mortalité hospitalière de 16,5 % [26]. La mortalité n'est plus le fait des barotraumatismes, mais de l'admission de patients en état de mort cérébrale après un arrêt cardiorespiratoire au domicile. Il faut également noter la surmortalité liée aux complications neuromusculaires. Les études concernant le pronostic à long terme des patients hospitalisés pour asthme aigu grave permettent de dégager trois éléments. La mortalité secondaire est particulièrement élevée. Marquette et al. recensent 18 décès sur 121 patients survivants, dont dix-sept par asthme, soit une mortalité secondaire brute par asthme de 14 %. La fréquence des réhospitalisations est extrêmement élevée. Réa et al. montrent que, sur 44 patients décédés par asthme, dix-sept avaient déjà été admis en urgence dans l'année précédente [35]. Deux tiers des réhospitalisations ont lieu dans l'année qui suit l'épisode d'asthme aigu grave et le tiers de ces réhospitalisations surviennent dans les trois premiers mois [37]. L'année qui suit un épisode d'asthme aigu est donc une période à haut risque de morbidité et de mortalité.

Physiopathologie

Mécanisme de l'obstruction bronchique

L'asthme est une maladie inflammatoire bronchique qui correspond sur le plan fonctionnel à une hyperréactivité bronchique et un trouble obstructif ventilatoire et sur le plan histologique à une inflammation bronchique chronique [2]. Cette inflammation bronchique est présente que le patient soit allergique ou non [17]. Les mécanismes inflammatoires mis en jeu sont nombreux. Il s'agit essentiellement une inflammation bronchique de type T_H2 responsable d'une infiltration tissulaire à polynucléaires éosinophiles avec également la participation des cellules épithéliales et des cellules musculaires lisses bronchiques qui entraîne la libération de médiateurs et de facteurs de croissance qui participent à la réaction inflammatoire. Le dysfonctionnement du système nerveux autonome (adrénergique, cholinergique et non adrénergique-non cholinergique) joue également un rôle dans la dérégulation du tonus bronchique. Les mêmes mécanismes physiopathologiques sont probablement mis en jeu dans l'asthme aigu grave. Les études in vivo rencontrent des difficultés méthodologiques évidentes. On extrapole à partir des études sur l'asthme sévère où la muqueuse et la sous-muqueuse sont infiltrées par des cellules inflammatoires. Toutefois, des constatations différentes ont été décrites chez des patients décédés d'asthme aigu, où l'on retrouve une infiltration à polynucléaires neutrophiles et des bouchons muqueux obstructifs. L'infiltration à polynucléaires neutrophiles a également été mise en évidence dans des lavages bronchiolo-alvéolaires pratiqués chez des patients ventilés pour asthme aigu [22, 48].

Conséquences sur la mécanique ventilatoire

Dans l'asthme aigu grave, l'obstruction bronchique majeure entraîne une augmentation des résistances des voies aériennes, un effondrement des débits surtout expiratoires, des modifications importantes de la mécanique ventilatoire avec une hyperinflation (augmentation du volume pulmonaire) et une altération des échanges gazeux. L'augmentation des résistances des voies aériennes se traduit par la présence de sibilants expiratoires et une baisse du volume maximal expiré par seconde (VEMS) et du débit expiratoire de pointe (DEP). L'obstruction bronchique et l'augmentation des résistances bronchiques à l'écoulement des gaz sont responsables de la fermeture expiratoire précoce des voies aériennes aussi bien distales que proximales qui entraîne un piégeage aérien dans les territoires pulmonaires ventilés. La seule adaptation possible pour maintenir les bronches ouvertes est de ventiler à haut volume pulmonaire. L'hyperinflation qui en découle est la conséquence de ce piégeage, mais aussi de l'activité permanente des muscles intercostaux (notamment expiratoire, pour limiter la fermeture des voies aériennes au prix d'une augmentation supplémentaire du volume pulmonaire) [24]. L'occlusion précoce des voies aériennes induit une chute du VEMS, du DEP, l'apparition d'une autopression expiratoire positive (parfois supérieure dans certains territoires à 20 cmH$_2$O), une augmentation du volume résiduel, de la capacité résiduelle fonctionnelle, de la capacité pulmonaire totale et une diminution de la capacité vitale. La distension thoracique induit un aplatissement du diaphragme et un étirement des muscles respiratoires intercostaux réduisant leur rendement.

Conséquences sur les gaz du sang

La mesure des gaz du sang artériel doit être systématique en cas de signes de gravité devant un asthme aigu [27]. Globalement, le degré d'hypoxémie est corrélé à la sévérité de l'obstruction bronchique. Lorsque l'obstruction est modérée, l'hypoxémie, conséquence des inégalités des rapports ventilation-perfusion, est responsable d'une hyperventilation alvéolaire réflexe. L'hypocapnie avec alcalose est donc habituelle en cas d'asthme aigu d'intensité modérée. Il n'y a pas de relation linéaire entre le VEMS et la PaCO$_2$ [25]. La progression de l'obstruction s'accompagne d'une impossibilité à hyperventiler et donc d'une normocapnie. Ce point critique témoigne d'une hypoventilation relative qui survient en cas d'obstruction majeure. Puis survient une hypoventilation alvéolaire absolue responsable d'une hypercapnie avec acidose respiratoire.

Une acidose métabolique avec trou anionique est parfois notée chez les patients les plus graves, il s'agit d'une acidose lactique d'origine multifactorielle favorisée par le travail des muscles respiratoires, l'hypoxémie et l'hypoperfusion périphérique. On peut parfois observer une acidose métabolique sans trou anionique secondaire à une fuite rénale de bicarbonates d'adaptation à l'alcalose hypocapnique. Enfin l'acidose métabolique peut également être secondaire à l'administration de fortes doses de β$_2$-agonistes en particulier par voie veineuse [30].

Conséquences sur les muscles respiratoires

L'asthme aigu grave modifie la charge imposée aux muscles squelettiques respiratoires. La défaillance musculaire est un des facteurs du décès lors d'un asthme aigu grave. Les méthodes d'investigation sont peu nombreuses et difficiles à utiliser chez ces patients fragiles [7]. La contraction tonique des muscles intercostaux (normalement uniquement inspiratoire) tout au long de l'expiration participe à l'augmentation du volume pulmonaire. Les muscles travaillent à grand volume pulmonaire en position de désavantage mécanique. L'activité musculaire inspiratoire et expiratoire ainsi que la déformation majeure de la cage thoracique entraînent une augmentation du travail musculaire et donc du coût énergétique de la respiration. De plus, l'apport énergétique diminue également par diminution du débit sanguin, du contenu artériel en oxygène et des réserves respiratoires. La fatigue des muscles respiratoires est donc inéluctable dans l'asthme aigu, mais elle n'a jamais pu être clairement démontrée [30].

Conséquences hémodynamiques

Au cours d'un asthme aigu grave, le maintien des voies aériennes ouvertes se fait au prix d'une hyperinflation considérable. La pression pleurale est négative sur l'ensemble du cycle respiratoire, très négative à l'inspiration, parfois nulle ou légèrement positive à l'expiration. Les conséquences hémodynamiques sont principalement liées à l'augmentation de la négativité de la pression pleurale à l'inspiration. Le cœur et les gros vaisseaux sont dans l'espace péricardique assimilé à l'espace pleural, le lit d'aval capillaire du ventricule gauche est extrathoracique (en dehors des artères coronaires et bronchiques), le lit d'aval capillaire du ventricule droit est intrapulmonaire. Durant un asthme aigu, il existe une dysfonction cardiaque phasique. La pression thoracique inspiratoire très négative est responsable d'un effet de succion des cavités cardiaques. La post-charge du ventricule droit augmente du fait de la hausse de la pression motrice d'écoulement par écrasement et étirement des vaisseaux intra-pulmonaires. La défaillance du ventricule droit entraîne une dilatation des cavités droites et un septum paradoxal [38]. La post-charge du ventricule gauche augmente secondairement à la chute de la pression intrathoracique qui demande un travail éjectionnel supplémentaire au ventricule gauche [18]. Le ventricule gauche ne se distend pas du fait de la dilatation du ventricule droit, qui limite le remplissage du ventricule gauche, de la diminution de l'éjection ventriculaire droite et du retour veineux pulmonaire. En fin d'inspiration, la défaillance ventriculaire gauche est la plus marquée avec une baisse de la pression artérielle par rapport à l'expiration réalisant le pouls paradoxal [19]. À l'expiration, l'éjection ventriculaire gauche se normalise.

Examens cliniques et paracliniques

Anamnèse

L'anamnèse doit rechercher le mode de début et la cause de l'exacerbation actuelle, les facteurs de risque de décès par asthme (voir Tableau S07-P01-C03-I), les traitements de fond et de secours (tout changement récent de dose, et la réponse habituelle aux traitements de fond et de secours), les doses et les dispositifs utilisés, ainsi que l'observance du traitement.

Examen clinique

L'examen clinique doit évaluer les signes de gravité de l'exacerbation qui sont respiratoires, cardiovasculaires et neurologiques (Tableau S07-P01-C03-III) notamment par l'évaluation de la conscience, de la fréquence respiratoire et cardiaque ou par l'utilisation ou non des muscles respiratoires accessoires. D'éventuelles complications respiratoires doivent être recherchées (pneumopathie infectieuse, atélectasie, pneumothorax, pneumomédiastin). Les autres diagnostics d'une dyspnée aiguë doivent aussi être évoqués : hyperventilation aiguë ou dysfonction des cordes vocales, décompensation cardiaque, inhalation de corps étranger, embolie pulmonaire…

Examens complémentaires

Ces examens sont les suivants :
– la mesure du trouble ventilatoire obstructif (DEP et VEMS), qui doit être réalisée avant et une heure après l'initiation du traitement. Le plus souvent, cette mesure est difficile, voire dangereuse chez un patient souffrant d'asthme aigu grave. Dans l'asthme aigu grave, le DEP mesuré est inférieur ou égal à 50 % du DEP prédit ou du meilleur DEP du patient ;
– la saturation en oxygène surveillée par l'oxymétrie de pouls. Elle est parfois inférieure à 90 % en air ambiant ;
– les gaz du sang : la normocapnie et, a fortiori, l'hypercapnie ($PaCO_2 \geq 45$ mmHg) sont des signes de gravité. L'hypercapnie s'accompagne habituellement d'une acidose respiratoire non compensée. Enfin, une acidose métabolique lactique est fréquente liée, en général, au travail musculaire ou à l'action des fortes doses de β_2-mimétiques ;
– la radiographie de thorax : elle recherche un diagnostic différentiel ou une complication.

Prise en charge thérapeutique

La présence de signes de gravité impose l'hospitalisation du patient et ce quelle que soit la réponse initiale au traitement. L'évolution après une ou deux heures de traitement permet de décider de l'orientation intrahospitalière [46]. Les recommandations du GINA conseillent de mesurer de nouveau le DEP une heure après la prise en charge : s'il reste inférieur à 60 % de la valeur théorique ou de la meilleure valeur du patient et, a fortiori, si le patient présente toujours des signes de gravité cliniques ou biologiques, il doit être transféré en unité de réanimation/soins intensifs/soins continus.

Oxygénothérapie

L'oxygène est délivré au masque ou aux lunettes, avec l'objectif de maintenir une saturation en oxygène (SaO_2) à 93-95 %. Dans les exacerbations d'asthme sévères, l'utilisation d'un bas débit d'O_2 régulé en fonction de la saturation (objectif 93-95 %) est préférable à l'utilisation d'une FiO_2 de 100 % [4, 31, 42].

Traitements bronchodilatateurs

Le premier objectif du traitement de l'asthme aigu grave est de lever l'obstruction bronchique. Les bronchodilatateurs sont donc la thérapeutique essentielle de première intention dans l'asthme aigu grave. S'il s'agit d'un asthme aigu grave, la prise en charge sera hospitalière (SAMU, puis soins intensifs ou réanimation).

β_2-Mimétiques de courte durée d'action

Il existe actuellement un consensus national et international pour l'utilisation rapide de fortes doses de β_2-mimétiques [36]. L'administration en spray de β_2-mimétiques à l'aide d'une chambre d'inhalation est un traitement efficace des symptômes d'asthme aigu [3]. Mais cette évidence est beaucoup plus faible en cas d'asthme aigu grave et cette voie d'administration ne peut donc être recommandée lors de la prise en charge hospitalière. Cela reste par contre une alternative lors de la prise en charge préhospitalière, notamment au domicile du patient. Il n'y a pas de données cliniques concernant l'utilisation de la voie sous-cutanée (terbutaline ou salbutamol, à la dose de 0,5 mg en une injection) dans la prise en charge de l'asthme aigu grave. Les deux β_2-mimétiques disponibles en France pour l'administration intraveineuse ou nébulisée sont le salbutamol (Ventoline®) et la terbutaline (Bricanyl®). Il n'y a pas de différences significatives entre ces deux molécules en termes d'efficacité clinique, de bronchodilatation maximale et de durée de bronchodilatation. Les études cliniques comparant l'utilisation d'une nébulisation continue versus une nébulisation intermittente de β_2-mimétiques ne permettent pas de répondre définitivement à cette question [41]. Une approche raisonnable est donc d'utiliser initialement une nébulisation continue de β_2-mimétiques poursuivie par une prescription intermittente ou à la demande des patients au cours de l'hospitalisation lorsque le bronchospasme est mieux toléré cliniquement. La voie nébulisée est indiquée en première intention. Il n'existe pas d'arguments pour justifier l'utilisation intraveineuse des

Tableau S07-P01-C03-III Signes de gravité définissant l'asthme aigu.

Signes respiratoires
– difficulté à parler ou à tousser
– fréquence respiratoire > 30/min, orthopnée
– sueurs, contracture des muscles sterno-cléido-mastoïdiens
– cyanose, silence auscultatoire
Signes hémodynamiques
– fréquence cardiaque > 120/min
– pouls paradoxal > 20 mmHg
Signes neuropsychiques
– anxiété, agitation
Données paracliniques
– débit expiratoire de pointe < 150 l/min ou < 30 % de la valeur théorique
– $PaCO_2$ > 40 mmHg
Signes d'alarme définissant l'*asthme aigu très grave*
– troubles de la conscience
– pauses ou arrêt respiratoire
– hypercapnie > 50 mmHg

$PaCO_2$: pression partielle en CO_2 du sang artériel.

β$_2$-mimétiques en première intention dans les exacerbations d'asthme sévère [49]. Chez les patients ventilés, la dose nébulisée effectivement délivrée est égale à 3 % de la dose administrée [12]. Les effets secondaires sont minimes : la tachycardie sinusale est habituelle, les arythmies cardiaques graves supraventriculaires ou ventriculaires sont rares. L'hypokaliémie est classique pour les fortes doses. Elle doit être prévenue pour éviter la survenue d'un trouble du rythme cardiaque.

Adrénaline

L'utilisation de l'adrénaline est nécessaire lorsqu'il existe un collapsus cardiovasculaire dans le cadre d'un choc anaphylactique ou en cas de bronchospasme résistant aux β$_2$-mimétiques. Il n'y a pas d'éléments cliniques solides dans la littérature pour appuyer l'utilisation des nébulisations ou de la perfusion continue d'adrénaline dans la prise en charge de l'asthme aigu grave pour son effet bronchodilatateur. Elle est toutefois souvent utilisée dans les asthmes aigus graves résistants à toutes les thérapeutiques bronchodilatatrices soit en intraveineuse, en perfusion continue ou en nébulisations (1 à 3 mg dilués dans du sérum physiologique).

Anticholinergiques

L'effet bronchodilatateur des dérivés de l'atropine est moins rapide et moins puissant que celui des β$_2$-mimétiques. C'est essentiellement le bromure d'ipratropium (Atrovent®) qui est employé en nébulisations à la dose de 0,5 mg. Ils sont toujours utilisés en association aux β$_2$-mimétiques et jamais en monothérapie. Cette association semble majorer l'effet bronchodilatateur, surtout chez les patients les plus sévères et permet de réduire le recours à l'hospitalisation [14, 39] Les effets secondaires sont rares.

Théophylline

La théophylline intraveineuse ne doit pas être utilisée dans la prise en charge des exacerbations sévères d'asthme en raison d'un effet bronchodilatateur limité, de la faible marge de sécurité exposant à des effets secondaires parfois graves et de l'absence de preuves formelles de son efficacité dans ce contexte [29].

Corticoïdes

Les corticoïdes inhalés et parfois oraux sont la pierre angulaire du traitement de fond de l'asthme. Leur utilisation par voie systémique permet d'augmenter l'expression et la sensibilité au traitement bronchodilatateur des récepteurs β$_2$-mimétiques à la surface des cellules musculaires lisses. Ils réduisent l'hypersécrétion bronchique. Ils diminuent la perméabilité vasculaire et accélèrent la clairance mucociliaire. Leur action est retardée, entre 1 et 3 heures et leur efficacité clinique ne survient qu'après 6 à 12 heures. L'administration orale est recommandée car elle est aussi efficace que la voie intraveineuse [16, 21].

Les corticoïdes systémiques permettent de réduire la durée d'évolution d'une exacerbation et de prévenir les récidives. Leur utilisation doit être systématique dans le cadre de la prise en charge d'une exacerbation d'asthme sévère, si possible dans la première heure qui suit l'apparition des symptômes. Elle est d'autant plus importante si le traitement bronchodilatateur initial n'a pas permis d'obtenir une réponse clinique satisfaisante, si le patient prend déjà des corticoïdes oraux au long cours ou s'il présente régulièrement des exacerbations qui nécessitent un recours à une corticothérapie orale en cure courte. La dose quotidienne n'est pas clairement validée, mais il est généralement recommandé d'utiliser l'équivalent de 50 mg de prednisolone en une prise le matin ou 200 mg d'hydrocortisone répartis sur les 24 heures. En général, un traitement de 5 à 7 jours suffit mais la durée du traitement doit bien sûr être adaptée à l'évolution clinique [20, 26].

L'intérêt de l'utilisation des corticoïdes inhalés dans le cadre de la prise en charge aux urgences reste controversé [9] En revanche, tous les patients doivent sortir des urgences ou d'hospitalisation avec un traitement inhalé quotidien afin de limiter le risque de récidive [8].

Traitements adjuvants

Magnésium

L'utilisation du magnésium intraveineux n'est pas recommandée en routine dans la prise en charge de l'asthme aigu, cependant une perfusion unique de 2 g en 20 minutes permet de réduire le recours à l'hospitalisation chez les patients asthmatiques avec un trouble ventilatoire obstructif sévère (VEMS < 25-30 % de la théorique), qui présentent une mauvaise réponse au traitement bronchodilatateur initial ou une hypoxémie persistante [11]. Une étude menée contre placebo n'a pas permis de démontrer l'intérêt de l'utilisation systématique du magnésium en perfusion ou en nébulisation en plus des traitements habituellement recommandés dans la prise en charge de l'exacerbation d'asthme, mais les patients présentant les exacerbations les plus sévères ou un asthme aigu grave étaient exclus de l'étude [13]. Le magnésium peut également être administré en nébulisation combinée avec du salbutamol. L'efficacité de cette voie d'administration reste incertaine. Les résultats de trois études suggèrent que les patients asthmatiques avec une fonction pulmonaire altérée (VEMS < 50 % de la théorique) qui présentent une exacerbation sévère pourraient en bénéficier [5, 33].

Antagonistes des récepteurs aux leucotriènes

Les données actuelles sur les antagonistes des récepteurs aux leucotriènes ne permettent pas de recommander leur utilisation à la phase aiguë d'un asthme aigu grave.

Hélium

Les mélanges gazeux à base d'hélium (80 % hélium/20 % oxygène) ont la capacité de diminuer la résistance des voies aériennes du fait de leur densité basse et donc de diminuer le travail respiratoire. Une revue récente de la littérature n'a pas montré de bénéfice à l'utilisation de mélange d'hélium chez les patients présentant un asthme aigu grave. Son utilisation n'est donc pas recommandée. Cependant, il pourrait être bénéfique dans les tableaux les plus sévères, mais des études complémentaires sont nécessaires [40].

Anesthésiques volatils

Ils ont des propriétés bronchodilatatrices, mais également sédatives et ne sont donc utilisés que pour des patients ayant un bronchospasme sévère nécessitant une ventilation mécanique et ne répondant pas au traitement bronchodilatateur « conventionnel » [45]. Leurs effets secondaires à type d'hypotension, d'arythmie cardiaque, surtout chez des patients hypoxémiques, ainsi que le matériel d'anesthésie nécessaire à sa délivrance limitent leur utilisation aux milieux anesthésiques spécialisés.

Antibiothérapie

Elle n'est pas systématique et doit être motivée uniquement si des signes cliniques et paracliniques d'infection bactérienne sont présents (fièvre, expectorations purulentes ou image radiologique en faveur d'une pneumonie).

Ventilation non invasive

L'intérêt de la ventilation non invasive dans la prise en charge de l'asthme aigu n'est pas démontré. Une revue récente de la littérature n'a retenu que cinq études qui ont évalué la ventilation non invasive versus placebo chez 206 patients présentant un asthme aigu [23]. Une revue *Cochrane* plus ancienne a conclu en faveur de l'utilisation de la ventilation non invasive dans l'asthme aigu grave [34]. L'élévation de la capnie est tardive dans l'asthme aigu grave (à l'inverse de l'exacerbation de BPCO), le patient est en général épuisé et a du mal à tolérer le masque de ventilation. Par ailleurs, l'hyperproduction de mucus est fréquente au cours d'un asthme aigu grave et la ventilation non invasive est susceptible d'aggraver les patients. Le résultat de ces études ne permet pas de recommander l'utilisation de la ventilation non invasive en pratique clinique.

Ventilation mécanique

L'hypoxémie des patients asthmatiques nécessitant une ventilation mécanique est en général facile à corriger. La principale difficulté de la ventilation artificielle des patients asthmatiques tient à la levée de l'obstruction bronchique.

L'intubation d'un patient asthmatique est associée à une morbidité et une mortalité non négligeables. Les principales causes de décès rapportées pendant l'intubation sont un arrêt cardiaque hypoxique [51] et une défaillance hémodynamique favorisée par l'hyperinflation dynamique [52]. Aucune étude ne permet à l'heure actuelle de définir les modalités optimales de l'intubation (utilisation de sédatifs, intubation sous fibroscopie). Toutefois, elle doit être pratiquée par un médecin expérimenté. La fréquence de l'intubation orotrachéale dans l'asthme aigu grave reste faible, aux alentours de 3 à 8 % [32], notamment grâce aux progrès de la prise en charge. Il s'agit de patients qui continuent à s'aggraver malgré un traitement initial approprié ou qui se présentent d'emblée avec un tableau d'asphyxie aiguë. L'acidose et l'hypercapnie sévère ne constituent pas à elles seules des indications d'intubation. Elle doit être pratiquée en position semi-assise avec des anesthésiques volatils. Il existe un risque majeur de collapsus de reventilation lié à la vasodilatation induite par les agents anesthésiants, à la PEP intrinsèque induite par l'hyperinflation dynamique et à l'hypovolémie, fréquente chez les asthmatiques. La poursuite de la sédation n'a rien de spécifique. La curarisation peut être nécessaire pour faciliter la ventilation, mais doit être utilisée à la posologie minimale et arrêtée le plus rapidement possible pour limiter les neuromyopathies de réanimation [15, 26].

L'objectif de la ventilation mécanique est d'assurer une oxygénation satisfaisante en attendant l'efficacité du traitement bronchodilatateur et anti-inflammatoire, de limiter l'hyperinflation dynamique, d'éviter les complications barotraumatiques mais pas de normaliser la capnie. Un certain degré d'hypercapnie est autorisé pour maintenir les objectifs précédents, le niveau de capnie atteint lors de la ventilation artificielle d'un asthme aigu grave peut être très élevé (jusqu'à 150 à 200 mmHg). On parle d'hypercapnie permissive.

L'obstruction bronchique inhomogène dans l'asthme aigu grave pose deux problèmes chez un patient intubé ventilé : à l'inspiration, le volume courant se distribue vers les zones de moindre résistance (avec risque d'hyperinflation de ces zones et exclusion des autres territoires de la ventilation) ; à l'expiration se crée un phénomène de ventilation « à clapet », avec absence de vidange de zones obstruées [44]. Ces phénomènes aggravent l'hyperinflation dynamique et l'auto-PEP (avec compression dynamique extrinsèque des territoires adjacents), le risque de barotraumatismes et le retentissement hémodynamique.

Les réglages de la ventilation mécanique doivent privilégier l'expiration, avec une fréquence respiratoire faible (8-10/min) et un temps expiratoire long (I/E > 1/2), un faible volume courant (5-6 ml/kg), une PEP basse (< 5 cmH$_2$O), des débits d'insufflation élevés mais des pressions de pic et de plateau basses (respectivement < 40 et 20 cmH$_2$O), et une FiO$_2$ permettant une oxygénation suffisante (SpO$_2$ ≥ 92 %). L'utilisation d'une PEP externe chez les asthmatiques ventilés reste controversée. Elle est déconseillée à la phase initiale de la ventilation, car elle apparaît alors comme une pression supplémentaire et majore l'hyperinflation [44, 50]. La ventilation mécanique est difficile et à haut risque de barotraumatisme (pneumothorax, pneumomédiastin) chez les asthmatiques. La surveillance de la ventilation concerne surtout la pression de plateau et l'auto-PEP. La réduction de la ventilation minute est de loin la mesure la plus efficace pour réduire le risque barotraumatique ce qui justifie la tolérance d'une hypercapnie. La tolérance de cette acidose respiratoire nécessite parfois l'utilisation des bicarbonates pour maintenir le pH aux alentours de 7,20 [44].

Pronostic et prévention

Les modalités thérapeutiques de la prise en charge en aigu, mais également au long cours ont permis de réduire d'environ 50 % la mortalité hospitalière. Actuellement, la mortalité est essentiellement préhospitalière. Dans une étude rétrospective ancienne, 1,5 % des asthmes aigus graves décédaient avant l'admission hospitalière [1]. Cette mortalité préhospitalière peut être en grande partie prévenue par la prise en charge des périodes d'asthme instable et l'utilisation des corticoïdes oraux en cure courte et par l'intervention au domicile des unités mobiles de réanimation respiratoire en cas d'asthme aigu. On ne dispose pas d'autres chiffres concernant ces crises suraiguës, sauf qu'elles surviennent surtout chez des adultes jeunes soumis à des agressions allergiques ou émotionnelles. L'année qui suit un épisode d'asthme aigu est donc une période à haut risque de morbidité et de mortalité. Elle doit être mise à profit pour améliorer la prise en charge thérapeutique, l'éducation du patient, l'autosurveillance et parfois l'automédication (Tableau S07-P01-C03-IV).

Tableau S07-P01-C03-IV Prévention de l'asthme mortel.

Dépistage des patients asthmatiques
Amélioration de la formation médicale
Éducation de l'asthmatique – connaissance de la maladie et des traitements – comportement face à la crise d'asthme – aides médicales urgentes accessibles
Amélioration des traitements – traitement de fond – traitement de la crise – autosurveillance par mesure du débit expiratoire de pointe
Prise en charge préhospitalière – auto-admission des patients à risque – médicalisation systématique des appels d'urgence
Traitement hospitalier des asthmes aigus graves
Prise en charge après un asthme aigu grave

Devant une exacerbation d'asthme, les signes de gravités cliniques et/ou biologiques doivent être identifiés de manière précoce, par le patient et par le médecin, pour permettre une orientation et une prise en charge optimales. Aucune exacerbation ne doit être négligée tant que le patient n'est pas revenu à son état de base, a fortiori chez un patient ayant au moins un antécédent d'asthme aigu grave. Il devra ensuite être revu régulièrement par son pneumologue référent après la sortie de l'hôpital pour un suivi rapproché afin de systématiquement réévaluer le contrôle des symptômes et l'éducation du patient.

Bibliographie

1. BARRIOT P, RIOU B. Prevention of fatal asthma. Chest, 1987, 92 : 460-466.
2. BOUSQUET J, CHANEZ P, LACOSTE JY et al. Eosinophilic inflammation in asthma. N Engl J Med, 1990, 323 : 1033-1039.
3. CATES CJ, WELSH EJ, ROWE BH. Holding chambers (spacers) versus nebulisers for beta-agonist treatment of acute asthma. Cochrane Database Syst Rev, 2013, 9 : CD000052.
4. CHIEN JW, CIUFO R, NOVAK R et al. Uncontrolled oxygen administration and respiratory failure in acute asthma. Chest, 2000, 117 : 728-733.
5. COLICE GL. Comparative effectiveness of intravenous and inhaled magnesium in acute asthma. J Comp Eff Res, 2013, 2 : 437-441.
6. DELMAS MC, FUHRMAN C, SPLF. Asthma in France : a review of descriptive epidemiological data. Rev Mal Respir, 2010, 27 : 151-159.

7. Dureuil B, Aubier M. Assessment of diaphragmatic function in the intensive care unit. Intens Care Med, 1988, *14* : 83-85.
8. Edmonds ML, Milan SJ, Brenner BE et al. Inhaled steroids for acute asthma following emergency department discharge. Cochrane Database Syst Rev, 2012, *12* : CD002316.
9. Edmonds ML, Milan SJ, Camargo CA et al. Early use of inhaled corticosteroids in the emergency department treatment of acute asthma. Cochrane Database Syst Rev, 2012, *12* : CD002308.
10. Fuhrman C, Jougla E, Uhry Z, Delmas MC. Deaths with asthma in France, 2000-2005 : a multiple-cause analysis. J Asthma, 2009, *46* : 402-406.
11. Gallegos-Solórzano MC, Pérez-Padilla R, Hernández-Zenteno RJ. Usefulness of inhaled magnesium sulfate in the coadjuvant management of severe asthma crisis in an emergency department. Pulm Pharmacol Ther, 2010, *23* : 432-437.
12. Gay PC, Patel HG, Nelson SB et al. Metered dose inhalers for bronchodilator delivery in intubated, mechanically ventilated patients. Chest, 1991, *99* : 66-71.
13. Goodacre S, Cohen J, Bradburn M et al. Intravenous or nebulised magnesium sulphate versus standard therapy for severe acute asthma (3Mg trial) : a double-blind, randomised controlled trial. Lancet Respir Med, 2013, *1* : 293-300.
14. Griffiths B, Ducharme FM. Combined inhaled anticholinergics and short-acting beta2-agonists for initial treatment of acute asthma in children. Cochrane Database Syst Rev, 2013, *8* : CD000060.
15. Gupta D, Keogh B, Chung KF et al. Characteristics and outcome for admissions to adult, general critical care units with acute severe asthma : a secondary analysis of the ICNARC case mix programme database. Crit Care, 2004, *8* : R112-R121.
16. Harrison BD, Stokes TC, Hart GJ et al. Need for intravenous hydrocortisone in addition to oral prednisolone in patients admitted to hospital with severe asthma without ventilatory failure. Lancet, 1986, *1* : 181-184.
17. Humbert M, Menz G, Ying S et al. The immunopathology of extrinsic (atopic) and intrinsic (non-atopic) asthma : more similarities than differences. Immunol Today, 1999, *20* : 528-533.
18. Jardin F, Farcot JC, Boisante L et al. Influence of positive end-expiratory pressure on left ventricular performance. N Engl J Med, 1981, *304* : 387-392.
19. Jardin F, Farcot JC, Boisante L et al. Mechanism of paradoxic pulse in bronchial asthma. Circulation, 1982, *66* : 887-894.
20. Jones AM, Munavvar M, Vail A et al. Prospective, placebo-controlled trial of 5 vs 10 days of oral prednisolone in acute adult asthma. Respir Med, 2002, *96* : 950-954.
21. Krishnan JA, Riekert KA, McCoy JV et al. Corticosteroid use after hospital discharge among high-risk adults with asthma. Am J Respir Crit Care Med, 2004, *170* : 1281-1285.
22. Lamblin C, Gosset P, Tillie-Leblond I et al. Bronchial neutrophilia in patients with noninfectious status asthmaticus. Am J Respir Crit Care Med, 1998, *157* : 394-402.
23. Lim WJ, Mohammed Akram R, Carson KV et al. Non-invasive positive pressure ventilation for treatment of respiratory failure due to severe acute exacerbations of asthma. Cochrane Database Syst Rev, 2012, *12* : CD004360.
24. Lougheed MD, Fisher T, O'Donnell DE. Dynamic hyperinflation during bronchoconstriction in asthma : implications for symptom perception. Chest, 2006, *130* : 1072-1081.
25. Lougheed MD, Lam M, Forkert L et al. Breathlessness during acute bronchoconstriction in asthma. Pathophysiologic mechanisms. Am Rev Respir Dis, 1993, *148* : 1452-1459.
26. Marquette CH, Stach B, Cardot E et al. High-dose and low-dose systemic corticosteroids are equally efficient in acute severe asthma. Eur Respir J, 1995, *8* : 22-27.
27. McFadden ER, Lyons HA. Arterial-blood gas tension in asthma. N Engl J Med, 1968, *278* : 1027-1032.
28. McFadden ER. Acute severe asthma. Am J Respir Crit Care Med, 2003, *168* : 740-759.
29. Nair P, Milan SJ, Rowe BH. Addition of intravenous aminophylline to inhaled beta(2)-agonists in adults with acute asthma. Cochrane Database Syst Rev, 2012, *12* : CD002742.
30. O'Connell MB, Iber C. Continuous intravenous terbutaline infusions for adult patients with status asthmaticus. Ann Allergy, 1990, *64* : 213-218.
31. Perrin K, Wijesinghe M, Healy B et al. Randomised controlled trial of high concentration versus titrated oxygen therapy in severe exacerbations of asthma. Thorax, 2011, *66* : 937-941.
32. Phipps P, Garrard CS. The pulmonary physician in critical care. 12 : acute severe asthma in the intensive care unit. Thorax, 2003, *58* : 81-88.
33. Powell C, Dwan K, Milan SJ et al. Inhaled magnesium sulfate in the treatment of acute asthma. Cochrane Database Syst Rev, 2012, *12* : CD003898.
34. Ram FS, Wellington S, Rowe BH, Wedzicha JA. Non-invasive positive pressure ventilation for treatment of respiratory failure due to severe acute exacerbations of asthma. Cochrane Database Syst Rev, 2005, *1* : CD004360.
35. Rea HH, Scragg R, Jackson R. A case-control study of deaths from asthma. Thorax, 1986, *4* : 833-839.
36. Reed MT, Kelly HW. Sympathomimetics for acute severe asthma : should only beta 2-selective agonists be used ? DICP, 1990, *24* : 868-873.
37. Richards GN, Kolbe J, Fenwick J, Rea HH. Demographic characteristics of patients with severe life threatening asthma : comparison with asthma deaths. Thorax, 1993, *48* : 1105-1109.
38. Robotham JL, Cherry D, Mitzner W et al. A re-evaluation of the hemodynamic consequences of intermittent positive pressure ventilation. Crit Care Med, 1983, *11* : 783-793.
39. Rodrigo GJ, Castro-Rodriguez JA. Anticholinergics in the treatment of children and adults with acute asthma : a systematic review with meta-analysis. Thorax, 2005, *60* : 740-746.
40. Rodrigo GJ, Castro-Rodriguez JA. Heliox-driven β2-agonists nebulization for children and adults with acute asthma : a systematic review with meta-analysis. Ann Allergy Asthma Immunol, 2014, *112* : 29-34.
41. Rodrigo GJ, Rodrigo C. Continuous vs intermittent beta-agonists in the treatment of acute adult asthma : a systematic review with meta-analysis. Chest, 2002, *122* : 160-165.
42. Rodrigo GJ, Rodriquez Verde M, Peregalli V, Rodrigo C. Effects of short-term 28 % and 100 % oxygen on $PaCO_2$ and peak expiratory flow rate in acute asthma : a randomized trial. Chest, 2003, *124* : 1312-1317.
43. Rubinfeld AR, Pain MC. Perception of asthma. Lancet, 1976, *1* : 882-884.
44. Saulnier F, Préau S, Onimus T et al. Management of acute asthma. Rev Mal Respir, 2012, *29* : 612-625.
45. Saulnier FF, Durocher AV, Deturck RA et al. Respiratory and hemodynamic effects of halothane in status asthmaticus. Intensive Care Med, 1990, *16* : 104-107.
46. Speizer FE, Doll R, Heaf P. Observations on recent increase in mortality from asthma. Br Med J, 1968, *1* : 335-339.
47. Suissa S, Ernst P, Benayoun S et al. Low-dose inhaled corticosteroids and the prevention of death from asthma. N Engl J Med, 2000, *343* : 332-336.
48. Sur S, Crotty TB, Kephart GM et al. Sudden-onset fatal asthma. A distinct entity with few eosinophils and relatively more neutrophils in the airway submucosa ? Am Rev Respir Dis, 1993, *148* : 713-719.
49. Travers AH, Milan SJ, Jones AP et al. Addition of intravenous beta(2)-agonists to inhaled beta(2)-agonists for acute asthma. Cochrane Database Syst Rev, 2012, *12* : CD010179.
50. Tuxen DV. Detrimental effects of positive end-expiratory pressure during controlled mechanical ventilation of patients with severe airflow obstruction. Am Rev Respir Dis, 1989, *140* : 5-9.
51. Westerman DE, Benatar SR, Potgieter PD, Ferguson AD. Identification of the high-risk asthmatic patient. Experience with 39 patients undergoing ventilation for status asthmaticus. Am J Med, 1979, *66* : 565-572.
52. Wiener C. Ventilatory management of respiratory failure in asthma. JAMA, 1993, *269* : 2128-2131.

Toute référence à cet article doit porter la mention : Sattler C, Humbert M, Garcia G. Asthme aigu grave. *In* : L Guillevin, L Mouthon, H Lévesque. Traité de médecine, 5ᵉ éd. Paris, TdM Éditions, 2018-S07-P01-C03 : 1-6.

Chapitre S07-P01-C04

Décompensation aiguë des insuffisances respiratoires chroniques

Martin Dres, Thomas Similowski et Alexandre Demoule

Décompensation aiguë des insuffisances respiratoires chroniques obstructives

L'insuffisance respiratoire chronique (IRC) obstructive est caractérisée par une symptomatologie respiratoire (dyspnée, toux et expectorations) et un trouble fonctionnel obstructif. Ce dernier est défini par une réduction disproportionnée du volume expiré maximal en une seconde (VEMS) par rapport à la capacité vitale (CV) (VEMS/CV < 70 %). Toutes les pathologies respiratoires obstructives et notamment la bronchopneumopathie chronique obstructive (BPCO), l'étiologie la plus fréquente des IRC obstructives, sont susceptibles d'évoluer vers l'insuffisance respiratoire chronique (Tableau S07-P01-C04-I). Celle-ci apparaît lorsque la fonction du système respiratoire est altérée au point de compromettre les échanges gazeux, c'est-à-dire le renouvellement de l'oxygène et l'élimination du gaz carbonique. En pratique clinique, toute perturbation chronique des gaz du sang ($PaO_2 \leq 60$ mmHg ou $PaCO_2 \geq 50$ mmHg) définit l'IRC. S'il est habituel de retenir une définition gazométrique de l'IRC, il faut souligner qu'un certain nombre de patients porteurs de pathologies pulmonaires « non shuntantes » (emphysème panlobulaire, certaines grandes déformations thoraciques, certaines pathologies vasculaires pulmonaires) ou à métabolisme bas (neuromusculaires), en sont exclus du fait de l'absence d'altération des échanges gazeux et en dépit d'un véritable handicap respiratoire et d'un véritable risque de décompensation.

Contrairement à l'insuffisance respiratoire aiguë (IRA) survenant sur poumons antérieurement sains qui ne fait pas de l'objet de débat dans sa définition, la survenue d'une insuffisance aiguë sur insuffisance chronique est vague et sous-entend un éventail très large de situations. Le terme « décompensation » est à ce propos parfaitement approprié, car il décrit justement l'impossibilité pour un système respiratoire déjà « suractivé » à surmonter la charge imposée par l'aggravation de la symptomatologie (Figure S07-P01-C04-1). Dans ce chapitre, ne seront traitées que les décompensations aiguës d'IRC obstructives « graves », c'est-à-dire associées à une IRA.

Le pronostic des décompensations aiguës des IRC obstructives est lié à la survenue d'une acidose respiratoire traduisant la décompensation

Tableau S07-P01-C04-I Principales causes de l'insuffisance respiratoire chronique obstructive.

| Bronchopneumopathies chroniques obstructives |
| Dilatation des bronches |
| Asthme |
| Mucoviscidose |
| Bronchiolite post-greffe de moelle/rejet post-transplantation |

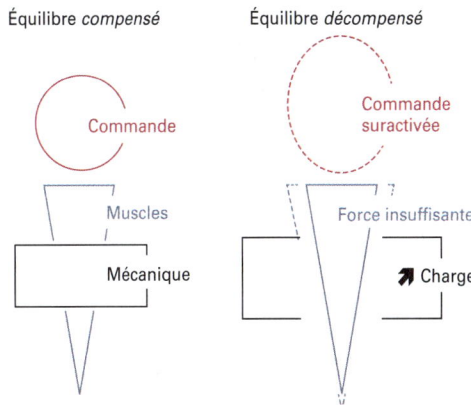

Figure S07-P01-C04-1 Représentation schématique du déséquilibre entre force et charge, survenant au cours d'une décompensation d'insuffisance respiratoire chronique. L'augmentation de la charge mécanique peut être la conséquence d'une augmentation des résistances des voies aériennes. Pour tenter de compenser cette augmentation de la charge, le système suractive sa commande, mais l'effecteur musculaire est insuffisant.

ultime du système. Dans cette situation, les patients requièrent une assistance ventilatoire délivrée par ventilation non invasive (VNI) en première intention [22]. Incontournable, la recherche d'une étiologie, notamment infectieuse, est systématiquement réalisée. Si le pronostic à court terme de ces épisodes s'est transformé ces dernières années, les interrogations actuelles se portent sur les pronostics à moyen et à long terme après la sortie de réanimation et sur l'indication à la ventilation mécanique invasive en cas d'échec de ventilation non invasive. La BPCO étant l'étiologie la plus fréquente des IRC obstructives (*voir* Tableau S07-P01-C04-I), dans ce chapitre, le terme d'IRC obstructive renverra systématiquement, sauf mention contraire, à l'IRC secondaire à la BPCO.

Épidémiologie

La décompensation de BPCO est une pathologie couramment prise en charge dans les services de réanimation, pouvant constituer jusqu'à 60 % des IRA [11, 13, 25] et près de 10 % des admissions annuelles. Le séjour en réanimation est le plus souvent justifié par la nécessité d'une assistance ventilatoire. Le pronostic de ces épisodes dépend du critère d'évaluation utilisé. Outre la mortalité, d'autres variables doivent être considérées, notamment le recours à une assistance ventilatoire invasive (par sonde endotrachéale), la durée de séjour en réanimation ou en soins intensifs ou encore la survenue d'une nouvelle décompensation. La mortalité de ces séjours en réanimation reste relativement faible, entre 10 et 20 % [12, 19, 31]. L'explication de ce faible taux s'explique par l'amélioration de la prise en charge, notamment avec la généralisation de l'utilisation de la ventilation non invasive en première ligne, mais aussi parce qu'une partie du pronostic de ces patients se joue plus tard [8]. En effet, l'épisode de décompensation en soi accélère le déclin naturel du VEMS. Ces épisodes sont d'ailleurs associés de façon indépendante à la mortalité des patients à moyen et long terme. Les décompensations d'IRC obstructives sont associées à une augmentation de la mortalité à long terme pouvant atteindre 45 % dans une étude française ayant suivi des patients jusqu'à 4 ans [19], 59 % à un an dans une étude nord-américaine [8] et 32 % à 6 ans dans une étude espagnole [21].

Physiopathologie

Au cours des IRC obstructives, la défaillance du système respiratoire est mixte, associant une défaillance « ventilatoire » et une défaillance de la fonction « échanges gazeux ». Au cours des décompensations, les anomalies « pompe » jouent un rôle prédominant par rapport aux anomalies « échanges » et déterminent une très large part des schémas thérapeutiques. En effet, les traitements visent moins à améliorer l'oxygénation qu'à absorber une partie du travail respiratoire ou à réduire la charge à laquelle doit faire face le système respiratoire.

Anomalies de la mécanique respiratoire

Les deux principaux phénomènes qui perturbent la mécanique respiratoire au cours des IRC obstructives sont l'augmentation des résistances des voies aériennes proximales et la distension dynamique. Le premier est lié d'une part à l'encombrement bronchique et d'autre part à la perte des propriétés élastiques du poumon se traduisant par un collapsus bronchique expiratoire (PEP [pression expiratoire positive] intrinsèque). La distension dynamique est une conséquence directe du premier mécanisme. Elle est générée par un effet de clapet (l'air entre, mais ne sort pas) qui s'ajoute à la distension structurelle des espaces aériens distaux (emphysème). Le raccourcissement absolu du temps expiratoire, conséquence mathématique de la polypnée, aggrave la distension pulmonaire liée à la distension dynamique. Cette dernière majore la dyspnée et entraîne une polypnée (Figure S07-P01-C04-2). La distension dynamique gêne aussi le début de l'inspiration puisqu'une partie du travail inspiratoire est utilisée pour lutter contre la PEP intrinsèque avant de générer du volume courant. La distension dynamique perturbe également la fin de l'inspiration du fait d'une ventilation à volumes courants s'approchant progressivement de la capacité pulmonaire totale (zone plate de la relation pression-volume), ce qui contribue à la sensation de dyspnée [17].

La lutte contre la PEP intrinsèque génère une augmentation du travail musculaire respiratoire. Cette dépense supplémentaire est un coût énergétique important pour le système et n'est pas dénuée de conséquences sur le fonctionnement du ventricule gauche (*voir* plus loin). Face à ce surcroît de travail respiratoire, le système respiratoire finit par échouer à maintenir la ventilation alvéolaire : malgré une commande ventilatoire intense, les muscles respiratoires ne sont plus capables de surmonter la charge qui leur est imposée, et l'hypercapnie se développe. Une éventuelle encéphalopathie hypercapnique, qui peut cliniquement faire croire à un état de « dépression respiratoire », peut donc parfaitement correspondre à un état « d'hyperactivité » respiratoire centrale.

Interactions cardiopulmonaires et conséquences lors des décompensations d'IRC obstructives

Le tabagisme, substratum commun aux pathologies cardiovasculaires et pulmonaires, explique la coexistence fréquente d'une BPCO avec une hypertension artérielle ou une cardiopathie ischémique. L'une des particularités de l'association IRC obstructive et cardiopathie gauche est que la décompensation de l'une des pathologies peut retentir sur l'autre, voire en déclencher une poussée aiguë [2]. La distension dynamique augmente la post-charge ventriculaire droite (par augmentation de la pression artérielle pulmonaire) et la négativation de la pression intrathoracique augmente le retour veineux. Ces deux phénomènes perturbent le remplissage du ventricule gauche du fait de l'interdépendance entre les deux ventricules. Deux autres mécanismes notables sont impliqués dans la dysfonction ventriculaire gauche. Le premier est l'ischémie myocardique induite par une augmentation du travail respiratoire au cours des efforts inspiratoires et expiratoires. Enfin, et peut-être le plus important des mécanismes, est lié à l'augmentation de la post-charge du ventricule gauche induite par la négativation extrême de la pression intrathoracique inspiratoire. Le ventricule gauche éjectant le sang à l'extérieur de la cage thoracique, la négativation de la pression intrathoracique lui impose un effort supplémentaire pour que le sang quitte le thorax. En d'autres termes, la réduction de la pression intrathoracique est équivalente à élever la pression artérielle d'une proportion similaire, et les deux conditions sont ressenties comme une augmentation de post-charge ventriculaire gauche.

Chez les patients placés sous ventilation mécanique invasive, ces interactions seront à prendre en compte au cours du processus de séparation du ventilateur. Elles peuvent être responsables d'une dysfonction ventriculaire gauche par majoration des effets délétères qui surviennent en ventilation spontanée et retarder ainsi l'extubation.

Diagnostic et évaluation de la gravité

Le diagnostic de décompensation d'IRC obstructive doit être évoqué systématiquement en présence d'une dyspnée aiguë chez un patient fumeur. Cliniquement, plusieurs signes suggèrent l'existence d'une BPCO lorsque l'inspection retrouve un thorax augmenté de volume, une descente inspiratoire de la trachée, une dépression inspiratoire des fosses sus-claviculaires et sus-sternales ou encore un signe de Hoover. À l'imagerie thoracique, la distension peut théoriquement entraîner une augmentation du volume de la cage thoracique osseuse, un abaissement du diaphragme ou une combinaison des deux (Figure S07-P01-C04-3). Enfin, aux gaz du sang, l'existence d'une IRC peut se traduire par une élévation des bicarbonates.

Critères de sévérité

Certaines caractéristiques de l'état de base sont corrélées à la mortalité hospitalière et doivent faire partie intégrante de l'évaluation initiale : âge élevé, sexe masculin, tabagisme actif, nombre de comorbidités,

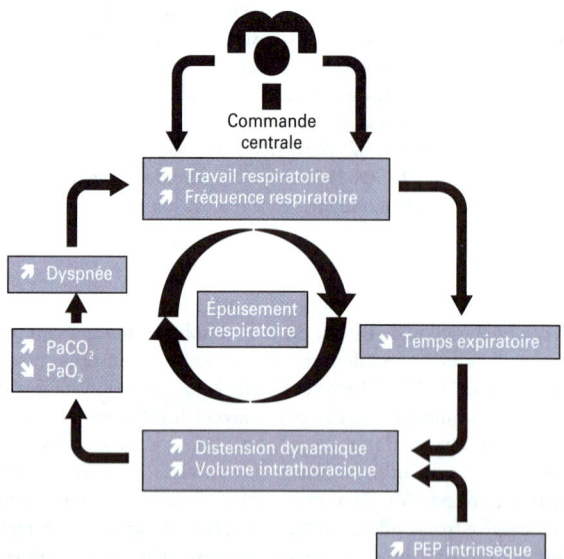

Figure S07-P01-C04-2 Représentation schématique des mécanismes physiopathologiques à l'origine d'une décompensation de BPCO. L'augmentation de la commande ventilatoire (stress, hyperthermie, douleur, infection, etc.) induit une augmentation du travail respiratoire. Pour satisfaire cette demande, le système doit notamment augmenter la fréquence respiratoire, ce qui génère une diminution mathématique du temps expiratoire. Avec un temps expiratoire plus court, et une majoration de la pression télé-expiratoire positive déjà présente, le système induit de la distension dynamique, elle-même à l'origine d'une hypoventilation alvéolaire et, in fine, de la dyspnée.

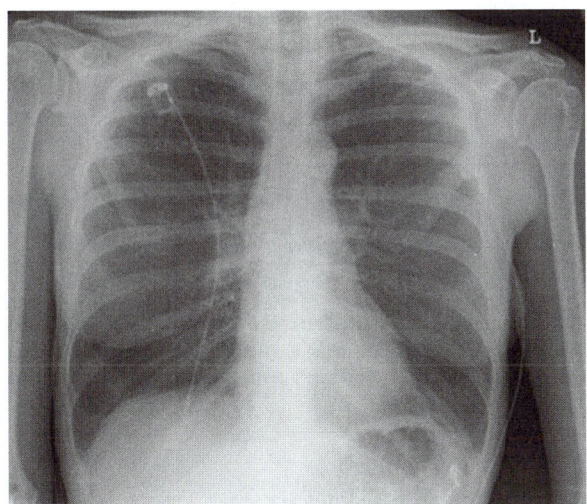

Figure S07-P01-C04-3 Radiographie de thorax d'une patiente atteinte de BPCO. Plusieurs signes indirects permettent de suspecter le diagnostic de BPCO associée, dans le cas présent, à un emphysème : augmentation du nombre d'espaces intercostaux (distension), hyperclarté (emphysème), aplatissement des coupoles (distension), horizontalisation des côtes (distension), cœur en goutte.

dénutrition, altération fonctionnelle (qualité de vie, dyspnée de repos, hospitalisations répétées, emphysème, hypercapnie chronique, oxygénothérapie de longue durée). La sévérité de l'état de base de la maladie respiratoire chronique doit également être prise en compte avec le stade GOLD selon la valeur du VEMS [6].

Lors de l'évaluation d'une décompensation d'IRC obstructive, le diagnostic de la sévérité doit être prioritairement fondé sur l'analyse des signes cliniques. La mise en jeu des muscles respiratoires accessoires, l'existence d'une polypnée, d'une cyanose et la présence d'une encéphalopathie témoignent logiquement de la gravité et de l'indication à une prise en charge en réanimation. L'évaluation de la gravité de l'épisode doit être aidée par la saturation en oxygène complétée au besoin par l'obtention d'une gazométrie artérielle. Les critères de gravité gazométriques sont : une hypoxémie inférieure à 50 mmHg, une acidose respiratoire sévère avec un pH inférieur ou égal à 7,35 et/ou une hypercapnie avec une $PaCO_2$ supérieure ou égale à 45 mmHg. Dans les cas extrêmes, l'épisode peut être associé à des troubles de la vigilance, un état de choc ou un arrêt cardiaque hypoxique.

Causes et facteurs de risque

Les infections respiratoires (virales ou bactériennes) sont responsables de la majorité des décompensations [16]. L'imputabilité directe des infections virales, notamment par rhinovirus, est vraisemblablement associée à une susceptibilité accrue aux infections bactériennes. Par ailleurs, la mauvaise observance ou la rupture thérapeutique, l'exposition tabagique ou la prise de certains médicaments (psychotropes) peuvent être à l'origine d'une décompensation. L'embolie pulmonaire est aussi classiquement une étiologie à évoquer, même si les données de la littérature sont contradictoires concernant sa prévalence au cours des épisodes de décompensations de BPCO [30, 23]. Du fait d'une association fréquente à un emphysème, la recherche d'un pneumothorax est indispensable dans le contexte. Enfin, comme mentionné dans les paragraphes « Physiopathologie », du fait de l'interaction cœur-poumons, un nombre important de patients BPCO peuvent présenter une décompensation d'origine cardiaque. Dans une étude portant sur des patients de réanimation présentant une décompensation de BPCO, Abroug et al. retrouvaient une association certaine avec une insuffisance ventriculaire gauche chez 31 % des patients et vraisemblable chez 13 % [2]. À l'origine ou en association, un syndrome coronarien aigu peut être impliqué dans la survenue d'une décompensation de BPCO. D'autres facteurs déclenchants doivent être recherchés, notamment chez les patients âgés : tassement vertébral, fracture de côte. Pour finir, il doit être rappelé que chez 30 % des patients, aucune cause ne peut être identifiée.

Investigations paracliniques

La prise en charge d'une décompensation d'IRC obstructive nécessitant une hospitalisation doit comprendre un bilan étiologique minimal. L'existence d'une acidose respiratoire, indication à l'assistance ventilatoire, doit être recherchée par l'analyse des gaz du sang. Un électrocardiogramme recherche des signes de souffrance coronaire ou des troubles du rythme. La radiographie de thorax recherche particulièrement un pneumothorax qui justifierait alors une prise en charge urgente, surtout en cas de nécessité de mise en place de la ventilation non invasive. L'examen cytobactériologique des crachats n'est justifié qu'en cas de facteur de risque de germe résistant aux antibiotiques de première ligne (échec d'une première ligne d'antibiothérapie, antibiothérapie récente ou fréquente, BPCO sévère [stade III ou IV de GOLD]).

Mesures thérapeutiques

Orientation de l'hospitalisation

La stratégie d'orientation des patients est guidée par le degré de sévérité, et dans une moindre mesure par les éléments étiologiques. Dans ce chapitre ne sont traitées que les situations graves. Ces situations imposent l'intervention d'un réanimateur pour porter l'indication à l'assistance ventilatoire. L'orientation de ces patients est contrainte par l'offre locale. La décision doit être pragmatique et idéalement reposer sur la mise en place de procédures collégiales. À ce jour, aucun score ni critère objectif n'est disponible pour un « tri » rationnel des patients, et dans un certain nombre de cas, des admissions « préventives » en réanimation peuvent être justifiées.

Principes de la prise en charge

Depuis le début des années 1990, la prise en charge des décompensations d'IRC obstructives a été bouleversée par l'utilisation de la ventilation non invasive. Cette assistance ventilatoire au masque dite non invasive a profondément modifié le pronostic au moins à court terme de ces patients [14]. Dans ces situations, le recours à la ventilation non invasive est un standard de soins ; elle est recommandée par la conférence de consensus française qui lui a été consacrée [22] (Tableau S07-P01-C04-II). Notons que son efficacité sur le pronostic des patients

Tableau S07-P01-C04-II Indications et contre-indications à la ventilation non invasive (VNI) au cours d'une décompensation de BPCO.

Indications
Signes de détresse respiratoire aiguë
Acidose respiratoire (pH < 7,35 ; $PaCO_2$ > 45 mmHg)
Contre-indications
Environnement inadapté, expertise insuffisante de l'équipe
Patient non coopérant, agité, opposant à la technique
Indication à une intubation immédiate (sauf VNI en pré-oxygénation)
Coma (sauf coma hypercapnique lié à l'insuffisance respiratoire aiguë hypercapnique)
Épuisement respiratoire
État de choc, troubles du rythme ventriculaire graves
Sepsis sévère
Immédiatement après un arrêt cardiorespiratoire
Pneumothorax non drainé
Obstruction des voies aériennes supérieures (sauf apnées du sommeil obstructives)
Vomissements incoercibles
Hémorragie digestive haute
Traumatisme craniofacial
Tétraplégie traumatique aiguë à la phase initiale

IRA : insuffisance rénale aiguë.

présentant une décompensation de BPCO n'est pas impactée en cas d'échec et de recours final à l'intubation orotrachéale [10, 27]. En d'autres termes, un échec de la ventilation non invasive, suivie d'une intubation orotrachéale, n'est pas délétère dans ce cadre spécifique de patients insuffisants respiratoires chroniques présentant une IRA.

Ventilation non invasive

Les objectifs de la mise sous assistance ventilatoire au cours des décompensations de BPCO sont de soulager la dyspnée, de corriger une hypoxémie, une acidose ou une hypercapnie menaçant le pronostic vital et de diminuer du travail respiratoire et la consommation d'oxygène, tout en évitant d'aggraver la distension thoracique. La ventilation non invasive est un mode d'assistance ventilatoire utilisant une interface s'adaptant au visage du patient (Figure S07-P01-C04-4) pour le connecter au ventilateur. Son usage s'est largement diffusé lors de ces vingt dernières années pour la prise en charge des patients BPCO en insuffisance respiratoire aiguë [7, 12, 28]. L'utilisation de la ventilation non invasive dans cette indication est associée dans les méta-analyses les plus récentes à une réduction de la mortalité, du recours à l'intubation orotrachéale, à la durée de séjour en réanimation et aux complications associées [14]. Il n'y a pas d'efficacité démontrée d'une interface sur une autre. Il faut donc proposer et essayer celle qui offre le meilleur compromis entre efficacité et tolérance, puisque la bonne tolérance des patients est un des critères déterminant son succès. Le recours à la ventilation non invasive et son succès dépendent de l'expérience des équipes médicales et paramédicales qui la pratiquent [12]. Lorsqu'elle est débutée, une stratégie de surveillance et de contrôle doit être prévue afin de ne pas méconnaître un échec (Tableau S07-P01-C04-III) et de ne pas retarder le recours à la ventilation mécanique invasive. Pour cette raison, la structure de soins (service d'accueil des urgences, déchoquage, unité de soins intensifs, réanimation, pneumologie) où est réalisée la ventilation non invasive doit faire l'objet d'une discussion pré-établie entre les différents partenaires locaux impliqués dans la prise en charge de ces patients (médecins urgentistes, réanimateurs, pneumologues). Concernant la durée et le sevrage de la ventilation non invasive, il

Tableau S07-P01-C04-III Facteurs prédictifs d'échec de la ventilation non invasive (VNI).

Avant la mise en route de la VNI
Âge > 75 ans
Comorbidités sévères
Limitation importante de l'activité quotidienne
Score IGS II élevé
Défaillance extrarespiratoire
Après la mise en route de la VNI (après 2 à 6 heures de VNI)
Intolérance à la VNI (fuites importantes autour du masque, agitation, claustrophobie)
Absence d'amélioration clinique
Absence d'amélioration gazométrique (pH, PaCO$_2$)
Complications liées à la VNI (distension gastrique, lésions cutanées)

IGS : indice de gravité simplifié.

n'existe pas de processus standardisé. Le sevrage s'effectuera de manière progressive en espaçant les séances. L'arrêt complet sera envisagé après stabilisation clinique et gazométrique.

La ventilation mécanique invasive doit être instaurée en cas de menace vitale immédiate, de contre-indication à la ventilation non invasive ou d'échec de celle-ci [22]. Les troubles de la conscience en contexte d'hypercapnie ne sont pas une contre-indication [22], mais justifient la mise en place d'une surveillance rapprochée évitant de retarder indûment un recours à la ventilation sur intubation qui deviendrait nécessaire. Il faut souligner que l'efficacité de la ventilation non invasive sur le pronostic des patients présentant une IRA sur IRC obstructive n'est pas impactée en cas d'échec et de recours à l'intubation orotrachéale [10, 27].

Décision de mise en place de la ventilation mécanique sur sonde endotrachéale

La ventilation non invasive a transformé le pronostic des décompensations d'IRC obstructives, si bien qu'il est de moins en moins fréquent

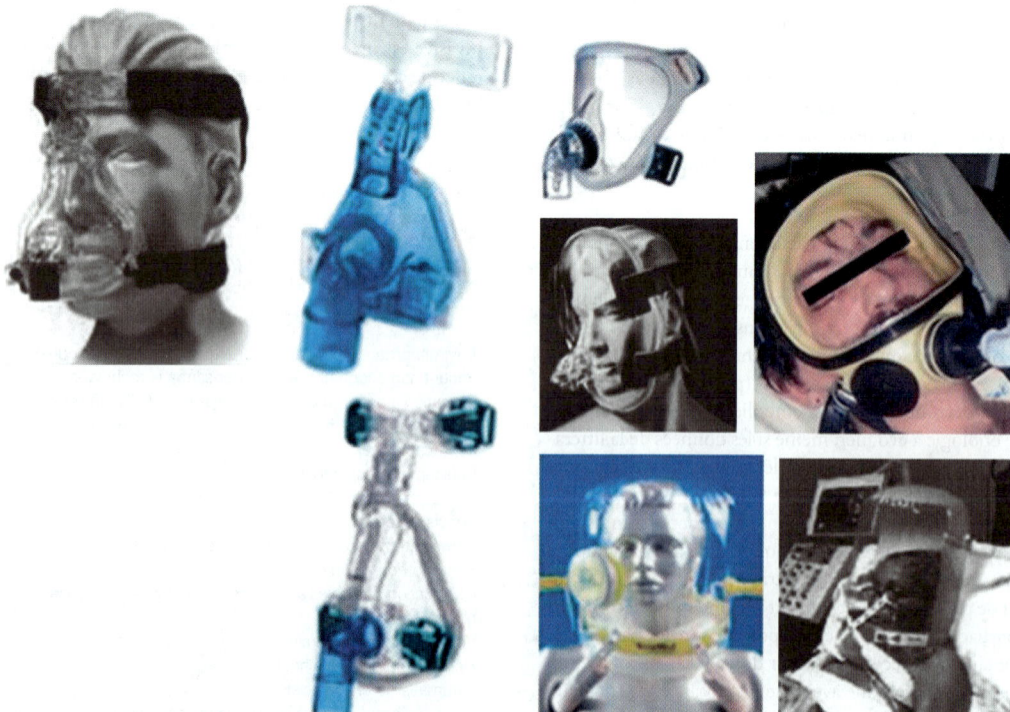

Figure S07-P01-C04-4 Exemples de différentes interfaces utilisées pour la ventilation non invasive.

d'avoir recours à la ventilation mécanique sur sonde endotrachéale [7, 12]. Néanmoins, en cas d'échec, cette alternative doit être envisagée. La décision n'est pas simple, car l'IRC obstructive est un facteur de risque bien identifié de difficulté de sevrage de la ventilation mécanique. Compte tenu de la probabilité élevée d'exposer le patient à un sevrage prolongé, voire impossible, la décision d'instaurer une ventilation mécanique invasive doit être discutée. Parmi les éléments de discussion, figure certainement la formalisation par le patient d'éventuelles directives anticipées. S'il n'est pas en mesure de les communiquer, le recueil du témoignage de son entourage doit être recherché. Malheureusement, les patients sont rarement informés de l'évolution attendue de la maladie et du risque d'hospitalisation en réanimation [24]. Les éléments alimentant les processus décisionnels thérapeutiques ne sont pas les mêmes entre les pneumologues et les réanimateurs [24]. Cette différence plaide pour une meilleure collaboration entre les équipes et pour une anticipation des risques de décompensation grave [24]. La sévérité de la pathologie respiratoire estimée par les données des épreuves fonctionnelles respiratoires et la notion d'un appareillage chronique par ventilation non invasive ou par oxygénothérapie de longue durée plaideraient plutôt contre l'instauration d'une ventilation mécanique invasive. L'autonomie du patient et son évaluation de sa qualité de vie sont certainement des données à prendre en compte dans la décision d'intubation.

Il doit être souligné que la décision de ne pas placer le patient sous ventilation mécanique invasive ne conduit pas nécessairement à son décès et ne doit pas décourager l'équipe soignante. À cet égard, l'étude oVNI, en s'intéressant au pronostic de 134 patients (80 % porteurs d'une IRC et avec une décompensation d'IRC obstructive comme cause d'IRA dans 60 % des cas) avec décision de limitation thérapeutique portant sur la ventilation mécanique invasive, a montré que quatre patients sur dix étaient vivants à 3 mois [24]. Cette étude souligne l'efficacité de la ventilation non invasive dans les décompensations d'IRC obstructive, y compris dans les situations où l'intubation orotrachéale est jugée déraisonnable par l'équipe médicale.

Autres mesures du traitement médical

Oxygénothérapie

Le but de l'oxygénothérapie est de corriger une hypoxémie menaçante et de réduire l'intensité de la dyspnée. Lorsqu'il existe une insuffisance respiratoire aiguë, il est recommandé d'administrer une oxygénothérapie avec un objectif de saturation de 88-90 %. Même si la correction de l'hypoxémie prime sur une éventuelle aggravation de l'état de vigilance, l'oxygénothérapie doit être titrée et administrée avec précaution, car il existe un risque d'aggravation respiratoire et neurologique liée à une majoration de l'hypercapnie (combinaison de l'effet Haldane et de l'augmentation du rapport volume de l'espace mort/volume courant (V_T) secondaire à la diminution du V_T lors des décompensations). Il faut donc une surveillance clinique étroite de l'apparition des signes d'hypercapnie associée à une surveillance gazométrique de la $PaCO_2$. L'adaptation et le sevrage de l'oxygénothérapie se feront en fonction de l'évolution clinique et gazométrique. La poursuite de l'oxygénothérapie initiée à la phase aiguë d'une décompensation doit être réévaluée à la sortie et peut être maintenue si besoin au maximum 3 mois avant une réévaluation et la mise en place éventuelle d'une oxygénothérapie de longue durée en cas de persistance de l'hypoxémie.

Bronchodilatateurs inhalés de courte durée d'action

Les deux classes pharmacologiques principalement utilisées sont les β_2-mimétiques et les anticholinergiques. Une méta-analyse de neuf études comparant l'efficacité des anticholinergiques aux β_2-mimétiques dans cette indication a montré que l'effet bronchodilatateur du bromure d'ipratropium n'était pas plus efficace que les β_2-mimétiques de courte durée d'action [15]. En pratique, les deux molécules sont utilisées en alternance. L'intérêt des bronchodilatateurs repose sur la diminution de la distension pulmonaire et, in fine, sur la diminution du travail respiratoire et la dyspnée. L'intensité de la décompensation, associant dyspnée et diminution du débit inspiratoire, fait préférer l'emploi de la voie nébulisée.

Corticothérapie systémique

Les données épidémiologiques révèlent que les corticoïdes systémiques sont largement utilisés dans la prise en charge des décompensations de BPCO. Néanmoins, leur utilisation est mal codifiée, et le bien-fondé même de leur utilisation systématique reste débattu. Les arguments théoriques en faveur de leur utilisation font retenir le fait que l'inflammation au cours des épisodes de décompensation de BPCO diffère de celle présente à l'état stable et qu'il est parfois difficile de différencier, chez un patient donné, BPCO et asthme. En revanche, il peut être opposé les effets délétères de cures répétées notamment infectieux et métaboliques (diabète, ostéoporose).

On dispose de nombreuses études ayant étudié l'impact d'une corticothérapie systémique. L'interprétation des résultats est rendue difficile par les différentes modalités d'administration (intraveineuse, orale), de molécules (prednisone, méthylprednisolone), de posologies (0,3 à 1,0 mg/kg/j), de durées (5 à 14 jours), de critères de jugement considérés (échec du traitement, durée d'hospitalisation, variation du VEMS) et de populations ciblées (patients ambulatoires, hospitalisation traditionnelle, réanimation).

Chez les patients de réanimation placés sous ventilation mécanique, deux études randomisées contre placebo ont été publiées avec des résultats contradictoires [1, 3]. L'étude espagnole utilisait un schéma reposant sur l'administration de méthylprednisolone pendant 10 jours à doses progressivement décroissantes. Les résultats retrouvaient une diminution significative de la durée de ventilation (3 versus 4 jours, p = 0,04) [3]. L'étude tunisienne utilisait un schéma reposant sur l'administration de prednisone à la dose quotidienne de 1 mg/kg pendant 10 jours. Dans cette étude, aucune différence n'était retrouvée dans les deux groupes en termes de mortalité, critère de jugement principal [1]. L'une des différences importante entre les deux études est le recours à la ventilation non invasive, davantage utilisée dans l'étude d'Abroug et al. (76 versus 44 %) et, de façon surprenante, aucun échec de la ventilation non invasive dans l'étude d'Alia et al. [3]. Les deux études n'ont pu atteindre l'effectif initialement prévu en raison de difficulté d'inclusion liée aux critères qui excluaient les patients préalablement traités par corticothérapie systémique.

En conclusion, pour les patients de réanimation, il n'existe pas d'argument pour une attitude systématique. L'utilisation d'une corticothérapie systémique ne peut être envisagée qu'au cas par cas, tenant compte de la balance bénéfices risques [26].

Antibiothérapie

Une grande part des facteurs déclenchants des décompensations d'IRC obstructives est représentée par les infections respiratoires, ce qui justifie pour certains auteurs la prescription d'une antibiothérapie. À cet égard, notons que les recommandations nationales et internationales préconisent une antibiothérapie en cas de décompensation grave. Toutefois, cela ne signifie pas que l'administration systématique d'antibiotiques ait des bénéfices documentés. Elle n'est pas justifiée quand il existe un facteur déclenchant non infectieux, en l'absence de signes de sepsis et quelle que soit la gravité du tableau clinique (patient ventilé ou non). Le choix de la molécule doit être fondé sur l'existence de colonisation, d'épisodes infectieux récents avec utilisation récente (< 3 mois) d'antibiotiques. L'absence de ces facteurs de risque doit faire préférer en première intention l'utilisation d'une β-lactamine type amoxicilline-acide clavulanique ou une céphalosporine de 3ᵉ génération injectable (céfotaxime ou ceftriaxone). Les nouvelles fluoroquinolones (lévofloxacine, moxifloxacine), actives sur le pneumocoque, peuvent être une alternative, mais doivent être utilisées avec précaution compte tenu du risque d'émergence de germes multirésistants. En cas de pneumopathie infectieuse, il doit être rappelé que l'antibiotique doit suivre les stratégies anti-infectieuses de ce cadre nosologique bien individualisé.

L'intérêt de la protéine C réactive (CRP) ou de la procalcitonine pour déterminer l'origine bactérienne ou virale de la décompensation n'est pas démontré. La procalcitonine semble être un meilleur marqueur de sepsis que la CRP et pourrait avoir un intérêt pour guider la mise en route et/ou la durée de l'antibiothérapie [29]. À ce titre, il a été rapporté une réduction significative de la consommation d'antibiotiques lorsque la stratégie antibiotique est fondée sur le dosage de la procalcitonine [27].

Autres traitements

Quel que soit le critère de jugement clinique considéré, aucun traitement adjuvant n'a fait la preuve d'une efficacité significative. En cas d'encombrement, la kinésithérapie doit être proposée, bien qu'il n'existe aucune preuve formelle de son efficacité. La prévention de la maladie thrombo-embolique veineuse doit être envisagée comme pour tout patient en contexte aigu médical. La poursuite des traitements habituels doit également être envisagée à l'exception évidente des situations les plus sévères.

Les comorbidités cardiovasculaires sont très souvent présentes chez les patients BPCO. Il peut alors être opportun d'instaurer un traitement cardiotrope (bêtabloquant, cordarone, diurétiques) au décours d'un épisode de décompensation de BPCO lorsqu'une insuffisance ventriculaire gauche ou un trouble du rythme supraventriculaire est documenté. Ce type de décision devra être confirmé et donner lieu à un suivi spécifique en milieu spécialisé.

Perspectives de recherche

Sans être exhaustif, il peut être mentionné l'intérêt des épurateurs extracorporels de CO_2 (ECCO$_2$-R pour *extracorporeal CO_2 removal*) et l'utilisation de l'oxygénothérapie à haut débit comme pistes actuelles de recherche dans la prise en charge des décompensations de BPCO.

L'ECCO$_2$-R est une technique d'épuration du CO_2 à faible débit par circulation extracorporelle. L'objectif est de corriger l'hypercapnie et l'acidose respiratoire observées au cours des décompensations de BPCO. L'ECCO$_2$-R s'apparente à la technique d'oxygénation par membrane (ECMO [*extracorporeal membrane oxygenation*]), mais a recours à des débits sanguins plus faibles. À la différence de l'ECMO qui utilise des canules pour aborder les axes vasculaires, l'ECCO$_2$-R nécessite des cathéters à double lumière, plus fins, permettant un abord vasculaire unique. À cet égard, l'ECCO$_2$-R se rapproche de la technique d'épuration d'hémofiltration continue. Les premières données cliniques démontrent essentiellement la faisabilité de la technique [9] sans démontrer l'intérêt clinique. Une des limites notables est le risque hémorragique lié à la nécessité de maintenir une anticoagulation curative. L'intérêt de l'ECCO$_2$-R au cours des décompensations de BPCO serait d'éviter l'intubation orotrachéale en cas d'échec de ventilation non invasive et au cours des sevrages difficiles de la ventilation mécanique afin de permettre l'extubation.

L'oxygénothérapie humidifiée réchauffée à haut débit (OHD) est une alternative à l'oxygénothérapie conventionnelle ayant fait l'objet d'un développement croissant ces dernières années. Initialement développée en néonatologie, son application chez l'adulte ne date que du début des années 2000. Jusqu'à maintenant, l'OHD chez l'adulte a principalement été appliquée au cours de l'IRA hypoxémique, lors de sa prise en charge initiale ou au décours de l'extubation. Il existe des arguments physiologiques (effet PEP modéré, lavage-rinçage de l'espace mort, réduction des résistances des voies aériennes supérieures) et cliniques (absence d'élévation de la PaCO$_2$ dans l'IRA hypoxémique ou en période post-extubation) pour proposer l'OHD dans la prise en charge de l'IRA hypercapnique du patient BPCO tant sa phase initiale qu'au décours du sevrage/extubation. La conduite d'études comparatives est maintenant nécessaire pour tester l'intérêt de l'OHD dans l'IRA hypercapnique du BPCO.

Conclusion

Les épisodes de décompensation d'IRC obstructive sont des situations fréquentes pour le réanimateur médical. La présence de critères de sévérité clinique et gazométrique oriente la prise en charge vers les structures les plus adaptées. La recherche d'un facteur déclenchant est dans tous les cas indispensable. Les situations les plus sévères nécessitent une assistance ventilatoire où la ventilation non invasive est proposée en première intention. Elle nécessite de respecter les contre-indications et de réévaluer précocement le succès ou l'échec de cette technique afin de ne pas retarder le recours à la ventilation mécanique invasive. Au décours, le patient devra bénéficier d'une prise en charge spécialisée pneumologique afin de réévaluer le traitement de fond, s'assurer du sevrage tabagique et envisager la mise en route d'un programme de réhabilitation respiratoire.

Décompensation aiguë des insuffisances respiratoires chroniques restrictives

La présentation d'une décompensation aiguë d'IRC restrictive est aussi pléiomorphe que le tableau des causes d'IRC restrictives (Tableau S07-P01-C04-IV). Quel que soit son mécanisme, la nature restrictive de l'insuffisance respiratoire est en général de diagnostic facile sur l'examen du patient (grande déformation thoracique) ou de sa radiographie de thorax (séquelles pariétopleurales, syndrome interstitiel). Les données épidémiologiques, physiopathologiques sont extrêmement distinctes et spécifiques selon l'étiologie de l'IRC restrictive. De même, la prise en charge, y compris l'admission en réanimation, doit être envisagée en tenant compte du pronostic de la pathologie à l'origine de l'IRC restrictive. Les contingents les plus caractérisés de l'IRC restrictive étant représentés par les affections neuromusculaires et l'obésité, la suite de la discussion portera essentiellement sur ces deux entités. Les caractéristiques des décompensations des affections pulmonaires interstitielles diffuses, également pourvoyeuses d'IRC restrictives, sont moins connues. Compte tenu de leur pronostic péjoratif, ces patients sont rarement admis en réanimation.

Insuffisance respiratoire chronique secondaire à l'obésité

Les conséquences de l'obésité sur le fonctionnement de l'appareil respiratoire constituent une entité spécifique appelée syndrome obé-

Tableau S07-P01-C04-IV Principales causes de l'insuffisance respiratoire chronique restrictive.

Affections parenchymateuses pulmonaires
Fibrose pulmonaire
Pneumopathies interstitielles chroniques
Pneumoconioses
Affections pleurales
Séquelles d'hémothorax, de pleurésie purulente
Séquelles de pneumothorax thérapeutique de la tuberculose
Affections pariétales
Obésité majeure
Déformations thoraciques (scoliose, séquelles de thoracoplastie)
Spondylarthrite ankylosante
Affections neuromusculaires
Sclérose latérale amyotrophique
Neuropathies périphériques
Myasthénie
Dystrophie musculaire congénitale
Myopathies
Myotonie

sité-hypoventilation (SOH) [18]. La définition associe une hypercapnie (> 45 mmHg) diurne chez des patients avec un indice de masse corporelle supérieur à 30 kg/m² après avoir écarté toute autre cause d'hypoventilation diurne. Les mécanismes impliqués dans le SOH procèdent d'une diminution des volumes pulmonaires, d'une augmentation des résistances et d'une diminution de la compliance thoracique [18]. Les épisodes de décompensation d'IRC restrictive secondaire à un SOH se caractérisent par une présentation relativement similaire aux décompensations d'IRC obstructives. Une seule étude de grande ampleur a comparé le pronostic de patients avec une IRC obstructive et/ou restrictive avec SOH présentant une IRA hypercapnique [5]. Cette étude a montré que l'efficacité de la ventilation non invasive était équivalente dans les deux cas de figure en termes de taux d'échec de celle-ci, de taux d'intubation endotrachéale et avec même moins d'échec tardif de la ventilation non invasive et une plus faible mortalité hospitalière chez les patients avec une IRC restrictive avec SOH [5]. Les épisodes de décompensation aiguë sont souvent inauguraux de la maladie et doivent inciter à une prise en charge spécialisée où l'indication à une ventilation nocturne sera discutée.

Insuffisance respiratoire chronique secondaire aux pathologies neuromusculaires

Les maladies neuromusculaires constituent un groupe hétérogène de pathologies qui se caractérisent par des modifications musculaires progressives entraînant une atrophie des muscles, notamment respiratoires. Les décompensations d'IRC restrictives liées aux affections neuromusculaires représentent une part modeste (environ 10 % [13]) mais non négligeable des admissions en réanimation pour IRA.

Le retentissement respiratoire des pathologies neuromusculaires entraîne une dégradation chronique des capacités respiratoires dont la caractéristique essentielle est d'être insidieuse et progressive. D'une part parce que la limitation des capacités locomotrices supprime les plaintes liées à l'effort physique et d'autre part parce que la production de CO_2 de l'organisme est diminuée. La résultante est le maintien d'une capnie normale malgré une ventilation diminuée. Par conséquent, l'absence d'hypercapnie ne doit pas rassurer quant au degré d'atteinte respiratoire et la présence d'une hypercapnie témoigne forcément d'une dégradation significative de la ventilation alvéolaire. Ce principe explique les dégradations respiratoires très brutales de ces patients dont la ventilation alvéolaire ne peut pas augmenter comme elle le devrait dans les situations susceptibles d'augmenter brutalement la production de CO_2 au premier rang desquelles les infections respiratoires souvent causées par des troubles de déglutition.

Ces épisodes de décompensation voient se poser la question de l'assistance ventilatoire. Son efficacité est clairement établie dans la prise en charge chronique par l'intermédiaire de la ventilation non invasive [20]. Au cours des épisodes aigus, la poursuite ou l'instauration de la ventilation non invasive est souvent pratiquée. En revanche, le recours à la ventilation invasive sur sonde endotrachéale est loin d'être la règle. Derrière cette décision, se pose la question de la trachéotomie éventuelle, avec le risque de rendre le patient dépendant d'un ventilateur et de reculer le problème. La trachéotomie peut aussi avoir un effet pervers : une prolongation de vie non désirée. L'alternative à la trachéotomie fait discuter la limitation de soins. Le choix d'une ventilation sur trachéotomie au long cours chez les patients atteints de maladies neuromusculaires porte une forte dimension éthique, mais aussi logistique. Les contraintes de cette technique sont considérables et viennent augmenter la dépendance d'un patient déjà très handicapé. Dans la mesure du possible, le recueil de directives anticipées réalisé en amont facilite grandement la prise en charge de ces patients éprouvés par leur handicap chronique. Toutefois, dans le cas des patients souhaitant être trachéotomisés, il faut souligner que l'organisation du système de soins français rend possible cette alternative. Le recours aux filières spécialisées et aux réseaux de ventilation à domicile facilite grandement le retour des patients près de leurs proches, à la condition évidente que cette décision soit acceptée par les intéressés.

Conclusion

Les décompensations d'IRC restrictives connaissent autant de présentations et de spécificités que d'étiologies. Le rassemblement arbitraire dans un seul et même chapitre ne restitue pas fidèlement la réalité clinique de cette diversité. Un des points de distinction crucial est lié au pronostic. Si l'IRC restrictive du patient obèse est habituellement associée à un bon pronostic et ne doit pas, a priori, faire l'objet de discussions sur l'indication à une prise en charge en réanimation, ce n'est pas le cas des autres situations, notamment pour les affections neuromusculaires.

Bibliographie

1. ABROUG F, OUANES-BESBES L, FKIH-HASSEN M et al. Prednisone in COPD exacerbation requiring ventilatory support : an open-label randomised evaluation. Eur Respir J, 2014, *43* : 717-724.
2. ABROUG F, OUANES-BESBES L, NCIRI N et al. Association of left-heart dysfunction with severe exacerbation of chronic obstructive pulmonary disease : diagnostic performance of cardiac biomarkers. Am J Respir Crit Care Med, 2006, *174* : 990-996.
3. ALÍA I, DE LA CAL MA, ESTEBAN A et al. Efficacy of corticosteroid therapy in patients with an acute exacerbation of chronic obstructive pulmonary disease receiving ventilatory support. Arch Intern Med, 2011, *171* : 1939-1946.
4. AZOULAY E, KOUATCHET A, JABER S et al. Noninvasive mechanical ventilation in patients having declined tracheal intubation. Intens Care Med, 2013, *39* : 292-301.
5. CARRILLO A, FERRER M, GONZALEZ-DIAZ G et al. Noninvasive ventilation in acute hypercapnic respiratory failure caused by obesity hypoventilation syndrome and chronic obstructive pulmonary disease. Am J Respir Crit Care Med, 2012, *186* : 1279-1285.
6. CELLI BR, COTE CG, MARIN JM et al. The body-mass index, airflow obstruction, dyspnea, and exercise capacity index in chronic obstructive pulmonary disease. N Engl J Med, 2004, *350* : 1005-1012.
7. CHANDRA D, STAMM JA, TAYLOR B et al. Outcomes of noninvasive ventilation for acute exacerbations of chronic obstructive pulmonary disease in the United States, 1998-2008. Am J Respir Crit Care Med, 2012, *185* : 152-159.
8. CONNORS AF, DAWSON NV, THOMAS C et al. Outcomes following acute exacerbation of severe chronic obstructive lung disease. The SUPPORT investigators (Study to Understand Prognoses and Preferences for Outcomes and Risks of Treatments). Am J Respir Crit Care Med, 1996, *154* : 959-967.
9. DEL SORBO L, PISANI L, FILIPPINI C et al. Extracorporeal CO_2 removal in hypercapnic patients at risk of noninvasive ventilation failure : a matched cohort study with historical control. Crit Care Med, 2015, *43* : 120-127.
10. DEMOULÉ A, GIROU E, RICHARD JC et al. Benefits and risks of success or failure of noninvasive ventilation. Intens Care Med, 2006, *32* : 1756-1765.
11. DEMOULE A, GIROU E, RICHARD JC et al. Increased use of noninvasive ventilation in French intensive care units. Intens Care Med, 2006, *32* : 1747-1755.
12. DRES M, TRAN T-C, AEGERTER P et al. Influence of ICU case-volume on the management and hospital outcomes of acute exacerbations of chronic obstructive pulmonary disease. Crit Care Med, 2013, *41* : 1884-1892.
13. GACOUIN A, JOUNEAU S, LETHEULLE J et al. Trends in prevalence and prognosis in subjects with acute chronic respiratory failure treated with noninvasive and/or invasive ventilation. Respir Care, 2015, *60* : 210-218.
14. KEENAN SP, KERNERMAN PD, COOK DJ et al. Effect of noninvasive positive pressure ventilation on mortality in patients admitted with acute respiratory failure : a meta-analysis. Crit Care Med, 1997, *25* : 1685-1692.
15. MCCRORY DC, BROWN CD. Anti-cholinergic bronchodilators versus beta2-sympathomimetic agents for acute exacerbations of chronic obstructive pulmonary disease. Cochrane Database Syst Rev, 2002, *4* : CD003900.
16. MIRAVITLLES M, ANZUETO A. Antibiotics for acute and chronic respiratory infection in patients with chronic obstructive pulmonary disease. Am J Respir Crit Care Med, 2013, *188* : 1052-1057.
17. O'DONNELL DE, SANII R, ANTHONISEN NR, YOUNES M. Effect of dynamic airway compression on breathing pattern and respiratory sensation in severe

17. chronic obstructive pulmonary disease. Am Rev Respir Dis, 1987, *135* : 912-918.
18. Piper AJ, Grunstein RR. Obesity hypoventilation syndrome : mechanisms and management. Am J Respir Crit Care Med, 2011, *183* : 292-298.
19. Piquet J, Chavaillon JM, David P et al. High-risk patients following hospitalisation for an acute exacerbation of COPD. Eur Respir J, 2013, *42* : 946-955.
20. Radunovic A, Annane D, Rafiq MK, Mustfa N. Mechanical ventilation for amyotrophic lateral sclerosis/motor neuron disease. Cochrane Database Syst Rev, 2013, *3* : CD004427.
21. Rivera-Fernández R, Navarrete-Navarro P, Fernández-Mondejar E et al. Six-year mortality and quality of life in critically ill patients with chronic obstructive pulmonary disease. Crit Care Med, 2006, *34* : 2317-2324.
22. Robert R, Bengler C, Beuret P et al. Ventilation non invasive au cours de l'insuffisance respiratoire aiguë (nouveau-né exclus). Conférence de consensus commune SFAR SPLR SRLF, 2006.
23. Rutschmann OT, Cornuz J, Poletti P-A et al. Should pulmonary embolism be suspected in exacerbation of chronic obstructive pulmonary disease ? Thorax, 2007, *62* : 121-125.
24. Schmidt M, Demoule A, Deslandes-Boutmy E et al. Intensive care unit admission in chronic obstructive pulmonary disease : patient information and the physician's decision-making process. Crit Care Lond Engl, 2014, *18* : R115.
25. Schnell D, Timsit J-F, Darmon M et al. Noninvasive mechanical ventilation in acute respiratory failure : trends in use and outcomes. Intens Care Med, 2014, *40* : 582-591.
26. Similowski T, Suissa S. Systemic steroids in severe forms of COPD exacerbations : a question of balance ? Eur Respir J, 2014, *43* : 668-760.
27. Squadrone E, Frigerio P, Fogliati C et al. Noninvasive vs invasive ventilation in COPD patients with severe acute respiratory failure deemed to require ventilatory assistance. Intens Care Med, 2004, *30* : 1303-1310.
28. Stefan MS, Shieh M-S, Pekow PS et al. Trends in mechanical ventilation among patients hospitalized with acute exacerbation of COPD in the United States, 2001 to 2011. Chest, 2015, *147* : 959-968.
29. Stolz D, Christ-Crain M, Bingisser R et al. Antibiotic treatment of exacerbations of COPD : a randomized, controlled trial comparing procalcitonin-guidance with standard therapy. Chest, 2007, *131* : 9-19.
30. Tillie-Leblond I, Marquette CH, Perez T et al. Pulmonary embolism in patients with unexplained exacerbation of chronic obstructive pulmonary disease : prevalence and risk factors. Ann Intern Med, 2006, *144* : 390-396.
31. Ucgun I, Metintas M, Moral H et al. Predictors of hospital outcome and intubation in COPD patients admitted to the respiratory ICU for acute hypercapnic respiratory failure. Respir Med, 2006, *100* : 66-74.

Toute référence à cet article doit porter la mention : Dres M, Similowski T, Demoule A. Décompensation aiguë des insuffisances respiratoires chroniques. *In* : L Guillevin, L Mouthon, H Lévesque. Traité de médecine, 5ᵉ éd. Paris, TdM Éditions, 2018-S07-P01-C04 : 1-8.

Chapitre S07-P01-C05

Hémoptysies graves et hémorragies intra-alvéolaires

Antoine Parrot, Guillaume Voiriot, Michel Djibre,
Vincent Labbé et Muriel Fartoukh

L'hémoptysie, dans un peu moins de 5 % des cas, engage le pronostic vital avec une mortalité dépassant 50 % en l'absence de traitement adapté [6, 7, 12]. Elle représente alors une urgence diagnostique et thérapeutique imposant des traitements spécifiques qui sont fonction du mécanisme du saignement. Dans la majorité des cas, l'irruption de sang dans l'espace aérien est locale et bronchique, on parle alors d'*hémoptysie*. Parfois, le saignement est plus diffus et provient de l'alvéole, on parle alors d'*hémorragie intra-alvéolaire*. Cette distinction hémoptysie/hémorragie intra-alvéolaire est fondamentale, car l'approche diagnostique et thérapeutique est très différente. Pour assumer ce double challenge diagnostique et thérapeutique, afin d'assurer une prise en charge optimale à ces patients à risque d'évolution défavorable, il est nécessaire d'avoir une démarche systématique qui passe par les réponses aux questions suivantes :
– S'agit-il d'une hémoptysie ?
– Quel est le lieu du saignement initial : l'alvéole ou les voies aériennes ?
– Quelle en est l'étiologie ?
– Quelle en est la gravité ?
– Quel traitement mettre en œuvre ?

Avant d'aborder ces questions, il nous paraît indispensable d'avoir une connaissance de la vascularisation intrathoracique et des mécanismes physiopathologiques de l'hémoptysie pour une prise en charge optimale, car elle permet de mieux comprendre les options et les stratégies thérapeutiques (traitement médical seul, radiologie interventionnelle et/ou chirurgie).

Angio-anatomie thoracique et physiopathologie

Vascularisation thoracique normale

Schématiquement, la vascularisation thoracique normale comprend deux systèmes : la circulation systémique et la circulation pulmonaire.

La *circulation systémique thoracique* est constituée des gros vaisseaux intrathoraciques et de la circulation artérielle bronchique et non bronchique.

La circulation bronchique, nourricière, où règne un régime à haute pression est assurée par les artères bronchiques à paroi riche en fibres musculaires lisses contractiles réactives à un traitement physique tel le froid ou pharmacologique. Les artères bronchiques mesurent à l'état normal moins de 1,5 mm à leur origine, les rendant à peine visibles sur l'angioscanner volumique, puis leur calibre diminue à 0,5 -0,75 mm à leur entrée dans le segment pulmonaire. Ces artères naissent essentiellement de l'aorte thoracique descendante, mais il existe de nombreuses variantes anatomiques, avec parfois des origines ectopiques (plancher de l'aorte…). À l'état normal, il existe de nombreuses anastomoses, d'une part entre les artères bronchiques de façon homo- ou controlatérale et, d'autre part, entre la circulation bronchique et la circulation pulmonaire (anastomoses bronchopulmonaires au niveau des bronches, précapillaires au niveau du lobule pulmonaire, et veineuses bronchopulmonaires unissant le réseau capillaire bronchique au réseau veineux capillaire pulmonaire). Ces nombreuses variantes et anastomoses permettent de comprendre la persistance d'une hémoptysie après une ligature ou une occlusion trop proximale par radiologie interventionnelle de l'artère bronchique, ou une embolisation distale, mais sans avoir recherché une artère ectopique ou opacifié les artères controlatérales qui auraient mis en évidence des anastomoses alimentant la zone pathologique. Les artères bronchiques donnent naissance à certaines collatérales (rameau œsophagien), mais surtout, les artères intercostales naissant du tronc broncho-intercostal droit peuvent donner naissance au rameau spinal antérieur médian (rameau médullaire), dont l'embolisation accidentelle est dramatique.

La *circulation pulmonaire* où règne un régime à basse pression est formée d'artères à paroi fine, pauvre en fibres musculaires lisses contractiles, rendant difficile une vasoconstriction physique ou pharmacologique. Elle se résout en un fin réseau comprenant artérioles capillaires et veinules qui sont au contact de l'alvéole.

Modifications physiopathologiques et mécanismes

La circulation bronchique systémique, dans certaines conditions pathologiques, peut générer une hypervascularisation systémique avec une augmentation du calibre et de la longueur des vaisseaux réalisant un aspect pseudo-angiomateux, et plus rarement des pseudo-anévrysmes. Cette nouvelle hypervascularisation systémique apparaît dans les circonstances suivantes :
– premièrement, en cas de défaut de la circulation pulmonaire proximale (sténose congénitale des artères pulmonaires, sténose ou thrombose proximale de l'artère pulmonaire au cours de certaines maladies inflammatoires ou de la maladie thrombo-embolique veineuse). La partie distale du réseau artériel pulmonaire peut participer à l'hématose grâce aux anastomoses bronchopulmonaires précapillaires avec le flux bronchique ;
– deuxièmement, en cas de destruction du lit capillaire pulmonaire par un processus inflammatoire subaigu ou chronique (tuberculose évolutive ou séquellaire, dilatations des bronches) ;
– troisièmement, en cas de tumeur, notamment au cours des métastases du rein, de la thyroïde et du mélanome.

La circulation systémique non bronchique peut également être la source de l'hypervascularisation systémique (et donc de l'hémoptysie). Le vaisseau en jeu est fonction de la localisation de la pathologie pulmonaire. Ainsi, s'il s'agit de la région apicale, l'hypervascularisation peut provenir de l'artère mammaire (interne ou externe), des artères sous-clavières, alors qu'au niveau des bases il faut aller chercher les artères triangulaires ou diaphragmatiques.

Au niveau de la circulation pulmonaire les artères dans leur portion proximale peuvent devenir anévrysmales.

En cas d'hémoptysie, en dehors de la notion de traumatisme, la lésion initiale à l'origine de l'inondation du compartiment aérien est mal connue : rupture, nécrose, ulcération, fissuration d'un vaisseau. Les hémoptysies ont pour mécanisme :
– dans plus de 90 % des cas une effraction du réseau angiomateux de l'hypervascularisation systémique bronchique ou non bronchique,

exceptionnellement une érosion de l'artère (nécrose tumorale au contact d'une artère bronchique), pouvant être contrôlée par la réalisation d'une artériographie bronchique avec embolisation ;
– dans moins de 5 % des cas, la circulation pulmonaire, à partir de lésions anévrysmales siégeant sur les artères pulmonaires proximales. Un traitement radiologique par vaso-occlusion ou chirurgical est possible ;
– exceptionnellement, une rupture d'un gros tronc (aorte ou une de ses branches, artère pulmonaire au niveau du hile) souvent responsables alors d'hémoptysies fatales ou d'anomalies congénitales de la circulation systémopulmonaire (séquestration lobaire) ;
– des anomalies de la sous-muqueuse bronchique (syndrome de Dieulafoy).

Certaines causes peuvent entraîner une hémoptysie par plusieurs mécanismes. Ainsi au cours de la tuberculose, l'hémoptysie provient le plus souvent d'une hypervascularisation systémique, mais dans un peu moins de 5 % des cas, elle est en rapport avec un anévrysme situé sur l'artère pulmonaire (anévrysme de Rasmussen).

En cas d'hémorragies intra-alvéolaires, le sang provient d'une lésion de la barrière alvéolo-capillaire (excluant une inondation d'origine bronchique), plus rarement de l'artériole précapillaire et de la veinule post-capillaire [2, 12]. Les mécanismes conduisant à la lésion de la barrière alvéolocapillaire sont variés, mais restent parfois inconnus. Il peut s'agir d'une agression mécanique secondaire à une élévation brusque de la pression veineuse capillaire (rétrécissement mitral, phéochromocytome), immunologique et/ou inflammatoire avec la mise en évidence de dépôts de complexes immuns circulants (lupus érythémateux systémique [LES]), de dépôts membranaires alvéolaires d'immunoglobulines (syndrome des anticorps antimembrane basale), ou de lésions de capillarite pulmonaire (vascularites). Pour les veines pulmonaires, un tableau d'hyperpression veineuse gauche secondaire à une pathologie veineuse (congénitale ou acquise) ou cardiaque peut s'exprimer au niveau de la membrane alvéolaire, source d'hémorragie intra-alvéolaire, ou au niveau des veines bronchiques, alors responsable d'une hémoptysie bronchique de fait d'anastomoses. Le traitement est le plus souvent médical. Pour les veines pulmonaires, un tableau d'hyperpression veineuse gauche peut s'exprimer au niveau de la membrane alvéolaire, source d'hémorragies intra-alvéolaires, au niveau des veines bronchiques, alors responsable d'une hémoptysie bronchique du fait d'anastomoses secondaires à une pathologie veineuse (congénitale ou acquise) ou cardiaque. Certaines vascularites comme la maladie de Behçet peuvent se compliquer d'hémoptysie résultant d'embolie pulmonaire, de rupture de lésions anévrysmales situées sur l'artère pulmonaire ou de l'hypervascularisation bronchique systémique engendrée par la maladie inflammatoire de la paroi du vaisseau ou une infection chez ces malades immunodéprimés, ou plus exceptionnellement d'hémorragie intra-alvéolaire liée à une capillarite pulmonaire.

Actuellement, grâce à l'angioscanner volumique sous réserve d'un rehaussement vasculaire optimal (artériel pulmonaire et aortique) et, d'une étude volumique avec au moins 16 barrettes, en coupes fines (millimétriques) permettant des reconstructions MPR (*multiplanar reformation*) et MIP (*maximal intensity projection*), une exploration non invasive du mécanisme artériel bronchique et pulmonaire de l'hémoptysie, des gros troncs, des veines pulmonaires et du parenchyme pulmonaire est possible.

Diagnostic d'une hémoptysie

L'hémoptysie, définie par l'émission de sang provenant des voies aériennes sous-glottiques, est de diagnostic en général aisé, car il s'agit d'un sang aéré émis au cours d'un effort de toux. Bien souvent, on n'a pas assisté à cet événement, il est donc classique de discuter des autres causes d'émission de sang par la bouche :
– l'hématémèse, à redouter en cas de sang plus noir, non aéré, mêlé à des aliments émis au cours d'un effort de vomissements, d'antécédents digestifs (cirrhose, ulcère gastrique), de signes digestifs précédant l'émission de sang ou en présence de signes hémodynamiques contrastant avec l'absence de détresse respiratoire. Néanmoins, la présence de sang dans l'estomac peut correspondre à une authentique hémoptysie déglutie ;
– un saignement provenant des voies aériennes sus-glottiques. En cas d'hémorragie abondante, le diagnostic est difficile et l'on recherche les arguments suivants : une émission de sang rouge sortant par la bouche sans effort, des antécédents ORL (cancer, varices de la base de langue), une épistaxis, un raclement de gorge, une sensation de sang dans la cavité buccale précédant la toux. Un examen ORL minutieux, voire une exploration des vaisseaux du cou par un angioscanner cervical, permet le diagnostic ;
– exceptionnellement des gingivorragies.

En cas de doute diagnostique, la fibroscopie bronchique et l'angioscanner volumique peuvent révéler un saignement actif ou une étiologie de l'hémoptysie, et permettre de redresser le diagnostic.

Quelle est la topographie du saignement ?

Une fois le diagnostic d'hémoptysie bien établi, reste à déterminer si le sang vient de la bronche ou plus exceptionnellement de l'alvéole (hémorragie intra-alvéolaire).

Hémorragie intra-alvéolaire

Habituellement, en cas d'hémoptysie conduisant à une hospitalisation en réanimation, le diagnostic différentiel entre hémorragie intra-alvéolaire et hémoptysie bronchique pose peu de problème. Le diagnostic d'hémorragie intra-alvéolaire est d'autant plus probable qu'il existe l'association hémoptysie-anémie-infiltrats radiologiques, et des signes extrapulmonaires (rein, peau, ORL) [14]. L'hémoptysie est rarement abondante du fait de son caractère distal. L'anémie, fréquente, peut être d'installation rapide avec une perte de 1 à 2 g/dl au cours des hémorragies intra-alvéolaires actives. En réalité, la triade n'est présente que dans un tiers des cas. L'hémoptysie est absente dans 20 à 30 % des cas, y compris chez des patients en situation de syndrome de détresse respiratoire aiguë et chez lesquels le diagnostic d'hémorragies intra-alvéolaires sera porté. En principe, le lavage broncho-alvéolaire affirmera le diagnostic avec trois aspects possibles, fonction de la chronologie par rapport au début du saignement et de son intensité : en phase très active : un liquide uniformément hémorragique (cas le plus fréquent) ; en phase moins active : un liquide rosé avec de très nombreuses hématies en cytologie ; plus à distance, au-delà de 72 heures : un liquide clair ou grisé avec plus de 20 à 30 % de sidérophages (macrophages chargés d'hémosidérine détectés par la coloration de Perls) ou un score de Golde (score évaluant de manière semi-quantitative la charge en fer des macrophages) supérieur à 20. L'absence de sidérophages ne permet pas d'exclure le diagnostic en phase aiguë car ils apparaissent avec le temps. La biopsie pulmonaire n'a pas d'indication pour confirmer le diagnostic. La mesure de la DL_{CO} ou la réalisation d'une IRM, séduisantes par leur innocuité, sont inadaptées à la situation, et ne font que retarder les investigations. Dans les formes typiques, le plus souvent, la tomodensitométrie est peu informative. En revanche, en cas de doute diagnostique entre hémorragie intra-alvéolaire et hémoptysie, ou en présence de formes atypiques d'hémorragies intra-alvéolaires avec, par exemple, des nodules à la radiographie thoracique, la tomodensitométrie thoracique doit être réalisée.

Hémoptysie bronchique

En cas d'hémoptysie grave, il est primordial de déterminer au moins la latéralisation (le côté qui saigne) et idéalement la localisation précise de l'hémoptysie, pour aider à la prise en charge thérapeutique. En effet, en cas d'hémoptysie asphyxiante, une protection sélective simple des voies aériennes n'est réalisable qu'en cas de latéralisation du saignement. De même, certaines décisions d'embolisation dans des situations à haut risque de complication ne se conçoivent que si le côté de l'hémoptysie est précisé avec certitude. Une décision de chirurgie d'exérèse n'est possible que sur une certitude du lobe à réséquer.

La latéralisation par le patient est obtenue dans 10 à 40 % des cas par l'interrogatoire. L'examen clinique est pertinent dans près d'un cas sur deux. La radiographie thoracique localise le saignement dans 50 à 80 % des cas. Sur un malade stabilisé, l'angioscanner volumique a une place prépondérante. La localisation est certaine en cas d'extériorisation du produit de contraste en intrabronchique ou intracavitaire (mais exceptionnelle), ou d'une zone focale de surdensité en verre dépoli et/ou de condensation alvéolaire (bourrage alvéolaire), isolée ou au contact d'une étiologie (situation plus fréquente) (Figure S07-P01-C05-1). La localisation est probable en présence d'un niveau liquidien dans une cavité, dans une dilatation de bronche ou une bulle, ou en cas de visualisation d'une cause potentielle ou de grosses artères bronchiques allant jusqu'au hile et prédominantes d'un côté. L'angioscanner volumique permet de localiser l'hémoptysie dans 60 à 100 % des cas [3]. En milieu spécialisé, une fibroscopie bronchique peut être réalisée. Elle permet une localisation certaine en cas de saignement actif, ou probable, en cas de traces de sang frais et/ou en présence de caillots, localisés dans un territoire lobaire ou segmentaire, a fortiori dans une région apicale au niveau lobaire et parfois segmentaire. En l'absence de saignement actif, un caillot déclive n'est pas considéré comme localisateur. Un caillot isolé obstruant le territoire possible du saignement doit être respecté sous peine d'une récidive massive à la mobilisation. La fibroscopie bronchique permet une localisation dans 50 à 90 % des cas [8]. L'artériographie bronchique n'est pas un examen localisateur.

Quelle étiologie ?

Même, en situation d'urgence, il est impossible de faire l'impasse sur la recherche du mécanisme et de l'étiologie.

En cas d'hémoptysie bronchique

Bien que plus de 100 causes d'hémoptysies graves soient répertoriées, les causes restent dominées par le cancer bronchique, la tuberculose active ou séquellaire, la dilatation des bronches et l'aspergillose dans près de 80 % des cas (Tableau S07-P01-C05-I). Certaines hémoptysies graves restent sans cause dans environ 15 % des cas. Cette enquête du mécanisme et du diagnostic étiologique débute au lit du malade. La radiographie thoracique permet d'évoquer certains diagnostics, en particulier la tuberculose active ou l'aspergillome. La fibroscopie bronchique ne permet le diagnostic que des anomalies bronchiques proximales, en particulier tumorales. Cependant, en phase aiguë, des caillots frais, blanchâtres et adhérents peuvent être confondus avec une pathologie tumorale. Aucune biopsie bronchique ne doit être réalisée en période hémorragique. L'angioscanner volumique permet un diagnostic du mécanisme et du diagnostic étiologique de l'hémoptysie. En effet, il permet le diagnostic de dilatation des bronches, de séquelles de tuberculose ou de pathologie tumorale. Il faut, là encore, se méfier des « fausses images » induites par l'inondation alvéolaire. Une opacité d'allure tissulaire, localisée et entourée d'une image en verre dépoli peut être une opacité tumorale, mais aussi résulter de l'inondation alvéolaire.

Surtout, la vraie révolution apportée par l'angioscanner volumique est l'identification du mécanisme de l'hémoptysie. En cas d'hypervascularisation systémique, l'angioscanner volumique permet une cartogra-

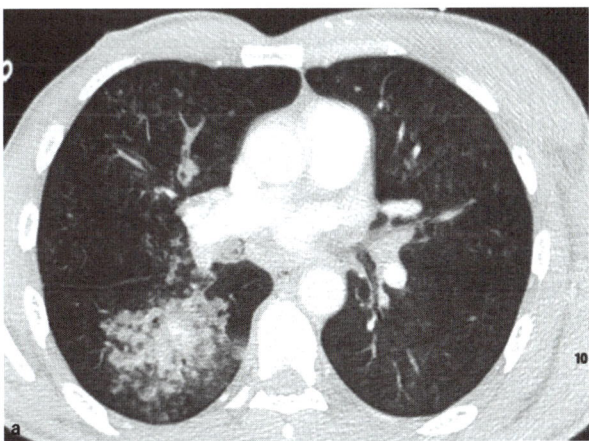

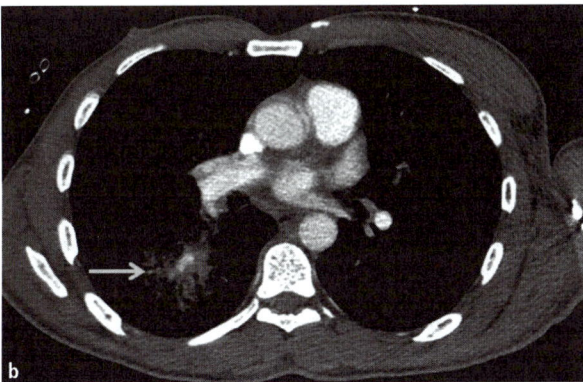

Figure S07-P01-C05-1 Maladie de Behçet. **a)** Inondation alvéolaire autour d'un anévrysme pulmonaire. **b)** Anévrysme artériel pulmonaire (flèche).

Tableau S07-P01-C05-I Principales causes des hémoptysies graves.

Tumeurs
Malignes : cancer bronchique[(1)], métastases
Bénignes : tumeur carcinoïde
Dilatation des bronches[(1)]
Infections
Tuberculose[(1)], mycobactériose atypique
Aspergillome[(1)]
Aspergillose invasive
Pneumopathie nécrosante
Abcès pulmonaire
Traumatismes
Érosion pulmonaire par un fragment costal
Fistule post-traumatique
Hématome post-traumatique
Anomalies vasculaires
Anévrysme pulmonaire
Malformation artérioveineuse
Anévrysme traumatique (Swan-Ganz)
Anomalies cardiovasculaires
Syndrome d'Eisenmenger
Rétrécissement mitral
Fistule aortobronchique
Vascularites
Granulomatose avec polyangéite (Wegener)
Polyangéite microscopique
Granulomatose éosinophilique avec polyangéite (Churg-Strauss)
Vascularite avec anticorps antimembrane basale glomérulaire (syndrome de Goodpasture)
Maladie de Behçet et syndrome de Hughes-Stovin
Maladie de Takayasu
Anomalies de la circulation bronchique
Syndrome de Dieulafoy
Hémangiome artériel bronchique

(1) Causes fréquentes.

phie des artères bronchiques et non bronchiques. Il détecte également les lésions des branches des artères pulmonaires, conduisant d'emblée à une angiographie pulmonaire pour vaso-occlusion pulmonaire. Les principales causes d'hémoptysies de mécanisme artériel pulmonaire sont tumorales (nécrose d'une masse tumorale), infectieuses (anévrysme de Rasmussen, pneumonies nécrosantes), inflammatoires (maladie de Behçet) ou traumatiques (post-cathétérisme cardiaque droit). Enfin, l'angioscanner volumique diagnostique la fissuration d'un anévrysme de l'aorte. Comme attendu, le rendement étiologique de cet examen est très nettement supérieur à celui de la fibroscopie bronchique [3].

Tableau S07-P01-C05-II Étiologie des hémorragies intra-alvéolaires (liste non exhaustive).

Hémorragies intra-alvéolaires immunes
Vascularites des petits vaisseaux
– vascularite associée aux ANCA
– polyangéite microscopique[(1)]
– granulomatose avec polyangéite (Wegener)[(1)]
– granulomatose éosinophilique avec polyangéite (Churg-Strauss)
– capillarite pulmonaire
– vascularite à complexes immuns
– maladie à anticorps anti-MBG[(1)]
– vascularite cryoglobulinémique
– vascularite à IgA
Vascularites des vaisseaux de taille variable
– maladie de Behçet
Vascularites liées à des maladies systémiques
– lupus érythémateux systémique[(1)]
– polyarthrite rhumatoïde
– sclérodermie
– myopathies inflammatoires
Vascularites avec une origine probable
– hépatite C associée à une cryoglobulinémie
– vascularite médicamenteuse
– vascularite secondaire à un cancer
Syndrome des antiphospholipides
Autres causes
– maladie cœliaque
Hémorragies intra-alvéolaires non immunes
Hyperpression veineuse pulmonaire
– rétrécissement mitral, myxome de l'oreillette
– insuffisance ventricule gauche[(1)]
– maladie veino-occlusive
Troubles de l'hémostase
Médicaments/toxiques
– anticoagulants, fibrinolytiques
– propylthiouracile, amiodarone
– cocaïne, crack
Infections
– grippe ± staphylocoque[(1)]
– leptospirose[(1)]
– dengue, hantavirus
Cancers
– choriocarcinome, môle hydatiforme
– angiosarcome
– métastases endovasculaires
– hémangio-endothéliome épithélioïde, myélome
Œdème à pression négative
– œdème post-extubation
– convulsions
Autres
– embolie graisseuse, embolie de cholestérol
– hémorragie intra-alvéolaire d'effort de l'athlète
– idiopathique

(1) Causes fréquentes.
ANCA : anticorps anticytoplasme des polynucléaires neutrophiles ; IgA : immunoglobulines A ; MBG : membrane basale glomérulaire.

En cas d'hémorragies intra-alvéolaires

Il est classique de séparer les hémorragies intra-alvéolaires *immunes* (un tiers des cas) des hémorragies intra-alvéolaires *non immunes*, dominées par les hémorragies intra-alvéolaires infectieuses qui sont à dépister, non du fait de leur fréquence, mais de l'urgence à débuter un traitement, et des tableaux d'hyperpression veineuse pulmonaire (Tableau S07-P01-C05-II).

Ces *hémorragies intra-alvéolaires infectieuses* sont caractérisées par une installation extrêmement rapide, associée à un choc, un syndrome grippal et, selon l'étiologie, un syndrome hémorragique (épistaxis, gingivorragie), une éruption cutanée et une atteinte hépatique. Il faut alors rechercher une grippe éventuellement compliquée d'une surinfection à un staphylocoque producteur de la toxine de Panton-Valentine méticilline-sensible ou résistant, une grippe tropicale (dengue hémorragique), une leptospirose, une hantavirose ou un paludisme [15]. Les hémorragies intra-alvéolaires liées à une hyperpression veineuse pulmonaire sont secondaires à :
– un rétrécissement mitral, dont le diagnostic n'est pas aisé et qui expose à un risque de mort subite ;
– une dysfonction ventriculaire gauche sévère aussi bien diastolique que systolique, caractérisée par une amélioration partielle sous-diurétique et une résolution radiologique lente ;
– un traitement par radiofréquence de troubles du rythme ;
– une fibrose médiastinale.

Les *hémorragies intra-alvéolaires immunes* sont dominées par les vascularites associées aux anticorps anticytoplasme des polynucléaires neutrophiles (ANCA) (polyangéite microscopique, granulomatose avec polyangéite [Wegener]), les connectivites (lupus érythémateux systémique [LES]) et le syndrome de Goodpasture. En faveur d'une hémorragie intra-alvéolaire immune, on retient la présence d'un syndrome pneumorénal (hématurie, protéinurie, insuffisance rénale d'apparition rapidement progressive). D'autres signes d'atteinte d'organes sont à rechercher : rhumatologiques (myalgies, arthralgies/arthrites) ; dermatologiques (purpura, nodules) ; ORL (ulcérations des muqueuses, perforation nasale, sinusites). Une altération de l'état général et une installation subaiguë plaident en faveur d'une hémorragie intra-alvéolaire immune.

Quelle en est la gravité ?

Étape essentielle, elle permet de dépister les patients à risque de décès.

En cas d'hémoptysie bronchique

Volume de l'hémoptysie

Il est essentiel à déterminer, car il est le mieux corrélé à la mortalité. Les hémoptysies de plus de 600 ml/24 h sont responsables d'une mortalité de 50 à 80 % en l'absence de traitement. Cette importante mortalité est directement liée à la vitesse du saignement (plus de 600 ml/4 h : mortalité 71 % ; plus de 600 ml en 4 à 16 heures : mortalité à moins de 25 %). Néanmoins, il n'existe pas de seuil unanimement accepté pour définir une hémoptysie grave, ce seuil variant de 200 à 1 000 ml/j. Dans notre expérience, toute hémoptysie supérieure à 200 ml doit être considérée comme potentiellement grave, voire moins si elle survient chez un patient ayant une maladie respiratoire chronique ou si elle récidive sous vasoconstricteur, et mérite une prise en charge spécifique.

Néanmoins, l'appréciation du volume (du débit) de l'hémoptysie n'est pas toujours aisée. Pourtant, il est primordial d'essayer de définir le plus précisément possible le volume extériorisé, tant pour la prise en charge initiale que pour la surveillance ultérieure. Le moyen le plus efficace est de présenter au patient ou à l'entourage des récipients de

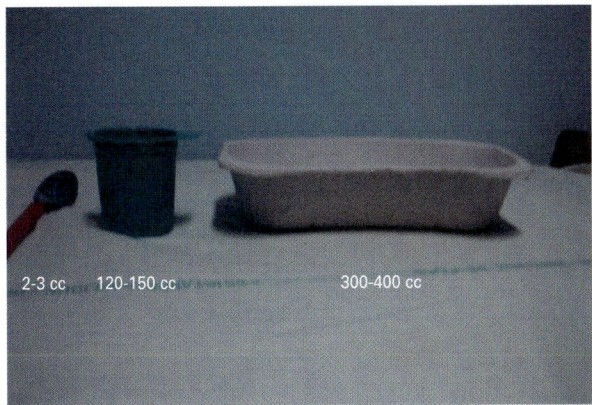

Figure S07-P01-C05-2 Estimation du volume de l'hémoptysie avec une échelle visuelle.

volume connu (1 cuillère à dessert, un crachoir gradué, un haricot, etc.) et de lui faire décrire le plus précisément la quantité émise (Figure S07-P01-C05-2).

Retentissement respiratoire

Le second facteur de gravité est la détresse respiratoire aiguë induite par l'obstruction bronchique ou l'inondation alvéolaire.

Autres facteurs de gravité

Le volume de l'hémoptysie et le retentissement respiratoire permettent de repérer la majorité des hémoptysies graves. Le retentissement hémodynamique des hémoptysies est toujours tardif. Un choc hémorragique ne se voit jamais avant qu'une détresse respiratoire grave ne soit déjà largement installée. De ce fait, une hémodynamique normale ou l'absence d'anémie ne sont pas des éléments rassurants lors d'une hémoptysie. En revanche, leur présence accompagne toujours les hémoptysies graves.

Cependant, dans les cas douteux ou pour les hémoptysies de moins de 200 ml, d'autres critères de gravité aident à la décision thérapeutique : troubles de l'hémostase, certaines causes (aspergillose, tumeur maligne), extension de l'inondation alvéolaire analysée sur le nombre de lobes atteints par le verre dépoli, suspicion d'atteinte artérielle pulmonaire et recours aux vasoconstricteurs.

En cas d'hémorragies intra-alvéolaires

Les causes cardiaques et infectieuses ont un mauvais pronostic, avec une mortalité respective de 30 % et de plus 50 %. Les hémorragies intra-alvéolaires immunes ont un meilleur pronostic avec des mortalités entre 10 et 20 %, à l'exception du LES ou des cryoglobulinémies où la mortalité est à plus de 30 %. Pour repérer les malades à risque de décès hospitalier, on dispose des paramètres suivants disponibles dans les 24 premières heures : les scores de gravité de réanimation (IGS II, APACHE II), le taux des LDH (> 2 fois la normale), la présence d'un choc ou d'une atteinte rénale sévère. Dans les vascularites, les scores de sévérité tels que le BVAS (*Birmingham vasculitis activity score*) ou le FFS (*five factor score*), bien validés dans les vascularites associées aux ANCA, sont moins pertinents pour prédire la mortalité hospitalière en cas d'hémorragies intra-alvéolaires. Ils sont d'excellents scores à long terme permettant de stratifier l'intensité des traitements. Même si l'hémorragie intra-alvéolaire ne fait pas partie des facteurs de mauvais pronostic du FFS, que sont l'âge supérieur à 65 ans, l'insuffisance cardiaque, l'insuffisance rénale (créatininémie > 150 µmol/l), l'atteinte digestive et l'absence d'atteinte de la sphère ORL, il est admis que l'hémorragie intra-alvéolaire est un facteur de gravité, voire de mortalité. En pratique, l'hémorragie intra-alvéolaire est le plus souvent associée à une atteinte rénale, ce qui permet de classer le patient comme sévère, justifiant un traitement d'induction intense. Si ce n'est pas le cas, l'analyse du tableau respiratoire (la vitesse d'installation de la dyspnée et la sévérité de l'insuffisance respiratoire aiguë [IRA], l'importance de l'hémoptysie) doivent être pris en compte pour initier le traitement d'induction.

Quel traitement mettre en œuvre ?

Ces patients sont à hospitaliser en réanimation pour une surveillance rapprochée avec un contrôle continu de la saturation artérielle en oxygène, de la fréquence respiratoire, de la fréquence cardiaque et de la pression artérielle.

Hémoptysie bronchique

Mesures générales

Les bases du traitement sont :
– le repos strict au lit ;
– l'oxygénothérapie ;
– la mise en position de sécurité en décubitus latéral du côté du saignement pour éviter l'inondation controlatérale ;
– la mise en route du traitement étiologique (antibiothérapie en cas de pneumopathie ou de surinfection d'une dilatation des bronches ou traitement antituberculeux en cas de tuberculose active prouvée) ;
– les antitussifs, dont l'indication est controversée, car il faut préserver les capacités de toux pour éviter une inondation à bas bruit.

Contrôle de l'hémorragie

Les traitements anticoagulants, antiagrégants sont arrêtés temporairement, voire antagonisés. L'hémostase locale peut être assurée lors de la fibroscopie bronchique par des instillations répétées de 20 à 50 ml de sérum physiologique glacé (4 °C) ; en cas de persistance du saignement ou si celui-ci est abondant, les recours possibles sont la xylocaïne adrénalinée, le sérum physiologique adrénaliné ou la terlipressine (Glypressine®) locale à la dose de 1 mg (dilué dans 5 ml) ; la fibroscopie bronchique permet en outre une toilette bronchique.

En cas d'hémoptysie menaçante ou en l'absence de possibilité de réaliser la fibroscopie bronchique, on peut utiliser des vasoconstricteurs systémiques (terlipressine [Glypressine®], ornipressine [vasopressine]). Ce traitement est inefficace en cas d'atteinte artérielle pulmonaire. Dans certains cas exceptionnels, certains ont utilisé le facteur VII activé ou l'acide tranexamique. Tous ces traitements sont réputés pour avoir une action transitoire.

En cas d'hémoptysie non contrôlée par les moyens thérapeutiques précédents, l'insuffisance respiratoire par inondation alvéolaire est prévenue par l'intubation sélective ou l'intubation classique associée à l'utilisation de ballonnets excluant le territoire de l'hémoptysie. L'utilisation de sondes d'intubation double lumière (type Carlens) ne nous paraît pas adaptée à cette situation clinique, car elle ne permet pas le passage de la majorité des fibroscopes, et leur positionnement correct n'est pas aisé.

En milieu spécialisé

Radiologie interventionnelle

La première étape du traitement endovasculaire est une bonne interprétation de l'angioscanner volumique pour le choix du vaisseau à occlure. En cas d'indisponibilité de l'angioscanner volumique, la combinaison des données de l'interrogatoire, de l'examen clinique, de la radiographie thoracique et de la fibroscopie bronchique permet de localiser l'hémoptysie. Dans la majorité des cas, le traitement endovasculaire se limite à une artériographie bronchique avec embolisation.

Embolisation artérielle bronchique

L'embolisation artérielle bronchique est réalisée si possible à distance (4 à 6 heures) de la dernière injection intraveineuse d'un traitement vasoconstricteur (tel que la terlipressine), s'il a été administré ; les artères bronchiques sont cathétérisées, puis une embolisation du territoire pathologique est effectuée, avec des microparticules non résorbables (polyvinyl alcool ou microsphères), voire des ressorts. En diminuant ou mieux en interrompant le débit dans le vaisseau responsable, l'embolisation réduit la pression au site pathologique et diminue ou idéalement interrompt l'hémoptysie. L'artériographie bronchique visualise exceptionnellement le saignement dans la bronche. Le plus souvent, elle ne montre qu'une hypervascularisation dans le territoire supposé pathologique.

Les complications de l'embolisation sont rares, mais graves. Elles sont dominées par l'embolisation accidentelle du rameau spinal antérieur qui naît principalement des artères intercostales supérieures droites, responsable d'accidents neurologiques graves (syndrome de Brown-Séquard, paraplégie), estimée entre 1,4 et 6,5 %. Les autres complications sont des nécroses des parois œsophagienne ou bronchique, des nécroses myocardiques, ou une diffusion plus systémique du fait d'une instabilité de la sonde (accident vasculaire cérébral, infarctus digestifs…). L'apparition de douleurs abdominales prédominant dans l'hypocondre gauche, d'un état de choc associé à une déglobulisation doit faire rechercher un infarctus hémorragique de la rate. De plus, il existe un risque d'ischémie aiguë distale par thrombose au point de ponction artérielle chez les patients vasculaires (en partie favorisée par la longueur de la procédure). La fréquence de ces accidents est largement influencée par l'expérience des opérateurs. L'utilisation de microcathéters hypersélectifs, dans des mains expertes, permet une embolisation au-delà de la naissance d'un rameau œsophagien ou en hypersélectif d'une artère bronchique droite loin après le départ de l'artère intercostale qui pourrait être à l'origine d'un rameau spinal antérieur en présence d'un tronc broncho-intercostal, et ainsi de diminuer les accidents.

Grâce à l'embolisation, l'arrêt du saignement est obtenu dans 60 à 100 % des cas [5]. En cas de récidive, observée dans 20 et 30 % des cas, le premier réflexe est une nouvelle analyse de l'angioscanner volumique pour rechercher certaines artères bronchiques de naissance atypique ou provenant de la circulation non bronchique irriguant le territoire pathologique ou un mécanisme artériel-pulmonaire, qui seraient passés initialement inaperçus. Le traitement peut relever alors de la vaso-occlusion artérielle pulmonaire.

Vaso-occlusion pulmonaire

Elle peut être discutée sur n'importe quelle cause d'anévrysme ou faux anévrysme artériel pulmonaire. Parfois, les lésions artérielles pulmonaires sont associées à une hypervascularisation systémique. Il est alors parfois difficile de savoir quel est le mécanisme de l'hémoptysie, et l'association d'une artériographie bronchique avec embolisation et d'une vaso-occlusion artérielle pulmonaire est possible. Classiquement, le mécanisme artériel pulmonaire est à redouter en cas d'hémoptysie de sang sombre, de la présence d'un processus de nécrose, de la présence d'air dans la paroi de l'artère pulmonaire, et de la visualisation d'un anévrysme artériel pulmonaire sur l'angioscanner volumique.

Chirurgie d'hémostase

La chirurgie d'hémostase permet un contrôle immédiat de l'hémoptysie et n'expose pas à la récidive, si la cause de l'hémoptysie n'est pas une maladie diffuse comme une dilatation des bronches. Elle ne s'adresse qu'aux patients opérables et qu'à des lésions focalisées. Intervenant parfois sur des malades peu préparés et explorés en termes de fonction respiratoire, la chirurgie d'hémostase est grevée d'une morbidité (fistule bronchopleurale, pyothorax, hémothorax, ventilation mécanique prolongée) et d'une mortalité non négligeables entre 15 et 30 % [1, 10]. Les taux de mortalité peuvent s'élever à 40 % lorsque la chirurgie d'hémostase est réalisée immédiatement en période d'hémoptysie active non contrôlée, comparativement à moins de 10 % pour les hémoptysies traitées par embolisation bronchique. Dans les séries actuelles, la chirurgie d'hémostase concerne les hémoptysies les plus graves, sélectionnées par l'échec de l'embolisation bronchique. Dès que le patient est stabilisé, compte tenu du risque de récidive après artériographie bronchique avec embolisation pour certaines causes (cancer, aspergillome), il ne faut pas attendre pour la chirurgie si le malade est opérable. Les techniques chirurgicales vont de procédures épargnant le maximum de volume pulmonaire allant de la ligature de l'artère sous réserve d'une accessibilité, en passant par la segmentectomie et la lobectomie, à la pneumonectomie.

Endoscopie bronchique

Certains proposent un traitement endobronchique pour contrôler l'hémoptysie grave, avec un bon contrôle immédiat et à moyen terme [13].

En cas d'hémorragies intra-alvéolaires

Mesures générales

Le traitement est avant tout étiologique, en dehors des mesures symptomatiques de la prise en charge de la détresse respiratoire. Celui-ci peut faire appel à la ventilation mécanique, plus rarement aux techniques d'assistance extracorporelle à haut débit, qui ici peuvent être initiées sans anticoagulation du circuit. Toute anomalie de l'hémostase peut jouer un rôle aggravant : les traitements anti-agrégants et/ou anticoagulants non indispensables doivent être interrompus. La volémie doit être appréciée régulièrement, toute surcharge étant délétère. L'efficacité de la perfusion de facteur VII activé a été rapportée de façon anecdotique dans les formes graves d'hémorragies intra-alvéolaires immunes. Certains auteurs proposent une administration locale de facteur VII activé par lavage ou nébulisation, diminuant le risque de complication thrombotique.

Hémorragies intra-alvéolaires non immunes

Une antibiothérapie est débutée au cours des hémorragies intra-alvéolaires infectieuses, et dans l'attente des résultats des examens pour les autres causes d'hémorragies intra-alvéolaires, mais son intérêt est douteux. Au cours de la leptospirose, le traitement repose sur la pénicilline ou les céphalosporines de troisième génération et dans les formes graves sur la desmopressine et/ou la corticothérapie dont l'efficacité reste controversée.

Hémorragies intra-alvéolaires immunes

Les objectifs du traitement sont les suivants :
– contrôle rapide de l'hémorragie intra-alvéolaire ;
– prévention de l'évolution vers des dégâts irréversibles, tels qu'une insuffisance rénale chronique ;
– contrôle de la maladie en évitant un sur-traitement source de complications infectieuses et tumorales.

Le traitement le plus souvent proposé comporte l'association corticoïdes et cyclophosphamide. Seule la corticothérapie permet le contrôle rapide de l'hémorragie intra-alvéolaire et limite l'évolution vers des dégâts irréversibles. Le traitement repose sur une corticothérapie à fortes doses administrée en bolus (15 mg/kg par exemple, sans dépasser 1 g, 3 jours de suite) avec un relais à la dose de 1 mg/kg au moins durant la première semaine. Ensuite, les modalités de décroissance des corticoïdes ne sont pas standardisées, mais peuvent reposer sur les propositions du protocole national de soins des vascularites nécrosantes [9]. Le schéma habituellement recommandé pour le cyclophosphamide est le suivant : une administration en bolus de 600 mg/m² J0, J14, J28, puis 700 mg/m² toutes les trois semaines (sans dépasser 1 200 mg) pour 3 à 6 bolus supplémentaires (maximum au total de 9 bolus), avec une adaptation selon l'âge et la fonction rénale. En général, 6 bolus permettent le contrôle de la maladie. Ce schéma thérapeutique bien codifié dans les vascularites associées à ANCA est utilisé dans le LES, le syndrome de Goodpasture, les formes graves de vascularites rares, à l'exception des cryoglobulinémies graves. Dans le traitement d'induction en première intention pour les vascularites associées aux ANCA peut se discuter le rituximab (375 mg/m^2/sem durant 4 semaines par voie intraveineuse) à la place du cyclophosphamide. Les recommandations françaises du groupe d'étude en vascularite sont les suivantes en première intention :

– le rituximab peut être administré dans les formes non graves d'hémorragie intra-alvéolaire et est même recommandé chez les femmes en âge de procréer, notamment après 30 ans ;

– le rituximab n'est pour l'instant pas indiqué chez les patients de réanimation (patient ventilé ou créatinémie > 350 µmol/l), dans le syndrome de Goodpasture ou la granulomatose éosinophilique avec polyangéite (Churg-Strauss) en l'état actuel des connaissances [4].

Une infection par le VIH ou le virus de l'hépatite B sont une contre-indication théorique au rituximab. Dans les cryoglobulinémies graves, le cyclophosphamide est abandonné au profit du rituximab. Quant à la place des échanges plasmatiques, le traitement est bien codifié dans le syndrome de Goodpasture, car ils améliorent le pronostic rénal et la survie globale des patients, en association avec le cyclophosphamide et les corticoïdes. En revanche, l'indication des échanges plasmatiques reste à établir au cours des hémorragies intra-alvéolaires réfractaires aux corticoïdes (patient ventilé pour inondation alvéolaire), des vascularites chez les patients dont la créatinémie dépasse 500 µmol/l, du LES réfractaire et de la cryoglobulinémie. Chez ces patients, une prévention de la pneumocystose est recommandée par du cotrimoxazole à doses préventives (400 mg/80 mg) et adaptées à la fonction rénale.

Stratégie

En cas d'hémoptysie bronchique

Dans notre expérience, l'angioscanner volumique peut remplacer la fibroscopie bronchique à la phase aiguë d'une hémoptysie grave, car elle permet à la fois le diagnostic topographique et étiologique [3]. En effet, si les rendements diagnostiques comparés en termes topographiques de l'angioscanner volumique et de l'évaluation clinique au lit du malade (comprenant interrogatoire, examen clinique, radiographie thoracique et fibroscopie bronchique) sont voisins, de l'ordre de 80 %, l'angioscanner volumique est supérieur à la fibroscopie bronchique pour l'identification du mécanisme et de la cause de l'hémoptysie. Celle-ci reste indispensable à la phase aiguë d'une hémoptysie grave dans les situations suivantes : difficulté de diagnostic positif d'une hémoptysie ; absence de diagnostic de localisation par l'angioscanner volumique, notamment en cas de pathologie pulmonaire chronique bilatérale comme une dilatation des bronches ; contrôle local de l'hémoptysie, toilette bronchique avant chirurgie. Si la fibroscopie bronchique n'est pas réalisée précocement, elle reste indispensable à programmer à distance, comme pour tout patient ayant une hémoptysie.

Une fois le patient stabilisé, un transfert vers un centre multidisciplinaire (réanimation, radiologie interventionnelle, chirurgie thoracique) est envisagé éventuellement sous traitement vasoconstricteur systémique et avec un CD-rom avec les coupes natives pour éviter un nouvel examen.

Du point de vue thérapeutique, le choix entre radiologie interventionnelle et chirurgie dépend de l'expertise de chaque centre. Dans notre expérience comme celle d'autres, nous favorisons la radiologie interventionnelle et retardons la chirurgie. Même en cas d'indication opératoire, il est préférable de contrôler l'hémoptysie par l'artériographie bronchique avec embolisation et d'opérer le patient quelques jours plus tard, à distance du saignement actif. L'artériographie est proposée en cas d'insuffisance respiratoire aiguë ou d'hémoptysie abondante (volume > 200 ml). Ce chiffre paraît pertinent si l'on se fie à l'expérience de Knott-Craig et al. qui rapportent, chez des patients traitées médicalement pour des débits supérieurs ou égaux à 200 ml/24 h, un risque de récidive chez 36 % d'entre eux avec une issue fatale dans près de la moitié des cas [11]. Entre 100 et 200 ml, l'artériographie bronchique avec embolisation est discutée au cas par cas en fonction notamment du terrain, du retentissement respiratoire et de l'étiologie. Au-dessous de 100 ml, le traitement médical fait habituellement sa preuve en moins de 72 heures. En cas de mécanisme artériel pulmonaire, quel que soit le volume, une vaso-occlusion artérielle pulmonaire première doit être discutée, parfois complétée par une chirurgie. Mais il est bien clair que cela nécessite une grande expertise, car le repérage et l'occlusion du vaisseau en cause est parfois difficile, ce qui conduit certains à préférer d'emblée une solution chirurgicale.

Bien entendu, dans certains cas d'hémoptysie grave persistante, sous ventilation contrôlée et, a fortiori, si le plateau technique radiologique n'est pas immédiatement disponible, la chirurgie est réalisée d'emblée. Dans notre centre, en se fondant sur une stratégie favorisant plutôt la radiologie interventionnelle, la mortalité des hémoptysies graves est devenue inférieure à 10 %.

En cas d'hémorragies intra-alvéolaires

Dans une grande étude rétrospective, les hémorragies intra-alvéolaires étaient immunes dans 35 % des cas, dominées par les vascularites associées aux ANCA, de cause cardiaque dans 29 % des cas, et de causes multiples dans 23 % des cas ; elles étaient classées idiopathiques dans 13 % des cas. La répartition des causes d'hémorragies intra-alvéolaires dépend de la zone géographique ; ainsi, à l'île de la Réunion, la première cause est-elle la leptospirose.

En cas d'hémorragie intra-alvéolaire inaugurale, il est urgent de repérer :

– les hémorragies intra-alvéolaires *infectieuses*, qui conduiront à la réalisation des hémocultures, des PCR (grippe, leptospirose, dengue, hantavirus…) et des sérologies correspondantes, et à débuter l'antibiothérapie ;

– les hémorragies intra-alvéolaires *avec hyperpression veineuse pulmonaire*, qui conduiront à la réalisation systématique de l'échographie cardiaque et un dosage de peptide natriurétique B ;

– les hémorragies intra-alvéolaires *avec des nodules* évocateurs d'un choriocarcinome (un simple dosage de la β-hCG permet le diagnostic) ou d'un angiosarcome pour lequel il faudra discuter sans attendre la biopsie pulmonaire. Plus rarement, dans notre expérience, est discutée une forme nodulaire (plus ou moins excavée) de granulomatose avec polyangéite, car l'association concomitante d'une hémorragie intra-alvéolaire diffuse avec des nodules est très rare. La survenue d'une hémoptysie dans une forme nodulaire est généralement associée à une hémorragie localisée faisant plutôt craindre une hémoptysie d'origine bronchique par hypervascularisation ou une atteinte par nécrose de l'artère pulmonaire ;

– les hémorragies intra-alvéolaires *immunes*, associées dans 60 à 80 % des cas à un syndrome pneumorénal.

Il faut réaliser un bilan immunologique (C3, C4, ANCA, anticorps antinucléaires, anticorps antimembrane basale glomérulaire, anticoagulant circulant) et des biopsies des organes ciblés. En attendant les résultats, une bandelette urinaire et un ionogramme sanguin peuvent se révéler pertinents dans les premières heures de la prise en charge. Néanmoins, il faut s'efforcer de porter le diagnostic sur une combinaison d'éléments cliniques et biologiques.

On peut s'aider du score clinico-biologique suivant :

– premiers symptômes respiratoires supérieurs ou égaux à 11 jours (2 points) ;

– fatigue et/ou perte de poids dans le mois précédant l'admission (2 points) ;

– arthralgie/arthrite (3 points) ;
– protéinurie supérieure ou égale à 1 g/l (3 points).

Un score supérieur ou égal à 4 est en faveur du diagnostic d'hémorragie intra-alvéolaire immune.

La biopsie pulmonaire à visée étiologique sous vidéothoracoscopie est réservée aux hémorragies intra-alvéolaires avec lésions extrathoraciques absentes ou non biopsiables, et sans stigmate immunologique sérique, si l'on envisage un traitement par immunosuppresseur, tel que du cyclophosphamide dans le cadre d'une capillarite pulmonaire isolée.

Dans les situations au cours desquelles le patient est connu pour une maladie réputée source d'hémorragies intra-alvéolaires (maladie immunologique essentiellement) avec un traitement immunosuppresseur souvent en cours, avant de conclure à une poussée de la maladie, il faut s'acharner à écarter une infection, une surcharge et des effets iatrogènes (surdosage en anticoagulants, par exemple). La stratégie diagnostique privilégie une enquête microbiologique exhaustive.

Conclusion

La prise en charge de ces malades doit être rapide, multidisciplinaire et assurée en milieu spécialisé, en n'hésitant pas à faire intervenir pneumologues, néphrologues, internistes, réanimateurs, radiologues interventionnels et chirurgiens thoraciques.

Bibliographie

1. ANDREJAK C, PARROT A, BAZELLY B et al. Surgical lung resection for severe hemoptysis. Ann Thorac Surg, 2009, 88 : 1556-1565.
2. CASIAN A, JAYNE D. Management of alveolar hemorrhage in lung vasculitides. Semin Respir Crit Care Med, 2011, 32 : 335-345.
3. CHALUMEAU-LEMOINE L, KHALIL A, PRIGENT H et al. Impact of multidetector CT-angiography on the emergency management of severe hemoptysis. Eur J Radiol, 2013 : 82 : e742-e747.
4. CHARLES P, BIENVENU B, BONNOTTE B et al. Rituximab : recommendations of the French Vasculitis Study Group (FVSG) for induction and maintenance treatments of adult, antineutrophil cytoplasm antibody-associated necrotizing vasculitides. Presse Méd, 2013, 42 : 1317-1330.
5. CHUN JY, MORGAN R, BELLI AM. Radiological management of hemoptysis : a comprehensive review of diagnostic imaging and bronchial arterial embolization. Cardiovasc Intervent Radiol, 2010, 33 : 240-250.
6. COREY R, HLA KM. Major and massive hemoptysis : reassessment of conservative management. Am J Med Sci, 1987, 294 : 301-309.
7. DE PROST N, PARROT A, PICARD C et al. Diffuse alveolar haemorrhage : factors associated with in-hospital and long-term mortality. Eur Respiratory J, 2010, 35 : 1303-1311.
8. DWEIK RA, STOLLER JK. Role of bronchoscopy in massive hemoptysis. Clin Chest Med, 1999, 20 : 89-105.
9. HAUTE AUTORITÉ DE SANTÉ. Vascularites nécrosantes. Protocole national de soins. Saint-Denis, HAS, 2007 (www.has-sante.fr).
10. JOUGON J, BALLESTER M, DELCAMBRE F et al. Massive hemoptysis : what place for medical and surgical treatment. Eur J Cardiothorac Surg, 2002, 22 : 345-351.
11. KNOTT-CRAIG CJ, OOSTUIZEN JG, ROSSOUW G et al. Management and prognosis of massive hemoptysis. Recent experience with 120 patients. J Thorac Cardiovasc Surg, 1993, 105 : 394-397.
12. PARROT A, FARTOUKH M, CADRANEL J. Alveolar hemorrhage. Rev Mal Respir, 2015, 32 : 394-412.
13. SAKR L, DUTAU H. Massive hemoptysis : an update on the role of bronchoscopy in diagnosis and management. Respiration, 2010, 80 : 38-58.
14. TRACLET J, LAZOR R, CORDIER JF, COTTIN V. Alveolar hemorrhage. Rev Méd Interne, 2013, 34 : 214-223.
15. VON RANKE FM, ZANETTI G, HOCHHEGGER B, MARCHIORI E. Infectious diseases causing diffuse alveolar hemorrhage in immunocompetent patients : a state-of-the-art review. Lung, 2013, 191 : 9-18.

PARTIE S07-P02

Défaillance circulatoire aiguë

Chapitre S07-P02-C01

Arrêt cardiaque

Guillaume Géri, Pierre Carli et Alain Cariou

Indépendamment de la cause et du mécanisme, l'arrêt cardiaque est habituellement défini par l'interruption, en général brutale, de toute activité mécanique efficace du cœur. En l'absence d'une reprise rapide d'une activité circulatoire efficace, des lésions cellulaires irréversibles apparaissent habituellement en quelques minutes dans les tissus les plus sensibles à l'hypoxie, tout particulièrement au niveau myocardique et cérébral. La prise en charge de l'arrêt cardiaque est parfaitement codifiée, et elle fait l'objet de recommandations périodiquement réévaluées par des instances scientifiques nationales et internationales [18, 19]. Seules les considérations communes à la prise en charge de l'arrêt cardiaque de l'adulte seront exposées dans ce chapitre, à l'exclusion des situations particulières en raison de l'étiologie (noyade, traumatisme, intoxications…) ou du terrain (femme enceinte, enfant…).

Données épidémiologiques

En l'absence de registre national français des arrêts cardiaques, seule l'analyse des données issues de registres régionaux permet d'évaluer le nombre annuel de morts subites, qui atteindrait environ 40 000 cas par an, soit environ 10 % de la totalité des décès [3]. Le taux annuel d'incidence brut des arrêts cardiaques extrahospitaliers s'élèverait ainsi à 55 pour 100 000, un chiffre assez proche de celui observé dans la plupart des autres pays industrialisés. L'âge moyen des victimes (masculines deux fois sur trois) est d'environ 65 ans, et les trois quarts des arrêts cardiaques surviennent au domicile de la victime. Grâce aux efforts entrepris par les secours, la survie immédiate (appréciée sur la récupération d'une activité cardiaque spontanée [RACS]) est d'environ 35 % des cas, mais la survie à un mois reste quant à elle très faible, de l'ordre de 5 à 10 %, essentiellement en raison des dégâts cérébraux causés initialement. La présence de témoins, un rythme initial à type de fibrillation ventriculaire et la réalisation immédiate des gestes de survie constituent les principaux facteurs pronostiques favorables. Le pronostic (vital et fonctionnel) est en effet étroitement dépendant de la rapidité de prise en charge et du délai qui aura été nécessaire pour rétablir une circulation spontanée efficace. Pour augmenter le taux de survie, une amélioration de la prise en charge portant sur le rôle des témoins et la rapidité d'intervention est donc absolument nécessaire. Cette survie obtenue grâce à la réanimation initiale se fait parfois au prix d'éventuelles séquelles dont la forme la plus sévère est représentée par les états végétatifs chroniques post-anoxiques, conséquence de l'anoxo-ischémie cérébrale initiale.

Principales causes d'arrêt cardiaque

Sur le plan étiologique, les mécanismes pouvant être à l'origine d'une mort subite sont multiples, mais sont essentiellement d'origine primitivement cardiaque (Tableau S07-P02-C01-I) [8]. Parmi ces causes, il faut distinguer le concept de mort subite de l'adulte, d'origine essentiellement cardiaque et qui se manifeste principalement par une fibrillation ventriculaire. La majorité de ces morts subites surviennent chez des patients atteints d'une maladie cardiovasculaire préexistante, qu'elle soit connue ou inconnue, parfois totalement silencieuse. Elle peut survenir très brutalement, « à

Tableau S07-P02-C01-I Mécanismes et principales causes des arrêts cardiaques.

	Cardiaque
Ischémique	Syndrome coronaire aigu Cardiopathie ischémique
Structurelle non ischémique	Cardiomyopathie dilatée Cardiomyopathie hypertrophique Cardiomyopathie restrictive Cardiopathie valvulaire Cardiomyopathie congénitale Dysplasie arythmogène du ventricule droit Myocardite Cardiomyopathie de stress
Non structurelle	Syndromes arythmiques congénitaux QT long acquis Trouble ionique / métabolique majeur Électrocution Traumatisme thoracique (*commotio cordis*)
	Extracardiaque
Respiratoire	Pneumopathie aiguë, œdème pulmonaire, pneumothorax, etc.
Neurologique	Hémorragie méningée, accident vasculaire cérébral, etc.
Autre	Embolie pulmonaire, hémorragie, hypovolémie, intoxication aiguë, troubles métaboliques, tamponnade, etc.
	Bilan négatif
Mort subite inexpliquée	

l'emporte-pièce », mais elle est parfois précédée de prodromes (douleur, lipothymies, syncopes, palpitations). La mort subite de l'adulte jeune peut également dans de rares cas révéler une cardiopathie non structurelle arythmogène devant faire envisager un dépistage familial.

Conséquences de l'arrêt cardiaque

Seul le rétablissement précoce d'une circulation suffisante procure une chance de survie. En effet, l'interruption brutale de la circulation du sang oxygéné induit des lésions tissulaires et cellulaires irréversibles en quelques minutes. De plus, aux lésions initiales d'anoxie s'ajoutent, surtout en cas d'ischémie prolongée, des lésions spécifiques de reperfusion qui se surajoutent aux dommages initiaux [1]. La physiopathologie de ces lésions « secondaires » n'est pas spécifique de l'arrêt cardiaque et fait intervenir, en particulier, la création de radicaux libres oxygénés et la peroxydation des lipides membranaires. Les mécanismes en cause expliquent les effets potentiellement délétères d'une hyperoxygénation inappropriée lors de la réanimation initiale, qui pourrait contribuer à aggraver ces lésions. Ces phénomènes contribuent certainement à l'aggravation des lésions anoxo-ischémiques (notamment cérébrales) au cours des premières heures, voire des premiers jours.

La « chaîne de survie » : un concept pédagogique et organisationnel

La reconnaissance précoce de l'arrêt cardiaque permet d'activer rapidement les services médicaux d'urgence, réduisant ainsi les conséquences attendues de l'arrêt cardiaque. En effet, une réanimation cardiopulmonaire (RCP) précoce réalisée par le premier témoin peut doubler, voire tripler les chances de survie en cas de mort subite due à une fibrillation ventriculaire, surtout si cette RCP est couplée à une défibrillation précoce. La RCP et la défibrillation, réalisées dans les 3 à 5 minutes suivant la perte de connaissance, peuvent effectivement permettre d'obtenir des taux de survie élevés allant de 49 à 75 %. On estime que la probabilité de survie diminue de 10 à 15 % à chaque minute perdue en matière de délai de défibrillation. Ces différents éléments de la prise en charge de l'arrêt cardiaque constituent les principes fondamentaux de la « chaîne de survie », concept développé dans les années 1960. Par nature, la chaîne de survie est un concept essentiellement pédagogique et organisationnel qui identifie les différentes actions et acteurs susceptibles d'améliorer la survie des patients en arrêt cardiaque. Cette chaîne est composée de quatre maillons :
– reconnaissance des signes précurseurs de l'arrêt cardiaque et alerte précoce des secours ;
– RCP de base précoce délivrée par les premiers témoins ;
– défibrillation précoce ;
– RCP médicalisée précoce et réanimation post-arrêt cardiaque.

Bien entendu, ce concept de chaîne de survie apparaît particulièrement adapté à la prise en charge des victimes de mort subite par trouble du rythme cardiaque. Au cours de la dernière décennie, son impact sur l'amélioration du pronostic a été établi au travers de larges études, le bénéfice semblant principalement reposer sur la défibrillation précoce [14]. Cependant, les maillons de cette chaîne de survie sont interdépendants et c'est le plus faible qui détermine la solidité de cette chaîne.

Diagnostic et alerte : le rôle du témoin

La reconnaissance et l'alerte sont des étapes indispensables qui permettent de donner les premières consignes à l'appelant et de mobiliser les ressources nécessaires. La reconnaissance d'un arrêt cardiaque par le témoin doit reposer sur des éléments simples et fiables, permettant à toute personne de poser le diagnostic en quelques secondes. Ainsi est-il désormais admis que le diagnostic d'arrêt cardiaque doit être évoqué systématiquement et immédiatement selon les modalités suivantes :
– pour le public et pour les sauveteurs non professionnels (non entraînés à la recherche du pouls), la reconnaissance de l'arrêt cardiaque repose sur l'absence de signes de vie : patient inconscient, ne bougeant pas, ne réagissant pas lors des stimulations verbales et ne respirant pas ou respirant de façon franchement anormale (*gasps*). En effet, la recherche du pouls par des témoins non professionnels, n'apparaît pas suffisamment fiable pour confirmer l'absence de circulation en raison de sa sensibilité insuffisante ;
– pour les secouristes et les professionnels de santé (entraînés à la recherche du pouls), la reconnaissance de l'arrêt cardiaque repose sur l'absence de signes de circulation : absence de signe de vie et absence de pouls.

Dans tous les cas, cette reconnaissance de l'arrêt cardiaque doit être la plus rapide possible. Elle impose le déclenchement des secours par une alerte au 15 (SAMU), au 18 (pompiers) ou au 112 (numéro d'urgence européen) ainsi que le début immédiat de la RCP de base par les témoins. Il sera toujours possible de stopper la RCP si la réalité de l'arrêt cardiaque ne se confirme pas. De plus, il est communément admis qu'il vaut mieux prendre le risque de débuter une RCP par excès que de retarder la prise en charge d'un arrêt cardiaque méconnu.

Réanimation cardiopulmonaire de base : former le plus grand nombre

Son objectif essentiel est de maintenir une oxygénation tissulaire suffisante pour protéger les principaux organes d'altérations irréversibles, en attendant la reprise d'une activité circulatoire spontanée (RACS) efficace. Elle comporte une série d'interventions visant à vérifier la

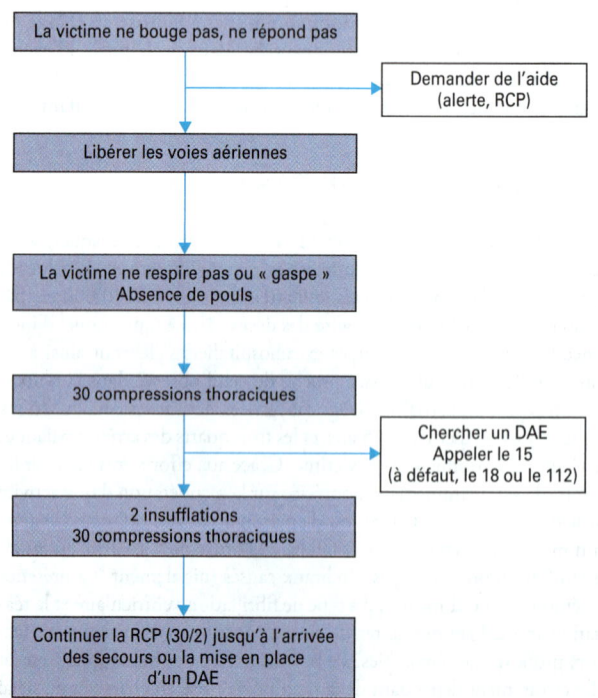

Figure S07-P02-C01-1 Algorithme de la réanimation cardiopulmonaire de base. DAE : défibrillateur automatisé externe ; RCP : réanimation cardiopulmonaire.

liberté des voies aériennes, à assurer une ventilation minimale, et surtout, à engendrer une circulation grâce à la création d'un débit sanguin réduit (*low flow*). Ces manœuvres doivent permettre de produire un débit sanguin systémique minimal (notamment cérébral et coronaire), de prolonger la durée de la fibrillation ventriculaire et d'augmenter ainsi les chances de réussite de la défibrillation. Ainsi, pendant les toutes premières minutes d'une fibrillation ventriculaire, les compressions thoraciques sont-elles particulièrement cruciales si un choc ne peut être délivré tout de suite.

Toute personne ayant suivi une formation minimale doit pouvoir pratiquer et coordonner une RCP de base. Il est clairement démontré que cette RCP de base précoce délivrée par les premiers témoins améliore la survie des victimes qui présentent une fibrillation ventriculaire. Elle devrait être connue du plus grand nombre et la généralisation de son apprentissage est l'affaire de tous. Les conseils à la réalisation de ces manœuvres de RCP de base par le médecin régulateur au téléphone sont certainement bénéfiques, car ils augmentent la proportion de victimes bénéficiant de ces gestes de survie.

Massage cardiaque externe

Le rétablissement d'un débit circulatoire constitue un élément incontournable de la RCP. Il est principalement assuré par la pratique du massage cardiaque externe (MCE) que tous les sauveteurs doivent réaliser face à un arrêt cardiaque. Il doit être réalisé même en l'absence d'autre geste de réanimation, notamment même en l'absence de ventilation [11] (Figure S07-P02-C01-1). La RCP de l'adulte doit toujours commencer par le MCE, auquel succède éventuellement une alternance de compressions et de manœuvres de ventilation. Les sauveteurs formés peuvent en effet réaliser la ventilation artificielle avec une alternance de 30 compressions pour 2 insufflations. Pour les sauveteurs non formés, le MCE seul (sans ventilation) est recommandé dans le cadre d'une RCP assistée par téléphone. La qualité du MCE pratiqué est particulièrement importante. En pratique, le but est d'obtenir une dépression thoracique d'au moins 5 cm et une fréquence d'au moins 100 compressions par minute, tout en assurant la relaxation passive du thorax et en minimisant au maximum les interruptions de compression thoracique. Toute interruption des compressions thoraciques doit être minimisée, en particulier lors des insufflations et des défibrillations. La comparaison du MCE réalisé manuellement avec les dispositifs mécaniques n'a pas permis de mettre en évidence de bénéfice à l'utilisation de ces derniers [18].

Ventilation

Régulièrement débattue, la ventilation pendant la RCP demeure toutefois recommandée, même si sa place apparaît désormais moins prioritaire, en particulier lors des toutes premières minutes. En effet, le guidage de la RCP par téléphone recommandant des manœuvres de compressions thoraciques seules à des témoins non entraînés à la RCP aboutit à un taux de survie comparable à un guidage plus complexe comportant une alternance de manœuvres de compression et de ventilation. Ainsi, lorsque les sauveteurs ne veulent pas ou ne savent pas réaliser le bouche-à-bouche, il est recommandé qu'ils entreprennent le MCE seul. De même, lorsque la RCP est guidée par téléphone, c'est désormais le MCE qui est privilégié dans les indications données au témoin.

Même dans les situations où la ventilation et le MCE sont combinés, la RCP de l'adulte commence toujours par 30 compressions thoraciques. L'alternance recommandée est ensuite de 30 compressions pour 2 insufflations. Les données expérimentales montrent en effet que ce ratio représente le meilleur compromis en matière d'efficacité circulatoire et d'oxygénation.

En l'absence de traumatisme du rachis, les manœuvres de ventilation débutent par l'ouverture des voies aériennes supérieures qui doit se faire par l'hyperextension de la tête et par surélévation du

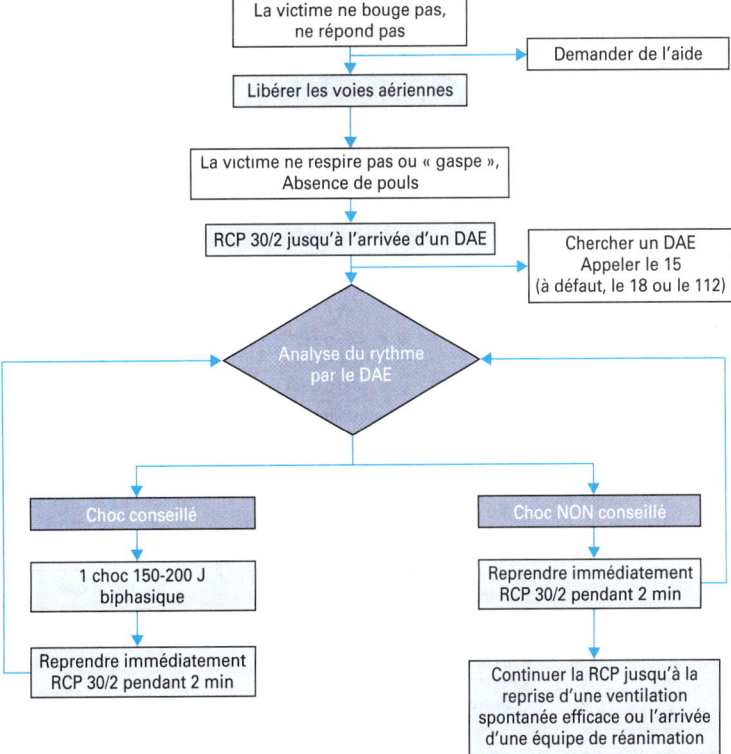

Figure S07-P02-C01-2 Algorithme de la défibrillation. DAE : défibrillateur automatisé externe ; RCP : réanimation cardiopulmonaire.

menton. La désobstruction des voies aériennes par la méthode des « doigts en crochet » ne doit être effectuée que si un corps étranger solide dans l'oropharynx est visualisé. La ventilation artificielle peut ensuite être réalisée par le bouche-à-bouche ou le bouche-à-nez. Pour les professionnels qui en sont équipés, elle est d'emblée réalisée à l'aide d'un insufflateur manuel et un masque au mieux reliés à une source d'oxygène. Quelle que soit la technique de ventilation utilisée, la durée conseillée de chaque insufflation est de 1 seconde. En pratique, le volume insufflé doit être suffisant pour soulever le thorax.

Défibrillation précoce

C'est un maillon crucial, car c'est celui qui possède la plus grande chance de restaurer l'activité circulatoire de ces victimes et d'améliorer très significativement leur survie. Son but est de permettre la transformation des fibrillations et des tachycardies ventriculaires sans pouls en un rythme mécaniquement efficace. En effet, chez ces patients, les chances de récupération diminuent très rapidement au fil des minutes écoulées en l'attente de la défibrillation, et la survie est inversement proportionnelle à la durée de l'arythmie cardiaque. La défibrillation doit donc être réalisée le plus rapidement possible, mais ne doit en aucun cas retarder le début de la RCP, systématiquement débutée et poursuivie jusqu'à l'arrivée du défibrillateur. Pendant cette période, le coup de poing sternal n'est plus recommandé.

Les recommandations les plus récentes accordent à juste titre une place prépondérante à la qualité du MCE et à son caractère continu (Figure S07-P02-C01-2). Cependant, les interruptions de RCP pour la détection du pouls, l'analyse du rythme ou la recharge du défibrillateur sont fréquentes au cours de la réanimation. Expérimentalement, ces interruptions sont délétères pour la survie et la fonction myocardique ultérieure. Les pauses avant et après chaque choc doivent être réduites au minimum, et il est recommandé de ne pas interrompre le MCE pendant que le défibrillateur se charge. Idéalement, la délivrance du choc électrique doit être obtenue avec une interruption du MCE de moins de 5 secondes.

Réanimation médicalisée : le dernier maillon

Cette RCP médicalisée constitue le dernier maillon de la « chaîne de survie ». Elle inclut non seulement la prise en charge initiale de la victime par une équipe médicale préhospitalière, mais également les soins administrés lors de la phase hospitalière précoce. Il existe en effet des différences significatives dans la prise en charge des victimes comateuses pendant les premières heures ou les premiers jours qui suivent le retour à une circulation spontanée. Cette différence de prise en charge pourrait contribuer aux résultats interhospitaliers disparates que l'on retrouve en matière de devenir des victimes d'arrêt cardiaque [12]. La nature et la qualité des traitements de réanimation administrés après récupération d'une activité circulatoire peuvent améliorer le devenir des patients, comme cela a été montré avec l'hypothermie thérapeutique [2, 13].

La réanimation médicalisée de l'arrêt cardiaque comporte plusieurs volets qui doivent être réalisés par un personnel formé et régulièrement entraîné. L'accent doit être mis sur la limitation des interruptions du MCE tout au long de la réanimation spécialisée. Les compressions thoraciques ne sont arrêtées que brièvement pour permettre les gestes nécessaires. L'agencement de ces différents volets entre eux et leur séquence d'utilisation sont résumés dans un algorithme global (Figure S07-P02-C01-3).

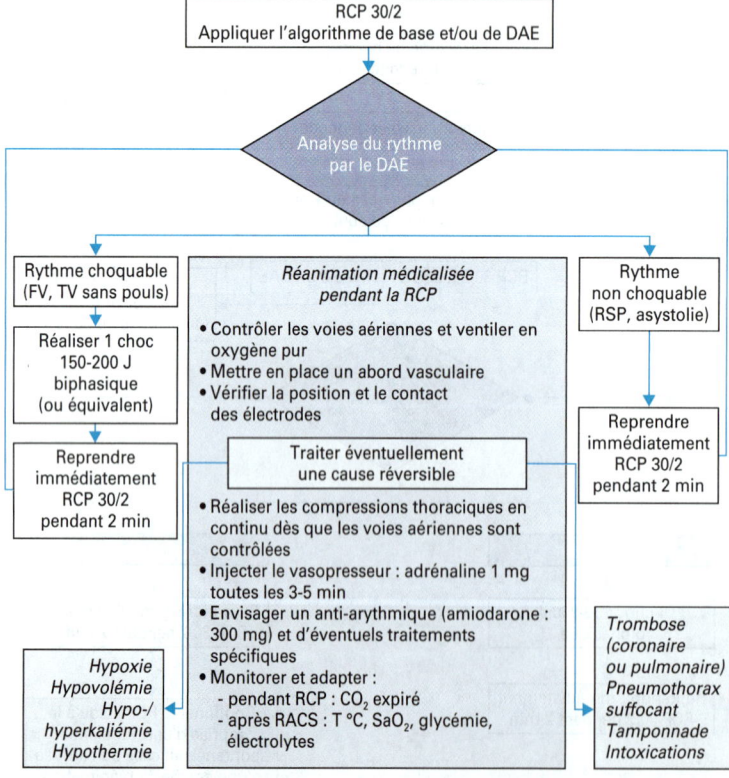

Figure S07-P02-C01-3 Algorithme universel. DAE : défibrillateur automatisé externe ; FV : fibrillation ventriculaire ; RACS : récupération d'une activité cardiaque spontanée ; RCP : réanimation cardiopulmonaire ; TV : tachycardie ventriculaire.

Ventilation

Nécessitant un personnel entraîné permettant une interruption minimale des compressions thoraciques, l'intubation endotrachéale reste la technique recommandée pour contrôler les voies aériennes au cours de la RCP. Elle permet de débuter une ventilation efficace et d'assurer une protection des voies aériennes. En cas de difficulté d'intubation, une ventilation doit au minimum être assurée par des techniques alternatives de type masque facial avec une canule de Guédel et un ballon auto-remplisseur relié à une source d'oxygène. Le temps nécessaire pour sécuriser les voies aériennes doit être le plus court possible, idéalement moins de 30 secondes. Une fois l'intubation réalisée et vérifiée, elle permet une ventilation sans interruption du MCE grâce à l'usage d'un respirateur automatique dont l'emploi est recommandé pour la poursuite de la ventilation mécanique pendant la RCP.

Abord vasculaire

La mise en place d'un abord vasculaire est un des premiers gestes à réaliser parallèlement à la défibrillation et à l'intubation trachéale. Cet abord est indispensable pour la poursuite de la réanimation, notamment pour l'administration des médicaments injectables (catécholamines et anti-arythmiques, en particulier). Cette mise en place doit être la plus simple et la plus rapide possible : elle ne doit en aucun cas gêner la poursuite de la RCP ni retarder la défibrillation. La voie privilégiée reste la voie veineuse périphérique située dans le territoire cave supérieur, sauf si une voie veineuse centrale est déjà en place. Si l'abord veineux périphérique est retardé ou ne peut être obtenu, l'abord intra-osseux doit être envisagé et nécessite chez l'adulte un dispositif approprié.

Médicaments

Rappelons au préalable qu'aucun médicament ne doit être utilisé pour traiter un arrêt cardiaque avant la réalisation de chocs électriques, lorsque ceux-ci sont indiqués, et avant qu'une RCP comportant MCE et ventilation n'ait été débutée. Les traitements médicamenteux utiles au cours de la réanimation sont peu nombreux, ce qui facilite leur usage :

– l'*adrénaline*, qui possède des effets α-mimétiques puissants, augmente la pression télédiastolique de l'aorte, principal déterminant de la circulation coronaire. De plus, elle améliore le débit sanguin cérébral en redistribuant le flux carotidien vers la carotide interne aux dépens de sa branche externe. Elle est la drogue à utiliser en première intention, quelle que soit l'étiologie de l'arrêt cardiaque. La dose recommandée est de 1 mg tous les 2 cycles de RCP, soit environ toutes les 3 à 5 minutes. Lors du traitement d'une fibrillation ventriculaire ou d'une tachycardie ventriculaire sans pouls, l'injection de 1 mg d'adrénaline est réalisée après le 3e choc, alors que les compressions thoraciques ont été reprises, et ensuite toutes les 3 à 5 minutes pendant les cycles de RCP ;

– l'*amiodarone* est le médicament recommandé en cas de fibrillation ventriculaire ou de tachycardie ventriculaire sans pouls résistante à la cardioversion électrique. Elle doit être utilisée immédiatement avant le 3e choc électrique externe à la dose de 300 mg injectés par voie intraveineuse directe. Cette première dose peut être suivie d'une réinjection à la posologie de 150 mg. Elle est associée à une augmentation du risque d'hypotension artérielle et de bradycardie ;

– le *sulfate de magnésium* à la dose de 2 g par voie intraveineuse directe est réservé aux fibrillations ventriculaires résistantes au choc dans un contexte d'hypomagnésémie suspectée ou aux cas de torsades de pointes. En effet, en dehors de ces situations, les études cliniques randomisées réalisées chez des adultes en arrêt cardiaque (intra- ou extrahospitalier) n'ont pas montré de bénéfice avec le magnésium ;

– l'*alcalinisation* n'est pas indiquée en routine lors de la RCP. Le soluté de bicarbonate de sodium équimolaire doit être réservé aux cas d'hyperkaliémie et/ou d'acidose métabolique préexistants ou encore en cas d'arrêt cardiaque par overdose de drogues à effet stabilisant de membrane, notamment les antidépresseurs tricycliques.

Aspects éthiques : quand ne pas débuter et quand stopper la RCP ?

La décision de débuter ou de stopper une réanimation doit être prise au cas par cas, en se basant sur des principes éthiques qui se résument à préserver la vie, à améliorer l'état de santé de la victime, à diminuer la douleur ressentie et à limiter les séquelles. Au-delà du bénéfice pressenti pour la victime, les manœuvres de réanimation doivent avoir pour principe de conserver son autonomie et de ne pas nuire à ses intérêts tout en respectant la loi.

La décision concernant la mise en route des manœuvres de réanimation cardiopulmonaire chez un patient en arrêt circulatoire doit être prise la plupart du temps en urgence par des équipes ne connaissant pas le patient depuis longtemps. Les dispositions légales diffèrent cependant selon que la personne malade est en état d'exprimer sa volonté ou ne l'est pas. Lorsque la personne est en état d'exprimer sa volonté, le principe d'autonomie est étendu aux situations où l'abstention thérapeutique peut aboutir au décès, ce qui exonère le praticien de sanctions pénales au motif de la non-assistance à personne en péril. Ce droit des malades est accompagné d'une obligation pour le praticien d'informer sur les risques de la décision et de respecter un temps de réflexion ainsi que la possibilité de faire appel à un autre médecin, ce qui exclut de fait les situations d'urgence extrême, en particulier l'arrêt cardiaque soudain. La loi n° 2005-370 du 22 avril 2005 relative aux droits des malades et à la fin de vie faisant appel à la notion d'obstination déraisonnable et impliquant des délais avant toute décision, les urgences vitales imprévues se trouvent de fait placées en dehors de son champ d'application. De telles urgences, dès lors qu'elles ne résultent pas d'une situation anticipée, restent donc dans le cadre plus général des soins impliquant les principes d'utilité, d'équité et de proportionnalité. L'exception liée à l'urgence est déjà inscrite dans le Code de santé publique, notamment dans l'article 1111-2 pour ce qui concerne le devoir d'information : « toute personne a le droit d'être informée sur son état de santé […] Cette information incombe à tout professionnel de santé […] seules l'urgence ou l'impossibilité d'informer peuvent l'en dispenser ». En revanche, lorsqu'il s'agit d'une maladie chronique pour laquelle une aggravation est prévisible, il y a lieu d'encourager le processus de réflexion pouvant inclure la rédaction des directives anticipées par le patient. En l'absence évidente de critères de mort avérée (décapitation, décomposition, rigidité cadavérique), des manœuvres de réanimation cardiopulmonaire doivent être entreprises de principe d'autant plus que le secouriste n'a pas une connaissance approfondie du patient. Bien entendu, lorsque le patient a pu exprimer de son vivant sa volonté de ne pas être réanimé en cas d'arrêt cardiaque, cette décision doit être respectée si elle a été formulée conformément à la réglementation française (directives anticipées, personne de confiance).

La décision d'arrêter la réanimation est un problème difficile. Cette décision, toujours médicale, doit prendre en considération les circonstances de survenue, l'organisation des premiers gestes de secours et le contexte lié au patient et à son environnement. Lorsque cela est possible, il convient d'y intégrer une éventuelle volonté exprimée par le patient. Les données cliniques recueillies pendant la RCP ne sont pas fiables en matière de pronostic : par exemple, la constatation d'une mydriase bilatérale au cours de la réanimation n'a pas de valeur pronostique fiable. En revanche il apparaît raisonnable de stopper la réanimation en cas d'asystolie persistante malgré 30 minutes de réanimation bien conduite, sauf en cas d'hypothermie, de contexte toxique ou de persistance d'une cause favorisante et curable. Il faut également garder en mémoire que les résultats des études cliniques réalisées pour tenter de préciser ces règles d'arrêt de la RCP ont été obtenus dans le contexte nord-américain (comportant en particulier une prise en charge préhospitalière non médicalisée) [15].

Place de l'assistance circulatoire externe

L'assistance circulatoire a été proposée au cours de la RCP des arrêts cardiaques réfractaires dès 1976. Depuis cette date, la simplification et la miniaturisation des techniques d'assistance circulatoire ont permis une utilisation de celle-ci de plus en plus fréquente, notamment dans certains services de chirurgie cardiothoracique et de réanimation. Plus récemment, des résultats encourageants ont été obtenus par différentes équipes. Ces résultats portaient essentiellement sur des arrêts cardiaques d'origine toxique ou primitivement cardiaque, survenant essentiellement en intrahospitalier. Dans ces populations très sélectionnées, des survies sans séquelle neurologique importante ont été rapportées dans 20 à 30 % des cas. En revanche, les données préliminaires de l'assistance circulatoire pour les arrêts cardiaques préhospitaliers en France sont encore décevantes en matière de survie. Ces résultats sont certainement en rapport avec les délais de mise en place de l'assistance circulatoire pour un arrêt cardiaque préhospitalier, actuellement beaucoup plus longs que ceux rapportés par les études retrouvant une amélioration de survie des arrêts cardiaques intrahospitaliers. Outre les arrêts cardiaques survenant dans un contexte d'intoxication ou d'hypothermie (< 32 °C), les experts français considèrent que l'emploi de l'assistance circulatoire est également possible lorsque les conditions suivantes sont réunies : absence de comorbidités majeures, durée sans MCE (*no flow*) nulle ou inférieure à 5 minutes, durée prévisible totale du MCE (*low flow*) inférieure à 100 minutes, et EtO_2 supérieur à 10 mmHg [4].

Réanimation post-arrêt cardiaque

Les heures qui suivent la reprise d'une activité circulatoire spontanée sont fréquemment marquées par la survenue d'un syndrome post-arrêt cardiaque qui peut, à lui seul, entraîner le décès. Ce syndrome est cliniquement caractérisé par un ensemble de manifestations viscérales, notamment neurologiques, cardiocirculatoires, respiratoires et rénales, qui peuvent conduire à des défaillances d'organes multiples. Expérimentalement, la physiopathologie de ce syndrome post-arrêt cardiaque apparaît complexe, faisant intervenir l'anoxo-ischémie initiale, contemporaine de la phase de *no flow*, ainsi que les lésions induites lors des manœuvres de réanimation, contemporaines du *low flow*. Chez l'homme, il semble que le risque de survenue et l'intensité du syndrome post-arrêt cardiaque soient essentiellement conditionnés par la durée et l'intensité des manœuvres de réanimation initiale (*low flow*). Il existe également un risque de survenue de lésions induites par la reperfusion et la réoxygénation lors de la reprise d'une circulation spontanée. Ces lésions de réoxygénation seraient d'autant plus délétères qu'il existe alors une génération de radicaux libres oxygénés toxiques. Une réaction inflammatoire intense et des perturbations majeures de la coagulation et de la fibrinolyse ont été décrites très précocement, dès l'admission en réanimation. Ces anomalies sont très proches de celles décrites lors du choc septique. Elles justifient une réanimation soutenue, ultime maillon de la chaîne de survie. Pendant cette période post-arrêt cardiaque, l'obtention et le maintien d'une homéostasie, en particulier sur le plan métabolique, représentent un objectif majeur. C'est souvent seulement après cette phase que peuvent être appréciées les éventuelles séquelles, en particulier neurologiques.

Malgré de nombreuses tentatives, aucun médicament n'a fait la preuve de son efficacité à réduire les conséquences tissulaires (en particulier cérébrales) de l'anoxo-ischémie induite par l'arrêt cardiaque. Plusieurs études ont montré que la mise en œuvre rapide d'un contrôle ciblé de la température par refroidissement externe améliorait le pronostic vital et neurologique des victimes de fibrillation ventriculaire ou tachycardie ventriculaire extrahospitalière, toujours comateuses lors de leur admission à l'hôpital. Cette technique fait désormais l'objet de recommandations d'emploi systématique dans cette situation. Pour tous les autres patients (pour lesquels le niveau de preuve est plus bas), l'hypothermie thérapeutique peut également être proposée mais elle doit être discutée au cas par cas, en tenant compte du rapport risque/bénéfice individuel [6]. Lorsqu'un contrôle ciblé de la température est pratiqué, le niveau thermique à atteindre est controversé. Récemment, une vaste étude multicentrique internationale visant à comparer deux niveaux de contrôle thermique (33 et 36 °C) n'a pas mis en évidence de bénéfice en termes de mortalité à J90 entre les deux bras d'intervention [16].

Le *syndrome coronarien aigu* étant la cause la plus fréquente d'arrêt cardiaque extrahospitalier, l'indication de coronarographie doit être évoquée en fonction du contexte clinique, dès la prise en charge préhospitalière. En effet, une plaque coronarienne instable (rupture de plaque ou thrombose coronaire) est présente dans 57 % des autopsies d'arrêts cardiaques extrahospitaliers. Les études angiographiques comportant la réalisation systématique d'une coronarographie dès l'arrivée chez tous les survivants d'un arrêt cardiaque extrahospitalier sans cause extracardiaque retrouvent une occlusion coronaire récente dans environ 50 % des cas. Par ailleurs, ces mêmes études montrent qu'il existe une association indépendante entre le succès d'une dilatation d'une artère coronaire responsable d'un infarctus récent et la survie. Enfin, la valeur prédictive de l'ECG, des données cliniques (douleur thoracique, facteurs de risque) et biologiques (dosage précoce des enzymes cardiaques, notamment la troponine) pour prédire l'occlusion coronaire est malheureusement médiocre [7, 10, 19]. En fonction du contexte, la décision d'exploration coronarographique sera donc prise au mieux dès la phase préhospitalière, de manière à orienter le patient vers un centre susceptible de pouvoir réaliser ce geste lorsque celui-ci s'avère nécessaire. Des données récentes suggèrent qu'une telle attitude permet d'obtenir des résultats particulièrement encourageants [5, 9].

Conclusion

Le pronostic de l'arrêt cardiaque dépend de la rapidité avec laquelle la circulation spontanée est rétablie. L'évolution des recommandations privilégie désormais la simplification des gestes et des techniques permettant l'obtention du meilleur bénéfice en termes de pronostic. L'enseignement de la RCP de base au grand public est indispensable pour améliorer le pronostic des arrêts cardiaques. C'est un élément crucial de la « chaîne de survie » au même titre que la défibrillation précoce. L'introduction de nouvelles techniques de réanimation spécialisée nécessite avant tout des preuves scientifiques de leur efficacité en termes de survie et de réduction des séquelles neurologiques. Enfin, il est désormais admis que la mise en place d'un protocole structuré de réanimation post-arrêt cardiaque peut améliorer la survie des victimes après RACS.

Bibliographie

1. ADRIE C, ADIB-CONQUY M, LAURENT I et al. Successful cardiopulmonary resuscitation after cardiac arrest as a "sepsis-like" syndrome. Circulation, 2002, *106* : 562-568.
2. BERNARD SA, GRAY TW, BUIST MD et al. Treatment of comatose survivors of out-of-hospital cardiac arrest with induced hypothermia. N Engl J Med, 2002, *346* : 557-563.
3. BOUGOUIN W, LAMHAUT L, MARIJON E et al. Characteristics and prognosis of sudden cardiac death in Greater Paris. Intensive Care Med, 2014, *40* : 846-854.

4. Conseil français de réanimation cardiopulmonaire, Société française d'anesthésie et de réanimation, Société française de cardiologie, Société française de chirurgie thoracique et cardiovasculaire, Société française de médecine d'urgence, Société française de pédiatrie et al. Guidelines for indications for the use of extracorporeal life support in refractory cardiac arrest. Paris, ministère de la Santé, 2009 : 182-190.
5. Dumas F, Cariou A, Manzo-Silberman S et al. Immediate percutaneous coronary intervention is associated with better survival after out-of-hospital cardiac arrest : insights from the PROCAT (Parisian region out of hospital cardiac arrest) registry. Circ Cardiovasc Interv, 2010, *3* : 200-207.
6. Dumas F, Grimaldi D, Zuber B et al. Is Hypothermia after cardiac arrest effective in both shockable and nonshockable patients ? Insights from a large registry. Circ Cardiovasc Interv, 2011, *123* : 877-886.
7. Dumas F, Manzo-Silberman S, Fichet J et al. Can early cardiac troponin I measurement help to predict recent coronary occlusion in out-of-hospital cardiac arrest survivors ? Crit Care Med, 2012, *40* : 1777-1784.
8. Extramiana F, Messali A, Moubarak G, Denjoy I. Mort subite d'origine cardiaque chez l'adulte jeune à coronaires saines : quel bilan étiologique ? Réanimation, 2010, *19* : 79-85.
9. Geri G, Dumas F, Bougouin W et al. Immediate percutaneous coronary intervention is associated with improved short and long-term outcome after out-of-hospital cardiac arrest. Circ Cardiovasc Interv, 2015, *8* : e002303.
10. Geri G, Mongardon N, Dumas F et al. Diagnosis performance of high sensitivity troponin assay in out-of-hospital cardiac arrest patients. Int J Cardiol, 2013, *169* : 449-454.
11. Group SOS-KANTO. Cardiopulmonary resuscitation by bystanders with chest compression only (SOS-KANTO) : an observational study. Lancet, 2007, *369* : 320-326.
12. Herlitz J, Engdahl J, Svensson L et al. Major differences in 1-month survival between hospitals in Sweden among initial survivors of out-of-hospital cardiac arrest. Resuscitation, 2006, *70* : 404-409.
13. Hypothermia after Cardiac Arrest Study Group. Mild therapeutic hypothermia to improve the neurologic outcome after cardiac arrest. N Engl J Med, 2002, *346* : 549-556.
14. Iwami T, Nichol G, Hiraide A et al. Continuous improvements in "chain of survival" increased survival after out-of-hospital cardiac arrests : a large-scale population-based study. Circulation, 2009, *119* : 728-734.
15. Morrison LJ, Visentin LM, Kiss A et al. Validation of a rule for termination of resuscitation in out-of-hospital cardiac arrest. N Engl J Med, 2006, *355* : 478-487.
16. Nielsen N, Wettersley J, Cronberg T et al. Targeted temperature management at 33 °C versus 36 °C after cardiac arrest. N Engl J Med, 2013, *369* : 2197-2206.
17. Nolan JP, Soar J, Zideman DA et al. European resuscitation council guidelines for resuscitation 2010. Section 1. Executive summary. Resuscitation, 2010, *81* : 1219-1276.
18. Perkins GD, Lall R, Quinn T et al. Mechanical versus manual chest compression for out-of-hospital cardiac arrest (PARAMEDIC) : a pragmatic, cluster randomised controlled trial. Lancet, 2014, *385* : 947-955.
19. RFDSS. Prise en charge de l'arrêt cardiaque. Réanimation, 2008, *17* : 297-307.
20. Spaulding CM, Joly LM, Rosenberg A et al. Immediate coronary angiography in survivors of out-of-hospital cardiac arrest. N Engl J Med, 1997, *336* : 1629-1633.

Toute référence à cet article doit porter la mention : Géri G, Carli P, Cariou A. Arrêt cardiaque. *In* : L Guillevin, L Mouthon, H Lévesque. Traité de médecine, 5ᵉ éd. Paris, TdM Éditions, 2018-S07-P02-C01 : 1-7.

Médecine intensive-Réanimation

Chapitre S07-P02-C02

États de choc : orientation diagnostique et conduite à tenir

Mathieu Jozwiak et Xavier Monnet

Définition

L'état de choc correspond à la défaillance ultime du système cardiovasculaire. Il se définit cliniquement par l'association d'une hypotension artérielle et de signes d'hypoperfusion périphérique. L'état de choc correspond à une inadéquation entre les apports et les besoins en oxygène des tissus qui peut conduire à la mort cellulaire dans un tableau de défaillance multiviscérale. La physiopathologie permet de distinguer les états de choc dus à une diminution du transport artériel en oxygène vers les tissus (chocs hypovolémique, cardiogénique et anaphylactique), des chocs dus à une diminution de l'extraction de l'oxygène et/ou de son utilisation par les tissus (choc septique). Afin d'éviter l'ultime nécrose tissulaire, de nombreux mécanismes d'adaptation sont mis en œuvre par l'organisme pour restaurer l'état hémodynamique au cours des états de choc.

Système cardiovasculaire normal

Dans le circuit cardiovasculaire, schématisé dans la figure S07-P02-C02-1, le cœur joue le rôle de pompe hydraulique. Le débit cardiaque est le produit du volume d'éjection systolique et de la fréquence cardiaque. Le volume d'éjection systolique dépend de toutes les composantes de la fonction cardiaque : la fonction contractile, mais aussi la précharge cardiaque, qui correspond au niveau de remplissage de cavités cardiaques avant l'éjection, et la post-charge cardiaque, qui correspond à l'ensemble des forces qui s'opposent à l'éjection des ventricules.

Le sang est éjecté dans le système artériel. Dans une analogie avec un système électrique, ce système est considéré comme monté en parallèle (*voir* Figure S07-P02-C02-1) : la modification des résistances vasculaires d'une région change le débit sanguin de cette région sans affecter celui des autres. La pression artérielle moyenne qui règne dans les artères détermine la perfusion des organes (sauf le myocarde du ventricule gauche, dont la perfusion dépend de la pression artérielle diastolique).

Les circulations régionales distribuent le sang et l'oxygène qu'il transporte aux différents organes (*voir* Figure S07-P02-C02-1). Ceux-ci « extraient » une partie de l'oxygène du sang artériel (30 % en moyenne). Cette extraction correspond en fait à une diffusion passive de l'oxygène depuis la lumière des capillaires vers les mitochondries. Il suffit que la densité capillaire augmente pour que la surface d'échange de l'oxygène augmente et que l'extraction en oxygène d'un organe s'accroisse.

Le sang revient vers le cœur par le système veineux (*voir* Figure S07-P02-C02-1). Celui-ci joue en fait un double rôle. D'une part, il est le conduit par lequel le sang retourne vers l'oreillette droite. Le retour veineux systémique dépend du gradient qui existe entre, en amont, la

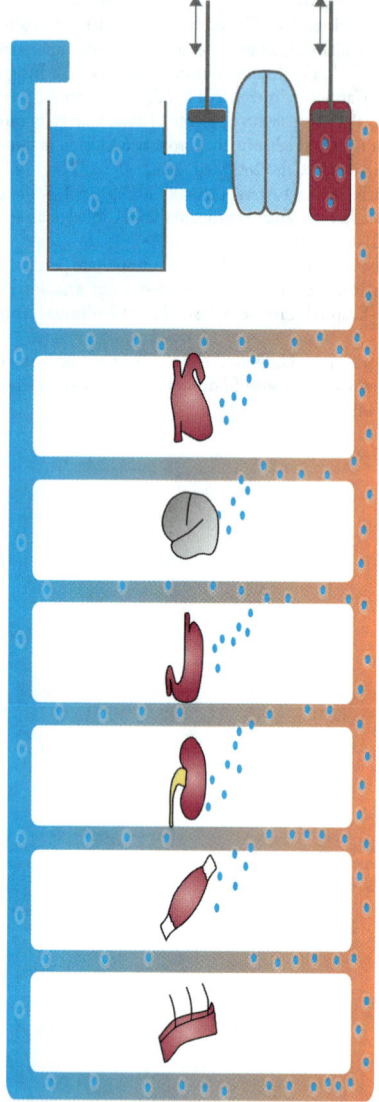

Figure S07-P02-C02-1 Représentation schématique du système cardiovasculaire. La pompe cardiaque reçoit le retour veineux systémique du réservoir veineux, qui représente, dans les conditions normales, 70 % du volume sanguin de l'organisme. Elle éjecte le sang dans le circuit artériel, dont les branches sont « montées en parallèle » et ont chacune leur résistance propre. L'oxygène apporté par le sang artériel est extrait par les tissus périphériques en fonction de leurs besoins.

pression systémique moyenne et, en aval, la pression dans l'oreillette droite. En moyenne, le débit du retour veineux systémique est exactement égal au débit cardiaque : le cœur n'éjecte que ce qu'il a reçu et l'éjecte en totalité. D'autre part, le système veineux systémique représente un vaste réservoir de sang à cause de la grande compliance du territoire veineux. Ce réservoir peut être mobilisé par la stimulation sympathique qui exerce son pouvoir vasoconstricteur sur les veines comme sur les artères.

Mécanismes adaptatifs survenant au cours d'un état de choc

De nombreux mécanismes adaptatifs sont mis en jeu par l'organisme au niveau macrocirculatoire, microcirculatoire et au niveau cellulaire afin d'éviter que l'état de choc ne conduise à la mort cellulaire. Les mécanismes de défense mis en jeu aux différents étages de l'organisme sont par plusieurs aspects communs aux différents types d'état de choc.

Mécanismes adaptatifs à l'étage de la macrocirculation

Système sympathique

La stimulation sympathique intense résulte de la stimulation des barorécepteurs aortiques et carotidiens provoquée par la chute de pression artérielle. Cette stimulation sympathique exerce ses effets à plusieurs niveaux. Elle augmente le débit cardiaque en augmentant la fréquence cardiaque et l'inotropisme. Au niveau veineux systémique, la stimulation sympathique entraîne une vasoconstriction qui mobilise le réservoir sanguin veineux, ce qui tend à augmenter la précharge cardiaque. Au niveau artériel, elle tend à maintenir la pression dans les vaisseaux en dépit de la baisse de leur contenu.

La vasoconstriction systémique se fait sélectivement dans les territoires cutané, hépatique, musculaire et splanchnique, alors que le débit est redistribué vers les organes vitaux que sont le cœur, le cerveau et, dans un moindre degré, le rein.

Autres systèmes neurohormonaux

Le système rénine-angiotensine-aldostérone est activé par la baisse de la pression de perfusion dans l'artère rénale afférente. Son activation résulte en la synthèse de rénine et in fine d'angiotensine II et d'aldostérone. L'angiotensine II a une action vasoconstrictrice artérielle puissante. L'aldostérone permet une rétention hydrosodée au niveau rénal. Ceci augmente le volume de sang circulant qui participe au retour veineux systémique.

L'activation du système arginine-vasopressine est médiée par les volorécepteurs de l'oreillette gauche. La vasopressine atteint des taux sanguins auxquels elle induit à la fois une puissante vasoconstriction et une rétention hydrique.

À la phase ultime du choc, quelle qu'en soit sa nature, la défaillance hémodynamique aboutit à une dysfonction vasomotrice qui rend inefficace la stimulation sympathique et s'accompagne d'un état de vasodilatation réfractaire.

Mécanismes adaptatifs à l'étage de la microcirculation

La microcirculation doit être considérée comme un organe à part entière dont la fonction est d'assurer une distribution en oxygène adaptée aux besoins métaboliques des différents tissus. Lors d'un état de choc, les cellules extraient plus d'oxygène du sang artériel. Cela leur permet de maintenir un fonctionnement normal en dépit de la baisse du transport artériel en oxygène. Cette augmentation de l'extraction en oxygène est le fruit d'une vasodilatation de capillaires préalablement fermés. Il en résulte une augmentation de la surface de diffusion de l'oxygène. Cette vasodilatation se produit sous l'effet de substances vasodilatatrices qui sont produites en réponse à l'ischémie par les cellules elles-mêmes ou l'endothélium vasculaire. C'est le phénomène de l'autorégulation métabolique.

Elle s'oppose à la vasoconstriction sympathique, mais de façon notoirement différente selon les organes. Certains, comme la peau ou les muscles, peu sensibles à l'autorégulation métabolique, subiront une intense vasoconstriction et seront « sacrifiés » alors que d'autres, comme le cœur ou le cerveau, peu sensibles à la vasoconstriction sympathique, verront leur perfusion préservée.

Mécanismes adaptatifs à l'étage cellulaire

Lorsqu'en dépit des mécanismes de défense macro- et microcirculatoires, la consommation en oxygène des cellules diminue, le métabolisme devient anaérobie. Pourtant, celui-ci permet tout de même la production d'adénosine triphosphate (ATP), même si c'est avec un rendement bien moindre que le métabolisme aérobie.

Le cycle de Krebs est bloqué, ce qui conduit à l'accumulation intracytoplasmique du pyruvate. La réaction de transformation du pyruvate en lactate est alors déplacée dans le sens d'une formation importante de lactate, dont le taux sanguin augmente. La lactatémie est utilisée comme marqueur de l'intensité du métabolisme anaérobie.

Classification des états de choc

Les états de choc sont schématiquement classés en fonction de l'anomalie qui les a générés et du tableau hémodynamique qu'ils réalisent (Tableau S07-P02-C02-I) : états de choc cardiogénique, hypovolémique, septique et anaphylactique.

État de choc hypovolémique

Déclenchement et mécanismes adaptatifs

L'état de choc hypovolémique est dû initialement à une diminution importante de volume sanguin, dont le volume normal représente 7 % du poids du corps chez un adulte. Elle entraîne une diminution de la précharge cardiaque. La baisse du débit cardiaque qui en résulte réduit l'apport en oxygène vers les tissus et entraîne une hypoxie tissulaire. Dès l'apparition de l'hypovolémie, les mécanismes d'adaptation détaillés ci-dessus sont activés.

Tableau hémodynamique caractéristique

Le profil hémodynamique de l'état de choc hypovolémique associe une précharge cardiaque basse, à l'origine d'un effondrement du débit cardiaque, et une vasoconstriction intense. Cliniquement, la pression artérielle moyenne est abaissée. La pression diastolique, reflet du tonus vasomoteur, est relativement élevée, et la pression artérielle pulsée (systolique – diastolique), reflet du volume d'éjection systolique, est basse (pression artérielle « pincée »). S'il est mesuré, le débit cardiaque est bas (*voir* Tableau S07-P02-C02-I).

Tableau S07-P02-C02-I   Principales caractéristiques hémodynamiques des différents états de choc[1].

	Choc cardiogénique	Choc hypovolémique	Choc septique	Choc anaphylactique
Pression artérielle systolique	↓	↓	↓	↓
Différentiel de pression (PAS – PAD)	↓	↓	↑	↑
Débit cardiaque	↓	↓	↑	↑
Pression de remplissage ventriculaire gauche	↑	↓	↓	↓
Résistances vasculaires systémiques	↑	↑	↓	↓
Extraction tissulaire en oxygène	↑	↑	↓	↑

(1) Anomalies rencontrées caricaturalement au début de l'évolution.
PAD : pression artérielle diastolique ; PAS : pression artérielle systolique.

Lorsque l'état de choc hypovolémique se prolonge, l'ischémie-reperfusion des différents organes, en particulier du territoire hépato-splanchnique, entraîne la libération de substances vasodilatatrices et inotropes négatives (monoxyde d'azote [NO], métabolites de l'oxygène). Une vasodilatation et une altération de l'extraction périphérique de l'oxygène peuvent survenir, modifiant ainsi le profil hémodynamique qui devient proche de celui du choc septique (*voir* Tableau S07-P02-C02-I).

Causes

Les principales causes des états de choc hypovolémiques sont :
– la *déshydratation extracellulaire sévère* (pertes digestives, diurèse osmotique, insuffisance surrénalienne aiguë, etc.) ;
– l'*hémorragie* (digestive, vasculaire traumatique, etc.) ;
– la constitution d'un *troisième secteur liquidien* (occlusion digestive).

État de choc cardiogénique

Déclenchement et mécanismes adaptatifs

L'état de choc cardiogénique est la conséquence d'une défaillance importante de la pompe cardiaque à l'origine de l'effondrement du débit cardiaque. Lors du choc cardiogénique d'origine cardiaque gauche, l'augmentation de la pression de remplissage du ventricule gauche peut entraîner un œdème pulmonaire cardiogénique. L'hypoxie ainsi induite augmente le travail des muscles respiratoires et aggrave les conséquences néfastes de l'état de choc sur l'oxygénation tissulaire.

Le mécanisme des états de choc d'origine cardiaque droite (par infarctus du ventricule droit, embolie pulmonaire massive, tamponnade péricardique ou pneumothorax bilatéral compressif) est différent. Quelle qu'en soit la cause, une augmentation importante de la pression dans le ventricule droit (compression extrinsèque par une tamponnade ou un pneumothorax suffocant, stase sanguine due à un infarctus du ventricule droit ou à l'obstacle à l'éjection lors d'une embolie pulmonaire massive) est observée. La distension ventriculaire droite gênée par un péricarde inextensible repousse le septum interventriculaire vers la gauche et comprime le ventricule gauche. Le remplissage du ventricule gauche est ainsi considérablement entravé.

Parmi les états de choc cardiogéniques, on distingue les états de choc obstructifs. Ils résultent d'une interruption de la circulation sanguine, secondaire à un obstacle sur le système circulatoire. Les principales causes de chocs obstructifs sont l'embolie pulmonaire, la tamponnade ou la dissection aortique.

La stimulation sympathique qui apparaît accélère la fréquence cardiaque et recrute des capacités inotropes du myocarde resté fonctionnel, mais celles-ci sont parfois très limitées.

Causes

La cause la plus fréquente est l'infarctus du myocarde. C'est la taille de l'infarctus (classiquement au moins 40 % de la paroi myocardique) et/ou sa survenue sur un ventricule gauche préalablement défaillant qui explique le plus souvent la survenue du choc cardiogénique. Plus rarement, l'infarctus est responsable de l'état de choc par l'intermédiaire d'une complication mécanique (insuffisance mitrale massive par rupture de pilier, rupture du septum interventriculaire, rupture de la paroi libre du ventricule gauche). Le pronostic est alors très défavorable. Enfin, l'infarctus peut causer un état de choc par trouble de la conduction ou trouble du rythme ventriculaire.

Tableau hémodynamique caractéristique

Le tableau hémodynamique associe classiquement une hypotension artérielle avec une pression artérielle pulsée diminuée (*voir* Tableau S07-P02-C02-I). La vasoconstriction cutanée est intense. Typiquement, lorsque le cœur gauche est en cause, l'augmentation de la pression de remplissage est responsable d'un tableau d'œdème pulmonaire cardiogénique.

Lorsque le cœur droit est impliqué, les signes de congestions veineuses sont très marqués (*voir* Tableau S07-P02-C02-I).

Les états de choc cardiogénique et hypovolémique sont regroupés sous le terme d'états de choc « conductifs » ou « hypodynamiques », associés tous deux à une baisse du débit cardiaque entraînant une baisse de l'oxygénation tissulaire par « stagnation ».

État de choc septique

Physiopathologie

Le sepsis, conséquence générale d'une infection, fait suite à l'introduction dans l'organisme d'un germe : bactérie, virus, champignon ou, plus rarement, parasite. La cascade immuno-inflammatoire massive qui explique la survenue du sepsis comporte trois niveaux, plasmatique, vasculaire et cellulaire :
– au *niveau plasmatique*, le système contact et le système du complément sont activés. Il en résulte une activation importante de la coagulation et de l'endothélium ;
– au *niveau vasculaire*, des médiateurs favorisent le recrutement des phagocytes ;
– au *niveau cellulaire*, l'activation des macrophages et des polynucléaires conduit à la libération de nombreuses cytokines pro-inflammatoires comme par exemple l'interleukine (IL) 1 et le *tumor necrosis factor* α (TNF-α). Des facteurs liés au micro-organisme (virulence du germe, importance de l'inoculum, endotoxine bactérienne) et/ou liés à l'hôte (immunodépression, susceptibilité génétique) favorisent la survenue d'un processus inflammatoire excessif à l'origine du choc septique.

Conséquences

Fuite capillaire

L'augmentation de la cascade inflammatoire entraîne une augmentation de la perméabilité vasculaire à l'origine de la survenue d'un œdème interstitiel. Au niveau pulmonaire, c'est l'augmentation de la perméabilité capillaire qui explique la survenue fréquente d'un syndrome de détresse respiratoire aiguë (SDRA). À l'échelon de l'organisme entier, ce transfert liquidien vers le secteur interstitiel explique la survenue d'une hypovolémie « relative » importante qui justifie que l'expansion volémique soit la première mesure thérapeutique à entreprendre à la phase initiale du choc septique.

Modification de la distribution des débits sanguins régionaux

Le choc septique se caractérise par un état de vasodilatation majeure liée à la libération dans la circulation sanguine de substances vasodilatatrices puissantes (au premier rang desquelles le NO) et par une hyporéactivité aux catécholamines endogènes. Cette « vasoplégie », associée à des anomalies du système énergétique mitochondrial, altère les capacités d'extraction en oxygène des tissus et limite la redistribution des débits régionaux au profit du cœur et du cerveau habituellement observée au cours des états de choc hypovolémique et cardiogénique.

Dépression myocardique

La fonction cardiaque est fréquemment altérée au cours du choc septique, notamment sous l'effet de substances cardiodépressives circulantes. La dysfonction cardiaque liée au sepsis survient dans près de deux tiers des chocs septiques. L'altération de la voie de signalisation β-adrénergique, la diminution de la sensibilité des myofibrilles au calcium et des anomalies de la fonction respiratoire mitochondriale sont aussi évoquées pour expliquer cette dysfonction. Lorsque l'évolution de l'état de choc septique est favorable, la fonction cardiaque est restituée *ad integrum*.

Troubles de la coagulation

Au cours du sepsis, certains médiateurs de l'inflammation comme le TNF-α et l'IL-6 activent l'endothélium vasculaire et, par conséquent, la voie extrinsèque de la coagulation. Parallèlement, l'activité anticoagulante naturelle est fortement déprimée : diminution de la fibrinolyse, diminution des concentrations plasmatiques de protéines C et S et de l'activité de la thrombomoduline. Il en résulte donc un état d'hypercoagulabilité à l'origine de dépôts de fibrine et de microthromboses. L'ischémie tissulaire diffuse qui en résulte aggrave considérablement les dysfonctionnements d'organes et participe à la survenue de la défaillance multiviscérale.

Ainsi, au plan physiopathologique, le choc septique associe-t-il une vasodilatation, une hypovolémie importante, une altération des capacités d'extraction tissulaire de l'oxygène et une défaillance cardiaque dans près de deux tiers des cas.

Tableau hémodynamique caractéristique

À côté du cortège des signes de l'infection causale, le choc septique se caractérise par une hypotension artérielle qui porte notamment sur la pression diastolique, ce qui reflète l'effondrement du tonus vasomoteur artériel (*voir* Tableau S07-P02-C02-I). Classiquement, cette vasodilatation explique l'absence de vasoconstriction cutanée. L'altération du fonctionnement cérébral par les substances de l'inflammation est responsable d'une encéphalopathie septique, avec des troubles de la vigilance et de la conscience. Ce tableau hémodynamique est associé dans la majorité des cas à une hypovolémie relative, conséquence d'une part de la fuite capillaire et d'autre part de la vasodilatation veineuse.

Si on le mesure, le débit cardiaque est initialement élevé, dans un état « hyperdynamique » qui résulte de l'abaissement des résistances vasculaires périphériques et de la tachycardie (*voir* Tableau S07-P02-C02-I). Il s'abaisse en cas de dépression myocardique et si l'hypovolémie est importante.

Causes

Toutes les infections graves peuvent conduire à un choc septique : bactériennes (bactéries à Gram positif surtout et à Gram négatif moins souvent), beaucoup plus rarement virales, mycotiques ou parasitaires. Un tableau de choc vasoplégique identique à celui du choc septique peut survenir en dehors d'une infection : pancréatite aiguë, syndrome d'activation macrophagique, syndrome de lyse tumorale, poussée de connectivite, par exemple.

État de choc anaphylactique

Déclenchement et mécanismes adaptatifs

L'introduction d'un allergène dans l'organisme induit, au terme d'une réaction anaphylactique de type immédiat, la dégranulation d'importantes quantités de médiateurs par les polynucléaires basophiles et les mastocytes. L'histamine est le principal d'entre eux. D'autres médiateurs sont libérés, tels les prostaglandines, les leucotriènes, le thromboxane A_2 et le *platelet activating factor*. L'histamine et les autres médiateurs de l'inflammation libérés entraînent une vasoplégie brutale et massive et une extravasation du plasma vers le secteur interstitiel. Il en résulte une hypovolémie absolue et relative. Les mécanismes compensateurs mis en œuvre par l'organisme sont identiques à ceux décrits pour le choc hypovolémique (*voir* Tableau S07-P02-C02-I) : stimulation adrénergique intense avec tachycardie et augmentation du débit cardiaque et augmentation de l'extraction périphérique de l'oxygène par les tissus.

Causes

Le choc anaphylactique peut être causé par des allergènes protéiques (venins d'hyménoptères, latex, aliments, pollens) et des haptènes (médicaments).

Tableau hémodynamique caractéristique

L'hypotension artérielle est caractérisée par une pression diastolique basse (*voir* Tableau S07-P02-C02-I). L'état de choc apparaît brutalement et s'associe aux autres signes de la série anaphylactique (érythème, urticaire, œdème laryngé etc.). Le contexte d'exposition à un allergène oriente le diagnostic et l'origine anaphylactique de l'état de choc est le plus souvent évidente.

Il est important de souligner que cette classification didactique des états de choc est trop simpliste pour rendre compte de la complexité physiopathologique des états de choc. En effet même si le *primum movens* de la défaillance circulatoire est différent, les différents états de choc associent au cours de leur évolution la défaillance de plusieurs composantes du système cardiovasculaire. Le meilleur exemple est le choc septique, qui combine à des degrés variables, une défaillance du tonus vasculaire, une hypovolémie et une défaillance cardiaque. Aussi, les états de choc cardiogénique et hypovolémique s'ils se prolongent entraînent un état inflammatoire important qui conduit à une vasodilatation et un profil hémodynamique comparable à celui d'un état de choc septique.

Retentissement de l'état de choc sur l'organisme

En cas de pérennisation d'un état de choc, il apparaît une défaillance d'organes qui peut conduire à un état de défaillance multiviscérale. Trois mécanismes sont à l'origine des défaillances d'organes : l'ischémie résultant de la déplétion des stocks cellulaires en ATP, les phénomènes d'ischémie-reperfusion et la toxicité de certains médiateurs de la réponse inflammatoire (TNF-α, IL-1, NO).

Au cours du choc septique, la rapidité de récupération des défaillances d'organes chez les patients qui survivent et l'aspect anatomiquement normal des organes, dans la majorité des cas, laissent supposer que les effets délétères de l'inflammation s'installent relativement lentement et permettent une adaptation phénotypique de la cellule. A contrario, les phénomènes d'ischémie ou d'ischémie-reperfusion, tels qu'ils surviennent typiquement dans les suites de l'arrêt cardiaque ou lors des chocs hémorragiques graves, sont responsables de lésions cellulaires brutales et peut-être moins souvent réversibles.

Atteinte rénale

Le rein est un des organes les plus sensibles à l'hypoperfusion tissulaire et l'insuffisance rénale fonctionnelle est constante au cours des états de choc. Elle peut conduire à la nécrose tubulaire aiguë, dont la réversibilité est inconstante. Au cours du choc septique, l'effet des cytokines pro-inflammatoires participe à la défaillance rénale.

Atteinte cardiaque

L'atteinte cardiaque est le *primum movens* de l'état de choc cardiogénique. Comme détaillé plus haut, au cours de l'état de choc septique, la fonction contractile peut être altérée par les facteurs de l'inflammation et le NO qui sont libérés précocement.

Atteinte cérébrale

La défaillance cérébrale, avec des signes cliniques allant de l'agitation à la confusion, peut s'observer dans tout état de choc et résulte du bas débit cérébral. Au cours de l'état de choc septique, s'y ajoute l'effet de substances circulantes et l'encéphalopathie septique est très fréquente.

Atteinte pulmonaire

La cascade inflammatoire qui accompagne un état de choc septique ou un état de choc d'une autre nature qui se pérennise peut toucher les poumons et, au maximum, conduire à un SDRA. Il se rencontre particulièrement au cours des états de choc septique dus à une pneumonie. L'œdème interstitiel et alvéolaire est favorisé par le syndrome de fuite capillaire. Chez les patients qui sont placés sous ventilation mécanique, celle-ci peut induire des lésions pulmonaires à cause du stress inflammatoire créé par la distension alvéolaire cyclique.

Atteinte hépatique et du tube digestif

L'hypoxie hépatique résulte directement des mécanismes adaptatifs microcirculatoires qui conduisent au sacrifice des territoires vasculaires à faible demande métabolique, dont le chef de file est le territoire splanchnique. Elle entraîne une diminution constante des capacités métaboliques du foie. À un stade plus grave, la nécrose centrolobulaire entraîne une cytolyse et/ou une cholestase. Une ischémie mésentérique peut survenir au cours d'états de choc extrêmement sévères.

Atteinte hématologique

La coagulation intravasculaire disséminée peut résulter d'une réaction inflammatoire massive. Caractéristique du choc septique, la coagulation intravasculaire disséminée peut accompagner tout état de choc qui se pérennise.

Diagnostic positif

Le diagnostic d'état de choc est un diagnostic clinique, les examens complémentaires ne servant qu'à évaluer le retentissement viscéral de l'état de choc.

Signes cliniques

Hypotension artérielle

L'état de choc est défini par une pression artérielle systolique inférieure à 90 mmHg ou par une pression artérielle moyenne inférieure à 65 mmHg ou par la diminution de la pression artérielle de plus de 40 mmHg par rapport aux chiffres habituels chez les patients hypertendus chroniques [2]. La pression artérielle peut sembler « normale » et être faussement rassurante dans deux circonstances. Tout d'abord, à la phase toute initiale, la vasoconstriction périphérique peut permettre de préserver un niveau de pression artérielle satisfaisant alors même que la perfusion et l'oxygénation tissulaires sont déjà altérées. Ensuite et plus couramment, une pression artérielle « normale » peut correspondre à une hypotension artérielle « relative » chez un patient hypertendu chronique.

Marbrures cutanées

Les marbrures cutanées, comme la froideur des téguments, la cyanose des extrémités et l'allongement du temps de recoloration cutanée, témoignent de la vasoconstriction de la peau, conséquence directe de la vasoconstriction d'origine sympathique. Elles apparaissent d'abord aux genoux mais peuvent s'étendre par la suite à l'ensemble du corps. Elles peuvent toutefois manquer en cas de choc septique du fait de l'hypo-réactivité vasculaire majeure. Néanmoins, leur présence en cas de choc septique est un élément pronostique notable de la mortalité précoce.

Oligurie

L'oligurie témoigne de l'hypoperfusion rénale et donc de l'insuffisance rénale fonctionnelle. Elle se définit par une diurèse inférieure à 0,5 ml/kg/h. Ce signe est constant en l'absence de diurèse osmotique.

Signes neurologiques

La symptomatologie neurologique est très variée, allant de l'agitation et de l'obnubilation au coma.

Tachycardie

Témoin direct de la réaction sympathique intense réactionnelle à l'état de choc, elle manque en cas de trouble conductif ou de traitement bradycardisant préalable.

Polypnée

Elle témoigne de l'acidose métabolique et de la stimulation sympathique. La polypnée peut également témoigner d'une atteinte pulmonaire primitive, par exemple en cas de pneumopathie.

Examens biologiques

Outre ceux nécessaires au bilan de la cause de l'état de choc, les examens biologiques ont pour but d'évaluer le retentissement viscéral de l'état de choc :

– l'*hyperlactatémie* témoigne de l'intensité du métabolisme anaérobie. Elle est aggravée par l'insuffisance rénale et l'insuffisance hépatique. La valeur de l'hyperlactatémie à la prise en charge ainsi que la cinétique de l'hyperlactatémie dans les premières heures de la prise en charge des patients en état de choc [5] sont des facteurs pronostiques très importants. Le lactate est idéalement dosé dans le sang artériel, car il témoigne du métabolisme de l'organisme entier alors qu'un prélèvement veineux périphérique n'explore que le métabolisme du territoire drainé par la veine ponctionnée. L'hyperlactatémie entraîne une acidose métabolique à trou anionique élevé. Cette acidose est aggravée par l'insuffisance rénale.

– la *fonction rénale* est altérée, ce qui témoigne de la baisse de la pression de perfusion rénale. L'insuffisance rénale est presque constante au cours des états de choc. Au moins lors de la phase précoce, elle est associée aux stigmates biologiques signant son origine fonctionnelle.

– le *bilan hépatique* montre une cytolyse, avec l'élévation prédominante de l'aspartate aminotransférase, et une cholestase. À un stade plus sévère, l'atteinte hépatique peut contribuer aux troubles de la coagulation.

– le *bilan d'hémostase* peut montrer les stigmates d'une coagulation intravasculaire disséminée.

Explorations hémodynamiques

Le but des explorations hémodynamiques est triple : identifier la cause de l'état de choc, guider la prise en charge thérapeutique et évaluer l'efficacité des traitements entrepris. Le choix des explorations hémodynamiques à entreprendre dépend du délai écoulé depuis le début de l'état de choc, de la complexité de l'état de choc et de la réponse du patient aux traitements déjà entrepris. Des recommandations ont été récemment établies à ce sujet [2].

Recommandations actuelles

À la phase initiale de la prise en charge de l'état de choc, il est nécessaire de mettre en place un cathéter artériel afin de pouvoir monitorer la pression artérielle sanglante. Il faut aussi insérer un cathéter dans le territoire veineux cave supérieur, afin de pouvoir mesurer, entre autres, la saturation veineuse centrale en oxygène ($ScvO_2$) à partir d'un prélèvement de sang dans l'oreillette droite. En plus de ce monitoring, il est actuellement recommandé de pratiquer une échographie cardiaque lors de la prise en charge initiale de tous les patients présentant un état de choc [15].

Chez les patients s'améliorant avec le traitement initial, il n'est pas recommandé de recourir à un monitoring hémodynamique plus avancé que l'échographie cardiaque [2]. Chez les patients ne s'améliorant pas et/ou chez les patients présentant un état de choc associé à un SDRA ou à une dysfonction cardiaque droite, il est recommandé de recourir à un monitoring hémodynamique « avancé » avec le cathéter artériel pulmonaire (sonde de Swan-Ganz) ou la thermodilution transpulmonaire [2].

Pression artérielle

Les chiffres de pression artérielle fournissent une évaluation hémodynamique simple mais fort utile, notamment avant que le patient ne soit admis en réanimation et ne bénéficie d'un monitoring hémodynamique plus avancé [7]. La pression artérielle diastolique reflète le tonus vasomoteur artériel. Abaissée, elle oriente vers un choc septique ou anaphylactique. Lorsqu'elle est inférieure à 40 mmHg, elle indique le besoin urgent d'administrer un vasopresseur [4]. La pression artérielle pulsée est le reflet du volume d'éjection systolique, typiquement abaissé lors des états de choc cardiogénique et hypovolémique. La pression artérielle moyenne, pression de perfusion des organes, représente une cible du traitement hémodynamique.

Saturation veineuse centrale en oxygène

La $ScvO_2$ reflète l'extraction en oxygène effectuée par tous les tissus de l'organisme [14]. Une $ScvO_2$ inférieure à 70 % reflète une extraction tissulaire en oxygène trop importante et indique la nécessité d'augmenter le transport artériel en oxygène. A contrario, une $ScvO_2$ supérieure à 70 % indique soit que le transport artériel en oxygène aux cellules est suffisant, soit que les capacités d'extraction d'oxygène des cellules sont altérées, comme c'est le cas au cours du choc septique.

Échographie cardiaque

Cet examen non invasif a pris ces dernières années une place considérable dans l'évaluation hémodynamique des patients en état de choc. Elle permet de rechercher une cause cardiaque à l'état de choc (infarctus du myocarde, tamponnade péricardique, fuite valvulaire massive…), d'évaluer la fonction pompe du cœur et d'estimer les pressions de remplissage cardiaque. Même si l'échographie cardiaque requiert un certain degré d'expertise, l'acquisition d'un niveau minimal ne nécessite qu'un apprentissage limité.

Thermodilution transpulmonaire

Cette technique nécessite la mise en place d'un cathéter veineux central et d'un cathéter artériel fémoral muni d'un thermomètre [11]. L'injection de soluté salé isotonique froid à travers le cathéter veineux permet de mesurer au niveau du cathéter artériel une courbe de thermodilution. L'analyse mathématique de cette courbe permet de mesurer le débit cardiaque, mais aussi l'eau extravasculaire pulmonaire, qui représente le volume de l'œdème pulmonaire. Cet indice est particulièrement intéressant pour le monitoring des patients atteints de SDRA [6]. Cette technique permet aussi de monitorer le débit cardiaque de façon continue en analysant la forme de la courbe de pression artérielle.

Cathéter artériel pulmonaire

Même s'il est aujourd'hui moins utilisé qu'il ne l'a été [9], le cathéter artériel pulmonaire fournit aussi un nombre important d'informations hémodynamiques. Il permet une mesure du débit cardiaque discontinue après injection de soluté salé isotonique froid dans l'oreillette droite ou semi-continue après réchauffement intermittent du sang par une thermistance. Le cathéter artériel pulmonaire fournit des paramètres hémodynamiques importants concernant le cœur droit avec la mesure de la pression dans l'oreillette droite, le cœur gauche avec la mesure de la pression artérielle pulmonaire d'occlusion qui est un reflet de la précharge ventriculaire gauche et la circulation pulmonaire avec la mesure de la pression artérielle pulmonaire et le calcul des résistances artérielles pulmonaires. Cela permet schématiquement de distinguer l'état de choc cardiogénique dû à une défaillance ventriculaire gauche, durant lequel la précharge du ventricule gauche est élevée, des autres états de choc où elle est basse.

Enfin, le cathéter artériel pulmonaire permet de prélever du sang veineux mêlé dans l'artère pulmonaire. Cela permet de mesurer le transport artériel en oxygène et l'extraction en oxygène à l'échelon de l'organisme entier.

Prise en charge thérapeutique

Le traitement d'un état de choc est une urgence thérapeutique. Il doit être débuté sans délai dans l'attente du transfert du patient dans une unité de réanimation, la rapidité de la prise en charge conditionnant le pronostic vital. Il comporte trois volets : le traitement hémodynamique, le traitement étiologique et le traitement du retentissement viscéral de l'état de choc. Le traitement étiologique et la prise en charge très spécifique des différents états de choc après la phase initiale ne seront pas traités dans ce chapitre.

Moyens thérapeutiques

Expansion volémique

L'expansion volémique est l'élément-clef de la prise en charge de tous les états de choc à la phase initiale, y compris en cas de choc cardiogénique en l'absence d'œdème pulmonaire associé [10]. Elle permet d'augmenter la précharge cardiaque et, partant, le débit cardiaque. À la phase initiale et sauf en cas d'œdème pulmonaire associé, notamment avant l'admission en réanimation, l'expansion volémique doit se faire rapidement et à un débit important. À la phase ultérieure, l'expansion volémique sera administrée prudemment, notamment après avoir testé qu'elle va effectivement augmenter le débit cardiaque comme on l'attend. Cette prudence est justifiée par le fait qu'un remplissage vasculaire excessif est délétère chez les patients de réanimation, en particulier en cas de SDRA associé [6] entraînant la formation d'œdèmes interstitiels qui peuvent altérer l'oxygénation tissulaire et les échanges gazeux et ralentir le sevrage ventilatoire des patients sous respiration artificielle [11].

Le soluté salé isotonique est aujourd'hui le produit utilisé préférentiellement pour l'expansion volémique. Les solutés colloïdes de type hydroxy-éthyle amidons peuvent entraîner une insuffisance rénale lorsqu'ils sont administrés en quantité importante. Il a été suggéré qu'ils augmentent la mortalité des patients atteints de choc septique [13] et il est clairement recommandé de ne pas les utiliser dans cette indication spécifique [4].

L'albumine est réservée aux patients présentant une hypo-albuminémie. Dans le cas du choc hémorragique, le remplissage vasculaire est effectué en parallèle à la transfusion de concentrés érythrocytaires. Enfin, l'administration de plasma frais viro-inactivé est associée lors de l'existence d'une coagulation intravasculaire disséminée.

Vasopresseurs

En cas d'hypotension artérielle réfractaire à l'expansion volémique, il est nécessaire de recourir aux amines vasopressives afin de maintenir la pression artérielle moyenne. Au cours des états de choc septique, hypovolémique et cardiogénique, la noradrénaline est actuellement le vasopresseur à utiliser en première intention, l'utilisation de la dopamine étant associée à plus d'effets secondaires à type d'arythmie cardiaque [3]. En cas de choc anaphylactique, l'adrénaline est le vasopresseur de choix à utiliser du fait de ses propriétés sur la dégranulation des mastocytes.

En cas de choc septique, une pression artérielle diastolique inférieure à 40 mmHg incite à débuter immédiatement l'administration de noradrénaline, même si l'hypovolémie n'a pas été complètement corrigée [4].

Dans la grande majorité des cas, l'objectif du traitement vasopresseur est de restaurer une pression artérielle moyenne supérieure à 65 mmHg afin de restaurer une pression de perfusion tissulaire satisfaisante [4, 15]. En cas de choc hémorragique, un objectif de pression inférieur est toléré pour éviter d'aggraver le saignement tant que ce dernier n'est pas contrôlé, si le patient n'a pas de traumatisme crânien associé [15]. Enfin, chez des patients hypertendus chroniques, il est souhaitable d'avoir des objectifs de pression artérielle moyenne plus élevés (> 80-85 mmHg) [1].

Dobutamine

La dobutamine est le traitement inotrope de référence pour augmenter la contractilité cardiaque. Ainsi la dobutamine est-elle le traitement de choix du choc cardiogénique par insuffisance ventriculaire gauche, en cas de persistance d'une ScvO$_2$ inférieure à 70 % après optimisation de la volémie par le remplissage vasculaire et après que la pression artérielle moyenne a été élevée au-delà de 60 mmHg par la noradrénaline [8].

En cas de choc septique, la dobutamine peut être indiquée en cas de dysfonction cardiaque liée au sepsis. Quelle que soit l'indication, l'utilisation de la dobutamine doit être parcimonieuse. En effet, elle possède de nombreux effets secondaires dont des arythmies cardiaques graves et une augmentation de la consommation d'oxygène du myocarde. Elle entraîne une hypotension artérielle par effet vasodilatateur médié par les récepteurs β$_2$-adrénergiques vasculaires et doit donc être associée à la noradrénaline en cas d'hypotension artérielle associée à la dysfonction cardiaque.

Autres mesures thérapeutiques

La pose de voies veineuses périphériques de bon calibre est la première mesure thérapeutique à mettre en œuvre afin de pouvoir administrer une expansion volémique satisfaisante. L'administration de la noradrénaline doit être débutée sur une voie veineuse périphérique, sans attendre la mise en place d'une voie veineuse centrale. La mise en place d'une sonde vésicale est systématique afin d'évaluer la diurèse de façon continue.

En cas de détresse respiratoire associée, l'oxygénothérapie à fort débit est bien entendu indiquée en urgence. Si les troubles de conscience sont sévères ou si la détresse respiratoire conduit à l'épuisement, il faut rapidement recourir à la mise sous ventilation mécanique après intubation trachéale. Elle permet de corriger l'hypoxémie, de mettre au repos les muscles respiratoires et ainsi d'économiser la consommation en oxygène importante liée à la polypnée. Ainsi les indications de la mise sous ventilation mécanique invasive au cours des états de choc doivent-elles être larges. Il n'y a pas de place pour la ventilation mécanique non invasive au cours des états de choc.

Mise en œuvre

État de choc hypovolémique

L'expansion volémique est le traitement de première intention. En cas de choc hémorragique, la transfusion de concentrés érythrocytaires y est associée jusqu'à la restauration d'une concentration en hémoglobine entre 7 et 9 g/dl (ou 10 g/dl chez les patients atteints de coronaropathie). Si l'état de choc se prolonge et que le remplissage vasculaire est insuffisant, l'adjonction de noradrénaline doit être envisagée.

État de choc septique

L'objectif initial est de rétablir un volume sanguin circulant correct à l'aide d'une expansion volémique [4]. Si cette première étape est insuffisante, ou si la pression artérielle diastolique est inférieure à 40 mmHg d'emblée, la noradrénaline doit être instaurée en même temps [4]. Enfin, si une dysfonction contractile du ventricule gauche est objectivée par l'échocardiographie, on peut discuter d'ajouter un traitement inotrope positif par dobutamine au traitement vasoconstricteur, mais il est le plus souvent initié en réanimation.

Le traitement de l'infection doit être concomitant. En particulier, l'antibiothérapie doit être administrée le plus tôt possible, idéalement dans la première heure suivant l'apparition de l'état de choc [4]. Il est clairement démontré que la mortalité de l'état de choc septique s'aggrave dès que le délai avant la mise en route d'une antibiothérapie adaptée augmente.

État de choc cardiogénique

En cas d'insuffisance cardiaque gauche, le traitement hémodynamique symptomatique initial repose sur la dobutamine, associée à la noradrénaline afin de traiter l'hypotension artérielle associée. En cas d'œdème pulmonaire patent associé, le remplissage vasculaire est contre-indiqué.

En diminuant la précharge cardiaque et la post-charge ventriculaire gauche, la ventilation mécanique exerce des effets hémodynamiques bénéfiques qui dépassent la simple correction de l'hypoxémie. L'assistance ventriculaire temporaire, notamment par ECMO (*extracorporeal membrane oxygenation*) artérioveineuse se discute lors d'une hypocontractilité grave et persistante. Le traitement étiologique est fondamental. En cas d'infarctus du myocarde, la revascularisation par angioplastie coronaire est une urgence absolue. La contre-pulsion par ballon intra-aortique mise en place à l'occasion d'une angioplastie coronaire peut exercer un effet hémodynamique bénéfique.

En cas d'insuffisance cardiaque droite, parallèlement au traitement de la cause, le but du traitement du choc cardiogénique d'origine cardiaque droite est d'assurer une précharge cardiaque suffisante pour maintenir l'éjection ventriculaire droite. L'expansion volémique est donc la première mesure thérapeutique. Il permet de restaurer la précharge du ventricule gauche et d'augmenter le volume d'éjection systolique. La dobutamine est utilisée dans l'embolie pulmonaire massive avec état de choc. Les vasopresseurs sont utilisés en cas d'hypotension artérielle.

État de choc anaphylactique

Le traitement du choc anaphylactique repose sur l'adrénaline. Dans l'attente de la pose d'une voie veineuse, l'administration se fait par voie intramusculaire (plutôt que sous-cutanée) à la dose de 1 mg. Si les symptômes ne cèdent pas ou si la voie veineuse est disponible d'emblée, on administre 0,1 à 0,2 mg d'adrénaline en bolus intraveineux. Cette injection est renouvelée de minute en minute tant que les symptômes du choc persistent. L'adjonction de corticoïdes ou d'antihistaminiques H$_1$ n'a pas fait la preuve de son efficacité dans cette indication.

Traitement des défaillances d'organes

Le traitement du retentissement viscéral de l'état de choc repose sur la mise en route de traitements de suppléance d'organes spécialisés.

Atteinte pulmonaire

La prise en charge du tableau de SDRA repose sur la ventilation mécanique avec pression expiratoire positive. La ventilation se fait selon des modalités « protectrices », c'est-à-dire avec un volume courant faible et en limitant la pression alvéolaire.

Atteinte rénale

La prise en charge de la défaillance rénale repose sur la mise en route d'une épuration extrarénale. Elle peut se faire par hémodialyse intermittente classique ou par hémofiltration continue.

Atteinte hématologique

La prise en charge de la coagulation intravasculaire disséminée nécessite la transfusion de concentrés plaquettaires en cas de thrombopénie inférieure à 50 G/l et de risque hémorragique sévère ou d'hémorragie active. L'administration de plasma frais sécurisé ou viro-inactivé se justifie en cas d'effondrement des facteurs de la coagulation associé à un risque hémorragique sévère ou à une hémorragie active.

Conclusion

Les états de choc se caractérisent par une hypoperfusion tissulaire qui conduit à un tableau de défaillance multiviscérale en cas de pérennisation. La reconnaissance rapide des premiers signes cliniques d'un état de choc permet une prise en charge thérapeutique agressive. Elle doit être débutée avant l'admission en réanimation et sa précocité conditionne le pronostic. Le choix du traitement nécessite une compréhension des mécanismes physiopathologiques sous-jacents.

Bibliographie

1. Asfar P, Meziani F, Hamel JF et al. High versus low blood-pressure target in patients with septic shock. N Engl J Med, 2014, *370* : 1583-1593.
2. Cecconi M, De Backer D, Antonelli M et al. Consensus on circulatory shock and hemodynamic monitoring. Task force of the European Society of Intensive Care Medicine. Intensive Care Med, 2014, *40* : 1795-1815.
3. De Backer D, Biston P, Devriendt J et al. Comparison of dopamine and norepinephrine in the treatment of shock. N Engl J Med, 2010, *362* : 779-789.
4. Dellinger RP, Levy MM, Rhodes A et al. Surviving sepsis campaign : international guidelines for management of severe sepsis and septic shock, 2012. Intensive Care Med, 2013, *39* : 165-228.
5. Jansen TC, van Bommel J, Schoonderbeek FJ et al. Early lactate-guided therapy in intensive care unit patients : a multicenter, open-label, randomized controlled trial. Am J Respir Crit Care Med, 2010, *182* : 752-761.
6. Jozwiak M, Silva S, Persichini R et al. Extravascular lung water is an independent prognostic factor in patients with acute respiratory distress syndrome. Crit Care Med, 2013, *41* : 472-480.
7. Lamia B, Chemla D, Richard C, Teboul JL. Clinical review : interpretation of arterial pressure wave in shock states. Crit Care, 2005, *9* : 601-606.
8. Levy B, Bastien O, Benjelid K et al. Experts' recommendations for the management of adult patients with cardiogenic shock. Ann Intensive Care, 2015, *5* : 52.
9. Marik PE. Obituary : pulmonary artery catheter 1970 to 2013. Ann Intensive Care, 2013, *3* : 38.
10. Monnet X, Teboul JL. Early fluid resuscitation. Curr Infect Dis Rep, 2010, *12* : 354-360.
11. Monnet X, Teboul JL. Minimally invasive monitoring. Crit Care Clin, 2015, *31* : 25-42.
12. National Heart L, Blood Institute Acute Respiratory Distress Syndrome Clinical, Trials N, Wiedemann HP et al. Comparison of two fluid-management strategies in acute lung injury. N Engl J Med, 2006, *354* : 2564-2575.
13. Perner A, Haase N, Guttormsen AB et al. Hydroxyethyl starch 130/0.42 versus Ringer's acetate in severe sepsis. N Engl J Med, 2012, *367* : 124-134.
14. Teboul JL, Hamzaoui O, Monnet X. SvO_2 to monitor resuscitation of septic patients : let's just understand the basic physiology. Crit Care, 2012, *15* : 1005.
15. Vincent JL, De Backer D. Circulatory shock. N Engl J Med, 2013, *369* : 1726-1734.

Toute référence à cet article doit porter la mention : Jozwiak M, Monnet X. États de choc : orientation diagnostique et conduite à tenir. *In* : L Guillevin, L Mouthon, H Lévesque. Traité de médecine, 5ᵉ éd. Paris, TdM Éditions, 2018-S07-P02-C02 : 1-8.

Chapitre S07-P02-C03

Choc hypovolémique et anaphylactique

Anatole Harrois et Jacques Duranteau

Le choc hypovolémique est dû à une diminution du volume intravasculaire suffisante pour compromettre la stabilité hémodynamique et générer une hypotension avec des signes d'altération de la perfusion des organes. La déshydratation, liée à des pertes par vomissements, diarrhées, pertes insensibles ou brûlures, ainsi que la spoliation sanguine dans le cadre d'une hémorragie peuvent provoquer un choc hypovolémique. Le choc hémorragique, que nous aborderons plus spécifiquement dans ce chapitre, se caractérise par une baisse du transport en oxygène et une baisse de la perfusion tissulaire responsables d'une hypoxie tissulaire, voire d'une ischémie tissulaire, qui peuvent contribuer au développement de défaillances viscérales.

Les principales causes d'hémorragie entraînant un état de choc comprennent les hémorragies traumatiques, gastro-intestinales, obstétricales et péri-opératoires. Si la physiologie du choc hémorragique est commune aux différentes causes, la thérapeutique diffère selon celles-ci. Nous nous axerons principalement sur le traitement du choc hémorragique traumatique.

Le choc anaphylactique est provoqué par une réaction immunitaire exacerbée suite à l'administration d'un allergène. Il se caractérise par une vasodilatation aiguë associée à une augmentation de la perméabilité capillaire. Le profil hémodynamique du choc anaphylactique évolue en deux phases. La première phase se caractérise par un profil de type hyperkinétique avec une hypotension artérielle, un débit cardiaque élevé et des résistances vasculaires basses. Puis, très rapidement, se développe une phase d'hypokinésie, due à l'installation d'une hypovolémie et à l'extension de la vasodilatation au secteur capacitif avec chute du retour veineux et du débit cardiaque.

Choc hémorragique

Physiologie

Face à une baisse aiguë de la volémie liée à une perte sanguine, l'organisme met en place des mécanismes d'adaptation, principalement par le biais d'une activation du système sympathique, dont l'intensité dépend de l'importance de la perte sanguine. L'hypovolémie entraîne une diminution du retour veineux qui provoque à partir d'un certain degré une hypotension artérielle. Des mécanismes adaptatifs sont immédiatement mis en jeu pour limiter les effets de l'hypovolémie sur la perfusion des organes et des tissus. Ces mécanismes adaptatifs interviennent au niveau macrocirculatoire par la modulation du système nerveux autonome, microcirculatoire et au niveau cellulaire par une adaptation de la bioénergétique cellulaire.

Au niveau macrovasculaire, l'hémorragie provoque une diminution aiguë du volume sanguin face à laquelle l'organisme s'adapte par une stimulation sympathique. La stimulation sympathique est initiée par le biais des barorécepteurs artériels carotidiens et aortiques (barorécepteurs à haute pression) ainsi que par les barorécepteurs cardiopulmonaires à basse pression. Les barorécepteurs sont des mécanorécepteurs sensibles à la déformation des vaisseaux dont les afférences font relais au niveau d'un noyau bulbaire : le noyau du tractus solitaire (NTS). À l'état de base, celui-ci est stimulé en permanence par un tonus nerveux en provenance des afférences baroréflexes. Cette stimulation active les neurones parasympathiques et inhibe les neurones sympathiques. Lors d'une hémorragie, la diminution de la volémie et de la pression artérielle conduit à une moindre stimulation des baroréflexes et à une diminution du trafic nerveux afférent et donc à une moindre stimulation du noyau du tractus solitaire. Il se produit alors une diminution de l'inhibition exercée par le noyau du tractus solitaire sur les efférences sympathiques conduisant à une augmentation de l'activité sympathique (augmentation de l'inotropisme, du chronotropisme, vasoconstriction artérielle et veineuse, stimulation du système rénine-angiotensine) et à une baisse du tonus parasympathique (tachycardie). L'activité sympathique engendre également une redistribution du volume sanguin vers les organes dits nobles que sont le cœur et le cerveau au détriment des circulations splanchniques, rénales et musculocutanées. L'objectif de cette redistribution est de maintenir un transport en oxygène adapté aux besoins myocardiques et cérébraux.

La vasoconstriction veineuse induite par la stimulation sympathique permet d'augmenter le retour veineux en diminuant la capacitance de la circulation veineuse et en mobilisant le volume non contraint (volume de sang que peuvent contenir les veines sans générer de pression sur la paroi du vaisseau [*unstressed volume*] et qui constitue une réserve de sang pour l'organisme), à l'origine d'une augmentation du retour veineux vers le cœur et par voie de conséquence d'une augmentation du débit cardiaque.

La diminution de la pression hydrostatique capillaire induite par l'hypovolémie favorise les mouvements liquidiens transcapillaires avec un passage liquidien de l'interstitium vers le capillaire. L'initiation du transfert de liquide depuis l'interstitium vers le secteur vasculaire se fait de façon différée, ce qui explique l'absence de dilution et la stabilité de l'hématocrite à la phase initiale de l'hémorragie. Toutefois, après un délai estimé à une heure, ces mouvements transcapillaires produisent une baisse de l'hématocrite responsable d'une diminution des résistances au retour veineux. Ainsi, ces mouvements transcapillaires participent à la reconstitution du retour veineux et du volume plasmatique.

Au total, le système nerveux sympathique entraîne une augmentation du retour veineux par vasoconstriction veineuse, une élévation de la pression artérielle par vasoconstriction artérielle, une augmentation de la performance myocardique via un effet inotrope et chronotrope positif et un transfert interstitiel d'eau et de sel.

L'utilisation d'agent anesthésique ou sédatif dans le cadre du choc hémorragique entraîne une sympatholyse dont les conséquences sont une diminution de l'efficacité des mécanismes adaptatifs macrocirculatoires qui peut aboutir à une hypotension sévère. Ainsi, si l'hémodynamique apparaît maintenue grâce à l'activation sympathique chez un malade conscient en ventilation spontanée, la nécessité de recourir à une anesthésie pour une intubation ou une procédure chirurgicale doit faire anticiper une dégradation de l'état hémodynamique du patient en état de choc hémorragique et impose de titrer les doses de médicaments anesthésiques.

Au niveau de la microcirculation, le transport artériel en oxygène (TaO_2) (transport par convection) est contrôlé par le tonus artériolaire, et l'extraction tissulaire en oxygène (EO_2) est déterminée par la conjonction du transport de l'oxygène par convection et du transport de l'oxygène par diffusion. La perfusion microvasculaire est directement dépendante de la différence de pression entre la pression à l'entrée du capillaire et la pression à la sortie du capillaire, du diamètre de l'artériole précapillaire et de la densité capillaire et inversement proportionnelle à la viscosité sanguine. La perfusion microvasculaire est naturellement hétérogène avec, au sein du même tissu, une distribution hétérogène de la perfusion en fonction des conditions de gradient de pression, des conditions rhéologiques et des demandes en oxygène. Au cours du choc hémorragique, l'organisme tente de maintenir un TaO_2 microvasculaire par le biais d'une vasodilation artériolaire et d'un recrutement capillaire. Le recrutement capillaire conduit à une homogénéisation des débits microcirculatoires avec une augmentation des capacités de diffusion de l'oxygène et une diminution de la distance entre les capillaires perfusés. Récemment, ont été décrites des propriétés de *sensor* mobile de l'oxygène au globule rouge, qui participerait ainsi à la régulation du tonus microvasculaire pour adapter la distribution en oxygène aux besoins tissulaires. Cependant, si l'hémorragie n'est pas rapidement contrôlée, une dégradation microcirculatoire sera observée avec ses conséquences en termes d'oxygénation tissulaire.

Face à la diminution des apports énergétiques, les tissus mettent en place une série de mécanismes compensatoires visant à maintenir un équilibre entre la production d'adénosine triphosphate (ATP) et les besoins métaboliques. En premier lieu, une augmentation de l'extraction en oxygène (EO_2) permet de compenser la baisse du transport artériel en oxygène jusqu'à un certain seuil (appelé transport artériel en oxygène critique) et de maintenir une consommation tissulaire en oxygène (VO_2) constante. Au-delà de ce seuil critique, l'augmentation de l'EO_2 est insuffisante pour permettre un maintien de la VO_2. À ce stade, pour maintenir ses fonctions essentielles, la cellule utilise le métabolisme anaérobie pour assurer une production minimale d'ATP. La mise en jeu de ce métabolisme anaérobie se traduit par la formation de lactate et de protons. Le taux de lactate des patients en état de choc hémorragique traumatique est d'ailleurs corrélé à la sévérité du choc. L'évolution du lactate au cours de la réanimation du choc hémorragique est un bon élément pour juger de l'efficacité de la prise en charge thérapeutique et de l'évolutivité de l'hémorragie. Plusieurs études suggèrent que les cellules seraient capables de diminuer leur métabolisme (suppression de certaines synthèses protéiques) face à la baisse des apports énergétiques afin de mettre en adéquation leurs besoins métaboliques et la production limitée d'ATP par voie anaérobie.

Le choc hémorragique peut induire des souffrances tissulaires secondaires aux phénomènes d'hypoxie-ischémie-reperfusion tissulaires qui contribuent à l'apparition de dysfonctions d'organes. Un état d'inflammation systémique non contrôlée, secondaire au choc lui-même et/ou aux lésions traumatiques peut aggraver ces lésions tissulaires. Alors que de nombreuses cytokines pro-inflammatoires sont produites, l'organisme sécrète également des cytokines anti-inflammatoires, dont l'interleukine 10 et le TGF-β (*transforming growth factor* β), qui contrebalancent les effets pro-inflammatoires. Ce phénomène a été appelé CARS (*compensatory anti-inflammatory response syndrome*). L'équilibre est cependant instable, puisqu'il est décrit des lésions en rapport avec les molécules pro-inflammatoires ainsi qu'une immunosuppression liée à l'excès de cytokines anti-inflammatoires, favorisant ainsi les infections dans les suites de la réanimation du choc hémorragique. Cette dépression immunitaire semble plus importante dans le cadre du choc hémorragique traumatique par rapport au choc hémorragique non traumatique. Ainsi l'attrition tissulaire et les lésions osseuses majorent-elles les conséquences immunologiques de l'hémorragie.

Des données récentes ont apporté un regard nouveau sur le lien entre les lésions tissulaires traumatiques et l'inflammation. Les dommages cellulaires dus aux lésions traumatiques entraînent la mise en circulation de molécules intracellulaires susceptibles de déclencher une réponse inflammatoire. En effet, la rupture de l'intégrité des cellules entraîne un relargage dans la circulation des *damage-associated molecular pattern molecules* (DAMP) susceptibles d'activer l'immunité innée, notamment les polynucléaires, par le biais de récepteurs Toll-*like* (TLR-9 particulièrement) ou de *formyl peptide receptors*. Ces DAMP sont constitués de formyl peptides mitochondriaux, d'ADN mitochondrial ou d'histones. Les polynucléaires activés infiltrent les tissus et engendrent des lésions inflammatoires (pulmonaires notamment) par dégranulation. Les DAMP sont produits aussi bien à proximité des lésions osseuses, qu'au niveau des tissus hépatique et musculaire lésés et constituent donc un lien fondamental entre l'attrition tissulaire traumatique et le syndrome de réponse inflammatoire systémique (SIRS). Ainsi la survenue de défaillances viscérales précoces pourrait-elle être expliquée par le SIRS rapidement déclenché suite à l'attrition tissulaire. Les DAMP ont finalement les mêmes propriétés activatrices que les peptides bactériens lors d'un sepsis. Dans la théorie endosymbiotique, les mitochondries seraient les descendantes de bactéries devenues intracellulaires par endocytose. Ainsi les débris mitochondriaux des DAMP entraînent-ils un « sepsis endogène ».

Diagnostic et détermination de l'origine du choc hémorragique

Le choc hémorragique traduit une perte sanguine suffisante pour dépasser les mécanismes d'adaptation physiologique du patient et entraîner une baisse de l'apport en oxygène et de la perfusion des organes. Les signes cliniques d'hypovolémie sont la traduction clinique des mécanismes d'adaptation physiologique à l'hypotension. Ainsi les marbrures cutanées, la froideur des extrémités, l'altération de l'état de conscience et une oligurie sont-elles les témoins de l'hypoperfusion tissulaire. La tachycardie témoigne de la stimulation sympathique et l'hypotension du dépassement de ces mécanismes d'adaptation. L'augmentation de la fréquence respiratoire traduit l'hypoxie tissulaire, voire l'acidose engendrée par l'état de choc. Il est essentiel de garder à l'esprit qu'une absence d'hypotension n'élimine pas une hémorragie. Effectivement, du fait de l'efficacité du système sympathique, une spoliation sanguine de l'ordre de 30 % du volume intravasculaire peut survenir chez les patients jeunes non sédatés sans altération de la pression artérielle. Il est également important de garder à l'esprit que, lors d'une réduction du volume intravasculaire supérieure à 50 %, il peut survenir une bradycardie paradoxale associée à l'hypotension. Cette bradycardie traduit une inhibition centrale sympathique qui permettrait un meilleur remplissage diastolique et contribuerait, en association avec la baisse de la post charge secondaire à la sympatho-inhibition, un mécanisme d'adaptation ultime de protection myocardique.

En obstétrique, l'*hémorragie du post-partum* est définie d'après l'Organisation mondiale de la santé par la perte de plus de 500 ml de masse sanguine au cours des 24 premières heures suivant l'accouchement. L'étiologie d'une hémorragie obstétricale implique plusieurs facteurs qui peuvent être rassemblés en cinq groupes : les anomalies placentaires, les désordres de la coagulation, les dilacérations et traumatismes, les rétentions utérines et enfin la cause la plus fréquente que constitue l'atonie utérine. Les lésions cervicovaginales sont à rechercher soigneusement par un examen sous valve, surtout en cas d'extraction instrumentale puisqu'elles peuvent bénéficier d'une suture simple. L'hémorragie obstétricale doit ensuite faire rechercher une délivrance incomplète par l'examen de la cavité utérine sous anesthésie générale ou péridurale. Lorsque le saignement persiste malgré la révision utérine, l'administration de médicaments utérotoniques (ocytociques, prostaglandines), afin de renforcer la contraction utérine, devient nécessaire dans l'hypothèse d'une atonie utérine. Les diagnostics différentiels plus rares restent à ce stade importants à considérer : ainsi, les ruptures et inversions utérines doivent être évoquées et diagnostiquées du fait de leur traitement chirurgical. Enfin, en cas de persistance du saignement obstétrical, après avoir éliminé les causes mentionnées précédemment, l'étiologie la plus fréquente reste l'atonie utérine. Si cette dernière ne répond pas à l'administration de médicaments utérotoniques, une hémostase radicale chirurgicale par hystérectomie ou ligature vasculaire ou une thérapeutique radiologique interventionnelle par artério-embolisation doivent être envisagées.

Dans le cas des *hémorragies digestives*, le diagnostic est souvent facile du fait de leur extériorisation fréquente en cas de choc hémorragique ; cependant, la localisation exacte du saignement peut s'avérer difficile. En effet, si l'hématémèse implique spécifiquement un saignement digestif haut souvent identifiable en fibroscopie œso-gastro-duodénale, les rectorragies ou méléna peuvent résulter d'une lésion située n'importe où sur le tube digestif. Effectivement, l'origine d'une rectorragie n'est pas forcément colique et une hémorragie digestive haute peut s'extérioriser exclusivement par voie basse avec un aspect de sang rouge réalisant alors une hématochézie. Si la pose d'une sonde gastrique dans un contexte de rectorragies peut authentifier un saignement du tractus digestif haut, l'absence de sang dans le lavage gastrique n'exclut pas l'origine duodénale de l'hémorragie. L'examen de première intention à réaliser en cas d'état de choc hémorragique sur rectorragie est donc une fibroscopie œso-gastro-duodénale à la recherche d'un saignement œso-gastro-duodénal dont le traitement per endoscopique est souvent possible ou oriente rapidement vers une chirurgie d'hémostase. Dans un deuxième temps, on réalisera une exploration basse par coloscopie, souvent délicate dans ce contexte puisqu'aucune préparation n'est possible. Si la coloscopie ne permet pas le repérage de la lésion hémorragique, il est alors possible de réaliser un examen tomodensitométrique avec injection d'iode afin de détecter le saignement actif et d'orienter ainsi le chirurgien dans la zone potentielle à réséquer. Les saignements d'origine colique sont le plus souvent dus à une angiodysplasie ou à un diverticule sigmoïdien. Les lésions carcinologiques digestives sont exceptionnellement massivement hémorragiques.

Si les hémorragies digestives et obstétricales ne concernent en général qu'une lésion unique, les hémorragies dans le contexte de la *traumatologie* peuvent être multifocales du fait de l'association potentielle de plusieurs lésions hémorragiques. Des explorations complémentaires sont donc indispensables afin d'obtenir un bilan lésionnel complet permettant de hiérarchiser les interventions thérapeutiques. Lors de l'accueil du patient polytraumatisé en milieu hospitalier, le bilan et les investigations initiales doivent être effectués en un minimum de temps. L'échographie a pris une place majeure dans la prise en charge des polytraumatisés puisqu'elle permet d'explorer en quelques minutes : les plèvres, le péricarde, l'abdomen et les flux intracrâniens au niveau des artères cérébrales moyennes donnant ainsi une évaluation de la perfusion cérébrale. Cette phase initiale permet d'orienter le patient immédiatement vers un traitement radiologique interventionnel ou chirurgical s'il est très instable ou vers des explorations radiologiques complémentaires s'il est stable. Dans ce dernier cas, une tomodensitométrie cérébrale et thoraco-abdomino-pelvienne avec injection permet de compléter le bilan lésionnel. Elle n'est réalisée que dans un second temps si l'instabilité du patient est telle qu'un geste d'hémostase (chirurgical ou artériographique) s'avère nécessaire.

Il convient également de ne pas tomber dans quelques pièges fréquents qui, en traumatologie, peuvent simuler à tort un état de choc hémorragique. Ainsi, une tachycardie associée à un collapsus cardiovasculaire doit amener à rechercher un pneumothorax compressif qui nécessiterait alors un drainage rapide. Certaines lésions hémorragiques extériorisées, dont le saignement est facilement sous-évalué, peuvent être source de déglobulisation importante et ne doivent pas être négligées. Les plaies de scalp font partie de ces lésions et doivent être systématiquement recherchées et suturées, car elles peuvent passer inaperçues lorsqu'elles sont situées sur la face dorsale du patient. Les saignements faciaux, et notamment les épistaxis, doivent également être contrôlés par le biais de sondes à ballonnet avant de discuter une artério-embolisation s'ils persistent. Enfin, une atteinte médullaire peut être à l'origine d'un bloc sympathique qui diminue alors considérablement les capacités d'adaptation du patient à l'hypovolémie.

Réanimation du choc hémorragique

Objectifs de pression artérielle

Le niveau de pression artérielle qu'on cherche à maintenir au cours de la réanimation du choc hémorragique est sujet à débat. Ce débat a surtout été abordé dans le cadre du choc hémorragique traumatique. Les lésions occasionnées par le traumatisme comprennent des lésions artérielles et artériolaires dont le débit de saignement dépend du niveau de pression qui règne dans les vaisseaux. De plus, le remplissage vasculaire est à l'origine d'une hémodilution et un objectif de pression artérielle excessif peut entraîner une dilution des facteurs de coagulation et des plaquettes et altérer les capacités de coagulation du patient. Une élévation excessive de la pression artérielle peut également contribuer à induire une reprise du saignement. Ainsi, avant le contrôle du saignement, il paraît donc logique de tolérer un certain degré d'hypotension artérielle (qualifiée de « permissive »). Tant que le saignement n'est pas contrôlé, l'objectif est de maintenir une pression artérielle suffisante pour limiter les hypoperfusions tissulaires sans essayer de la normaliser. Il n'existe pas actuellement de consensus sur le niveau optimal de pression artérielle à atteindre. Les recommandations récentes dans le cadre de la traumatologie proposent de tolérer un certain degré d'hypotension artérielle pour minimiser les risques d'aggravation du saignement tant que l'hémostase chirurgicale et/ou radio-interventionnelle n'est pas réalisée avec un objectif de pression artérielle systolique (PAS) entre 80-90 mmHg (ou pression artérielle moyenne entre 60-65 mmHg) [9]. Chez les patients traumatisés crâniens graves en choc hémorragique, étant donné l'importance du maintien du débit sanguin cérébral, il n'est pas recommandé de tolérer une hypotension artérielle. Avant de disposer d'un monitoring de la pression intracrânienne, il est nécessaire de prévenir une ischémie cérébrale secondaire à une hypertension intracrânienne et d'avoir ainsi un objectif de pression artérielle moyenne supérieure ou égale à 80 mmHg [9].

Remplissage vasculaire

Dans le cadre du choc hémorragique traumatique, le remplissage vasculaire s'inscrit dans une stratégie de limitation de la dilution des facteurs de la coagulation en évitant un remplissage vasculaire excessif. Il est recommandé d'y associer le plus vite possible la transfusion de produits dérivés du sang afin de maintenir une coagulation efficace. Cette stratégie s'applique dans la phase initiale de la prise en charge tant que le saignement n'est pas contrôlé. Par la suite, une fois le saignement contrôlé, la stratégie de remplissage vasculaire du patient traumatisé se rapproche de la stratégie classique d'optimisation hémodynamique de tout patient de réanimation.

Le principal avantage des colloïdes – naturels (albumine humaine) ou semi-synthétiques (dextran, gélatines ou hydroxy-éthyl-amidons [HEA]) – est leur pouvoir d'expansion volémique supérieur aux cristalloïdes. Classiquement, pour restituer le même volume intravasculaire, il est considéré qu'il faut deux à trois fois plus de volume avec une solution cristalloïde qu'avec une solution colloïde. Ainsi, en première approche, tant que le saignement n'est pas contrôlé, il apparaît logique de privilégier les colloïdes qui vont permettre une restauration plus rapide et plus prolongée de la volémie avec des quantités moindres de liquides et donc potentiellement moins de dilution des facteurs de la coagulation. Cependant, la comparaison randomisée d'une stratégie de remplissage par HEA 130/0,4 versus NaCl 0,9 % n'a pas retrouvé systématiquement une supériorité de l'administration des HEA sur la restauration de la perfusion tissulaire (clairance du lactate) [4]. Si l'administration d'HEA permettait de réduire le volume de remplissage et de diminuer plus vite la clairance du lactate dans les traumatismes ouverts, ces effets n'étaient pas retrouvés dans les traumatismes fermés. Il faut rester prudent sur l'interprétation de ces résultats car les patients dans le groupe HEA-traumatisme fermé étaient plus sévèrement traumatisés que ceux du groupe NaCl 0,9 %. Concernant un éventuel effet sur la mortalité, l'étude CHEST [7] n'a pas retrouvé qu'une stratégie de remplissage fondée sur l'administration d'HEA 130/0,4 (versus NaCl 0,9 %) était capable de diminuer la mortalité chez des patients de réanimation, en particulier dans le sous-groupe de patients polytraumatisés. De plus, les effets des colloïdes semi-synthétiques sur la coagulation font discuter leur utilisation à la phase initiale de la prise en charge des chocs hémorragiques traumatiques. Les HEA sont susceptibles de réduire le facteur Willebrand et peuvent interférer avec la polymérisation du fibrinogène et la fonction plaquettaire. L'analyse des effets des HEA 130/0,4 par thrombo-élastographie rapporte une moindre fermeté du caillot avec un réseau de fibrine moins stable et une moindre agrégation plaquettaire par rapport aux cristalloïdes ou à l'albumine. Cependant, les conséquences cliniques de ces altérations de la coagulation ont été peu étudiées chez les patients polytraumatisés. Il faut toutefois noter que James et al. [4] confirment la présence de troubles de l'hémostase (thrombo-élastographie) et une augmentation des besoins transfusionnels chez les patients traumatisés sévères recevant des HEA 130/0,4. Cette augmentation des besoins transfusionnels est également observée dans une population plus large de patients de réanimation [7]. Ces altérations de la coagulation et les potentiels effets toxiques rénaux des HEA de dernière génération, ont amenés l'Agence européenne des médicaments (EMA) à limiter drastiquement l'usage de solutions d'HEA. Il est recommandé de ne plus utiliser ces solutions pour traiter un patient septique et de limiter leur utilisation chez les patients hémorragiques aux situations où l'efficacité du remplissage vasculaire par cristalloïde est jugée insuffisante. De plus, les HEA sont contre-indiqués en cas de coagulopathie. Il faut rappeler que, si les HEA sont utilisés, ils doivent l'être dans les limites recommandées (33-50 ml/kg). Il n'existe pas d'études de qualité suffisante pour savoir si ces recommandations doivent s'étendre aux autres colloïdes semi-synthétiques, mais des modifications de la coagulation (diminution de la fermeté du caillot et de l'agrégation plaquettaire et de la fonction rénale) ont été décrites avec les gélatines.

En revanche, l'étude SAFE [3] a montré que l'administration d'albumine humaine était dépourvue d'effets délétères pour le rein et la coagulation. Mais une analyse d'un sous-groupe de l'étude SAFE suggère que l'albumine pourrait être associée à une augmentation de la mortalité chez les patients traumatisés crâniens.

Le NaCl 7,5 % hypertonique (sérum salé hypertonique) est rapidement apparu comme un soluté potentiellement intéressant en traumatologie, à la fois pour son fort pouvoir d'expansion volémique qui permet à la phase initiale du traumatisme d'apporter peu de volume de fluides, mais aussi pour sa propriété « anti-œdémateuse » cérébrale secondaire à la charge osmotique qui résulte de son administration. Mais l'utilisation du sérum salé hypertonique n'a pas démontré de diminution de la mortalité et de la morbidité des patients traumatisés [1, 2]. En effet, l'administration en préhospitalier de NaCl 7,5 %-dextran (versus Ringer lactate) n'a pas diminué la fréquence des syndromes de détresse respiratoire aiguë dans une population de patients hypotendus avec traumatisme fermé hypotendu (PAS ≤ 90 mmHg). Même chez des patients en choc hémorragique (PAS ≤ 70 mmHg ou PAS à 71-90 mmHg associée à une fréquence cardiaque ≥ 108 bpm), l'administration de NaCl 7,5 %-dextran n'a pas eu d'effets sur la mortalité. Pire, une augmentation de la mortalité était observée dans le sous-groupe de patients qui recevaient le NaCl 7,5 %-dextran et n'étaient pas transfusés dans les 24 premières heures. Pour expliquer cet effet, l'hypothèse des auteurs était que le sérum salé hypertonique pouvait masquer l'hypovolémie et retarder le diagnostic de choc hémorragique.

Ainsi les dernières recommandations européennes et françaises sur la gestion de l'hémorragie et de la coagulopathie préconisent-elles de débuter le remplissage vasculaire par des cristalloïdes [9] [www.sfar.org, « Recommandations sur la réanimation du choc hémorragique »]. En l'absence de plus de preuves cliniques d'une supériorité de l'administration des colloïdes à la phase précoce du choc hémorragique traumatique, l'administration de colloïdes apparaît donc devoir être limitée à la constatation d'une inefficacité du remplissage vasculaire par cristalloïde.

Le traumatisme crânien interdit l'administration de tout soluté hypotonique (osmolalité < 280 mOsm/kg). Ainsi le Ringer lactate (osmolalité : 257 [257-258] mOsm/kg) est-il contre-indiqué dans le traumatisme crânien. L'étude SAFE avait suggéré un potentiel effet délétère de l'albumine humaine (albumine 4 %) chez les patients traumatisés crâniens [3]. Cet effet était dû à une élévation de la pression intracrânienne induite par l'albumine. Mais l'albumine utilisée dans cette étude était hypotonique ce qui pourrait expliquer l'augmentation de la mortalité observée dans le groupe albumine. Concernant le NaCl 7,5 % hypertonique, aucune étude n'a démontré l'intérêt de l'administration de sérum salé hypertonique chez les patients traumatisés crâniens. L'administration de NaCl 7,5 % ou de NaCl 7,5 %-dextran en préhospitalier chez des patients avec un score de Glasgow inférieur ou égal à 8 ne modifiait pas leur récupération neurologique et leur survie.

Le remplissage vasculaire des patients traumatisés crâniens va donc privilégier les cristalloïdes isotoniques, en particulier le NaCl 0,9 %.

Les voies d'administration doivent privilégier les cathlons courts et de gros calibre (14 à 16 gauges). La voie fémorale constitue une voie veineuse relativement simple à obtenir, avec peu de complications. Enfin, dans les situations les plus menaçantes, des désilets de gros calibre compatibles avec de hauts débits de perfusion peuvent être utilisés.

Utilisation des vasopresseurs

Les amines vasopressives peuvent trouver leur place à différentes étapes du traitement du choc hémorragique. À la phase initiale, l'administration de vasopresseurs se justifie afin de maintenir une pression de perfusion si le remplissage vasculaire ne permet pas à lui seul de restaurer la pression artérielle. De plus, l'administration précoce des vasopresseurs limite les effets délétères d'une expansion volémique excessive associée à une dilution des facteurs d'hémostase. L'introduction de vasopresseurs peut s'avérer nécessaire lors de l'induction anesthésique, l'activité du système nerveux sympathique étant alors brutalement inhibée. Enfin, l'utilisation de catécholamines prend tout son sens lors d'un choc hémorragique prolongé. En effet, si l'état de choc hypovolémique perdure, une vasoplégie s'installe dont le traitement symptomatique, une fois le remplissage vasculaire optimisé, est la mise sous vasopresseurs. Alors que le tonus vasoconstricteur prédomine lors de la phase initiale de l'hypovolémie en rapport avec une stimulation sympathique, il s'installe au cours du choc prolongé une vasoplégie qui persiste malgré une restauration ad integrum de la volémie. La priorité thérapeutique au cours d'un état de choc étant de restaurer la pression artérielle, il peut être proposé d'introduire un vasopresseur si une expansion volémique de 500-1 000 ml s'avère inefficace. La noradrénaline, du fait de son action α-adrénergique prédominante, peut être recommandée. Il faut garder à l'esprit que le remplissage vasculaire reste le traitement du choc hémorragique et que le vasopresseur n'est là que pour corriger rapidement l'hypotension et permettre de réaliser une expansion efficace et raisonnable.

Transfusion

L'objectif de la transfusion de produits sanguins labiles est double : la restauration d'une hémostase favorable à la coagulation biologique et la restitution d'un TaO_2 adéquat. En effet, la vocation de la transfusion de concentrés érythrocytaires est l'apport d'hémoglobine, pierre angulaire du TaO_2. Il est recommandé de procéder à une transfusion lorsque le taux d'hémoglobine devient inférieur à 7 g/dl [9] [www.sfar.org]. La réanimation initiale d'un patient en état de choc hémorragique doit rechercher des objectifs de transfusion de l'ordre de 7 à 9 g/dl. Il n'est pas recommandé de transfuser au-delà de 10 g/dl. Dans le cas du traumatisé crânien, il est recommandé de maintenir un taux d'hémoglobine de 10 g/dl.

Il est recommandé d'établir des procédures de transfusion au sein de son établissement avec les différents acteurs impliqués dans la transfusion (urgentistes, anesthésistes-réanimateurs, réanimateurs, hémobiologistes, personnel des sites de transfusion, spécialistes de l'hémostase, chirurgiens, cadres infirmiers). Ces procédures visent à réduire les délais de traitement des troubles de l'hémostase et à sécuriser la transfusion sanguine. Leur mise en place a un impact sur la mortalité. Il est recommandé de monitorer l'hémostase du patient au lit de patient afin de s'assurer au plus vite du contrôle d'une éventuelle coagulopathie débutante (par exemple, utilisation de la technique de la thrombo-élastographie). Il est recommandé, si l'on ne dispose pas de résultats immunohématologiques, d'utiliser des concentrés érythrocytaires O Rh1 KEL-1 jusqu'à détermination du groupe du patient, sauf pour la femme de la naissance jusqu'à la fin de la période procréatrice, pour laquelle les concentrés érythrocytaires O Rh1 KEL-1 sont recommandés en première intention et dans les limites de la disponibilité. Par la suite, la transfusion doit se poursuivre en respectant au mieux la compatibilité ABO-Rh.

La transfusion de plasma doit être débutée rapidement, idéalement en même temps que celle des concentrés de globules rouges. L'apport de plasma frais congelé (PFC) est recommandé afin de maintenir un taux de prothrombine supérieur à 40 %. Le seuil doit être élevé à 50 % en cas de traumatisme crânien du fait des conséquences néfastes de l'aggravation d'une lésion hémorragique intracérébrale sur le pronostic cérébral. Il faut probablement transfuser le plasma frais congelé en association aux concentrés de globules rouges avec un ratio plasma frais congelé/concentrés de globules rouges compris entre 1:2 et 1:1. Il est recommandé de mettre en œuvre une transfusion plaquettaire précoce, généralement lors de la deuxième prescription transfusionnelle, pour maintenir la numération des plaquettes au-dessus de 50 G/l (100 G/l en cas de traumatisme crânien associé). L'administration de concentrés de fibrinogène est probablement recommandée en cas de fibrinogénémie inférieure ou égale à 1,5 g/l, ou de paramètres thrombo-élastographiques (-métriques) de déficit en fibrinogène fonctionnel. Une dose initiale de 3 g est suggérée chez un adulte de 70 kg. Il est important de préciser que les plasmas frais congelés ont une aptitude limitée à augmenter la fibrinogénémie.

L'hypothermie doit ainsi être limitée, puisqu'elle entraîne une altération des fonctions plaquettaires et des facteurs de la coagulation. Les tests de coagulation sont effectués au laboratoire à 37 °C et peuvent être faussement rassurants si le patient est en hypothermie.

Antifibrinolytiques et concentrés en facteurs de la coagulation

Malgré la transfusion de facteurs de la coagulation contenus dans le plasma frais congelé et malgré l'administration de plaquettes et de globules rouges, la coagulopathie peut rester difficile à corriger avec un saignement qui persiste alors que l'hémorragie n'est plus du ressort de la chirurgie ou de l'embolisation. Plusieurs agents hémostatiques sont utilisés dans la prévention et le traitement des hémorragies majeures. Parmi eux figurent les antifibrinolytiques telles que l'acide tranexamique (analogue de la lysine). L'étude randomisée CRASH-2 (*clinical randomisation of antifibrinolytic therapy in significant hemorrhage*) a montré une réduction de la mortalité chez des patients traumatisés avec (ou à risque de) saignement [8]. Le taux d'événements thrombotiques n'était pas augmenté par ce traitement. Une analyse ultérieure de l'étude CRASH-2 a montré qu'il n'existe plus de bénéfice à son administration au-delà de la 3e heure, et une surmortalité tend même à apparaître. Il est donc recommandé d'administrer de l'acide tranexamique dès que possible à la dose de 1 gramme en bolus IV en 10 minutes suivi de 1 gramme perfusé sur 8 heures chez les patients traumatisés à risque d'hémorragie sévère. L'administration d'acide tranexamique ne doit pas être initiée au-delà de la 3e heure suivant la survenue d'un traumatisme avec choc hémorragique.

Le facteur VII activé a un mode d'action original, puisqu'il renforce théoriquement la coagulation uniquement au site de saignement. En effet, il se lie au facteur tissulaire exposé par le vaisseau lésé et favorise la formation de thrombine qui entraîne localement l'activation de plaquettes. En cas de choc hémorragique, le rFVIIa ne doit pas être utilisé en première intention. Il pourra se discuter devant la persistance de saignement après échec d'une hémostase chirurgicale ou radio-interventionnelle. Classiquement, la dose recommandée dans le cadre d'un traumatisme est de 200 µg/kg lors de la première injection suivi d'une injection de 100 µg/kg 1 heure et 3 heures après la première injection.

Traitement de la lésion hémorragique

Le traitement des lésions hémorragiques est spécifique de la cause du choc hémorragique. Dans le cadre du choc hémorragique traumatique, la stratégie est pluridisciplinaire et fait appel à des interventions thérapeutiques orchestrées entre chirurgiens, radiologues, anesthésistes, réanimateurs et urgentistes (Figure S07-P02-C03-1). Si le remplissage vasculaire, la correction des troubles de l'hémostase ou la correction d'une anémie contribuent à la stabilisation du patient, ils ne doivent pas retarder une chirurgie d'hémostase ou une artério-embolisation qui sont seules aptes à arrêter un saignement actif. Dans le cas du patient traumatisé, le bilan initial a pour vocation de cibler et de hiérarchiser les interventions thérapeutiques. La tomodensitométrie cérébrale et thoraco-abdomino-pelvienne est toujours réalisée, sauf si l'instabilité hémodynamique est incontrôlable. Il sera alors discuté de réaliser une intervention hémostatique (chirurgie ou artério-embolisation) avant la réalisation d'un scanner. L'appréciation de l'instabilité hémodynamique est réalisée sur l'aire d'accueil où le réanimateur guide sa recherche du site hémorragique en s'aidant de l'échographie abdominale et pulmonaire. Un hémopéritoine associé à une instabilité hémodynamique doit diriger le patient vers une laparotomie en urgence. Un hémothorax actif, un hémopéricarde doivent diriger vers une thoracotomie urgente. Un saignement rétropéritonéal lié à une fracture de bassin devra faire préférer l'artério-embolisation à la chirurgie afin d'éviter l'ouverture du rétropéritoine qui expose à une hémostase difficile à contrôler car le saignement est diffus. Toutefois, la complexité de la stratégie de la prise en charge du traumatisé vient le plus souvent d'un saignement dû à plusieurs sites hémorragiques. Les associations lésionnelles peuvent poser des problèmes décisionnels, mais il faut toujours appliquer les règles qui ont fait leurs preuves :

– l'objectif reste l'hémostase et le contrôle de l'hémorragie ;

– le contrôle de l'hémorragie fait appel à des stratégies de type *damage control* au cours desquelles les foyers hémorragiques sont stoppés si cela peut être réalisé facilement (splénectomie par exemple) ou comprimés simplement avec la possibilité de revenir ultérieurement retirer le dispositif compressif (*packing*) ; le traitement chirurgical sera affiné hors de l'urgence quand l'hémostase, la température et l'acidose métabolique seront corrigées ;

– les lésions hémorragiques, à l'origine d'une instabilité hémodynamique, sont toujours prioritaires sur un saignement intracrânien ;

– enfin, bien que pouvant être à l'origine de pertes sanguines importantes, les lésions osseuses nécessitent une chirurgie peuvent être prises en charge secondairement en cas d'association lésionnelle en minimisant au mieux les délais lorsqu'il s'agit de fractures ouvertes à fort risque infectieux ou de fractures des os longs à risque d'embolie graisseuse ;

– l'artério-embolisation est le traitement de première intention lors de lésions hémorragiques du pelvis avec hématome rétropéritonéal.

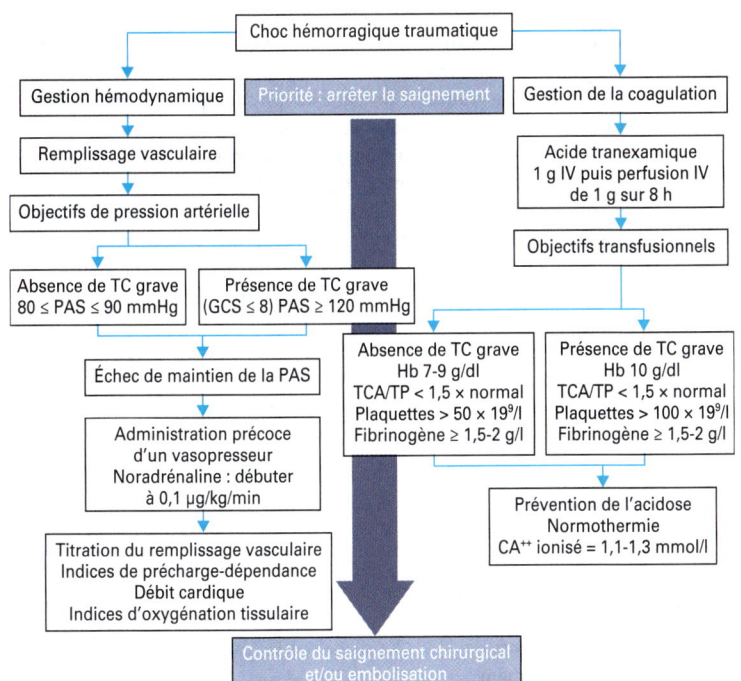

Figure S07-P02-C03-1 Proposition d'arbre décisionnel dans la prise en charge de l'état de choc hémorragique d'origine traumatique. Hb : hémoglobine ; GSC : score de Glasgow ; PAM : pression artérielle moyenne ; PAS : pression artérielle systolique ; TC : traumatisme crânien ; TCA : temps de céphaline activée ; TP : taux de prothrombine.

Choc anaphylactique

Physiologie

Il s'agit de la manifestation la plus sévère des réactions d'hypersensibilité immédiate, c'est-à-dire survenant dans l'heure suivant l'administration de l'allergène [6]. On distingue classiquement les réactions d'hypersensibilité immédiate non allergiques des réactions d'hypersensibilité immédiate allergiques dont le mécanisme est un mécanisme immunologique.

L'*hypersensibilité immédiate allergique* est une réaction anaphylactique impliquant les immunoglobulines E (IgE) produites par les lymphocytes B. L'anaphylaxie nécessite un premier contact de l'organisme avec l'allergène qui induit la synthèse d'anticorps (essentiellement des IgE). La période de sensibilisation préalable est cliniquement silencieuse. La synthèse d'anticorps nécessite au minimum 10 à 15 jours. Une fois synthétisées, les IgE sont localisées à la surface de la membrane des polynucléaires basophiles circulants et des mastocytes tissulaires. Quand survient un second contact, la fixation de l'allergène sur les IgE déclenche la libération par les basophiles et les mastocytes de médiateurs dont les principaux sont l'histamine, un facteur chimiotactique pour les éosinophiles, le facteur d'activation plaquettaire (*platelet-activating factor* [PAF]), les leucotriènes, les kinines et les prostaglandines. Ces médiateurs induisent principalement une vasodilatation périphérique intense affectant le secteur artériel et le secteur capacitif veineux associée à une augmentation de la perméabilité capillaire avec une fuite liquidienne vers le secteur interstitiel, une vasoconstriction coronaire et une bronchoconstriction associée à une hypertension artérielle pulmonaire.

L'*hypersensibilité immédiate non allergique* est due à un effet propre de l'allergène qui, par liaison directe aux mastocytes, provoque la libération d'histamine. Cela conduit à une symptomatologie clinique équivalente, mais généralement moins sévère.

Symptomatologie et diagnostic

Le choc anaphylactique se définit comme un collapsus cardiovasculaire s'accompagnant de signes cutanéomuqueux généralisés et d'une hyperréactivité bronchique. Il peut se présenter comme un arrêt cardiaque primitif sans signes d'accompagnement.

La vasodilatation et l'augmentation de la perméabilité capillaire induisent une diminution de la pression artérielle secondaire, d'une part, à la vasoplégie et, d'autre part, à la chute du retour veineux due à une hypovolémie relative et vraie. Le profil hémodynamique du choc anaphylactique évolue en deux phases. La première phase se caractérise par un profil de type hyperkinétique avec une hypotension artérielle, un débit cardiaque élevé et des résistances vasculaires basses. Puis, très rapidement, se développe une phase d'hypokinésie, due à l'installation d'une hypovolémie et à l'extension de la vasodilatation au secteur capacitif avec chute du retour veineux et du débit cardiaque. Une dysfonction myocardique peut être associée à ce tableau. Son origine peut être une hypoxémie avec acidose respiratoire, une hypoperfusion coronaire ou une insuffisance ventriculaire droite liée à l'hypertension artérielle pulmonaire.

Les signes cutanéomuqueux sont généralement les premiers signes d'appel. Il s'agit d'érythème, d'urticaire affectant prioritairement la face, le cou et la partie antérieure du thorax, éventuellement associés à un œdème de la face et du cou. Les signes respiratoires sont présents dans 40 % des cas. Un œdème du pharynx, de l'épiglotte et/ou du larynx peut se développer, entraînant une gêne respiratoire avec polypnée, stridor, voire cyanose. Un bronchospasme peut survenir. Enfin, un œdème pulmonaire peut apparaître du fait des troubles de la perméabilité capillaire, voire d'une dysfonction myocardique. La symptomatologie clinique dépend de la susceptibilité du patient, de la voie d'administration de l'allergène, et de la quantité administrée. En anesthésie, les chocs surviennent quelques minutes après l'administration intraveineuse de l'allergène (hypnotiques, curares, solutés de remplissage). Lors d'une anaphylaxie au latex, les voies de pénétration étant transcutanée, transpulmonaire ou transmuqueuse, le choc survient avec un délai de 15 à 30 minutes.

Les agents allergènes les plus souvent incriminés sont les antibiotiques, les agents anesthésiques (les curares sont responsables de 62 % des anaphylaxies au cours de l'anesthésie), les produits dérivés du sang, les solutés de remplissage (dextrans, gélatines), les antalgiques (anti-inflammatoires non stéroïdiens [AINS]) le latex (19 % des anaphylaxies au cours de l'anesthésie), les aliments (crustacés, cacahuètes, fruits) et les piqûres d'insectes.

Le caractère anaphylactique du choc sera prouvé par les dosages biologiques (histamine plasmatique, tryptase sérique et IgE spécifiques) et les tests cutanés (consultation d'allergologie [centre référent]) [5, 6]. Il est essentiel de disposer, dans tout service susceptible de traiter un choc anaphylactique, de kits prêts avec les tubes adéquats pour faciliter la réalisation du bilan.

Traitement

Face à un choc anaphylactique, la première mesure à entreprendre est de stopper l'administration ou le contact avec l'allergène suspecté. Il faut ensuite assurer une liberté des voies aériennes et une oxygénation adéquate (100 % d'oxygène, masque facial ou intubation trachéale). Si le choc survient lors de l'induction anesthésique ou avant le geste chirurgical, même si l'évolution du choc est rapidement favorable, il est raisonnable de décider du report du geste chirurgical. Si le choc survient lors du geste chirurgical, il doit être discuté de la simplification, l'accélération ou l'arrêt du geste chirurgical.

Pour corriger rapidement et efficacement l'hypotension artérielle, l'adrénaline est la catécholamine de référence [5, 6]. En effet, grâce à ses effets α-adrénergiques, elle tend à corriger la vasodilation artérielle et veineuse systémique induit par l'anaphylaxie. De plus, par ses effets β_2-adrénergiques, elle est bronchodilatatrice et inhibe la dégranulation des mastocytes et des basophiles. Quand une voie veineuse est disponible, l'adrénaline est injectée par bolus successifs jusqu'à restauration de la pression artérielle moyenne supérieure à 65 mmHg. Il sera réalisé des bolus de 100 à 200 µg (soit 0,1 à 0,2 mg), à répéter toutes les 1 à 2 minutes (ampoule de 1 mg diluée dans 10 ml de sérum physiologique, soit 0,1 mg/ml ou 100 µg/ml). Une perfusion continue d'adrénaline est souvent à débuter rapidement (on pourra débuter à 0,1 µg/kg/min). Dans l'attente d'une voie veineuse efficace, la voie intramusculaire peut être utilisée (0,3 à 0,5 mg/5 à 10 min). La voie intratrachéale peut être utilisée chez le patient intubé, en sachant que seul un tiers de la dose parvient dans la circulation systémique. Si l'hypotension est réfractaire à de fortes doses d'adrénaline, la noradrénaline sera administrée (à partir de 0,1 µg/kg/min [0,3 à 0,6 mg/h]). Récemment, l'administration de bleu de méthylène à la dose de 1 à 3 mg/kg a été proposée en cas d'hypotension artérielle réfractaire à l'adrénaline.

Étant donné qu'une hypovolémie vraie secondaire aux troubles de la perméabilité capillaire va rapidement apparaître, un remplissage vasculaire est débuté de façon concomitante à l'administration d'adrénaline. Compte tenu du contexte, les cristalloïdes isotoniques sont préférés.

En cas de bronchospasme sans hypotension artérielle, les agonistes β_2-adrénergiques (type salbutamol) peuvent être administrés soit par voie inhalée, soit par voie intraveineuse (salbutamol en bolus de 100 à 200 µg, suivi d'une perfusion continue de 5 à 25 µg/min [0,3 à 1,5 mg/h]). Les formes les plus graves peuvent relever de la perfusion continue d'adrénaline.

Bien évidemment, il convient de garder sous surveillance intensive les patients ayant présenté un choc anaphylactique durant au moins 24 heures, d'autant plus que des récidives sont possibles.

Les corticoïdes font partie du traitement de l'angiœdème et du bronchospasme, mais leur effet est retardé (hydrocortisone IV 200 mg [ou 5 mg/kg], puis 100 mg [ou 2,5 mg/kg] toutes les 6 heures).

Tout patient ayant fait un choc anaphylactique doit être informé sur la nature de l'accident et sur les recommandations qui en découlent. Le médecin en charge du patient devra faire une déclaration de l'accident au centre régional de pharmacovigilance si un médicament est suspecté ou auprès du responsable de matériovigilance de l'établissement si le latex est suspecté, et donner une information écrite au malade sur le type d'accident, la nature de l'anesthésie et des médicaments pouvant être impliqués. Le patient sera adressé en consultation d'allergologie (centre référent) pour effectuer des tests cutanés et établir un diagnostic précis. Elle doit avoir lieu à distance du choc (> 4-6 semaines) en évitant la prise d'antihistaminiques 8-15 jours avant et la prise de neuroleptiques ou sédatifs dans les 4 jours la précédant.

Conclusion

En conclusion, il paraît important d'insister sur l'attention à porter aux organisations internes et à la formation de l'ensemble de l'équipe médicale et paramédicale au sein des unités prenant en charge ces états de choc. Le succès de la réanimation en dépend en effet grandement.

Bibliographie

1. Bulger EM, Jurkovich GJ, Nathens AB et al. Hypertonic resuscitation of hypovolemic shock after blunt trauma: a randomized controlled trial. Arch Surg, 2008, 143 : 139-148.
2. Bulger EM, May S, Kerby JD et al. Out-of-hospital hypertonic resuscitation after traumatic hypovolemic shock : a randomized, placebo controlled trial. Ann Surg, 2011, 253 : 431-441.
3. Finfer S, Bellomo R, Boyce N et al. A comparison of albumin and saline for fluid resuscitation in the intensive care unit. N Engl J Med, 2004, 350 : 2247-2256.
4. James MF, Michell WL, Joubert IA et al. Resuscitation with hydroxyethyl starch improves renal function and lactate clearance in penetrating trauma in a randomized controlled study : the FIRST trial (fluids in resuscitation of severe trauma). Br J Anaesth, 2011, 107 : 693-702.
5. Mertes PM, Malinovsky JM, Jouffroy L et al. Reducing the risk of anaphylaxis during anesthesia : 2011 updated guidelines for clinical practice. J Investig Allergol Clin Immunol, 2011, 21 : 442-453.
6. Muraro A, Roberts G, Worm M et al. Anaphylaxis : guidelines from the European Academy of Allergy and Clinical Immunology. Allergy, 2014, 69 : 1026-1045.
7. Myburgh JA, Finfer S, Bellomo R et al. Hydroxyethyl starch or saline for fluid resuscitation in intensive care. N Engl J Med, 2012, 367 : 1901-1911.
8. Shakur H, Roberts I, Bautista R et al. Effects of tranexamic acid on death, vascular occlusive events, and blood transfusion in trauma patients with significant haemorrhage (CRASH-2) : a randomised, placebo-controlled trial. Lancet, 2010, 376 : 23-32.
9. Spahn DR, Bouillon B, Cerny V et al. Management of bleeding and coagulopathy following major trauma : an updated European guideline. Crit Care, 2013, 17 : R76.

Toute référence à cet article doit porter la mention : Harrois A, Duranteau J. Choc hypovolémique et anaphylactique. In : L Guillevin, L Mouthon, H Lévesque. Traité de médecine, 5ᵉ éd. Paris, TdM Éditions, 2018-S07-P02-C03 : 1-7.

Chapitre S07-P02-C04
Choc cardiogénique

Christian Richard et Jean-Louis Teboul

L'état de choc cardiogénique est un syndrome qui regroupe les manifestations d'une détérioration aiguë et durable de l'oxygénation tissulaire en rapport avec une défaillance de la pompe cardiaque. Sa survenue brutale restreint la mise en jeu des mécanismes compensateurs d'adaptation cardiaque et périphérique, et s'accompagne d'un effondrement du débit cardiaque qui compromet l'activité métabolique tissulaire et le fonctionnement de tous les organes.

L'infarctus du myocarde, cause première du choc cardiogénique, doit bénéficier d'une revascularisation coronaire précoce et tout particulièrement de l'angioplastie coronaire associée à la mise en place de stents intracoronaires. Cette revascularisation précoce associée aux progrès dans la prise en charge globale de la maladie coronaire est à l'origine d'une réduction significative de la mortalité qui reste cependant supérieure à 50 % à un mois [7, 8].

Incidence et pronostic

L'incidence de survenue du choc cardiogénique à la phase aiguë de l'infarctus du myocarde est de l'ordre de 5 %. Parmi l'ensemble des patients souffrant de choc cardiogénique, 10 % en sont atteints dès l'admission, les 90 % restants le développant dans les jours suivants. Les facteurs de risque de survenue d'un choc cardiogénique au cours de l'infarctus du myocarde sont un âge élevé, un antécédent de diabète, une topographie antérieure de l'infarctus et un antécédent d'infarctus [3, 6].

Le choc cardiogénique est la première cause de décès des patients hospitalisés pour infarctus du myocarde. Historiquement, la mortalité hospitalière du choc cardiogénique était proche de 100 %. Elle se situe aujourd'hui aux alentours de 60 % [15]. Ainsi, et à titre d'exemple, l'étude SHOCK (*should we emergently revascularize occluded coronaries for cardiogenic shock*) publiée en 1999 a mis en évidence une mortalité globale à 6 mois de 51 % chez les patients ayant bénéficié d'une revascularisation précoce contre 63 % chez les patients n'en n'ayant pas bénéficié [8]. En dehors de l'infarctus du myocarde à la phase aiguë, il n'existe pas de données épidémiologiques précises.

Causes et physiopathologie

Causes

Les différentes causes de choc cardiogénique apparaissent dans le tableau S07-P02-C04-I. Au cours de l'infarctus du myocarde, la survenue d'un choc cardiogénique est associée à la destruction en un ou plusieurs temps d'au moins 40 % du myocarde ventriculaire gauche. La prédominance droite de la nécrose myocardique peut également être à l'origine d'un choc cardiogénique dont le tableau clinique et hémodynamique doit être connu en raison de ses implications thérapeutiques spécifiques. À côté de cette atteinte primaire, le choc cardiogénique de

Tableau S07-P02-C04-I Causes du choc cardiogénique (tamponnade cardiaque et embolie pulmonaire massive exclues).

Infarctus du myocarde – choc primaire en rapport avec la taille de l'infarctus – choc secondaire en rapport avec les complications mécaniques : dysfonction ou rupture d'un pilier de la valve mitrale ; communication interventriculaire ; rupture de la paroi libre ventriculaire
Cardiopathie au stade terminal
Contusion myocardique
Troubles du rythme ou de la conduction
Myocardites (infectieuse, toxique)
Valvulopathie aiguë
Complications des prothèses valvulaires
Dysfonction ventriculaire en post-opératoire de chirurgie cardiaque (post-circulation extracorporelle)
Cardiopathie de stress

l'infarctus du myocarde peut être la conséquence d'une complication mécanique : insuffisance mitrale, rupture septale, voire de la paroi libre du ventricule gauche. Enfin, l'état de choc cardiogénique de l'infarctus du myocarde ne sera pas confondu avec le syndrome classique d'hypertonie vagale ou avec la survenue d'un choc hypovolémique favorisé par un traitement diurétique ou vasodilatateur.

Un choc cardiogénique peut également compliquer un état septique grave [2, 11] même en l'absence de cardiopathie sous-jacente, une arythmie complète par fibrillation auriculaire, une myocardite aiguë, une valvulopathie aiguë, en particulier l'insuffisance aortique aiguë, et surtout peut constituer le terme souvent ultime d'une cardiopathie préalable (*voir* Tableau S07-P02-C04-I).

Les cardiopathies de stress à support physiopathologique catécholaminergique peuvent s'accompagner de la survenue brutale d'un choc cardiogénique. Leur présentation clinique, évocatrice d'un infarctus du myocarde, exige la pratique d'une coronarographie qui sera normale et celle d'une échocardiographie qui l'authentifie en montrant un aspect dit de Tako-Tsubo (akinésie ventriculaire gauche apicale avec hyperkinésie basale). L'IRM confirme le diagnostic en montrant l'absence d'ischémie myocardique [17].

Physiopathologie

Au plan physiopathologique, en l'absence de traitement efficace, un cercle vicieux neurohormonal et respiratoire s'installe. Sa conséquence principale, secondaire à une augmentation de la demande en oxygène globale mais aussi myocardique, est celle du risque d'aggravation de l'ischémie myocardique. La chute du débit cardiaque associée à celle de la pression artérielle systémique est à l'origine d'une stimulation sympathique et du système rénine-angiotensine qui augmente la demande myocardique en oxygène par le biais de la tachycardie et de la vasoconstriction artérielle périphérique. Le déséquilibre entre les apports et les besoins en oxygène est entretenu par l'effondrement de la pression de perfusion coronaire (pression artérielle diastolique pour le ventricule gauche, pression artérielle moyenne pour le ventricule droit) et par la sévérité de l'hypoxémie secondaire à l'œdème pulmonaire aigu cardiogénique. Ce dernier majore même la demande myocardique en oxygène en augmentant le travail respiratoire et la post-charge du ventricule gauche par le biais d'une importante négativation de la pression intrathoracique. Lorsque persiste le choc cardiogénique, l'évaluation hémodynamique met souvent en évidence une baisse du tonus artériel périphérique, suggérant l'existence associée d'un syndrome de réponse inflammatoire systémique comparable à celui qui est observé au cours du sepsis. Cette constatation physiopathologique doit être prise en compte dans la prise en charge thérapeutique [14, 18].

Aspects cliniques et hémodynamiques

Infarctus du myocarde ventriculaire gauche

Choc primaire

Au cours de l'infarctus du myocarde, le tableau clinique du choc primaire est celui d'une insuffisance ventriculaire gauche associant insuffisance circulatoire aiguë par bas débit cardiaque et signes de congestion pulmonaire. L'hypotension artérielle (pression artérielle systolique inférieure à 90 mmHg, et/ou pression artérielle moyenne inférieure à 60 mmHg, mais aussi toute chute de la pression artérielle systolique d'au moins 40 mmHg) est associée à une tachycardie sinusale qui témoigne de l'intensité de l'adaptation sympathique. Cette intense adaptation sympathique est à l'origine de phénomènes vasoconstricteurs puissants responsables de marbrures et d'une froideur des extrémités. Par ailleurs, l'état de choc cardiogénique s'accompagne d'une tachypnée secondaire d'une part à l'effondrement du transport artériel en oxygène et d'autre part à une fréquente hypoxémie associée en relation avec un œdème aigu pulmonaire hydrostatique. L'oligurie est constante dans cette situation. Des troubles de la conscience sont souvent présents, allant de la simple somnolence à la confusion mentale, voire au coma. Au niveau pulmonaire, les signes congestifs peuvent être absents ou relativement discrets sous forme d'une orthopnée, ailleurs massifs avec tableau d'œdème aigu pulmonaire sévère conduisant parfois à un épuisement respiratoire.

Il existe à côté de ce tableau clinique typique, évocateur de choc cardiogénique, tout un registre de présentations, comportant par exemple le maintien prolongé d'une pression artérielle voisine de la normale en raison de l'installation progressive de l'insuffisance circulatoire aiguë et de l'intensité des mécanismes compensateurs ou l'absence patente d'éléments en faveur d'un œdème aigu pulmonaire cardiogénique. La tachycardie peut être absente lorsque l'infarctus du myocarde s'accompagne de bloc auriculoventriculaire ou lorsque le patient était préalablement traité par des médicaments bradycardisants (bêtabloquants, inhibiteurs calciques, amiodarone). Une tachyarythmie par fibrillation auriculaire, des troubles du rythme ventriculaire peuvent participer à la survenue du choc cardiogénique chez les patients souffrant d'infarctus du myocarde récent [3, 14].

Il est parfois difficile devant ce tableau d'insuffisance circulatoire aiguë en rapport avec un effondrement de l'index cardiaque d'éliminer formellement la présence d'une hypovolémie, qu'elle soit vraie (administration intempestive de diurétiques, hémorragie secondaire à l'administration d'un traitement fibrinolytique) ou relative par effet de stockage veineux lié, soit à la sévérité de l'insuffisance circulatoire, soit à l'administration de dérivés nitrés, soit à un syndrome de réponse inflammatoire systémique surajouté compliqué ou non de sepsis. La ventilation mécanique peut majorer cette symptomatologie en augmentant la pression intrathoracique et donc en diminuant le retour veineux systémique [14].

Dès lors que le diagnostic de choc cardiogénique est suspecté, l'*échocardiographie* doit être réalisée sans délai [12]. En cas de choc cardiogénique primaire sur infarctus du ventricule gauche, l'échocardiographie détermine l'étendue de la nécrose myocardique et la cinétique de la paroi ventriculaire saine qui constitue un élément pronostique très important.

L'analyse du flux transmitral et du Doppler tissulaire de l'anneau mitral montre des signes d'élévation de la pression de remplissage du ventricule gauche ou à l'inverse une possible hypovolémie [14]. La pratique systématique du *cathétérisme cardiaque droit* n'est plus recommandée en Europe lors du choc cardiogénique secondaire à un infarctus du myocarde en raison de son caractère invasif chez des patients recevant des traitements anticoagulants, antiagrégants plaquettaires et parfois thrombolytiques [18]. Le profil hémodynamique typique comporte un effondrement de l'index cardiaque (moins de 2,2 l/min/m^2), une augmentation de la pression artérielle pulmonaire d'occlusion (plus de 18 mmHg) et une augmentation de la différence artérioveineuse en oxygène (plus de 5,5 ml/dl) associée à une saturation du sang veineux mêlé en oxygène (SvO$_2$) inférieure à 60 %. Il n'existe pas non plus de recommandations internationales en faveur de l'utilisation de la thermodilution transpulmonaire qui met en évidence une diminution du débit cardiaque associée à une baisse de la saturation veineuse centrale en oxygène (ScvO$_2$) inférieure à 70 %, une augmentation du volume télédiastolique global (volume maximal des quatre cavités cardiaques) et une élévation du volume de l'eau extravasculaire pulmonaire associée à un indice de perméabilité vasculaire pulmonaire normal. La fraction d'éjection globale et l'indice de fonction cardiaque, qui reflètent la fonction systolique globale du cœur, sont abaissés [18].

Choc cardiogénique secondaire

Les complications mécaniques de l'infarctus du myocarde peuvent conduire à un choc cardiogénique secondaire. Les ruptures du cœur rassemblent les ruptures de la paroi libre du ventricule gauche, du septum interventriculaire ou de l'un des piliers de la valve mitrale. La revascularisation coronaire précoce par angioplastie ou thrombolyse ainsi que l'administration précoce à la phase initiale de l'infarctus du myocarde de bêtabloquants en ont réduit l'incidence. La rupture de la paroi libre du ventricule gauche s'accompagne d'un tableau clinique au pronostic redoutable d'hémopéricarde confirmé par l'échocardiographie. La rupture d'un pilier de la valve mitrale peut provoquer un choc cardiogénique où prédomine un œdème pulmonaire cardiogénique associé à un souffle systolique très intense de régurgitation mitrale. Les données échocardiographiques précisent le mécanisme de l'insuffisance mitrale, son volume ainsi que l'étendue de la nécrose, ce dernier élément constituant un des éléments majeurs du pronostic post-opératoire. S'il est pratiqué, le cathétérisme artériel pulmonaire montre un aspect de grande onde V « mitrale » sur la courbe de pression artérielle pulmonaire d'occlusion. La rupture septale réalise une communication interventriculaire responsable d'un shunt gauche-droit et d'un souffle systolique intense aux caractéristiques bien connues. L'échocardiographie en précise la topographie et le cathétérisme artériel pulmonaire montre l'élévation des pressions régnant dans les cavités droites et un enrichissement du sang en oxygène entre l'oreillette droite et l'artère pulmonaire [12].

Infarctus du myocarde ventriculaire droit

La présentation clinique comporte, à côté de l'hypotension artérielle, une distension des veines jugulaires et une absence d'œdème aigu pulmonaire cardiogénique. Le sus-décalage du segment ST est observé dans les dérivations précordiales droites, en particulier en V4R. L'échocardiographie confirme le diagnostic et élimine les autres causes d'insuffisance cardiaque droite aiguë. Elle révèle un ventricule droit dilaté et akinétique et précise l'extension de l'infarctus au ventricule gauche et notamment l'atteinte septale. S'il est pratiqué, le cathétérisme artériel pulmonaire montre un tableau hémodynamique typique avec une élévation de la pression de remplissage ventriculaire droite, une égalisation des pressions diastoliques de l'oreillette droite aux veines pulmonaires et souvent un aspect morphologique ventriculaire droit évocateur d'insuffisance cardiaque de type restrictif, lié au trouble de distensibilité induit par l'ischémie du ventricule droit. Une pression auriculaire droite supérieure à 10 mmHg et un rapport pression auriculaire droite sur pression artérielle pulmonaire d'occlusion supérieur à 0,8 sont très évocateurs du diagnostic d'infarctus du ventricule droit [10].

Autres causes

Trois situations étiologiques méritent d'être évoquées : les valvulopathies aiguës, le choc cardiogénique sur cardiopathie préexistante et les myocardites aiguës.

Valvulopathies aiguës

Il s'agit d'une insuffisance aortique aiguë ou d'une insuffisance mitrale aiguë. L'insuffisance aortique aiguë peut être la conséquence d'une endocardite aiguë infectieuse, d'une dissection de l'aorte ascendante ou d'une rupture traumatique. Le ventricule gauche apparaît incapable de s'adapter à une surcharge volumétrique brutale et le tableau clinique du choc cardiogénique comporte un œdème aigu pulmonaire sévère associé aux signes habituels de l'insuffisance aortique dont la sémiologie peut être masquée par l'existence d'un bas débit cardiaque. L'insuffisance mitrale aiguë peut s'accompagner d'un tableau de choc cardiogénique, quelle qu'en soit la cause : endocardite aiguë, rupture de cordage sur prolapsus valvulaire ou valvulopathie dégénérative ou ischémie de pilier. Enfin, les dysfonctions de prothèses valvulaires survenant à l'occasion d'une endocardite ou d'une thrombose ont souvent un retentissement hémodynamique dramatique. À côté de l'examen clinique, c'est l'échocardiographie qui établit le diagnostic et détermine la cause de la valvulopathie, son importance et son retentissement.

Choc cardiogénique sur cardiopathie préexistante

En dépit de la qualité des thérapeutiques disponibles pour le traitement de l'insuffisance cardiaque chronique, la survenue d'épisodes d'insuffisance cardiaque aiguë plutôt que d'un véritable choc cardiogénique complique très souvent l'évolution de ces patients. L'insuffisance circulatoire apparaît souvent à la faveur d'un facteur favorisant, tel une ischémie myocardique, un trouble du rythme ou l'administration de thérapeutiques comme les bêtabloquants, dont le rapport risque/bénéfice a été insuffisamment évalué pour un patient donné.

Myocardites aiguës

La survenue d'une myocardite aiguë peut être la conséquence d'une agression toxique, infectieuse, médicamenteuse, d'un trouble du rythme ou d'un stress. En ce qui concerne les causes infectieuses, la responsabilité virale (dont la preuve formelle est difficile à obtenir) est la plus fréquente et s'accompagne souvent d'un tableau brutal et sévère de choc cardiogénique touchant les deux ventricules, dont le caractère dramatique initial n'est pas toujours synonyme d'un pronostic défavorable si la prise en charge symptomatique, comportant souvent une assistance circulatoire permet de passer le cap aigu. La distinction avec un infarctus du myocarde est parfois difficile et nécessite le recours à la coronarographie et à l'imagerie par résonance magnétique nucléaire. Les myocardites rencontrées au cours des maladies de système ou dans le péripartum sont rarement associées à un choc cardiogénique [12, 17].

Traitement

Le traitement du choc cardiogénique comporte des mesures générales et des mesures spécifiques destinées à traiter la cause de la dysfonction ventriculaire (Tableau S07-P02-C04-II). Pour ces dernières, il s'agit au cours de l'infarctus du myocarde des techniques de reperfusion et/ou de revascularisation coronaire [19]. Les techniques d'assistance circulatoire temporaire de type ECMO (*extracorporeal membrane oxygenator*) ne sont à envisager qu'en cas d'espoir raisonnable de réversibilité de l'état de choc cardiogénique.

Tableau S07-P02-C04-II Traitement du choc cardiogénique de l'infarctus du myocarde

Mesures générales symptomatiques
Oxygénothérapie à fort débit
Recours fréquent à la ventilation mécanique
Traitement de la douleur
Correction des troubles du rythme
Évaluation de la volémie
Médicaments vasopresseurs (noradrénaline) ± inotropes
Place de la contre-pulsion diastolique par ballonnet intra-aortique
Surveillance clinique et échocardiographique
Discuter la place du monitoring hémodynamique invasif
Mesures spécifiques
Reperfusion coronaire 　– angioplastie coronaire, stents 　– thrombolyse par défaut 　– pontage aortocoronaire
Prise en charge chirurgicale des complications mécaniques

Voir le texte pour les développements.

Choc cardiogénique primaire de l'infarctus du myocarde

Mesures générales

En complément du traitement de l'infarctus du myocarde [19] (antiagrégants plaquettaires et anticoagulants) (*voir* Chapitre S05-P03-C01) l'*oxygénothérapie nasale* à fort débit est indispensable (4 à 6 l/min) et le recours à la *ventilation mécanique* est souvent nécessaire avec le triple objectif de corriger l'hypoxémie, de mettre au repos les muscles respiratoires et de réduire l'importance de la dépression inspiratoire intrathoracique pour diminuer tout à la fois le volume sanguin central et la postcharge ventriculaire gauche. L'intérêt de la ventilation non invasive pour traiter les œdèmes aigus pulmonaires cardiogéniques est clairement démontré, mais son utilisation au cours du choc cardiogénique n'est pas recommandée, car la gravité de l'insuffisance circulatoire impose le plus souvent la ventilation mécanique invasive [14].

L'*échocardiographie* est indispensable (transthoracique et/ou trans-œsophagienne, selon les cas) pour le diagnostic de la cause du choc cardiogénique, les évaluations hémodynamiques ultérieures, la détection de complications et leur traitement. La mise en place d'un cathéter artériel radial ou fémoral et d'un cathéter veineux central le plus souvent dans le territoire cave supérieur est recommandé. Le cathéter artériel systémique permet la mesure de la pression artérielle en particulier de la pression artérielle moyenne, cette dernière étant associée à un objectif cible d'au moins 65 mmHg. La réalisation des prélèvements biologiques en est facilitée. Le cathéter veineux central permet une mesure soit intermittente soit continue à l'aide d'une fibre optique de la ScvO$_2$. Ce paramètre permet de préciser l'adéquation du débit cardiaque aux conditions métaboliques et d'adapter la thérapeutique. La mesure de la pression veineuse centrale de façon isolée en raison tant de ses contraintes de mesure que de ses limites d'interprétation n'est pas recommandée [12].

La mise en œuvre d'un *monitoring cardiovasculaire invasif* ne doit pas retarder l'indispensable reperfusion coronaire lorsque l'origine ischémique du choc cardiogénique est évidente. Dans ce contexte, un cathéter artériel pulmonaire peut être inséré en particulier en cas de dysfonction ventriculaire droite, en offrant la possibilité de mesurer le débit cardiaque et la pression artérielle pulmonaire. L'utilisation d'un moniteur de thermodilution transpulmonaire/contour de l'onde pouls peut être discutée comme alternative au cathéter artériel pulmonaire.

En l'absence d'argument prédisant une réponse positive au remplissage vasculaire [13], l'hypotension artérielle lors du choc cardiogénique nécessite l'administration de *médicaments vasoactifs* et *inotropes* pour obtenir une pression artérielle systolique au moins égale à

90 mmHg et/ou une pression artérielle moyenne au moins égale à 65 mmHg. L'objectif à atteindre en termes de pression artérielle prendra en compte la valeur de référence habituelle de pression artérielle du patient et l'évolution de la diurèse. Par analogie avec le choc septique, un objectif supérieur pour la pression artérielle moyenne (autour de 85 mmHg) peut être retenu en cas d'antécédent d'hypertension artérielle. Dans le but de restaurer la pression artérielle, la dopamine (amine inotrope et vasoconstrictrice pour les doses comprises entre 5 et 15 µg/kg/min) est désormais remplacée par la noradrénaline [1, 5, 12, 16]. Cette dernière associe, à son puissant effet vasoconstricteur, un effet inotrope et est dénuée d'effet chronotrope ou arythmogène. Si, malgré la correction de l'hypotension artérielle, persistent des signes cliniques, biologiques (en particulier une hyperlactatémie), hémodynamiques (débit cardiaque effondré, SvO_2 ou $ScvO_2$ basse), l'administration conjointe de dobutamine (amine inotrope et vasodilatatrice) est recommandée (5 à 15 µg/kg/min) en prenant en compte régulièrement le rapport bénéfice/risque sur la balance en oxygène. L'adrénaline constitue pour certains une alternative thérapeutique à l'association dobutamine et noradrénaline [5, 12, 16]. Le lévosimendan, médicament inodilatateur qui agit en augmentant la sensibilité au calcium de la myofibrille myocardique sans effet sur le récepteur β, a été proposé en cas d'échec de la dobutamine, sachant que, dans le cadre de l'insuffisance cardiaque aiguë sans choc, cet agent n'a pas démontré de bénéfice par rapport à la dobutamine.

Le recours à la *contre-pulsion diastolique par ballon intra-aortique* au cours du choc cardiogénique secondaire à l'infarctus du myocarde ne doit pas être systématique [12, 20, 21]. Cette technique permet la pratique de la coronarographie et des gestes de revascularisation coronaire précoce dans de bonnes conditions de sécurité. Disposée par voie percutanée, elle tire son bénéfice d'un double effet hémodynamique : maintien du sang dans l'aorte ascendante en raison de l'inflation du ballon en diastole (après positionnement au niveau de l'aorte thoracique, en aval de la sous-clavière gauche) et rapide réduction de la postcharge ventriculaire gauche en systole en raison de l'effet d'aspiration créé par la déflation rapide du ballon durant cette période. Les recommandations les plus récentes de l'American Heart Association réservent l'utilisation de la contre-pulsion diastolique par ballon intra-aortique aux complications mécaniques de l'infarctus du myocarde (insuffisance mitrale, rupture septale) ou au choc cardiogénique d'évolution rapidement défavorable. La conférence d'experts publiée sous l'égide de la Société de réanimation de langue française réserve la mise en place d'une contre-pulsion diastolique par ballon intra-aortique, à la revascularisation par thrombolyse, à l'absence de possibilité de revascularisation initiale ou lorsque les thérapeutiques de sauvetage tels l'ECMO veino-artérielle, l'Impella® (technique d'assistance ventriculaire gauche percutanée rétrograde trans-aortique) ou le Tandem Heart® (technique d'assistance ventriculaire gauche percutanée implantée via la veine fémorale par voie transseptale auriculaire) ne sont pas disponibles sur le site [12].

En cas de nécessité d'assistance circulatoire temporaire, l'utilisation de l'*ECMO veino-artérielle* est actuellement recommandée. Il s'agit d'un dispositif de mise en place aisée par des équipes entraînées qui permet en plus une assistance respiratoire complète. Il peut être rapidement placé au lit du malade même à distance d'un centre expert grâce au recours à une unité mobile d'assistance circulatoire. De nombreuses études ont rapporté l'intérêt du recours à l'ECMO veino-artérielle en cas de choc cardiogénique réfractaire au cours de l'infarctus du myocarde, mais aussi de myocardite, de choc cardiogénique après chirurgie cardiaque ou en cas d'arrêt cardiaque réfractaire [4, 9, 18].

Mesures spécifiques étiologiques

Au cours du choc cardiogénique primaire de l'infarctus du myocarde, le recours rapide aux techniques d'angioplastie coronaire lorsqu'elles sont facilement accessibles plutôt qu'à la thrombolyse est recommandé. Ainsi faut-il pratiquer une coronarographie suivie d'une revascularisation coronaire par angioplastie et stent ou, exceptionnellement, par pontage aortocoronaire dans les chocs cardiogéniques secondaires à un infarctus du myocarde, quel que soit le délai par rapport au début de la douleur [18]. L'étude SHOCK rapporte en effet la survie de près de deux tiers des patients en cas de revascularisation précoce au moyen des techniques d'angioplastie coronaire associées à la mise en place de stents [9]. La reperfusion coronaire par angioplastie doit être effectuée le plus rapidement possible, en pratique dans les 36 heures suivant le début de l'infarctus du myocarde et dans les 18 heures suivant la survenue du choc cardiogénique. Il apparaît donc impératif que tout hôpital qui ne dispose pas d'un plateau technique d'exploration cardiovasculaire soit en mesure 24 h/24 d'assurer le transfert rapide et sécurisé vers un centre expert des patients âgés de moins de 75 ans. Des registres suggérant un bénéfice de la revascularisation chez les patients de plus de 75 ans, la tendance est donc de procéder de la même manière au cas par cas pour ces patients. Les données de la littérature ne permettant pas de trancher formellement, les avis du patient et de sa famille seront là tout particulièrement recueillis et analysés [12, 18].

L'indication en urgence d'un *pontage aortocoronaire* à la phase initiale de l'infarctus du myocarde devient exceptionnelle en raison de l'amélioration des techniques d'angioplastie qui autorise la réalisation de gestes auparavant considérés comme à haut risque (lésion du tronc commun de la coronaire gauche) ou à faible taux de succès (lésions tri-tronculaires sévères). L'indication du pontage aortocoronaire est cependant parfois encore discutée au cours du choc cardiogénique de l'infarctus du myocarde lorsque la coronarographie visualise des lésions tri-tronculaires coronaires sévères [12, 18].

Les données de la littérature concernant la *thrombolyse* au cours du choc cardiogénique sont décevantes. Dans ces conditions, le traitement fibrinolytique n'est indiqué, dans le respect des contre-indications, que pour les patients en état de choc cardiogénique dans les 3 à 6 heures suivant la survenue de l'infarctus du myocarde, éligibles pour l'angioplastie dans un contexte d'inaccessibilité à un plateau technique permettant la réalisation de la coronarographie dans les 2 heures [12, 18].

Choc cardiogénique secondaire de l'infarctus du myocarde

Les complications mécaniques de l'infarctus du myocarde comportent un pronostic spontané catastrophique et relèvent de la réparation chirurgicale en tenant compte tant de l'âge du patient que de la taille et de la topographie de la nécrose.

Autres causes de choc cardiogénique

En présence d'un infarctus du ventricule droit, l'objectif principal, à côté de la reperfusion myocardique, est d'assurer une précharge ventriculaire droite suffisante pour permettre le maintien de l'éjection ventriculaire droite. Tout traitement vasodilatateur ou diurétique doit être formellement contre-indiqué. Le recours à la dobutamine pour augmenter le débit cardiaque et réduire les résistances vasculaires pulmonaires peut parfois être proposé. Des troubles de la conduction auriculoventriculaire rendent nécessaire un entraînement électrosystolique [10].

Les autres causes de choc cardiogénique relèvent de thérapeutiques dont les développements sortent pour la plupart du cadre de ce chapitre. Le choc cardiogénique post arrêt cardiocirculatoire et celui qui complique une intoxication par médicaments cardiotropes sont traités par ailleurs dans cet ouvrage. Le choc cardiogénique survenant au cours d'une insuffisance cardiaque chronique pose des problèmes spécifiques concernant la discussion sur le recours aux techniques de resynchronisation ventriculaire, au traitement des troubles du rythme et à l'assistance circulatoire en pont dans l'attente d'une éventuelle transplantation cardiaque. Ces discussions relèvent de centres experts vers lesquels les patients doivent être systématiquement orientés pour leur offrir les meilleures chances de survie. Les cardiopathies de stress se compliquent rarement de choc cardiogénique. Leur diagnostic exige la pratique d'une coronarographie pour éliminer une pathologie coronarienne et, également, souvent celle d'une IRM cardiaque [17]. Le recours à l'assistance circulatoire de type ECMO veino-artérielle est souvent indiqué, compte tenu de la réversibilité attendue de la dysfonction cardiaque dans cette situation. Le choc cardiogénique secondaire à une valvulopathie aortique sténosante relève d'une prise en charge chirurgicale rapide de remplacement valvulaire après stabilisation hémodynamique plutôt que d'une technique de remplacement intravasculaire par TAVI *(transcatheter valve implantation)*. Enfin, le choc cardiogénique associé à un sepsis grave exceptionnellement rapporté bénéficiera de l'assistance circulatoire compte tenu de sa réversibilité concomitante de la prise en charge du sepsis [2].

Conclusion

Le choc cardiogénique, quelle qu'en soit la cause, mais plus particulièrement celui dont la survenue est associée à l'infarctus du myocarde, conserve un pronostic péjoratif à court terme malgré l'utilisation précoce des techniques de reperfusion myocardique. Les décisions thérapeutiques doivent être réfléchies en fonction des probabilités connues de succès rapportés dans la littérature ainsi qu'en fonction des attentes du patient et de ses proches. Il est indispensable que tout service ne disposant pas de la possibilité locale de mettre en route une telle stratégie de prise en charge, ait la capacité en urgence de proposer un transfert dans un centre expert à même d'offrir au patient les meilleures chances de survie et la prise en charge ultérieure dans un environnement spécialisé permettant un suivi régulier et les discussions stratégiques de prise en charge rendues nécessaires par la gravité de cette pathologie.

Bibliographie

1. ASFAR P, MEZIANI F, HAMEL JF et al. High versus low blood-pressure target in patients with septic shock. N Engl J Med, 2014, *370* : 1583-1593.
2. BRÉCHOT N, LUYT CE, SCHMIDT M et al. Venoarterial extracorporeal membrane oxygenation support for refractory cardiovascular dysfunction during severe bacterial septic shock. Crit Care Med, 2013, *41* : 1616-1626.
3. CALIFF RM, BENGSTON JR. Cardiogenic shock. N Engl J Med, 1994, *330* : 1724-1730.
4. COMBES A, LEPRINCE P, LUYT CE et al. Outcomes and long-term quality-of-life of patients supported by extracorporeal membrane oxygenation for refractory cardiogenic shock. Crit Care Med, 2008, *36* : 1404-1411.
5. DE BACKER D, BISTON P, DEVRIENDT J et al. Comparison of dopamine and norepinephrine in the treatment of shock. N Engl J Med, 2010, *362* : 779-789.
6. FOX KA, STEG PG, EAGLE KA et al. Decline in rates of death and heart failure in acute coronary syndromes, 1999-2006. JAMA, 2007, *297* : 1892-1900.
7. GOLDBERG RJ, SPENCER FA, GORE JM et al. Thirty-year trends (1975 to 2005) in the magnitude of, management of, and hospital death rates associated with cardiogenic shock in patients with acute myocardial infarction : a population-based perspective. Circulation, 2009, *119* : 1211-1219.
8. HOCHMAN JS, SLEEPER LA, WEBB JG et al. Early revascularization in acute myocardial infarction complicated by cardiogenic shock. SHOCK investigators. Should we emergently revascularize occluded coronaries for cardiogenic shock. N Engl J Med, 1999, *341* : 625-634.
9. HOCHMAN JS, SLEEPER LA, WEBB JG et al. Early revascularization and long-term survival in cardiogenic shock complicating acute myocardial infarction. JAMA, 2006, *295* : 2511-2515.
10. JACOBS AK, LEOPOLD JA, BATES E et al. Cardiogenic shock caused by right ventricular infarction : a report from the SHOCK registry. J Am Coll Cardiol, 2003, *41* : 1273-1279.
11. JARDIN F, BRUN-NEY D, AUVERT B et al. Sepsis related cardiogenic shock. Crit Care Med, 1990, *18* : 1055-1060.
12. LEVY B, BASTIEN O, BENJELID K et al. Experts' recommendations for the management of adult patients with cardiogenic shock. Ann Intensive Care, 2015, *5* : 17.
13. MONNET X, RIENZO M, OSMAN D et al. Passive leg raising predicts fluid responsiveness in the critically ill. Crit Care Med, 2006, *34* : 1402-1407.
14. MONNET X, TEBOUL JL, RICHARD C. Cardiopulmonary interactions in patients with heart failure. Curr Opin Crit Care, 2007, *13* : 6-11.
15. REYNOLDS HR, HOCHMAN JS. Cardiogenic shock : current concepts and improving outcomes. Circulation, 2008, *117* : 686-697.
16. RICHARD C, RICOME JL, RIMAILHO A et al. Combined hemodynamic effects of dopamine and dobutamine in cardiogenic shock. Circulation, 1983, *67* : 620-626.
17. RICHARD C. Stress-related cardiomyopathies. Ann Intensive Care, 2011, *1* : 39.
18. RICHARD C, ARGAUD L, BLET A et al. Extracorporeal life support for patients with acute respiratory distress syndrome : report of a consensus conference. Ann Intensive Care, 2014, *4* : 15.
19. STEG PG, JAMES SK, ATAR D et al. ESC Guidelines for the management of acute myocardial infarction in patients presenting with ST-segment elevation. Eur Heart J, 2012, *33* : 2569-2619.
20. THIELE H, ZEYMER U, NEUMANN FJ et al. Intra-aortic balloon counterpulsation in acute myocardial infarction complicated by cardiogenic shock (IABP-SHOCK II) . final 12 month results of a randomised, open-label trial. Lancet, 2013, *382* : 1638-1645.
21. THIELE H, ZEYMER U, NEUMANN FJ et al. Intraaortic balloon support for myocardial infarction with cardiogenic shock. N Engl J Med, 2012, *367* : 1287-1296.

Toute référence à cet article doit porter la mention : Richard C, Teboul JL. Choc cardiogénique. *In* : L Guillevin, L Mouthon, H Lévesque. Traité de médecine, 5ᵉ éd. Paris, TdM Éditions, 2018-S07-P02-C04 : 1-5.

Médecine intensive-Réanimation

Chapitre S07-P02-C05

Choc septique

RAFAËL MAHIEU, JEAN-PAUL MIRA ET PIERRE ASFAR

Définitions

Les manifestations cliniques associées à une infection dépendent de la virulence du micro-organisme impliqué et de la réaction de l'hôte infecté. Le sepsis peut être ainsi défini comme la réponse immunitaire adaptée ou dérégulée à une infection. Les définitions des états septiques graves ont été régulièrement actualisées, avec une révision majeure fin 2016 (SEPSIS 3) [21]. Un *état infectieux grave*, ou sepsis (le terme sepsis sévère est abandonné dans la réactualisation), est un syndrome infectieux associé à un dysfonctionnement d'organe (un seul suffit). Le *dysfonctionnement d'organe* est défini par une augmentation de deux points ou plus par rapport au SOFA (*sequential organ failure assessment*) de base du patient. Ce score permet une gradation des défaillances d'organe en évaluant le système cardiovasculaire (pression artérielle moyenne), le système respiratoire (rapport PaO_2/FiO_2), la fonction rénale (diurèse et créatininémie), la coagulation (taux de plaquettes), la fonction hépatique (taux de bilirubine) et enfin l'état neurologique via le score de Glasgow (Tableau S07-P02-C05-I). L'augmentation du SOFA de deux points ou plus pour qualifier une infection de sepsis peut concerner un ou plusieurs organes. Une défaillance chronique peut être ou non intégrée dans le score SOFA. Pour le sepsis, il ne faut pas inclure une défaillance d'organe chronique si elle est stable (par exemple, pour l'insuffisant rénal dialysé, il ne faudra pas comptabiliser les points du SOFA rénal). Enfin, le *choc septique* représente la forme la plus grave et correspond, en présence d'une infection, à la persistance d'une défaillance circulatoire (pression artérielle moyenne < 65 mmHg et lactate artériel > 2 mmol/l) malgré une expansion volémique, requérant l'utilisation d'agents vaso-actifs (le volume de l'expansion volémique n'est pas défini, mais un volume de 20 à 30 ml/kg est souvent avancé). Le *quick SOFA* (qSOFA) est un score SOFA simplifié à l'usage des services d'urgence [9] ou en extrahospitalier. Il sert à dépister rapidement les patients susceptibles de présenter un sepsis afin d'améliorer la sensibilité du diagnostic du sepsis. Il est défini par un patient qui présente une hypotension inférieure ou égale à 100 mmHg de pression artérielle systolique et/ou une fréquence respiratoire supérieure ou égale à 22/min et/ou une confusion. Pour suspecter le diagnostic de sepsis, deux items du qSOFA sont requis. On notera que les items du qSOFA sont différents de ceux du SOFA.

Ces définitions ont leurs limites car elles sont descriptives et non explicatives. Elles décrivent un syndrome clinique et non un processus physiopathologique biochimique ou immunologique. Ces définitions ont cependant le mérite d'exister et permettent de caractériser de manière plus précise les patients qui présentent une infection afin de déterminer des groupes homogènes de malades aux moyens d'éléments cliniques et biologiques simples.

Épidémiologie et mortalité

Les infections graves représentent environ 2 % des admissions hospitalières et 10 % des admissions en réanimation [5, 17]. On estime la mortalité globale des chocs septiques entre 30 et 50 % [17], corrélée à la sévérité du tableau clinique initial, aux comorbidités du patient et à la précocité d'une prise en charge optimale. L'âge du patient a longtemps été considéré comme déterminant dans le pronostic du choc septique. Il semble en fait que le poids des comorbidités et le niveau de soin engagé soient les principaux facteurs pronostiques [13]. Le site infectieux impliqué dans le choc septique est aussi important avec une mortalité presque deux fois moindre pour les infections urinaires en comparaison aux infections pulmonaires [17]. Depuis vingt ans, la mortalité au cours du choc septique semble baisser progressivement. Une identification plus rapide des patients en sepsis, l'administration précoce d'un traitement anti-infectieux efficace et la restauration rapide d'un état hémodynamique stable ont vraisemblablement contribué à cette amélioration. Ces objectifs précoces de traitement sont regroupés sous le terme d'*early goal-directed therapy* et ont montré leur intérêt en termes de mortalité [20]. Plus récemment, trois études ont réexaminé cette stratégie en étudiant le bénéfice éventuel de l'apport d'une surveillance continue de la saturation veineuse centrale en oxygène ($ScvO_2$) et de la pression veineuse centrale (PVC) dans la réanimation des patients en sepsis sévère et choc septique. Si aucun bénéfice n'a été obtenu en termes de mortalité entre les différents groupes de patients, on retiendra que la mortalité globale a été plus faible qu'attendue, témoignant d'une amélioration globale de la prise en charge précoce des patients en réanimation.

Tableau S07-P02-C05-I Score SOFA (*sequential organ failure assessment*).

	0 point	1 point	2 points	3 points	4 points
PaO_2/FiO_2	> 400 mmHg	301-400 mmHg	201-300 mmHg	101-200 mmHg	< 100 mmHg
Plaquettes	< 150 G/l	101-150 G/l	51-100 G/l	21-50 G/l	< 21 G/l
Bilirubine	< 20 µmol/l	20-32 µmol/l	33-101 µmol/l	102-204 µmol/l	> 204 µmol/l
Pression artérielle moyenne	70 mmHg	< 70 mmHg	Dopamine[1] ou dobutamine	Dopamine[2] ou adrénaline, noradrénaline[3]	Dopamine[4] ou adrénaline, noradrénaline[5]
Score de Glasgow	15	13-14	10-12	6-9	< 6
Créatinine, diurèse	< 110 µmol/l	110-170 µmol/l	171-299 µmol/l	300-440 µmol/l ou < 500 ml/24 h	> 440 µmol/l ou < 200 ml/24 h

(1) Dopamine < 5 µg/kg/min. (2) Dopamine > 5 µg/kg/min. (3) Adrénaline, noradrénaline < 0,1 µg/kg/min. (4) Dopamine > 15 µg/kg/min. (5) Noradrénaline > 0,1 µg/kg/min.

Étiologie

L'agent infectieux responsable du choc septique est, lorsqu'il est identifié, d'origine bactérienne (90-95 %), fongique (3 %), virale (2 %) ou parasitaire (1-2 %) [17]. Il peut correspondre à un agent peu pathogène chez un patient immunodéprimé, à un agent habituellement virulent ou à une toxine agissant comme superantigène (alors responsable d'un choc toxinique). Le ou les micro-organismes impliqués dans le choc septique sont identifiés dans 70 % des cas, et les portes d'entrée infectieuses concernent le système respiratoire (50 %), digestif (20 %) ou urinaire (15 %) [17]. Les autres portes d'entrée correspondent aux bactériémies primitives et à d'autres infections plus rares (cutanée, neurologique, ostéo-articulaire, infection de matériel endovasculaire, etc.).

Physiopathologie

Le choc septique a longtemps été uniquement considéré comme une réaction inflammatoire majeure, disproportionnée et délétère en réponse à une infection invasive. L'échec des traitements anti-inflammatoires et les avancées dans la compréhension de ses mécanismes montrent qu'il existe également une phase d'immunosuppression. Ces phénomènes pro- et anti-inflammatoires sont probablement continus, correspondant aux interactions permanentes entre le pathogène et le système immunitaire de son hôte. Il apparaît actuellement que l'activité pro-inflammatoire semble localisée au niveau du site infecté et qu'il existe plutôt une réponse anti-inflammatoire systémique généralisée (concept de compartimentalisation et décompartimentalisation). Ces réactions complexes ont pour objectif l'élimination de l'agent pathogène, la réparation des tissus lésés par l'infection, mais elles contribuent également aux défaillances d'organes et aux infections secondaires [1, 10]. Ces réactions diffèrent en fonction du pathogène impliqué, de son inoculum et de la réponse de l'hôte impliquant d'éventuelles comorbidités et susceptibilités génétiques.

Reconnaissance du pathogène

La première étape suivant la pénétration d'un agent infectieux est une reconnaissance de ses constituants par des récepteurs spécifiques appelés *pattern-recognition receptors* situés à la surface des cellules de l'immunité innée. Ils ont pour fonction d'identifier la molécule rencontrée (endotoxine des bactéries à Gram négatif, peptidoglycane des bactéries à Gram positif, ARN viral, etc.) comme étrangère (« non-soi infectieux ») afin d'initier la réponse immune. Ces récepteurs comprennent notamment les récepteurs Toll-*like* (TLR) et les récepteurs de la lectine de type C. La reconnaissance par ces récepteurs des molécules bactériennes stimule l'activation de facteurs de transcriptions des gènes impliqués dans la réponse immunitaire. La défaillance de l'un de ces récepteurs est parfois associée à un sur-risque d'infection par le germe qui aurait dû être identifié (par exemple, risque d'aspergillose invasive chez les patients ayant un polymorphisme du TLR-4 et récurrences d'encéphalite herpétique associées au TLR-3). Leur absence ne semble cependant pas suffisante pour induire un choc septique dans les modèles murins où ils confèrent principalement une protection vis-à-vis des infections graves.

Réponse inflammatoire locale et systémique

Après reconnaissance du caractère étranger d'un micro-organisme, les macrophages libèrent les molécules pro-inflammatoires (cytokines, chimiokines, etc.) qui permettent d'initier les phénomènes de vasodilatation et d'augmentation de perméabilité des capillaires. Cette réaction inflammatoire locale permet l'afflux des polynucléaires neutrophiles sur le site infectieux et sera responsable des manifestations cliniques initiales (douleurs, œdème, etc.). Si ces cytokines comme le *tumor necrosis factor* α (TNF-α), l'interleukine 1β (IL-1β), l'interféron γ permettent initialement une réponse locale, leurs interactions synergiques aboutiront, si l'infection n'est pas rapidement contrôlée, à une réponse systémique. Un exemple de modèle expérimental illustre bien ce phénomène : si l'injection de faibles doses de TNF-α permet de reproduire les signes de SRIS, de fortes doses reproduisent un état de choc « septique » aboutissant au décès.

Anomalies de la coagulation

Le choc septique est constamment associé à un déséquilibre des systèmes pro- et anticoagulants aboutissant à une activation systématique de la coagulation avec, dans 30 % des cas, une coagulation intravasculaire disséminée (CIVD) [8]. Les cytokines pro-inflammatoires stimulent l'expression du facteur tissulaire situé à la surface de l'endothélium vasculaire et des cellules de l'immunité innée, permettant d'initier la cascade de la coagulation qui aboutira à la formation de thrombine transformant le fibrinogène en fibrine. Au cours du sepsis, le contrôle de la formation de fibrine par les systèmes anticoagulants (protéines C, S, antithrombine et activateur tissulaire du plasminogène [t-PA]) et fibrinolytique (réduction du plasminogène, augmentation de l'inhibiteur du t-PA [8]) est rapidement dépassé, aboutissant à une augmentation non régulée de la thrombine et à un état procoagulant dont l'expression la plus sévère correspond à la CIVD. Par leurs effets procoagulants, pro-inflammatoires et pro-apoptotiques, la thrombine et la CIVD participent aux défaillances d'organes au cours du sepsis [14].

Mécanismes anti-inflammatoires

Une réponse anti-inflammatoire se met en place au cours du choc septique, médiée par les lymphocytes T régulateurs et par un changement phénotypique des macrophages orienté vers la réparation tissulaire. Les leucocytes circulants perdent leurs capacités de sécrétion des cytokines pro-inflammatoires. Il existe enfin une dérégulation en faveur d'une apoptose des cellules immunitaires dont l'implication semble majeure au cours du sepsis. Cette « paralysie immunitaire du sepsis » est probablement responsable des surinfections bactériennes nosocomiales, de réactivations virales [10] et d'un sur-risque d'infection fongique.

Physiopathologie des dysfonctionnements d'organe

Plusieurs mécanismes sont impliqués dans les défaillances d'organe au cours du choc septique. Parmi eux, l'hypoxie tissulaire secondaire à l'insuffisance circulatoire semble jouer un rôle important. Les phénomènes d'apoptose, de dysfonctionnement endothélial et de dysfonctionnement mitochondrial contribuent également aux atteintes tissulaires du choc septique [1].

Traitement

Le traitement du choc septique associe le traitement symptomatique des défaillances circulatoire et des autres organes et le traitement anti-infectieux comprenant une antibiothérapie précoce, l'ablation d'éventuels corps étrangers infectés (cathéter central, sonde urinaire, etc.) et, si besoin, le drainage per cutané ou chirurgical d'un foyer infectieux.

Traitement symptomatique des défaillances d'organe

Objectifs

Les objectifs sont de restaurer une perfusion tissulaire et un transport d'oxygène optimaux afin de limiter ou de prévenir les défaillances d'organes. Si les cibles à atteindre sont encore discutées, on peut proposer un objectif de pression artérielle moyenne supérieure à 65 mmHg et une diminution de lactates [7]. L'utilisation de variables dynamiques (réponse au lever de jambe passif, variation de pression pulsée, variation du débit cardiaque induite par la ventilation mécanique, etc.) doit être privilégiée aux variables statiques pour guider le remplissage vasculaire (pression veineuse centrale) [19]. Chez les patients préalablement hypertendus, des objectifs de pression artérielle moyenne de 80-85 mmHg semblent cependant nécessaires au maintien d'une perfusion rénale optimale [3].

Prise en charge de la défaillance circulatoire

Correction de l'hypovolémie

La phase initiale du choc septique nécessite un remplissage vasculaire compte tenu d'une hypovolémie constante. Actuellement, on recommande des bolus d'un soluté de cristalloïdes (chlorure de sodium 0,9 %, 500 ml) répétés jusqu'à atteindre les objectifs définis (des volumes de 20 à 30 ml/kg sont souvent avancés). Il n'y a plus de place pour l'hydroxyéthyl amidon (HEA) [15] dont l'accumulation dans les tissus est responsable d'une toxicité hématologique, rénale et hépatique associée à une surmortalité. L'albumine ne semble pas avoir de bénéfice formel sur la mortalité [6] et son coût supérieur fait privilégier les cristalloïdes. Enfin, parmi les cristalloïdes, des solutés contenant des concentrations plus faibles de chlore pourraient limiter la survenue d'insuffisance rénale chez les patients nécessitant une expansion volémique. Il faut noter que lors de la prise en charge initiale aucun monitoring invasif n'est nécessaire et, dès ce stade, une discussion de prise en charge en réanimation doit être envisagée.

Utilisation des catécholamines

L'utilisation d'amines vaso-actives à la phase initiale doit être envisagée lorsque le patient est réfractaire au remplissage vasculaire ou d'emblée si la pression artérielle diastolique est inférieure à 40 mmHg (pression diastolique nécessaire au maintien d'une pression de perfusion coronaire minimale). L'amine vaso-active de choix est actuellement la noradrénaline, la dopamine n'étant plus indiquée [1]. La dobutamine n'a pas sa place à la phase initiale et son utilisation sera discutée en réanimation en cas de défaillance myocardique avérée sur les données d'un monitoring hémodynamique [1, 7]. Concernant le choix des différents outils de monitoring, il n'y pas de consensus fort car le niveau de preuves reste faible et aucun outil de monitoring n'est supérieur à un autre. Sont utilisés l'échographie transthoracique et transœsophagienne, le cathétérisme pulmonaire droit et les systèmes reposant sur le principe de la thermodilution transpulmonaire. Ces systèmes de monitoring donnent des informations différentes et complémentaires et fournissent des arguments pour détecter une insuffisance de transport en oxygène, une myocardite septique et/ou une part d'œdème pulmonaire cardiogénique ou lésionnel. En fonction du tableau hémodynamique avec, en particulier, une forte composante de défaillance cardiaque, la dobutamine peut être utilisée.

Il existe des alternatives à l'usage de la noradrénaline comme l'adrénaline et la vaspressine. Il n'y a pas de preuve de supériorité par rapport à la molécule de référence, la noradrénaline.

Prise en charge des autres défaillances d'organe

Prise en charge de la défaillance respiratoire

Afin d'assurer l'oxygénation tissulaire, un apport d'oxygène est nécessaire, en ayant recours à la ventilation mécanique en cas d'hypoxie majeure ou pour assurer la protection des voies aériennes supérieures s'il existe des signes d'encéphalopathie. La surveillance continue de l'oxymétrie de pouls en association, si besoin, à la radiographie pulmonaire doit permettre de détecter un œdème pulmonaire de surcharge ou lésionnel et d'adapter les apports d'oxygène pour éviter l'hypoxie mais aussi l'hyperoxie qui est associée à une surmortalité [4]. Le syndrome de détresse respiratoire aiguë correspond à une forme sévère d'œdème lésionnel et nécessite une ventilation protectrice spécifique en réanimation. Dans les situations les plus complexes sur le plan respiratoire et hémodynamique, le recours à un monitoring hémodynamique invasif est licite (cathéter artériel pulmonaire ou thermodilution transpulmonaire). Enfin, le transport artériel en oxygène sera également optimisé en maintenant un taux d'hémoglobine supérieur à 7 g/dl [11] en recourant si besoin à une transfusion sanguine.

Prise en charge de la défaillance rénale

Le choc septique est fréquemment associé à une défaillance rénale (50 % des causes d'insuffisance rénale aiguë en réanimation) et un quart des patients nécessitera d'avoir recours à une technique d'épuration extrarénale [2]. La physiopathologie de l'insuffisance rénale au cours du choc septique fait initialement intervenir une baisse du débit sanguin rénal secondaire à l'état de choc, mais il existe également une atteinte spécifique au choc septique dont les mécanismes sont multiples [16]. La recherche d'une autre cause d'insuffisance rénale doit cependant être systématique en réalisant une échographie rénale et en recherchant des signes extrarénaux d'orientation. Si, malgré une restauration hémodynamique optimale, une épuration extrarénale s'impose, le choix se portera alors indifféremment vers une technique d'hémodialyse discontinue ou d'hémodiafiltration continue. Il semble en effet ne pas y avoir de bénéfice d'une technique en particulier. L'utilisation d'agents pharmacologiques ayant pour objectif d'augmenter ou de maintenir la diurèse comme les diurétiques ou des agents vasoactifs est contre-indiquée.

Traitement anti-infectieux

Le délai d'introduction d'une antibiothérapie efficace est l'un des facteurs pronostiques majeurs aux cours des chocs septiques [12]. Elle devra être idéalement administrée dans l'heure après réalisation des prélèvements infectieux comprenant au minimum deux paires d'hémocultures. Le choix de l'antibiothérapie est toujours probabiliste, fondé sur les connaissances de l'écologie microbienne impliquée dans chaque type d'infection. Une immunodépression sous-jacente, une allergie prouvée aux β-lactamines et les données de résistances locales devront être prises en compte. Compte tenu du caractère probabiliste et de la nécessité d'être d'emblée efficace, le choix se portera sur une antibiothérapie à large spectre qui devra être réévaluée quotidiennement. On proposera, en l'absence d'orientation clinique ou microbiologique particulière, chez les patients communautaires une céphalosporine de troisième génération. L'association systématique d'un aminoside permet d'élargir le spectre de l'antibiothérapie et n'apparaît pas néphrotoxique chez les patients sans insuffisance rénale préalable et lorsque le traitement est limité. Chez les patients dont la colonisation par une entérobactérie productrice de β-lactamase à spectre élargie (BLSE) est connue, le risque d'infection impliquant une BLSE est estimé à 20 % [18]. Chez ces patients, le traitement probabiliste se portera vers une carbapénème. La recherche d'un foyer infectieux nécessitant un drainage per cutané ou chirurgical doit être systématique, de même que le retrait d'un matériel infecté.

Traitements associés

Place des corticoïdes

Les corticoïdes n'ont pas leur place à la phase initiale d'un choc septique en dehors d'une insuffisance surrénalienne connue [22]. La recherche d'une insuffisance surrénalienne relative n'est pas non plus recommandée. Un bénéfice semble uniquement se dégager chez les patients présentant les chocs septiques les plus graves en permettant une diminution des besoins et un sevrage plus rapide en amines vaso-actives sans bénéfice formel sur la mortalité. Lorsqu'un traitement par corticoïdes est indiqué, l'hydrocortisone est privilégiée à la dose de 50 mg toutes les 6 heures ou 100 mg toutes les 8 heures pendant 5 à 7 jours, avec une décroissance progressive.

Prise en charge métabolique

Si les objectifs exacts ne sont pas connus, on propose actuellement de maintenir la glycémie entre 140 et 180 mg/dl (7,8-10 mmol/l) avec une insulinothérapie intraveineuse continue. Un contrôle glycémique strict fixant des objectifs entre 80 et 110 mg/dl (4,4-6,1 mmol/l) au cours du sepsis sévère a été associé à une augmentation du nombre d'hypoglycémies et à une surmortalité.

Traitements immunomodulateurs

Les traitements visant à inhiber des médiateurs de l'immunité innée dont la surexpression au cours du sepsis apparaît délétère se sont avérés décevants et aucun n'est actuellement recommandé. Deux inhibiteurs du TLR-4 (eritoran et TAK-242) ont récemment été étudiés dans le choc septique sans bénéfice sur la mortalité. Les immunoglobulines polyvalentes, en fixant les endotoxines bactériennes, pourraient avoir un intérêt, mais les résultats discordants ne permettent pas de les recommander [19]. Différentes substances comme la polymyxine B visant à adsorber l'endotoxine ou les cytokines pro-inflammatoires n'ont pas non plus fait la preuve de leur efficacité. Une approche opposée consistant à stimuler les effecteurs de l'immunité dont l'activité est diminuée au cours des états septiques graves n'a pas montré d'intérêt des différentes molécules candidates testées (interféron, *granulocyte-colony stimulating factor* [G-CSF]).

Défaillance des mécanismes de la coagulation

Plusieurs approches thérapeutiques ont consisté à essayer de rétablir l'équilibre de la coagulation en administrant de l'antithrombine ou de la protéine C activée. Des résultats initiaux encourageants ont finalement été infirmés, aboutissant au retrait du marché de la protéine C activée et à l'absence d'indication de l'antithrombine. Des essais portant sur la thrombomoduline sont actuellement en cours.

Conclusion et perspectives

Si les études de qualité sur les différentes molécules candidates se sont avérées décevantes pour réduire la mortalité associée au choc septique, on retiendra qu'une prise en charge rapide, agressive, suivant les recommandations, permettra d'améliorer le pronostic des patients. Les grands objectifs initiaux de prise en charge se focaliseront ainsi sur l'instauration la plus précoce possible d'une antibiothérapie efficace associée à un drainage d'un éventuel foyer infectieux, une expansion volémique par du soluté salé isotonique et l'utilisation de noradrénaline. Enfin, on notera que le pronostic étant conditionné par la précocité d'une prise en charge optimale, tout praticien doit être capable d'initier ces premières mesures car, s'il se soigne en réanimation, le choc septique se rencontre partout.

Bibliographie

1. Angus DC, van der Poll T. Severe sepsis and septic shock. N Engl J Med, 2013, 369 : 2063.
2. Annane D, Aegerter P, Jars-Guincestre MC et al. Current epidemiology of septic shock : the CUB-Réa Network. Am J Respir Crit Care Med, 2003, 168 : 165-172.
3. Asfar P, Meziani F, Hamel J-F et al. High versus low blood-pressure target in patients with septic shock. N Engl J Med, 2014, 370 : 1583-1593.
4. Asfar P, Schortgen F, Boisrame-Helms J et al. Hyperoxia and hypertonic saline in patients with septic shock (HYPERS2S) : a two-by-two factorial, multicentre, randomised, clinical trial. Lancet Respir Med, 2017, 5 : 180-190.
5. Brun-Buisson C, Meshaka P, Pinton P et al. EPISEPSIS : a reappraisal of the epidemiology and outcome of severe sepsis in French intensive care units. Intensive Care Med, 2004, 30 : 580-588.
6. Caironi P, Tognoni G, Masson S et al. Albumin replacement in patients with severe sepsis or septic shock. N Engl J Med, 2014, 370 : 1412-1421.
7. Cecconi M, De Backer D, Antonelli M et al. Consensus on circulatory shock and hemodynamic monitoring. Task force of the European Society of Intensive Care Medicine. Intensive Care Med, 2014, 40 : 1795-1815.
8. Dhainaut J-F, Yan SB, Joyce DE et al. Treatment effects of drotrecogin alfa (activated) in patients with severe sepsis with or without overt disseminated intravascular coagulation. J Thromb Haemost Jth, 2004, 2 : 1924-1933.
9. Freund Y, Lemachatti N, Krastinova E et al. Prognostic accuracy of Spesis-3 criteria for in-hospital mortality among patients with suspected infection presenting to the emergency department. JAMA, 2017, 317 : 301-308.
10. Heininger A, Haeberle H, Fischer I et al. Cytomegalovirus reactivation and associated outcome of critically ill patients with severe sepsis. Crit Care Lond Engl, 2011, 15 : R77.
11. Holst LB, Haase N, Wetterslev J et al. Lower versus higher hemoglobin threshold for transfusion in septic shock. N Engl J Med, 2014, 371 : 1381-1391.
12. Kumar A, Roberts D, Wood KE et al. Duration of hypotension before initiation of effective antimicrobial therapy is the critical determinant of survival in human septic shock. Crit Care Med, 2006, 34 : 1589-1596.
13. Lerolle N, Trinquart L, Bornstain C et al. Increased intensity of treatment and decreased mortality in elderly patients in an intensive care unit over a decade. Crit Care Med, 2010, 38 : 59-64.
14. Levi M, van der Poll T. Inflammation and coagulation. Crit Care Med, 2010, 38 (Suppl. 2) : S26-S34.
15. Perel P, Roberts I, Ker K. Colloids versus crystalloids for fluid resuscitation in critically ill patients. Cochrane Database Syst Rev, 2013, 2 : CD000567.
16. Pettilä V, Bellomo R. Understanding acute kidney injury in sepsis. Intensive Care Med, 2014, 40 : 1018-1020.
17. Quenot J-P, Binquet C, Kara F et al. The epidemiology of septic shock in French intensive care units : the prospective multicenter cohort EPISS study. Crit Care Lond Engl, 2013, 17 : R65.
18. Razazi K, Derde LPG, Verachten M et al. Clinical impact and risk factors for colonization with extended-spectrum β-lactamase-producing bacteria in the intensive care unit. Intensive Care Med, 2012, 38 : 1769-1778.
19. Rhodes A, Evans LE, Alhazzani W et al. Surviving sepsis campaign : international guidelines for management of sepsis and septic shock : 2016. Intensive Care Med, 2017, 43 : 304-377.
20. Rivers E, Nguyen B, Havstad S et al. Early goal-directed therapy in the treatment of severe sepsis and septic shock. N Engl J Med, 2001, 345 : 1368-1377.
21. Shankar-Hari M, Phillips GS, Levy ML et al. Developing a new definition and assessing new clinical criteria for septic shock : for the third international consensus definitions for sepsis and septic shock (Sepsis-3). JAMA, 2016, 315 : 775-787.
22. Volbeda M, Wetterslev J, Gluud C et al. Glucocorticosteroids for sepsis : systematic review with meta-analysis and trial sequential analysis. Intensive Care Med, 2015, 41 : 1220-1234.

Toute référence à cet article doit porter la mention : Mahieu R, Mira JP, Asfar P. Choc septique. *In* : L Guillevin, L Mouthon, H Lévesque. Traité de médecine, 5ᵉ éd. Paris, TdM Éditions, 2018-S07-P02-C05 : 1-4.

Médecine intensive-Réanimation

Chapitre S07-P02-C06

Cœur pulmonaire aigu

Xavier Repessé, Cyril Charron et Antoine Vieillard-Baron

Définition

Le cœur pulmonaire est une défaillance ventriculaire droite, compliquant une maladie pulmonaire. Cette présentation clinique a été décrite initialement dans les maladies pulmonaires chroniques par Laennec en 1821 puis définie comme entité clinique *per se* sous le terme de *cor pulmonale* par Testa en 1831. Ce n'est que plus d'un siècle plus tard que la défaillance cardiaque droite secondaire à une maladie pulmonaire chronique a été bien caractérisée dans les situations d'augmentation chronique de la pression artérielle pulmonaire (PAP), comme l'emphysème pulmonaire, dans lesquelles l'hypoventilation alvéolaire et la destruction de la microcirculation pulmonaire conduisent à une défaillance cardiaque droite chronique. Le cœur pulmonaire chronique (CPC), anciennement appelé *pulmonary heart disease*, est ainsi le reflet clinique de l'adaptation du ventricule droit à l'augmentation chronique et importante de la PAP et constitue une entité clinique tout à fait différente du cœur pulmonaire aigu (CPA). La brutale incapacité du ventricule droit à éjecter le sang dans la circulation artérielle pulmonaire, qui constitue le *primum movens* de ce que l'on appelle cœur pulmonaire aigu, n'est pas associée aux phénomènes adaptatifs rencontrés dans le CPC tels que l'hypertrophie et le remodelage. Plus que le niveau de PAP, c'est bien la brutalité d'installation des modifications de post-charge ventriculaire droite qui explique le tableau de CPA et qui le différencie du CPC.

Le CPA est une complication fréquemment rencontrée dans les services de réanimation et est associée à une altération du pronostic, quel que soit le contexte dans lequel il survient. Sa gravité et son impact ont été particulièrement rapportés dans l'embolie pulmonaire ou le syndrome de détresse respiratoire aigu (SDRA), ce qui impose une surveillance toute particulière de la fonction ventriculaire droite dans ces circonstances.

Dans un premier temps, nous rappellerons la physiologie du ventricule droit, en condition normale puis en condition pathologique, principalement lors d'une augmentation brutale de post-charge. Nous nous intéresserons ensuite au diagnostic de CPA avant de traiter enfin les différentes stratégies thérapeutiques, tant préventives que curatives.

Physiopathologie du ventricule droit

Rappels concernant l'anatomie du ventricule droit

Longtemps considéré comme un organe d'importance physiologique mineur, le ventricule droit (VD) a été exploré durant la seconde moitié du XXe siècle. Le développement technologique, en particulier celui des ultrasons, a permis de comprendre le VD comme une sorte de soufflet passif autorisant le passage du sang depuis le réservoir veineux systémique vers la circulation pulmonaire. Le VD se présente sous la forme d'un croissant à parois fines entourant un ventricule gauche (VG) conique aux parois musculeuses. Il est composé de deux chambres anatomiquement et fonctionnellement différentes. La chambre d'admission ou de remplissage, aussi appelée *sinus*, est une sorte de pyramide à trois côté d'axe antéro-postérieur fondée sur la valve tricuspide. La chambre d'éjection, aussi appelée *conus* ou *infudibulum*, a une orientation inféro-supérieure et passe verticalement en avant de la chambre de chasse du VG.

Fonctionnement et rôle du ventricule droit

L'anatomie du VD est parfaitement adaptée à son fonctionnement comme une pompe à basse pression éjectant dans un système à basse résistance et haute compliance qu'est la circulation pulmonaire. C'est pourquoi sa contraction isovolumétrique est très faible et sa relaxation isovolumétrique quasi inexistante. Le VD est essentiellement présent pour promouvoir le retour veineux systémique et pour l'éjecter dans la circulation pulmonaire. Il est très sensible à toute augmentation de post-charge, qui est grossièrement définie par la pression régnant dans la circulation pulmonaire. Il est difficilement capable d'adapter sa fonction en situation aiguë et est donc facilement exposé au risque de surcharge systolique, encore appelée surcharge barométrique. L'une de ses rares possibilités d'adaptation est alors de se dilater, ce qui est rendu possible grâce à sa faible élastance diastolique. Au contraire, dans les situations plus chroniques, le VD a un certain degré d'adaptation grâce à l'hypertrophie qu'il peut générer. Malgré tout, cette adaptation reste limitée puisque les patients présentant une hypertension artérielle pulmonaire (HTAP) chronique ne disposent d'aucune réserve contractile ventriculaire droite lors de la réalisation d'un exercice modéré.

Plus que pour le VG, la compréhension du couplage ventriculo-artériel est fondamentale pour analyser le fonctionnement du VD. Les diagrammes de Wiggers appliqués au VD étant de réalisation complexe et d'interprétation difficile, le couplage ventriculo-artériel du VD est évalué par le rapport entre l'élastance télésystolique du VD (Ees) sur l'élastance artérielle pulmonaire (Ea), soit Ees/Ea. La dysfonction ventriculaire droite qui va aboutir au CPA résulte d'un découplage entre Ees et Ea. Ce découplage peut être dû à une majoration brutale de l'élastance artérielle pulmonaire, que ce soit par une obstruction proximale de la circulation pulmonaire comme dans l'embolie pulmonaire ou par l'obstruction plus distale des capillaires pulmonaires comme dans le SDRA. Mais il peut également résulter d'une baisse de l'Ees, situation où le VD est « intrinsèquement » incapable de faire face à une faible augmentation de l'Ea, souvent liée à la nécessité d'une ventilation en pression positive. C'est le cas par exemple en réanimation chez des patients ventilés et ayant un état de choc en rapport avec un infarctus étendu au VD ou bien en rapport avec une cardiopathie septique touchant le VD. La baisse de la pression artérielle moyenne y est souvent un facteur aggravant par diminution de la pression de perfusion coronaire du VD.

Cette physiologie particulière du VD permet de comprendre le continuum existant entre la simple dysfonction diastolique ventriculaire droite parfois peu symptomatique et le tableau de CPA, véritable défaillance du VD associant surcharge diastolique, c'est-à-dire une dilatation, et surcharge systolique, c'est-à-dire difficulté à éjecter.

Interdépendance VD/VG

De par le caractère inextensible du fourreau péricardique, toute dilatation aiguë du VD va directement impacter le fonctionnement du VG. La somme des volumes ventriculaires étant constante au sein du péricarde, toute dilatation d'une cavité ventriculaire se fait au détriment de

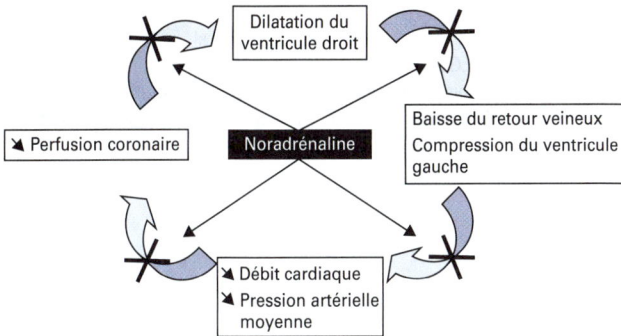

Figure S07-P02-C06-1 Représentation graphique des effets positifs de la perfusion de noradrénaline sur le cercle vicieux d'ischémie fonctionnelle qui s'installe dans le cœur pulmonaire aigu. Par sa capacité à augmenter la pression artérielle moyenne, la noradrénaline limite la défaillance du ventricule droit et ses effets hémodynamiques néfastes.

l'autre ventricule. Cela est bien illustré par d'autres situations cliniques comme la tamponnade cardiaque, et c'est d'ailleurs à l'origine du pouls paradoxal de Kussmaul que l'on observe dans cette situation (le VD se remplit à l'inspiration au détriment du VG et inversement lors de l'expiration). Dans le CPA, le VG est toujours comprimé par le VD, entraînant une altération de sa lusitropie due à une diminution du retour veineux pulmonaire et à une altération de la relaxation isovolumique du VG, gênée par la surcharge en pression du VD. Ces altérations de la fonction diastolique retentissent sur l'éjection ventriculaire gauche. Nous verrons ci-après que cette baisse du volume d'éjection du VG est à l'origine d'une baisse du débit de perfusion coronaire qui va à son tour majorer la défaillance du VD. Le CPA constitue donc un véritable cercle vicieux d'ischémie myocardique fonctionnelle du VD.

Perfusion coronaire

La perfusion coronaire du VD est donc un élément clef de ce cercle vicieux qui s'installe lors de la survenue d'une défaillance du VD, et particulièrement au cours du CPA, et qui peut s'aggraver en cas d'expansion volémique inadaptée. En conditions physiologiques, la pression aortique est supérieure à la pression régnant dans le VD tout au long du cycle cardiaque. Dans le cadre extrême du CPA, il n'est pas rare que la pression régnant dans le VD se rapproche de la pression aortique, ce d'autant que le choc obstructif alors en place est responsable d'une baisse drastique du débit cardiaque et de la pression artérielle (voir plus haut). Le VD voit donc sa perfusion coronaire diastolique diminuée et peut souffrir alors d'ischémie myocardique fonctionnelle malgré sa relative réserve d'extraction d'oxygène et son réseau de collatéralité distensible. Le VD défaillant est donc un organe ischémique et toute la stratégie de prise en charge visera à lutter contre le cercle vicieux de l'ischémie (Figure S07-P02-C06-1).

Diagnostic et principales causes

Comment faire le diagnostic de cœur pulmonaire aigu ?

Dans le cas du CPA, l'instabilité hémodynamique est fréquente et souvent au premier plan, même s'il existe des situations bien identifiées où le CPA n'induit pas d'hypotension artérielle. Le diagnostic clinique de CPA est évoqué avant tout par le contexte et l'existence d'une situation à risque. Comme nous l'avons déjà souligné, le CPA est secondaire à un découplage ventriculo-artériel. Il peut donc survenir soit lors d'une augmentation brutale et significative de la pression régnant dans la circulation artérielle pulmonaire (situation la plus fréquente), soit lors d'une incapacité du ventricule droit à lutter contre une post-

Tableau S07-P02-C06-I Principales causes de cœur pulmonaire aigu selon le mécanisme du découplage ventriculo-artériel et la localisation de l'atteinte artérielle pulmonaire.

Augmentation importante de l'élastance artérielle pulmonaire. Localisation de l'atteinte circulatoire		
	Macrocirculation	Microcirculation
Embolie pulmonaire fibrinocruorique[1]	+	–
Embolie pulmonaire graisseuse	–	+
Embolie pulmonaire tumorale	+	+
Embolie pulmonaire cps pilés	+	+
SDRA[1]	–	+
Asthme aigu grave	–	+
Crise vaso-occlusive	+	+
Diminution de l'élastance systolique du VD + faible augmentation de l'élastance artérielle pulmonaire liée à la ventilation mécanique		
Infarctus du ventricule droit		
Cardiomyopathie septique		
Implantation d'assistance monoventriculaire gauche		
Transplantation cardiaque		

(1) Localisations les plus fréquentes.
SDRA : syndrome de détresse respiratoire aiguë ; VD : ventricule droit.

charge peu augmentée, comme c'est souvent le cas en réanimation chez un patient qui nécessite une ventilation en pression positive et qui a par ailleurs une atteinte de la contractilité intrinsèque du VD quelle qu'en soit la cause. Les principales causes de CPA sont rappelées dans le tableau S07-P02-C06-I.

À l'examen clinique, les signes d'insuffisance cardiaque droite (reflux hépatojugulaire, hépatalgie, éclat du B2 à l'auscultation cardiaque au foyer pulmonaire, voire un souffle systolique d'insuffisance tricuspide ou diastolique d'insuffisance pulmonaire) sont parfois absents et pas toujours spécifiques. Le diagnostic différentiel principal du CPA est la tamponnade cardiaque, surtout devant un patient en état de choc. Ce diagnostic sera facilement éliminé par l'échocardiographie. La congestion systémique en amont du blocage ventriculaire droit se manifeste principalement par des atteintes congestives hépatique et rénale avec l'existence d'un foie cardiaque principalement traduit par une cholestase et d'une insuffisance rénale. La présence d'œdème des membres inférieurs signe toujours l'existence d'une défaillance chronique du VD. L'électrocardiogramme retrouve une tachycardie sinusale et des signes de surcharge droite comme un bloc de branche droit, des troubles de la repolarisation aspécifiques dans les précordiales droites et un axe hyperdroit (aspect S1Q3) (Figure S07-P02-C06-2).

L'échocardiographie est devenue l'examen clef du diagnostic de CPA, d'ailleurs elle le définit (Figure S07-P02-C06-3) [5]. Le diagnostic de CPA comprend une dilatation ventriculaire droite et un mouvement paradoxal du septum interventriculaire en télésystole. Même si l'évaluation visuelle purement qualitative de la taille du VD est souvent suffisante, il est possible de quantifier la dilatation du VD en calculant le rapport des surfaces télédiastoliques VD et VG. Un rapport VD/VG entre 0,6 et 1 définit une dilatation modérée. Un rapport supérieur à 1 définit une dilatation sévère [5]. Dans cette situation de CPA sévère, l'hémodynamique est toujours altérée et le débit cardiaque significativement diminué. La dilatation ventriculaire droite est accompagnée d'une congestion d'amont se traduisant par une dilatation importante de la veine cave inférieure, voire des veines sus-hépatiques. Chez certains patients sous ventilation mécanique, la surcharge diastolique du VD peut même s'accompagner d'un reflux de sang dans les veines sus-hépatiques à chaque insufflation du volume courant. Le mouvement paradoxal du septum interventriculaire survient en fin de systole. Pour s'adapter, le temps d'éjection du VD s'allonge pour essayer de maintenir

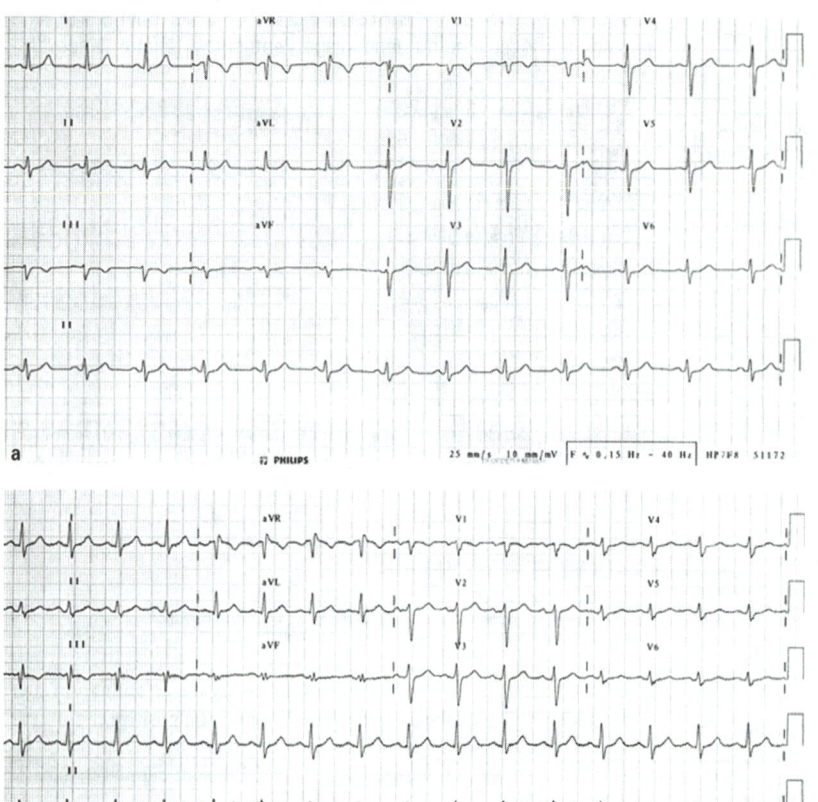

Figure S07-P02-C06-2 Embolie pulmonaire en post-opératoire d'une chirurgie digestive. **a)** ECG pré-opératoire. **b)** ECG réalisé pour une hypotension et une insuffisance respiratoire aiguë brutale à J3 de l'intervention. Noter l'apparition d'une tachycardie sinusale et d'un aspect dit S1Q3 (onde S en D1 et Q en D3).

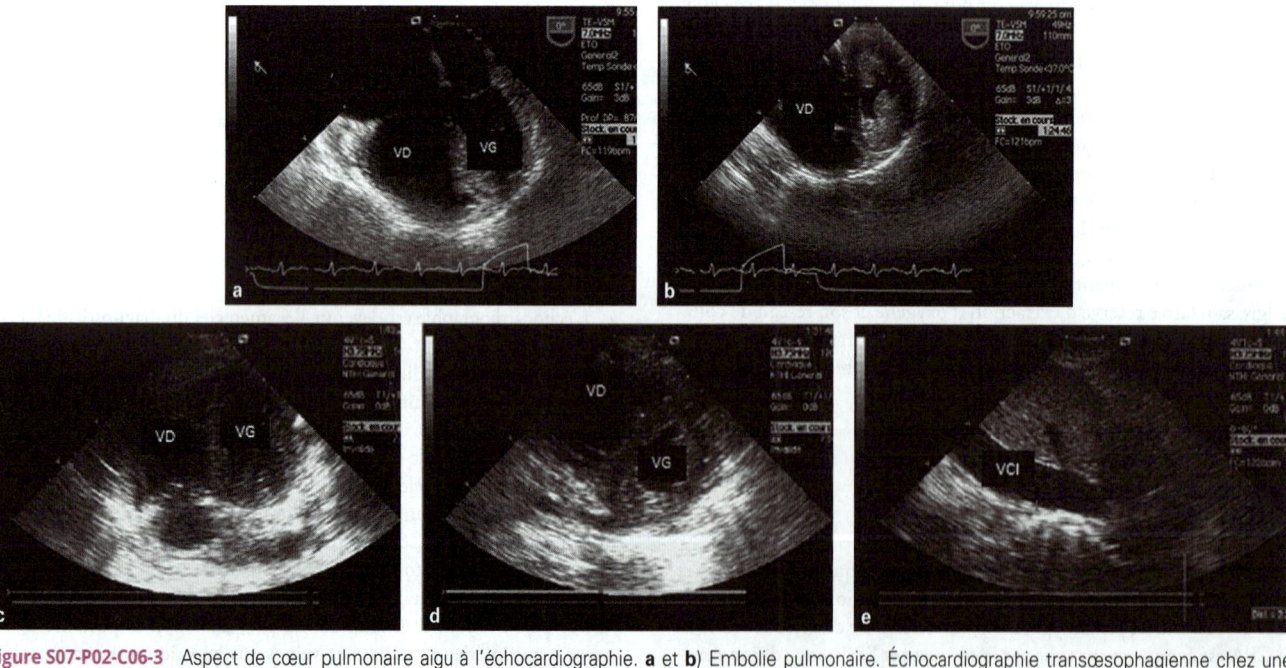

Figure S07-P02-C06-3 Aspect de cœur pulmonaire aigu à l'échocardiographie. **a** et **b)** Embolie pulmonaire. Échocardiographie transœsophagienne chez une patiente ventilée dans les suites d'un arrêt cardiorespiratoire en rapport avec une embolie pulmonaire massive. Il existe une dilatation sévère du ventricule droit sur la coupe 4 cavités œsophage moyen (**a**) associée à un aplatissement septal sur la coupe petit axe transgastrique (**b**). **c-e)** Syndrome de détresse respiratoire aiguë. Échocardiographie par voie transthoracique chez une patiente ventilée pour un SDRA en rapport avec une pneumonie grippale. Il existe une dilatation sévère du ventricule droit sur la coupe apicale 4 cavités (**c**), un septum paradoxal sur la coupe parasternale petit axe (**d**) et une congestion d'amont avec dilatation de la veine cave inférieure sur la coupe sous-costale (**e**). VCI : veine cave inférieure ; VD : ventricule droit ; VG : ventricule gauche.

le volume d'éjection systolique [4], ce qui a pour conséquence une inversion du régime habituel de pression en fin de systole, et la pression ventriculaire droite dépasse alors la pression ventriculaire gauche [4].

Le niveau de PAP est en général modérément augmenté dans le cadre du CPA et il est classique de mesurer une PAP systolique inférieure à 60 mmHg. Mais l'échocardiographie va aussi permettre de rechercher une atteinte chronique, dite cœur pulmonaire chronique (CPC) sur laquelle surviendrait une aggravation aiguë. C'est typiquement le cas d'un patient ayant une insuffisance respiratoire chronique évoluée qui va finir par faire une embolie pulmonaire. Très souvent, la paroi libre du VD va alors être hypertrophiée avec des trabécules à l'apex du VD et le niveau de PAP va être anormalement élevé.

CPA par augmentation significative de la post-charge ventriculaire droite

Embolie pulmonaire

L'embolie pulmonaire est l'une des principales circonstances de survenue du CPA. Le contexte retrouve à l'interrogatoire des facteurs de risque de maladie thrombo-embolique. La recherche du CPA est pour le réanimateur un élément clef du diagnostic devant un patient présentant une insuffisance circulatoire, puisque que l'absence de CPA élimine de façon quasi certaine une embolie pulmonaire dans cette situation particulière de choc [11]. En revanche, chez un patient tout venant se présentant aux urgences pour une suspicion d'embolie pulmonaire sans signe de gravité, l'absence de CPA n'élimine absolument pas le diagnostic. Dans une population sélectionnée de patients présentant une embolie pulmonaire et ayant nécessité une hospitalisation en réanimation ou en surveillance continue pour hypotension, lipothymie ou insuffisance respiratoire aiguë, un CPA a été rapporté dans 61 % des cas [11]. Les recommandations récentes de la Société européenne de cardiologie basent la classification du risque de mortalité des embolies pulmonaires, et le traitement qui en découle, sur l'existence ou pas d'un état de choc mais aussi sur l'étude de la fonction VD.

Bien que le plus fréquemment fibrinocruorique, l'embolie pulmonaire peut aussi être d'origine graisseuse. Le contexte est alors celui d'un traumatisme des os longs ou d'un délabrement du tissu adipeux lors d'une liposuccion. Il existe très fréquemment une atteinte associée du parenchyme pulmonaire et le CPA est au moins aussi lié à la constitution d'un syndrome de détresse respiratoire aigu (SDRA) qu'à l'obstruction distale de la circulation pulmonaire par les embols graisseux. Le patient peut présenter des troubles neurologiques focaux associés à des pétéchies bien qu'inconstantes. Le lavage broncho-alvéolaire quand il est faisable va retrouver des macrophages spumeux et le fond d'œil une atteinte rétinienne de différents stades. Des situations cliniques d'obstruction de la circulation pulmonaire lors de l'injection intraveineuse de comprimés morphiniques pilés chez les toxicomanes, avec constitution d'un CPA, ont également été rapportées. Enfin, des cas rares d'embolies pulmonaires tumorales ont également été décrits avec constitution de tableaux de CPA très sévères souvent réfractaires. Outre la découverte fortuite à l'histologie d'un sarcome au niveau du tronc de l'artère pulmonaire (Figure S07-P02-C06-4), pris à tort initialement pour un caillot fibrino-cruorique, il a été également rapporté des obstructions plus distales dues à des embols tumoraux. Dans cette dernière situation, le diagnostic est fortement orienté par le contexte clinique, l'irréversibilité du CPA, l'absence de caillot dans les gros troncs pulmonaires à l'angioscanner pulmonaire spiralé et au mieux par la présence de cellules tumorales dans le sang capillaire prélevé lors d'un cathétérisme artériel pulmonaire. Le diagnostic est malheureusement très souvent confirmé par l'autopsie.

Syndrome de détresse respiratoire aiguë

Le syndrome de détresse respiratoire aiguë (SDRA) est la forme la plus grave d'œdème pulmonaire lésionnel, responsable d'une hypoxémie marquée. En plus de l'atteinte alvéolaire, il existe de façon associée une véritable pathologie de la circulation pulmonaire responsable d'une hypertension artérielle pulmonaire s'installant en quelques heures à quelques jours [15]. Initialement irréversibles par destruction des capillaires pulmonaires due à une ventilation mécanique trop agressive, les lésions sont réversibles depuis l'application d'une ventilation dite protectrice. Ces lésions comprennent un remodelage de la circulation, médié par la vasoconstriction hypoxique et hypercapnique, par la libération de médiateurs de l'inflammation et par l'obstruction des capillaires par des microthrombi.

Plusieurs études rapportent une incidence de CPA comprise entre 20 et 25 % dans le SDRA soumis à une ventilation protectrice [13] contre plus de 60 % dans le passé [6]. Il s'agit toujours d'une situation spécifique de réanimation chez des patients nécessitant le recours à la ventilation mécanique car cette dernière, bien que protectrice, continue à avoir des effets délétères sur les capillaires pulmonaires et à favoriser le CPA. Ainsi, outre la sévérité du SDRA, la stratégie ventilatoire va-t-elle jouer un grand rôle dans la survenue ou non d'un CPA.

Il existe des arguments indirects pour un effet pronostique délétère de la survenue d'un CPA et l'on sait que la dysfonction vasculaire pulmonaire qui en est à l'origine joue un rôle majeur dans la mortalité de ces patients [2].

Autres causes moins fréquentes

Outre ces deux principales circonstances de survenue du CPA, d'autres situations peuvent aboutir à un découplage ventriculo-artériel par augmentation de la post-charge ventriculaire droite. Si l'asthme aigu grave est devenu une pathologie moins fréquemment rencontrée en réanimation, il reste une cause classique, dans ses formes les plus sévères, de CPA. Les efforts inspiratoires importants présents dans cette pathologie bronchique ainsi que la distension pulmonaire associée génèrent des pressions transpulmonaires très élevées, responsables d'une augmentation majeure de la post-charge ventriculaire droite.

Les chirurgies d'exérèse pulmonaires peuvent également soumettre le VD à une augmentation brutale de sa post-charge. Les patients ayant subi une résection pulmonaire peuvent présenter une dilatation significative du VD associée à une baisse de l'éjection ventriculaire droite dans l'heure suivant la chirurgie.

Dans le cadre de la drépanocytose, les crises vaso-occlusives graves avec un syndrome douloureux thoracique sont responsables d'une hypertension artérielle pulmonaire dans 60 % des cas et d'un CPA dans 13 % des cas. Ce dernier est associé à une surmortalité [8]. Les

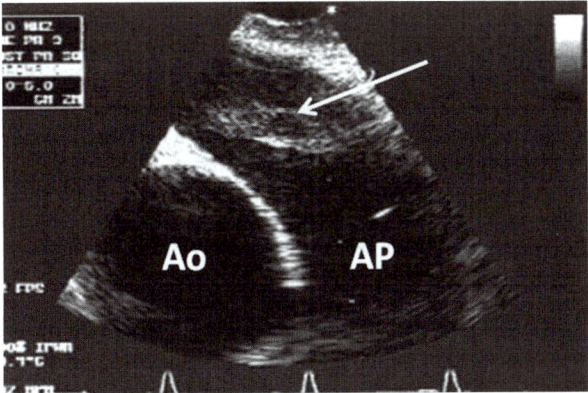

Figure S07-P02-C06-4 Échocardiographie transœsophagienne. Patiente ventilée pour un état de choc avec visualisation d'une masse mobile à l'origine de l'artère pulmonaire droite, qui s'avèrera être un sarcome lors de l'examen histologique après exérèse chirurgicale. Ao : aorte thoracique ascendante ; AP : artère pulmonaire.

deux sont réversibles lors de la disparition de la crise. Les causes sont multiples et comprennent notamment l'exacerbation de l'hémolyse, responsable d'une dysfonction endothéliale, la vasoconstriction de la circulation pulmonaire, des embolies graisseuses, mais aussi une atteinte liée au développement d'un œdème pulmonaire lésionnel. Des thromboses artérielles pulmonaires in situ ont également été rapportées avec une prévalence de 17 % [7].

Cœur pulmonaire aigu par incapacité du ventricule droit à éjecter normalement dans une circulation pulmonaire peu altérée

Dans les situations courantes où il existe une diminution de la contractilité intrinsèque du VD, la simple augmentation de post-charge induite par la ventilation en pression positive, même si la circulation pulmonaire est normale par ailleurs, peut suffire à entraîner un découplage ventriculo-artériel et un aspect de CPA. La cardiomyopathie associée au sepsis est une situation où le VD présente une altération de sa contractilité sous l'effet des cytokines inflammatoires circulantes comme le post-opératoire de chirurgie cardiaque du fait de la circulation extracorporelle (CEC). L'infarctus étendu au VD est une autre situation très inhabituelle et peu connue où un aspect de CPA pourra s'observer chez un patient de réanimation ventilé. Pour une raison un peu différente, l'implantation d'une assistance monoventriculaire gauche est connue pour pouvoir entraîner un CPA dû à une surcharge brutale en volume d'un VD dont la fonction est altérée. C'est également le cas de la transplantation cardiaque orthotopique. Il n'est pas rare que les patients ayant bénéficié de la mise en place d'une assistance monoventriculaire gauche ou d'une transplantation cardiaque nécessitent dans un second temps une assistance ventriculaire droite transitoire. Dans toutes ces situations, l'acidose est un facteur aggravant par son effet vasoconstricteur de la circulation pulmonaire responsable d'une diminution de la performance du VD. D'ailleurs, d'authentiques tableaux de CPA ont également été rapportés dans le cadre d'acidose lactique primitive.

Prise en charge

Prise en charge symptomatique

L'expansion volémique est parfois considérée comme le traitement de première ligne du CPA. Cette stratégie est à envisager avec beaucoup de précaution, car elle peut majorer la surcharge volumique du VD et ainsi accroître la congestion systémique, majorer la défaillance du VD et augmenter la compression ventriculaire gauche. Au cours de l'embolie pulmonaire sévère, il existe une relation inversement proportionnelle entre la taille du VD et l'augmentation du débit cardiaque après expansion volémique. Des études expérimentales d'obstruction de la circulation pulmonaire ont rapporté l'effet délétère de l'expansion volémique sur le stress pariétal du VD, le débit cardiaque et la pression artérielle systémique. De façon pragmatique, une expansion volémique prudente est indiquée pour éliminer une hypovolémie associée (situation très peu fréquente) et les experts considèrent généralement que l'expansion est contre-indiquée lorsque le VD est plus volumineux que le VG. Plus que le remplissage vasculaire, c'est la perfusion de noradrénaline qui semble le plus efficace, même si les données manquent chez l'homme. La restauration de la pression artérielle moyenne améliore la perfusion coronaire qui est altérée et permet d'aider le VD à fonctionner, cassant le cercle vicieux que nous avons décrit dans la figure S07-P02-C06-1. D'autres drogues ont été proposées pour le traitement du CPA parmi lesquelles le lévosimendan (*calcium sensitiver*) qui améliore le couplage ventriculo-artériel du VD grâce à une vasodilatation artérielle pulmonaire et une action inotrope. Cependant, même si des données préliminaires encourageantes ont été publiées dans le SDRA chez l'homme et dans un modèle expérimental d'embolie pulmonaire, aucune recommandation ne peut être faite actuellement compte tenu du manque de données et des risques potentiels d'utilisation de cette drogue chez les patients instables. Ainsi, il a été rapporté des épisodes d'hypotensions artérielles responsables a contrario d'une majoration de l'ischémie myocardique du VD.

Le NO inhalé, puissant vasodilatateur de la circulation pulmonaire, peut également se discuter, mais là encore sans aucune étude permettant de supporter son utilisation systématique dans cette indication. Au contraire, suite aux différentes études randomisées contre placebo et méta-analyses négatives dans le SDRA [10], l'administration de NO n'est plus recommandée. Cependant, la population de ces différentes études n'était pas la population d'intérêt des patients présentant un CPA et l'intérêt du NO mériterait d'être réévalué dans ce sous-groupe de patients. Il existe néanmoins des risques importants d'effet rebond à l'arrêt du NO avec l'apparition d'une défaillance majeure du VD.

Prise en charge étiologique

Stratégie de levée d'obstacle dans l'embolie pulmonaire

Dans le cadre de l'embolie pulmonaire, il s'agit de désobstruer la lumière artérielle pulmonaire par la réalisation d'une thrombolyse systémique. Si son indication en présence d'un état de choc ou d'un thrombus dans les cavités droites n'est pas discutée, elle n'est pas indiquée en cas de défaillance ventriculaire droite sans retentissement hémodynamique (embolie pulmonaire dite à risque intermédiaire) compte tenu de son risque hémorragique [9]. Le futur pourrait voir émerger des techniques de désobstruction intraluminale à l'aide des ultrasons.

Stratégie de baisse de post-charge dans le SDRA

Dans la prise en charge du SDRA, la baisse de la post-charge du VD implique une stratégie visant à contrôler les trois principaux paramètres responsables de l'augmentation de post-charge et sur lesquels la stratégie ventilatoire peut avoir un impact, à savoir la pression motrice dite *driving pressure*, l'hypercapnie et l'hypoxémie. Cette stratégie a été décrite sous le terme de « stratégie ventilatoire protectrice du VD » [12]. Elle repose également sur la mise en décubitus ventral précoce des patients les plus graves, grâce à l'effet positif de ce dernier sur les trois principaux acteurs de l'hypertension artérielle pulmonaire. Cette amélioration de la fonction du VD et de l'hémodynamique des patients mis en décubitus ventral pour SDRA sévère pourrait expliquer en partie l'amélioration de la mortalité observée grâce au décubitus ventral [3].

Place de l'assistance circulatoire

Les techniques d'exception prennent une place limitée dans la prise en charge du CPA. La septostomie a été proposée dans le cadre de tableaux de CPC sur hypertension artérielle pulmonaire primitive. Elle paraît difficile à appliquer en aigu, en particulier du fait du shunt droite-gauche qui peut dégrader l'oxygénation d'un patient déjà précaire, que ce soit à cause d'une embolie pulmonaire ou bien à cause d'un SDRA. Ce shunt est d'ailleurs déjà souvent présent via la réouverture d'un foramen ovale dans les cas les plus sévères.

L'assistance circulatoire veino-artérielle périphérique de type ECMO (*extra-corporeal membrane oxygenation*) a été proposée pour le traitement symptomatique du CPA dans l'embolie pulmonaire avec choc réfractaire. Mais là encore il s'agit encore plutôt de travaux de recherche chez l'animal. L'ECMO décharge le VD, assure un rétablissement du transport artériel en oxygène et pourrait permettre d'attendre la lyse physiologique du caillot qui s'opère en quelques jours. Cette idée n'est pas nouvelle puisqu'elle est à l'origine de la naissance de la circulation extracorporelle (CEC) et de toute la chirurgie sous CEC qui en a découlé. En effet, en 1931, un jeune chirurgien du nom de John Gibbon passa une nuit à surveiller une jeune femme hospitalisée pour embolie pulmonaire. Il rapporte les propos suivants :

« During that long night, helplessly watching the patient struggle for life as her blood became darker and her veins more distended, the idea naturally occurred to me that if it were possible to remove continuously some of the blue blood from the patient's swollen veins, put oxygen into that blood and allow carbon dioxide to escape from it, and then to inject continuously the now-red blood back into the patient's arteries, we might have save her life. » L'ECMO est née en 1954 et fut utilisée pour la première fois en 1992 dans le cadre de l'embolie pulmonaire [1]. Depuis, c'est environ une centaine de patients qui ont été traités de la sorte et rapportés dans la littérature avec des résultats encourageant [14].

Conclusion

Le CPA est une complication grave résultant d'un découplage aigu entre le VD et la circulation artérielle pulmonaire. Il peut résulter de situations diverses, mais se rencontre le plus fréquemment dans le cadre de l'embolie pulmonaire grave et du SDRA sévère. Il nécessite une adaptation de prise en charge thérapeutique visant à diminuer l'augmentation de post-charge du VD, car la survenue d'un CPA est un facteur de gravité le plus souvent responsable d'une surmortalité. Les avancées technologiques en matière de monitoring hémodynamique permettront sans doute de mieux comprendre les cinétiques d'installation et de récupération du CPA afin d'adapter individuellement la prise en charge hémodynamique.

Bibliographie

1. BARTLETT RH. John H Gibbon Jr lecture. Extracorporeal life support : Gibbon fulfilled. J Am Coll Surg, 2013, *218* : 317-327.
2. BULL TM, CLARK B, MCFANN K, MOSS M. Pulmonary vascular dysfunction is associated with poor outcomes in patients with acute lung injury. Am J Respir Crit Care Med, 2010, *182* : 1123-1128.
3. GUÉRIN C, REIGNIER J, RICHARD JC et al. Prone positioning in severe acute respiratory distress syndrome. N Engl J Med, 2013, *368* : 2159-2168.
4. JARDIN F, FARCOT JC, BOISANTE L et al. Influence of positive end-expiratory pressure on left ventricular performance. N Engl J Med, 1981, *304* : 387-392.
5. JARDIN F, DUBOURG O, BOURDARIAS JP. Echocardiographic pattern of acute cor pulmonale. Chest, 1997, *111* : 209-217.
6. JARDIN F, GUÉRET P, DUBOURG O et al. Two-dimensional echocardiographic evaluation of right ventricular size and contractility in acute respiratory failure. Crit Care Med, 1985, *13* : 952-956.
7. MEKONTSO-DESSAP A, DEUX JP, ABIDI N et al. Pulmonary artery thrombosis during acute chest syndrome in sickle cell disease. Am J Respir Crit Care Med, 2011, *184* : 1022-1029.
8. MEKONTSO-DESSAP A, LEON R, HABIBI A et al. Pulmonary hypertension and cor pulmonale during severe acute chest syndrome in sickle cell disease. Am J Respir Crit Care Med, 2008, *177* : 646-653.
9. MEYER G, VICAUT E, DANAYS T et al. Fibrinolysis for patients with intermediate-risk pulmonary embolism. N Engl J Med, 2014, *370* : 1402-1411.
10. PIPELING MR, FAN E. Therapies for refractory hypoxemia in acute respiratory distress syndrome. JAMA, 2010, *304* : 2521-2527.
11. VIEILLARD-BARON A, PAGE B, AUGARDE R et al. Acute cor pulmonale in massive pulmonary embolism : incidence, echocardiographic pattern, clinical implications and recovery rate. Intensive Care Med, 2001, *27* : 1481-1486.
12. VIEILLARD-BARON A, PRICE LC, MRatthay MA et al. Acute cor pulmonale in ARDS. Intensive Care Med, 2013, *39* : 1836-1838.
13. VIEILLARD-BARON A, SCHMITT JM, AUGARDE R et al. Acute cor pulmonale in acute respiratory distress syndrome submitted to protective ventilation : incidence, clinical implications, and prognosis. Crit Care Med, 2001, *29* : 1551-1555.
14. YUSUFF HO, ZOCHIOS V, VUYLSTEKE A et al. Extracorporeal membrane oxygenation in acute massive pulmonary embolism : a systematic review. Perfusion, 2015, *30* : 611-616.
15. ZAPOL WM, KOBAYASHI K, SnidRer MT et al. Vascular obstruction causes pulmonary hypertension in severe acute respiratory failure. Chest, 1977, *71* (Suppl. 2) : 306-307.

Toute référence à cet article doit porter la mention : Repessé X, Charron C, Vieillard-Baron A. Cœur pulmonaire aigu. *In* : L Guillevin, L Mouthon, H Lévesque. Traité de médecine, 5ᵉ éd. Paris, TdM Éditions, 2018-S07-P02-C06 : 1-6.

PARTIE S07-P03

Défaillance rénale aiguë et troubles métaboliques

Chapitre S07-P03-C01

Insuffisance rénale aiguë en réanimation

Pierre-Antoine Pioche, Alexandre Lautrette, Julien Aniort et Bertrand Souweine

L'insuffisance rénale aiguë (IRA) est une complication fréquemment observée dès l'admission ou en cours d'hospitalisation chez les patients de réanimation. Elle connaît de nombreuses causes et requiert l'épuration extrarénale dans 10 % des cas environ. L'IRA est associée à une augmentation de la morbidité et de la mortalité à court et à long terme. Elle engendre des surcoûts majeurs. Il n'existe pas de traitement spécifique de l'IRA.

Définition

Le syndrome IRA correspond à un déclin rapide de la fonction rénale à l'origine d'une altération de l'excrétion des déchets azotés, de désordres électrolytiques, d'anomalies de la balance des fluides et de troubles de l'équilibre acide-base. Le diagnostic d'IRA s'appuie classiquement sur l'élévation de la créatininémie, l'oligurie et les indices biochimiques urinaires. L'analyse microscopique du sédiment urinaire, la recherche d'une protéinurie et la réalisation d'une histologie rénale sont des outils complémentaires qui peuvent utilement contribuer au diagnostic étiologique dans certaines circonstances.

Une définition uniformisée de l'IRA a longtemps fait défaut. La classification KDIGO (*kidney disease : improving global outcome*) fait désormais référence et remplace les classifications AKIN et RIFLE [4]. La classification KDIGO utilise la créatininémie et la diurèse. Elle permet le diagnostic et l'évaluation de la gravité de l'IRA en trois stades selon le critère de créatininémie ou de diurèse le plus péjoratif (Tableau S07-P03-C01-I). Quel que soit le stade d'IRA, la survie du patient et la survie rénale à court et à long terme sont très nettement inférieures lorsque le diagnostic d'IRA combine les deux critères.

La créatininémie est facilement disponible, mais son utilisation pour le diagnostic d'IRA connaît certaines limites qu'il est important de rappeler. La cinétique de la créatininémie suit grossièrement la cinétique de la filtration glomérulaire mais avec un délai de 24 à 48 heures (Figure S07-P03-C01-1). Les valeurs de créatininémie peuvent être

Tableau S07-P03-C01-I Définition et classification de l'IRA selon les critères KDIGO (*kidney disease : improving global outcomes*).

	Créatininémie	Diurèse
Stade 1	↑ créatininémie ≥ 26 μmol/m en 48 heures *ou* ↑ créatininémie entre 50-99 % en 7 jours/valeur basale	< 0,5 ml/kg/h pendant ≥ 6 heures
Stade 2	↑ créatininémie entre 100 et 199 % en 7 jours/valeur basale	< 0,5 ml/kg/h pendant ≥ 12 heures
Stade 3	↑ créatininémie ≥ 200 % en 7 jours/ valeur basale *ou* Créatininémie ≥ 354 μmol/l et ↑ ≥ 26 μmol/l en 48 heures *ou* Créatininémie ≥ 354 μmol/l et ↑ ≥ 50 % en 7 jours/valeur basale *ou* Nécessité d'une épuration extrarénale	< 0,3 ml/kg/h pendant ≥ 24 heures *ou* Anurie pendant ≥ 12 heures

La classification est effectuée a posteriori et prend en compte la valeur la plus péjorative du critère.

affectées indépendamment du degré de la fonction rénale par de nombreux paramètres tels que la masse musculaire, l'hydratation et les traitements qui impactent sa sécrétion tubulaire. Le dosage de la créatininémie a une sensibilité plus réduite en cas d'insuffisance hépatique. Enfin, chez les patients avec réduction néphronique préalable, l'élévation de la créatininémie peut s'inscrire dans l'évolution de la maladie chronique et faire porter à tort le diagnostic d'IRA.

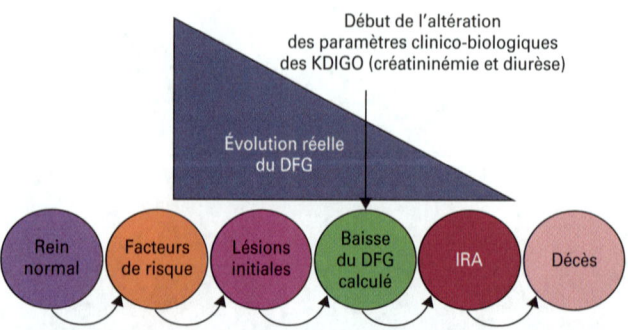

Figure S07-P03-C01-1 Schématisation du retard diagnostique à l'insuffisance rénale aiguë (IRA) avec les biomarqueurs actuels. DFG : débit de filtration glomérulaire ; KDIGO : *kidney disease : improving global outcome*.

L'oligurie est un élément majeur du diagnostic et du pronostic. La mesure du débit urinaire requiert une mesure précise imposant le plus souvent un sondage urinaire. Le critère « oligurie » connaît comme le critère « créatininémie » des limites importantes dans le diagnostic d'IRA. Certaines IRA, notamment les IRA médicamenteuses, sont à diurèse conservée. Le débit urinaire peut être influencé par les traitements diurétiques. Chez le sujet obèse, la diurèse doit être rapportée au poids idéal et non au poids réel pour éviter de diagnostiquer l'IRA par excès. Enfin, l'oligurie peut traduire une réponse rénale adaptée dans certaines hypovolémies insuffisamment corrigées.

L'évaluation du débit de filtration glomérulaire (DFG) par des formules d'estimation ne doit pas être réalisée en réanimation, car elle a été développée pour des patients stables.

La recherche sur les biomarqueurs sanguins et urinaires au cours de l'IRA fut initialement animée par l'ambition de disposer d'outils diagnostiques plus précoces que la créatininémie ou la diurèse afin de développer des stratégies qui infléchissent l'évolution et améliorent le pronostic du rein et du patient. Les biomarqueurs rénaux sont des outils importants pour analyser les mécanismes et la physiopathologie de l'IRA. Il semble raisonnable de distinguer les biomarqueurs de fonction des biomarqueurs de lésions pour stratifier les atteintes rénales (Figure S07-P03-C01-2).

Quoique séduisante, l'identification de biomarqueurs de type « troponine rénale » est une démarche qui semble peu adaptée à l'IRA. En effet, contrairement à la cardiopathie ischémique, l'IRA est un syndrome hétérogène et multifactoriel. Les études sur les biomarqueurs et leur valeur opérationnelle pour prédire le diagnostic, l'étiologie, le pronostic, l'extension, la récupération ou l'évolution de l'IRA vers l'insuffisance rénale chronique donnent des résultats très variables selon les populations étudiées, leurs comorbidités, le contexte et l'affection aiguë intercurrente. Il n'est pas démontré qu'un dépistage ou une alerte précoce permettent d'impacter l'évolution de l'IRA. L'usage de ces biomarqueurs en pratique courante n'est pas recommandé. Leur utilisation en clinique doit se limiter à la recherche.

L'évaluation du DFG n'est pas utile au diagnostic de l'IRA selon les critères KDIG, mais reste nécessaire pour l'adaptation posologique de nombreuses thérapeutiques en réanimation. En réanimation, les formules d'estimation fondées sur la créatininémie (Cockroft et Gault, MDRD, CKD-EPI) ne doivent pas être utilisées. La mesure du DFG doit faire appel à la mesure de la clairance de la créatinine par le calcul : UV/P, où U est la concentration urinaire de créatinine en µmol/l, V le volume urinaire en ml rapporté au temps et P la concentration plasmatique en créatinine en µmol/l avec un recueil de diurèse d'au moins 1 heure.

Épidémiologie

Une IRA est retrouvée chez environ 7 à 20 % des patients hospitalisés. Son incidence est croissante du fait du vieillissement des populations, de l'augmentation de l'incidence de l'insuffisance rénale chronique qui prédispose à l'IRA, de l'utilisation large de néphrotoxiques et de la plus grande attention des praticiens pour évoquer le diagnostic. Les patients les plus âgés ou admis en réanimation sont particulièrement exposés au risque d'IRA. Lorsque l'on utilise les définitions KDIGO, l'IRA en réanimation est observée chez plus d'un patient sur deux [3]. Elle est souvent multifactorielle. Le sepsis représente la première cause d'IRA en réanimation (> 50 % des cas). Parmi les autres facteurs précipitant l'IRA en réanimation, il faut citer l'instabilité hémodynamique, l'hypovolémie et l'exposition aux néphrotoxiques. Certaines chirurgies exposent particulièrement au développement d'une IRA (chirurgie cardiaque et aortique notamment). Les principales causes d'IRA et leurs facteurs prédisposants sont présentées dans le tableau S07-P03-C01-II et la figure S07-P03-C01-3.

Tableau S07-P03-C01-II Principaux facteurs prédisposant à la survenue d'une insuffisance rénale aiguë en réanimation.

Terrain à risque
Âge élevé
Peau noire
Insuffisance rénale chronique préexistante
Protéinurie
Hypertension artérielle
Diabète
Insuffisance hépatique/hypertension portale
Insuffisance cardiaque
Bronchopneumopathie obstructive chronique
Artériopathie périphérique
Cancer
Contexte à risque
Sepsis
État de choc
Hypovolémie
Anémie
Polytraumatisme
Brûlures étendues
Chirurgie cardiaque et de l'aorte
Autre chirurgie majeure
Injection de produits de contraste
Surcharge volémique
Expansion volémique par hydroyxéthyl amidon
Administration de traitements néphrotoxiques

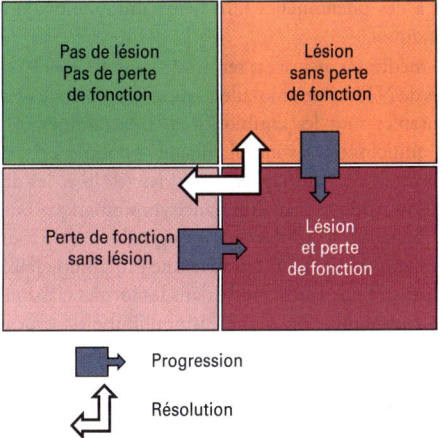

Figure S07-P03-C01-2 Analyse combinée des marqueurs de fonction et de lésion permettant de stratifier l'atteinte rénale et son stade.

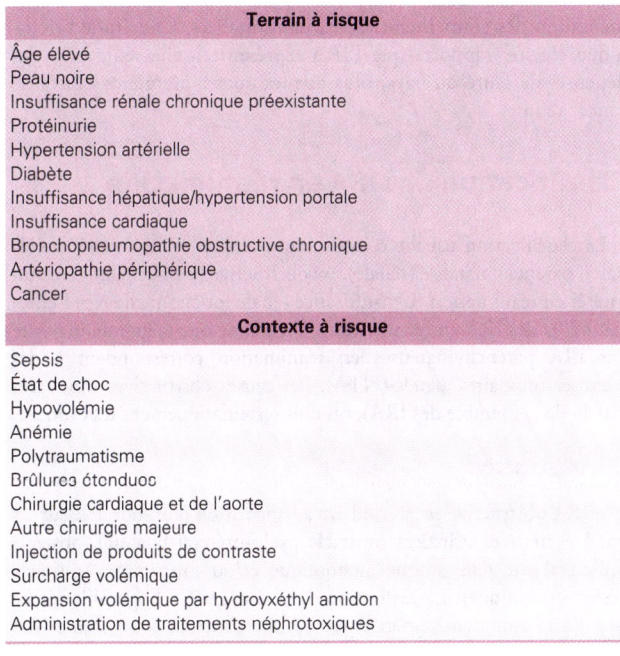

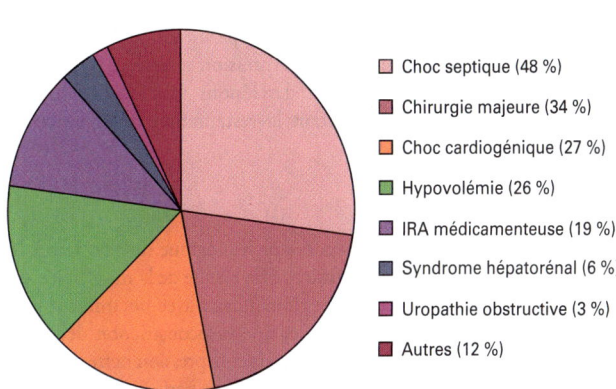

Figure S07-P03-C01-3 Principales causes d'insuffisance rénale aiguë en réanimation.

La survenue d'une IRA est un élément pronostique péjoratif. De faibles élévations de la créatininémie sont associées à une surmortalité [5]. L'IRA en réanimation est associée à une mortalité hospitalière élevée qui est supérieure à 50 % chez les patients septiques traités par catécholamines ou sous ventilation mécanique invasive. L'IRA n'est pas seulement un indicateur de gravité associée à la mortalité, mais une défaillance d'organe qui participe à la mortalité. D'une part, les conséquences métaboliques de l'IRA (hyperkaliémie, acidémie métabolique et surcharge hydrosodée) sont associées à une surmortalité lorsqu'elles ne sont pas prises en charge spécifiquement [6] ; d'autre part, l'IRA contribue à une réponse inflammatoire systémique qui, potentiellement, altère les fonctions des autres organes tels que le cœur, le cerveau, le foie et le tube digestif et concourt ainsi à la mortalité [9]. Ainsi considère-t-on que les patients ne font pas simplement que mourir de leurs comorbidités avec une IRA, mais meurent de leur IRA.

La survenue d'une IRA en réanimation est associée chez les survivants à une augmentation importante à long terme du risque d'insuffisance rénale chronique, de protéinurie, de prise en charge en dialyse chronique et de décès [8]. Ces éléments plaident pour l'organisation d'une surveillance néphrologique au long cours chez les survivants de réanimation ayant développé une IRA.

Les coûts liés à l'IRA sont majeurs. Ils sont liés à l'augmentation des coûts et de la durée d'hospitalisation, mais également à une augmentation des coûts médicaux extrahospitaliers. Une étude britannique récente rapporte que l'IRA représente à elle seule 1 % des dépenses de santé du pays, plus que les quatre premières causes de cancer réunies.

Classification des IRA en réanimation

La classification usuelle d'insuffisance rénale fonctionnelle (prérénale), parenchymateuse (rénale), ou obstructive (post-rénale) garde un intérêt en réanimation. L'insuffisance rénale fonctionnelle représenterait 45 % des IRA en réanimation. On estime que la grande majorité des IRA parenchymateuses en réanimation correspondent à des nécroses tubulaires aiguës (NTA). Les causes obstructives sont rares (10 % de l'ensemble des IRA), on doit systématiquement les évoquer.

IRA obstructive

L'IRA obstructive est secondaire à l'apparition d'un obstacle sur les voies excrétrices urinaires (obstacle pyélo-urétéral bilatéral, obstacle unilatéral sur rein unique anatomique et/ou fonctionnel, obstacle vésico-prostatique). La réalisation d'une imagerie échographie rénale (ou d'une tomodensitométrie) est indispensable au cours d'une IRA pour éliminer un obstacle. Une imagerie normale ne permet pas d'exclure formellement l'obstacle d'installation brutale et impose, si le contexte clinique est évocateur, une répétition de l'imagerie. L'IRA obstructive est classiquement réversible si la perméabilité des voies urinaires est rétablie rapidement. Si l'hyperpression se prolonge plusieurs jours, elle peut toutefois entraîner des lésions tubulo-interstitielles sévères retardant ou compromettant la restauration de la fonction rénale.

IRA fonctionnelle

L'IRA fonctionnelle est une réponse physiologique du rein face à la diminution de sa pression de perfusion. Elle résulte de la mise en jeu de mécanismes d'adaptation vasculaire glomérulaire avec notamment une vasodilatation de l'artériole afférente et une vasoconstriction de l'artériole efférente. Ces réactions visent à préserver la pression nette de filtration glomérulaire. La baisse de la pression de perfusion induit une diminution du DFG avec augmentation des fractions de filtration glomérulaire et de réabsorption hydrosodée tubulaire ; elle entraîne ainsi une concentration importante des urines avec réabsorption passive de l'urée. Les indices biochimiques classiquement décrits au cours de l'IRA fonctionnelle rendent compte de ces phénomènes (rapport Na/K urinaire, fraction d'excrétion de l'urée et du sodium, indices de concentration urinaire). Ces indices utilisés communément pour distinguer l'IRA fonctionnelle de l'IRA organique en néphrologie sont peu opérationnels en réanimation.

L'IRA fonctionnelle ne s'accompagne d'aucune lésion histologique rénale. La baisse du DFG est réversible et se corrige lors du rétablissement de la restauration de l'hémodynamique intraglomérulaire.

Au cours du syndrome cardiorénal, la baisse de la pression de filtration glomérulaire résulte à la fois de la diminution du débit plasmatique rénal en lien avec l'abaissement de l'index cardiaque, mais également de la transmission au niveau des veines rénales de l'élévation des pressions de remplissage du ventricule droit à l'origine d'une congestion veineuse et d'une tamponnade rénale. Le syndrome cardiorénal est détaillé dans la section S29 (Néphrologie).

Lors des hypoperfusions rénales, certains médicaments tels que les inhibiteurs de l'enzyme de conversion (IEC), les antagonistes des récepteurs de l'angiotensine (ARA) II et les anti-inflammatoires non stéroïdiens (AINS), en s'opposant aux mécanismes adaptatifs de la vaso-réactivité glomérulaire, favorisent la conversion d'une IRA fonctionnelle vers une IRA parenchymateuse.

IRA parenchymateuse

Nécrose tubulaire aiguë

La nécrose tubulaire aiguë est impliquée dans près de 90 % des IRA en réanimation. Elle est caractérisée histologiquement par la mort des cellules tubulaires en l'absence de lésions glomérulaires. Elle est la conséquence de phénomènes ischémiques ou toxiques. Elle se rencontre classiquement dans le sepsis et au cours des états de choc intenses ou prolongés. Le diagnostic repose sur l'élévation de la créatininémie associée à une protéinurie d'origine tubulaire souvent faible (< 1 g/l). Classiquement, il s'agit d'une IRA sans hypertension artérielle (HTA) ni œdème, avec préservation de la diurèse en dehors des formes sévères. Le délai de récupération des lésions tubulaires varie de quelques jours à plusieurs semaines après la dernière agression rénale.

Néphropathies tubulo-interstitielles aiguës

Les néphropathies tubulo-interstitielles aiguës (NTIA) sont caractérisées par une altération de la fonction rénale secondaire à une inflammation du tissu interstitiel et des tubules rénaux. La cause est le plus souvent médicamenteuse en réanimation, mais les NTIA peuvent être secondaires à des phénomènes infectieux, immunologiques, néoplasiques ou toxiques.

L'origine médicamenteuse est retrouvée dans 40 à 60 % des NTIA. Il s'agit alors de NTIA immuno-allergiques. Les molécules les plus souvent responsables sont les antibiotiques (β-lactamines, rifampicine, sulfamides, quinolones), les inhibiteurs de la pompe à protons (IPP), les antagonistes H_2, les anti-épileptiques, les AINS et les diurétiques. La présentation clinique peut être paucisymptomatique ou associée à des signes d'hypersensibilité (urticaire, angiœdèmes, réaction asthmatiforme). Sur le plan rénal, on retrouve une protéinurie faible associée à une hématurie et une leucocyturie dans les formes classiques. L'existence d'une éosinophilie ou d'une éosinophilurie est évocatrice mais inconstante. Le délai d'apparition de l'IRA varie d'un jour à plusieurs mois après la première prise. Seule la ponction-biopsie rénale permet de poser un diagnostic de certitude. L'évolution est généralement favorable après l'arrêt des molécules incriminées.

La consommation de cocaïne est une cause toxique de NTIA qui doit être évoquée en cas de contexte évocateur.

Certains agents infectieux peuvent engendrer des NTIA. Les agents incriminés sont bactériens (streptocoque, légionnelle, syphilis, leptospirose, tuberculose…), viraux (cytomégalovirus, VIH, virus d'Epstein-Barr, influenza A et B, virus de l'hépatite B, Coxsackie, adénovirus…) ou fongiques (toxoplasmose, histoplasmose). Ces causes sont rares en réanimation.

Les maladies auto-immunes et certaines néoplasies peuvent être associées à une NTIA. Ces causes sont rares en réanimation.

Glomérulonéphrites aiguës et néphropathies vasculaires

Ces causes (glomérulonéphrite extracapillaire, coagulation intravasculaire disséminée, syndrome catastrophique des antiphospholipides, maladie des emboles de cholestérol, micro-angiopathies thrombotiques…) sont rares en réanimation mais ne doivent pas être méconnues. Leur identification entraîne l'instauration sans délai de traitements spécifiques susceptibles de modifier le cours de ces affections et leur retentissement le pronostic vital et rénal du patient. Ces pathologies sont abordées spécifiquement dans section S29 (Néphrologie).

Place des examens complémentaires en réanimation

Échographie rénale et Doppler

L'IRA en réanimation impose la réalisation d'une échographie rénale à la recherche d'une obstruction des voies urinaires. Si le diagnostic d'obstacle est confirmé, la dérivation des urines en urgence s'impose. L'échographie permet par ailleurs de vérifier le nombre des reins et d'analyser leur morphologie.

Le doppler rénal peut être proposé pour identifier une thrombose artérielle ou veineuse. L'utilisation de la mesure des index de résistance artériels intraparenchymateux dans la prise en charge de l'IRA ne peut être recommandée en pratique clinique et doit être réservée à la recherche clinique.

Bilan biologique en cas d'IRA

Devant une IRA en réanimation, le bilan de première intention doit identifier une complication engendrant le pronostic vital ou indiquant l'épuration extrarénale (EER) : kaliémie, acidémie métabolique à trou anionique augmenté, hypoxémie.

Le bilan étiologique concernant l'IRA doit comporter au minimum les examens suivants : un examen cytobactériologique des urines (ECBU) avec compte des leucocytes et des hématies ; un ionogramme sanguin et urinaire, la recherche de protéines sur des urines de 24 heures (complétée par une électrophorèse lorsqu'elle est présente), une numération globulaire

D'autres examens sanguins, biochimiques (créatine phosphokinase, lacticodéshydrogénase, bilirubine, haptoglobine…), hématologiques (recherche de schizocytes…) et immunologiques (anticorps antinucléaires, complément, antiphospholipides, anticorps anticytoplasme des polynucléaires [ANCA], anticorps anti-MBG [membrane basale glomérulaire]…) peuvent être proposés en fonction du contexte, avec numération-formule sanguine, plaquettes, recherche de schizocytes et haptoglobine, à la recherche d'un syndrome de micro-angiopathie thrombotique.

Place de la ponction-biopsie rénale en réanimation

La place de la ponction-biopsie rénale en réanimation est débattue. Il s'agit d'un examen invasif susceptible d'induire des complications sévères voire létales. La ponction-biopsie rénale ne doit pas être réalisée si l'IRA est due à un obstacle sur les voies urinaires ou à une thrombose vasculaire. Son indication est multidisciplinaire et doit impliquer un néphrologue. Elle est classiquement proposée lorsque l'origine de l'IRA est indéterminée ou lorsque le contexte suggère l'existence d'une pathologie particulière, telle qu'une glomérulopathie ou une maladie de système, accessible à un traitement spécifique dont l'absence de mise en œuvre pourrait impacter la survie rénale et/ou celle du patient.

La ponction-biopsie rénale est également classiquement envisagée lorsque la reprise de diurèse et/ou de fonction attendue semble anormalement retardée (classiquement > 21 jours après la dernière agression rénale). Lorsque l'indication est retenue, l'examen peut être réalisé au lit du patient, par un néphrologue, en percutané, sous guidage échographique ou dans un service d'imagerie médicale, par un radiologue soit en percutané sous guidage tomodensitométrique, soit par voie transjugulaire. La ponction-biopsie rénale ne peut être alors réalisée qu'après normalisation de l'hémostase.

Principales situations cliniques de survenue d'IRA en réanimation

Sepsis

Le sepsis est la première cause d'IRA en réanimation. Elle est observée dans 23 % des sepsis sévères et dans 50 % des chocs septiques. Le couple IRA-sepsis est associé à une mortalité supérieure à 50 %.

Les mécanismes à l'origine de l'IRA septique sont multiples et résultent de modifications macrocirculatoires (perturbation de la perfusion, de la consommation d'oxygène et de l'autorégulation) et d'une réponse locale inflammatoire et hémostatique qui altère la microcirculation. L'agression rénale entraîne des lésions des cellules endothéliales, des cellules épithéliales tubulaires et une infiltration leucocytaire. Les interactions réciproques entre ces cellules activent une cascade de réactions qui contribue à l'entretien et à l'extension des lésions cellulaires et des anomalies microcirculatoires. L'inflammation locale est impliquée dans le processus de réparation cellulaire avec restauration histologique et fonctionnelle. La réponse peut être modulée en fonction du terrain, de l'état rénal préalable, des comorbidités et des agressions rénales surajoutées et aboutir à l'initiation de lésions rénales chroniques susceptibles d'évoluer vers l'insuffisance rénale chronique [10].

IRA en contexte chirurgical

Le contexte chirurgical représente la deuxième cause d'IRA en réanimation après le sepsis. Toutes les interventions exposent à l'IRA dont l'incidence varie selon le type de chirurgie (Figure S07-P03-C01-4).

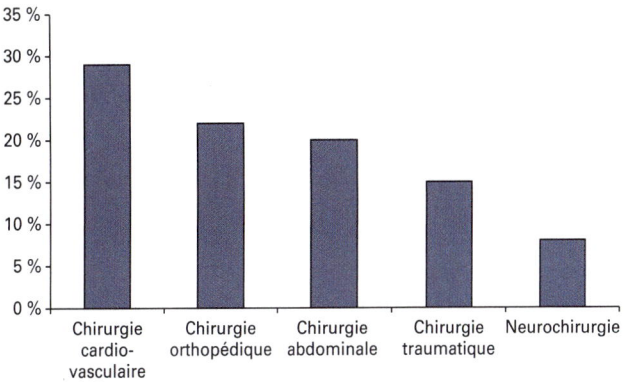

Figure S07-P03-C01-4 Incidence de l'insuffisance rénale aiguë post-opératoire selon le type de chirurgie.

Chirurgie cardiovasculaire

La chirurgie cardiovasculaire est associée au risque le plus important de survenue d'IRA post-opératoire. Dans 5 % des IRA, le recours à l'épuration extrarénale est obligatoire et cette incidence triple en cas de transplantation cardiaque.

Les facteurs de risque d'IRA doivent être connus pour adapter la surveillance et les mesures préventives. Ils sont représentés par les facteurs démographiques, les comorbidités et le type de chirurgie (Tableau S07-P03-C01-III).

La chirurgie cardiaque sous circulation extracorporelle nécessite le recours à une épuration extrarénale dans 50 % des cas et la mortalité devient alors proche des 60 %. Au cours de la circulation extracorporelle, l'IRA est favorisée par l'hémolyse mécanique et l'absence de pulsatilité de la perfusion qui se surajoutent à l'hypovolémie et au bas débit cardiaque.

L'IRA complique 20 % des procédures de revascularisation coronarienne et est liée à la sévérité de l'épisode indiquant la revascularisation. Elle augmente le risque d'ischémie myocardique et de saignement. Le pontage chirurgical est à plus fort risque d'IRA que la prise en charge percutanée. En cas de pontage, la chirurgie à cœur battant réduit le risque de survenue d'une IRA comparée aux méthodes classiques.

L'IRA complique 10 % des chirurgies anévrysmales de l'aorte abdominale et 25 % des chirurgies anévrysmales de l'aorte thoracique. La chirurgie avec clampage de l'aorte sus-rénale est à fort risque d'IRA. La durée du clampage, l'instabilité hémodynamique et un haut degré d'athérosclérose sont des facteurs prédisposants. Les techniques endovasculaires doivent être privilégiées s'il n'existe pas d'autres arguments en faveur de la chirurgie classique.

Tableau S07-P03-C01-III Facteurs de risque d'IRA en chirurgie cardiaque.

Facteurs de risque pré-opératoires
Démographiques
Sexe féminin
Âge élevé
Comorbidités
Diabète
Bronchopneumopathie obstructive chronique
Artériopathie périphérique
Obésité
Cardiologiques
Insuffisance cardiaque congestive
Fraction d'éjection ventriculaire gauche < 40 %
Utilisation de la contre-pulsion intra-aortique
Chirurgie urgente
Biomarqueurs
Altération de la fonction rénale
Hyperglycémie
Protéinurie
Facteurs de risque per opératoires
Type d'intervention
Chirurgie valvulaire
Pontage coronarien associé à une chirurgie vasculaire
Chirurgie à cœur battant
Événements per opératoires
Temps de revascularisation
Temps de clampage vasculaire
Hypotension
Utilisation de vasopresseurs
Nécessité de transfusion

Tableau S07-P03-C01-IV Facteurs de risque d'IRA en chirurgie non cardiovasculaire.

Facteurs de risque pré-opératoires communs aux différents types de chirurgie
Démographiques
Sexe féminin
Âge élevé
Comorbidités
Diabète
Obésité
Hypertension
Dyslipidémie
Insuffisance hépatique
Artériopathie périphérique
Traitements habituels
Inhibiteurs de l'enzyme de conversion
Antagonistes des récepteurs de l'angiotensine II
Diurétiques
AINS
Facteurs de risque per opératoires
Type d'intervention
Chirurgie urgente
Chirurgie de l'obésité
Transplantation hépatique
Événements per opératoires
Utilisation de vasopresseurs
Utilisation de furosémide
Utilisation de mannitol

Chirurgies non cardiovasculaires

Lors des chirurgies non cardiovasculaires, l'IRA est plus rare et moins décrite. Les facteurs de risque sont représentés dans le tableau S07-P03-C01-IV.

IRA toxiques

Parmi les IRA toxiques fréquemment rencontrées en réanimation, il faut souligner la place importante des IRA médicamenteuses et des néphropathies aux produits de contraste (NPC). Les IRA liées aux produits de dégradation de la lyse cellulaire ne seront pas abordées dans ce paragraphe, mais dans la section S29 (Néphrologie).

IRA médicamenteuses

Les traitements néphrotoxiques sont responsables de 19 à 25 % des IRA en réanimation. Les mécanismes néphrotoxiques des médicaments sont complexes et affectent souvent plusieurs cibles rénales (Tableau S07-P03-C01-V). Les IRA médicamenteuses isolées ont souvent une diurèse conservée.

Néphropathie aux produits de contraste

La néphropathie aux produits de contraste est habituellement définie par l'élévation de la créatininémie de 25 % en valeur relative ou de 44,2 μmol/l en valeur absolue. Son incidence, faible chez les patients avec fonction rénale normale (1 à 2 %), s'élève à plus de 25 % chez les patients à haut risque tels que les patients diabétiques ou insuffisants rénaux chroniques. Dans les études effectuées en dehors de la réanimation, la néphropathie aux produits de contraste est une complication qui accroît la morbidité et la mortalité. Elle se manifeste classiquement au décours de l'exposition iodée (24 à 48 heures), mais elle peut survenir ultérieurement (au-delà du 7e jour). Les facteurs favorisant sa survenue sont présentés dans le tableau S07-P03-C01-VI.

La néphropathie aux produits de contraste se traduit classiquement par une IRA à diurèse conservée spontanément résolutive. Expérimen-

Tableau S07-P03-C01-V Les principaux médicaments néphrotoxiques et leurs mécanismes d'action.

Mécanisme	Exemples de traitements en cause
Prérénal	AINS, inhibiteurs de l'enzyme de conversion, antagonistes des récepteurs de l'angiotensine II, ciclosporine, tacrolimus, produits de contraste, interleukine 2, amphotéricine B, diurétiques
Intrinsèque	
Nécrose tubulaire aiguë	Aminosides, polymyxine, amphotéricine B, adéfovir, cidofovir, ténofovir, foscavir Produits de contraste, cisplatine, cocaïne
Néphrose osmotique	Hydroxyéthyl amidons Dextrans, mannitol Immunoglobulines intraveineuses, produits de contraste iodés
Néphrite interstitielle immuno-allergique	Pénicilline, céphalosporine, sulfamides, ciprofloxacine, glycopeptides, rifampicine, macrolides, tétracyclines, AINS, cocaïne Inhibiteurs de la pompe à protons, cimétidine, ranitidine, thiazides, furosémide Interférons, cytosine arabinoside, allopurinol, phénytoïne
Glomérulonéphrite	AINS, amoxicilline, rifampicine, lithium sels d'or, D-pénicillamine, hydralazine Héroïne AINS, lithium, sels d'or
Vascularite d'hypersensibilité	Hydralazine, sulfamides, cotrimoxazole, amoxicilline
Micro-angiopathie thrombotique	Quinine, rifampicine, ciclosporine, tacrolimus, 5-Fluoro-uracile
Post-rénal	
Cristallurie	Aciclovir, sulfadiazine, foscavir, indinavir, ténofovir, triamtérène, méthotrexate
Fibrose rétropéritonéale	Aténolol, pindolol, ergotamine, méthysergide, méthyldopa

Tableau S07-P03-C01-VI Facteurs associés au développement d'une néphropathie aux produits de contraste.

Facteurs liés au patient
Insuffisance rénale préexistante
Diabète
Myélome
Âge avancé
Insuffisance cardiaque congestive
Fraction d'éjection ventriculaire gauche < 40 %
Hyper- ou hypotension artérielle
Anémie
Infarctus du myocarde
Facteurs liés à la procédure et au produit de contraste
Dose
Osmolalité et ionicité
Viscosité
Répétition de l'examen
Injection intra-artérielle
Usage concomitant d'autres néphrotoxiques
Hypovolémie
Amines
Procédure réalisée en urgence

talement, l'injection de produit de contraste induit une diminution du débit sanguin rénal et du DFG, mais avec une réduction paradoxale de la fraction filtrée par élévation de la pression osmotique de l'urine primitive par accumulation du produit de contraste filtré.

Histologiquement, les lésions tubulaires prédominent au niveau de la branche large ascendante de l'anse de Henlé. La néphrotoxicité des produits de contraste serait liée à une vasoconstriction intense de l'artériole efférente à l'origine d'une hypoxie médullaire (nécrose tubulaire) et à une toxicité tubulaire directe liée à leur osmolarité (néphrose osmotique). Les produits de contraste de faible osmolarité (900 mOsm/kg H_2O) induiraient moins de néphropathies que les produits de forte osmolarité (> 1 500 mOsm/kg H_2O). Les produits de contraste iso-osmolaires (300 mOsm/kg H_2O), du fait de leur viscosité, n'apporteraient pas de bénéfice supplémentaire sur le risque de néphropathie aux produits de contraste par rapport à ceux de faible osmolarité. En réanimation, le rôle propre de l'exposition aux produits de contraste dans la survenue de l'IRA chez des patients dont les reins subissent concomitamment des agressions multiples est difficile à établir.

IRA transitoire et IRA persistante

L'IRA transitoire est une IRA réversible définie par la reprise d'une diurèse (en l'absence de diurétiques) et/ou par la restauration de la créatininémie basale après correction des paramètres hémodynamiques dans les 72 heures. On parle d'IRA persistante lorsque les critères d'IRA ne sont pas réversibles dans les 72 heures. L'IRA persistante présente un stade plus souvent sévère que l'IRA transitoire. La cinétique de l'IRA transitoire rapproche fortement l'IRA transitoire de l'IRA fonctionnelle. Il n'y a pas de superposition absolue entre ces deux entités, probablement du fait des mécanismes souvent multifactoriels à l'origine des IRA en réanimation. Lorsque l'IRA est sévère (stade 3 de la classification AKIN), son caractère transitoire n'est pas un facteur pronostic de meilleure survie [7].

Traitement

Le traitement curatif de l'IRA se limite au traitement étiologique et au contrôle des facteurs précipitants. L'identification des facteurs de risque d'IRA et la détection précoce de l'IRA par la surveillance étroite de la diurèse et la mesure régulière de la créatininémie sont des éléments importants à prendre en compte dans l'analyse de la balance bénéfice/risque lors de la réalisation de certaines interventions diagnostiques et thérapeutiques. La prise en charge symptomatique vise à optimiser les conditions de perfusion rénale, à limiter l'agression par les néphrotoxiques, à préserver le capital vasculaire, et à instaurer une suppléance par épuration extrarénale lorsque la fonction rénale n'est plus suffisante pour assurer l'homéostasie.

Optimisation des paramètres hémodynamiques

Expansion volémique

L'expansion volémique est classiquement recommandée pour optimiser la précharge et la post-charge cardiaque afin d'améliorer le volume d'éjection ventriculaire et assurer un débit sanguin rénal, une pression de perfusion glomérulaire et réduire ainsi le risque d'IRA. Les colloïdes ont un meilleur pouvoir d'expansion que les cristalloïdes. Les produits de remplissage à base d'hydroxyéthyl amidons (HEA) ont désormais une autorisation de mise sur le marché (AMM) limitée au traitement de l'hypovolémie due à des pertes sanguines aiguës lorsque l'utilisation des cristalloïdes seuls est jugée insuffisante. Les HEA ne doivent plus être utilisés en réanimation. Leur utilisation au cours des états septiques et chez les patients de réanimation est associée à une augmentation de l'incidence de l'IRA et à une surmortalité à 90 jours [1]. Les autres colloïdes de synthèse n'ont pas démontré leur intérêt dans la réanimation du sepsis. Comparativement aux cristalloïdes, l'administration d'albumine au cours du sepsis ne s'accompagne en fait que d'un gain marginal sur la balance des fluides, ne réduit pas le risque d'IRA et n'améliore pas la survie. Des études complémentaires sont nécessaires pour évaluer l'efficacité des solutés d'albumine chez les patients en choc septique.

Le remplissage vasculaire repose essentiellement sur les cristalloïdes et s'effectue classiquement avec du sérum salé isotonique (NaCl 0,9 %). L'utilisation massive de NaCl 0,9 % est susceptible d'induire une hyperchlorémie avec acidose. Des études expérimentales montrent que le chlore favoriserait la vasoconstriction de l'artère rénale. Une étude de type avant/après rapporte que la substitution du NaCl 0,9 % par des solutés « balancés », c'est-à-dire dont la concentration en chlore est proche de celle du plasma, s'accompagne d'une moindre incidence d'IRA. On ne dispose pas d'études randomisées pour recommander la substitution du NaCl 0,9 % par des solutés balancés.

Objectif de pression artérielle moyenne

Chez les patients septiques, l'objectif de pression artérielle moyenne (PAM) de 65 mmHg classiquement recommandé n'est probablement pas suffisant pour prévenir l'IRA. Une étude randomisée récente réalisée chez les patients en état de choc septique a comparé l'impact de deux niveaux de PAM sur la survie (objectif de PAM : 65-70 mmHg versus 80-85 mmHg). La mortalité (critère de jugement principal) et l'incidence de l'IRA n'étaient pas différentes entre les deux groupes. Il faut cependant noter que la PAM effective dans le groupe basse PAM était au-dessus des objectifs (autour de 75 mmHg). De surcroît, chez les patients préalablement hypertendus, l'incidence de l'IRA et le recours à l'épuration extrarénale étaient plus fréquemment observés dans le groupe basse PAM. L'ensemble de ces données suggère qu'au cours du choc septique, la prévention de l'IRA nécessite un objectif de PAM de 75 mmHg et, probablement, de 85 mmHg chez les patients préalablement hypertendus.

Amines

Le vasopresseur recommandé pour le maintien des objectifs de PAM dans les chocs distributifs est la noradrénaline. Les inotropes positifs (dobutamine) peuvent être utilisés en cas de dysfonction ventriculaire. La dopamine n'a pas de place dans la prévention de l'IRA, sauf peut-être avant prélèvement d'organe chez le donneur cadavérique pour prévenir l'IRA post-allogreffe rénale.

Transfusion érythrocytaire

L'objectif attendu de la transfusion érythrocytaire est d'améliorer le transport artériel en oxygène pour rétablir ou maintenir la délivrance tissulaire en oxygène et prévenir ou traiter les défaillances d'organes. En péri-opératoire, le seuil transfusionnel recommandé est de 7 g/dl ; il est porté à 10 g/dl en cas d'insuffisance cardiaque avérée ou de syndrome coronarien aigu [2]. Chez le patient en choc septique sans syndrome coronarien aigu, l'objectif d'hémoglobine doit également être de 7 g/dl.

Contrôle de la balance des fluides

Une balance des fluides positive est associée à une surmortalité chez les patients de réanimation présentant une IRA. Un remplissage vasculaire excessif peut entraîner une congestion veineuse rénale et une réduction du débit de filtration glomérulaire. Chez les patients septiques en réanimation post-opératoire, une pression veineuse centrale supérieure à 12 mmHg est associée au développement ou à la persistance de l'IRA.

Place des diurétiques

Les diurétiques de l'anse (chlorurétiques) réduisent la consommation rénale en oxygène et préviennent la précipitation intratubulaire. Leur utilisation au cours de l'IRA pourrait être associée à une surmortalité. Leur prescription systématique en post-opératoire de chirurgie cardiaque est délétère pour le rein. Ils ne doivent pas être prescrits dans le seul but de maintenir une diurèse ou d'assurer le contrôle de la balance des fluides. Leur utilisation doit se limiter au traitement de la surcharge volémique lorsque le patient a une hémodynamique stabilisée.

Limitation de l'exposition aux néphrotoxiques et stratégie d'administration des néphrotoxiques

Principes généraux

Les médicaments néphrotoxiques et les molécules interagissant avec l'hémodynamique rénale (inhibiteurs de l'enzyme de conversion, antagonistes des récepteurs de l'angiotensine II) doivent être suspendus s'ils ne sont pas indispensables. Les examens ou les traitements potentiellement néphrotoxiques doivent être évités dans la mesure du possible, mais le risque ou la présence d'une IRA ne doit pas les différer ou les contre-indiquer s'ils sont nécessaires à la prise en charge du patient. La posologie et le rythme d'administration des traitements néphrotoxiques ou à métabolisme rénal doivent être ajustés en se guidant sur la clairance UV/P. La prescription des anti-infectieux est particulièrement complexe au cours de l'IRA. En effet, le sepsis, à sa phase initiale, induit des modifications majeures des paramètres pharmacocinétiques (hypo-albuminémie, augmentation du volume de distribution…). Ces éléments doivent être pris en compte pour adapter (à la hausse) les doses de charge des anti-infectieux hydrophiles à faible volume de distribution, qu'ils soient ou non néphrotoxiques et qu'il y ait ou non une IRA. La réinjection des anti-infectieux à métabolisme rénal (dose et délai de réinjection) doit prendre en compte l'estimation du DFG, les paramètres pharmacodynamiques des traitements et l'évolution du volume de distribution du patient au cours du temps. Elle doit être guidée, si possible, par la mesure des taux plasmatiques circulants.

Ainsi, par exemple, au cours du choc septique, la présence d'une IRA ne doit pas être un facteur limitant à la prescription d'aminosides. La dose initiale est majorée, qu'il y ait ou non une IRA, pour prendre en compte l'accroissement du volume de distribution. L'administration s'effectue en dose unique quotidienne pour une durée maximale de 3 jours (en dehors de l'endocardite infectieuse). La réinjection est guidée par le monitoring des taux résiduels.

Cas particulier des produits de contraste

Comme toujours en médecine, l'indication de l'examen avec injection de produit de contraste doit mesurer la balance bénéfice/risque en prenant particulièrement en compte, chez le patient de réanimation, la morbidité et la mortalité qui pourraient résulter d'un retard diagnostique ou thérapeutique. Les mesures classiques de prévention de la néphropathie aux produits de contraste impliquent, lorsqu'elles sont réalisables, d'effectuer ces examens chez un patient hémodynamiquement stable, en limitant le volume de produit de contraste administré, le nombre d'examens et l'usage concomitant d'autres néphrotoxiques. Les diurétiques doivent être suspendus pendant les 24 heures qui encadrent l'acte. De multiples interventions ont été proposées pour réduire le risque de néphropathie aux produits de contraste. L'hydratation par sérum salé isotonique est la seule prophylaxie efficace et recommandée. Le schéma préconise une perfusion de 1 à 1,5 ml/kg/h de NaCl 0,9 % débutée avant l'examen radiologique et poursuivi 6 à 12 heures après. Une étude récente suggère que l'utilisation des indices de précharge ventriculaire gauche pour guider l'expansion volémique par NaCl 0,9 % permettrait d'ajuster les volumes infusés et de réduire le risque de néphropathie aux produits de contraste. Des études sont nécessaires pour évaluer l'efficacité éventuelle des bicarbonates hypertoniques et des statines en réanimation.

Épuration extrarénale

Dans ce chapitre ne seront abordées que les techniques de suppléance rénales classiques : diffusives, convectives et mixtes. Les équipements d'épuration extrarénale ont considérablement évolué. Les générateurs disponibles sont simples à utiliser, leurs interfaces sont conviviales, ils disposent de nombreux systèmes de contrôle et d'alarme pour sécuriser les procédures. Il s'agit souvent de plateformes permettant d'effectuer de nombreuses techniques. Des progrès importants ont également été réalisés dans le domaine des circuits de circulation extracorporelle et des filtres pour faciliter leur usage et améliorer la tolérance de l'épuration extrarénale. Celle-ci est couramment utilisée dans les services de réanimation, elle doit être effectuée par des équipes médicales et paramédicales formées et rompues à ces techniques selon des protocoles précis. Malgré ces précautions, l'épuration extrarénale est une technique invasive « à risque » qui expose le patient aux complications mécaniques, infectieuses et thrombotiques des abords vasculaires, aux complications hémodynamiques, métaboliques, hydro-électrolytiques et hémorragiques de l'épuration extrarénale elle-même.

Cathétérisation

Les cathéters utilisés en épuration extrarénale temporaire sont à double lumière. Les conditions d'hygiène pour la pose et la maintenance des cathéters de dialyse sont celles de tout abord vasculaire central et utilisent des procédures strictes d'asepsie. L'insertion doit être écho-guidée. Le choix de la voie d'abord pour la réalisation d'une épuration extrarénale est un compromis entre la limitation des complications liées à l'abord et l'optimisation de la dose de dialyse. Les patients développant une IRA sont à risque d'évolution vers l'insuffisance rénale chronique. La préservation de leur capital veineux est primordiale. Compte tenu du risque élevé de thrombose en cas de cathétérisation sous-clavière et de ses conséquences ultérieures en cas d'évolution vers l'hémodialyse chronique, la voie sous-clavière est prohibée pour l'abord dialytique.

En termes de risque septicémique, les voies jugulaires et fémorales sont équivalentes. Les cathéters insérés par voie fémorale se colonisent plus volontiers lorsque l'indice de masse corporelle du patient est supérieur à 28 et la voie jugulaire lorsqu'il est inférieur à 24. La voie jugulaire gauche est associée à un taux plus élevé de dysfonction de cathéter. Le risque de recirculation entre les deux branches du cathéter est surtout important en hémodialyse intermittente, car les débits sanguins dans le circuit sont plus élevés qu'avec les techniques continues. En termes de dose de dialyse chez les patients traités par hémodialyse intermittente, les voies fémorales et jugulaire droite sont équivalentes si les débit sanguins sont inférieurs à 200 ml/min ; pour des débits plus élevés la voie jugulaire droite est plus performante.

Critères d'instauration et d'arrêt

L'épuration extrarénale est une technique exclusive de suppléance de la défaillance rénale. Elle ne doit pas être proposée aux patients en choc septique avant la survenue de l'IRA, car cette stratégie est délétère. Les complications vitales de l'IRA (hyperkaliémie sévère, acidose métabolique sévère, surcharge hydrosodée avec hypoxie ou défaillance cardiaque) imposent l'épuration extra rénale. Celle-ci n'améliorerait la survie des patients en IRA que lorsqu'elle est débutée dans ces conditions [6]. En dehors de ces situations, le bénéfice de la mise en dialyse précoce par rapport à l'initiation tardive selon le taux plasmatique d'urée n'est pas démontré. Deux études randomisées multicentriques françaises sont en cours et devraient permettre de répondre à la question du délai d'instauration de l'épuration extrarénale.

On ne dispose pas d'étude permettant de définir les critères d'interruption de l'épuration extrarénale. Les études cliniques suggèrent qu'elle pourrait être suspendue lorsque la diurèse est supérieure à 400 ml/j, à 30 ml/h pendant 6 heures ou lorsque la clairance de la créatinine (UV/P) est supérieure à 12 ml/min.

Dose

La posologie d'épuration extrarénale doit être suffisante pour contrôler la balance des fluides et restaurer et maintenir l'homéostasie (équilibre acide base et hydro-électrolytique) en fonction des besoins des patients. La dose doit être prescrite avant chaque session et l'adéquation entre la dose prescrite et la dose administrée doit être vérifiée régulièrement. Il est recommandé d'administrer en hémodialyse intermittente une dose hebdomadaire d'épuration extrarénale correspondant à un Kt/V de 3,9 et, en technique continue, une dose d'épuration extrarénale de l'ordre 20 à 25 ml/kg/h. Les posologies plus élevées n'ont pas démontré leur utilité dans les grandes études randomisées [4]. Cela ne signifie pas que certains patients dont le catabolisme ne serait pas contrôlé par ces doses d'épuration extrarénale ne puissent pas bénéficier à titre individuel de posologies plus élevées. Dans tous les cas, l'administration de très fortes doses d'épuration extrarénale dans le but de contrôler la réaction inflammatoire au cours du sepsis est sans intérêt, compte tenu de la clairance endogène de ces substances. Ces stratégies ne sont pas sans danger d'un point de vue métabolique et ont un impact majeur sur la pharmacocinétique des traitements administrés.

Choix de la technique

Contrairement aux techniques intermittentes, les techniques d'épuration extrarénale continues permettent d'imprimer une perte de poids progressive aux patients et seraient donc mieux tolérées sur le plan circulatoire. Les techniques continues sont souvent proposées aux patients hémodynamiquement instables ou nécessitant une ultrafiltration importante. En fait, en termes de mortalité hospitalière, l'analyse de la littérature montre que ces techniques sont équivalentes. Cependant, plusieurs études observationnelles rapportent que les techniques continues seraient associées à une meilleure survie rénale à long terme. Des études randomisées sont nécessaires pour confirmer ce point. En pratique clinique, le choix de la technique initiale dépend essentiellement de la disponibilité des équipements et de l'expérience des équipes.

Anticoagulation au cours de l'épuration extrarénale

Une anticoagulation est nécessaire pour prévenir la coagulation du circuit de circulation extracorporelle et maintenir une bonne perméabilité des filtres. Au cours des techniques intermittentes, l'anticoagulation est systémique et réalisée à l'aide d'héparine non fractionnée ou de bas poids moléculaire. Cette héparinothérapie systémique peut se compliquer d'hémorragie. Dans les techniques continues chez les patients sans insuffisance hépatique, l'anticoagulation régionale par citrate est recommandée, car elle a démontré sa supériorité par rapport à l'héparine en termes d'efficacité et de sécurité.

Conclusion

L'IRA en réanimation est fréquente et multifactorielle. Elle contribue lourdement à la morbi-mortalité hospitalière. Son diagnostic s'appuie sur la diurèse et l'élévation de la créatininémie, sa principale étiologie est le sepsis. Il n'existe pas de traitement spécifique de l'IRA. Sa détection précoce impose sans délai de restaurer les conditions optimales de perfusion rénale, d'évincer dans la mesure du possible les néphrotoxiques, d'identifier et de traiter l'affection causale. L'épuration extrarénale s'impose lorsque le traitement médical symptomatique ne permet pas de contrôler les complications sévères hémodynamiques et métaboliques de l'IRA. Malgré les progrès importants réalisés, l'épuration extrarénale demeure un acte à risque, qui impose l'élaboration de protocoles précis intégrant les recommandations internationales et une formation des équipes médicales et paramédicales. De nombreuses questions demeurent en suspens telles que l'indication et le délai d'instauration de l'épuration extrarénale en dehors des situations d'urgence, la dose à administrer et le choix de la technique de suppléance. Compte tenu des conséquences majeures de l'IRA sur le pronostic du patient et du rein à moyen et à long terme, la prise en charge de l'IRA ne s'arrête pas à la sortie du patient, mais justifie une surveillance néphrologique ultérieure.

Bibliographie

1. Haute Autorité de santé. http://www.has-sante.fr/portail/jcms/c_1777260/fr/voluven-hydroxyethylamidon-solutes-de-remplissage-colloide, consulté le 29/07/2015.
2. Haute Autorité de santé. http://www.has-sante.fr/portail/upload/docs/application/pdf/2015-02/transfusion_de_globules_rouges_homologues_-_anesthesie_reanimation_chirurgie_urgence_-_fiche_de_synthese.pdf, consulté le 28/07/2015.
3. Hoste EA1, Bagshaw SM, Bellomo R et al. Epidemiology of acute kidney injury in critically ill patients: the multinational AKI-EPI study. Intensive Care Med, 2015, *41* : 1411-1423.
4. KDIGO clinical practice guideline for acute kidney injury [PDF en ligne]. http://www.kdigo.org/clinical_practice_guidelines/pdf/KDIGO %20AKI %20Guideline.pdf, consulté le 28/07/2015.
5. Lassnigg A, Schmidlin D, Mouhieddine M et al. Minimal changes of serum creatinine predict prognosis in patients after cardiothoracic surgery : a prospective cohort study. J Am Soc Nephrol, 2004, *15* : 1597-1605.
6. Libório AB, Leite TT, Neves FM et al. AKI complications in critically ill patients : association with mortality rates and RRT. Clin J Am Soc Nephrol, 2015, *10* : 21-28.
7. Perinel S1, Vincent F, Lautrette A et al. Transient and persistent acute kidney injury and the risk of hospital mortality in critically ill patients : results of a multicenter cohort study. Crit Care Med, 2015, *43* : e269-e275.
8. Rimes-Stigare C, Frumento P, Bottai M et al. Evolution of chronic renal impairment and long-term mortality after de novo acute kidney injury in the critically ill, a Swedish multi-centre cohort study. Crit Care, 2015, *19* : 221.
9. Scheel PJ, Liu M, Rabb H. Uremic lung : new insights into a forgotten condition. Kidney Int, 2008, *74* : 849-851.
10. Sharfuddin AA, Molitoris BA. Pathophysiology of ischemic acute kidney injury. Nat Rev Nephrol, 2011, *7* : 189-200.

Toute référence à cet article doit porter la mention : Pioche PA, Lautrette A, Aniort J, Souweine B. Insuffisance rénale aiguë en réanimation. *In* : L Guillevin, L Mouthon, H Lévesque. Traité de médecine, 5ᵉ éd. Paris, TdM Éditions, 2018-S07-P03-C01 : 1-9.

Chapitre S07-P03-C02

Troubles électrolytiques et acidobasiques

DIDIER DREYFUSS

Troubles acidobasiques

MARTIN FLAMANT ET EMMANUELLE VIDAL-PETIOT

Rappels physiologiques

Le maintien du pH à une valeur physiologique (7,38-7,42) est une condition indispensable au fonctionnement cellulaire. L'organisme subit quotidiennement une charge acide très importante provenant :
– de la respiration cellulaire (sous forme de CO_2) éliminée par la respiration (acides dits volatils) ;
– du métabolisme des acides aminés soufrés d'origine alimentaire (acides fixes) dont l'élimination est assurée par le rein, après prise en charge transitoire par des systèmes tampon intra- et extracellulaires, nécessaires car la quantité d'H^+ entrant quotidiennement dans le milieu intérieur est plusieurs milliers de fois supérieure à la quantité totale présente dans l'organisme.

Le plus important système tampon extracellulaire est le couple HCO_3^-/H_2CO_3, compte tenu d'un pKa peu éloigné du pH (pKa à 6,1), d'une concentration plasmatique élevée (23-28 mmol/l), et de son caractère ouvert (l'hydrogénocarbonate formé par tamponnement de l'apport d'H^+ étant en équilibre avec le CO_2 éliminé par la respiration).

$$HCO_3^- + H^+ \leftrightarrow H_2CO_3 \leftrightarrow H_2O + CO_2$$

Ce système ouvert aboutit au final à la consommation d'HCO_3^-, et il reviendra in fine au rein de reformer du tampon bicarbonate (c'est-à-dire d'éliminer la charge acide). Schématiquement, on peut ainsi définir les rôles du rein et du poumon dans l'équilibre acide-base comme organes régulant respectivement la bicarbonatémie et la PCO_2, le pH sanguin artériel ne changeant pas tant que le rapport $[HCO_3^-]/0,03\ PaCO_2$ est stable.

Rôle du rein

Pour maintenir constante la concentration plasmatique de bicarbonates, le rein doit :
– régénérer les bicarbonates librement filtrés par le glomérule ;
– éliminer la charge acide fixe.

Pour un débit de filtration glomérulaire (DFG) normal, la quantité de bicarbonates filtrée est ainsi d'environ 4 300 mmol/j, soit 180 fois la quantité totale présente dans le plasma. Les bicarbonates sont presque entièrement réabsorbés par le tube proximal après filtration. Cette réabsorption nécessite une sécrétion active d'H^+ dans le fluide tubulaire. Ce proton s'associe au HCO_3^- filtré. L'H_2CO_3 ainsi formé est dissocié (réaction catalysée par l'anhydrase carbonique de la bordure en brosse épithéliale), permettant la production de CO_2 qui diffuse librement dans la cellule, et la formation intracellulaire d'HCO_3^- extrudé au versant basolatéral dans le capillaire péritubulaire par des transporteurs spécifiques. Dans cette partie du néphron, le bilan en HCO_3^- et H^+ est donc nul (la sécrétion d'un H^+ sert à réabsorber un HCO_3^-), ce qui rend compte du fait que le tube contourné proximal ne participe pas directement à l'élimination de la charge acide fixe en conditions physiologiques (mais une diminution pathologique des capacités de réabsorption des bicarbonates conduit à une acidose métabolique, dite proximale).

La fonction d'élimination de la charge acide fixe est assurée par le tubule distal (canal collecteur en particulier), car, dans cette portion du tubule, la sécrétion d'H^+ aboutit à une excrétion nette d'H^+ (bilan non nul) et à la génération d'un HCO_3^- dans le milieu intérieur. La sécrétion d'H^+ dans la lumière tubulaire se fait majoritairement par une H^+-ATPase, sous la dépendance de l'aldostérone et de la réabsorption de Na^+ (créant une différence de potentiel lumière négative). Ce proton peut être éliminé dans l'urine définitive sous forme de NH_4^+ (environ deux tiers de la charge acide), d'acidité dite titrable, tels $H_2PO_4^-$, H_2SO_4 (environ un tiers de la charge acide) et, enfin, d'H^+ libre, négligeable quantitativement, mais permettant l'abaissement du pH urinaire nécessaire à la prise en charge de l'H^+ par les accepteurs de protons (NH_3, HPO_4^{2-}…). Seule la production de NH_3 par le rein est adaptable (jusqu'à un facteur 6) ; ainsi, l'élimination de NH_4^+ par le rein constitue donc la forme adaptable et régulée d'excrétion d'H^+.

Rôle de la fonction ventilatoire

Organe ouvert sur le milieu extérieur, le poumon permet l'apport d'oxygène de l'air ambiant vers le sang capillaire pulmonaire, et l'élimination du gaz carbonique en sens inverse.

La ventilation alvéolaire intervient dans la régulation acidobasique par le biais de son rôle majeur dans l'élimination du CO_2. Cette régulation intervient grâce à la stimulation des chémorécepteurs centraux localisés au niveau du tronc cérébral et sensibles au pH, et périphériques, localisés au niveau des corpuscules carotidiens et de la crosse aortique, sensibles aux modifications du pH sanguin et à la PCO_2.

Clinique et biologie

L'étude de l'équilibre acidobasique repose sur l'étude de la PCO_2, de la concentration plasmatique en bicarbonates (HCO_3^-) et du pH artériel. Les variations de PCO_2 et d'HCO_3^- peuvent être associées à une modification de la valeur de pH, mais ce n'est pas nécessaire pour définir un trouble acidobasique. Si le pH est inférieur à 7,38, on parle d'acidose avec acidémie, s'il est supérieur à 7,42, on parle d'alcalose avec alcalémie. Quatre troubles simples de l'équilibre acidobasique peuvent être individualisés :
– l'acidose métabolique correspond à une diminution initiale des bicarbonates (baisse du rapport $[HCO_3^-]/PaCO_2$ et du pH). La compensation respiratoire (hyperventilation alvéolaire) se fait rapidement ;
– l'acidose respiratoire (hypoventilation) est définie par une augmentation primitive de la PCO_2. En situation chronique, l'hypercapnie est compensée en 3 à 5 jours par une augmentation de l'excrétion rénale d'ions H^+ ;
– l'alcalose métabolique résulte d'une augmentation primitive des bicarbonates. La compensation respiratoire est inconstante et souvent faible ;

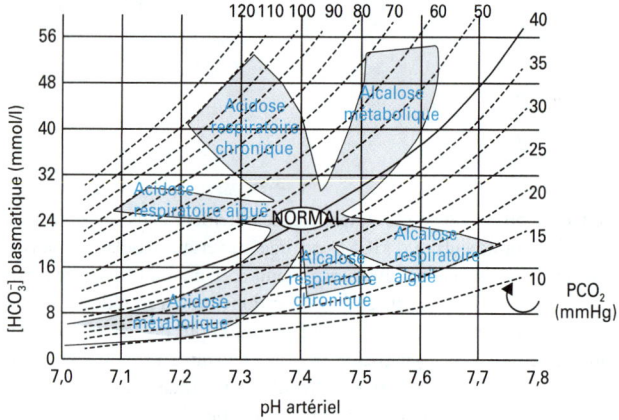

Figure S07-P03-C02-1 Diagramme de Davenport.

– l'alcalose respiratoire résulte d'une diminution primitive de la PCO_2 (hyperventilation).

En l'absence d'anomalie respiratoire associée au trouble métabolique, se met en place une compensation respiratoire qui va tendre à minimiser le retentissement du trouble métabolique sur le pH, mais la plupart du temps cette compensation est incomplète et ne normalise donc pas tout à fait le pH. Le raisonnement inverse est valable pour un désordre primitivement respiratoire et sa compensation métabolique. Ce phénomène de compensation du trouble fait toute la difficulté de l'analyse des troubles mixtes (désordre métabolique et désordres respiratoire qui tendent à faire varier le pH dans le même sens) et dissociés (deux troubles coexistent, qui influencent le pH en sens inverse).

Ainsi, l'identification de troubles acidobasiques complexes résulte de l'analyse de la réponse compensatrice en regard de la réponse physiologique attendue (une compensation « excessive » signant un trouble dissocié, une compensation insuffisance signant un trouble mixte).

Un certain nombre de formules empiriques permettent d'évaluer la réponse physiologique attendue. Ainsi la valeur attendue d'HCO_3^- en cas de trouble respiratoire peut-elle être calculée suivant la relation $\Delta HCO_3^- = 0,5 \times \Delta PCO_2$. En cas d'acidose métabolique, la PCO_2 théorique attendue est de $1,5 \times [HCO_3^-]$ (mEq/l) $+ 8 \pm 2$ (mmHg). Au cours de l'alcalose métabolique, la PCO_2 (mmHg) doit physiologiquement augmenter des trois quarts de la variation des bicarbonates $[\Delta PCO_2 = 0,75\ \Delta HCO_3^-]$. Alternativement, le diagramme de Davenport permet graphiquement de définir le caractère pur ou mixte des troubles (Figure S07-P03-C02-1).

Acidose métabolique

Les signes cliniques directement imputables à l'acidose métabolique sont d'autant plus sévères que l'acidose est aiguë et qu'elle est profonde : hyperpnée d'origine centrale et compensatrice de l'acidose, de type Kussmaul (ample régulière et lente), troubles de la conscience (risque de coma pour un pH < 7,2), hypotension artérielle (diminution du débit cardiaque et vasodilatation artérielle périphérique), ischémie tissulaire, troubles de la coagulation, hyperkaliémie par transfert extracellulaire (acidoses hyperchlorémiques surtout).

La démarche diagnostique dichotomique devant une acidose métabolique (Figure S07-P03-C02-2) repose en premier lieu sur la valeur du trou anionique plasmatique (TAp), qui se définit comme TAp = Na^+ – (HCO_3^- + Cl^-). En situation d'équilibre électrolytique, il est de 12 ± 4 mM.

Un TAp augmenté indique que l'anion accompagnant la charge en H^+ n'est pas le chlore (on parle alors d'anion indosé). L'acidose métabolique est *normochlorémique* et répond à trois situations cliniques :
– les *acidocétoses* (présence de corps cétoniques) diabétique (complication du diabète de type 1 dont elle peut être un mode d'entrée) et alcoolique (alcoolisme chronique). La charge acide provient du métabolisme

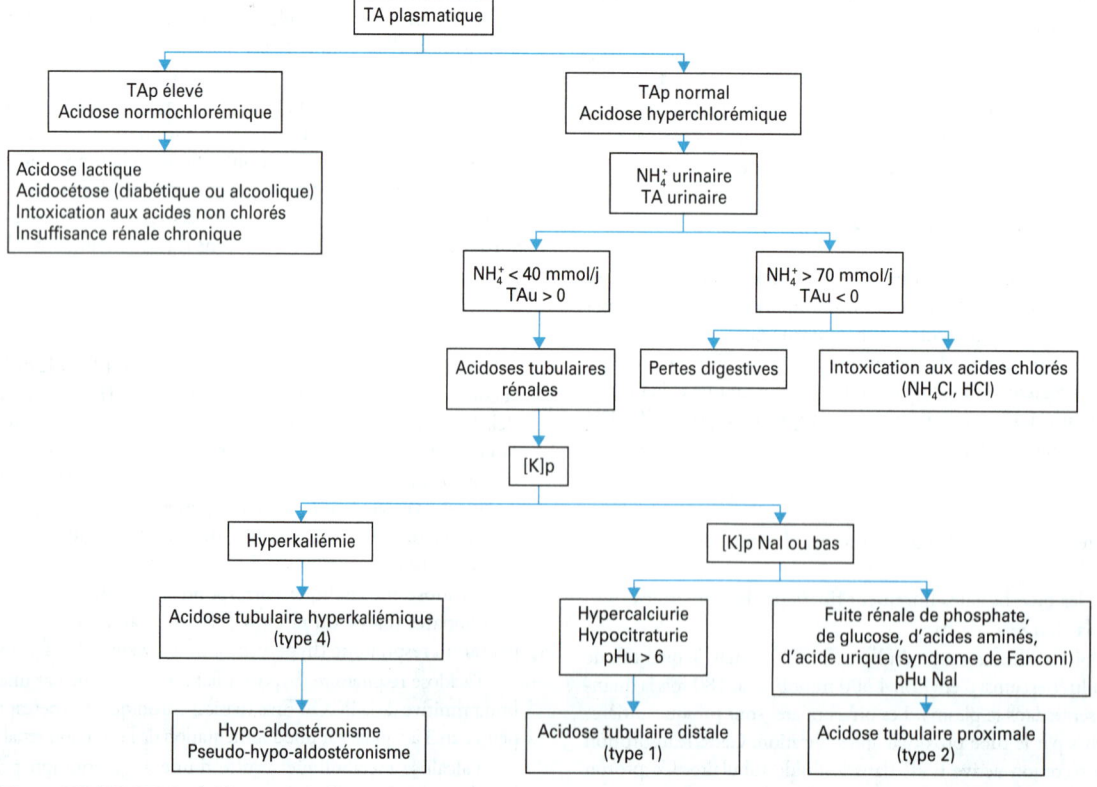

Figure S07-P03-C02-2 Acidose métabolique : algorithme diagnostique. TA : trou anionique ; TAp : trou anionique plasmatique ; TAu : trou anionique urinaire.

oxydatif des lipides, sous forme d'acide acéto-acétique (acidocétose diabétique) et hydroxybutyrique (acidocétoses diabétique et alcoolique) ;

– l'*acidose lactique* par accumulation de lactate, produit du métabolisme anaérobie du pyruvate au cours de la glycolyse, favorisée par : a) l'hypoxie tissulaire, qu'elle soit hypoxémique (insuffisance respiratoire, intoxication au CO), hémodynamique (choc septique, hémorragique ou cardiogénique) ou par trouble de la dissociation de l'oxygène (hypothermie) ; b) la lyse cellulaire (rhabdomyolyse, lyse tumorale, crises convulsives, leucémie) ; c) les anomalies de la néoglucogenèse hépatique (insuffisance hépatique, prise de biguanides) ;

– les intoxications aux acides non chlorés : aspirine, éthylène glycol, méthanol.

Un TAp normal indique un excès d'acide chlorhydrique (HCl). L'acidose métabolique est *hyperchlorémique* et répond à trois situations cliniques :

– une perte d'HCO_3^- par l'épithélium digestif (diarrhées profuses, fistules digestives, entérocystoplasties) ou le rein (acidose tubulaire proximale) ;

– un défaut d'excrétion nette d'H^+ par le rein (acidoses tubulaires, détaillées plus loin) ;

– une intoxication aux acides chlorés tel l'HCl ou le chlorure d'ammonium (NH_4Cl).

Au cours de l'insuffisance rénale chronique avancée, le TAp est souvent intermédiaire car, à la diminution de la capacité d'excrétion d'H^+, s'associe une accumulation de certains anions indosés, dont le phosphate.

Au cours des acidoses tubulaires rénales (particulièrement les acidoses de types 1 et 4), l'ammoniurie est basse et inadaptée, et le trou anionique urinaire (TAu = Nau + Ku – Clu), qui en est un reflet indirect, est positif.

Les acidoses tubulaires distales de type 4 sont le plus souvent la conséquence d'une anomalie de l'effet rénal de l'aldostérone, expliquant qu'à l'acidose métabolique s'associe une hyperkaliémie. Elles sont très fréquentes depuis la diffusion des médicaments qui inhibent la sécrétion d'aldostérone (inhibiteurs de l'enzyme de conversion [IEC], antagonistes des récepteurs de l'angiotensine II [ARA-II], antagonistes de la rénine, anti-aldostérones). Les acidoses tubulaires proximales (ou de type 2) sont la conséquence d'une anomalie de réabsorption des bicarbonates dans le tube contourné proximal Tm/DFG, taux maximal de réabsorption des bicarbonates, abaissé). Le principal élément évocateur de ce type d'acidose rénale est son association variable avec une atteinte d'autres transports proximaux, pouvant réaliser au maximum un syndrome de Fanconi (diabète phospho-gluco-aminé). Il s'y associe une tendance à l'hypokaliémie.

L'acidose tubulaire distale de type 1 est liée à un défaut de sécrétion d'H^+ par le canal collecteur, il s'y associe également une tendance à l'hypokaliémie.

L'ensemble des causes d'acidoses tubulaires est détaillé dans les tableaux S07-P03-C02-I, S07-P03-C02-II et S07-P03-C02-III.

Tableau S07-P03-C02-I Acidoses tubulaires proximales (type 2) : principales causes.

Maladies systémiques
Myélome à chaînes légères
Hyperparathyroïdie primitive
Syndrome de Gougerot-Sjögren (atteinte distale plus fréquente)
Maladies génétiques
Cystinose (autosomique récessive)
Maladie de Wilson (autosomique récessive)
Ostéopétrose par mutation du gène ACII (autosomique récessive)
Toxiques
Chimiothérapie par isofosfamide
Métaux lourds (plomb, cuivre, mercure)
Inhibiteur de l'anhydrase carbonique (acétazolamide)
Ténofovir

Tableau S07-P03-C02-II Acidoses tubulaires distales de type 1 : principales causes.

Maladies systémiques
Syndrome de Gougerot-Sjögren (AT type 1 >> AT type 2)
Sarcoïdose
Drépanocytose
Maladies génétiques
Mutation H^+-ATPase avec surdité (autosomique récessive)
Ovalocytose héréditaire par mutation *AE1* (autosomique dominante)
Toxiques
Amphotéricine B
Néphropathies
Uropathies obstructives
Néphrocalcinose
Autres néphropathies interstitielles

Tableau S07-P03-C02-III Acidoses tubulaires distales de type 4 : principales causes.

Hypo-aldostéronisme avec rénine élevée
Insuffisance surrénalienne – tuberculose – auto-immune – amylose – blocs enzymatiques (21-OHase, 11-OHase, 17-OHase)
Toxiques – inhibiteurs de l'enzyme de conversion et antagonistes des récepteurs de l'angiotensine II – héparine
Hypo-aldostéronisme avec rénine basse
Maladies génétiques – syndrome de Gordon (autosomique dominant)
Maladies systémiques – infection par le VIH – diabète
Toxiques – bêtabloquants – AINS et coxib – inhibiteurs de la calcineurine
Pseudo-hypo-aldostéronisme (rénine et aldostérone élevées)
Maladies génétiques – pseudo-hypo-aldostéronisme de type 1a par mutation inhibitrice d'ENaC (autosomique récessif) – pseudo-hypo-aldostéronisme de type 1b par mutation inhibitrice de MR (autosomique dominant)
Toxiques – anti-aldostérone (spironolactone [Aldactone®]) – amiloride – Inhibiteurs de la calcineurine – triméthoprime-sulfaméthoxazole (Bactrim®)

ENaC : *epithelium sodium channel* ; MR : récepteurs des minéralocorticoïdes.

Traitement

Le traitement est avant tout étiologique lorsqu'il est possible. Un traitement symptomatique par administration de solutés tampons peut être discuté au cas par cas, les principaux éléments de discussion étant la nature de la charge acide, le caractère aigu ou chronique du trouble et l'importance de l'acidose.

Différents solutés tampons

Le principal soluté tampon est le bicarbonate de sodium (molaire 84 ‰, semi-molaire 42 ‰ ou isotonique 14 ‰), efficace sur le pH, mais qui présente plusieurs inconvénients :

– il entraîne une augmentation du CO_2 qui peut provoquer une acidose intracellulaire paradoxale ;
– il constitue une charge sodée importante ;
– il augmente la glycolyse et, ce faisant, la production de lactate.

Il existe des tampons non bicarbonatés, sans effet sur la PCO_2 tels le citrate de potassium ou le THAM (tampon aminé), dont l'utilisation peut être rendue difficile par un effet vasodilatateur périphérique et dépresseur respiratoire.

Conduite thérapeutique

Au cours de l'acidose aiguë, on réserve le traitement alcalinisant par HCO_3Na isotonique aux pertes nettes de bicarbonates (diarrhées) et aux acidoses sévères (pH < 7,2), associées à une hyperkaliémie, ou neurologiquement symptomatiques. Ce dernier point est néanmoins débattu et certains auteurs recommandent de ne pas administrer de bicarbonates au cours de l'acidocétose diabétique, même lorsque le pH est très abaissé (en l'absence d'hyperkaliémie menaçante) car l'effet sur le pH est faible et cela majore le risque d'hypokaliémie secondaire. L'acidose lactique, parfois très sévère, est au mieux prise en charge par le traitement étiologique. L'apport de bicarbonates n'a pas fait la preuve de son efficacité dans ces cas.

La ventilation mécanique, parfois indiquée du fait de la gravité générale du patient (troubles de conscience ou état de choc majeurs) devra s'efforcer d'assurer une compensation respiratoire satisfaisante.

En cas de trouble neurologique majeur ou de risque de surcharge volémique, l'alcalinisation peut être effectuée par épuration extrarénale. Il convient, dans ces cas-là, de s'assurer également de l'efficacité de la ventilation alvéolaire par l'usage si besoin de la ventilation mécanique.

Les acidoses métaboliques chroniques (acidoses tubulaires rénales, insuffisance rénale chronique et entérocystoplasties essentiellement) doivent être systématiquement corrigées, compte tenu du risque osseux associé. Dans l'acidose tubulaire hyperkaliémique (type 4), très souvent d'origine médicamenteuse, le traitement étiologique (arrêt du médicament en cause, opothérapie substitutive en cas d'insuffisance surrénalienne) résume souvent la prise en charge. Dans les acidoses tubulaires distales de type 1, en l'absence de cause curable, l'alcalinisation se fait sous forme de citrate de potassium qui corrige l'hypokaliémie et diminue le risque lithiasique en augmentant la citraturie.

Acidose respiratoire

L'hypoventilation alvéolaire associe hypoxémie et hypercapnie. Ces deux anomalies ont des effets vasculaires et neurologiques. Une vasodilatation cérébrale avec augmentation des pressions intracrâniennes peut être secondaire à l'hypercapnie et responsable de céphalées, voire d'un coma. Une hypercapnie aiguë peut entraîner sueurs, hypertension artérielle, astérixis ou confusion mentale. Un ralentissement psychomoteur et une somnolence peuvent accompagner l'hypercapnie chronique.

L'hypoventilation alvéolaire peut survenir en cas :
– de défaillance de la pompe ventilatoire (commande nerveuse et/ou effecteurs musculaires), sans anomalie des échanges gazeux (gradient alvéolo-artériel en O_2 normal). L'histoire clinique, les examens neurologiques et l'imagerie permettent d'orienter le diagnostic étiologique ;
– en cas d'augmentation des résistances ventilatoires supérieure aux capacités d'adaptation neuromusculaire, au cours de l'insuffisance respiratoire d'origine bronchopulmonaire (anomalie associée des échanges gazeux).

Traitement

Le traitement de l'insuffisance respiratoire hypercapnique sévère (recours aux techniques de ventilation mécanique ou non invasive) est mentionné ailleurs dans cet ouvrage. On ne mentionnera ici que l'importance de dépister une éventuelle alcalose métabolique associée (du fait d'un traitement diurétique qu'il faut alors savoir arrêter), qui va majorer l'hypoventilation.

Alcalose métabolique

Les signes cliniques directement imputables à l'alcalose sont l'apanage des alcaloses avec alcalémie sévère, (pH > 7,6). Ils sont essentiellement de nature ischémique par vasoconstriction (liée pour partie à l'hypercapnie), augmentation de l'affinité de l'O_2 pour l'hémoglobine et hypoxémie par hypoventilation compensatrice. Les signes sont neurologiques (confusion, convulsion, encéphalopathie, troubles psychiques), cardiaques (insuffisance cardiaque, troubles de la conduction, troubles du rythme supraventriculaire ou ventriculaire) et neuromusculaires en rapport avec l'hypokaliémie presque toujours associée et une éventuelle hypocalcémie (baisse de la concentration de Ca ionisé dans les alcaloses aiguës). Les signes respiratoires sont en rapport avec l'hypoventilation compensatrice, et l'hypoxémie induite peut entraîner une décompensation respiratoire chez des patients prédisposés.

La démarche diagnostique consiste à différencier :
– les alcaloses métaboliques associées à une hypovolémie réelle ou efficace, s'accompagnent d'un hyperaldostéronisme secondaire à la perturbation hémodynamique. Notons que, dans ces situations, souvent appelées alcaloses « de contraction », l'augmentation du taux de bicarbonates n'est pas ou très peu la résultante d'un phénomène d'hémoconcentration, mais surtout d'une augmentation du seuil de réabsorption des

Tableau S07-P03-C02-IV Alcaloses métaboliques : principales causes en fonction du mécanisme.

Pression normale ou basse avec hypovolémie réelle ou efficace
Natriurèse et chlorurèse normales ou élevées
Diurétiques de l'anse
Diurétiques thiazidiques
Tubulopathies par perte de NaCl génétique (syndromes de Bartter, de Gitelman)
Natriurèse et chlorurèse basses
Tumeurs villeuses, iléostomies
Alcalose de reventilation (post-hypercapnique)
Hypovolémie efficace (cirrhose ou insuffisance cardiaque décompensées)
Natriurèse élevée et chlorurèse basse
Vomissements
– lactate acétate (réanimation cardiocirculatoire, dialyse)
– citrate (transfusions)
– glutamate (nutrition parentérale)
– carbonate (anti-acides)
Pression artérielle élevée
Hyperaldostéronisme primaire (HAP) (rénine basse, aldostérone élevée)
Adénome de Conn
Hyperplasie surrénalienne
Forme génétique (HAP de type 1)
Hyperaldostéronisme secondaire (rénine et aldostérone élevées)
Sténose de l'artère rénale
Coarctation aortique
Tumeur à rénine
Pseudo-hyperaldostéronisme secondaire (rénine et aldostérone basses)
Excès de glucocorticoïdes ou minéralocorticoïdes circulants
– syndrome de Cushing
– blocs surrénaliens
– iatrogène, flavonoïdes (glycyrrhizine…)
Génétique
– pseudo-hyperaldostéronisme de type I (syndrome de Liddle, mutation ENac)
– pseudo-hyperaldostéronisme de type II (syndrome de Geller, mutation du récepteur minéralocorticoïde)

bicarbonates (Tm/DFG) dans le tubule proximal (en partie angiotensine II-dépendante), et d'une majoration des pertes nettes d'acide au niveau tubulaire distal induite par l'aldostérone. La perte de chlorure de sodium à l'origine de l'hypovolémie peut être extrarénale (diarrhée chlorée), rénale (diurétiques de l'anse par exemple) ou mixte (comme au cours des vomissements ou de l'aspiration gastrique). Ici, l'étude de la chlorurèse et de la natriurèse sont les principaux éléments d'orientation étiologique (Tableau S07-P03-C02-IV) ;

– les alcaloses métaboliques associées à une expansion du volume extracellulaire et une hypertension artérielle. Il s'agit des situations où il existe une réabsorption primitive de sodium dans les parties distales du néphron, souvent couplée fonctionnellement à une augmentation de l'excrétion de protons. L'orientation étiologique repose dans cette situation sur les valeurs de réninémie et d'aldostéronémie (hyperaldostéronisme primaire, certaines formes d'hyperaldostéronisme secondaire, et pseudo-hyperaldostéronisme). Les causes en sont détaillées dans le tableau S07-P03-C02-IV.

Traitement

Les causes associées à une diminution du compartiment extracellulaire nécessitent en premier lieu de corriger l'hypovolémie par l'administration de soluté salé isotonique. Ce traitement permet de diminuer la réabsorption tubulaire proximale de bicarbonate et de corriger l'hyperaldostéronisme secondaire ainsi que le déficit chloré entretenant l'alcalose. Il doit s'accompagner d'un apport de potassium sous forme de chlorure de potassium (une forme de potassium associé à un anion non réabsorbable, tel l'acétate, pourrait au contraire aggraver l'alcalose).

Les alcaloses métaboliques associées à une hypertension artérielle bénéficient avant tout du traitement étiologique lorsqu'il est possible (traitement chirurgical ou médical d'un hyperaldostéronisme primaire ou d'un hypercorticisme, angioplastie artérielle rénale…).

Dans les cas de surcharge hydrosodée avec hypovolémie efficace (insuffisance cardiaque réfractaire), il est possible d'utiliser les inhibiteurs de l'anhydrase carbonique en remplacement des diurétiques de l'anse pour limiter l'alcalose métabolique, délétère pour l'insuffisant respiratoire. Cette utilisation de l'acétazolamide (Diamox®) doit être prudente et surveillée afin de ne pas entraîner d'acidose métabolique surajoutée.

De manière générale, une prise en charge symptomatique de l'alcalose, indépendamment de la prise en charge étiologique, est guidée par la présence de signes directement imputable à l'alcalose, à l'existence de pathologies associées susceptibles de décompensation, et à l'importance de l'alcalémie (correction systématique du trouble en quelques jours lorsque le pH est supérieur à 7,5 et immédiate lorsque le pH est supérieur à 7,6). Quatre options thérapeutiques peuvent être discutées : les diurétiques épargneurs de potassium (efficaces en quelques jours), l'acétazolamide (efficace en moins de 24 heures en général), l'acide chlorhydrique ou l'épuration extrarénale (efficaces en quelques heures), le recours à ces deux dernières méthodes étant exceptionnel.

Alcalose respiratoire

Les signes cliniques de l'alcalose respiratoire aiguë sont avant tout neurologiques (céphalées, confusion mentale, crises comitiales), en rapport avec une baisse du débit sanguin cérébral et des pressions intracrânienne et intraoculaire, et cardiaques (hypotension et baisse du débit cardiaque). Les autres signes sont liés à l'hypocalcémie ionisée associée à l'alcalose, comme pour l'alcalose métabolique. Il existe souvent une hypophosphatémie (de transfert) peu symptomatique. L'alcalose respiratoire chronique est également le plus souvent asymptomatique.

On distingue trois grandes causes d'alcalose respiratoire :
– celles d'origine centrale (tumeur cérébrale, encéphalite ou infection neuroméningée, accident vasculaire cérébral, trauma, douleur, fièvre, analeptiques respiratoires tels la caféine, les salicylés ou l'aminophylline, encéphalopathie métabolique…) ;
– celles liées à une hypoxie tissulaire (intoxication au CO, insuffisance circulatoire, shunt cardiaque, anémie profonde, séjour en haute altitude…) ;
– celles d'origine iatrogène (ventilation mécanique incorrectement adaptée).

Traitement

Il est essentiellement celui de la cause.

Hypercalcémie

Damien Roux et Lara Zafrani

L'hypercalcémie, définie comme une calcémie totale supérieure à 2,63 mmol/l ou plus précisément par une calcémie ionisée supérieure à 1,35 mmol/l, met en jeu le pronostic vital, notamment du fait des risques cardiaques associés. Afin de faciliter la réflexion diagnostique et thérapeutique, nous détaillerons la physiologie avant d'en déduire les mécanismes physiopathologiques et sa prise en charge.

Rappel sur le métabolisme normal

Quatre-vingt-dix-neuf pourcents du calcium se situent dans les os. La calcémie est sous le contrôle de deux hormones, la parathormone (PTH) et le métabolite rénal de la vitamine D_3 [$1,25(OH)_2D_3$], qui agissent sur l'os, les reins et le tube digestif. La parathormone, sécrétée en cas de baisse de la calcémie ionisée, favorise la résorption osseuse afin de libérer le calcium, stimule via l'AMP cyclique la réabsorption tubulaire de calcium, et augmente la synthèse rénale de $1,25(OH)_2D_3$. Ce métabolite rénal de la vitamine D_3 augmente l'absorption digestive de calcium. D'autres hormones influent sur le métabolisme calcique. La calcitonine, sécrétée en cas de majoration de la calcémie, a un effet hypocalcémiant rapide par inhibition des ostéoclastes. Enfin, l'acidémie (acidose non compensée) favorise la libération du calcium de l'albumine et augmente donc la calcémie ionisée, sans modifier la calcémie totale ; l'alcalémie a l'effet inverse.

Physiopathologie et étiologie

L'hypercalcémie peut être liée à une augmentation de la résorption osseuse, à une augmentation de l'absorption digestive ou à une diminution de l'excrétion rénale. Les deux premières sont les plus fréquentes et souvent associées. La libération excessive de calcium par l'os peut être liée à une sécrétion dérégulée de parathormone (hyperparathyroïdie primaire), à la synthèse d'un peptide responsable de la même activité (*PTH-related peptide* [PTH-rP]) par un cancer ou une hémopathie lymphoïde, à une lyse osseuse tumorale (myélome multiple, lymphome T HTLV-1, autres lymphomes, lésions ostéolytiques de tumeurs solides) ou, plus rarement, à une immobilisation prolongée. L'absorption digestive excessive de calcium s'observe aussi en cas de sécrétion de parathormone et en cas d'hypervitaminose D (sarcoïdose, autres granulomatoses telles que la tuberculose et la silicose, intoxications aux vitamines D, lymphome non hodgkinien, syndrome des grands buveurs de lait). Enfin, une diminution de l'excrétion rénale peut s'observer lors de la prise chronique de certains médicaments (thiazidiques principalement).

Clinique et biologie

Les signes cliniques de l'hypercalcémie d'installation aiguë ne sont pas spécifiques et surviennent principalement pour des valeurs très anormales (> 3,0-3,5 mmol/l) et une augmentation rapide de la calcémie. Les signes cliniques sont présentés dans le tableau S07-P03-C02-V.

La calcémie totale normale est de l'ordre de 2,20 à 2,60 mmol/l. Néanmoins, devant toute suspicion d'une anomalie de la calcémie et du fait de sa fixation protéique et d'une fraction complexée, le dosage de la calcémie ionisée, responsable de son action biologique, est préférable. Le calcul de la calcémie corrigée, source d'erreur, ne doit plus être effectué aujourd'hui. Le calcium ionisé normal varie entre 1,15 et 1,35 mmol/l. Si le bilan phosphocalcique permet d'orienter les hypothèses diagnostiques, le diagnostic étiologique repose principalement sur le dosage de la parathormone. En effet, toute parathormone normale ou élevée est inadaptée en cas d'hypercalcémie et signe une hyperparathyroïdie. Les cancers et les hyperparathyroïdies sont impliqués dans plus de 80 % des hypercalcémies. La figure S07-P03-C02-3 illustre la démarche diagnostique et la hiérarchie des dosages de PTH-rP, de $25(OH)D_3$ et de $1,25(OH)_2D_3$. Le tableau S07-P03-C02-VI montre les résultats biologiques habituels pour les causes non rares.

Tableau S07-P03-C02-V Signes cliniques d'hypercalcémie.

Digestifs
Anorexie, constipation, nausées, vomissements
Pancréatite
Neuromusculaires
Asthénie, hyporéflexie, parésies
Syndrome dépressif
Confusion, coma hypertonique
Rénaux
Diabète insipide néphrogénique, acidurie
Insuffisance rénale aiguë fonctionnelle
Cardiaques
HTA (puis risque d'hypotension par hypovolémie)
Raccourcissement du QT
Troubles du rythme ventriculaire (risque aggravé par l'hypokaliémie et les digitaliques)
Calcifications (hypercalcémie chronique)
Lithiase, néphrocalcinose
Calcifications métastatiques

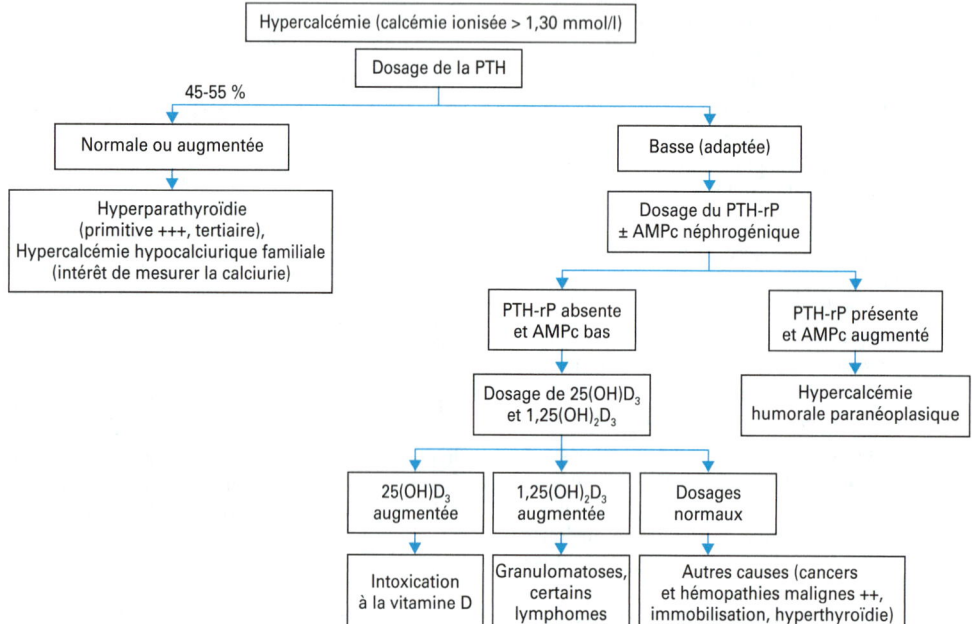

Figure S07-P03-C02-3 Hypercalcémie : algorithme diagnostique. AMPc : adénosine monophosphate cyclique ; PTH : parathormone ; PTH-rP : *PTH-related peptide*.

Tableau S07-P03-C02-VI Tableau biologique des causes les plus fréquentes d'hypercalcémie.

Étiologie	Ph^{2+}	Ca^{2+} U	PTH	PTH-rP	AMPc	$1,25(OH)_2D_3$	Mécanismes
HPT-I, lithium	↓	↑	= ou ↑	0	↑	↑	PTH
HHP	=	↑	↓	↑	↑	= ou ↓	PTH-rP
Intoxication par la vitamine D	↑	↑	↓	0	↓	=	$25(OH)D_3$
Granulomatoses et autres hypervitaminoses D	↑	↑	↓	0	↓	↑	$1,25(OH)_2D_3$
Métastases osseuses, autres causes tumorales	=	↑	↓	0	↓	↓	Ostéolyse
Thiazidiques	↓	↓	↓	0	↓	= ou ↓	Hypocalciurie

AMPc : adénosine monophosphate cyclique ; HHP : hyperparathyroïdie humorale maligne (cancer du poumon, du sein, du rein, du tube digestif) ; HPT-I : hyperparathyroïdie primaire ; PTH : parathormone.

Traitement

La prise en charge d'une hypercalcémie sévère (> 3,5 mmol/l) ou symptomatique doit être réalisée en réanimation ou en unité de surveillance continue. Son traitement est devenu extrêmement simple et efficace depuis l'avènement des bisphosphonates. L'hypercalcémie étant responsable d'une déshydratation extracellulaire, la prise en charge initiale repose sur une réhydratation par soluté iso-osmotique (sérum salé à 0,9 %) avec rétablissement d'une volémie normale afin de diminuer la calcémie par dilution, restaurer une diurèse et donc une calciurèse. Le furosémide, diurétique de l'anse autrefois proposé pour son effet majorant la calciurie, ne doit plus être utilisé du fait d'une majoration du risque de précipitation phosphocalcique dans les tubules, des risques de difficulté de gestion du volume extracellulaire et de sa faible efficacité clinique.

Les bisphosphonates sont préconisés précocement après rétablissement du secteur extracellulaire afin de réduire de manière efficace et prolongée la calcémie. Pour des raisons de simplicité et d'efficacité, nous proposons l'acide zolédronique (Zometa®) en une injection de 4 mg IVL sur 15 minutes. Du fait du délai d'action des bisphosphonates d'au moins 2 jours, la calcitonine est indiquée à la phase initiale en cas d'hypercalcémie symptomatique. Elle présente l'intérêt d'un effet hypocalcémiant rapide, bien que modeste et transitoire (48 heures environ), à la posologie de 100 UI toutes les 6 heures en injection intraveineuse ou sous-cutanée. Les corticoïdes ont aussi une place dans la prise en charge des intoxications à la vitamine D, du myélome ou des lymphomes. Enfin, l'hémodialyse peut se discuter en urgence en cas d'insuffisance rénale sévère oligo-anurique.

Au décours du contrôle initial de la calcémie seront initiés le ou les traitements spécifiques de l'étiologie (chirurgie d'un adénome parathyroïdien, chimiothérapie, etc.).

Conclusion

L'hypercalcémie sévère met en jeu le pronostic vital, notamment du fait des risques rythmiques cardiaques. Les cancers et les hyperparathyroïdies rendent compte de plus de 80 % des causes. La prise en charge diagnostique et thérapeutique a été simplifiée par les dosages de PTH et de PTH-rP ainsi que par l'utilisation large des bisphosphonates après la phase indispensable de rétablissement du volume extracellulaire.

Dyskaliémies

Thomas Robert et Laurent Mesnard

Les situations d'hyperkaliémie et d'hypokaliémie sont associées à un taux de mortalité et de morbidité important reflétant l'importance de l'homéostasie du potassium. Une coopération entre plusieurs processus physiologiques permet de maintenir la kaliémie mesurée dans le sérum entre 3,5 et 5,5 mmol/l [5].

Rappel sur le métabolisme normal

Le potassium représente, chez un homme de 70 kg, un stock d'environ 3 750 mmol, 98 % étant dans le compartiment intracellulaire. A contrario, le principal ion positif extracellulaire est le sodium. Le maintien de ce ratio extracellulaire/intracellulaire (sodium/potassium) est indispensable à de nombreux processus cellulaires et physiologiques : le potentiel de repos membranaire (PRM) et le potentiel d'action (PA), la régulation de la pression artérielle, voire la mobilité du tube digestif. Physiologiquement, sur une journée rythmée par repas et exercice physique, la variation de la kaliémie ne dépasse pas 10 %. Cette régulation fine passe par des systèmes régulateurs internes, propres à chaque cellule, notamment musculaire et hépatique, et externes par intégration physiologique d'organe à organe (rein, foie, muscle et tube digestif principalement).

Systèmes régulateurs internes (cellules musculaires)

Pompe Na+/K+-ATPase

La différence de répartition Na^+/K^+ induit une polarisation membranaire à l'origine d'un potentiel de repos membranaire indispensable au fonctionnement cellulaire et à l'activité électrique des cellules excitables notamment musculaires. Ce gradient électrochimique est dû en partie à une pompe ubiquitaire électrogénique membranaire échangeuse de cation, la Na^+/K^+-ATPase qui contrebalance la fuite passive de potassium vers l'espace extracellulaire. Elle transporte trois ions sodium dans l'espace extracellulaire en échange de deux ions potassium dans l'espace intracellulaire [2]. La cellule musculaire squelettique est le type cellulaire le plus représenté dans l'organisme et aussi la plus grande réserve potassique. Pour un homme de 70 kg, 28 kg de cellules musculaires représentent 2 600 mmol de potassium. Lors de l'exercice physique, jusqu'à 100 % des pompes Na^+/K^+-ATPase sont recrutées afin de maintenir une excitabilité membranaire. La capacité d'internalisation du potassium par la Na^+/K^+-ATPase des cellules musculaires squelettiques est de 75 µmol/kg de muscle/s. Chez un homme de 70 kg, 126 mmol/min de potassium peuvent être internalisées par la seule Na^+/K^+-ATPase par le tissu musculaire squelettique. Théoriquement, la kaliémie devrait alors passer à 0 mmol/l en 25 secondes s'il n'existait pas de fuite passive et permanente de potassium. À court terme, la régulation de l'activité de la Na^+/K^+-ATPase est de l'ordre de la minute et principalement médiée par des seconds messagers intracellulaires, alors que la régulation de son niveau de synthèse ou de dégradation dépend d'événements principalement transcriptionnels à régulation plus lente, fonction des conditions hormonales intégrées (Tableau S07-P03-C02-VII). L'hypokaliémie induit une *down-regulation* de la sous-unité α_2 et diminue la sensibilité de la pompe Na^+/K^+-ATPase à l'insuline limitant notamment le transfert du potassium du plasma vers le tissu musculaire [7]. Cela retarde les conséquences d'une hypokaliémie

Tableau S07-P03-C02-VII Mécanismes de régulation de la pompe Na^+/K^+-ATPase.

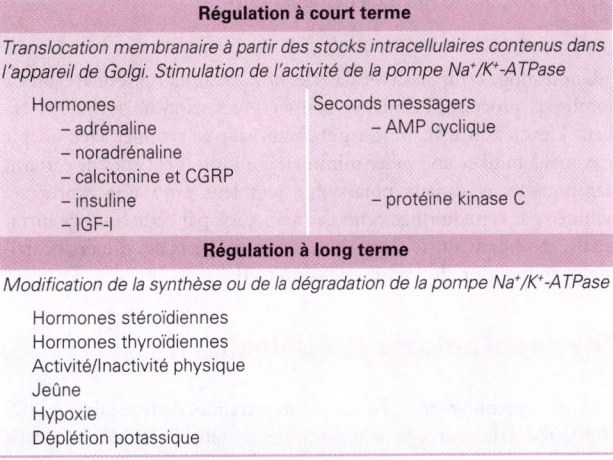

Régulation à court terme
Translocation membranaire à partir des stocks intracellulaires contenus dans l'appareil de Golgi. Stimulation de l'activité de la pompe Na^+/K^+-ATPase

Hormones	Seconds messagers
– adrénaline	– AMP cyclique
– noradrénaline	
– calcitonine et CGRP	
– insuline	– protéine kinase C
– IGF-I	

Régulation à long terme
Modification de la synthèse ou de la dégradation de la pompe Na^+/K^+-ATPase

Hormones stéroïdiennes
Hormones thyroïdiennes
Activité/Inactivité physique
Jeûne
Hypoxie
Déplétion potassique

CGRP : *calcitonin gene-related peptid*. IGF-I : *Insulin-like growth factor I*.

sévère. L'hyperkaliémie a un effet inverse sur la pompe. L'acidose et l'hyperpolarisation membranaire stimulent aussi l'activité de la Na^+/K^+-ATPase et l'hypothermie l'inhibe.

Systèmes régulateurs externes (reins, foie, tube digestif)

Système rénal/surrénal : rétrocontrôle (feedback) négatif

Trois systèmes sont impliqués dans le bilan externe du potassium et fonctionnent de manières différentes [3]. Le rein filtre entre 600 et 850 mmol/j de potassium, 80 à 90 % sont réabsorbés par le tube proximal et l'anse de Henle. La régulation de l'excrétion urinaire du potassium est donc uniquement dépendante du ratio réabsorption/excrétion des 10 à 20 % arrivant au tube distal et collecteur. Deux canaux sont impliqués dans l'excrétion de potassium à ce niveau : le canal ROMK (*renal outer medullary potassium channel*) et le canal BK dépendant du calcium (*big K*). La dépolarisation membranaire au pôle apical induite par l'entrée de sodium via le canal épithélial sodique sensible à l'amiloride (ENac) induit la sortie de potassium dans la lumière tubulaire du néphron distal via ROMK et BK. La réabsorption du potassium se fait via un échangeur proton/potassium au pôle apical présent au niveau du tube collecteur. Il est activé notamment en présence d'une acidose, des minéralocorticoïdes et d'une hypokaliémie [4].

L'augmentation de la kaliémie active la kaliurèse via l'aldostérone produite par la zone glomérulée du cortex surrénalien. Les canaux sensibles au potassium TASK (*tandem pore domain potassium channel*), situés dans les cellules de la zone glomérulée détectent des variations de kaliémie de l'ordre de 1 mmol/l, provoquant une dépolarisation de la membrane qui active des canaux calciques voisins. La calmoduline intracellulaire est alors activée et entraîne une synthèse de l'aldostérone synthase, enzyme augmentant la production d'aldostérone [1]. Dans le néphron distal, l'augmentation du flux urinaire, l'augmentation de la quantité de sodium, l'utilisation d'agonistes des minéralocorticoïdes et des diurétiques entraînent aussi une augmentation de la sécrétion urinaire de potassium.

Système de feedforward positif

Ce système, indépendant de l'aldostérone, anticipe l'augmentation de la kaliémie (effet *feedforward* positif). Il est régulé par des *sensors* détectant l'apport de potassium lors de repas et anticipe l'élévation de la kaliémie en augmentant son excrétion urinaire. C'est le réflexe kaliurétique. Les *sensors* sont situés dans l'intestin, le tronc porte et le foie. Le nerf vague transmettrait l'information à la glande pituitaire qui libérerait alors un facteur kaliurétique circulant encore inconnu [3]. Le système insuline glucose peut aussi être considéré comme un système de *feedforward* régulant le potassium dû à l'action indirecte de l'insuline dont la sécrétion est stimulée par l'apport de glucose au cours des repas [3].

Système circadien additionnel

Une horloge centrale située dans les noyaux supra-optiques régule de nombreux processus cellulaires périphériques selon un rythme circadien. L'excrétion urinaire du potassium suit ce rythme, avec un pic maximal à midi et une vallée minimale à minuit. Les gènes de certains transporteurs et canaux potassiques semblent avoir une expression rythmée par cette horloge centrale, mais aussi par cette horloge intrarénale, modifiant ainsi l'effet des corticostéroïdes et des minéralocorticoïdes en fonction du jour ou de la nuit [3].

Physiopathologie et étiologie

La physiopathologie et l'étiologie sont traitées dans le tableau S07-P03-C02-VIII pour l'hypokaliémie et le tableau S07-P03-C02-IX pour l'hyperkaliémie.

Tableau S07-P03-C02-VIII Origine de l'hypokaliémie.

Défaut d'apport
Anorexie mentale
Malnutrition (éthylisme chronique, dépression sévère, cachexie)
Transfert intracellulaire de potassium
Insuline (insulinome)
Décharge adrénergique (état de stress aigu, phéochromocytome)
Utilisation de sympathomimétiques (pseudo-éphédrine, bronchodilatateurs)
Xanthine (théophylline, caféine)
Paralysie périodique hypokaliémique
Phase de récupération d'une acidocétose diabétique
Alcalose métabolique ou respiratoire
État anabolique :
– traitement de l'anémie mégaloblastique (carence en vitamine B_{12}/folates)
– traitement d'une neutropénie par facteurs de croissance hématopoïétiques
Infection (dengue, chikungunya)
Pseudo-hypokaliémie (syndromes lymphoprolifératifs)
Perte de potassium
Rénale
Hyperaldostéronismes primaires et secondaires
Syndrome de Liddle (mutations activatrices d'ENac)
Amphotéricine B (activation artificielle d'ENac)
Hypercorticismes :
– déficits en 11β-hydroxydéshydrogénase (syndrome d'excès apparent en minéralocorticoïdes)
– inhibiteur de la 11β-hydroxydéshydrogénase (réglisse)
– production paranéoplasique d'ACTH
– corticothérapie à fortes doses
Inhibition de la réabsorption de potassium dans l'anse de Henle (effet furosémide-*like*) :
– gentamicine, tobramycine, cisplatine
Apports importants de sodium au néphron distal (pénicillinates, fosfomycine)
Réabsorption de sodium supérieure à celle de chlore dans le néphron distal :
– vomissements
– diurétiques
Excrétion d'anions non réabsorbables (pénicillinates, toluidine [renifleurs de colle])
Syndrome de Bartter, syndrome de Gitelman
Acidoses tubulaires rénales proximales
Hypomagnésémies sévères
Digestive
Diarrhée, toutes causes confondues
Utilisation de laxatifs
Origine cutanée
Transpiration massive chez les patients ayant une mucoviscidose

Tableau S07-P03-C02-IX Origine de l'hyperkaliémie.

Excès d'apport
Seulement s'il est combiné à un défaut d'excrétion
Transfert d'origine cellulaire du potassium
Rhabdomyolyses, syndrome de lyse tumorale, crush syndrome, brûlures étendues
Insulinopénies
Acidoses métaboliques hyperchlorémiques uniquement
Paralysies périodiques hyperkaliémiques
Intoxication par les fluorures (fuite potassique musculaire via les canaux potassiques)
Hyperosmolarité
Exercice musculaire prolongé
État catabolique
Hémorragie digestive active
Pseudo-hyperkaliémie (thrombocytémie, hyperleucocytose, hémolyse, garrot, mononucléose infectieuse)

(*suite*)

Tableau S07-P03-C02-IX (Suite.)

Défaut d'excrétion rénale
Insuffisance rénale chronique (DFG < 30 ml/min)
Anomalie d'excrétion du potassium par le néphron distal
Diminution de la quantité de sodium réabsorbé par ENac :
– hypovolémie
– insuffisance surrénalienne périphérique (maladie d'Addison)
– déficit en 21α-hydroxylase
– antagoniste des récepteurs de l'aldostérone (spironolactone)
– antagoniste d'ENac (amiloride, trimétoprime, pentamidine)
Disparition du flux urinaire électro-négatif dans le néphron distal :
– syndrome de Gordon
– syndrome d'hyporéninisme-hypo-aldostéronisme (néphropathie diabétique, néphropathie tubulo-interstielle chronique, infection par le VIH, toxicité de la ciclosporine)
Pseudo-hypo-aldostéronisme de type 1 :
– rénal (mutation avec perte de fonction du récepteur aux minéralocorticoïdes)
– multi-organe dit MTOD (mutation avec perte de fonction d'ENac)
Origine médicamenteuse
Provoquant le transfert du potassium d'origine cellulaire
Curare dépolarisant des membranes cellulaires musculaires (succinylcholine)
α-Adrénergique (inhibition de la sécrétion d'insuline par les cellules β des îlots de Langerhans)
Bêtabloquants non sélectifs
Intoxication aux digitaliques (blocage de la pompe Na^+/K^+-ATPase)
Monohydrochloride d'arginine (sortie du potassium intracellulaire pour maintenir l'électroneutralité en raison de l'accumulation intracellulaire d'arginine cationique)
Interférant avec l'excrétion urinaire de potassium
Médicament à l'origine d'une nécrose tubulaire aiguë ou d'une néphrite interstitielle aiguë
AINS et inhibiteurs de COX-2 (inhibition de la synthèse des prostaglandines avec hyporéninisme)
Diminution de la synthèse d'aldostérone (héparine, kétoconazole)
Antagonistes du système rénine-angiotensine-aldostérone (inhibiteurs de l'enzyme de conversion, antagonistes de l'angiotensine II, inhibiteur direct de la rénine, antagonistes du récepteur des minéralocorticoïdes

Clinique et biologie

La clinique et la biologie sont développées dans le tableau S07-P03-C02-X pour l'hypokaliémie et dans le tableau S07-P03-C02-XI pour l'hyperkaliémie.

Tableau S07-P03-C02-X Manifestations cliniques de l'hypokaliémie.

Signes neuromusculaires périphériques[1] aggravés par l'hypomagnésémie et le caractère aigu de l'hypokaliémie
Faiblesse musculaire des quatre membres mais pouvant à l'extrême toucher les muscles respiratoires
Abolition des réflexes ostéotendineux
Paresthésies
Tétanies musculaires
Rhabdomyolyse
Signes digestifs
Constipation
Occlusion sur iléus paralytique (syndrome d'Ogilvie)
Signes généraux présents dans l'hypokaliémie chronique
Hypertension par rétention initiale de sodium
Alcaloses métaboliques
Diabète insipide néphrogénique
Intolérance aux hydrates de carbone

(suite)

Tableau S07-P03-C02-X (Suite.)

Signes électrocardiographiques liés à la diminution du potentiel de repos membranaire et modification du potentiel d'action cardiaque
Aplatissement et/ou inversion de l'onde T dans les dérivations D2 et V3
Onde U (> 0,5 mm en D2 et > 1 mm en V3)
Fusion de l'onde T et U (aspect de S en italique)
Augmentation de l'amplitude de l'onde P
Fusion des ondes U et P
Sous-décalage du segment ST dans les dérivations V1 à V3 (> 0,5 mm)
Fibrillations atriales
Torsades de pointes, favorisées par une bradycardie
Troubles du rythme ventriculaire (tachycardie et/ou fibrillation ventriculaire) par diminution de la période réfractaire absolue ; le risque est accentué par une ischémie myocardique
Bloc auriculoventriculaire et élargissement du QRS (uniquement chez les patients avec un tonus vagal augmenté)

(1) Absence de manifestations neurologiques centrales, la barrière hémato-encéphalique empêchant les transferts de potassium.

Tableau S07-P03-C02-XI Manifestations cliniques de l'hyperkaliémie.

Signes neuromusculaires[1]
Sensation de faiblesse musculaire
Paresthésies des extrémités
Abolition des réflexes ostéotendineux
Paralysie flasque ascendante et symétrique
Quadriplégie flasque pouvant atteindre les muscles respiratoires
Signes digestifs
Douleurs abdominales
Signes ECG par augmentation du potentiel de repos membranaire et modification du potentiel d'action cardiaque
Signes typiques
Ondes T amples, pointues, étroites, supérieures aux deux tiers de l'onde R de V2 à V4 et D2 à D3
Aplatissement, puis disparition de l'onde P
Aspect d'onde sinusoïdale par la fusion du QRS large avec l'onde T ample et pointue
Signes atypiques
Ondes T symétriques à base élargie en « toit de tente », notamment lors des troubles hydro-électrolytiques mixtes (hyponatrémie et hypocalcémie, hyperkaliémie)
Bloc auriculoventriculaire du 1er au 3e degré
Tachycardie jonctionnelle
Bloc de conduction intraventriculaire
Pseudo-onde Q de nécrose transmurale
Sus-décalage du segment ST et aspect de « pseudo-Brugada »
En présence d'un dispositif implantable de type pacemaker
– élargissement des QRS électro-entraînés
– absence de réponse à la stimulation électrique du pacemaker (défaut de capture)
En présence d'un dispositif implantable de type défibrillateur
– stimulations antitachycardiques ou chocs internes

(1) Les dernières manifestations sont concomitantes d'anomalie ECG majeures ou les précèdent de manière imminente.
ECG : électrocardiogramme.

Traitement

Hypokaliémie

Le principal danger de l'hypokaliémie est le risque de trouble du rythme cardiaque. Au-dessous de 4 mmol/l, chaque baisse de 0,3 mmol/l correspond à une perte de 100 mmol. Si une hyponatrémie est associée, le traitement de l'hypokaliémie risque d'entraîner une correction de l'hyponatrémie avec un risque majoré de myélinolyse centropontine. En l'absence de signe à l'électrocardiogramme, le traitement de l'hypokaliémie doit comprendre l'apport de potassium per os et le traitement étiologique.

La voie de supplémentation dans les déficits inférieurs à 3 mmol/l doit être intraveineuse et sous surveillance électrocardiographique (ECG). Si celle-ci est entreprise sur une voie veineuse périphérique, elle ne doit pas dépasser plus de 10 mmol/h (0,8 g/h) avec une dose maximale de 40 mmol (3 g). Sur une voie veineuse centrale, le débit maximal est de 20 mmol/h. L'accès fémoral évitera d'avoir de grandes quantités de potassium atteignant rapidement le cœur. La correction trop brutale d'une hypokaliémie (6 g/h) peut dormir lieu à une asystolie. C'est l'effet de Zwaardemaker et Libbrecht qui est caractérisé par une paralysie progressive des *pacemakers* se manifestant par une bradycardie associée à une diminution de l'inotropisme cardiaque suivi d'un arrêt cardiaque. Cet arrêt brutal de l'activité mécanique et électrique varie de 2 à 30 secondes, puis est suivi d'une reprise de l'activité cardiaque avec une bradycardie et un retour spontané à un rythme sinusal normal en 1 à 2 minutes. Cet effet ne doit pas être confondu avec les conséquences de l'hypokaliémie. La préparation de la solution de chlorure de potassium doit être faite avec une solution salée sans glucose. Le glucose entraînant la libération d'insuline peut aggraver l'hypokaliémie. En présence de troubles conductifs à l'électrocardiogramme, une ampoule d'atropine pourra être utilisée afin d'éliminer un effet cholinergique connu comme aggravant les manifestations cardiaques de l'hypokaliémie [4].

Hyperkaliémie

Le traitement de l'hyperkaliémie dépend de la présence ou de l'absence de signe électrocardiographique, du contexte clinique (signes neuromusculaires) et de son caractère aigu ou chronique. Les traitements actuellement disponibles visent à antagoniser les effets électrophysiologiques de l'hyperkaliémie sur le cœur s'ils sont présents et à corriger l'hyperkaliémie. L'hyperkaliémie est mieux tolérée chez les patients insuffisants rénaux chroniques, l'apparition de signe électrocardiographique étant retardé dans cette population. D'une manière générale, la correction de l'hyperkaliémie symptomatique devra se faire sous contrôle scopique.

La correction peut se faire soit par transfert intracellulaire et/ou par élimination rénale, voire digestive. Au cours de l'urgence électrocardiographique hyperkaliémique, l'administration des sels de calcium peut être répétée si aucun changement électrocardiographique n'est obtenu. L'apport de calcium ne fait pas baisser la kaliémie, mais restaure la conduction cardiaque en rétablissant la vitesse de dépolarisation. L'extravasation de calcium du système circulatoire lors de la perfusion induit un risque de nécrose cutanée. Il faut préférer le gluconate de calcium contenant moins de calcium (2,25 mmol dans une ampoule de 10 ml) par rapport au chlorure de calcium (6,8 mmol dans une ampoule de 10 ml) lorsque l'accès veineux est précaire. L'effet alcalinisant du bicarbonate de sodium isotonique semble efficace seulement en présence d'une acidose à trop anionique normal. L'administration de grandes quantités de bicarbonate de sodium présente le risque de se compliquer d'œdème pulmonaire en cas d'insuffisance cardiaque préalable ou d'anurie ou de précipiter avec les sels de calcium. L'apport de bicarbonate isolément ne permet qu'une correction retardée de la kaliémie et ne constitue donc pas traitement d'urgence.

L'association insuline, glucose et salbutamol agit de manière sur le transfert intracellulaire de potassium synergique (Tableau S07-P03-C02-XII) et constitue de première ligne thérapeutique du traitement de l'hyperkaliémie. L'hémodialyse intermittente est tout particulièrement indiquée dans le traitement de l'hyperkaliémie dans un contexte d'anurie après échec des thérapeutiques médicales. Il n'existe aucune recommandation concernant le *timing* d'initiation de l'hémodialyse.

Dans l'insuffisance rénale aiguë d'origine prérénale accompagnée d'une hyperkaliémie, l'augmentation de la natriurèse favorise la correction de l'hyperkaliémie par augmentation secondaire de la kaliurèse. Pour y parvenir, plusieurs moyens sont à disposition en fonction du contexte : optimiser l'hémodynamique rénale en arrêtant les traitements interférant (anti-inflammatoires non stéroïdiens [AINS], inhibiteurs de l'enzyme de conversion [IEC], antagonistes du récepteur de l'angiotensine II [ARA-II], inhibiteur de la rénine), corriger l'insuffisance rénale (lever une obstruction), corriger un état de déshydratation extracellulaire.

Tableau S07-P03-C02-XII Traitement de l'hyperkaliémie.

Agents et posologies	Délai d'action	Durée d'action	Delta K^+ (60 min) en mmol/l
Gluconate de calcium ou chlorure de calcium 1 amp de 10 % (1 g) IVL, à répéter si besoin	1-3 min	30-60 min	0
Lactate ou bicarbonate de sodium molaire Flacon à 11,3 % (lactate) ou 8,4 % (bicarbonate) de 100 à 250 ml en 15-30 min	5 min	30-60 min	0
Chlorure de magnésium Bolus de 4 g IV sur 60 seconde	5 min	–	0
Insuline-glucose 10-16 UI + G10 % 250-500 ml en IVL en 30 min[(1)], ou Bolus de 0,15 UI/kg IV, puis 0,1 UI/kg/h pour l'hyperkaliémie hyperglycémique du dialysé	15-60 min	4-6 h	0,65-1
Agonistes β_2 (salbutamol) 20 mg en nébulisation ou 4 µg/kg en IV sur 20 min	30 min	2-4 h	0,8-1,4
Hémodialyse intermittente (milieu spécialisé)	10 min (sans compter la mise en place du circuit extracorporel, 45 min)	2-3 h	1,2-1,5 (selon bains)
Polystyrène de sodium ou polystyrène de calcium (hyperkaliémie chronique) 30 g	4 h	24 h	ND
Silicate de zirconium (non disponible en France à ce jour) (hyperkaliémie chronique) 10 g	4 h	24 h	0,7

(1) La thérapeutique par « G30 %, 30 UI en 30 min IVL » n'est validée par aucune étude clinique et s'associe à une hyperglycémie donnant lieu à une hyperosmolalité extracellulaire limitant le transfert de K^+ vers le compartiment intracellulaire. Il existe aussi un risque de nécrose cutanée si le G30 % est passé sur une voie périphérique. Au-delà de 16 UI d'insuline, on n'observe pas d'effet hypokaliémiant supplémentaire chez un sujet normal de 70 kg.

Une supplémentation hormonale dans un contexte d'insuffisance surrénale périphérique permettra de rétablir les effets des systèmes régulateurs externes (*voir* plus haut). Les chélateurs du potassium ne constituent pas une thérapeutique d'urgence [6].

Conclusion

L'hyperkaliémie et l'hypokaliémie sont des événements biologiques pouvant mettre en jeu rapidement le pronostic vital dont les subtilités cliniques et thérapeutiques doivent être bien connues. Les traitements de l'hyperkaliémie consistent en trois types d'action : rétablir la vitesse de dépolarisation en phase 0 et normaliser le potentiel de repos membranaire, agir sur le transfert cellulaire du potassium et modifier l'excrétion rénale du potassium. Chacun de ces traitements est à adapter en fonction de la situation clinique et de la physiopathologie mise en jeu.

Hyperphosphorémie

Lara Zafrani et Damien Roux

L'hyperphosphorémie est définie par une phosphorémie supérieure à 1,45 mmol/l. Le rein assure l'homéostasie du phosphate en adaptant l'excrétion rénale aux entrées de phosphate dans l'organisme. Le phosphate est filtré par le glomérule, puis réabsorbé dans le tube contourné proximal, sous le contrôle de la parathormone (PTH) et du *fibroblast growth factor 23* (FGF-23), qui diminuent dans les deux cas la réabsorption tubulaire rénale de phosphate. Plusieurs mécanismes peuvent être à l'origine d'une hyperphosphorémie :
– une libération massive de phosphore intracellulaire (syndrome de lyse tumorale, rhabdomyolyse, hémolyse, ischémie digestive) ;
– un apport exogène massif de phosphates dépassant les capacités d'excrétion rénale (laxatifs riches en phosphates) ;
– un transfert du phosphore du milieu intracellulaire vers le milieu extracellulaire ;
– un défaut d'excrétion rénale en cas d'insuffisance rénale aiguë ou chronique ;
– une augmentation de la réabsorption tubulaire de phosphore (Figure S07-P03-C02-4).

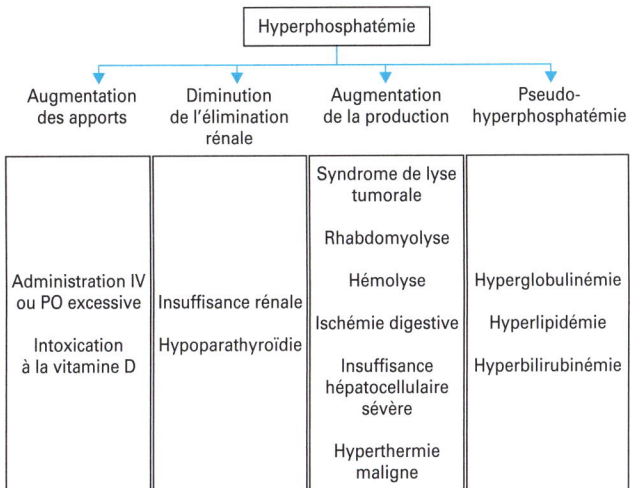

Figure S07-P03-C02-4 Étiologie des hyperphosphorémies.

L'hyperphosphorémie est en général asymptomatique. En cas d'hyperphosphorémie sévère, les principaux symptômes sont liés à l'hypocalcémie associée par chélation du calcium par le phosphore (paresthésies, fasciculations, spasmes musculaires, convulsions, troubles du rythme cardiaque). Des calcifications ectopiques peuvent survenir dans les vaisseaux, sur la peau, la cornée, les tissus péri-articulaires ou au sein de certains organes comme le rein (néphrocalcinose) ou le poumon (calcinose pulmonaire). Elles s'observent essentiellement dans les hyperphosphorémies prolongées, mais peuvent également survenir au cours des hyperphosphorémies aiguës.

En réanimation, l'insuffisance rénale aiguë est la principale cause d'hyperphosphorémie. Cependant, cette dernière ne nécessite pas de prise en charge spécifique et les critères de mise en route d'une épuration extrarénale en urgence ne prennent en général pas en compte le bilan du phosphate.

Nous insisterons dans ce chapitre sur le syndrome de lyse tumorale, deuxième cause d'hyperphosphorémie aiguë en réanimation qui nécessite une prise en charge diagnostique et thérapeutique spécifique.

Syndrome de lyse tumorale

Les tumeurs à temps de doublement rapide peuvent s'accompagner d'un syndrome de lyse tumorale spontané ou induit par la chimiothérapie (dans les 6 à 72 heures après l'initiation du traitement). La lyse des cellules tumorales entraîne la libération massive par ces cellules de produits de dégradation cellulaire dans la circulation sanguine qui dépasse les capacités d'élimination rénale. Le risque de syndrome de lyse tumorale est d'autant plus élevé que la masse tumorale est importante. Les anomalies biologiques associent une hyperuricémie, une hyperkaliémie, une hyperphosphorémie et une hypocalcémie. Le syndrome de lyse tumorale clinique se définit par la présence d'une insuffisance rénale aiguë, de convulsions ou de troubles du rythme cardiaque (Tableau S07-P03-C02-XIII). L'insuffisance rénale aiguë au cours du syndrome de lyse tumorale peut être secondaire à la présence d'une néphropathie uratique, via la précipitation intratubulaire d'acide urique, ou à une néphrocalcinose via la précipitation tissulaire diffuse de complexes phosphore-calcium. La présence d'une insuffisance rénale aiguë au cours du syndrome de lyse tumorale est associée à une modification des stratégies thérapeutiques et de la chimiothérapie, à une diminution du taux de rémission complète de la maladie sous-jacente et à une surmortalité.

Le syndrome de lyse tumorale doit être systématiquement prévenu en cas d'hémopathie à temps de doublement élevé et de forte masse tumorale, en associant une hyperhydratation par sérum physiologique et l'administration précoce d'allopurinol (inhibiteur de la xanthine oxydase) ou d'urate oxydase (rasburicase, 0,2 mg/kg) qui transforme l'acide urique en allantoïne, afin de prévenir la néphropathie uratique. Ce contrôle rapide de l'hyperuricémie rend maintenant l'alcalinisation des urines inutile et potentiellement délétère devant le risque majeur de néphrocalcinose aiguë favorisée par l'alcalinisation urinaire. De plus,

Tableau S07-P03-C02-XIII Classification de Cairo-Bishop du syndrome de lyse tumorale [8].

Syndrome de lyse tumorale biologique (> 2 critères)
Uricémie > 476 μmol/l ou > 25 % de l'uricémie basale
Kaliémie > 6 mmol/l ou > 25 % de la kaliémie basale
Phosphorémie > 1,45 mmol/l ou > 25 % de la phosphorémie basale
Calcémie < 1,75 mmol/l ou < 25 % de la calcémie basale
Syndrome de lyse tumorale clinique
Créatininémie > 1,5 fois la limite supérieure de la normale pour un patient du même âge et du même sexe
Trouble du rythme cardiaque, mort subite
Convulsions

devant le risque de précipitation phosphocalcique rénale en cas d'apports en calcium, l'hypocalcémie ne doit pas être corrigée. En présence de stigmates de lyse biologique et, a fortiori d'insuffisance rénale, une admission précoce en réanimation doit être discutée afin de poursuivre l'hydratation et débuter une épuration extrarénale. Les critères de début de l'épuration extrarénale et les modalités de celle-ci (hémodialyse, hémofiltration ou hémodiafiltration) ne font pas encore l'objet d'un consensus. Devant la gravité potentielle de la survenue d'une insuffisance rénale aiguë chez ces patients, certains préconisent la mise en route d'une épuration extrarénale précoce, avant la survenue de critères de dialyse immédiate, voire avant la survenue d'une insuffisance rénale aiguë lorsque la cinétique d'élévation de la phosphorémie est rapide sur les bilans successifs qui doivent être réalisés toutes les 4 à 6 heures.

Dysnatrémie

Cédric Rafat et Didier Dreyfuss

Principes physiopathologiques

Homéostasie hydrosodée : principes fondamentaux

La grande majorité des cellules sont perméables à l'eau, à l'exception des neurones. En revanche, elles sont imperméables aux ions (et au glucose, en l'absence d'insuline) qui constituent par conséquent des osmoles efficaces. La concentration différentielle des osmoles efficaces de part et d'autre des membranes détermine les mouvements d'eau qui s'effectuent de façon à obtenir l'équilibre osmotique, de sorte qu'à l'équilibre les osmolarités intracellulaires et extracellulaires sont identiques. Les désordres hydro-électrolytiques, qu'ils concernent le milieu intra- ou extracellulaire, affectent d'abord le milieu extracellulaire qui se trouve à l'interface avec l'environnement extérieur. En conditions physiologiques, l'osmolalité plasmatique est régulée de façon étroite de sorte que toute altération de la balance sodée se traduit par une variation du volume extracellulaire. Le volume intracellulaire est quant à lui gouverné par l'osmolalité plasmatique, toute diminution de l'osmolalité plasmatique s'accompagnant d'une hyperhydratation intracellulaire et inversement. Il existe des mécanismes compensatoires (extrusion d'osmolytes et d'ions) destinés à défendre le volume cellulaire en cas de variation de l'osmolalité. Ces mécanismes peuvent être dépassés en cas de variation brutale de l'osmolalité plasmatique [13].

Osmolalité plasmatique

L'osmolalité plasmatique à l'état physiologique dépend de :
– la concentration des solutés osmotiquement actifs : ions ;
– la concentration des solutés osmotiquement inactifs : urée (qui diffuse très vite au travers des membranes cellulaires) et glucose en présence d'insuline.

La présence dans le plasma de solutés osmotiquement actifs et inactifs conduit à la notion d'osmolalité « efficace », c'est-à-dire constituée de ces osmoles « efficaces ». Seules ces dernières sont susceptibles d'induire des mouvements d'eau entre compartiment cellulaire et extracellulaire. C'est ainsi que l'urée (même si elle est élevée) n'entre pas en compte dans la détermination de ce paramètre ; le rare syndrome de déséquilibre osmotique des dialysés est abordé ailleurs (voir Chapitre S07-P10-C03). De même, en présence d'insuline, le glucose traverse les membranes. En pratique courante, l'osmolalité efficace est celle liée à la concentration de sodium multipliée par deux (pour tenir compte de l'électroneutralité). Ce n'est que dans des circonstances très particulières que le calcul de l'osmolalité efficace doit tenir compte d'autres substances : diabète décompensé (en contexte de carence insulinique, le glucose ne diffuse plus librement), administration de substances osmotiquement actives (mannitol hypertonique).

L'osmolalité est *mesurée* par l'abaissement du point cryoscopique du plasma. Elle tient compte de toutes les substances dissoutes qu'elles soient ou non osmotiquement actives. Elle peut être *approximée* à l'aide de l'équation :

Osmolalité plasmatique (mOsm/kg) = 2 × natrémie (mmol/l) + glycémie (mmol/l) + urée (mmol/l)

La valeur normale de l'osmolalité plasmatique est comprise entre 280 et 295 mOsm/kg. Une différence entre l'osmolalité mesurée et l'osmolalité calculée signe la présence de composants osmotiquement actifs non pris en compte dans l'équation tels le mannitol, l'éthylène-glycol et l'alcool. En dehors de ces situations exceptionnelles, l'évaluation d'une dysnatrémie s'effectue à l'aide du calcul de l'osmolalité efficace liée au sodium à laquelle sera ajoutée la glycémie en cas de grande hyperglycémie. Le sodium étant l'ion prédominant dans le milieu extracellulaire, toute augmentation de la natrémie est synonyme d'augmentation de l'osmolalité plasmatique et donc de diminution du volume intracellulaire (appel d'eau vers le secteur extracellulaire). En revanche, en cas d'hyponatrémie, des investigations systématiques s'imposent avant de conclure qu'elle s'accompagne bien d'une augmentation du volume intracellulaire (voir plus loin). On doit d'emblée garder à l'esprit que, dès qu'une hyponatrémie est notable (< 130 mmol/l), elle témoigne quasiment constamment d'une diminution de l'osmolalité plasmatique et s'accompagne donc d'une hyperhydratation cellulaire par transfert d'eau.

Soif

L'osmolalité plasmatique agit comme un stimulus puissant de la soif qui est mise en jeu dès que l'osmolalité plasmatique s'élève de plus de 5 à 10 mOsm/kg.

Arginine-vasopressine : régulateur clef de l'excrétion hydrique

L'arginine-vasopressine (AVP), ou hormone antidiurétique (ADH), est une hormone polypeptidique synthétisée au niveau de l'hypothalamus, son stockage et sa sécrétion étant assurée par l'hypophyse postérieure. Les deux déterminants majeurs intervenant dans sa synthèse et sécrétion sont les variations de l'osmolalité – à travers des afférences émanant des osmorécepteurs – et du volume sanguin intra-artériel efficace (VSAE). L'AVP régule la balance hydrique en augmentant la perméabilité du tubule collecteur à l'eau. Elle rend compte par conséquent des capacités de dilution urinaire en présence d'une charge hydrique. Une augmentation minime de l'osmolalité plasmatique de 1 à 2 % suffit à déclencher la sécrétion d'AVP, et inversement. La traduction de cette osmorégulation fine est un éventail large de l'osmolalité urinaire qui s'étend de 50 à 1 200 mOsm/kg chez un sujet jeune et bien portant [15]. Une diminution du VSAE est un mécanisme inducteur puissant de l'AVP au point qu'il prévaudra en situation de diminution concomitante de l'osmolalité plasmatique.

L'osmolalité urinaire peut se calculer de la manière suivante :

Osmolalité urinaire (mOsm/kg) = 2 × natriurèse (mmol/l) + 2 × kaliurèse (mmol/l) + urée urinaire (mmol/l) + glycosurie (mmol/l)

Approche diagnostique

Hyponatrémie

Le sodium étant l'osmole efficace prédominante dans le milieu extracellulaire, l'existence d'une hyponatrémie s'accompagne d'une

hypo-osmolalité dans la grande majorité des cas. Seules ces hyponatrémies hypo-osmotiques s'accompagnent d'une hyperhydratation intracellulaire. Néanmoins, il existe des situations cliniques (très rares en pratique et jamais responsables d'hyponatrémie notable) où l'hyponatrémie ne s'accompagne pas d'hypo-osmolalité, c'est-à-dire que l'osmolalité calculée est inférieure à l'osmolalité mesurée. La première étape de l'investigation étiologique consiste à éliminer ces cas de figure. On distingue :
– les *hyponatrémies iso-osmotiques* ou « pseudo-hyponatrémies ». Il s'agit de contextes cliniques où il existe une hypertriglycéridémie ou une hyperprotéinémie majeures, à l'origine d'une contraction de la fraction hydrique du plasma. Il en résulte une mesure biochimique erronée de la natrémie et le volume cellulaire n'est pas altéré ;
– les *hyponatrémies hyperosmotiques*. Dans ces conditions, le volume cellulaire est diminué en raison de la présence d'osmoles efficaces d'origine endogène (hyperglycémie associée à un diabète décompensé) ou exogène (perfusion ou instillation de mannitol, sorbitol, glycocolle) dans le milieu extracellulaire.

Dans les autres cas, l'hyponatrémie traduit une *hypo-osmolalité* et, par conséquent, un état d'hyperhydratation cellulaire. La seconde étape de l'enquête clinique va permettre de déterminer si l'origine de l'hyponatrémie s'inscrit dans un contexte physiopathologique où les capacités de dilution urinaire rénales sont préservées ou non. Dans cette optique, l'intégrité de la régulation de l'AVP est considérée comme maintenue lorsque l'osmolalité urinaire est inférieure à 100 mOsm/kg (ou, au minimum, à celle de l'osmolalité plasmatique), indiquant une inhibition de la sécrétion d'AVP en réponse à l'abaissement de l'osmolalité plasmatique efficace. Cela indique que le rein réagit de façon adéquate à la surcharge hydrique en tentant de l'éliminer. Cette situation clinique est la conséquence de l'absorption importante de liquides hypotoniques, il s'agit de la potomanie, du syndrome des buveurs de bière (la bière contient très peu d'osmoles qui sont rapidement métabolisées ; il s'agit donc de l'équivalent d'absorption d'eau pure), du syndrome *tea and toast* (rencontré chez les gens âgés qui se nourrissent très peu et absorbent de grandes quantités d'eau). Enfin, un tel tableau peut résulter d'erreurs de prescription de perfusions (administration de quantités abondantes de soluté glucosé avec peu ou pas de sel).

Si, à l'inverse, les capacités de dilution urinaire sont perturbées (les urines restent concentrées malgré le bilan hydrique positif), signant la persistance d'une sécrétion d'AVP malgré l'abaissement de l'osmolalité plasmatique efficace, la dernière étape de l'enquête étiologique va être fondée sur l'évaluation du volume extracellulaire, afin d'apprécier l'importance du stock sodé. L'approche clinique repose alors sur l'anamnèse, la fréquence cardiaque, la pression artérielle, le poids, la présence d'œdèmes des membres inférieurs, d'une turgescence jugulaire, d'un reflux hépatojugulaire et d'une analyse du cliché radiologique thoracique (index cardiothoracique, vascularisation pulmonaire) [11]. Il faut garder à l'esprit que cette analyse peut s'avérer délicate et que la distinction entre un volume extracellulaire conservé et modérément diminué ou augmenté est difficile.

On distingue alors trois situations cliniques :
– hyponatrémies hypo-osmotiques coexistant avec une *augmentation du volume extracellulaire*. Cette situation s'observe en cas d'insuffisance cardiaque, de cirrhose décompensée et de syndrome néphrotique ;
– hyponatrémie hypo-osmotiques avec un *volume extracellulaire préservé*. Il s'agit alors d'un syndrome de sécrétion inappropriée d'AVP (ou de ses équivalents : hypothyroïdie, insuffisance antéhypophysaire, effets médicamenteux) ;
– hyponatrémies hypo-osmotiques concomitantes d'un *volume extracellulaire abaissé*. Outre l'anamnèse qui rend souvent le diagnostic évident, l'analyse permet de préciser l'origine des pertes hydrosodées. Elles ont de grandes chances d'être rénales lorsque la natriurèse est supérieure à 20 mmol/l, auquel cas la prise de thiazidiques, une insuffisance surrénalienne et une néphropathie avec perte de sel (néphropathie interstitielle) sont à rechercher. À l'inverse, les pertes extrarénales (cutanées ou digestives) s'accompagnent d'une natriurèse effondrée, si la réponse rénale est adéquate [12].

La très vaste majorité des pertes liquidiennes excessives (rénales, cutanées ou digestives) sont hypotoniques. Même si elles peuvent contenir des quantités importantes de sel, ces pertes contiennent une concentration de sel inférieure à celle du plasma. Laissées à elles-mêmes, elles entraîneraient donc nécessairement une hypernatrémie. Mais elles stimulent intensément la soif, de sorte que le bilan net est la plupart du temps une hyponatrémie (le rein ne pouvant pas diluer les urines du fait de la diminution du VSAE qui stimule l'AVP).

Hypernatrémie

Nous n'abordons que le cas de l'hypernatrémie isolée (l'hyperosmolarité diabétique qui s'accompagne volontiers d'hypernatrémie est évoquée ailleurs, *voir* Section S21 [Endocrinologie]).

En raison d'une mise en jeu prompte de la soif, dès lors que la natrémie s'élève au-delà de 145 mmol/l, une hypernatrémie doit en premier lieu conduire à apprécier la soif (ou l'impossibilité d'accès à l'eau), la diurèse et le volume extracellulaire du sujet hypernatrémique, évaluation clinique qui doit être complétée par l'analyse de l'osmolalité urinaire et plasmatique [10].

La natrémie, telle que mesurée en routine clinique, représente un ratio entre la quantité de sodium et la quantité d'eau contenue dans le secteur extracellulaire. Trois circonstances peuvent se rencontrer en fonction de l'état du volume extracellulaire (de la même façon qu'on l'a vu en cas d'hyponatrémie) :

• *Gain exclusif de sodium*. L'hypernatrémie s'accompagne d'un volume extracellulaire augmenté et l'on est donc en présence d'une déshydratation cellulaire avec hyperhydratation extracellulaire. Cette situation rare se voit en cas de prescription de solutés hyperosmolaires (bicarbonate de sodium molaire ou semi-molaire, par exemple dans le traitement d'une hyperkaliémie ou d'un arrêt cardiaque) ou d'empoisonnement accidentel chez l'enfant. Une autre possibilité est le cas d'un patient ayant une augmentation majeure de son volume extracellulaire préexistante (insuffisance cardiaque, cirrhose) et n'ayant plus accès à l'eau (coma).

• *Pertes à la fois d'eau* et *de sel*, mais avec prédominance des pertes d'eau (*voir* plus loin). L'hypernatrémie s'accompagne alors d'un volume extracellulaire diminué et l'on est donc en présence d'une déshydratation globale. Cette circonstance est vérifiée en cas d'impossibilité d'accès à l'eau alors que les pertes abondantes rénales ou extrarénales vont aboutir à une hypernatrémie. Les causes de pertes rénales, suggérées par une diurèse inadaptée (non effondrée) sont l'administration de diurétiques de l'anse et les cas de diurèse osmotique (Tableau S07-P03-C02-XIV).

• *Perte pure d'eau*. L'hypernatrémie s'accompagne d'un volume extracellulaire normal et on est donc en présence d'une déshydratation cellulaire isolée. L'anamnèse et l'analyse de la diurèse permettent de discriminer les situations où la diurèse est adaptée (basse), il s'agit alors :
– d'un déficit en apport d'eau lié à un accès insuffisant : perte de sensation de la soif (hypodipsie ou adipsie), coma. La perte d'eau est alors le résultat des pertes obligatoires (respiratoires et cutanées) ;
– de pertes d'eau « pure » (ne contenant que très peu d'osmoles) d'origine rénale. Il s'agit de diabète insipide néphrogénique (insensibilité du tubule à l'AVP) ou central (défaut de sécrétion d'AVP). L'osmolalité urinaire est nettement inférieure à l'osmolalité plasmatique, voire effondrée (urines limpides). L'administration d'un analogue d'AVP (DDAVP) dépourvu d'effet presseur permet usuellement de distinguer entre les deux types de diabète insipide (*voir* Tableau S07-P03-C02-XIV).

Tableau S07-P03-C02-XIV Causes et critères diagnostiques d'une hypernatrémie due à une perte d'eau d'origine rénale.

Condition	Volume extracellulaire	Osmolarité urinaire	Cause ou contexte clinique	Investigations complémentaires
Diurèse osmotique	↓	> 900 mOsm/j > Osmolarité plasmatique	Hyperglycémie Urée (levé d'obstacle, initiation d'une alimentation parentérale) Liquides d'irrigation, mannitol	Selon le contexte
Diurétiques de l'anse	Le plus souvent ↓	Environ 350 mOsm/kg H_2O > Osmolarité plasmatique	Furosémide, bumétanide	NA
Diabète insipide	N		Diabète insipide néphrogénique Diabète insipide central Grossesse[1]	Administration de DDAVP : – ↓ diurèse et ↑ osmolarité urinaire si diabète insipide central – osmolarité urinaire et diurèse inchangées si diabète insipide néphrogénique

(1) Diabète insipide lié à la sécrétion de vasopressinase.
DDAVP : analogue synthétique de l'arginine-vasopressine.

Manifestations cliniques

Qu'il s'agisse des hyponatrémies ou des hypernatrémies, les manifestations cliniques sont essentiellement des troubles des fonctions supérieures non spécifiques qui s'étendent de l'asthénie jusqu'au coma avec convulsions, selon le degré de dysnatrémie. Les complications à ne pas méconnaître sont la conséquence des variations de volume cellulaire induites par la dysnatrémie et un traitement mal conduit. Il faut veiller à la survenue :

– d'un œdème cérébral exposant le patient au risque d'engagement et de décès en cas d'hyponatrémie profonde ou, plus rarement, d'une correction trop rapide d'une hypernatrémie chronique (> 48 heures) ;

– d'une myélinolyse pontine ou extrapontine ou syndrome de démyélinisation osmotique. Il correspond à un processus de destruction des gaines de myéline oligodendrocytaire en cas de correction trop rapide d'une hyponatrémie chronique (> 48 heures) ou plus rarement du fait d'une hypernatrémie ;

– d'une hémorragie méningée ou d'un hématome intracérébral en cas d'hypernatrémie sévère.

Traitement

Hyponatrémie

L'hyponatrémie profonde (< 120 mmol/l) associée à des manifestations neurologiques sévères est une urgence thérapeutique. Cette situation survient toujours dans un contexte de diminution ou de normalité du volume extracellulaire (en effet, la baisse de la natrémie dans un contexte d'augmentation du volume extracellulaire peut être importante, mais se produit de façon très progressive et n'entraîne donc pas d'anomalie neurologique dramatique) qui doit motiver l'administration de soluté salé hypertonique (NaCl 3 %, 513 mmol/l) qu'il convient de préparer par adjonction d'ampoules de NaCl hypertonique à du sérum salé isotonique. L'objectif est une réascension de 4 à 6 mmol/l de la natrémie en 4 à 6 heures, soit une vitesse de correction de 1 à 1,5 mmol/l/h. Cet objectif est en général suffisant pour obtenir une régression des manifestations neurologiques les plus graves. L'administration de 2 ml/kg d'une solution de NaCl 3 % entraîne une augmentation un peu inférieure à 2 mmol/l de la natrémie. Des formules plus sophistiquées, dont la formule d'Adrogue-Madias, ont été conçues pour prédire l'augmentation de la natrémie en fonction du volume de soluté salé injecté. Il faut noter que cette dernière aboutit à une sous-estimation de la natrémie réellement obtenue, donc à un risque de sur-correction potentiellement délétère. Dans tous les cas, une restriction des apports hypotoniques doit être mise en place.

Après cette augmentation initiale très rapide, il importe de prévenir le risque de démyélinisation osmotique, en limitant l'ascension de la natrémie à 10 mmol/l les premières 24 heures (est prise en compte, dans cette augmentation totale de 10 mmol/l, l'augmentation de 4 à 6 mmol/l obtenue à la phase initiale) et à 18 mmol/l en 48 heures. En cas de « sur-correction » avérée ou probable, l'administration de solutés hypotoniques ou de desmopressine (DDAVP) se discutent [14]. Cette dernière, un analogue synthétique de l'AVP dépourvu d'effet vasopresseur, agit en bloquant l'excrétion d'eau libre diminuant ainsi la vitesse d'augmentation de la natrémie.

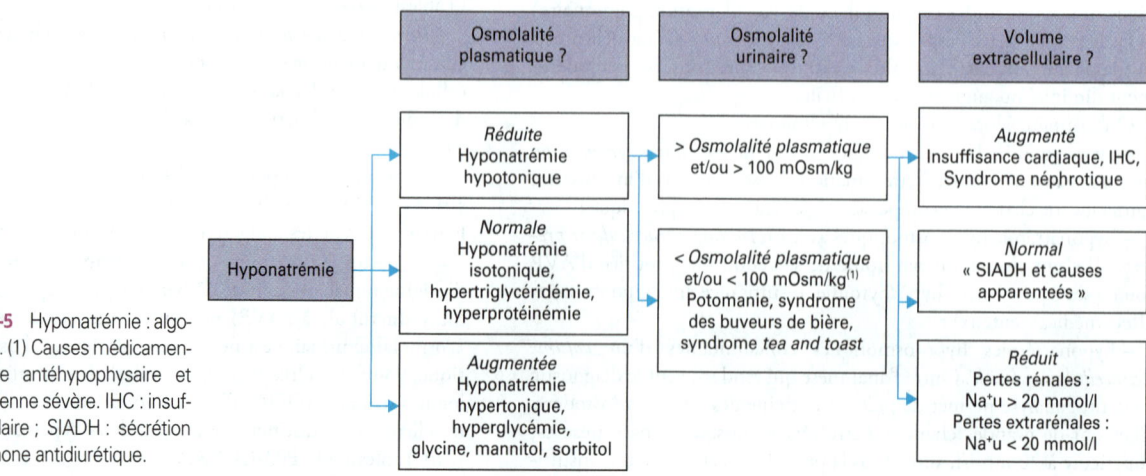

Figure S07-P03-C02-5 Hyponatrémie : algorithme diagnostique. (1) Causes médicamenteuses, insuffisance antéhypophysaire et insuffisance thyroïdienne sévère. IHC : insuffisance hépatocellulaire ; SIADH : sécrétion inappropriée d'hormone antidiurétique.

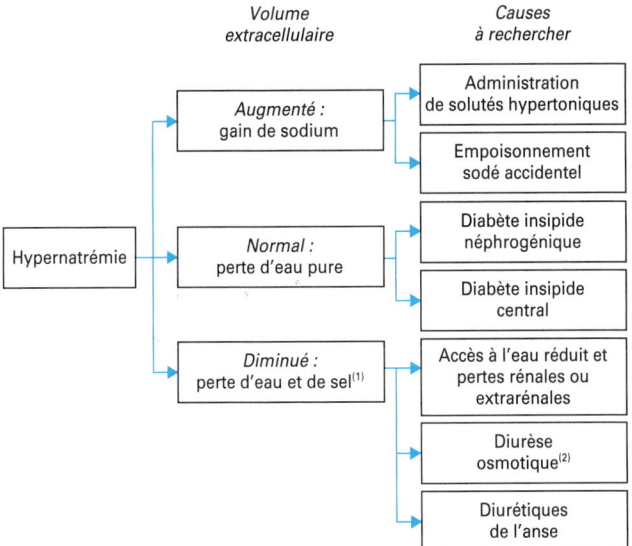

Figure S07-P03-C02-6 Hypernatrémie : algorithme diagnostique. (1) Pertes d'eau plus importantes que les pertes sodées. (2) Diurèse osmotique d'origine endogène (décompensation diabétique, élévation de l'urée consécutive à un syndrome de levée d'obstacle, initiation d'une nutrition parentérale hypertonique) ou exogène (perfusion de mannitol hypertonique).

Les hyponatrémies plus modérées sont faciles à traiter :
– apport de sel et restriction hydrique si *diminution du volume extracellulaire* ;
– restriction hydrique seule si *volume extracellulaire normal* ;
– en cas d'*augmentation du volume extracellulaire*, le traitement de l'hyponatrémie repose sur la restriction hydrique et les diurétiques de l'anse qui permettent à la fois de diminuer le volume extracellulaire et d'obtenir une diurèse hypotonique par rapport au plasma. Le facteur limitant de leur administration dans ce contexte est la majoration, parfois grave et obligeant à arrêter le traitement, de l'insuffisance rénale fonctionnelle (phénomène d'« hypovolémie efficace ») (Figure S07-P03-C02-5) [16, 17].

Hypernatrémie

Le traitement de l'hypernatrémie repose fondamentalement sur l'administration de solutés hypotoniques, quel que soit le mécanisme de l'hypernatrémie. La voie intraveineuse est privilégiée en cas d'hypernatrémie sévère. Le rythme de correction est dicté par le mode d'installation, aigu ou chronique de l'hypernatrémie. Une hypernatrémie chronique n'invite pas à une correction rapide de la natrémie qui exposerait le patient aux complications de l'œdème cérébral. Dans tous les cas le rythme de correction de la natrémie ne doit pas dépasser 1 mmol/l/h. Quant au choix des solutés (l'administration d'eau pure étant bannie en raison du risque d'hémolyse), les solutés hypotoniques glucosés (G2,5 % et G5 %) sont l'option la plus simple. Une surveillance attentive des glycémies est indispensable afin de prévenir une diurèse osmotique induite par l'hyperglycémie. En fonction de l'état du volume extracellulaire, ce soluté sera plus ou moins enrichi en sel. Il peut arriver en cas de déshydratation globale très sévère avec hypovolémie menaçante que le traitement débute par l'administration de solutés salés hypotoniques afin de rétablir une hémodynamique adéquate ; dans ce type de situation, la natrémie est souvent très élevée, bien au-delà de 150 mmol/l, et les solutés « isotoniques » seront de fait « hypotoniques » par rapport au plasma du patient (Figure S07-P03-C02-6).

Bibliographie

Dyskaliémie

1. CHOI M, SCHOLL UI, YUE P et al. K+ channels mutations in adrenal aldosterone-producing adenomas and hereditary hypertension. Science, 2011, *331* : 768-772.
2. CLAUSEN T. Quantification of Na+, K+ pumps and their transport rate in skeletal muscle: functional significance. J Gen Physiol, 2013, *142* : 327-345.
3. GUMZ ML, RABINOWITZ L, WINGO CS. An integrated view of potassium homeostasis. N Engl J Med, 2015, *373* : 60-72.
4. HALPERIN ML, GOLDSTEIN MB, KAMEL KS. Fluid, electrolyte, and acid-base physiology : a problem-based approach, 4th ed. Philadelphia, Saunders/Elsevier, 2010.
5. MOE OW, CAPLAN M. Seldin and Giebisch's the kidney : physiology & pathophysiology. New York, Academic Press, 2013.
6. PARHAM WA, MEHDIRAD AA, BIERMANN KM, FREDMAN CS. Hyperkalemia revisited. Tex Heart Inst J, 2006, *33* : 40-47.
7. THOMPSON CB, MCDONOUGH AA. Skeletal muscle Na,K-ATPase alpha and beta subunit protein levels respond to hypokalemic challenge with isoform and muscle type specificity. J Biol Chem, 1996, *271* : 32653-32658.

Hyperphosphorémie

8. CAIRO MS, BISHOP M, Tumour lysis syndrome : new therapeutic strategies and classification. Br J Haematol, 2004, *127* : 3-11.
9. SCOTT C. HOWARD, DEBORAH P et al. The tumor lysis syndrome. N Engl J Med, 2011, *364* : 1844-1854.

Dysnamétrie

10. ADROGUE HJ, MADIAS NE. Hypernatremia. N Engl J Med, 2000, *342* : 1493-1499.
11. ALMOND CS, SHIN AY, FORTESCUE EB et al. Hyponatremia among runners in the Boston Marathon. N Engl J Med, 2005, *352* : 1550-1556.
12. ANPALAHAN M, GIBSON SJ. Geriatric syndromes as predictors of adverse outcomes of hospitalization. Intern Med J, 2008, *38* : 16-23.
13. HALPERIN ML, GOLDSTEIN MB, KAMEL KS. Fluid, electrolyte, and acid-base physiology : a problem-based approach. Philadelphia, Saunders/Elsevier, 2010.
14. RAFAT C, FLAMENT M, GAUDRY S et al. Hyponatremia in the intensive care unit, how to avoid a Zugzwang situation. Ann Intensive Care, 2015, *5* : 39.
15. SCHRIER RW. Renal and electrolyte disorders. Boston, Little, Brown and Co., 1992.
16. SPASOVSKI G, VANHOLDER R, ALLOLIO B et al. Clinical practice guideline on diagnosis and treatment of hyponatraemia. Intensive Care Med, 2014, *40* : 320-331.
17. VERBALIS JG, GOLDSMITH SR, GREENBERG A et al. Diagnosis, evaluation, and treatment of hyponatremia: expert panel recommendations. Am J Med, 2013, *126* : S1-S42.

Toute référence à cet article doit porter la mention : Dreyfuss D. Troubles électrolytiques et acidobasiques. *In* : L Guillevin, L Mouthon, H Lévesque. Traité de médecine, 5e éd. Paris, TdM Éditions, 2018-S07-P03-C02 : 1-15.

PARTIE S07-P04

Défaillance neurologique

Chapitre S07-P04-C01

Troubles de la conscience, coma

Benjamin Rohaut et Tarek Sharshar

Les troubles aigus de la conscience constituent un continuum allant de la simple confusion mentale jusqu'au coma qui en est la forme la plus grave. La plupart des pathologies altérant le fonctionnement cérébral peuvent entraîner un coma ; les causes sont ainsi nombreuses, et la démarche diagnostique doit être rigoureuse. La première étape de la prise en charge consiste en l'évaluation des fonctions vitales (classique « ABC » pour *airway, breathing and circulation*). L'évaluation initiale du degré d'altération de la conscience à l'aide d'un score est primordiale, car elle permettra de suivre son évolution et de guider les soins. Dans un second temps, le patient étant stabilisé, l'examen neurologique devra être précis et intégrer le recueil minutieux de l'anamnèse et des antécédents du patient afin de déterminer au mieux les explorations complémentaires utiles au diagnostic étiologique.

Définitions

Le coma est défini par la suppression de la vigilance et de la conscience. Cliniquement, cet état est caractérisé par une absence d'ouverture des yeux et de réaction adaptée à la stimulation douloureuse. Il s'agit d'un état évolutif dont la gravité est en particulier attestée par le degré de réactivité motrice, l'atteinte des réflexes du tronc cérébral et des fonctions végétatives [6]. Nous avons à notre disposition des méthodes de mesure du niveau de conscience simples, objectives et reproductibles comme le score de Glasgow ou plus récemment le score FOUR (*Full Outline of UnResponsiveness*). Ces scores demeurent le meilleur moyen de détection et de suivi évolutif du coma, mais l'examen neurologique ne doit cependant pas s'y limiter.

La distinction clinique entre obnubilation, stupeur, somnolence ou léthargie n'a pas vraiment d'utilité en pratique clinique, car les définitions de ces états sont imprécises et d'interprétations trop subjectives. Dans toutes ces situations sont observés, dans des proportions variables, les éléments classiques du syndrome confusionnel :

• une altération globale des fonctions cognitives : langage, calcul, planification de tâches simples, accès aux connaissances, désorientation temporospatiale et plus rarement phénomènes hallucinatoires (visuels le plus souvent) ;

• un trouble attentionnel : le patient est distractible et ne peut se concentrer longtemps sur une même tâche ;

• une altération de la vigilance avec :

– une baisse et une fluctuation anormale du niveau de vigilance : le patient est plus ou moins somnolent, plus ou moins réveillable pour des stimulations variables (de l'appel à la stimulation nociceptive) ;

– une inversion du rythme nycthéméral : somnolence diurne/agitation nocturne.

Physiopathologie

La conscience peut être définie comme la connaissance qu'a l'individu de lui-même et de son environnement. En fait, la conscience est longtemps restée une notion complexe et énigmatique, en lien non seulement avec la neuropsychologie, mais encore avec la philosophie et ce n'est que récemment que les neurosciences ont investi ce champ de recherche.

En clinique, il est classique de diviser la conscience en deux grandes composantes :

– l'*éveil* (ou vigilance ; *wakefulness* ou *arousal* en anglais) ;

– le *contenu conscient* (conscience de soi, de l'environnement ; *awareness* en anglais, terme sans équivalent en français, traduit par « conscience de… », ce qui prête à confusion).

Ces deux fonctions sont sous-tendues par deux systèmes distincts :

– l'éveil est sous le contrôle de neurones situés dans le tronc cérébral. Il s'agit des noyaux de la substance réticulée activatrice ascendante (SRAA) situés dans la partie postérieure de la protubérance et du mésencéphale ainsi que la partie inféro-antérieure du diencéphale (noyaux de Meynert ou *basal forebrain*). Ces neurones régulent le niveau de vigilance (éveil, sommeil lent, sommeil paradoxal) par des projections diffuses vers l'ensemble du cortex cérébral (directes ou relayées par les noyaux réticulaires du thalamus) ;

– le « contenu conscient » est sous-tendu par un système organisé en réseau dont le substrat anatomique reste encore débattu, mais qui implique des neurones à connexion longue distance, situés en grande partie dans les régions associatives préfrontales et temporo-pariétales.

Un trouble de la conscience peut résulter d'une atteinte structurelle ou fonctionnelle d'un de ces deux systèmes. Un processus focal touchant spécifiquement la SRAA ou ses voies de projection peut provoquer un coma mais, dans 90 % des cas, il s'agit en fait d'un processus pathologique touchant l'ensemble de l'encéphale.

Approche clinique du sujet comateux

Le coma est une situation fréquente qu'il faut gérer le plus souvent en urgence. L'examen du patient dans le coma vise initialement à répondre à trois questions :
– existe-t-il une menace vitale immédiate ?
– quelle est la profondeur du coma ?
– existe-t-il des signes d'orientation étiologique ?
La réponse à ces questions nécessite un examen systématique.

Évaluation initiale : existe-t-il une menace vitale immédiate ?

La recherche de troubles végétatifs ou métaboliques majeurs est impérative et suit tout d'abord la classique séquence ABC :
– il faut dans un premier temps s'assurer la liberté des voies aériennes supérieures (pose d'une canule buccale de type canule de Guedel si besoin) ;
– vient ensuite l'examen de la ventilation : fréquence respiratoire, rythme, amplitude des mouvements ; signe d'encombrement ou d'œdème pulmonaire, cyanose. Des signes de détresse respiratoire patents (tachypnée, désaturation, bradypnée, voire pauses respiratoires) ou un encombrement laryngé et/ou pulmonaire, imposent le recours à l'intubation endotrachéale et à la ventilation mécanique en urgence ;
– enfin, celui de l'état hémodynamique : recherche d'une hyper- ou hypotension, de troubles du rythme, de marbrures. Toute hypotension artérielle doit être corrigée.

Il faut ensuite identifier rapidement des situations nécessitant une prise en charge thérapeutique urgente, notamment la recherche :
– d'une hypoglycémie ;
– d'un syndrome méningé ;
– de signes de traumatisme crânien ;
– d'un signe de localisation neurologique.

Évaluation du niveau de conscience

Il est important de quantifier le niveau d'altération de la conscience afin d'en surveiller l'évolution de façon fiable, même si cette évaluation est faite par des examinateurs différents. Différents scores ont été proposés. Le score le plus connu est le *score de Glasgow*, développé initialement pour la surveillance des traumatisés crâniens, mais actuellement utilisé de façon quasi universelle pour toutes les causes d'altérations de la conscience. Ce score permet une cotation de l'état de conscience en fonction de trois items :
– l'ouverture des yeux (Y), cotée de 1 à 4 ;
– la réponse motrice (M), cotée de 1 à 6 ;
– la réponse verbale (V), cotée de 1 à 5 (Tableau S07-P04-C01-I).

L'ouverture des yeux est soit spontanée, soit provoquée par la stimulation auditive (bruit violent) ou nociceptive. Les stimulations nociceptives fiables sont la pression rétromandibulaire (manœuvre de Pierre Marie et Foix), sternale (et non la friction, qui peut être traumatique) ou unguéale.

L'étude de la motricité évalue la réponse des quatre membres à la commande et à la douleur. Une asymétrie des réponses motrices oriente vers une lésion focale (*voir plus loin*), mais seule la meilleure réponse motrice est prise en compte pour évaluer le degré de conscience. L'analyse de la réactivité motrice à une stimulation nociceptive permet de distinguer :
– la réaction appropriée définie par un déplacement de la main vers la stimulation ;
– le retrait en flexion, ou évitement, défini par un mouvement de retrait et d'abduction du bras ;
– la flexion stéréotypée (ou encore réaction de « décortication »), caractérisée par une flexion-adduction du membre supérieur ;

Tableau S07-P04-C01-I Score de Glasgow (version française).

Ouverture des yeux	
Spontanée	4
À l'appel	3
À la douleur	2
Aucune	1
Réponse motrice	
Obéit à la commande verbale	6
Réponse aux stimuli douloureux :	
– localisatrice	5
– évitement	4
– flexion inadaptée	3
– extension	2
– aucune	1
Réponse verbale	
Claire et adaptée	5
Confuse	4
Incohérente : prononce des mots	3
Incompréhensible : émet des sons	2
Aucune	1

– l'extension stéréotypée (ou encore réaction de « décérébration »), réalisant une extension-pronation du membre supérieur, encore appelée mouvement d'enroulement ;
– l'absence de mouvement.

Des propos confus caractérisent le premier degré d'altération de la réponse verbale. Viennent ensuite des propos incohérents, mais avec des mots compréhensibles, puis des sons incompréhensibles et finalement l'absence d'émission de sons.

Il est requis de noter à la fois le score global et la valeur de chaque item lorsque l'on utilise cette échelle. Il est habituellement considéré qu'un score de Glasgow inférieur à 8 définit le coma, à condition que les réponses Y, V et M soient cohérentes avec ce diagnostic.

Plus récemment une nouvelle échelle, l'échelle FOUR (*Full Outline of UnResponsiveness*) (Tableau S07-P04-C01-II), a été validée en réanimation [8]. Elle a pour principaux intérêts d'intégrer une évaluation minimale des réflexes du tronc cérébral, d'être plus adaptée au patient intubé (absence de cotation de la réponse verbale), de détecter un éventuel *locked-in-syndrome* (poursuite oculaire) et d'être plus à même de suivre précisément l'évolution neurologique.

Examen neurologique détaillé

L'examen clinique ne doit bien sûr pas se limiter à la quantification de l'altération de la conscience et doit absolument être complété par un examen neurologique, mais également somatique détaillé.

Examen des fonctions du tronc cérébral

L'examen des réflexes du tronc cérébral apporte des renseignements considérables, d'une part pour localiser les lésions éventuelles du tronc et d'autre part pour fournir des indices pronostics.

Examen de la position et des mouvements des globes oculaires

Un patient dans le coma a par définition les yeux fermés. Toutefois, en cas de coma très profond, de diplégie faciale ou de curarisation, une occlusion incomplète des yeux, en rapport avec l'hypotonie des muscles orbiculaires, peut être observée.

Généralement, les yeux d'un patient dans le coma sont immobiles, en position axiale, ou légèrement divergents. Une déviation conjuguée des yeux évoque une lésion hémisphérique ou du tronc cérébral ; une diver-

Tableau S07-P04-C01-II Score FOUR (*Full Outline UnResponsiveness*).

Réponse oculaire	
Fermeture des yeux sur commande ou poursuite visuelle	4
Yeux ouverts sans poursuite visuelle volontaire	3
Ouverture des yeux au bruit	2
Ouverture des yeux à la douleur	1
Pas d'ouverture des yeux à la douleur	0
Réflexes du tronc cérébral	
Réflexes pupillaires et cornéens présents	4
Mydriase fixe unilatérale	3
Réflexes pupillaires *ou* cornéens absents	2
Réflexes pupillaires *et* cornéens absents	1
Réflexes pupillaires, cornéens et de toux absents	0
Réponse motrice	
Mouvement sur commande	4
Localisation de la douleur	3
Réponse en flexion à la douleur (compression du lit de l'ongle)	2
Réponse en extension stéréotypée	1
Pas de réponse motrice ou myoclonies si état de mal épileptique	0
Ventilation	
Respiration spontanée régulière	4
Respiration spontanée Cheyne-Stokes	3
Respiration spontanée irrégulière	2
Respiration assistée (déclenche le ventilateur)	1
Respiration contrôlée ou apnée	0

gence oculaire dans le plan vertical (*skew deviation*) une lésion bulboprotubérantielle. Une légère divergence oculaire ou des mouvements d'errance semblables à ceux observés au cours du sommeil peuvent être constatés au cours d'un coma léger. Des crises oculogyres peuvent survenir et être en rapport avec une épilepsie. Des mouvements conjugués ou dissociés (mouvements pendulaires ou d'errance des yeux à type de balancement horizontal fluide et lent) orientent vers une pathologie métabolique ou toxique. Ils ne peuvent être simulés et permettent d'éliminer formellement une cause psychogène. Un *bobbing* oculaire (brusque mouvement de plongée verticale, suivi d'une remontée lente des globes oculaire) est secondaire à des lésions de la partie inférieure de la protubérance ou du cervelet.

Les réflexes oculocéphaliques horizontaux sont obtenus en provoquant une rotation horizontale de la tête (contre-indiquée en cas de suspicion de lésion cervicale ou d'hypertension intracrânienne). La réponse normale est une déviation conjuguée des yeux du côté opposé au mouvement de la tête. Le réflexe oculovestibulaire est plus sensible, son étude consiste en l'injection de 50 à 200 ml d'eau glacée dans le conduit auditif externe (après avoir vérifié l'intégrité des tympans) qui, chez le sujet conscient, entraîne un nystagmus dont la déviation lente se fait vers l'oreille stimulée (si eau froide). Ces réflexes évaluent les connexions entre le système vestibulaire et les noyaux du III et du VI (via la bandelette longitudinale postérieure). En cas de dysfonctionnement de l'une de ces structures, les yeux restent fixes, ou sont animés d'un mouvement incomplet ou dysconjugués.

Réactions pupillaires

Le diamètre de chaque pupille et la présence d'une anisocorie doivent être notés. Le réflexe photomoteur direct et consensuel doit être systématiquement recherché en éclairant fortement et séparément chaque œil. Une dilatation unilatérale (mydriase) de la pupille associée à une abolition du réflexe photomoteur suggère un engagement temporal ou une lésion de la troisième paire crânienne (par exemple, un anévrysme de l'artère communicante antérieure). Une mydriase et une abolition bilatérale du réflexe photomoteur traduisent une souffrance du mésencéphale et représentent souvent un facteur de très mauvais pronostic. Elle ne doit pas être confondue avec la mydriase résultant de l'instillation de collyre atropinique. Les opiacés induisent une contraction des pupilles (myosis) rendant parfois difficile la mise en évidence du réflexe photomoteur.

Réflexe cornéen

Le réflexe cornéen se recherche en stimulant délicatement de la cornée (avec une goutte de sérum physiologique) ou la jonction sclère/cornée (avec une compresse stérile). La réponse normale est une fermeture bilatérale des paupières (supérieures et inférieures) ainsi qu'une élévation syncinésique des globes oculaires. Le réflexe cornéen persiste habituellement jusqu'au coma profond et son absence bilatérale est généralement de mauvais pronostic en dehors du cadre des intoxications médicamenteuses. Il a une valeur de localisation lorsqu'il est aboli de façon unilatérale ou quand le clignement palpébral s'accompagne d'un mouvement de diduction de la mâchoire du côté opposé à la stimulation cornéenne (réflexe cornéoptérygoïdien), ce qui traduit une souffrance mésencéphalique grave avec libération de l'activité protubérantielle.

Sensibilité et motricité faciale

L'étude du réflexe cornéen renseigne déjà sur une éventuelle lésion de la Ve ou de la VIIe paire crânienne. La manœuvre de Pierre Marie et Foix (pression bilatérale rétromandibulaires) complète l'examen de la sensibilité et de la motricité faciale.

Troubles végétatifs

Parfois intriqués avec la cause du coma, ils témoignent plus souvent d'une souffrance cérébrale, particulièrement au niveau du tronc cérébral, où siègent la plupart des centres végétatifs. Il peut s'agir de troubles ventilatoires (fréquence, amplitude, rythme) : on peut observer une hyperventilation, une hypoventilation, des rythmes oscillants ou périodiques, des dysrythmies majeures, voire une abolition de la ventilation. Il existe parfois des troubles cardiocirculatoires avec variation de la pression artérielle et du rythme cardiaque, en particulier d'accès de bradycardie spontanée ou provoquée par diverses manœuvres telles que la compression des globes oculaires. Celle-ci doit être évitée en règle générale, et l'examen du réflexe oculocardiaque doit être réservé au diagnostic de mort encéphalique. Il peut être encore constaté l'absence de réflexe de toux lors des aspirations trachéales, des modifications thermiques, des phénomènes vasomoteurs ou d'horripilation, des troubles de la sudation (éventuellement localisés à un hémicorps ou à une hémiface).

Réflexes de clignement

La persistance du réflexe de clignement à la menace, qui doit être recherché dans la totalité du champ visuel, implique le cortex visuel et ne s'observe généralement pas chez le malade comateux. Le réflexe de clignement au bruit, qui doit être fort et bref (claquement des mains le plus souvent), témoigne de l'intégrité au moins partielle des premiers niveaux des voix auditives et de leurs relais avec les noyaux supérieurs du nerf facial. Parmi les autres réflexes palpébraux, citons le réflexe nasopalpébral, provoqué par la percussion de la glabelle.

Réactivité motrice

L'étude de la réponse motrice des quatre membres a déjà été décrite lors de la présentation du score de Glasgow. Si les commandes verbales ne sont pas exécutées, il faut alors recourir à des stimuli nociceptifs (compression du lit de l'ongle, pression sternale, manœuvre de Pierre Marie et Foix). Une réponse en extension et une réponse en adduction des membres inférieurs peuvent être observées isolément ou en association avec une réaction des membres supérieurs dite de « décortication » (adduction du bras, flexion lente de l'avant-bras) ou de « décérébration » (adduction du bras, extension de l'avant-bras, rotation interne et projection de l'épaule en avant, le tout réalisant un mouvement dit d'enroulement). Ces réactions ne sont en aucun cas spécifiques d'un engagement cérébral et les termes de « décortication » et de « décérébration » n'ont en réalité pas de corrélat anatomique clair (de plus, la distinction entre flexion « adaptée » et « stéréotypée » est parfois difficile et n'a d'ailleurs pas été retenue dans le score FOUR). La réactivité faciale est explorée par la pression bilatérale rétromandibulaire (manœuvre de Pierre Marie et Foix) ou de l'émergence des nerfs sus-orbitaires.

Tonus et réflexes

L'examen des réflexes ostéotendineux, cutanés plantaires et du tonus musculaire sera bilatéral et comparatif.

Signes méningés

Ils évoquent une méningite ou une hémorragie sous-arachnoïdienne, mais ils peuvent difficilement être mis en évidence en cas de coma profond.

Examen général et anamnèse

Quelle que soit la cause présumée des troubles de vigilance, il faut chercher de façon systématique des arguments pour un traumatisme crânien, un processus épileptique, une infection ou une intoxication. L'examen somatique doit être extrêmement soigneux, notamment cutanéomuqueux (éruption, purpura, ecchymose, trace de piqûre).

L'interrogatoire de l'entourage, et en particulier des témoins et médecins qui ont initialement pris en charge le malade, est crucial (l'histoire de la maladie et en particulier le contexte traumatique, le mode d'installation (progressif, brutal), les antécédents, le traitement habituel, le mode de vie, le voyages, les expositions professionnelles ou domestiques à des toxiques). Il est indispensable de connaître les symptômes ou signes neurologiques (par exemple, troubles du langage, déficit moteur) ou somatiques (par exemple, fièvre, céphalées) qui ont précédé la perte de conscience.

Diagnostic différentiel du coma

Syndrome de dé-efférentation motrice (*locked-in syndrome*)

Le syndrome de dé-efférentation motrice, ou *locked-in syndrome*, est dû à des lésions antérieures du tronc cérébral interrompant toutes les voies motrices en dessous du noyau de la troisième paire crânienne, mais épargnant la SRAA. Il doit être impérativement recherché devant tout coma. En effet, dans cette situation, le malade est parfaitement conscient, mais incapable de communiquer autrement que par des mouvements de verticalité des yeux et en règle générale par des clignements des paupières. Toute autre motricité volontaire est abolie ; la sensibilité est préservée. La cause la plus fréquente est l'accident ischémique dans le territoire vertébrobasilaire. D'autres situations, telles qu'une polyradiculonévrite aiguë ou un botulisme très sévères, peuvent reproduire un tableau de *locked-in syndrome* et abolir toute communication.

Aréactivité psychogène

Elle est souvent en rapport avec un trouble conversif, plus rarement un état psychotique (catatonie notamment) ou exceptionnellement une simulation. Elle survient souvent dans un contexte particulier : antécédents d'épisode similaire sans étiologie identifiée, terrain psychiatrique, circonstances déclenchantes. Le patient est inerte, parfois totalement aréactif aux stimulations nociceptives. Toutefois l'examen attentif peut montrer des signes discordants : la persistance d'un certain tonus lors de la mobilisation passive, la résistance à l'ouverture passive des paupières, la fixation des globes oculaires lors de la rotation de la tête ou l'évitement du regard de l'observateur, contrastant avec une aréactivité totale aux stimuli douloureux (y compris du réflexe de retrait médullaire). La constatation, lorsqu'on laisse tomber la main du sujet vers ses yeux maintenus ouverts, d'un mouvement final d'évitement est très évocatrice. Le diagnostic doit être affirmé avec prudence et au terme d'un examen minutieux, d'autant qu'il s'agit d'une urgence psychiatrique, mais qu'également cet état peut coexister avec une affection organique, cérébrale ou non. Le recours à l'électro-encéphalogramme (EEG) est à ce propos utile pour infirmer le diagnostic de coma. Comme décrit plus haut, des mouvements pendulaires des yeux, un retour en position neutre lent des globes oculaire lors de l'examen du réflexe oculocéphalique ou l'absence de nystagmus lors de l'examen des réflexes oculovestibulaires, témoignent de l'organicité du coma.

État végétatif et de conscience minimale

Lorsque le patient ne récupère pas rapidement un état de conscience normale, l'évolution se fait le plus souvent vers une réapparition de périodes d'ouverture spontanée des yeux (les comas chroniques sont exceptionnels). La distinction entre état végétatif et état de conscience minimale est alors parfois difficile.

L'état végétatif (aussi appelé état d'éveil non répondant [5]) se caractérise par la résurgence d'un comportement d'éveil sans activité consciente décelable. Il est en rapport typiquement avec des lésions hémisphériques étendues avec une relative intégrité du tronc cérébral, mais l'atteinte anatomique peut en fait être variable. Le malade a les yeux ouverts, présente un clignement spontané, mais généralement pas à la menace, et les mouvements oculaires ne s'accompagnent pas d'une poursuite des personnes ou des objets. Il existe souvent une hypertonie posturale de fond avec une attitude plus souvent en flexion qu'en extension et des réponses motrices non localisatrices aux stimulations nociceptives. Les réflexes du tronc cérébral sont présents et les régulations végétatives élémentaires, notamment respiratoires, sont préservées. Il existe en général des cycles veille/sommeil. Un état végétatif est considéré persistant au-delà d'un an d'évolution après un traumatisme crânien ou de 3 à 6 mois après une anoxie cérébrale. Une récupération, même parcellaire, est exceptionnellement observée au-delà de ces délais.

L'état de conscience minimale (ou état paucirelationnel) fait généralement suite à un état végétatif. Le patient en état de conscience minimale manifeste des capacités d'interaction adaptée avec le monde extérieur (poursuite visuelle, réponse à certains ordres simples, manipulation d'objet, réactions motrices automatiques, réaction adaptée à la stimulation douloureuse, production verbale), mais ne peut ni établir une communication fonctionnelle (même à l'aide d'un code binaire), ni avoir des comportements moteurs complexes (comme l'utilisation adaptée d'objet). La distinction entre une réponse comportementale réflexe ou intentionnelle est cependant parfois difficile [7]. Une échelle dédiée, la *coma recovery cale*, est à ce propos très utile [3].

Autres syndromes

Les altérations isolées du contenu de la conscience (aphasie, apraxie, etc.) et les altérations globales subaiguës ou chroniques observées dans le cadre des états démentiels ne s'accompagnent pas en règle générale de perturbations de vigilance. Les syncopes induisent par définition des troubles de vigilance très brefs. Les états confusionnels aigus peuvent être associés à une baisse de vigilance, voire évoluer vers le coma. Ils se caractérisent également par des troubles de l'attention et cognitifs, notamment des fonctions perceptives, du cours de la pensée, et de la mémoire. Ils peuvent être au contraire associés à une exacerbation de la vigilance, des hallucinations, des manifestations délirantes. Le malade confus peut donc se présenter sous un aspect calme, perplexe ou agité.

L'hypersomnie chronique liée à une hyperactivité des centres du sommeil est consécutive à une atteinte hypothalamique et/ou diencéphalique. Elle s'accompagne de bâillements, de mouvements d'étirements et de soupir. Surtout, l'hypovigilance est rapidement réversible sous l'effet de stimuli.

Le mutisme akinétique est souvent en rapport avec des lésions bifrontales. Il associe un état de négligence et d'aréactivité motrice à un comportement de veille. Une communication est possible mais très lente. Il n'existe pas d'anomalie tonique ou réflexe majeure. Le syndrome de perte d'auto-activation psychique (en général lié à des lésions des noyaux gris de la base, notamment du striatum ou pallidum) peut en être rapproché.

Mort cérébrale

Initialement décrite sous le terme de coma dépassé, le diagnostic de mort cérébrale répond à des critères médicolégaux stricts, car il autorise le prélèvement d'organe et l'arrêt des thérapeutiques actives. Elle se caractérise cliniquement par l'absence de tout mouvement spontané, de toute réactivité aux stimulations y compris nociceptives ainsi que l'abolition de l'ensemble des réflexes du tronc cérébral en l'absence d'hypothermie, d'hypoxie, d'hypotension, de trouble hydro-électrolytique majeur ou d'intoxication (sédatifs notamment). La connaissance de la cause est indispensable. Il faut s'entourer de précautions extrêmes pour porter ce diagnostic si aucune n'a étiologie n'a été identifiée. Une épreuve d'apnée doit être effectuée : au terme de 15 minutes, alors que le malade est débranché du ventilateur et placé sous oxygène à 10 l/min, aucune reprise de la ventilation alors que la PCO_2 s'élève au-delà de 60 mmHg ne doit être constatée. En France, le diagnostic de mort cérébrale doit être confirmé soit par deux EEG pratiqués à 4 heures d'intervalle au moins, soit par une angiographie cérébrale (angioscanner le plus souvent). Les critères sont pour l'EEG une absence de signal après amplification maximale et en l'absence de facteur confondant (sédatifs, hypothermie, etc.) et, pour l'angiographie, l'arrêt complet de la circulation à la base du crâne. Le recours à ces examens médicolégaux peut être guidé par les données de l'échographie-Doppler. Celle-ci peut en effet mettre en évidence des anomalies très spécifiques de l'arrêt de la perfusion cérébrale (absence de flux diastolique et *back flow*). Le diagnostic de mort cérébrale chez l'enfant repose sur les mêmes critères, mais l'intervalle entre les deux évaluations est d'au moins 24 heures pour l'examen clinique et l'EEG.

Siège de la souffrance cérébrale

L'anamnèse et l'examen clinique permettent de recueillir des indices de souffrance localisée supratentorielle (par exemple, en cas d'aphasie, de convulsions généralisées ou focalisée ou d'hémiplégie avec déviation opposée et conjuguée des yeux) ou sous-tentorielle devant un syndrome alterne ou des signes d'un engagement temporal ou occipital (Tableau S07-P04-C01-III). Dans un contexte traumatique, une discordance entre les réactivités des membres inférieurs, supérieurs et de la face doit faire suspecter une lésion médullaire.

Diagnostic étiologique

Les causes de coma sont diverses et parfois intriquées (Tableau S07-P04-C01-IV). Les antécédents, les données anamnestiques et cliniques orientent la stratégie des examens complémentaires. Un contexte traumatique, l'existence d'une fièvre, d'un syndrome méningé, de mouvements anormaux et de signes de localisation sont des facteurs primordiaux à ce stade [6]. Le coma est une urgence diagnostique et thérapeutique et sa prise en charge repose sur une approche rigoureuse et systématique, qui débute par la recherche d'une cause rapidement curable, telle qu'une hypoglycémie [2]. Les causes peuvent être intriquées, notamment dans certains terrains. Une intoxication alcoolique aiguë peut masquer un hématome intracrânien, le motif d'un sevrage éthylique ou d'un traitement anti-épileptique doit être systématiquement recherché.

Examens biologiques et ponction lombaire

Outre le contrôle urgent de la glycémie, un bilan biologique standard comportant un ionogramme plasmatique, un dosage de l'urémie, de la créatinémie, de la calcémie, des enzymes musculaires et de la lactatémie, des gaz du sang artériels, une numération-formule sanguine et un bilan de l'hémostase, est indispensable. Ce bilan permet de détecter ou de suspecter une cause particulière et de guider de nouvelles investigations biologiques, telles qu'un bilan toxicologique, endocrinien ou métabolique.

La ponction lombaire est indiquée en cas de suspicion d'infection méningée, mais sera précédée d'une imagerie cérébrale qui ne doit pas faire différer l'antibiothérapie.

Fond d'œil

Il est utile, car un œdème papillaire bilatéral est un signe d'hypertension intracrânienne, une hémorragie rétrohyaloïdienne fait suspecter une rupture d'anévrysme et certaines anomalies rétiniennes peuvent être en rapport avec une maladie infectieuse ou inflammatoire.

Imagerie cérébrale

Elle est requise en cas de contexte traumatique ou infectieux, de signes méningés ou de localisation, de mouvements anormaux. Elle sera en pratique réalisée dès qu'aucune cause n'a été rapidement identifiée. Le choix entre tomodensitométrie et IRM dépend de leur accessibilité et de la pathologie suspectée. La recherche d'un saignement intracrânien est une indication à une tomodensitométrie cérébrale ; l'IRM est très utile au diagnostic précoce d'ischémie cérébrale mais également pour celui de pathologies neuro-inflammatoires. Une artériographie peut compléter ces imageries, notamment en cas de suspicion de malformation vasculaire.

Explorations neurophysiologiques

L'EEG est constamment anormal chez les patients comateux et doit donc être demandé en cas de doute sur l'organicité des troubles de la conscience. Il doit être effectué en urgence en cas de suspicion d'un processus épileptique, notamment d'un état de mal épileptique larvé (déviation tonique des yeux, clonies des paupières ou des membres). Il sera systématique si aucune cause n'a été identifiée. En effet, certains aspects électriques sont très évocateurs d'une encéphalopathie métabolique comme les ondes lentes triphasiques à prédominance antérieures. Les potentiels évoqués (PE auditifs précoces explorant le tronc cérébral

Tableau S07-P04-C01-III Symptomatologie des deux types d'engagements sus-tentoriels.

Engagement central	Engagement temporal
Réactivité motrice en flexion ± déficit moteur croisé Vigilance souvent très altérée Myosis bilatéral réactif, puis aréactif Parfois respiration périodique	Déficit moteur croisé, parfois direct (10 %) avec réactivité motrice en flexion ou en extension Vigilance souvent préservée Mydriase homolatérale réactive, puis mydriase fixée et paralysie du III
Stades ultérieurs	
Réactivité motrice en extension, puis nulle Mydriase ou diamètre intermédiaire Réflexe photomoteur aboli Réflexes oculomoteurs verticaux, puis horizontaux abolis Tachypnée ample, puis superficielle, puis pauses respiratoires, bradycardie, hypotension	

Tableau S07-P04-C01-IV Principales causes des comas[1].

Comas post-traumatiques
Hématomes
Contusion cérébrale
(Embolie graisseuse)

Comas non traumatiques
Infectieux
– méningites
– encéphalites (herpès ++)
– neuropaludisme
– abcès et empyèmes
– encéphalopathie des états septiques
Toxiques
– benzodiazépines
– alcool
– morphiniques
– antidépresseurs
– oxyde de carbone
– neuroleptiques
– barbituriques
– éthylène glycol
– lithium
Métaboliques
– anoxie cérébrale
– hypoglycémie
– hyponatrémie
– désordres osmolaires
– hypo- et hypercalcémie
– hypophosphorémie
– hypermagnésémie
– dérèglement thermique (température < 32 °C ou > 42 °C)
– encéphalopathie hépatique
– encéphalopathie rénale
– encéphalopathie pancréatique
– encéphalopathie des brûlés
– encéphalopathie respiratoire
– autres encéphalopathies (anomalies du cycle de l'urée, dont déficit en ornithine transcarbamylase, D-lactique en cas de syndrome du grêle court…)
– bas débit cardiaque
– syndrome de Gayet-Wernicke
– syndrome de Reye (chez l'enfant)
Vasculaires
– hémorragie sous-arachnoïdienne
– hémorragie cérébrale sus- ou sous-tentorielle
– infarctus cérébraux
– thrombophlébite cérébrale
– encéphalopathies hypertensives (*posterior reversible encephalopathie syndrome* [PRES], éclampsie…)
– vascularite
– embolie gazeuse
Tumeurs primitives ou non
Méningites chimiques ou tumorales
Inflammatoires
– encéphalites dysimmunes (paranéoplasiques ou non, anti-NMDA, etc.)
– ADEM (*acute disseminated encephalomyelitis*)
Endocriniens
– hypothyroïdie
– insuffisance surrénalienne aiguë
– panhypopituitarisme
État de mal épileptique
Divers
– maladies inflammatoires et de système
– encéphalopathie associée au sepsis
– affections neurologiques diffuses au stade terminal

(1) Liste non exhaustive ; les causes peuvent être associées.
NMDA : N-méthy-D-aspartate.

ou PE cognitifs explorant des niveaux d'intégration plus riches de l'information) permettent d'explorer, dans certaines situations (anoxie cérébrale notamment), le niveau d'intégration des stimuli et d'aider à la pronostication du réveil.

Autres

D'autres examens peuvent être demandés soit pour compléter l'enquête diagnostique soit pour évaluer l'évolution neurologique et détecter toute nouvelle complication. Les méthodes de *neuromonitoring* sont multiples et peuvent être invasives ou non. Il peut s'agir de l'EEG continu, du Doppler transcrânien, de la mesure de la pression intracrânienne, de la saturation en oxygène du sang veineux jugulaire. Leur indication est à décider au cas par cas, bien que de plus en plus soit préconisée une approche multimodale chez les patients cérébrolésés graves.

Traitement

Quel que soit le degré d'altération de la vigilance, il faut d'emblée pallier les défaillances vitales, reconnaître et traiter aussitôt un engagement cérébral, et déceler des causes dont le traitement n'admet aucun retard.

Traitement symptomatique

Le traitement symptomatique repose essentiellement sur l'identification et la correction des facteurs d'agression cérébrale secondaire d'origine systémique (ACSOS). Comme détaillé plus haut, il faut dans un premier temps assurer la liberté des voies aériennes supérieures, oxygéner et éventuellement mettre en œuvre une ventilation mécanique en maintenant une légère hypocapnie (35 à 40 mmHg). Le contrôle de l'état hémodynamique est fondamental et nécessite le plus souvent une mesure invasive (il est nécessaire de respecter une éventuelle hypertension artérielle dans la plupart des cas) ; et il doit éventuellement être associé à un monitoring de la pression intracrânienne (permettant le calcul de la pression de perfusion cérébrale). Sur le plan biologique, il faut bien sûr traiter immédiatement toute hypoglycémie. L'administration de vitamine B_1 doit accompagner toute charge en glucose (ultérieurement, il faudra éviter la survenue d'hyperglycémie qui peut majorer la souffrance cérébrale). Le contrôle des équilibres hydro-électrolytiques et acidobasiques est primordial. L'hyperthermie doit être enfin corrigée.

La survenue de crises d'épilepsie impose un traitement anti-épileptique. En cas d'hypertension intracrânienne majeure (et a fortiori d'engagement), l'administration de soluté hyperosmolaire (sérum salé hypertonique ou mannitol), et l'instauration d'une hyperventilation alvéolaire doivent être immédiates dans l'attente du geste de décompression neurochirurgicale.

La prévention thrombo-embolique, nosocomiale et des complications du décubitus sont aussi des éléments clefs de la prise en charge symptomatique.

Traitement étiologique

Il est impossible à détailler ici. Rappelons que certaines situations, telles qu'une suspicion de purpura fulminans, de méningite purulente, de neuropaludisme ou d'état de mal épileptique, imposent un traitement immédiat. Certaines affections peuvent justifier d'un traitement neurochirurgical en urgence (hématome extradural, hémorragie méningée, ischémie ou hématome cérébelleux).

Pronostic

La prédiction du retour à la conscience et surtout du handicap est une préoccupation majeure pour le réanimateur mais, à ce jour, il faut admettre qu'il n'existe pas d'algorithme simple qui pourrait s'appliquer indifféremment à l'ensemble des comas [1].

Les études portant sur le pronostic des comas présentent souvent plusieurs limites. Le principal défaut est celui de « prophétie autoréalisée », biais résultant d'une prise en charge involontairement déterminée par le facteur pronostique évalué. La définition du « bon pronostic », généralement synonyme d'un « handicap modéré », c'est-à-dire permettant une autonomie dans les actes de la vie quotidienne, est également un point de controverse.

La grande diversité des causes responsables de comas incite à ne pas trop facilement généraliser des données issues de cohortes de patients comateux très sélectionnées, notamment sur le plan étiologique. De plus, quelle que soit la gravité apparente d'une souffrance cérébrale, il est bien difficile de réunir dans l'urgence l'ensemble des éléments indispensables à l'établissement d'un pronostic le plus rigoureux et assuré.

Cependant, certains éléments cliniques recueillis en particulier dans le coma post-anoxique (abolition des réflexes photomoteurs et cornéens et abolition de toute réactivité motrice au 3e jour, abolition bilatérale des réponses corticales en potentiels évoqués somesthésiques, état de mal myoclonique) sont fortement prédictifs d'un très mauvais pronostic [9]. Il faut cependant souligner que le changement des pratiques médicales (l'hypothermie thérapeutique en constitue le parfait exemple dans le coma post-anoxique) est à même de modifier la valeur pronostique de nos marqueurs [4].

Outre l'étiologie qui reste en définitive le principal déterminant du pronostic neurologique, plusieurs facteurs pronostiques ont été identifiés : l'âge, la durée du coma, les données neuroradiologiques (tomodensitométrie, IRM morphologique, IRM avec mesures quantitatives, notamment de la fraction d'anisotropie et la spectroscopie-IRM), électro-encéphalographiques et neurophysiologiques (PE auditifs précoces explorant le tronc cérébral ou PE cognitifs explorant des niveaux d'intégration plus riches de l'information). Dans le coma post-anoxique et, dans une moindre mesure, post-traumatique, certains biomarqueurs, tels que l'énolase neurone-spécifique (NSE pour *neurone-specific enolase*) peuvent également avoir un intérêt.

Bibliographie

1. BATES D. The prognosis of medical coma. J Neurol Neurosurg Psychiatry, 2001, *71 (Suppl. 1)* : i203.
2. EDLOW JA, RABINSTEIN A, TRAUB SJ, WIJDICKS EFM. Diagnosis of reversible causes of coma. Lancet Lond Engl, 2014, *384* : 2064-2076.
3. GIACINO JT, KALMAR K, WHYTE J. The JFK coma recovery scale-revised : measurement characteristics and diagnostic utility. Arch Phys Med Rehabil, 2004, *85* : 2020-2029.
4. GREER DM, ROSENTHAL ES, WU O. Neuroprognostication of hypoxic-ischaemic coma in the therapeutic hypothermia era. Nat Rev Neurol, 2014, *10* : 190-203.
5. LAUREYS S, CELESIA GG, COHADON F et al. Unresponsive wakefulness syndrome : a new name for the vegetative state or apallic syndrome. BMC Med, 2010, *8* : 68.
6. POSNER JB, PLUM F, Saper CB. Plum and Posner's diagnosis of stupor and coma. New York, Oxford University Press, 2007.
7. ROHAUT B, FAUGERAS F, NACCACHE L. Neurology of consciousness impairments. Brain disorders in critical illness [internet]. Cambridge, Cambridge University Press, 2013 : 59-67.
8. WIJDICKS EFM, BAMLET WR, MARAMATTOM BV et al. Validation of a new coma scale : the FOUR score. Ann Neurol, 2005, *58* : 585-593.
9. YOUNG GB. Clinical practice. Neurologic prognosis after cardiac arrest. N Engl J Med, 2009, *361* : 605-611.

Toute référence à cet article doit porter la mention : Rohaut B, Sharshar T. Troubles de la conscience, coma. *In* : L Guillevin, L Mouthon, H Lévesque. Traité de médecine, 5e éd. Paris, TdM Éditions, 2018-S07-P04-C01 : 1-7.

Chapitre S07-P04-C02

États de mal épileptiques de l'adulte

Hervé Outin

Les états de mal épileptiques (EME), dont l'expression la plus connue et la plus spectaculaire est l'EME convulsif généralisé (EMECG), sont des urgences relativement fréquentes, pouvant mettre en jeu le pronostic vital et exposant à des séquelles diverses. Les EME se présentent parfois sous des aspects moins immédiatement préoccupants, comme des manifestations motrices localisées (EME partiels moteurs), ou trompeurs, sans manifestations cliniques convulsives (EME non convulsifs [EMENC]). Ils peuvent encore être méconnus (aspects d'EME dits larvés, après un EME convulsif généralisé) ou découverts fortuitement sur des tracés électro-encéphalogrammes (EEG) effectués chez des patients comateux. Émaillant volontiers le cours d'une maladie épileptique connue, les EME peuvent être inauguraux, parfois être la première manifestation d'une maladie épileptique ou, plus souvent, d'une atteinte structurelle et/ou fonctionnelle cérébrale aiguë. Ils sont d'autant plus difficiles à contrôler que le temps s'écoule et que leur cause, dont l'identification est primordiale, n'est pas rapidement et aisément curable. La prise en charge symptomatique des EME, en particulier celle des EME convulsifs généralisés, est assez bien codifiée dans la première demi-heure, mais plus débattue ultérieurement. Il existe de nombreuses recommandations émanant de spécialistes de l'épilepsie, notamment européennes [17] et américaines [18], et d'autres élaborées dans une perspective double scientifique et pragmatique sous l'égide de la Société de réanimation de langue française (SRLF) avec le soutien d'autres sociétés savantes et le concours de praticiens issus d'horizons très divers [22, 23]. C'est à ces dernières que cet exposé se référera, en les actualisant chaque fois que nécessaire. Les recommandations, en particulier sur l'usage des anti-épileptiques et le recours à l'EEG, sont en pratique mal suivies, sans doute en grande partie parce que les données fondées sur des preuves manquent en matière d'EME [24, 25]. Quoi qu'il en soit, les EME devraient être rapidement identifiés et pris en charge selon des protocoles adaptés à chaque type d'EME, à son étiologie et à sa gravité potentielle.

Physiopathologie

Elle demeure mal connue, bien qu'elle fasse l'objet de très nombreux travaux chez l'animal [5]. L'EME résulte d'une incapacité à interrompre la crise, en rapport avec une excitation excessive anormale et/ou d'une perte des mécanismes inhibiteurs endogènes. Très rapidement s'installe un phénomène de pharmaco-résistance. Dès les premières secondes, le relargage des neurotransmetteurs, les phénomènes d'ouverture et de fermeture itératifs des canaux ioniques, la phosphorylation protéique inaugurent la crise, puis dans les minutes qui suivent apparaissent des altérations des récepteurs avec internalisation des récepteurs de l'acide γ-aminobutyrique A (GABA$_A$) et un accroissement des récepteurs excitateurs AMDA et NMDA (N-méthyl-D-aspartate). Ensuite, au bout de quelques heures, on observe une modification de l'expression des neuropeptides, avec en particulier, augmentation de la substance P excitatrice, et diminution de celle du neuropeptide Y inhibiteur. Dans les jours suivants, on observe des modifications génétiques et épigénétiques complexes, qui jouent certainement un rôle dans l'épileptogenèse et les lésions induites par l'EME. Tous ces phénomènes aboutissent à une nécrose cellulaire, une apoptose, et à des dysfonctionnements mitochondriaux.

Certaines structures cérébrales, en particulier hippocampiques, sont particulièrement vulnérables. Ces lésions sont bien documentées dans le cadre des EME convulsifs généralisés, en particulier chez le babouin où l'on observe des atteintes des thalami, des hippocampes et du néocortex. Il est à noter que les lésions surviennent même si l'on contrôle parfaitement les manifestations musculaires. Cela est à rapprocher des anomalies rapportées chez l'homme, notamment en IRM, au décours de certains EME convulsifs généralisés ou non convulsifs partiels complexes [5] : ces anomalies, parfois définitives, ne sont nullement constantes, même dans le cadre d'EME très prolongés [4]. Enfin, il est intéressant de noter que, dans les EME convulsifs ou non, on peut observer une augmentation de l'énolase neurone-spécifique (NSE), témoin d'une souffrance neuronale. Tous ces éléments amènent à considérer que, dans certains EME, il existe des risques de séquelles neurologiques directement en rapport avec ceux-ci et non avec leur cause ou les désordres systémiques qu'ils peuvent induire s'ils durent plus de 30 minutes. Ce point est néanmoins malaisé à mettre statistiquement en évidence chez l'homme pour de multiples raisons, en particulier en raison de l'hétérogénéité des EME et de leur prise en charge, du caractère anecdotique de nombreuses constatations, notamment d'imagerie, et surtout de l'évaluation difficile, mais en pratique trop souvent sommaire et parcellaire, des séquelles des EME.

Définitions

Les EME, qu'Henri Gastaut définissait comme une « condition épileptique fixe et durable », sont classiquement définis par des crises continues ou par la succession de crises sans amélioration de la conscience sur une période de 30 minutes. Il existe plusieurs classifications des EME dont celle de la Société de réanimation de langue française (SRLF) qui, si elle n'est absolument pas exhaustive, est sans doute l'une des plus accessibles et pragmatiques pour des non-spécialistes (Tableau S07-P04-C02-I). Celle-ci distingue les EME convulsifs, généralisés ou non, des EME non convulsifs (EMENC).

Il est rapidement apparu que, du fait de sa gravité, l'EME convulsif généralisé requérait une définition spécifique, dite opérationnelle, impliquant une prise en charge très précoce, qui fait référence à des crises continues ou subintrantes (au minimum deux crises successives sans reprise de conscience) au-delà de 5 minutes [22, 23]. Toutefois, cette définition reste discutée et il n'y a pas actuellement de consensus : certains proposent par exemple de distinguer les EME convulsifs généralisés imminents (5 minutes) et établis (plus de 30 minutes) [24]. Selon la définition retenue, les constatations des études, en particulier dans l'évaluation de la fréquence et du pronostic, peuvent être biaisées. L'approche récente et plus générale de l'International League Against Epilepsia (ILAE) semble devoir être privilégiée [11, 32, 33]. Selon le type et la durée de l'EME, le temps au bout duquel l'échec des mécanismes permettant l'arrêt des crises conduit à une activité épileptique continue avérée détermine le moment où un traitement doit être

Tableau S07-P04-C02-I Classification opératoire des états de mal épileptiques en fonction des problèmes de diagnostic positif et du pronostic.

	Difficultés diagnostiques	Gravité
EME convulsifs		
Tonicoclonique généralisé d'emblée (G)	–	+++
Tonicoclonique généralisé secondairement (PSG)	–	+++
Partiel somatomoteur, avec ou sans marche jacksonienne (P)	–	+
Myoclonique (G)	±	–
Tonique (G)	±	++
Clonique (G)	±	++
EME non convulsifs (G, P)		
Non confusionnels		
– partiel simple (P) (sensitif, visuel, aphasique…)	+++	–
À expression confusionnelle		
– états d'absence (G)	+++	–
– partiel complexe temporal (P)	+++	+
– partiel complexe frontal (P)	+++	±
EME larvé (G)	+++	++++

G : généralisé ; P : partiel ; PSG : partiel secondairement généralisé.

débuté. Au terme d'un nouveau délai, variable selon l'EME, un traitement intensif s'impose, car le patient est exposé à des conséquences à long terme incluant mort neuronale et altération des réseaux neuronaux. Ainsi, une activité de type EME convulsif généralisé doit être traitée dès 5 minutes et très énergiquement dès 30 minutes, tandis qu'un EME non convulsif partiel complexe devrait être traité dès 20 minutes et plus activement dès 60 minutes.

La définition du caractère *réfractaire* de l'EME est variable et non consensuelle. On définira un EME comme réfractaire lorsqu'il existe une résistance à au moins deux médicaments anti-épileptiques différents administrés à posologie adaptée [23]. Cet état qui concerne 20 à 40 % des EME de tous types ne justifie pas la mise en œuvre systématique d'une anesthésie générale. L'EME *super-réfractaire* a été récemment défini comme un EME réfractaire qui persiste ou récidive 24 heures ou plus après le début de la mise en œuvre d'un traitement comportant des anesthésiques [27].

Épidémiologie

Ces données peuvent être impactées par des biais très divers (définition de l'EME, critères diagnostiques, données EEG, type de structure où le patient est pris en charge, modalité thérapeutiques, pays, âge et comorbidités…). Notons que de nombreux travaux incluent des EME diagnostiqués sur des aspects EEG observés dans le cadre d'encéphalopathies anoxo-ischémiques, dont la nature épileptique est souvent discutable. On peut admettre, une fois ces précautions prises, que l'incidence de l'EME convulsif généralisé entendu selon la définition classique (crise évoluant d'un seul tenant ou crises répétées sans reprise de l'état de conscience normale sur une période de 30 minutes) est de l'ordre 3,6 à 6,6 pour 100 000 habitants [17], soit de 2 500 à 4 000 nouveaux cas par an en France. Pour les EME non convulsifs, l'incidence serait de l'ordre de 2,6 à 7,3 pour 100 000 habitants [16], donc bien plus importante qu'il n'y paraît. L'incidence de l'état de mal est plus importante aux âges extrêmes de la vie. L'incidence de l'EME constaté sur l'EEG de patients dans le coma [4, 18, 23, 34] est difficile à estimer : il s'agit d'une entité mal définie, volontiers amalgamée avec les EME convulsifs généralisés qui évoluent vers un EME dit larvé, mise en évidence par des enregistrement EEG, continus ou non, pratiqués plus ou moins systématiquement dans des contextes variés, devant lesquels l'attitude thérapeutique demeure discutée. Certains auteurs relatent des chiffres de 10 % à 30 % des malades comateux dans des unités où l'EEG continu est effectué systématiquement [3].

Présentations cliniques et problèmes diagnostiques

EME convulsif généralisé

Présentations typiques

Il peut être cliniquement généralisé d'emblée, ce qui n'élimine aucunement une cause focale, ou précédé par d'autres crises épileptiques, notamment partielles motrices. Chez l'adulte, 70 à 80 % des EME convulsifs généralisés ont un début partiel et ne sont en réalité que secondairement généralisés. La distinction est d'importance, car cette éventualité amène à présumer plus fortement d'une lésion cérébrale sous-jacente. Aussi faut-il toujours chercher la précession de clonies localisées ou de phénomènes posturaux (crise versive, déviation oculaire), noter une asymétrie des convulsions et obtenir dès que possible un EEG qui souvent permettra seul de dévoiler une origine focale.

Les EME convulsifs généralisés de présentation typique sont caractérisés au plan clinique par une activité motrice tonique et/ou clonique, continue ou intermittente, s'accompagnant entre ces phases d'une altération marquée de la conscience ou plus souvent d'un coma. Cet état est à bien différencier des crises sérielles (ou en série), où celles-ci se répètent, mais avec récupération de la conscience. Cette situation n'est pas un EME, mais elle expose, si elle n'est pas prise en charge convenablement, d'évoluer vers un véritable EME convulsif généralisé. Les crises, clonico-tonico-cloniques, tonico-cloniques, ou partielles somatomotrices à généralisation rapide, sont nettement individualisables au début et se répètent à une fréquence variable (4 à 5 par heure, et parfois jusqu'à 15 à 20). Elles changent progressivement d'allure au fil du temps : la phase tonique devient plus longue, les secousses musculaires de la phase clonique deviennent moins prononcées et plus brèves. Les réflexes photomoteurs et cornéens peuvent être abolis. Un réflexe cutané plantaire en extension unilatéral ou bilatéral est parfois constaté. Lorsque les crises ont un début partiel, un déficit moteur intercritique, s'accentuant au fur et à mesure que l'état de mal progresse, est souvent présent. Au bout de 30 à 45 minutes, des troubles neurovégétatifs sont manifestes et parfois menaçants : tachycardie ou tachyarythmie, hypertension puis hypotension, hyperthermie, troubles du rythme respiratoire, apnée, dilatation pupillaire, sueurs, hypersécrétion bronchique et salivaire. Ces diverses perturbations vont contribuer à l'aggravation du pronostic vital et fonctionnel.

Il est aisé d'éliminer des syncopes itératives (par exemple, liées à un bloc auriculoventriculaire du 3e degré, ou à des torsades de pointes) accompagnées de révulsion oculaire, d'un raidissement axial et de quelques clonies irrégulières d'amplitude décroissante. Les crises toniques postérieures, associant une hypertonie axiale, des tremblements des membres pseudo-cloniques en vague, une hyperpnée et des désordres végétatifs, surviennent sauf exception dans un contexte évocateur (tumeur de la fosse postérieure, hypertension intracrânienne, cervicalgies, torticolis, attitude guindée de la tête). Des myoclonies observées notamment dans le cadre d'encéphalopathies diverses (principalement anoxo-ischémiques) peuvent être aussi sources d'erreur diagnostique. Divers mouvements anormaux, en particulier ceux observés au cours d'encéphalites à anticorps anti-NMDA, peuvent prêter à confusion.

Classiques mais souvent méconnues, bien que fréquentes, des *crises psychogènes non épileptiques* (le terme ancien de « pseudo-état de mal » doit être banni) [21] peuvent être difficiles à éliminer, en particulier si elles surviennent chez un épileptique connu ou si des anti-épileptiques aux effets sédatifs ont été administrés. Ce diagnostic repose sur l'anamnèse (multiples hospitalisations avec parfois ventilation artificielle sans diagnostic certain d'EME), l'allure des manifestations motrices survenant le plus souvent en présence de témoins qui prennent un caractère spectaculaire et anarchique (ne répondant à aucune systématisation neurologique et non stéréotypées) et parfois spectaculaire, la constatation de la fermeture des yeux lors de la crise, et la possibilité de faire exécuter des ordres simples pendant la crise. Deux signes d'examen clinique sont intéressants à rechercher et sont évocateurs de crises non épileptiques : la résistance à l'ouverture des yeux et l'évitement par le patient de faire tomber son bras sur la face lorsqu'on le lâche au-dessus de sa tête. L'absence de dysautonomie, de désaturation artérielle pendant les crises vient à l'appui de ce diagnostic. Une acidose lactique, l'élévation des créatines phosphokinase (CPK) sont tardives et n'ont d'intérêt que rétrospectif. Ces manifestations peuvent venir s'intriquer avec une authentique épilepsie. Le vidéo-EEG est parfois le seul examen qui permette de trancher. La méconnaissance de ce diagnostic expose le patient à des risques iatrogènes considérables [21, 22]. Il faut enfin rappeler que certaines crises épileptiques n'ont pas de traduction électrique sur l'EEG de surface : la clinique stéréotypée et le recours au spécialiste redressera le diagnostic, c'est particulièrement le fait des crises de la région centrale ou de la région frontale.

Présentation trompeuse : EME convulsif généralisé larvé

Observé au décours d'un EME convulsif généralisé insuffisamment ou non traité évoluant depuis plusieurs heures, il est important à reconnaître. Dans l'essai thérapeutique randomisé des vétérans, 25 % des malades inclus présentaient d'emblée un EME convulsif généralisé larvé [31]. Il peut également être observé sous traitement, et identifié grâce à la clinique et surtout l'EEG. Loin de traduire l'atténuation du processus épileptogène, il s'accompagne d'une aggravation de la souffrance cérébrale et traduit en pratique le passage à une forme résistante. Il doit être suspecté devant la constatation de quelques clonies discrètes intermittentes, irrégulières, souvent asymétriques, se réduisant en amplitude, localisées volontiers sur les régions oculopalpébrales, faciales ou distales – gros orteils, pouces, de brefs accès toniques axiaux, des épisodes de révulsion oculaire voire des troubles végétatifs. À un stade ultérieur l'évolution peut se faire vers un EME purement électrique. La suspicion de ce type d'EME justifie en urgence la réalisation d'un EEG chez tout patient qui ne recouvre pas un état de conscience satisfaisant après un EME même si le malade est ou a été sédaté.

L'EME convulsif généralisé larvé doit être bien distingué de trois situations :
– les EME non convulsifs qui s'expriment par une confusion mentale et non par un coma ;
– les EME EEG du coma, entité que nous détaillerons plus loin ;
– diverses encéphalopathies métaboliques, toxiques ou médicamenteuses s'accompagnant de myoclonies et d'aspects EEG d'interprétation parfois complexe. Dans ce dernier cadre, il est en règle aisé d'éliminer une encéphalopathie hépatique devant l'anamnèse et des aspects d'ondes triphasiques, avec présence d'une réactivité lors de l'ouverture des yeux ou lors de la stimulation à visée nociceptive ; en revanche, divers aspects EEG rencontrés dans le cadre des encéphalopathies anoxo-ischémiques, où d'authentiques EME peuvent être observés, sont parfois difficiles à analyser et font l'objet de controverses.

EME myocloniques

Cette entité regroupe des états de signification très différente. Stricto sensu, ce terme devrait être réservé aux manifestations de certaines épilepsies généralisées primaires de l'enfant ou de l'adolescent comportant des myoclonies massives, bilatérales, en salves, sans altération de la conscience aisément contrôlées par les benzodiazépines ou dans le cadre d'épilepsies myocloniques progressives comme la maladie d'Unverricht-Lundborg. Cependant, ces phénomènes myocloniques peuvent être présents dans d'autres formes d'épilepsies généralisées ou partielles. Elles peuvent être observées dans le cadre des encéphalopathies épileptiques comme le syndrome de Lennox-Gastaut, avec des myoclonies irrégulières, asynchrones, de plus faible amplitude, avec altération de la conscience plus ou moins complète, pouvant être entremêlées d'absences et de crises toniques ; de traitement plus délicat, elles s'associent généralement à d'autres crises d'aspect polymorphe. Il existe dans ces deux éventualités, sur l'EEG, des complexes paroxystiques spécifiques (pointes-ondes lentes, rythmes rapides…). Dans l'épilepsie partielle continue (Kojevnikov), des myoclonies sont présentes entre les crises partielles.

On observe plus souvent, au cours d'encéphalopathies métaboliques et toxiques, sur fond d'altération plus ou moins marquée de la vigilance, des secousses parcellaires, arythmiques, multifocales. Les myoclonies constatées d'emblée dans le cadre d'une encéphalopathie anoxo-ischémique, expression d'une souffrance cérébrale importante et diffuse de très mauvais pronostic, intéressant préférentiellement la face et les structures axiales : paupières, diaphragme, tronc. Les tracés EEG ne montrent pas d'activités paroxystiques épileptiques et les myoclonies sont temporellement dissociées des activités EEG. Il est cependant possible d'observer chez ces patients d'authentiques tracés d'EME montrant alors des activités paroxystiques épileptiques.

EME partiels simples avec signes moteurs

Ils sont le plus souvent caractérisés par des phénomènes cloniques de topographie limitée, unilatérale (membres, hémiface) pouvant suivre ou non un mode d'extension jacksonien, mais sans altération de la conscience, sauf en cas de généralisation secondaire. Un déficit moteur peut persister dans le même territoire entre les accès. D'autres aspects se rencontrent, en particulier des manifestations phonatoires (impossibilité de parler, vocalisation, palilalie), posturales (spasme tonique, crise versive) ou oculocloniques.

EME non convulsifs

Les états de mal non convulsifs se traduisent dans la majorité des cas par une confusion isolée d'intensité variable. Relativement faciles à envisager si celle-ci survient chez une personne présentant un syndrome électroclinique épileptique, les EME non convulsifs, parfois inauguraux, doivent être évoqués dans des contextes étiologiques variés et devant diverses données cliniques. L'EEG requis en urgence permettra de discerner les formes généralisées d'emblée (état d'absences) et les formes focales (EME partiel complexe) qui peuvent se bilatéraliser. L'interprétation des tracés EEG est parfois délicate et nécessite une grande rigueur, surtout dans le cadre de diverses encéphalopathies, et doit être impérativement confrontée aux données cliniques [7]. Le cadre très particulier des aspects EEG d'EME chez les patients comateux doit être décrit à part.

EME non convulsif généralisé

L'EM non convulsif généralisé ou état d'absence se traduit le plus souvent par une obnubilation marquée mais peut être paucisymptomatique, seulement objectivé par des tests neuropsychologiques fins. Cet état, volontiers associé à des myoclonies péri-oculaires ou péri-orales, peut durer de quelques heures à quelques jours. Il peut se terminer par une crise tonico-clonique généralisée. L'EEG, indiqué en urgence devant toute confusion inexpliquée, confirme le diagnostic : activité paroxystique bilatérale rythmique et non réagissante. La normalisation de l'état clinique et de l'électro-encéphalogramme dans les minutes qui suivent l'injection lente de benzodiazépines confirme le diagnostic. Le pronostic des états d'absences typiques survenant dans le cadre de divers syndromes électro-cliniques, souvent favorisés par des erreurs thérapeutiques, est excellent, sans séquelle neurologique.

Ailleurs l'état d'absences peut être inaugural et dit « de novo », en particulier chez le sujet âgé. Dans ce contexte il a habituellement la signification d'une crise symptomatique aiguë (sevrage en benzodiazépines, hyponatrémie, hypoglycémie…), et son pronostic est directement lié à l'étiologie et aux comorbidités. Cependant, des états d'absences peuvent représenter la première manifestation d'une épilepsie généralisée idiopathique : on recherchera la notion d'une crise isolée, la notion d'absences ou de secousses myocloniques surtout dans l'enfance ou l'adolescence.

Enfin, il faut individualiser bien à part les états de mal absences rencontrés chez l'enfant et dans des situations fort différentes, avec les états de mal absences de diverses encéphalopathies épileptiques (notamment syndrome de Lennox-Gastaut).

EME non convulsifs partiels simples sans signes moteurs

Très rares et souvent de diagnostic difficile, ils se caractérisent par l'absence de toute altération de conscience et peuvent s'exprimer par une symptomatologie d'une extrême diversité (sensitive, visuelle, auditive, olfactive, gustative, végétative, psychique, aphasique). Notons que, lorsqu'il existe des hallucinations ou des illusions, celles-ci sont critiquées, contrairement à celles d'origine psychiatrique. Ces états de mal peuvent évoluer vers un état de mal partiel complexe. Ils imposent un bilan étiologique très précis.

EME non convulsifs partiels complexes

Ce syndrome électro-clinique est constitué de crises partielles temporales ou extratemporales répétées, qui s'accompagnent d'un état confusionnel souvent fluctuant. Les EM non convulsifs partiels complexes temporaux, les plus fréquents, comportent des ruptures périodiques de contact et des automatismes stéréotypés sur un fond de trouble de conscience plus léger avec symptômes divers variés (troubles du langage, hallucinations, apraxie, amnésie de fixation, troubles végétatifs). Les EME non convulsifs partiels complexes frontaux associent une obnubilation discrète à des troubles de programmation des ordres complexes, des persévérations et parfois des fluctuations thymiques. Des EME non convulsifs complexes pariétaux et occipitaux sont très rares. La présentation clinique de ces divers états de mal fait assez souvent évoquer une origine psychiatrique. Le diagnostic sera rectifié par l'anamnèse, un examen clinique rigoureux, et surtout par l'EEG. Lorsqu'ils surviennent de manière inaugurale, il est bien entendu impératif de rechercher très précisément une étiologie. Le pronostic des EME non convulsifs partiels complexes est lui aussi directement en rapport avec cette dernière et les comorbidités. Néanmoins, des séquelles attribuables directement à l'EME non convulsif ont été relatées dans un certain nombre de cas d'EME non convulsifs, en particulier temporaux.

État de mal EEG du coma

Parallèlement au développement du champ d'utilisation de l'EEG continu [3, 9], de nombreux travaux rapportent une fréquence élevée (10 à 40 %) d'anomalies EEG évoquant des crises ou même un EME chez des patients comateux, n'ayant pas présenté de crise d'épilepsie, ni a fortiori d'EME et habituellement victimes d'une agression cérébrale aiguë [4, 5]. L'appellation d'EME non convulsif utilisée dans la littérature anglo-saxonne chez ces patients prête à confusion avec les EME non convulsifs décrits plus haut et devrait être abandonnée [3, 6]. Cette situation est par ailleurs à différencier de l'EME larvé ayant évolué vers un EME purement EEG.

S'il est relativement facile d'éliminer sur des tracés pseudo-périodiques des crises ou un EME, l'analyse des EEG peut s'avérer très délicate. La prise en charge des patients présentant de tels tracés prête à discussion : faut-il les traiter avec la même intensité et avec les mêmes armes que celles employées pour lutter contre un EME convulsif généralisé ? Le risque de sur-traiter devant des aspects EEG atypiques ou trompeurs est indéniable. Le bénéfice éventuel du traitement de ces manifestations EEG paroxystiques généralisées ou non souvent rencontrées dans ces contextes de coma post-agression cérébrale n'est en tout cas pas établi. Ces activités peuvent être l'expression d'une encéphalopathie très sévère non épileptique, en particulier dans le contexte d'une encéphalopathie anoxo-ischémique. S'il est raisonnable de penser qu'un traitement anti-épileptique puisse être prescrit, beaucoup estiment que si un traitement visant à traiter un EME devait être instauré, en particulier devant des anomalies clairement organisées en décharges successives évocatrices d'un EME, l'absence d'amélioration électro-clinique nette ne doit pas conduire à une escalade thérapeutique, comportant en particulier le recours à des agents anesthésiques.

Diagnostic étiologique

EME survenant chez un épileptique connu

Ils surviennent dans le cadre d'une épilepsie généralisée idiopathique ou dans le cadre d'une maladie épileptique en rapport avec une lésion ancienne localisée en particulier post-traumatique ou vasculaire. Le facteur déclenchant le plus habituel est représenté par un sevrage absolu ou relatif en anti-épileptiques, mais il peut aussi s'agir d'une intoxication éthylique récente ou d'un sevrage, d'une privation de sommeil, de l'introduction d'un médicament abaissant le seuil épileptogène, d'une affection intercurrente. Ces facteurs sont souvent intriqués. Si aucun d'entre eux n'est trouvé et si l'EME perdure, l'enquête à mener est la même que celle d'un EME inaugural.

EME inaugural

Dans cette situation, rencontrée dans 35 à 50 % des cas, l'EME est parfois la première manifestation d'une épilepsie généralisée idiopathique ou symptomatique d'une lésion séquellaire ancienne, mais est plus souvent révélateur d'une atteinte structurale aiguë cérébrale et/ou d'une perturbation cérébrale aiguë diffuse. Il peut encore s'inscrire parfois dans le cadre de maladies subaiguës ou chroniques diverses. La stratégie des examens complémentaires est modulée par l'âge, l'origine géographique, et plus généralement les données de l'anamnèse, de l'examen clinique, et bien entendu de l'EEG. Les causes étant parfois intriquées, le bilan devra être effectué sans délai et être aussi exhaustif et précis que possible. Les indications de l'imagerie sont très larges.

Deux tiers des EME ont un début partiel (clinique ou EEG). Cette présentation évoque une atteinte structurale. Parmi les affections cérébrales aiguës focales il faut impérativement rechercher :
– une méningo-encéphalite (infectieuse, inflammatoire ou immunologique [lupus érythémateux systémique, encéphalite NMDA…]) ;
– un accident vasculaire cérébral hémorragique ou ischémique, d'origine artérielle ou veineuse ;
– des lésions post-traumatiques.
– Divers processus expansifs comme un abcès ou une tumeur cérébrale, dont le génie évolutif est variable, peuvent être en cause. On comprend de ce fait le caractère quasi incontournable de l'imagerie (IRM ou à défaut tomodensitométrie cérébrale) tout particulièrement après un traumatisme crânien, devant des signes d'hypertension intracrânienne, devant tout signe focal clinique ou EEG, en cas de persistance des manifestations épileptiques ou d'une prolongation de la phase post-critique et chaque fois que la cause de l'EME est obscure. La ponction lombaire, très contributive en cas d'infection neuroméningée, et si la cause de l'EME reste inexpliquée, est à discuter en cas d'hypertension intracrânienne.

L'EME peut être aussi symptomatique d'une perturbation cérébrale aiguë diffuse, s'exprimant dans la grande majorité des cas par des crises généralisées d'emblée. Il peut être associé aux causes déjà citées. C'est pourquoi il faut toujours rechercher devant tout EME :
• un trouble métabolique (hypoglycémie, hyponatrémie, désordres osmolaires, hypocalcémie…) ;
• une encéphalopathie (septique, anoxo-ischémique ou plus rarement hépatique – où le diagnostic d'EME est souvent porté par excès devant des aspects EEG délicats à interpréter) ;
• une intoxication susceptible d'induire un EME par des mécanismes divers :
– médicaments (antidépresseurs tricycliques, théophylline, isoniazide, lithium, glycols, certaines céphalosporines, fluoroquinolones…) ;
– toxiques industriels ou domestiques ;
– alcool ;
– drogues illicites (cocaïne…) ;
– sevrage (alcool, benzodiazépines…).

Si aucune cause n'est mise en évidence, il faut être très systématique et effectuer toujours sans attendre une enquête approfondie [25]. Ce n'est que dans 5 à 10 % des cas que l'enquête étiologique restera négative.

Traitement

Arsenal thérapeutique disponible

Les principaux anti-épileptiques et agents anesthésiques sont rappelés ainsi que leur posologie dans le tableau S07-P04-C02-II. En dehors des benzodiazépines, dont l'efficacité est bien établie en première ligne [13, 31], l'efficacité et la tolérance des autres anti-épileptiques fait l'objet de discussions [13] : un essai thérapeutique de grande ampleur visant à comparer l'efficacité de la fosphénytoïne, du valproate de sodium et du lévétiracétam est en cours [6]. L'évaluation des agents anesthésiques utilisés dans les EME réfractaires et super-réfractaires est très difficile.

Médicaments anti-épileptiques

Benzodiazépines

Le clonazépam et le diazépam ont pour avantage principal leur rapidité d'action, en quelques minutes, et leur bonne tolérance habituelle sous réserve d'une injection intraveineuse (IV) lente (en 1 à 2 minutes si le malade n'est pas ventilé). Néanmoins, la durée d'action prolongée du clonazépam et des données récentes amènent à privilégier son emploi [1, 19, 22, 23]. Le lorazépam, non aisément disponible en France (autorisation temporaire d'utilisation nominative), a une efficacité prolongée et a été évaluée dans plusieurs essais thérapeutiques. Lorsque l'administration de benzodiazépines par voie intraveineuse est impossible, l'efficacité du midazolam en intramusculaire est établie [28]. À défaut, la voie buccale peut être employée. Chez l'enfant, le midazolam a été validé sous forme buccale et a obtenu l'autorisation de mise sur le marché pour les crises répétées, situation pouvant évoluer vers un EME.

Phénytoïne et fosphénytoïne

Prodrogue de la phénytoïne dotée de propriétés anti-épileptiques similaires et d'une bien meilleure tolérance locale, la fosphénytoïne tend à remplacer la phénytoïne. Ces anti-épileptiques sont peu sédatifs et n'induisent pas de dépression respiratoire. Ils exposent à des effets cardiovasculaires redoutables, concentration sanguine-dépendants qui imposent d'administrer la dose de charge lentement sous contrôle étroit (électrocardiogramme, pression artérielle), en étant particulièrement vigilant chez les patients cardiaques ou en état de défaillance multiviscérale. En cas d'hypotension artérielle, d'élargissement des complexes cardiaques, d'arythmie, il faut arrêter la perfusion. Le débit d'administration de la fosphénytoïne est 3 fois plus rapide que celui de la phénytoïne, mais le délai de transformation dans l'organisme de la fosphénytoïne en phénytoïne explique que l'effet anti-épileptique survienne au même moment. Ainsi la phénytoïne et la fosphénytoïne, bien qu'administrées à un débit différent, agissent-elles dans le même délai. En pratique, leur pleine efficacité ne pourra être évaluée que 30 minutes après le début de la perfusion [23].

Tableau S07-P04-C02-II Principaux médicaments utilisés dans le traitement des états de mal épileptiques de l'adulte.

Médicaments	Délai d'action	Durée d'action	Dose d'administration	Vitesse d'administration	Poursuite du traitement
Clonazépam, (Rivotril®)	1 à 3 min	24 h	0,015 mg/kg IVL	0,5 mg/min	Éventuellement renouvelé 1 ou 2 fois
Diazépam (Valium®)	1 à 3 min	15-20 min	0,15 mg/kg IVL	5 mg/min	Non
Midazolam (Hypnovel®)	1 à 3 min	5-10 min	0,15 mg/kg IM 0,30 mg/kg buccal		Non
Phénytoïne (Dilantin®)	15 à 30 min	12-24 h	20 mg/kg SE	Ne pas dépasser 50 mg/min	Après 12 heures, adapter selon dosage si poursuite envisagée
Fosphénytoïne (Prodilantin®)	15 à 30 min	12-24 h	20 mg/kg équivalent-phénytoïne SE	Ne pas dépasser 150 mg/min	Après 12 heures, adapter selon dosage si poursuite envisagée
Phénobarbital (Gardénal®)	5 à 20 min	12-24 h	15 mg/kg SE	Ne pas dépasser 100 mg/min	Après 24 heures, adapter selon dosage si poursuite envisagée
Lévétiracétam (Keppra®)		6-8 h	30 à 60 mg/kg SE		
Lacosamide (Vimpat®)			400 mg	SE en 30 à 60 minutes	
Midazolam (Hypnovel®), EME réfractaire	1 à 3 min	10-60 min du fait de l'accumulation	0,1 mg/kg, puis 0,05 mg/kg toutes les 5 minutes, jusqu'à 1 mg/kg maximum	Bolus sur 5 minutes	0,05 à 0,6 mg/kg/h (1 mg/kg/h transitoirement)
Thiopental (Nesdonal®), EME réfractaire	1 à 2 min	Brève en bolus	2 à 7 mg/kg, puis 2 mg/kg toutes les 5 minutes, jusqu'à 10 mg/kg maximum	Bolus sur 20 secondes	3 à 5, voire 10 mg/kg/h selon tolérance
Propofol (Diprivan®), EME réfractaire	1 à 2 min	Brève en bolus	2 mg/kg, puis 1 mg/kg toutes les 5 minutes, jusqu'à 10 mg/kg maximum	Bolus	Perfusion continue 2-5 mg/kg/h (10 mg/kg/h transitoirement)

IM : intramusculaire. IVL : intraveineux lent. SE : seringue électrique.

Phénobarbital

Les classiques effets dépresseurs neurologiques et respiratoires, majorés par l'association aux benzodiazépines, ne sont constatés qu'à des doses importantes et apparaissent de manière progressive. Le phénobarbital est contre-indiqué chez l'insuffisant respiratoire sévère. Son délai d'action rapide permet de juger en pratique de sa pleine efficacité 20 minutes après le début de la perfusion [23].

Valproate de sodium

Contre-indiqué en cas d'hépatopathie grave préexistante et chez la femme enceinte, sa posologie reste mal établie. Cette molécule disponible par voie intraveineuse est en règle générale bien tolérée. Elle peut toutefois induire des encéphalopathies dont l'aspect EEG est facilement reconnaissable. Bien que n'ayant pas fait l'objet d'études prospectives rigoureuses, elle semble au vu de plusieurs travaux récents [1] avoir une place équivalente à celle de la phénytoïne/fosphénytoïne et du phénobarbital.

Lévétiracétam

La place de cet anti-épileptique disponible par voie injectable est encore en cours d'évaluation : l'adjonction en première ligne de lévétiracétam au clonazépam ne permet pas d'améliorer le contrôle de l'EME [23]. Sa posologie optimale en cas d'utilisation isolée n'est pas connue.

Lacosamide

Récemment proposée par plusieurs auteurs à une dose de 400 mg pour un adulte de 70 kg, cette molécule prometteuse reste à ce jour peu évaluée. Signalons qu'elle possède une autorisation de mise sur le marché par voie intraveineuse dans le cadre de crises répétées, situation pouvant évoluer vers un EME.

Autres anti-épileptiques

De nombreux anti-épileptiques peuvent être utilisés. L'adjonction de topiramate par sonde gastrique semble particulièrement intéressante dans certains EME réfractaires (action différée de plusieurs heures ou jours).

Agents anesthésiques

Ils seront toujours titrés selon les données neurologiques cliniques (existence de crises et état de conscience), électriques avec dans toute la mesure du possible un EEG continu, et la tolérance hémodynamique.

Midazolam

Le midazolam est une benzodiazépine hydrosoluble qui pénètre rapidement dans le système nerveux central et s'accumule peu. Sa demi-vie est de 2 à 6 heures. Il peut entraîner une hypotension artérielle, surtout en cas d'hypovolémie. Il induit très souvent une tachyphylaxie.

Propofol

L'efficacité du propofol est avérée. Des effets extrapyramidaux (rigidité musculaire, opisthotonos, mouvements anormaux), de mécanisme mal élucidé, ont été rapportés. Ces manifestations peuvent égarer. Il expose par ailleurs à des dépressions circulatoires importantes, en particulier chez l'insuffisant cardiaque. Les risques inhérents à l'emploi de fortes doses (ne pas dépasser la dose de 5 mg/kg/h au-delà de 48 heures) sont à prendre en considération. En effet, le syndrome de perfusion de propofol, qui associe une défaillance cardiocirculatoire, une acidose lactique, une hypertriglycéridémie et une rhabdomyolyse, est une complication certes très rare, mais peu prévisible (surveillance des CPK, lactates et triglycérides) et potentiellement fatale. C'est pour cette raison que quelques auteurs demeurent réservés quant à son emploi en routine, surtout à fortes doses [14].

Thiopental

Le délai d'action de ce barbiturique est très rapide, de l'ordre de 2 minutes après bolus. Le maintien d'un taux efficace requiert le relais immédiat par une perfusion continue. L'hypotension induite limite souvent l'augmentation des doses et peut nécessiter l'utilisation de vasopresseurs. Au-delà de 24 à 72 heures, l'accumulation de ce produit dans les graisses est très importante et il est très souvent nécessaire d'attendre plusieurs jours pour que la drogue soit éliminée. On peut estimer que le recours à l'EEG continu est susceptible de réduire ce risque en limitant les doses administrées mais ce point n'a pas fait l'objet de travaux publiés.

Autres agents anesthésiques

La kétamine, antagoniste des récepteurs NMDA, qui a été accusée d'induire d'exceptionnelles séquelles neurologiques, connaît un regain d'intérêt [26]. L'isoflurane et le desflurane, d'emploi incommode, sont très peu utilisés.

Autres approches

Plusieurs travaux récents soulignent l'intérêt de la diète cétogène [26] ; le recours à une hypothermie proposée depuis des décennies expose à de multiples écueils ; la stimulation électrique vagale et la stimulation magnétique transcrânienne sont parfois proposées. Une intervention neurochirurgicale peut être discutée dans certains cas (abcès, embarrure, hématome sous-dural, par exemple).

Stratégie thérapeutique dans le cadre de l'EME convulsif généralisé

Ces malades doivent être pris en charge le plus tôt possible [8, 17, 22, 23, 24]. Si le contrôle de l'EMECG n'est pas obtenu, si la vigilance reste altérée, si des complications en particulier respiratoires surviennent, si l'étiologie le justifie, le malade sera hospitalisé en réanimation. Parallèlement à la mise en œuvre du traitement symptomatique, il faut mener l'enquête étiologique pour mettre en œuvre précocement un éventuel traitement spécifique.

Mesures générales

Elles sont dans tous les cas à garantir, et avec encore plus de minutie si l'on se trouve dans le cadre d'une atteinte structurelle aiguë. Il faut assurer en priorité la perméabilité des voies aériennes et une oxygénation optimale. L'intubation ne doit être ni précipitée ni systématique. Si ce geste s'avère nécessaire, du fait des données cliniques, de la désaturation artérielle ou de la cause de l'EME (par exemple, traumatisme crânien grave), la technique d'induction anesthésique recommandée est celle de la procédure à séquence rapide. L'utilisation de succinylcholine est conseillée. Les curares de longue durée d'action doivent être évités. Le thiopental, le propofol, l'étomidate peuvent être utilisés comme agent d'induction. Il faut absolument éviter toute hypocapnie consécutive à une hyperventilation mécanique. Une hypoglycémie doit être d'emblée recherchée et traitée au moindre doute. Un abord veineux est mis en place. En l'absence d'hypoglycémie, on recourt à une perfusion de sérum salé isotonique.

Les prélèvements sanguins sont effectués (ionogramme, glycémie, calcémie, urée, créatinine, CPK, bilan hépatique, numération-formule sanguine, plaquettes, taux de prothrombine, dosages éventuels d'anti-épileptiques, recherche de toxiques...). L'analyse des urines recherche, en fonction du contexte, des arguments pour une infection, une néphropathie ou un désordre métabolique. La surveillance hémodynamique vise à éviter toute hypoperfusion cérébrale. La pression artérielle moyenne doit être maintenue entre 70 et 90 mmHg, au moyen d'une expansion volémique et en recourant le cas échéant aux vasopresseurs. Une hyperthermie (température supérieure à 37,5 °C) doit être combattue. Une acidose métabolique est habituelle, liée à l'accumulation d'acide lactique. Tout trouble hydroélectrolytique sera décelé, prévenu et traité (déshydratation, hyponatrémie, hypocalcémie) de même que les conséquences des convulsions (lésions traumatiques, rhabdomyolyse). L'administration de vitamine B$_1$ IV chez tout sujet supposé carencé (éthylique…) est systématique.

Contrôle durable de l'activité épileptique

La stratégie de mise en œuvre de ces thérapeutiques devrait être codifiée au moyen d'algorithmes qui ne constituent qu'une trame et ne peuvent être valablement suivis que si le prescripteur a conscience des multiples nuances qui doivent le moduler.

Traitements anti-épileptiques initiaux

Dès que le patient est pris en charge, et si les convulsions persistent, une benzodiazépine est administrée (clonazépam IV directe lente ou, en l'absence de voie d'abord, midazolam IM). En cas de persistance des crises au bout de 5 minutes, on procédera à une seconde injection de benzodiazépine. Si les convulsions se poursuivent, on administrera un autre médicament anti-épileptique (phénytoïne/fosphénytoïne, phénobarbital, valproate, voire lévétiracétam) en intraveineux ; toute la dose prescrite doit être délivrée, même si les convulsions disparaissent pendant la durée de la perfusion. Certaines recommandations préconisent l'administration systématique de ce deuxième anti-épileptique, même si l'EME est contrôlé [17].

Le choix entre phénytoïne/fosphénytoïne et phénobarbital repose avant tout sur l'existence de contre-indications à l'un des produits. Le valproate de sodium sera utilisé prioritairement en cas de contre-indication à la phénytoïne/fosphénytoïne et au phénobarbital et en cas d'EME convulsif généralisé secondaire à un sevrage en valproate. Le recours au lévétiracétam est moins étayé mais possible.

Si l'EME convulsif généralisé est contrôlé à ce stade, un relais par un traitement anti-épileptique à doses efficaces est indispensable. Si l'EME convulsif généralisé est en rapport avec un sevrage en anti-épileptique, on adaptera le traitement antérieur. Dans les autres cas, en attendant l'instauration d'un éventuel traitement anti-épileptique de fond il est conseillé de recourir au clobazam (5 à 10 mg × 3) ou au clonazépam (1 à 2 mg × 3) par voie entérale ou parentérale discontinue. Ce relais doit être immédiat si du diazépam ou du midazolam ont été utilisés, en raison du risque important de récidive des convulsions [18]. Un relais par un traitement anti-épileptique est à court terme indispensable dans tous les cas, sauf si l'étiologie est aussitôt réversible.

Attitude à adopter en cas de persistance de troubles de conscience ou de convulsions

Il faut attendre 20 minutes après le début de la perfusion de phénobarbital ou 30 minutes après le début de la perfusion de phénytoïne/fosphénytoïne pour juger de leur efficacité.

En cas de persistance de troubles de conscience

Très souvent, au décours d'un EME convulsif généralisé, l'état de conscience ne se normalise pas rapidement. Cela ne signifie pas que l'on se trouve systématiquement devant un EME réfractaire. En effet, l'EEG effectué dans ce cas montre des crises non convulsives dans 48 % des cas et un tracé d'EME dans 14 % des cas [9]. Dans cette situation, les autres explications de l'altération de la conscience et/ou du contact sont les suivantes :
– crises psychogènes parfois ayant reçu à tort des anti-épileptiques) ;
– troubles de conscience post-critiques plus ou moins prolongés (durée accrue si lésion sous-jacente ancienne) ;
– cause de l'EME convulsif généralisé ;
– médicaments utilisés pour traiter l'EME ;
– sédatifs administrés pour sédater le malade ventilé ;
– exceptionnelle psychose post-ictale.

L'EEG est dans ce contexte très contributif et s'impose donc en urgence au décours de tout EME convulsif généralisé dont l'état de conscience reste perturbé et ne s'améliore pas. Si les troubles de conscience s'associent à un tracé montrant une activité critique d'un EME, dont l'analyse n'est pas toujours aisée, on se trouve dans le cadre d'un EME larvé et un traitement très actif s'impose du fait de son extrême gravité. En revanche, il serait dangereux d'induire un traitement d'EME réfractaire devant la seule persistance de troubles de conscience et/ou la simple constatation d'une crise ne s'organisant pas en état de mal.

En cas de persistance de convulsions

Avant de considérer que l'on se trouve bien devant un EME convulsif généralisé réfractaire, il faut s'assurer rapidement que des crises psychogènes non épileptiques ont bien été éliminées, qu'il ne s'agit pas de myoclonies dans le cadre d'une encéphalopathie en particulier anoxo-ischémique, que les mesures adaptées de réanimation ont bien été prises et que le ou les anti-épileptiques de première ligne ont été administrés à la dose préconisée par les recommandations. Il faut garder présent à l'esprit les facteurs éventuels de pérennisation de l'EME convulsif généralisé (désordres métaboliques, hypoglycémie, hyperglycémie, hyponatrémie, hypocalcémie, hyperthermie, ventilation mécanique mal conduite, interférences médicamenteuses, effet proconvulsivants de certains médicaments). La pérennisation peut dépendre aussi de l'étiologie, le traitement adapté et précoce de celle-ci étant bien entendu crucial.

On peut proposer le recours à un troisième médicament anti-épileptique [18] non utilisé jusqu'alors si toutes les conditions suivantes sont satisfaites : EME évoluant depuis moins de 60 minutes, probabilité faible de lésion cérébrale aiguë, pas de facteur incontrôlé d'agression cérébrale (instabilité hémodynamique, hypoxie marquée, hyperthermie majeure). Le valproate de sodium ou le lévétiracétam doivent être utilisés de préférence dans des situations où la mise en œuvre d'une anesthésie générale avec ventilation mécanique est déraisonnable (limitation de soins).

Dans les autres situations, le traitement repose sur l'anesthésie générale par midazolam, propofol, voire thiopental. À ce stade, le malade est ventilé artificiellement et doit être monitoré par des EEG répétés ou au mieux par un enregistrement EEG continu, du moins au début. Le recours au monitoring EEG, qui comporte de nombreuses difficultés, doit faire l'objet d'une interprétation très rigoureuse, si possible en temps réel par un électrophysiologiste [2]. Cette façon de procéder doit réduire le risque de ne pas traiter et surtout celui de sur-traiter, conduisant ainsi à l'accumulation des agents anesthésiques. La molécule de choix n'est pas connue. Au vu des travaux publiés, aucun des trois médicaments couramment utilisés à ce stade ne semble devoir être privilégié [18]. En cas de non-réponse thérapeutique, il est possible d'intervertir ces agents anesthésiques et éventuellement de les associer. Dans ces situations, on sera très souvent limité par des problèmes de tolérance hémodynamique. Parmi les nombreux traitements proposés à ce stade, l'adjonction de topiramate par sonde gastrique semble assez souvent utile : de telles décisions doivent être prises après avis de spécialistes de l'épilepsie.

Les critères EEG d'efficacité optimale restent à définir : simple disparition des crises, classique tracé d'interprétation parfois ambiguë ou tracé iso-électrique continu. Il est conseillé d'attendre 12 à 24 heures sans crises et avec un tracé de *burst-suppression* avant de diminuer les drogues [18, 21]. Il n'y a pas de recommandation concernant les modalités de sevrage des agents anesthésiques. Il paraît logique, cependant, de l'effectuer de façon progressive sur 12 à 48 heures. Dans tous les cas d'EMECG réfractaire, un traitement de fond comportant des anti-épileptiques à taux sanguin efficace est impératif. Il n'y a pas d'accord sur les molécules à utiliser dans cette situation. Beaucoup utilisent des benzodiazépines associées à du phénobarbital. La coopération entre neurophysiologiste et réanimateur est ici encore indispensable. Le traitement par anesthésie générale peut être nécessaire pendant plusieurs semaines. Une réanimation prolongée en est le corollaire.

Particularités liées à certaines causes

Lors de l'éclampsie, outre les benzodiazépines et l'extraction du fœtus en urgence, il est recommandé d'associer du sulfate de magnésium. Lors des crises aiguës de porphyrie, on utilise le clonazépam ou le lorazépam. L'intérêt potentiel du propofol doit être souligné. Sont notamment contre-indiqués le diazépam, la phénytoïne et la fosphénytoïne, les barbituriques, le valproate de sodium, l'étomidate et la kétamine. Lors des intoxications par médicaments ou substances illicites, les benzodiazépines, puis si nécessaire les barbituriques sont conseillés.

Autres EME

EME partiels simples

Habituellement moteurs, ils ne mettent pas en jeu le pronostic vital et requièrent après une benzodiazépine un contrôle durable par une dose de charge de l'un des anti-épileptiques cités plus haut qui peut être administrée par voie orale. Le pronostic fonctionnel, possiblement mis en jeu dans les EME partiels somatomoteurs, nécessite une prise en charge active. Néanmoins, le traitement devra être prudent, gradué, associant divers traitements et sera mené en collaboration avec des épileptologues. Le recours à l'anesthésie générale est exceptionnel.

EME non convulsifs

Ils doivent être d'abord traités par une injection intraveineuse de benzodiazépine, remarquablement efficace dans les états d'absences. L'efficacité est moins constante dans les EME partiels complexes frontaux ou temporaux qui nécessitent d'autres anti-épileptiques tels la fosphénytoïne. D'autres anti-épileptiques pourront ensuite être utilisés seuls ou en association.

États de mal EEG du coma

Leur prise en charge, très discutée et complexe, a été effleurée plus haut.

Menace d'EME : crises en série

Elles doivent être traitées avec diligence. On peut proposer de recourir en premier lieu aux benzodiazépines en injection ou par voie orale (par exemple, gouttes sublinguales de diazépam ou de clonazépam, midazolam [Buccolam®]) en renforcement du traitement habituel. Ensuite, divers traitements seront utilisés en fonction des habitudes du praticien (carbamazépine en solution per os, valproate, lévétiracétam, lacosamide, phénobarbital, phénytoïne, etc., par voie orale ou éventuellement parentérale).

Pronostic

Dans de grandes cohortes de malades, plus ou moins anciennes, et souvent difficiles à comparer sur le plan épidémiologique, le pronostic à court terme à un mois est extrêmement variable avec une mortalité rapportée de 7 à 39 %. La mortalité globale précoce de l'EME est de l'ordre de 10 % dans les séries de la littérature les plus récentes. Le pronostic dépend avant tout de l'étiologie, mais encore du type d'EME (EME convulsif généralisé, surtout larvé, et EME dans le coma), de l'âge, de la durée d'évolution avant traitement, de la qualité de la prise en charge, des comorbidités antérieures, du recours à la ventilation mécanique, de la survenue de sepsis [29]. Les EME larvés répondent dans seulement 25 % des cas au traitement initial et leur mortalité est élevée, de l'ordre de 70 %. L'élément majeur du pronostic reste la pathologie sous-jacente responsable de l'EME : ainsi, après un accident vasculaire cérébral la mortalité est de 30 à 60 %, en cas d'anomalie métabolique de 35 %, et lorsque l'EME survient dans le cadre d'un sevrage relatif ou absolu en anti-épileptiques, inférieure à 5 %. Il faut souligner que plusieurs travaux récents signalent le risque que peut représenter le recours trop précoce à l'anesthésie générale [12, 16].

Les EME réfractaires, qui représentent 20 à 40 % des EME, peuvent connaître un bon pronostic dans 15 à 30 % des cas [26]. Ainsi certains EME peuvent-ils se prolonger plusieurs jours, voire des semaines. Il ne faut ni renoncer, ni se décourager surtout si l'étiologie est accessible à un traitement [15]. L'EME peut être contrôlé et ne laisser cliniquement aucune séquelle appréciable.

Au décours d'un EME, on peut constater des séquelles neurologiques (déficit, atteinte des fonctions cognitives, détérioration intellectuelle, apparition d'une maladie épileptique difficile à contrôler ou aggravation d'une maladie épileptique antérieure). Il est bien difficile de faire la part de ce qui revient à l'étiologie, aux éventuelles complications de la réanimation et à l'EME lui-même. En cas d'EME convulsif généralisé, il est toutefois admis que le risque de crises épileptiques ultérieures est multiplié par trois par rapport à un patient ayant présenté une seule crise. Enfin, la mortalité globale à 10 ans est de l'ordre de 43 %.

Conclusion

Le terme d'EME renvoie à des situations de gravité diverse. Les EME convulsifs généralisés, spectaculaires et fréquents, sont aujourd'hui plus rarement responsables par eux-mêmes d'une issue fatale. L'utilisation judicieuse et prompte des anti-épileptiques et au besoin d'agents anesthésiques, jointe aux mesures de réanimation et de lutte contre les agressions cérébrales de toute nature, et bien sûr au traitement très urgent de leur cause, recherchée avec ténacité, célérité et perspicacité, permet de juguler même les formes les plus graves, de réduire la fréquence des EME réfractaires, et de limiter la survenue de séquelles neurologiques diverses, notamment cognitives. Les échecs sont souvent en rapport avec un traitement inapproprié ou impossible de la cause de l'EME, par exemple en cas de lésions cérébrales sous-jacentes majeures. La réanimation en elle-même peut être source de diverses complications, notamment infectieuses, surtout chez les patients ventilés artificiellement. L'EEG discontinu ou, au mieux, continu, interprété avec rigueur, est trop rarement utilisé. C'est pourtant le guide indispensable du diagnostic et du suivi thérapeutique, particulièrement en cas de troubles de vigilance persistants après des convulsions et dans le cadre des EME réfractaires, situations graves dans laquelle la stratégie optimale n'est pas déterminée. L'évaluation des traitements et des stratégies thérapeutiques par des essais thérapeutiques contrôlés est souhaitable, mais reste très difficile sur le plan méthodologique, surtout dans le cadre des EME réfractaires. La solution viendra peut-être de l'analyse de vastes banques de données. Le recours à des protocoles préétablis dans les structures amenées à prendre en charge ces patients est indispensable. Une collaboration étroite dans ce but entre médecins internistes, spécialistes de l'urgence, réanimateurs, neurophysiologistes, neurologues, est nécessaire. Il faudra dans tous les cas veiller à adapter ces schémas en fonction des pays, des équipes, de l'évolution des connaissances. Surtout, ces protocoles doivent être très finement ajustés à chaque patient compte tenu de l'extraordinaire hétérogénéité électro-clinique, étiologique et pronostique des EME : certains, comme les EME convulsifs généralisés, requièrent une intervention immédiate et parfois le recours à une anesthésie générale ; d'autres doivent être traités avec diligence mais de manière graduée, en cherchant à évaluer le mieux possible la balance bénéfices/risques. Enfin, il faut garder présent à l'esprit le fait que, même dans le cadre des EME convulsifs généralisés super-réfractaires, une issue favorable peut être obtenue malgré la poursuite de l'EME pendant des semaines si l'étiologie de l'EME ou les complications de la réanimation n'ont pas induit de lésions cérébrales graves.

Bibliographie

1. ALVAREZ V, JANUEL JM, BURNAND B, ROSSETTI AO. Second-line status epilepticus treatment : comparison of phenytoin, valproate, and levetiracetam. Epilepsia, 2011, 52 : 1292-1296.
2. ALVAREZ V, WESTOVER MB, DRISLANE FW et al. Evaluation of a clinical tool for early etiology identification in status epilepticus. Epilepsia, 2014, 55 : 2059-2068.
3. ANDRE-OBADIA N, PARAIN D, SZURHAJ W. Continuous EEG monitoring in adults in the intensive care unit (ICU). Neurophysiol Clin, 2015, 45 : 39-46.
4. BAUER G, TRINKA E. Nonconvulsive status epilepticus and coma. Epilepsia, 2010, 51 : 177-190.
5. BETJEMANN JP, LOWENSTEIN DH. Status epilepticus in adults. Lancet Neurol, 2015, 14 : 615-624.
6. BLECK T, COCK H, CHAMBERLAIN J et al. The established status epilepticus trial 2013. Epilepsia, 2013, 54 (Suppl. 6) : 89-92.
7. BOURG V, LAFFON M, MARTIN F, THOMAS P. États de mal épileptiques non convulsifs de l'adulte : quelles nouveautés ? Pratique neurologique-FMC, 2013, 4 : 11-21.
8. BROPHY GM, BELL R, CLAASSEN J et al. Guidelines for the evaluation and management of status epilepticus. Neurocrit Care, 2012, 17 : 3-23.
9. CLAASSEN J, TACCONE FS, HORN P et al. Recommendations on the use of EEG monitoring in critically ill patients : consensus statement from the neurointensive care section of the ESICM. Intensive Care Med, 2013, 39 : 1337-1351.
10. DELORENZO RJ, WATERHOUSE EJ, TOWNE AR et al. Persistent nonconvulsive status epilepticus after the control of convulsive status epilepticus. Epilepsia, 1998, 39 : 833-840.
11. FISHER RS, ACEVEDO C, ARZIMANOGLOU A et al. ILAE official report : a practical clinical definition of epilepsy. Epilepsia, 2014, 55 : 475-482.
12. FOUNTAIN NB, FUGATE JE. Refractory status epilepticus : what to put down : the anesthetics or the patient ? Neurology, 2014, 82 : 650-651.
13. GLAUSER T, SHINNAR S, GLOSS D et al. Evidence-based guideline : treatment of convulsive status epilepticus in children and adults : report of the guideline committee of the American Epilepsy Society. Epilepsy Curr, 2016, 16 : 48-61.
14. IYER VN, HOEL R, RABINSTEIN AA. Propofol infusion syndrome in patients with refractory status epilepticus : an 11-year clinical experience. Crit Care Med, 2009, 37 : 3024-3030.
15. LAI A, OUTIN HD, JABOT J et al. Functional outcome of prolonged refractory status epilepticus. Crit Care, 2015, 19 : 199.
16. MARCHI NA, NOVY J, FAOUZI M et al. Status epilepticus : impact of therapeutic coma on outcome. Crit Care Med, 2015, 43 : 1003-1009.
17. MEIERKORD H, BOON P, ENGELSEN B et al. EFNS guideline on the management of status epilepticus in adults. Eur J Neurol, 2010, 17 : 348-355.
18. MEIERKORD H, HOLTKAMP M. Non-convulsive status epilepticus in adults : clinical forms and treatment. Lancet Neurol, 2007, 6 : 329-339.
19. NAVARRO V, DRAGON C, ELIE C et al. Prehospital treatment with levetiracetam plus clonazepam or placebo plus clonazepam in status epilepticus (SAMUKeppra) : a randomised, double-blind, phase 3 trial. Lancet Neurol, 2016, 15 : 47-55.
20. NIQUET J, BALDWIN R, SUCHOMELOVA L et al. Benzodiazepine-refractory status epilepticus : pathophysiology and principles of treatment. Ann NY Acad Sci, 2016, 1378 : 166-173.
21. O'HANLON S, LISTON R, DELANTY N. Psychogenic nonepileptic seizures : time to abandon the term pseudoseizures. Arch Neurol, 2012, 69 : 1349-1350.
22. OUTIN H. Recommandations formalisées d'expert : prise en charge des états de mal épileptiques tonico-cloniques généralisés et autres en préhospitalier, aux urgences et en réanimation dans 48 premières heures. Méd Intensive Réa, 2017 (à paraître).
23. OUTIN H, BLANC T, VINATIER I. Prise en charge en situation d'urgence et en réanimation des états de mal épileptiques de l'adulte et de l'enfant (nouveau-né exclu). Recommandations formalisées d'experts sous l'égide de la Société de réanimation de langue française. Rev Neurol (Paris), 2009, 165 : 297-305.
24. PRASAD M, KRISHNAN PR, SEQUEIRA R, AL-ROOMI K. Anticonvulsant therapy for status epilepticus. Cochrane Database Syst Rev, 2014, 9 : CD003723.
25. ROSSETTI AO, BLECK TP. What's new in status epilepticus ? Intensive Care Med, 2014, 40 : 1359-1362.
26. ROSSETTI AO, LOWENSTEIN DH. Management of refractory status epilepticus in adults : still more questions than answers. Lancet Neurol, 2011, 10 : 922-930.
27. SHORVON S. Super-refractory status epilepticus : an approach to therapy in this difficult clinical situation. Epilepsia, 2011, 52 (Suppl. 8) : 53-56.
28. SILBERGLEIT R, DURKALSKI V, LOWENSTEIN D et al. Intramuscular versus intravenous therapy for prehospital status epilepticus. N Engl J Med, 2012, 366 : 591-600.
29. SUTTER R, KAPLAN PW, RUEGG S. Outcome predictors for status epilepticus : what really counts. Nat Rev Neurol, 2013, 9 : 525-534.
30. TAN RY, NELIGAN A, SHORVON SD. The uncommon causes of status epilepticus : a systematic review. Epilepsy Res, 2010, 91 : 111-122.
31. TREIMAN DM, MEYERS PD, WALTON NY et al. A comparison of four treatments for generalized convulsive status epilepticus. Veterans Affairs Status Epilepticus Cooperative Study Group. N Engl J Med, 1998, 339 : 792-798.
32. TRINKA E, COCK H, HESDORFFER D et al. A definition and classification of status epilepticus. Report of the ILAE tasl force on classification of status epilepticus. Epilepsia, 2015, 56 : 1515-1523.
33. TRINKA E, KALVIAINEN R. 25 years of advances in the definition, classification and treatment of status epilepticus. Seizure, 2017, 44 : 65-73.
34. WESTOVER MB, SHAFI MM, BIANCHI MT et al. The probability of seizures during EEG monitoring in critically ill adults. Clin Neurophysiol, 2015, 126 : 463-471.

Toute référence à cet article doit porter la mention : Outin H. États de mal épileptiques. In : L Guillevin, L Mouthon, H Lévesque. Traité de médecine, 5ᵉ éd. Paris, TdM Éditions, 2018-S07-P04-C02 : 1-9.

Chapitre S07-P04-C03

Polyradiculonévrites et neuromyopathies de réanimation

DJILLALI ANNANE

Les polyradiculonévrites et les neuromyopathies de réanimation représentent deux entités différentes en termes d'épidémiologie, de physiopathologie, de diagnostic, de pronostic et de thérapeutique. Les polyradiculonévrites sont définies par une atteinte inflammatoire aiguë, subaiguë ou chronique du système nerveux périphérique entraînant une paralysie sensitivomotrice variable. Nous n'aborderons dans ce chapitre que les polyradiculonévrites aiguës. Les neuromyopathies de réanimation sont définies par une atteinte inflammatoire variable des nerfs et des muscles survenant chez le patient de réanimation. Ces deux entités représentent les principales causes d'atteinte du système nerveux périphérique en réanimation. C'est pourquoi tout praticien en réanimation doit savoir reconnaître un patient souffrant de ce type d'affection, en confirmer le diagnostic et connaître les grands principes de la prise en charge.

Épidémiologie

Polyradiculonévrites

Incidence

Les polyradiculonévrites aiguës, dont le syndrome de Guillain-Barré représente la forme la plus commune, sont des affections rares du système nerveux périphérique [9]. L'incidence est estimée à 1,8 cas pour 100 000 habitants par an. Les polyradiculonévrites aiguës touchent environ deux fois plus souvent l'homme que la femme. Cette affection peut survenir à tous les âges de la vie. L'incidence annuelle est de l'ordre de 0,8 cas pour 100 000 avant 18 ans, et de 3,2 après 60 ans. On estime que l'incidence augmente par tranche de 10 ans d'âge, d'environ de 0,5 à 2,5 pour 100 000 habitants.

Facteurs de risque

Par définition, le syndrome de Guillain-Barré est une forme idiopathique de polyradiculonévrite aiguë [9]. Il est précédé de quelques jours à quelques semaines, dans 60 % des cas, d'un syndrome infectieux d'allure virale. Il s'agit le plus souvent d'un syndrome respiratoire grippal. Dans près d'un tiers des cas, le tableau est celui d'une gastro-entérite fébrile, le plus souvent à *Campylobacter jejuni*. L'infection précédant l'apparition d'un syndrome de Guillain-Barré peut également être due à bien d'autres agents pathogènes, parmi lesquels le cytomégalovirus (notamment en cas de primo-infection) dans 10 % des cas, le virus d'Epstein-Barr ou encore *Mycoplasma pneumoniæ*.

La vaccination, notamment le vaccin contre la grippe, a longtemps été considérée comme un facteur de risque de développer une polyradiculonévrite aiguë. En réalité, il n'existe aucune démonstration scientifique d'un tel risque. S'agissant de la vaccination antigrippale, celle-ci a même un effet protecteur, compte tenu du risque de syndrome de Guillain-Barré associé à la grippe.

Dans environ un cas sur dix, sont retrouvés comme facteur déclenchant une intervention chirurgicale, une grossesse ou une sérothérapie.

Enfin, une polyradiculonévrite aiguë peut être secondaire et émailler l'évolution de l'infection par le VIH ou par d'autres types de rétrovirus, ou d'une hépatite virale chronique, d'une maladie inflammatoire ou auto-immune chronique, d'un cancer ou d'une leucémie, ou compliquer la prise de médicaments comme la chimiothérapie.

Pronostic

Le pronostic des polyradiculonévrites aiguës secondaires est avant tout lié au pronostic de la maladie sous-jacente.

Le syndrome de Guillain-Barré est à tort considéré comme une affection bénigne. Si la mortalité est passée de 25 % environ dans les années 1960 à environ 5 % actuellement, c'est grâce à l'amélioration de la prise en charge symptomatique en réanimation [9]. Environ un tiers des patients ont recours à la ventilation mécanique, et environ 10 à 20 % des patients conservent des séquelles motrices invalidantes à un an. Les principaux facteurs pronostiques sont un âge supérieur à 60 ans, une phase d'extension courte inférieure à une semaine, la nécessité de recourir à la ventilation mécanique, une forme motrice pure, une phase de plateau supérieure à une semaine, une atteinte axonale, une forme secondaire à *Campylobacter jejuni*. À un an, près d'un patient sur deux garde des douleurs ou des troubles sensitifs, un patient sur cinq des difficultés sociales et professionnelles, ou des séquelles psychologiques [9].

Neuromyopathies de réanimation

Incidence

Les polyneuropathies et myopathies sont des complications fréquentes chez le patient de réanimation [2, 6]. La prévalence des atteintes électrophysiologiques pourrait être de plus de 70 % des patients présentant un sepsis ou des défaillances viscérales multiples. Parmi les patients requérant une ventilation prolongée (> 7 jours), près d'un sur quatre présenterait une polyneuropathie ou myopathie de réanimation.

Facteurs de risque

Le principal facteur de risque de développement d'une neuromyopathie de réanimation est la sévérité de la réponse inflammatoire aiguë [2, 6]. Plus le nombre d'organes défaillants est grand, plus la durée des défaillances est prolongée, plus grand est le risque de complication neuromusculaire. La durée de ventilation mécanique, de suppléance rénale, ou de traitement par les vasopresseurs est positivement corrélée à la survenue d'une neuromyopathie. Indépendamment de la gravité clinique, le risque est également plus important chez la femme, et peut-être chez les patients avec sepsis. Les autres facteurs de risque incluent l'hyperglycémie et l'hyperosmolarité, ou la nutrition parentérale. S'agissant de l'administration de curares ou de corticothérapie, les données de la littérature ne permettent pas de conclure. Il semble toutefois que l'administration combinée de curares et de corticoïdes, à fortes doses et de façon prolongée soit associée à un risque accru de neuromyopathie de réanimation.

Pronostic

Il n'existe pas de démonstration que les neuromyopathies acquises en réanimation soient associées à un excès de mortalité. En revanche, elles entraînent un allongement de la durée du sevrage de la ventilation mécanique, et de la durée de séjour en réanimation et à l'hôpital [2, 6]. La récupération fonctionnelle est longue, dure plusieurs mois, et n'est que partielle avec persistance de séquelles motrices ou sensitives dans près de 10 % des cas. Les myopathies ont un meilleur pronostic fonctionnel que les polyneuropathies acquises en réanimation.

Physiopathologie

Polyradiculonévrites

Les polyradiculonévrites aiguës sont caractérisées par une démyélinisation aiguë du système nerveux périphérique [9]. Les mécanismes de cette destruction aiguë, réversible de la myéline sont toujours mal compris. L'atteinte inflammatoire est incontestable. Elle se traduit d'abord par une infiltration lymphocytaire et macrophagique au niveau des gaines de myéline. De nombreux facteurs sériques sont également impliqués, dont des cytokines pro-inflammatoires, les facteurs du complément, et différents anticorps dirigés contre différentes structures du nerf. Il s'agit du phénomène de mimétisme moléculaire. La réponse immunitaire de l'hôte à l'infection par un pathogène produit des anticorps dirigés contre des épitopes du nerf périphérique ; en particulier des anticorps antigangliosides (GM1, GD1a, GT1a, GQ1b). Indépendamment de ces facteurs, l'exposition de modèles animaux à du plasma de patients atteints de syndrome de Guillain-Barré provoque une démyélinisation aiguë témoignant du rôle d'un ou plusieurs facteurs plasmatiques démyélinisants, non encore identifiés. Si, dans la forme typique, l'axone est préservé, son atteinte s'accompagne d'un risque accru de séquelles motrices. L'altération de la gaine de myéline cause des blocs de conduction et les paralysies brutales caractéristiques de ce syndrome. Lorsque l'axone est débarrassé des débris de myéline, et sous l'influence de la prolifération des cellules de Schwann, le processus de remyélinisation s'installe et se traduit au plan clinique par une récupération motrice.

Neuromyopathies de réanimation

Les mécanismes physiopathologiques de l'atteinte neuromusculaire chez le patient de réanimation sont mal connus [2, 6]. Les biopsies musculaires ou de nerf chez des patients de réanimation présentant un déficit neuromusculaire patent n'ont révélé ni atteinte ischémique, ni infiltration cellulaire majeure. En revanche, ces patients présentent communément des concentrations sériques et tissulaires (muscles et nerfs) élevées de médiateurs de l'inflammation qu'il s'agisse des protéines de la phase aiguë ou de cytokines. Cependant, une association n'est qu'inconstamment retrouvée entre les taux circulants de cytokines telles que le *tumour necrosis factor-alpha* (TNF-α), l'interleukine (IL) 6, l'IL-10 ou encore l'IGF (*insulin-like growth factor*), des molécules d'adhésion, des protéines du complément, et l'atteinte neuromusculaire. De la même façon, les concentrations tissulaires de ces cytokines ne semblent pas corrélées avec la sévérité du déficit clinique. Comme dans la plupart des organes chez le patient grave de réanimation, le système nerveux périphérique est caractérisé par une très forte activation endothéliale, dont le rôle dans la physiopathologie de l'atteinte neuromusculaire n'est pas clair.

Diagnostic

Polyradiculonévrites

Quand évoquer le diagnostic ?

Le syndrome de Guillain-Barré se présente dans sa forme typique comme une paralysie sensitivomotrice, d'apparition brutale, rapidement extensive, ascendante et symétrique [9]. Plus rarement, l'atteinte neurologique est purement motrice ou sensitive, ou débute par une atteinte des paires crâniennes.

Comment confirmer le diagnostic ?

Les critères diagnostiques sont résumés dans le tableau S07-P04-C03-I [9].

Clinique

L'interrogatoire du patient ou de son entourage permettra de révéler la phase prodromique. Celle-ci a lieu en moyenne 3 semaines avant le début du déficit. Elle se caractérise par un syndrome respiratoire dans 58 % des cas et des signes digestifs dans 22 % des cas.

La phase d'aggravation dure de quelques heures à plusieurs jours (typiquement moins de 15 jours). Elle se caractérise par l'apparition de signes sensitifs subjectifs, dysesthésies le plus souvent « en chaussettes » et en « gants », et de troubles proprioceptifs (sensation de marcher sur du coton, par exemple). Ensuite, apparaissent les paralysies, ascendantes et symétriques, pouvant être limitées sans entraîner de perte de la marche, ou être généralisées avec tétraplégie. Les paires crâniennes sont atteintes dans 45 à 75 % des cas. L'atteinte respiratoire est présente dans 12 à 30 % des cas. Les douleurs sont présentes dans près de 85 % des cas, et très souvent réfractaires aux antalgiques. Une atteinte dysautonomique survient dans un peu plus d'un cas sur deux. Elle peut prendre des manifestations très diverses, cardiovasculaires avec de brutales variations de fréquence cardiaque (jusqu'à l'asystolie) ou de pression artérielle, troubles du rythme et, plus rarement, de la conduction, urogénitales (notamment une rétention aiguë d'urine), digestives, à type de parésie gastrique ou intestinale, hypersudation ou anhidrose, ou encore mydriase.

À l'examen physique, la sensibilité tactile et épicritique est souvent altérée aux extrémités des membres, la sensibilité thermo-algique est souvent préservée. La sensibilité profonde du sens proprioceptif ou vibratoire est souvent altérée aux quatre membres. Il n'y a jamais de niveau sensitif. Les réflexes ostéotendineux sont abolis ou tout du moins diminués. Il n'y a jamais d'atteinte du système nerveux central, ni de signe encéphalique ni de syndrome médullaire. Dans de rares cas, peuvent exister des troubles sphinctériens, voire un tableau de syndrome de la queue de cheval.

La phase de plateau est définie par une cessation de la progression des paralysies pendant au moins 48 heures. Sa durée peut varier de quelques jours à plusieurs mois.

La phase de récupération commence lorsqu'un début de régression des paralysies est observé sur au moins deux groupes musculaires différents pendant au moins 48 heures. Cette phase dure de quelques semaines à plusieurs mois.

Tableau S07-P04-C03-I Critères diagnostiques du syndrome de Guillain-Barré.

Critères obligatoires
Déficit moteur et/ou sensitif progressif des membres
Aréflexie ostéotendineuse
Critères cliniques positifs
Phase d'aggravation de quelques jours à 4 semaines au maximum
Déficit symétrique, ascendant
Atteintes symétriques de paires crâniennes
Critères cliniques négatifs
Pas d'atteinte du système nerveux central
Pas de niveau sensitif
Pas de syndrome infectieux
Critères paracliniques
Dissociation albumino-cytologique à l'examen du liquide céphalorachidien
Blocs de conduction neuromusculaire, ralentissement des vitesses de conduction, augmentation des latences distales motrice de la latence de l'onde F à l'examen électrophysiologique

Examens complémentaires

En pratique, le diagnostic est clinique et les examens complémentaires ne sont utiles que dans les formes atypiques ou à la recherche d'une forme secondaire.

L'examen du liquide céphalorachidien (LCR) peut être normal dans le courant de la première semaine d'apparition du déficit moteur, puis montre classiquement une dissociation albuminocytologique. Le nombre de cellules dans le LCR est toujours inférieur à 50/ml. Dans 10 % des cas, le LCR peut rester normal.

L'électromyogramme (EMG) peut également être normal dans 10 % des cas, notamment dans la première semaine d'évolution. Typiquement, il révélera des blocs de conduction nerveuse (dans 30 % des cas). Les principales anomalies électrophysiologiques sont une augmentation des latences motrices distales et de l'onde F (au moins 50 % des cas), voire l'absence d'onde F, une réduction de l'amplitude des potentiels d'action motrice avec ou sans dispersion temporelle (dans 20 % des cas), et une réduction des vitesses de conduction motrice (dans 25 % des cas). L'absence de réflexe H, des potentiels d'action sensitifs d'amplitude réduite ou absents sont également une observation habituelle à l'EMG. L'examen myographique montre en général une diminution de recrutement des unités motrices. En cas d'atteinte axonale, une réduction importante de l'amplitude des potentiels d'action moteurs et sensitifs est observée.

Les examens d'imagerie n'ont aucun intérêt sauf dans le cas de formes atypiques avec, par exemple, un pseudo-syndrome de la queue de cheval, ou un niveau sensitif suspendu.

Les examens de biologie, notamment sérologiques et dosage d'anticorps, visent à rechercher des formes secondaires.

Formes cliniques

Selon la gravité

Le syndrome de Guillain-Barré est souvent classé en trois formes de gravité croissante : les formes avec conservation de la marche avec ou sans appui, les formes avec perte de la marche mais autonomie respiratoire, et les formes nécessitant le recours à la ventilation mécanique.

La gravité du syndrome de Guillain-Barré est le fait de la rapidité d'installation d'un déficit moteur, d'une atteinte axonale précoce (souvent associée à une phase prodromique caractérisée par une prédominance des signes digestifs tels que diarrhées), d'une atteinte respiratoire, de troubles dysautonomiques sévères, ou encore les formes motrices pures [1].

On estime que le risque de recourir à l'intubation est supérieur à 85 % lorsque la phase d'aggravation a une durée de moins de 7 jours, le patient n'arrive pas à décoller la tête du plan du lit, et la capacité vitale est inférieure à 20 ml/kg [1]. Lorsque la mesure de la capacité vitale n'est pas disponible, les signes prédictifs de la ventilation invasive (risque > 85 %) sont une phase d'aggravation de durée inférieure à 7 jours, l'impossibilité de relever les coudes et la tête du plan du lit, l'existence de trouble de déglutition, une toux inefficace et une cytolyse hépatique [1].

Il a été décrit une forme fulminante de syndrome de Guillain-Barré (AMSAN [neuropathie axonale motrice et sensorielle aiguë]), caractérisée par l'installation en moins de 7 jours d'un tableau de tétraplégie complète avec atteinte des paires crâniennes, nécessité de ventilation invasive, avec à l'EMG une quasi-abolition de toute conduction motrice, des nerfs moteurs inexcitables et la présence de fibrillations musculaires.

Selon la présentation neurologique

Le syndrome de Miller-Fisher représente 5 % des cas de polyradiculonévrites aiguës [9]. Il se caractérise par une ophtalmoplégie, une ataxie et une aréflexie ostéotendineuse. Les pupilles peuvent être dilatées et non réactives. Un ptosis peut exister, de même que l'atteinte d'autres paires crâniennes. L'EMG montre habituellement une atteinte axonale des fibres sensitives sans ou avec une discrète atteinte des conductions motrices. L'examen du LCR note une dissociation albuminocytologique. L'imagerie cérébrale est normale. Sur le plan biologique, des IgG antigangliosides GQ1b sont fréquemment retrouvés, en particulier dans les formes précédées d'une infection à *Campylobacter jejuni*. D'autres anticorps, par exemple anti-GT1a, anti-GD3 et anti-GD1b, peuvent être retrouvés.

Les formes motrices pures de polyradiculonévrite aiguë sont rares et similaires au syndrome AMAN (neuropathie motrice axonale aiguë) [9]. À l'EMG, on observe une réduction de l'amplitude des potentiels musculaires, et des latences motrices distales et des vitesses de conduction normales. Ces formes sont habituellement de bon pronostic.

Les formes sensitives pures sont également rares, parfois très douloureuses.

Diagnostic différentiel

Autres neuropathies

Le syndrome de Guillain-Barré doit être différencié d'autres atteintes aiguës du système nerveux périphérique. C'est le plus souvent le contexte clinique qui permettra ce diagnostic différentiel. Les principales atteintes sont la porphyrie aiguë, les neuropathies toxiques (par exemple, arsenic, organophosphorés, thallium, acrylamide), des neuropathies infectieuses (par exemple, diphtérie), ou neuropathies carentielles (par exemple, déficit en vitamine B_{12}).

Le diagnostic différentiel avec une forme inaugurale de polyradiculonévrite subaiguë ou chronique est très difficile. Le plus souvent, ce n'est que l'évolution qui permet de trancher.

Atteintes de la jonction neuromusculaire

Les atteintes de la jonction neuromusculaire sont caractérisées par une atteinte motrice pure et des réflexes ostéotendineux préservés. Le contexte clinique est en général évocateur et permet également de redresser le diagnostic. Les principales causes sont la décompensation de myasthénie et le botulisme.

Myopathies

Les myopathies acquises à début brutal sont caractérisées par une atteinte motrice pure, la préservation des réflexes ostéotendineux, la disparition du réflexe idiomusculaire et l'absence d'atteinte des paires crâniennes. Elles s'intègrent parfois dans une maladie systémique inflammatoire (c'est le cas des polymyosites) ou une maladie endocrinienne (par exemple l'hypothyroïdie). Les principales causes sont métaboliques, notamment les hypokaliémies, qu'elles soient acquises ou familiales, les hypophosphatémies sévères, voire les hypomagnésémies.

Atteintes du système nerveux central

Les accidents vasculaires cérébraux, notamment du tronc cérébral, les lésions médullaires aiguës seront rapidement reconnues par l'examen clinique objectivant des signes d'atteinte centrale tels qu'un syndrome pyramidal. Les lésions infectieuses ou inflammatoires du système nerveux central peuvent être associées à une polyradiculonévrite aiguë, compliquant l'approche diagnostique. C'est le cas par exemple de la maladie de Lyme, d'autres méningoradiculonévrites ou des myélites aiguës transverses.

Neuromyopathies de réanimation

Quand évoquer le diagnostic ?

L'appréciation d'une atteinte du système nerveux périphérique nécessite la coopération du patient. C'est pourquoi, c'est à la levée de la sédation ou au réveil d'un coma que la présence d'une faiblesse musculaire doit faire évoquer le diagnostic. Rarement, des difficultés de sevrage de la ventilation mécanique font évoquer le diagnostic, alors qu'il n'existe pas de faiblesse musculaire squelettique patente.

Comment confirmer le diagnostic ?

Les principaux critères diagnostiques des neuromyopathies de réanimation sont rapportés dans le tableau S07-P04-C03-II [2, 6].

Clinique

Comme pour les polyradiculonévrites aiguës, le diagnostic est clinique. L'examen physique doit apprécier qualitativement et quantitativement le déficit neuromusculaire. L'évaluation qualitative cherche à confirmer le caractère symétrique du déficit, et à identifier le niveau d'atteinte motrice et ou sensitive. Ainsi, dans les myopathies de réanimation, la face est souvent respectée, les réflexes ostéotendineux sont préservés, il n'y a pas de trouble sensitif, et les réflexes idiomusculaires sont diminués ou abolis. En cas de neuropathie de réanimation, les réflexes ostéotendineux sont diminués ou abolis, les réflexes idiomusculaires normaux, et la présence de troubles sensitifs est fréquente. Le déficit est souvent à prédominance distale.

Sur le plan quantitatif, le déficit moteur est le plus souvent évalué par l'échelle développée par le Medical Research Council (MRC) pour le syndrome de Guillain-Barré. Cette échelle mesure de 0 à 5 la force musculaire :
– 0 : pas de contraction ;
– 1 : contraction perceptible à la palpation ;
– 2 : contraction avec déplacement segmentaire sans pesanteur ;
– 3 : contraction avec déplacement segmentaire contre pesanteur mais pas contre résistance ;
– 4 : contraction avec déplacement segmentaire contre un certain degré de résistance ;
– 5 : force musculaire normale.

Examens complémentaires

Ils vont permettre la classification en myopathie de réanimation, neuropathie de réanimation et neuromyopathie de réanimation.

La ponction lombaire n'est pas utile au diagnostic et l'examen du LCR est le plus souvent normal.

L'EMG montre le plus souvent, dans les neuropathies de réanimation, une atteinte axonale distale avec réduction des amplitudes des potentiels d'action moteurs et sensitifs, avec parfois des fibrillations musculaires et une diminution des potentiels des unités motrices. Il est important d'effectuer des trains de stimulation pour détecter une atteinte de la jonction neuromusculaire, en particulier chez les patients qui ont reçu des curares.

La biopsie musculaire ou neuromusculaire ne doit pas être réalisée en routine. Au niveau musculaire, on trouve volontiers des lésions de myonécrose, de l'atrophie musculaire et une perte en filaments épais de myosine.

L'imagerie musculaire, échographie ou IRM, semble pouvoir détecter précocement et surtout permettre une surveillance non invasive de la structure des muscles squelettiques.

Diagnostic différentiel

Le diagnostic de neuromyopathie de réanimation est un diagnostic d'élimination. L'anamnèse doit s'efforcer d'éliminer toute atteinte neuromusculaire préalable à l'admission en réanimation.

Le syndrome de Guillain-Barré et une décompensation de myasthénie sont facilement différenciables par le contexte clinique, voire par l'EMG dans les cas les plus difficiles.

Les myopathies acquises endocriniennes ou métaboliques (dyskaliémie, hypophosphatémie, hypomagnésémie), et les atteintes du système nerveux central sont également différenciables par le contexte clinique.

Traitement

Prise en charge globale

La prise en charge globale des atteintes neuromusculaires en réanimation n'est pas spécifique. Elle repose sur les soins de nursing, la prévention et le traitement des complications, la prise en charge respiratoire, et les mesures de rééducation et de réhabilitation. Elle est au mieux réalisée par une équipe pluridisciplinaire, associant réanimateurs, neurologues et médecins de médecine physique et réadaptation.

Soins de nursing

Le patient paralysé est particulièrement exposé aux complications du décubitus. Il doit faire l'objet de soins de nursing renforcés pour prévenir les points de pression et escarres. Postures fréquentes, massages réguliers, mobilisation passive des membres représentent des mesures essentielles de la prise en charge quotidienne des polyradiculonévrites aiguës et des neuromyopathies acquises en réanimation.

Les soins buccodentaires, notamment bains de bouche antiseptiques, permettent de lutter contre l'acquisition d'infections des voies respiratoires.

Prévention et traitement des complications

L'anticoagulation préventive par héparine de bas poids moléculaire et un apport calorique de 20 à 25 ml/kg/j par voie entérale sont des traitements systématiques. Il n'y a pas d'argument robuste dans la littérature pour justifier une décontamination digestive sélective systématique chez les patients atteints de polyradiculonévrite ou de neuromyopathie de réanimation.

La prise en charge de la douleur des patients atteints de polyradiculonévrite est complexe et nécessite souvent une expertise spécifique. La douleur est en général réfractaire aux antalgiques non morphiniques, requiert opiacés et d'autres médicaments actifs sur le système nerveux.

Prise en charge ventilatoire

Compte tenu du risque de paralysie respiratoire, tout patient avec un syndrome de Guillain-Barré présentant un déficit moteur doit être surveillé en réanimation les 48 premières heures de la phase d'aggravation. Au cours des polyradiculonévrites aiguës, le recours à l'assistance ventilatoire est systématique chez le patient tétraplégique avec troubles de déglutition, chez le patient incapable de relever la tête ou les coudes du plan du lit, a fortiori si la capacité vitale est inférieure à 60 % [1].

Tableau S07-P04-C03-II Critères diagnostiques des différentes formes de neuromyopathies de réanimation.

Critères	Myopathie	Neuropathie	Neuromyopathie
Déficit moteur	Flasque, symétrique, épargnant la face, à prédominance distale	Flasque, symétrique, à prédominance distale	Flasque symétrique, à prédominance distale
Déficit sensitif	Non	Possible	Possible
Réflexes ostéotendineux	Conservés	Diminués, voire abolis	Diminués, voire abolis
Réflexes idiomusculaires	Diminués, voire abolis	Conservés	Diminués, voire abolis
Potentiels d'action moteurs	Normaux	Diminués	Diminués
Potentiels d'action sensitifs	Normaux	Diminués	Diminués
Vitesse de conduction motrice	Normale	Diminuée	Diminuée

La ventilation non invasive n'est pas indiquée chez ces patients et le recours à l'intubation et à la ventilation invasive doit être envisagée d'emblée.

Mesures de rééducation et de réhabilitation

Quelle que soit la nature de l'atteinte, polyradiculonévrite ou neuromyopathie de réanimation, la mobilisation doit être précoce. Il s'agira d'abord d'une mobilisation passive des membres pour éviter l'ankylose. Dès que possible, le patient doit être levé au fauteuil et bénéficier d'une kinésithérapie motrice quotidienne. L'intérêt de la stimulation électrique percutanée n'a pas fait, à ce jour, la preuve de son intérêt.

Polyradiculonévrites

La figure S07-P04-C03-1 propose un arbre décisionnel pour la prise en charge du syndrome de Guillain-Barré.

Échanges plasmatiques

Les échanges plasmatiques ont été utilisés pour la première fois dans le traitement du syndrome de Guillain-Barré il y a plus de 35 ans. Les mécanismes précis par lesquels les plasmaphérèses améliorent le pronostic vital et fonctionnel des polyradiculonévrites sont mal connus. Au-delà d'une simple épuration de composants plasmatiques solubles, les échanges plasmatiques auraient un effet immunomodulateur. En général, il faut échanger environ 1,5 fois la masse plasmatique. La substitution se fait par de l'albumine pour moitié et un cristalloïde ou un colloïde de synthèse pour l'autre moitié. Il n'est pas indiqué de substituer par du plasma. La séparation du plasma se fera au mieux par technique de centrifugation, et le plus souvent la plasmaphérèse peut être réalisée à partir de deux accès veineux périphériques. Dans les polyradiculonévrites aiguës, les échanges plasmatiques accélèrent la récupération motrice, raccourcissent la durée de ventilation, le délai de reprise de la marche et les séquelles à un an [8]. Les échanges plasmatiques sont associés à une augmentation du risque de rechute à un an [8].

En pratique, les patients n'ayant pas perdu la marche doivent être traités par deux échanges plasmatiques à 24 heures d'intervalle. Tous les autres, qu'ils soient ventilés ou non, doivent être traités par quatre échanges plasmatiques espacés de 24 heures.

Les contre-indications aux échanges plasmatiques sont les troubles de la coagulation, une infection évolutive, l'existence d'une maladie coronaire instable, ou d'une maladie thrombo-embolique.

Immunoglobulines intraveineuses

L'administration d'immunoglobulines intraveineuses (Ig IV) a également prouvé son efficacité pour le traitement des polyradiculonévrites aiguës [4]. Là encore, les mécanismes d'action sont incertains et impliquent probablement un effet immunomodulateur.

Les Ig IV sont administrés à la dose quotidienne de 0,4 g/kg pour une durée de 3 jours pour les patients n'ayant pas perdu la marche et de 5 jours pour tous les autres. L'administration doit se faire à perfusion lente pour éviter céphalées, érythème, fièvre. L'insuffisance rénale n'est plus une contre-indication des Ig IV. Cependant, en présence d'une insuffisance rénale, le débit de perfusion devra être diminué, et la perfusion devra donc être étalée sur un nombre de jours plus important.

Aujourd'hui, on considère qu'échanges plasmatiques et Ig IV ont une efficacité équivalente. Le choix dépend de l'existence de contre-indications et des facilités locales d'accès aux échanges plasmatiques.

Il n'y a pas d'avantage à la combinaison des échanges plasmatiques et des Ig IV.

Corticothérapie

La corticothérapie seule ou en association aux Ig IV n'a pas fait la preuve de son efficacité [5].

Neuromyopathies de réanimation

Il n'existe pas à ce jour de traitement spécifique des neuromyopathies de réanimation [2, 3, 7].

Une stratégie de réduction de la sédation, de l'évitement de la curarisation, et le contrôle de la glycémie par insulinothérapie intensive pourraient réduire la prévalence et la gravité des neuromyopathies de réanimation. Les Ig IV ou les préparations d'immunoglobines polyvalentes enrichies en IgM n'ont pas fait la preuve de leur efficacité dans cette indication.

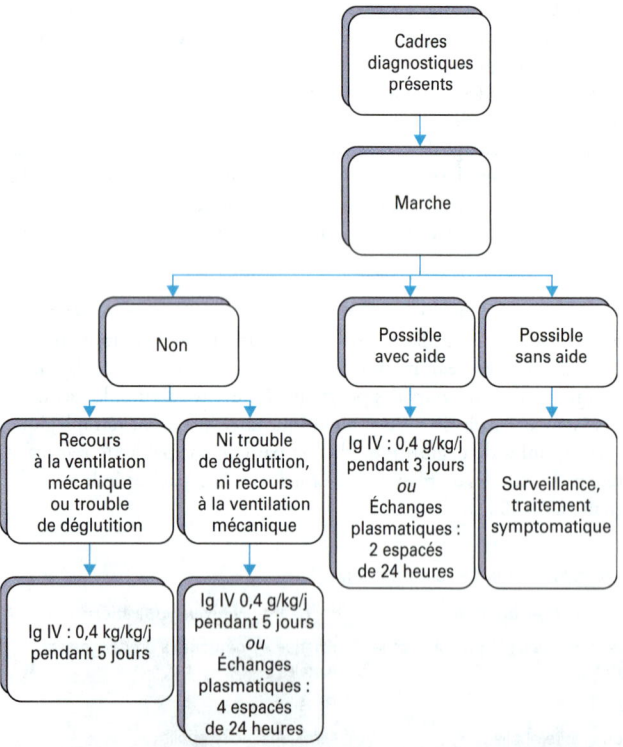

Figure S07-P04-C03-1 Algorithme décisionnel pour la prise en charge du syndrome de Guillain-Barré. Chez le patient avec trouble de déglutition ou sous ventilation mécanique, le risque de pneumonie d'inhalation est très élevé. C'est pourquoi les immunoglobulines intraveineuses (Ig IV) doivent être préférées aux échanges plasmatiques dans ces formes.

Bibliographie

1. Durand MC, Porcher R, Orlikowski D et al. Clinical and electrophysiological predictors of respiratory failure in Guillain-Barré syndrome : a prospective study. Lancet Neurol, 2006, 5 : 1021-1028.
2. Fan E, Cheek F, Chlan L et al. An official American Thoracic Society clinical practice guideline : the diagnosis of intensive care unit-acquired weakness in adults. Am J Respir Crit Care Med. 2014, 190 : 1437-1446.
3. Hermans G, De Jonghe B, Bruyninckx F, Van den Berghe G. Interventions for preventing critical illness polyneuropathy and critical illness myopathy. Cochrane Database Syst Rev, 2014, 1 : CD006832.
4. Hughes RA, Swan AV, van Doorn PA. Intravenous immunoglobulin for Guillain-Barré syndrome. Cochrane Database Syst Rev, 2014, 9 : CD002063.
5. Hughes RA, van Doorn PA. Corticosteroids for Guillain-Barré syndrome. Cochrane Database Syst Rev, 2012, 8 : CD001446.

6. LATRONICO N, BOLTON CF. Critical illness polyneuropathy and myopathy : a major cause of muscle weakness and paralysis. Lancet Neurol, 2011, *10* : 931-941.
7. MEHRHOLZ J, POHL M, KUGLER J et al. Physical rehabilitation for critical illness myopathy and neuropathy. Cochrane Database Syst Rev, 2015, *3* : CD010942.
8. RAPHAËL JC, CHEVRET S, HUGHES RA, ANNANE D. Plasma exchange for Guillain-Barré syndrome. Cochrane Database Syst Rev, 2012, *7* : CD001798.
9. VAN DEN BERG B, WALGAARD C, DRENTHEN J et al. Guillain-Barré syndrome : pathogenesis, diagnosis, treatment and prognosis. Nat Rev Neurol, 2014, *10* : 469-482.

Toute référence à cet article doit porter la mention : Annane D. Polyradiculonévrites et neuromyopathies de réanimation. *In* : L Guillevin, L Mouthon, H Lévesque. Traité de médecine, 5ᵉ éd. Paris, TdM Éditions, 2018-S07-P04-C03 : 1-6.

PARTIE S07-P05

Pathologie hépato-gastro-entérologique en réanimation

Chapitre S07-P05-C01

Hémorragies digestives

Laurent Guérin et David Osman

Les hémorragies digestives graves sont responsables d'un grand nombre d'admissions dans les services d'urgence et de réanimation. En dépit des nombreux progrès accomplis dans les domaines diagnostique et thérapeutique, elles restent associées, toutes causes confondues, à une morbidité et à une mortalité élevées. La mortalité est cependant très différente selon la cause, variant entre 2 et 20 % environ. L'ulcère gastroduodénal hémorragique et la rupture de varices œsophagiennes représentent toujours les premières causes d'hémorragie digestive. C'est dans ces situations que les modalités de prise en charge pharmacologique et endoscopique sont les mieux définies, et qu'une amélioration du pronostic a ainsi pu être observée. La mortalité de l'hémorragie ulcéreuse est aujourd'hui d'environ 5 %. Les hémorragies digestives liées à une hypertension portale (HTP) surviennent, elles, chez des patients présentant de lourdes comorbidités. La mortalité associée à ce type d'hémorragie digestive est de ce fait beaucoup plus importante, de l'ordre de 20 %. Une tendance à la diminution de l'incidence des hémorragies digestives hautes et à une augmentation de l'incidence des hémorragies digestives basses est actuellement observée. La diverticulose colique domine le champ étiologique des hémorragies digestives basses. Le vieillissement de la population en est sûrement le premier facteur explicatif. Toutes causes confondues, la mortalité des hémorragies digestives basses est inférieure à 5 %. Les hémorragies digestives basses posent pourtant aux cliniciens des problèmes diagnostique et thérapeutique plus complexes que les hémorragies digestives hautes, et leur prise en charge est moins bien codifiée.

Présentations cliniques

On désigne sous le terme d'hémorragie digestive différentes présentations cliniques, du saignement occulte et peu symptomatique de la paroi digestive, au saignement extériorisé massif responsable d'un état de choc et d'un syndrome anémique sévère. Un saignement digestif occulte est observé lorsque la perte sanguine est à la fois mineure et chronique. Cette circonstance ne sera pas considérée ici. Il est habituel de distinguer les hémorragies digestives hautes et basses, l'hémorragie digestive haute étant définie comme tout saignement dont l'origine se situe entre l'oropharynx et le ligament de Treitz (angle duodénojéjunal). Cette distinction peut cependant être difficile pour le clinicien. L'hémorragie digestive haute se présente le plus souvent sous la forme d'une hématémèse (rejet par la bouche, au cours d'efforts de vomissements, de sang rouge ou noirâtre, pur ou mêlé à des aliments) et/ou sous la forme d'un méléna (émission par l'anus de sang digéré, typiquement noirâtre, nauséabond, visqueux, collant au papier). Il faut cependant savoir qu'un méléna résulte d'une lésion située en amont de l'angle colique droit. Un méléna peut donc être observé au cours d'une hémorragie digestive basse trouvant son origine entre l'angle de Treitz et l'angle colique droit. Par ailleurs, si les rectorragies (hémorragies de sang rouge extériorisées par l'anus) sont le plus souvent l'expression d'une hémorragie digestive basse d'origine rectale, anale ou colique, elles peuvent être liées à une hémorragie digestive haute massive. Enfin, on désigne sous le terme de saignement digestif obscur les situations où aucune origine n'a pu être mise en évidence au cours de l'endoscopie œso-gastro-duodénale (EOGD) et de la colonoscopie. Un saignement obscur peut être extériorisé, ou non. Il faut savoir aussi qu'une spoliation sanguine aiguë et massive peut n'avoir aucune extériorisation.

Étiologie

L'hémorragie digestive est une pathologie fréquente. Son incidence est habituellement évaluée autour de 100 cas pour 100 000 habitants, toutes causes confondues. L'hémorragie digestive haute représente la majorité des cas. Les causes d'hémorragies digestives hautes sont nombreuses (Tableau S07-P05-C01-I). On distingue habituellement celles « liées à l'hypertension portale » et celles qui ne le sont pas. La pathologie ulcéreuse est la première cause d'hémorragie digestive. Elle représente à elle seule presque 40 % des causes d'hémorragies digestives hautes et basses. Un recul de l'hémorragie digestive ulcéreuse a néanmoins été récemment observé. Il a ainsi été montré une diminution de l'incidence des hémorragies digestives hautes de 87 à 47 cas pour 100 000 habitants entre 1996 et 2005 [7]. Une moindre consommation en anti-inflammatoires non stéroïdiens (AINS), une meilleure prévention des ulcères gastro-intestinaux induits par les AINS et une meilleure prise en charge des infections à *Helicobacter pylori* pourraient expliquer ces observations. L'épidémiologie des hémorragies digestives basses est moins bien connue. L'incidence annuelle des hémorragies digestives

Tableau S07-P05-C01-I Causes et caractéristiques des hémorragies digestives hautes.

Pathologie	Fréquence	Terrain	Localisation	Pronostic	Particularités
Ulcère gastroduodénal	40 %	AINS, *Helicobacter pylori*, traitement anti-agrégant et anticoagulant	Risque particulier en cas de localisation sur la face postérieure du bulbe avec érosion de l'artère gastroduodénale	Sévère Récidives fréquentes	Cause la plus fréquente, devant être chaque fois éliminée par la réalisation d'une endoscopie
Varices œsophagiennes	15 %	Cirrhose, hypertension portale	Œsophagiennes, mais aussi parfois gastriques (cardia et grosse tubérosité) Localisation « ectopique » possible : stomiale, rectale, grêlique, colique, péritonéale	Sévère, lié au terrain et aux complications (infection, encéphalopathie...)	Une indication à la mise en place d'un TIPS doit être rapidement discutée
Œsophagite	12 %	Alcoolisme chronique		Globalement bon Sévère en cas d'ulcère du bas œsophage	Vomissements répétés
Aucune cause retrouvée	8 %		Souvent fundique, jonction du premier et du deuxième duodénum, portion haute de la petite courbure gastrique, anastomose digestive	Mauvais	Penser à répéter les examens endoscopiques en améliorant leur préparation
Tumeurs	7 %	Tumeurs le plus souvent primitives, mais parfois métastatiques (pulmonaire, germinale, mammaire, rénale, mélanome), hématologique (lymphome) ou stromale	Majoritairement gastrique	Variable selon le type de néoplasie	Intérêt de la biopsie systématique des ulcères suspects et de tout ulcère ayant saigné lors du contrôle endoscopique
Angiodysplasie	6 %	Sujets âgés	Localisation multiple	Sévère Taux important de récidives	Lésions multiples le plus souvent
Syndrome de Mallory-Weiss	4 %	Homme d'âge moyen, alcoolisme chronique	Ulcération unique de la jonction œsogastrique, versant petite courbure gastrique	Bon	Vomissements répétés
Érosions	4 %	AINS, alcoolisme chronique, états de choc	Antre, fundus	Cicatrisation rapide en cas de lésion de petite taille, risque hémorragique important en cas de lésion ulcéronécrotique	Ulcérations multiples d'aspect varié (pétéchies, érosions superficielles ou ulcéronécrotiques)
Ulcère de Dieulafoy	2 %	Sujets âgés	Fundus > corps gastrique > antre > duodénum > œsophage	Variable selon le terrain et l'abondance du saignement	Risque élevé de récidive malgré le traitement endoscopique
Autres	2 %				

TIPS : *transjugular intrahepatic portosystemic shunt.*

basses progresse [7]. En comparaison à l'hémorragie digestive haute, l'hémorragie digestive basse touche plus volontiers les patients âgés et ceux présentant de nombreuses comorbidités [7]. L'hémorragie digestive basse peut trouver son origine sur une grande étendue du tube digestif. Elle est cependant d'origine colique ou rectale dans la grande majorité des cas, et très rarement d'origine grêlique ou anale. De nombreuses causes peuvent être à l'origine d'une hémorragie digestive basse (Tableau S07-P05-C01-II). Dans environ 10 % des cas, aucune cause n'est retrouvée. Tous âges confondus, la diverticulose colique est la première cause d'hémorragie digestive basse. Parmi les causes fréquentes on trouve aussi l'angiodysplasie, le cancer colorectal et la colite ischémique. Chez les patients les plus jeunes, on trouve le plus souvent une pathologie anale ou une colopathie inflammatoire.

Prise en charge avant le diagnostic topographique

Dès que le diagnostic est posé ou suspecté, la prise en charge consiste à identifier les situations à « haut risque » justifiant une admission en réanimation et à mettre en œuvre le traitement symptomatique d'une éventuelle insuffisance circulatoire. Un traitement pharmacologique anti-ulcéreux est presque toujours mis en route. Un traitement vasopresseur spécifique de la circulation splanchnique lui est associé dès qu'une hypertension portale est suspectée. Il faut ensuite planifier l'EOGD qui est le plus souvent le premier examen réalisé, quel que soit le mode d'extériorisation du saignement et le diagnostic suspecté. L'angioscanner abdominopelvien peut néanmoins trouver sa place comme examen diagnostique de première intention (Figure S07-P05-C01-1).

Stratification du risque

L'évaluation de la gravité d'une hémorragie digestive est simple. Elle repose sur deux types d'éléments : ceux qui témoignent du caractère actif de l'hémorragie, de l'importance de la spoliation sanguine, et d'une défaillance circulatoire et ceux en rapport avec une pathologie associée, en particulier la cirrhose et la coronaropathie. Les critères habituellement retenus pour définir la gravité sont : une pression artérielle systolique inférieure à 100 mmHg, une fréquence cardiaque supérieure à 100 bpm, un taux d'hémoglobine inférieur à 10 g/dl, des besoins transfusionnels supérieurs à 6 unités globulaires, l'existence de comorbidités et la prise d'un traitement anti-agrégant ou anticoagulant.

Tableau S07-P05-C01-II Causes et caractéristiques des hémorragies digestives basses.

Pathologie	Fréquence	Terrain	Localisation	Pronostic	Particularités
Diverticulose	20-50 %	Sujets âgés, traitement anti-agrégant et anticoagulant	Côlon sigmoïde	Évolution spontanément favorable dans 80 % des cas Taux important de récidives	Imputabilité souvent difficile à démontrer
Angiodysplasie	3-40 %	Sujets âgés	Grêle, mais aussi côlon droit et cæcum	Sévère Taux important de récidives	Lésions multiples le plus souvent
Tumeurs et polypes	6-10 %	Sujets âgés	Ensemble du cadre colique	Hémorragie souvent modérée	Rectorragies en cas de lésion du côlon gauche Méléna en cas de lésion du côlon droit
Colites (inflammatoire, infectieuse, ischémique, radique…)	6-20 %	Sujets jeunes en cas de colite inflammatoire, sujets de plus de 50 ans et terrain vasculaire en cas de colite ischémique	Ensemble du cadre colique en cas de colite inflammatoire, côlon sigmoïde en cas de colite ischémique	Hémorragie souvent modérée La présentation clinique est plus volontiers une diarrhée sanglante	Le diagnostic est difficile, approché par la tomodensitométrie et la rectocoloscopie, confirmé par l'anatomopathologie
Cause anorectale (hémorroïdes, fissure anale, ulcère rectal)	3-15 %	Sujets jeunes	Hémorroïdes internes > externes	Hémorragie rarement grave	Diagnostic d'élimination
Autres (hémorragie post-polypectomie, fistule aortocolique, hémorragie anastomotique…)	5-30 %	La fistule aortocolique s'observe en cas de prothèse vasculaire, après chirurgie d'anévrysme et sur néoplasie colique	Variable selon la cause	Variable selon la cause Gravité extrême en cas de fistule	Saignement fréquent dans les suites d'une polypectomie

Chez les patients présentant une hémorragie digestive haute, extériorisée ou suspectée, plusieurs scores pronostiques ont été développés pour stratifier le risque. Le score de Rockall (Tableau S07-P05-C01-III) est corrélé au taux de récidive hémorragique, mais il comprend des données endoscopiques et est donc peu utile à ce stade de la prise en charge. Le score de Glasgow-Blatchford (Tableau S07-P05-C01-IV) est un score clinique et biologique, ne prenant pas en compte l'EOGD. Il est utile pour prédire la nécessité d'une intervention (hospitalisation, transfusion, chirurgie) ou le décès. Son utilisation est aujourd'hui proposée pour aider à identifier les patients à « haut risque » de morbidité et de mortalité et à les orienter vers une unité de réanimation [7, 9]. Le score AIMS65 a été récemment proposé pour prédire la mortalité des patients admis pour une hémorragie digestive haute. Son calcul est simple (Tableau S07-P05-C01-V), mais des travaux de validation sont encore nécessaires pour pouvoir recommander son utilisation.

Traitement symptomatique de l'insuffisance circulatoire

L'urgence thérapeutique est à la correction de l'hypovolémie induite par le saignement. Mais l'objectif tensionnel à atteindre au cours des hémorragies digestives n'est pas bien connu. Par extrapolation des résultats observés au cours du choc hémorragique chez le patient traumatisé [13], et dans un même objectif d'« hypotension permissive », des niveaux initiaux de pression artérielle systolique compris entre 80 et 90 mmHg ou de pression artérielle moyenne compris entre 60 et 65 mmHg ont été récemment proposés au cours du choc hémorragique, quelle que soit son origine [4]. Pour atteindre ces objectifs, le remplissage vasculaire est le premier traitement hémodynamique et doit faire appel aux solutés cristalloïdes en première intention [4]. Lorsque le saignement n'est pas contrôlé, ces objectifs tensionnels ne pourront cependant pas être atteints par le remplissage seul justifiant la mise en route d'un traitement vasopresseur [4, 13]. La noradrénaline est aujourd'hui considérée comme le traitement vasopresseur de première intention [4, 13].

La stratégie de transfusion en culots érythrocytaires est également mal codifiée au cours des hémorragies digestives. La plupart des recommandations s'expriment pour une stratégie « restrictive » définie par un objectif d'hémoglobine de l'ordre de 7 à 8 g/dl [1, 9, 3]. Une étude randomisée récente conforte ces recommandations en montrant, qu'au cours de l'hémorragie digestive haute, les patients transfusés avec un objectif d'hémoglobine de 9 g/dl présentaient un taux de resaignement et une mortalité significativement plus importants en comparaison à ceux transfusés avec un objectif de 7 g/dl [15]. Cette question complexe l'est sans doute plus encore chez le patient cirrhotique, chez qui l'augmentation de la volémie pourrait entraîner une augmentation linéaire de la pression portale. De façon intéressante, le bénéfice de survie liée à une stratégie restrictive a principalement été observé chez les patients cirrhotiques [15].

La transfusion plaquettaire au cours des hémorragies sévères est habituellement recommandée pour un taux de plaquettes inférieur à 50 000/mm^3 [13]. Mais cette question n'a pas été évaluée spécifiquement au cours de l'hémorragie digestive. Chez le patient cirrhotique, le risque d'aggravation de l'hypertension portale lié à ce type de prescription est encore évoqué. Dans cette population par ailleurs, la thrombopénie est habituelle et est un mauvais reflet du risque hémorragique [3]. Sur la base de ces arguments, au cours de l'hémorragie digestive, la transfusion plaquettaire est habituellement recommandée au-dessous de 30 000 plaquettes/mm^3 [9]. Sa réalisation ne doit par ailleurs pas retarder l'EOGD [9].

La dernière question est celle de la correction ciblée des troubles de l'hémostase. Lors d'un saignement massif, l'administration précoce de plasma frais congelé (PFC) est recommandée, afin de prévenir la coagulopathie induite par le saignement et la dilution des facteurs de la coagulation liée au remplissage et à la transfusion. Un ratio PFC/CGR compris entre 1/2 et 1/1 est classiquement recommandé [4]. Mais la place spécifique du PFC au cours des hémorragies digestives n'est pas bien décrite. Chez les patients avec cirrhose en particulier, le risque d'aggravation de l'hypertension portale est toujours suspecté, tandis que le taux de prothrombine et l'INR (*international normalized ratio*) ne sont pas de bons indicateurs de la coagulabilité. Ainsi, chez ces patients, la prescription de PFC ne doit-elle pas avoir pour objectif la correction d'anomalies biologiques d'hémostase pré-

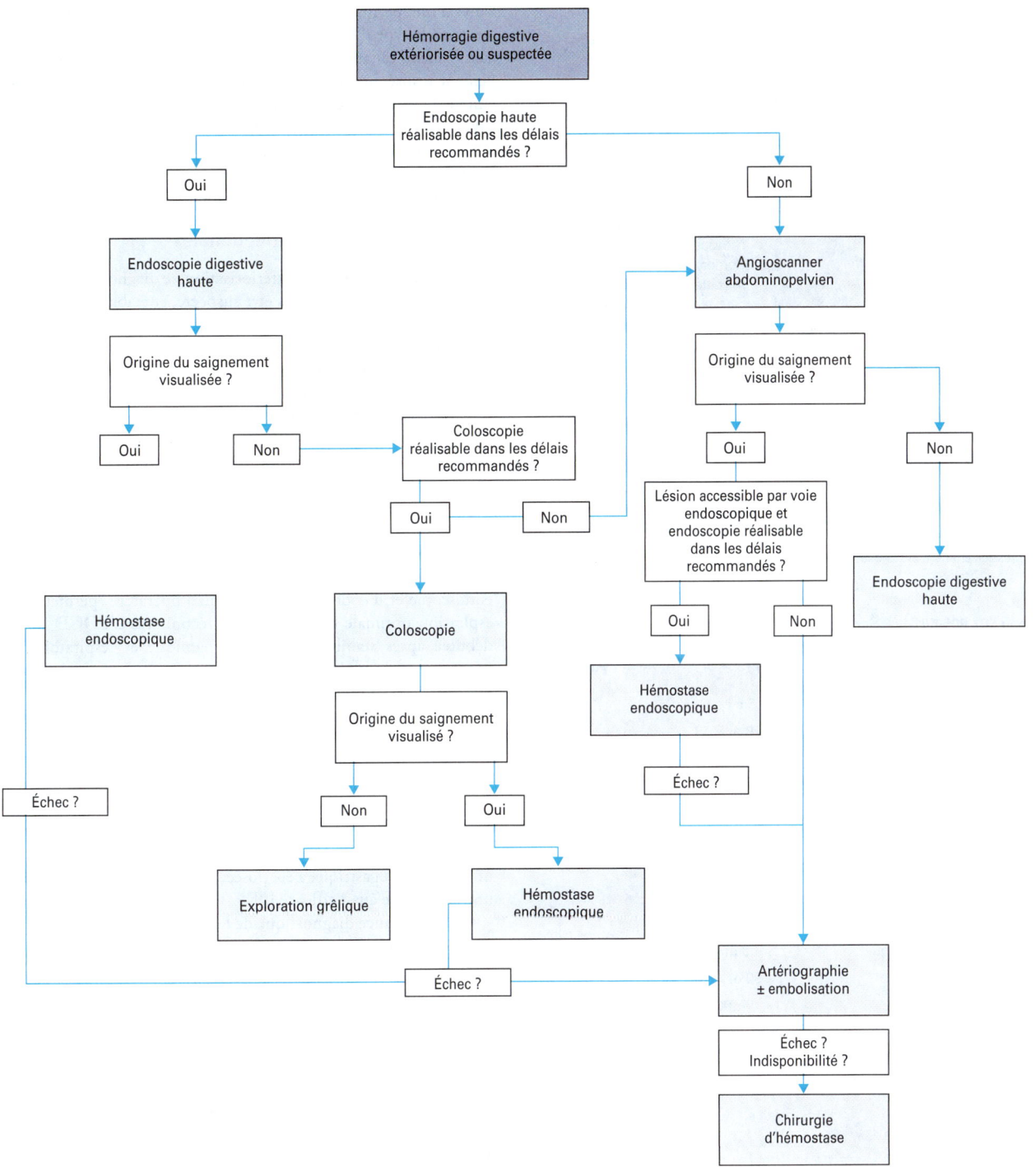

Figure S07-P05-C01-1 Démarche diagnostique et thérapeutique des hémorragies digestives.

existantes [9]. La question de l'administration de fibrinogène n'est pas non plus parfaitement résolue. Le fibrinogène est le premier facteur de la coagulation à diminuer sous un seuil critique au cours des hémorragies et l'hypofibrinogénémie est un marqueur précoce de la sévérité de l'hémorragie. De nombreux arguments plaident cependant contre son administration. Le seuil au-dessous duquel la perfusion de fibrinogène pourrait être utile est en effet mal établi. La transfusion de PFC apporte par ailleurs du fibrinogène. C'est enfin un traitement coûteux susceptible d'augmenter le risque thrombotique. La supplémentation en fibrinogène doit donc être prudente en cas d'hémorragie massive et doit être menée avec un objectif de fibrinogénémie non pas normalisé, mais compris entre 1,5 et 2 g/dl. Chez le patient traumatisé, l'impact positif sur la mortalité de l'administration d'acide tranexamique a été établi. L'acide tranexamique, qui n'a pas d'effets secondaires majeurs et un coût très faible, est aujourd'hui fortement recommandé au cours du choc hémorragique d'origine traumatique, mais doit être considéré au cours de toute hémorragie massive [4]. En pratique, le schéma posologique de 1 g IV en bolus

Tableau S07-P05-C01-III Score de Rockall.

Points	0	1	2	3
Âge	< 60 ans	60-79 ans	> 80 ans	
Signes de choc	Absents	Fréquence cardiaque > 100 bpm PAS > 100 mmHg	PAS < 100 mmHg	
Comorbidité	Non	Non	Coronaropathie Insuffisance cardiaque Comorbidité majeure	Insuffisance rénale Insuffisance hépatique Cancer disséminé
Cause	Syndrome de Mallory-Weiss Absence de lésion	Autre diagnostic	Lésions malignes	
Critères endoscopiques de risque	Aucun ou taches hémorragiques		Saignement actif Vaisseau visible Caillot adhérent	

Un score inférieur à 3 indique un bon pronostic ; un score supérieur à 8 indique un haut risque de mortalité
PAS : pression artérielle systolique.

Tableau S07-P05-C01-IV Score de Glasgow-Blatchford.

Marqueur de risque à l'admission		Points
Urée sanguine (mmol/l)	≥ 6,5 et < 8	2
	≥ 8 et < 10	3
	≥ 10 et < 25	4
	≥ 25	6
Hémoglobine (g/l) chez l'homme	≥ 12 et < 13	1
	≥ 10 et < 12	3
	< 10	6
Hémoglobine (g/l) chez la femme	≥ 10 et < 12	1
	< 10	6
Pression artérielle systolique (mmHg)	≥ 100 et < 109	1
	≥ 90 et < 100	2
	< 90	3
Autres marqueurs	Fréquence cardiaque ≥ 100 bpm	1
	Méléna	1
	Syncope	2
	Hépatopathie	2
	Insuffisance cardiaque	2

Un score supérieur ou égal à 8 indique un risque élevé, justifiant un transfert en unité de soins intensifs/réanimation.

Tableau S07-P05-C01-V Score AIMS65.

Marqueur de risque à l'admission		Points
Albuminémie	< 30 g/l	1
INR	< 1,5	1
Conscience	Altérée	1
Pression artérielle systolique	≤ 90 mmHg	1
Âge	> 65 ans	1

Un score supérieur ou égal à 2 indique un pronostic défavorable.

suivi d'une perfusion continue de 1 g en 8 heures est proposé, quel que soit le type d'hémorragie [4]. Enfin, la perfusion de facteur VII activé recombinant (rFVIIa), agent hémostatique puissant essentiellement utilisé au cours de maladies hémorragiques héréditaires, est aujourd'hui discutée pour la prise en charge des hémorragies massives. Son efficacité n'est cependant pas clairement démontrée, tandis qu'il expose au risque thrombotique et qu'il est coûteux. Son utilisation reste exceptionnelle et doit être réservée aux hémorragies cataclysmiques résistantes aux autres thérapeutiques.

Endoscopie œso-gastro-duodénale

Quel que soit le mode d'extériorisation, le diagnostic d'hémorragie digestive haute doit toujours être suspecté, et établi par la réalisation d'une EOGD [1, 3, 9] (voir Figure S07-P05-C01-1). La place de l'EOGD en cas de rectorragies doit en effet être bien connue. Dix pour cent des rectorragies abondantes sont en effet liées à une hémorragie digestive haute justifiant la réalisation d'une EOGD dès que possible, avant la coloscopie, notamment quand il existe un retentissement hémodynamique [9]. Il n'existe pas de recommandations précises concernant les conditions de réalisation de l'EOGD. Elle est idéalement réalisée en salle d'endoscopie. Cependant, dans de nombreux cas, elle sera réalisée en réanimation compte tenu du risque lié au transport de patients instables. L'utilisation d'une colonne d'endoscopie pouvant contenir le matériel nécessaire aux gestes hémostatiques est alors recommandée. L'utilisation de la vidéo-endoscopie et d'endoscopes à gros canal opérateur, permettant une aspiration optimale du sang, sont préconisées. L'EOGD doit être débutée après stabilisation hémodynamique et respiratoire, et si nécessaire après avoir entrepris un support transfusionnel globulaire pour un objectif d'hémoglobine entre 7 et 9 g/dl. La mise sous ventilation mécanique après intubation trachéale est bien sûr inévitable chez les patients en état de choc et/ou présentant des troubles de la vigilance. Elle est toujours discutée lorsqu'une hémorragie active est suspectée ou qu'un geste endoscopique complexe est pressenti. Un traitement prokinétique (érythromycine ou métoclopramide, sauf contre-indications) doit être administré 30 minutes avant l'endoscopie afin d'assurer la vacuité gastrique et de faciliter sa réalisation [1, 9]. Si une sonde nasogastrique a été posée, le lavage de l'estomac à l'eau est une alternative aussi efficace [9].

La performance diagnostique de l'EOGD augmente avec la précocité de l'examen. Sa réalisation dans un délai de 24 heures après admission a montré être associée à une réduction des besoins transfusionnels, du nombre de répétitions endoscopiques et du recours à la chirurgie en urgence [1]. En contexte d'hypertension portale connue ou suspectée, un délai de 12 heures est habituellement recommandé [3, 6, 9]. L'impact de ces délais sur la mortalité n'est pas clairement démontré. La réalisation d'une EOGD dite « précoce », c'est-à-dire dans un délai de 6 à 12 heures, est aujourd'hui discutée. Chez les patients les plus graves, suspects d'avoir une hémorragie active et/ou une défaillance hémodynamique, un bénéfice de l'endoscopie précoce est cependant possible et il est habituellement recommandé de réaliser l'EOGD dès que possible, lorsqu'un saignement actif est suspecté [1, 9].

Angioscanner abdominopelvien

Plusieurs études ont montré l'excellente rentabilité de l'angioscanner abdominopelvien pour le diagnostic topographique et étiologique des hémorragies digestives hautes et basses ainsi que pour conduire la démarche thérapeutique. Sa bonne disponibilité, en comparaison à l'EOGD, l'a donc fait recommander comme examen de première intention, lorsque l'endoscopie n'est pas réalisable dans les délais souhaités [9]. Cela est particulièrement vrai en cas de rectorragie abondante. Il faut savoir qu'un débit de saignement d'au moins 0,5 ml/min est nécessaire pour être visualisé sous la forme d'une extravasation de produit de contraste. Les saignements digestifs étant souvent intermittents, l'angioscanner abdominopelvien peut devoir être répété lorsqu'un premier examen est négatif et qu'un resaignement est suspecté. Par ailleurs, un angioscanner doit être réalisé sans délai, avant tout exploration endoscopique, dans les rares cas où une fistule aortodigestive est suspectée [9] : anévrysme connu de l'aorte abdominale, prothèse aortique en place.

Traitement pharmacologique

L'ulcère peptique reste la première cause d'hémorragie digestive et l'administration précoce et systématique d'un traitement inhibiteur de la sécrétion acide gastrique est toujours logique [9]. Les inhibiteurs de la pompe à protons (IPP) produisent une suppression acide puissante et prolongée. Leur utilisation à « fortes doses » est devenue le traitement de référence de l'ulcère hémorragique. Plusieurs études ont en effet montré le bénéfice d'un traitement IPP à « doses standard » ou à « fortes doses », en comparaison à un traitement placebo, en termes de confort pour la réalisation de l'EOGD, mais aussi de besoins transfusionnels et de durée d'hospitalisation [1]. Il faut noter que cette question n'a pas été analysée en comparant « fortes doses » et « doses standard ».

Lorsqu'une hypertension portale est connue ou suspectée, un traitement vasoactif « spécifique » du territoire splanchnique doit être associé au traitement IPP [3, 9]. En réduisant la pression portale, ce type de traitement permet l'arrêt du saignement dans environ 80 % des cas [6], facilite la réalisation du transport et celle de l'EOGD [8]. Il existe deux classes de produits : la vasopressine et ses dérivés (et en particulier la terlipressine), la somatostatine et ses dérivés (octréotide, vapréotide). Trois molécules sont actuellement disponibles en France : la somatostatine, l'octréotide (Sandostatine®) et la terlipressine (Glypressine®). Une récente et vaste étude multicentrique de non-infériorité testant ces trois molécules n'a cependant montré aucune différence significative entre elles concernant le contrôle de l'hémorragie, l'incidence d'hémorragies actives lors de l'EOGD, la récidive hémorragique, la tolérance et la survie au 42e jour, invitant à choisir l'octréotide qui est la moins onéreuse [12]. Il faut enfin noter qu'en comparaison à un placebo, l'impact sur la mortalité de ce type de traitement n'a jamais été retrouvé.

Conduite des traitements anti-agrégants et anticoagulants

Les traitements anti-agrégants augmentent le risque de saignement gastro-intestinal et leur management en contexte d'hémorragie digestive est une difficulté pour le clinicien. En prévention cardiovasculaire primaire, les traitements anti-agrégants sont généralement suspendus jusqu'à la guérison de l'ulcère, confirmée par une EOGD de contrôle [2]. En prévention secondaire, la décision de poursuivre ou d'arrêter ces traitements doit être discutée de manière multidisciplinaire le plus tôt possible. L'arrêt des traitements anti-agrégants apparaît souvent comme futile, compte tenu de leur demi-vie prolongée et de la persistance d'un effet antithrombotique pendant 7 à 10 jours après leur arrêt. Dans le contexte de la prévention cardiovasculaire secondaire, la plupart des études montrent une augmentation du risque coronarien après quelques jours d'arrêt du traitement anti-agrégant. Une étude randomisée incluant 156 patients avec une hémorragie digestive ulcéreuse induite par l'aspirine a montré que le maintien de l'aspirine diminuait significativement la mortalité cardiovasculaire à 8 semaines, au prix d'une augmentation du risque de récidive hémorragique [14]. Il existe moins de données dans le domaine de la prévention vasculaire cérébrale. En dehors du contexte de l'hémorragie digestive, une augmentation du risque de récidive vasculaire cérébrale liée à l'arrêt d'un traitement anti-agrégant a cependant été documentée. En regard de ces résultats, il est habituellement recommandé de maintenir un traitement par aspirine en cas d'hémorragie digestive ulcéreuse, mais d'arrêter un traitement par thiénopyridines en cas de bithérapie anti-agrégante [9]. Cette démarche doit cependant être nuancée par une analyse au cas par cas prenant en compte la gravité du saignement, l'évaluation du risque de récidive hémorragique, mais aussi l'indication du traitement (cérébrale, coronarienne, *stenting*…).

Introduits récemment sur le marché, les anticoagulants oraux directs (AOD) de type inhibiteurs du facteur X activé ou de la thrombine (dabigatran, rivaroxaban, apixaban) occupent désormais une place thérapeutique importante dans la maladie veineuse thrombo-embolique et la fibrillation auriculaire. Les accidents hémorragiques spontanés sévères sous AOD paraissent rares et dans l'ensemble pas plus fréquents que ceux survenant avec les autres anticoagulants. Il existe cependant un risque particulier d'hémorragie digestive, notamment sous rivaroxaban et plus particulièrement chez le patient âgé ou en cas d'altération de la fonction rénale. L'absence de traitement antagoniste spécifique rend délicate la prise en charge de ces situations. En cas de complication hémorragique avérée survenant sous AOD, une mesure de l'activité anti-Xa par des tests spécifiques est recommandée. Si une activité anticoagulante est détectée, le traitement repose sur l'utilisation de concentrés de complexe prothrombinique activé (FEIBA 30-50 U/kg) ou non activé (CCP 50 U/kg), éventuellement renouvelés une fois à 8 heures d'intervalle [4, 13].

Prise en charge après visualisation d'une lésion au cours de l'endoscopie œso-gastro-duodénale

Prise en charge après un diagnostic endoscopique d'ulcère hémorragique

La prise en charge de l'ulcère hémorragique est aujourd'hui bien standardisée et combine traitement endoscopique et traitement pharmacologique. Elle est dans la plupart des cas efficace. Elle reste particulièrement difficile en cas de saignement artériel.

Traitement endoscopique

La classification de Forrest (Tableau S07-P05-C01-VI) est utilisée pour catégoriser l'aspect de l'ulcère et déterminer le traitement endoscopique nécessaire. L'histoire naturelle de la maladie ulcéreuse montre un taux de récidive inférieur à 10 % en présence d'une lésion Forrest IIc et III, justifiant de ne pas réaliser de traitement hémostatique en présence de ce type de lésions dites « à faible risque » [1, 9]. Chez les patients à « haut risque » (Forrest Ia, Ib, IIa), deux méta-analyses ont confirmé l'intérêt en termes de récidive hémorragique et de mortalité d'un traitement associant IPP et hémostase endoscopique versus traitement IPP seul [1]. Il est par ailleurs maintenant bien démontré que le traitement hémostatique devrait être « combiné » (adrénaline + clips ou méthode thermique) et non réduit à la seule

Tableau S07-P05-C01-VI Classification de Forrest.

Description	Classe	Prévalence	Récidive hémorragique	Risque
Base propre	III	42 %	5 %	Bas
Spots pigmentés plats	IIc	20 %	10 %	Bas
Caillot adhérent	IIb	17 %	22 %	Haut
Vaisseaux visibles	IIa	17 %	43 %	Haut
Saignement actif en nappe	Ib	18 %	55 %	Haut
Saignement artériel	Ia			Haut

injection d'adrénaline [1]. La prise en charge d'un caillot adhérent (Forrest IIb) reste controversée. L'attitude habituellement recommandée est de tenter de le déloger par irrigation afin de mener un traitement hémostatique. C'est, en pratique, possible lorsque le caillot est de petite taille [9].

Traitement pharmacologique

Le traitement antisécrétoire gastrique repose sur les IPP. En cas de lésion à faible risque de récidive hémorragique (Forrest IIc et Forrest III), le traitement IPP, qui avait été initié à « fortes doses », peut-être poursuivi à « doses standard ». Dans les autres cas, il est recommandé de poursuivre les IPP à « fortes doses » pendant 72 heures [1, 9]. Dans ces situations cependant, il est intéressant de noter que la plupart des études ont comparé IPP « fortes doses » et placebo [1] et non « fortes doses » et « doses standard ». Il faut enfin noter que les modalités d'administration des IPP à « fortes doses » restent discutées. Une méta-analyse récente a permis de valider l'hypothèse de non-infériorité entre les stratégies « administration intraveineuse continue » et « administration discontinue en bolus intraveineux ou per os » concernant la récidive hémorragique (à J3, J7, J30), le recours à la chirurgie ou à l'artério-embolisation et la mortalité [11]. La question d'*Helicobacter pylori* reste difficile à résoudre à la phase aiguë d'une hémorragie digestive haute, phase au cours de laquelle l'intérêt d'une éradication paraît par ailleurs négligeable. D'un point de vue diagnostique, le risque d'aggravation du saignement lié à la réalisation de biopsies antrales n'a jamais été spécifiquement évalué, mais ne paraît pas majoré en période hémorragique. D'un point de vue thérapeutique, un bénéfice de l'éradication d'*Helicobacter pylori* est démontré en termes de récidive hémorragique à long terme, mais aucune étude n'a montré l'intérêt d'un traitement d'éradication sur la récidive précoce. L'ensemble de la démarche diagnostique et thérapeutique est donc habituellement mené à distance, lors de la réalisation de l'EOGD de contrôle.

Prise en charge après un diagnostic endoscopique de rupture variqueuse

La prise en charge de la rupture de varices digestives est aujourd'hui bien standardisée et combine, là encore, traitement endoscopique et traitement pharmacologique.

Traitement endoscopique

L'EOGD est l'examen clef de la prise en charge thérapeutique des hémorragies digestives par rupture de varices œsophagiennes chez le patient cirrhotique. Il est aujourd'hui bien démontré que le traitement endoscopique devrait reposer sur la ligature élastique, plutôt que sur la sclérothérapie. L'obturation à la colle synthétique de cyanoacrylate est le traitement de référence des varices gastriques dont la ligature est difficile.

Traitement pharmacologique

Le maintien d'un traitement par IPP au décours du diagnostic endoscopique de rupture de varices œsophagiennes est de plus en plus discuté. Certains travaux suggèrent cependant que les IPP pourraient augmenter le risque d'infection bactérienne chez le patient cirrhotique et, à ce jour, l'arrêt du traitement IPP initialement mis en route reste recommandé [9]. Il est de longue date démontré que le traitement combiné, endoscopique et vasoactif, est supérieur au traitement endoscopique seul en termes de contrôle du saignement. Un bénéfice sur la survie n'est cependant pas clairement démontré. Par ailleurs, la durée du traitement vasoactif n'a pas été évaluée dans des essais dédiés. Il est toutefois recommandé de poursuivre le traitement vasopresseur du système splanchnique pour une durée de 3 à 5 jours après l'endoscopie [3, 9]. L'introduction précoce d'un traitement bêtabloquant permettrait d'éviter les rebonds d'hypertension portale. Il est ainsi habituellement admis de mettre en route un tel traitement à l'arrêt du traitement vaso-actif et dès lors que le patient est stabilisé sur le plan hémodynamique.

Une infection bactérienne est documentée chez environ 40 % des cirrhotiques dans les jours suivant leur admission pour hémorragie digestive haute. Ces infections sont indépendamment associées au risque de récidive hémorragique et à la mortalité et il est clairement établi qu'une antibiothérapie prophylactique diminue de manière significative le taux d'infection, mais également la mortalité. L'administration d'une quinolone par voie orale est recommandée chez la plupart des patients [3]. Néanmoins, l'utilisation d'une quinolone par voie IV est possible lorsque la voie orale n'est pas disponible. Enfin, une étude récente réalisée dans une population de patients présentant une cirrhose avancée (Child B ou C), montrait que l'administration de ceftriaxone IV était associée à moins d'infections en comparaison à un traitement par norfloxacine orale. Une céphalosporine de troisième génération ou une fluoroquinolone sont donc généralement recommandées pour une durée de 5 à 7 jours chez tout patient cirrhotique présentant une hémorragie digestive haute [3, 9].

Que faire en cas d'échec du traitement endoscopique ?

Toutes causes confondues, l'hémostase endoscopique échoue dans environ 10 % des cas. L'échec du traitement endoscopique d'une hémorragie digestive haute revêt deux aspects : celui du saignement persistant lors d'une tentative d'hémostase et celui de la récidive hémorragique après un succès primaire.

Échec du traitement endoscopique en cas d'ulcère hémorragique

La possibilité d'un saignement persistant est particulièrement fréquente en cas d'ulcère Forrest Ia et Ib, où l'embolisation artérielle percutanée transcathéter est maintenant recommandée en première intention en cas d'échec primaire endoscopique [9]. Une analyse ayant inclus 35 études et 927 patients a montré que le taux de succès technique et clinique de l'embolisation variait entre 50 et 100 % environ [8]. La récidive hémorragique était observée dans 0 à 55 % des cas selon les études. En cas de succès clinique néanmoins, l'embolisation améliorait la survie d'un facteur 13,3 [8]. Les différentes comparaisons rétrospectives entre chirurgie et embolisation montraient des taux équivalents de succès cliniques et de mortalité, bien que l'embolisation soit appliquée à une population plus âgée ayant plus de comorbidités [8]. Il faut enfin savoir que la pose préalable d'un clip par voie endoscopique aide à mener l'embolisation du bon vaisseau.

En cas de récidive de saignement, l'attitude la plus communément admise consiste à refaire l'EOGD afin de tenter un nouveau geste hémostatique. La prévention de la récidive hémorragique à travers la réalisation d'une seconde endoscopie est une attitude aujourd'hui discutée. La seconde endoscopie est planifiée dans un délai de 16 à 24 heures après l'endoscopie initiale. Lorsqu'une lésion à « haut risque » a été mise en évidence, une deuxième endoscopie doit probablement être toujours discutée [9] mais aussi naturellement lorsque l'endoscopie initiale a été de réalisation difficile et est jugée « suboptimale ». Il faut enfin signaler le développement de nombreuses techniques endoscopiques (poudre hémostatique, pince, clip…). Ces techniques, en cours d'évaluation, pourraient trouver rapidement leur place lors de l'échec des techniques usuelles d'hémostase endoscopique.

Échec du traitement endoscopique en cas de rupture de varices œsophagiennes

Au cours de la rupture variqueuse, il a été montré que la réalisation d'un shunt intrahépatique portosystémique par voie transjugulaire (*transjugular intrahepatic portosystemic shunt* [TIPS]) précoce permettait de diminuer le risque d'échec primaire, la récidive et la survie chez des patients dits « à haut risque » de récidive [5], sans majoration des effets indésirables graves et notamment de l'encéphalopathie hépatique. Après contrôle endoscopique du saignement, il est donc aujourd'hui recommandé de discuter la réalisation d'un shunt intrahépatique portosystémique par voie transjugulaire dans les 72 heures chez les patients Child B avec hémorragie active et Child C [9].

Prise en charge d'une hémorragie présumée basse

En l'absence de saignement visualisé lors de l'EOGD, le diagnostic d'hémorragie digestive basse est suspecté. Mais un saignement « haut », situé sur la portion non visualisable du duodénum reste possible. On parle donc d'hémorragie digestive « présumée basse ». Dans la majorité des cas, le saignement est en effet d'origine colique ou rectale. La rectocoloscopie avec iléoscopie est donc l'examen diagnostique de première intention des hémorragies digestives présumées basses. Cet examen, réalisé sans préparation, expose néanmoins à un taux d'échecs diagnostiques important ainsi qu'à une morbidité inacceptable. La place de l'angioscanner abdominopelvien doit donc être rapidement évaluée au cours de la démarche diagnostique des hémorragies digestives présumée basses, notamment lorsqu'un saignement important est suspecté (voir Figure S07-P05-C01-1). Le tableau clinique et la nature de l'extériorisation permettent souvent de hiérarchiser ses explorations.

Démarche diagnostique lorsque le patient est stable et que l'extériorisation est à type de méléna

L'absence de cause retrouvée lors de l'EOGD évoque, en cas de méléna, l'existence d'un saignement trouvant son origine de la portion de l'intestin grêle non visualisée jusqu'au côlon droit. Il s'agit donc dans la majorité des cas d'une hémorragie digestive basse et chez un patient stable, une préparation colique est immédiatement débutée afin de réaliser dans les 24 à 48 heures une coloscopie avec iléoscopie. La normalité de cet examen fait alors rechercher une cause grêlique haute ou basse qui n'aurait pas été visualisée. L'exploration grêlique repose alors sur la réalisation d'une vidéocapsule.

Démarche diagnostique lorsque le patient est instable et/ou que l'extériorisation est à type de rectorragies

Chez un patient instable et/ou présentant des rectorragies, l'absence de cause retrouvée lors de l'EOGD évoque avant tout une origine colique du saignement. Ces tableaux peuvent cependant aussi être liés à une lésion grêlique trop distale pour avoir été visualisée lors de l'EOGD, mais saignant activement. Plusieurs travaux ont montré qu'une coloscopie réalisée immédiatement après préparation colique permettait de faire le diagnostic de la cause de rectorragies abondantes dans près de 80 % des cas. Mais un délai incompressible, lié à la préparation de cet examen, justifie souvent la réalisation d'un angioscanner abdominopelvien. Cet examen a en effet une excellente sensibilité, sans doute équivalente à celle de l'angiographie pour le diagnostic des hémorragies digestives actives. L'angioscanner abdominopelvien permet de localiser le saignement, parfois d'évoquer son étiologie, mais aussi d'orienter le premier temps d'une procédure d'artério-embolisation. En pratique, dans ces situations, il est habituellement recommandé de réaliser un angioscanner abdominopelvien sans délai [9]. Si cet examen ne retrouve pas de saignement actif, une coloscopie après préparation colique est habituellement recommandée dans les 24 heures [9, 10].

En présence de rectorragies persistantes, la réalisation d'une coloscopie dans un délai plus court (12 heures) doit être discutée, dans l'objectif notamment d'un traitement hémostatique [9]. La place de la rectosigmoïdoscopie est sans doute marginale, mais souvent discutée dans ces situations. La rectosigmoïdoscopie est en effet de faible rentabilité compte tenu des conditions imparfaites de préparation et d'une exploration par définition incomplète du cadre colique. Elle dispense donc rarement de la réalisation d'une coloscopie totale. Sa réalisation est, en revanche, intéressante, dans les situations de diarrhée sanglante où le diagnostic d'ischémie mésentérique doit être suspecté.

La normalité de l'ensemble de ces examens fait alors rechercher une cause grêlique qui n'aurait pas été visualisée. Le diagnostic étiologique des saignements de l'intestin grêle est souvent difficile. Il repose sur la vidéocapsule ou l'entéroscopie. Le rendement diagnostique de la vidéocapsule est supérieur à celui de l'entéroscopie. L'avantage de l'entéroscopie réside par contre dans les possibilités d'hémostase endoscopique qui lui sont associées. Ce dernier examen pourrait ainsi être préféré en cas « d'hémorragie active ».

Démarche thérapeutique

Dans la majorité des cas, une hémorragie digestive présumée basse se tarit spontanément. La réalisation, le plus précoce possible, de la coloscopie augmente cependant les chances de faire le diagnostic de la cause du saignement et de proposer un traitement endoscopique [10] qui, lorsqu'il est pratiqué, est très efficace, avec un risque de récidive non négligeable mais un risque de complication faible ou nul. Plusieurs techniques d'hémostase endoscopique colique ont été décrites (injection, coagulation, clip, ligature élastique), pouvant être utilisées de façon variable et éventuellement en association en fonction de la lésion observée [10]. Les données concernant les traitements endoscopiques hémostatiques coliques sont transposables aux lésions du grêle accessibles, avec cependant un risque de complications plus élevé [9].

Compte tenu du temps nécessaire à la préparation colique, la prise en charge endoscopique de ces lésions n'est souvent pas envisageable, notamment chez le patient instable et/ou en cas de rectorragies abondantes. L'angioscanner abdominopelvien réalisé alors précocement peut faire retenir l'indication à une artériographie en vue d'une artério-embolisation s'il retrouve un saignement actif [9]. L'embolisation présente une efficacité hémostatique presque absolue. Elle est associée cependant à un risque de récidive Dans environ 5 % des cas, l'artério-embolisation est techniquement impossible. La complication la plus fréquente de l'artério-embolisation est l'ischémie colique. Elle est cependant rarement symptomatique lorsque l'embolisation est réalisée de façon distale. Parmi les autres complications, il faut retenir celles liées à l'abord vasculaire (hématomes, thromboses, dissections). Enfin, les indications du traitement chirurgical d'hémostase se sont considérablement réduites du fait des progrès de l'endoscopie thérapeutique et de l'artério-embolisation. Les recommandations les plus récentes positionnent ainsi la chirurgie d'hémostase comme traitement de deuxième intention en cas d'échec primaire ou de récidive après artério-embolisation ou hémostase endoscopique [9]. Même dans les situations de saignement dit « cataclysmiques », le traitement chirurgical d'hémostase devrait être réservé aux structures où les conditions locales ne permettent pas de réaliser une artério-embolisation [9].

Bibliographie

1. BARKUN AN, BARDOU M, KUIPERS EJ et al. International consensus recommendations on the management of patients with nonvariceal upper gastrointestinal bleeding. Ann Intern Med, 2010, 152 : 101-113.
2. BHATT DL, SCHEIMAN J, ABRAHAM NS et al. ACCF/ACG/AHA 2008 expert consensus document on reducing the gastrointestinal risks of antiplatelet therapy and NSAID use : a report of the American College of Cardio-

logy foundation task force on clinical expert consensus documents. Circulation, 2008, *118* : 1894-1909.
3. DE FRANCHIS R. Revising consensus in portal hypertension : report of the Baveno V consensus workshop on methodology of diagnosis and therapy in portal hypertension. J Hepatol, 2010, *53* : 762-768.
4. DURANTEAU J, ASEHNOUNE K, PIERRE S et le groupe de travail de la Société française d'anesthésie et de réanimation (SFAR), de la Société de réanimation de langue française (SRLF), de la Société française de médecine d'urgence (SFMU) et du Groupe d'études sur l'hémostase et la thrombose (GEHT). Recommandations sur la réanimation du choc hémorragique. Recommandations formalisées d'experts (http://www.sfar.org/_docs/articles/RFESFAR2014-Recommandationssurlaranimationduchochmorragique.pdf).
5. GARCIA-PAGAN JC, CACA K, BUREAU C et al. Early use of TIPS in patients with cirrhosis and variceal bleeding. N Engl J Med, 2010, *362* : 2370-2379.
6. GARCIA-TSAO G, BOSCH J. Management of varices and variceal hemorrhage in cirrhosis. N Engl J Med, 2010, *362* : 823-832.
7. LANAS A, GARCIA-RODRIGUEZ LA, POLO-TOMAS M et al. Time trends and impact of upper and lower gastrointestinal bleeding and perforation in clinical practice. Am J Gastroenterol, 2009, *104* : 1633-1641.
8. MIRSADRAEE S, TIRUKONDA P, NICHOLSON A et al. Embolization for non-variceal upper gastrointestinal tract haemorrhage : a systematic review. Clin Radiol, 2011, *66* : 500-509.
9. OSMAN D, DJIBRE M, DA SILVA D et al. Management by the intensivist of gastrointestinal bleeding in adults and children. Ann Intensive Care, 2012, *2* : 46.
10. ROCKEY DC. Lower gastrointestinal bleeding. Gastroenterology, 2006, *130* : 165-171.
11. SACHAR H, VAIDYA K, LAINE L. Intermittent vs continuous proton pump inhibitor therapy for high-risk bleeding ulcers : a systematic review and meta-analysis. JAMA Intern Med, 2014, *174* : 1755-1762.
12. SEO YS, PARK SY, KIM MY et al. Lack of difference among terlipressin, somatostatin, and octreotide in the control of acute gastroesophageal variceal hemorrhage. Hepatology, 2014, *60* : 954-963.
13. SPAHN DR, BOUILLON B, CERNY V et al. Management of bleeding and coagulopathy following major trauma : an updated European guideline. Crit Care, 2013, *17* : R76.
14. SUNG JJ, LAU JY, CHING JY et al. Continuation of low-dose aspirin therapy in peptic ulcer bleeding : a randomized trial. Ann Intern Med, 2010, *152* : 1-9.
15. VILLANUEVA C, COLOMO A, BOSCH A et al. Transfusion strategies for acute upper gastrointestinal bleeding. N Engl J Med, 2013, *368* : 11-21.

Toute référence à cet article doit porter la mention : Guérin L, Osman D. Hémorragies digestives. *In* : L Guillevin, L Mouthon, H Lévesque. Traité de médecine, 5ᵉ éd. Paris, TdM Éditions, 2018-S07-P05-C01 : 1-9.

Chapitre S07-P05-C02
Insuffisance hépatique aiguë

PHILIPPE ICHAI ET DIDIER SAMUEL

Définition

L'hépatite fulminante est une maladie rare, secondaire à une nécrose massive du parenchyme hépatique. Elle survient chez un patient ne présentant pas de maladie chronique du foie (en dehors de quelques exceptions telles que les hépatites auto-immunes, les réactivations virales B, la maladie de Wilson). Elle est définie par la présence d'une encéphalopathie hépatique et d'une insuffisance hépatique sévère, définie elle-même par un taux de prothrombine inférieur à 50 % ou un INR (*index normalized ratio*) supérieur à 1,5 [1]. Le délai entre le début de l'ictère et l'apparition d'une encéphalopathie hépatique permet de distinguer les hépatites fulminantes des hépatites subfulminantes.

L'*encéphalopathie hépatique* est classée en plusieurs grades selon la classification de Trey et Davidson :
– ralentissement idéomoteur (grade 1) ;
– *flapping* (grade 2) ;
– confusion (grade 3) ;
– coma (grade 4).

Le *degré de coma* est classé en quatre stades :
– stade 1 : réactif à la stimulation vocale ;
– stade 2 : absence de réactivité aux stimuli vocaux, mais réactions adaptées aux stimuli nociceptifs ;
– stade 3 : absence de réaction aux stimuli vocaux et réponse non adaptée aux stimuli nociceptifs ;
– stade 4 : mort encéphalique.

La distinction entre *hépatite aiguë sévère* (ou insuffisance hépatique sévère), *fulminante* et *subfulminante* dépasse la simple considération sémantique de la présence ou non d'encéphalopathie, et se réfère surtout au pronostic de l'hépatite. L'hépatite sévère est de meilleur pronostic que l'hépatite fulminante ou subfulminante, mais il s'agit d'une notion dynamique. Les Anglo-Saxons utilisent les termes d'*hyperacute* (hyperaiguë), *acute* (aiguë) et *subacute liver failure* (insuffisance hépatique subaiguë) (Figure S07-P05-C02-1). Le pronostic des hépatites *hyperacute* serait meilleur que ceux des hépatites *acute* et *subacute*.

L'hépatite fulminante est une urgence vitale, pouvant entraîner le décès du patient dans un délai allant de quelques heures à quelques jours (généralement moins de 1 semaine). Le pronostic spontané des hépatites fulminantes est péjoratif (50 à 80 % de mortalité), et de nombreux facteurs pronostiques ont été proposés. Lorsque le patient réunit certains critères, l'indication de transplantation doit être posée sans tarder. En effet, la transplantation hépatique est le traitement de référence des hépatites fulminantes.

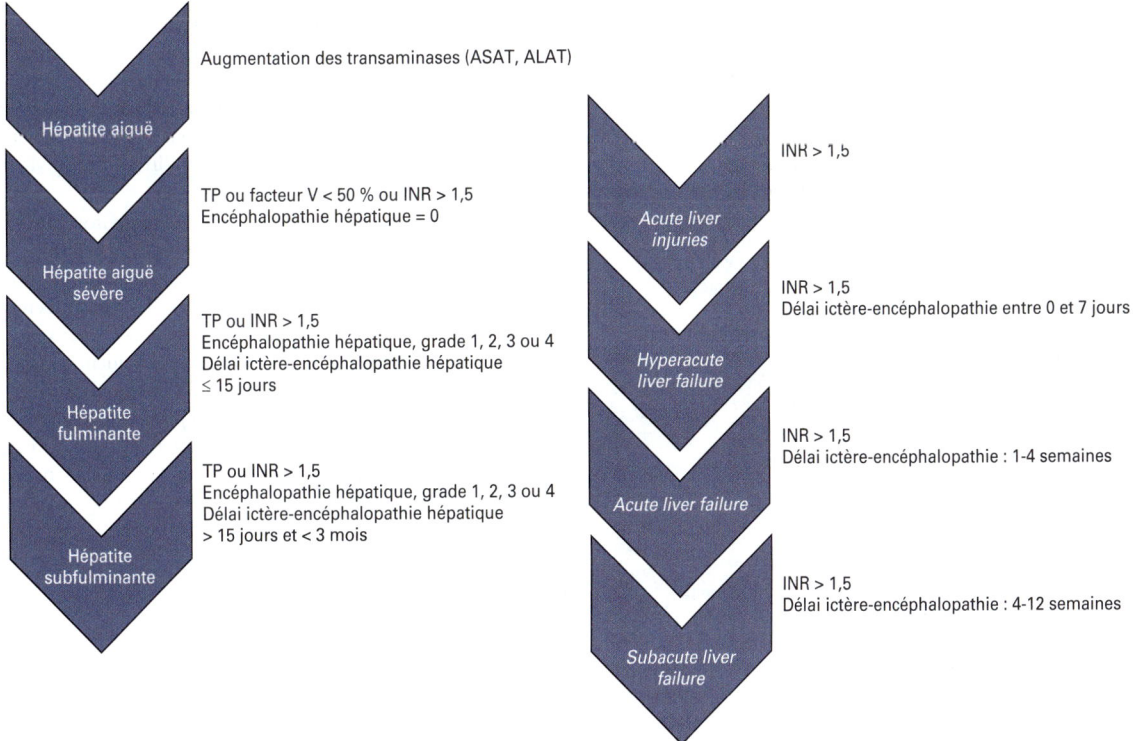

Figure S07-P05-C02-1 Définitions. ALAT : alanines aminotransférases ; ASAT : aspartates aminotransférases ; INR : *international normalized ratio* ; TP : taux de prothrombine.

Médecine intensive-Réanimation

Prise en charge des patients présentant une hépatite fulminante

Lorsque le patient présente une insuffisance hépatique sévère, il doit être transféré rapidement dans une structure spécialisée, ayant accès à la greffe. La prise en charge va consister à trouver la cause de l'hépatite, éliminer une contre-indication à la transplantation hépatique, poser l'indication de transplantation, prévenir et/ou traiter les complications liées à la défaillance hépatique.

Trouver la cause de l'hépatite fulminante
(Tableau S07-P05-C02-I)

Cette étape est essentielle car le pronostic spontané est différent selon l'étiologie [10].

Causes fréquentes

Le paracétamol, les virus des hépatites (virus A et B), les médicaments autres que le paracétamol et les toxiques (dont les intoxications aux champignons) sont les causes les plus fréquentes d'hépatite fulmi-

Tableau S07-P05-C02-I Causes et principaux moyens diagnostiques de l'insuffisance hépatique aiguë.

Causes fréquentes
Paracétamol : interrogatoire, paracétamolémie
Médicaments (autres que le paracétamol) : interrogatoire, dosage des médicaments
Virus B : contexte clinique, antigènes HBs, anticorps anti-HBc (IgM), charge virale B
Virus A : anticorps anti-VHA (IgM)
Toxiques : notions d'intoxication médicamenteuse ou champignons
Causes rares
Auto-immunes : jeune femme, anticorps antitissus (antinucléaires, antimuscles lisses, anti-LKM1…), gammaglobulines > 20 g/l, plasmocytes sur la biopsie du foie
Stéatose aiguë gravidique : primipare, pré-éclampsie, nausées et vomissement, ictère, amaigrissement
Syndrome HELLP : multipare, âge > 30 ans, 27-32 SA, douleurs épigastriques, pré-éclampsie (non constante), syndrome hémorragique, thrombopénie, cytolyse, CIVD, insuffisance rénale
Syndrome de Budd-Chiari : échographie-Doppler des trois veines hépatiques
Maladie de Wilson : antécédents personnels familiaux, dosage de la céruléoplasmine, de la cuprémie et de la cuprurie, anémie hémolytique à Coombs négatif, faible activité des transaminases, mutation du gène ATP7B, anneau de Kayser-Fleischer
Hypoxiques : contexte clinique, ASAT >> ALAT, insuffisance rénale associée, ECG, instabilité hémodynamique, troubles du rythme, hypoxie profonde, échographie cardiaque
Virus delta : IgM anti-HBc (si co-infection), antigènes delta, IgM antidelta, PCR delta
Virus E : IgM VHE, PCR VHE
Autres causes
HSV-1 et 2 : PCR HSV-1 et 2
HSV-6 : PCR HSV-6
Varicelle-zona : PCR VZV
Parvovirus B19 : PCR B19
Cytomégalovirus, virus d'Epstein-Barr : PCR
Coup de chaleur
Virus de la dengue : pays épidémique, fièvre, nausée, vomissements, hémorragie conjonctivale, épistaxis, ecchymose, cytolyse marquée, IgM, IgG de la dengue
Leptospirose : régions tropicales, syndrome grippal, syndrome hémorragique, atteintes hépatique, rénale, méningée, pulmonaire, test de micro-agglutination
Infiltration tumorale : imagerie, biopsie
Traumatisme grave du foie
Hépatites indéterminées

nante [5]. Parmi ces causes, le *paracétamol* se trouve en tête de liste. Il peut s'agir d'une prise volontaire de paracétamol, à visée suicidaire (grande quantité de paracétamol en une seule prise le plus souvent), ou alors d'une surconsommation de paracétamol, le plus souvent dans un but antalgique (à une dose soit supra-thérapeutique, étalée sur plusieurs jours, ou à doses thérapeutiques dans certaines circonstances comme le jeûne, la prise d'alcool associée). Ce dernier cas de figure représente actuellement près de 50 % des causes d'hépatites fulminantes liées au paracétamol. Le risque de mortalité est de 50 % en l'absence de transplantation. La prise concomitante de paracétamol, au cours d'insuffisance hépatique sévère, est souvent retrouvée et peut constituer un cofacteur aggravant.

Le *virus de l'hépatite B* (VHB) était la cause la plus fréquente d'hépatite fulminante en France jusqu'en 2002, avant d'être remplacé par le paracétamol. Sa fréquence est en baisse, en raison de la vaccination des personnes « à risque » et de la population générale, de l'utilisation de matériel jetable par les toxicomanes, et de l'utilisation des préservatifs. La forme fulminante est plus fréquente que la forme subfulminante. Le diagnostic est fait sur la positivité de l'antigène HBs dans le sérum (pouvant être négatif dans 10 à 20 % des cas au moment de l'admission) et de l'IgM anti-HBc ; l'ADN VHB est toujours présent. L'hépatite fulminante ou subfulminante B peut être due à une réactivation du virus de l'hépatite B chez un porteur chronique du virus de l'hépatite B (de plus en plus fréquente, favorisée par la prise de corticoïdes, les chimiothérapies, le rituximab ou les anti-TNF notamment). Le risque de mortalité en l'absence de transplantation est 80-85 %. Le virus delta, virus défectif du VHB, peut être aussi responsable d'hépatite fulminante lorsqu'il est associé au VHB. Il peut s'agir d'une co-infection ou d'une surinfection.

L'*hépatite A* est fréquente, et le plus souvent asymptomatique. En raison de changements de l'épidémiologie de l'hépatite A, seulement 10 % des adultes de 20 ans sont immunisés. Le risque est réel de faire une hépatite A à l'âge adulte lors d'un voyage en zone d'endémie. Le risque de développer une hépatite fulminante ou subfulminante est évalué à 1/1 000 cas d'hépatites A symptomatiques. L'évolution fulminante est plus fréquente que l'évolution subfulminante. Les formes sévères sont rencontrées plus fréquemment chez les patients adultes et les très jeunes enfants. L'hépatite fulminante virale A représente 6 % des hépatites fulminantes virales rencontrées en France. Le pronostic spontané est de 40 % de mortalité en l'absence de transplantation. Le diagnostic étiologique en est fait par la positivité de l'IgM antivirus de l'hépatite A.

Les *hépatites médicamenteuses* représentent environ 30 % des causes d'hépatites fulminantes et subfulminantes. Les familles de médicaments les plus souvent en cause sont les anti-inflammatoires non stéroïdiens (AINS), les antidépresseurs, les antituberculeux. Le mécanisme peut en être un surdosage médicamenteux ou immuno-allergique. Les hépatites médicamenteuses évoluent plus souvent sur un mode subfulminant que fulminant et touchent plus les personnes âgées (cela est expliqué par le fait que la prise de médicaments est plus fréquente dans la population âgée). L'interrogatoire du patient et de son entourage est majeur afin de retrouver le médicament en question. La recherche du médicament potentiellement responsable à ce stade précoce de l'enquête étiologique est primordiale. Le pronostic spontané est de 85 % de mortalité en l'absence de transplantation.

Causes rares

Le *virus de l'hépatite E* (VHE) est un virus transmis par voie orofécale comme le virus de l'hépatite A. Ce virus est rencontré essentiellement dans les pays d'Asie du Sud-Est et d'Afrique. L'hépatite virale E est actuellement la cause la plus fréquente d'hépatite fulminante en Inde et au Pakistan (génotypes 1 et 2 d'origine humaine). Les formes fulminantes ou subfulminantes ont été observées essentiellement chez la femme enceinte durant le troisième trimestre de grossesse, mais des cas d'insuffisances hépatiques en dehors de la grossesse ont été rapportés. Les formes observées en France et dans les pays d'Europe de l'Ouest sont essentiellement observées chez les personnes revenant de voyage dans les pays de forte endémie ou des formes autochtones dues à une souche du virus de l'hépatite E d'origine porcine (génotypes 3 ou 4) transmis par la viande de porc.

Le *syndrome de Budd-Chiari fulminant* est une forme exceptionnelle du syndrome de Budd-Chiari, Il s'agit de la thrombose aiguë des trois veines sus-hépatiques, responsable d'une hépatomégalie douloureuse avec ascite et une cytolyse majeure. Le diagnostic peut être fait par échographie-Doppler, angioscanner ou IRM hépatique. Le traitement est la transplantation hépatique d'urgence à ce stade.

Dans certains cas, la *maladie de Wilson* peut se révéler sur un mode fulminant. Elle est caractérisée par sa survenue, chez un patient de 10-25 ans, d'une augmentation modérée des transaminases, l'existence d'une anémie hémolytique à Coombs négatif. Le diagnostic peut être confirmé par la présence de l'anneau de Kayser-Fleischer, une céruléoplasminémie basse, une cuprurie et une cuprémie libre élevée, le dosage du cuivre dans le foie et l'analyse génétique. Histologiquement, le foie est porteur d'une hépatite chronique ou d'une cirrhose ; à ce stade, la D-pénicillamine n'est habituellement plus efficace et le traitement est la transplantation hépatique d'urgence.

L'*hépatite aiguë auto-immune* doit être suspectée en cas d'hypergammaglobulinémie, de la présence d'auto-anticorps antimuscle lisse ou anti-LKM (*liver kidney microsome*), de l'existence d'un infiltrat inflammatoire plasmocytaire à l'histologie, elle touche principalement les jeunes femmes et peut survenir sur foie sain ou sur foie d'hépatopathie chronique.

La *stéatose aiguë gravidique* survient habituellement dans le troisième trimestre de grossesse, elle est caractérisée par l'augmentation modérée des transaminases, l'association fréquente à des signes de pré-éclampsie. Le traitement est la délivrance de l'enfant en urgence, qui guérit le syndrome si la délivrance est réalisée suffisamment tôt. Une aggravation transitoire est possible dans les jours qui suivent l'accouchement.

Le *syndrome HELLP* (*hemolysis, elevated liver enzymes and low platelet*) est une complication rare de la grossesse. L'hépatite fulminante est une complication rare du syndrome HELLP. Avec les autres morbidités (telles que l'hématome sous-capsulaire du foie, les saignements intra-abdominaux, la coagulation intravasculaire disséminée, l'insuffisance rénale, l'hémorragie cérébrale, l'œdème pulmonaire), cette complication survient dans 2 à 3 % des cas. La cause du syndrome HELLP n'est pas complètement comprise, mais le dysfonctionnement cellulaire endothélial joue probablement un rôle important. La majorité des cas de rupture du foie surviennent chez les patientes multipares, âgées de plus de 30 ans. La délivrance est le traitement du syndrome HELLP. Le pronostic dépend de la rapidité du diagnostic et du traitement. La prise en charge de la patiente présentant un syndrome HELLP est multidisciplinaire. Les principales indications de transplantation hépatique pour un syndrome HELLP sont la nécrose hépatique et la défaillance hépatique secondaire à la rupture du foie, responsable d'une hémorragie incontrôlable. La survie maternelle est supérieure à 80 %.

Autres causes

Les hépatites fulminantes dues au virus herpès simplex de type 1 ou 2 et au virus varicelle-zona sont très rares. Le *virus herpès* provoque des hépatites très nécrosantes, et l'histologie est caractérisée par la présence de foyers de nécrose non systématisés sans réaction inflammatoire. Elles surviennent seulement au cours des primo-infections.

Les *hépatites hypoxiques* peuvent englober plusieurs entités cliniques, pouvant être responsables d'hépatite fulminante. C'est le cas des hépatites fulminantes dues à un coup de chaleur, à une pathologie cardiaque (foie cardiaque) ou après état de mal convulsif. En cas de coup de chaleur, l'insuffisance hépatique aiguë survient dans un contexte hyperthermique (température > 40,5 °C), associé à des troubles neurologiques. Souvent, les troubles neurologiques sont au premier plan, avec la survenue de crises convulsives, d'une désorientation ou d'un coma. Une dysfonction cardiaque, respiratoire et rénale (rhabdomyolyse) est souvent associée au tableau clinique.

L'*état de mal convulsif* est une cause rare d'hépatite fulminante, de mécanisme probablement multifactoriel. L'hypoxie est probablement un des mécanismes les plus importants. En effet, de nombreux médicaments anticonvulsivants induisent une stéatose hépatique, ce qui pourrait rendre les hépatocytes plus sensibles aux lésions hypoxiques. Dans le but de minimiser les lésions ischémiques, les patients doivent être bien oxygénés pendant les états de mal convulsifs (si besoin à l'aide d'un support respiratoire).

Le diagnostic de *foie cardiaque* doit être évoqué chez les patients présentant ou non des antécédents de maladie cardiaque, un électrocardiogramme anormal, la survenue récente de troubles du rythme, une radiographie pulmonaire fréquemment anormale (dans la moitié des cas), un profil biologique particulier des tests hépatiques (augmentation marquée des transaminases, parfois jusqu'à 100 fois la normale ou plus, aspartates aminotransférases [ASAT] plus élevées que les alanines aminostransférases [ALAT] et discrète cholestase), et fréquemment, une insuffisance rénale associée. L'échographie cardiaque (à la recherche d'une cardiopathie sous-jacente) et l'échographie abdominale (montrant une augmentation du calibre des veines hépatiques et de la veine cave) permettent le diagnostic.

Parmi les *autres causes* d'insuffisance hépatique aiguë, les infiltrations malignes du foie lors de leucémies ou de cancers du sein métastatiques sont très rares.

Cependant, malgré une recherche étiologique exhaustive, les *hépatites d'origine indéterminée* représentent 20 % des hépatites fulminantes. Leur pronostic n'est pas bon, avec une mortalité spontanée supérieure à 85 %.

Évaluer la gravité de l'hépatite et poser l'indication de transplantation hépatique

Très rapidement, les chances d'amélioration spontanée de l'hépatite fulminante doivent être évaluées afin de poser l'indication d'une transplantation hépatique. L'indication d'une transplantation doit être remise en question en cas d'amélioration de la fonction hépatique ou au contraire en cas d'apparition d'une défaillance multiviscérale irréversible. C'est une notion dynamique et non pas statique. De nombreux facteurs pronostiques ont été proposés. Ces principaux facteurs figurent dans le tableau S07-P05-C02-II. Ces facteurs pronostiques doivent être suffisamment sensibles et spécifiques afin de ne pas porter l'indication de transplantation hépatique à un patient qui va guérir spontanément. Inversement, si la transplantation est retardée, l'état du patient risque de s'aggraver au détriment d'un moins bon résultat.

La survie spontanée sans transplantation dépend de la cause de l'hépatite [10]. Elle est supérieure à 50 % chez les patients présentant une hépatite fulminante au paracétamol, virale A, hypoxique ou une hépatite liée à la grossesse (stéatose aiguë gravidique ou syndrome HELLP). Elle est de moins de 25 % en cas d'hépatite fulminante auto-immune, médicamenteuse (autre que paracétamol), virale B, due à une maladie de Wilson, à une infiltration néoplasique ou d'origine indéterminée. Le grade de l'encéphalopathie à l'admission apparaît également être un marqueur pronostique. Dans la série d'Ostapowics et al., les patients de grades 1 et 2 à l'admission avaient un taux de survie sans transplantation, supérieur à ceux de grades 3 et 4 (52 versus 33 %). La survie à court terme sans transplantation était respectivement de 87, 35, 18 et 38 % chez les patients présentant une hépatite fulminante au paracétamol, médicamenteuse (autre que paracétamol), indéterminée ou d'autre cause et ayant une encéphalopathie hépatique de grade 1 ou 2, alors qu'elle était respectivement de

Tableau S07-P05-C02-II Critères de transplantation hépatique.

Critères de Beaujon/Paul-Brousse
Confusion ou coma (encéphalopathie de stade 3 ou 4), associé à un facteur V < 30 % chez les patients de ≥ 30 ans, *ou* Confusion ou coma (encéphalopathie de stade 3 ou 4), associé à un facteur V < 20 % chez les patients âgés < 30 ans
Critères du King's College Hospital

Paracétamol
    Lactates artériels > 3 (après remplissage vasculaire)
    pH artériel < 7,3 après remplissage vasculaire *ou* tous les items suivants :
      – encéphalopathie hépatique de grade 3 ou 4
      – créatinine ≥ 300 μmol/l
      – INR > 6,5
Non paracétamol
    Encéphalopathie hépatique, quel que soit le grade et INR > 6,5, *ou*
    Trois des items suivants :
      – INR > 3,5
      – bilirubine ≥ 300 μmol/l
      – 10 ans > âge > 40 ans
      – étiologie défavorable (médicaments, hépatite séronégative)

Critères des hépatites aux champignons

Critères de Ganzert
    TP ≤ 25 % entre J3 et J10 après l'ingestion
    Créatinine > 10^6 μmol
Critères d'Escusié
    Intervalle entre l'ingestion des champignons et la survenue des diarrhées < 8 heures
    J4 de l'ingestion des champignons, TP < 10 % (INR > 6)

INR : *international normalized ratio* ; TP : taux de prothrombine.

50, 12, 16 et 27 %, chez les patients présentant une encéphalopathie hépatique de grade 3 ou 4 [10].

Les critères de Beaujon/Paul-Brousse et ceux du King's College Hospital sont les plus utilisés dans le monde pour poser l'indication de transplantation hépatique [1]. Les critères de Beaujon/Paul-Brousse associent la présence d'une confusion ou d'un coma (encéphalopathie hépatique de grade 3 ou 4) et un facteur V inférieur à 30 % chez les patients âgés de plus de 30 ans ou inférieur à 20 % chez ceux de moins de 30 ans. Les critères du King's College Hospital diffèrent selon la cause de l'hépatite.

Les *critères de transplantation* pour les hépatites au paracétamol sont :
– pH < 7,3
– ou lactate artériel > 3 (après réanimation) ;
– ou créatinine > 300 μm/l + INR > 6,5 + encéphalopathie hépatique > grade 3.

Pour les *hépatites non liées au paracétamol*, les critères sont les suivants :
– INR > 7 ;
– ou au moins trois des critères suivants : INR > 3,5 ; bilirubine > 300 μm/l ; âge < 10 ans ou > 40 ans ; délai ictère-encéphalopathie > 7 jours.

Les critères de Beaujon/Clichy ont récemment été réévalués dans une grande série multicentrique française [6]. Ils paraissent probablement insuffisants pour les hépatites au paracétamol et devraient être renforcés par l'intégration de la bilirubine dans ces critères.

De nombreux autres facteurs pronostiques ont été proposés (Gc-globuline, APACHE II, α-fœtoprotéine, caspase, MELD score, CD163 soluble, phosphorémie…).

Élimination d'une contre-indication à la transplantation

L'état neurologique peut être une contre-indication à la transplantation. Cependant, la limite neurologique à la transplantation hépatique n'est pas toujours simple à déterminer. Des guérisons complètes sans séquelles ont pu être observées chez les patients avec un coma très profond et des crises comitiales. Ainsi, en France, la seule contre-indication logique est-elle la constatation d'une mort cérébrale. La valeur de la pression intracrânienne ne constitue pas, en elle-même, une contre-indication à la transplantation, contrairement à certains centres dans le monde (la pression intracrânienne est cependant exceptionnellement utilisée en France chez les patients en raison des risques hémorragiques). Le Doppler transcrânien peut être une aide à la décision.

La survenue d'une infection au cours des hépatites fulminantes est fréquente. Dans la série de l'hôpital Paul-Brousse ainsi que du King's College Hospital, 20 à 30 % des patients développaient une bactériémie, et 30 % une infection fongique. Lorsque les patients sont placés sous ventilation mécanique, un traitement antibiotique doit être débuté et viser les bacilles à Gram négatif et les staphylocoques. Lorsque l'insuffisance hépatique persiste au-delà de plusieurs jours, une prophylaxie antifongique doit être débutée. L'existence d'un sepsis sévère en prétransplantation, mais contrôlé, ne constitue pas une contre-indication à la greffe. Des cas de transplantation hépatique, chez des patients présentant des hémocultures positives en pré-opératoire, ont été rapportés avec succès.

Le traitement par inotrope positif, même à forte dose, ne constitue pas une contre-indication à la transplantation. Ce qui importe est de maintenir un état hémodynamique stable ainsi qu'une pression de perfusion cérébrale.

Traitement spécifique de l'hépatite fulminante
(Tableau S07-P05-C02-III)

Traitement spécifique non étiologique : N-acétylcystéine

La N-acétylcystéine qui agit comme anti-oxydant et comme agent immunologique pourrait avoir un intérêt chez les patients présentant une hépatite fulminante non liée au paracétamol [8]. Une étude contrôlée, randomisée a montré que la N-acétylcystéine améliorait les patients présentant une encéphalopathie hépatique de stade 1 ou 2. En revanche, cette amélioration n'était pas observée chez l'ensemble des patients présentant une hépatite fulminante de tout grade, ni chez les patients encéphalopathes de stade 3 ou 4.

Cependant, bien que son efficacité n'ait été suggérée que dans un sous-groupe, les patients présentant une hépatite fulminante, due ou non au paracétamol, doivent être traités par N-acétylcystéine. Cela se justifie d'autant plus qu'une prise concomitante de paracétamol est fréquemment retrouvée à l'interrogatoire ou lors de la recherche de toxique dans le sang. Cette prise de paracétamol peut être un facteur aggravant de la cause primitive de l'hépatite fulminante.

Traitement de la cause de l'hépatite

Il doit être débuté le plus précocement possible afin qu'il soit efficace et qu'il puisse enrayer l'évolution de la maladie. Cela justifie donc de tout mettre en œuvre, à l'admission, pour rechercher la cause de l'hépatite. La N-acétylcystéine est l'antidote des intoxications au paracétamol. Elle doit être débutée le plus précocement possible après l'intoxication. Cependant, elle garde son efficacité même si ce délai est retardé. Si le traitement de la cause de l'hépatite est essentiel, il ne doit pas retarder l'indication de transplantation hépatique en cas de non-réponse du traitement ou d'aggravation de la maladie. Il ne se conçoit qu'en milieu hospitalier. Les corticoïdes, dans le traitement des hépatites fulminantes auto-immunes, doivent être utilisés avec précaution en raison de l'augmentation du risque infectieux, pouvant faire contre-indiquer la transplantation. Ainsi, en cas d'ictère intense, d'encéphalopathie hépatique, d'insuffisance hépatique sévère, restent-ils très controversés. Les principaux traitements spécifiques, en fonction de l'étiologie, figurent dans le tableau S07-P05-C02-III.

Tableau S07-P05-C02-III Traitement spécifique et non spécifique des insuffisances hépatiques aiguës.

Traitement spécifique

Paracétamol
  N-Acétylcystéine : 150 mg/kg IV en 30-45 min dans 250 cc de G5 %, puis 50 mg/kg en 4 h dans 500 cc de G5 %, puis 100 mg/kg dans 1 l de G5 % en 16 h
  Dernière dose renouvelée toutes les 24 heures jusqu'à l'amélioration de la fonction hépatique

Virus herpès (HSV-1 et 2) et varicelle-zona   Aciclovir : 10 mg/kg 3 fois par jour par voie IV

Auto-immune
  Si insuffisance hépatique modérée : prednisolone (1 mg/kg/j), efficacité prouvée
  Si insuffisance hépatique sévère, présence d'une encéphalopathie hépatique, efficacité controversée, en milieu hospitalier : à réévaluer

Virus B
  Primo-infection virale B : pas de traitement efficace démontré
  Réactivation virale B : ténofovir, adéfovir

Hypoxique (foie de choc, foie cardiaque)   Stabilité hémodynamique, inotrope positif, correction des troubles du rythme, oxygénation, traitement de la pathologie cardiaque
Maladie de Wilson   D-Pénicillamine
Pathologie néoplasique   Chimiothérapie d'urgence (en fonction de la nature du cancer)
Traitement non spécifique
Arrêt de tout médicament hépatotoxique Proscrire tout médicament pouvant précipiter une encéphalopathie Prévention d'une hypoglycémie par apport d'hydrates de carbone (200 g/j minimum) Correction des troubles métaboliques (hyponatrémie, hypophosphorémie) Remplissage vasculaire et/ou traitement par vasopresseur (noradrénaline) si défaillance hémodynamique ou pour maintenir une pression de perfusion cérébrale > 60-70 mmHg Ventilation mécanique en cas de troubles neurologiques, de pneumopathie ou de SDRA Hémofiltration en cas d'insuffisance rénale ou d'œdème cérébral Traitement antibiotique si infection ou empiriquement Support hépatique artificiel (MARS®) N-Acétylcystéine : hépatite fulminante au paracétamol et non liée au paracétamol : même protocole que pour paracétamol
Traitement de l'œdème cérébral

Mesures préventives
  Maintenir la tête entre 20 et 30°
  Éviter tous les facteurs augmentant la pression intracrânienne : fièvre, agitation, compression des veines jugulaires, flexion-rotation de la tête, aspiration trachéale, hypertension artérielle, convulsions
  Éviter les médicaments aggravant l'hypertension intracrânienne (trinitrine)

Mesures curatives
  Sédation par propofol
  Hyperventilation (hypocapnie) (capnie entre 30-35 mmHg)
  Mannitol 20 % (bolus de 0,5-1 g/kg en 30 min, à renouveler toutes les 4 heures si nécessaire)
  Sérum salé hypertonique
  Indométacine : bolus de 25 mg, à renouveler si nécessaire

HTIC : hypertension intracrânienne ; MARS® : *Molecular Absorbent Recycling System* ; SDRA : syndrome de détresse respiratoire aiguë de l'adulte.

Complications et traitements non spécifiques

La transplantation hépatique est le traitement de référence des hépatites fulminantes [2]. Que l'indication de transplantation hépatique ait été retenue ou non, la réanimation de ces patients consiste à parer les conséquences de la défaillance hépatique elle-même, mais aussi à suppléer les autres organes pouvant devenir défaillants. Le but de ces traitements est de prolonger la survie dans l'attente d'une éventuelle régénération hépatique ou d'un greffon.

Proscrire les facteurs aggravants

Il faut avant tout proscrire tout médicament hépatotoxique ou sédatif qui pourrait précipiter l'évolution spontanée de l'hépatite fulminante. L'hypoglycémie, secondaire à une anomalie de la glycogénolyse et de la glyconéogenèse, doit être prévenue par l'administration d'une dose journalière de 200 g d'hydrates de carbone. La survenue d'une hypophosphorémie ou d'une hyponatrémie doit être également recherchée et corrigée.

Le remplissage vasculaire doit être prudent, guidé par l'échographie cardiaque, par le système PiCCO® ou par une sonde de Swan-Ganz. Le risque d'un « sur-remplissage » est la survenue ou la majoration d'un œdème cérébral, alors qu'un « sous-remplissage » pourrait diminuer le volume sanguin cérébral.

Complications neurologiques

C'est l'une des principales préoccupations dont la cause n'est pas encore complètement élucidée [3]. Plusieurs hypothèses ont été avancées afin d'expliquer la survenue d'un œdème cérébral au cours des hépatites fulminantes. La première concerne la glutamine et est fondée sur le fait que l'ammoniaque est détoxifié dans les astrocytes sous forme de glutamine, laquelle a un effet osmotique au niveau des astrocytes et qui entre en compte dans le développement d'œdème. La deuxième hypothèse suggère que l'œdème cérébral serait la conséquence d'une vasodilatation cérébrale ou d'une dysrégulation du flux cérébral. En fait, la survenue d'œdème cérébral est la conjonction de ces deux phénomènes. L'œdème cérébral est caractérisé par un gonflement de la masse cérébrale (par œdème astrocytaire), sans augmentation du volume du liquide céphalorachidien.

La survenue d'œdème cérébral est plus fréquente chez les patients présentant une *acute liver failure* (insuffisance hépatique aiguë) et une *hyperacute liver failure* (insuffisance hépatique suraiguë) que chez ceux présentant une *subacute liver failure* (insuffisance hépatique subaiguë), alors que le sepsis est plus fréquent chez les patients présentant une *subacute liver failure* (insuffisance hépatique subaiguë).

Les *signes cliniques* d'œdème cérébral sont généralement tardifs (hyperventilation, bradycardie, hypertension artérielle, collapsus, arrêt cardiaque, agitation, contraction musculaire, rigidité de décérébration, myoclonies, convulsions, modification des réflexes photomoteurs). Le monitoring de la pression intracrânienne par l'utilisation d'un capteur de pression reste controversé. En dehors de la mesure de la pression intracrânienne, il permet de monitorer la pression de perfusion cérébrale (pression artérielle moyenne – pression intracrânienne). La pression intracrânienne doit être maintenue au-dessous de 20-25 mmHg et la pression de perfusion cérébrale supérieure à 55-60 mmHg. Ce monitoring invasif de la pression intracrânienne permet de réagir plus vite, par un traitement approprié, en raison du caractère tardif des manifestations cliniques, en cas d'ascension de la pression. De plus, il est d'une grande aide au cours de la transplantation hépatique où le patient est intubé, sédaté et curarisé. Cependant, si le monitoring de la pression intracrânienne apporte des informations utiles sur la pression de perfusion cérébrale, il n'a pas montré un gain significatif en termes de survie. La principale complication est la survenue d'une hémorragie cérébrale, pouvant être responsable du décès, en raison des troubles de l'hémostase de ces patients. La correction des anomalies de la coagulation par transfusion de facteurs de coagulation, de plaquettes, de facteur VII recombiné, permet de diminuer ce risque. En France et dans de nombreux pays, la mesure invasive de la pression intracrânienne a été abandonnée.

La tomodensitométrie cérébrale permet de visualiser l'œdème cérébral mais n'est pas un bon moyen de monitoring. Par ailleurs, il n'y a pas de parallélisme entre la présence de signe d'œdème cérébral en tomodensitométrie et le degré d'hypertension intracrânienne.

Le Doppler transcrânien permet d'apprécier la perfusion cérébrale (diminution de la vélocité moyenne calculée au niveau de l'artère cérébrale moyenne).

En l'absence de monitoring de la PIC et de la PPC, la pression artérielle moyenne (PAM) doit être maintenue au-dessus de 80-85 mmHg.

Certaines mesures préventives permettent de minimiser le risque d'œdème cérébral et de ses complications (position de la tête, traitement de la fièvre, correction d'une hyponatrémie, maintien d'une natrémie entre 145 et 150 mmol/l, recherche d'un sepsis).

En cas d'hypertension intracrânienne, le mannitol (administré en bolus) ou un bolus de sérum salé hypertonique (à la dose de 20 ml de sérum salé à 30 % ou de 200 ml de sérum salé à 3 % afin de maintenir une osmolalité inférieure à 320 mOsm/l) sont le plus souvent utilisés [9]. Une étude contrôlée, randomisée, montrait que le traitement par sérum salé hypertonique diminuait l'incidence cumulée des poussées d'hypertension intracrânienne chez des patients présentant une encéphalopathie hépatique de grade 3 ou 4.

L'intérêt de l'hypothermie modéré à 32-34 °C sur l'hypertension intracrânienne avait été suggéré dans quelques études. Cependant, l'hypothermie modérée ne semble pas avoir d'impact sur la survie à 21 jours.

Complications rénales

L'insuffisance rénale est une complication fréquente des patients présentant une hépatite fulminante. Elle est le plus souvent d'origine multifactorielle. Elle peut être secondaire à une nécrose tubulaire aiguë ou à un syndrome hépatorénal ou encore à une néphrotoxicité médicamenteuse. En cas d'hépatite fulminante au paracétamol, la fréquence d'une insuffisance rénale est plus élevée (70 %) comparée aux patients présentant une autre cause d'hépatite (30 %). Elle est due à une toxicité directe du paracétamol sur le rein. Le plus souvent, le pronostic rénal est favorable et l'insuffisance rénale est réversible après guérison ou transplantation hépatique.

Du fait d'un défaut de synthèse de l'urée au cours des hépatites fulminantes, la créatinémie reste un meilleur marqueur pour apprécier la fonction rénale.

La prise en charge consiste à proscrire et à stopper tout médicament néphrotoxique, à optimiser la volémie efficace et à utiliser des vasopresseurs, afin d'assurer une bonne perfusion rénale.

L'épuration extrarénale trouve une double indication en cas d'hépatite fulminante : l'insuffisance rénale et l'œdème cérébral. L'hémodiafiltration est préférée à l'hémodialyse en raison de sa meilleure tolérance hémodynamique et son caractère continu, évitant ainsi les mouvements brutaux de liquide, et les à-coups tensionnels, pouvant aggraver l'œdème cérébral.

Complications infectieuses

Les patients présentant une hépatite fulminante ont une plus grande sensibilité aux infections, d'origine bactérienne (les plus fréquentes) ou fongique. Cette sensibilité accrue aux infections est probablement la conséquence d'un dysfonctionnement du système immun affectant la synthèse du complément, les monocytes et les neutrophiles. Globalement, cela entraîne une altération des capacités d'opsonisation et du chimiotactisme ainsi qu'une diminution de l'adhésion des neutrophiles et de la phagocytose. À cela s'ajoute l'altération de la fonction des cellules de Kuppfer, aggravée par la diminution de la production de la fibronectine.

Les signes cliniques d'infection ne sont pas toujours présents au cours des hépatites fulminantes. Aussi une cartographie bactérienne doit-elle être réalisée systématiquement. Durant les quinze premiers jours, ce sont les bactéries à Gram positif qui sont les plus fréquentes, puis secondairement les bactéries à Gram négatif. Parmi les levures, on retrouve *Candida albicans* et non *albicans* ainsi qu'*Aspergillus*. Tous les sites sont potentiellement le siège d'infection : le poumon, les urines, le sang, le cerveau. La survenue d'une infection et/ou d'un syndrome de réponse inflammatoire systémique (SIRS) interviennent dans la progression de l'encéphalopathie chez les patients présentant une hépatite fulminante. Les infections représentent, avec la défaillance multiviscérale, la principale cause de mortalité des hépatites fulminantes.

Complications cardiovasculaires

Les patients présentant une hépatite fulminante ont un syndrome hyperkinétique. Cela résulte d'une vasodilatation artériolaire splanchnique et systémique, secondaire à une libération importante de cytokines. Le maintien d'un bon état hémodynamique est essentiel afin de maintenir une bonne pression de perfusion cérébrale et rénale. L'hypotension artérielle, réfractaire au remplissage vasculaire, justifie l'utilisation d'agent vasopresseur. La noradrénaline est l'agent de première ligne. En cas de non-réponse à la noradrénaline, la vasopressine (non disponible en France) ou son analogue, la terlipressine, peut être utilisée. Cependant, son utilisation est controversée du fait de ses effets sur la pression intracrânienne. La non-réponse au remplissage et au vasopresseur peut traduire également une insuffisance surrénalienne, fréquente au cours des insuffisances hépatiques sévères. Celle-ci peut être suppléée par l'adjonction d'hydrocortisone intraveineuse.

La troponine cardiaque peut être élevée au cours des hépatites fulminantes. Cette élévation résulte plus de la défaillance multiviscérale que d'une atteinte myocardique proprement dite. Cependant, un syndrome coronarien aigu doit être écarté.

Complications pulmonaires

Elles peuvent être secondaires à une infection (pneumopathie bactérienne ou d'inhalation) ou hémodynamique (œdème pulmonaire). La survenue d'un syndrome de détresse respiratoire (SDRA), défini par une hypoxie réfractaire et la présence d'infiltrat bilatéral sur la radiographie pulmonaire ou sur la tomodensitométrie thoracique, n'est pas exceptionnelle au cours des hépatites fulminantes (30 %). Cela peut constituer une contre-indication à la transplantation hépatique. Sa prise en charge est la même que celle d'un SDRA d'une autre origine.

Transplantation hépatique

La transplantation hépatique orthotopique est le traitement de référence des hépatites fulminantes [2]. Lorsque les patients présentent les critères de transplantation, ils sont inscrits en « super-urgence (SU) » auprès de l'Agence de la biomédecine (ABM). La rapidité d'évolution leur donne accès à la greffe, selon une priorité nationale. Les patients sont transplantés en ABO-compatible dans la quasi-totalité des cas. La transplantation hépatique ABO-incompatible est possible, mais reste exceptionnelle. Les résultats, moins bons, sont actuellement améliorés au prix d'un traitement immunosuppresseur plus lourd et d'un traitement par immuno-adsorption. À partir du registre européen de transplantation hépatique (ELTR), la survie après transplantation pour hépatite fulminante est de 79 % à un an et de 72 % à 5 ans. La mortalité est surtout importante dans la phase post-opératoire immédiate. Les principales causes de décès après la transplantation sont le sepsis et la défaillance multiviscérale. La mort cérébrale ne représente plus la première place de décès avant et après transplantation.

La transplantation hépatique auxiliaire est une alternative à la transplantation hépatique orthotopique, foie total. Cette technique chirurgicale consiste à réaliser une hépatectomie droite (le plus souvent chez l'adulte) ou gauche, et de laisser en place une partie du foie natif (droit ou gauche). Le principe de cette technique repose sur le fait que le foie natif des patients présentant une hépatite fulminante est susceptible de se régénérer. Le greffon est là temporairement. Lorsque le foie natif a retrouvé sa fonction normale, le greffon est retiré ou, le plus souvent, l'immunosuppression est stoppée afin de provoquer une atrophie.

Cependant, si le principe de la transplantation hépatique auxiliaire est séduisant, il persiste quelques obstacles :
– le foie natif ne se régénère pas toujours, spécialement chez les patients qui ont une évolution subfulminante ;
– il existe un risque de chronicité en cas d'hépatite fulminante d'origine virale sous l'action des immunosuppresseurs ;
– il peut y avoir une compétition du flux portal entre le foie natif et le greffon, si bien que la diminution du sang portal du foie natif au détriment du greffon peut entraver la régénération du foie natif.

L'inconvénient majeur est que cette technique chirurgicale est plus difficile, plus longue, ce qui pourrait retarder le fonctionnement optimal du greffon, d'autant plus que le patient se trouve dans un état clinique grave. Globalement, la mortalité et la morbidité de la transplantation hépatique auxiliaire sont plus élevées que celles de la transplantation hépatique foie totale. L'appréciation de la reprise de fonction du foie natif est délicate, elle fait appel à l'histologie du foie natif et du greffon, au volume hépatique des deux foies (apprécié par la tomodensitométrie), à la scintigraphie à l'HIDA (*hepatobiliary iminodiacetic acid*).

Cette méthode doit être réservée aux patients à haut potentiel de régénération hépatique (par exemple, hépatite virale A, patients de moins de 30 ans) avec un faible grade d'encéphalopathie hépatique ou un coma peu profond.

Supports hépatiques (dialyse à l'albumine)

Le système MARS® (*Molecular Adsorbent Recycling System*), est actuellement le support hépatique le plus utilisé dans le monde. Il permet d'éliminer les toxines de moyen et bas poids moléculaires, libres ou fixées à l'albumine (principale protéine de transport) chez les patients présentant une hépatite aiguë ou une exacerbation aiguë d'une hépatopathie chronique. Ce système extracorporel comprend une membrane spécifique laissant passer les molécules de moins de 50 kDa (matériaux biocompatibles) ; un circuit fermé contenant de l'albumine humaine permettant d'absorber les toxines (ligands) du plasma sanguin, filtré par la membrane MARS®, sans qu'il y ait échange de molécules d'albumine ; une colonne de charbon actif et une colonne de résine échangeuse d'ions permettant à l'albumine exogène de se débarrasser des ligands et de pouvoir de nouveau capter des toxines. Ce système permet l'élimination de la bilirubine, des acides biliaires, des acides amino-aromatiques, les acides gras à chaînes moyennes et les cytokines.

Une étude prospective, contrôlée, randomisée multicentrique (étude Fulmar) n'a pas montré d'amélioration significative de la survie, à 6 mois, chez les patients traités par le système MARS®, présentant une hépatite fulminante et listés pour une transplantation, versus traitement conventionnel (84,9 versus 75,5 %) [11].

Cependant, une augmentation non significative était observée dans le sous-groupe de patients présentant une hépatite fulminante au paracétamol. Le faible délai entre la randomisation des patients (inférieur à 16 heures) et la transplantation pouvait interférer sur les résultats.

Conclusion

Le pronostic de l'hépatite fulminante et subfulminante a été transformé par la transplantation hépatique. Le paracétamol représente la première cause d'insuffisance hépatique aiguë fulminante. Le sepsis, la défaillance multiviscérale et la mort encéphalique sont les principales causes de décès. Les difficultés de l'indication de transplantation hépatique ainsi que la prise en charge spécifique de ces patients justifient un transfert précoce dans des centres spécialisés, ayant accès à la transplantation hépatique et aux différents moyens modernes de réanimation hépatique.

Bibliographie

1. Bernal W, Auzinger G, Dhawan A, Wendon J. Acute liver failure. Lancet, 2010, *376* : 190-201.
2. Bismuth H, Samuel D, Castaing D et al. Orthotopic liver transplantation in fulminant and subfulminant hepatitis. The Paul Brousse experience. Ann Surg, 1995, *222* : 109-119.
3. Blei AT. Medical therapy of brain edema in fulminant hepatic failure. Hepatology, 2000, *32* : 666-669.
4. Ganzert M, Felgenhauer N, Zilker T et al. Indication of liver transplantation following amatoxin intoxication. J Hepatol, 2005, *42* : 202-209.
5. Ichai P, Samuel D. Etiology and prognosis of fulminant hepatitis in adults. Liver Transpl, 2008, *14* : S67-S79.
6. Ichai P, Legeai C, Francoz C et al. Patients with acute liver failure listed for superurgent liver transplantation in France : reevaluation of the Clichy-Villejuif criteria. Liver Transpl, 2015, *21* : 512-523.
7. Karvellas CJ, Stravitz RT, Battenhouse H et al. Therapeutic hypothermia in acute liver failure : a multicenter retrospective cohort analysis. Liver Transpl, 2015, *21* : 4-12.
8. Lee W, Hynan LS, Rossaro L et al. Intravenous N-acetylcysteine improves transplant-free survival in early stage non-acetaminophen acute liver failure. Gastroenterology, 2009, *137* : 856-864.
9. Murphy N, Auzinger G, Bernel W, Wendon J. The effect of hypertonic sodium chloride on intracranial pressure in patients with acute liver failure. Hepatology, 2004, *39* : 464-470.
10. Ostapowicz G, Fontana RJ, Schiødt F et al. Results of a prospective study of acute liver failure at 17 tertiary care centers in the United States. Ann Intern Med, 2002, *137* : 947-954.
11. Saliba F, Camus C, Durand F et al. Albumin dialysis with a noncell artificial liver support device in patients with acute liver failure : a randomized, controlled trial. Ann Intern Med, 2013, *159* : 522-531.

Toute référence à cet article doit porter la mention : Ichai P, Samuel D. Insuffisance hépatique aiguë. *In* : L Guillevin, L Mouthon, H Lévesque. Traité de médecine, 5ᵉ éd. Paris, TdM Éditions, 2018-S07-P05-C02 : 1-7.

PARTIE S07-P06

Pathologie endocrinienne et obstétricale en réanimation

Chapitre S07-P06-C01

Urgences endocriniennes

Philippe Chanson et Christian Richard

Coma myxœdémateux

Complication rare d'une pathologie très fréquente, le coma myxœdémateux résulte toujours de la décompensation d'une hypothyroïdie ancienne méconnue ou négligée, précipitée par une exposition prolongée au froid, la prise de sédatifs, la mauvaise observance du traitement par les hormones thyroïdiennes, ou une infection intercurrente (présente dans près de trois quarts des cas) [10, 12, 14].

Diagnostic clinique et paraclinique

Le diagnostic est évoqué cliniquement

Le coma, calme, le plus souvent profond, sans signes de localisation neurologique, hypotonique, fait suite à l'installation progressive de troubles de conscience chez un patient âgé (généralement une femme). Les réflexes ostéotendineux sont diminués, voire abolis. L'EEG montre un ralentissement global avec des ondes δ symétriques. Des facteurs précipitants sont parfois retrouvés à l'interrogatoire de l'entourage : exposition au froid, infection bronchopulmonaire ou urinaire, accident aigu (accident vasculaire cérébral, ischémie coronaire), facteurs iatrogènes (prescription de sédatifs, de diurétiques, anesthésie générale).

Trois signes associés à ce coma orientent le diagnostic vers l'origine thyroïdienne :

– l'*hypothermie*, présente dans plus de 80 % des cas, peut être extrêmement profonde (32 à 35 °C) ;

– la *bradycardie* est constante. Dans la moitié des cas, on note une cardiomégalie, généralement liée à un épanchement péricardique. La dysfonction ventriculaire gauche, objectivée à l'échocardiographie, est fréquente. L'hypothermie est à l'origine d'une dysfonction diastolique, source potentielle de troubles du rythme ventriculaire. La baisse du retour veineux secondaire à l'hypovolémie et la bradycardie expliquent la diminution du débit cardiaque, parfaitement tolérée du fait de la réduction majeure des besoins en oxygène en raison de l'effondrement de tous les processus métaboliques. L'épanchement péricardique explique les fréquents troubles de la repolarisation ventriculaire diffus et non spécifiques observés sur l'électrocardiogramme (ECG). L'hypothermie peut également favoriser l'apparition d'une onde J sur l'ECG ;

– les *manifestations respiratoires* sont souvent au premier plan : bradypnée (5 à 10/min), avec parfois pauses respiratoires. L'hypoventilation alvéolaire, responsable d'une hypoxie et d'une hypercapnie avec acidose respiratoire, est en rapport avec l'obstacle sur les voies aériennes supérieures que représentent la macroglossie et l'infiltration des voies aériennes, la limitation des mouvements respiratoires liée à la myopathie hypothyroïdienne et à l'infiltration de la paroi thoracique, les possibles épanchements pleuraux et/ou péritonéaux, une dépression de la commande respiratoire et une éventuelle infection bronchopulmonaire aggravée par l'encombrement bronchique.

Devant ces signes, le diagnostic d'hypothyroïdie est facile en présence d'éléments anamnestiques (ordonnances, cicatrice de thyroïdectomie, notion de traitement antérieur par l'iode radioactif, séquelles d'ophtalmopathie basedowienne, prise d'amiodarone, prise de lithium, etc.) et sera confirmé par les dosages hormonaux montrant un abaissement de la T_4, de la T_3 et une élévation de la TSH (*thyroid-stimulating hormone*).

Autres anomalies biologiques

D'autres anomalies biologiques sont fréquentes : hyponatrémie, à natriurèse conservée ; anémie normochrome, normocytaire ou macrocytaire ; parfois élévation des créatines phophokinases (CPK), de l'aldolase, des transaminases, des lacticodéshydrogénases (LDH) ; minimes troubles de la coagulation en rapport avec une thrombopathie ou une maladie de von Willebrand acquise, réversible avec le retour à l'euthyroïdie.

Diagnostic différentiel

Hormones thyroïdiennes basses chez un patient dans le coma : syndrome de basse T_3

Le dosage des hormones thyroïdiennes chez tout patient dans le coma, plus généralement chez tout patient de réanimation, objective très fréquemment un abaissement des concentrations de T_3 totale, de T_3 libre, voire de T_4. Si la TSH est franchement élevée, et en présence de signes cliniques évocateurs, le diagnostic de coma myxœdémateux est probable. Si la TSH est normale, il s'agit, le plus souvent, d'un syndrome de basse T_3.

Coma chez un patient hypothyroïdien

Chez un patient dans le coma, la présence d'une hypothyroïdie authentique ne signifie pas nécessairement qu'il s'agit d'un coma myxœdémateux, seule la présence de signes cliniques d'hypothyroïdie profonde peut faire retenir le diagnostic de coma myxœdémateux.

Traitement

Assurer les fonctions vitales

Ventilation

Il faut assurer la liberté des voies aériennes supérieures en tenant compte de la macroglossie. En cas de détresse respiratoire, l'intubation permettra l'aspiration trachéale et la ventilation mécanique.

Réchauffement

Il doit être lent, progressif et toujours passif. Un réchauffement trop rapide peut être à l'origine d'une insuffisance circulatoire aiguë secondaire à la vasoplégie en regard d'un myocarde encore défaillant ou de troubles du rythme ventriculaire. Le patient sera donc couvert, dans une pièce chauffée à 20-22 °C.

Prise en charge des manifestations cardiocirculatoires

La bradycardie doit être respectée puisqu'elle correspond à l'hypométabolisme, en grande partie dépendant de l'hypothermie. Il n'y a pas d'indication à l'administration de médicaments chronotropes positifs comme l'isoprotérénol, ni à un entraînement électrosystolique externe ou endocavitaire. La remontée de la température et l'administration d'hormones thyroïdiennes la corrigeront en quelques jours. La présence d'une hypotension artérielle accompagnée de manifestations d'insuffisance circulatoire (marbrures, oligurie, hyperlactatémie) fera évoquer une hypovolémie qu'il faut corriger par un remplissage vasculaire et non par des médicaments inotropes positifs, dangereux, inefficaces et inutiles sur ce myocarde peu compliant. Si, malgré la correction de l'hypovolémie, les signes d'insuffisance circulatoire majeure et une hypotension artérielle persistent, le recours à un médicament vasoconstricteur comme la noradrénaline par voie intraveineuse est recommandé. La surveillance hémodynamique sera assurée par la mise en place d'un cathéter artériel et par la pratique itérative d'échocardiographies-Doppler.

Hormonothérapie thyroïdienne

L'hormonothérapie thyroïdienne doit être vigoureuse. Le risque vital de cette complication dépasse largement les possibles effets délétères d'un traitement initial à forte dose. La T_4 peut être administrée par voie veineuse ou par voie orale, alors que la T_3 n'est actuellement disponible en France que par voie orale. Aucune étude comparant ces deux modes d'hormonothérapie n'a été faite.

Les différents schémas proposés : le premier jour, administration de 200 à 500 µg d'hormonothérapie thyroïdienne, soit sous forme de T_3 (Cynomel®) 75 à 100 µg en 3 prises per os, associée à de la T_4 (Thyroxine®) 100 à 150 µg IV, une seule injection bolus, soit sous forme de T_4 seule : 300 à 500 µg en bolus IV. Les jours suivants, certains jugent l'administration ultérieure de T_4 inutile pendant au moins une semaine quand une injection de 300 à 500 µg de T_4 a été faite le 1er jour, d'autres préfèrent proposer l'administration quotidienne de T_4 (100 µg/j) par voie veineuse tant que le patient est dans le coma. Dès qu'une alimentation orale est possible, le relais est pris par voie orale (100 à 200 µg/j, en tenant compte de la biodisponibilité après administration digestive).

La surveillance de l'efficacité du traitement se fait par le dosage de TSH. Sous ce traitement, la TSH s'abaisse dès la 24e heure, mais mettra plusieurs jours à se normaliser.

Corticothérapie

De l'hydrocortisone est administrée dès la phase aiguë, sous forme d'hémisuccinate d'hydrocortisone (50 à 100 mg toutes les 8 heures) par voie veineuse jusqu'à ce qu'un relais oral soit possible, dans l'hypothèse d'une possible insuffisance surrénale associée (polyendocrinopathie auto-immune ou panhypopituitarisme) susceptible de se décompenser. Avant le début du traitement, un prélèvement sanguin pour dosage ultérieur du cortisol et de l'ACTH est réalisé. Le traitement est interrompu si la cortisolémie est normale ou élevée.

Prise en charge de l'hyponatrémie

La correction rapide de l'hyponatrémie, souvent installée sur une longue période et associée à une très importante hyperhydratation intracellulaire, est inutile et dangereuse. Si l'hyponatrémie est très profonde et symptomatique (état de mal convulsif), l'administration de sérum salé isotonique est recommandée.

Facteurs pronostiques

Même s'il s'est amélioré en raison d'un diagnostic plus précoce, le pronostic reste sévère puisque, dans les séries les plus récentes, 50 % des patients sont décédés. Les facteurs de mauvais pronostic sont la non-observance du traitement substitutif lorsque l'hypothyroïdie était connue, la présence d'une hypotension et d'une bradycardie sévère à l'admission, la nécessité d'une ventilation mécanique, la mauvaise réponse de l'hypothermie au réchauffement, le sepsis et la prise de sédatifs [12].

Formes graves des hyperthyroïdies

La tolérance de l'hyperthyroïdie varie d'un sujet à l'autre. La définition d'une hyperthyroïdie grave n'est donc pas biologique mais clinique. La gravité de l'hyperthyroïdie dépend en effet non seulement de l'importance de l'hypersécrétion hormonale mais aussi du terrain sur lequel elle survient (sujet âgé, insuffisant cardiaque ou coronarien). Dans le passé, les hyperthyroïdies graves étaient essentiellement représentées par la crise aiguë thyrotoxique déclenchée par le traitement chirurgical d'une maladie de Basedow non stabilisée. Aujourd'hui, ce sont surtout les goitres nodulaires toxiques (du fait de leur survenue fréquente chez le sujet âgé) ou surtout les hyperthyroïdies dans un contexte de surcharge iodée (amiodarone, cardiopathie sous-jacente) qui sont à l'origine de la majorité des hyperthyroïdies graves.

Diagnostic clinique et paraclinique

Crise aiguë thyrotoxique (CAT) [1, 2, 10, 14]

C'est une complication exceptionnelle, mais dont le pronostic reste sévère avec une mortalité d'environ 10 %.

Circonstances de survenue

Lorsqu'elle révèle la maladie, la CAT pose un problème diagnostique difficile. Mais, le plus souvent, l'hyperthyroïdie est connue et la CAT est alors liée à une absence de traitement par antithyroïdiens de synthèse (ATS), une prescription à doses insuffisantes ou interrompue prématurément ou de manière intempestive, ou encore à une préparation médicale à la chirurgie thyroïdienne insuffisante (la CAT survient dans les 4 à 16 heures post-opératoires). Le stress opératoire, un traumatisme, un sepsis, un accouchement, un accident coronarien aigu, une embolie pulmonaire, une acidocétose diabétique ou des traitements, comme l'iode lui-même ou l'halopéridol, ou un traitement par l'iode radioactif, ou une intoxication par des doses massives d'hormones thyroïdiennes peuvent aussi précipiter une CAT.

Tableau clinique

Le tableau clinique, de début brutal, associe :
– une tachycardie, constante, sinusale ou supraventriculaire (fibrillation atriale dans un tiers des cas), associée dans 40 % des cas à une insuffisance cardiaque, le plus souvent globale, à débit cardiaque élevé. Même en l'absence de cardiopathie ischémique associée, l'électrocardiogramme peut révéler des troubles diffus de la repolarisation ventriculaire (sus-décalage de ST, inversion de l'onde T), fluctuants et réversibles ;
– une fièvre (deux tiers des cas) souvent très élevée (supérieure à 40 °C), associée à des sueurs profuses à l'origine d'une déshydratation ;

– des signes neuropsychiatriques : agitation extrême, tremblement, délire ou accès maniaque. Le tableau peut évoluer vers une forme « apathétique » avec apathie et troubles de conscience, voire coma ;
– les atteintes myopathiques, associées à une élévation des CPK, généralisées ou limitées en particulier aux muscles pharyngés, responsables de troubles de déglutition, pouvant réaliser des tableaux trompeurs ;
– des signes abdominaux (la moitié des cas) : diarrhée (30 %), douleurs abdominales, nausées avec vomissements. Ictère et hépatomégalie (20 %) sont parfois observés. L'élévation des transaminases et des phosphatases alcalines est fréquente.

Diagnostic

Le diagnostic de CAT est clinique. Une forte présomption de CAT suffit à débuter le traitement car, en son absence, le pronostic vital est rapidement engagé.

Dosages thyroïdiens

Les dosages thyroïdiens ne doivent pas retarder le début du traitement. Les méthodes actuelles permettent un dosage en quelques heures. Le plus souvent, la T_4 et la T_3 sont élevées, la TSH effondrée. Rarement, seule la T_3 est élevée (T_3-toxicose).

Formes cliniques

Les formes cliniques sont nombreuses et trompeuses : apathétiques, plus fréquentes chez le sujet âgé, psychiatriques, marquées par un tableau délirant ou maniaque aigu, cardiologiques sous forme de décompensation d'une insuffisance cardiaque congestive, d'un trouble du rythme résistant au traitement cardiologique conventionnel ou d'une insuffisance coronarienne résistante au traitement. Exclusivement observée chez les sujets d'origine asiatique, la paralysie thyrotoxique hypokaliémique périodique [15] se manifeste par une paralysie musculaire associée à une hypokaliémie profonde qui peut nécessiter l'hospitalisation en réanimation et la ventilation mécanique en attendant la correction de la kaliémie.

Hyperthyroïdies graves survenant dans un contexte de surcharge iodée [5, 10]

Dans la quasi-totalité des cas, il s'agit d'hyperthyroïdies survenant chez un patient traité par amiodarone. Ces formes sévères sont rares (7,5 % des hyperthyroïdies induites par l'amiodarone) mais graves, car elles surviennent chez un patient généralement âgé, présentant une cardiopathie le plus souvent ischémique.

Tableaux cliniques

L'hyperthyroïdie débute souvent de façon brutale. Elle survient au cours du traitement par amiodarone ou parfois même après son interruption (jusqu'à plusieurs mois après). Il peut s'agir d'une authentique CAT ou d'un tableau purement cardiovasculaire (insuffisance cardiaque et/ou angor sévère). Parfois, le tableau clinique est trompeur, la tachycardie étant masquée par l'effet anti-adrénergique de l'amiodarone. L'apparition ou la récidive d'une fibrillation atriale devra faire évoquer le diagnostic. Du fait de son caractère souvent réfractaire au traitement habituel, l'existence d'une hyperthyroïdie lors d'un traitement par amiodarone doit faire redouter l'apparition d'une forme grave, particulièrement chez les sujets âgés (> 70 ans) souffrant d'une cardiopathie préexistante, en particulier ischémique. La survenue d'une forme grave impose de façon urgente un traitement agressif en milieu spécialisé.

Diagnostic

Le diagnostic est biologique. C'est la constatation d'une concentration basse de la TSH associée à une concentration de T_3 (totale et libre) élevée qui fait porter le diagnostic d'hyperthyroïdie en cas de traitement par amiodarone ou par un autre produit iodé.

S'agit-il d'une hyperthyroïdie avec surcharge iodée (type 1) ou d'une hyperthyroïdie par surcharge iodée (type 2) ?

Au cours d'un traitement par amiodarone ou par un produit iodé, la survenue d'une hyperthyroïdie peut, en effet, relever de deux mécanismes physiopathologiques différents : hyperthyroïdie *avec* surcharge iodée au cours de laquelle une hyperthyroïdie préexistante est aggravée, démasquée par la surcharge iodée (type 1) ou hyperthyroïdie *par* surcharge iodée, liée à une lésion thyroïdienne destructrice induite par la surcharge iodée (processus de « thyroïdite ») sur une thyroïde antérieurement saine (type 2). Les caractéristiques physiopathologiques et cliniques des deux types d'hyperthyroïdies au cours d'une surcharge iodée sont résumées dans le tableau S07-P06-C01-I. La distinction entre ces deux mécanismes physiopathologiques est importante à faire, car la prise en charge thérapeutique est différente. On s'aide pour cela de la taille de la thyroïde, de la recherche des anticorps antithyroïdiens, de l'échographie-Doppler couleur de la thyroïde et d'une scintigraphie thyroïdienne (*voir* Tableau S07-P06-C01-I). Il existe cependant des formes intermédiaires.

Traitement des formes graves d'hyperthyroïdie [5, 10, 14]

Considérations générales

En milieu de réanimation, le traitement doit utiliser d'emblée à fortes doses des médicaments dont les mécanismes d'action inhibiteurs sont complémentaires : sur la synthèse (antithyroïdiens de synthèse : carbimazole, propylthiouracile [PTU]), la libération des hormones thyroïdiennes (iode, carbonate de lithium), la transformation périphérique de T_4 en T_3 (PTU, corticoïdes, bêtabloquants) et le système adrénergique (bêtabloquants).

Tableau S07-P06-C01-I Caractéristiques des hyperthyroïdies associées à une surcharge iodée.

	Type 1 *avec* surcharge iodée	Type 2 *par* surcharge iodée
Pathologie thyroïdienne sous-jacente	Oui	Non
Mécanisme pathogénique	Synthèse excessive d'hormones thyroïdiennes favorisée par un excès d'iode	Libération excessive d'hormones thyroïdiennes préformées, due à une destruction thyroïdienne
Goitre	Multinodulaire ou diffus, généralement présent	Rarement présent ou sinon petit, diffus, ferme, voire sensible
Anticorps antithyroïdiens	Souvent présents	Généralement absents
Échographie-Doppler couleur thyroïdienne	Flux sanguin normal ou augmenté	Diminution du flux sanguin
Fixation en scintigraphie	Normale ou augmentée	Basse ou nulle (« scintigraphie blanche »)
Prise en charge thérapeutique	Antithyroïdiens de synthèse à fortes doses	Antithyroïdiens de synthèse généralement inefficaces Corticothérapie, voire mesures d'exception (thyroïdectomie)

Modes d'action et posologie des différentes thérapeutiques

Inhibition de la synthèse et de la libération des hormones thyroïdiennes

Le blocage de la synthèse des hormones thyroïdiennes est réalisé par l'administration de fortes doses d'ATS : carbimazole (Néo-Mercazole®) ou PTU (ce dernier est souvent préféré, car plus puissant et doué d'un effet inhibiteur de la conversion de T_4 en T_3).

Les doses quotidiennes utilisées sont de 800 à 1 200 mg de PTU et de 80 à 120 mg de carbimazole administrés par voie orale, au besoin au moyen d'une sonde gastrique, car on ne dispose pas de forme parentérale. Lorsque la voie orale est absolument impossible, des lavements de PTU aux mêmes doses, toutes les 6 heures, ont été proposés avec succès (le comprimé de PTU étant préalablement dissous dans 60 ml d'huile minérale). Le traitement d'entretien comporte 200 mg de PTU ou 20 mg de carbimazole toutes les 4 à 6 heures.

Le blocage de la libération des hormones thyroïdiennes a longtemps été assuré par l'administration d'une forte dose d'iodure (750 mg à 1 g/j), entreprise après avoir débuté le traitement ATS qui assure le blocage de l'organification de l'iode. Cependant, son usage a été progressivement abandonné au profit de l'utilisation exclusive de très fortes doses d'ATS qui sont tout aussi rapidement efficaces.

Blocage de la conversion périphérique de T_4 en T_3

Le blocage de la conversion périphérique de T_4 en T_3 est assuré par les glucocorticoïdes (hydrocortisone à la dose de 200 à 400 mg/j par voie intraveineuse ou per os toutes les 6 heures) ou sous forme de corticoïdes de synthèse (50 à 100 mg de prednisone ou 8 à 15 mg de dexaméthasone).

Inhibition de l'effet des hormones thyroïdiennes sur le système adrénergique

L'inhibition de l'effet des hormones thyroïdiennes sur le système adrénergique est assurée par les bêtabloquants qui réduisent la tachycardie et l'hyperexcitabilité auriculaire et ventriculaire. Leur prescription est classiquement réservée aux patients ne présentant pas de signes cliniques d'insuffisance cardiaque congestive. Cependant, la possibilité de survenue de troubles de la compliance ventriculaire gauche (diastole réduite par la tachycardie) à l'origine de l'apparition d'une dysfonction diastolique suggère que leur administration est possible dès lors que l'échocardiographie s'est affranchie de la présence d'une dysfonction systolique. L'« insuffisance cardiaque à débit élevé », qui n'est en fait rien d'autre qu'une dysfonction diastolique, se corrige rapidement avec le ralentissement de la cadence ventriculaire après l'administration de bêtabloquants. On utilise le propranolol, administré par voie veineuse ou orale sous contrôle électrocardiographique. Compte tenu de sa rapidité d'action et de sa brève demi-vie, l'utilisation de l'esmolol (Brevibloc®) est recommandée pour la réduction d'un trouble du rythme supraventriculaire mal toléré.

Mesures générales

Elles comprennent le traitement de la fièvre (couverture réfrigérante préférée aux antipyrétiques), la sédation (barbituriques ou benzodiazépines) et la réhydratation par voie veineuse. La prescription d'anticoagulants est systématique à dose préventive, et à dose efficace en cas de cardiopathie.

Thérapeutiques d'exception : échanges plasmatiques et thyroïdectomie

Ils sont indiqués en cas d'échec, exceptionnel, des traitements précédemment décrits. D'efficacité clinique immédiate, les échanges plasmatiques (albumine à 4 %) permettent la soustraction des protéines de transport auxquelles sont fixées les hormones thyroïdiennes. Il s'agit essentiellement d'une méthode de sauvetage avant la thyroïdectomie qui peut être nécessaire si la CAT résiste au traitement (hyperthyroïdie induite par l'iode, par exemple) et menace la vie du patient. C'est aussi le seul traitement efficace en cas de surdosage massif en hormones thyroïdiennes.

Cas particulier : le traitement des hyperthyroïdies graves au cours des traitements par produits iodés

(voir Tableau S07-P06-C01-I).

Arrêt de l'amiodarone

L'arrêt de l'amiodarone était auparavant recommandé de manière quasi systématique. En fait, il ne semble pas que cela impacte l'évolution de l'hyperthyroïdie, en particulier en cas d'hyperthyroïdies par surcharge iodée (type 2). L'arrêt de l'amiodarone peut d'autre part démasquer des troubles du rythme sous-jacents à même d'aggraver le tableau cardiologique.

Le traitement dépend ensuite du mécanisme de l'hyperthyroïdie (par ou avec surcharge iodée, type 1 ou 2)

Les ATS sont, en règle générale, efficaces à forte dose en cas d'hyperthyroïdie *avec* surcharge iodée (type 1) au cours de laquelle une hyperthyroïdie préexistante a été aggravée, démasquée par la surcharge iodée (fixation normale ou élevée du traceur en scintigraphie confirmant l'excès de synthèse des hormones thyroïdiennes). En revanche, ils sont inefficaces en cas d'hyperthyroïdie *par* surcharge iodée (type 2) liée à une lésion thyroïdienne destructrice induite par la surcharge iodée (processus de thyroïdite) sur une thyroïde antérieurement saine et réalisant une scintigraphie blanche par absence de fixation (et donc absence de synthèse des hormones thyroïdiennes). Le traitement médicamenteux repose dans ce cas sur la corticothérapie. Il paraît donc important de bien faire la distinction entre ces deux types d'hyperthyroïdie au cours des traitements iodés, même si le plus souvent ATS et corticoïdes sont utilisés d'emblée parce qu'un mécanisme mixte, associant les types 1 et 2, est parfois en cause et surtout, parce que le plus souvent, les examens complémentaires permettant de faire la différence ne sont pas disponibles en urgence.

Traitement par bêtabloquants

Voir « Inhibition de l'effet des hormones thyroïdiennes sur le système adrénergique ».

Utilisation de perchlorate de potassium

L'utilisation de perchlorate de potassium, qui réduit la captation de l'iode et favorise la libération de l'iode organique, a aussi été proposée. La toxicité hématologique (agranulocytose, thrombopénie) en limite l'usage.

Échanges plasmatiques

Les échanges plasmatiques, précédant ou non une thyroïdectomie, sont des traitements d'exception auxquels il est parfois nécessaire de recourir en cas d'hyperthyroïdie rebelle au traitement et mettant en jeu le pronostic vital, surtout si le patient présente une cardiopathie sous-jacente, en particulier ischémique. Le meilleur élément pronostique en cas d'hyperthyroïdie par surcharge iodée semble être la fonction ventriculaire gauche à l'échocardiographie. Sa détérioration malgré le traitement doit faire envisager ce type de thérapeutiques plus agressives.

Thyroïdectomie

Chez de très rares patients, le traitement médical peut s'avérer inefficace, ce qui oblige à envisager rapidement une thyroïdectomie subtotale. Les progrès de la chirurgie thyroïdienne mini-invasive réalisée éventuellement sous anesthésie locale permettent d'envisager cette thérapeutique radicale et de poursuivre le traitement par l'amiodarone.

Stratégie thérapeutique

La stratégie thérapeutique recommandée en cas de CAT ou d'hyperthyroïdie grave avec surcharge iodée est résumée sur la figure S07-P06-C01-1.

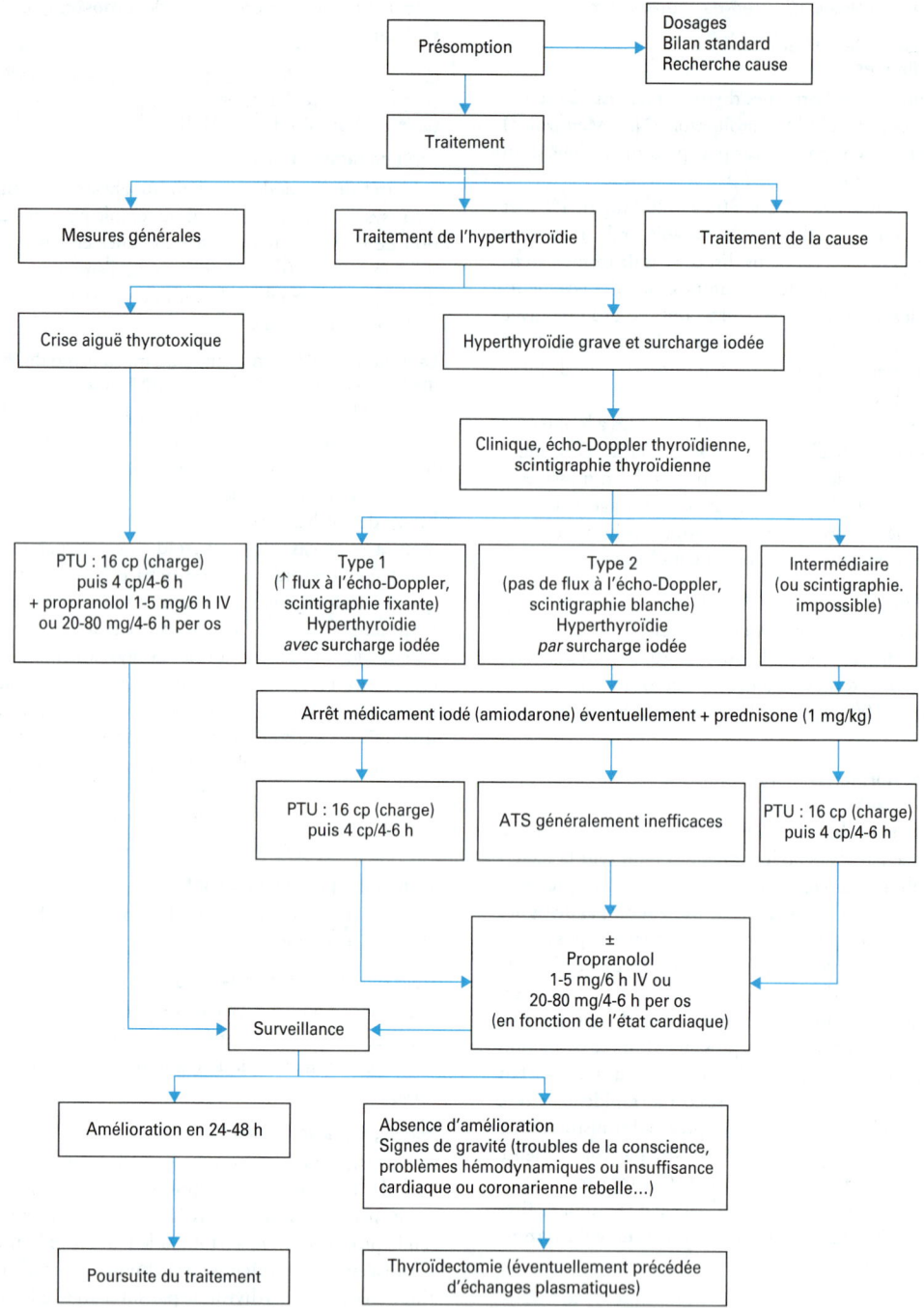

Figure S07-P06-C01-1 Conduite à tenir résumée en cas de crise aiguë thyrotoxique à l'admission et après retour en euthyroïdie. ATS : antithyroïdiens de synthèse ; PTU : propylthiouracil.

Formes graves du phéochromocytome

Présentation clinique

Le phéochromocytome, tumeur médullosurrénalienne sécrétrice de catécholamines aux effets prédominant sur les récepteurs α_1 post-synaptiques à l'origine de vasoconstriction peut être silencieux, se manifester par les signes cliniques classiques (céphalées, sueurs, palpitations, hypertension) le plus souvent à caractère paroxystique, ou plus exceptionnellement par un « orage adrénergique » (*phaeochromocytoma crisis* des Anglo-Saxons) [16]. Cet orage adrénergique à l'origine de phénomènes vasoconstricteurs diffus se traduit initialement par une hypertension artérielle sévère qui peut se compliquer, en association à une ischémie myocardique, d'une dysfonction ventriculaire gauche, d'un œdème pulmonaire cardiogénique et de troubles du rythme ventriculaire. Cette vasoconstriction diffuse peut être à l'origine d'une insuffisance rénale aiguë d'origine vasculaire. La pérennisation de cette situation clinique, à l'origine d'une souffrance viscérale ischémique, aggravée par les effets thermogéniques propres des catécholamines, peut conduire à un syndrome de défaillance multiviscérale comportant une insuffisance circulatoire aiguë avec hyperlactatémie, une insuffisance rénale aiguë et des troubles neurologiques en rapport parfois avec la survenue d'une encéphalopathie postérieure réversible (PRES). À côté de la responsabilité de l'ischémie myocardique dans la survenue de la dysfonction myocardique a été rapportée la survenue possible d'une cardiopathie de stress (type Tako-Tsubo) secondaire à la toxicité myocardique directe des catécholamines. Cette cardiopathie de stress peut se compliquer de choc cardiogénique nécessitant le recours transitoire aux techniques d'assistance circulatoire, en particulier à l'ECMO (*extracorporeal membrane oxygenation*) veino-artérielle. Ces complications aiguës gravissimes peuvent conduire au décès, en particulier quand le phéochromocytome est méconnu et que l'orage catécholaminergique survient à l'occasion d'une intervention chirurgicale ou d'un acte invasif [8, 16].

Le diagnostic clinique est confirmé par le dosage des catécholamines et dérivés méthoxylés révélant des valeurs élevées, aussi bien dans les urines que dans le plasma.

Traitement

Le seul traitement efficace de toutes ces complications aiguës est l'exérèse du phéochromocytome, après traitement symptomatique et stabilisation de l'état hémodynamique. L'hypertension sévère relève du traitement antihypertenseur par alphabloquant ou plus généralement par des médicaments vasodilatateurs. Au stade de défaillances multiples, il s'agit d'une prise en charge spécialisée en milieu de réanimation (traitement du choc le plus souvent cardiogénique, prise en charge de l'insuffisance rénale aiguë en hémodialyse, etc.). Lorsque le phéochromocytome est connu, la prévention de ce type de décompensation repose dans la période précédant la chirurgie par un traitement vasodilatateur par alphabloquant souvent associé à un bêtabloquant à même de prévenir les risques de survenue d'une cardiopathie de stress. Un médicament associant des propriétés alpha- et bêtabloquantes est souvent recommandé dans ces situations.

Insuffisance surrénale aiguë

En l'absence d'un traitement réalisé en urgence, l'insuffisance surrénale aiguë (ISA) met en jeu le pronostic vital. Plusieurs situations peuvent être à l'origine d'une ISA. Toute suspicion d'ISA doit faire décider d'un traitement substitutif dont l'efficacité confirmera le diagnostic (Figure S07-P06-C01-2).

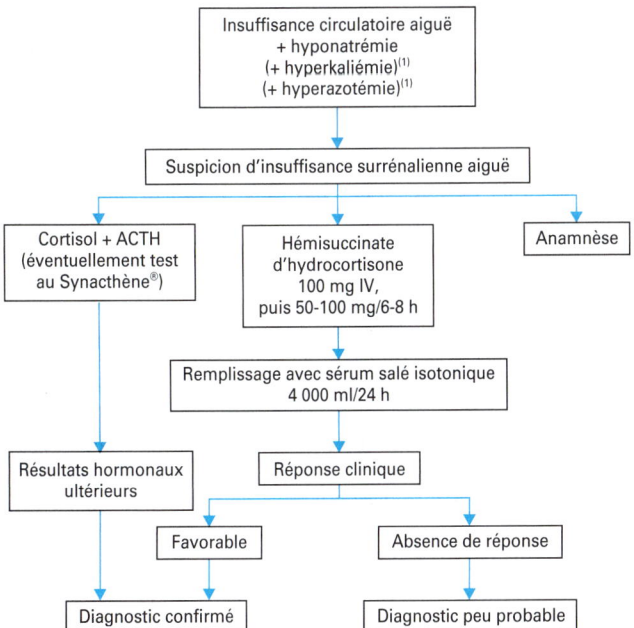

Figure S07-P06-C01-2 Conduite à tenir en cas d'insuffisance surrénale aiguë. (1) Absents en cas d'insuffisance corticotrope, c'est-à-dire d'insuffisance surrénalienne d'origine hypophysaire, dépourvue d'atteinte minéralocorticoïde. ACTH : hormone adrénocorticotrope.

Diagnostic clinique et paraclinique [3, 4, 6, 13]

Tableau clinique

Le tableau clinique de l'ISA s'installe de manière progressive. La fièvre est constante, parfois élevée, surprenante en l'absence d'infection. Le patient se plaint d'anorexie, de nausées et de vomissements, parfois d'une diarrhée. Les douleurs abdominales sont diffuses, pseudo-chirurgicales. L'asthénie est souvent majeure ou, au contraire, le patient peut être agité et confus. À l'examen clinique, la pression artérielle est abaissée. La déshydratation est sévère : pli cutané, yeux creux, langue sèche. En l'absence d'expansion volémique se constitue une insuffisance circulatoire aiguë, en rapport avec l'hypovolémie mais également avec une vasoplégie, résistante aux amines vasoconstrictrices. En l'absence de traitement, l'évolution est toujours mortelle.

Tableau biologique

L'hyponatrémie est quasi constante (> 90 %), généralement modérée, exceptionnellement inférieure à 120 mmol/l. L'hyperkaliémie est le plus souvent modérée (entre 4,5 et 6 mmol/l), rarement supérieure à 7 mmol/l. L'acidose métabolique est fréquente, la concentration des bicarbonates est modérément abaissée (15 à 20 mmol/l). La kaliurèse est basse et la natriurèse élevée. L'urée sanguine est augmentée, témoignant d'une insuffisance rénale fonctionnelle. Une tendance à l'hypoglycémie est parfois trouvée, inhabituelle chez un sujet en état critique, en l'absence d'hépatopathie. Une anémie normochrome, normocytaire, une hyperéosinophilie, une hyperlymphocytose et une hypercalcémie peuvent aussi être observées.

Stratégie diagnostique [13]

Le diagnostic est clinique et facile lorsque les antécédents d'insuffisance surrénalienne chronique sont connus. À l'inverse, certains patients porteurs d'une insuffisance surrénale partielle ont une concentration basale de glucocorticoïdes suffisante pour éviter la constitution d'un tableau clinique d'insuffisance surrénale chronique, mais sont incapables, faute de réserve adéquate, de répondre à des besoins accrus par un stress. Dans ces cas, l'insuffisance surrénale est découverte au moment de sa décompensation. En fait, toute insuffisance circulatoire aiguë inexpliquée associée à une hyponatrémie et à une hyperkaliémie doit faire envisager ce diagnostic.

Un prélèvement pour dosage du cortisol plasmatique et de l'ACTH doit être effectué, autant que possible, avant tout traitement substitutif. Ce prélèvement à l'état basal peut être complété par un test au Synacthène® (0,25 mg de Synacthène® immédiat en intraveineuse ou en intramusculaire et prélèvement 1 heure plus tard d'un échantillon sanguin destiné au dosage du cortisol plasmatique). Ce test peut être réalisé à n'importe quel moment du nycthémère, la réponse du cortisol au Synacthène® étant similaire quelle que soit l'heure de la journée. Le meilleur argument diagnostique reste l'évolution rapidement favorable sous traitement.

Formes cliniques

Insuffisance surrénale aiguë sur insuffisance surrénale chronique d'origine surrénalienne (maladie d'Addison)

L'examen clinique note parfois une pigmentation cutanée, des taches pigmentées muqueuses ou des ongles striés, prouvant la maladie d'Addison sous-jacente. Les principaux facteurs déclenchants sont les suivants : arrêt du traitement substitutif (à l'occasion de vomissements, par exemple et sans relais par voie parentérale, ou par ignorance du diagnostic chez un patient inconscient et ne portant pas sur lui sa carte d'addisonien) ; augmentation des besoins, source de carence relative (par exemple : traumatisme, hémorragie, infection, intervention chirurgicale, accouchement, prise de médicament inducteur enzymatique, etc.) ; régime sans sel, déshydratation (chaleur, traitement diurétique). Enfin, certains médicaments inducteurs enzymatiques comme la rifampicine peuvent induire une ISA chez un patient insuffisant surrénal chronique correctement substitué.

Autres causes

Les principales autres causes de l'insuffisance surrénalienne chronique, susceptibles de se décompenser à l'occasion d'un événement intercurrent, sous forme d'une ISA sont détaillées dans un autre chapitre de cet ouvrage (voir Section S21 [Endocrinologie]).

Hémorragie bilatérale des surrénales

Deux situations peuvent conduire à ce tableau marqué par une ISA de début brutal : la nécrose hémorragique des surrénales au cours des méningites fulminantes à méningocoque (syndrome de Waterhouse-Friderichsen) et l'hémorragie bilatérale massive et spontanée des surrénales de l'adulte. La tomodensitométrie et l'échographie permettent de reconnaître maintenant plus précocement cette complication qui était autrefois presque toujours un diagnostic d'autopsie. Les facteurs de risque d'hémorragie bilatérale des surrénales sont les maladies thrombo-emboliques, les troubles de la coagulation (y compris le syndrome des antiphospholides primaire), les périodes post-opératoires ou de post-partum et les infections sévères. Le diagnostic ne peut être fait que parce qu'on le suspecte chez un patient à risque ou parce que les signes abdominaux amènent à réaliser un scanner qui met en évidence l'hémorragie bilatérale des surrénales. Aux signes biologiques habituels de l'ISA, s'ajoute souvent une chute de l'hémoglobine et de l'hématocrite. Le diagnostic repose sur la tomodensitométrie ou l'échographie surrénalienne, montrant un élargissement des surrénales apparaissant hyperdenses au scanner. L'ISA est confirmée rétrospectivement par la mesure de la cortisolémie. Surtout, la réponse au traitement mis en route immédiatement confirme le diagnostic. Si l'urgence hémodynamique interdit la réalisation d'un test au Synacthène® immédiat, un simple dosage du cortisol plasmatique et de l'ACTH avant la mise en route du traitement est suffisant. En effet, en cas d'insuffisance circulatoire aiguë, quelle qu'en soit l'origine, le cortisol plasmatique est très élevé, toujours supérieur à 20 µg/dl (540 nmol/l). Une concentration normale ou abaissée (< 15 µg/dl, 405 nmol/l) permet de confirmer rétrospectivement le diagnostic d'ISA.

Décompensation aiguë d'une insuffisance corticotrope

Étiologie des insuffisances corticotropes

Déficit corticotrope de l'insuffisance antéhypophysaire

Le tableau clinique d'insuffisance corticotrope est alors généralement noyé dans celui du panhypopituitarisme, en rapport avec une tumeur hypophysaire ou hypothalamique, une lésion inflammatoire ou infiltrative de la région, une atteinte post-traumatique, une hypophysite, en particulier dans le péripartum.

Apoplexie hypophysaire [7]

L'apoplexie hypophysaire est un syndrome clinique rare en rapport avec une hémorragie soudaine ou un infarcissement hypophysaire, généralement au sein d'un adénome hypophysaire, le plus souvent non fonctionnel. Dans la moitié des cas, l'apoplexie hypophysaire révèle l'adénome hypophysaire qui, malgré son caractère souvent volumineux, était jusque-là asymptomatique. Des facteurs favorisants sont parfois retrouvés (médicaments, en particulier anticoagulants, examens invasifs, chirurgie cardiaque, tests de stimulation hormonale, etc.).

Cliniquement, l'apoplexie hypophysaire est marquée par une céphalée brutale, très violente, souvent rétro-orbitaire, parfois associée à des nausées, des vomissements et de la fièvre ou à des troubles de conscience. À ces céphalées sont associés, dans plus de la moitié des cas, des troubles visuels à type de baisse de l'acuité visuelle et d'altérations campimétriques, liés à la compression des voies visuelles par l'adénome hémorragique et/ou nécrotique. Une paralysie oculomotrice est aussi fréquente (> 50 % des patients), due à une altération fonctionnelle des nerfs crâniens III, IV et V, en rapport avec une expansion intracaverneuse de la masse tumorale ou à un hématome ou, le plus souvent, à la simple augmentation de la pression intracrânienne dans la région hypophysaire. Des déficits endocriniens multiples peuvent survenir de manière aiguë, liés soit à la destruction de l'antéhypophyse, soit à l'effet de masse tumoral, comprimant la tige pituitaire ou l'hypophyse et perturbant ainsi la libération des hormones hypothalamiques et/ou hypophysaires. C'est le déficit corticotrope qui est le plus fréquent (60 à 80 % des patients) et potentiellement le plus grave.

Le diagnostic d'apoplexie hypophysaire repose sur la tomodensitométrie et l'IRM. En révélant une tumeur hypophysaire, l'imagerie permet une confirmation diagnostique évidente. La tomodensitométrie est l'examen initial de choix lorsque le tableau clinique suggère une hémorragie méningée. Il permet d'éliminer ce diagnostic en montrant l'absence de sang dans les espaces sous-arachnoïdiens et de révéler une masse intrasellaire comportant une composante hémorragique. Il peut aussi montrer une image hypodense de nécrose intratumorale. L'IRM permet d'identifier les zones hémorragiques et/ou nécrotiques et montre les relations entre la tumeur et les structures avoisinantes comme le chiasma optique, les sinus caverneux et l'hypothalamus.

Le déficit corticotrope peut être mortel s'il n'est pas traité. Le traitement par les glucocorticoïdes doit donc toujours être initié de manière immédiate. La prise en charge neurochirurgicale optimale, du fait de l'évolution très variable de ce syndrome et de l'expérience très limitée de chacun dans ce domaine, reste controversée. La réévaluation de la fonction hypophysaire dans les mois suivant l'épisode d'apoplexie aiguë est obligatoire.

Insuffisance corticotrope secondaire à une corticothérapie prolongée

Toute corticothérapie prolongée au-delà d'une semaine et à dose élevée (> 10 mg/j de prednisone) est responsable d'un freinage hypothalamo-hypophysaire qui persiste d'autant plus longtemps que le traitement a été prolongé et que les doses de corticoïdes étaient élevées. Tant que la corticothérapie est poursuivie, les effets périphériques des corticoïdes sont maintenus ; il n'y a donc pas d'insuffisance surrénale. En revanche, à l'arrêt de la corticothérapie, l'inertie de réponse de l'axe hypothalamo-hypophyso-surrénalien peut être à l'origine d'une insuffisance surrénale « secondaire » ou « insuffisance corticotrope ». Il y a donc un risque, au moins théorique, d'ISA, car les besoins accrus lors d'un stress ne pourront pas être assurés du fait du freinage permanent de l'axe corticotrope. Le risque réel d'ISA chez un tel patient est en fait difficile à apprécier. Le tableau clinique est celui d'un choc vasoplégique lié au déficit cortisolique. L'absence de déficit minéralocorticoïde explique celle de la déshydratation et de l'hypovolémie.

Au plan biologique, il existe une hyponatrémie, en rapport avec une sécrétion inappropriée d'hormone antidiurétique (ADH) secondaire à la carence en cortisol. La kaliémie et l'urée sanguine sont normales.

La preuve du diagnostic sera apportée ultérieurement, outre l'analyse des antécédents, par la réponse au traitement et le dosage du cortisol plasmatique basal qui sera trouvé abaissé et si possible, de l'ACTH, dont la concentration, contrairement à l'insuffisance surrénale périphérique, sera normale ou basse. Des explorations dynamiques telles que l'hypoglycémie insulinique ou le test au Synacthène® sont parfois nécessaires au diagnostic.

Traitement de l'insuffisance surrénale aiguë [13]

Réhydratation

C'est la mesure essentielle : elle doit être menée en urgence chez ce malade dont le pronostic vital est engagé. La correction de l'hypovolémie est assurée par l'administration de sérum salé isotonique. La vitesse de perfusion et la quantité administrée seront guidées par la clinique en sachant que le déficit hydrosodé est en moyenne d'au moins 10 %

du poids du corps. Dans ces conditions, 4 000 à 5 000 ml de sérum salé isotonique seront au minimum administrés dans les premières 24 heures. L'administration rapide de 1 à 2 litres de sérum salé isotonique dans la première heure de la prise en charge permettra en général la correction de l'insuffisance circulatoire aiguë. En raison des risques potentiels d'hypoglycémie, l'administration simultanée sur les 24 heures d'au moins 1 litre de sérum glucosé isotonique à 5 % est recommandée. Il n'y a pas initialement d'indication à l'administration de chlorure de potassium, puisque le malade est le plus souvent modérément hyperkaliémique.

Corticothérapie

Glucocorticoïdes

L'hémisuccinate d'hydrocortisone ou le succinate sodique d'hydrocortisone injectables sont administrés par voie intraveineuse à la dose initiale de 100 mg. Puis 50 à 100 mg sont administrés toutes les 6 à 8 heures, toujours par voie intraveineuse. Le deuxième jour, les doses sont réduites de moitié : 25 à 50 mg toutes les 6 à 8 heures. Les doses sont ensuite progressivement réduites pour aboutir, en 3 à 5 jours, aux doses substitutives habituelles administrées par voie orale (20-30 mg d'hydrocortisone).

Minéralocorticoïdes

Le traitement minéralocorticoïde n'est d'aucune utilité à ce stade de l'ISA. L'hydrocortisone, compte tenu des doses administrées à la phase aiguë, possède un effet minéralocorticoïde non négligeable. Lorsque les doses substitutives habituelles de 30 mg d'hydrocortisone sont atteintes, un traitement par 50 à 100 µg/j de 9α-fluorohydrocortisone est entrepris. Dans le cas de l'insuffisance corticotrope aiguë, la prescription de minéralocorticoïdes est également inutile, de même que la réhydratation. Le traitement repose sur la seule administration d'hémisuccinate ou de succinate d'hydrocortisone, dont l'effet est immédiat, rétablissant de façon spectaculaire et en quelques heures une stabilité hémodynamique. La correction de la natrémie se fait généralement en quelques heures et de façon indépendante de l'apport d'eau et de sel.

Traitement préventif de l'insuffisance surrénale aiguë

Des mesures simples permettent d'éviter la plupart des insuffisances surrénales aiguës.

Éducation du patient

L'éducation du patient est indispensable. La nécessité d'augmenter les doses du traitement substitutif (en passant de 20 mg/j, la dose habituelle, à 60 mg/j répartis de la manière suivante : 20 mg le matin, 20 mg le midi et 20 mg le soir) en cas de stress infectieux, traumatique ou même psychologique ainsi que l'importance d'un régime normalement salé et la prévention de la déshydratation en cas de forte chaleur doivent lui être expliquées. Une carte d'insuffisant surrénalien chronique lui est remise, portant mention des traitements prescrits. Au cas où il ne pourrait prendre le traitement per os du fait de vomissements, le patient doit être en capacité de réaliser une injection sous-cutanée d'hydrocortisone.

Éducation du médecin traitant

L'éducation du médecin traitant est indispensable. Il doit vérifier les augmentations de doses réalisées par le patient en cas d'événement intercurrent. Il doit également, en cas de vomissements, empêchant la prise du traitement oral habituel, pouvoir assurer un traitement parentéral pendant quelques jours (par exemple, 50 mg d'hémisuccinate d'hydrocortisone injectés par voie intramusculaire ou sous-cutanée). Si la situation se prolonge au-delà de 48 heures, l'hospitalisation s'impose.

Médecin urgentiste et anesthésiste

Le médecin urgentiste recevant un insuffisant surrénalien souffrant d'un sepsis, d'un traumatisme, d'une nécrose myocardique, ou encore une femme enceinte en début de travail, et l'anesthésiste préparant l'intervention chirurgicale d'un patient addisonien doivent également

Tableau S07-P06-C01-II Adaptation de doses de la substitution surrénalienne en cas de pathologie intercurrente aiguë.

Type de stress médical ou chirurgical	Dose d'hydrocortisone
Minime Cure de hernie inguinale Coloscopie Maladie avec fièvre modérée Nausées/vomissements modérés Gastro-entérite	Pas de changement de la dose (25-30 mg d'hydrocortisone), mais donnée IV le jour de la procédure
Modéré Cholécystectomie Hémicolectomie Maladie avec fièvre élevée Pneumopathie Gastro-entérite sévère	50-75 mg d'hydrocortisone IV le jour de la procédure ou le temps de la maladie, puis retour à la dose habituelle en 1 à 2 jours
Sévère Chirurgie cardiothoracique majeure Chirurgie abdominale majeure Hépatectomie Pancréatite Traumatisme	50 mg d'hydrocortisone IV toutes les 6 heures le jour de la procédure ou le temps de la maladie, puis retour à la dose habituelle en diminuant de moitié la dose chaque jour
États critiques en général Hypotension liée au sepsis Insuffisance circulatoire aiguë	50-100 mg d'hydrocortisone IV toutes les 6-8 heures jusqu'à disparition de l'insuffisance circulatoire aiguë (peut durer plusieurs jours, voire plus d'une semaine), puis retour progressif à la dose habituelle en fonction des signes vitaux et de la natrémie

être avertis des risques d'ISA. Les doses classiquement recommandées sont de 50-100 mg d'hémisuccinate d'hydrocortisone pour la dose initiale (à l'arrivée aux urgences ou avant le départ au bloc) puis de 50 mg toutes les 6 à 8 heures, par voie veineuse ou intramusculaire. Les doses sont ensuite diminuées progressivement (de moitié chaque jour environ) jusqu'aux doses substitutives antérieures prises per os.

Des auteurs de plus en plus nombreux pensent que les doses proposées habituellement (200 à 300 mg d'hémisuccinate d'hydrocortisone le premier jour) sont surestimées, des études chez l'animal ayant montré que la couverture substitutive habituelle est suffisante en cas d'intervention chirurgicale. Des schémas adaptés aux types d'intervention sont maintenant proposés, évitant ces doses majeures (Tableau S07-P06-C01-II).

Bibliographie

1. AKAMIZU T, SATOH T, ISOZAKI O et al. Diagnostic criteria, clinical features, and incidence of thyroid storm based on nationwide surveys. Thyroid, 2012, 22 : 661-679.
2. ANGELL TE, LECHNER MG, NGUYEN CT et al. Clinical features and hospital outcomes in thyroid storm : a retrospective cohort study. J Clin Endocrinol Metab, 2015, 100 : 451-459.
3. ARLT W. The approach to the adult with newly diagnosed adrenal insufficiency. J Clin Endocrinol Metab, 2009, 94 : 1059-1067.
4. BANCOS I, HAHNER S, TOMLINSON J, ARLT W. Diagnosis and management of adrenal insufficiency. Lancet Diabetes Endocrinol, 2015, 3 : 216-226.
5. BOGAZZI F, BARTALENA L, MARTINO E. Approach to the patient with amiodarone-induced thyrotoxicosis. J Clin Endocrinol Metab, 2010, 95 : 2529-2535.
6. BORNSTEIN SR. Predisposing factors for adrenal insufficiency. N Engl J Med, 2009, 360 : 2328-2339.
7. BRIET C, SALENAVE S, BONNEVILLE JF et al. Pituitary apoplexy. Endocr Rev, 2015, 36 : 622-645.

8. BROUWERS FM, EISENHOFER G, LENDERS JW, PACAK K. Emergencies caused by pheochromocytoma, neuroblastoma, or ganglioneuroma. Endocrinol Metab Clin North Am, 2006, *35* : 699-724.
9. CHANSON P, SALENAVE S, RICHARD C. Insuffisance surrénale aiguë. *In* : P Chanson, J Young J. Traité d'endocrinologie. Paris, Flammarion Médecine-Science, 2007 : 454-460.
10. CHANSON P, RICHARD C. Prise en charge en réanimation du coma myxœdémateux et des formes graves de thyrotoxicose. Réanimation, 2012, *21* : 753-764.
11. CHARMANDARI E, NICOLAIDES NC, CHROUSOS GP. Adrenal insufficiency. Lancet, 2014, *383* : 2152-2167.
12. DUTTA P, BHANSALI A, MASOODI SR et al. Predictors of outcome in myxoedema coma : a study from a tertiary care centre. Crit Care, 2008, *12* : R1.
13. HUSEBYE ES, ALLOLIO B, ARLT W et al. Consensus statement on the diagnosis, treatment and follow-up of patients with primary adrenal insufficiency. J Intern Med, 2014, *275* : 104-115.
14. KLUBO-GWIEZDZINSKA J, WARTOFSKY L. Thyroid emergencies. Med Clin North Am, 2012, *96* : 385-403.
15. KUNG AW. Clinical review : thyrotoxic periodic paralysis : a diagnostic challenge. J Clin Endocrinol Metab, 2006, *91* : 2490-2495.
16. WHITELAW BC, PRAGUE JK, MUSTAFA OG et al. Phaeochromocytoma [corrected] crisis. Clin Endocrinol (Oxf), 2014, *80* : 13-22.

Toute référence à cet article doit porter la mention : Chanson P, Richard C. Urgences endocriniennes. *In* : L Guillevin, L Mouthon, H Lévesque. Traité de médecine, 5ᵉ éd. Paris, TdM Éditions, 2018-S07-P06-C01 : 1-9.

Chapitre S07-P06-C02

Complications graves de la grossesse et du post-partum

Younes Benzidi, Marie Jonard et Mercè Jourdain

L'admission en réanimation d'une patiente souffrant d'une complication de la grossesse ou de l'accouchement est une situation rare qui nécessite une coordination multidisciplinaire et un plateau technique adéquat. Les modifications physiologiques de la femme enceinte perturbent la sémiologie à l'origine de pièges diagnostiques. La rapidité avec laquelle peuvent évoluer certaines affections spécifiques de la grossesse justifie une vigilance étroite. Ces situations dramatiques sont à l'origine d'une souffrance psychologique de la patiente, de son entourage et du personnel soignant qu'il faut prendre en considération. Dans ce chapitre seront abordées l'épidémiologie et les pathologies obstétricales à l'origine d'un transfert en réanimation puis seront détaillées les défaillances d'organes rencontrées au cours de ces pathologies spécifiques et non spécifiques.

Épidémiologie

L'admission d'une patiente dans un contexte de péripartum en réanimation concerne moins de 1 % des motifs d'entrée en réanimation dans les pays développés. Cette incidence peut atteindre 10 % dans les pays en voie de développement. Selon une étude menée en France entre 2006 et 2009, l'incidence des complications graves du péripartum est passée de 3,9 à 3,4 pour 1 000 accouchements (p < 0,001) [2]. Les défaillances viscérales que peuvent présenter ces patientes sont dominées par les atteintes circulatoires, respiratoires, neurologiques et les troubles graves de l'hémostase. Quel que soit le niveau de développement du pays, les complications obstétricales à l'origine du transfert des patientes en réanimation sont l'hémorragie du post-partum (HPP) (22 à 55 %), les syndromes toxémiques (29 à 35 %), les détresses respiratoires aiguës (10 à 35 %), les atteintes hépatiques sévères (10 %) et le sepsis (3 à 5 %). Les modifications démographiques dans nos pays développés comme l'augmentation de l'âge maternel, de l'obésité et du taux de césariennes sont à l'origine d'une progression de la morbidité maternelle.

Complications spécifiques de la grossesse et du post-partum

Hémorragie du post-partum

Elle est la première cause d'admission en réanimation parmi les complications graves du péripartum et reste la première cause de mortalité maternelle quel que soit le niveau de développement du pays. Elle s'accompagne de complications importantes telles que le choc hémorragique, l'insuffisance rénale, les troubles sévères de la coagulation ou la nécrose hypophysaire. Sa rapidité d'évolution demande un diagnostic précoce et une prise en charge multidisciplinaire réactive et anticipée par des procédures organisationnelles : bloc obstétrical, plateau technique de radiologie interventionnelle, réanimation adulte et néonatale. Des recommandations de pratique clinique ont été rédigées en 2004 par le Collège national des gynécologues et obstétriciens français [5] et revues en 2014.

Syndrome toxémique

La pré-éclampsie et le syndrome HELLP (*hemolysis, elevated liver enzyme and low platelets count*) sont les complications obstétricales les plus fréquentes en réanimation après les syndromes hémorragiques. L'incidence de la pré-éclampsie est de 2 à 7 % et le syndrome HELLP complique 4 à 12 % des pré-éclampsies. Ce sont essentiellement les manifestations neurologiques (éclampsie), respiratoires (œdème aigu du poumon), rénales, les troubles sévères de l'hémostase et l'hypertension artérielle non maîtrisée qui engagent le pronostic vital et nécessitent une prise en charge en réanimation. Leurs complications seront détaillées dans le paragraphe « Défaillances d'organes ». Dans la majorité des cas, ces situations amènent à une extraction fœtale en urgence et imposent secondairement une prise en charge en réanimation.

Micro-angiopathies thrombotiques

Les micro-angiopathies thrombotiques (MAT), telles que le purpura thrombotique thrombocytopénique (PTT) et le syndrome hémolytique et urémique atypique (a-SHU), sont des pathologies vasculaires et micro-angiopathiques de la grossesse, tout comme le syndrome HELLP. Le PTT et le a-SHU sont plus rares que le syndrome HELLP en compliquant 1/25 000 grossesses. Ces trois entités pathologiques surviennent le plus souvent durant le troisième trimestre de la grossesse ou dans le post-partum et partagent l'association HTA, hémolyse mécanique et atteinte rénale. Celle-ci complique 75 % des PTT ou des a-SHU et 3 à 15 % des syndromes HELLP. La grossesse est l'élément déclencheur de ces MAT, impliquant la voie alterne du complément pour le a-SHU et la voie de la régulation de l'ADAMTS 13 dans le PTT. La distinction entre ces trois pathologies est parfois difficile (Tableau S07-P06-C02-I). Pour le PTT et le a-SHU, la cytolyse hépatique est rare et le processus hémolytique ne se corrige pas spontanément après l'accouchement à la différence du syndrome HELLP où l'hémolyse se corrige habituellement dans les 3 à 4 jours du post-partum. L'arrêt de la grossesse et le contrôle tensionnel strict sont les éléments clefs du traitement de ces MAT, associés aux échanges plasmatiques et aux immunomodulateurs pour le PTT et le a-SHU. L'éculizumab améliore le pronostic rénal dans le a-SHU. Leur gravité est surtout liée à l'atteinte rénale avec un risque d'évolution vers l'insuffisance rénale chronique dans 76 % des cas pour le PTT et le a-SHU [4].

Stéatose hépatique aiguë gravidique

C'est une urgence gravidique, qui se complique d'hépatite fulminante en l'absence de prise en charge précoce. L'incidence de la stéatose hépatique aiguë gravidique varie de 1/7 000 à 1/20 000 grossesses [7]. Cette pathologie est liée à une diminution de l'activité de la chaîne longue de la 3-hydroxyacyl-co-enzyme A déshydrogénase (*long chain 3-hydroxyacyl-coenzyme A*), entraînant un déficit de la β-oxydation des acides gras à l'origine d'une accumulation d'acides gras à longue chaîne se déposant dans les tissus hépatiques de la mère. Le tableau clinique est marqué par

Tableau S07-P06-C02-I Diagnostic différentiel entre syndrome HELLP, purpura thrombotique thrombocytopénique (PTT) et syndrome hémolytique urémique atypique (a-SHU).

	Syndrome HELLP	PTT	a-SHU
Période	3ᵉ trimestre	2ᵉ et 3ᵉ trimestres	Post-partum
Anémie hémolytique	+	++	++
Thrombopénie	Modérée	Sévère	Sévère
Fréquence de l'HTA	++	+	+
Insuffisance rénale aiguë	Modérée	Modérée	Sévère
Cytolyse hépatique	++	0	0
Récupération rénale	1 semaine	Insuffisance rénale chronique	Insuffisance rénale chronique
Traitement	Accouchement Mesures symptomatiques Contrôle tensionnel	Échanges plasmatiques Plasma frais congelé Rituximab	Échanges plasmatiques Éculizimab

0 : absence ; + : parfois présent ; ++ : toujours présent ; HELLP : *hemolysis elevated liver enzyme and low platelets count* ; HTA : hypertension artérielle.

des nausées et vomissements, accompagnés de douleurs abdominales épigastriques ou de l'hypocondre droit avec ictère qui est souvent le premier signe clinique. Il existe un syndrome polyuro-polydipsique associé. Les complications engageant le pronostic vital sont l'insuffisance hépatocellulaire, l'hémorragie de la délivrance secondaire à l'insuffisance hépatocellulaire et l'atteinte rénale qui survient dans 60 % des cas. Il s'agit d'un syndrome hépatorénal qui peut s'aggraver de nécrose tubulaire aiguë en cas d'hypovolémie induite par une hémorragie du post-partum. La stéatose hépatique aiguë gravidique est associée dans 50 % des cas à une pré-éclampsie. La prise en charge consiste en une interruption de la grossesse, avec guérison le plus souvent sans séquelles quelques jours après l'accouchement si la prise en charge est précoce. L'arrêt de la grossesse est le garant de la réversibilité de ces pathologies. La réanimation doit stabiliser et contrôler les complications.

Embolie amniotique

Le diagnostic d'embolie amniotique n'étant pas consensuel, sa détection et son incidence varient. Les facteurs de risque incriminés sont nombreux parmi lesquels : un âge maternel supérieur à 35 ans, une grossesse multiple, un accouchement par césarienne, une délivrance assistée, un placenta praevia, un décollement placentaire, une éclampsie, une souffrance fœtale aiguë, un hydramnios et une rupture utérine. Ces facteurs de risque concourent au passage de liquide amniotique dans la circulation maternelle par une brèche utérine ou placentaire, élément initiateur de l'embolie amniotique. Celle-ci ne survient que si elle est associée de surcroît à un gradient de pression favorable. Deux théories non exclusives expliqueraient l'ensemble des manifestations cliniques de l'embolie amniotique. Une première théorie, mécanique, sous-tend que le liquide amniotique et ses composants cellulaires créent une obstruction au niveau de la circulation pulmonaire, initiant le collapsus circulatoire. La seconde théorie repose sur le développement d'une réaction immunitaire exacerbée suite à l'exposition au liquide amniotique. Ce liquide contient des substances vasoactives et pro-coagulantes. La sévérité des manifestations dépend de l'intensité de l'exposition à l'antigène et d'une susceptibilité immune individuelle à cette exposition. Le syndrome de réponse inflammatoire systémique (SRIS) engendré fait le lit de la défaillance multiviscérale.

L'embolie amniotique peut se rencontrer pendant toute la grossesse, mais survient dans la plupart des cas pendant le travail ou dans le post-partum immédiat. La sévérité varie de la forme paucisymptomatique à l'arrêt cardiaque et à la défaillance multiviscérale irrécupérable. Les signes cardinaux de l'embolie amniotique sont :

– une hypoxémie précoce et profonde initialement en rapport avec des anomalies du rapport ventilation/perfusion suite à l'obstruction pulmonaire. Un bronchospasme réactionnel est possible, mais peu fréquent. Secondairement, un œdème pulmonaire cardiogénique résultant de la dysfonction ventriculaire gauche ou lésionnel dans le cadre du SRIS pérennise l'hypoxémie ;

– un état de choc multifactoriel. L'obstruction pulmonaire et le vasospasme pulmonaire augmentent la post-charge ventriculaire droite avec une dysfonction ventriculaire droite pouvant retentir sur le ventricule gauche. Ce choc obstructif précoce est aggravé par une dysfonction ventriculaire gauche indépendante. Enfin, dans une phase plus tardive, alors que les autres composantes tendent à disparaître, survient un état de choc distributif ;

– une coagulation intravasculaire disséminée qui, dans le contexte du post-partum, peut mener à des complications hémorragiques obstétricales ;

– des troubles neurologiques tels qu'une confusion, une agitation, des troubles de conscience rapportés en premier lieu à l'hypoxie cérébrale. Cette encéphalopathie de présentation variable est accompagnée d'une épilepsie dans près de 50 % des cas, aggravant elle-même l'hypoxie cérébrale.

Les autres symptômes possibles et aspécifiques sont une fièvre, des céphalées, des nausées, des vomissements et des signes de souffrance fœtale aiguë. Le diagnostic d'embolie amniotique est un diagnostic d'élimination reposant sur l'analyse des facteurs de risque et du tableau clinique. Une activation du complément est classique avec une baisse marquée des fractions C3, C3a et C4. Le dosage de l'*insulin growth factor-binding protein* de type 1 (IGFBP-1), facteur de croissance fœtal synthétisé par les cellules choriales et présent en grande concentration dans le liquide amniotique semble être un bon marqueur d'embolie amniotique. Le dosage de la tryptase sérique est communément réalisé pour éliminer le diagnostic de choc anaphylactique.

La prise en charge de l'embolie amniotique est symptomatique. Elle repose sur le support monitoré des défaillances d'organes.

Infection grave

Le sepsis sévère ou le choc septique est un événement rare, estimé entre 0,002 et 0,01 % des naissances. Néanmoins, son incidence est plus importante que dans la population générale. Elle tend à augmenter chez la femme enceinte du fait des modifications de cette population : âge maternel élevé, obésité, maladies chroniques, recours plus fréquent à la césarienne et à des procédures invasives. La mortalité est plus faible que dans la population générale et les scores de gravité usuels la surestiment. L'hypervolémie physiologique de la femme enceinte et une certaine « tolérance immunitaire » pourraient expliquer une réponse systémique moindre habituellement responsable de l'état de choc septique. Dans près de 50 % des cas de sepsis sévère ou

Tableau S07-P06-C02-II Étiologie des sepsis sévères et chocs septiques chez la femme enceinte et dans le post-partum.

Site de l'infection	Microbiologie
Pyélonéphrite	*Escherichia coli*, *Klebsiella*, streptocoque du groupe B
Génital : chorio-amniotite, endométrite, thrombophlébite pelvienne septique, fasciite nécrosante, abcès pelvien	Streptocoque du groupe A, *Mycoplasma pneumoniæ*, anaérobies, *Staphylococcus aureus*
Pneumonie	Bactérienne : *Streptococcus pneumoniæ*, *Mycoplasma pneumoniæ* Virale : influenza A ou B, virus varicelle-zona
Mammaire : mastite infectieuse	*Staphylococcus aureus*, streptocoque du groupe A
Abdominal non obstétrical : appendicite, cholécystite, pancréatite nécrosante, ischémie mésentérique	Bacilles à Gram négatif, entérocoque, anaérobie
Choc toxinique streptococcique	

de choc septique, la porte d'entrée est génitale. Les autres sites fréquemment retrouvés sont une infection urinaire haute et une pneumonie. Une liste non exhaustive des causes est rapportée dans le tableau S07-P06-C02-II. La reconnaissance du choc septique peut être biaisée par les modifications physiologiques de la femme enceinte et la porte d'entrée n'est évidente que dans un cas sur deux. De façon parallèle, l'évolution d'un sepsis sévère dans la population obstétricale est classiquement fulgurante après le début de l'infection. Ces remarques soulignent l'importance d'une reconnaissance et d'une prise en charge encore plus précoces que dans la population générale. En raison des modifications physiologiques de l'appareil respiratoire et de la fréquence des pneumonies, la défaillance d'organe la plus souvent rapportée est respiratoire. Les germes les plus fréquemment isolés sont *Escherichia coli* et les streptocoques du groupe A. Les infections polymicrobiennes et à anaérobie sont classiques en raison de la localisation préférentielle des infections issues du tractus génital [8]. La prise en charge globale de l'état de choc septique ne diffère pas de celle de la population générale. En l'absence de foyer infectieux identifié, l'antibiothérapie à large spectre doit couvrir les bacilles à Gram négatif, les cocci à Gram positif ainsi que les anaérobies. Une prise en charge chirurgicale associée est fréquemment requise. Un monitoring fœtal doit être instauré dès que l'âge gestationnel est compatible avec la vie extra-utérine. L'extraction fœtale doit être considérée en prenant en compte l'âge gestationnel et le statut clinique fœtal et maternel. Le plus souvent, elle n'améliore pas le pronostic maternel et il est primordial de stabiliser la mère avant de l'envisager.

Les femmes enceintes ont une morbidité et une mortalité accrues lors de multiples infections virales telles que la grippe, l'hépatite E, la varicelle ou la rougeole. Cette susceptibilité est plus importante au deuxième et au troisième trimestre. Au cours des pandémies grippales et notamment celle de 2009 à grippe A H1N1, les femmes enceintes présentaient une réponse inflammatoire exacerbée avec des tableaux de syndrome de détresse respiratoire aiguë (SDRA) particulièrement sévères. L'immunomodulation induite par la grossesse est imparfaitement comprise. Classiquement, il est décrit une dépression de l'immunité cellulaire T afin de promouvoir une certaine tolérance fœtale par la mère ainsi qu'un décalage de la réponse immunitaire vers une réponse anti-inflammatoire et de type T_H2 aux dépens d'une réponse pro-inflammatoire et de type T_H1. Néanmoins, il semble qu'une stimulation antigénique virale spécifique augmente de façon nette par rapport aux femmes non enceintes la réponse des cellules *natural killer* et des lymphocytes T [6].

Défaillances d'organes

Défaillance neurologique

La pathologie neurologique la plus fréquemment observée au cours de la grossesse ou du post-partum précoce est l'éclampsie. L'éclampsie survient majoritairement avant l'accouchement mais peut se manifester jusqu'au 23e jour du post-partum, surtout dans les 48 premières heures. Il s'agit d'une complication majeure de la pré-éclampsie qui se définit par des crises convulsives et/ou des troubles de la conscience. Des troubles visuels sont fréquents (cécité corticale) et doivent être considérés comme des équivalents de manifestations convulsives. L'éclampsie résulte d'un œdème vasogénique lié à l'HTA non contrôlée et une autorégulation du débit sanguin cérébral réduite avec atteinte prédominante dans les régions cérébrales postérieures à cause d'une fragilité endothéliale dans ces territoires.

Son diagnostic est clinique et, en IRM, les lésions principalement retrouvées sont à type d'œdème occipital permettant d'inclure l'éclampsie dans le cadre nosologique des encéphalopathies postérieures réversibles (PRES) (Figure S07-P06-C02-1). L'éclampsie constitue la moitié des cas d'encéphalopathie postérieure réversible, mais on retrouve également des tableaux de PRES en cas d'HTA non contrôlée associée aux MAT et plus particulièrement en cas de PTT ou d'un syndrome des antiphospholipides. Le PRES est un diagnostic clinicoradiologique. Les premières manifestations neurologiques du PRES sont habituellement un ralentissement psychomoteur, des céphalées inhabituelles, une confusion, voire un état de coma. Des nausées et vomissements sont présents dans 75 % des cas. Les réflexes ostéotendineux sont vifs. Des convulsions sont observées dans deux tiers des cas. Elles surviennent parfois d'emblée, mais peuvent aussi apparaître tardivement. Les crises, initialement focales (visuelles bravais-jacksoniennes) et limitées au lobe cérébral atteint par le PRES ont tendance à se généraliser. Un état de mal convulsif est possible. Les troubles visuels sont présents dans plus de 50 % des cas. Ont ainsi été rapportés une vision floue, un scotome scintillant, une négligence visuelle, une hémi-anopsie ou une cécité corticale. L'IRM permet de faire le diagnostic en retrouvant un œdème cérébral sans infarctus, touchant typiquement de façon bilatérale et symétrique la substance blanche sous-

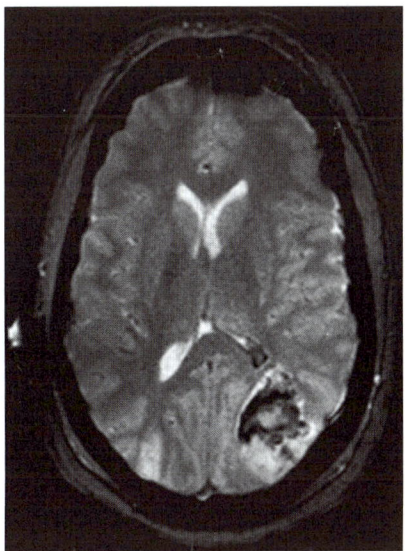

Figure S07-P06-C02-1 Encéphalopathie postérieure réversible et hématome en IRM. Hypersignaux en séquence FLAIR, pariéto-occipitaux bilatéraux, évocateurs d'encéphalopathie postérieure réversible, avec augmentation du coefficient apparent de diffusion (ADC), en faveur d'un œdème vasogénique. Volumineux hématome hyperaigu pariéto-occipital gauche avec discret œdème périlésionnel, avec effet de masse sur le ventricule latéral.

corticale dans les régions postérieures des hémisphères cérébraux, en particulier les régions pariéto-occipitales. La scissure calcarine et les structures paramédianes du lobe occipital sont habituellement épargnées, ce qui distingue le PRES d'un infarctus bilatéral dans le territoire des artères cérébrales postérieures. L'atteinte de la substance blanche est constante. À l'inverse, la substance grise n'est affectée que chez 30 % des patients. L'encéphalopathie concerne de façon préférentielle la région postérieure des lobes pariétaux, temporaux et occipitaux.

En dehors des situations de PRES ou d'éclampsie, la survenue d'accident vasculaire cérébral (AVC) ischémique et de thrombophlébite cérébrale au cours du troisième trimestre ou du post-partum est à l'origine d'admission en réanimation. Ces AVC ischémiques sont facilités par l'état d'hypercoagulabilité durant la grossesse, aggravé en cas de syndrome toxémique.

Les efforts expulsifs de l'accouchement sont, eux, responsables d'une augmentation de la pression intracrânienne, véritable facteur de risque de rupture de malformations vasculaires intracérébrales à l'origine d'AVC hémorragique. Quelle que soit l'étiologie de la défaillance neurologique, celle-ci va s'exprimer par l'apparition de troubles de la conscience rapidement progressifs, de phénomènes convulsifs précédés généralement par des troubles visuels, des céphalées ou des troubles psychiques qui doivent retenir notre attention. La survenue et la rapidité d'évolution de telles complications imposent l'accouchement en urgence pour sauvetage maternel et fœtal.

La réanimation symptomatique doit prévenir l'hypoxémie maternelle et fœtale et les complications liées à la profondeur des troubles de la vigilance pour maintenir la sécurité des voies aériennes avec recours à l'intubation et de la ventilation mécanique. La prise en charge du PRES et de l'éclampsie consiste en un contrôle tensionnel strict associé à l'administration de sulfate de magnésium en intraveineux et la réalisation d'une césarienne en urgence en cas d'éclampsie. En cas d'évolution vers un état de mal épileptique, une neurosédation sera nécessaire pour stopper les crises. Les lésions cérébrales sont en général réversibles sans séquelles. En l'absence de traitement optimal, des lésions ischémiques, voire hémorragiques irréversibles peuvent survenir [3].

Détresse respiratoire

Les détresses respiratoires au cours du péripartum sont liées soit à des complications spécifiques de la grossesse ou non spécifiques avec diverses causes : cardiovasculaires, pulmonaires et infectieuses. Compte tenu des modifications de l'appareil ventilatoire durant la grossesse, la femme enceinte est plus rapidement hypoxémique parce qu'elle n'a pas de réserves suffisantes en oxygène liées à la diminution de la capacité résiduelle fonctionnelle et à la demande fœtale. L'utérus gravide augmente la hauteur du diaphragme à l'origine d'atélectasies plus fréquentes. Au décours de pathologies non obstétricales, on retrouve les pneumonies infectieuses facilitées par les modifications du système immunitaire pendant la grossesse, les pneumonies d'inhalation facilitées par le reflux gastro-œsophagien, la survenue d'embolie pulmonaire facilitée par l'état d'hypercoagulabilité et les décompensations de pathologies chroniques sous-jacentes pulmonaire (bronchopneumopathie chronique obstructive [BPCO], asthme, insuffisance respiratoire neuromusculaire) ou cardiaque (cardiopathie sous-jacente). Dans le cadre des pathologies spécifiques de la grossesse, les détresses respiratoires peuvent survenir au décours de l'embolie amniotique ou d'un œdème aigu du poumon (OAP).

Les OAP peuvent être liés à une décompensation d'une cardiopathie du péripartum (voir plus loin), mais la plupart sont multifactoriels. Quatre facteurs concourent à la création d'un OAP : augmentation de la pression hydrostatique dans les capillaires pulmonaires, baisse de la pression oncotique, perméabilité capillaire et réduction de la clairance lymphatique. Plusieurs mécanismes physiopathologiques sont intriqués pour la survenue d'un OAP pendant la grossesse ou le post-partum. Certains facteurs déclenchants comme la pré-éclampsie, le syndrome HELLP, les états infectieux ou le remplissage vasculaire, l'usage de nicardipine, de salbutamol ou de corticoïdes pour la maturation fœtale peuvent déclencher un OAP. La grossesse entraîne une surcharge hydrosodée, d'autant plus lorsqu'elle est gémellaire avec des troubles de la fonction diastolique cardiaque. En post-partum immédiat, le retour de l'eau extravasculaire dans le secteur intravasculaire accentuera l'hypervolémie. La surcharge hydrosodée sera aggravée par les troubles de la perméabilité endothéliale au cours de la pré-éclampsie, du syndrome HELLP et par des états infectieux sévères. Le remplissage vasculaire aggrave la rétention hydrosodée et la baisse de la pression oncotique retrouvée aussi dans les pré-éclampsies sévères.

Certaines thérapeutiques comme l'utilisation d'inhibiteurs calciques dihydropyridines (à visée antihypertensive ou tocolytique) ou de salbutamol (tocolytique) peuvent également être des éléments déclencheurs d'OAP. Les inhibiteurs calciques (nicardipine) ne semblent pas avoir un rôle directement responsable d'OAP, mais aggraveraient l'hypoxémie en levant la vasoconstriction pulmonaire hypoxique ce, d'autant que la diminution des volumes résiduels est à l'origine d'atélectasies et de faible réserve en oxygène. Le salbutamol, par son action β-mimétique, accentue la tachycardie et le travail cardiaque qui peut être mal toléré et déclencher des OAP. Les situations de détresse respiratoire aiguë chez la femme enceinte imposent une reconnaissance précoce et la maîtrise des gestes de ventilation invasive comme l'intubation, qui est plus difficile que dans la population générale (œdème des muqueuses ORL et baisse de la capacité résiduelle fonctionnelle).

Défaillance rénale aiguë

Ces dernières décennies ont permis d'observer une nette diminution de l'insuffisance rénale aiguë (IRA) au cours de la grossesse. Depuis les années 1960, l'incidence a diminué d'une grossesse sur 3 000 à une grossesse sur 20 000 aujourd'hui dans les pays développés. La forme la plus sévère de l'IRA est la nécrose corticale. La population de femmes enceintes est plus susceptible de développer une nécrose corticale que le reste de la population, elle représente 50 à 70 % des nécroses corticales dans les pays en voie de développement contre 28 % dans les pays développés.

Cependant, l'incidence de l'IRA varie de manière importante en fonction des études et ce, pour deux raisons principales. La première est l'absence de définition consensuelle de l'IRA. Pour certains, l'IRA se diagnostique à partir d'une créatininémie supérieure à 8 mg/l et, pour d'autres, l'IRA se détermine à partir du recours à l'épuration extrarénale. La seconde raison est la variabilité de son incidence en fonction du niveau de développement du pays dans lequel l'étude a été réalisée. En effet, l'incidence est plus élevée dans les pays en voie de développement. En revanche, l'accès aux soins, la prise en charge précoce des toxémies gravidiques et la diminution des complications septiques dans les pays développés ont permis un net recul de l'IRA. Quel que soit le niveau de développement du pays, l'incidence des IRA se répartit de manière chronologique, plus particulièrement à la fin du troisième trimestre de grossesse et autour de l'accouchement.

Les causes de la défaillance rénale sont aussi variables en fonction du stade de la grossesse. L'IRA liée à la grossesse peut être induite par les mêmes causes que dans la population générale (causes fonctionnelles, parenchymateuses, obstructives et septiques), mais elle est plus fréquemment liée aux pathologies spécifiques de la grossesse, et avec une distribution chronologique différente en fonction du terme. En effet l'incidence de l'IRA suit deux pics : premier et troisième trimestres. Le premier trimestre est marqué par les causes infectieuses, dominées par les avortements illégaux dans les pays en voie de développement, alors que l'IRA survenant au troisième trimestre est due aux pathologies spécifiques de la grossesse que l'on peut classer en différentes catégories : la pathologie pré-éclamptique, la stéatose hépatique aiguë gravidique, les micro-angiopathies thrombotiques, les infections, l'hypovolémie et les causes obstructives. Les complications hémorragiques et les avorte-

Tableau S07-P06-C02-III Facteurs de risque de cardiomyopathie du péripartum.

Multiparité
Grossesse multiple
Âge maternel élevé
Tocolyse prolongée
Origine africaine
Antécédent familial de cardiomyopathie
HTA gravidique
Pré-éclampsie

ments illégaux compliqués de sepsis dominent les causes de l'IRA associée à la grossesse dans les pays en voie de développement.

La pré-éclampsie joue un rôle de facteur déclenchant lorsqu'il existe une néphropathie sous-jacente qui était jusque-là latente, ou fait le lit de l'IRA qui peut être aggravée par certaines situations. Ces situations peuvent être l'hypovolémie, conséquence d'une hémorragie de la délivrance, d'un état septique ou d'une hypoperfusion rénale sur bas débit, accumulation de microthrombi ou l'utilisation de traitements néphrotoxiques tels que les solutés de remplissage.

Les insuffisances rénales de cause obstructive sont plus rares, facilitées par les modifications physiologiques de la grossesse. On retrouve les obstructions urétérales bilatérales secondaires à l'utérus gravide et les calculs rénaux.

En dehors du traitement étiologique de l'IRA, la réanimation vise à assurer les désordres métaboliques liés à l'IRA avec recours à l'épuration extrarénale lorsqu'il est nécessaire. Il n'existe pas de recommandations pour débuter une épuration extrarénale et les indications restent les mêmes que pour la population non obstétricale grave en réanimation.

Défaillance cardiovasculaire

La mortalité maternelle en rapport avec une maladie cardiovasculaire est en augmentation [1]. La grossesse s'accompagne de modifications physiologiques propices à la survenue de la décompensation d'une cardiopathie préexistante mais peut également être responsable de pathologies acquises de novo. La prise en charge de cardiopathies connues comme les cardiopathies congénitales est fréquente, mais s'accompagne rarement d'événement grave. Au contraire, les pathologies survenant de novo sont moins fréquentes, mais responsables de la majorité des décès. Les principales causes de décès sont la mort subite, l'infarctus du myocarde, la dissection aortique et les cardiomyopathies acquises, en premier lieu desquelles la cardiomyopathie du péripartum. Les principaux facteurs de risque retenus pour la décompensation d'une cardiopathie préexistante sont :
– un antécédent de complication cardiaque ou une arythmie ;
– une classe NYHA supérieure à 2 ou une cyanose ;
– une obstruction cardiaque gauche ;
– une dysfonction ventriculaire gauche.

Cardiomyopathie du péripartum

La cardiomyopathie du péripartum (CMPP) est une cardiomyopathie idiopathique, associée à des signes d'insuffisance cardiaque secondaires à une dysfonction ventriculaire gauche systolique, survenant en fin de grossesse ou dans les mois suivant la délivrance, alors qu'aucune autre cause secondaire n'a été retrouvée. Les facteurs de risque sont répertoriés dans le tableau S07-P06-C02-III.

De nombreuses hypothèses, non mutuellement exclusives, ont été évoquées pour expliquer l'apparition d'une CMPP. L'une de ces hypothèses repose sur l'activation de la cathepsine D lors de la grossesse. Celle-ci clive la prolactine qui a des effets pro-angiogéniques en une forme de petit poids moléculaire, la prolactine 16 kDa, qui au contraire est pro-aptototique et réduit l'angiogenèse. Cela conduit à l'apoptose des cardiomyocytes via la voie du NF-κB et la synthèse de micro-ARN 146a.

Le tableau clinique est de sévérité variable allant de l'insuffisance cardiaque pauci-symptomatique confondu à tort avec un essoufflement physiologique de fin de grossesse au tableau d'OAP ou de choc cardiogénique. L'ECG est le plus souvent normal en dehors d'une tachycardie sinusale. Ailleurs, il pourra montrer des troubles de la repolarisation aspécifiques ou mimer une ischémie myocardique, une hypertrophie ventriculaire gauche électrique, des épisodes de trouble du rythme supraventriculaire ou de tachycardie ventriculaire non soutenue. La troponine T et la protéine C réactive (CRP) peuvent être élevées, mais sont fréquemment normales lors d'une CMPP. L'augmentation du taux plasmatique du *brain natriuretic peptide* (BNP) ou du NT-pro-BNP, qui ne s'élèvent pas de manière physiologique pendant la grossesse, fait le diagnostic de dysfonction cardiaque mais n'est pas spécifique de la CMPP. En revanche, des résultats préliminaires sur le dosage du micro-ARN 146a semblent prometteurs. L'échocardiographie est l'examen clef. Elle retrouve de façon constante et par définition une fraction d'éjection ventriculaire gauche (FEVG) inférieure à 45 %. Le ventricule gauche est de taille normale ou légèrement dilaté. Il peut exister une dysfonction ventriculaire droite ou un épanchement péricardique associé, marqueurs de sévérité.

Le traitement médicamenteux est celui de l'insuffisance cardiaque, mais il tient compte de la situation obstétricale. En cours de grossesse, les inhibiteurs de l'enzyme de conversion (IEC), les antagonistes des récepteurs à l'angiotensine II (ARA-II) et les inhibiteurs de la rénine sont contre-indiqués du fait d'un risque tératogène et d'une toxicité rénale chez le fœtus. Dans le post-partum chez la femme non allaitante, le traitement de fond repose sur l'association de bêtabloquants, IEC ou ARA-II. En raison du risque élevé de thrombose en lien avec le péripartum, l'hypokinésie ventriculaire gauche et le syndrome inflammatoire, une anticoagulation curative par héparine en phase aiguë est recommandée en cas de FEVG réduite, en pratique souvent en dessous de 35 %. La bromocriptine, comme traitement spécifique de la CMPP, suscite de vifs espoirs. Cet agoniste dopaminergique inhibe la production de prolactine et donc de prolactine 16 kDa et des processus apoptotiques et anti-angiogéniques associés. L'étude pilote est positive, mais doit être confirmée par une étude de plus grande envergure [10]. En attendant les résultats de cette étude, la bromocriptine ne peut pas être généralisée dans cette indication, d'autant qu'elle semble exposer à un risque accru d'AVC ischémique. En cas de choc cardiogénique, un inotrope tel que la dobutamine, associé éventuellement à un vasopresseur, suivant le profil hémodynamique, est utilisé. En cas de choc cardiogénique réfractaire, et avant qu'il n'entraîne des défaillances viscérales supplémentaires, la mise en place d'une assistance extracorporelle de type *extracorporeal life support* (ECLS) ou d'un autre type d'assistance circulatoire mécanique doit être discutée. Si la CMPP survient en fin de grossesse, l'extraction rapide du fœtus est souvent indiquée afin de faire bénéficier la mère d'une prise en charge thérapeutique optimale. Dans le cas contraire, si la patiente présente une insuffisance cardiaque sévère ou décompensée malgré la prise en charge thérapeutique, une extraction fœtale urgente doit être entreprise [9].

La CMPP a un potentiel de récupération important, maximal dans les six premiers mois. Le facteur de mauvais pronostic est la FEVG initiale avec une relation inverse entre la FEVG initiale et la récupération, d'où l'importance cruciale d'une reconnaissance et d'une prise en charge précoces. Le risque de récidive d'une CMPP lors d'une grossesse ultérieure dépend majoritairement de la récupération du premier épisode.

Dissection aortique

La grossesse augmente le risque de dissection aortique chez les femmes jeunes avec un odds ratio de 25. Au cours de la grossesse, cette complication redoutée survient chez des patientes porteuses d'une maladie prédisposante, touchant le tissu élastique, telle que la maladie de Marfan, le syndrome d'Ehlers-Danlos, la bicuspidie aortique, le syndrome de Loeys-Dietz (anévrysme de l'aorte ascendante, craniosynostose, anomalies du système nerveux central, division palatine et/ou labiale, cardiopathie congénitale, retard mental) ou le syndrome de Turner lors d'une procréation médicalement assistée avec don d'ovocytes.

La grossesse augmente le risque de dissection aortique par le biais de facteurs hémodynamiques et hormonaux. L'imprégnation hormonale crée une modification histologique avec l'apparition d'une hypertrophie et d'une hyperplasie des cellules musculaires lisses de la média, une fragmentation des fibres de réticulines et la perte de structure et d'organisation du tissu élastique. Parallèlement, l'utérus gravide provoque une compression de l'aorte et des artères iliaques, particulièrement en décubitus dorsal, responsable d'une résistance accrue à l'éjection dans l'arbre artériel inférieur. L'augmentation concomitante du débit sanguin dans l'aorte ascendante crée le stress nécessaire au déchirement intimal. Le risque de dissection croît au cours de la grossesse et les patientes restent à risque dans le post-partum.

La prise en charge préventive de la dissection aortique doit être réfléchie de manière pluridisciplinaire. Les patientes connues pour avoir une telle prédisposition doivent bénéficier d'un conseil préconceptionnel. En dépit de l'absence de preuve formelle de son efficacité, un traitement par bêtabloquant est recommandé pendant la grossesse et le post-partum. Pour les patientes à haut risque (maladie de Marfan, syndrome d'Ehlers-Danlos, syndrome de Loeys-Dietz), une chirurgie avant la conception est indiquée lorsque le diamètre de l'aorte ascendante est supérieur ou égal à 45 mm et 50 mm pour les autres patientes à risque. Lors d'une dilatation progressive de l'aorte avant 28 SA, une chirurgie réparatrice avec le fœtus in utero doit être envisagée. Au-delà de 32 SA, lorsque le fœtus est viable, une césarienne suivie d'une chirurgie réparatrice est recommandée. La chirurgie devra être réalisée après une corticothérapie pour la maturation pulmonaire fœtale. En dehors de ce contexte, la gestion de l'accouchement d'une patiente à risque de dissection doit avoir pour objectif de diminuer le stress hémodynamique en rapport avec le travail. L'accouchement doit être réalisé sous bêtabloquant en évitant les pics hypertensifs en rapport avec la douleur par une analgésie péridurale ou une anesthésie générale selon les patientes. Au-delà d'un diamètre de l'aorte à 45 mm, une césarienne est préférée.

La prise en charge curative est le plus souvent sous-optimale en raison d'un retard au diagnostic. Ainsi, la dissection aortique doit être suspectée devant toute patiente présentant une douleur thoracique ou abdominale requérant une antalgie par opiacé. La survenue d'une dissection aortique de type A est une urgence chirurgicale, réanimatoire et obstétricale nécessitant une collaboration étroite entre les différentes spécialités. Si le nouveau-né est viable, l'ensemble des acteurs doit coordonner ses efforts pour extraire le fœtus dans un environnement de chirurgie cardiovasculaire par césarienne, sous anesthésie générale, puis procéder directement au traitement de la dissection. Le risque d'hémorragie du post-partum en cours ou au décours de la circulation extracorporelle (CEC) est important et requiert une attention particulière. Si l'extraction du fœtus expose à une grande prématurité (< 28 SA), la cure chirurgicale de la dissection est possible avec le fœtus in utero. La mortalité fœtale dans ce cas est importante. Les dissections aortiques de type B représentent 23 % des cas de dissection. Leur traitement est médical avec le contrôle de la pression artérielle. Il devient chirurgical en cas d'ischémie tissulaire ou de rupture aortique.

Syndrome coronarien aigu

Coronaropathie et grossesse sont étroitement intriquées. Outre l'augmentation chez les femmes en âge de procréer de la prévalence des facteurs de risque cardiovasculaire, la pré-éclampsie, une thrombophilie, une hémorragie du post-partum ou une infection puerpérale augmentent le risque d'ischémie myocardique. Réciproquement, la grossesse crée le lit de l'ischémie myocardique, puisque l'infarctus du myocarde est quatre fois plus fréquent dans cette population que dans une population de femmes en âge de procréer non enceintes.

L'étiologie du syndrome coronarien aigu diffère de la population générale. L'athérosclérose avec une rupture de plaque et une occlusion coronaire secondaire n'est retrouvée que dans moins de 50 % des cas. La dissection coronaire, événement rare en dehors de la grossesse, est plus fréquente. Elle survient volontiers au cours du travail ou dans le post-partum précoce et peut intéresser plusieurs artères coronaires. Ailleurs, il peut s'agir d'un thrombus sur coronaire saine, d'une embolie coronaire sur réseau sain potentiellement d'origine veineuse au travers d'un foramen ovale perméable ou d'un spasme coronaire. Le spasme coronaire n'est pas toujours visible lors de la coronarographie et il fait partie des diagnostics à évoquer lorsque l'examen angiographique est normal.

La stratégie diagnostique et thérapeutique n'est pas différente dans cette population. Après la dose de charge, le clopidogrel ne doit être utilisé qu'en cas de pose d'un stent et pour la durée la plus courte possible. Les autres anti-agrégants plaquettaires ne sont pas recommandés en l'absence de données fiables sur leur utilisation en per partum. En cas d'angioplastie, la pose d'un stent nu ou une angioplastie simple au ballon sont privilégiées.

Arrêt cardiorespiratoire

Le pronostic lié à la survenue d'un tel événement semble moins sombre que dans la population générale. Les principales causes retenues sont une cardiopathie préexistante, un traumatisme, une pré-éclampsie sévère et une embolie amniotique. Plus rarement, une cause toxique (intoxication ou iatrogène), une embolie gazeuse, un sepsis, une dissection aortique, une rupture utérine et une détresse respiratoire ont été retrouvés. Malgré un bilan exhaustif, la cause de l'arrêt cardiocirculatoire peut rester inconnue. La mort subite, inattendue, sans cause retrouvée et supposée d'origine rythmique, est une cause croissante de décès maternels.

L'utérus gravide provoque une compression aortocave compromettant le retour veineux et l'éjection ventriculaire gauche, et de fait, l'hémodynamique fœtale et maternelle. Elle peut rendre inefficace les manœuvres de réanimation cardiopulmonaire (RCP). C'est pourquoi les recommandations actuelles sont de déplacer la patiente en léger décubitus latéral gauche, entre 15° et 30°, et de déplacer l'utérus manuellement vers la gauche pendant la réanimation cardiopulmonaire. Au-delà de 20 SA, il est conseillé de débuter la césarienne dite périmortem à 4 minutes du début de l'arrêt cardiorespiratoire dans l'espoir de sauver la mère et le fœtus si celui-ci est viable. En pratique, l'appel de l'obstétricien doit être immédiat en cas d'arrêt cardiorespiratoire, et la césarienne doit s'effectuer sur les lieux de l'arrêt cardiorespiratoire (en intrahospitalier).

Cardiopathies congénitales et hypertension artérielle pulmonaire

Elles sont rarement responsables de décès maternel, à l'exception de l'hypertension artérielle pulmonaire dans le cadre d'un syndrome d'Eisenmenger ou associée à une autre cause et des cardiopathies cyanogènes non réparées ou avec une fonction ventriculaire altérée. L'hypertension artérielle pulmonaire se complique au troisième trimestre et dans le post-partum de crises pulmonaires hypertensives, de thromboses pulmonaires et de dysfonction ventriculaire droite. L'acidose, l'hypoxémie et l'hypotension artérielle systémique doivent être corrigées afin de ne pas précipiter la défaillance ventriculaire droite. Les traitements pris avant la conception doivent être poursuivis, mais les patientes doivent être informées du potentiel risque tératogène de ces thérapeutiques. Lors du syndrome d'Eisenmenger, la vasodilatation systémique augmente le shunt droite-gauche et la cyanose.

Cardiopathies valvulaires

Les sténoses valvulaires sont plus à risque que les insuffisances valvulaires et les valvulopathies gauches plus graves que les droites. L'augmentation du débit cardiaque lors de la grossesse augmente le gradient transvalvulaire et les pressions d'amont, sources de complications maternofœtales. Le risque de complications survient pour un rétrécissement mitral moyen ou sévère (surface valvulaire inférieure à 1,5 cm^2) particulièrement au cours du deuxième ou du troisième trimestre. Ils doivent bénéficier d'une commissurotomie percutanée avant la grossesse. En cas de rétrécissement mitral symptomatique en cours de grossesse, le repos, les bêtabloquants et les diurétiques à la dose minimale nécessaire, sont recommandés. Les indications de l'anticoagulation sont larges. Chez les patientes symptomatiques, une commissurotomie mitrale percutanée en cours de grossesse, au mieux après la 20e SA, doit être discutée. La bicuspidie aortique est en général bien tolérée, sauf si le rétrécissement aortique est serré ou si la patiente est symptomatique.

Troubles de l'hémostase

Tout au long de la grossesse, la femme se prépare à se protéger d'une hémorragie lors de la délivrance en adaptant ses capacités de coagulation. La grossesse normale est un état d'hypercoagulabilité par activation endothéliale et de l'hémostase primaire. On retrouve une augmentation des facteurs de coagulation plasmatique, associée à une baisse d'activité des inhibiteurs physiologiques (diminution de l'activité de la protéine S de 50 %, résistance à la protéine C et baisse de 15 % de l'activité antithrombine) et à une réduction des capacités fibrinolytiques par la présence du *plasminogen activator inhibitor* (PAI-2) d'origine placentaire et réduction du *tissue plasminogen activator* (t-PA). Dans la pré-éclampsie, l'hypercoagulabilité est renforcée par une activation endothéliale, un syndrome inflammatoire systémique maternel et une activation plaquettaire. Cet état d'hypercoagulabilité compensé est un phénomène dynamique et fragile qui peut se décompenser en « coagulation intravasculaire chronique » responsable de signes cliniques de microthromboses : cytolyse du syndrome HELLP, zones d'ischémies occipitotemporales lors de l'éclampsie, infarctus placentaire, insuffisance rénale. Lorsque les capacités de compensation de l'hypercoagulabilité sont dépassées, le risque hémorragique est majeur. Cette situation est provoquée en cas de libération massive du facteur tissulaire dans la circulation maternelle observée dans l'hématome rétroplacentaire, l'éclampsie et la mort fœtale in utero.

La symptomatologie clinique s'exprimera par une hémorragie massive incoagulable lors de la délivrance avec perte de contrôle de la fibrinolyse en raison de la chute brutale du PAI-2 d'origine placentaire et du relargage des activateurs du plasminogène. Il s'ensuit un processus de défibrination.

En dehors des situations de pré-éclampsie, la situation procoagulante et antifibrinolytique de la grossesse peut s'inverser dans les minutes qui suivent la délivrance. La chute brutale de l'inhibiteur de la fibrinolyse d'origine placentaire (PAI-2), le relargage du plasminogène et du facteur tissulaire dans la circulation maternelle entraînent alors une hémorragie du post-partum. L'activation explosive de la fibrinolyse touche la fibrine formée et le fibrinogène plasmatique, entraînant une défibrination et une hypofibrinogénémie majeure avec syndrome hémorragique incontrôlable.

Dans la stéatose hépatique aiguë gravidique, l'insuffisance hépatique est à l'origine d'un risque hémorragique par défaut de synthèse des facteurs de coagulation, d'un risque thrombotique par baisse de l'antithrombine et d'un risque fibrinolytique par réduction de l'α-antiplasmine.

La rapidité évolutive des coagulations intravasculaires disséminées (CIVD) du péripartum impose une bonne réactivité diagnostique par la répétition des bilans d'hémostase. L'augmentation physiologique du fibrinogène pendant la grossesse ne doit pas faussement rassurer le clinicien pour des taux supérieurs à 1 g/l, et sa consommation pouvant être excessive au cours des processus hémorragique ou de fibrinogénolyse des CIVD, de même que celles des facteurs de coagulation imposent une supplémentation rapide en fibrinogène et en facteurs de coagulation (plasma frais congelé). Il faut assurer aussi un bon taux plaquettaire et corriger l'origine du saignement en assurant une hémostase sure et durable. Un éventuel traitement antifibrinolytique doit être discuté en cas d'excès de fibrinogénolyse. Après réparation du processus hémorragique, il faut se méfier du risque thrombotique par synthèse accrue des facteurs de coagulation, du fibrinogène et des plaquettes. Cela impose de débuter rapidement une anticoagulation préventive.

Conclusion

La femme enceinte et dans le post-partum peut être victime de pathologies spécifiques ou non spécifiques de la grossesse. Quoi qu'il en soit, les modifications physiologiques induites par la grossesse sont à l'origine de pièges diagnostiques importants à connaître. Liées à la grossesse, les dysfonctions ou défaillances viscérales se corrigent le plus souvent avec l'arrêt de celle-ci. La prise en charge doit donc tendre à éviter tout risque iatrogène pour ces pathologies spontanément réversibles et limiter la morbidité materno-fœtale encore importante. Lors des situations extrêmes, le pronostic maternel est toujours privilégié.

Bibliographie

1. CANTWELL R, CLUTTON-BROCK T, COOPER G et al. Saving mothers' lives : reviewing maternal deaths to make motherhood safer : 2006-2008. The eighth report of the confidential enquiries into maternal deaths in the United Kingdom. BJOG, 2011, *118 (Suppl. 1)* : 1-203.
2. CHANTRY AA, DENEUX-THARAUX C, BONNET MP, BOUVIER-COLLE MH. Pregnancy-related ICU admissions in France : trends in rate and severity, 2006-2009. Crit Care Med, 2015, *43* : 78-86.
3. COLLANGE O, LAUNOY A, KOPF-POTTECHER A et al. Eclampsia. Ann Fr Anesth Réanim, 2010, *29* : e75-e82.
4. DASHE JS, RAMIN SM, CUNNINGHAM FG. The long-term consequences of thrombotic microangiopathy (thrombotic thrombocytopenic purpura and hemolytic uremic syndrome) in pregnancy. Obstet Gynecol, 1998, *91* : 662-668.
5. GOFFINET F, MERCIER F, TEYSSIER V et al. Postpartum haemorrhage : recommendations for clinical practice by the CNGOF (December 2004). Gynécol Obstét Fertil, 2005, *33* : 268-274.
6. KAY AW, FUKUYAMA J, AZIZ N et al. Enhanced natural killer-cell and T-cell responses to influenza A virus during pregnancy. Proc Natl Acad Sci USA, 2014, *111* : 14506-14511.
7. KNIGHT M, NELSON-PIERCY C, KURINCZUK JJ et al. A prospective national study of acute fatty liver of pregnancy in the UK. Gut, 2008, *57* : 951-956.
8. OUD L. Pregnancy-associated severe sepsis : contemporary state and future challenges. Infect Dis Ther, 2014, *3* : 175-189.
9. REGITZ-ZAGROSEK V, BLOMSTROM LUNDQVIST C, BORGHI C et al. ESC guidelines on the management of cardiovascular diseases during pregnancy : the task force on the management of cardiovascular diseases during pregnancy of the European Society of Cardiology (ESC). Eur Heart J, 2011, *32* : 3147-3197.
10. SLIWA K, BLAUWET L, TIBAZARWA K et al. Evaluation of bromocriptine in the treatment of acute severe peripartum cardiomyopathy : a proof-of-concept pilot study. Circulation, 2010, *121* : 1465-1473.

Toute référence à cet article doit porter la mention : Benzidi Y, Jonard M, Jourdain M. Complications graves de la grossesse et du post-partum. *In* : L Guillevin, L Mouthon, H Lévesque. Traité de médecine, 5e éd. Paris, TdM Éditions, 2018-S07-P06-C02 : 1-7.

PARTIE S07-P07

Pathologie infectieuse en réanimation

Chapitre S07-P07-C01

Susceptibilité génétique aux infections graves

GUILLAUME GÉRI ET JEAN-PAUL MIRA

Malgré les progrès réalisés dans les domaines de l'hygiène, des vaccinations et de l'antibiothérapie, les infections graves représentent encore, à l'heure actuelle, l'une des premières causes de morbidité et de mortalité dans le monde [15]. Aux États-Unis, on estime que le sepsis sévère est responsable de 250 000 décès par an, égalant ainsi le nombre de décès liés aux maladies cardiovasculaires.

Malgré la fréquence de cette pathologie, la présentation clinique est extrêmement variée, y compris pour un même site infecté et pour un même pathogène, comme par exemple pour une pneumonie à pneumocoque. De nombreux facteurs contribuent à la variabilité des manifestations cliniques et biologiques secondaires à un challenge infectieux (Figure S07-P07-C01-1). Des facteurs environnementaux peuvent ainsi modifier la sévérité du tableau clinique. Il s'agit essentiellement de facteurs liés au pathogène lui-même, tels que la production de toxines ou la présence de gènes de résistance aux antibiotiques, ou de facteurs environnementaux indépendants du micro-organisme comme la mise en route d'un traitement antibiotique adapté ou du contrôle de la source (chirurgie en cas de péritonite, ablation d'un cathéter infecté). Des facteurs directement liés à l'hôte peuvent également modifier la sévérité du tableau infectieux. Il s'agit entre autres de la présence de comorbidités qui vont modifier les défenses immunitaires (aplasie, cirrhose, etc.) ou altérer la réserve physiologique de l'individu (insuffisance cardiaque évoluée par exemple). Plus récemment, la présence de facteurs génétiques modifiant la susceptibilité d'un individu aux infections graves et/ou la sévérité des états infectieux a été clairement démontrée [7]. De multiples preuves ont permis d'affirmer que les capacités de défense d'un individu face aux agents infectieux sont extrêmement différentes d'une personne à l'autre. De nombreuses études ont ainsi montré que des variants génétiques, rares ou fréquents, étaient impliqués dans l'inégalité individuelle face au risque infectieux. Ces variants concernent principalement les gènes des protéines impliquées dans la reconnaissance de l'agent infectieux, comme les gènes des *pathogen recognition receptors* (PRR), les gènes des protéines de la réponse immune, en particulier celles impliquées dans la cascade inflammatoire, ou les gènes de protéines de la coagulation, également très importante dans la réponse antimicrobienne. Il apparaît ainsi que la susceptibilité génétique aux infections est « microbe-spécifique » et va principalement être suspectée en cas d'infections répétées ou d'infections graves avec un phénotype ne pouvant pas être expliqué par l'état physiologique du patient lors de cette infection.

Arguments pour l'existence d'une susceptibilité génétique aux infections

Depuis de nombreuses années, des études animales ont révélé qu'il existe une grande variabilité de réponse aux infections selon les espèces.

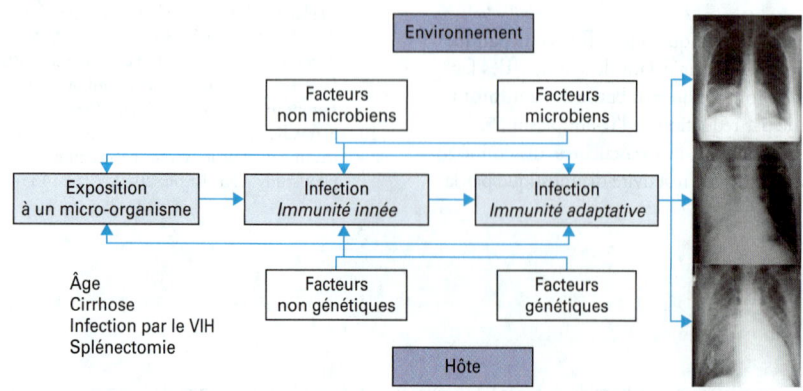

Figure S07-P07-C01-1 Facteurs de variabilité de la réponse clinique lors d'une infection.

Ainsi la dose létale d'endotoxine (ou lipopolysaccharide [LPS]) est-elle cent fois plus élevée chez le rat que chez le lapin [7]. Cette différence existe aussi au sein d'une même espèce. L'injection intranasale d'une même quantité d'une même souche de *Streptococcus pneumoniæ* va avoir des conséquences extrêmement variables en termes de septicémie et de mortalité entre différentes souches de souris de laboratoire dites « normales » [9]. Des études de génomique comparative, possibles depuis la connaissance du génome de la souris, permettent d'identifier l'existence de loci de susceptibilité ou de résistance expliquant ces différences. Cette recherche *in silico* ouvre ainsi des perspectives intéressantes pour les études d'association génétiques futures.

Une autre preuve de l'importance de la génétique dans le risque infectieux a été apportée grâce au développement de la biologie moléculaire et à la résolution du génome murin qui ont permis de créer des animaux génétiquement modifiés. On a ainsi créé des animaux *knock-out*, chez qui l'absence d'un seul gène augmente la mortalité pour un pathogène ou pour une classe de pathogènes, sans altérer leur capacité de défense pour d'autres micro-organismes. Par exemple, l'infection pulmonaire à pneumocoque a une mortalité accrue en absence du récepteur MARCO, du récepteur DC-SIGN ou du récepteur Toll-*like* 2 (TLR-2) [5]. En particulier, ces résultats ont souligné qu'un phénotype clinique (susceptibilité ou sévérité ou mortalité de la pneumonie à pneumocoque) pouvait être consécutif à l'absence de différents gènes. Ainsi, malgré la complexité de la réponse immunitaire anti-infectieuse, l'absence d'un seul élément peut-elle rendre inefficace l'ensemble des mécanismes anti-infectieux contre un pathogène si le challenge infectieux est considérable.

Chez l'homme, depuis plusieurs dizaines d'années, des études épidémiologiques ont mis en évidence des différences d'incidence de certaines pathologies infectieuses entre ethnies, faisant suspecter une susceptibilité « génétiquement programmée » à certaines infections (paludisme, tuberculose, lèpre, pneumococcies). Un des exemples les plus connus est la résistance au paludisme grave des patients porteurs de l'anomalie génétique du gène de l'hémoglobine responsable de la drépanocytose [6]. Quelques études sur les jumeaux ont apporté des arguments forts prouvant l'importance de facteurs génétiques devant le risque infectieux. Ce type d'études compare des paires de jumeaux homozygotes, porteurs du même génome, à des paires de jumeaux hétérozygotes, qui ont au maximum 50 % de leur matériel génétique en commun. Ces études ont démontré qu'en cas d'atteinte infectieuse du premier jumeau (tuberculose, paludisme, infection par le VIH, méningococcie) le risque d'atteinte du second jumeau par le même pathogène était significativement supérieur chez les paires homozygotes que chez les jumeaux hétérozygotes. Une étude récente, qui explore l'ensemble de la réponse immunitaire innée (cellules, protéines) en utilisant la même méthodologie d'études de jumeaux, confirme que plus de 30 % de la réponse inflammatoire est sous dépendance de la génétique de l'hôte [4]. Cependant, il a été reproché aux études de jumeaux de ne pas éliminer complètement les facteurs environnementaux dans le risque infectieux, étant donné la potentielle grande complicité qui existe entre les jumeaux homozygotes. Une étude a cependant réussi à analyser l'influence respective des facteurs génétiques et celle des facteurs environnementaux dans le risque de mortalité par infection. En 1988, Sorensen et al. ont ainsi étudié 960 enfants danois adoptés, et ont comparé l'incidence de leur décès par infection à l'âge adulte à celle de leurs parents adoptifs et à celle de leurs parents biologiques [20]. Ils ont ainsi démontré que le risque relatif de décès par infection d'une personne adoptée était 5,8 fois plus élevé que celui de la population générale si l'un de ses parents biologiques était décédé de maladie infectieuse, alors que ce risque n'était pas augmenté si un de ses parents adoptifs était mort d'une infection, concluant à l'importance majeure des facteurs génétiques dans le risque vital infectieux comparativement aux facteurs environnementaux.

Dans les quinze dernières années, de nombreuses études génétiques d'association et des études *genome-wide* ont cherché à identifier des variants génétiques associés à une plus grande susceptibilité ou une plus grande sévérité des états infectieux. Ce chapitre s'intéresse à ce champ de l'immunogénétique qui concerne des variants génétiques « fréquents » (présents chez plus de 1 % de la population générale) et ne traitera pas des déficits génétiques rares mais très fonctionnels, habituellement détectés chez des enfants présentant dès leur plus jeune âge des infections à répétition, le plus souvent à germes banals et qui ont permis de révéler des déficits immunitaires tant au niveau des polynucléaires qu'au niveau des lymphocytes et qui entrent dans le cadre des maladies génétiques mendéliennes classiques.

Les variants génétiques impliqués dans la susceptibilité et/ou la sévérité des états infectieux graves sont globalement de deux types :
– les polymorphismes génétiques (*single nucleotide polymorphism* [SNP]) sont des changements d'une base au sein du génome d'un individu comparativement à la séquence nucléotidique généralement rapportée. Il en existe environ 10 millions, répartis au sein du génome, certains étant spécifiques d'une ethnie particulière. Ils peuvent être associés entre eux créant alors des haplotypes dont la carte est accessible sur le web www.hapmap.org/whatishapmap.html.fr. Parmi ces millions de SNP, on considère que seulement 1 % sont fonctionnels (100 000), c'est-à-dire qu'ils modifient la quantité de protéines produites, essentiellement s'ils sont situés dans le promoteur des gènes ou sa fonction s'ils sont situés dans la partie codante de la protéine (exons) et modifient un acide aminé ou provoquent une protéine tronquée ou absente (codon stop) ;
– les insertions-délétions correspondent à la présence ou à l'absence d'une ou de plusieurs bases dans le génome étudié comparativement à la séquence nucléotidique habituellement rapportée. Plus de 3 millions de ces variants sont connus, parmi lesquels les répétitions CA sont les plus communément étudiées.

Ainsi les progrès réalisés depuis la résolution du projet Génome Humain ont fourni non seulement les connaissances (description des variants, projet 1 000 génomes [www.1000genomes.org], projet ENCODE [www.encodeproject.org], démonstration de l'inégalité face au risque infectieux) mais aussi les outils (facilité des nouvelles techniques de génotypage à haut débit [NGS], développement des puces à ADN capables de détecter 1 million de variants) permettant de détecter des génotypes particuliers associés à des états infectieux graves de réanimation. Ces variants génétiques sont très nombreux. Nous allons brièvement en décrire quelques-uns au sein des gènes des récepteurs des pathogènes et sur les gènes des protéines de la cascade inflammatoire et de la coagulation, ainsi que les derniers résultats des études génome entier, permettant ainsi d'envisager la médecine personnalisée qui apparaît à l'horizon des dix prochaines années [22].

Polymorphismes génétiques modifiant la reconnaissance de l'agent pathogène

La détection des pathogènes est l'étape initiale, et primordiale de la défense anti-infectieuse. Du fait de la rapidité de la croissance microbienne (dans les conditions optimales, les bactéries se multiplient en moyenne toutes les 18 minutes) tout déficit ou anomalie dans la reconnaissance des micro-organismes peut entraîner de graves conséquences cliniques, en relation avec l'augmentation de la charge bactérienne. La grande majorité des gènes des récepteurs membranaires ou solubles de l'immunité innée possèdent des variants génétiques fonctionnels dont certains ont été impliqués dans la sévérité du sepsis sévère ou du choc septique, reproduisant pour certains la symptomatologie observée chez des animaux *knock-out* pour le même gène. En général, ces variants entraînent une plus grande susceptibilité au choc septique et peuvent augmenter sa morbi-mortalité.

Polymorphismes des récepteurs membranaires : exemple des récepteurs Toll-like

La réponse immunitaire innée est essentiellement orchestrée par les monocytes-macrophages, les granulocytes et les cellules dendritiques. Pour remplir ce rôle, ces cellules ont acquis la capacité de reconnaître les agents bactériens, viraux et fongiques via de multiples récepteurs dont une des familles les plus importantes est celle des récepteurs Toll-like (TLR) [6]. L'activation de ces récepteurs initie la réaction inflammatoire, surtout via l'activation du facteur transcriptionnel NF-κB, et participe à la maturation des cellules dendritiques, permettant ainsi la mise en jeu de l'immunité acquise. Dix membres de cette famille (TLR-1 à 10) ainsi que les produits microbiens capables de les activer ont été décrits chez l'homme [1]. Ainsi, le récepteur TLR-5 détecte la flagelline, composant du flagelle de bactéries telles que *Legionella pneumophilia*, le récepteur TLR-4 fait partie d'un complexe qui constitue le récepteur du LPS, qui est l'un des composants de la paroi bactérienne des bacilles à Gram négatif, responsable en partie de la pathogénicité de ces micro-organismes et le récepteur TLR-3 reconnaît l'ARN viral. Pour chacun des TLR, des polymorphismes génétiques fonctionnels ont été mis en évidence et certains d'entre eux ont été associés à la survenue de sepsis sévères. Nous avons choisi quelques exemples significatifs. La survenue d'épidémies de légionellose reste souvent un mystère mal expliqué. En effet, si le réservoir infectieux est aisément identifié, le pourcentage de sujets atteints est souvent faible comparativement au nombre de sujets exposés. L'analyse génétique des sujets atteints pourrait apporter une réponse partielle à ce mystère. Il existe en effet un polymorphisme du gène du récepteur TLR-5, qui crée un codon stop responsable d'une non-fonctionnalité du récepteur (véritable *knock-out* humain) et qui a été associé à la survenue de légionellose grave. La présence de ce variant augmente le risque de développer une légionellose d'un facteur 2,5 chez les non-fumeurs car il empêche la reconnaissance de la bactérie soulignant ainsi le rôle du flagelle bactérien dans la pathogénicité de cette bactérie [11].

Plusieurs polymorphismes du gène *TLR4* ont été associés à la survenue de chocs septiques et d'infections post-opératoires à bacilles à Gram négatif [3]. De façon paradoxale ces variants semblent également protéger contre la légionellose. De même en pédiatrie, les polymorphismes de *TLR4* ont également été clairement identifiés comme facteurs de risque de survenue de méningococcémies et de bronchiolites sévères à virus respiratoire syncytial chez les enfants de moins de 2 ans. Ainsi, sur une population de 181 enfants atteints de bronchiolites à virus respiratoire syncytial, Tal et al. ont retrouvé une fréquence significativement plus importante d'enfants porteurs d'un SNP sur le gène *TLR4* parmi les enfants présentant une bronchiolite sévère nécessitant une hospitalisation (33/99) versus les cas de bronchiolites non graves traitées en ambulatoire (7/90, p < 0,05) [21]. Enfin ces variants peuvent également favoriser les infections virales. Ainsi, un variant au sein du récepteur TLR-3 a été clairement identifié comme favorisant les méningo-encéphalites herpétiques.

Polymorphismes des récepteurs solubles : exemple de la *mannose-binding lectin*

Les collectines forment une famille de récepteurs solubles très puissants. Elle comprend en particulier une protéine plasmatique la *mannose-binding lectin* (MBL), qui est l'activateur principal du complément, et deux protéines du surfactant, les protéines SP-A et SP-D. Chacune de ces protéines est mise en jeu très rapidement en cas d'agression microbienne, et elles peuvent reconnaître les mannoses de la plupart des pathogènes : bactéries, virus, mycobactéries, parasites. De ce fait ce sont des sentinelles très importantes de l'immunité innée. Ces protéines ont plusieurs variants identifiés qui favorisent la survenue de nombreuses infections en particulier pulmonaires. Ainsi *MBL* est-il le siège de trois polymorphismes fréquents situés sur son premier exon et de trois autres variants sur son promoteur, responsables respectivement d'une protéine anormale non fonctionnelle ou d'une diminution de la concentration plasmatique en MBL circulante.

En clinique, de nombreuses études ont montré un lien entre un faible taux de MBL circulant et la survenue d'infections graves. L'avènement de la génétique a montré que ce déficit repose sur une base génétique. Les polymorphismes de cette protéine représentent clairement un risque important d'infections bactériennes, virales ou parasitaires, y compris chez les patients immunodéprimés (transplantés ou aplasiques). Hibberd et al. retrouvaient un nombre significativement supérieur de mutations homozygotes sur ce gène chez les enfants atteints d'une infection invasive à méningocoque par rapport à des enfants sains [12]. Roy et al. ont confirmé ces résultats chez 331 adultes porteurs d'une infection grave à pneumocoque [19]. Dans cette étude, le risque de pneumococcies graves était multiplié par un facteur 3,5 en cas d'homozygotie pour un variant fonctionnel du premier exon de *MBL*, risque équivalent à celui présent après une splénectomie. De nombreuses études ont été réalisées sur les variants de cette protéine plasmatique, dans des populations différentes (adultes, enfants) et pour des pathologies variées (méningococcémie, aplasie, mucoviscidose, sepsis sévère). Elles suggèrent toutes que les polymorphismes de la *MBL* représentent un facteur de risque important pour les infections microbiennes et virales, pouvant aggraver le pronostic vital.

Polymorphismes génétiques affectant la réponse à l'infection

La réaction inflammatoire est une étape indispensable à la résolution des infections. Elle résulte d'une production très contrôlée de cytokines pro- et anti-inflammatoires. Dans le choc septique cet équilibre semble rompu et les patients le plus souvent décèdent dans un tableau hyperinflammatoire alors que les prélèvements bactériologiques sont négatifs depuis plusieurs jours. Parmi les causes potentielles de cet emballement de la cascade de l'inflammation, les polymorphismes génétiques qui amplifient la synthèse de cytokines pro-inflammatoires ou diminuent celle de protéines anti-inflammatoires pourraient jouer un rôle important permettant éventuellement de détecter précocement les patients à risque. Ces polymorphismes peuvent affecter directement les gènes des cytokines ou des protéines de la coagulation mais peuvent également affecter les voies de signalisation des récepteurs TLR pour amplifier la réponse « normale ».

Polymorphismes génétiques des voies de signalisation des TLR

Les récepteurs TLR-2 et TLR-4 détectent la majorité des bactéries responsables de sepsis chez l'homme. Ces deux récepteurs ont un corécepteur, le récepteur CD14 qui amplifie leur stimulation. Il existe une relation étroite entre le niveau d'expression de CD14 et l'activation de la réponse inflammatoire déclenchée par les pathogènes. Un polymorphisme fonctionnel du promoteur de son gène est responsable d'une expression forte ou modérée de la protéine CD14 membranaire et soluble. Dans plusieurs études, le variant −159TT, responsable d'une forte expression de CD14, a été associé à une augmentation de la morbi-mortalité du sepsis sévère. Chez 90 patients hospitalisés en réanimation pour un choc septique, Gibot et al. ont ainsi montré une surmortalité chez les porteurs de cette mutation, avec un risque relatif de décès de 5,0 par rapport aux patients porteurs de l'allèle C [8]. Ces résultats n'ont cependant pas été retrouvés chez des patients japonais septiques moins graves. Cette différence peut être due soit à une différence des phénotypes étudiés (choc septique versus sepsis grave), soit à la différence ethnique (asiatique versus caucasien).

Les voies de signalisation des TLR sont très bien identifiées [1]. De nombreuses protéines sont activées en cascade et conduisent à la stimulation de facteurs transcriptionnels impliqués dans la régulation de nombreux gènes cibles. Récemment des variants fonctionnels des gènes des protéines activatrices des facteurs transcriptionnels ont été décrits conduisant soit à une surproduction de NF-κB et à une inflammation exagérée délétère [2], soit à une diminution de son activation qui serait bénéfique dans les infections sévères pneumococciques, tuberculeuses et parasitaires [13]. Ainsi, un variant d'IRAK1, responsable d'une suractivation de NF-κB, était associé chez des patients de réanimation en sepsis sévère à un besoin supérieur en assistance (hémodialyse, ventilation mécanique, catécholamines) et à une surmortalité.

Variants génétiques des protéines de l'inflammation et de la coagulation

De très nombreuses études d'association portant sur l'importance potentielle de variants génétiques modulant la réaction inflammatoire et la coagulation dans le sepsis ont été publiées ces dernières années. Les résultats sont extrêmement contradictoires tout d'abord en raison de la grande variabilité des critères d'inclusion de ces études et de leur qualité qui répond rarement aux critères de qualité exigés pour ce type d'études. Parmi tous les gènes des cytokines étudiés, celui du *tumor necrosis factor* α (TNF-α) a fait l'objet de plus de 40 études sur des sujets de réanimation, et plus des deux tiers de ces études retrouvent une association entre les variants activateurs de ce gène et la morbi-mortalité des patients. Le TNF-α est en effet considéré comme la cytokine pro-inflammatoire centrale dans la physiopathologie du choc septique. La surproduction de TNF en réponse à un agent infectieux peut être responsable d'une réaction inflammatoire excessive pouvant aboutir à la défaillance multiviscérale et au décès. De nombreuses études ont montré un lien entre un taux plasmatique élevé de TNF-α à la phase initiale du choc septique et un pronostic défavorable. De plus, on sait depuis plus de vingt ans que la sécrétion du TNF-α est extrêmement variable entre les individus, en raison de différences génétiques. Un polymorphisme sur le promoteur du gène du TNF-α a été identifié en position –308. Ce polymorphisme crée deux allèles : le *TNF1* qui correspond à une production « normale », et le *TNF2*, moins fréquent, qui est responsable d'une surproduction de TNF-α. La présence de l'allèle *TNF2* a été associée à une augmentation du risque de décès dans le choc septique et dans le syndrome de détresse respiratoire aiguë (SDRA) aussi bien chez l'adulte que chez l'enfant [14].

Le tableau S07-P07-C01-I indique les principaux gènes de protéines de l'inflammation et de la coagulation pour lesquels des variants génétiques ont été associés à une augmentation de la sévérité des infections graves en réanimation.

En dehors des études d'association génétiques qui ciblent des gènes de protéines impliqués dans la physiopathologie connue du sepsis, les études génome entier (GWAS) ont commencé à être utilisées pour des études en réanimation. Si ces études ont des avantages indéniables (absence de ciblage), elles ont également de nombreux inconvénients et il faut plus les voir comme complémentaires des études d'association que comme des concurrentes. En employant cette technique, un variant du gène *FER*, qui code une protéine jusque-là non impliquée dans la physiopathologie des pneumonies sévères, a été identifié comme associé à une surmortalité en réanimation [18]. Cette étude est la première GWAS positive dans le sepsis en réanimation.

Yin et yang des polymorphismes génétiques

Toutes les études précédemment citées ont mis en évidence l'effet délétère des polymorphismes génétiques dans la défense contre les agents infectieux. D'un point de vue phylogénétique, il est possible

Tableau S07-P07-C01-I Principaux gènes de protéines de l'inflammation et de la coagulation pour lesquels des variants génétiques ont été associés à une augmentation de la sévérité des infections graves en réanimation.

Gènes	Pathologies
Locus TNF	Méningococcémie, choc septique, SDRA
IL18	Sepsis sévère
IL10	Sepsis sévère, méningococcémie
IL6	Sepsis sévère
Locus IL1	Sepsis sévère
IL4	Pneumonies virales
Caspase 12	Sepsis sévère
PAI-1	Méningococcémie, sévère sepsis
Facteur V Leiden	Méningococcémie, sévère sepsis
Protéine C	Sepsis sévère, choc septique
Fibrinogène	Sepsis sévère
Facteur tissulaire	Choc septique

IL : interleukine ; PAI : *plasminogene activator inhibitor* ; SDRA : syndrome de détresse respiratoire aiguë ; TNF : *tumor necrosis factor*.

d'imaginer que ces polymorphismes ne soient pas totalement le fruit du hasard, mais présentent un intérêt pour l'hôte face à d'autres pathologies. De fait, certaines mutations génétiques ont prouvé qu'elles étaient protectrices face à des agents infectieux. L'exemple le plus classique est celui des patients drépanocytaires hétérozygotes qui sont résistants à *Plasmodium falciparum*. Un autre exemple plus récemment décrit est celui des variants génétiques associés à une augmentation de la survie à long terme sans traitement antiviral des patients infectés par le VIH. Certains virus VIH-1 peuvent infecter les lymphocytes T4 par un récepteur membranaire, le CCR5. Il existe un variant de ce récepteur appelé CCR5 Δ32, présent chez 10 % des caucasiens, qui empêche l'expression membranaire du récepteur et empêche ainsi la pénétration du virus dans les lymphocytes et sa prolifération. La destruction lymphocytaire est également diminuée et le passage au stade du syndrome d'immunodéficience acquise (SIDA) est retardé dans le temps, le virus devant s'adapter en utilisant d'autres voies de pénétration. De même, CCL3L1 est une chimiokine suppressive du VIH-1, et est également un ligand de CCR5. Son gène peut contenir un nombre variable de duplications segmentaires, avec pour conséquence un nombre variable de copies de CCL3L1 qui est essentiellement fonction de l'ethnie des individus. Gonzalez et al. ont démontré que le nombre de duplications de ce gène était significativement plus bas chez les patients VIH+ par rapport aux VIH–. Par ailleurs, chez les patients VIH–, plus le nombre de copies était bas, plus l'évolution de la maladie en termes de diminution du taux de lymphocytes T4 et passage au stade SIDA était rapide [10]. Enfin, certains variants susceptibles d'augmenter le risque infection ont été associés à un risque de maladies cardiovasculaires diminué (*CD14, TLR4*…)

Conclusion

La découverte récente des polymorphismes génétiques des protéines de l'immunité devrait permettre de mieux comprendre les différences interindividuelles de susceptibilité aux infections. Nous ne nous sommes intéressés ici qu'aux polymorphismes génétiques de l'hôte, mais il est clair que cette relation hôte-pathogène peut aussi être modifiée par des variants génétiques affectant l'épigénétique ou les micro-organismes eux-mêmes, domaine qui est d'ailleurs mieux connu des réanimateurs, comme par exemple les gènes de résistance aux antibiotiques ou le staphylocoque sécréteur de la toxine : leucocidine de Panton-Valentine.

Ces variations individuelles de l'hôte dépassent bien entendu le cadre du sepsis et modifient le risque et la sévérité du SDRA ou la pharmacologie. De nombreuses études de pharmacogénétique illustrent les variabilités interindividuelles en termes d'efficacité et d'effets indésirables des traitements. L'analyse du rôle de ces polymorphismes génétiques dans la genèse du sepsis ouvre un grand nombre de voies de recherches thérapeutiques. En effet en dehors de mesures préventives (vaccination d'une partie limitée de la population), des traitements plus spécifiques ciblés sur l'anomalie génétique pourraient permettre d'améliorer la prise en charge de ces patients dont la mortalité reste trop élevée.

Bibliographie

1. AKIRA S, UEMATSU S, TAKEUCHI O. Pathogen recognition and innate immunity. Cell, 2006, *124* : 783-801.
2. ARCAROLI J, SILVA E, MALONEY JP et al. Variant IRAK-1 haplotype is associated with increased nuclear factor-kappaB activation and worse outcomes in sepsis. Am J Respir Crit Care Med, 2006, *173* : 1335-1341.
3. BOCHUD PY, BOCHUD M, TELENTI A, CALANDRA T. Innate immunogenetics : a tool for exploring new frontiers of host defence. Lancet Infect Dis, 2007, *7* : 531-542.
4. BRODIN P, JOJIC V, GAO T et al. Variation in the human immune system is largely driven by non-heritable influences. Cell, 2015, *160* : 37-47.
5. BROUWER MC, DE GANS J, HECKENBERG SGB et al. Host genetic susceptibility to pneumococcal and meningococcal disease : a systematic review and meta-analysis. Lancet Infectious Diseases. Elsevier, 2009, *9* : 31-44.
6. BUNN HF. The triumph of good over evil : protection by the sickle gene against malaria. Blood, 2013, *121* : 20-25.
7. CASANOVA JL, ABEL L. The genetic theory of infectious diseases : a brief history and selected illustrations. Annu Rev Genomics Hum Genet, 2013, *14* : 215-243.
8. GIBOT S, CARIOU A, DROUET L et al. Association between a genomic polymorphism within the CD14 locus and septic shock susceptibility and mortality rate. Crit Care Med, 2002, *30* : 969-973.
9. GINGLES NA, ALEXANDER JE, KADIOGLU A et al. Role of genetic resistance in invasive pneumococcal infection : identification and study of susceptibility and resistance in inbred mouse strains. Infect Immun, 2001, *69* : 426-434.
10. GONZALEZ E, KULKARNI H, BOLIVAR H et al. The influence of CCL3L1 gene-containing segmental duplications on HIV-1/AIDS susceptibility. Science, 2005, *307* : 1434-1440.
11. HAWN TR, VERBON A, LETTINGA KD et al. A common dominant TLR5 stop codon polymorphism abolishes flagellin signaling and is associated with susceptibility to legionnaires' disease. J Exp Med, 2003, *198* : 1563-1572.
12. HIBBERD ML, SUMIYA M, SUMMERFIELD JA, BOOY R. Association of variants of the gene for mannose-binding lectin with susceptibility to meningococcal disease. Lancet, 1999, *353* : 1049-1053.
13. KHOR CC, CHAPMAN SJ, VANNBERG FO et al. A mal functional variant is associated with protection against invasive pneumococcal disease, bacteremia, malaria and tuberculosis. Nat Genet, 2007, *39* : 523-528.
14. MIRA JP, CARIOU A, GRALL F et al. Association of TNF2, a TNF-α promoter polymorphism, with septic shock susceptibility and mortality : a multicenter study. JAMA, 1999, *282* : 561-568.
15. NAGHAVI M, WANG H, LOZANO R et al. Global, regional, and national age-sex specific all-cause and cause-specific mortality for 240 causes of death, 1990-2013 : a systematic analysis for the Global. Lancet, 2015, *385* : 117-171.
16. NETEA MG, VAN DER MEER JWM. Immunodeficiency and genetic defects of pattern-recognition receptors. N Engl J Med, 2011, *364* : 60-70.
17. NETEA MG, WIJMENGA C, O'NEILL LAJ. Genetic variation in Toll-like receptors and disease susceptibility. Nat Immunol, 2012, *13* : 535-542.
18. RAUTANEN A, MILLS TC, GORDON AC, HUTTON P. Genome-wide association study of survival from sepsis due to pneumonia : an observational cohort study. Lancet Respir Med, 2015, *3* : 53-60.
19. ROY S, KNOX K, SEGAL S et al. MBL genotype and risk of invasive pneumococcal disease : a case-control study. Lancet, 2002, *359* : 1569-1573.
20. SØRENSEN TIA, NIELSEN GG, ANDERSEN PK, TEASDALE TW. Genetic and environmental influences on premature death in adult adoptees. N Engl J Med, 1988, *318* : 727-732.
21. TAL G, MANDELBERG A, DALAL I et al. Association between common Toll-like receptor 4 mutations and severe respiratory syncytial virus disease. J Infect Dis, 2004, *189* : 2057-2063.
22. VILLAR J, MACA-MEYER N, PÉREZ-MÉNDEZ L, FLORES C. Bench-to-bedside review : understanding genetic predisposition to sepsis. Crit Care, 2004, *8* : 180-189.

Toute référence à cet article doit porter la mention : Géri G, Mira JP. Susceptibilité générique aux infections graves. *In* : L Guillevin, L Mouthon, H Lévesque. Traité de médecine, 5ᵉ éd. Paris, TdM Éditions, 2018-S07-P07-C01 : 1-5.

Chapitre S07-P07-C02

Infections graves communautaires

MICHEL WOLFF

C'est pour faire face à une épidémie de poliomyélite antérieure aiguë qu'est née la réanimation respiratoire en France, à la fin des années 1950. Les progrès de l'hygiène, l'amélioration des conditions socio-économiques dans les pays industrialisés, la prévention vaccinale, voire des modifications législatives, ont fait disparaître, dans les pays industrialisés, des infections aussi redoutables que la poliomyélite, les septicémies du post-abortum ou le tétanos. Ainsi, le rêve d'une « disparition » des maladies infectieuses pouvait-il être caressé. C'était oublier ce que nous enseignait Charles Nicolle en 1930, à savoir que « les maladies infectieuses sont les compagnes de notre vie [et] qu'il en naîtra de nouvelles, il en disparaîtra lentement quelques-unes ; celles qui subsisteront ne se montreront plus sous les formes que nous leur connaissons aujourd'hui ».

Les formes graves des maladies infectieuses restent une cause fréquente d'admission dans les services de réanimation. Ces dernières années ont été marquées par un certain nombre de changements dont les plus marquants sont :
– une frontière de moins en moins étanche entre les infections communautaires vraies et celles dites « liées aux soins » qui surviennent chez des malades non hospitalisés mais en contact avec le système de soins ;
– l'augmentation de l'incidence des souches résistantes aux antibiotiques chez des bactéries ne posant autrefois guère de problème thérapeutique, comme *Escherichia coli* sécréteur de β-lactamase à spectre élargi (BLSE) ou producteur de carbapénémase, notamment, mais pas seulement, chez des malades ayant eu des contacts avec l'hôpital dans des régions du monde à forte incidence ;
– l'apparition de nouvelles maladies ou leur extension dans des zones géographiques jusque-là non concernées, ou encore la réapparition de maladies anciennes comme la diphtérie, la rougeole. Les voyages, les bouleversements sociopolitiques, le bioterrorisme, voire les modifications climatiques, sont quelques-uns des facteurs potentiellement en cause. Les virus aviaires ont été et seront encore responsables de pandémies du type de celle observée récemment avec le virus H5N1pdm2009. Depuis quinze ans, de nouvelles infections virales « exotiques », comme celles liées aux coronavirus (SRAS, MERS-CoV [coronavirus du syndrome respiratoire du Moyen-Orient]), au virus Ebola qui a sévi en 2014-2015 en Afrique de l'Ouest et, plus récemment au virus Zika, ont touché de nombreuses personnes.

Il ne saurait être question, dans le cadre de ce chapitre, d'envisager de façon exhaustive, tous les problèmes posés par les infections graves. Des choix, nécessairement arbitraires, ont donc été faits.

Sepsis et choc septique

Définition, épidémiologie

Les infections graves conduisent en réanimation en raison d'une défaillance de l'organe site de l'infection (coma lié à une méningite, hypoxémie sévère lors d'une pneumonie) ou du fait d'un choc septique. Une meilleure connaissance de la physiopathologie et de l'épidémiologie du sepsis a conduit à de nouvelles définitions de celui-ci et du choc septique. Le sepsis se définit comme un dysfonctionnement d'organe engageant le pronostic vital à la suite d'une réaction inadaptée de l'hôte à l'infection, qu'elle soit suspectée ou documentée. Le dysfonctionnement d'organe est défini par un score SOFA ≥ 2. Le choc septique comporte en outre une hypotension persistante requérant des vasopresseurs pour maintenir une pression artérielle moyenne ≥ 65 mmHg et une hyperlactatémie > 2 mmol/l, malgré une expansion volémique adéquate [14]. Dans un essai ayant évalué plusieurs modalités de prise en charge du choc septique chez 1 341 malades arrivant aux urgences, les pneumonies représentaient 33 % des infections. Les autres deux principaux sites étaient les urines (21 %) et l'abdomen (13 %). Les hémocultures étaient positives chez 30 % des malades [18]. L'épidémiologie microbienne varie selon le site initial de l'infection, avec une prédominance de bacilles à Gram négatif quand l'origine est abdominale ou urinaire, et à Gram positif (*Streptococcus pneumoniæ*) en cas de pneumonie. Alors que l'incidence du sepsis sévère et du choc septique est en constante augmentation, il est remarquable de constater que la dernière décade a vu franchement baisser la mortalité passant de 35 à 18 % dans les grandes bases de données anglo-saxonnes, mais aussi la morbidité avec un plus grand nombre de patients rentrant directement à domicile [8]. Les patients jeunes, sans comorbidités, et ceux dont le sepsis est d'origine urinaire ont le meilleur pronostic.

Prise en charge diagnostique et thérapeutique

Au début des années 2000 est née la Surviving Sepsis Campaign dont l'objectif était de réduire la mortalité du sepsis sévère à l'aide de recommandations déduites de la médecine fondée sur les preuves. Les premières furent publiées en 2004 et remises à jour en 2013, puis en 2017 [12]. Sans entrer dans les détails, trois mesures directement liées au processus infectieux sont mises en exergue : réaliser une hémoculture avant de débuter l'antibiothérapie à large spectre, en association ou en monothérapie, commencer celle-ci dans les trois heures (et si possible dans l'heure) suivant la constatation du sepsis sévère/choc septique, rechercher une porte d'entrée et le cas échéant, procéder le plus rapidement possible à son éradication par drainage ou chirurgie. Il est fort probable que le respect de ces recommandations a largement contribué à l'amélioration du pronostic. La diffusion des entérobactéries BLSE en ville peut amener à les prendre en compte dans des sepsis ou chocs septiques d'origine urinaire ou abdominale lorsqu'il existe plusieurs facteurs de risque associés tels qu'une hospitalisation en pays à forte endémie, une vie en institution ou une antibiothérapie récente.

Pneumonies graves

Les infections respiratoires sont la première cause de décès dans les pays à faible revenu (91 pour 100 000 habitants et la sixième cause dans les pays à revenu élevé (31 pour 100 000 habitants) (www.who.int/mediacentre/factsheets/fs310/fr/index2.html). Plus de la moitié des patients consultant aux urgences pour pneumonie communautaire nécessitent une hospitalisation et 10 à 20 % d'entre eux sont admis en réanimation pour prise en charge respiratoire par ventilation mécanique ou non invasive ou pour choc septique. La mortalité hospitalière des formes sévères nécessitant la réanimation varie de 10 à 40 % selon les séries.

Tableau S07-P07-C02-I Score CURB-65 et critères de gravité IDSA-ATS 2007.

Score CURB-65
Confusion
Urée > 7 mmol/l
Fréquence respiratoire > 30/min
PAS < 90 mmHg
Âge ≥ 65 ans
Résultats
1 point par item
0-1 : traitement ambulatoire
2 : hospitalisation conventionnelle
3-5 : hospitalisation en réanimation à discuter
Critères IDSA-ATS 2007
Critères majeurs
Ventilation mécanique invasive
Nécessité de vasopresseurs
Critères mineurs
Fréquence respiratoire > 30/min
$PaO_2/FiO_2 \leq 250$
Infiltrats multilobaires
Urée > 7 mmol/l
Leucopénie < 4 000/mm³
Thrombopénie < 100 000/mm³
Hypothermie < 36 °C
Hypotension nécessitant une expansion volémique
Pneumonie sévère définie par :
≥ 1 critère majeur
≥ 3 critères mineurs

CURB-65 : *confusion, urea nitrogen, respiratory rate, blood pressure, 65 years of age and older* ; IDSA-ATS : Infectious Diseases Society of America-American Thoracic Society ; PAS : pression artérielle systolique.

Critères de gravité justifiant l'admission en réanimation

Le problème aux urgences est d'évaluer rapidement la gravité des patients pour les orienter si besoin d'emblée en réanimation ou en unité de surveillance continue. De nombreux scores de gravité ont été créés pour évaluer la gravité des pneumonies aiguës communautaires. S'ils ne remplacent pas le jugement clinique et les examens biologiques simples, ils peuvent aider le clinicien à orienter le malade. Les premiers scores tels le *pneumonia severity index* (PSI) ou le score CURB-65 avaient surtout pour objectif d'identifier les malades les moins à risque de décès et notamment ceux qui pouvaient être traités en ambulatoire. Les critères IDSA-ATS de 2007 sont relativement simples à utiliser (Tableau S07-P07-C02-I) et plus utiles pour la décision du passage en soins critiques. En pratique, les patients ayant un CURB-65 supérieur à 2 et au moins un critère majeur ou trois critères mineurs IDSA-ATS 2007 devraient être proposés en réanimation [19].

Étiologie

Toute gravité confondue, plus de 90 % des pneumonies extrahospitalières sont liées à *Streptococcus pneumoniæ*, *Legionella pneumophila*, *Hæmophilus influenzæ*, *Mycoplasma pneumoniæ*, au myxovirus A, à *Chlamydia* sp., *Staphylococcus aureus* et *Mycobacterium tuberculosis*. Cette liste appelle cependant un certain nombre de remarques :
– dans la plupart de séries, l'agent responsable n'est identifié que dans 50 à 75 % des cas ;
– la prévalence des différents pathogènes varie selon les conditions épidémiologiques, l'existence ou non de comorbidités, la recherche plus ou moins exhaustive de l'agent causal ;
– si l'on prend comme critère de gravité la nécessité d'une admission en réanimation, *S. pneumoniæ* représente à lui seul 30 à 40 % des causes, suivi par les agents intracellulaires et, dans des conditions particulières mais non exceptionnelles, les entérobactéries et *S. aureus*, voire *Pseudomonas æruginosa* chez des malades ayant des facteurs de risque particulier, notamment une maladie bronchique chronique, une immunosuppression, un état grabataire ou qui ont reçu des antibiotiques de manière prolongée ;
– dans un nombre non négligeable de cas, il est possible d'identifier plusieurs agents pathogènes, par exemple une association de germes intracellulaires au pneumocoque ;
– grâce à la biologie moléculaire, il a été possible de montrer que les virus respiratoires étaient en cause dans 30 à 50 % des cas, seuls ou plus souvent associés à des bactéries. Les virus de la grippe doivent être recherchés, voire traités d'emblée en période épidémique ;
– les pneumonies nécrosantes, volontiers associées à des hémoptysies et une leucopénie, liées à *S. aureus* sensible ou résistant à la méticilline producteur de la leucocidine de Panton-Valentine sont actuellement rares en France ;
– enfin, en 2005 est née l'entité « pneumonies liées aux soins », faisant référence à des infections communautaires mais survenant lors du parcours de soins (hors séjour à l'hôpital) des malades (hémodialyse, chimiothérapie, hôpital de jour, soins de suite). Cette entité ne correspond pas à un profil microbiologique homogène, les micro-organismes en cause et le profil de sensibilité aux antibiotiques dépendant de nombreux facteurs liés à l'hôte et à la pression de sélection.

Quoi qu'il en soit, il est admis à la suite de nombreuses études qu'il n'existe aucune donnée clinique, radiologique ou biologique pouvant orienter formellement sur la nature du germe en cause, même si une présomption étiologique « raisonnable » peut souvent être établie. Il en résulte que l'antibiothérapie probabiliste doit nécessairement prendre en compte le pneumocoque et les agents intracellulaires et d'autres germes selon le contexte.

Diagnostic microbiologique

Dans la mesure où le traitement probabiliste prend en compte les différentes étiologies, il pourrait sembler peu utile de réaliser des examens à visée étiologique. Toutefois, la mise en évidence du micro-organisme responsable d'une pneumonie a les avantages suivants : connaissance de l'épidémiologie et de l'évolution des résistances, une sélection optimale des antibiotiques permettant alors une diminution du coût, de la pression de sélection et de la fréquence des effets secondaires. Chez les malades en ventilation spontanée mais instables, le bénéfice d'un examen endoscopique devra être mis en balance avec le risque d'une aggravation pouvant conduire à l'intubation. Les principaux examens sont :
– les hémocultures ;
– l'antigénurie *S. pneumoniæ* (sensibilité de 80 % dans les formes bactériémiques mais inférieure en l'absence de bactériémie, bonne spécificité) et l'antigénurie *Legionella pneumophila* (sensibilité de 70-80 % à condition de répéter un premier test négatif 48 heures plus tard et excellente spécificité) ;
– l'analyse cytobactériologique des sécrétions trachéobronchiques recueillies par expectoration ou aspiration endotrachéale. Malgré les problèmes liés au risque de contamination de la flore oropharyngée, il faut souligner la bonne sensibilité de cette technique pour l'isolement des germes banals tels que le pneumocoque ;
– un prélèvement distal protégé ou un lavage broncho-alvéolaire (LBA) si le malade est intubé ;
– une réaction en chaîne de la polymérase (PCR) du virus grippal en période épidémique sur prélèvement par écouvillon oropharyngé ou sur le LBA ;
– la ponction pleurale avec analyse cytobactériologique, technique spécifique mais peu sensible ;
– l'amplification génique par PCR multiplex à l'aide de kits permettant la détection concomitante d'une quinzaine de pathogènes, en majorité des virus mais aussi des bactéries comme *M. pneumoniæ* ou *L. pneumophila* [20]. La présence de certains virus (adénovirus, rhinovirus) ne signifie pas pour autant qu'ils jouent un rôle dans les symptômes. Des études récentes ont montré que cette approche syndromique

améliore les performances diagnostiques et permet une désescalade de l'antibiothérapie probabiliste [2] ;

– les sérologies restent utiles pour le diagnostic rétrospectif des viroses ou des agents intracellulaires, mais les progrès de la biologie moléculaire les rendent de moins en moins utiles.

Traitement antibiotique (Tableau S07-P07-C02-II)

Il doit être instauré rapidement, c'est-à-dire dans les quatre premières heures d'hospitalisation. Au-delà, la mortalité et la durée d'hospitalisation augmentent. Même si l'examen direct des sécrétions bronchiques apporte dans certains cas une aide précieuse, le traitement antibiotique initial sera donc généralement probabiliste, reposant sur la connaissance des données épidémiologiques globales et les facteurs de risque spécifiques pour certains micro-organismes. Les recommandations internationales et nationales sont régulièrement mises à jour mais n'ont pas fondamentalement changé ces dernières années. En France, ce sont celles émises en 2010 par la Société de pathologie infectieuse de langue française (SPILF). Pour les malades nécessitant la réanimation, il convient d'associer une β-lactamine à une molécule active sur les bactéries intracellulaires (macrolide ou fluoroquinolone).

De nombreuses études (non randomisées et de qualité méthodologique variable) ont montré la supériorité de l'association macrolide-β-lactamine, y compris dans les pneumonies aiguës communautaires à pneumocoques. Le rôle « immunomodulateur » des macrolides est évoqué. Après documentation microbiologique, l'intérêt de poursuivre une bithérapie n'est pas démontré et une désescalade est recommandée, notamment pas amoxicilline en cas de pneumonie aiguë communautaire à pneumocoques.

Les concentrations de β-lactamines obtenues dans les poumons avec les schémas indiqués sont suffisantes pour traiter les pneumocoques de sensibilité réduite à la pénicilline G. Le traitement des pneumonies à *L. pneumophila* comporte une fluoroquinolone (ofloxacine ou lévofloxacine) associée les 3-5 premiers jours à la rifampicine ou un macrolide. Dans quelques situations (malade immunodéprimé, atteint de pathologie pulmonaire chronique ou récemment hospitalisé et ayant reçu des antibiotiques), il peut être nécessaire de prendre en compte *P. æruginosa*. Le traitement probabiliste sera réévalué après 48 à 72 heures d'administration et tiendra compte de l'évolution clinique et le cas échéant de la documentation microbiologique. Un échec peut être lié schématiquement à une erreur diagnostique (embolie pulmonaire, œdème aigu du poumon [OAP]), un retard thérapeutique, un obstacle bronchique, une immunodépression, un épanchement pleural purulent. Le décès précoce est cependant souvent dû au sepsis (virulence du germe, réponse exacerbée de l'hôte) alors même que le traitement antibiotique est adéquat. La durée du traitement ne devrait pas dépasser 8 jours dans la plupart des cas, sauf pour *L. pneumophila* (10-14 jours). La durée du traitement peut être guidée par la cinétique de la procalcitonine dans le sang [9].

L'intérêt des corticoïdes intraveineux au cours des pneumonies aiguës communautaires graves est suggéré par plusieurs études et méta-analyses, mais les données disponibles au début 2017 ne permettent pas de les recommander de manière systématique.

Infections du système nerveux central

Trois grands cadres sont individualisés : les méningites purulentes, les méningo-encéphalites à liquide céphalorachidien (LCR) clair, les collections intracrâniennes.

Méningites purulentes

Épidémiologie, principales causes et pronostic

Les vaccinations chez l'enfant contre *Hæmophilus influenza* et *Streptococcus pneumoniæ* et plus récemment *Neisseria meningitidis*, ont modifié l'épidémiologie des méningites bactériennes de l'enfant avec une baisse considérable des infections dues à ces bactéries [8]. Chez l'adulte, la situation est plus contrastée, avec en France une incidence annuelle des méningites à *S. pneumoniæ* (1/100 000 mais 2/10 000 après 64 ans) (au total 500 cas/an), stable ou en légère baisse et une incidence de 0,35/100 000 de méningites à *N. meningitidis* et qui tend à diminuer franchement. *S. pneumoniæ* est en cause dans la grande majorité des méningites à partir de 40 ans et 35 % entre 15 et 39 ans, alors que *N. meningitidis* est prédominant dans cette tranche d'âge. Chez l'adulte, le nombre de méningites annuelles à *Listeria monocytogenes* est voisin de 70, le plus souvent après 65 ans. Le taux de mortalité à 3 mois dépasse 25 % au cours des méningites à *S. pneumoniæ*, nécessitant la réanimation qui sont également pourvoyeuses de séquelles neurologiques et cognitives.

Diagnostic et prise en charge

L'association d'un syndrome méningé d'apparition aiguë avec fièvre élevée impose la réalisation immédiate d'une hémoculture et d'une ponction lombaire. La tomodensitométrie cérébrale n'est généralement pas utile, du moins dans l'immédiat et en l'absence de signes de localisation ou de crises convulsives généralisées ou focales et récentes (recommandations de la Société française de pathologie infectieuse, 2017 [à paraître]). Elle ne doit pas retarder la première administration d'antibiotiques. Dans un certain nombre de cas, la symptomatologie est moins typique : fièvre peu élevée, absence de syndrome méningé, signes de localisation. Ces formes sont plus fréquentes chez le sujet âgé ou avec le sérotype de méningocoque W135. Le coma, les convulsions, les signes déficitaires sont surtout rencontrés dans les méningites à pneumocoque. Le LCR est trouble ou franchement purulent (plusieurs centaines à plusieurs milliers de polynucléaires), la glycorachie est franchement abaissée et la protéinorachie dépasse largement 1 g/l. La sensibilité de l'examen direct est de 60 à 90 % en l'absence d'antibiothérapie préalable, de 40 à 60 % dans le cas contraire. Entre 50 et 75 % des méningites à pneumocoque ou à méningocoque s'accompagnent d'hémocultures positives. Quand l'examen direct est négatif, les recherches d'antigène pneumococcique dans le LCR (test immunochromatographique, BinaxNow®), la PCR à méningocoque dans le LCR ou après grattage d'une lésion purpurique sont souvent rentables.

L'antibiothérapie des méningites bactériennes ne pose pas de problème majeur. En effet, le pourcentage de souches intermédiaires ou

Tableau S07-P07-C02-II Antibiothérapie intraveineuse des pneumopathies aiguës communautaires graves selon le terrain et/ou le contexte.

Terrain, contexte	Traitement
Situation habituelle	Céphalosporine de 3ᵉ génération (céfotaxime ou ceftriaxone) + macrolide Retour à amoxicilline si *S. pneumoniæ*
Pneumonies liées aux soins/facteurs de risque de *P. æruginosa*	β-Lactamine anti-*P. æruginosa* : – pipéracilline/tazobactam, *ou* – céfépime, *ou* – carbapénème (sauf ertapénème), *et* amikacine (3-5 jours), *et* Macrolide Si *P. æruginosa* : adaptation selon l'antibiogramme avec spectre le plus étroit
Pneumonie nécrosante grave avec suspicion de *S. aureus* PVL+	Céphalosporine de 3ᵉ génération, *et* – soit linézolide – soit glycopeptide + clindamycine ou rifampicine Si *S. aureus* sensible à la méticilline : pénicilline M + clindamycine Si *S. aureus* résistant à la méticilline : linézolide
Pneumonie aiguë communautaire grave avec suspicion de grippe	Céphalosporine de 3ᵉ génération, *et* Macrolide, *et* Oseltamivir per os (durée 5-7 jours)

PVL : leucocidine de Panton-Valentine.

résistantes à la pénicilline G parmi les souches invasives a franchement diminué ces dernières années. Surtout, aux posologies initiales recommandées (céfotaxime : 200-300 mg/kg/j ou ceftriaxone : 100 mg/kg/j), les concentrations dans le LCR de ces antibiotiques sont largement supérieures aux concentrations minimales inhibitrices (CMI) pour ces antibiotiques. En conséquence, la Société de pathologie infectieuse de langue française (SPILF) avait en 2008 recommandé une monothérapie par l'une de ces deux molécules lors du traitement initial d'une méningite bactérienne. Au vu de l'épidémiologie actuelle, cette recommandation reste valable en 2017. L'antibiothérapie sera réévaluée à la 48e heure avec selon le niveau de sensibilité, retour à l'amoxicilline ou maintien du céfotaxime/ceftriaxone, voire dans une minorité de cas, ajout de la vancomycine, si la CMI de la céphalosporine est supérieure à 1 mg/l. Les données les plus récentes font état de 25 % de méningocoques de sensibilité réduite à la pénicilline G. L'amoxicilline peut être touchée, alors que les céphalosporines de 3e génération restent parfaitement actives. En cas de présomption de listériose (volontiers chez des sujets de plus de 65 ans, souvent immunodéprimés avec un examen direct du LCR négatif), l'amoxicilline sera prescrite, éventuellement en association avec une céphalosporine de 3e génération. Les corticoïdes (dexaméthasone : 8 mg/kg/6 h pendant 2 à 4 jours) réduisent le risque de décès au cours des méningites à pneumocoques. Ils devraient être administrés juste avant ou en même temps que la première dose d'antibiotiques. La durée du traitement antibiotique est de 10-14 jours pour les méningites à pneumocoque et de 5-7 jours pour les méningites à méningocoques.

Méningo-encéphalites à LCR clair

Devant une méningo-encéphalite à LCR clair, contenant une majorité de lymphocytes, la possibilité d'une origine herpétique doit toujours être envisagée. Les signes cliniques ne sont pas spécifiques. L'aspect pseudo-périodique à l'électro-encéphalogramme et l'existence de lésions temporales en tomodensitométrie sont très évocateurs mais, en cas de réalisation à la phase précoce de la maladie, la tomodensitométrie peut être normale alors que la sensibilité de l'IRM est meilleure. Le diagnostic est fait par la PCR dans le LCR. Au moins deux études suggèrent une relation entre la précocité du traitement par aciclovir (10 mg/kg toutes les 8 heures) et le pronostic. La durée de traitement est de 21 jours. Bien d'autres infections virales sont susceptibles d'être en cause, mais très peu bénéficient d'un traitement spécifique. Dans certains cas, un voyage récent en zone de pathologie « exotique », un contact avec des animaux, la présence de signes extraneurologiques (respiratoires, cutanés, hématologiques) peuvent orienter vers une étiologie spécifique.

Des recommandations internationales sur les examens à visée de diagnostic et sur la prise en charge thérapeutique des méningo-encéphalites ont été récemment publiées [14]. En cas de doute avec une méningite bactérienne, il peut être utile de doser la procalcitonine dans le sang ou le lactate dans le LCR qui sont inférieurs respectivement à 0,5 ng/l et à 3,5 mmol/l dans les infections virales. En l'absence de cause infectieuse identifiée, il convient, surtout chez un sujet jeune, de rechercher une encéphalite auto-immune dont les caractéristiques, les moyens de diagnostic et le traitement ont fait l'objet d'articles originaux et de mises au point récentes [3]. Parmi ces encéphalites, celles liées aux anticorps anti-NMDA-R sont le plus souvent associées à des formes graves nécessitant la réanimation et doivent faire rechercher, chez une jeune femme, une tumeur de l'ovaire [16]. La mise en évidence par l'IRM de lésions touchant la substance blanche suggérant une encéphalite post-infectieuse doit faire discuter les corticoïdes à fortes doses.

La tuberculose est évoquée sur un terrain ou des conditions socio-économiques médiocres, une évolution sur plus de 7 jours, des signes cliniques évoquant une atteinte de la base du crâne, des localisations extraneurologiques. Le LCR est lymphocytaire, très hypoglycorachique et la protéinorachie est supérieure à 2 g/l. Cependant, une prédominance de polynucléaires, surtout à la phase initiale, ou une glycorachie normale sont possibles. L'arachnoïdite de la base, une dilatation ventriculaire et une ischémie sont des arguments évocateurs sur la tomodensitométrie et l'IRM. Dans un contexte de forte probabilité prétest, la PCR garde son intérêt et permet, si l'examen direct est positif, de tester rapidement la sensibilité de la souche aux antituberculeux majeurs. Les corticoïdes systémiques sont indiqués chez les malades non infectés par le VIH.

Collections intracrâniennes

Abcès du cerveau

Les manifestations cliniques, souvent progressives, comportent des signes généraux d'intensité modérée, des céphalées, un déficit et éventuellement des signes d'hypertension intracrânienne. La tomodensitométrie et, mieux, l'IRM sont les clefs du diagnostic. Les streptocoques aérobies et anaérobies prédominent largement, au sein d'une flore mixte, pouvant comporter, selon la porte d'entrée, des entérobactéries (otite chronique) ou *S. aureus* (infection de la face ou du scalp). Le traitement antibiotique associe l'amoxicilline (200 mg/kg/j) ou la céfotaxime (200 mg/kg/j) au métronidazole. La ponction-aspiration de l'abcès doit être envisagée pour les abcès volumineux, lorsqu'il existe des signes neurologiques et en cas de menace de rupture dans les ventricules.

Empyèmes sous-duraux

L'évolution est plus aiguë avec un déficit et des signes d'hypertension intracrânienne au premier plan. L'IRM peut retrouver une collection non visible en tomodensitométrie. L'évacuation chirurgicale urgente est toujours indiquée.

Infections intra-abdominales

Péritonites

Les péritonites liées à une perforation digestive ou par diffusion septique à partir d'un foyer abdominal ou pelvien sont de loin les plus fréquentes. Elles compliquent diverses infections telles qu'appendicite, diverticulite, cholécystite gangréneuse, tumeur maligne, infarctus mésentérique, ou un ulcère perforé. Si la prise en charge des péritonites est avant tout chirurgicale, elle doit comporter une antibiothérapie active sur les entérobactéries (*Escherichia coli*, *Klebsiella* sp.), les entérocoques et les anaérobies à Gram positif et à Gram négatif. Chez les patients en état de choc (40 % des cas), il convient de réduire au maximum le risque de traitement antibiotique non approprié en utilisant pipéracilline-tazobactam éventuellement associé à la gentamicine pendant 24 ou 48 heures. Un traitement antifongique est institué en présence d'au moins trois des critères suivants : choc, sexe féminin, chirurgie sus-mésocolique, antibiothérapie depuis plus de 48 heures. La prise en charge des infection intra-abdominales a fait l'objet d'une recommandation formalisée d'experts publiée au début 2015 [11].

Les péritonites primitives, c'est-à-dire survenant indépendamment de toute lésion viscérale, sont rares et concernent principalement le patient cirrhotique. Il s'agit alors d'infection du liquide d'ascite, le plus souvent à *E. coli*, et dont le traitement est médical.

Infections biliaires

Les états graves sont surtout liés aux péritonites par perforation de la vésicule biliaire au cours d'une cholécystite aiguë, et aux angiocholites. Au cours de ces dernières, les entérobactéries et, dans une moindre mesure, les anaérobies, sont les germes prédominants. Les hémocultures sont positives dans la moitié des cas.

Abcès du foie

La porte d'entrée peut être biliaire, portale (à partir d'une infection digestive, avec ou sans une pyléphlébite), hématogène, via l'artère hépatique, ou par contiguïté après une infection locale après un traumatisme hépatique. Dans un quart des cas, la source de l'infection n'est pas retrouvée. Les abcès du foie sont généralement polymicrobiens, avec une prédominance d'entérobactéries, surtout *E. coli*, d'anaérobies et de streptocoques aérobies en particulier du groupe *milleri*. La sérologie amibienne doit être obtenue en urgence s'il existe un contexte de voyage en pays d'endémie, même datant de plus de 10 ans. L'échographie et la tomodensitométrie permettent le diagnostic et guident l'aspiration percutanée. Le recours à la chirurgie est devenu rare et concerne seulement les péritonites et les abcès très volumineux avec risque de rupture intrapéritonéale ou dans la plèvre. Le traitement antibiotique (durée 4 à 6 semaines) comporte l'un des schémas suivants : pipéracilline-tazobactam ± aminoside, céfotaxime ou ceftriaxone ± métronidazole ± aminoside, ou amoxicilline-acide clavulanique + ofloxacine ou ciprofloxacine. Le métronidazole est le traitement des abcès amibiens.

Abcès de la rate

Dans la majorité des cas, la rate est atteinte par voie hématogène, souvent dans le cadre d'une endocardite. Les micro-organismes sont *S. aureus*, les streptocoques, les entérobactéries et *Candida* sp. Le traitement est médicochirurgical comportant une splénectomie ou, dans quelques cas, un drainage percutané.

Infections du tube digestif

Les pathologies observées en France conduisent rarement en réanimation à l'exception de la fièvre typhoïde, dont les principales complications graves sont les perforations et les hémorragies digestives, et de certaines entérocolites nécrosantes. Des diarrhées bactériennes peuvent entraîner une déshydratation, les formes graves s'observant surtout chez l'enfant. Des syndromes hémolytiques et urémiques liés à des souches d'*E. coli* entérohémorragiques (EHEC) producteurs de toxines Shiga ont été rapportés au début des années 2010.

Endocardites infectieuses

Le nombre de nouveaux cas par an d'endocardites infectieuses en France est estimé à 1 500-2 000. L'admission en réanimation est généralement liée à la survenue d'une ou plusieurs complications, en particulier hémodynamiques, neurologiques ou rénales. La mortalité reste élevée, 20 % dans la population globale et plus de 50 % chez les patients nécessitant l'admission en réanimation.

Cadre nosologique, facteurs de risque et micro-organismes en cause

Les endocardites infectieuses communautaires se répartissent en trois grands groupes : celles touchant une valve native mitrale ou aortique ou les deux (70 %), les endocardites sur prothèse dites tardives, survenant plus d'un an après la chirurgie cardiaque (20 %), et les endocardites sur pacemaker ou défibrillateur implantable (10 %). Comme pour les pneumonies, on décrit avec une fréquence croissante des endocardites infectieuses liées aux soins, c'est-à-dire au parcours extrahospitalier d'un patient (voir plus haut pour la définition). Les endocardites droites des toxicomanes intraveineux sont désormais très rares.

L'épidémiologie microbienne varie selon le type d'endocardite infectieuse : prédominance des streptocoques dans les endocardites natives du cœur gauche (50 %) et sur prothèse tardives, de *S. aureus* et des staphylocoques à coagulase négative au cours des endocardites liées aux soins. Cependant, la place de *S. aureus* va croissante et cette bactérie est en cause dans près de la moitié des endocardites graves requérant l'admission en réanimation [15]. Enfin, le pourcentage d'endocardites à hémocultures négatives est de 5 à 10 %. Cette négativité correspond schématiquement à trois types de situations : antibiothérapie préalable ; micro-organismes nécessitant des milieux particuliers de culture ou à développement lent : streptocoques déficients nutritionnels, groupe HACEK, champignons ; micro-organismes dont la responsabilité dans l'endocardite est habituellement affirmée par des sérologies ou une PCR dans le sang ou les valves cardiaques : *Coxiella burnetii* (agent de la fièvre Q), *Bartonella* sp., *Trophyrema whipplei*.

Éléments du diagnostic

Selon le mode de présentation, il est classique de distinguer les endocardites infectieuses aiguës et subaiguës. Les premières s'installent en quelques jours, comportent une fièvre élevée, voire un état septique sévère ou un choc septique, et volontiers des complications cardiaques ou périphériques métastatiques, souvent inaugurales. Les germes responsables sont surtout *S. aureus*, plus rarement *S. pneumoniæ* ou les bacilles à Gram négatif. Les endocardites subaiguës évoluent sur plusieurs semaines avant le diagnostic. La fièvre est modérée. Les germes prédominants sont les streptocoques et les entérocoques.

Les critères diagnostiques mis au point à la Duke University et modifiés en 2000 ont été validés par de nombreuses études et sont largement utilisés, bien que leur intérêt soit plus épidémiologique qu'opérationnel au lit du malade. Les critères majeurs sont :

– la positivité des hémocultures avec quelques nuances selon qu'il s'agit de germes fréquemment ou rarement en cause dans les endocardites ou des IgG de phase supérieures à 1/800 contre *C. burnetti* ;

– une atteinte endocarditique définie par l'apparition d'un souffle de régurgitation ou la présence d'anomalies caractéristiques à l'échographie-Doppler. L'échographie transœsophagienne a une sensibilité proche de 100 % pour la détection des végétations et des abcès. Elle est indispensable devant une suspicion d'endocardite infectieuse sur prothèse (sensibilité : 86-94 %, spécificité : 88-100 %) et à chaque fois que la chirurgie est discutée.

Les critères mineurs sont : la fièvre, une bactériémie intermittente, des phénomènes vasculaires (embolies majeures, anévrysmes mycotiques, hémorragie cérébrale ou conjonctivale, purpura de Janeway), des anomalies immunologiques (glomérulonéphrite, taches de Roth, nodules d'Osler, facteur rhumatoïde), un facteur favorisant (valvulopathie ou toxicomanie IV), une hémoculture positive ne correspondant pas au critère majeur. Ainsi l'endocardite infectieuse est-elle considérée comme certaine devant deux critères majeurs, un majeur et trois mineurs ou cinq mineurs. Elle est considérée comme possible en présence d'un critère majeur et deux mineurs ou trois mineurs. De nombreux progrès ont été accomplis ces dernières années dans le diagnostic de l'endocardite. Ces progrès concernent :

– l'imagerie cardiaque et cérébrale. Dans les cas les plus difficiles, notamment les endocardites infectieuses sur prothèse, la scintigraphie aux leucocytes marqués et la tomographie par émission de positons (TEP) permettent d'affiner le diagnostic. L'IRM cérébrale a l'avantage de détecter des lésions mal ou non visibles en tomodensitométrie avec de potentielles conséquences sur la prise en charge médicale (gestion des anticoagulants) ou chirurgicale. Elle devrait être systématique avant toute chirurgie cardiaque ;

– la biologie moléculaire (PCR), dans le sang et surtout sur les valves cardiaques en post-opératoire, permet d'identifier un nombre croissant d'endocardites infectieuses à hémocultures négatives [14].

Complications

Complications hémodynamiques

Elles sont dominées par l'insuffisance cardiaque gauche qui survient dans près de 40 % des cas. Celle-ci est la cause de 60 % des décès à la phase précoce de l'endocardite et constitue 60 à 90 % des indications opératoires. L'insuffisance cardiaque est liée essentiellement à une fuite valvulaire aiguë aortique ou mitrale. Plus rarement, il existe une fistule intracardiaque par rupture d'abcès ou une obstruction d'une valve native ou d'une prothèse par une volumineuse végétation. Enfin, la survenue d'une embolie coronaire est responsable d'une ischémie myocardique dont les conséquences hémodynamiques dépendent du territoire atteint.

Le choc septique n'est pas exceptionnel au cours des endocardites infectieuses, particulièrement avec les bactéries les plus virulentes tels que *S. aureus*, les bacilles à Gram négatif.

Les embolies pulmonaires sont l'apanage des endocardites tricuspides ou pulmonaires et se traduisent par des opacités pulmonaires en foyers, parfois seulement visibles sur la tomodensitométrie. Elles sont susceptibles de récidiver dans les premiers jours du traitement et entraîner une hypoxémie sévère.

Complications neurologiques

Outre qu'elle peut conduire au décès ou être source de séquelles graves, la survenue d'un accident neurologique, surtout quand il est responsable d'un coma, est susceptible de compliquer singulièrement la prise en charge d'une endocardite, surtout lorsqu'il existe une indication de chirurgie cardiaque. Une complication neurologique survient au cours de 20 à 30 % des endocardites du cœur gauche, voire plus de 50 % pour les malades admis en réanimation. Dans la majorité des cas, elle se produit précocement, l'atteinte neurologique constituant même souvent le motif d'hospitalisation. Chez les malades recevant une antibiothérapie appropriée, le risque d'atteinte du système nerveux central décroît rapidement dans les jours suivant le début du traitement, sans toutefois s'annuler. Tous les micro-organismes peuvent être en cause, mais *S. aureus* est largement prédominant. Quatre types de lésions sont possibles : ischémie par embolie, hémorragies cérébrales (rupture d'anévrysme mycotique, transformation hémorragique d'un infarctus, vascularite nécrosante), abcès du cerveau et méningites.

Autres complications

Les complications emboliques artérielles périphériques touchent principalement les membres, les reins, très rarement les vaisseaux mésentériques, et la rate. Les lésions spléniques sont fréquentes, sous forme d'infarctus ou plus rarement d'abcès, détectés au mieux par la tomodensitométrie. L'atteinte rénale est d'origine hémodynamique ou par glomérulonéphrite.

Principes de la prise en charge médicale et chirurgicale [4]

Antibiotiques

Dès la confirmation échographique, voire plus tôt en cas de sepsis sévère ou de choc septique, l'antibiothérapie est débutée immédiatement après la réalisation de deux ou trois hémocultures à une heure d'intervalle. Le tableau S07-P07-C02-III résume les modalités thérapeutiques selon les micro-organismes en cause :

– la cloxacilline et la vancomycine ou la daptomycine (10 mg/kg/j en une dose quotidienne) sont les molécules principales pour le traitement des endocardites à *S. aureus*, respectivement sensibles ou résistants à la méticilline. L'amoxicilline reste la molécule de référence au cours des endocardites à streptocoques et à entérocoques ;

– la gentamicine est prescrite dans tous les cas à la phase initiale du traitement avec une durée variable selon les bactéries et la présence ou non d'une prothèse valvulaire. Selon la CMI de pénicilline G, elle sera arrêtée ou poursuivie lors des endocardites à streptocoques. Dans les endocardites infectieuses sur valve native à entérocoques, une durée de 2-3 semaines ne semble pas associée à un taux d'échecs plus élevé par rapport à 4 semaines. Un traitement court (3-5 jours) par la gentamicine est suffisant pour les endocardites à *S. aureus* sur valve native ;

– au cours des endocardites à *Enterococcus fæcalis* de haut niveau de résistance à la gentamicine ou chez les patients à risque élevé d'insuffisance rénale, l'association à l'amoxicilline peut être remplacée par amoxicilline-ceftriaxone (synergie sur les cibles) ;

– le traitement des endocardites à coques à Gram positif chez les malades ayant une allergie aux pénicillines repose sur la vancomycine ;

– l'association avec la rifampicine n'est validée que pour les endocardites infectieuses sur prothèse valvulaire ou en cas d'infection osseuse associée ;

Tableau S07-P07-C02-III Antibiothérapie des endocardites infectieuses selon les micro-organismes identifiés.

Micro-organismes	Endocardites sur valve native	Endocardites sur prothèse
Streptocoques sensibles (CMI péni G < 0,125 mg/l)	Amoxicilline[1] ou ceftriaxone[2] : 4 sem	Amoxicilline[1] : 6 sem
Streptocoques de sensibilité diminuée (CMI péni G : 0,25-2 mg/l)	Amoxicilline[1] : 4 sem + gentamicine : 2 sem	Amoxicilline[1] : 4-6 sem + gentamicine : 2-3 sem
Streptocoques non sensibles (CMI péni G > 0,5 mg/l, entérocoques et *Abiotrophia* sp.	Amoxicilline[1] : 4-6 sem. + gentamicine : 2 sem	Amoxicilline[1] : 6 sem + gentamicine : 2-3 sem
Staphylocoques sensibles à la méticilline	Cloxacilline[3] : 4-6 sem	Cloxacilline[3] + rifampicine[4] : 6 sem + gentamicine : 2 sem
Staphylocoques résistants à la méticilline	Vancomycine[5] : 4-6 sem (ou daptomycine[6] + rifampicine)	Vancomycine[5] ou daptomycine[6] + rifampicine[4] : 4-6 sem + gentamicine : 2 sem
HACEK	Céfotaxime[2] : 4 sem ± gentamicine : 7 jours	Céfotaxime[1] : 6 sem + gentamicine : 7 jours
Entérobactéries	Céfotaxime[1] : 4 sem + gentamicine ou amikacine : 1 sem	Céfotaxime[1] : 6 sem + gentamicine ou amikacine : 2 sem¶
Bartonella sp.	Doxycyline[7] : 4 sem + gentamicine : 2 sem	Doxycyline[7] : 4 sem + gentamicine : 2 sem
C. burnetti	Doxycycline[7] + hydroxychloroquinine : au moins 18 mois	Doxycycline[7] + rifampicine + hydroxychloroquinine : au moins 18 mois
Candida sp.	Amphotéricine B liposomiale[8] ± flucytosine[9] ou échinocandine[10] : 2 sem, puis fluconazole[11] si sensible : 4 sem	Amphotéricine B liposomiale[8] + flucytosine[9] ou échinocandine[10] : 2 sem, puis fluconazole[11] si sensible : 6-8 sem

(1) Amoxicilline : 150 mg/kg/j pour les streptocoques sensibles, 200 mg/kg/j dans les autres cas ; céfotaxime : 200 mg/kg/j.
(2) Ceftriaxone : 2 g/j.
(3) Cloxacilline : 12 g/j.
(4) Rifampicine : 600 mg 2 fois par jour.
(5) Vancomycine : 30 mg/kg/j, au mieux en perfusion continue, à adapter selon la fonction rénale pour cible de 15-20 mg/l si CMI < 1 mg/l, 25-30 mg/l si CMI = 2 mg/l.
(6) Daptomycine : 8-12 mg/kg/j en dose quotidienne unique (surveiller la créatine phosphokinase).
(7) Doxycycline : 200 mg/j.
(8) Amphotéricine B liposomiale (Ambisome®) : 3-5 mg/kg/j (surveillance rénale).
(9) Flucytosine : 100 mg/kg/j.
(10) Caspofungine : 70 mg à J1, puis 50 mg/j, sauf si poids > 80 kg = 70 mg/j, ou micafungine : 100 mg/j.
(11) Fluconazole : 12 mg/kg à J1, puis 6 mg/kg/j.

– des études sont en cours pour valider (ou non) la possibilité d'un relais oral après un traitement intraveineux de 2 semaines.

Traitement chirurgical

Le recours à la chirurgie est nécessaire à la phase aiguë (patient sous antibiotique) de l'endocardite infectieuse chez la moitié des malades. L'œdème pulmonaire ou le choc cardiogénique par dysfonction mitrale ou aortique sévères ou dysfonction de prothèse sont la principale indication du remplacement valvulaire et sont des urgences chirurgicales. L'existence d'une fuite valvulaire importante, d'un abcès périvalvulaire, une végétation mobile de plus de 15 mm associée à des manifestations emboliques, la persistance d'hémocultures positives au-delà de 72 heures malgré une antibiothérapie bien conduite doivent également faire discuter un recours rapide à la chirurgie.

L'indication chirurgicale est classiquement retenue en raison de la difficulté à stériliser les lésions cardiaques par le seul traitement anti-infectieux au cours des endocardites à *Coxiella burnetii*, des endocardites fongiques ou à *S. aureus* sur prothèse. Des études récentes ont cependant montré que, dans certaines conditions, le traitement médical seul peut être envisagé, à condition d'être très prolongé, voire suspensif.

Une seule étude randomisée, menée sur un nombre limité de malades, ayant en majorité une endocardite à streptocoques, a montré qu'un recours précoce « systématique » à la chirurgie s'associait à un meilleur pronostic [7]. Le problème le plus complexe concerne les situations au cours desquelles une indication de chirurgie cardiaque est portée alors qu'il existe des complications neurologiques. Il est possible de schématiser les recommandations actuelles de la façon suivante :
– les hémorragies cérébrales restent une contre-indication à la chirurgie cardiaque pendant 3-4 semaines, cette position pouvant être discutée au cas par cas pour de très petites lésions ;
– un accident ischémique sévère (coma, déficit neurologique) doit faire surseoir à la chirurgie ;
– les lésions asymptomatiques ou de petite taille sans trouble neurologique majeur ne sont plus considérées comme un obstacle à la chirurgie cardiaque précoce [1] ;
– en cas de complications neurologiques, un anévrysme mycotique devrait être recherché par angioscanner ou angio-IRM et le cas échéant bénéficier d'un traitement endovasculaire.

Le recours à la chirurgie cardiaque doit rester une exception dans les endocardites droites.

Prise en charge des endocardites infectieuses sur stimulateur cardiaque ou défibrillateur implantable

L'infection peut toucher les sondes et/ou la valve tricuspide. La grande majorité d'entre elles étant liées à *S. aureus* ou des staphylocoques à coagulase négative sensibles ou résistants à la méticilline, les molécules seront choisies en conséquence. La guérison nécessite généralement l'ablation du matériel. Pour les patients dépendants d'un tel dispositif, un entraînement électrique externe sera réalisé et un nouveau matériel posé après au moins 7 à 10 jours d'antibiothérapie appropriée [13].

Cellulites, fasciites nécrosantes et myonécroses

Classification, données cliniques et microbiologiques

Selon le type d'atteinte, on distingue : l'érysipèle qui est une atteinte primitive aiguë non nécrosante du tissu cutané et sous-cutané, les fasciites nécrosantes ou dermo-hypodermites bactériennes nécrosantes (DHBN) de type 1 (atteinte bactérienne polymicrobienne associant aérobies et anaérobies) ou de type 2 (gangrène streptococcique à streptocoque β-hémolytique du groupe A), les myonécroses dont la gangrène gazeuse à *Clostridium perfringens*. Selon la localisation, on distingue les DHNB des membres, les cellulites cervicales d'origine bucco-dentaire et la gangrène périnéale de Fournier avec atteinte génitale et de la paroi abdominale. Il s'agit d'infections graves, mortelles dans 20 à 30 % des cas dont la prise en charge est médicochirurgicale.

Des facteurs généraux favorisants communs aux différents types d'infection sont souvent trouvés : diabète, troubles vasculaires périphériques, obésité, alcoolisme, immunosuppression, toxicomanie IV. Il s'y associe fréquemment des facteurs locaux : blessure cutanée, chirurgie, maux perforants, piqûre d'insecte, varicelle ainsi que la prise d'anti-inflammatoires non stéroïdiens précédant l'épisode infectieux qui pourrait favoriser le passage d'un érysipèle vers une DHBN ou aggraver celle-ci.

Toute la question est de reconnaître la DHBN, c'est-à-dire de savoir rechercher, en plus des signes généraux, les signes locaux de gravité : zones de marbrures, cyanose ou lividité distale, placards à bords irréguliers en carte de géographie, nécrose cutanée escarotique, bulles hémorragiques étendues, induration de l'œdème, extension rapide des lésions malgré le traitement antibiotique, hypo-esthésie superficielle, douleurs spontanées intenses, parfois isolées sans signes cutanés évidents au début, crépitation à la palpation ou odeur fétide, témoins de la production de gaz. Les lésions nécrotiques au cœur de la dermo-hypodermite nécrosante ou de la fasciite doivent être prélevées par ponction d'une phlyctène fermée ou ponction sous-cutanée. La répartition des germes en cause dépend du type d'atteinte et du site :
– streptocoque A et *S. aureus* et moins souvent entérobactéries pour les DHBN des membres ;
– streptocoques, *S. aureus*, entérobactéries, *P. æruginosa* et anaérobies pour les gangrènes de Fournier ;
– streptocoques et anaérobies pour les cellulites cervicales.

Pasteurella multocida est évoquée après morsure ou griffure animale (chat, chien). Les cellulites à *S. aureus* résistant à la méticilline sont rares en France. Le diagnostic microbiologique est obtenu par les hémocultures, la ponction sous-cutanée et les prélèvements per opératoires.

Traitement étiologique [6]

L'antibiothérapie est instaurée dès les prélèvements bactériologiques effectués, sans en attendre le résultat et avant tout geste chirurgical. Les modalités de l'antibiothérapie probabiliste dépendent du type d'infection et du site. Dans les DHBN de type II, touchant les membres, le traitement comporte une association de pénicilline G ou amoxicilline/acide clavulanique avec la clindamycine pour ses propriétés antibactériennes et antitoxiniques. Pour les DHBN de type 1 (cervicofaciales et gangrène de Fournier), l'association pipéracilline-tazobactam, éventuellement combinée avec la clindamycine, permet de prendre en compte les bactéries en cause.

La chirurgie en urgence est le traitement indispensable, permettant seul d'éradiquer l'infection, car les antibiotiques diffusent mal dans ces tissus nécrosés. Elle confirme le diagnostic en mettant en évidence la nécrose, sans saignement ni pus, et l'atteinte des fascias. Elle comporte un débridement complet et précoce de tous les tissus nécrosés, un drainage et une excision des fascias atteints jusqu'à saignement de la tranche de section. Après l'intervention, le pansement est fait tous les jours afin d'obtenir un bourgeonnement des tissus sains et de vérifier le contrôle de l'infection.

Autres traitements (en dehors de celui du choc septique)

Aucune étude randomisée n'a prouvée l'efficacité de l'oxygénothérapie hyperbare au cours des DHBN et, en tout cas, il ne faut pas transférer un malade en vue de cette thérapeutique. Les immunoglobulines pourraient être utiles dans les DHBN à streptocoques.

Médecine intensive-Réanimation

Paludisme sévère d'importation

Circonstances d'apparition et diagnostic

Le nombre de cas annuels de paludisme d'importation est voisin de 4 000, dont 12 % de formes graves liées quasi exclusivement à *Plasmodium falciparum*, responsable d'un taux de mortalité est de 5 %. Le paludisme grave est toujours la conséquence d'une ou plusieurs erreurs : absence de prophylaxie ou prophylaxie incorrecte, mauvaise interprétation des premiers signes (fièvre, troubles digestifs, céphalées), récupération tardive des tests spécifiques. Le diagnostic repose sur la mise en évidence du parasite dans le sang. Le frottis est la technique la plus utilisée car elle est rapide et permet une bonne identification de l'espèce et la détermination de la parasitémie. La goutte épaisse est un examen plus sensible mais dont la lecture est plus délicate. Les résultats doivent être rendus dans un délai maximal de 2 heures. Une parasitémie intense, supérieure à 5 %, traduit un retard thérapeutique. Les autres tests (détection de la HRP2 et de la pLDH, acridine orange, PCR) sont généralement peu utiles dans le cadre d'un accès grave.

Phase d'état, complications

Les signes neurologiques sont l'expression majeure du paludisme grave. Ils vont de la simple obnubilation au coma profond. Des crises convulsives sont possibles. Les autres manifestations habituelles sont :
– l'insuffisance rénale aiguë, à diurèse conservée ou anurique. Souvent favorisée par une déshydratation initiale, elle est généralement liée à une tubulopathie aiguë ;
– la thrombopénie, constante dans l'accès simple, elle est volontiers sévère, inférieure à 50 000/mm^3 dans les formes graves ;
– une anémie hémolytique, modérée dans les premiers jours et qui s'accentue les jours suivants.

Les manifestations moins fréquentes sont :
– un choc septique, lié au paludisme ou à une complication bactérienne précoce (pneumonie d'inhalation ou bactériémie d'origine digestive) ;
– une hypoxémie sévère, par pneumonie bactérienne ou œdème pulmonaire favorisé par un remplissage intempestif.

Traitement

L'artésunate intraveineux a détrôné la quinine pour le traitement de première intention des formes graves de paludisme à *P. falciparum*, aussi bien chez l'adulte que chez l'enfant (voir l'avis du Haut Conseil en santé publique [www.hcsp.fr], mis en ligne le 4 mars 2013). Par rapport à la quinine, l'artésunate permet une clairance parasitaire plus rapide et abroge beaucoup plus vite (en 2 heures) la cyto-adhérence des hématies parasitées circulantes. Plusieurs études, menées en zone d'endémie, ont montré une meilleure survie qu'avec la quinine. La molécule est bien tolérée en dehors d'une anémie hémolytique retardée chez 20 % des malades et nécessitant une transfusion dans 60 % des cas [5]. Une surveillance de la numération-formule sanguine est donc justifiée La posologie est de 2,4 mg/kg à H0, H12, H24, puis une dose quotidienne au maximum pendant 7 jours, un relais oral (artéméther-luméfantrine) pouvant être pris avant. Si la molécule n'est pas immédiatement disponible un traitement par quinine IV est débuté (dose de charge de 16 mg/kg perfusée en 4 heures et après une période d'arrêt de 4 heures, perfusion continue de 8 mg/kg toutes les 8 heures). Un relais par artésunate doit être effectué dans les 24 heures.

Le traitement symptomatique vise à assurer la liberté des voies aériennes, à assurer un bon état circulatoire et à traiter une éventuelle infection bactérienne concomitante. Le recours à l'épuration extrarénale est fréquent.

Bibliographie

1. Barsic B, Dickerman S, Krajinovic V et al. Influence of the timing of cardiac surgery on the outcome of patients with infective endocarditis and stroke. Clin Infect Dis, 2013, *56* : 209-217.
2. Gadsby NJ, Russel CD, McHugues MP et al. Comprehensing molecular testingfor respiratory pathogens in community-acquired pneumonia. Clin Infect Dis, 2016, *62* : 817-823.
3. Graus F, Titulaer MJ, Balu R et al. A clinical approach to diagnosis of autoimmune encephalitis. Lancet Neurol, 2016, *15* : 391-404.
4. Habib G, Lancellotti P, Antunes MJ et al. 2015 ESC guidelines for the management of infective endocarditis. Eur Heart J, 2015, *36* : 3075-3128.
5. Jauréguiberry S, Thellier M, Ndour PA et al. Delayed-onset hemolytic anemia in patients with travel-associated severe malaria treated with artesunate, France, 2011-2013. Emerg Infect Dis, 2015, *21* : 804-812.
6. Justin JS, Malangoni MA. Necrotizing soft-tissue infections. Crit Care Med, 2011, *39* : 2156-2162
7. Kang DH, Kim YJ, Kim SH et al. Early surgery versus conventional treatment for infective endocarditis. N Engl J Med, 2012, *366* : 2466-2473.
8. Kaukonen KM, Bailey M, Suzuki S et al. Mortality related to severe sepsis and septic shock among critically-ill patients in Australia and New Zealand. JAMA, 2014, *311* : 1308-1316.
9. Kutz A, Briel M, Christ-Crain M et al. Prognostic value of procalcitonin in respiratory tract infections across clinical settings. Crit Care, 2015, *19* : 74.
10. Lopez-Castelblanco R, Lee M, Hasbun R. Epidemiology of bacterial meningitis in the USA from 1997 to, 2010 : a population-based observational study. Lancet Infect Dis, 2014, *14* : 813-819.
11. Montravers P, Dupont H, Leone M et al. Prise en charge des infections intra-abdominales. Anesth Réanim, 2015, *1* : 75-99.
12. Rhodes A, Evans LE, Alhazzani W et al. Surviving sepsis campaign: international guidelines for management of sepsis and septic shock 2016. Intensive Care Med, 2017, *43* : 304-377.
13. Sandoe JAT, Barlow G, Chambers JB et al. Guidelines for the diagnosis, prevention and management of implantable cardiac electronic device infection. Report of a joint working party project on behalf of the British Society for Antimicrobial Chemotherapy (BSAC, host organization), British Heart Rhythm Society (BHRS), British Cardiovascular Society (BCS), British Heart Valve Society (BHVS) and British Society for Echocardiography (BSE). J Antimicrob Chemother, 2015, *70* : 325-359.
14. Singer M, Deutschman CS, Seymour CW et al. The third international consensus definition for sepsis and septic shock (Sepsis-3). JAMA, 2016, *315* : 801-810.
15. Sonnevile R, Mirabel M, Hagage D et al. Long-term outcomes and cardiac surgery in critically ill patients with infective endocarditis. Eur Heart J, 2014, *35* : 1195-1204.
16. Titulaer MJ, McCracken L, Gabilondo I et al. Treatment and prognostic factors for long-term outcome in patients with anti-NMDA receptor encephalitis : an observational cohort study. Lancet Neurol, 2013, *12* : 157-165.
17. Venkatesan A, Tunkel AR, Bloch KC et al. Case definitions, diagnostic algorithms, and priorities in encephalitis : consensus statement of the international encephalitis consortium. Clin Infect Dis, 2013, *57* : 1114-1128.
18. Yeali DM, Kellum JA, Huang DT et al. A randomized trial of protocol-based care for early septic shock N Engl J Med, 2014, *370* : 1683-1693.
19. Zuber B, Bruneel F, Bédos JP. Pneumopathies communautaires graves. La Lettre de l'infectiologue, 2014, tome XXIX, *6* : 210-216.
20. Zumla A, Al-Tawfik JA, Enne VI et al. Rapid point of care diagnostic tests for viral and bacterial respiratory tract infections : needs, advances, and future prospects. Lancet Infect Dis, 2014, *14* : 1123-1135.

Toute référence à cet article doit porter la mention : Wolff M. Infections graves communautaires. *In* : L Guillevin, L Mouthon, H Lévesque. Traité de médecine, 5e éd. Paris, TdM Éditions, 2018-S07-P07-C02 : 1-8.

Chapitre S07-P07-C03

Médiastinites aiguës

Jean-Louis Trouillet, Alain Combes, Charles-Édouard Luyt et Jean Chastre

Les infections du médiastin correspondent à deux entités cliniques distinctes, d'une part les médiastinites après chirurgie cardiaque réalisée par sternotomie, affectant le sternum et le médiastin antérieur, et d'autre part les médiastinites aiguës en dehors de la chirurgie cardiaque qui sont soit d'origine oropharyngée ou médiastinites descendantes nécrosantes, soit des médiastinites par perforation de l'œsophage. La physiopathologie, le contexte clinique, la microbiologie et la prise en charge de ces entités sont différentes.

Médiastinites après chirurgie cardiaque

Cette infection nosocomiale survient chez 1 à 3 % des opérés cardiaques après une sternotomie. Une prise en charge précoce en a amélioré le pronostic, en particulier lorsqu'elle ne s'accompagne d'aucune défaillance d'organe. Il est en effet rare actuellement que ces malades nécessitent un séjour prolongé en réanimation.

Définition et incidence

La médiastinite ou « infection profonde de la cicatrice sternale » correspond à une infection du site opératoire affectant le médiastin antérieur et le sternum. En clinique, le diagnostic différentiel avec une infection superficielle, limitée aux espaces cutanés et sous-cutanés, peut être difficile. Le diagnostic de médiastinite doit être retenu quand du pus est retrouvé au niveau du sternum ou du médiastin lors de la reprise chirurgicale ou aspiré par ponction médiatisnale transcutanée : cette définition sélectionne les malades les plus graves, mais d'autres définitions, par exemple celle des Centers for Disease Control, peuvent être utilisées dans les publications [9].

L'incidence rapportée dans la littérature est variable d'une série à l'autre, comme l'illustre le tableau S07-P07-C03-I [4, 10, 11]. En dehors des biais méthodologiques, plusieurs facteurs expliquent la dispersion des chiffres. L'incidence dépend de la chirurgie réalisée : inférieure à 1 % après remplacement valvulaire, elle atteint 1,5 % en cas de pontage, mais peut dépasser 5 % en cas de transplantation cardiaque [16], voire atteindre des taux plus élevés chez des patients bénéficiant d'une assistance circulatoire intrathoracique (18-59 %). La gravité des malades opérés (comorbidités, intervention en urgence, âge...) est une autre raison. Enfin, des « bouffées épidémiques » peuvent localement en augmenter transitoirement l'incidence.

Facteurs de risque

De nombreux facteurs de risque, parfois discordants, voire contradictoires, ont été mis en évidence [9, 10]. Parmi les facteurs pré-opératoires émergent l'obésité, l'existence d'une bronchopneumopathie chronique, un stade avancé d'insuffisance cardiaque, le diabète, et l'insuffisance rénale. Le portage nasal de staphylocoque est également considéré comme un facteur de risque et a motivé la réalisation d'essais de prophylaxie [2]. Parmi les facteurs per opératoires, ont été retrouvés : les erreurs dans le choix ou le temps d'administration de l'antibioprophylaxie, le rasage intempestif la veille de l'intervention, les fautes d'asepsie, la durée et le type de l'intervention. Bien que l'utilisation des artères mammaires, une et surtout les deux artères, soit associée à une augmentation du risque de médiastinite, leur supériorité en termes de perméabilité à long terme est telle qu'elles restent le greffon de choix des chirurgiens cardiaques. Des facteurs post-opératoires ont également été mis en évidence tels qu'un saignement important, un bas débit pouvant conduire à une défaillance multiviscérale ou une hyperglycémie post-opératoire. Un contrôle de la glycémie par un protocole rigoureux d'insulinothérapie intraveineuse a permis la réduction du taux des médiastinites chez les diabétiques opérés (0,8 contre 2 %) [7].

Physiopathologie

L'origine exacte de l'infection reste inconnue chez la majorité des patients. Les sources potentielles des micro-organismes sont la propre flore du patient, dont le rôle serait prépondérant, et l'environnement local chirurgical : le personnel, mais aussi le matériel (contamination des têtes de pression, de la solution de cardioplégie ou des aspirateurs...). Des techniques bactériologiques sophistiquées ou des germes inhabituels permettent parfois de préciser le mode de contamination. Dans la majorité des cas, la contamination serait per opératoire, manuportée ou aéroportée. La voie hématogène, par le biais d'une bactériémie dont le point de départ peut être un autre foyer infectieux, a également été montrée ou fortement soupçonnée dans quelques cas. Enfin une contamination post-opératoire directe est possible mais rare. À côté de l'importance de l'inoculum et de l'état des défenses immunitaires du patient, des facteurs propres à la chirurgie cardiaque favorisent la survenue de cette infection. Ainsi, la circulation extracorporelle (CEC) altérerait la réponse immunitaire et inflammatoire. Le prélèvement des artères mammaires internes altère la vascularisation du sternum, avec une ischémie qui peut être encore aggravée par un bas débit cardiaque péri-opératoire. Une collection fibrinocruorique mal drainée peut favoriser la multiplication d'un inoculum bactérien initialement faible. Enfin, la présence éventuelle de matériel prothétique dans le médiastin peut constituer un point de fixation à l'infection.

Microbiologie

La distribution microbiologique est très variable suivant les séries et a évolué au cours des dernières décennies [3, 9, 10, 11]. Dans les publications plus anciennes, les *Staphylococcus aureus* et les staphylocoques à coagulase négative (SCN) étaient les bactéries le plus souvent en cause, représentant respectivement 60 % et 13 % des cas dans une série de

Tableau S07-P07-C03-I Incidence des médiastinites après chirurgie cardiaque.

Auteurs	Années	Nombre d'interventions	Infections profondes (%)
Lepelletier et al. [10]	2002-2003	1 268	1,4
Lucet [11]	2006	8 816	2,2
Charbonneau et al. [4]	2000-2008	15 237	2,03

316 patients [19]. Dans les séries plus récentes, l'incidence des SCN est en augmentation (25 à 45 %), mais surtout, une proportion de plus en plus élevée d'infections sternales à bacilles à Gram négatif (plus de 30 %) et à entérocoques apparaît [4, 9, 13]. Le taux de S. aureus résistants à la méticilline (SARM) est fonction de la prévalence au sein de l'établissement : elle a considérablement diminué dans les hôpitaux de l'Assistance publique de Paris, divisée par deux en 15 ans. Les SCN sont toujours majoritairement résistants à l'oxacilline. Les bacilles à Gram négatif posent fréquemment des problèmes de multirésistance (entérobactéries productrices de β-lacatamase à spectre élargi [BLSE]) [4]. Les prélèvements peuvent être multimicrobiens (15 % à 25 %) ou à l'opposé rester négatifs (moins de 5 %). Enfin, les médiastinites à champignons et levures sont très rares (< 1 %) survenant chez des transplantés cardiaques ou en cas de surinfection d'une médiastinite initialement due à une bactérie.

Diagnostic

Le diagnostic est évoqué devant des signes d'inflammation de la cicatrice sternale survenant entre le 10ᵉ et le 20ᵉ jours après l'intervention, souvent associés à une fièvre. Avant le 7ᵉ jour, le diagnostic est peu probable bien que possible en cas d'inoculation massive, cependant un syndrome septique survenant dans ce délai est beaucoup plus souvent expliqué par un autre foyer infectieux (pneumonie, bactériémie…). À l'inverse, des formes tardives, volontiers torpides, peuvent s'observer au-delà du premier mois, ce d'autant qu'une antibiothérapie a été prescrite pour un syndrome fébrile d'origine imprécise. Un examen post-opératoire quotidien de la cicatrice permet de suspecter rapidement la possibilité d'une infection sternale : la cicatrice devient rouge, la peau se désunit par endroit avec apparition d'un écoulement sérohématique plus ou moins trouble. À la palpation, le sternum est disjoint, « en touche de piano », et douloureux à la mobilisation des berges sternales. L'issue de pus avec bullage témoigne d'un diagnostic tardif. Cette suspicion systématique fait qu'actuellement, il est très rare qu'un tableau de choc septique soit le signe révélateur de cette infection. En revanche, des présentations plus frustes, voire trompeuses sont plus fréquentes du fait du terrain et de la sévérité de la cardiopathie sous-jacente : c'est par exemple un malade inserable du respirateur ou présentant une défaillance polyviscérale mal expliquée ou encore un patient qui ne s'améliore pas malgré les soins de réanimation. La survenue d'une bactériémie, en particulier lorsqu'il s'agit d'hémocultures à S. aureus, doit faire évoquer, au même titre qu'une infection de cathéter, la possibilité d'une infection du site opératoire.

Les examens complémentaires réellement contributifs sont ceux apportant la preuve bactériologique d'infection de la cicatrice sternale. Les hémocultures qui sont positives dans 30 à 50 % des cas ne sont pas spécifiques. En pratique, c'est souvent la ponction à l'aiguille fine, suffisamment longue pour atteindre le médiastin en passant entre les berges sternales, qui assure le diagnostic si elle ramène du pus ou si l'examen direct, ou la culture, montre la présence de germes. Ce geste pratiqué dans des conditions d'asepsie rigoureuse par des médecins expérimentés ne présente que peu de risque et est entré dans la pratique courante des équipes chirurgicales. En revanche, la mise en culture systématique des électrodes de stimulation épicardique, habituellement laissées en place la première semaine post-opératoire, n'est pas recommandée en raison d'un taux très élevé de faux positif. Les marqueurs biologiques de l'inflammation (leucocytose, protéine C réactive, procalcitonine) sont très souvent perturbés après la CEC et non spécifiques. À distance de la chirurgie, leurs valeurs peuvent être dans l'intervalle de normalité en dépit d'une authentique infection sternale.

La tomodensitométrie thoracique n'est ni sensible ni spécifique durant les trois premières semaines post-opératoires en raison des remaniements induits par la sternotomie et les artefacts dus aux fils d'acier. Une tomodensitométrie « normale » n'élimine pas le diagnostic, à l'inverse une collection, un aspect inhomogène de la graisse ou des tissus médiastinaux, même la présence de bulles d'air ne permettent pas à eux seuls de décider d'une ré-intervention. Dans les formes subaiguës ou chroniques, cet examen peut être utile en orientant la ponction vers une zone suspecte. Enfin, la tomodensitométrie peut être utile chez les patients ayant une médiastinite apparaissant au-delà de la troisième semaine pour préciser les rapports anatomiques afin de limiter le risque de plaie cardiovasculaire lors de la reprise. Les examens isotopiques peu adaptés à l'urgence manquent de spécificité. La scintigraphie aux leucocytes marqués pourrait avoir un intérêt dans le diagnostic des ostéites résiduelles en cours ou au décours du traitement. Enfin, lorsque l'intervention initiale était une chirurgie valvulaire, il faut rechercher systématiquement par échographie une endocardite, en particulier en cas de bactériémie à *Staphylococcus aureus*.

En cas d'infection sous-cutanée, présternale, une reprise chirurgicale peut cependant se justifier si le doute persiste sur la possibilité d'une infection profonde associée. Par ailleurs, si une reprise de la cicatrice sternale s'impose en raison d'une désunion mécanique ou d'une collection médiastinale hémorragique, les prélèvements per opératoires à visée bactériologiques seront systématiques pour s'assurer de leur caractère stérile.

Traitement

Le traitement comprend deux volets, l'un médical et l'autre chirurgical. En cas de tableau septique sévère, la reprise chirurgicale se fera en urgence (dans les 24 heures). Lors de cette reprise, le pus est évacué, les tissus mous infectés et nécrosés sont excisés. En revanche, l'excision des berges sternales doit être si possible limitée pour espérer une reconstruction simple, bien qu'une excision osseuse large puisse s'avérer indispensable dans des cas diagnostiqués tardivement. Après ce premier temps opératoire, plusieurs méthodes sont possibles, classées schématiquement en techniques à « thorax ouvert » ou en techniques à « thorax fermé ».

La *technique à thorax ouvert* est la plus simple dans l'immédiat, puisqu'un pansement conclut la reprise chirurgicale. Mais les jours suivants, les pansements devront être refaits quotidiennement. Pour simplifier cette prise en charge, très contraignante pour l'équipe soignante et nécessitant une asepsie chirurgicale, des systèmes de mousse en polyuréthane couplée à un système d'aspiration réglable en pression négative (*vacuum assisted closure* ou système VAC™) sont désormais très largement utilisés [17]. Après parage de la plaie, la mousse permet de combler la cavité. Elle est ensuite rendue étanche par l'application d'un film plastique adhésif transparent. Une tubulure placée dans la mousse et reliée à un système qui assure la dépression, habituellement autour de moins 125 mmHg pour une plaie médiastinale. Cette technique nécessite le respect de la procédure indiquée par le fabricant et le respect des contre-indications (plaie hémorragique, vaisseau à nu). La mousse est changée toutes les 48 heures initialement. Cette technique serait bénéfique à la cicatrisation en préservant un milieu tiède et humide, en drainant les sérosités, en réduisant la charge bactérienne, et en améliorant la circulation sanguine. L'avantage des techniques à thorax ouvert est de permettre un contrôle visuel de l'état septique local. Mais elles ont comme inconvénients la nécessité de sédations itératives, une réfection fréquente et l'exposition à un risque d'hémorragie grave, y compris avec le système VAC™, sans négliger le traumatisme psychologique. L'évolution se fait vers une granulation, mais le comblement de la plaie peut prendre plusieurs semaines. Pour accélérer l'évolution, une fermeture secondaire de la plaie peut être proposée par fermeture simple ou par plastie (muscle, épiploon). Ces techniques à thorax ouvert devraient, de notre point de vue, être réservées aux situations où la fermeture cutanée simple est impossible ou en cas d'échec d'une technique à thorax fermé.

Les *techniques à thorax fermé* sont les plus utilisées en France. Elles ne nécessitent qu'un seul temps opératoire. Si l'irrigation-drainage par une solution antiseptique (Betadine® dermique à 10 % diluée au dixième dans du sérum salé isotonique) a été la première proposée, permettant un traitement rapide (10 jours en moyenne), son taux d'échec élevé (jusqu'à 50 %) [3] fait qu'elle a été supplantée par la technique de drainage par drains de redon (autre technique de « cicatrisation par pression négative ») de réalisation plus simple et avec un taux d'échec bien inférieur [13, 19]. En pratique, à la fin de la reprise médiastinale, de multiples drains de faible diamètre sont disposés dans la cavité rétrosternale ; ces drains sont reliés à des flacons dans lesquels une forte dépression est créée (< 600 mmHg). Le sternum est le plus souvent restabilisé par des fils d'acier. Certains complètent le geste par une plastie pectorale présternale. Les drains sont laissés en place quelques jours (en moyenne 8 à 10 jours) avant un retrait progressif. Ce retrait est débuté dès que le débit du drain correspondant est inférieur à 20 ml/24 heures et les cultures des liquides recueillis négatives. Chaque drain est mobilisé et tiré de quelques centimètres chaque jour jusqu'au retrait définitif. Cette technique est largement utilisée en première intention en France lorsque le diagnostic est fait précocement. Les résultats confirmés par plusieurs études montrent que l'évolution locale est bonne dans la grande majorité des cas. Un échec local ne survient que dans 10 à 15 % des cas : des problèmes techniques (défaut d'étanchéité du système) peuvent être constatés dans les premiers jours, une reprise chirurgicale peut également être nécessaire en raison de la persistance de l'infection ou du fait d'une surinfection à un nouveau germe.

En ce qui concerne la *chirurgie de reconstruction*, deux techniques sont possibles, l'une recourant à des lambeaux musculaires pédiculés (grand pectoral en présternal ou rétrosternal, muscles abdominaux ou dorsaux, association), l'autre utilisant un morceau d'épiploon. Les résultats de l'épiploplastie semblent meilleurs, mais il faut relativiser cette appréciation car les résultats de la chirurgie plastique dépendent beaucoup de l'expérience de l'équipe. Plus qu'une stratégie de première intention, ces plasties sont à réserver, à notre sens, aux échecs des techniques décrites précédemment.

Il n'existe pas de consensus concernant la prise en charge chirurgicale. La stratégie choisie par chaque centre dépend des habitudes locales et de l'expérience du chirurgien. Si les recommandations 2011 de l'American College of Cardiology/American Heart Association concernant les pontages coronariens et la gestion des complications post-opératoires favorisaient un débridement chirurgical agressif et une plastie musculaire de recouvrement d'emblée [8], les auteurs européens privilégient les techniques de cicatrisation par pression négative, soit par système VAC™ soit par la technique des drains de redon aspiratifs [13, 17, 19]. Notre équipe préconise cette approche chaque fois qu'elle est possible. En cas d'échec, une technique à thorax ouvert avec utilisation du système VAC™ est alors privilégiée. Le recours à une plastie est devenu très rare.

Le traitement médical consiste à instaurer, après ponction de la cicatrice, une antibiothérapie bactéricide par voie intraveineuse combinant initialement deux ou trois antibiotiques, si possible synergiques. En cas d'état septique sévère ou de choc septique, cette antibiothérapie doit être commencée en pré-opératoire sans attendre les résultats bactériologiques. En l'absence d'orientation donnée par l'examen direct de la ponction ou la culture des électrodes épicardiques, l'antibiothérapie sera dirigée à la fois contre les cocci à Gram positif et les bacilles à Gram négatif. Le choix de cette antibiothérapie probabiliste doit être décidé au sein de chaque service en fonction des taux de résistance des principaux germes responsables de ce type d'infection. L'augmentation de fréquence des infections à entérobactéries productrices de BLSE peut justifier la prescription initiale d'un carbapénème associé à un glycopeptide et à un aminoside. Le traitement sera ensuite ajusté en fonction des données de l'antibiogramme. L'obtention d'une concentration minimale inhibitrice (CMI) vis-à-vis de la vancomycine pour les staphylocoques oxa-R est indispensable. L'augmentation des valeurs constatées ces dernières années conduit à utiliser plus fréquemment des alternatives telles que la daptomycine. Il n'existe aucune étude permettant d'établir la durée optimale du traitement antibiotique (3 à 6 semaines dans la littérature) ni ces modalités (monothérapie ou association). Par comparaison aux recommandations faites en cas d'ostéite, nous suggérons un traitement prolongé, en particulier en cas d'infection à staphylocoque. Les aminosides ne devraient pas être utilisés au-delà des 3 à 5 premiers jours. La poursuite d'une bithérapie, quand elle est possible, ne se justifie probablement plus au-delà de la première semaine en dehors de certains micro-organismes particulièrement résistants (staphylocoque méticilline résistant, *Pseudomonas aeruginosa*). Un relais par des antibiotiques diffusant bien dans l'os et administrés per os (quinolones, rifampicine, linézolide, Bactrim®...) permet de consolider le traitement.

Le traitement d'un choc septique, d'un syndrome de détresse respiratoire aiguë (SDRA) ou d'une défaillance multiviscérale, éventuellement associés à cette infection, relève des techniques et protocoles standard. Si la médiastinite survient chez un greffé cardiaque, il faut diminuer l'immunodépression induite en baissant rapidement la posologie des corticoïdes et en arrêtant transitoirement le mycophénolate pendant quelques jours. Lorsque l'infection survient chez un porteur d'assistance, l'impossibilité de retirer le matériel conduit à inscrire le patient sur l'une des listes de greffe en urgence.

Pronostic

La mortalité brute actuelle se situe entre 10 et 20 % [3, 4, 9, 10, 11, 17, 19], avec des écarts très importants selon les séries, allant d'un taux inférieur à 5 % à des valeurs supérieures à 40 %. La mortalité attribuable correspond principalement aux complications générales (défaillances d'organes) d'un état de choc septique, mais la mortalité est actuellement plus souvent liée à la sévérité de la cardiopathie sous-jacente et aux comorbidités [19]. Quand la technique des drains aspiratifs a été choisie en première intention et que le malade ne présente pas de défaillance d'organe, celui-ci peut quitter très rapidement le service de réanimation. D'autres facteurs (durée de l'intervention cardiaque, durée d'incubation, infection survenant après un transfert en réanimation) apparaissent également associés à un mauvais pronostic [4, 5, 13]. En revanche, le facteur « méticilline-résistance » est controversé, fonction peut-être du caractère approprié ou non de l'antibiothérapie initiale [6]. La survenue d'une médiastinite allonge la durée d'hospitalisation de plus de 20 jours et multiplie par deux ou trois les coûts. Elle aurait également un impact négatif sur le pronostic à long terme, mais cela n'a pas été retrouvé dans des séries plus récentes.

Prophylaxie

La réduction du séjour hospitalier pré-opératoire, la préparation cutanée et la décontamination de l'oro-naso-pharynx par chlorhexidine, l'utilisation de la mupirocine avant une chirurgie élective chez les porteurs de *S. aureus* sont quelques-unes de mesures prophylactiques proposées en plus des précautions d'hygiène standard [15]. L'antibiothérapie prophylactique repose le plus souvent sur une céphalosporine de première ou deuxième génération.

Médiastinites descendantes nécrosantes

Cette pathologie infectieuse est rare mais le taux de mortalité est très élevé (20 à 40 %) [12]. Ces médiastinites descendantes nécrosantes (MDN) sont secondaires à des infections dont le point de départ est oropharyngé : infection dentaire, amygdalienne ou péri-amygdalienne, abcès rétropharyngé, angine de Ludwig, infection secondaire à une perforation traumatique du larynx, ou après thyroïdectomie.

Physiopathologie

La continuité des fascias cervicomédiastinaux explique la diffusion de ces infections progressant à partir de l'espace latéropharyngé vers l'espace rétropharyngé et les espaces de tissu conjonctif périviscéraux et finalement le médiastin. L'infection peut se localiser au médiastin supracarinaire ou gagner le médiastin antéro-inférieur ou encore donner une atteinte de l'ensemble du médiastin, antérieur et postérieur. La vascularisation du médiastin est peu développée et n'a pas la capacité de former des barrières pour circonscrire l'infection. Des facteurs favorisants (corticothérapie, état d'immunodéficience) sont retrouvés dans au moins un tiers des cas.

Incidence et microbiologie

Dans la littérature médicale seulement quelques centaines de cas sont rapportés, mais la fréquence réelle est supérieure. Dans la majorité des cas (> 80 %), les MDN sont dues à une flore polymicrobienne : les bactéries le plus souvent responsables sont les streptocoques aérobies et anaérobies et *Bacteroides*, mais des staphylocoques, des entérobactéries, des corynébactéries, *Pseudomonas*... peuvent également être isolés. Enfin, plusieurs cas de MDN à *Streptococcus pyogenes* (streptocoque du groupe A), en particulier après une thyroïdectomie, ont été rapportés : ces infections nosocomiales survenant dans les 7 jours post-opératoires sont de pronostic particulièrement sombre.

Diagnostic

Quelques jours après une infection dentaire ou amygdalienne, ou une intervention chirurgicale cervicale, apparaît une douleur cervicale avec difficulté à déglutir la salive. Le syndrome infectieux général s'aggrave brutalement. Des signes thoraciques peuvent s'associer au tableau fébrile de façon variable : toux, dyspnée, douleur rétrosternale, dysphagie. En quelques heures, une insuffisance respiratoire aiguë et un état de choc peuvent s'installer. Un emphysème sous-cutané peut également apparaître. Mais des tableaux plus bâtards sont possibles et c'est le scanner thoracique qui va permettre le diagnostic.

La radiographie thoracique peut montrer un élargissement du médiastin, un emphysème du cou et du médiastin, des niveaux hydro-aériques médiastinaux, un épanchement pleural. En réalité, c'est la tomodensitométrie cervicothoracique demandée en urgence qui pose le diagnostic en montrant des signes de cellulite cervicomédiastinale : infiltration œdémateuse des parties molles, emphysème, pneumomédiastin, opacités abcédées, épanchements pleuraux et péricardique... Il précise l'importance et l'extension des lésions, paramètre fondamental pour définir la stratégie chirurgicale. Les examens biologiques ne font que confirmer un syndrome inflammatoire sévère avec hyperleucocytose, élévation de la protéine C réactive (CRP) et de la procalcitonine (PCT). Une paire d'hémoculture est réalisée avant de débuter immédiatement l'antibiothérapie.

Traitement

L'état du patient nécessite souvent d'emblée ou très rapidement une prise en charge en réanimation avec ventilation mécanique, remplissage vasculaire et catécholamines. Une antibiothérapie initialement à large spectre est immédiatement instaurée : pénème ou association d'une β-lactamine (pipéracilline-tazobactam, par exemple) et d'un aminoside. Cette prise en charge médicale est systématiquement associée à une prise en charge chirurgicale avec au bloc des prélèvements bactériologiques multiples, débridement et drainage des tissus infectés. Au niveau du cou, le geste est le plus souvent une cervicotomie en collier. Des pansements itératifs, d'abord au bloc opératoire, seront nécessaires les jours suivants. En fonction de l'extension des lésions, la cervicotomie est complétée soit par la mise en place d'un simple drainage pleural en cas d'épanchement, soit par un abord thoracique par thoracotomie postéro-latérale permettant un drainage médiastinopleural complet avec mise en place de drains multiperforés. Des techniques moins invasives de drainage sous thoraco- ou médiastinoscopie ont été rapportées ainsi que des drainages percutanés guidés sous tomodensitométrie avec des résultats intéressants [14]. La stratégie choisie dépend essentiellement de l'extension des lésions, mais aussi de l'expérience de l'équipe médico-chirurgicale. La surveillance, clinique et tomodensitométrique, permet de décider la nécessité de reprises chirurgicales. Le traitement antibiotique adapté aux résultats des cultures sera, quel que soit le type des bactéries, prolongé et modifié en fonction de la survenue de surinfection.

Médiastinite par perforation œsophagienne

La rareté et la gravité de cette pathologie (mortalité entre 10 et 40 %) en font une urgence difficile à prendre en charge. Le diagnostic est souvent tardif.

Physiopathologie

Le médiastin est contaminé par les sécrétions salivaires et gastriques et les ingesta. Les ruptures siègent soit en intrathoracique (54 %), soit au niveau du cou (40 %), soit beaucoup plus rarement en position intra-abdominale (6 %) [20]. L'absence de séreuse, la pauvreté de la vascularisation constituent des prédispositions anatomiques. Certaines zones apparaissent « plus fragiles » : région cricopharyngée, tiers moyen et passage diaphragmatique. Les perforations iatrogènes sont la cause principale actuellement (> 60 %), en particulier au cours des endoscopies digestives interventionnelles, mais aussi lors des techniques de chirurgie sous vidéoscopie. Une nouvelle cause est apparue récemment avec la multiplication des procédures utilisant la radiofréquence en rythmologie : la fistule entre l'oreillette gauche et l'œsophage au décours d'une ablation de fibrillation auriculaire par radiofréquence est une complication très rare, mais extrêmement grave [18]. Les ruptures spontanées (syndrome de Boerhaave) après efforts de vomissements représentent moins de 20 % des cas. Les traumatismes par ingestion de corps étrangers (os, arête...) et par armes constituent les autres étiologies.

Diagnostic

Le diagnostic est difficile, des perforations peuvent même rester asymptomatiques. L'anamnèse est l'élément essentiel pour faire rapidement le diagnostic. Il faut systématiquement l'évoquer quand un acte interventionnel œsophagien ou des vomissements précèdent l'apparition des symptômes suivants : douleur intense cervicale ou thoracique (> 85 % des cas), aggravée par la déglutition qui peut être impossible, irradiant dans le dos, associée à des vomissements, ou un emphysème sous-cutané (signe tardif), et une fièvre avec ou sans état de choc septique. Des signes respiratoires (dyspnée) peuvent également être présents, voire au premier plan. Des signes biologiques d'inflammation sont associés à ce tableau clinique.

La radiographie thoracique peut faire évoquer le diagnostic, mais c'est la tomodensitométrie thoracique réalisée en urgence qui confirme ici encore le diagnostic en facilitant la visualisation des images de pneumomédiastin, d'épanchement pleural hydro-aérique, d'élargissement du médiastin, de collections abcédées, d'emphysème sous-cutané au niveau du cou, de pneumopéritoine et d'infiltration des tissus médiastinaux. L'ingestion d'hydrosoluble peut parfois visualiser l'endroit de la perforation.

La fibroscopie œsophagienne, bien que non consensuelle, réalisée par un opérateur expérimenté, peut apporter des précisions essentielles : visualisation de la perforation, topographie exacte, étendue, présence d'une pathologie associée ou d'un corps étranger méconnu.

La fistule atrio-œsophagienne après radiofréquence donne un tableau différent et trompeur : apparition de douleurs thoraciques (de type « péricardite »), en moyenne 3 à 10 jours après le geste, souvent non rapportées au bon diagnostic, puis surviennent de multiples accidents emboliques principalement cérébraux dans un contexte septique sévère. En revanche, la survenue d'une hématémèse est rare.

Traitement

Les stratégies sont différentes selon la cause, l'état clinique, l'extension des lésions et l'expérience de l'équipe en charge du patient [1]. Parfois, une stratégie peu agressive peut suffire : arrêt de toute alimentation orale, antibiothérapie à large spectre, drainage des épanchements pleuraux, voire drainage de collections sous contrôle tomodensitométrique. La surveillance doit être assurée en réanimation, un contrôle tomodensitométrique (avec transit œsophagien) doit être réalisé au bout de quelques jours et répété, même si l'évolution paraît favorable. Elle ne se conçoit que lorsque le diagnostic a été très précoce, avec des lésions circonscrites, chez un patient sans signes septiques graves et s'améliorant très rapidement. Certains ont proposé la mise en place d'une endoprothèse temporaire. Cependant, un traitement plus agressif est le plus souvent nécessaire en raison d'un diagnostic tardif et de lésions étendues.

Le premier temps comporte des prélèvements bactériologiques, un débridement, une vidange des collections purulentes, et un lavage abondant de la plaie. Dans l'idéal, la plaie est suturée, des drains et/ou lames sont mis en place pour assurer un drainage postopératoire prolongé pendant plusieurs jours. Si la plaie est cervicale, une cervicotomie permet de réaliser ce débridement et la suture, qui peut être renforcée et protégée par un lambeau musculaire, les fistules y sont souvent petites et se tarissent spontanément. Au niveau thoracique, la chirurgie est plus complexe, nécessitant une thoracotomie. La suture de la perforation de première intention est discutée : certains la contre-indiquent dès que le délai diagnostique a dépassé 24 heures. Quand elle est faite, la suture de la plaie peut être renforcée par une plastie (muscle, épiploon). Le geste est complété par une gastrostomie de drainage et une jéjunostomie d'alimentation. Une exclusion œsophagienne est réalisée si la médiastinite est sévère. L'interruption de l'œsophage cervical se fait le plus souvent par cervicotomie gauche. Par ailleurs, des drains seront systématiquement placés dans les culs de sac costodiaphragmatiques. Parfois, une œsophagectomie est nécessaire lorsqu'il existe des lésions très étendues et nécrotiques ou en cas d'œsophage pathologique. Le lâchage des sutures dans cet environnement septique est toujours possible, malgré les lambeaux de recouvrement et l'exclusion temporaire de l'œsophage.

En conclusion, le diagnostic des médiastinites survenant en dehors de la chirurgie cardiaque est souvent difficile et fait trop tardivement. Le seuil de suspicion doit être particulièrement bas devant des signes cervicaux ou thoraciques non spécifiques mais qui surviennent dans contexte de gestes interventionnels sous fibroscopie ou chirurgie locale réalisées dans les jours précédents.

Bibliographie

1. BEN-DAVID K, BEHRNS K, HOCHWALD S et al. Esophageal perforation management using a multidisciplinary minimally invasive treatment algorithm. J Am Coll Surg, 2014, 218 : 768-774.
2. BODE LG, KLUYTMANS JA, WERTHEIM HF et al. Preventing surgical site infections in nasal carriers of Staphylococcus. N Engl J Med, 2010, 362 : 9-17.
3. CALVAT S, TROUILLET JL, NATAF P et al. Closed drainage using redon catheters for local treatment of poststernotomy mediastinitis. Ann Thorac Surg, 1996, 61 : 195-201.
4. CHARBONNEAU H, MAILLET JM, FARON M et al. Mediastinitis due to Gram-negative bacteria is associated with increased mortality. Clin Microbil Infect, 2014, 20 : 197-202.
5. COMBES A, TROUILLET JL, BAUDOT J et al. Is it possible to cure mediastinitis in patients with major postcardiac surgery complications ? Ann Thorac Surg, 2001, 72 : 1592-1597.
6. COMBES A, TROUILLET JL, JOLY-GUILLOU ML et al. The impact of methicillin resistance on the outcome of poststernotomy mediastinitis due to Staphylococcus aureus. Clin Infect Dis, 2004, 38 : 822-829.
7. FURNARY AP, ZERR KJ, GRUNKEMEIER GL, STARR A. Continuous intravenous insulin infusion reduces the incidence of deep sternal wound infection in diabetic patients after cardiac surgical procedure. Ann Thorac Surg, 1999, 67 : 352-363.
8. HILLIS LD, SMITH PK, ANDERSON JL et al. 2011 ACCF/AHA guideline for coronary artery bypass graft surgery : a report of the American College of Cardiology Foundation/American Heart Association task force on practice guidelines. Circulation, 2011, 124 : e652-e735.
9. LEMAIGNEN A, BIRGAND G, GHODHBANE W et al. Sternal wound infection after cardiac surgery : incidence and risk factors according to clinical presentation. Clin Microbiol Infect, 2015, 21 : 674e.11-674e.18.
10. LEPELLETIER D, PERRON S, BIZOUARN P et al. Surgical-site infection after cardiac surgery : incidence, microbiology, and risk factors. Infect Control Hosp Epidemiol, 2005, 26 : 466-472.
11. LUCET JC, FOR THE PARISIAN MEDIASTINITIS STUDY GROUP. Surgical site infection after cardiac surgery : a simplified surveillance method. Infect Control Hosp Epidemiol, 2006, 27 : 1393-1396.
12. MARTY-ANE CH, BERTHET JP, ALRIC P et al. Management of descending necrotizing mediastinitis : an aggressive treatment for an aggressive disease. Ann Thorac Surg, 1999, 68 : 212-217.
13. MEKONTSO DESSAP A, VIVIER E et al. Effect of time to onset on clinical features and prognosis of poststernotomy mediastinitis. Clin Microbiol Infect, 2011, 17 : 292-299.
14. NAKAMORI Y, FUJIMI S, OGURA H et al. Conventional open surgery versus percutaneous catheter drainage in the treatment of cervical necrotizing mediastinitis. AJR Am J Roentgenol, 2004, 182 : 1443-1449.
15. SEGERS P, SPEEKENBRINK RG, UBBINK DT et al. Prevention of nosocomial infection in cardiac surgery by decontamination of the nasopharynx and oropharynx with chlorhexidine gluconate. A randomized control trial, JAMA, 2006, 296 : 2460-2466.
16. SENECHAL M, LEPRINCE P, TEZENAS DU MONTCEL S et al. Bacterial mediastinitis after heart transplantation : clinical presentation, risk factors and treatment. J Heart Lung Transplant, 2004, 23 : 165-170.
17. SJÖGREN J, MALMSJÖ M, GUSTAFSSON R, Ingemansson R. Poststernotomy mediastinitis : a review of conventional surgical treatments, vacuum-assisted closure therapy and presentation of the Lund university hospital mediastinitis algorithm. Eur J Cardiothorac Surg, 2006, 30 : 898-905.
18. STÖLLBERGER C, PULGRAM T, FINSTERER J. Neurological consequences of atrioesophageal fistula after radiofrequency ablation in atrial fibrillation. Arch Neurol, 2009, 66 : 884-887.
19. TROUILLET JL, VUAGNAT A, COMBES A et al. Acute poststernotomy mediastinitis managed with debridement and closed-drainage aspiration : factors associated with death in the intensive care unit. J Thorac Cardiovasc Surg, 2005, 129 : 518-524.
20. WHITE RK, MORRIS DM. Diagnosis and management of oesophagal perforations 1992, 58 : 112-119.

Toute référence à cet article doit porter la mention : Trouillet JL, Combes A, Luyt CE, Chastre J. Médiastinites aiguës. In : L Guillevin, L Mouthon, H Lévesque. Traité de médecine, 5ᵉ éd. Paris, TdM Éditions, 2018-S07-P07-C03 : 1-5.

Médecine intensive-Réanimation

Chapitre S07-P07-C04

Infections nosocomiales en réanimation

Christian Brun-Buisson

En France, environ un malade hospitalisé sur vingt développe une infection au cours de son séjour à l'hôpital, dont la grande majorité est heureusement bénigne ; en réanimation, ce taux se situe entre 25 et 50 %, et il s'agit souvent d'infections graves et potentiellement létales, qui peuvent ruiner les efforts déployés pour assurer la survie des malades pris en charge dans ces unités. L'infection nosocomiale (IN) est donc un enjeu majeur pour les réanimateurs, et leur prévention au centre de leurs préoccupations quotidiennes ; celle-ci est indissociable de la lutte contre l'émergence et la diffusion de l'antibiorésistance, tant les services de réanimation apparaissent comme les « épicentres de la résistance » à l'hôpital. Si le taux d'infection peut être considéré comme un marqueur de qualité des soins, l'épidémiologie et la fraction d'infections évitables varie suivant les caractéristiques de la population et les sites d'infection. La surveillance des infections, élément indispensable à un programme de prévention fondé sur des protocoles adaptés, permet de suivre l'évolution des taux et l'efficacité des programmes de prévention au sein d'une même unité ; la comparaison des taux entre différents services n'est en revanche pas immédiate, et demande des ajustements complexes, à la mesure de la variété des pathologies traitées et de la complexité des malades.

Infections nosocomiales en réanimation : définitions et épidémiologie générale

Définitions

Selon la définition stricte, une infection nosocomiale est une infection qui n'est ni présente, ni en incubation à l'admission. Une définition opérationnelle, mais approximative, est de considérer comme acquise en réanimation toute infection apparue plus de 48 heures après l'admission. Dans le cas particulier d'une infection associée à un geste invasif, celle-ci peut cependant être considérée comme nosocomiale quel que soit son délai d'apparition après le geste ; ce délai peut être très court (par exemple, bactériémie immédiatement après cathétérisme) ou à l'inverse prolongé, comme dans le cas d'infection après mise en place d'un corps étranger (par exemple, prothèse cardiaque) ; ainsi, toute infection apparue dans un délai d'un an après la pose d'une prothèse est potentiellement nosocomiale. Le délai d'incubation des infections virales, souvent prolongé, pose le problème des infections en incubation non reconnues à l'admission.

Caractéristiques évolutives des infections nosocomiales, réservoirs et modes de transmission

Environ deux tiers des IN évoluent sur un mode endémique, c'est-à-dire que les cas « sporadiques » ne sont pas reliés entre eux par un réservoir, un germe et/ou un mode de transmission communs.

Le principal réservoir des germes impliqués dans les infections nosocomiales en réanimation est constitué par les malades eux-mêmes, qui s'infectent avec les germes de la flore dont ils sont porteurs, qu'il s'agisse de leur flore résidente normale ou d'une flore modifiée, transitoire, acquise lors de l'hospitalisation. Cette flore « endogène » riche et variée selon les sites de colonisation naturels cutanés ou muqueux rend compte de la diversité des causes possibles. L'infection se produit à l'occasion d'une réduction des défenses normales de l'organisme, elle-même conséquence attendue des affections aiguës graves, de la rupture des barrières cutanéomuqueuses et de l'introduction de corps étranger à travers un site non stérile.

Les IN épidémiques correspondent à l'inverse aux cas reliés entre eux par une même étiologie microbienne, un même réservoir et/ou un même mode de transmission. Les services de réanimation sont particulièrement exposés à ce risque du fait de la promiscuité des malades, de la densité en soins et en personnel, et de la multiplicité des réservoirs possibles (environnement ou matériels). Les épidémies de germes sont les plus faciles à reconnaître, particulièrement lorsqu'elles sont dues à des bactéries inhabituelles dans le cadre des infections endémiques, que ce soit par l'espèce impliquée ou par ses caractères de résistance aux antibiotiques (par exemple, entérocoque ou staphylocoque résistants aux glycopeptides, entérobactérie résistante aux carbapénèmes) ; cela explique en grande partie qu'elles soient facilement identifiées. Cependant, des épidémies d'infections par des germes différents peuvent être liées à un même mode de transmission (essentiellement le manuportage), une contamination indirecte à partir d'un réservoir plurimicrobien ou d'un défaut de procédure, aboutissant à la contamination par différents germes d'un produit ou d'un matériel entrant en contact avec le malade. Leur fréquence est probablement sous-estimée, de même que celle des épidémies à germe banal, non caractérisées par un « marqueur de résistance » aux antibiotiques.

En pratique, une épidémie peut être affirmée lorsqu'il existe une augmentation significative du nombre de cas d'infections (caractérisée par un syndrome ou l'isolement d'un germe), avec regroupement des cas dans le temps ou l'espace. Reconnaître cette variation de taux suppose de connaître le taux endémique, et donc de disposer d'un système de surveillance permettant la mesure régulière de l'incidence des IN. L'importance de l'identification des épidémies tient au fait qu'elles sont a priori évitables, et nécessitent la mise en œuvre immédiate de mesures de contrôle, en même temps qu'une investigation épidémiologique et microbiologique, afin de déterminer le réservoir éventuel et les modes de transmission de l'infection.

L'environnement hospitalier, correctement entretenu, est rarement en cause, sauf pour des populations à risque exposées à des germes particuliers : aspergillose chez les sujets neutropéniques (particulièrement lors de travaux), ou légionellose chez les sujets fragilisés exposés à une eau contaminée. En réanimation, il peut également contribuer à la pérennisation d'épidémies à germes pyogènes banals (notamment staphylocoques, entérocoques, pyocyaniques, *Clostridium*, *Acinetobacter*) du fait de la contamination de l'environnement par les malades ou le personnel. Une architecture adaptée et l'entretien régulier des locaux de soins, adapté au degré de risque correspondant aux malades qui y sont hospitalisés, est une mesure de prévention indispensable.

Le personnel est également rarement en cause en tant que réservoir stable. Habituellement, celui-ci se colonise transitoirement par les germes des malades. Cependant, des épidémies (à streptocoque A ou staphylocoque doré, par exemple) ont été observées par contamination des malades à partir d'un porteur sain parmi le personnel, notamment en milieu chirurgical. En revanche, le personnel est le vecteur le plus important de la transmission des bactéries par manuportage ; celui-ci peut être éliminé par une hygiène soigneuse des mains, en particulier par l'utilisation au lit du malade de solutions hydro-alcooliques avant tout contact avec le malade ou son environnement proche.

Prévalence et facteurs de risque

Prévalence globale

Environ un malade hospitalisé en soins intensifs sur quatre contracte une infection durant son séjour (Tableau S07-P07-C04-I). Ces infections entraînent une consommation accrue de ressources et d'antibiotiques, une prolongation de la durée de séjour hospitalier, et sont associées à une morbidité et une mortalité non négligeables pour certaines d'entre elles.

Répartition des infections et prévalence selon le site

Deux facteurs principaux font varier la prévalence des IN parmi la population de soins intensifs : le type d'activité (mixte, ou médicale, chirurgicale ou traumatologique) et les pathologies traitées, et la densité des actes invasifs réalisés dans cette population, l'ensemble constituant une première approche du niveau de risque dans la population considérée. Cela explique en très grande partie les disparités de taux observées entre différentes études, avec des taux de prévalence d'IN de moins de 10 % dans les services de soins intensifs cardiologiques, allant jusqu'à plus de 50 % des patients hospitalisés dans certains secteurs de réanimation chirurgicale ou traumatologique. Quatre grandes catégories d'infections se partagent les trois quarts de l'ensemble des IN observées en réanimation [9]. Leur distribution en réanimation diffère par rapport à celle de la population hospitalière générale (Tableau S07-P07-C04-II) :

les infections urinaires, qui représentent globalement plus d'un tiers des infections, ne viennent qu'en troisième position en réanimation, derrière les infections respiratoires et bactériémies, en particulier associées aux cathéters intravasculaires. Les autres infections sont d'origine digestive et ophtalmologiques (surtout chez les enfants), neuroméningée, cutanée non opératoire, et d'autres origines diverses.

Gestes invasifs et expression des taux d'infection

Les quatre grandes catégories d'infection sont généralement (mais non exclusivement) associées à un geste ou dispositif invasif : intubation endotrachéale et infections bronchopulmonaires, cathéters intravasculaires et bactériémies (ou syndrome septique), infection de plaie opératoire et acte chirurgical, enfin sondage vésical et infection urinaire. Pour cette raison, il est préférable d'exprimer les taux d'infections en les ajustant sur la densité d'utilisation des gestes invasifs ou mieux, sur le degré d'exposition de la population au facteur de risque considéré (ou « densité d'incidence spécifique »), sous forme du nombre d'infections rapporté au nombre de journées d'exposition à un geste (par exemple, n/jours-intubation ou de cathétérisme veineux central) dans la population considérée.

Épidémiologie microbienne des infections nosocomiales

La plupart des infections identifiées en réanimation sont causées par des bactéries pyogènes banales. La part des infections virales parmi l'ensemble des infections nosocomiales est mal connue car il n'existe pas de données de surveillance longitudinale systématique pour ces infections, en dehors de circonstances épidémiques (par exemple, grippe chez l'adulte ou virus respiratoire syncytial [VRS] en réanimation pédiatrique).

Le tableau S07-P07-C04-III indique la répartition globale des bactéries responsables d'infections nosocomiales, et par site infecté [9, 12]. Celles-ci sont dominées par les staphylocoques dorés, *Escherichia coli*, *Pseudomonas*. Typiquement, les germes « hospitaliers » diffèrent des germes responsables d'infections « communautaires » par les espèces rencontrées et leurs caractères de résistance aux antibiotiques. Les bactéries dites « hospitalières » sont essentiellement représentées par des entérobactéries autres que les colibacilles, comme *Klebsiella*, *Enterobacter*, et les bacilles à Gram négatif aérobies (*Pseudomonas* et *Acinetobacter*, notamment), ainsi que par les staphylocoques (dorés ou à coagulase négative) résistants à la méticilline et plus ou moins résistants à d'autres antibiotiques. Les infections endémiques sont volontiers causées par des germes non typiquement hospitaliers, alors que les germes « hospitaliers » sont plus volontiers associés aux épidémies. Comme les premières sont les plus fréquentes, la majorité des IN sont donc dues à des germes de type « communautaire », encore relativement sensibles aux antibiotiques.

Certaines espèces sont quasi-exclusivement rencontrées en milieu hospitalier, souvent caractérisées par leur profil de résistance aux antibiotiques, souvent multiple, tels les staphylocoques dorés résistants à la méticilline (SARM), les entérobactéries (notamment *Klebsiella* et *Enterobacter*) productrices de β-lactamase à spectre élargi

Tableau S07-P07-C04-I Prévalence des infections selon les spécialités.

Spécialité	Taux de prévalence	
	Infectés[1]	Infections[2]
Réanimation	23,2	26,3
Médecine	5,4	5,8
Chirurgie	5,6	5,9
Soins de suite	6,6	6,7
Soins de longue durée	4,0	4,1
Psychiatrie	1,0	1,0
Obstétrique	0,8	0,8
Ensemble hôpital	5,1	5,3

(1) Taux de malades infectés pour 100 malades présents.
(2) Taux d'infections pour 100 malades présents.
Les taux incluent les cas d'infections importés d'un établissement à l'autre (environ 15 %).
(D'après l'enquête de prévalence nationale 2012, InVS [9].)

Tableau S07-P07-C04-II Distribution relative des principales infections nosocomiales selon les catégories de services hospitaliers.

Site (% cas)	Urinaire	Respiratoire[1]	Plaie opératoire	Bactériémies		Tissus mous	Autres
				Ensemble	Cathéters[2]		
Réanimation	8,6	47,1	9,1	16,4	6,4	2,2	15,6
Médecine	27,8	25,7	4,0	17,4	8,4	5,0	17,6
Chirurgie	22,2	9,4	43,2	9,0	3,0	4,5	10,5
Soins de suite	42,8	18,1	10,5	3,6	0,8	8,8	15,9
Hôpital entier	29,9	23,8	13,5	10,1	4,1	6,7	16,0

(1) Comprend les infections respiratoires hautes (sinusites, bronchites…) et basses (pneumonies).
(2) Part des bactériémies associées aux cathéters centraux et périphériques parmi l'ensemble des infections nosocomiales.
(D'après l'enquête de prévalence nationale 2012, InVS [9].)

Tableau S07-P07-C04-III Les dix principaux germes responsables d'infection nosocomiale : répartition globale (pourcentage des germes isolés), pour les quatre grandes catégories d'infections hospitalières, et en réanimation.

	Urinaire	Plaie opératoire	Pneumonies[1]	Bactériémies	Ensemble des infections[2]	Infections en réanimation
E. coli	49,8	13,5	9,0	15,4	26,0	13,0
S. aureus	3,5	29,2	14,7	18,4	15,9[3]	12,2[3]
P. æruginosa	6,9	6,9	18,1	5,8	8,4	16,0
Entérocoques	7,5	5,7	–	3,9	5,6	4,9
Staphylococcus à coagulase négative	–	10,9	–	22,5	6,1	13,9
Proteus mirabilis	5,3	2,4	–	–	3,6	2,1
Enterobacter spp.	3,5	4,3	4,6	4,1	4,7	8,1
Klebsiella spp.	8,2	2,3	6,1	4,7	6,1[4]	7,4
Candida albicans	–	–	3,4	2,5	2,3	3,4
Clostridium difficile	–	–	–	–	2,7	–

(1) *Hæmophilus* représente 4 % et pneumocoque 3,7 % des cas.
(2) Distribution parmi l'ensemble des infections nosocomiales, y compris les infections non listées.
(3) Globalement, les isolats résistants à la méticilline (SARM) représentent près de 40 % des isolats, mais seulement 20 % en réanimation.
(4) Les isolats résistants aux céphalosporines de 3e génération représentent 37 et 38 % des isolats, globalement et en réanimation.
(D'après l'enquête nationale de prévalence, 2012 et réseau Réa-RAISIN 2013 [9, 12].)

(BLSE), les *Enterobacter* hyperproducteurs de céphalosporinase, *Acinetobacter*. Bien que leur fréquence ait sensiblement diminué, les SARM restent souvent impliqués en France (38 % en 2012), avec de fortes variations locales [9]. L'importance de ces germes tient au fait que leur acquisition, essentiellement liée à une transmission croisée, est potentiellement évitable, comme le montrent les taux très faibles observés dans certains pays d'Europe du Nord. Les fréquents échanges entre différents types d'institutions et la communauté extrahospitalière expliquent que certaines d'entre elles (SARM, notamment, mais aussi entérobactéries BLSE) puissent être rencontrées dès l'admission à l'hôpital et en réanimation. Dans l'immense majorité des cas, il s'agit en fait d'une acquisition préalable lors d'un séjour hospitalier antérieur. L'un des facteurs de risque essentiel de ces infections est l'administration préalable d'antibiotiques, sélectionnant les germes résistants dans l'environnement hospitalier et la flore endogène des malades eux-mêmes ; l'usage raisonné des antibiotiques, fondé sur les recommandations locales et nationales, fait ainsi partie intégrante de la prévention des infections.

Lorsqu'il s'agit d'infections liées à la contamination de matériels venant coloniser ou infecter les malades par contact direct ou indirect, des germes saprophytes de l'environnement sont fréquemment impliqués (*Pseudomonas*, *Acinetobacter*, *Serratia*, *Enterobacter*).

Les infections virales décrites sont liées soit à la transmission aérienne ou manuportée de virus hautement transmissibles (SRAS, virus grippal, VRS chez les enfants), soit à une transmission par contamination de matériels par du sang ou des sécrétions biologiques contaminées, telles les hépatites B et C secondaires à l'utilisation de lancettes de prélèvement sanguin, ou à l'utilisation d'un matériel d'endoscopie mal désinfecté, ou plus souvent encore à la réactivation d'une infection latente (cytomégalovirus [CMV], herpèsvirus).

Principales infections nosocomiales : épidémiologie, diagnostic et prévention

Infections respiratoires et ORL

Celles-ci comportent les bronchites et pneumopathies, les sinusites et otites. Les pneumopathies sont les plus redoutées mais posent des difficultés diagnostiques, leur diagnostic étant souvent porté par excès. Leurs conséquences sont cependant sérieuses, plusieurs études cas-témoins portant sur l'ensemble de la population hospitalière ou sur des populations de soins intensifs retrouvent une surmortalité attribuable aux pneumopathies de l'ordre de 10 %, majorée lorsqu'un traitement adapté est retardé [7] ; le risque de surmortalité apparaît moindre pour les pneumopathies précoces et chez les malades médicaux. Elles entraînent également une prolongation de la durée de séjour en réanimation de 7 à 12 jours.

Incidence

Au cours de la ventilation mécanique, l'incidence des pneumopathies atteint 10 à 30 cas/1 000 jours de ventilation, soit un taux 10 à 30 fois plus élevé que dans la population hospitalière générale [9, 12], ce qui en fait la première cause d'infection en réanimation (voir Tableau S07-P07-C04-II). Avec les procédés modernes de stérilisation, et l'utilisation de plus en plus fréquente de matériels à patient ou usage unique, les appareils de ventilation sont rarement en cause, sauf en cas de contamination accidentelle de matériels annexes (aérosols) ou des circuits. Les infections sont dues à la colonisation des voies aériennes supérieures ou de la trachée par des bactéries endogènes ou exogènes, apportées par transmission croisée lors des manipulations effectuées sur les voies aériennes. Si la maintenance des appareils et des circuits de ventilation est indispensable, l'hygiène des mains et la prévention de la transmission croisée par des manipulations aseptiques est un moyen essentiel de prévention d'une bonne partie de ces infections.

Physiopathologie et facteurs de risque

Les infections respiratoires sont essentiellement secondaires à l'inhalation dans les voies aériennes de sécrétions oropharyngées contaminées (surtout par micro-inhalations répétées, ou par macro-inhalation lors de l'instrumentation des voies aériennes) ; il s'agit donc de bronchopneumopathies. Beaucoup plus rarement, l'infection survient par contiguïté à partir d'un foyer sus- ou sous-diaphragmatique, ou par embolisation septique à partir d'un foyer bactériémique à distance.

Le facteur de risque principal de ces infections est l'instrumentation des voies aériennes, surtout l'intubation endotrachéale prolongée ; lorsqu'il est possible, le remplacement de cette technique par des techniques d'assistance respiratoire non invasives constitue la meilleure méthode de prévention [1, 5]. De même, le raccourcissement de la durée d'intubation, en favorisant le sevrage précoce, est essentiel. D'autres techniques, telles que nébulisations, aérosols, peuvent être incriminées. Dans ce dernier cas, des matériels ou des produits contaminés peuvent être impliqués.

Les pneumopathies post-opératoires sont un cas particulier, où aux facteurs précédents s'ajoutent la perte de fonction diaphragmatique et l'inhibition de la toux et des mécanismes de clairance mucociliaire, qui rendent compte de la grande fréquence de ces infections, notamment en chirurgie abdominale haute ou thoracique ; une maladie sous-jacente sévère, une immunodépression, une malnutrition, et un séjour hospitalier pré-opératoire prolongé sont également des facteurs de risques identifiés.

Causes microbiennes

L'étiologie des pneumopathies est influencée par deux principaux facteurs : la durée de séjour et de ventilation mécanique, et l'administration préalable d'antibiotiques [1]. La majorité des infections respiratoires basses est due à des bacilles à Gram négatif, surtout aérobies (*Pseudomonas æruginosa*) et entérobactéries, l'ensemble représentant environ deux tiers des infections respiratoires (*voir* Tableau S07-P07-C04-III). Ces germes sont surtout fréquents au cours des bronchopneumopathies tardives (> 6 jours), et d'autant plus qu'une antibiothérapie a été antérieurement administrée. Les staphylocoques dorés représentent actuellement moins de 20 % des cas [12] ; les autres cas sont dus à des streptocoques (pneumocoque), hémophiles et anaérobies, ces derniers germes étant surtout impliqués au cours des pneumopathies précoces (< 6 jours) et en l'absence d'antibiothérapie préalable. Les légionnelles sont rencontrées au cours d'épidémies hospitalières, associées à la contamination des circuits de refroidissement et d'eau chaude de l'établissement. Les aspergilloses se rencontrent essentiellement chez les immunodéprimés, exposés à une contamination aérienne, notamment lors de la réalisation de travaux dans l'environnement proche, chez les neutropéniques ou les malades recevant une corticothérapie au cours de leur séjour en réanimation.

Diagnostic des infections respiratoires basses

Le diagnostic de pneumopathie chez les malades de réanimation est rendu difficile par deux facteurs [1] :
– l'absence de spécificité des critères cliniques, néanmoins indispensables : syndrome infectieux avec fièvre (> 38,2 °C), hyperleucocytose (> 10 000 leucocytes/mm^3), expectorations ou aspirations purulentes, dégradation des échanges gazeux, associés à la présence d'infiltrats alvéolaires persistants ou nouvellement apparus ;
– la très fréquente colonisation des voies aériennes supérieures par des germes potentiellement pathogènes, qui ne permet pas une interprétation correcte des prélèvements microbiologiques standard des sécrétions respiratoires, de type expectoration ou aspiration endotrachéale.

On doit donc associer aux critères cliniques des prélèvements microbiologiques protégés et avec cultures quantitatives, qui minimisent la contamination du prélèvement par la flore oropharyngée et trachéale, de type brosse ou cathéter télescopique protégés, ou lavage broncho-alvéolaire. Dans ces conditions, les prélèvements « significatifs » d'infection sont ceux donnant une culture de plus de 10^3 CFU (unités formant colonie)/ml pour les premiers et de 10^4 CFU/ml pour le second. L'interprétation de ces seuils peut être perturbée par l'administration préalable d'antibiotiques, surtout récemment introduits ; ces prélèvements à visée diagnostique doivent donc être effectués avant tout changement ou introduction d'antibiothérapie.

Prévention des pneumopathies

La réduction de la durée d'exposition au risque, c'est-à-dire en pratique le sevrage aussi précoce que possible de la ventilation mécanique, représente la première mesure de prévention. Celle-ci est facilitée par l'utilisation de protocoles de sevrage, comportant notamment l'allégement et la titration des analgésiques sédatifs et hypnotiques, adaptés au minimum requis pour assurer le confort du patient selon des échelles de sédation et de douleur, et sur les tests de sevrage précoces et répétés [5].

D'autres méthodes visent essentiellement à limiter le risque de colonisation et d'inhalation de bactéries dans les voies aériennes. Parmi ces facteurs, le rôle des médicaments antisécrétoires utilisés pour la prévention des ulcérations gastroduodénales « de stress », mais qui suppriment la barrière acide de l'estomac, a été souligné. Cependant, la part des infections respiratoires associées à une contamination rétrograde à partir du tube digestif apparaît relativement modeste, et les grandes études récentes n'ont pas montré de différence significative du taux de pneumopathies chez les malades recevant ou non une prophylaxie augmentant le pH gastrique.

Les manœuvres instrumentales sur les voies respiratoires sont potentiellement à risque ; une attention particulière doit être portée aux divers matériels entrant en contact avec les voies respiratoires. L'intubation, surtout prolongée, doit être oropharyngée plutôt que nasopharyngée, cette dernière favorisant l'obstruction des voies de drainage, et la survenue de sinusites souvent associées à des pneumopathies secondaires ou récidivantes. Les circuits de ventilation doivent être correctement humidifiés en évitant la formation d'eau de condensation, potentiellement contaminée et source de contamination rétrograde ; les manipulations de ces circuits doivent être réduites au minimum ; l'interposition de filtres échangeurs de chaleur et d'humidité permet d'éviter en partie ce risque. De même, les manœuvres visant à assurer un drainage correct des sécrétions et à éviter l'inhalation dans les voies respiratoires des sécrétions oropharyngées sont essentielles : kinésithérapie en période pré- et post-opératoire et utilisation de la spirométrie incitative, mobilisation des malades, aspirations régulières et stériles chez le malade intubé, et mise en place de systèmes de drainage des sécrétions sous-glottiques [1, 5].

Le maintien des malades en position demi-assise est recommandé pour éviter en partie le reflux de liquide d'origine gastrique dans l'oropharynx et la trachée, et la contamination des voies aériennes inférieures, notamment chez les malades recevant une alimentation entérale. Ce positionnement n'est cependant pas toujours réalisable et peut être difficile à maintenir en permanence.

Les méthodes pharmacologiques de prévention font appel à la décontamination oropharyngée et/ou digestive. Le rôle potentiel de la décontamination digestive reste discuté, en raison de la faible part de cette voie dans les infections respiratoires. Les craintes d'émergence de résistances par l'utilisation fréquente d'antibiotiques locaux, et la volonté de réduire l'usage global des antibiotiques dans ces populations à haut risque de surinfections, font que cette méthode, séduisante dans le principe, n'est pas recommandée [1]. En revanche, la décontamination pluriquotidienne du carrefour oro-pharyngé par des solutions antiseptiques (chlorhexidine) apparaît capable de réduire l'incidence des infections respiratoires chez les malades ventilés, bien que son impact réel soit discuté [5].

Bactériémies primaires et infections de cathéters

Épidémiologie et incidence

Les bactériémies primaires sont souvent regroupées avec les infections secondaires aux cathéters intravasculaires, car celles-ci ont fréquemment pour origine la colonisation de ces matériels invasifs. Cependant, on peut estimer qu'un tiers de ces bactériémies sont authentiquement « primitives », sans aucun foyer identifié (y compris un cathéter). Elles doivent être différenciées des « pseudo-bactériémies », liées à une contamination lors du prélèvement (parfois par des antiseptiques contaminés) ou des manipulations de celui-ci [11]. Globalement, elles sont associées à une bien moindre mortalité et morbidité que les bactériémies secondaires. Les infections de cathéters centraux peuvent se traduire par un syndrome septique isolé, et sont rarement associées à des signes locaux francs.

Ces infections représentent 5 à 10 % de l'ensemble des infections en réanimation. Le taux spécifique moyen de bactériémies associées aux cathéters veineux centraux en réanimation en France a été réduit à environ de 1/1 000 jours de cathétérisme [12] ; elles restent néanmoins la première cause de bactériémies secondaires. Le taux d'infection est influencé par la gravité des malades et le nombre de cathéters, ainsi que par le site d'insertion : le risque augmente de la voie sous-clavière à la voie jugulaire ou fémorale, d'autant que les patients sont obèses [6]. Les cathéters intravasculaires peuvent être contaminés lors de la pose par la flore cutanée du malade ou des soignants, ou lors des manipulations ultérieures. Les infections précoces sont le plus souvent secondaires à une contamination lors de la pose, et sont liées à une colonisation de la surface externe du cathéter par la flore cutanée. Les infections plus tardives (> 15-30 jours) sont plus souvent associées à une contamination lors des manipulations, et à une colonisation par voie endoluminale par des germes exogènes.

Épidémiologie microbienne

Les étiologies microbiennes sont dominées par les staphylocoques à coagulase négative, qui représentent environ 50 % des cas d'infection. Les staphylocoques dorés viennent loin derrière, ainsi que les entérobactéries et *Pseudomonas* ; les infections à *Candida* spp. sont relativement peu fréquentes, mais les infections de cathéters sont une des causes principales des infections systémiques dues à ces germes, et responsables d'une mortalité non négligeable.

Diagnostic d'infection de cathéter vasculaire et conduite à tenir

Les voies vasculaires doivent être inspectées quotidiennement en réanimation (ce qui est grandement facilité par la mise en place de pansements transparents) et la nécessité de leur maintien également discutée [6]. Des signes locaux francs d'infection (œdème ou érythème important, voire purulence au site d'insertion) nécessitent l'ablation du cathéter : le changement du cathéter sur guide ne peut être effectué qu'en l'absence de signes locaux francs, notamment en cas de syndrome septique inexpliqué ou de bactériémie en apparence « primitive » chez un malade porteur de cathéter et potentiellement attribuable à celui-ci, lorsqu'on souhaite pouvoir conserver la voie en place. La mise en culture du cathéter enlevé est nécessaire, par une méthode quantitative (le seuil de positivité ≥ 10^3 CFU/ml est habituellement retenu) ou semi-quantitative (seuil ≥ 15 CFU), pour confirmer l'infection et l'origine d'une bactériémie éventuelle au même germe, associée ou non à une infection locale. Un nombre élevé de bactéries recueillies en culture permet de confirmer l'infection et d'éliminer une simple colonisation ou contamination du cathéter lors de l'ablation. Il est souvent possible de faire le diagnostic d'infection par des techniques indirectes : prélèvement au point d'insertion du cathéter, comparaison de densité de cultures ou surtout du délai de positivité d'hémocultures centrales et périphériques qui doit être de plus de 2 heures pour confirmer l'infection de cathéter.

Prévention

Leur prévention repose sur l'observance de protocoles de pose et de soins ultérieurs actualisés, comprenant un ensemble de mesures (*bundle*) d'efficacité démontrée, dont une asepsie rigoureuse, « chirurgicale », lors de l'insertion des cathéters intravasculaires (blouse et gants stériles, larges champs couvrant le champ opératoire), précédée d'une double désinfection soigneuse et large de la zone d'insertion par un antiseptique en solution alcoolique [6, 8]. Ultérieurement, les précautions d'asepsie doivent être respectées lors de toutes les manipulations, lesquelles seront limitées au minimum indispensable. Tous les cathéters doivent être enlevés dès qu'ils ne sont plus indispensables, et en particulier ceux insérés dans les voies les plus à risque (jugulaire et fémorale). Les pansements doivent être changés s'ils sont souillés ou décollés, ou tous les 7 jours, sans changement systématique inutile. La durée de maintien en place des cathéters est discutée suivant les sites. Limitée à 72 heures pour les voies périphériques, elle n'est pas limitée pour les cathéters veineux centraux et leur changement systématique à intervalle prédéfini n'est pas recommandé [6]. Il peut être prudent de ne pas laisser les cathéters artériels en place plus de 7 jours. Les changements de tubulures et raccords peuvent être effectués à 48 ou 72 heures seulement, ou quotidiennement après transfusion ou administration de solutés lipidiques.

Infections urinaires

Définition et fréquence

Les infections urinaires symptomatiques ne représentent que moins de 10 % de l'ensemble des infections acquises en réanimation, mais sont une source potentielle importante de bactériémies chez l'homme. Leur surmortalité attribuable en réanimation est faible, estimée de 1 à 3 % des cas. Environ 50 % des malades sondés plus de 7 jours ont une colonisation des voies urinaires basses, définie par la présence d'une leucocyturie et de bactéries en grand nombre (> 10^5 CFU/ml) ; chez le malade sondé, on admet qu'un taux plus faible (10^4 voire 10^3 CFU/ml) est significatif du fait du drainage permanent des urines [11]. Leurs étiologies microbiennes sont dominées par *Escherichia coli*, *Enterococcus* spp. et *P. æruginosa* (voir Tableau S07-P07-C04-III). Il n'est pas rare de trouver des levures (*Candida*) dans les urines des malades de réanimation sondés, après antibiothérapie ; leur signification clinique est incertaine, mais une candidurie peut inciter à rechercher une infection systémique si le contexte est compatible.

Physiopathologie et facteurs de risque

La colonisation de l'appareil urinaire s'effectue par voie ascendante, favorisée par la présence d'une sonde urinaire, grâce aux capacités d'adhérence des bactéries. Trois portes d'entrée sont décrites :
– la région périméatale, généralement colonisée avant le sondage ;
– la jonction entre la sonde urinaire et le sac collecteur, par ouverture répétée du circuit de drainage vésical non clos ;
– le reflux des urines à partir du collecteur.

Les facteurs de risque d'acquisition sont intrinsèques, liés au malade (sexe féminin, âge supérieur à 50 ans, diabète, pathologie sous-jacente imposant la réalisation de sondages vésicaux itératifs ou prolongés, diarrhée), ou intrinsèques, au premier rang desquels figure le sondage et les facteurs associés (aseptie insuffisante lors de la pose, utilisation d'un système de drainage « non clos » et manipulations non aseptiques), et l'antibiothérapie préalable (jouant un rôle dans la sélection de bactéries multirésistantes). La durée du sondage est le facteur essentiel d'infection, la probabilité d'infection urinaire augmentant parallèlement à la durée du sondage. Toute autre instrumentation de l'arbre urinaire (cystoscopie ou chirurgie urologique) est également associée au risque d'infection urinaire.

Prévention

Une large part des infections urinaires nosocomiales peut être évitée en :
– réduisant au maximum les durées de sondages urinaires en s'interrogeant quotidiennement sur l'indication du sondage en fonction de l'évolution du malade ;
– respectant une asepsie rigoureuse lors de la pose des sondes urinaires, notamment en désinfectant correctement la région péri-anale du malade avant le geste ;
– utilisant systématiquement des systèmes de drainage clos dotés de valves antireflux au niveau des sacs collecteurs d'urines.

Autres infections

Infections de site opératoire

Les infections de site opératoire se classent en infections superficielles et profondes de la plaie opératoire. Les infections superficielles sont caractérisées par la présence de pus ou de nombreux polynucléaires altérés, même en l'absence d'isolement d'un germe, au niveau de l'incision chirurgicale ou entre l'aponévrose et la peau. Les infections profondes sont caractérisées par la présence des mêmes signes d'infection dans la région sous-aponévrotique ou au site même de l'intervention [2]. La plupart de ces infections sont dues à des cocci à Gram positif, notamment *Staphylococcus* spp. Dans les autres cas, on isole principalement des entérobactéries.

Les facteurs de risque des infections de site opératoire peuvent être divisés en trois catégories, les facteurs locaux, généraux et opératoires, lesquels conditionnent les mesures préventives à entreprendre :
– les facteurs locaux favorisant la survenue des infections de site opératoire sont l'existence d'une nécrose tissulaire ou de sérosités, la présence d'un corps étranger ou d'un implant, un inoculum bactérien important, et une mauvaise vascularisation. La classification d'Altemeier en quatre classes (chirurgie propre, propre-contaminée, contaminée, sale) précise le niveau de risque en fonction du type d'intervention et son degré de souillure potentielle ;
– les pathologies altérant le système immunitaire, un état de choc, une hospitalisation pré-opératoire et un traitement antibiotique prolongé représentent les facteurs de risque généraux ;
– enfin, parmi les facteurs liés à l'opération, on distingue la durée de l'intervention, l'expérience de l'opérateur, la chronologie de l'acte dans le programme opératoire et le contexte d'urgence.

Les principaux facteurs identifiés ont ainsi été regroupés dans un index de risque plus précis, développé par le réseau de surveillance NNIS (*national nosocomial infection surveillance*) aux États-Unis, et largement employé actuellement pour classer le niveau de risque d'infection en fonction de ceux-ci (Tableau S07-P07-C04-IV). L'incidence moyenne des infections de site opératoire en cas de chirurgie de classe « propre » varie entre 1 et 3 %.

Les mesures préventives consistent essentiellement à effectuer une préparation cutanée optimale du patient (douche antiseptique et désinfection cutanée large au bloc avec un antiseptique alcoolique) avant l'intervention, à administrer une antibioprophylaxie péri-opératoire appropriée, et à s'assurer de la qualité des soins post-opératoires (asepsie lors de la manipulation des drains et des pansements, utilisation de systèmes d'aspiration clos). Les modalités précises d'administration de l'antibioprophylaxie, applicables à la plupart des situations, doivent être respectées. L'antibiotique est choisi en fonction de sa demi-vie longue, de l'adéquation de son spectre antibactérien aux pathogènes prévisibles et de ses effets indésirables minimes. La prophylaxie doit être débutée au plus tôt 2 heures avant l'incision et sa durée limitée à 24 heures après l'opération [2, 11]. Dans la majorité des cas, la durée d'efficacité maximale requise de l'antibiotique correspond à la durée de l'intervention ; maintenir une antibioprophylaxie plus de 24 heures sans justification augmente le risque d'infection par des bactéries résistantes, le coût, et les effets indésirables [3].

Infections digestives

En termes de fréquence, les infections nosocomiales gastro-intestinales sont beaucoup plus rares que celles des sites cités précédemment, mais leur pouvoir de dissémination épidémique dans les services de soins intensifs en particulier impose de les identifier rapidement.

Clostridium difficile est responsable de 20 à 25 % de l'ensemble des diarrhées et des colites survenant au cours ou au décours d'une antibiothérapie, et plus particulièrement de 95 % des colites pseudomembraneuses post-antibiotiques. Leur fréquence apparaît croissante en France comme ailleurs, possiblement accrue par une recherche plus systématique avec des techniques appropriées [9]. Les cas sont le plus souvent sporadiques, mais de nombreuses épidémies ont été décrites, particulièrement avec des souches hypervirulentes émergentes de sérotype O27. Les molécules antibiotiques le plus souvent incriminées sont : les céphalosporines, les aminopénicillines et les lincosamides, mais toutes ont pu être associées à la survenue de colites à *C. difficile*.

En réanimation pédiatrique, les diarrhées infectieuses nosocomiales apparaissent le plus souvent sur le mode épidémique et sont dues soit à des bactéries (*E. coli, Salmonella, Shigella*, etc.), soit à des virus (rotavirus, adénovirus, astrovirus, etc.) ou enfin à des parasites (*Giardia intestinalis, Cryptosporidium*). Le mode de transmission de ces germes est principalement orofécal, par l'intermédiaire des mains du personnel, d'objets (jouets), ou de matériel médical (thermomètres, endoscopes) contaminés. La conduite à tenir pour contrôler une épidémie de diarrhée nosocomiale consiste à identifier rapidement le ou les cas index, pour les isoler géographiquement et techniquement (matériel individuel restant dans la chambre ou à usage unique, désinfection soigneuse des mains et des objets communs), à traiter les cas quand l'étiologie est reconnue, et à surveiller spécifiquement les malades immunodéprimés éventuellement présents dans le service.

Organisation de la lutte contre les infections nosocomiales en réanimation

Surveillance des infections nosocomiales

La définition d'un programme de prévention des infections nosocomiales est un élément indispensable d'une politique générale de prévention des risques dans un service de réanimation. Ce programme s'appuie sur les priorités identifiées par la surveillance. Celle-ci permet de repérer rapidement les phénomènes épidémiques, de décrire l'évolution des taux d'infection, et finalement d'évaluer et adapter les mesures de prévention mises en place.

Les enquêtes d'incidence reflètent le mieux la réalité des problèmes infectieux nosocomiaux en réanimation et elles seules permettent d'atteindre les trois objectifs précédemment cités. La surveillance peut être effectuée dans le cadre du réseau national (Réa-RAISIN) [12]. Il est recommandé d'effectuer une surveillance continue de l'ensemble des principales infections : septicémies primaires, infections de cathéters centraux, infections urinaires et pneumopathies acquises sous ventilation mécanique, en les rapportant au nombre de jours de procédures invasives utilisées (cathéters vasculaires et urinaires, intubation endotrachéale). L'inconvénient de cette surveillance continue réside évidemment dans la difficulté du recueil des données : suivi quotidien de l'apparition de nouveaux cas, recueil précis du dénominateur (nombre de malades admis pendant la période considérée, nombre de jours d'hospitalisation et nombre de jours de dispositifs invasifs, etc.). Elle ne peut être réalisée qu'avec la collaboration active des réanimateurs pour l'identification des cas d'infections, l'équipe opérationnelle d'hygiène se chargeant habituellement de la centralisation des données, de l'analyse et de la rétro-information des résultats.

Tableau S07-P07-C04-IV Fréquence (%) des infections de site opératoire (ISO) selon le score NNIS et la classification d'Altemeier.

Score NNIS	0	1	2	3
Distribution des interventions	47	41	11	1
Taux d'ISO	1,5	2,9	6,8	13
classe d'Altemeier				
– propre	1	2,3	5,4	–
– propre-contaminée	2,1	4	9,5	–
– contaminée	–	3,4	6,8	13,2
– sale	–	3,1	8,1	12,8

Le score NNIS (National Nosocomial Infections Surveillance) est établi en prenant en compte trois facteurs majeurs de risque de survenue d'infection post-opératoire, auxquels on attribue une réponse binaire : (1) la classe de contamination d'Altemeier (I-II = 0 versus III-IV = 1) ; (2) la classe de risque ASA (I-II = 0 versus III-V = 1) ; (3) la durée de l'intervention (< 75e percentile = 0, > 75e percentile = 1). Le score maximal est donc de 3. Les taux correspondants moyens d'infection sont ceux observés en présence d'antibioprophylaxie.
Le tableau indique la répartition des interventions entre les différents groupes de risque dans l'expérience du NNIS, et les taux d'infection observés pour chaque score, stratifiés selon la classification d'Altemeier.

À ces programmes de suivi des infections, il est important d'associer une surveillance des bactéries multirésistantes (SARM, entérobactéries BLSE, *Acinetobacter* spp., etc.), en essayant de préciser leur caractère acquis ou importé dans le service, ces germes étant a priori de bons marqueurs de transmission croisée manuportée et/ou de la qualité de l'antibiothérapie, et donc de la qualité de la prévention et des soins.

Programme de prévention

Le programme de prévention comporte l'élaboration de protocoles de soins pour chacune des grandes catégories d'infections, intégrant les données disponibles à partir des études cliniques et des recommandations. Il priorise certaines actions en fonction des données de surveillance, et les regroupe dans une stratégie préventive indispensable « de base ». La rétro-information des données de surveillance à l'équipe permet le suivi des actions mises en place et l'évaluation de l'efficacité des mesures préventives [11]. La réalisation d'audits de pratique, notamment de l'observance de l'hygiène des mains, est un complément indispensable au programme de surveillance. Ils permettent de mesurer le niveau d'adéquation des pratiques aux recommandations, et de mettre en place les mesures correctives adaptées.

Les mesures indispensables sont volontiers regroupées en un *bundle*, plus efficace qu'une série de mesures individuelles. Ainsi cinq mesures ont-elles été priorisées pour prévenir les infections de cathéter : insertion avec une asepsie chirurgicale, désinfection cutanée à la chlorhexidine, hygiène renforcée des mains, éviction du site fémoral autant que possible, et ablation rapide des cathéters non indispensables [8]. L'application simultanée de l'ensemble de ces mesures, sous l'impulsion d'un binôme médecin-infirmier particulièrement impliqué dans la mise en œuvre et le suivi des mesures recommandées, a permis d'obtenir une réduction vers zéro de l'incidence des bactériémies associées aux cathéters veineux centraux. Une approche similaire a été adoptée pour les pneumopathies acquises sous ventilation mécanique.

La lutte contre la diffusion des bactéries multirésistantes fait partie intégrante d'un programme de prévention en réanimation [10, 11]. Elle repose sur le dépistage et l'isolement éventuel des porteurs (précautions complémentaires « contact ») dont l'application plus ou moins généralisée ou ciblée dépend du germe et de la situation épidémiologique locale et régionale [10]. Les bactéries « émergentes » (jusque-là non ou exceptionnellement rencontrées en pratique) font l'objet des mesures maximales de prévention, allant jusqu'à la mise à disposition d'une équipe dédiée afin d'éviter toute transmission croisée. Des mesures généralisées (« transversales »), telles que la décontamination cutanée par des toilettes à la chlorhexidine [4] peuvent être utiles pour limiter la diffusion des germes multirésistants endémiques, sans ignorer le risque potentiel de diffusion de résistance aux antiseptiques par une utilisation large et systématique.

Bibliographie

1. AMERICAN THORACIC SOCIETY & INFECTIOUS DISEASES SOCIETY OF AMERICA. Guidelines for the management of adults with hospital-acquired, ventilator-associated, and health-care associated pneumonia. Am J Respir Crit Care Med, 2005, *171* : 388-416.
2. ANDERSON DJ, PODGORNY K, BELLIOS-TORRES SI et al. Strategies to prevent surgical site infections in acute care hospitals: 2014 update. Infect Control Hosp Epidemiol 2014, *35* (Suppl. 2) : S66-S88.
3. HAUTE AUTORITÉ DE SANTÉ. Recommandations professionnelles : stratégies d'antibiothérapie et prévention des résistances bactériennes en établissement de santé, avril 2008. Saint-Denis, HAS, 2008 (http://www.has-sante.fr/portail/upload/docs/application/pdf/bon_usage_des_antibiotiques_recommandations.pdf).
4. HUANG SS, SEPTIMUS E, KLEINAMN K et al. Targeted versus universal decolonization to prevent ICU infection. N Engl J Med, 2013, *368* : 2255-2265.
5. KLOMPAS M, BRANSON R, EICHENWALD EC et al. Strategies to prevent ventilator-associated pneumonia in acute care hospitals : 2014 update. Infect Control Hosp Epidemiol, 2014, *35* (Suppl. 2) : S131-S154.
6. MARSCHALL J, MERMEL LA, FAKIH L et al. Strategies to prevent central line-associated bloodstream infections in acute care hospitals : 2014 update. Infect Control Hosp Epidemiol, 2014, *35* (Suppl. 2) : S89-S107.
7. NGUILÉ-MAKAO M, ZAHAR JR, FRANÇAIS A et al. Attributable mortality of ventilator-associated pneumonia : respective impact of main characteristics at ICU admission and VAP onset using conditional logistic regression and multistate models. Intensive Care Med, 2010, *36* : 781-789.
8. PRONOVOST P, NEEDHAM D, BERENHOLTZ S et al. An intervention to decrease catheter-related bloodstream infections in the ICU. N Engl J Med, 2006, *355* : 2725-2732.
9. RÉSEAU D'ALERTE, D'INVESTIGATION ET DE SURVEILLANCE DES INFECTIONS NOSOCOMIALES (RAISIN). Enquête nationale de prévalence des infections nosocomiales et des traitements anti-infectieux en établissements de santé, France, mai-juin 2012. Saint-Maurice, Institut de veille sanitaire, 2013 (http://www.invs.sante.fr/Publications-et-outils/Rapports-et-syntheses/Maladies-infectieuses/2013/Enquete-nationale-de-prevalence-des-infections-nosocomiales-et-des-traitements-anti-infectieux-en-etablissements-de-sante-France-mai-juin-2012).
10. SOCIÉTÉ FRANÇAISE D'ANESTHÉSIE ET DE RÉANIMATION ET SOCIÉTÉ DE RÉANIMATION DE LANGUE FRANÇAISE. Conférence de consensus : prévention des infections nosocomiales en réanimation (transmission croisée exclue), Paris, novembre 2008. Réanimation 2010, *19* : 4-14.
11. SOCIÉTÉ FRANÇAISE D'HYGIÈNE HOSPITALIÈRE. Recommandations nationales : prévention de la transmission croisée : précautions complémentaires contact. Consensus formalisé d'experts. Avril 2009 (http://www.sf2h.net/publications-SF2H/SF2H_prevention-transmission-croisee-2009.pdf).
12. Surveillance des infections nosocomiales en réanimation adulte. Réseau REA-Raisin, France, résultats 2013. Saint-Maurice, Institut de veille sanitaire, 2015 (http://www.invs.sante.fr/Publications-et-outils/Rapports-et-syntheses/Maladies-infectieuses/2015/Surveillance-des-infections-nosocomiales-en-reanimation-adulte).

Toute référence à cet article doit porter la mention : Brun-Buisson C. Infections nosocomiales en réanimation. *In* : L Guillevin, L Mouthon, H Lévesque. Traité de médecine, 5ᵉ éd. Paris, TdM Éditions, 2018-S07-P07-C04 : 1-7.

Chapitre S07-P07-C05

Pneumonies nosocomiales

Erika Parmentier-Decrucq et Saad Nseir

Il convient de préciser que la grande majorité des nombreuses études publiées sur les pneumonies nosocomiales concernent les pneumonies acquises sous ventilation mécanique (PAVM). Peu d'études se sont intéressées spécifiquement aux pneumonies acquises à l'hôpital (PAH) ou aux pneumonies associées aux soins (PAS). Les données présentées dans ce chapitre concernent essentiellement les PAVM, sauf lorsque des données plus générales applicables à l'ensemble des pneumonies nosocomiales sont disponibles.

Définition

Une pneumonie est considérée comme nosocomiale ou acquise à l'hôpital lorsqu'elle apparaît après la 48e heure d'hospitalisation. Cette infection est appelée PAVM lorsqu'elle apparaît après la 48e heure de ventilation mécanique. En 2005, les recommandations de l'American Thoracic Society (ATS) et de l'Infectious Diseases Society of America (IDSA) ont décrit une entité supplémentaire de pneumonies appelées PAS [4]. Il s'agit de pneumonies en apparence communautaires survenant chez des patients présentant l'un des critères suivants : hospitalisation dans un service de soins durant au moins 2 jours sur les 90 jours précédant l'infection ; patient séjournant en long séjour ou en maison de retraite médicalisée ; traitement intraveineux (en particulier antibiothérapie), chimiothérapie, pansement de plaie chronique dans les 30 jours précédant l'infection ; hémodialyse chronique.

Le diagnostic des PAH, PAS et PAVM est posé devant l'apparition d'un nouvel infiltrat radiologique associé à au moins deux des trois critères clinicobiologiques suivants : sécrétions purulentes, hypothermie inférieure ou égale à 36 °C ou hyperthermie supérieure ou égale à 38 °C, leucopénie inférieure ou égale à 1 500/mm^3 ou hyperleucocytose supérieure ou égale à 10 000/mm^3. S'y ajoute la confirmation microbiologique (culture positive d'une aspiration trachéale supérieure ou égale à 10^5 unités formant colonies (UFC)/ml ou du liquide de lavage broncho-alvéolaire (LBA) supérieure ou égale à 10^4 UFC /ml).

Afin de faciliter le recensement des PAVM et d'homogénéiser les critères des études épidémiologiques à venir, les Centers for Disease Control and Prevention (CDC) ont publié différentes définitions en 2013 [7] :
– VAC (*ventilator associated conditions*) : définie par la nécessité de majorer durant au moins 2 jours la pression expiratoire positive (PEP) minimale de 3 cmH$_2$O ou de la fraction inspirée d'O$_2$ (FiO$_2$) minimale de 0,2 point, alors que les paramètres ventilatoires (PEP et FiO$_2$) étaient stables ou en décroissance depuis au moins 2 jours ;
– IVAC (*infection-related ventilator-associated complication*) : définie par des signes clinicobiologiques d'infection (hypothermie inférieure à 36 °C, ou hyperthermie supérieure à 38 °C, ou leucopénie inférieure ou égale à 4 000/mm^3, ou hyperleucocytose supérieure ou égale à 12 000/mm^3) et l'introduction d'un ou de plusieurs antibiotiques pour une durée minimale de 4 jours parallèlement à une modification des paramètres ventilatoires correspondant à la définition de la VAC ;
– PAVM possible : définie par la mise en évidence qualitative de bactéries dans les sécrétions d'un patient chez qui l'on suspecte une IVAC ;
– PAVM probable : définie par la mise en évidence quantitative ou semi-quantitative d'un agent pathogène au-delà d'un seuil prédéfini dans les sécrétions d'un patient chez qui l'on suspecte une IVAC. Le diagnostic de PAVM probable peut également être posé devant l'association d'une IVAC et de la mise en évidence d'un virus à tropisme respiratoire, d'une souche de légionnelle, d'une pleurésie infectieuse ou d'arguments histopathologiques compatibles.

Plusieurs études récentes portant sur un grand nombre de patients ont montré l'absence de corrélation entre les VAC et les PAVM, suggérant que l'utilisation de cette définition ne permet pas d'identifier avec certitude les patients atteints de cette infection. En revanche, d'autres études ont démontré que les facteurs de risque des VAC et des PAVM étaient similaires, que les VAC avaient un impact significatif sur la durée de ventilation mécanique et la mortalité et qu'elles étaient associées à la consommation d'antibiotiques en réanimation, suggérant que cette entité pourrait représenter un indicateur fiable et reproductible de la qualité des soins.

Épidémiologie

Incidence

La pneumonie acquise sous ventilation mécanique (PAVM) est l'infection nosocomiale la plus fréquente en réanimation, où elle représente la principale indication d'antibiothérapie. On estime que 10 à 30 % des patients sous ventilation mécanique développent une PAVM. Ce risque augmente de 3 % par jour durant les cinq premiers jours de ventilation mécanique. Le taux d'incidence des PAVM varie de 2 à 22 épisodes/1 000 jours de ventilation mécanique. Ce taux d'incidence est de 2,2 aux États-Unis, 14,5 en Europe et 22 épisodes/1 000 jours de ventilation mécanique dans les pays en voie de développement. Le taux extrêmement faible constaté aux États-Unis est probablement en rapport avec une politique de non-remboursement du séjour des patients ayant présenté un épisode de PAVM, en application du principe que tous les épisodes de PAVM peuvent être prévenus et que la PAVM est une erreur médicale évitable. Une telle politique pourrait engendrer une sous-déclaration des PAVM.

Une autre source de la variation de l'incidence des PAVM est due à la méthode diagnostique utilisée. Ego et al. ont réalisé une étude prospective observationnelle sur une cohorte de 91 patients. Les six définitions disponibles de la PAVM et les 89 combinaisons possibles des critères cliniques, biologiques, radiologiques et microbiologiques reconnus de PAVM ont été utilisées pour déterminer l'incidence des PAVM. Cette dernière variait de 4-42 % selon la définition utilisée et de 0-44 % selon la combinaison de critères utilisée, ce qui souligne l'importance d'un consensus qui permettrait de comparer objectivement l'incidence de cette infection entre les différents services ou pays.

En France, selon les données du réseau Réa-Raisin, qui regroupe 213 services et quasiment la moitié des lits de réanimation en France, 10,7 % des patients présentent au moins un épisode d'infection acquise en réanimation, dont les deux tiers sont des PAVM.

Peu d'études se sont intéressée à l'incidence des PAH et des PAS, en dehors de populations à risque tels que les patients bénéficiant d'une chirurgie cardiovasculaire ou ceux présentant un accident vasculaire cérébral, chez qui une incidence de 3 et 17,2 % respectivement a été rapportée.

Une étude multicentrique récente réalisée en Espagne a démontré qu'un cinquième des 778 pneumonies étudiées étaient des PAS. Une autre étude nord-américaine a retrouvé les mêmes chiffres sur une cohorte de 4 534 patients.

Mortalité et morbidité

La PAVM est associée à une augmentation de la morbidité, responsable notamment d'une augmentation des durées de séjour et de ventilation mécanique en réanimation, et corrélativement d'un surcoût de prise en charge [11]. Toutefois, la mortalité directement imputable aux PAVM reste difficile à différencier de celle liée aux comorbidités des patients multidéfaillants de réanimation et constitue toujours de ce fait un sujet de débat. Une méta-analyse de 2013 met en évidence une augmentation du risque de mortalité, bien que non significative, de 13 % pour la population globale étudiée (OR : 1,13 ; IC 95 % : [0,98-1,31]), avec toutefois une hétérogénéité entre les sous-groupes de patients. Il semblerait que les patients pris en charge en post-opératoire, ainsi que ceux ayant un indice de gravité intermédiaire (score APACHE compris entre 35 et 58) soient ceux dont le risque de mortalité liée à la survenue d'une PAVM est le plus élevé (respectivement OR : 1,37 ; IC 95 % : [1,03-1,83] et OR : 1,49 ; IC 95 % : [1,05-2,11]) [8].

Le délai de survenue de la PAVM et, surtout, la présence de bactéries multirésistantes (BMR) sont déterminants dans l'impact de la PAVM sur la mortalité, car les patients présentant une PAVM à BMR reçoivent plus fréquemment une antibiothérapie initiale inappropriée. Plusieurs études ont démontré que le caractère inapproprié de l'antibiothérapie initiale était un facteur de risque indépendant de mortalité chez ces patients. Le score PIRO (*predisposition, insult, response, organ dysfunction*) a été proposé afin de prédire la mortalité chez les patients présentant une PAVM. Il s'agit d'un score calculé lors de l'apparition de la PAVM et composé de quatre variables :

– comorbidités (bronchopneumopathie clinique obstructive (BPCO), immunodépression, insuffisance cardiaque, cirrhose ou insuffisance rénale chronique) ;
– bactériémie ;
– pression artérielle systolique inférieure à 90 mmHg ;
– syndrome de détresse respiratoire aigu (SDRA).

La mortalité et la durée de ventilation mécanique et de séjour en réanimation sont étroitement corrélées à ce score.

Dans une étude rétrospective portant sur 335 patients présentant une PAVM, l'absence d'amélioration du rapport PaO_2/FiO_2 ou du score SOFA (*sepsis-related organ failure assessment*) au 5e jour suivant le diagnostic de la PAVM était indépendamment associée à la mortalité.

Plusieurs études utilisant des méthodes d'ajustement appropriées ont confirmé l'impact négatif de la PAVM sur la durée de ventilation mécanique, la durée d'hospitalisation et le surcoût. Ainsi une prolongation de la durée de ventilation mécanique de l'ordre de 6 à 10 jours et un surcoût d'environ 40 000 dollars américains par épisode ont-ils été retrouvés par les méta-analyses récentes.

Kollef et al. [6] ont analysé la mortalité associée aux différents types de pneumonies dans une cohorte 4 543 patients, hospitalisés dans 59 hôpitaux aux États-Unis, sur une période de 2 ans. Les pneumonies communautaires représentaient la majorité des pneumonies (49 %), suivies des PAS (22 %), des PAH (18 %) et des PAVM (11 %). Le taux de mortalité le plus élevé a été constaté chez les patients présentant une PAVM (29,3 %), suivis de ceux présentant une PAS (19,8 %), une PAH (18,8 %) ou une pneumonie communautaire (10 %).

Micro-organismes

L'analyse des mécanismes physiopathologiques responsables des PAVM permet d'expliquer que la très grande majorité des PAVM soient d'origine bactérienne chez le sujet immunocompétent. Les micro-organismes responsables des PAVM dépendent du délai de leur apparition, de l'exposition préalable aux antibiotiques et des antécédents du patient. Dans la revue générale de Chastre et Fagon [3], 2 490 micro-organismes documentés par fibroscopie et responsables de 1 689 épisodes de PAVM ont été analysés. Les bacilles à Gram négatif étaient majoritaires (58 %). *Pseudomonas æruginosa* (24,4 %), *Staphylococcus aureus* (20,4 %) et les entérobactéries (14,1 %) étaient les micro-organismes les plus fréquents. Une étude multicentrique européenne récente, portant sur 827 patients présentant une pneumonie nosocomiale prise en charge en réanimation, a montré que *S. aureus* (32,3 %), *P. æruginosa* (23,1 %) et *A. baumannii* (19,1 %) étaient les micro-organismes les plus fréquents.

En France, les données du réseau Réa-Raisin montrent que la répartition des microorganismes responsables des infections associées aux soins reste stable, mais que leur niveau de résistance a évolué. Ainsi, l'incidence de *S. aureus* résistant à la méticilline (SARM) a diminué de 55 % en 2001 à 32 % en 2012. En revanche, le taux d'entérobactéries résistantes aux céphalosporines de troisième génération est en constante augmentation (17,2 % en 2004 contre 35,9 % en 2013) et celui des β-lactamases à spectre étendu (BLSE) a pratiquement doublé (de 9,9 % en 2004 à 19,8 % en 2013).

Les agents fongiques (*Aspergillus* et *Candida* spp.) peuvent être responsables de pneumonies nosocomiales et concernent majoritairement les patients immunodéprimés (neutropénie, transplantation). Alors que l'existence de la pneumonie à *Candida* chez les patients de réanimation a été remise en cause par des études autopsiques, ce même type d'études a souligné la fréquence élevée d'aspergilloses invasives pulmonaires chez des patients sans immunodépression sévère apparente, comme ceux atteints d'une cirrhose ou d'une BPCO.

Des études récentes ont souligné l'importance des virus comme agents étiologiques des PAVM. Le virus herpès simplex et le cytomégalovirus arrivent en tête de liste des virus retrouvés dans ces études. La coexistence fréquente de bactéries rend l'interprétation de leur présence difficile. Une étude randomisée est en cours, afin de déterminer l'impact du traitement antiviral sur le devenir des patients présentant une PAVM virale, ce qui devrait permettre de préciser le rôle de ces pathogènes.

Physiopathologie et facteurs de risque

La physiopathologie des PAVM est complexe et multifactorielle, avec des facteurs liés pour certains au patient et pour d'autres à son environnement. Schématiquement, le mécanisme principal est une colonisation oropharyngée, dont la source est parfois exogène (dispositif de ventilation, aspirations trachéales, fibroscopie), mais surtout endogène (plaque dentaire, oropharynx, sinus, estomac). La progression des sécrétions oropharyngées contaminées engendre une contamination bactérienne de l'espace sous-glottique, atteignant une concentration de l'ordre de 10^{10}/ml. La micro-inhalation de ces sécrétions est responsable de la colonisation trachéobronchique. Il existe un continuum entre colonisation trachéobronchique et PAVM lié à l'apparition d'un déséquilibre plus ou moins marqué entre, d'une part, l'inoculum et la virulence bactérienne et, d'autre part, les capacités de défense de l'hôte. La progression des sécrétions oropharyngées contaminées vers les voies respiratoires inférieures est facilitée par la présence de la sonde d'intubation. Cette dernière empêche la fermeture des cordes vocales et altère les mécanismes de défense locale.

De plus, la formation d'un biofilm bactérien autour de la sonde d'intubation a été identifiée comme facteur favorisant la survenue de PAVM et la récidive de cette infection. En effet, lors des aspirations

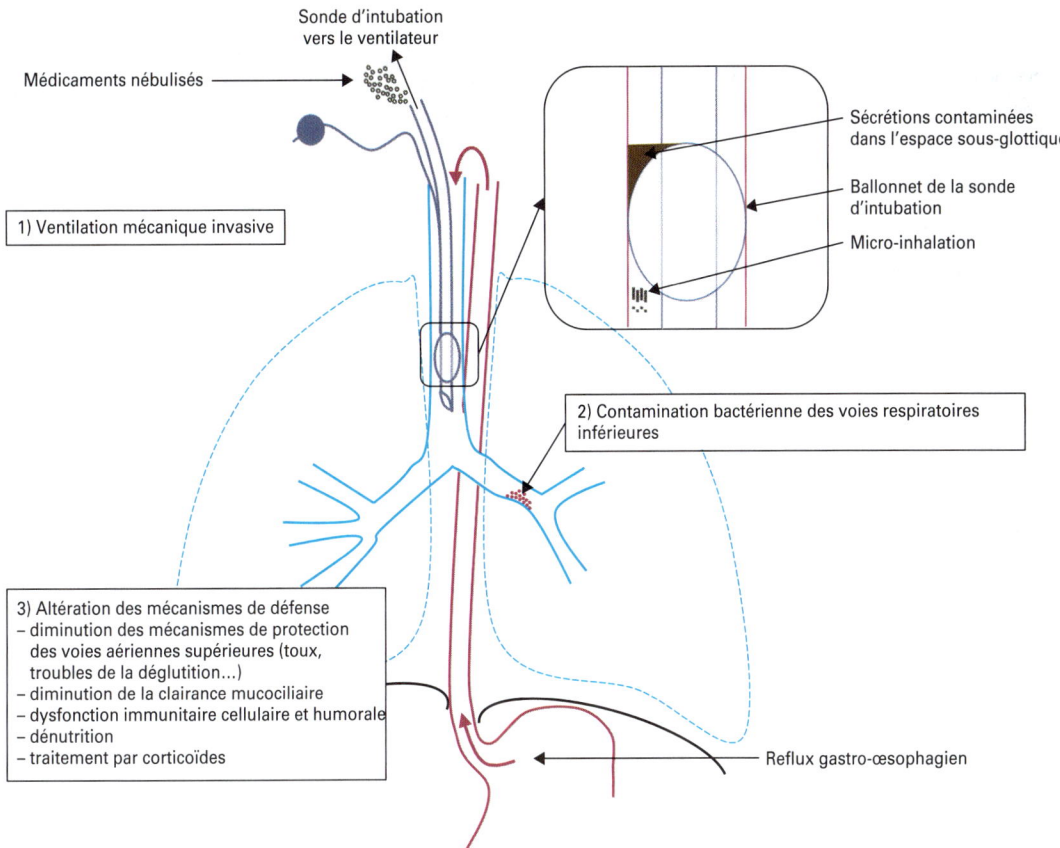

Figure S07-P07-C05-1 Physiopathologie de la pneumonie acquise sous ventilation mécanique.

trachéales des fragments du biofilm bactérien se détachent et sont propulsés vers les voies respiratoires distales par le débit d'insufflation du ventilateur.

La ventilation mécanique et l'alimentation entérale jouent également un rôle dans la survenue de PAVM. L'absence de pression positive en fin d'expiration, les aspirations trachéales, la distension gastrique, le reflux gastro-œsophagien favorisent la micro-inhalation des sécrétions oropharyngées et gastriques contaminées vers l'arbre trachéobronchique. La physiopathologie de la PAVM est schématisée dans la figure S07-P07-C05-1.

La trachéobronchite acquise sous ventilation mécanique (TAVM) est une étape intermédiaire entre la colonisation des voies aériennes inférieures et la PAVM. Cette infection est définie par l'ensemble des critères suivants : fièvre (> 38 °C) en l'absence de toute autre cause, aspirations trachéobronchiques purulentes, absence de nouvel infiltrat à la radiographie thoracique et examen cytobactériologique trachéale positif ($\geq 10^6$ UFC/ml). Une étude multicentrique internationale récente portant sur 2 960 patients a retrouvé une incidence de TAVM comparable à celle de la PAVM (11,4 versus 13,2 %). La TAVM est caractérisée par l'inflammation des voies respiratoires inférieures et l'augmentation du volume des sécrétions trachéobronchiques provoquant une prolongation de la durée de ventilation mécanique et d'hospitalisation. De plus, l'incidence des PAVM est plus élevée chez les patients présentant une TAVM que chez ceux indemnes de cette infection. Plusieurs études observationnelles et deux études randomisées, incluant un petit nombre de patients et ayant plusieurs limites, suggèrent un effet bénéfique de l'antibiothérapie chez les patients atteints cette infection. Les facteurs de risque de PAVM sont présentés dans le tableau S07-P07-C05-I [2].

Diagnostic

Stratégie clinique

Les critères diagnostiques cliniques des PAVM sont aspécifiques et la variabilité interobservateur est importante. De plus, la difficulté principale dans le diagnostic des PAVM, PAS et PAH concerne le critère radiologique, consistant en l'apparition d'un nouvel infiltrat pulmonaire. La sensibilité de la radiographie thoracique de face pour détecter un nouvel infiltrat est médiocre, surtout chez les patients de réanimation alités et bénéficiant d'une ventilation mécanique, ainsi que chez les patients présentant des anomalies radiologiques à l'admission, tout comme chez ceux présentant un SDRA ou souffrant d'une BPCO. Dans une étude prospective, la radiographie thoracique a été comparée à la tomodensitométrie thoracique chez 47 patients présentant une suspicion de pneumonie communautaire. La tomodensitométrie thoracique a confirmé le diagnostic évoqué par la radiographie thoracique chez 18 (38 %) patients. De plus, cet examen a permis de détecter 8 (17 %) cas non apparents à la radiographie thoracique. Ces données suggèrent que le scanner thoracique devrait être réalisé pour confirmer le diagnostic de pneumonie. Cependant, selon les critères de l'ATS et de l'IDSA, un nouvel infiltrat thoracique est indispensable pour le diagnostic de PAVM, ce qui suppose de disposer d'une tomodensitométrie thoracique de base afin d'identifier un nouvel infiltrat. La réalisation d'une tomodensitométrie thoracique chez tous les patients à l'entrée en réanimation pour confirmer le diagnostic d'une éventuelle PAVM paraît coûteuse et difficile à obtenir. De plus, le transport du patient au service de radiologie est un facteur de risque indépendant de PAVM.

Tableau S07-P07-C05-I Facteurs de risque de la pneumonie acquise sous ventilation mécanique.

Facteurs de risque	Odds-ratio (IC 95 %)
Facteurs de risque non modifiables	
Liés au patient	
– coma	40 (3-423)
– BPCO	1,9 (1,4-2,6)
	18,3 (3,8-89,8)
– score de défaillance d'organe > 2	10,2 (4,5-23)
– SDRA	9,7 (1,6-59)
– âge > 60 ans	5,1 (1,9-14,1)
– sexe masculin	2 (1,5-2,7)
Liés aux procédures	
– neurochirurgie	10 (1,6-64,9)
– réintubation	5,9 (1,2-22,7)
– pression intracrânienne	4,2 (1,7-10,5)
– transport en dehors de la réanimation	3,8 (2,8-5,5)
– chirurgie thoracique	2,16
Facteurs de risque modifiables	
Nutrition entérale	31 (3,3-294)
Pression du ballonnet trachéal < 20 cmH₂O	4,2 (1,1-15)
Trachéotomie	3,1 (2,2-4,5)
Antibiothérapie	3,1 (1,4-6,9)
	2,3 (1,4-6,9)
	0,1 (0,01-0,7)
Antihistaminique H₂	20
Sucralfate	3,44
Décubitus dorsal strict	2,9 (1,3-6,6)
Changement du circuit du ventilateur/24 h (ou 48 h)	2,3 (1,2-4,7)
Aérosols	1,9 (1,4-2,5)

BPCO : bronchopneumopathie chronique obstructive ; IC : intervalle de confiance ; SDRA : syndrome de détresse respiratoire aiguë de l'adulte.

Tableau S07-P07-C05-II *Clinical pulmonary infection score* (CPIS).

Variable	Points
Température	
36,4-38,5 °C	0
38,8-38,9 °C	1
< 36 °C ou > 39 °C	2
Leucocytes	
4 000-11 000/mm³	0
> 11 000/mm³	1
> 500 formes jeunes	2
PaO₂/FiO₂	
SDRA ou > 240	0
< 240 sans SDRA	2
Radiographie pulmonaire	
Pas d'infiltrat	0
Infiltrat diffus	1
Foyer localisé	2
Sécrétions trachéales	
Absence	0
Non purulentes	1
Purulentes	2
Culture de l'aspiration trachéale	
Négative	0
Positive	1
Positive et examen direct positif	2

FiO₂ : fraction inspirée en oxygène ; PaO₂ : pression artérielle en oxygène ; SDRA : syndrome de détresse respiratoire aiguë de l'adulte.

La réalisation d'un examen microbiologique (de préférence quantitatif) permet d'améliorer la valeur diagnostique des critères cliniques. Il est indispensable de réaliser les investigations microbiologiques avant d'administrer l'antibiothérapie probabiliste. Il convient aussi de rappeler que le diagnostic final doit être posé sur la base l'ensemble des critères cliniques, radiologiques et microbiologiques et que le résultat d'un examen microbiologique (même quantitatif) ne permet pas à lui seul de confirmer ou d'infirmer le diagnostic.

Pugin et al. ont décrit un score d'aide au diagnostic de la PAVM [10]. Ce score est fondé sur des paramètres cliniques, radiologique et microbiologiques. Une valeur supérieure à 6 est considérée en faveur d'une PAVM (Tableau S07-P07-C05-II). Plusieurs études ont évalué les performances diagnostiques de ce score et ont retrouvé une sensibilité de 60-89 % et une spécificité de 42-85 %. La réalisation de deux séries d'hémocultures et d'une culture du liquide pleural, en cas d'épanchement pleural, est recommandée, quelle que soit la stratégie utilisée. Cependant, ces examens permettent rarement d'établir la confirmation microbiologique.

Stratégie invasive

La réalisation d'une fibroscopie bronchique est proposée pour obtenir des sécrétions des voies respiratoires inférieures, permettant d'identifier les microorganismes responsables de la PAVM, la PAH ou la PAS. Trois techniques sont possibles : aspiration sous fibroscopie, LBA et brosse télescopique protégée. L'aspiration sous fibroscopie est souvent source de sécrétions contaminées par les bactéries présentes dans les voies respiratoires supérieures, qui contaminent le fibroscope lors de son passage. Le LBA est considéré comme positif au seuil de 10^4 UFC/ml. Il doit être réalisé selon la procédure décrite par Chastre et Fagon [3], afin d'éviter la contamination des sécrétions et d'augmenter sa rentabilité. La brosse télescopique protégée (considéré positive au seuil de 10^3 UFC/ml) est de moins en moins réalisée, mais sa spécificité est supérieure à celle du LBA. Alors que ces méthodes possèdent une meilleure spécificité que celle des méthodes non invasives, leur sensibilité semble être inférieure à celle de l'aspiration trachéale. Les effets secondaires de la fibroscopie bronchique sont rares, mais sa réalisation peut être difficile, surtout chez les patients instables ou en dehors des heures ouvrables. Cinq études randomisées ont comparé le LBA à l'aspiration trachéale qualitative, concernant l'impact sur le pronostic et la réduction de l'utilisation d'antibiotiques. Une méta-analyse de ces études, portant sur 1 240 patients n'a pas trouvé de différence concernant la mortalité (risque relatif : 0,93 ; IC 95 % : [0,85-1,11]), la durée de ventilation mécanique, d'hospitalisation ou le taux de changement de l'antibiothérapie [1].

Stratégie non invasive

Cette stratégie est fondée sur les critères cliniques, radiologiques et la confirmation microbiologique (qualitative ou quantitative) de la pneumonie. Les prélèvements réalisés dans ce cadre comportent l'aspiration trachéale, le mini-LBA en aveugle et le prélèvement distal protégé. L'aspiration trachéale est l'examen microbiologique le plus souvent réalisé pour établir le diagnostic microbiologique de la PAVM. De nombreuses études post-mortem humaines et animales ont été réalisées dans les années 1980-1990, afin d'évaluer les performances diagnostiques des méthodes microbiologiques [9]. Ces études, qui ont utilisé la confirmation histologique comme *gold standard*, ont montré que l'aspiration trachéale quantitative, au seuil de 10^6 UFC/ml, avait une valeur diagnostique acceptable en comparaison avec le LBA. En effet, cet examen apporte une sensibilité plus élevée et une spécificité moindre que celle du LBA. Les études animales ont permis de préciser la physiopathologie des PAVM, en l'absence de facteurs confondants, tels que l'antibiothérapie. Les lésions histologiques constatées étaient diffuses et il n'y avait pas de corrélation entre la sévérité de ces lésions et la concentration bactérienne. Ces données suggèrent que le LBA, réalisé en général dans la partie la plus pathologique des deux poumons, pourrait être négatif (ou permettre d'isoler une bactérie en dessous du seuil de significativité), malgré la présence d'une PAVM dans un autre territoire.

Des biomarqueurs (protéine C réactive [CRP], procalcitonine et *soluble triggering receptor expressed on myeloid cells-1* [sTREM1]) ont été proposés pour aider au diagnostic des PAVM. Les résultats des études disponibles montrent des performances diagnostiques médiocres concernant la CRP et la procalcitonine. Alors que l'étude clinique princeps montrait des résultats encourageants concernant le sTREM1, les études suivantes n'ont pas permis de les confirmer. De plus, ce dosage n'est pas réalisable en routine.

Un intérêt croissant est apparu pour le diagnostic d'un foyer d'infection pulmonaire par l'échographie pulmonaire. Une étude récente a évalué la performance diagnostique d'un score (CEPPIS) comportant le résultat de l'échographie pulmonaire, le taux de procalcitonine et les paramètres clinicobiologiques et microbiologique habituels. Ce score avait une meilleure sensibilité (80,5 versus 39,4 %), spécificité (85,2 versus 83,3 %) et air sous la courbe (0,82 versus 0,61) que le CPIS. D'autres études sont nécessaires pour confirmer ces résultats.

Traitement

L'antibiothérapie empirique doit être débutée le plus rapidement possible (au maximum dans les 8 heures après le diagnostic) [4], par voie intraveineuse, sans attendre les résultats des prélèvements microbiologiques réalisés en principe auparavant (aspiration trachéale ou lavage broncho-alvéolaire, deux séries d'hémocultures et culture du liquide pleural en cas de présence d'un épanchement pleural). Cependant, quand la probabilité de PAVM est faible (CPIS < 6, pas de réponse inflammatoire systémique et examen direct des sécrétions respiratoires négatifs) une stratégie d'attente pourrait être proposée.

L'analyse du délai de survenue de la PAVM permet d'affiner le pari antibiotique initial. En effet, il existe une différence microbiologique selon le délai d'apparition de la PAVM. Si la PAVM est dite « précoce » (survenant avant le 5e jour de ventilation mécanique), les bactéries en cause sont le plus souvent des saprophytes des cavités oropharyngées ou du tube digestif sans caractère systématique de résistance. S'il s'agit d'une PAVM « tardive », (survenant à partir du 5e jour de ventilation mécanique), la probabilité d'une infection par une BMR est beaucoup plus élevée et doit donc être prise en compte dans le spectre des antibiotiques choisis.

Par ailleurs, il existe des facteurs de risque identifiés de pneumonies à BMR, qu'il convient de rechercher systématiquement avant la mise en route de l'antibiothérapie empirique. Ces facteurs de risque sont les suivants : antibiothérapie dans les 90 jours précédant l'admission à l'hôpital, hospitalisation depuis plus de 5 jours, prévalence élevée de BMR dans le secteur d'hospitalisation du patient, immunodépression ou facteurs de risque de PAS (*voir* plus haut).

Le choix de l'antibiothérapie probabiliste repose sur les réponses aux deux questions suivantes : s'agit-il d'une PAVM précoce ou tardive (limite des 5 jours) ? Y a-t-il des facteurs de risques de pneumonie à BMR ? L'écologie bactérienne locale doit également être prise en compte pour le choix de l'antibiothérapie initiale.

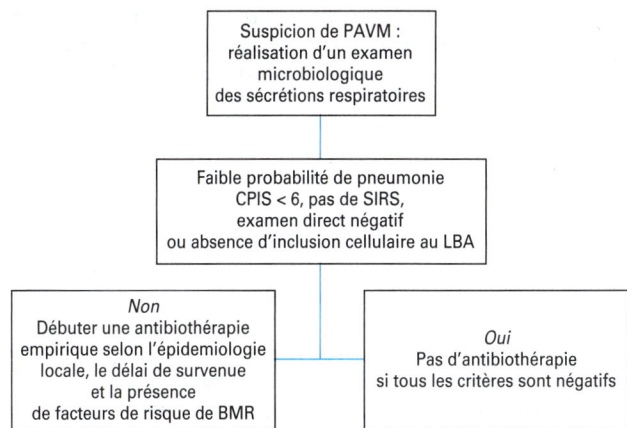

Figure S07-P07-C05-2 Algorithme pour débuter l'antibiothérapie devant une suspicion de pneumonie acquise sous ventilation mécanique (PAVM). BMR : bactérie multirésistante ; CPIS : *clinical pulmonary infection score* ; LBA : lavage broncho-alvéolaire ; SIRS : syndrome de réponse inflammatoire systémique.

L'algorithme suivant (Figure S07-P07-C05-2) a été proposé pour l'initiation de l'antibiothérapie chez les patients présentant une suspicion de PAH, de PAS ou de PAVM.

L'antibiobiothérapie empirique comporte alors :
– en cas de PAH ou PAVM « précoce » sans facteur de risque de BMR : amoxicilline-acide clavulanique ou ceftriaxone ou céfotaxime ;
– en cas de PAH ou PAVM « tardive » et/ou avec facteurs de risque de BMR : pipéracilline-tazobactam ou ceftazidime ou imipénème, systématiquement en bithérapie avec un aminoside (amikacine, gentamicine ou tobramycine) ou ciprofloxacine ;
– ajout d'un anti-SARM en cas de suspicion de SARM (linézolide ou vancomycine) (Tableau S07-P07-C05-III).

Il est recommandé de prescrire une antibiothérapie à large spectre à tous les patients présentant une PAS. Cependant, plusieurs études ont montré que cette stratégie n'est pas toujours justifiée et expose le patient à un risque accru d'acquisition de BMR.

Tableau S07-P07-C05-III Posologie des molécules antibiotiques utilisées dans le traitement des pneumonies acquises sous ventilation mécanique pour un patient de 70 kg ayant des fonctions rénale et hépatique normales (mg/kg/j).

Molécule	Posologie
Amoxicilline-acide clavulanique	2 g/8 h (amoxicilline : 50-200 mg/kg/j)
Ceftriaxone	2 g/24 h (30-50 mg/kg/j)
Céfotaxime	1 g/8 h (50-100 mg/kg/j)
Ceftazidime	2 g/8 h ou en perfusion continue (50-100 mg/kg/j) Si perfusion continue, bolus de 1 g avant
Pipéracilline/tazobactam	4 g/0,5 g/6 h (pipéracilline : 200-300 mg/kg/j)
Imipénème	De 500 mg/6 h à 1 g/ 8 h (50 mg/kg/j)
Ciprofloxacine	400 mg/8 h
Gentamicine	7 mg/kg/j en une seule injection
Tobramycine	7 mg/kg/j en une seule injection
Amikacine	20 mg/kg/j en une seule injection
Vancomycine	15 mg/kg/12 h ou en perfusion continue Si perfusion continue, bolus de 15 mg/kg/1 h avant
Linézolide	600 mg/12 h

L'antibiothérapie doit être réévaluée précocement (entre la 48ᵉ et la 72ᵉ heure), en fonction de la réponse clinique et de la documentation microbiologique, afin de permettre une désescalade et de limiter ainsi le risque d'émergence de BMR.

La durée du traitement antibiotique dépend de son efficacité clinique et du pathogène en cause. Actuellement, la durée de traitement recommandée est de 7 jours si l'antibiothérapie initiale est adaptée et l'évolution clinique favorable. Si la bactérie en cause est un bacille à Gram négatif non fermentant, cette durée est allongée à 10-14 jours. La durée de la bithérapie initiale est de 3 jours et doit être réévaluée selon l'évolution clinique et les résultats microbiologiques.

Il n'y a pas d'intérêt à entreprendre une antibiothérapie inhalée (colistiméthate sodique, aminosides) en première intention. Ce traitement doit être discuté pour les pneumonies à bacilles à Gram négatif multirésistants en cas d'échec d'une antibiothérapie intraveineuse bien conduite.

Depuis l'étude ZEPHYR, certains experts recommandent de traiter les pneumonies nosocomiales à SARM par linézolide en première intention, en raison de sa meilleure pénétration pulmonaire, de sa moindre toxicité rénale et de la meilleure guérison clinique et microbiologique, en comparaison avec la vancomycine. Cependant, l'absence d'impact significatif sur la mortalité et le surcoût généré par cet antibiotique doivent être pris en compte avant la mise en route d'un traitement à visée anti-SARM.

L'utilisation des biomarqueurs permettrait de réduire la durée de l'antibiothérapie prescrite pour traiter les infections acquises en réanimation. La procalcitonine a été proposée comme outil de monitoring de la réponse inflammatoire à l'antibiothérapie dans une étude multicentrique française portant sur un grand nombre de patients. Les résultats ont montré que le dosage quotidien de procalcitonine permettait de réduire significativement la durée de l'antibiothérapie, sans effet négatif sur le pronostic des patients. Cependant, le surcoût généré par cette stratégie n'est pas négligeable. De plus, une étude australienne similaire n'a pas confirmé ces résultats. D'autre part, l'utilisation de la CRP, marqueur nettement moins onéreux que la procalcitonine, semble susceptible de pouvoir apporter le même bénéfice.

Prévention

Nous n'aborderons pas les moyens classiques de prévention de toute infection nosocomiale, comme la désinfection des mains avec les solutions hydro-alcooliques, une politique d'hygiène des soins ou de l'antibiothérapie. Ces mesures restent évidemment indispensables. La quasi-totalité des données disponibles sur la prévention des pneumonies nosocomiales concernent essentiellement les PAVM, ce qui ne permet pas leur généralisation à d'autres types de pneumonies, telles que les PAH ou les PAS. La Society of Health Care Epidemiology of America et l'IDSA ont récemment publié leurs recommandations concernant la prévention des PAVM [6]. Celles-ci sont divisées en deux catégories.

Mesures générales

Mesures ayant fait la preuve de leur intérêt

Lorsqu'elle est indiquée, la ventilation non invasive est à privilégier, notamment lors des détresses hypoxémique ou hypercapnique du BPCO et de l'œdème aigu pulmonaire cardiogénique. Dans ces situations, la ventilation on invasive est associée à une réduction du risque de PAVM, de la durée de ventilation mécanique et de séjour en réanimation et de la mortalité.

La sédation est souvent nécessaire en réanimation, surtout au début de la prise en charge. L'objectif de la sédation est d'être face à un patient réveillé par un stimulus verbal, coopérant, calme et adapté au respirateur. Si une sédation est indispensable, elle doit être interrompue quotidiennement, notamment afin de ne pas retarder l'extubation.

Il faut donc évaluer quotidiennement la possibilité d'extubation à l'aide d'essais de ventilation spontanée. Tous ces objectifs de sédation et de sevrage de la ventilation mécanique visent à réduire la durée de celle-ci et par conséquent la survenue de PAVM.

Élever la tête du lit à 45° est une méthode habituelle pour prévenir les PAVM. Une méta-analyse regroupant 1 018 patients ne permet pas de confirmer son efficacité pour prévenir les PAVM. Cependant, étant donné sa simplicité, le faible risque qui y est associé, l'absence de surcoût et les avantages potentiels de positionner les patients à 45°, cette position est actuellement recommandée.

Mesures intéressantes, mais nécessitant confirmation

La décontamination digestive sélective semble être bénéfique dans la prévention des PAVM, mais les données sont insuffisantes quant au risque d'émergence d'infections à BMR et au risque de survenue d'infection à *Clostridium difficile*, ce qui empêche de la recommander.

D'autres moyens simples, même susceptibles de prévenir les PAVM, ne sont pas recommandés, en raison de l'absence de preuve concernant leur impact sur la durée de ventilation mécanique et la mortalité. Il s'agit des soins buccodentaires réguliers avec la chlorhexidine, l'administration de probiotiques et le brossage des dents.

Mesures spécifiques à l'intubation

Mesures ayant fait la preuve de leur intérêt

Certaines sondes trachéales permettent d'aspirer les sécrétions sous-glottiques, sources potentielles d'infections des voies respiratoires inférieures. De nombreuses études ont montré l'intérêt de ces sondes dans la prévention des PAVM. Une méta-analyse a montré une réduction de 55 % de l'incidence des PAVM, de la durée de la ventilation mécanique de 1,1 jour et du séjour en réanimation de 1,5 jour.

Le changement systématique du circuit du respirateur n'est pas recommandé, sauf s'il est visiblement souillé ou s'il dysfonctionne, car il n'a aucune incidence sur la survenue d'une PAVM ou le devenir des patients. De plus, le changement de circuit génère un surcoût.

Certaines mesures concernant la prise en charge de l'intubation réduisent le taux de PAVM, mais leur impact sur la durée de la ventilation mécanique, de l'hospitalisation en réanimation, ou sur la mortalité n'est pas certain. Ces mesures comportent l'utilisation de sondes d'intubation à ballonnet en polyuréthane ultraminces, l'instillation de sérum salé avant l'aspiration trachéale et la régulation continue de la pression du ballonnet trachéal.

Mesures pouvant diminuer la survenue de PAVM, mais non recommandées

Certaines mesures réduisent l'incidence des PAVM, mais n'ont pas d'impact significatif sur la durée de ventilation mécanique, la durée du séjour ou la mortalité. Il s'agit de l'utilisation de sondes d'intubation imprégnées d'argent, du décubitus ventral et de lits oscillants et tournants.

Mesures non recommandées

Une méta-analyse de 7 études randomisées contrôlées a montré l'absence d'impact de la trachéotomie précoce sur la survenue de PAVM, sur la durée de la ventilation mécanique ou sur la mortalité. Il n'est également pas recommandé d'utiliser systématiquement des systèmes clos d'aspiration, car les différentes méta-analyses n'ont trouvé aucun intérêt à l'utilisation de ces systèmes sur la survenue des PAVM, la durée de la ventilation mécanique ou d'hospitalisation ou la mortalité.

La prophylaxie de l'ulcère de stress diminue le risque de saignement gastro-intestinal. L'utilisation de ces traitements a été identifiée comme facteur de risque de PAVM, mais les méta-analyses suggèrent l'absence d'impact sur l'incidence de pneumonie nosocomiale, la durée du séjour ou la mortalité. Ces conclusions sont différentes chez les patients recevant une nutrition entérale, où l'hémorragie digestive sur ulcère de stress est moins probable. Dans leur cas, la prophylaxie de l'ulcère de stress peut augmenter le risque de pneumonie nosocomiale et la mortalité. D'autre part, il n'y a pas d'intérêt à monitorer le résidu gastrique afin de prévenir la survenue de PAVM. Une étude randomisée multicentrique réalisée en France n'a pas montré de différence en terme d'incidence de la PAVM entre le groupe de patients chez lesquels le résidu gastrique n'a pas été mesuré, comparé au groupe contrôle, où le résidu gastrique a été mesuré toutes les 6 heures, avec arrêt de l'alimentation s'il était supérieur à 250 ml.

Un grand nombre de ces mesures de prévention sont liées aux soins infirmiers et nécessitent donc une prise en charge en amont à l'aide de protocoles de service. En effet ceux-ci permettent une généralisation des mesures de prévention, dont bon nombre sont faciles à réaliser et peu coûteuses. Une étude monocentrique récente a démontré que l'utilisation d'un *bundle* (« ensemble de mesures ») visant à prévenir les PAVM permettait d'obtenir une réduction significative de l'incidence de cette infection. Cependant, d'autres études n'ont pas retrouvé les mêmes résultats. De plus, plusieurs des mesures incluses dans ce *bundle* n'ont pas fait la preuve de leur efficacité. L'utilisation d'un *bundle* nécessite une évaluation régulière de l'incidence des PAVM, un retour d'information vers les équipes soignantes et une éducation continue des différents intervenants.

Conclusion

La pneumonie nosocomiale est une infection fréquente, surtout chez les patients recevant une ventilation mécanique invasive. Cette infection est associée à une morbidité et à une mortalité élevées. Le mécanisme physiopathologique principalement impliqué dans l'apparition de cette infection est la micro-inhalation des sécrétions oropharyngées contaminées vers les voies respiratoires inférieures. Des prélèvements à visée microbiologique doivent être réalisés avant de débuter l'antibiothérapie. Celle-ci doit être basée sur le délai de survenue de la pneumonie, la présence de facteurs de risque de BMR et l'écologie bactérienne locale. La désescalade doit être encouragée à la réception des résultats microbiologiques. Une politique de prévention des pneumonies nosocomiale doit être appliquée dans les services à haut risque de cette infection.

Bibliographie

1. Berton DC, Kalil AC, Teixeira PJZ. Quantitative versus qualitative cultures of respiratory secretions for clinical outcomes in patients with ventilator-associated pneumonia. Cochrane database Syst Rev, 2014, *10* : CD006482.
2. Bonten MJM, Kollef MH, Hall JB. Risk factors for ventilator-associated pneumonia: from epidemiology to patient management. Clin Infect Dis 2004, *38* : 1141-1149.
3. Chastre J, Fagon JY. Ventilator-associated pneumonia. Am J Respir Crit Care Med, 2002, *165* : 867-903.
4. Guidelines for the management of adults with hospital-acquired, ventilator-associated, and healthcare-associated pneumonia. Am J Respir Crit Care Med, 2005, *171* : 388-416.
5. Klompas M, Branson R, Eichenwald EC et al. Strategies to prevent ventilator-associated pneumonia in acute care hospitals : 2014 update. Infect Control Hosp Epidemiol, 2014, *35* : 915-936.
6. Kollef MH, Shorr A, Tabak YP et al. Epidemiology and outcomes of health-care-associated pneumonia : results from a large US database of culture-positive pneumonia. Chest, 2005, *128* : 3854-3862.
7. Magill SS, Klompas M, Balk R et al. Developing a new, national approach to surveillance for ventilator-associated events. Crit Care Med, 2013, *41* : 2467-2475.
8. Melsen WG, Rovers MM, Groenwold RH et al. Attributable mortality of ventilator-associated pneumonia : a meta-analysis of individual patient data from randomised prevention studies. Lancet Infect Dis, 2013, *13* : 665-671.
9. Nseir S, Marquette CH. Diagnosis of hospital-acquired pneumonia: post-mortem studies. Infect Dis Clin North Am, 2003, *17* : 707-716.
10. Pugin J, Auckenthaler R, Mili N et al. Diagnosis of ventilator-associated pneumonia by bacteriologic analysis of bronchoscopic and nonbronchoscopic "blind" bronchoalveolar lavage fluid. Am Rev Respir Dis, 1991, *143* : 1121-1129.
11. Safdar N, Dezfulian C, Collard HR, Saint S. Clinical and economic consequences of ventilator-associated pneumonia : a systematic review. Crit Care Med, 2005, *33* : 2184-2193.

Toute référence à cet article doit porter la mention : Parmentier-Decrucq E, Nseir S. Pneumonies nosocomiales. *In* : L Guillevin, L Mouthon, H Lévesque. Traité de médecine, 5ᵉ éd. Paris, TdM Éditions, 2018-S07-P07-C05 : 1-7.

PARTIE S07-P08

Patient immunodéprimé en réanimation

Chapitre S07-P08-C01

Pronostic du patient d'oncohématologie admis en réanimation

Claire Pichereau, Virginie Lemiale et Élie Azoulay

L'incidence des cancers n'a fait qu'augmenter durant les dernières décennies. En 2012, en France, elle s'élevait à 363 cas pour 100 000 chez l'homme et 252 cas pour 100 000 chez la femme (données de l'Institut national du cancer [INCa]). À l'inverse, la mortalité liée aux cancers décroît régulièrement au fils des ans (134 pour 100 000 chez l'homme, 73 pour 100 000 chez la femme en 2012 en France, données INCa). Aux États-Unis, la mortalité liée aux cancers a diminué de 20 % entre 1991 et 2010 [25]. Les progrès en recherche, dans le dépistage et le développement de thérapies ciblées ont contribué à l'amélioration de la survie et de la qualité de vie des patients atteints de cancer [25]. Ce gain de survie se fait parfois au prix d'une toxicité accrue des chimiothérapies, tant sur le plan infectieux, que sur le risque d'insuffisances rénale, cardiaque ou respiratoire. Par conséquent, les patients d'oncohématologie sont plus souvent admis en réanimation [39]. Les défaillances d'organe justifiant la prise en charge réanimatoire et nécessitant le recours aux traitements intensifs peuvent être liées à la tumeur sous-jacente, à son traitement ou à une complication infectieuse intercurrente. En raison du vieillissement des patients atteints de cancer, le transfert en réanimation peut aussi être en rapport avec la décompensation d'une comorbidité [4].

Évolution de la mortalité en réanimation des patients d'oncohématologie

Les études portant sur les patients d'oncohématologie admis en réanimation dans les années 1990 ont montré des résultats décourageants avec une mortalité comprise entre 70 et 100 %. Ces données ont conduit la communauté médicale à considérer l'admission en réanimation de ces patients comme vaine ou comme l'équivalent de l'obstination déraisonnable [16]. Par la suite, grâce aux avancées physiopathologiques, aux développements de la réanimation, aux stratégies thérapeutiques oncohématologiques, les taux de survie après la réanimation de ces malades ont été plus encourageants, supérieurs à 50 % dans la majorité des séries [38]. Cependant, les patients allogreffés de moelle et ceux admis tardivement en réanimation avec une défaillance de plusieurs organes ont moins bénéficié des avancées récentes [1].

Plus récemment, une étude prospective multicentrique rapporte une survie hospitalière de 60,7 % pour les patients atteints d'une hémopathie maligne admis en réanimation et de 60,5 % pour les patients ventilés [4]. La survie de ces patients admis en réanimation pour sepsis sévère s'élève à 65,5 %, celle pour choc septique à 53,5 %. Ces données se rapprochent de celles observées chez les patients atteints d'autres comorbidités. Certes, la mortalité reste supérieure à celle rapportée chez les patients indemnes de maladie maligne [4], néanmoins les résultats sont loin d'être rédhibitoires. La défaillance respiratoire, hémodynamique ou rénale isolée est associée à un pronostic favorable (survie hospitalière de 67,6 % en cas de monodéfaillance ventilatoire, 77,5 % en cas de monodéfaillance hémodynamique et 81,3 % en cas de monodéfaillance rénale). L'analyse en sous-groupes d'une étude de cohorte multicentrique européenne conduite en 2008 sur la survenue de sepsis chez les patients de réanimation (SOAP) révèle que 15 % des patients admis en réanimation sont atteints d'une maladie maligne [39]. La survie hospitalière des patients atteints de tumeur solide admis, quel que soit le motif médical ou chirurgical, ne diffère pas significativement des patients admis en réanimation indemnes de tumeur (73 versus 77 %). Leur survie hospitalière lorsqu'ils sont admis pour une cause médicale est de 59 % [39].

L'amélioration de la survie des patients atteints d'oncohématologie admis en réanimation s'explique par une meilleure sélection des patients proposés en réanimation par les hématologues et les oncologues, par une amélioration de la prise en charge des maladies malignes et par une optimisation des techniques diagnostiques et thérapeutiques utilisées en réanimation pour cette population [8]. Ces progrès sont favorisés par une meilleure compréhension des mécanismes physiopathologiques à l'origine des défaillances [7, 14]. Cependant, ces résultats sont à nuancer, car ils émanent le plus souvent de centres spécialisés dans la prise en charge des patients atteints de maladies malignes, avec une excellente collaboration et une expertise des hématologues, oncologues et réanimateurs concernant ces situations extrêmes [4]. La survie en réanimation des patients atteints de maladie maligne est en effet corrélée au nombre de ces patients admis en réanimation par an [43]. La mortalité des patients d'oncohématologie admis en réanimation dans les centres non spécialisés est significativement plus élevée que dans les centres experts [18].

Hétérogénéité des populations de patients d'oncohématologie admis en réanimation

L'interprétation des données de la littérature est difficile étant donné la grande hétérogénéité des populations regroupées sous le terme de « patients d'oncohématologie » [27].

Parmi les patients atteints de tumeur solide, les études mélangent les patients admis en post-opératoire programmé ou non et ceux admis pour une cause médicale. Or, la survie hospitalière de ces patients diffère significativement selon le motif médical ou chirurgical d'admission en réanimation, variant de 23,2 à 95,4 % [28, 39]. Pour exemple, la survie hospitalière passe de 89 % pour les patients admis en post-opératoire de chirurgie programmée à 63 % en post-opératoire non prévu et 42 % en cas de cause médicale dans une étude prospective multicentrique sud-américaine [32].

Chez les patients atteints d'une hémopathie maligne, le terme « greffe de moelle » a longtemps regroupé les patients autogreffés et allogreffés [38], dont les pronostics diffèrent à court comme à long terme [27]. L'autogreffe de cellules souches périphériques correspond à la réalisation d'une chimiothérapie de forte intensité suivie d'une réinjection de cellules souches autologues afin de raccourcir la durée de l'aplasie. Le risque encouru est limité, principalement infectieux. Au cours de l'allogreffe de cellules souches, les cellules réinjectées sont issues d'un donneur HLA-compatible, après un conditionnement plus ou moins aplasiant mais très immunosuppresseur. Outre le risque infectieux, la réaction du greffon contre l'hôte (*graft-versus-host reaction* [GVH]) et son traitement, qui consiste en la majoration des immunosuppresseurs, menacent le patient allogreffé.

Par ailleurs, le pronostic des patients atteints d'une hémopathie de bas grade, à considérer comme une comorbidité, diffère de celui des patients atteints d'une hémopathie agressive mettant en jeu le pronostic vital à court terme. Il en va de même pour certains cancers. Le pronostic d'un cancer bronchopulmonaire avec métastases osseuses est beaucoup plus réservé à court terme que celui d'un cancer du sein avec le même type de localisation secondaire.

Enfin, les complications à l'origine du recours aux soins intensifs ont des pronostics très variables. Même en cas de défaillance multiviscérale, une infection bactérienne est potentiellement plus réversible qu'une infection fongique invasive [10, 41].

Facteurs pronostiques en réanimation

Les facteurs pronostiques en réanimation pour ces patients ont aussi évolué. Le *performans status* altéré et les index de comorbidité, comme le score de Charlson, élevés restent des facteurs de mauvais pronostic [4, 32]. En revanche, une neutropénie et l'autogreffe de cellules souches ne sont plus considérées comme des facteurs péjoratifs [5]. Malgré une meilleure sélection des patients par leurs hématologues et oncologues, le stade de la pathologie sous-jacente reste un facteur pronostic en réanimation [4] : le fait d'avoir une maladie en rechute ou en progression est un facteur de mortalité hospitalière indépendant [32]. La maladie en elle-même n'est pas un facteur prédictif [20]. Les scores de prédiction de la mortalité en réanimation sous-estiment la mortalité des patients d'oncohématologie [35]. Les scores de dysfonction d'organes comme le SOFA (*sepsis-related organ failure assessment*) semblent plus adaptés [4, 32]. Malgré l'amélioration de la survie des patients d'oncohématologie placés sous ventilation mécanique pour détresse respiratoire aiguë, cette procédure reste associée à une mortalité accrue [31]. La défaillance polyviscérale reste elle aussi associée à une mortalité très élevée, jusqu'à 95 % [15]. Cependant, la persistance de la défaillance multiviscérale semble un facteur pronostique plus discriminant que son existence à l'admission en réanimation [20]. Par ailleurs, lorsque celle-ci est liée à la tumeur sous-jacente comme en cas de syndrome d'activation macrophagique ou de syndrome de lyse tumorale, le pronostic à court terme est moins réservé [11].

Des critères d'admission en réanimation inadaptés

L'une des questions non résolues repose sur les critères d'admission en réanimation des patients d'oncohématologie. Ceux-ci ne sont pas précisés dans les études. Ils sont très hétérogènes, reposant sur l'expérience de chacun. Ils doivent théoriquement prendre en compte la lourdeur des suppléances d'organe à mettre en œuvre et la survie attendue à court et à long terme, liées à la réanimation et à la maladie tumorale sous-jacente. Thiéry et al. [40] se sont intéressés au devenir des patients d'oncohématologie proposés mais non admis en réanimation. Vingt-six pour cent des patients considérés comme trop graves pour bénéficier d'un séjour en réanimation étaient encore vivants à J30. À l'opposé, 21 % des patients considérés comme pas assez graves sont décédés dans les 30 jours. Ces résultats soulignent le manque de sensibilité et de spécificité des critères de sélection actuels et plaident pour une politique d'admission élargie ou la mise en place de réanimations d'attente.

Concept de réanimation d'attente

Une politique d'admission maximaliste est à envisager pour les patients à la phase inaugurale ou en rémission complète de leur maladie maligne. Une réanimation sans limite peut être envisagée à une phase plus tardive de la maladie pour des patients atteints de myélome multiple, d'hémopathies de bas grade ou les patients atteints de tumeur solide en rémission partielle avec une espérance de vie prolongée (cancer du sein ou de la prostate par exemple) [8]. À l'opposé, le pronostic est constamment défavorable dans certains cas extrêmes (*voir plus loin*).

Dans tous les autres cas, il est souvent difficile de prévoir avec certitude l'évolution ultérieure lors de l'admission en réanimation. Lecuyer et al. [20] ont conduit une étude prospective monocentrique de réanimation d'attente chez tous les patients d'oncohématologie nécessitant la mise sous ventilation mécanique ne relevant ni des soins palliatifs ni de la réanimation d'intensité maximale. Ces patients étaient réanimés sans limite pendant une période de 4 jours. La situation clinique était réévaluée à J5 pour décider de la poursuite des soins invasifs ou de la limitation des traitements actifs. Pour ces patients, le score de dysfonction d'organe utilisé (*LOD score*) ne différait significativement entre patients vivants et décédés qu'à partir de J3, la survie hospitalière était de 40 % parmi les patients ventilés vivants à J5. Ces résultats encouragent le développement de la réanimation d'attente, la durée de celle-ci est difficile à préciser mais doit être de 3 jours au moins [8].

Identification des patients d'oncohématologie ne semblant pas bénéficier de la réanimation

Il n'est toujours pas possible de dire avec certitude quels patients vont bénéficier de la réanimation et pour lesquels elle va s'avérer vaine. Cependant, certains groupes de patients semblent avoir un pronostic constamment défavorable, quelles que soient les suppléances mises en place.

Les patients d'oncohématologie confinés au lit ne sont habituellement pas proposés ou admis en réanimation. Avec ou sans maladie maligne, ceux qui le sont ont une mortalité accrue par rapport aux patients en bon état général [4, 36]. Cependant, l'altération de l'état général et la perte d'autonomie peuvent être liées à la pathologie tumorale sous-jacente. C'est le cas pour les métastases osseuses de tumeurs solides ou les atteintes neuroméningées des hémopathies lymphoïdes. Les données manquent dans la littérature pour identifier un sous-groupe de patients susceptibles de récupérer une autonomie satisfaisante avec une prise en charge oncohématologique et réanimatoire conjointes.

Les patients avec une espérance de vie courte et ceux pour lesquels les options thérapeutiques antitumorales sont limitées ne bénéficient pas non plus d'une prise en charge invasive [36]. Cependant, le recours palliatif à certaines suppléances d'organe comme la ventilation non invasive ou les catécholamines peut améliorer la survie à court terme sans être délétères pour la qualité de vie [2, 22]. Dans tous les cas, l'admission en réanimation doit être guidée par les préférences du patient. Celui-ci doit être informé de l'évolution vers une prise en charge purement palliative en cas d'échec du traitement.

Les patients présentant des comorbidités empêchant la réalisation d'un traitement antitumoral optimal entrent dans la catégorie de patients ne bénéficiant pas d'une prise en charge invasive, non pas à cause du caractère évolué de la maladie maligne sous-jacente, mais en raison des possibilités thérapeutiques limitées par la ou les maladies chroniques (insuffisances cardiaque, rénale ou respiratoire évoluées, cirrhose).

Parallèlement à celle des patients d'oncohématologie, la survie des patients allogreffés de moelle en réanimation s'est améliorée ces dernières années [21]. L'amélioration de la survie est en partie liée à une meilleure sélection des patients, avec la diminution de la proportion de patients avec une maladie en rechute post-allogreffe, une GVH non contrôlée ou une infection fongique invasive. Leur survie reste inférieure à celle des autres patients d'oncohématologie, en particulier en cas de recours à la ventilation mécanique (survie à 3 mois de 30 %) ou à l'épuration extrarénale (survie à 3 mois quasi nulle) [21]. La GVH reste un facteur de risque de mortalité majeur [26], en particulier lorsqu'elle est non contrôlée et/ou associée à la mise sous ventilation mécanique (90 % de mortalité à 3 mois) [21]. La mise en place de manœuvres de réanimation invasives semble inappropriée chez les patients avec une GVH non contrôlée.

Le pronostic des patients atteints d'une aspergillose pulmonaire invasive nécessitant le recours à la ventilation mécanique est des plus sombres (mortalité en réanimation supérieure à 85 %), ce qui décourage la mise en place de cette suppléance d'organe dans cette indication [10].

Malgré l'amélioration de la survie des patients atteints de cancer bronchopulmonaire à un stade localement avancé ou métastatique grâce au développement de thérapies ciblées, une partie de ces patients ne bénéficie pas d'une prise en charge invasive. Il s'agit des patients présentant une détresse respiratoire sur obstruction des voies aériennes supérieures d'origine tumorale ou sur lymphangite carcinomateuse. La mortalité hospitalière de ces patients est en effet supérieure à 80 % malgré la prise en charge réanimatoire [34].

La persistance de la défaillance polyviscérale malgré une réanimation intensive est associée à une mortalité à court terme de plus de 85 % [20]. De façon similaire, les patients avec une ou plusieurs défaillances d'organe persistantes à l'issue d'un premier séjour en réanimation ne semblent pas bénéficier d'une réadmission en soins intensifs. La nécessité d'une nouvelle prise en charge réanimatoire est à considérer chez ces patients comme un marqueur de fragilité et de dépendance.

Enfin le pronostic des patients d'oncohématologie admis en réanimation pour arrêt cardiaque extra- ou intrahospitalier est sombre avec une survie à 6 mois de 14 % [13].

La question du sujet âgé

La question de l'admission en réanimation du sujet âgé atteint d'une maladie maligne est cruciale et complexe. Avec le vieillissement de la population et l'incidence accrue des tumeurs solides et des hémopathies malignes avec l'âge, de nouvelles stratégies thérapeutiques ont été développées pour les sujets âgés et ont permis un allongement de leur espérance de vie [19, 42]. Par conséquent, le nombre de sujets âgés atteints de maladie maligne susceptibles d'être proposés en réanimation va augmenter. Dans les études sur les facteurs de risque de mortalité des patients d'oncohématologie en réanimation, l'impact de l'âge est variable [1, 23, 38]. Il semble qu'un âge supérieur à 60 ans soit associé à une mortalité à 6 mois accrue [33]. Cependant un bénéfice sur la survie à court et à long terme peut être attendu dans des populations de sujets âgés sélectionnées avec une autonomie préservée, peu de comorbidités [33] et pouvant recevoir un traitement antitumoral optimal. Ces patients doivent bénéficier d'une prise en charge réanimatoire sans restriction. Dans d'autres cas comme la leucémie aiguë myéloblastique du sujet de plus de 65 ans avec pronostic intermédiaire ou défavorable, la médiane de survie de 9 mois en l'absence d'allogreffe doit conduire à ne proposer une prise en charge invasive qu'aux patients avec un état général excellent, sans comorbidités, informés du rapport bénéfices/risques et demandeurs d'un traitement spécifique.

Intérêt de l'admission précoce en réanimation

Le décès quasi inéluctable des patients d'oncohématologie en défaillance polyviscérale à l'admission en réanimation plaide en faveur d'une admission précoce de ces patients. Les données récentes de la littérature confirment cette hypothèse. L'admission en réanimation dans les 24 heures suivant l'admission à l'hôpital est associée à une meilleure survie [4]. Le délai prolongé (supérieur à 2 jours) entre la survenue des premiers signes d'insuffisance respiratoire et l'admission en réanimation est un facteur de risque indépendant de mortalité à J28 [23]. Ces résultats suggèrent qu'une admission précoce de ces patients associée à la mise en place de procédures diagnostiques et thérapeutiques peu invasives pourrait améliorer leur pronostic.

L'optimisation et la rapidité de la prise en charge par les réanimateurs en amont de la réanimation semblent constituer un moyen efficace pour diminuer la mortalité des patients d'oncohématologie admis en réanimation. Une intervention adaptée et précoce en réponse aux premiers signes d'insuffisance d'organe dans les services cliniques est associée à une diminution de la mortalité des patients ensuite admis en réanimation [37].

Il semble donc important de sensibiliser les soignants et médecins en charge des patients d'oncohématologie à contacter précocement l'équipe de réanimation, même en cas de pronostic incertain quant à la maladie de fond. Par ailleurs, l'éducation des patients à un recours rapide aux soins pourrait permettre de réduire le délai entre survenue des symptômes et admission de réanimation.

Intérêt de la collaboration entre réanimateurs et oncologues ou hématologues

Les études sur le devenir des patients d'oncohématologie hospitalisés en réanimation montrent des taux de survie plus élevés lorsque ceux-ci sont pris en charge dans des centres experts [4, 18] Les patients hospitalisés en réanimation sont sous surveillance rapprochée ou sous suppléances d'organes, ce qui relève de l'expertise du réanimateur. Cependant, les défaillances peuvent être liées à la maladie maligne sous-jacente, à ses traitements ou à des infections spécifiques du déficit immunitaire induit par la maladie ou les thérapeutiques. Ces complications sont mieux connues de l'oncologue ou de l'hématologue. La discussion quotidienne du dossier entre réanimateurs, oncologues et hématologues permet d'optimiser la prise en charge diagnostique et thérapeutique du patient. Enfin, la collaboration entre les différents spécialistes permet de fournir une information claire et réaliste au patient et ses proches et d'évoluer vers des soins de conforts au bon moment.

Des procédures diagnostiques et thérapeutiques peu invasives

L'absence de diagnostic étiologique est un facteur de mauvais pronostic parmi les patients d'oncohématologie en détresse respiratoire [7]. La compréhension des mécanismes physiopathologiques [14] et des déficits immunitaires associés aux pathologies et à leurs traitements [7] contribue à faire diminuer la proportion de situations cliniques non élucidées. Ainsi, le raisonnement diagnostique en cas de détresse respiratoire aiguë doit prendre en compte le délai de survenue par rapport au diagnostic de la maladie maligne, le type d'immunodépression, la clinique, l'aspect morphologique et l'expérience du réanimateur [7]. L'identification précoce de l'origine de la détresse respiratoire a un impact pronostic [7].

La stratégie diagnostique a évolué vers des techniques non invasives (examen cytobactériologique des crachats, antigénuries, hémocultures, recherche de virus par PCR sur aspiration nasopharyngée, antigénémie aspergillaire...). Celles-ci ont prouvé leur non-infériorité par rapport au lavage broncho-alvéolaire par fibroscopie bronchique chez les patients non ventilés [3]. En effet, le lavage broncho-alvéolaire réalisé précocement en réanimation ne majore pas le risque de recours à la ventilation mécanique mais, chez les patients d'oncohématologie, son apport diagnostique est modeste par rapport aux tests non invasifs [3, 29].

À l'époque où la ventilation mécanique des patients atteints de maladie maligne était associée à une mortalité supérieure à 90 %, le recours à la ventilation non invasive dans les pneumonies était associé à une diminution significative du taux d'intubation et de la mortalité de ces patients [1, 17]. Cependant avec l'amélioration du pronostic des malades d'oncohématologie mis sous ventilation mécanique, la place de la ventilsation non invasive est à redéfinir. L'échec de ventilation non invasive est associé à une mortalité accrue sous ventilation mécanique [31].

Les patients d'oncohématologie ont profité des avancées en réanimation ces dernières années. Les études rétrospectives réalisées dans cette population mettent en évidence une amélioration de la survie chez les patients récemment pris en charge par rapport à ceux pris en charge au début des années 2000, dans les centres experts comme dans les réanimations non spécialisées [43].

Une prise en charge spécifique si nécessaire

Dans le cadre d'une réanimation d'intensité maximale, tout doit être mis en œuvre pour améliorer le pronostic du patient d'oncohématologie, y compris une chimiothérapie si la maladie maligne engage le pronostic vital à court terme [7]. L'administration de chimiothérapie en réanimation est réalisable dans les centres experts [9, 15]. La survie des patients est satisfaisante (50 % à 3 mois) en l'absence de mise sous ventilation mécanique [9] ou catécholamines simultanée [15].

Devenir à long terme des patients d'oncohématologie hospitalisés en réanimation

La plupart des études réalisées en réanimation sur les patients d'oncohématologie ont pour objectif principal la survie en réanimation ou hospitalière. Cependant, étant donné la mise en jeu du pronostic vital à court ou à long terme liée à la maladie maligne, la question du devenir et de la qualité de vie à long terme est primordiale chez ces patients. Par ailleurs, peu d'informations sont disponibles sur les possibilités de poursuite du traitement spécifique et le contrôle de la maladie tumorale à distance de la réanimation.

Les données concernant la qualité de vie sont encourageantes : 80 % des survivants à la réanimation ont une qualité de vie à 3 mois similaire à celle de la population globale des patients d'oncohématologie dans la seule étude multicentrique réalisée sur ce sujet à ce jour [4]. La qualité de vie à un an est cependant moins bonne que celle avant le séjour en réanimation [24]. La qualité de vie à long terme (de 3 à 36 mois) des patients après œsophagectomie pour cancer est similaire, que la durée de séjour en réanimation en post-opératoire soit courte ou prolongée [12].

En ce qui concerne les possibilités de contrôle de la maladie tumorale après la réanimation, le séjour en réanimation ne compromet pas la prise en charge ultérieure. Deux tiers des patients atteints d'un cancer du poumon sortis vivants de réanimation dans une étude monocentrique française ont pu recevoir une chimiothérapie [30]. Dans une autre étude monocentrique, les patients survivants à J30 d'un séjour en réanimation à la phase initiale d'une leucémie aiguë avaient une espérance de vie comparable à celle des patients atteints de la même pathologie mais traités en salle d'hématologie. Enfin, dans une étude prospective multicentrique européenne, le séjour en réanimation n'a pas eu d'impact sur l'intensité des traitements pour 80 % des patients d'hématologie ayant survécu à la réanimation [4]. Toujours dans la même étude, 80 % des patients ayant survécu à la réanimation étaient en rémission complète ou partielle à 6 mois. La réanimation des patients d'oncohématologie correspond donc bien à un pont vers la guérison et non à la prolongation de l'agonie [6].

Conclusion

Le pronostic des patients d'oncohématologie admis en réanimation s'est considérablement amélioré ces dernières années. L'admission précoce en réanimation, une meilleure compréhension des mécanismes physiopathologiques à l'origine des défaillances et la collaboration optimale entre hématologues, oncologues et réanimateurs ont contribué à l'augmentation de la survie en réanimation et hospitalière des patients.

Plusieurs points restent à éclaircir tels les critères d'admission, l'intérêt de certaines techniques diagnostiques et thérapeutiques (ventilation non invasive, politique transfusionnelle, adaptation de l'antibiothérapie en cas d'aplasie fébrile documentée), le moment le plus opportun pour passer des soins curatifs aux soins palliatifs. Les résultats optimistes sur le devenir à long terme et la qualité de vie doivent être confirmés. Cependant, l'avènement des thérapies ciblées, d'une part, et les progrès dans la prise en charge en réanimation, d'autre part, laissent présager d'une amélioration de l'espérance de vie de ces patients.

Bibliographie

1. Azoulay E, Alberti C, Bornstain C et al. Improved survival in cancer patients requiring mechanical ventilatory support : impact of noninvasive mechanical ventilatory support. Crit Care Med, 2001, 29 : 519-525.
2. Azoulay E, Lemiale V, Mokart D et al. Acute respiratory distress syndrome in patients with malignancies. Intensive Care Med, 2014, 40 : 1106-1114.
3. Azoulay E, Mokart D, Lambert J et al. Diagnostic strategy for hematology and oncology patients with acute respiratory failure : randomized controlled trial. Am J Respir Crit Care Med, 2010, 182 : 1038-1046.
4. Azoulay E, Mokart D, Pène F et al. Outcomes of critically ill patients with hematologic malignancies : prospective multicenter data from France and Belgium : a groupe de recherche respiratoire en réanimation onco-hématologique study. J Clin Oncol, 2013, 31 : 2810-2818.
5. Azoulay E, Moreau D, Alberti C et al. Predictors of short-term mortality in critically ill patients with solid malignancies. Intensive Care Med, 2000, 26 : 1817-1823.
6. Azoulay E, Pène F, Darmon M et al. Managing critically ill hematology patients : time to think differently. Blood Rev, 2015, 29 : 359-367.

7. Azoulay E, Schlemmer B. Diagnostic strategy in cancer patients with acute respiratory failure. Intensive Care Med, 2006, 32 : 808-822.
8. Azoulay E, Soares M, Darmon M et al. Intensive care of the cancer patient : recent achievements and remaining challenges. Ann Intensive Care, 2011, 1 : 5.
9. Benoit DD, Depuydt PO, Vandewoude KH et al. Outcome in severely ill patients with hematological malignancies who received intravenous chemotherapy in the intensive care unit. Intensive Care Med, 2006, 32 : 93-99.
10. Burghi G, Lemiale V, Seguin A et al. Outcomes of mechanically ventilated hematology patients with invasive pulmonary aspergillosis. Intensive Care Med, 2011, 37 : 1605-1612.
11. Buyse S, Teixeira L, Galicier L et al. Critical care management of patients with hemophagocytic lymphohistiocytosis. Intensive Care Med, 2010, 36 : 1695-1702.
12. Cense HA, Hulscher JBF, de Boer AGEM et al. Effects of prolonged intensive care unit stay on quality of life and long-term survival after transthoracic esophageal resection. Crit Care Med, 2006, 34 : 354-362.
13. Champigneulle B, Merceron S, Lemiale V et al. What is the outcome of cancer patients admitted to the ICU after cardiac arrest ? Results from a multicenter study. Resuscitation, 2015, 92 : 38-44.
14. Créput C, Galicier L, Buyse S, Azoulay E. Understanding organ dysfunction in hemophagocytic lymphohistiocytosis. Intensive Care Med, 2008, 34 : 1177-1187.
15. Darmon M, Thiery G, Ciroldi M et al. Intensive care in patients with newly diagnosed malignancies and a need for cancer chemotherapy. Crit Care Med, 2005, 33 : 2488-2493.
16. Guidelines for intensive care unit admission, discharge, and triage. Task force of the American College of Critical Care Medicine, Society of Critical Care Medicine. Crit Care Med, 1999, 27 : 633-638.
17. Hilbert G, Gruson D, Vargas F et al. Noninvasive ventilation in immunosuppressed patients with pulmonary infiltrates, fever, and acute respiratory failure. N Engl J Med, 2001, 344 : 481-487.
18. Hill QA, Kelly RJ, Patalappa C et al. Survival of patients with hematological malignancy admitted to the intensive care unit : prognostic factors and outcome compared to unselected medical intensive care unit admissions, a parallel group study. Leuk Lymphoma, 2012, 53 : 282-288.
19. Kim JH. Chemotherapy for colorectal cancer in the elderly. World J Gastroenterol, 2015, 21 : 5158-5166.
20. Lecuyer L, Chevret S, Thiery G et al. The ICU trial : a new admission policy for cancer patients requiring mechanical ventilation. Crit Care Med, 2007, 35 : 808-814.
21. Lengliné E, Chevret S, Moreau AS et al. Changes in intensive care for allogeneic hematopoietic stem cell transplant recipients. Bone Marrow Transplant, 2015, 50 : 840-845.
22. Merceron S, Canet E, Lemiale V, Azoulay E. Palliative vasoactive therapy in patients with septic shock. Chest, 2014, 146 : e107-e108.
23. Mokart D, Lambert J, Schnell D et al. Delayed intensive care unit admission is associated with increased mortality in patients with cancer with acute respiratory failure. Leuk Lymphoma, 2013, 54 : 1724-1729.
24. Oeyen SG, Benoit DD, Annemans L et al. Long-term outcomes and quality of life in critically ill patients with hematological or solid malignancies : a single center study. Intensive Care Med, 2013, 39 : 889-898.
25. Patel JD, Krilov L, Adams S et al. Clinical Cancer Advances 2013 : annual report on progress against cancer from the American Society of Clinical Oncology. J Clin Oncol, 2014, 32 : 129-160.
26. Pène F, Aubron C, Azoulay E et al. Outcome of critically ill allogeneic hematopoietic stem-cell transplantation recipients : a reappraisal of indications for organ failure supports. J Clin Oncol, 2006, 24 : 643-649.
27. Pène F, Salluh JIF, Staudinger T. Has survival increased in cancer patients admitted to the ICU ? No. Intensive Care Med, 2014, 40 : 1573-1575.
28. Puxty K, McLoone P, Quasim T et al. Survival in solid cancer patients following intensive care unit admission. Intensive Care Med, 2014, 40 : 1409-1428.
29. Rabbat A, Chaoui D, Lefebvre A et al. Is BAL useful in patients with acute myeloid leukemia admitted in ICU for severe respiratory complications ? Leukemia, 2008, 22 : 1361-1367.
30. Roques S, Parrot A, Lavole A et al. Six-month prognosis of patients with lung cancer admitted to the intensive care unit. Intensive Care Med, 2009, 35 : 2044-2050.
31. Saillard C, Mokart D, Lemiale V, Azoulay E. Mechanical ventilation in cancer patients. Minerva Anestesiol, 2014, 80 : 712-725.
32. Soares M, Caruso P, Silva E et al. Characteristics and outcomes of patients with cancer requiring admission to intensive care units : a prospective multicenter study. Crit Care Med, 2010, 38 : 9-15.
33. Soares M, Carvalho MS, Salluh JIF et al. Effect of age on survival of critically ill patients with cancer. Crit Care Med, 2006, 34 : 715-721.
34. Soares M, Darmon M, Salluh JIF et al. Prognosis of lung cancer patients with life-threatening complications. Chest, 2007, 131 : 840-846.
35. Soares M, Fontes F, Dantas J et al. Performance of six severity-of-illness scores in cancer patients requiring admission to the intensive care unit : a prospective observational study. Crit Care Lond Engl, 2004, 8 : R194-R203.
36. Soares M, Toffart AC, Timsit JF et al. Intensive care in patients with lung cancer : a multinational study. Ann Oncol, 2014, 25 : 1829-1835.
37. Song JU, Suh GY, Park HY et al. Early intervention on the outcomes in critically ill cancer patients admitted to intensive care units. Intensive Care Med, 2012, 38 : 1505-1513.
38. Staudinger T, Stoiser B, Müllner M et al. Outcome and prognostic factors in critically ill cancer patients admitted to the intensive care unit. Crit Care Med, 2000, 28 : 1322-1328.
39. Taccone FS, Artigas AA, Sprung CL et al. Characteristics and outcomes of cancer patients in European ICUs. Crit Care Lond Engl, 2009, 13 : R15.
40. Thiéry G, Azoulay E, Darmon M et al. Outcome of cancer patients considered for intensive care unit admission : a hospital-wide prospective study. J Clin Oncol, 2005, 23 : 4406-4413.
41. Vandijck DM, Depuydt PO, Offner FC et al. Impact of organ dysfunction on mortality in ICU patients with hematologic malignancies. Intensive Care Med, 2010, 36 : 1744-1750.
42. Wildes TM, Rosko A, Tuchman SA. Multiple myeloma in the older adult : better prospects, more challenges. J Clin Oncol, 2014, 32 : 2531-2540.
43. Zuber B, Tran TC, Aegerter P et al. Impact of case volume on survival of septic shock in patients with malignancies. Crit Care Med, 2012, 40 : 55-62.

Toute référence à cet article doit porter la mention : Pichereau C, Lemiale V, Azoulay É. Pronostic du paient d'oncohématologie admis en réanimation. In : L Guillevin, L Mouthon, H Lévesque. Traité de médecine, 5ᵉ éd. Paris, TdM Éditions, 2018-S07-P08-C01 : 1-5.

PARTIE S07-P09

Suivi du patient et éthique en réanimation

Chapitre S07-P09-C01

Nutrition en réanimation

Jean Reignier et Jean-Baptiste Lascarrou

La nutrition artificielle, ou « support nutritionnel », est la modalité thérapeutique la plus fréquemment utilisée en réanimation. En effet, la grande majorité des patients sont dans l'incapacité de se nourrir par voie orale et présentent ou sont à très haut risque de présenter un état de dénutrition. Il est de plus clairement établi qu'un apport nutritionnel hypocalorique ou hypoprotéinique est source de complications, en particulier infectieuses, d'allongements des durées de séjour et probablement d'une surmortalité. Administrée à des patients anorectiques, incapables de réguler leurs apports nutritionnels, la nutrition artificielle peut aussi être source de complications qui peuvent contrarier son administration. La nutrition artificielle doit par conséquent faire l'objet de prescriptions et de modalités d'administration rigoureuses tenant compte d'évaluations répétées des bénéfices et risques éventuels inhérents à la situation du patient. La nutrition par voie parentérale a été la première disponible et est utilisée depuis les années 1960. Depuis cette époque, la pratique de la nutrition artificielle a été révolutionnée et simplifiée par l'apparition et l'utilisation désormais généralisée de solutions « prêtes à l'emploi » destinées à la voie entérale. La nutrition parentérale a aussi été largement simplifiée par l'apparition des solutions dites ternaires associant lipides, glucides et protéines dans un même contenant. Ces solutions, tout en apportant des macronutriments en ratios équilibrés, ont aussi contribué à limiter les manipulations et leurs risques secondaires en particulier infectieux. Compte tenu de son importance cruciale dans la prise en charge des patients en états critiques, la nutrition artificielle chez le patient de réanimation a fait ainsi l'objet de nombreuses recommandations, mais aussi de controverses [7, 8, 9, 16]. La dernière décennie a été marquée par la publication d'études multicentriques de haut niveau qui apportent une contribution essentielle aux débats sur le sujet (Tableau S07-P09-C01-I).

Par quelle voie ?

Les recommandations s'accordent sur l'utilisation de la voie entérale en première intention en l'absence de contre-indication digestive [7, 8, 9]. Les effets bénéfiques de la nutrition entérale associeraient une moindre atrophie villositaire, une meilleure préservation de l'intégrité fonctionnelle de la muqueuse intestinale, un moindre accroissement de la perméabilité intestinale et une réduction du risque de translocation bactérienne au niveau splanchnique. La nutrition entérale contribuerait aussi à préserver l'immunité humorale, et réduire la réponse inflammatoire. Enfin, un meilleur contrôle glycémique serait observé avec la voie entérale. La résultante clinique de ces effets physiologiques bénéfiques serait une réduction du risque infectieux nosocomial, de moindres durées de séjour et une amélioration du pronostic vital [7, 8, 9].

Ces constatations et recommandations reposent néanmoins sur des travaux expérimentaux ou des études cliniques comportant de sérieuses limites. Les principales sont un schéma observationnel, voire rétrospectif pour la plupart des études, un effectif insuffisant pour les essais randomisés et l'inclusion de patients essentiellement chirurgicaux, souvent peu graves. Les premières méta-analyses ne s'étaient pas affranchies des limites méthodologiques de ces travaux et concluaient pour la plupart en faveur de la voie entérale [8, 9]. Fondées sur ces publications, les recommandations publiées à ce jour sont ainsi remises en cause par des travaux récents ne montrant aucun effet de la voie d'administration de la nutrition sur le devenir de patients de réanimation. Une méta-analyse s'affranchissant des difficultés méthodologiques évoquées précédemment a conclu à un risque infectieux accru mais une mortalité diminuée avec la voie parentérale [15]. Plus récemment, l'essai randomisé multicentrique anglais CALORIES a comparé nutrition entérale et nutrition parentérale débutées dans les 36 premières heures suivant l'admission en réanimation et n'a retrouvé aucun différence en termes d'infections, de mortalité ou de durée de séjour entre les deux groupes [6]. Les patients du groupe nutrition parentérale présentaient significativement moins d'hypoglycémies et moins de vomissements que les patients du groupe voie entérale.

Ainsi, dans l'état actuel des connaissances, est-il impossible d'affirmer la supériorité de l'une ou l'autre des voies d'apport de la nutrition artificielle, en termes d'impact sur le devenir des patients n'ayant aucune contre-indication à la voie entérale. Il est aussi impossible de déterminer si certains types de patients pourraient plus bénéficier de l'une ou de l'autre des deux voies. Cette question peut en particulier se poser chez les patients choqués à risque d'ischémie digestive potentiellement aggravée par des apports entéraux. La nutrition entérale reste néanmoins la voie de nutrition la plus physiologique et la plus rapide à débuter, ne nécessitant pas d'abord central, pour un coût financier moindre. Pour ces raisons, dans l'attente de données plus précises, elle reste le premier choix pour les patients hospitalisés en réanimation.

Médecine intensive-Réanimation

Tableau S07-P09-C01-I   Les grandes études récentes dans le domaine de la nutrition en réanimation.

Premier auteur	Journal	Année de publication	Nombres de patients inclus	Message important
Arabi	N Eng J Med	2015 (étude PERMIT)	894	L'administration délibérée d'une nutrition hypocalorique n'impacte pas le pronostic à J90 de patients non dénutris à l'admission
Casaer	N Eng J Med	2011 (étude EPANIC)	4 640	La nutrition parentérale de complément avant J7 n'améliore ni la morbidité, ni la mortalité et augmente la durée de séjour en réanimation
Doig	JAMA	2013	1 372	La nutrition parentérale précoce chez les patients présentant une contre-indication à la nutrition entérale n'améliore pas la mortalité à J60
Harvey	N Eng J Med	2014 (étude CALORIES)	2 400	La nutrition entérale précoce n'améliore pas la mortalité à J30, ni le risque infectieux, comparativement à la nutrition parentérale précoce
Heidegger	Lancet	2013	305	Une nutrition adaptée à la demande métabolique par l'ajout précoce d'une nutrition parentérale de complément est associée à une diminution des infections nosocomiales tardives en réanimation
Heyland	N Eng J Med	2013	1 223	L'administration de glutamine et d'anti-oxydants n'améliore pas la mortalité à J28 des patients de réanimation, mais l'aggrave en cas de défaillance multiviscérale
Reignier	JAMA	2013 (étude NUTRIREA1)	452	La surveillance du résidu gastrique est inutile pour prévenir les pneumopathies nosocomiales et réduit les apports nutritionnels
Rice	JAMA	2011 (étude OMEGA)	272	La supplémentation en oméga 3, acide linolénique et anti-oxydants ne réduit pas la durée de ventilation mécanique, mais augmente la mortalité à J60 de patients admis pour « SDRA léger »
Rice	JAMA	2012 (Étude EDEN)	1 000	Comparée à une nutrition adaptée aux besoins théoriques, l'administration d'une nutrition entérale trophique (500 kcal/j) pendant la première semaine ne réduit ni la durée de ventilation mécanique, ni le taux d'infections, ni la mortalité de patients admis pour « SDRA léger »
Van Zanten	JAMA	2014	301	L'immuno-nutrition ne diminue pas la fréquence des infections nosocomiales à J28 et aggrave la mortalité à 6 mois

SDRA : syndrome de détresse respiratoire aiguë.

Quand débuter la nutrition artificielle ?

Les recommandations s'accordent sur un début précoce de la nutrition artificielle, dans les 24 à 48 heures après l'admission en réanimation, chez les patients qui seront incapables de s'alimenter correctement par eux-mêmes pendant au moins 3 jours. Ces durées peuvent être raccourcies chez les patients préalablement dénutris [7, 8, 9]. L'instauration précoce d'une nutrition artificielle, entérale ou parentérale, a pour objectif de lutter contre la constitution rapide d'un déficit calorique et protéique. De nombreuses études observationnelles ont en effet observé une corrélation entre importance du déficit calorico-azoté et survenue de complications infectieuses nosocomiales, retard de cicatrisation, durée de ventilation mécanique, durées de séjour et mortalité [1, 8, 9, 18]. Néanmoins, ces études comportent de nombreux biais qui limitent l'interprétation des résultats observés. Leur caractère observationnel ne permet pas d'établir de lien de causalité. La gravité des patients et la durée d'exposition au risque infectieux ne sont que rarement prises en compte dans les analyses. Enfin, tenant compte des recommandations en vigueur, la quasi-totalité de ces études comparaient nutrition entérale précoce et nutrition entérale tardive. Très peu d'études ont concerné la date de début du support nutritionnel de façon plus spécifique.

Récemment, dans un essai randomisé multicentrique, Doig et al. ont comparé un protocole prévoyant l'administration de nutrition parentérale précoce systématique à l'absence de protocole spécifique (les patients de ce groupe étaient nourris selon les pratiques des services) chez des patients ayant une contre-indication relative et temporaire à la voie entérale [5]. Les résultats de cet essai montraient une réduction de la durée de ventilation mécanique avec la nutrition parentérale précoce, sans effet significatif sur la mortalité à J60 ou la durée de séjour. Il faut néanmoins noter que les différences attendues ou observées entre les deux groupes ont pu être atténuées par le fait que dans le groupe « sans protocole » 56,5 % des patients ont reçu une nutrition précoce. Enfin, il est intéressant de constater que la nutrition parentérale précoce était associée à une réduction des coûts liés à l'hospitalisation.

Une étude plus récente a posé la question de la précocité du support nutritionnel indépendamment de la voie d'administration [10]. Trois mille trente-deux patients traités par ventilation mécanique ont été inclus dans ce travail prospectif et observationnel. L'analyse utilisant un modèle de pseudo-randomisation a montré un impact positif du début précoce de la nutrition artificielle (moins de 48 heures après l'intubation) sur la mortalité, et aucun impact de la voie d'administration. C'est donc plus la précocité d'instauration du support nutritionnel et, probablement, la constitution d'un déficit calorico-protéique précoce excessif qui semblent influer sur le pronostic des patients que la voie d'administration du soluté de nutrition.

En conclusion, dans l'état actuel des connaissances, il paraît justifié de débuter la nutrition artificielle précocement, dans les 24 heures suivant l'intubation, par voie entérale lorsqu'elle est possible, ou sinon, par voie parentérale.

Quels objectifs calorico-protéiques ?

La demande métabolique en réponse à l'agression a été théorisée en 1930 par Sir David Cuthbertson qui a distingué trois phases : une phase *ebb*, de choc, durant laquelle l'organisme se « replie » uniquement sur le maintien des fonctions vitales en réduisant le fonctionnement cellulaire, puis une phase *flow*, de récupération, caractérisée

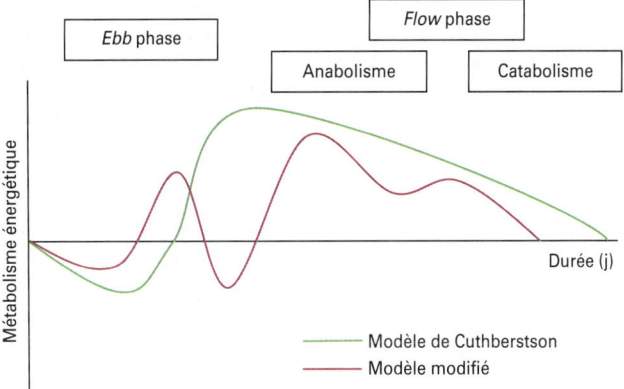

Figure S07-P09-C01-1 Évolution de la demande métabolique en réponse à l'agression chez le patient en état critique.

par un catabolisme accru où l'organisme puise dans ses réserves, et enfin une phase d'anabolisme où l'organisme reconstitue et répare (Figure S07-P09-C01-1). Ainsi la demande métabolique augmente-t-elle après le septième jour au moment de cette phase d'anabolisme. Néanmoins, ce modèle décrit au milieu du XXe siècle chez un patient initialement bien portant présentant une agression unique nécessite d'être adapté au contexte de la réanimation moderne avec des patients de plus en plus âgés et polypathologiques, chez lesquels les agressions secondaires, telles que les infections nosocomiales sont fréquentes et vont compliquer ce schéma « idéal », en particulier lors de la phase de reconstruction. Par ailleurs, on sait maintenant l'importance d'une mobilisation précoce, facteur essentiel de « bonne utilisation » des nutriments administrés et de la reconstitution de la masse maigre.

Idéalement, les objectifs de la nutrition artificielle devraient tenir compte de l'état nutritionnel antérieur du patient puis être adaptés à ses besoins avec un réajustement régulier, au minimum quotidien, dépendant de la gravité et de l'évolution de la pathologie aiguë, mais aussi des complications ultérieures. En pratique, la détermination d'une cible d'apports calorico-protéiques précisément adaptée à l'état de chaque patient est actuellement impossible au chevet du patient de réanimation. En premier lieu, il n'existe aucun moyen fiable et validé pour caractériser de façon précise l'état nutritionnel du patient en état critique.

Aucun critère clinique n'a de pertinence suffisante et les paramètres biologiques tels que l'albuminémie sont influencés par bien d'autres facteurs que l'état nutritionnel. Les paramètres morphologiques d'évaluation de la masse musculaire (échographies ou tomodensitométries musculaires) font encore l'objet d'investigations et ne sont pas entrés dans la pratique clinique quotidienne. Les scores multiparamétriques publiés à ce jour n'ont pas encore fait la preuve de leur fiabilité et de leur utilité clinique. En second lieu, les besoins peuvent varier considérablement d'un jour à l'autre en fonction de l'état clinique du patient. En troisième lieu, la calorimétrie indirecte, seule technique de mesure des besoins caloriques envisageable au chevet du patient, comporte de telles limites (imprécision des mesures notamment avec des FiO_2 élevées, nécessité d'une stabilité respiratoire dans le temps, impossibilité de réalisation de la mesure en cas de fuite respiratoire) qu'elle n'est jamais entrée dans la pratique courante. Et actuellement, aucun appareil n'est commercialisé.

Enfin, l'utilisation d'équations prédictives reste tout aussi problématique. La plus connue est l'équation de Harris et Benedict. Validée en 1919 chez le sujet sain, elle est inadaptée au patient en état critique. De nombreuses équations ont par la suite été développées par modification de celle de Harris et Benedict ou de novo sur des cohortes plus ou moins importantes de patients de réanimation. Malgré la prise en compte d'un certain nombre de facteurs anthropologiques et médicaux, aucune de ces équations n'a jusqu'à présent permis une évaluation fiable de la demande énergétique chez les patients de réanimation. L'hétérogénéité des patients hospitalisés en réanimation explique probablement en grande partie le fait qu'aucune formule mathématique ne puisse réduire ce spectre à une simple équation.

La seule méthode actuellement recommandée pour prescrire les apports calorico-protéiques repose donc sur une équation simple où le poids est le seul critère morphologique et où la quantité varie avec le temps respectant une phase initiale « aiguë » d'une semaine, puis une seconde phase de reconstruction. Ainsi toutes les recommandations (françaises, européennes et internationales) s'accordent-elles pour préconiser une cible entre 20 et 25 kcal/kg/j durant la première semaine d'hospitalisation puis une cible entre 25 et 30 kcal/kg/j pendant le reste du séjour en réanimation [7, 8, 9]. Chez l'obèse, il est préconisé de faire le calcul de la cible calorique avec le poids qu'aurait le patient avec un indice de masse corporelle (IMC) à 30. La répartition glucido-lipidique recommandée est de 60 à 70 % de glucides et de 30 à 40 % de lipides. Les apports protéiques recommandés se situent entre 1,2 à 1,5 g/kg/j de protéines. Il faut noter qu'au-delà d'une cible à atteindre, les recommandations fixent une limite à ne pas dépasser afin de limiter autant que possible le risque de « surnutrition », éventualité tout aussi redoutée que la sous-nutrition. De nombreux travaux suggèrent en effet une augmentation de la morbidité et de la mortalité en cas de surnutrition des patients en état critique.

Enfin, il est important de rappeler que l'apport calorique réellement reçu par le patient est de manière systématique assez nettement inférieur à la cible calorique prescrite par le médecin pour de nombreuses raisons : réalisation d'examens complémentaires, épisodes de vomissements, épisodes de diarrhées, équilibre glycémique difficile à obtenir… Toutes ces interruptions aboutissent à un apport reçu approximativement de 60 à 70 % des apports prescrits. Ainsi, plutôt que d'adapter la cible énergétique visée par le biais de mesures non fiables ou par le biais de calculs approximatifs, est-il probablement plus bénéfique de s'assurer que l'apport énergétique et protéique reçu par le patient est bien celui prescrit (soit au minimum 90 % de l'apport théorique). Un protocole de service adapté est probablement le meilleur outil pour atteindre les cibles prescrites.

Voie entérale : modalités, complications et prévention

Modalités générales

Début précoce

Dans l'état actuel des connaissances, la nutrition entérale doit être débutée très précocement, dans les 24 heures suivant l'admission en réanimation, y compris chez les patients les plus graves, présentant un syndrome de défaillance multiviscérale [7, 8, 9]. Les contre-indications à la nutrition entérale sont rares, essentiellement représentées par les occlusions, les ischémies digestives et les fistules digestives hautes, gastriques ou duodénojéjunales, à haut débit et en l'absence d'un abord jéjunal d'aval (sonde nasojéjunale ou jéjunostomie). Sauf en cas de débit important, une fistule digestive basse drainée n'est généralement pas considérée comme une contre-indication à la voie entérale. Enfin, il faut noter qu'en dehors des circonstances pathologiques citées précédemment, l'absence de bruits hydro-aériques ou d'émissions de gaz ou de selles ne contre-indique pas l'instauration de la nutrition entérale. Celle-ci peut, en elle-même, contribuer à stimuler la motricité digestive [9].

Voie d'administration de la nutrition entérale

La nutrition doit être administrée par une sonde oro- ou naso-gastrique dont l'extrémité distale doit être en position médiogastrique contrôlée radiologiquement avant de débuter la nutrition puis à chaque changement de sonde. Il n'y a aucun travail permettant de préconiser formellement tel ou tel type de sonde. Afin de limiter le risque de lésions muqueuses sur le trajet de la sonde, il est néanmoins d'usage de privilégier les sondes siliconées d'un diamètre maximal de 14 Fr. Les sondes nasojéjunales ne sont pas préconisées en routine, mais réservées aux patients très intolérants en échec de traitement. En effet, si elles permettent souvent de mieux atteindre les objectifs nutritionnels, elles nécessitent une procédure de mise en place complexe, ne sont pas à l'abri d'un retrait imprévu et, surtout, ne réduisent pas le risque d'infection pulmonaire nosocomiale. La place de la gastrostomie n'est pas définie en réanimation. Certaines recommandations suggèrent d'y recourir pour une durée prolongée de nutrition entérale, supérieure à un mois [7]. Mais le seul argument en sa faveur étant un confort éventuellement accru pour le patient, son indication nécessite d'être bien discutée en fonction de ses risques éventuels et surtout des préférences du patient.

Solutés

Il est préconisé d'utiliser des solutés polymériques standard en première intention. Ces solutés associent protéines, glucides et lipides en proportions correspondant aux recommandations concernant la répartition des apports énergétiques. Les solutés isocaloriques apportent 1 cal/ml et sont utilisés en première intention. L'utilisation de solutés hypercaloriques n'est justifiée que par la nécessité absolue de limiter les apports hydriques, mais au prix d'un risque accru d'intolérance digestive. L'utilisation de mélanges semi-élémentaires ou de solutés correspondant à des « régimes » spécifiques n'est pas justifiée en réanimation [7].

Position du patient

Sauf contre-indication spécifique (lésion rachidienne instable), le patient doit être positionné en position demi-assise (au minimum 30°) [7, 8, 9]. Il s'agit là d'une recommandation qui fait l'objet d'un large consensus en raison de son efficacité pour prévenir ou limiter un reflux gastro-œsophagien, même si son impact sur la survenue de pneumopathies acquises sous ventilation mécanique reste controversé. La position demi-assise a probablement aussi un intérêt pour faciliter la réhabilitation précoce des patients. Le niveau d'inclinaison requis n'est cependant pas formellement établi et son application très variable d'un patient à l'autre.

Transport et diagnostic

Les procédures diagnostiques, les transports, les interventions, même celles ne concernant pas le tube digestif, sont une cause fréquente d'arrêt de la nutrition entérale et de déficit calorico-azotés [13]. Très souvent injustifiés, ils doivent être prévus (et prévenus) par le protocole de service et faire l'objet d'une prescription médicale.

Complications de la nutrition entérale

Les symptômes digestifs, complications ou non de la nutrition entérale, sont la principale cause de déficit calorico-azoté en raison des stratégies mises en place par les soignants pour les traiter ou les prévenir [2]. On distingue schématiquement les dysfonctionnements intéressant l'œsophage, l'estomac et la partie proximale du grêle, et les dysfonctionnements du tractus digestif inférieur, intéressant le grêle et le côlon. Les premiers sont source d'intolérance digestive, les seconds de troubles de diarrhée et constipation.

Intolérance digestive

L'intolérance digestive à la nutrition entérale est observée chez 30 à 70 % des patients ventilés [2]. Elle est caractérisée par un trouble de la vidange gastrique dont la principale manifestation clinique est la survenue de régurgitations (émissions passives, sans contraction musculaire manifeste, du contenu gastrique) ou vomissements (émissions actives par la bouche du contenu gastrique) [7, 8, 9]. Elle est attribuée à un dysfonctionnement œso-gastro-intestinal caractérisé par une hypokinésie de l'antre gastrique et une hypertonie pylorique conduisant à un ralentissement de la vidange gastrique, puis à une augmentation du volume de l'estomac, et à des régurgitations ou vomissements facilités par une hypotonie du sphincter inférieur de l'œsophage [3]. De nombreux travaux ont suggéré un risque accru de complications, en particulier de pneumopathies acquises sous ventilation mécanique, en cas d'intolérance digestive à la nutrition entérale. Sa prévention et son traitement constituent la principale cause d'arrêt de la nutrition entérale et d'inadéquation entre prescription et volume effectivement administré. Cette situation est probablement excessive. En effet, les travaux antérieurs ne permettent aucunement d'établir de lien de causalité entre complications et intolérance à la nutrition entérale. En particulier, le lien entre pneumopathie et intolérance digestive à la nutrition a largement été remis en question. La diffusion d'un protocole de service précisant définition et prise en charge de l'intolérance à la nutrition entérale contribuera à limiter les risques de constitution de déficits calorico-protéiques excessifs. Enfin, il faut rappeler que la survenue de signes d'intolérance digestive à la nutrition entérale doit toujours faire rechercher une cause organique sous-jacente (occlusion, ischémie digestive, ulcère gastroduodénal, entérocolite) nécessitant un traitement approprié.

La surveillance du volume gastrique résiduel n'est pas justifiée

La surveillance régulière du volume gastrique résiduel par aspiration intermittente du contenu de l'estomac par la sonde gastrique était préconisée dans les recommandations comme moyen de détection d'une distension gastrique [8, 9]. En cas d'élévation du résidu gastrique, les soignants devaient réduire ou arrêter le débit du soluté de nutrition entérale dans le but de réduire le risque de vomissement et de pneumopathie secondaire. Cette stratégie était controversée car :
– la mesure du résidu gastrique n'était pas standardisée ;
– il n'a jamais été possible de déterminer une valeur seuil de résidu associée à un risque accru d'inhalation ;
– le lien entre régurgitation du contenu gastrique et pneumopathie acquise sous ventilation mécanique n'a jamais été clairement établi.

Une étude multicentrique randomisée récente a montré qu'une stratégie ne prévoyant pas de mesure du résidu gastrique n'était pas associée à un risque accru de pneumopathie nosocomiale, mais permettait de mieux atteindre les objectifs nutritionnels prescrits [11]. Depuis cette publication, la surveillance du résidu gastrique n'est plus recommandée [7].

Débit du soluté de nutrition entérale

La nutrition entérale doit être administrée 24 heures sur 24 et le débit de soluté réglé pour permettre d'administrer les apports quotidiens en 24 heures [7, 8, 9]. Certaines recommandations préconisent de débuter la nutrition entérale à un débit progressivement croissant, permettant d'atteindre les objectifs calorico-protéiques en 24 à 48 heures. Cette attitude a théoriquement l'avantage de limiter les risques d'intolérance à la phase aiguë de la prise en charge des patients. Elle n'est cependant justifiée par aucune étude et peut être source de déficit nutritionnel. Lorsque la nutrition est en cours et que le patient vomit ou régurgite, il n'apparaît pas légitime d'arrêter d'emblée la nutrition, mais plutôt d'en réduire le débit par paliers successifs en cas de persistance des régurgitations ou vomissements malgré l'instauration d'un traitement prokinétique. L'objectif à ce stade est en effet que le volume délivré atteigne au minimum 50 à 65 % des objectifs théoriques prescrits pendant la première semaine [9]. À l'extrême, il faut garder en mémoire que, chez des patients ventilés pour une pathologie pulmonaire aiguë, une nutrition entérale à visée « trophique » (400 kcal/j) à la phase aiguë ne semble pas source de plus de complications infectieuses ou d'altération du pronostic qu'une nutrition entérale avec un objectif de 25 à 30 kcal/kg/j [14]. De même, chez ce type de patients, l'ajout d'une nutrition parentérale de complément semble d'un intérêt limité. Ces résultats, qui nécessitent d'être confirmés, suggèrent qu'il est probablement inutile d'être trop « agressif » chez les patients très intolérants à la nutrition entérale.

Administration de prokinétiques gastriques

Les deux prokinétiques gastriques actuellement préconisés, le métoclopramide et l'érythromycine, ont une efficacité démontrée pour augmenter la contractilité l'estomac, accélérer sa vidange et réduire la fréquence des vomissements ou régurgitations. Leur utilisation est recommandée en première intention chez les patients qui vomissent ou régurgitent [7, 8, 9]. Une utilisation prophylactique peut être envisagée chez des patients à haut risque d'intolérance tels que ceux admis pour sepsis, lésion cérébrale grave, polytraumatisme, brûlure étendue ou syndrome de détresse respiratoire aiguë nécessitant un traitement par décubitus ventral.

Sonde transpylorique en position jéjunale

L'utilisation d'une sonde transpylorique positionnée dans le jéjunum a pour objectif de shunter l'estomac parétique, et par conséquent de limiter la distension gastrique. Ces sondes permettent effectivement d'augmenter les apports nutritionnels chez le patient intolérant à la nutrition entérale, mais elles ne sont pas plus efficaces qu'un traitement prokinétique. De plus, comme évoqué plus haut, la complexité de leur mise en place, leur coût et surtout leur impact très faible ou nul sur le risque de pneumopathie acquise sous ventilation mécanique conduisent à limiter leur utilisation aux rares patients continuant de vomir sans cause organique décelée et malgré un traitement prokinétique bien conduit [7, 8, 9].

Troubles du transit

Chez les patients de réanimation nourris par voie entérale, des symptômes digestifs sont fréquemment observés, et des selles normales ne sont constatées que pendant 12 % des jours d'hospitalisation [12].

Diarrhée

Une diarrhée (définie par la présence d'au moins 300 ml de selles liquides ou trois à quatre selles molles ou liquides par 24 heures) est observée chez 14 à 23 % des patients de réanimation, survient préférentiellement vers le sixième jour et ne semble pas constituer un événement impactant le devenir des patients [11, 12, 17]. La nutrition entérale n'est un facteur de risque de diarrhée que chez les patients traités par antibiothérapie ou antifongique et recevant au moins 60 % du volume de nutrition prescrit. La constatation d'une diarrhée chez un patient nourri par voie entérale ne doit conduire à utiliser un ralentisseur du transit qu'après avoir éliminé une cause organique requérant un traitement spécifique (en gardant à l'esprit que les diarrhées à *Clostridium difficile* concernent moins de 1 % des patients de réanimation) et après avoir arrêté un éventuel médicament accélérateur du transit (en particulier un prokinétique gastrique). C'est dans un second temps qu'une intolérance au soluté de nutrition peut être évoquée et faire proposer de tester un soluté contenant des fibres issues de la gomme de guar.

Constipation

Une constipation est définie par l'absence d'émission de selles pendant une période variant selon les auteurs de 3 à 6 jours après l'admission en réanimation. En prenant un seuil de 6 jours sans selle après l'admission en réanimation, une étude récente rapporte un taux de 58 % de patients constipés. Une hypotension et une hypoxémie profonde pendant la première semaine d'hospitalisation en réanimation accentueraient le risque de constipation. Certains travaux ont suggéré un risque accru d'ischémie digestive, d'infections nosocomiales, voire de pérennisation d'un syndrome de défaillance multiviscérale en cas de constipation. Aucune relation de causalité n'a cependant été établie. L'utilisation de lactulose est efficace pour traiter la constipation, mais non dénuée d'effets secondaires potentiels (pseudo-obstruction colique, altération de l'absorption des nutriments), et son impact sur le devenir des patients n'est pas établi. En résumé, la pathogénicité d'une constipation reste à définir et la place des laxatifs chez les patients de réanimation n'est pas du tout établie. Dans ce contexte, la prévention aussi bien que le traitement médicamenteux systématique d'une constipation ne peut être recommandée en réanimation. Enfin, en l'absence de signe de souffrance digestive, il n'apparaît pas légitime de modifier l'administration de la nutrition entérale.

Pneumopathies d'inhalation et nutrition entérale

Des travaux observationnels anciens ont indiqué que les patients intolérants à la nutrition entérale étaient plus à risque de pneumopathies acquises sous ventilation mécanique que les patients ne vomissant pas. Ces travaux ne permettaient toutefois pas d'établir de lien de causalité. Les résultats d'une étude récente suggèrent que la nutrition entérale précoce, en soit, serait un facteur de risque indépendant de pneumopathies nosocomiales précoces, avant le septième jour de ventilation mécanique, mais sans impact négatif sur le devenir des patients [10]. Plusieurs arguments plaident néanmoins en faveur d'un effet mineur de l'intolérance gastrique à la nutrition sur le risque de pneumopathie nosocomiale. D'une part, les études orientent vers une origine primitivement ORL plutôt que gastrique des bactéries en cause dans les pneumopathies acquises sous ventilation mécanique. D'autre part, les tentatives de diminution de la pullulation microbienne de l'estomac par modulation du pH gastrique n'ont montré aucun impact sur les pneumopathies. Enfin, chez le patient traité par ventilation mécanique, le monitoring du résidu gastrique permet de réduire la fréquence des vomissements, mais pas le risque de pneumopathie nosocomiale [11]. Ainsi, vomir ne semble pas accroître le risque de pneumopathie liée à la ventilation mécanique. En conclusion, à ce jour, aucun moyen préventif ou curatif de l'intolérance à la nutrition entérale ne semble utile pour réduire le risque de pneumopathie acquise sous ventilation. La conduite de la nutrition entérale doit avoir pour but premier d'atteindre les objectifs calorico-protéiques fixés pour chaque patient.

Procédure écrite

L'administration optimale de la nutrition entérale est un défi quotidien des services de réanimation. Atteindre ou s'approcher au plus près des objectifs nutritionnels prescrits nécessite l'implication de tous les intervenants au chevet du patient et une méthodologie rigoureuse. À cette fin, l'utilisation d'une procédure écrite de service, décrivant les modalités d'administration de la nutrition entérale et la prise en charge de ses complications, est un élément essentiel pour un meilleur respect des objectifs nutritionnels [4].

Voie parentérale

Voie d'abord

En réanimation, la nutrition parentérale doit pratiquement toujours être administrée par un cathéter central et, si possible, par une voie dédiée de celui-ci afin de réduire le risque d'interaction avec les autres traitements et, peut-être, d'infection. L'abord central est requis par le caractère hyperosmolaire des solutés (le plus souvent supérieur à 850 mOsm/l) nécessaires pour une nutrition parentérale exclusive apportant la quantité de macronutriments permettant de couvrir les besoins du patient [7]. Un cathéter central inséré par voie périphérique (PICC) peut aussi être utilisé, au prix d'un risque thrombotique accru par rapport à un cathéter inséré directement dans une veine de gros calibre. La voie périphérique ne sera donc utilisée qu'exceptionnellement, pour les rares patients sans sonde gastrique et s'alimentant de façon insuffisante pour couvrir leurs besoins, dans le but de leur administrer un complément calorique.

Apports calorico-azotés

Les modalités de calcul des apports calorico-azotés ne diffèrent pas entre voie entérale et voie parentérale. Cependant, avec la nutrition parentérale, très facile à administrer, il conviendra d'être particulièrement vigilant à éviter tout apport excessif source de surnutrition, déséquilibre glycémique, trouble du métabolisme lipidique, intolérance hépatique mais aussi inflation hydrique. De même, afin d'éviter toute variation hydrique ou métabolique brutale, la nutrition parentérale doit être administrée à débit continu sur tout le nycthémère [16].

Types de solutés

Les flacons séparés de nutriments sont toujours disponibles, mais ne devraient plus être utilisées. Les mélanges prêts à l'emploi dits « ternaires », car contenant les trois types de macronutriments (lipides, glucides et acides aminés) nécessitent beaucoup moins de manipulations et sont sources de moins d'erreurs d'administration et de complications infectieuses ou métaboliques [16]. Les études de coûts/bénéfices sont aussi en leur faveur. Ces solutés de nutrition parentérale « prêts à l'emploi » ne contiennent pas tous des électrolytes et il est nécessaire d'être vigilant à leur composition. Enfin, ces mélanges ne contiennent ni vitamines, ni oligo-éléments. Leurs ajouts doivent donc être systématiquement prévus, en sachant que les besoins quotidiens chez le patient en état critique sont mal connus [19]. De plus, la surveillance de leurs taux sanguins est controversée, de même que leur utilité pour ajuster la prescription. L'attitude usuelle est actuellement de prescrire quotidiennement les préparations pharmaceutiques d'oligo-éléments ou polyvitamines disponibles sur le marché. Dans l'état actuel des connaissances, elles couvrent correctement les besoins des patients.

Complications

Infections

Les travaux les plus récents, prospectifs et portant sur d'importantes cohortes de patients, ne confirment pas les données anciennes suggérant que la nutrition parentérale serait en soi un facteur de risque d'infections nosocomiales [6, 10]. En particulier, les infections sur cathéter central ne sont pas plus nombreuses que chez les patients porteurs d'un cathéter et nourris par voie entérale. Cette évolution est probablement en rapport avec l'amélioration de la gestion des cathéters, mais aussi à celle des solutions de nutrition. Enfin, les contaminations du soluté de nutrition sont rarissimes et résultent toujours d'erreurs de manipulations.

Complications métaboliques

Les complications métaboliques sont rares pour peu que les principes d'administration de la nutrition parentérale soient respectés [19]. Les plus fréquentes sont les troubles glycémiques et les hyponatrémies. Des déficits en potassium et en magnésium, à l'extrême compliqués de troubles du rythme cardiaque, peuvent survenir en cas d'apports insuffisants et inadaptés à l'état du patient. Une hypophosphorémie, parfois profonde, peut être observée chez les patients très dénutris et faire craindre un syndrome de renutrition, dont le risque peut être réduit en augmentant les apports progressivement. Des perturbations du bilan hépatique, cholestase et/ou cytolyse, peuvent aussi être observées. Elles sont favorisées par la surnutrition, le sepsis, un syndrome de défaillance multiviscérale. Enfin, des carences en vitamines et oligo-éléments peuvent être observées en cas d'apports insuffisants. Des contrôles réguliers, adaptés à l'état du patient, de la glycémie (plusieurs fois par jour), du ionogramme sanguin (quotidiennement à la phase initiale), de la phosphorémie (quotidiennement à la phase initiale), du bilan hépatique (au moins une fois par semaine), des triglycérides (une fois par semaine) doivent ainsi être prévus [19]. Les dosages sanguins de vitamines ou oligo-éléments peuvent être envisagés chez les patients très dénutris et/ou recevant une nutrition parentérale prolongée.

Nutrition parentérale de complément

Lorsque les apports entéraux restent insuffisants en raison d'une intolérance prolongée, il peut être légitime d'envisager une nutrition parentérale dite « de complément » permettant d'atteindre la cible d'apports calorico-azotés du patient. Le moment adéquat pour débuter cette nutrition parentérale de complément reste un sujet de controverse. Les recommandations nord-américaines indiquaient un début à la fin de la première semaine de prise en charge en réanimation en cas d'intolérance persistante à la nutrition entérale [9]. Les recommandations européennes indiquaient un début plus précoce sans fixer de date précise [8]. Deux grandes études ont donné des résultats divergents, la première concluant à un effet délétère (allongement de la durée de séjour), l'autre à un effet bénéfique (réduction du taux d'infections nosocomiales) de la nutrition parentérale de complément débutée avant la fin de la première semaine (*voir* Tableau S07-P09-C01-I). Cependant, d'autres essais récents suggèrent une innocuité d'apports hypocaloriques à la phase aiguë de la prise en charge. Les recommandations française préconisent ainsi d'« instaurer une nutrition parentérale de complément lorsque la nutrition entérale n'atteint pas la cible calorique choisie *au plus tard* après une semaine de séjour en réanimation » [7].

Immuno-nutrition : oméga 3, glutamine, sélénium, anti-oxydants

Une immuno-nutrition a pour objectif théorique de moduler la réponse immunitaire en agissant sur la réponse inflammatoire observée chez les patients en état critique, la réponse au stress oxydatif et l'immunité cellulaire fréquemment altérée. Des études sur de faibles effectifs et des méta-analyses avaient suggéré une réduction des infections et une amélioration du pronostic des patients recevant une immuno-nutrition. Les essais randomisés récemment publiés ont tous montré des effets délétères concordants, voire une mortalité accrue dans les groupes de patients recevant ce traitement (*voir* Tableau S07-P09-C01-I). Par conséquent, dans l'état actuel des connaissances, la supplémentation systématique en glutamine, oméga 3, ou sélénium doit être proscrite en réanimation médicale.

Bibliographie

1. ALBERDA C, GRAMLICH L, JONES N et al. The relationship between nutritional intake and clinical outcomes in critically ill patients : results of an international multicenter observational study. Intensive Care Med, 2009, *35* : 1728-1737.
2. BLASER AR, STARKOPF J, KIRSIMAGI U, DEANE AM. Definition, prevalence, and outcome of feeding intolerance in intensive care : a systematic review and meta-analysis. Acta Anaesthesiol Scand, 2014, *58* : 914-922.
3. CHAPMAN MJ, DEANE AM. Gastrointestinal dysfunction relating to the provision of nutrition in the critically ill. Curr Opin Clin Nutr Metab Care, 2015, *18* : 207-212.
4. DOIG GS, SIMPSON F, FINFER S et al. Effect of evidence-based feeding guidelines on mortality of critically ill adults : a cluster randomized controlled trial. JAMA, 2008, *300* : 2731-2741.
5. DOIG GS, SIMPSON F, SWEETMAN EA et al. Early parenteral nutrition in critically ill patients with short-term relative contraindications to early enteral nutrition : a randomized controlled trial. JAMA, 2013, *309* : 2130-2138.

6. Harvey SE, Parrott F, Harrison DA et al. Trial of the route of early nutritional support in critically ill adults. N Engl J Med, 2014, *371* : 1673-1684.
7. Hurel D, Lefrant JY, Cano NJ et al. Nutrition artificielle en réanimation. Guidelines for nutrition support in critically ill patient. Réanimation, 2014, *23* : 332-350.
8. Kreymann KG, Berger MM, Deutz NE et al. ESPEN guidelines on enteral nutrition : intensive care. Clin Nutr, 2006, *25* : 210-223.
9. McClave SA, Martindale RG, Vanek VW et al. Guidelines for the provision and assessment of nutrition support therapy in the adult critically ill patient : Society of Critical Care Medicine (SCCM) and American Society for Parenteral and Enteral Nutrition (ASPEN). JPEN J Parenter Enteral Nutr, 2009, *33* : 277-316.
10. Reignier J, Darmon M, Sonneville R et al. Impact of early nutrition and feeding route on outcomes of mechanically ventilated patients with shock : a post hoc marginal structural model study. Intensive Care Med, 2015, *41* : 875-886.
11. Reignier J, Mercier E, Le Gouge A et al. Effect of not monitoring residual gastric volume on risk of ventilator-associated pneumonia in adults receiving mechanical ventilation and early enteral feeding : a randomized controlled trial. JAMA, 2013, *309* : 249-256.
12. Reintam Blaser A, Poeze M, Malbrain ML et al. Gastrointestinal symptoms during the first week of intensive care are associated with poor outcome : a prospective multicentre study. Intensive Care Med, 2013, *39* : 899-909.
13. Rice TW, Swope T, Bozeman S, Wheeler AP. Variation in enteral nutrition delivery in mechanically ventilated patients. Nutrition, 2005, *21* : 786-792.
14. Rice TW, Wheeler AP, Thompson BT et al. Initial trophic vs full enteral feeding in patients with acute lung injury : the EDEN randomized trial. JAMA, 2012, *307* : 795-803.
15. Simpson F, Doig GS. Parenteral vs. enteral nutrition in the critically ill patient : a meta-analysis of trials using the intention to treat principle. Intensive Care Med, 2005, *31* : 12-23.
16. Singer P, Berger MM, Van den Berghe G et al. ESPEN guidelines on parenteral nutrition : intensive care. Clin Nutr, 2009, *28* : 387-400.
17. Thibault R, Graf S, Clerc A et al. Diarrhoea in the ICU : respective contribution of feeding and antibiotics. Crit Care, 2013, *17* : R153.
18. Villet S, Chiolero RL, Bollmann MD et al. Negative impact of hypocaloric feeding and energy balance on clinical outcome in ICU patients. Clin Nutr, 2005, *24* : 502-509.
19. Ziegler TR. Parenteral nutrition in the critically ill patient. N Engl J Med, 2009, *361* : 1088-1097.

Toute référence à cet article doit porter la mention : Reignier J, Lascarrou JB. Nutrition en réanimation. *In* : L Guillevin, L Mouthon, H Lévesque. Traité de médecine, 5ᵉ éd. Paris, TdM Éditions, 2018-S07-P09-C01 : 1-7.

Médecine intensive-Réanimation

Chapitre S07-P09-C02

Syndrome post-réanimation

Youenn Jouan, Fabien Cave, Stephan Ehrmann et Nicolas Lerolle

En réanimation, la survie du patient à la phase aiguë a longtemps été le seul critère de jugement de la qualité des soins et l'objectif principal de la plupart des travaux de recherche clinique conduits dans ces unités. Ainsi, grâce aux progrès scientifiques, médicaux et techniques, la mortalité en réanimation et la mortalité hospitalière au décours ont-elles effectivement diminué, notamment dans les pathologies graves que sont le sepsis sévère [49] et le syndrome de détresse respiratoire aiguë (SDRA) [68]. Parallèlement, du fait d'une augmentation du nombre d'admissions en réanimation, le nombre de survivants à la réanimation croît régulièrement [43]. Ce n'est que récemment que la survie à long terme et le devenir des survivants à la réanimation ont émergé comme champs d'investigation et axes potentiels d'améliorations des soins. Il est en effet désormais bien établi que les patients hospitalisés en réanimation souffrent de séquelles variées [22, 25, 56], touchant les sphères physiques, cognitives et psychiatriques, et impactant largement la qualité de vie après la réanimation. Pour autant, il existe encore peu de données consensuelles et systématiques sur le suivi et la prise en charge de ces malades sortant de réanimation, et encore moins concernant l'intérêt et l'organisation de filières de suivi au décours. Compte tenu de l'épidémiologie prévisible liée au recours croissant à la réanimation et du nombre croissant de survivants souffrant de ces séquelles, l'impact médico-économique est probablement majeur. La survie à la phase aiguë ne peut donc plus être considérée comme le seul objectif d'une admission en réanimation. Dans une première tentative d'approche à la fois à long terme et transdisciplinaire, il a été proposé par la Société américaine de réanimation de regrouper l'ensemble des séquelles survenant après un séjour en réanimation sous le concept de *post-intensive care syndrome* [56]. Ce « syndrome post-réanimation » est encore de contours relativement imprécis et n'appelle pas d'emblée à une prise en charge standardisée, mais il permet de nommer explicitement une réalité clinique. À partir de là, il est ainsi possible d'identifier des axes de soins et de recherche pour l'évaluation des patients, la prise en charge pendant et après la réanimation, dans le but de limiter le fardeau des séquelles de la réanimation pour les survivants, toujours plus nombreux. Les médecins amenés à prendre en charge, en ambulatoire où à l'hôpital, des patients sortant de réanimation doivent donc connaître l'existence de ces séquelles spécifiques afin de pouvoir les dépister et organiser leur prise en charge.

Syndrome post-réanimation : un spectre large et encore mal compris de séquelles sévères

Mortalité à long terme

Si la mortalité à court terme des pathologies graves prises en charges en réanimation est bien documentée et semble diminuer [49, 68], la mortalité à long terme n'a que récemment été étudiée de façon systématique, et il semble persister une surmortalité à distance par rapport à la population générale contrôle, ajustée sur l'âge et le sexe [75]. Cette surmortalité semble être particulièrement importante pour les patients septiques [51], âgés ou nécessitant le recours à la ventilation mécanique [29, 51, 75]. Dans le cadre du sepsis, cette surmortalité touche également les sujets jeunes (< 60 ans) : ainsi la survenue d'un épisode septique a été estimé comme équivalent à un vieillissement de 14 ans en termes de mortalité [51]. Cependant, l'interprétation globale de ces études épidémiologiques doit être faite avec prudence du fait des difficultés d'ajustement et de comparaison inter-études [6]. Dans un nombre significatif de cas, la survie à long terme se fait au prix d'une morbidité non négligeable touchant les sphères cognitive, psychiatriques et physiques.

Séquelles cognitives

En l'absence de toute affection initiale du système nerveux central, les survivants d'une hospitalisation en réanimation souffrent fréquemment de séquelles cognitives persistantes. L'importance de ces séquelles varie probablement selon l'état cognitif prémorbide et surtout selon le déroulement de l'hospitalisation en réanimation elle-même. La physiopathologie est encore très mal comprise, mais il semblerait exister un lien entre la survenue et la durée du délirium de réanimation, et la genèse ou l'aggravation des déficits cognitifs au décours [31, 58, 62]. Certaines hypothèses physiopathologiques communes, notamment concernant la neuro-inflammation [13, 31], confortent ces observations. En tout état de cause, le travail de Pandarhipande et al. [58] a pu démontrer que, de façon globale, un quart des patients admis en réanimation pour état de choc et/ou insuffisance respiratoire souffraient de troubles cognitifs un an après leur hospitalisation. Ces séquelles ne sont pas limitées aux patients âgés et ayant des troubles cognitifs préexistants, puisque seulement 6 % des patients de l'étude avaient des troubles cognitifs antérieurs manifestes. De même, les sous-groupes des patients les plus jeunes, (50-65 ans et même < 50 ans) étaient également affectés par ces troubles cognitifs. Par ailleurs, l'étude d'Iwashyna [44], portant sur une population âgée ayant été hospitalisée pour sepsis et dont le statut cognitif était connu, révèle que la proportion de troubles cognitifs modérés à sévères augmente après le sepsis.

Séquelles psychiatriques

L'hospitalisation en réanimation représente un modèle type d'agression et de stress psychologique aigu. À ce titre, la survenue et la prévalence des troubles psychiatriques au décours de la réanimation a donc été étudiée, mais avec de grandes variations selon les patients inclus (gravité, types d'affections, comorbidités psychiatriques avant la réanimation), les méthodes diagnostiques et d'évaluation utilisées et la période post-réanimation d'évaluation. Cependant, toutes les données actuelles vont dans le sens d'une surreprésentation des troubles psychiatriques après passage en réanimation [16]. Les troubles principaux rapportés sont l'état de stress post-traumatique, l'anxiété et la dépression. L'état de stress post-traumatique est caractérisé par la survenue, après un événement stressant, de symptômes intrusifs (pensées, cauchemars) associés à un comportement nécessitant des efforts importants pour l'évitement des stimuli rappelant l'événement, et ayant des conséquences néfastes sur la cognition, l'humeur et l'attention. La prévalence varie au décours de la réanimation mais est probablement proche de 20 %, avec des extrêmes allant de 5 à 60 % [5, 16, 18, 32, 46, 59, 71]. Ces écarts très larges traduisent le fait qu'il existe probablement, outre les problèmes méthodologiques mentionnés plus haut, des sous-groupes à risques différents qui restent à mieux caractériser (statut psychopathologique prémorbide, symptomatologie anxieuse en réanimation). La dépression est une autre pathologie fréquente en post-réanimation, avec des prévalences ponctuelles évaluées entre 26 et 46 % sur l'année suivant l'hospitalisation [4, 5, 16, 17, 47, 72]. L'anxiété, à travers ses différents symptômes (peur, agitation, hyperactivation autonomique) est extrêmement fréquente au cours de l'hospitalisation en réanimation. La persistance de symptômes anxieux après l'hospitalisation initiale est également fréquente, avec un retentissement cliniquement significatif pour 23 à 48 % des patients au cours de la première année post-réanimation [5, 16, 55, 70, 72]. Au final, il apparaît donc que la morbidité psychiatrique est majeure au décours de la réanimation. Cela se traduit par une augmentation de consommation de psychotropes au décours [74] et des réadmissions à l'hôpital (hors secteur de psychiatrie) plus fréquentes [19].

Séquelles neuromusculaires

Les complications neuromusculaires d'une hospitalisation prolongée en réanimation sont de mieux en mieux caractérisées, même si le diagnostic en pratique clinique ne fait pas encore l'objet d'un consensus clair [27]. On classe actuellement ces complications en fonction du type d'atteinte [69] : neuropathie, myopathie, ou mixte (neuromyopathie). Le terme générique d'*ICU acquired weakness* est employé en pratique lorsque l'examen retrouve un déficit moteur isolé chez un malade coopérant, sans autre cause évidente que l'hospitalisation en réanimation. L'emploi d'une nosologie plus précise nécessite le recours à l'électromyogramme, voire à la biopsie musculaire [50]. Les facteurs de risque actuellement reconnus sont le sepsis avec persistance d'une inflammation systémique importante, la défaillance multiviscérale, l'hyperglycémie et l'immobilisation prolongée [50]. La prévalence chez les malades semble se situer autour de 25 à 30 % [1, 3, 20, 28], mais est très probablement sous-estimée compte tenu des difficultés de définition clinique et paraclinique. La conséquence aiguë actuellement établie est un prolongement de la durée de ventilation mécanique [27], mais l'impact sur la mortalité est moins clair [1, 12]. Les conséquences fonctionnelles à long terme sont également probablement majeures, mais encore moins évaluées : 60 % des patients d'une cohorte suivie à 12 mois avaient un score d'évaluation sensorimotrice global significativement altéré [8]. De surcroît, l'impact de ces séquelles neuromusculaires semble perdurer au-delà de la première année suivant l'hospitalisation en réanimation. Ainsi, chez des patients survivants à un SDRA et ayant une atteinte neuromusculaire documentée, était-il noté la persistance de difficultés fonctionnelles à 2 et 5 ans [28, 36]. De même, il a été rapporté la persistance de séquelles neurologiques cliniques et électromyographiques chez respectivement 60 et 90 % des survivants à une réanimation prolongée évalués à 3 ans et demi en médiane [30].

Autres dysfonctionnements d'organes persistant après la réanimation

Dans le spectre des atteintes chroniques affectant les survivants à la réanimation, la persistance de dysfonctionnements des organes atteints initialement représente également un enjeu majeur de prise en charge.

Ainsi, après la survenue d'une dysfonction rénale aiguë, a-t-il été observé un risque d'évolution vers l'insuffisance rénale chronique multiplié par huit [11]. De même, l'insuffisance rénale aiguë est significativement associée à la survenue d'événements cardiovasculaires au long cours : l'intensité du risque apporté par un épisode d'insuffisance rénale aiguë est de même grandeur que celui conféré par le diabète [73]. Les survivants à un sepsis sévère/choc septique présentent également un sur-risque d'événements cardiovasculaires [77].

Concernant la fonction respiratoire, les séquelles respiratoires liées au SDRA ont été les plus étudiées. Les débits et volumes pulmonaires mesurés aux explorations fonctionnelles respiratoires sont normaux ou révèlent des anomalies modérées à un an [35, 37, 42, 57]. La capacité de diffusion du monoxyde de carbone (CO) semble en revanche plus fréquemment, plus sévèrement et plus longtemps atteinte [35, 42, 57]. Au-delà, l'étude de Herridge [36] retrouvait un test de marche de 6 minutes significativement diminué par rapport aux performances attendues pour l'âge et le sexe 5 ans après un SDRA. Enfin, il a été observé que des taux de cytokines élevés (IL-6 et IL-10) au décours d'un épisode de pneumonie ou de sepsis s'associait à une surmortalité, évoquant une possible anomalie inflammatoire/immune persistante [76].

Incapacités fonctionnelles et handicap

L'ensemble de ces séquelles, et en particulier les séquelles neuromusculaires, entraîneront des limitations fonctionnelles majeures comme en témoignent la fréquence des altérations dans la réalisation des actes de la vie quotidienne sur les échelles globales ADL (*activities of daily living*) et IADL (*instrumental activities of daily living*) [8, 44]. La perte d'autonomie globale ou le handicap résultant des séquelles de réanimation est difficilement explicable de façon simple et univoque par les seules séquelles neuromusculaires. En effet, les troubles exécutifs et de l'attention, l'anxiété sont probablement autant impliqués dans la perte d'autonomie ou les difficultés de réalisation des actes de la vie quotidienne que les séquelles neuromusculaires. Il s'agit donc bien de la traduction la plus globale et la plus sévère du syndrome post-réanimation.

Les personnes âgées survivant à la réanimation sont particulièrement touchées par ces séquelles fonctionnelles, avec comme conséquences, outre une surmortalité importante en post-réanimation, une perte d'autonomie significative (échelles ADL) touchant un pourcentage variable de 12 à 97 % des survivants à 6 mois selon les études [7], mais globalement supérieur aux populations âgées admises en secteur hors réanimation. Les séquelles et leurs conséquences sont d'autant plus marquées et progressent d'autant plus qu'il existait déjà des altérations fonctionnelles avant l'admission en réanimation [2, 29].

Qualité de vie

Il est facilement concevable que l'ensemble de ces séquelles et leurs conséquences en termes de capacités fonctionnelles, voire d'autonomie, puisse impacter la qualité de vie des patients au décours de la réanimation. L'évaluation de la qualité de vie est cependant complexe, puisque celle-ci sera la résultante des séquelles et du vécu de ses séquelles par le patient, en fonction de son état de santé et de la perception qu'il en avait avant la réanimation ainsi que de son environnement socioculturel. C'est une donnée qui doit être prise en compte dans l'évaluation au long cours, comme c'est déjà largement le cas dans les disciplines évaluant des pathologies chroniques complexes (cancérologie, maladies inflammatoires, etc.). Les données disponibles actuellement confirment effectivement l'impact négatif global sur la qualité de vie du passage en réanimation, au moins sur la première année, même si cela semble moins clair au-delà [2, 24, 38, 39, 40, 66]. Dans les cohortes suivant spécifiquement des survivants au SDRA, la qualité de vie est cependant encore significativement diminuée à 2 ans et 5 ans par rapport à une population contrôle ajustée sur l'âge [36, 41, 65]. Cette situation pathologique précise illustre par ailleurs bien la pertinence d'une évaluation globale des patients au décours de la réanimation : les données de spirométrie ne sont que très imparfaitement corrélées aux capacités fonctionnelles et à la qualité de vie de ces patients [35, 36, 37, 42].

Syndrome post-réanimation : conséquence ou « trajectoire » ?

Il est peut être discuté si l'ensemble des éléments décrits ci-dessus du syndrome post-réanimation est effectivement la conséquence des événements physiopathologiques aigus ayant conduit en réanimation et des interventions de réanimation ou s'inscrit dans un déclin déjà existant avant le phénomène aigu. Des études réalisées aux États-Unis ont utilisé les registres des programmes d'assurance maladie dans le cadre desquels les patients avaient des suivis réguliers avant le séjour en réanimation. Ces études ont montré des résultats en faveur d'une origine mixte des conséquences de la réanimation : il semble exister une aggravation de l'état de santé des patients après la réanimation, mais cette aggravation est d'autant plus marquée qu'il existe déjà une détérioration de l'état de santé préalable. La prise en charge en réanimation est donc une cassure dans la trajectoire de santé des patients d'autant plus abrupte que cette trajectoire était déjà déclinante. En résumé, le plus souvent l'histoire des patients de réanimation s'inscrit dans l'histoire d'une ou plusieurs pathologies chroniques évolutives [74], les phénomènes aigus de réanimation ajoutant une agression supplémentaire dans une trajectoire de déclin.

Prise en charge post-réanimation

Compte tenu de l'importance, de la variété et de l'impact des séquelles de post-réanimation, la mise en œuvre de stratégies à visée de prévention et de correction doivent devenir une priorité dans l'exercice de la réanimation et dans la prise en charge des malades au décours [25]. La stratégie de « prévention primaire », qui se situerait à la phase aiguë en réanimation, est le premier champ majeur d'investigation, hors du cadre de ce chapitre. Les stratégies de prévention de nouvelles séquelles et de correction des séquelles en post-réanimation seront donc les seules abordées ici. Peu d'études prospectives ont été réalisées [14, 21, 23, 45, 63, 67], il existe une très grande hétérogénéité dans les actions proposées et décrites (période de mise en place en post-réanimation, moyens mis en œuvre et types d'interventions, modalité et rythme de suivi) ; et enfin, il existe une difficulté quant à l'évaluation scientifique consensuelle et univoque des bénéfices des mesures entreprises.

Aucune recommandation formelle de prise en charge du syndrome post-réanimation ne peut donc être faite à ce jour. Cependant, on peut globalement distinguer les types de prise en charge en fonction de leur mise en place par rapport à la sortie de réanimation.

Soins au décours immédiat de la réanimation

Il n'existe pas de donnée sur la stratégie de prise en charge des patients au décours immédiat de la réanimation. Ainsi, la pratique habituelle d'adresser le patient dans le service de spécialité correspondant au diagnostic principal est une habitude dont la pertinence n'est pas démontrée. Il est même possible que cette centralisation des problèmes autour de la défaillance d'organe principale n'aide pas à l'appréhension et à la prise en charge globale du syndrome post-réanimation. Ainsi, quel service serait le plus approprié en sortant de réanimation, pour quels patients, et pour quelles missions restent des questions sans aucun élément de réponse actuellement.

Plusieurs équipes ont testé des programmes de transition de la réanimation vers les services de soins d'aval [9], consistant en une équipe médicale et paramédicale de réanimation disponible après le transfert en salle de médecine. Il semble qu'il pourrait y avoir un bénéfice en termes de réduction de réadmission en réanimation.

Concernant spécifiquement la destination que doivent avoir les patients à la sortie immédiate de réanimation, il est frappant de remarquer qu'en dehors des unités de sevrage respiratoire [34, 52, 64], et d'une expérience très limitée sur la population gériatrique [67], il n'existe quasiment aucune étude ni élément de réflexion publiés sur ce sujet.

Intervention après la sortie de l'hôpital

Le second volet d'actions se situe temporellement après la sortie de l'hôpital. Les interventions réalisées et évaluées jusqu'à présent sont essentiellement le fait d'équipes de réanimation, et/ou d'équipes de médecine physique et réadaptation. Ces interventions sont très variables, allant de simples guides remis aux patients à la sortie [26, 48], jusqu'à des programmes de suivi régulier ambulatoire [54] (*ICU follow-up clinics*). Il est de ce fait difficile de généraliser les conclusions sur l'efficacité globale de l'ensemble de ces mesures prises après la sortie. Les programmes intermédiaires consistent en général en une coordination des soins et une aide pour le patient et ses proches en ambulatoire, intégrant une prise en charge active sur le plan de la réhabilitation motrice [45], dont l'efficacité était spectaculaire dans une étude, avec une réduction de mortalité à 10 ans [10].

Concernant les programmes structurés de suivi, la forme la plus fréquemment utilisée par les réanimateurs anglo-saxons et américains sont les *ICU follow-up clinics*, dont 30 % des réanimations anglo-saxonnes étaient dotées dans une enquête de 2006 [33]. Les critères d'admission et de suivi dans ces structures ne sont en général pas standardisés, la majorité sélectionnant les patients à suivre sur une durée minimale de durée de séjour en réanimation (3 à 4 jours minimum). Les interventions proposées par ces *ICU follow-up clinics* sont également très variables, certaines étant menées par des infirmières spécialisées en réanimation, d'autres par des réanimateurs. De façon générale, d'après une enquête réalisée auprès de patients anglo-saxons après leur séjour en réanimation [61], la satisfaction sur le suivi par les *ICU follow-up clinics* est très bonne, considérant que cela leur avait permis d'améliorer leur état de santé global, de comprendre a posteriori leur hospitalisation en réanimation. À l'inverse, les patients non suivis font part de leur sentiment d'abandon après la réanimation. Sur le plan factuel, le niveau de preuve sur l'efficacité de ces *ICU follow-up clinics* est encore faible et tient, là encore, autant au faible de nombre d'études qu'à la disparité des moyens et des objectifs évalués [14, 63].

Interventions mixtes : lors du séjour hospitalier et après la sortie

Les interventions débutant lors du séjour hospitalier et poursuivis ensuite en ambulatoire semblent conceptuellement les plus pertinentes, du fait de la continuité du suivi et des soins : typiquement, il s'agit d'élaborer un programme de réhabilitation, un parcours de soins lors du séjour, avant la sortie de l'hôpital. Les données sont cependant encore plus minces [15, 23] et peu concluantes [21], probablement du fait des difficultés de mise en place de ces programmes, qui nécessitent un fort investissement et une importante coordination multidisciplinaire.

Conclusion et perspectives

La prise en charge à long terme des patients de réanimation afin d'améliorer la survie et la qualité de vie est incontestablement un enjeu majeur dans les années à venir. La définition progressive des éléments du « syndrome post-réanimation » permet dès maintenant d'identifier des cibles d'action. L'absence de démonstration formelle d'une efficacité des interventions après réanimation ne doit pas être un frein à l'établissement de celles-ci, les questions devant se porter sur la façon de réaliser ces interventions efficacement plutôt que de discuter si elles doivent être effectivement réalisées. La réflexion à mener doit débuter idéalement dès la réanimation, se poursuivre au décours immédiat et pendant les mois qui suivent l'hospitalisation.

Bibliographie

1. ALI NA, O'BRIEN JM Jr, HOFFMANN SP et al. Acquired weakness, handgrip strength, and mortality in critically ill patients. Am J Respir Crit Care Med, 2008, *178* : 261-268.
2. BAGSHAW SM, STELFOX HT, JOHNSON JA et al. Long-term association between frailty and health-related quality of life among survivors of critical illness. Crit Care Med, 2015, *43* : 973-982.
3. BEDNAR KJ, VONDRACEK P, DUSEK L et al. Risk factors for critical illness polyneuromyopathy. J Neurol, 2005, *252* : 343-351.
4. BIENVENU OJ, COLANTUONI E, MENDEZ-TELLEZ PA et al. Depressive symptoms and impaired physical function after acute lung injury. Am J Respir Crit Care Med, 2012, *185* : 517-524.
5. BIENVENU OJ, COLANTUONI E, MENDEZ-TELLEZ PA et al. Cooccurrence of and remission from general anxiety, depression, and posttraumatic stress disorder symptoms after acute lung injury. Crit Care Med, 2015, *43* : 642-653.
6. BRINKMAN S, BAKHSHI-RAIEZ F, ABU-HANNA A et al. Determinants of mortality after hospital discharge in ICU patients. Crit Care Med, 2013, *41* : 1237-1251.
7. BRUMMEL NE, BALAS MC, MORANDI A et al. Understanding and reducing disability in older adults following critical illness. Crit Care Med, 2015, *43* : 1265-1275.
8. BRUMMEL NE, JACKSON JC, PANDHARIPANDE PP et al. Delirium in the ICU and subsequent long-term disability among survivors of mechanical ventilation. Crit Care Med, 2014, *42* : 369-377.
9. CALVO-AYALA E, KHAN BA, FARBER MO et al. Interventions to improve the physical function of ICU survivors. Chest, 2013, *144* : 1469-1480.
10. CHAO PW, SHIH CJ, LEE YJ et al. Association of postdischarge rehabilitation with mortality in intensive care unit survivors of sepsis. Am J Respir Crit Care Med, 2014, *190* : 1003-1011.
11. COCA SG, SINGANAMALA S, PARIKH CR. Chronic kidney disease after acute kidney injury : a systematic review and meta-analysis. Kidney Int, 2011, *81* : 442-448.
12. CONNOLLY BA, JONES GD, CURTIS AA et al. Clinical predictive value of manual muscle strength testing during critical illness : an observational cohort study. Crit Care, 2013, *17* : R229.
13. CUNNINGHAM C. Systemic inflammation and delirium : important co-factors in the progression of dementia. Biochem Soc Trans, 2011, *39* : 945-953.
14. CUTHBERTSON BH, RATTRAY J, CAMPBELL MK et al. The PRaCTICaL study of nurse led, intensive care follow-up programmes for improving long term outcomes from critical illness : a pragmatic randomised controlled trial. Br Med J, 2009, *339* : b3723.
15. DALY BJ, DOUGLAS SL, KELLEY CG et al. Trial of a disease management program to reduce hospital readmissions of the chronically critically ill. Chest, 2005, *128* : 507-517.
16. DAVYDOW DS, DESAI SV, NEEDHAM DM, BIENVENU OJ. Psychiatric morbidity in survivors of the acute respiratory distress syndrome : a systematic review. Psychosomat Med, 2008, *70* : 51251-51259.
17. DAVYDOW DS, DOUGLAS ZATZICK MD et al. A longitudinal investigation of posttraumatic stress and depressive symptoms over the course of the year following medical-surgical intensive care unit admission. Gen Hosp Psychiatry, 2013, *35* : 226-232.
18. DAVYDOW DS, GIFFORD JM, DESAI SV et al Depression in general intensive care unit survivors : a systematic review. Intensive Care Med, 2009, *35* : 796-809.
19. DAVYDOW DS, HOUGH CL, ZATZICK D, KATON WJ. Psychiatric symptoms and acute care service utilization over the course of the year following medical-surgical ICU admission. Crit Care Med, 2014, *42* : 2473-2481.
20. DE JONGHE B, SHARSHAR T, LEFAUCHEUR JP et al. Paresis acquired in the intensive care unit : a prospective multicenter study. JAMA, 2002, *288* : 2859-2867.
21. DENEHY L, SKINNER EH, EDBROOKE L et al. Exercise rehabilitation for patients with critical illness : a randomized controlled trial with 12 months of follow-up. Crit Care, 2013, *17* : R156.
22. DESAI SV, LAW TJ, NEEDHAM DM. Long-term complications of critical care. Crit Care Med, 2011, *39* : 371-379.
23. DOUGLAS SL, DALY BJ, KELLEY CG et al Chronically critically ill patients : health-related quality of life and resource use after a disease management intervention. Am J Crit Care, 2007, *16* : 447-457.
24. DOWDY DW, EID MP, SEDRAKYAN A et al. Quality of life in adult survivors of critical illness : a systematic review of the literature. Intensive Care Med, 2005, *31* : 611-620.
25. ELLIOTT D, DAVIDSON JE, HARVEY MA et al. Exploring the scope of post-intensive care syndrome therapy and care. Crit Care Med, 2014, *42* : 2518-2526.
26. ELLIOTT D, MCKINLEY S, ALISON J et al. Health-related quality of life and physical recovery after a critical illness : a multi-centre randomised controlled trial of a home-based physical rehabilitation program. Crit Care, 2011, *15* : R142.
27. FAN E, CHEEK F, CHLAN L et al. An official American Thoracic Society clinical practice guideline : the diagnosis of intensive care unit-acquired weakness in adults. Am J Respir Crit Care Med, 2014, *190* : 1437-1446.
28. FAN E, DOWDY DW, COLANTUONI E et al. Physical complications in acute lung injury survivors. Crit Care Med, 2014, *42* : 849-859.
29. FERRANTE LE, PISANI MA, MURPHY TE et al. Functional trajectories among older persons before and after critical illness. JAMA Intern Med, 2015, *175* : 523-527.
30. FLETCHER SN, KENNEDY DD, GHOSH IR et al. Persistent neuromuscular and neurophysiologic abnormalities in long-term survivors of prolonged critical illness. Crit Care Med, 2003, *31* : 1012-1016.
31. GIRARD TD, JACKSON JC, PANDHARIPANDE PP et al. Delirium as a predictor of long-term cognitive impairment in survivors of critical illness. Crit Care Med, 2010, *38* : 1513-1520.
32. GRIFFITHS J, FORTUNE G, BARBER V, YOUNG JD. The prevalence of post-traumatic stress disorder in survivors of ICU treatment : a systematic review. Intensive Care Med, 2007, *33* : 1506-1518.
33. GRIFFITHS JA, BARBER VS, CUTHBERTSON BH, YOUNG JD. A national survey of intensive care follow-up clinics. Anaesthesia, 2006, *61* : 950-955.
34. HANNAN LM, TAN S, HOPKINSON K et al. Inpatient and long-term outcomes of individuals admitted for weaning from mechanical ventilation at a specialized ventilation weaning unit. Respirology, 2012, *18* : 154-160.
35. HERRIDGE MS, CHEUNG AM, TANSEY CM et al. One-year outcomes in survivors of the acute Respiratory distress syndrome. N Engl J Med, 2003, *348* : 683-693.
36. HERRIDGE MS, TANSEY CM, MATTE A et al. Functional disability 5 years after acute respiratory distress syndrome. N Engl J Med, 2011, *364* : 1293-1304.
37. HEYLAND DK, GROLL D, CAESER M. Survivors of acute respiratory distress syndrome : relationship between pulmonary dysfunction and long-term health-related quality of life. Crit Care Med, 2005, *33* : 1549-1556.
38. HOFHUIS JGM, SPRONK PE, VAN STEL HF et al. The impact of severe sepsis on health-related quality of life : a long-term follow-up study. Anesthesia & Analgesia, 2008, *107* : 1957-1964.
39. HOFHUIS JGM, VAN STEL HF, SCHRIJVERS AJP et al. ICU survivors show no decline in health-related quality of life after 5 years. Intensive Care Med, 2015, *41* : 495-504.
40. HOFHUIS JGM. The impact of critical illness on perceived health-related quality of life during ICU treatment, hospital stay, and after hospital discharge. Chest, 2008, *133* : 377-379.
41. HOPKINS RO, WEAVER LK, COLLINGRIDGE D et al. Two-year cognitive, emotional, and quality-of-life outcomes in acute respiratory distress syndrome. Am J Respir Crit Care Med, 2005, *171* : 340-347.
42. HUI DS, WONG KT, KO FW et al. The 1-year impact of severe acute respiratory syndrome on pulmonary function, exercise capacity, and quality of life in a cohort of survivors. Chest, 2005, *128* : 2247-2261.
43. IWASHYNA TJ, COOKE CR, WUNSCH H, KAHN JM. Population burden of long-term survivorship after severe sepsis in older Americans. J Am Geriatr Soc, 2012, *60* : 1070-1077.
44. IWASHYNA TJ, ELY EW, SMITH DM, LANGA KM. Long-term cognitive impairment and functional disability among survivors of severe sepsis. JAMA, 2010, *304* : 1787-1794.
45. JACKSON JC, ELY EW, MOREY MC et al. Cognitive and physical rehabilitation of intensive care unit survivors. Crit Care Med, 2012, *40* : 1088-1097.
46. JACKSON JC, HART RP, GORDON SM et al. Post-traumatic stress disorder and post-traumatic stress symptoms following critical illness in medical intensive care unit patients : assessing the magnitude of the problem. Crit Care, 2007, *11* : R27.
47. JACKSON JC, PANDHARIPANDE PP, GIRARD TD et al. Depression, post-traumatic stress disorder, and functional disability in survivors of critical illness in the BRAIN-ICU study : a longitudinal cohort study. Lancet, 2014, *2* : 369-379.
48. JONES C, SKIRROW P, GRIFFITHS RD et al. Rehabilitation after critical illness : a randomized, controlled trial. Crit Care Med, 2003, *31* : 2456-2461.

49. KAUKONEN K-M, BAILEY M, SUZUKI S et al. Mortality related to severe sepsis and septic shock among critically ill patients in Australia and New Zealand, 2000-2012. JAMA, 2014, *311* : 1308-1316.
50. KRESS JP, HALL JB. ICU-acquired weakness and recovery from critical illness. N Engl J Med, 2014, *370* : 1626-1635.
51. LINDER A, GUH D, BOYD JH et al. Long-term (10-year) mortality of younger previously healthy patients with severe sepsis/septic shock is worse than that of patients with nonseptic critical illness and of the general population. Crit Care Med, 2014, *42* : 2211-2218.
52. LONE NI, WALSH TS. Prolonged mechanical ventilation in critically ill patients : epidemiology, outcomes and modelling the potential cost consequences of establishing a regional weaning unit. Crit Care, 2011, *15* : R102.
53. MEHLHORN J, FREYTAG A, SCHMIDT K et al. Rehabilitation interventions for postintensive care syndrome. Crit Care Med, 2014, *42* : 1263-1271.
54. MODRYKAMIEN AM. The ICU follow-up clinic : a new paradigm for Intensivists. Respir Care, 2012, *57* : 764-772.
55. MYHREN H, EKEBERG Ø, TØIEN K et al. Posttraumatic stress, anxiety and depression symptoms in patients during the first year post intensive care unit discharge. Crit Care, 2010, *14* : R14.
56. NEEDHAM DM, DAVIDSON J, COHEN H et al. Improving long-term outcomes after discharge from intensive care unit. Crit Care Med, 2012, *40* : 502-509.
57. ORME J Jr, ROMNEY JS, HOPKINS RO et al. Pulmonary function and health-related quality of life in survivors of acute respiratory distress syndrome. Am J Respir Crit Care Med, 2003, *167* : 690-694.
58. PANDHARIPANDE PP, GIRARD TD, JACKSON JC et al. Long-term cognitive impairment after critical illness. N Engl J Med, 2013, *369* : 1306-1316.
59. PARKER AM, SRICHAROENCHAI T, RAPARLA S et al. Posttraumatic stress disorder in critical illness survivors. Crit Care Med, 2015 : *43* : 1121-1129.
60. PRESCOTT HC, LANGA KM, LIU V et al. Increased 1-year healthcare use in survivors of severe sepsis. Am J Respir Crit Care Med, 2014, *190* : 62-69.
61. PRINJHA S, FIELD K, ROWAN K. What patients think about ICU follow-up services : a qualitative study. Crit Care, 2009, *13* : R46.
62. SALLUH JIF, WANG H, SCHNEIDER EB et al. Outcome of delirium in critically ill patients : systematic review and meta-analysis. Br Med J, 2015, *350* : h2538-h2538.
63. SCHANDL A, BOTTAI M, HELLGREN E et al. Gender differences in psychological morbidity and treatment in intensive care survivors - a cohort study. Crit Care, 2012, *16* : R80.
64. SCHEINHORN DJ. Post-ICU mechanical ventilation at 23 long-term care hospitals. Chest, 2007, *131* : 85-89.
65. SCHELLING G, STOLL C, HALLER M, BRIEGEL J. Health-related quality of life and posttraumatic stress disorder in survivors of the acute respiratory distress syndrome. Crit Care, 1998, *26* : 651-659.
66. SOLIMAN IW, DE LANGE DW, PEELEN LM et al. Single-center large-cohort study into quality of life in Dutch intensive care unit subgroups, 1 year after admission, using EuroQoL EQ-6D-3L. J Crit Care, 2015, *30* : 181-186.
67. SOMME D, ANDRIEUX N, ROT EG et al. Loss of autonomy among elderly patients after a stay in a medical intensive care unit (ICU) : q randomized study of the benefit of transfer to a geriatric ward. Arch Gerontol Geriatr, 2010, *50* : e36-e40.
68. SPRAGG RG, BERNARD GR, CHECKLEY W et al. Beyond mortality. Am J Respir Crit Care Med, 2010, *181* : 1121-1127.
69. STEVENS RD, MARSHALL SA, CORNBLATH DR et al. A framework for diagnosing and classifying intensive care unit-acquired weakness. Crit Care Med, 2009, *37* : S299-S308.
70. STEVENSON JE, COLANTUONI E, BIENVENU OJ et al. General anxiety symptoms after acute lung injury : predictors and correlates. J Psychosomat Res, 2013, *75* : 287-293.
71. WADE D, HARDY R, HOWELL D, MYTHEN M. Identifying clinical and acute psychological risk factors for PTSD after critical care : a systematic review. Minerva Anestesiol, 2013, *79* : 944-963.
72. WADE DM, HOWELL DC, WEINMAN JA et al. Investigating risk factors for psychological morbidity three months after intensive care : a prospective cohort study. Crit Care, 2012, *16* : R192.
73. WU VC, WU CH, HUANG TM et al. Long-term risk of coronary events after AKI. J Am Soc Nephrol, 2014, *25* : 595-605.
74. WUNSCH H, CHRISTIANSEN CF, JOHANSEN MB et al. Psychiatric diagnoses and psychoactive medication use among nonsurgical critically ill patients receiving mechanical ventilation. JAMA, 2014, *311* : 1133-1142.
75. WUNSCH H, GUERRA C, BARNATO AE et al. Three-year outcomes for Medicare beneficiaries who survive intensive care. JAMA, 2010, *303* : 849-856.
76. YENDE S, D'ANGELO G, KELLUM JA et al. Inflammatory markers at hospital discharge predict subsequent mortality after pneumonia and sepsis. Am J Respir Crit Care Med, 2008, *177* : 1242-1247.
77. YENDE S, LINDE-ZWIRBLE W, MAYR F et al. Risk of cardiovascular events in survivors of severe sepsis. Am J Respir Crit Care Med, 2014, *189* : 1065-1074.

Toute référence à cet article doit porter la mention : Jouan Y, Cave F, Ehrmann S, Lerolle N. Syndrome post-réanimation. *In* : L Guillevin, L Mouthon, H Lévesque. Traité de médecine, 5ᵉ éd. Paris, TdM Éditions, 2018-S07-P09-C02 : 1-5.

Chapitre S07-P09-C03

Limitations et arrêts thérapeutiques en réanimation

René Robert

Le développement de la réanimation et de ses techniques de plus en plus perfectionnées s'adressant à des malades parfois âgés et/ou porteurs de pathologies multiples confronte les réanimateurs à des situations où l'intensité des moyens mis en œuvre peut apparaître comme de l'« acharnement thérapeutique ». Ainsi se pose la question d'arrêter ou de limiter les thérapeutiques engagées chez certains patients de réanimation.

Depuis une quinzaine d'années, la réflexion éthique concernant les limitations et/ou arrêts thérapeutiques (LAT) en réanimation s'est formalisée, aboutissant à des recommandations éditées par la Société de réanimation de langue française [2]. La loi n° 2005-370 du 22 avril 2005, dite loi Leonetti, consacrée à la « non-obstination déraisonnable » rajoute une dimension juridique au droit à l'arrêt de thérapeutiques jugée inutiles pour le patient en fin de vie souffrant d'une affection dont la sévérité empêche tout espoir d'amélioration. En janvier 2016, la loi n° 2016-86 dite Claeys-Leonetti renforce l'importance des directives anticipées et ajoute la notion de sédation profonde et continue jusqu'au décès.

Comment tout cela a-t-il commencé ?

Jusqu'à la fin des années 1990, quand le réanimateur était face à une interrogation sur la poursuite ou l'arrêt de la réanimation, ses points de repères étaient limités. Il pouvait bénéficier du point de vue des sages de l'époque. Dès 1980, le Professeur Maurice Rapin, témoin des progrès considérables de la réanimation et du développement des techniques de suppléance permettant de prendre en charge des malades de plus en plus graves, avait pointé du doigt le risque de cet acharnement technologique sur le patient. Ainsi avait-il proposé une stratégie en quatre stades en fonction du pronostic du patient, de ses comorbidités et de l'estimation de ses perspectives de devenir, toujours d'actualité :

– stade I : le traitement est maximal, aucune limite n'est à apporter à la prise en charge ;
– stade II : toutes les thérapeutiques sont engagées, mais en cas de survenue d'un arrêt cardiaque, le patient ne sera pas réanimé, étant donné le mauvais pronostic spécifique surajouté à la gravité du patient ;
– stade III : des thérapeutiques limitées ou non sont engagées en cas d'aggravation du patient ;
– stade IV : des thérapeutiques en cours chez le patient et en théorie toujours nécessaires sont arrêtées.

La possibilité de non-acharnement thérapeutique était en accord avec le Code de déontologie dans son article 37 (« En toutes circonstances, le médecin doit s'efforcer de soulager les souffrances de son malade, l'assister moralement et éviter toute obstination déraisonnable dans les investigations ou les thérapeutiques ») et la charte du patient hospitalisé. Les deux documents soulignaient le devoir premier du médecin de soulager son patient. Mais, d'un autre côté, le vide juridique laissait planer la crainte d'une non-assistance à personne en danger et celles d'actes interdits soulignées par les textes de loi issus du Code pénal :

– article 221-1 : « Le fait de donner volontairement la mort à autrui constitue un meurtre. Il est puni de trente ans de réclusion criminelle » ;
– article 221-3 : « Le meurtre commis avec préméditation constitue un assassinat. Il est puni de la réclusion criminelle à perpétuité » ;
– article 132-72 : « La préméditation est le dessein formé avant l'action de commettre un crime ou un délit déterminé ».

Les données épidémiologiques françaises réalisées à la fin des années 1990 (études réalisées au niveau régional par le groupe ARCO, puis reprises à l'échelon national [10]) ont apporté des éléments déterminants pour la réflexion.

Étude LATAREA [10]

Ont participé à cette étude 102 centres français répartis sur tout le territoire. Les données épidémiologiques de toutes les admissions en réanimation ont été enregistrées pendant 2 mois consécutifs. Les décisions de limitation, d'arrêts thérapeutiques ont été relevées permettant de donner la fréquence de telles décisions, les caractéristiques des patients chez lesquels ces décisions étaient prises et les modalités de prise de décision. Les caractéristiques cliniques des patients avec décision de LAT étaient comparées à celle des patients sans décision de LAT.

Les données de 7 309 patients admis en réanimation ont pu être analysées. Les principaux résultats de cette étude sont les suivants : une décision de limitation des traitements était prise chez 336 patients (4,6 %), d'arrêt chez 113 patients (1,5 %) et de limitation suivi d'arrêt chez 358 patients (4,9 %). Ainsi 11 % des patients admis ont-ils fait l'objet d'une décision de limitation ou d'arrêt des traitements. Les caractéristiques des patients à l'admission en réanimation sont résumées dans le tableau S07-P09-C03-I.

Parmi les chiffres marquants de cette étude, on réalisait que 53 % des décès observés pendant le séjour en réanimation survenaient après une décision de LAT.

Tableau S07-P09-C03-I Caractéristiques des 7 309 patients en fonction de la décision ou non de limiter ou d'arrêter les thérapeutiques.

	Pas de LAT (n = 6 502)	Limitation thérapeutique (n = 336)	Arrêt thérapeutique (n = 113)	Limitation, puis arrêt thérapeutique (n = 358)
Âge	59	73	72	72
IGS 2	29	50	62	54
Décès en réanimation (%)	8,4	58,6	94,7	90,5

IGS 2 : indice de gravité simplifié ; LAT : limitation-arrêt thérapeutique.
(Modifié d'après Ferrand E, Robert R, Ingrand P, Lemaire F. Withdrawing and withholding. Lancet, 2001, 357 : 9-14.)

Les principales affections associées à une décision de LAT étaient : cirrhose, cancer, insuffisance cardiaque sévère, maladie neurologique chronique ou atteinte neurologique motrice sévère. Les principaux motifs invoqués pour les décisions de LAT étaient la sensation d'inutilité des traitements, la mauvaise qualité de vie estimée à l'issue du séjour en réanimation et l'âge. Un quart des patients pourtant conscients et « compétents » ne recevaient pas d'information sur la décision de limiter ou d'arrêter leurs thérapeutiques. De façon parallèle, presque 30 % des familles n'étaient pas informées des décisions de LAT. Celles-ci n'étaient mentionnées dans le dossier médical que dans 42 % des cas. Et la décision de LAT était prise par un seul médecin dans 12 % des cas.

Ainsi ces deux études ont-elles montré la réalité de la pratique de LAT malgré une législation à l'époque absente et la contradiction apparente entre la volonté de ne pas faire d'« acharnement thérapeutique », l'obligation de soulager le patient et la crainte de l'interdiction de favoriser la mort. Un certain nombre des résultats de ces études illustraient le malaise des praticiens face à ce dilemme éthique, en particulier l'absence d'information donnée aux patients ou à leur famille dans un nombre significatif de cas. Comment passer du rôle du médecin qui sauve à celui du médecin qui aide à mourir ? Cette première étape a permis aux réanimateurs d'assumer le « laisser mourir ». L'étape suivante a consisté à intégrer à leur pratique un exercice de médecine palliative où les objectifs principaux sont le confort du patient et l'accompagnement des proches pour aboutir à la notion de qualité de fin de vie [5].

Recommandations de la SRLF

La Société de réanimation de langue française (SRLF) a établi en 2002 des recommandations qui ont été réactualisées en 2009 [2] après la publication de la loi Leonetti et de ses décrets en 2005 et 2006, donnant un cadre juridique clair aux décisions de LAT.

Elles apparaissent comme l'aboutissement d'une réflexion éthique formalisée. De ces recommandations, on doit pour chaque patient pour lequel une décision de LAT est envisagée lister les éléments qui permettent de prendre cette décision (Tableau S07-P09-C03-II).

À cette analyse indispensable, s'adossent quelques réflexions qui soulignent les difficultés qu'il faut intégrer à la réflexion.

Estimation du mauvais pronostic

L'estimation du mauvais pronostic est le motif le plus souvent invoqué pour justifier une décision de LAT. Le terme anglo-saxon de *futility* qu'il ne faut pas traduire par « futilité » englobe le mauvais pronostic de la maladie en cours et tient compte des comorbidités et de la qualité de vie escomptée. Selon Schneiderman et al., il s'applique quand la probabilité de survie est inférieure à 1 % [15]. Il est cependant difficile d'établir avec précision le pronostic des maladies à l'échelon de l'individu et les situations cliniques pour lesquelles la probabilité de survie est si faible sont peu fréquentes. En effet, la prédiction d'un pronostic péjoratif repose sur un faisceau d'arguments et il n'existe pas d'outil pertinent pour prédire la survenue du décès chez un patient de réanimation. De plus, le pronostic de certaines maladies graves est le plus souvent exprimé par une médiane de survie qui sous-entend des écarts importants. Enfin, le pronostic des maladies évolue et nombre de patients qui n'étaient pas admis en réanimation il y a quelques années le sont maintenant sans beaucoup d'hésitation (par exemple, patients cirrhotiques ou patients porteurs d'hémopathies malignes).

Évaluation de la probabilité de décès

La capacité de prédiction du décès des patients par les cliniciens est en général médiocre. Quand ils sont interrogés la veille du décès d'un patient hospitalisé en réanimation, leur capacité d'estimer la probabilité de décès dans les 6 mois et à un moindre degré dans les 2 mois est mauvaise [12]. De façon générale, les cliniciens ont tendance à surestimer le risque de décès. Les raisons de cette surestimation ont été analysées et plusieurs hypothèses ont été formulées : ressemblance de la maladie prise en charge avec une forme classique de la maladie s'accompagnant d'un risque élevé de complications ; assimilation à tort à une forme classique de la maladie s'accompagnant d'un risque élevé de complications. La surestimation du risque de décès peut également apparaître comme une barrière psychologique qui aide à accepter la « mauvaise surprise » de cette évolution défavorable.

Les scores utilisés en réanimation pour estimer la gravité d'un patient (indice de gravité simplifié [IGS] 2, *acute physiologic and chronic health evaluation* [APACHE] II, APACHE III, *mortality prediction model* [MPM] ou score de défaillance d'organe) sont pertinents pour établir des corrélations entre leur chiffre moyen et la mortalité d'une population. Cependant, leur performance estimée à partir des courbes ROC (*receiver operating characteristic*) n'est pas assez bonne pour être utilisée à l'échelon individuel. En effet, il est impossible qu'un indice de gravité prenne en compte toutes les caractéristiques du patient. De plus ces indices « vieillissent » et leur pertinence s'émousse avec le temps. La mortalité a tendance à diminuer dans les services de réanimation et les versions actualisées des scores de gravité classiques sont peu utilisées. L'utilisation d'indices dynamiques a été proposée. En particulier, la répétition de la mesure de score de défaillance d'organe semble augmenter la performance pour la détermination du pronostic des malades en réanimation, mais cela n'a pas été proposé comme marqueur d'aide à la décision de limitation thérapeutique.

Amélioration du pronostic des maladies chroniques

En trente ans, la mortalité de certaines pathologies (cirrhoses, hémopathies malignes), quand ces patients étaient admis en réanimation et que la ventilation artificielle était nécessaire, est passée de plus de 80 à 50 %. Cela module de façon parallèle les conditions d'admission et l'intensité des soins apportés à ces malades en réanimation.

Influence de l'âge

L'âge est indiscutablement un facteur de gravité, comme le montre le poids qu'il représente dans tous les indicateurs de gravité utilisés en réanimation (IGS 2, APACHE II). Mais il est clair que l'âge biologique n'est pas un bon marqueur ni de survie, ni de qualité de vie à l'issue d'un séjour en réanimation. Des études ont montré qu'après ajustement sur la gravité, les durées de ventilation mécanique et les durées de séjour en réanimation et à l'hôpital sont identiques, voire plus courtes chez les sujets de plus de 75 ans que chez les patients plus jeunes [8]. De plus, l'âge n'est pas synonyme de dégradation des conditions de vie au décours d'un séjour en réanimation. La qualité de vie retrouvée estimée 6 mois après un séjour en réanimation est similaire entre les sujets âgés

Tableau S07-P09-C03-II Éléments à prendre en compte systématiquement pour une décision de limitation-arrêt thérapeutique.

Éléments à considérer	
Mauvais pronostic de la maladie aiguë	√
Mauvais pronostic de la ou des maladies chroniques associées	√
Mauvaise qualité de vie estimée avant l'admission en réanimation	√
Mauvaise qualité de vie estimée à l'issue du séjour en réanimation	√
Recherche de la volonté du patient	√
Information des proches et recueil de leur témoignage des volontés exprimées du patient	√
Réflexion collégiale impliquant les personnels médicaux et paramédicaux en charge du patient	√
Avis médical extérieur au service	√

de plus de 70 ans et les patients plus jeunes. Ainsi la pondération de l'âge comme facteur de gravité doit-elle tenir compte de la présence ou non de comorbités associées.

Mauvaise qualité de vie

La mauvaise qualité de vie antérieure au séjour et la mauvaise qualité de vie escomptée à l'issue du séjour en réanimation sont des éléments déterminants de la décision de LAT. Or, il n'y a pas de critère de bonne ou de mauvaise qualité de vie. Elle associe des indices physiques, essentiellement moteurs et respiratoires, des indices cognitifs, la présence de douleurs, la notion de dépendance pour les gestes de la vie quotidienne. Tout cela est modulé par la tolérance individuelle vis-à-vis du handicap et les éléments qui peuvent être aidants pour accepter ce handicap (entourage familial, moyens financiers…). La question de la perception du handicap réel et de celle de la projection d'un handicap potentiel, exprimées dans d'éventuelles directives anticipées par des personnes non confrontées réellement à ces handicaps, peuvent souligner le risque de directives anticipées trop contraignantes si elles ne sont pas restreintes à certaines situations. Nombreux sont les témoignages de patients terrassés par une maladie inattendue spectaculaire qui les conduit en réanimation et de laquelle ils garderont des séquelles majeures (tétraplégie, amputations multiples…). Effrayés par les perspectives d'une vie de dépendance, ils apprennent par la force des choses à cohabiter avec leur handicap, puis à vivre avec. De façon analogue, les éléments qui caractérisent la qualité de vie au cours d'une maladie cancéreuse évoluée sont multiples et peuvent varier avec le temps.

Une meilleure connaissance de la vie « après la réanimation » devrait nous aider à mieux appréhender ce que représente cette qualité de vie estimée à l'issue du séjour en réanimation. Une complexité supplémentaire est ajoutée quand il s'agit de patients cérébro-lésés dont on ne peut pas et dont on ne pourra pas recueillir le ressenti.

Ainsi, dans la démarche systématisée de la recherche des éléments à rassembler pour la prise de décision de LAT, les éléments d'appréciation de la qualité de vie sont-ils déterminants pour la prise de décision, mais leur analyse précise est complexe.

Collégialité

Pour éviter le danger de la prise de décisions de LAT par un médecin unique, il est apparu nécessaire, et cela est dorénavant une obligation légale, que les décisions soient prises après une discussion collégiale.

Cette collégialité nécessite la présence d'au moins deux médecins et celle des paramédicaux (infirmière, aide-soignante et le cas échéant kinésithérapeute, psychologue) en charge du patient. Elle peut être étendue à un nombre plus important de médecins et de paramédicaux de l'unité. La collégialité ne signifie pas unanimité, mais c'est la possibilité à tous les participants de s'exprimer quant à la perception de la prise en charge du patient. Au final, la responsabilité de la prise de la décision est médicale. Le compte rendu de ces réunions doit être inscrit dans le dossier du patient.

Information des proches

L'information des proches et la transparence de la décision sont indispensables dans tous les cas. Il est important de souligner qu'il n'y a pas de « hiérarchie » au sein des proches. Tous ont droit à l'information. Les proches doivent être informés de la gravité de la situation clinique. Ils sont également les témoins privilégiés de la volonté du patient quand celle-ci a été exprimée. La personne de confiance, quand elle a été désignée de façon claire par le patient, est la plus à même de transmettre les souhaits du patient en matière de fin de vie. Ni les proches, ni la personne de confiance ne peuvent se substituer à la volonté du patient. La difficulté tient au fait que, dans nombre de situations, le patient ne s'était pas prononcé en matière de souhaits dans une situation potentielle de fin de vie. Il est alors nécessaire de distinguer ce qui peut être spéculé par les proches comme pouvant correspondre aux souhaits du patient et ce qui serait la projection de la volonté des proches eux-mêmes. La décision finale, comme stipulée dans la loi Leonetti, est médicale. Cette décision et son application doivent intégrer l'état d'anxiété, de stress et la compréhension des proches. Une tendance récente est d'accepter de réellement partager la décision avec les proches. Ceux-ci sont intégrés par certaines équipes à la discussion collégiale par les équipes de soignants.

Directives anticipées

Peu de personnes ont rédigé leurs directives anticipées et peu ont bien intégré les conditions de leur rédaction. La loi Leonetti de 2005 exigeait de rechercher leur existence et de les consulter quand elles existaient. Mais elles n'étaient pas contraignantes. Les nouvelles dispositions légales de 2016 donnent l'obligation d'en tenir compte ou de motiver, de façon écrite et collégiale, ce qui justifierait de leur non-respect par les équipes médicales. Il faut cependant reconnaître au patient le droit de ne pas vouloir les exprimer car elles peuvent également être une source d'angoisse pour lui, même si elles sont à tout moment révocables. Ainsi est-il crucial que la compréhension de ce qu'elles représenteraient soit bien assimilée avant de les proposer aux patients.

Consultant extérieur

La loi Leonetti oblige l'équipe médicale en charge du patient de recueillir un avis extérieur au service pour les décisions de LAT. Ce médecin extérieur ne doit pas avoir de lien hiérarchique avec le demandeur [6].

Existe-t-il une différence entre limitation et arrêt thérapeutique ?

Il est classique de dire qu'il n'y a pas de différence entre limitation thérapeutique et arrêt thérapeutique [1]. D'ailleurs, l'acronyme consacré pour ces deux situations est unique : LAT pour limitation-arrêt thérapeutique. Effectivement, si l'on considère le processus de décision, on accepte aisément une totale similitude des éléments qui conduisent à cette prise de décision comme cela est très clairement explicité dans les recommandations de la SRLF pour guider la prise de décision [2]. La loi Leonetti non plus ne fait pas de distinguo entre limitation et arrêt thérapeutique (loi n° 2005-370). Ces deux situations ont en effet en commun la volonté de non-obstination déraisonnable. En revanche, si on se place en aval de cette prise de décision, une différence majeure existe que l'on peut rapporter à l'intentionnalité comprise dans ces situations. En effet, dans une situation de limitation thérapeutique, l'intention primaire n'est par la mort du patient, puisqu'un certain nombre de thérapeutiques sont maintenues et que le patient peut avec des thérapeutiques limitées dans leur intensité franchir le cap, quitter la réanimation et dans un nombre non négligeable de cas, regagner son domicile avec une qualité de vie identique à celle qui précédait son admission en réanimation. Ainsi en quelque sorte « tant pis si le patient meurt », et bien entendu, « tant mieux s'il survit ». Alors qu'en cas d'arrêt thérapeutique, l'effet attendu, voire espéré, est la mort du patient puisque la situation est sans espoir de retour à une vie de qualité. L'intentionnalité est alors en quelque sorte « tant mieux si le patient meurt », à condition de s'assurer de la meilleure qualité possible de fin de vie.

Modalités de l'arrêt thérapeutique

Quelles que soient les modalités d'arrêt thérapeutique choisies, trois principes doivent être respectés : garantir l'absence de souffrance pour le patient, respecter des volontés éventuellement exprimées pour sa fin de vie et accompagner les proches et poursuite des soins [2, 7]. En effet, l'arrêt des thérapeutiques ne signifie jamais l'arrêt des soins.

Absence de souffrance

L'utilisation systématique de sédatifs et d'analgésiques est recommandée en cas d'arrêt des thérapeutiques. Les produits le plus souvent utilisés sont les morphiniques et les benzodiazépines (midazolam) [5]. L'objectif (intentionnalité) est de s'assurer de l'absence de douleur et du confort du patient. Le fait que ces produits puissent accélérer dans certains cas le processus de décès doit être assumé, mais cela ne doit pas être l'intention dans la prescription. Des discussions sont en cours pour intégrer la notion de « sédation profonde jusqu'à la mort » à une modification de la loi Leonetti suggérant la possibilité d'« aider à mourir » sans que pour autant cela indique une autorisation du « faire mourir ». Ainsi l'utilisation de substances provoquant directement la mort est-elle proscrite.

Il existe de nombreuses recommandations pour la pratique de la sédation en fin de vie [15]. De façon schématique, la sédation peut soit être adaptée à l'inconfort du patient après l'arrêt de la ventilation [15], soit être introduite de façon systématique et préemptive avant l'arrêt de la ventilation, sans attendre la survenue de signes de détresse chez le patient. Il n'y a pas de consensus sur les doses à utiliser. L'objectif théorique est d'utiliser des doses nécessaires pour que le patient soit soulagé, même si les doses utilisées peuvent accélérer le processus de décès (cela est parfois appelé « théorie du double effet ») [16]. L'impact direct de l'utilisation de morphiniques sur l'accélération du décès lors de détresses respiratoires est cependant discuté et il ne semble cependant pas y avoir de corrélation forte entre sédation/analgésie et durée de survie. Des écarts de 10 s'observent dans la littérature quant aux doses de sédatifs et de morphiniques utilisées et il n'est pas certain que l'objectif de confort optimal du patient soit le seul considéré. L'augmentation des doses afin de provoquer le décès ou l'utilisation de curares dans le but de mettre fin à une agonie sont interdits en France, mais débattus dans la littérature.

Respect des souhaits de fin de vie et accompagnement des proches

Une fois la décision d'arrêt thérapeutique prise, il faut s'enquérir des souhaits éventuellement exprimés par le patient pour sa fin de vie en rapport avec ses croyances religieuses et permettre aux proches d'accompagner le patient dans sa fin de vie. Il est recommandé d'élargir au maximum les horaires de visites si ceux-ci étaient limités.

Modalités de l'arrêt des thérapeutiques

Une fois la décision d'arrêt thérapeutique prise, toutes les thérapeutiques peuvent être arrêtées à l'exception des thérapeutiques contribuant au confort du patient [2, 15]. Parmi les thérapeutiques qui peuvent être arrêtées, plusieurs ont fait l'objet de discussions particulières : arrêts de la ventilation artificielle, de la nutrition et de l'hydratation.

Arrêt de la ventilation mécanique invasive

L'arrêt de la ventilation mécanique invasive, suppléance de la fonction respiratoire défaillante, occupe, par sa valeur hautement symbolique (le souffle, la vie), une place à part dans l'esprit des équipes de réanimation [4]. L'interrompre après l'avoir instaurée n'est pas toujours une évidence. De plus, malgré la sédation-analgésie qui encadre la procédure, la présentation clinique du patient peut être source de malaise pour les soignants et pour les proches. Ainsi, dans l'enquête publiée par Faber-Langendoen et al. en 1994, 15 % des médecins interrogés affirmaient ne presque jamais interrompre la ventilation mécanique (VM) chez des patients en fin de vie et 26 % considéraient qu'il existe une différence morale entre la limitation et l'arrêt de la suppléance respiratoire [9]. Soixante pour cent du personnel soignant interrogé considèrent l'arrêt de la ventilation mécanique comme différent de l'arrêt d'une autre suppléance vitale. Dans l'étude française publiée en 2001 sur les LAT en réanimation, la ventilation mécanique a été arrêtée chez 13 % (101/807) des patients pour lesquels une décision de LAT a été prise et 34 de ces patients ont été extubés [10]. Chez les patients présentant plus d'une défaillance d'organe, la ventilation mécanique n'est généralement pas arrêtée en première intention. Cet arrêt survient après l'arrêt des transfusions, de la dialyse et des amines vasopressives et avant l'arrêt de la nutrition parentérale, des antibiotiques, de l'expansion volémique et de la nutrition entérale.

De façon schématique, deux modalités d'arrêt de la ventilation mécanique invasive sont possibles : l'extubation « première » (*terminal extubation* des auteurs anglo-saxons) et l'arrêt progressif de la ventilation mécanique ou sevrage ultime (*terminal weaning*) consistant à diminuer par étapes les paramètres du respirateur (FiO_2, volume courant, fréquence respiratoire, pression respiratoire positive) jusqu'au décès du patient. Parfois, ces méthodes se succèdent, l'extubation n'étant réalisée qu'après une période initiale de réduction de la ventilation artificielle.

Le choix entre extubation ou sevrage ultime de la ventilation repose le plus souvent sur des arguments subjectifs. L'extubation a l'avantage théorique de ne pas poursuivre une thérapeutique invasive jugée inutile. Elle peut être considérée comme l'aboutissement clair et transparent d'une décision bien réfléchie permettant au patient de mourir « naturellement » sans technique résiduelle, aux soignants de se centrer sur les soins de confort et une prise en charge palliative, aux proches d'assister, voire de participer à la fin de vie de leur être cher sans aucune barrière technique supplémentaire [14]. Elle a cependant l'inconvénient d'être confronté aux râles, stridor post-extubation ou mouvements de gasp pouvant être vécus douloureusement par les proches ou les soignants. Le sevrage ultime a l'avantage théorique d'un meilleur confort apparent des patients, la présence du tube endotrachéal réduisant le risque de râles et de dyspnée obstructive. Il peut être ainsi considéré comme le souci d'éviter un acte jugé brutal et traumatisant pour le patient et son entourage, soignant ou non. Il peut être aussi considéré comme l'incapacité d'arrêter un traitement devenu inutile et en conséquence de prolonger pour un temps difficile à prédire, une survie devenue inutile. Dans le travail de Faber-Langendoen, les médecins déclaraient choisir l'extubation pour son absence d'ambiguïté (72 %), la perception des familles (34 %) et le confort des patients (34 %). Le sevrage ultime de la ventilation était choisi par les médecins pour des raisons très proches : le confort des patients (65 %), la perception des familles (63 %) et son caractère moins actif (49 %) [9].

Le ressenti des familles concernant l'arrêt de la ventilation mécanique et ses modalités est encore très mal connu. La dépression mesurée par des échelles d'anxiété-dépression pourrait être moindre pour les familles des patients décédés en réanimation pour lesquels la ventilation mécanique a été arrêtée. Dans une étude comparant deux modalités d'arrêt de ventilation, l'extubation semble associée à une plus grande satisfaction des familles que le sevrage ultime [11]. Cette étude montre néanmoins aussi qu'un décès « trop rapide » peut être source d'insatisfaction pour les proches. Des études sont en cours pour évaluer l'impact des modalités d'arrêt de la ventilation mécanique sur la satisfaction des proches et la survenue de deuils pathologiques ou symptômes dépressifs et pour analyser le vécu des soignants dans ces situations.

Arrêt de la nutrition et de l'hydratation

La nutrition artificielle constitue clairement un traitement qui peut être arrêté dans les procédures d'arrêt thérapeutique, ce qui est souligné dans la loi Leonetti. En effet, les constatations faites chez les grévistes de la faim et chez les personnes âgées refusant l'alimentation ont montré que les craintes d'une déchéance physique majeure et d'une indignité du corps étaient peu à craindre. Les difficultés sont néanmoins certaines quand la nutrition est le seul traitement susceptible d'être arrêté. Dans ces situations, l'accompagnement de fin de vie doit être associé, car le décès attendu mettra souvent plusieurs jours avant de survenir.

La tentation euthanasique. Loi Leonetti : faut-il aller plus loin ?

En 2012, à la suite des prises de positions des politiques, et notamment de François Hollande dans sa campagne pour l'élection présidentielle, le débat sur la possibilité de légaliser l'euthanasie dans certaines conditions a été relancé et une proposition de loi relative à l'assistance médicale pour mourir et à l'accès aux soins palliatifs a été déposée au Sénat le 8 juin 2012. Dans le rapport sur la fin de vie confié au Professeur Didier Sicard, deux points sont soulignés : d'une part, la méconnaissance de la loi Leonetti sur la fin de vie et l'insuffisance des stratégies d'information et de formation et, d'autre part, l'accent mis sur l'importance que pourraient revêtir les directives anticipées.

À plusieurs reprises, la Société de réanimation en langue française (SRLF), à travers des communiqués de presse, a insisté sur son engagement dans une démarche de soins palliatifs bien conduite et a souligné la nécessité de faire connaître et mieux appliquer la loi Leonetti qui offre un cadre juridique permettant de répondre à la grande majorité des situations de fin de vie en réanimation, estimant que le problème de l'euthanasie se posait peu en réanimation. Ainsi, au final, peu importe la durée qui précède la mort, du moment que le patient est (ou paraît) confortable. Le médecin n'est pas là pour décider du moment de la mort. Cependant, lorsque la mort attendue ne vient pas, cette attente prolongée peut être une source de souffrance pour un patient qui ne l'aurait pas souhaitée, pour ses proches pour lesquels cette attente sans autre issue que la mort peut être insupportable, et pour les soignants également. Le point crucial est de savoir si l'on peut se contenter d'une fin de vie en apparence confortable ou si une exception d'euthanasie peut paraître acceptable dans certaines situations de réanimation.

Dans une étude réalisée par questionnaire, ciblée sur un nombre restreint de situations cliniques intégrant des soins palliatifs bien conduits, un quart des répondants étaient favorables à une loi autorisant l'administration de substances létales [13]. De nombreux facteurs peuvent influencer le souhait d'accélérer le processus de décès chez un patient afin de mettre un terme au plus tôt à son agonie. Parmi ces facteurs, la frontière entre l'administration de substances directement létales et l'utilisation de la sédation terminale telle que proposée dans les conclusions de la « mission Sicard » est certainement un point crucial. La doctrine philosophique du double effet est souvent évoquée pour distinguer les situations où l'administration de produits sédatifs et/ou analgésiques, dont l'objectif premier est le confort du patient, peut dans certaines situations accélérer de façon assumée le processus de décès [3]. Cela est bien distinct de l'injection volontaire de produits directement létaux. L'intentionnalité de la sédation terminale a été largement discutée dans la littérature et pour certains, l'intentionnalité est malgré tout d'accélérer le processus de mort [3, 16]. Dans ces situations, la frontière entre la volonté d'assurer le confort du patient et la tentation euthanasique est floue. La pureté de l'intentionnalité peut apparaître irréaliste et il est impossible de prouver une « bonne » intentionnalité. Cela a été très détaillé récemment par le Comité consultatif national d'éthique dans son avis 121 en 2013, soulignant la distinction essentielle entre la sédation continue et l'euthanasie.

Cette tentation euthanasique pourrait être confortée par l'opinion du public favorable en majorité à l'euthanasie comme cela est rapporté dans le rapport Aubry sur la fin de vie en 2011 et dans plusieurs sondages réalisés auprès du grand public. Mais l'interprétation d'une opinion non étayée par une compréhension réelle de la problématique est discutable, ce d'autant que les risques potentiels d'une légalisation de l'euthanasie pouvant impliquer des patients vulnérables sont rarement explicités. Alors peut-être tout simplement faut-il accepter que la prescription de la sédation terminale puisse être ambivalente. Dans la modification de la loi Leonetti, on reconnaît le droit du patient en fin de vie à demander une sédation, non pas « pour mourir », mais « jusqu'à la mort ». Cela laisse malgré tout la porte ouverte à une prescription dont d'intentionnalité peut être ambivalente comme nous l'avons dit plus haut. La crainte sociétale peut être alors d'assumer une prescription qui (en particulier en réanimation) dépasserait la volonté explicite du malade.

Conclusion

En vingt ans, les décisions de limitations thérapeutiques en réanimation sont passées d'une pratique hétérogène, parfois taboue au sein même des unités, masquée à la famille dans nombre de cas, à une attitude transparente, guidée par des recommandations et en adéquation avec une loi adaptée à ces situations. Les travaux de recherche clinique dans ce domaine ont aidé à la prise de conscience et à l'évolution positive des pratiques. Même si la loi Leonetti paraît assez bien connue dans les unités, il reste encore des progrès à accomplir dans la formation auprès des équipes et des étudiants. Malgré tout, les discussions de limitations ou d'arrêts thérapeutiques ne sont pas toujours simples. Les recommandations formalisées servent de fil directeur à leur mise en place, mais des limites existent, liées à l'évaluation précise du pronostic et à l'appréciation de la qualité de vie. Les modalités d'arrêt de certains traitements comme la ventilation artificielle soulèvent encore un certain nombre d'interrogations. La question de la sédation ultime et de l'ambivalence de sa prescription sont posées. Enfin, il semble que la société veuille donner un poids important aux directives anticipées et à la personne de confiance. Cela doit être intégré au contexte particulier de la réanimation afin de savoir dans quelle mesure ou dans quelles situations cette approche est adaptée.

Bibliographie

1. American Thoracic Society Bioethics Task Force. Withholding and withdrawing life-sustaining therapy. Am Rev Respir Dis, 1991, *144* : 726-731.
2. Baud F, Begon E, Blettery B et al. Limitation et arrêt des traitements en réanimation adulte. Actualisation des recommandations de la Société de réanimation de langue française. Réanimation, 2010, *19* : 679-698.
3. Billings JA. Humane terminal extubation reconsidered : the role for preemptive analgesia and sedation. Crit Care Med, 2012, *40* : 625-630.
4. Campbell M. How to withdraw mechanical ventilation : a systematic review of the literature. Adv Crit Care, 2007, *18* : 397-403.
5. Chan JD, Treece PD, Engelberg RA et al. Narcotic and benzodiazepine use after withdrawal of life support : association with time to death ? Chest, 2004, *126* : 286-293.
6. Cremer R, Graftieaux JP, Renault A et al. Le consultant pour les limitations et les arrêts de traitement en réanimation. Réanimation, 2012, *21* : 231-235.
7. Curtis JR. Caring for patients with critical illness and their families : the value of the integrated clinical team. Respir Care, 2008, *53* : 480-448.
8. Ely EW, Evans GW, Haponik EF. Mechanical ventilation in a cohort of elderly patients admitted to an intensive care unit. Ann Intern Med, 1999, *131* : 96-104.
9. Faber-Langendoen K. The clinical management of dying patients receiving mechanical ventilation. A survey of physician practice. Chest, 1994, *106* : 880-888.
10. Ferrand E, Robert R, Ingrand P, Lemaire F. Withdrawing and withholding. Lancet, 2001, *357* : 9-14.
11. Gerstel E, Engelberg RA, Koepsell T, Curtis JR. Duration of withdrawal of life support in the intensive care unit and association with family satisfaction. Am J Respir Crit Care Med, 2008, *178* : 798-804.

12. Lynn J, Harrell F Jr, Cohn F et al. Prognoses of seriously ill hospitalized patients on the days before death : implications for patient care and public policy. New Horiz, 1997, *5* : 56-61.
13. Robert R, Salomon L, Haddad L et al. End of life in the intensive care unit : should French law be adapted. Ann Intensive Care, 2014, *4* : 6.
14. Rocker GM, Heyland DK, Cook DJ et al. Most critically ill patients are perceived to die in comfort during withdrawal of life support : a Canadian multicentre study. Can J Anaesth, 2004, *51* : 623-630.
15. Schneiderman LJ, Jecker NS, Jonsen AR. Medical futility : its meaning and ethical implications. Ann Intern Med, 1990, *112* : 949-954.
16. Truog RD, Campbell ML, Curtis JR et al. Recommendations for end-of-life care in the intensive care unit : a consensus statement by the American College of Critical Care Medicine. Crit Care Med, 2008, *36* : 953-963.
17. Truog RD, Brock DW, White DB. Should patients receive general anesthesia prior to extubation at the end of life ? Crit Care Med, 2012, *40* : 631-633.

Toute référence à cet article doit porter la mention : Robert R. Limitations et arrêts thérapeutiques en réanimation. *In* : L Guillevin, L Mouthon, H Lévesque. Traité de médecine, 5ᵉ éd. Paris, TdM Éditions, 2018-S07-P09-C03 : 1-6.

PARTIE S07-P10

Suppléance des défaillances d'organes en réanimation

Chapitre S07-P10-C01

Assistance circulatoire

Nicolas Bréchot, Matthieu Schmidt et Alain Combes

L'ECMO (acronyme pour *extracorporeal membrane oxygenation*) est un dispositif permettant d'obtenir la circulation du sang au travers d'une membrane d'oxygénation et de décarboxylation.

Par l'intermédiaire d'une canulation veino-artérielle (Figure S07-P10-C01-1), elle permet un support circulatoire biventriculaire à haut débit, couplé à une assistance respiratoire. Implantable rapidement au lit du patient, éventuellement par le biais d'équipes mobiles pour les patients intransportables, l'ECMO veino-artérielle périphérique (ECMO-VAP) est devenue la technique de première ligne pour de nombreux centres dans la prise en charge du choc cardiogénique réfractaire. Si elle n'a pas fait l'objet d'étude randomisée actuellement, son efficacité comme technique de sauvetage a été rapportée dans de nombreuses études de cohorte dans cette indication, avec une qualité de vie satisfaisante chez les survivants.

Par l'intermédiaire d'une canulation veino-veineuse (*voir* Figure S07-P10-C01-1), elle permet l'oxygénation et la décarboxylation du sang indépendamment de l'appareil respiratoire. Cette technique a montré son efficacité comme traitement de sauvetage dans le syndrome de détresse respiratoire aiguë (SDRA) réfractaire aux thérapeutiques conventionnelles. Elle pourrait avoir un rôle plus précocement au cours de cette pathologie en autorisant la mise en place d'une ventilation dite « ultraprotectrice ».

Généralités

Fonctionnement de l'ECMO

Le circuit d'ECMO (Figure S07-P10-C01-2) comprend une canule veineuse, multiperforée, située dans la veine cave inférieure à l'abouchement de l'oreillette droite, le plus souvent par l'intermédiaire d'une canulation fémorale. Celle-ci est reliée à la ligne veineuse d'admission. Le sang veineux est aspiré dans le circuit par l'intermédiaire d'une pompe centrifuge autorisant des débit de 4 à 7 l/min en moyenne, puis passe dans la membrane d'échanges gazeux permettant son oxygénation et sa décarboxylation. Il est ensuite réinjecté au patient, soit à rétro dans l'aorte par l'intermédiaire de la ligne de réinjection et la canule de réinjection, positionnée dans l'artère iliaque via l'artère fémorale commune en cas de canulation veino-artérielle, soit dans le système veineux (le plus souvent jugulaire interne) en cas de canulation veino-veineuse. La membrane d'échanges gazeux est balayée par ailleurs par un mélange air/oxygène régulé par le contrôleur de débit de gaz (« balayage de la membrane ») et de la fraction inspirée en oxygène (FiO_2). Le niveau de balayage régule l'épuration de CO_2 et la FiO_2 le niveau d'oxygénation du sang réadministré au patient. L'ensemble est relié à un contrôleur central, affichant en particulier le nombre de tours par minute imposé à la pompe et le débit sanguin résultant.

Dans une configuration veino-veineuse, il est important de noter que l'efficacité sur l'oxygénation dépend du rapport entre le débit d'ECMO et le débit cardiaque propre du patient. Un rapport débit d'ECMO/débit cardiaque supérieur à 60 % semble être nécessaire pour obtenir une saturation en oxygène supérieure à 90 %. L'épuration du CO_2, hautement diffusible, est quant à elle facilement assurée par l'ECMO, y compris à faible débit sanguin.

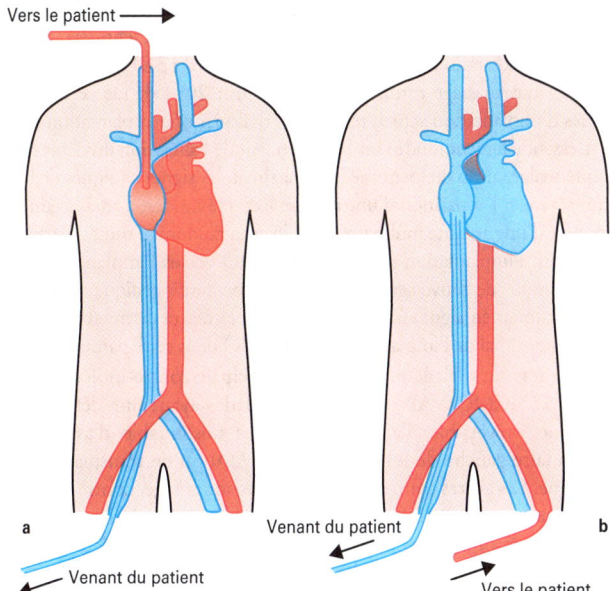

Figure S07-P10-C01-1 Exemple de canulation veino-veineuse (**a**) et veino-artérielle (**b**). (Modifié d'après Gaffney AM, Wildhirt SM, Griffin MJ et al. Extracorporeal life support. Br Med J, 2010, *341* : c5317.)

Médecine intensive-Réanimation

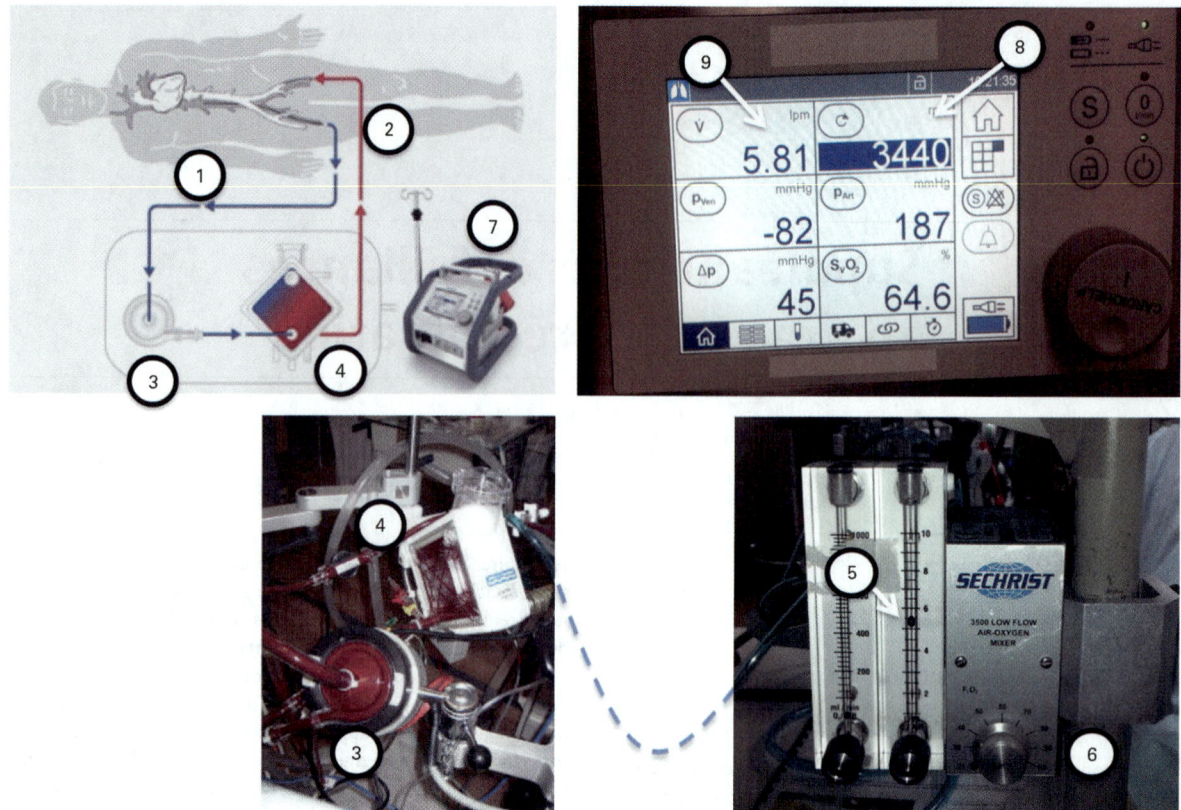

Figure S07-P10-C01-2 Description du circuit d'ECMO. (1) Ligne d'admission veineuse ; (2) ligne de retour ; (3) pompe centrifuge ; (4) membrane d'oxygénation ; (5) contrôleur du débit de gaz appliqué à la membrane ; (6) FiO$_2$ appliquée à la membrane ; (7) contrôleur ; (8) vitesse de pompe ; (9) débit sanguin.

Du fait d'une imprégnation à l'héparine, les circuits d'ECMO actuels ne nécessitent qu'une faible anticoagulation (ratio TCA de 1,5 à 2 fois le témoin), qui peut être stoppée en cas de saignement significatif.

Complications de l'ECMO

L'assistance par ECMO reste un traitement lourd. On estime qu'environ un patient sur deux développe une complication sévère directement liée à la présence de l'ECMO [1, 2, 9, 14]. La plupart nécessitent l'intervention isolée ou combinée d'un réanimateur, d'un chirurgien et/ou d'un perfusionniste, soulignant l'importance de prendre en charge ces patients dans des centres experts combinant ces différentes ressources. On note par ordre de fréquence : hémorragies au site d'implantation (10 à 30 %), infection du site d'implantation (15 à 20 %), accident vasculaire cérébral ischémique ou hémorragique (5 à 10 %) et complications liées au circuit de pompe (thrombose de circuit 3 %, hémolyse massive 2 %, décanulation 0,5 %). L'œdème pulmonaire hydrostatique (10 à 20 %) et les ischémies de membre (environ 10 %) sont restreints à la canulation veino-artérielle.

ECMO veino-artérielle

Indications

Classiquement, le recours à l'ECMO-VAP est à discuter devant un choc cardiogénique à débit cardiaque effondré (index cardiaque < 2,2 l/min/m^2, ou fraction d'éjection du ventriculaire gauche [FEVG] < 20 % et intégrale temps-vitesse [ITV] sous-aortique mesurée par échocardiographie < 8 cm) responsable d'une hypoperfusion tissulaire persistante (acidose lactique, défaillance rénale et/ou hépatique persistante) malgré l'administration de fortes doses de catécholamines (adrénaline > 0,2 μg/kg/min ou dobutamine > 20 μg/kg/min associée à la noradrénaline > 0,2 μg/kg/min) et l'optimisation de la volémie.

Le moment optimal pour l'implantation de l'ECMO a cependant considérablement évolué après les résultats des premières cohortes d'ECMO. En effet, les facteurs prédictifs d'échec de l'ECMO-VAP dans ces cohortes sont l'implantation de l'ECMO chez un patient déjà défaillant rénal (odds-ratio [OR] : 6,5) ou hépatique (OR : 3,9) ou, plus tardivement, sous massage cardiaque externe (OR : 20) [5]. De ce fait, les critères d'implantation actuels tendent à privilégier une implantation précoce, essentiellement fondée sur la profondeur de l'altération du débit cardiaque malgré un traitement médical maximal, les signes cliniques de bas débit sévère et l'apparition d'une acidose lactique modérée, mais avant la survenue d'une atteinte multiviscérale. Un essai randomisé multicentrique comparant l'implantation précoce de l'ECMO versus l'implantation en thérapeutique de sauvetage au cours du choc cardiogénique post-syndrome coronarien aigu, l'étude ANCHOR, permettra de mieux préciser le *timing* optimal de l'implantation de l'ECMO dans cette pathologie.

En dehors du malade moribond, la principale contre-indication au recours à l'ECMO-VAP est, chez des malades ayant une défaillance cardiaque irréversible, l'absence de projet raisonnable d'assistance ventriculaire gauche de longue durée (LVAD) ou de transplantation cardiaque. Les autres contre-indications classiques (âge, contre-indication à une anticoagulation…) ne sont que relatives du fait du pronostic extrêmement sombre du choc cardiogénique réfractaire en l'absence de traitement par assistance circulatoire.

Les unités mobiles d'assistance circulatoire (UMAC) ont une importance potentielle majeure dans l'implantation des ECMO veino-artérielles, chez des patients bien souvent intransportables vers les centres disposant de ces techniques. Elles permettent l'implantation de

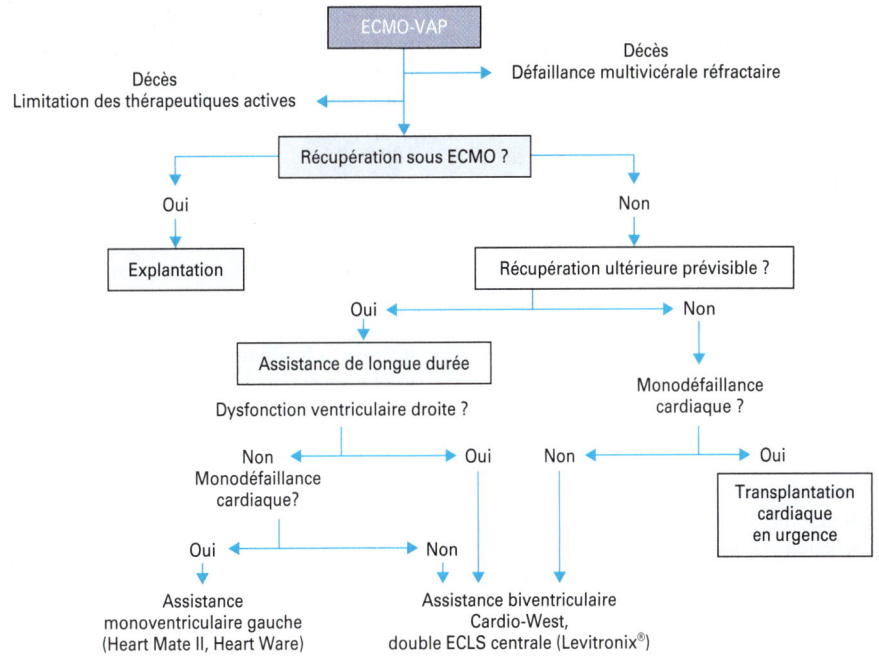

Figure S07-P10-C01-3 Représentation schématique du devenir sous ECMO. ECLS : *extracorporeal life support* ; VAP : veino-artérielle périphérique.

l'ECMO-VAP directement dans le service de réanimation où le malade est pris en charge, et son transfert vers le centre expert. Dans une large cohorte prospective de 210 patients, le pronostic des patients était similaire en analyse multivariée que l'ECMO-VAP soit implantée dans un centre expert ou par une unité mobile d'assistance circulatoire [2].

Devenir sous ECMO veino-artérielle

La mise en place de l'ECMO-VAP permet le plus souvent la stabilisation clinique du malade, et sert de période de « triage » en vue d'une attitude thérapeutique ultérieure (*bridge to decision*). Les patients ayant une défaillance cardiaque rapidement réversible (myocardite, intoxication médicamenteuse, dysfonctionnement primaire du greffon…) pourront le plus souvent être sevrés de l'ECMO (*bridge to recovery*). Le sevrage est conduit de façon simple : les patients présentant une récupération myocardique visible sur leur pression pulsée et leur échographie cardiaque sont testés lors d'une épreuve de sevrage. Celle-ci consiste en la baisse du débit d'ECMO (environ 1 l/min) durant 10 à 15 minutes. L'ECMO est explantée en cas de stabilité hémodynamique et de paramètres échographiques compatibles avec le sevrage (FEVG > 20 %, ITV_{ssAo} > 12 cm et onde S' à l'anneau mitral > 6 cm/s) [1].

Ceux évoluant vers une défaillance multiviscérale réfractaire ou dont l'état clinique ne permet pas qu'ils soient candidats à la transplantation cardiaque ou à l'assistance de longue durée (en raison, par exemple, de lésions cérébrales sévères et irréversibles) seront sevrés de l'ECMO dans le cadre d'une limitation des thérapeutiques actives. Les patients non sevrables de l'ECMO-VAP et avec un projet thérapeutique curatif bénéficieront soit d'une assistance circulatoire de longue durée (*bridge to long term assist device*), soit d'une transplantation cardiaque (*bridge to transplant*) si leur état clinique le permet (récupération des différentes défaillances d'organes initiales, en particulier rénale). Un exemple d'algorithme décisionnel est présenté à la figure S07-P10-C01-3.

Les études de cohortes montrent qu'en suivant cet algorithme, la survie à long terme des malades présentant un choc cardiogénique réfractaire est globalement de l'ordre de 40 %. La qualité de vie des survivants est bonne, malgré quelques limitations dans les activités physiques et les interactions sociales [5, 6, 10]. Là encore, l'évolution récente des pratiques vise à raccourcir ce temps de « triage », sachant que les différentes complications de l'ECMO-VAP commencent à s'accumuler après 7 à 15 jours d'assistance.

Résultats de l'ECMO veino-artérielle

Les avancées récentes dans le domaine de l'assistance par ECMO viennent du relatif recul obtenu sur cette technique. Il apparaît que les résultats de l'assistance varient très fortement d'une pathologie à une autre, essentiellement sous la dépendance du potentiel de récupération myocardique qui lui est associé. De ce fait, l'étiologie sous-jacente du choc cardiogénique joue un rôle primordial dans l'indication et la conduite de l'assistance circulatoire (Figure S07-P10-C01-4).

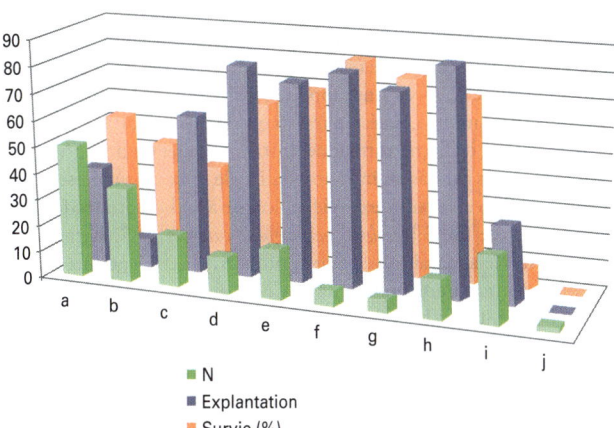

Figure S07-P10-C01-4 Nombre de cas par pathologie (N), taux d'explantation et de survie en réanimation. Cohorte de 200 patients assistés d'une ECMO veino-artérielle périphérique entre 2009 et 2011 dans le service de Réanimation médicale de l'hôpital Pitié-Salpêtrière (Paris). (a) Syndrome coronarien aigu ; (b) myocardiopathie dilatée ; (c) post-cardiotomie ; (d) dysfonction primaire du greffon ; (e) myocardite aiguë ; (f) intoxication médicamenteuse ; (g) embolie pulmonaire ; (h) choc septique réfractaire ; (i) arrêt cardiaque extrahospitalier ; (j) dysfonction tardive du greffon.

Phase aiguë de l'infarctus du myocarde

Le choc cardiogénique réfractaire à la phase aiguë de l'infarctus est la principale indication d'assistance circulatoire. Cette indication n'a jamais fait l'objet d'étude randomisée puisque son évolution sans assistance circulatoire est quasi systématiquement fatale. Cependant, une récente étude rétrospective de type avant/après, réalisée à Taïwan entre 2004 et 2008 s'est intéressée au sujet [15]. Elle a évalué la faisabilité et l'impact de la réalisation de la coronarographie sous ECMO-VAP chez 58 ans patients admis pour un choc cardiogénique à la phase aiguë d'un infarctus du myocarde. La population restant stable en termes de caractéristiques démographiques et de gravité sur les deux périodes de l'étude, la mortalité à un an a été fortement diminuée après l'introduction de l'ECMO-VAP (passant de 76 à 37 %). Le pronostic des malades implantés d'une ECMO-VAP à la phase aiguë d'un infarctus du myocarde a été récemment étudié dans un autre centre chez 77 patients [6]. La durée de l'assistance par ECMO-VAP était de 9,8 ± 7,1 jours. Dix-neuf malades (24 %) ont été sevrés de l'ECMO-VAP, quarante (52 %) sont morts sous ECMO-VAP, cinq (6,5 %) ont été transplantés, neuf (11,6 %) ont bénéficié d'une LVAD et quatre (5,2 %) d'une assistance circulatoire de longue durée biventriculaire. La survie à 30 jours et hospitalière étaient respectivement de 38,9 et 33,8 %.

Une des problématiques chez ces patients est de réussir à prédire le potentiel de récupération myocardique sous ECMO. En effet, les malades à faible potentiel de récupération doivent être précocement orientés vers une assistance circulatoire de longue durée (typiquement une LVAD) ou une transplantation cardiaque, avant la survenue de complications liées à l'ECMO.

Décompensation de cardiomyopathie dilatée

L'intérêt de l'ECMO-VAP en cas de choc cardiogénique réfractaire chez un patient porteur d'une cardiomyopathie dilatée a été peu étudié. Une cohorte récente du service a rapporté l'évolution de 74 malades implantés dans cette indication. Vingt-six patients (35 %) étaient vivants à un an, vingt-deux ayant été transplantés, trois implantés d'une assistance de longue durée et un seulement a pu être sevré. Le recours à l'ECMO-VAP dans cette indication nécessite donc l'existence d'un projet crédible de transplantation cardiaque ou d'assistance de longue durée, en l'absence de facteur décompensant clair.

Arrêt cardiaque réfractaire

L'utilisation de l'ECMO-VAP comme thérapeutique de sauvetage au cours d'un arrêt cardiaque réfractaire est très controversée. De nombreuses études de cohortes ont rapporté l'utilisation de l'ECMO-VAP dans cette indication. Les résultats varient de façon majeure selon le lieu de survenue de l'arrêt cardiaque (intrahospitalier ou hors hôpital).

En cas d'arrêt cardiaque intrahospitalier, le taux de survie se situe entre 34 et 58 % et le taux de survie prolongée avec bon pronostic neurologique (score CPC [cerebral performans category] 1-2) entre 24 à 38 %. La survie apparaît inversement proportionnelle à la durée de la réanimation avant implantation de l'ECMO et passe de 30 à 17 % au-delà de 60 minutes [4].

En cas d'arrêt cardiaque extrahospitalier, les résultats de l'ECMO-VAP sont bien plus incertains. Dans une cohorte japonaise de 162 arrêts cardiaques extrahospitaliers, devant témoins, avec une durée de réanimation supérieure à 20 minutes, 53 malades ont été implantés d'une ECMO-VAP. La survie à 3 mois avec un bon pronostic neurologique était significativement améliorée dans le groupe ECMO-VAP, mais restait faible (15 contre 2,8 %) dans le groupe traitement conventionnel. Les durées moyennes de *no-flow* et de *low-flow* étaient respectivement de 2 (0-8) minutes et 49 (41-59) minutes. Dans une autre étude de cohorte de 51 malades ayant des durées moyennes de *no-flow* (3 minutes) et *low-flow* (120 minutes) plus longues, les résultats étaient décevants puisqu'il n'y avait que deux survivants (4 %) avec une bonne évolution neurologique à J28. Dans cette étude, 90 % des patients étaient morts dans les 48 premières heures de défaillance multiviscérale avec hémorragies massives. Un *no-flow* supérieur à 5 minutes et une CO_2 expirée ($EtCO_2$) inférieure à 10 mmHg avant l'implantation de l'ECMO-VAP étaient associés à une mortalité de 100 %.

L'implantation d'une ECMO-VAP semble donc raisonnable en cas d'arrêt cardiaque intrahospitalier réfractaire chez des malades sélectionnés, en bon état général et avec des durées de réanimation courtes. L'utilisation de cette technique en cas d'arrêt cardiaque extrahospitalier réfractaire est très discutable et doit être réservée à des patients extrêmement bien sélectionnés, sans comorbidité et ayant un *no-flow* inférieur à 5 minutes, un *low-flow* inférieur à 100 minutes et une $EtCO_2$ supérieure à 10 mmHg au moment de l'implantation.

Défaillance cardiaque en post-opératoire de chirurgie cardiaque

Le choc cardiogénique en post-opératoire de chirurgie cardiaque est historiquement la première situation ayant justifié le développement de l'ECMO. Il survient après 0,5 à 2,9 % des chirurgies cardiaques nécessitant une circulation extracorporelle (CEC). Le recours à l'ECMO-VAP dans cette indication repose sur la capacité de récupération supposée du myocarde sidéré par la chirurgie cardiaque. Les résultats sont en pratique décevants en raison de l'âge élevé des patients, de la fréquence et de la lourdeur de leurs comorbidités ainsi que de la préexistence fréquente d'une dysfonction myocardique.

Dans de grandes cohortes de malades implantés d'une ECMO-VAP en post-opératoire de chirurgie cardiaque, plus de la moitié des malades ont pu être sevrés de l'ECMO-VAP, mais seulement 24 à 33 % ont pu retourner à domicile et la survie à un an était de 17 à 29 %. Le délai entre la fin de la chirurgie et l'implantation de l'ECMO-VAP était plus court chez les survivants, soulignant encore une fois la nécessité d'implanter l'ECMO-VAP précocement, avant l'installation de la défaillance multiviscérale.

Myocardite aiguë

Le choc cardiogénique réfractaire au cours d'une myocardite aiguë est probablement l'indication de l'ECMO-VAP ayant le meilleur pronostic. En effet, la plupart des patients récupèrent rapidement de la dysfonction myocardique et sont sevrés avec succès de l'ECMO-VAP. Plusieurs grandes cohortes de malades ont rapporté l'efficacité de l'ECMO-VAP au cours de la myocardite fulminante. Dans une étude incluant 41 patients (âge moyen : 38 ans) présentant une myocardite fulminante compliquée d'un choc cardiogénique réfractaire, trente-trois d'entre eux ont bénéficié d'une ECMO-VAP avec une survie hospitalière de 70 % dans le groupe des patients assistés et une qualité de vie très satisfaisante [9]. Ce taux de survie élevé contraste avec la gravité extrême des malades avant l'implantation de l'ECMO-VAP (SAPS-II moyen : 56). La durée moyenne d'assistance était courte (10 jours), témoignant de la récupération rapide de la dysfonction myocardique chez ces patients. La FEVG était en moyenne de 57 % à 18 mois. Quatre patients ont dû être transplantés en raison d'une absence de récupération et sont sortis vivants de l'hôpital.

Intoxication médicamenteuse

L'ECMO-VAP est indiquée en cas de choc cardiocirculatoire réfractaire dans le cadre d'une intoxication médicamenteuse, et ce, même en cas d'arrêt cardiaque réfractaire (grade IIB, niveau de preuve C). Le bénéfice de l'ECMO-VAP dans cette indication a été évoqué par plusieurs modèles expérimentaux et dans de nombreux cas cliniques publiés. Une étude observationnelle a comparé le pronostic de deux groupes de patients présentant un choc cardiocirculatoire réfractaire dans les suites d'une intoxication aux cardiotropes et implantés ou non d'une ECMO-VAP. La survie était fortement augmentée dans le groupe ECMO-VAP par rapport au groupe sans ECMO-VAP (86 contre 48 % ; p = 0,02). L'ECMO-VAP semble utile dans cette indication, mais là encore, le moment opportun de l'implantation et l'efficacité en fonction de chaque drogue reste à déterminer.

Hypothermie profonde

L'ECMO-VAP est devenue la technique de référence pour le réchauffement des patients en arrêt cardiaque réfractaire dans un contexte d'hypothermie profonde (< 28 °C) depuis la publication de plusieurs cas isolés et de quinze survivants avec peu de séquelles neurologiques au sein d'une cohorte de trente-deux malades [16]. L'ECMO-VAP est en effet la technique de réchauffement la plus rapide et permet la prise en charge concomitante de l'insuffisance circulatoire. Puisque l'hypothermie augmente considérablement la tolérance cérébrale à l'ischémie, la réanimation des patients en arrêt cardiaque réfractaire sur une hypothermie profonde doit être agressive. Cependant, la mortalité des malades dans cette situation reste élevée, comprise entre 30 et 91 %. La problématique dans cette situation est de savoir si l'hypothermie précède l'hypoxie ou si elle la complique. Le pronostic des patients en arrêt cardiaque hypoxique compliqué d'hypothermie est catastrophique (entre 0 et 6 % de survie) avec des séquelles neurologiques importantes chez les survivants. Au contraire, les malades implantés d'une ECMO-VAP pour un arrêt cardiaque survenant après une hypothermie profonde ont un très bon pronostic, entre 60 et 100 % de survie avec des faibles séquelles neurologiques à long terme.

Embolie pulmonaire grave

La place de l'ECMO-VAP dans l'arsenal thérapeutique de l'embolie pulmonaire grave reste encore à préciser, notamment par rapport à la thrombolyse. Dans l'embolie pulmonaire grave réfractaire, l'utilisation avec succès de l'ECMO-VAP comme technique de sauvetage a été décrite à plusieurs reprises dans des cas rapportés, y compris chez des patients en arrêt cardiaque. Une des autres questions est de savoir si les malades implantés d'une ECMO-VAP dans cette indication doivent bénéficier d'un traitement complémentaire de l'embolie pulmonaire. Après l'implantation de l'ECMO-VAP, certains préconisent la réalisation d'une embolectomie endovasculaire ou chirurgicale pour accélérer la récupération ventriculaire droite. D'autres, au contraire, proposent d'attendre sous ECMO-VAP, la réalisation du processus naturel de fibrinolyse. Les futures études dans le domaine nous permettront de préciser le pronostic à court et long terme de ces deux attitudes thérapeutiques différentes.

Choc septique

L'ECMO-VAP est une technique validée de sauvetage en cas de choc septique réfractaire chez l'enfant. Chez l'adulte, la plupart des chocs septiques réfractaires sont des chocs vasoplégiques avec hyperdébit cardiaque et le recours à l'ECMO-VAP s'est révélé inefficace dans une étude taïwanaise incluant cinquante-deux patients [8]. Cependant, certains patients développent un profil hémodynamique particulier au cours du choc septique, marqué par une profonde dysfonction ventriculaire gauche associée au sepsis. Plusieurs succès isolés de l'ECMO-VAP ont été rapportés chez ces patients. L'ECMO-VAP a récemment été utilisé comme thérapeutique de sauvetage chez quatorze patients présentant une dysfonction myocardique réfractaire associée à un sepsis bactérien [3]. Les patients (âge médian = 45 ans) ont été implantés 24 heures en moyenne après le début du choc septique. Tous les patients présentaient une dysfonction myocardique lors de l'implantation avec une FEVG médiane de 16 % et un index cardiaque médian de 1,3 l/min/m^2, malgré de fortes doses de catécholamines (équivalent médian d'adrénaline de 2,5 µg/kg/min). Cette défaillance myocardique s'intégrait dans un tableau de défaillance multiviscérale sévère s'aggravant sous traitement médical maximal, avec un score SOFA médian à 18 et score SAPS-III médian à 84. Douze patients (86 %) ont pu être sevrés de l'ECMO-VAP après en moyenne 5,5 jours d'assistance et dix malades (70 %) sont retournés au domicile et étaient vivants après un suivi médian de 13 mois. La FEVG de tous les survivants était redevenue normale et ils présentaient tous un haut niveau de qualité de vie. Sous réserve d'une confirmation de ces résultats sur de plus larges cohortes, l'ECMO-VAP pourrait donc être une thérapeutique de sauvetage efficace chez ce type de patients.

ECMO veino-veineuse

La configuration veino-veineuse est la seule à utiliser en situation d'hypoxémie sévère, en l'absence de choc cardiogénique associé. En effet, l'utilisation d'une ECMO veino-artérielle en cas de dysfonction pulmonaire isolée va entraîner une compétition de flux entre l'éjection cardiaque par la valve aortique et le sang réinjecté à contre-courant dans l'aorte descendante. En conséquence, on peut observer une oxygénation normale de la partie inférieure du corps (c'est-à-dire le sang oxygéné par la membrane d'ECMO) associée à une hypo-oxygénation de la partie supérieure du corps (c'est-à-dire résultant de l'insuffisance d'oxygénation par les poumons). Cette situation, appelée « syndrome d'Harlequin », empêche par conséquent la mise en place d'une ventilation « ultraprotectrice » qui est un des bénéfices attendus de l'ECMO. L'ECMO dans une indication respiratoire permet de suppléer la ventilation mécanique dont l'utilisation seule était prise en défaut. Pour ce faire, l'ECMO va permettre d'oxygéner et d'épurer le CO_2 et, ainsi, de mettre au repos du poumon. Ainsi les deux principales indications de recours à l'ECMO dans le SDRA sont-elles l'hypoxémie réfractaire et/ou l'impossibilité de tolérer des stratégies de ventilation limitées en pression et en volume.

Les avancées majeures dans la conception des circuits d'ECMO et les résultats positifs de l'essai CESAR [12] ont relancé, depuis dix ans, l'intérêt pour la technique, chez les malades présentant les formes les plus sévères de SDRA. Ces dispositifs ont également été utilisés avec succès comme thérapeutique de sauvetage lors de la pandémie grippale A (H1N1). L'utilisation de l'ECMO plus précocement au cours du SDRA fait actuellement l'objet d'une étude multicentrique randomisée, l'étude EOLIA.

Résultats

Etudes anciennes

Les études de cohortes publiées jusqu'au milieu de la décennie 2000 font appel à la technologie d'ECMO la plus ancienne associant pompe à galet, réservoir à sang et oxygénateur en silicone. La survie était de l'ordre de 50 %. La première étude randomisée évaluant l'ECMO dans le SDRA a été conduite par le National Institutes of Health aux États-Unis dans les années 1970. Il s'agissait d'une étude multicentrique, randomisée, conduite sur une cohorte de 90 patients qui présentaient un SDRA sévère et réfractaire aux techniques de ventilation conventionnelle [17]. Le circuit d'ECMO fonctionnait sur le mode veino-artériel. La survie des patients dans cet essai était extrêmement faible (< 10 %), et l'essai ne mettait pas en évidence d'amélioration avec l'ECMO. Cependant, le protocole de cette étude très ancienne souffrait de limites méthodologiques importantes. Premièrement, il n'y avait pas de ventilation protectrice dans le groupe ECMO, ce qui avait entraîné l'apparition de complications barotraumatiques sévères. Par ailleurs, l'ECMO était veino-artérielle et, en cas d'échec d'amélioration après 5 jours, elle était retirée, ce qui écartait la possibilité d'une amélioration clinique retardée. Troisièmement, les patients étaient enrôlés dans l'essai après une longue période de ventilation, ce qui est facteur de risque majeur de mortalité sous ECMO. Quatrièmement, il y avait dans cet essai une incidence extrêmement importante de complications hémorragiques, probablement en rapport avec une anticoagulation excessive. Enfin, les centres ayant inclus les malades dans cet essai avaient une expérience limitée de cette technique. À la suite de cet essai négatif, le recours à l'ECMO pour les SDRA les plus sévères a fortement diminué. Concernant ce premier essai randomisé, l'évolution de la technique et les modifications de prise en charge de ces patients rendent difficilement transposables ces résultats à notre pratique en 2015.

Études de cohortes récentes

Dans les séries les plus récentes, les patients ont bénéficié de la technologie d'ECMO la plus moderne associant pompe centrifuge, oxygénateur à membrane de type polyméthylpentène, le circuit et l'oxygénateur bénéficiant d'un traitement de surface biocompatible. De plus, les équipes disposaient d'une unité mobile d'assistance qui permet de rapatrier sous ECMO les patients vers le centre de référence. La survie était de l'ordre de 70 %. En France, la série la plus récente de Schmidt et al. [14] rapporte l'expérience de trois centres, soit 140 patients traités entre 2008 et 2012. L'étiologie des SDRA était bactérienne pour 45 % des malades, grippale pour 26 % et post-opératoire pour 17 %. La survie hospitalière et à 6 mois était respectivement de 64 et 60 %. Dans cette cohorte, 68 % des malades avaient bénéficié d'une ECMO veino-veineuse grâce à une équipe mobile d'assistance respiratoire. Leur pronostic était comparable à celui des patients ayant reçu l'assistance veino-veineuse dans le centre de référence.

La pandémie grippale H1N1 de 2009, au cours de laquelle un nombre important de patients jeunes ont développé des formes extrêmement sévères de SDRA grippaux, réfractaires aux thérapeutiques conventionnelles, a considérablement relancé le recours à l'ECMO dans le SDRA. Le groupe collaboratif Australie-Nouvelle-Zélande (ANZICS) fut le premier à rapporter son expérience. Parmi les soixante-huit malades ayant bénéficié de l'implantation du dispositif, seulement 25 % étaient décédés, pour une population de malades présentant des signes d'extrême gravité clinique au moment de la prise en charge initiale (rapport PaO_2/FiO_2 médian à 56 mmHg, malgré une PEP médiane à 18 cmH_2O et un score de Murray médian à 3,8). Peu de temps après, les Britanniques rapportaient le devenir de quatre-vingts malades transférés vers l'un des quatre centres référents de ce pays pour la mise en place de l'ECMO. Parmi ces patients, soixante-neuf avaient effectivement bénéficié de la mise en place d'une ECMO. La mortalité était de 27,5 %. Une analyse comparant la survie de ces patients à des patients appariés, de même sévérité mais n'ayant pas été transférés, a montré un net bénéfice en faveur de la stratégie de transfert vers un centre référent pour la mise en œuvre éventuelle d'une ECMO.

Une mortalité légèrement plus élevée de 36 % était reportée dans la série française sur les données collectées par le réseau européen de ventilation artificielle (REVA)-grippe sur deux saisons hivernales auprès de 123 patients ayant bénéficié d'une ECMO veino-veineuse dans trente-trois centres. En analyse multivariée, les facteurs associés au décès étaient un âge et un taux de lactate plus élevés à l'initiation de l'ECMO et des pressions de plateau supérieure sous ECMO. En revanche, plusieurs autres groupes rapportaient des résultats plus contrastés. L'expérience japonaise concernait ainsi quatorze patients ayant bénéficié d'une ECMO dans douze centres du pays. La mortalité dans cette série était de 64 % et ces mauvais résultats étaient attribués par les auteurs à l'utilisation de canules de drainage veineux de diamètre insuffisant.

Essais randomisés

L'essai le plus récent CESAR a été conduit au Royaume-Uni de 2001 à 2006 [11]. Les critères de sélection des malades étaient un SDRA sévère caractérisé par un score de Murray supérieur ou égal à 3 ou une hypercapnie non compensée (pH < 7,20). Cet essai a comparé une stratégie de transfert sans ECMO des malades randomisés dans le groupe interventionnel vers le seul centre ECMO de l'étude (Glenfield, Leicester) pour la mise en place éventuelle d'une ECMO à une stratégie de prise en charge conventionnelle mais non protocolisée du SDRA dans le centre d'origine. Le critère primaire d'évaluation de cet essai était la mortalité ou une invalidité sévère (définie par le fait d'être confiné au lit ou d'être incapable de se laver ou s'habiller seul) 6 mois après la randomisation. L'analyse était faite en intention de traiter. Parmi les 180 patients randomisés dans 68 centres, quatre-vingt-dix ont été randomisés dans le bras « traitement conventionnel » et quatre-vingt-dix dans le bras « ECMO ». Au terme de l'essai, 37 % des patients du groupe ECMO et 53 % des patients du groupe contrôle étaient soit décédés soit sévèrement invalides (p = 0,03 ; risque relatif : 0,69 ; IC 95 % : 0,05-0,97). Il y avait aussi une tendance proche de la significativité à une réduction de la mortalité à 6 mois dans le bras ECMO (37 versus 45 % ; p = 0,07). Les patients du groupe conventionnel décédaient par ailleurs plus rapidement que les patients ayant bénéficié d'une ECMO (5 versus 15 jours). Cet essai est cependant critiquable à au moins deux niveaux. Premièrement, vingt-deux patients randomisés dans le bras ECMO ne reçurent pas le dispositif (décès durant le transport ou à l'arrivée dans le centre de malades en état extrêmement précaire, ou amélioration significative pour d'autres malades). L'autre problème méthodologique majeur de cet essai est l'absence de standardisation de la ventilation mécanique dans le groupe contrôle, où il était conseillé aux médecins prenant en charge les malades d'adopter une stratégie de ventilation protectrice sans plus de précisions. De façon importante les patients du bras ECMO de l'essai CESAR présentaient 6 mois après la randomisation des scores de qualité de vie comparables ou même meilleurs que ceux rapportés dans d'autres études évaluant des patients avec SDRA ayant été traité de manière conventionnelle.

L'utilisation de l'ECMO précocement au cours du SDRA fait actuellement l'objet d'une nouvelle étude multicentrique randomisée, l'étude EOLIA (*extracorporeal oxygenation for severe respiratory distress syndrom*, NCT01470703).

Effet « volume-pronostic » et impact de l'organisation territoriale de l'activité d'ECMO

Les séries d'ECMO pour SDRA publiées suite à la pandémie grippale de 2009-2011 permettent une analyse comparative des résultats obtenus dans différents pays pour une maladie très homogène dans sa présentation et sa sévérité. Ces données suggèrent que de meilleurs résultats ont été obtenus pour les patients traités dans des centres experts regroupant un nombre suffisant de malades et dans des pays où l'activité d'ECMO a été organisée et réglementée, comme au Royaume-Uni, en Italie ou en Australie. De même, ces résultats viennent d'être très récemment confirmés par l'analyse de la base ELSO comportant 10 588 adultes de 290 centres internationaux. Une relation entre le nombre de patients adultes traités par centre et la mortalité était constante tout au long de la période d'étude (1989-2013). À titre d'exemple, les patients recevant une ECMO dans un centre prenant en charge plus de trente patients ECMO par an avaient un risque de mortalité significativement inférieur à ceux hospitalisés dans un centre prenant en charge moins de six patients ECMO par an (odds-ratio ajusté : 0,61 ; IC 95 % : 0,46-0,80). Ces données plaident donc en faveur d'une organisation de l'activité d'ECMO en réseaux de soins régionaux ou interrégionaux établis autour d'un centre référent possédant la capacité de projection d'une unité mobile d'ECMO, comme c'est déjà le cas dans certains pays.

Sélection des patients

L'analyse des facteurs de risque avant la mise en place de l'ECMO a permis de créer, récemment, des modèles prédictifs de survie pour les patients recevant une ECMO veino-veineuse pour un SDRA sévère. À titre d'exemple, le score PRESERVE [14] est un score prédictif de mortalité (0 à 14 points) construit à partir des huit facteurs associés à la mortalité déterminés au moment de la mise en place de l'ECMO : un âge plus élevé, l'immunodépression, l'absence de décubitus ventral avant la mise en place de l'ECMO, le nombre de jours de ventilation mécanique avant l'ECMO, un score SOFA plus élevé, une pression de plateau élevée et une pression expiratoire positive basse. Ce score a permis d'identifier quatre groupes de malades ayant un pronostic significativement différent, la survie s'établissant à 97 % pour les scores les plus bas mais à seulement 16 % lorsque le score était supérieur ou égal à 7. Dans la continuité, le score RESP (*respiratory ECMO survival prediction*) a été créé à partir d'une cohorte de 2 355 patients extraite du registre de l'ELSO [13]. À partir de quinze items avant la mise en place de l'ECMO, incluant l'âge, l'immunodépression, la durée de ventilation mécanique, le diagnostic, la présence d'une dysfonction neurologique, d'une infection extrapulmonaire, l'utilisation de curares, de NO ou d'une perfusion de bicarbonate, d'un arrêt cardiaque, la $PaCO_2$ et la pression inspiratoire de crête, le score RESP et son support numérique (www.respscore.com) offraient un outil simple et validé pour permettre d'évaluer la survie de ces patients avant la mise en place de l'ECMO.

Que ce soit au travers d'étude de cohortes plus anciennes ou des modèles de survie récemment développés, les résultats de ces études pronostiques sont concordants pour suggérer que les meilleurs résultats sont obtenus lorsque le recours à l'ECMO est précoce dans l'évolution du SDRA, permettant une ventilation mécanique « hyperprotectrice » et protégeant le poumon de l'aggravation des lésions de dommage alvéolaire diffus par le ventilateur. Inversement, le recours à l'ECMO comme technique de sauvetage lorsque toutes les autres thérapies ont échoué semble associé à un pronostic plus péjoratif.

Spécificité de prise en charge de l'ECMO dans cette indication

Ventilation sous ECMO

Il est maintenant bien démontré que, de façon paradoxale, la ventilation elle-même est responsable de lésions spécifiques dites « associées à la ventilation » (VILI). Les objectifs de la ventilation sous ECMO sont de :
– prévenir le phénomène de « surdistension alvéolaire » en limitant le *strain* alvéolaire qui correspond schématiquement à la quantité de poumon normalement aérée qui reçoit le volume courant ;
– limiter les lésions d'ouverture-fermeture alvéolaire définies par la quantité de tissu pulmonaire collabé qui va se rouvrir lors de l'inspiration puis se refermer en fin d'expiration ;
– limiter les atélectasies de réabsorption induites par une haute fraction inspiratoire d'oxygène (FiO_2) administré dans des zones à faible rapport ventilation/perfusion.

En pratique, l'utilisation d'un volume courant inférieur à 6 ml/kg est actuellement recommandée, permettant une « mise au repos » des poumons par une ventilation dite « ultraprotectrice ». Ce concept de ventilation ultraprotectrice a été principalement étudié chez l'animal. Une réduction du volume courant de 12 à 6, puis à 3 ml/kg en appliquant une PEP identique à 10 cmH_2O dans un modèle de SDRA chez le rat permettait de diminuer l'œdème et les lésions pulmonaires et améliorer ainsi la protection de l'épithélium alvéolaire. De même, une régression logistique a posteriori des données de l'ARDS Network montrait qu'un volume courant et une pression de plateau en-deçà de 6 ml/kg et de 30 cmH_2O étaient associés à une meilleure survie.

Une ventilation ultraprotectrice, qui vise à réduire drastiquement le volume courant, doit s'accompagner d'une réduction de la pression de plateau. Le rôle de la PEP sous ECMO semble être majeur. En effet, il est important de conserver à l'esprit que, malgré l'ECMO, une réduction drastique du volume courant peut entraîner des atélectasies et des modifications sévères des rapports ventilation/perfusion qui peuvent être prévenues par des hauts niveaux de PEP. Le niveau de PEP optimale sous ECMO est actuellement inconnu et doit probablement varier en fonction de la compliance thoracique du patient. Il semble néanmoins probable que le niveau de PEP doit être supérieur à la valeur de 10 cmH_2O suggérée par les recommandations de l'ELSO (Extracorporeal Life Support Organization). Le réglage de la PEP doit être monitoré régulièrement par échographie cardiaque afin de prévenir la défaillance hémodynamique induite par la dysfonction ventriculaire droite.

Pour limiter la toxicité pulmonaire de l'oxygène, la FiO_2 du ventilateur sera réduite au plus bas pour garder une saturation artérielle supérieure à 85 %. Le réglage de la fréquence respiratoire est plus débattu, certains auteurs ayant suggéré qu'une fréquence respiratoire élevée pourrait augmenter les lésions de stress induites par la ventilation mécanique. En conséquence, les avis d'experts sur ce sujet sont controversés avec des fréquences respiratoires recommandées de 4 à 30 cycles/min. Dans notre expérience, la fréquence respiratoire sous ECMO est réglée de façon à maintenir le pH et la $PaCO_2$ dans des valeurs normales.

Enfin, à l'heure actuelle, le choix du mode ventilatoire au cours de l'ECMO semble être guidé par les habitudes et les moyens disponibles dans chaque centre. La majorité des centres utilise, à la phase initiale de la prise en charge du SDRA sous ECMO, des modes de ventilation contrôlée en pression ou volume.

Ainsi, bien qu'aucune étude randomisée n'ait comparé différentes stratégies ventilatoires sous ECMO à ce jour, il semble raisonnable de recommander une ventilation « ultraprotectrice ». Cette stratégie devra associer une réduction du volume courant (< 6 ml/kg de poids prédit) et de la pression de plateau (< 25 cmH_2O) en maintenant de hauts niveaux de PEP (> 10 cmH_2O) pour éviter le dérecrutement pulmonaire.

Sevrage de l'ECMO veino-veineuse

La durée d'ECMO pour le traitement d'un SDRA est souvent longue. Le sevrage demande alors de la patience et de la persévérance. À titre d'exemple, dans la série française de 140 patients ayant reçu une ECMO pour un SDRA sévère, la durée médiane d'ECMO chez les survivants était de 15 (8-30) jours et 25 % de ces patients avaient reçu une ECMO pendant plus d'un mois [14]. En pratique, il est recommandé de sevrer l'ECMO quand le patient est capable d'être ventilé avec un volume courant supérieur à 6 ml/kg et une FiO_2 inférieure à 50 % en maintenant des pressions de plateau inférieures à 30 cmH_2O. Le test de sevrage est très simple. Il consiste à couper le balayage en maintenant un débit d'ECMO supérieur à 2,5 l/min pour éviter le risque de thrombose du circuit. Si l'hématose est adéquate avec une ventilation mécanique protectrice incluant un volume courant à 6 ml/kg, une FiO_2 inférieure à 50 %, une PEP à 6-10 cmH_2O et une pression de plateau inférieure à 30 cmH_2O, en maintenant le balayage coupé pendant plus de 12 heures, l'ECMO veio-veineuse peut alors être considérée comme sevrable.

Conclusion

L'assistance circulatoire par ECMO est devenue le traitement de sauvetage de première ligne des patients présentant un choc cardiogénique ou une hypoxémie réfractaire. Implantée au lit du malade, elle permet la correction rapide des dysfonctions cardiocirculatoires et/ou respiratoires. De plus, le développement des unités mobiles d'assistance circulatoire permet l'accessibilité de cette technique à un nombre grandissant de malades. Cependant, l'ECMO reste une technique lourde, dont les complications restent fréquentes et graves, imposant une prise en charge dans des centres multidisciplinaires regroupant réanimateurs, chirurgiens et perfusionnistes. L'efficacité de l'ECMO comme thérapeutique de sauvetage a été rapportée dans de nombreuses situations cliniques avec une bonne qualité de vie chez les survivants. De nouvelles études sont actuellement en cours pour mieux sélectionner les patients et pour mieux définir le moment opportun de l'implantation de l'ECMO dans chacune des indications. En particulier, deux essais randomisés multicentriques français, l'étude EOLIA et l'étude ANCHOR, testent actuellement l'implantation précoce d'une ECMO, respectivement au cours du SDRA sévère et du choc cardiogénique.

Bibliographie

1. Aissaoui N, El-Banayosy A, Combes A. How th wean a patient from veno-arterial extracorporeal membrane oxygentation. Intensive Care Med, 2015, *41* : 902-905.
2. Beurtheret S, Mordant P, Paoletti X et al. Emergency circulatory support in refractory cardiogenic shock patients in remote institutions : a pilot study (the cardiac-RESCUE program). Eur Heart J, 2013, *34* : 112-120.
3. Bréchot N, Luyt CE, Schmidt M et al. Venoarterial extracorporeal membrane oxygenation support for refractory cardiovascular dysfunction during severe bacterial septic shock. Crit Care Med, 2013, *41* : 1616-1626.
4. Chen B, Chang YM. CPR with assisted extracorporeal life support. Lancet, 2008, *372* : 1879 ; author reply : 1880.
5. Combes A, Leprince P, Luyt CE et al. Outcomes and long-term quality-of-life of patients supported by extracorporeal membrane oxygenation for refractory cardiogenic shock. Crit Care Med, 2008, *36* : 1404-1411.
6. Demondion P, Fournel L, Golmard JL et al. Predictors of 30-day mortality and outcome in cases of myocardial infarction with cardiogenic shock treated by extracorporeal life support. Eur J Cardiothorac Surg, 2014, *45* : 47-54.
7. Gaffney AM, Wildhirt SM, Griffin MJ et al. Extracorporeal life support. Br Med J, 2010, *341* : c5317.
8. Huang CT, Tsai YJ, Tsai PR, Ko WJ. Extracorporeal membrane oxygenation resuscitation in adult patients with refractory septic shock. J Thorac Cardiovasc Surg, 2013, *146* : 1041-1046.
9. Mirabel M, Luyt CE, Leprince P et al. Outcomes, long-term quality of life, and psychologic assessment of fulminant myocarditis patients rescued by mechanical circulatory support. Crit Care Med, 2011, *39* : 1029-1035.
10. Paden ML, Conrad SA, Rycus PT, Thiagarajan RR. Extracorporeal life support organization registry report 2012. ASAIO J, 2013, *59* : 202-210.
11. Peek GJ, Clemens F, Elbourne D et al. CESAR : conventional ventilatory support vs extracorporeal membrane oxygenation for severe adult respiratory failure. BMC Health Serv Res, 2006, *6* : 163.
12. Peek GJ, Mugford M, Tiruvoipati R et al. Efficacy and economic assessment of conventional ventilatory support versus extracorporeal membrane oxygenation for severe adult respiratory failure (CESAR) : a multicentre randomised controlled trial. Lancet, 2009, *374* : 1351-1363.
13. Schmidt M, Bailey M, Sheldrake J et al. Predicting survival after extracorporeal membrane oxygenation for severe acute respiratory failure. The Respiratory Extracorporeal Membrane Oxygenation Survival Prediction (RESP) score. Am J Respir Crit Care Med, 2014, *189* : 1374-1382.
14. Schmidt M, Zogheib E, Roze H et al. The PRESERVE mortality risk score and analysis of long-term outcomes after extracorporeal membrane oxygenation for severe acute respiratory distress syndrome. Intensive Care Med, 2013, *39* : 1704-1713.
15. Tsao NW, Shih CM, Yeh JS et al. Extracorporeal membrane oxygenation-assisted primary percutaneous coronary intervention may improve survival of patients with acute myocardial infarction complicated by profound cardiogenic shock. J Crit Care, 2012, *27* : 530 e1-11.
16. Walpoth BH, Walpoth-Aslan BN, Mattle HP et al. Outcome of survivors of accidental deep hypothermia and circulatory arrest treated with extracorporeal blood warming. N Engl J Med, 1997, *337* : 1500-1505.
17. Zapol WM, Snider MT, Hill JD et al. Extracorporeal membrane oxygenation in severe acute respiratory failure. A randomized prospective study. JAMA, 1979, *242* : 2193-2196.

Toute référence à cet article doit porter la mention : Bréchot N, Schmidt M, Combes A. Assistance circulatoire. *In* : L Guillevin, L Mouthon, H Lévesque. Traité de médecine, 5ᵉ éd. Paris, TdM Éditions, 2018-S07-P10-C01 : 1-8.

Chapitre S07-P10-C02

Assistance respiratoire

François Beloncle et Alain Mercat

La ventilation mécanique est une méthode de suppléance des muscles respiratoires et d'optimisation des échanges gazeux. Au cours de l'insuffisance respiratoire aiguë, ses objectifs sont de soulager la dyspnée, de réduire le travail des muscles respiratoires et d'assurer une oxygénation artérielle et une élimination du CO_2 suffisantes [7]. L'intubation trachéale permet par ailleurs de protéger les voies aériennes supérieures et de recourir à une sédation et/ou une analgésie profonde.

Principes physiologiques

En ventilation spontanée, le gradient de pression à l'origine de l'inspiration est lié à une négativation de la pression alvéolaire secondaire à la contraction des muscles inspiratoires. A contrario, en ventilation en pression positive, c'est la pressurisation des voies aériennes par le respirateur qui génère le débit gazeux durant l'insufflation. Tout comme en ventilation spontanée, l'expiration est, en ventilation mécanique, un phénomène passif correspondant au retour du système respiratoire à son volume d'équilibre (capacité résiduelle fonctionnelle).

En ventilation mécanique, les deux paramètres principaux qui vont permettre de corriger l'hypoxémie sont l'enrichissement des gaz alvéolaires en oxygène par le biais de l'augmentation de la fraction inspirée en oxygène (FiO_2) et l'augmentation du volume de fin d'expiration du fait d'un recrutement alvéolaire (réaération de territoires préalablement non ventilés) au moyen d'une pression expiratoire positive (PEP) [4]. Les deux paramètres permettant de moduler la ventilation alvéolaire et donc la $PaCO_2$ sont le volume courant (V_T) et la fréquence respiratoire (FR).

Objectifs généraux

Les objectifs généraux de l'assistance respiratoire sont de soulager la dyspnée, de réduire le travail des muscles respiratoires et de corriger suffisamment l'hypoxémie et l'hypercapnie.

Le soulagement de la dyspnée et la diminution du travail des muscles respiratoires sont évalués cliniquement par la disparition des signes de lutte respiratoire (tirage, balancement thoraco-abdominal) et la régression de la polypnée.

L'objectif thérapeutique en termes d'oxygénation artérielle doit porter sur la saturation du sang artériel (SaO_2), déterminant majeur du contenu donc du transport artériel en oxygène. Un objectif de saturation de 90 % paraît raisonnable chez la grande majorité des patients. En termes de ventilation alvéolaire et donc de $PaCO_2$, l'objectif thérapeutique doit être ciblé sur le pH artériel et non sur la normalisation de la $PaCO_2$ elle-même afin d'éviter la survenue d'une alcalose chez les patients ayant un taux de bicarbonates élevé du fait de la compensation rénale d'une hypercapnie chronique ou a contrario d'une acidose chez les patients souffrant d'acidose métabolique. Dans certaines circonstances rendant les conditions de ventilation particulièrement difficiles (syndrome de détresse respiratoire aiguë [SDRA], asthme aigu grave), on peut être amené, pour éviter la survenue d'une surdistension pulmonaire télé-inspiratoire, à réduire la ventilation alvéolaire en tolérant une hypercapnie parfois majeure responsable d'une acidose respiratoire. On parle alors d'hypercapnie permissive.

Indications

La ventilation mécanique peut être indiquée dans toutes les formes d'insuffisance respiratoire aiguë. Associée à l'intubation trachéale, elle est également indiquée au cours des comas et des états de choc.

En dehors d'une décision de limitation des thérapeutiques actives, il n'existe aucune contre-indication à la ventilation mécanique.

Insuffisance respiratoire aiguë hypoxémique

Dans cette indication, la ventilation mécanique est indiquée en cas de détresse respiratoire et/ou de désaturation persistante malgré une oxygénothérapie à débit élevé. La ventilation non invasive (VNI) est potentiellement tout aussi efficace que la ventilation sur sonde d'intubation pour corriger l'hypoxémie. Cependant, d'une part, elle est fréquemment contre-indiquée du fait de défaillances associées et, d'autre part, elle n'a pas formellement démontré son intérêt en termes de prévention de l'intubation et de mortalité.

Le SDRA constitue l'archétype de l'insuffisance respiratoire aiguë hypoxémique. Le recours à la ventilation mécanique fait partie de la définition même de ce syndrome puisque l'hypoxémie qui le définit doit être caractérisée en présence d'une PEP d'au moins 5 cmH_2O.

Œdème pulmonaire cardiogénique

La ventilation en pression positive est un excellent traitement de l'œdème pulmonaire hydrostatique. En effet, outre ses effets respiratoires, la ventilation mécanique a des effets hémodynamiques potentiellement bénéfiques en cas d'œdème pulmonaire. L'augmentation de la pression intrathoracique entraîne une diminution de la précharge ventriculaire gauche secondaire à la diminution du retour veineux et une diminution de la post-charge ventriculaire gauche secondaire à la diminution de la pression transmurale du ventricule gauche. La ventilation non invasive est indiquée en cas d'œdème pulmonaire hypercapnique ou résistant au traitement médical. En cas d'échec ou de choc cardiogénique associé, on a recours à l'intubation trachéale.

Exacerbation aiguë de bronchopneumopathie chronique obstructive (BPCO)

Au cours des exacerbations de BPCO, la ventilation non invasive est indiquée en cas d'acidose hypercapnique définie par un pH inférieur à 7,35. Elle a démontré, dans cette indication, qu'elle permettait de diminuer la morbidité et la mortalité hospitalière. Un trouble de conscience lié à une encéphalopathie hypercapnique n'est pas une contre-indication. Elle doit être proposée, y compris en cas de décision de non-intubation. La ventilation invasive est indiquée en cas d'échec de la ventilation non invasive (persistance des signes de détresse respiratoire, aggravation de l'acidose hypercapnique) ou d'emblée dans les formes asphyxiques.

Asthme aigu grave

La ventilation mécanique est devenue un traitement d'exception au cours de l'asthme aigu grave. Elle est indiquée en cas d'épuisement respiratoire ou de trouble de la vigilance. L'objectif est alors de permettre une oxygénation suffisante tout en limitant la surdistension et le risque barotraumatique ce qui conduit le plus souvent à tolérer une hypoventilation responsable d'une hypercapnie dite « permissive ».

Insuffisances respiratoires aiguës des affections neuromusculaires

Dans ces situations, du fait de l'absence des signes cliniques habituels de détresse respiratoire (tirage), le risque est de différer trop le recours à la ventilation artificielle dont l'indication doit savoir être posée sur la constatation d'une réduction de la capacité vitale. Le choix entre ventilation non invasive ou sur sonde d'intubation est le plus souvent guidé par la présence de troubles de déglutition associés qui imposent la protection des voies aériennes.

Troubles de la conscience

Au cours des comas, l'intubation trachéale et la ventilation mécanique permettent de protéger les voies aériennes des risques d'inhalation. Les aspirations trachéales permettent de prévenir et de traiter l'encombrement bronchique et ainsi de prévenir le risque de pneumopathie ou d'atélectasie. Un score de Glasgow inférieur ou égal à 8/15 est habituellement considéré comme une indication à l'intubation, mais elle peut être indiquée de façon plus large, en particulier en cas de troubles de la déglutition.

États de choc

La ventilation mécanique sur sonde d'intubation est une composante majeure de la prise en charge des états de choc, y compris en l'absence de détresse respiratoire associée. La mise au repos des muscles respiratoires et donc la diminution de leur consommation d'oxygène, participe à la correction du déséquilibre entre transport et besoin en oxygène qui caractérise les états de choc. Par ailleurs, elle permet de recourir à une sédation qui contribue également à diminuer la demande globale en oxygène. Au cours du choc cardiogénique lié à une dysfonction systolique ventriculaire gauche, la ventilation en pression positive peut contribuer à améliorer la situation hémodynamique du fait de son effet de réduction de la post-charge ventriculaire gauche. A contrario, du fait de la diminution de la précharge ventriculaire droite qu'elle induit, elle peut aggraver la situation hémodynamique en cas de choc hypovolémique ou de choc secondaire à une tamponnade ou à une embolie pulmonaire massive.

Modalités d'application

Ventilation contrôlée versus assistée

Les modes de ventilation peuvent être contrôlés, assistés ou assistés-contrôlés. Dans les modes *contrôlés*, le patient ne déclenche pas de cycle respiratoire : toutes les inspirations sont initiées par le ventilateur. La fréquence des cycles respiratoires est donc fixe et définie par le clinicien.

À l'inverse, dans les modes *assistés*, toutes les insufflations du ventilateur sont déclenchées par un effort du patient. La fréquence des cycles respiratoires est donc égale à la fréquence des efforts inspiratoires du patient décelés par le ventilateur (système de déclenchement ou *trigger*). Cependant, dans les modes assistés, un mode de secours dit de ventilation d'apnée intervient en l'absence d'effort inspiratoire pendant un temps prédéfini (en général entre 15 et 60 secondes), en particulier en cas de sédation profonde.

Dans les modes *assistés-contrôlés*, le clinicien définit une fréquence respiratoire minimale, mais les efforts inspiratoires du patient peuvent déclencher des cycles. La fréquence respiratoire effective sera donc toujours supérieure ou égale à la fréquence de consigne réglée.

En pratique, de nos jours, les modes contrôlés sont très peu utilisés. Les modes assistés-contrôlés sont les modes les plus utilisés à la phase initiale, alors que les modes assistés sont le plus souvent utilisés dans un deuxième temps pour permettre le sevrage de la ventilation mécanique.

Ventilation en volume ou en pression

Il existe deux principaux modes conventionnels de ventilation mécanique (Figures S07-P10-C02-1 et S07-P10-C02-2) : les modes *en pression* (ventilation contrôlée ou assistée-contrôlée en pression et ventilation en aide inspiratoire) et les modes *en volume* (ventilation contrôlée ou assistée-contrôlée en volume). Ces modes se distinguent par la variable préréglée (volume courant correspondant au volume insufflé par le ven-

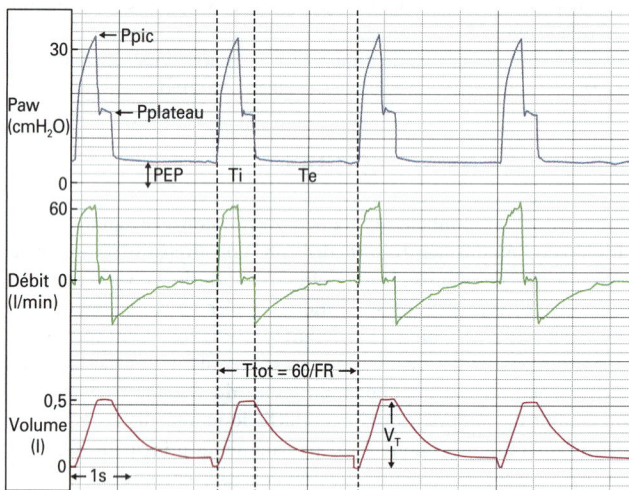

Figure S07-P10-C02-1 Pression des voies aériennes (Paw), débit et volume enregistrés chez un patient ventilé en ventilation contrôlée en volume. FR : fréquence respiratoire ; PEP : pression expiratoire positive ; Ppic : pression de pic ; Pplateau : pression de plateau ; Te : temps expiratoire ; Ti : temps inspiratoire ; Ttot : durée totale du cycle respiratoire ; V_T : volume courant réglé.

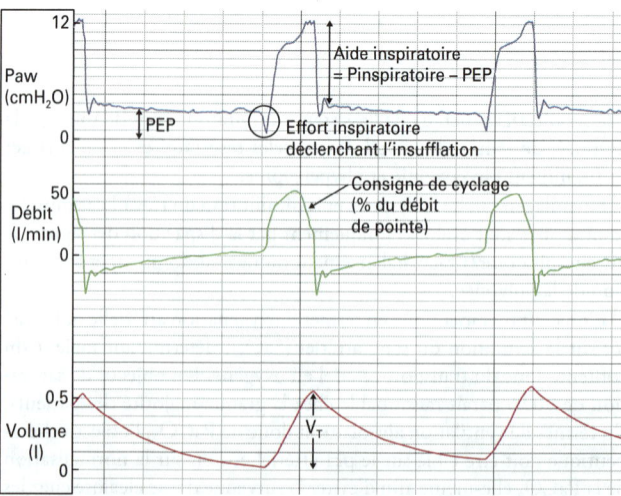

Figure S07-P10-C02-2 Pression des voies aériennes (Paw), débit et volume enregistrés chez un patient ventilé en aide inspiratoire. PEP : pression expiratoire positive ; Pinspiratoire : pression inspiratoire ; V_T : volume courant réglé.

tilateur à chaque cycle dans les modes en volume ou pression maximale dans les voies aériennes dans les modes en pression). La variable non préréglée, dite variable dépendante (volume courant dans les modes en pression ou pression des voies aériennes dans les modes en volume) dépend d'une part des réglages du ventilateur, mais également des caractéristiques mécaniques du système respiratoire du patient (résistance et compliance) et de l'intensité des efforts inspiratoires du patient. C'est cette variable dépendante qui devra être surveillée.

Dans les modes en volume, le clinicien définit le volume courant et la fréquence minimale des insufflations. Le réglage du volume courant est associé, selon le ventilateur utilisé, au réglage d'un débit ou d'un temps d'insufflation. Dans certains ventilateurs, le temps inspiratoire est défini par l'intermédiaire du réglage du ratio temps d'inspiration/temps d'expiration (I/E), ce qui apparaît peu logique puisque le temps expiratoire dépend de la fréquence respiratoire qui est par définition variable dans les modes assistés ou assistés-contrôlés. Le réglage (direct ou indirect) du débit d'insufflation est un déterminant majeur du confort respiratoire et du niveau d'effort inspiratoire effectué par le patient. Un réglage trop faible, inférieur à la demande ventilatoire du patient induit un inconfort majeur et un travail respiratoire important. Une valeur de l'ordre de 60 l/min est suffisante chez la plupart des patients.

La pression dans les voies aériennes mesurée lors d'une occlusion simultanée des valves inspiratoires et expiratoires en fin d'inspiration (occlusion télé-inspiratoire) est dénommée pression de plateau. Elle correspond à la pression alvéolaire maximale. Elle doit être surveillée régulièrement pour prévenir un risque de distension excessive (risque de barotraumatisme ou de volutraumatisme).

Le cyclage (correspondant à la fermeture de la valve inspiratoire et à l'ouverture de la valve expiratoire) est défini par une consigne de temps, le temps inspiratoire correspondant à la somme du temps d'insufflation et de la durée d'une éventuelle pause télé-inspiratoire.

Dans les modes en pression, l'insufflation délivrée par le ventilateur permet d'atteindre rapidement le niveau de pression inspiratoire défini par le clinicien. Cette pression est maintenue constante pendant toute l'insufflation jusqu'à la consigne de cyclage (passage à l'expiration) définie par une consigne de temps (ventilation contrôlée ou assistée-contrôlée) ou par une consigne de débit (aide inspiratoire). En ventilation contrôlée ou assistée-contrôlée en pression, le clinicien règle ainsi un temps inspiratoire qui sera donc fixe. En aide inspiratoire, le passage à l'expiration (cyclage) survient lorsque le débit inspiratoire instantané atteint un certain pourcentage du pic de débit du cycle considéré. Cette consigne de cyclage sur un signal de débit est réglable. Par défaut, il est fixé à 25 % sur la plupart des respirateurs. En aide inspiratoire, le temps inspiratoire est donc variable d'un cycle à l'autre en fonction des variations d'effort inspiratoire effectué par le patient. Dans les modes en pression, le volume courant est la variable dépendante et doit donc être surveillé.

En clinique, aucun des deux types de modes conventionnels de ventilation contrôlée ou assistée-contrôlée en volume ou en pression n'a démontré un avantage par rapport à l'autre. La ventilation en volume a l'avantage de garantir la stabilité du volume courant et de permettre un monitorage aisé de la pression de plateau et ainsi une évaluation continue de la mécanique respiratoire. La ventilation en pression permet plus aisément d'obtenir un confort respiratoire.

Modes mixtes

Les modes mixtes combinent un fonctionnement en pression et une consigne de volume courant. Dans ces modes, la pression inspiratoire est adaptée par le respirateur cycle à cycle dans l'objectif d'atteindre un volume courant de consigne (réglé). Ces modes sont de maniement assez aisé. Leur principal défaut est leur comportement en cas d'augmentation des efforts inspiratoires. En effet, dans ces modes, l'augmentation de l'intensité des efforts inspiratoires du patient entraîne, pour maintenir le volume courant au niveau de consigne (réglé), une diminution du niveau d'assistance (pression inspiratoire). Ainsi, plus la demande ventilatoire du patient est forte, plus faible est l'assistance délivrée, ce qui constitue un non-sens physiologique.

Modes proportionnels

Les modes proportionnels (*proportionnal assist ventilation* [PAV] et *neurally adjusted ventilatory assist* [NAVA]) permettent de délivrer une assistance proportionnelle à l'effort respiratoire du patient. Ces modes permettent une adaptation instantanée du niveau d'assistance délivré par le respirateur à l'effort inspiratoire du patient et ainsi une meilleure synchronisation patient-ventilateur que les modes conventionnels. Dans ces modes, outre la FiO_2 et la PEP, le clinicien ne règle que le niveau d'assistance. Le mode PAV fonctionne sur le calcul en continu de l'effort inspiratoire du patient à partir des mesures de débit et de pression des voies aériennes. Le niveau d'assistance délivré est réglé en pourcentage de l'effort total (patient + machine). Le mode NAVA repose sur l'analyse quantitative du signal d'électromyogramme diaphragmatique enregistré à l'aide d'une sonde nasogastrique spécifique équipée d'électrodes. Le niveau d'assistance délivré est réglé par le biais du niveau de « gain » en $cmH_2O/\mu volt$.

Ventilation non invasive

La ventilation non invasive (VNI) consiste à délivrer une assistance respiratoire sans recourir à une prothèse endotrachéale (sonde d'intubation ou canule de trachéotomie) [1]. Dans les situations aiguës, l'interface utilisée est le plus souvent un masque nasobuccal. L'utilisation de masques couvrant l'ensemble du visage ou de casques est également possible. Les masques nasaux sont quant à eux quasiment exclusivement réservés à la ventilation au long cours. Les avantages théoriques de la VNI sont liés à la diminution des risques de complications infectieuses en lien avec la sonde d'intubation (pneumopathies) et à l'absence de nécessité d'utilisation de médicaments sédatifs et des divers gestes invasifs souvent nécessaires chez les patients sédatés (accès veineux central, sonde nasogastrique, sonde urinaire). La VNI est délivrée en séances de durées variables (de 30 minutes à plusieurs heures) entre lesquelles le patient reçoit une oxygénothérapie. La VNI est potentiellement tout aussi efficace que la ventilation invasive en termes de correction des échanges gazeux et de réduction de la dyspnée et du travail respiratoire. A contrario, elle ne permet pas la protection des voies aériennes ni le recours à la sédation profonde. Elle est donc contre-indiquée en cas de trouble de la conscience (sauf encéphalopathie hypercapnique) et/ou de défaillance viscérale associée à l'insuffisance respiratoire aiguë (état de choc). Ses deux indications privilégiées sont l'insuffisance respiratoire aiguë hypercapnique compliquant l'exacerbation aiguë de bronchopneumopathie chronique obstructive et l'œdème pulmonaire cardiogénique. Sa place dans l'insuffisance respiratoire aiguë hypoxémique reste discutée. En post-extubation, elle peut également être utilisée en prévention de l'insuffisance respiratoire aiguë chez les patients à haut risque.

Le mode de ventilation le plus fréquemment utilisé en VNI est l'aide inspiratoire. La difficulté particulière en VNI est l'existence de fuites qui, si elles sont importantes, peuvent entraîner un échec de la technique lié d'une part à la réduction de l'assistance réellement délivrée et d'autre part à la mauvaise synchronisation entre efforts inspiratoires du patient et assistance délivrée génératrice d'inconfort et donc de refus de la méthode par le patient. L'interface doit être choisie avec pour objectif de minimiser les fuites tout en préservant le confort du patient. La bonne coopération du patient est un gage de succès. Son obtention passe par une explication de la méthode et une présence au chevet d'un professionnel expérimenté. Les respirateurs modernes proposent une option « VNI » dont l'activation entraîne la mise en fonction d'algorithmes plus ou moins complexes permettant de déceler et de mesurer les fuites et d'y adapter la délivrance de l'assistance. Les ventilateurs à turbine, dérivés des ventilateurs de domicile, possèdent des algorithmes de ce type et sont au moins aussi performants que les respirateurs de réanimation pour la réalisation de la VNI.

Réglages usuels

Le tableau S07-P10-C02-I expose à titre indicatif les réglages habituellement utilisés dans les deux modes ventilatoires les plus utilisés : ventilation assistée-contrôlée en volume et aide inspiratoire. Bien évidemment, ces réglages doivent être adaptés au cas par cas.

Risques et complications

Lésions pulmonaires induites par la ventilation

De nombreuses études expérimentales ont démontré que la ventilation en pression positive pouvait induire des lésions du poumon profond regroupées sous l'acronyme VILI pour *ventilator induced lung injury* [3]. Les deux déterminants majeurs du risque de VILI sont, d'une part, la surdistension télé-inspiratoire (volutrauma) et, d'autre part, la survenue de phénomènes de fermeture expiratoire-ouverture inspiratoire de certains territoires (*atelectrauma*). Ces notions ont donné le jour au concept de ventilation protectrice dont l'objectif premier est de minimiser le risque de VILI [6]. C'est dans le cadre du SDRA que l'impact clinique positif de cette ventilation protectrice associant limitation de la surdistension télé-inspiratoire par le biais d'une réduction du volume courant et prévention du risque d'atélectrauma au moyen d'un niveau suffisant de PEP a été d'abord démontré. Alors que l'intérêt de la PEP dans le cadre de la protection contre le risque de VILI n'est démontré qu'au cours du SDRA, la limitation de la surdistension est recommandée, quelle que soit la situation clinique. En première intention, elle repose sur une limitation de la pression de plateau (pression alvéolaire maximale) au-dessous de 30 cmH$_2$O.

Dysfonction diaphragmatique induite par la ventilation

La mise au repos des muscles respiratoires induit en quelques heures à quelques jours la survenue d'une atrophie musculaire et de lésions des fibres musculaires responsables d'une faiblesse diaphragmatique. Cette dysfonction musculaire diaphragmatique induite par la ventilation est susceptible de participer à la survenue de difficultés de sevrage de la ventilation artificielle. Sa prévention passe par une mise en activité la plus précoce possible des muscles respiratoires à l'aide de modes de ventilation autorisant une activité inspiratoire.

Conséquences hémodynamiques

Par comparaison à la ventilation spontanée au cours de laquelle la pression intrathoracique moyenne est négative, l'augmentation de la pression intrathoracique induite par la ventilation en pression positive induit une augmentation de la pression auriculaire droite responsable d'une diminution du gradient de pression de retour veineux et donc d'une diminution du débit cardiaque. Associée à l'effet vasodilatateur des médicaments sédatifs fréquemment administrés lors de la mise sous ventilation, cette diminution du débit cardiaque explique la chute de pression artérielle observée lors de l'initiation de la ventilation. Cette diminution de débit cardiaque liée à une diminution de la précharge ventriculaire droite induite par la ventilation est d'autant plus marquée que le patient est préalablement hypovolémique et que la pression moyenne des voies aériennes est élevée (grand volume courant, PEP élevée). Elle peut être au moins en partie prévenue par des réglages initiaux adaptés (volume courant et PEP modérés) et combattue au moyen d'une expansion volémique.

Les formes les plus graves d'insuffisance respiratoire aiguë, telles que le SDRA ou l'asthme aigu grave, peuvent se compliquer d'une insuffisance circulatoire aiguë en rapport avec un cœur pulmonaire aigu secondaire à une augmentation majeure de la post-charge ventriculaire droite. Dans ces circonstances, les mesures visant à diminuer la distension alvéolaire (réduction du volume courant et/ou de la PEP) peuvent, en diminuant les phénomènes de compression des vaisseaux alvéolaires, contribuer à diminuer la post-charge ventriculaire droite et ainsi améliorer la situation hémodynamique.

Pneumopathies acquises sous ventilation mécanique

Environ 20 % des patients intubés et ventilés pendant plus de 48 heures développent une pneumopathie acquise sous ventilation mécanique (PAVM). Outre les mesures d'hygiène générale, la prévention des PAVM passe par l'usage préférentiel de la VNI dans les indications reconnues de cette technique (évitement de l'exposition au risque), le sevrage le plus rapide possible de la ventilation (diminution de la durée d'exposition au risque) et par diverses mesures dont l'objectif est de réduire l'ensemencement des voies aériennes inférieures par

Tableau S07-P10-C02-I Réglages usuels utilisés en ventilation assistée-contrôlée en volume (VAC) et en aide inspiratoire (AI)

	VAC	AI	Commentaire
FiO$_2$	Adaptée pour SaO$_2$ ≥ 90 %		Éviter l'hyperoxie (PaO$_2$ > 100 mmHg) Limiter le risque de toxicité pulmonaire de l'oxygène
PEP	0 à 20 cmH$_2$O		Une PEP modérée (≤ 5 cmH$_2$O) peut réduire le travail respiratoire des patients obstructifs en ventilation assistée Une PEP > 10 cmH$_2$O est réservée au SDRA
Sensibilité du *trigger*	Maximale		Le risque d'une sensibilité du *trigger* très élevée est la survenue d'autodéclenchements
Volume courant	6 à 8 ml/kg	–	Il faut prendre en compte le poids prédit (en fonction du sexe et de la taille) et non le poids mesuré
Fréquence respiratoire	8 à 35/min		L'objectif est d'obtenir un pH compris entre 7,35 et 7,42
Débit inspiratoire	≈ 60 l/min		Paramètre réglé soit directement, soit par l'intermédiaire du réglage du temps inspiratoire ou du rapport I/E
Pause télé-inspiratoire	0 à 0,4 s	–	Une pause de plus de 0,2 s permet un monitoring continu de la pression de plateau
Pression inspiratoire	–	5 à 30 cmH$_2$O	Adaptée pour obtenir un volume courant de 6 à 8 ml/kg et une fréquence respiratoire < 35/min En pratique, on règle le niveau d'aide (pression inspiratoire – PEP)
Consigne de cyclage	–	25 %	Une consigne plus élevée (40 à 50 %) peut être préférable chez les patients obstructifs Une consigne plus basse (5 à 15 %) peut être préférable chez les patients restrictifs

FiO$_2$: fraction inspirée en oxygène ; PaO$_2$: pression partielle en oxygène du sang artériel ; PEP : pression expiratoire positive ; SaO$_2$: saturation artérielle en oxygène ; SDRA : syndrome de détresse respiratoire aiguë.

les bactéries colonisant l'oropharynx : position demi-assise, décontamination oropharyngée, aspiration sous-glottique, contrôle du bon gonflage du ballonnet de la sonde d'intubation.

Surveillance

Outre la surveillance clinique et le monitoring habituel utilisé chez tous les patients de réanimation (rythme cardiaque, pression artérielle, saturation de pouls), le monitoring de la ventilation artificielle passe essentiellement par la surveillance continue des courbes de pression des voies aériennes et de débit gazeux en fonction du temps affichées sur l'écran du ventilateur. Ce monitoring permet d'une part de déceler les modifications de comportement mécanique du système respiratoire (résistance, compliance) et d'autre part d'évaluer les efforts respiratoires effectués par le patient et donc de déceler une éventuelle asynchronie entre les efforts inspiratoires effectués par le patient et la délivrance de l'assistance par le respirateur [5]. Chez les patients suffisamment relaxés, les manœuvres d'occlusion télé-inspiratoire et télé-expiratoire permettent de mesurer respectivement la pression de plateau et la PEP intrinsèque.

Sevrage de la ventilation mécanique

Le sevrage de la ventilation mécanique correspond au processus de transition de la ventilation mécanique à la respiration spontanée sans assistance et à l'extubation [2]. Il doit être envisagé le plus tôt possible, dès que la situation respiratoire s'est améliorée. Un retard au sevrage de la ventilation induit une prolongation indue de l'exposition aux risques associés à la ventilation, PAVM notamment. À l'inverse, un sevrage trop précoce expose au risque de récidive de détresse respiratoire et donc de ré-intubation, événement associé à un surcroît de mortalité très significatif. La première étape du sevrage consiste à identifier les patients réunissant les critères permettant de les soumettre à une épreuve de ventilation spontanée (FiO_2 inférieure à 50 %, absence de support vaso-actif ou de sédation continue, réponse aux ordres simples, toux lors des aspirations trachéales). L'épreuve de ventilation spontanée vise à reproduire les conditions ventilatoires post-extubation afin de prédire la capacité du patient à respirer seul. Elle est réalisée soit en déconnectant le patient du respirateur et en administrant de l'oxygène par la sonde d'intubation (épreuve dite de pièce en T), soit en maintenant le patient connecté au respirateur fonctionnant en aide inspiratoire et délivrant un faible niveau d'assistance (7 cmH$_2$O par exemple). Environ 75 % des patients vont tolérer cette première épreuve et pourront être extubés avec succès. Les 25 % restants sont dits difficiles à sevrer, ils doivent faire l'objet d'une enquête visant à déterminer la ou les causes de cette incapacité à respirer seuls (œdème pulmonaire, neuromyopathie, encombrement bronchique…). En cas de difficulté persistante, on a recours à la trachéotomie qui permet de poursuivre le processus de sevrage tout en facilitant la récupération d'une autonomie motrice et alimentaire notamment.

Bibliographie

1. Calfee CS, Matthay MA. Recent advances in mechanical ventilation. Am J Med, 2005, *118* : 584-591.
2. McConville JF, Kress JP. Weaning patients from the ventilator. N Engl J Med, 2012, *367* : 2233-2239.
3. Slutsky AS, Ranieri VM. Ventilator-induced lung injury. N Engl J Med, 2013, *369* : 2126-2136.
4. Slutsky AS. Mechanical ventilation. American College of Chest Physicians' consensus conference. Chest, 1993, *104* : 1833-1859.
5. Thille AW, Rodriguez P, Cabello B et al. Patient-ventilator asynchrony during assisted mechanical ventilation. Intensive Care Med, 2006, *32* : 1515-1522.
6. Tobin MJ. Advances in mechanical ventilation. N Engl J Med, 2001, *344* : 1986-1996.
7. Tobin MJ. Mechanical ventilation. N Engl J Med, 1994, *330* : 1056-1061.

Toute référence à cet article doit porter la mention : Beloncle F, Mercat A. Assistance respiratoire. *In* : L Guillevin, L Mouthon, H Lévesque. Traité de médecine, 5ᵉ éd. Paris, TdM Éditions, 2018-S07-P10-C02 : 1-5.

Médecine intensive-Réanimation

Chapitre S07-P10-C03

Épuration extrarénale en réanimation

FRÉDÉRIQUE SCHORTGEN

Environ 10 % des patients admis en réanimation nécessitent une épuration extrarénale (EER) soit du fait d'une défaillance rénale aiguë persistante malgré le traitement symptomatique, soit du fait d'une insuffisance rénale chronique terminale préexistante à l'épisode aigu ayant motivé la prise en charge en réanimation. Les techniques d'EER utilisées en réanimation partagent beaucoup de similarités avec les méthodes pratiquées chez les patients dialysés chroniques. Cependant, en raison de la gravité et du caractère réversible de la défaillance rénale, les objectifs et les techniques d'EER utilisées chez les patients traités en chronique ne sont pas directement transposables aux patients de réanimation. Qu'un patient admis en réanimation souffre d'une défaillance rénale aiguë ou chronique, celle-ci s'intègre dans un syndrome de défaillances multiviscérales au premier plan duquel on trouve l'instabilité hémodynamique. Même si les techniques d'EER ont été optimisées pour être adaptées aux patients les plus instables, elles restent des techniques invasives pouvant déstabiliser l'état précaire de ces patients. L'âge élevé et les comorbidités cardiovasculaires fréquentes des patients pris en charge en réanimation compromettent d'autant plus la tolérance aux techniques lourdes d'EER. L'indication de l'EER en réanimation doit donc être fondée sur une évaluation fine du rapport entre les bénéfices et les risques de ces techniques.

Objectifs de l'épuration extrarénale en réanimation

Comme chez les patients dialysés chroniques, l'EER doit permettre le maintien de l'homéostasie en présence d'une défaillance rénale. Il s'agit essentiellement de préserver les équilibres acidobasique et hydroélectrolytique et de prévenir le syndrome urémique. À ce jour, la nécessité d'épurer d'autres toxines que l'urée n'est pas démontrée dans le contexte d'une défaillance rénale aiguë. Contrairement aux patients dialysés chroniques qui nécessitent un traitement par EER prolongé sur plusieurs années, la durée moyenne de traitement des patients de réanimation est inférieure à une semaine. Cela tient au fait que beaucoup de patients décèdent précocement en raison de l'extrême gravité de leur état et que l'insuffisance rénale aiguë (IRA) est le plus souvent rapidement réversible. Cette différence en termes de durée de traitement a un impact sur les objectifs de l'EER. Chez les patients dialysés chroniques, la quantité d'épuration appelée « dose de dialyse » a des conséquences démontrées sur leur survie, car elle permet de diminuer les complications liées à la défaillance rénale prolongée. Par analogie, l'intérêt d'augmenter la dose de dialyse délivrée aux patients de réanimation a été étudié dans plusieurs essais randomisés qui ne retrouvent pas d'amélioration du pronostic dans cette population [2, 7]. Cependant, une dose de dialyse minimale doit être délivrée à ces patients car, au-dessous d'un certain seuil qui reste difficile à définir, apparaît une surmortalité [9, 13].

Le patient en insuffisance rénale chronique terminale chez qui la première séance d'EER est réalisée en contexte de réanimation est un cas particulier qui doit être connu. En effet, la dose de dialyse délivrée à ces patients en termes d'épuration de l'urée doit être initialement très faible et augmentée progressivement afin de prévenir le syndrome de déséquilibre urémique. Une épuration trop rapide de l'urée accumulée chroniquement en intracellulaire peut prendre en défaut sa diffusion extracellulaire et aboutir à une baisse brutale de l'osmolarité plasmatique avec un risque d'œdème cérébral pouvant aboutir à un état de mort encéphalique.

Les objectifs de maintien de l'homéostasie doivent également inclure la gestion de la balance hydrique. Là encore, les patients de réanimation se différencient des dialysés chroniques par une accumulation liquidienne prédominante dans le secteur extravasculaire du fait de la présence fréquente d'un syndrome inflammatoire systémique avec augmentation de la perméabilité endothéliale. Si les patients dialysés chroniques sont le plus souvent en situation d'hypervolémie lors des séances d'EER, les patients de réanimation sont le plus souvent hypovolémiques à la phase aiguë de leur prise en charge. En réanimation, la gestion de la balance hydrique ne peut donc pas être basée sur la seule estimation du « poids sec » des patients [10]. L'EER doit permettre de prévenir l'accumulation excessive des fluides administrés car il existe une association forte entre une balance hydrique positive et une mortalité plus élevée [3]. Bien qu'il soit difficile de déterminer si cette association est réellement indépendante de la gravité des patients, ces données incitent à considérer la gestion de la balance hydrique comme un objectif important du traitement par EER.

Parallèlement au maintien de l'homéostasie, la prévention des complications de l'EER doit être un objectif prioritaire. Les techniques d'EER sont invasives et peuvent induire un nombre important de complications décrites ci-après. Les patients requérant une EER en réanimation représentent le sous-groupe des patients les plus graves, ce qui augmente le risque des complications et peut majorer leurs conséquences.

Différentes techniques

Les techniques de dialyse péritonéale sont les premières à avoir été utilisées pour le traitement des insuffisances rénales aiguës. Elles ont par la suite été remplacées par les techniques de dialyse sanguine (hémodialyse) puis abandonnées en réanimation en raison de leur manque d'efficacité pour maintenir une homéostasie acceptable. Elles ne sont plus utilisées aujourd'hui, sauf chez l'enfant et dans certains pays en voie de développement. Ces techniques ne seront donc pas traitées dans ce chapitre. C'est à partir des années 1960 que les patients souffrants d'une défaillance rénale aiguë ont pu bénéficier des techniques d'hémodialyse intermittente « en routine ». Vers la fin des années 1970, des techniques d'hémofiltration spécifiques aux patients de réanimation ont été développées afin de simplifier les contraintes logistiques et permettre l'autonomie des équipes de réanimation vis-à-vis de celles de néphrologie [12].

Technologie et dispositifs nécessaires quelle que soit la technique utilisée

Si le patient ne dispose pas de voie d'abord vasculaire pour l'hémodialyse chronique (fistule artérioveineuse ou cathéter tunnélisé), une voie d'abord temporaire doit être mise en place. Un cathéter veineux central comportant deux lumières ou deux cathéters simple lumière peuvent être utilisés par voie fémorale ou jugulaire interne. La voie sous-clavière doit être évitée du fait d'un risque accru de thrombose et de sténose. Ce cathéter permet la soustraction et le retour du sang vers le patient après son passage dans une membrane d'échange. Le diamètre du cathéter doit être suffisant pour permettre une circulation du sang avec un débit minimal de 200 ml/min généré par une pompe. Un diamètre d'au moins 12 Fr est en général nécessaire afin de limiter les résistances à l'écoulement.

Bien que la biocompatibilité des matériaux utilisés pour la confection des circuits extracorporels (CEC) se soit considérablement améliorée, l'activation de la coagulation reste importante et nécessite le plus souvent une anticoagulation du circuit. Lorsque l'EER est réalisée de manière intermittente, il est possible d'effectuer des séances courtes sans utiliser d'anticoagulant. L'héparine non fractionnée ou les héparines de bas poids moléculaire peuvent être utilisées. Du fait de leur risque d'accumulation lié à la défaillance rénale, les héparines de bas poids moléculaire doivent être utilisées de façon discontinue. Les doses nécessaires d'héparine pour le maintien de la perméabilité du circuit et de la membrane entraînent une anticoagulation systémique. Lorsqu'une anticoagulation est nécessaire et que le patient présente une contre-indication à une anticoagulation systémique, une anticoagulation régionale du circuit est utilisée. La méthode actuellement recommandée est l'utilisation du citrate de sodium [1, 13]. Perfusé avant la membrane, il chélate le calcium dans le circuit et empêche la coagulation. Une solution de calcium doit être réinjectée au patient afin de prévenir l'hypocalcémie et de restaurer les capacités du sang à coaguler. Ce type d'anticoagulation régionale nécessite des procédures de soin très précises afin de prévenir leurs complications (alcalose métabolique, dyscalcémies).

Modalités de traitement

Deux types d'échanges à travers une membrane peuvent être utilisés. La diffusion (ou hémodialyse) permet le transfert des solutés indépendamment du solvant lorsqu'une différence de concentration existe de part et d'autre de la membrane. La diffusion ne permet l'échange que des petites molécules et nécessite la circulation d'un dialysat dans la membrane afin de générer un gradient de concentration. La composition du dialysat est choisie en fonction des besoins du patient. La diffusion permet l'apport de solutés par le dialysat lorsque leur concentration est supérieure à celle du plasma ; cela peut être le cas pour le sodium, le potassium, le glucose, le bicarbonate et le magnésium. Le dialysat doit avoir une composition électrolytique, organique et microbiologique conforme aux recommandations de la pharmacopée européenne. Pour cela, le dialysat doit être utilisé en poche stérile lorsque son débit est faible ou bien il doit être fabriqué par un générateur à partir de l'eau de ville qui aura été préalablement traitée (eau osmosée). Une surveillance régulière de la qualité de l'eau osmosée est alors nécessaire [13]. Un gradient de diffusion suffisant est en général obtenu lorsque le débit du sang dans la membrane est d'au moins 200 ml/min et celui du dialysat de 500 ml/min. La réalisation de trois séances d'au moins 4 heures par semaine permet la délivrance d'une dose de dialyse minimale probablement acceptable [13].

La filtration (ou hémofiltration) permet le passage du solvant avec les solutés qu'il contient par convection à travers la membrane lorsqu'une différence de pression est appliquée. La convection permet le passage transmembranaire des petites et moyennes molécules, habituellement de poids moléculaire inférieur à 60 kDa. La filtration n'étant pas sélective, il faut restituer au patient ce qui n'est pas indiqué qu'il perde. Pour cela, une solution de réinjection est administrée via le circuit extracorporel dont la composition en sodium, potassium, bicarbonate, glucose, magnésium, calcium, phosphore est déterminée par les besoins du patient. Le débit de réinjection est lui déterminé par les objectifs de balance hydrique. Si une balance hydrique négative est indiquée, le débit de la réinjection sera inférieur au débit de filtration. Le seuil minimal du débit de filtration nécessaire à la délivrance d'une dose de dialyse suffisante se situe aux alentours de 20-25 ml/kg/h en continu sur la journée, ce qui en général permet un maintien de la concentration en urée au-dessous de 20 mmol/l [13]. Les deux modalités de traitement, diffusion et filtration, peuvent être associées, on parle alors d'hémodiafiltration. Cette association permet d'augmenter la dose de dialyse délivrée lorsqu'une filtration à plus haut débit n'est techniquement pas possible.

Les techniques diffusives et convectives peuvent être utilisées de façon continue ou intermittente. Cependant, l'hémodialyse est le plus souvent pratiquée de manière intermittente. Lorsqu'elle est continue, le gradient de diffusion doit être abaissé en réduisant les débits du sang et du dialysat. L'hémofiltration et l'hémodiafiltration sont le plus souvent utilisées en continu. Quelle que soit la technique, l'intensité de l'EER en termes d'heure de traitement, de gradient de diffusion et/ou de débit de filtration doit être adaptée aux besoins du patient. Une augmentation de l'intensité du traitement est nécessaire chez les patients présentant des désordres métaboliques sévères et/ou une production de l'urée élevée du fait d'un hypercatabolisme [13]. Il faut souligner que, chez les patients hypercataboliques, il n'est en aucun cas recommandé de limiter les apports protéiques afin de limiter la production d'urée [1]. Les apports nutritionnels de ces patients doivent absolument être préservés et l'intensité de l'EER adaptée aux besoins nutritionnels. Puisque le volume de distribution de l'urée correspond à l'eau corporelle totale, les patients avec une surface corporelle large peuvent nécessiter une intensification de la dose de dialyse. Enfin, la gestion de la balance hydrique peut être facilitée par une utilisation continue de l'EER.

Choix de la technique

Jusqu'à la réalisation d'essais randomisés comparant différentes techniques d'EER sur le pronostic des patients, l'hémo(dia)filtration continue était considérée comme la technique la plus « sécuritaire » [12]. L'autonomie des réanimateurs vis-à-vis des équipes de néphrologie, sa simplicité d'utilisation et un investissement logistique moindre ont également été des facteurs favorables à sa large utilisation. De plus, la possibilité d'éliminer des molécules de taille moyenne par filtration est apparue comme un bénéfice potentiel pour les patients souffrant d'inflammation systémique, particulièrement d'origine septique [12]. Les techniques convectives capables d'éliminer les médiateurs pro-inflammatoires ont rapidement été proposées comme un traitement adjuvant du sepsis. Malgré l'utilisation de haut débit de filtration afin d'augmenter le passage transmembranaire des moyennes molécules, leur clairance reste limitée. Les essais randomisés n'ont pas confirmé la supériorité des techniques d'hémo(dia)filtration continues comparée à l'hémodialyse intermittente [8]. Les données actuelles de la littérature ne montrent pas non plus de bénéfice patent de ces techniques chez les patients traités pour un sepsis sévère. Certaines études suggèrent même un risque d'aggravation des patients lorsque l'hémofiltration est utilisée précocement afin de moduler l'inflammation, en dehors même de la présence d'une défaillance rénale. Les techniques convectives ne sont donc pas recommandées comme traitement adjuvant du sepsis [1, 13].

Les patients de réanimation peuvent ainsi être traités par hémodialyse intermittente ou par hémo(dia)filtration continue. Chacune de ces techniques présentes ses avantages et ses inconvénients qui sont résumés dans le tableau S07-P10-C03-I, ils doivent guider le choix

Tableau S07-P10-C03-I Avantages et inconvénients des différentes modalités d'épuration extrarénale.

	Avantages	Inconvénients
Hémodialyse intermittente	Épuration rapide des petites molécules, contrôle rapide d'une hyperkaliémie Facilitation de la gestion des anticoagulants Mobilisation et soins du patient facilités Faible coût des consommables Plus grande disponibilité des machines	Variations osmotiques avec risque d'œdème cérébral Investissement pour assurer le traitement adéquat de l'eau pour hémodialyse Nécessité de réglages précautionneux pour prévenir la mauvaise tolérance hémodynamique
Hémo(dia)filtration continue	Contrôle de la balance hydrique plus facile Contrôle métabolique continu et adaptable Absence de variation osmotique, utilisation plus simple en cas d'hypertension intracrânienne	Exposition aux risques des anticoagulants Interruptions fréquentes du traitement, maintien de la perméabilité de la membrane et du bon fonctionnement de la voie d'abord vasculaire plus difficile Thrombopénie Immobilisation du patient Coût élevé des consommables

des cliniciens. L'expertise de l'équipe joue un rôle important dans la détermination de ce choix. Lorsque l'hémodialyse intermittente est utilisée, certains réglages doivent être respectés afin de limiter le risque de mauvaise tolérance [10]. La baisse brutale de l'osmolarité plasmatique induite par la diffusion doit être prévenue en utilisant des gradients de diffusion faibles, mais prolongés et en augmentant la concentration en osmoles (sodium) dans le dialysat. Le gain de chaleur et la vasodilatation qui peut en découler doivent être prévenus par une baisse de la température du dialysat en dessous de celle du patient.

Critères d'initiation et d'arrêt de l'épuration extrarénale

Aucun marqueur clinique ou biologique ne permet de prédire avec précision les patients qui vont nécessiter une EER pour une défaillance rénale aiguë. Dans ces conditions, un début précoce de l'EER peut exposer inutilement le patient aux risques d'une technique invasive alors que sa fonction rénale aurait pu s'améliorer sans nécessiter un recours à une méthode de suppléance. À l'inverse, un début trop tardif expose le patient aux complications métaboliques de l'insuffisance rénale aiguë. Plusieurs études de cohorte suggèrent qu'un début précoce de l'EER serait associé à une meilleure survie [11]. Ces études n'incluent que les patients ayant eu une EER, ce qui représente un biais important puisque le principal bénéfice attendu d'un début tardif de l'EER est d'éviter un traitement inutile. Les patients n'ayant pas reçu d'EER ne sont pas inclus dans ces études de cohorte, alors que leur survie est meilleure.

En présence d'une anomalie métabolique sévère, non contrôlée par un traitement médical simple et pouvant mettre en jeu la survie du patient à court terme, il existe un consensus évident pour débuter l'EER [1, 13]. Les seuils de ces anomalies ne sont cependant pas définis et varient selon les auteurs (Tableau S07-P10-C03-II) [6, 12]. En dehors de ces situations d'urgence vitale, les critères usuellement utilisés pour débuter une EER sont très variables (voir Tableau S07-P10-C03-II). L'essai randomisé multicentrique français « AKIKI » apporte des éléments de réponse [5]. Ses résultats montrent qu'en l'absence de complication métabolique sévère, une stratégie d'attente permet d'éviter l'EER chez 49 % des patients en défaillance multiviscérale ayant une IRA considérée comme rapidement réversible par la restauration de la perfusion rénale. Cette stratégie d'attente consistait à ne débuter l'EER qu'en présence de complications métaboliques avérées ou de la persistance de la défaillance rénale (voir Tableau S07-P10-C03-II). Les patients pris en charge par une stratégie d'attente avaient une survie identique à ceux inclus dans le groupe stratégie précoce dans lequel l'EER était débutée dans les 6 heures suivant le diagnostic d'IRA. La

Tableau S07-P10-C03-II Critères d'initiation de l'épuration extrarénale en présence d'une défaillance rénale aiguë.

Situations mettant en jeu le pronostic vital
Hyperkaliémie menaçante Acidose métabolique sévère (pH < 7,10-7,15) Syndrome urémique : encéphalopathie, péricardite Syndrome de lyse tumorale Œdème pulmonaire cardiogénique responsable d'une hypoxémie sévère Intoxication par méthanol, éthylène glycol, lithium, metformine et aspirine
Critères usuels en l'absence d'urgence vitale
Hyperkaliémie Acidose métabolique Oligo-anurie > 24 heures Créatininémie > 300 µmol/l Urémie > 25-30 mmol/l Œdème pulmonaire cardiogénique Balance hydrique positive
Critères utilisés dans l'essai « AKIKI » [5]
Insuffisance rénale aiguë définie par une créatininémie > 354 µmol/l ou > 3 fois la créatinine de base et/ou une anurie (< 100 ml) depuis plus de 12 heures ou une oligurie (< 500 ml/24 h) depuis plus de 24 heures Associée à au moins un des critères suivants : – kaliémie > 6 mmol/l ou > 5,5 mmol/l persistante malgré un traitement médical – acidose métabolique (pH < 7,15 et PaCO$_2$ < 35 mmHg) – oligo-anurie depuis plus de 3 jours – urémie > 40 mmol/l – œdème aigu du poumon générant une hypoxémie sévère nécessitant un débit d'O$_2$ > 5 l/min pour maintenir une SaO$_2$ > 95 % ou une FiO$_2$ > 50 % sous ventilation

stratégie d'attente permettait une reprise plus précoce de la diurèse. Les résultats d'autres essais multicentriques en cours confirmeront, ou non, le bénéfice d'une stratégie d'attente.

Les intoxications par une substance connue comme dialysable peuvent représenter une indication à l'EER. L'EER n'est indiquée que si la clairance rénale de cette substance par le patient est inférieure à celle obtenue par l'EER. En pratique, l'EER n'est donc envisagée que lorsqu'il existe une défaillance rénale sévère, car elle permet alors d'accélérer l'élimination de la substance toxique. Cela est le plus souvent le cas dans les intoxications par méthanol, éthylène glycol, lithium, metformine et aspirine qui sont des indications toxicologiques reconnues de l'EER.

À ce jour, il n'existe pas de critère précis permettant de définir quand il est possible d'arrêter l'EER. Cette problématique est similaire à celle de son initiation, l'objectif étant de ne pas continuer à exposer inutilement le patient aux risques de la technique. L'évaluation de la récupé-

Tableau S07-P10-C03-III Complications potentielles de l'épuration extrarénale.

Complications hémodynamiques
– hypotension
– troubles du rythme
– infarctus (cérébral, myocardique, mésentérique)
Complications infectieuses
– voie d'abord vasculaire
– manipulations du circuit extracorporel
– dialysat
Pertes sanguines
– mise en place de la voie d'abord vasculaire
– coagulations du circuit
– exposition aux anticoagulants
– thrombopénie
– hémolyse
Troubles de l'homéostasie
– hypothermie
– hypokaliémie
– hypophosphorémie
Éliminations non indiquées
– vitamines
– oligo-éléments
– acides aminés
– médicaments
Embolie gazeuse

ration du débit de filtration glomérulaire est difficile alors que le patient est traité par EER. Il semble que la restauration d'une diurèse soit le meilleur critère pour prédire un sevrage possible [1, 13]. Ces données ne signifient en aucun cas que l'utilisation des diurétiques permet d'accélérer le sevrage de l'EER ; les études menées en ce sens étant toutes négatives.

Complications potentielles de l'épuration extrarénale

Les complications les plus fréquentes de l'EER en réanimation sont d'ordre hémodynamique avec les épisodes hypotensifs et les troubles du rythme cardiaque (Tableau S07-P10-C03-III) [10]. Elles peuvent être liées aux variations électrolytiques, à une vasodilatation par accumulation de chaleur ou par stimulation de l'inflammation par le circuit extracorporel, à une hypovolémie induite par une gestion inadéquate du bilan entrées-sorties. Ces désordres hémodynamiques peuvent participer à la pérennisation des défaillances d'organes, y compris la défaillance rénale. Les comorbidités cardiovasculaires étant fréquentes chez ces patients, le risque d'infarctus viscéral est élevé, qu'il soit myocardique, cérébral et surtout mésentérique. Les autres complications de l'EER sont celles communes à toute exposition à une circulation extracorporelle. La spécificité de l'EER qui inclut des échanges transmembranaires ajoute à ces complications l'induction de désordres métaboliques et l'élimination de substances non souhaitée comme les médicaments. Le risque de ces complications est majoré lorsque l'intensité du traitement est élevée.

Le choix des posologies des médicaments et leur modalité d'administration sont des points importants de la gestion de l'EER en réanimation. Bien que les patients traités par EER aient une clairance rénale quasi nulle et que la majorité des médicaments aient une élimination rénale prépondérante, ces patients sont plus exposés au risque d'un sous-dosage que d'un surdosage. Ce risque est particulièrement important pour les antibiotiques. D'une part, le volume de distribution des patients septiques en défaillance multiviscérale et traités par EER est très augmenté. D'autre part, beaucoup de substances médicamenteuses sont éliminées par diffusion et/ou convection. Cette élimination est déterminée par les caractéristiques pharmacocinétiques du produit, elle est d'autant plus importante que la fixation protéique est faible, le poids moléculaire bas et le volume de distribution faible, c'est-à-dire essentiellement plasmatique. Il est cependant impossible de prévoir la fraction exacte éliminée par l'EER et des dosages répétés doivent être réalisés afin d'adapter les posologies des substances actives essentielles comme celles des anti-infectieux.

Pronostic vital et rénal des patients nécessitant une épuration extrarénale en réanimation

Le pronostic des patients nécessitant un recours à l'EER pour une insuffisance rénale aiguë dans un contexte de défaillance multiviscérale est péjoratif avec une mortalité hospitalière d'environ 60 % [12]. Cette mortalité est en revanche inférieure à 10 % lorsqu'il n'existe pas de défaillance viscérale aiguë autre que rénale. Cette lourde mortalité n'est qu'en partie liée aux comorbidités des patients et à leur sévérité. Le fait de nécessiter une EER en réanimation est un facteur indépendant de mortalité. Cette surmortalité suggère que les techniques d'EER en elles-mêmes puissent induire une morbidité supplémentaire qui participe au mauvais pronostic de ces patients. Cette surmortalité persiste à distance de l'épisode aigu. De plus en plus de données montrent que les patients traités par EER pour un épisode d'insuffisance rénale aiguë ont un risque accru de développer une insuffisance rénale chronique ultérieure pouvant éventuellement aboutir à la nécessité d'une dialyse chronique [4]. Ces données impliquent qu'au cours de la prise en charge aiguë de ces patients, tout soit mis en œuvre pour prévenir de nouvelles agressions rénales (troubles hémodynamiques, exposition aux néphrotoxiques, etc.) et faciliter le retour à la fonction rénale préexistante. Le choix de la technique d'EER sur la récupération rénale a donné lieu à plusieurs essais ne permettant pas de conclure à la supériorité d'une technique par rapport aux autres [8]. L'intérêt d'un suivi néphrologique afin de limiter les séquelles rénales après un épisode d'insuffisance rénale aiguë ayant nécessité le recours à l'EER reste à évaluer.

Bibliographie

1. Acute Kidney Injury work group, Improving Global Outcomes (KDIGO). KDIGO clinical practice guideline for acute kidney injury. Kidney Inter, 2012, *Suppl. 2* : 89-115.
2. Bellomo R, Cass A, Cole L et al. Intensity of continuous renal-replacement therapy in critically ill patients. N Engl J Med, 2009, *361* : 1627-1638.
3. Bouchard J, Soroko SB, Chertow GM et al. Fluid accumulation, survival and recovery of kidney function in critically ill patients with acute kidney injury. Kidney Int, 2009, *76* : 422-427.
4. Chawla LS, Eggers PW, Star RA, Kimmel PL. Acute kidney injury and chronic kidney disease as interconnected syndromes. N Engl J Med, 2014, *371* : 58-66.
5. Gaudry S, Hajage D, Schortgen F et al. Initiation strategies for renal-replacement therapy in the intensive care unit. N Engl J Med, 2016, *375* : 122-133.
6. Lameire N, Van Biesen W, Vanholder R. Acute renal failure. Lancet, 2005, *365* : 417-430.
7. Palevsky PM, Zhang JH, O'Connor TZ et al. Intensity of renal support in critically ill patients with acute kidney injury. N Engl J Med, 2008, *359* : 7-20.
8. Pannu N, Klarenbach S, Wiebe N et al. Renal replacement therapy in patients with acute renal failure : a systematic review. JAMA, 2008, *299* : 793-805.

9. Schiffl H, Lang SM, Fischer R. Daily hemodialysis and the outcome of acute renal failure. N Engl J Med, 2002, *346* : 305-310.
10. Schortgen F. Tolérance et efficacité des séances d'épuration extrarénale. Réanimation, 2003, *12* : 318.
11. Seabra VF, Balk EM, Liangos O et al. Timing of renal replacement therapy initiation in acute renal failure : a meta-analysis. Am J Kidney Dis, 2008, *52* : 272-284.
12. Tolwani A. Continuous renal-replacement therapy for acute kidney injury. N Engl J Med, 2013, *368* : 1160-1116.
13. Van Vong L, Osman D, Vinsonneau C. Épuration extrarénale en réanimation adulte et pédiatrique. Recommandations formalisées d'experts sous l'égide de la Société de réanimation de langue française (SRLF), avec la participation de la Société française d'anesthésie-réanimation (SFAR), du Groupe francophone de réanimation et urgences pédiatriques (GFRUP) et de la Société francophone de dialyse (SFD). Réanimation, 2014, *23* : 714-737.

Urgences médicales

S08

PIERRE HAUSFATER
ET BRUNO RIOU

Chapitre S08-P01-C01

Pathologies circonstancielles

Patrick Ecollan

Ces affections, regroupées pour leur caractère soudain et inopiné, ont en commun de dépendre essentiellement de l'environnement et du contexte de l'action. La compréhension de leurs mécanismes pathologiques et la connaissance des premières mesures thérapeutiques sont essentielles, car leur pronostic peut être grave. L'atteinte presque constante des fonctions respiratoires, circulatoires et/ou neurologiques met souvent en jeu le pronostic vital.

Hypothermie [1, 2, 3, 4]

Le corps humain se trouve en hypothermie si sa température centrale chute en dessous de 35 °C. Plus la température est basse, plus les signes cliniques sont importants. En revanche, le pronostic ne dépend pas de la température. Au-dessus de 32 °C, on parle d'hypothermie modérée. Entre 28 °C et 32 °C, l'hypothermie est importante et nécessite une surveillance réanimatoire. Au-dessous de 28 °C, l'hypothermie est sévère et le risque de mort subite est grand, la prise en charge doit être spécialisée.

Étiologie

L'hypothermie survient lors d'une exposition à des températures plus basses que celle du corps humain, ses défenses devenant alors inefficaces. Le vent fait chuter la température. On parle alors de température ressentie (effet *wind chill*) (Tableau S08-P01-C01-I).

La thermorégulation du corps humain permet de garder le noyau central (80 % du corps) en homéothermie à 37 °C. Le centre régulateur situé dans l'hypothalamus, par des actions vasomotrices, en produisant de la sueur ou des frissons, permet de faire varier les échanges thermiques entre la partie périphérique (peau et tissus sous-cutanés) et le milieu extérieur. Toute atteinte de ce mécanisme peut entraîner une hypothermie ; hypothermie à défenses maximales s'il y a dépassement des réserves énergétiques comme chez l'alpiniste en perdition ou le naufragé ; hypothermie à défenses minimales si l'atteinte est centrale et que les muscles ne jouent pas leur rôle de producteurs de chaleur comme dans les intoxications médicamenteuses, les accidents cérébraux, certains troubles métaboliques (hypothyroïdie, hypoglycémie…). Il faut savoir que les moyens de défense n'existent plus si la température du corps devient inférieure à 33 °C.

Symptomatologie

La conséquence physiologique de l'hypothermie est une baisse du métabolisme basal (réduction de 50 % à 28 °C), une diminution de la consommation d'oxygène, de la production de gaz carbonique et du quotient respiratoire. Ces différentes baisses entraînent des perturbations cardiovasculaires, respiratoires, neurologiques et biologiques. Elles peuvent aussi entraîner des lésions aux extrémités du corps (mains, pieds…) : les gelures.

Troubles cardiovasculaires

Autour de 35 °C, l'organisme tente de réagir, et il n'est pas rare d'observer une augmentation de la fréquence cardiaque, de la pression artérielle et du débit cardiaque. Le système vasculaire périphérique est le siège d'une vasoconstriction intense. Au-dessous de 33 °C, s'installe une bradycardie (par allongement de la systole ventriculaire) d'abord sinusale, puis jonctionnelle. À ce stade, on assiste à une baisse du débit cardiaque et de la pression artérielle, associée à une vasodilatation périphérique. C'est autour de 28 °C qu'une diminution du seuil d'excitabilité ventriculaire

Tableau S08-P01-C01-I Température ressentie par le corps humain en fonction de la température ambiante et de la vitesse du vent (effet *wind chill*).

Température (°C)	Vent (km/h)															
	5	10	15	20	25	30	35	40	45	50	55	60	65	70	75	80
5	4	3	2	1	1	0	0	–1	–1	–1	–2	–2	–2	–2	–3	–3
0	–2	–3	–4	–5	–6	–6	–7	–7	–8	–8	–8	–9	–9	–9	–10	–10
–5	–7	–9	–11	–12	–12	–13	–14	–14	–15	–15	–15	–16	–16	–16	–17	–17
–10	–13	–15	–17	–18	–19	–20	–20	–21	–21	–22	–22	–23	–23	–23	–24	–24
–15	–19	–21	–23	–24	–25	–26	–27	–27	–28	–29	–29	–30	–30	–30	–31	–31
–20	–24	–27	–29	–30	–32	–33	–33	–34	–35	–35	–36	–36	–37	–37	–38	–38
–25	–30	–33	–35	–37	–38	–39	–40	–41	–42	–42	–43	–43	–44	–44	–45	–45
–30	–36	–39	–41	–43	–44	–46	–47	–48	–48	–49	–50	–50	–51	–51	–52	–52
–35	–41	–45	–48	–49	–51	–52	–53	–54	–55	–56	–57	–57	–58	–58	–59	–60
–40	–47	–51	–54	–56	–57	–59	–60	–61	–62	–63	–63	–64	–65	–65	–66	–67
–45	–53	–57	–60	–62	–64	–65	–66	–68	–69	–69	–70	–71	–72	–72	–73	–74
–50	–58	–63	–66	–68	–70	–72	–73	–74	–75	–76	–77	–78	–80	–80	–80	–81

provoque alors fréquemment une fibrillation. À partir de 25 °C, la viscosité sanguine augmente et des asystolies sont possibles.

Troubles respiratoires

La baisse de la consommation d'oxygène induit une diminution de la ventilation alvéolaire. Une diminution de la fréquence et de l'amplitude des mouvements respiratoires est visible et d'autant plus marquée que l'hypothermie est profonde. Parallèlement, l'épuration mucociliaire se fait mal, le réflexe de toux est inhibé, ce qui provoque un encombrement bronchique qui peut aboutir à une insuffisance respiratoire aiguë. La perte du réflexe de déglutition dans les hypothermies extrêmes entraîne des inhalations qui peuvent donner un œdème pulmonaire lésionnel.

Troubles neurologiques

Très rapidement, l'hypothermie engendre une perte de l'autorégulation cérébrale. Des troubles de la conscience apparaissent par diminution du débit sanguin cérébral. Dès 33 °C, ces troubles débutent par une confusion et sont ensuite très progressifs. Un coma hypertonique s'installe à partir de 30 °C. À un stade plus important, les réflexes sont abolis. Les pupilles sont alors en mydriase. Le tracé électro-encéphalogramme (EEG) devient plat à partir de 20 °C. Si l'hypothermie modérée est protectrice par diminution de production d'acides aminés et de peroxydes, l'hypothermie sévère est sournoise, car elle simule presque totalement la mort.

Troubles biologiques

Les troubles cardiorespiratoires, d'une part, et une modification des propriétés physicochimiques de l'hydrogène et de l'oxygène due à l'hypothermie, d'autre part, vont entraîner des perturbations de l'équilibre acidobasique. En effet, il existe une diminution de la dissociation des acides et une baisse des pressions partielles avec la chute de la température. Une analyse des gaz du sang donnant un pH et une PCO_2 normaux à 37 °C donnent, à 30 °C, un pH à 7,5 et une PCO_2 à 30 mmHg. De plus, l'hypothermie déplaçant vers la gauche la courbe de dissociation de l'oxygène, il y a augmentation de l'affinité de l'hémoglobine pour l'oxygène et donc une diminution de l'apport d'oxygène aux tissus. Il s'ensuit une ischémie tissulaire importante et une acidose métabolique apparaît, entretenue par une production excessive de lactates (frissons) et une diminution de l'excrétion rénale des acides. Une hyperglycémie est constante par hyposécrétion d'insuline. L'hypokaliémie est fréquente.

Enfin l'hyperviscosité sanguine (augmentation de 2 % de l'hématocrite par perte de chaque degré Celsius) associée à des troubles de coagulation par inhibition enzymatique et à une thrombopénie (diminution du thromboxane A_2) peut provoquer des accidents thrombo-emboliques.

Gelures

Une forte vasoconstriction périphérique artérielle et veineuse diminue le gradient de perfusion capillaire avec apparition d'une stase sanguine. Le refroidissement des tissus va jusqu'au gel avec formation de cristaux de glace, d'abord extra- puis intracellulaires, entraînant une déshydratation avec hyperosmolarité et acidose intracellulaire altérant les membranes.

Au début du réchauffement, les phlyctènes apparaissent et peuvent évoluer rapidement vers la nécrose. Au bout de 24 à 48 heures, la lésion devient grise et est le siège de dysesthésies. Le syndrome d'ischémie-reperfusion est parfois suivi d'une nécrose tissulaire progressive. Au bout d'une semaine commence la phase de cicatrisation qui sera lente et progressive. Les séquelles se traduisent très souvent par des paresthésies et, parfois, une hypersensibilité au froid.

Prise en charge

Une bonne prise en charge nécessite d'abord un diagnostic précis. Si les hypothermies dues au froid ne posent pas de problème de diagnostic, d'autres hypothermies, comme par exemple chez les personnes victimes d'accidents vasculaires ou d'intoxications médicamenteuses et restées immobiles plusieurs heures, peuvent passer inaperçues. Il faut toujours y penser et donc mesurer la température. La mesure peut être faite dans un premier temps en périphérie avec un thermomètre à hypothermie. Si le diagnostic d'hypothermie est posé, une mesure plus précise s'impose avec plusieurs mesures internes au moyen de sondes électroniques (niveau œsophagien, nasopharynx, artère pulmonaire…). Un examen cardiorespiratoire et neurologique ainsi qu'un bilan biologique (gazométrie artérielle, ionogramme, numération-formule sanguine, plaquettes, bilan hépatique, taux de prothrombine, temps de céphaline kaolin, fibrinogène, lactates) permet d'orienter le patient vers la structure la plus adaptée à son état. L'électrocardiogramme est souvent caractéristique, montrant une bradycardie (< 32 °C) avec allongement du PR et du QT et une onde J d'Osborn (Figure S08-P01-C01-1).

Les gelures doivent être réchauffées de manière active par bain d'eau chaude (37 à 39 °C) pendant plus de 30 minutes et jusqu'à 1 heure. Une surélévation du membre touché est souhaitable. Un traumatisme ou une réexposition au gel aggravent les lésions des gelures. L'aspirine semble être un antalgique intéressant. Les gelures sévères peuvent bénéficier d'un traitement pharmacologique intraveineux par iloprost ou/et thrombolyse. L'iloprost est un analogue de la prostacycline (prostaglandine I_2) ayant des propriétés anti-agrégantes plaquettaires et vasodilatatrices.

Les hypothermies légères (température centrale > 32 °C) peuvent être traitées de façon symptomatique par réchauffement passif externe en lit de médecine classique. Les hypothermies plus importantes doivent avoir une prise en charge préhospitalière médicalisée comportant une bonne oxygénation (intubation et ventilation), une surveillance cardiaque et hydro-électrolytique. Elles doivent être hospitalisées dans un service de soins intensifs. Si le réchauffement externe est actif (couverture chauffante), il y a risque de vasodilatation périphérique et donc de chute de tension avec transfert de sang froid de la périphérie vers le centre. Pour éviter ce phénomène, il suffit de ne réchauffer que le tronc du patient. Dès que la température chute au-dessous de 28 °C, la surveillance doit être rigoureuse (risque de fibrillation ventriculaire) et complétée par un réchauffement interne actif (Tableau S08-P01-C01-II). En cas d'arrêt cardiaque en hypothermie, la réanimation doit aussi comporter un réchauffement interne actif (perfusion, air insufflé). Le patient doit bénéficier si possible d'une mise sous oxygénateur

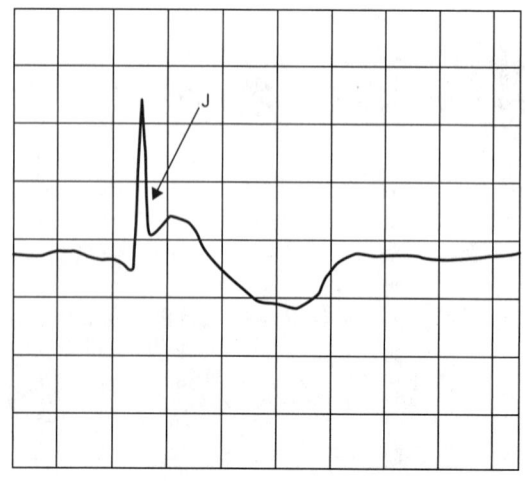

Figure S08-P01-C01-1 Onde J d'Osborn et point J.

Tableau S08-P01-C01-II Réchauffement interne actif.

Méthode de réchauffement	Gain de température
Insufflation d'air chaud	2 °C/h
Dialyse péritonéale chaude	3 °C/h
Dialyse pleurale chaude	3 °C/h
Lavage digestif chaud	5 °C/h
Hémodialyse	8 °C/h
Circulation extracorporelle/ECMO (débit 5 l/min)	2 °C/5 min

Air ou liquide à 38-40 °C.

par membrane extracorporelle (ECMO). La décision d'arrêt de la réanimation ne peut être prise qu'après retour en euthermie.

Noyade [5, 6, 7]

La noyade est une asphyxie aiguë consécutive à une submersion de la victime (ou de sa face) entraînant des troubles respiratoires. On compte 376 000 morts en 2003 dans le monde selon l'Organisation mondiale de la santé. Les noyades représentent en France, après les accidents de circulation et les chutes de grande hauteur, la troisième cause de décès accidentel.

L'Institut national de veille sanitaire (InVS) a réalisé plusieurs enquêtes depuis 2001 (tous les trois ans). La dernière en 2012, sur la période estivale (juin à septembre), avait recensé 1 238 noyades avec 40 % de décès.

Étiologie

Sont souvent victimes les enfants incapables de flotter (première cause de décès accidentel des enfants de moins de 5 ans), mais aussi les nageurs épuisés ou victimes d'une syncope, d'une allergie, d'une crise d'épilepsie ou d'une hypothermie. Sont particulièrement exposés également les plongeurs en apnée (syncope par baisse de leur pression partielle en oxygène au retour en surface en fin d'apnée) et les plongeurs en scaphandre autonome victimes d'un accident de surpression, de décompression ou même d'une narcose. L'alcool est souvent retrouvé comme facteur favorisant. En France, 56 % des noyades ont lieu en mer (mortalité de 20 %), 19 % en piscine (mortalité de 20 %), 22 % en plan ou cours d'eau (mortalité de 65 %). Il faut savoir que 3 % des noyés sont des bébés en baignoire (mortalité de 47 %).

Symptomatologie

L'immersion prolongée entraîne chez l'homme une apnée volontaire qui provoque une hypercapnie. À un certain niveau de PCO_2, il y a respiration réflexe et dans environ 85 % des cas, inondation bronchoalvéolaire. Les autres ont un laryngospasme qui protège les alvéoles. Il est intéressant de noter qu'il existe en immersion une grande variabilité de tolérance à l'anoxie, et que certains individus peuvent résister plus de 10 minutes sans séquelle neurologique (réflexe de plongée). L'anoxie entraîne une perte de conscience associée parfois à des convulsions. Il s'ensuit une bradycardie et un collapsus. L'arrêt cardiaque survient entre 4 et 8 minutes après l'immersion.

L'inhalation d'eau entraîne un œdème pulmonaire d'autant plus grave que l'eau contient du chlore ou d'autres déchets industriels. Cet œdème est généralement de type lésionnel par destruction des propriétés tensioactives des alvéoles, mais peut sur certains terrains se compliquer d'un œdème cardiogénique (insuffisance cardiaque, anoxie importante). Une pneumopathie d'inhalation peut se surinfecter secondairement. L'atteinte pulmonaire peut évoluer rapidement en syndrome de détresse respiratoire aiguë (SDRA) ($PaO_2/FiO_2 < 200$ mmHg).

Les troubles neurologiques sont directement liés et proportionnels à l'anoxie, conséquence d'un œdème cérébral souvent important. Une hypothermie est parfois retrouvée si le séjour dans l'eau a été prolongé (la déperdition calorique dans l'eau est 25 fois plus forte que dans l'air).

Le bilan biologique montre une acidose mixte (hypoxie et hypercapnie). Les troubles ioniques sont fonction de la quantité et de la qualité de l'eau introduite dans l'organisme (en général de l'ordre de 22 ml/kg).

Les survivants d'une noyade peuvent être classés en fonction des troubles cliniques selon la classification de l'InVS :
– l'aquastress : il n'y a pas eu d'inhalation et donc il n'y a pas de détresse respiratoire, mais une angoisse qui donne une hyperventilation, une tachycardie et des tremblements ;
– la petite noyade : une légère gêne respiratoire par inhalation d'eau sans trouble de conscience, mais avec cyanose et/ou hypothermie ;
– la grande noyade : troubles de conscience proportionnels à la détresse respiratoire ;
– l'anoxique : coma profond après une anoxie importante d'un arrêt cardiaque.

La classification de Szpilman permet à l'aide d'un algorithme clinique d'évaluer le pronostic du devenir de ces patients. Elle classe les noyés en six groupes en fonction du rythme respiratoire, du pouls artériel, de l'auscultation pulmonaire et de la pression artérielle (groupe 6 : apnée avec abolition du pouls ; mortalité = 93,1 %).

Prise en charge

Elle commence par l'appréciation des fonctions vitales et porte surtout sur la fonction respiratoire. Toutes les victimes d'une noyade doivent être hospitalisées. Les patients recevront de l'oxygène nasal le plus tôt possible et en fonction de l'hypoxie (appréciée par la saturation au pouls). Ils bénéficieront du masque à haute concentration (O_2 à 15 l/min), voire d'une intubation et d'une ventilation assistée avec pression expiratoire positive. À partir de la petite noyade, la prise en charge préhospitalière doit être médicalisée. Le traitement du choc peut bénéficier d'un remplissage prudent, mais doit rapidement être documenté par une exploration hémodynamique pour éviter le choc cardiogénique. Le pronostic des noyades dépend de l'âge, de la durée d'immersion, de la température de l'eau et des antécédents. Il faut savoir rechercher le contexte de la noyade et penser aux lésions associées comme des traumatismes (chute d'un pont, choc sur le fond) ou, par exemple, une intoxication médicamenteuse volontaire. Durant la prise en charge, la réanimation respiratoire est très importante. Il s'agit de réaliser durant la première minute plusieurs insufflations de sauvetage (bouche à bouche) puis les associer ensuite au massage cardiaque externe (30/2).

Des troubles mineurs ou une bonne récupération neurologique sont des facteurs de bon pronostic.

Électrisation-électrocution [8, 9, 10, 11, 12]

Le passage d'un courant électrique à travers le corps peut engendrer des lésions thermiques et des effets cardiologiques, musculaires et neurologiques : c'est l'électrisation. Ce même courant fait environ 200 morts « électrocutés » en France chaque année dont vingt par la foudre.

Étiologie

Le corps humain est conducteur électrique et les effets du courant répondent alors à la loi d'Ohm U = RI (U est la tension, R la résistance et I l'intensité). Les effets sont fonction de l'intensité et du temps de passage du courant qui traverse le corps. La Commission électrotechnique internationale (CEI) considère qu'une intensité de 230 milliampères (mA) pour une durée de passage de courant de 200 millisecondes peut entraîner une électrocution. Si l'intensité I est faible (10 à 500 mA) les effets sont plutôt de type électrique. Si l'intensité est grande (500 mA et plus), aux effets électriques s'ajoutent des effets thermiques de brûlure. L'intensité du courant est directement liée à la tension appliquée, mais dépend aussi de la résistance du corps. Des tensions domestiques (220 et 380 volts) donnent plutôt des effets électriques de dépolarisation des membranes cellulaires, car la résistance est généralement comprise entre 3 000 et 5 000 ohms. Une tension alternative a quatre fois plus d'effets pathologiques que le courant continu en basse tension. Le courant alternatif de 50 Hz (le plus dangereux) peut devenir mortel à partir de 50 volts. La haute tension (1 000 volts à 400 000 volts) et la foudre (100 millions de volts) vont donner des brûlures par effet Joule. Une diminution franche de la résistance autour de 1 000 ohms (humidité, sueur, eau) peut entraîner des brûlures, même avec du courant domestique (langue des enfants dans une prise de courant).

Symptomatologie

Effets électriques

Le trajet préférentiel du courant traversant un corps humain (vaisseaux sanguins, muscles, fibres nerveuses) détermine des troubles de trois types.

Troubles musculaires

La tétanisation prédomine sur le tonus extenseur à 6 mA, puis fléchisseur à partir de 10 mA, avec une paralysie vers 20 mA. Exceptionnellement, une fracture osseuse par contraction musculaire est possible.

Troubles cardiaques

Ce sont des troubles du rythme à type d'extrasystoles, de fibrillation auriculaire mais surtout de fibrillation ventriculaire qui sont à redouter dès 50 mA pendant 1 seconde. Des troubles transitoires de repolarisation peuvent survenir. Une douleur angineuse voire un infarctus est possible.

Troubles neurologiques

Une perte de connaissance précédée ou non de crise convulsive est fréquente si l'intensité est forte ou le temps de passage du courant long. Sinon, il existe une stupeur, voire une agitation qui est généralement transitoire. La perte de connaissance peut perdurer en coma définitif par destruction de parenchyme cérébral ou par lésion d'anoxie. Une démyélinisation médullaire est possible. Des troubles neurologiques périphériques sont aussi possibles et peuvent persister par destruction axonale. Des troubles de la vision et de l'audition ont été décrits. La survenue secondaire d'une cataracte bilatérale, quand le courant de passage est élevé (haute tension), est classique.

Effets thermiques

Le passage d'un courant de haute tension va engendrer une intensité qui produit dans le muscle un effet électrothermique. C'est une brûlure par effet Joule en profondeur, parfois sans atteinte cutanée (effet « iceberg »). Il s'ensuit une destruction musculaire et vasculaire conduisant à une rhabdomyolyse. Une brûlure externe sans passage de courant à travers le corps peut arriver par flash ou arc électrique. Dans ce cas, la brûlure est classique (premier au troisième degré).

Prise en charge

Le dégagement immédiat de l'électrisé doit être entouré de toutes les précautions d'usage pour que le sauveteur ne soit pas lui-même touché (coupure du courant, utilisation d'isolant pour dégager la victime). L'électrisé doit ensuite être manipulé avec précaution dans l'éventualité d'un traumatisme associé. Le traitement des fonctions vitales peut nécessiter une ventilation et un massage cardiaque. L'examen clinique est axé sur l'examen cardiaque et neurologique avec recherche des points d'entrée et de sortie du courant (marques de Jellinek) et d'éventuelles brûlures. Un électrocardiogramme et un bilan biologique (CPK, potassium, créatinine) doivent être faits pour détecter un éventuel trouble qui imposera, s'il existe, une hospitalisation en unité de soins intensifs pour 24 heures de surveillance (Tableau S08-P01-C01-III).

Tableau S08-P01-C01-III   Éléments de gravité d'un électrisé.

Sensation de passage du courant
Trajet transcardique
Patient accroché à la source > 1 s
Perte de connaissance
Source > 1 000 volts

Une rhabdomyolyse par brûlure électrothermique nécessite souvent une intervention chirurgicale de fasciotomie de décompression pour éviter le syndrome des loges. La diurèse est contrôlée pour éviter l'insuffisance rénale, elle-même prévenue par une hyperhydratation, une alcalinisation systématique et le recours parfois aux diurétiques de l'anse. Dans le cas d'une grossesse, le fort taux d'avortement et d'enfants mort-nés (80 % au premier trimestre, 50 % au troisième trimestre) impose une surveillance maternofœtale de plus de 48 heures.

En France, le nombre d'électrocutés a diminué sensiblement depuis 20 ans grâce, d'une part, aux règles d'installation électrique (dont l'obligation d'installer des disjoncteurs différentiels pour les circuits à basse tension) et, d'autre part, au développement d'une prise en charge préhospitalière médicalisée et hospitalière spécialisée.

Pendaison [13, 14]

La pendaison en France, acte de violence engendrant des forces mécaniques de compression et de traction sur les structures anatomiques du cou, est essentiellement volontaire (première cause de suicide chez l'homme). Bien qu'elle ne représente qu'environ 1 % des tentatives de suicide, elle est mortelle dans près de la moitié des cas. Elle se retrouve surtout dans le milieu carcéral et psychiatrique. La majorité des survivants ont été dépendus dans les 5 minutes. Pour les autres, 70 % décèdent avant l'arrivée des secours, 15 % après, et 15 % seulement survivront.

Étiologie

La pendaison peut être complète, les pieds ne touchant pas le sol. Les forces de traction et de compression sont dans ce cas égales au poids du corps (70 % des cas). Mais une pendaison incomplète peut aussi entraîner la mort (Figure S08-P01-C01-2). En effet, l'obstruction vasculaire commence à 2 kg pour les veines jugulaires, 5 kg pour les carotides et 20 kg pour les artères vertébrales. L'obstruction de la trachée nécessite 20 kg. Une hyperpression de 20 kg en moyenne peut donc

– l'oxygénation : par masque à haute concentration ou intubation et ventilation si besoin.

La réanimation de ces patients tend à maintenir une normoxémie et une hypocapnie (35 mmHg) avec, au besoin, le recours à une pression expiratoire positive malgré l'obstacle au retour veineux qu'elle représente. L'hémodynamique doit être stabilisée pour favoriser l'oxygénation du cerveau en évitant les chutes tensionnelles. Il est souhaitable d'éviter les apports glucidiques, peu recommandés en cas d'hypoxie cérébrale. Les médicaments utilisables pour traiter les convulsions sont le diazépam, voire un barbiturique d'action rapide comme le thiopental.

Brûlure [15, 16, 17, 18]

On estime à 12 000 en France les hospitalisations pour brûlures, la moitié ayant lieu dans des services spécialisés. Grâce aux progrès dans la prise en charge de ces patients, tant hospitalière avec les centres de grands brûlés, que préhospitalière avec le développement des services mobiles d'urgence et de réanimation (SMUR), la mortalité est tombée à 2,3 % en 2009. Deux tiers de ces décès surviennent chez des patients âgés de plus de 50 ans. Associée à l'âge, l'importance de la surface corporelle brûlée (> 40 % SCB) et l'inhalation de fumées d'incendie sont des facteurs prédictifs de mortalité.

Étiologie

La brûlure est la conséquence de l'application d'une température élevée sur le corps humain, généralement la peau (90 %). Elle peut être aussi la conséquence d'une production de chaleur endogène (électrisation, rayonnement, produits chimiques). La lésion des tissus survient aussi bien en 1 seconde à 70 °C qu'au bout de 15 minutes à 49 °C. Cette lésion est formée par une zone de nécrose (mort cellulaire) entourée d'une zone d'ischémie, siège d'une réaction inflammatoire importante. Pour les brûlures graves, parallèlement à cette atteinte locale, l'organisme est le siège d'une réaction inflammatoire généralisée qui peut mettre en jeu le pronostic vital. Au niveau local, il y a perte de protection immunologique et mécanique alors que l'atteinte générale se traduit par une fuite (translocation) liquidienne et sodée. L'inflammation est entretenue par la libération de médiateurs et activation du complément (kinines, histamine, leucotriène, cytokines [interleukine 6]). Il existe une hyperperméabilité vasculaire.

Symptomatologie

Sur le plan clinique, cette véritable plasmorragie associée à la fuite sodée va entraîner une hypovolémie avec hémoconcentration. Un choc apparaît relativement rapidement, d'abord hypovolémique (24 premières heures) puis vasoplégique. Au niveau local, des œdèmes vont apparaître, au maximum en 24 heures. Ces œdèmes peuvent provoquer une insuffisance respiratoire aiguë, s'ils touchent les voies aériennes supérieures.

Prise en charge

Les premiers gestes à faire sont primordiaux :
– ne retirer les vêtements brûlés que s'ils sont encore sources de brûlure (liquide ou caustique) ;
– enlever les bagues et les colliers des zones brûlées (avant l'œdème) ;
– refroidir avec de l'eau courante entre 10 et 20 °C pendant 15 minutes la brûlure (30 minutes pour les brûlures caustiques). Le refroidissement est efficace dans la première heure ;

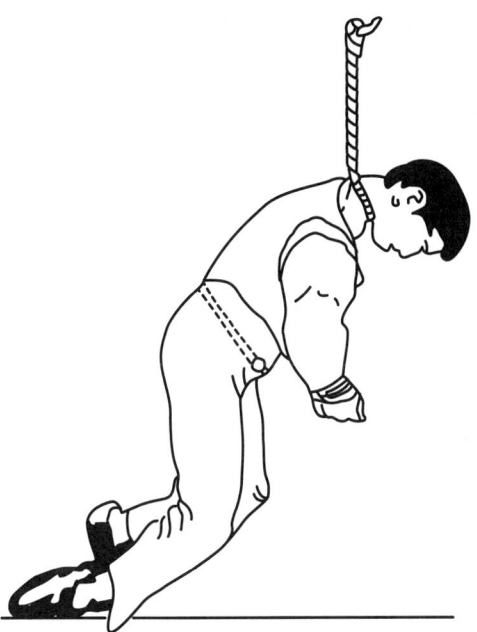

Figure S08-P01-C01-2 Pendaison incomplète.

entraîner une anoxie cérébrale complète. Les forces mécaniques de traction peuvent aussi provoquer des lésions laryngotrachéales et même une fracture de l'os hyoïde et du cartilage thyroïde.

Symptomatologie

La clinique dépend de la force exercée au niveau du cou, de sa localisation exacte et surtout de sa durée. Après 5 minutes, il est classique de se trouver devant un arrêt respiratoire et même souvent cardiorespiratoire. Pour les autres, l'évaluation des fonctions vitales va donner essentiellement un tableau neurorespiratoire.

Troubles respiratoires

Le patient est en tachypnée, voire en bradypnée avec des pauses respiratoires. L'œdème laryngé est constant et d'installation rapide. L'encombrement trachéobronchique est important. Un œdème pulmonaire survient dans 25 % des cas.

Troubles neurologiques

La profondeur du coma est fonction de la durée de l'anoxie. Il est d'installation rapide et traduit un œdème cérébral important. Les signes neurologiques sont l'expression d'une souffrance cérébrale diffuse sans caractère de localisation. Des épisodes convulsifs sont fréquents. Les pupilles peuvent être en mydriase ou en myosis. Il peut exister un syndrome neurovégétatif avec des troubles vasomoteurs, des sueurs, des troubles cardiovasculaires et une hyperthermie. Le pronostic est alors mauvais.

Prise en charge

Elle comporte trois séquences qui doivent s'enchaîner rapidement dès la découverte de l'accident dans la mesure où il reste une chance de survie :
– la dépendaison : rapide en coupant la corde ou en remontant la victime ;
– la manipulation : prudente en préservant l'axe tête-cou-tronc ;

Urgences médicales

– contrôler lors du refroidissement de la brûlure la température du brûlé pour éviter l'hypothermie (> 36 °C).

Toute brûlure supérieure à 10 % de surface corporelle brûlée (SCB) doit être médicalisée.

Lors d'un incendie, toute brûlure doit faire suspecter une intoxication à la fumée. Les intoxications au monoxyde de carbone (CO) et au cyanure (CN) doivent être évoquées et traitées s'il existe des signes cliniques. L'oxygénothérapie normobare (masque à haute concentration), voire hyperbare (caisson), permet de lutter contre les effets du CO. L'hydroxocobalamine est un antidote du cyanure.

La prise en charge médicalisée comprend une oxygénothérapie par masque à haute concentration, voire par intubation et ventilation si besoin (> 50 % de SCB ou détresse respiratoire par œdème des voies aériennes supérieures). Un remplissage vasculaire est indispensable au-dessus de 15 % de SCB. Il se fait par utilisation de cristalloïdes à raison de 2 ml/kg par pourcentage de surface corporelle brûlée (pendant les 8 premières heures). L'utilisation de l'albumine humaine (4 %) est fréquente en France après la 8ᵉ heure. L'analgésie est indispensable. Elle nécessite souvent le recours aux morphiniques. Les lésions doivent être protégées par des draps stériles.

L'orientation des brûlés se fait en fonction de l'importance des lésions. Il faut pouvoir évaluer l'étendue et la profondeur de la brûlure. L'étendue se calcule avec la règle des 9 de Wallace (Figure S08-P01-C01-3). L'évaluation de la profondeur est plus difficile. Classiquement, elle se classe en degrés (Tableau S08-P01-C01-IV). L'essentiel est de pouvoir différencier l'étendue des lésions superficielles qui présentent un aspect rouge et douloureux, des lésions profondes qui sont plutôt blanches ou brunes et surtout indolores.

Les grands brûlés sont ceux qui dépassent 20 % de SCB superficielle ou 10 % de SCB profonde. Ils seront transportés par le SMUR dans les services spécialisés. Les autres peuvent être hospitalisés en service classique. Les patients présentant moins de 10 % de SCB avec moins de 1 % profond peuvent être traités sans hospitalisation.

La base du traitement spécialisé repose sur le contrôle d'une bonne hémodynamique, une surveillance de la diurèse (> 0,5 ml/kg/h) et du maintien de l'hématocrite à moins de 50 %. Au niveau local, les brûlures sont lavées avec des antiseptiques, les phlyctènes sont excisées sous sédation et des pansements gras sont effectués tous les jours. Certaines localisations nécessitent une chirurgie plastique longue et difficile en raison de leurs pronostics fonctionnels (face, cou, périnée, mains, pieds).

Le pronostic des brûlures peut se calculer avec le score UBS (unité de brûlure standard) : UBS = % SCB total + % SCB au 3ᵉ degré × 3 :
– 50 UBS correspond à une brûlure grave ;
– 100 UBS à une brûlure très grave ;
– au-delà de 150 UBS, la brûlure est mortelle dans 50 % des cas.

Effet de souffle : le blast [19, 20, 21]

Un blast est un barotraumatisme, c'est-à-dire un ensemble de lésions engendrées par une variation de pression. Cette variation de pression due au passage d'une onde de choc, est extrêmement rapide ($\Delta t < 1$ ms) et donne un effet de souffle. Cet effet de souffle de l'onde de choc (Figure S08-P01-C01-4) traversant le corps à une vitesse de l'ordre de 300 m/s produit, sur les différents organes, en fonction de la pression de crête, différents types de blast.

Étiologie

La grande majorité des ondes de choc sont des ondes de pression statique créées par les explosions (accidents industriels, accidents de transport, attentats). C'est un phénomène de déplacement moléculaire avec retour à la position initiale et augmentation de pression de proche en proche (de la même manière qu'une pierre jetée dans l'eau crée des ondes à la surface de façon centrifuge). C'est l'effet primaire de l'explosion à laquelle correspond le blast. Une explosion crée aussi une onde de pression dynamique produisant le phénomène du « vent » qui projette la victime (effets secondaires de l'explosion). Plus l'explosion est forte, plus la pression de crête est haute, et plus le blast est important. Le milieu de propagation de l'onde de choc est aussi important. L'onde de choc

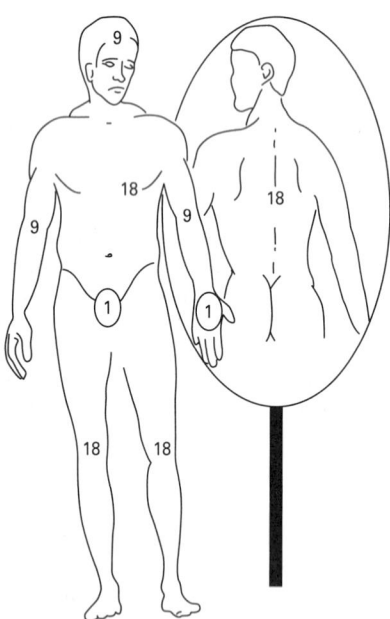

Figure S08-P01-C01-3 Règle des 9 de Wallace.

Tableau S08-P01-C01-IV   Profondeur de la brûlure.

Brûlure superficielle		
1ᵉʳ degré	Érythèmes douloureux	Guérison en 48 heures
2ᵉ degré superficiel	Phlyctènes douloureux	Guérison en 15 jours
Brûlure profonde		
2ᵉ degré profond	Phlyctène sans douleur, vitropression +	Cicatrisation en 3 semaines (qualité moindre)
3ᵉ degré	Couleur : blanc, rouge vif, brun Indolore	Pas de guérison Greffe

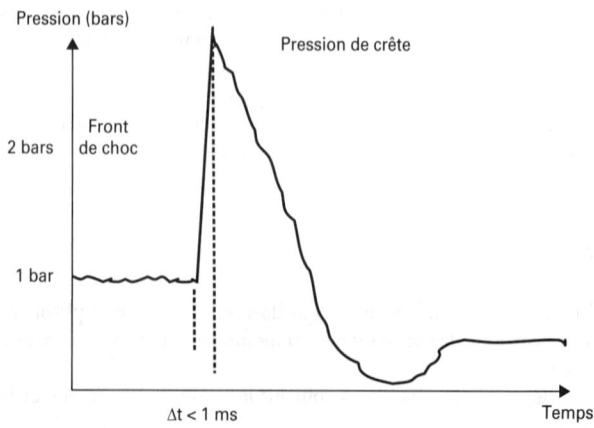

Figure S08-P01-C01-4   Variation de pression au passage d'une onde de choc.

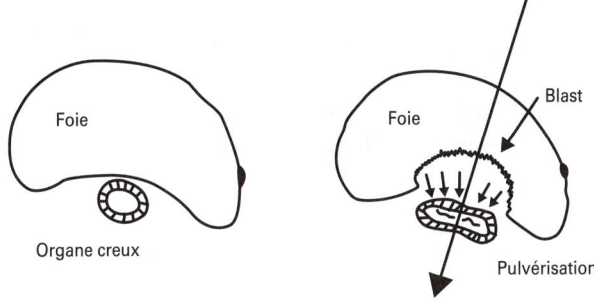

Figure S08-P01-C01-5 Effet de pulvérisation.

s'amortissant plus vite dans l'air que dans l'eau, le rayon létal pour une même charge explosive dans l'eau est trois fois plus grand. Les lésions provoquées par les balles de certains fusils (balles à grande vitesse) peuvent créer une onde de choc par l'impact de la balle sur la peau.

Trois mécanismes expliquent les lésions retrouvées après le passage d'une onde de choc :
– des variations de pression brusques sur des volumes gazeux clos provoquent des phénomènes de compression et de décompression instantanées qui vont donner des ruptures pariétales ;
– des forces d'arrachement dues à des phénomènes de compression sur des structures de densité différente ;
– un effet de pulvérisation (Figure S08-P01-C01-5) au niveau d'une interface de deux tissus de densités différentes qui va pulvériser le tissu dense vers le tissu plus lâche.

Symptomatologie

Le blast aérien entraîne des lésions des organes inhomogènes comportant des volumes gazeux comme l'oreille moyenne, les voies aériennes supérieures, le tube digestif et le poumon. Ce sont des ruptures pariétales (tympan, trachée, estomac) ou des destructions de structure (poumon, foie). Ces syndromes peuvent se déclarer plusieurs heures après l'explosion.

Dans le cas d'une explosion aérienne forte (pression de crête haute) ou en cas d'explosion sous-marine, le blast peut toucher tous les organes.

Prise en charge

Il convient d'être très prudent dans la prise en charge des patients susceptibles d'avoir été blastés. Les explosions entraînant souvent des polytraumatismes (effet secondaire), un blast, surtout s'il s'exprime avec un temps de latence, passera souvent inaperçu. Toute notion d'explosion lors de la prise en charge d'un patient doit faire effectuer une otoscopie à la recherche d'une rupture tympanique. Le tympan étant la structure la plus sensible à l'onde de choc (rupture dès $\Delta P > 0,5$ bar), son intégrité permet d'écarter un blast important des autres organes. En revanche, une lésion du tympan doit conduire à un examen du larynx, organe ensuite le plus sensible, à la recherche de lésion des parties molles. Si ces lésions existent, le poumon peut être atteint, le patient doit être hospitalisé en réanimation dans la crainte de voir apparaître un syndrome de détresse respiratoire. Dans ce cas, une exploration abdominale est aussi nécessaire, à la recherche de rupture d'organe creux ou de saignement par arrachement. Une surveillance réanimatoire est indispensable pour les blasts pulmonaires car ils peuvent entraîner, par ruptures alvéolaires, des embolies gazeuses et une insuffisance cardiaque avec hypertension artérielle pulmonaire.

Au total, il faut retenir que le blast est une urgence potentiellement mortelle.

Accidents de plongée [22, 23, 24, 25, 26]

Le nombre d'accidents de plongée en France tourne autour de 350 par an. Soit 1 accident grave pour 10 000 plongées. Ils sont souvent la conséquence d'une désaturation du sang en azote (gaz respiré dans l'air comprimé des bouteilles de plongée) qui se fait trop rapidement (remontée trop rapide ou temps de palier trop court). La plongée avec des gaz appauvris en azote (nitrox, trimix) diminue ce problème. Il y a quand même chaque année en plongée, une vingtaine de décès par noyade, accident cardiaque et barotraumatisme entraînant une embolie gazeuse.

Les accidents de plongée peuvent donner différents tableaux cliniques, du plus bénin (une grande asthénie) au plus grave. Leur reconnaissance doit être la plus précoce possible. Tout signe clinique apparaissant dans les 24 heures après une plongée sous-marine en scaphandre autonome est un accident de plongée jusqu'à preuve du contraire. Les patients qui en sont victimes doivent tous être hospitalisés. À terre, c'est le SAMU (15, 18 ou 112) qui doit être alerté. En mer, c'est le CROSS (centre régional opérationnel de surveillance et sauvetage [canal VHF n° 16 ou téléphone portable n° 196]) qui dirige les opérations. La prise en charge sur les lieux de l'accident doit être obligatoirement médicalisée s'il existe un trouble de conscience ou un problème respiratoire. Les plus graves doivent être dirigés d'extrême urgence vers un caisson hyperbare.

Étiologie

Il existe plusieurs mécanismes lésionnels :
– le barotraumatisme (15 %) dû aux brusques changements de pression sur des organes contenant de l'air. Il peut toucher toutes les cavités aériennes, mais aussi les poumons. Le plus grave est la surpression pulmonaire avec une symptomatologie respiratoire à type de toux, crachats, pneumothorax, emphysème médiastinal, hémopneumothorax, parfois à l'origine d'amas bulleux (air) dans la circulation sanguine ;
– la création de bulles d'azote par accident de désaturation (53 %). Si le nombre et la taille des bulles sont trop importants, elles créent, là où elles se trouvent, des lésions par compression ou oblitération (Vidéos S08-P01-C01-1 et S08-P01-C01-2). Lors de l'accident de décompression, il existe une phase de constitution de 10 minutes. Les amas de bulles d'azote vont se localiser dans le tissu interstitiel ou intravasculaire de n'importe quelle région du corps. Puis suit une phase d'organisation de quelques heures pendant lesquelles ces amas vont comprimer, dilacérer le tissu interstitiel, les muscles, les tendons ou oblitérer les vaisseaux, donnant le tableau clinique. Au bout de quelques heures, ces amas bulleux vont déclencher les réactions de défense de l'organisme (adhésion des plaquettes, œdème avec fuite plasmatique, coagulation intravasculaire) et engendrer la maladie de décompression ;
– l'accident cardiovasculaire d'immersion peut survenir chez certaines personnes et entraîner un œdème aigu du poumon. Sa physiopathologie n'est pas complètement élucidée.

Symptomatologie

Les barotraumatismes touchent le plus souvent les cavités aériennes de la face (tympans, sinus et dents). Ils sont en général bénins, mais nécessitent une consultation spécialisée. Les plus gros problèmes du plongeur sont engendrés par la création de bulles d'air (surpression pulmonaire) ou d'azote (décompression) dans la circulation et les tissus de l'organisme lors de la remontée ou après la sortie de l'eau. La solution thérapeutique est l'élimination rapide de ces bulles par mise en pression du patient dans un caisson hyperbare (recompression).

Tableau S08-P01-C01-V Accidents de décompression.

Accidents bénins (type I)
Cutanés : « puces » qui piquent, « moutons » type urticaire
Ostéo-arthro-musculaires : *bends*, douleur à type d'arrachement
Accidents sérieux (type II)
Labyrinthiques à symptomatologie vestibulaire (grand vertige rotatoire)
Neurologiques :
– cérébraux (un tiers) : accident ischémique à la sortie de l'eau (crise anoxique, quadriplégie, hémiplégie, coma)
– médullaires (deux tiers) : douleur rachidienne ou abdominale en coup de poignard, rétention d'urine, troubles sensitifs, puis moteurs aux membres inférieurs

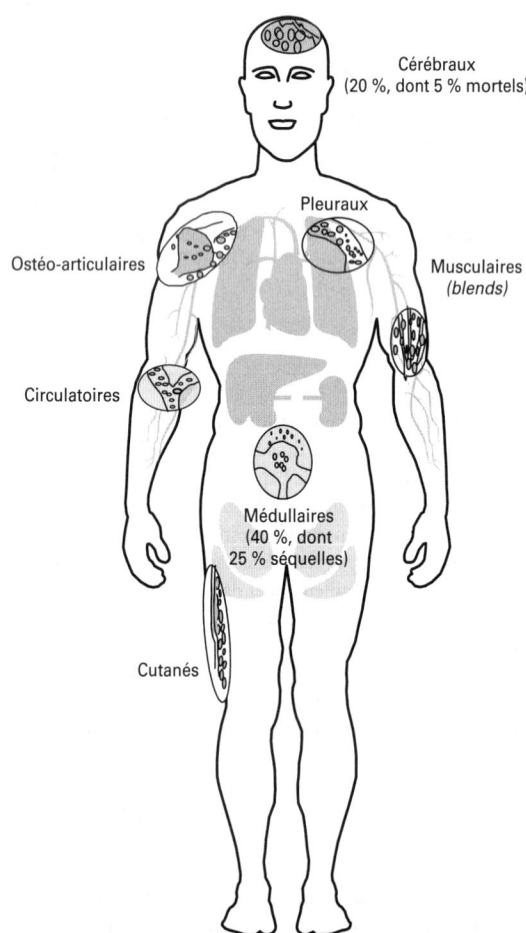

Figure S08-P01-C01-6 Localisation des accidents de décompression.

La clinique des accidents de décompression se fait par appareil, avec deux grands groupes (Tableau S08-P01-C01-V). Leurs localisations et leurs gravités sont précisées sur la figure S08-P01-C01-6.

Prise en charge

Sur les lieux de l'accident, il faut donner de l'O_2 à fort débit (10 à 15 l/min) pour lutter contre l'hypoxie et dénitrogéner les bulles. Une voie veineuse est nécessaire pour un remplissage (500 ml de cristalloïde). Aucune étude n'a montré l'efficacité d'un médicament. En France, certains spécialistes donnent de l'aspirine (500 mg per os). Les manœuvres de réanimation seront faites si besoin (intubation, ventilation assistée). Un transport vers le centre de traitement des accidents hyperbares le plus proche doit se faire en position allongée, le plus tôt possible (idéalement dans l'heure, bien dans les 6 heures sans dépasser un délai de 20 heures). L'accidenté recevra alors des séances de caisson où la recompression et la respiration d'oxygène pur permettront la réduction et la diminution du nombre de bulles.

Certains examens peuvent être faits après la première séance de recompression :
– l'écho-Doppler par voie transcutanée du ventricule droit (4e espace intercostal droit) donne une détection rapide du degré de bulles circulantes ;
– l'échocardiographie transœsophagienne peut visualiser cet état de sursaturation de l'organisme. (Ces deux examens ont une bonne valeur prédictive pour les accidents neurologiques et peuvent influencer la conduite thérapeutique [nouvelle recompression]) ;
– l'IRM peut montrer des lésions, notamment pour les accidents médullaires.

Les accidents sont souvent dus au non-respect des règles, mais pas toujours. Ces accidents peuvent même survenir chez des plongeurs très expérimentés. Les apnéistes qui ne respirent pas d'air sous pression peuvent, si leur activité dure longtemps et à des profondeurs importantes, faire des accidents de décompression (*Taravana syndrome*). Quatre-vingt-dix pour cent des accidents surviennent dans la première heure (50 % dans les 10 minutes). Les voyages en avion qui suivent la dernière plongée (< 24 heures) favorisent l'accident de décompression à cause de l'hypobarie relative.

Mal aigu des montagnes [27, 28, 29, 30]

L'ascension en montagne provoque une hypoxie consécutive à la baisse de pression atmosphérique (Tableau S08-P01-C01-VI). Ce manque d'oxygène peut déclencher relativement fréquemment le mal aigu des montagnes (MAM). Si cette pathologie évolue le plus souvent favorablement, elle peut parfois se compliquer d'œdème pulmonaire de haute altitude (OPHA) et/ou d'œdème cérébral de haute altitude (OCHA) engageant le pronostic vital.

Étiologie

Le mal aigu des montagnes ne peut apparaître théoriquement qu'à partir de 2 000 mètres d'altitude (moyenne altitude). L'OPHA et l'OCHA apparaissent plus fréquemment au-dessus de 3 000 mètres

Tableau S08-P01-C01-VI Pression atmosphérique et d'oxygène en fonction de l'altitude.

Altitude (m)	Pression atmosphérique (mmHg)	Pression oxygène (%)	Sommets connus
9 000	230	30	Everest
8 000	265	35	Cho-Oyu
7 000	310	40	Aconcagau
6 000	355	45	Kilimanjaro
5 000	405	50	Mont Blanc
4 000	460	60	Cervin
3 000	525	70	Aiguille rouge
2 000	600	80	
1 000	675	90	
0	760	100	

(haute altitude) et surtout au-dessus de 5 500 mètres (très haute altitude).

Le système respiratoire et cardiologique, mais aussi hématologique, se modifie pendant une phase initiale d'« accommodation » (de quelques heures à 24 heures). Une seconde phase d'« acclimatation » survient ensuite, si le sujet reste en altitude.

Rapidement, pour compenser les effets de l'hypoxie, s'installe une hyperventilation entraînant une alcalose respiratoire. Dans un premier temps, cette alcalinisation provoque une inhibition des chimiorécepteurs centraux qui freine l'hyperventilation. Dans un second temps, l'élimination rénale des bicarbonates et la réabsorption des protons permettent de retrouver une légère hyperventilation. Au niveau cardio-circulatoire, on retrouve dans les premières heures une vasodilatation systémique hypoxique qui entraîne une baisse de la tension artérielle. Après plusieurs heures, les chimiorécepteurs périphériques déclenchent une vasoconstriction avec comme conséquence une augmentation des résistances périphériques et de la tension. À plus long terme s'installe une polyglobulie d'altitude, conséquence d'une synthèse accrue d'érythropoïétine.

Symptomatologie

Le mal aigu des montagnes est défini par la survenue, dans les 4 à 12 heures en altitude, de céphalées associées à l'un des signes suivants : nausée, vomissement, fatigue, vertige, insomnie. Ces céphalées sont plus intenses la nuit ou le matin au réveil. Après quelques jours d'acclimatation, elles peuvent disparaître.

L'OPHA apparaît le plus souvent au-dessus de 3 000 à 4 000 mètres lors des deux à cinq premiers jours à cause d'une ascension trop rapide. Cet œdème, qui n'est pas cardiogénique, commence par une toux sèche. Rapidement s'installe une dyspnée de repos, voire une orthopnée. L'OPHA est souvent accompagné de signes de mal aigu des montagnes. Sa prise en charge doit être rapide.

L'OCHA peut apparaître assez rapidement (10 heures d'altitude). Il est le plus souvent d'arrivée tardive au troisième jour. C'est une altération neurologique toujours associée à une ataxie.

L'OCHA est souvent associé au mal aigu des montagnes, mais pas toujours. Il peut aller jusqu'au coma. L'évolution sans traitement est fatale, par engagement cérébral.

Prise en charge

La meilleure prise en charge de cette pathologie est d'abord la prévention. Elle se fait au mieux grâce à une consultation de médecine de montagne avec possibilité d'un test à l'hypoxie.

La prévention repose sur une ascension progressive (moins de 300 mètres de dénivelé entre deux nuits au-dessus de 2 500 mètres pour les sujets prédisposés et les enfants, moins de 500 mètres pour les autres personnes au-dessus de 3 000 mètres). Un jour de repos est recommandé tous les 3 jours ou plus de 1 000 mètres de dénivelé. Une hyperhydratation n'est pas recommandée. L'acétazolamide (Diamox®) peut être utilisé. C'est un diurétique qui facilite l'excrétion urinaire des bicarbonates, il augmente le débit sanguin cérébral et la ventilation. La dexaméthasone (Dectancyl®) a montré son efficacité surtout en prévention. Elle ne doit pas être utilisée plus de 10 jours afin d'éviter l'effet indésirable des glucocorticoïdes. Enfin, la nifédipine (Adalate®) et le tadalafil (Cialis®) sont efficaces chez les sujets prédisposés à l'OPHA.

Le traitement curatif de ces pathologies repose sur la recompression, donc une redescente dès que cela est possible. Un caisson portable hyperbare peut être utilisé quand la descente est retardée. L'acétalozamide et la dexaméthasone sont aussi utilisés associés à l'oxygène pour obtenir une SpO_2 supérieure à 90 %.

Vidéos

Vidéo S08-P01-C01-1 Bouteille d'eau gazeuse ouverte rapidement. Formation d'un manchon gazeux par désaturation rapide (image d'ADD).

Vidéo S08-P01-C01-2 Bouteille gazeuse ouverte très lentement. Il en résulte une équilibration des pressions partielles eau/air, plus douce ; pas de manchon gazeux, mais quelques bulles.

Bibliographie

Hypothermie
1. BROWN DJ, BRUGGER H, BOYD J, PAAL P. Accidental hypothermia. N Engl J Med, 2012, *367* : 1930-1938.
2. DEKLUNDER G. Physiopathologie des hypothermies. *In* : SRLF. Réanimation et médecine d'urgence. Paris, Expansion scientifique, 1993, 6 : 3-15.
3. KEDZIEREWICZ R, CABANE D, HUGON M, BARÉ S. Pathologie liée au froid : les gelures. Pathologies circonstancielles. Journées thématiques interactives de la SFMU, Brest 2012, éditions SFEM.
4. MANTZ J, LASOCKI S, FIEROBE L. Hypothermie accidentelle. Conférences d'actualisation 1997. Congrès national d'anesthésie réanimation. Paris, Elsevier, SFAR.

Noyade
5. SOAR J, PERKINS GD, ABBASC G et al. European resuscitation council guidelines for resuscitation 2010. Section 8. Cardiac arresi in special circumstances : electrolyte abnormalites, poisoning, drowning, accidental hypothermia, hyperthermia, asthma, anaphylaxis, cardiac surgery, trauma, pregnancy, electrocution. Resuscitation, 2010, *81* :1400-1433.
6. SZPILMAN D. Near-drowning and drowning classification : a proposal to stratify mortality based on the analysis of 1831 cases. Chest, 1997, *112* : 660-665.
7. THÉLOT B, LASBEUR L. Surveillance épidémiologique des noyades. Enquête noyades 2009, 1 juin-30 septembre 2009 synthèse des résultats. Sain-Maurice, InVS, Saint-Maurice, juillet 2010, 8 pages (www.invs.sante.fr).

Électrisation-électrocution
8. COMMISSION ÉLECTROTECHNIQUE INTERNATIONALE (CEI). Publication fondamentale de sécurité : « effets du courant sur l'homme et les animaux domestiques », n° 60479. Partie 1. Genève, CEI, 1994, 3e éd.
9. ECOLLAN P. Accident d'électrisation et foudroiement. *In* : P Carli, B Riou. Urgences médico-chirurgicales de l'adulte. Paris, Arnette, 2004 : 773-779.
10. GROSGURIN O, MARTI C, NIQUILLE M. Electrical injuries. Rev Méd Suisse, 2011, *7* : 1569-1573.
11. GUEUGNIAUD PY, VAUDELIN G, BERTIN-MAGHIT et al. Accidents d'électrisation. Conférences d'actualisation 1997. Congrès national d'anesthésie réanimation. Paris, Elsevier, SFAR.
12. PUARD C. Sécurité électrique : effet physiologiques du courant. Bulletin de l'union des physiciens, *706* : 859-879.

Pendaison
13. DUDUBAND S, PEOC'H M, MOVSESSIAN J, DEBOUT M. Lésions cervicales au cours des pendaisons et des strangulations : étude rétrospective sur quatre années. J Med Leg Droit Med, 2005, *48* : 29-35.
14. SZMAJER M, JANNIÈRE J. Pendaison. *In* : P Carli P, B Riou. Urgences médico-chirurgicales de l'adulte. Paris, Arnette, 2004 : 786-788.

Brûlure
15. BARGUES L, SCHAAL JV, LECLEREC T. Brûlures thermiques. Pathologies circonstancielles. Journées thématiques interactives de la SFMU, Brest, 2012, éditions SFEM.
16. RAVAT F, PAYRE J, PESLAGES P et al. La brûlure : une maladie inflammatoire. Path Biol, 2011, *59* : e63-e72.
17. RIGOU A, THÉLOT B. Hospitalisations pour brûlures à partir de données du programme de médicalisation des systèmes d'information, France métropolitaine. Saint-Maurice, InVS, 2009.
18. SOCIÉTÉ FRANÇAISE D'ÉTUDE ET DE TRAITEMENT DES BRÛLURES (SFETB). Référentiels et fiches de recommandations, premiers secours, 2012 (www.sfetb.org).

Effet de souffle : le blast
19. LOCKEY DJ, MACKENZIE R, REDHEAD J et al. London bombings July 2005 : the immediate pre-hospital medical response. Resuscitation, 2005, *66* : IX-XII.

20. Riou B, Chehida A. Blast. Conférence d'actualisation. Paris, 1997.
21. Wightman J, Gladish S. Explosion and blast injuries. Ann Emerg Med, 2001, *37* : 664-678.

Accidents de plongée
22. Broussolle B, Méliet JL, Coulange M. Physiologie et médecine de la plongée, 2ᵉ éd. Paris, Ellipses, 2006.
23. Ecollan P. Oxygénothérapie, caisson hyperbare. *In* : P Carli, B Riou. Urgences médico-chirurgicales de l'adulte. Paris, Arnette, 2004 : 1459-1464.
24. Hampson NB. Hyperbaric oxygene therapy. 1999 committee report, Kensington.
25. Metifiot-Windson N. Épidémiologie des accidents de plongée survenus en région marseillaise de 2000 à 2009. Thèse de Médecine, université Aix-Marseille, 2011.
26. Wattel F, Mathieu D. Proceedings of the 2ⁿᵈ European consensus conference on the tretment of diving accidents in recreational diving, Marseille, 1996.

Mal aigu des montagnes
27. Bartsch P, Saltin B. General introduction to altitude adaptation and mountain sickness. Scand J Med Sci Sports, 2008, *18* : 1-10.
28. Gauchy E. Petit manuel de médecine de montagne, 2ᵉ éd. Paris, Glénat, 2009.
29. Kedzierewicz R, Cabane D, Hugon M, Baré S. Pathologies d'altitude. Mal aigu des montagnes, œdème cérébral de haute altitude et œdème pulmonaire de haute altitude. Pathologies circonstancielles. Journées thématiques interactives de la SFMU, Brest, 2012, éditions SFEM.
30. Schommer K., Bartsch P. Basic medical advice for travelers to high altitudes. Dtsch Arztbl Int, 2011, *108* : 839-848.

Toute référence à cet article doit porter la mention : Ecollan P. Pathologies circonstancielles. *In* : L Guillevin, L Mouthon, H Lévesque. Traité de médecine, 5ᵉ éd. Paris, TdM Éditions, 2018-S08-P01-C01 : 1-10.

Chapitre S08-P01-C02

Coup de chaleur

Pierre Hausfater

Stade ultime des pathologies liées à l'exposition à la chaleur, le coup de chaleur est une maladie de pronostic sévère et exceptionnelle en France en condition climatique habituelle. La vague de chaleur du mois d'août 2003 en France a été responsable d'une catastrophe sanitaire ayant entraîné un excès de 15 000 décès, notamment dans la population des personnes âgées dépendantes [4]. La connaissance de cette pathologie est primordiale, car elle requiert des thérapeutiques spécifiques (réfrigération active) qui peuvent en modifier le pronostic. Pour des raisons physiopathologiques, on distingue le *coup de chaleur environnemental* (ou classique), en rapport le plus souvent avec une vague de chaleur exceptionnelle et touchant préférentiellement la population âgée, et le *coup de chaleur d'exercice* survenant lors d'une épreuve sportive et/ou militaire intense (marathon, entraînement militaire) dans des conditions climatiques de forte chaleur et touchant des sujets jeunes parfois mal entraînés ou mal acclimatés.

Physiopathologie

Régulation thermique

La température corporelle fait partie des fonctions vitales finement régulées par l'organisme pour la maintenir constante aux alentours de 37 °C. Elle est la résultante d'une production d'énergie thermique induite par le métabolisme de base ainsi que par l'activité physique, et des mécanismes physiologiques permettant d'éliminer cette chaleur produite, ainsi que bien entendu des conditions environnementales (hypo- ou hyper-) s'exerçant sur le corps humain. La production de chaleur minimale est de l'ordre de 50 watts, mais peut atteindre 500 watts, au cours d'un effort musculaire intense. L'essentiel (90 %) des pertes de chaleur est cutané par conduction (3 %), convection (15 %), radiation (60 %) et évaporation (22 %). Le reste des pertes est surtout lié à la respiration.

Il existe au niveau de l'hypothalamus antérieur des neurones thermosensitifs et un réseau de récepteurs cutanés et musculaires constituant un complexe de régulation de la température centrale. Ainsi la réponse de l'organisme à une surcharge thermique extérieure (comme lors d'une vague de chaleur) est-elle une vasodilatation cutanée intense et une sudation (pour augmenter les échanges thermiques) et une diminution de production de chaleur par baisse du métabolisme de base. Ces mécanismes assurent normalement le maintien de la température centrale dans les limites physiologiques. Au cours d'une vague de chaleur, l'hypothalamus (qui assure le rôle de thermostat central) est réglé sur des niveaux physiologiques de température et va tout faire pour que l'organisme dissipe cette surcharge thermique. À l'inverse, dans un syndrome fébrile d'origine infectieuse, les cytokines pro-inflammatoires vont régler ce thermostat à une température supérieure que l'hypothalamus va essayer d'atteindre, notamment par les frissons (contractions musculaires intenses et involontaires qui vont générer des calories thermiques).

Stress thermique et coup de chaleur

Au cours du coup de chaleur, les capacités de thermostat vont être dépassées et une cascade physiopathologique incomplètement élucidée à ce jour va permettre l'installation d'une défaillance multiviscérale aboutissant dans 50 % des cas au décès en l'absence de traitement. Le stress thermique induit des lésions directes de l'hypothalamus, qui perd alors sa capacité de thermostat et celle de déclencher une thermolyse par sudation. Par ailleurs, chez les sujets âgés, du fait des comorbidités cardiovasculaires et de leurs traitements associés, on observe dans ces circonstances une défaillance du système cardiovasculaire à favoriser la thermolyse. En effet, cette dernière requiert un accroissement du débit cardiaque jusqu'à 12 à 14 l/min destiné à accroître le flux sanguin cutané aux dépens des territoires splanchnique et rénal notamment. Enfin, sur un plan cellulaire, la chaleur elle-même induit des lésions directes irréversibles au-delà de 41-42 °C. Le stress thermique provoque également une réponse inflammatoire avec augmentation des cytokines pro-inflammatoires (TNF-α, interleukine 1β, interféron γ) et anti-inflammatoires (interleukines 6 et 10) proche de ce qui est observé au cours du sepsis, ainsi qu'une coagulopathie de type prothrombogène avec coagulation intravasculaire disséminée (CIVD) [1, 9]. Enfin, il est classique d'admettre que le sacrifice de la circulation splanchnique au profit du débit sanguin musculocutané altère la barrière intestinale et favorise la translocation de bactéries ou d'endotoxine, entretenant ainsi la réaction inflammatoire. Il s'établit alors un véritable cercle vicieux transformant le stress thermique en coup de chaleur.

Coup de chaleur classique ou environnemental

Circonstances de survenue et facteurs prédisposants

Le coup de chaleur classique est la résultante du caractère inhabituel du stimulus thermique et de la défaillance des mécanismes de réponse de l'organisme. En dehors de cas sporadiques, le mode de présentation est généralement épidémique à l'occasion de vagues de chaleur exceptionnelles. Sur un plan météorologique, la vague de chaleur est souvent définie par au moins trois jours successifs de température ambiante supérieure à 32 °C, situation qui a été très largement atteinte lors de l'épidémie d'août 2003 en France. En réalité, une vague de chaleur se définit moins météorologiquement que médicalement ; c'est un paroxysme thermique positif de basse fréquence entraînant une surmortalité. Cette notion de vague de chaleur est primordiale pour évoquer ce diagnostic rare dont les cas sporadiques (hors vague de chaleur) sont exceptionnels.

Le coup de chaleur est une pathologie à haute composante sociale. Parmi les facteurs individuels à risque de coup de chaleur, on retrouve au premier plan l'incapacité de l'individu à se soustraire à la chaleur ou à lutter efficacement contre elle : alcoolisation aiguë, toxicomanie, maladie psychiatrique, dépendance au sens large, démence, hospitalisation. Dans l'étude cas-témoin qui a suivi la vague de chaleur à Chicago en 1995, les principaux facteurs de risque de décès par coup de chaleur étaient d'être confiné au lit (odds-ratio [OR] : 8,2) et de vivre seul (OR : 2,3). Au contraire le fait de disposer d'air conditionné (OR : 0,3) ou d'avoir accès à un local à air conditionné (OR : 0,5) ou aux transports (OR : 0,3) étaient des facteurs protecteurs [11]. De la même façon, après la vague de chaleur de 2003 en France, une étude cas-témoin a rapporté des facteurs de risque de mortalité similaires : travailleurs manuels, dépendance au sens large et notamment incapacité à adapter son habillement, comorbidités neurologique, psychiatrique ou cardiovasculaire, habitat avec mauvaise isolation thermique [12].

Certaines classes thérapeutiques sont également reconnues comme étant des facteurs de risque ou aggravants (diurétiques, neuroleptiques et anticholinergiques), sans que l'on puisse clairement faire la part des choses entre l'effet de la substance active elle-même ou de la pathologie sous-jacente.

Enfin, il existe vraisemblablement des facteurs génétiques prédisposants ou au contraire protecteurs, et notamment un polymorphisme génétique des protéines de choc thermique (HSP pour *heat shock protein*), protéines ayant un rôle protecteur cellulaire vis-à-vis du stress thermique [8].

Tableau clinique

Le coup de chaleur est généralement précédé par d'autres états pathologiques liés à la chaleur que sont le stress thermique et le syndrome d'épuisement à la chaleur [1]. Ces états associent à des degrés divers un inconfort général, une soif intense, un état d'asthénie et de fatigabilité musculaire croissant et des céphalées. À ce stade, la température corporelle est subnormale ou ne dépasse pas 38-38,5 °C, et il n'y a pas d'anomalies à l'examen neurologique.

À la phase d'état, le coup de chaleur est défini par l'association d'une hyperthermie supérieure à 40 °C et d'anomalies du système nerveux central pouvant aller de légers troubles du comportement à un coma profond, en passant par des crises convulsives ou des déficits focaux. En fait, le distinguo peut être subtil entre un coup de chaleur avéré et un syndrome d'épuisement à la chaleur qui doit être considéré comme un signal d'alarme. Notamment, le seuil des 40 °C doit être pris avec précaution, certains patients arrivant à l'hôpital avec une température inférieure à ce seuil du fait de l'instauration en préhospitalier de mesures de réfrigération ; ces patients sont à considérer comme d'authentiques coups de chaleur dès lors qu'il existe des troubles neurologiques.

Le reste de l'examen clinique retrouve généralement un signe pathognomonique, à savoir une peau chaude, rouge et sèche, qui traduit le dépassement des capacités de sudation de l'organisme. Il existe très souvent des signes de déshydratation, mais qui ne sont pas constants : un patient aura pu s'hydrater correctement mais ne sera pas pour autant protégé d'un coup de chaleur en cas d'exposition prolongée. On retrouve le plus souvent une tachycardie et une hypotension, voire des signes d'hypoperfusion périphérique, une oligurie, une polypnée. À un stade évolué, le tableau est celui d'un syndrome de défaillance multiviscérale.

Diagnostic différentiel

En contexte de vague de chaleur, l'évocation du diagnostic doit être systématique devant toute hyperthermie majeure associée à des troubles neurologiques. Les seuls diagnostics différentiels sont celui d'un sepsis notamment d'origine neuroméningée (d'autant plus difficile que les complications infectieuses émaillent l'évolution de 30 à 50 % des coups de chaleur) et les autres causes d'hyperthermie comme le syndrome malin des neuroleptiques ou l'hyperthermie per anesthésique mais avec, pour ces deux causes, un contexte évocateur. Une enquête infectieuse exhaustive devra être systématiquement entreprise.

Tableau biologique

Sur un plan biologique, il est habituel d'observer des stigmates de déshydratation : hyperprotéinémie, augmentation de l'hématocrite, hypernatrémie. Une hyponatrémie n'est cependant pas exceptionnelle, soit par maintien abusif d'un traitement diurétique, soit par intoxication par l'eau chez des patients ayant respecté consciencieusement les consignes de boire beaucoup d'eau ! Ainsi, pendant la vague de chaleur de 2003, parmi la cohorte de coups de chaleur de l'Assistance publique-Hôpitaux de Paris, nous avons observé des valeurs de natrémie entre 104 et 175 mmol/l [5]. Les autres anomalies biologiques sont le fait des complications (*voir* plus loin) et l'on peut ainsi observer des stigmates biologiques d'insuffisance hépatique, rénale (par nécrose tubulaire aiguë ou d'origine fonctionnelle), de coagulation intravasculaire disséminée (CIVD), de syndrome de détresse respiratoire aiguë. Le liquide céphalorachidien est habituellement normal.

Une des caractéristiques biologiques du coup de chaleur (contrastant avec la gravité de l'hyperthermie) est la faible intensité ou l'absence de syndrome inflammatoire. La protéine C réactive est habituellement normale ou faiblement élevée, ce qui doit attirer l'attention face à un patient hyperthermique comateux. La procalcitonine (PCT), qui pourrait trouver son intérêt dans le diagnostic différentiel avec un syndrome infectieux, est prise en défaut au cours du coup de chaleur qui fait partie des situations non infectieuses associées à des valeurs de procalcitonine élevées. Des données contradictoires ont par ailleurs été rapportées sur la valeur pronostique des concentrations de procalcitonine au cours du coup de chaleur.

Complications

Les deux principales complications du coup de chaleur sont les infections bactériennes et les complications thrombo-emboliques. Les infections bactériennes comprennent principalement des bactériémies (possiblement par translocation digestive), des pneumonies d'inhalation et des infections des voies urinaires. Un examen cytobactériologique des urines et des hémocultures devront être systématiquement prélevés.

Les complications thromboemboliques sont liées au terrain mais aussi à l'activation de la coagulation observée au cours du coup de chaleur : thrombophlébite des membres inférieurs, embolie pulmonaire, syndrome coronarien aigu (identifié par une élévation de la troponine plasmatique chez plus de 50 % des patients âgés atteints), mais aussi accident vasculaire cérébral.

Les autres complications sont liées au syndrome de défaillance multiviscérale avec insuffisance rénale aiguë, syndrome de détresse respiratoire aiguë, état de choc, complications du décubitus, convulsions et finalement décès.

Traitement

Le coup de chaleur est une urgence médicale qui engage le pronostic vital en l'absence de soins précoces. Le traitement et la prise en charge d'un patient atteint de coup de chaleur, reposent sur :
– une hospitalisation dans un service adapté à l'état du patient (réanimation en cas de détresse vitale, en particulier défaillance hémodynamique, respiratoire ou neurologique) ;
– la mise en œuvre de mesures de réfrigération précoces et agressives ;
– la correction des troubles hydro-électrolytiques ;
– le traitement des complications.

Mesures de réfrigération

Elles sont la pierre angulaire du traitement et doivent être initiées le plus tôt possible. Le pronostic est en effet corrélé à la rapidité de correction de l'hyperthermie. L'objectif est de faire baisser la température corporelle au-dessous de 39 °C sans que ce seuil soit parfaitement validé. Tous les moyens accélérant la thermolyse doivent être utilisés, le plus souvent en association. Le déshabillage complet du patient est la première étape, ainsi que son installation à l'ombre, puis dans une pièce au mieux climatisée et sinon réfrigérée. La radiation est peu efficace, la température ambiante étant souvent proche de la température corporelle. La conduction est sollicitée en appliquant de la glace pilée ou des pains de glace au contact de la peau ou par-dessus un drap humidifié « momifiant » le patient. La convection est utilisée à l'aide d'un ventilateur dont le courant d'air est dirigé tangentiellement à la surface cutanée recouverte de glace ou de linges humides sur les axes vasculaires. L'évaporation, déficiente lors du coup de chaleur, peut être réinitialisée en alternant glaçage plus massage des masses musculaires avec la pulvérisation d'eau tiède sur la peau refroidie. D'autres mesures de réfrigération ont été utilisées avec succès, rapportés au cours de cas cliniques ou de petites séries dans la littérature, sans qu'il soit possible de les hiérarchiser en terme d'efficacité en l'absence d'étude contrôlée bien conduite à ce jour [2] : immersion dans l'eau glacée (technique de choix dans le coup de chaleur d'exercice, plus difficile à mettre en œuvre chez le sujet âgé), circulation extracorporelle, réfrigération par cathéter avec ballonnet intravasculaire, perfusion de soluté réfrigéré à 4 °C, système automatisé de couverture réfrigérante externe, dialyse péritonéale, lavage gastrique ou vésical à l'eau glacée. Dans les pays à risque, notamment en Arabie saoudite régulièrement confrontée à des épidémies de coups de chaleur lors du pèlerinage de la Mecque, de véritables *cooling units* ont été développés, permettant simultanément la vaporisation d'eau à 15 °C et la pulsion d'air à 45 °C sur toute la surface cutanée.

Antipyrétiques

Ils n'ont pas leur place dans le traitement du coup de chaleur en raison, soit de leur inefficacité (paracétamol, dantrolène), soit de leurs effets secondaires potentiels chez ces patients aux défaillances multiples : aspirine et anti-inflammatoires non stéroïdiens.

Rééquilibre hydro-électrolytique

La plupart des patients sont déshydratés et volontiers hypovolémiques, nécessitant une compensation des pertes hydriques et sodées, voire un remplissage vasculaire. Les solutés de remplissage peuvent être refroidis. Des volumes de 1 000 à 1 500 ml de sérum salé isotonique (secondairement adapté au résultat du bilan hydro-électrolytique) sont prescrits pendant la première heure selon l'état hémodynamique. Un ionogramme sanguin et un ionogramme urinaire doivent être rapidement obtenus afin de faire un diagnostic hydro-électrolytique précis, tant les profils ioniques rencontrés sont variés (hypernatrémies ou, à l'inverse, hyponatrémies majeures).

Traitement des détresses vitales

L'oxygénation est dans un premier temps systématique. La mise en place d'une ventilation mécanique en cas de trouble de la conscience ou de détresse ventilatoire s'impose.

Les crises convulsives doivent être très rapidement arrêtées par des benzodiazépines, voire du phénobarbital ou du thiopental, car les crises tonico-cloniques généralisées participent au cercle vicieux aggravant la production thermique endogène par les contractions musculaires.

En cas d'état de choc, le remplissage vasculaire associé ou non à des catécholamines vasopressives doit permettre de stabiliser le patient avant de débuter les techniques de refroidissement actives.

Traitement des complications

Les complications infectieuses surviennent dans près de 50 % des cas. Idéalement, une antibiothérapie ne sera débutée qu'en présence d'un foyer infectieux patent et ne doit pas avoir de caractère systématique. Comme vu précédemment, un syndrome inflammatoire majeur est inhabituel au cours du coup de chaleur isolé et peut être un argument pour débuter une antibiothérapie.

L'insuffisance rénale aiguë est généralement d'origine fonctionnelle, mais des tableaux de nécrose tubulaire aiguë peuvent nécessiter des séances d'épuration extrarénale.

Les complications cardiovasculaires sont fréquentes chez ces patients âgés où l'on constate souvent une élévation de la troponine signant une souffrance myocardique en rapport avec une atteinte de la microcirculation coronaire, voire un infarctus du myocarde transmural [6]. La baisse du travail myocardique par normalisation de la température corporelle est un préalable indispensable à la prise en charge classique d'un syndrome coronarien aigu.

Les complications thrombo-emboliques sont fréquentes et justifient le plus souvent une anticoagulation prophylactique par héparine de bas poids moléculaire.

Pronostic

Le coup de chaleur est une pathologie au pronostic sombre : les différentes études françaises menées après la vague de chaleur de 2003 rapportent des mortalités à 1 an de 43 à 62 %, sachant que la majorité des décès ont lieu dans le premier mois suivant l'admission [4]. Ce taux de mortalité est concordant avec les autres cohortes de la littérature. De plus, outre la mortalité, le coup de chaleur est grevé d'une lourde morbidité en termes de séquelles neurologiques et de perte d'autonomie chez la personne âgée, la plupart des survivants voyant leur score d'autonomie s'aggraver au décours [3].

La mortalité des patients admis en réanimation en France au cours de la vague de chaleur d'août 2003 a été de 62 % [10]. Parmi les facteurs de mauvais pronostic dans cette cohorte, Misset et al. [10] ont identifié la température maximale atteinte, la survenue à domicile, un score SAPSII (*simplified acute physiology score II*) élevé, un taux de prothrombine abaissé, et l'utilisation de catécholamines. Dans cette étude, le fait que l'unité de réanimation ne dispose pas de climatisation était également un facteur de mauvais pronostic.

À partir de la cohorte coup de chaleur AP-HP de 1 456 patients établie lors de la vague de chaleur d'août 2003, nous avons construit un score pronostique prenant en compte des variables cliniques disponibles à l'arrivée aux urgences (Tableau S08-P01-C02-I) permettant d'évaluer la probabilité de décès à un an [4]. L'utilisation de ce score pourrait constituer à l'avenir une aide à l'allocation des mesures thérapeutiques d'exception en les réservant aux patients les plus à risque. Enfin, certaines valeurs biologiques à l'arrivée du patient comme l'hypernatrémie, l'élévation de la troponine et peut-être de la procalcitonine sont également associées à une surmortalité.

Tableau S08-P01-C02-I Score clinique pronostique à la prise en charge initiale de patients atteints de coup de chaleur.

Facteurs pronostiques	Points
Traitement par diurétique	1
Vie en institution	1
Âge > 80 ans	1
Pathologie cardiaque	1
Température > 40 °C	2
Cancer évolutif	2
Pression artérielle systolique < 100 mmHg	4
Score de Glasgow < 12	5
Arrivée à l'hôpital par ambulance	5

Ce score permet de déterminer trois classes de gravité : bas risque (score de 0 à 6) ; risque intermédiaire (7 à 12) ; haut risque (13 à 22). La probabilité de survie à 1 an dans ces trois classes est de 85, 61 et 18 % respectivement [6].

Prévention

La prévention du coup de chaleur passe par l'information de la population dès les seuils d'alerte météorologique atteints, en diffusant des messages simples : éviter l'activité physique, boire de manière plus importante, consommer une nourriture salée, augmenter le temps passé dans des structures disposant de l'air conditionné, éviter l'alcool, prendre régulièrement des douches, porter des vêtements amples, souples et clairs et ne pas s'exposer au soleil. Le repérage au niveau local des patients isolés socialement doit être anticipé. L'ouverture au public pendant les heures chaudes de structures climatisées (cinémas, centres commerciaux) est une solution qui a déjà été utilisée aux États-Unis. Des zones réfrigérées dédiées dans les maisons de retraite sont maintenant devenues obligatoires.

Le dépistage de la mauvaise tolérance clinique est la base du traitement préventif initié par le médecin de famille ou les aides de vie au domicile ou en institution pour les personnes âgées. Une surveillance pluriquotidienne impliquant la famille permet d'apprécier au mieux l'état d'hydratation du patient. La mesure régulière du poids du patient, mesure simple chez le patient valide, permet de donner l'alerte précocement. La mesure de la pression artérielle, la soif, la sécheresse des muqueuses, une hypotension orthostatique sont autant d'éléments imposant la mise en route d'un traitement dès le domicile.

Le médecin généraliste doit aussi veiller à diminuer certaines thérapeutiques favorisant ou aggravant le coup de chaleur. Une diminution de 50 % des traitements diurétiques ou antihypertenseurs, voire leur arrêt chez le patient âgé hypertendu est une mesure salvatrice.

Coup de chaleur d'exercice

Dans le coup de chaleur d'exercice, le diagnostic est souvent aisé, car la pathologie et ses circonstances de survenue sont bien connues de l'encadrement sanitaire, qu'il soit militaire ou sportif. Sur un plan individuel, des facteurs de risque ont été identifiés : manque d'entraînement, période trop courte d'acclimatation. Toutefois, des athlètes entraînés peuvent être victimes de coup de chaleur, notamment dans le cadre d'un dépassement de soi, classique aussi bien dans le milieu sportif que dans le milieu militaire. Certains médicaments ou substances peuvent favoriser le coup de chaleur d'exercice et ce sont les mêmes que pour le coup de chaleur classique (alcool, anticholinergiques, neuroleptiques, antidépresseurs, amphétamines). La prévention est un élément essentiel, rendant nécessaire la formation des personnes encadrant des efforts physiques intenses et celle des pratiquants, l'exclusion des personnes inaptes, et le respect des règles de l'entraînement et de l'acclimatation. La prise d'alcool est contre-indiquée 24 heures avant un exercice intense, les boissons diurétiques (thé et café) sont déconseillées, et l'hydratation pendant l'effort est essentielle. La détection précoce des signes d'alerte permet d'éviter le véritable coup de chaleur : troubles du comportement, avec agressivité ou au contraire torpeur, asthénie, nausées et vomissements, sensation de soif intense, crampes musculaires. En effet, à ce stade précoce, l'arrêt de l'effort associé à des mesures simples de refroidissement et d'hydratation sont alors suffisants. Sur un plan biologique, une rhabdomyolyse est plus souvent présente que dans le coup de chaleur classique. En termes thérapeutiques, plusieurs études rapportent une faisabilité, une efficacité et une rapidité d'action de l'immersion dans l'eau glacée au cours du coup de chaleur d'exercice, parfois même en laissant la tenue sportive en place. L'arrêt de l'effort et l'initiation des mesures de réfrigération doivent être entrepris dès que l'hyperthermie est constatée, même en l'absence de troubles neurologiques sévères [7]. La réversibilité est habituellement la règle à ce stade-là.

Conclusion

Le coup de chaleur est une pathologie rare, mais grave, pouvant se présenter sous une forme épidémique lors d'une vague de chaleur extrême. L'identification des tout premiers cas est fondamentale pour permettre l'organisation sanitaire permettant d'accueillir les nombreuses victimes les jours suivants. La réfrigération est la pierre angulaire du traitement et doit être initiée le plus rapidement possible. La prévention repose sur des messages simples en cas de vague de chaleur et l'implication des familles et acteurs sociaux auprès des patients les plus vulnérables.

Bibliographie

1. BOUCHAMA A, KNOCHEL JP. Heat stroke. N Engl J Med, 2002, *346* : 1978-1988.
2. BOUCHAMA A, DEHBI M, CHAVES-CARBALLO E. Cooling and hemodynamic management in heatstroke : practical recommendations. Crit Care, 2007, *11* : 1.
3. BOUCHAMA A, DEHBI M, MOHAMED G et al. Prognostic factors in heat wave-related deaths : a meta-analysis. Arch Intern Med, 2007, *167* : 2170-2176.
4. HAUSFATER P, MEGARBANE B, DAUTHEVILLE S et al. Prognostic factors in non-exertional heatstroke. Intensive Care Med, 2010, *36* : 272-280.
5. HAUSFATER P, MÉGARBANE B, FABRICATORE L et al. Serum sodium abnormalities during nonexertional heatstroke : incidence and prognostic values. Am J Emerg Med, 2012, *30* : 741-748.
6. HAUSFATER P, DOUMENC B, CHOPIN S et al. Elevation of cardiac troponin I during non-exertional heat-related illnesses in the context of a heatwave. Crit Care Lond Engl, 2010, *14* : R99.
7. HOSTLER D, FRANCO V, MARTIN-GILL C, ROTH RN. Recognition and treatment of exertional heat illness at a marathon race. Prehosp Emerg Care, 2014, *18* : 456--459.
8. KOURTIS N, NIKOLETOPOULOU V, TAVERNARAKIS N. Small heat-shock proteins protect from heat-stroke-associated neurodegeneration. Nature, 2012, *490* : 213-218.
9. LEON LR, HELWIG BG. Heat stroke : role of the systemic inflammatory response. J Appl Physiol, 2010, *109* : 1980-1988.
10. MISSET B, DE JONGHE B, BASTUJI-GARIN S et al. Mortality of patients with heatstroke admitted to intensive care units during the 2003 heat wave in France : a national multiple-center risk-factor study. Crit Care Med, 2006, *34* : 1087-1092.
11. SEMENZA JC, RUBIN CH, FALTER KH et al. Heat-related deaths during the July 1995 heat wave in Chicago. N Engl J Med, 1996, *335* : 84-90.
12. VANDENTORREN S, BRETIN P, ZEGHNOUN A et al. August 2003 heat wave in France : risk factors for death of elderly people living at home. Eur J Public Health, 2006, *16* : 583-591.

Toute référence à cet article doit porter la mention : Hausfater P. Coup de chaleur. *In* : L Guillevin, L Mouthon, H Lévesque. Traité de médecine, 5ᵉ éd. Paris, TdM Éditions, 2018-S08-P01-C02 : 1-4.

Chapitre S08-P01-C03

Biomarqueurs diagnostiques en médecine d'urgence

Yann-Erick Claessens, Thomas Riqué, Thomas Mallet-Coste et Marc-Alexis Macchi

L'utilisation des biomarqueurs a permis une amélioration considérable de la gestion de problèmes médicaux fréquents et graves en médecine d'urgence. Les premiers progrès sont venus de la pathologie cardiovasculaire. La sécurisation de la prise en charge diagnostique par l'utilisation de stratégies composites incluant les biomarqueurs a imposé ces outils comme des éléments fondateurs de la rationalisation de la prise en charge : plus sûre pour le patient et permettant d'épargner des ressources précieuses. Le modèle idéal a été porté par l'utilisation du dosage des D-dimères dans le diagnostic de la maladie thrombo-embolique. En effet, l'algorithme décisionnel a été construit en rationalisant le recours aux différents outils selon le risque clinique estimé d'avoir la maladie. Ce type de stratégie a ensuite été décliné avec des biomarqueurs différents selon le type de syndrome d'intérêt, avec des succès variables en rapport avec les biomarqueurs, les maladies, les malades. Il n'en reste pas moins vrai que nombre de biomarqueurs sont aujourd'hui inclus dans les référentiels. Il convient donc de bien connaître le respect des indications et les limites des procédures pour appréhender au mieux ces outils.

Biomarqueur en médecine d'urgence : définition et contexte

Définition

Le terme « biomarqueur » est un néologisme d'origine anglo-saxonne dont la définition est plurielle. Initialement, ce terme a été utilisé par les météorologues pour définir des traceurs de pollution atmosphérique. En biologie, l'acceptation courante veut qu'un biomarqueur soit une caractéristique biologique, le plus souvent une protéine, mesurable et liée à un processus normal ou non. Dans le domaine médical, un biomarqueur peut être utilisé pour le dépistage médical (recherche d'une maladie dans une population), le diagnostic (caractérisation d'une maladie chez un individu), la réponse à un traitement médical, la rechute après un traitement, la toxicité d'une molécule (marqueur compagnon). Il s'agit alors le plus souvent d'une protéine (dosable dans le sang ou l'urine). La terminologie de biomarqueur a été adoptée par les médecins oncologues pour définir les marqueurs tumoraux indicateurs de masse tumorale, le plus ancien étant la protéinurie de Bence-Jones. Il est intéressant de constater que, selon l'Agence nationale de sécurité du médicament et des produits de santé (ANSM), le premier biomarqueur est la glycémie, identifié en 1848, et que le concept de biomarqueur s'étend aux modifications génomiques. Devant une telle confusion, il faut rappeler les règles de développement d'un biomarqueur. Le Early Detection Research Network, National Cancer Institute (EDRN, États-Unis) recommande un processus en cinq étapes pour développer un biomarqueur :

– une phase exploratoire préclinique de recherche de candidats biomarqueurs par comparaison d'un groupe malade et d'un groupe témoin ;
– le développement d'un test clinique reproductible sur un échantillon représentatif de la population-cible ;
– l'étude clinique rétrospective de validation sur une population malade ;
– l'étude clinique prospective sur la population cible pour déterminer l'utilité du biomarqueur ;
– l'étude prospective d'impact pour valider l'intérêt clinique du biomarqueur.

En résumé, c'est non pas le paramètre biologique lui-même mais l'utilisation que l'on en fait dans un contexte précis qui le définit comme biomarqueur ; hors de ce contexte, il redevient un paramètre biologique comme les autres. Le terme de biomarqueur répond par conséquent à une définition fonctionnelle.

Contexte de la médecine d'urgence

La pratique de la médecine d'urgence en général et dans les services d'urgences hospitaliers en particulier présente des caractéristiques propres, qui en font la richesse mais également la difficulté : l'afflux constant de patients toujours plus nombreux, fragiles, polypathologiques, l'hétérogénéité des affections rencontrées se heurtent à des contraintes de temps, de moyens et d'optimisation d'allocation des ressources. Dans ce contexte, la rationalisation des stratégies, diagnostiques et thérapeutiques, est indispensable. Pour être opérationnelles, ces stratégies doivent reposer sur des arbres décisionnels faciles à mettre en œuvre et applicables au lit du malade. Le développement des biomarqueurs cardiaques a permis cette évolution. L'habileté même des urgentistes à maîtriser ces algorithmes et à les faire progresser est aujourd'hui au cœur de ce métier. Il s'agit cependant de ne pas oublier que ces outils, aussi puissants soient-ils, ne se suffisent pas à eux-mêmes. Ils requièrent l'absolue nécessité d'être intégrés aux pratiques conventionnelles.

Principaux biomarqueurs et utilisation

D-Dimères et maladie thombo-embolique veineuse

Le modèle le plus pur du point de vue académique est celui de l'utilisation du dosage de D-dimères pour le diagnostic d'exclusion de la maladie thrombo-embolique veineuse. Sur un plan conceptuel, le dosage des D-dimères est facilement intelligible ; en effet, l'organisme est en quête permanente d'équilibre ; ainsi, la formation d'un caillot s'accompagne immédiatement d'un phénomène de sa destruction, la fibrinolyse, dont le but est notamment de fragmenter les polymères de fibrine par l'action de la plasmine. La conséquence est la présence dans le sang circulant de fragments particuliers de fibrine, les D-dimères. Le dosage de ce biomarqueur a bénéficié d'avancées technologiques permettant de disposer aujourd'hui de méthodes fiables et reproductibles. Le test le plus utilisé en France utilise une méthode proche de l'ELISA classique mais automatisée (test Vidas®, BioMérieux). En utilisant un seuil à 500 ng/ml, il est possible de prédire avec un excellent niveau de certitude si le patient est exempt de la maladie. L'utilisation d'un mode de raisonnement bayésien est la clef de voûte de cette réflexion [3, 10]. Ce raisonnement est fondé sur la probabilité prétest, c'est-à-dire le risque d'avoir la maladie sur les éléments cliniques et d'anamnèse. Tant pour l'embolie pulmonaire que pour la thrombophlébite des membres inférieurs, des scores cliniques existent. Il est démontré que l'appréciation intuitive de la probabilité prétest par un médecin senior est aussi pertinente que les scores. Ainsi, en fonction d'éléments collectés au lit du malade, est-il possible de classer les patients en trois catégories : risque faible, intermédiaire ou élevé. Selon la catégorie de risque, la valeur des D-dimères varie ; en effet, si la négativité des D-dimères permet d'éliminer avec un haut degré de certitude la maladie thrombo-embolique veineuse, il n'en va pas de même pour les patients dont la probabilité est élevée. Ainsi, jusqu'à 20 % de ces malades pourraient souffrir d'une authentique maladie thrombo-embolique veineuse alors même que les D-dimères sont négatifs ; la valeur prédictive négative est donc excellente chez les patients sans risque élevé, médiocre chez les patients ayant un risque élevé d'embolie pulmonaire. Cela explique pourquoi ce dosage n'est pas indiqué dans cette dernière catégorie (Tableaux S08-P01-C03-I et S08-P01-C03-II). La positivité des D-dimères n'est pas la certitude du diagnostic qui doit être affirmé par un examen morphologique (échographie-Doppler des membres inférieurs, angioscanner thoracique spiralé).

Comme cela est le cas pour nombre de caractéristiques biologiques, les D-dimères peuvent être faussement négatifs, mais également élevés en dehors d'une situation de thrombose veineuse. Les maladies inflammatoires, néoplasiques, les traumatismes, y compris chirurgicaux, les infections peuvent induire une élévation de ce biomarqueur. La situation la plus remarquable responsable d'une augmentation des D-dimères est l'âge. Ainsi a-t-il été observé que la concentration « physiologique » de D-dimères augmentait avec le vieillissement. Certaines conférences de consensus du début des années 2000 ont proposé de limiter l'utilisation des D-dimères aux patients de moins de 80 ans pour éviter de trop nombreux faux positifs. Or, les D-dimères gardent une excellente valeur prédictive négative quel que soit l'âge. Des équipes ont alors développé une règle d'utilisation des D-dimères en adaptant le seuil à l'âge au-delà de 50 ans ; cette règle est simple puisqu'elle propose de multiplier l'âge par 10 pour obtenir le seuil (par exemple, un patient de 83 ans aura un seuil à 830 ng/ml) [7]. La sécurité de cette règle est en cours de validation dans une étude d'impact.

Tableau S08-P01-C03-I   Score clinique prétest de la maladie thrombo-embolique veineuse (TVP) : score de Wells.

Circonstances cliniques	Points
Cancer	1
Paralysie ou immobilisation plâtrée récente	1
Alitement > 3 jours ou chirurgie < 4 semaines	1
Douleur à la palpation du trajet des veines profondes	1
Tuméfaction de la cuisse ou du mollet	1
Tuméfaction du mollet (> 3 cm de différence entre les deux côtés)	1
Œdème prenant le godet	1
Veines superficielles dilatées	1
Diagnostic alternatif au moins aussi probable	–2

Tableau S08-P01-C03-II   Score clinique prétest de la maladie thrombo-embolique veineuse (TVP) : valeur prédictive négative (VPN) des D-dimères.

Probabilité prétest	Nombre de points	Prévalence TVP	VPN D-dimères
Forte	3-8 points	53,00 %	81-97 %
Intermédiaire	1-2 points	17,00 %	96-100 %
Faible	–2-0 point	5,00 %	97-100 %

Troponine : revenir au paradigme initial

L'exemple de la troponine cardiaque est intéressant car il repose sur l'utilisation isolée du marqueur. La spécificité de tissu en fait un excellent marqueur, et le dosage est considéré comme la pierre angulaire du diagnostic d'infarctus du myocarde sans surélévation du segment ST (ST–) [1]. Dans l'infarctus du myocarde, c'est habituellement l'électrocardiogramme (ECG) qui permet le diagnostic. Néanmoins, une part croissante de patients incluant les plus âgés présente un authentique infarctus du myocarde sans présenter d'anomalie évocatrice à l'ECG. La sémiologie du syndrome coronarien aigu ST–, notamment les caractéristiques de la douleur thoracique, n'est pas suffisamment discriminante ; les facteurs de risque cardiovasculaire ne diffèrent pas chez les patients de plus de 70 ans se présentant pour douleur thoracique d'origine coronarienne ou non ; les anomalies électrocardiographiques sont trop peu spécifiques. À la différence de la maladie thrombo-embolique veineuse, il n'existe pas de score diagnostique avant réalisation du marqueur suffisamment fiable pour une utilisation en routine. L'appréciation intuitive du clinicien apporte des informations, mais insuffisamment fiables pour être utilisées dans un algorithme ; la « porte d'entrée » de la stratégie reste la douleur thoracique.

L'élévation de la troponine apparaît 4 heures après le début des symptômes et représente un témoin de la nécrose myocardique. Dans un algorithme simple, devant une douleur thoracique suspecte d'origine cardiaque avec un ECG sans sus-décalage du segment ST, ni autres anomalies évocatrices, il est recommandé le dosage de troponine à l'admission, puis sa répétition à 6-9 heures si le premier dosage est négatif. Nombre d'études ont validé l'utilisation aux urgences d'une cinétique de troponine dans le but d'identifier les patients à risque d'événement majeur dans les 30 jours (infarctus ou décès). Chez les patients triés par la troponine, le nombre d'événements majeurs est faible s'ils sortent des urgences après une cinétique de troponine négative, et très élevé s'ils sont hospitalisés avec une mesure au-dessus du seuil diagnostique. La mortalité des patients admis en cardiologie après cycle de troponine positif est supérieure que s'ils sont adressés sans triage par le marqueur. En d'autres termes, le dosage de troponine permet de sélectionner les patients à risque et d'améliorer le triage de ceux requérant l'admission dans un service de cardiologie. L'importance de ce marqueur est si forte que le diagnostic moderne d'infarctus du myocarde sans anomalie électrique implique son élévation en conjonction d'éléments cliniques et électrocardiographiques dont la valeur est jugée plus faible. Cependant, la nouvelle définition de l'infarctus admet que seule est pertinente l'utilisation de variations de troponine au-delà du 99e percentile d'une population témoin, avec un coefficient de variation (CV), c'est-à-dire une variation de la valeur lorsque son dosage est répété avec la même technique, n'excédant pas 10 %. Or, les coefficients de variation des troponines dosées par les méthodes d'ancienne génération sont moins performants et ne permettent pas de répondre aux exigences des sociétés savantes. Le besoin d'un dosage plus précis s'est donc fait ressentir.

Le dosage hypersensible de la troponine a été récemment développé par plusieurs sociétés de diagnostic biologique, permettant de détecter des concentrations 10 fois inférieures aux techniques antérieures. Les caractéristiques techniques de ces méthodes récentes (coefficient de variation < 10 %) correspondent aux exigences des sociétés savantes et augmentent la sensibilité de 85 à 95 %, indépendamment du délai des premiers symptômes. Cette observation permettait d'envisager un diagnostic d'exclusion par un dosage unique. La troponine hypersensible possède également des caractéristiques permettant la détection de l'angor instable [4].

En France, un nombre croissant de laboratoires de biochimie propose en routine le dosage de l'une des isoformes (T et I) de troponine cardiaque hypersensible, équivalentes en qualité analytique et diag-

1. *Dosage à l'admission :*

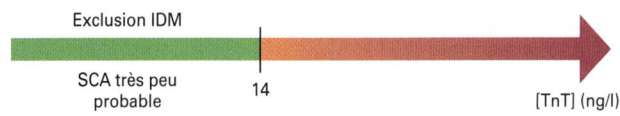

2. *Redosage à H3 :*

a) > 30 % d'augmentation : augmentation significative SCA probable

b) > 100 % d'augmentation : diagnostic d'IDM

Figure S08-P01-C03-1 Utilisation du dosage hypersensible de la troponine pour la gestion aux urgences des douleurs thoraciques présumées d'origine cardiaque. Exemple de la troponine T hypersensible. IDM : infarctus du myocarde ; SCA : syndrome coronaire aigu ; TnT : troponine T. (Modifié d'après Chenevrier-Gobeaux C, Bonnefoy-Cudrez E, Charpentier S et al. Troponine dosée avec un test de haute sensibilité : éléments de réponse aux questions fréquemment posées. Ann Fr Méd Urg, 2014, 4 : 221-241.)

nostique. Cependant, la sensibilité de ce nouveau test interroge sur le risque de nombreux faux positifs qui entraveraient son interprétation. L'utilisation d'un seuil fixe et de la variation (en valeur absolue et en pourcentage) du dosage lors d'une cinétique permettrait d'identifier les patients ayant un infarctus sans diminuer la spécificité. L'étude APACE suggère pour sa part l'utilisation d'un seuil fixe, la prise en compte des variations par rapport au dosage initial et des valeurs seuils différentes pour un âge supérieur à 70 ans. En effet, des études chaque jour plus nombreuses identifient les limites diagnostiques du test hypersensible, notamment en cas d'insuffisance rénale et d'âge plus élevé. Cela explique les difficultés actuelles à adopter un algorithme aussi simple que celui que permettait un dosage moins performant. L'étude d'une cinétique de troponine est beaucoup plus informative, permettant de faire la part entre l'événement aigu et une élévation chronique. Nous proposons, dans la figure S08-P01-C03-1, l'exemple non exclusif de la troponine T hypersensible.

Cependant, le dosage de troponine est souvent interprété comme un test diagnostique, alors qu'il a toujours été pronostique. En effet, l'objectif est la détection des patients à haut risque d'événement cardiovasculaire grave dans les 30 jours et non l'exclusion de la maladie coronaire. Le suivi à long terme montre un impact défavorable de l'augmentation de la troponine, tant pour les maladies cardiaques que pour les événements vasculaires non cardiaques. Les faux positifs découverts lors des procédures diagnostiques pour douleur thoracique sont en réalité des patients à risque plus élevé d'événement clinique défavorable, mais ne relevant d'aucune action de prévention codifiée à ce jour.

Insuffisance cardiaque aiguë et peptides natriurétiques

La dyspnée est un recours de consultation fréquent en situation d'urgence, dont le champ étiologique est vaste. L'insuffisance cardiaque aiguë tient une place particulière de par sa fréquence et sa gravité, elle est la première cause d'hospitalisation des sujets âgés consultant aux urgences, et la mortalité hospitalière atteint 25 % au-delà de 70 ans. Ce diagnostic est souvent difficile à reconnaître chez des patients polypathologiques dont la sémiologie est atypique. Or, un traitement plus précoce limite la morbi-mortalité de ces malades.

Les peptides natriurétiques de type A (MR-pro-ANP) et B (BNP, NT-pro-BNP) sont des marqueurs fiables du diagnostic de l'insuffisance cardiaque aiguë. Seuls les peptides de type B sont disponibles en routine. La concentration de ces marqueurs s'élève avec l'altération de la fonction ventriculaire gauche et le stade de la classification NYHA (New York Heart Association). Bien que la concentration de BNP/NT-pro-BNP diffère lors d'une dysfonction systolique ou diastolique, cette différence est insuffisamment discriminante pour faire une telle distinction. La valeur moyenne de BNP est de 1 076 pg/ml pour l'insuffisance cardiaque aiguë et de 86 pg/ml pour une pathologie pulmonaire. Des études interventionnelles ont fondé les stratégies intégrant le BNP dans la prise en charge des patients dyspnéiques aux urgences [5, 6]. Ces essais montraient que l'utilisation précoce du biomarqueur diminuait la morbidité et les coûts. L'une des études, monocentrique, a démontré sur 452 patients une diminution des hospitalisations (75 versus 85 %), notamment en soins intensifs, une hospitalisation plus brève (8 versus 11 jours) et une économie globale en soins (27 %). Cette étude observait également une diminution de mortalité des patients de plus de 70 ans (17 versus 9 %). La seconde étude, multicentrique, montrait une réduction de 35 % des réadmissions à 60 jours, et une diminution des coûts (6 129 versus 5 180 dollars américains), en utilisant une stratégie intégrant le marqueur.

Le BNP reste à ce jour le seul peptide natriurétique ayant fait l'objet d'études d'impact. Néanmoins, les performances du NT-pro-BNP et du MR-pro-ANP sont équivalentes à celles du BNP, et tous partagent les mêmes limites. Ils diminuent avec l'obésité, s'élèvent chez la femme, en cas d'anémie, mais surtout avec l'insuffisance rénale et l'âge, de par l'hypertrophie physiologique du ventricule gauche. Ainsi des seuils spécifiques sont-ils proposés en fonction de ces deux derniers paramètres. Pour les insuffisants rénaux ayant un débit de filtration glomérulaire inférieur à 30 ml/min/m^2, le dosage perd son intérêt clinique, les contraintes pariétales liées à l'hypervolémie et le défaut d'élimination des peptides s'accompagnent de leur élévation systématique. Malgré ces limites, les valeurs des peptides natriurétiques permettent d'améliorer le diagnostic positif ou négatif d'insuffisance cardiaque en utilisant une stratégie sur deux seuils : un seuil inférieur sous lequel la probabilité d'insuffisance cardiaque est faible, un seuil au-delà duquel elle est forte. Entre ces seuils, il existe une zone d'incertitude ou « zone grise ». Dans des populations non sélectionnées, le nombre de patients dans la zone grise est très supérieur à celui des études de validation et, en pratique clinique, souvent proche du tiers de cette population. De plus, la variation des concentrations de peptides natriurétiques est décrite dans la plupart des affections induisant une contrainte ou une souffrance cardiaque, depuis l'embolie pulmonaire au sepsis, en incluant l'ensemble des cardiopathies. Une méta-analyse récente reposant sur quatre études randomisées contrôlées montre l'intérêt limité de ces marqueurs sur les durées de séjour et la mortalité [9].

La dyspnée aux urgences affecte préférentiellement des patients âgés, insuffisants rénaux, dont beaucoup se trouvent dans la zone d'incertitude. La difficulté est de savoir quelle signification accorder à ces dosages intermédiaires dont la valeur péjorative en termes pronostiques est connue. Cependant, ainsi qu'avec la troponine, la prise en compte de ces résultats intermédiaires au lit du malade est aujourd'hui incertaine car aucune étude n'a à ce jour intégré ce résultat dans une stratégie d'impact (Figure S08-P01-C03-2).

Procalcitonine et initiation de l'antibiothérapie dans les pneumonies aiguës communautaires

Les pneumonies aiguës communautaires (PAC) représentent une cause fréquente d'infections potentiellement sévères aux urgences. Le médecin doit rapidement reconnaître et caractériser le diagnostic, contribuant ainsi à améliorer le pronostic. Or, infections virales et bactériennes ont en commun des symptômes ne permettant pas de les distinguer, notamment sur les résultats d'examens paracliniques usuels. De plus, nombreux sont les patients qui échappent aux définitions caricaturales de la maladie et présentent une symptomatologie atypique, notamment lorsqu'existe une intrication avec une décompensation de tare sous-jacente. En résumé, il est illusoire d'avoir la certitude d'une infection bactérienne justiciable d'une antibiothérapie sur les éléments habituellement à disposition. L'utilisation de marqueurs de

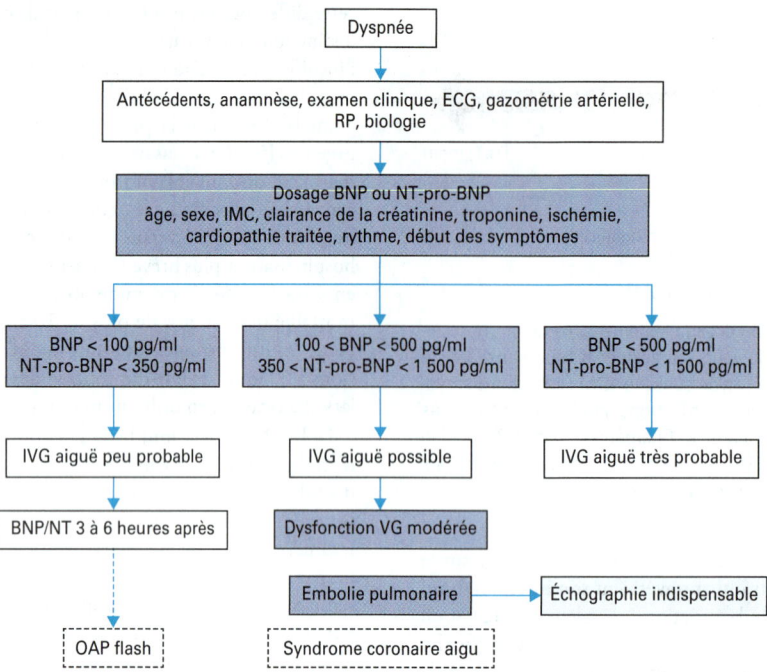

Figure S08-P01-C03-2 Algorithme décisionnel de diagnostic d'une dyspnée intégrant les peptides natriurétiques de type B. BNP : *brain natriuretic peptide* ; ECG : électrocardiogramme ; IMC : indice de masse corporelle ; IVG : insuffisance ventriculaire gauche ; NT-pro-BNP : N-terminal-BNP ; OAP : œdème aigu du poumon ; RP : radiographie pulmonaire ; VG : ventricule gauche.

l'infection pour guider l'introduction des antibiotiques est une approche intéressante.

Les biomarqueurs en pathologie infectieuse d'urgence ont été l'objet de nombreuses évaluations. De longue date, des études sur la protéine C réactive ont montré que ce marqueur s'élevait lors d'infections bactériennes. Cet outil est largement prescrit en pratique quotidienne, mais le rationnel qui sous-tend son bénéfice est limité. Ainsi les études d'impact clinique des biomarqueurs concernent-elles quasi exclusivement la procalcitonine (PCT). Excellent témoin de l'infection bactérienne, la procalcitonine permet de diminuer l'utilisation antibiotique dans les pathologies respiratoires aiguës supposées infectieuses, en réduisant le nombre d'antibiothérapies indues et la durée de l'antibiothérapie lorsqu'elle est nécessaire [2]. Les études portant sur l'initiation des antibiotiques guidée par un seuil de procalcitonine ont montré une diminution de leur utilisation dans les infections respiratoires basses en général. Plus précisément, une étude multicentrique [8] a pu souligner qu'il était possible de limiter sans dommage l'introduction d'antibiotiques chez les patients présentant un tableau de pneumonie aiguë communautaire (définie comme l'association de signes d'infection systémiques et respiratoires avec une image radiologique compatible). Cependant, le nombre de patients chez lesquels l'antibiothérapie n'était pas introduite au regard des résultats de procalcitonine restait limité. Ainsi, conformément aux recommandations, toute suspicion de pneumonie aiguë communautaire doit-elle bénéficier d'un traitement antibiotique. Les patients inclus dans les études d'impact ayant été sélectionnés sur des critères de haute certitude de la maladie, l'immense majorité des patients a reçu des antibiotiques.

Par contre, lorsqu'existe un doute quant au diagnostic d'infection bactérienne, il devient plus utile de doser la procalcitonine pour limiter l'antibiothérapie. La preuve de ce concept est supportée par les études sur l'exacerbation de bronchopneumopathie chronique obstructive (BPCO) [2, 8]. En effet, le diagnostic d'infection est beaucoup plus compliqué dans cette situation, la moitié environ des exacerbations étant non infectieuses, et les causes infectieuses étant fréquemment virales. Les études reposant sur l'utilisation de la procalcitonine pour indiquer un traitement antibactérien ont montré leur efficacité en diminuant très significativement la prescription antibiotique, et ce sans modifier le pronostic des malades à court et moyen terme. La meilleure indication de la procalcitonine pourrait résider dans les situations de doute diagnostique ou évolutif, situations les plus difficiles à étudier lors de protocoles interventionnels, mais dont l'analyse pourrait révéler la véritable dimension de ce marqueur. Bien que son usage ne soit pas préconisé à ce jour dans les conférences de consensus, la procalcitonine est rentrée dans les mœurs et son utilité a été validée.

Conclusion

Les biomarqueurs en médecine d'urgence sont des outils qui permettent d'évaluer plus finement le risque de développer une maladie ou des événements graves qui y sont liés. L'erreur serait de les interpréter en dehors du contexte clinique ou de les prescrire à mauvais escient, apportant alors une information non interprétable.

Bibliographie

1. ANDERSON JL, ADAMS CD, ANTMAN EM et al. ACC/AHA 2007 guidelines for the management of patients with unstable angina/non-ST-elevation myocardial infarction : a report of the American College of Cardiology/American Heart Association task force on practice guidelines. J Am Coll Cardiol, 2007, *50* : e1-e157.
2. CHRIST-CRAIN M, JACCARD-STOLZ D, BINGISSER R et al. Effect of procalcitonin-guided treatment on antibiotic use and outcome in lower respiratory tract infections : cluster-randomised, single-blinded intervention trial. Lancet, 2004, *363* : 600-607.
3. FEDULLO PF, TAPSON VF. Clinical practice. The evaluation of suspected pulmonary embolism. N Engl J Med, 2003, *349* : 1247-1256.
4. KELLER T, ZELLER T, PEETZ D et al. Sensitive troponin I assay in early diagnosis of acute myocardial infarction. N Engl J Med, 2009, *361* : 868-877.

5. Maisel AS, Krishnaswamy P, Nowak RM et al. Breathing not properly multinational study investigators. Rapid measurement of B-type natriuretic peptide in the emergency diagnosis of heart failure. N Engl J Med, 2002, *347* : 161-167.
6. Mueller C, Scholer A, Laule-Kilian K et al. Use of B-type natriuretic peptide in the evaluation and management of acute dyspnea. N Engl J Med, 2004, *350* : 647-654.
7. Penazola A, Roy PM, Kline J et al. Performance of age-adjudsted D-dimer cut-off to rule out pulmonary embolism. J Thromb Haemost. 2012, *10* : 1291-1296.
8. Schuetz P, Christ-Crain M, Thomann R et al. Effect of procalcitonin-based guidelines vs standard guidelines on antibiotic use in lower respiratory tract infections : the ProHOSP randomized controlled trial. JAMA, 2009, *302* : 1059-1066.
9. Trinquart L, Ray P, Riou B, Teixeira A. Natriuretic peptide testing in EDs for managing acute dyspnea : a meta-analysis. Am J Emerg Med, 2011, *29* : 757-767.
10. Wells PS, Anderson DR, Rodger M et al. Evaluation of D-dimer in the diagnosis of suspected deep-vein thrombosis. N Engl J Med, 2003, *349* : 1227-1235.

Toute référence à cet article doit porter la mention : Claessens YE, Riqué T, Mallet-Coste T, Macchi MA. Biomarqueurs diagnostiques en médecine d'urgence. *In* : L Guillevin, L Mouthon, H Lévesque. Traité de médecine, 5ᵉ éd. Paris, TdM Éditions, 2018-S08-P01-C03 : 1-5.

Chapitre S08-P01-C04

Traumatisme crânien bénin

Pierre-Géraud Claret, Xavier Bobbia, Romain Genre Grand-Pierre, Alexandre Moreau et Jean-Emmanuel de La Coussaye

Le traumatisme crânien (TC) est un motif fréquent de consultation en structure d'urgences. Son incidence varie entre 100 et 450/100 000 habitants par an selon les pays, 235/100 000 en Europe. Les principales causes de traumatismes crâniens sont les chutes (52,5 %), les accidents de la voie publique (AVP) (26,3 %) et les agressions (14,2 %). Dans une forte proportion, ce sont des traumatismes crâniens dits bénins (ou légers) ayant, par définition, un score de Glasgow (GCS) entre 13 et 15. Le recueil des mécanismes lésionnels, des éléments anamnestiques et de la clinique est primordial pour classer et évaluer la gravité de ces traumatismes crâniens. De cette évaluation dépendront les indications d'imagerie puis d'hospitalisation.

Définitions et classifications

Plusieurs classifications sont proposées afin d'évaluer la gravité et les risques de complications secondaires des traumatismes crâniens.

Score de Glasgow

L'échelle de coma de Glasgow élaborée par Teasdale et Jennet en 1974 permet de classer les traumatismes crâniens selon l'état de conscience et la profondeur du coma. L'évaluation de ce score se fait après correction des défaillances respiratoires et hémodynamiques, c'est-à-dire lorsque la pression artérielle systolique est supérieure à 90 mmHg et la saturation en oxygène supérieure à 94 %. Elle doit être répétée dans le temps. C'est une cotation en trois parties, qui étudie des réponses cliniques à des stimuli. L'ouverture des yeux est cotée sur 4 points (Y), la réponse verbale sur 5 points (V) et la réponse motrice sur 6 points (M). Le score de Glasgow est égal à la somme des valeurs de Y, V et M. Chacune des cotations des trois parties doit être détaillée. Le sore minimal est de 3 points (Y1V1M1), le score maximal de 15 points (Y4V5M6) (Tableau S08-P01-C04-I). Selon le score de Glasgow, le traumatisme crânien est qualifié de mineur si le score est supérieur ou égal à 13 (*mild traumatic brain injury*), de modéré si le score est compris entre 9 et 12 (*moderate traumatic brain injury*), de sévère si le score est inférieur ou égal à 8 (*severe traumatic brain injury*). Le taux de mortalité est de 80 % pour un score de Glasgow à 3. Il est inférieur à 10 % pour un score entre 7 et 13.

Scores de Glasgow-Liège

L'échelle de Liège est une cotation décroissante de 5 à 1 qui explore les réflexes du tronc cérébral selon différents niveaux fonctionnels du cortex au bulbe. Cette cotation permet d'évaluer un niveau de souffrance encéphalique. L'aggravation du coma correspondrait à une souffrance axiale d'évolution rostrocaudale. Les scores de Glasgow et de Liège additionnés donnent une cotation sur vingt points qui complète l'évaluation clinique du traumatisme crânien. La réalisation du score de Liège impose d'avoir dédouané une lésion potentielle du rachis cervical. De plus, un score de Liège inférieur à 5 exclut, par définition, un traumatisme crânien bénin (Tableau S08-P01-C04-II).

Tableau S08-P01-C04-I   Score de Glasgow.

	Points
Ouverture des yeux	
– spontanée	4
– sur ordre	3
– à la stimulation	2
– absente	1
Réponse verbale	
– cohérente	5
– confuse	4
– inappropriée	3
– incompréhensible	2
– absente	1
Réponse motrice	
– normale	6
– orientée à la douleur	5
– évitement	4
– décortication	3
– décérébration	2
– absente	1

Tableau S08-P01-C04-II   Score de Glasgow-Liège.

Réflexes du tronc cérébral	Points
Fronto-orbiculaire	5
Oculo-céphalogyre vertical	4
Photomoteur	3
Oculo-céphalogyre horizontal	2
Cornéen	1

Classification de Master

La classification de Master définit trois groupes à risque croissant de complications intracrâniennes : le groupe 1 à risque faible, le groupe 2 à risque modéré et le groupe 3 à risque élevé (Tableau S08-P01-C04-III). Elle comporte des données anamnestiques, des constatations subjectives et des observations cliniques objectives. Elle vise à guider la nécessité ou non de réaliser des examens complémentaires. Elle se fonde sur une étude prospective de 1987 qui a démontré que les patients du groupe 1 (traumatisme crânien avec score de Glasgow à 15, sans perte de connaissance et avec un examen neurologique normal), ne présentent aucune complication intracrânienne.

Tableau S08-P01-C04-III   Classification de Master.

Groupe 1 : risque faible
Patient asymptomatique
Céphalée
Sensations ébrieuses
Plaie et hématome du scalp
Groupe 2 : risque modéré
Perte de connaissance
Amnésie de l'épisode
Anamnèse peu fiable
Comitialité post-traumatique
Céphalées progressives
Vomissements
Fracture du crâne
Intoxication (drogue, alcool)
Âge < 2 ans
Maltraitance
Polytraumatisme
Groupe 3 : risque élevé
Troubles de la conscience
Signes de focalisation neurologique
Plaie pénétrante
Embarrure probable
Lésions sévères de la face

Diagnostic

Anamnèse

L'anamnèse est recueillie auprès du patient ou des témoins des circonstances du traumatisme crânien. Elle permet de préciser le mécanisme et la violence du traumatisme. Les deux principaux mécanismes responsables des lésions primaires sont le choc direct et le phénomène d'accélération-décélération. Dans ce choc direct, la boîte crânienne touche une zone d'impact, créant ainsi une lésion. Il peut également en résulter des lésions de contrecoup opposées à la zone d'impact. Dans le phénomène d'accélération-décélération, l'encéphale se déplace à l'intérieur du crâne sans choc direct. Les lésions possibles sont alors une contusion frontale avec éventuellement un contrecoup occipital ou encore des lésions de cisaillement de la substance blanche.

Seront également recueillis l'association à un malaise, à une intoxication médicamenteuse ou alcoolique préalable, le statut vaccinal antitétanique en cas de plaie du scalp. L'existence d'une perte de connaissance initiale, d'une amnésie et leur durée sont consignées. La dose et l'horaire d'administration de substances analgésiques pouvant interférer avec l'évaluation de l'état de conscience sont notés.

Clinique

Le bilan lésionnel recherche les signes d'un traumatisme crânien et les traumatismes associés, en particulier ceux du rachis cervical. Celui-ci est immobilisé au moindre doute avant la poursuite de l'examen neurologique. Un impact crânien direct, hématome, plaie (en particulier au-dessus des clavicules), fracture sont recherchés, de même qu'une rhinorrhée ou une otorrhée témoins d'une brèche ostéodurale. L'examen neurologique est complet et répété dans le temps et vise à mettre en évidence des signes cliniques subjectifs et objectifs en faveur de lésions primaires (hématomes, pétéchies, contusions cérébrales…) consécutives au traumatisme. Les lésions secondaires dues à une cascade inflammatoire cérébrale et pourvoyeuses d'ischémie cérébrale, sont elles-mêmes responsables d'une aggravation de l'état neurologique.

Paraclinique

Protéine S100-b

Au niveau intracellulaire, la protéine S100-b est un élément de régulation physiologique de l'organisation structurale de la cellule. Au niveau extracellulaire, la protéine S100-b a un rôle important dans le développement et le maintien du tissu nerveux central. Une augmentation de la concentration plasmatique de la protéine S100-b peut avoir pour origine une surexpression génique (gliome, glioblastome, neurinome, mélanome) ou une libération de la protéine intracellulaire, conséquence d'une lyse cellulaire cérébrale. Les méthodes de dosage actuellement disponibles rendent un résultat fiable et reproductible en 30 minutes environ [1].

Dans la prise en charge du traumatisme crânien bénin, l'intérêt de la protéine S100-b repose sur une sensibilité et une valeur prédictives négatives proches de 100 % pour l'exclusion des lésions secondaires cérébrales. Le taux plasmatique de protéine S100-b augmente dans toutes les formes de traumatismes crâniens, du léger au grave. Comme de nombreux biomarqueurs, la protéine S100-b a également un intérêt pronostique. Mais son principal intérêt dans les traumatismes crâniens bénins pourrait être de réduire le nombre de tomodensitométries cérébrales réalisées. En effet, de nombreuses études retrouvent qu'une concentration normale de la protéine S100-b marque l'absence de lésions cérébrales secondaires et permet donc de se passer de ces tomodensitométries.

La spécificité de la protéine S100-b comme marqueur du traumatisme crânien est cependant limitée. En effet, son taux plasmatique augmente également dans de nombreuses situations d'agression cérébrale (accident vasculaire, épilepsie, hémorragie intracérébrale, méningite et encéphalite). Au final, la protéine S100-b possède certaines qualités indispensables à un biomarqueur de médecine d'urgence : excellente sensibilité, rapide temps d'analyse, coût et difficulté de réalisation inférieurs à ceux d'un acte d'imagerie. Bien qu'étant un biomarqueur intéressant, son utilisation n'est pas intégrée dans les dernières recommandations.

Tomodensitométrie cérébrale

L'examen recommandé dans la détection des lésions cérébrales aiguës lors des traumatismes crâniens est la tomodensitométrie cérébrale sans injection. Le délai de réalisation du scanner dépend du mécanisme du traumatisme crânien et de l'évaluation clinique initiale. Lorsque l'indication est posée, la tomodensitométrie doit être réalisée au maximum dans les 8 heures suivant le traumatisme crânien. La tomodensitométrie cérébrale doit être demandée immédiatement et réalisée dans l'heure en présence de signes de gravité (Tableau S08-P01-C04-IV). Les troubles de la conscience ne peuvent être attribués à une intoxication qu'après avoir éliminé une lésion cérébrale. La tomodensitométrie du rachis cervical, dont la sensibilité est nettement supérieure aux radiographies simples, doit être réalisée en première intention en cas de traumatisme cervical sévère ou de moyenne gravité. Pour optimiser les indications de la tomodensitométrie en fonction de la clinique, deux principales règles (Nouvelle-Orléans et canadienne) ont été publiées (Tableau S08-P01-C04-V). Les récentes recommandations de la Société française de médecine d'urgence (SFMU) formalisent ces données au niveau national.

Règle de la Nouvelle-Orléans et règle canadienne

Deux études majeures ont proposé un certain nombre de signes cliniques afin de préciser les indications de tomodensitométrie cérébrale chez les patients victimes de traumatismes crâniens bénins. L'étude de la Nouvelle-Orléans [2] sous-entend un accès large et facile au scanner, alors que l'étude canadienne [4] est plus restrictive. Les deux règles ont une sensibilité proche de 100 % pour les lésions chirurgicales, mais la spécificité de la règle canadienne (48 à 77 %, quatre études) est supérieure à celle de la Nouvelle-Orléans (3 à 31 %, quatre études).

Tableau S08-P01-C04-IV Critères de consultation en structure d'urgence pour la réalisation d'une tomodensitométrie cérébrale.

Critères de consultation	Critères pour une TDM	Critères pour une TDM sans délai
Âge > 65 ans	x	
Interrogatoire non fiable		
Intoxication associée		
Suspicion de maltraitance		
Mécanisme à haute cinétique	x	
Antécédents		
– neurochirurgie	x	
– altération cognitive	x	
– troubles de la coagulation	x	
Traitement		
– anticoagulants	x	
– antivitamines K		x
– anti-agrégants	x	
Clinique		
– perte de connaissance	x	
– céphalées persistantes	x	
– amnésie des faits	x	
– signes neurologiques de focalisation		x
– score de Glasgow < 15 à 2 heures du traumatisme crânien		x
– convulsion		x
– suspicion de fracture du crâne	x	
– suspicion de fracture ouverte du crâne		x
– suspicion d'embarrure		x
– suspicion de fracture de la base du crâne		x
– vomissement	x	
– vomissements répétés		x

Tableau S08-P01-C04-V Comparaison des règles de la Nouvelle-Orléans et canadienne pour réaliser une tomodensitométrie cérébrale.

Règle de La Nouvelle-Orléans	Règle canadienne
Applicable aux patients avec un score de Glasgow = 15	Applicable aux patients avec un score de Glasgow entre 13 et 15
Céphalée	Score de Glasgow < 15 2 heures après le traumatisme crânien
Vomissement	Deux épisodes de vomissement ou plus
Âge > 60 ans	Âge > 65 ans
Intoxication	Mécanisme dangereux
Amnésie antérograde persistante	Amnésie des événements précédant le traumatisme crânien > 30 minutes
Traumatisme sus-claviculaire	Suspicion de fracture ouverte ou d'embarrure
Convulsion	Suspicion de fracture de la base du crâne

Recommandations

Les recommandations professionnelles de la SFMU, publiées en 2012, proposent également une prise en charge fondée sur l'évaluation du risque de lésions intracrâniennes afin d'optimiser le recours à l'imagerie, l'orientation et le suivi du patient [3]. Ces recommandations sont une adaptation de celle réalisée par le National Institute for Health and Clinical Excellence (NICE) publiée en 2003 et mise à jour en 2007.

Doppler transcrânien

La tomodensitométrie est l'examen de référence pour mettre en évidence des lésions cérébrales, mais elle peut être prise en défaut pour prédire le risque d'aggravation neurologique. Le Doppler transcrânien est une technique non invasive mesurant la vélocité sanguine dans les principales artères cérébrales. La mise en évidence d'une baisse de la vitesse diastolique et d'une augmentation de l'index de pulsatilité témoigne d'une hypertension intracrânienne. Ces signes peuvent être présents, y compris chez des patients ayant une tomodensitométrie cérébrale normale ou peu contributive, et sont associés à une détérioration neurologique secondaire.

IRM cérébrale

Comme le Doppler transcrânien, l'IRM (IRM) peut prédire le risque d'aggravation mais ne remplace pas la tomodensitométrie cérébrale comme examen diagnostique de référence. Au décours d'un traumatisme crânien, certaines lésions sont en faveur d'une évolution neurologique défavorable. C'est le cas des lésions bilatérales et symétriques du tronc cérébral, des thalamus, des hypothalamus et du cerveau basal antérieur en IRM conventionnelle. C'est également le cas lorsque le rapport N-acétyl-aspartate sur créatine est diminué en spectroscopie par résonance magnétique et lorsqu'une anisotropie fractionnelle est diminuée en tenseur de diffusion.

Syndrome post-commotionnel

Plus de 10 % des patients victimes d'un traumatisme crânien bénin développent un état de stress aigu, évoluant vers la chronicité dans 80 % des cas. Ce syndrome post-commotionnel (ou syndrome subjectif des traumatisés crâniens) présente un chevauchement entre épisode dépressif caractérisé et état de stress post-traumatique. Survenant quelques jours après le traumatisme crânien, le syndrome post-commotionnel est caractérisé par une dissociation entre l'importance des plaintes subjectives et la pauvreté de l'examen clinique et paraclinique. La classification internationale retient le syndrome post-commotionnel si, dans les 3 mois suivant un traumatisme crânien, apparaissent au moins trois symptômes parmi lesquels des céphalées, des vertiges, une fatigue, une irritabilité, une insomnie, des difficultés de concentration ou de mémorisation, une intolérance au stress.

Traitement

Dans les suites d'un traumatisme crânien bénin, les lésions en tomodensitométrie cérébrale sont peu fréquentes et les conséquences neurochirurgicales encore plus rares. La prise en charge thérapeutique se limite donc la plupart du temps à un traitement antalgique à domicile accompagné de consignes de surveillance. Une hospitalisation est parfois nécessaire pour surveiller le patient et contrôler l'évolution de la tomodensitométrie cérébrale.

Traitement ambulatoire

Les recommandations de la SFMU rappellent qu'aucun patient présentant un traumatisme crânien ne peut sortir tant que le score de Glasgow n'est pas égal à 15. Le retour à domicile ne se conçoit qu'après un examen clinique normal. Si des douleurs sont toujours présentes, les antalgiques de palier 1 (paracétamol) sont suffisants pour la prise en charge symptomatique du traumatisme crânien. La nécessité d'un traitement symptomatique par un antalgique de palier 2 ou 3 doit faire suspecter une complication. Si le retour au domicile est autorisé après la consultation en service d'urgences, il est important d'informer le patient et son entourage sur les possibles complications. Il est également important de surveiller des symptômes tels qu'une céphalée, une nausée, un vomissement, des troubles sensitivomoteurs ou des troubles de la conscience. Un protocole écrit pourra être remis et le médecin doit s'assurer de la bonne compréhension des informations données.

Hospitalisation

Les services d'unité d'hospitalisation de courte durée paraissent adaptés à l'hospitalisation des patients victimes d'un traumatisme crânien bénin. Les récentes recommandations de la SFMU rappellent les critères d'hospitalisation (Tableau S08-P01-C04-VI). Si la tomodensitométrie cérébrale initiale est anormale, il convient de contrôler son évolution entre 48 et 72 heures.

Tableau S08-P01-C04-VI Critères d'hospitalisation.

Intoxications associées
Absence de tomodensitométrie cérébrale malgré son indication
Anomalie récente à la tomodensitométrie cérébrale
Score de Glasgow < 15 après la tomodensitométrie cérébrale
Traitement par anticoagulant et/ou anti-agrégant
Persistance de vomissements et/ou de céphalées importantes
Contexte médicosocial (par exemple, suspicion de maltraitance, isolement social, surveillance non fiable)

Conclusion

La prise en charge du traumatisme crânien bénin comporte la gestion des lésions primaires, la prévention et le traitement des aggravations cérébrales secondaires. C'est une gestion multidisciplinaire qui nécessite une bonne coordination avec les services d'imagerie médicale. En effet, la prise en charge du traumatisme crânien à risque faible ou modéré de complications secondaires dépend de données anamnestiques et cliniques, objectives ou subjectives qui permettent de réaliser les explorations complémentaires indispensables et d'éviter les hospitalisations prolongées ou inutiles.

Bibliographie

1. CLAESSENS PY, RAY P. Les biomarqueurs en médecine d'urgence. Des données biologiques au lit du malade. Paris, Springer, 2012, 384 pages.
2. HAYDEL MJ, PRESTON CA, MILLS TJ et al. Indications for computed tomography in patients with minor head injury. N Engl J Med, 2000, *343* : 100-105.
3. JEHLÉ E, HONNART D, GRASLEGUEN C et al. Traumatisme crânien léger (score de Glasgow de 13 à 15) : triage, évaluation, examens complémentaires et prise en charge précoce chez le nouveau-né, l'enfant et l'adulte. Ann Fr Méd Urgence, 2012, *2* : 199-214.
4. STIELL IG, WELLS GA, VANDEMHEEN K et al. The Canadian CT head rule for patients with minor head injury. Lancet, 2001, *357* : 1391-1396.

Urgences médicales

Chapitre S08-P01-C05
Hémorragies digestives

Marika Rudler et Dominique Thabut

Définitions

On distingue les hémorragies digestives hautes (HDH) des hémorragies digestives basses (HDB). Les HDH sont des hémorragies digestives dont la lésion est située en amont de l'angle duodénojéjunal (angle de Treitz). Les HDH représentent 80 % des hémorragies digestives et se manifestent soit par une hématémèse (vomissement de sang), soit par un méléna (sang noir émis par l'anus), voire des rectorragies (sang rouge émis par l'anus), en cas d'hémorragie abondante. Les HDB sont des hémorragies digestives dont la lésion est située en aval de l'angle duodénojéjunal. Elles représentent 20 % des hémorragies digestives et se manifestent par un méléna ou des rectorragies. Classiquement, les lésions situées en amont de l'angle colique droit provoquent un méléna, les lésions en aval des rectorragies.

Épidémiologie

L'incidence des hémorragies digestives est mal connue en France : environ 100-150 cas pour 100 000 habitants en France et de 62 à 172 cas pour 100 000 habitants dans différents pays européens [13, 34]. Les publications s'intéressant à l'épidémiologie rapportent surtout des données concernant les hémorragies digestives hautes et retrouvent toutes une tendance à la diminution de leur incidence depuis une dizaine d'années. L'âge médian des patients présentant une hémorragie digestive est d'environ 70 ans, avec une tendance au vieillissement de la population, en raison de l'allongement de la durée de vie, de la consommation de gastrotoxiques (AINS) et de la prévalence d'*Helicobacter pylori* [15]. Toutes les études retrouvent une prédominance masculine avec un sex-ratio de 1,2 à 3,3 [13, 15]. La mortalité tend aussi à diminuer en raison de l'amélioration continue de la prise en charge médicale et endoscopique : elle s'échelonne de 3 à 14 % en fonction des études, varie en fonction de l'étiologie de l'hémorragie digestive et reste plus importante chez les personnes âgées ayant des comorbidités.

Diagnostic

Diagnostic positif

Le diagnostic positif se fait à l'interrogatoire, qui doit rechercher une hématémèse, des rectorragies ou du méléna (« selles noires et liquides, comme du goudron »), ou lors de la pratique d'un toucher rectal. La pose d'une sonde nasogastrique est toujours possible, même lorsqu'on suspecte une rupture de varices œsophagiennes (RVO). Aucun travail n'a mis en évidence d'augmentation du risque hémorragique lié à la pose de sonde chez des malades avec varices œsophagiennes. Elle peut être utile pour le diagnostic positif d'une HDH, sans toutefois pouvoir l'éliminer.

Diagnostic différentiel

En cas d'HDH, on peut évoquer les diagnostics tels que hémoptysie, épistaxis déglutie, vomissement alimentaire rouge (vin, etc.) et, en cas d'HDB, des selles noires liées à une supplémentation martiale orale.

Diagnostic de gravité

Il faut évaluer l'abondance du saignement à l'interrogatoire, même si elle est souvent surévaluée par les patients. Les autres signes de gravité à rechercher systématiquement à l'interrogatoire sont un malaise, une perte de connaissance, une douleur thoracique, une décompensation de tare. À l'examen clinique, on vérifiera s'il existe des signes de choc : hypotension artérielle, tachycardie, extrémités froides, troubles de la vigilance, marbrures, oligurie, augmentation du temps de recoloration cutanée.

Diagnostic étiologique

On doit rechercher à l'interrogatoire des éléments d'orientation diagnostique : antécédent d'ulcère gastrique ou duodénal, douleurs épigastriques d'allure ulcéreuse, douleurs abdominales diffuses, prise de médicaments gastrotoxiques, antécédents ou facteurs de risques d'hépatopathie chronique ou de varices œsophagiennes, facteurs de risque cardiovasculaires, vomissements ayant précédé le saignement.

Diagnostic étiologique d'une hémorragie digestive haute

Les causes de HDH sont les suivantes :
– ulcère gastrique ou duodénal (35 % des cas) : secondaire à *Helicobacter pylori* ou à la prise d'aspirine ou d'AINS dans la majorité des cas ;
– hypertension portale (30 % des cas) : rupture de varices œsophagiennes, rupture de varices cardiotubérositaires, gastropathie d'hypertension portale, rupture de varices ectopiques ;
– ulcérations gastroduodénales (15 % des cas), liées aux AINS la plupart du temps ;
– œsophagite peptique (5 % des cas) ;
– syndrome de Mallory-Weiss (5 % des cas) : déchirure longitudinale du bas œsophage liée à des efforts de vomissement répétés ;
– tumeur gastrique ou duodénale (5 % des cas) ;
– autres causes rares (5 % des cas) : ulcère de Dieulafoy, angiodysplasies, diverticules gastriques ou duodénaux, fistules aortodigestives.

Diagnostic étiologique d'une hémorragie digestive basse

La lésion est située au niveau du côlon dans 90 % des cas et au niveau du grêle dans 10 % des cas :
• au niveau du côlon :
– hémorragie diverticulaire ;
– angiodysplasies ;
– cancer colorectal ;
– polype colique ou rectal ;
– colites (infectieuse, ischémique, inflammatoire) ;
– lésions liées aux AINS.
• au niveau du grêle :
– angiodysplasies ;
– lésions liées aux AINS ;
– tumeurs du grêle (adénocarcinome, lymphome), métastases de tumeurs solides ;

– diverticule de Meckel ;
– ulcères liés à la maladie de Crohn.

Il ne faut pas oublier les causes canalaires (hémorroïdes, fissure anale), responsables de la majorité des rectorragies peu abondantes.

Prise en charge

L'hémorragie digestive est une urgence vitale. Elle nécessite une hospitalisation immédiate, des mesures de réanimation non spécifiques, une prise en charge spécifique endoscopique et médicale.

Mesures non spécifiques de réanimation

Les mesures non spécifiques de prise en charge en urgence sont résumées dans le tableau S08-P01-C05-I.

L'un des objectifs du traitement hémodynamique doit être de restituer une pression artérielle moyenne (PAM) satisfaisante afin de préserver la pression de perfusion tissulaire. L'hypovolémie prolongée favorise la survenue d'une insuffisance rénale, d'infections bactériennes et augmente la mortalité [8, 17]. L'objectif de PAM à atteindre n'est pas bien connu au cours de l'hémorragie digestive. Par extrapolation des recommandations établies au cours du choc hémorragique chez le patient traumatisé ou du choc septique [21, 60], un niveau de PAM autour de 65 mmHg peut être proposé. Par ailleurs, il faut avoir pour objectif transfusionnel un taux d'hémoglobine de l'ordre de 7 à 8 g/dl [60]. Dans l'étude de Villanueva et al., les patients étaient randomisés en deux groupes : les malades du premier groupe bénéficiaient d'une politique transfusionnelle libre, et ceux du second groupe avaient un objectif d'hémoglobine entre 7 et 8 g/dl. La mortalité était supérieure dans le groupe des patients ayant bénéficié de la politique transfusionnelle libre. Concernant l'administration de plasma frais congelé, la question n'est pas tranchée. La réalisation d'une transfusion plaquettaire au cours des hémorragies sévères est habituellement recommandée pour un taux plaquettaire inférieur à 50 000/mm^3 [9]. Cette transfusion ne doit pas retarder la réalisation de l'endoscopie [9].

Examens complémentaires en urgence

Il faut réaliser un bilan biologique en urgence : numération et formule sanguine, plaquettes, double détermination du groupe sanguin, recherche des agglutinines irrégulières, bilan d'hémostase (taux de prothrombine, temps de céphaline activée), ionogramme sanguin, bilan hépatique.

Il faut aussi faire un électrocardiogramme et une radiographie de thorax.

Préparation de l'estomac à l'endoscopie

La préparation de l'estomac à l'endoscopie est un temps essentiel de la prise en charge des HDH car la qualité de la préparation facilite beaucoup la visibilité des lésions et leur traitement. Nous disposons à ce jour de deux méthodes : le lavage par la sonde nasogastrique, pénible et consommateur de temps infirmier, et l'érythromycine, provoquant des contractions antrales, contre-indiquée chez les patients ayant un syndrome de QT long. Il n'y a aucun argument dans la littérature permettant de trancher entre l'une et l'autre de ces méthodes. Le dernier travail publié randomisé, mené dans la population générale (253 patients avec hémorragie digestive haute, dont 84 malades avec une cirrhose), n'a pas retrouvé de différence significative entre les deux méthodes concernant la durée de l'endoscopie, le taux de récidive hémorragique, le recours à une deuxième endoscopie, les besoins transfusionnels, ni la survie [46]. Dans la dernière conférence de consensus sur la prise en charge des complications de l'hypertension portale (Baveno VI), il est recommandé de perfuser 250 mg d'érythromycine en 30 minutes en l'absence de contre-indication [18].

La fibroscopie œso-gastro-duodénale (FOGD) doit être réalisée dans les six heures, chez tous les patients présentant une hémorragie digestive, lorsque les conditions suivantes sont réunies : chez un malade stable sur le plan hémodynamique, coopérant et vigile, à défaut, après protection des voies aériennes supérieures par une intubation orotrachéale.

Évolution et complications

L'hémorragie digestive cède spontanément dans la majorité des cas.

Les complications sont la récidive hémorragique, le décès par décompensation de comorbidités et, exceptionnellement, le décès par choc hypovolémique.

Prise en charge thérapeutique spécifique des hémorragies digestives hautes

La prise en charge spécifique de l'hémorragie digestive repose, d'une part, sur l'endoscopie digestive et, d'autre part, sur le traitement pharmacologique. Rappelons qu'en cas d'hématémèse, de méléna ou de rectorragies avec déglobulisation ou instabilité hémodynamique, on doit suspecter une HDH, et le premier temps de l'exploration endoscopique doit être une FOGD. Avant de pratiquer la FOGD, un traitement pharmacologique doit être mis en place le plus rapidement possible, dès la prise en charge du patient. Deux traitements sont à discuter au moment de la prise en charge : les inhibiteurs de la pompe à protons (IPP) et un traitement vaso-actif splanchnique. La principale cause d'HDH dans le monde étant l'ulcère peptique gastrique ou duodénal (UGD), il convient de débuter un traitement par IPP en intraveineux à la seringue électrique (IVSE) et à fortes doses (80 mg en bolus, suivi d'une perfusion à la dose de 8 mg/h). En cas de suspicion d'HDH sur hypertension portale, il convient de débuter un traitement vaso-actif le plus rapidement possible.

Ulcère gastroduodénal

De nombreuses études ont été publiées concernant la prise en charge de l'ulcère gastroduodénal hémorragique. Les ulcères gastroduodénaux à haut risque de récidive hémorragique sont définis selon la classification de Forrest [26]. Cette classification endoscopique permettait d'évaluer le risque spontané de récidive hémorragique (sans traitement pharmacologique, ni endoscopique) en fonction de l'aspect de l'ulcère.

Tableau S08-P01-C05-I   Récapitulatif de la prise en charge en urgence d'une hémorragie digestive.

1	Urgence vitale
2	Hospitalisation en unité de soins continus
3	Mise en condition : deux voies veineuses périphériques, oxygénothérapie, scope et surveillance continue (pouls, pression artérielle, saturation), mise à jeun
4	Prélèvements sanguins en urgence (voir « Examens complémentaires en urgences »)
5	Commande et mise en réserve de culots globulaires compatibles
6	Remplissage par macromolécules et culots globulaires en cas de retentissement hémodynamique, avec comme objectif une hémoglobine entre 7 et 8 g/dl en l'absence de comorbidités, ou 10 g/dl chez le sujet âgé ou avec comorbidités cardiovasculaires
7	Surveillance des principaux paramètres vitaux : pouls, pression artérielle
8	Débuter un traitement par inhibiteurs de la pompe à protons
9	Débuter un traitement vaso-actif et une antibioprophylaxie en cas de suspicion de cirrhose
10	Préparation de l'estomac à la fibroscopie œso-gastro-duodénale
11	Réalisation d'une fibroscopie œso-gastro-duodénale chez un malade stable et coopérant

Tableau S08-P01-C05-II Classification de Forrest des ulcères peptiques hémorragiques.

Stade de Forrest	Aspect endoscopique
IA	Hémorragie en jet
IB	Hémorragie en nappe
IIA	Ulcère avec vaisseau visible
IIB	Ulcère avec caillot adhérent
IIC	Taches pigmentées
III	Fond blanc

Le tableau S08-P01-C05-II fait état de cette classification. Les ulcères gastroduodénaux à haut risque de récidive sont ceux qui nécessitent un double traitement endoscopique et un traitement par IPP en intraveineux à la seringue électrique : ce sont les ulcères classés de IA à IIB [37]. Le traitement est fonction de la classification de Forrest (IPP à fortes doses et double traitement endoscopique en cas d'ulcère Forrest IA à IIB inclus, IPP per os dans les autres cas, sans traitement endoscopique).

Les IPP ont une meilleure efficacité que les antihistaminiques de type 2 (anti-H_2), qui doivent être abandonnés, sauf en cas de contre-indication aux IPP. La dose doit être de 80 mg en bolus suivie d'une perfusion à fortes doses en intraveineux à la seringue électrique (8 mg/h). Cela repose sur des données in vivo [44]. Le pH intragastrique, acide, empêche la formation du caillot et entraîne des troubles de l'agrégation plaquettaire. Lorsque le pH est autour de 1, il peut aussi se produire une fibrinolyse in situ ; de ce fait, le but du traitement par IPP est de maintenir le plus longtemps possible le pH intragastrique au-dessus de 6, niveau auquel ces phénomènes n'ont plus cours. Ce sont les IPP qui permettent le mieux cela au cours du nycthémère, dans les 72 premières heures qui suivent l'hémorragie, ce qui est majeur car c'est la période la plus à risque de récidive hémorragique. Cela a été confirmé par de nombreuses études cliniques, la première publiée reposant sur une comparaison versus placebo [39]. Dans cette étude, les IPP amélioraient la récidive hémorragique et le recours à la chirurgie, sans avoir de bénéfice sur la survie globale. Les IPP à fortes doses semblent plus efficaces que les IPP à simple ou double dose [55]. Enfin, les IPP doivent être administrés avant la réalisation de la FOGD, car une étude de la même équipe a montré que lorsque le traitement est administré dès l'admission et avant le diagnostic étiologique, il y avait statistiquement moins d'hémorragie active lors de l'endoscopie initiale, ce qui permet de grandement faciliter le geste endoscopique d'hémostase [38]. Au-delà des 72 premières heures, un traitement par IPP per os peut être entrepris, pour une durée totale de 4 semaines, quelle que soit la localisation de l'ulcère.

Concernant le traitement endoscopique, qui est une affaire de spécialiste par définition, il repose sur un double traitement pour les ulcères gastroduodénaux à haut risque de récidive (IA à IIB) [26]. En cas de récidive hémorragique, un deuxième traitement endoscopique doit être tenté. La morbidité est moindre que celle de la chirurgie [40]. En cas d'échec du deuxième traitement endoscopique ou en cas de deuxième récidive hémorragique, la chirurgie d'hémostase ou embolisation digestive par voie artérielle doit être réalisée en fonction des disponibilités locales [45]. Une étude prospective a suggéré qu'un traitement médical maximal, incluant la technique d'embolisation artérielle digestive des ulcères gastroduodénaux hémorragiques à haut risque permettait d'atteindre une mortalité très basse, inférieure à 1 % [49].

La prévention secondaire de l'ulcère gastroduodénal hémorragique repose sur la contre-indication absolue des AINS ou l'association systématique à un IPP. *Helicobacter pylori* doit être recherché et systématiquement éradiqué après la phase aiguë hémorragique. Une éradication précoce ne diminue cependant pas le risque de récidive à court terme [53].

Hémorragie liée à l'hypertension portale

La principale cause d'HDH liée à l'hypertension portale est la rupture de varices œsophagiennes (RVO). C'est l'une des principales causes de mortalité chez les malades atteints de cirrhose [14]. La mortalité du premier épisode hémorragique est d'environ 15 à 20 % [59]. Le traitement de la rupture de varices œsophagiennes est bien codifié, et détaillé dans les recommandations américaines et de Baveno VI [18, 29].

Le traitement spécifique de la rupture de varices œsophagiennes associe un traitement vaso-actif, un traitement endoscopique par ligature de varices œsophagiennes (LVO) et une antibiothérapie prophylactique. De multiples études ont été publiées ces vingt dernières années, conduisant à la mise sur le marché de substances vaso-actives, et à la recommandation de certains gestes endoscopiques. Même si la rupture de varices œsophagiennes reste la principale cause d'HDH chez les patients atteints de cirrhose, il ne faut pas oublier que l'ulcère gastroduodénal est plus fréquent au cours de la cirrhose, et responsable d'environ 20 % des HDH dans cette population. Le traitement et le pronostic sont les mêmes que dans la population générale [50]. Les objectifs de ces traitements sont de diminuer la récidive hémorragique et la mortalité.

Traitement vaso-actif

Concernant le traitement vaso-actif, trois types de molécules sont disponibles : la terlipressine (dérivé de la vasopressine), la somatostatine et les dérivés de la somatostatine comme l'octréotide, seul dérivé disponible en France. Le traitement vaso-actif doit être d'utilisation simple, rapidement efficace et avec peu d'effets indésirables. Les trois molécules ont un effet sur la chute de la pression porte en provoquant une vasoconstriction splanchnique. Le choix du traitement vaso-actif dépend des disponibilités locales, du coût et des contre-indications. Dans la pratique clinique, beaucoup de travaux ont étudié l'efficacité de la somatostatine dans la rupture de varices œsophagiennes. Cependant, dans les premières études publiées, le traitement de référence (ligature de varices œsophagiennes et antibiothérapie) n'était pas systématiquement associé au traitement vaso-actif [7, 31]. Dans l'étude d'Avgerinos, la somatostatine, testée contre placebo dans une cohorte de 205 patients et administrée précocement avant l'endoscopie, améliorait le taux d'hémorragie active à l'endoscopie et la récidive hémorragique, sans toutefois influencer la survie de façon significative. Ces résultats ont été confirmés dans une méta-analyse plus récente [1]. Plus récemment, une étude rétrospective menée chez les malades les plus graves (Child C, Child B avec hémorragie active), la combinaison de la somatostatine, de la ligature de varices œsophagiennes et de l'antibiothérapie permettait de diminuer la récidive hémorragique à 6 semaines (16 %) et d'améliorer la survie (14 %) [23].

La terlipressine est un analogue de la vasopressine. C'est un vasoconstricteur central qui a également une action vasoconstrictrice artérielle. Cette molécule est donc contre-indiquée chez des patients à risque cardiovasculaire. L'administration de 1 ou 2 mg en bolus diminue de façon significative le gradient de pression hépatique [41]. Ces données ont été confirmées par plusieurs études cliniques, notamment une étude française. Dans ce travail mené chez 78 patients avec cirrhose sévère, la terlipressine était administrée en préhospitalier versus placebo. Elle a permis dans cette étude d'améliorer la survie, à la différence des autres molécules actuellement commercialisées [22].

Enfin, l'octréotide, seul traitement vasoactif disponible aux États-Unis, fait l'objet d'une controverse chez certains auteurs. En effet, après un bolus de 50 µg, un effet sur le gradient de pression porto-sus-hépatique a été retrouvé 1 minute après l'injection, effet qui ne se maintenait pas dans le temps (à 5 minutes, 15 et 60 minutes) [57]. Le même effet de rebond était observé après une perfusion continue d'octréotide. Dans la pratique clinique, aucune étude n'a été menée chez des patients chez qui l'administration de l'octréotide avait lieu de façon précoce, avant l'endoscopie. Il n'y a pas d'effet sur la survie et les effets sur la récidive hémorragique sont contradictoires [4, 11].

Certains essais ont comparé les différents traitements vasoactifs. Le plus récent a été mené par Seo et al. [54] ; plus de 1 000 patients avec cirrhose étaient randomisés pour recevoir de la somatostatine, de la terlipressine ou de l'octréotide après ligature des varices œsophagiennes et antibioprophylaxie. L'efficacité était similaire dans les trois groupes, même si le principal critère de jugement était le contrôle de l'hémorragie à J5 seulement (aucune donnée disponible sur le plus long terme). Ainsi propose-t-on d'utiliser le traitement vasoactif le plus rapidement disponible.

Antibiothérapie

Les malades atteints de cirrhose et présentant une hémorragie digestive ont un risque majeur de présenter une infection. Entre 30 et 40 % des malades hospitalisés pour une hémorragie digestive haute ont ou vont développer une infection dans la semaine qui suit l'épisode hémorragique [32]. Ces infections, souvent sévères, sont associées à une récidive hémorragique précoce et à une plus grande mortalité [5, 32]. Le mécanisme physiopathologique principalement en cause est la translocation bactérienne : elle est favorisée par une pullulation bactérienne, associée à une perméabilité anormale de la paroi intestinale, entraînant un passage de germes digestifs vers les ganglions lymphatiques mésentériques, puis dans le sang et éventuellement dans l'ascite. Ce passage concerne principalement les bactéries à Gram négatif et très peu les germes anaérobies.

Au cours de l'hémorragie digestive sur cirrhose, une antibiothérapie prophylactique de courte durée entraîne une diminution du taux d'infection et une amélioration de la survie [10, 35]. L'amélioration de la survie semble directement liée à la diminution du taux de récidive hémorragique précoce. Pour ces raisons, l'utilisation d'une antibiothérapie chez tous les patients atteints de cirrhose hospitalisés pour hémorragie digestive haute fait partie des recommandations de prise en charge [20, 48]. Le traitement recommandé est la norfloxacine per os, à la dose de 400 mg 2 fois par jour pendant 7 jours [20], et la ceftriaxone chez les malades les plus sévères. En effet, la faible absorption digestive et l'activité de la norfloxacine sur les bactéries à Gram négatif en font un médicament de choix. D'autres quinolones ayant le même spectre d'activité, telle que la ciprofloxacine, peuvent être utilisées, lorsque la voie orale est impossible. D'autres traitements systémiques, tels que l'amoxicilline-acide clavulanique, l'ofloxacine peuvent être utilisés seuls ou en combinaison, per os ou intraveineux.

Par ailleurs, dans une étude plus récente menée chez des malades graves (cirrhoses Child B ou C), l'administration de ceftriaxone IV 1 g/j était associée à un moindre taux d'infections prouvées ou suspectées, par rapport à un traitement oral par norfloxacine [16]. Ces résultats ont été interprétés par les auteurs comme le reflet d'une augmentation de l'incidence des infections liées à des bactéries à Gram négatif résistant aux quinolones. Cependant, ils doivent être pondérés pour deux principales raisons : d'une part, la prévalence des bactéries à Gram négatif résistant aux quinolones dans l'hôpital où a été réalisée l'étude n'était pas donnée et, d'autre part, le taux d'infections dans le groupe de malades traités par quinolones est élevé en comparaison à la littérature. C'est la raison pour laquelle il est recommandé d'administrer les quinolones en première intention, la voie per os devant être utilisée dès qu'elle est possible. Il faut systématiquement discuter de l'utilisation de la ceftriaxone chez les malades Child B ou C, dans les centres ayant une prévalence élevée de bactéries à Gram négatif résistants aux quinolones et chez les malades déjà sous prophylaxie par quinolones au long cours [12].

Traitement endoscopique

Le diagnostic de rupture de varices œsophagiennes (RVO) repose sur la présence de signes rouges à l'endoscopie : hémorragie en jet ou en nappe, clou plaquettaire, présence de sang dans la cavité gastrique associé à la présence de varice et en l'absence d'autre cause visible [12].

Les recommandations internationales conseillent de réaliser l'endoscopie le plus tôt possible (dans les 12 heures) dès que le patient est conditionné [19, 29]. Cette recommandation est fondée sur la base d'avis d'experts, et pas sur des études randomisées. La sclérothérapie est la technique la plus ancienne [61]. Cependant, en raison de la formation quasi constante d'un ulcère post-sclérose parfois responsable d'une récidive hémorragique, cette technique doit être abandonnée [56]. La ligature élastique de varice œsophagienne a lieu au cours de l'endoscopie diagnostique. Des complications mineures peuvent survenir : dysphagie, douleur rétrosternale. La chute d'escarre vers le septième jour peut être responsable d'une hémorragie cliniquement significative [36]. La ligature des varices œsophagiennes est de développement plus récent et n'a donc pas été comparée à l'absence de traitement. En revanche, la ligature a été comparée à la sclérothérapie dans plus de dix études et au moins deux méta-analyses [2]. Celles-ci confirment le bénéfice de la ligature sur le nombre de récidives hémorragiques et le nombre d'effets indésirables.

En cas d'échec du traitement endoscopique et/ou pharmacologique

Il n'est plus recommandé de poser des sondes de Blakemore en l'absence de contrôle du saignement. En effet, la pose était associée à de nombreuses complications (inhalation, nécrose, voire perforation œsophagienne). Depuis peu, des prothèses œsophagiennes couvertes extirpables ont été utilisées. Elles sont posées à visée hémostatique et peuvent rester en place. Leur efficacité a été rapportée dans plusieurs études pilotes. Et plus récemment, un essai contrôlé a mis en évidence une efficacité comparable avec des effets indésirables moins fréquents et moins graves lorsque le praticien utilise ces prothèses [24]. Leur utilisation est préconisée dans la dernière conférence de Baveno. Les problèmes en suspens demeurent leur disponibilité ainsi que leur pose (au cours d'une endoscopie uniquement).

Les anastomoses portosystémiques chirurgicales, réservées historiquement aux ruptures de varices œsophagiennes réfractaires, sont pratiquement abandonnées. Les shunts portosystémiques actuellement utilisés sont des prothèses (stents) placées par voie transjugulaire (*transjugular intra-hepatic portosystemic shunt* [TIPS]). Les TIPS ont dans un premier temps été utilisés au cours des ruptures de varices œsophagiennes réfractaires, ce qui représente environ 10 % des patients. La pose du TIPS dans ces conditions a pour but d'arrêter le saignement (TIPS dit de « sauvetage »). Des études non contrôlées ont rapporté un taux de contrôle du saignement élevé, de plus de 90 % dans cette indication. La plus large cohorte publiée remonte à 2001 [42]. Dans cette étude, le contrôle hémorragique était excellent ; en revanche, la survie à 1 an n'était que de 50 % en raison de l'évolution vers l'insuffisance hépatocellulaire terminale, la plupart du temps dans les semaines qui suivaient la pose de TIPS. La plupart des études utilisaient des prothèses non couvertes. Depuis dix ans, des prothèses couvertes au polyfluorotétraéthylène sont disponibles. Elles présentent l'avantage de ne pas se sténoser après quelques mois, ce qui était l'inconvénient principal des prothèses non couvertes. Cependant, la mise en place d'un TIPS couvert pour les hémorragies réfractaires ne semblait pas modifier le pronostic de ces malades par rapport aux prothèses non couvertes (Rudler, données personnelles). De fait, le TIPS de sauvetage n'est pas une solution optimale et l'attitude actuelle visant à poser des TIPS dits « précoces » a pour but d'éviter ces TIPS de sauvetage.

Dans de rares cas, pour les malades les plus sévères chez qui l'hémorragie a été contrôlée par un TIPS, une transplantation hépatique peut être discutée [51].

Prophylaxie secondaire

En raison du risque de récidive élevé après une première rupture de varices œsophagiennes, il est indispensable de mettre en place une prophylaxie secondaire. Les traitements disponibles sont la ligature de varices œsophagiennes et le traitement par bêtabloquants non cardiosélectifs. Les ligatures itératives permettent d'éradiquer les varices œsophagiennes et de diminuer leur saignement. Les bêtabloquants agissent en diminuant la pression portale par plusieurs mécanismes : diminution du débit cardiaque par induction de bradycardie (effet anti-β_1), vasoconstriction splanchnique (effet anti-β_2). Plus de vingt articles ont comparé la combinaison bêtabloquant et ligature de varices œsophagiennes versus l'un ou l'autre des traitements seul. Les résultats ont été publiés sous forme d'une méta-analyse [6] : dans cet article, regroupant vingt-trois études, la combinaison de traitement était significativement supérieure à un simple traitement dans la prévention de la récidive hémorragique, sans pour autant avoir un impact sur la survie. Il est donc indispensable de programmer des ligatures toutes les 3 à 4 semaines après un épisode initial de rupture de varices œsophagiennes et d'y associer un traitement par bêtabloquants non cardiosélectif de type propranolol, en l'absence de contre-indication [33].

Lorsqu'une récidive hémorragique survient malgré une double prophylaxie secondaire bien menée, il faut discuter de la pose d'un TIPS [29]. D'autres travaux plus récents ont suggéré que la pose précoce d'un TIPS après le contrôle du saignement pourrait améliorer le pronostic chez les malades les plus sévères. En effet, des données ont suggéré que les patients ayant un gradient de pression porto-sus-hépatique supérieur ou égal à 20 mmHg dans les 72 heures suivant l'hémorragie avaient un pronostic plus défavorable [43]. Dans une première étude [43], les malades étaient sélectionnés sur des critères hémodynamiques : patients avec rupture de varices œsophagiennes et gradient de pression porto-sus-hépatique supérieur ou égal à 20 mmHg. Ces patients étaient randomisés pour recevoir soit le traitement standard, puis une prophylaxie par bêtabloquants, soit une pose précoce de TIPS dans les 72 heures. Le contrôle du saignement était meilleur dans le groupe TIPS (12 versus 50 %) ainsi que la survie à 1 an. Ces résultats très intéressants semblent toutefois difficiles à appliquer dans la pratique courante. En effet, peu de centres pratiquent la mesure du gradient.

Une autre étude plus récente [28] a comparé le traitement standard et la pose précoce du TIPS chez des malades sévères, mais sélectionnés selon des critères cliniques et endoscopiques : malades avec cirrhose Child-Pugh B avec hémorragie active ou Child-Pugh C, sans antécédent de rupture de varices œsophagiennes. Ce travail publié en 2010 dans le *New England Journal of Medicine* a montré un meilleur contrôle du saignement (97 versus 50 %) et une amélioration très significative de la survie à 1 an (86 versus 61 %) [28]. Par ailleurs, dans de très rares cas, lorsque le TIPS est inefficace, une transplantation hépatique peut être discutée et faire l'objet d'une exception dite d'experts [27].

Autres causes d'hémorragies digestives hautes

En cas d'œsophagite hémorragique, le traitement repose sur une hémostase endoscopique et un traitement par IPP à double dose. La littérature est beaucoup moins abondante sur le sujet, mais dans notre expérience, le pronostic est excellent et les récidives hémorragiques rarissimes.

Les ulcérations gastriques liées aux AINS sont également traitées par IPP et arrêt des AINS. Le traitement endoscopique des angiodysplasies repose sur l'électrocoagulation au plasma argon [52].

Le syndrome de Mallory-Weiss, dont le diagnostic peut être fait à l'interrogatoire, est d'évolution bénigne. Il peut être traité par pose de clips hémostatiques et/ou IPP. Les tumeurs gastriques ou duodénales hémorragiques sont traitées la plupart du temps par chirurgie. Parfois, une embolisation artérielle est faisable, dans l'attente d'une chirurgie à froid.

Prise en charge spécifique des hémorragies digestives basses

Il ne faut pas oublier de toujours éliminer une cause d'hémorragie digestive haute par une FOGD. Il faut réaliser une coloscopie totale, sous anesthésie générale, après préparation du côlon par 4 litres de polyéthylèneglycol (PEG), à visée diagnostique et thérapeutique (hémostase endoscopique d'une lésion avec hémorragie active). Il n'est plus recommandé de faire en urgence une rectosigmoïdoscopie chez un patient dont la préparation n'aura pas été correcte, en raison de la rentabilité extrêmement faible de cet examen [45]. En cas de saignement abondant, une tomodensitométrie abdominale avec ou sans artériographie digestive avec embolisation doit être discutée en urgence. Si la coloscopie est normale, il faut rechercher une cause grêlique par vidéocapsule endoscopique ou entéroscanner. Une fois la lésion localisée par l'une ou l'autre de ces techniques, un traitement endoscopique pourra être tenté au cours d'une entéroscopie haute ou basse.

Traitement spécifique des hémorragies digestives basses : les causes coliques

En cas d'hémorragie diverticulaire, il est exceptionnel de retrouver le diverticule responsable de l'hémorragie au cours de la coloscopie. Lorsque c'est le cas, un traitement endoscopique par clip peut être tenté [47]. En cas d'échec, une embolisation artérielle digestive permet l'arrêt du saignement dans 40 à 80 % des cas selon les séries [58]. Il est important de noter que le saignement cède spontanément dans 70 à 80 % des cas. Le risque de récidive hémorragique est de 20 % après un premier épisode et cela ne justifie pas de pratiquer une colectomie prophylactique. Les indications de la chirurgie d'hémostase sont : l'hémorragie incontrôlable malgré un traitement médical maximal, le deuxième épisode d'hémorragie diverticulaire car, dans ce cas, le risque de deuxième récidive est supérieur à 50 % [30]. Il faut savoir que l'hémorragie diverticulaire est favorisée par la prise d'aspirine et d'AINS [30]. Les indications de ces différents traitements doivent donc être revues systématiquement. A contrario, les AINS et l'aspirine ne sont pas contre-indiqués chez des malades ayant des diverticules coliques.

Les angiodysplasies du côlon se traitent par plasma argon.

Le cancer colorectal hémorragique se traite par chirurgie d'hémostase.

Les colites (infectieuse, ischémique, inflammatoire) ont une prise en charge spécifique que l'on ne détaillera pas dans ce chapitre.

Les lésions liées aux AINS n'ont pas de prise en charge spécifique. Un traitement endoscopique est rarement nécessaire. Il faut au cas par cas revoir l'indication des AINS.

Traitement spécifique des hémorragies digestives basses : les causes grêliques

– Les angiodysplasies se traitent par électrocoagulation au plasma argon au cours d'une entéroscopie haute ou basse. Les lésions liées aux AINS ou à l'aspirine doivent faire discuter leur arrêt au cas par cas, en mesurant bien la balance bénéfice/risque. Les tumeurs du grêle (adénocarcinome, lymphome, métastases de cancer pulmonaire notamment), diverticule de Meckel, ulcères liés à la maladie de Crohn ou à la tuberculose ont une prise en charge spécifique qui ne sera pas détaillée dans ce chapitre.

Conclusion

L'hémorragie digestive est une urgence vitale dont il faut savoir faire le diagnostic positif rapidement. L'amélioration de la prise en charge hospitalière, notamment médicale, endoscopique et par radiologie interventionnelle a permis une diminution très significative de la mortalité par hémorragie incontrôlable. La rapidité de la prise en charge devrait permettre de prévenir la décompensation de tares, principales causes de mortalité au cours de l'hémorragie digestive.

Bibliographie

1. AUGUSTIN S, ALTAMIRANO J, GONZALEZ A et al. Effectiveness of combined pharmacologic and ligation therapy in high-risk patients with acute esophageal variceal bleeding. Am J Gastroenterol, 2011, 106 : 1787-1795.
2. AVGERINOS A, ARMONIS A. Balloon tamponade technique and efficacy in variceal haemorrhage. Scand J Gastroenterol Suppl, 1994, 207 : 11-16.
3. AVGERINOS A, NEVENS F, RAPTIS S et al. Early administration of somatostatin and efficacy of sclerotherapy in acute oesophageal variceal bleeds : the European Acute Bleeding Oesophageal Variceal Episodes (ABOVE) randomised trial. Lancet, 1997, 350 : 1495-1499.
4. BERNARD B, CADRANEL JF, VALLA D et al. Prognostic significance of bacterial infection in bleeding cirrhotic patients : a prospective study. Gastroenterology, 1995, 108 : 1828-1834.
5. BERNARD B, GRANGE JD, KHAC EN et al. Antibiotic prophylaxis for the prevention of bacterial infections in cirrhotic patients with gastrointestinal bleeding : a meta-analysis. Hepatology, 1999, 29 : 1655-1661.
6. BOSCH J. Spanish variceal bleeding study group. Nadolol plus isosorbide mononitrate alone or associated with band ligation in the prevention of recurrent bleeding : a multicentre randomised controlled trial Gut, 2009, 58 : 1144-1150.
7. BURROUGHS AK, MCCORMICK PA, HUGHES MD et al. Randomized, double-blind, placebo-controlled trial of somatostatin for variceal bleeding. Emergency control and prevention of early variceal rebleeding. Gastroenterology, 1990, 99 : 1388-1395.
8. CARDENAS A, GINES P, URIZ J et al. Renal failure after upper gastrointestinal bleeding in cirrhosis : incidence, clinical course, predictive factors, and short-term prognosis. Hepatology, 2001, 34 : 671-676.
9. COLLE I, WILMER A, LE MOINE O et al. Upper gastrointestinal tract bleeding management : Belgian guidelines for adults and children. Acta Gastroenterol Belg, 2011, 74 : 45-66.
10. Conférence de consensus (texte long). Complications de l'hypertension portale chez l'adulte, 4 et 5 décembre 2003.
11. CORLEY DA, CELLO JP, ADKISSON W et al. Octreotide for acute esophageal variceal bleeding : a meta-analysis Gastroenterology, 2001, 120 : 946-954.
12. CRAFOORD C, FRECKNER P. New surgical treatment of varicose veins of the esophagus. Acta Otolaryngol 1939, 27 : 422-429.
13. CZERNICHOW P, HOCHAIN P, NOUSBAUM JB et al. Epidemiology and course of acute upper gastro-intestinal haemorrhage in four French geographical areas. Eur J Gastroenterol Hepatol, 2000, 12 : 175-181.
14. D'AMICO G, GARCIA-TSAO G, PAGLIARO L. Natural history and prognostic indicators of survival in cirrhosis : a systematic review of 118 studies. J Hepatol, 2006, 44 : 217-231.
15. DAVIDOVC M, SVORCAN P, MILANOVIC P et al. Specifics of Helicobacter pylori infection/NSAID effects in the elderly. Rom J Gastroenterol, 2005, 14 : 253-258.
16. DE FRANCHIS R, PASCAL JP, ANCONA E et al. Definitions, methodology and therapeutic strategies in portal hypertension. A consensus development workshop, Baveno, Lake Maggiore. J Hepatol, 1992, 15 : 256-261.
17. DE FRANCHIS R, PRIMIGNANI M. Natural history of portal hypertension in patients with cirrhosis. Clin Liver Dis, 2001, 5 : 645-663.
18. DE FRANCHIS R. BAVENO VI faculty. Expanding consensus in portal hypertension : report of the Baveno VI consensus workshop : stratifying risk and individualizing care for portal hypertension. J Hepatol, 2015, 63 : 743-752.
19. DE FRANCHIS R, BAVENO V faculty. Revising consensus in portal hypertension : report of the Baveno V consensus workshop on methodology of diagnosis and therapy in portal hypertension. J Hepatol, 2010, 53 : 762-768.
20. DE FRANCHIS R. Evolving consensus in portal hypertension. Report of the Baveno IV consensus workshop on methodology of diagnosis and therapy in portal hypertension. J Hepatol, 2005, 43 : 167-176.
21. DELLINGER RP, LEVY MM, CARLET JM et al. Surviving sepsis campaign : international guidelines for management of severe sepsis and septic shock : 2008. Crit Care Med, 2008, 36 : 296-327.
22. ESCORSELL A, BANDI JC, ANDREU V et al. Gastroenterology, 2001, 120 : 161-169.
23. ESCORSELL A, BANDI JC, MOITINHO E et al. Time profile of the haemodynamic effects of terlipressin in portal hypertension. J Hepatol, 1997, 26 : 621-627.
24. ESCORSELL A, PAVEL O, CARDENAS A et al. Variceal Bleeding Study Group. Esopaheal balloon tamponade versus esophageal stent in controlling acute refractory variceal bleeding : a multicenter randomized, controlled trial. Hepatology, 2016, 63 : 1957-1967.
25. FERNANDEZ J, RUIZ DEL ARBOL L, GOMEZ C et al. Norfloxacin vs ceftriaxone in the prophylaxis of infections in patients with advanced cirrhosis and hemorrhage. Gastroenterology, 2006, 131 : 1049-1056.
26. FORREST JA, FINLAYSON ND, SHEARMAN DJ. Endoscopy in gastrointestinal bleeding. Lancet, 1974, 2 : 394-397.
27. FRANCOZ C, BELGHITI J, CASTAING D et al. Model for end-stage liver disease exceptions in the context of the French model for end-stage liver disease score-based liver allocation system. Liver Transpl, 2011, 17 : 1137-1151.
28. GARCÍA-PAGÁN JC, CACA K, BUREAU C et al. Early TIPS (transjugular intrahepatic portosystemic shunt) cooperative study group. Early use of TIPS in patients with cirrhosis and variceal bleeding. N Engl J Med, 2010, 362 : 2370-2379.
29. GARCIA-TSAO G, SANYAL AJ, GRACE ND et al. Practice guidelines committee of the American Association for the study of liver diseases prevention and management of gastroesophageal varices and variceal hemorrhage in cirrhosis. Hepatology, 2007, 46 : 922-938.
30. GHASSEMI KA, JENSEN DM. Lower GI bleeding : epidemiology and management. Curr Gastroenterol Rep, 2013, 15 : 333.
31. GOTZSCHE PC, HROBJARTSSON A. Somatostatin analogues for acute bleeding oesophageal varices. Cochrane Database Syst Rev, 2008, 3 : CD000193.
32. GOULIS J, ARMONIS A, PATCH D et al. Bacterial infection is independently associated with failure to control bleeding in cirrhotic patients with gastrointestinal hemorrhage. Hepatology, 1998, 27 : 1207-1212.
33. GOZALEZ R, ZAMORA J, GOMEZ-CAMARERO J et al. Combination endoscopic and drug therapy to prevent variceal rebleeding in cirrhosis. Ann Intern Med, 2008, 149 : 109-122.
34. HERNANDEZ-DIAZ S, GARCIA RODRIGUEZ LA. Incidence of serious upper gastrointestinal bleeding/perforation in the general population : review of epidemiologic studies. J Clin Epidemiol, 2002, 55 : 157-163.
35. HOU MC, LIN HC, LIU TT et al. Antibiotic prophylaxis after endoscopic therapy prevents rebleeding in acute variceal hemorrhage : a randomized trial. Hepatology, 2004, 39 : 746-753.
36. LAINE L, EL-NEWIHI HM, MIGIKOWSKY B et al. Endoscopic ligation compared with sclerotherapy for the treatment of bleeding esophageal varices. Ann Intern Med, 1993, 119 : 1-7.
37. LAU JY, BARKUN A, FAN DM et al. Challenges in the management of acute peptic ulcer bleeding. Lancet, 2013, 381 : 2033-2043.
38. LAU JY, LEUNG WK, WU JC et al. Omeprazole before endoscopy in patients with gastrointestinal bleeding. N Engl J Med, 2007, 356 : 1631-1640.
39. LAU JY, SUNG JJ, LEE KK et al. Effect of intravenous omeprazole on recurrent bleeding after endoscopic treatment of bleeding peptic ulcers. N Engl J Med, 2000, 343 : 310-316.
40. LAU JYW, SUNG JJY, LAM Y et al. Endoscopic retreatment compared with surgery in patients with recurrent bleeding after initial endoscopic control of bleeding ulcers. N Engl J Med, 1999, 340 : 751-756.
41. LEVACHER S, LETOUMELIN P, PATERON D et al. Early administration of terlipressin plus glyceryl trinitrate to control active upper gastrointestinal bleeding in cirrhotic patients. Lancet, 1995, 30, 346 : 865-868.
42. MOITINHO E, ESCORSELL A, BANDI JC et al. Prognostic value of early measurements of portal pressure in acute variceal bleeding. Gastroenterology, 1999, 117 : 626-631.
43. MONESCILLO A, MARTINEZ-LAGARES F, RUIZ-DEL-ARBOL L et al. Influence of portal hyper-tension and its early decompression by TIPS placement on the outcome of variceal bleeding. Hepatology 2004, 40 : 793-801.
44. NETZER P, GAIA C, SANDOZ M et al. Effect of repeated injection and continuous infusion of omeprazole and ranitidine on intragastric pH over 72 hours. Am J Gastroenterol, 1999, 94 : 351-357.
45. OSMAN D, DJIBRÉ M, DA SILVA D et al. Prise en charge par le réanimateur des hémorragies digestives de l'adulte et de l'enfant. Réanimation, 2012, 12 : 46.
46. PATERON D, VICAUT E, DEBUC E et al. HDUPE Collaborative study group. Erythromycin infusion or gastric lavage for upper gastrointestinal bleeding : a multicenter randomized controlled trial. Ann Emerg Med, 2011, 57 : 582-589.
47. PILICHOS C, Bobotis E. Role of endoscopy in the management of acute diverticular bleeding. World J Gastroenterol 2008, 14 : 1981-1983.
48. RIMOLA A, GARCÍA-TSAO G, NAVASA M et al. Diagnosis, treatment and prophylaxis of spontaneous bacterial peritonitis : a consensus document. International Ascites Club. J Hepatol, 2000, 32 : 142-153.
49. RUDLER M, CLUZEL P, MASSARD J et al. Optimal nonsurgical management of peptic ulcer bleeding, including arterial embolization is associated with a mortality below 1%. Clin Res Hepatol Gastroenterol, 2013, 37 : 64-71.
50. RUDLER M, ROUSSEAU G, BENOSMAN H et al. Peptic ulcer bleeding in patients with or without cirrhosis : different diseases but the same prognosis ? Aliment Pharmacol Ther, 2012, 36 : 166-172.
51. RUDLER M, ROUSSEAU G, THABUT D. Salvage transjugular intrahepatic portosystemic shunt followed by early transplantation in patients with

Child C14-15 cirrhosis and refractory variceal bleeding : a strategy improving survival. Transpl Int, 2013, *26* : E50-E51.
52. Sami SS, Al-Araji SA, Ragunath K. Review article : gastrointestinal angiodysplasia : pathogenesis, diagnosis and management. Aliment Pharmacol Ther, 2014, *39* : 15-34.
53. Schilling D, Demel A, Nüsse T et al. *Helicobacter pylori* infection does not affect the early rebleeding rate in patients with peptic ulcer bleeding after successful endoscopic hemostasis : a prospective single-center trial. Endoscopy, 2003, *35* : 393-396.
54. Seo YS, Park SY, Kim M et al. Lack of difference among terlipressin, somatostatin, and octreotide in the control of acute gastroesophageal variceal hemorrhage. Hepatology, 2014, *60* : 954-963.
55. Simon-Rudler M, Massard J, Bernard-Chabert B et al. Continuous infusion of high-dose omeprazole is more effective than standard-dose omeprazole in patients with high-risk peptic ulcer bleeding : a retrospective study. Aliment Pharmacol Ther, 2007, *25* : 949-954.
56. Stiegmann GV, Goff JS, Michaletz-Onody PA et al. Endoscopic sclerotherapy as compared with endoscopic ligation for bleeding esophageal varices. N Engl J Med, 1992, *326* : 1527-1532.
57. Sung JJ, Chung SC, Yung MY et al. Prospective randomized study of effect of octreotide on rebleeding from oesophageal varices after endoscopic ligation. Lancet, 1995, *346* : 1666-1669.
58. Tan KK, Nallathamby V, Wong et al. Can superselective embolization be definitive for colonic diverticular haemorrhage ? An institution's experience over 9 years. J Gastrointest Surg, 2010, *14* : 112-118.
59. Thabut D, Rudler M, Massard J. Variceal bleeding in patients with cirrhosis : what are the unanswered questions ? Gastroenterol Clin Biol, 2008, *32* : 614-619.
60. Villanueva C, Colomo A, Bosch J et al. Transfusion strategies for acute upper gastrointestinal bleeding. N Engl J Med, 2013, *368* : 11-21.
61. Westaby D. Prevention of recurrent variceal bleeding. Gastrointest Endosc Clin North Am, 1992 : 121-135.

Toute référence à cet article doit porter la mention : Rudler M, Thabut D. Hémorragies digestives. *In* : L Guillevin, L Mouthon, H Lévesque. Traité de médecine, 5ᵉ éd. Paris, TdM Éditions, 2018-S08-P01-C05 : 1-7.

Chapitre S08-P01-C06

Accidents d'exposition aux agents viraux transmissibles par le sang ou par transmission sexuelle

Enrique Casalino

Les accidents d'exposition (AE) à un agent viral sont classés en fonction de leur contexte de survenue en :
• professionnels : chez les professionnels de santé dans le contexte de soins (AE-professionnels) ;
• non professionnels : même s'ils peuvent survenir dans un contexte professionnel autre (pompiers, police, personnel d'entretien...), il s'agit d'accidents en dehors du milieu de soins. Les principaux sont :
– sexuels (AE-sexuels), parfois classés en « volontaires » et « liés à une agression sexuelle (viol) » ;
– accidentels (AE-accidentels) : ils comprennent tous les accidents d'exposition survenant chez des enfants et chez des professionnels, en dehors du monde de la santé (personnel de ménage, policiers, entre autres) ;
– ceux survenant chez les usagers de drogues par voie intraveineuse (AE-UDIV).

Nous ne disposons plus en France de données concernant le nombre ou la qualité des prescriptions des traitements post-AE. Il a été estimé que 15 000 à 20 000 personnes consultent chaque année dans les suites d'un accident d'exposition. Au service d'accueil des urgences de l'hôpital Bichat-Claude Bernard (Paris), nous avons constaté une augmentation du nombre de consultations pour accident d'exposition (+300 %), avec pour les AE-sexuels une hausse de 75 %, notamment chez les hommes ayant des rapports avec des hommes (+126 %), mais aussi chez les hétérosexuels (+46 %) [1]. Les AE-UDIV sont exceptionnellement en cause (< 1 %).

Qualité de la prise en charge des accidents d'exposition

En France, un dispositif de prise en charge des accidents d'exposition et d'accès à un traitement post-exposition au VIH (TPE) existe depuis 1998, aussi bien pour les AE-professionnels que les pour AE-non professionnels. Les recommandations sont régulièrement actualisées, les dernières datent de 2017 [9]. La qualité du dispositif de prise en charge repose sur l'évaluation du respect des indications du traitement post-exposition au VIH et les modalités de suivi, c'est-à-dire l'existence d'une filière post-urgence identifiée avec des référents formés au suivi de ces situations. Le dispositif de prise en charge initial s'appuie sur les services d'accueil des urgences pour assurer un accès permanent aux soins des victimes d'un accident d'exposition. D'autres structures assurent également la prise en charge des accidents d'exposition, notamment des services de médecine et de maladies infectieuses, des centres de dépistage et des unités de soins dans les centres pénitentiaires. Cette prise en charge initiale nécessite de respecter la confidentialité du patient, de garantir l'accès aux molécules antirétrovirales, d'assurer un triage et un accès rapide aux soins (l'indication du traitement post-exposition doit être considérée comme une urgence thérapeutique), la formation des équipes médicales et paramédicales à la prise en charge des AES et la sensibilisation des équipes de soins à des valeurs éthiques (non-discrimination des accidents d'exposition sexuels par exemple).

Même si l'intérêt du traitement post-exposition au VIH est discuté, des arguments multiples (efficacité des modèles animaux, prévention de la transmission maternofœtale, réduction de 80 % de la transmission chez les professionnels de santé) plaident en sa faveur, et compte tenu des données concernant les premières phases de l'infection par le VIH, la possibilité de faire avorter une primo-infection dépend de la mise en route la plus précoce du traitement post-exposition au VIH, idéalement dans les toutes premières heures [3, 4, 6, 10, 11]. La mise à disposition de stratégies de prévention par le traitement pré-exposition [5] ne doit pas compromettre l'accès aux traitements post-exposition. Ces deux approches doivent être complémentaires.

Prise en charge des accidents d'exposition aux urgences

Les services d'accueil des urgences sont au centre du dispositif de prise en charge des accidents d'exposition. Ils doivent mettre en place des procédures garantissant la formation et la sensibilisation de leur personnel au respect de la confidentialité, établir des partenariats et des parcours organisés de soins entre le service d'accueil des urgences et les services de médecine, de maladies infectieuses, la médecine du travail, le laboratoire de virologie et la pharmacie, afin d'assurer la qualité et la continuité des soins.

Des évaluations des pratiques professionnelles doivent régulièrement être conduites afin de garantir la qualité du tri, le respect de la confidentialité, le respect des indications du traitement post-exposition au VIH, l'accès à l'ensemble des antirétroviraux, la possibilité d'un avis spécialisé, et la qualité du circuit de suivi aussi bien pour les AE-professionnels que pour les AE-non professionnels. Il est également recommandé d'assurer une prise en charge globale, incluant l'accès à une consultation avec un psychologue.

La prise en charge des accidents d'exposition et la prescription d'un traitement post-exposition au VIH doivent être considérées comme des urgences thérapeutiques. L'efficacité de celui-ci dépend de la précocité de sa mise en route, idéalement dans les 4 heures suivant l'accident d'exposition [3, 4, 6]. Le tri au service d'accueil des urgences doit donc garantir des délais d'attente très courts garantissant un accès à un traitement antirétroviral adapté dans les délais les plus brefs. La typologie de l'accident d'exposition (professionnel ou non professionnel) ne doit pas être prise en compte dans le tri.

Accidents d'exposition professionnels ou accidents d'exposition au sang

Les accidents d'exposition au sang (AES) sont définis comme tout contact avec du sang, ou un liquide biologique contenant du sang, et comportant :
– soit une effraction cutanée (piqûre d'aiguille, blessure...) (accident percutané) ;

– soit la projection sur une muqueuse (bouche, œil) ou sur une peau lésée (accident cutanéomuqueux [ACM]).

Si l'exposition au sang ou à un liquide biologique souillé par du sang définit l'AES, certains autres liquides biologiques, notamment lorsqu'ils sont liés à un contexte inflammatoire ou infectieux, peuvent contenir du VIH (liquide d'ascite, pleural ou péricardique, autres liquides biologiques comme le liquide séminal ou le sperme). Mais le VIH n'est pas le seul agent transmissible lors d'un AES. Le tableau S08-P01-C06-I présente les principales maladies transmissibles par le sang en milieu de soins. Les trois agents les plus importants sont le virus de l'immunodéficience humaine (VIH) et les agents des hépatites virales (VHB et VHC), car ils représentent un vrai enjeu en termes de risque pour les personnels de santé compte tenu de leur prévalence dans la population générale, du risque de transmission lors d'un AES, et de leur morbidité et mortalité élevées. Il a été estimé que chaque année il y a plus de 16 000, 66 000 et 1 000 nouvelles infections dans le monde acquises en milieu de soins par le VHC, le VHB et le VIH, respectivement. En France, aucun cas de transmission VIH n'a été déclaré chez des professionnels de santé depuis 2005, et pour le VHC, le nombre annuel de transmissions est estimé entre 0,5 et 5, mais aucun cas n'a été déclaré depuis 2008. Pour le VHB, la vaccination obligatoire des personnels de santé depuis 1991 explique l'absence de cas de transmission du VHB en milieu de soins.

Tableau S08-P01-C06-I   Principales maladies transmissibles par le sang.

VIH
VHB
VHC
Syphilis
Paludisme
Babésiose
Brucellose
Leptospirose
Arboviroses
Borrélioses
Maladie de Creutzfeldt-Jakob
HTLV-I
Fièvres hémorragiques virales

HTLV-1 : *human T-lymphotropic virus 1* ; VHB : virus de l'hépatite B ; VHC : virus de l'hépatite C ; VIH : virus de l'immunodéficience humaine.

Épidémiologie des accidents d'exposition au sang

Toutes les activités hospitalières sont concernées par le risque de survenue d'un AES (activités de soins, collecte et traitement des déchets ménagers, nettoyage des voiries, assainissement, laboratoires). Une importante sous-déclaration des AES existe, en France comme dans la plupart des pays. Elle concerne principalement les AES survenant en milieu chirurgical et en pratique de ville. Des systèmes de surveillance des AES existent dans de nombreux pays. En France, les principales données sont issues du centre de lutte contre les infections nosocomiales (CCLIN)-Paris Nord et du Réseau d'investigation et de surveillance des infections nosocomiales (RAISIN) qui ont mis en place un réseau comprenant un nombre important d'établissements de santé publics et privés, et des centres hospitaliers universitaires.

L'incidence des AES pour 100 lits/an en France est estimée à 7,4, en Belgique à 8,4 et aux États-Unis à 27,9. Les accidents per cutanés représentent 70 à 80 % des AES, et les principales victimes sont le personnel paramédical avec 60 % des AES, notamment les infirmières (40-50 %). L'incidence des AES et des accidents per cutanés pour 100 équivalents temps plein a été chez les infirmier(ère)s de 5,6 et 4,4, chez les infirmiers du bloc opératoire diplômés d'État (IBODE) de 13,2 et 11,7, chez les infirmiers anesthésistes diplômés d'État (IADE) de 4,1 et 3,2, chez les aides-soignant(e)s de 1,4 et 1, et chez les élèves paramédicaux de 4,3 et 3,8, respectivement. Pour les personnels médicaux, ces mêmes chiffres sont les suivants : médecins 1,6 et 1,3 ; chirurgiens 5,7 et 5,0 ; sages-femmes 5,8 et 4,2 ; anesthésistes-réanimateurs 4,4 et 3,7 ; internes 11,6 et 9,4 ; étudiant(e)s en médecine 4,1 et 3,0. Les incidences des AES pour 100 infirmiers diplômés d'État/an aux États-Unis, au Canada, en Grande-Bretagne et en Allemagne ont été rapportées : 14,6, 20,9, 15,7 et 48,8, respectivement. En France, ce taux a été de 6,1. Pour les médecins, il est de 2,1, et de 6,8 pour les chirurgiens. En France, la tâche en cours lors d'un accident per cutané était un geste infirmier ou assimilé dans 50 % des cas, un geste chirurgical dans 20 %, une tâche sans contact avec le patient dans 15 %, et un geste médical dans 6 % des cas. Les gestes infirmiers les plus souvent responsables d'accidents per cutanés étaient les injections (sous-cutanées 44 % et prélèvements sanguins 34 %). Dans plus d'un tiers des accidents per cutanés au cours d'un geste chirurgical, la victime n'était pas l'opérateur, mais un aide. Les tâches sans contact avec le patient à l'origine d'un accident per cutané étaient surtout des tâches de rangement (39 %), la manipulation ou le transport de déchets (26 %), et le nettoyage (24 %). Parmi les gestes médicaux les plus souvent en cause à l'origine d'un accident per cutané, nous pouvons citer la pose de voie veineuse centrale (42,5 %), les ponctions et biopsies (41 %), la pose de drains (6,7 %), les gestes de réanimation (5,0 %). Les interventions chirurgicales (sauf césarienne et endoscopie) représentaient 52 % des AES, la petite chirurgie 26 % et l'ablation des fils 3,4 %. Les élèves (infirmières, aides-soignantes, sages-femmes) ont représenté 11,1 % et les étudiants de médecine, pharmacie et dentaire 5,4 % des victimes d'AES [2].

Le temps d'exercice professionnel a été rapporté comme un facteur de risque, par exemple chez les infirmières avec moins de 5 ans d'expérience professionnelle. Il a été souligné que la densité en personnel infirmier pouvait avoir un impact sur les taux de survenue des AES, mais des résultats contradictoires ont été publiés. De la même façon, il a été suggéré que le temps de travail prolongé est associé à un risque accru de survenue d'AES et que la plupart des AES surviennent après 8 heures de travail. La densité en personnel, l'inexpérience des équipes, l'absence d'organisation et de coopération au sein de l'équipe, l'absence d'encadrement et l'épuisement professionnel ont également été signalés comme des facteurs de risque de survenue d'AES.

Le taux de survenue des AES augmente avec le nombre de lits de l'établissement de santé. Ces données peuvent traduire la complexité des patients et la densité des actes prescrits dans des établissements plus importants et recevant des situations cliniques plus complexes. Plus d'un tiers des AES relevés ont eu lieu au bloc opératoire, aux urgences ou en réanimation, indiquant une surreprésentation de ces services dans les AES. La pose des voies veineuses centrales a été identifiée comme un geste à risque pour le personnel médical.

L'incidence des AES et des accidents per cutanés a connu une réduction de 13 et 14 % respectivement entre 2007 et 2010. Cette réduction des AES pour 100 équivalent temps plein par an est le fait d'une réduction significative chez les infirmier(ère)s (–15 %) y compris IBODE et IADE ; en revanche, une forte augmentation a été mise en évidence de la part relative des personnels médicotechniques (+87 %) et des agents hospitaliers-ouvriers professionnels chargés de l'entretien (+140 %). Malgré la réduction constatée par plusieurs enquêtes dans le taux de survenue des AES au cours des dernières années, nous devons nous remettre au constat que les taux actuellement constatés restent élevés et traduisent un risque non négligeable pour les personnels de santé.

Prévention des accidents d'exposition au sang

La prévention de la transmission des agents viraux transmissibles par le sang repose sur une réduction de l'incidence des AES. Nombre des

AES sont évitables. Il est estimé que près de 30 % des AES et 36 % des APC auraient pu être évités par le respect des précautions standard (Tableau S08-P01-C06-II) [7]. Les précautions standard ont pour objectif d'assurer une protection systématique du personnel et des patients vis-à-vis des risques infectieux liés au contact avec le sang, les liquides biologiques, tout produit d'origine humaine, la peau lésée et les muqueuses. Ces mesures doivent être appliquées à l'ensemble des patients quel que soit leur statut infectieux ou leur contexte.

La mise à disposition de matériel de sécurité est un élément indispensable et elle a été associée à la réduction d'un nombre important d'AES. L'utilisation et l'appropriation de ces nouveaux outils par les équipes de soins nécessite un vrai accompagnement et un encadrement ; des enquêtes indiquent la non-utilisation de ces dispositifs dans un nombre important d'AES. L'organisation des soins apparaît également comme un élément majeur. Le non-respect des procédures, et encore plus l'absence de procédures, est à l'origine d'un nombre important d'AES, même avec du matériel de sécurité. C'est le cas principalement des AES survenant après la phase de réalisation du geste, le plus souvent à la phase de rangement. La gestion du temps et les conditions de travail des équipes ont été rappelées comme des éléments majeurs d'une politique de prévention des AES. Les aspects de formation, la culture de prévention du service, la gestion des déchets de soins et la mise à disposition de matériel de sécurité sont donc les bases de cette politique.

La seule mise à disposition de matériel de sécurité ne constitue en aucun cas une approche qualité de la prévention des AES, elle doit s'intégrer dans un projet global de management, de gestion des ressources humaines et des soins. Les notions de travail en équipe, de respect de l'agent lors de la réalisation de la tâche (non-interruption de la tâche), de la programmation des soins, de la réduction des gestes ou actes inutiles, s'intègrent également dans une stratégie qualité globale de réduction de la survenue des AES.

Conduite à tenir en cas d'accident d'exposition au sang

Le premier geste est de nettoyer et de désinfecter le point de ponction ou la plaie dans l'objectif de réduire le temps de contact. Il faut nettoyer avec eau et savon pour éliminer toute présence de sang au niveau de la peau, puis désinfecter pendant au moins 5 minutes à l'aide de Dakin®, d'eau de Javel à 2,6 % de chlore actif diluée au 1/5e ou, à défaut, de polyvidone iodée ou d'alcool à 70°. En cas de projection dans les yeux, il faut les laver à l'eau ou au sérum physiologique.

La seconde étape est de demander l'intervention d'un cadre ou d'un médecin du service où se trouve le patient et d'obtenir le statut du patient vis-à-vis des VHB, VHC et VIH. Si le statut VIH n'est pas connu ou s'il date de plus de 3 mois, un test rapide d'orientation diagnostique doit être proposé. Les tests rapides actuellement disponibles permettent d'obtenir un résultat extrêmement fiable entre 5 et 40 minutes. L'accord du patient est indispensable à la réalisation de tout test sérologique. En cas d'impossibilité prolongée du patient d'exprimer son accord (anesthésie, coma ou troubles de la conscience), le médecin doit noter dans le dossier son intervention et son engagement à informer le patient dès que possible. Cette exception repose sur un avis du Conseil national du Sida de France.

Accidents d'exposition sexuels

Dans l'expérience du service d'accueil des urgences de l'hôpital Bichat-Claude-Bernard, les AE-sexuels représentent un peu plus de 50 % des accidents d'exposition. Le nombre d'AE-sexuels a connu une forte augmentation dans ce service, au cours des dernières années, ce qui a également été observé en Espagne et en Suisse, notamment chez les hommes ayant des relations sexuelles avec un autre homme (HSH). Cela peut être expliqué par la connaissance du dispositif par la population générale et notamment chez les HSH. Il a été suggéré que l'accès au dépistage du VIH augmente l'accès au dispositif de traitement post-exposition au VIH. En France, plusieurs campagnes incitant au dépistage du VIH ont été menées au cours des dernières années. Dans notre expérience, les principales caractéristiques de cette population d'AE-sexuels ont été les suivantes :
– population jeune avec un âge moyen de 32 ans et 80 % des patients de moins de 40 ans ; prédominance d'hommes (76 %) ;
– les HSH représentent 42,6 % et les hétérosexuels (hommes ou femmes) 57,4 % ;
– le partenaire sexuel était connu infecté par le VIH dans 12,5 % des cas ;
– l'utilisation du préservatif a été rapportée par 54,3 %, certains déclarant des accidents de préservatif (rupture, glissement) ;

Tableau S08-P01-C06-II Précautions standard.

Hygiène des mains
Friction hydro-alcoolique (FHA) : fortement recommandée en remplacement du lavage des mains en l'absence de souillure visible des mains
En cas de lésions des mains : port de gants et lavage simple des mains
En cas de contact avec des liquides biologiques : lavage simple suivi d'un séchage soigneux et si besoin d'une friction
Port de gants
Gants à usage unique sans latex, non poudrés
Si risque de contact avec sang ou autre liquide biologique ou muqueuse ou peau lésée du patient
Lors de soins à risque de piqûre (hémoculture, prélèvements sanguins, pose et dépose de voie veineuse…)
Lors de manipulation des tubes de prélèvements biologiques, matériels et linges souillés…
Lors des soins lorsque les mains du soignant comportent des lésions
Port de surblouse, tabliers imperméables à usage unique, lunettes de protection, masque
Lors de soins souillants ou mouillants, de soins ou manipulations à risque de contact, de projection ou d'aérosolisation de sang ou de liquide biologique (aspiration, endoscopie, manipulation de matériel et linge souillés…)
Matériel souillé
Ne pas recapuchonner les aiguilles
Ne pas désadapter à la main
Matériel à usage unique, matériel sécurisé : éliminer immédiatement après usage sans manipulation dans un collecteur adapté, situé au plus près du soin (< 50 cm) et dont le niveau maximal de remplissage est vérifié
Matériel réutilisable : manipuler avec précaution le matériel souillé par du sang ou par tout autre produit d'origine humaine. Procéder, immédiatement après le soin, à une prédésinfection avec un produit détergent (désinfectant approprié pour le traitement des dispositifs médicaux)
Surfaces souillées
Nettoyer et désinfecter avec un détergent-désinfectant adapté les surfaces souillées par des projections de sang ou tout autre produit d'origine humaine
Transport de prélèvements biologiques, linge et matériel souillés
Dans un emballage étanche, fermé, à usage unique ou nettoyé, désinfecté si réutilisable
Si contact avec du sang ou liquide biologique
Après piqûre, blessure et projection sur peau lésée : – ne pas faire saigner – nettoyer immédiatement à l'eau et au savon doux – rincer – réaliser une antisepsie, avec un dérivé chloré stable (type Dakin®), avec un temps de contact d'au moins 5 minutes
Après projection sur les muqueuses, les yeux : – rincer abondamment au moins 5 minutes à l'eau courante ou au sérum physiologique – consulter la procédure AES

– l'heure d'arrivée au service d'accueil des urgences (entre 8 et 18 heures : 42 %, entre 18 heures et minuit : 37 %, de minuit à 8 heures : 21 %) montre un étalement important avec une activité non négligeable la nuit et même en nuit profonde ;
– un délai entre l'AE-sexuel et l'arrivée au service d'accueil des urgences plutôt court, permettant la prescription du traitement post-exposition au VIH (< 12 heures : 56 %, 12 à 48 heures : 27 %, > 48 heures : 17 %) ;
– une typologie de rapports avec une prédominance nette des rapports à haut risque de transmission du VIH chez pratiquement 70 % des cas (anal réceptif 23,9 %, anal insertif 17 %, vaginal réceptif 21,2 %, vaginal insertif 29 %, fellation réceptive 5,7 %, fellation insertive 2,8 %).

Ces données expliquent que le traitement post-exposition au VIH a été prescrit dans 73 % des cas. Les expériences espagnole et suisse sont proches, et témoignent d'une fréquence élevée de situations à haut risque, notamment les rapports anaux.

Les rapports à plus haut risque de transmission du VIH sont les rapports anaux et les rapports réceptifs, anaux ou vaginaux. Les rapports vaginaux insertifs ont un risque moindre, mais très proche finalement des rapports réceptifs vaginaux. Les rapports oraux (fellation) réceptifs ou insertifs, sont considérés comme étant à moindre risque. D'autres éléments doivent être pris en compte dans l'évaluation du risque de transmission. La présence de sang lors du rapport (règles), la présence de lésions muqueuses associées (irritations, défloraison, plaies), les infections sexuellement transmissibles associées qui augmentent le risque de transmission et d'acquisition du VIH, l'éjaculation, et les rapports sexuels violents dans le cadre d'agressions sexuelles.

Traitement post-exposition au VIH

Le taux de prescription du traitement post-exposition au VIH est fonction du type d'accident d'exposition (professionnel 50 %, sexuel 75 %). La qualité de la prescription (respect des recommandations, des délais de prescription) n'a pas été suffisamment évaluée.

Les indications du traitement post-exposition au VIH reposent sur une évaluation du risque lié aux caractéristiques de l'accident d'exposition, et sur la connaissance du statut VIH de la personne ou patient source, et de sa charge virale VIH s'il est infecté par le VIH et sous traitement antirétroviral. Les nouvelles recommandations proposent des indications mieux ciblées et de ne pas traiter la personne exposée lorsque la charge virale de la personne source est négative. Les algorithmes ont été simplifiés, ce qui devrait permettre un meilleur respect des recommandations.

Les tests rapides d'orientation diagnostique semblent avoir réduit le recours au traitement post-exposition au VIH dans les AE-professionnels, mais cela ne semble pas le cas pour les AE-sexuels, le partenaire sexuel étant rarement connu ou présent lors de la consultation initiale.

Statut VIH de la personne source

On estime en France que le nombre de personnes infectées par le VIH se situe entre 80 000 et 100 000, soit une séroprévalence de 0,5 %. Le nombre de personnes infectées par le VIH méconnaissant leur statut VIH est compris entre 20 000 et 30 000, soit une séroprévalence de 0,1 %. La séroprévalence du VIH est différente entre les différentes régions, elle est notamment plus élevée en Île-de-France, aux Antilles et en Guyane, elle est de 18 % chez les HSH. Parmi ceux qui sont connus infectés par le VIH, on estime que plus de 50 % sont suivis et bénéficient d'un traitement antirétroviral [9] et que, parmi eux, 70 à 88 % ont une charge virale indétectable.

Si la personne source n'est pas connue, nous devons estimer son risque d'infection VIH méconnu. Pour cela, nous devons évaluer si elle fait partie d'un groupe à prévalence d'infection VIH élevée : personne source ayant des partenaires sexuels multiples, ou originaire d'une région à forte prévalence VIH (> 1 %), ou usager de drogue par voie intraveineuse. La notion de « partenaires sexuels multiples » est mal définie et explique en pratique un nombre important de traitements post-exposition au VIH. Les zones à forte prévalence du VIH (> 1 %) sont : l'Afrique subsaharienne, Djibouti, le Soudan, la Thaïlande, la Russie, l'Ukraine, l'Estonie, les Bahamas, la Barbade, Haïti, la Jamaïque, Trinité-Tobago, le Belize, le Surinam [8]. En France, la Guyane est la seule région avec une prévalence supérieure à 1 %. Il faut faire attention à prendre en compte l'origine de la personne source, comme étant le lieu de vie pendant une période l'exposant au risque de contamination par le VIH et non seulement son lieu de naissance.

Charge virale de la personne source

La principale nouveauté des recommandations de 2013 et qui a été renforcée dans celles de 2017 est la non-indication d'un traitement post-exposition au VIH lorsque la personne source a une charge virale indétectable depuis plusieurs mois.

Si la personne source est connue infectée par le VIH, il faut préciser si elle est sous traitement antirétroviral et rechercher le résultat de sa charge virale la plus récente. Tous les efforts doivent être consentis pour déterminer la charge virale de la personne source lors de l'accident d'exposition. Si cette information n'était pas disponible lors de la consultation initiale ou si la charge virale date de plus de 3 mois, le traitement post-exposition au VIH sera prescrit. Mais il faudra prélever la personne source (charge virale VIH) pour, dans les 48-96 heures, pouvoir arrêter le traitement post-exposition au VIH si la charge virale s'avère négative.

Indications du traitement post-exposition au VIH

Le tableau S08-P01-C06-III présente les indications d'un TPE après AES en milieu de soins. Il rappelle les caractéristiques des AES permet-

Tableau S08-P01-C06-III Indications du traitement post-exposition au VIH (TPE) après exposition au sang et aux liquides biologiques, hors partage de matériel d'injection.

Risque et nature de l'exposition	Statut VIH de la personne source		
	Positif		Inconnu
	Charge virale détectable	Charge virale indétectable[1]	
Important – piqûre profonde, aiguille creuse et intravasculaire (artérielle ou veineuse)	TPE recommandé	TPE non recommandé[2]	TPE recommandé
Intermédiaire – coupure avec bistouri – piqûre avec aiguille IM ou SC – piqûre avec aiguille pleine – exposition cutanéomuqueuse avec temps de contact > 15 minutes	TPE recommandé	TPE non recommandé[2]	TPE non recommandé
Faible – piqûre avec seringue abandonnée – crachats, morsures ou griffures – autres cas	TPE non recommandé		

(1) Charge virale indétectable : < 50 copies/ml.
(2) Dans le cas d'une personne source connue comme infectée par le VIH, suivie et traitée, dont la charge virale plasmatique est régulièrement indétectable, les experts considèrent qu'il est légitime de ne pas traiter. Si un TPE était instauré, il pourra être interrompu à 48-96 heures lorsque le référent reverra la personne exposée, si la charge virale de la personne source s'avère toujours indétectable (contrôle fait après l'exposition).

Tableau S08-P01-C06-IV Indications du traitement post-exposition au VIH (TPE) après accident d'exposition sexuel.

Risque et nature de l'exposition	Statut VIH de la personne source			
	Positif		Inconnu	
	Charge virale détectable	Charge indétectable[(1)]	Groupe à prévalence élevée[(2)]	Groupe à prévalence faible
Rapport anal réceptif	TPE recommandé	TPE non recommandé	TPE recommandé	TPE non recommandé
Rapport anal insertif	TPE recommandé	TPE non recommandé	TPE recommandé	TPE non recommandé
Rapport vaginal réceptif	TPE recommandé	TPE non recommandé	TPE recommandé	TPE non recommandé
Rapport vaginal insertif	TPE recommandé	TPE non recommandé	TPE recommandé	TPE non recommandé
Fellation réceptive avec éjaculation	TPE recommandé	TPE non recommandé	TPE recommandé	TPE non recommandé
Fellation réceptive sans éjaculation ou insertive	TPE non recommandé	TPE non recommandé	TPE non recommandé	TPE non recommandé

(1) Dans le cas d'une personne source connue comme infectée par le VIH, suivie et traitée, dont la charge virale plasmatique est régulièrement indétectable, les experts considèrent qu'il est légitime de ne pas traiter. Si un TPE était instauré, il pourra être interrompu à 48-96 heures lorsque le référent reverra la personne exposée, si la charge virale de la personne source s'avère toujours indétectable (contrôle fait après l'exposition).
(2) Groupe à prévalence élevée : HSH multipartenaires, travailleurs du sexe ou personne originaire d'une région à prévalence du VIH > 1 % ou usager de drogue injectable.

Tableau S08-P01-C06-V Indications du traitement post-exposition au VIH (TPE) après partage de matériel d'injection.

Risque et nature de l'exposition	Statut VIH de la personne source		
	Positif		Inconnu
	Charge virale détectable	Charge virale indétectable[(1)]	Inconnu
Important – partage de l'aiguille, de la seringue et/ou de la préparation	TPE recommandé	TPE non recommandé	TPE recommandé
Faible – partage du récipient, de la cuillère, du filtre ou de l'eau de rinçage	TPE non recommandé		TPE non recommandé

(1) Charge virale indétectable : < 50 copies/ml.

tant de les classer en risque important, intermédiaire et minime. Pour les AE-sexuels, les indications reposent sur le type de rapport : anal, vaginal ou fellation ; insertif ou receptif (Tableau S08-P01-C06-IV). Pour les AE-UDIV, le tableau S08-P01-C06-V résume les indications.

Le traitement post-exposition doit être proposé au patient si les caractéristiques de son AES, et en accord avec les recommandations actuelles, indiquent le traitement. L'adhésion du patient à ce traitement post-exposition est essentielle, nous constatons un nombre important de perdus de vue et de patients ne suivant pas les quatre semaines de traitement post-exposition. De la même façon, le stress ou la demande du patient doivent être entendus, mais le traitement post-exposition ne peut pas être prescrit comme un anxiolytique.

Bilan initial aux urgences

Dans tous les cas, l'accès au test rapide d'orientation diagnostique pour la personne exposée comme pour la personne source doit être garanti aux urgences. La personne source doit pouvoir être prélevée, avec son accord, pour la recherche des autres agents transmissibles, afin d'orienter au mieux le suivi de la personne exposée (VHB, VHC, infection sexuellement transmissible et, pour le VIH, sérologie et, si besoin, charge virale VIH). Un bilan initial aux urgences de la personne exposée n'est pas obligatoire en cas de non-indication d'un traitement post-exposition au VIH. Effectivement, même en cas d'AES, la personne exposée dispose d'un délai de 7 jours pour faire son bilan sérologique initial. Ce n'est qu'en cas de prescription d'un traitement post-exposition au VIH que la personne exposée doit avoir un bilan initial aux urgences, comprenant numération-formule sanguine plaquettes, alanine aminotransférase (ALAT), créatininémie (calcul de la fonction rénale), test de grossesse si indiqué. Une consultation avec le référent infectiologue à 48-72 heures doit être organisée pour la personne exposée, afin de vérifier la qualité de la prescription du traitement post-exposition au VIH aux urgences et de décider de l'intérêt de sa poursuite.

Choix des molécules du traitement post-exposition au VIH

Le délai de mise en route du traitement post-exposition doit être le plus court possible. Tous les efforts doivent être consentis pour que le délai entre l'arrivée du patient et la décision par le médecin soit le plus court possible. Les molécules peuvent être disponibles aux urgences (trousse pré-établie) afin de réduire le délai entre la décision thérapeutique et la première administration du traitement post-exposition.

Les recommandations françaises proposent systématiquement une trithérapie. Concernant le choix des inhibiteurs nucléosidiques de la transcriptase inverse (INTI), le premier choix est ténofovir + emtricitabine (Truvada®). L'association zidovudine + lamivudine (Combivir®) doit être proposée en cas d'insuffisance rénale.

Le choix du troisième agent de cette trithérapie est orienté vers la rilpivirine, inhibiteur non nucléosidique de la transcriptase inverse (INNTI), en raison de sa bonne tolérance, de sa formation fixe avec le ténofovir et l'emtricitabine (Eviplera®), de sa simplicité de prise (favorisant une meilleure observance) et de son coût moindre. D'autre part, la probabilité de résistance du VIH aux INNTI est considérée extrêmement faible. La rilpivirine doit être prise avec des aliments, et les inhibiteurs de la pompe à protons sont à éviter.

D'autres associations fixes avec des inhibiteurs de l'intégrase peuvent être proposées (ténofovir/emtricitabine/cobicistat/elvitégravir [Stribild®] ou ténofovir/alafénamide/emtricitabine/cobicistat/elvitégravir [Genvoya®]). Des trithérapies comportant des inhibiteurs de la protéase peuvent être proposées ; dans ce cas, le choix se portera sur le davuravir/boosté comme troisième agent de choix chez une femme enceinte ou susceptible de l'être ou en cas de risque de résistance aux INNTI chez le patient source.

Certaines molécules sont contre-indiquées dans cette indication, notamment la névirapine, l'éfavirenz et l'abacavir, compte tenu du risque de survenue d'effets secondaires graves.

Si le patient source est connu infecté par le VIH et sous traitement antirétroviral, il faut obtenir un bref historique de celui-ci, et relever les notions d'échec virologique (charge virale positive sous traitement bien observé) et d'éventuelles résistances aux antirétroviraux (tests génotypiques). Dans ces cas, il est conseillé d'adapter au cas par cas le traitement post-exposition au VIH. Une expertise est alors indispensable. Un référent infectiologue doit être joignable en urgence pour ces cas, et la pharmacie de l'hôpital doit garantir un accès large aux molécules antirétrovirales.

L'ordonnance initiale du traitement post-exposition au VIH doit être rédigée aux urgences pour 3 à 5 jours, jusqu'au rendez-vous avec un infectiologue. La durée totale est de 28 jours.

Prise en charge des VHB et VHC

Pour le VHB et le VHC, le statut sérologique du patient doit être également récupéré, et des prélèvements réalisés si besoin (au patient source) afin d'établir le risque de transmission. Pour le VHB et le VHC, même si l'arsenal thérapeutique a connu au cours des dernières années une évolution importante, il n'y a pas de traitement post-exposition.

Pour le VHB, des recommandations existent concernant l'indication de la vaccination et l'indication des immunoglobulines spécifiques dans les 72 heures suivant l'AES. Elles sont présentées dans le tableau S08-P01-C06-VI.

Tableau S08-P01-C06-VI   Indications de la sérovaccination VHB.

Personne exposée	Statut VHB (Ag HBs) de la personne source	
	Positif	Inconnu
Exposition au sang – non vaccinée	Immunoglobulines + vaccin	Vaccin
– vaccinée, non-répondeur	Immunoglobulines	Rien
Exposition sexuelle – non immunisée	Immunoglobulines + vaccin	Vaccin

Le vaccin et les immunoglobulines ne sont pas à faire obligatoirement dans le cadre de l'urgence. Si le patient source est porteur de l'antigène HBs, il est recommandé de prélever la personne exposée afin de documenter son titre d'anticorps anti-HBs afin de définir l'indication ou non d'une sérovaccination. L'importance d'une consultation post-urgence rapide, dans les 72 heures, est soulignée par la nécessité de vérifier les indications de la prescription de la prévention du VHB.

Concernant le VHC, si le patient source est virémique pour le VHC (charge virale détectable) ou de statut sérologique inconnu, il faudra surveiller l'évolution des ALAT à S0, S6 ou S10, puis à S12 ou S16 ; et une PCR VHC pourra être réalisée à 6 semaines, toujours dans l'objectif de diagnostiquer une hépatite virale C et de discuter un éventuel traitement.

Suivi post-exposition

Les personnels de santé victimes d'un AES doivent systémiquement bénéficier d'une prise en charge adaptée. D'une part, la déclaration initiale d'accident de travail est indispensable et elle est à faire par le médecin urgentiste pour garantir les droits de l'agent exposé. Par ailleurs, le personnel exposé doit être systématiquement orienté en médecine du travail pour effectuer le suivi sérologique (VIH, VHB et VHC, si indiqués), et analyser les causes de l'accident et prendre des mesures pour éviter qu'il ne se reproduise. Pour les AE-non professionnels, une filière doit être précisée et contractualisée.

Tableau S08-P01-C06-VII   Suivi biologique en cas d'accident d'exposition au sang.

	Exposition au sang	
	Traitée	Non traitée
S0	ALAT, créatinine, test de grossesse Sérologies VIH et VHC Anticorps anti-HBs si vacciné et titre anticorps inconnu Anticorps anti-HBs[1], anti-HBc et Ag HBs si non vacciné ou non-répondeur	Sérologies VIH et VHC Anticorps anti-HBs si vacciné et titre anticorps inconnu Anticorps anti-HBs[1], anti-HBc et Ag HBs si non vacciné ou non-répondeur
S2	ALAT, créatinine	
S6		Sérologie VIH ALAT et sérologie VHC (PCR VHC si PCR VHC positive chez le patient source)
S10	Sérologie VIH[2] ALAT et sérologie VHC (PCR VHC si PCR VHC positive chez le patient source)	
S12		Sérologie VIH[2] ALAT + sérologie VHC si PCR VHC positive chez le patient source Anticorps anti-HBs[1], anti-HBc et Ag HBs si non vacciné ou non-répondeur
S16	Sérologie VIH[2] ALAT + sérologie VHC si PCR VHC si PCR VHC positive chez le patient source Anticorps anti-HBs[1], anti-HBc et Ag HBs si non vacciné ou non-répondeur	

(1) Inutile chez un non-répondeur.
(2) Imposée par l'arrêté du 1er août 2007, texte dont la modification est souhaitée.

Tableau S08-P01-C06-VIII   Suivi biologique en d'accident d'exposition sexuel.

	Exposition sexuelle	
	Traitée	Non traitée
S0	ALAT, créatinine, test de grossesse Sérologie VIH Sérologie syphilis Sérologie VHC[1] Anticorps anti-HBs si vacciné et titre anticorps inconnu Anticorps anti-HBs, anti-HBc et Ag HBs si non vacciné PCR Chlamydia et gonocoque[2]	Sérologie VIH Sérologie syphilis Sérologie VHC[1] Anticorps anti-HBs si vacciné et titre anticorps inconnu Anticorps anti-HBs, anti-HBc et Ag HBs si non vacciné ALAT PCR Chlamydia et gonocoque[2]
S2	ALAT, créatinine	
S6		Sérologie VIH Sérologie syphilis PCR Chlamydia et gonocoque[2] ALAT et sérologie VHC[1] (PCR VHC si sérologie PCR VHC positive chez le patient source)
S10	Sérologie VIH Sérologie syphilis PCR Chlamydia et gonocoque[2] ALAT et sérologie VHC[1] (PCR VHC si PCR VHC positive chez le patient source)	
S12		Sérologie VHC[1] si PCR VHC positive chez le patient source Anticorps anti-HBs, anti-HBc et Ag HBs si non vacciné
S16		Sérologie VIH Sérologie VHC[1] si PCR VHC positive chez le patient source Anticorps anti-HBs, anti-HBc et Ag HBs si non vacciné

(1) Systématique chez HSH, sinon uniquement si la personne source est positive pour le VHC.
(2) Chez HSH.

Dans tous les cas, en cas de prescription d'un traitement post-exposition au VIH, une filière de soins adaptée doit être définie localement afin de garantir le suivi de l'observance, de la tolérance (surveillance clinique et biologique) et le suivi sérologique de la personne exposée.

Les recommandations actuelles de suivi pour les AES professionnels et les accidents d'exposition sexuels sont détaillées dans les tableaux S08-P01-C06-VII et S08-P01-C06-VIII.

Bibliographie

1. CASALINO E, CHOQUET C, LELEU A et al. Trends in condom use and risk behaviours after sexual exposure to HIV : a seven-year observational study. PLoS One, 2014, 9 : e104350.
2. CENTRE DE COORDINATION DE LA LUTTE CONTRE LES INFECTIONS NOSOCOMIALES DE L'INTERRÉGION NORD, ÎLE-DE-FRANCE, HAUTE-NORMANDIE, NORD-PAS-DE-CALAIS, PICARDIE. AES, Résultats de surveillance 2010. Réseau de surveillance des accidents d'exposition au sang, 2012 (http://www.cclinparisnord.org/AES/2010/RapportAES2010.pdf, consulté le 30 août 2012).
3. CHIN RL. Postexposure prophylaxis for HIV. Emerg Med Clin North Am, 2010, 28 : 421-429.
4. COHEN MS, GAY C, KASHUBA AD et al. Narrative review: antiretroviral therapy to prevent the sexual transmission of HIV-1. Ann Intern Med, 2007, 146 : 591-601.
5. DAVIS O, USTIANOWSKI A, FOX J. Pre-exposure prophylaxis for HIV prevention : why, what, who and how. Infect Dis Ther, 2016, 5 : 407-416.
6. POYNTEN IM, SMITH DE, COOPER DA et al. The public health impact of widespread availability of nonoccupational postexposure prophylaxis against HIV. HIV Med, 2007, 8 : 374-381.
7. Précautions standard, 2012 (http://www.rrhbn.org/attachments/043_Protocole %20Precautions %20Standard %202012.pdf.)
8. Prévalence du Sida. ONUSIDA, 2013 (http://www.unaids.org/globalreport/documents/20101123_2010_HIV_Prevalence_Map_Fr.pdf).
9. Prise en charge médicale des personnes vivant avec le VIH. Recommandations du groupe d'experts. Rapport 2017 (https://cns.sante.fr/actualites/prise-en-charge-du-vih-recommandations-du-groupe-dexperts/).
10. REY D. Post-exposure prophylaxis for HIV infection. Expert Rev Anti Infect Ther, 2011, 9 : 431-442.
11. ROLAND ME. Postexposure prophylaxis after sexual exposure to HIV. Curr Opin Infect Dis, 2007, 20 : 39-46.

Toute référence à cet article doit porter la mention : Casalino E. Accidents d'exposition aux agents viraux transmissibles par le sang ou par transmission sexuelle. In : L Guillevin, L Mouthon, H Lévesque. Traité de médecine, 5ᵉ éd. Paris, TdM Éditions, 2018-S08-P01-C06 : 1-7.

Urgences médicales

Chapitre S08-P01-C07

Crises d'épilepsie et états de mal épileptiques

Vincent Navarro

Les états de mal épileptiques (EME) (*status epilepticus* pour les auteurs anglo-saxons) sont l'une des principales urgences thérapeutiques en neurologie, et ont fait l'objet de recommandations formalisées d'experts (RFE) sous l'égide de la Société de réanimation de langue française [2, 5].

Définitions

Un état de mal épileptique se définit schématiquement par l'absence d'arrêt d'une crise d'épilepsie. En effet, la grande majorité des crises ont la particularité de s'interrompre spontanément après 1 à 2 minutes. La durée précise de la crise au-delà de laquelle se définit l'EME reste un sujet de débat. De façon générale, l'EME peut se définir par des crises continues ou par la succession de crises sans récupération d'un état antérieur (crises subintrantes) durant au moins 30 minutes. Du fait de sa gravité, l'EME tonico-clonique généralisé requiert une définition spécifique impliquant une prise en charge plus précoce. Cette définition « opérationnelle » fait référence à des crises continues ou subintrantes durant au moins 5 minutes. Les crises sérielles avec récupération de la conscience antérieure peuvent évoluer vers un état de mal, mais n'entrent pas dans la définition de celui-ci. Un EME larvé (*subtle status epilepticus*) correspond à l'évolution défavorable d'un EME tonico-clonique généralisé non traité ou traité de façon inadéquate. Il se caractérise par l'atténuation, voire la disparition des manifestations motrices chez un patient comateux contrastant avec la persistance d'un EME visible sur l'électro-encéphalogramme (EEG). Ce type d'EME est très rare en France, où les équipes médicalisées interviennent rapidement. Un état de mal est réfractaire quand il n'a pas répondu aux deux premières lignes de traitement (benzodiazépines et anti-épileptiques) à doses efficaces. Un état de mal est super-réfractaire lorsqu'il résiste à la troisième ligne de traitement (anesthésiques).

Classifications

Il existe autant d'EME différents que de types d'épilepsie. Aussi, nombreuses sont les classifications des EME. Celle retenue en 1995 (Tableau S08-P01-C07-I) repose sur des éléments cliniques simples [7].

Les recommandations formalisées d'experts de 2009 ont proposé une classification « opérationnelle » (Tableau S08-P01-C07-II), fondée sur le pronostic et donc sur le degré d'urgence thérapeutique, indispensable dans la pratique quotidienne.

Épidémiologie

L'incidence des EME est estimée à 6-40 cas par an pour 100 000 individus. Sa mortalité à court terme est variable (7 à 39 % des cas) et dépend

Tableau S08-P01-C07-I   Classification clinique des états de mal épileptiques (EME).

États de mal convulsifs
EME tonico-clonique généralisé d'emblée
EME tonico-clonique généralisé secondairement
EME partiel somato-moteur, avec ou sans marche Bravais-jacksonienne
EME tonique
EME myoclonique
Syndrome de Kojewnikow (épilepsie partielle continue)
États de mal non convulsifs
EME *non confusionnels* (sans altération de la conscience)
– EME partiels simples (somatosensitif, visuel, aphasique…)
EME *confusionnels* (avec altération de la conscience)
– état d'absence
– EME partiel temporal
– EME partiel frontal
États de mal subcliniques, « larvés »

Tableau S08-P01-C07-II   Classification opérationnelle des états de mal épileptiques (EME).

EME avec pronostic vital engagé à court terme
État de mal convulsif généralisé tonico-clonique (d'emblée ou secondairement généralisé)
État de mal larvé
EME avec pronostic vital et/ou fonctionnel engagé à moyen terme
État de mal confusionnel partiel complexe
État de mal convulsif focal, avec ou sans marche bravais-jacksonienne
EME n'engageant pas le pronostic vital à court terme
État de mal convulsif généralisé myoclonique
État de mal absence
État de mal à symptomatologie élémentaire, donc sans rupture de contact (hallucinations, aphasie…)
Épilepsie partielle continue

du type d'EME (principalement les EME convulsifs généralisés), de l'âge (mortalité accrue chez les sujets de plus de 65 ans), de la cause (mortalité accrue dans les EME post-anoxiques ou liés à une lésion aiguë cérébrale) ainsi que de la durée avant prise en charge (EME convulsif généralisé au-delà de 30 minutes). La morbidité est difficile à évaluer et dépend de la lésion sous-jacente. Les EME réfractaires, notamment généralisés, sont susceptibles d'être responsables d'une excitotoxicité, et donc d'une mort neuronale responsable au réveil du patient de séquelles cognitives et d'une épilepsie secondaire [6].

Diagnostic positif et différentiel

États de mal épileptiques convulsifs

Le diagnostic positif d'EME convulsif tonico-clonique généralisé est clinique. L'EEG ne doit pas en retarder la prise en charge thérapeutique urgente, ce d'autant qu'en cas de persistance des convulsions, il sera totalement artefacté. Il n'est indiqué en urgence qu'en l'absence de réveil après l'arrêt des convulsions.

Tableau S08-P01-C07-III Éléments cliniques suggérant un pseudo-état de mal épileptique (EME) d'origine psychogène.

Existence d'un facteur de suggestibilité
Manifestations motrices violentes, amples, désorganisées, ne répondant pas à une systématisation neurologique, trop régulières, touchant souvent le tronc
Absence de désaturation, respiration rapide et haletante
Yeux fermés, avec une résistance à l'ouverture des yeux (critère majeur)
Absence de réelle perte de conscience lors des sollicitations actives du patient
Absence de confusion au décours d'un pseudo-EME
Absence de chute traumatisante, de perte d'urine ou de morsure de la langue

Le principal diagnostic différentiel des EME convulsifs est la pseudo-crise non épileptique d'origine psychogène, qui, si elle dure longtemps et qu'elle résiste à deux injections d'antiépileptiques différents, peut être prise à tort pour un EME réfractaire. Cette situation est fréquente, et est probablement sous-estimée. Les patients présentant des pseudo-EME réfractaires peuvent ainsi être intubés et recevoir de fortes doses d'agents anesthésiques, avec le risque de morbidité et de mortalité inhérent à une hospitalisation en réanimation. Ces pseudo-EME ont également tendance à récidiver, si une prise en charge psychiatrique n'a pas été mise en place. Le tableau S08-P01-C07-III reprend différents éléments cliniques devant faire évoquer un pseudo-EME d'origine psychogène.

L'EEG, au mieux couplé avec un enregistrement vidéo, est parfois nécessaire, s'il persiste un doute diagnostique avec un réel EME, ou en cas de coexistence d'une réelle épilepsie. L'EEG montre alors des artefacts de mouvements (dont la rythmicité est parfois trompeuse) et la normalité de l'activité de fond entre les artefacts.

États de mal épileptiques non convulsifs

Le diagnostic est plus difficile. Il est souvent sous-estimé par les « cliniciens » et surestimé par les « électrophysiologistes ».

Manifestations cliniques souvent trompeuses

EME non convulsifs confusionnels

L'EME absence, à expression confusionnelle, peut se rencontrer chez un sujet jeune recevant un médicament anti-épileptique inadapté à son type d'épilepsie (par exemple, de la carbamazépine dans une épilepsie généralisée idiopathique de type absence), ou chez un sujet âgé, dans les suites d'un sevrage brutal en benzodiazépines.

L'EME temporal ou frontal est à expression confusionnelle ou pseudo-psychiatrique.

EME non convulsif non confusionnel ou EME partiel simple

Il risque d'être pris à tort pour des manifestations conversives ou psychotiques, car il peut se résumer à une hallucination sensorielle prolongée en pleine conscience.

L'EEG doit être réalisé dès que possible pour confirmer le diagnostic. Sa réalisation en urgence est parfois matériellement difficile dans certains hôpitaux.

Aspects électro-encéphalographiques

Il existe plusieurs situations où l'EEG peut, à tort, conclure à un EME non convulsif. Il s'agit principalement d'encéphalopathies (Tableau S08-P01-C07-IV). Les anomalies EEG diffuses, amples, quasi permanentes, prenant parfois même l'aspect de figures épileptiques intercritiques, risquent d'être faussement interprétées comme résultant d'un EME, alors qu'elles n'ont pas deux des principales caractéristiques des crises et des EME (la rythmicité des décharges et leur organisation dans le temps et l'espace). De plus, les activités EEG rencontrées dans ces encéphalopathies sont fluctuantes, soit spontanément, soit en réponse à des stimulations (nociceptives ou auditives). La présence fréquente de myoclonies (non épileptiques) dans ces encéphalopathies et l'atténuation des anomalies EEG après injection d'une benzodiazépine (*voir* « Valeur et modalités de réalisation d'un test d'injection d'une benzodiazépine pour le diagnostic d'état de mal épileptique non convulsif ») sont des sources supplémentaires d'erreurs diagnostiques.

Les difficultés d'interprétation de l'EEG chez un patient présentant un EME non convulsif soulignent la nécessité d'une analyse de l'EEG à la lumière des données cliniques (et donc, au mieux, aidée d'un enregistrement vidéo simultané) et des différents traitements reçus par le patient, et d'une expérience de l'électro-encéphalographiste-neurologue dans le domaine des EME et des comas.

Valeur et modalités de réalisation d'un test d'injection d'une benzodiazépine pour le diagnostic d'état de mal épileptique non convulsif

Le test d'injection intraveineuse d'une benzodiazépine (clonazépam [Rivotril®], 1 mg chez un adulte âgé de moins de 65 ans et en l'absence d'insuffisance respiratoire) doit se faire lors de l'EEG, en présence d'un médecin qui jugera de l'effet clinique.

Le test est « positif » (évoque une origine épileptique) si l'on constate une amélioration du tracé EEG et une amélioration clinique contemporaine. Attention, s'il est « négatif », cela n'écarte pas le diagnostic d'EME.

Diagnostic étiologique

L'enquête étiologique initiale doit être effectuée rapidement, sans retarder ni la mise en œuvre du traitement anti-épileptique ni les

Tableau S08-P01-C07-IV Diagnostics différentiels des états de mal non convulsifs : les encéphalopathies.

	Contexte clinique	Électro-encéphalogramme	Réponse à une benzodiazépine
Encéphalopathie post-anoxique	Retard de réveil, chez un patient ayant présenté un arrêt cardiorespiratoire	Bouffées suppressives (burst-suppression) Pointes, polypointes ou figures triphasiques, diffuses, pseudo-périodiques, permanentes Activités lentes pseudo-périodiques généralisées (GPED), ou bilatérales indépendantes (BiPLED)	Atténuation transitoire des figures EEG, sans amélioration clinique
Maladie de Creutzfeldt-Jakob sporadique	Confusion subaiguë chez un patient présentant des manifestations neurologiques insidieuses depuis quelques mois	Figures triphasiques, diffuses, pseudo-périodiques (en moyenne 1/s), permanentes	Atténuation transitoire des figures EEG, sans amélioration clinique
Encéphalopathie médicamenteuse ou métabolique	Confusion chez un patient ayant reçu de fortes doses de valproate, de céfépime, de lithium, etc., ou présentant une insuffisance hépatique ou rénale grave	Figures triphasiques, diffuses, à nette prédominance antérieure, en bouffée rythmique intermittente, à environ 2 Hz	Atténuation transitoire des figures EEG, sans amélioration clinique

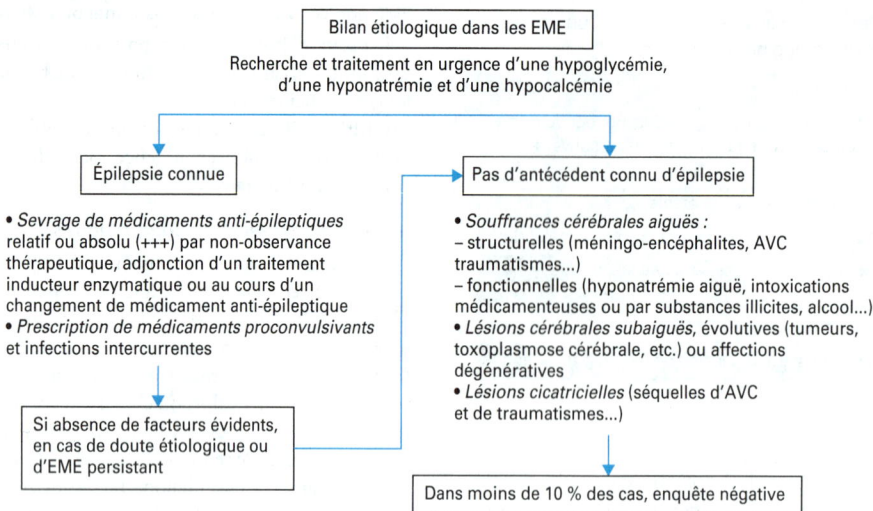

Figure S08-P01-C07-1 Bilan étiologique d'un état de mal épileptique (EME). AVC : accident vasculaire cérébral.

manœuvres de réanimation, et va dépendre de l'existence ou non d'une épilepsie préexistante (Figure S08-P01-C07-1). Elle comprend différents examens qui ne sont pas systématiques, mais devront être proposés en fonction des caractéristiques de chaque patient (IRM cérébrale, ponction lombaire, examens biologiques standard, recherche de toxiques, etc.). En fonction des résultats de ces premiers examens, d'autres examens plus spécialisés doivent être entrepris à la recherche notamment de causes infectieuses, métaboliques ou inflammatoires.

Traitement

Thérapeutiques non spécifiques

Un EME convulsif généralisé nécessite l'intervention préhospitalière d'une équipe médicale d'urgence. La prise en charge immédiate repose sur la désobstruction des voies aériennes supérieures (avec mise en place d'une sonde de Guédel), l'oxygénation pour assurer une SpO_2 supérieure à 95 %, la mise en place d'une voie d'abord veineuse périphérique avec perfusion de sérum physiologique, la prise de constantes (dextro, pouls, pression artérielle, température, fréquence respiratoire, SpO_2), scope et, dès que possible, un ECG. Par la suite, il convient de contrôler les facteurs systémiques potentiellement délétères : lutter contre l'hyperthermie ; contrôler la glycémie et la natrémie ; assurer une hémodynamique correcte (pression artérielle moyenne entre 70 et 90 mmHg) ; assurer une normoxie-normocapnie, en cas d'assistance ventilatoire.

Thérapeutiques spécifiques

Crise d'épilepsie spontanément résolutive

La prise en charge d'une crise d'épilepsie, spontanément résolutive, ne nécessite pas l'administration immédiate d'une benzodiazépine. Cette dernière risque d'aggraver le trouble de vigilance post-critique. Une benzodiazépine peut être proposée pour minimiser le risque de récidives précoces, avec une voie d'administration et un délai qui vont dépendre du contexte clinique et étiologique.

États de mal épileptiques convulsifs généralisés

La prise en charge des EME convulsifs généralisés est une urgence thérapeutique. Les stratégies thérapeutiques reposent davantage sur des avis d'experts [2, 3, 5] que sur la base d'essais thérapeutiques, car il n'existe dans ce domaine que très peu d'essais randomisés, contrôlés [1, 4, 6, 8]. Les recommandations de la SRLF sont présentées sur la figure S08-P01-C07-2. Elles préconisent l'injection précoce d'une benzodiazépine (en privilégiant le clonazépam) en première ligne, puis l'injection d'un anti-épileptique en deuxième ligne, en lui donnant le temps nécessaire pour agir, pour éviter de devoir recourir, en troisième ligne, à des anesthésiques qui impliquent une assistance respiratoire. En cas de difficultés d'abord veineux, certaines benzodiazépines (comme le midazolam) peuvent être administrées en intramusculaire, ou sous-jugale. Les médicaments anti-épileptiques (fosphénytoïne, phénobarbital et valproate de sodium) doivent être administrés aux doses efficaces conseillées, en respectant un débit maximal différent selon la molécule.

Une fois l'EME contrôlé, il est nécessaire d'initier un relais par des benzodiazépines par voie entérale (clobazam : 5 à 10 mg 3 fois par jour ou clonazépam : 1 à 2 mg 3 fois par jour) ou parentérale discontinue pour s'assurer de l'absence de récidives. Un traitement anti-épileptique de fond peut, par la suite, être débuté après un avis neurologique qui déterminera la molécule la plus appropriée au type de l'épilepsie et au terrain.

En cas de résistance de l'EME aux trois lignes de traitement (EME super-réfractaire), il n'y pas de recommandation disponible. Différentes thérapeutiques peuvent être testées, même si elles n'ont pas fait l'objet d'étude contrôlée et qu'elles n'ont pas l'autorisation de mise sur le marché dans ces indications (lévétiracétam intraveineux, lacosamide intraveineux, topiramate par la sonde gastrique, kétamine, anesthésiques inhalés, hypothermie thérapeutique, régime cétogène, etc.).

Autres types d'états de mal épileptiques

La prise en charge des autres types d'EME, notamment non convulsifs, doit être plus graduelle et moins agressive. Elle repose sur l'utilisation d'une benzodiazépine en première ligne, puis selon l'étiologie :
– sur la fosphénytoïne dans les EME partiels non convulsifs ;
– sur l'arrêt du médicament aggravant (par exemple carbamazépine, gabapentine, etc.) et l'utilisation du valproate de sodium dans les EME non convulsifs généralisés.

Dans tous les cas, le suivi régulier de l'EEG est nécessaire, le recours aux médicaments anti-épileptiques classiques est possible, avec des adaptations thérapeutiques qui peuvent se faire jour après jour, et il faut éviter le recours aux agents anesthétiques.

Traitements étiologiques dès que possible

En cas d'EME fébrile, lorsque la ponction lombaire ne peut être réalisée immédiatement, il convient de débuter sans délai par voie veineuse, un traitement antibiotique probabiliste et de l'aciclovir vis-à-vis d'une possible encéphalite herpétique.

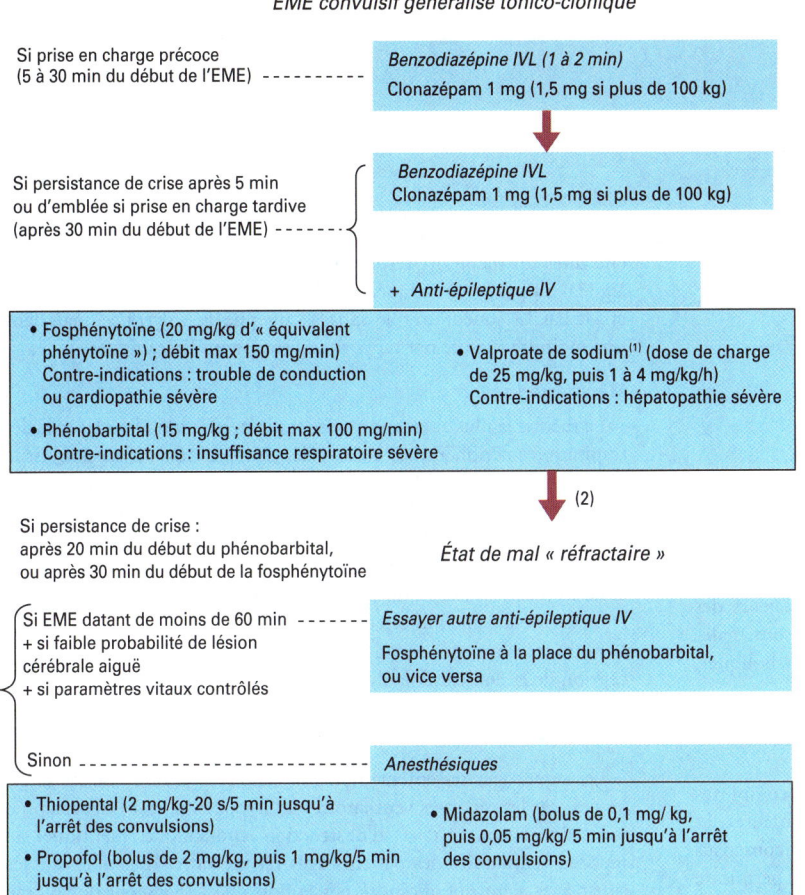

Figure S08-P01-C07-2 État de mal convulsif généralisé tonico-clonique : urgence thérapeutique. (1) Hors AMM, surtout indiqué en cas d'épilepsie généralisée idiopathique ou de contre-indications à la fosphénytoïne ou au phénobarbital. (2) Un patient pris en charge tardivement (après 30 minutes du début de l'état de mal épileptique [EME]), ayant reçu une benzodiazépine et un anti-épileptique IV, bénéficiera, en cas de persistance de la crise après 5 minutes, d'une seconde injection de benzodiazépine.

En cas d'éclampsie, la prise en charge constitue en l'extraction du fœtus en urgence et en l'administration de sulfate de magnésium (4 g en 20 minutes, puis 1 g/h en intraveineux continu).

En cas de porphyrie, le facteur de décompensation doit être corrigé ; seules certaines benzodiazépines sont utilisables (aggravation par les autres molécules).

Chez l'éthylique connu ou suspecté, une injection de vitamine B_1 (100 mg) en intraveineuse lente doit être systématiquement faite dès le début de la prise en charge.

En cas d'état de mal super-réfractaire, sans cause identifiée, il est licite d'administrer précocement un traitement immunosuppresseur dans l'hypothèse d'une encéphalite auto-immune.

Bibliographie

1. ALLDREDGE BK, GELB AM, ISAACS SM et al. A comparison of lorazepam, diazepam, and placebo for the treatment of out-of-hospital status epilepticus. N Engl J Med, 2001, 345 : 631-637.
2. Argumentaires détaillés (14 articles) des RFE. Rev Neurol (Paris), 2009, 165 : 307-407.
3. BROPHY GM, BELL R, CLAASSEN J et al. Guidelines for the evaluation and management of status epilepticus. Neurocrit Care, 2012, 17 : 3-23.
4. NAVARRO V, DRAGON C, ELIE C et al. Levetiracetam and clonazepam in status epilepticus : a prehospital double-blind randomised trial. Lancet Neurol, 2016, 15 : 47-55.
5. OUTIN H, BLANC T, VINATIER I, LE GROUPE D'EXPERTS. Prise en charge en situation d'urgence et en réanimation des états de mal épileptiques de l'adulte et de l'enfant (nouveau-né exclu). Recommandations formalisées d'experts sous l'égide de la Société de réanimation de langue française. Rev Neurol (Paris), 2009, 165 : 297-305.
6. SILBERGLEIT R, DURKALSKI V, LOWENSTEIN D et al. Intramuscular versus intravenous therapy for prehospital status epilepticus. N Engl J Med, 2012, 366 : 591-600.
7. TENAILLON A, AMERI A, BARON D et al. Conférence de xonsensus en réanimation et médecine d'urgence. Prise en charge de l'état de mal épileptique (enfants-adultes). Réan Urg, 1995, 4 : 387-396.
8. TREIMAN DM, MEYERS PD, WALTON NY et al. A comparison of four treatments for generalized convulsive status epilepticus. Veterans Affairs status epilepticus cooperative study group. N Engl J Med, 1998, 339 : 792-798.
9. WASTERLAIN CG, TREIMAN DM. Status epilepticus: mechanism and management. Cambridge, Massachusetts Institute of Technology, 2006, 637 pages.

Toute référence à cet article doit porter la mention : Navarro V. Crises d'épilepsie et états de mal épileptiques. In : L Guillevin, L Mouthon, H Lévesque. Traité de médecine, 5ᵉ éd. Paris, TdM Éditions, 2018-S08-P01-C07 : 1-4.

Chapitre S08-P01-C08

Dyspnée et détresse respiratoire aiguë

CLAIRE GAST ET PATRICK RAY

Définitions

D'après l'American Thoracic Society [5], la dyspnée aiguë est avant tout décrite comme « une sensation d'inconfort respiratoire, variable en intensité ». La dyspnée est l'un des motifs les plus fréquents de consultation aux urgences, et c'est l'un des symptômes majeurs des affections respiratoires et cardiaques, mais d'autres causes sont également à prendre en compte (neurologiques, musculaires, métaboliques, infectieuses...).

Physiopathologie, mécanismes

Les mécanismes physiopathologiques de la dyspnée sont complexes et mettent en jeu un ensemble de récepteurs pulmonaires et bronchiques, associés à des stimuli centraux. Depuis le consensus de 1999, l'avancée des connaissances en neurophysiologie a permis de mieux cerner les différents effecteurs physiologiques [16].

Il est possible de les classer en deux catégories :
– les récepteurs périphériques, dont les voies afférentes sont composées des récepteurs pulmonaires et bronchiques associés à des récepteurs de la paroi thoracique et à des chimiorécepteurs ;
– les récepteurs centraux.

Récepteurs pulmonaires

Des travaux ont montré que l'injection d'adénosine par voie intraveineuse conduit à une sensation de dyspnée, vraisemblablement liée à l'activation des fibres C vagales [2]. Cet effet de l'adénosine sur la sensation de dyspnée peut être expliqué par la présence de canaux ioniques et de récepteurs pharmacologiques de l'adénosine au niveau des terminaisons nerveuses sensorielles des fibres C. Il est montré également que l'inhalation de xylocaïne et de théophylline diminue l'effet dyspnéisant, par un mécanisme d'antagoniste non sélectif des récepteurs de l'adénosine.

Récepteurs des voies aériennes supérieure

Plusieurs types de récepteurs peuvent être mis en évidence au niveau des voies aériennes supérieures (irritation, pression, débit), et les informations issues de ces récepteurs sont transmises par les nerfs vague, trijumeau, glossopharyngien et grand hypoglosse.

Récepteurs de la paroi thoracique

Les muscles de la paroi thoracique contiennent les organes tendineux de Golgi et des faisceaux neuromusculaires pouvant agir comme des mécanorécepteurs. Ils peuvent ainsi fournir des informations afférentes sur la tension, la longueur et le déplacement musculaire. Ils sont innervés par les cellules de la corne antérieure de la moelle et ont des projections vers le cortex somatosensoriel.

Chimiorécepteurs

Chez le sujet normal, l'hypercapnie ou l'hypoxémie sévère peuvent entraîner un inconfort respiratoire, mais l'apparition d'une dyspnée aiguë n'est pas systématique. Les chimiorécepteurs sensibles à la PaO_2 et à la $PaCO_2$ jouent un rôle dans la survenue de la dyspnée, mais dans une moindre mesure par rapport aux récepteurs mécaniques.

Mécanismes centraux

La théorie la plus ancienne repose sur la perception, dans les muscles respiratoires périphériques, de l'inadéquation entre leur tension, issue de la commande centrale, et leur longueur, reflet de l'efficacité de leur contraction. Une autre hypothèse est que la dyspnée pourrait être un déséquilibre entre l'activation de la commande inspiratoire centrale (signal activateur via les chimiorécepteurs et les fibres vagales C, qui est conduit jusqu'au noyau du tractus solitaire) et les mouvements ventilatoires (mécanisme inhibiteur).

Enfin, récemment, des analogies physiopathologiques entre la perception de la douleur et la dyspnée ont été mises en évidence.

Cas particuliers

Les sujets âgés ressentent moins la gêne respiratoire que les sujets jeunes, car les réponses ventilatoires à l'hypoxémie et à l'hypercapnie sont diminuées. À taux d'obstruction bronchique identique, la réponse ventilatoire des patients âgés est moindre. Il semble que les sujets âgés aient une moindre perception du changement de volume pulmonaire ou de la pression intrathoracique. Ainsi, malgré une atteinte pulmonaire parfois sévère, les sujets âgés se plaignent-ils plus rarement d'une dyspnée et consultent-ils tardivement [18].

Les modifications de la mécanique diaphragmatique et l'influence de la progestérone peuvent expliquer la survenue d'une dyspnée pendant la grossesse. On gardera cependant à l'esprit la majoration du risque thromboembolique au cours de celle-ci (avec la difficulté d'interprétation des D-dimères dans cette population). Il s'agit également d'une période au cours de laquelle peuvent se révéler des cardiopathies gauches ou des hypertensions pulmonaires jusque-là méconnues.

Évaluation clinique de la dyspnée : démarche diagnostique

Anamnèse

L'interrogatoire d'un patient dyspnéique est un temps important de la prise en charge. S'il est bien conduit, il permet une orientation étiologique et la mise en œuvre d'investigations diagnostiques adaptées pour une prise en charge rapide. Cela est particulièrement vrai chez les sujets jeunes, mais beaucoup moins chez les personnes âgées où l'anamnèse est souvent moins efficiente.

Bien que subjective, la sensation de dyspnée peut être évaluée par des échelles de mesure simples. L'échelle verbale permet de coter la gêne de 0 (absence de dyspnée) à 10 (dyspnée maximale) sur une réglette, à l'image de la méthode d'évaluation de la douleur. L'échelle verbale classe la dyspnée en « absente, légère, forte et très forte ». En pratique, on utilise la classification de la New York Heart Association (NYHA) pour les dyspnées de l'insuffisance cardiaque aiguë :
– classe I : pas de gêne fonctionnelle ;

– classe II : dyspnée pour des efforts intenses ;
– classe III : dyspnée pour une activité physique réduite pour l'âge ;
– classe IV : dyspnée au moindre effort et au repos.

Aux urgences, les patients présentent principalement des dyspnées de classes III et IV. Cette échelle, bien qu'utile chez les insuffisants respiratoires ou insuffisants cardiaques chroniques, n'est pas utilisée en pratique quotidienne pour évaluer une dyspnée aiguë, sauf pour les asthmes aigus où il existe une certaine corrélation entre l'échelle de dyspnée et l'évolution du débit expiratoire de pointe (DEP).

Examen clinique

La respiration normale comporte une inspiration active (contraction diaphragmatique et dépression inspiratoire) et une expiration passive d'une durée un peu plus longue que l'inspiration (rapport inspiration sur expiration d'environ 1/2). La fréquence respiratoire normale est d'environ 12 à 16 cycles par minute. La dyspnée, sensation subjective, est donc indépendante de la polypnée, même si elles sont souvent associées chez un même patient.

En fonction de la ventilation minute (correspondant à la quantité d'air inhalée par minute = volume courant, c'est-à-dire volume mobilisé lors de l'inspiration × fréquence respiratoire), on distingue la polypnée ou tachypnée (augmentation) et la bradypnée ou hypopnée (diminution de la ventilation minute). En fonction de la partie du cycle respiratoire concerné, on distingue les dyspnées à prédominance inspiratoire et les dyspnées à prédominance expiratoire.

Dyspnée inspiratoire

Elle se caractérise par une augmentation du temps inspiratoire, avec mise en jeu des muscles inspiratoires accessoires, ce qui se traduit par un tirage inspiratoire (sus-claviculaire et sus-sternal). Cela signe la présence d'un obstacle extrathoracique (pharyngé, laryngé) ou trachéal : laryngite aiguë chez l'enfant, cancer des voies aériennes chez l'adulte ou dysfonction des cordes vocales en post-extubation, par exemple.

Dyspnée expiratoire

Elle se caractérise par un allongement du temps expiratoire et traduit l'existence d'un rétrécissement du calibre bronchique (*voir* plus loin).

Dysrythmies respiratoires

Ce sont des dyspnées à rythme particulier. On distingue :
– la dyspnée de Kussmaul. Elle comporte quatre temps : une inspiration profonde suivie d'une pause respiratoire, puis une expiration profonde à nouveau suivie d'une pause. Ce type de dyspnée est lié à une acidose métabolique (souvent une acidocétose diabétique) ;
– la dyspnée de Cheyne-Stokes. C'est une dyspnée anarchique faite de mouvements respiratoires « oscillants ». Ceux-ci sont de plus en plus amples et rapides, suivis d'une pause prolongée. Elle est liée aux affections neurologiques sévères impliquant les centres respiratoires bulbaires (accident vasculaire cérébral grave), mais elle peut également se rencontrer dans l'insuffisance cardiaque grave compliquée d'apnées centrales secondaires.

Recherche de signes de gravité

Il est primordial de reconnaître rapidement les signes de gravité d'une dyspnée pouvant mettre en jeu le pronostic vital à court terme (Tableau S08-P01-C08-I). Ils sont liés directement à l'atteinte respiratoire ou liés aux dysfonctions d'organes associées et ne sont pas spécifiques d'une étiologie particulière.

Limites de l'examen clinique

Il est important de bien préciser les caractéristiques de la dyspnée aiguë. Le caractère très brutal de sa survenue peut faire évoquer la survenue d'un pneumothorax chez l'adulte jeune longiligne ou la présence d'un corps étranger chez l'enfant. Lorsque la dyspnée est chronique ou permanente, on évoquera plutôt en premier lieu une insuffisance cardiaque ou respiratoire chronique. Une bradypnée expiratoire sifflante chez un sujet jeune évoque une crise d'asthme. En revanche, une dyspnée expiratoire et inspiratoire chez un sujet alcoolo-tabagique évoque une tumeur d'origine ORL ou trachéale.

Tableau S08-P01-C08-I Signes de gravité à rechercher devant une dyspnée aiguë.

Tachycardie > 120/min, fréquence respiratoire > 30/min
Signes de lutte (tirage intercostal ou sus-claviculaire, balancement thoraco-abdominal, mise en jeu des muscles respiratoires accessoires)
Marbrures, cyanose
Sueurs, encéphalopathie/*flapping tremor*, troubles de conscience, signes d'hypercapnie
PaO_2 < 55 mmHg, acidose respiratoire, pH < 7,35
Signes d'insuffisance cardiaque droite (turgescence jugulaire, reflux hépatojugulaire)
État de choc associé ou autre défaillance d'organe

Le patient doit être examiné torse nu et, si possible, assis afin de dépister facilement les signes de gravité à l'inspection (cyanose, marbrures, signes de lutte respiratoire). La mesure de la fréquence respiratoire (FR) et la recherche d'une anomalie du murmure vésiculaire et des vibrations vocales sont indispensables pour l'évaluation rapide de la gravité (FR > 30/min) et le diagnostic précoce d'un épanchement pleural liquidien ou aérique.

Aucun signe clinique n'est spécifique d'une cause. Ainsi des râles crépitants (qui sont le témoin d'une alvéolite) peuvent-ils être entendus en cas d'œdème pulmonaire (cardiogénique ou lésionnel), d'infection pulmonaire, d'hémorragie intra-alvéolaire, mais également chez le sujet âgé alité sans substratum pathologique (crépitants de décubitus). Les sibilants, qui sont liés à une diminution du débit expiratoire, peuvent être entendus en cas de crise d'asthme du sujet jeune (secondaire à un bronchospasme), mais également lors des exacerbations de bronchopneumopathie chronique obstructive (BPCO) (collapsus expiratoire des petites voies aériennes et perte de la traction élastique), ou asthme cardiaque (hyper-réactivité bronchique non spécifique, œdème de la muqueuse bronchique et rétrécissement du calibre des bronchioles).

En pratique, en dehors des situations cliniques caractéristiques, faire la distinction entre dyspnée cardiaque et respiratoire chez un patient âgé ou polypathologique est difficile et les examens complémentaires sont indispensables.

Principales causes

Les causes de dyspnée sont multiples (environ 30-40 causes différentes), mais les principales chez le sujet jeune sont l'asthme aigu, la pneumonie infectieuse et le pneumothorax. Chez la personne âgée, l'insuffisance cardiaque aiguë, la décompensation de BPCO, la pneumonie, l'embolie pulmonaire sont les principales causes de dyspnée. Mais presque la moitié des patients âgés ont souvent deux causes associées [19] (Tableau S08-P01-C08-II).

Cas particulier du syndrome de détresse respiratoire aiguë

Le syndrome de détresse respiratoire aiguë (SDRA) est un tableau clinique avec une hypoxémie sévère, associée à une compliance pulmonaire diminuée. Les causes sont multiples : infections graves,

Urgences médicales

Tableau S08-P01-C08-II   Principales causes de dyspnées aiguës.

Étiologie	Commentaires
Obstruction des voies aériennes – corps étranger – œdème laryngé – obstruction tumorale des voies aériennes supérieures – épiglottite, laryngite aiguë	Corps étranger à évoquer en premier lieu devant une dyspnée d'allure inspiratoire chez l'enfant Un terrain alcoolo-tabagique fera évoquer l'origine tumorale d'une dyspnée inspiratoire
Asthme aigu	Fréquent et de diagnostic facile
Exacerbation d'insuffisance respiratoire chronique	Recherche d'un facteur déclenchant VNI en cas d'acidose ventilatoire (pH < 7,35) Intérêt de la tomodensitométrie thoracique (emphysème)
Bronchopneumonies infectieuses	Fréquentes Signes extrarespiratoires trompeurs (sujet âgé ++) Tomodensitométrie haute résolution plus sensible que la radiographie de thorax
Embolie pulmonaire	Sous-estimée, particulièrement chez le sujet âgé Importance de la probabilité prétest pour interpréter les investigations complémentaires
Pneumothorax, pleurésie	Intérêt de l'échographie pleurale
Étiologie cardiaque – insuffisance cardiaque aiguë – péricardite – tamponnade – troubles du rythme	Chez le sujet âgé, l'œdème aigu cardiogénique est la première cause de dyspnée aiguë Dysfonction « diastolique » dans 40 à 50 % des cas Intérêt de la VNI/CPAP Intérêt du BNP/NT-pro-BNP comme biomarqueur de l'insuffisance cardiaque aiguë
Anémie, acidose métabolique, infection	
Dyspnée d'origine neurologique, psychogène	

CPAP : ventilation en pression positive ; VNI : ventilation non invasive.

Tableau S08-P01-C08-III   Définition du syndrome de détresse respiratoire aiguë (SDRA) selon les derniers critères de Berlin.

Délai d'apparition
Dans la semaine suivant une agression clinique connue ou l'aggravation des symptômes respiratoires
Imagerie thoracique
Opacités pulmonaires bilatérales (incomplètement expliquées par des épanchements, atélectasies pulmonaires ou lobaires ou nodules)
Étiologie de l'œdème
Insuffisance respiratoire incomplètement expliquée par une défaillance cardiaque ou une surcharge volémique. Nécessité d'évaluation objective (électro-encéphalogramme, échocardiographie transthoracique) pour exclure un œdème pulmonaire si aucun facteur de risque n'est présent
Sévérité
SDRA léger – 200 mmHg < PaO_2/FiO_2 ≤ 300 mmHg, avec PEP ≥ 5 cmH_2O SDRA modéré – 100 mmHg < PaO_2/FiO_2 ≤ 200 mmHg, avec PEP ≥ 5 cmH_2O SDRA sévère – PaO_2/FiO_2 ≤ 100 mmHg, avec PEP ≥ 5 cmH_2O

Examens complémentaires

Radiographie thoracique

La radiographie thoracique est l'examen de première ligne lors d'une dyspnée aiguë afin d'orienter rapidement le praticien sur une étiologie. Des opacités alvéolaires unilatérales systématisées avec un bronchogramme aérien orientent plutôt vers un foyer infectieux pulmonaire, alors que des opacités bilatérales et périhilaires associées à une cardiomégalie orientent plutôt vers un œdème aigu pulmonaire (Figures S08-P01-C08-1, S08-P01-C08-2, S08-P01-C08-3, S08-P01-C08-4 et S08-P01-C08-5). Cependant, la sensibilité de l'examen reste plutôt mauvaise pour les épanchements liquidiens ou aériques et l'œdème pulmonaire, notamment lorsqu'il est réalisé au lit du patient [3].

D'autre part, l'apport diagnostique de la radiographie lors des exacerbations de BPCO reste modeste [20], car l'atteinte des voies aériennes supérieures ou inférieures n'est pas forcément associée à des signes radiologiques. Ainsi la radiographie de thorax ne montre-t-elle pas d'images anormales dans 16 % des cas, principalement limitée

pneumonie, pancréatite grave, polytraumatisme, défaillance multiviscérale… Depuis sa description initiale par Ashbaugh en 1967, le SDRA a vu sa définition progressivement évoluer selon différents critères cliniques. La définition proposée en 1994 par la conférence de consensus américano-française se basait sur l'hypoxémie (rapport PaO_2/FiO_2 ≤ 200 mmHg) de début brutal associée à des infiltrats pulmonaires bilatéraux en l'absence d'hypertension auriculaire gauche suspectée (ou pression capillaire pulmonaire mesurée < 18 mmHg). Elle distinguait également une entité clinique proche du SDRA, mais moins sévère en termes d'hypoxémie (200 < rapport PaO_2/FiO_2 < 300 mmHg), appelée *acute lung injury* (ALI) pour « agression pulmonaire aiguë ». Cette définition a été revue pour tenir compte de l'amélioration des connaissances physiopathologiques et de l'expérience clinique acquises ces dernières années.

La définition de Berlin [1] (Tableau S08-P01-C08-III) introduit une notion de délai de survenue plus large que précédemment, et la notion d'ALI disparaît donc au profit d'une forme minime du SDRA. L'intérêt de cette définition est qu'elle s'applique non exclusivement aux patients sous ventilation mécanique invasive, mais aussi à ceux sous ventilation non invasive, voire sous oxygénothérapie à haut débit. Stricto sensu, on ne peut pas parler de SDRA aux urgences, mais plutôt de pneumonie hypoxémiante.

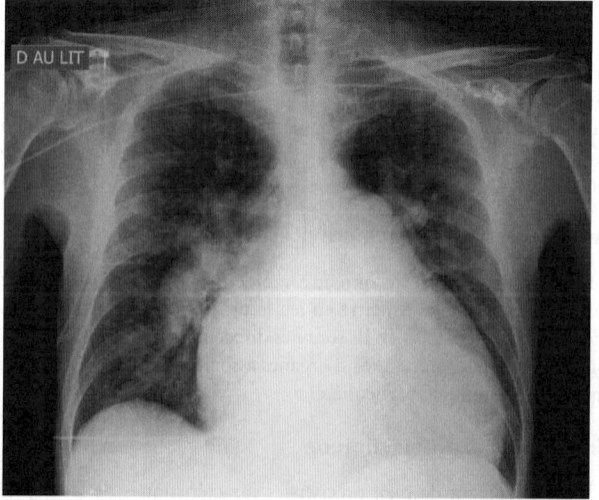

Figure S08-P01-C08-1   Cardiomégalie majeure et signes d'œdème aigu du poumon cardiogénique.

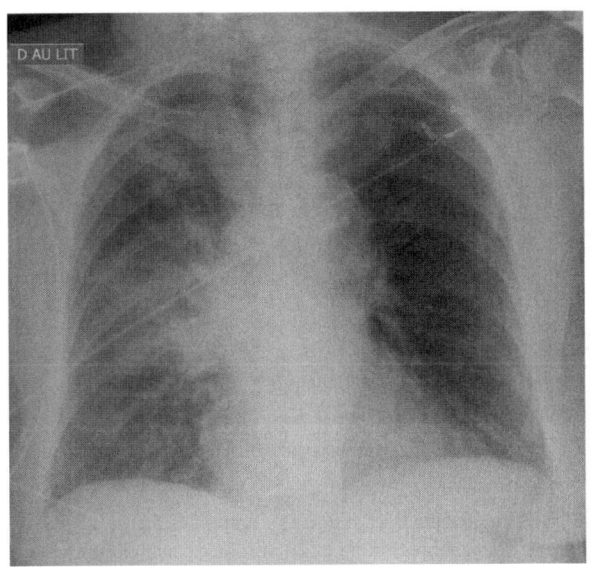

Figure S08-P01-C08-2 Pneumopathie du lobe moyen.

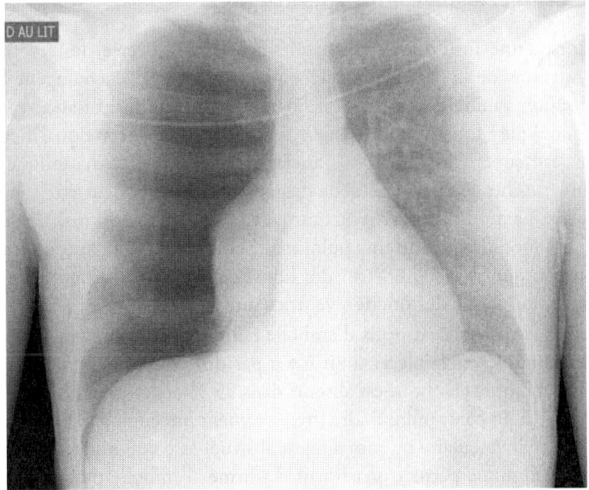

Figure S08-P01-C08-4 Pneumothorax droit.

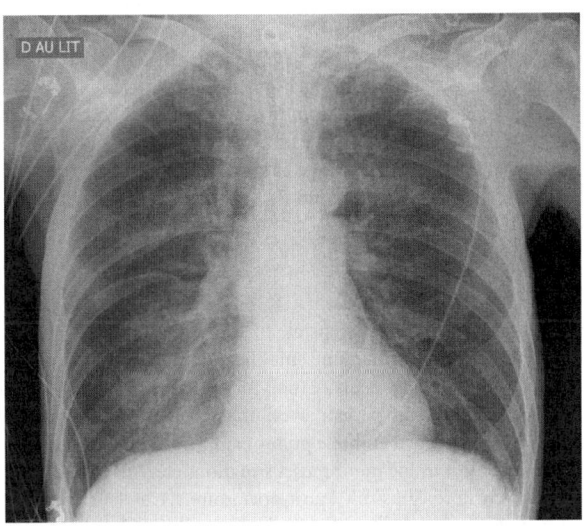

Figure S08-P01-C08-3 Pneumopathie d'inhalation dans un contexte de troubles de la conscience chez un patient trachéotomisé.

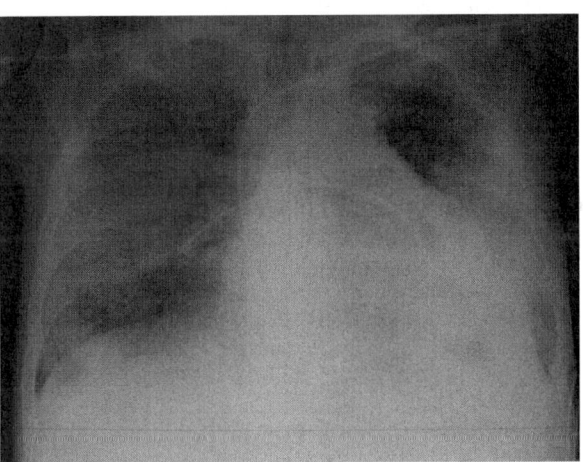

Figure S08-P01-C08-5 Syndrome de détresse respiratoire aiguë.

par des infiltrats inflammatoires ou des signes de congestion pulmonaire [21].

Électrocardiogramme

La réalisation d'un électrocardiogramme s'avère indispensable, à visée étiologique dans un contexte d'insuffisance cardiaque afin d'éliminer une ischémie myocardique ou un trouble du rythme. La présence d'une onde T inversée en V1-V2, une rotation axiale droite, un aspect S1Q3 ou des signes d'hypertrophie droite peuvent renforcer une suspicion clinique d'embolie pulmonaire. La présence d'un aspect QR en V1 et celle d'un bloc de branche droit complet sont des signes de gravité. Cependant la valeur diagnostique de l'ECG est faible dans l'embolie pulmonaire car les anomalies retrouvées ne sont pas différentes dans les groupes de patients avec et sans embolie [11].

Gazométrie artérielle

Il faut rappeler que la mesure de la saturation en oxygène de pouls (SpO_2) est un bon reflet de la PaO_2 et qu'une valeur de SpO_2 supérieure à 92-93 % rend probablement inutile la mesure de la PaO_2. Les gaz du sang artériels permettent d'éliminer les causes métaboliques de dyspnée, mais surtout d'évaluer la sévérité de l'hypoxie et l'état d'épuisement respiratoire du patient. La présence d'une normo- ou hypercapnie lors d'une crise d'asthme par exemple est un critère de gravité. Par ailleurs, la présence d'une hypercapnie n'est pas spécifique d'une BPCO : elle est le reflet d'une hypoventilation alvéolaire (notamment en cas de fatigue diaphragmatique), quelle qu'en soit l'origine.

L'existence d'un effet shunt (somme $PaCO_2 + PaO_2 < 120$ mmHg) signe une anomalie des rapports de ventilation/perfusion. C'est le mécanisme physiopathologique le plus fréquemment responsable d'une hypoxémie. Par définition, l'effet shunt se corrige avec de l'oxygénothérapie, à la différence du shunt « vrai » (notamment d'origine intracardiaque par réouverture du foramen ovale ou lors du SDRA). L'effet shunt se rencontre dans quasiment toutes les affections respiratoires : pneumonies, œdèmes pulmonaires (hémodynamique ou lésionnel), exacerbations de BPCO ou d'asthme, atélectasies, pleurésie ou embolie pulmonaire. Dans l'embolie pulmonaire, le mécanisme initial est un effet espace mort (zone non perfusée du fait de l'obstruction vasculaire, mais restant ventilée). Cependant, compte tenu de la bronchoconstriction réflexe secondaire aux atélectasies, de la redistribution de la perfusion vers les territoires non embolisés et de l'hémorragie intra-alvéolaire a minima, le retentissement gazométrique est celui d'un effet shunt.

Apport de l'échographie thoracique

Lorsqu'une insuffisance cardiaque aiguë est suspectée, les recommandations de la Société européenne de cardiologie encouragent la réalisation rapide d'une échocardiographie [13]. L'insuffisance cardiaque aiguë à fonction systolique conservée (lorsque la fraction d'éjection est supérieure à 50 %, anciennement appelée diastolique), fréquente chez le sujet âgé, est de diagnostic difficile et peut-être sous-estimée. La modification du flux mitral en particulier [15], mais également la modification du flux pulmonaire et le temps de relaxation isovolumétrique s'avèrent être de bons outils diagnostiques pour l'évaluation d'une dysfonction ventriculaire gauche.

Chez les patients suspects d'embolie pulmonaire, lorsque la probabilité clinique est faible et qu'il n'y a pas de cœur pulmonaire aigu échographique, l'embolie est absente dans 95 % des cas. À l'inverse, la présence d'un cœur pulmonaire (fréquemment présent lorsque plus de 40 % du lit vasculaire pulmonaire est obstrué) associé à une forte probabilité clinique permet quasiment d'affirmer l'embolie pulmonaire. Les critères diagnostiques échographiques de cœur pulmonaire aigu sont multiples et non consensuels, un rapport ventricule gauche/ventricule droit supérieur à 1 est le plus simple.

L'échographie pleuropulmonaire est encore largement sous-utilisée aux urgences, et peut s'avérer une aide précieuse car facile d'accès et non invasive [9]. Cet examen peut aisément faciliter le diagnostic d'épanchement pleural liquidien ou aérique (perte du glissement physiologique des deux feuillets pleuraux). La présence d'une condensation alvéolaire et la présence d'une image d'artefact « en queue de comète » peuvent aider à différencier un œdème pulmonaire aigu d'une décompensation de BPCO. Plus largement, l'échographie thoracique (cardiaque et pulmonaire) est probablement très utile pour le diagnostic étiologique d'une dyspnée et sa réalisation doit être encouragée chez l'urgentiste. Rapidité d'exécution, innocuité et performance diagnostique sont les principaux avantages de l'échographie clinique d'urgence (ECU)[12].

Tomodensitométrie thoracique

Pour sa disponibilité et sa bonne valeur prédictive positive et négative, la tomodensitométrie spiralée est l'examen de première intention en cas de suspicion d'embolie pulmonaire (Figure S08-P01-C08-6). Ses performances diagnostiques ne sont pas absolues, mais plusieurs grandes études ont démontré qu'il était possible d'exclure l'hypothèse d'une embolie pulmonaire et de ne pas anticoaguler les patients sur la

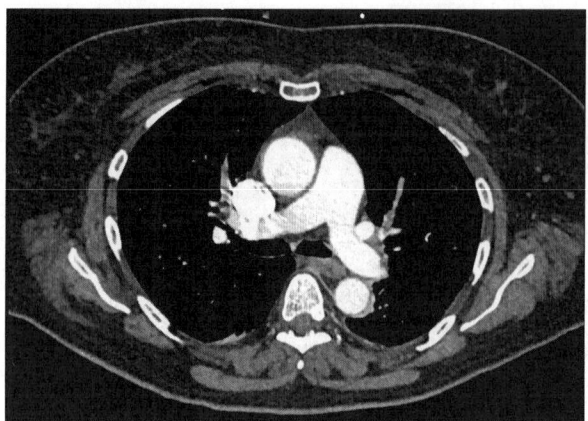

Figure S08-P01-C08-6 Embolie pulmonaire proximale bilatérale.

base d'un angioscanner et d'une exploration veineuse ultrasonore proximale des membres inférieurs négatifs ou d'un angioscanner multibarrette négatif, au moins lorsque la probabilité clinique n'était pas forte. Le risque d'accident thrombo-embolique diagnostiqué dans les 3 mois est alors équivalent à celui constaté après une angiographie pulmonaire négative (< 2 %) [17]. De plus, ses coupes parenchymateuses permettent souvent d'approcher le diagnostic alternatif (bronchopneumonie ou OAP cardiogénique souvent). Certains experts suggèrent la réalisation d'une tomodensitométrie en coupes parenchymateuses pour infirmer ou confirmer le diagnostic de bronchopneumonie, lorsque la clinique et la radiographie thoracique sont insuffisantes (Figure S08-P01-C08-7).

Apport des biomarqueurs

D-Dimères

Dosés par une méthode sensible (ELISA), un taux inférieur à 500 µg/ml permet d'éliminer une embolie pulmonaire, lorsque la probabilité est faible ou intermédiaire (non forte). Il n'est donc pas logique de les doser devant un patient avec une forte probabilité ou une détresse vitale suspecte d'embolie pulmonaire (état de choc ou détresse respiratoire). De plus, de nombreuses situations élèvent les D-dimères (infection, cirrhose, grossesse, post-opératoire…) et leur spécificité diminue nettement avec l'âge. Cependant, chez les patients de plus de 50 ans, la nouvelle valeur seuil serait âge × 10 (et non plus 500).

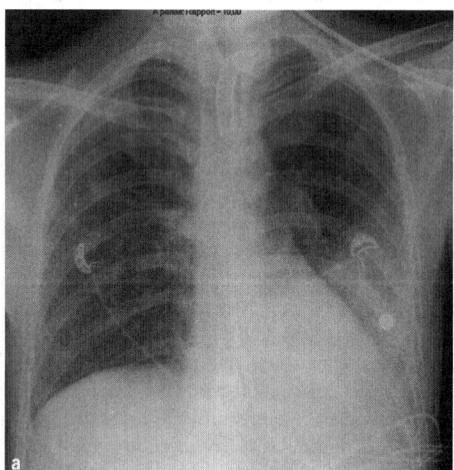
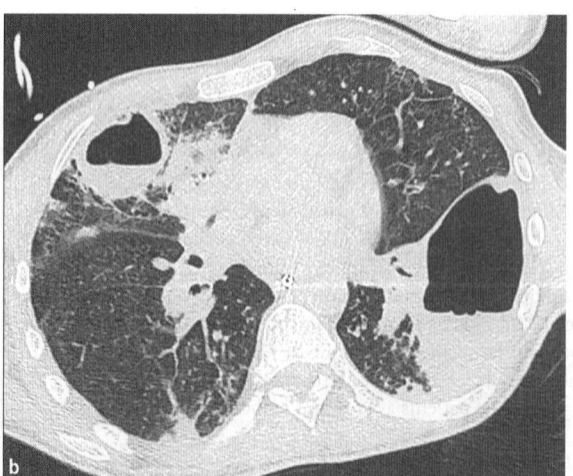

Figure S08-P01-C08-7 Détresse respiratoire secondaire à une pneumonie à légionnelle. La tomodensitométrie met en évidence plusieurs abcès (**b**), qui étaient difficiles à suspecter sur la radiographie (**a**).

Peptides natriurétiques de type B : BNP/NT-proBNP

Le peptide natriurétique de type B est une hormone sécrétée par les myocytes ventriculaires (principalement au niveau du ventricule gauche) lors de la mise en tension de ceux-ci. Il présente des propriétés vasodilatatrices (systémique et pulmonaire), natriurétique, diurétique, et inhibe le système rénine-angiotensine-aldostérone et l'endothéline, puissants vasoconstricteurs. Le NT-proBNP, la fraction N-terminale du BNP, n'a aucune action hormonale physiologique et est essentiellement éliminé par le rein. De nombreuses études ont évalué des seuils de BNP et de NT-proBNP lors des décompensations cardiaques aiguës chez les patients dyspnéiques [13]. On retient le seuil d'exclusion de 300 pg/ml pour le NT-proBNP et de 100 pg/ml pour le BNP en cas de situation aiguë. La sensibilité du BNP et du NT-proBNP pour le diagnostic de décompensation cardiaque est meilleure que la spécificité (valeur de confirmation) lors des dyspnées aiguës (seuil respectif de 1 500-2 000 pg/ml selon les populations et l'âge des patients pour le N-proBNP et 500 pg/ml pour le BNP) [8]. En effet, de nombreuses pathologies dyspnéisantes rencontrées aux urgences élèvent le BNP : syndrome coronarien aigu, fibrillation auriculaire, embolie pulmonaire, décompensation de BPCO, sepsis sévère, insuffisance rénale… Le BNP est d'autant plus utile que le diagnostic est incertain. Ainsi n'y a-t-il aucun intérêt à doser le BNP chez un sujet jeune dyspnéique.

Procalcitonine

Au cours de certains processus pathologiques, infections bactériennes essentiellement, la procalcitonine est synthétisée, puis stockée dans des granules de sécrétion dans tous les types cellulaires de l'organisme. Il est classiquement admis que la procalcitonine est un biomarqueur d'infection bactérienne et augmente de façon plus précoce et spécifique que la protéine C réactive.

En 2004, une étude a démontré l'apport de la procalcitonine en termes d'économie de prescription antibiotique [4]. Les patients consultant pour une suspicion d'infection des voies respiratoires basses étaient randomisés aux urgences. Dans le premier groupe, l'antibiothérapie était guidée par le résultat de la procalcitonine dosée (seuil décisionnel de 0,1 à 0,25 µg/l en deçà duquel l'antibiothérapie était déconseillée, antibiothérapie conseillée au-delà de 0,25 et fortement conseillée au-delà de 0,5 µg/l), et le second groupe était pris en charge de manière habituelle. Dans le groupe contrôle, 83 % recevaient des antibiotiques versus 44 % du groupe procalcitonine (p < 0,0001). À 30 jours, le groupe guidé par la procalcitonine ne montrait pas plus d'admission en réanimation, ni de réhospitalisation, ni de décès. Depuis, d'autres travaux ont montré son intérêt pour éviter de nombreuses prescriptions antibiotiques réalisées parfois en excès aux urgences. Cependant, la procalcitonine a peu d'intérêt quand le diagnostic de pneumonie franche lobaire aiguë est évident cliniquement et radiologiquement. De plus, en cas de détresse respiratoire aiguë associée à un sepsis sévère, ce serait une erreur de ne pas débuter une bi-antibiothérapie précoce, devant une procalcitonine basse.

Prise en charge et traitement des premières heures

Traitement non spécifique

Le traitement débute par une installation du patient en position demi-assise, indépendamment de l'étiologie de la dyspnée, puis d'une oxygénothérapie afin d'obtenir une saturation du sang en oxygène (SpO_2) supérieure ou égale à 90% (seuil en deçà duquel une hypoxémie peut se compliquer d'hypoxie cellulaire). La mesure de la saturation de l'hémoglobine en oxygène par l'oxymètre de pouls (SpO_2), largement utilisée, permet de surveiller la SaO_2 de manière non invasive. Cependant au-dessous de 80 %, la SpO_2 n'est plus un bon reflet

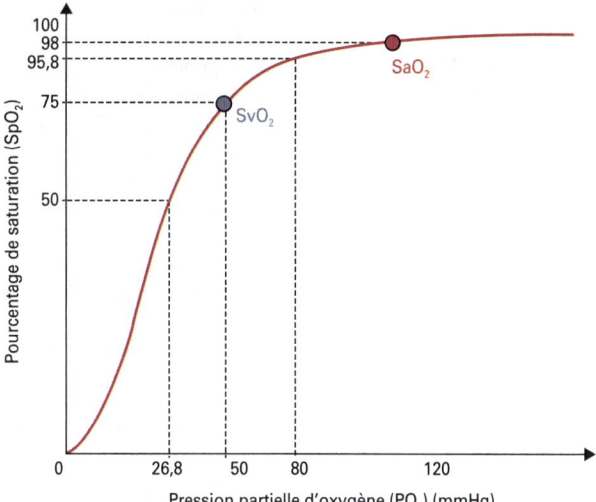

Figure S08-P01-C08-8 Courbe de Barcroft.

Tableau S08-P01-C08-IV Fractions inspirées en oxygène (FiO_2) estimées selon les différents modes d'oxygénothérapie

Sonde nasale		Masque		Masque haute concentration	
Débit (l)	FiO_2	Débit (l)	FiO_2	Débit (l)	FiO_2
1	24	5-6	40	6	60
2	28	6-7	50	7	70
3	32	7-8	60	8	80
4	36			9	90
5	40			10	99
6	44				

de la SaO_2 (Figure S08-P01-C08-8). Les gaz du sang sont réalisés pour la surveillance de la $PaCO_2$, car seule leur mesure répétée permet d'apprécier l'évolution de la capnie.

Les lunettes à oxygène sont utilisées pour de faibles débits d'oxygène (1-2 l/min), puis le masque à haute concentration (> 6-8 l/min) et éventuellement l'oxygénothérapie à haut débit si la SpO_2 reste inférieure à 90 % (Tableau S08-P01-C08-IV).

La ventilation non invasive (VNI) (à deux niveaux de pression) ou la CPAP améliorent l'oxygénation, diminuent le recours à l'intubation, et peuvent améliorer de manière spectaculaire les œdèmes aigus du poumon cardiogéniques en SMUR ou aux urgences intrahospitalières [6]. La ventilation non invasive (à deux niveaux de pression) réalisée chez les patients ayant une décompensation de BPCO hypercapnique diminue le recours à l'intubation et améliore également la mortalité, mais nécessite souvent une admission en réanimation/soins intensifs. Les autres causes de détresse respiratoire aiguë ne sont pas des indications consensuelles de VNI aux urgences. L'oxygénothérapie à haut débit nasal pourrait être utile dans les insuffisances respiratoires aiguës hypoxémiantes, comme les pneumonies infectieuses graves.

Par ailleurs un traitement étiologique aussi précoce que possible est indispensable, de même que l'appel du réanimateur. Ainsi des procédures ou une filière de soins doivent-elles être mises en place pour optimiser la prise en charge de ces patients potentiellement graves.

Traitement spécifique étiologique

Certains travaux suggèrent qu'un diagnostic étiologique correct dès les urgences améliore le pronostic des patients et diminue leur mortalité [19].

Nous ne pouvons détailler ici tous les traitements de première intention des nombreuses causes différentes de détresse respiratoire aiguë (voir Chapitre S08-P01-C02). Nous ne citerons que les principales.

Le traitement d'un OAP cardiogénique repose actuellement sur les diurétiques, les vasodilatateurs et la VNI dont la CPAP en cas de détresse respiratoire hypoxémique ou d'hypercapnie. L'antibiothérapie précoce est un des facteurs pronostiques les plus importants en cas de pneumonie et la bi-antibiothérapie (association d'une β-lactamine, souvent une céphalosporine par voie intraveineuse et un macrolide ou une fluoroquinolone de dernière génération) est indispensable dans les cas graves. Les aérosols de bronchodilatateurs (β_2-mimétiques) et les corticoïdes par voie systémique doivent être proposés aux patients asthmatiques aux urgences. Pour les plus sévères d'entre eux (débit expiratoire de pointe inférieur à 30 % de la valeur théorique), on peut rajouter des anticholinergiques. Si le patient ne « répond » pas aux bronchodilatateurs, la tendance actuelle est d'administrer du sulfate de magnésium (2 g en IV en 20 minutes). Une décompensation de BPCO se traite par aérosols de β_2-mimétiques et VNI en cas d'acidose hypercapnique (pH < 7,35). L'intérêt des corticoïdes est toujours discuté, et l'antibiothérapie devrait être guidée par la valeur de la procalcitonine (voir plus haut).

La ventilation artificielle est le principal traitement symptomatique qui permet d'assurer la survie des patients atteints de SDRA. Cependant des réglages inappropriés aggravent la mortalité par « volo- » et « barotraumatisme ». L'existence d'une perte massive d'aération au cours du SDRA impose des réglages ventilatoires spécifiques. L'objectif est d'optimiser les échanges gazeux (oxygénation artérielle et élimination du CO_2) sans endommager les territoires pulmonaires normalement aérés. Le traitement se base sur le rapport bénéfice/risque des réglages de la ventilation mécanique, avec une réduction du volume courant (6-7 ml/kg avec souvent une hypercapnie permissive induite) et une optimisation de la pression expiratoire positive [14] dont l'objectif est un meilleur recrutement pulmonaire sans trop interférer sur l'hémodynamique. D'autres traitements moins conventionnels (décubitus ventral, ventilation oscillatoire à haute fréquence, oxygénation par membrane extracorporelle, curarisation, NO) sont proposés par certaines équipes [7]. Bien que ces stratégies aient montré leur intérêt dans l'amélioration de l'oxygénation, leur retentissement sur la mortalité est controversé. On notera cependant qu'une étude multicentrique randomisée française récente semble démontrer l'impact du décubitus ventral sur la mortalité (16 versus 32,8 % dans le groupe contrôle, p < 0,001) [10].

Conclusion

La dyspnée aiguë fait partie des motifs les plus courants de consultation aux urgences et ses causes sont multiples. Elle traduit habituellement une pathologie cardiorespiratoire, dont elle marque le tournant évolutif. L'anamnèse et un examen clinique bien conduit sont souvent contributifs pour une orientation étiologique rapide, surtout chez le sujet jeune. Cependant chez le sujet âgé et porteur de comorbidités cardiaques ou pulmonaires, le diagnostic étiologique peut s'avérer plus ardu et les causes intriquées. Si les examens complémentaires de routine sont indispensables (radiographie thoracique, gaz du sang et électrocardiogramme), le praticien doit souvent s'appuyer sur de nouveaux outils décisionnels comme les biomarqueurs, l'échographie transthoracique (cardiaque ou pleuropulmonaire) ou la tomodensitométrie thoracique. Un diagnostic étiologique précoce aux urgences permet ainsi un traitement spécifique adapté, garant d'un meilleur pronostic.

Bibliographie

1. ARDS Definition Task Force, Ranieri VM, Rubenfeld GD et al. Acute respiratory distress syndrome : the Berlin Definition. JAMA, 2012, 307 : 2526-2533.
2. Burki NK, Lee LY. Mechanisms of dyspnea. Chest, 2010, 138(5) : 1196-1201.
3. Cardinale L, Volpicelli G, Lamorte A, Martino J. Revisiting signs, strengths and weaknesses of standard chest radiography in patients of acute dyspnea in the emergency department. J Thorac Dis, 2012, 4(4) : 398-407.
4. Christ-Crain M, Jaccard-Stolz D, Bingisser R et al. Effect of procalcitonin-guided treatment on antibiotic use and outcome in lower respiratory tract infections : cluster-randomised, single-blinded intervention trial. Lancet, 2004, 363 : 600-607.
5. Dyspnea. Mechanisms, assessment, and management : a consensus statement. American Thoracic Society. Am J Respir Crit Care Med, 1999, 159 : 321-340.
6. Ducros L, Logeart D, Vicaut E et al. CPAP for acute cardiogenic pulmonary oedema from out-of-hospital to cardiac intensive care unit : a randomised multicentre study. Intensive Care Med, 2011, 37 : 1501-1509.
7. Fanelli V, Vlachou A, Ghannadian S et al. Acute respiratory distress syndrome : new definition, current and future therapeutic options. J Thorac Dis, 2013, 5 : 326-334.
8. Fuat A, Murphy JJ, Hungin APS et al. The diagnostic accuracy and utility of a B-type natriuretic peptide test in a community population of patients with suspected heart failure. Br J Gen Pr J R Coll Gen Pr, 2006, 56 : 327-333
9. Gargani L. Lung ultrasound : a new tool for the cardiologist. Cardiovasc Ultrasound, 2011, 9 : 6.
10. Guérin C, Reignier J, Richard JC et al. Prone positioning in severe acute respiratory distress syndrome. N Engl J Med, 2013, 368 : 2159-2168.
11. Kucher N, Walpoth N, Wustmann K et al. QR in V1 : an ECG sign associated with right ventricular strain and adverse clinical outcome in pulmonary embolism. Eur Heart J, 2003, 24 : 1113-1119.
12. Lichtenstein DA, Mezière GA. Relevance of lung ultrasound in the diagnosis of acute respiratory failure : the BLUE protocol. Chest, 2008, 134 : 117-125.
13. McMurray JJV, Adamopoulos S, Anker SD et al. ESC Guidelines for the diagnosis and treatment of acute and chronic heart failure 2012 : the task force for the diagnosis and treatment of acute and chronic heart failure 2012 of the European Society of Cardiology. Developed in collaboration with the Heart Failure Association (HFA) of the ESC. Eur Heart J, 2012, 33 : 1787-1847.
14. Mercat A, Richard J-CM, Vielle B et al. Positive end-expiratory pressure setting in adults with acute lung injury and acute respiratory distress syndrome : a randomized controlled trial. JAMA, 2008, 299 : 646-655.
15. Nazerian P, Vanni S, Zanobetti M et al. Diagnostic accuracy of emergency Doppler echocardiography for identification of acute left ventricular heart failure in patients with acute dyspnea : comparison with Boston criteria and N-terminal prohormone brain natriuretic peptide. Acad Emerg Med, 2010, 17 : 18-26.
16. Parshall MB, Schwartzstein RM, Adams L et al. An official American Thoracic Society statement : update on the mechanisms, assessment, and management of dyspnea. Am J Respir Crit Care Med, 2012, 185 : 435-452.
17. Perrier A, Roy PM, Sanchez O, et al. Multidetector-row computed tomography in suspected pulmonary embolism. N Engl J Med, 2005, 352 : 1760-1768.
18. Ray P, Birolleau S, Riou B. [Acute dyspnoea in elderly patients]. Rev Mal Respir, 2004, 21 : 8S42-8S54.
19. Ray P, Birolleau S, Lefort Y et al. Acute respiratory failure in the elderly : etiology, emergency diagnosis and prognosis. Crit Care Lond Engl, 2006, 10 : R82.
20. Sherman S, Skoney JA, Ravikrishnan KP. Routine chest radiographs in exacerbations of chronic obstructive pulmonary disease. Diagnostic value. Arch Intern Med, 1989, 149 : 2493-2496.
21. Tsai TW, Gallagher EJ, Lombardi G et al. Guidelines for the selective ordering of admission chest radiography in adult obstructive airway disease. Ann Emerg Med, 1993, 22 : 1854-1858.

Toute référence à cet article doit porter la mention : Gast C, Ray P. Dyspnée et détresse respiratoire aiguë. In : L Guillevin, L Mouthon, H Lévesque. Traité de médecine, 5ᵉ éd. Paris, TdM Éditions, 2018-S08-P01-C08 : 1-7.

Chapitre S08-P01-C09
Arrêt cardiaque

JENNIFER TRUCHOT, NICOLAS SEGAL, GHANIMA AL DANDACHI
ET PATRICK PLAISANCE

L'arrêt cardiaque reste un vrai problème de santé publique. Sa prévalence est d'environ 350 000 par an en Amérique du Nord et près de 50 000 en France. Le taux de survie moyenné, toutes ces études confondues, est inférieur à 5 %. En France, il est aux alentours de 4 % [8, 22]. La réanimation de ce symptôme touche tous les publics. Sa précocité est le garant du meilleur pronostic possible. Dans le contexte extrahospitalier, elle concerne le grand public qui doit être formé dès le plus jeune âge à la connaissance de la chaîne de survie. À l'hôpital, elle fait partie de la formation que doit avoir tout agent et qui est nommée attestation de formation aux gestes et soins d'urgence (AFGSU). Celle-ci passe par la formation continue de la structure hospitalière qui doit s'enquérir de la certification du personnel.

Dans tous les cas, les premiers maillons de cette chaîne de survie sont fondamentaux et passent par la reconnaissance de l'arrêt cardiaque, l'appel à l'aide, le massage cardiaque externe immédiat et la défibrillation précoce.

Ce chapitre s'appuie sur les dernières recommandations américaines et européennes [18, 17].

Définitions

Arrêt cardiaque

Selon la conférence de consensus d'Utstein [5], l'arrêt cardiaque est la cessation ou l'altération majeure de toute activité mécanique du cœur, confirmée par l'absence de pouls central décelable, par l'absence de réponse aux stimulations et par une apnée (ou une respiration agonique réflexe non fonctionnelle, également appelée *gasp*). Cette conférence a voulu uniformiser les données concernant l'arrêt cardiaque afin de pouvoir commenter ou comparer les structures de soins impliquées, les méthodes de réanimation et leurs résultats.

Mort subite

La mort subite correspond à une mort soudaine, inattendue. Sa soudaineté est le signe de la réversibilité potentielle de l'état du patient [13].

Réanimation cardiopulmonaire

Elle désigne une tentative de rétablissement d'une circulation spontanée. Elle est décomposée en deux phases.

La réanimation cardiopulmonaire de base associe le massage cardiaque externe à l'insufflation d'air ou d'oxygène par l'intermédiaire d'un ballon auto-remplisseur et d'un masque. La défibrillation peut être effectuée, pendant cette phase, par des secouristes ayant reçu une formation spécifique.

La réanimation cardiopulmonaire spécialisée associe l'intubation et la ventilation artificielle, la défibrillation manuelle, l'administration de médicaments. En fonction des pays, elle peut être pratiquée par du personnel paramédical formé (*paramedics*) ou par une équipe médicale.

Chaîne de survie

Organisation des systèmes de soins

La prise en charge des arrêts cardiaques extrahospitaliers nécessite une organisation spécifique des systèmes de soins. Proposée en 1992 dans les recommandations de l'American Heart Association [9] et de l'European Resuscitation Council [2], la chaîne de survie a pour but d'optimiser la prise en charge des arrêts cardiaques afin d'améliorer leur pronostic. Elle était au départ composée de quatre séquences qui devaient s'enchaîner très rapidement.

Reconnaissance de l'arrêt cardiaque et alerte précoce

Le premier maillon est la reconnaissance de l'arrêt cardiaque et l'alerte immédiate. Tout témoin d'une détresse vitale doit immédiatement alerter le service médical d'urgence par l'intermédiaire d'un numéro de téléphone national. Le médecin régulateur peut donner des conseils au témoin pour réanimer la victime et envoyer simultanément des moyens de secours [10]. Ce premier maillon est indispensable et doit être enseigné au grand public.

Dans le contexte intrahospitalier, il est indispensable d'avoir un numéro d'appel unique connu de tout le personnel, alertant l'équipe de secours qui, en fonction des cas, sera celle des urgences ou de réanimation.

Gestes élémentaires de survie

Le deuxième maillon est la réalisation des gestes élémentaires de survie dès que l'alerte a été donnée, en attendant l'arrivée des secours extra- ou intrahospitaliers. Malheureusement, un pourcentage encore trop faible de la population française est formé à la pratique de la réanimation cardiopulmonaire de base. Une enquête IFOP de 2010 retrouvait que 27 % de la population avait une réelle formation diplômante aux gestes d'urgence. Cela reste inférieur à la moyenne européenne. Pourtant, il est reconnu que les chances de survie du patient et son pronostic neurologique sont considérablement améliorés si la réanimation cardiopulmonaire est débutée par le premier témoin dès l'effondrement de la victime ou, au moins, dès le diagnostic d'arrêt cardiaque fait [14].

Les gestes élémentaires de survie se résument, dans les premiers instants, au seul massage cardiaque externe. En effet, la reprise précoce d'un minimum de pression de perfusion des organes vitaux tels que le cœur et le cerveau, est fondamentale au pronostic. Le bouche-à-bouche n'est plus conseillé et la ventilation au ballon-masque pour les équipes soignantes intra-hospitalières doit passer après l'appel, l'arrivée du chariot d'urgence et le relais au massage cardiaque externe.

Défibrillation précoce

Lorsque tous les maillons de la chaîne de survie sont présents, la défibrillation précoce devient primordiale. Elle améliore le pronostic des arrêts cardiaques, d'autant plus qu'elle est précoce. Idéalement, le premier choc électrique doit pouvoir être délivré dans les trois premières minutes. Des taux de survie de 59 % des patients présentant initialement une fibrillation ventriculaire sont alors observés à la sortie de l'hôpital [23]. Mais cela implique une infrastructure et un coût financier très importants comprenant la formation du grand public à la technique de défibrillation et l'installation de défibrillateurs dans de nombreux lieux publics. Cela correspond au programme « Public Access Defibrillation » développé depuis une quinzaine d'années aux États-Unis [19]. Dans le contexte intra-hospitalier, le personnel doit également avoir une formation à la défibrillation précoce au moyen de défibrillateurs automatisés externes. L'achat de défibrillateurs doit être centralisé dans l'hôpital afin que les services aient le même type d'appareil.

Deux types de défibrillateurs automatisés externes existent actuellement : les défibrillateurs semi-automatiques indiquent quand il faut choquer mais ils imposent au secouriste d'appuyer sur un bouton pour le faire ; les défibrillateurs entièrement automatiques vont eux-mêmes choquer sans intervention humaine. Dans tous les cas, il faut savoir que la fiabilité de ces défibrillateurs à détecter un rythme choquable est proche de 100 %. Ils sont donc conseillés non seulement pour le public et les soignants mais également pour les médecins peu habitués à la prise en charge des arrêts cardiaques.

Réanimation cardiopulmonaire spécialisée

C'est le temps de la réanimation médicalisée avec l'intubation, l'administration des médicaments appropriés, la recherche de la cause de l'arrêt cardiaque. En France, elle est réalisée par les unités mobiles hospitalières du SAMU et, en intra-hospitalier, par les équipes formées des urgences et de réanimation. Nous la détaillerons plus loin.

Post-ressuscitation

Jusqu'à peu, la chaîne de survie s'arrêtait au retour à la circulation spontanée des patients. Un dernier maillon a vu le jour et correspond à la période post-récupération. Cette période est d'importance, car elle est très instable et doit impliquer une surveillance et une prise en charge minutieuses. L'oxygénation, l'hémodynamique optimale, l'hypothermie font partie des paramètres fondamentaux.

Diagnostic de l'arrêt cardiaque

Un arrêt cardiaque doit être suspecté et sa réanimation débutée pour toute victime retrouvée inconsciente et ne respirant plus ou ayant des mouvements ventilatoires de type *gasp* (respiration agonique). La recherche urgente d'un pouls carotidien par un témoin ou un secouriste non entraîné est un geste difficile. Sa fiabilité n'est que de 65 %, ce d'autant qu'il doit induire une réponse en moins de 10 secondes, délai maximal recommandé. Ainsi la recherche du pouls carotidien par des témoins ou par du personnel paramédical non entraîné n'est-elle plus recommandée. Celle-ci est réservée aux secouristes entraînés [1].

Réanimation cardiopulmonaire de base et défibrillation

Massage cardiaque externe

La qualité du massage cardiaque externe est la pierre angulaire de la réanimation cardiopulmonaire. Il est difficile à réaliser correctement et nécessite un entraînement régulier. En effet, c'est la seule manœuvre qui permet de récupérer un minimum de pression de perfusion des organes vitaux par recirculation du volume sanguin.

Les recommandations concernant le massage cardiaque externe sont : une fréquence de compression de 100 à 120/min, une dépression sternale de 5 à 6 cm, une décompression totale en soulevant bien le talon des mains et un rapport temps de compression/temps de décompression égal à 1 [18, 17]. S'ajoute à cela le bon positionnement du secouriste : les mains placées au centre du thorax, les épaules à l'aplomb du sternum, le verrouillage des coudes.

Il est reconnu qu'un secouriste, même entraîné, perd 50 % de la qualité de cette manœuvre dans les deux premières minutes du fait de la fatigue progressive. Voilà pourquoi il est recommandé d'effectuer un turnover toutes les deux minutes.

Défibrillation

Dans 50 % des cas, la dégradation de la fibrillation ventriculaire en asystolie survient entre la 4e et la 8e minute [11]. On considère que la survie des patients diminue chaque minute de 7 à 10 % [6]. La défibrillation est donc prioritaire par rapport aux manœuvres de réanimation de base que sont le massage cardiaque externe et la ventilation assistée, dès que le diagnostic d'arrêt cardiaque est posé.

Les équipes médicalisées, telles que les SAMU en France, ont des délais d'intervention trop longs, proches de 10 à 12 minutes, pour une prise en charge optimale de la fibrillation ventriculaire. À l'hôpital, en dehors des services de réanimation, le délai d'intervention d'un médecin lors d'une mort subite est compris entre 5 et 10 minutes. Il apparaît donc clairement que les défibrillateurs doivent être confiés à des équipes de secouristes, formées aux techniques de réanimation et de défibrillation, avec des délais d'intervention idéalement inférieurs à 5 minutes. En intrahospitalier, les équipes soignantes des services de spécialité doivent également avoir cette formation et doivent pouvoir disposer, sur leur chariot d'urgence, d'un défibrillateur automatisé externe.

Un défibrillateur doit être capable de délivrer instantanément une énergie électrique permettant de dépolariser 75 % de la masse myocardique. L'onde électrique délivrée est, suivant les appareils, soit de type monophasique, soit de type biphasique. Une onde électrique biphasique permet de diminuer le seuil de défibrillation et de prolonger la période réfractaire protectrice. L'utilisation des défibrillateurs de type biphasique, d'efficacité et de sécurité comparables à des appareils de type monophasique, est maintenant recommandée par les instances internationales (classe IIa).

Afin de réduire l'impédance thoracique, il est conseillé de presser les palettes contre le thorax après les avoir enduites de gel ou les avoir posées sur des patchs adhésifs. Les électrodes à usage unique, prégélifiées, procurent une impédance légèrement plus élevée que les palettes enduites de gel, mais elles offrent davantage de sécurité pour le patient et pour l'opérateur. Chez les patients ayant une importante pilosité, un rasage rapide devra être effectué afin de réduire le risque d'arc électrique et de brûlure lors d'une défibrillation en milieu riche en oxygène.

Les électrodes doivent être placées sous la clavicule droite, à l'extérieur du bord droit du sternum et à l'extérieur du mamelon gauche sur la ligne médio-axillaire (V5 de l'ECG). Une autre alternative (disposition antéropostérieure) consiste à placer une électrode au niveau de l'apex cardiaque et à placer l'électrode dite « sternale » sous l'omoplate droite [12]. Il faut veiller à ce que les électrodes soient bien séparées et à l'absence de gel sur le thorax entre les électrodes avant de choquer. Le courant électrique suivrait alors un trajet superficiel le long de la paroi thoracique, évitant le myocarde. D'autre part, il y aurait risque d'arc électrique.

Chez des patients porteurs d'un stimulateur cardiaque ou d'un défibrillateur interne, les électrodes doivent être placées à distance de ces appareils car ils absorbent alors une partie de l'énergie électrique délivrée qui n'atteindra pas le myocarde, et ils risquent d'être endommagés. Les électrodes sont donc préférentiellement placées selon une disposition antéro-postérieure. Les défibrillateurs internes et les stimulateurs cardiaques doivent être contrôlés à l'issue d'une réanimation cardiopulmonaire.

Ventilation au ballon autoremplisseur à valve unidirectionnelle (BAVU)

Sur le plan théorique, la ventilation permet l'oxygénation du patient et devrait donc être assurée précocement. En pratique, le bouche-à-bouche ne doit plus être pratiqué. Il est reconnu que, dans les premières minutes, le geste fondamental est le massage cardiaque externe. Il doit être pratiqué en continu juste après l'appel des secours.

La ventilation d'un patient au moyen d'un BAVU est une technique de ventilation assistée non invasive qui ne doit être assurée que par du personnel formé. Le système masque-ballon autoremplisseur doit être relié à une source d'oxygène. L'utilisation d'un réservoir supplémentaire d'oxygène permet de délivrer d'importantes concentrations en oxygène de l'air insufflé.

Les recommandations internationales indiquent que le volume courant doit être compris entre 6 et 7 ml/kg, soit approximativement 300-500 ml. Ce volume doit être insufflé pendant une période de 2 secondes [18, 17]. Ces faibles volumes courants permettent de maintenir une pression œsophagienne inférieure à 20 cm d'eau et de prévenir l'insufflation d'air dans l'estomac, source de régurgitation et d'inhalation du contenu gastrique. En pratique, l'insufflation optimale est celle qui induit un début de soulèvement du thorax du patient.

Réanimation cardiopulmonaire spécialisée

Intubation orotrachéale

Elle permet de ventiler, de protéger les voies aériennes et d'aspirer les sécrétions trachéobronchiques. Aucune sédation n'est préalablement nécessaire à l'intubation du patient en arrêt cardiaque.

En dehors de l'arrêt cardiaque, la vérification de la bonne position de la sonde passe habituellement par la mesure du CO_2 expiré. Cependant, lors d'un arrêt cardiaque, le débit sanguin pulmonaire et le CO_2 venant du catabolisme cellulaire sont réduits. La pression partielle en CO_2 expiré est basse. La capnographie ne permet donc pas de différencier une intubation œsophagienne d'une intubation endotrachéale. Dans ce cas, un dispositif de détection œsophagienne peut alors être discriminant. Deux techniques utilisent la pression négative qui consiste à créer une dépression à l'extrémité proximale de la sonde d'intubation soit en tirant sur le piston d'une simple seringue de 60 ml à aspiration gastrique connectée à la sonde d'intubation soit en y adaptant une boule autogonflable (Tube-Check®, Ambu, Inc.) préalablement comprimée. Si la sonde d'intubation est en position œsophagienne, les parois souples se collabent et empêchent l'aspiration d'air dans la seringue ou le gonflement en moins de 4 secondes de la boule. En revanche, en cas d'intubation endotrachéale, les parois de la trachée, rigides ne peuvent pas se collaber, et l'aspiration d'air vers la seringue ou la boule est réalisée sans résistance.

Ventilation mécanique

Dès que le patient a été intubé, il peut être ventilé au moyen d'un respirateur. La fréquence ventilatoire est fondamentale et ne doit pas dépasser 10/min. Chez les patients ventilés par un respirateur, le massage cardiaque externe est réalisé selon un mode asynchrone, en continu alors qu'avant intubation le massage cardiaque externe et la ventilation sont synchrones (30 compressions pour deux insufflations).

Voies d'abord

En première intention, une voie d'abord périphérique doit être recherchée. Les veines céphaliques ou basiliques, au pli du coude et les veines jugulaires externes sont préférentiellement choisies. Cependant, lors de l'administration des médicaments par une voie veineuse périphérique, 1 à 2 minutes sont nécessaires à leur passage dans la circulation centrale. L'administration des médicaments nécessite des injections rapides en bolus. Afin d'accélérer l'administration du produit, la tubulure sera « rincée » par un bolus de 20 ml du soluté de perfusion et le bras du patient sera surélevé pendant 10 à 20 secondes [7]. Le soluté de perfusion utilisé est le sérum physiologique. Le sérum glucosé n'est pas indiqué dans le contexte d'ischémie, voire ici d'anoxie cérébrale. En effet, l'hyperglycémie aggrave le pronostic neurologique de ces patients. Ainsi, un patient victime d'un arrêt cardiaque et déjà perfusé avec du glucose se verra remplacer rapidement ce soluté par du sérum physiologique.

Si la voie veineuse périphérique est impossible, les recommandations internationales actuelles préconisent en deuxième attention la voie intra-osseuse. Elle nécessite un minimum d'apprentissage. Elle pourra se poser soit au niveau de la tête humérale, soit au niveau du plateau tibial. Il est indispensable que les personnels soient formés à la pose cette voie.

Thérapeutiques médicamenteuses

Adrénaline

Elle reste le médicament de première intention, quel que soit le rythme initial retrouvé chez un patient en arrêt cardiaque. Lors d'une réanimation cardiopulmonaire, les effets bénéfiques de l'adrénaline sont principalement dus à son action sur les récepteurs α-adrénergiques [24]. La stimulation de ces récepteurs vasoconstricteurs permet d'augmenter les pressions de perfusion ainsi que les débits sanguins myocardiques et cérébraux lors de la réanimation cardiopulmonaire [16]. L'administration de 1 mg d'adrénaline IV toutes les 3 à 5 minutes est recommandée. Des études récentes ont comparé les survies de groupes de patients qui recevaient de l'adrénaline et de groupes qui n'en recevaient pas [20]. Les résultats montrent que, sur le très court terme (retour à la circulation spontanée, taux de survie à l'arrivée à l'hôpital), le taux de survie est meilleur quand les patients recevaient de l'adrénaline. En revanche, il n'y avait pas de différence significative concernant le taux de survie à la sortie de l'hôpital. Malgré ces nouveaux résultats questionnant sur le rôle de l'adrénaline, celle-ci reste recommandée en première intention dès la pose d'une voie veineuse.

Amiodarone

Administrée par voie intraveineuse, elle est actuellement recommandée pour le traitement des arrêts cardiaques dus à une fibrillation ventriculaire ou à une tachycardie ventriculaire et réfractaires aux chocs électriques externes (classe IIb), en cas d'inefficacité de l'adrénaline. La dose initiale est de 300 mg dilués dans 20 à 30 ml de sérum salé isotonique et administrée rapidement. Une dose supplémentaire de 150 mg peut être donnée en cas de tachycardie ou de fibrillation ventriculaire réfractaire ou récidivante.

Magnésium

Des déficits sévères en magnésium peuvent être à l'origine d'arythmies cardiaques, d'insuffisance cardiaque et de mort subite. Du sulfate de magnésium, à une posologie comprise entre 1 et 2 g et dilué dans 50 à 100 ml de soluté glucosé à 5 %, est administré en 5 à 60 minutes. Une administration continue à la posologie de 0,5 à 1 g/heure peut être poursuivie. Les seules indications de l'administration de sulfate de magnésium lors d'un arrêt cardiaque sont une hypomagnésémie (classe IIb) documentée ou une torsade de pointes.

Alcalinisants

Une ventilation alvéolaire correcte est essentielle au contrôle de l'équilibre acidobasique au cours de l'arrêt cardiaque et de la réanimation post-récupération. L'hyperventilation corrige l'acidose par l'expiration de dioxyde de carbone qui diffuse librement au niveau des membranes cellulaires. Ainsi, en cas d'acidose avec hypercapnie, l'administration de bicarbonates est inutile, voire dangereuse (classe III). L'administration de bicarbonates est indiquée dans certaines circonstances (classe I) : une acidose métabolique préexistante, une hyperkaliémie et une intoxication aux antidépresseurs tricycliques ou aux barbituriques. Après un arrêt cardiaque prolongé ou une réanimation cardiopulmonaire de longue durée, l'administration de bicarbonates peut être bénéfique. Cependant, son administration doit être seulement envisagée lorsque la défibrillation, le massage cardiaque externe, l'intubation, la ventilation et une thérapeutique cardiotonique s'avèrent inefficaces. La dose initiale est de 1 mEq/kg.

Autres traitements

Calcium

Lors d'une hyperkaliémie et d'une hypocalcémie consécutives à des transfusions sanguines importantes ou lors d'une intoxication par les inhibiteurs calciques, l'administration de calcium est probablement justifiée (classe IIb). La dose est de 2 à 4 mg/kg toutes les 10 minutes.

Thrombolytiques

Les thrombolytiques sont indiqués en cas de forte suspicion d'embolie pulmonaire ou de syndrome coronarien aigu [3]. Ils peuvent être administrés soit juste après récupération hémodynamique, soit même pendant la réanimation cardiopulmonaire. Dans ce dernier cas, ils impliqueront de continuer la réanimation pendant au moins 60 minutes, délai d'action habituel de ces médicaments.

Monitoring de la réanimation cardiopulmonaire

Monitoring de la qualité du massage cardiaque externe

Comme déjà énoncé, le massage cardiaque externe est l'élément majeur de toute réanimation cardiopulmonaire. Sa pratique doit se rapprocher de l'excellence [4]. Cependant, même si les secouristes doivent se relayer toutes les 2 minutes au maximum, il est difficile de tenir le rythme de la fréquence optimale de compression, d'avoir en permanence une force de dépression sternale suffisante et de provoquer une relaxation maximale du thorax lors de la décompression pour optimiser la diastole.

Les partenaires industriels construisent maintenant des appareils permettant d'aider à optimiser la qualité du massage cardiaque en visualisant sur un écran et de façon continue les niveaux de compression et de décompression ainsi que la fréquence, le tout par l'intermédiaire d'un accéléromètre. Ces appareils seront indispensables dans les années à venir. Ce sont des modules, soit spécifiques, soit le plus souvent reliés aux défibrillateurs.

Monitoring hémodynamique

CO_2 expiré

La capnométrie a un intérêt thérapeutique et pronostique au cours d'une réanimation cardiopulmonaire. La pression de CO_2 mesurée en fin d'expiration ($PETCO_2$) est directement corrélée au débit sanguin systémique, reflet de l'efficacité du massage cardiaque externe. La reprise d'une activité cardiaque spontanée s'accompagne d'une augmentation importante de la $PETCO_2$. La mesure continue de la $PETCO_2$ est une aide à la poursuite ou à l'arrêt d'une réanimation cardiopulmonaire. Levine a montré qu'une $PETCO_2$ inférieure à 10 mmHg pendant les 20 minutes de la réanimation avait une valeur très péjorative qui pouvait être un argument pour l'arrêt de la réanimation [15].

Ainsi la mesure permanente de la capnométrie permet-elle d'apprécier l'efficacité du massage cardiaque externe, d'alerter sur l'état de fatigue du secouriste comprimant le thorax et de donner une idée assez précise du proche retour à une circulation spontanée ou au contraire du moment de l'arrêt de la réanimation.

Monitoring invasif de la pression artérielle

Le monitoring invasif, après la pose d'un cathéter artériel radial ou fémoral, permet de mesurer la pression de perfusion coronaire qui est l'un des meilleurs déterminants d'une récupération d'une activité cardiaque spontanée [21]. Une valeur seuil de pression de perfusion coronaire de 15 mmHg, correspondant à une pression diastolique aortique de 30 à 40 mmHg, permet d'assurer un débit myocardique suffisant pendant la réanimation cardiopulmonaire.

Arrêter une réanimation cardiopulmonaire

La décision médicale d'arrêt des manœuvres de réanimation doit prendre en compte les causes et les circonstances de l'arrêt cardiaque, les antécédents et les pathologies préexistantes, une asystolie d'une durée de 30 minutes résistante à une réanimation bien conduite, l'absence de facteur de protection cérébrale. Cette décision est multifactorielle et à prendre au cas par cas. On peut cependant considérer qu'après 20 à 30 minutes de réanimation bien conduite et sans signe d'évolution favorable (augmentation significative de l'$ETCO_2$, épisodes de récupérations transitoires...), il soit raisonnable d'arrêter.

En revanche, un patient jeune ou des situations telles qu'une hypothermie profonde, une noyade, une intoxication médicamenteuse, un trouble ionique, un patient sous anesthésie générale sont de bon pronostic et doivent encourager la pratique d'une réanimation prolongée. En milieu extrahospitalier, le massage cardiaque externe continu peut être facilité par la mise en place de machines à masser (Autopulse®, Lucas®) qui pourront continuer à maintenir des compressions thoraciques de qualité et permettre ainsi d'aller jusqu'à la coronographie, en réanimation pour une circulation extracorporelle ou même en salle de réveil pour un don d'organe.

Algorithmes

En pratique, il existe deux algorithmes fondamentaux que chacun doit retenir. Ils sont résumés dans les figures S08-P01-C09-1 et S08-P01-C09-2.

Concernant la réanimation de base (*voir* Figure S08-P01-C09-1), l'essentiel tient au diagnostic simple de l'arrêt cardiaque fondé sur

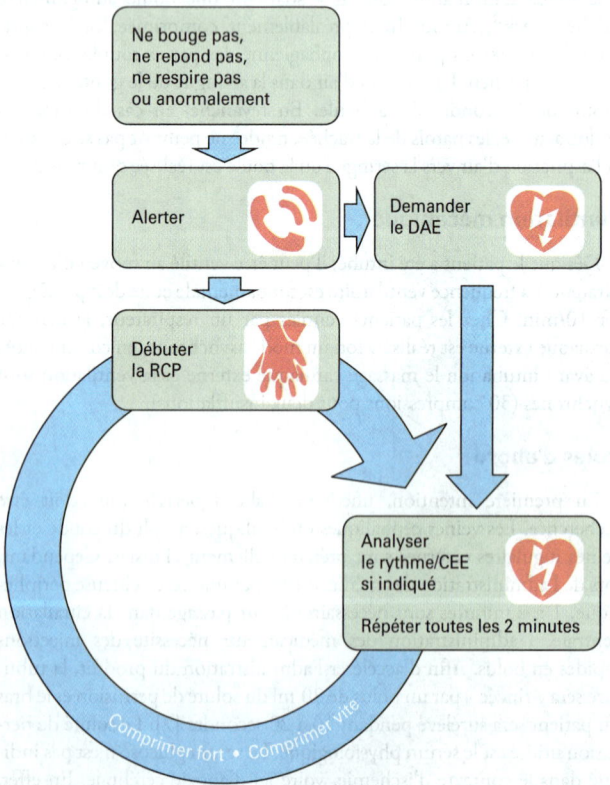

Figure S08-P01-C09-1 Algorithme de réanimation cardiopulmonaire de base. CEE : choc électrique externe ; DAE : défibrillateur automatisé externe ; RCP : réanimation cardiopulmonaire.

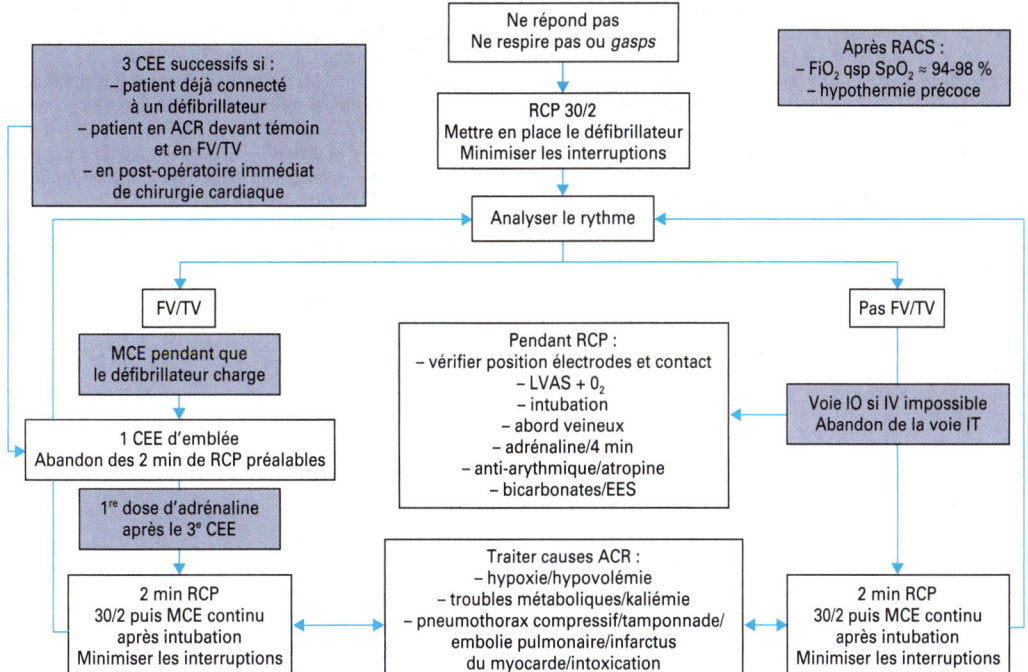

Figure S08-P01-C09-2 Algorithme de réanimation cardiopulmonaire spécialisée. ACR : arrêt cardiorespiratoire ; CEE : choc électrique externe ; EES : entraînement extrasystolique ; FiO$_2$: fraction inspirée en oxygène ; FV : fibrillation ventriculaire ; IO : intra-osseuse ; IT : intrathécale ; IV : intraveineuse ; LVAS : libération des voies aériennes supérieures ; MCE : massage cardiaque externe ; RACS : reprise d'activité cardiaque spontanée ; RCP : réanimation cardiopulmonaire ; TV : tachycardie ventriculaire ; SpO$_2$: saturation pulsée en oxygène.

l'absence de mouvement, l'absence de respiration ou respiration très anormale (*gasp*). L'alerte doit intervenir immédiatement ainsi que le massage cardiaque externe qui peut se faire en continu pendant les premières minutes. Scoper le patient n'a pas d'intérêt en première intention. Il faut appliquer dès que possible les électrodes du défibrillateur automatisé externe afin de choquer une éventuelle fibrillation ventriculaire. La voie veineuse est périphérique ou intra-osseuse en deuxième intention avec comme soluté du sérum physiologique. L'adrénaline doit être préparée non diluée (1 mg/ml). La ventilation pourra être assurée dans un deuxième temps au ballon avec une alternance de 30 compressions pour 2 insufflations.

À l'arrivée du médecin (réanimation spécialisée, *voir* Figure S08-P01-C09-2), l'adrénaline sera administrée toutes les 4 minutes à raison de 1 mg dans le cas d'une asystolie ou d'une activité électrique sans pouls. En cas de fibrillation ventriculaire, le deuxième médicament sera l'amiodarone. Après intubation, la fréquence d'insufflations ne dépassera pas 10 par minute. Le massage cardiaque externe sera continué de façon continue.

Conclusion

La recherche concernant la réanimation de l'arrêt cardiaque reste toujours aussi riche. L'évolution des recommandations internationales se concentre de plus en plus sur l'intérêt du maintien d'une bonne hémodynamique passant par la qualité du massage cardiaque externe. La formation à la réanimation cardiopulmonaire doit être accentuée tant pour le grand public que pour les équipes de secours médicalisés ainsi que pour le personnel médical et paramédical intrahospitalier. L'apprentissage par simulation basse fidélité (massage cardiaque externe, ventilation ballon-masque, intubation, défibrillation) et haute fidélité (entraînement des équipes pour déterminer le rôle de chacun) est un paramètre fondamental dans l'aide à l'amélioration du pronostic.

Bibliographie

1. Aliot E. Epidémiologie et problèmes posés par la mort subite cardiaque. *In* : S Levy. Mort subite cardiaque. Marseille, DGDL, 1995 : 15-29.
2. BLS warking party of the European Resuscitation Council. Guidelines for basic life support. Resuscitation, 1992, *24* : 103-110.
3. Böttiger BW, Martin E. Thrombolytic therapy during cardiopulmonary resuscitation and the role of coagulation activation after cardiac arrest. Curr Opin Crit Care, 2001, *7* : 176-183.
4. Crowe C, Bobrow BJ, Vadeboncoeur TF et al. Measuring and improving cardiopulmonary resuscitation quality inside the emergency department. Resuscitation, 2015, *93* : 8-13.
5. Cummins RO, Chamberlain DA, Abramson NS et al. Recommended guidelines for uniform reporting of data from out-of-hospital cardiac arrest : the Utstein Style. Circulation, 1991, *84* : 960-75.
6. Cummins RO. From concept to standard-of-care ? Review of the clinical experience with automated external defibrillators. An Emerg Med, 1989, *18* : 1269-1275.
7. Emerman CL, Pinchak AC, Hancock D, Hagen JF. Effect of injection site on circulation times during cardiac arrest [see comments]. Crit Care Med, 1988, *16* : 1138-1141.
8. Gueugniaud PY, Mols P, Goldstein P et al. A comparison of repeated high doses and repeated standard doses of epinephrine for cardiac arrest outside the hospital. N Engl J Med, 1998, *339* : 1595-1601.
9. Guidelines for cardiopulmonary resuscitation and emergency cardiac care : recommandations of the 1992 national conference. JAMA, 1992, *268* : 2172-2302.
10. Hallstrom A, Cobb L, Johnson E, Copass M. Cardiopulmonary resuscitation by chest compression alone or with mouth- to-mouth ventilation. N Engl J Med, 2000, *342* : 1546-1553.
11. Herlitz J, Ekstrom L, Wennerblom B et al. Type of arrhythmia at EMS arrival on scene in out-of-hospital cardiac arrest in relation to interval from collapse and whether a bystander initiated CPR. Am J Emerg Med, 1996, *14* : 119-123.
12. Kerber RE, Jensen SR, Graysel J et al. Elective cardioversion : influence of paddle-electrode location and size on success rates and energy requirements. N Engl J Med, 1981, *305* : 658-662.

13. Lambert Y, Cantineau JP, Merckx P. Epidémiologie de l'arrêt circulatoire et de la mort subite. *In* : JM Desmonts, F Lemaire, J Marty, B Schlemmer. L'arrêt circulatoire. Paris, Masson, 1995 : 3-12.
14. Leclerc J, Charre S, Joly R et al. L'arrêt cardiaque extrahospitalier : étude épidémiologique menée par le SAMU régional de Lille selon le style d'Utstein. JEUR, 1997, *10* : 20-26.
15. Levine RL, Wayne MA, Miller CC. End-tidal carbon dioxide and outcome of out-of-hospital cardiac arrest. N Engl J Med, 1997, *337* : 301-306.
16. Michael JR, Guerci AD, Koehler RC et al. Mechanisms by which epinephrine augments cerebral and myocardial perfusion during cardiopulmonary resuscitation in dogs. Circulation, 1984, *78* : 822-835.
17. Monsieurs KG, Nolan JP, Bossaert LL et al. European Resuscitation Council guidelines for resuscitation 2015 : section 1. Executive summary. Resuscitation, 2015, *95* : 1-80.
18. Neumar RW, Shuster M, Callaway CW et al. Part 1 : executive summary 2015. American Heart Association guidelines update for resuscitation and emergency cardiovascular care. Circulation, 2015, *132* (*Suppl. 2*) : S315-S367.
19. Nichol G, Hallstrom AP, Kerber R et al. American Heart Association report on the second public access defibrillation conference, April 17-19, 1997. Circulation, 1998, *97* : 1309-1314.
20. Olasveengen TM, Sunde K, Brunborg C et al. Intravenous drug administration during out-of-hospital cardiac arrest : a randomized trial. JAMA, 2009, *302* : 2222-2229.
21. Paradis NA, Martin GB, Rivers EP et al. Coronary perfusion pressure and the return of spontaneous circulation in human cardiopulmonary resuscitation. JAMA, 1990, *263* : 1106-1113.
22. Plaisance P, Lurie KG, Vicaut E et al. A comparison of standard cardiopulmonary resuscitation and active compression-decompression resuscitation for out-of-hospital cardiac arrest. French active compression-decompression cardiopulmonary resuscitation study group. N Engl J Med, 1999, *341* : 569-575.
23. Valenzuela TD, Roe DJ, Nichol G et al. Outcomes of rapid defibrillation by security officers after cardiac arrest in casinos. N Engl J Med, 2000, *343* : 1206-1209.
24. Yakaitis RW, Otto CW, Blitt CD. Relative importance of alpha and beta adrenergic receptors during resuscitation. Crit Care Med 1979, *7* : 293-6.

Chapitre S08-P01-C10

Toxicomanie et addictions aux urgences

Arnaud Plat et Sophie Kalamarides

Les dernières évaluations françaises en population générale confirment un niveau de consommation de substances psychoactives (SPA) significatif [2]. Il est, pour des raisons méthodologiques, difficile de comparer les chiffres actuels avec les consommations d'il y a 20 ou 30 ans ou de celles des pays limitrophes. Il paraît plus judicieux d'en constater l'importance et la relative stabilité malgré les campagnes de prévention, le niveau de dommages que ces consommations provoquent et les solutions sanitaires, politiques et sociales pour en limiter les risques et dommages.

Les services d'accueil des urgences (SAU) sont un lieu réputé de rencontre des usagers de substances psychoactives, à la fois pour des raisons médicales évidentes (intoxication, sevrage « sauvage », complications médicochirurgicales ou des consommations), psychiatriques (tentatives de suicide, troubles du comportement, demandes d'aide) et sociales (précarité, lieu de soin réputé « gratuit », difficultés ou obstacles sociaux d'accès à la filière de soins ambulatoires).

Bien que la présence des usagers de substances psychoactives au sein d'un SAU soit théoriquement indiscutable, elle a mauvaise réputation auprès des soignants qui se sont destinés à travailler aux urgences. Le « comportement auto-infligé » qui génère un trouble urgent peut provoquer l'agacement et des contre-attitudes avec un gradient d'acceptation indiscutable de la part des soignants : la douleur thoracique du grand fumeur est mieux acceptée que le trouble du comportement provoqué par une intoxication alcoolique aiguë (IEA). L'intoxication alcoolique aiguë et sa prise en charge usuelle au SAU illustrent de manière caricaturale ce mélange d'accueil brutal et culpabilisant et d'intérêt médical limité qui favorise la sortie rapide du patient et/ou sa fugue.

Parallèlement, les professionnels de l'addictologie ont relevé depuis longtemps que les SAU étaient un lieu de rencontre possible avec les usagers à problèmes, à la fois au début de leur trajectoire avec les substances psychoactives (première ivresse, premiers traumatismes sous substances psychoactives, premier *bad trip*, première tentative de suicide) ou plus tard alors que la dépendance est installée (syndrome de sevrage à l'alcool, aux opiacés, décompensation somatique, overdose, demande de soins...). Un entretien bref et structuré centré sur la consommation, par un soignant formé, avec l'usager a démontré son efficacité en influençant favorablement la consommation des usagers à court et moyen termes [8].

Les enjeux que nous proposons d'exposer ici, sont de plusieurs ordres :
– connaître le type d'usagers de substances psychoactives rencontrés au SAU ;
– connaître les substances psychoactives les plus fréquemment impliquées actuellement dans le motif d'admission au SAU ;
– connaître les techniques de repérage de l'usage à problèmes de substances psychoactives ;
– connaître la place des urgentistes et des équipes de liaison en addictologie dans l'orientation des usagers à problèmes ;
– un inventaire non exhaustif des problématiques non consensuelles.

Différents types d'usagers

Non-consommateurs

Parmi eux, certains présentent des complications de leur usage passé (hépatopathie, infection virale chronique) et/ou une potentielle vulnérabilité concernant certains traitements (benzodiazépines, opiacés). Ceux qui déclarent être en rémission récente de leur dépendance peuvent être mis en difficultés par leur séjour aux urgences pour un problème de santé intercurrent.

On peut inclure dans cette catégorie les patients stabilisés sous traitements de substitution aux opiacés (TSO) (buprénorphine ou méthadone), bien qu'ils doivent faire l'objet de précaution particulière [5].

Usagers sans problème

Ils déclarent des consommations de substances psychoactives (licites ou non) mais déclarent ne pas avoir de difficultés. Leur venue au SAU est sans lien avec cette consommation.

Usagers à problèmes

Ils déclarent ou présentent dès leur arrivée des antécédents de passages itératifs au SAU et/ou des problèmes liés à leur consommation. Le motif de passage au SAU peut ne pas être en lien avec le problème de consommation (ou ne pas être évident à l'examen d'entrée du patient). Parmi les usagers à problèmes, il existe un sous-groupe spécifique mais non majoritaire, les patients dépendants : à l'alcool (alcoolo-dépendants), aux substances illicites (réunis sous le terme générique et de plus en plus abandonné de *toxicomanes*), aux opiacés (héroïne, médicaments à base de morphine ou codéine ou tramadol), aux psychostimulants (cocaïne, amphétamines, MDMA...), au cannabis, aux benzodiazépines ou apparentés, aux drogues de synthèse (GHB/GBL, cathinones...). Enfin, parmi les dépendants, certains d'entre eux peuvent présenter des effets secondaires sévères du traitement de leur dépendance (traitement de substitution aux opiacés, traitement antabuse...).

Cette classification n'est pas facilement applicable, car les déclarations des patients sont soit :
– absentes (le plus souvent le statut tabagique est renseigné. Cela est moins fréquent pour les autres substances psychoactives dont l'alcool, car questionner sur l'usage de substances psychoactives est considéré par les soignants comme stigmatisant). Parfois, le patient est d'emblée suspecté d'être consommateur sur des arguments le plus souvent très subjectifs et discutables. Il est fréquent dans ce cas de figure que le patient ne soit pas interrogé sur le sujet ;
– présentes mais remises en cause car il existe une tendance à la sous-estimation des dommages chez les consommateurs (en lien avec la stigmatisation des consommateurs à problèmes de substances psychoactives). Cette sous-estimation qui est résumée sous le terme *déni*, est très influencée par la manière dont les soignants s'entretiennent avec les patients.

Urgences médicales

Substances psychoactives et motifs de séjour au SAU

Pour mieux appréhender le risque aigu de l'usage des drogues, on peut se référer à l'une des classifications de dangerosité des drogues, qui mesurent leur facteur de sécurité (autrement dit le rapport entre la dose létale et la dose « efficiente » pour une substance donnée) [4].

Tabac

Il n'est jamais un motif de venue au SAU, mais indirectement par les complications du tabagisme chronique (principalement les décompensations aiguës des pathologies respiratoires ou cardiovasculaires). Par ailleurs, la prévalence des tabaco-dépendants au SAU est importante et soulève la question d'un traitement de substitution ou d'une attention régulière si le patient est hospitalisé afin de prévenir les symptômes du syndrome de sevrage tabagique (agitation, nervosité, anxiété…) pouvant nuire à la relation soignant-soigné et aux soins. Enfin, le syndrome de sevrage tabagique est exceptionnellement un motif d'admission aux urgences (anxiété, symptomatologie dépressive) et relève le plus souvent d'un simple avis psychiatrique et/ou addictologique.

Alcool

Le produit est la première substance psychoactive représentée au SAU, pour :
– motif premier d'admission : il s'agit alors de l'intoxication éthylique aiguë qui est habituellement compliquée ou inquiétante pour l'usager, son entourage, les secours ou les forces de police ;
– une complication de l'usage aigu (accident de la voie publique, traumatologie, psychiatrique, médecine du travail, présentation par les forces de l'ordre pour un certificat de non-admission), de l'usage chronique excessif (neurologique, hépato-gastro-entérologique, psychiatrique, socioprofessionnelle) ;
– une demande d'aide chez un patient alcoolo-dépendant ;
– une complication de l'arrêt brutal de la consommation d'alcool chez l'alcoolo-dépendant : le syndrome de sevrage très désagréable ou anxiogène (dénommé régulièrement « prédelirium tremens »), la crise convulsive généralisée, le delirium tremens ou l'encéphalopathie de Gayet-Wernicke. Le syndrome de sevrage d'alcool est le syndrome de sevrage en substance psychoactive qui peut se compliquer d'un décès en l'absence de traitement. La surveillance régulière du score de sevrage alcoolique (Cushman) (Tableau S08-P01-C10-I) et la connaissance de l'existence ou non d'antécédents d'accidents de sevrage permet la prévention de ses complications par l'installation au calme, à l'abri de tous stimuli lumineux et sonores du patient et l'instauration d'un traitement par benzodiazépine, en cas de besoin associé à une bonne hydratation, et une vitaminothérapie B_1-B_6 systématique per os, ou en perfusion si nécessaire [14]. Il n'existe aucun consensus mais le protocole suivant est largement répandu en France (« traitement préventif du syndrome de sevrage alcoolique sévère ») [13].

Traitement de base

Pour tous les malades qui présentent des éléments en faveur d'un syndrome d'alcoolo-dépendance, le traitement dit « de base » consiste en :
– hydratation : à la demande, c'est-à-dire selon la soif du malade. Éviter de prescrire systématiquement de trop grandes quantités d'eau, cause non exceptionnelle d'hyponatrémie iatrogène et/ou d'œdème aigu du poumon. Pas de perfusion sauf nécessité avérée ; éviter les glucosés si possible ;
– vitamines B_1 (1 000 mg/j) + B_6 (500 mg/j) + PP (500 mg/j) : per os pendant la durée de l'hospitalisation.

Si le score de sevrage à l'arrivée est inférieur à 8

• Cas 1 : en l'absence d'antécédents de crise convulsive généralisée, de delirium tremens, traitement de base pendant 6 jours :
– réévaluer le score de sevrage toutes les 6 heures pendant les trois premiers jours ;
– passer au traitement de charge si le score est supérieur ou égal à 8.
• Cas 2 : antécédent de crise convulsive généralisée ou de delirium tremens ou crise convulsive généralisée constatée (l'index de sevrage est faussement diminué par la sédation post-critique), traitement dit d'entretien et surveillance : diazépam 10 mg per os (Tableau S08-P01-C10-II).

Tableau S08-P01-C10-II Traitement d'entretien.

Jours	Posologie
J0	1 cp toutes les 4 heures
J1	1 cp toutes les 6 heures
J2	1 cp toutes les 8 heures
J3	1 cp toutes les 12 heures
J4	1 cp le soir
J5	Arrêt

Si le score de sevrage à l'arrivée est supérieur ou égal à 8 ou évolution

• Traitement immédiat dit « de charge » et surveillance : diazépam 10 mg per os : 60 mg en 6 heures (Tableau S08-P01-C10-III) :
– si, à H6, l'index est inférieur à 8 : traitement « d'entretien », systématique (+++), même si l'état du malade est très amélioré ;

Tableau S08-P01-C10-III Traitement de charge.

H	Posologie
H0	1 cp
H1	1 cp (sauf si endormissement)
H2	1 cp (sauf si endormissement)
H3	1 cp (sauf si endormissement)
H4	1 cp (sauf si endormissement)
H5	1 cp (sauf si endormissement)
H6	1 cp (sauf si endormissement)

Tableau S08-P01-C10-I Score de Cushman.

	0	1	2	3
Pouls (/min)	< 80	81-100	101-120	> 120
Pression artérielle systolique (mmHg)	< 135	136-145	146-155	> 155
Fréquence respiratoire (cycles/min)	< 16	16-25	26-35	> 35
Tremblements	0	De la main en extension	Tout le membre supérieur	Généralisés
Sueurs	0	Paumes	Paumes et front	Généralisées
Agitation	0	Discrète	Généralisée/ contrôlable	Généralisée/ incontrôlable
Troubles sensoriels	0	Gêne par bruit ou lumière prurit	Hallucinations critiquées	Hallucinations non critiquées

Score : 1-7 : intensité minime ; 8-14 : intensité moyenne ; 15-51 : intensité sévère.

– si, à H6, l'index est toujours supérieur ou égal à 8 : poursuivre le traitement de charge avec surveillance du score/heure. Attention (+++) : score toutes les heures et transfert en réanimation si le score est supérieur ou égal à 15.

Médicaments psychotropes (en dehors des opiacés)

Parmi les médicaments en cause dans les motifs de venue, la famille des benzodiazépines est représentée, en particulier dans le cadre de l'intoxication médicamenteuse volontaire, plus ou moins associée à la prise d'alcool. Parmi eux, il existe des consommateurs réguliers qui sont à risque de développer une dépendance.

En cas de rupture d'approvisionnement, les patients dépendants aux benzodiazépines ou hypnotiques peuvent se présenter au SAU pour des symptômes de sevrage désagréables (anxiété, nervosité, demande d'aide) ou des accidents de sevrage (crise d'angoisse, épilepsie de sevrage) qui peuvent engager le pronostic vital des patients.

En cas d'hospitalisation, une attention toute particulière est à porter aux patients consommant régulièrement des anxiolytiques et tout particulièrement chez les personnes âgées (un syndrome de sevrage sévère peut survenir sans qu'il y ait mésusage) et les patients présentant une autre dépendance aux substances psychoactives (alcool, cocaïne, opiacés), compte tenu de la fréquence du mésusage des benzodiazépines au sein de cette population.

Cannabis

Il est rare que le motif de consultation soit directement lié à son usage car le plus souvent fumé, il peut provoquer selon la teneur en tétrahydrocannabinol (THC), des manifestations neurologiques centrales bénignes, connues et recherchées des utilisateurs comprenant une euphorie, une somnolence avec distorsion des images et des couleurs, voire des hallucinations. Dans de rares cas, l'intoxication aiguë peut se compliquer d'un syndrome anxieux désagréable et/ou d'une sensation de dépersonnalisation. Ces symptômes inquiétants surviennent plus fréquemment chez des expérimentateurs et/ou de manière accidentelle (absorption d'une préparation à base de cannabis type *space-cake*).

Cocaïne

Les usagers de cocaïne (sous forme de chlorhydrate-poudre ou sous forme base-cristaux/cailloux/crack), peuvent être rencontrés au SAU en lien avec une consommation ponctuelle et d'emblée compliquée et/ou en lien avec une dépendance plus ou moins sévère et décompensée :

– les complications somatiques : elles sont principalement représentées par les atteintes cardiovasculaires : il s'agit de l'infarctus du myocarde compliquant une vasoconstriction diffuse de la microcirculation coronaire sur coronaires saines et des accidents vasculaires cérébraux (hémorragiques ou ischémiques) favorisés par une hypertension artérielle (HTA) induite par la cocaïne. La consommation de cocaïne peut provoquer des convulsions de type tonico-cloniques généralisées. Ces complications peuvent survenir chez un primo-usager [6] ;

– les complications psychiatriques : dans les heures qui suivent la prise de cocaïne, en plus d'une agitation psychomotrice sur un mode proche de l'état maniaque, peuvent apparaître des troubles délirants sous la forme d'épisodes psychotiques avec hallucinations auditives, visuelles et sensorielles. Cette paranoïa induite par la cocaïne peut être accompagnée d'un syndrome de recherche compulsive du produit, plus particulièrement chez les usagers de crack.

Il existe par ailleurs un risque accru de suicide au sein de la population des dépendants à la cocaïne [10].

Il n'y a pas à proprement parler d'overdose (comme avec les opiacés), mais plutôt des accidents vasculaires cérébraux consécutifs à des prises massives de cocaïne, quel que soit le mode de consommation (sniffé, fumé, injecté) et/ou des associations à d'autres substances psychoactives (alcool, héroïne, amphétamines...).

Il existe des accidents sévères qui peuvent être liés aux produits de coupe [7].

Ecstasy (MDMA)

Fortement répandu dans le milieu festif, l'ecstasy est vendu sous forme de comprimé ; la forme poudre est appelée MDMA. Appartenant au groupe des psychostimulants de synthèse, l'ecstasy est consommé pour ses propriétés sérotoninergiques : il dissipe les sensations de fatigue et de faim, avec un sentiment d'euphorie et d'hyperconcentration, de confiance en soi, et facilite contacts et communication.

Au-delà de ces effets dopants, il existe des complications graves liées à l'usage, même ponctuel, qui correspondent à un syndrome sérotoninergique : hyperthermie, convulsions, HTA, coagulation intravasculaire disséminée (CIVD), rhabdomyolyse, hépatite toxique. Des symptômes mineurs liés à l'intoxication (au cours de l'intoxication ou au décours-« descente ») peuvent conduite des usagers non expérimentés à consulter aux urgences (céphalées, vertiges, tremblements, engourdissement, trismus, insomnie et fatigue intense).

Il existe, comme pour tous les produits de la famille des amphétamines, un risque de dépendance, essentiellement psychologique, qui ne fait qu'exceptionnellement l'objet de demande d'aide ou de soin en urgence au SAU.

Héroïne et autres opiacés

En parallèle de l'effondrement du marché et de la disponibilité de l'héroïne à la fin des années 1990 (et son retour relatif depuis la seconde partie des années 2000), le « marché parallèle » des médicaments opiacés s'est développé avec le niveau de prescription de traitement de substitution aux opiacés (buprénorphine et méthadone). À l'instar (mais de manière retardée) des pays anglo-saxons, on observe un accroissement de la prescription de traitement antalgique par opiacés pour des douleurs chroniques non cancéreuses, qui est à l'origine de dépendances médicamenteuses « iatrogènes » ainsi qu'une diffusion et disponibilité accrue en population générale des médicaments opiacés (fentanyl, oxycodone, tramadol...) [3]. Les modes de consommation sont actuellement plus diversifiés qu'auparavant : injecté, sniffé, fumé, par voie orale, par voie rectale.

Les modes de venue des usagers d'opiacés au SAU sont multiples :

• La surdose ou overdose qui peut être liée à la consommation d'un opiacé (voire d'un traitement de substitution aux opiacés). C'est une affection grave, cause de mortalité importante justifiant une prise en charge immédiate et des gestes de réanimation ventilatoire. Le coma, la dépression respiratoire et le myosis forment la triade de l'intoxication aiguë aux opiacés. Le traitement associé agit par antagonisme compétitif (naloxone, Narcan®) en déplaçant les molécules d'opiacés de leurs récepteurs. Il existe souvent d'autres substances psychoactives associées. Depuis peu (2016), la naloxone en spray (Nalscue®) est diffusée au sein de la communauté des usagers d'opiacés via les centres de soins spécialisés ou les services d'addictologie hospitaliers. Ce traitement administré par un tiers qui suspecte une overdose, aux effets limités dans le temps, impose la poursuite du traitement par voie intraveineuse et une surveillance médicale.

• Le syndrome de manque aux opiacés assez caractéristique : cette situation devenue rare témoigne potentiellement de plusieurs conditions :

– un défaut d'approvisionnement en opiacés par le réseau habituel de l'usager. Il peut s'agir d'un authentique défaut de continuité de soins du réseau médicosocial en addictologie habituel comme d'une difficulté sociale préoccupante (perte de logement, vol du traitement de substitution aux opiacés, sortie d'incarcération...) ;

– la découverte d'un syndrome de dépendance chez un usager consommateur régulier quotidien excessif (tel que la codéine) ;

– une « urgence cachée » (somatique, psychiatrique ou sociale).

• Des complications somatiques de l'injection (abcès, sepsis, endocardites, atteintes ostéo-articulaires…), psychiatriques (décompensation, troubles anxieux…).

• Un dépendant aux opiacés (sous traitement de substitution aux opiacés ou non) venant aux urgences pour un problème intercurrent.

• Une crise douloureuse pour un patient traité au long cours pour des douleurs chroniques non cancéreuses (type pancréatite chronique, fibromyalgie, drépanocytose) avec suspicion de dépendance.

Nouveaux produits de synthèse

Sous ce terme, on regroupe depuis la fin des années 2000, des produits qui imitent les substances psychoactives illicites « historiques » (amphétamines, MDMA, cannabis…), dont le développement, le commerce et la durée de vie dans la sphère des substances psychoactives sont fortement liés à l'Internet, aux modifications des législations et à la réputation des produits (dangerosité, effets des produits, prix…). La consommation ponctuelle et/ou régulière de ces nouveaux produits de synthèse peut se compliquer et faire l'objet d'une prise en charge en urgence, d'autant que les usagers maîtrisent peu ou pas les effets de ces nouvelles substances psychoactives.

Au début des années 2010, on pouvait répartir grossièrement les nouveaux produits de synthèse ainsi [9] :

– les phénéthylamines : proches des amphétamines, possédant des propriétés stimulantes, empathogènes et plus ou moins hallucinogènes ;

– les cathinones, dont la méphédrone (*bath salts*) : la cathinone est, à l'origine, une substance naturelle psychoactive contenue dans la feuille de khat. Elles sont très associées à certaines pratiques sexuelles, souvent par voie IV (*SLAM*), et leur utilisation même ponctuelle peut être à l'origine de troubles somatiques graves (neurologiques, cardiologiques), psychiatriques (délire, crise d'angoisse) et *craving* d'apparition sévère ;

– les pipérazines : elles ont pour chef de file la BZP (benzylpipérazine) et la mCPP. La BZP est un stimulant proche des phénéthylamines ;

– les tryptamines : la DMT (diméthyltryptamine), principale molécule de cette famille, est un hallucinogène naturel puissant à faible durée d'action. Elle est notamment présente dans l'ayahuasca, plante utilisée dans la médecine chamanique, essentiellement au Pérou ;

– les cannabinoïdes de synthèse : ce sont des molécules synthétiques qui imitent les effets du cannabis (d'où le terme également employé d'agonistes cannabinoïdes), en se fixant sur les mêmes récepteurs que le THC, mais provoquant des effets aigus plus puissants que le cannabis ;

– d'autres substances psychoactives utilisées : un analogue de la kétamine (la méthoxétamine), des dérivés psychoactifs de la cocaïne comme la pFBT (4-fluorotropacocaïne) ainsi que des opioïdes comme, par exemple, le dextrométhorphane et l'ODT, proche du tramadol.

GABAergiques

Baclofène

Myorelaxant longtemps utilisé en neurologie, le baclofène a vu son utilisation se développer à partir du récit d'un alcoolo-dépendant qui s'est autoprescrit à doses élevées ce GABAergique avec la disparition du *craving*, symptôme commun à toutes les addictions. Le traitement a fait l'objet d'une expérimentation in vivo sauvage avec des résultats controversés. Compte tenu d'une grande variabilité pharmacologique interindividuelle, l'association régulière à la consommation d'alcool et à d'autres médicaments psychotropes, il existe des risques de malaise avec chute, convulsions, et de mort inexpliquée (à partir de 75 mg/j et surtout au-dessus de 180 mg/j) [8].

GHB (ou GBL, son précurseur)

Anesthésiant connu sous le nom de gamma-OH, il est utilisé dans le milieu festif pour ses propriétés empathogène et entactogène. L'association à l'alcool chez des usagers non avertis peut provoquer des malaises graves avec coma. Par ailleurs, l'usage quotidien et non contrôlé peut être très addictif avec le développement d'un syndrome de dépendance sévère avec des symptômes (et un traitement) identiques à ceux d'un syndrome de sevrage compliqué d'alcool.

Techniques de repérage de l'usage des substances psychoactives

Ce sont les soignants du SAU qui en sont responsables. Il existe plusieurs outils complémentaires pour bien dépister.

Entretien clinique (appelé interrogatoire)

Cet entretien au cours de l'examen clinique d'entrée des patients au SAU reste le meilleur outil de dépistage à condition de pratiquer *systématiquement* des questions ouvertes sur l'usage de substances psychoactives (« que pouvez-vous me dire sur… ? »).

Le questionnement systématique est préférable à une pratique plus opportuniste (compte tenu du motif d'admission).

Il peut être utile de rappeler que l'ensemble de l'examen clinique est enregistré et protégé par le secret médical.

Compte tenu des effets psychotropes spécifiques des substances psychoactives, l'entretien peut être réitéré au cours du séjour au SAU.

Le diagnostic addictologique (usage à risque, usage nocif, dépendance) n'est pas toujours aisé aux urgences en dehors de situations caricaturales (syndrome de sevrage sévère, demande de sevrage).

Entretien avec des tiers ou un accompagnant

Cet entretien peut aider à l'anamnèse et en particulier quand l'entretien avec le patient est impossible. Il s'agit d'éviter qu'il se substitue systématiquement ou précède l'entretien avec le patient.

Requête des antécédents de passages au SAU

Cette requête dans le système informatique permet régulièrement d'améliorer le diagnostic addictologique.

Utilisation de questionnaires de dépistage

Très pratique en salle d'attente de médecine générale, elle n'est pas aussi facilement envisageable au sein d'un SAU [12].

Examens toxicologiques

La place des examens toxicologiques aux urgences et en urgence ne peut être traitée en totalité dans ce chapitre. Il est reconnu tant pour des raisons économiques que de fiabilité, que l'utilisation systématique d'une analyse toxicologique pour tout usager à problèmes n'est pas indiquée. Néanmoins, il existe plusieurs situations où la toxicologie est utile à la prise en charge au SAU et au décours dans le cadre de la prise en charge addictologique :

– la mesure de l'alcoolémie : quand les déclarations du patient sont discordantes avec l'examen clinique, quand il existe d'emblée un syndrome de sevrage sévère (une alcoolémie positive est un facteur de risque de sevrage compliqué) ;

– la recherche qualitative d'opiacés dans les urines dans le cadre d'une demande de traitement de substitution aux opiacés en urgence ;

– toute situation atypique et en particulier malaise, amnésie des faits, contexte festif avec diffusion de nouveaux produits de synthèse, doit conduire à pratiquer des prélèvements à visée conservatoire (sérothèque et urothèque) le plus rapidement possible. Au décours, un dialogue entre cliniciens, biologistes et addictologues est indispensable pour sérier la demande d'analyses toxicologiques.

Place des équipes soignantes des urgences et des équipes de liaison et de soins en addictologie (ELSA)

Les équipes de liaison en addictologie participent à engager les patients dans une trajectoire adaptée (en particulier vers le secteur médicosocial) vis-à-vis de leur comportement de consommation de substances psychoactives.

Par ailleurs, les ELSA participent à diffuser les protocoles des soins utiles (prévention du syndrome de sevrage sévère en alcool, aide à la prescription de la substitution nicotinique chez les fumeurs en situation de syndrome de sevrage et algorithme de prescription de traitement antalgique chez les usagers sous traitement de substitution aux opiacés).

Les ELSA poursuivent trois axes de travail : la continuité des soins addictologiques, l'accès aux soins addictologiques et l'intégration des usagers aux soins hospitaliers.

Cas de figures non consensuels

Demande de traitements psychotropes

La règle est qu'il ne doit pas être instauré de traitement de substitution aux opiacés au service des urgences. En revanche, deux dogmes restent d'actualité : « tout patient en état de manque aux urgences recevra une thérapeutique adaptée » et « tout traitement de substitution justifié sera poursuivi aux urgences ».

Si les symptômes de manque paraissent évidents et handicapants, la dispensation exceptionnelle et ponctuelle d'un traitement psychotrope jusqu'à une consultation dédiée en addictologie ou au centre de soins habituels est possible. Il est conseillé de fournir (voire prise sur place) des quantités limitées (une ordonnance nécessite une couverture sociale et/ou des ressources suffisantes, nécessite au mieux un contact avec la pharmacie habituelle et expose au risque d'une dispensation plus que nécessaire) de la famille de médicaments psychotropes nécessaire pour apaiser les symptômes du patient en manque.

Orientations

Il existe des cas de figures favorisés pour les troubles addictifs où il y a désaccord avec la proposition de l'équipe soignante : il peut s'agir d'une demande d'hospitalisation en urgence, sans motif évident, ou une indication formelle à une hospitalisation refusée par le patient. La négociation et l'intervention de l'ELSA peut être utile pour :
– soulever les attentes et inquiétudes du patient ;
– trouver des compromis acceptables pour l'usager.

Urgence en addictologie

Longtemps ignorée par les addictologues, la demande « urgente » de soins à laquelle les urgentistes sont régulièrement confrontés fait l'objet d'une réflexion au sein de la discipline. Les ELSA doivent participer à préciser les différentes urgences.

Urgence médicale ou psychiatrique

Dans certains cas d'urgence médicale (hépatite alcoolique aiguë, abcès, pancréatite aiguë, crise convulsive généralisée, syndrome confusionnel, intoxication grave) ou d'urgence psychiatrique (tentative de suicide, intoxication grave faisant suspecter un comportement suicidaire, symptômes délirants), le trouble addictif est le facteur étiologique le plus suspecté. La trajectoire de soins doit s'orienter vers la prise en charge de l'urgence en essayant de prévenir le service d'aval de la nécessité de réévaluer le trouble addictif dans un second temps. En tant que tel, l'encéphalopathie de Gayet-Wernicke ou le delirium tremens sont à considérer comme des urgences médicales.

Sevrage en urgence

Cette demande peut témoigner d'une situation sociale décompensée (perte de logement, rupture ou menace conjugale, menace ou perte d'emploi, menace judiciaire, endettement…), d'une incapacité à gérer le syndrome de dépendance (insomnie, anxiété massive, intoxications massives quotidiennes sévères, troubles cognitifs handicapants, idéations suicidaires…) et/ou d'une incapacité à s'engager dans la filière de soins « classique », c'est-à-dire une prise en charge ambulatoire pour aide à la préparation au sevrage. Cette demande doit être prise en compte, car il s'agit souvent de patients qui présentent un trouble addictif sévère intriqué à des comorbidités somatiques et sociales qui sont de véritables obstacles à un soin programmé, et donc, faire l'objet d'une réponse rapide grâce aux ELSA : consultations post-urgences d'addictologie sans rendez-vous, hospitalisation directe ou différée en service d'addictologie. Cette trajectoire doit être envisagée au sein d'un réseau de soins fonctionnel dans lequel le patient bénéficie d'une prise en charge médico-psycho-sociale complète et pérenne.

« *Addicts* habitués » des SAU

Chaque SAU a dans sa « file active » des usagers réguliers très précaires qui présentent majoritairement des troubles addictifs d'allure enkystée. La règle est qu'ils ne soient pas signalés aux ELSA parce qu'ils sont considérés comme non prioritaires ou qu'une demande d'aide n'est pas formulée clairement par le patient. Une collaboration entre les structures sociales, addictologiques et psychiatriques est encouragée dans ces cas souvent limités en nombre, pour engager une intervention spécifique et coordonnée [1].

Gestion de l'intoxication alcoolique aiguë au sein d'un SAU

Il s'agit d'une difficulté persistante liée autant aux difficultés structurelles actuelles des SAU qu'à la symptomatologie parfois bruyante et désagréable d'un patient présentant une intoxication alcoolique aiguë. La décroissance de l'alcoolémie est aussi anticipée comme à risque de voir émerger des symptômes de manque d'un usager dépendant. Il paraît indispensable que les SAU soient organisées pour recevoir des patients intoxiqués, qui puissent permettre une évaluation addictologique à distance de l'intoxication.

Douleur aux urgences chez les patients sous traitement de substitution aux opiacés

Cette prise en charge a fait l'objet de recommandations de bonnes pratiques. Contrairement aux représentations habituelles, la prise régulière et à fortes doses d'opioïdes (y compris de traitement de substitution aux opiacés) ne rend pas les patients insensibles à la douleur, mais au contraire entraîne une sensibilité exacerbée à la douleur (hyperalgésie). L'élaboration de protocoles thérapeutiques précis et validés est indispensable afin de standardiser les conduites à tenir et réduire le délai de soulagement du patient et d'éviter un mésusage du traitement par opiacés [5]. En pratique et compte tenu de la non-disponibilité des traitements de substitution aux opiacés (buprénorphine ou méthadone) au sein des SAU, si les symptômes ne répondent pas aux traitements antalgiques de palier II (ou si la douleur impose d'emblée des antalgiques de palier III), les règles de prescription sont les suivantes :
– prescrire selon les règles habituelles (titration) des morphiniques à libération rapide ;
– informer le patient sous buprénorphine (pris il y a moins de 24 heures) que l'association buprénorphine/morphinique peut parfois s'avérer dans un premier temps peu ou pas efficace ;
– informer le patient que s'il ne peut pas recevoir son traitement de substitution aux opiacés habituel (non-disponibilité, nécessité d'un

jeûne complet), le traitement antalgique par opiacés couvrira ses besoins (qui sont habituellement supérieurs à ceux des patients non dépendants aux opiacés) ;

– informer l'ELSA et/ou le médecin prescripteur du traitement de substitution aux opiacés (médecin généraliste, centre de soins, d'accompagnement et de prévention en addictologie [CSAPA]) si le passage au SAU nécessite une réévaluation du traitement de substitution aux opiacés et/ou une réévaluation addictologique (suspicion de mésusage).

Bibliographie

1. ALTHAUS F, STUCKI S, GUYOT S et al. Characteristics of highly frequent users of a Swiss academic emergency department: a retrospective consecutive case series. Eur J Emerg Med, 2013, 20 : 413-419.
2. Drogues, chiffres clés, 5ᵉ éd. Paris, OFDT, 2013.
3. FISCHER B, KEATES A, BÜHRINGER G et al. Non-medical use of prescription opioids and prescription opioid-related harms: why so markedly higher in North America compared to the rest of the world ? Addiction, 2014, 109 : 177-181.
4. GABLE RS. Comparison of acute lethal toxicity of commonly abused psychoactive substances. Addiction, 2004, 99 : 686-696.
5. KAHAN M, WILSON L, MAILIS-GAGNON A, SRIVASTAVA A. National opioid use guideline group. Canadian guideline for safe and effective use of opioids for chronic noncancer pain: clinical summary for family physicians. Part 2 : special populations. Can Fam Physician, 2011, 57 : 1269-1276.
6. LANGE RA, HILLIS LD. Cardiovascular complications of cocaine use. N Engl J Med, 2001, 345 : 351-358.
7. LAHAIE E, MARTINEZ M, CADET-TAÏROU A. Nouveaux produits de synthèse et internet. Tendance n° 84, OFDT, 2013.
8. Le baclofène en vie réelle en France entre 2009 et 2015 (http://ansm.sante.fr/content/download/107217/1358797/version/1/file/Rapport_Baclofene_VF_20170628.pdf).
9. LEE KC, LADIZINSKI B, NUTAN FN. Systemic complications of levamisole toxicity. J Am Acad Dermatol, 2012, 67 : 791-792.
10. PETIT A, REYNAUD M, LEJOYEUX M et al. Addiction to cocaine: a risk factor for suicide ? Presse Méd, 2012, 41 : 702-712.
11. RESPADD. Prise en charge des urgences en contexte addictologique, 2016 (http://www.respadd.org/wp-content/uploads/2016/02/Memento-130x180.pdf).
12. RICHOUX C, FERRAND I, CASALINO E et al. Alcohol use disorders in the emergency ward choice of the best mode of assessment and identification of at-risk situations. Int J Emerg Med, 2011, 14 : 27.
13. SOCIÉTÉ FRANÇAISE D'ALCOOLOGIE. Recommandations de bonnes pratiques (http://www.sfalcoologie.asso.fr/download/RBP2014-SFA-Mesusage-AA.pdf).
14. THIERCELIN N, RABIAH LECHEVALLIER Z, RUSCH E et al. Risk factors for delirium tremens: a literature review. Rev Méd Interne, 2012, 33 : 18-22.

Toute référence à cet article doit porter la mention : Plat A, Kalamarides S. Toxicomanie et addictions aux urgences. *In* : L Guillevin, L Mouthon, H Lévesque. Traité de médecine, 5ᵉ éd. Paris, TdM Éditions, 2018-S08-P01-C10 : 1-6.

Chapitre S08-P01-C11

Démarche diagnostique devant une douleur thoracique

Sandrine Charpentier

La douleur thoracique est un motif fréquent de recours à la médecine d'urgence. Les sociétés savantes de médecine d'urgence et de cardiologie recommandent que la prise en charge d'une douleur thoracique soit initiée par une structure d'urgence avec un appel systématique à la régulation. De ce fait, la douleur thoracique concerne les trois champs de la médecine d'urgence que sont : la régulation, le service mobile d'urgence et de réanimation (SMUR) et les urgences.

Quelle que soit la structure d'urgence dans laquelle est pris en charge le patient, le médecin urgentiste va avoir deux objectifs :
– mettre en place une démarche diagnostique permettant de retrouver une étiologie. Cette démarche étiologique repose sur une bonne connaissance épidémiologique et sémiologique des douleurs thoraciques et une maîtrise des examens complémentaires adaptés aux différentes probabilités cliniques ;
– évaluer le pronostic des patients afin de traiter et d'orienter rapidement les patients vers les filières adaptées.

Épidémiologie

Les données épidémiologiques publiées concernent majoritairement les urgences anglo-saxonnes. Dans ces études, les douleurs thoraciques concernent 1 à 5 % des motifs d'admission aux urgences.

L'observatoire régional des urgences de Midi-Pyrénées (ORU-MiP) estime en 2012 à 40,6 % l'incidence des patients pris en charge par un SMUR en Midi-Pyrénées pour une douleur thoracique ou une pathologie cardiovasculaire. Cela représente le premier motif de prise en charge par le SMUR. Aux urgences, ce motif est en neuvième position avec 5 % des admissions aux urgences (www.orumip.fr).

Peu de données existent à la régulation, et l'on estime à moins de 1 % le nombre d'appels pour douleur thoracique.

Les causes retrouvées devant une douleur thoracique sont multiples. L'urgentiste doit rechercher celles qui vont mettre en jeu le pronostic vital des patients : syndrome coronaire aigu (SCA), embolie pulmonaire, dissection aortique, pathologies pleuropulmonaires, péricardite, pathologies digestives. En 2013, une étude épidémiologique un jour donné menée par la Société française de médecine d'urgence a évalué les caractéristiques des patients pris en charge à la régulation, en SMUR et aux urgences par plus de 300 structures d'urgence en France. Le SCA est la première cause retrouvée avec respectivement 15, 25 et 10 % des douleurs thoraciques à la régulation, en SMUR et aux urgences. Les autres pathologies cardiovasculaires (dissection aortique, myopéricardite et embolie pulmonaire) représentent 2 à 3 % des causes, les pathologies pleuropulmonaires environ 5 % et les pathologies digestives 5 à 6 % des causes de douleur thoracique.

Au-delà de ces causes, les pathologies neuro-psycho-musculo-squelettiques représentent la première cause non grave (régulation 26 %, SMUR 25 % et urgences 43 %). Aucune origine n'est retrouvée chez 20 à 30 % des patients.

En résumé, dans la majorité des cas, les patients pris en charge en urgence pour une douleur thoracique soit n'ont pas de pathologie identifiée, soit ont une cause sans gravité. Le SCA est la première cause retrouvée mettant en jeu le pronostic vital des patients.

Démarche diagnostique

Généralités

La démarche diagnostique doit intégrer les différents outils disponibles en fonction de la structure d'urgence dans laquelle est pris en charge le patient :
– la régulation a pour objectif de détecter une urgence vitale immédiate ou différée et de déclencher des moyens adaptés. Pour cela, le médecin urgentiste ne dispose que de l'interrogatoire. L'orientation en fonction des informations recueillies par l'effecteur envoyé sur place sera le deuxième temps essentiel de la prise en charge ;
– le SMUR a pour objectif d'identifier les patients les plus graves, de débuter les traitements adaptés. L'urgentiste dispose, en plus de l'interrogatoire, de l'examen clinique et d'examens complémentaires simples ;
– les urgences ont pour objectif de poursuivre les investigations diagnostiques pour exclure ou affirmer les diagnostics pouvant mettre en jeu le pronostic vital ou fonctionnel des patients. En plus des outils utilisés en régulation ou en SMUR, le médecin urgentiste dispose d'examens complémentaires plus élaborés.

Outils diagnostiques

L'interrogatoire et l'examen physique sont les temps essentiels dans la prise en charge en urgence d'une douleur thoracique. L'ensemble des données recueillies doit s'intégrer dans une démarche de probabilité clinique qui orientera la mise en œuvre d'examens complémentaires et permettra, après confirmation diagnostique, la prise en charge thérapeutique.

Interrogatoire

L'interrogatoire doit être réalisé aussi bien lors de la régulation d'un appel pour douleur thoracique que lors de la prise en charge en SMUR, qu'aux urgences. Il doit être systématique et précis.

Terrain

La recherche de facteurs de risque (principalement cardiovasculaires artériels ou thrombo-emboliques) est par principe systématique :
– facteurs de risque cardiovasculaires artériels : hypertension artérielle, diabète, hypercholestérolémie, tabagisme, hérédité familiale ;
– facteurs de risque thrombo-emboliques : alitement prolongé, voyages, néoplasie, accident vasculaire cérébral, post-opératoire, post-partum, antécédents de maladie thrombo-embolique.

Toutefois, il est important de noter que les facteurs de risque cardiovasculaires n'ont jamais montré leur intérêt dans la démarche diagnostique et ce, d'autant que la majorité des patients pris en charge en urgence ont au moins un facteur de risque. Leur intérêt pronostique en cas de diagnostic de SCA a, quant à lui, été démontré, et ils ont été intégrés dans plusieurs scores pronostiques.

Les antécédents personnels ou familiaux des patients ainsi que les traitements en cours seront recherchés et notés. Les antécédents coronariens ou d'accidents vasculaires cérébraux ou d'artériopathie oblitérante des membres inférieurs orientent vers un SCA jusqu'à preuve du contraire.

Caractéristiques de la douleur

L'un des temps essentiel de l'interrogatoire est celui permettant de caractériser la douleur. Les douleurs thoraciques constrictives, en barre, à type de serrement ou d'oppression orienteront vers une étiologie coronarienne. Une douleur à type de pointe ou de piqûre est plutôt d'origine pariétale. Une douleur majorée par les mouvements ou par l'inspiration profonde doit orienter vers une origine pleuropariétale ou péricardique. L'intensité est variable, de la simple gêne à la douleur intense avec sensation de mort imminente. Dans ce dernier cas, une dissection aortique doit être évoquée. L'intensité n'est pas synonyme de gravité surtout chez les femmes, les sujets âgés ou les diabétiques pour lesquels une simple gêne peut révéler un authentique SCA. Néanmoins, le niveau de l'intensité douloureuse mesuré par une échelle appropriée (échelle numérique) doit être noté.

La date et le mode de début doivent être notés précisément. Les durées brèves de quelques secondes ne sont pas en faveur d'une étiologie organique. Une apparition à l'effort et une disparition au repos doivent orienter vers un SCA. Une douleur très brutale et intense peut orienter vers une dissection aortique ou un pneumothorax.

Le siège de la douleur et les irradiations sont à préciser. Une douleur rétrosternale irradiant dans la mâchoire ou le bras gauche ou droit est habituellement en faveur d'une origine coronarienne, une douleur basithoracique habituellement en faveur d'une origine pleuropulmonaire, une douleur irradiant dans le dos entre les deux omoplates habituellement en faveur d'une dissection aortique.

Les facteurs déclenchants (effort, respiration, position, mouvement, pression, hypoxie) ou calmants (repos, position, alimentation) sont recherchés, de même que les signes associés : sueurs, lipothymie, syncope, hyperthermie, toux, palpitations, expectoration.

On fera préciser au patient si ces douleurs sont itératives et s'il a déjà présenté, auparavant, des épisodes similaires ayant débouché sur un diagnostic. Le cas échéant, on notera le caractère trinitro-sensible de la douleur.

Les caractéristiques des douleurs peuvent être trompeuses, en particulier chez les femmes, les sujets âgés ou les patients diabétiques. Chez ces patients il ne faut pas exclure de principe une étiologie coronarienne en cas de douleur atypique.

Examen clinique

L'examen clinique doit être réalisé sur un patient dénudé, allongé, au repos. Les paramètres vitaux sont mesurés systématiquement : pression sanguine artérielle aux deux bras, fréquence cardiaque, fréquence respiratoire, état de conscience, oxymétrie pulsée.

Dans un premier temps, il faut s'attacher à rechercher des signes de détresse vitale (collapsus, signes de choc, détresse respiratoire, cyanose…) devant entraîner des manœuvres de réanimation.

La température et l'évaluation de l'intensité douloureuse (échelle numérique) sont systématiquement notées.

L'inspection, la palpation et la percussion du thorax doivent être soigneuses. L'auscultation cardiopulmonaire et des axes vasculaires doit rechercher des signes pulmonaires en foyer, des souffles cardiaques ou vasculaires, un frottement pleural ou péricardique. Chez le sujet jeune plus particulièrement, la palpation de la paroi thoracique et des articulations chondrosternales est minutieuse, à la recherche du déclenchement du phénomène douloureux. Les mollets sont palpés et examinés à la recherche d'une thrombose veineuse profonde.

Un examen neurologique et abdominal complète l'examen général du patient.

L'examen clinique permet d'orienter le diagnostic vers une étiologie pleuropulmonaire avec la mise en évidence d'un foyer de crépitants, en cas de pneumopathie, ou un silence auscultatoire en cas de pleurésie ou de pneumothorax. Il oriente vers une dissection aortique en cas d'asymétrie tensionnelle, vers une péricardite en cas de frottement péricardique ou une pathologie digestive en cas d'examen abdominal anormal.

En cas de syndrome coronarien, l'examen est le plus souvent normal, sauf en cas de complication à type d'insuffisance cardiaque ou de rupture de pilier de la valve mitrale.

Examens complémentaires

À la fin de l'interrogatoire et de l'examen clinique, une probabilité diagnostique peut être avancée par l'urgentiste. Selon les circonstances, elle conduit à la réalisation d'examens complémentaires. L'électrocardiogramme est l'examen indispensable à réaliser, en particulier en cas d'examen clinique normal.

Électrocardiogramme (ECG)

L'électrocardiogramme est l'examen fondamental et incontournable devant toute douleur thoracique, essentiellement à la recherche d'un SCA, mais il peut être également utile dans d'autres pathologies.

Il doit être réalisé dans de bonnes conditions en vérifiant la position des électrodes, en contrôlant son interprétabilité et analysé de façon systématique et dans les 10 minutes suivant la prise en charge du patient.

Les recommandations préconisent la réalisation d'un ECG 18 dérivations (Figure S08-P01-C11-1) à la recherche d'une localisation postérieure ou du ventricule droit [6].

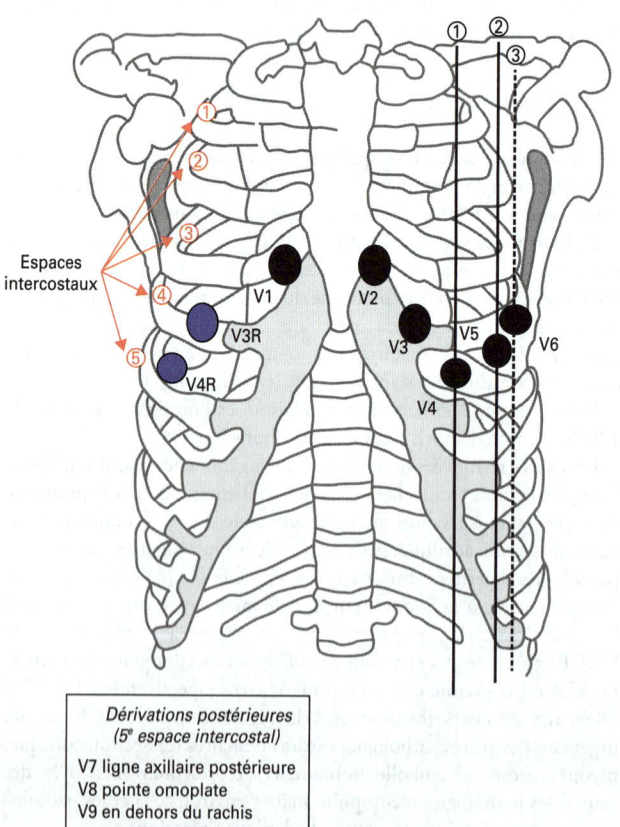

Figure S08-P01-C11-1 Position des électrodes. (1) Ligne médioclaviculaire ; (2) ligne axillaire antérieure ; (3) ligne axillaire moyenne.

ECG et syndrome coronaire aigu

Grâce à l'ECG, la nouvelle définition des SCA en 2000 sépare les SCA en SCA sans élévation du segment ST (SCA non ST+) et SCA avec sus-décalage du segment ST (SCA ST+) [1]. Cette dichotomie est fondamentale en pratique, car les stratégies de prise en charge en dépendent. Le SCA ST+ est une urgence thérapeutique avec une nécessité de reperméabilisation coronaire et le SCA non ST+ est une urgence diagnostique [2, 6].

Les recommandations de la Société européenne de cardiologie définissent le sus-décalage du segment ST comme un nouveau ou présumé nouveau sus-décalage du segment ST avec une surélévation du point J dans deux ou plus dérivations contiguës, supérieure ou égale à 0,2 mV dans les dérivations V1, V2 et V3 et supérieure ou égale à 0,1 mV dans les autres dérivations [6]. Font partie également des SCA ST+, les blocs de branches gauches (BBG) récents. Le diagnostic est souvent difficile dans ce cas, car le patient a rarement auprès de lui un tracé de référence. Des auteurs ont recherché des signes ECG prédictifs de SCA ST+ devant un bloc de branche gauche. Trois critères sont prédictifs de SCA :
– sus-décalage du ST supérieur ou égal à 1 mm concordant avec les complexes QRS ;
– sous-décalage du ST supérieur ou égal à 1 mm en V1, V2 ou V3 ;
– sus-décalage du ST supérieur ou égal à 5 mm et discordant avec les complexes QRS.

En cas de sus-décalage du segment ST et d'un tableau clinique compatible avec une ischémie myocardique, le traitement de reperfusion doit être débuté sans attendre et le patient orienté vers un service de cardiologie interventionnelle.

Les SCA non ST+ ont des anomalies sur l'ECG moins fréquentes. L'ECG peut mettre en évidence des anomalies isolées de l'onde T ou du segment ST avec un courant de lésion sous-endocardique ou un sus-décalage transitoire du segment ST. Mais le plus souvent, l'ECG est normal, rendant difficile le diagnostic de SCA non ST+ [2].

Ces anomalies du segment ST sont des facteurs pronostiques de morbi-mortalité et les patients sont alors stratifiés à haut risque d'évolution vers l'infarctus ou la mort subite et nécessitent une revascularisation coronaire dans les 24 heures. Dans ces situations, les patients doivent être orientés vers les services de cardiologie interventionnelle.

ECG et autres diagnostics

L'ECG a moins d'intérêt pour le diagnostic des douleurs thoraciques non coronariennes. On retiendra, pour l'embolie pulmonaire, la tachycardie, un aspect S1Q3, un bloc de branche droit. Pour la péricardite, les signes classiques sont l'aspect descendant du segment PQ, le sus-décalage d'allure concave diffus dans tous les territoires sans miroir ni onde Q et le microvoltage.

Examens biologiques

Les examens biologiques doivent être utilisés en fonction de l'interrogatoire, de l'examen clinique et de l'ECG. Ces marqueurs tiennent une place de plus en plus importante dans la démarche diagnostique du fait de l'amélioration de leurs performances.

Marqueurs cardiaques

Troponine

Les troponines sont les marqueurs cardiaques de référence pour le diagnostic d'infarctus du myocarde (IDM) [7]. L'indication du dosage de troponine s'intègre dans une évaluation clinique « prétest » de SCA. En cas de sus-décalage du segment ST, il n'y a pas d'indication de réalisation de troponine. D'autres situations ne nécessitent pas d'attendre le résultat des dosages de troponine avant d'orienter les patients vers une filière cardiologique : patient présentant une douleur thoracique avec une instabilité hémodynamique, une insuffisance cardiaque, des troubles du rythme, des récurrences ischémiques ou des modifications dynamiques du segment ST malgré un traitement anti-ischémique [2].

En dehors de ces situations et en l'absence d'un diagnostic différentiel évident, le dosage de la troponine est souvent indispensable.

Les nouvelles définitions ont identifié plusieurs types d'IDM. Seuls les IDM de type 1 sont secondaires à une rupture de plaque d'athérosclérose définissant un SCA. Les IDM de type 2 sont des situations fréquentes retrouvées aux urgences, secondaires à une inadéquation entre les besoins et les apports en oxygène du myocarde telles que dans les anémies, les hypoxies sévères, les tachycardies, les spasmes coronariens [4]. Ces situations peuvent entraîner des douleurs thoraciques, mais ce ne sont pas des SCA. D'autres étiologies peuvent entraîner une élévation des troponines en cas de lésion sans ischémie comme dans les embolies pulmonaires ou les contusions myocardiques (Tableau S08-P01-C11-I). De ce fait, les troponines, si elles sont spécifiques d'une nécrose myocardique, ne préjugent pas de son étiologie et ne sont pas spécifiques d'une origine coronarienne.

L'interprétation des résultats d'un dosage de troponine doit donc se faire en fonction du contexte clinique. En raison de son délai d'élévation dans la circulation plasmatique, les dosages doivent être répétés 6 à 12 heures après le premier prélèvement en cas de dosage avec une technique conventionnelle et 3 heures après en cas d'utilisation des nouveaux dosages de haute sensibilité [3, 5, 6].

Ces dernières ont une meilleure précision analytique et permettent de détecter des atteintes plus limitées de nécrose myocardique. Leur élévation, plus précoce, est plus fréquente et l'utilisation de ces troponines nécessite d'être intégrée dans des algorithmes diagnostiques. Les cinétiques de troponines sont utilisées pour leur valeur prédictive négative en cas de valeur au-dessous des valeurs seuils ou d'élévation non significative entre deux dosages, mais également pour leur valeur prédictive positive en cas d'élévation significative après un premier dosage en dessous de la valeur seuil ou faiblement élevé. Des algorithmes (Figure S08-P01-C11-2) intégrant ces cinétiques ont été proposés [3, 6].

Tableau S08-P01-C11-I Élévation de la troponine en l'absence de cardiopathie ischémique.

Atteinte suite à une ischémie secondaire (IDM type 2)
Tachy- ou bradycardie
Dissection aortique et maladie valvulaire aortique sévère
Hypo- ou hypertension, par exemple choc hémorragique, urgence hypertensive
Insuffisance cardiaque aiguë ou chronique sans coronaropathie concomitante
Cardiomyopathie hypertrophique
Vascularite coronaire, par exemple lupus érythémateux systémique, maladie de Kawasaki
Dysfonction endothéliale coronaire coronaropathie, par exemple consommation de cocaïne
Atteinte sans rapport avec une ischémie myocardique
Contusion cardiaque
Chirurgie cardiaque
Traitement par radiofréquence ou cryo-ablation
Rhabdomyolyse avec participation cardiaque
Myocardite
Agent cardiotoxique, par exemple anthracyclines, herceptine, intoxication au monoxyde de carbone
Brûlure sévère > 30 % de la surface corporelle
Indéterminée ou multifactorielle
Cardiomyopathie de Tako-Tsubo
Embolie pulmonaire, hypertension pulmonaire sévère
Cardiomyopathie de la grossesse
Insuffisance rénale
Pathologies neurologiques aiguës sévères comme un AVC ou des traumatismes
Maladie infiltrative, par exemple amylose, sarcoïdose
Effort extrême
Sepsis
Insuffisance respiratoire aiguë sévère
Défibrillations itératives

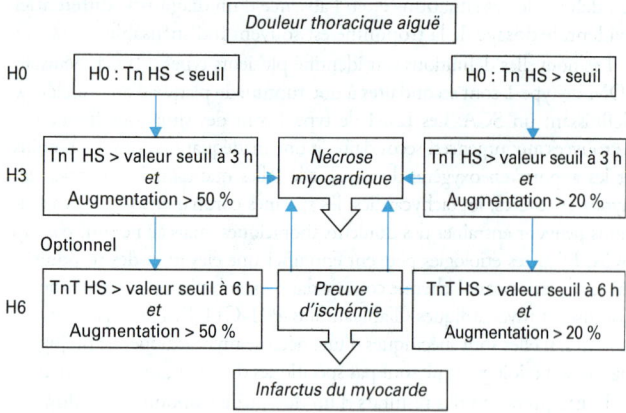

Figure S08-P01-C11-2 Algorithme d'interprétation des troponines hypersensibles. Tn HS : troponine haute sensibilité ; TnT HS : troponine T haute sensibilité.

L'objectif de la prise en charge est d'exclure le diagnostic de SCA avec un niveau de certitude supérieur à 98 % et d'affirmer le diagnostic avec une probabilité suffisante pour mettre en œuvre des traitements invasifs avec un rapport bénéfice/risque acceptable.

Si après les dosages de troponine, le diagnostic de SCA n'a pas pu être exclu, des examens d'imagerie seront associés.

La troponine, outre son intérêt diagnostic, est un facteur prédictif de morbi-mortalité. Elle est un des facteurs pris en compte dans les différentes échelles de stratification du risque de morbi-mortalité des SCA. L'élévation de la troponine a montré également son intérêt pronostique dans d'autres étiologies comme l'embolie pulmonaire.

Autres marqueurs cardiaques

La myoglobine n'est plus recommandée pour le diagnostic d'IDM. La créatine kinase (CK) et l'iso-enzyme MB ne sont plus utilisées qu'en cas de non-disponibilité de la troponine [7]. De ce fait, en France, elles n'entrent plus dans les algorithmes décisionnels.

D'autres biomarqueurs cardiaques récents comme l'*heart-acid binding protein* et l'*ischemia modified albumin* n'ont pas fait la preuve de leur efficacité diagnostique. La copeptine a récemment montré un intérêt en association à la troponine pour exclure le diagnostic d'IDM, mais celui-ci nécessite d'être confirmé par des études cliniques avant de pouvoir être intégré dans les algorithmes de prise en charge.

Dosage au lit du patient

Les dosages de la troponine au lit du patient n'ont pas, pour l'instant, montré leur intérêt en préhospitalier du fait de leur faible précision analytique et des délais courts de prise en charge des patients après le début des symptômes.

Marqueurs d'embolie pulmomaire

Les D-dimères sont les marqueurs indispensables dans la stratégie diagnostique des embolies pulmonaires.

La valeur prédictive négative est excellente, mais la spécificité est faible et l'utilisation des D-dimères doit être réalisée en connaissant les causes de faux positifs (syndrome inflammatoire, néoplasie, sujet âgé, femme enceinte) [8].

Le dosage des D-dimères s'intègre dans les algorithmes diagnostiques en fonction des probabilités cliniques prétest [8]. Le score de Genève ou Genève modifié est le plus utilisé. En cas de probabilité prétest élevée, le dosage de D-dimères ne doit pas être réalisé et un examen d'imagerie sera réalisé en première intention. Les D-dimères sont nécessaires en cas de probabilité faible à intermédiaire. En cas d'élévation des D-dimères, un test d'imagerie sera nécessaire pour confirmer le diagnostic. L'objectif de l'algorithme est d'exclure le diagnostic d'embolie pulmonaire avec moins de 2 % d'erreur.

Biologie générale

Un bilan biologique général dit « standard » ne doit pas être réalisé de façon systématique, mais les examens biologiques doivent être intégrés dans la démarche diagnostique de l'urgentiste. Une gazométrie à la recherche d'une hypercapnie ou d'une hypoxie sera réalisée devant des troubles respiratoires. Une étiologie infectieuse sera précisée par une numération-formule sanguine, un dosage de la protéine C réactive ou de la procalcitonine. Les sérologies n'ont pas leur place aux urgences dans la démarche étiologique.

Imagerie

L'imagerie doit s'intégrer dans la démarche diagnostique de façon réfléchie et raisonnée en fonction de la suspicion clinique, électrocardiographique ou biologique. En aucun cas elle ne doit être réalisée de façon systématique et les rapports bénéfice/risque et coût/bénéfice doivent toujours rester à l'esprit du clinicien urgentiste. Les recommandations et les conférences de consensus doivent l'aider dans la pertinence du choix de l'imagerie [2, 5, 8].

Tableau S08-P01-C11-II Anomalies radiographiques selon les pathologies.

Pathologie	Anomalies
Pneumopathie	Opacité parenchymateuse alvéolaire ou interstitielle diffuse ou localisée
Épanchement pleural	Opacité plus ou moins étendue, déclive
Pneumothorax	Hyperclarté entre la paroi et le parenchyme pulmonaire
Embolie pulmonaire	Atélectasie en bande Surélévation de la coupole diaphragmatique Épanchement pleural modéré Infarctus pulmonaire Signe de Westermark (oligémie de la zone embolisée)
Dissection aortique	Élargissement du médiastin Anomalie du bouton aortique
Pneumomédiastin	Œsophagogramme gazeux Dédoublement aérique des contours médiastinaux

Tableau S08-P01-C11-III Imagerie indiquée en fonction de la pathologie suspectée.

Imagerie	Pathologie
Tomodensitométrie thoracique	Dissection aortique Embolie pulmonaire Pneumopathie Rupture spontanée de l'œsophage
Écho-Doppler veineux des membres inférieurs	Embolie pulmonaire
Scintigraphie pulmonaire ventilation-perfusion	Embolie pulmonaire
Échographie cardiaque	Douleur thoracique en état de choc Péricardite aiguë Dissection aortique Embolie pulmonaire massive ou chez la femme enceinte Insuffisance coronaire
Scintigraphie cardiaque	Insuffisance coronaire
Corotomodensitométrie	SCA non ST+
Coronarographie	SCA ST+ SCA non ST+ à haut risque Secondaire en cas de SCA non ST+ à bas risque
IRM	Dissection aortique Embolie pulmonaire SCA non ST+

SCA : syndrome coronaire aigu avec (ST+) ou sans (non ST+) élévation du segment ST.

La radiographie thoracique est le seul examen d'imagerie incontournable en urgence devant toute douleur thoracique non coronarienne. Les conditions de réalisation doivent être optimales pour permettre au mieux son interprétation [3]. Le tableau S08-P01-C11-II montre les anomalies et les pathologies diagnostiquées avec une radiographie thoracique [3].

Les autres examens d'imagerie dépendent étroitement du diagnostic suspecté. Le tableau S08-P01-C11-III présente l'indication de l'imagerie en fonction de la pathologie suspectée. Le degré d'urgence de la réalisation de ces examens complémentaires dépend de la probabilité clinique et biologique [3].

Résumé de la démarche diagnostique en fonction de la prise en charge initiale

La connaissance épidémiologique de la douleur thoracique, les résultats de l'interrogatoire et de l'examen clinique, les données de l'ECG, les résultats de laboratoire et de l'imagerie s'intègrent dans une démarche globale amenant au diagnostic étiologique de la douleur thoracique. Comme nous l'avons dit précédemment, la démarche diagnostique intègre les différents outils en fonction du champ de la médecine d'urgence concerné : régulation, SMUR et urgences.

Tableau S08-P01-C11-IV Démarche diagnostique en médecine d'urgence en fonction de l'étiologie suspectée mettant en jeu le pronostic vital.

Étiologie	Antécédents	Typologie de la douleur	Examen clinique	Examens complémentaires à visée diagnostique	Commentaires
Syndrome coronaire aigu	Antécédents coronariens, accident vasculaire cérébral et artériopathie oblitérante des membres inférieurs Facteurs de risque cardiovasculaires	Début brutal, effort Durée : > 20 minutes Intensité : forte à violente Récidive douloureuse Type : constrictive décrite avec le plat de la main, en barre, en étau Siège : rétrosternal, médiothoracique, précordialgie gauche Irradiation : bras gauche ou droit, mâchoire Résistante aux dérivés nitrés Nausées, sueurs	Le plus souvent normal Signes de gravité : insuffisance cardiaque droite ou gauche Souffle cardiaque	ECG à la recherche de troubles de la repolarisation Cinétique de la troponine si ECG sans sus-décalage du segment ST ou absence de critère de haut risque (instabilité hémodynamique, rythmique, insuffisance cardiaque, douleur angineuse persistante ou troubles de la repolarisation malgré un traitement anti-ischémique) Échographie cardiaque Deuxième intention : test d'ischémie myocardique, corotomodensitométrie	Attention aux sujets âgés, aux femmes et aux diabétiques
Embolie pulmonaire	Facteurs de risque thrombo-embolique Phlébite	Basithoracique Augmentée à l'inspiration D'allure pariétale Signes associés : dyspnée, syncope	Polypnée Tachycardie Désaturation Signes d'insuffisance cardiaque droite Phlébite	ECG : S1Q3, bloc de branche droit Radiographie thoracique D-Dimères en fonction du score de Genève (probabilité faible ou intermédiaire) Angiotomodensitométrie thoracique : d'emblée si probabilité forte, sinon si D-dimères élevés Échocardiographie si état de choc Deuxième intention : écho-Doppler veineux, scintigraphie ventilation-perfusion	Attention aux douleurs étiquetées douleurs pariétales
Péricardite	Contexte infectieux ORL	Douleur rétrosternale Majorée à l'inspiration profonde Améliorée par l'antéflexion	Fièvre Frottement péricardique Recherche de signes de tamponnade : recherche d'un pouls paradoxal	ECG Troponine à la recherche d'une myopéricardite Syndrome infectieux Échocardiographie	
Dissection aortique	Hypertension artérielle Morphotype marfanoïde	Intensité violente Début brutal Sensation de mort imminente Rétrosternale, transfixiante Irradiation dans le dos	État de choc Asymétrie tensionnelle Souffle aortique	Tomodensitométrie abdominopelvienne	Attention aux formes atypiques : hémorragie digestive, formes neurologiques
Pneumopathies infectieuses	Terrain fragilisé Alcoolique chronique, dénutri, grabataire, diabétique...	Douleur d'intensité modérée Basithoracique Majorée à l'inspiration Signes associés : dyspnée	Fièvre Polypnée Foyer de râles crépitants à l'auscultation pulmonaire	Examen biologique : syndrome infectieux Gazométrie : évaluation de la tolérance Recherche d'un effet shunt Radiographie thoracique : opacité alvéolaire plus ou moins systématisée	
Cause pleurale	Contexte infectieux : pleurésie, pneumothorax Contexte traumatique Récidive	Début brutal Douleur basithoracique Majorée par les mouvements respiratoires	Polypnée Auscultation pulmonaire Pleurésie : matité Pneumothorax : tympanisme	Radiographie thoracique Tomodensitométrie pulmonaire	

Aux urgences, après avoir éliminé une détresse vitale, l'interrogatoire et un examen clinique contributif vont orienter vers une étiologie non coronarienne (pathologie digestive, pathologie respiratoire, dissection aortique). Les présentations cliniques et les examens complémentaires sont présentés tableau S08-P01-C11-IV. Une douleur d'origine musculosquelettique ou secondaire à une anxiété pourra être évoquée chez le patient jeune sans facteur de risque thrombo-embolique ou cardiovasculaire dont l'examen clinique et les résultats d'examen sont normaux. Mais il est important de ne pas méconnaître les tableaux souvent frustres des sujets âgés et des femmes.

La réalisation d'un ECG est la règle devant toute douleur thoracique. Des troubles de la repolarisation feront orienter le patient vers un service de cardiologie interventionnelle.

En cas d'ECG non contributif et en l'absence de diagnostic différentiel formel, une cinétique de troponine sera réalisée. Leur interprétation et le délai entre deux dosage dépendra du type de dosage.

L'absence d'élévation de troponine après une cinétique est un facteur rassurant, mais le patient ne pourra sortir des urgences qu'en l'absence de douleur persistante et de forte suspicion clinique de SCA. Dans ce cas, des tests d'ischémie ou d'imagerie (corotomodensitométrie) peuvent être réalisés aux urgences ou lors d'une consultation précoce de cardiologie post-urgence.

Conclusion

La douleur thoracique est un motif fréquent de recours en urgence. La connaissance épidémiologique, sémiologique, la hiérarchisation et la maîtrise des examens biologiques et d'imagerie aboutissent à un diagnostic étiologique dans la majorité des cas. Une démarche diagnostique rigoureuse permet la prise en charge des pathologies des plus graves aux plus bénignes et la mise en œuvre d'un traitement et d'une orientation adaptée.

Bibliographie

1. ALPERT JS, THYGESEN K, ANTMAN E, BASSAND JP. Myocardial infarction redefined : a consensus document of the joint European Society of Cardiology/American College of Cardiology committee for the redefinition of myocardial infarction. J Am Coll Cardiol, 2000, 36 : 959-969.
2. HAMM CW, BASSAND JP, AGEWALL S et al. ESC guidelines for the management of acute coronary syndromes in patients presenting without persistent ST-segment elevation : the task force for the management of acute coronary syndromes (ACS) in patients presenting without persistent ST-segment elevation of the European Society of Cardiology (ESC). Eur Heart J, 2011, 32 : 2999-3054.
3. LE CONTE P, GUEFFET J, REDON H. Place de l'imagerie dans le diagnostic des douleurs thoraciques. In : JL Ducassé. Douleurs thoraciques en urgence. Paris, Elsevier-Masson, 2005 : 235-252.
4. LE GAL G, MOTTIER D. Les D-dimères. In : YE Claessens, P Ray. Les biomarqueurs en médecine d'urgence. Paris, Springer, 2012 : 147-155.
5. MANDELL LA, WUNDERINK RG, ANZUETO A et al. Infectious Diseases Society of America/American Thoracic Society consensus guidelines on the management of community-acquired pneumonia in adults. Clin Infect Dis, 2007, 44 (Suppl. 2) : S27-S72.
6. STEG PG, JAMES SK, ATAR D et al. ESC guidelines for the management of acute myocardial infarction in patients presenting with ST-segment elevation. Eur Heart J, 2012, 33 : 2569-2619.
7. THYGESEN K, ALPERT JS, JAFFE AS et al. Third universal definition of myocardial infarction. Eur Heart J, 2012, 33 : 2551-2567.
8. TORBICKI A, PERRIER A, KONSTANTINIDES S et al. Guidelines on the diagnosis and management of acute pulmonary embolism : the task force for the diagnosis and management of acute pulmonary embolism of the European Society of Cardiology (ESC). Eur Heart J, 2008, 29 : 2276-2315.

Chapitre S08-P01-C12
Démarche diagnostique devant une douleur abdominale

Dominique Pateron

Les douleurs abdominales aiguës sont un motif de recours aux urgences très fréquent. Elles peuvent révéler un grand nombre de pathologies médicochirurgicales, dont certaines sont extra-abdominales (Tableau S08-P01-C12-I). Elles sont à l'origine de 4 à 10 % des passages d'adultes aux urgences. Le taux d'hospitalisation suite à ce motif de recours est de l'ordre de 30 %, ce qui est plus élevé que le taux moyen d'hospitalisation qui est de 20 % dans les services d'urgences français (20 %). Cela témoigne de l'incertitude diagnostique et de la gravité potentielle des pathologies révélées par des douleurs abdominales. La prévalence des affections sévères, notamment chirurgicales, augmente avec l'âge, qui est un facteur de gravité indépendant. Les douleurs abdominales, motif de recours aux urgences, sont à l'origine de 40 % des interventions chirurgicales réalisées en urgence. La littérature rapporte plus de soixante-dix causes de douleurs abdominales aiguës. Cependant, moins d'une dizaine d'affections recouvrent 90 %

Tableau S08-P01-C12-I Principales causes extrapéritonéales des douleurs abdominales.

Causes extra-abdominales
Syndrome coronarien aigu
Pleuro-pneumopathie infectieuse
Embolie pulmonaire
Diabète décompensé, acidocétose
Acidocétose alcoolique
Porphyrie aiguë
Paroi abdominale
Hématome de paroi
Contracture musculaire
Zona

Tableau S08-P01-C12-II Fréquence respective des principales causes des syndromes douloureux abdominopelviens rapportée dans la littérature.

Cause	Fréquence (%)
Appendicite aiguë	7-26
Cholécystite aiguë	6-10
Occlusion intestinale	3-12
Colique néphrétique	3-11
Ulcère perforé	3-4
Pancréatite aiguë	2-4
Diverticulite	1-4
Pathologie gynécologique	3-7
Autres diagnostics	1-9
Absence de diagnostic	22-53

Tableau S08-P01-C12-III Répartition des causes de douleur abdominale selon l'âge [3].

Causes	Patients < 50 ans (n = 6 317) (%)	Patients ≥ 50 ans (n = 2 406) (%)
Cholécystite	6	21
Douleur abdominale non spécifique	40	16
Appendicite	32	15
Occlusion intestinale	2	12
Pancréatite	2	7
Diverticulose	< 0,1	6
Néoplasie	< 0,1	4
Hernie	< 0,1	3
Pathologies vasculaires	< 0,1	2

des causes de douleurs abdominales aboutissant à une hospitalisation (Tableau S08-P01-C12-II). La prévalence des pathologies dépend du mode de recrutement des patients ayant des douleurs abdominales. Si l'appendicite prédomine dans les séries chirurgicales (Tableau S08-P01-C12-III), les affections urologiques et hépatobiliaires sont plus fréquentes dans le recrutement par les services d'urgence [2, 3]. Dans tous les cas, la démarche du médecin des urgences est d'emblée guidée par l'élimination des pathologies mettant en jeu le pronostic vital, en particulier les urgences chirurgicales à opérer. Une fois ces urgences éliminées, la démarche diagnostique nécessite un interrogatoire et un examen clinique ciblé. En cas d'élément de sévérité ou d'incertitude diagnostique, la réalisation d'une tomodensitométrie abdominopelvienne est souvent utile et a modifié les modalités de prise en charge et de surveillance de ces malades [4].

Physiopathologie

La physiopathologie de la douleur abdominale est complexe et les causes en sont extrêmement variées. Toutes les structures anatomiques de l'abdomen peuvent entraîner une douleur abdominale. La douleur exprimée est la résultante des différentes douleurs :
– les douleurs issues de la paroi, composée du derme, des muscles et du péritoine pariétal, qui est innervée par des fibres somatiques ;
– la douleur viscérale qui a une localisation plus vague. Il existe des intrications complexes entre le système sensitif et le système nerveux autonome. Elle inclut une importante composante émotionnelle ;
– les douleurs liées à des mécanismes nociceptifs. Le stimulus douloureux met en jeu les récepteurs ou nocicepteurs ;
– le système nerveux autonome commande la motricité des fibres musculaires lisses à contraction involontaire des viscères, des vaisseaux et des glandes.

Démarche diagnostique clinique

La première étape de la prise en charge des douleurs abdominales est la recherche dès l'arrivée du malade de signes de détresse mettant en jeu le pronostic vital (Figure S08-P01-C12-1) :

Urgences médicales

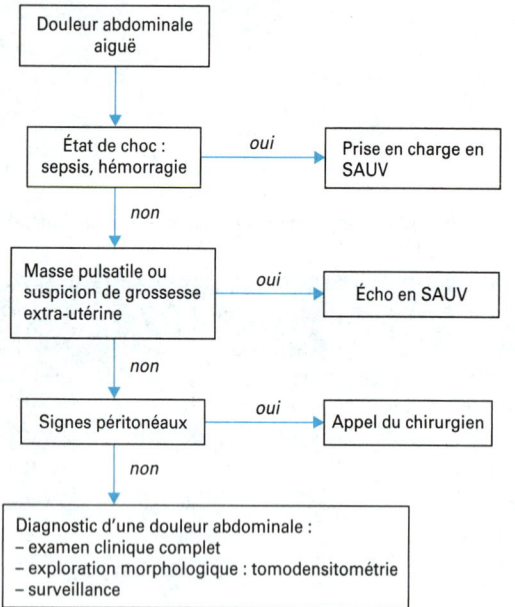

Figure S08-P01-C12-1 Prise en charge initiale d'une douleur abdominale. SAUV : salle d'accueil des urgences vitales.

– signes de choc : une pression artérielle systolique inférieure à 100 mmHg, un pincement de la différentielle, une tachycardie supérieure à 100 batt/min, une saturation en oxygène inférieure à 90 % en air ambiant, une oligurie : diurèse horaire inférieure à 30 ml. En cas de choc septique, l'instabilité hémodynamique s'associe à des signes de vasodilatation et à des marbrures dont il faut quantifier l'étendue ;
– signes en faveur d'une détresse respiratoire : cyanose, sueurs, polypnée, mise en jeu des muscles respiratoires accessoires [5] ;
– signes de déshydratation (pli cutané, langue rôtie, cernes), ou d'hypovolémie ;
– altération de la conscience ;
– agitation qui peut témoigner d'une défaillance hémodynamique ;
– modification de l'aspect de l'abdomen : ventre tendu, immobile aux mouvements respiratoires, palpation d'une défense ou d'une contracture. Lorsqu'elles sont présentes ou en cas de doute, l'avis du chirurgien est requis d'emblée. Il faut rechercher des signes d'épanchement de l'abdomen, l'absence ou la présence exagérée de bruits hydro-aériques ;
– examen de l'appareil cardiocirculatoire : signes de décompensation ventriculaire gauche ou droite, souffle, rythme irrégulier. Un électro-encéphalogramme (EEG) doit être pratiqué en cas de douleur abdominale sus-mésocolique.

Les grandes urgences abdominales à ce stade sont la péritonite généralisée, la rupture d'un anévrysme abdominal, la grossesse extra-utérine chez la femme en âge de procréer, l'ischémie mésentérique et l'infarctus du myocarde postérieur. La constatation d'éléments de gravité justifie la priorisation de ces malades en salle d'accueil des urgences vitales (SAUV) et implique une prise en charge spécifique centrée sur l'urgence de la situation. La réanimation du malade, un avis chirurgical précoce et la réalisation d'une échographie en salle d'accueil des urgences vitales sont nécessaires.

Lorsque les premières constatations n'orientent pas vers ces urgences immédiates, l'analyse sémiologique de la douleur abdominale constitue la deuxième étape [1].

Interrogatoire

L'interrogatoire est essentiel. Il doit être effectué auprès du malade et éventuellement de son entourage ou du médecin traitant. La prise en compte de l'âge est un élément important. Un âge élevé est corrélé avec une augmentation de la prévalence des urgences chirurgicales. L'interrogatoire précise le contexte : antécédent d'intervention chirurgicale abdominale, patient vasculaire (ischémie coronarienne, accident vasculaire cérébral, hypertension, troubles du rythme), diabète, antécédents néoplasiques, de cirrhose, d'immunodépression, de maladie inflammatoire chronique de l'intestin, de prise d'alcool. Il doit détailler les prises médicamenteuses, en particulier les traitements immunosuppresseurs, la prise d'antibiotiques, de corticoïdes, d'anticoagulants et d'anti-inflammatoires non stéroïdiens (AINS).

Analyse du type de douleur abdominale

Elle précise l'évolution dans le temps de la douleur, évalue son intensité. Bien que l'intensité de la douleur soit subjective, elle doit être déterminée par évaluation visuelle analogique ou numérique. La localisation de la douleur oriente vers certains organes [7]. Cela est particulièrement vrai pour les douleurs hépatobiliaires localisées dans l'hypocondre droit et l'épigastre, les douleurs ulcéreuses et pancréatiques localisées dans l'épigastre, les douleurs rénales dans les fosses lombaires. Globalement, la valeur localisatrice des douleurs abdominales est faible. Il convient de préciser les irradiations liées au caractère projeté de la douleur. Une douleur dans la région sus-claviculaire évoque une douleur d'origine diaphragmatique, une scapulalgie évoque une douleur biliohépatique, une irradiation des organes génitaux externes évoque une colique néphrétique.

L'examen clinique note la température. L'existence d'une fièvre supérieure à 39 °C oriente vers certaines causes, comme les infections urinaires ou vésiculaires. Cependant, l'absence de fièvre n'élimine absolument pas un foyer. Il recherche la notion de nausées, vomissements, troubles du transit. L'apparition secondaire de vomissements à la douleur oriente vers une cause chirurgicale, une douleur de moins de 48 heures est de signification plus péjorative, ainsi que le caractère continu de la douleur et l'absence de douleur similaire dans les antécédents. Il recherche l'arrêt des matières et des gaz qui, associé à des nausées et des vomissements, évoque une occlusion.

Examen physique

C'est une étape essentielle. Il recherche des signes locaux de gravité : présence d'une défense ou d'une contracture. Les limites de leur appréciation sont l'obésité, la qualité de la paroi musculaire : dégénérescence pariétale chez le sujet âgé, patient sous corticoïdes ou patient neurologique. Une colique néphrétique peut s'accompagner d'un iléus. Un patient anxieux, hyperalgique, peut présenter les signes physiques d'un syndrome péritonéal. L'observation du faciès du patient lors de la palpation peut être plus informative que son interrogatoire sur l'intensité de la douleur. À l'opposé, les pathologies graves, comme l'ischémie intestinale, peuvent donner un tableau clinique sans défense, ni contracture. Il comprend systématiquement l'examen des orifices herniaires. La distinction entre douleur musculaire de la paroi abdominale et douleur intrapéritonéale s'effectue par la mise en tension des muscles de la paroi par l'élévation de la tête ou des membres inférieurs du plan du lit qui augmente la douleur d'origine musculaire. Le signe de Murphy, correspondant à une inhibition douloureuse de l'inspiration provoquée par la palpation de l'hypocondre droit, est sans doute l'un des signes physiques les plus intéressants. Son évaluation montre une très bonne sensibilité, mais une spécificité inférieure à 50 %. Un psoïtis est assez spécifique, mais peu sensible pour l'hématome du psoas et l'appendicite aiguë. L'absence de bruits hydro-aériques est étroitement liée à une occlusion colique, notamment s'il existe un météorisme.

L'examen pelvien chez la femme en âge de procréer renseigne sur l'existence d'un processus inflammatoire pelvien, d'une affection gynécologique. La pratique systématique d'un toucher rectal dans l'examen d'un syndrome douloureux abdominal aigu n'est pas étayée par les données de la littérature. Il est essentiel en cas de suspicion de prostatite, d'inflammation ou d'infection périrectale, de corps étranger ou d'hémorragies digestives bien que ces dernières s'accompagnent rarement de douleurs abdominales.

Parallèlement, il faut compléter l'examen clinique par un examen des autres organes pour éliminer les affections extra-abdominales qui peuvent s'exprimer par des douleurs abdominales. Cela concerne en particulier l'ischémie coronarienne, les pneumopathies et le diabète décompensé et justifie l'indication très large de l'ECG, de la détermination de la glycémie capillaire et de la pratique de l'examen à la bandelette urinaire.

Examens complémentaires

Examens biologiques

Les examens biologiques sont souvent peu sensibles et peu spécifiques d'une affection intra-abdominale précise [6] :
– la numération-formule sanguine : c'est l'examen le plus souvent prescrit, mais il a une mauvaise sensibilité pour l'appendicite chez l'adulte où elle est normale dans 10 à 60 % des cas. Elle est en règle normale chez l'enfant dans les 24 premières heures. Elle ne modifie pas le mode de prise en charge chez la femme enceinte ;
– l'ionogramme sanguin, l'urée sanguine, pour apprécier le retentissement ou le terrain ;
– la protéine C réactive (CRP) : son intérêt réside dans sa cinétique. L'apparition de la CRP dans la circulation sanguine nécessite un minimum de 6 heures de synthèse. La répétition du dosage permet d'identifier un processus inflammatoire, qu'un résultat unique peut ignorer. L'analyse combinée des résultats de la CRP et de la numération des leucocytes permet d'obtenir la confirmation d'un processus inflammatoire avec une valeur prédictive positive de 88 % et une sensibilité de 90 % ;
– la procalcitonine : l'utilisation de la procalcitonine peut permettre l'identification précoce d'un sepsis grave risquant d'évoluer vers un choc septique. Des travaux récents ont montré l'intérêt du dosage de la procalcitonine pour identifier les syndromes de réponse inflammatoire systémique (SIRS) chez les malades ayant des douleurs abdominales. La sensibilité était de 83 % avec une spécificité de 77,3 %, une valeur prédictive positive de 87,2 % et une valeur prédictive négative de 70,8 % pour une valeur de 1,1 ng/ml [4]. Ces résultats étaient obtenus lorsque les symptômes duraient depuis plus de 24 heures. Cette notion de durée des symptômes est tout à fait importante dans la prise en considération des biomarqueurs, ceux-ci nécessitant un certain délai afin d'être synthétisés [5] ;
– les transaminases : elles sont très sensibles, pour les affections biliopancréatiques aiguës et doivent être prescrites en cas de douleur de l'hypocondre droit ou de l'épigastre ;
– l'amylasémie et la lipasémie : l'amylasémie a une sensibilité de 70 % en cas de pancréatite aiguë et une spécificité de 80 %, pouvant être élevée dans d'autres affections digestives ou une pathologie salivaire. La lipasémie, lorsqu'elle est supérieure à 3 fois la normale, a une sensibilité et une spécificité supérieures à 95 % en cas de pancréatite aiguë, ce qui en fait un marqueur biologique très utile qui doit être privilégié par rapport à l'amylasémie ;
– la bandelette urinaire : elle doit être prescrite en cas de douleur des fosses lombaires et plus généralement sous-mésocolique ou de contexte infectieux. Elle oriente vers une infection urinaire en cas de leucocyturie ou de présence de nitrites. La présence de nitrites témoigne de la présence d'entérobactérie possédant une nitrate réductase : *E. coli*, *Klebsiella*, *Proteus*. Ils sont absents en cas d'infection par entérocoques, streptocoques, pyocyaniques, staphylocoques saprophytes, *Acinetobacter*. La bandelette urinaire doit alors être complétée par un examen cytobactériologique urinaire (ECBU). Cependant, il faut savoir qu'une leucocyturie est présente dans un quart des cas d'appendicite. En cas de colique néphrétique, une hématurie microscopique est constatée dans 95 % des cas, mais une hématurie est également présente dans 30 % des fissurations d'anévrysme de l'aorte. Ainsi, devant un tableau de colique néphrétique chez un sujet vasculaire, les explorations devront-elles éliminer cette hypothèse avant le départ des urgences ;
– les β-hCG : leur dosage sanguin ou urinaire doit être prescrit en cas de suspicion de grossesse, soit dans le cadre d'une suspicion de grossesse extra-utérine ou d'une complication d'une grossesse évolutive, soit pour éviter l'irradiation d'un fœtus en cas d'exploration radiologique des douleurs abdominales. Seules les β-hCG sanguines permettent d'avoir une estimation du terme fœtal ;
– les lactates sanguins sont utiles en cas de tableau septique ou de suspicion de processus ischémique pour en apprécier la gravité et le risque d'évolution péjorative.

Examens radiologiques

Abdomen sans préparation

L'abdomen sans préparation (ASP) est peu spécifique et n'a plus d'indication dans la prise en charge des douleurs abdominales dès lors que la tomodensitométrie est accessible. Il n'est indiqué qu'en cas de suspicion de corps étranger, fécalome compris, ou de la recherche d'image calcique, lithiase rénale en particulier. Une situation particulière est représentée par l'existence de douleurs dans le cadre des maladies inflammatoires chroniques intestinales qui amènent les patients à consulter régulièrement aux urgences. Dans ces cas, l'exploration par échographie par un opérateur entraîné et l'abdomen sans préparation peuvent remplacer la réalisation d'une tomodensitométrie nettement plus irradiante.

Échographie

L'échographie est un examen très utilisé aux urgences dans la démarche diagnostique des pathologies abdominopelviennes. C'est un examen non irradiant, immédiatement réalisable aux urgences. En cas de suspicion de grossesse extra-utérine ou de fissuration d'anévrysme chez un patient instable, sa réalisation en salle d'accueil des urgences vitales permet de mettre en évidence un épanchement intrapéritonéal qui accélère la prise en charge chirurgicale. En dehors de ces situations d'urgences vitales, il s'agit de l'examen de choix dans l'exploration des pathologies hépatobiliaires et dans la suspicion de grossesse extra-utérine où il est réalisé au mieux par voie endovaginale. Dans les douleurs de l'hypocondre droit, l'échographie recherche une lithiase vésiculaire, un signe de Murphy échographique, un épaississement et un dédoublement de la paroi vésiculaire. L'échographie a une sensibilité de 94 % et une spécificité de 78 % pour le diagnostic de cholécystite. L'échographie est recommandée en cas de colique néphrétique, couplée à l'abdomen sans préparation dans un délai de 48 heures. Les critères généraux qui font préférer l'échographie sont les suivants : enfant, patient maigre, femme jeune, présence d'une matité abdominale, suspicion de pathologie focale et unique comme l'appendicite aiguë, patient immunocompétent, échographiste entraîné.

Tomodensitométrie abdominopelvienne

C'est l'examen de référence dans les cas où il existe un doute diagnostique, soit que l'examen du patient soit difficile, soit que les signes ne soient pas francs. Ses performances ont été beaucoup améliorées par l'apparition des scanners multibarrettes qui permettent une définition d'image, des reconstructions et une vitesse d'acquisition très appréciable dans le contexte de l'urgence ainsi qu'une relecture a posteriori des images acquises. Les principaux inconvénients de la tomodensitométrie sont l'irradiation inhérente à l'examen qui doit être prise en compte chez le sujet jeune et en cas de répétition de l'examen pour des affections chroniques, le risque d'altération de la fonction rénale en cas d'injection iodée. C'est l'examen le plus performant en cas de suspicion d'appendicite avec une sensibilité et une spécificité supérieures à 98 % permettant en outre d'apprécier des complications possibles (péritonite localisée, abcès, perforation) et de gérer l'urgence opératoire. En cas de suspicion de colique néphrétique, la tomodensitométrie est l'examen le plus performant pour mettre en évidence l'obstacle en cause. Elle est indiquée en cas de suspicion d'ulcère perforé et en cas de suspicion de perforation digestive en général, avec une sensibilité supérieure à 90 % pour la mise en évidence d'un pneumopéritoine, nettement supérieure à celle de l'abdomen sans préparation. Il s'agit de l'examen de référence en cas de suspicion de diverticulite aiguë qui permet en outre de diagnostiquer d'emblée les formes sévères (abcès, perforation). Il est indiqué d'emblée, sans abdomen sans préparation en cas d'occlusion pour affirmer le mécanisme en mettant en évidence une zone de jonction tube digestif plat-tube digestif dilaté, la cause et les éventuelles complications. C'est l'examen de référence en cas de suspicion d'anévrysme de l'aorte. En cas de pancréatite aiguë diagnostiquée biologiquement, les examens morphologiques radiologiques initiaux ne sont pas nécessaires d'emblée. La tomodensitométrie avec injection de contraste est l'examen de choix pour évaluer la gravité et rechercher les complications secondaires de la pancréatite aiguë ; elle doit être réalisée dans les 48-72 heures après le début des signes cliniques. Une échographie hépatobiliaire est indiquée en urgence si la pancréatite aiguë s'accompagne d'une augmentation des enzymes hépatiques.

Dans ces situations, la tomodensitométrie est généralement pratiquée avec injection de produit de contraste après évaluation de la fonction rénale, lorsque l'urgence de la situation le permet. Elle modifie le niveau de certitude diagnostique dans les deux tiers des cas et diminue le taux d'hospitalisation d'un quart. Les critères généraux qui font préférer la tomodensitométrie sont l'âge élevé, l'existence d'une obésité, un tympanisme abdominal, un patient immunodéprimé et surtout des pathologies multiples complexes avec une orientation initiale peu claire.

Lorsque l'examen clinique et les examens biologiques ne donnent pas d'élément d'orientation devant des douleurs abdominales fébriles ou associées à un syndrome inflammatoire, l'hypothèse d'un foyer infectieux intra-abdominal doit être évoquée. Deux attitudes peuvent être envisagées : soit la réalisation d'une tomodensitométrie qui est souvent l'examen de choix, soit une surveillance étroite avec répétition des examens cliniques. Les conditions d'hospitalisation et les exigences fonctionnelles des services des urgences orientent désormais souvent vers la première solution. En l'absence de fièvre et de syndrome inflammatoire et de signe de sévérité, une imagerie n'est pas nécessaire le plus souvent et la démarche doit être approfondie sur les causes extradigestives des douleurs abdominales.

Prise en charge symptomatique de la douleur

Un débat a longtemps existé sur l'opportunité de traiter symptomatiquement d'emblée les douleurs abdominales aiguës sans attendre que le chirurgien ait eu le temps d'examiner l'abdomen du patient. Plusieurs travaux ont bien montré qu'une antalgie efficace, y compris en utilisant les morphiniques en cas de douleur intense, était doublement bénéfique. Elle améliorait la qualité de la prise en charge du patient et les conditions et la qualité d'examen du chirurgien. Les règles générales de prise en charge de la douleur abdominale ne diffèrent donc pas de celles de la douleur en général.

Bibliographie

1. AMERICAN COLLEGE OF EMERGENCY PHYSICIANS. Clinical policy : critical issues for the initial evaluation and management of patients presenting with a chief complaint of nontraumatic acute abdominal pain. Ann Emerg Med, 2000, 36 : 406-415.
2. ARC, AURCE. Les syndromes aigus de l'abdomen : étude prospective multicentrique. Nouv Presse Méd, 1981, 10 : 3771-3773.
3. DE DOMBAL FT. Acute abdominal pain in the elderly. J Clin Gastroenterol, 1994, 19 : 331-335.
4. LEYRAL J, GEFFROY Y, BARBERIS C, TAOUREL P. L'imagerie et l'urgence : imagerie dans les pathologies abdominopelviennes. Journées scientifiques de la Société française de médecine d'urgence. Paris, SFEM, 2011.
5. MARTIN C, BRUN-BUISSON C. Initial management of severe sepsis in adults and children. Ann Fr Anesth Reanim, 2007, 26 : 53-73.
6. NAGURNEY JT, BROWN DF, CHANG Y et al. Use of diagnostic testing in the emergency department for patients presenting with non-traumatic abdominal pain. J Emerg Med, 2003, 25 : 363-371.
7. YAMAMOTO W, KONO H, FUKUI T. The relationship between abdominal pain regions and specific diseases: an epidemiologic approach to clinical practice. J Epidemiol, 1997, 7 : 27-32.

Toute référence à cet article doit porter la mention : Pateron D. Démarche diagnostique devant une douleur abdominale. *In* : L Guillevin, L Mouthon, H Lévesque. Traité de médecine, 5ᵉ éd. Paris, TdM Éditions, 2018-S08-P01-C12 : 1-4.

Chapitre S08-P01-C13

Démarche diagnostique devant une céphalée aiguë

Jérôme Mawet, Caroline Roos et Anne Ducros

Les céphalées sont un motif fréquent de consultation et de recours aux urgences [10]. Leurs nombreuses causes se divisent en deux catégories opposées (Tableau S08-P01-C13-I). Les *céphalées primaires* représentent 80 % des céphalées, et sont dominées par la migraine, les céphalées dites de tension musculaire et l'algie vasculaire de la face. Ces maladies neurologiques se manifestent par des céphalées récurrentes par activation du système nociceptif céphalique en l'absence de lésion sous-jacente. Leur diagnostic est purement clinique. Les *céphalées secondaires* sont symptomatiques de causes variées. Aux urgences, environ 20 % des céphalées sont secondaires, et 5 % révèlent une cause grave [7, 10].

L'objectif prioritaire devant toute céphalée est de distinguer une céphalée primaire ou une céphalée secondaire bénigne (syndrome grippal, par exemple) d'une céphalée secondaire à une affection grave nécessitant une prise en charge en urgence (hémorragie méningée, tumeur cérébrale, etc.). Cette distinction repose avant tout sur l'interrogatoire et l'examen clinique qui permettent de sélectionner les patients à explorer rapidement. Le diagnostic des céphalées secondaires graves repose en effet sur les examens paracliniques [3].

Ce chapitre est une aide à la prise en charge des patients présentant une céphalée aiguë, mais n'a pas pour objet de se substituer aux recommandations françaises récentes [9].

Tableau S08-P01-C13-I Étiologie des céphalées (entre parenthèses, la prévalence des affections les plus fréquentes en population générale).

Céphalées primaires
Migraine (15 %)
Céphalée dite de tension (épisodique : 80 %, chronique : 2 %)
Algie vasculaire de la face (1/1 000)
Céphalées secondaires à
Une affection vasculaire crânienne ou cervicale
Une pathologie intracrânienne non vasculaire
La prise d'une substance ou son arrêt (abus médicamenteux : 3 %)
Une infection (intracrânienne ou générale)
Un traumatisme crânien ou cervical
Une anomalie de l'homéostasie
Une pathologie ophtalmologique, ORL, stomatologique, dentaire, cervicale
Une affection psychiatrique

Évaluation clinique initiale

Interrogatoire

Il représente la partie cruciale de la démarche diagnostique avec quatre questions clefs :
– depuis quand avez-vous ce mal de tête ? Permet de distinguer les céphalées aiguës (au sens de récentes) des céphalées chroniques (anciennes) ;
– avez-vous déjà eu ce type de mal de tête ? Permet de préciser le caractère habituel ou non ;
– comment a débuté la céphalée actuelle : brutalement (en quelques secondes ou minutes) ou progressivement (en quelques heures, jours ou semaines) ?
– comment évolue la douleur depuis son installation : amélioration, aggravation, exacerbations avec répit ?

Une céphalée *ancienne* et *habituelle* oriente d'emblée vers un diagnostic de *céphalée primaire*. La description des caractéristiques des céphalées (durée des crises, localisation, signes associés, facteurs déclenchants, etc.) permet le diagnostic du type de céphalée (migraine, céphalée de tension ou plus rarement algie vasculaire de la face). Ces diagnostics ne peuvent donc pas être envisagés devant une première céphalée aiguë (de novo). De même, chez un patient céphalalgique connu, la recherche d'une cause secondaire s'impose si le patient ne reconnaît pas sa céphalée comme étant « habituelle ».

Une céphalée *récente inhabituelle* évoque une probable *céphalée secondaire*. L'interrogatoire est complété afin de préciser les caractéristiques de la douleur : intensité, délai pour atteindre l'intensité maximale, type, siège et profil évolutif. Certains antécédents et/ou circonstances d'apparition peuvent orienter le diagnostic et les explorations (Tableau S08-P01-C13-II).

Tableau S08-P01-C13-II Antécédents et circonstances d'apparition pouvant orienter le diagnostic d'une céphalée récente inhabituelle.

Âge > 50 ans : artérite à cellules géantes (Horton)
Facteurs de risque cardiovasculaire : AVC (infarctus ou hémorragie)
Facteurs de risque de thrombose veineuse (contraception orale, thrombophilie, thrombose veineuse des membres inférieurs) : thrombose veineuse cérébrale
Fièvre : causes infectieuses (méningite ou infection générale)
Infection par le VIH non contrôlée : toxoplasmose cérébrale, méningite à cryptocoque
Néoplasie-perte de poids : métastase, méningite carcinomateuse
Ponction durale récente : hypotension intracrânienne
Post-partum : syndrome de vasoconstriction cérébrale réversible, éclampsie, thrombose veineuse cérébrale, hypotension intracrânienne (si péridurale)
Prise de substances vasoactives (cannabis, cocaïne, ecstasy, amphétamines, lysergide, inhibiteurs sélectifs de la recapture de la sérotonine, inhibiteurs mixtes de la recapture de la sérotonine et de la noradrénaline, inhibiteurs de la monoamine oxydase, α-sympathomimétiques-décongestionnants nasaux, [nor]adrénaline, triptans ; dérivés de l'ergot de seigles) : syndrome de vasoconstriction cérébrale réversible
Traumatisme crânien : contusion ou hémorragie cérébrale, hématome sous-dural
Traumatisme rachidien mineur : dissection artérielle cervicale, hypotension intracrânienne spontanée
Survenue brutale à l'effort ou orgasmique : hémorragie sous-arachnoïdienne, syndrome de vasoconstriction cérébrale réversible
Survenue brutale lors des manœuvres de Valsalva (toux, défécation, éternuement) : syndrome de vasoconstriction cérébrale réversible, hypertension intracrânienne aiguë, hypotension intracrânienne spontanée
Survenue brutale lors de mictions, du bain ou d'une douche : syndrome de vasoconstriction cérébrale réversible
Symptômes ORL : sinusite

Examen physique

Il cherche des anomalies pouvant orienter les examens complémentaires (Tableau S08-P01-C13-III). L'examen général comporte systématiquement la mesure de la pression artérielle, de la température (attention à la prise d'antipyrétiques qui peuvent masquer une fièvre), l'auscultation cardiaque et des vaisseaux du cou, l'examen de la nuque et l'examen cutané (recherche d'un purpura). Une céphalée ne sera attribuée à une poussée hypertensive qu'après avoir écarté une cause plus sévère, notamment neurovasculaire.

L'examen neurologique cherche un trouble de conscience, un syndrome méningé, un déficit neurologique focal, notamment un syndrome cérébelleux dont l'ataxie peut passer inaperçue chez un patient allongé qui vomit. L'examen neuro-ophtalmologique, capital, cherche une anomalie du champ visuel (hémi-anopsie latérale homonyme), une paralysie oculomotrice, une asymétrie pupillaire ou palpébrale et un œdème papillaire au fond d'œil. L'examen local comporte l'inspection et la palpation des artères temporales, des globes oculaires, du pavillon de l'oreille, du cuir chevelu (zona) et des articulations temporomandibulaires. Un caractère postural de la céphalée se cherche en évaluant son intensité en position debout puis en position allongée à plat.

Tableau S08-P01-C13-III Signes et symptômes pouvant orienter le diagnostic d'une céphalée récente inhabituelle.

Altération de l'état général avec ou sans claudication de la mâchoire : artérite temporale
Crise comitiale et/ou *déficit neurologique focal* : hémorragie sous-arachnoïdienne, AVC, thrombose veineuse cérébrale, encéphalopathie postérieure réversible (PRES), syndrome de vasoconstriction cérébrale réversible, méningo-encéphalite, tumeur
Fièvre : causes infectieuses (méningite, infection générale ou ORL)
Purpura : méningite bactérienne
Perte de connaissance lors d'une céphalée brutale : hémorragie sous-arachnoïdienne (30 à 50 % des cas), kyste colloïde du 3ᵉ ventricule
Raideur méningée : hémorragie sous-arachnoïdienne, méningite
Syndrome de Claude-Bernard-Horner, acouphène pulsatile, paralysie linguale (XII) : dissection de l'artère carotide interne homolatérale
Mydriase unilatérale ± autres signes de paralysie du nerf moteur oculaire commun : anévrysme comprimant le III
Hémianopsie bitemporale : apoplexie pituitaire
Cécité monoculaire transitoire : dissection carotidienne (sujet jeune), artérite à cellules géantes (sujet âgé)
Œdème papillaire : hypertension intracrânienne
Aggravation en position allongée : hémorragie sous-arachnoïdienne, hypertension intracrânienne, sinusite bloquée
Aggravation en position debout : hypotension intracrânienne
Aggravation par les efforts à glotte fermée (manœuvre de Valsalva) : hypertension intracrânienne, hypotension intracrânienne
Asymétrie tensionnelle aux membres supérieurs : dissection de l'aorte ascendante
Hypertension artérielle : hémorragie sous-arachnoïdienne, éclampsie, AVC, encéphalopathie postérieure réversible, syndrome de vasoconstriction cérébrale réversible
Anomalies ECG : hémorragie sous-arachnoïdienne, ischémie myocardique et douleur projetée

Stratégie diagnostique au terme de l'examen clinique

À l'issue de l'examen clinique, la céphalée est classée en :
– *céphalée « récente inhabituelle »* qui évoque une *céphalée secondaire* jusqu'à preuve du contraire et qui justifie le plus souvent la réalisation d'examens complémentaires. La céphalée d'un syndrome méningé impose une prise en charge en urgence, car elle évoque une méningite infectieuse en cas de fièvre et une hémorragie méningée en cas de survenue brutale en l'absence de fièvre. La céphalée d'un syndrome d'hypertension intracrânienne requiert une imagerie cérébrale en urgence. En cas de céphalée inhabituelle associée à un déficit neurologique ou neuro-ophtalmologique, c'est ce dernier qui oriente les investigations. Le principal risque est de méconnaître le caractère urgent des examens complémentaires devant une céphalée récente inhabituelle isolée. Le mode de début brutal ou progressif oriente vers diverses causes possibles (*voir* « Orientation diagnostique devant une céphalée récente et inhabituelle »). En cas de céphalée aiguë d'apparition brutale et de céphalée récente d'apparition progressive, intense et non régressive, le patient doit être adressé au service d'urgence le plus proche pour y être exploré. Lorsqu'une céphalée secondaire bénigne est manifeste (céphalée d'un syndrome grippal), le patient peut être traité à domicile. Il faut cependant lui conseiller de consulter en cas d'aggravation des céphalées ou d'apparition de nouveaux symptômes ;
– *céphalée « habituelle »* qui correspond généralement à une *céphalée primaire* ; celle-ci peut se manifester par des crises aiguës ou évoluer sur le mode chronique quotidien (*voir* « Orientation diagnostique devant une céphalée aiguë récurrente et habituelle »). Il est fréquent qu'un patient migraineux se présente aux urgences pour une crise sévère. Si l'interrogatoire est fiable et que le patient reconnaît « sa » crise de migraine habituelle, des explorations ne sont pas nécessaires et un traitement est donné pour soulager la crise.

Examens complémentaires

La règle d'or est que toute céphalée récente et inhabituelle doit être considérée comme secondaire jusqu'à preuve du contraire et explorée. Les deux examens cardinaux sont la *tomodensitométrie* cérébrale sans injection et la *ponction lombaire*. La tomodensitométrie peut être remplacée par une IRM d'emblée si cet examen est réalisable dans le même délai. Les examens sanguins sont systématiques, mais rarement suggestifs, excepté une élévation de la protéine C réactive qui oriente vers une cause inflammatoire (artérite à cellules géantes) ou infectieuse. Si ces examens de première intention (tomodensitométrie cérébrale et ponction lombaire) ne permettent pas de poser un diagnostic, ils doivent être complétés par une angiographie cervicale et cérébrale non invasive (angioscanner ou angio-IRM). En l'absence de diagnostic de certitude après la tomodensitométrie, l'angioscanner et la ponction lombaire, une IRM cérébrale et/ou cervicale est souvent nécessaire [1, 4], selon l'avis du neurologue qui jugera du délai raisonnable et de la nécessité d'hospitalisation. Certaines équipes de neurologie préfèrent discuter la stratégie des investigations après l'évaluation clinique initiale.

Tomodensitométrie cérébrale

La tomodensitométrie sans injection de produit de contraste est le premier examen à effectuer à la recherche d'une hyperdensité spontanée (présence de sang), d'une hydrocéphalie, d'un effet de masse ou d'un œdème localisé témoignant d'une lésion expansive (tumeur/abcès). Des reconstructions en fenêtre osseuse des coupes passant par les sinus permettent de rechercher une sinusite.

Ponction lombaire

Indications

La ponction lombaire permet de mettre en évidence une hémorragie sous-arachnoïdienne non visible en imagerie ou une méningite et permet de mesurer la pression du liquide cérébrospinal. Elle est pratiquée sans imagerie cérébrale préalable devant une suspicion de méningite bactérienne en l'absence de troubles de la conscience et de signes neurologiques focaux. Elle est également réalisée devant une céphalée récente, sans cause retrouvée à l'imagerie (tomodensitométrie ou IRM).

Contre-indications

Ce sont les infections locales, les troubles sévères de l'hémostase (INR ≥ 1,5 ; plaquettes < 50 000 ; temps de saignement > 7 min) et l'hypertension intracrânienne avec menace d'engagement par lésions expansives avec effet de masse.

Technique

L'utilisation d'une aiguille atraumatique (type pointe de crayon) de petit calibre si possible (22 ou 25 G) minimise le risque de céphalée par brèche durale [2]. Idéalement, une mesure de la pression du liquide cérébrospinal doit être réalisée, le patient étant en décubitus latéral, en branchant sur l'aiguille un manomètre ou une tubulure tenue verticalement, avant toute soustraction de liquide cérébrospinal. Une pression supérieure à 25 cm d'eau en position allongée signe l'existence d'une hypertension intracrânienne.

La centrifugation et la recherche de pigments biliaires doit être systématique pour l'exploration d'une céphalée brutale inhabituelle ; leur présence affirme l'existence d'une hémorragie sous-arachnoïdienne même si la ponction lombaire a été traumatique. La sensibilité est proche de 100 % si la ponction lombaire est faite 12 heures après le saignement.

Angioscanner cervical et cérébral

Tout patient présentant une céphalée récente et inhabituelle sans cause retrouvée après le scanner non injecté et la ponction lombaire doit avoir une imagerie vasculaire cérébrale et cervicale, artérielle et veineuse (recherche notamment d'une dissection, d'une thrombose veineuse cérébrale). Certaines équipes réalisent une tomodensitométrie cérébrale sans injection de produit de contraste, suivie d'emblée d'une angiographie des troncs supra-aortiques et des vaisseaux intracrâniens, voire d'une acquisition parachymateuse pour toute céphalée récente et inhabituelle brutale ou progressive sévère.

IRM

L'IRM est l'outil diagnostique de choix des céphalées aiguës, notamment dues à une thrombose veineuse cérébrale, une dissection artérielle cervicale, une encéphalopathie postérieure réversible (PRES), une nécrose hypophysaire, ou une hypotension intracrânienne (Tableau S08-P01-C13-IV). Cependant, elle n'est pas toujours accessible en urgence et sa réalisation nécessite de rester immobile, ce qui peut s'avérer difficile pour un patient hyperalgique. Néanmoins, toute céphalée persistante et sans diagnostic après une tomodensitométrie cérébrale, un angioscanner cervico-céphalique et une ponction lombaire doit faire discuter la réalisation d'une IRM cérébrale sans puis avec gadolinium, et éventuellement, de coupes cervicales en pondération T1 avec saturation du signal de la graisse. La demande d'IRM doit être précise avec des suggestions de diagnostic pour orienter le radiologue dans le choix des séquences.

Échographie-Doppler cervicale et transcrânienne

L'échographie-Doppler est utile lors d'une suspicion de dissection artérielle cervicale ; elle permet souvent de visualiser l'hématome de paroi artérielle et d'évaluer le retentissement hémodynamique. La normalité de cet examen n'exclut pour autant pas le diagnostic. Un Doppler transcrânien est utile pour rechercher une élévation des vitesses circulatoires intracrâniennes en cas de suspicion de syndrome de vasoconstriction cérébrale réversible.

Angiographie cérébrale conventionnelle par cathétérisme

Elle reste le *gold standard* pour la recherche d'un anévrysme lors d'une hémorragie sous-arachnoïdienne, après une imagerie vasculaire non invasive non contributive. Elle peut se discuter, hors du cadre de l'urgence, après avis neurologique et neuroradiologique, pour la recherche d'affections vasculaires rares (vascularite).

Orientation diagnostique devant une céphalée récente et inhabituelle

Le mode d'installation brutal ou progressif permet de classer les principales causes des céphalées inhabituelles. Cependant, toutes les causes de céphalées brutales peuvent se révéler par une céphalée progressive, y compris l'hémorragie méningée. À l'inverse, de nombreuses pathologies se manifestant principalement par des céphalées progressives peuvent parfois débuter brutalement, y compris l'artérite à cellules géantes. Les explorations d'une céphalée inhabituelle devront donc toujours être poussées (*voir* Tableau S08-P01-C13-IV).

Étiologie des céphalées récentes à début brutal

Les céphalées brutales culminent en quelques secondes ou minutes. Les céphalées en coup de tonnerre en sont la forme la plus extrême : la douleur atteint une intensité maximale sévère (échelle visuelle analogique ≥ 7) en quelques secondes (< 1 minute) comme « une explosion dans la tête » [6]. La durée est variable et ne préjuge que rarement de l'étiologie. Il est difficile de dire à partir de quelle limite une céphalée a un début progressif et non plus brutal. En pratique, les causes de céphalées aiguës maximales en moins d'une heure sont les mêmes que celles des céphalées en coup de tonnerre. Elles justifient une *prise en charge prioritaire aux urgences* avec explorations rapides et une surveillance clinique rapprochée.

Hémorragie sous-arachnoïdienne

C'est le premier diagnostic à envisager. En effet, 11 à 25 % des céphalées brutales isolées sont dues à une hémorragie sous-arachnoïdienne, et 70 % des hémorragies sous-arachnoïdiennes se manifestent par une céphalée au premier plan du tableau, en coup de tonnerre dans 50 % des cas. La céphalée peut être isolée, sans raideur nucale ni trouble de la conscience. Une résolution rapide de la douleur, avec ou sans traitement, ne doit pas écarter le diagnostic. À distance de la céphalée brutale, une hémorragie sous-arachnoïdienne peut s'exprimer par des rachialgies voire une sciatalgie. Un tiers des patients ayant une hémorragie sous-arachnoïdienne reçoivent un diagnostic erroné à la première consultation, notamment les patients ayant des céphalées isolées et une conscience normale.

Le diagnostic positif repose sur la tomodensitométrie cérébrale sans injection en urgence et, dans tous les cas où celle-ci est normale, sur la réalisation d'une ponction lombaire [11]. En effet, la probabilité de détecter une hémorragie sous-arachnoïdienne en tomodensitométrie décroît de près de 100 % dans les 6 premières heures à environ 95 % dans les 24 premières heures, puis 50 % après la première semaine et presque 0 % après la troisième semaine. L'IRM cérébrale est aussi sensible que la tomodensitométrie pour détecter une hémorragie sous-arachnoïdienne dans les premières heures et devient supérieure après le premier jour, mais sa sensibilité n'est pas de 100 %. Elle ne remplace donc pas la ponction lombaire qui reste indispensable en cas d'imagerie normale. Le liquide cérébrospinal doit être centrifugé rapidement : une coloration jaune (xantochromie) du surnageant signe une hémorragie sous-arachnoïdienne, à confirmer par une spectrophotométrie qui montre la présence de pigments biliaires.

Si une hémorragie sous-arachnoïdienne est objectivée, une imagerie vasculaire à la recherche d'un anévrisme doit être réalisée et une prise en charge multidisciplinaire impliquant neurochirurgiens, neuroradiologues interventionnels et anesthésistes-réanimateurs est indiquée.

Syndrome de vasoconstriction cérébrale réversible

C'est l'autre cause fréquente de céphalée en coup de tonnerre. Un syndrome de vasoconstriction cérébrale réversible explique 8 à 48 % des céphalées en coup de tonnerre. Ce syndrome, encore sous-diagnostiqué, associe une céphalée aiguë et une vasoconstriction segmentaire des artères cérébrales réversible en moins de 3 mois. La moitié des syndromes de vasoconstriction cérébrale réversible est secondaire à la prise de substances vasoactives et/ou au post-partum (*voir* Tableau S08-P01-C13-II).

Urgences médicales

Tableau S08-P01-C13-IV Résumé des céphalées récentes inhabituelles.

	Clinique	Examens permettant le diagnostic
Causes vasculaires		
Hémorragie sous-arachnoïdienne	Céphalée brutale (rarement progressive) Syndrome méningé Paralysie du III, perte de connaissance Céphalée au premier plan (70 %) Céphalée en coup de tonnerre (50 %)	Tomodensitométrie sans injection Ponction lombaire si tomodensitométrie normale IRM (séquences FLAIR, T2*) Angio-IRM, angioscanner, artériographie à la recherche d'un anévrysme
Dissection carotidienne ou vertébrale	Céphalée brutale ou progressive Cervicalgie plutôt unilatérale Signes locaux si dissection carotidienne : syndrome de Claude-Bernard-Horner, acouphènes, paralysie des derniers nerfs crâniens (XII) Signes d'ischémie rétinienne ou cérébrale	Angioscanner ou angio-IRM des troncs supra-aortiques (sténose ou occlusion par dissection) IRM (hématome péri-artériel en séquence T1 avec saturation du signal de la graisse), IRM cérébrale (infarctus, retentissement circulatoire, flux lents) Angio-IRM (dissection, retentissement circulatoire) Échographie-Doppler cervicale (hématome de paroi) Ponction lombaire si dissection intracrânienne (recherche d'hémorragie associée)
Thrombose veineuse cérébrale	Céphalée progressive (plus souvent que brutale) Hypertension intracrânienne Signes focaux Crises comitiales	Tomodensitométrie sans injection souvent normale Ponction lombaire normale ou pression élevée et/ou élévation globules blancs/rouges Angioscanner (obstruction veineuse) IRM (visualisation d'un thrombus, en particulier en séquence T2*) Venographie par résonance magnétique (obstruction veineuse)
Infarctus ou hématome cérébral	Céphalée brutale ou progressive Signes focaux discrets dans certaines localisations (cervelet ou frontal/temporal droit chez le droitier)	Tomodensitométrie (hyperdensité d'un hématome, hypodensité d'un infarctus) IRM plus sensible pour les infarctus dans les premières heures (séquences en diffusion, FLAIR)
Syndrome de vasoconstriction cérébrale réversible	Céphalées en coup de tonnerre répétées, spontanées ou lors d'efforts, de manœuvre de Valsalva ou pré-/orgasmiques Possibles signes neurologiques focaux (accident ischémique transitoire ou AVC) ou épilepsie	Tomodensitométrie souvent normale Ponction lombaire normale ou élévation des globules blancs (< 30/mm^3)/rouges IRM normale ou hémorragie sous-arachnoïdienne corticale ou AVC ou encéphalopathie postérieure réversible Angio-IRM, angioscanner, artériographie (vasoconstriction artérielle segmentaire)
Encéphalopathie postérieure réversible (dont encéphalopathie hypertensive et éclampsie)	Céphalée précédant les signes d'encéphalopathie (troubles de la conscience, déficits focaux, épilepsie) Pression artérielle élevée (240/120 mmHg) si étiologie hypertensive (moins élevée si éclampsie)	IRM (hypersignaux symétriques)
Apoplexie pituitaire	Céphalée brutale ou progressive Troubles visuels	IRM (remaniements ischémiques ou hémorragiques hypophysaires)
Artérite à cellules géantes	Céphalée progressive (rarement brutale) Âge > 50 ans Altération de l'état général	Vitesse de sédimentation et protéine C réactive élevées Biopsie de l'artère temporale
Causes neurologiques non vasculaires		
Méningite	Céphalée progressive ou parfois brutale Syndrome méningé inconstant Fièvre inconstante	Ponction lombaire
Hypertension intracrânienne tumorale	Céphalées progressives ou brutales (lors des efforts, changements de position) Signes focaux, crises comitiales	Tomodensitométrie et/ou IRM
Hypertension intracrânienne idiopathique	Céphalées progressives ou brutales (lors des efforts de changements de position)	IRM cérébrale : absence de lésion sous-jacente Signes évocateurs : sténose des sinus latéraux, dilatation de la gaine des nerfs optiques, aspect de selle turcique vide Ponction lombaire en position couchée : confirme une pression d'ouverture > 25 cmH$_2$O et composition normale
Hypotension intracrânienne par brèche durale	Céphalée en position debout, se calmant en position couchée Début dans les 72 heures suivant une brèche durale (ponction lombaire, péridurale)	Aucun si tableau typique
Hypotension intracrânienne spontanée	Même tableau que ci-dessus Pas de brèche durale iatrogène	IRM avec injection gadolinium (prise de contraste méningée diffuse, déplacement craniocaudal du cerveau, sinus veineux globuleux, effacement citerne prépontique, parfois collections sous-durales) IRM médullaire avec séquence T2 et saturation du signal de la graisse : recherche de signes indirects (décollement épidural) ou directs de la brèche
Causes non neurologiques		
Sinusite aiguë	Céphalée majorée tête penchée en avant, hémi-crânienne ou bilatérale Écoulement nasal et fièvre inconstants	Tomodensitométrie des sinus
Glaucome aigu	Douleur centrée sur le globe oculaire Injection conjonctivale, baisse de l'acuité visuelle Globe dur à la palpation	Mesure de la pression intra-oculaire
Intoxication au CO	Céphalées holocrâniennes Nausées, sensations vertigineuses, voire troubles de la vigilance	Dosage de la carboxyhémoglobine

La céphalée typique est en coup de tonnerre et se répète en salve sur une à deux semaines, volontiers déclenchée par divers facteurs (activité sexuelle, manœuvre de Valsalva, efforts, émotions). Elle s'associe dans 25 % des cas à des crises comitiales et/ou des déficits focaux. Les complications les plus fréquentes sont les accidents vasculaires cérébraux (AVC), dont les hémorragies sous-arachnoïdiennes corticales (30 %) et les accidents vasculaires parenchymateux (10-39 %), hématome ou infarctus. L'angiographie cérébrale (angioscanner ou angio-IRM) montre un aspect de sténoses artérielles segmentaires et diffuses, mais peut être strictement normale les premiers jours.

Causes plus rares de céphalées brutales

Les causes détectées par une simple tomodensitométrie sont les hémorragies intracrâniennes (intracérébrale, intraventriculaire, sous-durale aiguë, extradurale), les infarctus (visible après 3 heures), l'hydrocéphalie et les tumeurs cérébrales (possible céphalée brutale transitoire lors du mouvement ou des manœuvres de Valsalva). Une sinusite aiguë, notamment sphénoïdale, peut causer une céphalée brutale, mais doit être considérée comme un diagnostic d'exclusion.

Les causes détectées par la ponction lombaire après une tomodensitométrie normale sont, outre l'hémorragie sous-arachnoïdienne, les méningites (environ 2 % des patients se présentant pour une céphalée brutale isolée).

Les causes pour lesquelles la tomodensitométrie sans injection et la ponction lombaire peuvent être normales sont les dissections cervicales (8 % se révèlent par une céphalée isolée), les thromboses veineuses cérébrales (céphalée brutale isolée dans 2 à 16 %), le syndrome de vasoconstriction cérébrale réversible, l'encéphalopathie postérieure réversible (dont l'encéphalopathie hypertensive), l'artérite temporale, les nécroses pituitaires, les AVC ischémiques (si tomodensitométrie < 3 heures après le début), les syndromes d'hypotension intracrânienne et, exceptionnellement, des causes cardiovasculaires (ischémie myocardique, dissection aortique) par douleur projetée.

Étiologie des céphalées récentes installées en quelques heures ou jours

Les causes sont encore plus diverses que celles à l'origine des céphalées brutales. Pour rappel, toutes les causes de céphalées brutales peuvent aussi se révéler par des céphalées progressives.

Méningites et méningo-encéphalites

Une céphalée fébrile avec syndrome méningé oriente vers une méningite infectieuse. La fièvre peut toutefois manquer et le syndrome méningé être absent (d'où la règle de réaliser une ponction lombaire chez les patients ayant une céphalée récente inhabituelle et une tomodensitométrie normale). L'absence de syndrome inflammatoire biologique n'exclut pas le diagnostic de méningite infectieuse. Au cours de certaines méningo-encéphalites, la céphalée est au premier plan (avant l'apparition de signes focaux, de troubles de la conscience, de crises comitiales) : un traitement antiherpétique doit être démarré au moindre doute, sans attendre la confirmation virologique. Une méningite aseptique peut être retrouvée au cours de certains cancers et maladies inflammatoires.

Syndromes d'hypertension intracrânienne

Les céphalées typiques sont d'aggravation progressive, augmentées par les manœuvres de Valsalva (toux, défécation) et le décubitus (maximum en fin de nuit). Elles peuvent être associées à des nausées et/ou vomissements, à une diplopie horizontale (paralysie du VI) et/ou à des éclipses visuelles ou être isolées, en particulier à la phase précoce [5]. Le fond d'œil recherche un œdème papillaire.

L'*hypertension intracrânienne symptomatique* est une urgence. L'imagerie cérébrale par tomodensitométrie ou mieux IRM (sans, puis avec injection) recherche une hydrocéphalie ou un processus expansif (tumeur, abcès, hématome sous-dural) et évalue le risque d'engagement.

Si ces causes sont éliminées, la ponction lombaire avec prise de pression confirme l'hypertension intracrânienne (> 25 cm d'eau) et, en l'absence de méningite, impose la recherche d'une cause vasculaire non vue sur l'imagerie initiale, en particulier une thrombose veineuse cérébrale.

L'*hypertension intracrânienne idiopathique* touche avec prédilection les jeunes femmes obèses. La céphalée est associée à un œdème papillaire bilatéral, des éclipses visuelles et des acouphènes. La principale complication est l'atrophie optique avec cécité. Le diagnostic repose sur la mise en évidence d'une pression élevée du liquide cérébrospinal (> 25 cm d'eau), chez un patient ayant un liquide cérébrospinal de composition normale et une IRM cérébrale normale.

Syndromes d'hypotension intracrânienne

Les *céphalées par brèche durale iatrogène* (ponction lombaire, péridurale, rachi-anesthésie) apparaissent souvent quelques heures après le geste (syndrome post-ponction lombaire). Le diagnostic est clinique, fondé sur la mise en évidence d'une céphalée posturale qui apparaît en position debout ou assise, et disparaît rapidement en décubitus (à plat sans coussin).

Les *hypotensions intracrâniennes spontanées*, sans brèche iatrogène, demeurent souvent méconnues. Le mode de début est progressif dans 85 % des cas et brutal dans 15 %. Le diagnostic est évoqué devant une céphalée à l'orthostatisme isolée ou non (cervicalgies, acouphènes, plénitude d'oreille, nausées, diplopie horizontale par paralysie du VI). Le diagnostic clinique est confirmé par l'IRM cérébrale avec injection de gadolinium (*voir* Tableau S08-P01-C13-IV).

Céphalée post-traumatique aiguë

Une céphalée post-traumatique aiguë apparaît par définition moins de 7 jours après le traumatisme. Une céphalée secondaire plus grave (dissection, hématome sous-dural, thrombose veineuse cérébrale ou hypotension intracrânienne) doit être systématiquement évoquée et exclue.

Artérite à cellules géantes (Horton)

Toute céphalée inhabituelle chez un sujet de plus de 50 ans doit faire évoquer le diagnostic d'artérite à cellules géantes (Horton). Le diagnostic repose sur la mesure de la vitesse de sédimentation, de la protéine C réactive et la réalisation d'une biopsie de l'artère temporale. Si la suspicion clinique est forte (altération de l'état général, fièvre, claudication de la mâchoire, signes inflammatoires au niveau des artères temporales, douleurs articulaires des ceintures, troubles visuels), la corticothérapie doit être débutée dès le diagnostic évoqué, avant la réalisation rapide d'une biopsie. L'efficacité des corticoïdes est spectaculaire et la persistance des douleurs au-delà de 4 jours de traitement amène à reconsidérer le diagnostic. La principale complication est la neuropathie optique ischémique pouvant entraîner la cécité.

Affections ophtalmologiques et ORL

Les *sinusites aiguës* provoquent des céphalées intenses, augmentées par la position tête penchée en avant ou allongée. Les douleurs sont parfois isolées, sans rhinorrhée purulente (sinusite bloquée) ; la fièvre est inconstante. Le diagnostic repose sur l'examen tomodensitométrique des sinus. La découverte d'une sinusite chronique n'explique pas une céphalée récente et doit faire poursuivre les investigations.

Un *glaucome aigu* est évoqué devant une douleur sévère, centrée sur le globe oculaire, associée à une rougeur oculaire, une baisse de l'acuité visuelle ou vision de halos lumineux et parfois une semi-mydriase aréactive. Le diagnostic repose sur la mesure de la pression intra-oculaire.

Causes toxiques

La céphalée est le signe le plus fréquent et le plus précoce (90 % des cas) des *intoxications au monoxyde de carbone* (CO). Elles peuvent être associées à des nausées, à des sensations vertigineuses et à un syndrome confusionnel. Le diagnostic est assuré par le dosage de l'HbCO et complété d'un bilan cardiaque à la recherche d'une souffrance myocar-

Tableau S08-P01-C13-V Critères diagnostiques des principales céphalées primaires épisodiques.

	Migraine	Algie vasculaire de la face	Céphalée de tension
Nombre de crises requis	≥ 5	≥ 10	≥ 5
Durée de la crise	4 à 72 heures	15 minutes à 3 heures 1 à 8 crises par jour	30 minutes à 7 jours
Caractéristiques de la céphalée	Au moins deux des quatre caractéristiques suivantes : – unilatérale (alternante) ou bilatérale – pulsatile – modérée à sévère – aggravée par l'activité physique de routine	Douleur unilatérale stricte Sévère à très sévère Péri-orbitaire, frontale ou temporale	Bilatérale À type de pression ou de serrement Intensité faible à modérée
Signes associés	Pendant la céphalée : – phonophobie et photophobie, et/ou – nausées/vomissements En cas de migraine avec aura : troubles visuels, sensitifs ou du langage transitoires, d'installation progressive et successive, durant au maximum 1 heure, précédant ou accompagnant la céphalée	Signes végétatifs ipsilatéraux : injection conjonctivale et/ou larmoiement Congestion nasale et/ou rhinorrhée Œdème palpébral Myosis et/ou ptosis Agitation psychomotrice	Pas de nausée Phono- ou photophobie

Pour les critères diagnostiques complets, voir la classification ICHD-3 [8] accessible sur le site http://www.ihs-classification.org/_downloads/mixed/International-Headache-Classification-III-ICHD-III-2013-Beta.pdf.

dique. Le traitement repose sur l'oxygénothérapie et l'éradication de la source de contamination.

Névralgies faciales symptomatiques

Les névralgies se manifestent par des douleurs intenses, brèves de quelques secondes, à type de décharge électrique ou de brûlures localisées au niveau du territoire sensitif d'un nerf innervant la face ou les muqueuses (nerfs V, VII bis, IX). Une névralgie peut être secondaire ou idiopathique. Les névralgies secondaires entraînent volontiers une hypoesthésie permanente entre les accès douloureux. Elles peuvent révéler une lésion du nerf sur tout son trajet, du noyau dans le tronc cérébral jusqu'aux branches de division (sclérose en plaques, méningo-radiculite, zona, tumeur, traumatisme). Les explorations comportent une IRM avec et sans injection de gadolinium avec coupes fines sur le trajet du nerf atteint et parfois une ponction lombaire.

Orientation diagnostique devant une céphalée aiguë récurrente et habituelle

Principales causes des céphalées primaires

Le diagnostic de céphalée primaire repose sur la récurrence des épisodes et sur la normalité de l'examen clinique. Ce diagnostic ne peut donc être porté lors d'un premier épisode. Les céphalées primaires (migraine, algie vasculaire de la face, céphalée de tension) sont fréquentes (Tableau S08-P01-C13-V). Elles évoluent le plus souvent de manière paroxystique, c'est-à-dire par crises entre lesquelles le sujet est asymptomatique. L'interrogatoire permet de distinguer principalement la migraine, la céphalée de tension et l'algie vasculaire de la face dont le diagnostic est clinique, fondé sur des critères stricts établis par la Société internationale des céphalées [8].

Plus rarement, leur évolution est continue (plus de 15 jours par mois depuis au moins 3 mois), évoquant une céphalée chronique avec abus médicamenteux, une migraine chronique ou une céphalée de tension chronique, et justifie une prise en charge en consultation.

Pour les céphalées primaires, les explorations complémentaires sont inutiles lorsque les crises sont anciennes, reconnues comme habituelles par le patient, et remplissent tous les critères diagnostiques.

En résumé

Il existe deux grandes catégories de céphalées : les céphalées primaires (migraine, algie vasculaire de la face, céphalée de tension) et les céphalées secondaires où la céphalée est le principal symptôme d'une affection locale ou générale qu'il faut chercher et traiter.

L'interrogatoire est l'étape cruciale de la démarche diagnostique et permet de sélectionner les patients à explorer en urgence.

Les céphalées secondaires ont des causes diverses des plus banales (grippe) aux plus sévères (hémorragie sous-arachnoïdienne par rupture d'anévrysme).

Toute céphalée aiguë « récente et inhabituelle » doit être considérée comme secondaire et explorée rapidement. Les examens de base sont la tomodensitométrie cérébrale et la ponction lombaire.

Toute céphalée brutale doit faire rechercher en priorité une hémorragie sous-arachnoïdienne.

L'absence de syndrome inflammatoire biologique n'exclut pas le diagnostic de méningite.

Certaines affections vasculaires graves (syndrome de vasoconstriction cérébrale réversible, thrombose veineuse cérébrale, dissection) peuvent se manifester par une céphalée avec une tomodensitométrie normale et une ponction lombaire normale et imposent la réalisation d'une angiographie cérébrale et cervicale (angioscanner ou angio-IRM).

Une IRM cérébrale normale n'élimine pas toutes les causes de céphalées, dont certaines peuvent être en rapport avec des affections graves (par exemple, artérite à cellules géantes).

Bibliographie

1. Alons IM, van den Wijngaard IR, Verheul RJ et al. The value of CT angiography in patients with acute severe headache. Acta Neurol Scand, 2015, *131* : 164-168.
2. Bertolotto A, Malentacchi M, Capobianco M et al. The use of the 25 Sprotte needle markedly reduces post-dural puncture headache in routine neurological practice. Cephalalgia, 2016, *36* : 131-138.
3. Bousser MG, Ducros A, Massiou H. Migraines et céphalées. Paris, Doin, 2005, 521 pages.
4. Carstairs SD, Tanen DA, Duncan TD et al. Computed tomographic angiography for the evaluation of aneurysmal subarachnoid hemorrhage. Acad Emerg Med, 2006, *13* : 486-492.
5. Ducros A, Biousse V. Headache arising from idiopathic changes in CSF pressure. Lancet Neurol, 2015, *14* : 655-668.
6. Ducros A, Bousser MG. Thunderclap headache. Br Med J, 2013, *346* : e8557.
7. Dutto L, Meineri P, Melchio R et al. Nontraumatic headaches in the emergency department : evaluation of a clinical pathway. Headache, 2009, *49* : 1174-1185.
8. Headache Classification Committee of the International Headache Society. The international classification of headache disorders, 3rd ed (beta

version). Cephalalgia, 2013, *33* : 629-808 (accessibles sur le site http://www.ihs-classification.org/_downloads/mixed/International-Headache-Classification-III-ICHD-III-2013-Beta.pdf).
9. MOISSET X, MAWET J, GUEGAN-MASSADIER E et al. French guidelines for the emergency management of headaches. Rev Neurol (Paris), 2016, *172* : 350-360.
10. PARI E, RINALDI F, GIPPONI S et al. Management of headache disorders in the emergency department setting. Neurol Sci. 2015, *36* : 1153-1160.
11. STEINER T, JUVELA S, UNTERBERG A et al. European Stroke Organization guidelines for the management of intracranial aneurysms and subarachnoid haemorrhage. Cerebrovasc Dis, 2013, *35* : 93-112.

Toute référence à cet article doit porter la mention : Mawet J, Roos C, Ducros A. Démarche diagnostique devant une céphalée aiguë. *In* : L Guillevin, L Mouthon, H Lévesque. Traité de médecine, 5ᵉ éd. Paris, TdM Éditions, 2018-S08-P01-C13 : 1-7.

Urgences médicales

Chapitre S08-P01-C14

Démarche diagnostique devant une perte de conscience brève

Guillaume Der Sahakian

La perte de conscience, ou perte de connaissance brève (PCB), représente, selon les études, 1 à 5 % des admissions aux urgences. Son incidence augmente avec l'âge avec un pic à 20 ans et à 80 ans. De la simple syncope vasovagale à la cardiopathie ischémique aiguë, le diagnostic est parfois évident d'emblée, pouvant constituer une urgence vitale, mais reste le plus souvent incertain à la sortie des urgences. Le pronostic varie selon les causes et les comorbidités. Trois sociétés savantes encadrent par leurs recommandations la prise en charge des PCB : la Société française de médecine d'urgence (SFMU) en 2005 par l'« Actualisation de la prise en charge des malaises au service d'urgence » [10], la Haute Autorité de santé (HAS) en 2008 par « La prise en charge diagnostique et thérapeutique des syncopes » [3], et enfin en 2009, la Société européenne de cardiologie (ESC) par les *Guidelines for the diagnosis and management of syncope* [5]. Nous aborderons dans ce chapitre la démarche diagnostique des PCB.

Définitions

La PCB est une perte de contact transitoire avec l'environnement. Elle regroupe toutes les pertes de connaissance syncopales ou non. Le terme « malaise » reste imprécis et doit être évité [3]. On appelle « syncope » toute perte de connaissance brutale, brève (< 30 secondes), spontanément résolutive liée à une chute brutale et passagère du débit sanguin cérébral. Le retour à la conscience est normal. Parfois, sa forme est atypique : chute traumatisante, perte d'urine (relâchement sphinctérien sur vessie pleine), morsure de langue (bout), mouvements cloniques par hypoxie cérébrale pouvant être pris à tort pour une crise d'épilepsie. Parmi les syncopes, on identifie les syncopes réflexes, les syncopes d'origine cardiovasculaire et les syncopes par hypotension orthostatique. Les lipothymies constituent l'équivalent d'une syncope imminente, mais sans perte de connaissance.

Parmi les PCB non syncopales, on identifie :
– les crises comitiales ;
– les pertes de connaissance métaboliques (hypoglycémie, dyscalcémie, dysnatrémie) ;
– les accidents vasculaires cérébraux vertébraux basilaires, constitués ou transitoires ;
– les intoxications (monoxyde de carbone, alcool, benzodiazépines, stupéfiants…) ;
– les causes respiratoires entraînant une hypoxie et les hyperventilations avec hypocapnie.

Peuvent être pris à défaut pour des PCB :
– des causes psychogènes : hystérie, crise d'angoisse ;
– une catalepsie : suspension complète des mouvements volontaires des muscles dans leur position (hystérie, syndrome parkinsonien…), pouvant simuler une perte de connaissance ;
– une cataplexie : perte brutale du tonus des membres inférieurs déclenchée par une émotion, se retrouvant notamment dans la narcolepsie ;
– des *drop attacks* : chute brutale du tonus des membres inférieurs entraînant une chute, fréquente chez le sujet âgé ;
– une chute inexpliquée ;
– les accidents ischémiques transitoires carotidiens (amaurose).

Nous nous intéresserons dans ce chapitre essentiellement aux pertes de connaissance syncopales, les autres PCB étant traitées dans les chapitres correspondants.

Étiologie

Syncopes réflexes

Syncope vasovagale

C'est la cause la plus fréquente de PCB. Elle est liée à un réflexe neurocardiogénique au niveau du tronc cérébral déclenché par un facteur favorisant et entraînant une hypotension (inhibition sympathique) et/ou bradycardie (hyperactivité vagale [nerf X]) à l'origine d'une hypoperfusion cérébrale. On distingue les formes cardio-inhibitrices (bradycardie isolée), les formes vasodépressives (hypotension) et les formes mixtes. Le *tilt-test* permet de différencier les trois formes [7] (*voir* « Tilt-test »). La syncope vasovagale typique associe une perte de connaissance précédée de prodromes par ischémie vertébrobasilaire (vue brouillée, nausées, pâleur, sueurs, jambes flageolantes) dans un contexte favorisant (chaleur, émotion, station debout prolongée, phobie du sang, stress aigu…). Le réveil est normal, mais souvent accompagné d'une asthénie intense. La syncope vasovagale atypique survient sans prodromes, ni facteur déclenchant évident.

Syncope par hypersensibilité du sinus carotidien

L'hypersensibilité sinocarotidienne est la survenue d'une bradycardie prolongée après compression du sinus carotidien, entraînant une perte de connaissance. Cette compression peut survenir lors des mouvements de rotation de la tête, du rasage, d'un col de chemise ou d'une cravate trop serrés ou encore lors d'un massage. Sa prévalence semble importante chez les sujets âgés [8].

Syncope situationnelle

Il s'agit des syncopes survenant dans des contextes particuliers : toux (ictus laryngé), stimulation gastro-intestinale (déglutition, défécation, douleur viscérale), syncope post-mictionnelle nocturne, notamment chez le sujet âgé, manœuvre de Valsalva prolongée (expiration à glotte fermée), port de charge lourde et douleur intense.

Syncope d'origine cardiaque, cardiovasculaire ou vasculaire

Troubles du rythme ou de la conduction

Les troubles du rythme et/ou de la conduction sont souvent à l'origine de PCB et en particulier de syncope d'Adams-Stokes. Il s'agit d'une perte de connaissance transitoire brutale, à l'emporte-pièce, sans prodrome et traumatique évoquant d'emblée une cause cardiogénique. Elle constitue la deuxième cause la plus fréquente de syncope et survient le plus souvent chez les patients de plus de 60 ans. Les pathologies retrouvées à l'origine de pertes de connaissance syncopales sont :

• les troubles de conduction sino-atriaux : bloc sino-auriculaire (BSA) de type 3, maladie rythmique auriculaire liée à l'association aléatoire de

troubles de conduction sino-auriculaire (bradycardies) et d'arythmie supraventriculaire (fibrillation, flutter ou tachycardie atriale) ;
- les troubles de conduction atrioventriculaire (BAV 3). Ils sont brefs et souvent à l'origine de chutes chez les personnes âgées ;
- les tachycardies ventriculaires et, plus rarement, les tachycardies paroxystiques supraventriculaires (syndrome de Bouveret, fibrillation et flutter auriculaires) ;
- les torsades de pointes (succession de complexes larges anormaux, anarchiques et favorisés par la bradycardie, l'hypokaliémie, l'hypercalcémie et l'intervalle QT long) sont graves avec un risque de transformation en fibrillation ventriculaire ;
- les anomalies constitutionnelles :
  – syndrome de Wolff-Parkinson-White : dû à une voie accessoire auriculoventriculaire (faisceau de Kent) court-circuitant le nœud auriculoventriculaire, responsable d'une pré-excitation et de tachycardies supraventriculaires paroxystiques survenant chez les jeunes patients au cœur sain. L'électrocardiogramme (ECG) montre typiquement : un intervalle PR court (< 120 ms), une onde δ au pied du QRS et un élargissement du complexe QRS (≥ 120 ms) ;
  – dysplasie arythmogène du ventricule droit : cardiomyopathie familiale entraînant une infiltration adipeuse du ventricule droit à l'origine de tachycardie ventriculaire caractérisée sur l'ECG par une onde epsilon ;
- les canalopathies :
  – syndrome du QT long : c'est un allongement de l'intervalle QT. Il faut calculer le QT corrigé (= $QT/\sqrt{RR}$). Il est allongé s'il est supérieur ou égal à 450 ms (homme) ou 460 ms (femme) ; le risque est de faire une torsade de pointes pouvant dégénérer en fibrillation ventriculaire. Il est favorisé par les contextes adrénergiques (efforts, émotions) ;
  – syndrome de Brugada : syndrome associant un bloc de branche droit et un sus-décalage (> 2 mm) de ST en V1, V2 en dôme ou en selle de cheval avec un risque de tachycardie ventriculaire polymorphe ou de fibrillation ventriculaire ; il s'agit souvent d'un sujet masculin jeune avec un caractère familial ;
  – tachycardie ventriculaire polymorphe catécholergique se manifestant par des syncopes à l'effort ;
- un dysfonctionnement d'un appareil implanté (*pacemaker*, défibrillateur...).
- des arythmies d'origine médicamenteuse (via l'allongement de l'intervalle QT ou par hypokaliémie) :
  – médicaments qui allongent l'intervalle QT (liste non exhaustive) : amiodarone (Cordarone®), amitriptyline (Laroxyl®), azithromycine (Zithromax®), chloroquine, clomipramine (Anafranil®), dompéridone (Motilium®), érythromycine, ébastine (Kestin®), flécaïne, fluoxétine (Prozac®), fosphénytoïne (Prodilantin®), halofantrine (Halfan®), halopéridol (Haldol®), indapamide (Fludex®, Preterax®), lévofloxacine (Tavanic®), lithium, méthadone, norfloxacine (Noroxine®), ofloxacine (Oflocet®), olanzapine (Zyprexa®), quinine, rispéridone (Risperdal®), roxithromycine (Rulid®), spiramycine (Rovamycine®), sotalol, télithromycine (Ketek®), triméthoprime-sulfaméthoxazole (Bactrim®), venlafaxine (Effexor®) ;
  – médicaments qui entraînent une hypokaliémie : laxatifs par perte digestive ; diurétiques (thiazidiques et diurétiques de l'anse) et cortisone par perte urinaire ; $β_2$-mimétiques, insuline et alcalinisants par transfert.

Cardiopathies ou maladies cardiopulmonaires structurelles

On retrouve :
- le rétrécissement aortique ;
- l'infarctus et l'ischémie aiguë du myocarde ;
- la myocardiopathie obstructive : obstacle à l'éjection du ventricule gauche par hypertrophie septale ;
- les tumeurs cardiaques, avec notamment le myxome de l'oreillette gauche développé au niveau du septum interauriculaire : cette tumeur bénigne pédiculaire peut s'engager dans l'anneau mitral, entraînant alors une obstruction, et un obstacle au remplissage ;
- la dissection aortique aiguë avec hémopéricarde syncopal ;
- les péricardites et tamponnades (gêne au remplissage ventriculaire) ;
- l'embolie pulmonaire, l'hypertension artérielle pulmonaire (obstacle à l'éjection du ventricule droit, critère de gravité).

Syndrome de vol vasculaire vertébro-sous-clavier

Il s'agit d'une obstruction de l'artère sous-clavière à son origine : les mouvements du bras entraînent l'inversion du courant sanguin de l'artère vertébrale vers l'artère humérale. Cela a pour conséquence d'inverser le flux sanguin qui devrait normalement se diriger vers les artères vertébrales, d'où le « vol » du sang vertébral par la sous-clavière.

Hypotension orthostatique

Classiquement, il s'agit d'une baisse de la pression artérielle systolique supérieure ou égale à 20 mmHg et/ou de la pression artérielle diastolique supérieure ou égale à 10 mmHg, quelle que soit la variation de la fréquence cardiaque, que le patient soit symptomatique ou pas lors du passage en position orthostatique (*voir* « Examen clinique aux urgences »). Sont décrites également les hypotensions orthostatiques immédiates (chute de 40 mmHg) et de courte durée, et les hypotensions orthostatiques progressives, surtout chez les sujets âgés, de durée plus longue (jusqu'à 30 minutes) [4].

Dysautonomie

Il s'agit d'un dérèglement du système neurovégétatif (sympathique et parasympathique). On distingue les syndromes dysautonomiques primaires (maladie de Parkinson, atrophie multisystémique de type Shy-Drager, démence à corps de Lewy) et les syndromes dysautonomiques secondaires (neuropathie diabétique, amyloïde).

Syncope orthostatique d'origine médicamenteuse ou alcoolique

Tous les antihypertenseurs, antidépresseurs, sédatifs, neuroleptiques, vasodilatateurs peuvent entraîner une chute de la pression artérielle.

Hypovolémie ou déshydratation

Sont concernés les hémorragies (souvent occultes), les diarrhées, l'insuffisance surrénalienne et les vomissements.

Insuffisance veineuse (varices)

Elle intervient notamment par chute du retour veineux.

Hypotension post-prandiale

Il s'agit d'une baisse de la pression artérielle systolique (PAS) supérieure à 20 mmHg ou toute baisse de la PAS symptomatique dans les 2 heures après le début d'un repas surtout chez le sujet âgé de plus de 65 ans.

Démarche diagnostique initiale

Interrogatoire « policier »

La prise en charge initiale consiste en un interrogatoire poussé, voire policier, qui va permettre de déterminer ou d'orienter l'étiologie de la perte de conscience [6].

Il faudra faire préciser les antécédents et traitements en cours : antécédents familiaux de mort subite, antécédents personnels ou familiaux de cardiopathies héréditaires (*voir* « Troubles du rythme ou de la conduction »), antécédents neurologiques (épilepsie, narcolepsie, maladie de Parkinson), antécédents de maladies métaboliques, antécédents de pertes de connaissance, prise de médicaments (antihypertenseurs, sédatifs, diurétiques, anti-arythmiques, médicaments allongeant l'intervalle QT), sevrage ou modification récente des doses médicamenteuses, notamment chez le sujet âgé, antécédents psychiatriques et neurologiques (épilepsie, accident ischémique transitoire, accident vasculaire cérébral).

Les circonstances de survenue vont orienter le diagnostic : position (décubitus, assise, debout), activité au moment de la perte de conscience (repos, changement de position, pendant ou après un effort, rotation de la tête, miction, défécation, toux, pratique d'un instrument à vent…), mode de chute (brutal avec perte du tonus postural, progressif avec affaissement), facteurs prédisposants (forte chaleur, station debout prolongée, postprandial), événement précipitant (peur, douleur, émotion, mouvement du cou), environnement (chauffage, source de monoxyde de carbone [CO], sources toxiques).

Il faut préciser les symptômes éprouvés avant (prodromes) ou au moment de la PCB : convulsions (durée), nausées, vomissements, sueurs, aura, frissons, troubles digestifs, palpitations, douleur thoracique, couleur de peau (pâleur, cyanose, rougeur), dysarthrie, trouble visuel, convulsions. Il faut également interroger sur l'état clinique de reprise de conscience : normal, confusion, douleurs musculaires, douleur thoracique, perte d'urine, lésion traumatique associée, couleur de peau.

À l'issue de l'interrogatoire, il sera ainsi possible de déterminer :
– s'il agit d'une perte de connaissance totale, d'apparition brutale et de courte durée ;
– si le patient a récupéré spontanément, totalement et sans séquelles ;
– s'il y a eu une perte du tonus postural.

La réponse positive à ces trois questions confirme le diagnostic de syncope.

Examen clinique aux urgences

Associé à l'interrogatoire, il permettra d'orienter le diagnostic étiologique et de décider de la poursuite ou non des examens complémentaires.

Évaluation cardiologique

Il est indispensable de déshabiller le patient : existence de marbrures, cyanose, sueurs ; d'une hypo- ou hypertension, voire d'une asymétrie tensionnelle et enfin d'une brady- ou tachycardie. Toute perte de connaissance arrivant aux urgences doit faire l'objet d'une surveillance scopée électrocardiographique lors de la prise en charge immédiate, notamment pendant l'interrogatoire. La recherche d'une hypotension orthostatique fait partie intégrante de l'examen clinique initial aux urgences [4] :
– allonger le patient pendant 5 minutes et lui prendre la pression artérielle et la fréquence cardiaque ;
– mettre le patient en position orthostatique et mesurer la pression artérielle et la fréquence cardiaque à 1 et 3 minutes ;
– diagnostic positif : baisse de la pression artérielle systolique supérieure ou égale à 20 mmHg et/ou de la pression artérielle diastolique supérieure ou égale à 10 mmHg, quelle que soit la variation de la fréquence cardiaque, que le patient soit symptomatique ou pas.

Cette évaluation est couplée à la réalisation d'un électrocardiogramme simple et d'un tracé long (1 minute) en dérivation inférieure (D2). L'ECG, obligatoire, doit être fait d'emblée dès l'arrivée du patient après la prise de constantes par l'infirmière d'accueil des urgences. Il est également utile de répéter sa réalisation tout au long de la prise en charge du patient, lors d'évènements faisant suspecter un trouble du rythme ou de conduction. L'ECG recherche un trouble du rythme ou de conduction ou des signes ischémiques (Tableau S08-P01-C14-I).

Évaluation neurologique

Elle comporte l'évaluation du score de Glasgow, des pupilles, de l'état de conscience, et la recherche d'un syndrome confusionnel, d'un syndrome parkinsonien, de douleurs musculaires, de signes neurologiques déficitaires ou encore d'un syndrome méningé.

Tableau S08-P01-C14-I Anomalies électriques à l'origine d'une syncope.

Signes d'ischémie aiguë (onde de Pardee)
Bradycardie sinusale < 40/minutes
Bloc sino-auriculaire ou pauses sinusales répétées > 2 à 3 secondes
Bloc auriculoventriculaire de 2ᵉ degré de type Mobitz I ou II, ou de 3ᵉ degré
Bloc de branche alternant
Tachycardie ventriculaire paroxystique, torsade de pointes
Dysfonctionnement d'un stimulateur cardiaque
Allongement ou raccourcissement de l'intervalle QT
Signes évoquant un syndrome héréditaire (voir « Syncope vasovagale »)

Évaluation de l'état respiratoire

Elle comprend la prise de la saturation en oxygène en air ambiant, la recherche d'une dyspnée, d'une cyanose ou encore d'anomalies auscultatoires.

Évaluation systémique

Le reste de l'examen clinique aux urgences sera orienté en fonction des plaintes et symptômes du patient. Nous nous attacherons à la recherche de lésions traumatiques (traumatisme crânien, lésions périphériques). Il est important de ne pas occulter la présence d'une perte de conscience brève chez les patients âgés se présentant aux urgences pour une lésion traumatique (fracture du col du fémur…).

Critères de gravité

Ils sont résumés dans le tableau S08-P01-C14-II.

Examens complémentaires

Examens biologiques aux urgences

Quelques examens biologiques peuvent être indiqués en fonction du contexte : ionogramme sanguin à la recherche de troubles métaboliques (dyskaliémie, dysnatrémie, dysglycémie ou encore dyscalcémie), un hémogramme (existence d'une anémie), un dosage de troponine dans le cadre d'une cardiopathie ischémique ou encore les D-dimères en cas de doute sur une embolie pulmonaire. Et enfin, en fonction des cas, une recherche de toxiques sera utile (alcoolémie, dosage du CO).

Massage du sinus carotidien

Il recherche une hypersensibilité du sinus carotidien et peut se faire en hospitalisation de courte durée (Tableau S08-P01-C14-III) [5].

Tilt-test

Le *tilt-test*, ou test d'inclinaison, est indiqué afin de rechercher la présence d'une syncope réflexe, après avoir éliminé une pathologie cardiaque sous-jacente. Le patient est installé en décubitus dorsal sur une table basculante pendant 5 à 20 minutes au repos strict, puis basculé entre 60° et 70° où la position est maintenue de 20 à 45 minutes selon les protocoles. L'enregistrement de l'ECG et de la pression artérielle est

Tableau S08-P01-C14-II Critères imposant une hospitalisation en cardiologie et/ou en soins intensifs.

Signes électriques évoquant une cardiopathie ischémique aiguë
Signes évoquant un trouble du rythme et/ou de la conduction : syncope d'effort ou de décubitus, palpitations per syncopales, antécédents familiaux de mort subite, tachycardie ventriculaire, bloc bi- ou trifasciculaire, QRS large > 120 ms, bradycardie < 50/min, bloc sino-atrial, intervalle QT court ou long, syndrome héréditaire
Signes d'instabilité hémodynamique, syndrome hémorragique

Tableau S08-P01-C14-III Massage du sinus carotidien.

Indications
Âge > 40 ans ayant fait une syncope et dont l'origine reste inconnue après l'évaluation initiale
Contre-indications
Sténose carotidienne connue ou suspectée, AVC ou accident ischémique transitoire récent
Préparation
Patient scopé, en décubitus dorsal, ampoule d'atropine préparée
Méthode
Massage carotidien pendant 5 et 10 secondes, qui doit être réalisé en décubitus dorsal, puis debout sur une table basculante, côté droit, puis gauche
Diagnostic positif
Si une syncope est reproduite pendant ou immédiatement après le massage en présence d'une pause dépassant 3 secondes et/ou une chute de la pression artérielle systolique de 50 mmHg ou plus

AVC : accident vasculaire cérébral.

indispensable. Le test est positif s'il permet de reproduire une hypotension/bradycardie avec syncope. L'utilisation de l'isoprotérénol intraveineux (1-3 µg/min) sans contre-indications (cardiopathie ischémique, rétrécissement aortique serré, hypertension artérielle incontrôlée) ou de la nitroglycérine sublinguale (300-400 µg) est indiquée en cas de négativité de la première phase [7].

Autres examens

Ils sont à adapter en fonction du contexte et de l'orientation diagnostique. L'échographie cardiaque permet de mettre en évidence l'existence d'une cardiopathie : rétrécissement aortique calcifié serré, cardiomyopathie obstructive, myxome de l'oreillette ou encore une hypertension artérielle pulmonaire. L'Holter-ECG, créé en 1949 par l'Américain Norman Holter, permet à l'aide d'un boîtier relié au thorax par des électrodes l'enregistrement continu de l'ECG pendant au moins 24 heures, mais reste de rentabilité faible. Il existe également des dispositifs d'électrocardiographie avec implantation sous-cutanée (EIS) permettant un enregistrement continu du rythme cardiaque jusqu'à 18 mois avec une rentabilité proche de 80 % à 10 mois [2]. L'EIS doit être réalisée lorsque la syncope reste inexpliquée après une évaluation complète (cardiaque et neurologique). L'exploration endocavitaire électrophysiologique permet d'analyser les signaux électriques du cœur et ainsi de mettre en évidence des troubles du rythme ou de la conduction au niveau du faisceau de His, de localiser des voies accessoires, ou des foyers ectopiques. Elle n'a d'intérêt que chez les patients dont l'évaluation initiale oriente vers un trouble du rythme et/ou de la conduction. Enfin, en cas de suspicion de cardiopathie ischémique, une épreuve d'effort peut s'avérer nécessaire, surtout en cas de survenue d'une syncope à l'effort et une coronarographie précisera et traitera les lésions coronaires.

En cas d'orientation vers une cause neurologique, l'électro-encéphalogramme et/ou la tomodensitométrie cérébrale sont les examens de choix initiaux. Le Doppler des troncs supra-aortiques est indiqué en cas de doute sur un accident ischémique transitoire vertébrobasilaire. L'évaluation psychiatrique est essentiellement réalisée chez les patients aux antécédents psychiatriques, aux pertes de connaissance dans des contextes de stress et d'anxiété.

Quelle orientation à partir des urgences ?

Tout patient présentant une syncope brutale à l'emporte-pièce orientant vers une cause cardiaque et/ou vasculaire devra être hospitalisé en service de cardiologie et/ou rythmologie pour surveillance rythmique ± explorations complémentaires après le bilan initial réalisé aux urgences. C'est également le cas des patients aux antécédents de cardiopathie sous-jacente, aux antécédents familiaux de mort subite, des patients présentant à l'ECG des troubles de la conduction et/ou du rythme, des syncopes par hypersensibilité du sinus carotidien et également des syncopes d'effort.

L'orientation est aussi fonction du terrain et du contexte : chute de la personne âgée, isolement social, lésion traumatique associée, déshydratation… Les personnes âgées venant pour des chutes à répétition, motif fréquent de consultation aux urgences, doivent faire l'objet d'une évaluation en milieu gériatrique. Toute cause neurologique (accident ischémique transitoire, accident vasculaire cérébral, dysautonomie) oriente l'hospitalisation vers un centre neurovasculaire et/ou de neurologie. Les syncopes avec hypotension orthostatique peuvent justifier d'une hospitalisation en unité d'hospitalisation de courte durée pour bilan, surveillance, réévaluation et orientation. Une évaluation psychiatrique est privilégiée chez les patients à risque après une première évaluation somatique complète comprenant au minimum un examen somatique, un ECG, une recherche d'hypotension orthostatique voire un bilan biologique (hypokaliémie).

Enfin, les patients ayant présenté une syncope vasovagale ou situationnelle pourront regagner leur domicile après un bilan minimal (ECG, hypotension orthostatique, biologie orientée), avec des conseils de sortie (anticipation des facteurs favorisants, décubitus en cas de prodromes, contrôle du traitement en cours).

Conclusion

Les PCB représentent une part non négligeable des consultations aux urgences ; leur prise en charge doit être systématisée dès l'accueil par l'infirmière d'accueil et d'orientation. Le bilan minimal comprend : un interrogatoire policier, un ECG, une recherche d'hypotension orthostatique qui permettent d'orienter le diagnostic dans la plupart des cas. Une surveillance scopée cardiotensionnelle dès l'arrivée aux urgences permet de favoriser le dépistage d'un trouble rythmique et/ou de la conduction. Le massage du sinus carotidien est recommandé chez les patients ayant une syncope lors d'un mouvement de rotation de la tête ou chez les patients de plus de 40 ans souffrant d'une syncope d'origine inconnue après le bilan initial, toujours en l'absence de contre-indication. Les autres examens complémentaires sont à adapter en fonction du diagnostic suspecté. Il ne faut pas omettre une pathologie cardiovasculaire vitale (embolie pulmonaire, cardiopathie ischémique). L'avenir semble marqué par la création de *syncope units*, unités de soins permettant une prise en charge standardisée et structurée des syncopes (surveillance scopée, table d'inclinaison, mise en place d'un Holter, évaluation multidisciplinaire), améliorant ainsi la démarche diagnostique et diminuant la durée d'hospitalisation [9].

Bibliographie

1. Antzelevitch C, Brugada P, Borggrefe M et al. Brugada syndrome : report of the second consensus conference. Circulation, 2005, *111* : 659-670.
2. Edvardsson N, Frykman V, van Mechelen R et al. Use of an implantable loop recorder to increase the diagnostic yield in unexplained syncope ; results from the PICTURE registry. Europace, 2011, *13* : 262-269.
3. Haute Autorité de santé. Perte de connaissance brève de l'adulte : prise en charge diagnostique et thérapeutique des syncopes. Saint-Denis-La-Plaine, Haute Autorité de santé, 2008 (http://www.has-sante.fr/portail/upload/docs/application/pdf/2008-07/syncopes_-_recommandations.pdf).

4. Kouakam C, Delsart P. Hypotension orthostatique : quelles explorations cardiovasculaires et biologiques initiales ? Quelles solutions thérapeutiques ? L'apport des recommandations. Presse Méd, 2012, *41* : 1098-1110.
5. Moya A, Sutton R, Ammirati F et al. Guidelines for the diagnosis and management of syncope (version 2009). Eur Heart J, 2009, *30* : 2631-2671.
6. Saklani P, Krahn A, Klein G. Syncope. Circulation, 2013, *127* : 1330-1339.
7. Sandhu KS, Khan P, Panting J, Nadar S. Tilt-table test : its role in modern practice. Clin Med, 2013, *13* : 227-232.
8. Schoon Y, Olde Rikkert MGM, Rongen S et al. Head turning-induced hypotension in elderly people. PLoS One, 2013, *8* : e72837.
9. Shen WK, Decker WW, Smars PA et al. Syncope evaluation in the emergency department study (SEEDS) : a multidisciplinary approach to syncope management. Circulation, 2004, *110* : 3636-3645.
10. Société française de médecine d'urgence. Actualisation de la VIe conférence de consensus en médecine d'urgence de 1996 : « prise en charge des malaises au service d'accueil et d'urgence. Paris, SFMU, 2005.

Toute référence à cet article doit porter la mention : Der Sahakian G. Démarche diagnostique devant une perte de connaissance brève. *In* : L Guillevin, L Mouthon, H Lévesque. Traité de médecine, 5e éd. Paris, TdM Éditions, 2018-S08-P01-C14 : 1-5.

Chapitre S08-P01-C15
Maladie thrombo-embolique veineuse

Pierre-Marie Roy et Aurélien Delluc

La thrombose veineuse profonde (TVP) et l'embolie pulmonaire sont les deux manifestations principales et souvent intriquées de la maladie veineuse thrombo-embolique (MVTE). Les facteurs de risque sont identiques (immobilisation, chirurgie, grossesse, post-partum, cancer, traitements hormonaux, thrombophilies biologiques), mais les patients ayant présenté un premier épisode thrombo-embolique avec une manifestation donnée (TVP ou embolie pulmonaire) sont plus susceptibles d'avoir la même manifestation clinique en cas de récidive. L'incidence globale de la MVTE est de 1,8 cas pour 1 000 habitants, 1,2 pour la TVP et 0,6 pour l'embolie pulmonaire, et elle augmente considérablement avec l'âge puisqu'elle atteint 1 cas pour 100 habitants de plus de 75 ans [3]. La gravité de la MVTE à la phase aiguë est principalement liée au risque de défaillance hémodynamique secondaire à une hypertension artérielle pulmonaire aiguë et au risque hémorragique secondaire au traitement anticoagulant.

La démarche diagnostique de la MVTE doit ainsi être rigoureuse : ne pas suspecter ou écarter à tort un diagnostic de TVP ou d'embolie pulmonaire expose à un risque de récidive fatale chez un patient non traité, investiguer ou porter un diagnostic par excès expose à un risque d'accident iatrogène [9].

Thrombose veineuse profonde

Présentation clinique

Une thrombose veineuse profonde est généralement suspectée chez un patient présentant une douleur ou un œdème unilatéral d'un membre inférieur. Des signes locaux comme une douleur et un empâtement à la palpation profonde du mollet, une vasodilatation avec léger érythème et augmentation de la chaleur locale ou des signes généraux comme de la fièvre et une tachycardie peuvent s'y associer. Ces signes sont peu spécifiques [1]. Un hématome profond (claquage musculaire, traumatisme), un érysipèle, la rupture d'un kyste poplité et le syndrome post-thrombotique sont les diagnostics différentiels les plus fréquents de la TVP. La recherche d'éléments en faveur d'une embolie pulmonaire doit être systématique, car ils sont susceptibles d'impacter la démarche diagnostique et thérapeutique.

Démarche diagnostique

Probabilité clinique

La première étape de la démarche diagnostique consiste à établir la probabilité clinique prétest de la TVP. Cette probabilité clinique va permettre de décider quels sont les examens complémentaires les plus pertinents et si un traitement doit être débuté sans attendre leur résultat. Les éléments à prendre en compte pour déterminer si la probabilité clinique est faible, intermédiaire ou forte sont non seulement

Tableau S08-P01-C15-I Score de probabilité clinique de la thrombose veineuse profonde (TVP).

Score de Wells (patients hospitalisés ou ambulatoires)	
Cancer actif (ou palliatif)	+1
Paralysie ou immobilisation plâtrée d'un membre inférieur	+1
Alitement > 3 jours ou chirurgie < 4 semaines	+1
Sensibilité le long d'un trajet veineux	+1
Œdème d'un membre inférieur ou d'un mollet > 3 cm	+1
Œdème unilatéral prenant le godet	+1
Collatéralité veineuse superficielle non variqueuse	+1
Autre diagnostic au moins aussi probable que celui de TVP	– 2

Probabilité faible si score < 1 ; probabilité modérée si score = 1 ou 2 ; probabilité forte si score > 2.

les symptômes et signes cliniques mais aussi le contexte, la présence de facteurs de risques de MVTE et l'existence ou non de diagnostics différentiels. Cette probabilité clinique prétest peut être établie implicitement par le médecin ou explicitement à l'aide du score de Wells qui est le seul à avoir été validé dans le contexte des urgences (Tableau S08-P01-C15-I).

Chez les patients avec une probabilité clinique forte, il est recommandé de débuter le traitement anticoagulant sans attendre le résultat des examens diagnostiques. Si ceux-ci s'avèrent négatifs, le traitement sera alors arrêté. La démarche est inverse en cas de probabilité clinique faible, le traitement n'étant débuté que si l'hypothèse de MVTE est confirmée.

D-Dimères

Les D-dimères sont des produits de dégradation de la fibrine et s'élèvent ainsi lors d'un événement thrombo-embolique aigu. La sensibilité du dosage est globalement bonne mais dépend de la technique de dosage utilisée et de l'importance du thrombus, de son ancienneté et éventuellement de la présence d'un traitement anticoagulant. Les tests quantitatifs ELFA (dérivés de la technique ELISA) et immuno-turbidimétriques (techniques latex de seconde génération) ont une sensibilité comprise entre 94 et 95 %. Les techniques semi-quantitatives ou qualitatives disponibles au lit du patient sur sang capillaire sont moins performantes. Parce qu'ils peuvent être augmentés dans de nombreuses autres situations (cancer, traumatisme, coagulation intra-vasculaire disséminée [CIVD], infection, grossesse, âge avancé…), les D-dimères sont des marqueurs sensibles, mais non spécifiques de la MVTE. Ainsi, en cas de probabilité clinique non forte, un dosage des D-dimères négatif permet d'exclure le diagnostic de TVP proximale, mais pas formellement celui de thrombose distale, et un résultat positif est sans valeur diagnostique [10].

Échographie veineuse avec compression

L'échographie veineuse avec compression est devenue le *gold standard* du diagnostic de la TVP. L'absence de compressibilité complète d'un segment veineux est considérée comme diagnostique de la TVP. Cette analyse est relativement aisée sur le réseau vasculaire proximal de la veine poplitée à la veine iliaque, mais nécessite une expertise professionnelle et du matériel adéquat pour l'analyse du réseau distal.

Un examen échographique négatif sur l'ensemble du réseau vasculaire permet d'exclure une TVP. La mise en évidence d'un thrombus proximal (veine non compressible sous la sonde) permet de retenir le diagnostic. Un examen négatif en proximal doit être contrôlé afin de s'assurer, au minimum, de l'absence d'extension d'une éventuelle thrombose distale méconnue [2].

Stratégies diagnostiques lors d'une suspicion de thrombose veineuse profonde

Schématiquement, deux approches sont possibles, soit faire d'emblée un examen échographique complet, soit adopter une démarche stratifiée en s'appuyant sur le dosage des D-dimères et/ou une échographie proximale.

La réalisation d'un seul examen de l'ensemble du réseau veineux est tout à fait sûre pour confirmer ou exclure le diagnostic de TVP et ne nécessite pas de réévaluation échographique en dehors des cas où les conditions de l'examen initial n'étaient pas favorables.

Si une échographie complète n'est pas rapidement disponible et si la probabilité clinique n'est pas forte, la réalisation d'un dosage des D-dimères permet, si le résultat est négatif, d'exclure l'hypothèse d'une TVP proximale. La sortie du patient sans traitement anticoagulant est possible, avec la programmation d'un examen échographique veineux dans les 5-7 jours suivants.

Si le dosage des D-dimères est positif ou si la probabilité clinique est forte, la réalisation d'une échographie veineuse proximale (éventuellement par un médecin urgentiste formé) permettra de retenir le diagnostic et d'initier ou de poursuivre le traitement anticoagulant si une veine poplitée ou supra non compressible est mise en évidence. Si l'échographie proximale est négative, une seconde échographie doit être réalisée 5 à 7 jours après l'évaluation initiale. Il peut s'agir d'un examen de l'ensemble du réseau vasculaire ou au minimum d'une échographie proximale négligeant une éventuelle thrombose distale sans extension au réseau proximal (stratégie nord-américaine validée par plusieurs essais cliniques) [1].

Démarche thérapeutique

Traitements de la thrombose veineuse profonde des membres inférieurs

L'anticoagulation a pour objectif de stopper le processus thrombotique afin de permettre la fibrinolyse naturelle et ainsi de prévenir l'extension de la TVP et la survenue d'une embolie pulmonaire. À plus long terme, elle a pour but de réduire la survenue d'un syndrome post-thrombotique. Un anticoagulant d'action rapide à dose curative doit être prescrit dès la suspicion de TVP en cas de probabilité prétest forte ou dès que le diagnostic est établi. Plusieurs thérapeutiques sont validées (Tableau S08-P01-C15-II). Chaque fois que cela est possible, l'utilisation d'une héparine de bas poids moléculaire (HBPM), du fondaparinux et/ou d'un anticoagulant oral d'action directe, doit être préférée à celle d'une héparine normo-fractionnée. Cependant, lorsqu'il existe une insuffisance rénale avec clairance de la créatinine inférieure à 30 ml/min (formule de Cockroft-Gault), il est nécessaire d'utiliser une héparine non fractionnée par voie sous-cutanée ou intraveineuse.

En cas de contre-indication à l'anticoagulation en raison d'une hémorragie ou d'un risque hémorragique majeur, la pose d'un filtre cave doit être envisagée. Il est préférable de poser un filtre pouvant être retiré au bout de quelques semaines ou quelques mois si la contre-indication et/ou l'indication à l'anticoagulation ne perdure pas.

En dehors des TVP survenant dans un contexte de cancer, un relais per os par antivitamine K ou anticoagulant oral direct est effectué chez les patients traités initialement par voie parentérale. En cas de cancer actif, un traitement par HBPM est proposé de façon prolongée.

L'absence d'alitement avec une mobilisation raisonnée (raisonnable) ainsi que le port d'une contention veineuse de classe 2 sont conseillés [4].

Orientation des patients

La très grande majorité des TVP peut être traitée en ambulatoire sous réserve d'une organisation des soins adaptée. Par prudence, il est cependant proposé d'hospitaliser initialement les patients insuffisants rénaux sévères (clairance de la créatinine < 30 ml/min) ; les patients présentant une pathologie à risque hémorragique ; les TVP proximales avec syn-

Tableau S08-P01-C15-II   Principaux anticoagulants disponibles pour le traitement de la maladie veineuse thrombo-embolique.

Type	Médicament	Voie	Posologie (dose · nombre de prises ou d'injections/24 h)
HBPM	Daltéparine	SC	100 UI/kg × 2/24h ou 200 UI/kg · 1/24 h
	Énoxaprine	SC	100 UI/kg × 2/24 h
	Nadroparine	SC	170 UI/kg × 1/24 h ou 85 UI/kg · 2/24 h
	Tinzaparine	SC	175 UI/kg × 1/24 h
Fondaparinux	Fondaparinux	SC	10 mg × 1 si poids > 100 kg 7,5 mg × 1 si poids 50-100 kg 5 mg × 1 si poids < 50 kg
HNF	Héparine sodique non fractionnée	IV ou SC	IV : bolus éventuel 80 UI/kg (sans dépasser 5 000 UI), suivi d'une perfusion continue initialement de 18 UI/kg/h SC : 500 UI/kg/24 h, réparties en 2 ou 3 injections par jour Ajustement selon le TCA (objectif 1,5-2,5 fois le témoin) ou l'activité anti-Xa (objectif 0,35-0,65)
Anti-Xa direct	Rivaroxaban	Orale[2]	15 mg × 2/j pendant 21 jours, puis 20 mg × 1/j
	Apixaban[1]	Orale[2]	10 mg × 2/j pendant 7 jours, puis 5 mg × 2/24 h
	Edoxaban[1]	Orale	Une semaine HBPM, fondaparinux ou HNF, puis 60 mg × 1/j ou 30 mg × 1/j si clairance de la créatinine entre 30 et 50 ml/min ou poids < 60 kg ou traitement inhibiteur de la p-Gp
Anti-IIa direct	Dabigatran[1]	Orale	Une semaine HBPM, fondaparinux ou HNF, puis 150 mg × 2/j
AVK	Warfarine	Orale	Chevauchement une semaine par HBPM, fondaparinux ou HNF et adaptation selon l'INR (objectif 2-3)
	Fluindione	Orale	Chevauchement une semaine par HBPM, fondaparinux ou HNF et adaptation selon l'INR (objectif 2-3)

(1) Ces médicaments n'ont pas d'AMM pour le traitement de la maladie veineuse thrombo-embolique lors de la rédaction de cet article.
(2) Ces médicaments peuvent être débutés d'emblée par voie orale, sans chevauchement ou traitement préalable par un anticoagulant par voie parentérale.
AVK : antivitamine K ; HBPM : héparine de bas poids moléculaire ; HNF : héparine non fractionnée ; TCA : temps de céphaline activé.

drome obstructif sévère ou de localisation ilio-cave ; et les patients dont le contexte psychosocial et l'environnement géographique et médical ne permettent pas une prise en charge adéquate à domicile.

Si un traitement ambulatoire de la TVP est envisagé, une évaluation médicale doit être programmée au décours des urgences, si possible dans le cadre d'une filière organisée des soins (*voir* Chapitre S07-P01-C08).

Embolie pulmonaire

Présentation clinique

Les deux symptômes les plus fréquents chez les patients présentant une embolie pulmonaire sont une dyspnée récente ou inhabituelle et une douleur thoracique d'allure pariétopleurale. Cependant, ces symptômes ne sont présents que chez 50 à 80 % des patients et n'apparaissent brutalement que dans deux tiers des cas (Tableau S08-P01-C15-III). De manière similaire, aucun signe physique n'est constamment présent chez les patients souffrant d'embolie pulmonaire. Cette diversité de la sémiologie s'explique par le fait que l'embolie pulmonaire est exceptionnellement la manifestation d'un embole unique, mais le plus souvent d'accidents emboliques répétés sur quelques heures ou quelques jours, chacun pouvant aboutir à l'un des trois tableaux classiquement décrits :
– *infarctus pulmonaire* accompagnant une embolie distale (douleur latéro-thoracique de type pleurale, expectorations hémoptoïques et fièvre) ;
– *embolie proximale* (dyspnée isolée ou accompagnée d'une douleur thoracique d'allure angineuse) ;
– *embolie avec défaillance cardiaque droite* (état de choc, hypotension, signes d'insuffisance cardiaque droite, lipothymie, syncope).

Notons que la présence d'une douleur thoracique reproductible à la palpation ne permet pas d'exclure le diagnostic d'embolie pulmonaire.

Comme pour les signes cliniques, aucun examen complémentaire courant (ECG, radiographie de thorax, gazométrie artérielle) n'est suffisamment spécifique ou sensible pour exclure ou confirmer l'embolie pulmonaire. Toutefois, ces examens complémentaires peuvent apporter des éléments importants en faveur d'une autre hypothèse diagnostique (syndrome coronarien aigu, pneumopathie) [6].

Considérant la faible valeur diagnostique des signes cliniques et paracliniques simples, il est, d'une façon générale et en l'absence d'autre explication probante, recommandé d'évoquer et d'investiguer une embolie pulmonaire chez tout patient ayant une douleur thoracique ou une dyspnée aiguë ou d'aggravation récente, et chez les patients ayant une symptomatologie compatible avec une embolie pulmonaire en présence de facteurs de risque ou de circonstances favorisantes de la MVTE.

Cela peut conduire à investiguer beaucoup de patients pour peu de diagnostics positifs. La règle PERC (*pulmonary embolism rule-out criteria*) a ainsi été proposée afin d'exclure l'hypothèse d'une EP sans aucun examen complémentaire. Pour cela, huit éléments cliniques doivent être *absents* :
– âge supérieur ou égal à 50 ans ;
– fréquence cardiaque supérieure ou égale à 100 bpm ;
– SaO_2 inférieure ou égale à 94 % ;
– œdème d'un membre inférieur ;
– hémoptysie ;
– chirurgie récente ;
– antécédent personnel de maladie thrombo-embolique veineuse ;
– traitement hormonal en cours.

Elle semble particulièrement utile lorsque, de façon implicite, le médecin a une faible suspicion d'embolie pulmonaire et s'interroge sur la pertinence d'investiguer ou non une embolie pulmonaire [5].

Démarche et tests diagnostiques

Probabilité clinique

Plus encore que pour la TVP, l'établissement de la probabilité clinique prétest de l'embolie pulmonaire est une étape majeure dans la démarche diagnostique. En effet, aucun examen complémentaire (y compris l'angioscanner thoracique) n'a une sensibilité et une spécificité de 100 % permettant d'exclure ou de confirmer le diagnostic d'embolie pulmonaire de façon absolue. La fiabilité et l'interprétation du résultat des examens diagnostiques vont donc dépendre du niveau de probabilité prétest. Deux scores diagnostiques de l'embolie pulmonaire ont été largement validés (Tableau S08-P01-C15-IV). Ces scores et le jugement implicite du clinicien ont des performances identiques, mais les scores semblent plus reproductibles. Toutefois, seul le jugement implicite est utilisable chez les femmes enceintes, les enfants ou en situation en post-chirurgicale immédiate. Lors d'une forte probabilité clinique, un traitement anticoagulant doit être initié sans délai et sans attendre le résultat des tests diagnostiques.

D-Dimères

Comme pour la TVP proximale, la sensibilité du dosage est globalement bonne mais la spécificité médiocre. Les tests quantitatifs ELFA et immuno-turbidimétriques ont un rapport de vraisemblance négatif inférieur à 0,1, ce qui confère à un résultat inférieur à 500 µg/l, une valeur d'exclusion proche de 100 % lorsque la probabilité clinique n'est pas forte. L'utilisation d'une valeur seuil adaptée à l'âge a été validée récemment, en particulier avec la technique ELFA (VIDAS). Après 50 ans, un dosage quantitatif des D-dimères inférieur à âge (ans) × 10 permet d'exclure l'hypothèse d'une embolie pulmonaire avec une fiabilité conservée [8]. Là encore, les techniques semi-quantitatives ou qualitatives et celles disponibles au lit du patient sur sang capillaire sont moins performantes. Elles ne permettent d'exclure une embolie pulmonaire que lorsque la probabilité clinique est faible et l'utilisation d'une valeur seuil adaptée à l'âge n'est pas fiable. Lorsque la probabilité clinique est forte, quelle que soit la technique, le dosage des D-dimères est non pertinent (rentabilité et fiabilité médiocres).

Angioscanner thoracique hélicoïdal

Il s'agit d'un examen peu invasif, mais irradiant et qui nécessite l'injection d'un produit de contraste iodé. Sa place est devenue essentielle dans la démarche diagnostique de l'embolie pulmonaire en raison

Tableau S08-P01-C15-III Prévalence des principaux symptômes et signes de l'embolie pulmonaire.

	Embolie pulmonaire confirmée	Embolie pulmonaire exclue
Symptômes		
Dyspnée	80 %	59 %
Douleur thoracique respiro-dépendante	52 %	43 %
Douleur thoracique d'allure angineuse	12 %	8 %
Toux	20 %	25 %
Hémoptysie	11 %	7 %
Malaise, syncope	19 %	11 %
Signes		
Tachypnée (≥ 20/min)	70 %	68 %
Tachycardie (> 100/min)	26 %	23 %
Signes de thrombose veineuse profonde	15 %	10 %
Fièvre (> 38,5 °C)	7 %	17 %
Cyanose	11 %	9 %

Urgences médicales

Tableau S08-P01-C15-IV Score de Wells et score révisé de Genève d'évaluation de la probabilité clinique lors d'une suspicion d'embolie pulmonaire.

Score de Wells[1]		Score de Genève[2]	
		Âge > 65 ans	+1
Antécédent de TVP ou d'embolie pulmonaire	+1,5	Antécédent de TVP ou d'embolie pulmonaire	+3
Immobilisation ou chirurgie < 4 semaines	+1,5	Fracture ou chirurgie du membre inférieur < 4 semaines	+2
Cancer actif ou rémission < 1 an	+1,0	Cancer actif ou rémission < 1 an	+2
		Douleur unilatérale d'un membre inférieur	+3
Hémoptysie	+1,0	Hémoptysie	+2
Rythme cardiaque > 100/min	+1,5	Rythme cardiaque 75-94/min	+3
		Rythme cardiaque > 95/min	+5
Signe de TVP (œdème, douleur)	+3,0	Signe de TVP (œdème, douleur)	+4
Une embolie pulmonaire est le diagnostic le plus probable	+3,0		

(1) Score de Wells : probabilité faible : 0-1 ; probabilité modérée : 2-6 ; probabilité forte : > 6.
(2) Score révisé de Genève : probabilité faible : 0-3 ; probabilité modérée : 4-10 ; probabilité forte : > 10.
TVP : thrombose veineuse profonde.

de sa facilité d'accès et d'interprétation. Il a l'avantage d'offrir une image de l'arbre artériel, de fournir un éventuel diagnostic alternatif ou étiologique et peut être réalisé chez les femmes enceintes. Cependant, environ 5 % des examens ne permettent pas de conclure en raison d'une opacification insuffisante ou d'artefacts respiratoires. De plus, des données récentes montrent que l'amélioration de la résolution des tomodensitométries conduit à diagnostiquer des embolies sous-segmentaires dont la pertinence clinique n'est pas encore établie.

Scintigraphie pulmonaire de ventilation/perfusion

Disponible uniquement dans certains centres hospitaliers au contraire du scanner, la scintigraphie n'est plus l'examen de choix dans la démarche diagnostique de l'embolie pulmonaire. Elle garde son intérêt chez les sujets jeunes ou les femmes enceintes pour réduire l'exposition aux radiations, et chez les sujets insuffisants rénaux ou allergiques aux produits de contrastes iodés. Le résultat de la scintigraphie doit toujours être interprété en fonction de la probabilité clinique prétest et dans plus de 50 % des cas, la scintigraphie est non diagnostique, nécessitant alors de poursuivre les investigations. Afin de simplifier cette interprétation, une nouvelle technique d'imagerie, la tomoscintigraphie, a été développée et est en cours d'évaluation.

Examens échographiques

Chez un patient ayant des signes cliniques d'embolie pulmonaire, la présence d'une TVP proximale à l'échographie de compression permet d'affirmer le diagnostic d'embolie pulmonaire. Ainsi l'échographie veineuse des membres inférieurs s'avère-t-elle particulièrement utile chez les patients avec des signes cliniques de TVP et/ou lorsque l'imagerie thoracique n'est pas réalisable (non disponible ou contre-indiquée). Si une TVP proximale est mise en évidence, les examens thoraciques peuvent ne pas être réalisés. L'inverse n'est cependant pas vrai. L'absence de TVP chez un patient suspect d'embolie pulmonaire ne permet nullement d'exclure le diagnostic d'embolie pulmonaire, le thrombus pouvant être distal, avoir totalement migré ou avoir une autre origine qu'une TVP des membres inférieurs.

L'échocardiographie peut également être utile au diagnostic de l'embolie pulmonaire lorsqu'une dilatation des cavités droites, un septum paradoxal ou un thrombus sont visualisés (voir plus loin). Là encore, l'absence de cœur pulmonaire aigu ne présume pas de l'absence d'embolie.

Stratégie diagnostique

Lorsque l'hypothèse d'une embolie pulmonaire a été évoquée, il est nécessaire de poursuivre les investigations jusqu'à une certitude diagnostique suffisante pour soit exclure, soit confirmer le diagnostic d'embolie pulmonaire. Une démarche incomplète conduisant à exclure une embolie pulmonaire sur des critères inadéquats majore le risque d'événement thrombo-embolique ou de décès subit inexpliqué par 6.

La stratégie proposée dans la figure S08-P01-C15-1, s'appuyant sur la probabilité clinique, le dosage des D-dimères, l'angioscanner thoracique et, éventuellement, l'échographie veineuse a été validée par plusieurs grandes études. Elle a simplifié notablement la démarche diagnostique.

En présence de signes de choc, le dosage des D-dimères est inutile. L'examen de choix est l'angioscanner thoracique. Cependant, si le transport du patient jusqu'à la tomodensitométrie est dangereux ou non possible immédiatement, il est possible de confirmer le diagnostic

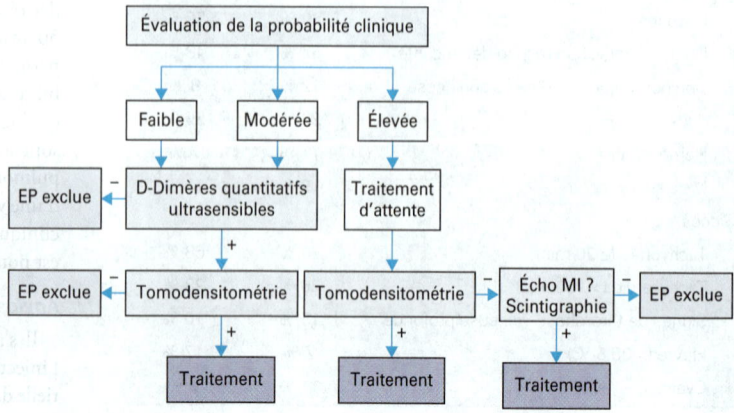

Figure S08-P01-C15-1 Démarche diagnostique lors d'une suspicion d'embolie pulmonaire (EP) sans signe de choc. (–) résultat négatif ; (+) résultat positif ; Écho MI : échographie veineuse des membres inférieurs.

d'embolie pulmonaire au lit du malade par une échocardiographie et/ou par une échographie veineuse. La mise en évidence d'une thrombose veineuse proximale ou d'une dilatation des cavités droites en cas de probabilité clinique forte, permet de confirmer le diagnostic sans autre examen et d'initier un traitement, y compris fibrinolytique. Inversement, l'absence de cœur pulmonaire aigu ou d'embolie pulmonaire proximale en tomodensitométrie ne permet pas totalement d'exclure une embolie pulmonaire mais doit conduire à rechercher une autre cause à l'origine de l'état de choc.

Lorsque les examens envisagés ne peuvent pas être réalisés ou sont non interprétables, ou encore lorsqu'il existe une discordance importante entre la probabilité prétest et le résultat d'un test, le risque d'erreur diagnostique est important. L'utilisation d'un outil informatique d'aide à la décision permettant une estimation dynamique de la probabilité d'embolie pulmonaire permettrait de limiter ce risque [6].

Analyse de la gravité et stratégie thérapeutique

Stratification de la sévérité de l'embolie pulmonaire

Plusieurs éléments, à la fois cliniques et paracliniques, permettent de stratifier la gravité d'une embolie pulmonaire en différents niveaux de risque de décès précoce (mortalité hospitalière ou à 30 jours du diagnostic) et/ou de complication. Cette stratification du risque permet de guider la stratégie thérapeutique de l'embolie pulmonaire.

L'élément le plus important est la présence ou non de signes de choc caractérisant une embolie pulmonaire à haut risque, urgence vitale nécessitant une approche thérapeutique spécifique. Pour ce groupe de patients, la mortalité est estimée à 65 % si une réanimation cardiopulmonaire a été nécessaire, à 25 % en cas de choc et à 14 % en cas d'hypotension.

À l'opposé, les éléments cliniques et paracliniques regroupés dans le score PESI (*pulmonary embolism severity index*) ou sa forme simplifiée sPESI permettent de caractériser un groupe de patients à faible risque de décès ou de complication (< 2 %) (Tableau S08-P01-C15-V). Les embolies pulmonaires à risque non élevé sont stratifiées selon la présence de marqueurs de dysfonction ventriculaire droite (dilatation du ventricule droit à l'échocardiographie ou en tomodensitométrie, élévation du BNP ou NT-pro-BNP) et/ou de souffrance myocardique (élévation des troponines). La présence d'une TVP serait aussi un paramètre de gravité supplémentaire, majorant le risque de récidive embolique précoce.

Stratégie thérapeutique

Comme pour la TVP, un traitement anticoagulant d'action rapide doit être débuté en cas de suspicion clinique forte ou dès que le diagnostic d'embolie pulmonaire est confirmé. Les mêmes possibilités thérapeutiques sont offertes aux cliniciens (*voir* Tableau S08-P01-C15-II). Le choix thérapeutique initial dépend essentiellement de la présentation clinique de l'embolie pulmonaire. Des propositions pragmatiques sont présentées dans la figure S08-P01-C15-2. L'héparine non fractionnée est à réserver aux patients avec insuffisance rénale sévère et, en raison de sa demi-vie courte, chez les patients à haut risque hémorragique, chez les patients hémodynamiquement instables et éventuellement, chez les patients à risque intermédiaire pour lesquels une fibrinolyse est envisageable. L'utilisation des anticoagulants oraux d'action directe ne nécessitant pas de traitement parentéral initial semble particulièrement intéressante chez les patients pouvant être traités en ambulatoire ou très courte hospitalisation.

En cas d'embolie pulmonaire sévère (signes de choc) et en l'absence d'hémorragie active ou de risque hémorragique majeur, une thrombolyse est recommandée. En comparaison à l'héparine seule, la thrombolyse rétablit la pression artérielle systolique et améliore la dysfonction ventriculaire droite plus rapidement. Toutefois, la thrombolyse est associée à une augmentation des hémorragies graves. Chez les patients hémodynamiquement instables, le risque évolutif de l'embolie pulmonaire

Tableau S08-P01-C15-V *Pulmonary embolism severity index* (PESI) et *simplified PESI* (sPESI).

Variables	PESI	sPESI
Démographiques		
– âge	Âge en années	> 80 ans : +1
– sexe masculin	+10	
Comorbidités		
– cancer actif	+30	+1
– insuffisance cardiaque	+10	+1
– maladie pulmonaire chronique	+10	
Données cliniques		
– fréquence cardiaque ≥ 110/min	+20	
– pression artérielle systolique < 100 mmHg	+30	+1
– fréquence respiratoire ≥ 30/min	+20	
– température < 36 °C	+20	
– désorientation, léthargie, stupeur ou coma	+60	
– saturation artérielle d'oxygène < 90 %	+20	+1
Faible risque		
– classe 1	≤ 65	0
– classe 2	66-85	
Risque intermédiaire		≥ 1
– classe 3	86-105	
– classe 4	106-125	
Risque élevé : classe 5	> 125	

semble dépasser ce sur-risque hémorragique. Si le risque hémorragique contre-indique ce traitement ou s'il s'avère inefficace, une désobstruction mécanique par radiologie interventionnelle ou chirurgicale peut être envisagée comme thérapeutique de dernier recours.

Pour les embolies pulmonaires à risque intermédiaire, le bénéfice d'une thrombolyse systématique n'est pas démontré en raison d'un sur-risque hémorragique, en particulier chez les patients de plus de 65 ans [7].

La seule indication indiscutable de l'interruption de veine cave est, comme pour la TVP proximale, une contre-indication absolue aux anticoagulants.

Orientation des patients

Les patients en instabilité hémodynamique doivent pouvoir bénéficier d'une prise en charge en réanimation ou unité de soins intensifs. De même, pour les patients de gravité intermédiaire, le risque d'aggravation secondaire justifie probablement une surveillance initiale dans une unité adaptée.

Inversement et à l'instar de la TVP, plusieurs études ont montré que les patients ayant une embolie pulmonaire sans critère de gravité pouvaient être traités en ambulatoire ou après une très courte hospitalisation sans sur-risque de complication sous réserve d'une organisation adaptée des soins. En particulier, l'étude OTPE (*outpatient treatment of pulmonary embolism*), a montré que les patients ne nécessitant pas de soins spécifiques et ayant un score PESI inférieur ou égal à 85 (classe I ou II) pouvaient être traités à domicile après un séjour de moins de 24 heures. Par extrapolation, une attitude similaire est proposée pour un score simplifié de PESI égal à 0. Une approche plus pragmatique est choisie par certains centres en particulier au Canada. Les patients ne nécessitant pas de monitoring hémodynamique (en raison d'une instabilité tensionnelle ou d'une tachycardie importante), ni d'oxygénothérapie ou de traitement intraveineux et n'ayant pas de contre-indication aux HBPM ou aux anticoagulants oraux d'action directe,

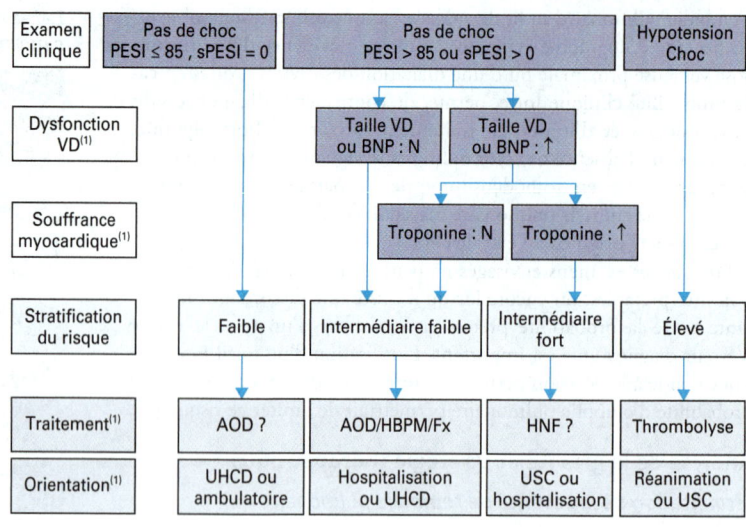

Figure S08-P01-C15-2 Stratification du risque et prise en charge thérapeutique lors d'une embolie pulmonaire. (1) Les propositions des examens à prendre en compte et de leur ordre de réalisation pour la stratification du risque, les propositions thérapeutiques et d'orientation sont données à titre indicatif et dans une volonté de simplification. AOD : anticoagulant oral direct ; BNP : *brain natriuretic peptide* ou NT-pro-BNP ; N : valeur normale ; (↑) valeur augmentée ; HBPM : héparine de bas poids moléculaire ; Fx : fondaparinux ; HNF : héparine non fractionnée ; hospitalisation : hospitalisation dans un service de médecine ; UHCD : unité d'hospitalisation de très courte durée ; USC : unité de surveillance continue ; VD : ventricule droit.

sont traités totalement en ambulatoire mais sont systématiquement revus par une équipe spécialisée dans les 24 heures et dans la semaine suivant le diagnostic.

Prise en charge au décours des urgences

La transmission des informations et l'intégration du patient dans une organisation des soins adaptée sont des éléments majeurs de la qualité de la prise en charge aux urgences.

Le patient ayant un diagnostic de MVTE, une thrombose veineuse profonde ou une embolie pulmonaire doit pouvoir bénéficier d'une évaluation médicale approfondie au décours des urgences afin de :
– compléter et confirmer le diagnostic et l'analyse de gravité ;
– compléter l'enquête étiologique et réaliser éventuellement une recherche de thrombophilie biologique (il n'est pas utile de faire cette recherche dès les urgences) ;
– évaluer les facteurs de risque de récidive thrombo-embolique et le risque hémorragique ;
– évaluer avec le patient les facteurs psychosociaux pouvant être impliqués dans sa prise en charge ;
– décider avec lui et les différents intervenants du traitement à moyen terme et de sa durée prévisible ;
– organiser si besoin des temps d'éducation thérapeutique ;
– organiser le suivi clinique et thérapeutique en lien avec les différents intervenants.

Conclusion

Les signes et symptômes conduisant à suspecter une thrombose veineuse profonde ou une embolie pulmonaire sont très fréquents chez les patients des urgences. Chaque suspicion doit conduire à une démarche diagnostique et thérapeutique rigoureuse au sein de la structure d'urgence et au décours de celle-ci, en particulier lors d'une décision de traitement ambulatoire. Cette prise en charge est complexe et est au mieux réalisée dans le cadre d'une filière de soins spécifiques.

Bibliographie

1. BATES SM, JAESCHKE R, STEVENS SM et al. Diagnosis of DVT : antithrombotic therapy and prevention of thrombosis, 9th ed. : American College of Chest Physicians evidence-based clinical practice guidelines. Chest, 2012, *141* : e351S-e418S.
2. BERNARDI E, CAMPORESE G, BULLER HR et al. Serial 2-point ultrasonography plus D-dimer vs whole-leg color-coded Doppler ultrasonography for diagnosing suspected symptomatic deep vein thrombosis : a randomized controlled trial. JAMA, 2008, *300* : 1653-1659.
3. DELLUC A, TROMEUR C, LE VEN F et al. Current incidence of venous thromboembolism and comparison with 1998 : a community-based study in Western France. Thromb Haemost, 2016, *116* : 967-974.
4. KEARON C, AKL EA, ORNELAS J et al. Antithrombotic therapy for VTE disease : CHEST guideline and expert panel report. Chest, 2016, *149* : 315-352.
5. KLINE JA, COURTNEY DM, KABRHEL C et al. Prospective multicenter evaluation of the pulmonary embolism rule-out criteria. J Thromb Haemost, 2008, *6* : 772-780.
6. KONSTANTINIDES SV, TORBICKI A, AGNELLI G et al. 2014 ESC guidelines on the diagnosis and management of acute pulmonary embolism. Eur Heart J, 2014, *35* : 3033-3069.
7. MEYER G, VICAUT E, DANAYS T et al. Fibrinolysis for patients with intermediate-risk pulmonary embolism. N Engl J Med, 2014, *370* : 1402-1411.
8. RIGHINI M, VAN ES J, DEN EXTER PL et al. Age-adjusted D-dimer cutoff levels to rule out pulmonary embolism : the ADJUST-PE study. JAMA, 2014, *311* : 1117-1124.
9. ROY PM, MEYER G, VIELLE B et al. Appropriateness of diagnostic management and outcomes of suspected pulmonary embolism. Ann Intern Med, 2006, *144* : 157-164.
10. WELLS PS, OWEN C, DOUCETTE S et al. Does this patient have deep vein thrombosis ? JAMA, 2006, *295* : 199-207.

Toute référence à cet article doit porter la mention : Roy PM, Delluc A. Maladie thrombo-embolique veineuse. *In* : L Guillevin, L Mouthon, H Lévesque. Traité de médecine, 5e éd. Paris, TdM Éditions, 2018-S08-P01-C15 : 1-6.

Chapitre S08-P01-C16

Prise en charge de la douleur aiguë spontanée de l'adulte aux urgences

Virginie Lvovschi

Le traitement de la douleur aux urgences est une obligation légale, et une priorité de santé publique, du fait de sa fréquence très élevée et de sa sévérité. Pourtant, elle est peu ou mal prise en charge et l'usage des opiacés est soit trop limité, soit inadéquat. Soulager est pourtant un impératif médical : le sous-traitement de la douleur peut engager le pronostic vital à court terme par stress cardiovasculaire et respiratoire, en particulier chez le patient âgé (polytraumatismes, infarctus du myocarde). De plus, le sous-traitement de la douleur aboutit à des modifications de la perception nociceptive lors de stimulations ultérieures ou à une chronicisation. Diminuer l'intensité de la douleur n'est donc pas un objectif secondaire de la prise en charge du patient aux urgences, c'est une priorité thérapeutique. Ce chapitre a pour but de refaire le point sur les outils de l'analgésie de la douleur spontanée de l'adulte en urgence. Le praticien doit intégrer à sa pratique une nouvelle « culture douleur », car la prise en charge du « symptôme douleur » aux urgences est de plus en plus complexe. Même au cœur de l'aigu, le soulagement ubiquitaire de l'intensité douloureuse ne suffit plus, il faut individualiser les prises en charge, y intégrer les nouveaux traitements étiologiques ciblés, les dernières avancées scientifiques. Le médecin des urgences doit apporter une réponse immédiate avec une double exigence d'efficacité et de sécurité, mais il doit aussi commencer la prise en charge à moyen terme, à distance de la consultation d'urgence (relais antalgiques, orientations, etc.). Les douleurs liées aux soins sont aussi très importantes à prendre en compte et à anticiper (40 à 50 % des patients sont exposés), mais leurs traitements ne seront pas développés ici.

Diagnostic de la douleur

La douleur est un symptôme dont la définition est complexe. C'est une « expérience sensorielle et émotionnelle désagréable associée à un dommage tissulaire présent ou potentiel, ou décrite en ces termes ». La douleur est donc premièrement l'expression d'une sensation subjective, variable et aléatoire. Sur le plan physiopathologique, c'est un système sensoriel qui résulte d'une intégration neurologique à plusieurs niveaux, l'association de quatre systèmes : sensori-discriminatif (détection et analyse du facteur déclenchant la douleur), psycho-affectif, cognitif (faisant intervenir la mémoire, les phénomènes d'attention ou d'interprétation), comportemental, qui entraîne les manifestations de types verbales, motrices et végétatives liées à la douleur que l'on observe. Le diagnostic se fait donc par l'interrogatoire le plus souvent possible, et c'est en cas d'échec, lorsque la verbalisation par le patient est impossible, que d'autres signes sont recherchés (« détection » comportementale motrice et neurovégétative) en fonction de l'état de vigilance du patient.

Diagnostic d'intensité et de sévérité

Un premier découpage en classes d'intensités douloureuses est indispensable aux urgences, il guide largement les thérapeutiques immédiates [15, 16]. On distingue les douleurs faibles, douleurs modérées, douleurs sévères. On recherche donc des outils diagnostiques chiffrés, qui permettent une mesure reproductible de cette intensité et ré-évaluable après traitement, robustes d'un soignant à l'autre. Cette intensité de douleur peut être auto- et hétéro-évaluée. L'objectif est de préserver la variabilité de ressenti d'intensité par le patient, mais d'essayer de limiter les interprétations au maximum par le soignant, et les sous-évaluations. L'auto-évaluation par le patient est souvent recommandée en première intention [9, 15, 16]. Les échelles d'hétéro-évaluation sont fondées sur l'expression comportementale (plaintes, réclamation d'antalgiques, grimaces, agitation, attitude antalgique), et/ou sur des paramètres physiologiques (tension artérielle, pouls, fréquence respiratoire). Pour le patient adulte, trois échelles d'auto-évaluation ont été validées en médecine d'urgence [10] : l'échelle visuelle analogique (EVA), l'échelle numérique (EN) et l'échelle verbale simple (EVS) :

– *échelle numérique* : le patient « note » sa douleur entre 0 et 10, tel que « 0 corresponde à l'absence totale de douleur et 10 à la douleur maximale imaginable » pour lui. Cette échelle est fiable, ne nécessite pas d'outil particulier et est réalisable dans 96 % des cas ;

– *échelle visuelle analogique* : c'est une règle à deux faces à présenter horizontalement au patient munie d'un curseur mobile (Figure S08-P01-C16-1). Une face est réservée au patient ; il positionne le curseur entre deux extrémités (« aucune douleur » et « pire douleur imaginable ») en fonction de l'intensité ressentie. L'autre face est réservée au soignant et est graduée de 0 à 100 millimètres. L'un des intérêts revendiqués de cette échelle est que le patient n'a pas de chiffre à mémoriser : on obtient une répétition des mesures de façon a priori indépendante. Cette échelle est fiable et reproductible, son utilisation est simple et faisable dans plus de 80 % des cas en situation d'urgence ;

– *échelle verbale simple* : cette échelle propose cinq items (pas de douleur ; douleur légère ; douleur modérée ; douleur intense ; douleur horrible). L'item choisit est rattaché ensuite par le soignant à un chiffre de 0 à 4. Cette échelle a pour avantage d'être la plus simple pour le patient. Son taux de faisabilité est de 89 %. Mais elle est peu sensible puisque n'offrant que quatre réponses possibles.

En pratique, l'échelle numérique est privilégiée en première intention. Lorsqu'elle ne sera pas comprise, il faut essayer l'échelle visuelle

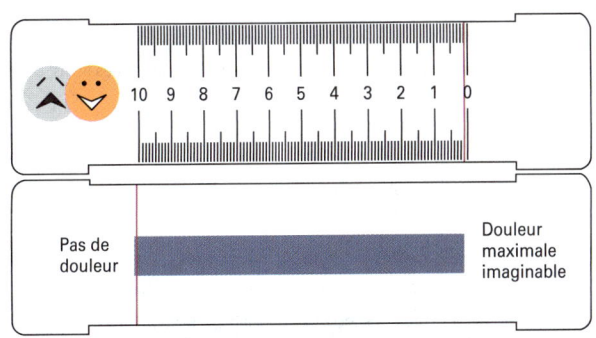

Figure S08-P01-C16-1 Échelle visuelle analogique.

analogique, puis l'échelle verbale simple. Au total, tous les patients communicants pourront être évalués par l'une de ces trois échelles. Lorsque le patient n'est pas communicant, on aura recours aux échelles d'hétéro-évaluation par le soignant. Chez un patient âgé (> 65 ans) ou avec troubles cognitifs, on peut utiliser par exemple les échelles Doloplus et Algoplus [12] qui sont devenues des outils de référence. L'*échelle comportementale Algoplus* explore cinq groupes d'items liés à l'observation du patient (Tableau S08-P01-C16-I). Cette échelle permet la détection d'une douleur aiguë, mais il n'est pas démontré actuellement de corrélation entre son intensité et le nombre d'items positifs. Cette évaluation doit se faire sans tenir compte des antécédents de troubles de comportement du patient. Face à des troubles cognitifs, il est difficile aux urgences d'en déterminer l'ancienneté et ils doivent être comptabilisés par défaut dans cette échelle. Dans le doute, et en présence d'au moins deux items, on procédera à un test thérapeutique, suivi de réévaluations rapprochées pour guetter des modifications du score d'Algoplus.

D'autres échelles comportementales simplifiées ont été testées aux urgences (Tableau S08-P01-C16-II), mais ne font pas l'objet d'une validation par des études à grande échelle, ou par les sociétés savantes. Il n'y a pas encore d'échelle comportementale validée permettant l'évaluation d'une douleur aiguë en médecine d'urgence chez les adultes jeunes non communicants (patients psychotiques, par exemple). Chez le patient hypovigile, de nombreux scores existent en réanimation, mais aucun n'a encore été testé aux urgences. Souvent, c'est la surveillance du patient, clinique mais aussi paraclinique, avec des éléments de monitoring qui orientent.

La douleur « sévère » est une définition de l'OMS, établie en fonction des scores obtenus par l'échelle visuelle analogique ou par l'échelle numérique, telles que les mesures soient strictement supérieures à 60/100. Cette définition est reprise dans les différentes conférences de consensus de la Société française de médecine d'urgence (SFMU) [14, 15] pour guider les décisions thérapeutiques. Les autres échelles ne sont pas pour l'instant reprises dans les recommandations de haut grade.

Tableau S08-P01-C16-I Échelle d'évaluation comportementale de la douleur aiguë chez la personne âgée présentant des troubles de la communication verbale Algoplus.

	Oui	Non
1. *Visage* : froncement des sourcils, grimaces, crispation, mâchoires serrées, visage figé		
2. *Regard* : regard inattentif, fixe, lointain ou suppliant, pleurs, yeux fermés		
3. *Plaintes* : « aie », « ouille », « j'ai mal », gémissements, cris		
4. *Corps* : retrait ou protection d'une zone, refus de mobilisation, attitudes figées		
5. *Comportement* : agitation ou agressivité, agrippement		
Total des « oui » sur 5		

Score : cocher oui ou non en fonction de la présence ou non de chacun des items, sans a priori. Le seuil thérapeutique est de 2 sur 5.

Tableau S08-P01-C16-II Surveillance du niveau de sédation avec échelle de sédation (EDS) (Fletcher, 2000).

EDS 0	Éveillé
EDS 1	Somnolent mais facilement réveillable
EDS 2	Très somnolent, réveillable à la voix
EDS 3	Très somnolent, réveillable à la stimulation tactile

En résumé et en pratique, l'intensité de la douleur est catégorisée selon trois niveaux :
– échelle visuelle analogique ≤ 30 ou échelle numérique ≤ 3 ou échelle verbale simple = 1-2 : *douleur faible* ;
– échelle visuelle analogique > 30 ou échelle numérique > 3 ou échelle verbale simple = 3 : *douleur modérée à intense* ;
– échelle visuelle analogique ≥ 60 ou échelle numérique ≥ 6 ou échelle verbale simple = 4 : *douleur sévère*.

Cela permet de se donner un objectif thérapeutique en définissant trois « paliers » de traitement antalgique. À chaque fourchette de l'échelle visuelle analogique correspond un type de molécule à utiliser d'emblée en cas de douleur aiguë (*voir* « Traitement d'induction pharmacologique »).

Apports de l'anamnèse

Aux urgences, la détection de la douleur doit conduire à une prise en charge rapide, surtout en cas de douleur sévère. Souvent le diagnostic étiologique ne peut être fait dans des délais compatibles avec un soulagement immédiat. Au mieux, un diagnostic topographique est réalisé, la plupart du temps « régional », et un diagnostic de « terrain » à travers les antécédents. L'une des caractéristiques principales du symptôme « douleur » est aussi son potentiel évolutif. Définir le symptôme douleur, c'est aussi le qualifier sur le plan de son évolution dans le temps. Mais la distinction classique entre aigu et chronique est souvent peu pertinente aux urgences. Le caractère unique ou paroxystique ou permanent doit en revanche être recherché, les stratégies antalgiques étant différentes dans ces différents cas. Les termes de persistante, rebelle, semblent quant à eux plus appropriés pour la douleur prolongée.

Diagnostic neurophysiopathologique

Quatre catégories « neurophysiopathologiques » nosographiques sont classiquement proposées :
– douleur par excès de nociception ;
– douleur neuropathique (anciennement neurogène) ;
– douleur idiopathique ;
– douleur psychogène.

En pratique, on sait que ces quatre cadres sont rarement isolés aux urgences, ils sont volontiers associés dans un certain nombre de pathologies. Les mécanismes lésionnels sont d'abord essentiellement nociceptifs, secondaires à une réaction inflammatoire, un traumatisme ou une lésion viscérale. Sur le plan thérapeutique, la plupart des traitements aux urgences sont donc dirigés contre cette part nociceptive de la douleur, centrés sur la réduction de l'intensité des symptômes douloureux. Mais la composante neuropathique de la douleur peut être identifiée et des implications thérapeutiques existent aujourd'hui, en particulier au moment de l'instauration d'un relais antalgique, ou face à un échec des opiacés. Un score permet d'approcher ce diagnostic physiopathologique : le questionnaire DN4 [2]. Lorsqu'il est supérieur ou égal à 4, on peut considérer que la douleur a une composante neuropathique (Tableau S08-P01-C16-III). La prévalence aux urgences du questionnaire DN4 positif en aigu ou chronique est de l'ordre de 20 % [5].

Diagnostic étiologique et topographique

Dans certains cas, le recueil de l'anamnèse et l'examen clinique initial conduit tout de même à un traitement ciblé dès le début, adapté à l'âge du patient, son sexe, et à ses antécédents médicaux (grand âge, drépanocytose, grossesse, insuffisance rénale…), et au « site douloureux ». Le caractère brutal ou progressif, connu ou inhabituel, l'horaire diurne ou nocturne, le rythme mécanique ou inflammatoire, saisonnier ou non, sont autant d'éléments d'orientation du diagnostic étiologique également. C'est le cas pour les céphalées, les coliques néphrétiques, certaines douleurs canalaires abdominales, etc.

Tableau S08-P01-C16-III Questionnaire diagnostique d'une douleur neuropathique (DN4) [2].

	Oui	Non
Interrogatoire du patient		
Question 1 : la douleur présente-t-elle une ou plusieurs des caractéristiques suivantes ?		
1. Brûlure		
2. Sensation de froid douloureux		
3. Décharges électriques		
Question 2 : la douleur est-elle associée dans la même région à un ou plusieurs des symptômes suivants ?		
4. Fourmillements		
5. Picotements		
6. Engourdissements		
7. Démangeaisons		
Examen du patient		
Question 3 : la douleur est-elle localisée dans un territoire où l'examen met en évidence :		
8. Une hypo-esthésie au tact		
9. Une hypo-esthésie à la piqûre		
Question 4 : la douleur est-elle provoquée ou augmentée par :		
10. Le frottement		

Parmi ces dix items, la présence d'au moins quatre items permet de suspecter une douleur neuropathique.

Règles de l'analgésie aux urgences

Qu'est-ce que l'analgésie ?

L'analgésie (ou antalgie) est classiquement définie comme « l'absence de perception de la douleur lors d'une stimulation », sans préjuger du mécanisme physiologique ou pharmacologique. L'analgésie est à distinguer de l'anesthésie qui correspond à la perte totale ou partielle d'une sensibilité. La plupart du temps, en cas de douleur spontanée du patient, c'est une analgésie simple qui est recherchée.

Au minimum : éviter l'effet nocebo

L'effet nocebo d'une relation soignant-soigné mal maîtrisée peut contrecarrer les effets d'un traitement pharmacologique bien conduit. À l'inverse, l'effet placebo peut être considérable. L'efficacité des antalgiques prescrits pourrait augmenter de 30 à 40 % [3] avec une meilleure intégration de cet effet. Dans tous les cas, la première règle de l'antalgie est d'avoir au minimum une attitude professionnelle et empathique, de fournir au patient une explication des actions et des examens menés.

Encourager une évaluation précoce et protocolisée

L'un des objectifs de prise en charge du patient douloureux aux urgences est la réduction du temps de latence antalgique, d'autant plus que la douleur est souvent sévère. Une douleur persistante peut provoquer l'augmentation de la fréquence cardiaque et de la pression artérielle, ainsi que la consommation en oxygène du myocarde. On a montré que la taille de la zone d'ischémie myocardique dans l'infarctus du myocarde était directement liée à la durée de la douleur ressentie. En encourageant les protocoles « douleur » dès le box d'accueil et d'orientation des urgences, on fait reculer le délai avant le premier antalgique en fonction de l'intensité douloureuse [4]. Ces protocoles infirmiers reposent sur deux fondements : une évaluation précoce et systématique, une initiation des traitements antalgiques sans attendre l'accord médical immédiat. Évaluer systématiquement tous les patients au début de la prise en charge permet de révéler une proportion importante de patients ayant des douleurs modérées à sévères mais qui n'expriment pas spontanément verbalement une douleur (30 et 45 % des patients communicants douloureux). Ces protocoles d'évaluation et de traitement précoces de la douleur par les infirmiers d'accueil et d'orientation peuvent se joindre à une démarche de tri rendant prioritaire la prise en charge des patients douloureux sévères, améliorant le confort du patient mais aussi sa sécurité.

Débuter par une stratégie antalgique aspécifique et ubiquitaire

Traitement d'induction pharmacologique

Les traitements entrepris aux urgences doivent être rapides, simples, sûrs et en adéquation avec les contraintes de fonctionnement du service d'accueil des urgences : intégration des logiques de flux (maintien en conditions dégradées), reproductibilité des outils au sein d'équipes tournantes. La réponse thérapeutique encore actuellement recommandée en première intention ne peut donc être qu'ubiquitaire, axée sur la réduction de l'intensité douloureuse le plus rapidement possible, en particulier en cas de douleur sévère. L'OMS définit trois « paliers » de traitement antalgiques. À chaque fourchette de l'échelle visuelle analogique correspond un type de molécule à utiliser d'emblée en cas de douleur aiguë. Ces paliers ne sont donc pas des étapes chronologiques à suivre, ce sont des repères pharmacologiques, face à une intensité douloureuse donnée :
– échelle visuelle analogique ≤ 30 ou échelle numérique ≤ 3 ou échelle verbale simple = 1-2 : utilisation d'antalgiques de *palier 1* (*périphériques non opiacés*) ;
– échelle visuelle analogique > 30 ou échelle numérique > 3 ou échelle verbale simple = 3 : utilisation d'antalgiques de *palier 2* (*opiacés faibles*) ;
– échelle visuelle analogique ≥ 60 ou échelle numérique ≥ 6 ou échelle verbale simple = 4 : utilisation d'antalgiques de *palier 3* (*opiacés forts*).

La douleur sévère est une priorité thérapeutique aux urgences, elle représente 40 % des motifs douloureux. On définit ainsi un objectif de soulagement : retrouver une intensité faible de douleur, telle qu'une échelle visuelle analogique inférieure ou égale à 30 ou une échelle numérique inférieure ou égale à 3 ou une échelle verbale simple inférieure à 2 et/ou permettre un retour aux activités de base du patient. Les antalgiques proposés par l'OMS sont « antinociceptifs » immédiats. Les médicaments ciblés sur la composante neuropathique de la douleur ne sont que rarement compatibles avec un délai d'action court, ce qui limite leur utilisation dans cette indication d'urgence. Le recours à un score DN4 (*voir* Tableau S08-P01-C16-III) peut paraître séduisant dans un contexte rhumatologique ou de pathologie neurologique chronique, mais des travaux d'évaluation des paliers 3 dans le cadre des douleurs aiguës sévères aux urgences ont montré une efficacité similaire que l'on soit en présence d'un DN4 positif ou négatif (> 4 ou < 4) [8]. Il semble donc pour l'instant que le DN4 ait un intérêt documentaire d'épidémiologie, mais qu'il ne soit pas nécessaire pour traiter efficacement nos patients qui présentent une douleur aiguë sévère.

En cas de douleur persistante ou chronique, la démarche cherche l'antalgique le plus faible ou le moins dosé. L'objectif porte davantage sur la tolérance du traitement, sur sa congruence aux moyens de surveillance, hospitaliers ou ambulatoires. L'antalgie comprend donc souvent plusieurs essais.

Mesures non médicamenteuses

Dans cette stratégie, le praticien doit savoir associer analgésie pharmacologique et mesures non médicamenteuses. Les moyens thérapeutiques non médicamenteux sont d'abord physiques : immobilisation (attelles, collier, traction), froid (qui a des effets anti-inflammatoires locaux), chaleur, pose de sondes. Ces mesures précèdent, accompagnent ou suivent les traitements médicamenteux entrepris. Elles sont fondamentales, en particulier en traumatologie d'urgence (immobilisation précoce) ou en cas de rétention aiguë d'urine (sonde urinaire), de syndrome occlusif (sonde gastrique), etc. Les recommandations actualisées en 2004 du traitement des entorses non graves de cheville préconisent par exemple d'associer des antalgiques médicamenteux, à du repos, un glaçage (*ice*), une contention et élévation de la jambe (protocole RICE) [6].

De même, les facteurs psychologiques sont à prendre en compte et à traiter lorsqu'ils sont accessibles, y compris par un entretien adapté avec le patient, bien que la plupart des échelles de douleur utilisées en routine soient unidimensionnelles et qu'elles ne puissent pas distinguer les facteurs cognitivo-comportementaux et affectifs de la douleur de la part nociceptive. L'anxiété est la cible de traitements non pharmacologiques comme l'hypnothérapie, qui se développe dans les services d'urgences, compte tenu de la situation de stress maximum qu'expérimentent les patients qui consultent. De la simple stratégie de distraction, jusqu'aux techniques d'induction complète, les possibilités sont multiples et adaptables aux conditions particulières d'exercice en médecine d'urgence, en particulier dans la prise en charge des douleurs induites. De nombreux protocoles d'hypnose conversationnelle avec formation spécifique courte des équipes sont en développement.

Associations antalgiques et relais

L'analgésie est une démarche thérapeutique en plusieurs temps. Une « prise en charge antalgique » comprend en effet une première évaluation de la douleur permettant une « induction » analgésique, d'autres évaluations doivent suivre et visent à mesurer l'impact et à adapter les traitements entrepris. Deux temps thérapeutiques se succèdent donc : la première étape est dédiée au contrôle des pics douloureux, puis on met en place un « relais antalgique » ou un « traitement d'entretien » si le traitement étiologique de la douleur n'est pas suffisamment rapide. Dès le traitement d'attaque (contrôle du premier pic douloureux), il est intéressant de prendre en compte les délais d'action des molécules destinées à anticiper le fond douloureux qui persistera. Il peut être utile d'associer les paliers OMS entre eux dans une démarche globale. On peut aller plus loin et avoir en plus recours au concept d'« analgésie multimodale » ou d'« analgésie balancée » qui a été développé en anesthésie il y a plusieurs années. L'association de plusieurs antalgiques de modes d'action différents améliore l'analgésie [1], par effet additif ou synergie de certaines molécules, ce qui permet de réduire les posologies, et l'incidence de leurs effets secondaires.

Pour le « relais » antalgique, il faut adapter sa stratégie en fonction du temps douloureux escompté et de la cinétique de son intensité, donc de la connaissance du diagnostic du patient. Traitement d'entretien en cas de douleur de courte durée mais qui reste stable en intensité, traitement décroissant, ou passage « en mode chronique ». Le traitement antalgique s'effectue soit de façon confondue avec le traitement étiologique (anti-inflammatoires non stéroïdiens [AINS], par exemple), soit en parallèle. C'est souvent au moment du relais antalgique que l'on propose d'ailleurs une co-analgésie antineuropathique, compte tenu des délais d'actions et du mode d'équilibration des traitements antiépileptiques et antidépresseurs utilisés.

Administrer les opiacés en titration

La titration morphinique consiste en l'administration répétée de doses faibles de morphinique (bolus infrathérapeutiques) jusqu'à l'obtention du soulagement du patient. Cette technique permet une prise en charge individualisée par un concept de « dose-effet », qui limite les effets secondaires des morphiniques (marge thérapeutique entre efficacité et toxicité faible). La grande variation inter- et intra-individuelle de la morphine et de ses dérivés est considérée, contrairement à l'administration en « dose-poids ». Cette titration peut se faire par différentes voies d'administration, et avec plusieurs morphiniques. On standardise la dose du bolus et l'écart de temps entre chaque bolus.

Analgésie raisonnée chez le patient âgé et la femme enceinte

Les conditions physiologiques et/ou pathologiques du patient vont déterminer aussi la nature des antalgiques et les modalités de leur utilisation (contre-indications, adaptation de posologie, etc.). Chez les patients âgés, voire très âgés, il faut être particulièrement prudent. Les facteurs de fragilité sont probablement de bons éléments pour appeler à la prudence. Ils comprennent une albuminémie inférieure ou égale à 30 g/l, trois comorbidités ou plus, au moins cinq traitements concomitants, une insuffisance rénale (clairance de la créatininémie < 60 ml/min) et un âge supérieur à 80 ans, un seul d'entre eux signant la fragilité. Lors de la grossesse, de nombreux antalgiques sont contre-indiqués ou à éviter, mais avec une évolution en fonction du terme. Les parturientes sont souvent sous-traitées du fait de méconnaissance des bonnes pratiques. Le site du centre de référence des agents tératogènes peut être consulté régulièrement pour s'informer sur l'évolution des connaissances sur ce sujet (www.lecrat.org). En plus des points développés ci-après, le tableau S08-P01-C16-IV synthétise l'utilisation possible des différents antalgiques pendant la grossesse et l'allaitement.

Utilisation des opiacés

Titration morphinique intraveineuse initiale

La titration par chlorhydrate de morphine en intraveineux est devenue le traitement de référence de la douleur sévère aux urgences [7, 14, 15]. D'autres opiacés sont parfois proposés en titration comme l'hydromor-

Tableau S08-P01-C16-IV Tableau d'utilisation des antalgiques pendant la grossesse et l'allaitement d'après le centre de référence sur les agents tératogènes (www.lecrat.org).

Médicaments	0-12 SA	13-20 SA	21-36 SA	> 37 SA	Allaitement
Codéine	Oui	Oui	Oui	Sevrage NN ?	Oui
Morphine	Oui	Oui	Oui	Sevrage NN ?	Oui
Corticoïdes	Oui	Oui	Oui	Oui	Oui
Triptans	Oui	Oui	Oui	Oui	
Caféine	Oui	Oui	Oui	Oui	
Poudre d'opium	Non	Non	Non	Non	
Tramadol	Non	Cure courte	Cure courte	Cure courte	Arrêt si prolongé
Aspirine	Éviter	Éviter	Non	Non	Éviter
AINS	Éviter	Éviter	Non	Non	Possible

phone, sans supériorité. Les aérosols de morphiniques sont également une alternative connue mais les informations disponibles sont insuffisantes chez l'adulte, et a fortiori aux urgences. Lorsque l'échelle visuelle analogique est supérieure ou égale à 60/100, on administre des bolus de 2 ou 3 mg (3 mg si le poids du patient est égal ou supérieur à 60 kg, sinon 2 mg), toutes les 5 minutes, tant que le soulagement n'est pas obtenu (échelle visuelle analogique = 30). La surveillance comprend une mesure de la fréquence respiratoire, du niveau de sédation (score EDS [voir Tableau S08-P01-C16-II] ou score de Ramsay), de l'intensité de la douleur et le recueil des effets indésirables. La fréquence de cette surveillance est rythmée par la titration elle-même lors des administrations intraveineuses (toutes les 5 minutes). Si le patient n'est pas hospitalisé, il peut quitter les urgences au plus tôt 2 heures après la dernière injection, après contrôle de l'ensemble des constantes. S'il est hospitalisé, il peut se rendre à des examens complémentaires (par exemple, à visée étiologique) sans surveillance, ou être transféré en hospitalisation 1 heure après la fin de la titration.

La plupart des patients sont généralement soulagés en trois bolus, mais une dose plus importante ne doit pas être un facteur limitant. La défense abdominale n'est pas abâtardie par la titration en chlorhydrate de morphine [11]. On propose classiquement une dose d'alerte de 30 mg, afin de ne pas méconnaître un traitement d'urgence plus adapté (bloc opératoire urgent, etc.) mais, tant que le patient est douloureux et vigile, il n'est pas à risque de surdosage avec cette méthode. En revanche, certains patients devenant somnolents avant le soulagement, les scores EDS (voir Tableau S08-P01-C16-II) ou de Ramsay permettent d'arrêter la titration même si le soulagement n'est pas obtenu. La naloxone est l'antidote de référence. Ses indications sont la dépression respiratoire, et/ou une sédation profonde, et, pour certains, la rétention urinaire. Attention, le myosis est un signe d'imprégnation morphinique simple et quasi constant, il ne signe en aucun cas un surdosage en opiacés. La naloxone est administrée par voie intraveineuse, en titration, à la dose de 1 à 2 µg/kg intraveineuse toutes les 3 minutes (ou 40 à 80 µg chez l'adulte) avec pour objectif une fréquence respiratoire supérieure à 10 cycles/min et un score de sédation de 2 ou plus. Il faut ensuite poursuivre la naloxone (1 à 2 µg/kg/h) puisque sa durée d'action n'est que de 45 minutes en moyenne alors que celle de la morphine est d'au moins 4 heures. Le dropéridol (1,25 mg IV) est utilisé pour prévenir ou traiter les nausées, les vomissements ou un prurit. L'ondansétron (4 mg IV) est efficace pour traiter les nausées et vomissements, soit d'emblée, soit lorsque le dropéridol est inefficace ou contre-indiqué.

Relais morphiniques

À l'inverse de la prise en charge immédiate de la douleur sévère, le relais antalgique ne découle pas d'une démarche « ubiquitaire ». Si la cause de la douleur a été corrigée, un antalgique faible à modéré est préconisé uniquement à la demande (anticipation d'une éventuelle récidive) ; si la douleur intense est amenée à persister, le relais doit être fait par un opiacé. Si la douleur risque de rester intense malgré le traitement étiologique débuté, on peut démarrer un relais précoce par morphine pour éviter un nouveau pic douloureux incontrôlable dès la deuxième heure après la fin de la titration. La dose totale de morphine reçue lors de la titration n'est pas prédictive de la dose quotidienne nécessaire lors de l'entretien. Il existe trois moyens : la voie intraveineuse, la voie sous-cutanée et la voie orale.

Voie intraveineuse

Elle doit impérativement utiliser un système d'analgésie contrôlée par le patient (PCA, patient controlled analgesia). Dans ce cas, le patient s'administre lui-même de la morphine quand il en ressent le besoin. Mais cette méthode nécessite un système spécifique de pompe informatisée ou mécanique (systèmes à usage unique) et un personnel soignant formé à son utilisation et sa surveillance. Les doses habituellement prescrites sont 1 mg par bolus (0,015 mg/kg chez l'enfant) avec une période réfractaire de 7 minutes. La pompe est programmée par un médecin ou une infirmière sur prescription, et elle est verrouillée par un code qui permet de contrôler l'accès à la programmation et d'éviter ainsi des modifications non souhaitables (pour les systèmes électroniques).

Voie sous-cutanée

La résorption de morphine administrée par voie sous-cutanée est rapide (demi-vie d'absorption de 7-8 minutes) mais inconstante, les pics de concentration pouvant survenir entre 4 minutes et 1 heure. Cette résorption vasculaire erratique crée une variabilité interindividuelle importante. Cependant, cette voie est souvent nécessaire, par défaut. En pratique, l'injection doit être faite lorsque la douleur réapparaît et le délai minimum entre deux injections est de 4 heures. Par ailleurs, les doses sont à adapter à l'intensité de la douleur, il s'agit donc d'une nouvelle titration : si la douleur est sévère, la dose est de 10 mg (7,5 mg si poids < 60 kg), et si la douleur est intense, de 7,5 mg (5 mg si poids < 60 kg). Une réadaptation de la dose est faite en fonction de l'efficacité de la dose précédente.

Voie per os

Pour la voie orale, l'entretien consiste également en une nouvelle titration, en administrant 10 mg de morphine à libération immédiate toutes les 4 à 6 heures ou de 1 mg/kg/24 h répartie en 4 à 6 administrations. Une réadaptation de la dose est faite après deux demi-vies (soit 8 heures). Le réajustement est fondé sur une variation de plus ou moins 25 à 50 % de la dose précédente.

Adaptation au terrain et à l'âge

Patient âgé

Certaines données suggèrent que les patients âgés (65 ans et plus) n'ont pas moins mal que les plus jeunes et que la dose moyenne de morphine titrée nécessaire pour les soulager n'est pas non plus différente. Mais pour les patients de plus de 90 ans et chez les plus fragiles, il n'y a quasiment pas de littérature, comme pour les patients non communicants chez qui une évaluation précise de l'intensité de la douleur est impossible (utilisation d'Algoplus).

Quand on est confronté à une suspicion de douleur intense à sévère chez un patient âgé avec des facteurs de fragilité et/ou une incapacité à communiquer verbalement, la morphine peut être administrée, mais sous certaines conditions. Chez les patients non communicants, on peut proposer d'injecter 0,5 à 1,5 mg par voie intraveineuse de morphine, avec une surveillance rapprochée et d'évaluer l'évolution du score d'Algoplus (test thérapeutique). Pour les autres, le même protocole de titration morphinique intraveineuse peut être utilisé que chez le jeune. Le relais opiacé devra tenir compte de la diminution constitutionnelle du débit de filtration glomérulaire et de la diminution de la liaison des médicaments aux protéines, et un espacement des administrations, en même temps qu'une diminution d'au moins 30 % des doses est intuitive. Mais des travaux manquent pour protocoliser vraiment ces pratiques. Certaines équipes proposent enfin que le chlorhydrate de morphine soit remplacé par l'hydromorphone, moins affine pour les protéines, et moins dépendante de la filtration glomérulaire ; des travaux d'évaluation sont en cours de réalisation. En équivalent morphine orale, cette molécule est 7,5 fois plus puissante que le chlorhydrate de morphine, et la balance bénéfice/risque doit être mesurée précisément.

Patient drépanocytaire

En cas de crise vaso-occlusive, une autre méthodologie est proposée pour la titration morphinique intraveineuse, sur recommandation de la Haute Autorité de santé (2010) : on a recours à une dose de charge : 0,1 mg/kg, puis on administre les bolus de 3 mg toutes les 5 minutes.

Cette titration vient en complément de l'oxygène qui fait aussi office d'antalgique. Le mélange équimolaire de protoxyde d'azote (MEOPA) peut améliorer l'analgésie des crises vaso-occlusives des drépanocytaires en association avec de la morphine. Le relais antalgique par contre doit éviter la morphine à domicile.

Patient sous traitement substitutif aux opiacés

Cette prise en charge a fait l'objet de recommandations de bonnes pratiques. La prise régulière et à fortes doses d'opioïdes ne rend pas les patients insensibles à la douleur mais au contraire entraîne une sensibilité exacerbée à la douleur par mécanisme d'hyperalgésie. Compte tenu des particularités pharmacologiques des traitements substitutifs (agoniste-antagoniste, effet plafond), on recommande en cas de titration morphinique d'éviter de maintenir la buprénorphine. Le mésusage du traitement par opiacés est fréquent chez ces patients, il faut donc s'aider de protocoles précis lors du traitement d'entretien ou de relais. La kétamine est souvent proposée chez le toxicomane (*voir* « Renouveau de la kétamine »), en complément pour lutter contre les phénomènes d'hyperalgésie à la morphine (action sur les récepteurs NMDA impliqués).

Patient avec une douleur chronique ou des douleurs neuropathiques

L'exacerbation d'une douleur chronique est sûrement l'épisode aigu douloureux le plus difficile à prendre en charge aux urgences (patient polymédiqué, doses de morphiniques en situation chronique supérieures à celles de nos traitements d'attaque habituels, douleurs neuropathiques chroniques connues pour être moins sensibles aux opioïdes). Il faut lutter contre le réflexe de sous-traitement par les morphiniques, même en cas d'intensité maximale de ces acutisations douloureuses, car il ne s'agit pas d'une situation à risque de « mésusage ». La morphine titrée en intraveineux reste souvent la seule stratégie d'attente qui garantit la plus grande sécurité du patient aux urgences, même si le délai de soulagement et le temps infirmier consacré à ce soulagement peuvent s'en trouver rallongés [8]. La titration per os est une alternative possible. Elle est fondée sur l'administration de morphine à libération immédiate avec une première dose de 10 mg, qui sera répétée au maximum toutes les heures jusqu'au soulagement. Cette titration est beaucoup plus lente que par voie intraveineuse, elle ne paraît pertinente qu'en cas d'accès douloureux sur fond de douleur chronique ou en cas d'accès veineux difficile. Évidemment, la somnolence impose l'arrêt de la titration comme en intraveineux. En relais, s'il s'agissait d'une exacerbation aiguë de douleur chronique, le traitement antalgique de fond du patient sera adapté, soit par majoration des doses habituelles de morphine, soit par introduction de morphiniques au long cours (forme LP avec interdoses de morphine orale rapide). Les « tableaux de conversion de doses » des opiacés sont utiles pour ne pas entraîner de rotation involontaire des opiacés chez ces patients (Tableau S08-P01-C16-V). En cas de questionnaire DN4 positif, on peut discuter d'introduire une première dose de traitements anti-épileptiques ou antidépresseurs. Mais il faut prévoir une réévaluation rapide par le médecin référent du patient, ou par une consultation multidisciplinaire dans un centre antidouleur. Le recours à cette consultation « antidouleur » est régit par des règles strictes, et est indiqué en cas d'échec de plusieurs lignes de traitements bien conduits.

Grossesse et allaitement

Lors de la grossesse, les opioïdes passent la barrière placentaire. Il y a un risque théorique de syndrome de sevrage du nouveau-né lors d'une administration prolongée. Sinon, la morphine doit être utilisée en aigu comme chez les non-parturientes en dehors du moment du travail. Il n'y a pas de risque tératogène, ni de risque toxicomanogène particulier.

Tableau S08-P01-C16-V Tables de conversion des morphiniques (doses).

DCI	Facteur de conversion[1]	Équivalence de la dose de morphine orale
Codéine	1/6	60 mg de codéine = 10 mg de morphine
Dextropropoxyphène	1/6	60 mg de dextropropoxyphène = 10 mg de morphine
Tramadol oral	1/5	50 mg de tramadol = 10 mg de morphine
Dihydrocodéine	1/3	60 mg de dihydrocodéine = 20 mg de morphine
Morphine orale	1	
Morphine sous-cutanée	2	5 mg de morphine SC = 10 mg de morphine orale
Morphine intraveineuse	3	3,33 mg de morphine IV = 10 mg de morphine orale
Nalbuphine sous-cutanée	2	5 mg de nalbuphine SC = 10 mg de morphine orale
Oxycodone orale	1,5 à 2	5 mg d'oxycodone orale = 7,5 mg de morphine / 10 mg de morphine = 5 mg d'oxycodone orale
Oxycodone sous-cutanée et intraveineuse	1,5 à 2	1 mg d'oxycodone SC ou IV = 2 mg de morphine orale
Hydromorphone	7,5	4 mg d'hydromophone = 30 mg de morphine
Buprénorphine sublinguale	30	0,2 mg de buprénorphine = 6 mg de morphine
Fentanyl transdermique	100 (Donner)	25 µg/h de fentanyl transdermique 600 µg/j = 60 mg/j de morphine orale

(1) Facteur de conversion : dose de morphine orale/dose de morphinique (d'après « Standards, options et recommandations. Traitements antalgiques médicamenteux des douleurs cancéreuses par excès de nociception chez l'adulte », 2002).

Place des anti-inflammatoires non stéroïdiens

Les anti-inflammatoires non stéroïdiens (AINS) sont intéressants en traitement d'attaque comme en traitement de relais. Ils peuvent remplir trois objectifs en même temps lorsqu'ils sont bien utilisés :
– traitement « antalgique antinociceptif » direct ;
– « traitement étiologique » ;
– association multimodale pertinente : l'ajout au chlorhydrate de morphine permet d'obtenir une épargne morphinique de 30 à 50 %, une diminution du taux d'effets indésirables dus à la morphine et une amélioration du soulagement de la douleur [1].

En revanche, du fait de leurs effets secondaires, il n'est pas recommandé d'associer deux AINS entre eux. Enfin, ils peuvent avoir un effet antalgique indirect par diminution de l'œdème péritumoral ou périradiculaire dans certaines indications.

En première intention dans la douleur sévère

Bien que les AINS soient des antalgiques de palier 1, ils peuvent être efficaces dans les douleurs sévères dans certaines indications et faire surseoir à une titration morphinique intraveineuse de première intention.

Colique néphrétique

Pour les coliques néphrétiques même d'intensité sévère, le kétoprofène est recommandé en première intention à la posologie maximale de 200 mg/j.

On peut ne pas attendre la créatininémie pour l'administrer à condition que les symptômes soient d'installation récente chez un patient sans antécédent rénal. Une suspicion de pyélonéphrite sur obstacle à l'anamnèse contre-indique évidemment aussi les AINS, mais la bandelette urinaire ne doit pas être attendue pour débuter le traitement si l'interrogatoire est rassurant.

Migraines et céphalées

Les crises migraineuses même sévères, sont efficacement soulagées par les AINS, y compris per os si le patient ne vomit pas. Les AINS sont même recommandés de première intention avant les triptans (naproxène, kétoprofène, ibuprofène ou aspirine). Ces molécules sont souvent plus disponibles aux urgences que les triptans, ce qui renforce la pertinence de cette indication. En cas d'échec ou de contre-indication aux AINS ou aux triptans, l'amitriptyline est le seul antidépresseur recommandé qui ait un délai d'action court et qui soit compatible avec un soulagement en urgence. Une perfusion lente de 20 à 50 mg sur plusieurs heures est en général efficace. Les autres céphalées bénignes, comme l'algie vasculaire de la face ou l'hémicrânie paroxystique, répondront plutôt aux triptans et/ou à l'oxygène au masque à haute concentration à un débit de 7 à 12 l/min pendant 15 minutes. L'oxygène a une action vasomotrice, mais son mécanisme précis d'action est mal connu. La névralgie du trijumeau est quant à elle peu prise en charge par des traitements spécifiques de court délai d'action (traitement de référence par la carbamazépine). Dans ce cas, on a souvent recours à un antalgique ubiquitaire, adapté à l'intensité de la douleur. Enfin, le tramadol ou la codéine sont à éviter de façon générale dans les céphalées (*voir* « Rapport bénéfice/risque des antalgiques de palier 2 »).

Parcimonie en traumatologie

L'épisode douloureux en médecine du sport est fréquemment traité par des AINS. Pourtant, aucune preuve scientifique n'a montré leur supériorité aux antalgiques simples de palier 1 ni leur effet sur l'œdème qui motive pourtant souvent leur prescription. L'inhibition de la réponse inflammatoire précoce peut altérer la cicatrisation naturelle des lésions. Dans le cas de lésions ligamentaires post-traumatiques, l'administration d'AINS pour une cure de courte durée peut être proposée en traitement de sortie (de nombreux protocoles dans les entorses de cheville les proposent pour une durée de 5 jours). Lors des tendinopathies simples, s'il n'y a pas de phénomène inflammatoire cliniquement visible, les AINS ne sont pas recommandés. Il faut aussi les éviter en cas de fracture en raison de leurs effets sur la synthèse osseuse. Il n'y a pas de preuve démontrée de leur intérêt lors de lésions musculaires.

Adaptation au terrain et à l'âge

Les AINS ont principalement un risque rénal et digestif hémorragique. Mais ils sont aussi contre-indiqués en cas d'insuffisance hépatique et cardiaque sévère, de rétention hydrosodée importante. Le diclofénac doit, en plus, être évité en cas d'artérite, de cardiopathie ischémique ou d'antécédent d'accident vasculaire cérébral.

Chez le patient âgé, il faut limiter les prescriptions d'AINS, en tenant compte des facteurs de fragilité et des antécédents cardiovasculaires, mais aussi de la diminution physiologique de la clairance rénale et de l'augmentation du risque d'hémorragie suite aux nombreuses interactions médicamenteuses, chez un patient polymédiqué. Chez la femme enceinte, on peut utiliser les AINS « non coxibs » jusqu'au sixième mois, de façon parcimonieuse en cure courte ; ils sont ensuite contre-indiqués.

Autres antalgiques de niveau 1

Paracétamol : l'antalgique ubiquitaire par excellence

C'est pratiquement le seul antalgique pouvant être utilisé en aigu sans restriction n'ayant quasiment aucune contre-indication (hormis l'insuffisance hépatocellulaire aiguë) et ayant un large index thérapeutique puisque sa toxicité hépatique est associée à des doses dépassant 100 à 150 mg/kg. C'est un antalgique surtout « périphérique », une action centrale est suspectée. Il peut être utilisé seul lors de douleurs faibles ou modérées et en association multimodale lors de douleurs modérées à sévères. Per os, sa biodisponibilité est de 80 %, il peut donc être utilisé efficacement par cette voie la plupart du temps. De nombreux protocoles d'accueil intègrent des formes orodispersibles.

Néfopam : une excellente co-analgésie

Cet antalgique peut être utilisé seul lors de douleurs faibles ou modérées et en association lors de douleurs modérées à sévères. Son mode d'action repose sur le renforcement du contrôle inhibiteur descendant nociceptif par inhibition de la recapture des monoamines. C'est pourquoi il est tantôt classé en antalgique de palier 1, tantôt de palier 2, même si ce n'est pas un analogue opiacé, car il a une action « centrale faible ». Son délai d'action est de 15 à 20 minutes (par voie intraveineuse), et sa durée d'action de 4 à 6 heures. Sa biodisponibilité per os n'est que de 36 %. Ce n'est pas un traitement antalgique de première intention, il est plutôt proposé en analgésie multimodale. Plusieurs études cliniques ont montré que le néfopam permettait de réduire significativement la consommation de morphine, lors de la période de titration. L'association aux AINS est synergique. En revanche, du fait de modalités d'action similaires (augmentation du tonus sérotoninergique) il n'est pas recommandé de l'associer avec le tramadol [1]. Ses contre-indications sont dues en partie à ses effets atropiniques et il est peu recommandé chez le sujet âgé (glaucome et adénome de prostate fréquents). Les effets indésirables à type de bouffée de chaleur et nausées sont fréquents, ils dépendent en partie de la vitesse d'injection. Ceux-ci peuvent être réduits par une administration continue sur 24 heures ou une dose intraveineuse administrée sur au moins 20 minutes. En pratique, sa posologie d'induction est de 20 mg en intraveineux sur 20 minutes et son entretien de 80 à 120 mg en continu par 24 heures.

Rapport bénéfice/risque des antalgiques de palier 2

Intérêt et indications des différentes molécules

Les antalgiques de palier 2 peuvent être divisés en deux sous-groupes : soit l'opiacé faible est disponible seul, soit il est combiné au paracétamol. En traitement d'attaque intraveineux aux urgences, on ne dispose que d'une forme intraveineuse seule, mais en per os, on peut avoir recours aux deux types.

La codéine disponible uniquement per os (œdème pulmonaire et allergie en intraveineux), est le plus souvent associée au paracétamol ; elle est indiquée dans les douleurs modérées en première intention, ou quand la douleur est partiellement ou non soulagée avec des antalgiques de niveau 1. Elle est 6 fois moins puissante que la morphine orale. C'est une « pro-morphine », aussi appelée méthylmorphine. Son avantage est d'être non confusogène, ses effets secondaires sont donc essentiellement digestifs. Mais pour être active, la codéine doit subir un métabolisme hépatique pour être transformée en morphine (2 à 10 % de la dose) par le cytochrome P450 2D6. Or cette enzyme peut être très « lente » chez certains patients (5 à 10 % de la population caucasienne), ce qui limite la réponse thérapeutique. Il existe une proportion non négligeable de métaboliseurs lents chez qui la codéine n'aura donc aucun effet, quelle que soit la spécialité médicale pharmaceutique. Le risque est de changer de palier thérapeutique en négligeant cette donnée, au lieu d'essayer le tramadol.

La poudre d'opium est parfois utilisée dans certaines spécialités pharmaceutiques, mais sa supériorité au paracétamol seul n'a pas été démontrée, alors que le risque de dépendance est réel.

Le tramadol a deux mécanismes d'action, une activité opioïde faible et une inhibition de la recapture des monoamines. Il est disponible en intraveineux comme en per os, seul ou en association avec le paracétamol. Lorsqu'il est comparé seul à la morphine orale, il est 5 fois moins puissant. En plus d'être un antalgique ubiquitaire de palier 2, c'est un excellent « antineuropathique » proposé en première intention dans les douleurs de neuropathie diabétique, dans les polynévrites. En cas de grossesse, on préfèrera quand même la codéine au tramadol, utilisable quel que soit le terme (avec les mêmes risques en périnatalité que la morphine). Les cures courtes de tramadol sont toutefois possibles à partir du deuxième trimestre.

Risques et mésusage

Pour la codéine, les effets secondaires sont ceux du chlorhydrate de morphine, a minima. Pour le tramadol, les effets indésirables les plus fréquents sont nausées, vomissements, syndrome vertigineux et sédation. Ceux-ci sont dépendants partiellement de la vitesse d'injection, ou de la rapidité d'absorption digestive. Par ailleurs, il y a un risque de syndrome sérotoninergique qui est important chez le patient âgé avec confusion fébrile et instabilité hémodynamique. L'électrocardiogramme et le monitoring des constantes doit donc être un réflexe en cas de mauvaise tolérance du tramadol ou chez la personne âgée douloureuse. Ce syndrome sérotoninergique est majoré en cas de co-administration de néfopam (*voir* plus haut). La codéine sera préférée au tramadol chez le sujet âgé, mais les risques sont les mêmes que pour les opiacés forts (mêmes métabolites). Le tramadol entraîne aussi un risque convulsivant non négligeable et est contre-indiqué en cas d'épilepsie mal contrôlée, une donnée importante à considérer aux urgences. Enfin, son utilisation est déconseillée dans les céphalées, pour deux raisons : il peut augmenter en aigu l'intensité douloureuse de façon directe, par hyperalgésie, et en traitement de relais, il est incriminé dans la survenue des céphalées par excès d'antalgiques (même risque pour la codéine). En effet, ce syndrome retrouve une utilisation d'associations antalgiques dans plus d'un tiers des cas.

Renouveau de la kétamine

Face à certaines douleurs spontanées rebelles aux opiacés ou en cas de suspicion d'hyperalgésie à la morphine, on peut avoir recours à la kétamine [13]. Cet inhibiteur des récepteurs NMDA (N-méthyl-D-aspartate) est un agent anesthésique intéressant, utilisé depuis longtemps en anesthésie générale, qui présente des propriétés analgésiques et anti-hyperalgésiques lorsqu'il est administré à des doses plus faibles, de l'ordre de 0,1 à 0,5 mg/kg. La kétamine a été testée en association à d'autres antalgiques en particulier morphiniques, afin de réduire les doses de ces derniers (de 20 à 50 %) et les effets secondaires qui leur sont associés. Cette molécule assure une bonne stabilité hémodynamique et une ventilation spontanée. L'usage de la kétamine commence par une information du patient quand elle est possible, sur l'éventuelle survenue de phénomènes dissociatifs (vision colorée, perturbations de l'audition, sensation de flotter, angoisse...). De façon générale, pour une meilleure tolérance, la kétamine doit être administrée en intraveineux lent et dans un endroit calme avec monitorage des fonctions vitales et des moyens de réanimation cardiopulmonaire immédiatement disponibles en cas de besoin (salle d'accueil des urgences vitales, par exemple).

Conclusion

La douleur est le motif le plus courant de consultation aux urgences et ses causes sont multiples. Une prise en charge antalgique bien menée repose sur une évaluation précoce et répétée de la douleur. Celle-ci ne peut se faire sans une organisation des soins infirmiers spécifique, en particulier à l'accueil. La démarche thérapeutique est celle de protocoles de soins ubiquitaires dans un premier temps pour réduire l'intensité douloureuse, mais une connaissance plus fine des outils est devenue indispensable. La gestion des douleurs aiguës spontanées et provoquées aux urgences est devenue une « compétence propre » des équipes des urgences. La sécurité du patient doit rester la priorité, les prises en charge doivent intégrer les populations fragiles qui consultent de plus en plus souvent (personnes âgées), et les objectifs doivent être maintenus dans des conditions dégradées de fonctionnement (afflux massifs, structures de petite taille...).

Bibliographie

1. BELOEIL H. Les associations médicamenteuses antalgiques. *In* : SFAR. Évaluation et traitement de la douleur. Paris, Elsevier-Masson, 2011 (sofia.medicalistes.org/spip/IMG/pdf/Les_associations_medicamenteuses_antalgiques.pdf).
2. BOUHASSIRA D, NATTAL N, FERMANIAN J et al. Development and validation of the neuropathic pain symptom inventory. Pain, 2004, *108* : 248-257.
3. DE PASCALIS V, CHIARADIA C, CAROTENUTO E. The contribution of suggestibility and expectation to placebo analgesia phenomenon in an experimental setting. Pain, 2002, *96* : 393-402.
4. FINN JC, RAE A, GIBSON N et al. Reducing time to analgesia in the emergency department using a nurse-initiated pain protocol : a before-and-after study. Contemp Nurse, 2012, *43* : 29-37.
5. LECOMTE F, GAULT N, KONÉ V et al. Prevalence of neuropathic pain in emergency patients : an observational study. Am J Emerg Med, 2011, *29* : 43-49.
6. LEURET A, SOMMEREISEN JP, PHILIPPE JM et al. Actualisation 2004 de la conférence de consensus. L'entorse de cheville au service d'urgence. Cinquième conférence de consensus 1995 (www.sfmu.org/documents/consensus/actualisation_entorse.pdf).
7. LVOVSCHI V, AUBRUN F, BONNET P et al. Intravenous morphine titration to treat severe pain in the ED. Am J Emerg Med, 2008, *26* : 676-682.
8. LVOVSCHI V, ARHAN A, JUILLIEN G et al. Morphine consumption is not modified in patients with severe pain and classified by the DN4 score as neuropathic. Am J Emerg Med, 2012, *30* : 1877-1883.
9. MILOJEVIC K, CANTINEAU J, SIMON L. Douleur aiguë intense en médecine d'urgence, les clefs d'une analgésie efficace. Ann Fr Anesth Réanim, 2001, *20* : 745-751.
10. PRULIÈRE AS, FINANCE JF, LAFFORGUE P et al. Faisabilité des échelles d'auto-évaluation de la douleur aux urgences. J Eur Urgences, 2005, *18* : 73-79.
11. RANJI SR. Do opioids affect the clinical evaluation of patients with acute abdominal pain ? JAMA, 2006, *296* : 1764-1774
12. RAT P, JOUVE E, PICKERING G et al. Validation of an acute pain-behavior scale for older persons with inability to communicate verbally : Algoplus. Eur J Pain Lond Engl, 2011, *15* : 198.e1-198.e10.
13. SIH K, CAMPBELL SG, MAGEE K, ZED PJ. Ketamine in adult emergency medicine : controversies and recent advances. Ann Pharmacother, 2011, *45* : 1525-3
14. SILVERMAN SM. Opioid induced hyperalgesia : clinical implications for the pain practitioner. Pain Physician, 2009, *12* : 679-684.
15. TRINH-DUC A, SANTIN A, SUREAU C et al. Actualisation 2007 de la IIIᵉ conférence de consensus en médecine d'urgence (Créteil, avril 1993) : le traitement médicamenteux de la douleur de l'adulte dans le cadre de l'urgence. Douleur, 2008, *9* : 248-278.
16. VIVIEN B, ADNET F, BOUNES V et al. Recommandations formalisées d'experts 2010 : sédation et analgésie en structure d'urgence (réactualisation de la conférence d'experts de la SFAR de 1999). Ann Fr Méd Urgence, 2011, *1* : 57-71.

Toute référence à cet article doit porter la mention : Lvovschi V. Prise en charge de la douleur aiguë spontanée de l'adulte aux urgences. *In* : L Guillevin, L Mouthon, H Lévesque. Traité de médecine, 5ᵉ éd. Paris, TdM Éditions, 2018-S08-P01-C16 : 1-8.

Chapitre S08-P01-C17

Intoxication médicamenteuse aiguë

Bruno Mégarbane

Les intoxications aiguës représentent l'un des motifs les plus fréquents d'admission aux urgences et en réanimation [8]. En 2013, les principales expositions déclarées au centres antipoison américains étaient les suivantes : les analgésiques (11,5 %), les produits cosmétiques (7,7 %), les produits ménagers (7,6 %), les sédatifs (5,9 %), les antidépresseurs (4,2 %), les cardiotropes (3,9 %) et les pesticides (3,3 %). En France, dix-neuf des vingt principes médicamenteux les plus souvent incriminés dans des intoxications déclarées au centre antipoison de Paris, sont des produits psychotropes.

Une intoxication peut être grave pour plusieurs raisons :
– si les symptômes présentés sont sévères ;
– si une surveillance rapprochée est nécessaire, suite à une exposition à une quantité importante d'un toxique ;
– si le terrain sous-jacent reflète une plus grande vulnérabilité. Les intoxications graves doivent être systématiquement admises en réanimation.

La prise en charge comprend le traitement symptomatique, la décontamination digestive, les mesures d'épuration du toxique et les antidotes. Le diagnostic positif s'appuie sur l'identification du toxique. Le résultat des examens cliniques et biologiques doit toujours être considéré comme prééminent par rapport à celui des examens toxicologiques. Les analyses toxicologiques aideront le clinicien au cours de la démarche diagnostique, de l'évaluation du pronostic et de ses choix thérapeutiques.

Démarche diagnostique face à la suspicion d'intoxication

Dès l'admission du patient, il convient d'individualiser trois situations cliniques distinctes [8] :
– le patient a été exposé volontairement ou accidentellement à un toxique, mais son examen clinique est encore normal. En urgence, la certitude de l'intoxication n'est pas nécessaire, la seule suspicion d'intoxication suffit au raisonnement. Celui-ci est basé sur la détermination de la nature des toxiques, de la dose et du temps écoulé depuis l'exposition. L'appel au centre antipoison permet de définir les points d'impact du toxique, les paramètres à surveiller et l'intensité des troubles potentiels ;
– l'examen clinique montre la présence de symptômes et l'exposition à un toxique défini est fortement suspectée. Il faut connaître les situations avec risque vital immédiat afin d'en faire rapidement le diagnostic et de corriger les défaillances. Par la suite, il conviendra de préciser les circonstances de l'exposition et de caractériser les symptômes présentés ;
– le patient présente des symptômes pour lesquels une étiologie toxique est suspectée, mais sans orientation claire initiale. Si l'interrogatoire du patient ou de son entourage sont impossibles, alors seuls un examen clinique soigneux et une analyse critique des examens biologiques apportent des informations pour orienter le diagnostic.

Le diagnostic en toxicologie est fondé sur l'anamnèse et l'approche clinique. L'évaluation du pronostic tient compte des caractéristiques du toxique, de la dose supposée ingérée, de la formulation (libération prolongée), du terrain, du délai entre l'exposition et la prise en charge, de l'apparition retardée possible de symptômes (métabolisme activateur du toxique) et de la survenue de complications.

Préciser les circonstances de la découverte

L'interrogatoire du patient ou de son entourage est une étape essentielle de la démarche diagnostique. Déterminer les antécédents dépressifs ou de tentatives de suicide préalables permet de s'orienter vers une étiologie toxique ; de même, connaître les comorbidités permet d'identifier un patient vulnérable. La profession du patient peut lui permettre un accès facilité à certains toxiques. La lecture de l'ordonnance du patient est un préalable : les patients s'intoxiquent avec les produits à leur disposition.

Faire un examen clinique complet

Examen général

Il convient de procéder à un examen clinique détaillé. La présence de traces d'injections oriente vers une overdose aux opioïdes ou à l'insuline. Certains toxiques donnent une haleine particulière facile à identifier. Un flush cutané oriente vers un syndrome antabuse ou d'une histamino-libération massive. Une coloration bleutée de la peau avec un sang marron-chocolat lors du prélèvement sanguin évoque une methémoglobinémie. Une coloration rouge des urines se voit à la suite de la prise de rifampicine ; une coloration marron foncée évoque la prise d'un toxique à l'origine d'une rhabdomyolyse, d'une hémolyse intravasculaire voire d'une methémoglobinémie massive. Une alopécie peut se voir dans les suites d'une exposition à une chimiothérapie ou à la colchicine.

État respiratoire

Une bradypnée oriente d'emblée vers un toxique capable d'interagir avec les centres respiratoires comme un opioïde ou un barbiturique. Une respiration rapide oriente en présence de signes d'hypoxémie (cyanose ou baisse de la SpO_2) vers un encombrement bronchique ou une pneumonie d'inhalation (polypnée superficielle) et en l'absence de désaturation, vers un toxique psychostimulant ou vers une acidose métabolique associée (respiration ample de Kussmaul).

État circulatoire

L'association *hypotension et tachycardie* laisse généralement craindre une insuffisance circulatoire ou un trouble du rythme ventriculaire ou supraventriculaire mal toléré. L'association *hypotension et bradycardie* oriente vers un trouble de la conduction à la suite de l'ingestion d'un bêtabloquant (mais une bradycardie sinusale est possible ici), d'un inhibiteur calcique, d'un bloqueur sodique ou d'un digitalique (la bradycardie est alors généralement isolée). Une hypoxémie profonde (dépression respiratoire) ou une hypoxie tissulaire peuvent aussi induire une bradycardie et une hypotension. L'association *tachycardie et hypertension* oriente vers une stimulation α-sympathique (inhibiteurs de la monoamine oxydase). L'association *hypertension et brady-*

cardie évoque une vasoconstriction massive (sympathomimétiques, agonistes α₂ centraux), mais peut aussi résulter d'une complication neurologique centrale (hémorragie cérébrale).

Température

Une hypothermie résulte généralement d'un coma prolongé. En cas de vasodilatation extrême, il peut se produire une perte thermique surajoutée par voie cutanée. L'hyperthermie peut résulter de l'excès de production de chaleur liée à la rigidité musculaire (syndrome malin des neuroleptiques), aux convulsions, à une agitation extrême (antihistaminiques) ou à la vasoconstriction excessive.

Examen neurologique

L'origine toxique d'un coma est évoquée devant l'absence de signes focaux. L'étude des paramètres suivants permet l'orientation : motricité spontanée, tonus, réflexes ostéotendineux, réflexes cutanés plantaires et pupilles. La présentation calme oriente vers la prise de tranquillisants ou d'hypnotiques ; une présentation agitée oriente vers la prise de psychostimulants ou d'hypoglycémiants. Un syndrome de myorelaxation oriente vers l'ingestion de tranquillisants ; un syndrome pyramidal vers des antidépresseurs, phénothiazines ou hypoglycémiants ; et un syndrome extrapyramidal vers des neuroleptiques. Un myosis serré oriente vers un morphinomimétique ou un anticholinestérasique ; une mydriase oriente vers un antidépresseur tricyclique, un inhibiteur de recapture de la sérotonine (IRS), une phénothiazine antihistaminique ou un sympathomimétique. Un trouble visuel oriente vers une intoxication par la quinine, l'éthambutol ou la ciclosporine. Un état de mort apparente avec tracé isoélectrique à l'électroencéphalogramme doit faire éliminer une intoxication massive par un barbiturique, une benzodiazépine, du méprobamate ou de la chloralose.

Définir un toxidrome

La recherche de l'ensemble des symptômes cliniques, biologiques et/ou ECG évocateurs d'une pathologie toxique, permet de définir un toxidrome ou syndrome toxique [8]. À la suite de l'ingestion d'un psychotrope, la détermination du score de Glasgow est essentielle pour apprécier la profondeur d'un coma présumé toxique et pour suivre son évolution. Il apporte une aide à la décision d'intubation, qui ne doit pas reposer sur ce seul score, mal adapté pour évaluer les risques d'une encéphalopathie. Suite à l'ingestion d'un cardiotoxique, le risque est la survenue d'un état de choc ou d'un trouble du rythme ou de la conduction. La connaissance du mécanisme de l'insuffisance circulatoire (hypovolémie, vasodilatation, altération de la contractilité) est essentielle pour un traitement adapté.

Principaux toxidromes

Syndrome de myorelaxation

Il associe un coma calme, hypotonique, hyporéflexique, voire une simple somnolence, auxquels peuvent s'associer une hypotension artérielle ou une dépression respiratoire [8]. Les étiologies les plus probables sont un surdosage en benzodiazépines, imidazopyridines (zolpidem, zopiclone), barbituriques, méprobamate, phénothiazine sédative, phénytoïne ou valproate de sodium. L'administration de flumazénil (Anexate®) peut servir de test pharmacodynamique, chez un patient en myorelaxation, en l'absence d'antécédents convulsifs, de co-ingestion d'un psychotrope proconvulsivant (et notamment d'un antidépresseur), de signes atropiniques, d'anomalies ECG ou de complications du coma (désaturation par inhalation pulmonaire). Celle-ci s'effectue sous surveillance clinique et selon un schéma en titration : dose initiale de 0,3 mg en 1 minute, suivie de doses additionnelles de 0,1 mg/min jusqu'à une dose cumulative de 1-2 mg [8]. L'absence de réponse clinique au-delà de 2 mg remet en cause le diagnostic d'intoxication pure aux benzodiazépines ou apparentés. L'utilisation rationnelle de flumazénil en respectant le toxidrome évite toute complication liée à cet antidote et peut permettre dans certains cas d'éviter une intubation trachéale.

Syndrome opioïde

Il associe la triade pathognomonique suivante [8] :
– un coma calme, hypotonique, hyporéflexique, voire une simple sédation ;
– une bradypnée (définie par une fréquence respiratoire < 12/min), voire une apnée ;
– un myosis serré bilatéral en tête d'épingle [8].

S'y associent souvent une bradycardie sinusale et une hypotension. Ce toxidrome est quasi pathognomonique, sans qu'il soit possible de préciser le morphinomimétique en cause. Le dépistage urinaire d'urgence identifie les opiacés naturels (morphine, 6-mono-acétylmorphine, codéine, pholcodine ou codothélyne), mais ignore les opioïdes de synthèse (buprénorphine, méthadone, dextropropoxyphène, tramadol) nécessitant des tests spécifiques. La buprénorphine, agoniste-antagoniste aux effets plafonnés aux doses recommandées, peut être responsable de véritables intoxications avec coma et dépression respiratoire centrale [6]. La survenue de telles intoxications a été associée au mésusage de buprénorphine (injection intraveineuse de comprimés pilés) ou à son association à un psychotrope et notamment aux benzodiazépines.

Le risque d'une overdose par opioïde est l'arrêt respiratoire, prévenu par l'administration de naloxone (Narcan®), à faire en titration chez les sujets dépendants (injection intraveineuse lente de 0,1 par 0,1 mg, à répéter toutes les 2-3 minutes), en prenant pour objectif thérapeutique une fréquence respiratoire supérieure à 15/min, sans obtenir de réveil complet. La réversion de la dépression neurologique et respiratoire constitue un test pharmacodynamique et confirme le diagnostic. En cas d'overdose à la buprénorphine, la réponse à la naloxone est incertaine aux posologies utilisées en routine (0,4 à 0,8 mg), en raison de sa forte affinité pour le récepteur mu [8]. L'absence de réveil complet après injection de naloxone doit faire rechercher une co-intoxication voire des lésions cérébrales anoxiques si prise en charge tardive.

Syndrome anticholinergique

Il doit être évoqué devant [8] :
– une encéphalopathie, associant confusion, hallucinations, délire, dysarthrie, tremblements, agitation, convulsions (fréquentes), voire coma (peu profond) ;
– des signes atropiniques, associant tachycardie sinusale, mydriase bilatérale, sécheresse des muqueuses, rétention aiguë d'urine (globe vésical) et/ou ralentissement des bruits hydroaériques.

Le coma est habituellement peu profond, généralement résolutif en quelques heures et de moins bon pronostic s'il est profond et d'installation rapide (< 6 heures). Les convulsions sont précoces et exceptionnelles au-delà de 24 heures. Elles sont multiples (50 %) et parfois brèves (30-60 secondes). Une incoordination motrice peut exister avec des myoclonies aux stimulations. Leur survenue est corrélée à l'élargissement des QRS et peut conduire à une détérioration hémodynamique. Certains antidépresseurs (dosulépine, amoxapine, maprotiline) sont particulièrement convulsivants. Un toxidrome anticholinergique doit faire rechercher l'ingestion d'antidépresseurs polycycliques, d'antihistaminiques H1 ou d'antiparkinsoniens. Elle contre-indique l'administration de flumazénil au risque de provoquer des convulsions.

Syndrome cholinergique

Il est surtout lié à une intoxication non médicamenteuse par un insecticide anticholinestérasique, de structure carbamate ou organophosphorée [8]. Dans les pays occidentaux, ces intoxications sont rares, ces insecticides ayant été remplacés par d'autres moins toxiques, comme les pyréthrinoïdes. Ce toxidrome ne sera donc pas traité ici.

Syndrome adrénergique

Il associe [8] :
– des signes neurovégétatifs, avec une agitation psychomotrice, une mydriase bilatérale, des sueurs, des tremblements et/ou des convulsions ;
– des signes cardiovasculaires, avec une tachycardie, une hypertension artérielle (pour les toxiques alpha-stimulants) ou une hypotension (pour les toxiques β_2-stimulants), des palpitations et/ou une douleur thoracique ;
– des signes ECG avec une tachycardie sinusale, voire une arythmie ventriculaire ;
– des signes métaboliques avec une hyperglycémie, une acidose lactique, une hypokaliémie de transfert, une hyperleucocytose et/ou une hypophosphorémie.

Ce toxidrome se rencontre à la suite d'une intoxication par un stupéfiant (cocaïne, amphétamines, diéthylamide de l'acide lysergique), mais aussi par l'éphédrine ou la caféine (toxiques α-stimulants) ainsi que par la théophylline ou le salbutamol (toxiques β_2-stimulants).

Syndrome sérotoninergique

Le tableau clinique associe [1, 8] :
– des troubles neurologiques avec une agitation, une confusion, des hallucinations, des myoclonies, des tremblements, un syndrome pyramidal, des convulsions, un coma ;
– des troubles neurovégétatifs à type de mydriase, sueurs, tachycardie, tachypnée, hyperthermie, frissons, hypotension artérielle, diarrhées, arrêt respiratoire ;
– des anomalies biologiques telles une hyperglycémie, une hyperleucocytose, une hypokaliémie, une hypocalcémie, une coagulation intravasculaire disséminée, une acidose lactique et une rhabdomyolyse.

Le diagnostic impose d'éliminer une étiologie métabolique, infectieuse ou un sevrage et de différencier ce tableau toxique d'un autre toxidrome. Les myoclonies au premier plan sont à rechercher en priorité.

Le syndrome sérotoninergique, de plus en plus fréquent mais sous-estimé en raison de la banalité des signes observés, peut engager le pronostic vital. Il correspond soit à un effet indésirable d'un médicament prosérotoninergique pris à doses pharmacologiques et favorisé par une interaction médicamenteuse, soit il résulte d'une overdose. Il traduit l'augmentation de l'activité sérotoninergique cérébrale induite par de telles substances comme les inhibiteurs de recapture de la sérotonine (IRS), les inhibiteurs de la monoamine oxydase, le lithium et les antidépresseurs tricycliques. Les récepteurs $5-HT_{1A}$, voire $5-HT_2$, y semblent impliqués. L'identification d'un tel toxidrome impose alors l'arrêt du médicament en cause (lors d'une interaction médicamenteuse) ou une prise en charge symptomatique adaptée pour éviter l'apparition d'une hyperthermie maligne, source de complications mutiviscérales et de décès. Dans les formes sévères, il convient de recourir au refroidissement externe, à l'assistance respiratoire, voire à la curarisation. Aucun traitement spécifique n'a fait la preuve de son efficacité dans un essai randomisé. L'intérêt de la cyproheptadine (Périactine®), voire du dantrolène (Dantrium®) a été suggéré.

Syndrome malin des neuroleptiques

Il s'agit d'un un effet indésirable de la prise de neuroleptiques et plus rarement d'une conséquence d'une overdose [8]. Ce syndrome doit être évoqué devant un tableau associant une hyperthermie supérieure à 38 °C, une confusion, un trouble de la conscience, une hypertonie généralisée avec hyperréflexie ostéotendineuse des membres, une rigidité des muscles axiaux, des sueurs, une instabilité hémodynamique ainsi qu'une rhabdomyolyse. La fièvre peut dépasser 43 °C et menacer le pronostic vital. Le délai d'apparition des signes va de quelques heures à 7 jours pour les neuroleptiques d'action immédiate et de 2 à 4 semaines pour les formes retard. Ce tableau doit être distingué d'une hyperthermie maligne liée à un syndrome sérotoninergique ou à un anesthésique halogéné. L'identification de ce toxidrome impose un traitement symptomatique urgent avec réhydratation massive et refroidissement. Le dantrolène (Dantrium®) et la bromocriptine (Parlodel®) ont été proposés comme traitement spécifique.

Syndrome de sevrage des psychotropes

Un syndrome de sevrage doit être évoqué chez tout sujet traité au long cours par un médicament psychotrope et ayant interrompu brutalement son traitement. Aux côtés de l'éthanol, les psychotropes à l'origine d'un sevrage sont surtout les benzodiazépines, les opioïdes et le méprobamate. Le tableau s'installe dans un délai de 6 à 24 heures après le sevrage, et jusqu'à 5 jours pour les benzodiazépines. Le mécanisme d'action s'explique, selon le produit en cause, par une dysrégulation des systèmes GABAergique inhibiteur et glutamate excitateur ou par une hyperstimulation adrénergique et sérotoninergique. Le tableau associe une inversion du rythme nycthéméral, une insomnie, des céphalées, hallucinations visuelles ou auditives, une agitation et une agressivité et peut conduire aux convulsions, voire au coma. Des signes neurovégétatifs sont possibles, comme une diarrhée, une mydriase, une hyperthermie, des sueurs, une chair de poule, une tachycardie et des crampes. Le traitement comporte la réintroduction du médicament interrompu ou l'introduction d'un substitutif ou d'une sédation.

Effet stabilisant de membrane (Tableau S08-P01-C17-I)

L'effet stabilisant de membrane, appelé effet quinidine-*like*, correspond à l'inhibition du canal sodique responsable du courant sodique entrant dans la cellule en phase 0 du potentiel d'action. L'intoxication avec effet stabilisant de membrane est à l'origine d'une surmortalité et donne un tableau clinique associant des troubles cardiovasculaires, neurologiques, respiratoires, et métaboliques [8]. Les troubles cardiaques se manifestent précocement sur l'ECG par un aplatissement des ondes T, un allongement de l'espace QT (sauf pour les anti-arythmiques de classe IC), puis un élargissement des complexes QRS (à rechercher au mieux sur la dérivation DII), signant le blocage de la conduction intraventriculaire (Figure S08-P01 C17 1). Le principal risque est la survenue d'une arythmie ventriculaire, qui augmente de façon parallèle à l'élargissement des QRS [8] : pour des QRS inférieurs ou égaux à 100 ms, le risque est absent ; pour des QRS entre 100-160 ms, il est

Tableau S08-P01-C17-I Médicaments avec effet stabilisant de membrane et cardiotoxiques sans effet stabilisant de membrane.

Classes pharmacologiques	Produits
Toxiques avec effet stabilisant de membrane	
Anti-arythmiques de la classe I de Vaughan Williams	Quinidine, lidocaïne, phénytoïne, mexilétine, cibenzoline, tocaïnide, procaïnamide, disopyramide, flécaïnide, propafénone...
Bêtabloquants	Propranolol, acébutolol, nadoxolol, pindolol, penbutolol, labétalol, métoprolol, oxprénolol
Antidépresseurs polycycliques	Amitritpyline, imipramine, clomipramine, dosulépine, maprotiline
Anti-épileptiques	Carbamazépine
Neuroleptiques	Phénothiazines
Antalgiques	Dextropropoxyphène, tramadol
Antipaludéens	Chloroquine, quinine
Toxiques sans effet stabilisant de membrane	
Inhibiteurs calciques d'action cardiaque prédominante	Nifédipine, nicardipine, vérapamil, diltiazem, nimodipine, amlodipine, nitrendipine, bépridil perhexiline
Autres cardiotropes	Méprobamate, colchicine, bêtabloquants sans effet stabilisant de membrane, certains antihistaminiques H_1

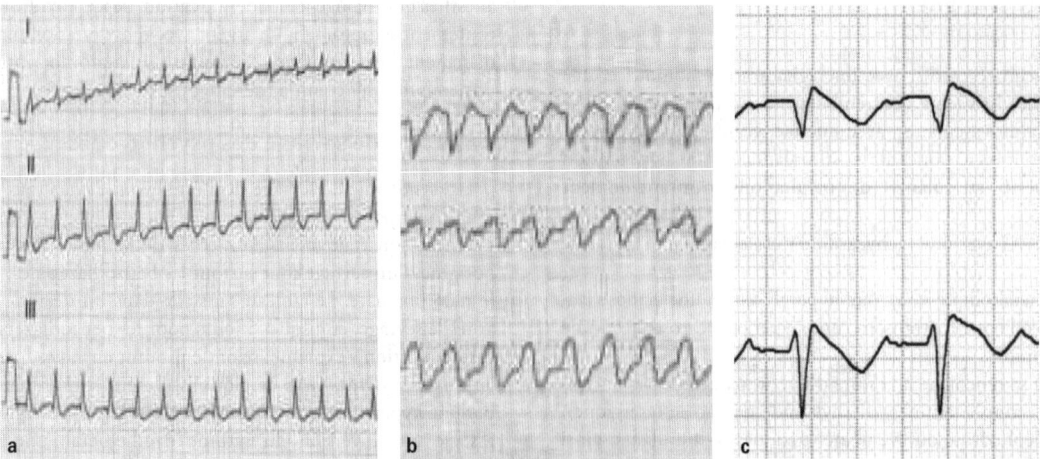

Figure S08-P01-C17-1 Aspects électrocardiographiques d'une intoxication par antidépresseurs tricycliques. **a)** Tachycardie sinusale liée à l'effet anticholinergique. **b)** Effet stabilisant de membrane avec élargissement des QRS. **c)** « Syndrome de Brugada » avec élévation du point J et segment ST descendant ou concave vers le haut en hamac.

faible (10 %) ; pour des QRS supérieurs ou égaux à 160 ms, les troubles du rythme ventriculaire sont fréquents (50 %). Certains auteurs ont proposé d'autres indices ECG pour prédire ce risque, telle la déviation axiale droite des 40 dernières millisecondes (T40-ms) du QRS supérieur ou égal à 120° ou l'amplitude de l'onde R (≥ 3 mm) en aVR et le rapport R/S en aVR. Des aspects régressifs de syndrome de Brugada ont aussi été décrits à l'ECG, notamment avec les antidépresseurs tricycliques (incidence de 15 %), voire la cocaïne ou les anti-arythmiques de classe I, sans qu'une valeur plus péjorative leur ait été associée [10]. Aux anomalies ECG peut s'associer un choc cardiogénique avec parfois une composante de vasoplégie [7].

Un coma volontiers convulsif peut résulter d'un effet toxique spécifique cérébral, mais aussi de l'hypoperfusion cérébrale secondaire à l'état hémodynamique. La dépression respiratoire liée au coma est modérée. Les intoxications graves par bêtabloquants lipophiles peuvent induire une apnée centrale. Le dextropropoxyphène peut provoquer une dépression respiratoire centrale avec bradypnée. L'hypoxie et l'acidose aggravent l'effet stabilisant de membrane sur le cœur. Dans les formes graves, un syndrome de détresse respiratoire aigu apparaît de façon retardée en l'absence d'inhalation et peut se compliquer, comme pour la nivaquine, d'hémorragie intra-alvéolaire. À l'hypoxie et l'acidose respiratoire s'associent une acidose lactique, due au collapsus ou convulsions répétées ainsi qu'une hypokaliémie de transfert précoce et transitoire. L'hypokaliémie est plus marquée dans les intoxications par la chloroquine. Une hypoglycémie a été rapportée lors d'intoxications par le disopyramide. L'identification d'un effet stabilisant de membrane impose l'administration d'un sel de sodium hypertonique (bicarbonate ou lactate molaire de sodium), avec comme objectif l'affinement des QRS sur l'ECG pour réduire le risque d'arythmie ventriculaire.

Acidose métabolique à trou anionique augmenté

En présence d'une anamnèse et d'un tableau clinique compatibles, l'hypothèse d'une intoxication doit être évoquée devant toute acidose métabolique à trou anionique élevé $([Na^+] + [K^+]) - ([HCO_3^-] + [Cl^-]$, N: 12-16 mEq/l). Une intoxication par un alcool toxique (méthanol ou éthylène glycol) est le plus probable. Mais l'association d'une hyperpnée, de troubles neurosensoriels (dont des acouphènes ou une hypoacousie), d'une déshydratation, d'une hyperthermie et de sueurs doit faire rechercher une intoxication par l'aspirine et ses dérivés. En raison de son potentiel lésionnel, dès la suspicion d'une intoxication plausible par un alcool toxique, il convient d'administrer une dose de charge de fomépizole (15 mg/kg), un inhibiteur compétitif de l'alcool déshydrogénase, afin de bloquer le métabolisme éventuel de l'alcool et arrêter la production de ses métabolites toxiques.

Place de l'analyse toxicologique

L'analyse toxicologique est un complément de l'approche clinique [8]. Les détections manquent de spécificité et de sensibilité, ce qui rend leur interprétation difficile. Les dosages doivent être réalisés lorsqu'ils ont une valeur pronostique ou thérapeutique ainsi que pour apporter un diagnostic de certitude (intérêt médicolégal). Ils sont indispensables pour la recherche clinique. Le choix de la méthode doit tenir compte des contraintes techniques et économiques à l'échelle d'un hôpital. Voici dix principes essentiels à respecter pour tirer le meilleur profit de l'analyse toxicologique :

– la prise en charge d'une intoxication est essentiellement symptomatique et repose avant tout sur l'approche clinique. Le bilan biologique prime toujours sur l'analyse toxicologique ;

– chaque fois qu'un toxique est à même de perturber le milieu intérieur, la mesure de l'amplitude de l'effet est plus utile pour la prise en charge du patient intoxiqué que la mesure du toxique lui-même ;

– l'analyse toxicologique a pour objectif d'identifier et/ou de doser le toxique afin de confirmer ou non l'hypothèse toxique, d'évaluer la gravité de l'intoxication ou de surveiller l'efficacité du traitement. Le dialogue entre le clinicien et le biologiste est très fortement souhaitable ;

– en urgence, les examens toxicologiques n'ont d'intérêt que s'ils sont spécifiques et s'ils peuvent être rendus avec le bilan biologique de routine ;

– les analyses doivent être effectuées de préférence dans le sang, milieu biologique dans lequel la concentration d'une substance est le mieux corrélée à sa toxicité ;

– l'analyse toxicologique des urines peut apporter des informations sur la consommation de médicaments dans les 24-48 heures précédant le recueil ou en cas de substance à élimination sanguine rapide en raison d'une demi-vie brève et/ou d'une forte fixation tissulaire ;

– des prélèvements à visée conservatoire (plasmathèque et urothèque) à l'admission sont utiles pour une analyse toxicologique ultérieure, lorsque le tableau est atypique ou d'intérêt ;

– le dépistage sanguin par immunochimie des médicaments n'a pas de place pour la prise en charge en urgence du patient. Il n'existe

aucune corrélation entre la quantité de toxique et l'importance de la positivité du test qui ne reflète que la réactivité de la molécule recherchée (faible réactivité du test de dépistage aux benzodiazépines avec le lorazépam et le clonazépam) ;
– le dosage sanguin est indiqué pour les toxiques s'il a une incidence sur la prise en charge. C'est le cas par exemple de l'acide valproïque, de la carbamazépine, du fer, de la digoxine, du lithium, du paracétamol, du phénobarbital, des salicylés et de la théophylline. Pour toute suspicion d'intoxication par le paracétamol ou en l'absence de données précises concernant les toxiques ingérés, un dosage sanguin de paracétamol doit être effectué ;
– la recherche large par chromatographie de toxiques sanguins ou urinaires peut être d'intérêt devant des troubles neurologiques inexpliqués en l'absence d'orientation avec l'anamnèse.

Mesures de prise en charge générale et symptomatique

Décontamination digestive : indications actuelles et limites

La décontamination digestive doit être pratiquée en l'absence de contre-indications : trouble de la conscience, instabilité hémodynamique, ingestion de corrosifs, de composés volatils ou moussants. Chez un patient comateux, elle ne peut être faite sans intubation préalable.

Le lavage gastrique semble désormais délaissé, aux dépens du charbon activé. L'administration d'une *dose unique* de charbon activé (25-50 g chez l'adulte et 1 g/kg chez l'enfant, sans dépasser 50 g) est recommandée chez les patients ayant ingéré un produit à dose toxique, dans l'heure qui suit l'ingestion. Passé ce délai, son efficacité n'est pas reconnue. De plus, il n'y a pas de preuve que son administration améliore le pronostic des intoxications aiguës. Un essai randomisé récent effectué au Sri Lanka n'a pas démontré de bénéfice du charbon activé en dose unique ou répété, quel que soit son délai d'administration sur le devenir des patients intoxiqués [4]. Le charbon activé adsorbe tous les xénobiotiques à l'exclusion des alcools, du lithium, des sels de fer et des métaux lourds. Dans ces cas, le lavage gastrique reste le mode de décontamination préférentiel. Les vomissements provoqués par le sirop d'ipéca sont dangereux, inefficaces et doivent donc être définitivement abandonnés.

Méthodes d'épuration des toxiques

La diurèse alcaline permet de diminuer la réabsorption des acides faibles, par l'augmentation de la fraction non ionisée dans l'urine tubulaire. Elle est indiquée dans l'intoxication aux salicylés avec une augmentation de la clairance de 10 à 100 ml/min [11]. Elle peut être raisonnablement discutée pour les intoxications aux barbituriques lents et au méthotrexate. L'administration de *doses répétées* de charbon activé est recommandée dans les cas d'intoxications suivants : carbamazépine, dapsone, phénobarbital, quinine, quinidine ou théophylline. Elle permet d'augmenter l'élimination de ces toxiques, mais le bénéfice clinique n'en a jamais clairement été démontré.

De nombreuses techniques d'épuration extrarénale sont disponibles : hémodialyse, hémofiltration, hémofiltration sur colonne adsorbante (le plus souvent sur charbon), dialyse avec albumine… Elles peuvent être discutées en cas d'altération de la fonction rénale et/ou chez un patient incapable de supporter une surcharge volémique importante. L'hémodialyse reste la technique de référence. Un toxique doit présenter un certain nombre de propriétés physicochimiques pour être dialysable : faible poids moléculaire (< 600 Da), forte hydrosolubilité, fixation faible aux protéines plasmatiques (< 60 %) et faible volume de distribution (idéalement < 1 l/kg). L'hémodialyse n'est indiquée que pour des intoxications sévères avec présence du toxique en forte concentration dans le plasma, comme :

– pour une intoxication au lithium, en cas de lithémie élevée (de l'ordre de 3,5 mmol/l pour une intoxication aiguë chez un sujet préalablement traité), associée à des signes neurologiques voire cardiovasculaires sévères et une insuffisance rénale ;
– pour une intoxication par l'acide acétylsalicylique, en présence d'un tableau clinique grave avec une salicylémie supérieure ou égale à 1 g/l, une insuffisance rénale ou une acidose métabolique sévère ;
– pour un surdosage à la metformine, en présence d'une acidose profonde, d'une hyperlactatémie supérieure à 5 mmol/l avec cinétique rapidement croissante et menaçante, une insuffisance rénale aiguë, voire une défaillance multiviscérale [13].

Les antidotes et leur classification

Un antidote est un médicament dont le mécanisme d'action, d'ordre cinétique ou dynamique avec le toxique est connu et dont l'administration à un sujet intoxiqué entraîne un réel bénéfice clinique. L'utilisation des antidotes reste encore limitée et réservée à certains toxiques. L'antidote peut être utile dans le diagnostic étiologique (Narcan® ou Anexate®). Il est indispensable pour le traitement d'une intoxication potentiellement grave avec un toxique lésionnel (comme le paracétamol). Il peut améliorer le pronostic fonctionnel d'une intoxication en optimisant la thérapeutique symptomatique. La classification suivante tient compte du mode d'action des antidotes :
• antidotes à l'origine d'une modification de la toxicocinétique par :
– réduction de la biodisponibilité ;
– redistribution extracellulaire du toxique ;
– inhibition de la métabolisation du toxique en métabolites toxiques ;
– accélération de mécanismes de détoxication ;
– accélération de l'élimination du toxique sous forme inchangée ;
• antidotes à l'origine d'une modification de la toxicodynamie par :
– compétition spécifique avec le toxique sur son récepteur ;
– réactivation d'un récepteur enzymatique ;
– effet *bypass* du récepteur membranaire ;
– correction des effets périphériques du toxique.

Traitements symptomatiques

L'admission en réanimation des patients intoxiqués doit tenir compte non seulement de la présence de manifestations de défaillance vitale (*signes de gravité*), mais également de l'existence de facteurs prédictifs de survenue de complications (*facteurs de mauvais pronostic*), qui sont d'ailleurs le plus souvent spécifiques à chaque toxique. Un traitement symptomatique bien conduit est en effet le plus souvent suffisant pour traiter une intoxication. Les indications de la ventilation assistée sont très nombreuses en toxicologie. Elles ne sont plus seulement limitées aux états comateux. Le rôle de l'assistance respiratoire a ainsi été démontré pour les intoxications par la chloroquine [12].

Le mécanisme du choc toxique est souvent multifactoriel et justifie un monitorage hémodynamique. Il existe toujours un certain degré d'hypovolémie et la réanimation doit débuter par un remplissage vasculaire. Chez un sujet jeune à cœur sain, celui-ci est souvent de l'ordre de 1 000 à 1 500 ml de cristalloïde ou de colloïde. La prescription d'un médicament inotrope ou vaso-actif dépend alors du mécanisme du collapsus. Le traitement des états de mal convulsifs toxiques repose sur l'administration de médicaments anti-épileptiques, l'intubation et la ventilation assistée. Les convulsions toxiques répétées sont habituellement sans gravité lorsqu'elles surviennent chez un patient intubé, alors même qu'elles engagent rapidement le pronostic vital en l'absence de ce traitement. Enfin, la réanimation métabolique a une place importante. L'administration de glucosé hypertonique prévient les lésions cérébrales induites par l'hypoglycémie lors des surdosages à l'insuline. De même, il faut corriger les troubles hydro-électrolytiques majeurs qui peuvent survenir suite à une intoxication.

Traitements d'exception : assistance circulatoire des chocs cardiogéniques toxiques

La défaillance circulatoire d'origine toxique reste une cause importante de décès. La cardiotoxicité s'exprime à la découverte ou au cours de l'évolution d'une intoxication, par la survenue inopinée d'un collapsus, d'un bloc de conduction intraventriculaire ou auriculoventriculaire, d'une asystolie, d'une tachycardie ou d'une fibrillation ventriculaire. Les traitements symptomatiques et antidotiques sont heureusement suffisants dans la plupart des cas. Néanmoins, une arythmie ventriculaire, un arrêt cardiaque brutal ou un état de choc réfractaire peuvent entraîner le décès malgré la mise en place de mesures agressives de réanimation, le recours aux catécholamines et l'utilisation d'antidotes. L'entraînement électrosystolique ne peut être proposé que si la fonction inotrope du cœur est conservée. Par ailleurs, l'intérêt du ballonnet de contrepulsion intra-aortique paraît très limité.

L'assistance circulatoire périphérique se positionne comme la technique porteuse d'espoir pour traiter les patients en défaillance cardiaque sévère d'origine toxique, même si celle-ci s'est accompagnée d'un arrêt cardiaque prolongé [7]. Le niveau de preuve de son efficacité reste encore faible, fondé sur des petites séries et des cas cliniques. Il est essentiel d'orienter rapidement les patients intoxiqués en fonction des toxiques et des doses ingérées vers un centre capable d'offrir cette technique, avant la survenue de troubles circulatoires irréversibles. Une fois en place, l'assistance circulatoire permet de se substituer au cœur défaillant, afin de minimiser le travail myocardique et d'améliorer la perfusion d'organe, en maintenant l'élimination rénale ou biliaire du toxique. Des facteurs prédictifs de choc réfractaire ont été proposés, mais ne sont pas consensuels. Néanmoins, la cannulation fémorale fait de l'assistance circulatoire périphérique une technique invasive non dénuée de risques. Cette technique doit rester l'apanage d'équipes médicochirurgicales multidisciplinaires entraînées.

Conduite à tenir devant les principales intoxications médicamenteuses

Benzodiazépines

Première cause d'intoxication médicamenteuse aiguë, les benzodiazépines sont à l'origine d'un coma calme hypotonique, rarement très profond mais pouvant s'accompagner de complications respiratoires. Les benzodiazépines potentialisent les effets dépresseurs du système nerveux central des autres psychotropes, y compris l'alcool. Chez les sujets âgés, l'intoxication aiguë peut être responsable d'un coma peu profond mais accompagné d'une intense myorésolution, avec risque de surinfection bronchopulmonaire et de difficultés de sevrage du ventilateur. Une agitation, des hallucinations sont fréquentes avec le lorazépam au réveil du coma ou à la phase initiale surtout chez l'enfant. Une bradycardie sinusale a été décrite au cours d'intoxications par le flunitrazépam et le loflazépate d'éthyle.

L'utilisation du flumazénil, antagoniste spécifique des benzodiazépines, est indiquée au cours des intoxications non compliquées pures ou prédominantes [8]. Elle est contre-indiquée en cas de complications nécessitant une ventilation assistée et surtout en cas d'ingestion simultanée de produits convulsivants (notamment antidépresseurs tri- ou tétracycliques). Il faut surveiller de façon attentive les patients présentant un trouble de vigilance mais qui ne sont pas intubés. La ventilation assistée est de courte durée sauf chez certains sujets âgés et lors de des associations à d'autres psychotropes.

Barbituriques

Le tableau clinique d'intoxication barbiturique dépend de la rapidité d'action du produit ingéré, qui est fonction de sa liposolubilité. Les barbituriques rapides (sécobarbital, pentobarbital) représentaient autrefois une cause majeure de mort toxique préhospitalière, par dépression respiratoire. Le coma induit par le phénobarbital est souvent précédé par une période pseudo-ébrieuse. Il est calme, hypotonique avec abolition des réflexes ostéotendineux. L'électroencéphalogramme montre des grandes ondes lentes non réactives séparées, dans les formes graves, par des périodes de silence électrique. L'hypothermie est souvent présente et sa profondeur doit être prise en compte dans l'évaluation pronostique. Des complications y sont associées : lésions cutanées aux points de pression, rhabdomyolyse, insuffisance rénale aiguë, embolie pulmonaire et pneumonie d'inhalation. Il existe une bonne corrélation entre la profondeur du coma et la barbitémie. Le traitement est symptomatique. Le charbon activé en doses répétées diminue de façon significative la demi-vie d'élimination du phénobarbital par dialysance gastro-intestinale. La diurèse alcaline augmente légèrement la clairance du phénobarbital. L'épuration extrarénale n'est indiquée qu'en cas d'intoxication massive : l'hémodialyse augmente la clairance de 25 à 50 ml/min et l'hémoperfusion sur charbon à 60 ml/min.

Antidépresseurs tricycliques

Bien qu'en baisse, ces intoxications n'ont pas disparu. Certains antidépresseurs de structure tétracyclique y sont apparentés par leur toxicité cardiaque, comme la maprotiline (Ludiomil®) ou la miansérine (Athymil®). Le tableau neurologique est variable et associe trouble de conscience, crises convulsives, myoclonies, syndrome pyramidal, encéphalopathie anticholinergique. Le réveil progressif est le plus souvent marqué par une phase de confusion et d'agitation. La gravité de l'intoxication est liée à l'intensité des troubles cardiovasculaires. Il peut s'agir, pour les faibles doses, d'une tachycardie sinusale liée aux effets anticholinergiques. Pour des doses supérieures ou égales à 1,5 g, des troubles de conduction liés à la cardiotoxicité par effet stabilisant de membrane peuvent apparaître. Il peut s'y associer une action inotrope négative, responsable d'hypotension, d'insuffisance circulatoire pouvant conduire à l'arrêt cardiaque. Les critères de mauvais pronostic sont la présence de troubles de la conscience, d'une dépression respiratoire, de convulsions, d'un élargissement du QRS supérieur ou égal à 100 ms et d'une hypotension. Les tests de dépistage immuno-enzymatique restent peu spécifiques et nécessitent une confirmation.

Le traitement est symptomatique associé à une décontamination gastro-intestinale, en respectant ses contre-indications. Les convulsions sont généralement contrôlées par les benzodiazépines, mais nécessitent l'intubation du patient. Les bicarbonates de sodium molaire (250 ml + 2 g de KCl, en perfusion sur 30 minutes, à renouveler sans dépasser 750 ml) sont utiles pour faire régresser les troubles de conduction intraventriculaire, dans les cas les plus sévères, comportant un retentissement hémodynamique. En cas de choc, il faut recourir aux catécholamines adaptées au monitoring hémodynamique, voire à l'assistance circulatoire si le choc est réfractaire aux traitements pharmacologiques [7, 8]. Le bénéfice des émulsions lipidiques a été suggéré dans quelques cas d'intoxication aux imipraminiques [3].

Inhibiteurs de la recapture présynaptique de la sérotonine

Avec un index thérapeutique bien meilleur que les antidépresseurs tricycliques, cette famille d'antidépresseurs est surtout à l'origine de syndrome sérotoninergique et de convulsions. La cardiotoxicité est limitée à l'allongement de l'intervalle QT avec risque de torsades de pointes (citalopram, notamment) et exceptionnellement troubles de la conduction intraventriculaires (venlafaxine à très fortes doses). Devant une fièvre, il faut se poser la question de son origine sérotoninergique éventuelle et ne pas attribuer facilement à une inhalation pulmonaire, car il existe alors un risque d'évolution vers la défaillance d'organes et un traitement spécifique peut se révéler utile. Le traitement est symptomatique et peut comporter des benzodiazépines. En cas d'hyperthermie menaçante, de coma associé à une hypertonie et notamment à un trismus, une curarisation après sédation et ventilation contrôlée peut se justifier. Plusieurs antidotes ont été proposés dont le propranolol, la chlorpromazine et le dantrolène, sans preuves formelles d'efficacité ; mais c'est la cyproheptadine qui semble la plus efficace.

Lithium

Le lithium est utilisé dans le traitement de la psychose maniacodépressive. Son élimination rénale est parallèle à celle du sodium et donc diminuée et à l'origine de surdosages, par le régime hyposodé, la déshydratation, l'hypovolémie, l'insuffisance cardiaque et rénale, l'action de médicaments tels les anti-inflammatoires non stéroïdiens, les diurétiques thiazidiques et les neuroleptiques. La gravité du tableau clinique dépend du type d'intoxication : intoxication aiguë, surdosage ou intoxication sur un traitement chronique, car elle est dépendante de la distribution (lente et retardée) du lithium vers le compartiment intracellulaire cérébral. Les concentrations sériques thérapeutiques sont comprises entre 0,8 et 1,2 mmol/l. Il n'existe cependant pas de très bonne corrélation entre la sévérité de l'intoxication et la concentration plasmatique. Les principaux symptômes sont neurologiques : désorientation, somnolence, dysarthrie, tremblements, myoclonies, convulsions, hypertonie, encéphalopathie et signes pyramidaux. Les patients présentent fréquemment une diarrhée, source de déshydratation. De rares cas de troubles de conduction auriculoventriculaire ou intraventriculaire ont été rapportés. L'hypotension est souvent en relation avec une hypovolémie. L'insuffisance rénale est souvent fonctionnelle, mais il existe un risque de diabète insipide néphrogénique. Le traitement est symptomatique. La diurèse saline favorise l'élimination rénale du lithium et l'indication de l'hémodialyse est discutée selon des critères cliniques (coma, convulsions) et cinétiques (prolongation de la demi-vie par une insuffisance rénale), en présence d'une lithémie élevée (environ 3,5 mmol/l pour une intoxication aiguë sur-chronique) [8].

Neuroleptiques

Le tableau clinique du surdosage est fonction des propriétés prédominantes de la molécule. Les antihistaminiques donnent un tableau anticholinergique, pouvant comporter agitation, mydriase, rougeur du visage, tremblement des extrémités, myoclonies, sécheresse buccale, tachycardie, rétention d'urine, et peuvent entraîner un coma et des convulsions. Les antiparkinsoniens sont à l'origine d'un syndrome extrapyramidal et de convulsions. Les neuroleptiques à chaîne aliphatique provoquent un coma calme, hypotonique, souvent prolongé, qui s'accompagne de myosis serré, de vasoplégie avec hypotension (effet alpha-bloquant) et d'hypothermie. Les neuroleptiques pipérazinées entraînent des comas hypertoniques, avec risque de troubles de la conduction auriculo- ou intraventriculaire par effet stabilisant de membrane, comme pour la thioridazine (Melleril®). Il faut distinguer le syndrome malin des neuroleptiques qui survient au cours des traitements prolongés. Le traitement est symptomatique associé à une décontamination intestinale précoce. L'association d'un collapsus et de troubles de conduction intraventriculaire nécessite l'administration de bicarbonate de sodium hypertonique. Le traitement du syndrome malin repose sur la correction des troubles hydro-électrolytiques et pour l'hypertonie, le dantrolène (1 mg/kg IV, dose totale cumulée de 10 mg/kg), voire la bromocriptine.

Acide valproïque

Les symptômes sont neurologiques (confusion, somnolence, encéphalopathie, crises convulsives), pouvant aller jusqu'au coma pour des doses supérieures ou égales à 20 mg/kg. En cas de coma profond avec anomalies des réflexes du tronc cérébral, une imagerie est nécessaire en raison du risque d'œdème cérébral. Des dysnatrémies sont possibles. Une hyperlactatémie peut s'observer, indépendamment des convulsions ou d'un état de choc. La physiopathologie est complexe et liée à un blocage du transport de la L-carnitine dans la mitochondrie. Une insuffisance hépatique avec stéatose microvésiculaire est exceptionnelle. Une hyperammoniémie peut s'observer mais son implication dans la survenue de l'encéphalopathie n'a jamais été établie. Il n'existe pas de très bonne corrélation entre les concentrations plasmatiques et l'intensité des signes neurologiques ; néanmoins toutes les formes graves avec atteinte métabolique n'ont été observées que pour des concentrations plasmatiques supérieures à 850 mg/l. Le traitement est symptomatique, associé à une décontamination gastro-intestinale, en respectant ses contre-indications. En cas d'hyperlactatémie, d'atteinte métabolique, d'œdème cérébral, voie de concentrations plasmatiques d'acide valproïque supérieures à 850 mg/l, il est justifié d'administrer l'antidote, la L-carnitine, même si son bénéfice n'a jamais été établi de façon définitive dans un essai contrôlé. La posologie est la suivante : 100 mg/kg/j en perfusion de 4-8 heures pendant 1 à 3 jours.

Carbamazépine

La carbamazépine est apparentée aux antidépresseurs tricycliques et l'intoxication y ressemble. Les effets cardiovasculaires sont inconstants, mais peuvent traduire un effet stabilisant de membrane. Les signes neurologiques sont un coma, des convulsions, des mouvements choréoathéotosiques ou dystoniques, une ataxie et un nystagmus. En raison de sa structure tricyclique, la carbamazépine croise fortement avec les tests de dépistage des tricycliques. Il n'existe pas de bonne corrélation entre gravité clinique de l'intoxication et concentration plasmatique. Le traitement est symptomatique, associé à une décontamination gastro-intestinale. Chez un patient intubé et ventilé, l'administration répétée de charbon activé est utile comme moyen d'épuration en raison du cycle entérohépatique.

Opioïdes

L'intoxication aiguë aux opioïdes est due à un surdosage ou un mésusage, avec un risque particulier en cas d'insuffisance hépatique ou respiratoire chronique. Le tableau associe coma, bradypnée (fréquence respiratoire < 12/min) et myosis serré en tête d'épingle [2]. La cyanose traduit l'intensité de l'hypoxie. Un œdème aigu lésionnel du poumon est possible, mais de mécanisme mal élucidé. Les pneumonies d'inhalation sont fréquentes. Une complication respiratoire doit être suspectée chaque fois qu'il existe une polypnée ou que persiste une cyanose sous oxygène. Les intoxications au dextropropoxyphène, désormais retiré du marché, peuvent se compliquer, outre des manifestations précédentes, d'un coma convulsif, d'une dépression respiratoire intense, d'un choc cardiogénique avec troubles de l'excitabilité cardiaque ou de la conduction par effet stabilisant de membrane et d'hypoglycémie. Les intoxications par le tramadol, en augmentation depuis le retrait du dextropropoxyphène, peuvent être responsables de convulsions, de syndrome sérotoninergique, et exceptionnellement, à doses massives, d'un effet stabilisant de membrane avec état de choc et arythmie ventriculaire. L'antidote est la naloxone (Narcan®). Sa durée d'action est courte (30 minutes environ), en comparaison aux morphinomimétiques, exposant au risque d'apnée secondaire. À l'inverse l'injection de trop fortes doses de naloxone peut être responsable d'un sevrage brutal. L'absence de réveil du patient doit faire suspecter une prise associée de psychotropes ou un coma post-anoxique. Les manifestations d'intoxication à la buprénorphine ne sont pas réversées par les faibles doses de naloxone [6].

Aspirine

Les manifestations neurosensorielles (bourdonnements d'oreille et hypoacousie) précèdent les troubles de la conscience chez l'adulte. Chez l'enfant, par contre, les troubles de la conscience, les convulsions ou les signes d'hypertension intracrânienne sont plus fréquents et sont en rapport avec l'acidose et la concentration tissulaire plus grande en salicylés. L'hyperpnée traduit la stimulation directe des centres respiratoires et induit une alcalose respiratoire avec fuite urinaire des bicarbonates. Des troubles digestifs avec épigastralgies, nausées, vomissements sont possibles. Dans les formes les plus graves, un œdème pulmonaire lésionnel peut apparaître. À la phase précoce, il existe une alcalose respiratoire par stimulation des centres respiratoires, puis apparaît une acidose métabolique. Une hyperglycémie, des anomalies de la crase sanguine sont constantes. La déshydratation se manifeste par une hypernatrémie avec élévation de l'osmolarité plasmatique. Les facteurs de mauvais pronostic sont une dose supposée ingérée élevée, un âge inférieur ou égal à 5 ans, une concentration plasmatique de salicylés supérieure ou égale à 6,25 mmol/l à la 6e heure après l'ingestion (sur le diagramme de Done), la présence de troubles de conscience et l'intensité de l'acidose métabolique. La réabsorption tubulaire est diminuée par alcalinisation des urines. La correction du déficit en base est assurée par l'apport de sérum bicarbonaté à 14 ‰. On y associe des mesures symptomatiques. L'épuration des salicylés est assurée par la diurèse alcaline maintenant un pH urinaire au-delà de 8 [11]. L'hémodialyse ne se discute que pour des salicylémies supérieures ou égales à 1 000 mg/l (6,25 mmol/l) chez l'adulte ou supérieures ou égales à 500 mg/l (3,12 mmol/l) chez l'enfant, en présence d'une acidose importante non corrigible et de troubles neurologiques ou d'une insuffisance rénale.

Paracétamol

La gravité de l'intoxication par le paracétamol est liée au possible risque de survenue retardée d'une hépatite cytolytique dont la sévérité est dépendante de la dose ingérée [2]. Ce risque existe à partir de 200 mg/kg, soit 10-15 g chez l'adulte et augmente en cas d'induction enzymatique du cytochrome P450 2E1, d'alcoolisme chronique ou de déplétion en glutathion (dénutrition, antirétroviraux...).

À la phase précoce, le patient est asymptomatique ou présente des manifestations digestives peu intenses. La conscience est en règle générale normale. C'est à ce stade, asymptomatique, que l'administration de la N-acétylcystéine doit intervenir. Les deux facteurs pronostiques sont la dose supposée ingérée et la paracétamolémie. Le dosage doit être fait en urgence devant toute suspicion d'intoxication car il a une valeur à la fois diagnostique et pronostique. Il est interprété selon le délai écoulé depuis l'ingestion sur le nomogramme de Rumack-Matthew. Celui-ci n'est utilisable qu'à partir de la 4e heure après la date d'ingestion supposée et ne tient pas compte de facteurs de sensibilité individuelle. Il ne peut être utilisé lorsque l'heure d'ingestion n'est pas connue, ce qui est le cas des intoxications polymédicamenteuses avec coma. La prudence consiste alors à administrer une cure complète de N-acétylcystéine. Le schéma de prescription pour la voie veineuse est le suivant : dose de charge de 150 mg/kg dilué dans 500 ml de sérum glucosé à 5 % en 60 minutes, suivie de 50 mg/kg (même dilution) en 4 heures puis de 100 mg/kg (même dilution) en 16 heures. La voie orale est parfaitement efficace, peu coûteuse, facilitée par un jus de fruit mais limitée par les vomissements. En cas d'intoxication massive, il paraît légitime de poursuivre l'administration à la dose de 300 mg/kg/j en perfusion continue jusqu'à disparition du paracétamol du plasma. Les effets secondaires sont rares, à type d'urticaire ou de bronchospasme, favorisés par l'administration rapide de la dose de charge.

En l'absence de traitement efficace, les symptômes apparaissent 16 à 24 heures après l'ingestion : vomissements, épigastralgies, anorexie, hépatite cytolytique, signes d'insuffisance hépatocellulaire (astérixis, encéphalopathie hépatique), chute du taux de prothrombine et du facteur V. Le pic de transaminases se situe vers le 3e jour, sans valeur pronostique. Les formes sévères d'intoxication peuvent s'accompagner d'une acidose lactique et d'une insuffisance rénale. Une hyperlactatémie supérieure à 3,5 mmol/l malgré un remplissage adapté est prédictive d'une évolution vers l'insuffisance hépatique grave. En cas d'hépatite fulminante (encéphalopathie, taux de prothrombine < 30 % avec facteur V < 30 %, acidose lactique, insuffisance rénale), un contact avec un centre de transplantation hépatique doit être pris précocement [8]. L'évolution vers une insuffisance hépatocellulaire doit faire discuter l'indication d'une transplantation hépatique, même si la régénération hépatique totale est le plus souvent de règle en quelques semaines. Des techniques de support hépatique (MARS®, ELAD®) peuvent être mise en œuvre en attendant la transplantation.

Digitaliques

L'intoxication aux digitaliques résulte aujourd'hui plus d'un surdosage en digoxine chez un sujet âgé en insuffisance rénale que d'une ingestion massive à but suicidaire. Les troubles digestifs sont quasi constants et les signes neurosensoriels (vision floue, photophobie, dyschromatopsie, scotomes scintillants) sont précoces, mais inconstants. Des complications neuropsychiatriques ont été rapportées, surtout chez le sujet âgé (confusion, céphalée, délire). La pression artérielle est conservée en raison d'un tonus sympathique vasoconstricteur. Les troubles ECG associent des troubles de la conduction sino-auriculaire et auriculoventriculaire, de l'automatisme (extrasystoles ventriculaires bigéminées, polymorphes, voire bidirectionnelles, rythme jonctionnel accéléré, foyers ectopiques ou phénomènes de réentrée) et de la repolarisation (onde T aplaties, voire négatives, abaissement du point J avec sous-décalage du segment ST sous la forme d'une cupule à concavité supérieure, raccourcissement du segment QT). Le décès survient des suites d'une fibrillation ventriculaire (65 %), d'une asystole (25 %) ou d'une insuffisance circulatoire sévère (10 %). L'hyperkaliémie est un signe constant d'intoxication grave. Elle doit être interprétée aussi selon la fonction rénale. Les facteurs pronostiques reconnus pour l'intoxication aux digitaliques sont un âge supérieur ou égal à 55 ans, le sexe masculin, une cardiopathie préexistante, la survenue d'un bloc auriculoventriculaire quel que soit son degré et l'existence d'une hyperkaliémie (≥ 4,5 mmol/l).

Le diagnostic doit être évoqué chez tout sujet âgé traité par digoxine et consultant pour des troubles cardiaques. La confirmation se fait par la mesure de la concentration plasmatique du digitalique ; mais le dosage ne doit pas retarder l'immunothérapie, si l'indication est posée. Les concentrations toxiques de digoxine sont supérieures ou égales à 2,5 nmol/l (1,95 ng/ml) et de digitoxine supérieures ou égales à 30 nmol/l (23 ng/ml).

Le traitement par fragments Fab d'anticorps spécifiques antidigoxine s'est substitué à l'entraînement électrosystolique, modifiant le pronostic de l'intoxication [5]. Le patient intoxiqué doit être hospitalisé en réanimation avec monitoring cardiaque. Une décontamination gastro-intestinale peut être effectuée en cas d'ingestion massive chez un patient vu dans les 2 heures, en respectant les contre-indications. La digitoxine peut justifier des doses répétées de charbon, cependant, son effet émétisant rend souvent difficile la tolérance d'une telle mesure. Toutes les anomalies ioniques doivent être corrigées avec prudence. L'hyperkaliémie ne répond pas aux mesures médicales habituelles et sa correction ne modifie pas le pronostic. En cas de bradycardie, il faut administrer rapidement de l'atropine (1 mg en IV, en le répétant si nécessaire). L'objectif est de maintenir une activité suffisante pour éviter l'asystole ou la survenue de troubles du rythme ventriculaire d'échappement. Les anti-arythmiques sont inefficaces, voire dangereux. Les inotropes doivent être évités.

Le principe de l'immunotoxicothérapie est la redistribution du toxique loin de ses cibles à l'aide de fragments Fab d'anticorps spécifiques, suivie d'une neutralisation dans le compartiment sanguin puis d'une élimination des complexes Fab-toxiques. La correction de l'hyperkaliémie et des anomalies ECG est obtenue en 1 à 4 heures. Les indications d'une neutralisation molaire ou semi-molaire sont bien définies (Tableau S08-P01-C17-II). Le traitement est coûteux mais l'intérêt bénéfice/coût pour la prise en charge médicale globale est

Tableau S08-P01-C17-II Indications des Fab anti-digoxine pour les intoxications aiguës aux digitaliques.

Indications de neutralisation curative ou équimolaire : si présence d'un seul des facteurs suivants :
Arythmies ventriculaires (fibrillation ou tachycardie ventriculaire) Bradycardie sévère ≤ 40/min résistante à l'atropine Kaliémie ≥ 5,5 mmol/l Infarctus mésentérique Choc cardiogénique
Indications de neutralisation prophylactique ou semi-molaire : si présence de trois des facteurs suivants :
Sexe masculin Antécédents cardiovasculaires Âge ≥ 55 ans Bloc auriculoventriculaire, quel qu'en soit le degré Bradycardie ≤ 50/min résistante à l'atropine Kaliémie ≥ 5,0 mmol/l
Le nombre de flacons d'antidote est fonction de la quantité de digitalique à neutraliser, estimée par :
La dose supposée ingérée de digitalique : $Q = QSI \times F$ avec Q la quantité estimée de digitalique présente dans l'organisme (mg), QSI la quantité supposée ingérée (mg), F la biodisponibilité (0,6 pour la digoxine et 1 pour la digitoxine)
La concentration plasmatique du digitalique : $Q = DG \times V_D \times P \times 10^{-3}$ avec DGla concentration plasmatique en digitalique (ng/ml)[1], VD le volume de distribution du digitalique (5,61 l/kg pour la digoxine et 0,56 l/kg pour la digitoxine), P le poids du patient (kg)

(1) Facteurs de conversion : DG (nmol/l) × 0,765 = DG (ng/ml) pour la digitoxine ; DG (nmol/l) × 0,781 = DG (ng/ml) pour la digoxine.

favorable. Les effets secondaires sont rares. Après neutralisation semi-molaire, la récurrence des signes d'intoxication ou redigitalisation est possible après 1-4 jours, particulièrement pour la digitoxine. Elle est annoncée par la réapparition des nausées et des vomissements et peut conduire à des arythmies qui nécessitent l'administration de la dose complémentaire.

Bêtabloquants

Les bêtabloquants sont des antagonistes spécifiques des catécholamines au niveau des récepteurs β-adrénergiques. Certains bêtabloquants ont un effet stabilisant de membrane (propranolol, acébutolol, alprénolol, oxprénolol, bétaxolol, labétalol). De nombreux bêtabloquants ont une grande liposolubilité (propranolol, métaprolol, labétalol, alprénolol) et donc des effets sur le système nerveux central et sur le métabolisme hépatique. Les bêtabloquants cardiosélectifs perdent leur sélectivité à forte dose.

L'intoxication peut être asymptomatique, mais généralement ce sont les symptômes cardiovasculaires qui dominent le tableau. L'ECG montre le plus souvent une bradycardie sinusale à QRS fins. Mais il peut exister un bloc sino-auriculaire ou auriculoventriculaire. Les troubles de la conduction intraventriculaire (QRS larges) sont possibles en cas d'effet stabilisant de membrane. Un allongement du segment QT avec risque de torsades de pointe est observé avec le sotalol. L'hypotension voire le collapsus résulte d'une baisse de la contractilité myocardique. Pour le labétalol s'y ajoute une vasodilatation artérielle en raison de son effet α-bloquant. Un coma, des convulsions, une dépression respiratoire, une hypoglycémie, une hyperkaliémie ont été rapportés, en dehors de collapsus.

Le traitement est adapté à la gravité des troubles cardiovasculaires. La surveillance de la pression artérielle et de l'ECG est suffisante chez les patients asymptomatiques. L'absence d'accélération de la fréquence cardiaque sous atropine (0,5 mg) confirme le blocage des récepteurs adrénergiques. En cas d'intoxication par le sotalol, il convient d'accélérer la fréquence cardiaque par l'isoprénaline en raison du risque de torsade de pointes. En cas d'hypotension, le remplissage doit être prudent. Si la bradycardie n'est pas très marquée, la dobutamine est préférée à l'isoprénaline. L'adrénaline est le traitement de choix s'il s'agit d'une prise de labétalol. Le glucagon IV (5-10 mg), puis en continu (2 à 5 mg/h) est efficace sur la pression artérielle mais son effet chronotrope est plus modéré. En cas de bradycardie réfractaire ou de troubles importants de la conduction auriculoventriculaire sans atteinte de la fonction inotrope, la mise en place d'un entraînement électrosystolique peut être nécessaire. Le bénéfice des émulsions lipidiques a été suggéré dans quelques cas cliniques d'intoxication au propranolol. En cas de choc réfractaire, il faut discuter une assistance circulatoire [7, 8].

Inhibiteurs calciques

Certains inhibiteurs calciques ont un tropisme vasculaire prédominant (nifédipine, nicardipine, prénylamine, perhexiline) et d'autres un tropisme cardiaque (diltiazem, vérapamil, bépridil). Au cours d'une intoxication, ils tendent à perdre leur spécificité d'action. Les manifestations cliniques sont surtout cardiovasculaires (hypotension, troubles du rythme et de la conduction). Le collapsus résulte d'un ralentissement de la fréquence cardiaque associé à une baisse de la contractilité myocardique, une vasodilatation artérielle et une hypovolémie. Le monitoring hémodynamique est indispensable.

La décontamination digestive se fait en respectant ses contre-indications. Le remplissage prudent peut être nécessaire. L'isoprénaline est utilisée lors des bradycardies, l'adrénaline devant l'association bradycardie-hypotension et la noradrénaline pour le traitement des intoxications par les vasodilatateurs artériels prédominants. L'effet du calcium intraveineux est inconstant et mérite d'être testé en cas de collapsus. L'efficacité de l'insuline euglycémique (1 UI/kg en bolus IV, suivi de 1 UI/kg/h avec perfusion de glucosé hypertonique) est inconstante [9]. Le bénéfice de la perfusion IV d'émulsions lipidiques a été suggéré [2]. En cas de choc réfractaire, il faut discuter une assistance circulatoire [7, 8].

Chloroquine

La gravité de cette intoxication est liée aux conséquences circulatoires de l'effet stabilisant de membrane de la chloroquine. Le tableau initial est souvent faussement rassurant car un arrêt cardiocirculatoire peut survenir de façon précoce et brutale. Une dose supérieure ou égale à 5 g est mortelle en l'absence de traitement. Les troubles neurosensoriels (baisse de l'acuité visuelle, vision floue, acouphènes, vertiges) ont valeur d'alarme. Les vomissements sont fréquents : précoces, ils peuvent diminuer la quantité de chloroquine réellement absorbée ; tardifs, ils exposent au risque d'inhalation. L'ECG montre un effet stabilisant de membrane. Les troubles du rythme s'expriment sous forme de torsades de pointe, de tachycardie ventriculaire, de fibrillation ventriculaire voire d'asystolie. L'hypotension est liée à l'effet inotrope négatif et vasodilatateur artériel de la chloroquine. Les formes graves s'accompagnent d'hypoxie secondaire à un œdème pulmonaire lésionnel d'apparition retardée. L'hypokaliémie, parfois très profonde, est liée à un mécanisme de transfert et doit donc être respectée pour éviter les conséquences d'une hyperkaliémie, lors de l'élimination de la chloroquine. Trois paramètres permettent d'évaluer la gravité d'une intoxication à l'admission : la dose supposée ingérée (≥ 4 g), la baisse de la pression artérielle systolique (≤ 100 mmHg), et l'élargissement des QRS (≥ 0,10 s) [9]. Il existe une relation initiale assez étroite entre la concentration mesurée sur sang total et la gravité de l'intoxication. On peut considérer que les troubles cardiaques graves sont fréquents au-dessus de 12 μmol/l et, que sans traitement, le décès est constant au-dessus de 25 μmol/l.

Le traitement des formes sévères doit débuter le plus précocement possible dès la phase préhospitalière et associe perfusion d'adrénaline IV à la dose de 0,25 µg/kg/min augmentée par paliers de 0,25 µg/kg/min, diazépam à la dose de 2 mg/kg IV en 30 minutes, puis de 2 mg/kg en 24 heures, intubation et ventilation assistée. Les bicarbonates de sodium molaire peuvent permettre de réduire un élargissement des complexes QRS. La persistance d'un collapsus sous adrénaline impose de pratiquer une étude hémodynamique qui montre le plus souvent une correction insuffisante de la baisse des résistances systémiques. En cas de choc réfractaire, il faut discuter une assistance circulatoire [7, 8].

Agents hypoglycémiants

Le surdosage accidentel ou volontaire en insuline, biguanides ou sulfamides hypoglycémiants est responsable d'accidents hypoglycémiques graves. La correction tardive de l'hypoglycémie peut entraîner le décès ou la survenue de lésions cérébrales définitives. L'administration de quantités importantes de glucose hypertonique est souvent requise pour les intoxications graves à l'insuline, nécessitant souvent la pose d'un cathéter central. Elle doit être prolongée, pour éviter les hypoglycémies retardées. Les sulfamides hypoglycémiants peuvent provoquer, en plus de l'hypoglycémie, une insuffisance rénale organique. En cas d'hypoglycémie répondant mal au sucrage, il convient d'administrer de l'octréotide (50 µg en sous-cutané, à répéter 2 à 3 fois par jour selon la glycémie). La metformine est responsable d'un tableau clinique associant acidose lactique et défaillance d'organes. Pour cette intoxication, il faut recourir, en plus des traitements symptomatiques et de l'alcalinisation, à une épuration extrarénale rapide et prolongée (environ 16 heures), en cas d'insuffisance rénale aiguë et d'hyperlactatémie menaçante et croissante [13].

Conclusion

Les intoxications aiguës sont la cause la plus importante d'admission aux urgences et en réanimation. Les complications vitales sont parfois présentes dès l'admission. Les décisions thérapeutiques d'urgence sont fondées sur l'orientation clinique initiale (anamnèse et toxidromes). La prise en charge repose surtout sur les traitements symptomatiques et les antidotes, le cas échéant. Elle ne doit jamais être retardée par la réalisation d'examens complémentaires ou d'un traitement évacuateur et/ou épurateur. La survenue d'un état de choc est une complication redoutable. La connaissance du mécanisme en cause est fondamentale pour un traitement adapté. En cas de choc ou d'arrêt cardiaque réfractaire, le recours à une assistance circulatoire doit être discuté.

Bibliographie

1. Boyer EW, Shannon M. The serotonin syndrome. N Engl J Med, 2005, *352* : 1112-1120.
2. Boyer EW. Management of opioid analgesic overdose. N Engl J Med, 2012, *367* : 146-155.
3. Cave G, Harvey MG. Should we consider the infusion of lipid emulsion in the resuscitation of poisoned patients ? Crit Care, 2014, *18* : 457.
4. Eddleston M, Juszczak E, Buckley NA et al. Multiple-dose activated charcoal in acute self-poisoning: a randomised controlled trial. Lancet, 2008, *371* : 579-587.
5. Lapostolle F, Borron SW, Verdier C et al. Digoxin-specific Fab fragments as single first-line therapy in digitalis poisoning. Crit Care Med, 2008, *36* : 3014-3018.
6. Mégarbane B, Buisine A, Jacobs F et al. Prospective comparative assessment of buprenorphine overdose with heroin and methadone : clinical characteristics and response to antidotal treatment. J Subst Abuse Treat, 2010, *38* : 403-407.
7. Mégarbane B, Deye N, Baud FJ. Assistance circulatoire périphérique au cours des intoxications aiguës par cardiotropes. Réanimation, 2009, *18* : 428-438.
8. Mégarbane B, Donetti L, Blanc T et al. Intoxications graves par médicaments et substances illicites en réanimation. Réanimation, 2006, *15* : 332-342.
9. Mégarbane B, Karyo S, Baud FJ. The role of insulin and glucose (hyperinsulinaemia/euglycaemia) therapy in acute calcium channel antagonist and beta-blocker poisoning. Toxicol Rev, 2004, *23* : 215-222.
10. Monteban-Kooistra WE, van den Berg MP et al. Brugada electrocardiographic pattern elicited by cyclic antidepressants overdose. Intensive Care Med, 2006, *32* : 281-285.
11. Proudfoot AT, Krenzelok EP, Vale JA. Position paper on urine alkalinization. J Toxicol Clin Toxicol 2004, *42* : 1-26.
12. Riou B, Barriot P, Rimailho A, Baud FJ. Treatment of severe chloroquine poisoning. N Engl J Med, 1988, *318* : 1-6.
13. Seidowsky A, Nseir S, Houdret N, Fourrier F. Metformin-associated lactic acidosis: a prognostic and therapeutic study. Crit Care Med, 2009, *37* : 2191-2196.

Toute référence à cet article doit porter la mention : Mégarbane B. Intoxication médicamenteuse aiguë. *In* : L Guillevin, L Mouthon, H Lévesque. Traité de médecine, 5ᵉ éd. Paris, TdM Éditions, 2018-S08-P01-C17 : 1-10.

Chapitre S08-P01-C18
Urgences médico-judiciaires

Isabelle Sec, Caroline Rey et Jean-Louis Pourriat

Les premières urgences médico-judiciaires ont été créées à l'Hôtel-Dieu à Paris en 1985 [5] pour répondre à une demande judiciaire et ainsi permettre l'intégration de la médecine légale dans un établissement hospitalier. Cette expérience a été couronnée de succès et a été suivie d'autres projets similaires sur le territoire national. Pourtant, la médecine légale en France est longtemps restée hétérogène, tant par son organisation que par ses pratiques. Pour ces motifs, une longue réflexion a mené à la réorganisation de la médecine légale en France en 2010. La circulaire interministérielle du 27 décembre 2010 relative à la mise en œuvre de la réforme de la médecine légale [2] reconnaît quarante-huit structures hospitalières de médecine légale du vivant et trente structures de médecine légale thanatologique.

Tout médecin sera confronté au cours de sa carrière à des situations médico-juridiques, qu'il s'agisse de victimes en détresse ou de sujets appréhendés par les forces de l'ordre. Les services d'urgence sont sollicités tout particulièrement. Le rôle du médecin est fondamental aussi bien dans l'empathie qu'il doit aux victimes que dans sa parfaite connaissance des droits et devoirs envers les personnes privées de liberté. Les différentes situations seront envisagées ici.

Réquisition judiciaire

La réquisition est une procédure par laquelle une autorité judiciaire ou administrative demande à un médecin d'effectuer un acte médico-légal. Les circonstances peuvent être diverses mais il existe un cadre légal précis. Ainsi, l'article 60 du Code de procédure pénale (CPP) édicte : « S'il y a lieu de procéder à des consultations ou des examens techniques ou scientifiques qui ne peuvent être différés, l'officier de police judiciaire a recours à une personne qualifiée. » Elle s'adresse à tout médecin quel que soit sa spécialité ou son mode d'exercice. La réquisition est impérative et nominative. Le médecin est tenu de déférer à la réquisition tout en respectant les principes du secret professionnel. Dans l'hypothèse où un refus révèlerait un comportement manifestement fautif d'un médecin requis, il pourrait entraîner des poursuites judiciaires sur le fondement de l'article R. 642-1 du Code pénal (CP), aux termes duquel « le fait, sans motif légitime, de refuser ou de négliger de répondre [...] à une réquisition émanant d'un magistrat ou d'une autorité de police judiciaire agissant dans l'exercice de ses fonctions [...] est puni de l'amende [de 150 euros] » et de l'article L. 4163-7 du Code de la santé publique.

Un refus est donc considéré comme un délit passible du tribunal correctionnel. Les exceptions envisageables à l'obligation de déférer à réquisition sont :
– le cas de force majeure justifié par une maladie ou une inaptitude physique du médecin ;
– l'incompétence technique avérée dans le domaine concerné par la réquisition ;
– l'incapacité transitoire du médecin liée à l'obligation qu'il a de donner des soins de manière urgente à un malade.

La réquisition émane soit d'une autorité judiciaire, soit d'une autorité administrative :
• réquisition judiciaire (articles 16, 60 et 67 du Code de procédure pénale) :
– magistrat, procureur ou substitut, juge d'instruction, président d'un tribunal ;
– officier de police judiciaire (OPJ), policier ou gendarme ;
• réquisition administrative :
– maire ;
– préfet (avis motivé de deux médecins, le préfet peut prescrire l'autopsie d'un cadavre dont le décès semble résulter d'une maladie suspecte [article R. 363-20 du Code des collectivités territoriales]) ;
– officier de police judiciaire dans ses fonctions administratives.

Les circonstances de réquisition judiciaire sont diverses : examen de victimes pour mettre en évidence des violences subies, en cas de suspicion de sévices ou de privations sur mineurs ou sur personnes particulièrement vulnérables, examen de victimes d'agressions sexuelles. Elle peut concerner également des personnes placées en garde à vue : pour déterminer la compatibilité de leur état de santé avec le maintien dans les locaux de garde à vue, examiner d'éventuelles blessures, déterminer l'âge réel d'un sujet, vérifier la consommation ou non de produits stupéfiants, évaluer l'état psychiatrique d'une personne gardée à vue. Enfin, elle pourra s'appliquer à l'examen d'un cadavre pour rechercher les causes de la mort (articles 60 et 74 du Code de procédure pénale).

Aux termes de son acte technique, le médecin requis devra rédiger un rapport attestant qu'il a personnellement accompli la mission confiée. S'il n'est pas médecin inscrit sur les listes établies près les cours d'appel, il peut être amené à prêter serment par écrit, selon les nécessités de la procédure.

Le secret médical s'impose à tous les médecins. Il couvre tout ce qui est venu à la connaissance du médecin dans l'exercice de sa profession, c'est-à-dire non seulement ce que lui a confié son patient, mais aussi ce qu'il a vu, entendu ou compris (article 4 du Code de déontologie médicale, article R. 4127-4 du Code de la santé publique). L'examen sur réquisition doit être fait en respectant les règles de confidentialité et de déontologie. Le médecin requis est délié de l'obligation du secret professionnel vis-à-vis de l'autorité requérante dans le cadre précis de la mission qui lui est confiée. Il ne pourra dévoiler aucune information en dehors de ce cadre. Il doit prévenir la personne examinée qu'il agit en tant que médecin requis et qu'il transmettra un rapport à l'autorité judiciaire. La violation du secret professionnel est une infraction à l'article 226-13 du Code pénal.

Intervention du médecin en garde à vue

L'intervention du médecin en garde à vue a fait l'objet d'une conférence nationale de consensus en 2005 [1]. La garde à vue est le maintien à disposition, sous contrainte, d'une personne soupçonnée d'avoir commis ou tenté de commettre un crime ou un délit, par les forces de police ou de gendarmerie dans le cadre d'une enquête judiciaire. C'est une mesure privative de liberté, d'une durée strictement limitée qui reste sous le contrôle permanent de l'autorité judiciaire.

Le Code de procédure pénale prévoit plusieurs régimes juridiques de garde à vue. En droit commun, la mesure de garde à vue est limitée à une durée maximale de 24 heures, renouvelable pour une nouvelle période de 24 heures, sur autorisation du procureur de la République compétent ou du juge d'instruction saisi.

Ce principe connaît plusieurs dérogations :
– la retenue des mineurs, applicable aux mineurs de 10 à 13 ans et dont la durée initiale ne peut dépasser 12 heures, pouvant être prolongée de 12 heures au maximum ;
– les gardes à vue en matière de délinquance et criminalité organisées et de trafic de stupéfiants, dont la durée peut être portée à 96 heures au maximum ;
– les gardes à vue en matière de terrorisme, dont la durée peut être portée à 144 heures au maximum.

La personne gardée à vue reçoit dès son placement en garde à vue les informations suivantes [10], si elle est en état de les recevoir :
– son placement en garde à vue, la durée de la mesure et de la ou des prolongations dont celle-ci peut faire l'objet ;
– la nature et la date présumée de l'infraction qu'elle est soupçonnée d'avoir commise ou tenté de commettre ;
– le droit d'être examinée par un médecin, conformément à l'article 63-3 ;
– le droit d'être assistée par un avocat, conformément aux articles 63-3-1 à 63-4-3 ;
– le droit de faire prévenir un proche et son employeur, conformément à l'article 63-2 ;
– le droit, lors des auditions, après avoir décliné son identité, de faire des déclarations, de répondre aux questions qui lui sont posées ou de se taire.

Il ressort de l'article 63-3 du Code de procédure pénale que le médecin requis examine sans délai la personne gardée à vue. Il doit se prononcer sur la compatibilité de l'état de santé de la personne examinée avec la poursuite de la garde à vue dans les locaux de police ou de gendarmerie. Il s'agit d'un examen particulier. En effet, l'interrogatoire est émaillé de difficultés liées aux fausses allégations ou au contraire à des dissimulations. Le médecin doit vérifier l'absence de pathologie à risque de décompensation (asthme, épilepsie, diabète, cardiopathie, addiction, troubles mentaux), rechercher des signes d'intoxication ou de sevrage, veiller à la continuité des soins et poursuivre les traitements en cours. L'examen de la personne gardée à vue pourra être réévalué chaque fois que nécessaire.

Il veillera à s'assurer des conditions dans lesquelles la garde à vue s'exerce matériellement, ce qui sous-entend que l'examen médical doit être pratiqué dans la mesure du possible dans les locaux où elle se déroule [8].

À l'issue de l'examen médical, le praticien devra remettre à l'officier de police judiciaire le certificat déterminant la compatibilité ou l'incompatibilité de l'état de santé de la personne gardée à vue avec le maintien de la mesure dans les locaux où elle se déroule.

En cas de troubles mentaux, une réquisition distincte devra être délivrée au praticien, lui demandant de se prononcer sur l'opportunité d'une mesure d'hospitalisation sous contrainte. La mission du médecin pourra être élargie au constat d'éventuelles lésions traumatiques récentes visibles sur la personne gardée à vue. Celui-ci fera l'objet de la rédaction d'un certificat descriptif autonome.

Prélèvements à visée toxicologique

Le médecin peut être désigné dans un cadre médico-légal, sur réquisition judiciaire, ou sur ordonnance d'un juge d'instruction, pour effectuer des prélèvements à visée toxicologique dans le but de :
– dépister une imprégnation alcoolique, stupéfiante ou médicamenteuse dans le cadre de la sécurité routière (conduite sous l'emprise d'un état alcoolique, conduite sous l'emprise de produits stupéfiants) ;
– rechercher une addiction (infraction à la législation des produits stupéfiants, trafic de produits stupéfiants) ;
– rechercher un abus de médicaments (trafic de substances vénéneuses) ;
– contrôler le sevrage d'une toxicomanie et vérifier l'observance d'un traitement de substitution ;
– rechercher une soumission chimique (administration de substance nuisible) ;
– contrôler les sportifs (dopage).

Il convient de réaliser un examen clinique et de mener un interrogatoire minutieux concernant les usages de substances psychoactives qu'elles soient médicamenteuses ou non.

La question du délai entre l'absorption de la substance et les prélèvements effectués est primordiale. Il faut noter précisément la date et l'heure du prélèvement. En effet les « toxiques » sont métabolisés par l'organisme du sujet et éliminés progressivement au fil des heures et des jours.

Les prélèvements à visée toxicologique sont réalisés avec l'accord du patient après lui avoir expliqué les modalités de prélèvement et leur finalité. Les prélèvements sont les suivants : sang total recueilli sur EDTA, sang sur fluorure de sodium (alcool), urines, cheveux.

Il est souhaitable de réaliser ces prélèvements en double exemplaire, dans l'éventualité d'une contre-expertise. Ces prélèvements (sauf les cheveux) seront placés au congélateur à visée conservatoire dans l'attente de la mise sous scellés.

Le prélèvements de cheveux, pour être de bonne qualité, doivent comporter une mèche de l'épaisseur d'un gros crayon, coupée ou rasée au plus près du cuir chevelu dans la région occipitale, puis rassemblés et orientés au moyen d'un fil noué près de la racine. Les cheveux seront conservés dans une enveloppe en papier ou dans un tube sec et conservés à température ambiante.

Prise en charge des victimes

Victimes de coups et blessures

En matière de violences physiques, le Code pénal punit les auteurs en fonction, non pas de la nature de l'acte commis, mais de ses conséquences. Le Code pénal distingue les violences volontaires des atteintes involontaires à l'intégrité de la personne.

En effet, l'article 222-11 du Code pénal précise que si les violences volontaires entraînent une incapacité totale de travail (ITT) supérieure à 8 jours, l'auteur commet un délit jugé en tribunal correctionnel. Il en est de même si l'ITT est inférieure à 8 jours, si les violences ont été commises sur un mineur de 15 ans, sur une personne vulnérable, sur un ascendant, sur toute personne dépositaire de l'autorité publique, sur un conjoint, avec préméditation, avec usage ou menace d'une arme.

S'il s'agit d'atteintes involontaires à la personne, la durée de l'ITT qui distingue la contravention du délit est de 3 mois (art. 222-19 du CP).

Lorsqu'une victime dépose une plainte devant l'officier de police judiciaire, ce dernier peut, en vertu de l'article 60 du Code pénal, établir une réquisition destinée au médecin lui demandant d'examiner la victime et de déterminer l'ITT. Il est fondamental de différencier l'ITT au sens pénal de l'arrêt de travail professionnel avec lequel elle est trop souvent confondue. Par ITT, il faut comprendre incapacité totale pour la victime d'effectuer des gestes de la vie courante [7] (se laver, s'habiller, se nourrir...).

Le médecin devra examiner la victime et établir un constat descriptif. La Haute Autorité de santé a récemment publié des recommandations pour la rédaction de certificat médical initial [9]. Le certificat est un document écrit. Il s'agit pour le médecin de décrire ce qu'il a personnellement pu constater. La description est objective, sans interprétation, simplification ou approximation. Elle doit être claire, intelligible, loyale, exhaustive sans oublier les points négatifs qui ont autant d'importance que les éléments positifs (le patient peut signaler une douleur sans lésion cutanée visible). Le certificat doit permettre l'identification du praticien et doit être signé par lui, il doit être rédigé en français et porter la mention de la date, de l'heure de l'examen et de la rédaction. Le certificat doit mentionner l'identité du patient, les faits allégués sans mettre de tiers en cause, les antécédents pouvant interférer avec les faits de l'instance. Il conviendra d'énumérer les blessures décrites de façon élémentaire. Les dimensions, la forme, la coloration et la localisation anatomique doivent être précisées. Une description de qualité rendra possible la discussion du mécanisme des lésions a posteriori.

Il convient de bien distinguer les blessures élémentaires suivantes :
- les *contusions* :
  - l'ecchymose : c'est une extravasation de sang dans le tissu sous-cutané qui lui confère une coloration. Le fil du temps et la dégradation physiologique des pigments de l'hémoglobine va voir les couleurs de l'ecchymose évoluer de rougeâtre à bleuâtre initialement, puis verdâtre, puis jaunâtre jusqu'à une disparition complète en 15 à 30 jours. L'ecchymose est visiblement plane au niveau de l'épiderme ;
  - l'hématome se distingue de l'ecchymose : c'est une extravasation de sang dans une cavité néoformée. L'hématome est tuméfié au niveau cutané ;
- les *plaies* : leurs dimensions doivent être mesurées avec un repère centimétrique. L'aspect de la plaie et de ses berges doit être décrit avec précision :
  - la plaie érosive : l'excoriation et l'abrasion cutanée correspondent à l'arrachement superficiel de l'épiderme par friction, plus ou moins étendu, et peuvent revêtir plusieurs formes en fonction du mécanisme et de la profondeur de la lésion :
  - la plaie contuse : elle est liée à un traumatisme par un objet contondant. Ses berges sont le plus souvent irrégulières, écrasées :
  - la plaie simple : les berges sont régulières, avec une solution de continuité, sans perte de substance. Elles peuvent être causées par des agents piquants, coupants ou tranchants ;
- l'*entorse* : traumatisme des ligaments (élongation ou rupture) occasionné par une mobilisation excessive de l'articulation ;
- la *fracture* : c'est une lésion osseuse consistant en une solution de continuité complète ou incomplète avec ou sans déplacement des fragments ;
- la *brûlure* : la description de la brûlure comprend la profondeur, la localisation, l'étendue. Le premier degré correspond à l'érythème (atteinte superficielle de l'épiderme), le deuxième degré superficiel à la phlyctène suintante à fond rose (atteinte de tout l'épiderme), le deuxième degré profond à des phlyctènes inconstantes à fond rouge-brun avec quelques zones blanchâtres (atteinte de la jonction dermo-épidermique), le troisième degré à une peau cartonnée insensible de couleur blanche ou carbonisée noirâtre (atteinte de l'épiderme, du derme ± de l'hypoderme).

Dans tous les cas, la description des blessures devra être complétée par la recherche d'une incapacité ou d'une impotence fonctionnelle, qui sera décrite en substance et en intensité. On pourra noter la présence ou l'absence de gêne à l'habillage, à la marche, à la préhension, à se relever de sa chaise ou de la table d'examen. Il faudra mentionner les résultats des examens complémentaires nécessaires au bilan lésionnel. La prise en compte du retentissement psychologique subi par la victime est prévue par la loi. Le médecin peut adresser son patient à un psychiatre ou à un psychologue, pour évaluer cette « ITT psychologique ».

La durée de l'ITT au sens pénal du terme, à compter des faits allégués, en jours, en chiffres et en toutes lettres, viendra compléter la conclusion. Il n'existe pas de barème de détermination de l'ITT. Elle reste à l'appréciation du praticien mais elle devra être justifiée et argumentée.

Victimes d'agression sexuelle

L'agression sexuelle est définie comme toute atteinte sexuelle commise avec violence, contrainte, menace ou surprise (article 222-22 du Code pénal). Le viol est un crime, constitué par tout acte de pénétration sexuelle, de quelque nature qu'il soit, commis sur la personne d'autrui par violence, contrainte, menace ou surprise (article 222-23 du Code pénal). Il peut s'agir d'une pénétration d'un objet dans un orifice sexuel, mais également d'une fellation ou d'une pénétration digitale vaginale. Le viol, jugé par la cour d'assises, est puni de 15 ans de réclusion criminelle.

La victime ne souhaite pas forcément, ou n'ose pas toujours déposer plainte. Pour cette raison, la victime peut se présenter spontanément pour être examinée, rassurée et prise en charge, en dehors d'une réquisition. Dans ce cas, il faudra réaliser l'examen et les prélèvements conservatoires comme en cas de réquisition car la victime pourra déposer plainte dans un second temps.

Le rôle du médecin est d'accueillir rapidement et dans le calme la victime pour qu'elle puisse être entendue et examinée. Elle doit être reçue, de préférence, en présence d'une infirmière. Elle doit se sentir en confiance.

Si la victime est adressée sur réquisition, il faut lui expliquer le but et les modalités de l'examen. L'entretien est le premier temps de l'examen. Il permet de recueillir les circonstances de l'agression : date, heure, lieu, liens avec l'auteur, agression unique ou répétée, nature de l'agression, menaces et/ou violences physiques. Le médecin notera les événements intervenus entre les faits et l'examen, les antécédents médicaux susceptibles d'interférer les résultats d'examens, l'existence d'une contraception, les traitements médicaux.

L'examen médical devra être expliqué et consenti par la victime. Il débute par un examen général, à la recherche de trace de violences physiques, de trace de sperme. Les lésions traumatiques doivent être décrites, portées sur un schéma et/ou parfois photographiées. Le retentissement fonctionnel doit être apprécié pour évaluer l'incapacité totale de travail au sens pénal. L'examen gynécologique est tout d'abord consacré à l'inspection des organes génitaux externes et à la recherche de lésion traumatique externe (plaie érosive, ecchymoses…). En cas d'agression sexuelle chez une femme n'ayant jamais eu de rapport sexuel, le médecin recherchera une défloration médico-légale (déchirure hyménéale complète atteignant la paroi vaginale). L'examen endovaginal, pratiqué avec un spéculum si la femme a déjà eu des rapports sexuels, permet de visualiser l'état des parois vaginales et du col utérin, de pratiquer des prélèvements à l'aide d'écouvillons au niveau du col et des culs-de-sac vaginaux. L'examen anal, pratiqué en position genu-pectorale, recherche des lésions de la marge anale (ecchymose, plaie, fissure…). La pratique d'un toucher rectal permet d'apprécier la tonicité du sphincter. Dans le cas d'une pénétration anale récente, on procède à un examen sous anuscope pour éliminer des lésions du canal anal et pour permettre la réalisation des prélèvements.

Concernant les prélèvements biologiques :
- la recherche de spermatozoïdes est effectuée, selon les données de l'anamnèse et des délais écoulés, au niveau vaginal, anal ou buccal par écouvillonnage, suivie d'un étalement sur lame, en vue d'un examen cytologique au microscope. Après étalement, les écouvillons sont congelés et conservés à 20 °C aux fins d'une éventuelle identification génétique ;
- des écouvillons sont destinés à la recherche de gonocoques ;
- des sérologies VIH, VHC, VHB et syphilis, lors de l'examen initial, dans le but de dépister une infection préexistant à l'agression ;
- un dosage des β-hCG plasmatiques.

Un traitement antirétroviral prophylactique peut être dispensé au décours de l'examen [13]. Il doit être débuté dès que possible et au plus tard 48 heures après l'agression. Il est prescrit pendant 28 jours, avec une surveillance clinique et biologique. Les manifestations d'intolérance clinique sont fréquentes (nausées, vomissements, douleurs abdominales, douleurs musculaires) et conduisent parfois à un arrêt précoce du traitement. En cas d'interpellation de l'agresseur présumé, il est souhaitable que son statut sérologique soit réalisé dans le cadre de sa garde à vue et permettre l'interruption du traitement antirétroviral. Une prévention de la séroconversion de l'hépatite B peut être réalisée dans les 48 heures suivant l'agression, si la victime n'est pas vaccinée, par sérovaccination par immunoglobulines anti-HBs. Chez la femme en âge de procréer, une pilule du lendemain est prescrite dans les 72 heures suivant l'agression.

Dans le cadre du suivi de la victime, il conviendra de réévaluer son état psychologique lors du suivi du traitement prophylactique et des contrôles sérologiques. Le praticien pourra également orienter la victime vers des associations d'aide aux victimes. Un certificat médical sera rédigé sur réquisition judiciaire et remis à l'autorité requérante. Il comportera l'identité du praticien et de la victime, la date de l'examen et dans quel cadre il a été réalisé, l'anamnèse, les doléances, les données de l'examen clinique, les examens complémentaires réalisés, les traitements médicaux débutés, la date du rendez-vous de suivi, la conclusion avec l'incapacité totale de travail, la date et la signature du praticien.

Victimes de soumission chimique

La soumission chimique est l'administration, à des fins criminelles ou délictueuses, de substances psychoactives à l'insu d'une victime. D'un point de vue judiciaire, la soumission chimique est en soi une infraction délictueuse qui renvoie à l'article 222-15 du Code pénal. C'est une circonstance aggravante d'un délit (vol ou agression sexuelle) ou d'un crime (viol). La France a élaboré des recommandations destinées aux cliniciens par une circulaire ministérielle [3]. Le diagnostic souffre le plus souvent d'un retard à la prise en charge, soit par une méconnaissance du diagnostic, soit par des prélèvements non appropriés.

De nombreuses substances psychoactives peuvent être utilisées, principalement toutes celles qui ont des propriétés sédatives, désinhibitrices et amnésiantes. Les benzodiazépines et apparentés sont les substances de choix, viennent ensuite les antihistaminiques, les neuroleptiques, les opiacés, les anesthésiques et les antidépresseurs [6]. Les amphétamines (MDMA) peuvent être utilisées en raison des modifications du comportement qu'elles peuvent induire.

Le diagnostic de soumission chimique doit être évoqué systématiquement devant un épisode d'amnésie, de trouble du comportement ou de perte de conscience, sans raison évidente, suite à l'ingestion d'aliments, de substances alcoolisées ou non. Le principe de précaution doit toujours prévaloir et conduire à des investigations chaque fois qu'une soumission chimique est suspectée.

Il faut tout d'abord repérer les éléments d'interrogatoire évocateurs. Le médecin examinateur recueille les motifs de consultation, l'anamnèse, les doléances, les antécédents, les traitements psychotropes volontairement consommés avant les faits. Un délai moyen est estimé entre les faits allégués et l'examen médical. L'interrogatoire doit déterminer les circonstances et les horaires des faits : soirée festive, rencontre avec un inconnu, verre abandonné puis repris, incitation à la consommation, consommation d'alcool, de produits stupéfiants. Il faut préciser les symptômes et leur évolution : amnésie (préciser l'heure du dernier souvenir), automatismes, endormissement (préciser l'heure et le lieu du réveil), troubles de la vigilance.

Un examen clinique est réalisé à la recherche de points d'appel neurologiques afin d'éliminer d'éventuels diagnostics différentiels.

Au terme de l'examen, le patient est informé sur la soumission chimique. Il doit être éclairé sur la possibilité de porter plainte, sur les prélèvements biologiques à réaliser, sur la limite des analyses effectuées à l'hôpital, sur l'existence de techniques d'analyse plus performantes, sur la possibilité de rechercher les substances dans la fibre capillaire à partir d'un mois après les faits. Dans ce cas de figure, il aura fallu ne pas se couper les cheveux et éviter les traitements chimiques sur la fibre capillaire.

La victime devra être adressée le plus tôt possible dans un service d'urgences ou dans une unité médico-légale pour examens et prélèvements.

Les prélèvements, urinaires et sanguins (deux tubes de sang sur EDTA, un tube de sang sur fluorure de sodium pour alcoolémie et deux tubes secs d'urine), sont réalisés dans le but d'être placés sous scellés et acheminés dans un laboratoire de toxicologie expert. Si le scellé est différé, les tubes devront être placés et conservés au congélateur à −20 °C à l'abri de la lumière. Les techniques analytiques chromatographiques (chromatographie en phase gazeuse et détection par ionisation de flammes GC/FID ; chromatographie en phase gazeuse couplée à la spectrométrie de masse GC/MS ; chromatographie liquide couplée à un détecteur à barrette de diodes LC/DAD ; chromatographie en phase liquide ou gazeuse couplée à la spectrométrie de masse en tandem MS/MS) sont les techniques de référence [4] : elles permettent l'identification de la molécule mère ou de ses métabolites. Compte tenu de leur coût et des conséquences médico-légales, il est préférable que les laboratoires d'analyses équipés soient missionnés par l'autorité judiciaire. Ces analyses, non réalisables en routine, ne sont pas prises en charge par la Sécurité sociale. Il convient donc d'encourager la victime à porter plainte le plus tôt possible afin que les prélèvements soient acheminés vers des laboratoires experts judiciaires et afin que l'analyse soit prise en charge par les frais de justice.

Plus le délai de prélèvement est court, meilleurs sont les résultats des analyses toxicologiques par chromatographie. Même s'il est classiquement admis qu'il est possible de retrouver certaines molécules jusqu'à 5 jours dans le sang et 10 jours dans les urines, rappelons que certaines substances se dégradent rapidement. Pour certains produits comme le GHB, le délai est d'une dizaine d'heures. Lorsque la fenêtre de détection de la molécule est dépassée, il est possible si le cas le justifie, d'élargir la recherche dans les cheveux. Ce prélèvement sera réalisé au moins un mois après les faits présumés sur un cheveu qu'il conviendra de ne pas couper, ni friser, ni colorer.

Levée de corps médico-légale

Le médecin dans son exercice quotidien peut être appelé pour constater un décès, soit à la demande de la famille, soit à la demande de l'autorité judiciaire sur réquisition.

Le médecin devra s'assurer de la réalité du décès, en rechercher les circonstances, examiner le corps à la recherche de lésions traumatiques, éliminer une mort violente ou suspecte puis établir, à la fin de son examen, un certificat de décès. Ce document est le « sésame » pour l'inhumation. Si la mort lui paraît suspecte ou violente il devra cocher la mention « obstacle médico-légal ».

La mort naturelle (article 78 du Code civil) est la conséquence d'un état pathologique connu ou d'un processus physiologique. Dans tous les cas, les circonstances de la mort apparaissent normales et n'évoquent aucune suspicion. Par exemple, un médecin intervient sur appel de la famille, de tiers, des pompiers ou de la police : il rédige alors un certificat de décès et le remet à la famille. À l'opposé, la mort violente est le résultat d'une action provoquée par l'intervention d'un agent extérieur (physique ou toxique) : suicide, accident ou homicide. L'obstacle médico-légal est systématique en présence d'un suicide et d'un homicide, il doit se discuter en présence d'une mort accidentelle (y a-t-il une responsabilité engagée ou une législation particulière ; par exemple, accident de travail) : « Lorsqu'il y aura des signes ou indices de mort violente ou d'autres circonstances qui donneront lieu à le soupçonner, on ne pourra faire l'inhumation qu'après qu'un officier de police, assisté d'un docteur en médecine ou en chirurgie, aura dressé un procès-verbal de l'état du cadavre et des circonstances relatives, ainsi que des renseignements qu'il aura pu recueillir sur les prénoms, nom, âge, profession, lieu de naissance et domicile de la personne décédée » (article 81 du Code civil).

La mort suspecte survient dans des circonstances mal élucidées qui ont fait naître le doute et la suspicion. Le fondement de la mort suspecte est le doute du médecin. Il peut s'agir d'un accident, d'un homicide ou d'une mort subite. Le médecin doit déterminer la cause de la mort puis en évaluer le caractère naturel. En fonction de ses premières constatations sur le cadavre, mais également en fonction du contexte, le médecin délivre un certificat de décès avec ou sans obstacle médico-légal à l'inhumation : « En cas de découverte d'un cadavre, qu'il s'agisse ou non d'une mort violente, mais si la cause est inconnue ou suspecte, l'officier de police judiciaire qui en est avisé informe immédiatement le procureur de la République, se transporte sans délai sur les lieux et procède aux premières constatations. Le procureur de la République se rend sur place s'il le juge nécessaire et se fait assister de personnes capables d'apprécier la nature des circonstances du décès. Il peut toutefois déléguer aux mêmes fins un officier de police judiciaire de son choix. Le procureur de la République peut aussi requérir information pour recherche des causes de la mort. »

« S'il y a lieu de procéder à des constatations ou à des examens techniques ou scientifiques qui ne peuvent être différés, l'officier de police judiciaire a recours à toutes personnes qualifiées » (article 74 du Code de procédure pénale).

Le patient décédé, qu'il soit connu ou non du praticien, a un parcours médical qu'il faudra tenter de reconstituer avant même de procéder à l'examen du corps. Le médecin devra interroger l'entourage sur les antécédents médicaux, le traitement habituel et la chronologie des faits. Il ne faudra pas hésiter à demander si le décès était attendu, qui a découvert le corps, dans quelle position et si celui-ci a été bougé.

Pour s'assurer que le patient est bien mort, le médecin doit rechercher les signes négatifs de vie (arrêt cardiorespiratoire, absence de réactivité neurologique, absence de mobilité, arrêt circulatoire) et les signes positifs de mort (équilibration de la température du corps avec le milieu extérieur, rigidité en flexion aux membres supérieurs, en extension aux membres inférieurs, apparition de lividités et signes de déshydratation).

L'examen doit être le plus complet et minutieux possible pour éliminer l'action d'un tiers ou une mort violente. Le médecin doit déshabiller complètement le corps afin de l'examiner sous toutes ses faces dans de bonnes conditions d'éclairage [12]. Après palpation du crâne, examen du cou dans l'éventualité d'une strangulation et recherche de sites d'injection, les zones de prise ou de défense, les orifices naturels, les mains et les ongles sont examinés de manière attentive pour noter les lésions traumatiques : ecchymose, hématome, plaie, dermabrasions ou érosions parcheminées.

Dans le cas d'une mort violente, il est préférable de laisser les vêtements en place et de demander que le corps soit transporté à la morgue pour effectuer une levée de corps médico-légale (article 74 du Code de procédure pénale) et préserver un maximum d'indices matériels.

Le certificat de décès est un acte médical, une obligation administrative (Code général des collectivités territoriales, article L. 2223-42) et une obligation déontologique (article 76 du Code de déontologie médicale). Il permet le transport du corps et l'inhumation. La production du certificat par le médecin permet de s'assurer du décès effectif de l'individu et d'attester que le décès ne pose pas de problème médico-légal.

Après production de ce certificat, l'officier de l'état civil de la commune où le décès a eu lieu pourra dresser l'acte de décès (article 78 du Code civil).

Les pratiques en la matière ont évolué depuis la parution du décret n° 2006-938 du 27 juillet 2006 relatif au certificat de décès et modifiant le Code général des collectivités territoriales qui prévoit la mise en place d'un certificat de décès électronique [11].

La rubrique administrative doit mentionner la commune du décès, la date et l'heure du décès, les nom et prénoms, la date de naissance, le sexe et le domicile du défunt et enfin les informations nécessaires à la délivrance de l'autorisation de fermeture du cercueil et à la réalisation des opérations funéraires. Si l'identité est inconnue, elle doit être complétée par la mention X en précisant le sexe et l'âge apparent.

La partie inférieure du certificat de décès est le volet médical. C'est une partie anonyme qui doit être complétée au mieux. Il convient de préciser la cause immédiate du décès : maladie terminale, traumatisme ou complication ayant entraîné directement la mort, la cause initiale du décès : maladie ou traumatisme étant à l'origine de la séquence des événements morbides ayant entraîné la mort.

Si la cause du décès est naturelle le certificat peut être rédigé sans obstacle médico-légal permettant les opérations d'inhumation ou de crémation du défunt. Le certificat de décès sera remis à la famille après avoir cacheté le volet médical.

Si la cause apparaît non naturelle, et au moindre doute, l'obstacle médico-légal doit être posé. Le certificat de décès sera remis à l'autorité requérante. C'est alors le procureur de la République qui décidera de la nécessité de recourir à une autopsie et délivrera le permis d'inhumer.

Les indications d'autopsie médico-légale selon la recommandation relative à l'harmonisation des règles en matière d'autopsie médico-légale sont [14] :
– homicide ou suspicion d'homicide ;
– mort subite inattendue, y compris la mort subite du nourrisson ;
– violation des droits de l'homme, telle que suspicion de torture ou de toute autre forme de mauvais traitement ;
– suicide ou suspicion de suicide ;
– suspicion de faute médicale ;
– accident de transport, de travail ou domestique ;
– maladie professionnelle ;
– catastrophe naturelle ou technologique ;
– décès en détention ou associé à des actions de police ou militaires ;
– corps non identifié ou restes squelettiques.

Bibliographie

1. AGENCE NATIONALE D'ACCRÉDITATION ET D'ÉVALUATION EN SANTÉ. Intervention du médecin auprès des personnes en garde à vue. Texte des recommandations. Saint-Denis, ANAES, 2005 (www.has-sante.fr/).
2. Circulaire CRIM-2010-27/E6-21-12-2010, relative à la mise en œuvre de la réforme de la médecine légale, 27 décembre 2010.
3. Circulaire DHOS/DGS n° 2002/626 du 24 décembre 20/06 relative à la prise en charge de personnes victimes de l'administration à leur insu de substances psycho-actives (www.legifrance.gouv.fr).
4. Consensus de la Société française de toxicologie analytique (SFTA). Soumission chimique : prise en charge toxicologique. Ann Toxicol Anal, 2003, 15 : 239-242.
5. DIAMANT BERGER O. Urgences médicojudiciaires. Éditions Assistance Publique-Hôpitaux de Paris, 1995.
6. DJEZZAR S, QUESTEL F, BURIN E, DALLY S. Centers for evaluation and information on pharmacodependence. Chemical submission : results of 4-year French inquiry. Int J Legal Med, 2009, 123 : 213-219.
7. DURIGON M. Pratique médicolégale. Paris, Masson, 2004.
8. Guide de bonnes pratiques relatif à l'intervention du médecin en garde à vue (http://www.sante.gouv.fr/IMG/pdf/Rapport_final_juillet_2009_Intervention_du_medecin_en_GAV_-_09-07-29-Guide_IMGAV.pdf).
9. HAUTE AUTORITÉ DE SANTÉ (http://www.has-sante.fr/portail/upload/docs/application/pdf/2011-11/modalites_de_saisine_du_medecin_signalement_contenu_et_remise_du_certificat_medical_initial-_fiche_de_synthese.pdf).
10. Loi n° 2011-392 du 14 avril 2011 relative à la garde à vue. J.O., 15 avril 2011 (http://www.legifrance.gouv.fr/).
11. MANAOUIL C, DECOURCELLE M, GIGNON D et al. Le certificat de décès : comment le remplir et pourquoi. Ann Fr Anesth Réanim, 2007, 26 : 434-439.
12. MIRAS A, FANTON L, TILHET-COARTET S, MALICIER D. La levée de corps médico-légale. Paris, ESKA, 1998.
13. Rapport 2013 sous la direction du Professeur Morlat sur la prise en charge médicale des personnes vivant avec le VIH (http://www.sante.gouv.fr/).
14. Recommandation R(99)3 européenne relative à l'harmonisation des règles en matière d'autopsie médicolégale, Conseil de l'Europe du 2 février 1999.

Toute référence à cet article doit porter la mention : Sec I, Rey C, Pourriat JL. Urgences médico-judiciaires. In : L Guillevin, L Mouthon, H Lévesque. Traité de médecine, 5ᵉ éd. Paris, TdM Éditions, 2018-S08-P01-C18 : 1-5.

Urgences médicales

Chapitre S08-P01-C19

Patient gériatrique aux urgences

Jacques Boddaert et Patrick Ray

Avec plus de 14 millions de passages aux urgences en France par an (2004), les services d'urgence sont une des principales portes d'accès à l'hôpital pour de nombreux patients, dont les patients âgés. Les patients âgés représentent approximativement 10 à 20 % de tous les passages aux urgences [1] et 50 à 60 % des patients hospitalisés au décours du passage au service d'accueil des urgences. Or la prise en charge des patients âgés est difficile pour un certain nombre de raisons. D'abord, ces patients sont caractérisés par leur vulnérabilité. Ensuite, ils cumulent pathologies et traitements (sept en moyenne) qui favorisent le risque de pathologie iatrogène. Enfin, le contexte même de l'urgence rend cette prise en charge encore plus difficile car le temps manque pour reconstituer antécédents, traitements habituels, anamnèse et examen clinique exhaustif. Connaître les causes de ces difficultés et les mesures utiles pour améliorer la prise en charge urgente des patients âgés représente donc un enjeu important.

Il faut aussi savoir que les personnes âgées sont souvent perçues « négativement » par les médecins, comme consommateurs de temps et de ressources (ce qui est vrai) et vont attendre plus longtemps aux urgences que des sujets plus jeunes (ce qui est probablement délétère pour eux) [4].

Particularités liées à l'âge

Vieillissement

Le vieillissement se caractérise par une diminution des réserves d'organe, démasquées lors de situations aiguës comme lors d'un passage aux urgences. Cette vulnérabilité affecte plusieurs systèmes physiologiques, et favorise dans le même temps le développement d'autres pathologies. Le vieillissement de tous les organes, très variable selon les sujets, peut poser problème dans le cadre de l'urgence. Les modifications liées au vieillissement cardiaque, caractérisé par l'installation progressive d'un trouble de la relaxation myocardique, peuvent favoriser lors d'un remplissage excessif ou rapide, la survenue d'un œdème aigu pulmonaire. La sarcopénie, témoin du vieillissement musculaire mais surtout aggravée par la dénutrition, reflète une diminution des défenses contre l'infection, et empêchera une reprise de la marche rapide après une pathologie aiguë (alitement, situation post-opératoire). De plus, la perte musculaire liée à l'âge explique le peu de fiabilité de la créatininémie pour évaluer la fonction rénale chez le patient âgé, qui repose sur la mesure de la clairance de la créatinine. La réduction néphronique liée à l'âge cependant ne suffit pas seule à expliquer une clairance de créatinine inférieure à 30 ml/min, seuil en deçà duquel la plupart des traitements à élimination rénale nécessitent une adaptation de posologie.

Pathologies et polypathologie

Nombre de pathologies

Les comorbidités, dont le cumul définit la polypathologie, contribuent fortement au devenir clinique (mortalité, résultats chirurgicaux, taux de complications, statut fonctionnel, durée d'hospitalisation) et économique (utilisation des ressources, transfert en post-hospitalier, intensité des traitements) des personnes âgées. Trente-neuf pour cent des plus de 75 ans ont plus de cinq comorbidités. À partir de 75 ans, on recense en moyenne de trois à cinq maladies, ce nombre augmentant en milieu hospitalier, avec souvent autant de traitements. La consommation de médicaments, exprimée en nombre total de médicaments prescrits à la sortie d'une hospitalisation pour les personnes âgées, est directement liée à la mortalité. Les patients prenant plus de cinq médicaments par jour à l'admission en hospitalisation sont plus à risque d'accident, d'affections aiguës ou de recours aux urgences et de réadmission.

Types d'affections

La pathologie cardiovasculaire est la première cause de mortalité dans le grand âge, avec d'importantes conséquences sur la morbidité. L'insuffisance cardiaque, avec le cancer, sont indépendamment associés à la mortalité un an après la sortie des patients âgés de service de médecine et sont aussi prédictifs d'une augmentation de la dépendance physique. Près de 40 % des sujets de plus de 80 ans présentent une affection cardiovasculaire symptomatique. Les urgences, à travers la déshydratation, l'infection aiguë ou encore l'anémie, peuvent favoriser la décompensation de toute cardiopathie, comme dans le cas d'un syndrome coronaire aigu.

Les pathologies neurodégénératives, dont la prévalence atteint plus de 20 % au-delà de 80 ans, représentent une des grandes difficultés de la médecine d'urgence. Une altération des fonctions cognitives est fréquente chez les patients âgés consultant aux urgences. Le manque de documentation mentionnant ce problème par l'urgentiste et le faible taux d'admission de ces patients, suggèrent le manque de reconnaissance de cet important problème. Or, le déclin cognitif est prédictif d'une mortalité à l'hôpital et à plus long terme. Il est associé à une durée d'hospitalisation plus longue et une mauvaise récupération fonctionnelle. L'impact du syndrome démentiel en médecine d'urgence est sous-estimé : en terme de présentation clinique atypique, de variable pronostique ou de risque iatrogène. Pourtant, il faut tenter de considérer les stades, l'autonomie, la qualité de vie. Par ailleurs, la confusion est notée dans 7 à 10 % des cas dans cette population. Les facteurs de risque de confusion sont représentés par l'âge avancé, l'existence de troubles cognitifs, le déclin du statut fonctionnel, les comorbidités et la polymédication, et la sévérité de la pathologie aiguë ou une pathologie chirurgicale. La confusion reste souvent sous-diagnostiquée, mal documentée et non prise en charge. L'élément clé est de la reconnaître, chercher sa cause et les facteurs y contribuant, pour pouvoir les traiter.

La dénutrition est très fréquente et largement sous-diagnostiquée chez les patients âgés, associée à un mauvais pronostic. Dix à 25 % des personnes âgées vivant en communauté présentent un déficit nutritionnel, et ce taux pourrait atteindre 50 % des patients âgés admis en hospitalisation. Elle est liée à l'âge, aux maladies sous-jacentes, au style de vie, aux facteurs environnementaux et économiques conduisant à un mauvais statut nutritionnel. Les affections aiguës aggravent la dénutrition par l'hypercatabolisme qu'elles favorisent via une inflammation des tissus et une nécrose, responsables d'une réponse inflammatoire avec relargage de marqueurs tels que la protéine C réactive ou des cytokines, qui diminuent la sensation de faim, d'où une perte de poids et une sarcopénie, une détérioration du statut nutritionnel, une augmentation de la durée d'hospitalisation et de la mortalité à 1 an.

À ces principales pathologies, on peut ajouter un certain nombre de syndromes gériatriques graves, dont la présence augure d'un mauvais pronostic comme les chutes à répétition (testé par appui monopodal ou *get up and go test*, plus maniable), les troubles de la déglutition et les fausses routes, l'incurie, la détérioration cognitive avec confinement au lit et présence d'escarres associées au risque de mortalité à l'hôpital.

Importance du statut fonctionnel et social

L'autonomie est un paramètre clé de la prise en charge gériatrique pour différentes raisons. On ne rappellera jamais assez que la dépendance est toujours liée à une ou plusieurs affections, jamais à l'âge seul. L'un des objectifs essentiels de la prise en charge du patient âgé pour une urgence est certes de diagnostiquer les facteurs de décompensation de pathologie chronique que l'on pourrait facilement traiter, mais réside aussi dans le maintien de l'autonomie dès l'intervention aiguë terminée, pour éviter toute dépendance (ou majoration de la dépendance) et préserver la qualité de vie. Ce point requiert une expertise gériatrique déterminante dans la prise en charge de toute pathologie aiguë. Trois variables fonctionnelles prédisent la mortalité à 90 jours et 2 ans chez les patients âgés hospitalisés en médecine : l'existence d'une détérioration cognitive (*mini-mental status* [MMS] < 20), de symptômes dépressifs (*geriatric depression scale* [GDS] court ≥ 7) et d'un déficit fonctionnel à l'admission (score ADL [*activity of daily living*]). Plus il existe un déficit fonctionnel, plus le patient est fragile et le pronostic défavorable avec augmentation de la mortalité pendant l'hospitalisation et à long terme.

Parcours des difficultés de la prise en charge des patients âgés aux urgences

Des motifs variés de consultation

Les motifs de consultation sont très divers et représentent un ensemble hétérogène de pathologies. Dans une étude belge réalisée aux urgences, les plus fréquents étaient une altération de l'état général (21,5 %), une dyspnée (15 %), une chute et traumatisme (15 %), un problème abdominal (13 %), une douleur thoracique (9 %), une syncope (7 %), un accident vasculaire cérébral (5,5 %).

Parmi les motifs de consultation, il faut souligner l'importance de la confusion, de mauvais pronostic puisqu'elle augmente de façon significative la morbi-mortalité, la durée d'hospitalisation, l'institutionnalisation. La non-détection d'une confusion chez des patients âgés consultant aux urgences et non admis, est associée à une augmentation de mortalité à 6 mois (30,8 %), alors que la mortalité des patients diagnostiqués confus aux urgences est similaire à celle des patients non confus (11,8 versus 14,3 %).

Mauvaise exhaustivité du recueil d'informations

L'évaluation globale du patient âgé est indispensable (les pathologies, les médicaments, le mode de vie, l'autonomie et la qualité de vie) mais chronophage, souvent difficilement conciliable avec l'exercice des urgences. Souvent, les patients arrivent sans contact, ni lettre l'accompagnant. Ensuite, après exclusion des patients présentant des troubles de la conscience, une confusion et/ou une atteinte cognitive, il ne reste plus que 40 % de patients « cognitivement intacts » pour apporter des informations fiables [6]. Or, pour décider du niveau de prise en charge (lourdeur des investigations, recours aux soins intensifs, ou au contraire limitation des thérapeutiques actives), il est indispensable de recueillir des informations objectives sur trois points clés supplémentaires : la sévérité des pathologies (et pas seulement la liste), l'autonomie et la qualité de vie. Le nombre de passages à l'hôpital, la récidive de pneumopathies d'inhalation, mais aussi le souhait du patient, sans négliger d'éventuelles directives anticipées sont également des éléments importants.

Atypies sémiologiques

Le patient âgé a souvent une présentation clinique atypique, même si les données de la littérature ne sont pas si abondantes pour confirmer cette constatation clinique pourtant évidente. Les douleurs thoraciques sont moins fréquentes dans les syndromes coronaires aigus. L'insuffisance cardiaque peut se présenter sous la forme de sibilants diffus. La défense et la contracture semblent moins fréquentes dans les urgences chirurgicales. La fièvre est moins fréquente (30 % des infections documentées du patient âgé). La moindre représentation de tous ces éléments, qui sont autant diagnostiques que pronostiques immédiats, participe au retard dans la prise en charge et à l'errance diagnostique. Cela incite à une démarche clinique rigoureuse et prudente.

Toute pathologie aiguë ou subaiguë peut se manifester par un déclin fonctionnel et/ou cognitif, et il faut savoir chercher le « médical » derrière le « social ». Ainsi 74 % des patients âgés présentent-ils un déclin fonctionnel comme symptôme initial déterminant leur consultation aux urgences [8].

Les principaux signes d'infection des personnes âgées sont totalement non spécifiques tels que les chutes, la confusion, ou bien des signes plus subaigus tels que l'anorexie, la perte de poids, l'asthénie, l'incontinence urinaire, la perte d'autonomie. Cela est vrai pour toute pathologie aiguë ou subaiguë retrouvée en gériatrie.

Risque iatrogène

Plus de 90 % des personnes âgées de plus de 65 ans consomment quotidiennement au moins un médicament et 13 % en reçoivent 8 ou plus. Chez le sujet âgé, l'efficacité des médicaments est souvent moindre, mais les effets indésirables beaucoup plus fréquents du fait de modifications physiologiques et pathologiques liées à l'âge dans le métabolisme des médicaments (modification de l'absorption digestive, effet de la dénutrition, de l'insuffisance rénale [clairance < 30 ml/min selon la formule de Cockroft], insuffisance hépatique), d'interaction médicamenteuse liée à une polymédication avec parfois des dosages inappropriés, une mauvaise coordination des différents prescripteurs, une mauvaise observance [4]. Une pathologie iatrogène conduit 11 % des plus de 65 ans à consulter aux urgences versus 1 à 4 % dans la population générale. Le contexte de l'urgence, à travers l'absence d'informations sur les affections fragilisantes à l'égard des traitements, sur les traitements antérieurs et sur les raisons de mauvaise tolérance de certains d'entre eux, sont autant de facteurs de risque iatrogène aux urgences pour lesquels une démarche pas à pas et une prescription raisonnée sont indispensables.

En cas de confusion ou d'agitation, situation à haut risque iatrogène, le traitement de la cause est l'étape clé, au mieux aidé d'une réassurance pour laquelle le temps manque dans le cadre de l'urgence le plus souvent. La contention physique est à éviter, dans la mesure où elle aggrave les éléments confusionnels via le stress qu'elle génère. S'aider de la famille pour rassurer le patient, éviter les barrières qui ne servent qu'à chuter de plus haut, mettre le matelas au sol pour chuter de moins haut et de façon amortie sont autant de bonnes pratiques. Si cela n'est pas suffisant, des molécules peu sédatives et à demi-vie courte sont plus adaptées chez le patient âgé pour éviter le risque d'inhalation (benzodiazépines si l'anxiété est majeure, neuroleptique en cas de syndrome délirant).

Bien que les AINS soient fréquemment utilisés aux urgences dans les douleurs musculosquelettiques modérées associées à une inflammation, ils ne doivent pas être donnés en première ligne chez les patients âgés, du fait du risque d'insuffisance rénale aiguë et de saignement digestif haut. En revanche, les opioïdes ont prouvé leur efficacité et leur tolérance chez les patients âgés en cas de douleurs modérées à sévères. Il est judicieux de les administrer en titration, en commençant par de petites doses et en augmentant les doses, si besoin, doucement. Cela sous-entend une évaluation de la douleur adaptée. En effet la prise en charge de la douleur aux urgences reste sous-évaluée, avec des disparités dans la façon de traiter la douleur aiguë entre adultes jeunes et âgés et des patients âgés qui reçoivent moins d'antalgiques aux urgences et à la sortie, donc des douleurs moins bien contrôlées.

Comment améliorer la prise en charge des patients âgés aux urgences

Trouver les informations

En l'absence d'informations fiables ou pour les compléter, il est souvent nécessaire de faire appel à la famille (en salle d'attente), à l'aidant principal, au médecin traitant, au pharmacien, à l'institution, au réseaux, tout en parcourant de manière détaillée les ordonnances souvent nombreuses lorsqu'on en dispose. Lorsque les informations manquent, le bénéfice du doute doit profiter au patient et la prise en charge doit être optimale et raisonnée en attendant de recueillir des informations précises.

Dépister les pathologies à risque

Des scores courts, faciles et efficaces ont été validés aux urgences pour diagnostiquer la confusion (*confusion assessment method* [CAM]), le déclin cognitif (*six item screener* [SIS]) et la dépression (*emergency department depression screening instrument* [ED-DSI]). L'utilisation de scores dans le contexte de l'urgence résiderait dans leur effet sensibilisant à la pathologie, mais est difficile en pratique. En réalité, il faut utiliser une échelle, un score, pour un but précis avec une pertinence clinique, et les gériatres (équipe mobile de gériatrie) manient mieux tous ces scores d'évaluation que les urgentistes. Certains scores font partie de l'évaluation gériatrique, et font partie de la description phénotypique des patients, comme l'ADL, l'IADL (statut fonctionnel), le MMS (statut cognitif hors période aiguë), etc.

Place du raisonnement gériatrique 1 + 2 + 3 [3]

Une fois les informations recueillies, il est important d'appliquer une approche pragmatique du patient âgé. Elle consiste d'abord à faire la part du vieillissement (vulnérabilité du patient, atteinte des réserves fonctionnelles), des pathologies chroniques. Surtout, elle impose de rechercher la ou les pathologies aiguës qui ont pu décompenser la situation. Les facteurs principaux par leur fréquence et leur rentabilité (amélioration probable en les corrigeant) comprennent les infections, une déshydratation, une anémie aiguë, une hypoxémie quelle qu'en soit l'étiologie, un trouble du rythme, de la conduction, une douleur. Il sera également indispensable d'avoir le réflexe « iatrogénie » (introduction d'un nouveau médicament, sevrage ou modification de posologie) mais ce reflexe se heurte le plus souvent aux difficultés à récupérer des informations très précises sur le traitement récent.

Examen clinique rigoureux et en partie systématique

L'examen clinique doit être le plus complet possible, et quelques éléments s'avèrent utiles et informatifs : des questions simples sur l'orientation temporospatiale ; la recherche de traumatisme osseux en mobilisant avec précaution toutes les articulations (en s'arrêtant à la douleur) en particulier en cas de chute ; la recherche d'un globe vésical et le toucher rectal pour une hémorragie, un fécalome ou l'examen de la prostate ; l'examen de la cavité buccale (sécheresse du sillon gingivolabial, langue rôtie, candidose…) ; la recherche d'hypotension orthostatique et la réalisation systématique d'un ECG dans un contexte de chutes ou de malaises.

Des informations peuvent être obtenues concernant l'autonomie du patient, à partir de la présence d'escarre, d'une amyotrophie, voire de rétractions tendineuses, qui en disent plus long sur l'autonomie que les informations parfois idéalisées de la famille.

Enfin, l'ECG fait partie de l'examen clinique à la recherche de signes de cardiopathie chronique, d'un syndrome coronaire aigu asymptomatique, d'un trouble du rythme ou de la conduction, de signes de troubles ioniques, ou encore de signes d'imprégnation de certains traitements (digoxine, par exemple).

Un comportement craintif du patient, la présence de blessures ou d'hématomes d'âges différents attireront l'attention et devront faire évoquer une maltraitance. En effet, la prévalence de la maltraitance est environ de 10 % mais est très souvent sous-diagnostiquée.

Place de certains examens complémentaires

Biologie de « routine »

Il n'existe pas de marqueurs biologiques de fragilité, néanmoins l'albuminémie, le taux d'hémoglobine et la clairance de la créatinine sont des éléments utiles à la prise en charge des sujets âgés en tant que facteurs pronostiques [4] et en données prétherapeutiques. Cependant, l'intérêt pronostique de l'albuminémie est limité dans la mesure où elle n'est souvent pas disponible aux urgences et où elle doit tenir compte du statut inflammatoire du patient. Le taux d'hémoglobine permettra de diagnostiquer une anémie souvent pauci-symptomatique mais pouvant aussi rapidement décompenser une cardiopathie ischémique. L'ionogramme sanguin ainsi que la fonction rénale renseignent sur l'état d'hydratation du patient et de possibles effets indésirables de certains médicaments (hyponatrémie et inhibiteur de la recapture de la sérotonine, hypokaliémie et diurétique de l'anse, hyperkaliémie et inhibiteurs de l'enzyme de conversion…). Il en est de même de la glycémie en cas d'insulinothérapie ou d'antidiabétique oral. Toujours dans le contexte de la iatrogénie, le contrôle de l'INR chez des patients sous antivitamine K est indispensable. En effet, les anticoagulants oraux et antiagrégants plaquettaires, les antidiabétiques (insuline, metformine, glipizide) et les agents à index thérapeutiques étroits (digoxine et phénytoïne) sont en tête des médicaments responsables d'effets indésirables conduisant aux urgences.

Biomarqueurs

La « tendance » ou devrait-on dire « mode » est clairement aux biomarqueurs. Néanmoins leur utilisation doit être raisonnée. La troponine pourra être dosée au moindre doute de syndrome coronarien aigu (mais ne doit pas faire perdre de temps à la prise en charge d'un syndrome coronaire aigu avec sus-décalage du segment ST). Son augmentation dans cette population est significativement associée à l'incidence de l'infarctus du myocarde et à la mortalité cardiovasculaire. Cependant, l'élévation de la troponine (surtout si elle est ultra- ou hypersensible) provient dans environ 50 % des cas d'une autre origine que la thrombose coronaire, même si elle reste 100 % cardiospécifique. Le BNP et le NT-pro-BNP ont montré leur intérêt dans la dyspnée aiguë du patient âgé [7], en dehors d'une clinique typique de décompensation cardiaque. La procalcitonine n'a pas encore réussi à prouver son efficacité dans le diagnostic d'infection bactérienne chez le patient âgé. En revanche, elle apparaît dans cette population aussi comme un marqueur de mauvais pronostic. La protéine C réactive est sensible mais non spécifique.

Anticiper les suites du passage aux urgences

Le devenir des patients non admis après passage aux urgences est influencé par la dépendance fonctionnelle, la démence, la dépression, des épisodes aigus d'une maladie chronique. Ainsi, après le passage aux urgences, les plus de 75 ans présentent un risque accru de réadmission à l'hôpital dans les 2 semaines ou mois (réadmission à J7 de 10,2 % et à J30 de 14 %). Ceux qui ont le risque le plus important d'admission sont ceux ayant les scores les plus bas aux ADL et au MMS, et ceux ayant des aides à domicile. Il existe également une surmortalité passant de 4,5 % chez les patients de moins de 75 ans à 20,7 % au-delà de 75 ans avec une mortalité à 2 ans de 34 %, ainsi qu'un passage en institution à 2 ans dans 50 % des cas approximativement. De plus, l'âge est un facteur de risque indépendant de séjour non attendu en réanimation dans les 3 jours après un passage au service d'accueil des urgences, multipliant le risque de mortalité par 2,4.

La sortie du patient âgé sera donc dépendante de la pathologie aiguë, mais inévitablement aussi d'une évaluation minimale d'autres paramètres comprenant l'autonomie, l'isolement social et familial. Le retour à domicile d'un patient fragile devra être organisé et une consultation gériatrique à court délai pourra être proposée si le suivi antérieur le justifie. De même, le signalement à un réseau pourra permettre une évaluation du patient dans son contexte et un renforcement des aides et de la prise en charge globale. Si le patient est dépendant, il est indispensable de s'assurer que les aides sont averties de sa sortie, qu'elles l'attendent à domicile et qu'elles seront en mesure d'aller chercher les médicaments.

Dans tous les cas, les modifications de traitements en particulier doivent être signalées à l'aidant principal et au médecin traitant.

Dépister les patients et les situations à risque

Pour dépister les patients âgés fragiles, devant bénéficier d'une évaluation plus détaillée aux urgences et d'une orientation la plus adaptée possible, différents scores existent. Le score ISAR (*identification of seniors at risk*) est un outil validé et efficace pour détecter (s'il est supérieur ou égal à 2) les patients à risque de retour aux urgences, d'hospitalisation, d'institutionnalisation, de décès et de déclin fonctionnel à 4 mois et 6 mois [5].

Le dépistage des situations à risque en amont du service d'accueil des urgences est également une démarche indispensable à la bonne pratique gériatrique. Anticiper en détectant les facteurs de crise et en établissant une prévention précoce de ces états de crise, favorise la prise en charge médicale et sociale et réduit les hospitalisations des personnes âgées.

Proposer des filières de soins associant urgentistes et gériatres

En raison de la complexité des patients gériatriques, et dans le contexte aigu de l'urgence, la notion de parcours de soins devient une approche réaliste indispensable. La mise en place de filières de soins dédiées, pour les pathologies fréquentes du sujet âgé, avec mise en jeu du pronostic vital et fonctionnel, repose sur un rationnel simple, celui de l'expertise gériatrique. Dans le contexte de l'urgence, cette expertise peut être définie par la gestion de la multimorbidité dans le cadre d'une pathologie aiguë, en préservant l'autonomie et la qualité de vie. Après le passage aux urgences, l'orientation rapide des patients âgés en gériatrie aiguë doit donc être privilégiée, en particulier chez les patients avec multimorbidité, démence, ou confusion. Cette orientation doit aussi tenir compte du projet et du bénéfice pour ces patients à venir en gériatrie aiguë. Mais cette approche doit aussi s'étendre à des parcours hospitaliers plus complexes, comme la chirurgie ou la réanimation. Il faut ainsi anticiper un recours à l'expertise gériatrique la plus précoce possible, dès l'intervention chirurgicale ou la prise en charge réanimatoire terminées, pour au plus tôt, gérer les complications, anticiper les décompensations de comorbidités, reprendre l'autonomie, soutenir la nutrition, en se tenant à distance du iatrogène… Vaste programme. Mais combien de temps pourra-t-on continuer à engager des procédures lourdes, techniques, coûteuses, sans au décours optimiser la prise en charge de cette multimorbidité ?

Dans le cadre de l'orthogériatrie et de la fracture du col du fémur, cette approche a permis de réduire le nombre d'escarres, de séjours en réanimation, mais également de diminuer les réadmissions et la mortalité à 6 mois [2]. Cette approche appliquée à la réanimation devra montrer son efficacité, mais elle pourrait paradoxalement également ouvrir les portes de la réanimation à des patients âgés passant par les urgences, dès lors que l'aval est organisé et optimisé [9].

Cependant, à trop structurer les filières, il existe un risque pour les patients ne « rentrant pas dans ces cases » trop spécifiques. Les patients gériatriques relèvent d'une prise en charge en gériatrie aiguë, et la disponibilité en lits doit être adaptée aux besoins de la population et des services d'urgence, premiers pourvoyeurs. Les filières dédiées doivent trouver leur place aux côtés ou au sein de ces services, dans un ratio adapté au bassin de vie.

Conclusion

Les personnes âgées sont de grands consommateurs des services d'urgence. Ce passage est à considérer comme un signal d'alarme, et une période à risque de pathologie iatrogène ou de retard diagnostique ou thérapeutique en raison des particularités du patient âgé comorbide. Bien que ce passage soit à risque, il n'en demeure pas moins un accès prioritaire à l'hôpital pour de nombreux patients âgés, et une démarche pas à pas doit être mise en place pour améliorer la prise en charge de ces patients difficiles.

Bibliographie

1. AMINZADEH F, DALZIEL WB. Older adults in the emergency department : a systematic review of patterns of use, adverse outcomes, and effectiveness of interventions. Ann Emerg Med, 2002, 39 : 238-247.
2. BODDAERT J, COHEN-BITTAN J, KHIAMI F et al. Postoperative admission to a dedicated geriatric unit decreases mortality in elderly patients with hip fracture. PLoS One, 2014, 9 : e83795.
3. BOUCHON JP. La règle du 1 + 3 ou comment être rentable en gériatrie. Rev Prat (Paris), 1984, 34 : 88.
4. FREUND Y, VINCENT-CASSY C, BLOOM B et al. APHP emergency database study group. Association between age older than 75 years and exceeded target waiting times in the emergency department : a multicenter cross-sectional survey in the Paris metropolitan area, France. Ann Emerg Med, 2013, 62 : 449-456.
5. MCCUSKER J, BELLAVANCE F, CARDIN S et al. Detection of older people at increased risk of adverse outcomes after an emergency visit : the ISAR screening tool. J Am Geriatr Soc, 1999, 47 : 1229-1237.
6. NAUGHTON BJ, MORAN MB, KADAH H et al. Delirium and other cognitive impairment in older adults in an emergency department. Ann Emerg Med, 1995, 25 : 751-755.
7. RAY P, ARTHAUD F, LEFORT Y. Usefulness of B-type natriuretic peptide in elderly patients with acute dyspnea. Intensive Care Med, 2004, 30 : 2230-2236.
8. SALVI F, MORICHI V, GRILLI A et al. The elderly in the emergency department : a critical review of problems and solutions. Intern Emerg Med, 2007, 2 : 292-301.
9. VALLET H, COHEN-BITTAN J, BODDAERT J. De la réanimation du sujet âgé à la création de filières réa-gériatriques. Réanimation, 2015, 24 : 351.

Toute référence à cet article doit porter la mention : Boddaert J, Ray P. Patient gériatrique aux urgences. *In* : L Guillevin, L Mouthon, H Lévesque. Traité de médecine, 5ᵉ éd. Paris, TdM Éditions, 2018-S08-P01-C19 : 1-5.

Cancérologie

S09

FRANÇOIS GOLDWASSER

Chapitre S09-P01-C01

Évolution des concepts en cancérologie et leurs applications cliniques

François Goldwasser

La biologie tumorale a été traversée par les progrès des techniques. Ceux-ci ont rythmé l'évolution des concepts théoriques sur la pathologie maligne, son mécanisme et son démembrement en entités distinctes. Microscope optique puis biologie moléculaire et désormais séquençage à haut débit ont conduit à définir les cancers d'abord à l'échelon cellulaire et anatomopathologique puis actuellement en identifiant des mutations de gènes. On a donc successivement parlé de cancer du poumon, puis isolé les adénocarcinomes pulmonaires (par le microscope optique) puis identifié parmi eux des adénocarcinomes pulmonaires avec mutation activatrice oncogénique du gène du récepteur de l'*epidermal growth factor* (EGF) par biologie moléculaire (PCR) et nous nous acheminons vers une analyse d'anomalies génétiques somatiques concomitantes par le séquençage à haut débit, ouvrant la voie à un antitumorogramme individualisé (cancer du poumon EGF-R+, kras+, Her2–, Alk–, etc.), sur le modèle de l'antibiogramme en infectiologie.

Les caractéristiques communes des cancers regroupent plusieurs compétences cellulaires spécifiques acquises en plusieurs étapes au cours de l'oncogenèse. L'ensemble de ces caractéristiques permettent d'envisager de manière rationnelle la complexité de la pathologie maligne. Ces caractéristiques comprennent la prolifération cellulaire incontrôlée, la levée des mécanismes de suppression de croissance, la résistance à la mort cellulaire, permettant une réplication infinie. Elles incluent aussi la néo-angiogenèse et le développement de métastases. L'ensemble de ces caractéristiques sont rendues possibles par une instabilité du génome de la cellule tumorale, et par une inflammation systémique. Deux caractéristiques ont récemment été adjointes aux précédentes pour décrire la pathologie maligne : le détournement du métabolisme énergétique et la respiration cellulaire par glycolyse aérobie, d'une part, et l'échappement aux mécanismes d'élimination par les cellules immunitaires, d'autre part. À la complexité de la cellule cancéreuse sous-tendue par son instabilité génétique s'ajoute celle de l'hôte qui a ses propres polymorphismes génétiques concernant la réponse inflammatoire, immunitaire, conduisant à un environnement tumoral très variable. L'ensemble de ces caractéristiques et découvertes ont conduit à des applications thérapeutiques et rendent compte des voies de recherche clinique actuelles.

Les cancers ne se réduisent pas à une pathologie de la prolifération cellulaire

La pathologie maligne demeure souvent comprise par le clinicien avant tout comme une maladie de la prolifération cellulaire. Cela explique en partie que le médecin a souvent tendance à croire que, face à une maladie tumorale métastatique, ne pas utiliser un traitement antitumoral revient à ne pas intervenir sur l'histoire naturelle de la maladie. La maladie tumorale a été proposée, dès le XIXe siècle par l'Allemand Rudolph Virchow, comme une maladie de la prolifération cellulaire dès qu'une analyse pathologique a été possible.

Cette prolifération cellulaire anormale étant responsable d'une tumeur, le premier traitement proposé a été de retirer la tumeur en passant le plus au large possible et le plus en profondeur possible, à la manière d'un jardinier souhaitant se débarrasser définitivement d'une mauvaise herbe enracinée dans le sol. Le chirurgien américain William Halsted développa ainsi la mastectomie radicale comme traitement du cancer du sein localisé, chirurgie emportant la glande mammaire, le muscle grand pectoral et la peau. L'approche chirurgicale radicale a prévalu durant tout le XXe siècle et a encore des retombées concrètes pour définir une chirurgie carcinologique.

Sans contredire le concept de la maladie de la prolifération, l'évidence d'une maladie métastatique se développant après la chirurgie radicale conduisit à envisager une diffusion métastatique infraclinique avant l'acte opératoire comme cause de l'échec des chirurgies radicales. La recherche médicale contre le cancer se concentra alors sur la recherche de médicaments pouvant stopper la prolifération cellulaire maligne et donc susceptibles d'agir sur une maladie non localisée. La preuve du bénéfice de la chimiothérapie adjuvante (protocole CMF [cyclophosphamide, méthotrexate, 5-fluoro-uracile]) dans le cancer du sein fut apportée en 1975 par G. Bonadonna. En 1981, l'hormonothérapie adjuvante par tamoxifène démontra une réduction de 50 % du risque de rechute dans les cancers du sein exprimant des récepteurs des œstrogènes (RH+). Ces médicaments, testés sur des lignées cellulaires immortalisées puis in vivo sur des souris inoculées avec des cellules de leucémie L1210, étaient des cytotoxiques, interrompant le cycle cellulaire ou provoquant des lésions sévères de l'ADN, et avant tout efficaces sur les hémopathies malignes. Le premier antifolate fut administré à un enfant de 2 ans atteint d'une leucémie aiguë lymphoblastique et provoqua une réponse clinique, en septembre 1947. Point important négligé à l'époque, l'enfant, Robert Sandler, éprouva, durant la période de rémission clinique, un appétit insatiable : un deuxième effet de la maladie tumorale, à côté de la prolifération cellulaire, est le retentissement sur le métabolisme de l'hôte, l'accroissement des dépenses énergétiques, menaçant la vie par fonte musculaire, puis cachexie. Le premier médicament cytotoxique actif dans une tumeur solide fut identifié en 1955, l'actinomycine D, active contre le néphroblastome. Hémopathies malignes aiguës et tumeurs pédiatriques sont les maladies malignes au cours desquelles l'index de prolifération cellulaire est le plus élevé et le bénéfice des antiprolifératifs le plus évident en clinique.

Toutefois, à l'exception notable des tumeurs placentaires de bon pronostic, curables au stade de lâcher de ballons pulmonaire par l'introduction du méthotrexate en monothérapie, toutes les autres pathologies malignes développent une résistance au médicament cytotoxique et un échappement thérapeutique rapide. Par analogie à la résistance génétique bactérienne, il fut proposé que la résistance des cellules tumorales tenait à une adaptation de clones ayant un ADN porteur de mutations permettant la résistance au médicament utilisé. Aussi à l'instar du traitement de la tuberculose pulmonaire par une poly-antibiothérapie, il fut envisagé de surmonter cette résistance par une polychimiothérapie. Il était possible mathématiquement de relier la probabilité de résistance au médicament cytotoxique à la taille de la tumeur. Plus la population cellulaire est nombreuse, plus la résistance est probable et le recours à la polychimiothérapie nécessaire. Le modèle d'Howard Skipper sur des souris ayant reçu un inoculum de cellules leucémiques L1210 mit en évidence qu'un cytotoxique tue une fraction fixe de cellules tumorales, quel que soit le nombre de cellules tumorales. Si, par exemple, le médicament a la capacité de tuer 99 % des cellules leucémiques, la première injection réduit le nombre de cellules de 100 000 à 1 000, la deuxième de 1 000 à 10 et la troisième permet la guérison. Le deuxième constat de Skipper sur les souris est que l'association de deux cytotoxiques est plus efficace qu'une monothérapie, et la trithérapie est plus efficace que la bithérapie. C'est ce modèle préclinique qui conduira pendant plus de 50 ans à développer des polychimiothérapies, des années 1960 jusqu'à nos jours. La validité de leur intérêt s'est confirmée sur certains modèles cliniques tels que la maladie de Hodgkin (protocole MOPP [moutarde azotée, oncovin, procarbazine, prednisolone] en 1962, puis ABVD [adriamycine, bléomycine, vinblastine, dacarbazine]), les tumeurs du testicule (arrivée du cisplatine en 1976, protocole BEP [bléomycine, étoposide, cisplatine] toujours de référence actuellement). Le raisonnement conduisit également à envisager des chimiothérapies à hautes doses pour accroître le nombre de cellules tumorales détruites, en profitant des techniques d'autogreffe de moelle osseuse puis de cellules souches périphériques.

La limite du modèle de Skipper était que 100 % des cellules L1210 sont en mitose alors que les tumeurs solides ont un index de prolifération généralement inférieur à 10 %. Pour les tumeurs solides les plus fréquentes ainsi que de nombreuses hémopathies ; toutefois, une résistance primaire ou secondaire apparaissait avec le temps. L'augmentation de la dose des cytotoxiques, y compris en surmontant la toxicité hématologique par une greffe de moelle, n'augmenta pas le spectre des tumeurs solides sensibles et curables par chimiothérapie : les maladies sensibles aux hautes doses étaient celles qui l'étaient aux doses conventionnelles.

Les cancers ne se réduisent pas à des mutations acquises de l'ADN somatique

L'analyse de l'ADN permit de mettre en évidence que les anomalies qui conduisent au phénotype malin durant l'oncogenèse sont justement celles qui conduisent à la résistance à des cytotoxiques : anomalies des voies de régulation de l'apoptose (p53, bcl2…), de la régulation du cycle cellulaire (cyclines et protéines kinase cycline-dépendantes [CDK]), de la réparation de l'ADN. Ainsi les cellules cancéreuses résistent-elles aux cytotoxiques du fait même qu'elles sont malignes. Il parut alors plus adapté d'envisager une approche ciblée. Si l'on compare la chimiothérapie cytotoxique à un bombardement chimique qui atteint les cellules visées mais aussi les cellules saines, le traitement ciblé, en ne bloquant que l'anomalie acquise par la cellule cancéreuse, respecterait les tissus sains et agirait au cœur du processus physiopathologique. Cette approche plus satisfaisante déboucha sur quelques applications cliniques spectaculaires. La première demeure la plus remarquable, le traitement de la leucémie myéloïde chronique par imatinib qui bloque le produit du transcrit de fusion bcr-abl responsable de la maladie. L'anomalie moléculaire fut identifiée en 1984 et l'effet in vitro de l'imatinib fut observé en 1996. Même au stade de transformation en leucémie aiguë, l'imatinib permet d'obtenir une rémission complète en quelques jours !

Toutefois, les cas de pathologie maligne dont l'oncogenèse est aussi simple, reposant sur un seul événement moléculaire, sont rares. Il en résulte que la perspective de guérir des cancers par une monothérapie ciblée est rapidement parue irréaliste. Toutefois, lorsqu'une anomalie moléculaire prédomine au sein d'une tumeur et est vitale, un effet thérapeutique clinique remarquable peut être observé mais, tôt ou tard, les cellules tumorales échappent au traitement en créant des voies alternatives de signalisation. Les thérapies ciblées ne sont donc pas, en dehors de modèles cliniques très limités, des traitements susceptibles de guérir les pathologies malignes, mais de nature à augmenter durablement la survie au prix de toxicités nettement moindres que par l'usage des chimiothérapies cytotoxiques. Quelques illustrations récentes sont le blocage de la voie HER2 dans les cancers du sein avec amplification de HER2, le blocage de braf dans les mélanomes avec mutation activatrice V600E de Braf, le blocage du récepteur de l'EGF dans les adénocarcinomes pulmonaires avec mutation activatrice ou délétion activatrice du gène de l'EGF-R. On entrevoit, au travers de ces exemples, plusieurs changements importants :

– l'augmentation de la durée de vie des patients en situation métastatique, rendant réellement possible que certains cancers incurables deviennent chroniques et non pas rapidement mortels ;

– en corollaire, l'augmentation de la prévalence de situations cliniques jusqu'à présent très rares : les leucémies myéloïdes chroniques (LMC) étaient des maladies rares car les patients mouraient lors de l'acutisation en leucémie aiguë dans les deux ans. Depuis l'arrivée de l'imatinib, les LMC qui touchaient moins de 10 000 personnes représentent 250 000 cas aux États-Unis, et ces patients ont une espérance de vie de 30 ans. Le même phénomène s'étend progressivement à d'autres pathologies malignes.

Les hormonothérapies développées dans les cancers du sein bien différenciés avec conservation d'une expression des récepteurs hormonaux à l'œstradiol et dans les cancers de la prostate par blocage de la voie des androgènes constituent des thérapies ciblées. Le tamoxifène, développé à Manchester en 1969, fut le premier médicament antitumoral dont l'efficacité était reliée à l'état d'une cible moléculaire, en l'occurrence l'expression des récepteurs hormonaux.

Les cancers ne se réduisent pas à une relation locale hôte-tumeur

L'absence d'effet curatif des thérapies ciblées en raison de la survenue inéluctable de résistances a conduit à envisager une stratégie opposée : abandonner l'analyse de la cellule tumorale, dont le génome est instable, et dont les anomalies sont trop variables d'un modèle à l'autre et d'un patient à l'autre, et préférer agir sur ce qui est génétiquement stable, le stroma. Parmi les axes thérapeutiques envisagés figure le blocage de la néo-angiogenèse par des médicaments anti-angiogéniques. Cette approche est limitée actuellement par l'insuffisance de nos connaissances sur la régulation de l'angiogenèse. Toutefois, le blocage de la voie du VEGF (*vascular endothelial growth factor*) a permis d'observer des résultats positifs, d'abord dans le cancer du rein métastatique, puis dans d'autres pathologies malignes : cancers pulmonaires, mammaires, ovariens, hépatiques, thyroïdiens…

C'est la première fois qu'un même médicament peut allonger la survie de cancers aussi différents génétiquement que les cancers colorectaux, pulmonaires et ovariens. Cependant, l'effet thérapeutique observé est le plus souvent partiel et transitoire.

Les cancers sont-ils une maladie du système immunitaire ?

Le développement thérapeutique actuel abandonne quasi complètement la recherche de nouveaux cytotoxiques. Le développement de nouvelles thérapies ciblées se poursuit mais se ralentit tandis qu'émergent une multitude de molécules d'intérêt thérapeutique agissant sur le système immunitaire. L'ipilimumab, anti-CTLA-4 a ouvert la voie dans le mélanome et est désormais en développement dans de nombreuses pathologies malignes en combinaison avec la chimiothérapie. Les inhibiteurs de point de contrôle immunitaire PD1/PDL1, ou anti-PD1/PDL1, sont en plein essor avec des résultats thérapeutiques spectaculaires dans le mélanome, les cancers avec instabilité des monosatellites (MSI+) et, à un degré moindre, les cancers pulmonaires à forte charge mutationnelle (plus immunogènes) et les cancers de vessie. D'autres molécules agissant sur d'autres cibles immunitaires sont en développement, seules ou en association. D'ores et déjà, on entrevoit qu'une fois de plus certains modèles cliniques vont valider l'approche sans que, là encore, cela ne constitue l'obtention de la guérison de la pathologie maligne.

Les cancers sont aussi une maladie de la respiration cellulaire

Depuis l'effet Warburg rapporté il y a un siècle mettant en évidence une consommation accrue de glucose des cellules cancéreuses, les cliniciens ont pu mesurer la réalité de ce phénomène au travers des imageries de tomographies par émissions de positons au ^{18}F-FDG. Cette imagerie, fondée sur l'augmentation de la captation du sucre par les cellules tumorales, sert de pierre angulaire au bilan d'extension de la plupart des pathologies malignes. Au contraire des cellules saines qui génèrent l'ATP par phosphorylation oxydative mitochondriale, les cellules cancéreuses respirent principalement par glycolyse aérobie. Cet effet différentiel est exploité à des fins diagnostiques et de manière expérimentale à des fins thérapeutiques. La dépense d'énergie des patients atteints de cancers est souvent accrue et la perte d'équilibre des apports énergétiques conduit à un amaigrissement et une sarcopénie. La sarcopénie apparaît pronostique et prédictive d'excès de complications post-opératoires ou sous traitements antitumoraux. L'activité physique de réhabilitation musculaire devient un enjeu thérapeutique. Ainsi seul le muscle en activité peut-il rivaliser avec l'affinité de captation des sucres par les cellules tumorales. Des études cliniques évaluant l'impact de l'activité physique au cours du cancer se multiplient avec un effet prouvé sur l'asthénie. Cependant, l'impact sur la survie reste à démontrer.

Les cancers sont aussi une maladie épigénétique

Des anomalies acquises de la fonction de gènes (inactivation par méthylation par exemple) peuvent être induites par l'environnement. Par environnement, on doit considérer la pollution et l'exposition à des toxiques, mais plus généralement tout ce à quoi un être humain s'expose. L'augmentation de l'incidence des cancers et les modifications épigénétiques observées, chez le patient endeuillé ou déprimé, l'effet du travail posté, l'effet du métabolisme, des traumatismes affectifs, de mieux en mieux documentés, suggèrent que les pathologies malignes doivent également être envisagées en tant que maladie épigénétique. Il convient ainsi aussi de replacer le patient en tant qu'être humain dans un environnement relationnel, affectif. Ainsi la pathologie maligne pourrait-elle être le témoin de la blessure la plus intime de la personne, et une incitation à reconsidérer la médecine dans une approche plus holistique.

Conclusion

Les conséquences de la biologie et l'évolution des outils d'analyse et de mesure ont conduit à une évolution régulière de la compréhension de l'oncogenèse et de l'évolution clinique des pathologies malignes. Pour le clinicien, il convient de retenir prioritairement trois messages clefs :
– la pathologie maligne est une pathologie du vivant et à ce titre complexe. Il convient de mesurer qu'il s'agit d'une maladie multidimensionnelle, dont la prise en charge doit être pluridisciplinaire et pluriprofessionnelle, balayant les dimensions somatique, psychologique, et sociale de la maladie ;
– le syndrome tumoral est la partie souvent la plus visible de la maladie et se définit en mesurant l'évolution locale (T), ganglionnaire régionale (N) et métastatique à distance (M). Le traitement du syndrome tumoral repose sur la chirurgie, la radiothérapie, et les médicaments antitumoraux ;
– le syndrome métabolique et musculaire, parfois évident cliniquement dès le diagnostic, en particulier dans certaines formes de cancers pulmonaires ou pancréatiques, est une cause majeure de décès. À la valeur pronostique de la classification TNM pour le syndrome tumoral, répond en écho la valeur pronostique de l'index de masse corporelle et du pourcentage d'amaigrissement, conduisant à des scores pronostiques validés. La précachexie n'est pas améliorée, mais aggravée par les médicaments antitumoraux.

Il faut donc bien retenir que, selon la présentation clinique de la maladie, l'équilibre du patient et sa survie peuvent être améliorés ou altérés par le recours aux médicaments antitumoraux.

Enfin, si une part importante des progrès récents repose sur un « zoom » à l'échelle moléculaire, il est primordial de replacer la pathologie somatique dans le contexte d'une personne et d'une biographie.

Bibliographie

1. HANAHAN D, WEINBERG RA. Hallmarks of cancer : the next generation. Cell, 2011, *144* : 646-674.
2. MARTIN L, SENESSE P, GIOULBASANIS I et al. Diagnostic criteria for the classification of cancer-associated weight loss. J Clin Oncol, 2015, *33* : 90-99.
3. TEMEL JS, GREER JA, MUZIKANSKY A et al. Early palliative care for patients with metastatic non-small-cell lung cancer. N Engl J Med, 2010, *363* : 733-742.
4. ZIMMERMANN C, SWAMI N, KRZYZANOWSKA M et al. Early palliative care for patients with advanced cancer : a cluster-randomised controlled trial. Lancet, 2014, *383* : 1721-1730.

Toute référence à cet article doit porter la mention : Goldwasser F. Évolution des concepts en cancérologie et leurs applications cliniques. *In* : L Guillevin, L Mouthon, H Lévesque. Traité de médecine, 5ᵉ éd. Paris, TdM Éditions, 2018-S09-P01-C01 : 1-3.

Cancérologie

Chapitre S09-P01-C02

Critères d'évaluation et scores en cancérologie

Geoffroy Boulle et François Goldwasser

Les besoins de pouvoir comparer la situation d'un même patient au cours du temps, de pouvoir comparer les patients entre eux, en particulier pour réaliser des études cliniques, et de dégager des recommandations fondées sur des preuves ont conduit à définir, à toutes les étapes de la prise en charge du cancer, des scores et des guides validés. Ces critères sont d'une grand aide à la décision et doivent être connus. Nous illustrons ici dans chaque situation clinique, diagnostique, pronostique, préthérapeutique, post-thérapeutique, au travers d'exemples, la diffusion de cette démarche.

Critères et scores au diagnostic

Diagnostic positif de malignité en oncologie

Les critères du diagnostic positif de cancer comprennent des critères cliniques et paracliniques.

La découverte d'un cancer peut faire suite :
– à des manifestations du syndrome inflammatoire et de la précachexie : anorexie, asthénie, perte de poids, sarcopénie, fièvre ;
– à des manifestations du syndrome tumoral, local, régional ou à distance : douleur, hémorragie, toux, dyspnée, dysurie, masse ;
– plus rarement à des manifestations paranéoplasiques soit par hypersecrétion d'une substance biologiquement active (ACTH-*like* [*adrenocorticotropic hormone*], PTH-rp [*parathyroid-hormone-related peptide*]…), soit par réaction auto-immune.

Le syndrome tumoral est systématiquement défini sur une classification, le plus souvent TNM. De plus, il existe, devant une lésion d'aspect tumoral, des classifications évaluant la sémiologie diagnostique et la probabilité du diagnostic de malignité. La classification ACR dans le diagnostic de cancer du sein en est une illustration (Tableau S09-P01-C02-I).

La preuve diagnostique est indispensable pour communiquer sur le diagnostic, et est presque toujours anatomopathologique. Dans certaines circonstances, l'association imagerie-marqueur tumoral est validée : carcinome hépatocellulaire, tumeurs germinales, cancer de la prostate. Toutefois, l'intérêt de la biopsie, lorsque la morbidité du geste est acceptable, est de permettre d'accéder à des informations complémentaires incluant des analyses moléculaires sur tissu tumoral. Plus récemment ont débuté les diagnostics par « biopsie liquide », c'est-à-dire par identification, à partir d'un prélèvement sanguin, d'une anomalie moléculaire pathognomonique du diagnostic de malignité (par exemple, adénocarcinome pulmonaire avec mutation activatrice du gène d'EGF-R).

Dans les sarcomes, il a été montré par le Groupe sarcome français (GSF) que la pratique systématique d'une analyse de biologie moléculaire en complément de l'analyse anatomopathologique permet de corriger le diagnostic du type de sarcome dans près de 10 % des cas ; de plus, certains types de sarcome peuvent bénéficier d'une prise en charge ciblée. Les exemples sont nombreux, à titre indicatif :

Tableau S09-P01-C02-I Classification ACR dans le diagnostic de cancer du sein.

Stade	Critères
ACR1	Seins strictement normaux, sans image même bénigne
ACR2	Seins présentant une ou des images 100 % rassurantes et identifiables comme bénignes. La surveillance doit alors être standard (tous les deux ans pour une femme sans antécédent, différente si antécédents particuliers)
ACR3	Présence d'une image d'allure bénigne mais dont la bénignité ne peut être affirmée à 100 % (97 % seulement). Seule une surveillance pourra affirmer la bénignité sur 2 ans. Une biopsie n'est cependant pas nécessaire, sauf cas exceptionnels ou si l'image se modifiait. Il est donc proposé un contrôle à 4 mois (images nodulaires) ou 6 mois (microcalcifications)
ACR4	Présence d'une image suspecte qui peut être une lésion bénigne, précancéreuse ou même un cancer dans 40 % des cas environ. Une cytoponction ou biopsie est nécessaire rapidement pour affirmer le diagnostic de façon certaine
ACR5	Présence d'une image très suspecte (97 % de cancers). Une biopsie ou cytoponction est nécessaire pour affirmer le diagnostic et guider le geste opératoire
ACR0	On ne peut conclure, plus d'éléments sont nécessaires (mammographie insuffisante, pas d'échographie, etc.)

– recherche de l'amplification du gène *MDM2*, par FISH (*fluorescence in situ hybridation*), dans le diagnostic des liposarcomes différenciés et indifférenciés. En effet, il s'agit de tumeurs adipeuses de diagnostic difficile et cette technique permet également de trancher avec un sarcome indifférencié de localisation compatible avec un liposarcome ;
– transcrits de fusion *EWS-FLI1/ERG* par RT-PCR (*reverse transcription-polymerase chain reaction*) dans le sarcome d'Ewing ;
– transcrits de fusion *FKHR-PAX3/PAX7* par RT-PCR dans le rhabdomyosarcome alvéolaire.

Diagnostic d'extension du syndrome tumoral

Il repose sur des critères cliniques, d'imagerie et de biologie :
• *critères cliniques* : localisation, siège, rapports anatomiques, taille, schéma datés et signés réguliers ;
• *critères d'imagerie* :
– tomodensitométrie et IRM (métastases synchrones et métachrones, adénopathies superficielles et profondes) ;
– TEP-TDM à la recherche de foyers de fixation hypermétaboliques grâce à différents traceurs (fluorodésoxyglucose, choline…). Les indications de la TEP au ^{18}F-FDG se sont élargies à la plupart des tumeurs malignes ;
– endoscopie, permettant une recherche de cancer synchrone et le bilan des lésions ;
– scintigraphie : au technétium 99 (localisations osseuses), à l'iode 123 (cancers thyroïdiens) ;
• *critères biologiques* : certains marqueurs tumoraux renseignent sur la diffusion métastatique et sont corrélés à la masse tumorale totale (α-fœtoprotéine [α-FP] et hormone chorionique gonadotrophique [hCG] dans les tumeurs germinales, antigène prostatique spécifique [PSA] dans les adénocarcinomes prostatiques bien différenciés).

Critères et scores d'évaluation lors du dispositif d'annonce et avant le traitement

Le dispositif d'annonce du plan cancer 1 a imposé en France que soit systématiquement organisée, lors du diagnostic de cancer et avant mise en route du traitement, l'évaluation des besoins du patient. Ces besoins sont pluridimensionnels et impliquent d'intégrer plusieurs professionnels paramédicaux dans le parcours de soin systématique, en particulier la diététicienne, la psychologue, l'assistante sociale et le pharmacien. La loi a ainsi pris acte que la médecine cancérologique est une médecine de la complexité et qu'elle doit nécessairement évoluer d'une médecine solitaire de médecin consultant à une médecine en équipe nécessitant l'implication de plusieurs spécialités.

L'asthénie est souvent négligée par le clinicien et regardée comme une altération de la qualité de vie, corollaire du processus tumoral. Elle est en fait le reflet du métabolisme énergétique et de l'état nutritionnel du patient, et a une valeur pronostique : elle est corrélée à la survie.

La fatigue en cancérologie a des causes complexes et multifactorielles. Elle peut être provoquée par la maladie elle-même, le type de cancer et son stade d'évolution, l'hospitalisation, les traitements, la douleur, la perte de poids, la dépression…

Souvent évaluée de façon subjective par l'équipe soignante et les médecins, différents outils de mesure ont été élaborés pour tenter de mesurer de façon plus objective l'état de fatigue du patient. Les échelles sont très nombreuses et ont souvent leurs limites.

On distingue [2] :
- les échelles d'auto-évaluation de la fatigue avec un seul item, qui ont été longtemps employées :
  – *Beck depression inventory* ;
  – *Zung self-rating depression scale* ;
  – *center for epidemiologic studies depression scale* ;
  – *Rhoten fatigue scale* ;
- les échelles visuelles analogiques (EVA), comme l'échelle CLAS (*cancer linear analogic self assessment*), évaluant trois dimensions :
  – le niveau d'énergie ;
  – l'aptitude aux activités journalières ;
  – la qualité de vie en général, avec un score de 0 à 10 ;
- les échelles avec plusieurs items, unidimensionnelles, ne mesurant qu'un aspect de la fatigue comme la *Pearson Byars fatigue feeling check-list* ;
- les échelles multidimensionnelles, les plus intéressantes :
  – le questionnaire FSI (*fatigue symptom inventory*) ;
  – l'échelle de Piper et al ;
  – le questionnaire FAQ (*fatigue assessment evaluation*) ;
  – le questionnaire MFI (*multidimensional fatigue inventory*) ;
  – l'échelle de Wessely et Powell.

Évaluation du retentissement de l'asthénie

Les deux principaux scores utilisés en pratique courante sont le *performans status* de l'OMS, le plus couramment utilisé (Tableau S09-P01-C02-II), et l'indice de Karnovsky (Tableau S09-P01-C02-III).

État nutritionnel du patient

La moitié des patients de *performance status* 2 sont dénutris. Un quart des patients PS 0-1, éligibles cliniquement pour tout soin lourd, sont dénutris. La dénutrition est corrélée avec une diminution de la survie et une augmentation du risque thérapeutique. Les interventions nutritionnelles précoces, en particulier le conseil diététique, améliorent la survie. De plus, la fonte musculaire ou sarcopénie, elle aussi, est corrélée à la survie du patient en analyse multivariée, indépendamment du stade TNM. Plus récemment, l'involution graisseuse du muscle est également comme associée à un mauvais pronostic. Le clinicien doit donc suivre avec la plus grande vigilance l'évolution pondérale et l'évolution musculaire (masse et fonction) tout au long de la maladie.

Tableau S09-P01-C02-II *Performans status.*

Critères	Score
Capable d'une activité identique à celle précédant la maladie, sans aucune restriction	0
Activité physique diminuée, mais malade ambulatoire et capable de mener un travail. Toute activité pénible est exclue	1
Malade ambulatoire et capable de prendre soin de lui-même, mais incapable de travailler. Alité ou en chaise moins de 50 % de son temps de veille	2
Capable seulement de quelques soins, alité ou en chaise plus de 50 % de son temps de veille	3
Incapable de prendre soin de lui-même, alité ou en chaise en permanence	4

Tableau S09-P01-C02-III Indice de Karnofsky.

Critères	Score
État général normal, aucune symptomatologie	100 %
Symptomatologie minime	90 %
Activité normale avec quelque effort	80 %
Incapable d'avoir une activité normale, mais peut se soigner seul	70 %
A besoin d'aide de temps en temps, est capable de subvenir à la plupart de ses besoins. Au lit ou en fauteuil moins de la moitié de la journée	60 %
A besoin de beaucoup d'aide. Au lit ou en fauteuil plus de la moitié de la journée. Fait sa toilette seul	50 %
Ne peut plus se soigner seul. Nécessite une aide et des soins spéciaux	40 %
Hospitalisation nécessaire, incapable de faire sa toilette, mage seul	30 %
Traitement intensif nécessaire, doit être nourri	20 %
Moribond	10 %
Décédé	0 %

Pour débuter une évaluation nutritionnelle et dépister une dénutrition, trois paramètres doivent être renseignés :
- l'indice de masse corporelle (IMC) :
  – < 70 ans, IMC ≤ 17 kg/m^2 ;
  – ≥ 70 ans, IMC ≤ 21 kg/m^2 ;
- la perte de poids :
  – ≥ 2 kg ou 5 % en 1 mois ;
  – ≥ 4 kg ou 10 % en 6 mois ;
- la réduction de la prise alimentaire selon :
  – une réduction du nombre de repas (< 3 repas par jour) ;
  – et/ou du nombre de plats par repas (entrée, plat, dessert) ;
  – et/ou de la quantité ingérée.

Au cours du suivi clinique d'un patient atteint d'un cancer, il est essentiel de suivre la cinétique pondérale (Figure S09-P01-C02-1).

On peut évaluer la perte de poids avant admission :
– en 1 semaine : perte significative à 2 % et majeure à plus de 2 % ;
– en 1 mois : perte significative à 5 % et majeure à plus de 5 % ;
– en 6 mois : perte significative à 10 % et majeure à plus de 10 %.

L'évaluation du risque nutritionnel a pour objectif d'identifier des patients à risque de dénutrition et exposés à une augmentation des risques de complications post-opératoires ou post-chimiothérapie., Elle peut se faire grâce au *nutritional risk index* (NRI ou index de Buzby) :

NRI = (1,519 × albumine [g/l]) + 41,7 × (poids actuel/poids habituel)

Cancérologie

Poids habituel → Poids actuel ↓	50	53	56	59	62	65	68	71	74	77	80	83
46	−3	−13	−18	−22	−26	−29						
48	−4	−9	−14	−19	−23	−26	−29					
50	0	−6	−11	−15	−19	−23	−26	−30				
52	4	−2	−7	−12	−16	−20	−24	−27	−30			
54	8	2	−4	−8	−13	−17	−21	−24	−27	−30		
56	12	6	0	−5	−10	−14	−18	−21	−24	−27	−30	
58	16	9	4	−2	−6	−11	−15	−18	−22	−25	−28	−30
60		13	7	2	−3	−8	−12	−15	−19	−22	−25	−28
62		17	11	5	0	−5	−9	−13	−16	−19	−23	−25
64			14	8	3	−2	−6	−10	−14	−17	−20	−23
66			18	12	6	2	−3	−7	−11	−14	−17	−20
68				15	10	5	0	−4	−8	−12	−14	−18
70				19	13	8	3	−1	−5	−9	−13	−16
72					16	11	6	1	−3	−6	−10	−13
74					19	14	9	4	0	−4	−8	−11
76						17	12	7	3	−1	−5	−8
78						20	15	7	5	1	−3	−6
80							18	7	8	4	0	−4
82								7	11	6	2	−1
84								7	14	9	5	1
86									16	12	8	4
88									19	14	10	6
90										17	13	8
92										19	15	11

Légende :
- Prise de poids
- Normale
- 5 % ≤ dénutrition modérée < 10 %
- 10 % ≤ dénutrition sévère < 20 %
- Dénutrition grave

Figure S09-P01-C02-1 Cinétique pondérale.

On détermine ainsi le risque de complications lié à la dénutrition :
– NRI supérieur à 97,5 : absence d'augmentation du risque ;
– NRI entre 83,5 et 97,5 : risque modéré ;
– NRI inférieur à 83,5 : risque sévère.

L'évaluation des besoins peut se faire :
• en fonction de l'activité physique et de la pathologie :

Besoins énergétiques = DER (dépense énergétique de repos) × facteur d'agression × facteur d'activité

– facteur d'activité : sujet alité = 1, sujet ambulatoire hospitalisé = 1,2 ; activité physiques modérées = 1,4 ;
– facteur d'agression : chirurgie, cancer non évolutif = 1,1 ; infection sévère, polytraumatisme = 1,3 : brûlures = 1,5 ;

• en fonction du poids, de la taille et de l'âge, selon l'équation d'Harris et Benedict revue par Roza. Ainsi la dépense énergétique de repos (DER) se calcule :
– homme : 77,607 + (13,707 × poids) + (492,3 × taille) (6,673 × âge)
– femme : 667,051 + (9,740 × poids) + (172,9 × taille) (4,737 × âge)

Les besoins énergétiques recommandés sont de 130 à 150 % des dépenses énergétiques calculées. La moitié des patients seulement sont normo-métaboliques lorsque l'on mesure la dépense énergétique de repos par calorimétrie. Un quart sont hypermétaboliques et seront plus rapidement en dénutrition si les apports alimentaires diminuent. Un quart sont hypométaboliques, souvent en raison d'une masse maigre faible.

En pratique, l'évaluation nutritionnelle est nécessaire au diagnostic et régulièrement tout au long de la maladie. L'intervention nutritionnelle, conduit en fonction de la sévérité du diagnostic nutritionnel, à des conseils d'enrichissement de l'alimentation, des suppléments nutritionnels oraux, une nutrition entérale par sonde, une nutrition parentérale si le tube digestif n'est pas fonctionnel.

Évaluation oncogériatrique

La moitié des cancers se développent chez les sujets de plus de 65 ans. Une bonne évaluation oncogériatrique mobilise gériatre, oncologue, diététicien(ne), pharmacien(ne) (analyse des interactions médicamenteuses chez des patients ayant souvent plus de 10 médicaments), assistante sociale. Cette évaluation pluriprofessionnelle permet d'évaluer les besoins du patient et les risques encourus, ainsi que les interventions d'accompagnement nécessaires pour sécuriser sa trajectoire de soins. Le National Cancer Center Network recommande l'estimation de plusieurs paramètres.

L'évaluation gériatrique globale repose en pratique sur plusieurs échelles validées :
– cognitive : MMSE (*mini-mental state examination*), test de l'horloge, cinq mots de Dubois ;
– dépression : GDS (*geriatric depression scale*) ;
– nutrition : MNA (*mini-nutritionnal assessment*) ;
– autonomie : échelles ADL (échelle de Katz) et IADL (*instrumental activity of daily living*), grille AGGIR (groupes isoressources) ;
– confusion : CAM (*confusion assessment method*) ;
– comorbidités : (CIRS) *cumulative illness rating scale*.

Au terme de l'évaluation, il est possible de distinguer trois groupes de patients :
– les sujets âgés sans comorbidité ou vulnérabilité particulière, autonomes, qui pourront bénéficier d'un traitement oncologique standard

similaire à celui des sujets plus jeunes. Ce groupe représente près de 16 % des plus de 65 ans et 5 % des plus de 80 ans ;
– les patients vulnérables avec comorbidités modérées ou présence d'une pathologie gériatrique ou d'un risque de dépendance. Ces patients aux réserves fonctionnelles altérées sont exposés à un risque iatrogène très élevé et non toujours réversible. Des adaptations du projet thérapeutique sont nécessaires, tant pour la définition du protocole de soins que pour les conditions du suivi ;
– les patients fragiles avec comorbidités importantes et dépendance avérée qui bénéficieront d'une prise en charge symptomatique et palliative exclusivement : le pronostic gériatrique est plus rapidement menaçant que la pathologie maligne ou le traitement de la pathologie maligne n'est pas réalisable.

Plusieurs outils ont été développés sur des cohortes et par des études randomisées pour dépister la sévérité du retentissement du vieillissement :
– le questionnaire G8 évalue l'appétit, la perte de poids de moins de 3 mois, la motricité, les problèmes neuropsychologiques, l'IMC, la polymédication, l'auto-évaluation de l'état de santé, l'âge. Un score inférieur à 14 doit conduire à une évaluation gériatrique standardisée ;
– le questionnaire VES évalue l'âge, l'estimation personnelle de l'état de santé, le besoin d'aide dans les activités de la vie quotidienne, le besoin d'aide dans la préhension ou la motricité.

Concernant la notion de fragilité, le clinicien peut être amené à utiliser des critères simples selon un score qui inclut les patients présentant au moins trois des paramètres suivant :
– perte de poids involontaire de plus de 10 % du poids en un an ;
– fatigue ;
– ralentissement des mouvements ;
– difficulté à initier les mouvements ;
– diminution de la force de serrement.

Dépression et anxiété en oncologie

La dépression en oncologie a une prévalence deux à trois fois plus grande que pour le reste de la population générale, elle reste cependant encore souvent sous-estimée et banalisée, car considérée comme réactionnelle au cancer. Son retentissement sur la qualité de vie des patients et son importance sur la prise en charge oncologique sont loin d'être négligeables. Des facteurs intimement liés à son existence comme la durée d'hospitalisation, la durée des consultations, le coût de la maladie, l'augmentation de la probabilité de passage à l'acte suicidaire, un retard au diagnostic, une moins bonne adaptation au cancer et à sa prise en charge doivent encourager à un dépistage précoce des troubles de l'humeur.

En pratique clinique, la difficulté réside dans la sémiologie de la dépression qui, dans le champ de l'oncologie, reste complexe à analyser en raison de la confusion de certains signes somatiques similaires dans la dépression et le cancer, voire souvent liés aux traitements (asthénie, perte de poids, anorexie, troubles du sommeil, troubles de la libido, troubles de concentration).

Pour le soignant, il conviendra d'éviter de sous-estimer la dépression considérée comme une réaction normale au cancer ou de la surestimer en estimant que tous les patients atteints de cancer sont dépressifs.

Une première étape, résidant dans l'anamnèse, consiste en une série de questions ouvertes ou fermées, qui peuvent faire suspecter un état dépressif.

Dans un second temps ce dépistage peut être complété par une échelle de dépistage d'auto-évaluation (HADS pour *hospital anxiety and depression scale*) d'utilisation simple et rapide. Cette échelle explore les symptômes anxieux et dépressifs par l'intermédiaire d'une quotation pourtant sur des items simples. L'absence d'items somatiques (pouvant majorer les scores) l'a fait préférer aux habituelles échelles d'hétéro-évaluation de la dépression comme la BDI (*Beck depression inventory*) ou la MADRS (*Montgomery and Asberg depression rating*), moins discriminantes en oncologie.

Concernant l'anxiété, on distingue :
– l'anxiété normale regroupant moins de trois symptômes, n'invalidant pas le patient dans sa vie courante et ne persistant que sur une brève durée (< 1 semaine) ;
– le trouble de l'adaptation avec humeur anxieuse regroupant plus de trois symptômes, se prolongeant plus d'une semaine et ayant des conséquences sur la vie courante du patient ;
– l'anxiété généralisée, peur persistante, regroupant plus de quatre symptômes, de forte intensité, pouvant entraîner des réactions inhabituelles de la part du patient ;
– le syndrome de stress post-traumatique, très fréquent, se révélant cliniquement souvent 2 mois après l'annonce de la maladie et/ou le début des traitements. Il se manifeste souvent par une labilité émotionnelle et une hyperémotivité. Il est important d'expliquer au patient et à l'entourage la signification de ces réactions qui peuvent déstabiliser. Un accompagnement psychologique est requis pendant et après le traitement de la pathologie maligne pour faciliter l'adaptation (*coping*).

En pratique, la quasi-totalité des patients traversent mieux l'épreuve de la maladie en disposant d'une écoute empathique du médecin et de l'équipe soignante, renforcée par la présence régulière d'une psychologue avec qui discuter. Plus rarement, le recours au psychiatre est justifié, en particulier en cas de risque suicidaire, de psychose chronique associée, d'angoisse généralisée, d'attaque de panique, etc.

Critères et scores d'évaluation du pronostic

Au diagnostic de la maladie

Anatomopathologie

L'anatomopathologie constitue la première étape d'évaluation du pronostic en oncologie. Le type tumoral et l'extension microscopique et macroscopique du cancer ont une valeur pronostique.

La classification TNM constitue le système universel d'évaluation :
– après examen clinique et paraclinique : cTNM ;
– après examen anatomopathologique : pTNM ;
– après traitement néo-adjuvant : yTNM ;
– après écho-endoscopie : usTNM.

Évaluant respectivement : la taille « T » tumorale en termes de profondeur et d'infiltration, l'envahissement ganglionnaire lymphatique au voisinage « N », l'envahissement à distance par les métastases « M », il en résulte une stadification qui guidera le traitement :
– stade I : cancer localisé ;
– stade II : cancer localement étendu ;
– stade III : cancer avec envahissement ganglionnaire ;
– stade IV : cancer compliqué de métastases à distance.

Le pronostic histologique des cancers gynécologique repose sur la classification FIGO (Fédération internationale de gynécologie et obstétrique).

L'examen anatomopathologique apporte de nombreuses informations d'intérêt pronostique :
– type histologique ;
– taille de la composante infiltrante de la tumeur ;
– degré de différenciation tumorale : une tumeur moins différenciée sera de moins bon pronostic, cela est pris en compte dans le score de Gleason pour le cancer de prostate et le score de Scarff, Bloom et Richardson dans le cancer du sein ;
– index de prolifération Ki67 ;
– grade histologique ;
– présence d'embols vasculaires et lymphatiques ;
– grade nucléaire ;

– statut ganglionnaire
– facteurs prédictifs de réponse au traitement : récepteurs hormonaux des œstrogènes et de la progestérone, surexpression d'Her2 dans le cancer du sein ;
– marges de résection chirurgicale : R0 pour des marges saines, R1 résidus microscopiques, R2 résidus macroscopiques. Le résidu tumoral est un facteur pronostique essentiel à l'évaluation du risque de rechute locale.

Biologie moléculaire

Certaines modifications génomiques responsables de la carcinogenèse soit d'un gène (par exemple les mutations ou les méthylations de promoteurs), soit des portions entières de chromosome (translocation, inversion, délétion, amplification), permettent d'identifier un groupe homogène de pathologies malignes de même diagnostic anatomopathologique. La biologie moléculaire permet ainsi progressivement de subdiviser un même cancer d'organe en de multiples maladies rares homogènes sur le plan moléculaire, qui partagent une même histoire naturelle, et une même sensibilité aux traitements. On peut rechercher :
– des anomalies par mutations génétiques, telles que des anomalies de la séquence d'un ou de plusieurs gènes, portant sur une ou plusieurs bases ;
– des anomalies chromosomiques par translocation, conduisant à la formation d'un gène hybride, dit de fusion, dont le début correspond à une partie du gène porté par le premier chromosome et la fin correspond à une partie du gène porté par le second chromosome. Les gènes de fusion codent une protéine hybride ayant potentiellement une activité oncogène ;
– des amplifications et/ou délétions : on observe souvent, dans certaines tumeurs, des anomalies de nombre de copie de certains gènes, soit par augmentation du nombre de copies du gène sur un chromosome, soit par une délétion (perte d'une partie d'un chromosome), ou encore par anomalie du nombre de chromosomes (aneuploïdie). On peut citer à titre d'exemple la recherche systématique, dans les adénocarcinomes pulmonaires, des mutations du gène *EGFR*, des remaniements d'*ALK*. L'altération la plus fréquente d'*ALK* aboutit à la formation du gène de fusion *EML4-ALK*.

Dans le cancer du col de l'utérus et du canal anal, une recherche du matériel viral HPV (papillomavirus humain) est utile au diagnostic en présence d'un frottis de type d'ASC-US (recommandation de la Haute Autorité de santé), par PCR notamment.

Dans le cancer du sein, la recherche d'une amplification du gène *HER2* est systématique. Dans les tumeurs cérébrales, la co-délétion 1p19q identifie des tumeurs cérébrales ayant un pronostic favorable, dans toute tumeur gliale avec un possible contingent oligodendroglial. La méthylation du gène *MGMT* qui identifie des patients de meilleur pronostic est plus sensible dans les glioblastomes, mais il existe une importante variabilité interindividuelle. Dans le cancer colorectal, la recherche d'instabilité microsatellitaire (dans les cancers colorectaux ou autres cancers du spectre HNPCC [*hereditary non polyposis colorectal cancer*]) est utilisée dans le dépistage des patients susceptibles d'être porteurs d'un syndrome HNPCC ou syndrome de Lynch. La recherche de la mutation KRAS (*V-Ki-ras2 Kirsten rat sarcoma viral oncogene homolog*) au stade métastatique a un intérêt pronostique et surtout à visée thérapeutique.

Algorithmes et nomogrammes

Algorithmes et nomogrammes sont des outils prédictifs mathématiques permettant une intégration de plusieurs variables cliniques pronostiques indépendantes. Ces outils indiquent plus clairement le risque évolutif chez un patient atteint d'un cancer (Figure S09-P01-C02-2). On pourra donc évaluer de façon simple et reproductible la probabilité de rechute, le risque opératoire ou encore la survie.

Il existe plusieurs exemples de ces outils, particulièrement en urologie et dans le cancer du sein. Ainsi, dans le cancer du rein localisé, il est possible d'évaluer la survie :
– le nomogramme de Kattan, le premier et le plus ancien nomogramme, combine symptômes au diagnostic, sous-type histologique (cellule claire, papillaire, chromophobe), la taille de la tumeur et le stade TNM 1997 ;
– l'UISS (*Ucla integrated staging system*), second système pronostique, combine stade TNM, grade de Fuhrman, ainsi que le score ECOG (Eastern Cooperative Oncology Group), adaptatif selon que la maladie est localisée ou métastatique ;

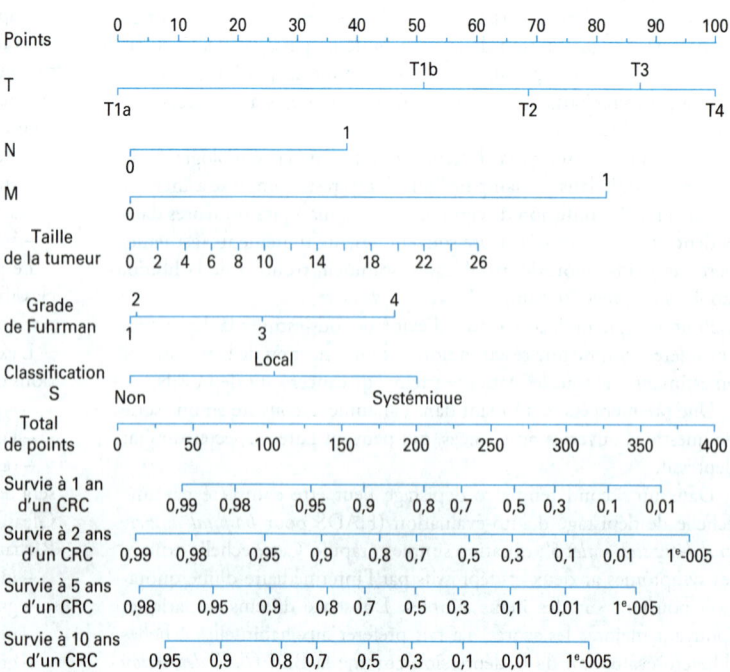

Figure S09-P01-C02-2 Nomogramme pré-opératoire capable de prédire la mortalité spécifique à 1, 2, 5 et 10 ans. CRC : carcinome à cellules rénales.

– le SSIGN (pour *stage, tumor size, Fuhrman grade* et *tumor necrosis*), troisième système pronostique important, n'est valable que pour les carcinomes à cellules claires. Il n'inclut cependant pas de variable clinique.

Un autre exemple de nomogramme est celui établi par le Memorial Sloan-Kettering Cancer Center (MSKCC) dans le cancer du sein. Il s'agit d'une évaluation du risque de métastase ganglionnaire, conçu pour les patientes atteintes de cancer du sein avec atteinte du ganglion lymphatique sentinelle, pour prédire le risque ganglionnaire axillaire. Il recueille les informations suivantes :
– congélation des fragments : la congélation ne doit pas avoir été la méthode qui a détecté le cancer dans les ganglions lymphatiques sentinelles ;
– taille de la tumeur : de 0,1 à 9 cm ;
– type de tumeur et de qualité ;
– nombre de ganglions sentinelles positifs ; la valeur doit être comprise entre 1 et 7 ;
– méthode de détection dans les ganglions lymphatiques sentinelles : congélation ou immunohistochimie ;
– nombre de ganglions lymphatiques sentinelles négatifs : la valeur doit être comprise entre 0 et 14 ;
– invasion lymphatique et vasculaire : si la présence d'une ou de plusieurs cellules tumorales a été objectivée dans le lymphatique ou dans un vaisseau sanguin ;
– caractère multifocal.
– statut des récepteurs des œstrogènes.

Adjuvant! Online (www.adjuvantonline.com) est un logiciel qui prédit le bénéfice du traitement adjuvant pour les femmes atteintes du cancer du sein au stade précoce. Les données utilisées sont l'âge, la taille tumorale, le grade, le statut des récepteurs hormonaux, le nombre de ganglions lymphatiques positifs et le nombre de comorbidités.

Le logiciel permet d'obtenir un graphique de probabilité clinique de mortalité ou de probabilité de rechute dans quatre situations :
– l'abstention d'une thérapie additionnelle ;
– le choix d'une hormonothérapie complémentaire ;
– le choix d'une chimiothérapie complémentaire ;
– le choix d'une thérapie combinée.

Au cours de la maladie

L'évaluation de l'espérance de vie au cours de la maladie cancéreuse est une expertise indispensable à cultiver pour affiner les décisions thérapeutiques.

L'évaluation du syndrome tumoral est essentielle pour identifier les situations curables. En revanche, au stade métastatique, le statut tumoral a moins de valeur pronostique que l'intensité des manifestations liées au métabolisme énergétique et à la précachexie. De nombreuses équipes ont travaillé à l'identification de facteurs pronostiques fiables en situation de maladie avancée : des équipes spécialisées dans les essais de phase I ont identifié les paramètres corrélés avec une espérance de vie supérieure à 3 mois au stade métastatique, espérance de vie minimale exigible pour qu'une inclusion dans un essai thérapeutique soit pertinente. Inversement, les hospices anglo-saxons et les équipes de soins palliatifs européennes ont travaillé sur les critères pronostiques qui justifient un transfert en unité de soins palliatifs ou des soins palliatifs exclusifs. Enfin, les réanimateurs ont identifié des paramètres avant l'entrée en réanimation, prédictifs du devenir du patient. Les paramètres retrouvés sont les mêmes et sont liés à la précachexie.

Les facteurs cliniques sont le *performans status*, l'indice de masse corporelle, l'importance de la perte de poids rapportée au temps, la présence et l'ampleur de la sarcopénie. L'équipe d'Edmonton et le consortium international de recherche clinique sur la cachexie a pu définir un abaque remarquable corrélant perte de poids, IMC et survie, à stade tumoral égal. Les facteurs biologiques sont le taux de protéine C réactive (CRP), l'albuminémie, le taux de lymphocytes, le taux de lacticodéshydrogénase (LDH). La survie a été évaluée à 15, 30, 60 et 90 jours. Ces données sont à interpréter dans un contexte donné et à réinterroger au cas par cas. Toutefois, elles donnent une très bonne évaluation pronostique et permettent ainsi de prévenir l'obstination déraisonnable et de sécuriser le parcours de soins des patients en fin de vie.

Le *Glasgow pronostic score* est d'usage simple et permet d'alerter le clinicien tout au long de la maladie, il repose sur la CRP (inférieure ou supérieure à 10 mg/l) et l'albuminémie (inférieure ou supérieure à 35 g/l). Sa valeur pronostique est démontrée dans de nombreuses situations en cancérologie.

Critères et scores d'évaluation thérapeutiques

Évaluation par l'imagerie conventionnelle

L'évaluation de la réponse thérapeutique est réalisée de façon courante par les méthodes d'imagerie conventionnelles. À partir d'examens comme la tomodensitométrie, l'IRM, l'échographie ou la radiographie planaire, la qualité de la réponse est définie par les critères RECIST (*response evaluation criteria in solid tumors*) ou OMS.

Les critères RECIST sont une évaluation de la réponse thérapeutique par la diminution du plus grand diamètre tumoral. La méthode de l'OMS consiste à calculer le produit de deux diamètres tumoraux perpendiculaires entre eux et à quantifier la diminution du produit en cours de chimiothérapie.

Les principaux éléments des critères RECIST sont :
– la réponse des lésions cibles : pour les lésions dites mesurables, la mesure unidimensionnelle du plus grand diamètre. Les lésions peuvent être mesurées dans au moins une dimension avec un plus grand diamètre d'au moins 20 mm pour les méthodes conventionnelles (tomodensitométrie, radiographie, IRM, examen clinique) ou d'au moins 10 mm pour la tomodensitométrie hélicoïdale (actuellement remplacée par la tomodensitométrie hélicoïdale multibarrettes). Les lésions suivantes sont non mesurables mais évaluables : ascites, épanchements pleuraux, lésions inflammatoires du sein, lymphangites cutanées et pulmonaires. On effectue ensuite la somme des plus grandes lésions : 5 lésions par patient suffisent, 2 à 3 par organe et des adénopathies de plus de 15 mm de diamètre ;
– la réponse des lésions non cibles : non mesurables, non évaluables, comme les lésions osseuses par exemple, mais qui sont descriptibles ;
– l'apparition de nouvelles lésions ;
– la réponse globale.

Certains critères ne sont pas pris en compte comme les phénomènes de cavitation tumorale ou de nécrose, la vascularisation tumorale, le flux sanguin.

On distingue plusieurs groupes de réponse :
– réponse complète : disparition complète de toutes les lésions, cibles ou non cibles ; absence d'apparition de nouvelles lésions ; non nulle si apparition d'adénopathies ;
– réponse partielle : diminution d'au moins 30 % de la somme des plus grands diamètres, stabilité ou régression des lésions non cibles, absence de nouvelles lésions ;
– stabilité tumorale : absence de réponse ou de progression ;
– progression tumorale : augmentation d'au moins 20 % de la somme des plus grands diamètres par rapport au nadir depuis le début de traitement (les 20 % doivent être > 5 mm).

En pratique, le bilan initial s'effectue 4 semaines avant le début du traitement. La même technique d'imagerie doit être utilisée au cours du suivi. La surveillance s'effectue couramment toutes les trois cures de chimiothérapie.

Cancérologie

Évaluation par l'imagerie nucléaire métabolique

L'imagerie métabolique permet d'évaluer la réponse tumorale métabolique avant une éventuelle modification du volume tumoral. La méthode la plus utilisée dorénavant est la tomographie par émission de positons (TEP) couplée avec un tomodensitomètre à rayons X (TEP-TDM) permettant de corriger l'atténuation tissulaire. La TEP au fluor-18-fluoro-désoxyglucose (^{18}F-FDG), la plus courante, a une place importante à la fois dans le diagnostic, le bilan d'extension et la recherche de récidives de plusieurs localisations cancéreuses.

La TEP-TDM permet une mesure de la SUV (*standardized uptake value*) et est la plus largement utilisée en pratique clinique. Des critères de réponses ont été proposés :

– progression métabolique : augmentation de la SUV supérieure à 25 %, augmentation du plus grand diamètre de la cible métabolique supérieur à 20 % ou apparition de nouvelles cibles métaboliques ;

– réponse métabolique stable : augmentation de la SUV inférieure à 25 %, diminution inférieure à 15 % ou augmentation du plus grand diamètre de la cible métabolique inférieure à 20 % ;

– réponse métabolique partielle : diminution relative de la SUV supérieure à 15 % après la première cure et supérieure à 25 % après la deuxième cure de chimiothérapie ;

– réponse métabolique complète : normalisation de l'examen TEP.

Suivi des marqueurs tumoraux

La décroissance des marqueurs tumoraux est utile au suivi thérapeutique en oncologie. On distingue plusieurs situations rencontrées en pratique clinique :

– décroissance du marqueur : deux composantes sont à distinguer, une première, rapide, corrélée à la sensibilité tumorale au traitement et une seconde, plus lente, correspondant à un ralentissement de la vitesse de décroissance du marqueur causée par une libération de marqueur d'origine tumorale ou nécrotique (témoin d'une sensibilité clonale au traitement) ;

– concentration minimale ou nadir : indicateur de la masse tumorale résiduelle ;

– ré-ascension ou récidive biologique : traduit par une augmentation exponentielle de marqueur.

L'interprétation doit donc être prudente en gardant à l'esprit qu'aucun des marqueurs n'est totalement spécifique du cancer ou de l'organe concerné et que le dosage ne peut être fiable à 100 %.

Parmi les marqueurs les plus couramment utilisés :

– PSA : cancer de la prostate ;

– CA 15-3 : cancer du sein ;

– ACE (antigène carcino-embryonnaire) : cancer colorectal ;

– NSE (*neurone specific enolase*) : cancer bronchique à petites cellules et tumeurs endocrines peu différenciées ;

– CA 125 : tumeurs épithéliales de l'ovaire ;

– CA 19-9 : cancer du pancréas ;

– hCG : tumeurs germinales (choriocarcinomes) ;

– calcitonine : cancer médullaire de la thyroïde ;

– thyroglobuline : cancers épithéliaux de la thyroïde ;

– α-fœtoprotéine : carcinome hépatocellulaire et tumeurs du sac vitellin.

Suivi de marqueurs moléculaires circulants

Il devient possible d'assurer un monitoring des cellules tumorales circulantes lorsqu'une mutation clonale est identifiée. Cela permet de suivre la disparition du clone sensible, l'émergence du clone résistant et donc d'identifier le moment d'un changement de traitement. Le modèle clinique actuel concerne l'adénocarcinome pulmonaire avec mutation activatrice de l'EGF-R. Celle-ci est une indication, au stade métastatique, d'un traitement par inhibiteur de tyrosine kinase anti-EGF-R (géfitinib, erlotinib, afatinib). En cas d'apparition dans les cellules circulantes d'un clone porteur de la mutation T790M, l'osimertinib est indiqué en relais. La mutation peut être recherchée sur l'ADN tumoral circulant à partir d'un prélèvement sanguin.

Bibliographie

1. Durand JP, Mir O, Coriat R et al. Validation of the Cochin risk-index score (CRIS) for life expectancy prediction in terminally ill cancer patients. Supp Care Cancer, 2012, *20* : 857-864.
2. French Speaking Society of Clinical Nutrition and Metabolism (SFNEP), Senesse P, Bachmann P et al. Clinical nutrition guidelines of the French Speaking Society of Clinical Nutrition and Metabolism (SFNEP) : summary of recommendations for adults undergoing non-surgical anticancer treatment. Dig Liver Dis, 2014, *46* : 667-674.
3. Goldwasser F. Processus décisionnel chez le patient atteint de cancer en défaillance vitale. *In* : L Puybasset. Enjeux éthiques en réanimation. Paris, Springer, 2010 : 393-404.
4. Huillard O, Mir O, Peyromaure M et al. Sarcopenia and body mass index predict sunitinib-induced early dose-limiting toxicities in renal cancer patients. Br J Cancer, 2013, *108* : 1034-1041.

Chapitre S09-P01-C03
Médicaments antitumoraux

Jennifer Arrondeau et François Goldwasser

Généralités

Les médicaments antitumoraux ont pour objectif commun de réduire la quantité totale de cellules tumorales dans l'organisme, via une action systémique. Cette action sur le syndrome tumoral peut s'accompagner d'un bénéfice clinique lié à la réduction des volumes tumoraux, d'une augmentation de la durée sans progression tumorale, d'un gain en survie globale, voire d'une guérison. L'effet sur le syndrome tumoral est lié à l'induction d'une mort cellulaire, consécutive à trois grandes classes de mécanismes d'action que nous passons en revue ci-dessous.

Interaction avec le métabolisme de l'ADN

Cet effet antitumoral est le mécanisme d'action des agents cytotoxiques conventionnels. Provoquer des lésions de l'ADN, directes (alkylants, platines) ou médiées par une ADN topo-isomérase (anthracyclines, épipodophyllotoxines, camptothécines) est particulièrement efficace dans les tumeurs très prolifératives, par exemple les tumeurs germinales ou les carcinomes bronchiques à petites cellules. L'inhibition de la synthèse de l'ADN (antifolates, antipyrimidiques, antipuriques) est un mécanisme d'action permettant un effet cytotoxique souvent au moins additif voire synergique avec celui des médicaments qui endommagent l'ADN. Ainsi beaucoup de bichimiothérapies associent-elles les deux actions (FOLFOX, anthracycline-Ara-C, gemcitabine-platine…). Enfin, un effet cytotoxique peut être consécutif à une interaction avec la mitose et la séparation des chromosomes en perturbant le cytosquelette (taxanes, alcaloïdes de la vinca, halichondrines).

Interaction avec une voie de signalisation cellulaire critique pour la survie cellulaire des cellules tumorales

La première inhibition de voies de signalisation cellulaire a été obtenue par les hormonothérapies dans les cancers du sein et de la prostate. Au fur et à mesure de l'identification de nouvelles cibles moléculaires, ont été développées de petites molécules orales dont la propriété commune est d'inhiber l'activité tyrosine kinase sur le versant intracellulaire des récepteurs transmembranaires. Alternativement ont été développés des anticorps monoclonaux bloquant le site extramembranaire d'un récepteur de voie de signalisation (récepteur de l'*epidermal growth factor* [EGF], récepteur du *vascular endothelium growth factor* [VEGF], récepteur d'*insulin-like growth factor* [IGF]…).

L'emploi de l'expression « thérapie ciblée » est souvent abusif et utilisé pour décrire l'ensemble de ces médicaments. Ils ont en commun d'avoir été développés non pas comme les cytotoxiques sur des tests de *screening* in vitro sur des lignées cellulaires, mais à partir de l'identification de leur cible. Toutefois, tous les médicaments ont une cible d'action. Il est préférable de réserver l'expression thérapie ciblée aux situations pour lesquelles il est possible a priori de prédire que le patient sera sensible au traitement (on parle de médecine de précision ou de population ciblée), à partir d'un test (biomarqueur) prédictif de l'efficacité du traitement. Par exemple :
– amplification du gène *HER2* dans un cancer du sein, prédictif de l'efficacité des anti-HER2 ;
– hyperexpression des récepteurs de l'œstradiol dans le cancer du sein ;
– mutation activatrice du gène *EGF-R* prédictive de l'activité des inhibiteurs oraux de l'EGF-R ;
– mutation activatrice V600E du gène *braf* prédictive de l'activité des inhibiteurs de braf dans les mélanomes.

En revanche, la présence de la même anomalie moléculaire dans un autre modèle tumoral clinique n'a pas nécessairement les mêmes conséquences et le même rôle clef dans la survie cellulaire, et n'est pas une indication automatique à l'utilisation de l'inhibiteur.

Stimulation de la réponse lymphocytaire cytotoxique

L'immunothérapie a été une approche thérapeutique envisagée très tôt mais longtemps sans succès faute de connaître les points de contrôle moléculaires de la réponse immunitaire et leur régulation. Elle est encore loin d'être maîtrisée, mais l'identification de plusieurs cibles moléculaires exprimées par les lymphocytes et/ou les cellules tumorales, conditionnant la reconnaissance immunitaire et la réponse lymphocytotoxique, a permis d'obtenir, au cours des dernières années, des résultats bénéfiques et reproductibles. C'est désormais le champ thérapeutique qui fait l'objet du plus d'essais thérapeutiques de nouvelles molécules. La preuve d'un effet sur la survie est déjà acquise dans les formes métastatiques de mélanome, de cancer pulmonaire non à petites cellules, de cancer du rein et de cancer de la vessie, ainsi que dans les cancers avec instabilité des microsatellites (MSI+). Pour le moment, des médicaments dirigés vis-à-vis de deux cibles thérapeutiques ont montré leur efficacité et ont obtenu une autorisation de mise sur le marché (AMM) : CTLA-4 et PD1.

Au total, l'interaction avec le métabolisme de l'ADN a été le mécanisme d'action des médicaments antitumoraux développés de 1950 à 2010. Les derniers médicaments de cette nature commercialisés témoignent d'un épuisement de cet axe de recherche, car leur mécanisme d'action est peu original (cabazitaxel dans le cancer de la prostate, éribuline dans le cancer du sein). L'interaction avec une voie de signalisation cellulaire, initiée avec le tamoxifène dans les années 1960 connaît actuellement son apogée avec la multiplication des inhibiteurs de tyrosine kinases. Les limites de cette approche thérapeutique sont désormais visibles, avec une trop grande imprévisiblité de la biodisponibilité, et l'émergence systématique de clones mutants résistants. L'essor des immunothérapies ne fait que débuter et va sans doute dominer la décennie à venir. L'identification de biomarqueurs prédictifs de la réponse tumorale, l'évaluation des associations d'immunothérapies agissant sur des points distincts, et la maîtrise des coûts sont les grandes questions qui accompagnent leur développement.

Interaction avec le métabolisme de l'ADN

Antimétabolites

Les anti-métabolites interfèrent avec la synthèse de l'ADN et de l'ARN. Ils agissent pendant la phase S du cycle cellulaire. Trois classes peuvent être distinguées :
– les antifolates : méthotrexate, pémétrexed, raltitrexed ;

– les analogues pyrimidiques : 5-fluoro-uracile (5-FU) et dérivés, gemcitabine, cytarabine ;
– les analogues puriques : fludarabine, mercaptopurine.

Méthotrexate

Les antifoliques, dont fait partie le méthotrexate, agissent en ciblant des enzymes impliquées dans la synthèse d'acides nucléiques avec notamment la dihydrofolate réductase (DHFR) et la thymidylate synthétase (TS).

Mode d'action

Le méthotrexate est ainsi un compétiteur de l'acide folique, et cible la dihydrofolate réductase. Après son entrée dans la cellule, le méthotrexate est polyglutaminé ce qui l'empêche de ressortir de la cellule. Le méthotrexate et l'acide folinique possèdent le même transporteur cellulaire, présent essentiellement dans les cellules saines et absent dans les cellules tumorales. À haute dose, le méthotrexate pénètre dans les cellules tumorales par un mécanisme de diffusion passive, et peut également pénétrer dans les cellules saines grâce à son transporteur. L'acide folinique à plus faible concentration peut aussi intégrer les cellules saines grâce à son transporteur, mais n'intègre pas les cellules tumorales compte tenu de sa faible concentration. Son administration concomitante avec le méthotrexate permet ainsi de protéger les cellules saines sans altérer l'action de celui-ci sur les cellules tumorales.

Mode d'utilisation

Avec des doses conventionnelles de méthotrexate de 25 à 100 mg/m^2, la concentration plasmatique varie de 1 à 10×10^6 mol/l. Les administrations de méthotrexate à haute dose (à partir de 1,5 g/m^2) permettent un pic de 1 à 10×10^4 mol/l. Le principal métabolite du méthotrexate est le 7-OH-MTX, et sa concentration peut excéder celle du méthotrexate, en particulier lors des schémas de méthotrexate à haute dose. À faibles doses, le méthotrexate est éliminé de façon inchangée alors que, à haute dose, le méthotrexate et son métabolite sont éliminés dans les urines à la fois par filtration et par sécrétion active. L'alcalinisation des urines facilite l'excrétion rénale en augmentant sa solubilité et en évitant sa précipitation dans les tubules rénaux. L'administration de bicarbonates de sodium doit permettre de maintenir un pH urinaire supérieur à 7,0. Le monitoring des concentrations plasmatiques de méthotrexate, lorsqu'il est utilisé à haute dose, est essentiel pour éviter une phase de distribution tardive responsable de la plupart des toxicités. Les mesures de prévention de la toxicité sont ainsi l'hyperhydratation, l'alcalinisation des urines, le monitoring des concentrations plasmatiques et le sauvetage par administration d'acide folinique.

L'efficacité du traitement par méthotrexate à haute dose dépend à la fois du pic plasmatique et de son AUC (*area under the curve*).

L'hyperhydratation et l'alcalinisation des urines doivent être débutées avant l'administration de méthotrexate haute dose et prolongées pendant les 48 à 72 heures après. Cependant l'hyperhydratation précoce diminue l'AUC du méthotrexate et certains protocoles recommandent ainsi une administration de bicarbonates à 8,4 ‰, permettant une efficacité plus longue et une diminution de l'hyperhydratation. Le pic doit être mesuré en fin de perfusion (à H4), afin de déterminer l'efficacité du traitement. L'administration d'acide folinique doit être initiée 24 heures après l'injection de méthotrexate à haute dose et maintenue jusqu'à ce que le taux de méthotrexate plasmatique soit indétectable.

Toxicités

Les principales toxicités sont hématologiques, muqueuses, rénale et hépatique. La mucite apparaît généralement entre le 3e et le 7e jour après l'administration du méthotrexate et précède la myélosuppression, en particulier la neutropénie, mais aussi l'anémie et la thrombopénie. Le méthotrexate ne doit pas être administré chez les patients ayant un épanchement pleural ou péritonéal, du fait d'un risque d'accumulation du médicament à ce niveau et donc d'augmentation de la toxicité. Le type de toxicité dépend également du mode d'administration. L'administration de méthotrexate à haute dose peut être responsable de cytolyse hépatique, de dégradation de la fonction rénale, de vomissement ou d'éruption cutanée, alors que l'administration chronique peut être responsable d'une cirrhose, d'une pneumopathie interstitielle, d'une fibrose portale, d'une ostéoporose ou d'une immunosuppression. Il peut également exister une toxicité neurologique, en cas d'administration intrathécale ou à haute dose, à type d'arachnoïdite le plus fréquemment, généralement réversible sans séquelle. En cas de décroissance trop lente du taux de méthotrexate plasmatique, malgré l'administration d'acide folinique et l'hyperhydratation, l'administration de carboxypeptidase est recommandée.

Indications

Le méthotrexate à haute dose est utilisé dans le traitement des ostéosarcomes, des lymphomes non hodgkiniens et des leucémies aiguës lymphoblastiques. Il est également indiqué à des doses plus faibles dans le traitement des cancers urothéliaux, des cancers ORL, des tumeurs trophoblastiques ou des cancers du sein. De plus il peut être utilisé par voie intrathécale dans les méningites carcinomateuses et dans les hémopathies malignes. En outre, le méthotrexate peut être utilisé de façon chronique à des doses beaucoup plus faibles dans des pathologies inflammatoires non tumorales telles que la polyarthrite rhumatoïde ou le psoriasis.

Pémétrexed

Mode d'action

Le pémétrexed agit pendant la phase S du cycle cellulaire. Il agit sur trois cibles enzymatiques : la dihydrofolate réductase, la thymidylate synthétase et la glycinamide ribonucléotide formyl transférase (GFRT), qui sont des enzymes dépendantes des folates essentiellement impliquées dans la synthèse de novo des bases puriques et de la thymidine. Comme le méthotrexate, le pémétrexed est polyglutaminé à son entrée dans la cellule, ce qui le rend beaucoup plus puissant que sa forme monoglutaminée.

Mode d'utilisation

Le pémétrexed a une élimination essentiellement rénale. Il est ainsi contre-indiqué en cas d'une clairance de la créatinine inférieure à 45 ml/min, et il faut éviter l'utilisation concomitante d'anti-inflammatoires non stéroïdiens (AINS).

Le pémétrexed s'administre par voie intraveineuse en environ 10 minutes.

En raison du risque allergique, il est recommandé de prescrire une corticothérapie courte encadrant l'administration. D'autre part, pour diminuer le risque de toxicité hématologique, il faut prescrire une supplémentation vitaminique au patient, par vitamine B_{12} et acide folique, à débuter avant le début du traitement et à poursuivre 3 semaines après la fin du traitement.

Toxicités

Les principales toxicités du pémétrexed sont hématologiques (largement diminuées par la supplémentation vitaminique), digestives, rénales et hépatiques (cytolyse). Il peut également exister un rash cutané, dont la survenue est diminuée par la prémédication par corticoïdes. Plus rarement, on peut observer une hypersécrétion lacrymale ou une conjonctivite ainsi que la survenue d'œdèmes.

Indications

Ses principales indications sont le cancer bronchique non à petites cellules à prédominance non épidermoïde, en première ligne en association à un sel de platine ou en deuxième ligne en monothérapie, et le mésothéliome en association à un sel de platine.

5-Fluoro-uracile et dérivés

Mode d'action

Le 5-fluoro-uracile (5-FU) agit sur les cellules cancéreuses principalement par l'inhibition de la thymidylate synthétase, mais aussi en s'incorporant dans l'ARN ou l'ADN. La thymidylate synthétase permet de catalyser la méthylation du désoxyuridine monophosphate (dUMP) en désoxythymidine monophosphate (dTMP). Le 5-FU est converti dans les cellules en fluorodésoxyuridine monophosphate (FdUMP) qui va former un complexe avec la thymidylate synthétase, bloquant ainsi son action et inhibant donc la production de dTMP dont la déplétion est une cause essentielle à la toxicité du 5-FU.

La capécitabine est une prodrogue du 5-FU et son activation se fait par trois enzymes différentes : la carboxylestérase dans le foie, puis la cytidine désaminase dans le foie et les tissus tumoraux et la thymidine phosphorylase qui est exprimée plus fortement dans les tissus tumoraux.

Le 5-FU a un métabolisme hépatique et est dégradé principalement par la dihydropyrimidine déshydrogénase (DPD). Il peut exister un déficit partiel ou complet de cette enzyme (3-5 % et 0,2 % de la population respectivement) ce qui entraîne une surexposition au médicament et donc un surcroît de toxicité, pouvant exceptionnellement être fatal. Le dépistage d'un tel déficit n'est pas réalisé en pratique courante, mais doit être envisagé en cas de toxicité inhabituellement sévère.

Mode d'utilisation

Le 5-FU est généralement donné en combinaison avec de l'acide folinique qui est un modulateur stabilisant le complexe ternaire FdUMP-thymidylate synthétase-folate ce qui prolonge l'inhibition de la thymidylate synthétase et donc augmente l'activité antitumorale.

Il est principalement utilisé en perfusion continue, souvent à l'aide d'un diffuseur portable. Certains protocoles prévoient un bolus avant l'administration continue.

La capécitabine est donnée sous forme de comprimés par voie orale, à raison de 2 fois par jour.

Toxicités

Les toxicités peuvent varier en fonction du mode d'administration. Le bolus entraîne principalement une toxicité hématologique et muqueuse. En revanche, le risque hématologique est largement diminué avec l'administration continue. Les principales toxicités sont alors digestives avec principalement des diarrhées, muqueuses avec des mucites et cutanées avec le risque d'un syndrome mains-pieds et d'une photosensibilisation. Il faut également souligner une possible toxicité cardiaque aiguë à type de spasme coronarien, mais aussi de troubles du rythme, qui peut survenir jusque dans les 72 heures après la fin de la perfusion. D'autre part le 5-FU peut être responsable d'une toxicité neurologique aiguë, avec un syndrome cérébelleux, et parfois de troubles cognitifs. En ce qui concerne la capécitabine, ses principales toxicités sont une diarrhée et le syndrome mains-pieds, plus fréquent qu'avec le 5-FU par voie intraveineuse.

Indications

Le 5-FU a un spectre large, principalement utilisé pour le traitement des cancers digestifs en association avec l'oxaliplatine ou l'irinotécan. Il est aussi utilisé dans les cancers du sein et les cancers ORL.

Gemcitabine

Mode d'action

La gemcitabine est un analogue de la déoxycytidine. Elle est activée au niveau intracellulaire par la désoxycytidine kinase (dCK) en métabolite mono- et triphosphate et peut alors s'incorporer dans l'ADN, inhiber l'ADN polymérase et aussi s'incorporer dans l'ARN.

Mode d'utilisation

La gemcitabine s'administre par voie intraveineuse, généralement en perfusion brève de 30 minutes.

Il faut souligner le caractère très radiosensibilisant de la gemcitabine qui contre-indique son utilisation de façon concomitante à une radiothérapie et qui impose un délai d'environ 4 semaines entre son administration et une radiothérapie.

Toxicités

La gemcitabine est globalement bien tolérée. Elle a une toxicité hématologique portant surtout sur la lignée plaquettaire, une toxicité digestive avec essentiellement des nausées. Il peut exister un syndrome pseudo-grippal dans les heures suivant son administration. Exceptionnellement peuvent survenir une pneumopathie interstitielle ou un syndrome hémolytique et urémique.

Indications

La gemcitabine est utilisée dans le cancer bronchique non à petites cellules, dans le cancer du pancréas ou des voies biliaires, dans le cancer de la vessie et dans le cancer du sein. Elle peut être utilisée en monothérapie ou en association avec d'autres cytotoxiques.

Alkylants

Sels de platine

Mode d'action

Les sels de platine sont largement utilisés en cancérologie, et il en existe trois principaux : le cisplatine, le carboplatine et l'oxaliplatine. Ils sont souvent utilisés en association avec d'autres cytotoxiques, ou thérapies ciblées ou de la radiothérapie, dans de nombreux types tumoraux.

Le cisplatine a transformé le pronostic des tumeurs germinales. Il est composé d'un noyau de platine et de deux amines et de deux groupes chlore en configuration cis. Le carboplatine a un profil de toxicité plus favorable, avec un spectre d'activité souvent comparable au cisplatine, mais avec moins d'effets indésirables. Structurellement, le carboplatine diffère du cisplatine par un groupe de cyclobutane dicarboxylate à la place du chlore. L'oxaliplatine a un spectre d'activité différent des deux sels de platine précédents avec une efficacité démontrée dans les cancers colorectaux, contrairement au carboplatine et au cisplatine. Il est composé d'un noyau avec un fragment oxalo, avec un ligand 1,2-diaminocyclohexane.

Les composés platine exercent leur activité antitumorale, en formant des liaisons covalentes appelées « adduits », qui peuvent être inter- ou intrabrins. Leur mécanisme d'action est indépendant du cycle cellulaire, comme pour tous les agents alkylants.

Mode d'utilisation

L'évaluation de la fonction rénale est primordiale avant l'administration d'un sel de platine, notamment pour le carboplatine et le cisplatine. La clairance de la créatinine doit être évaluée avant leur administration, selon la formule MDRD (*modification of diet in renal disease*) ou Cockroft.

Le cisplatine ne doit pas être administré si la clairance de la créatinine est inférieure à 60 ml/min. De même, il faut éviter toutes les co-médications pouvant influencer la fonction rénale, telles que les AINS ou les injections de produit de contraste iodé. De plus, afin d'éviter sa toxicité rénale aiguë, à type de nécrose tubulaire aiguë, l'administration du cisplatine nécessite une hyperhydratation sodée préalable et à poursuivre pendant 24 heures au décours. Il faudra également surveiller la diurèse. Il est recommandé de ne pas forcer la diurèse avec des diurétiques, car cela risque de provoquer une hypoperfusion rénale qui augmenterait la toxicité du médicament. La surveillance de la fonction rénale est primordiale avant chaque cycle de chimiothérapie et toute dégradation de celle-ci devra faire interrompre le traitement.

La dose de carboplatine n'est pas calculée en fonction de la surface corporelle comme la majorité des chimiothérapies mais en fonction de la clairance de la créatinine, permettant de calculer ainsi l'exposition au médicament, ce dernier étant exclusivement éliminé par voie rénale. La dose est exprimée en AUC calculée selon la formule de Calvert et Egorin ou selon celle de Chatelut. Contrairement au cisplatine, le carboplatine ne nécessite pas d'hyperhydratation. Il est souvent utilisé en substitution du cisplatine quand la fonction rénale est altérée.

L'oxaliplatine n'est pas néphrotoxique, mais contre-indiqué si la clairance de la créatinine est inférieure à 30 ml/min.

Toxicités

Les sels de platine ont en commun une toxicité digestive, avec notamment des nausées ou vomissements pouvant être sévères avec le cisplatine. L'utilisation préventive d'anti-émétiques de type sétrons et aprépitants est impérative.

Le cisplatine a une toxicité rénale qui peut être aiguë mais aussi cumulative. Le cisplatine est également responsable d'une toxicité neurologique cumulative à type de polyneuropathie sensitive distale. Il est ototoxique.

Le carboplatine a une toxicité principalement hématologique, avec une atteinte en particulier de la ligne plaquettaire. Les deux autres sels de platine ont également une toxicité hématologique, mais moins marquée.

L'oxaliplatine peut induire une neurotoxicité périphérique caractéristique, aiguë et réversible, caractérisée par des paresthésies favorisées par le froid, au niveau des mains et des pieds mais aussi pharyngolaryngées. Elle peut devenir cumulative et nécessite alors l'arrêt de l'oxaliplatine.

Indications

Les sels de platine sont très largement utilisés en oncologie.

Le cisplatine a pour principales indications les cancers bronchiques, les cancers de l'œsophage ou de l'estomac, les cancers ORL, les cancers urothéliaux ou encore les tumeurs germinales.

Le carboplatine est utilisé dans les cancers gynécologiques (ovaire ou col). Il est également fréquemment utilisé en remplacement du cisplatine en cas de contre-indication ou de mauvaise tolérance à ce dernier.

L'oxaliplatine est, pour sa part, principalement utilisé dans le traitement des cancers colorectaux, en association avec le 5-FU, ainsi que dans les cancers pancréatiques en association avec le 5-FU et l'irinotécan. Il ne s'utilise jamais en monothérapie.

Autres alkylants

Ils sont principalement composés de moutardes azotées (cyclophosphamide, ifosfamide, ou melphalan), d'alkylants triazènes (témozolomide ou dacarbazine), d'alkyl sulfonate (busulfan), de nitroso-urées (carmustine, lomustine et fotémustine), d'éthylène-imines (thiotépa), et d'autres plus difficilement classables comme la trabectédine ou encore la mitomycine C.

Nous traiterons ici uniquement des moutardes azotées et, plus précisément, des oxazaphosphorines que sont le cyclophosphamide et l'ifosfamide.

Mode d'action

Ce sont les molécules anticancéreuses les plus anciennes, dont l'utilisation a débuté après l'observation des effets secondaires des gaz moutarde utilisés pendant la Première Guerre mondiale. Les oxazaphosphorines ont la particularité d'être des prodrogues qui nécessitent d'être métabolisées pour être actives. Elles sont métabolisées par le foie principalement, et converties en acroléine et moutarde phosphoramide. La réaction d'alkylation consiste en la réalisation de ponts intra- ou interbrins au niveau de l'ADN par une liaison covalente d'une chaîne hydrocarbonée. Ces médicaments sont indépendants du cycle cellulaire.

Mode d'utilisation

L'acroléine a pour principal risque la survenue d'une cystite hémorragique. Afin de prévenir cette toxicité, il est recommandé une bonne hydratation permettant une diurèse continue, ainsi que la co-administration systématique de mesna qui chélate l'acroléine.

Toxicités

Le cyclophosphamide et l'ifosfamide ont une toxicité médullaire limitante, proportionnelle à la dose administrée. L'effet le plus marqué est la neutropénie.

Une toxicité particulière à cette classe de médicaments est la cystite hémorragique, en rapport avec l'accumulation intravésicale d'acroléine.

L'ifosfamide peut aussi avoir une toxicité rénale, dose-dépendante, qui est favorisée par une mauvaise hydratation ou une fonction rénale altérée au préalable. Il peut aussi avoir une toxicité neurologique centrale, à type d'encéphalopathie, qui est réversible. Si besoin, son traitement repose sur l'administration intraveineuse de bleu de méthylène.

Indications

Le cyclophosphamide est utilisé dans plusieurs types de tumeurs. Il reste en particulier prescrit aujourd'hui pour le traitement des cancers du sein.

L'ifosfamide est principalement utilisé dans le traitement des sarcomes.

Inhibiteurs des topo-isomérases

Inhibiteurs des topo-isomérases I (irinotécan, topotécan)

Mode d'action

À l'état physiologique, l'ADN est enroulé sur lui-même. Les topo-isomérases sont des enzymes essentielles permettant la régulation de cet état d'enroulement de l'ADN, pour permettre le bon déroulement des processus cellulaires tels que la réplication, la transcription, la recombinaison ou le remodelage de l'ADN. La topo-isomérase I est une enzyme nucléaire ubiquitaire qui permet de maintenir la conformation tridimensionnelle de l'ADN. Elle catalyse la relaxation de la super-hélice d'ADN pendant sa réplication et sa transcription, en réalisant une cassure simple brin transitoire et transfère le bras non cassé à travers la coupure avant de procéder à la religation. L'inhibition de cette enzyme est donc létale et mène à la mort cellulaire.

Les inhibiteurs de la topo-isomérase agissent pendant les phases S et G2/M. La plupart des inhibiteurs de la topo-isomérase I sont des analogues de la camptothécine, dérivés de l'arbre chinois *Camptotheca acuminata*, tels que l'irinotécan ou le topotécan. Ils interagissent avec la topo-isomérase I et l'inhibent en réalisant une liaison covalente avec cette dernière. Leur mode d'action étant cycle cellulaire-dépendant, le schéma d'administration est important.

L'irinotécan a comme principal métabolite actif le SN-38. La principale voie de détoxification de SN-38 est hépatique, en étant conjugué par l'enzyme UDP-glucuronosyltransférase 1A1 (UGT1A1). Il existe un polymorphisme génétique de l'UGT1A1, pouvant conduire à une diminution de l'activité enzymatique et donc augmenter les concentrations plasmatiques de SN-38.

Mode d'utilisation

L'irinotécan s'utilise uniquement par voie veineuse. L'une des principales toxicités aiguës est un syndrome cholinergique se manifestant par des diarrhées précoces et un ensemble de symptômes tels qu'hypersudation, crampes abdominales, larmoiements, myosis et hypersalivation. Afin de prévenir au mieux cet effet secondaire, une injection sous-cutanée d'atropine peut être réalisée avant la perfusion d'irinotécan. L'irinotécan a un métabolisme hépatique et une élimination biliaire. Une adaptation des doses devra être faite en cas d'augmentation de la bilirubine.

Le topotécan peut être administré par voie intraveineuse ou par voie orale.

Toxicités

L'irinotécan a comme principale toxicité la survenue d'une diarrhée aiguë, pouvant survenir dans les cinq jours suivant son administration. Les patients doivent être avertis de cette toxicité, ainsi que de la nécessité de bien s'hydrater si celle-ci survient, et une prescription de lopéramide si nécessaire doit être remise au patient. Si la diarrhée est sévère, ou s'accompagne de fièvre, une hospitalisation est nécessaire.

Le topotécan a comme principale toxicité une myélosuppression sévère.

Indications

L'irinotécan a comme principale indication les tumeurs gastro-intestinales.

Le topotécan, quant à lui, est généralement utilisé en monothérapie, dans les cancers de l'ovaire résistants au platine ou les cancers bronchiques à petites cellules résistants au platine. Il peut aussi être utilisé en association avec le cisplatine dans les cancers du col de l'utérus.

Inhibiteurs des topo-isomérases de type II : anthracyclines, étoposide

Les inhibiteurs de topo-isomérase II regroupent plusieurs molécules, à savoir les anthracyclines, les épipodophyllotoxines dont l'étoposide, la mitoxantrone ou encore la dactinomycine.

Nous aborderons ici uniquement les deux principales, à savoir les anthracyclines et l'étoposide.

Mode d'action

Les inhibiteurs de la topo-isomérase II ciblent la topo-isomérase II, qui intervient dans la relaxation de la double hélice d'ADN pendant les phases de réplication et de transcription.

Les anthracyclines ont aussi été appelées des agents intercalants du fait de leur propriété de s'intercaler entre les deux brins d'ADN. D'autres propriétés des anthracyclines ont été décrites telles qu'une génération de radicaux libres ou une inhibition des hélicases qui séparent les deux brins de l'ADN avant les phases de réplication et de transcription.

L'étoposide, contrairement aux anthracyclines, ne s'intercale pas entre les deux brins de la molécule d'ADN, mais stabilise le complexe formé par la topo-isomérase II et l'ADN et empêche ainsi la religation des brins d'ADN.

Mode d'utilisation

Les anthracyclines ne peuvent être administrées que par voie intraveineuse, de préférence sur une voie centrale car, en cas d'extravasation, le risque de nécrose cutanée est important. Une adaptation des doses doit être réalisée en cas d'insuffisance hépatique. Compte tenu du risque de toxicité cardiaque, une évaluation de celle-ci doit être réalisée en préthérapeutique. Une dose maximale cumulative d'anthracyclines est recommandée pour éviter cette toxicité (épirubicine 900 mg/m^2, adriamycine 550 mg/m^2). Les formes liposomiales des anthracyclines n'ont pas ce risque de cardiotoxicité ; en revanche, il existe un risque de réaction anaphylactique, devant appeler à la vigilance à la première injection.

L'étoposide peut s'administrer par voie intraveineuse ou par voie orale. Il se lie fortement à l'albumine. Ainsi le bilan avant prescription doit-il comporter une évaluation nutritionnelle avec notamment dosage de l'albuminémie; une diminution de celle-ci augmente la fraction libre du médicament et donc le risque de toxicité et une diminution des doses est alors recommandée. De même, une hyperbilirubinémie risque d'augmenter l'exposition au médicament. Enfin, une partie de l'étoposide est éliminée par le rein sous forme inchangée, et la prescription doit donc aussi tenir compte de la fonction rénale.

Toxicités

La principale toxicité des anthracyclines est la cardiotoxicité. Il existe trois formes de toxicité cardiaque.

La plus commune est une insuffisance cardiaque chronique, survenant généralement dans l'année qui suit le traitement. Le risque est principalement lié à la dose cumulée d'anthracyclines délivrée. Les deux autres formes sont plus rares, à savoir une forme aiguë qui se manifeste par des anomalies électrophysiologiques ou des troubles du rythme, et une forme tardive qui peut survenir plus d'un an après le traitement, avec des insuffisances cardiaques congestives ou des troubles du rythme.

Les autres toxicités fréquentes sont hématologiques avec un risque en particulier de neutropénie, digestives, faisant partie des médicaments fortement émétisants, et l'alopécie qui est quasi constante. L'autre risque est l'extravasation qui peut être responsable de nécroses cutanées importantes.

Les anthracyclines ont aussi pour caractéristique d'avoir une couleur rouge orangée, qui colore les urines. Les anthracyclines liposomiales provoquent un syndrome mains-pieds.

L'étoposide a pour principale toxicité la neutropénie. Il n'a pas de toxicité spécifique.

Enfin, les inhibiteurs de topo-isomérases II peuvent induire des leucémies aiguës.

Indications

Les anthracyclines ont un spectre d'action très large avec au premier plan les tumeurs mammaires, mais elles ont une AMM dans des indications larges telles que les cancers du sein, de la vessie, de l'ovaire, de l'estomac ou les sarcomes, sans oublier les hémopathies malignes. Les anthracyclines liposomiales ont des indications plus restreintes aux cancers de l'ovaire ou dans les cancers du sein.

L'étoposide est principalement indiqué dans les tumeurs bronchiques à petites cellules et les tumeurs neuro-endocrines peu différenciées. C'est également un médicament de référence pour le traitement des tumeurs germinales avec, en premier lieu, les tumeurs du testicule.

Agents actifs sur le fuseau mitotique

Les poisons du fuseau mitotique interagissent avec la phase M du cycle cellulaire. Ils perturbent la migration des chromatides qui se produit durant cette phase en altérant les polymères de tubuline. Même si l'effet antimitotique apparaît le premier, il existe toutefois également une toxicité pour le cytosquelette permettant la migration des nutriments le long des axones, de sorte que ces médicaments sont aussi neurotoxiques.

Alcaloïdes de la pervenche (vincristine, vinblastine, vinorelbine, vinflunine)

Les alcaloïdes de la pervenche sont extraits de la pervenche rose, plante originaire de Madagascar où elle était utilisée en médecine traditionnelle. Les premiers composés actifs antitumoraux furent la vincristine et la vinblastine, puis rapidement des composés semi-synthétiques ont été créés, conduisant à la mise à disposition de la vinorelbine puis de la vinflunine.

Mode d'action

Les alcaloïdes de la pervenche bloquent la polymérisation des microtubules en ciblant la tubuline, ce qui a pour conséquence une dépolymérisation des microtubules constitués et donc un arrêt du cycle cellulaire en phase M.

Mode d'utilisation

Les alcaloïdes de la pervenche sont administrés par voie intraveineuse, avec une forte recommandation pour une administration sur voie veineuse centrale, en raison de leur caractère vésicant en cas d'extravasation. La vinorelbine est le seul alcaloïde de la pervenche disponible également sous forme orale.

Leur métabolisme étant hépatique, une dysfonction hépatique, et plus particulièrement une cholestase, expose à des toxicités aiguës graves par surexposition.

Toxicités

La principale toxicité des alcaloïdes de la pervenche est neurologique. Cette toxicité est particulièrement forte pour la vincristine. La principale cible est le système nerveux périphérique avec un risque, cumulatif, de polynévrite sensitivomotrice. Le système nerveux autonome peut aussi être touché, ce qui provoque une constipation et au maximum un iléus paralytique, ou une hypotension orthostatique. L'occlusion fonctionnelle peut être impressionnante, mais rétrocède toujours sous traitement symptomatique en quelques jours. Elle doit conduire à réduire la posologie.

Indications

La vinorelbine a deux principales indications : le cancer bronchique non à petites cellules en situation adjuvante ou métastatique et le cancer du sein métastatique.

Les autres alcaloïdes de la pervenche ont également des indications en hématologie et en oncologie pédiatrique.

Taxanes (paclitaxel, docétaxel, cabazitaxel)

Les taxanes représentent la deuxième grande famille des agents actifs sur le fuseau mitotique. Le paclitaxel avait été isolé à partir d'ifs. Trois taxanes sont aujourd'hui disponibles par synthèse : le paclitaxel, le docétaxel et le cabazitaxel.

Mode d'action

À l'inverse des alcaloïdes de la pervenche, les taxanes inhibent la dépolymérisation des microtubules et les stabilisent. Le fuseau mitotique est alors bloqué, ce qui conduit à l'apoptose cellulaire.

Mode d'utilisation

Les taxanes sont uniquement administrés par voie veineuse. Des réactions d'hypersensibilité parfois graves peuvent survenir lors de leur administration ; il est donc nécessaire de réaliser une prémédication par corticoïdes. Le paclitaxel semble plus actif en schéma hebdomadaire que toutes les 3 semaines. Le rapport activité/toxicité du docétaxel conduit à l'utiliser toutes les 2 ou 3 semaines. Le cabazitaxel également est utilisé toutes les 3 semaines.

Toxicités

Les taxanes ont en commun d'être hématotoxiques avec un risque de neutropénie fébrile durant l'intercure, et d'être neurotoxiques comme tous les cytotoxiques interagissant avec les polymères de tubuline. En fonction de leur mode d'administration, les taxanes peuvent être des molécules alopéciantes. Le docétaxel peut être responsable d'une rétention hydrique, qui se caractérise par des œdèmes des membres inférieurs, une prise de poids, voire un troisième secteur. Il s'agit généralement d'une toxicité cumulative. La prémédication par corticoïdes permet également de limiter ce risque. Par ailleurs, il existe une toxicité dermatologique du docétaxel. Celle-ci peut se caractériser par une éruption maculopapuleuse, érythémateuse et prurigineuse, surtout au niveau des extrémités des membres. Celle-ci est aussi limitée par la prémédication de corticoïdes. Par ailleurs il peut exister une toxicité au niveau des phanères, qui peut être limitée par l'application d'un vernis opaque, cette toxicité étant due à une photosensibilité au niveau des ongles. Le cabazitaxel a un profil de toxicité proche du docétaxel, mais avec une toxicité neurologique moindre, et en revanche un risque accru de toxicité hématologique.

Indications

Le paclitaxel et le docétaxel ont le même spectre d'activité antitumorale mais n'ont pas été développés strictement dans les mêmes pathologies de sorte qu'ils n'ont pas les mêmes AMM. Le docétaxel a l'AMM dans les cancers du sein en situation néo-adjuvante, adjuvante et métastatique, dans les cancers bronchiques non à petites cellules métastatiques, les cancers prostatiques et gastriques métastatiques, dans le traitement d'induction des carcinomes épidermoïdes des voies aéro-digestives localement avancés et inopérables.

Le paclitaxel a une AMM dans les cancers de l'ovaire, les cancers du sein, les cancers du poumon non à petites cellules et les sarcomes de Kaposi en deuxième intention. Le cabazitaxel est indiqué dans le cancer de la prostate métastatique, en cas de résistance à la castration.

Halichondrines (éribuline)

L'éribuline mésilate est un analogue de synthèse à structure simplifiée de l'halichondrine B, une substance isolée de l'éponge marine *Halichondria okadai*. Inhibiteur de la dynamique des microtubules, elle inhibe la phase de croissance des microtubules sans altérer la phase de raccourcissement, conduisant à la formation d'agrégats de tubuline désorganisés. L'éribuline est indiquée dans le cancer du sein métastatique, au-delà de la première ligne thérapeutique, chez des patientes prétraitées par anthracyclines et taxanes. L'éribuline peut également avoir un intérêt en cas de liposarcome prétraité par anthracyclines. La toxicité aiguë limitante est hématologique avec des cytopénies touchant les trois lignées, prédominant sur les neutrophiles. Le risque est beaucoup plus important en cas de perturbations de la biologie hépatique (cytolyse, hyperbilirubinémie), et il faut exiger une biologie hépatique normale ou quasi normale pour administrer ce médicament. L'éribuline est essentiellement (jusqu'à 70 %) éliminée par excrétion biliaire. La répétition des administrations peut conduire à une neuropathie périphérique motrice et sensitive. L'éribuline peut allonger l'intervalle QT.

Autres : bléomycine

Mode d'action

Cet agent a été isolé à partir du champignon *Streptomyces verticillus* et possède une activité antimicrobienne et antitumorale. La bléomycine se lie à l'ADN pour provoquer des cassures simple brin ou double brin.

Mode d'utilisation

La bléomycine peut être administrée par voie intraveineuse, intramusculaire ou sous-cutanée.

Toxicités

La principale toxicité limitante de la bléomycine est pulmonaire et se manifeste par une pneumopathie interstitielle aiguë ou chronique. Elle se manifeste par des signes peu spécifiques tels qu'une toux ou une dyspnée. Des épreuves fonctionnelles respiratoires (EFR) préthérapeutiques avec mesure de la diffusion lente du monoxyde de carbone (DL_{CO}) sont indispensables et doivent être contrôlées en cours de traitement ; une altération significative de ces dernières doit imposer l'arrêt du traitement. Cette toxicité est cumulative, mais peut apparaître dès la première perfusion chez des personnes hypersensibles. Il convient d'abandonner définitivement le produit car la réversibilité de cette toxicité est très aléatoire et il existe un risque létal.

La bléomycine peut également avoir des toxicités cutanées, à type d'érythème le plus souvent. L'alopécie est fréquente. En revanche, la bléomycine n'est pas hématotoxique ce qui explique l'intérêt de l'administrer durant les intercures de polychimiothérapies neutropéniantes pour maintenir une action cytotoxique. L'administration à J1, J8 et J15 se fait dans les tumeurs germinales quelle que soit la numération formule sanguine. L'élimination de la bléomycine est rénale. La bléomycine est dialysable. En cas d'hypo-albuminémie ou d'insuffisance rénale, la bléomycine s'accumule et le risque de pneumopathie interstitielle aiguë fatale augmente.

Indications

La bléomycine est un médicament de référence pour les tumeurs germinales, testiculaires (protocole BEP [bléomycine, étoposide, cisplatine]) et est également utilisée dans les lymphomes.

Au total, de nombreux agents cytotoxiques sont disponibles. Il faut retenir que leur index thérapeutique est très étroit, c'est-à-dire qu'il y a peu de différence entre la dose thérapeutique et la dose toxique, voire fatale. Le clinicien doit donc être extrêmement vigilant au moment de la prescription et de l'accord d'administration. Il doit toujours avoir à l'esprit que le patient peut avoir des caractéristiques de nature à conduire à une surexposition ou une sensibilité excessive et s'imposer un temps d'analyse des risques avant d'administrer le produit. L'analyse des perturbations pharmacocinétiques possibles passe par l'analyse des fonctions rénale et hépatique, de la fixation protéique (albuminémie) et surtout de plus en plus par un temps d'analyse des interactions médicamenteuses chez des patients ayant souvent plusieurs comorbidités et étant de ce fait polymédiqués. L'analyse de l'excès de sensibilité à une exposition donnée repose sur l'étude des comorbidités. Les comorbidités qui exposent au risque le plus élevé de sepsis grave sont la dénutrition, la sarcopénie, la bronchopneumopathie chronique obstructive, la cirrhose hépatique, le diabète, et les hémopathies bénignes ou malignes associées. L'obésité, la pathologie cardiaque et le vieillissement sont également des facteurs majeurs à prendre en compte.

Interaction avec des voies vitales de signalisation cellulaire

Les actions thérapeutiques par blocage d'une ou de voies vitales de signalisation cellulaire sont réalisées soit par des hormonothérapies (voies des œstrogènes et des androgènes), soit par des inhibiteurs de tyrosine kinases (bcr-abl, braf, MEK, ALK…) soit par des inhibiteurs de tyrosine kinases et des anticorps monoclonaux (voies des récepteurs de l'EGF, d'Her2, du VEGF…).

Les inhibiteurs de tyrosine kinase sont administrés en prise quotidienne orale sans interruption. Leur biodisponibilité est très variable en raison de grandes différences interindividuelles dans l'absorption et le métabolisme hépatique. Ils ont une AMM à dose unique pour tout patient, généralement en prise quotidienne. Toutefois, les dosages plasmatiques révèlent que 25 % des patients sont sous-exposés à la dose de l'AMM. Inversement, en cas de réduction de la masse maigre, comme chez le sujet âgé, le risque de surexposition à la dose de l'AMM est très important et il est préférable d'initier le traitement chez le sujet de plus de 75 ans à une dose réduite. Enfin, ces médicaments exposent à de nombreuses interactions médicamenteuses, en particulier en raison de leur métabolisme hépatique, le plus souvent par le cytochrome 3A4. Une analyse rigoureuse avec un pharmacien hospitalier des interactions médicamenteuses possibles (en incluant les interactions avec les produits de parapharmacie), en interrogeant des bases de données, est essentielle pour réduire le risque iatrogène et les interruptions précoces de traitement pour toxicité aiguë parfois potentiellement létale. Maîtriser leurs toxicités aiguës et cumulatives, c'est accroître les chances d'induire un effet antitumoral, d'une part, et de le maintenir durablement, d'autre part. Le monitoring plasmatique a permis de mieux cerner l'exposition plasmatique à viser pour optimiser le rapport efficacité/toxicité et est essentiel pour distinguer, lors d'un échappement de la maladie, résistance tumorale ou sous-exposition au médicament. Leur utilisation est transformée par une collaboration étroite avec les pharmaciens pour l'analyse des co-médications et le monitoring plasmatique. La gestion optimisée du risque toxique est la condition pour pouvoir proposer ces traitements innovants à une population non sélectionnée de patients. Le suivi pharmacologique permet des traitements prolongés dans de bonnes conditions de tolérance chez des patients fragiles et est un outil irremplaçable pour l'interprétation d'une progression tumorale sous traitement. Le suivi clinique, optimisé par le dosage du médicament, est essentiel tant pour la compréhension des effets toxiques que pour l'optimisation de l'efficacité antitumorale.

Hormonothérapies

Les hormonothérapies orales développées dans les cancers du sein et de la prostate ont été les premières approches thérapeutiques visant une voie de signalisation cellulaire essentielle des cellules tumorales. Les anti-œstrogènes dans le cancer du sein et les anti-androgènes dans le cancer de prostate ont ainsi ouvert la voie d'une interaction pharmacologique avec la biologie de la cellule tumorale. De nouvelles hormonothérapies ont permis de prolonger la durée de vie sans progression tumorale et la survie des patients atteints de cancer du sein ou de prostate, en phase d'hormono-dépendance.

Cancer de la prostate

Les anti-androgènes périphériques utilisés pour réaliser un blocage androgénique complet sont l'acétate de cyprotérone et le bicalutamide. Ils sont utilisés en situation métastatique seuls ou en association à une castration. Le bicalutamide est indiqué également en traitement adjuvant à la prostatectomie radicale ou à la radiothérapie dans les formes de cancer prostatique localisé mais à haut risque métastatique.

Mode d'action

L'acétate de cyprotérone est un progestatif de synthèse anti-androgène, dérivé de la 17α-hydroxyprogestérone. Il réalise une inhibition compétitive de la liaison de la 5α-dihydrotestostérone à son récepteur cytosolique dans les cellules cibles. L'acétate de cyprotérone s'oppose ainsi à l'action des androgènes sécrétés par les testicules et les corticosurrénales sur les cellules tumorales. Le bicalutamide est un anti-androgène non stéroïdien, spécifique des récepteurs androgéniques, dépourvu de toute autre activité endocrinienne. Il induit une régression du cancer prostatique en bloquant, au niveau des récepteurs, l'activité des androgènes. Au plan clinique, l'arrêt de bicalutamide peut entraîner un syndrome de retrait chez certains patients.

Deux nouvelles hormonothérapies anti-androgéniques sont apparues récemment, efficaces après échappement tumoral à l'effet de la castration : l'abiratérone et l'enzalutamide. L'acétate d'abiratérone est transformé in vivo en abiratérone, un inhibiteur de la biosynthèse des androgènes. L'abiratérone inhibe de manière sélective l'enzyme 17α-hydroxylase/C17,20-lyase (CYP17). Cette enzyme est exprimée et nécessaire lors de la biosynthèse des androgènes au niveau des testicules, des glandes surrénales et des tissus tumoraux prostatiques. La CYP17 catalyse la conversion de la prégnénolone et de la progestérone en précurseurs de la testostérone, respectivement la DHEA (déhydroépiandrostérone) et l'androstènedione, par 17α-hydroxylation et rupture de la liaison C17,20. L'inhibition de la CYP17 entraîne également une augmentation de la production de minéralocorticoïdes par les glandes surrénales ce qui conduit à des précautions dans la prescription. En complément de la castration (laquelle n'affecte pas la production androgénique surrénalienne ni intratumorale), l'abiratérone abaisse le taux de testostérone sérique à un niveau indétectable.

L'enzalutamide est un inhibiteur puissant de la voie de signalisation des récepteurs aux androgènes, qui en bloque plusieurs étapes. Il inhibe de façon compétitive la liaison des androgènes à leurs récepteurs, inhibe la translocation nucléaire des récepteurs activés, et inhibe leur fixation à l'ADN.

Toxicités

L'abiratérone est fortement liée aux protéines plasmatiques et est substrat du cytochrome 3A4. Elle est un inhibiteur des enzymes hépatiques CYP2D6 et CYP2C8. La dose recommandée est de 1 000 mg (4 comprimés de 250 mg) en une seule prise quotidienne et ne doit pas être administrée pendant le repas. La toxicité possible est hépatique, d'une part, et liée à l'effet minéralocorticoïde, d'autre part. Les taux de transaminases sériques doivent êtres dosés avant le début du traitement, toutes les 2 semaines pendant les 3 premiers mois de traitement et ensuite tous les mois. La pression artérielle, le taux de potassium sérique et la rétention hydrique doivent être surveillés mensuellement. Cependant, les patients ayant un risque significatif d'insuffisance cardiaque congestive doivent être surveillés toutes les 2 semaines pendant les 3 premiers mois du traitement et ensuite tous les mois.

L'abiratérone est prescrit systématiquement en association à 10 mg de prednisone ou de prednisolone. En revanche, l'enzalutamide ne nécessite pas d'adjonction d'un corticoïde. Le CYP2C8 joue un rôle important dans l'élimination de l'enzalutamide et dans la formation de son métabolite actif. Les effets indésirables les plus fréquents de l'enzalutamide sont l'asthénie, les bouffées de chaleur, les céphalées et l'hypertension. Les autres effets indésirables importants comprennent les chutes, les fractures non pathologiques, les troubles cognitifs et la neutropénie. La suppression androgénique est susceptible d'allonger l'intervalle QT. D'autre part, la spironolactone se lie aux récepteurs des androgènes et peut augmenter le taux d'antigène prostatique spécifique (PSA).

Cancer du sein

Les hormonothérapies actives ont été d'abord le tamoxifène, anti-œstrogène par inhibition compétitive de la liaison de l'œstradiol avec ses récepteurs, qui a toutefois un effet agoniste partiel qui rend compte d'un risque accru de cancer de l'endomètre sous traitement et une diminution des concentrations de LDL-cholestérol. Le statut du polymorphisme CYP2D6 peut être associé à une variabilité de la réponse clinique au tamoxifène. Les métaboliseurs lents sont moins sensibles, ce qui peut justifier de discuter une augmentation de dose.

Les anti-aromatases (anastrozole, létrozole, exémestane) sont des inhibiteurs non stéroïdiens de l'aromatase utilisés en situation adjuvante ou métastatique en cas de cancer du sein RE+ après la ménopause. Chez la femme ménopausée, l'œstradiol résulte principalement de la conversion, dans les tissus périphériques, de l'androstènedione en œstrone via le complexe enzymatique de l'aromatase. L'œstrone est ensuite convertie en œstradiol. Chez la femme ménopausée, l'anastrozole, à raison d'une dose quotidienne de 1 mg, a supprimé de plus de 80 % la production de l'œstradiol mesuré par une méthode de dosage hautement sensible. Les anti-aromatases, en abaissant les taux des œstrogènes circulants, peuvent entraîner une diminution de la densité minérale osseuse avec un risque accru de fracture. Chez les femmes ostéoporotiques ou à risque d'ostéoporose, la densité minérale osseuse doit être rigoureusement évaluée au début du traitement et ensuite à intervalles réguliers. Un traitement ou une prévention de l'ostéoporose doit être instauré et surveillé attentivement. Les arthralgies peuvent être un motif d'interruption de traitement.

Le fulvestrant est un antagoniste compétitif des récepteurs des œstrogènes (RE) avec une affinité comparable à l'œstradiol. Le fulvestrant est indiqué dans le traitement du cancer du sein RE+, chez la femme ménopausée, en cas de récidive pendant ou après un traitement adjuvant par un anti-œstrogène. Il bloque les actions trophiques des œstrogènes sans activité agoniste partielle. Son mécanisme d'action est associé à une diminution des taux d'expression de la protéine du récepteur des œstrogènes. Il doit être administré en deux injections consécutives de 5 ml par injection intramusculaire lente dans le muscle fessier (1-2 min/injection), une dans chaque fesse. La dose recommandée est de 500 mg une fois par mois, avec une dose supplémentaire de 500 mg 2 semaines après la dose initiale. Il peut être responsable de nausées, et est associé à une augmentation de fréquence des infections urinaires. Il peut également induire une cytolyse.

Le palbociclib, une molécule interférant avec la régulation du cycle cellulaire en inhibant des CDK (*cyclin-dependent kinase*) (CDK4 et CDK6), vient d'obtenir une autorisation temporaire d'utilisation (ATU) en raison du gain en survie de son association à l'hormonothérapie chez les patientes RE+.

Inhibiteurs de mTOR (évérolimus, temsirolimus)

Mode d'action

L'évérolimus est un inhibiteur oral sélectif de mTOR (*mammalian target of rapamycin*-cible de la rapamycine chez les mammifères). mTOR est une sérine-thréonine kinase dérégulée dans de nombreux cas de cancers humains. L'évérolimus se lie à la protéine intracellulaire FKBP-12 formant un complexe qui inhibe l'activité du *mTOR complex 1* (mTORC1). L'inhibition du mTORC1 interfère avec la traduction et la synthèse de protéines par réduction de l'activité de la protéine kinase ribosomique S6 (S6K1). Ce substrat de mTORC1, S6K1 phosphoryle le domaine fonctionnel du récepteur aux œstrogènes, responsable d'une activation du récepteur indépendante du ligand.

Indications

L'évérolimus est indiqué du cancer du sein RE+, métastatique, en association typiquement à l'exémestane, chez les femmes ménopausées précédemment traitées par un inhibiteur non stéroïdien de l'aromatase. L'addition d'un inhibiteur de mTOR à l'hormonothérapie habituelle du cancer du sein permet de ré-induire une réponse thérapeutique et différer le recours à des cytotoxiques. Il est aussi indiqué dans le traitement du cancer du rein après une thérapie ciblée anti-VEGF, et également utilisé pour les tumeurs endocrines d'origine gastro-intestinale, pancréatique, ou pulmonaire, bien différenciées, métastatiques.

Toxicité

Les toxicités aiguës limitantes sont les aphtes et mucites, et la pneumopathie interstitielle aiguë immuno-allergique. L'évérolimus est un substrat du CYP3A4. C'est un substrat et un inhibiteur modéré de la glycoprotéine P. Par conséquent, l'absorption puis l'élimination de l'évérolimus peuvent être influencées par les médicaments qui agissent sur le CYP3A4 et/ou la glycoprotéine P. Le temsirolimus fut disponible avant l'évérolimus et est commercialisé dans les cancers du rein métastatiques, mais sa voie exclusivement intraveineuse, en schéma hebdomadaire, a restreint son utilisation.

Inhibiteurs de la voie du VEGF (bévacizumab, aflibercept, ramucirumab, sunitinib, sorafénib, axitinib, pazopanib, régorafénib, lenvatinib, vandétanib)

Ces médicaments ont une action sur la voie du VEGF, voie clef de l'angiogenèse. Le premier anti-angiogénique disponible, le bévacizumab a montré un bénéfice en survie dans des cancers biologiquement très éloignés, confirmant l'intérêt de cibler le stroma tumoral, génétiquement stable.

Indications

Ils peuvent être efficaces dans les cancers du rein, en particulier les formes indolentes (sunitinib, sorafénib, axitinib, pazopanib, bévacizumab), les carcinomes hépatocellulaires (sorafénib, régorafénib), les cancers de la thyroïde (sorafénib, lenvatinib, vandétanib), les cancers colorectaux (bévacizumab, aflibercept, régorafénib) et les cancers gastriques (ramucirumab).

Toxicités

Leur toxicité aiguë est une toxicité de classe liée à l'action sur l'angiogenèse. Elle est artérielle (HTA), digestive, cutanée. Leur toxicité cumulative concerne l'ensemble de la microvascularisation (hypothyroïdie, pancréatite atrophique, nécrose des têtes fémorales...). Des toxicités aiguës cardiaques sont possibles. En cas d'athérome instable, des embolies périphériques et des infarctus du myocarde, du mésentère sont possibles, par suppression de la néovascularisation présente au niveau des plaques d'athérome instables. Il est vital de ne pas interrompre le traitement stabilisateur de plaques des patients et de bien interroger le rapport bénéfice/risque en cas d'athérome sévère. L'âge constitue un facteur de risque.

Mode d'action

Ces médicaments ont en commun l'action sur la voie du VEGF mais se distinguent en fonction de leur affinité pour d'autres récepteurs à activité tyrosine kinase. Les facteurs de croissance endothéliaux vasculaires A et B (VEGF-A, VEGF-B), et le facteur de croissance placentaire (PDGF) font partie de la famille VEGF des facteurs angiogéniques qui peuvent agir comme facteurs mitogéniques, chimiotactiques et de perméabilité vasculaire pour les cellules endothéliales. VEGF-A agit par le biais de deux récepteurs à activité tyrosine kinase, VEGFR-1 et VEGFR-2, présents à la surface des cellules endothéliales. PDGF et VEGF-B se lient uniquement au VEGFR-1, également présent à la surface des leucocytes. Une activation excessive de ces récepteurs par le VEGF-A peut entraîner une néovascularisation pathologique et une perméabilité vasculaire excessive. PDGF est également impliqué dans la néovascularisation pathologique et dans le recrutement de cellules inflammatoires dans les tumeurs.

Le sunitinib est aussi un inhibiteur des récepteurs du facteur de croissance plaquettaire (PDGFR-α et PDGFR-β), des récepteurs du facteur de croissance endothélial vasculaire (VEGF-R1, VEGF-R2 et VEGF-R3), du récepteur du facteur de cellule souche (KIT), du récepteur Fms-*like* tyrosine kinase 3 (FLT3), du récepteur du facteur stimulant la formation de colonies (CSF-1R) et du récepteur du facteur neurotrophique de la lignée gliale (RET). Les tests biochimiques et cellulaires ont montré que le principal métabolite du sunitinib présentait le même pouvoir inhibiteur que le sunitinib.

Le sorafénib est un inhibiteur multikinase qui inhibe l'activité des cibles présentes dans les cellules tumorales (CRAF, BRAF, V600E BRAF, c-KIT, et FLT-3) et la vascularisation tumorale (CRAF, VEGF-R2, VEGF-R3, et PDGF-Rβ). Les RAF-kinases sont des sérine/thréonine kinases, alors que c-KIT, FLT-3, VEGF-R2, VEGF-R3, et PDGF-Rβ sont des récepteurs à tyrosine kinase.

Le pazopanib est un inhibiteur de protéine tyrosine kinase puissant, administré par voie orale, visant plusieurs cibles : des récepteurs du facteur de croissance endothélial vasculaire (VEGF-R1, VEGF-R2, et VEGF-R3), des récepteurs du facteur de croissance plaquettaire (PDGF-Rα et PDGF-Rβ) et le récepteur du facteur de cellule souche (c-KIT).

L'axitinib est un inhibiteur de tyrosine kinase puissant et sélectif des récepteurs du facteur de croissance de l'endothélium vasculaire (VEGF-R1, VEGF-R2 et VEGF-R3).

Le vandétanib est un inhibiteur puissant du récepteur 2 du facteur de croissance de l'endothélium vasculaire (VEGF-R2), et des tyrosines kinases du récepteur du facteur de croissance épidermique (EGFR) et récepteurs de tyrosine kinase (RET). Le vandétanib est également un inhibiteur submicromolaire du récepteur 3 de la tyrosine kinase de l'endothélium vasculaire.

Le lenvatinib est un inhibiteur des activités kinases des récepteurs du facteur de croissance de l'endothélium vasculaire (VEGF) VEGF-R1 (FLT1), VEGF-R2 (KDR) et VEGF-R3 (FLT4), en plus d'autres RTK liés aux voies pro-angiogéniques et oncogéniques, dont les récepteurs du facteur de croissance des fibroblastes (FGF) FGFR1, 2, 3 et 4, le récepteur du facteur de croissance dérivé des plaquettes (PDGF) PDGFR-α et les récepteurs KIT et RET. L'action sur RET explique le développement du vandétanib et du lenvatinib dans le cancer de la thyroïde.

L'aflibercept est utilisé en association à la chimiothérapie, en deuxième intention, dans les cancers colorectaux métastatiques. Également connue sous le nom de VEGF-TRAP, c'est une protéine de fusion recombinante constituée de fragments se liant au VEGF, issus des domaines extracellulaires des récepteurs VEGF humains 1 et 2, fusionnés au fragment Fc de l'IgG$_1$ humaine. L'aflibercept est une glycoprotéine dimérique. En agissant comme piège à ligand, il empêche la liaison des ligands endogènes à leurs récepteurs apparentés et, de ce fait, bloque la signalisation médiée par le récepteur. L'aflibercept se lie aux VEGF-A, PlGF et au VEGF-B humains pour former un complexe stable, inerte, qui n'a aucune activité biologique décelable.

Le ramucirumab est un anticorps humain dont l'action bloque spécifiquement le récepteur du VEGF de type 2 et empêche ainsi la liaison des VEGF-A, VEGF-C et VEGF-D. Il inhibe ainsi l'activation du récepteur du VEGF de type 2 stimulée par le ligand et ses composants de signalisation en aval, dont les protéines kinases activées par les mitogènes p44/p42, neutralisant la prolifération et la migration des cellules endothéliales humaines induites par le ligand. Il est commercialisé en addition à la chimiothérapie dans le traitement de deuxième intention des cancers bronchiques non à petites cellules, colorectaux ou gastriques, métastatiques ou localement avancés.

Inhibiteurs de la voie de l'EGF (*epidermal growth factor*) (cétuximab, panitumumab, géfitinib, erlotinib, afatinib, osimertinib)

L'EGF-R est une glycoprotéine transmembranaire, membre d'une sous-famille de récepteurs à tyrosine kinase de type I comprenant EGF-R (HER1/c-ErbB-1), HER2, HER3, et HER4. L'EGF-R favorise le développement cellulaire des tissus épithéliaux normaux, tels que la peau et les follicules pileux, et est exprimé sur un grand nombre de cellules tumorales.

Toxicités

Les médicaments inhibiteurs de la voie EGF/EGF-R partagent une toxicité de classe prédominant sur la peau et les phanères, un suivi régulier s'impose ainsi que des mesures préventives. Des soins podologiques sont bénéfiques pour prévenir les lésions sévères. Une toxicité digestive avec diarrhée est possible également. Ces médicaments provoquent des allongements des cils et une alopécie généralement partielle. Des cas rares de nécrose cutanée, de syndrome de Stevens-Johnson et de nécrolyse épidermique toxique ont été rapportés.

Indications

Les inhibiteurs de l'activité tyrosine kinase de l'EGF-R sont commercialisés dans les adénocarcinomes pulmonaires porteurs d'une anomalie moléculaire activatrice de l'EGF-R (mutation L858R et variants, délétion de l'exon 19) et en ont transformé le pronostic au point d'être prescrits en première intention en situation métastatique. Il s'agit du géfitinib, de l'erlotinib et de l'afatinib. En cas de progression tumorale, il convient de rechercher une mutation de résistance dans les cellules tumorales, soit à partir d'un prélèvement sanguin, tissulaire tumoral (nouvelle biopsie) ou urinaire. En cas de mutation de résistance T790M (deux tiers des cas de résistance acquise), l'osimertinib est proposé en relais pour traiter le clone résistant émergent. L'osimertinib est métabolisé principalement par le CYP3A4 et le CYP3A5. La dose est de 80 mg d'osimertinib une fois par jour. De nombreux autres inhibiteurs de TK sont en développement avec un spectre d'action un peu différent selon la mutation ou la délétion du gène observée.

Mode d'action

Le cétuximab est un anticorps monoclonal chimérique IgG$_1$ spécifiquement dirigé contre le récepteur de l'EGF-R. Le panitumumab est en revanche un anticorps monoclonal IgG$_2$ recombinant entièrement humain et donc moins responsable de réactions allergiques immédiates. Le cétuximab et le panitumumab sont indiqués dans le traitement des patients présentant un cancer colorectal métastatique et dont la tumeur comporte un gène RAS de type sauvage exprimant le récepteur du facteur de croissance épidermique (EGFR). En effet la mutation de k-ras est associée à une résistance aux anticorps monoclonaux anti-EGF-R dans les cancers colorectaux. Ils sont utilisés en situation métastatique, en première intention, en association à la chimiothérapie ou en deuxième intention en association ou en monothérapie. Le cétuximab est également indiqué en cas de carcinome épidermoïde de la tête et du cou, en association avec la radiothérapie en cas de maladie localement avancée, ou en association à la chimiothérapie en situation métastatique.

Inhibiteurs de BRAF (vémurafénib, dabrafénib)

Les mutations oncogéniques de BRAF conduisent à une activation constitutive de la voie RAS/RAF/MEK/ERK. La fréquence des mutations BRAF est très élevée dans certains cancers, environ 50 % dans les mélanomes, et plus rarement dans des carcinomes thyroïdiens ou pulmonaires. La mutation BRAF la plus courante est la mutation V600E, qui représente près de 90 % des mutations BRAF observées dans les mélanomes. La présence d'une mutation BRAF V600 doit être confirmée par un test validé. Le dabrafénib et le vémurafénib sont des inhibiteurs des protéines kinases RAF. En cas de mutation de BRAF en situation métastatique, ces médicaments sont le traitement de première intention du mélanome.

L'addition d'emblée d'inhibiteurs de MEK (tramétinib, cobimétinib) augmente l'efficacité du traitement et est désormais recommandée d'emblée. La dose recommandée de vémurafénib est de 960 mg (soit 4 comprimés à 240 mg) deux fois par jour.

Le vémurafénib est fortement lié aux protéines plasmatiques humaines. Le CYP3A4 est la principale enzyme responsable du métabolisme de vémurafénib Les effets indésirables les plus fréquents (> 30 %) avec le vémurafénib sont des arthralgies, de la fatigue, une éruption cutanée, des réactions de photosensibilité, des nausées, une alopécie et un prurit. Outre la photosensibilité, il existe une potentialisation de la toxicité radio-induite avec la possibilité de phénomènes de rappel et de radiosensibilisation. Surtout, une spécificité est de pouvoir induire des carcinomes épidermoïdes cutanés, ce qui exige une surveillance dermatologique très attentive et si besoin une exérèse locale.

Le dabrafénib est indiqué en monothérapie ou en association au tramétinib en cas de mélanome non résécable ou métastatique porteur d'une mutation BRAF V600. La dose recommandée de dabrafénib, utilisé en monothérapie ou en association au tramétinib, est de 150 mg (soit 2 gélules de 75 mg) deux fois par jour (soit une dose quotidienne totale de 300 mg). La dose recommandée de tramétinib, quand il est utilisé en association au dabrafénib, est de 2 mg une fois par jour. Le dabrafénib est un substrat des cytochromes CYP2C8 et CYP3A4, alors que les métabolites actifs, l'hydroxy-dabrafénib et le déméthyl-dabrafénib, sont des substrats du cytochrome CYP3A4. Le dabrafénib est un inducteur enzymatique qui augmente la synthèse des enzymes métabolisant les médicaments, dont les cytochromes CYP3A4, CYP2Cs et CYP2B6, et peut augmenter la synthèse des transporteurs. Les effets indésirables le plus fréquemment rapportés (≥ 15 %) avec le dabrafénib ont été une hyperkératose, des céphalées, des arthralgies, de la fatigue. Les cas de carcinomes épidermoïdes cutanés semblent plus rares qu'avec le vémurafénib.

Inhibiteurs de MEK (tramétinib, cobimétinib)

Le blocage de MEK est synergique avec le blocage de BRAF de sorte que les associations inhibiteur de BRAF-inhibiteur de MEK sont désormais le traitement de référence en cas de mélanome avec mutation activatrice de BRAF. Le cobimétinib est indiqué en association au vémurafénib dans les mélanomes métastatiques porteurs d'une mutation BRAF V600. Le cobimétinib est prescrit à la dose de 60 mg/j (3 comprimés de 20 mg en une prise). Il est métabolisé par le cytochrome 3A4. Une surveillance régulière des transaminases, mensuelle, et des CPK (créatine phosphokinase) tous les 3 mois, est nécessaire. La fonction cardiaque doit être évaluée avant traitement puis trimestriellement en raison d'un risque de dysfonction du ventricule gauche sous traitement. Les inhibiteurs de MEK peuvent être responsables de rétinopathie séreuse. À chaque consultation, il faut s'assurer de l'absence de trouble visuel nouveau, de diarrhée, de saignement. Il existe un risque d'hémorragie grave accru sous traitement.

Inhibiteurs d'alk, de cMet et de ros (crizotinib, céritinib)

Le crizotinib est une molécule inhibitrice sélective du récepteur à activité tyrosine kinase ALK et de ses variants oncogéniques (fusion du gène *ALK* et certaines mutations d'*ALK*). Il est également un inhibiteur du RTK du facteur de croissance des hépatocytes (HGFR, ou c-Met) et de ROS. L'efficacité antitumorale du crizotinib dépend de la dose et est corrélée avec l'inhibition pharmacodynamique de la phosphorylation des variants de fusion ALK (EML4-ALK ou NPMALK) dans des tumeurs in vivo. Il est indiqué pour le traitement du cancer du poumon non à petites cellules (CPNPC) de type adénocarcinome localement avancé ou métastatique chez des patients prétraités présentant un réarrangement du gène *ALK* (ALK positif). La recherche de la translocation ALK doit être effectuée par une plateforme hospitalière de génétique moléculaire des cancers validée par l'INCa (Institut national du cancer) pour sélectionner les patients pouvant être traités par crizotinib. La posologie initiale de crizotinib est de 250 mg par voie orale, deux fois par jour.

Le crizotinib est un substrat des CYP3A4/5 ainsi qu'un inhibiteur modéré des CYP3A. Les effets indésirables les plus fréquents (> 20 %) sont des troubles de la vision, des troubles gastro-intestinaux, des œdèmes, et de la fatigue. Biologiquement, il peut induire une augmentation des transaminases et une neutropénie. Les effets indésirables graves sont des cas d'hépatite aiguë fatale, de pneumopathie interstitielle, et la possibilité d'un allongement de l'intervalle QT. Le céritinib est indiqué chez des patients prétraités par crizotinib présentant un réarrangement du gène *ALK* (ALK positif). Il est métabolisé par le CYP3A4 et est un substrat du transporteur d'efflux glycoprotéine P (P-GP). Les effets indésirables sont similaires à ceux du crizotinib. La dose de céritinib est de 750 mg (5 gélules) par voie orale, une fois par jour.

Inhibiteurs de la voie HER2 (trastuzumab, pertuzumab, trastuzumab emtansine, lapatinib)

L'amplification du gène *HER2* est retrouvée dans certains cancers, en particulier des cancers du sein et des cancers du cardia. L'activation de cette voie de signalisation stimule puissamment la prolifération cellulaire. L'effet du blocage de cette voie a d'abord été prouvé en utilisant le trastuzumab dans des cancers du sein avec amplification d'HER2 (environ 25 % des cas). Désormais, le trastuzumab est utilisé dans le cancer du sein métastatique HER2+, en monothérapie, ou surtout en association à un taxane, parfois avec en association avec un inhibiteur d'aromatase (formes triples positives). Il est aussi utilisé en situation adjuvante pendant 1 an, après le traitement carcinologique d'une forme localisée de cancer du sein HER2+ et en situation néo-adjuvante en association à la chimiothérapie. Le trastuzumab est également utilisé en première intention dans les adénocarcinomes métastatiques de l'estomac ou de la jonction œsogastrique HER2+, en association à la capécitabine ou au 5-fluoro-uracile et au cisplatine.

Le trastuzumab est un anticorps monoclonal humanisé recombinant de classe IgG$_1$ dirigé contre le récepteur 2 du facteur de croissance épidermique humain (HER2). Le trastuzumab se lie au sous-domaine IV du domaine extracellulaire de HER2. La liaison du trastuzumab à HER2 inhibe l'activation des voies de signalisation HER2 indépendamment d'un ligand. Cette liaison empêche le clivage protéolytique de son domaine extracellulaire, un mécanisme d'activation de HER2. En conséquence, des études in vitro et chez l'animal ont montré que le trastuzumab inhibe la prolifération des cellules tumorales humaines qui surexpriment HER2. De plus, le trastuzumab est un puissant médiateur de la cytotoxicité cellulaire dépendante des anticorps (ADCC). In vitro, il a été établi que l'ADCC du trastuzumab s'exerce préférentiellement sur les cellules cancéreuses surexprimant HER2.

La dose de charge initiale intraveineuse recommandée est de 8 mg/kg. La dose d'entretien recommandée est de 6 mg/kg administrée toutes les trois semaines, en débutant trois semaines après l'administration de la dose de charge. La dose recommandée de la formulation sous-cutanée est de 600 mg.

Le pertuzumab est un anticorps monoclonal humanisé recombinant de classe IgG$_1$ qui cible spécifiquement le domaine de dimérisation extracellulaire (sous-domaine II) de la protéine récepteur 2 du facteur de croissance épidermique humain (HER2) et ainsi, bloque l'hétérodimérisation ligand-dépendante de HER2 avec d'autres récepteurs de la famille des HER, dont EGF-R, HER3 et HER4. Il inhibe ainsi l'activation des voies de signalisation intracellulaire ligand-dépendantes par deux voies majeures d'activation, la voie MAP (*mitogen-activated protein*) kinase et la voie PI3K (*phosphoinositide 3-kinase*). De plus, c'est un médiateur de l'ADCC. Il est efficace en monothérapie et il existe une addition synergique des effets avec le trastuzumab de sorte qu'ils sont associés en situation néo-adjuvante ou métastatique. La dose de charge initiale recommandée de pertuzumab est de 840 mg administrée en perfusion intraveineuse de 60 minutes, suivie toutes les trois semaines d'une dose d'entretien de 420 mg administrée sur une période de 30 à 60 minutes. Les réactions indésirables les plus fréquentes ($\geq 50\%$) sont la diarrhée, l'alopécie et la neutropénie.

Enfin, est désormais également disponible le trastuzumab emtansine. Il s'agit d'un anticorps conjugué ciblant le récepteur HER2 qui contient le trastuzumab, lié de façon covalente au DM1, un inhibiteur de microtubules (dérivé de la maytansine), grâce à l'agent de liaison thioéther stable MCC (4-[N-maléimidométhyl] cyclohexane-1-carboxylate). L'emtansine fait référence au complexe MCC-DM1. En moyenne, 3,5 molécules de DM1 sont conjuguées à chaque molécule de trastuzumab. La conjugaison du DM1 au trastuzumab confère à l'agent cytotoxique une sélectivité pour les cellules tumorales surexprimant HER2, augmentant ainsi la libération intracellulaire de DM1 directement dans les cellules malignes. Suite à sa liaison à HER2, le trastuzumab emtansine est internalisé par le biais du récepteur, s'ensuit une dégradation lysosomiale, conduisant à la libération de catabolites cytotoxiques contenant du DM1 (essentiellement le complexe lysine-MCC-DM1). Le trastuzumab emtansine présente le mécanisme d'action du trastuzumab auquel s'ajoute celui du DM1. Le DM1, le composant cytotoxique du trastuzumab emtansine, se fixe à la tubuline. En inhibant la polymérisation de la tubuline, le DM1 et le trastuzumab emtansine entraînent l'arrêt du cycle cellulaire en phase G2/M, conduisant, à terme, à la mort cellulaire par apoptose. Les résultats des essais de cytotoxicité in vitro montrent que le DM1 est 20 à 200 fois plus puissant que les taxanes et les vinca-alcaloïdes. L'agent de liaison MCC est conçu pour limiter la libération systémique et augmenter la libération ciblée du DM1, comme démontré par la détection de très faibles concentrations de DM1 libre dans le plasma. Le trastuzumab emtansine, en monothérapie, est indiqué dans le traitement de patients adultes atteints d'un cancer du sein HER2 positif métastatique ou localement avancé, ayant reçu au préalable du trastuzumab et un taxane. La dose de trastuzumab emtansine est de 3,6 mg/kg administrée en perfusion intraveineuse toutes les trois semaines. Le DM1, un composant du trastuzumab emtansine, est principalement métabolisé par le CYP3A4. Le foie est l'organe principal pour l'élimination de DM1 ; les réactions indésirables graves les plus fréquentes sont la survenue de fièvre, de thrombopénie, de troubles gastro-intestinaux et pulmonaires. Un dysfonctionnement ventriculaire gauche est une complication aiguë rare (2 %) mais possible.

Les anticorps monoclonaux permettent une action thérapeutique ciblée remarquable, mais sont le plus souvent limités par une absence de diffusion cérébroméningée. Le lapatinib agit sur le récepteur d'HER2 par inhibition de l'activité tyrosine kinase et est indiqué dans les cancers du sein métastatiques HER2+, en association à la chimiothérapie, à l'hormonothérapie ou au trastuzumab après progression sous trastuzumab. La posologie recommandée est de 1 000 mg (soit 4 comprimés) en une prise par jour. Le lapatinib est substrat et inhibe le cytochrome CYP3A4.

Inhibiteurs de l'activité tyrosine kinase de BCR-ABL et PDGF-R

L'imatinib a été le premier inhibiteur de tyrosine kinase commercialisé et la plus belle illustration de thérapie ciblée. Son effet spectaculaire chez les patients atteints de leucémie myéloïde chronique a transformé l'histoire de cette maladie. Il demeure l'illustration paradigmatique d'une thérapie ciblée : non pas seulement un médicament qui inhibe une cible (ce serait le cas de tout médicament !), mais un médicament qui inhibe une cible vitale de l'oncogenèse que l'on peut identifier a priori chez le patient de sorte que l'efficacité du traitement est quasi certaine. L'imatinib inhibe l'activité de la tyrosine kinase du produit du transcrit de fusion BCR-ABL directement responsable de la leucémie myéloïde chronique. Dans un second temps, fut découvert que l'imatinib, développé pour son affinité pour cette tyrosine kinase, est également capable d'inhiber l'action de plusieurs récepteurs, en particulier Kit, le récepteur du SCF (*stem cell factor*) codé par le proto-oncogène *c-kit*, et les récepteurs α et β du PDGF (*platelet-derived growth factor*) (PDGF-Rα et PDGF-Rβ). Le blocage de c-kit explique l'efficacité dans les tumeurs stromales gastro-intestinales tandis que le blocage des PDGF rend compte de l'activité thérapeutique dans les dermatofibrosarcomes de Darier et Ferrand.

L'imatinib, outre son effet dans la leucémie myéloïde chronique, est indiqué dans le traitement des patients atteints de tumeurs stromales gastro-intestinales malignes kit (CD 117) positives métastatiques ou en situation adjuvante dans les formes à haut risque. Il est également très efficace en cas de dermatofibrosarcome protuberans (maladie de Darier-Ferrand) non résécable ou métastatique ne relevant pas d'un traitement chirurgical. La posologie est de 400 mg/j pour le traitement des tumeurs stromales gastro-intestinales et de 800 mg/j dans les dermatofibrosarcomes protubérants. Son métabolisme est hépatique, médié par le cytochrome 3A4. Les effets indésirables le plus fréquemment rapportés ($\geq 10\%$) sont gastro-intestinaux. Il peut également induire fatigue, myalgies, crampes musculaires et rash. Des œdèmes superficiels sont très fréquents, péri-orbitaires ou des membres inférieurs.

Inhibiteurs des enzymes poly(ADP-ribose) polymérases

L'olaparib est un inhibiteur des enzymes poly (ADP-ribose) polymérase humaines (PARP-1, PARP-2 et PARP-3). C'est le premier médicament disponible en tant qu'inhibiteur d'une voie de réparation de l'ADN. Les PARP interviennent dans la réparation des cassures simple brin de l'ADN et la réparation par excision de bases. Bloquer une voie de réparation de l'ADN est intéressant à la fois comme approche complémentaire aux traitements qui provoquent des lésions de l'ADN (radiothérapie, alkylants…). De plus, en cas d'altération des voies de réparation dépendantes des gènes *BRCA1* et *BRCA2*, gènes clefs retrouvés altérés dans certains cancers du sein, de l'ovaire, de la prostate et d'autres, la dépendance à la voie des enzymes poly (ADP-ribose) polymérase humaines explique une hypersensibilité des cellules tumorales à l'inhibition de cette voie. C'est pourquoi la prescription est précédée d'une confirmation de la présence d'une mutation (germinale ou somatique) du gène *BRCA*.

L'olaparib se lie au site actif de la PARP associé à l'ADN, empêche la dissociation de la PARP et la piège sur l'ADN, bloquant ainsi le processus de réparation. Ce phénomène ressemble à la stabilisation des topo-isomérases par les poisons de topo-isomérase I ou II. Dans les cellules en réplication, cela conduit à des cassures double brin de l'ADN (CDB) quand les fourches de réplication rencontrent l'adduit PARP-ADN. Dans les cellules normales, la réparation par recombinaison homologue (HRR) qui requiert des gènes *BRCA1* et *BRCA2* fonctionnels, est efficace pour réparer ces cassures double brin de l'ADN. En l'absence de gènes *BRCA1* et *BRCA2* fonctionnels, ces cassures double brin de l'ADN ne peuvent pas être réparées par recombinaison homologue. Dans les cancers de l'ovaire, en cas de cancer associé à un déficit du gène *BRCA*, l'olaparib est efficace en relais d'une chimiothérapie qui endommage l'ADN par cisplatine. L'olaparib est indiqué en monothérapie pour le traitement d'entretien des patientes adultes atteintes d'un cancer épithélial séreux de haut grade de l'ovaire, récidivant et sensible au platine avec une mutation du gène *BRCA* (germinale et/ou somatique) et qui sont en réponse (réponse complète ou réponse partielle) à une chimiothérapie à base de platine. La dose est de 400 mg (8 gélules) prise deux fois par jour, soit une dose quotidienne totale de 800 mg. Les patientes doivent commencer le traitement au plus tard 8 semaines après la fin de leur traitement par platine. Les CYP3A4/5 sont les iso-enzymes principalement responsables de la clairance métabolique de l'olaparib. Les effets indésirables les plus fréquents sont gastro-intestinaux.

Stimulation des défenses immunitaires

Une grande quantité de cibles immunologiques, à la surface des cellules tumorales, des lymphocytes T et d'autres cellules du système immunitaire, font l'objet d'études intenses pour aboutir à des médicaments antitumoraux. Actuellement, deux cibles ont abouti à des médicaments commercialisés en France en 2016. Ces médicaments sont des anticorps monoclonaux ayant la propriété pharmacodynamique d'une action spécifique sur la cible immunologique et dont les indications en cancérologie s'élargissement rapidement.

Ipilimumab

L'ipilimumab est commercialisé dans les mélanomes métastatiques. Il est en développement en association avec les anti-PD1 dans de nombreuses pathologies malignes, en particulier les cancers pulmonaires. Le mécanisme d'action d'ipilimumab est indirect, en activant la réponse immunitaire via les cellules T. L'antigène 4 des lymphocytes T cytotoxiques (CTLA-4) est un régulateur négatif de l'activation des cellules T. L'ipilimumab est un potentialisateur des cellules T qui bloque spécifiquement le signal inhibiteur du CTLA-4, favorisant une activation des cellules T, leur prolifération, et l'infiltration des tumeurs par les lymphocytes.

Le traitement d'induction d'ipilimumab se fait à la dose de 3 mg/kg en perfusion IV sur une période de 90 minutes, toutes les 3 semaines pour un total de 4 doses. L'évaluation de la réponse tumorale ne doit être effectuée qu'à la fin du traitement d'induction, car une progression tumorale durant cette période d'induction est possible, même en cas d'efficacité du médicament. La cinétique de réponse tumorale est en effet plus lente qu'avec des cytotoxiques ou des thérapies ciblées, car il n'y a pas ici une action pharmacologique directe induisant une fonte tumorale. Avant l'instauration d'un traitement par ipilimumab, l'utilisation de corticoïdes par voie générale doit être évitée, car ils pourraient interférer avec l'efficacité de l'ipilimumab. Toutefois, dans la pratique clinique, il est souvent nécessaire d'introduire des corticoïdes soit en raison de métastases cérébrales en cours d'irradiation, soit en cas d'effet indésirable grave de l'ipilimumab et cela ne paraît pas altérer l'efficacité aussi nettement que l'on aurait pu le craindre. L'ipilimumab est associé à des effets indésirables inflammatoires résultant d'une réponse immunitaire élevée ou excessive. Les effets immunologiques de type gastro-intestinaux, hépatiques, cutanés et endocriniens peuvent être sévères et menacer le pronostic vital. Les signes et les symptômes évocateurs d'effets indésirables immunologiques gastro-intestinaux (diarrhée, augmentation de la fréquence des selles, selles sanglantes), hépatiques (élévation des tests hépatiques), cutanés (rash), et endocriniens doivent être considérés comme inflammatoires et iatrogènes.

La plupart des effets indésirables immunologiques apparaissent pendant la période d'induction. Le traitement est globalement mal toléré. Les effets indésirables les plus fréquents incluent fatigue, réaction au site d'injection, fièvre, frissons, asthénie, œdème, douleur. Des effets indésirables immunologiques gastro-intestinaux sont communs, peuvent être graves. Des cas de perforation gastro-intestinale fatale et de péritonite ont été rapportés. Les patients doivent être surveillés à la recherche de signes et de symptômes gastro-intestinaux évocateurs d'une colite ou d'une perforation gastro-intestinale. Les signes cliniques peuvent inclure une diarrhée, des douleurs abdominales ou des rectorragies avec ou sans fièvre. Les colites d'origine immunologique sont associées à des signes d'inflammation de la muqueuse, avec ou sans ulcérations, et une infiltration des lymphocytes et des neutrophiles. Les recommandations de prise en charge d'une diarrhée ou d'une colite dont l'origine immunologique est avérée ou suspectée sont établies en fonction de la gravité des symptômes. En cas de symptômes graves, l'administration de fortes doses de corticoïdes en IV est recommandée (par exemple, méthylprednisolone à 2 mg/kg/j).

Des cas d'hépatotoxicité d'origine immunologique, incluant des cas d'insuffisance hépatique fatale ont été rapportés. Les taux de transaminases et de bilirubine doivent être mesurés avant chaque administration. Chez les patients présentant une élévation des ASAT ou des ALAT (> 5-≤ 8 × LSN) ou de la bilirubine totale (> 3-≤ 8 × LSN), le traitement ne doit pas être administré. Les biopsies hépatiques de patients ayant présenté une hépatotoxicité d'origine immunologique ont montré des signes d'inflammation aiguë (neutrophiles, lymphocytes et macrophages). L'ipilimumab a été associé à des effets indésirables cutanés graves pouvant être d'origine immunologique, incluant des cas de syndrome de Lyell d'évolution fatale. Les rashs et prurits induits par ipilimumab sont le plus souvent modérés et répondent à un traitement symptomatique (par exemple, des antihistaminiques). De nombreuses manifestations cutanées sont possibles parmi lesquelles dermatite, érythème, vitiligo, urticaire, alopécie, sueurs nocturnes, peau sèche sont fréquentes. En cas de rashs ou prurit légers à modérés qui persistent pendant 1 à 2 semaines et ne s'améliorent pas avec un traitement par dermocorticoïdes, un traitement par corticostéroïdes per os doit être envisagé (par exemple, prednisone 1 mg/kg une fois par jour ou équivalent). Le traitement par ipilimumab doit être définitivement arrêté chez les patients présentant un rash très grave (grade 4) ou un prurit grave (grade 3) et un traitement par corticoïdes IV à forte dose (par exemple, méthylprednisolone 2 mg/kg/j) est recommandé. Des douleurs sont fréquentes durant le traitement, en particulier des arthralgies et des myalgies. Des toxicités neurologiques d'origine immunologique ont également été décrites, incluant un syndrome de Guillain-Barré fatal. Des symptômes de type myasthénique, une faiblesse musculaire ou une neuropathie sensitive ont également été rapportés. Chez les patients présentant une neuropathie périphérique modérée (grade 2) (motrice avec ou sans sensibilité), le traitement doit être suspendu. Le traitement par ipilimumab doit être définitivement arrêté chez les patients présentant une neuropathie sensitive grave (grade 3 ou 4). Des endocrinopathies d'origine immunologique sont également possibles : hypophysite, hypopituitarisme, insuffisance surrénale, hypothyroïdie. De nombreux autres effets immunologiques ont été rapportés tels que des uvéites, des pancréatites, des pneumopathies aiguës immuno-allergiques et des anémies hémolytiques.

Anti-PD1 (nivolumab et pembrolizumab)

Le nivolumab et le pembrolizumab sont indiqués en monothérapie chez les patients adultes atteints d'un mélanome avancé. De plus, le nivolumab a été développé en association à l'ipilimumab dans la même indication avec un gain d'efficacité. Le nivolumab est également commercialisé en monothérapie, en deuxième intention, dans les cancers pulmonaires non à petites cellules, et dans les cancers du rein métastatiques.

Le nivolumab est un anticorps monoclonal humain de type immunoglobuline G_4 (IgG_4), tandis que le pembrolizumab est un anticorps monoclonal humanisé (IgG_4 isotype κ avec altération stabilisatrice de séquence dans la région Fc) anti-PD-1 (*programmed cell death 1*), Ils sont produits dans des cellules d'ovaires de hamster chinois par la technique de l'ADN recombinant. Le nivolumab et le pembrolizumab agissent en se liant au récepteur PD-1 et bloquent son interaction avec PD-L1 et PD-L2. Le récepteur PD-1 est un régulateur négatif de l'activité des cellules T, impliqué dans le contrôle de la réponse immunitaire des cellules T. La liaison du PD-1 avec les ligands PD-L1 et PD-L2, qui sont exprimés sur les cellules présentatrices d'antigène et peuvent être exprimés par les cellules tumorales ou par d'autres cellules du micro-environnement tumoral, entraîne une inhibition de la prolifération des cellules T et de la sécrétion de cytokines. Le nivolumab et le pembrolizumab potentialisent les réponses antitumorales des cellules T, par un blocage de la liaison de PD-1 aux ligands PD-L1 et PD-L2.

En monothérapie, la dose recommandée de pembrolizumab est de 2 mg/kg, administrée par voie intraveineuse sur une durée de 30 minutes toutes les 3 semaines. La dose de nivolumab en monothérapie est de 3 mg/kg, administrée en perfusion IV de 60 minutes, toutes les 2 semaines. En association à l'ipilimumab, la dose de nivolumab est réduite à 1 mg/kg (donc un tiers de la dose de la monothérapie) et espacée toutes les 3 semaines. Comme pour l'ipilimumab, des réponses tumorales peuvent être précédées par une augmentation initiale et transitoire de la taille de la tumeur ou l'apparition de nouvelles lésions.

Les effets indésirables sont globalement moins sévères qu'avec l'ipilimumab mais appartiennent au même registre immunologique. Les plus fréquents (≥ 10 % des patients) sont la fatigue (34 %), des rashs cutanés, un prurit, une toxicité intestinale avec diarrhées. On observe assez souvent des dysthyroïdies avec, dans un premier temps, une thyroïdite aiguë suivie d'une hypothyroïdie profonde. Sont également possibles toutes les toxicités endocriniennes (hypophysite, diabète, insuffisance surrénale), neurologiques (neuropathie périphérique, céphalée, syndrome de Guillain-Barré, démyélinisation, syndrome myasthénique, pulmonaires avec dyspnée, syndrome interstitiel dans un tableau de pneumopathie inflammatoire aiguë. Les mêmes précautions et adaptations qu'avec l'ipilimumab sont nécessaires.

Bibliographie

1. BRETAGNE M, BOUDOU-ROUQUETTE P, HUILLARD O et al. Tyrosine kinase inhibiting the VEGF pathway and elderly people : tolerance, pre-treatment assessment and side effects management. Bull Cancer, 2016, 103 : 259-272.
2. JOUINOT A, CORIAT R, HUILLARD O, F GOLDWASSER. Les biothérapies des cancers colorectaux métastatiques en 2014. Presse Méd, 2014, 43 : 1056-1066.
3. POMMIER Y, GOLDWASSER F. Topoisomerase II inhibitors : the epipodophyllotoxins. In : E Bruce, A Chabner, DL Longo. Cancer chemotherapy and biotherapy : principles and practice, 5th ed. Philadelphia, Lippincott-Williams & Wilkin, 2011 : 392-410.

Toute référence à cet article doit porter la mention : Arrondeau J, Goldwasser F. Médicaments antitumoraux. In : L Guillevin, L Mouthon, H Lévesque. Traité de médecine, 5e éd. Paris, TdM Éditions, 2018-S09-P01-C03 : 1-13.

Cancérologie

Chapitre S09-P01-C04

Maladie métastatique

Jean-Marie Tigaud, Pascale Vinant et François Goldwasser

L'apparition de métastases est une complication redoutée de la pathologie maligne, souvent associée avec l'incurabilité de la maladie. Les métastases peuvent être synchrones, découvertes en même temps que la tumeur primitive, ou métachrones, survenant après un intervalle libre sans métastase. Plus cet intervalle libre est long, meilleur est le pronostic et plus élevées sont les chances de guérison à ce stade. Quelques présentations cliniques, compatibles avec un objectif curatif, doivent être connues. Dans les autres situations, l'incurabilité est compatible avec une survie prolongée dans beaucoup de cas. L'apparition de thérapies systémiques antitumorales actives dans un nombre croissant de pathologies malignes a augmenté la survie des patients au stade métastatique. Une deuxième conséquence de l'existence de médicaments efficaces est de donner du sens à des stratégies médico-chirurgicales vis-à-vis de sites métastatiques. L'approche thérapeutique est de plus en plus complexe, exige une coordination et un dialogue régulier interdisciplinaire. Elle doit prendre en compte :
– la tumeur primitive et son type ;
– son histoire naturelle ;
– son histoire sous l'effet des traitements antérieurs ;
– le ou les sites métastatiques et donc l'ampleur du syndrome tumoral ;
– la présence et la sévérité d'un syndrome inflammatoire, d'une dénutrition, d'une précachexie ;
– le caractère symptomatique ou non des métastases, le risque fonctionnel.

Se développent désormais des réunions de concertations pluridisciplinaires (RCP) dédiées à un site métastatique pour discuter de la stratégie thérapeutique locale et systémique : RCP métastases osseuses, RCP métastases pulmonaires, RCP métastases cérébrales…

La survie en phase métastatique n'est pas exclusivement liée au contrôle du syndrome tumoral. La moitié des patients décèdent de cancer tandis qu'aucun organe envahi n'est en insuffisance fonctionnelle. En effet, beaucoup de patients décèdent de l'épuisement des réserves énergétiques. Le premier signal à surveiller attentivement est l'apparition d'une asthénie dont l'intensité et le retentissement sont corrélés avec la survie. Le deuxième signal est l'intensité de l'amaigrissement et sa vitesse : le suivi du poids et de l'indice de masse corporelle permet d'identifier des patients pour lesquels le risque lié à l'épuisement et la dénutrition va prédominer. La sarcopénie est une redoutable complication de la maladie, aggravée par les traitements antitumoraux et le décubitus. Le suivi nutritionnel et la réhabilitation musculaire sont des actions de soin aussi importantes que le traitement du syndrome tumoral.

Enfin, l'incurabilité est le signal qui justifie, dans les recommandations internationales, le recours à l'équipe de soins palliatifs. Plus cette introduction est précoce, centrée sur la personne, ses priorités et son accompagnement, plus elle est efficace. Trois essais randomisés ont confirmé un gain en qualité de vie pour le patient et l'entourage, mais également un gain en survie, témoin que la survie ne dépend pas exclusivement de l'action sur le syndrome tumoral et aussi que la prévention de l'obstination déraisonnable contribue à accroître la survie. Rappelons que, désormais, la loi Claeys-Leonetti stipule qu'une personne atteinte d'une maladie incurable évolutive et mortelle doit se voir proposer une discussion anticipée sur les limitations de traitement. Notre expérience indique que les patients sont demandeurs et rassurés dans leur grande majorité que l'équipe médicale ait la préoccupation affichée de respecter les volontés du patient et donc de les recueillir, et qu'il sera possible de fixer des limites en cas de situation jugée insupportable ou dénuée de sens. Cette discussion demande de l'expérience en communication pour respecter le principe d'autonomie dûe au patient sans déclencher ou décompenser une anxiété ou une dépression.

Objectif thérapeutique et processus décisionnel en situation métastatique

Les cancérologues sont confrontés à une difficulté quasi insurmontable : faire face à l'attente irréaliste de nos contemporains de ne jamais mourir, et de repousser sans cesse la mort. Ils doivent donc osciller entre le souci de ne pas désespérer tout en informant de l'incurabilité lorsqu'elle existe, de la gravité et des menaces lorsque la maladie progresse. Si, par souci de ne pas désespérer le patient, le médecin ne recadre pas une demande irréaliste, il se retrouve confronté à un fossé entre la réalité d'un décès inévitable et l'attente irréaliste d'immortalité. En situation de progression tumorale incontrôlée, d'absence de ressource thérapeutique validée, il doit s'interroger sur l'attitude à adopter et ne pas fuir un dialogue difficile. À la sincérité du dialogue, le médecin devrait ajouter d'interroger la proportionnalité des soins. La relation médecin-malade en cancérologie est une relation qui, face à un enjeu vital, exige engagement du médecin et confiance du patient et de son entourage. Longtemps, l'objectif thérapeutique était évident, soit curatif, principalement en cas de maladie localisée, soit palliatif, le plus souvent en cas de maladie métastatique. Le progrès médical permet de modifier l'histoire naturelle de la plupart des cancers au stade avancé, en augmentant les possibilités de vie de qualité, au fur et à mesure de l'apparition de médicaments actifs. Il en résulte qu'un troisième objectif thérapeutique a émergé, obtenir une vie prolongée et de qualité. Cela aboutit à la notion émergente de maladie cancéreuse chronique, associée à l'état, durable, de vivre avec la maladie. Cette notion de maladie chronique réintègre la maladie cancéreuse parmi d'autres maladies chroniques graves, évolutives et mortelles (insuffisance cardiaque, cirrhose hépatique…) et génère de nouvelles approches en cancérologie, déjà bien connues dans d'autres domaines : éducation thérapeutique, éducation diététique, place de la réhabilitation par l'activité physique…

En cancérologie, les terminologies souvent utilisées de « phase curative » et « phase palliative » ne sont pas appropriées pour définir une situation clinique pour plusieurs raisons. Un projet curatif avéré n'a pas de phase, il s'achève avec la guérison. Notons que, seuls, les cancérologues se sont enfermés dans cet oxymore à bannir que l'on ne retrouve dans aucun autre champ de la médecine : « phase curative ». L'adjectif curatif doit être réservé aux situations pour lesquelles il existe un traitement validé qui conduit à la guérison de manière certaine ou avec une marge d'erreur infime (par exemple, cancer du testicule de stade II). En revanche, une intention ne fonde pas à parler de projet curatif, pas plus que le fait de pouvoir agir efficacement contre la maladie dès lors que la guérison n'est pas la perspective a priori. Inversement, la possibilité d'augmenter considérablement, au-delà de 10 ans dans certains cancers métastatiques, la durée de vie d'une personne ayant un cancer incurable, rend peu compréhensible la notion de « phase palliative » puisque, dans de nombreuses situations d'incurabilité, l'objectif n'est pas réductible à la qualité de vie.

On peut donc distinguer, sur la base de la médecine fondée sur les preuves, trois objectifs de soins en cancérologie : guérison, gain mixte en quantité et qualité de vie, gain exclusivement en qualité de vie.

• *La maladie est curable*. L'objectif thérapeutique est la guérison. Il existe une procédure validée pour y parvenir. La date de fin de traitement peut être calculée et énoncée, dès l'initiation du traitement. Les patients atteints de cancer curable ne relèvent pas d'une prise en charge palliative. La prise en charge globale de ces patients nécessite des soins de support pluridisciplinaires et pluriprofessionnels : soutien social, psychologique, nutritionnel, consultation douleur, réhabilitation…

• *La maladie est incurable*. Dans ce cas, deux options sont à clarifier en fonction de la maladie et du patient :

– *l'objectif peut inclure un gain en durée de vie*. Les moyens thérapeutiques existants permettent d'envisager de bloquer l'évolutivité de la maladie qui devient chronique, évolue par poussées. Les traitements permettent d'allonger significativement la vie. Même si l'objectif principal est la quantité de vie, la dimension de la qualité de vie est aussi présente. Dans cet objectif, une prise en charge palliative intégrée à la prise en charge oncologique est préconisée. La durée d'évolution de la maladie est indéterminée, variable selon les pathologies, parfois très longue dans certains cancers, tels que les cancers prostatiques, mammaires, rectocoliques, thyroïdiens, etc. ;

– *l'objectif est exclusivement centré sur le confort et la qualité de vie*. Dans cette situation, il n'existe pas de traitement antitumoral efficace pour prolonger la vie, ou la décision est prise de ne pas recourir à ces traitements en raison de la minceur du bénéfice, de l'ampleur des risques, ou par la volonté du patient. La prise en charge relève de soins palliatifs exclusifs.

Le cancérologue a un devoir éthique primordial de clarté sur l'objectif thérapeutique. L'objectif doit être analysé, exposé au patient pour créer une relation fondée sur un objectif thérapeutique réaliste. L'objectif doit apparaître clairement dans l'observation médicale et être argumenté. La traçabilité est essentielle pour le travail pluridisciplinaire et exigée par la loi. En effet de nombreux professionnels, médecins et non-médecins interviennent auprès du patient, y compris dans un contexte d'urgence, et ils ont besoin de cette information pour intervenir avec pertinence.

Le schéma d'organisation des soins palliatifs en situation d'incurabilité défini par l'OMS est décrit dans la figure S09-P01-C04-1.

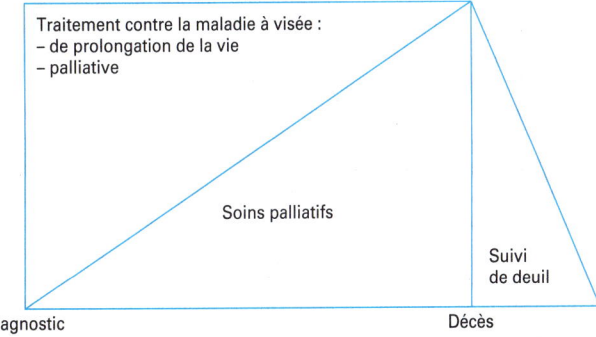

Figure S09-P01-C04-1 Modèle d'intégration des soins curatifs et palliatifs pour les maladies chroniques progressives selon l'OMS.

Positionner les moyens thérapeutiques en situation d'incurabilité

La tumeur primitive, les adénopathies régionales et les métastases à distance définissent le syndrome tumoral. Les principaux moyens de le réduire sont la chirurgie, la radiothérapie et les médicaments antitumoraux. Des médecins considèrent encore souvent que seule l'action sur le syndrome tumoral est susceptible de prolonger la vie du patient. Cette idée est en partie vraie, car le patient peut décéder des conséquences d'un envahissement tumoral d'une zone vitale. Mais elle est également scientifiquement fausse, car le cours naturel de la maladie ne se réduit pas au syndrome tumoral et beaucoup de patients décèdent des conséquences de la cachexie en l'absence de syndrome tumoral menaçant. Cette représentation explique la difficulté à envisager l'arrêt des traitements antitumoraux. Il est donc nécessaire de s'entendre sur le positionnement des moyens thérapeutiques.

Lorsque l'objectif visé est la quantité de vie

Les médicaments antitumoraux peuvent, dans un nombre croissant de situations cliniques, prolonger la vie, tout en préservant une bonne qualité de vie. Il est néanmoins important de savoir que la probabilité de bénéfice d'un traitement diminue avec le temps et est inférieure à celle observée avec les traitements précédents. Si le traitement précédent a été efficace 2 ans, le prochain traitement permettra probablement un contrôle de la maladie. Inversement, si les deux traitements précédents ont été inefficaces, le plus probable est l'absence d'effet du troisième. De plus, si les médicaments antitumoraux sont susceptibles de diminuer le syndrome tumoral, ils augmentent en revanche la dépense énergétique et ainsi précipitent la dénutrition, la précachexie et la cachexie. Ils augmentent également le risque veineux thrombo-embolique. Ils ont donc une action potentiellement positive sur une menace vitale liée au syndrome tumoral, mais une action négative sur les deux autres menaces vitales. L'analyse des menaces vitales prédominantes conditionne donc le bon usage et le bon moment pour prescrire des antitumoraux. S'abstenir de chimiothérapie peut augmenter la survie, tout particulièrement si la dénutrition prédomine. Il est donc particulièrement intéressant, dans les cancers connus pour présenter précocement ces trois menaces et n'être que transitoirement chimiosensibles, tels que les cancers pulmonaires ou pancréatiques, de positionner d'emblée la chimiothérapie comme une action thérapeutique parmi d'autres, et non le traitement exclusif. Les autres axes thérapeutiques également efficaces comme le support nutritionnel, la prévention de la maladie veineuse thrombo-embolique, les soins palliatifs, doivent être décrits avec la même conviction et en y consacrant autant de temps de consultation, puisqu'ils ont prouvé leur effet sur la survie.

Qu'est-ce que l'obstination déraisonnable en cancérologie ?

L'article 1 de la loi Leonetti (avril 2005) expose clairement que le médecin doit utiliser son savoir-faire en l'intégrant dans un contexte, un objectif partagé avec le patient. L'obstination déraisonnable (anciennement dénommée « acharnement thérapeutique ») renvoie à la notion d'actes disproportionnés : « Les actes de prévention, d'investigation ou de soins […] ne doivent pas être poursuivis par une obstination déraisonnable. Lorsqu'ils apparaissent inutiles, disproportionnés […] ils peuvent être suspendus ou ne pas être entrepris. »

Les cancérologues doivent donc osciller entre le souci de ne pas désespérer, mais tout en rappelant l'évidence incontournable de la finitude : le patient est mortel et le rôle de la médecine n'est pas d'abolir la mort. C'est pourquoi le médecin doit garder à l'esprit qu'il n'a pas mission de faire rêver et de « coller » aux attentes du patient et de sa famille. Un médecin responsable se distingue du charlatan par son souci de faire appréhender la réalité en restant dans le cadre de ce qui est possible, accessible, réaliste et en atténuant les souffrances associées avec le déclin clinique et la survenue du décès. Le médecin sera amené à s'interroger sur la proportionnalité des soins : jusqu'où aller dans la mobilisation des actes thérapeutiques et diagnostiques, dans le recours à des mesures invasives et pénibles ?

Le risque d'erreur du médecin et de non-proportionnalité des soins est influencé par :
– une erreur d'évaluation pronostique ; le médecin pense sincèrement que le patient va encore vivre longtemps alors que le recours à des moyens validés d'évaluation de l'espérance de vie révélerait qu'il lui reste 2 semaines à vivre et qu'il est urgent de mettre en place une prise en charge palliative pour garantir les conditions exigibles de confort ;
– une impossibilité d'évoquer avec le patient et/ou sa famille, la gravité et la proximité du décès, soit par difficulté personnelle, soit du fait de l'angoisse du patient et/ou de son entourage ;
– une absence de réflexion individualisée et pragmatique, de lecture critique quant à la pertinence d'actes diagnostiques ou thérapeutiques applicables et validés sur des populations de meilleur pronostic.

Dans ce contexte émotionnel et relationnel délicat, le manque d'expertise d'évaluation pronostique a des effets dévastateurs, accentués, en consultation, par la solitude. Enfin, l'ambiance dans l'environnement immédiat du médecin est à la survalorisation de l'effet réel des médicaments, en particulier du fait de la sélection des patients inclus dans les essais cliniques, conduisant souvent à le leurrer sur le bénéfice à attendre d'un traitement réalisé chez un patient qui s'éloigne des caractéristiques des patients inclus. La non-proportionnalité a des conséquences lourdes pour le patient, menace la possibilité d'une organisation anticipée du projet de soin palliatif, et induit un coût, par définition, inutile, pour la société.

Différentes formes d'obstination déraisonnable en cancérologie peuvent être décrites : la pensée clinique limitée à l'instant, l'absence de place pour l'expression de la volonté de la personne, l'absence de proposition d'alternative thérapeutique, la surestimation des bénéfices, la sous-estimation des contraintes.

Illustration du danger de la pensée limitée à l'instant : indication ou non-indication de la néphrostomie en situation palliative

En cas de survenue d'une insuffisance rénale aiguë obstructive chez un patient en situation palliative terminale, le médecin peut se retrouver face à un dilemme :
– en cas d'abstention thérapeutique, le décès va survenir très rapidement, plus rapidement qu'en cas de drainage ;
– si la montée de sonde JJ est techniquement impossible, il ne reste comme méthode de drainage que la néphrostomie, qui est invasive et très contraignante (sa position lombaire rend le patient dépendant de soins infirmiers quotidiens) ;
– le gain de survie procuré par la néphrostomie est-il significatif ? Ce gain a-t-il du sens pour le malade ?
– si oui, le patient accepte la contrainte d'une néphrostomie, la cause de décès sera donc autre que l'insuffisance rénale. La cause probable du décès après correction de l'insuffisance rénale est-elle compatible avec un confort de fin de vie ou l'insuffisance rénale est-elle « plus douce » ? Par exemple, si le patient a surtout une cachexie, l'asthénie sera le symptôme dominant, mais s'il a un lâcher de ballons métastatiques pulmonaires, le contrôle de la dyspnée pourra être plus difficile.

On voit que le raisonnement « obstruction mécanique donc drainage », qui est pertinent techniquement, peut ne pas être un bien pour le malade et se révéler non proportionné au gain ou non pertinent.

La difficulté de la décision justifie :
– un temps de réflexion collégiale ;
– d'avoir recueilli la volonté du patient, autant que possible, de lui avoir donné un éclairage honnête sur la situation et de connaître ses priorités. Si recueillir ses souhaits est impossible et que le patient a désigné une personne de confiance, son avis sera consulté pour alimenter la réflexion médicale ;
– de noter clairement dans le dossier médical l'argumentation médicale aboutissant à la conclusion retenue.

Une attitude médicale fondée sur l'instant, et automatique, en réponse à un syndrome clinique donné, sans interrogation sur le bénéfice réel pour le malade, se révèle une source (inépuisable !) d'obstination déraisonnable.

La correction automatique de manifestations morbides sans interrogation sur le bien qui en découle chez la personne est une cause majeure d'obstination déraisonnable.

Chimiothérapie efficace non reçue, chimiothérapie incontournable ?

Faut-il, avant de mourir, avoir nécessairement reçu « tout ce qui existe » et qui soit rapporté comme susceptible « sur des populations » d'affecter le cours naturel de la maladie ? Le médecin doit-il garder l'objectif de gain en survie en toutes circonstances et ne le lâcher qu'à son corps défendant ? A-t-on le droit de mourir de cancer du côlon métastatique sans avoir reçu les trois cytotoxiques clefs et une biothérapie ? D'un cancer du rein sans avoir reçu d'anti-angiogénique ? D'un cancer du sein métastatique en n'ayant eu que deux lignes ? D'un cancer de l'ovaire sans avoir reçu de dérivé du platine ? Etc.

Dans tous ces cas, le médecin a des arguments solides pour penser qu'une procédure de soins peut modifier le cours naturel de la maladie, voire le transformer, et augmenter la survie. Lorsqu'il existe un traitement efficace, sa prescription doit-elle être automatique ou le malade a-t-il le droit de dire stop ?

Si le rapport bénéfice/risque ne fait aucun doute pour le médecin, il doit l'expliquer au patient pour obtenir son adhésion mais si ce gain n'a pas de sens pour le malade, le médecin doit s'incliner : le médecin est expert de la maladie, le malade est expert de sa vie. Le médecin doit avoir la modestie et la conscience qu'il ne peut pas dire à la place du patient ce qui a de la valeur à ses yeux. La loi est claire : il ne suffit pas que le traitement soit très pertinent pour le médecin, il faut également qu'il le soit pour le malade !

Un traitement efficace n'est pas automatique, il doit être mis en écho avec le souhait du patient. L'expertise du médecin aboutit à une proposition de projet médical, mais seule la personne malade peut dire si ce projet médical est une aide à ses yeux, et donc un soin. Ainsi le médecin respecte-t-il le principe d'autonomie, principe éthique rappelé dans la loi.

La chimiothérapie « compassionnelle » a-t-elle une base éthique ?

Le cancérologue est souvent confronté à la question de la non-désespérance et du non-abandon tandis que toutes les ressources thérapeutiques actives validées ont été administrées. Au-delà des mots, atténuer ou protéger du désespoir passe par des actes qui servent de médiateur pour que le patient et le médecin se retrouvent sur un même objectif. Ce médiateur doit-il être la chimiothérapie ? Le malade « demandeur » est demandeur d'espoir, que l'on continue « de se battre » contre la maladie. Il n'est pas demandeur de nausées, d'asthénie, de mucite, de neutropénie fébrile ou de passage en réanimation pour complication toxique. Il s'agit donc de pouvoir introduire le message de non-abandon via des moyens moins toxiques, plus proportionnés à ce qu'il est licite d'endurer étant donné l'absence de bénéfice objectif pharmacologique attendu : il s'agit de proposer une médecine alternative, sans quoi le patient se tournera, de lui-même, vers des « médecines » alternatives mais incertaines. Il sera d'autant plus aisé de se détourner de la chimiothérapie que, antérieurement, le médecin a déjà valorisé l'importance d'autres axes de soins (nutrition, prévention de la maladie veineuse thrombo-embolique) en tant qu'actions susceptibles d'augmenter la survie. Le médecin doit rendre ces mesures aussi respectables et prestigieuses que les poisons cytotoxiques qu'il prescrit. Il faut donc que le praticien soit lui-même convaincu de l'importance des alternatives. Il est probable que le praticien sera très aidé dans les prochains mois et années par les résultats suggérés par de nouvelles approches « alternatives », conduisant désormais à parler d'*integrative oncology* depuis le dernier congrès de l'American Association for Cancer Research de Denver, Colorado (avril 2009) et de réfléchir à des traitements visant le métabolisme énergétique cellulaire, la diététique… et qui débouchent sur des prescriptions nettement moins toxiques. Étant donné que la chimiothérapie « compassionnelle » est un placebo avec un franc effet nocebo, il est logique que le médecin réfléchisse à provoquer cet effet placebo, médecin-dépendant, sur un soin sans effet nocebo.

La chimiothérapie « compassionnelle », sans bénéfice pharmacologique objectif attendu, est un nocebo et non un placebo. Le médecin doit donc réfléchir, s'il recherche un effet placebo pour concrétiser le non-abandon, à le matérialiser par l'intermédiaire d'un autre acte thérapeutique, dénué de toxicité.

La chimiothérapie palliative existe, mais l'évaluation de son efficacité repose exclusivement sur la clinique

En situation palliative, l'objectif thérapeutique est l'optimisation du confort présent. Par définition, il n'existe pas de moyen thérapeutique de ralentir l'évolution naturelle de la maladie. Le traitement vise à atténuer ses conséquences. La chimiothérapie peut être indiquée si les symptômes sont liés au syndrome tumoral (syndrome compressif…) et que la maladie peut être chimio-sensible. Si l'on restreint bien la notion de chimiothérapie palliative à un traitement visant à atténuer des symptômes cliniques en rapport avec le syndrome tumoral, l'évaluation de leur efficacité est clinique : réduction d'un épanchement, diminution d'une dyspnée, d'une douleur, reprise pondérale, amélioration de l'activité… Le recours systématique à des examens complémentaires peut alors s'inscrire dans une non-proportionnalité entre leur bénéfice attendu et leur contrainte, souvent négligée par le prescripteur : être à jeun, déplacement, attente, piqûre, immobilisation…

Contre l'obstination déraisonnable

Le médecin, pour réduire l'obstination déraisonnable, peut s'appuyer sur une triade de 3 E : évaluation pronostique, écoute, équipe :
– *évaluation pronostique* : même s'il n'est pas possible de tout prédire, l'expérience et les publications permettent d'améliorer le jugement clinique. Il ne peut pas y avoir de bonne décision sans avoir au départ bien évalué le pronostic. Le *performance status*, l'albuminémie, le syndrome inflammatoire, le taux de lacticodéshydrogénase (LDH), la lymphopénie, sont corrélées à la survie et à la tolérance aux thérapeutiques agressives. En cas de doute, la mesure de leur variation sur 2 semaines apporte l'éclairage de la vitesse d'évolution sous soins de support simples ;
– *écoute* : donner la parole au patient, rendre possible le dialogue pour permettre au patient de s'exprimer en tant que personne qui a des priorités, des volontés ;
– *équipe* : se donner du temps, enrichir la réflexion par la multiplicité des points de vue de soignants, appréhender ainsi au mieux la volonté du patient et surmonter son ambivalence.

En conclusion, l'obstination déraisonnable est illustrée le plus souvent par une prescription thérapeutique ou d'examens complémentaires « automatiques » face à une maladie, sans mise en perspective du bénéfice réel pour la personne concernée. Il peut s'agir également d'une fuite en avant, faute de pouvoir évoquer sans désespérer un projet palliatif ou de poser l'espoir d'une amélioration sur un projet thérapeutique moins toxique qu'une chimiothérapie. La loi Leonetti, en prenant la position claire de rappeler l'importance du respect du principe d'autonomie et de l'indispensable interrogation du médecin sur le sens de sa pratique, est un cadre éclairant pour la pratique médicale quotidienne. Le médecin peut, par l'analyse rétrospective régulière et collective des dossiers des patients traités dans son service, améliorer de manière continue, sa capacité à juger les situations et améliorer ses décisions.

Toute chimiothérapie, curative ou palliative et, a fortiori, compassionnelle peut être une obstination déraisonnable. Ce n'est pas le médecin qui peut affirmer le contraire mais le patient. Celui-ci, après avoir été éclairé exhaustivement sur le rapport bénéfice/risque, peut dire si l'acte proposé a du sens, est ressenti comme une aide, condition pour le considérer comme un soin. L'obstination déraisonnable se manifeste par des actions médicales non proportionnées par rapport à l'objectif accessible. L'obstination déraisonnable est le plus souvent consécutive à une action automatique en réponse à un syndrome ou témoigne d'une fuite en avant. Les solutions pour améliorer les pratiques passent donc logiquement par :
– l'aptitude du médecin à évaluer l'espérance de vie d'un patient donné, celle-ci conditionnant le caractère proportionné ou non de tout acte ;
– l'amélioration de la compétence relationnelle des médecins, qui passe par le développement de « stratégies » de réponse pour ne pas désespérer sans pour autant faire n'importe quoi ;
– une interrogation sur le bien-fondé de prescriptions qui peuvent être pertinentes par rapport à un état morbide sans l'être par rapport à une personne donnée. La collégialité enrichit la réflexion et aide à la décision.

Ainsi, le médecin, pour réduire l'obstination déraisonnable, peut s'appuyer sur une triade de 3 E : l'évaluation pronostique de la situation clinique, l'écoute du malade, l'équipe soignante.

Intégration de l'expertise en médecine palliative dans la prise en charge d'un patient atteint de cancer incurable

Évolution de l'interface oncologie-soins palliatifs : de l'appel en « cas de difficultés » à un modèle d'organisation intégrée

L'intégration des soins palliatifs dans les services d'oncologie, que ce soit le recours aux équipes mobiles et réseaux ou le transfert en unité de soins palliatifs, est variable mais plutôt tardive dans la trajectoire du patient, souvent après l'étape de l'arrêt des antitumoraux. Le modèle usuel de recours aux soins palliatifs en oncologie est fondé sur la demande de l'oncologue « en cas de difficulté ». Ce type d'organisation favorise un recours tardif aux professionnels de soins palliatifs et s'inscrit le plus souvent dans un référentiel théorique de « passage en soins palliatifs » après l'arrêt des traitements. Ce modèle, clivé, entre soins curatifs et soins palliatifs, est source de grande difficulté pour les patients avec un sentiment d'abandon et de rupture, mais également pour les équipes soignantes. Les oncologues sont confrontés seuls à la question de l'information pronostique et à l'étape de l'arrêt des antitumoraux tandis que les équipes de médecine palliative interviennent tardivement et d'emblée dans une situation de souffrance sans avoir l'antériorité d'une relation de confiance avec le patient. Ce modèle « à la demande » est peu efficace en termes de qualité de vie pour le patient, de trajectoire de soins et de prévention de l'obstination déraisonnable.

Sur la base de ces constatations internationales, et de l'analyse des facteurs pouvant expliquer ces réalités, de nouveaux modèles d'organisation de l'interface oncopalliative ont été proposés préconisant une *approche intégrée* des soins palliatifs au sein de la prise en charge oncologique. Les principaux freins identifiés sont le manque de connaissance des professionnels et des patients sur les soins palliatifs, souvent vus uniquement comme des soins de fin de vie, un manque de standardisation dans les critères de recours aux soins palliatifs et la difficulté des oncologues avec le terme de « soins palliatifs » car associé en général à la notion de perte d'espoir par les patients. Si le besoin de formation des oncologues aux soins palliatifs et à la communication est souligné, la nécessité de modèles organisationnels qui facilitent l'intégration au-delà des subjectivités s'avère indispensable. L'équipe du Massachussets Hospital de Boston, en montrant, dès 2008, la faisabilité d'une intégration précoce et systématique de l'expertise palliative, dès le diagnostic pour des patients atteints de cancer du poumon non opérable, montre qu'il est possible de vaincre les réticences des patients et des professionnels dans le cadre d'une organisation spécifique des soins. En 2010, la même équipe a montré l'efficacité de cette approche sur la qualité de vie, en diminuant les scores de dépression et d'anxiété et en améliorant l'état fonctionnel de ces patients. Dans le groupe soins palliatifs, les transferts en unité de soins palliatifs sont moins tardifs. Même si ce n'est pas le critère de jugement principal, et que ce résultat doit être confirmé, un bénéfice sur la médiane de survie de plus de 2 mois est montré, soit plus que le bénéfice en survie de la deuxième ligne métastatique, attestant ainsi au moins de l'absence de « perte de chance » que procurent les soins palliatifs intégrés et au mieux une action positive sur la survie.

Les mécanismes invoqués pour rendre compte d'un bénéfice en survie sont des taux de dépression moindre dans le groupe soins palliatifs et moins de recours à des chimiothérapies toxiques et inutiles en phase avancée, qui amplifient la cachexie et précipitent le décès. Sur la base de cet essai jugé méthodologiquement robuste, l'American Society of Clinical Oncology (ASCO) préconise l'introduction des soins palliatifs dès le diagnostic pour les patients atteints de cancer pulmonaire en situation d'incurabilité. Les questions actuelles, qui nécessiteront des études spécifiques, sont l'application et l'adaptation de ce modèle à d'autres localisations tumorales, en particulier celles avec des médianes de survie plus longues comme le cancer du sein.

La question économique et de l'allocation des ressources pour les équipes de soins palliatifs est également posée. Une adaptation du modèle « expertise palliative introduite dès le diagnostic » au profit d'une expertise introduite « au bon moment » est plus réalisable dans les conditions de ressources actuelles. Ce « bon moment » du recours aux expertises en médecine palliative en situation d'incurabilité comporte plusieurs éléments dont le premier est désormais évident au regard des données de la recherche : le recours aux compétences en soins palliatifs doit intervenir avant l'arrêt des antitumoraux. Les autres éléments à prendre en compte sont les besoins du patient et de la famille en termes de soulagement des symptômes, d'accompagnement, l'existence de facteurs de risque (par exemple addictions, mécanismes défensifs, comorbidités, isolement, précarité, antécédents traumatiques…) et la cinétique d'évolution de la maladie (éléments pronostiques). Enfin, la situation particulière du refus de traitement formulé par le patient est encadrée par la loi Leonetti et nécessite que le patient bénéficie d'une démarche palliative.

Rôle des acteurs dans les fonctionnements intégrés

Pour les professionnels de soins palliatifs, l'intégration précoce dans la trajectoire du patient nécessite une réflexion sur leur place et leur rôle puisque la posture usuelle de répondre à une demande face à une difficulté n'est plus le référentiel d'organisation. Plusieurs éléments nous semble à prendre en compte.

La question des compétences et du champ d'action des acteurs de soins palliatifs et d'oncologie doit être réfléchi et défini sur le plan relationnel et sur le plan technique. Par exemple, face à un patient algique et nécessitant un passage à des antalgiques opioïdes, le cancérologue peut le faire mais, dans un fonctionnement intégré, il profitera de ce symptôme pour adresser le patient à l'équipe de soins palliatifs. La manière de l'expliquer au patient contribue à son action thérapeutique : « je vous adresse à une équipe plus compétente que moi pour les symptômes que vous présentez ». À l'inverse, lorsque le patient est suivi pour des symptômes d'inconfort par l'équipe de soins palliatifs, les médecins de soins palliatifs prescrivent des thérapeutiques et peuvent être amenés à répondre à certaines situations urgentes. Au sein d'une organisation, la place de chacun doit être définie, en sachant que le médecin hospitalier référent et le médecin généraliste doivent rester le pivot de la prise en charge, car ils demeurent aux yeux du patient les garants de l'absence de perte de chance. Il est donc important qu'ils s'impliquent tout au long de la maladie et que leur place ne soit pas remise en cause pas l'introduction et l'accompagnement par l'équipe de soins palliatifs. Au sein de cette interface onco-palliative, auprès de patients dont la situation clinique peut évoluer rapidement, les modalités de communication entre les professionnels doivent être clarifiés. Apprendre à connaître le vocabulaire et le référentiel de l'autre est indispensable et se fait dans le cadre collaboratif.

L'accompagnement dans sa dimension de médecine palliative va devoir considérer la composante cognitive de la douleur : cheminement, mécanismes d'adaptation, *coping*, rotation d'opiacés, sédation.

L'intégration précoce d'une prise en charge palliative spécifique en situation d'incurabilité a plusieurs intérêts. Elle permet d'établir une relation de soin avec l'équipe de soins palliatifs qui facilitera ultérieurement l'étape de l'arrêt des antitumoraux. Celle-ci sera moins traumatisante pour le patient et ne sera pas vécue comme un abandon de l'équipe de cancérologie, mais la continuité d'une démarche déjà initiée. Elle permet par ailleurs, de par sa mission clinique :

– d'évaluer avec précision les symptômes d'inconfort et la douleur, les besoins du patient, son pronostic et les risques de complications ;
– d'apporter des réponses aux différentes souffrances et inconforts ;
– de soutenir le patient et son entourage par l'écoute et en renforçant les mécanismes d'adaptation ;
– d'ouvrir progressivement une discussion sur la compréhension de l'évolution de la maladie, la volonté du patient et les options en fin de vie (lieu de soin, limitation de traitement, sédation…) ;
– de participer au processus décisionnel délibératif ;
– de faire le lien entre les acteurs de la ville, du service aigu et des unités de soins palliatifs.

Démarche d'anticipation

Les notions d'anticipation et de prévention de la souffrance sont au cœur de la définition de l'Organisation mondiale de la santé (OMS). Avec l'évolution de la maladie, parfois rapide et souvent très symptomatique sur le plan clinique, la notion de prévention de la souffrance par le contrôle continu des symptômes et l'accompagnement, l'anticipation des complications et la réflexion sur le projet de soin en phase avancée sont essentielles pour éviter des trajectoires de fin de vie chaotiques et douloureuses. En effet, face à des aggravations cliniques successives auxquelles s'opposent des ressources antitumorales de moins en moins efficaces, le patient et sa famille sont souvent démunis si aucune réponse aidante n'est activement proposée. La démarche d'anticipation en situation d'incurabilité comporte plusieurs volets :

– une information continue du patient. L'anticipation requiert une information du patient et de son entourage sur l'évolution réelle de la maladie et les risques. Cette information est complexe et délicate mais son absence garantit les situations de crise ;
– les discussions anticipées, telles que définies dorénavant dans la loi Claeys-Leonetti ;

– le processus délibératif et décisionnel pluridisciplinaire.

Une première pluridisciplinarité a été mobilisée pour définir le traitement le plus performant, en réunion de concertation pluridisciplinaire de cancérologie spécialisée, en considérant une maladie tumorale à un stade donné. Elle associe expertises diagnostiques (imagerie, anatomopathologie, biologie moléculaire) et thérapeutiques (chirurgien, cancérologue, spécialiste d'organe). Une seconde pluridisciplinarité, cette fois centrée sur la personne et non la maladie, vise à identifier les besoins, les risques, les souffrances et la manière d'y répondre ou de les prévenir. Cette autre pluridisciplinarité fait appel à d'autres professionnels, en sus du cancérologue : expertise analgésique et palliative, psychologue, infirmière, diététicienne, assistante sociale, voire psychiatre et nutritionniste.

Avec l'avancée de la maladie, de nombreuses décisions sont à prendre : le statut réanimatoire, la poursuite ou l'arrêt des antitumoraux, les gestes invasifs, le lieu de soin, le lieu de fin de vie. Pour la majorité des patients, la fin de vie est prévisible et donc pour une part anticipable. Selon les données de l'Observatoire national de la fin de vie, pour les 82 % de décès prévisibles, 85 % de ces situations nécessiteront une prise de décision. C'est donc également sur ce champ de la décision en phase avancée de la maladie que les équipes doivent mettre en place un processus décisionnel pluridisciplinaire structuré. C'est un outil indispensable pour prendre en compte la complexité et l'ambivalence des patients. En effet, l'angoisse générée par l'aggravation de la maladie, que le patient perçoit, au travers des résultats et de ses propres perceptions physiques, peut être majeure, souvent atténuée par des mécanismes de défense.

Ces mécanismes, fréquents, inconscients, fluctuants, ont pour but de réduire l'angoisse, ils ont une fonction adaptative et protègent la personne d'une réalité vécue comme intolérable. Ils s'exacerbent dans les situations de crises et d'appréhension. Il est essentiel de les respecter, ce qui complexifie la réponse à la question « que souhaite le patient ? ». Le patient souvent oscille entre l'espoir, parfois totalement démesuré, et une clairvoyance qui peut aller jusqu'au désespoir. Ce mouvement de va-et-vient entre ces deux états constitue l'ambivalence. Elle peut s'exprimer le même jour à des interlocuteurs différents, ce qui peut être déconcertant. Cependant, cette alternance entre attentes et réalisme aide paradoxalement le patient à vivre, au jour le jour, cette réalité, dominée par l'incertitude. Seule, une concertation de l'ensemble des acteurs et en particulier des équipes soignantes, souvent les plus proches du vécu intime du patient, permet de mieux discerner où en est la personne malade. Le cadre pluridisciplinaire permet aussi de se rendre compte que l'information dite au patient n'a pas pour autant été, ni intégrée, ni acceptée.

Comme nous l'avons dit, très souvent le cadre de la RCP médicochirurgicale d'organe n'est pas adapté, car ne réunissant pas les acteurs pertinents. La mise en place d'une réunion de concertation pluridisciplinaire onco-palliative, incluant tous les professionnels soignants impliqués, dédié à la prise de décision et constituant un espace de délibération et de communication entre les équipes, se développe. Y sont discutés les patients ayant une espérance de vie de moins de 6 mois, afin de sécuriser leur trajectoire de soin et leur qualité de vie, ce qui se traduit par moins de fins de vie aux urgences et un moindre recours à la chimiothérapie dans les quatorze derniers jours de vie.

En cancérologie, pouvoir évaluer l'espérance de vie en phase métastatique avancée est très important pour faire des propositions thérapeutiques adaptées. Ainsi, l'espérance de vie requise pour pouvoir être inclus dans un essai thérapeutique de phase I est supérieure à 3 mois. Inversement, identifier une survie de seulement quelques jours peut éviter des transferts de patients inopportuns, ou des traitements ou investigations inutiles. Les paramètres pronostiques validés et indépendants du syndrome tumoral, sont un *performance status* supérieur ou égal à 3, la présence d'une dénutrition, d'une sarcopénie, d'une hypoalbuminémie, un syndrome inflammatoire sans composante infectieuse (protéine C réactive [CRP] élevée, orosomucoïde élevée), une lymphopénie, une élévation des LDH. Ainsi :

– l'association PS-4, cachexie clinique, albuminémie à 19 g/l, CRP à 150 mg/l, lymphocytes à 300/mm^3, chez un patient atteint de cancer métastatique, s'accompagne d'une espérance de vie inférieure à 1 mois et souvent inférieure à 2 semaines ;

– inversement, l'association PS-1, absence de perte de poids, albumine supérieur 30 g/l, LDH normaux, absence de syndrome inflammatoire, est associée à une espérance de vie supérieure à 3 mois.

La discussion pluridisciplinaire, en situation d'incurabilité, permet de fonder une décision centrée sur la personne, qui demeurera in fine personnellement assumée par le médecin référent. L'intérêt des discussions sera :

– de surmonter la difficulté à appréhender la volonté du patient du fait de sa possible ambivalence, par l'échange entre l'ensemble des acteurs qui l'ont approché ;

– de surmonter la charge émotionnelle, prédominante sur le médecin référent, pour envisager la meilleure option, en l'aidant à prendre le recul nécessaire ;

– d'échanger des informations qui, par nature, ne sont pas connues des mêmes soignants (situation de la maladie, effet des traitements, situation familiale à domicile, difficultés sociales, priorités personnelles du patient, réactions de l'entourage) et en faire la synthèse pour dégager la meilleure action ;

– de répéter au cours du temps les échanges d'information pour saisir « le bon moment » pour délivrer une information qui serait une mauvaise nouvelle ou pour mettre en place des organisations adaptées au domicile ou en milieu hospitalier, en fonction de l'évolution clinique du patient ;

– de décider collectivement la meilleure attitude thérapeutique, sans exonérer le médecin référent de sa responsabilité, pleine et totale in fine.

Arrêt des traitements antitumoraux

L'arrêt des traitements antitumoraux n'est pas incompatible avec l'espoir d'amélioration clinique. Au contraire, il est prouvé que, dans des situations où la maladie est surtout dominée par une précachexie, la chimiothérapie a un effet délétère en augmentant le déficit énergétique et en précipitant la cachexie. C'est pourquoi, chez le patient très amaigri, l'arrêt de la chimiothérapie se traduit souvent par une amélioration clinique en quelques semaines. Les résultats de l'étude de Temel, en montrant un gain en survie dans le bras ayant arrêté la chimiothérapie le plus tôt, confirme qu'il y a un moment et des situations cliniques où la chimiothérapie peut être bénéfique et d'autres où elle est délétère [5].

L'arrêt des traitements antitumoraux n'est pas synonyme de mort imminente. La maladie peut avoir une évolution spontanée lente ou ne pas s'associer à une atteinte d'organe vital et se manifester par une dénutrition progressive. Si l'arrêt est lié au constat que le syndrome tumoral est insensible aux antitumoraux disponibles, la période qui vient de s'écouler témoigne que l'absence de traitement actif n'est pas incompatible avec la survie.

L'arrêt des traitements antitumoraux est associé à la mise en œuvre de traitements palliatifs adaptés. Cela est d'autant plus efficace et plus simple que le lien thérapeutique avec l'équipe de soins palliatifs est déjà engagé en amont, précocement, sans attendre ce moment précis.

L'arrêt des traitements antitumoraux est associé au maintien d'un lien thérapeutique avec le cancérologue, idéalement aussi régulier qu'auparavant et au même endroit.

En conclusion, la prise en charge de la maladie cancéreuse incurable et évolutive exige de passer d'un modèle de médecine solitaire à un modèle d'intégration d'expertises complémentaires au lit du malade tout au long de la maladie. Le cancérologue apporte une expertise attendue sur le syndrome tumoral tandis que le médecin palliatologue apporte une expertise attendue sur les symptômes complexes et l'accompagnement de la personne. Ils forment ainsi un binôme très complémentaire en phase avancée de cancer.

Formation des métastases

Voie lymphatique

Le premier relais ganglionnaire envahi est généralement celui qui recueille la lymphe de l'organe où se développe la tumeur : c'est le *ganglion sentinelle*. Les relais ganglionnaires successifs sont ensuite atteints de proche en proche via le courant lymphatique. Parfois, certains relais ganglionnaires peuvent être sautés : on parle de *skip-metastase*. Les cellules tumorales peuvent rejoindre finalement la circulation veineuse cave supérieure via le canal thoracique qui se jette dans la veine sous-clavière gauche.

La présence de cellules malignes dans les ganglions satellites de la tumeur est le témoin de sa capacité à former des métastases.

Voie hématogène

Voie cave

Les tumeurs du rein, du pelvis, du canal anal, des organes génitaux externes, des voies aéro-digestives supérieures, des membres, se drainent par le système cave. Le poumon est le premier organe filtre atteint.

Voie porte

Les cancers gastro-intestinaux et hépato-bilio-pancréatiques se drainent par le système porte. Le premier organe filtre atteint est le foie. Le bas rectum est en partie drainé par le système cave, d'où une plus grande fréquence des localisations pulmonaires dans cette localisation que pour les autres tumeurs intestinales.

Voie artérielle

Les cellules tumorales pulmonaires, primitives ou secondaires, rejoignent les veines pulmonaires, puis le cœur gauche et la circulation artérielle, assurant une dissémination osseuse et cérébrale.

Voie péritonéale

Les cancers digestifs et surtout ovariens peuvent desquamer dans la cavité péritonéale après avoir atteint la séreuse. Ces cellules se concentrent dans les régions déclives : cul-de-sac de Douglas, coupoles diaphragmatiques, gouttières pariétocoliques, ainsi que sur le grand épiploon. Elles sont à l'origine d'une carcinose péritonéale.

Facteurs influençant la localisation des métastases

Facteurs anatomiques

En fonction de la localisation de la tumeur primitive, les cellules tumorales sont drainées préférentiellement par le système cave, porte ou pulmonaire, ce qui influence le site de la première métastase.

Facteurs biologiques

Les cellules tumorales sont porteuses de protéines d'adhésion (intégrines en particulier) dont le type peut conditionner une affinité particulière pour un site métastatique. Ainsi les sarcomes osseux, quelle que soit leur localisation, forment-ils des métastases de façon préférentielle au niveau pulmonaire alors que les localisations ganglionnaires sont exceptionnelles. Le cancer de la prostate est souvent responsable des métastase osseuses et plus rarement des métastases viscérales

Évolution du syndrome tumoral

L'évolution locorégionale peut être responsable de douleurs et d'un retentissement fonctionnel plus ou moins important et rapide en fonc-

Tableau S09-P01-C04-I Évolution du syndrome tumoral.

Cancers dont l'évolution locorégionale entraîne des complications rapides
Cancers des voies aérodigestives supérieures
Tumeurs cérébrales
Cancers du col de l'utérus
Cancers des voies biliaires
Carcinome hépatocellulaire
Cancers dont le pronostic est surtout lié à l'évolution métastatique
Cancers du poumon à petites cellules
Cancers du testicule
Mélanomes
Cancers du sein

tion de la localisation. Certaines tumeurs primitives vont ainsi être rapidement responsables de complications locales importantes, tandis que pour d'autres le risque vital est surtout lié à l'évolution métastatique (Tableau S09-P01-C04-I).

L'apparition de métastases à distance est une cause importante de décès par cancer, principalement du fait du retentissement fonctionnel qu'elles entraînent (insuffisance respiratoire, hypertension intracrânienne, insuffisance hépatique…) (Tableau S09-P01-C04-II).

Les métastases constituent le principal risque évolutif du cancer et une cause de mortalité majeure avec la cachexie. Deux grandes circonstances de découverte de métastases posent des problèmes différents de diagnostic et de prise en charge :
– les métastases découvertes dans le contexte d'un cancer connu. Très souvent la métastase est asymptomatique et mise en évidence par des examens d'imagerie réalisés de façon systématique dans le bilan d'extension initial ou lors de la surveillance post-thérapeutique ;
– les métastases révélatrices du cancer. Le problème diagnostic est alors double : porter le diagnostic de métastase et identifier le siège de la tumeur primitive.

Tableau S09-P01-C04-II Localisations métastatiques préférentielles pour les principaux cancers.

Siège de la tumeur primitive	Localisations métastatiques préférentielles
Sein	Os, plèvre/poumon, foie
Poumon	Os, surrénales, cerveau
Prostate	Os
Rein	Os, poumon, cerveau
Mélanome	Poumon, os, cerveau
Côlon	Foie
Sarcomes	Poumon
Ovaires	Péritoine
Thyroïde	Os, poumon
Testicules	Poumon
Vessie	Poumon, os
ORL	Poumon
Col utérin	Poumon
Pancréas	Foie

Diagnostic de métastases asymptomatiques dans le contexte d'un cancer connu

L'usage systématique de techniques d'imagerie très sensibles telles que la tomodensitométrie ou l'IRM dans le bilan d'extension ou la

surveillance des cancers amène très souvent à découvrir des anomalies asymptomatiques de petite taille dont l'interprétation peut être délicate. Le risque principal dans ce contexte est de porter le diagnostic de métastase par excès, ce qui risque de conduire à renoncer à un traitement curatif de la tumeur primitive ou, au contraire, à réaliser un traitement inutile. Le diagnostic de métastase peut s'aider de :
– la notion d'évolutivité, d'où l'intérêt de disposer d'une imagerie de référence. Une image stable sur 3 à 6 mois n'est généralement pas une métastase ;
– la confrontation à d'autres examens d'imagerie et en particulier à une scintigraphie au ^{18}F-FDG (TEP). Une hyperfixation du traceur est en faveur de la nature maligne (diagnostic différentiel : processus infectieux ou inflammatoire) ;
– l'anatomopathologie, en cas de doute persistant, seul moyen d'aboutir à un diagnostic de certitude.

Métastases révélatrices d'un cancer

Le *diagnostic positif* de métastase repose sur la confrontation des données cliniques, radiologiques, biologiques (marqueurs tumoraux) et anatomopathologiques. L'examen anatomopathologique sera toujours nécessaire. Il peut cependant ne pas être suffisant à lui seul pour le diagnostic différentiel avec une tumeur primitive, en particulier au niveau pulmonaire.

L'*identification de la tumeur primitive* est parfois très difficile en l'absence de signe clinique d'appel.

L'*examen anatomopathologique* va permettre d'orienter la recherche en indiquant le type histologique de la tumeur (adénocarcinome, carcinome épidermoïde, mélanome…). Dans 90 % des cas, il s'agit d'un carcinome, adénocarcinome ou carcinome indifférencié le plus souvent. Le siège exact du cancer primitif peut rarement être précisé par la seule analyse morphologique. L'examen immuno-histochimique peut dans certain cas être très utile en identifiant des marqueurs de différenciation orientant vers un cancer primitif particulier. Le tableau S09-P01-C04-III décrit les principaux marqueurs qui peuvent être recherchés sur la métastase d'un adénocarcinome ou d'un carcinome indifférencié.

Tableau S09-P01-C04-III Principaux marqueurs sériques et/ou utilisables en immuno-histochimie potentiellement utiles pour préciser le siège primitif d'un adénocarcinome ou d'un carcinome indifférencié métastatique.

Marqueurs	Immuno-histochimie	Dosage sérique	Tumeur primitive à évoquer en priorité
Récepteurs des œstrogènes	Oui	Non	Adénocarcinome du sein
Antigène prostatique spécifique (PSA)	Oui	Oui	Adénocarcinome de la prostate
Thyroid transcription factor (TTF1)	Oui	Non	Adénocarcinome du poumon ou de la thyroïde
Thyroglobuline	Oui	Oui	Adénocarcinome de la thyroïde
Calcitonine	Oui	Oui	Carcinome médullaire de la thyroïde
α-Fœtoprotéine	Oui	Oui	Carcinome hépatocellulaire, tumeur germinale (testiculaire ou d'autre siège)
Hormone chorionique gonadotrophique (β-hCG)	Oui	Oui	Choriocarcinome placentaire ou testiculaire

Tableau S09-P01-C04-IV Principales explorations à réaliser devant des métastases révélatrices d'un adénocarcinome ou d'un carcinome indifférencié.

PSA (antigène prostatique spécifique) (homme, surtout si présence de métastases osseuses)
β-hCG (hormone chorionique gonadotrophique), α-fœtoprotéine (sujet jeune < 40 ans, tumeur indifférenciée)
Tomodensitométrie thoracique et abdominopelvienne
Mammographie (femme)

chés sur la métastase d'un adénocarcinome ou d'un carcinome indifférencié.

Les *explorations complémentaires* biologiques (marqueurs tumoraux), endoscopiques et radiologiques ne doivent pas être réalisées « tout azimut » (coût, retard au traitement, risque iatrogène), mais sont guidées par le type histologique et nos connaissances sur l'histoire naturelle des cancers. Les examens complémentaires seront orientés par la présentation clinique en recherchant en priorité les cancers les fréquents dans cette situation. Par exemple, des métastases hépatiques isolées d'un adénocarcinome vont faire rechercher avant tout un primitif digestif. Les principaux primitifs à évoquer devant chaque localisation métastatique sont décrits dans le tableau S09-P01-C04-II. La recherche du primitif doit également être centrée sur les tumeurs accessibles à un traitement spécifique efficace : cancer hormono-dépendant (sein, prostate), chimio-sensible (testicule, sein, ovaire, côlon), carcinome différencié de la thyroïde pouvant être traité par l'iode 131. À l'inverse, la multiplication des explorations complémentaires pour identifier un primitif pulmonaire ou pancréatique n'apportera probablement aucun bénéfice au patient, compte tenu de la faible efficacité de la chimiothérapie dans ces situations. La plupart des marqueurs tumoraux sériques n'ont pas une sensibilité et une spécificité suffisantes pour orienter vers un primitif particulier et n'ont donc pas leur place dans le bilan de métastases révélatrices (CA 125, CA15-3, CA19-9, ACE, NSE…). Les quelques marqueurs utiles à la recherche du primitif devant la métastase d'un carcinome sont mentionnés dans le tableau S09-P01-C04-III. Les endoscopies ne doivent pas être réalisées de façon systématique.

Le tableau S09-P01-C04-IV énumère les principales explorations réalisées de façon systématique en cas de métastase révélatrice d'un adénocarcinome ou d'un carcinome indifférencié. Les autres explorations sont réalisées en fonction du contexte clinique.

Un cas particulier est représenté par la métastase révélatrice d'un carcinome épidermoïde. Il faut alors réaliser un examen clinique ORL, des organes génitaux externes et gynécologiques ainsi qu'une anuscopie et une fibroscopie digestive haute.

Lorsqu'aucune tumeur primitive n'est identifiée malgré un bilan standard, on parle de *carcinome de primitif inconnu*. Il s'agit généralement d'un adénocarcinome. Des études autopsiques ont montré que la tumeur primitive était le plus souvent pancréatique ou pulmonaire.

Métastases osseuses

Anatomopathologie et histoire naturelle

Le squelette reçoit 10 % du débit sanguin cardiaque. Pourtant, les métastases osseuses sont très fréquentes, beaucoup plus que la survenue de métastases dans des organes plus vascularisés. Elles affectent le plus souvent le squelette axial. Il existe une corrélation très nette entre la distribution des zones de formation de la moelle osseuse et celle des sites des métastases osseuses. Les principaux sites sont ainsi la colonne vertébrale, les côtes, le bassin, le crâne, les fémurs et les humérus.

La colonne vertébrale, les côtes et le bassin représentent les trois premiers sites touchés habituellement. Lorsque la première métastase osseuse est sur un autre point du squelette, cela traduit souvent une maladie plus agressive. Les modes de diffusion à l'os sont la voie hématogène et la contiguïté à partir du tissu adjacent (par exemple, les tumeurs de la cavité buccale). Les artères épiphysaires et métaphysaires nourrissent les sinusoïdes de la moelle. L'artère médullaire se divise en vaisseaux sinusoïdes et capillaires corticaux. Les sinusoïdes médullaires, diaphysaires épiphysaires et métaphysaires sont constitués de cellules endothéliales séparées par des espaces (absence de jonction serrée) et n'ont pas de membrane basale, rendant facile le passage des cellules cancéreuses. Les sinusoïdes sont responsables d'une stagnation sanguine également favorable au développement local des métastases. La fréquence des métastases osseuses sans métastases pulmonaires associées conduisit Batson à faire l'hypothèse puis à mettre en évidence l'existence de plexi paravertébraux reliés au système azygos. Les métastases osseuses sont fréquentes au cours de l'évolution naturelle des cancers. Certains cancers sont ostéophiles et s'accompagnent rapidement de métastases osseuses. Cinq cancers sont responsables de plus de 80 % des métastases osseuses : les cancers du sein, bronchopulmonaires, de la prostate, de la thyroïde et du rein. Les sarcomes osseux sont des maladies rares surtout rencontrées chez l'adolescent et l'adulte jeune, mais ont également un tropisme osseux prononcé. La tumeur primitive peut être inconnue dans 20 % des cas. De surcroît, l'émergence de traitements systémiques efficaces a rendu possible l'apparition de métastases osseuses au cours de l'évolution de pathologies malignes jusqu'alors mortelles avant le développement clinique de localisations osseuses. Le type histologique est variable en fonction de la tumeur primitive. L'os normal est le siège d'un remodelage entre résorption osseuse (ostéoclastes) et formation osseuse (ostéoblastes).

Dans l'os pathologique, il existe un déséquilibre entre la résorption et/ou la formation du fait d'une activation des ostéoclastes par les cellules tumorales. Il existe deux types de lésions osseuses : ostéolytiques (le plus souvent) et ostéocondensantes. La formation des métastases osseuses associe :
• des mécanismes communs à toute diffusion métastatique :
– *chimiotactisme*. La chimiokine CXCL12, produite au niveau de la moelle osseuse est chimio-attractive pour les cellules métastatiques circulantes ;
– *invasion tumorale*. Les cellules tumorales produisent des métalloprotéases qui favorisent l'envahissement de la cavité médullaire ;
• des mécanismes spécifiques au tissu osseux : l'expression de certaines intégrines dans le tissu osseux permettent l'ancrage des cellules tumorales à des protéines de la matrice osseuse.

Lorsque les cellules tumorales ont envahi le tissu osseux, elles sont capables de sécréter différents facteurs capables de stimuler la différenciation puis l'activité des ostéoclastes. L'un des facteurs prépondérants, PTH-rP (*parathormone-related protein*) est une protéine apparentée à la parathormone. D'autres facteurs, à l'inverse (endothéline 1), sont capables de stimuler la formation osseuse (cancer de la prostate).

Les complications liées à l'atteinte osseuse sont :
– les douleurs osseuses ;
– les fractures et les tassements vertébraux et leurs morbidités associées (complications de décubitus) ;
– la compression médullaire en cas d'atteinte du rachis ;
– l'hypercalcémie aiguë ;
– l'envahissement médullaire avec insuffisance médullaire, en cas d'atteinte osseuse diffuse.

En pratique, l'atteinte métastatique osseuse n'est habituellement pas létale, sauf en cas de complication orthopédique insurmontable rendant le décubitus permanent ou en cas d'envahissement médullaire en dépit des traitements systémiques. Il est important de prendre le temps de l'expliquer car la représentation des métastases osseuses dans la population est associée à la fin de vie.

Circonstances de découverte

Les métastases osseuses peuvent être :
– métachrones ou synchrones de la tumeur primitive connue ;
– révélatrices, nécessitant la recherche de la tumeur primitive.

Elles sont d'emblée multiples dans 80 % des cas. Par ordre décroissant, la fréquence des localisations est la suivante : rachis, bassin, côtes, fémur, voûte crânienne, sternum, omoplate, humérus, clavicule et os périphériques.

Les *douleurs* sont le principal symptôme révélateur. Elles peuvent être osseuses ou radiculaires (sciatalgie, cruralgie…). Les caractéristiques de ces douleurs sont une apparition progressive, d'intensité croissante, sans rémission nette, souvent de type inflammatoire (d'horaire nocturne). Dans certains cas, une tumeur osseuse peut être palpable.

Les *complications aiguës* peuvent être révélatrices : fracture, tassement, compression médullaire aiguë, hypercalcémie aiguë.

Démarche diagnostique et préthérapeutique

Diagnostic positif de métastases osseuses

Le plus souvent, l'existence d'un cancer déjà diagnostiqué ne rend pas nécessaire la preuve histologique de la nature métastatique des lésions osseuses.

La détermination histologique des métastases osseuses nécessite une biopsie osseuse et est essentielle dans trois circonstances :
– en l'absence de tumeur primitive connue (métastases osseuses isolées révélatrices) ;
– en cas d'intervalle libre long entre le diagnostic d'une tumeur localisée et la survenue des métastases osseuses, posant le problème d'un *possible second cancer* indépendant du précédent ;
– lorsque la survenue des métastases osseuses est inattendue au cours de l'évolution d'une pathologie maligne peu ostéophile, posant le problème d'un second cancer concomitant.

Extension et conséquences locales de la maladie osseuse

Sur les radiographies standard, les aspects radiologiques peuvent être variables : géodes, plage d'ostéolyse non limitée, opacités, zones opaques.

Il faut faire de bonnes radiographies standard face et profil centrées sur la lésion et demander en plus des radiographies prenant l'os en entier (par exemple, sur une radiographie de hanche pour métastase cervico-trochantérienne, on peut passer à côté d'une ostéolyse médio-diaphysaire, traiter la métastase trochantérienne et voir revenir la patiente un mois plus tard avec une fracture diaphysaire).

La tomodensitométrie et l'IRM sont presque toujours inutiles en première intention pour les membres.

Sur la scintigraphie osseuse, les zones d'hyperfixation pathologique révèlent les localisations osseuses métastatiques. Cet examen permet de faire un bilan exhaustif de l'ensemble du squelette.

Cas particulier des métastases du bassin

Les métastases lytiques du fond du cotyle et de la zone sus-cotyloïdienne font planer le risque de voir la tête fémorale se mettre en protrusion endopelvienne. Pour bien comprendre les lésions, l'IRM et/ou la tomodensitométrie sont quasiment obligatoires.

Cas particulier des métastases osseuses rachidiennes

Les deux risques majeurs lors d'une atteinte rachidienne métastatique sont les fractures et la compression médullaire. Elles nécessitent une prise en charge en urgence.

Les radiographies standard centrées et la tomodensitométrie sont les meilleurs examens pour apprécier le risque de fracture pathologique. L'IRM est l'examen de choix en cas d'épidurite ou de compression médullaire.

Recherche de la tumeur primitive

Elle est guidée par l'histoire naturelle et la fréquence des différentes pathologies malignes. S'il s'agit d'un adénocarcinome, on évoquera en premier lieu :
- chez une femme :
  – un cancer du sein : palpation des seins, mammographie bilatérale, recherche de récepteurs hormonaux (œstrogènes, progestérone) par immunohistochimie sur la pièce de biopsie osseuse ;
  – un cancer du poumon : radiographie thoracique, tomodensitométrie thoracique, fibroscopie bronchique, expression de TTF1 (*thyroid transcription factor*) par immunohistochimie sur la pièce de biopsie osseuse ;
- chez un homme :
  – un cancer de la prostate : toucher rectal, échographie prostatique, dosage du PSA sérique, expression du PSA par immunohistochimie sur la pièce de biopsie osseuse
  – un cancer du poumon : radiographie thoracique, tomodensitométrie thoracique, fibroscopie bronchique, expression de TTF1 par immunohistochimie sur la pièce de biopsie osseuse.

En cas d'échec, on recherchera un cancer du rein ou de la thyroïde.

Pronostic

Le pronostic est réservé car l'existence de métastases osseuses témoigne d'une diffusion de la maladie. Néanmoins, l'atteinte osseuse ne menace qu'exceptionnellement la vie et est compatible avec une survie prolongée. Le pronostic est influencé par :
- le type de tumeur primitive et de sa sensibilité potentielle aux traitements systémiques ;
- l'état général ;
- le nombre de métastases osseuses, reflet de l'intensité de la diffusion métastatique ;
- la présence ou non de métastases viscérales ;
- la vitesse d'évolution de la maladie (intervalle libre entre le diagnostic de tumeur primitive et celui des métastases).

En cas de métastases osseuses exclusivement, la survie médiane peut ainsi considérablement varier de 1 an (cancer pulmonaire non à petites cellules, cancer de la vessie,...) à 10 ans (cancer du sein bien différencié, cancer du rein, de la thyroïde...), soit d'un facteur 10 !

Traitement

Le traitement de la maladie osseuse métastatique regroupe des traitements visant à contrôler l'évolutivité et la dangerosité de l'atteinte osseuse proprement dite, et à préserver le tissu osseux et ses fonctions : traitements renforçant localement la stabilité osseuse (chirurgie, cimentoplastie, radiothérapie), réduisant la lyse osseuse (bisphosphonates) ou diminuant la masse tumorale osseuse (hormonothérapie, chimiothérapie cytotoxique, radiothérapie).

Moyens thérapeutiques

Corset

C'est le moyen presque systématique de protéger le rachis avant de décider de la totalité du traitement (Tableau S09-P01-C04-V).

Tableau S09-P01-C04-V Indications du corset en cas de métastases osseuses.

Localisations osseuses	Type de corset	Particularités
Au-dessus de D4	Minerve	
Entre D4 et L2	Corset type Boelher	Appui 3 points : pubien, sternal et iliaque
Au-dessous de L2	Lombostat	

Chirurgie orthopédique

Au niveau des *os longs*, il s'agit d'une ostéosynthèse en cas de fracture, d'une prothèse de hanche dans la cadre d'une fracture du col fémoral.

Dans la plupart des cas, une ostéosynthèse est faite avec :
– un clou centromédullaire pour les lésions diaphysaires du membre inférieur ;
– un clou centromédullaire ou des broches centromédullaires au membre supérieur ;
– un clou-plaque ou une lame-plaque pour les lésions métaphyso-épiphysaires.

L'ostéosynthèse sera parfois complétée par la mise en place de « ciment » (cas des lésions très lytiques).

Dans le cas particulier des métastases du *col fémoral*, à l'ostéosynthèse, on préférera volontiers la mise en place d'une prothèse de hanche (prothèse de Moore ou assimilé) permettant l'appui immédiat.

Au niveau du *rachis*, la chirurgie est indiquée dans le cas de lésions préfracturaires ou en cas de compression médullaire si le tableau neurologique n'est pas complet.

Embolisation pré-opératoire

Elle a un double intérêt : mesure préventive de réduction du saignement per opératoire et effet thérapeutique par la nécrose tumorale qu'elle induit.

Radiothérapie externe

Soit elle complète un geste chirurgical, soit elle est réalisée sur les zones osseuses douloureuses à visée antalgique et dans un but de ré-ossification. Elle est une alternative à la chirurgie orthopédique chez les patients en mauvais état général en cas d'épidurite compressive.

La radiothérapie externe est largement utilisée sur les métastases osseuses douloureuses et/ou à haut risque fracturaire. Son efficacité a été démontrée par des études randomisées. Un contrôle satisfaisant de la douleur s'observe dans 90 % des cas. Sur le plan algique, l'efficacité est retardée de près de 14 à 21 jours après la fin de la radiothérapie.

Les effets secondaires sont modestes et fonction de la taille et de la localisation du champ d'irradiation.

La ré-irradiation peut être proposée. Des survies prolongées s'observent de manière croissante chez les patients porteurs de métastases osseuses, en particulier dans le cancer de la prostate et le cancer du sein. Il n'est donc pas rare de voir des patients qui ont eu une radiothérapie antalgique avec un résultat initial satisfaisant récidiver la symptomatologie douloureuse au niveau du site déjà irradié. Il est donc possible d'irradier une seconde fois le site métastatique douloureux avec un taux d'efficacité sur les douleurs sensiblement identique à celui de la première radiothérapie antalgique.

Radiothérapie stéréotaxique

Elle permet de délivrer une dose élevée de rayonnements concentrés sur la zone pathologique du squelette, en particulier les métastases rachidiennes, avec préservation des tissus nobles (moelle épinière...).

On retrouve avec la radiothérapie stéréotaxique l'effet d'aggravation de la douleur pendant et au décours de la radiothérapie (*pain flair*), cet effet étant relativement contrôlé par la corticothérapie passagère.

Initialement, le risque le plus grave de la radiothérapie stéréotaxique était les myélopathies radiques, toxicités inacceptables avec des conséquences dramatiques (paraplégie radique). Reste le risque de compression médullaire avec fracture directement liée à la dose de radiothérapie administrée. Cette radiothérapie stéréotaxique demande d'être évaluée dans cette indication de lésion rachidienne.

Radiothérapie métabolique

Le principe est d'apporter par voie systémique un radiopharmaceutique (strontium, samarium) qui se concentre de manière élective dans le tissu cible (métastases ostéoblastiques) et l'irradie directement, permettant un effet antalgique et un effet cytostatique.

Cancérologie

Les métastases osseuses étant souvent multiples, il existe un traitement systémique de la totalité des sites métastatiques osseux par injection par voie générale de radionucléides, strontium 89 et samarium 153 qui est le plus souvent utilisé actuellement. Il se fixe spécifiquement au niveau tumoral, avec 10 fois plus d'affinités pour le tissu métastatique que pour l'os sain. Il émet des rayons β avec une pénétrance de 0,2 à 3 mm, ce qui évite une toxicité extra-osseuse. L'efficacité sur les douleurs s'observe en 7 à 14 jours post-injection.

Si le traitement initial a permis une sédation douloureuse, un nouveau traitement peut être proposé à la récidive douloureuse (en revanche un retraitement n'est pas indiqué en cas de résistance au premier traitement).

La toxicité de cette approche est surtout l'atteinte médullaire et en particulier la thrombopénie. Le nadir se situe de la 4e à la 6e semaine. Le retour à la normale s'observe entre la 6e et la 10e semaine.

Il est classique d'observer une aggravation passagère initiale des douleurs pendant et dans les suites immédiates de l'irradiation. Aussi est-il classique d'administrer des corticoïdes pendant et dans les suites immédiates du traitement.

Ce traitement ne doit être proposé qu'aux patients avec un *performans status* convenable, une espérance de vie supérieure à 2 mois, en l'absence d'atteinte métastatique extra-osseuse importante, avec un nombre de plaquettes supérieur à 60 000/mm^3 et de globules blancs supérieur à 2 500/mm^3. La présence d'une compression médullaire ou d'une fracture pathologique sont des contre-indications à cette approche. Le contrôle de la douleur est observé dans plus de 80 % des cas.

Depuis peu, le radium 223 (Xofigo®) est mis à la disposition en France exclusivement pour les cancers métastatiques de la prostate sans métastases extra-osseuses et résistants à la castration chimique avec un effet sur la survie et le temps avant la survenue du premier événement osseux. Il est administré par voie IV tous les 28 jours pour six injections maximum.

Cimentoplastie

C'est un traitement antalgique des douleurs osseuses d'origine mécanique et parfaitement localisées. La cimentoplastie consiste à injecter un « ciment » au niveau du rachis ou du cotyle (os porteurs) pour diminuer la participation du facteur mécanique dans la douleur. L'effet est quasi instantané.

Antitumoraux systémiques

Chimiothérapie et hormonothérapie seront indiqués selon le type de tumeur primitive, l'anamnèse, l'état clinique, l'effet des traitements antérieurs.

Bisphosphonates

Les bisphosphonates sont apparus dans l'arsenal thérapeutique des métastases osseuses depuis une quinzaine d'années. Leur action complexe repose sur un ralentissement du remodelage osseux par inhibition des ostéoclastes, mais des études récentes attribuent aussi des mécanismes de cytotoxicité sur la cellule tumorale. Il est à noter que l'efficacité initialement notée sur les lésions lytiques s'observe aussi avec les lésions ostéocondensantes du cancer de la prostate.

L'effet de ces traitements s'observe au bout de 4 semaines. Le rythme d'administration intraveineuse est de 4 semaines. La toxicité essentielle est représentée par une nécrose de la mandibule qui peut être réduite par un examen dentaire préalable et l'absence de soins dentaires en cours de traitement.

Des formes orales peuvent se substituer à la forme IV mais le passage intestinal est médiocre et, en cancérologie, c'est la voie IV qui prévaut.

On a maintenant beaucoup de recul sur l'intérêt des bisphosphonates et on peut considérer qu'ils diminuent de 20 % la survenue d'événements osseux, quelle que soit la tumeur primitive.

Dénosumab

Le dénosumab, molécule plus récente, est un anticorps monoclonal qui intervient au niveau de RANKL (*receptor activator of nuclear factor κB ligand*) qui inhibe les ostéoclastes et la résorption osseuse. Son administration est sous-cutanée, tous les 28 jours. Le dénosumab présente les mêmes risques de nécroses de la mâchoire que les bisphosphonates, les mêmes précautions doivent être prises.

L'usage de ces traitements est toujours en discussion : doit-on proposer ces traitements à tous les patients avec atteinte osseuse ? Quelle molécule préférer ? Quelle durée de traitement ?

Les recommandations récentes ne recommandent pas une molécule plutôt qu'une autre. Le traitement ne doit pas être systématique et doit être proposé en cas d'atteinte symptomatique ou à risque d'événement osseux. La durée du traitement, pour des patients avec des espérances de survie de plusieurs années n'est pas clairement définie.

Indications thérapeutiques

Deux principaux paramètres interviennent dans la décision thérapeutique : l'espérance de vie et le risque fonctionnel. Deux approches thérapeutiques complémentaires sont à envisager, l'action contre la maladie tumorale et l'action de protection du squelette.

En fonction de l'atteinte osseuse, interviennent en particulier :
– la localisation, la taille et le nombre des métastases ;
– l'état du tissu osseux adjacent ;
– les conséquences immédiates ;
– les risques de complications mécaniques (compression médullaire, fracture). L'existence d'une complication ou d'un risque de complication osseux à court terme invite à privilégier un acte thérapeutique local visant à rétablir la stabilité d'un site sévèrement atteint.

Le score de Tokuhashi (Tableau S09-P01-C04-VI) permet de guider le choix thérapeutique en particulier entre chirurgie et radiothérapie : un score élevé oriente vers la chirurgie, un score bas vers un traitement non chirurgical (cimentoplastie, radiothérapie).

Tableau S09-P01-C04-VI Score de Tokuhashi.

État général	
Mauvais	0
Moyen	1
Bon	2
Nombre de métastases	
> 3	0
1 à 2	1
0	2
Métastases viscérales	
Oui	0
Non	2
Cancer primitif	
Poumon, cancers digestifs, ORL, vessie, inconnu	0
Rein, sein, prostate, utérus, mélanome	1
Thyroïde	2
Atteinte osseuse	
Fracture pathologique.	0
Sans fracture pathologique	1
Total	/10

Conduite à tenir en fonction du site osseux métastatique

Dans le cas particulier des métastases des os longs, le risque majeur est la fracture pathologique. Cette fracture est à craindre :

– quand la lésion est lytique (les métastases condensantes cassent rarement) ;
– surtout au membre inférieur ;
– quand l'ostéolyse concerne une corticale (faible risque pour les métastases centromédullaires à corticale intacte), surtout si, dans un plan horizontal, elle atteint plus d'un quart de la circonférence corticale ;
– quand la lésion est douloureuse (douleur préfracturaire).

Quatre paramètres essentiels liés à la maladie cancéreuse sont importants pour la décision thérapeutique :

Évaluer l'état général du patient. Si le patient est en décubitus et/ou dépendant du fait de l'atteinte osseuse, calculer le PINI (*pronostic inflammatory and nutritionnal index*) :

$$PINI = CRP \times orosomucoïde/albumine \times pré-albumine$$

Évaluer la vitesse d'évolution tumorale qui conditionne la pertinence des choix. Une maladie indolente est compatible avec un traitement local. Une maladie d'évolution très rapide invite à privilégier le traitement systémique. La cinétique tumorale peut être lente (thyroïde, certains cancers du sein ou du rein…) ou rapide et agressive (testicule, certains cancers du sein et du rein, bronches…). Elle s'évalue :
– cliniquement en cas de lésion mesurable, ou en cas d'apparition de nouvelles lésions ;
– biologiquement (LDH, marqueur tumoral…) ;
– à l'imagerie.

Faire l'inventaire des localisations tumorales métastatiques et préciser la tumeur primitive afin d'apprécier la gravité de la maladie extra-osseuse.

Préciser quelle est la probabilité de succès d'un traitement systémique :
– d'après les statistiques de la littérature ;
– d'après les traitements antérieurs reçus par le patient ;
– d'après les nouveaux traitements disponibles.

En cas de *fractures* osseuses l'immobilisation est la règle jusqu'à l'arrivée du chirurgien (corset). Le principal traitement reste le traitement préventif sur des lésions faisant craindre la survenue d'une fracture pathologique : lésion douloureuse, lytique, du membre inférieur, avec atteinte corticale.

La *compression médullaire* est une urgence thérapeutique nécessitant un avis chirurgical, la mise en route d'une corticothérapie à forte dose et une immobilisation. Si l'intervention orthopédique n'est pas retenue, l'alternative est la radiothérapie externe du rachis.

L'*hypercalcémie aiguë* requiert hospitalisation, hydratation, et traitement par biphosphonates.

Les *fractures pathologiques* sont la complication essentielle avec la douleur des métastases osseuses. La prise en charge orthopédique avec stabilisation est toujours de mise à la prise en charge initiale. Cette stabilisation a une action antalgique rapide et prévient l'immobilité prolongée. Il reste que la survenue d'une fracture reste un événement grave dans l'histoire de la maladie, pouvant compromettre durablement l'état du patient. Il est donc apparu souhaitable d'identifier les risques fracturaires et de proposer des prises en charge préventives.

La radiothérapie complète le plus souvent le geste chirurgical sur une fracture ou un état préfracturaire. Elle assure un meilleur contrôle algique et participe au contrôle local de la maladie. En revanche, la radiothérapie seule ne permet pas d'obtenir la stabilisation d'une fracture.

Prise en charge prophylactique des risques fracturaires

La prise en charge chirurgicale prophylactique des lésions à haut risque fracturaires est recommandée, évitant une prise en charge dans l'urgence, aux pronostics fonctionnels aléatoires (compression médullaire).

Elle associe des gestes orthopédiques avec matériel de stabilisation, prothèses articulaires, et éventuellement un geste de cimentoplastie. Peut s'intégrer dans cette prise en charge pluridisciplinaire une embolisation.

Membres inférieurs

C'est surtout au niveau fémoral que l'on observe des métastases instables, pouvant conduire à des fractures pathologiques avec des morbidités importantes.

La douleur spontanée et la persistance de la douleur après irradiation est un signe d'appel du caractère instable de la métastase auquel s'ajoute des données radiologiques : une lésion de plus de 2,5 cm et une destruction de plus de 50 % de la corticale.

Techniques opératoires

Les lésions de la tête, du col fémoral et inter-trochantériennes sont volontiers prises en charge par arthroplastie. En cas d'atteinte de l'acétabulum, une prothèse totale de hanche peut être proposée. Il est aussi possible d'utiliser des injections de ciment pour solidifier les lésions instables. Enfin il peut être indiqué de proposer des fixations clou-plaque au niveau fémoral.

Les lésions du corps fémoral sont souvent l'objet d'un enclouage, comme pour le col fémoral.

Les lésions du pelvis et de l'acétabulum peuvent donner lieu à une reconstitution orthopédique. Ainsi, si l'acétabulum est atteint, peut-on proposer une prothèse de hanche, mais quand il y a atteinte du bassin alors que l'acétabulum proprement dit est intact, des cimentoplasties peuvent être proposées.

Embolisation

Les métastases osseuses peuvent être hypervasculaires et gêner considérablement le geste opératoire proposé. Cela est particulièrement vrai pour les métastases osseuses d'origine rénale. La prise en charge débute, dans ce cas, par un geste d'embolisation. Le geste orthopédique proprement dit pouvant intervenir 48 à 96 heures après l'embolisation.

Membres supérieurs

La prise en charge des lésions préfracturaires des membres supérieurs est, contrairement aux membres inférieurs, assez similaire à la prise en charge d'une fracture constituée.

Rachis

C'est la localisation la plus fréquente des métastases osseuses. Cette atteinte présente deux complications éventuellement associées : d'une part, la douleur, d'autre part, la compression médullaire pouvant conduire à une perte fonctionnelle définitive. Cette atteinte neurologique peut être due à la progression de la métastase au contact de la moelle épinière ou à une lésion instable osseuse qui se fracture, donnant un tableau neurologique brutal. L'objectif thérapeutique prophylactique est donc double : d'une part, agir sur les douleurs et, d'autre part, restaurer la stabilité rachidienne et protéger les fonctions neurologiques.

La prise en charge est multidisciplinaire et prend en compte des données multiples.

L'espérance de vie doit être prise en compte (les cancers de la prostate ou du sein ayant des taux de survie à un an supérieurs à 75 % alors que, pour les cancers de l'estomac et du poumon, le taux de survie à un an est plus faible). L'état nutritionnel, les corticothérapies au long cours, les antécédents de radiothérapie, l'état général et enfin le caractère localisé ou plus diffus de l'atteinte rachidienne contribuent à la décision prise.

La présence, à la prise en charge, d'une symptomatologie neurologique, reste un facteur de mauvais pronostic fonctionnel, mais aussi en termes de survie et d'infection post-opératoire. Il en est de même des antécédents de radiothérapie sur le site opératoire.

Le geste opératoire par abord direct peut relever d'une décompression en urgence par laminectomie ; les lésions instables peuvent être embolisées si le rachis sus- et sous-lésionnel le permet.

Les gestes sont en général complétés par une radiothérapie externe.

Depuis quelques années ont été développées des approches par vertébroplastie et kyphoplastie percutanées pour rétablir la stabilité rachidienne. Ces approches limitent considérablement les problèmes de cicatrisations. Elles sont possibles en dehors d'une anesthésie générale, ce qui permet d'élargir le spectre de patients pris en charge.

La vertébroplastie percutanée consiste, après repérage, en l'injection directe de ciment dans la vertèbre pathologique, permettant une stabilisation qui peut contrôler la douleur et prévenir des complications neurologiques. Les complications de cette approche sont essentiellement le risque d'extravasation du ciment dans le canal spinal, conduisant à une atteinte radiculaire ou à une compression médullaire. Mais ces complications restent rares, la majorité des extravasations n'ont qu'une symptomatologie limitée.

Pour diminuer le risque d'extravasation, la kyphoplastie peut être proposée avec formation d'une cavité intra-osseuse dans la vertèbre à traiter par l'introduction d'un ballon, cette cavité pouvant recevoir dès lors le ciment avec une moindre pression.

En conclusion, la prise en charge des métastases osseuses fait intervenir des traitements locaux et systémiques. Une prise en charge précoce des métastases osseuses permet de prévenir et atténuer les complications de l'atteinte osseuse. La gravité est liée au fait qu'elles sont le reflet d'une maladie diffuse.

Métastases leptoméningées

L'atteinte méningée est l'évolution métastatique la plus grave de la maladie, survenant le plus souvent chez des patients dont la pathologie néoplasique est métastatique depuis plusieurs années. Toutefois, certains cancers ont un tropisme méningé pouvant conduire à des localisations méningées précoces.

Le pronostic est très mauvais avec une survie autour de 3 mois après le diagnostic pour les tumeurs primitives solides et une survie à un an de moins de 15 %.

Diagnostic

La méningite carcinomateuse a une présentation trompeuse et déroutante. Elle peut prendre la forme d'une atteinte d'un ou de plusieurs nerfs crâniens, de douleurs radiculaires, de céphalées, de troubles cognitifs, d'une torpeur, de vomissements, de crises comitiales, de troubles visuels, de troubles de la déglutition, de troubles sphinctériens, d'une douleur généralisée mal systématisée.

Plus de 50 % des patients ont une traduction médullaire comme première symptomatologie, suivie d'atteinte des nerfs crâniens puis d'atteinte latéralisée des hémisphères et enfin une traduction non focale. Devant la suspicion d'une méningite carcinomateuse, c'est le recours à l'IRM qui s'impose en première intention (la ponction lombaire préalable rend cet examen moins performant). La ponction lombaire sera réalisée dès l'évocation de méningite carcinomateuse. L'imagerie peut mettre en évidence une hydrocéphalie sans lésion parenchymateuse, une obstruction partielle ou complète de la circulation du liquide céphalorachidien (LCR) ou encore des lésions méningées. Approximativement, 50 % des patients avec méningite carcinomateuse et manifestations médullaires ont une imagerie pathologique à l'IRM avec gadolinium. L'étude du LCR seule, au moins 10 ml pour l'étude cytologique, est le seul critère diagnostique dans la moitié des cas. L'examen du LCR comporte la mesure de la pression, l'apparence, le dosage du glucose et des protéines, le taux de globules rouges et de globules blancs et la recherche en cytologie de cellules néoplasiques. Pour autant, l'examen cytologique reste négatif dans 40 à 50 % des cas.

Si la ponction lombaire initiale est négative sur le plan cytologique, elle peut être répétée deux ou trois fois pour augmenter sa sensibilité.

Traitement

Radiothérapie

L'irradiation représente un traitement symptomatique souvent utile. La radiothérapie porte sur des volumes cibles identifiés en imagerie : blocage de la circulation du LCR, sites établis à partir des manifestations neurologiques présentées.

L'irradiation craniospinale a pu être proposée, mais sa réalisation est délicate du fait de sa toxicité, d'un volume cible important et d'antécédent de radiothérapie cérébrale ou médullaire. Enfin, la radiothérapie du rachis in toto peut, avec la toxicité médullaire, compromettre des traitements de chimiothérapie que l'on pourra éventuellement proposer.

Chimiothérapie intrathécale

Peu de cytotoxiques peuvent être administrés par voie intrathécale. L'intérêt de cette voie d'administration est d'augmenter la concentration dans le LCR, car la diffusion méningée des médicaments est faible en cas d'administration systémique. L'administration de la chimiothérapie dans l'espace méningé peut se faire par un accès intraventriculaire relié à un réservoir sous-cutané (réservoir d'Omaya). La pratique de la ponction lombaire itérative est le mode d'administration le plus fréquent. La cytarabine et le méthotrexate sont deux molécules habituellement proposées dans cette indication. L'une des limites de cette technique est le blocage de la circulation du LCR dans l'espace méningé.

Antitumoraux systémiques

Le méthotrexate à haute dose par voie intraveineuse donne des résultats similaires aux injections intrathécales. Toutefois, il s'agit d'un traitement très contraignant et toxique qui demande une hospitalisation et un suivi rigoureux : suivi de la fonction rénale, alcalinisation urinaire et injections itératives d'acide folinique, monitoring de la concentration plasmatique du méthotrexate. Les inhibiteurs de tyrosine kinases à très haute dose (10 fois la dose de l'AMM en prise bihebdomadaire) ont un intérêt dans les cancers avec atteinte moléculaire spécifique : cancers du sein HER2+, cancer du poumon EGF-R+...

Métastases cérébrales

Diagnostic

Cliniquement, les manifestations dépendent de la localisation des métastases cérébrales et sont donc variées. Elles peuvent comporter céphalées, déficit neurologique moteur, troubles sensitifs, nausées et vomissements, atteinte des nerfs crâniens, crises convulsives, mais aussi troubles cognitifs, ataxie, difficultés d'élocution, troubles de la coordination. Beaucoup restent asymptomatiques et sont découvertes lors d'un examen de surveillance.

L'imagerie cérébrale repose très souvent sur la tomodensitométrie mais, dans la mesure du possible, il faut recourir à l'IRM, plus discriminante sur le siège, le nombre et la répartition des lésions.

L'IRM montre que 80 % des métastases siègent dans les hémisphères cérébraux, 15 % dans le cervelet, 5 % dans le tronc cérébral.

Les lésions neurologiques s'observent particulièrement avec les tumeurs germinales, les mélanomes, les cancers du sein, les cancers pulmonaires et les cancers du rein. Le diagnostic différentiel en imagerie est représenté par les tumeurs cérébrales primitives et les lésions non malignes. En l'absence d'une tumeur primitive connue et volontiers associée à des métastases cérébrales, la réalisation d'une biopsie ou d'une chirurgie est nécessaire. Si la présence de métastases cérébrales est de mauvais pronostic d'une façon générale, les progrès thérapeutiques dans la maladie métastatique cérébrale (chirurgie, radiochirurgie, radiothérapie stéréotaxique) offrent des possibilités nouvelles de rémission cérébrale.

Traitement symptomatique

La corticothérapie permet de contrôler l'œdème péritumoral. La dexaméthasone, qui a un moindre effet minéralocorticoïde et une longue demi-vie, est le plus souvent utilisée. La dose habituelle est de 4 à 8 mg quotidiens. En dehors des risques élevés d'engagement, les fortes doses (16 mg/j) ne présentent pas de bénéfice avec une augmentation des effets secondaires. Chez les patients avec une riche symptomatologie et une hypertension intracrânienne, on peut proposer un traitement à forte dose (16 mg/j de dexaméthasone) pour une durée limitée à quelques jours (jusqu'à une semaine) puis, la semaine suivante, décroissance progressive de la posologie.

Les crises convulsives sont un mode de révélation des métastases cérébrales. Dix à vingt-cinq pour cent des patients avec métastases cérébrales présentent des crises convulsives au cours de la maladie cérébrale. Pourtant, la place des anticonvulsivants est sujette à caution avec peu d'études cliniques. On admet qu'en l'absence de manifestation convulsive le traitement anti-épileptique n'est pas recommandé en prophylaxie primaire. En revanche, la présence au diagnostic ou l'apparition de crises convulsives est une indication reconnue d'un traitement anticonvulsivant. La place des anticonvulsivants après chirurgie cérébrale est controversée.

La prévention primaire par héparine de bas poids moléculaire des thromboses chez les patients porteurs de tumeur est largement recommandée. Il conviendra de mesurer le bénéfice de ce traitement chez les patients porteurs de lésions cérébrales qui présentent alors une augmentation du risque d'hémorragie cérébrale.

Prise en charge thérapeutique oncologique

Méthodes de radiothérapie

Radiothérapie cérébrale in toto

Décrite dans les années 1950, elle ne nécessite pas un appareillage sophistiqué et représente le traitement classique des lésions métastatiques cérébrales et longtemps un *gold standard*. L'irradiation est de 30 Gy en dix séances. Les effets secondaires immédiats sont modestes.

Elle reste le traitement proposé des métastases ayant pour origine des tumeurs radiosensibles comme le cancer du poumon à petites cellules, le cancer du sein, les lymphomes, les tumeurs germinales. Il n'est pas rare d'observer des réponses complètes dans 37 % des cas dans les cancers du poumon à petites cellules, 35 % pour le cancer du sein par exemple.

Les effets secondaires au cours de ce traitement sont essentiellement représenté par la chute des cheveux, l'asthénie, l'érythrose faciale. On peut observer, de plus, céphalées, nausées, et vomissements. Le traitement se fait sous couverture d'une corticothérapie tout au long de la radiothérapie et les trois semaines qui suivent la fin des rayons. Les effets secondaires retardés sont beaucoup moins connus. La survie prolongée après radiothérapie cérébrale ne s'observe que depuis quelques années avec un meilleur contrôle de la maladie primitive et des métastases extracérébrales. On peut observer une fatigue et surtout des troubles cognitifs.

Radiochirurgie stéréotaxique

La radiochirurgie stéréotaxique délivre une forte dose de radiothérapie au niveau de la lésion à traiter en minimisant l'irradiation sur le parenchyme sain. Le concept date des années 1950 mais s'est développé depuis les années 1990. Pourtant, les lésions cérébrales sont de bons candidats à la radiochirurgie stéréotaxique (taille le plus souvent < 3 cm de diamètre, imagerie performante identifiant bien les limites de lésions le plus souvent sphériques). La dose élevée de radiothérapie localisée sur la tumeur permet d'obtenir un contrôle local dans 80 % des cas. La dose élevée permet aussi de traiter avec de bons résultats des lésions réputées radio-résistantes comme les métastases d'origine rénale ou de mélanome. Les meilleurs candidats à la radiochirurgie sont les patients sans lésion extracérébrale et avec un bon *performans status*. Longtemps, on a considéré que le nombre de lésions à traiter devait être de quatre au maximum, mais on voit que cette frontière est en train de disparaître. Plus la taille de la lésion à traiter est élevée, plus la dose de radiation est moindre, et le contrôle de la lésion s'en trouve affecté.

Radiochirurgie stéréotaxique versus chirurgie

Peu d'études comparent la chirurgie et la radiochirurgie stéréotaxique. Il apparaît que la récidive locale est plus importante avec la radiochirurgie stéréotaxique qu'avec une chirurgie seule. Pourtant il ne semble pas y avoir de différence en termes de survie et la chirurgie peut être proposée à la récidive après radiochirurgie stéréotaxique. La chirurgie stéréotaxique demande une moindre durée d'hospitalisation, un traitement corticoïde moins important et a une moindre toxicité cérébrale. Enfin, il ne semble pas y avoir de différence en termes de survie et de récidive locale entre chirurgie avec radiothérapie cérébrale in toto versus radiochirurgie stéréotaxique.

Association des traitements locaux

Radiothérapie cérébrale in toto avec ou sans chirurgie

L'addition de la chirurgie à l'irradiation cérébrale in toto a un impact sur la survie du patient (40 semaines versus 15 semaines), en particulier en cas de tumeur primitive pulmonaire non à petites cellules, chez les patients jeunes pour lesquels le site métastatique est exclusivement cérébral et l'intervalle entre le traitement de la tumeur primitive et la survenue de la métastase est long. Le bénéfice en survie de la chirurgie ne se retrouve pas quand il existe une lésion extracérébrale.

Chirurgie cérébrale avec ou sans radiothérapie

Il n'est pas démontré de bénéfice en survie de l'adjonction de la radiothérapie cérébrale in toto après résection chirurgicale des métastases cérébrales. Pourtant, les patients recevront la radiothérapie à la récidive cérébrale et les résultats en termes de décès de cause neurologique de récidive locale ou de survenue de nouvelles lésions cérébrales est en faveur de l'association.

Radiothérapie cérébrale in toto avec ou sans radiochirurgie stéréotaxique

L'adjonction d'une radiochirurgie stéréotaxique à la radiothérapie cérébrale in toto a pu être proposée. Une étude a été interrompue devant des résultats de contrôle local à 92 % avec l'association versus 0 % avec la radiothérapie cérébrale in toto seule. Pourtant il ne semble pas y avoir de différence de survie, mais les études comportent un nombre très faible de patients.

Radiochirurgie stéréotaxique avec ou sans radiothérapie cérébrale in toto

Compléter une radiochirurgie stéréotaxique avec une radiothérapie cérébrale in toto a pu être proposé et il ne semble pas y avoir de différence en termes de survie. Les récidives cérébrales sont plus fréquentes en l'absence de radiothérapie cérébrale in toto qui peut être proposée au moment de la récidive, minimisant par-là les effets secondaires dans la radiothérapie cérébrale in toto, et en particulier les atteintes cognitives.

Radiothérapie stéréotaxique après résection chirurgicale

En cours d'exploration, elle devrait être moins pourvoyeuse de déficit cognitif que l'irradiation cérébrale in toto habituellement proposée après chirurgie cérébrale des métastases.

Une ré-irradiation in toto pour le patient à mauvais pronostic peut être proposée, il en est de même pour une reprise chirurgicale ou d'une radiochirurgie stéréotaxique. Ces décisions thérapeutiques de sauvetage doivent être discutées en réunion de concertation pluridisciplinaire.

Radiothérapie prophylactique

Elle est proposée chez les patients en réponse complète après chimiothérapie pour cancer du poumon bronchique. Le bénéfice est de faire passer l'incidence des métastases cérébrales à 3 ans de 60 à 30 %. Il y a aussi un bénéfice sur la survie globale. La survie à un an passe de 13 % sans irradiation prophylactique à 27 % avec radiothérapie prophylactique. De même, la survie sans progression passe de 14 à 40 %. La dose recommandée est de 25 Gy en dix fractions. Dans cette indication, et avec les doses requises, il ne semble pas y avoir de troubles cognitifs à 2 ans après radiothérapie. Les études en revanche ont bien montré qu'il n'y avait pas de bénéfice de la radiothérapie prophylactique en cas de cancer du poumon non à petites cellules libre de métastase cérébrale et ceci, même si, à un an, il y a moins de survenue de métastase cérébrale après irradiation cérébrale in toto (7 % versus 18 %). L'impact sur les fonctions cognitives apparaît dans les 6 ou 12 mois après le traitement par radiothérapie.

Chirurgie

La chirurgie des lésions métastatiques cérébrales peut permettre un diagnostic de malignité quand la ou les métastases cérébrales révèlent une maladie sans qu'un cancer primitif n'ait été retrouvé. Elle peut constituer un traitement palliatif en cas de syndrome de masse symptomatique. Les progrès d'imagerie permettent aujourd'hui des exérèses complètes de la ou des lésions. La sélection des patients est essentielle pour que la chirurgie de résection puisse être curative : *performance status*, nombre de lésions inférieur à 3 le plus souvent, et surtout maladie tumorale extracérébrale en rémission.

Métastases hépatiques

Les métastases hépatiques sont souvent le premier site métastatique en cas de cancers dont la tumeur primitive siège au sein d'un organe drainé par le système porte. Elles sont également parfois le premier site métastatique au cours de certains cancers associés à une affinité biologique spécifique pour le tissu hépatique et une voie capacité de diffusion par voie hématogène artérielle : mélanomes de la choroïde, cancers du sein HER2+, cancers bronchiques à petites cellules…

Diagnostic

Un bilan par endoscopies digestives haute et basse est à proposer en première intention devant la découverte de métastases hépatiques révélatrices de cancer. L'imagerie repose sur la tomodensitométrie et l'IRM. Une tomographie par émission de positons (TEP) peut être demandée. Plus que d'identifier les lésions hépatiques, elle a pour objectif de rechercher des lésions métastatiques extrahépatiques, en particulier péritonéales.

En cas de tumeur endocrine, une scintigraphie des récepteurs de la somatostatine doit être proposée, au diagnostic, pour évaluer les différents sites métastatiques, en particulier extrahépatiques. L'échographie est pratiquée en particulier en cas de discussion de destruction des lésions par voie per cutanée.

Traitement

L'approche des métastases hépatiques demande une concertation multidisciplinaire associant oncologues médicaux et radiothérapeutes, gastro-entérologues, chirurgiens, hépatiques, radiologues interventionnels, pathologistes et biologistes moléculaires.

Résection hépatique chirurgicale

Les résections hépatiques pour métastases peuvent être majeures puisque le foie a la particularité d'être un tissu capable de se régénérer rapidement, conduisant à un retour rapide à des fonctions hépatiques normales après hépatectomie complexe et/ou après embolisation portale.

Le bilan pré-opératoire doit comporter un calcul du volume de foie restant par une volumétrie hépatique. On considère que la partie restante d'un foie après chirurgie doit être supérieure à 20 % du volume pré-opératoire du foie. En cas de pathologie hépatique sous-jacente, ce volume peut atteindre 50 %. En cas de chimiothérapie préalable avec toxicité hépatique, ce volume peut atteindre 30 à 40 %. C'est ainsi que la résection hépatique doit s'insérer dans le projet thérapeutique complexe associant la chirurgie, l'embolisation portale, la destruction par radiofréquence et la chimiothérapie.

Les techniques chirurgicales, la gestion per opératoire, anesthésique et réanimatoire, l'approche pluridisciplinaire, ont permis des stratégies curatives dans des situations complexes [5].

Ablation thermique

L'ablation par radiofréquence (RFA pour *radiofrequency ablation*) et par micro-ondes (MWA pour *microwave ablation*) ont supplanté ces dernières années la cryothérapie et permettent une approche très localisée des lésions non accessibles à la chirurgie, que ce soit par voie per cutanée ou per opératoire.

Ces méthodes sont le plus souvent intégrées dans un programme pluridisciplinaire de prise en charge des métastases hépatiques avec chimiothérapie première et chirurgie complexe.

L'ablation thermique peut intervenir en particulier sur des métastases de petite taille sur le foie gauche. Le traitement des tumeurs plus volumineuses du foie droit relèvent de l'hépatectomie réglée droite.

Radiothérapie stéréotaxique (SBRT pour stereotaxic body radiation therapy)

Le principe d'une radiothérapie avec un grand nombre de faisceaux permettant une forte dose de radiothérapie sur la cible tout en préservant le tissu sain a d'abord été développé dans les lésions cérébrales. Il a pu trouver une application dans les métastases hépatiques répondant au principe d'un traitement focalisé sur une zone tumorale qui doit rester de petite taille pour être accessible à la destruction complète avec une atteinte très réduite du tissu sain adjacent. Cette technique trouve sa place dans les localisations tumorales dont la prise en charge chirurgicale n'est pas possible en raison du siège de la métastase et du volume de tissu sain restant, ou en cas de contre-indication à la chirurgie liée au terrain.

Embolisation portale ou ligature portale

Elle permet l'hypertrophie des segments du foie non embolisés. Elle trouve son indication quand la chirurgie est techniquement possible mais que le foie potentiellement restant serait insuffisant.

Le délai entre l'embolisation et l'hypertrophie controlatérale est habituellement de 4 semaines sur foie non tumoral sain. En revanche, sur foie non tumoral non sain – par exemple, après chimiothérapie première hépatotoxique – le bénéfice volumétrique sera moindre.

La chirurgie complexe sera possible à 4 semaines post-embolisation.

Chimiothérapie intra-artérielle

Le principe est d'administrer la chimiothérapie directement dans le système artériel hépatique, permettant une concentration très élevée de la chimiothérapie au niveau des métastases avec un passage systémique modeste. Les molécules de choix sont celles qui ont un métabolisme hépatique avec une forte captation hépatique au premier passage. Elle reste réservée aux équipes entraînées. Elle nécessite la mise en place d'un cathéter intra-artériel par voie chirurgicale ou en radiologie interventionnelle.

Embolisation artérielle

L'ischémie d'une embolisation artérielle peut permettre une diminution de la taille des métastases. On utilise soit des microsphères soit du lithosol (alcool polyvinylique). Après leur administration, ils provoquent une thrombose des microvaisseaux, responsable d'une ischémie des lésions métastatiques, mais pas du parenchyme sain alentour.

En combinant les techniques d'embolisation artérielle et de chimiothérapie artérielle, on peut proposer une association des deux techniques, la chimio-embolisation ou l'embolisation du système artériel suivie d'une chimiothérapie intra-artérielle.

Radiothérapie vectorisée

Il s'agit là de charger les microsphères à emboliser d'yttrium 90 qui sont délivrées par embolisation. Des études ont montré la sélectivité des microsphères pour les zones tumorales. Il y a donc, à partir de l'yttrium, une radiothérapie locale sans atteinte du tissu sain. Cette dernière technique peut être proposée pour des lésions relativement volumineuses et diffuses.

Indications thérapeutiques

Métastases hépatiques d'origine colorectale et de tumeurs endocrines

Ce sont les métastases pour lesquelles le bénéfice de la chirurgie de résection des métastases, en survie et taux de guérison, est le mieux documenté. On distingue
– les métastases de classe I, en faible nombre et n'impliquant qu'une chirurgie hépatique mineure. La chirurgie limitée à un ou plusieurs segments ou à des tumorectomies, est réalisable dans le même temps que l'exérèse de la tumeur primitive ;
– les métastases de classe II, en plus grand nombre, diffusées aux deux lobes hépatiques, et nécessitant une stratégie médicochirurgicale complexe. Le traitement comprend le plus souvent chimiothérapie première puis embolisation portale du foie droit avec destruction ou exérèse des lésions du foie gauche, reprise de la chimiothérapie, puis hépatectomie droite élargie.

Métastases hépatiques d'autres pathologies malignes

Les progrès des techniques de résection hépatique ont permis d'envisager d'élargir les indications d'exérèse de métastases hépatiques, au cas par cas, après discussion en réunion pluridisciplinaire à d'autres indications moins codifiées : métastases hépatiques métachrones tardives, ou peu nombreuses au cours de cancers indolents ou au cours de cancers chimio-sensibles sans maladie extrahépatique.

Métastases pulmonaires

La survenue de métastases pulmonaires est fréquente dans l'évolution de la maladie cancéreuse. C'est le premier site métastatique en cas de tumeur de dissémination par voie cave, et c'est un site plus tardivement atteint que le foie dans les cancers abdominaux. Pour certaines tumeurs, la prise en charge par résection ou destruction complète peut permettre de mettre le patient en rémission complète. Le bénéfice en survie d'exérèse de métastases pulmonaires a d'abord été décrit dans le sarcome ostéogénique métastatique uniquement pulmonaire dans les années 1960-1970. Les indications les mieux établies concernent les tumeurs germinales avec métastases pulmonaires, les ostéosarcomes et sarcomes des tissus mous, les cancers colorectaux et les cancers du rein. Toutefois, au cas par cas, la discussion peut se poser pour des métastases pulmonaires de toute origine.

Diagnostic

Le plus souvent, les métastases pulmonaires sont asymptomatiques et découvertes sur une imagerie de bilan initial ou de surveillance.

L'examen de référence pour discuter la prise en charge est la tomodensitométrie thoracique avec coupes fines. La TEP complète l'imagerie tomodensitométrique pour rechercher des lésions non vues en tomodensitométrie (ce qui est rare) mais surtout identifier le siège extrathoracique de lésions métastatiques. L'IRM n'a de place que pour la recherche des lésions hépatiques ou encore la recherche d'atteinte des gros vaisseaux ou du cœur et de l'atteinte neurologique du plexus brachial.

La radiographie thoracique est moins sensible que la tomodensitométrie mais, avec des lésions supracentimétriques, elle permet un suivi facile pour évaluer l'efficacité d'une chimiothérapie. L'interprétation des nodules pulmonaires doit éliminer une infection pulmonaire. Une image spiculée doit être différenciée d'un cancer primitif du poumon (second cancer) d'autant que le contexte (âge, tabagisme, exposition aux toxiques, risques de reprise évolutive de la tumeur primitive, type de la tumeur de primitive, délai entre le traitement de la tumeur primitive et la survenue des images pulmonaires) s'y prête.

Le contexte conduit aussi à rechercher un deuxième cancer métastatique d'emblée (deuxième cancer au stade métastatique pulmonaire). En cas de doute, une biopsie dirigée par endoscopie ou par repérage tomodensitométrique peut être proposée. Devant un nodule unique, une chirurgie d'exérèse peut être proposée à visée diagnostique et curative.

Traitement

Chirurgie d'exérèse

Elle ne peut être proposée que si des conditions précises sont respectées :
– la tumeur primitive est réséquée intégralement ou est accessible à un traitement curatif ;
– il n'y a pas de tumeurs extrapulmonaires ;
– les lésions pulmonaires sont accessibles à une résection complète ;
– le patient est en état de tolérer cette prise en charge.

Ainsi, bien sélectionnée, l'exérèse des métastases pulmonaires permet une augmentation de la survie globale. Ce bénéfice en survie décroît avec un nombre élevé de métastases pulmonaires. Il a de plus été montré qu'en respectant les indications la résection itérative permet un bénéfice en survie.

Cette approche de résection chirurgicale doit être bien pesée pour chaque patient, chaque tumeur et chaque métastase. La discussion est multidisciplinaire et doit évaluer le bénéfice par rapport à un traitement de destruction de métastases par radiothérapie (*cyberknife*) ou par radiofréquence, ou par rapport à un traitement systémique.

Depuis plusieurs années, s'est développée une approche par cœliochirurgie. La douleur et le temps d'hospitalisation s'en trouvent diminués considérablement. Enfin, la cœliochirurgie permet des résections chez les patients dont la fonction respiratoire altérée ne permettrait pas une chirurgie ouverte. En revanche, elle ne permet pas la palpation pulmonaire à la recherche de petites métastases non vues sur l'imagerie ; cette éventualité de ne pas réséquer des lésions que la palpation aurait décelée se compense avec l'amélioration des techniques d'imagerie par tomodensitométrique essentiellement. Il reste que, dans des études récentes, la cœliochirurgie laisse en place de petites métastases dans 25 % des cas. Pour autant, les études de survie ne montrent pas de différence entre les deux techniques.

Se pose la question du curage ganglionnaire médiastinal. Il est bien établi que l'atteinte ganglionnaire est un facteur de mauvais pronostic. En revanche, le curage ganglionnaire doit-il être systématique ou peut-on se contenter d'un *picking* aléatoire des ganglions médiastinaux ? Il n'y a pas de consensus sur cette question.

L'atteinte ganglionnaire peut inciter à proposer un traitement complémentaire par chimiothérapie en particulier.

La métastasectomie devra être complète, R0, c'est-à-dire sans résidu microscopique tumoral.

Ce geste d'exérèse des métastases doit permettre de conserver une fonction respiratoire convenable d'autant que 50 % des patients auront une deuxième prise en charge d'exérèse pulmonaire. Il faut donc être le plus conservateur possible du tissu pulmonaire fonctionnel.

Contrairement au cancer du poumon où la résection anatomique (segmentectomie, lobectomie et même pneumectomie) est préférable à la résection non anatomique, en matière de métastase, la résection non anatomique est préférable car elle est plus économique de parenchyme pulmonaire fonctionnel, en particulier pour les lésions périphériques.

Destruction sans résection chirurgicale

Ces techniques sont multiples (radiothérapie stéréotaxique, méthodes per cutanées avec radiofréquence, micro-ondes et cryothérapie) et conduisent toutes à la destruction de la ou des métastases.

Même si l'approche chirurgicale est la référence, ces techniques non chirurgicales ont l'avantage d'une économie de parenchyme sain.

La radiofréquence est parmi ces méthodes per cutanées la plus évaluée et pratiquée. Le geste s'effectue sous repérage tomodensitométrique. Cette technique ne peut s'appliquer qu'à des lésions de taille inférieure à 35 mm de diamètre. Pour les tailles supérieures, il est nécessaire d'intervenir de façon répétée sur la même lésion pour obtenir une nécrose de toute la lésion. Elle ne peut s'utiliser à proximité des gros vaisseaux ou des bronches proximales.

La radiothérapie stéréotaxique est plus récemment apparue dans l'arsenal thérapeutique ; le développement initial de la technique en pathologie pulmonaire s'est initialement appliqué au cancer du poumon inaccessible à la chirurgie. La technique a vu s'élargir ses indications aux métastases pulmonaires. Il existe encore peu de recul dans cette indication, mais les premières publications donnent des résultats très favorables.

Indications thérapeutiques

Les indications s'élargissent avec le meilleur contrôle systémique d'un nombre croissant de pathologies malignes. Les pathologies les meilleures candidates sont celles pour lesquelles l'atteinte pulmonaire est le seul site métastatique. Cela concerne donc en premier lieu les tumeurs primitives qui ont les poumons pour premier organe filtre lors de la dissémination métastatique : cancers du rein, sarcomes, cancers du testicule. Les indications ont été élargies à des cancers ayant eu précédemment une atteinte hépatique mais en rémission complète, ce qui est souvent le cas dorénavant dans les cancers colorectaux et les tumeurs endocrines.

Bibliographie

1. Aapro M, Abrahamsson PA, Body JJ et al. Guidance on the use of bisphosphonates in solid tumours : recommendations of an international expert panel. Ann Oncol, 2008, *19* : 420-432.
2. Goldwasser F. La relation médecin-malade en cancérologie. De la théorie à la pratique. Paris, JBH Santé, 2008.
3. Goldwasser F. La décision médicale en cas de cancer incurable. *In* : E Hirsch. Éthique, médecine et société. Paris, Vuibert, 2007 : 723-733.
4. Sahgal A, Whyne CM, Ma L et al. Vertebral compression fracture after stereotactic body radiotherapy for spinal metastases. Lancet Oncol, 2013, *14* : e310-e320.
5. Temel JS, Greer E, Gallagher S. Early palliative care for patients with metastatic non-small-cell lung cancer. N Engl J Med, 2010, *363* : 733-741.
6. Tomlinson JS, Jarnagin WR, De Matteo RP et al. Actual 10-year survival after resection of colorectal liver metastases defines cure. J Clin Oncol, 2007, *25* : 4575-4580.

Toute référence à cet article doit porter la mention : Tigaud JM, Vinant P, Goldwasser F. Maladie métastatique. *In* : L Guillevin, L Mouthon, H Lévesque. Traité de médecine, 5ᵉ éd. Paris, TdM Éditions, 2018-S09-P01-C04 : 1-17.

Chapitre S09-P01-C05

Un modèle de tumeur maligne : les sarcomes des tissus mous

Pascaline Boudou-Rouquette et François Goldwasser

L'incidence des sarcomes des tissus mous en France est d'environ 4 500 nouveaux cas par an. Ils représentent 80 % des cas de sarcomes tandis que les sarcomes osseux représentent environ 20 %. Toutefois, ces chiffres sous-estiment certainement la réalité, car les sarcomes sont ubiquitaires, et souvent intégrés aux statistiques liées à d'autres localisations tumorales. Ils représentent 1 % de l'ensemble des maladies malignes et 8 % des cancers de l'enfant et de l'adolescent en Europe. Il s'agit d'un groupe hétérogène de tumeurs rares qui dérivent principalement du mésoderme embryonnaire. Les taux de survie chez les patients avec des sarcomes des tissus mous tout confondus atteignent seulement 50 à 60 % à 5 ans. En cas de maladie métastatique, la durée de vie médiane est de l'ordre de 24 à 36 mois selon les sarcomes.

La prise en charge diagnostique et thérapeutique doit obligatoirement faire appel à une équipe pluridisciplinaire experte dans la prise en charge des sarcomes, afin d'avoir la meilleure chance de survie et le meilleur pronostic fonctionnel. Tout sarcome des tissus mous de l'adulte doit être enregistré dans la base nationale NetSarc et une relecture par le Réseau de référence en pathologie des sarcomes des tissus mous et des viscères (RRePS) est recommandée en raison de l'enjeu pronostique de qualité du diagnostic et de la fréquence des erreurs.

Épidémiologie et anatomopathologie

Le sex-ratio est de 1, l'âge médian au diagnostic est de 55 ans, et près de 20 % surviennent avant 35 ans. Les tumeurs stromales gastro-intestinales représentent l'entité la plus fréquente. Les localisations les plus fréquentes se situent au niveau du tronc, du rétropéritoine et de l'abdomen, puis des extrémités (membre inférieur plus souvent que membre supérieur) et enfin, plus rarement, tête et cou. D'après la classification de l'OMS, il existe une centaine de sous-types histologiques, dont les plus fréquents sont les liposarcomes, les léiomyosarcomes, les sarcomes à cellules fusiformes inclassés, les tumeurs stromales gastro-intestinales (GIST). Le rhabdomyosarcome est le plus fréquent chez l'enfant et représente la moitié des cas de sarcomes pédiatriques. Les synovialosarcomes surviennent aux âges charnières entre pédiatrie et adulte. Les léiomyosarcomes ont un pic d'incidence plus tardif entre 50 et 59 ans (25 % des cas). Les sarcomes à cellules fusiformes et pléomorphes (anciennement dénommés histiocytofibrome malin) ont leur pic d'incidence entre 60 et 69 ans avec une augmentation régulière entre 30 et 70 ans.

Les liposarcomes également sont plus fréquents entre 60 et 69 ans, mais leur prévalence est élevée de 40 à 80 ans. Les liposarcomes bien différenciés représentent 45 % de l'ensemble des liposarcomes. En revanche, les liposarcomes myxoïdes sont une maladie de l'adulte jeune. Les liposarcomes se développent principalement dans le rétropéritoine et au niveau des parties molles des hanches, plus rarement au niveau paratesticulaire ou dans le médiastin. Les formes bien différenciées se développent lentement et sont souvent asymptomatiques jusqu'à une taille de près de 20 cm. Les liposarcomes dédifférenciés sont plus graves, le contingent dédifférencié peut être suspecté à l'imagerie devant la présence de tissu gras et non gras et devant la notion de progression rapide récente. Les liposarcomes myxoïdes sont presque toujours développés au niveau de la fesse ou de la cuisse, très rarement dans le rétropéritoine. Ils représentent un tiers des liposarcomes et 10 % de l'ensemble des sarcomes des tissus mous. Leur comportement est dominé par la possibilité de sites métastatiques plus rares, en particulier rachidiens, épiduraux, péritonéaux, et sous-cutanés. Cette forme de liposarcome, très radiosensible, a vu son pronostic en phase avancée transformé par la trabectidine.

Les angiosarcomes surviennent le plus souvent au niveau du cuir chevelu, principalement chez des personnes âgées de plus de 65 ans. Deux entités à part sont l'angiosarcome du sein secondaire à une irradiation antérieure et l'angiosarcome hépatique lié à l'exposition au chlorure de vinyle. Les angiosarcomes sont souvent sensibles au paclitaxel hebdomadaire.

Les sarcomes des tissus mous surviennent le plus souvent sans qu'il soit possible d'identifier un facteur causal ou prédisposant. Néanmoins, certains facteurs ont un rôle dans la genèse des sarcomes des tissus mous :

– la survenue d'un traumatisme local. Les sarcomes peuvent se développer sur une plaie post-opératoire, une brûlure, une fracture, une irradiation, une irritation chronique. Le risque de développer un sarcome dans la population des survivants d'un cancer pédiatrique est multiplié par 9. Leur survenue dans les 5 à 10 ans après le traitement et en bordure d'une zone irradiée évoque en premier lieu un sarcome post-radique. Au-delà, il peut s'agir de facteurs prédisposants génétiques associés aux deux pathologies malignes.

– l'exposition à des produits chimiques peut jouer un rôle, mais l'enquête au cas par cas est très difficile. Toutefois, le lien le plus fortement établi associe le chlorure de vinyle et les angiosarcomes hépatiques. D'autres facteurs tels que les hydrocarbones polycycliques peuvent jouer un rôle.

– certaines maladies et conditions génétiques sont favorisantes : l'immunodépression liée au VIH favorise le sarcome de Kaposi. Plusieurs syndromes génétiques familiaux rares comportent la survenue possible de sarcomes : la neurofibromatose de type I, le syndrome de Li-Fraumeni et le rétinoblastome périphérique. Dans la très grande majorité des cas, il n'y a pas de facteur de risque identifié.

Le plus souvent, la présentation d'un sarcome des tissus mous est la découverte d'une masse isolée. Les pièges communs sont de retenir trop vite le diagnostic de tumeur bénigne, d'interpréter une douleur aiguë avec tuméfaction après une activité physique, un choc local, comme de nature post-traumatique. En particulier, la présence d'un hématome peut être faussement rassurante et conduire à tort à un drainage à l'aveugle au risque catastrophique de disséminer dans l'ensemble de la loge anatomique et au-delà. L'hématome peut être traumatique, mais aussi révéler un sarcome sous-jacent. L'IRM est souvent décisive. Les synovialosarcomes peuvent être confondus avec des synovites villonodulaires, mais la cinétique et l'aspect IRM doivent aider à rectifier. La biopsie en milieu spécialisé demeure l'examen clef. Les sarcomes sont parmi les cancers les plus souvent associés avec la survenue d'un syndrome paranéoplasique. Les principales manifestations rapportées sont :

– neurologiques, avec la survenue possible de syndrome opsoclonie-myoclonie, de neuropathie sensitivomotrice, de vascularite cérébrale ;

– endocriniennes avec la survenue d'un syndrome de Cushing, d'une hypertension artérielle, d'une hypoglycémie ;
– dermatologiques et rhumatologiques : ulcérations palmoplantaires, acrokératose (maladie de Bazex), pemphigus, rash lichénoïde, stomatite. L'exérèse des liposarcomes conduit habituellement à la disparition des acrokératoses ;
– syndrome néphrotique ;
– syndrome de Stauffer ;
– fièvre, hyperleucocytose (éventuellement supérieure à 50 000/mm^3) et manifestations inflammatoires, pseudo-artérite à cellules géantes, immédiatement régressives après exérèse complète du sarcome et pouvant réapparaître lors des rechutes.

Le diagnostic des sarcomes est difficile, du fait de leur rareté, de la multiplicité des entités et des nombreux pièges diagnostiques.

Les sarcomes fibromyxoïdes et les sarcomes épithélioïdes peuvent être confondus avec des lésions bénignes et, inversement, une fasciite peut prendre la présentation clinique d'un sarcome. Enfin de volumineuses métastases uniques de tumeurs épithéliales ou des lymphomes primitifs peuvent prendre l'aspect clinique et à l'imagerie d'un sarcome.

Les lésions bénignes du tissu conjonctif sont beaucoup plus fréquentes que les sarcomes. Le clinicien doit retenir qu'il doit prendre l'avis d'un cancérologue expert en sarcomes dans les cas suivants :
– masse d'un tissu conjonctif de plus de 5 cm ;
– masse douloureuse, augmentant de taille, profonde (sous-fasciale) ;
– récidive après excision d'une masse « bénigne ».

Il est essentiel que l'imagerie et les conditions de la biopsie soient discutées en réunion de concertation spécialisée dans cette pathologie, car le trajet de biopsie peut compromettre une chirurgie conservatrice. La biopsie sera l'examen clef permettant le diagnostic et de guider la stratégie thérapeutique. La biologie moléculaire associée aux techniques immuno-histo-chimiques a un rôle croissant. En effet, certains sous-types présentent des altérations génétiques spécifiques, dont des réarrangements, des gènes de fusion, des translocations réciproques et des mutations spécifiques, comme celles identifiées dans les GIST (*KIT* et *PDGFRA*) et dans les tumeurs desmoïdes (perte d'*APC* et mutation de *CTNNB1*) (Tableau S09-P01-C05-I). Cependant, la plupart des sarcomes présentent des altérations génétiques non spécifiques, qui sont à la fois complexes et multiples (avec une forte prévalence de mutations ou délétions de *TP53* et *RB1*).

Le système de grade de la FNCLCC (Fédération nationale des centres de lutte contre le cancer) comporte trois critères histologiques : différenciation tumorale, index mitotique et nécrose tumorale. Ce système de *grading* n'est applicable qu'aux sarcomes des tissus mous de l'adulte.

Différenciation tumorale

La différenciation tumorale est cotée en 1, 2 ou 3 :
– sont classés en 1, les sarcomes reproduisant un tissu très proche du tissu normal et pour lequel on peut hésiter avec la tumeur bénigne correspondante (par exemple, liposarcome bien différencié de type lipome-*like*, léiomyosarcome bien différencié). Les sarcomes de différenciation 1 sont rares (moins de 5 % de l'ensemble des sarcomes) ;
– sont classés en 2, les sarcomes dont le diagnostic de type histologique est certain et incontestable (par exemple, liposarcome myxoïde). Cette catégorie représente presque 40 % de l'ensemble des sarcomes ;
– sont classés en 3, les rhabdomyosarcomes, les synovialosarcomes, les sarcomes indifférenciés. Ce groupe représente presque 60 % de l'ensemble des sarcomes des tissus mous.

Index mitotique

Selon le nombre de mitoses obtenu pour 10 champs au grossissement 400 (surface d'un champ × 400 : 0,174 mm^2), les tumeurs sont affectées du :
– score 1 : de 0 à 9 mitoses ;
– score 2 : de 10 à 19 mitoses ;
– score 3 : 20 mitoses et plus.

Nécrose tumorale

L'importance de la nécrose est évaluée dès l'examen macroscopique :
– score 0 : si pas de nécrose ;
– score 1 : si présence de nécrose occupant moins de 50 % de la surface tumorale examinée ;
– score 2 : si plus de 50 % de la surface tumorale examinée est nécrosée.

Tableau S09-P01-C05-I Altérations génétiques spécifiques à certains sarcomes.

Type de sarcome	Translocation chromosomique	Gène de fusion
Sarcomes à cellules rondes		
– tumeur à petites cellules rondes desmoplastiques	t(11;22) (p13;q12)	EWS-WT1
– rhabdomyosarcome alvéolaire	t(2;13)(q35;q14) t(1;13)(p36;q14)	PAX3-FKHR PAX7-FKHR
Tumeurs lipomateuses		
– liposarcome myxoïde/cellules rondes	t(12;16)(q13;p11) t(12;22)(q13;q12)	TLS-CHOP EWS-CHOP
– tumeur lipomateuse atypique/liposarcome bien différencié	Chromosomes surnuméraires en anneau, chromosomes géants	Amplification de la région 12q14-15, incluant *MDM2, CDK4, HMGA2, SAS, GL1*
Autres sarcomes		
– synovialosarcome	t(X;18)(p11;q11)	SYT-SSX1, 2
– sarcome à cellules claires	t(12;22)(q13;q12) t(2;22)(q13;q12)	EXS-ATF2 EXS-CREB1
– tumeur inflammatoire myofibroblastique	t(2p23)	Altérations d'*ALK*
– sarcome alvéolaire des parties molles	t(X;17)(p11;q25)	ASPL-TFE3
– chodrosarcome myxoïde extrasquelettique	t(9;22)(q22;q12)	EWS-NR4A3

Pour établir le grade, on additionne les scores attribués à chaque paramètre, le total pouvant aller de 2 à 8, que l'on répartit de la manière suivante :
– grade I : si 2 ou 3 ;
– grade II : si 4 ou 5 ;
– grade III : si 6, 7 ou 8.

Pour certaines tumeurs, le type histologique est plus informatif que le grade histologique. Le *grading* histologique n'est pas applicable à tous les sarcomes des tissus mous, notamment les tumeurs pour lesquelles on connaît bien le potentiel évolutif (angiosarcome, sarcome à cellules claires, sarcome épithélioïde, sarcome alvéolaire des parties molles, tumeur rhabdoïde maligne et tumeur desmoplastique à petites cellules rondes).

Histoire naturelle et facteurs pronostiques

L'histoire naturelle des sarcomes des tissus mous est influencée par le site de survenue, le type histologique, la taille de la tumeur et le statut des marges après résection chirurgicale. Il a été montré que le grade, le caractère « profond » du site primitif par rapport à « superficiel » et la taille de la tumeur sont des facteurs indépendants prédictifs de survie et sont associés à un risque de développer des métastases à distance avec un poids égal pour chaque facteur. Cependant, la maladie métastatique précoce est dominée par le grade de la tumeur. Dans la dernière classification de l'American Joint Committee on Cancer (AJCC, 7e édition, 2010), les tumeurs desmoïdes, les GIST, les sarcomes de Kaposi et les fibrosarcomes infantiles sont maintenant exclus du système de *staging*. D'autres ont été ajoutés : angiosarcomes, sarcomes d'Ewing extrasquelettiques et dematofibrosarcome de Darrier-Ferrand. L'atteinte ganglionnaire a été reclassifiée en stade III contre IV auparavant. Les sites métastatiques à distance préférentiels sont les poumons, car la dissémination est principalement hématogène par voie cave. On a vu toutefois que les liposarcomes myxoïdes se distinguent par la fréquence de localisations rachidiennes et sous-cutanées. Peu de sarcomes essaiment par voie lymphatique. C'est le cas toutefois des sarcomes épithélioïdes, des synovialosarcomes, des liposarcomes myxoïdes, des rhabdomyosarcomes, des sarcomes à cellules claires et des angiosarcomes.

Bilan préthérapeutique initial

Il repose sur les examens d'imagerie suivants :
– IRM des parties molles avec coupes axiales en pondérations T1 et T2 ou STIR prenant largement au-dessus et en dessous de la lésion ; des coupes avec injection de gadolinium en axial et en coronal ou sagittal ; des coupes prenant tout le compartiment atteint ;
– tomodensitométrie thoracique en coupes fines ;
– tomodensitométrie thoraco-abdomino-pelvienne en cas de sarcome lymphophile : sarcome épithélioïde, rhabdomyosarcome, sarcome à cellules claires, angiosarcome, liposarcome myxoïde/à cellules rondes, synovialosarcome ;
– bilan gynécologique avec échographie pelvienne ± IRM pelvienne en cas de léiomyosarcome ;
– tomodensitométrie cérébrale en cas de sarcome alvéolaire des parties molles et angiosarcome ;
– IRM du rachis entier et du bassin en cas de liposarcome myxoïde/ à cellules rondes.

Une microbiopsie guidée par l'imagerie ou une biopsie chirurgicale doit être discutée en réunion de concertation pluridisciplinaire avant d'envisager une chirurgie devant toute lésion des parties molles de plus de 5 cm et/ou profonde. Elle est réalisée après le bilan d'imagerie approprié et selon des règles carcinologiques. Elle est requise pour le diagnostic de sarcome et l'établissement du score histopronostique.

Traitement

Le traitement des sarcomes des tissus mous doit être systématiquement validé, avant tout geste, en réunion de concertation pluridisciplinaire dédiée aux sarcomes, dans un centre spécialisé. Le traitement repose sur l'exérèse chirurgicale monobloc avec des marges d'exérèse larges et à distance de la tumeur histologiquement (R0) (pas de consensus sur la quantité de tissu sain autour de la tumeur, 1 cm habituellement admis). Le traitement conservateur est privilégié. La résection chirurgicale carcinologique, avec ou sans radiothérapie, offre les meilleures chances de guérison en l'absence de maladie métastatique. Dans les sarcomes de bas grade et de taille inférieure à 5 cm, la chirurgie seule est en général le traitement proposé en cas d'exérèse complète.

Une chirurgie R1 (maladie microscopique résiduelle) ou R2 (résidu macroscopique) doit conduire à une évaluation des possibilités de reprise chirurgicale.

Spécificités selon les principaux sous-types histologiques

Liposarcomes

Les liposarcomes représentent environ 20 % de tous les sarcomes des adultes. Le pic d'incidence se situe entre 50 et 70 ans. Le liposarcome le plus fréquent est le liposarcome bien différencié (tumeur lipomateuse atypique quand cela concerne les extrémités) et son versant de haut grade, le liposarcome dédifférencié. Le deuxième type le plus fréquent est le liposarcome myxoïde et à cellules rondes et le plus rare le liposarcome pléomorphe (haut grade). Les liposarcomes myxoïdes à cellules rondes et pléomorphes surviennent préférentiellement au niveau des parties profondes des extrémités contrairement aux liposarcomes bien dédifférenciés au niveau du rétropéritoine. Chaque sous-type a une morphologie, une histoire naturelle et des altérations génétiques différentes lors du diagnostic. Les liposarcomes bien différenciés sont associés à une amplification de la région q14-15 du chromosome 12 (gènes *MDM2*, *CDK4*) et ont une agressivité locale sans potentiel métastatique, tandis que les liposarcomes myxoïdes ont généralement une translocation t(12;16) impliquant les gènes *FUS-DDIT3*, plus rarement t(12;22) impliquant les gènes *EWSR1-DDIT3* et peuvent récidiver au niveau pulmonaire, mais également dans des sites moins communs pour les sarcomes des tissus mous : ganglion, tissus mous, os (bassin et rachis). Le bilan d'extension initial devra comprendre une tomodensitométrie thoraco-abdomino-pelvienne, une IRM du bassin et du rachis entier ; la scintigraphie peut être faussement négative et n'est pas recommandée. En cas de maladie localement évoluée non résécable carcinologiquement ou métastatique, la chimiothérapie repose sur l'association adriamycine ± ifosfamide. Les liposarcomes myxoïdes ont une sensibilité particulière à la trabectédine (Yondelis®), un dérivé d'organisme marin, ciblant le petit sillon de l'ADN.

Léiomyosarcomes

Environ la moitié des léiomyosarcomes sont situés primitivement au niveau des extrémités, le reste au niveau du rétropéritoine, de l'utérus et des gros vaisseaux (veine cave inférieure). Les métastases pulmonaires sont un site de rechute fréquent pour les léiomyosarcomes des extrémités et utérins, le foie pour les léiomyosarcomes viscéraux. Les léiomyosarcomes sont souvent associés à une génomique complexe. Le traitement des léiomyosarcomes localisés repose sur la chirurgie, en situation métastatique, la doxorubicine, la gemcitabine, la dacarbazine, la trabectédine et le pazopanib sont des médicaments potentiellement actifs.

Sarcomes pléomorphes inclassés et myxofibrosarcomes

Le pic d'incidence se situe entre 60 et 70 ans. Ils sont associés à un haut risque de récidive locale et à distance, métastases pulmonaires principalement, notamment dans les formes de haut grade. La pierre angulaire du traitement est la chirurgie. Le risque de récidive locale est plus élevé dans les myxofibrosarcomes, le potentiel métastatique est identique entre sarcomes pléomorphes inclassés et myxofibrosarcomes. En situation métastatique, le traitement repose en première ligne sur l'association doxorubicine-ifosfamide.

Synovialosarcomes

La translocation caractéristique des synovialosarcomes est t(X;18)(p11.2;q11.2), avec *SS18* sur le chromosome 18 (*SYT*) qui fusionne avec *SSX1*, *SSX2* ou plus rarement *SSX4*. Il n'y a pas de lien entre le synovialosarcome et la synoviale, la cellule à l'origine de ce sarcome reste indéterminée. Ils se présentent typiquement comme une masse des parties molles des extrémités et surviennent en majorité chez l'adolescent et l'adulte jeune. Les synovialosarcomes peuvent rechuter au niveau pulmonaire, mais également ganglionnaire et osseux. Au stade localisé, la chirurgie et la radiothérapie constituent le traitement, la chimiothérapie adjuvante est discutée au cas par cas, compte tenu de la relative sensibilité de cette tumeur à la chimiothérapie et le fort potentiel métastatique. En métastatique, l'ifosfamide haute dose et la doxorubicine sont les médicaments les plus actifs. Ultérieurement, la trabectédine et le pazopanib peuvent être utilisés.

Tumeurs malignes des gaines nerveuses périphériques

Ces tumeurs représentent 5 à 10 % des sarcomes des parties molles et surviennent dans plus de 50 % des cas dans le cadre d'une neurofibromatose de type 1 (altérations germinales du gène). L'incidence, dans le cadre d'une neurofibromatose de type 1, va de 2 à 20 % selon les études. La tumeur se manifeste soit par l'apparition d'une masse de novo, soit par une augmentation de volume d'un neurofibrome plexiforme ou profond préexistant. Il peut s'y associer des douleurs quand la tumeur naît d'un gros tronc nerveux.

En cas de tumeurs maligne des gaines nerveuses périphériques sporadique, une évaluation clinique à la recherche des critères diagnostiques de neurofibromatose de type 1 est nécessaire (examen dermatologique ± ophtalmologique), pour éliminer une neurofibromatose de type 1 méconnue.

Angiosarcomes

Les angiosarcomes surviennent vers l'âge de 60 ans ; la tête et le cou sont des sites fréquents et plus précisément au niveau du cuir chevelu et du front. Ils peuvent être associés à un antécédent de radiothérapie ou de lymphœdème (syndrome de Stewart-Treves). Ces angiosarcomes secondaires présentent une amplification de *MYC* (8q24).

Les angiosarcomes expriment les marqueurs vasculaires CD 31, CD 34, ERG, FL1.

Le facteur pronostique déterminant est la taille de la tumeur, plus de 5 cm, au moment du diagnostic. Récidives et métastases apparaissent dans les 2 ans qui suivent le diagnostic. Les métastases sont ganglionnaires dans 20 à 30 % des cas ainsi que pulmonaires, hépatiques et spléniques.

Les modalités thérapeutiques associent la chirurgie, la radiothérapie large ou la chimio-radiothérapie et la chimiothérapie. Le taxol hebdomadaire et la doxorubicine sont les principaux médicaments actifs.

Tumeurs stromales gastro-intestinales

Les tumeurs stromales gastro-intestinales (GIST) ont été reconnues comme une entité biologique distincte depuis 1998 et représentent environ un tiers des sarcomes viscéraux. Elles dérivent des cellules de Cajal et sont typiquement de phénotype CD117/KIT+ (95 %) et DOG-1+ (95 %). Elles présentent très fréquemment des mutations activatrices des gènes codant les récepteurs des tyrosines kinases KIT (exon 11 : 70 %, exon 9 : 10 %, exons 13 et 17 : 1 %) ou PDGFRA (exon 18 : 6 %, exons 12 et 14, < 1 %). Le génotypage des tumeurs est recommandé, à visée pronostique et thérapeutique.

Elles se présentent classiquement comme des masses intra-abdominales, de grande taille, associées à une rupture tumorale et/ou une maladie métastatique. Elles se développent dans la majorité des cas aux dépens de l'estomac ou du grêle, plus rarement du rectum, du côlon, de l'œsophage ou du mésentère.

Pour les tumeurs localisées, la classification histopronostique de Miettinen ou de Joensuu prend en compte la localisation tumorale ainsi que la taille et l'index mitotique. La nécrose tumorale et l'effraction tumorale sont de mauvais pronostic.

La résection chirurgicale complète en monobloc de la tumeur (résection R0) est le seul traitement potentiellement curatif des tumeurs stromales digestives. Les métastases sont principalement intra-abdominales, péritonéales et hépatiques. Les GIST sont des tumeurs chimio-résistantes, avec des taux de réponse de 0 à 10 %. La radiothérapie n'a été utilisée que ponctuellement à visée palliative en cas de douleur ou à visée hémostatique. L'efficacité de l'imatinib (Glivec®, inhibiteur de tyrosines kinases dont KIT et PDGFRA) dans les tumeurs stromales localement avancées ou métastatiques est bien établie. Son intérêt dans certains cas en adjuvant à la chirurgie a été démontré, mais ses modalités restent discutées. La durée du traitement adjuvant par imatinib recommandée est d'au moins 3 ans dans les GIST à haut risque ou perforées. En situation métastatique, les modalités optimales d'administration ne sont pas définitivement établies et les pratiques sont susceptibles d'évoluer (dose optimale, durée du traitement, etc.). Lorsque le génotype de la tumeur n'est pas connu, la dose est de 400 mg/j. La posologie de 800 mg/j d'emblée est recommandée en cas de tumeur avec mutation de l'exon 9. Par ailleurs, des données rétrospectives suggèrent que l'imatinib est peu ou pas actif chez les patients ayant une mutation de l'exon 18 du PDGFRA de type D842V. Dans le cadre de l'autorisation de mise sur le marché, il est recommandé de poursuivre le traitement à la dose de 400 mg/j jusqu'à progression. La résistance au traitement peut être primaire (dans les six premiers mois ; < 10 %), ou secondaire (après 6 mois). Avant de conclure à une résistance, un problème d'observance ou d'interactions médicamenteuses susceptibles de diminuer l'exposition au traitement doit être éliminé. Il existe une grande variation interindividuelle des taux plasmatiques d'imatinib. Le traitement standard de deuxième ligne repose sur le sunitinib (Sutent®), le régorafénib (Stivarga®) a été approuvé en juillet 2014 par la Commission européenne, en troisième ligne métastatique.

Bibliographie

1. DELALOGE S, YOVINE A, TAAMMA A et al. Ecteinascidin-743 : a marine-derived compound in advanced, pretreated sarcoma patients : preliminary evidence of activity. J Clin Oncol, 2001, 19 : 1248-1255.
2. GOLDWASSER F. Clinical approach in soft tissue tumors. *In* : J Klijianenko, R Lagacé. Soft tissue tumors. A multidisciplinary, decisional, diagnostic approach. Hoboken, Wiley-Blackwell, 2011 : 1-19.

Toute référence à cet article doit porter la mention : Boudou-Rouquette P, Goldwasser F. Un modèle de tumeur maligne : les sarcomes des tissus mous. *In* : L Guillevin, L Mouthon, H Lévesque. Traité de médecine, 5ᵉ éd. Paris, TdM Éditions, 2018-S09-P01-C05 : 1-4.

S10

Douleur | FRÉDÉRIC AUBRUN

Chapitre S10-P01-C01

Physiopathologie et sémiologie de la douleur

Frédéric Adam

Définitions

L'Association internationale pour l'étude de la douleur (International Association for the Study of Pain) définit la douleur comme « une expérience sensorielle et émotionnelle désagréable associée à une atteinte tissulaire réelle ou potentielle, ou décrite en ces termes » [4]. Cette définition tient compte des phénomènes biologiques sensori-discriminatifs, mais aussi des facteurs qui appartiennent à la sphère psychologique et aux fonctions cognitives du patient. Au sein des systèmes sensoriels, la douleur constitue un signal d'alarme qui protège l'organisme : elle déclenche des réponses réflexes et comportementales dont la finalité est d'en diminuer la cause et, par conséquent, d'en limiter les conséquences ; on parlera de *nociception*. Contrairement à ce que l'on pourrait penser, sa disparition ou son abolition ne procure aucun avantage. Les rares cas d'insensibilité congénitale à la douleur sont dramatiques et requièrent un environnement protégé pour éviter à ces patients d'être continuellement atteints de brûlures, de blessures ou de fractures. Il est très important de faire la distinction entre douleur et nociception. Il existe des lésions tissulaires sans perception douloureuse et, à l'inverse, de véritables douleurs sans atteintes organiques aujourd'hui identifiables ; ces douleurs sont dites dysfonctionnelles ou idiopathiques. Il est important de les reconnaître en tant que telles et ne pas les assimiler à des douleurs imaginaires, au risque d'entraîner le patient dans un cercle vicieux menaçant son intégrité physique, psychique, familiale et sociale.

En pratique, on fait la distinction entre une *douleur aiguë* d'installation inférieure à 3 mois et une *douleur chronique* qui persiste au-delà de 3 mois. La douleur aiguë est avant tout un symptôme qui amène un individu à consulter un médecin. Elle constitue un signal d'alarme dont l'objectif est de protéger l'organisme. À l'inverse, la douleur chronique est inutile et destructrice. Elle peut devenir une maladie à part entière avec ses répercussions physiques, psychologiques, comportementales et sociales. De nombreux facteurs participent à la pérennisation et à l'exacerbation de la douleur. Elle peut être liée à une pathologie actuellement incurable ; elle peut résulter d'un déséquilibre de l'homéostasie entre les systèmes antinociceptifs et pronociceptifs, responsable d'une sensibilisation du système nerveux central ; enfin, elle peut être la conséquence de troubles psychologiques qui font le lit de la douleur ou la majorent.

On distingue généralement trois types de douleurs :
– les *douleurs par excès de nociception*, qui résultent de lésions tissulaires de nature très diverse (post-opératoires, cancéreuses, rhumatismales...). Classiquement, des signes inflammatoires tels que rougeur, chaleur et œdème les accompagnent. Si les stimulations douloureuses perdurent, il apparaît une sensibilisation du système nerveux périphérique et central, responsable d'une amplification des messages douloureux ;
– les *douleurs neuropathiques*, récemment définies comme « une douleur directement provoquée par une lésion ou une maladie affectant le système somatosensoriel » [5]. La lésion initiale peut être d'origine périphérique (zona, diabète, syndrome canalaire...) ou bien centrale (accident vasculaire cérébral, sclérose en plaques, syringomyélie...). De nombreux mécanismes sont impliqués dans la genèse de ces douleurs telles que décharges ectopiques, modifications phénotypiques de la synthèse des neuropeptides, éphapses, sensibilisation centrale et phénomènes de neuroplasticité. En clinique, il est fréquent d'observer des douleurs neuropathiques qui coexistent avec des douleurs par excès de nociception (comme la lomboradiculalgie). On parle alors de *douleurs mixtes* ;
– enfin, le dernier type de douleur inclut des douleurs qui ne sont pas liées à une atteinte nerveuse identifiable, ni à des processus inflammatoires. Ces douleurs sont dites *dysfonctionnelles* ou *idiopathiques* (voir plus haut) et regroupent notamment des pathologies comme les céphalées migraineuses, la fibromyalgie, le syndrome de l'intestin irritable, les cystites interstitielles et les algies orofaciales idiopathiques (glossodynie, stomatodynie, odontalgie atypique).

Interrogatoire du patient douloureux

La communication est la clef du succès de la prise en charge du patient douloureux. Il faut faire preuve d'empathie et être disponible pour écouter et créer un climat de confiance indispensable à une relation de qualité [2]. L'objectif est de faire parler le patient. Cette étape est primordiale et souvent difficile chez un patient épuisé par une longue histoire de douleur rebelle. Le plus souvent, il a de grandes difficultés à exprimer son expérience douloureuse ; plus rarement, il est prolixe, et il sera alors très difficile de canaliser ses plaintes.

Quel que soit le stade évolutif de la « douleur maladie », son histoire doit être analysée point par point, afin de vérifier le diagnostic, d'analyser les caractéristiques cliniques, d'établir la gravité des conséquences socioprofessionnelles et familiales et d'essayer de comprendre la raison des échecs thérapeutiques antérieurs.

L'ensemble des données à explorer a fait l'objet de recommandations de la Haute Autorité de santé [3] sous la forme d'une grille d'entretien semi-structuré du patient atteint de douleur chronique (Tableau S10-P01-C01-I).

Évaluation du contexte et de l'évolution de la douleur

Il est important de faire préciser au patient les circonstances d'apparition de la douleur. Le plus souvent, celles-ci sont évidentes : traumatisme, intervention chirurgicale, lésion évolutive ou existence d'une pathologie connue pour entraîner des douleurs (diabète, zona, rhumatisme inflammatoire). En revanche, il existe parfois un intervalle libre de plusieurs mois ou années entre la lésion initiale et l'apparition de la douleur. Il faut rechercher si un événement de vie familiale ou professionnelle (décès d'un proche, divorce, licenciement, conflit...) est contemporain ou non du début de la douleur. Il est important de faire décrire au patient l'évolution de sa douleur dans le temps et au cours du nycthémère, et de lui faire préciser les facteurs qui soulagent ou aggravent la douleur. Enfin, il faut connaître les attentes du patient et l'interprétation qu'il donne de son histoire douloureuse.

Tableau S10-P01-C01-I Grille d'entretien semi-structuré du patient atteint de douleur chronique.

Ancienneté de la douleur
Mode de début – circonstances exactes (maladie, traumatisme, accident de travail, etc.) – description de la douleur initiale – modalités de prise en charge immédiate – événements de vie concomitants – diagnostic initial, explications données – retentissement (anxiété, dépression, troubles du sommeil, incapacités fonctionnelle et professionnelle, etc.)
Profil évolutif du syndrome douloureux – comment s'est installé l'état douloureux persistant à partir de la douleur initiale – profil évolutif (douleur permanente, récurrente, intermittente, etc.) – degré du retentissement (anxiété, dépression, troubles du sommeil, incapacités fonctionnelle et professionnelle, etc.)
Traitements effectués et actuels – traitements médicamenteux et non médicamenteux antérieurs, actuels – modes d'administration des médicaments, doses, durées – effets bénéfiques partiels, effets indésirables, raisons de l'abandon – attitudes vis-à-vis des traitements
Antécédents et pathologies associées – familiaux – personnels (médicaux, obstétricaux, chirurgicaux et psychiatriques) et leur évolutivité – expériences douloureuses antérieures
Description de la douleur actuelle – topographie – type de sensation (brûlure, décharge électrique, etc.) – intensité – retentissement (anxiété, dépression, troubles du sommeil, incapacités fonctionnelle et professionnelle, etc.) – facteurs d'aggravation et de soulagement de la douleur
Contextes familial, psychosocial, médicolégal et incidence – situation familiale – situation sociale – statut professionnel et satisfaction au travail – indemnisations perçues, attendues ; implications financières – procédures
Facteurs cognitifs – représentation de la maladie (peur d'une maladie évolutive...) – interprétation des avis médicaux
Facteurs comportementaux – attitude vis-à-vis de la maladie (passivité, etc.) – modalités de prise des médicaments – observance des prescriptions
Analyse de la demande – attentes du patient (faisabilité, reformulation) – objectifs partagés entre le patient et le médecin

Topographie des douleurs

Il est intéressant de faire préciser au patient, au mieux à l'aide d'un schéma, la topographie de ses douleurs. Celles-ci peuvent être profondes ou superficielles, localisées ou diffuses, systématisées ou non. Dans le cadre des douleurs musculoligamentaires, il est important de faire préciser le siège de la douleur maximale et ses irradiations. Ces dernières sont parfois trompeuses et situées très à distance de la lésion. Ainsi, par exemple, dans les douleurs myofasciales du petit fessier, l'épicentre est généralement perçu au niveau de la fesse et les irradiations au niveau de la face externe de la cuisse et du mollet, c'est la « pseudo-sciatique » du petit fessier. Les douleurs neuropathiques ont généralement une topographie bien systématisée liée à l'atteinte du système nerveux. Une douleur radiculaire irradie sur l'ensemble de la racine nerveuse lésée suivant l'anatomie du dermatome, une douleur tronculaire suivant le territoire sensitif du tronc nerveux impliqué, une atteinte médullaire est à l'origine de douleurs lésionnelles et sous-lésionnelles. Bien entendu, une bonne connaissance de l'anatomie aide grandement le praticien dans le diagnostic.

Aspect qualitatif de la douleur

Analyser la qualité de la plainte douloureuse peut aider au diagnostic étiologique. Dans un premier temps, il est important de ne pas être trop suggestif et de laisser le patient décrire ses sensations avec ses propres mots. Dans un second temps, si le patient a des difficultés à préciser ses sensations, il est possible d'utiliser le langage imagé : est-ce que votre douleur ressemble à une poignée de main trop forte ? (serrement, étau), à un coup de soleil ? (chaleur, brûlure), à une piqûre d'insecte ? (fourmillement, démangeaison), etc.

Le diagnostic de douleur neuropathique peut être évoqué dès l'étape de l'interrogatoire. Ainsi il a été démontré que parmi les différents qualificatifs utilisés par les patients douloureux, certains permettent de discriminer les douleurs neuropathiques. Ces « mots de la douleur » sont intégrés dans plusieurs questionnaires d'aide au diagnostic de douleur neuropathique dont le plus utilisé en France est le DN4 (« douleur neuropathique en 4 questions », tableau S10-P01-C01-II) [1]. Il comporte à la fois un interrogatoire ayant trait au descriptif de la douleur (sept items) et un examen clinique (trois items). Il a été validé dans les douleurs neuropathiques périphériques et centrales. Son emploi est simple, rapide et, pour un score de quatre réponses positives sur dix, sa spécificité est de 89,9 % et sa sensibilité de 82,9 %. Un autoquestionnaire a également été validé à partir de la seule partie interrogatoire avec une bonne valeur diagnostique si le score est supérieur ou égal à 3 sur 7.

Tableau S10-P01-C01-II Questionnaire DN4.

	Oui	Non
Interrogatoire du patient		
Question 1 : la douleur présente-t-elle une ou plusieurs des caractéristiques suivantes ?		
1. Brûlure		
2. Sensation de froid douloureux		
3. Décharges électriques		
Question 2 : la douleur est-elle associée dans la même région à un ou plusieurs des symptômes suivants ?		
4. Fourmillements		
5. Picotements		
6. Engourdissement		
7. Démangeaisons		
Examen du patient		
Question 3 : la douleur est-elle localisée dans un territoire où l'examen met en évidence... ?		
8. Hypo-esthésie au tact		
9. Hypo-esthésie à la piqûre		
Question 4 : la douleur est-elle provoquée ou augmentée par... ?		
10. Le frottement		

Oui : 1 point ; non : 0 point.
La valeur seuil pour le diagnostic de douleur neuropathique est de 4 sur 10.

Aspect quantitatif de la douleur

L'évaluation de l'intensité de la douleur est peu contributive au diagnostic. De plus, il n'existe pas de parallélisme entre l'intensité de la douleur et la gravité des lésions, ni entre le score obtenu et le type de traitement antalgique nécessaire. En revanche, elle va nous permettre d'évaluer l'impact de la thérapeutique entreprise.

Il existe différentes échelles pour évaluer la douleur. Certaines reposent sur la description verbale faite par le patient et sont à privilégier (auto-évaluation), d'autres sur l'observation comportementale du patient (hétéro-évaluation) et sont utilisées chez les patients non communicants. Le choix se fait également en fonction du niveau de compréhension et de coopération du sujet. Enfin, pour un patient donné, il est important de garder la même échelle tout au long de la prise en charge.

Aspects cognitivo-émotionnels et comportementaux de la douleur

La douleur est un processus psychologique subjectif et très fréquemment associé à un climat émotionnel désagréable. Elle mobilise l'intégralité de l'individu : perception sensorielle, interprétation cognitive, adaptation comportementale et répercussion affective. En cas de douleur chronique, les dimensions somatiques et psychiques évoluent de façon intriquée et il est alors difficile de faire la part des choses entre facteurs psychiques préexistants et secondaires. Douleur et émotions partagent de nombreuses caractéristiques communes. Les deux remplissent une fonction adaptative accompagnée d'une motivation à agir. À plus ou moins long terme, la douleur est source d'émotions négatives telles que l'anxiété, la dépression, la colère ou la peur. Sous le terme de cognitif, on désigne tout ce que le patient peut penser, imaginer ou croire concernant sa douleur. Ces schémas de pensée conditionnent la réaction du patient face à la douleur et son comportement en général. Ils sont très souvent d'origine socioculturelle ou familiale et donc difficiles à faire évoluer.

Examen clinique

L'examen clinique est une étape indispensable dans l'évaluation d'une douleur. Il ne doit pas être éludé sous prétexte que l'on connaît le motif de la consultation. Il faut observer le comportement du patient tout au long de l'entretien à la recherche d'un évitement, d'une position antalgique ou d'une impotence fonctionnelle. Le patient sera examiné au repos et à la mobilisation à la recherche de douleurs provoquées. Les zones douloureuses et leurs irradiations doivent être examinées superficiellement, à la recherche d'une modification de température, de couleur, d'un œdème, etc., et profondément à la recherche de points gâchettes, d'une cellulalgie, d'une contracture…

Dans l'hypothèse d'une douleur neuropathique, l'examen clinique doit comporter une appréciation de l'étendue de la zone douloureuse, une vérification de la compatibilité avec un territoire neuro-anatomique et une évaluation des différents types de déficits sensoriels (tact, piqûre, chaud, froid, vibration) à la recherche d'un déficit ou d'une amplification (Tableau S10-P01-C01-III). Les modifications observées seront notées sur le schéma topographique.

Tableau S10-P01-C01-III Terminologie des différents types de douleur.

Allodynie	Douleur provoquée par une stimulation non douloureuse
Analgésie	Absence de douleur en réponse à une stimulation douloureuse
Dysesthésie	Sensation anormale déplaisante, spontanée ou provoquée
Hyperalgésie	Réponse amplifiée à une stimulation douloureuse
Hyperesthésie	Augmentation de la perception d'un stimulus
Hypo-algésie	Réponse diminuée à un stimulus douloureux
Hypo-esthésie	Diminution de la perception d'un stimulus
Paresthésie	Sensation anormale, évoquée ou provoquée

À l'issue de l'examen clinique, il peut se révéler nécessaire de réaliser des examens complémentaires. Cependant, en matière de douleur chronique, la majorité des patients ont déjà subi de multiples explorations, et ces examens complémentaires se révèlent le plus souvent inutiles.

Conclusion

La douleur est une sensation subjective. Elle nécessite non seulement une évaluation des mécanismes physiopathologiques et de ses conséquences sur les activités quotidiennes du patient, mais également une évaluation des inévitables répercussions psychologiques. Il convient de ne jamais oublier que les interrogations et les inquiétudes suscitées par la maladie et ses conséquences sur la vie du patient concourent souvent à une perception accrue des phénomènes douloureux. Aussi les informations, les réassurances données au patient sur sa maladie, sa douleur, sur les investigations diagnostiques et les mesures thérapeutiques nécessaires, l'attitude de soutien, la manière de tenir compte de ses souhaits constituent-elles les différentes dimensions de la relation médecin-malade à privilégier pour faciliter l'adhésion du patient à son traitement et influencer positivement l'efficacité de la prise en charge thérapeutique.

Bibliographie

1. Bouhassira D, Attal N, Alchaar H et al. Comparison of pain syndromes associated with nervous or somatic lesions and development of a new neuropathic pain diagnostic questionnaire (DN4). Pain, 2005, *114* : 29-36.
2. Boureau F, Luu M, Doubrère JF. Le malade douloureux chronique. *In* : L Brasseur, M Chauvin, G Guilbaud. Douleurs. Paris, Maloine, 1997 : 375-384.
3. Haute Autorité de santé. Recommandations professionnelles. Douleur chronique : reconnaître le syndrome douloureux chronique, l'évaluer et orienter le patient. Saint-Denis, HAS, décembre 2008.
4. Merskey H, Bogduk N. Classification of chronic pain. Descriptions of chronic pain syndromes and definitions of pain terms. Force on taxonomy of the international association of the study of pain. Seattle, IASP, 1994.
5. Treede RD, Jensen TS, Campbell JN et al. Neuropathic pain : redefinition and a grading system for clinical and research purposes. Neurology, 2008, *70* : 1630-1635.

Toute référence à cet article doit porter la mention : Adam F. Physiologie et sémiologie de la douleur. *In* : L Guillevin, L Mouthon, H Lévesque. Traité de médecine, 5ᵉ éd. Paris, TdM Éditions, 2018-S10-P01-C01 : 1-3.

Douleur

Chapitre S10-P01-C02

Douleurs post-opératoires

Frédéric Aubrun et Dominique Fletcher

L'amélioration du confort mais aussi de la sécurité des patients opérés passe par une prise en charge efficace de la douleur post-opératoire. L'analgésie après un acte chirurgical s'est sensiblement améliorée depuis plusieurs années, grâce notamment aux actions de corrections menées à la suite des résultats d'enquêtes de satisfaction dès les années 1990. Nous débuterons ce chapitre par un état des lieux de la prise en charge de la douleur post-opératoire à partir des résultats d'un audit national récent, en les comparant aux objectifs de l'analgésie post-opératoire en 2013. Nous détaillerons les aspects d'organisation et de démarche d'amélioration de la qualité. Enfin, nous aborderons la pharmacologie des analgésiques, la stratégie adaptée selon le terrain du patient et le type de chirurgie.

État des lieux en 2010

Une enquête nationale française a permis de faire un état des lieux publié en 2008 [6]. Cette enquête soutenue par la Société française d'anesthésie et de réanimation (SFAR) a porté sur 1 900 patients évalués dans 76 établissements, constituant ainsi un échantillon représentatif de la prise en charge des patients chirurgicaux en France. Cet audit national français a permis d'observer une appropriation de la notion d'évaluation de la douleur post-opératoire (évaluation écrite de la douleur dans plus de 90 % des cas), une utilisation élargie des opioïdes (fréquence d'utilisation de l'analgésie morphinique autocontrôlée par le patient 10 fois plus élevée en 10 ans) et des associations analgésiques. En revanche, l'utilisation de l'anesthésie locorégionale ainsi que le contrôle de la douleur au mouvement restent insuffisants.

Quelle démarche qualité peut-on proposer ?

Dans le cadre des recommandations formalisées d'experts (RFE) sur la prise en charge de la douleur post-opératoire publiées en 2008 [7], une synthèse a été faite concernant l'évaluation et l'amélioration de la qualité [2] :
– le principe général est une *approche concertée multidisciplinaire* associant tous les acteurs responsabilisés pour obtenir des améliorations sensibles et pérennes ;
– la *formation des professionnels* de santé est nécessaire dans toute démarche d'amélioration de la qualité pour la prise en charge de la douleur post-opératoire ;
– la notion d'*infirmière référente douleur*, initialement proposée par N. Rawal [19] est soutenue par les recommandations formalisées d'experts de 2008 [7] ;
– l'*information du patient* a été décrite comme ayant un impact positif sur la prise en charge de la douleur post-opératoire. L'information doit être concrète, concernant les modalités de prise en charge ;

– l'*évaluation de la douleur* est le point clef de l'organisation de la prise en charge de la douleur post-opératoire. Rendre le symptôme visible par une auto-évaluation chiffrée est un objectif central. L'échelle numérique et l'échelle verbale simple sont recommandées. La mesure doit se faire en pré-opératoire pour évaluer la possibilité d'une douleur pré-opératoire, puis se prolonger en post-opératoire immédiat en salle de surveillance post-interventionnelle et en chirurgie ;
– la démarche qualité sur la douleur post-opératoire doit inclure une réflexion sur les *approches thérapeutiques* les plus efficaces, en particulier l'utilisation des associations analgésiques et de techniques d'analgésie locorégionale ;
– la *gestion des effets secondaires* fait partie intégrante des causes du succès du point de vue du patient ;
– la *qualité de la prescription* est capitale pour la qualité des soins. Une réflexion sur la standardisation de la prescription est importante et l'informatisation peut faciliter cette standardisation.

Possibilités thérapeutiques

Analgésie systémique

Analgésiques opioïdes

Différents produits (Tableau S10-P01-C02-I)

La morphine reste l'opioïde de référence grâce à la bonne connaissance de sa pharmacologie, son faible coût et les multiples voies d'administration possible. Le tramadol et le tapentadol, prochainement disponible, ont un mécanisme d'action combiné sur la modulation mono-aminergique et les récepteurs morphiniques. D'autres agonistes faibles comme la codéine gardent une place essentiellement sous la forme d'associations analgésiques paracétamol-codéine, plus efficaces que le paracétamol seul. Le dextropropoxyphène a été retiré du marché en 2011. La nalbuphine est encore utilisée, sans apporter pourtant un avantage significatif. L'oxycodone est utilisable dans le traitement de la douleur aiguë.

Surveillance d'un traitement opioïde et effets secondaires

Le principe fondamental est de permettre une évaluation parallèle de l'efficacité et de la tolérance du traitement morphinique. Cette surveillance conjointe doit être faite régulièrement et consignée par écrit. Les modalités de surveillance sont les mêmes, quelle que soit la voie d'administration des opioïdes. La surveillance doit être clinique et réalisée par des personnels formés. Le lieu où sont surveillés les patients dépend du terrain (âge, pathologie associée) et du type de chirurgie.

Les critères et modalités de surveillance sont les suivants :
– les prescriptions doivent être homogènes (produit, bolus, intervalle clairement précisés), résultat d'un consensus médical ;
– le personnel soignant doit être formé par les médecins avec le concours d'une infirmière référente douleur ;
– une surveillance écrite toutes les 4 heures (2 heures si score ASA [American Society of Anesthesiologists] de 3-4) est indispensable et doit comporter le relevé du pouls, de la pression artérielle, de la fréquence respiratoire (bradypnée si < 10/min), des scores de douleur (échelle numérique, échelle verbale simplifiée, échelle visuelle analogique) et de sédation (échelle de sédation simplifiée [0 : conscient ou sommeil ; 1 : sédation intermittente ; 2 : sédation

Tableau S10-P01-C02-I   Profil d'action clinique des opioïdes utilisés pour l'analgésie.

Médicament	Administration	Début d'action (min)	Pic d'action (h)	Durée d'action (h)	Demi-vie d'élimination (h)
Morphine	PO	15	1-2	4-5	2-3
	SC	15-30	1-1,5	4-5	
	IV	5	0,25	4-5	
Codéine	PO	30-60	1-2	4-6	3-4
Oxycodone	PO	15	0,5-1	3-6	3-4
Nalbuphine	IM	30	1	3-6	3-4
	IV	3			
Tramadol	IV PO	15-30	2	4-6	6
Tapentadol	PO	30	1,5	4-6	4,3

IM : intramusculaire ; IV : intraveineux ; PO : per os ; SC : sous-cutané.

continue, stimulation verbale possible ; 3 : sédation continue, stimulation verbale impossible]) ;
– les effets secondaires, communs à toutes les voies d'administration (nausées, vomissements [15 à 30 % de nausées et vomissements post-opératoires en moyenne], rétention urinaire, prurit, somnolence pour la plupart) doivent être recherchés et pris en charge ;
– il existe des signes d'alerte, accompagnés d'une conduite à tenir, notamment si le patient est sédaté en journée ou bradypnéique la nuit. Un protocole d'alerte doit prévoir l'appel d'un médecin, mais également l'administration de naloxone en cas de dépression respiratoire. En règle générale, la somnolence est un signe d'alerte qui peut évoluer vers la dépression respiratoire si le traitement morphinique est poursuivi et/ou si le patient développe une insuffisance rénale (avec l'accumulation de morphine et ses métabolites).

Analgésie autocontrôlée par le patient (ACP)

Le début de l'analgésie opioïde doit se faire à l'aide d'une dose de charge appelée titration. Le protocole recommandé est d'administrer un bolus de 3 mg toutes les 5 minutes jusqu'à l'analgésie (ou vers une douleur faible et donc supportable) ou l'apparition d'effets secondaires. Cette dose de charge peut être débutée au bloc opératoire sous la forme d'un bolus unique maximal de 0,15 mg/kg. Le concept d'auto-administration des antalgiques est devenu la référence de l'analgésie opioïde. Le produit utilisé de façon quasi exclusive reste la morphine. L'utilisation d'une perfusion continue n'a pas d'intérêt, sauf chez l'enfant ou dans le cadre d'une substitution d'un traitement morphinique oral antérieur. Les règles générales de prescription sont en général les suivantes : concentration de morphine : 1 mg/ml ; dose unitaire : 1 à 2 mg ; période réfractaire de 5 à 8 minutes, sans perfusion continue chez l'adulte (sauf si le patient prenait un traitement morphinique avant la chirurgie). La perfusion continue est, en revanche, possible chez l'enfant (5 à 10 µg/kg/h).

En cas d'utilisation d'une analgésie autocontrôlée par le patient, la dose cumulée de morphine (critère d'arrêt) et du nombre de bolus demandés et reçus (critère de bonne utilisation) doivent être notés pendant toute la durée d'utilisation du dispositif.

Analgésie discontinue systématique

Les indications de techniques sophistiquées d'analgésie comme l'ACP semblent limitées à environ 10 à 25 % de la population des opérés. Le principe d'une analgésie discontinue par morphinique est donc toujours d'actualité. Malheureusement, l'efficacité de cette technique d'analgésie est limitée par l'inadaptation aux besoins des patients, le sous-dosage fréquent, le non-respect des intervalles d'administration. Pour la morphine qui représente le produit le plus utilisé en France dans cette indication, l'intervalle d'administration optimal est de 4 heures avec des doses efficaces de 10 mg chez le sujet jeune et 5 mg chez le sujet âgé de plus de 70 ans. L'administration doit être conditionnée par une évaluation chiffrée de l'intensité de la douleur, gage de meilleure efficacité.

Autres voies d'administration

Des voies alternatives d'administration des opioïdes ont été proposées. Ainsi la voie transcutanée par iontophorèse pour le fentanyl n'a-t-elle pu être menée à son terme du fait de problèmes techniques. Des voies transmuqueuses du fentanyl existent pour les à-coups douloureux en cancérologie mais n'ont pas d'autorisation de mise sur le marché (AMM) pour la douleur post-opératoire. La voie orale est sans doute appelée à se développer, y compris pour la morphine. La titration initiale avec les formes orales n'a pas sa place en douleur aiguë ; sa prescription doit donc être précédée, comme habituellement, d'une titration intraveineuse en salle de surveillance post-interventionnelle. D'autre part, à cause de sa biodisponibilité faible et variable, elle ne doit être débutée en cas de chirurgie lourde qu'avec la reprise de l'alimentation orale.

Parmi les autres produits opioïdes disponibles par voie orale, le tramadol, le tapentadol, la codéine restent des produits utiles (voir Tableau S10-P01 C02-I). Le tramadol et le tapentadol ont une action double opioïdergique et mono-aminergique originale. Leur puissance d'action est à rapprocher de celle des agonistes morphiniques partiels comme la codéine. Le tramadol a pour intérêt une gamme complète de présentations associant la forme orale à libération immédiate, la forme injectable et la forme orale à libération prolongée. La buprénorphine a perdu de son intérêt car elle n'est plus le seul morphinique administrable par voie orale ; elle reste néanmoins un produit qu'il ne faut pas négliger, en particulier en cas d'insuffisance rénale car ses métabolites ne sont pas éliminés par le rein.

Analgésiques non morphiniques

Le tableau S10-P01-C02-II résume les posologies habituelles, les contre-indications et les précautions d'emploi des analgésiques non morphiniques les plus fréquemment utilisés en post-opératoire.

Paracétamol

Cette molécule analgésique est la plus utilisée en post-opératoire en France. Son mécanisme d'action est central avec certainement une interaction avec les prostaglandines. Une gamme complète enfant, adulte, voie injectable et orale avec une toxicité quasi nulle en utilisation classique fait sa force. Il reste que son action analgésique est limitée aux douleurs faibles à modérées, sans bénéfice démontré en association à la morphine en cas de douleur sévère [20]. Le seul risque est la toxicité hépatique lors d'une prise unique massive (> 10 g chez

Tableau S10-P01-C02-II Posologies, principaux effets indésirables et précautions d'emploi des principaux analgésiques non morphiniques utilisés en post-opératoire.

Molécules	Formes disponibles	Posologies	Contre-indications formelles	Principaux effets indésirables	Précautions d'emploi
Paracétamol	IVL (flacon 1 g, 500 mg) PO : poudre/cp/sirop/suppositoire	Adulte : 1 g/6 h Maximum : 4 g/j Enfant : 60 mg/kg/j 4 prises	Insuffisance hépatique sévère (cirrhose décompensée)	Nécrose hépatique si surdosage > 10 g (ou 150 mg/kg chez l'enfant) en une seule prise	Réduire les doses en cas de perturbation faible à modérée de la fonction hépatique (cirrhose, par exemple) Facteurs de risque d'hépatotoxicité : jeûne, malnutrition, consommation chronique de paracétamol…
Néfopam	IVL/IM : amp 20 mg	Adulte : 20 mg/4 h IVL Maximum : 120 mg/j 4-6 prises	Enfant < 15 ans Troubles urétroprostatiques Glaucome à angle fermé Épilepsie non contrôlée	Tachycardie Sudation Nausée-vomissement Rétention urinaire Abaissement du seuil épileptogène Vertige Sécheresse buccale	Éviter en cas de cardiopathie ischémique Éviter la voie IM Ne pas administrer en IVD
AINS non sélectifs	IVL kétoprofène Flacon : 100 mg PO : forme LP/LI Cp 100 mg	IVL : 50 mg/6 h Maximum : 300 mg/j Durée : 5 jours maximum Maximum 200 mg/j	Ulcère/gastrite Insuffisance rénale Insuffisance hépatique Insuffisance cardiaque Sepsis non contrôlé Risque hémorragique élevé Trouble de l'hémostase Troisième trimestre de la grossesse Syndrome de Widal Allergie aux AINS	Troubles gastro-intestinaux Rétention hydrosodée Hyperkaliémie Insuffisance rénale aiguë chez les patients avec facteurs de risque Favorise les saignements Brûlure au point d'injection	Hypovolémie péri-opératoire Risque d'insuffisance rénale aiguë fonctionnelle et/ou d'hyperkaliémie si association à un inhibiteur de l'enzyme de conversion, aux sartans, à un diurétique Augmentation des concentrations du lithium, et méthotrexate avec risque de toxicité
Coxib	Célécoxib Cp 100 mg Parécoxib Amp 40 mg	100 mg/12 h 80 mg/24 h	Insuffisance rénale Insuffisance hépatique Insuffisance cardiaque Sepsis non contrôlé	Accidents cardiovasculaires Hyperkaliémie Insuffisance rénale aiguë chez les patients avec facteurs de risque	Facteurs de risque athérothrombotiques et précautions d'emploi définies par l'ANSM

ANSM : Agence nationale de sécurité des médicaments ; cp : comprimé ; IVD : intraveineux direct ; IVL : intraveineux lent ; LI : libération immédiate ; LP : libération prolongée ; PO : per os.

l'adulte, > 100 à 150 mg/kg chez l'enfant). L'utilisation de 4 g/j en prescription systématique permet une analgésie efficace pour un premier palier analgésique en cas de douleur faible à modérée.

Anti-inflammatoires non stéroïdiens (AINS)

Le mécanisme d'action périphérique prédomine, mais une action centrale est possible pour certaines molécules. L'inhibition de la cyclo-oxygénase est le mécanisme principal de l'action des AINS. Les AINS sont les analgésiques non opioïdes les plus puissants, avec une épargne morphinique de 30 à 50 % permettant une réduction significative des effets secondaires des opioïdes comme la sédation, les nausées et vomissements post-opératoires [13]. Ils sont d'ailleurs les antalgiques non opioïdes à utiliser en première intention selon les recommandations formalisées d'experts sur la douleur post-opératoire [5]. Les précautions d'utilisation et contre-indications sont capitales pour permettre une limitation des effets secondaires ; elles sont rappelées dans le tableau S10-P01-C02-II. Leur utilisation optimale sous-entend un traitement bref, inférieur à 5 jours, respectant les contre-indications. Les effets secondaires sont avant tout le risque hémorragique du site opératoire (estimé à 1 %) et, beaucoup moins fréquemment, une toxicité digestive peu fréquente lors d'un usage bref (< 8 jours). La toxicité rénale est possible, surtout en cas d'insuffisance rénale pré-opératoire. Le risque hémorragique contre-indiquait jusqu'alors les AINS pour la réalisation de certaines chirurgies comme l'amygdalectomie [14], mais des travaux scientifiques tendent à rassurer les prescripteurs d'AINS en analgésie de la chirurgie amygdalienne [22]. Des précautions d'emploi en cas de sepsis non contrôlé devront être prises en raison de la diminution des défenses immunitaires entraînée par la prescription d'AINS.

Le développement des inhibiteurs sélectifs de la cyclo-oxygénase de type 2 a subi un revers fatal avec le retrait mondial du rofécoxib du fait d'une toxicité cardiaque, surtout en cas d'utilisation prolongée. Même si cette toxicité apparaît moins importante en cas de chirurgie chez des patients à faible risque, les précautions d'emploi en péri-opératoire existent et sont listées dans le tableau S10-P01-C02-II. Le seul avantage significatif des inhibiteurs sélectifs de la cyclo-oxygénase de type 2 est le moindre risque de saignement dans la période péri-opératoire. Au total, ces produits offrent un bénéfice modeste en prescription péri-opératoire.

Néfopam

Le néfopam a un mécanisme d'action uniquement central, passant par la modulation mono-aminergique. Ce produit représente le deuxième analgésique non opioïde en termes d'efficacité avec une épargne morphinique d'environ 20 % [4]. L'effet secondaire le plus significatif est la tachycardie qui est problématique chez le patient coronarien [4].

Produits antihyperalgésiques

Un antihyperalgésique n'est pas un analgésique classique, mais agit sur le système nerveux en réduisant sa sensibilisation. L'action antihyperalgésiante est mesurable par la réduction de l'hyperalgésie secondaire. L'action des antihyperalgésiants persiste parfois au-delà de 5 demi-vies, reflétant un effet analgésique préventif.

Kétamine

La kétamine, agoniste non compétitif du récepteur N-méthyl-D-aspartate (NMDA), est l'antihyperalgésique de référence. L'utilisation de ce produit à faible dose, en priorité en per opératoire chez le patient anesthésié, est conseillée dans les recommandations formalisées d'experts sur la douleur post-opératoire de 2008 (Tableau S10-P01-C02-III). Son efficacité antihyperalgésique a été démontrée dans de multiples types de chirurgie. Les bénéfices cliniques sont une réduction des besoins en opioïdes, une réduction des nausées et vomissements post-opératoires et une amélioration de l'analgésie en post-opératoire immédiat, à cet effet s'associe aussi la possibilité de réduire l'incidence de la douleur chronique post-chirurgicale. L'utilisation de la kétamine en association avec la morphine en analgésie autocontrôlée n'est en revanche pas recommandée et son utilisation en post-opératoire (bolus en salle de réveil ou perfusion continue) reste une solution d'exception.

Gabapentinoïdes

La gabapentine et la prégabaline sont des bloqueurs des canaux calciques ayant démontré un effet antihyperalgésique en péri-opératoire. L'utilisation de la gabapentine par voie orale en prémédication permet un effet analgésique [8, 10]. Les doses recommandées sont de 600 à 900 mg. Une dose plus élevée de 1 200 mg est responsable d'une sédation plus fréquente potentiellement gênante en ambulatoire. Les données disponibles sur l'utilisation de la prégabaline sont moins robustes et suggèrent néanmoins un intérêt en péri-opératoire [26].

Clonidine

La clonidine est un α_2-agoniste proposé comme analgésique par voie systémique. Son utilisation par voie générale reste cependant modeste du fait de l'apparition d'une sédation, d'une bradycardie et d'une hypotension orthostatique. Son utilisation par voie intrathécale permet un effet antihyperalgésique mais n'est pas non plus recommandée, car également associée à un effet hypotenseur [5].

Lidocaïne intraveineuse

La lidocaïne intraveineuse est recommandée comme produit antihyperalgésique en cas de chirurgie colique avec comme bénéfice un effet analgésique et une réduction de la durée de l'iléus post-opératoire [15]. La lidocaïne intraveineuse semble en revanche inefficace en chirurgie orthopédique [16].

Analgésie locorégionale

Pharmacologie

Les anesthésiques locaux exercent leur action en bloquant les canaux sodium sur les axones. Il est recommandé de les utiliser chaque fois que possible. Les produits disponibles sont la lidocaïne (Xylocaïne®), la ropivacaïne (Naropeine®) et la lévobupivacaïne (Chirocaïne®). La toxicité de ces produits est systémique avec une toxicité neurologique (convulsions) puis cardiaque (troubles de la conduction, arrêt cardiaque) et locale (neurotoxicité et myotoxicité). La ropivacaïne et la lévobupivacaïne ont une toxicité cardiaque moindre que celle de la bupivacaïne (Marcaïne®) qui ne devrait plus être utilisée.

Analgésie péridurale

Utilisation

L'analgésie péridurale s'est énormément développée en obstétrique alors qu'en chirurgie son utilisation reste encore rare. Elle représente la technique la plus puissante pour la chirurgie du tronc (thoracotomie, chirurgie abdominale, chirurgie du bassin) avec une supériorité analgésique par rapport à la morphine injectable [3], un effet bénéfique sur l'iléus post-opératoire, une réduction des complications respiratoires (une analgésie péridurale permet d'éviter une complication respiratoire tous les 25 patients) [18], voire une réduction de la mortalité (une analgésie péridurale permet d'éviter un décès tous les 447 patients) [25].

Prescription et surveillance

L'analgésie péridurale utilise un cathéter placé au centre des métamères douloureux avec au mieux une solution analgésique combinant anesthésique local à faible concentration et opioïde. Seule la morphine offre de façon certaine une analgésie médullaire spécifique (dose cumulée horaire maximale de 0,2 mg). Le mode d'administration le mieux toléré semble être l'administration autocontrôlée utilisant une perfusion de petit débit associée à des bolus intermittents. Les bolus intermittents ne permettent pas un surcroît d'analgésie sauf cas particulier de douleur provoquée programmée (pansement) et exposent à des effets secondaires plus importants et à des difficultés d'organisation. Les effets secondaires de l'analgésie péridurale sont hémodynamiques et respiratoires. Ils nécessitent une surveillance qui peut être uniquement clinique mais fréquente : toutes les heures après un bolus, puis toutes les 2 heures avec une surveillance combinée de l'hémodynamique (pouls, pression artérielle), de la respiration (fréquence respiratoire, sédation) ainsi que du bloc sensitif, moteur et de l'intensité douloureuse. La prescription doit être standardisée et intégrer la surveillance des effets secondaires et leur gestion. Le tableau S10-P01-C02-IV propose une prescription type d'analgésie péridurale.

Rachi-analgésie

L'injection intrathécale de faibles doses de morphine offre une analgésie prolongée. Les recommandations formalisées d'experts pour la douleur précisent que les patients bénéficiant d'une seule dose de morphine inférieure ou égale à 100 µg de morphine intrathécale chez un patient avec un score ASA 1 ou 2 peuvent être surveillés dans un service de chirurgie conventionnel. L'administration d'une dose supérieure ou des comorbidités associées obligent à une surveillance en unité de soins intensifs ou continus. Le relais peut être pris par une analgésie opioïde classique.

Bloc périphérique

L'analgésie par bloc périphérique, quel que soit le site, offre une analgésie toujours plus efficace que les opioïdes et doit être privilégiée à l'analgésie péridurale pour les membres inférieurs [5, 21]. La neurostimulation et plus récemment l'échographie favorisent encore

---

Tableau S10-P01-C02-III Règles d'utilisation de la kétamine selon les recommandations formalisées d'experts (RFE) sur la douleur post-opératoire.

Dans le cadre d'une anesthésie générale, il est recommandé d'administrer le premier bolus de kétamine après l'induction pour éviter les effets indésirables psychodysleptiques
Les règles d'administration de la kétamine durant l'anesthésie sont : – kétamine à débuter en per opératoire avec des doses bolus entre 0,15 et 0,50 mg/kg – puis relais à la dose de 0,125 à 0,25 mg/kg/h si chirurgie > 2 heures, à arrêter 30 minutes avant la fin de l'anesthésie
Il n'est pas recommandé d'utiliser l'association morphine et kétamine dans l'analgésie autocontrôlée par le patient
En cas de chirurgie très ou modérément douloureuse, il est recommandé d'utiliser en per opératoire de faibles doses de kétamine pour prévenir l'apparition de douleurs post-opératoires chroniques

Douleur

Tableau S10-P01-C02-IV Prescription de l'analgésie péridurale post-opératoire.

Intervention :	Anesthésiste :
Début de l'analgésie le :	Arrêt le :
Niveau ponction :	Repère cutané du cathéter :

Toutes les prescriptions relatives à l'analgésie péridurale sont sous la responsabilité exclusive du médecin anesthésiste-réanimateur. Elles intègrent les modalités de perfusion, les dilutions ainsi que la gestion du cathéter péridural

Mise en route de l'analgésie péridurale
  Pose avant l'induction de l'anesthésie
  Dose test : 2 ml de lidocaïne à 2 % (Xylocaïne® 2 % adrénalinée)
  Bolus initial : ropivacaïne (Naropeine® 0,4 %) : 7 ml pour une taille > 170 cm, 6 ml pour une taille < 170 cm
  Complément : 20 μg de sufentanil (Sufenta®) dilué dans 10 ml de sérum physiologique

Entretien de l'analgésie péridurale
  Exemple de préparation des thérapeutiques
  – ropivacaïne (Naropeine®), poche de 200 ml (0,2 %) prête à l'emploi
  – sufentanil (Sufenta®) : extraire 2 ampoules, soit 20 ml-100 μg
  – adrénaline : extraire 1 ml, diluer avec 9 ml d'eau pour préparation injectable et jeter 7 ml. Il reste 3 ml, soit 300 μg
  } Mettre dans la poche de ropivacaïne

  En mode continu : vitesse de perfusion : 5 6 7 8 9 10 ml/h (entourer)
  Associée au mode PCEA : bolus de 3 ml avec période réfractaire de 25 minutes

Drogues à disposition dans le service et dilution
  Naloxone : 1 amp = 0,4 mg ; dilution : 1 amp dans 10 ml de sérum physiologique
  Éphédrine : 1 amp = 30 mg ; dilution 1 amp dans 10 ml de sérum physiologique

Drogues contre-indiquées dans tous les cas
  Morphiniques ou sédatifs, quelle que soit la voie d'administration

Surveillance
  Pouls, tension artérielle, saturation, diurèse, EVA repos et mobilisation, fréquence respiratoire, score de sédation, nausées-vomissements, échelle de Bromage
  Fréquence de la surveillance : toutes les 30 minutes pendant les 3 premières heures, puis surveillance toutes les 4 heures

Associer
  Oxygénothérapie : 3 l/min
  En cas de nausées-vomissements : ondansétron (Zophren®) 4 mg IVD

Amp : ampoule ; EVA : échelle visuelle analogique ; IVD : intraveineuse directe ; PCEA : analgésie péridurale contrôlée par le patient.

la diffusion de ces techniques. L'efficacité clinique s'associe à une réduction des effets secondaires comme les nausées et vomissements post-opératoires. L'incidence des effets secondaires graves comme l'injection intravasculaire ou la lésion neurologique lors de la ponction est faible. En cas d'injection unique, le relais avec des techniques d'analgésie systémique doit être anticipé pour éviter l'apparition retardée et brutale d'une douleur intense. En cas de cathéter, l'auto-administration semble, comme pour l'analgésie péridurale, la meilleure technique associée à une faible perfusion continue. La pose d'un cathéter expose au risque d'infection du site d'injection surtout après 48 heures et plus particulièrement sur le site du creux inguinal. Un cathéter augmente aussi le risque de lésion neurologique.

Administration intra-articulaire, intrapéritonéale, infiltration

L'administration intra-articulaire s'est développée parallèlement à la pratique de l'arthroscopie. Des données établissent chez l'homme l'efficacité analgésique périphérique de la morphine et de la clonidine intra-articulaire qui peuvent être associées aux anesthésiques locaux classiques. L'efficacité locale des morphiniques existe tout en restant d'intérêt clinique limité.

L'administration intrapéritonéale, décrite pour la chirurgie de ligature de trompe, a été validée également pour la chirurgie vésiculaire. Son action analgésique permet une réduction de la douleur abdominale et de la douleur projetée due à l'irritation péritonéale, avec une efficacité plus importante de solutions administrées en début d'intervention.

L'infiltration du site opératoire, prolongée ou pas par une administration par cathéter, se développe. Les multiples sites accessibles comprennent la chirurgie de paroi abdominale (cathéter prépéritonéal, chirurgie herniaire), la chirurgie orthopédique (chirurgie de l'épaule, arthroplastie de hanche et de genou, hallux valgus).

Modalités optimales des associations analgésiques

Systémique

Le principe de la combinaison analgésique a été regroupé sous le terme générique d'analgésie balancée ou analgésie multimodale. L'efficacité analgésique des analgésiques non morphiniques associés à la morphine est appréciée selon qu'ils permettent une épargne en morphine, qu'ils améliorent l'analgésie en diminuant les scores de douleur ou qu'ils diminuent les effets secondaires des morphiniques. De nombreuses études et méta-analyses ont été réalisées concernant ce sujet, les résultats sont résumés dans le tableau S10-P01-C02-V. On constatera qu'en monothérapie associée aux opioïdes, seuls les AINS permettent de remplir ces deux objectifs en améliorant l'analgésie et en réduisant la sédation et les nausées et vomissements post-opératoires. Une bithérapie en association aux opioïdes est préconisée par les recommandations formalisées d'experts sur la douleur. Le bénéfice d'associer deux antalgiques non opioïdes (paracétamol et AINS) à la morphine [17] est démontré. Pour les autres associations (paracétamol-néfopam et néfopam-AINS), les seules données disponibles sont expérimentales, suggérant une synergie entre le kétoprofène et le néfopam. Il n'y a pas de données disponibles démontrant l'intérêt d'une trithérapie non opioïde en association à la morphine.

Les agents antihyperalgésiques peuvent potentiellement être associés aux antalgiques non opioïdes sans qu'il existe de données qui permettent de donner des recommandations précises. Les associations de plusieurs antihyperalgésiques sont également possibles, sans que cela soit recommandé.

Locorégionale

Les combinaisons « anesthésique local-opioïde » sont très utiles au niveau spinal car leur interaction synergique augmente significativement l'efficacité analgésique, en particulier au mouvement. Cette

Tableau S10-P01-C02-V Récapitulatif des données de la littérature sur l'intérêt de l'association d'un analgésique non morphinique à la morphine.

	Épargne morphinique	Actions sur les effets secondaires de la morphine			
		Diminution de la douleur	Diminution des nausées-vomissements	Diminution de la sédation	Diminution de l'iléus
Paracétamol	10 mg[1]	NS[1]	NS[1]	NS[2]	ND
AINS classique	20-30 mg[1]	Oui[1]	Oui[1]	↓ 30 %[2]	Oui[2]
Coxib	Oui[1]	Oui[1]	Oui[1]	Controversé[2]	Oui[2]
Néfopam	13 mg[1]	Oui[1]	NS[1]	NS[2]	ND

AINS : anti-inflammatoires non stéroïdiens ; ND : non déterminé ; NS : non significatif.
(1) Résultats issus de méta-analyses.
(2) Résultats issus plusieurs analyses de niveau 1.

association de faibles doses de chacun des produits permet également un moindre retentissement hémodynamique. La kétamine, commercialisée en France, ne peut pas être administrée par voie spinale du fait du risque de neurotoxicité.

En administration tronculaire, seule la clonidine semble apporter un effet analgésique périphérique additif à celui de l'anesthésique local. L'effet analgésique des morphiniques administrés par voie tronculaire n'est pas démontré. La réduction des effets secondaires n'a pas été évaluée dans ce contexte.

En administration intra-articulaire, la morphine et la clonidine exercent un effet analgésique local qui semble intéressant en combinaison avec celui des anesthésiques locaux.

Stratégie adaptée au patient et à la chirurgie

Peut-on prédire l'intensité de la douleur post-opératoire ?

La variabilité importante de l'intensité douloureuse et des besoins antalgiques reste un problème central de la prise en charge de la douleur post-opératoire. Si l'auto-évaluation de la douleur en post-opératoire reste le garant d'un traitement le plus individualisé possible, certains facteurs pré-opératoires peuvent aider à anticiper une douleur post-opératoire intense [11].

Facteurs cliniques prédictifs de douleur post-opératoire intense
(Tableau S10-P01-C02-VI)

L'âge est certainement un facteur très important car les patients âgés ont une demande d'analgésiques très réduite en post-opératoire. Si la dose de titration morphinique initiale ne varie pas avec l'âge, les sujets âgés ont besoin de moins d'antalgiques pour maintenir l'analgésie [1]. Il est aussi préconisé dans les recommandations formalisées d'experts d'évaluer l'existence d'une douleur pré-opératoire qui peut aider à anticiper une douleur post-opératoire intense. L'utilisation d'opioïdes en pré-opératoire peut exposer à une douleur post-opératoire plus intense du fait d'une hyperalgésie induite par les opioïdes. Il est recommandé de poursuivre ou de substituer à dose équi-analgésique ces opioïdes en péri-opératoire. La même démarche doit être faite pour les patients toxicomanes sous substitution.

Enfin, le type et la technique chirurgicale ont bien sûr une influence importante. Ainsi la chirurgie cœlioscopique pour cholécystectomie, colectomie ou hystérectomie réduit-elle la douleur post-opératoire ; la chirurgie mini-invasive pour prothèse totale de hanche ou hallux valgus réduit aussi l'intensité de la douleur post-opératoire. D'autres facteurs comme les caractéristiques psychologiques (anxiété, dépression, catastrophisme associés à une plus forte douleur), le sexe (femmes exposées à une douleur plus intense) peuvent expliquer une douleur post-opératoire plus intense ou ressentie de façon plus importante par des patients opérés d'une chirurgie pourtant en règle peu ou moyennement douloureuse. Il n'existe pas actuellement de recommandations pratiques synthétiques permettant d'utiliser ces facteurs prédictifs au quotidien. Mais l'identification de plusieurs facteurs doit conduire à la mise en œuvre des différents moyens disponibles pour soulager au mieux la douleur post-opératoire.

Tests nociceptifs pré-opératoires pour prédire la douleur post-opératoire

L'utilisation de tests nociceptifs standardisés utilisant des stimuli mécaniques (pression de l'ongle) [9] ou thermiques (stimulation chaude par thermode) [24] a permis d'identifier que la réponse pré-opératoire à des stimuli supraliminaires pouvait aider à prévoir l'intensité de la douleur post-opératoire. Des facteurs de régulation

Tableau S10-P01-C02-VI Facteurs prédictifs de douleur post-opératoire intense en fonction de la chirurgie et du patient.

Risque chirurgical
Chirurgie digestive
– chirurgie abdominale sus- et sous-mésocolique
– œsophagectomie
– hémorroïdectomie
– cholécystectomie (laparotomie)
Chirurgie urologique
– adénomectomie prostatique (voie haute)
– chirurgie rénale
Chirurgie gynécologique
– hystérectomie (voie abdominale)
– césarienne
Chirurgie ORL
– amygdalectomie
Chirurgie orthopédique
– chirurgie articulaire (sauf hanche)
– rachis (fixation)
Chirurgie thoracique et vasculaire
– thoracotomie
– chirurgie vasculaire
Risque patient
Prédisposition génétique
– facteurs génétiques de susceptibilité à la douleur
– facteurs génétiques de sensibilité aux antalgiques
– sexe féminin
Prédisposition acquise
– douleur chronique du site opératoire
– douleur chronique à distance du site opératoire
– consommation d'opioïdes pré-opératoire
– facteurs psychologiques (anxiété, dépression, catastrophisme)
– manque d'information
– adulte jeune

de la nociception comme le contrôle inhibiteur diffus nociceptif semblent en revanche ne pas avoir d'impact sur la douleur post-opératoire dans sa phase aiguë. Ces tests nociceptifs ne sont néanmoins pas recommandés.

Polymorphisme génétique et prédiction de la douleur post-opératoire

Il existe des polymorphismes génétiques ayant un impact sur la pharmacologie des antalgiques (métabolisme de la codéine et cytochrome) ou les mécanismes de la nociception (polymorphisme du récepteur μ, polymorphisme de la catéchol-O-méthyl transférase). Même s'il semble actuellement que la signification clinique de ces polymorphismes reste limitée [23], l'analyse des facteurs génétiques de la variabilité de la douleur post-opératoire reste une piste très intéressante pour l'avenir.

Quel protocole selon le type de chirurgie ?

Analgésie en chirurgie ambulatoire

Le développement de la chirurgie ambulatoire a favorisé le développement des techniques d'analgésie facilitant une sortie rapide du patient avec un minimum d'effets secondaires. Le point crucial, plus encore que lors d'une hospitalisation conventionnelle, reste l'organisation avec comme objectif une standardisation des prescriptions, une information claire du patient sur les modalités de prise en charge et une mise à disposition éventuelle des antalgiques à la sortie du patient. Les anesthésiques locaux utilisés pour les blocs périphériques ou localement pour des infiltrations intra-articulaires permettent une analgésie post-opératoire immédiate. Un relais programmé par une analgésie combinée, orale, systémique permet au patient de reprendre ses activités domestiques avec un minimum de limitation. La douleur post-opératoire peut être prolongée et une prescription adaptée doit être systématique ; elle peut nécessiter des opioïdes. Dans certains cas, des techniques de blocs nerveux périphériques continus peuvent être utiles en ambulatoire mais nécessitent en ville une organisation paramédicale et médicale spécifique. Les recommandations formalisées d'experts sur la douleur post-opératoire ont consacré un chapitre à la gestion des patients opérés en ambulatoire [5].

Protocole d'analgésie en fonction du type de chirurgie

Les grands principes de l'analgésie comme l'évaluation, la titration et les associations analgésiques sont utilisables pour tous les types de chirurgie. Néanmoins, l'efficacité et la tolérance des analgésiques varient en fonction du type de chirurgie. Le paracétamol est efficace en cas de chirurgie peu douloureuse. Certaines techniques ont une place de choix dans certaines chirurgies, par exemple le bloc fémoral analgésique dans la prothèse de genou. De ce constat ont découlé des propositions de protocoles suggérant des stratégies de prise en charge de la douleur post-opératoire adaptées aux différents types de chirurgie. Le programme Procedol (www.institut-upsa-douleur.org ; trente-deux situations chirurgicales) ou le projet Prospect (www.postoppain.org ; neuf situations chirurgicales) proposent ainsi une démarche fondée soit sur des avis d'expert (Procedol), soit sur une analyse quantitative de la littérature (Prospect) [12].

Conclusion

L'analgésie post-opératoire est devenue une préoccupation importante pour les patients, les institutions et les soignants. L'évaluation et l'organisation des soins restent les éléments principaux permettant l'établissement, l'adaptation et le maintien de thérapeutiques efficaces. L'évaluation de la douleur, qui est une obligation réglementaire, se développe. L'analgésie autocontrôlée associée à d'autres antalgiques dans le cadre d'une analgésie multimodale représente l'approche la plus efficace par voie systémique. Certaines approches innovantes comme les gabapentinoïdes en pré-opératoire ou la kétamine à faible dose en per-opératoire peuvent permettre d'améliorer encore les résultats. L'analgésie locorégionale permet une analgésie au mouvement avec un impact possible sur la morbidité post-opératoire dans le cadre d'une démarche de réhabilitation post-opératoire. La prise en charge de la douleur post-opératoire pourrait avoir un impact sur la survenue de douleur chronique post-opératoire.

Bibliographie

1. Aubrun F, Bunge D, Langeron O et al. Postoperative morphine consumption in the elderly patient. Anesthesiology, 2003, *99* : 160-165.
2. Belbachir A, Fletcher D, Larue F. [Quality improvement and its evaluation for postoperative pain management.] Ann Fr Anesth Réanim, 2009, *28* : e1-e12.
3. Block BM et al. Efficacy of postoperative epidural analgesia : a meta-analysis. JAMA, 2003, *290* : 2455-2463.
4. Evans MS, Lysakowski C, Tramer MR. Nefopam for the prevention of postoperative pain : quantitative systematic review. Br J Anaesth, 2008, *101* : 610-617.
5. Expert panel guidelines 2008. [Postoperative pain management in adults and children. SFAR committees on pain and local regional anaesthesia and on standards.] Ann Fr Anesth Réanim, 2009, *28* : 403-409.
6. Fletcher D, Fermanian C, Mardaye A, Aegerter P. A patient-based national survey on postoperative pain management in France reveals significant achievements and persistent challenges. Pain, 2008, *137* : 441-451.
7. Formalized recommendations of experts 2008. [Management of postoperative pain in adults and children.] Ann Fr Anesth Réanim, 2008, *27* : 1035-1041.
8. Ho KY, Gan TJ, Habib AS. Gabapentin and postoperative pain : a systematic review of randomized controlled trials. Pain, 2006, *126* : 91-101.
9. Hsu YW, Somma J, Hung YC et al. Predicting postoperative pain by preoperative pressure pain assessment. Anesthesiology, 2005, *103* : 613-618.
10. Hurley RW, Cohen SP, Williams KA et al. The analgesic effects of perioperative gabapentin on postoperative pain : a meta-analysis. Reg Anesth Pain Med, 2006, *31* : 237-247.
11. Ip HY, Abrishami A, Peng PW et al. Predictors of postoperative pain and analgesic consumption : a qualitative systematic review. Anesthesiology, 2009, *111* : 657-677.
12. Kehlet H, Gray AW, Bonnet F et al. A procedure-specific systematic review and consensus recommendations for postoperative analgesia following laparoscopic cholecystectomy. Surg Endosc, 2005, *19* : 1396-1415.
13. Marret E, Kurdi O, Zufferey P, Bonnet F. Effects of nonsteroidal antiinflammatory drugs on patient-controlled analgesia morphine side effects : meta-analysis of randomized controlled trials. Anesthesiology, 2005, *102* : 1249-1260.
14. Marret E, Flahault A, Samama CM, Bonnet F. Effects of postoperative, nonsteroidal, anti-inflammatory drugs on bleeding risk after tonsillectomy : meta-analysis of randomized, controlled trials. Anesthesiology, 2003, *98* : 1497-1502.
15. Marret E, Rolin M, Beaussier M, Bonnet F. Meta-analysis of intravenous lidocaine and postoperative recovery after abdominal surgery. Br J Surg, 2008, *95* : 1331-1338.
16. Martin F, Cherif K, Gentili ME et al. Lack of impact of intravenous lidocaine on analgesia, functional recovery, and nociceptive pain threshold after total hip arthroplasty. Anesthesiology, 2008, *109* : 118-123.
17. Ong CK, Seymour RA, Lirk P, Merry AF. Combining paracetamol (acetaminophen) with nonsteroidal antiinflammatory drugs : a qualitative systematic review of analgesic efficacy for acute postoperative pain. Anesth Analg, 2010, *110* : 1170-1179.
18. Popping DM, Elia N, Marret E et al. Protective effects of epidural analgesia on pulmonary complications after abdominal and thoracic surgery : a meta-analysis. Arch Surg, 2008, *143* : 990-999 ; discussion : 1000.
19. Rawal N, Berggren L. Organization of acute pain services : a low-cost model. Pain, 1994, *57* : 117-123.
20. Remy C, Marret E, Bonnet F. Effects of acetaminophen on morphine side-effects and consumption after major surgery : meta-analysis of randomized controlled trials. Br J Anaesth, 2005, *94* : 505-513.

21. RICHMAN JM, ROWLINGSON AJ, MAINE DN et al. Does continuous peripheral nerve block provide superior pain control to opioids ? A meta-analysis. Anesth Analg, 2006, *102* : 248-257.
22. RIGGIN L, RAMAKRISHNA J, SOMMER DD, KOREN G. A 2013 updated systematic review & meta-analysis of 36 randomized controlled trials ; no apparent effects of non steroidal anti-inflammatory agents on the risk of bleeding after tonsillectomy. Clin Otolaryngol, 2013, *38* : 115-129.
23. WALTER C, LOTSCH J. Meta-analysis of the relevance of the OPRM1 118A>G genetic variant for pain treatment. Pain, 2009, *146* : 270-275.
24. WERNER MU, DUUN P, KEHLET H. Prediction of postoperative pain by preoperative nociceptive responses to heat stimulation. Anesthesiology, 2004, *100* : 115-119 ; discussion : 5A.
25. WIJEYSUNDERA DN, BEATTIE WS, AUSTIN PC et al. Epidural anaesthesia and survival after intermediate-to-high risk non-cardiac surgery : a population-based cohort study. Lancet, 2008, *372* : 562-569.
26. ZHANG J, HO KY, WANG Y. Efficacy of pregabalin in acute postoperative pain : a meta-analysis. Br J Anaesth, *106* : 454-462.

Toute référence à cet article doit porter la mention : Aubrun F, Fletcher D. Douleurs post-opératoires. *In* : L Guillevin, L Mouthon, H Lévesque. Traité de médecine, 5ᵉ éd. Paris, TdM Éditions, 2018-S10-P01-C02 : 1-8.

Douleur

Chapitre S10-P01-C03
Douleurs chroniques post-chirurgicales

VALÉRIA MARTINEZ

Définition

La douleur chronique post-chirurgicale (DCPC) a été définie par W. Macrae en 1999 par quatre points [30, 34, 43] :
– la douleur apparaît après la chirurgie ;
– la douleur persiste plus de 2 mois après la chirurgie ;
– les autres causes de douleur ont été éliminées, notamment une infection et/ou récidive tumorale ;
– la douleur est sans lien avec la douleur pré-opératoire.

Épidémiologie

Les revues générales sur la douleur chronique post-chirurgicale décrivent une incidence globale de 30 % [18, 30, 33, 43]. Cette incidence n'est plus que de 5 à 10 % lorsque l'on considère uniquement les douleurs sévères [30]. Si on rapporte ces chiffres au nombre d'actes chirurgicaux, le nombre de nouveaux patients douloureux chroniques après chirurgie est certainement de plusieurs dizaines de milliers en France. L'étude de cohorte TROMSO norvégienne est la première à chiffrer l'incidence de la douleur chronique post-chirurgicale en population générale. Cette étude rapporte que 18,3 % de la population opérée dans les 3 années précédentes souffriraient d'une douleur chronique post-chirurgicale modérée à sévère. La moitié de ces douleurs auraient des caractéristiques neuropathiques et, dans deux tiers des cas, la douleur chronique post-chirurgicale serait localisée aux membres [27].

Impact sur la qualité de vie

La douleur chronique post-opératoire a un retentissement important sur la qualité de vie. Plus de la moitié des patients en souffrant ont des troubles du sommeil et présentent des troubles de l'humeur à type de dépression ou d'anxiété [42]. Quatre patients sur cinq consomment plus de deux antalgiques quotidiennement. Les opioïdes forts prennent la première place dans les médicaments les plus prescrits dans la douleur chronique post-chirurgicale [42]. Le coût direct de la douleur chronique post-chirurgicale lié aux soins et les coûts indirects causés par l'inaptitude au travail sont considérables. L'impact économique a été estimé à 40 000 dollars par an et par patient aux États-Unis [42].

Évolution naturelle

L'évolution de la prévalence de douleur chronique post-chirurgicale semble diminuer au cours du temps [8]. Ainsi son incidence après une thoracotomie est-elle de 57 % à 1 an, de 36 % à 4 ans et de 21 % à 7 ans [35]. Dans la mastectomie dans un quart des cas, la douleur chronique post-chirurgicale finit par disparaître et dans un tiers persiste avec une intensité moindre [10]. Cependant, les douleurs qui persistent sont plus sévères et présentent le plus souvent des caractéristiques neuropathiques [16, 35].

Facteurs de risque (Tableau S10-P01-C03-I)

Facteurs chirurgicaux

L'incidence de la douleur chronique post-chirurgicale varie d'un facteur de 1 à 10 selon le type de chirurgie [16]. La douleur chronique

Tableau S10-P01-C03-I Facteurs de risque pré-, per- et post-opératoire de douleur chronique post-chirurgicale.

Facteurs démographiques
Jeune
Femme
Facteurs psychiques
État anxieux
Dépression
Catastrophisme
Facteurs sociaux
Arrêt de travail prolongé
Histoire douloureuse
Douleur sur site ou à distance
Durée de l'évolution de la douleur
Présence de douleur neuropathique
Consommation d'opioïdes
Facteurs physiologiques
Hyperalgésie diffuse
Modulation de la douleur défaillante (CIDN faible)
Facteurs génétiques
Phénotype : antécédents personnels ou familiaux de syndrome douloureux régional complexe
Génotype
Traumatisme chirurgical
Diminue
– chirurgie mini-invasive
– techniques d'épargnes nerveuses
– identification nerveuse
Augmente
– durée de la chirurgie
– importance du traumatisme chirurgical
– lésion nerveuse partielle > section
– reprise chirurgicale
– inflammation
Type d'anesthésie
Diminue
– utilisation du protoxyde d'azote
– analgésie locorégionale prolongée
– kétamine
– analgésie multimodale
Douleur post-opératoire
Intensité de la douleur aiguë
Prolongation de la douleur post-opératoire
Hyperalgésie péricicatricielle
Caractéristique neuropathique de la douleur
Traitements associés
Chimiothérapie/radiothérapie

CIDN : contrôle inhibiteur diffus.

post-chirurgicale se rencontre dans tous les types de chirurgie. Cependant certaines chirurgies sont considérées plus à risque que d'autres. Les chirurgies les plus pourvoyeuses sont la thoracotomie et la chirurgie mammaire avec une prévalence de respectivement 14 à 83 % et 24 à 84 % [16, 23, 39]. La lésion nerveuse contemporaine du geste chirurgical est un facteur important dans le développement de la douleur chronique post-chirurgicale [27, 30]. Une lésion neurologique est souvent au premier plan dans les modèles chirurgicaux les plus à risque d'induire une douleur chronique post-chirurgicale. On peut citer la lésion du nerf intercostal pour la thoracotomie, les lésions du nerf intercostobrachial pour la chirurgie du sein avec curage ganglionnaire, la lésion du nerf ilio-inguinal, iliohypogastrique ou encore la lésion de la branche génitale du nerf génitofémoral pour la chirurgie de la hernie inguinale. Cependant, de nombreux travaux, qui ont mesuré la fonction nerveuse par examen sensoriel quantifié ou électrophysiologie, ont montré que la lésion nerveuse n'était pas toujours suivie de douleur. Les données de la littérature nous permettent d'estimer le rapport entre douleur neuropathique et lésion nerveuse d'un tiers [2, 20, 38]. Les traumatismes nerveux au cours de la chirurgie peuvent être de différents types : section, étirement, écrasement. À ce jour, le lien entre les caractéristiques du traumatisme nerveux et la douleur n'est pas encore bien identifié. Pour certains, la section franche du nerf conduirait à moins de douleur dans la chirurgie de la hernie inguinale [15, 36], mais ceci n'est pas confirmé par tous [45]. Cependant, dans le modèle chirurgical d'avancement mandibulaire, l'examen électrophysiologique per opératoire suggère que la lésion axonale totale a un meilleur pronostic douloureux que la lésion axonale partielle [25].

Douleur pré-opératoire

L'existence d'une douleur pré-opératoire au niveau du site opératoire est souvent associée à la survenue d'une douleur chronique post-chirurgicale [30, 39]. Les caractéristiques de la douleur pré-opératoire telles que son intensité, sa durée et les caractéristiques neuropathiques semblent également avoir une implication dans la survenue de la douleur chronique post-chirurgicale [16, 26, 47] et ceci semble se confirmer également pour des douleurs dans une région autre que le site opératoire [9, 16, 19]. La prise de morphiniques en pré-opératoire semble également être un facteur de risque de douleur chronique post-chirurgicale dans plusieurs modèles chirurgicaux [12, 59, 62]. Ces deux derniers facteurs, la douleur pré-opératoire et la prise d'opioïde en pré-opératoire sont deux facteurs de sensibilisation du système nerveux central [61] et, dans l'état de connaissance actuel, il n'est pas possible de différencier le poids de chacun dans le développement d'une douleur chronique.

Douleur post-opératoire aiguë

Plusieurs études ont mis en évidence que certaines caractéristiques de la douleur post-opératoire sont prédictives de chronicisation. Trois caractéristiques émergent de la littérature : une intensité élevée, une résolution lente, des caractéristiques neuropathiques précoces. Une relation entre l'intensité de la douleur aiguë et la présence d'une douleur chronique post-chirurgicale a été rapportée dans plusieurs chirurgies : sein, thorax, amputation, cure de hernie inguinale, arthroplastie de hanche et de genou [1, 29, 40, 44, 46, 47]. Cette relation a été mise en évidence dans des chirurgies très diverses, regroupant des chirurgies plus ou moins douloureuses et impliquant un traumatisme tissulaire et nerveux très variable. La vitesse de résolution de la douleur post-opératoire, mesurée par une pente de décroissance lente, est également un facteur prédictif de chronicisation [4]. La présence de douleurs avec des caractéristiques neuropathiques précoces a été identifiée comme un facteur de risque de développement de douleurs neuropathiques chroniques [38, 50]. D'autre part, la mesure de la surface d'hyperalgésie secondaire péricicatricielle qui reflète la sensibilisation centrale [14, 28, 31, 35, 48, 54, 60] est corrélée à l'incidence de la douleur chronique post-chirurgicale [17], mais également de douleur chronique post-chirurgicale neuropathique. L'hyperalgésie secondaire et la lésion nerveuse semblent être deux facteurs prédictifs indépendants de chronicisation des douleurs post-opératoires [38].

Caractéristiques psychologiques

Une revue méthodique et critique de la littérature [24] a montré que la dépression, la vulnérabilité psychologique et le stress étaient les facteurs psychologiques les plus à risque d'induire une douleur chronique post-chirurgicale. D'autres études ont précisé l'influence du catastrophisme [55] et de l'état anxieux pré-opératoire comme facteurs de risque de développement d'une douleur chronique post-chirurgicale [58].

Facteurs génétiques

Notre capital génétique influence la modulation de la douleur et l'évolution vers une douleur chronique après une intervention chirurgicale. Des facteurs génétiques liés aux polymorphismes des canaux sodiques, calciques ou potassiques prédisposant à la douleur neuropathique émergent des études expérimentales [22]. Certains de ces polymorphismes se confirment chez l'homme ; ainsi le polymorphisme des canaux calciques CACNG2 prédispose-t-il aux douleurs neuropathiques après chirurgie du sein. Un polymorphisme des canaux potassiques KCNS1 prédispose à la douleur neuropathique après une lésion nerveuse traumatique chez l'homme [13]. Un polymorphisme des canaux calciques CACNG2 est retrouvé dans plusieurs modèles de douleurs neuropathiques [41]. Enfin, une prédisposition génétique protégeant contre l'apparition de la douleur chronique post-chirurgicale a été identifiée chez l'homme [57]. Elle est liée au polymorphisme d'un gène impliqué dans la synthèse d'un neuromodulateur de la douleur neuropathique et inflammatoire [57].

Prévention

Prévention chirurgicale

Le chirurgien a un rôle important dans la prévention de la douleur chronique post-chirurgicale. Le choix de la technique, de la voie d'abord ainsi que sa dextérité auront des répercussions directes sur la limitation des lésions nerveuses et des attritions tissulaires. Deux études confirment cet aspect, la première concerne la chirurgie thoracique qui montre que l'incidence de douleur chronique post-chirurgicale peut varier du simple au double en fonction du chirurgien prenant en charge le patient [35]. La seconde compare l'incidence de la douleur chronique post-chirurgicale post-mastectomie de deux types de structures qui se distinguent par le nombre des interventions réalisées annuellement. Il apparaît clairement que l'incidence de la douleur chronique post-chirurgicale et du membre fantôme est moins élevée dans les structures les plus expérimentées [56]. Les récentes recommandations sur les pratiques chirurgicales visant à réduire l'incidence de la douleur chronique post-chirurgicale, notamment après une cure de hernie inguinale [3] préconisent de visualiser les nerfs et leurs trajets sur le site opératoire, de ne pas endommager le nerf quand c'est possible. Dans le cas contraire, la neurectomie est préférable à la lésion par étirement ou écrasement [3].

Prévention pharmacologique

Plusieurs études pharmacologiques ont été menées pour évaluer les effets préventifs des médicaments donnés en péri-opératoire sur la douleur chronique post-opératoire. En 2013, quarante essais ont été identifiés [11] : la majorité concernaient la kétamine (quatorze essais,

1 388 patients) et les gabapentinoïdes (quinze essais, 1 296 patients), d'autres études ont évalué les anti-inflammatoires non stéroïdiens, les corticoïdes par voie intraveineuse, les antagonistes des récepteurs NMDA (acide N-méthyl-D-aspartique) par voie orale, la mexilétine par voie orale, la lidocaïne par voie veineuse, la venlafaxine orale et le protoxyde d'azote inhalé [42].

À ce jour, seule la kétamine a montré une réduction modeste mais significative de l'incidence de douleur chronique. L'utilisation à faible dose de kétamine durant l'intervention chirurgicale est recommandée par la Société française d'anesthésie et de réanimation (SFAR) [51]. Son administration en bolus intraveineux à la dose de 0,15 à 0,5 mg/kg doit être réalisée au bloc opératoire sous anesthésie générale pour limiter les effets psychodysleptiques. Son administration peut être ensuite poursuivie en intraveineux continue dans les chirurgies longues, douloureuses à la dose de 0,125 à 0,25 mg/kg/h en cas de chirurgie durant plus de 2 heures. Son utilisation permet une réduction de l'intensité douloureuse et des besoins en opioïdes en post-opératoire immédiat.

Les gabapentinoïdes (gabapentine et prégabaline) n'ont pas montré d'effet préventif sur la douleur chronique post-opératoire. Cette classe thérapeutique utilisée en péri-opératoire serait à l'origine d'une sédation fréquente et importante, contre-indiquant son utilisation en chirurgie courte et/ou ambulatoire. À ce jour, une seule étude clinique a montré une réduction importante de la douleur chronique post-opératoire après chirurgie non cardiaque lors d'une administration de protoxyde d'azote durant la chirurgie [10]. La lidocaïne par voie veineuse en péri-opératoire pourrait être également une piste intéressante [21].

Le rôle de l'anesthésie locale et locorégionale dans la prévention de la chronicisation des douleurs est encore sujet à controverses. Les études dans ce domaine restent peu nombreuses et ont des effectifs faibles. Cependant, plusieurs arguments physiologiques et une méta-analyse récente, ont montré que certains blocs auraient une efficacité préventive dans le développement de douleurs chroniques dans les deux chirurgies les plus pourvoyeuses de douleur neuropathique. Le bloc paravertébral préviendrait la douleur chronique post-opératoire dans la chirurgie mammaire tandis que la péridurale thoracique préviendrait la douleur chronique post-thoracotomie [5]. L'infiltration locale d'anesthésiques locaux au niveau du site opératoire s'est également avérée efficace dans la prévention de la douleur chronique post-opératoire après greffon iliaque [7, 49, 52]. L'infiltration locale continue pour le prélèvement de greffe iliaque ainsi que le bloc paravertébral pour la chirurgie mammaire sont recommandés par la Société française d'anesthésie et de réanimation pour leur innocuité, même si le nombre limité de patients inclus dans ces différentes études ne permet pas de conclure avec certitude à l'efficacité de ces techniques [51].

Prise en charge

La douleur chronique neuropathique post-opératoire est fréquente mais souvent méconnue [42]. Elle survient de manière isolée ou associée à une douleur nociceptive. Elle nécessite une prise en charge spécifique. C'est la convergence des éléments de l'interrogatoire et de l'examen clinique qui permet de la reconnaître. Aucun examen complémentaire n'est nécessaire pour reconnaître la douleur neuropathique post-chirurgicale et débuter un traitement analgésique adapté [37]. Certains territoires sont spécifiques de certains traumatismes chirurgicaux, ils peuvent être distants de la cicatrice. Leur connaissance apporte une aide au diagnostic (Figure S10-P01-C03-1). Des outils de dépistage ont été développés et validés pour aider le clinicien à dépister une douleur neuropathique. En France, c'est le questionnaire DN4 composé de 10 items associant les descripteurs de la douleur à un examen clinique qui permet d'orienter le clinicien vers la douleur neuropathique [8]. Les traitements médicamenteux systémiques de la

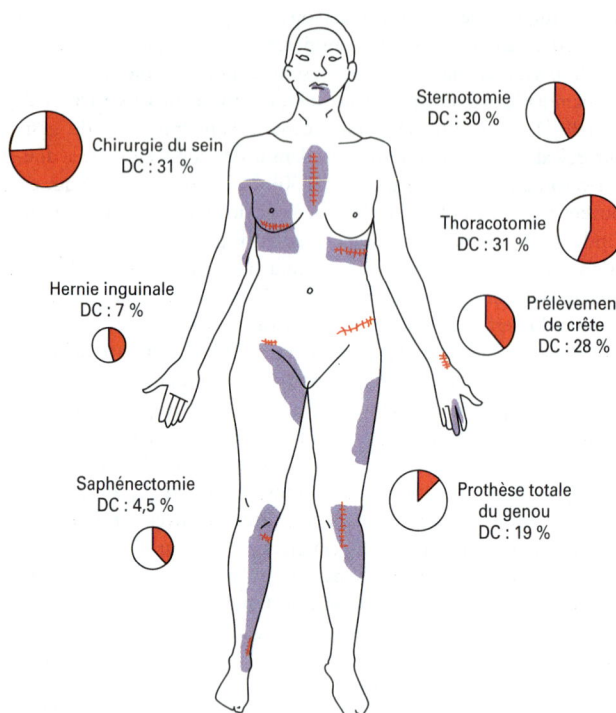

Figure S10-P01-C03-1 Incidence de la douleur chronique (DC) post-chirurgicale et part de la douleur neuropathique selon la chirurgie. La taille des camemberts correspond à l'incidence des douleurs chroniques. Le pourcentage de la douleur neuropathique dans la douleur chronique post-chirurgicale est représenté en rouge.

douleur neuropathique périphérique reposent sur différentes classes thérapeutiques : les antidépresseurs tricycliques ou mixtes, les anti-épileptiques gabaergiques et les morphiniques. La douleur neuropathique post-traumatique bénéficie également de traitements topiques récemment développés tels que les topiques d'anesthésiques locaux et les patchs de capsaïcine [6].

Conclusion

La douleur chronique post-opératoire est fréquente et invalidante. Elle présente des caractéristiques neuropathiques dans plus de la moitié des cas. Une fois installée, elle est difficile à traiter. Les facteurs de risque de chronicisation sont de mieux en mieux connus. Il est important de les détecter tout au long du parcours chirurgical du patient afin de proposer des stratégies individualisées associant mesures préventives et renforcement de l'analgésie post-opératoire.

Bibliographie

1. Aasvang EK, Kehlet H. Chronic postoperative pain : the case of inguinal herniorrhaphy. Br J Anaesth, 2005, 95 : 69-76.
2. Aasvang EK, Brandsborg B, Christensen B et al. Neurophysiological characterization of postherniotomy pain. Pain, 2008, 137 : 173-181.
3. Alfieri S, Amid PK, Campanelli G et al. International guidelines for prevention and management of post-operative chronic pain following inguinal hernia surgery. Hernia, 2011, 15 : 239-249.
4. Althaus A, Arranz Becker O, Neugebauer E. Distinguishing between pain intensity and pain resolution : using acute post-surgical pain trajectories to predict chronic post-surgical pain. Eur J Pain, 2014, 18 : 513-521.

5. ANDREAE MH, ANDREAE DA. Local anaesthetics and regional anaesthesia for preventing chronic pain after surgery. Cochrane Database Syst Rev, 2012, 10 : CD007105.
6. ATTAL N, MARTINEZ V. Recent developments in the pharmacological management of neuropathic pain. Eur Neurol J, 2010, 2 : 25-30.
7. BLUMENTHAL S, DULLENKOPF A, RENTSCH K, BORGEAT A. Continuous infusion of ropivacaine for pain relief after iliac crest bone grafting for shoulder surgery. Anesthesiology, 2005, 102 : 392-397.
8. BOUHASSIRA D, ATTAL N, ALCHAAR H, BOUREAU F et al. Comparison of pain syndromes associated with nervous or somatic lesions and development of a new neuropathic pain diagnostic questionnaire (DN4). Pain, 2005, 114 : 29-36.
9. BRANDSBORG B, NIKOLAJSEN L, HANSEN CT et al. Risk factors for chronic pain after hysterectomy : a nationwide questionnaire and database study. Anesthesiology, 2007, 106 : 1003-1012.
10. CHAN MT, WAN AC, GIN T et al. Chronic postsurgical pain after nitrous oxide anesthesia. Pain, 2011, 152 : 2514-2520.
11. CHAPARRO LE, MOORE RA, WIFFEN PJ, GILRON I. Pharmacotherapy for the prevention of chronic pain after surgery in adults. Cochrane Database Syst Rev, 2013 : CD008307.
12. CHEN L, MALARICK C, SEEFELD L et al. Altered quantitative sensory testing outcome in subjects with opioid therapy. Pain, 2009, 143 : 65-70.
13. COSTIGAN M, BELFER I, GRIFFIN RS et al. Multiple chronic pain states are associated with a common amino acid-changing allele in KCNS1. Brain, 2010, 133 : 2519-2527.
14. DE KOCK M, LAVAND'HOMME P, WATERLOOS H. 'Balanced analgesia' in the perioperative period : is there a place for ketamine ? Pain, 2001, 92 : 373-380.
15. DITTRICK GW, RIDL K, KUHN JA, MCCARTHY TM. Routine ilioinguinal nerve excision in inguinal hernia repairs. Am J Surg, 2004, 188 : 736-740.
16. DUALÉ C, OUCHCHANE L, SCHOEFFLER P et al. Neuropathic aspects of persistent postsurgical pain : a French multicenter survey with a 6-month prospective follow-up. J Pain, 2014, 15 : 24-e1.24-e20.
17. EISENACH JC. Preventing chronic pain after surgery : who, how, and when ? Reg Anesth Pain Med, 2006, 31 : 1-3.
18. ESTEBE JP. [Incidence and risk factors of chronic postsurgical pain. Pain and Locoregional Anesthesia Committee and the Standards Committee of the French Society of Anesthesia and Intensive Care.] Ann Fr Anesth Réanim, 2009, 28 : e71-e74.
19. GARTNER R, JENSEN MB, NIELSEN J et al. Prevalence of and factors associated with persistent pain following breast cancer surgery. JAMA, 2009, 302 : 1985-1992.
20. GOTTRUP H, ANDERSEN J, ARENDT-NIELSEN L, JENSEN TS. Psychophysical examination in patients with post-mastectomy pain. Pain, 2000, 87 : 275-284.
21. GRIGORAS A, LEE P, SATTAR F, SHORTEN G. Perioperative intravenous lidocaine decreases the incidence of persistent pain after breast surgery. Clin J Pain, 2012, 28 : 567-572.
22. HAN C, HOEIJMARKERS JG, AHN HS et al. Nav1.7-related small fiber neuropathy: impaired slow-inactivation and DRG neuron hyperexcitability. Neurology, 2012, 78 : 1635-1643.
23. HAROUTIUNIAN S, NIKOLAJSEN L, FINNERUP NB, JENSEN TS. The neuropathic component in persistent postsurgical pain : a systematic literature review. Pain, 2013, 154 : 95-102.
24. HINRICHS-ROCKER A, SCHULZ K, JÄRVINEN I et al. Psychosocial predictors and correlates for chronic post-surgical pain (CPSP) : a systematic review. Eur J Pain, 2009, 13 : 719-730.
25. JAASKELAINEN SK, TEERIJOKI-OKSA T, FORSSELL H. Neurophysiologic and quantitative sensory testing in the diagnosis of trigeminal neuropathy and neuropathic pain. Pain, 2005, 117 : 349-357.
26. JENSEN TS, KREBS B, NIELSEN J, RASMUSSEN P. Immediate and long-term phantom limb pain in amputees : incidence, clinical characteristics and relationship to pre-amputation limb pain. Pain, 1985, 21 : 267-278.
27. JOHANSEN A, ROMUNDSTAD L, NIELSEN CS et al. Persistent postsurgical pain in a general population : prevalence and predictors in the Tromso study. Pain, 2012, 153 : 1390-1396.
28. JOLY V, RICHEBE P, GUIGNARD B et al. Remifentanil-induced postoperative hyperalgesia and its prevention with small-dose ketamine. Anesthesiology, 2005, 103 : 147-155.
29. KATZ J, JACKSON M, KAVANAGH BP, SANDLER AN. Acute pain after thoracic surgery predicts long-term post-thoracotomy pain. Clin J Pain, 1996, 12 : 50-55.
30. KEHLET H, JENSEN TS, WOOLF CJ. Persistent postsurgical pain : risk factors and prevention. Lancet, 2006, 367 : 1618-1625.
31. LAVAND'HOMME P, DE KOCK M, WATERLOOS H. Intraoperative epidural analgesia combined with ketamine provides effective preventive analgesia in patients undergoing major digestive surgery. Anesthesiology, 2005, 103 : 813-820.
32. LAVAND'HOMME P. Postcesarean analgesia : effective strategies and association with chronic pain. Curr Opin Anaesthesiol, 2006, 19 : 244-248.
33. MACRAE WA. Chronic post-surgical pain : 10 years on. Br J Anaesth, 2008, 101 : 77-86.
34. MACRAE WA. HTO. Chronic postsurgical pain. In : IK Crombie, P Croft, M Von Korff, L Leresche. Epidemiology of pain. Seattle, International Association for the Study of Pain, 1999 : 125-142.
35. MAGUIRE MF, LATTER JA, MAHAJAN R et al. A study exploring the role of intercostal nerve damage in chronic pain after thoracic surgery. Eur J Cardiothorac Surg, 2006, 29 : 873-879.
36. MALEKPOUR F, MIRHASHEMI SH, HAJINASROLAH E et al. Ilioinguinal nerve excision in open mesh repair of inguinal hernia : results of a randomized clinical trial : simple solution for a difficult problem ? Am J Surg, 2008, 195 : 735-740.
37. MARTINEZ V, ATTAL N, BOUHASSIRA D, LANTÉRI-MINET M. Les douleurs neuropathiques chroniques : diagnostic, évaluation, traitement en médecine ambulatoire. Recommandation pour la pratique clinique de la Société française d'étude et de traitement de la douleur. Douleur et Analgésie, 2010, 23 : 51-66.
38. MARTINEZ V, BEN AMMAR S, JUDET T et al. Risk factors predictive of chronic postsurgical neuropathic pain : the value of the iliac crest bone harvest model. Pain, 2012, 153 : 1478-1483.
39. MARTINEZ V, BAUDIC S, FLETCHER D. [Chronic postsurgical pain.] Ann Fr Anesth Réanim, 2013, 32 : 422-435.
40. NIKOLAJSEN L, BRANDSBORG B, LUCHT U et al. Chronic pain following total hip arthroplasty : a nationwide questionnaire study. Acta Anaesthesiol Scand, 2006, 50 : 495-500.
41. NISSENBAUM J. From mouse to humans: discovery of the CACNG2 pain susceptibility gene. Clin Genet, 2012, 82 : 311-320.
42. PARSONS B, SCHAEFFER C, MANN R et al. Economic and humanistic burden of post-trauma and post-surgical neuropathic pain among adults in the United States. J Pain Res, 2013, 6 : 459-469.
43. PERKINS FM, KEHLET H. Chronic pain as an outcome of surgery. A review of predictive factors. Anesthesiology, 2000, 93 : 1123-1133.
44. PETERS ML, SOMMER M, DE RIJKE JM et al. Somatic and psychologic predictors of long-term unfavorable outcome after surgical intervention. Ann Surg, 2007, 245 : 487-494.
45. PICCHIO M, PALIMENTO DN, ATTANASIO U et al. Randomized controlled trial of preservation or elective division of ilioinguinal nerve on open inguinal hernia repair with polypropylene mesh. Arch Surg, 2004, 139 : 755-758.
46. POLESHUCK EL, KATZ J, ANDRUS CH et al. Risk factors for chronic pain following breast cancer surgery : a prospective study. J Pain, 2006, 7 : 626-634.
47. PUOLAKKA PA, RORARIUS MG, ROVIOLA M et al. Persistent pain following knee arthroplasty. Eur J Anaesthesiol, 2010, 27 : 455-460.
48. SALENGROS JC, HUYBRECHTS I, DUCART A et al. Different anesthetic techniques associated with different incidences of chronic post-thoracotomy pain : low-dose remifentanil plus presurgical epidural analgesia is preferable to high-dose remifentanil with postsurgical epidural analgesia. J Cardiothorac Vasc Anesth, 2010, 24 : 608-616.
49. SCHAAN M, SCHMITT N, BOSZCZYK B, JAKSCHE H. Reduction in late postoperative pain after iliac crest bonegraft harvesting for cervical fusion : a controlled double-blinded study of 100 patients. Acta Neurochir (Wien), 2004, 146 : 961-965 ; discussion : 965.
50. SEARLE RD, SIMPSON MP, SIMPSON KH et al. Can chronic neuropathic pain following thoracic surgery be predicted during the postoperative period ? Interact Cardiovasc Thorac Surg, 2009, 9 : 999-1002.
51. SFAR. [Formalized recommendations of experts 2008. Management of postoperative pain in adults and children.] Ann Fr Anesth Réanim, 2008, 27 : 1035-1041.
52. SINGH K, PHILIPPS FM, KUO E, CAMPBELL M. A prospective, randomized, double-blind study of the efficacy of postoperative continuous local anesthetic infusion at the iliac crest bone graft site after posterior spinal arthrodesis : a minimum of 4-year follow-up. Spine (Phila Pa 1976), 2007, 32 : 2790-2796.
53. SMITH WC, BOURNE D, SQUAIR J et al. A retrospective cohort study of post mastectomy pain syndrome. Pain, 1999, 83 : 91-95.
54. STUBHAUG A, BREIVIK H, EIDE PK et al. Mapping of punctuate hyperalgesia around a surgical incision demonstrates that ketamine is a powerful suppressor of central sensitization to pain following surgery. Acta Anaesthesiol Scand, 1997, 41 : 1124-1132.
55. SULLIVAN MB, PIVIK SJ. The pain catastrophizing scale : development and validation. Psychol Assess, 1995, 7 : 524-532.

56. TASMUTH T, BLOMQVIST C, KALSO E. Chronic post-treatment symptoms in patients with breast cancer operated in different surgical units. Eur J Surg Oncol, 1999, 25 : 38-43.
57. TEGEDER I, COSTIGAN M, GRIFFIN RS et al. GTP cyclohydrolase and tetrahydrobiopterin regulate pain sensitivity and persistence. Nat Med, 2006, 12 : 1269-1277.
58. THEUNISSEN M, PETERS ML, BRUCE J et al. Preoperative anxiety and catastrophizing : a systematic review and meta-analysis of the association with chronic postsurgical pain. Clin J Pain, 2012, 28 : 819-841.
59. VAN DEN KERKHOF EG, HOPMAN WM, GOLDSTEIN DH et al. Impact of perioperative pain intensity, pain qualities, and opioid use on chronic pain after surgery: a prospective cohort study. Reg Anesth Pain Med, 2012, 37 : 19-27.
60. WILDER-SMITH OH, ARENDT-NIELSEN L. Postoperative hyperalgesia : its clinical importance and relevance. Anesthesiology, 2006, 104 : 601-607.
61. WOOLF CJ. Central sensitization : implications for the diagnosis and treatment of pain. Pain, 2011, 152 : S2-S15.
62. ZYWIEL MG, Stroh DA, Lee SY et al. Chronic opioid use prior to total knee arthroplasty. J Bone Joint Surg Am, 2011, 93 : 1988-1993.

Toute référence à cet article doit porter la mention : Martinez V. Douleurs chroniques post-chirurgicales. *In* : L Guillevin, L Mouthon, H Lévesque. Traité de médecine, 5ᵉ éd. Paris, TdM Éditions, 2018-S10-P01-C03 : 1-5.

Chapitre S10-P01-C04
Lombalgies aiguës et chroniques

Pierre Volckmann

La lombalgie est une expression fonctionnelle extrêmement fréquente [65], génératrice de très nombreuses consultations, consommatrice d'examens complémentaires divers et pour laquelle les solutions thérapeutiques doivent être adaptées, non agressives et respectueuses du message « douleur » dans toutes ses composantes.

La physiologie de la lombalgie reste très complexe et sa compréhension requiert une approche multifactorielle [1, 4, 6, 7, 8, 12, 10, 36, 52], gage de succès thérapeutiques plus nombreux. La problématique de la lombalgie commune (lumbago) est sa capacité à se prolonger dans le temps dans 10 % des cas. Au-delà de 3 mois d'évolution, on parle de lombalgie chronique [65]. Toute la problématique est cependant d'arriver à faire un diagnostic précis, rapidement pour éviter la chronicisation, dans un contexte exprimé par le patient parfois flou ou incomplet [17, 54, 62].

La douleur est toujours au premier plan. Elle permet souvent d'orienter le diagnostic et d'apprécier la sévérité de la symptomatologie. La bénignité des affections rachidiennes communes est souvent de mise, contrastant avec le cortège fleuri des symptômes douloureux. Pour l'immense majorité des pathologies bénignes, il s'agit de l'expression clinique d'une pathologie dégénérative discale. D'autres causes bénignes sont à rechercher systématiquement car volontiers plus accessibles à une thérapeutique adaptée. Ces affections bénignes sont les grandes pourvoyeuses de douleur chronique.

Les lombalgies symptomatiques des cancers (tumeurs solides ou hémopathies malignes), les maladies infectieuses et les rhumatismes inflammatoires sont de diagnostic relativement aisé. Leur prise en charge reste encadrée par le traitement étiologique.

Du fait du contexte, les lombalgies post-traumatiques sont plus faciles à appréhender et l'imagerie médicale est très utile dans ce cas. Les solutions orthopédiques sont souvent salvatrices.

Zones potentiellement algiques au niveau lombaire

Disque intervertébral

Il est l'objet de nombre de recherches récentes en termes d'embryologie et de biochimie [8, 18, 25, 28]. Il semble que les disques thoraciques n'aient pas la même structure que les lombaires [1]. Leur développement embryologique, différent de celui des chondrocytes, les exclut rapidement, lors de la phylogenèse, du reste des composants de l'arc neural. Leur irruption dans le canal médullaire engendrerait une réaction inflammatoire majeure [47] activant le processus de dégradation mécanique [18]. Des études récentes montrent également que la composante mécanique dans le cadre d'une colonne à faible incidence pelvienne (type I de Roussouly) favoriserait la survenue des hernies et la dégénérescence discale. Il faut concevoir le disque comme un élément essentiel de lien intervertébral. La dégradation discale ne serait pas favorisée par les mouvements en hyperpression mais plutôt par les mouvements en rotation et accessoirement en inclinaison latérale. Ces compressions latéro-rotatoires favoriseraient la dérégulation en ATP (adénosine triphosphate) intradiscal et ainsi la dégénérescence discale [70]. La dégradation de ce lien engendrerait les éléments d'« instabilité » largement évoqués dans la littérature.

L'avenir thérapeutique passe probablement par une gestion locale des troubles :
– injection de cellules souches embryonnaires (*stem cells*) ;
– injection intradiscale d'anti-inflammatoires [45] ;
– anti-TNF-α général ou local [25, 47].

Corps vertébral

Les travaux récents mettent en évidence que l'os sous-chondral [45] représente une zone de souffrance probablement très importante. En effet, les descriptions récentes des anomalies inflammatoires, puis graisseuses observées en IRM de type Modic suggèrent une participation vertébrale. D'autre part, chez certains de ces patients, l'infiltration intradiscale fait disparaître quasi totalement la douleur pour une durée extrêmement courte. Cela est à mettre en relation avec l'absence d'innervation et de vascularisation du disque [25]… C'est donc probablement l'information algique transcrite par l'os sous-chondral qui amplifie la douleur.

Des travaux récents [64] montrent une corrélation statistiquement faible entre la variation du taux de vitamine D, l'indice de masse corporelle (IMC) et la présence de réaction de type Modic. Bien sûr, et de manière classique, le corps vertébral peut être le siège de douleurs importantes en lien avec des pathologies traumatiques ou des pathologies liées à la structure osseuse (ostéoporose, ostéomalacie, maladie de Kümmel-Verneuil…). Les productions ostéophytiques peuvent générer des douleurs mécaniques, positionnelles, elles rentrent dans le cadre des pathologies dégénératives arthrosiques.

Le processus inflammatoire est probablement sous-estimé et des travaux récents montrent, chez des obèses présentant une lombalgie, l'augmentation de la protéine C réactive (CRP) [7]. La CRP serait également élevée chez des patients présentant une lombosciatalgie, associée corrélée par l'intermédiaire de la douleur neuropathique [63]. D'autres travaux ont objectivé une diminution du cortisol endogène chez les lombalgiques chroniques déprimés [43].

Les travaux de l'école des Massues à Lyon [3, 14], faisant suite à ceux de l'école de Garches (Duval-Beaupère et Marty), ont mis l'accent également sur l'organisation sagittale du rachis avec notamment la notion essentielle d'incidence pelvienne, la pente sacrée et la lordose lombaire (Figure S10-P01-C04-1).

Ligaments

Ils participent à la tenue du segment vertébral dans l'espace sus- et sous-jacent, et participent aussi à la cohérence de sa mobilité. Antérieur, postérieur, jaune, interépineux, ils appuient le rôle essentiel des groupes musculaires péri-rachidiens stabilisateurs. Le ligament vertébral postérieur, plus résistant en sa partie médiane, reste le rempart à l'exclusion herniaire. Sa faiblesse latérale explique également les

Douleur

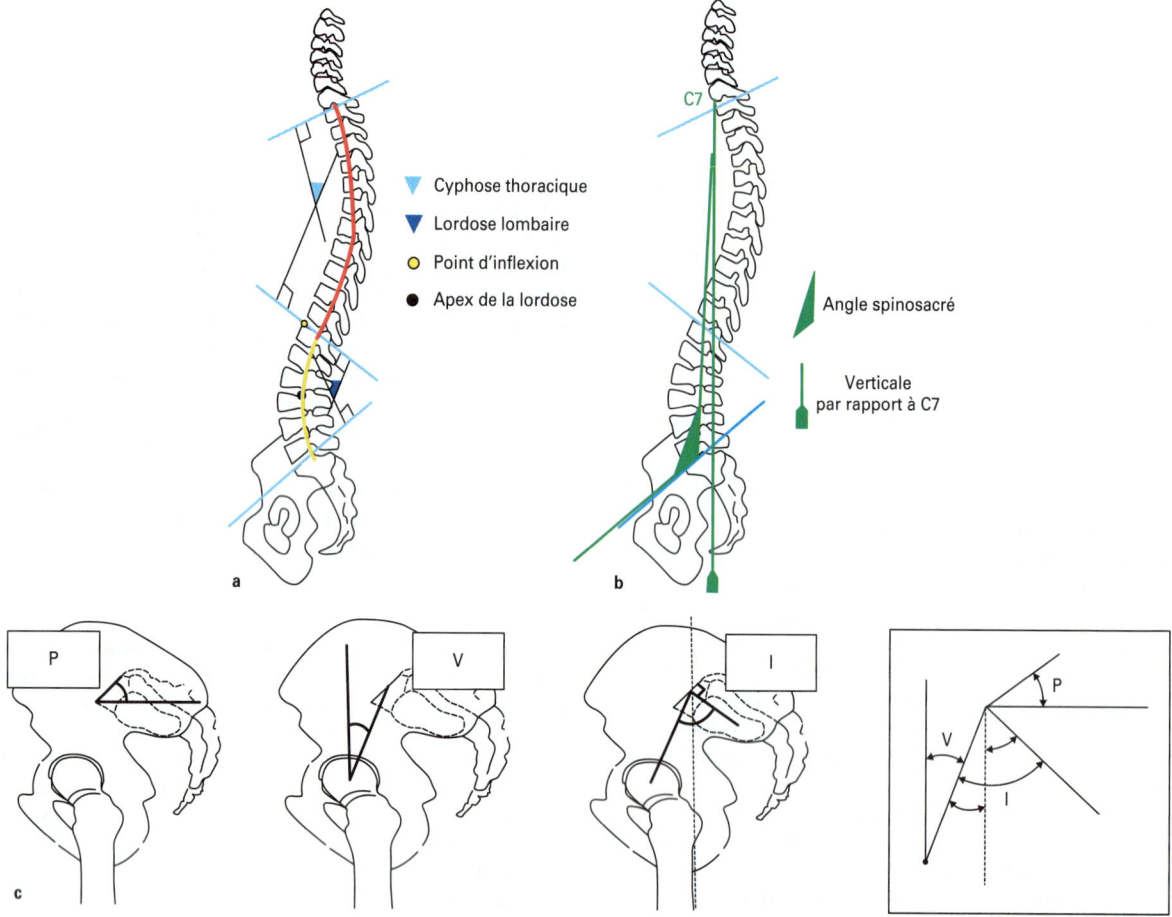

Figure S10-P01-C04-1 Organisation sagittale du rachis. **a)** Lordose lombaire. **b)** Pente sacrée. **c)** Incidence pelvienne selon Duval-Beaupère. P : pente sacrée ; V : version pelvienne ; I : incidence pelvienne. Le schéma de droite permet de retrouver la relation : I = P + V.

problématiques foraminales. Le ligament jaune est un frein à la flexion du rachis malgré ses capacités élastiques connues.

De manière simplifiée, nous pouvons résumer les éléments suivants :
• *stabilité intrinsèque* :
– disques ;
– ligaments (antérieur, postérieur, jaune) ;
– muscles multifidus et rotateurs ;
• *stabilité extrinsèque* :
– muscles spinaux ;
– muscles abdominaux ;
– muscle carré des lombes (contraction avec les muscles abdominaux et obliques).

Articulations zygapophysaires

Elles permettent la stabilité postérieure du trépied vertébral. Elles sont les « guides naturels » des mouvements de flexion-extension et de la mobilité latérale. L'hyperlordose lombaire accroît leur dégradation, motif de prise en charge rééducative en « dé-lordose » ou d'infiltration locale. Les kystes synoviaux des articulaires postérieures peuvent être des éléments agressifs pour les racines nerveuses ou leurs rameaux collatéraux.

Lames

Pont osseux entre le corps vertébral et le complexe articulaire postérieur, elles sont l'enjeu de contraintes mécaniques entraînant parfois leur rupture dans le cadre des spondylolisthésis. Les douleurs engendrées sont plutôt de type mécanique et positionnelles. L'utilisation d'un corset permet de matérialiser l'importance thérapeutique du repos mécanique, parfois de cicatriser une zone de contrainte, et souvent d'aider à l'indication opératoire.

Les racines nerveuses et leurs rameaux

Elles sont l'objet de toute la vigilance armée du corps médical. En cas de contrainte mécanique et/ou de réaction inflammatoire majeure, l'atteinte neurologique peut être rapidement source de séquelles fonctionnelles importantes, heureusement limitées par une chirurgie adaptée et précoce. La notion de lésion neurologique doit toujours être recherchée, car souvent présente à minima. Cette irritation neurologique explique en partie les douleurs neuropathiques et les difficultés proprioceptives (adaptation posturale) évoquées régulièrement par les patients, la notion d'« instabilité vertébrale » étant le tableau clinique le plus parlant. Il est important également de bien analyser le syndrome du nerf rachidien postérieur, source de multiples syndromes projetés, parfois malheureusement trompeurs (hanche, pubis, fesse…) ou ignorés.

Structures méningées

La « bien trop classique » fibrose post-opératoire n'a pas fait la preuve de sa responsabilité dans la douleur chronique après chirurgie.

La responsabilité des kystes de Tarlov dans la genèse de la douleur n'est pas démontrée. En revanche, les anomalies méningées de type diastomatomyélie, kystes arachnoïdiens et autres dysraphies sont responsables de douleurs et/ou de troubles neurologiques.

Muscles courts intervertébraux et muscles longs

La compréhension du mode de fonctionnement coordonné des muscles courts et longs périrachidiens a fait l'objet de nombreuses études et d'hypothèses structurées. Les principales avancées dans la compréhension des pathologies douloureuses chroniques ont été faites sur les bases des travaux de Tom Mayer (1985) qui démontraient, en particulier, le déficit des muscles extenseurs du rachis chez les patients lombalgiques chroniques.

- *Muscles érecteurs du rachis* (fascia thoracolombaire) :
  – iliocostal ;
  – longissimus ;
  – multifidus ;
- *Muscles rotateurs* :
  – courts et longs rotateurs (transverse à épineuse sus-jacente et épineuse à deuxième vertèbre sus-jacente).

Les muscles intrinsèques (soutien rachidien) ont un rôle de stabilisation en co-contraction avec le fascia thoracolombaire et toute la chaîne abdominospinale :
– les petits muscles du rachis sont très riches en fuseaux neuromusculaires (très actifs en position neutre) ;
– les afférences de ces petits muscles coordonnent les muscles stabilisateurs plus gros (multifidus) [72].

On imagine donc aisément que toute anomalie dans la coordination de la contraction des groupes musculaires stabilisateurs du rachis est délétère. Cette anomalie dans le cadre global de la lombalgie (commune ou chronique) est liée au processus inflammatoire généré par la libération des facteurs de l'inflammation d'origine discale dans l'espace du canal médullaire. Cet espace est la zone d'intégration de tous les dangers : mécanique, inflammatoire, neurologique (sensitif ou proprioceptif), algogène, psychique, symbolique…

Cerveau

Il fut longtemps le grand oublié des théories mécaniques simplistes. Ce défaut de compréhension était malheureusement étayé par une théorie de l'évidence, très finement analysée par le Professeur Vallat : « théorie médicale de saint Thomas : croire ce que l'on voit grâce à l'imagerie médicale ». D'autres facteurs entrent en jeu en dehors des images radiologiques. Rien ne remplace l'examen clinique, l'écoute et l'analyse prudente du contexte. Plusieurs éléments sont à prendre en considération dans le cadre du rôle essentiel de l'interprétation du phénomène douloureux :
– les circonstances de la genèse des douleurs ;
– la rapidité de prise en charge de la douleur et de ses conséquences [51] ;
– le contexte psycho-socio-professionnel des douleurs [27, 42, 52] ;
– la notion d'« exclusion segmentaire » au niveau rachidien (schéma corporel) [6, 50] ;
– la notion de « kinésiophobie » essentielle dans la dégradation du contrôle du mouvement ;
– la notion d'anticipation [35] ;
– la notion de « catastrophisme » qui empêche toute adhésion thérapeutique [10].

Lombalgie aiguë (ou lumbago aigu)

La structure discale se détériore avec le temps. Dès l'âge de 30 ans, la survenue d'un lumbago est classique. Cette dégradation est favorisée par les contraintes mécaniques en flexion rotation, mais également, de manière anatomique, par la faible incidence pelvienne et la faible pente sacrée. La libération de substrat discal dans l'espace péricanalaire génère une réaction inflammatoire algogène majeure. Le caractère inflammatoire du processus est mis en évidence par l'efficacité spectaculaire des corticoïdes en intradiscal. Toute mobilisation contraignante du disque active le processus de libération pathologique et incrémente la douleur. Le traitement antalgique et anti-inflammatoire administré rapidement permet de limiter la réaction inflammatoire et ainsi la douleur (Vallat). Il permet également, en conséquence, de conserver une activité musculaire suffisante pour garantir le maintien du gainage. Cette capacité musculaire limite la dégradation du « lien discal ».

Les études récentes nous ont appris que :
– tout déficit musculaire (inhibition algique-repos prolongé) entraîne un déficit à l'acquisition d'un pic de contraction performant, délétère pour les disques [4, 5] ;
– toute coordination déficitaire entre les muscles intrinsèques et extrinsèques est algogène [36, 37] ;
– les muscles abdominaux profonds et le multifidus sont préférentiellement atteints en cas de lombalgies aiguës (déficit surajouté sur les extenseurs) et d'instabilité [24, 44] ;
– une atrophie tonique extrêmement rapide pour les intrinsèques forts (immobilisation, blessure) génère un déconditionnement à l'effort qui aggrave le processus algogène [39, 44, 60, 61].

Tous ces éléments démontrent la rapidité du retentissement neuromusculaire de la réaction inflammatoire et la nécessité de limiter la cascade biochimique au plus vite par les moyens médicamenteux adaptés. Cela permet le maintien d'une activité musculaire programmée et automatique (marche, par exemple) garante d'une stabilité d'origine musculaire (le repos musculaire est peu souhaitable). Ces épisodes se répètent généralement dans le temps, déclenchés par une contrainte positionnelle mal adaptée. Dans 10 à 20 % des cas, la douleur va perdurer, et faire place à une douleur chronique.

Lombalgie chronique

Nous ne considérerons que la lombalgie chronique par insuffisance discale. Toutes les études montrent que les facteurs psychosociaux, environnementaux (tabac, alcool, antécédents familiaux) sont importants dans la compréhension de la chronicisation. La statique pelvienne influence également très probablement la tendance à la chronicisation [14, 32, 40].

Sur le plan neurophysiologique, on constate (Figure S10-P01-C04-2) :

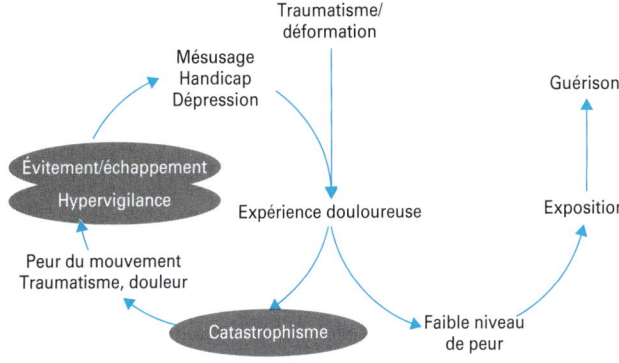

Figure S10-P01-C04-2 Facteurs favorisant les lombalgies chroniques.

– une diminution des seuils d'activation des récepteurs centraux et périphériques ;
– une recrutement des récepteurs centraux quiescents ;
– une anticipation.

Le processus de dégradation discale est majoré par le mauvais contrôle musculaire. C'est l'inhibition des contractions coordonnées des muscles stabilisateurs du rachis qui est en grande partie responsable de ce mauvais contrôle musculaire [71]. Le terme d'« instabilité », souvent employé, décrit ces douleurs fulgurantes qui apparaissent aux changements de position du rachis, dans un mouvement en contrainte mécanique non verrouillée.

Les connaissances récentes nous apprennent que :
– le défaut d'activation agonistes-antagonistes et la mauvaise coordination musculaire programmée (par exemple, charges portées en élévation) favorisent la douleur des lombalgiques chroniques [36, 37] ;
– les extenseurs du rachis sont préférentiellement atteints chez les lombalgiques chroniques : 25 à 30 % [38, 40] ainsi que les quadriceps (objectivation par posture évaluée par plateforme de stabilométrie) [72, 73] ;
– la prise en charge précoce de *tous les schémas* psycho-socio-physiques améliore la douleur des lombalgiques [10, 27, 30, 32, 37, 39]. Pour toute lombalgie chronique, les aspects psychosociaux sont aussi importants que les facteurs physiques [42].

Traitement

Les éléments évoqués ci-dessus nous permettent de proposer un cadre de prescriptions validées :
• traiter la douleur le plus précocement possible [53, 61, 64] pour éviter le passage à la chronicité, la kinésiophobie délétère [50], et la dégradation musculaire précoce :
– les AINS et le paracétamol ont fait la preuve de leur efficacité [15, 16, 17, 41, 52, 53, 57, 66, 71] ;
– d'autres thérapeutiques sont valides pour les douleurs neuropathiques associées : anti-épileptiques ou antidépresseurs tricycliques [57, 53, 63, 67, 71] ;
– certaines thérapeutiques sont à l'étude : hydromorphone [68, 69, 59], clonidine [59] ;
• respecter le mouvement et la fonction, éviter l'alitement prolongé [4, 5, 6, 9, 11, 19, 21, 20].

La stimulation magnétique transcrânienne (efficacité sur les douleurs neuropathiques) est à l'étude et suscite de nombreux espoirs.

Bibliographie

1. ADAMS MA, DOLAN P. Intervertebral disc degeneration : evidence for two distinct phenotypes. J Anat, 2012, *221* : 497-506.
2. ANDERSON AK, PHELPS EA. Lesions of the juman amygdala impair enhanced perception of emotionally salient events. Nature, 2001, *411* : 305-309.
3. BARRAY C, JUND J, NOSEDA O, ROUSSOULY. Sagittal balance of the pelvis-spine complex and lumbar degenerative diseases. A comparative study about 85 cases. Eur Spine J, 2007, *16* : 1459-1467.
4. BELAVY D, NG JK, WILSON SJ et al. Influence of prolonged bed-rest on spectral and temporal electromyographic motor control characteristics of the superficial lumbo-pelvic musculature. J Electromyogr Kinesiol, 2010, *20* : 170-179.
5. BELAVY D, ARMBRECHT GJ, FELSENBERG D et al. Muscle atrophy and changes in spinal morphology : is the lumbar spine vulnerable after prolonged bed rest. Spine, 2011, *36* : 137-145.
6. BISHOP MD, GEORGE SZ, ROBINSON ME. Dynamic, but not static, pain sensitivity predicts exercise-induced muscle pain : covariation of temporal sensory summation and pain intensity. Neurosci Lett, 2012, *526* : 1-4.
7. BRIGGS MS, GIVENS DL, SCHMITT LC, TAYLOR CA. Relations of C-reactive protein and obesity to the prevalence and the odds of reporting low back pain. Arch Phys Med Rehabil, 2013, *94* : 745-752.
8. BRISBY H, PAPADIMITRIOU N, BRANSTING C et al. The presence of local mesenchymal progenitor cells in human degenerated intervertebral discs and possibilities to influence these in vitro : a descriptive study in humans. Stem Cells Dev, 2013, *22* : 804-814.
9. BROOKS C, KENNEDY S, MARSCHALL PW. Specific trunk and general exercise elicit similar changes in anticipatory postural adjustments in patients with chronic low back pain : a randomized controlled trial. Spine, 2012, *37* : E1543-E1550.
10. BUSHNELL MC, CEKO M, LOW LA. Cognitive and emotional control of pain and its disruption in chronic pain. Nat Rev Neurosci, 2013, *14* : 502-511.
11. CARNEIRO KA, RITTENBERG JD. The role of exercise and alternative treatments for low back pain. Phys Med Rehabil Clin North Am, 2010, *21* : 777-792.
12. CEDRASCHI C, LUTHY C, GIRARD E et al. Representations of symptom history in women with fibromyalgia vs chronic low back pain : a qualitative study. Pain Med, 2012, *13* : 1562-1570.
13. CEKINMEZ M, SEN O, ATALAY B et al. Effects of methyl prednisolone acetate, fibrin glue and combination of methyl prednisolone acetate and fibrin glue in prevention of epidural fibrosis in a rat model. Neurol Res, 2010, *32* : 700-705.
14. CHALÉAT-VALAYER E, MAC-THIONG JM, PAQUET J et al. Sagittal spino-pelvic alignment in chronic low back pain. Eur Spine J, 2011, *20* : 634-640.
15. CHANG T. Effects of piroxicam-beta-cyclodextrin on abnormal sway in patients with chronic low back pain. J Clin Pharm Ther, 2008, *33* : 495-506.
16. CHOU R. Pharmacologic management of chronic low back pain : synthesis of the evidence. Spine, 2011, *36* : 131-143.
17. CHOU R, QASEEM A, SNOW V et al. Diagnosis and treatment of low back pain : a joint clinical practice guideline from the American College of Physicians and the American Pain Society. Ann Intern Med, 2007, *147* : 478-491.
18. COLOMBIER P, CLOUET J, HAMEL O et al. The lumbar intervertebral disc : From embryonic development to degeneration. Joint Bone Spine, 2014, *81* : 125-129.
19. CROSBIE J, DE FARIA NEGRÃO FILHO R, NASCIMENTO DP, FERREIRA P. Coordination of spinal motion in the transverse and frontal planes during walking in people with and without recurrent low back pain. Spine (Phila PA 1976), 2013, *38* : E286-E292.
20. D'HOOGE R, HODGES P, TSAO H et al. Altered trunk muscle coordination during rapid trunk flexion in people in remission of recurrent low back pain. J Electromyogr Kinesiol, 2013, *23* : 173-181.
21. GENCAY-CAN A, GUNENDI Z, SULEYMAN CAN S et al. The effects of early aerobic exercise after single-level lumbar microdiscectomy : a prospective, controlled trial. Eur J Phys Rehabil Med, 2010, *46* : 489-496.
22. GEORGE SZ, WITTMER VT, FILLINGIM RB, ROBINSON ME. Comparison of graded exercise and graded exposure clinical outcomes for patients with chronic low back pain. J Orthop Sports Phys Ther, 2010, *40* : 694-704.
23. HAGEN EM, ODELIEN KH, LIE SA, ERIKSEN HR. Adding a physical exercise programme to brief intervention for low back pain patients did not increase return to work. Scand J Public Health, 2010, *38* : 731-738.
24. HIDES JA, RICHARDSON CA, JULL GA. Multifidus muscle recovery is not automatic after resolution of acute, first-episode low back pain. Spine (Phila Pa 1976), 1996, *21* : 2763-2769.
25. HUGUES SP, FREEMONT AJ, HUKINS DW et al. The pathogenesis of degeneration of the intervertebral disc and emerging therapies in the management of back pain. J Bone Joint Surge Br, 2012, *94* : 1298-1304.
26. IVERSEN MD, FOSSEL AH, KATZ JN. Enhancing function in older adults with chronic low back pain : a pilot study of endurance training. Arch Phys Med Rehabil, 2003, *84* : 1324-1331.
27. JENSEN OK, SENGAARD-PEDERSEN K, JENSEN C, NIELSEN CV. Prediction model for unsuccessful return to work after hospital-based intervention in low back pain patients. BMC Musculoskelet Disord, 2013, *14* : 140.
28. JIN L, FENG G, REAMES DL et al. The effects of simulated microgravity on intervertebral disc degeneration. Spine, 2013, *13* : 235-242.
29. JOHNSEN LG, BRINCKMANN P, HELLUM C et al. Segmental mobility, disc height and patient-reported outcomes after surgery for degenerative disc disease : a prospective randomized trial comparing disc replacement and multidisciplinary rehabilitation. Bone Joint J, 2013, *95* : 81-89.
30. JOHNSEN LG, HELLUM C, NYGAARD OP et al. Comparison of the SF6D, the EQ5D, and the oswestry disability index in patients with chronic low back pain and degenerative disc disease. BMC Musculoskelet Disord, 2013, *14* : 148.

31. KIM TH, LEE BH, LEE HM et al. Prevalence of vitamin D deficiency in patients with lumbar spinal stenosis and its relationship with pain. Pain Physician, 2013, *16* : 165-176.
32. LAMOTE CJ, MEIJER OG, WUISMAN PI et al. Pelvis-thorax coordination in the transverse plane during walking in persons with nonspecific low back pain. Spine (Phila Pa 1976), 2002, *27* : E92-E129.
33. LAST AR. Chronic low back pain : evaluation and management. Am Fam Physician, 2009, *79*, 1067-1074.
34. LEBE M, HASENBRING MI, SCHMIEDER K et al. Association of serotonin-1A and -2A receptor promoter polymorphisms with depressive symptoms, functional recovery, and pain in patients 6 months after lumbar disc surgery. Pain, 2013, *154* : 377-384.
35. MACKEY SC, OCHSNER KN, LUDLOW DH et al. Do I felle what you feel ? A functional imaging study of empathy of pain. Departments of Anesthesia and Psychology, Stanford University.
36. MAGNUSSON ML, ALEKSIEV AR, LAKES RS, POPE MH. Hyperextension and spine height changes. Spine (Phila Pa 1976), 1996, *21* : 2670-2675.
37. MARRAS WS. The complex spine : the multidimensional system of causal pathways for low-back disorders. Hum Factors, 2012, *54* : 881-889.
38. MARRAS WS, FERGUSON SA, BURR D et al. Spine loading in patients with low back pain during asymmetric lifting exertions. Spine J, 2004, *4* : 64-75.
39. MAYER T, POLATIN P, SMITH B et al. Spine rehabilitation : secondary and tertiary nonoperative care. Spine J, 2003, *3* : 28s-36s.
40. MEAKIN JR, FULFORD J, SEYMOUR R et al. The relationship between sagittal curvature and extensor muscle volume in the lumbar spine. J Anat, 2013, *222* : 608-614.
41. MENS JM. The use of medication in low back pain. Best Pract Res Clin Rheumatol, 2005, *19*, 609-621.
42. MOORE JE. Chronic low back pain and psychosocial issues. Phys Med Rehabil Clin North Am, 2010, *21* : 801-815.
43. MUHTZ C, RODRIGUEZ-RAECKE R, HINKELMANN K. Cortisol response to experimental pain in patients with chronic low back pain and patients with major depression. Pain Med, 2013, *14* : 498-503.
44. NAVALGUND A, BUFORD JA, BRIGGS MS, GIVENS DL. Trunk muscle reflex amplitudes increased in patients with subacute, recurrent LBP treated with a 10-week stabilization exercise program. Motor Control, 2013, *17* : 1-17.
45. NGUYEN C, POIRAUDEAU S, RANNOU F. Vertebral subchondral bone. Osteoporos Int, 2012, *23* : S857-S860.
46. O'CONNELL NE, COSSAR J, MARSTON L et al. Transcranial direct current stimulation of the motor cortex in the treatment of chronic nonspecific low back pain : a randomized, double-blind exploratory study. Clin J Pain, 2013, *29* : 26-34.
47. OHTORI S, INOUE G, EGUCHI Y et al. Tumor necrosis factor : immunoreactive cells in nucleus pulposus in adolescent patients with lumbar disc herniation. Spine (Phila Pa 1976), 2013, *38* : 459-462.
48. OLIVIER N, THEVENON A, BERTHOIN S, PRIEUR F. An exercise therapy program can increase oxygenation and blood volume of the erector spinae muscle during exercise inc chronic low back pain patients. Arch Phys Med Rehabil, 2013, *94* : 536-542.
49. O'SULLIVAN PB, PHYTY GD, TWOMEY LT, ALLISON GT. Evaluation of specific stabilizing exercise in the treatment of chronic low back pain with radiologic diagnosis of spondylolysis or spondylolisthesis. Spine (Phila Pa 1976), 1997, *22* : 2959-2967.
50. PALACIN-MARIN F, ESTEBAN-MORENO B, OLEA N. Agreement between telerehabilitation and face-to-face clinical outcome assessments for low back pain in primary care. Spine (Phila Pa 1976), 2013, *38* : 947-952.
51. PEYRON R, GARCIA-LARREA L, GRÉGOIRE MC et al. Haemodynamic brain responses to acute pain in humans : sensory and attentional networks. Brain, 1999, *122* : 1765-1780.
52. ROELOFS PD. Non-steroidal anti-inflammatory drugs for low back pain. Cochrane Database Syst Rev, 2008, *23* : 1.
53. ROMANO CL, ROMANO D, LACANANZA. Antineuropathic and antinociceptive drugs combination in patients with chronic low back pain : a systematic review. Pain Ras Street, 2012, *2012* : 1547-1541.
54. SALZBERG L. The physiology of low back pain. Prim Care, 2012, *39* : 487-498.
55. SI Y, KONG J, LIU Y et al. Minimally invasive induction of an early lumbar disc degeneration model in Rhesus monkeys. Spine (Phila Pa 1976), 2013, *38* : E579-E586.
56. SINGER T, SEYMOUR B, O'DOHERTY J et al. Empathy for pain involves the affective but not sensory components of pain. Science, 2004, *303* : 1157-1162.
57. SMITH HS. Duloxetine in the management of chronic musculoskeletal pain. Ther Clin Risk Manag, 2012, *8*, 267-277.
58. SUTER E, LINDSAY D. Back muscle fatigability is associated with knee extensor inhibition in subjects with low back pain. Spine (Phila Pa 1976), 2001, *26* : E361-E366.
59. TAJERIAN M, MILLECAMPS M, STONE LS. Morphine and clonidine synergize to ameliorate low back pain in mice. Pain Res Treat, 2012, *2012* : 150842.
60. TAIMELA S, KANKAANPÄÄ M, LUOTO S. The effect of lumbar fatigue on the ability to sense a change in lumbar position. A controlled study. Spine (Phila Pa 1976), 1999, *24* : 1322-1327.
61. TAYLOR NF, EVANS OM, GOLDIE PA. The effect of walking faster on people with acute low back pain. Eur Spine J, 2003, *12* : 166-172.
62. THIBODEAU MA, FETZNER MG, CARLETON RN. Fear of injury predicts self-reported and behavioral impairment in patients with chronic low back pain. J Pain, 2013, *14* : 172-181.
63. UTHER T, BOB P. Neuropathic pain, depressive symptoms, and C-reactive protein in sciatica patients. Int J Neurosci, 2013, *123* : 204-208.
64. VAABEN JOHANSEN J, MANNICHE C, KJAER P. Vitamin D levels appear to be normal in Danish patients attending secondary care for low back pain and a weak positive correlation between serum level vitamin D and Modic changes was demonstrated : a cross-sectional cohort study of consecutive patients with non-specific low back pain. BMC Musculoskelet Disord, 2013, *14* : 78.
65. VALAT JP, GOUPILLE P, ROZENBERG S et al. Acute low back pain : predictive index of chronicity from a cohort of 2487 subjects. Spine group of the Société française de rhumatologie. Joint Bone Spine, 2000, *67* : 456-461.
66. VAN TULDER MW. Withdrawn : non-steroid-anti-inflammatory drugs for low back pain. Cochrane Database Syst Rev, 2007, *18* : 2.
67. VINCENT HK, SEAY AN, MONTERO C et al. Functional pain severity and mobility in overweight older men and women with chronic low-back pain, part I. Am J Phys Med Rehabil, 2013, *92* : 430-438.
68. VOLINN E, FARGO JD, FINE PG. Opioid therapy for nonspeficif low back pain and the outcome of chronic work loss. Pain, 2009, *142* : 194-201.
69. WALLACE M. Open label study on the long-term-efficacity, safety, and impact on quality of life of OROS hydromorphone ER in patients with chronic low back pain. Pain Med, 2010, *11*, 1477-1488.
70. WANG C, GONZALES S, LEVENE H et al. Energy metabolism of intervertebral disc under mechanical loading. J Orthop Res, 2013, *31* : 1733-1738.
71. WHITE AP. Pharmacologic management of chronic low back pain : synthesis of the evidence. Spine, 2011, *36*, 131-143.
72. WILKE HJ, WOLF S, CLAES LE et al. Stability increase of the lumbar spine with different muscle groups. A biomechanical in vitro study. Spine (Phila Pa 1976), 1995, *20* : 192-198.
73. YAHIA A, JRIBI S, GHROUBI S et al. Evaluation of the posture and muscular strength of the trunk and inferior members of patients with chronic lumbar pain. Joint Bone Spine, 2011, *78* : 291-297.

Toute référence à cet article doit porter la mention : Volckmann P. Lombalgies aiguës et chroniques. *In* : L Guillevin, L Mouthon, H Lévesque. Traité de médecine, 5ᵉ éd. Paris, TdM Éditions, 2018-S10-P01-C04 : 1-5.

Chapitre S10-P01-C05

Douleurs musculaires

Gérard Mick

Symptôme fréquent et invalidant, la douleur musculaire survient au cours de nombreuses affections, musculosquelettiques ou non, et pose le plus souvent un problème de diagnostic étiologique. Elle est peu sensible au traitement antalgique conventionnel, en particulier lorsqu'elle est chronique.

Principes généraux

Physiologie de la nociception musculaire

Le muscle strié est riche en nocicepteurs et en propriocepteurs. Les nocicepteurs sont en grande majorité des terminaisons nerveuses libres, la plupart localisées au voisinage des points moteurs, jonctions musculo-tendineuses et fascias. La douleur musculaire a pour caractéristique d'être ressentie de plusieurs façons : alors que la douleur cutanée est ressentie au niveau de la lésion tissulaire et la douleur viscérale le plus souvent à distance (dans une zone dite *référée*), la douleur musculaire peut être ressentie localement tout autant qu'à distance, dans des aires référées spécifiques à chaque muscle et qui dépendent de l'organisation anatomofonctionnelle du niveau métamérique en jeu.

Dans la majorité des cas, la douleur musculaire *aiguë* est ressentie localement, alors que la douleur musculaire *chronique* est ressentie de façon vague ou diffuse au niveau local et dans l'aire référée. La douleur musculaire aiguë survient la plupart du temps dans un contexte traumatique ou inflammatoire évident, mais elle peut n'être qu'un épiphénomène métamérique d'une affection radiculaire ou abarticulaire de voisinage. Que ce soit de façon aiguë ou chronique, la douleur musculaire s'accompagne quasi systématiquement d'une faiblesse motrice, qui doit être distinguée d'un déficit moteur, dont l'origine est alors neurologique : la faiblesse musculaire est une sensation subjective au repos et à l'effort, associée à une limitation de l'usage du muscle au cours de la contraction, de l'étirement ou de la simple sollicitation mécanique. La fatigue musculaire d'origine métabolique accroît une douleur musculaire préexistante, alors que la douleur après effort ischémique dépend d'une population de nocicepteurs différente de celle impliquée dans la douleur inflammatoire. Toute douleur musculaire réduit l'activité motrice volontaire et la contraction musculaire maximale par un phénomène d'inhibition médullaire métamérique : elle altère les contrôles moteurs et les stratégies motrices via des boucles fonctionnelles d'inhibition médullaires et supramédullaires. Douleur et sensation de faiblesse d'origine musculaire peuvent ainsi être corrélées de façon subjective, alors que douleur musculaire et douleur liée à la souffrance des structures de voisinage sont réciproquement potentialisatrices.

La fatigue musculaire après un effort n'est normalement pas algogène. L'effort normal n'est algogène qu'après lésion myofibrillaire (libération d'adénosine triphosphate [ATP]) ou augmentation du pH local au-delà d'un seuil, individuel, abaissé en cas de sensibilisation périphérique des nocicepteurs (en cas d'inflammation) ou de sensibilisation centrale dans le cadre d'une douleur chronique. La douleur musculaire à la pression est médiée par des nocicepteurs profonds (mécanorécepteurs à bas seuil). Elle s'exprime localement et systématiquement de façon référée dès lors qu'il existe une sensibilisation centrale. Les nocicepteurs profonds, intrafasciculaires, favorisent beaucoup plus le développement de la sensibilisation centrale de façon chronique que les nocicepteurs superficiels (à la surface des fascias), alors que ces derniers sont très sensibles à l'inflammation. La convergence des afférences nociceptives d'origine musculaire au niveau médullaire favorise la sommation temporelle et spatiale des réponses algogènes. Il faut noter que la douleur musculaire peut réduire la sensibilité superficielle au tact et à la pression dans la zone référée par le biais d'une altération de mécanismes inhibiteurs descendants, phénomène à l'origine d'une sensation d'hypoesthésie sans substratum neurologique.

Définitions symptomatologiques

La *contracture musculaire* est une contraction prolongée involontaire d'un muscle, qui peut être douloureuse ou non, réversible ou non de façon volontaire, et qui se manifeste physiquement par une rigidité musculaire à la palpation et une masse dont l'étirement, tout comme la contraction maximale, sont la plupart du temps douloureux. La contracture est un phénomène banal, fréquent chez le sportif après une hypersollicitation tonique ou dynamique, ou une posture inadéquate. Elle est transitoire ou chronique. Elle est favorisée par le stress, la neurotonie ou l'hypervigilance.

Le *spasme* est une contraction spontanée et involontaire d'un muscle, invincible, non douloureuse, brève, répétitive ou non. Il doit être distingué de la *spasticité*, augmentation de la réponse de contraction musculaire à l'étirement qui se manifeste au cours des affections neurologiques centrales (syndrome pyramidal). Le spasme est un phénomène souvent confondu avec la myoclonie, et n'est pratiquement jamais à l'origine d'une gêne chronique du fait de sa brièveté.

La *crampe* musculaire est une contraction maximale involontaire spontanée ou d'effort d'un muscle, tétanisé le plus souvent dans son ensemble, quasi systématiquement douloureuse, qui dure quelques secondes à quelques dizaines de secondes et cède de façon spontanée ou à l'étirement. La crampe se produit de façon aiguë après une hypersollicitation mécanique, en particulier chez un sujet non entraîné, ou de façon chronique soit de façon focale du fait d'un trouble mécanique ou statique, soit de façon multifocale au cours des affections musculaires ou nerveuses périphériques, ou enfin à l'occasion d'un trouble du métabolisme hydro-électrolytique (par exemple, dyskaliémie). Lorsqu'elle est d'origine musculosquelettique, la crampe est favorisée ou provoquée par une position ou un mouvement alors que, lorsqu'elle est d'origine neurologique, elle est le plus souvent spontanée et nocturne (au cours des polyneuropathies).

La *dystonie* est une contraction musculaire involontaire provoquant une position tonique ou anormale, souvent de torsion. Ce phénomène peut être douloureux, le plus souvent lorsqu'il est aigu. Il peut s'y superposer des mouvements lents (athétose), rapides (myoclonies), ou rythmiques (tremblement), au repos ou déclenchés par un mouvement. La dystonie est le plus souvent focale ou peut (mais rarement) affecter un membre, un hémicorps, voire être généralisée. La dystonie focale peut être liée à une action ou un geste très spécifique, itératif ou soutenu (comme la crampe de l'écrivain) et alors souvent douloureux, ou survenir dans un cadre idiopathique, le plus souvent psychogène (blépharospasme, dystonie cervicale avec ou sans tremblement) et alors non douloureux. Mises à part les activités professionnelles spécifiques, les dystonies peuvent survenir, de façon douloureuse ou non, au cours d'affections neurologiques, le plus souvent dégénératives comme la maladie de Parkinson, ou post-anoxiques, ou peuvent être héréditaires. Elles peuvent être favorisées par des médicaments, dont les neuroleptiques et les antidépresseurs sérotoninergiques, et sont alors très souvent associées à des dyskinésies, en particulier buccofaciales.

La *douleur myofasciale* est liée à une souffrance musculaire par hyperactivité neuromusculaire localisée au niveau de points moteurs. Elle s'exprime par une douleur locale fréquemment associée à une douleur référée, souvent spontanée mais surtout provoquée à l'étirement ou au cours de la contraction, et une sensation de faiblesse musculaire. La douleur myofasciale est fréquente dans la population générale, souvent segmentaire ou cervicoscapulaire, et survient après une hypersollicitation tonique ou dynamique ou une posture prolongée. Elle est favorisée par le stress ou l'anxiété. À la différence des autres douleurs musculaires focales, il s'agit d'une douleur se chronicisant facilement et qui induit une altération de la qualité de vie et un handicap fonctionnel à long terme.

Démarche diagnostique

En pratique clinique, on peut distinguer les diverses douleurs musculaires en fonction, d'une part, de leur temporalité (apparition aiguë ou subaiguë versus caractère chronique) et de leur distribution (focale versus diffuse), d'autre part, du mode de survenue (spontanée versus provoquée) et des symptômes cliniques associés (d'apparence isolée versus avec d'autres troubles, en particulier squelettiques). Ces distinctions simples permettent d'emblée d'orienter le cheminement diagnostique tout autant que le choix du traitement symptomatique à mettre en œuvre sans délai.

Douleurs multifocales ou diffuses

Dans ces cas, la fatigue est presque toujours associée à une douleur modérée à sévère, l'existence ou non des signes physiques associés orientant la démarche étiologique.

Survenue aiguë

C'est l'apanage des *affections dysimmunitaires*, dont certains *rhumatismes inflammatoires* sont les situations les plus caractéristiques, par exemple, la polyarthrite rhumatoïde et/ou la pseudo-polyarthrite rhizomélique, les formes plurifocales de spondylo-arthrite et de rhumatisme psoriasique. Il ne faut pas omettre les *situations iatrogènes*, dont un traitement par statine ou par interféron α, ni une présentation bruyante d'une *hémopathie maligne* telle que le lymphome ou le myélome multiple. Le diagnostic est avant tout fondé sur l'examen musculosquelettique et la recherche d'anomalie biologique, et sur la radiologie ou l'imagerie dans un second temps.

Survenue progressive, avec évolution chronique et sévérité fluctuante

Il s'agit le plus souvent d'une plainte récurrente ou permanente, associée à un handicap fonctionnel et à une perte de qualité de vie significatifs. Les affections en cause sont nombreuses : le plus souvent rhumatologiques, neurologiques, endocriniennes, dysfonctionnelles ou psychiatriques, plus rarement infectieuses. Le diagnostic étiologique est avant tout réalisé par l'anamnèse à la recherche d'éléments d'orientation caractéristiques et l'examen physique à la recherche de signes spécifiques, puis avec les examens biologiques et examens radiologiques. Il est abordé selon la fréquence d'apparition du symptôme dans diverses pathologies selon l'âge (Tableau S10-P01-C05-I).

Tableau S10-P01-C05-I Fréquence d'apparition du symptôme dans diverses affections selon l'âge.

Douleur de repos, potentiellement aggravée à l'effort
Situation fréquente – iatrogénie (tout âge) : traitement par statine – syndrome fibromyalgique (femme adulte), syndrome de fatigue chronique Situation assez fréquente – maladie de Parkinson (à partir de 50 ans) Situation peu fréquente – polyarthrite rhumatoïde (adulte), pseudo-polyarthrite rhizomélique (après 50 ans) Situation rare – myopathie inflammatoire (adulte)
Douleur essentiellement de repos
Situation fréquente – syndrome d'apnées du sommeil (adulte) Situation peu fréquente – dépression majeure (adulte) – trouble anxieux généralisé (adulte) Situation rare – affections systémiques dysimmunitaires (adulte) : lupus érythémateux systémique, syndrome de Gougerot-Sjögren – syndrome acromégalique (adulte jeune) – affection infectieuse chronique (adulte) : maladie de Lyme, yersiniose, hépatite virale
Douleur essentiellement d'effort
Situation fréquente – arthrose multifocale (après 50 ans) Situation rare – myopathies dysgénétiques avec déficience enzymatique ou métabolique (adulte jeune) – myopathies héréditaires dystrophiques (enfant ou adulte jeune) – ostéomalacie

Douleurs focales

Elles affectent un segment de membre, plus rarement une ceinture, et sont toujours associées à un handicap fonctionnel sectorisé que le patient évoque spontanément.

Survenue aiguë

L'échographie est l'outil diagnostique le plus utile, après l'examen physique :
– *douleur provoquée* : traumatisme direct (contusion) ou contraction contrariée ou brutale (déchirure) ;
– *douleur spontanée* : hématome sous anticoagulants ou en cas de pathologie hémorragique.

Évolution chronique

L'anamnèse, avec recherche des facteurs aggravants au quotidien, est le plus souvent l'élément principal d'orientation. C'est le cas de la *sollicitation musculaire excessive* et *chronique* par mouvement répétitif (origine professionnelle ou ludique, dont sportive) ou posture prolongée, favorisée par des troubles du sommeil, un tempérament neurotonique, et plus largement tout facteur de stress psychique.

La *pathologie myofasciale* mérite une mention particulière du fait de la fréquente méconnaissance de ce syndrome alors qu'il est fréquent.

Douleurs myofasciales

Le syndrome myofascial traduit un dysfonctionnement neuromusculaire chronique localisé par hyperactivité anormale de repos de plaque motrice, avec raccourcissement myofibrillaire et sensibilisation des nocicepteurs musculaires.

Douleur

Dépistage

Le syndrome myofascial s'exprime comme une douleur musculaire focale de repos, d'effort, et à l'étirement, avec faiblesse motrice, dont la caractéristique d'examen est l'existence d'un point gâchette au sein d'une corde musculaire tendue, dont la pression provoque une douleur locale et/ou référée. En pratique, le syndrome myofascial pur ou une algie musculosquelettique de type myofasciale peuvent être suspectés lorsqu'un handicap fonctionnel segmentaire est associé à une douleur permanente, apparue dans les suites d'une surcharge de travail musculaire aiguë ou chronique, que le patient arrive en général à bien décrire : surcharge aiguë lors d'un effort violent ou subi, réalisé sans préparation, surcharge chronique au cours du travail (gestes répétitifs) ou lors d'une attitude prolongée professionnelle, enfin au cours de la pratique sportive. Le contexte est le plus souvent celui d'individus neurodystoniques ou anxieux.

La plupart du temps, le handicap fonctionnel décrit par le patient permet de suspecter une région ou un territoire musculaire impliqués dans la genèse de la douleur. Un ou plusieurs points gâchettes au sein du muscle en cause sont alors identifiés à partir de la topographie de la douleur et son mode de renforcement, grâce à la correspondance entre douleur référée et point gâchette (schémas de Travell et Simons).

Examen clinique

L'examen clinique précise en premier lieu le handicap fonctionnel par la recherche du territoire musculaire en cause et l'étirement musculaire qui déclenche ou augmente brutalement la douleur. Une fois recensés le ou les muscles affectés, les cordes musculaires et points gâchettes y sont recherchés en positionnant le patient de façon à étirer le muscle à la limite du seuil algique. La recherche des cordes musculaires se fait par la palpation du muscle, doigt à plat ou en pince, en parcourant la surface du muscle transversalement à l'axe des fibres musculaires. Les points gâchettes sont en fait assez souvent latents, et c'est seulement la manœuvre de mise en tension du muscle qui les active et déclenche ou exacerbe la douleur habituelle. Lorsque l'on retrouve des points gâchettes dits actifs, leur pression augmente brutalement la douleur dans le territoire algique décrit par le patient et s'accompagne souvent d'une réaction de secousse musculaire locale dans le myotome correspondant, qu'il faut rechercher dès le début de la palpation. Cette réaction est parfois itérative, durant plusieurs secondes tant que le doigt appuie sur le point gâchette. Si le patient ne s'en plaint pas immédiatement ou peu après la palpation du point gâchette, il est essentiel d'attendre plusieurs secondes, voire une minute, avant que n'apparaisse la douleur référée typique.

Diagnostic

Les constats cliniques suivants sont indispensables au diagnostic :
– au sein d'un muscle ressenti comme affaibli mais sans déficit moteur objectif, présence d'une corde musculaire tendue individualisable ;
– au sein de la corde musculaire, présence d'un point gâchette : nodosité plus ou moins palpable dont la pression légère provoque une douleur locale et/ou référée caractéristique, et dans certains cas une secousse musculaire localisée au sein du myotome correspondant ;
– douleur référée à la pression du point gâchette ou ressentie de façon permanente (point gâchette bien palpable et très algogène), à l'étirement passif du muscle, et dans certains cas à la contraction isométrique.

Les *critères diagnostiques* sont ainsi les suivants :
• critères obligatoires :
– (1) corde musculaire tendue ;
– (2) point gâchette palpable ;
– (3) douleur référée caractéristique, spontanée ou à la pression du point gâchette ;
– (4) faiblesse motrice avec étirement passif algogène ;
• critère facultatif :
– (5) secousses musculaires localisées à la pression du point gâchette.

En pratique, on constate :
– la rareté des syndromes douloureux musculaires réunissant au moins quatre des cinq critères ;
– la fréquence des syndromes douloureux musculaires arborant les critères 1, 2, et 4 ;
– la présence du critère 1 dans 20 % de la population générale ;
– la fréquence de l'association des critères 1 et 4 à un trouble anxieux, à une hypersollicitation mécanique répétée ou une à radiculopathie avérée.

L'expérience clinique quotidienne montre que :
– le *syndrome myofascial typique* (cinq critères) se rencontre surtout après contraction isométrique brutale contrariée, quel que soit le terrain ;
– le *syndrome d'allure myofasciale* (critères 1 + 2 + 4) est fréquent dans la population anxieuse lors des surcharges mécaniques localisées répétitives ;
– la *corde musculaire* (critère 1) ou le *point gâchette* (critères 1 + 2) se rencontrent en situation normale après un exercice prolongé ou une attitude vicieuse, chez les patients présentant un dérangement mécanique (selon Maigne), au cours d'une radiculopathie sensitive aiguë, au cours des céphalées de tension.

Il existe donc un continuum clinique entre une vague douleur d'effort d'un muscle hypersollicité ou non, banale et physiologique, et un syndrome douloureux myofascial dans sa forme complète et achevée (points gâchettes multiples permanents, douleur chronique, handicap). Ces diverses formes cliniques et évolutives sont en rapport avec l'importance du dysfonctionnement musculaire périphérique (importance du raccourcissement), l'intensité douloureuse (niveau d'activation des nocicepteurs), l'extension de l'irradiation douloureuse (douleur référée), les signes locaux d'accompagnement, le nombre de muscles atteints, et surtout l'association chronologique et étiopathogénique avec d'autres mécanismes de souffrance musculosquelettique ou neuromusculaire. Le problème clinique principal est celui de la coexistence fréquente entre mécanisme myofascial de la souffrance musculaire, syndromes d'hypersollicitation professionnelle ou sportive, altérations ostéo-articulaires dégénératives (arthrose focale), enthésopathies chroniques, dérangements mécaniques dont les dérangements intervertébraux mineurs, symptômes de somatisation et anxiété.

Bibliographie

1. ARENDT-NIELSEN L, FERNÁNDEZ-DE-LAS-PEÑAS C, GRAVEN-NIELSEN T. Basic aspects of musculoskeletal pain : from acute to chronic pain. J Ther, 2011, *4* : 186-193.
2. GRAVEN-NIELSEN T, ARENDT-NIELSEN L. Assessment of mechanisms in localized and widespread musculoskeletal pain. Nat Rev Rheumatol, 2010, *6* : 599-606.
3. LEE YC, NASSIKAS NJ, CLAUW DJ. The role of the central nervous system in the generation and maintenance of chronic pain in rheumatoid arthritis, osteoarthritis and fibromyalgia. Arthritis Res Ther 2011, *13* : 211-212.
4. MASTAGLIA FL. The relation ship between muscle pain and fatigue. Neuromuscul Disord, 2012, *Suppl. 3* : S178-180.
5. NOUH A, CARBUNAR O, RULAND S. Neurology of rheumatologic disorders. Curr Neurol Neurosci, 2014, *7* : 456-457.
6. SIMONS DG. New views of myofascial trigger points : etiology and diagnosis. Arch Phys Med Rehabil, 2008, *89* : 157-159.
7. TESARZ J, HOHEISEL U, WIEDENHÖFER B, MENSE S. Sensory innervation of the thoracolumbar fascia in rats and humans. Neuroscience, 2011, *194* : 302-308.

Toute référence à cet article doit porter la mention : Mick G. Douleurs musculaires. *In* : L Guillevin, L Mouthon, H Lévesque. Traité de médecine, 5ᵉ éd. Paris, TdM Éditions, 2018-S10-P01-C05 : 1-3.

Chapitre S10-P01-C06
Douleurs orofaciales

Marie-Louise Navez et Alain Serrie

Les douleurs orofaciales sont fréquentes et de causes diverses. Elles vont soulever des problèmes diagnostiques et thérapeutiques nombreux et variés. Leur systématisation a fait l'objet de plusieurs classifications, notamment par l'International Headache Society (IHS) et l'American Academy of Orofacial Pain. Cette complexité tient de la richesse de l'innervation sensitive de la face, à laquelle il faut ajouter une vascularisation extrêmement dense qui peut elle-même être le siège de « désordres vasomoteurs » à l'origine d'algies particulièrement rebelles. Les régions de la face sont dans la plupart des cas des zones frontières entre différents organes, différentes sensibilités (trigéminale, glossopharyngienne, sympathique...) où convergent les influx nociceptifs. Elles relèvent du domaine de spécialités diverses comme le chirurgien-dentiste, le stomatologiste, le neurologue, l'oto-rhino-laryngologiste (ORL), l'ophtalmologiste et bien évidemment le médecin généraliste, tous concernés à des degrés divers par ce vaste problème des douleurs faciales.

Enfin, on ne saurait oublier que le visage constitue pour l'homme l'essentiel de ce qu'il livre aux autres de son personnage, et cela explique la fréquence et l'importance du retentissement psychologique qui vient parfois modifier, et très souvent enrichir, la sémiologie clinique des algies de la face.

À partir de la classification proposée par l'International Headache Society nous limiterons notre propos à certaines entités centrées sur la sphère orofaciale. Les autres tableaux sont repris dans les chapitres associés.

Classifications et choix des entités orofaciales traitées

Les symptômes décrits vont permettre de les classer dans les grands tableaux de *céphalées* et *algies faciales* ou, plus difficilement, dans des formes cliniques frontières. La classification de l'IHS réactualisée identifie ces entités. Ne seront traitées que celles impliquant plus spécifiquement la sphère orofaciale, en particulier celles de causes locales (ORL, stomatologique ou dentaire) et les névralgies ou neuropathies à expression orofaciale ainsi que les formes fonctionnelles multifactorielles, myogène et psychogénique.

La classification IHS dans sa nouvelle version (3e édition *beta Headache*) identifie les céphalées primaires, les céphalées secondaires dont celles attribuées à un désordre du crâne, des yeux, du nez, des oreilles et de la sphère orale et des structures cervicales (chapitre 11), les neuropathies douloureuses de la face (chapitre 13.1-13.6) et les autres algies faciales (13.10-13.12) [18].

Douleurs orofaciales symptomatiques d'une pathologie locale stomatologique ou ORL

Les algies faciales symptomatiques d'une pathologie ORL ou stomatologique sont fréquentes, le plus souvent d'origine inflammatoire, infectieuse, traumatique ou tumorale affectant un des organes de la face et se manifestant par une douleur de nociception vive, localisée à l'organe atteint et pouvant diffuser et se projeter à distance sur un autre territoire facial, crânien ou cervical. Les douleurs de la sphère oropharyngée touchent l'amygdale, le territoire pharyngolaryngé, le rhinosinus. Toutes ces régions sont très richement innervées par le complexe trigéminé sympathique, le nerf glossopharyngien et la branche laryngée du pneumogastrique expliquant en partie la fréquence des douleurs, leur caractère névralgique dans certaines circonstances, les projections dans tout le territoire craniofacial (céphalée, otalgie, douleur cervicale...), la présence de troubles vasomoteurs et sécrétoires amplifiant le phénomène douloureux.

Algies stomatologiques

Elles regroupent les douleurs à point de départ dentaire et gingivale, les douleurs musculaires de l'appareil manducateur et les algies fonctionnelles comme la glossodynie.

Algies dentaires

Elles sont les plus fréquentes et se présentent sous la forme d'une douleur localisée déclenchée par le froid ou le chaud (carie dentaire). Elles sont pulsatiles, lancinantes, empêchant le sommeil, irradiant aux structures voisines (pulpite, mono-arthrite apicale, cellulite). La carie superficielle est limitée à la dentine. La douleur de pulpite est déclenchée par le froid, le chaud, le sucre et peut être limitée au stimulus ou prolongée si la carie est profonde. L'inflammation desmodontale chronique (granulome) induit une douleur au chaud, à la percussion, à la pression apicale. Lors de l'abcès apical, la douleur est intense, pulsatile, continue, donnant le syndrome de la « dent longue », augmentée par le chaud avec une modification de la teinte de la dent, et une évolution possible vers la fistule gingivale. Les parodonthopathies chroniques sont responsables de douleur locale ou projetée à une ou plusieurs dents causées par le tartre, une hygiène défectueuse, une malposition dentaire avec, au maximum, une douleur à la mastication. Les gencives sont gonflées, saignantes (syndrome du septum).

L'examen soigneux de la cavité buccale et du pharynx va permettre d'identifier les problèmes dentaires les plus fréquents, l'examen cervico-facial recherche une tuméfaction, des adénopathies, des glandes salivaires volumineuses, des muscles manducateurs contractés. Un examen neurologique des paires crâniennes est indispensable. Les examens complémentaires radiologiques à la recherche d'un trouble dentaire sont la radiographie et/ou la panoramique dentaire, le DentaScan®, pour la pathologie salivaire une échographie complétée au besoin par une tomodensitométrie ou une IRM. Les biopsies sont réalisées en fonction de la clinique. Les examens biologiques n'ont d'intérêt qu'en cas de vascularite ou de maladie auto-immune du type syndrome de Gougerot-Sjögren.

Le traitement odontologique (soins dentaires, trépanation de la chambre pulpaire en cas de nécrose pulpaire) est associé à une antibiothérapie en cas d'infection [37]. Des difficultés diagnostiques se posent avec les douleurs récurrentes d'allure neuropathique survenant après des soins dentaires (douleur de déafférentation, « dent fantôme ») ou des douleurs projetées (céphalée, douleur temporomandibulaire) [28].

Douleurs muqueuses

Elles peuvent se rencontrer au cours des mycoses, infection le plus souvent à *Candida*, favorisée par une antibiothérapie, une xérostomie, un déficit immunitaire qui modifient la flore bactérienne [12]. Les douleurs à type de brûlures, souvent intenses induisant une dysphagie, sont liées à une muqueuse érythémateuse, parfois ulcérée avec des dépôts pseudo-membraneux. Le diagnostic est fait après examen clinique et complété par un prélèvement, suivi d'antimycotiques locaux ou par voie générale selon la sévérité de l'atteinte. La forme virale affecte souvent l'enfant ; elle est responsable d'une éruption vésiculeuse des gencives et de la langue. Les ulcérations sont très douloureuses et cette forme répond au traitement symptomatique. D'autres ulcérations muqueuses douloureuses peuvent se rencontrer au cours de certaines maladies hématologiques ou d'allergies médicamenteuses.

Douleurs de l'appareil manducateur

Les douleurs de l'appareil manducateur d'origine musculo-articulaire sont liées à des phénomènes de tension accompagnant certaines pathologies : trismus au cours des infections dentaires, tension des muscles temporaux lors des céphalées chroniques, contracture des muscles masséters et ptérygoïdiens dans les syndromes algodysfonctionnels temporomandibulaires (ADAM). Ces douleurs myofasciales se caractérisent par des points gâchettes au niveau des muscles qui déclenchent une douleur exquise localisée, parfois accompagnée d'une secousse musculaire, lors de la palpation ou d'une stimulation mécanique et projettent des douleurs référées spécifiques dans un territoire donné (joue, dents et sinus maxillaires pour les muscles masséters et ptérygoïdiens, céphalée tensive bitemporale pour les muscles temporaux, péri-orbitaire pour le muscle sterno-cléido-mastoïdien...) [26].

L'étiologie est multifactorielle : traumatismes locaux, séquelles chirurgicales, hypersollicitation anormale d'origine professionnelle, sportive ou posturale, mais aussi facteurs psychologiques comme le stress ou l'anxiété se traduisant par des parafonctions comme le bruxisme nocturne, le serrement des dents diurne, l'onychophagie [43].

Les douleurs myofasciales, lors du syndrome ADAM, sont diurnes, majorées par la mise en tension de la mandibule, s'accompagnent de raideur musculaire, d'acouphènes, de limitation de l'ouverture buccale. Elles sont parfois associées à un dérangement discocondylien se manifestant par une subluxation méniscale, des bruits articulaires, des troubles de l'occlusion. L'algodysfonction peut rester seulement musculaire aggravée par un trouble de l'occlusion dentaire (extraction de dent non compensée), consommation abusive de gomme à mâcher, parafonctions, soins dentaires prolongés, traumatisme craniofacial [26].

Le traitement comporte des antalgiques, des myorelaxants, de la rééducation et de la physiothérapie traitant les points gâchettes et corrigeant les mauvaises postures (étirement, massage, cryothérapie, ultrasons, neurostimulation transcutanée, infiltration... ou plus récemment injections de toxine botulinique) [9, 50], une prise en charge orthodontique, voire un traitement général (psychotropes) [50].

Douleurs orofaciales fonctionnelles

Elles se caractérisent par des tableaux cliniques polymorphes, de mécanismes mal identifiés [36]. Certains ont cependant été individualisés comme l'algie faciale atypique, la stomatodynie (glossodynie ou syndrome de la bouche qui brûle), l'odontalgie atypique [48].

La prévalence de ces entités serait de 3 à 5 % pour l'odontalgie atypique survenue après des soins dentaires [28]. Elles ont en commun une prévalence féminine [56], intéressent l'adulte jeune le plus souvent (moyenne 40 ans) [34] sauf pour la glossodynie (après 60 ans). Des facteurs de risque comme les facteurs hormonaux (rôle de la ménopause et des œstrogènes), les traumatismes nerveux mineurs répétitifs (soins dentaires, extractions...), les facteurs psychologiques (troubles de l'humeur : anxiété, dépression) les événements de vie ont été repérés mais le lien exact avec la pathologie reste à préciser [28, 34, 56].

L'algie faciale atypique est une douleur diurne décrite comme une brûlure, un « tiraillement », un serrement, de forte intensité [16] et souvent précédée d'un microtraumatisme accidentel ou chirurgical (dentaire, ORL, maxillofacial). La douleur est aggravée par la mastication, la phonation, mais il n'existe pas de zone gâchette comme dans la névralgie faciale. L'évolution se fait volontiers vers l'extension aux zones adjacentes [36]. La symptomatologie peut s'enrichir de signes d'allure neuropathique (dysesthésies, allodynie, hyperpathie), sympathiques (hyperthermie localisée, érythème, œdème), de douleur de contiguïté (douleur cervicale, céphalée) ou de désordres psychologiques [8]. La thérapeutique est difficile : les patients réclament un traitement endodontique (soins, extractions...) plus délétères que réellement efficaces [41]. Les antalgiques n'ont qu'un effet partiel, l'anesthésie locale peut soulager, les anti-épileptiques et les antidépresseurs sont utiles, et la neurolyse n'est pas une solution antalgique à long terme.

La stomatodynie, douleur de la muqueuse buccopharyngée (langue, palais, gencives, pharynx) est plus connue sous sa forme localisée à la langue, la glossodynie (« syndrome de la langue brûlante ») [20]. La douleur est spontanée, variable (simple gêne ou brûlures d'intensité forte), diurne, évoluant sur un mode continu, améliorée par la prise alimentaire, aggravée par certains aliments irritants. Elle est localisée à toute la langue et déborde sur les muqueuses adjacentes : lèvres, gencives, paroi pharyngée. Elle s'accompagne de xérostomie et de dysgueusie. Les troubles du sommeil et les désordres psychologiques comme l'anxiété ou la dépression sont très fréquents, et l'origine psychosomatique est souvent évoquée [56]. Dans tous les cas, le traitement est difficile et multidisciplinaire, prenant en compte les composantes somatiques et psychologiques (antalgiques anti-épileptiques, antidépresseurs).

Douleurs oropharyngées

Affection oropharyngée

L'affection oropharyngée, à point de départ de l'amygdale, peut se manifester par trois symptômes : la douleur, les troubles de déglutition et l'odynophagie [1]. La douleur est un signe fonctionnel fréquent, aggravée par la déglutition, associée à une otalgie homolatérale d'irradiation, parfois à un trismus évoquant une atteinte des muscles ptérygoïdiens. La déviation de la langue et la gêne à la protraction linguale rendent compte d'une infiltration basilinguale. La dysphagie est volontiers associée à la douleur. La dysphagie vraie, difficulté de déglutition alimentaire, peut induire une perte de poids. Son installation progressive et prolongée évoque plutôt un carcinome pharyngé inférieur. Le « globus pharyngeus », ressenti comme une sensation de blocage pharyngé vis-à-vis de la salive, moins souvent pour les aliments, est en rapport avec un spasme du muscle cricopharyngien secondaire à un reflux gastro-œsophagien, un diverticule œsophagien ou surtout le stress... [38]. L'odynophagie est une difficulté de déglutition en rapport avec la douleur elle-même : elle peut être présente lors d'un carcinome, mais le plus souvent est observée au cours d'une amygdalite.

Parmi les affections infectieuses aiguës de l'amygdale, la pharyngite aiguë ou angine est une inflammation d'évolution rapide de la muqueuse et du tissu lymphoïde amygdalien et péri-amygdalien. Les angines non spécifiques sont d'origine virale dans les deux tiers des cas (adénovirus, rhinovirus, virus influenza, para-influenza, virus respiratoire syncytial, herpèsvirus...). Les causes bactériennes sont le plus souvent dues aux streptocoques du groupe A (20 à 30 % des angines en milieu scolaire), mais aussi *Hæmophilus influenzæ* ou *Mycoplasma pneumoniæ*. Moins fréquemment, d'autres tableaux plus sévères peuvent se rencontrer comme les angines spécifiques en rapport avec une diphtérie, notamment chez les sujets non vaccinés, une association fusospirillaire d'anaérobies (angine de Vincent), une scarlatine, une tularémie... [1]. Les angines des hémopathies malignes s'accompagnent d'un tableau général sévère, avec des ulcérations amygdaliennes multiples, bilatérales, et une réaction ganglionnaire importante. L'angine de la primo-infection par le VIH, accompagnée volontiers de myalgies et d'un rash cutané, est une urgence diagnostique (antigène p24, ARN VIH type 1 sanguin), car un traitement antiviral s'impose le plus rapidement possible [17].

Les complications des angines sont représentées par les abcès. L'abcès péritonsillaire donne une suppuration unilatérale développée autour de la capsule amygdalienne. La fièvre peut être importante, la douleur intense accompagnée d'un trismus rend difficile la déglutition de la salive. La luette est œdématiée, le voile bombé et l'amygdale refoulée vers la ligne médiane. Les adénopathies cervicales sont volumineuses et sensibles. Il s'agit souvent d'une amygdalite liée au streptocoque β-hémolytique du groupe A. Le traitement initial repose sur une antibiothérapie et des antalgiques. Dans les formes rebelles ou récidivantes, après ponction évacuatrice ou incision-drainage, une amygdalectomie « à chaud » peut être proposée.

Ces abcès peuvent s'étendre à l'espace péripharyngé [27]. L'abcès rétropharyngé du jeune enfant est en rapport avec une lymphadénite pharyngée postérieure secondaire à une infection du tractus respiratoire supérieur et peut compromettre la filière respiratoire. Cette forme chez l'adulte doit faire classiquement évoquer une tuberculose (mal de Pott cervical).

L'abcès parapharyngé complique une angine ou une amygdalectomie dans 60 % des cas. Autrement, il est la conséquence d'une infection ou d'une extraction dentaire (troisième molaire inférieure). La douleur, la fièvre, le trismus par spasme des muscles ptérygoïdiens médiaux sont associés à un déplacement de l'amygdale vers la ligne médiane et/ou une tuméfaction de la région sous-angulomaxillaire.

La ponction exploratrice, dans tous les cas de collection péripharyngée, confirme le diagnostic et permet les prélèvements bactériologiques. L'imagerie tomodensitométrique ou IRM objective la topographie précise de l'abcès. L'incision et le drainage chirurgical soulagent rapidement le patient, en association avec une antibiothérapie.

Une cellulite diffuse péripharyngée liée à une prolifération de germes anaérobies qui complique une angine est une urgence. Souvent, l'antibiothérapie prescrite n'a pas été adaptée à la prophylaxie des infections à germes anaérobies. La crépitation cervicale fait évoquer une gangrène gazeuse à *Clostridium perfringens*. La diffusion médiastinopulmonaire domine le pronostic et impose de réaliser une tomodensitométrie cervicothoracique associée à une prise en charge thérapeutique d'urgence en soins intensifs : antibiothérapie, drainage chirurgical large avec lavage. L'actinomycose cervicofaciale n'est qu'une variété torpide de cellulite à germes anaérobies à Gram positif (*Actinomyces*) [17].

Pharyngite ou amygdalite chronique

Elle regroupe un ensemble disparate d'entités pathologiques algiques. Les algies pharyngées sont associées à une altération de la muqueuse pharyngée due à une hyperplasie amygdalienne associée à une rétention cryptique de débris épithéliaux surinfectés (caséum…), une mycose, un carcinome serpigineux superficiel, une pharyngite sèche (syndrome de Gougerot-Sjögren ou lors des traitements psychotropes). Les algies pharyngées peuvent être isolées sans altération muqueuse proprement dite, en rapport avec un « globus pharyngeus ».

L'amygdalectomie est le traitement de choix d'une amygdalite chronique à proprement parler. La suppression des foyers infectieux dentaires et sinusiens, le traitement d'un reflux gastro-œsophagien documenté, d'un dysmétabolisme, d'un terrain anxiodépressif et cancérophobe… peuvent être proposés de même qu'une crénothérapie face à une pharyngite chronique atrophique ou congestive rebelle [38].

Le diagnostic de « globus pharyngeus » doit néanmoins rester un diagnostic d'élimination car la plainte fonctionnelle peut révéler un nodule thyroïdien compressif, un carcinome de la bouche de l'œsophage ou un diverticule pharyngo-œsophagien débutant avec hypertrophie du muscle cricopharyngien [17].

Douleurs du cancer ORL

Au cours du cancer ORL, les patients ne souffrent pas d'une douleur, mais de « douleurs » qui vont dépendre de mécanismes différents : nociceptifs liés à l'envahissement tumoral (inflammatoire, mécaniques), neuropathiques (par envahissement des troncs nerveux ou induites liées aux séquelles de traitements curatifs), myofasciales. Elles sont le plus souvent mixtes, associées à la souffrance globale d'ordre émotionnel, au handicap avec altérations des fonctions essentielles pour la survie de l'individu (alimentation, respiration), et d'ordre social dans la vie de relation et de communication (la parole, le regard, la mimique).

La prévalence de la douleur sévère est supérieure à 50 %, en lien avec l'évolution du cancer et sa récidive ou secondaire aux traitements (chirurgie, radiothérapie, chimiothérapie) [5, 14].

Les douleurs liées à la tumeur sont oromandibulaires, cervicales et scapulaires, souvent associées à une dysphagie douloureuse et à une souffrance psychologique liée à l'altération des fonctions de déglutition, du langage, de la ventilation et de l'image corporelle. Les douleurs sont mixtes (nociceptives, neuropathiques par envahissement nerveux) et vont répondre aux analgésiques non opiacés, puis secondairement aux opioïdes, associés si besoin aux médicaments à visée anti-inflammatoire (corticothérapie) et/ou neuropathique (anti-épileptiques et antidépresseurs).

Les douleurs séquelles des traitements curatifs se sont modifiées depuis l'adoption des nouveaux standards évitant la mutilation laryngée et privilégiant la radiochimiothérapie et les chirurgies de reconstruction ou les curages ganglionnaires. Elles restent fréquentes et affectent un patient sur deux [7]. Les plus habituelles sont les douleurs précoces de mucite (radiochimiothérapie), celles liées aux atteintes scapulohumérales myo-articulaires (curage ganglionnaire, lambeau de reconstruction), ou plus tardives lors des nécroses post-radiothérapies. Elles sont très souvent de mécanisme neuropathique (douleur de désafférentation avec brûlures, sensation d'étau, allodynie) ou myofasciales et répondent en partie aux traitements spécifiques [32].

Douleurs faciales symptomatiques d'une affection nasosinusienne

La douleur est un signe fréquent des affections nasosinusiennes, en raison de la richesse de l'innervation sensitive et végétative des fosses nasales et de leurs annexes. Le diagnostic de sinusite est souvent évoqué par les patients eux-mêmes ou par leur médecin [40].

Les douleurs d'origine nasosinusienne peuvent être classées en deux groupes : les algies symptomatiques d'une sinusite, de diagnostic en général simple, et les algies sans sinusite, de diagnostic plus difficile, mettent en cause un « déséquilibre trigéminosympathique ».

Douleurs faciales symptomatiques d'une sinusite

Les douleurs faciales symptomatiques d'une sinusite, que la sinusite soit aiguë ou chronique, limitée à un sinus ou plus diffuse, infectieuse vraie ou symptomatique d'un processus tumoral sont diagnostiquées par l'exploration clinique et endoscopique, et l'imagerie.

L'algie de la sinusite frontale est pulsatile, de topographie supra-orbitaire unilatérale ou de l'angle interne de l'œil, accentuée par la position tête penchée en avant, parfois accompagnée de larmoiements et de photophobie. Les téguments sont chauds avec une douleur à la pression de la paroi antérieure du sinus frontal [44]. L'imagerie recherchera une complication méningo-encéphalique ou orbitaire. Dans la sinusite « bloquée » hyperalgique, la rhinite est inaugurale, sans écoulement nasal. Le traitement local décongestionnant soulage rapidement et le recours à la trépano-ponction est plus exceptionnel. La récidive après chaque épisode de rhinite ou lors d'un barotraumatisme doit faire rechercher une malformation anatomique, une pathologie d'environnement (tabac, poussière professionnelle…) ou de terrain (allergie, diabète, déficit immunitaire…) [44].

L'algie de la sinusite maxillaire intéresse la région infra-orbitaire, unilatérale, irradiant dans les dents sous-jacentes et l'orbite. La douleur est pulsatile ou à type de pesanteur ou de tension. Elle est augmentée par l'effort et la position déclive. Le mouchage la calme. Elle s'accentue la nuit pour s'atténuer au lever. La palpation du nerf infra-orbitaire déclenche une douleur variable [10]. La douleur de la sinusite maxillaire aiguë d'origine dentaire peut être plus trompeuse et confondue avec les lésions dentaires causales. La sinusite chronique est en règle indolore, sauf lors des poussées de réchauffement.

L'algie de la sinusite sphénoïdale se caractérise par des douleurs profondes, postérieures de topographie rétro-orbitaire (67 %) nucale ou frontale (33 %). Souvent violente et paroxystique, elle peut s'accompagner de troubles vasomoteurs (rhinorrhée, congestion nasale, larmoiements, rougeur de l'hémiface…). Les troubles ophtalmologiques (baisse de l'acuité visuelle, amputation d'un champ visuel, œdème du fond d'œil) font redouter une complication intracrânienne [3].

L'algie de la sinusite ethmoïdale est volontiers associée à une atteinte des autres sinus de la face. L'ethmoïdite aiguë de l'enfant est à l'origine d'une douleur fronto-orbitaire vive et paroxystique, accentuée par la pression de l'angle interne de l'œil (signe de Grunwald), associée à un œdème palpébral, des signes généraux (fièvre à 40 °C, prostration…) et une rhinorrhée purulente. En cas de douleur accrue par la pression du globe ou lors de mouvements oculaires, on doit évoquer d'emblée une complication orbitaire sous-jacente [17, 44, 10]. Le traitement de ces algies nasosinusiennes se confond avec celui de la cause de la sinusite.

Céphalées nasosinusiennes sans sinusite

Elles font évoquer un déséquilibre trigéminosympathique, proche des tableaux de l'algie vasculaire de la face et de la migraine. Dans tous les cas, l'endoscopie et l'imagerie des cavités nasosinusiennes doivent éliminer une cause nasosinusienne, mais peuvent retrouver des lésions de sinusite opérée. Le traitement est difficile (anti-épileptiques, antidépresseurs) [10].

Les céphalées du « vacum sinus » sont liées à l'obstruction mécanique aseptique du canal nasofrontal, responsable d'une dépression douloureuse du sinus frontal avec un œdème secondaire de la muqueuse. Ces douleurs orbitofrontales sont exacerbées au moment de la lecture et de l'accommodation visuelle rapprochée. Le rétablissement de la ventilation sinusienne fait disparaître la symptomatologie. La tomodensitométrie doit éliminer une sinusite chronique ethmoïdofrontale.

Les céphalées « nasales » mettant en cause des anomalies minimes nasosinusiennes (contact muqueux entre cornets et septum, déviation septale, concha bullosa) sont une entité controversée. Ces anomalies peuvent exister chez des patients asymptomatiques et vont répondre au traitement habituel des céphalées [55] ; dans certains cas rebelles, des traitements locaux sont proposés [6].

« Signes d'alerte » dans les douleurs orofaciales [42]

Certains symptômes essentiels à rechercher vont permettre de diagnostiquer des pathologies pour lesquelles il y a une urgence thérapeutique et/ou des traitements spécifiques :
• apparition spontanée d'une neuropathie focale avec douleur et/ou un trouble de la sensibilité confirmé par l'examen physique (envahissement nerveux ?) :
– douleur située à l'angle de la mandibule, aggravée à l'effort, soulagée par le repos en faveur d'une ischémie cardiaque ;
– patient âgé de plus de 50 ans et/ou avec une histoire connue de carcinome ;
– claudication de la mâchoire, symptômes visuels, diminution du pouls sur les artères temporales superficielles, évoquant une artérite à cellules géantes (maladie de Horton) (fièvre, perte de poids) ;
– douleur orofaciale associée à une symptomatologie avec fièvre, perte de poids, anorexie, malaise, myalgie, sueurs ;
– céphalée débutant à l'âge adulte, de sévérité croissante avec nausées et vomissements sans antécédent de migraine ou autre pathologie pouvant l'expliquer, céphalée nocturne, augmentée à l'effort ou au changement de position, signes neurologiques avec diminution de la force motrice, confusion, évoquant une tumeur endocrânienne ;
– otite avec trismus, trouble de sensibilité dans le territoire du nerf mandibulaire (tumeur infratemporale débordant sur le territoire acoustique) ;
• névralgie faciale trigéminée chez un adulte de moins de 50 ans, peut évoquer une sclérose en plaques.

Algies faciales neuropathiques

Elles comprennent la névralgie faciale essentielle et la neuropathie trigéminale symptomatique, les névralgies des nerfs glossopharyngiens, laryngé supérieur et des nerfs cervicaux.

Névralgie faciale essentielle (névralgie du trijumeau, tic douloureux de Trousseau) [47]

Cette affection du sujet âgé (deux tiers des patients ont plus de 60 ans) présente un aspect clinique caractéristique : caractère fulgurant (décharge électrique de quelques secondes), déclenchement pour des causes minimes (effleurement, parole, souffle d'air, mastication). Dans 95 % des cas, la douleur est unilatérale (maxillaire inférieur [V3], supérieur [V2] ou dans les deux branches) (Figure S10-P01-C06-1). Il existe une zone gâchette (commissure labiale, aile du nez). La crise dure quelques secondes, suivie d'une période réfractaire.

Les formes cliniques sont rencontrées : selon l'âge (exceptionnelle avant 40 ans, doit alors faire rechercher une lésion organique ou une sclérose en plaques), selon l'évolution (subintrantes, état de mal), bilatérales (5 %, devant faire évoquer une sclérose en plaques).

Névralgies faciales symptomatiques

Elles s'opposent point par point à la névralgie essentielle : douleur continue avec renforcements paroxystiques sur les trois branches du V, en particulier V1, pas de zone gâchette. L'examen neurologique objective des signes déficitaires, voire une atteinte des paires crâniennes, un syndrome cérébelleux ou pyramidal. Il est de règle de demander une tomositométrie, une IRM ou une angio-IRM. Exceptionnellement, ces examens mettent en évidence des lésions tumorales (Figures S10-P01-C06-2) des lésions vasculaires (anévrysme du siphon carotidien, communicante postérieure, angiome de la fosse postérieure, dolichoméga-artère vertébrale, « boucle vasculaire »). Rappelons que les malformations de la charnière cranio-occipitale et certaines maladies de Paget peuvent être à l'origine d'une « impression basilaire », l'ascension du rocher met en tension le trijumeau. En cas de doute, une ponction lombaire, les potentiels évoqués somesthésiques visuels et auditifs, une tomodensitométrie ou, surtout, une IRM sont recommandés.

Traitements

Traitement médical

La carbamazépine est le traitement de référence : 100 mg/j (1/2 cp) 45 minutes avant les repas pour être préventif, augmentation de 100 mg tous les 2 jours. Résultat obtenu pour une posologie de 600 à 800 mg/j. Lorsque le patient n'a plus d'accès douloureux depuis 15 jours, il faut diminuer la posologie d'un demi-comprimé tous les 2

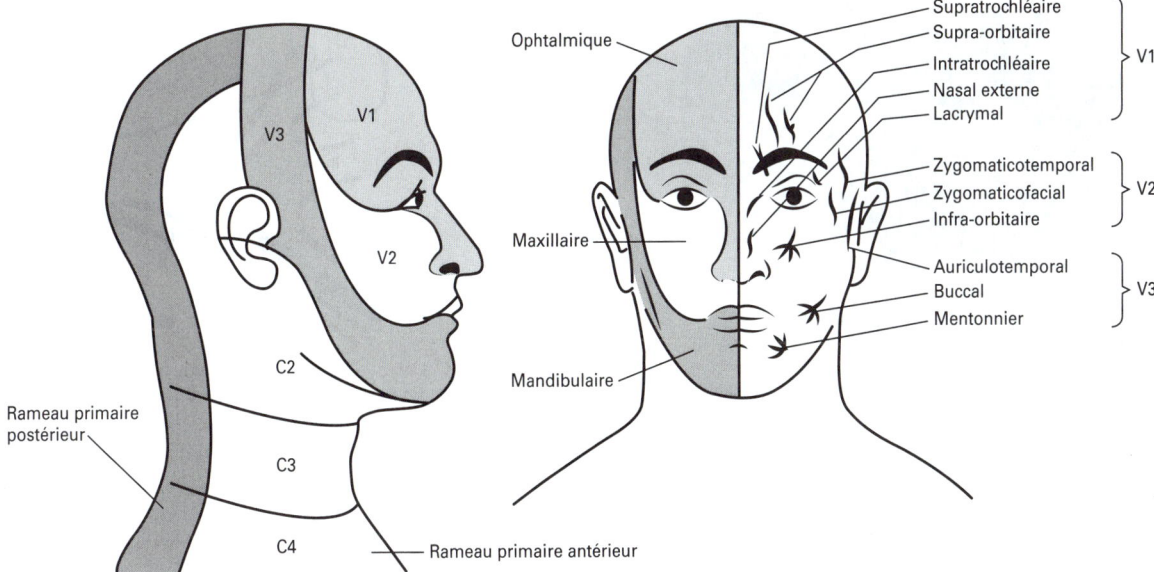

Figure S10-P01-C06-1 Innervation sensitive de la face.

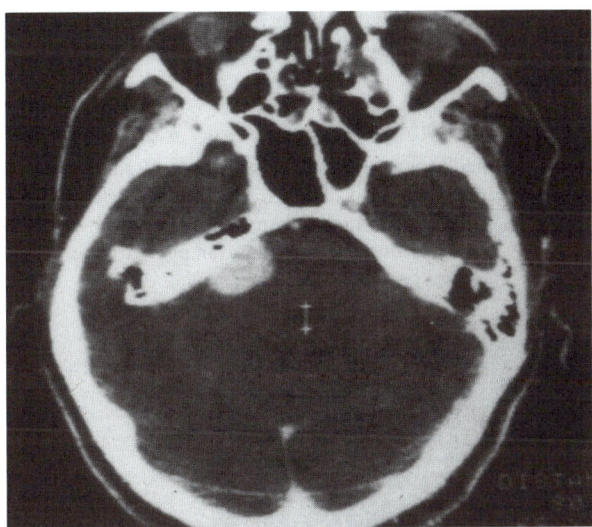

Figure S10-P01-C06-2 Névralgie faciale symptomatique d'un méningiome du rocher.

à 3 jours. Les échecs (5 %) doivent faire envisager le diagnostic de névralgie faciale symptomatique. Les effets indésirables comprennent une somnolence, une apathie et une fatigue. Les complications peuvent être immédiates (réactions allergiques cutanées) ou progressives (anémie, agranulocytose, thrombopénie, hyponatrémie). Lorsque l'efficacité est incomplète ou limitée par des effets indésirables, on peut prescrire soit l'oxcarbazépine (Trileptal®) seule (600-1 200 mg/j), soit en association à la phénytoïne (Di-Hydan®), voire au baclofène (Liorésal®). Le clonazépam (Rivotril®) n'a pas d'indication comme antalgique. La gabapentine (Neurontin®) et la prégabaline (Lyrica®) peuvent être prescrites à doses progressives.

Traitements per cutanés et chirurgicaux

Ils sont envisagés lorsque le traitement médical est inefficace, insuffisant ou mal supporté.

Alcoolisation des branches périphériques

S'il existe une zone gâchette (V2 dans 90 %), une alcoolisation peut être réalisée en consultation externe (soulagement : quelques mois à un an), surtout si les sujets sont très âgés ou fragiles.

Thermocoagulation sélective du ganglion de Gasser [51, 52, 54]

Les nerfs sensitifs sont constitués par des fibres de calibre et de vitesse de conduction différents (petites fibres amyéliniques : messages nociceptifs, grosses fibres myélinisées : sensibilité tactile). Si on élève progressivement la température grâce à une électrode implantée, les petites fibres seront détruites avant les grosses fibres (analgésie sans anesthésie) (Figures S10-P01-C06-3, S10-P01-C06-4 et S10-P01-C06-5). Le pourcentage de guérison immédiate dépasse 95 % ; la mortalité est nulle, 69 % des patients de notre série (4 800 cas) avaient plus de 70 ans (six âgés de 95 à 98 ans). La morbidité se

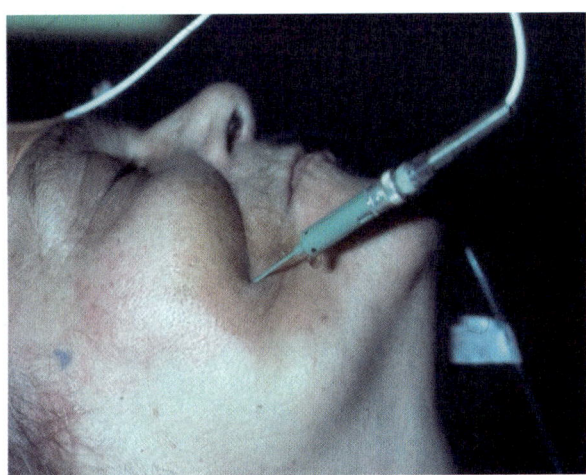

Figure S10-P01-C06-3 Thermocoagulation du ganglion de Gasser. L'aiguille est positionnée dans la citerne rétrogassérienne, une goutte de LCR affleure l'extrémité externe de la thermode.

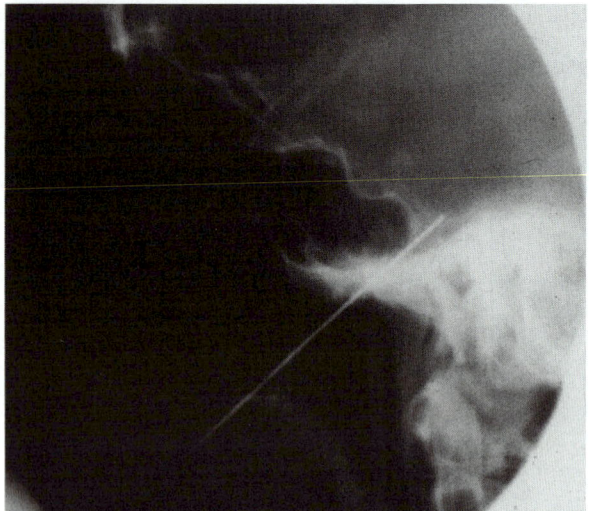

Figure S10-P01-C06-4   Thermocoagulation du ganglion de Gasser. Radiographie de profil : l'extrémité est positionnée 1 mm au-dessus de la jonction clivus-rocher.

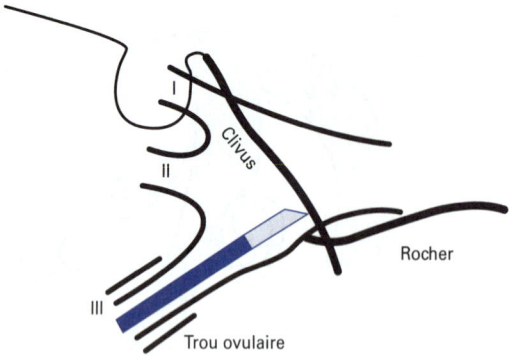

Figure S10-P01-C06-5   Thermocoagulation du ganglion de Gasser. L'extrémité de la thermode est située à la jonction clivus-rocher, donc dans les fibres du V2.

résume à une hypo-esthésie du territoire de la branche coagulée, exceptionnellement à l'origine de complications : douleurs de désafférentation pouvant aller jusqu'à l'anesthésie douloureuse de la face, anesthésie cornéenne avec éventuellement une kératite neuroparalytique.

Injection rétrogassérienne de glycérol [15, 53]

Elle ressemble à la thermocoagulation ; l'extrémité de l'aiguille est placée dans la citerne trigéminale avec injection 0,2 à 0,4 cc de glycérol pur. Le pourcentage de bons résultats (guérison immédiate : 76 %, amélioration : 6 %, échecs : 18 %) est inférieur à celui obtenu par thermocoagulation, mais la morbidité est quasi nulle.

Mise en place d'un ballonnet gonflable (sonde de Fogarty) [47]

La compression du nerf par un ballonnet gonflable au niveau de la citerne trigéminale ne laisse a priori aucune séquelle définitive, une hypo-esthésie durable n'est pas rare (en particulier dans le V3) ainsi qu'une diplopie transitoire. Si les résultats immédiats sont généralement bons, les récidives précoces sont fréquentes.

Alcoolisation du ganglion de Gasser

Elle est abandonnée (anesthésie de l'hémiface et risque de kératite neuroparalytique).

Décompression « microvasculaire »

Dès 1930, lors des interventions de section du V au niveau de la fosse postérieure, Dandy avait noté la fréquence de boucles artérielles ou veineuses au contact du nerf (Figure S10-P01-C06-6). En 1959, Gardner et Miklos allaient suggérer qu'il y avait peut-être là une expli-

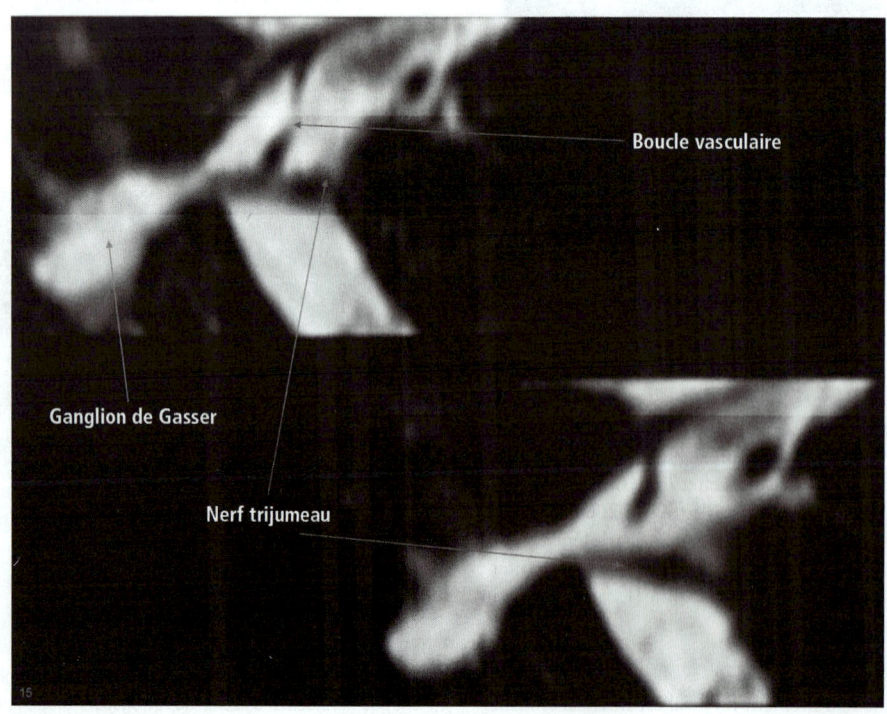

Figure S10-P01-C06-6   Conflit vasculonerveux.

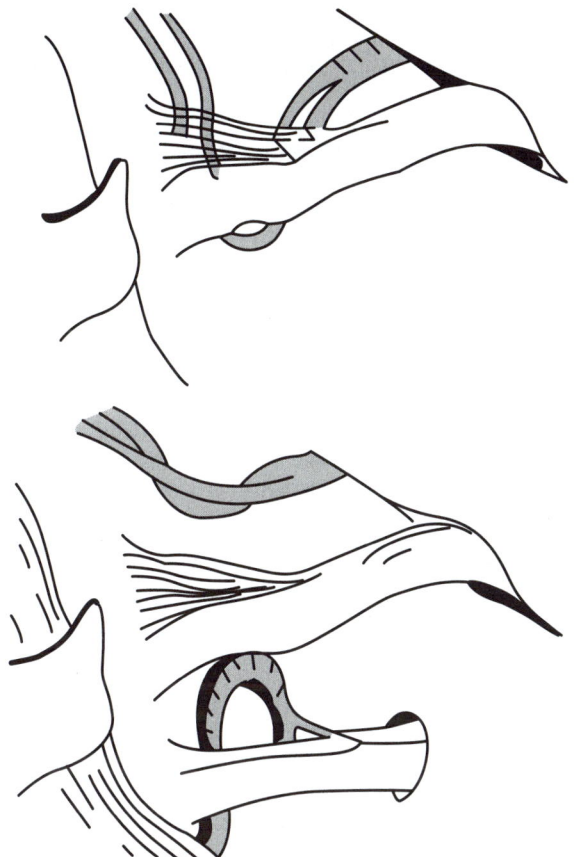

Figure S10-P01-C06-7 Décompression microvasculaire de type Janetta.

cation physiopathologique à la survenue des névralgies dites idiopathiques, et l'intervention de décompression qu'ils ont alors proposée fut popularisée ultérieurement par P. Janetta [22] (Figure S10-P01-C06-7). Même si des résultats très satisfaisants ont été rapportés dans la littérature par de nombreux neurochirurgiens, plusieurs faits méritent d'être soulignés :
– la mortalité et la morbidité ne sont pas nulles ;
– une hypo-esthésie faciale et surtout une hypo-acousie ne sont pas rares ;
– les boucles vasculaires retrouvées à l'intervention sont généralement situées juste à l'entrée du nerf dans la protubérance. On s'explique dès lors très mal pourquoi le V1 est presque toujours respecté, puisque les fibres des trois branches du trijumeau sont intimement mêlées à ce niveau.

Radiochirurgie par irradiation stéréotaxique [35, 46]

Pour nombre d'auteurs, en cas d'échec du traitement médical, l'irradiation stéréotaxique décrite par Leksell serait la solution « chirurgicale » transcutanée à proposer en première intention et ce choix peut d'ailleurs être parfaitement légitime pour les raisons suivantes :
– cette modalité thérapeutique est totalement atraumatique quels que soient l'âge et l'état du patient, mais la pose du cadre stéréotaxique laisse parfois un « mauvais souvenir ». L'hospitalisation est ambulatoire. Il y a peu de complications et les effets secondaires sont minimes : hypo-esthésie dans moins de 10 % des cas. L'efficacité est statistiquement indiscutable, mais variable selon les publications, allant de 65 à 90 % des cas ; il en est de même de la durée de la rémission, en moyenne 50 % à 5 ans, avec très souvent néanmoins la poursuite d'un traitement médical après l'irradiation (3 semaines à 3 mois). Il n'y a pas de contre-indications (ni âge, ni traitements en cours, y compris les anticoagulants, ni comorbidités). La découverte d'un conflit vasculonerveux indiscutable à l'IRM n'est pas une contre-indication ;
– l'irradiation peut être renouvelée en cas de récidive si l'amélioration initiale a été nette et durable (supérieure à 6 mois). La dose pour ce second traitement doit être inférieure à la première (50 à 60 Gy au lieu de 70 à 90 Gy) et la cible plus antérieure sur le plan anatomique. L'irradiation totale ne devrait pas dépasser 160 Gy et un délai de 4 à 6 mois doit être respecté.

Néanmoins, cette solution simple et atraumatique ne semble pas idéale, voire même non satisfaisante dans un certain nombre de cas :
– pour les patients hyperalgiques malgré le traitement médical et ne pouvant attendre l'effet bénéfique de l'irradiation stéréotaxique qui peut ne se manifester qu'après quelques semaines, voire plus (en moyenne en 4 à 8 semaines, mais peut nécessiter 3 à 4 mois) ;
– pour ceux qui ont subi des interventions radicales antérieures (thermocoagulation, microdécompression vasculaire) et qui présentent une récidive, car un résultat positif de l'irradiation stéréotaxique semble, dans ces cas, plus aléatoire ;
– chez les patients atteints de sclérose en plaques chez lesquels l'irradiation stéréotaxique donnerait des résultats moins satisfaisants (moins de 50 %).

Récemment a été proposé un traitement par irradiation stéréotaxique, mais le recul est insuffisant pour juger de la validité et de l'efficacité de cette méthode.

Névralgie du nerf intermédiaire de Wrisberg (VII bis)

Ramsay Hunt en 1907 précisa le cadre de la névralgie géniculée. Les cas rapportés succédaient tous à un zona du ganglion géniculé et l'individualisation d'une forme essentielle est toujours discutée. La douleur siège au niveau du conduit auditif qui est la zone cutanée dont l'innervation est la plus complexe de tout l'organisme : diagnostic d'exception, le traitement reste la carbamazépine (Tégrétol®).

Neuropathies trigéminales

Les neuropathies trigéminales s'opposent à la névralgie faciale par leurs caractéristiques sémiologiques différentes comme le jeune âge des patients, les douleurs neurogènes volontiers à type de brûlures permanentes, d'arrachement, de dysesthésies, la localisation à plusieurs territoires du nerf trijumeau voire bilatérale. L'examen neurologique est perturbé (hypo-esthésie globale ou dissociée, signes neurologiques déficitaires, allodynie, hyperpathie), associé parfois à une réponse sympathique comme des signes vasomoteurs ou des troubles trophiques.

Neuropathies trigéminales proximales

Les neuropathies trigéminales proximales de la sclérose en plaques se manifestent comme une névralgie faciale inaugurale dans 1 % des cas [20]. La douleur peut être comparable à celle d'une névralgie essentielle typique ou sous forme de dysesthésies, intéresser un ou deux territoires trigéminaux, voire être bilatérale, survenir chez un sujet plus jeune [33]. Le diagnostic est aidé par la découverte d'anomalies des potentiels évoqués somesthésiques et de la ponction lombaire. L'IRM peut mettre en évidence des plages de démyélinisation sur le noyau du V au niveau protubérantiel à l'angle du quatrième ventricule, mais des boucles vasculaires peuvent aussi coexister [30]. Le traitement est difficile, les corticoïdes sont souvent inactifs, la carbamazépine et la thermocoagulation sont efficaces sur les douleurs névralgiques.

D'autres neuropathies trigéminales proximales sont décrites lors des syndromes de Wallenberg (brûlures dans le territoire du trijumeau associées à des douleurs spinothalamiques de l'hémicorps controlatéral), au cours des syringobulbies ou des malformations de la charnière occipitale [24].

Neuropathies trigéminales distales

Les neuropathies trigéminales distales sont plus fréquentes. Parmi elles, la névralgie post-zostérienne se présente comme une brûlure et des dysesthésies, le plus souvent localisées au territoire du nerf ophtalmique. La douleur tégumentaire et oculaire suit l'éruption vésiculaire et peut persister ou réapparaître plusieurs mois après l'épisode aigu initial. Elle s'accompagne d'allodynie, d'hypo-esthésie à tous les modes [45]. Le grand âge, l'immunodépression, un traitement initial antiviral et antalgique insuffisant sont autant de facteurs intervenant dans la pérennisation des douleurs [21].

Les neuropathies symptomatiques d'une lésion expansive (tumorale, infection...) sont plus rares, situées au niveau de l'angle pontocérébelleux (neurinome de l'acoustique, cholestéatome), du rocher (post-otitique), de la région caverneuse (atteinte des nerfs trijumeau et oculomoteurs) ou au niveau du ganglion de Gasser (neurinomes ou méningiomes) [39].

Les lésions tronculaires du nerf trijumeau, lors des traumatismes faciaux, des chirurgies (stomatologique, sinusienne, carcinologique ORL) ou après radiothérapie, sont moins connues et leur fréquence est sans doute sous-estimée [31]. La douleur neuropathique, localisée au territoire lésé, apparaît tardivement après le facteur déclenchant et s'accompagne volontiers de signes sympathovasculaires. Les tableaux cliniques diffèrent en fonction de l'étiologie et du nerf lésé. Certains sont assez bien identifiés comme les « odontalgies atypiques » [28], apparues au décours des soins ou d'extraction dentaire, ou comme les névralgies sous-orbitaires par lésion du nerf infra-orbitaire lors des traumatismes de l'os malaire ou après chirurgie sinusienne (Caldwell-Luc). Toutes les branches nerveuses du trijumeau peuvent être impliquées [31] et la symptomatologie est similaire avec des douleurs à type de brûlure (dentaire, gingivale, sinusienne, tégumentaire), continue ou paroxystique, spontanée ou déclenchée par le froid ou le chaud (allodynie), accompagnée parfois de sensation anormale (« dent ou sinus fantôme ») et de signes sympathiques (rougeur, troubles vasomoteurs) [31].

Les neuropathies trigéminales répondent au traitement par antidépresseurs [29] et anti-épileptiques. La gabapentine a obtenu l'autorisation de mise sur le marché (AMM) dans le traitement de la douleur post-zostérienne, mais est également prescrite dans les autres neuropathies faciales [49]. La neurostimulation transcutanée peut être efficace, mais sa réalisation est difficile au niveau de la face. Si l'effet est positif, une stimulation chronique au niveau du ganglion de Gasser ou du cortex moteur peut être proposée. Les topiques locaux réduisent le réflexe d'axone (anesthésiques locaux, capsaïcine) et sont appliqués au niveau de la zone douloureuse [49]. Les blocs anesthésiques sont efficaces au début, mais leur effet s'estompe avec le temps [11].

La sémiologie et le traitement vont dépendre de la localisation de la lésion nerveuse par rapport au ganglion de Gasser. Plus la lésion est périphérique et plus la sémiologie s'apparente à la désafférentation, accompagnée ou non de signes sympathiques. Plus la lésion est proximale, plus elle va se présenter comme une névralgie faciale essentielle et répondre efficacement aux anti-épileptiques et à la chirurgie de décompression microvasculaire. L'approche thérapeutique périphérique est possible, même s'il n'existe pas de lésions périphériques sur l'un des territoires du nerf trijumeau. Un accès douloureux peut survenir après une décharge de bas seuil sur le noyau du V secondaire à une lésion neuropathique périphérique. Ceci explique les effets positifs et la potentialisation des associations d'anti-épileptiques et de blocs périphériques. Le problème diagnostique apparaît quand plusieurs facteurs sont imbriqués comme les plaques de démyélinisation, la compression vasculaire ou une lésion périphérique.

Autres neuropathies crâniennes (IX, NLS, VII bis)

La *névralgie du glossopharyngien idiopathique* est moins fréquente que celle du nerf trijumeau. La douleur paroxystique, évoluant par crises de quelques secondes a une à deux minutes, est unilatérale (le plus souvent à gauche), localisée à l'amygdale, au conduit auditif externe, à la base de langue, et irradie dans l'oreille et l'angle mandibulaire. L'intensité est sévère, parfois syncopale. Elle est déclenchée à partir d'une zone gâchette par la déglutition, la toux, la phonation, la rotation du cou. La douleur peut s'accompagner de toux, d'hypersialorrhée, de troubles du rythme cardiaque (bradycardie, oppression thoracique, voire syncope) et, dans les formes sévères, d'une altération de l'état général avec amaigrissement. L'accès douloureux est suivi d'une période réfractaire plus ou moins longue. Les crises se répètent plusieurs fois par jour, et l'évolution est entrecoupée de périodes de rémission.

On distingue la forme otitique ou tympanique se limitant à une douleur de l'oreille, à distinguer de la névralgie géniculée développée aux dépens du nerf intermédiaire de Wrisberg (VII bis), localisée au conduit auditif et à la région profonde de l'oreille, déclenchée par le premier contact alimentaire, accompagnée parfois d'une éruption dans la zone de Ramsay-Hunt, d'un goût métallique, d'une paralysie faciale et d'origine post-zostérienne.

Le diagnostic différentiel se pose essentiellement avec les formes symptomatiques liées à une atteinte infectieuse (amygdalite, otite, tuberculose), un cancer ORL (dysphonie, dysphagie, examen ORL endoscopique et tomodensitométrie pathologiques), une cause neurologique (tumeur de la fosse cérébrale postérieure, neurinome), avec abolition du réflexe nauséeux, hypo-esthésie, parésie du voile, atteinte des autres paires crâniennes. Les autres névralgies sont plus rares comme la névralgie du nerf laryngé supérieur (douleur latérale du cou au niveau de l'os hyoïde déclenchée par la déglutition à vide) [4], le syndrome cou-langue associant une paresthésie de la langue lors des mouvements de rotation du cou, le discuté syndrome d'Eagle secondaire à une irritation du nerf au niveau de l'apophyse styloïde longue calcifiée.

Le traitement est médical, similaire à celui de la névralgie faciale et fondé sur les anti-épileptiques, ou chirurgical de décompression du conflit entre ce nerf et l'artère cérébelleuse postéro-inférieure ou l'artère vertébrale [2, 19].

Algies faciales de mécanismes inflammatoire et immunologique

Les algies faciales au cours des connectivites sont liées aux altérations des muqueuses, oropharyngées, nasales, ou à une neuropathie trigéminale et surtout décrites au cours du lupus érythémateux systémique, de la sclérodermie systémique et du syndrome de Goujerot-Sjögren. L'artérite à cellules géantes (maladie de Horton) est traitée au chapitre S03-P01-C15. Les douleurs inflammatoires liées aux ulcérations muqueuses s'accompagnent ou non de surinfection (candidose) et sont localisées au palais dur et aux gencives [23]. Dans le syndrome de Goujerot-Sjögren, la douleur peut être contemporaine de tuméfactions glandulaires parotidiennes ou maxillaires, de la xérostomie buccale (brûlures linguales et gingivales) [25]. Le diagnostic repose sur la biopsie des glandes salivaires principales ou accessoires. Le traitement de la xérostomie (sialogogues, substituts salivaires) et surtout l'hygiène buccodentaire peuvent apporter un certain confort au patient. La corticothérapie est proposée s'il existe des tuméfactions.

Quelle que soit la connectivite, les neuropathies faciales trigéminales surviennent précocement, évoluent de manière progressive et peuvent se bilatéraliser.

Les algies orofaciales sont parfois difficiles à différencier des autres céphalées ou des douleurs projetant sur la face. Seule l'analyse clinique aidée de la biologie et/ou de l'imagerie va permettre de les identifier et impliquer plusieurs spécialités : ORL-stomatologie, ophtalmologie-neurologie.

Bibliographie

1. BÉGUÉ P. Angines. *In* : P Gehanno, P Leophonte. Infections des voies respiratoires hautes et basses, 2ᵉ éd. Paris, PIL, 1997 : 118-130.
2. BOCH AL, OPPENHEIM C, BIONDI A et al. Glossopharyngeal neuralgia associated with a vascular loop demonstrated by magneticresonance imaging. Acta Neurochir (Wien), 1998, *140* : 813-818.
3. BONFILS P, PAOLI C, CYMES M. Sinusites sphénoïdales. Encycl Méd Chir (Paris), Oto-Rhino-Laryngologie, 1993, 20430 E10, 4 pages.
4. BRUYN GW. Superior laryngeal neuralgia. Cephalalgia, 1983, *3* : 240.
5. CHUA KS, REDDY SK, LEE MC, PATT RB. Pain and loss function in head and neck cancer survivors. J Pain Symptom Manage, 1999, *18* : 193-202.
6. CLERICO DM, EVAN K, MONTGOMERY L et al. Endoscopic sinonasal surgery in the management of primary headaches. Rhinology, 1997, *35* : 98-102.
7. DE BOER M, MC CORMICK L, PRUYN J et al. Physical and psychosocial correlates of head and neck cancer : a review of literature. Otolaryngol Head Neck Surgery, 1999, *3* : 427-436.
8. FEINMANN C. Idiopathic orofacial pain : a multidisciplinary problem : the contribution of psychiatry and medicine to diagnosis and management. *In* : JN Campbell. Pain : an updated review. Seattle, IASP Press, 1996 : 397-402.
9. FERRENTE FM, BEARN L, ROTHROCK R, KING L. Botulism toxin type A in the treatment of myofascial pain. American Society of Anesthesiology, 2002, Abstract n° A-439.
10. FLOTTES K, CLERC P, RIU R, DEVILLA F. Les syndromes algiques. *In* : La physiologie des sinus. Paris, Arnette, 1960.
11. GAIN P, THURET G, CHIQUET C et al. Blocs faciaux dans le traitement de la douleur aiguë du zona ophtalmique. J Fr Ophtalmol, 2003, *26* : 7-14.
12. GIANNINI PJ, SHETTY KV. Diagnosis and management of oral candidiasis. Otolaryngol Clin North Am, 2011, *44* : 231-240.
13. GRAFF-RADFORD SB, SOLBERG WK. Atypical odontalgia. J Craniomandib Disord Facial Oral Pain, 1992, *6* : 260-266.
14. GROND S, ZECH D, LYNCH J et al. Validation of World Health Organization guidelines for pain relief in head and neck cancer. A prospective study. Ann Otol Rhinol Laryngol, 1993, *102* : 342-348.
15. HAKANSON S. Trigeminal neuralgia treated by injection of glycerol into the trigeminal cistern. Neurosurgery, 1984, *14* : 424.
16. HAPAK L, GORDON.A., LOCKER D et al. Differentiation between musculoligamentous, dentoalveolar, and neurologically based craniofacial pain with a diagnostic questionnaire. J Orofacial Pain, 1994, *8* : 357-368.
17. HERMAN P. Pharyngites et phlegmon péri-amygdalien. *In* : P Tran Ba Huy, Y Manach. Les urgences en ORL. Soc française d'ORL et de chirurgie de la face et du cou, 2002 : 145-154.
18. HIS. The international classification of headache disorders, 3ʳᵈ ed (beta version). Headache Classification Committee of the International Headache Society (IHS), 2013, *33* : 629-808.
19. HITOTSUMATSU T, MATSUSHIMA T, INOUE T. Microvascular decompression for treatment of trigeminal neuralgia, hemifacial spasm, and glossopharyngeal neuralgia three surgical approach variations : technical note. Neurosurgery, 2003, *53* : 1436-1441 ; discussion : 1442-1443.
20. HOOGE JP, REDEKOP WK. Trigeminal neuralgia in multiple sclerosis. Neurology, 1995, *45* : 1294-1296.
21. JACKSON L, GIBBONS R, MEYER G, INOUYE L. The effect of treating herpes zoster with oral acyclovir in preventing postherpetic neuralgia. A meta-analysis. Arch Intern Med, 1997, *157* : 909-912.
22. JANETTA PJ. Microsurgical approach to the trigeminal nerve for tic douloureux. Prog Neurosurg, 1976, *7*, 180-200.
23. JONSSON R, HEYDEN G, WESTBERG NG, NYBERG G. Oral mucosal lesions in systemic lupus erythematosus. J Rheumatol, 1984, *11* : 38-42.
24. LAPRESLE RL, METREAU R. Atteintes trigéminales révélatrices d'une syringomyélie et d'une malformation de la charnière occipito-vertébrale. Nouv Presse Méd, 1978, *7* : 103-104.
25. MAHONEY EJ, SPIEGEL JH. Sjögren's disease. Otolaryngol Clin North Am, 2003, *36* : 733-745.
26. MANOLOPOULOS L, VLASTARAKOS PV, GEORGIOU L et al. Myofascial pain syndromes in the maxillofacial area : a common but underdiagnosed cause of head and neck pain. Int J Oral Maxillofac Surg, 2008, *37* : 975-984.
27. MARAN AGD. Infections of the pharynx. *In* : A Maran. Logan Turner's diseases of the nose, throat and ear, 10ᵗʰ ed. New York, Butterworth Heinemann, 1988 : 84-93.
28. MARBACH JJ. Is phantom tooth pain a deafferentation (neuropathic) syndrome ? Part I : evidence derived from pathophysiology and treatment. Oral Surg Oral Med, Oral Pathol, 1993, *75* : 95-105.
29. MAX MB, SCHAFFER SC, CULNANE M et al. Amitriptyline but not lorazepam, relieves postherpetic neuralgia. Neurology, 1988, *38* : 1427-1432.
30. MEANEY JF, ELDRIDGE PR, DUNN LT et al. Demonstration of neurovascular compression in trigeminal neuralgia with magnetic resonnance imaging. Comparaison with surgical findings in 52 consecutive operative cases. J Neurosurg, 1995, *83* : 799-805.
31. NAVEZ M, LAURENT B. Douleurs neuropathiques iatrogènes de la face. À propos de quelques formes trompeuses. Doul Analg, 2002, *3*, 137-145.
32. NAVEZ ML. Douleur secondaire au traitement du cancer ORL. Ann Otolaryngol Chir Cervicofac, 2007, *124* : S39-44.
33. NEILSON K, FIELD EA. Trigeminal neuralgia : a cautionary tale. Br Dent J, 1994, *176* : 68-70.
34. OKESON JP. Orofacial pain : guidelines for assessment, classification, and management. Chicago, Quintessence 1996.
35. PENG LI, WEI WANG, YI LIU et al. Clinical outcomes of 114 patients who underwent gamma-knife radiosurgery for medically refractory idiopathic trigeminal neuralgia. J Clin Neuroscience, 2012, *19* : 71-77.
36. PFAFFENRATH V, RATH M, PÖLLMANN W, KEESER W. Atypical facial pain : application of the IHS criteria in a clinical sample. Cephalalgia, 1993, *12* : 84-88.
37. PIETTE E, REYCHLER H. Traité de pathologies buccale et maxillo-faciale. Bruxelles, De Boeck-Wesmael, 1991.
38. PRADES JM, PATOUILLARD B, TRINGALI S et al. Pharyngite chronique et reflux gastro-œsophagien. Résultats de la pH-métrie post-prandiale de 3 heures. Étude prospective de 102 patients adultes. JF ORL, 2002, *51* : 22-25.
39. PUCA A, MEGLIO M, VARI R et al. Evaluation of fifth nerve dysfunction in 136 patients with middle and posterior cranial fossae tumors. Eur Neurol, 1995, *35* : 33-37.
40. REBEIZ E, RASTANI K. Sinonasal facial pain. Otolaryngol Clin North Am, 2003, *36* : 1119-1126.
41. REMICK RA, BLASBERG B, BARTON JS et al. Ineffective dental and surgical treatment associated with atypical facial pain. Oral Surg, 1983, *55* : 355-358.
42. RENTON T, DURHAM J AGGARWAL V. The classification and differential diagnosis of orofacial pain. Expert Rev Neurother, 2012, *12*, 569-576.
43. RIVNER MH. The neurophysiology of myofascial pain syndrome. Myofascial Pain 2002, *5* : 432-440.
44. ROUVIER P, GARCIA C, DEHON A, COLOGNOLI R. Sinusites frontales. Encycl Méd Chir (Paris), Oto-Rhino-Laryngologie, 1991, 20430 D10, 10 pages.
45. ROWBOTHAM MC, FIELDS HL. Post-herpetic neuralgia : the relation of pain complaint, sensory disturbance, and skin temperature. Pain, 1989, *39* : 129-144.
46. SEONG-HYUN PARK, SUNG-KYOO HWANG. Outcomes of gammaknife radiosurgery for trigeminal neuralgia after a minimum 3-year follow-up. J Clin Neurosci, 2011, *18* : 645-648.
47. SERRIE A, MOURMAM V, TOUSSAINT M, THUREL C. Algies craniofaciales. Encycl Méd Chir (Paris), Oto-Rhino-Laryngologie, 2008, 20-940-A-10.
48. SHARAV Y. Orofacial pain : dental, vascular, and neuropathic, an updated review : refresher. Pain, 2002 : 433-445.
49. SINDRUP SH, JENSEN TS. Pharmacologic treatment of pain in polyneuropathy. Neurology, 2000, *55* : 915-920.
50. SVENSON P. Orofacial musculoskeletal pain. Pain 2002, An updated review : Refresher course. Syllabus, IASP, *44* : 447-458.
51. SWEET WH, WEPSIC JG. Controlled thermocoagulation of trigeminal ganglion and rootlets for differential destruction of pain fibers. J Neurosurgery, 1974, *40*, 143.
52. THUREL C. Traitement de la névralgie facile essentielle par thermocoagulation sélective du ganglion de Gasser. Rev Stomatol, 1977, *5* : 299-314.
53. THUREL C, SERRIE A. Retrogasserian glycerol injection as treatment for trigeminal neuralgia. Treatment of chronic pain. Possibilities, limitations and long-term follow-up. Mumenthaler, Harwood Academic Publishers, 1990.

54. THUREL C, SERRIE A. Névralgie faciale essentielle. Névralgie du trijumeau. « Tic douloureux de Trousseau ». Douleurs : évaluation-diagnostic-traitement, 2009, *10* : 142-147.
55. WEST W, JONES NS. Endoscopy-negative, computed tomography-negative facial pain in a nasal clinic. Laryngoscope, 2001, *111* : 581-586.
56. WODA A, PIONCHON P. Tableau sémiologique et hypothèses physiopathologiques des algies orofaciales idiopathiques. Rev Neurol, 2001, *57* : 265-283.
57. ZAKRZEWSKA JM. The burning mouth syndrome remains an enigma. Pain, 1995, *62* : 253-257.

Toute référence à cet article doit porter la mention : Navez ML, Serrie A. Douleurs orofaciales. *In* : L Guillevin, L Mouthon, H Lévesque. Traité de médecine, 5ᵉ éd. Paris, TdM Éditions, 2018-S10-P01-C06 : 1-10.

Chapitre S10-P01-C07
Douleurs neuropathiques

NADINE ATTAL ET DIDIER BOUHASSIRA

La douleur neuropathique est définie comme une « douleur secondaire à une lésion ou une maladie affectant le système somatosensoriel » [49]. Elle témoigne donc d'une véritable pathologie des systèmes nociceptifs. Elle survient dans la zone « désafférentée » correspondant au territoire d'innervation de la lésion et est associée à un déficit parfois important de la sensibilité aux stimulations tactiles ou thermiques. Ainsi toute lésion du système nerveux périphérique (polyneuropathies sensitives, douleur post-zostérienne, lésions nerveuses post-chirurgicales, sciatique chronique…) ou central (douleur après un accident vasculaire cérébral, lésions médullaires, sclérose en plaques…) peut-elle générer des douleurs neuropathiques (Tableau S10-P01-C07-I). Ces douleurs sont caractérisées par une symptomatologie particulière ainsi que par leur tendance à la chronicité et leur caractère réfractaire aux analgésiques conventionnels. Ce chapitre fait le point sur l'épidémiologie générale, le diagnostic, l'évaluation, les principaux mécanismes et la prise en charge symptomatique des douleurs neuropathiques.

Épidémiologie générale

Une étude épidémiologique française, l'étude STOPNEP (*study of the prevalence of neuropathic pain*) a évalué pour la première fois la prévalence des douleurs neuropathiques en population générale au moyen de l'outil de dépistage DN4 (douleur neuropathique en 4 questions) [17]. Selon cette étude, qui s'est appuyée sur un échantillon représentatif de l'ensemble de la population générale française, la prévalence des douleurs chroniques est de 31 % en population générale et celle des douleurs ayant des caractéristiques neuropathiques est de 6,9 %. Ces chiffres sont proches de ceux obtenus dans d'autres études réalisées au Royaume-Uni avec un autre outil de dépistage (8 %) [48]. Dans l'étude STOPNEP, l'intensité de la douleur neuropathique était modérée dans près de trois quarts des cas, représentant une prévalence des douleurs neuropathiques d'intensité modérée à sévère de 5,1 %. Cette étude suggère fortement que la prévalence des douleurs neuropathiques chroniques a été largement sous-estimée. L'étude a également indiqué que l'impact de la douleur neuropathique sur la qualité de vie, le sommeil et sur les symptômes anxieux et dépressifs était supérieur à celui des douleurs non neuropathiques, et que ceci était lié de façon spécifique au caractère neuropathique de la douleur [3].

Diagnostic et évaluation clinique des douleurs neuropathiques : apport des outils spécifiques

Les douleurs neuropathiques se caractérisent par leur grande richesse d'expression sémiologique et associent généralement des douleurs continues (brûlures, sensations de froid douloureux…) ou paroxystiques

Tableau S10-P01-C07-I Classification étiopathogénique des douleurs neuropathiques.

Lésion focale (mononeuropathie/plexopathie/radiculopathie)
Lésion nerveuse post-traumatique/post-chirurgicale[1]
– névrome, lésion partielle ou complète d'un tronc nerveux, compression, ischémie
– douleur post-amputation (névrome, douleur fantôme)
– avulsion/étirement plexique
– syndrome douloureux régional complexe (type II)
Névralgie essentielle du trijumeau/du glossopharyngien
Radiculopathie : sciatique, cruralgie, névralgie cervicobrachiale, autre
Compression nerveuse
– syndrome du canal carpien, du tunnel tarsien
– névrome de Morton
– syndrome de Parsonage-Turner
Douleur post-zostérienne
Diabète : cruralgie, névralgie intercostale, atteinte des nerfs crâniens
Cancer : plexite tumorale ou radique, méningite carcinomateuse…
Vascularite : lupus érythémateux systémique, périartérite noueuse
Polyneuropathie/polyradiculonévrite
Métabolique ou nutritionnelle : diabète, alcool, hypothyroïdie, carence en vitamine B_1 (pellagre, béribéri), carence en vitamine B_{12}
Infectieuse ou post-infectieuse : VIH, syndrome du Guillain-Barré, borréliose
Médicamenteuse
– antirétroviraux
– chimiothérapie anticancéreuse : cisplatine, vincristine, taxol, oxaliplatine, bortézomid
– autres : disulfiram, isoniazide, éthambutol, nitrofurantoïne, méthylthiouracil, métronidazole…
Cancer
– syndrome paranéoplasique
– myélome multiple
Toxique : arsenic, thallium, organophosphorés, acrylamide, éthylène oxyde
Neuropathie héréditaire : maladie de Fabry, amylose, maladie de Charcot-Marie-Tooth type 5 et type 2B
Vascularite : syndrome de Gougerot-Sjögren, lupus érythémateux systémique, sarcoïdose
Autres : érythromélalgie, neuropathie sensitive idiopathique à petites fibres, neuropathie au froid
Lésion du système nerveux central
• Accident vasculaire cérébral (notamment tronc cérébral et thalamus) et médullaire, incluant infarctus, hémorragie et malformation vasculaire
• Sclérose en plaques
• Traumatisme crânien ou médullaire incluant les douleurs post-cordotomie
• Syringomyélie/syringobulbie
• Tumeur cérébrale ou médullaire (gliome, cavernome, angiome, hémangioblastome, neurinome, schwannome…)
• Abcès médullaire ou cérébral
• Myélite (inflammatoire, infectieuse, post-vaccinale, lupique, carence en vitamine B_{12}…)
• Crises épileptiques douloureuses
• Maladie de Parkinson

(1) Contextes habituels de douleurs neuropathiques post-chirurgicales :
– thoracotomie (lésion du nerf thoracique, parfois associée à un étirement du plexus brachial) ;
– mastectomie (lésion du nerf intercostobrachial) ;
– arthroscopie ou prothèse du genou (lésion du nerf infrapatellaire) ;
– prothèse de hanche (lésion du nerf crural, rarement du nerf sciatique) ;
– traitement chirurgical de syndrome canalaire (lésion du nerf médian ou de ses branches, notamment palmaires et interdigitales pour le canal carpien) ;
– chirurgie abdominale (lésion du nerf crural ou ilio-hypogastrique) ;
– cure de hernie inguinale (lésion du nerf ilio-inguinal ou génitofémoral) ;
– *stripping* de varices (lésion du nerf saphène) ;
– avulsion de la dent de sagesse (lésion du nerf alvéolaire ou lingual) ;
– chirurgie sinusienne (lésion du nerf infra-orbitaire) ;
– biopsie lymphatique (lésion des rameaux cutanés cervicaux et du nerf grand auriculaire).
(Reproduit d'après Bouhassira D, Attal N. Les douleurs neuropathiques. Paris, Arnette-Doin, 2011.)

(décharges électriques, coups de couteau…), ainsi que des douleurs provoquées par des stimulations mécaniques (frottement, pression) ou thermiques (surtout froides) réalisant une « allodynie » (douleur évoquée par des stimulations normalement non douloureuses) ou une « hyperalgésie » (augmentation de la douleur évoquée par des stimulations normalement faiblement douloureuses). Ces symptômes qui différencient les douleurs neuropathiques des autres douleurs [12, 27] sont communs à l'ensemble des douleurs neuropathiques [6]. Aussi, en pratique, le diagnostic du caractère neuropathique d'une douleur est-il exclusivement clinique. Les examens complémentaires sont en revanche nécessaires pour le diagnostic lésionnel [27].

Sur la base de cette constatation ont été développés ces dernières années plusieurs outils de dépistage des douleurs neuropathiques, qui présentent de nombreux items communs (Tableau S10-P01-C07-II). En France, l'outil recommandé est le questionnaire DN4 [14] (Figure S10-P01-C07-1). L'étude de validation a permis d'établir qu'un score d'au moins 4 sur 10 permettait d'orienter vers le diagnostic de douleur neuropathique avec une excellente spécificité (89,9 %) et sensibilité (82,9 %), mais la partie « interrogatoire » de cet outil a également une bonne valeur diagnostique. Cet outil présente l'avantage d'une grande simplicité d'utilisation, permettant son emploi rapide en pratique clinique quotidienne. Le DN4 a été traduit dans quatre-vingt-trois langues et revalidé formellement dans douze langues [27].

Les outils de dépistage ont l'avantage de pouvoir être utilisés par le non-spécialiste pour reconnaître rapidement la composante neuropathique d'une douleur et mettre en route, le cas échéant, un traitement adapté. Ils ont aussi permis la réalisation d'études épidémiologiques dans le domaine des douleurs neuropathiques, qui manquaient totalement jusqu'à ces dernières années (voir plus haut). Ces outils ne remplacent cependant pas le jugement clinique et il existe des faux positifs et négatifs. Ils n'ont ainsi de valeur que chez un patient douloureux et non dysesthésique, et les items d'interrogatoire et d'examen clinique le cas échéant doivent se rapporter à la même zone douloureuse (si possible en cas de plusieurs zones douloureuses, la zone de douleur maximale) ; ils ne peuvent donc être appliqués que pour caractériser une seule douleur à la fois.

L'évaluation clinique des douleurs neuropathiques constitue également une étape indispensable à la mise en route d'un traitement. Ces douleurs comportant une grande diversité de symptômes, il est utile de les évaluer séparément. Plusieurs questionnaires spécifiques d'évaluation des symptômes ont été développés et validés, notamment le *neuropathic pain symptom inventory* (NPSI) [15], validé en français, traduit ou revalidé dans soixante-dix-neuf langues [27]. L'un des objectifs de ces questionnaires est, grâce à une évaluation plus fine des différents symptômes et dimensions de ces douleurs, d'identifier des sous-groupes de patients répondeurs aux traitements, dans le but de réduire les échecs thérapeutiques. En outre, les symptômes neuropathiques

Tableau S10-P01-C07-II Principaux outils de dépistage des douleurs neuropathiques.

	DN4	LANSS et S-LANSS	NPQ	ID Pain	PainDETECT
Auteurs	Bouhassira et al., 2005	Bennett, 2001	Krause et Backonja, 2003	Portenoy et al., 2006	Freynhagen et al., 2006
Nature de l'outil	Hétéro-évaluation Auto-évaluation (Sept items)	Hétéro-évaluation Auto-évaluation (S-LANNS)	Autoquestionnaire	Autoquestionnaire	Autoquestionnaire
Items	Sept items simples non quantifiés – brûlure – froid douloureux – décharges électriques – picotements – fourmillements – engourdissement – démangeaison	Cinq items composites non quantifiés – sensations étranges (picotements, piqûre, fourmillements) – peau anormale (rouge, rosée, marbrée) – sensibilité anormale au contact (caresse, port de vêtements serrés) – paroxysmes douloureux soudains (décharges électriques, élancements, salves) – impression thermique (chaleur, brûlure)	Douze items simples quantifiés – brûlure – sensibilité au contact – éclairs – engourdissement – décharges électriques – fourmillements – étau – froid douloureux – désagréable – insupportable – sensibilité aux changements climatiques	Six items simples non quantifiés – picotements – chaud/brûlure – engourdissement – décharges électriques – aggravée par le contact des habits ou des draps – limitée aux articulations	Sept items simples ou composites quantifiés – brûlure – picotements/fourmillements – sensibilité au contact léger – décharges électriques/éclairs – augmentée par le froid – engourdissement – augmentée par la pression + Quatre items temporaux
Examen clinique	Hypo-esthésie au tact (Von Frey) Hypo-esthésie à la piqûre (épingle) Allodynie au frottement (pinceau)	Allodynie ou dysesthésies au frottement Altération des seuils de détection à la piqûre			
Cotation	Sur 10 Items positifs Un point par item positif Score ≥ 4/10 : DN	Sur 24 Items positifs Pondération variable/item Score > 12/24 : mécanismes neuropathiques probables	Coefficient de pondération variable/item Deux items négatifs Fonction discriminante ≥ 0 : prédiction de DN	Plus le score est élevé, plus grande est la probabilité de DN	< 12 : DNN probable Entre 13 et 18 : origine douteuse > 19 : DN probable
Sensibilité	83 %	83 %	67 %	Non évaluée	85 %
Spécificité	90 %	87 %	74 %		80 %

Remarque : ces outils ont été validés sur de larges populations de patients neuropathiques.

DN : douleur neuropathique ; DNN : douleur non neuropathique ; DN4 : douleur neuropathique en 4 questions ; LANNS : *leeds assessment of neuropathic symptoms and signs* ; NPQ : *neuropathic pain questionnaire* ; S-LANSS : *self-completed LANSS*.

Questionnaire DN4

Répondez aux 4 questions ci-dessous en cochant une seule case pour chaque item.

INTERROGATOIRE DU PATIENT

Question 1 : La douleur présente-t-elle une ou plusieurs des caractéristiques suivantes ?

	OUI	NON
1 – Brûlure	☐	☐
2 – Sensation de froid douloureux	☐	☐
3 – Déchanges électriques	☐	☐

Question 2 : La douleur est-elle associée dans la même région à un ou plusieurs des symptômes suivants ?

	OUI	NON
4 – Fourmillements	☐	☐
5 – Picotements	☐	☐
6 – Engourdissement	☐	☐
7 – Démangeaisons	☐	☐

EXAMEN DU PATIENT

Question 3 : La douleur est-elle localisée dans un territoire où l'examen met en évidence :

	OUI	NON
8 – Hypo-esthésie au tact	☐	☐
9 – Hypo-esthésie à la piqûre	☐	☐

Question 4 : La douleur est-elle provoquée ou augmentée par :

	OUI	NON
10 – Le frottement	☐	☐

Score du patient : /10

Figure S10-P01-C07-1 Outil diagnostique DN4 de douleur neuropathique.

peuvent être corrélés à des marqueurs objectifs morphologiques ou fonctionnels (potentiels évoqués laser, imagerie...), permettant ainsi d'en préciser les bases physiopathologiques (*voir* par exemple [28]).

Examens complémentaires

Les méthodes d'évaluation complémentaire des douleurs neuropathiques incluent notamment des techniques dérivées de la psychophysique (évaluation quantitative des troubles de la sensibilité et de la douleur), électrophysiologiques (potentiels évoqués laser pour l'étude des voies nociceptives, microneurographie), de neuro-imagerie fonctionnelle (IRM fonctionnelle, tomographie par émission de positons) et neuro-anatomiques [27].

Certaines de ces méthodes peuvent être utilisées en clinique, comme l'évaluation quantitative des troubles sensitifs [8]. Ce type d'approche permet une quantification des déficits et des douleurs provoquées (allodynie, hyperalgésie). Il existe des valeurs normatives publiées sur de larges cohortes. Son plus grand intérêt en clinique est le dépistage des déficits thermiques non détectables par un examen neurologique standardisé, ce qui permet par exemple une détection précoce des neuropathies douloureuses à petites fibres [8]. Un autre avantage réside dans la possibilité de mieux évaluer les phénomènes d'allodynie, notamment au chaud ou au froid, mais l'interprétation des résultats à l'échelon individuel pour un malade reste difficile, compte tenu de la grande variabilité des valeurs normatives chez un sujet sain.

L'utilisation d'autres techniques, telles que les potentiels évoqués induits par stimulation laser, tend actuellement à dépasser le cadre des études scientifiques expérimentales pour une application plus large dans le contexte clinique [27]. Cependant les potentiels évoqués laser apparaissent bien refléter la fonction des voies nociceptives et, donc, la lésion elle-même, mais n'ont pas d'intérêt pour évaluer les phénomènes d'allodynie ou d'hyperalgésie.

D'autres techniques, telles que la microneurographie et l'imagerie cérébrale fonctionnelle, relèvent encore du domaine de la recherche. Elles peuvent être combinées entre elles pour une exploration directe de certains mécanismes physiopathologiques chez le patient.

Rappel des principaux mécanismes des douleurs neuropathiques

Plusieurs types de mécanismes périphériques ou centraux susceptibles de rendre compte de la genèse des douleurs neuropathiques ont été mis en évidence chez l'animal, notamment dans les lésions nerveuses périphériques, et représentent autant de cibles potentielles pour le développement de nouveaux traitements [9, 12, 19].

Les mécanismes périphériques les plus documentés chez l'animal incluent l'apparition de décharges d'activités anormales dites ectopiques au sein des nerfs lésés. De très nombreux travaux ont souligné le rôle de sous-types de canaux sodiques (Nav 1.3, Nav 1.7, Nav 1.8 et Nav 1.9) dont certains sont exprimés de façon sélective au niveau des nocicepteurs, mais aussi plus récemment le rôle des canaux potassiques. Le récepteur vanilloïde TRPV1 à la capsaïcine, qui joue un rôle dans la transduction de l'influx nociceptif, constitue aussi une cible potentielle pour le développement d'analgésiques. Les lésions nerveuses induisent en outre des modifications métaboliques des corps cellulaires des neurones afférents primaires localisés dans les ganglions rachidiens. En particulier, il a été mis en évidence chez l'animal une surexpression de la sous-unité $\alpha_2\delta$ des canaux calciques voltage-dépendants, qui représente le principal site de fixation de la gabapentine et de la prégabaline, largement utilisées dans le traitement des douleurs neuropathiques (*voir* plus loin) [11].

Un des mécanismes centraux les plus documentés des douleurs neuropathiques est la sensibilisation centrale, correspondant à une hyperexcitabilité des neurones nociceptifs centraux liée à des modifications directes de leurs propriétés électrophysiologiques [36]. Les acides aminés excitateurs, notamment le glutamate, jouent un rôle essentiel dans ce processus. Ceux-ci, libérés lors de l'activation des afférences primaires de petit calibre, agissent en se fixant sur des récepteurs ioniques de type AMPA (amino-3-hydroxy-5-méthyl-4-isoxalone)/kaïnate ou N-méthyl-D-aspartate (NMDA), ou bien des récepteurs « métabotropiques » couplés à une protéine G. L'administration d'antagonistes des récepteurs NMDA tels que la kétamine a des effets analgésiques chez l'homme, mais est souvent mal tolérée et utilisable surtout par voie veineuse. Les recherches portent sur le développement d'antagonistes de ces récepteurs mieux tolérés et utilisables par voie orale.

D'autres arguments expérimentaux suggèrent l'intervention de phénomènes de désinhibition segmentaire [36]. En particulier, les lésions nerveuses périphériques induisent une réduction de la concentration en acide γ-aminobutyrique (GABA) dans la corne postérieure. Or le GABA est un des principaux neuromédiateurs inhibiteurs et joue un rôle capital dans les processus d'inhibition segmentaire. Les altérations des contrôles modulateurs descendants s'exerçant sur les neurones nociceptifs médullaires jouent aussi un rôle important. Ces systèmes de modulation, issus d'un grand nombre de structures cérébrales, peuvent exercer une action facilitatrice ou inhibitrice sur la transmission médullaire des messages nociceptifs.

Enfin l'hyperexcitabilité des neurones nociceptifs pourrait aussi dépendre de mécanismes neuro-immunitaires médiés par les cellules gliales [39]. Les lésions périphériques entraînent notamment une importante activation de la microglie ipsilatérale à la lésion ainsi qu'une activation astrocytaire. Une fois activées, les cellules gliales connaissent d'importantes modifications de l'expression génique conduisant à la production et à la libération de médiateurs, dont des cytokines pro-inflammatoires susceptibles d'agir sur les neurones. Les mécanismes des interactions entre glie et neurones nociceptifs médullaires pourraient dépendre notamment des récepteurs purinergiques P2X4 (de l'ATP), des neurotrophines (*nerve growth factor* [NGF], *brain-derived neurotrophic factor* [BDNF]), de la protéine kinase p38 (MAPK) ou des chimiokines tels que la CCL2 via son récepteur CCR2, surexprimés au niveau de la microglie activée après une lésion nerveuse. Plusieurs molécules en développement clinique agissent sur les neurotrophines.

Traitement pharmacologique

La prise en charge d'un patient souffrant de douleur neuropathique reste difficile [4, 9, 24]. La plupart des études thérapeutiques ont porté sur la douleur neuropathique du diabète et la douleur post-zostérienne, considérées comme des modèles d'études des douleurs neuropathiques, mais il est actuellement reconnu que l'efficacité des traitements pharmacologiques n'est pas dépendante de l'étiologie douloureuse à quelques exceptions près.

Principales classes thérapeutiques validées

Antidépresseurs tricycliques

L'efficacité des antidépresseurs tricycliques (25-150 mg/j, médiane 75 mg), notamment l'amitriptyline (Laroxyl®), est établie dans les douleurs neuropathiques périphériques (références dans [4, 9, 24]). La plupart possèdent une autorisation de mise sur le marché (AMM) dans les douleurs neuropathiques (Tableau S10-P01-C07-III). Ces traitements agissent essentiellement sur les systèmes de modulation de la douleur, en particulier sur les contrôles inhibiteurs descendants noradrénergiques, mais ils ont aussi des propriétés stabilisantes de membrane. Leurs effets indésirables sont dépendants de la dose (*voir* Tableau S10-P01-C07-III). Il est préférable de les éviter chez les sujets âgés [1].

Antidépresseurs inhibiteurs de la recapture de la sérotonine et de la noradrénaline

L'efficacité des antidépresseurs inhibiteurs sélectifs de la sérotonine et de la noradrénaline (IRSNa) est établie dans le traitement des neuropathies périphériques du diabète, notamment en ce qui concerne la duloxétine qui possède une AMM dans cette indication (*voir* Tableau S10-P01-C07-III). Récemment, l'intérêt de la duloxétine a été confirmé dans les douleurs des neuropathies chimio-induites et la douleur centrale [45, 50]. Ces traitements agissent essentiellement en renforçant les inhibiteurs descendants mono-aminergiques de la douleur. Les effets indésirables les plus fréquents de la duloxétine comportent des nausées, une constipation ou une diarrhée, une inappétence, parfois une sécheresse de la bouche et une somnolence (*voir* Tableau S10-P01-C07-III). La venlafaxine retard est mieux tolérée que la venlafaxine immédiate, mais une élévation de la tension artérielle et des anomalies cliniquement significatives de l'ECG ont été rapportées à doses élevées (150-225 mg/j). Les doses efficaces de duloxétine sont de 60 à 120 mg/j sans supériorité démontrée de la dose de 120 mg. Seules les doses élevées de venlafaxine (150-225 mg/j) sont efficaces.

Prégabaline et gabapentine

L'efficacité de la gabapentine (AMM dans le traitement des douleurs neuropathiques périphériques de l'adulte) et de la prégabaline (AMM dans le traitement des douleurs neuropathiques périphériques et centrales de l'adulte) est largement établie dans la douleur neuropathique périphérique et centrale [4, 9], à l'exception de la neuropathie du VIH où les études sont négatives. Ces traitements agissent vraisemblablement en réduisant les phénomènes de sensibilisation centrale par leur action sur une sous-unité ($\alpha_2\delta$) des canaux. La prégabaline a l'avantage, par rapport à la gabapentine, d'une pharmacocinétique linéaire permettant la mise en évidence d'une efficacité dose-réponse, mais n'est pas mieux tolérée. Les doses efficaces sont de 1 800 à 3 600 mg/j pour la gabapentine et de 150 à 600 mg/j pour la prégabaline. Des formulations nouvelles de gabapentine non disponibles en France (gabapentine retard, gabapentine énacarbil, utilisables en une ou deux prises par jour) ont aussi fait la preuve de leur efficacité et semblent avoir une meilleure tolérance [47].

Emplâtres de lidocaïne

L'efficacité des emplâtres de lidocaïne (Versatis®, AMM européenne pour la douleur post-zostérienne), a été surtout évaluée dans la douleur post-zostérienne. La preuve de l'efficacité de ces traitements est beaucoup moins établie que pour d'autres, avec des études positives mais aussi négatives (*in* [24]), mais leur remarquable innocuité d'utilisation et l'absence de nécessité de titration constituent des avantages substantiels, notamment chez le sujet âgé. Jusqu'à 3 emplâtres par 24 heures peuvent être appliqués sur la zone douloureuse pendant une durée maximale de 12 heures.

Patches de haute concentration de capsaïcine

La capsaïcine est un agoniste des récepteurs vanilloïdes (TRPV1 pour *receptor potential vanilloid 1*) sur les fibres nociceptives. Cette activation des récepteurs induit une dépolarisation, l'initiation d'un potentiel d'action et la transmission des influx nociceptifs à la moelle épinière. Après plusieurs jours d'application, les neurones sensoriels contenant les récepteurs TRPV1 sont désensibilisés, ce qui réduit la transmission douloureuse. Les crèmes à base de capsaïcine, faiblement efficaces, ont un intérêt limité par la nécessité d'applications répétées. L'efficacité à long terme – bien que modeste – d'une application unique de hautes concentrations de capsaïcine (8 %) appliquée sur l'aire douloureuse a été établie par rapport à de faibles concentrations (0,04 %) dans la douleur post-zostérienne et la neuropathie douloureuse du VIH (*in* [24]). Cependant pour des raisons peu claires, la durée optimale d'application des patches permettant d'induire un effet analgésique est différente entre la douleur post-zostérienne (60 minutes) et la neuropathie douloureuse du VIH (30 minutes). Les effets indésirables sont essentiellement liés aux réactions cutanées à la capsaïcine. Le traitement ne provoque pas de troubles de la sensibilité après applications répétées au bout d'un an [44]. Des études effectuées sur des biopsies de peau chez les sujets sains ont montré une altération transitoire de la densité des fibres intra-épidermiques avec récupération après 6 mois [33], mais ces données ne sont pas nécessairement extrapolables aux patients présentant des lésions nerveuses périphériques. Les patches de capsaïcine sont disponibles en France en dispensation hospitalière et ont une AMM européenne pour le traitement des douleurs neuropathiques périphériques à l'exclusion du diabète. Ils peuvent être appliqués pendant 30 minutes sur les pieds et 60 minutes sur le reste du corps (à l'exception du visage) et peuvent couvrir jusqu'à 1 100 cm² de surface cutanée.

Tramadol

Le tramadol (200-400 mg/j) est une molécule aux propriétés agonistes opiacés μ et inhibitrices de la recapture des monoamines, dont l'efficacité a été démontrée essentiellement sur les douleurs des polyneuropathies [4]. Il présente de nombreux effets indésirables (*voir* Tableau S10-P01-C07-III) et peut aggraver des troubles cognitifs

Tableau S10-P01-C07-III Mécanismes d'action, doses, précautions d'emploi et effets indésirables des traitements pharmacologiques usuels de la douleur neuropathique.

	Principaux mécanismes d'action	Principaux effets indésirables	Précautions d'emploi	Autres bénéfices	Dose initiale (dose maximale) Dose moyenne	Titration
Antidépresseurs tricycliques						
Amitriptyline, clomipramine	Inhibition de la recapture des monoamines, effet anticholinergique, blocage des canaux sodiques, action sur les récepteurs β_2	Somnolence, effets anticholinergiques, prise de poids, troubles de la conduction, confusion	Pathologie cardiaque (ECG), glaucome, adénome prostatique, épilepsie, utilisation de tramadol	Amélioration de la dépression (doses minimales : 75 mg/j) Effet sédatif (amitriptyline) Effet anti-panique (clomipramine)	10-25 mg le soir (150 mg/j) Dose moyenne efficace : 75 mg/j	Augmentation de 10-25 mg tous les 3-7 jours jusqu'à l'efficacité ou l'apparition d'effets indésirables
Antidépresseurs IRSNa						
Duloxétine	Inhibition de la recapture de la sérotonine et de la noradrénaline	Nausées, vomissements Sécheresse de la bouche	Pathologie hépatique, hypertension, utilisation de tramadol	Amélioration de la dépression et de l'anxiété généralisée Amélioration du sommeil	30 mg/j (120 mg en 2 prises) Dose moyenne efficace : 60 mg/j	Débuter à 30 mg/j et augmenter de 30 mg au bout d'une semaine
Venlafaxine	Inhibition de la recapture de la sérotonine et de la noradrénaline	Nausées, hypertension à fortes doses, modifications de l'ECG dans 5 % des cas	Pathologie cardiaque, hypertension, utilisation de tramadol	Amélioration de la dépression et de l'anxiété généralisée Amélioration du sommeil	37,5 mg/j (225 mg/j) Dose moyenne : 150-225 mg/j	Augmentation de 37,5 à 75 mg/sem selon la tolérance
Agonistes $\alpha_2\delta$						
Gabapentine	Action sur la sous-unité $\alpha_2\delta$ des canaux calciques Effet sur la sensibilisation centrale	Somnolence, vertige, œdèmes périphériques, prise de poids	Réduire les doses en cas d'insuffisance rénale	Amélioration de l'anxiété généralisée et du sommeil Pas d'interaction médicamenteuse	100-300 mg 1 à 3 fois par jour (1 200 mg 3 fois par jour) Dose moyenne : 1 800 mg/j	Augmentation de 100-300 mg 3 fois par jour tous les 3-7 jours selon la tolérance
Prégabaline	Action sur la sous-unité $\alpha_2\delta$ des canaux calciques Effet sur la sensibilisation centrale	Somnolence, vertige, œdèmes périphériques, prise de poids	Réduire les doses en cas d'insuffisance rénale	Amélioration de l'anxiété généralisée et du sommeil Pas d'interaction médicamenteuse	25-75 mg/j (300 mg 2 fois par jour) Dose moyenne : 300 mg/j	Augmentation de 75 mg/j tous les 3-7 jours selon la tolérance
Emplâtres de lidocaïne						
Lidocaïne 5 %	Blocage des canaux sodiques	Érythème, prurit, rash	Ne pas appliquer sur peau lésée	Pas d'effet systémique	1-3 patchs (3 patchs) sur la zone douloureuse 12-16 h/j	Aucune
Agonistes opioïdes						
Tramadol	Agoniste des récepteurs μ et inhibition des monoamines	Nausées-vomissements, constipation, somnolence, dysurie	Antécédent d'abus de substance psychoactive, de tentative de suicide, prise d'antidépresseurs, sujet âgé	Effet antalgique rapide, effet sur la douleur inflammatoire	50 mg/j (400 mg/j, 300 mg/j après 75 ans) Dose moyenne : 200-400 mg	Augmentation de 50-100 mg tous les 3-7 jours
Morphine, oxycodone	Agoniste des récepteurs μ (l'oxycodone peut aussi avoir un effet antagoniste κ)	Nausées-vomissements, constipation, somnolence, dysurie	Antécédent d'abus de substance psychoactive, de tentative de suicide, risque de mésusage au long cours, tolérance	Effet antalgique rapide, effet sur la douleur inflammatoire	10 mg de morphine toutes les 4 heures (doses équi-analgésiques pour d'autres opiacés) (jusqu'à 300 mg de morphine ont été utilisés)	Au bout de 1 à 2 semaines, passer aux opiacés retard Utilisation d'opiacés d'action rapide selon la douleur
Patchs de capsaïcine 8 %	Agoniste des récepteurs TRPV1	Douleur et signes inflammatoires locaux au cours de l'application pouvant nécessiter une antalgie majeure	Précaution d'emploi en cas d'HTA non contrôlée et de pathologie cardiaque en cours Nécessité d'une surveillance hospitalière Éviter l'application sur les muqueuses et sur le visage	Effet durable (3 mois) après une application	Une application de 30 minutes (neuropathie du VIH) ou 60 minutes (douleur post-zostérienne) sur la zone douloureuse ; le temps d'application pour les autres affections n'est pas codifié	Aucune

ECG : électrocardiogramme ; HTA : hypertension artérielle ; TRPV1 : *transient receptor potential vanilloide* 1.
(Reproduit d'après Attal N. Traitement pharmacologique des douleurs neuropathiques. Encycl Méd Chir [Paris], Neurologie, 17-023-A95, 2013, 10 pages.)

notamment chez le sujet âgé. Compte tenu de ses effets bénéfiques sur les douleurs inflammatoires, il pourrait présenter un avantage dans les douleurs dites « mixtes », associant des mécanismes neuropathiques et inflammatoires, comme les lombosciatiques chroniques.

Opiacés

Après une longue controverse sur leur efficacité sur la douleur neuropathique, il est désormais largement établi que les opiacés (oxycodone, méthadone, morphine) sont efficaces sur la douleur neuropathique périphérique [4]. Divers risques peuvent être associés à la prise au long cours d'opiacés pour la douleur chronique, tels que les altérations de l'immunité, l'hypogonadisme, le risque d'addiction, et l'hyperalgésie aux opiacés. De ce fait, les opiacés forts sont considérés comme des traitements de recours des douleurs chroniques neuropathiques à l'exception des douleurs neuropathiques du cancer. Le tapentadol (disponible dans plusieurs pays européens mais pas encore en France) est une molécule aux propriétés opiacées et inhibitrices de la recapture des monoamines. À ce jour, trois études contrôlées ont utilisé le tapentadol dans les douleurs neuropathiques diabétiques, dont deux positives mais avec une efficacité modeste [24].

Traitements insuffisamment validés

Autres anti-épileptiques

Les autres anti-épileptiques ont une efficacité nulle (lévétiracétam) ou discordante dans les études multicentriques des douleurs neuropathiques (topiramate, oxcarbazépine, lacosamide, zonisamide, valproate de sodium), ce qui n'exclut pas leur efficacité sur des sous-groupes de patients [3, 10]. Le clonazépam, anti-épileptique aux propriétés sédatives et myorelaxantes, n'a pas fait l'objet d'études contrôlées dans les douleurs neuropathiques et n'a pas d'AMM dans la douleur. Il n'est donc pas recommandé actuellement dans le traitement des douleurs neuropathiques. En outre, ce traitement a fait l'objet de modifications des conditions de prescription et de délivrance (communiqué de presse de l'Afssaps, 18 octobre 2011) en raison du risque potentiel d'abus, de dépendance et d'usage détourné.

Cannabinoïdes

L'intérêt thérapeutique potentiel des cannabinoïdes dans le traitement de la douleur a fait l'objet de multiples investigations depuis la découverte des récepteurs cannabinoïdes et de leurs ligands endogènes. Les résultats des cannabinoïdes administrés par voie transmuqueuse (Sativex®, 2,7 mg, association de Δ_9-tétrahydrocannabinol/2,5 mg cannabidiol) sont plutôt défavorables dans la douleur neuropathique (les études portant surtout sur les douleurs de la sclérose en plaques), avec plus d'essais négatifs que positifs [35]. De ce fait, le Sativex® possède une AMM limitée au traitement de la spasticité douloureuse de la sclérose en plaques. Bien que les études contrôlées n'aient pas fait état d'atteinte cognitive ou d'effet psychoactif, il est bien connu que le cannabis peut exacerber des troubles mentaux préexistants. Le risque de tolérance et de dépendance chez les patients douloureux chroniques après utilisation au long cours est débattu.

Traitements émergents ou en développement

Toxine botulinique de type A

La toxine botulinique de type A, une neurotoxine puissante couramment utilisée pour le traitement de la dystonie et de la spasticité focale, semble présenter des effets analgésiques indépendants de son action musculaire. Six études randomisées contrôlées versus placebo ont rapporté l'efficacité à long terme d'injections sous-cutanées de toxine botulinique dans la zone douloureuse (50 à 300 unités) chez des patients présentant une douleur neuropathique périphérique ou une névralgie faciale [5, 18, 40]. Une étude tricentrique récente a indiqué le bénéfice de deux administrations successives de toxine botulinique à 3 mois d'intervalle, avec un effet renforcé de la seconde injection [5]. Cependant une étude multicentrique non publiée était négative dans la douleur post-zostérienne (site Allergan). Les seuls effets indésirables significatifs étaient la douleur au cours de l'injection.

Molécules en développement

Plusieurs molécules actives sur de nouvelles cibles sont actuellement en développement préclinique ou clinique (phase II) pour le traitement des douleurs neuropathiques [34, 37] (Figure S10-P01-C07-2). Une étude multicentrique récente a indiqué notamment l'intérêt potentiel d'un inhibiteur de l'angiotensine 2, qui pourrait agir sur la transmission nociceptive par l'intermédiaire des protéines kinases au niveau du ganglion sensitif, dans les douleurs post-zostériennes [42].

Ces traitements sont-ils comparables entre eux et peut-on les associer ?

Plusieurs études comparatives ont rapporté une efficacité similaire de la gabapentine à un antidépresseur tricyclique (nortriptyline), de la prégabaline ou de la lamotrigine par rapport à l'amitriptyline et de la duloxétine par rapport à l'amitriptyline [24, 32]. Cependant ces études avaient un échantillon limité ne permettant pas de conclure

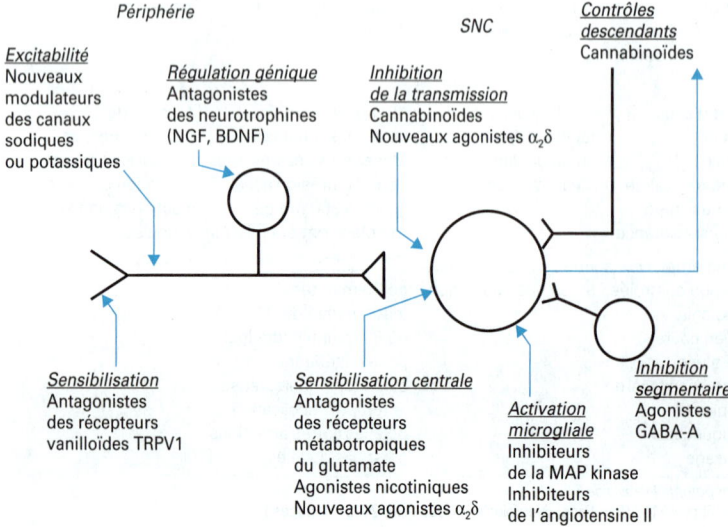

Figure S10-P01-C07-2 Principales cibles pharmacologiques des traitements en développement pour les douleurs neuropathiques. BDNF : *brain-derived neutrophic factor* ; GABA : acide γ-aminobutyrique ; MAP : *mitogen activated protein* ; NGF : *nerve growth factor* ; SNC : système nerveux central ; TRPV1 : *transient receptor potential vanilloide* 1.

formellement. L'intérêt d'associations thérapeutiques par rapport à la monothérapie a également été établi dans les douleurs neuropathiques, notamment en ce qui concerne l'association gabapentine-morphine ou gabapentine-nortriptyline par rapport à la monothérapie [26]. Récemment, une large étude multicentrique a comparé, chez des patients non répondeurs à un traitement en monothérapie par duxoxétine 60 mg/j ou prégabaline 300 mg/j, l'efficacité de l'association de ces deux traitements à celle de la monothérapie par l'un des deux traitements à doses maximales (soit prégabaline 600 mg et duloxétine 120 mg). Cette étude n'a pas mis en évidence de différence d'efficacité de l'association thérapeutique par rapport à la monothérapie à doses élevées [46], suggérant que les deux alternatives thérapeutiques sont possibles chez un patient non répondeur à la monothérapie à doses modérées.

Recommandations thérapeutiques actuelles

Sur la base des recommandations nationales [38] et internationales [24], les antidépresseurs tricycliques, les antidépresseurs inhibiteurs de la recapture de la sérotonine et de la noradrénaline (notamment la duloxétine) et les anti-épileptiques gabapentine et prégabaline sont proposés en première intention pour le traitement des douleurs neuropathiques périphériques ou centrales [22, 24]. Ces traitements peuvent secondairement être associés entre eux en cas d'efficacité partielle (environ 30 à 50 % de soulagement) et de tolérance acceptable. Les emplâtres de lidocaïne et les patches de haute concentration de capsaïcine sont recommandés en seconde intention dans les douleurs neuropathiques périphériques, lorsque l'aire douloureuse est limitée, seuls ou en association avec les autres traitements. Ils peuvent être proposés en première intention en cas de risque ou de contre-indication des traitements systémiques. Les autres traitements de seconde intention incluent le tramadol. Les traitements de recours incluent les opiacés forts, seuls ou en association à l'un des traitements précédents et, en cas de douleur neuropathique périphérique focale, la toxine botulinique (en milieu hospitalier et réservée aux spécialistes). La conduite à tenir et les principaux effets indésirables de ces traitements sont résumés dans le tableau S10-P01-C07-III.

Peut-on prédire la réponse thérapeutique dans la douleur neuropathique ?

Malgré le développement de nouvelles molécules et l'utilisation croissante d'associations thérapeutiques rationnelles, la réponse aux traitements pharmacologiques des douleurs neuropathiques est modeste, avec un répondeur sur 6 à 7 en moyenne par rapport au placebo dans les méta-analyses [24]. Une raison peut tenir à l'effet placebo, notamment dans les essais thérapeutiques récents [31]. Des méthodologies « enrichies » ont été proposées pour tenter de compenser ce problème [29]. Certains facteurs, tels que l'âge et une intensité douloureuse plus élevée au départ, semblent être associés à une meilleure réponse thérapeutique [23]. Enfin, il est de plus en plus établi que la prise en compte des profils symptomatiques des patients permettrait de réduire les échecs thérapeutiques [3, 10, 13, 25]. Par exemple, il a été mis en évidence que les patients présentant une allodynie mécanique répondaient mieux aux bloqueurs des canaux sodiques que les autres. Une analyse post-hoc de quatre essais cliniques négatifs de la prégabaline dans plusieurs types de douleurs neuropathiques (diabète, traumatisme, douleur centrale, infection par le VIH) a montré que la prégabaline était supérieure au placebo chez des patients présentant notamment une prédominance de douleurs à type de brûlure, de décharges électriques associées à des dysesthésies. Une étude négative sur un inhibiteur des chimiokines a montré que ce traitement améliorait en réalité uniquement certaines dimensions de la douleur neuropathique, en particulier les décharges électriques [30].

Traitement non pharmacologique

La stimulation électrique transcutanée a surtout fait ses preuves dans le traitement des douleurs neuropathiques du diabétique et dans la radiculalgie chronique [21]. La stimulation magnétique transcrânienne répétitive commence à être utilisée en routine dans certains centres ; apparaît efficace, tout au moins à court terme, dans le traitement des douleurs neuropathiques périphériques ou centrales [2, 20].

Certaines techniques plus invasives peuvent être proposées en cas d'échec des traitements pharmacologiques ; c'est le cas des stimulations médullaires chroniques, validées notamment dans les lomboradiculalgies chroniques post-opératoires, ou de la stimulation du cortex moteur dont les indications sont désormais élargies aux douleurs périphériques ou centrales réfractaires [23]. L'administration intrathécale d'analgésiques tels que le ziconotide, bloqueur des canaux calciques spécifiques, peut aussi être proposée [41]. La DREZtomie, lésion effectuée au niveau de la zone d'entrée de la racine postérieure de la moelle (*dorsal root entry zone*) impliquant un ou plusieurs segments médullaires, a sa place dans de rares indications (douleurs associées aux avulsions plexiques notamment).

Dans tous les cas les techniques dites complémentaires telles que la relaxation, l'hypnose et l'acupuncture peuvent être proposées, notamment en complément des traitements pharmacologiques ou chez les patients intolérants ou réfractaires à ces traitements.

Conclusion

Les douleurs neuropathiques peuvent être liées à un grand nombre de lésions nerveuses périphériques ou centrales. Malgré cette hétérogénéité étiologique, ces douleurs peuvent être considérées comme une entité indépendante du fait d'une symptomatologie commune, et relèvent en règle générale d'un traitement similaire quelle que soit l'étiologie. Les avancées cliniques depuis ces dernières années ont comporté le développement et la validation de nouveaux outils diagnostiques et d'évaluation de ces douleurs, permettant de réaliser des études épidémiologiques en population générale et de mieux évaluer la réponse thérapeutique. L'élaboration de recommandations thérapeutiques internationales devrait permettre d'aboutir à une prise en charge plus standardisée de ces douleurs. De nombreuses molécules sont en développement dans le traitement de ces douleurs dont certaines, comme les inhibiteurs de l'angiotensine II, semblent prometteuses.

Bibliographie

1. AMERICAN GERIATRICS SOCIETY, BEERS CRITERIA UPDATE EXPERT PANEL. American Geriatrics Society updated Beers Criteria for potentially inappropriate medication use in older adults. J Am Geriatr Soc, 2012, *60* : 616-631.
2. ATTAL N, AYACHE SS, CIAMPI DE ANDRADE D et al. Repetitive transcranial magnetic stimulation and transcranial direct-current stimulation in neuropathic pain due to radiculopathy : a randomized sham-controlled comparative study. Pain, 2016, *157* : 1224-1231.
3. ATTAL N, BOUHASSIRA D, BARON R et al. Assessing symptom profiles in neuropathic pain clinical trials : can it improve outcome ? Eur J Pain. 2011, *15* : 441-443.
4. ATTAL N, CRUCCU G, BARON R. EFNS guidelines on pharmacological treatment of neuropathic pain. 2009 revision. Eur J Neurol, 2010, *17* : 1113-e88.
5. ATTAL N, DE ANDRADE DC, ADAM F et al. Efficacy and safety of repeated injections of botulinum toxin A in peripheral neuropathic pain and predictors of treatment response : a randomised double blind placebo controlled study. Lancet Neurol, 2016, *15* : 555-565.
6. ATTAL N, FERMANIAN C, FERMANIAN J et al. Neuropathic pain : are there distinct subtypes depending on the aetiology or anatomical lesion ? Pain, 2008, *138* : 343-353.

7. ATTAL N, LANTERI-MINET M, LAURENT B et al. The specific disease burden of neuropathic pain : results of a French nationwide survey. Pain, 2011, *152* : 2836-2843.
8. BACKONJA MM, ATTAL N, BARON R et al. Value of quantitative sensory testing in neurological and pain disorders : NeuPSIG consensus. Pain, 2013, *154* : 1807-1819.
9. BARON R, BINDER A, WASNER G. Neuropathic pain : diagnosis, pathophysiological mechanisms, and treatment. Lancet Neurol, 2010, *9* : 807-819.
10. BARON R, FÖRSTER M, BINDER A. Subgrouping of patients with neuropathic pain according to pain-related sensory abnormalities : a first step to a stratified treatment approach. Lancet Neurol, 2012, *11* : 999-1005.
11. BAUER CS, NIETO-ROSTRO M, RAHMAN W et al. The increased trafficking of the calcium channel subunit alpha2delta-1 to presynaptic terminals in neuropathic pain is inhibited by the alpha2delta ligand pregabalin. J Neurosci, 2009, *29* : 4076-4088.
12. BOUHASSIRA D, ATTAL N. Les douleurs neuropathiques. Paris, Arnette-Doin, 2011.
13. BOUHASSIRA D, ATTAL N. Translational neuropathic pain research : a clinical perspective. Neuroscience, 2016, *338* : 27-35.
14. BOUHASSIRA D, ATTAL N, ALCHAAR H et al. Comparison of pain syndromes associated with nervous or somatic lesions and development of a new neuropathic pain diagnostic questionnaire (DN4). Pain, 2005, *114* : 29-36.
15. BOUHASSIRA D, ATTAL N, FERMANIAN J et al. Development and validation of the neuropathic pain symptom inventory. Pain, 2004, *108* : 248-257.
16. BOUHASSIRA D, ATTAL N. Diagnosis and assessment of neuropathic pain : the saga of clinical tools. Pain, 2011, *152* : S74-S83.
17. BOUHASSIRA D, LANTERI-MINET M, ATTAL N et al. Prevalence of chronic pain with neuropathic characteristics in the general population. Pain, 2008, *136* : 380-387.
18. BROWN EA, SCHÜTZ SG, SIMPSON DM. Botulinum toxin for neuropathic pain and spasticity : an overview. Pain Manag, 2014, *4* : 129-151.
19. COHEN SP, MAO J. Neuropathic pain : mechanisms and their clinical implications. Br Med J, 2014, *348* : f7656.
20. CRUCCU G, GARCIA-LARREA L, HANSSON P et al. EAN guidelines on central neurostimulation therapy in chronic pain conditions. Eur J Neurol, 2016, *23* : 1489-1499.
21. DUBINSKY RM, MIYASAKI J. Assessment efficacy of transcutaneous electric nerve stimulation in the tratment of pain in neurologic disroders (an evidence-based review) : report of the therapeutics ans technology assessment subcommittee of the American Academy of Neurology. Neurology, 2010, *74* : 173-176.
22. DWORKIN RH, O'CONNOR AB, BACKONJA M et al. Pharmacologic management of neuropathic pain : evidence based recommendations. Pain, 2007, *132* : 237-225.
23. DWORKIN RH, O'CONNOR AB, KENT et al. Interventional management of neuropathic pain : NeuPSIG recommendations. Pain, 2013, *154* : 2249-2261.
24. FINNERUP NB, ATTAL N, HAROUTOUNIAN S et al. Pharmacotherapy for neuropathic pain in adults : systematic review, meta-analysis and NeuPSIG recommendations. Lancet Neurol, 2015, *14* : 162-173.
25. FREEMAN R, BARON R, BOUHASSIRA D et al. Sensory profiles of patients with neuropathic pain based on the neuropathic pain symptoms and signs. Pain, 2014, *155* : 367-376.
26. GILRON I, JENSEN TS, DICKENSON AH. Combination pharmacotherapy for management of chronic pain : from bench to bedside. Lancet Neurol, 2013, *12* : 1084-1095.
27. HAANPÄÄ M, ATTAL N, BACKONJA M et al. NeuPSIG guidelines on neuropathic pain assessment. Pain, 2011, *152* : 14-27.
28. HATEM SM, ATTAL N, DUCREUX D et al. Clinical, functional and structural determinants of central pain in syringomyelia. Brain, 2010, *133* : 3409-22.
29. HEWITT DJ, HO TW, GALER B et al. Impact of responder definition on the enriched enrollment randomized withdrawal trial design for establishing proof of concept in neuropathic pain. Pain, 2011, *152* : 514-521.
30. KALLIOMÄKI J, ATTAL N, JONZON B et al. A randomized, double-blind, placebo-controlled trial of a chemokine receptor 2 (CCR2) antagonist in posttraumatic neuralgia. Pain, 2013, *154* : 761-767.
31. KATZ J, FINNERUP NB, DWORKIN RH. Clinical trial outcome in neuropathic pain : relationship to study characteristics. Neurology, 2008, *70* : 263-272.
32. KAUR H, HOTA D, BHANSALI A et al. A comparative évaluation of amitriptyline and duloxetine in painful diabetic neuropathy : a randomized, double-blind, cross-over clinical trial. Diabetes Care, 2011, *34* : 818-822.
33. KENNEDY WR, VANHOVE GF, LU SP et al. A randomized, controlled, open-label study of the long-term effects of NGX-4010, a high-concentration capsaicin patch, on epidermal nerve fiber density and sensory function in healthy volunteers. J Pain, 2010, *11* : 579-587.
34. KUMAR V, MAHAL BA. NGF – the TrkA to successful pain treatment. J Pain Res, 2012, *5* : 279-287.
35. LANGFORD RM, MARES J, NOVOTNA A et al. A double-blind, randomized, placebo-controlled, parallel-group study of THC/CBD oromucosal spray in combination with the existing treatment regimen, in the relief of central neuropathic pain in patients with multiple sclerosis. J Neurol, 2013, *260* : 984-997.
36. LATREMOLIERE A, WOOLF CJ. Central sensitization : a generator of pain hypersensitivity by central neural plasticity. J Pain, 2009, *10* : 895-926.
37. MARCHAND F, JONES NG, MCMAHON SB. Future treatment strategies for neuropathic pain. Handb Exp Pharmacol, 2009, *194* : 589-615.
38. MARTINEZ V, ATTAL N, BOUHASSIRA D, LANTERI-MINET D. Douleurs neuropathiques : diagnostic, évaluation, traitement. Recommandations de la SFETD. Neurologies, 2010.
39. MILLIGAN ED, WATKINS LR. Pathological and protective roles of glia in chronic pain. Nat Rev Neurosci, 2009, *10* : 23-36.
40. RANOUX D, ATTAL N, MORAIN F, BOUHASSIRA D. Botulinum toxin a induces direct analgesic effects in neuropathic pain : a double blind placebo controlled study. Ann Neurol, 2008, *64* : 274-283.
41. RAUCK RL, WALLACE MS, BURTON AW et al. Intrathecal ziconotide for neuropathic pain : a review. Pain Pract, 2009, *9* : 327-337.
42. RICE AS, DWORKIN RH, MCCARTHY TD et al. EMA401, an orally administered highly selective angiotensin II type 2 receptor antagonist, as a novel treatment for postherpetic neuralgia : a randomised, double-blind, placebo-controlled phase 2 clinical trial. Lancet, 2014, *383* : 1637-1647.
43. SCHWARTZ S, ETROPOLSKI M, SHAPIRO DY et al. Safety and efficacy of tapentadol ER in patients with painful diabetic peripheral neuropathy : results of a randomized-withdrawal, placebo-controlled trial. Curr Med Res Opin. 2011, *27* : 151-162.
44. SIMPSON DM, GAZDA S, BROWN S et al. Long-term safety of NGX-4010, a high-concentration capsaicin patch, in patients with peripheral neuropathic pain. J Pain Symptom Manage, 2010, *39* : 1053-1064.
45. SMITH EM, PANG H, CIRRINCIONE C et al. Alliance for clinical trials in oncology. Effect of duloxetine on pain, function, and quality of life among patients with chemotherapy-induced painful peripheral neuropathy : a randomized clinical trial. JAMA, 2013, *309* : 1359-1367.
46. TESFAYE S, WILHELM S, LLEDO A et al. Duloxetine and pregabalin : high-dose monotherapy or their combination ? The "COMBO-DN study" : a multinational, randomized, double-blind, parallel-group study in patients with diabetic peripheral neuropathy. Pain, 2013, *154* : 2616-2625.
47. THOMAS B, FARQUHAR-SMITH P. Extended-release gabapentin in post-herpetic neuralgia. Expert Opin Pharmacother, 2011, *12* : 2565-2571.
48. TORRANCE N, SMITH BH, BENNETT MI, LEE AJ. The epidemiology of chronic pain of predominantly neuropathic origin. Results from a general population survey. J Pain, 2007, *7* : 281-289.
49. TREEDE RD, JENSEN TS, CAMPBELL JN et al. Neuropathic pain : redefinition and a grading system for clinical and research purposes. Neurology, 2008, *70* : 1630-1635.
50. VOLLMER TL, ROBINSON MJ, RISSER RC, MALCOLM SK. A randomized, double-blind, placebo-controlled trial of duloxetine for the treatment of pain in patients with multiple sclerosis. Pain Pract, 2014, *14* : 732-744.

Toute référence à cet article doit porter la mention : Attal N, Bouhassira D. Douleurs neuropathiques. *In* : L Guillevin, L Mouthon, H Lévesque. Traité de médecine, 5ᵉ éd. Paris, TdM Éditions, 2018-S10-P01-C07 : 1-8.

Chapitre S10-P01-C08
Douleur en oncologie

GISELLE CHVETZOFF

Près de 355 000 nouveaux cancers ont été diagnostiqués en France en 2012[1]. Les progrès réguliers de leur prise en charge ont permis une amélioration de la survie globale des patients, au prix parfois de séquelles, notamment douloureuses. Ainsi 20 à 45 % des patientes traitées pour un cancer du sein gardent-elles des douleurs 5 ans après [4, 9]. Si la guérison est une perspective régulièrement atteinte, le cancer a également été la cause de 152 000 décès en 2010 en France[2], précédés par des mois ou des années d'évolution d'une maladie chronique régulièrement pourvoyeuse de douleur. La douleur au cours de la maladie cancéreuse reste en effet un symptôme fréquent, et sa prévalence a peu évolué au cours des vingt dernières années. Dans l'étude européenne EPIC, réalisée en 2006 et 2007, 76 % des patients cancéreux interrogés (et 62 % des patients français) présentaient des douleurs modérées à sévères liées au cancer, quotidiennes pour plus de la moitié d'entre eux [1]. Et même lorsqu'elle est identifiée, la douleur liée au cancer est encore sous-traitée dans 25 à 60 % des cas à travers le monde, y compris dans les pays les plus développés [3].

Étiologie et physiopathologie

On peut distinguer deux grandes catégories de douleurs au cours de la maladie cancéreuse, celles liées au cancer lui-même ou à ses métastases, et celles liées aux soins qu'il nécessite. Il faut y ajouter bien entendu la possibilité de toute autre douleur indépendante, soit parce qu'elle préexistait (migraine, lombalgie), soit parce qu'elle survient de manière intercurrente.

Douleurs liées à l'évolution tumorale locale ou à distance

Les tumeurs les plus fréquemment pourvoyeuses de douleurs, lors du diagnostic initial, sont les cancers du pancréas, les tumeurs ORL, les mésothéliomes, les tumeurs osseuses (myélome, sarcome). Les principales localisations secondaires douloureuses sont les atteintes osseuses (cancer du sein, du rein, de la prostate, du poumon, myélome multiple) et des structures neurologiques (périphériques par compression ou envahissement ganglionnaire, tronculaire ou plexique, ou centrales par épidurite, méningite ou atteinte cérébrale avec hypertension intracrânienne). Mais on peut rencontrer également des atteintes douloureuses multiples : hépatiques (proches de la capsule de Glisson), pleurales, cutanées, musculaires, etc., ainsi que des douleurs par distension d'organes creux (occlusion sur carcinose péritonéale).

Les douleurs d'origine cancéreuse sont majoritairement nociceptives, inflammatoires et/ou mécaniques, au niveau du site tumoral. Des caractéristiques neuropathiques sont également retrouvées chez environ 20 % des patients. Il importe donc d'en faire une recherche systématique.

Douleurs liées aux soins et aux thérapeutiques

La prise en compte de la douleur liée aux soins a été un des axes prioritaires des plans gouvernementaux de lutte contre la douleur 2002-2005 et 2006-2010[3]. En cancérologie, chacun des grands champs d'action thérapeutique peut être pourvoyeur de douleurs qui méritent une attention particulière à chaque étape :
– chirurgie : douleur aiguë post-opératoire, douleur neuropathique chronique après chirurgie, en particulier mammaire, thoracique, abdominale, ORL ;
– radiothérapie : douleur aiguë en cours de radiothérapie, en particulier au niveau des muqueuses digestives, vésicales et de la peau, douleur neuropathique chronique post-radio-chimiothérapie (en particulier ORL, plus exceptionnelle plexites radiques) ;
– oncologie médicale : mucite aiguë sous anthracyclines ou sous 5-fluoro-uracil, douleurs musculaires et articulaires des taxanes, neuropathies périphériques chroniques sous sels de platine, alcaloïdes ou douleurs articulaires sous anti-aromatases ;
– soins de support : céphalées liées aux érythropoïétines (EPO) ou aux sétrons, douleurs osseuses sous facteurs de croissance hématopoïétiques, douleurs abdominales sous opioïdes ;
– organisation pratique des soins : ponction veineuse, artérielle, de chambre implantable, pose de voie veineuse centrale ou périphérique, de sonde urinaire, de sonde nasogastrique, biopsies diverses, ponction lombaire, d'ascite, pleurale, pansements, toilette douloureuse, mobilisation, etc.

Prise en charge de la douleur liée au cancer

Traitements spécifiques

Sans qu'il ne retarde jamais le soulagement du symptôme, le traitement spécifique de la cause de la douleur doit être mis en œuvre sans délai chaque fois que cela est possible, en cohérence avec le projet thérapeutique global, dans le cadre du programme personnalisé de soins (PPS) déterminé en réunion de concertation pluridisciplinaire[4] :
– chirurgie d'exérèse tumorale ou de stabilisation osseuse ;
– radiothérapie à visée curatrice ou antalgique ;
– traitement médical cancérologique à visée curative ou palliative.

Traitements médicamenteux opioïdes en cancérologie

Le traitement de première intention des douleurs cancéreuses repose encore aujourd'hui sur les principes de l'Organisation mondiale de la santé (OMS) et l'échelle d'antalgiques à trois niveaux, revalidés à plusieurs reprises en France [7] et au niveau international [12].

Principes généraux [7]

La voie orale est la voie de référence [2]. Le traitement repose sur un traitement à heures fixes, sans attendre la réapparition de la douleur, en fonction de la demi-vie des produits utilisés. Il associe la possibilité

---
(1) Estimation de l'Institut national de veille sanitaire, 2012 (www.invs.sante.fr).
(2) Source : Agence internationale de recherche sur le cancer (www.iarc.fr).

---
(3) Plans douleur 2002-2005 et 2006-2010 (www.sante.gouv.fr).
(4) Plans Cancer 2003 et 2009 (www.e-cancer.fr).

de doses supplémentaires en fonction des variations journalières de la douleur et de la présence éventuelle d'accès douloureux paroxystiques, prévisibles ou non. La prescription est adaptée au cas par cas et associe la prévention et le traitement des effets secondaires.

Le premier palier de l'échelle est celui des antalgiques non opioïdes, notamment paracétamol et anti-inflammatoires. Ces derniers sont particulièrement actifs dans les douleurs osseuses ou pleurales, mais une vigilance particulière est de mise en ce qui concerne leurs effets indésirables (en particulier rénaux et digestifs) chez des patients souvent polymédicamentés et dénutris. Le palier 2 est celui des opioïdes faibles (codéine et tramadol) et le palier 3 est celui des opioïdes forts (notamment morphine, oxycodone, hydromorphone, fentanyl, buprénorphine, méthadone). La prévention des effets secondaires opioïdes s'impose dès le palier 2. Le passage au palier supérieur doit être rapide en cas de douleur cancéreuse sévère. Il est possible, dans ce cas, de passer directement du palier 1 au palier 3.

Mise en route d'un traitement opioïde fort [6, 7]

Morphine, oxycodone et hydromorphone orales sont les molécules de référence, mais cette dernière ne dispose pas de forme à libération immédiate en France actuellement.

Le traitement commence par une phase de titration, réalisable soit avec une forme à libération immédiate (LI) à la demande, soit d'emblée avec une forme à libération prolongée (LP) toutes les 12 heures + interdoses LI à la demande. La dose initiale est de 60 mg/j de morphine ou 30 mg/j d'oxycodone. Elle est ramenée à 20 mg/j de morphine ou 10 mg/j d'oxycodone chez le sujet âgé. La dose d'une interdose est de 1/6e à 1/10e de la dose journalière. L'intervalle minimal entre deux interdoses est de 1 heure, sans dépasser 4 doses successives en 4 heures. Il n'y a pas de dose maximale journalière en l'absence d'effets secondaires. La dose journalière, ainsi que la dose des interdoses, est réévaluée toutes les 48 à 72 heures en fonction de la consommation du patient, de l'effet antalgique obtenu et des effets secondaires observés.

Un laxatif est prescrit de manière systématique et les autres effets indésirables éventuels sont pris en compte (nausées et vomissements, dysurie, somnolence, plus rarement troubles cognitifs).

Les insuffisances rénale, hépatique ou respiratoire ne sont pas des contre-indications absolues à l'utilisation des opioïdes mais nécessitent une adaptation prudente des posologies et privilégiant les formes à libération immédiate ou les molécules à faible élimination rénale (fentanyl). Le fentanyl transdermique est une option possible si la polymédication orale est gênante ou en fonction du souhait du patient, mais son indication préférentielle est la douleur cancéreuse stable [7, 13].

Phase d'équilibre du traitement morphinique

Le traitement est équilibré si la douleur de fond est absente ou faible, si le sommeil est respecté, si le patient ne présente pas plus de quatre accès douloureux paroxystiques quotidiens et que ceux-ci sont soulagés d'au moins 50 % par les traitements. Les activités habituelles sont peu limitées par la douleur et les effets secondaires des traitements sont maîtrisés [7].

Dans ce contexte, il est possible de proposer un traitement de fond par voie transdermique. Il est possible également de proposer un traitement des accès douloureux paroxystiques par fentanyl transmuqueux, d'action plus rapide, plus intense et de plus courte durée que les morphiniques à libération immédiate [14]. Il faut cependant veiller à une utilisation de ces produits dans le cadre strict d'un traitement de fond équilibré du fait du risque d'effets secondaires graves en l'absence de traitement de fond, et du potentiel rapidement addictif [10].

Co-antalgiques

En cas de douleurs cancéreuses mixtes, les opioïdes restent les traitements de première intention. Ils peuvent être associés s'ils sont insuffisants à des traitements plus spécifiques des douleurs neuropathiques (anti-épileptiques, antidépresseurs, topiques locaux) [8]. Ces derniers peuvent être utilisés seuls en cas de douleur purement neuropathique.

Techniques de deuxième intention

En cas de soulagement insuffisant, les doses d'opioïdes sont augmentées progressivement. Si ces augmentations sont rendues difficiles ou impossibles par la survenue d'effets secondaires non contrôlables, il peut être proposé une rotation d'opioïdes, c'est-à-dire le remplacement d'un opioïde par un autre dans le but de contourner les effets secondaires grâce au changement des voies métaboliques impliquées. En cas de douleurs très instables ou très intenses, le recours à la voie injectable, sous-cutanée ou intraveineuse (en particulier si une voie centrale est déjà disponible), est indiqué, avec chaque fois que possible et que souhaité par le patient, l'utilisation des pompes d'analgésie contrôlée par le patient (PCA).

De développement récent, les techniques de radiologie interventionnelle trouvent une place de plus en plus importante dans la prise en charge de la douleur cancéreuse : blocs lytiques (alcoolisation cœliaque, cryoneurolyse), consolidation osseuse par cimentoplastie, réduction de masses tumorales douloureuses par radiofréquence ou cryothérapie, etc. Cet arsenal doit lui aussi s'inscrire dans un projet de soins global et dans une décision pluridisciplinaire concertée.

Techniques de recours

L'application des principes ci-dessus permet de soulager efficacement plus de 80 % des patients. Cependant, certaines situations sont réfractaires et nécessitent l'utilisation de techniques de recours. Les recommandations de bonnes pratiques de l'Agence nationale de sécurité du médicament et des produits de santé (ANSM) permettent l'utilisation, par des équipes spécialisées et après échec des traitements standard, de médicaments tels que la kétamine, la méthadone, le fentanyl ou le sufentanyl injectable [11]. Elles posent également les bases du recours à l'analgésie intrathécale qui connaît actuellement un regain d'intérêt avec le développement de pompes implantables et à la mise à disposition de nouveaux produits tels que le ziconotide, en association à la morphine et aux anesthésiques locaux.

Prise en charge globale et accompagnement

Les moyens médicamenteux et techniques à disposition sont aujourd'hui nombreux, efficaces, mais exigent, pour leur maniement, un niveau de formation et de pratique suffisant. Mais même parfaitement maîtrisés, ils ne résument pas la prise en charge de la douleur cancéreuse. Celle-ci s'inscrit nécessairement dans une approche globale d'une maladie qui retentit sur toutes les dimensions de l'existence du patient : contexte psychologique, familial et social, enjeux existentiels, menace vitale, etc. La maladie et la douleur qui l'accompagne prennent des significations différentes en fonction de l'expérience de vie de chacun. Dès avant la phase palliative et tout particulièrement au cours de celle-ci, les professionnels auront à entendre et à prendre en compte ces dimensions pour pouvoir espérer répondre au mieux aux besoins et aux attentes des patients et de leurs proches. C'est tout l'enjeu d'une prise en charge pluridisciplinaire, médicale, paramédicale et psychosociale.

Prise en charge des douleurs séquellaires après un cancer

Une attention particulière est portée depuis quelques années à la période de l'après-cancer, notamment depuis les deux derniers plans cancer[5]. La prévalence de la douleur chronique chez les patients en phase de rémission est de l'ordre de 20 %, tous cancers confondus [5]. Plus encore qu'en phase évolutive du cancer, la prise en charge des douleurs séquellaires à l'issue des traitements va devoir prendre appui sur le modèle bio-psycho-social développé dans le cadre des douleurs chroniques non cancéreuses.

Le premier temps nécessaire est la reconnaissance même de ces douleurs et de leur impact sur la vie quotidienne, sans banalisation d'un symptôme qui pourrait paraître secondaire au regard de la rémission ou de la guérison. La précocité du diagnostic rendra la prise en charge plus aisée, avant que la douleur chronique ne se soit organisée en maladie autonome.

La prise en charge médicamenteuse sera adaptée aux recommandations, en limitant le recours aux opioïdes au long cours et en veillant à éviter la polymédication [8]. Mais la réponse médicamenteuse est loin d'être la seule, ou même d'être toujours adaptée à une plainte qui n'appelle pas nécessairement une réponse technique.

Les approches non médicamenteuses, notamment psychologiques ou psychocorporelles, trouvent ici un rôle important, en individuel ou en groupe. Elles visent à aider la personne à intégrer les modifications corporelles et psycho-sociales liées à l'irruption de la maladie, à réinvestir ce corps qui les fait souffrir et qu'elles ne reconnaissent plus, à inscrire la maladie dans leur histoire de vie et enfin à reprendre pied dans leur existence familiale, sociale et professionnelle.

Conclusion

La douleur en cancérologie est un symptôme fréquent, à tous les stades de la maladie. Sa reconnaissance précoce et son évaluation rigoureuse sont des gages de la qualité de sa prise en charge. Celle-ci a beaucoup évolué au cours des dernières années. Elle repose sur une approche pluridisciplinaire, associant traitements spécifiques du cancer, thérapeutiques médicamenteuses reposant en premier lieu sur les opioïdes, techniques interventionnelles et enfin accompagnement psychosocial.

---

(5) Plan Cancer 2014 (www.www.e-cancer.fr).

Bibliographie

1. BREIVIK H, CHERNY N, COLLETT B et al. Cancer-related pain : a pan-European survey of prevalence, treatment, and patient attitudes. Ann Oncol, 2009, *20* : 1420-1433.
2. CARACENI A, PIGNI A, BRUNELLI C. Is oral morphine still the first choice opioid for moderate to severe cancer pain ? A systematic review within the European Palliative Care Research Collaborative guidelines project. Palliat Med, 2011, *25* : 402-409.
3. FOLEY KM. How well is cancer pain treated ? Palliat Med, 2011, *25* : 398-401.
4. GÄRTNER R, JENSEN MB, NIELSEN J et al. Prevalence of and factors associated with persistent pain following breast cancer surgery. JAMA, 2009, *302* : 1985-1992.
5. GREEN CR, HART-JOHNSON T, LOEFFLER DR. Cancer-related chronic pain : examining quality of life in diverse cancer survivors. Cancer, 2011, *117* : 1994-2003.
6. KLEPSTAD P, KAASA S, BORCHGREVINK PC. Starting step III opioids for moderate to severe pain in cancer patients : dose titration : a systematic review. Palliat Med, 2011, *25* : 424-430.
7. KRAKOWSKI I et al. Summary version of the standards, options and recommendations for the use of analgesia for the treatment of nociceptive pain in adults with cancer (update 2002). Br J Cancer, 2003, *8* : S67-S72.
8. MARTINEZ VA, BOUHASSIRA N et al. Les douleurs neuropathiques chroniques : diagnostic, évaluation et traitement en médecine ambulatoire. Recommandations pour la pratique clinique de la Société française d'évaluation et traitement de la douleur, SdEeTdl Douleur, 2009.
9. MEJDAHL MK, ANDERSEN KG, GÄRTNER R et al. Persistent pain and sensory disturbances after treatment for breast cancer : six year nationwide follow-up study. Br Med J, 2013, *346* : f1865.
10. POULAIN O, MICHENOT N, AMAR D et al. Mise au point sur l'utilisation du fentanyl trans-muqueux, AFSOS-SFAP-SFETD, 2011.
11. SALAMAGNE M, MICHENOT N, UZZAN M et al. Recommandation de bonnes pratiques : douleur rebelle en situation palliative avancée chez l'adulte, ANdSd Médicament, 2010.
12. TASSINARI D, DRUDI F, ROSATI M et al. The second step of the analgesic ladder and oral tramadol in the treatment of mild to moderate cancer pain : a systematic review. Palliat Med, 2011, *25* : 410-423.
13. TASSINARI D, DRUDI F, ROSATI M, MALTONI M. Transdermal opioids as front line treatment of moderate to severe cancer pain : a systemic review. Palliat Med, 2011, *25* : 478-487.
14. ZEPPETELLA G. Opioids for the management of breakthrough cancer pain in adults : a systematic review undertaken as part of an EPCRC opioid guidelines project. Palliat Med, 2011, *25* : 516-524

Toute référence à cet article doit porter la mention : Chvetzoff G. Douleur du cancer. *In* : L Guillevin, L Mouthon, H Lévesque. Traité de médecine, 5ᵉ éd. Paris, TdM Éditions, 2018-S10-P01-C08 : 1-3.

Chapitre S10-P01-C09

Céphalées chroniques quotidiennes

Michel Lantéri-Minet et Anne Donnet

La céphalée chronique quotidienne (CCQ) se caractérise par la survenue d'une céphalée au moins 15 jours par mois depuis plus de 3 mois. C'est une entité dont la prévalence a été estimée à 3 % de la population adulte française et elle représente un motif très fréquent de consultation dans les structures de recours neurologique et/ou algologique. À l'instar des recommandations de bonne pratique proposées par la Haute Autorité de santé (HAS) en 2004, la CCQ a longtemps été considérée essentiellement sous l'angle de l'abus médicamenteux qui lui est fréquemment associé. Depuis quelques années, la CCQ est appréhendée de façon plus large avec notamment l'émergence du concept de migraine chronique. Cette évolution est bien illustrée par les modifications de la classification internationale des céphalées et par les critères diagnostiques de la migraine chronique et de la céphalée par abus médicamenteux proposés dans sa dernière édition (3e édition version β) publiée en 2013. Cette évolution a également conduit la Société française d'études des migraines et céphalées, la Société française d'étude et traitement de la douleur et l'Association des neurologues libéraux de langue française à proposer de nouvelles recommandations de bonne pratique sur la prise en charge de la CCQ en considérant cette évolution et en mettant en exergue la CCQ survenant chez un migraineux dans la mesure où c'est la situation la plus fréquente à laquelle sont confrontés les praticiens.

Ce chapitre a pour objectif de reprendre les données factuelles ayant conduit à ces dernières recommandations et de détailler la démarche diagnostique générale face à une CCQ, les entités cliniques que représentent la céphalée par abus médicamenteux et la migraine chronique ainsi que la réflexion sur les facteurs de chronicisation d'une céphalée qui pourraient conduire dans le futur à une prévention du développement de la CCQ.

Démarche diagnostique

La démarche diagnostique face à une CCQ doit être structurée et comprend plusieurs étapes successives :
– confirmation de la CCQ ;
– élimination d'une CCQ secondaire ;
– élimination d'une CCQ de courte durée ;
– recherche d'un abus médicamenteux ;
– identification du type de CCQ de longue durée.

Confirmation de la céphalée chronique quotidienne

Le diagnostic positif d'un CCQ est simple puisqu'il repose sur l'identification d'une céphalée présente au moins 15 jours par mois depuis plus de 3 mois. Cette simplicité n'est qu'apparente car certains patients minorent ou, au contraire, majorent la fréquence de l'expression céphalalgique et le diagnostic positif d'une CCQ doit reposer sur l'analyse d'un agenda des céphalées. De fait, après une première consultation, il peut être nécessaire de demander au patient de tenir un tel agenda prospectivement (idéalement sur 3 mois et sur au moins 1 mois) et de revoir ce patient ultérieurement pour affirmer ou infirmer le diagnostic de CCQ. Bien évidemment, une telle attitude n'est cliniquement concevable que si une céphalée secondaire a été au préalable écartée.

Élimination d'une céphalée chronique quotidienne secondaire

Une CCQ peut-être secondaire et parfois symptomatique d'une pathologie mettant en jeu le pronostic fonctionnel voire vital. Il convient donc de très rapidement écarter une telle pathologie et d'être vigilant devant un certain nombre d'antécédents, de caractéristiques de la CCQ et/ou de signes associés qui doivent être considérés comme des « drapeaux rouges » (Tableau S10-P01-C09-I). En l'absence de ces « drapeaux rouges », il convient également d'être vigilant devant toute CCQ d'installation récente (moins d'une année) et devant toute CCQ apparaissant après l'âge de 60 ans. La suspicion d'une CCQ secondaire doit conduire à la réalisation d'examens complémentaires avec idéalement une exploration encéphalique par résonance magnétique, un bilan biologique comprenant la recherche d'un syndrome inflammatoire, voire la réalisation d'une ponction lombaire avec mesure de la pression d'ouverture et analyse du liquide céphalorachidien (LCR). À cette étape de la démarche diagnostique, il est important d'insister sur certaines pathologies : processus expansifs d'évolution lentement progressive, hématome sous-dural chronique, artérite à cellules géantes (maladie de Horton, à évoquer systématiquement chez le sujet âgé de plus de 60 ans) et anomalies de la pression du LCR avec l'hypertension intracrânienne idiopathique ou, au contraire, l'hypotension cérébrale (par brèche méningée ou spontanée).

Élimination d'une céphalée chronique quotidienne de courte durée

Sur le plan nosographique il convient de différencier les CCQ de courte durée, qui se caractérisent par la survenue d'épisodes céphalalgiques durant moins de 4 heures sans traitement, des CCQ de longue durée au cours desquelles les épisodes céphalalgiques sont plus longs, sachant qu'en pratique l'usage est de ne considérer que ces dernières sous le terme de CCQ. Les CCQ de courte durée sont essentiellement repré-

Tableau S10-P01-C09-I « Drapeaux rouges » devant faire suspecter une céphalée chronique quotidienne (CCQ) secondaire.

Terrain et antécédents médicaux
Absence de céphalée primaire préalable à l'apparition de la CCQ
Apparition de la CCQ dans un contexte pathologique (néoplasie, maladie systémique…)
Apparition de la CCQ pendant la grossesse ou le post-partum
Apparition de la CCQ depuis la prise d'un médicament
Caractéristiques de la céphalée
Déclenchement des céphalées par la toux, un effort physique ou une manœuvre de Valsalva
Caractère postural (présente en orthostatisme, disparaissant en décubitus)
Association à des symptômes neurologiques (hormis ceux de l'aura)
Données de l'examen clinique
Anomalies à l'examen clinique, œdème papillaire au fond d'œil

sentées par les céphalées trigémino-autonomiques et notamment l'algie vasculaire de la face qui, chez 15 à 20 % des patients, ne s'exprime pas de façon épisodique mais sous la forme d'une CCQ avec une répétition quotidienne des crises. L'identification de ces CCQ de courte durée est très importante car elles justifient une prise en charge spécifique.

Recherche d'un abus médicamenteux

La recherche d'un abus médicamenteux est une étape essentielle de la démarche diagnostique face à une CCQ car sa présence peut témoigner d'une authentique céphalée par abus médicamenteux au cours de laquelle l'abus de médicament a induit ou au moins entretient la CCQ. L'abus médicamenteux est défini par la classification internationale des céphalées par le nombre de jours avec consommation de traitement symptomatique d'une céphalée ou d'une crise migraineuse. En pratique, on retient l'existence d'un abus médicamenteux dès lors que cette consommation est au moins de 15 jours par mois pour les antalgiques non opioïdes (paracétamol, acide acétylsalicylique, anti-inflammatoires non stéroïdiens) et au moins de 10 jours par mois pour les opioïdes (faibles et forts), les dérivés de l'ergot de seigle, les triptans ou les traitements multiples (qu'il s'agisse de l'utilisation d'une spécialité pharmaceutique contenant plusieurs principes actifs antalgiques ou de plusieurs spécialités pharmaceutiques antalgiques). L'identification d'un abus médicamenteux est essentielle car elle doit conduire à un sevrage médicamenteux qui, seul, permettra d'établir sa responsabilité dans l'induction et/ou l'entretien de la CCQ.

Si 2 mois après un sevrage effectif, la céphalée est revenue à une expression céphalalgique épisodique, le diagnostic de céphalée par abus médicamenteux sera confirmé. A contrario, si 2 mois après un sevrage effectif la CCQ persiste, il faudra retenir un diagnostic de CCQ primaire de longue durée, le plus souvent migraine chronique, au cours de laquelle l'abus médicamenteux est une conséquence et non la cause de la CCQ. Au-delà de l'effet du sevrage médicamenteux, il est important d'analyser selon quelles modalités temporelles se présente l'abus médicamenteux. Pour pouvoir évoquer une céphalée par abus médicamenteux, il est nécessaire que cet abus soit régulier. En effet, la succession de périodes de consommation médicamenteuse excessive sur plusieurs jours entrecoupées de périodes d'aussi longue durée sans aucune prise médicamenteuse ne traduit probablement pas une céphalée par abus médicamenteux dans la mesure où une des caractéristiques de la céphalée par abus médicamenteux est la survenue d'une céphalée de rebond dès lors que la consommation médicamenteuse est interrompue quelques jours. Ce point souligne l'importance de l'analyse d'un agenda sur lequel sont notées les prises médicamenteuses. Comme dans la première étape de la démarche diagnostique visant à confirmer le diagnostic de CCQ, il peut donc être nécessaire de revoir le patient lors d'une consultation ultérieure après qu'il a tenu de façon prospective un tel agenda.

Identification du type de céphalée chronique quotidienne de longue durée

Une fois l'abus médicamenteux ayant été éliminé ou sa responsabilité écartée après un sevrage médicamenteux, la dernière étape diagnostique consiste à diagnostiquer le type de CCQ primaire de longue durée en cause. En pratique, une CCQ primaire de longue durée peut correspondre à quatre entités (Tableau S10-P01-C09-II) :
– migraine chronique ;
– céphalée de tension chronique ;
– hemicrania continua ;
– céphalée chronique de novo.

Le diagnostic de ces quatre céphalées primaires repose sur les critères diagnostiques de la 3e édition de la classification internationale des céphalées, sachant que les deux premières sont fréquentes. Les deux autres sont beaucoup plus rares ; leurs deux caractéristiques cliniques sont respectivement une disparition quasiment complète après prise d'indométacine et la survenue brutale « du jour au lendemain » au point que le patient peut très souvent évoquer le jour précis de survenue de la céphalée.

Tableau S10-P01-C09-II Critères diagnostiques des céphalées chroniques quotidiennes (CCQ) de longue durée selon la 3e édition de la classification internationale des céphalées.

Migraine chronique
A. Céphalée présente au moins 15 jours par mois depuis au moins 3 mois
B. Céphalée survenant chez un patient ayant présenté au préalable au moins 5 crises de migraine sans aura et/ou de migraine avec aura
C. Céphalée présente au moins 8 jours par mois et répondant aux critères C et D de la migraine sans aura[(1)] et/ou aux critères B et C de la migraine avec aura[(2)] et/ou répondant à un traitement par triptan ou ergotamine
D. Céphalée non attribuable à une autre cause

Céphalée de tension chronique
A. Céphalée présente au moins 15 jours par mois depuis au moins 3 mois et répondant aux critères B, C et D
B. Céphalée durant des heures ou pouvant être continue
C. Céphalée ayant au moins deux des caractéristiques suivantes :
 – localisation bilatérale
 – à type de pression ou de serrement (non pulsatile)
 – d'intensité légère à modérée
 – non aggravée par les activités physiques de routine comme la marche ou la montée d'escaliers
D. Présence des deux éléments suivants :
 – pas plus d'un élément suivant : photophobie, phonophobie ou nausées légères
 – ni nausées modérées ou sévères, ni vomissements
E. Céphalée non attribuable à une autre cause

Hemicrania continua
A. Céphalée unilatérale répondant aux critères B-D
B. Céphalée présente depuis plus de 3 mois avec des exacerbations d'intensité modérée ou sévère
C. Présence d'au moins un des deux critères suivants :
 – au moins un des signes suivants ipsilatéraux à la céphalée :
  a) injection conjonctivale et/ou larmoiement ; b) congestion nasale et/ou rhinorrhée ; c) œdème palpébral ; d) sueur du front et du visage ; e) rougeur du front ou du visage ; f) sensation de plénitude de l'oreille ; g) myosis et/ou ptosis
 – agitation motrice ou aggravation de la douleur avec les mouvements
D. Réponse complète à des doses thérapeutiques d'indométacine
E. Céphalée non attribuable à une autre cause

Céphalée chronique de novo
A. Céphalée persistante, répondant aux critères B-D
B. Début précisément daté par le patient et caractère continu et sans rémission de la douleur apparaissant en moins de 24 heures
C. Céphalée présente depuis plus de 3 mois
D. Céphalée non attribuable à une autre cause

(1) Critères C et D de la migraine sans aura :
C. Céphalée ayant au moins deux des caractéristiques suivantes :
– unilatérale ;
– pulsatile ;
– modérée ou sévère ;
– aggravée par les activités physiques de routine, telles que la montée ou la descente d'escaliers.
D. Associé à la céphalée, présence d'au moins l'un des caractères suivants :
– nausées et/ou vomissements ;
– photophobie et phonophobie.
(2) Critères B et C de la migraine avec aura :
B. Au moins l'une des expressions cliniques de l'aura (totalement réversibles) suivantes :
– visuelle ;
– sensorielle ;
– phasique et/ou dysarthrique ;
– motrice ;
– du tronc cérébral ;
– rétinienne.
C. Au moins deux des quatre caractéristiques suivantes :
– au moins l'une des expressions cliniques apparaissant progressivement en au moins 5 minutes et/ou au moins deux des expressions cliniques se succédant ;
– chaque expression clinique durant de 5 à 60 minutes ;
– au moins l'une des expressions unilatérale ;
– céphalée survenant pendant l'aura ou la suivant dans les 60 minutes.

Céphalée par abus médicamenteux

La céphalée par abus médicamenteux est une céphalée secondaire à l'usage excessif de médicaments symptomatiques d'une céphalée ou d'une crise migraineuse. Cette céphalée secondaire ne survient que chez des sujets souffrant d'une céphalée primaire, sachant que la migraine est la céphalée primaire qui expose le plus au développement de cette céphalée secondaire. Ainsi, une consommation quotidienne d'antalgiques, dans le cadre de la prise en charge d'une douleur chronique, n'induira pas de céphalée par abus médicamenteux si le sujet n'est pas préalablement céphalalgique. La classification internationale des céphalées propose de retenir le diagnostic de céphalée par abus médicamenteux dès lors qu'une CCQ survenant chez un sujet préalablement céphalalgique est associée à un abus médicamenteux régulier défini selon des seuils différents en fonction de la nature du (ou des) médicament(s) impliqué(s) (*voir* plus haut, « Recherche d'un abus médicamenteux »). Cette classification, ainsi que toutes les recommandations de bonne pratique, stipule que le diagnostic de céphalée par abus médicamenteux ne pourra être définitivement confirmé que si l'expression céphalalgique redevient épisodique (> 15 jours par mois) 2 mois après un sevrage effectif. Ce sevrage est donc une étape essentielle tant sur le plan diagnostique que thérapeutique. Ses modalités restent cependant toujours discutées. À ce jour, il est le plus souvent réalisé en ambulatoire, de façon le plus souvent progressive, sous couvert d'un traitement prophylactique, notamment quand la céphalée préalable est une migraine. Il existe néanmoins des situations pour lesquelles le sevrage hospitalier est toujours nécessaire, en particulier dans le cas d'une comorbidité psychiatrique avec des troubles comportementaux traduisant une authentique dépendance médicamenteuse, notamment aux opioïdes. Quelles que soient ces modalités de réalisation, il est essentiel de rappeler que la réussite d'un sevrage sur le long terme dépend du suivi clinique, l'absence d'un tel suivi conduisant à une récidive dans les 6 mois chez près de la moitié des patients.

Migraine chronique

La migraine chronique est une entité d'individualisation récente et qui est maintenant considérée comme une forme clinique de la migraine. Elle s'exprime par une CCQ survenant chez un sujet migraineux et au cours de laquelle une céphalée de nature migraineuse survient au moins 8 jours par mois. Son diagnostic est fait en l'absence d'abus médicamenteux ou, le plus souvent en pratique, suite à l'inefficacité d'un sevrage effectif et repose sur les critères de la 3e édition de la classification des céphalées (*voir* Tableau S10-P01-C09-II). Sur le plan thérapeutique, un consensus existe pour la traiter avec un des traitements prophylactiques habituels de la migraine, mais un tel consensus ne repose sur aucune donnée factuelle. Par ailleurs, la migraine chronique est souvent une situation clinique qui s'associe à une pharmaco-résistance. Cette pharmaco-résistance fréquente et la prévalence de la migraine chronique qui affecte entre 1 et 2 % de la population générale expliquent que des développements cliniques lui ont été spécifiquement consacrés. À l'issue de ces développements, le topiramate, la toxine botulinique de type A et la stimulation implantée des nerfs grands occipitaux sont considérés comme des moyens thérapeutiques envisageables chez les patients souffrant des formes les plus sévères de migraine chronique. Dans le futur, les anticorps monoclonaux ciblant le CGRP ou son récepteur, en cours de développement clinique, pourraient venir enrichir l'arsenal thérapeutique.

Facteurs de risque

Depuis une dizaine d'années, l'approche épidémiologique a essayé d'identifier des facteurs de risque du développement d'une CCQ, notamment chez les patients migraineux. Cette approche a permis d'identifier des facteurs de risque « non modifiables » comme le sexe féminin ou le faible niveau socioéconomique. Des facteurs de risque « modifiables » ont été également identifiés. Ainsi, en plus de l'abus médicamenteux déjà évident au regard de la pratique clinique, est-il apparu que la CCQ chez les migraineux était notamment associée :
– à la fréquence des crises quand la migraine était encore d'expression épisodique (avec une relation non linéaire et une augmentation nette de la probabilité de développer une CCQ dès lors que cette fréquence est de 3 crises par mois) ;
– à l'augmentation de l'indice de masse corporelle (ce facteur de risque semblant spécifique à la migraine) ;
– aux troubles ventilatoires du sommeil (dont la simple ronchopathie) ;
– à la comorbidité anxiodépressive et, au-delà de cette comorbidité, les événements biographiques stressants.

Il est bien évidemment tentant d'envisager une possible prévention du développement de la CCQ par le contrôle de ces facteurs de risque « modifiables », mais il est important de rappeler que, à ce jour, il n'existe pas de données factuelles supportant l'efficacité préventive d'un tel contrôle. Par ailleurs, ces facteurs de risque sont également importants à considérer pour essayer de mieux comprendre le dysfonctionnement des systèmes de contrôle de la douleur (augmentation de l'effet des systèmes amplificateurs et réduction de l'efficience des systèmes inhibiteurs) qui est probablement le mécanisme physiopathologique principal supportant le développement des CCQ et notamment de la migraine chronique.

Bibliographie

1. Bigal ME, Lipton RB. The differential diagnosis of chronic daily headaches : an algorithm-based approach. J Headache Pain, 2007, *8* : 263-272.
2. Bigal ME, Lipton RB. Modifiable risk factors for migraine progression. Headache, 2006, *46* : 1334-1343.
3. Diener HC, Dodick DW, Goadsby PJ et al. Chronic migraine : classification, characteristics and treatment. Nat Rev Neurol, 2012, *8* : 162-171.
4. Evers S, Jensen R. European Federation of Neurological Societies. Treatment of medication overuse headache : guideline of the EFNS headache panel. Eur J Neurol, 2011, *18* : 1115-1121.
5. Haute Autorité de santé. Recommandations de bonnes pratiques. Prise en charge des céphalées chroniques quotidiennes. Saint-Denis, HAS, 2004.
6. Headache Classification Committee. The international classification of headache disorders, 3rd ed (beta version). Cephalalgia, 2013, *33* : 629-808.
7. Lantéri-Minet M, Auray JP, El Hasnaoui A et al. Prevalence and description of chronic daily headache in the general population in France. Pain, 2003, *102* : 143-149.
8. Lanteri-Minet M, Demarquay G, Alchaar H et al. Management of chronic daily headache in migraine patients : medication overuse headache and chronic migraine. French guidelines (French Headache Society, French Private Neurologist Association, French Pain society). Rev Neurol (Paris), 2014, *170* : 162-176.
9. Natoli JL, Manack A, Dean B et al. Global prevalence of chronic migraine : a systematic review. Cephalalgia, 2010, *30* : 599-609.
10. Zeeberg P, Olesen J, Jensen R. Probable medication-overuse headache : the effect of a 2-month drug-free period. Neurology, 2006, *66* : 1894-1898.

Toute référence à cet article doit porter la mention : Lantéri-Minet M, Donnet A. Céphalées chroniques quotidiennes. *In* : L Guillevin, L Mouthon, H Lévesque. Traité de médecine, 5e éd. Paris, TdM Éditions, 2018-S10-P01-C09 : 1-3.

Chapitre S10-P01-C10

Syndrome douloureux régional complexe

Denis Baylot, Frédéric Plantevin et Marie-Louise Navez

Le syndrome douloureux régional complexe (SDRC), ou *complex regional pain syndrome* (CRPS) pour les Anglo-Saxons, est une pathologie qui revêt de multiples facettes actuellement mieux identifiées. La première description date de 1864 par S. Mitchell [50], puis les caractéristiques essentiellement cliniques, non spécifiques pour certaines, vont être regroupées dans des syndromes dénommés de manière diverse comme le syndrome de Sudeck, l'ostéoporose post-traumatique, la dystrophie sympathique réflexe, l'algoneurodystrophie, la causalgie, le syndrome épaule-main. Les critères diagnostiques ont évolué depuis et ont permis de caractériser le SDRC, reposant essentiellement sur des éléments cliniques, ressentis et constatés lors de l'examen, regroupant la douleur, un œdème des tissus, des troubles vasomoteurs, des rétractions et une déminéralisation osseuse.

Épidémiologie

La prévalence du SDRC est variable en fonction des critères diagnostiques choisis. Elle est estimée dans le travail de M. Mos [22] a environ 26,2 patients pour 100 000 personnes par an. Moins de 2 % des patients vont évoluer vers une forme chronique avec séquelles [5]. Le SDRC est plus fréquent chez la femme (trois femmes pour un homme) et peut survenir à tout âge. La médiane se situe entre 30 et 40 ans, mais il est décrit également chez l'adolescent et l'enfant.

Les facteurs déclenchants les plus fréquents du SDRC de type 1 sont les traumatismes orthopédiques et les fractures localisés dans six cas sur dix aux membres supérieurs (main, poignet, épaule) [22] surtout si la phase péri-opératoire est douloureuse [52].

Parmi les facteurs favorisants, on retrouve le traumatisme, décrit souvent comme mineur mais déterminant s'il est répété, l'immobilisation du membre atteint, le rôle de certains médicaments prescrits de manière concomitante comme le phénobarbital, les barbituriques, la trithérapie anti-VIH, la ciclosporine. Certaines pathologies sont également favorisantes comme l'infarctus du myocarde, le diabète, les maladies inflammatoires en particulier les patients avec un HLA-B62, DQ8 positif [24], le cancer, la grossesse pour le SDRC localisé à la hanche [22]. L'accident vasculaire cérébral peut se compliquer d'un SDRC. Des facteurs génétiques participent également, tandis que l'implication de certains facteurs reste controversée, comme la prise en charge de la douleur initiale, le type de traitement chirurgical (ostéosynthèse ou contention). Le profil psychologique et les facteurs de stress, souvent évoqués, ne sont pas spécifiques lors du SDRC par rapport aux autres situations de douleur chronique [21].

Le SDRC de type 2 est le plus souvent secondaire à une lésion nerveuse périphérique. Il apparaît précocement (moins d'un mois) après la lésion dans la moitié des cas. Les symptômes persistent à long terme chez 5 % des patients en moyenne.

Critères cliniques

Les *caractéristiques cliniques* les plus souvent rapportées par les patients sont les douleurs spontanées présentes dans 90 % des cas, perçues comme profondes et constrictives, permanentes et aggravées par la mobilisation. Il existe des anomalies de perception sensitive à type d'hypoesthésie, d'allodynie, d'hyperalgésie à tous les modes (mécanique, thermique, somatique profonde), des troubles de la vascularisation comme une vasodilatation ou une vasoconstriction, des œdèmes, des modifications de température et de couleur de peau, une hyper- ou hypohidrose. On relève également des troubles moteurs ou trophiques comme des dystonies, des tremblements, une faiblesse musculaire avec difficulté de coordination, des modifications des tissus cutanés concernant la pilosité et la trophicité de la peau, des rétractions et de l'ankylose. Beaucoup de ces symptômes ne sont pas spécifiques et expliquent les erreurs diagnostiques et la surestimation du nombre de SDRC. Certaines formes cliniques, plus rares, vont récidiver ou se localiser sur plusieurs territoires dans le même temps ou à des moments différents.

L'*évolution classique* se fait en trois phases :
– une première phase inflammatoire, dite « chaude », associe douleur, chaleur, rougeur, œdème, hypersudation, troubles sensitifs de durée variable (moyenne de 3 mois) ;
– la seconde phase, dite dystrophique ou froide, se caractérise par un aspect cutané froid, cyanosé, associé à des troubles moteurs et trophiques ;
– enfin la phase atrophique ou la douleur peut disparaître au prix de l'apparition de rétractions [13].

Ces phases peuvent suivre un ordre chronologique, mais certains patients vont s'installer d'emblée dans une forme « froide », avec une cyanose et des troubles vasomoteurs très modérés, ou rester en phase « chaude » plusieurs années.

L'évolution est variable et se fait en moyenne sur une année (6 mois à plusieurs années). La forme localisée au membre supérieur est d'évolution plus rapide et plus favorable qu'au membre inférieur. La forme « froide » d'emblée est souvent de pronostic plus péjoratif. Les associations avec le diabète rendent l'évolution plus longue et souvent compliquée de capsulite rétractile. Les facteurs psychosociaux et professionnels participent également à la pérennisation et à l'aggravation des douleurs et des symptômes comme dans le syndrome douloureux chronique. La guérison est habituelle dans la plupart des cas, mais au prix souvent de séquelles (gêne, handicap modéré à sévère, dystonie d'attitude périphérique) [5].

L'*identification du SDRC* est essentielle et les critères diagnostiques ont évolué au fil des ans. L'International Association for the Study of Pain (IASP) [49], puis Stanton-Hicks [68] vont décrire et distinguer deux types de SDRC :
– le type 1 correspondant à l'ancienne algoneurodystrophie (syndrome douloureux se développant localement après un événement nociceptif, de façon disproportionnée par rapport à l'événement initial et ne se limitant pas au seul territoire de projection d'un nerf périphérique) ;
– le type 2 ou causalgie caractérisée par une douleur, habituellement d'une main ou d'un pied, débutant après une blessure incomplète d'un nerf ou de l'une de ses branches et revêtant des caractéristiques neuropathiques évoluant progressivement vers un syndrome comparable au SDRC de type 1.

Tableau S10-P01-C10-I Critères diagnostiques de l'International Association for the Study of Pain (IASP) (1999) [49].

Présence d'un événement nociceptif initial ou d'une cause d'immobilisation
Douleur continue, allodynique ou hyperalgésique, avec une douleur disproportionnée par rapport à l'événement déclencheur
Présence, à un moment donné ou à un autre, d'œdème de variation du débit sanguin cutané ou d'une activité sudoro-motrice anormale dans la région douloureuse
Diagnostic infirmé par l'existence de conditions qui pourraient expliquer autrement l'intensité de la douleur et l'importance de la perte fonctionnelle
Pour le SDRC de type 2, la douleur continue, allodynique ou hyperalgésique, est consécutive à une lésion nerveuse. Elle concerne le territoire nerveux lésé, mais peut s'étendre au-delà. Les troubles vasomoteurs : œdème, altérations de la vascularisation cutanée, trouble de l'activité sudoro-motrice sont retrouvés dans la zone douloureuse. Tout autre diagnostic doit être écarté

SDRC : syndrome douloureux régional complexe.

En fait, ces critères en quatre points (Tableau S10-P01-C10-I) se sont avérés insuffisamment spécifiques et ont conduit à une surestimation du diagnostic de SDRC et des traitements inappropriés. La révision d'un groupe de travail autour de S. Bruehl et R. Harden [14, 35] a abouti à l'élaboration des critères de Budapest (Tableau S10-P01-C10-II) plus restrictifs. Ils ont amélioré la validité du diagnostic de SDRC estimée à 84 % avec une spécificité de 0,79 [11, 67]. Ces critères sont ceux actuellement admis dans le diagnostic de SDRC. Les critères de S. Bruehl, plus restrictifs, sont en général utilisés pour la recherche clinique et ceux de R. Harden (au moins un symptôme dans trois catégories) en pratique clinique. Ils ont permis de passer d'une spécificité de 0,41 (critères IASP) à 0,68 (critères de Budapest clinique) et 0,79 (critères de Budapest recherche).

Certains symptômes cliniques ont des caractéristiques neuropathiques (sensation douloureuse, examen clinique), mais peuvent, dans certains cas, évoquer un syndrome de pseudo-négligence [30] avec un déplacement de la ligne médiane corporelle subjective du côté du SDRC [60], voire, pour certains, un « pseudo »-membre fantôme [41]. Ces symptômes diffèrent de ceux constatés lors des lésions neurologiques centrales où le patient n'est pas conscient de son trouble, et sont plus en rapport avec un trouble de la perception corporelle.

Physiopathologie

La richesse symptomatologique du SDRC, associant des signes périphériques vasculaires et inflammatoires ainsi que des troubles moteurs et sensitifs, rend compte d'une physiopathologie complexe et encore mal comprise. F. Birklein et al. [8] parlent de *CRPS puzzle* pour évoquer la complexité physiopathologique de cette maladie et de ses différentes approches suivant que l'on s'intéresse à la « périphérie » ou au « cerveau »… Les différentes dénominations de ce syndrome au fil du temps rendent compte de la difficulté à le caractériser. La variabilité des situations déclenchantes, allant de l'accident vasculaire cérébral ou de l'infarctus du myocarde au simple traumatisme périphérique en passant par la chirurgie plus lourde, intrigue.

Les progrès importants de l'exploration fonctionnelle cérébrale et la constatation des désorganisations centrales peuvent expliquer tout ou partie des signes cliniques constatés. Cependant plusieurs controverses persistent concernant les mécanismes générateurs et d'entretien de ce syndrome entre les tenants d'un mécanisme purement psychosomatique, d'un mécanisme neuropathique prédominant, d'une douleur entretenue par le sympathique, d'une douleur centrale. Il n'y a pas à ce jour de consensus sur les aspects physiopathologiques expliquant le SDRC, ils sont considérés comme équivalents que le syndrome soit de type 1 ou 2 avec lésion nerveuses.

Des *processus inflammatoires* sont suspectés devant les signes cliniques associant rougeur, chaleur et œdème, mais avec une protéine C réactive (CRP), et une vitesse de sédimentation normale et sans infiltration cellulaire au niveau histologique.

Un traumatisme, même minime, induit une cascade inflammatoire avec la libération de neuromédiateurs de l'inflammation (bradykinine), du NGF (*nerve growth factor*) et des cytokines, et cela, de manière anormalement exagérée. Il en résulte une stimulation et une sensibilisation des fibres nociceptives C. La stimulation des fibres C entraîne physiologiquement une libération de neuropeptides (substance P et CGRP [*calcitonin gene related peptide*]). Ces molécules sont responsables d'une extravasation plasmatique et d'une vasodilatation générant œdème et chaleur locale. Les cytokines et le NGF favorisent le relargage de neuropeptides par les terminaisons nerveuses. Ces neuropeptides activent les cellules mastocytaires au niveau des tissus périphériques [63].

Une méta-analyse fait état des liens entre SDRC et inflammation avec un profil évolutif différent suivant la phase aiguë ou chronique. En phase aiguë, on retrouve une augmentation de l'interleukine 8 et du TNF-α (*tumor necrosis factor* α). Aucune corrélation entre le niveau plasmatique des cytokines et l'intensité du tableau clinique n'est retrouvée. Pour la phase chronique, la caractérisation semble rejoindre le profil des douleurs chroniques, sans spécificité du SDRC [57].

Plusieurs études retrouvent, chez des patients atteints de SDRC, une amplification de la sécrétion des cytokines, de la bradykinine, de l'endothéline 1 et des neuropeptides *calcitonin gene related peptide* (CGRP) et substance P, de mécanisme encore inconnu [9]. Un déficit en endopeptidases et en enzyme de conversion de l'angiotensine, enzymes dégradant les neuropeptides et la bradykinine, pourrait expliquer cette inflammation neurogène mal contrôlée et donc le risque accru de SDRC chez les patients hypertendus traités par inhibiteurs de l'angiotensine après un traumatisme [23].

Tableau S10-P01-C10-II Critères de Budapest 2004 [14, 35].

Douleur	Continue régionale (spontanée et/ou provoquée) Disproportionnée en durée et en intensité par rapport à la lésion initiale Non systématisée/habituellement périphérique (EVA admise > 3/10)
Au moins un *symptôme* présent dans chacune des quatre catégories énumérées [13] ci-dessous ou un symptôme présent dans trois des quatre catégories [35]	
– somatosensoriel	Hypersensibilité
– vasomoteur	Température asymétrique, changement ou asymétrie de couleur de peau
– sudomoteur	Œdème, sudation asymétrique
– moteur/trophique	Raideur articulaire, dystonie, tremblement, manque de force, modification de pilosité, des ongles
Au moins un *signe d'examen* dans deux de ces catégories	
– somatosensoriel	Hyperesthésie/allodynie
– vasomoteur	Température asymétrique, changement ou asymétrie de couleur de peau
– sudo-moteur/œdème	Sudation asymétrique, œdème
– moteur trophique	Réduction de mobilité articulaire, dystonie, trémor, faiblesse, modifications trophiques, pilosité et ongles
Aucun autre diagnostic ne rend mieux compte des signes et symptômes constatés	

EVA : échelle visuelle analogique.

En résumé, le traumatisme génère une réaction exagérée de phénomènes inflammatoires neurogènes associée à un défaut de contrôle inhibiteur. Cette sensibilisation inflammatoire est responsable d'un trouble du métabolisme osseux avec une ostéoporose secondaire par une augmentation de l'activité des ostéoclastes et ostéoblastes, des troubles trophiques cutanés, ainsi qu'un trouble du métabolisme des phanères avec augmentation de la pousse des poils et des cheveux.

La participation d'une *réaction auto-immune* et d'une implication dysimmunitaire dans l'entretien du SDRC est retrouvée sur un modèle d'incision chirurgicale de la patte arrière de rat. La perfusion de sérum de patients atteint de SDRC chronique augmente l'hyperalgésie mécanique et l'œdème local comparativement à une perfusion de sérum de sujets sains évoquant un mécanisme immunitaire [73]. Dans les SDRC, on a pu isoler des auto-anticorps des récepteurs muscariniques cholinergiques et des récepteurs β_2-adrénergiques [38] ainsi que des anticorps antirécepteurs α_{1a} [27]. La dysautonomie sympathique pourrait être la résultante d'une stimulation auto-immune [10].

Le rôle de l'*ischémie-reperfusion* est discuté à partir d'un modèle expérimental d'ischémie prolongée sur la patte de rat avec développement d'un syndrome SDRC-*like*. À la suite d'un traumatisme, l'extravasation observée entraîne une augmentation de la pression des tissus interstitiels, favorisant une occlusion capillaire et un possible syndrome compartimentaire. Les troubles de la microcirculation, à type de vasoconstriction, seraient la conséquence d'un trouble oxydatif, d'une hypersensibilité catécholaminergique, d'une hypersécrétion d'agent vasoconstricteurs (endothéline 1) et d'un déficit du système sympathique avec une hypersensibilité adrénergique des muscles lisses à l'origine d'un vasospasme précapillaire. Cette ischémie tissulaire entretenue et extensive serait responsable de dommages cellulaires et responsable des douleurs profondes ressenties par les patients [71].

Les *facteurs génétiques* sont évoqués devant les observations de cas cliniques familiaux de SDRC et chez des jumeaux [8]. Des antigènes leucocytaires différents ont été identifiés dans les SDRC avec dystonie (HLA-B62 et HLA-DQ8) par rapport au SDRC sans dystonie (HLA-DQ8) [78].

Le SDRC peut être assimilé à une *douleur neuropathique* associant aux descriptifs de la douleur une hypo-esthésie et/ou une allodynie mécanique ou thermique. L'exploration sensorielle quantitative de patients atteints de SDRC retrouve, au niveau du membre atteint, une hyperalgésie au chaud, une allodynie mécanique statique et, à la biopsie cutanée, une diminution de la densité des fibres nociceptives [56].

Le *dysfonctionnement du système nerveux autonome* (SNA), en particulier du système orthosympathique, a été longtemps considéré comme le mécanisme physiopathologique principal (d'où la dénomination ancienne de dystrophie sympathique réflexe). Les troubles de la vasoréactivité, de la sudation et l'œdème font suspecter un dysfonctionnement du système nerveux autonome, mais ces phénomènes peuvent être liés aussi à la libération de neuropeptides. Actuellement, il n'y a pas de consensus sur une hyper- ou hypo-activité sympathique, souvent fluctuante au cours de l'évolution [8]. Le soulagement obtenu dans certains cas par les blocs sympatholytiques n'est pas significatif comparé au placebo dans la plupart des études [76]. Le concept de douleur entretenue par le sympathique (*sympathetic maintained pain*) et la réponse antalgique positive au bloc sympathique ganglionnaire sont activement débattus dans la littérature, et ont fait l'objet de recommandations [6].

Sur le plan expérimental, on retrouve une surexpression des récepteurs α_1-adrénergiques des fibres afférentes non myélinisées dans un modèle de rat mononeuropathique [25]. Une augmentation de la douleur, lors de l'injection intradermique de noradrénaline au niveau de la zone atteinte par le SDRC, comparée au contrôle, implique les récepteurs adrénergiques. Une hypersensibilité aux catécholamines circulantes a pu être démontrée expérimentalement sur des modèles de SDRC chez la souris. Les catécholamines stimulent la production, par les kératinocytes, via les récepteurs β_2-adrénergiques, d'interleukine 6, agent de la sensibilisation périphérique. Chez le rat, l'inhibition des récepteurs β_2-adrénergiques diminue la sensibilisation périphérique, alors que la stimulation augmente l'allodynie mécanique [79].

L'activation du système orthosympathique diminue la douleur expérimentale chez des sujets sains. A contrario, la douleur et les sensations anormales sont augmentées en cas de SDRC, évoquant une sensibilisation adrénergique et un déficit des contrôles inhibiteurs endogènes [26]. L'activation globale du système orthosympathique par un refroidissement corporel entraîne une augmentation de la douleur spontanée et de la surface d'allodynie mécanique, statique et dynamique, chez des patients atteints de SDRC répondant aux blocs sympatholytiques ganglionnaires, démontrant ainsi une corrélation entre la sensibilité à l'activité sympathique et la réponse aux blocs sympatholytiques [4].

Des liens entre activité motrice et activation sympathique ont été rapportés à partir d'images de posture de membre. Les mouvements reproduits mentalement augmentent les douleurs, parallèlement à l'activité sympathique. La kinésiophobie, le catastrophisme, l'excitation du système nerveux autonome sont corrélés avec l'augmentation de l'activité insulaire corticale droite, supposée moduler le système nerveux autonome. Les tâches cognitives pourraient donc altérer les fonctions motrices et sympathiques via le cortex insulaire. Le déplacement du membre en direction du côté opposé à la ligne médiane modulerait l'activité sympathique, la douleur, et modifierait la sensation d'appartenance du membre [53]. De nouvelles perspectives sur l'interaction entre le système nerveux autonome et les processus de somatotopie et de représentation spatiale sont ouvertes.

Les *modifications de la neuroplasticité* sont rapportées par les études de neuropsychologie, faisant état d'un trouble de la perception corporelle chez certains patients qui ressentent leur membre comme déformé ou étranger. Le schéma corporel est élaboré au niveau du cortex pariétal à partir de la convergence d'afférences sensorielles diverses : visuelles, proprioceptives, somesthésiques, motrices. Si l'un de ces systèmes est défaillant, ou si un découplage entre les afférences et les efférences se produit, la perception corporelle peut se modifier, mais les liens avec la douleur restent mal expliqués [70]. Sur le plan clinique un syndrome de pseudo-négligence, voire de pseudo-membre fantôme [41] peut s'observer.

En imagerie fonctionnelle cérébrale, la représentation corticale somesthésique (S1) d'une main avec SDRC, comparée au côté sain est diminuée et modifiée avec déplacement de cette zone vers le territoire cortical adjacent (la lèvre inférieure). On retrouve une corrélation entre l'importance des troubles, l'intensité de la douleur et la surface d'allodynie [42], de même qu'entre la normalisation de la réorganisation corticale et l'amélioration clinique constatée. Des sensations ressenties dans le membre atteint à la suite de la stimulation d'une zone cutanée éloignée de ce membre rendent compte de l'organisation corticale (homonculus de Penfield) et de sa neuroplasticité. La stimulation de la joue peut entraîner une douleur ressentie dans le bras malade, qui ne survient que les yeux fermés [47]. Des défauts de discrimination ont été observés dans certaines zones corporelles concernées par le SDRC [44]. Un stimulus non douloureux au niveau du membre controlatéral sain projeté dans un miroir (le membre atteint étant caché de la vue du patient), mais situé dans la zone de projection de la douleur, évoque une douleur dans le membre atteint [1].

Le cortex somatosensoriel peut donc être activé par des influx visuels expliquant le lien entre vision, perception corporelle et douleur. La visualisation d'une image ambiguë augmente la douleur et l'activité du système nerveux autonome ainsi que la dystonie chez certains patients atteints de SDRC [16]. Les troubles du mouvement décrits une fois sur deux comme une simple faiblesse musculaire, des tremblements, un spasme, voire dans 20 % des cas comme une dystonie, pourraient être en lien avec la douleur, mais les patients rapportent la nécessité d'un effort de concentration pour effectuer un mouvement par perte du contrôle volontaire. La dysfonction attentionnelle, la perturbation de l'intégration sensori-motrice (perte de l'inhibition spinale gabaergique médullaire, augmentation de la surface corticale motrice de la zone concernée par le SDRC) pourraient être une autre explication [77]. L'interaction entre la douleur, les troubles de la perception corporelle et le remodelage cortical reste complexe [41]. La *cortical body matrix* décrite par G. Moseley et al. [53] est un ensemble cortical participant à la perception de l'intégrité corporelle et de son homéostasie, régulant le sentiment d'appartenance et de conscience corporelle, le tout modulé par différentes entrées d'ordre sensoriel, psychique ou cognitif, et pourrait être désorganisée en cas de SDRC [53].

Les *facteurs psychosociaux* tels que l'anxiété, la dépression, les troubles de la personnalité ne sont pas prédictifs de SDRC mais peuvent participer à sa pérennisation. Le nombre d'événements de vie et les phénomènes de dépersonnalisation sont plus fréquents chez les patients atteints de SDRC [8].

La synthèse de tous ces mécanismes qui peuvent être impliqués dans la physiopathologie du SDRC est difficile. Le SDRC peut être compris comme un défaut d'adaptation de l'organisme à un événement de vie le plus souvent traumatique (vécu consciemment ou inconsciemment par le patient) de nature diverse, et entraînant une cascade d'événements physiopathologiques à différents niveaux du système nerveux.

Au niveau périphérique, c'est une sensibilisation avec l'inflammation neurogène intense et durable, associée ou non à un dysfonctionnement du système nerveux autonome (couplage entre le système orthosympathique et les fibres de la douleur, sensibilisation aux catécholamines) qui évolue vers une sensibilisation centrale. Se développe alors une chronicisation en lien avec des facteurs d'entretien où interviennent des aspects génétiques, dysimmunitaires, psychosociaux et cognitifs.

De manière contemporaine, le remodelage cortical de la matrice neuronale gérant le schéma corporel aboutit au trouble de la perception corporelle où la douleur va s'articuler avec des troubles moteurs, sensoriels, dysautonomiques. La résultante clinique est ce paradoxe d'avoir une douleur sévère dans un membre plus ou moins désafférenté sur le plan sensoriel et fonctionnel [12]. L'implication d'un dysfonctionnement cortical complexe dans la physiopathologie du SDRC amène certaines équipes à en faire la cible essentielle du traitement: « Peut-être devrions-nous traiter le cerveau avant de traiter le corps » [53].

Examens complémentaires

Le diagnostic de SDRC est clinique et fondé sur les critères de Budapest (*voir* Tableau S10-P01-C10-II). Les examens complémentaires représentent une aide diagnostique différentielle, mais aucun ne constitue une preuve formelle de son existence.

Les *radiographies osseuses* standard sont normales dans 40 % des cas. Les premières anomalies apparaissent de la 4e à la 8e semaine, elles sont inconstantes, tardives et non spécifiques. Il faut réaliser des clichés bilatéraux et comparatifs en prenant les articulations sus- et sous-jacentes. Au bout de quelques semaines après l'apparition de la maladie, on peut retrouver des images classiques d'ostéoporose pommelée ou mouchetée dans les zones épiphysaires avec un respect des interlignes articulaires. Cet aspect persiste longtemps après la disparition de la symptomatologie clinique, la reminéralisation est effective après plusieurs mois, voire un an et plus.

La *scintigraphie osseuse* en trois temps (phase précoce, phase de stase sanguine, phase tardive de fixation osseuse) est proposée dans le diagnostic de SDRC, mais sa validité est controversée. Dans les six premiers mois de la maladie, on retrouve une hyperfixation reflétant l'hyperactivité métabolique osseuse au temps précoce qui surviendrait avant l'apparition des signes radiographiques. La scintigraphie pourrait présenter un intérêt en phase précoce de la maladie (< 6 mois) avec une sensibilité de 85 à 97 %, mais celui-ci diminuerait au-delà de 6 mois de symptomatologie. De plus une méta-analyse récente montre qu'une scintigraphie retrouvée positive n'est pas forcement corrélée avec la présence ou non de signes de SDRC, elle est donc peu spécifique, l'essentiel du diagnostic étant fondé sur les critères cliniques [61]. On ne peut donc pas la recommander de manière systématique. Il en va de même lors du suivi de l'évolution du SDRC [51]. Cependant un pronostic plus favorable serait corrélé à une hyperfixation importante [80].

L'*IRM* permet d'évaluer l'atteinte des tissus mous, mais n'a que très peu d'intérêt pour l'évaluation des lésions osseuses. En phase chaude, l'IRM peut montrer un hyposignal en pondération T1, un hypersignal en pondération T2, un rehaussement des zones œdémateuses après injection de gadolinium, traduisant l'hyperémie de la moelle osseuse dans les formes inflammatoires. On peut noter une prise de contraste des parties molles péri-articulaires, de la synoviale et, de façon générale, un épanchement articulaire et un œdème des parties molles péri-articulaires. L'IRM en phase froide est normale. Cet examen permet d'éliminer une autre cause locale que le SDRC, en particulier au niveau de la hanche.

Le *dosage des biomarqueurs*, comme l'ostéoprotégérine, a montré que son augmentation est corrélée au renforcement de l'activité ostéoclastique retrouvée dans la phase 3 de la scintigraphie osseuse [39] et serait prédictive de l'évolution du SDRC.

Traitement

Il n'existe pas de traitement spécifique du SDRC. Il ne peut se concevoir que de manière multimodale et multiprofessionnelle associant les thérapeutiques médicamenteuses et non médicamenteuses. La rééducation et la physiothérapie sont au centre de la prise en charge [20], associées aux traitements pharmacologiques, aux techniques d'analgésie locorégionales ou neurochirurgicales, aux thérapeutiques psychocomportementales voire à la psychothérapie et plus récemment aux techniques centrées sur la neuroplasticité cérébrale [31]. Les niveaux de preuves d'efficacité étant faibles, aucun consensus thérapeutique des SDRC n'est validé [18]. La stratégie s'adapte à chaque patient selon la physiopathologie et la symptomatologie clinique. Le traitement doit être précoce, préventif en situation chirurgicale et a comme objectif le contrôle de la douleur, le maintien de la mobilité et la récupération fonctionnelle [31, 63].

Globalement, l'efficacité de la prise en charge reste incertaine, 15 % des patients continuent de souffrir au-delà de 12 mois, malgré un traitement prolongé. Cependant les approches, multidisciplinaires et multimodales, ont évolué et ont permis d'améliorer l'évolution de patients considérés autrefois comme réfractaires [32].

Traitement préventif

Le traitement préventif du SDRC comporte un versant médicamenteux et rééducatif. La prise de vitamine C (500 mg/j pendant 50 jours) diminuerait de façon limitée l'apparition de SDRC lors des lésions traumatiques lombaires et des fractures du poignet ; son efficacité n'est pas retrouvée une fois le SDRC installé [65]. La rééducation post-traumatique précoce, active et passive, la limitation de l'immobilisation avec une kinésithérapie précoce, associée à la vérification du plâtre, des contentions et de la bonne position du membre lésé, sont des points essentiels pour la prévention du SDRC. Le but est de retrouver une utilisation fonctionnelle du membre atteint, sous couvert d'une analgésie adéquate.

L'analgésie efficace en post-opératoire ou post-traumatique joue un rôle positif dans la prévention du SDRC [28]. Les anesthésies locorégionales per opératoires, à visée anesthésique et/ou analgésique, lors de traumatismes, ont clairement démontré leur bénéfice dans la rééducation post-opératoire en évitant la chronicisation des douleurs. Ce bénéfice est d'autant plus important que le patient présente des antécédents de SDRC [28].

Thérapeutiques médicamenteuses

Les thérapeutiques médicamenteuses du SDRC comportent plusieurs volets.

La prescription des *antalgiques* se fait de manière graduelle selon les recommandations internationales. En première intention, les antalgiques non opioïdes et opioïdes faibles facilitent la rééducation. L'indication des opioïdes forts est débattue et doit respecter un cadre précis de prescription (posologie, durée de traitement, surveillance des effets indésirables et du risque de tolérance ou d'addiction). Les prescriptions d'antalgiques doivent être anticipées avant chaque séance de kinésithérapie.

La présence d'une *composante neuropathique* de la douleur nécessite une prise en charge selon les recommandations proposées dans la littérature internationale [29]. Les anti-épileptiques (gabapentine, prégabaline) sont proposés en première intention de même que les antidépresseurs (tricycliques ou plus récemment inhibiteurs de la recapture de la sérotonine et noradrénaline). Ces traitements sont tout particulièrement indiqués lors des SDRC de type 2. Aucune donnée ne permet de préconiser, en première intention, tel ou tel traitement à visée neuropathique lors des SDRC et on applique l'algorithme thérapeutique des douleurs neuropathiques. Une étude randomisée n'a pas permis de montrer la supériorité de 1 800 mg de gabapentine sur le placebo dans une série de patients souffrant de SDRC chronique [75].

La *corticothérapie* à faible dose, ou à dose élevée (prednisone, 1 mg/kg/j), pendant une période de 2 semaines puis à dose dégressive, est efficace à 3 mois lors des SDRC avec une forte composante inflammatoire [33]. Les infiltrations de corticoïdes pourraient améliorer le SDRC sous couvert du respect des précautions et contre-indications, mais sans permettre de guérison [2]. Les anti-inflammatoires non stéroïdiens sont également proposés, mais n'ont pas montré leur supériorité en termes d'efficacité.

Les *bisphosphonates*, de par leurs actions inhibitrices des ostéoclastes, de lutte contre la déminéralisation et d'inhibition des cytokines pro-inflammatoires, se sont montrés efficaces chez certains patients souffrant de SDRC [15]. Une perfusion de pamidronate à 60 mg serait positive sur la douleur et la fonction [62], de même que l'alendronate par voie orale durant 6 semaines [45]. La prédictibilité de la réponse thérapeutique, la posologie, la durée de traitement restent à établir [15] et leurs effets indésirables imposent des précautions d'administration en milieu hospitalier.

Les bêtabloquants, les inhibiteurs calciques, les sympathicolytiques ont été proposés, mais les preuves d'efficacité manquent. La clonidine prescrite comme adjuvant des anesthésies locorégionales, per os ou en patch, a un effet co-analgésique intéressant, mais les effets indésirables (sédation, hypotension) sont limitants.

La *kétamine*, à dose analgésique, infra-anesthésique (faible dose) par son effet anti-NMDA, réduit la sensibilisation douloureuse. Deux études contre placebo, en situation de SDRC rebelle, ont montré son efficacité sur la douleur avec un effet prolongé à 3 mois pour les patients recevant la kétamine plusieurs jours consécutifs [64, 66]. Une revue systématique récente conclut que le niveau de preuve n'est pas suffisant à ce jour pour indiquer largement cette molécule dans ce contexte [17].

La *calcitonine*, très largement utilisée, n'a pas fait la preuve de son efficacité et n'est plus recommandée, l'autorisation de mise sur le marché (AMM) en France pour le SDRC a été retirée en avril 2004 [31]. Cependant des études de bonne qualité ont montré des résultats contradictoires [31].

Les *topiques locaux* (lidocaïne 5 %, capsaïcine) prescrits dans le SDRC ont montré leur efficacité dans quelques cas cliniques publiés [34, 43]. Ces thérapeutiques locales sont indiquées dans les douleurs neuropathiques périphériques focalisées [29, 43], elles agissent sur la douleur et réduisent l'allodynie. Elles pourraient présenter un intérêt sur les symptômes périphériques rapportés lors des SDRC. L'effet immédiat du topique permettrait de mieux tolérer les séances de rééducation physique en diminuant l'intensité douloureuse et d'améliorer à long terme le niveau de mobilité du membre atteint. Sa facilité d'utilisation et la faible incidence des effets secondaires doivent inciter à proposer cette thérapie dans la stratégie globale de prise en charge du SDRC [43].

Thérapeutiques interventionnelles

Parmi les thérapeutiques interventionnelles, les *anesthésies locorégionales* ont fait l'objet de recommandations [6]. Par leur effet à la fois sympathique et somatique (sensitif et moteur), elles vont permettre la mobilisation et l'utilisation du membre atteint lors de la kinésithérapie par exemple, en plus de leur action antalgique. D'où la recommandation de réaliser une analgésie locorégionale continue par cathéter périnerveux pour le traitement des SDRC, en deuxième ligne après échec des autres traitements bien conduits, et notamment pour faciliter la rééducation fonctionnelle qui reste la thérapeutique principale [6]. Son efficacité n'est pas prévisible [6].

Les techniques de blocs locorégionaux intraveineux n'ont pas fait la preuve de leur efficacité dans le traitement des SDRC des membres. La guanéthidine, aujourd'hui indisponible, longtemps présentée comme agent de référence, ne fait l'objet que d'études anciennes, de faible niveau de preuve. Il en va de même des autres agents. Toutefois une seule étude, méthodologiquement bien menée chez quarante-trois patients, a rapporté une efficacité équivalente des blocs intraveineux et des blocs du ganglion stellaire (associant, dans ces deux techniques, anesthésique local et clonidine) [6].

Le bloc sympathique ganglionnaire des membres supérieurs (bloc du ganglion stellaire) ou ceux des membres inférieurs (bloc des ganglions paravertébraux T12 à L4) sont proposés comme test diagnostique et thérapeutique en cas de SDRC. Leur réalisation est difficile sur le plan technique et, en raison de variations anatomiques, ils sont grevés d'un pourcentage d'échec important (50 %) et d'effets indésirables notables. Cependant les blocs itératifs du ganglion stellaire sont recommandés pour le traitement des SDRC du membre supérieur chez les patients répondeurs sans préciser le rythme et le nombre de blocs nécessaires [6].

Les blocs sympathiques préganglionnaires, tels que l'analgésie péridurale, permettent de réaliser à la fois un bloc sympathique et un bloc somatique qui pourraient faciliter la réalisation d'une rééducation en centre de rééducation [6].

La *stimulation des cordons postérieurs de la moelle* (neurostimulation médullaire), par son action au niveau segmentaire (gate control et blocage de l'influx nerveux) et suprasegmentaire (blocage de l'influx nerveux, inhibition du système sympathique et libération de neurotransmetteurs), a montré son efficacité dans le SDRC de type 1 (avec un faible niveau de preuve pour le SDRC de type 2), limitée dans le temps [36, 72]. La progression de la pathologie n'est pas modifiée et les effets indésirables ne sont pas négligeables (34 %) [74].

La stimulation du ganglion rachidien postérieur semble être une perspective thérapeutique intéressante.

Thérapeutiques non médicamenteuses

La prise en charge multimodale est indispensable et doit intervenir simultanément aux différents niveaux d'intégration des douleurs chroniques (approche psychologique, comportementale et physique), surtout dans les SDRC installés où les prises en charge non pharmacologiques se sont montrées plus efficaces, en particulier sur la neuroplasticité cérébrale [2, 32].

Une rééducation quasi quotidienne précoce est entreprise dès l'apparition des premiers signes cliniques (relaxation, réflexothérapie, relâchement musculaire, électrothérapie, cryothérapie…). Elle vise à favoriser la microcirculation du membre atteint (drainage lymphatique, hydrothérapie, contention…). Associées à la kinésithérapie sont proposées des techniques cognitivo-comportementales, mais également la thérapie du miroir et la neurostimulation transcutanée.

Kinésithérapie, renforcement isométrique et mise en charge

La rééducation est indispensable et doit en premier lieu diminuer la composante douloureuse, instaurer des méthodes physiques comme la chaleur, les bains écossais, la kinésithérapie passive et active, le froid, et permettre de vaincre la kinésiophobie qui empêche le membre atteint de se mobiliser normalement.

La rééducation doit être idéalement indolore. L'immobilisation prolongée est inutile, délétère dans le SDRC, et grève le pronostic fonctionnel. Les phases de mobilisation passive au début vont évoluer vers une rééducation active assistée. Le renforcement isométrique et la stimulation électrique externe permettent d'amorcer une activité musculaire et de vaincre l'immobilité du membre, associés à un reconditionnement physique général. La physiothérapie (chaleur, ultrasons), par son effet antalgique, aide la kinésithérapie. Les médicaments et l'anesthésie locorégionale à visée antalgique favorisent également la kinésithérapie.

Stimulation électrique nerveuse transcutanée

Elle est proposée dans le SDRC sans preuve efficace tangible. Sont discutés ses effets antalgique (*gate control*, sécrétions d'endorphine), vasomoteur [37] et musculaire [19].

Stimulation magnétique transcrânienne répétitive

La stimulation magnétique transcrânienne répétitive (rTMS), par stimulation du cortex prémoteur, est proposée au vu de l'efficacité de la stimulation corticale motrice, à l'aide d'une électrode implantée, dans les douleurs neuropathiques. L'utilisation d'une stimulation transcrânienne non invasive sur le cortex pré-moteur controlatéral au membre atteint de SDRC a permis de réduire la perception douloureuse comparativement à une stimulation factice [59]. Associées aux autres traitements, les séances répétées de rTMS dans un SDRC réfractaire amélioreraient l'intensité et les aspects émotionnels de la douleur sans post-effet [58].

Thérapie du miroir et programmes d'imagerie mentale motrice

Ils visent à corriger les modifications de l'intégration sensitivomotrice, suite à une réorganisation corticale, et l'exclusion du membre atteint du schéma corporel secondaire à des perturbations de la perception du corps [3]. Ces techniques visent à manipuler les informations reçues par le cerveau grâce à des images virtuelles (imagerie mentale motrice) ou projetées sur un miroir [7, 48].

La thérapie du miroir est facile à mettre en œuvre grâce à une éducation thérapeutique simple, accessible à la majorité des patients, peu coûteuse, non invasive et sans effets secondaires. Elle restaure la congruence entre l'intention motrice et le *feedback* visuel, rétablit la relation entre les informations sensitives ascendantes et les voies descendantes motrices. L'imagerie motrice réduirait la douleur surtout profonde [55] et le dysfonctionnement cognitif des patients atteints de SDRC de type 1. Les mécanismes possibles sont soit l'activation paroxystique du cortex prémoteur et moteur, soit la focalisation de l'attention sur le même côté atteint [55]. Les programmes de rééducation par la technique d'imagerie motrice proposent, sur des périodes de quelques semaines, des modules avec une phase de reconnaissance de la latéralité, puis d'imagerie mentale et enfin la thérapie du miroir [54], sous couvert d'un apprentissage avec un professionnel avant l'autorééducation à domicile. Cette méthode élégante favorise la gestion active par le patient de ses symptômes [7].

La thérapie en miroir, initialement développée pour la rééducation du membre fantôme, a été ensuite étendue au SDRC avec une efficacité surtout dans la forme aiguë [48]. De nouvelles thérapeutiques, apparentées au miroir, sont fondées sur la réalisation de mouvements dirigés au travers de lunettes prismes déviant la vision du côté non atteint, sur la reconnaissance de la latéralité d'un membre ainsi que la réalisation de mouvements vidéo-guidés à partir d'images du membre sain inversées informatiquement. Chez le sujet sain, le mouvement imaginé et le mouvement réel activent des régions cérébrales similaires. Les techniques d'imagerie mentale activent la neuromatrice du mouvement, notamment l'aire prémotrice, sans que l'aire motrice soit directement stimulée. Ce constat est intéressant dans le SDRC où la réalisation du mouvement augmente la douleur. Une séquence thérapeutique d'imagerie motrice progressive, associant la détermination de la latéralité, l'imagerie mentale (à partir de photos) puis la thérapie miroir sur 6 semaines, comparée à un groupe témoin, améliore les scores de douleur neuropathique (NPSI [*neuropathic pain symptom inventory*]), d'œdème localisé et les performances discriminatives de latéralité et ce pendant 6 semaines [55]. Le bénéfice (fonction et douleur) est retrouvé à 6 mois dans une autre série [54].

L'imagerie motrice réduirait la douleur et le dysfonctionnement cognitif des patients atteints de SDRC de type 1, mais les mécanismes physiopathologiques ne sont pas clairs : activation du cortex prémoteur et/ou focalisation de l'attention sur le même côté atteint. La place du traitement par imagerie cérébrale dans la stratégie de prise en charge du SDRC reste à définir.

Rééducation sensitive

Cette technique de contre-stimulation vibro-tactile de très courte durée (1 minute) plusieurs fois par jour avec des stimuli perçus comme confortables réduit la douleur [46] et représente une voie de recherche au même titre que la thérapie en miroir.

Approche psychothérapeutique

Les comorbidités psychologiques, comme dans tout tableau douloureux chronique, peuvent interférer dans la pérennisation des douleurs et gêner le rétablissement du patient. Leur prise en charge est essentielle. Chez les enfants et les adolescents, l'association d'une physiothérapie et de thérapies cognitivo-comportementales a montré son efficacité à long terme [40], de même que les techniques comme la relaxation, le biofeedback [31].

Conclusion

Le SDRC est une entité clinique qui garde encore beaucoup de mystères même si de nombreux progrès ont été accomplis ces dernières années dans sa définition et sa compréhension. Les mécanismes physiopathologiques combinent des troubles périphériques, des troubles de l'innervation cutanée, des phénomènes de sensibilisation périphérique et centrale, une altération de la fonction du système nerveux autonome, associée à une hypersensibilité aux catécholamines circulantes, des phénomènes inflammatoires et neurogènes. Des facteurs psychosociaux et génétiques interviennent également. Des modifications fonctionnelles cérébrales des neuromatrices de la douleur et de la motricité, modulées par des entrées émotionnelles et cognitives, sont également observées. La prise en charge plurimodale et pluriprofessionnelle vise à traiter les différentes facettes de ce syndrome associant douleur neuropathique, inflammatoire… Le processus rééducatif, depuis la kinésithérapie jusqu'à l'imagerie mentale, reste central dans la prise en charge, intégrant aussi des éléments psychosociaux.

Bibliographie

1. ACERRA NE, MOSELEY GL. Dysynchiria : watching the mirror image of the unaffected limb elicits pain on the affected side. Neurology, 2005, 65 : 751-753.
2. ATALAY NS, ERCIDOGAN O, AKKAYA N et al. Prednisolone in complex regional pain syndrome. Pain Phys, 2014, 17 : 179-185.
3. BAILEY J, NELSON S, LEWIS J et al. Imaging and clinical evidence of sensorimotor problems in CRPS : utilizing novel treatment approaches. J Neuroimmune Pharmacol, 2013, 8 : 564-575.
4. BARON R, SCHATTSCHNEIDER J, BINDER A et al. Relation between sympathetic vasoconstrictor activity and pain and hyperalgesia in complex regional pain syndromes : a case-control study. Lancet, 2002, 359 : 1655-1660.
5. BEAN DJ, JOHNSON MH, KYDD RR. The outcome of complex regional pain syndrome type 1 : a systematic review. J Pain, 2014, 15 : 677-690.
6. BELOEIL H, VIEL E, NAVEZ ML et al. Recommandation formalisée d'experts. Ann Fr Anesth Réanim, 2013, 32 : 275-284.
7. BERQUIN A. Progrès récents dans le diagnostic et le traitement du syndrome douloureux régional complexe. Rev Med Suisse, 2008, 4 : 1514-1519.
8. BIRKLEIN F, O'NEILL D, SCHLERETH T. Complex regional pain syndrome : an optimistic perspective. Neurology, 2015, 84 : 89-96.
9. BIRKLEIN F. Complex regional pain syndrome : a loss of inhibition ? Pain, 2009, 142 : 177-178.
10. BLAES F, SCHMID K, TSCHERNATSCH M et al. Autoimmune etiology of complex régional pain syndrome (M. Sudeck). Neurology, 2004, 63 : 1734-1736.
11. BOER RD, MARINUS J, HILTEN VAN JJ et al. Distribution of signs and symptoms of complex regional pain syndroms type 1 in patients meeting the diagnostic criteria of the IASP. Eur J Pain, 2011, 15 : 830-835.
12. BRUEHL S, CHUNG OY. Psychological and behavioural aspects of complex regional pain syndrome management. Clin J Pain, 2006, 22 : 430-437.
13. BRUEHL S, HARDEN RN, GALER BS et al. Complex regional pain syndrome : are there distinct subtypes and sequential stages of syndrome. Pain, 2002, 95 : 119-424.
14. BRUEHL S, HARDEN RN, GALER BS et al. External validation of IASP diagnostic criteria for complex regional pain syndrome and proposed research diagnostic criteria. Pain, 1999, 81 : 147-154.
15. BRUNNER, SCHMID, KISSLING R et al. Biphosphonates for the therapy of complex regional pain syndrome I : systematic review. Eur J Pain, 2009, 13 : 17-21.
16. COHEN HE, HAL J, HARRIS N, MCCABE CS et al. Enhanced pain and autonomic responses to ambiguous visual stimuli in chronic complex regional pain syndrome (CRPS) type I. Eur J Pain, 2012, 16 : 182-195.
17. CONNOLLY S, PRAGER J, NORMAN H. A systematic review ok ketamine for complex regional pain syndrome. Pain Med, 2015.
18. COSSINS L, OKELL RW, CAMERON H et al. Treatment of complex regional pain syndrome in adults : a systematic review of randomized controlled trials published from June 2000 to February 2012. Eur J Pain, 2013, 17 : 158-173.
19. CRUCCU G, AZIZ TZ, GARCIA-LARREA L et al. EFNS guidelines on neurostimulation therapy for neuropathic pain. Eur J Neurol, 2007, 14 : 952-970.
20. DALY AE, BIALOCERKOWSKI AE. Does evidence support physiotherapy management of adult complex regional pain syndrome type one ? A systematic review. Eur J Pain, 2009, 13 : 339-353.
21. DE GOOD DE, CUNDIFF GW, ADAMS LE et al. A psychosocial and behavioral comparison of reflex sympathetic dystrophy, low back pain, headache patients. Pain, 1993, 54 : 317-322.
22. DE MOS M, DE BRUIJN AG, HUYGEN FJ et al. The incidence of complex regional pain syndrome : a population-based study. Pain, 2007, 129 : 12-20.
23. DE MOS M, HUYGEN FJPM, STRICKER BH et al. The association between ACE inhibitors and the complex regional pain syndrome : suggestions for a neuro-inflammatory pathogenesis of CRPS. Pain, 2009, 142 : 218-224.
24. DE ROOIJ AM, FLORENCIA GOSSO M et al. HLA-B62 and HLA-DQ8 are associated with complex regional Pain syndrome with fixed dystonia. Pain, 2009, 145 : 82.
25. DRUMMOND PD, DRUMMOND ES, DAWSON LF et al. Upregulation of α_1-adrenoreceptors on cutaneous fibres after partial sciatic nerve ligation and complex régional pain syndrome type II. Pain, 2014, 155 : 606-616.
26. DRUMMOND PD, FINCH PM, SKIPWORTH S et al. Pain increases during sympathetic arousal in patients with complex régional pain syndrome. Neurology, 2001, 57 : 1296-1303.
27. DUBUIS E, THOMPSON V, LEITE M et al. Longstanding complex régional pain syndrome is associated with activating autoantibodies against alpha-1a adrenoceptors. Pain, 2014, 155 : 2408-2417.
28. ESTÉBE JP, CAHAGNE V, DUBOIS M et al. Place de l'anesthésie locorégionale dans les syndromes régionaux douloureux complexes. Évaluation et traitement de la douleur. Issy-les-Moulineaux, Elsevier-Masson, 2003 : 103-111.
29. FINNERUP NB, ATTAL N, HAROUTOUNIAN S et al. Pharmacotherapy for neuropathic pain in adults : a systematic review and meta-analysis. Lancet Neurol, 2015, 14 : 162-173.
30. FRETTLO J, HU M, MAIER C. Severity and specificity of neglect-like symptoms in patients with complex regional pain syndrome (CRPS) compared to chronic limb pain of other origins. Pain, 2006, 124 : 184-189.
31. GIERTHMUHEN J, BINDER A, BARON R et al. Mechanism-based treatment in complex regional pain syndromes. Nat Rev Neurol, 2014, 10 : 518-528.
32. GOEBEL A. Complex regional pain syndrome in adults. Rheumatology, 2011, 50 : 1739-1750.
33. HARDEN RN, OAKLANDER AL, BURTON AW et al. Complex regional pain syndrome : practical diagnostic and treatment guidelines, 4th ed. Pain Medecine, 2013, 14 : 180-229.
34. HANLAN AK, MAH-JONES D, MILLS PB. Early adjunct treatment with topical lidocaine results in improved pain and function in a patient with complex regional pain syndrome. Pain Physician, 2014, 17.
35. HARDEN RN, BRUEHL S, PEREZ RSGM et al. Validation of proposed diagnostic criteria (the « Budapest criteria ») for complex regional pain syndrome. Pain, 2010, 150 : 268-274.
36. KEMLER MA, DE VET HC, BARENDSE GA et al. Effect of spinal cord stimulation for chronic complex regional pain syndrome Type I : five-year final follow-up of patients in a randomized controlled trial. J Neurosurg, 2008, 108 : 292-298.
37. KING EW, AUDETTE K, ATHMAN GA et al. Transcutaneous electrical nerve stimulation activates peripherally located alpha-2A adrenergic receptors. Pain, 2005, 115 : 364-373.
38. KOHR D, SINGH P, TSCHERNATSCH M et al. Autoimmunity against the β2 adrenergic receptor and muscarinic-2 receptor in complex regional pain syndrome. Pain, 2011, 152 : 2690-2700.
39. KRÄMER HH, HOFBAUER LC, SZALAY G et al. Osteoprotegerin : a new biomarker for impaired bone metabolism in complex regional pain syndrome ? Pain, 2014, 155 : 889-895.
40. LEE BH, SCHARFF L, SETHNA NF et al. Physical therapy and cognitive-behavioral treatment for complex regional pain syndromes. J Pediatr, 2002, 141 : 135-140.
41. LEWIS JS, KERSTEN P, MCCABE CS et al. Body perception disturbance. A contribution to pain in complex regional pain syndrome (CRPS). Pain, 2007, 133 : 111-119.
42. MAIHÖFNER C, HANDWERKER HO, NEUNDÖRFER B et al. Patterns of cortical reorganization in complex regional pain syndrome. Neurology, 2003, 61 : 1707-1715.
43. MAIHOFNER C, HESKAMP ML. Prospective, non-interventional study on the tolerability and analgesic effectiveness over 12 weeks after a single application of capsaicin 8 % cutaneous patch in 1044 patients with peripheral neuropathic pain : first results of the QUEPP study. Curr Med Res Opin, 2013, 29 : 673 683.
44. MAIHÖFNER C, NEUNDÖRFER B, BIRKLEIN F et al. Mislocalization of tactile stimulation in patients with complex regional pain syndrome. J Neurol, 2006, 253 : 772-779.
45. MANICOURT DH, BRASSEUR JP, BOUTSEN Y et al. Role of alendronate in therapy for posttraumatic complex regional pain syndrome type I of the lower extremity. Arthritis Rheum, 2004, 50 : 3690-3697.
46. MASSOT C, HEYMANS L. Traitement du syndrome douloureux régional complexe de type II par rééducation sensitive. Annales de physique et réadaptation, 2013, 56 : 118-119.
47. MCCABE CS, HAIGH RC, HALLIGAN PW et al. Simulating sensory-motor incongruence in healthy volunteers : implications for a cortical model of pain. Rheumatology, 2005, 44 : 509-516.
48. MCCABE CS, HAIGH RC. A controlled pilot study of the utility of mirror visual feedback in the treatment of complex regional pain syndrome (type 1). Rheumatology, 2003, 42 : 97-101.
49. MERKSEY H, BOGDUK N. Classification of chronic pain : descriptions of chronic pain syndroms and définition of pain terms 1994. Seatle IASP task force of taxonomy.
50. MITCHELL SW, MOREHOUSE GR, KEEN WW. Gunshot wounds and other injuries of nerves. Philadelphia, CJB Lippincott, 1864.
51. MOON JY, PARK SY, KIM YC et al. Analysis of patterns of three-phase bone scintigraphy for patients with complex regional pain syndrome diagnosed using the proposed research criteria (the Budapest criteria). Br J Anesthesia, 2012, 108 : 655-661.
52. MOSELEY GL, HERBERT RD, PARSONS T et al. Intense pain soon after wrist fracture strongly predicts who will develop complex regional pain syndrome : prospective cohort study. J Pain, 2014, 15 : 16-23.

53. Moseley GL, Zalucki N, Birklein F et al. Thinking about movement hurts : the effect of motor imagery on pain and swelling in people with chronic arm pain. Arthritis Rheum, 2008, *59* : 623-631.
54. Moseley GL. Graded motor imagery is effective for long-standing complex regional pain syndrome : a randomized controlled trial. Pain, 2004, *108* : 192-198.
55. Moseley GL. Graded motor imagery for pathologic pain. A randomized controlled pain. Neurology, 2006, *67* : 2129-2134.
56. Oaklander A, Rissmiler J, Gelman L et al. Evidence of focal small-fiber axonal degeneration in complex regional pain syndrome-I. Pain, 2006 : *120* : 235-243.
57. Parkitny L, McAuley JH, Di Pietro F et al. Inflammation in complex regional pain syndrome. Neurology, 2013, *80* : 106-117.
58. Picarelli H, Teixeira MJ, Ciampi D et al. Repetitive transcranial magnetic stimulation is efficacious as an add-on to pharmacological therapy in complex regional pain syndrome (CRPS) type I. J Pain, 2010, *11* : 1203-1210.
59. Pleger B, Janssen F, Schwenkreis P et al. Repetitive transcranial magnetic stimulation of the motor cortex attenuates pain perception in complex regional pain syndrome type I. Neurosci Lett, 2004, *356* : 87-90.
60. Reinersmann A1, Landwehrt J, Krumova EK et al. Impaired spatial body representation in complex regional pain syndrome type 1 (CRPS I). Pain, 2012, *153* : 2174-2181.
61. Ringer R, Wertli M, Bachmann LM et al. Concordance of qualitative bone scintigraphy results with presence of clinical complex regional pain syndrome 1 : Meta-analysis of test accuracy studies. Euro J Pain, 2012, *16* : 1347-1356.
62. Robinson JN, Sandom J, Chapma PT. Efficacy of pamidronate in complex regional pain syndrome type I. Pain Med, 2004, *5* : 276-280.
63. Rockett M. Diagnosis, mechanisms and treatment of complex regional pain syndrome. Curr Opin Anaesthesiol, 2014, *27* : 494-500.
64. Schwartzman RJ, Alexander GM, Grothusen JR et al. Outpatient intravenous ketamine for the treatment of complex regional pain syndrome : a double-blind placebo controlled study. Pain, 2009, *147* : 107-115.
65. Shibuya N, Humphers JM, Agarwal MR et al. Efficacy and safety of high-dose vitamin C on complex regional pain syndrome in extremity trauma and surgery : systematic review and meta-analysis. J Foot Ankle Surg, 2013, *52* : 62-66.
66. Sigtermans MJ, van Hilten JJ, Bauer MC et al. Ketamine produces effective and long-term pain relief in patients with complex regional pain syndrome type 1. Pain, 2009, *145* : 304-311.
67. Spicher C, Estebe JP, Letourneau E et al. Critères diagnostiques du syndrome douloureux régional complexe (SDRC). Douleur Analgésie, 2014 : 1-3.
68. Stanton-Hicks. Reflex synpathic dystrophy : changing concepts and taxonomy. Pain, 1995, *63* : 127-133.
69. Sumiani M, Miyauchi S, Mc Cabe CS et al. Mirror visual feedback alleviates desafferentation pain, depending on qualitative aspects of the pain : a preliminary report. Rheumatology, 2008, *47* : 1038-1043.
70. Swart CM, Stins JF, Beek PJ. Cortical changes in complex regional pain syndrome (CRPS). Eur J Pain, 2009, *13* : 902-907.
71. Taha R, Blaise GA. Update on the pathogenesis of complex regional pain syndrome : role of oxidative stress Can J Anesth, 2012, *59* : 875-881.
72. Taylor RS, Van Buyten JP, Buchser E. Spinal cord stimulation for complex regional pain syndrome. A systematic review of the clinical and cost-effectiveness literature and assessment of prognostic factors. Eur J Pain, 2006, *10* : 91-101.
73. Tékus V, Hajna Z, Borbely E et al. A CRPS-IgG-transfer-trauma model reproducing inflammatory and positive sensory signs associated with complex regional pain syndrom. Pain, 2014, *155* : 299-308.
74. Turner J, Loeser JD, Deyo RA, Sanders SB. Spinal cord stimulation for patient with failed back surgery syndrome or complex regional pain syndrome : a systematic review of effectiveness and complications. Pain, 2004, *108* : 137-147.
75. Van de Vusse AC, Stomp-van den Berg SG, Kessels AH et al. Randomised controlled trial of gabapentin in complex regional pain syndrome type 1. BMC Neurol, 2004, *4* : 13.
76. Van Eijs F, Geurts J, van Kleef M et al. Predictors of pain relieving response to sympathetic blocade in complex regional pain syndrome type 1. Anesthesiology, 2012, *116* : 113-121.
77. Van Hilten J. Movement disorders in complex regional pain syndrome. Pain Med, 2010, *11* : 1274-1277.
78. Van Rooijen DE, Roelen DL, Verduijn W et al. Genetic HLA associations in complex regional pain syndrome with and without dystonia. J Pain, 2012, *13* : 784-789.
79. Wenwu L, Xiaoyou S, Liping W et al. Epidermal adrenergic signaling contributes to inflammation and pain sensitization in a rat of complex regional pain syndrome. Pain, 2013, *154* : 1224-1236.
80. Zyluk A, Birkenfeld B. Quantitative evaluation of three-phase bone scintigraphy before and after the treatment of post-traumatic reflex sympathetic dystrophy. Nucl Med Commun, 1999, *20* : 327-333.

Toute référence à cet article doit porter la mention : Baylot D, Plantevin F, Navez ML. Syndrome douloureux régional complexe. *In* : L Guillevin, L Mouthon, H Lévesque. Traité de médecine, 5ᵉ éd. Paris, TdM Éditions, 2018-S10-P01-C10 : 1-8.

Chapitre S10-P01-C11
Traitement de la douleur

Approche pharmacologique

Nicolas Authier, Bénédicte Eschalier, Chouki Chenaf, Marie Zenut, Christophe Mallet et Alain Eschalier

Les thérapeutiques médicamenteuses de la douleur ont relativement peu évolué ces dernières années. Aujourd'hui les médicaments disponibles sur le marché restent des produits anciens voire très anciens (morphine, paracétamol, aspirine, anti-inflammatoires non stéroïdiens classiques, antidépresseurs imipraminiques) à l'exclusion de quelques principes actifs commercialisés depuis les années 2000 (gabapentine, prégabaline, ziconotide, tapentadol). Certes, de nouveaux dérivés opioïdergiques (par exemple oxycodone), ou des formes pharmaceutiques nouvelles (par exemple, à base de fentanyl, lidocaïne ou capsaïcine) sont apparus dans cette même période, mais ils ne correspondaient pas pour les premiers à de nouveaux concepts pharmacologiques ou concernaient, pour les seconds, des principes actifs connus voire anciens. Il convient néanmoins de reconnaître que cette multiplication des alternatives thérapeutiques a aidé à optimiser la prise en charge des patients. Par ailleurs, il convient de noter l'avènement des triptans, concept pharmacologique nouveau à l'époque qui a représenté un progrès majeur dans la prise en charge de la crise migraineuse. Cette brève synthèse historique de la pharmacopée des antalgiques montre qu'elle n'a pas bénéficié des progrès des connaissances fondamentales en physiologie et physiopathologie de la douleur, enregistrés depuis à peu près trois décennies.

Ce chapitre consacré à la pharmacologie des antalgiques disponibles se fondera sur une classification thérapeutique évacuant la classification dichotomique d'antalgiques périphériques, d'une part, et d'antalgiques centraux, d'autre part. En effet, l'évolution des connaissances a montré que des représentants de chacune de ces deux classes étaient capables d'exercer des effets à un ou à l'autre de ces deux niveaux. Ainsi, nous retiendrons la classification suivante : les antalgiques opioïdes, qui incluent, outre la morphine, un alcaloïde et des molécules synthétiques ; les antalgiques non opioïdes, classe d'exclusion réunissant des produits dont la caractéristique commune est de ne pas être des ligands des récepteurs des opioïdes. Enfin la troisième classe correspond à des médicaments dont l'indication principale n'est pas le traitement de la douleur, mais qui sont utilisés dans le traitement de syndromes douloureux chroniques, particulièrement neuropathiques. Les triptans occupent, avec d'autres produits, la classe des antimigraineux que nous ne pourrons pas traiter dans l'espace disponible. Les données pharmacologiques de chaque classe seront exposées dans une démarche permettant de comprendre le bénéfice thérapeutique et la survenue des effets indésirables pharmacologiquement attendus.

Antalgiques opioïdes

La morphine reste encore aujourd'hui la substance de référence dans la famille des opioïdes. D'autres dérivés opioïdes, synthétiques, et des formulations galéniques variées sont apparus. Ils conservent les propriétés pharmacodynamiques générales de la morphine et possèdent des particularités pharmacocinétiques ou galéniques qui permettent d'optimiser le choix du produit en fonction du contexte pathologique. Mais la problématique commune des antalgiques opioïdes, qui justifie d'ailleurs leur intégration dans cette classe unique, est que leur action bénéfique et leurs effets indésirables dépendent, pour la très grande majorité d'entre eux, d'un effet agoniste sur le même récepteur μ (ou OP_3).

Propriétés pharmacodynamiques

On peut résumer les principales activités pharmacodynamiques de la morphine comme suit : activité antalgique, émétisante, sédative, effet dépresseur respiratoire, impact sur la musculature lisse, effet cardiovasculaire et pharmacodépendance. Cette brève synthèse donne le profil thérapeutique de ce produit en termes d'effets bénéfiques et indésirables.

Activité antalgique

Si la morphine ne constitue pas l'antalgique universel, elle est la référence dans les douleurs sévères par excès de nociception, ce qui justifie son utilisation dans les douleurs post-opératoires, les crises hyperalgiques et son positionnement au palier 3 de l'échelle de l'Organisation mondiale de la santé (OMS) établie pour les douleurs cancéreuses par excès de nociception. L'idée d'une inefficacité de la morphine et des opioïdes dans les douleurs neuropathiques a évolué et certaines recommandations positionnent ces produits dans la prise en charge de ces douleurs (en seconde ou troisième ligne [1]). Plus globalement, des extensions d'autorisation de mise sur le marché (AMM) autorisent l'utilisation d'opioïdes (morphine, oxycodone ou fentanyl) dans la prise en charge de douleurs chroniques non cancéreuses. Certaines de ces douleurs, dont les douleurs lombaires sévères après un diagnostic étiologique bien étayé, peuvent en effet bénéficier des opioïdes en cas d'échec ou de contre-indication des autres traitements, dont les anti-inflammatoires non stéroïdiens (AINS) par exemple [4], mais certains risques peuvent survenir lors de l'utilisation dans ces douleurs chroniques non cancéreuses.

Cette activité antalgique de la morphine et autres opioïdes a bénéficié de progrès galéniques : l'avènement désormais historique des formes solides orales de morphine, la voie transcutanée et plus récemment transmuqueuse qui permet de raccourcir le délai d'action. Le recours à l'administration autocontrôlée par le patient (ACP, voire AECP ou analgésie épidurale contrôlée par le patient) a été une évolution permettant d'assurer une très bonne qualité de prise en charge de la douleur post-opératoire.

Synthèse du mécanisme d'action

La morphine et les opioïdes sont traditionnellement reconnus comme des antalgiques d'action centrale. Les données actuelles reconnaissent un site d'action spinal et supraspinal, mais une action périphérique est également évoquée. L'action spinale a été initialement montrée par l'unité Inserm 161 dirigée par J.-M. Besson, à Paris [14]. La morphine est un agoniste préférentiel des récepteurs opioïdes μ, présents avec les récepteurs δ (ou OP_1) et κ (ou OP_2), dans les couches superficielles de la corne postérieure de la moelle épinière. Ils sont pour partie localisés sur les fibres afférentes primaires, leur activation par la morphine aboutit alors à la diminution de la libération de neuromédiateurs tels que la substance P ou le CGRP (*calcitonin gene related peptide*). Au niveau post-synaptique, l'activation de ces récepteurs conduit à une hyperpolarisation des neurones de deuxième ordre spinaux. Il est à noter que ces effets pré- et post-synaptiques se retrouvent également après stimulation des récepteurs δ, en revanche les récepteurs κ conduisent à des effets transductionnels différents.

La présence de récepteurs opioïdes dans différentes structures supraspinales (chez l'animal mais aussi chez l'homme [15]) suggère que la morphine puisse exercer une partie de son effet antalgique en agissant sur ces cibles. L'implication potentielle de telle ou telle cible a pu être évoquée à la suite de travaux expérimentaux fondés sur des micro-injections d'opioïdes dans les différentes structures. Ces injections locales ont été suivies d'un effet antinociceptif, en particulier après administration dans la substance grise péri-aqueducale où les récepteurs μ sont largement prédominants vis-à-vis des deux autres types. D'autres sites existent, ils ne peuvent pas être détaillés ici. Mais des structures telles que le thalamus, le cortex somesthésique, le cortex cingulaire antérieur ou l'amygdale semblent être le substratum d'une influence potentielle de la morphine sur les composantes respectivement sensori-discriminatives et émotionnelles de la douleur [21, 25].

Au-delà du système nerveux central, les peptides opioïdes endogènes et les récepteurs sont exprimés à la périphérie, dans les terminaisons des fibres afférentes (nocicepteurs), dans les tissus neuroendocrines et dans les cellules immunitaires. Aussi l'hypothèse d'une action périphérique de la morphine et des opioïdes a été avancée. Des effets antalgiques périphériques ont été montrés avec des opioïdes dans des modèles animaux et de façon plus ponctuelle chez l'homme [24]. Cependant une méta-analyse a conclu à l'absence de preuve d'efficacité antalgique des opioïdes administrés à la périphérie (essentiellement en périnerveux, cette analyse n'incluait pas des études avec administration intra-articulaire) pour le traitement d'une douleur aiguë expérimentale ou chirurgicale [22]. Des travaux sont toujours en cours pour concevoir des antalgiques opioïdes à effet périphérique, mais la participation périphérique à l'effet antalgique de la morphine ou d'autres opioïdes administrés par voie systémique n'est pas acquise.

Autres propriétés pharmacodynamiques

L'*influence sur la musculature lisse* est particulièrement marquée sur deux tissus, le tube digestif et le muscle circulaire de l'iris. Sur le tube digestif, la morphine exerce un effet contracturant sur les muscles circulaires sphinctériens et un effet de relâchement sur les muscles longitudinaux, conduisant à une diminution des contractions propulsives. Ainsi la morphine diminue-t-elle le transit intestinal. Cette propriété, dépendante de l'activation des récepteurs μ et δ, est utilisée pour le traitement des diarrhées par l'opium ou des inhibiteurs d'enképhalinase. Un effet de même mécanisme s'exerce sur la musculature lisse de l'appareil urinaire, favorisant la rétention d'urine. Un effet spastique de la morphine vis-à-vis du sphincter d'Oddi, voire de l'urètre est suspecté, mais l'incidence clinique de cet effet est discutée. En revanche, cet effet a été décrit par exemple avec la codéine, en particulier chez des patients cholécystectomisés. La contraction du muscle ciliaire de l'iris par la morphine conduit à un myosis, signe pathognomonique d'une intoxication lorsqu'il est associé à une dépression respiratoire et une altération de la vigilance. La surveillance du diamètre pupillaire est par ailleurs un paramètre de surveillance clinique chez des patients sédatés en réanimation pour mesurer la profondeur de leur analgésie.

L'administration de morphine chez un sujet présentant des souffrances physiques ou morales aboutit au développement d'un état de bien-être, d'euphorie, d'indifférence aux sensations désagréables qu'il s'agisse de douleurs, de fatigue, d'anxiété ou de phénomènes d'inhibition. Cet *effet psychotrope*, expliqué par l'activation des récepteurs μ ou δ, sous-tend le risque de mésusage, d'abus, voire d'addiction à la morphine et aux opioïdes et explique leur usage détourné. L'*effet sédatif* de ces produits implique plutôt les récepteurs μ et κ et peut donc varier entre les opioïdes en fonction de leur capacité à les activer.

La morphine exerce un *effet dépresseur respiratoire* avec réduction de la sensibilité des centres respiratoires aux stimuli hypoxémiques et hypercapniques. Cet effet dépresseur est la cause principale des décès par intoxication (overdose) aux opioïdes. Il est lié à l'action agoniste de la morphine sur les récepteurs μ et δ.

À côté de cette propriété, la morphine et d'autres opioïdes, comme la codéine, exercent un effet antitussif par action sur la medulla oblongata du bulbe rachidien. La morphine exerce un effet histamino-libérateur qui peut être, entre autres, à l'origine d'une bronchoconstriction. Enfin, les opioïdes peuvent induire un prurit, en particulier après administrations intrathécale ou péridurale ; le mécanisme n'est pas pleinement élucidé (action centrale via les récepteurs μ, mobilisation de médiateurs pruritogènes…).

L'*action émétisante* des opioïdes est principalement due à une stimulation par la morphine des récepteurs μ présents dans l'area postrema située au plancher du IVe ventricule. Cette propriété peut varier d'un opioïde à un autre.

La morphine exerce des *effets cardiovasculaires* de mécanismes variés qui peuvent aboutir à une bradycardie (vagale) et une baisse tensionnelle avec hypotension orthostatique chez certains patients. L'effet histamino-libérateur a été évoqué, un effet diurétique κ-dépendant peut intervenir.

Les opioïdes endogènes ou exogènes diminuent la sécrétion de GRH résultant en une diminution de sécrétion de LH (*luteinizing hormone*) et FSH (*follicle-stimulating hormone*), et de testostérone et œstradiol.

Spécificité des opioïdes autres que la morphine

En fonction de leurs modalités d'interactions avec les divers types de récepteurs, on classe les antalgiques opioïdes en agonistes (complets), agonistes-antagonistes et agonistes partiels. Ces modalités d'interaction ont des conséquences thérapeutiques.

Agonistes complets

Ils agissent tous de façon relativement sélective sur le récepteur μ et reproduisent ainsi, à quelques différences près, les effets de la morphine. Nous soulignerons, d'une part, leur différence d'affinité pour ce récepteur qui participe à leur différence de puissance antalgique et donc de doses thérapeutiques et, d'autre part, les profils pharmacodynamiques particuliers de certains.

Concernant l'affinité, le fentanyl et ses dérivés se distinguent. Ils possèdent en effet une affinité pour les récepteurs μ bien supérieure à celle de la morphine, ce qui explique que les doses utilisées soient dans la gamme des microgrammes et non pas des milligrammes comme pour la morphine. L'hydromorphone a une puissance 5 à 7,5 fois supérieure à celle de la morphine. Les données sont plus complexes pour l'oxycodone. Elle a une moindre affinité que la morphine pour les récepteurs μ mais elle possède une meilleure biodisponibilité per os (> 80 % versus 30-40 % pour la morphine) et certains de ses métabolites (oxymorphone et métabolites) sont plus affins, conduisant, in fine, à l'utilisation de doses orales 2 fois plus faibles d'oxycodone que de morphine. Ces différences sont essentielles à prendre en compte lors de la rotation des opioïdes pour administrer les bonnes doses aux patients.

Le spectre pharmacologique de tous les opioïdes n'est pas strictement identique. S'ils sont agonistes complets des récepteurs μ, ils peuvent interférer avec d'autres protéines. Le tramadol est l'exemple type, il est inhibiteur du site de recapture de la sérotonine et de celui de la noradrénaline ; le tapentadol inhibe celui de la noradrénaline ; la méthadone est agoniste des récepteurs μ et δ, antagoniste des récepteurs NMDA (acide N-méthyl-D-aspartique) et inhibitrice de la recapture de la sérotonine et de la noradrénaline.

Agoniste partiel des récepteurs µ

La buprénorphine est agoniste partiel des récepteurs µ et antagoniste des récepteurs κ. Sa puissance est 25 à 30 fois plus élevée que celle de la morphine (0,3 mg en intramusculaire correspondent à 10 mg de morphine en intramusculaire). Cette dernière propriété explique l'existence d'un effet antalgique plafond. Ses propriétés d'agoniste partiel peuvent déclencher un syndrome de sevrage chez les sujets présentant un état de dépendance aux opioïdes. Elle peut également diminuer l'effet antalgique d'autres opioïdes associés.

Agonistes-antagonistes

Il s'agit essentiellement de la nalbuphine, agoniste des récepteurs κ et antagoniste des récepteurs µ. L'association de ce produit aux agonistes µ est donc illogique et contre-indiquée. Prescrite avant, elle risque de les rendre inefficaces. Prescrite après, elle peut précipiter l'apparition d'un syndrome de sevrage.

Propriétés pharmacocinétiques

Les propriétés pharmacocinétiques des différents opioïdes ne peuvent pas être détaillées ici. Nous n'évoquerons que quelques points. La morphine, dont la biodisponibilité par voie orale est de 20 à 40 %, est métabolisée au niveau hépatique selon trois voies : glucuro-conjugaison (morphine-3-glucuronide et morphine-6-glucuronide qui est un métabolite actif), sulfo-conjugaison et N-déméthylation (normorphine). Sa demi-vie d'élimination plasmatique courte (1,7 heure) explique sa brève durée d'action qui a justifié le développement de formes à libération prolongée. Codéine et tramadol subissent un métabolisme en produits actifs, respectivement en morphine et nortramadol. Les cytochromes, notamment le 2D6, à l'origine de ce métabolisme, peuvent subir les conséquences d'un polymorphisme génétique ; chez les sujets défaillants en gène qui code ce cytochrome, ces produits perdent beaucoup de leur efficacité. À l'inverse, les sujets métaboliseurs ultrarapides pourraient être plus à risque d'un surdosage (avec des conséquences fatales telles qu'observées avec la codéine chez l'enfant), voire d'un mésusage à visée psychotrope.

Lors d'administrations centrales, le caractère plus ou moins hydrophile des opioïdes impacte leur délai et durée d'action et leur diffusion vers le lit vasculaire. Lors d'une administration des opioïdes par voie péridurale, trois voies de diffusion sont possibles : traversée de la dure-mère et pénétration dans la moelle épinière et/ou migration céphalique ; résorption vasculaire dans les plexus vasculaires périduraux du fait d'un gradient de concentration important ; diffusion vers les tissus graisseux voisins. Ainsi la morphine aura-t-elle un délai et une durée d'action prolongés, qui seront plus limités pour le fentanyl et sufentanil, plus lipophiles.

Pharmacovigilance

Elle est très liée aux propriétés pharmacologiques et prioritairement à l'activation des récepteurs µ. Il s'agit donc d'effets indésirables prévisibles ou attendus.

La *constipation* est un effet indésirable très fréquent puisque pratiquement 100 % des sujets traités par morphine, pendant quelques jours, se plaignent de constipation. Des mesures hygiéno-diététiques, voire un traitement correcteur, doivent être systématiquement envisagés. Des traitements correctifs par des antagonistes de récepteurs µ qui ne diffusent pas la barrière digestive ont été commercialisés (méthylnaltrexone, naloxone per os) pour une utilisation en association aux opioïdes. Des recommandations ont été éditées, par exemple par la Société française d'accompagnement et de soins palliatifs [2].

La morphine est capable d'induire des *nausées* et des *vomissements* lors d'une première administration chez environ un à deux tiers des patients. Secondaires à l'activation des récepteurs µ de l'area postrema, ces effets sont certes réversibles par la naloxone, mais peuvent être prévenus par des produits anti-émétiques.

Présente chez à peu près la moitié des patients, la *sédation* apparaît assez précocement mais peut être spontanément résolutive.

Un *prurit* lié à l'effet histamino-libérateur de la morphine peut apparaître.

En pratique clinique, la *dépression respiratoire* est bien connue des anesthésistes pour qui elle ne pose pas de problème chez le patient en ventilation contrôlée. En cas de dépression respiratoire avérée, le recours à la naloxone, antagoniste des récepteurs µ, permet d'inverser cet effet délétère, mais sa durée d'action est limitée ce qui justifie de maintenir sa présence pour assurer la compétition avec l'opioïde en cause au niveau du récepteur µ. Dans le contexte de la douleur chronique, l'augmentation progressive des posologies de morphine permet de prévenir ce risque de dépression respiratoire. Cette précaution, l'existence de la naloxone, le fait que la douleur soit par elle-même stimulant du système ventilatoire, permettent de prescrire sans risque majeur la morphine tant chez l'adulte que chez l'enfant, la fréquence respiratoire constituant un paramètre simple de surveillance.

Le risque de *pharmacodépendance* est également lié à l'action des opioïdes sur leurs récepteurs. Cette propriété intrinsèque a d'abord participé à freiner l'utilisation des opioïdes, puis a été considérée comme ne conduisant que rarement à des risques dès lors que les opioïdes étaient essentiellement prescrits dans les douleurs nociceptives aiguës et cancéreuses. Ainsi, l'étude de J. Porter et H. Jick [23] a par exemple montré que chez 12 000 patients traités par des opioïdes forts, seulement quatre ont développé une pharmacodépendance aux opioïdes, facilement résolutive pour trois d'entre eux. Une revue de littérature de J. Højsted et al. [10] rapporte une prévalence de la dépendance pour 0 à 50 % des patients souffrant de douleurs chroniques non cancéreuses et 0 à 7,7 % pour les patients cancéreux douloureux. En effet, l'extension d'utilisation des opioïdes chez des patients atteints de douleurs chroniques non cancéreuses a modifié le contexte en termes de fréquence d'utilisation, de nature des utilisateurs et conduit à l'apparition de trois risques aujourd'hui avérés et source de préoccupations : mésusage (usage non conforme au résumé des caractéristiques du produit), addiction, voire usage détourné. Une revue de la littérature estime une prévalence du mésusage des antalgiques opioïdes de 21 à 29 % et une prévalence des addictions de 8 à 12 % chez les patients douloureux chroniques. La situation dans certains pays est très préoccupante avec, par exemple aux États-Unis, un nombre de décès par overdose bien supérieur à la suite de prise de médicaments opioïdes que d'héroïne. Des recommandations sont donc légitimement rédigées pour limiter l'utilisation des opioïdes dans les douleurs chroniques non cancéreuses [19].

L'ensemble des effets indésirables décrits ci-dessus est essentiellement lié à l'action antagoniste des opioïdes sur le récepteur µ. Cela explique l'incapacité actuelle à dissocier les effets bénéfiques des effets indésirables. Mais l'évolution des connaissances cellulaires et moléculaires ouvrent la perspective de la conception de nouveaux antalgiques susceptibles d'avoir l'effet antalgique des opioïdes avec des effets indésirables opioïdes-*like* moins importants, voire absents. Ces produits en développement peuvent être des ligands de variants d'épissage des récepteurs µ, des agonistes biaisés de ces récepteurs ou des activateurs d'effecteurs de ces récepteurs tels que les canaux potassiques TREK1.

Contre-indications

Les contre-indications de la morphine et des opioïdes peuvent être synthétisées comme suit, même si, en fonction des produits ou des présentations, telle ou telle contre-indication peut apparaître : insuffisance respiratoire décompensée (en l'absence de ventilation artificielle) ; insuffisance hépatocellulaire sévère ; épilepsie non contrôlée ; association avec les agonistes opioïdes partiels ou agonistes-antagonistes, avec l'alcool ; en aigu, traumatisme crânien et hypertension intracrânienne en l'absence de ventilation contrôlée ; allaitement.

Antalgiques non opioïdes dénués d'effet anti-inflammatoire

Paracétamol

Aujourd'hui, le paracétamol est l'antalgique le plus couramment utilisé dans le monde. Les quatre médicaments les plus vendus en France en 2011 contiennent pour trois d'entre eux du paracétamol soit seul (première vente), soit en association à la codéine et au tramadol (respectivement, troisième et quatrième vente). Son histoire ne laissait pourtant pas présager une telle célébrité. En effet, synthétisé en 1878 par Harmon Northrop Morse, un chimiste de la firme Bayer, et introduit en clinique en 1893 par Joseph von Mering, il fut retiré du marché puisque soupçonné d'être plus néphrotoxique que la phénacétine, l'une des références antipyrétiques de l'époque. Ce n'est qu'après plus de soixante années et quelques cas d'insuffisance rénale mortelle dus à la phénacétine que le paracétamol fit son retour sur le devant de la scène. En 1950, il est commercialisé aux États-Unis en combinaison avec de l'aspirine et la caféine sous le nom de Triogesic®. Un an après, il est retiré du marché, soupçonné de provoquer des agranulocytoses. Il s'est avéré que cette crainte n'était pas fondée, ce qui a conduit la Food and Drug Administration (FDA) à accorder en 1955 l'autorisation de mise sur le marché du paracétamol aux États-Unis qui sera disponible en vente libre. En France, le paracétamol apparaît en 1957 associé à un antihistaminique sous le nom d'Algotropyl®, destiné à un usage pédiatrique.

Malgré de nombreuses années d'utilisation et d'étude, le paracétamol fait toujours l'objet de nombreuses publications, pour sa toxicité hépatique d'abord, voire d'autres effets indésirables, son efficacité et son mécanisme d'action antalgique.

Propriétés pharmacodynamiques

Activité antalgique

L'efficacité antalgique du paracétamol a été mise en évidence très tôt. Elle a été prouvée dans plusieurs types de douleurs nociceptives d'intensité faible à modérée, qu'elles soient aiguës ou chroniques (par exemple, céphalées, douleurs musculaires, post-traumatiques, post-opératoires…). Le paracétamol est recommandé en première intention dans l'arthrose à un stade peu avancé et, s'il est efficace, doit être préféré pour le traitement au long cours. Cependant cette recommandation est actuellement discutée. Il en est de même pour les lombalgies, qu'elles soient aiguës ou chroniques. Son profil en fait un traitement de référence dans les douleurs du sujet âgé, de la femme enceinte (mais, là aussi, comme dans l'arthrose et la lombalgie où son efficacité est remise en cause, des études récentes décrivent des effets indésirables qui auraient été observés chez des enfants nés de mères traitées par du paracématol durant la grossesse) et de l'enfant.

Bien qu'il n'y ait pas unanimité, plusieurs études cliniques montrent une corrélation entre l'effet antalgique du paracétamol et sa concentration plasmatique et une meilleure efficacité a été retrouvée pour la dose de 2 grammes que pour celle de 1 gramme.

Le paracétamol, co-administré avec la morphine, montre un effet antalgique additif avec une épargne morphinique en cas de douleur modérée. Cet effet a cependant été remis en cause. Il offre une analgésie « renforcée » (mais d'intensité modérée) lorsqu'il est associé avec les AINS, la codéine ou le tramadol.

En plus de son effet antalgique, le paracétamol est aussi largement utilisé en clinique pour son effet antipyrétique y compris chez l'enfant.

Synthèse du mécanisme d'action

Le paracétamol a longtemps été considéré comme un antalgique périphérique, mais son mécanisme d'action a été reconsidéré du fait d'un profil thérapeutique différent de celui des AINS. Ainsi le paracétamol est-il aujourd'hui considéré comme un antalgique d'action centrale dont le mécanisme d'action semble relativement complexe. Il s'agit en fait d'un promédicament qui doit subir un double métabolisme, hépatique et cérébral, pour aboutir à son métabolite actif, l'AM404, dérivé lipidique. Celui-ci active au sein de structures supraspinales et particulièrement au sein de la substance grise périaqueducale, les récepteurs cannabinoïdes CB1 et vanilloïdes TRPV1 qui, eux-mêmes, inhibent des canaux calciques Cav3.2 qui conduisent finalement à l'activation de voies bulbospinales sérotoninergiques qui freinent la transmission médullaire de l'influx nociceptif [18].

Son action antipyrétique reste considérée comme dépendante de sa capacité à inhiber la synthèse des prostaglandines avec l'hypothalamus pour cible.

Propriétés pharmacocinétiques

L'absorption du paracétamol, non ionisé dans la lumière intestinale, s'effectue de manière rapide par diffusion passive. Elle est influencée par la vidange gastrique et la forme galénique (T_{max} : 15 minutes pour un comprimé effervescent ; 30 à 60 minutes pour les autres formes orales ; la biodisponibilité après prise orale est de 63 à 89 %).

Le paracétamol est rapidement et uniformément distribué dans les tissus et son taux de fixation aux protéines plasmatiques est faible (10 %). Sa diffusion au travers de la barrière hémato-encéphalique est assez rapide et les concentrations retrouvées dans le liquide céphalorachidien sont comparables aux concentrations plasmatiques.

Administré par voie orale, le paracétamol est soumis à l'effet de premier passage hépatique. Seulement 2 à 5 % du paracétamol est éliminé sous forme inchangée dans les urines, la majorité étant essentiellement métabolisée au niveau du foie : 90 % par deux voies majeures, la glycuroconjugaison et la sulfoconjugaison à laquelle on doit ajouter la désacétylation, source de para-aminophénol qui sera transformé au niveau cérébral en AM404. En 24 heures, 90 % de la dose ingérée est éliminée dans les urines, principalement sous forme glycuroconjuguée (60 à 80 %) et sulfoconjuguée (20 à 30 %). La demi-vie d'élimination est d'environ 2 heures.

Environ 4 % du paracétamol est catabolisé par les cytochromes P450 (surtout l'isoforme CYP-2E1, accessoirement les isoformes CYP-1A2 et CYP-3A4) en un métabolite intermédiaire hépatotoxique, la N-acétyl-para-benzoquinone imine (NAPQI), qui est rapidement détoxifié par le glutathion, réduit et éliminé dans les urines après conjugaison à la cystéine et à l'acide mercaptopurique. En cas de surdosage, sulfo- et glycuroconjugaison sont saturées, produisant une accumulation massive de NAPQI supérieure aux possibilités de réduction par le glutathion.

Pharmacovigilance et toxicité

Atteinte hépatique

En cas de surdosage il y a une saturation du processus de détoxification hépatique entraînant une augmentation des taux en NAPQI. La NAPQI va s'accumuler en raison d'une consommation du glutathion dont les stocks sont limités et provoquer, par divers mécanismes, une nécrose hépatique. L'intoxication par le paracétamol est la cause la plus fréquente d'insuffisance hépatique aiguë aux États-Unis et en Grande-Bretagne. Chez l'adulte, le surdosage survient classiquement lors d'une ingestion de plus de 8 à 10 g chez l'adulte et 125 mg/kg chez l'enfant en une prise. Un « nomogramme » a été réalisé afin de corréler les concentrations atteintes et le risque d'hépatotoxicité. La N-acétylcystéine est l'antidote lorsqu'il y a intoxication par le paracétamol. Elle agit en régénérant les stocks de glutathion, mais peut également réparer les dommages oxydatifs entraînés par la NAPQI.

Face à une suspicion d'intoxication par le paracétamol, il est légitime de demander, si possible, un dosage plasmatique du taux de paracétamol en respectant un délai minimal de 4 heures après l'intoxication pour faire le prélèvement sanguin. Tout prélèvement réalisé avant ce délai expose à un résultat faussement négatif. L'importance suspectée de l'intoxication, le délai entre l'intoxication et la prise en charge, l'existence de facteurs de risque guident la mise en route de l'antidote (d'emblée, avant résultat de la paracétamolémie ou après avoir obtenu ce résultat, à condition qu'il soit disponible rapidement). Le traitement par antidote est justifié si la paracétamolémie est supérieure à 150 mg/l à la quatrième heure.

Il existe également un risque d'atteinte hépatique à doses thérapeutiques. Ainsi une étude cas-témoins européenne [9] vient-elle de montrer qu'il y avait eu 3,3 cas de transplantation hépatique par million de traitements-années chez des patients exposés au paracétamol à dose thérapeutique dans les 30 jours précédant l'apparition des symptômes ; cette fréquence était de 7,8 lorsqu'étaient inclus également les patients exposés à un surdosage en paracétamol. Les situations à risque d'atteinte hépatique à doses thérapeutiques sont un poids inférieur à 50 kg, une insuffisance hépatique légère à modérée, l'alcoolisme chronique, la présence d'un traitement inducteur enzymatique, des réserves basses en glutathion (jeûne, malnutrition, sujet âgé, hépatite virale chronique), l'insuffisance rénale sévère, la déshydratation. C'est pourquoi, les autorités de santé françaises recommandent dans certaines de ces situations un dosage maximal de 3 g/j, à raison de 1 g 3 fois par jour.

Une hépatotoxicité peut également survenir dans un contexte de réaction idiosyncrasique.

Atteinte rénale

De nombreuses études épidémiologiques, expérimentales et cliniques permettent de témoigner que le paracétamol, dans les conditions normales d'utilisation, même en usage chronique, ne présente pas de néphrotoxicité spécifique. Il a cependant été rapporté que le paracétamol, à des doses supra-thérapeutiques, pouvait entraîner des nécroses tubulaires aiguës chez l'homme et chez l'animal. Cette néphrotoxicité pourrait impliquer la NAPQI qui présenterait alors la même action toxique que celle décrite précédemment au niveau hépatique. Un autre mécanisme pourrait faire intervenir le p-aminophénol issu de la désacétylation du paracétamol. En effet, cette biotransformation a été démontrée au niveau rénal. Le p-aminophénol est connu depuis longtemps comme étant un puissant composé néphrotoxique avec une hépatotoxicité relativement faible.

Effets digestifs

Plusieurs études épidémiologiques montrent que le paracétamol possède une « tolérabilité » digestive excellente. Cependant, deux études ont montré une corrélation entre l'utilisation du paracétamol et l'augmentation du risque d'événements indésirables gastro-intestinaux mais ces données ont été critiquées.

Effets hématologiques

Le paracétamol présente une bonne « tolérabilité » sur le plan hématologique et ne modifie pas l'hémostase. De rares troubles des lignées sanguines, attribués au paracétamol, sont rapportés : thrombocytopénie, agranulocytose ; la responsabilité d'un biais protopathique est discutée pour ce dernier effet. Notons qu'une élévation de l'INR (*international normalized ratio*), en cas d'association avec les antivitamines K, a été mise en évidence, mais le mécanisme n'est pas encore élucidé. Une inhibition des enzymes du cycle de la vitamine K et/ou une compétition au niveau du métabolisme via le CYP P450 ont été avancées.

Autres effets indésirables

Les réactions allergiques sont rares avec le paracétamol, même si la survenue de choc anaphylactique a été rapportée. D'autres effets indésirables ont été décrits de façon ponctuelle, mais la responsabilité du paracétamol n'est pas certaine : favorisation de crises d'asthme, syndrome de Stevens-Johnson, pancréatite aiguë lorsqu'il est en association avec la codéine, hépatite chronique active, hépatite granulomateuse, ulcération rectale lors de l'usage par voie rectale, purpura vasculaire, rhabdomyolyse.

Le paracétamol est actuellement l'objet de publications qui tendent à remettre en cause sa bonne « tolérabilité » (hypertension artérielle, risque de cryptorchidie, syndrome d'hyperactivité, avec troubles de l'attention chez les enfants nés de mères ayant consommé du paracétamol pendant la grossesse…), mais ces études sont quelquefois critiquables et des travaux complémentaires sont nécessaires pour bien clarifier ces doutes.

Contre-indications

Le paracétamol est contre-indiqué chez les patients souffrant d'insuffisance hépatique sévère ou ayant présenté une hypersensibilité au paracétamol.

Néfopam

Le néfopam appartient à la classe des benzoxazocines, structurellement rattaché à l'orphénadrine (un antimuscarinique) et la diphénhydramine (un antihistamine H_1). Il dispose d'une AMM en France depuis 1981 (et dans d'autres pays européens) pour le traitement symptomatique des affections douloureuses aiguës, notamment des douleurs post-opératoires.

Propriétés pharmacodynamiques

Action antalgique

L'analgésie induite par le néfopam administré par voie intraveineuse a une cinétique avec un pic d'effet de 15 à 60 minutes et une durée d'action de 3 à 4 heures pour une dose de 10 mg et 5 à 6 heures pour une dose de 30 mg. L'efficacité analgésique de 20 mg de néfopam (par voie intraveineuse) est comparable à celle de 6 à 12 mg de morphine (intraveineuse) selon les conditions d'utilisation, les patients et le type de chirurgie. Il possède un effet d'épargne morphinique de 30 à 50 % avec une amélioration concomitante de la qualité de l'analgésie. Son probable effet antihyperalgésique serait similaire à celui de la kétamine par blocage des récepteurs NMDA.

Synthèse du mécanisme d'action

Le néfopam est un antalgique central dont le site d'action serait à la fois spinal et supra-spinal. Son mécanisme d'action n'est pas encore élucidé, mais il est distinct des opioïdes et des AINS. Il implique l'inhibition de la recapture des mono-amines dans le système nerveux central. Il augmente l'inhibition des voies descendantes sérotoninergique et noradrénergique en inhibant la recapture de noradrénaline et de sérotonine. Il a été suggéré que l'analgésie induite par le néfopam pouvait impliquer la voie glutamatergique via la modulation des canaux calciques et sodiques.

Propriétés pharmacocinétiques

Par voie intraveineuse, le pic plasmatique s'établit en 15 à 20 minutes après une perfusion lente de 30 minutes. Produit présenté en solution injectable et préconisé pour une administration intramusculaire ou intraveineuse, le néfopam est quelquefois administré par voie orale (T_{max} : 2 à 3 heures). Il a alors une faible biodisponibilité, d'environ 36 %, limitée par un effet de premier passage hépatique. La liaison aux protéines plasmatiques est voisine de 75 %.

Le néfopam subit un métabolisme hépatique intense en desméthyl-néfopam, néfopam-N-oxyde et en N-glucuronide-néfopam. Le desméthyl-néfopam semble contribuer en partie à l'effet antalgique du néfopam.

La voie d'excrétion du néfopam est essentiellement urinaire (87 %), accessoirement fécale (8 %), sous forme inchangée pour seulement 5 % de la dose administrée. Sa demi-vie d'élimination est de 3 à 5 heures.

Douleur

Pharmacovigilance

Les effets indésirables les plus fréquents sont de type nausées, sueurs, somnolence et quelques réactions de type atropinique : sécheresse buccale, tachycardie, rétention d'urine, excitabilité, irritabilité ; dans certains cas très rares : vomissements, céphalées, insomnies, flou visuel, vertiges. De rares cas d'effets indésirables considérés comme « sérieux » ont été rapportés. Il s'agit de complications neuropsychiatriques (hallucinations, convulsions, confusion, délire), cardiovasculaires (hypotension artérielle, arrêt cardiaque) et réactions d'hypersensibilité. Dans quelques cas, il y a apparition de douleurs au niveau du site d'injection lors d'administration intraveineuse. Le néfopam n'entraîne pas de dépression respiratoire ni de ralentissement du transit intestinal.

Contre-indications

Le néfopam est contre-indiqué dans les cas d'hypersensibilité à la molécule, de risque de rétention urinaire lié à des troubles urétro-prostatiques et de risque de glaucome par fermeture de l'angle du fait de son effet atropinique. Il doit être utilisé avec prudence chez les malades aux antécédents d'ischémie myocardique et de convulsions. Il est recommandé de l'administrer en perfusion intraveineuse lente sur plus de 15 minutes pour limiter les effets indésirables. Son effet tachycardisant doit en restreindre l'utilisation chez les insuffisants cardiaques de stade supérieur ou égal à III, en cas de troubles du rythme mal contrôlés par le traitement, et en phase aiguë de l'infarctus du myocarde. Il n'est pas recommandé chez les patients souffrant de troubles rénaux, d'insuffisance hépatocellulaire sévère ou d'épilepsie. Son utilisation en association avec les antidépresseurs tricycliques diminue le seuil épileptogène. Il est déconseillé de l'utiliser chez l'enfant de moins de 15 ans ou en cas de grossesse ou d'allaitement et chez le sujet âgé du fait de ses effets atropiniques.

Anti-inflammatoires non stéroïdiens

En 1897, Felix Hoffman, de la compagnie Bayer, a synthétisé l'acide acétylsalicylique appelé « aspirine », qui appartient à la classe des AINS. Depuis, la famille des AINS a, au fil du temps, évolué et l'avènement d'inhibiteurs de la cyclo-oxygénase 2 (coxibs) a largement participé à démontrer une certaine hétérogénéité pharmacodynamique des différents membres de cette famille.

Propriétés pharmacodynamiques

Activité antalgique

Les indications des AINS sont les douleurs par excès de nociception : douleurs post-opératoires ou post-traumatiques, douleurs d'origine ostéo-articulaire (rhumatismes inflammatoires, arthrites microcristallines, arthrose), dentaire, ORL, ainsi que céphalées et dysménorrhées, voire crises hyperalgiques (colique néphrétique…). Les AINS et le paracétamol appartiennent au premier palier de l'échelle de l'OMS dans le traitement des douleurs cancéreuses par excès de nociception. Ils sont efficaces dans les douleurs lombaires aiguës et chroniques communes. Les AINS sont considérés comme plus efficaces que le paracétamol dans des douleurs post-opératoires ainsi que dans les arthroses sévères et les douleurs des métastases osseuses.

Les AINS classiques ont une interaction additive ou synergique avec les opioïdes, utilisée pour la douleur post-opératoire, avec épargne morphinique allant de 25 à 50 % en fonction des études.

Les coxibs ont le même degré d'efficacité que les AINS classiques dans le traitement des douleurs arthrosiques, arthritiques et post-opératoires.

En conclusion, les AINS ont une réelle efficacité antalgique, aidée en fonction des contextes par une activité anti-inflammatoire.

Synthèse du mécanisme d'action

En 1971, John Vane montra que le mécanisme d'action de l'aspirine mettait en jeu une diminution de la synthèse de prostaglandines. Cela a pour conséquence :
– de réduire, au niveau local, l'inflammation des sites lésés et enflammés ainsi que la participation des prostaglandines à la sensibilisation périphérique des nocicepteurs ;
– de réduire le phénomène de sensibilisation centrale du fait de l'action inhibitrice périphérique, mais aussi d'un possible effet central des AINS qui passent la barrière hémato-encéphalique. Dans un contexte de douleur inflammatoire, existe une activation de cyclo-oxygénases médullaires qui conduit à la synthèse de prostaglandines sensibilisantes, les AINS pouvant réduire ce phénomène.

Le système endocannabinoïde semble aussi jouer un rôle dans l'action des AINS. En effet, il a été démontré que plusieurs AINS (ibuprofène, flurbiprofène) sont capables d'inhiber l'hydrolyse de l'anandamide (endocannabinoïde) en inhibant la *fatty acid amide hydrolase* (FAAH). De plus, l'action antalgique d'AINS est réduite lorsque des antagonistes du récepteur cannabinoïde CB1 sont co-administrés.

D'autres hypothèses mécanistiques sont avancées telles que l'implication des canaux ASIC (*acid-sensing ion channel*) et des systèmes opioïdergiques et sérotoninergiques.

Propriétés pharmacocinétiques

La majorité des AINS sont des acides faibles lipophiles. Après administration orale, leur absorption digestive est bonne (biodisponibilité de l'ordre de 70 à 80 %). En général, la concentration plasmatique maximale est atteinte en 1 à 2 heures après une administration orale. Les AINS sont fortement liés aux protéines plasmatiques (80 à 99 %).

En termes de métabolisme, certains AINS tels que le kétoprofène subissent une glucuroconjugaison. D'autres, comme l'ibuprofène, le diclofénac, les oxicams et le célécoxib, sont d'abord oxydés par des cytochromes P450 hépatiques, notamment le cytochrome CYP 2C9, avant d'être conjugués. L'excrétion des AINS est majoritairement rénale avec quelques exceptions (diclofénac, indométacine, piroxicam…) qui subissent une excrétion biliaire avec un cycle entérohépatique. Les AINS sont retrouvés sous forme inactive pour un tiers dans les selles et pour deux tiers dans les urines. Même si l'action pharmacologique des AINS dépend surtout de la durée de leur présence dans le tissu enflammé, ils peuvent être classés en fonction de leur demi-vie d'élimination : demi-vie courte (< 4 heures), intermédiaire (4 à 12 heures) et longue (> 12 heures).

Pharmacovigilance

Les effets indésirables des AINS sont nombreux, mais leur fréquence est variable d'un AINS à l'autre. L'avènement des coxibs qui a fait espérer des progrès sensibles en termes de sécurité gastro-intestinale a, en revanche, permis de mieux appréhender la pharmacovigilance de toute la classe des AINS.

Troubles gastro-intestinaux

Les effets digestifs bénins (épigastralgies, nausées, douleurs abdominales, troubles du transit) sont fréquents. Les complications gastro-intestinales à type de perforation, d'ulcère et de saignement sont classiques. Ce risque d'effets indésirables graves est particulièrement marqué chez les sujets traités avec des anticoagulants, des anti-agrégants plaquettaires ou de l'aspirine à petite dose, chez les sujets âgés, chez les sujets ayant des antécédents d'ulcère ou d'hémorragie digestive ou traités par des posologies élevées d'AINS (ou la prise simultanée de différents AINS) ou lors d'association à un corticoïde ou à un inhibiteur sélectif de la recapture de la sérotonine. Tous les AINS augmentent la fréquence des complications gastro-intestinales hautes. Selon une méta-analyse portant sur environ 640 études [3], le risque relatif s'échelonne comme suit : coxibs 1,81 ; diclofénac à 150 mg/j 1,89 ;

ibuprofène 2 400 mg/j 3,97 ; naproxène à 1 000 mg/j 4,22. Cependant, le bénéfice des coxibs disparaît si l'aspirine à faible dose est prescrite simultanément.

Troubles cardiovasculaires

De nombreuses études réalisées avec les coxibs ont confirmé le risque d'accidents thrombotiques artériels initialement décrits avec le rofécoxib. Mais l'analyse des effets cardiovasculaires des coxibs a conduit à réévaluer ceux des AINS classiques sur ce système organe. Le point sur le risque d'accidents vasculaires a été fait par la méta-analyse citée plus haut. Les événements vasculaires majeurs (infarctus du myocarde et accident vasculaire cérébral non fatals ou décès suite à un accident vasculaire) sont augmentés d'environ un tiers avec les coxibs ou le diclofénac par rapport au placebo, en lien principalement avec des événements coronaires majeurs (sur 1 000 patients traités une année par coxib ou diclofénac, on attend 3 événements vasculaires majeurs, dont un fatal, supplémentaires par rapport au placebo) alors que l'ibuprofène augmente seulement les événements coronaires majeurs. Le naproxène ne majore pas significativement le risque d'événements vasculaires majeurs. Les décès d'origine vasculaire sont augmentés par les coxibs et le diclofénac, mais pas avec l'ibuprofène et le naproxène. Ce risque d'événements vasculaires majeurs est indépendant du risque cardiovasculaire de base.

Les AINS sont également à l'origine d'une rétention hydrosodée susceptible d'induire des œdèmes des membres inférieurs, de l'hypertension artérielle, de l'insuffisance cardiaque. Leur capacité à augmenter la pression artérielle a été retrouvée chez des sujets hypertendus ou non, dans un délai bref d'une à deux semaines. L'ibuprofène, l'indométacine et le naproxène peuvent augmenter la pression artérielle moyenne de 5 à 6 mmHg chez des sujets hypertendus, augmentation suffisante pour avoir une répercussion clinique. Une augmentation de 4 mmHg chez des sujets âgés hypertendus traités a, par exemple, conduit à une augmentation de 40 % d'événements cardiaques chez ceux dont l'hypertension était la moins bien contrôlée. Les AINS, coxibs compris, peuvent déstabiliser l'équilibre tensionnel de patients hypertendus traités en particulier par les inhibiteurs de l'enzyme de conversion (IEC) et les bêtabloquants. Ainsi, les patients hypertendus, et particulièrement ceux qui ont une histoire d'hypertrophie ventriculaire gauche et de dysfonction diastolique, devraient être vus relativement tôt (1 à 3 semaines) après la mise en route d'un traitement par AINS.

Les études du début des années 2000 suggéraient que le risque d'hospitalisation pour insuffisance cardiaque (premier épisode ou exacerbation) était augmenté lors d'utilisation d'AINS classiques non sélectifs. Les mécanismes responsables seraient la rétention hydrosodée et l'augmentation des résistances vasculaires périphériques. Ce risque relatif d'induction d'une insuffisance cardiaque a ensuite été minimisé par les résultats de nouvelles études, mais cette évolution ne doit pas conduire à le nier, elle traduit plutôt la prise en compte des recommandations, en particulier chez les patients ayant des antécédents d'insuffisance cardiaque chez qui il a été montré une réduction de la prise d'AINS. Actuellement, il est considéré que tous les AINS doublent le risque d'hospitalisation pour insuffisance cardiaque (coxibs × 2,3 ; diclofénac × 1,9 ; ibuprofène × 2,5 ; naproxène × 1,9) [3]. Il est donc légitime de maintenir des mises en garde : les patients présentant une hypertension artérielle non contrôlée, une insuffisance cardiaque congestive, une cardiopathie ischémique avérée, une artériopathie périphérique et/ou une pathologie vasculaire cérébrale, ainsi que ceux présentant des facteurs de risque cardiovasculaire (hypertension, hyperlipidémie, diabète, tabagisme…) doivent faire l'objet d'une évaluation approfondie avant la prescription de tout AINS.

Ainsi, les effets indésirables gastro-intestinaux graves sont augmentés par tous les AINS, mais sont moins fréquents avec les coxibs, comparativement aux AINS classiques, alors que les événements cardiovasculaires surviennent à peu près à la même fréquence avec cependant un risque moindre pour le naproxène.

Impact sur la crase sanguine

Il s'agit surtout de troubles hémorragiques, avec par exemple l'aspirine ou le naproxène par inhibition de l'agrégation plaquettaire. Contrairement aux autres AINS, l'aspirine est un inhibiteur irréversible des COX et particulièrement de la COX-1 (qui participe à la synthèse du thromboxane, agent agrégant), ce qui lui confère, associé à des caractéristiques pharmacocinétiques, une durée d'inhibition plus prolongée et un effet anti-agrégant plaquettaire supérieur à celui des autres AINS. Cette propriété justifie sa prescription dans la prévention secondaire des accidents ischémiques myocardiques ou cérébraux, indication partagée uniquement avec le flurbiprofène (en cas de contre-indication à l'aspirine).

Troubles rénaux

Les AINS exposent, du fait de l'inhibition de synthèse des prostaglandines, vasodilatatrices des artères afférentes, au risque d'insuffisance rénale fonctionnelle. L'atteinte rénale peut également relever de mécanismes toxiques et immuno-allergiques. Il convient donc d'être particulièrement attentif chez le patient présentant une hypoperfusion rénale (insuffisance cardiaque, déshydratation ou prise d'un diurétique, d'un inhibiteur de l'enzyme de conversion ou d'un antagoniste de l'angiotensine II…). Ce risque est particulièrement marqué chez le sujet âgé dont l'état hypovolémique rend d'autant plus nécessaire l'intégrité du système protecteur des prostaglandines. Les coxibs ne se distinguent pas, sur ce point, des AINS classiques.

Troubles neurosensoriels

Ils peuvent se manifester par des acouphènes, des céphalées, des vertiges, des méningites aseptiques, des confusions et des hallucinations, notamment avec les dérivés arylacétiques ou l'aspirine. Les AINS sont pourvoyeurs de céphalées par abus médicamenteux.

Troubles cutanés

Des cas d'urticaire, de prurit, d'éruption maculopapuleuse ou de réactions de photosensibilité ont été constatés. Tous les AINS sont susceptibles d'entraîner des réactions cutanées graves, parfois fatales, à type de dermatite exfoliative, de syndromes de Stevens-Johnson et de Lyell. Ces réactions apparaissent le plus souvent durant le premier mois de traitement.

Autres troubles

Des manifestations d'hypersensibilité (dont chocs anaphylactiques) ont été bien décrites (par exemple avec l'aspirine) ainsi que des troubles hépatiques (hépatite cytolytique ou cholestatique) ou encore des néphrites interstitielles. Les troubles pulmonaires (aggravations d'asthme ou de rhinite allergique) rencontrés après traitement avec les AINS classiques semblent absents avec les coxibs.

Contre-indications/interactions

Il ne faut pas prescrire d'AINS classiques en cas d'antécédents de saignement digestif ou de perforation survenus au cours d'un traitement par AINS ; en cas d'hémorragie gastro-intestinale, hémorragie cérébrovasculaire ou autre hémorragie en évolution ; dès le début du sixième mois de grossesse. Il convient de contre-indiquer les AINS classiques ou les coxibs en cas d'ulcère peptique évolutif ou de saignement gastro-intestinal, en cas d'insuffisance cardiaque ou rénale et d'hypertension sévères, d'antécédents d'asthme et de réactions de type allergique déclenchés par la prise d'AINS. Les coxibs sont contre-indiqués au cours de la grossesse et chez les femmes en âge de procréer et au cours de l'allaitement. Les coxibs sont contre-indiqués en cas de cardiopathie ischémique avérée, d'artériopathie périphérique et/ou d'antécédent d'accident vasculaire cérébral (y compris l'accident ischémique transitoire) (contre-indications désormais partagées avec le diclofénac qui inhibe préférentiellement les COX-2), de maladie inflammatoire chronique des intestins.

Interactions médicamenteuses

L'association de deux AINS, y compris les coxibs, entre eux n'est pas légitime et peut conduire à une aggravation des effets indésirables. L'association à des anticoagulants oraux, des héparines ou des anti-agrégants plaquettaires expose à un risque hémorragique accru. Les AINS diminuent la clairance rénale de médicaments associés par diminution de la filtration glomérulaire (lithium, méthotrexate), ce qui expose à des risques toxiques et justifie, en cas de maintien de ces thérapeutiques, des adaptations posologiques et une surveillance biologique et/ou des taux plasmatiques. Une co-prescription avec des diurétiques, des inhibiteurs de l'enzyme de conversion ou des antagonistes des récepteurs de l'angiotensine II peut favoriser une insuffisance rénale aiguë. Ils exposent à l'hyperkaliémie, risque majoré en présence d'autres produits hyperkaliémiants. L'association d'un AINS, y compris un coxib, à une corticothérapie augmente le risque d'hémorragie et d'ulcération digestive.

Antidépresseurs et anti-épileptiques

Antidépresseurs

Étudiés pour la première fois en 1960 dans les douleurs neuropathiques, les antidépresseurs imipraminiques sont depuis plusieurs années considérés comme des produits de référence dans cette indication. Cependant leur place a été concurrencée par l'avènement de certains anti-épileptiques (gabapentine et prégabaline) et celui de la duloxétine, voire de la venlafaxine. Cette évolution ne remet pas en cause l'efficacité thérapeutique des imipraminiques, au moins comparable à celle des produits cités plus haut. Leur relatif déclin est dû essentiellement à leur profil d'effets indésirables défavorable (effets anticholinergiques et α_1-bloquant en particulier) et, dans un moindre degré, à leur toxicité cardiaque.

Propriétés pharmacodynamiques

Activité antalgique

On devrait en fait parler d'activité antihyperalgique dans la mesure où ces produits ne modifient pas le seuil de réponse à un stimulus nociceptif chez un individu sain, mais réduisent la douleur et les symptômes d'hyperalgésie/allodynie d'un sujet atteint de douleur neuropathique.

Les antidépresseurs imipraminiques démontrent une efficacité significative, comparée au placebo, dans les principales étiologies de neuropathies à l'exception de celles induites par le VIH ou les chimiothérapies anticancéreuses, voire rétrovirales. En effet, ils présentent un NNT (*number needed to treat* ou nombre de patients qu'il est nécessaire de traiter pour avoir un patient amélioré) moyen un peu supérieur à 3 [2,5-4,5] signifiant qu'environ un tiers des patients traités avec ces molécules présentent un soulagement d'au moins 50 % de leur douleur. L'amitriptyline, la clomipramine et l'imipramine ont l'AMM en France pour les douleurs neuropathiques de l'adulte. Concernant les inhibiteurs mixtes de recapture de la sérotonine et de la noradrénaline (IRSNa), on retrouve un NNT de 3,1 pour la venlafaxine et un NNT aux environs de 5 pour la duloxétine (qui a l'AMM en France pour le traitement de la douleur neuropathique diabétique périphérique). Les inhibiteurs de recapture de la sérotonine (IRS) (fluoxétine, paroxétine, citalopram) sont peu ou pas efficaces, leur NNT est d'environ 7 [8]. Le bénéfice est donc limité et on peut suspecter que seulement certains patients bénéficient de ces thérapeutiques [20].

Deux antidépresseurs, la duloxétine et le minalcipran ont été approuvés par la FDA pour le traitement des patients atteints de fibromyalgie.

Les antidépresseurs peuvent être utilisés dans la prévention de la crise migraineuse avec en premier lieu l'amitriptyline. Le délai d'action pour la mise en place d'un effet prophylactique est de 3 à 4 semaines. Ces molécules sont d'autant plus intéressantes qu'il existe des troubles du sommeil et de l'humeur associés. L'efficacité des IRS n'a pas été prouvée et une tendance à un effet préventif des IRSNa est retrouvée dans des études ouvertes.

Synthèse du mécanisme d'action

La co-morbidité douleur chronique-dépression est relativement fréquente (30 à 54 %). Aussi ne peut-on exclure, chez certains patients, un bénéfice thérapeutique dû à l'effet thymo-analeptique des antidépresseurs. Néanmoins, l'action antalgique des antidépresseurs apparaît pour des posologies inférieures voire plus rapidement (quelques jours) que pour son action antidépressive. De plus, il n'y a pas de corrélation entre leur effet sur l'humeur et sur la douleur et les antidépresseurs produisent un effet antalgique chez des patients dépressifs, mais aussi chez des sujets normothymiques.

Si l'on retient l'inhibition de la recapture des mono-amines comme mécanisme d'action prioritaire des antidépresseurs, il est habituel de considérer que c'est l'augmentation des taux médullaires des amines libérées par les fibres bulbospinales qui explique leur effet antalgique par inhibition de la transmission médullaire du message douloureux.

À côté de l'activation de ces contrôles inhibiteurs descendants bulbospinaux, d'autres systèmes connus pour être impliqués dans la modulation des voies douloureuses sont actuellement évoqués et étudiés pour expliquer notamment les différences d'efficacité entre les classes d'antidépresseurs, tels que le blocage des canaux sodiques ou des récepteurs NMDA. Le blocage des canaux sodiques a été rapporté pour les antidépresseurs imipraminiques, ainsi que pour la venlafaxine. L'hypothèse de l'implication du blocage des récepteur NMDA reste controversée du fait du non-blocage de ces récepteurs aux doses présentant un effet antalgique. Enfin, des travaux réalisés chez l'animal ont démontré une implication du système opioïdergique, variable en fonction de l'antidépresseur.

Propriétés pharmacocinétiques

La voie orale reste la plus couramment utilisée, la voie intraveineuse étant réservée aux traitements en milieu hospitalier. Les antidépresseurs sont bien absorbés au travers de la paroi digestive (absorption rapide [2 à 4 heures] et complète). Ils subissent un effet de premier passage hépatique variable selon les molécules. L'état d'équilibre plasmatique est également très variable d'un sujet à l'autre, en raison des variations des clairances hépatiques (300 à 1 200 ml/min) et d'un antidépresseur à l'autre (1 à 4 semaines). La demi-vie d'élimination des antidépresseurs est variable selon la classe (elle peut être de quelques heures à quelques jours) et le patient. Leur excrétion est essentiellement rénale.

Les imipraminiques, amines tertiaires [$R-N(CH_3)_2$], sont métabolisés, au niveau du foie via le cytochrome CYP450 (iso-enzymes 1A2 et 2D6 notamment), en amines secondaires ($R-NH-CH_3$) (par exemple, clomipramine en desméthyl-clomipramine) avec une évolution du spectre mono-aminergique vers une inhibition de la recapturee de la noradrénaline, ce qui confère une action mono-aminergique mixte (sérotoninergique et noradrénergique) à ces antidépresseurs.

D'autres facteurs participent à la variabilité des taux des antidépresseurs : modalités d'administration bien sûr mais également l'état des fonctions métaboliques hépatiques, l'âge (diminution de ces fonctions chez le sujet âgé), l'alimentation susceptible de réduire l'absorption, les interactions médicamenteuses.

Pharmacovigilance

Les effets indésirables découlent des propriétés pharmacologiques centrales ou périphériques des antidépresseurs.

Au-delà des effets sur l'humeur, des effets indésirables centraux ont été décrits avec les antidépresseurs imipraminiques : tremblement dose-dépendant, dysarthrie, baisse du seuil épileptogène (effet non spécifique, observé avec tous les inhibiteurs de la recapture des monoamines). Pour ces produits, l'action antagoniste des récepteurs α_1 et H_1 centraux conduit à une sédation. Ils peuvent provoquer une prise de poids par augmentation de l'appétence aux sucres. Leurs effets antimuscariniques centraux peuvent provoquer des états confusionnels.

Les imipraminiques induisent aussi des effets indésirables périphériques :
 – effets *atropiniques* (sécheresse de la bouche, constipation, troubles de l'accommodation, tachycardie, sueur, trouble de la miction…) ;
 – risque d'*hypotension*, majoré par l'orthostatisme, lié à l'action antagoniste des récepteurs α_1 ;
 – *troubles du rythme* auriculaire et ventriculaire et *troubles de la conduction* qui sont favorisés par l'existence de cardiopathies préalables et de troubles ioniques (de la kaliémie). L'intoxication aiguë par les imipraminiques est potentiellement grave du fait du risque cardiaque. Une étude anglaise évaluait à 35,5 morts par million de prescriptions le nombre de décès dus aux imipraminiques contre 16 pour les inhibiteurs de la mono-amine oxydase (IMAO) et 1,7 pour les IRS. Les effets indésirables les plus fréquents des IRSNa sont : les nausées, les vomissements, la diarrhée, l'insomnie, la somnolence, les vertiges et les céphalées, mais aussi les hyponatrémies par sécrétion inappropriée d'hormone antidiurétique (SIADH). La venlafaxine, à posologie élevée (> 200 mg/j), peut induire des hypertensions artérielles dose-dépendantes ; ce risque hypertensif existe aussi avec la duloxétine.

Tous les antidépresseurs (imipraminiques, IRS, IRSNa) sont associés à un risque d'allongement de la durée de l'intervalle QT.

Toutes les classes d'antidépresseurs peuvent induire un *syndrome sérotoninergique* dès lors que les molécules sont capables d'augmenter les taux de sérotonine. Celui-ci est souvent secondaire à un surdosage médicamenteux ou à certaines associations médicamenteuses (entre antidépresseurs en particulier avec les IMAO-A/B ou les IRS, entre antidépresseurs et tramadol ou triptans ou lithium… ou avec le millepertuis). Il survient plus souvent lors d'une prescription de novo. La survenue d'un syndrome sérotoninergique justifie l'arrêt immédiat du traitement. Il peut nécessiter une hospitalisation et mettre en jeu le pronostic vital. Le strict respect des doses préconisées constitue un facteur essentiel dans la prévention du syndrome sérotoninergique.

Tous les antidépresseurs peuvent être impliqués dans la survenue de *troubles sexuels* qui sont en premier lieu une diminution du désir et des troubles de l'orgasme. On considère que 50 % des sujets traités par IRS présentent ces troubles et qu'environ 30 % des sujets traités par imipraminiques en sont atteints.

Contre-indications

Les contre-indications habituelles des imipraminiques sont le glaucome par fermeture de l'angle et l'hypertrophie prostatique, mais ils sont également contre-indiqués en cas d'infarctus du myocarde récent. L'association de tout antidépresseur avec un IMAO-A/B est une contre-indication. Les autres antidépresseurs peuvent avoir des contre-indications spécifiques qui ne sont pas détaillées ici.

Chez les patients épileptiques ou ayant des antécédents d'épilepsie, la surveillance clinique doit être renforcée lors d'un traitement par tout antidépresseur. La survenue de crises convulsives impose l'arrêt du traitement.

Les imipraminiques doivent être utilisés avec prudence chez les sujets âgés présentant une plus grande sensibilité à l'hypotension orthostatique et à la sédation ou une constipation chronique. La même prudence est recommandée avec les autres antidépresseurs.

Tous les antidépresseurs sont susceptibles d'induire un syndrome de sevrage. Il est recommandé de diminuer les posologies progressivement de façon à en prévenir la survenue. La période de diminution des posologies sera d'autant plus prolongée que la durée de traitement aura été longue.

Anti-épileptiques

L'intérêt potentiel des anti-épileptiques comme produits susceptibles d'améliorer la condition des patients douloureux a été évoqué très précocement. Dès 1942, était proposée une efficacité de la phénytoïne dans la névralgie du trijumeau. En 1958, l'intérêt thérapeutique de la carbamazépine était démontré dans cette même pathologie, la première étude contrôlée confirmative étant publiée en 1968. Dès lors l'utilisation de la carbamazépine dans la névralgie du trijumeau est devenue un *gold standard* et cette indication s'est progressivement étendue aux neuropathies périphériques où plusieurs anti-épileptiques ont fait l'objet d'études contrôlées. En 1995, une méta-analyse a démontré et quantifié le bénéfice thérapeutique assuré par ces produits dans les douleurs neuropathiques. Enfin, en 2000, la première AMM a été donnée à un anti-épileptique (gabapentine) pour cette indication. Aujourd'hui, les anti-épileptiques (avec en particulier la gabapentine et la prégabaline) appartiennent à la pharmacopée des douleurs neuropathiques où ils occupent la première ligne [7].

Propriétés pharmacodynamiques

Activité antalgique

La même remarque que pour les antidépresseurs peut être faite vis-à-vis de l'activité antihyperalgésique. Plusieurs études cliniques ont analysé l'efficacité des anti-épileptiques dans des syndromes douloureux chroniques : neuropathie diabétique, douleurs post-zostériennes, névralgie du trijumeau, prophylaxie de la migraine (topiramate). Le degré d'efficacité était au moins égal à celui des antidépresseurs, par exemple dans la neuropathie diabétique douloureuse. Le nombre de patients nécessaires à traiter (NNT) est situé entre 3 et 4. La carbamazépine a l'AMM en France pour le traitement des névralgies du trijumeau et du glossopharyngien et le traitement des douleurs neuropathiques de l'adulte ; la phénytoïne pour le traitement de la névralgie du trijumeau ; la gabapentine pour le traitement des douleurs neuropathiques périphériques telles que la neuropathie diabétique et la névralgie post-zostérienne chez l'adulte ; la prégabaline dans le traitement des douleurs neuropathiques périphériques et centrales chez l'adulte ; le topiramate pour le traitement prophylactique de la migraine. Par analogie vis-à-vis de l'efficacité de la carbamazépine dans la névralgie du trijumeau, on considérait que les anti-épileptiques possédaient une efficacité plus marquée pour les aspects « fulgurants » de la douleur neuropathique : cela n'est pas obligatoirement retrouvé dans les études et on considère que les anti-épileptiques peuvent être envisagés, quelle que soit la présentation de la douleur neuropathique. La prégabaline a obtenu l'AMM aux États-Unis pour la fibromyalgie.

Synthèse du mécanisme d'action

La pharmacologie des anti-épileptiques est hétérogène mais beaucoup d'entre eux interfèrent avec des canaux ioniques (par exemple sodiques et calciques) dont l'expression varie dans un contexte de douleur neuropathique participant à la physiopathologie périphérique de ces douleurs. Gabapentine et prégabaline inhibent une sous-unité dite $\alpha_2\delta_1$ de canaux calciques voltage-dépendants ; carbamazépine et phénytoïne inhibent des canaux sodiques. Cela n'exclut pas d'autres sites d'action et particulièrement au niveau de la corne postérieure de la moelle où les anti-épileptiques peuvent inhiber ces mêmes canaux ou, par exemple, le récepteur NMDA (topiramate) pour réduire la sensibilisation centrale. Une action pro-gabaergique est également évoquée comme mécanisme d'action de certains anti-épileptiques.

Propriétés pharmacocinétiques

La biodisponibilité orale des anti-épileptiques est habituellement bonne voire très bonne, avec des différences dans la cinétique d'absorption digestive qui peut être lente ou rapide. Le pourcentage de fixation aux protéines plasmatiques est variable d'un anti-épileptique à l'autre mais n'engendre pas de conséquence majeure en termes d'interaction médicamenteuse. Tous les anti-épileptiques passent la barrière hémato-encéphalique. De nombreux anti-épileptiques subissent un métabolisme hépatique expliquant de nombreuses interactions médicamenteuses possibles. Ce risque d'interaction est majoré par le fait que les anti-épileptiques peuvent modifier eux-mêmes le métabolisme hépatique en l'activant pour les anti-épileptiques inducteurs enzymatiques (phénobarbital, carbamazépine, phénytoïne) ou l'inhibant pour les anti-épileptiques inhibiteurs enzymatiques (acide valproïque, felbamate). La carbamazépine est auto-inducteur enzymatique, c'est-à-dire qu'elle active son propre métabolisme. La période nécessaire pour atteindre le plateau d'équilibre est variable mais peut atteindre plusieurs jours, ce qui est à prendre en compte dans l'évaluation de l'efficacité d'un traitement anti-épileptique, lors de son instauration ou en cas de changement posologique. La demi-vie plasmatique des anti-épileptiques est variable. Selon les produits, l'élimination est rénale, hépatique ou mixte.

Pharmacovigilance

Les effets indésirables des anti-épileptiques sont assez inhomogènes et ne peuvent être détaillés ici. La carbamazépine est à l'origine de troubles digestifs, hématologiques ou cutanés (toxidermies bulleuses) qui peuvent être graves. La gabapentine induit des effets indésirables très fréquents comme somnolence, étourdissements, ataxie, infection virale, fatigue, fièvre ou fréquents comme leucopénie, augmentation de l'appétit, vertiges, impuissance, par exemple. La prégabaline peut également induire étourdissements, somnolence, augmentation de l'appétit, une humeur euphorique, confusion, irritabilité, vision trouble, vertiges, troubles de l'érection. Le topiramate peut induire rhinopharyngite, dépression, paresthésie, somnolence, sensation vertigineuse, fatigue, nausée, diarrhée et diminution de poids.

S'il existe, dans le contexte de l'épilepsie, une difficulté en cas de grossesse du fait des risques tératogènes de certains produits, en particulier de l'acide valproïque, et de la nécessité d'un bon équilibre de l'épilepsie tout au long de la grossesse, la problématique n'est pas identique pour les douleurs neuropathiques. D'une part, le contexte clinique est différent et, d'autre part, l'acide valproïque n'a pas d'indication. Il est possible d'utiliser la gabapentine en cours de grossesse et légitime de la préférer à la prégabaline pour laquelle les connaissances sont moins nombreuses dans ce contexte.

Contre-indications

Au-delà de l'hypersensibilité à chaque produit, les contre-indications peuvent être résumées comme suit :
– pour la carbamazépine : bloc auriculoventriculaire, antécédent d'hypoplasie médullaire, antécédents de porphyrie aiguë intermittente ;
– pour la phénytoïne : patients présentant une allergie au blé (autre que la maladie cœliaque) ;
– pour le topiramate : femme enceinte ou en âge de procréer n'utilisant pas des méthodes contraceptives efficaces du fait d'un risque tératogène.

Le risque d'interaction contre-indique la co-prescription d'anti-épileptiques qui interfèrent avec le métabolisme hépatique de différents médicaments, pouvant conduire à une perte d'effet (par exemple, d'anti-infectieux avec la carbamazépine et la phénytoïne) ou à une accumulation.

Évolution et perspectives

À l'issue de cette présentation des antalgiques classiquement utilisés, il convient d'ajouter deux compléments.

• Certains produits non évoqués ci-dessus ont participé à l'amélioration de la prise en charge de certains patients douloureux. C'est particulièrement le cas des triptans, évoqués en introduction, qui ont constitué un progrès singulier dans le traitement des crises migraineuses. Très rapidement après les études expérimentales de P. Humprey et al. [11] sur le sumatriptan, dont on peut penser qu'elles avaient pour objectif le traitement de la crise migraineuse du fait d'observations cliniques sur un possible bénéfice de la sérotonine dans la migraine [12], les premiers travaux cliniques de validation du concept ont été réalisés par A. Doenicke et al. [6]. C'est aussi le cas de préparations à base de lidocaïne ou capsaïcine (voire de toxine botulique) utilisées dans le traitement de certaines douleurs neuropathiques. Le ziconotide occupe une place particulière ; il est en effet le premier antalgique réellement issu d'une réflexion physiopathologique montrant le rôle des canaux calciques Cav2.2 (type N) qu'il inhibe ; son caractère peptidique limite son utilisation à la voie rachidienne pour le traitement des douleurs chroniques intenses. Il convient enfin de noter qu'une évolution récente a été la mise sur le marché d'antagonistes des récepteurs μ de la paroi digestive qui ne diffusent pas, afin d'inhiber uniquement la constipation induite par les opioïdes. Ces deux derniers exemples montrent que des progrès peuvent venir de la recherche fondamentale, mais également que les progrès restent limités et que, plutôt que de proposer des molécules antalgiques innovantes, on propose des agents de correction des effets indésirables. L'ambition est limitée.

• L'ancienneté de la pharmacopée et le manque de nouveaux concepts issus de la recherche, alors même que les connaissances fondamentales sur la douleur ont évolué, posent la question de la pertinence des stratégies de recherche. Nous considérons nécessaire de développer une stratégie de recherche translationnelle inverse où la réflexion doit naître de l'observation du patient pour alimenter une recherche fondamentale adaptée dont les conclusions seront pertinentes puisque la démarche intellectuelle est issue du patient. Gageons que le développement d'une telle stratégie puisse être réalité et participer ainsi aux progrès attendus que certains résultats, comme la possible dissociation des effets bénéfiques et indésirables des opioïdes [5, 16, 17, 40] ou l'efficacité d'anticorps anti-NGF (*nerve growth factor*) dans la douleur arthrosique [13] le laissent entrevoir.

Approche non pharmacologique

Jean-Bernard Caillet

Stimulations périphériques électriques

Le rôle antalgique de la stimulation électrique au niveau cutané est connu depuis l'Antiquité (utilisation des poissons torpilles). De manière empirique, son usage a été développé par Duchenne de Boulogne avec l'introduction de la faradisation au XIXe siècle. Son utilisation scientifique s'est systématisée avec le développement de la théorie de la *gate control* par R. Melzach et P. Wall en 1965 [37], fondée sur le contrôle de la transmission du message nociceptif au niveau de la corne postérieure de la moelle, par la stimulation des grosses fibres afférentes sensitives proprioceptives Aαβ. Cette stimulation intense des fibres Aαβ peut se faire au niveau périphérique à trois niveaux :
– cutané par application d'électrodes sur la peau (TENS pour *transcutaneous electrical nerve stimulation*) connectées à un générateur externe ;

– par électrodes implantées soit en percutané au niveau d'un nerf périphérique (membres, nerf grand occipital, nerf trigéminal) (SNP ou stimulation nerveuse électrique), soit profondément au niveau de l'émergence rachidienne d'une racine (NRS) dans le cadre de douleurs pelviennes et reliées à un générateur interne sous-cutané.

Le but est de provoquer des paresthésies électriques recouvrant totalement le territoire douloureux. Le mécanisme admis repose sur l'inhibition homolatérale du faisceau spinothalamique par stimulations des fibres A$\alpha\beta$. Cette action inhibitrice pourrait se faire soit en pré- ou post-synaptique, soit sur le deuxième neurone au niveau des couches superficielles de Rexed. Deux types de stimulations sont utilisés : à haute fréquence (80 à 100 Hz) et basse intensité avec un mécanisme d'action de type *gate control*, à basse fréquence (5 à 20 Hz) et haute intensité (la moins utilisée car la moins supportée) qui aurait une action par stimulation des systèmes antinociceptifs opioïdes endogènes (réversible par la naloxone) [30, 42].

La durée de la stimulation est de 20 à 30 minutes, répétée plusieurs fois par jour. L'effet est transitoire et diminue rapidement après l'arrêt. Le rythme des stimulations est adapté en fonction des poussées douloureuses. L'utilisation du TENS est réservée à des douleurs peu étendues bien systématisées. L'allodynie est un facteur limitant, la stimulation électrique pouvant renforcer la douleur liée à une lésion des fibres A$\alpha\beta$. Les paresthésies provoquées doivent recouvrir le territoire douloureux. Les électrodes doivent être placées sur le trajet nerveux sensitif en amont de la zone douloureuse. Le tronc nerveux stimulé ne doit pas être trop profond (moins de 2 cm).

L'absence d'effets secondaires (hormis les interférences possibles avec un stimulateur cardiaque) fait de la stimulation transcutanée un outil thérapeutique très utilisé, et classiquement recommandé en adjuvant des traitements médicaux antalgiques en première intention. Les stimulations périphériques implantées sur un nerf périphérique ou une racine restent d'indications limitées, et réservées aux échecs des traitements conventionnels, après avis des centres spécialisés.

Les indications de la stimulation transcutanée dans les douleurs nociceptives sont multiples et bien documentées. Concernant les douleurs neuropathiques, la littérature est pauvre et les études sont inhomogènes. Dans ce contexte, l'efficacité de la stimulation transcutanée à haute fréquence est jugée « probablement supérieure au placebo » avec un niveau de preuves C [27]. Cette efficacité dépend de la fréquence, de la durée et du temps total de stimulations quotidiennes [33].

Stimulation médullaire cordonale postérieure (SCS)

La stimulation électrique des cordons postérieurs médullaires a été pratiquée pour la première fois en 1967 par Shealy et al. pour le traitement de douleurs chroniques rebelles. Depuis, l'utilisation de la SCS s'est largement étendue avec plus de 12 000 implantations dans le monde par an [35]. La technique consiste à insérer des électrodes dans l'espace péridural postérieur du rachis thoracique ou cervical. Le positionnement anatomique des électrodes dépend de la localisation de la douleur. Les électrodes peuvent être placées de C1 à L5. Le positionnement des électrodes doit être vérifié par l'obtention de paresthésies recouvrant la zone douloureuse.

Deux méthodes d'implantation sont possibles : soit par voie percutanée avec des électrodes « filaires » multiplots (4 à 8), sous anesthésie locale ou générale ; soit par voie chirurgicale après laminectomie avec utilisation d'électrodes « plates » multiplots. Une connexion transitoire transcutanée externe permet de pratiquer un test d'efficacité pendant quelques jours. À l'issue de ce test, le stimulateur est implanté au niveau sous-cutané.

Le mode d'action de la SCS reprend la théorie de la *gate control*, mais ne se limite pas à l'effet antinociceptif sur la transmission du message douloureux. Outre la stimulation des fibres afférentes A$\alpha\beta$ au niveau cordonal postérieur, une action segmentaire médiée par la libération de neurotransmetteurs aboutit à une dépression de l'activité sympathique [41]. Le mécanisme de cette action n'est pas encore complètement élucidé.

Sur le plan clinique, ces effets se traduisent par une modulation des douleurs spontanées ou évoquées des douleurs neuropathiques, par une diminution de l'ischémie périphérique ou cardiaque, et une modulation des manifestations dysautonomiques rencontrées dans le cadre de syndromes douloureux régionaux complexes de type 1 ou 2 (SDRC-1 ou 2).

Les indications de cette technique sont multiples. Elle sera proposée au patient en échec des traitements médicaux pour des douleurs :
– neuropathiques périphériques (algo-hallucinose, neuropathie, polyneuropathie, désafférentation…) ou centrales (sclérose en plaques, douleurs lésionnelles ou sus-lésionnelles des lésions médullaires, avulsions plexiques…) ;
– ischémiques périphériques ou angineuses réfractaires ;
– pour des tableaux de syndromes douloureux régionaux complexes (SDRC) sévères ou hyperalgiques.

La sélection des patients se fait en fonction de l'étiologie douloureuse, de l'état général et de la certitude de l'intégrité fonctionnelle des voies sensitives cordonales dorsales. En cas de doute, celle-ci sera évaluée par l'enregistrement préalable de potentiels évoqués somesthésiques (PES).

L'indication sera récusée si le temps de conduction centrale est altéré (temps de conduction cordon dorsal-cortex). Ce temps de conduction a une valeur prédictive du résultat à long terme de la SCS. En cas d'altération, le taux d'échec sera de 100 %. Si le taux de conduction est normal, le taux de réussite peut être estimé à 75 % dans le cadre de douleurs neuropathiques [39].

Classiquement, l'effet de la SCS sera jugé positif si le bénéfice sur la douleur est évalué par le patient comme supérieur ou égal à 50 %. Les résultats varient selon les indications. Après une revue de littérature, T. Cameron [26] objective des effets positifs de la SCS dans 83 % des cas pour des douleurs d'origine ischémique ou liées à un SDRC de type 1 ou 2, et dans 62 % des cas pour des douleurs liées à des douleurs neuropathiques périphériques ou séquellaires de chirurgie rachidienne. Pour 45 % des patients, cette utilisation s'accompagne d'une diminution de la consommation médicamenteuse dans le cadre de la SCS. Concernant l'angor réfractaire, l'ensemble des études objective une diminution significative du nombre de crises angineuses et de la consommation de dérivé nitré.

Les complications de la SCS sont liées soit à la technique d'implantation, soit à des problèmes de matériels. Les plus fréquemment rencontrées sont :
– le déplacement d'électrodes, 23 % ; l'utilisation d'électrodes multipolaires permet de réduire de 50 % la nécessité de réimplantation par simple reprogrammation ;
– la rupture d'électrodes, 9,1 %, observée majoritairement avec l'usage des électrodes percutanées ;
– l'infection, 3,4 %, le plus souvent locale et résolue par antibiothérapie adaptée sans ablation du matériel ;
– un dysfonctionnement du générateur, 1,6 % ;
– des céphalées par brèche dure-mérienne post-ponction, 0,5 %, pouvant nécessiter l'administration de *blood patchs*.

Les recommandations européennes de bonnes pratiques [27] confirment son indication dans les douleurs réfractaires aux traitements médicamenteux classiques avec un niveau de preuves B, et l'absence d'indication pour les douleurs qui font suite à une lésion cérébrale.

Stimulations cérébrales profondes

La stimulation cérébrale profonde dans le cadre du traitement de douleurs réfractaires s'effectue sur deux cibles : les noyaux thalamiques ventropostérieurs et la substance grise péri-aqueducale. L'implantation se fait chirurgicalement par abord stéréotaxique.

Les mécanismes d'action sont peu connus. Pour la stimulation thalamique, une action sur les voies de contrôle descendant est évoquée. Les résultats sont relativement décevants, avec un bénéfice à long terme meilleur pour les douleurs nociceptives (63 %) que pour les douleurs neuropathiques (47 %), avec un meilleur résultat pour les douleurs neuropathiques périphériques et trigéminales, mais une perte d'efficacité à long terme [28]. Les études sont peu nombreuses. Une absence de preuve d'efficacité a été émise par les recommandations européennes de bonnes pratiques, quel que soit le type de douleurs rebelles évoquées.

Stimulations électriques du cortex moteur (SCM)

La technique consiste, via une craniotomie frontopariétale, à introduire et fixer sur la dure-mère une électrode multipolaire après repérage par PES et neuronavigation, en regard de la représentation de l'aire motrice de la zone douloureuse [31].

Le mécanisme d'action antalgique de cette stimulation est encore débattu. Une action sur les voies de contrôle descendant du cortex moteur vers le thalamus et de modulation de la matrice douleur (aire cingulaire, orbitofrontale, insulaire) est également évoquée. Une action opioïde endogène au niveau cingulaire et de la substance périaqueducale est également possible et expliquerait l'effet prolongé de la stimulation.

La stimulation, de 30 à 60 Hz, est infraclinique (non ressentie par le patient) et cyclique (cycle de 30 minutes *on* et 90 minutes *off*). Les indications principales sont les douleurs centrales résistantes à tout traitement chirurgical et/ou médical. 60 % des indications se font pour des douleurs post-accident vasculaire cérébral (AVC), 18 % pour des névralgies trigéminales. Les résultats varient suivant l'indication avec une amélioration de plus de 50 % de la douleur pour 73 % des névralgies trigéminales des patients implantés pour névralgie trigéminale, et 52 % des patients implantés pour des douleurs post-accident vasculaire cérébral, 80 % pour des douleurs neuropathiques périphériques et 88 % pour des douleurs post-lésion médullaire.

Les complications enregistrées sont en rapport avec la technique chirurgicale et les problèmes liés au matériel : 2,2 % d'infection, 2,2 % d'hématome extra- ou sous-dural, 2,2 % de dysesthésies.

Les caractéristiques de la douleur (provoquée ou spontanée) lemniscale ou extralemniscale n'ont pas de valeur pronostique. La stimulation magnétique transcrânienne a une valeur pronostique intéressante avec 80 % de bonnes corrélations et de nombreuses équipes en font un test préliminaire à une indication d'implantation de SCM.

En l'absence de nombres d'études suffisantes, cette technique bénéficie d'un niveau de preuve C [27].

Stimulations magnétiques transcrâniennes répétées (rTMS)

Le but est de reproduire, de manière non invasive, une SCM (stimulation électrique du cortex moteur) en appliquant sur le scalp, en regard des aires motrices concernées par la douleur, une stimulation magnétique d'intensité infraclinique, généralement de haute fréquence (5 à 10 Hz). Chaque séance dure 20 minutes avec, en moyenne, 1 000 stimulations par séance. Ces séances sont répétées pendant une à plusieurs semaines. La profondeur de stimulations (pour les membres inférieurs) est dépendante de la puissance de la sonde utilisée.

Le mécanisme d'action envisagé est le même que pour la stimulation électrique corticale motrice. Cinquante pour cent des patients douloureux post-AVC présentent une diminution de la douleur après des stimulations corticales magnétiques répétées. Les résultats sont superposables avec 50 % de patients douloureux post-AVC améliorés.

Techniques chirurgicales ablatives

On distingue deux grandes catégories de chirurgies ablatives :
– les chirurgies portant sur les nerfs crâniens ;
– Les chirurgies portant sur les nerfs périphériques et les racines spinales.

Sur les nerfs crâniens

La chirurgie ablative concerne des indications ciblées :
– les douleurs de névralgies essentielles du trijumeau sont les plus fréquentes et sont traitées par thermocoagulation ou réduction d'un conflit vasculonerveux ;
– 20 % des scléroses en plaques présentent des douleurs faciales. La thermocoagulation percutanée du nerf trijumeau peut être proposée en cas d'échecs des traitements standard, avec pour conséquence fréquente une hypoesthésie séquellaire ;
– dans le cadre de lésions traumatiques des branches du trijumeau (chirurgie dentaire, traumatisme facial…), la chirurgie sera envisagée si le caractère de la douleur présente une composante névralgique dominante. Les techniques de neurostimulation peuvent être proposées par abord direct (stimulations du ganglion de Gasser) ou per cutanées à travers le trou ovale. L'effet antalgique reste souvent partiel ;
– dans le cadre d'algies faciales d'origine néoplasique, l'interruption des voies sensitives peut être proposée (section des nerfs V et IX) par thermocoagulation ou destruction dans l'angle pontocérébelleux. La tractotomie spinothalamique est également possible. Ces indications sont devenues rares avec les possibilités de morphinothérapies intraventriculaires.

Sur les nerfs périphériques

La lésion d'un nerf périphérique ou d'un tronc nerveux est le générateur de douleurs neuropathiques. La chirurgie d'interruption à ce niveau est donc exceptionnelle et réservée à des douleurs évoluant dans un contexte de maladies cancéreuses en phase palliative.

Sur les racines spinales

La métamérisation sensitive provient de contingents de fibres venant de plusieurs étages médullaires (3 à 4 étages). Un geste à ce niveau sera obligatoirement étendu, induisant une désafférentation complète. Ce geste reste réservé aux atteintes compressives par envahissement médullaire d'origine néoplasique.

Sur la zone d'entrée des racines dorsales de la moelle

La corne postérieure de la moelle représente le premier niveau de modulation de la sensibilité douloureuse. Dès 1972, cette zone a été considérée comme une cible possible de chirurgie pour des douleurs chroniques [38].

La dreztomie microchirurgicale a pour but d'interrompre sélectivement les voies nociceptives (fibres Aδ et C) tout en préservant la sensibilité cordonale postérieure (fibres A$\alpha\beta$), et d'empêcher la désafférentation secondaire. Cette technique consiste en de microcoagulations de l'apex de la corne dorsale (zone d'entrée des fibres nociceptives) et à détruire ainsi les neurones devenus hyperactifs par lésions nerveuses périphériques.

Les indications concernent les douleurs neuropathiques :
– radiculo-métamériques post-traumatiques ;
– les avulsions du plexus brachial (ou lombaire) et la plexopathie post-radique.

Les résultats sont positifs et durables dans 85 % des cas. La drezotomie serait plus efficace sur la composante paroxystique et allodynique (moindre sur la douleur continue) et sur les douleurs associées à une hyperspasticité.

Sur les voies spinothalamiques

Par une cordotomie controlatérale de la moelle par section de ces cordons antérolatéraux controlatéraux de la moelle, cette technique vise à interrompre les fibres nociceptives qui décussent à ce niveau. L'effet antalgique étant limité dans la durée (> 12 mois), son indication se limite aux traitements de douleurs d'origine cancéreuse pour des patients dont l'espérance de vie est très limitée.

Elle peut être pratiquée sous anesthésie locale au niveau de C1-C2 par voie per cutanée, et électrocoagulation scanoguidée.

Dans le contexte de douleurs d'origine cancéreuse réfractaires à tout traitement, les indications de myélotomie commissurale ou extralemniscale sont devenues exceptionnelles.

Techniques de médecine physique et de réadaptation

Suivant la situation, ces techniques jouent un rôle important dans la rupture du cercle handicap-désadaptation-douleurs. Les méthodes de désensibilisation aident à réduire un état d'hypersensibilisation douloureuse ou allodynique (notamment au niveau des extrémités mains et pieds) dans le cadre d'un syndrome douloureux régional complexe (SDRC) de type 1 ou 2, ou de douleurs neuropathiques.

Les méthodes de travail en miroir ou en imagerie progressive peuvent être efficaces sur les douleurs algo-hallucinoses ou de SDRC de type 1 ou 2. Dans ce cadre, la prévention des effets émotionnels réactionnels est indispensable pour éviter un effet contraire sur la douleur [32].

Techniques psycho-comportementales et corporelles

Ces techniques sont étroitement complémentaires des traitements étiologiques et médicamenteux spécifiques des différents types de douleurs chroniques. Elles visent à en réduire l'impact sur la vie affective, sociale et psychique. L'altération de la gestion des émotions induite par la douleur chronique renforce celle-ci et modifie profondément le comportement du patient.

La sophrologie, la relaxation, la méditation, sont souvent proposées mais peu évaluées.

Les *thérapies cognitivo-comportementales* (TCC) sont fondées sur une approche multimodale et plurifocale visant la collaboration active du patient et de l'entourage, soutenue par la mise en place d'évaluation, d'exposition et de contrôle des techniques cognitives instaurées [34]. Fondées sur le principe d'acceptation, ces techniques visent :
– au contrôle des émotions, à une diminution de l'anxiété et du stress anticipatoire, au rétablissement de la fonction (gestion de la kinésiophobie)… ;
– à une remise en cause des croyances vis-à-vis du symptôme douloureux, souvent source d'inhibition et d'un sentiment d'impuissance ;
– à rétablir des stratégies d'ajustement vis-à-vis de la douleur (*coping*).

Les techniques cognitivo-comportementales sont recommandées pour la prise en charge de douleurs chroniques neuropathiques avec un niveau de preuve B par la Société française de traitement et d'étude de la douleur (SFETD) [36].

L'*hypnose* correspond à la mise en place d'un état de conscience modifié par suggestion. Elle est très utilisée pour le contrôle de la douleur aiguë péri-opératoire de l'adulte et de l'enfant. Elle est également proposée aux patients douloureux chroniques.

De nombreux travaux ont mis en évidence son impact sur la douleur. Son mode d'action a été précisé par l'imagerie fonctionnelle (IRMf ou tomographie par émission de positons). L'état hypnotique induit une diminution de la réponse sensitive et affective aux stimulis douloureux en modulant l'activité cingulaire corticale (aire 24a). L'état hypnotique module également de manière très large toutes les sphères d'intégration sensorielles, comportementales, affectives et cognitives induites par la douleur.

De nombreuses *techniques corporelles* : RESC (résonance énergétique sous-cutanée), toucher-massage, yoga… peuvent être utilisées. Toutes visent à une gestion du stress et de l'angoisse. Ces techniques sont très peu ou non évaluées.

L'*acupuncture* est également recommandée pour la prise en charge de douleurs neuropathiques avec un niveau de preuve B (SFETD) [36].

Bibliographie

Approche pharmacologique

1. ATTAL N. Traitement pharmacologique de la douleur neuropathique en soin primaire. Rev Prat, 2013, *63* : 795-802.
2. BEZIAUD N, LAVAL G. Recommandations pour la prévention et le traitement de la constipation induite par les opioïdes chez le patient relevant des soins palliatifs : groupe de travail du pôle qualité de soins et de l'accompagnement, Société française d'accompagnement et de soins palliatifs, octobre 2008. Médecine palliative, 2009, *8* : S5-S34.
3. COXIB AND TRADITIONAL NSAID TRIALISTS' (CNT) COLLABORATION et al. Vascular and upper gastrointestinal effects of non-steroidal anti-inflammatory drugs : meta-analyses of individual participant data from randomised trials. Lancet, 2013, *382* : 769-779.
4. DE LEON-CASASOLA OA. Opioids for chronic pain : new evidence, new strategies, safe prescribing. Am J Med, 2013, *126* (*Suppl. 1*) : S3-S11.
5. DEVILLIERS M, BUSSEROLLES J, LOLIGNIER S et al. Activation of TREK- by morphine results in analgesia without adverse side effects. Nat Commun, 2013, *4* : 2941.
6. DOENICKE A, BRAND J, PERRIN VL. Possible benefit of GR43175, a novel 5-HT1-like receptor agonist, for the acute treatment of severe migraine. Lancet, 1988, *1* : 1309-1311.
7. FINNERUP NB, ATTAL N, HAROUTOUNIAN S et al. Pharmacotherapy for neuropathic pain in adults : a systematic review and meta-analysis. Lancet Neurol, 2015, *14* : 162-173.
8. FINNERUP NB, SINDRUP SH, JENSEN TS. The evidence for pharmacological treatment of neuropathic pain. Pain, 2010, *150* : 573-581.
9. GULMEZ SE, LARREY D, PAGEAUX GP et al. Transplantation for acute liver failure in patients exposed to NSAIDs or paracetamol (acetaminophen) : the multinational case-population SALT study. Drug Saf, 2013, *36* : 135-144.
10. HØJSTED J, SJØGREN P. Addiction to opioids in chronic pain patients : a literature review. Eur J Pain, 2007, *11* : 490-518.
11. HUMPHREY PP, FENIUK W, PERREN MJ et al. GR43175, a selective agonist for the 5-HT1-like receptor in dog isolated saphenous vein. Br J Pharmacol, 1988, *94* : 1123-1132.
12. KIMBALL RW, FRIEDMAN AP, VALLEJO E. Effect of serotonin in migraine patients. Neurology, 1960, *10* : 107-111.
13. LANE NE, SCHNITZER TJ, BIRBARA CA et al. Tanezumab for the treatment of pain from osteoarthritis of the knee. N Engl J Med, 2010, *363* : 1521-1531.
14. LE BARS D, MÉNÉTREY D, CONSEILLER C, BESSON JM. Depressive effects of morphine upon lamina V cells activities in the dorsal horn of the spinal cat. Brain Res, 1975, *98* : 261-277.

15. MAARRAWI J, PEYRON R, MERTENS P et al. Differential brain opioid receptor availability in central and peripheral neuropathic pain. Pain, 2007, *127* : 183-194.
16. MAJUMDAR S, GRINNEL S, LE ROUZIC V et al. Truncated G protein-coupled mu opioid receptor MOR-1 splice variants are targets for highly potent opioid analgesics lacking side effects. Proc Natl Acad Sci USA, 2011, *108* : 19778-19783.
17. MANGLIK A, LIN H, ARYAL DK et al. Structure-based discovery of opioid analgesics with reduced side effects. Nature, 2016, *537* : 185-190.
18. MALLET C, BARRIÈRE DA, ESCHALIER A. Paracétamol : un ancêtre prometteur. Thérapie, 2012, *67* : 277-281.
19. MOISSET X, TROUVIN AP, TRAN VT et al. Use of strong opioid in chronic non-cancer pain in adults. Evidence-based recommendations form the French Society for the Study and Treatment of Pain. Presse Méd, 2016, *45* : 447-462.
20. MOORE RA, DERRY S, ALDINGTON D et al. Amitriptyline for neuropathic pain and fibromyalgia in adults. Cochrane Database Syst Rev, 2012 : CD008242.
21. OERTEL BG, PREIBISCH C, WALLENHORST T et al. Differential opiod action on sensory and affective cerebral pain processing. Clin Pharmacol Ther, 2008, *83* : 577-588.
22. PICARD PR, TRAMÈR MR, MCQUAY HJ, MOORE RA. Analgesic efficacy of peripheral opioids (all except intra-articular) : a qualitative systematic review of randomised controlled trials. Pain, 1997, *72* : 309-318.
23. PORTER J, JICK H. Addiction rare in patients treated with narcotics. N Engl J Med, 1980, *302* : 123.
24. STEIN C. Opioids, sensory systems and chronic pain. Eur J Pharmacol, 2013, *716* : 179-187.
25. WANG JY, HUANG J, CHANG JY et al. Morphine modulation of pain processing in medial and lateral pain pathways. Mol Pain, 2009, *5* : 60.

Approche non pharmacologique

26. CAMERON T. Safety and efficacy of spinal cord stimulation for the treatment of chronic pain : a 20-year literature review. J Neurosurg, 2004, *100* : 254-267.
27. CRUCCUA G, AZIZC TZ, GARCIA-LARREAA L et al. EFNS guidelines on neurostimulation therapy for neuropathic pain. Eur J of Neurol, 2007, *14* : 952-970.
28. FANZINI et al. Stimulation of the posterior hypothalamus for chronic intractable clusters headaches. Neurosurgery, 2003, *5* : 1095-1101.
29. FAYMONVILLE ME, BOLY M, STEVEN LAUREYS B. Functional neuroanatomy of the hypnotic state. J Physiol, 2006, *99*, 463-469.
30. FUKAZAWA Y, MAEDA T, HAMABE W et al. Activation of spinal anti-analgesic system following electroacupuncture stimulation in rats. J Phamacol Science, 2005, *99* : 408-414.
31. GARCIA-LARREA L, PEYRON R, MERTENS P et al. Electrical stimulation of motor cortex for pain control : a combined PET-scan and electrophysiological study. Pain, 1999, *83* : 259-273.
32. HAGENBERG A, CARPENTER C. Mirror visual feedback for phantom pain : international experience on modalities and adverse effects discussed by an expert panel : a delphi study. PMR, 2014, *6* : 708-715.
33. KUMAR D, MARSHALL HJ. Diabetic peripheral neuropathy : amelioration of pain with transcutaneous electrostimulation. Diabetes Care, 1997, *20* : 1702-1705.
34. LAROCHE F, ROUSSEL P. Douleur chronique et thérapies comportementales et cognitives (TCC) : fondements, efficacité, cas cliniques. Paris, Inpress, 2012.
35. LINDEROTH B, MEYERSON B. Dorsal column stimulation : modulation of somatosensory and autonomic function. Neurosciences, 1995, *7* : 263-267.
36. MARTINEZ V et al. Les douleurs neuropathiques chroniques : diagnostic, évaluation et traitement en médecine ambulatoire. Recommandations pour la pratique clinique de la Société française d'étude et de traitement de la douleur. Douleur, 2010, *11* : 3-21.
37. MELZACK R, WALL PD. Pain mechanisms : a new theory. Science (NY), 1965, *150* : 971-979.
38. SINDOU M. Étude de la jonction radiculo-médullaire postérieure. La radicelletomie postérieure sélective dans la chirurgie de la douleur. Thèse de médecine, Lyon, 1972.
39. SINDOU MP, MERTENS P, BENDAVID U et al. Predictive value of somatosensory evoked potentials for long-lasting pain relief after spinal cord stimulation : practical use for patient selection. Neurosurgery, 2003, *52* : 1374-1383.
40. SOERGEL DG, SUBACH RA, BURNHAM N et al. Biased agonism of the µ-opioid receptor by TRV130 increases analgesia and reduces on-target adeverse effects versus morphine : a randomized, double-blind, placebo-controlled, crossover study in healthy volunteers. Pain, 2014, *155* : 1829-1835.
41. TAYLOR RS, VAN BUYTEN JP, BUCHSER E. Spinal cord stimulation for complex regional pain syndrome. Eur J Pain, 2006, *10* : 91-101.
42. ZHANG GG, YU C, LEE W et al. Involvement of peripheral opioid mechanisms in electro-acupuncture analgesia. Explore (NY), 2005, *1* : 365-371.

Toute référence à cet article doit porter la mention : Authier N, Eschalier B, Chenaf C, Zenut M, Mallet C, Eschalier A (Approche pharmacologique), Caillet JB (Approche non pharmacologique). Traitement de la douleur. *In* : L Guillevin, L Mouthon, H Lévesque. Traité de médecine, 5ᵉ éd. Paris, TdM Éditions, 2018-S10-P01-C11 : 1-14.

Liste des principales abréviations

ABC	*Airway, breathing and circulation*	CCI	*Count circulating incriment*
ABPA	Aspergillose bronchopulmonaire allergique	CCQ	Céphalée chronique quotidienne
ACC	Anticorps anticoagulant circulant	CGR	Concentré de globules rouges
ACE	Antigène carcino-embryonnaire	CHF	Concentration hépatique de fer
ACP	Analgésie autocontrôlée par le patient	CINCA	Syndrome chronique infantile neurologique, cutané et articulaire
ACSOS	Agression cérébrale secondaire d'origine systémique	CIRS	*Cumulative illness rating scale*
ADAM	Syndrome algodysfonctionnel de l'appareil manducateur	CLAS	*Cancer linear analogic self assessment*
ADEM	*Acute disseminated encephalomyelitis*	CLHP	Chromatographie liquide à haute performance
ADH	Hormone antidiurétique	CLL	*Small lymphocytic lymphoma* (lymphome non hodgkinien non à petites cellules)
ADL	*Activity of daily living*		
AES	Accident d'exposition au sang	CMH	Cardiomyopathie hypertrophique
AFGSU	Attestation de formation aux gestes et soins d'urgence	CMP	Commissurotomie mitrale per cutanée
AGLT	*Acidified glycerol lysis test*	CMR	Cardiomyopathie restrictive
AHAI	Anémie hémolytique auto-immune	CPA	Cœur pulmonaire aigu
ALI	*Acute lung injury* (agression pulmonaire aiguë)	CPAP	Ventilation en pression positive
ALPS	*Auto-immune lymphoproliferation syndrome*	CPC	*Cerebral performans category*
AMAN	Neuropathie motrice axonale aiguë	CPC	Cœur pulmonaire chronique
AMP	Assistance médicale à la procréation	CRMO	*Chronic recurrent multifocal osteomyelitis* (ostéomyélite récurrente multifocale aseptique)
AMSAN	Neuropathie axonale motrice et sensorielle aiguë		
ANP	Peptide natriurétique auriculaire	CSH	Cellules souches hématopoïétiques
APACHE	*Acute physiologic and chronic health evaluation*	DAI	Défibrillateur automatique implantable
APECED	*Auto-immune polyencrinopathy with candidiasis and ectodermal dystrophy*	DAMP	*Damage associated molecular pattern molecule*
		DAS	Débit d'absorption spécifique
ARS-T	Anémie réfractaire avec thrombocytose	DAVO	Différence artérioveineuse en oxygène
ASE	Agent stimulant l'érythropoïèse	DEB	Di-époxybutane
ATRA	Acide tout-*trans*-rétinoïque	DEP	Débit expiratoire de pointe
AUC	*Area under the curve*	DER	Dépense énergétique de repos
AVP	Accident de la voie publique	DFO	Déféroxamine
AVP	Arginine-vasopressine	DFP	Défériprone
AVUHD	Anomalie vasculaire utérine à haut débit	DFX	Déférasirox
BAVU	Ballon autoremplisseur à valve undirectionnelle	DHBN	Dermo-hypodermite bactérienne nécrosante
BBD	Bloc de branche droit	DHFR	Dihydrofolate réductase
BDI	*Beck depression inventory*	DHSt	Stomatocytose héréditaire avec hématies déshydratées
BLSE	β-Lactamase à spectre élargi		
BNSPR	Banque nationale de sang de phénotype rare	DICS	Déficit immunitaire combiné sévère
BPCO	Bronchopneumopathie chronique obstructive	DICV	Déficit immunitaire commun variable
BSA	Bloc sino-auriculaire	DIH	Déficit immunitaire héréditaire
BVAS	*Birmingham vasculitis activity score*	DIPSS	*Dynamic international prognostic scoring system*
CAC	*Coronary artery calcium*	DIRA (syndrome)	Déficit de l'antagoniste du récepteur de l'interleukine 1
CALR	Calréticuline		
CAM	*Confusion assessment method*	DITRA (syndrome)	Déficit du récepteur de l'interleukine 36
CANDLE	*Chronic atypical neutrophilic dermatosis with lipodystrophy and elevated temperature*	DN4 (questionnaire)	Douleur neuropathique en 4 questions
		DRESS	*Drug-reaction with eosinophilia and systemic symptoms*
CAPS	*Cryopyrine-associated periodic syndrome*	DREZ	*Dorsal root entry zone*
CAPS	Syndrome catastrophique des antiphospholipides	Ea	Élastance artérielle pulmonaire
CARS	*Compensatory anti-inflammatory response syndrome*	EBER	*Epstein-Barr virus encoded RNA*
CAT	Crise aiguë thyrotoxique	$ECCO_2$-R	*Extracorporeal CO_2 removal*

Liste des principales abréviations

ECE-C	European Congenital Erythrocytosis Consortium
ECMO	*Extracorporeal membrane oxygenation*
ECP	*Eosinophil cationic protein*
ECT	Épaisseur cutanée tricipitale
ED-DSI	*Emergency departement depression screening instrument*
EDN	*Eosinophil derivated-neurotoxin*
EER	Épuration extrarénale
EFS	*Event-free survival*
ELN	European Leukemia Net
ELSA	Équipe de liaison et de soins en addictologie
EMA	Agence européenne du médicament
EMA	Éosine-5-maléimide
EME	État de mal épileptique
EMM	Éléctromyogramme mentonnier
EN	Échelle numérique
EO$_2$	Extraction tissulaire en oxygène
EORTC	European Organization for Research and Treatment Cancer
EP	Échange plasmatique
EPO	Érythropoïétine
ESA	Extrasystole auriculaire
ESV	Extrasystole ventriculaire
EUTOS	European Treatment and Outcome Study
EVA	Échelle visuelle analogique
EVS	Échelle verbale simple
FCAS	*Familial cold auto-inflammatory syndrome* (urticaire familiale au froid)
FFS	*Five factor score*
FHL	*Familial hemophagocytic lymphohistiocytosis syndrome*
FIV	Fécondation in vitro
FLIPI	*Follicular lymphoma international prognostic index*
FMF	Fièvre méditerranéenne familiale
FNLT	Fer non lié à la transferrine
FODG	Fibroscopie œso-gastro-duodénale
FOP	Foramen ovale perméable
FOUR (score)	*Full outline of unresponsiveness*
FRIP	Fraction de régurgitation de l'insuffisance pulmonaire
FSI	*Fatigue symptom inventory*
FUO	*Fever of unknow origine*
FV	Fibrillation ventriculaire
GDS	*Geriatric depression scale*
GEHT	Groupe d'étude de l'hémostase et de la thrombose
GFRT	Glycinamide ribonucléotide formyl transférase
GHSG	German Hodgkin Lymphoma Study Group
GIST	Tumeur stromale gastro-intestinale
GMSI	Gammapathie monoclonale de signification indéterminée
GOMMID	*Glomerulopathy with organized monoclonal microtubular deposits* (néphropathie immunotactoïde)
GVH-PT	Réaction du greffon contre l'hôte post-transfusionnelle
GVT	*Graft versus tumor* (réaction du greffon contre la tumeur)
HADS	*Hospital anxiety and depression scale*
HbA	Hémoglobine de l'adulte
HbF	Hémoglobine fœtale
HDB	Hémorragie digestive basse
HDH	Hémorragie digestive haute
HELLP	*Hemolysis, elevated liver enzyme and low platelet*
HIF	*Hypoxia-inducible factor* (facteur d'hypoxie)
HJSH	*Hæmophilia joint score health*
HNA	*Human neutrophil antigen*
HNMD	Hémopathie clonale non mastocytaire associée
HNPCC	*Hereditary non polyposis colorectal cancer*
HO	Hème oxygénase
HPA	*Human platelet antigen*
HRE	*Hormone responsive element*
HTA	Hypertension artérielle
HTP	Hypertension portale
HVG	Hypertrophie du ventricule gauche
IADL	*Instrumental activity of daily living*
IAH	Index apnées/hypopnées
IASP	International Association for the Study of Pain
ICC	Insuffisance cardiaque chronique
ICF (syndrome)	*Immunodeficiency with centromeric instability*
IGS	Indice de gravité simplifié
IMC	Indice de masse corporelle
IPEX	*Immune dysregulation polyendocrinopathy enteropathy X-linked*
IPI (score)	*International prognostic index*
IPS	Index des pressions systoliques
IPSID	*Immunoproliferative small intestinal disease* (maladie immunoproliférative de l'intestin grêle)
IPSS	*International prognostic scoring system*
IRE	*Iron responsive element*
IRSNa	Inhibiteur de la recapture de la sérotonine et de la noradrénaline
ISAR (score)	*Identification of seniors at risk*
ITK	Inhibiteur de tyrosine kinase
ITV	Intégrale temps/vitesse
IVC	Insuffisance veineuse chronique
KDIGO	*Kidney disease : improving global outcome*
LAD	*Leukocyte adhesion deficience* (défaut d'adhésion leucocytaire)
LAID	Lymphadénopathie angio-immunoblastique avec dysglobulinémie
LAL	Leucémie aiguë lymphoblastique
LAM	Leucémie aiguë myéloblastique
LAP	Leucémie aiguë prolymphocytaire
LAVD	Assistance ventriculaire gauche de longue durée
LCE	Leucémie chronique à éosinophiles
LCM	Lymphome à cellules du manteau
LDGC	Lymphome B diffus à grandes cellules
LEMP	Leuco-encéphalopathie multifocale progressive
LHNPL	Lymphome de Hodgkin nodulaire à prédominance lymphocytaire
LLC	Leucémie lymphoïde chronique
LMMC	Leucémie myélomonocytaire chronique
LPC	Lymphome lymphoplasmocytaire
LPL	Lipoprotéine lipase
LYSA	Lymphoma Study Association
MAF	Maladie des agglutines froides
MAIPA	*Monoclonal antibody immobilization of platelet antigen*

MALT	*Mucosa-associated lymphoid tissue*
MAM	Mal aigu des montagnes
MAP	*Mitogen-activated protein*
MARDS	*Montgomery and Asberg depression rating*
MASS	*Muscle aorta skeletal skin*
MAT	Micro-angiopathie thrombotique
MAV	Malformation artérioveineuse
MBP	*Major basic protein*
MCTD	*Mixed connectivite tissue disease* (connectivite)
MDN	Médiastinite descendante nécrosante
MDRD	*Modification of diet in renal disease*
MEOPA	Mélange équimolaire de protoxyde d'azote
MFI	*Multidimensional fatigue inventory*
MGCS	*Monoclonal gammapathy of clinical significance*
MGRS	*Monoclonal gammapathy of renal significance*
MGUS	*Monoclonal gammapathy of undetermined significance*
MIPI	*Mantle international pronostic index*
MLC	Maladie des chaînes lourdes
MMC	Mitomycine C
MMSE	*Mini-mental state examination*
MNA	*Mini-nutritional assessment*
MPM	*Mortality predictor model*
MTG	Maladie trophoblastique gestationnelle
MVTE	Maladie veineuse thrombo-embolique
MWS	Syndrome de Muckle-Wells
NARES	*Non allergic rhinitis with eosinophilia*
NCCN	*National Comprehensive Cancer Network*
NCM	Néphropathie à cylindres myélomateux
NGS	*Next-generation sequencing*
NOMID	*Neonatal onset multisystemic inflammatory disease*
NPSI	*Neuropathic pain symptom inventory*
NRI	*Nutritional risk index*
NSE	Énolase neurone-spécifique
NTa	Nécrose tubulaire aiguë
NTIA	Néphropathie tubulo-interstitielle aiguë
NTT	*Number to treat* (nombre de patients nécessaires à traiter)
NWA	*Microwave ablation*
OAF	*Osteoclast activating factor*
OCHA	Œdème cérébral des hautes altitudes
OD	Oreillette droite
OG	Oreillette gauche
OPHA	Œdème pulmonaire des hautes altitudes
OSHt	Stomatocytose héréditaire avec hématies hyperhydratées
PA	Potentiel d'action
PAPA (syndrome)	*Arthritis, pyoderma gangrenosum and acne*
PARC	*Pulmonary and activation-regulated chemokine*
PASH (syndrome)	Pyoderma gangrenosum, acné, hidrosadénite
PASS	Permanence d'accès aux soins de santé
PBC	Porphobilinogène
PCB	Perte de connaissance brève
PCT	Procalcitonine
PEP	Pression expiratoire positive
PERC (règle)	*Pulmonary embolism rule-out criteria*
PESI	*Pulmonary embolism severity index*
PFAPA (syndrome)	*Periodic fever aphtous stomatits, pharingitis, and adenitis*
PFC	Plasma frais congelé
PFCP	*Primary familial and congenital polycythaemia* (polyglobulie primitive congénitale familiale)
PHT	*Pressure half-time* (temps de demi-pression)
PIDC	Polyradiculopathie inflammatoire démyélinisante chronique
PINS	Pneumopathie interstitielle non spécifique
PNDS	Protocole national de diagnostic et de soin
PNE	Polynucléaire éosinophile
POC	Pneumonie organisée cryptogénique
POEMS	*Polyneuropathy, organomegaly, endocrinopathy, M-spike and skin-changes*
PPS	Programme personnalisé de soins
PRE	Période réfractaire effective
PRES	Encéphalopathie postérieure réversible
PRM	Potentiel de repos membranaire
PSI	*Pneumonia severity index*
PSVG	Polysomnographie ventilatoire
PTDVG	Pression télédiastolique du ventricule gauche
PTH	Parathormone
PTH-rP	*Parathormone-related peptide*
PTS	Pression télésystolique
PTT	Purpura thrombopénique immunologique
PVC	Pression veineuse centrale
RAC	Rétrécissement ventriculaire calcifié
RACS	Récupération d'une activité cardiaque spontanée
RBD	*Rare bleeding disorder*
RCP	Réanimation cardiopulmonaire
RCP	Réunion de concertation pluridisciplinaire
RECIST	*Response evaluation criteria in solid tumors*
RF	Radiofréquence
RFA	*Radiofrequency ablation*
RIVa	Rythme idioventriculaire accéléré
RPCa	Résistance à la protéine C activée
RTQ-PCR	*Real time quantitative PCR*
RVP	Résistance vasculaire pulmonaire
RVPA	Retour veineux pulmonaire anormal
SACS	Syndrome d'apnées du sommeil central
SAL	Sérum antilymphocytaire
SALH	Syndrome d'activation lymphohistiocytaire
SAOS	Syndrome d'apnées du sommeil obstructif
SAPS	*Sicca asthenia polyalgia syndrom*
SARM	*S. aureus* résistant à la méticilline
SAS	Syndrome d'apnées du sommeil
SBRI	*Steretoxic body radiation therapy*
SCA	Syndrome coronarien aigu
SCA ST−	Syndrome coronarien aigu sans sus-décalage ST
SCB	Surface corporelle brûlée
SCN	Staphylocoque à coagulase négative
SCORE	*Systematic coronary risk estimation*
SCS	Stimulation médullaire cordonale postérieure
$SCVO_2$	Saturation veineuse centrale en oxygène
SDRC	Syndrome douloureux régional complexe
SDS-PAGE	*Sodium dodecyl sulfate-polyacrylamide gel electrophoresis*
SEID	*Systemic exercice intolerance disease*
SGS	Score de Glasgow

Liste des principales abréviations

SHE	Syndrome hyperéosinophilique
SIRS	Syndrome de réponse inflammatoire systémique
SIS	*Six item screener*
SMD	Syndrome myélodysplasique
SMP	Syndrome myéloprolifératif
SNP	Stimulation nerveuse électrique
SOFA (score)	*Sepsis-related organe failure assessment*
SOH	Syndrome obésité-ventilation
SOR	Surface de l'orifice régurgitant
SRAA	Substance réticulée activatrice ascendante
SSIGN	*Stage, tumor size, Fuhrman grade, tumor necrosis*
STAT	*Signal transducer and activator of transcription*
STEC	*Shiga-like toxin producing E. coli*
SUV	*Standardized uptake value* (valeur de fixation normalisée)
SVCR	Syndrome de vasoconstriction cérébrale réversible
TABC	Tronc artériel brachiocéphalique
TAp	Trou anionique plasmatique
TAPSE	*Tricuspid annular plane systolic excursion* (excursion systolique de l'anneau tricuspide)
TARC	*Thymus activated and regulated chemokine*
TAu	Trou anionique urinaire
TECACA	Temps estimé de conduction atrio-sinuso-atrial
TIPS	*Transjugular intrahepatic portosystemic shunt*
t-PA	Activateur tissulaire du plasminogène
TRALI	*Transfusion related acute lung injury*
TRAPS	*TNF receptor associated periodic syndrome*
TRS	Temps de récupération sinusale
TRSC	Temps de récupération sinusale corrigé
TSV	Tachycardie supraventriculaire
TV	Tachycardie ventriculaire
TVNS	Tachycardie ventriculaire non soutenue
TVO	Trouble ventilatoire obstructif
TVP	Thrombose veineuse profonde
TVS	Thrombose veineuse superficielle
UBS	Unité de brûlure standard
UCTD	*Undifferentiated connectivite tissue disease* (connectivite indifférenciée)
UFF	Urticaire familiale au froid
UGD	Ulcère gastroduodénal
UISS	*Ucla integrated staging system*
VACI	Visite d'absence de contre-indication
VD	Ventricule droit
VEMS	Volume expiratoire maximal par seconde
VG	Ventricule gauche
VILI	*Ventilator induced lung injury* (lésion pulmonaire induite par la ventilation)
VMI	Ventilation non invasive
VOHF	Ventilation par oscillations à haute fréquence
VSAE	Volume sanguin intra-artériel
VSM	Vitesse systolique maximale
VTS	Vitesse télésystolique
WES	*Whole exome sequencing*
WGS	*Whole genome sequencing*
WHIM (syndrome)	*Warts, hypogammaglobulinemia, infections, myelokathexis*
XLP	*X-linked lymphoproliferative disease*

Index

Les folios suivis d'un « f » font référence à une figure, ceux suivis d'un « t » à un tableau.

A

Aagenaes (syndrome d'), S06-P01-C09-2
Abcès
  aseptiques (syndrome des), S03-P01-C46-6
  cérébral
    – cardiopathie cyanogène, S05-P03-C09-11
    – endocardite infectieuse, S05-P03-C08-7
    – maladie de Rendu-Osler, S03-P01-C40-4
  du psoas (artérite infectieuse et), S06-P01-C04-4
  splénique (endocardite infectieuse), S05-P03-C08-7
Abciximab (syndrome coronaire aigu), S05-P03-C01-18
Abdomen (douleur de l')
  démarche diagnostique aux urgences, S08-P01-C12-1
  – algorithme, S08-P01-C12-2f
  – étiologie, S08-P01-C12-1t
  – physiopathologie, S08-P01-C12-1
Abêtalipoprotéinémie (acanthocytose), S04-P03-C03-3
Abiratérone
  complications, S09-P01-C03-7
  mode d'action, S09-P01-C03-7
Acanthocytose, S04-P03-C03-3
Accident
  d'exposition, S08-P01-C06-1
  – précautions standard, S08-P01-C06-3t
  – au sang, S08-P01-C06-1
  – – épidémiologie, S08-P01-C06-2
  – – prévention, S08-P01-C06-2
  – – traitement, S08-P01-C06-3
  – sexuel, S08-P01-C06-3
  – traitement aux urgences, S08-P01-C06-1
  ischémique
  – cérébral (maladie d'Erdheim-Chester), S03-P01-C29-3
  – transitoire
  – – perte de conscience versus, S08-P01-C14-1
  – – risque cardiovasculaire, S05-P02-C04-4
  de plongée, S08-P01-C01-7
  – étiologie, S08-P01-C01-7
  – manifestations cliniques, S08-P01-C01-7
  – traitement, S08-P01-C01-8
  vasculaire cérébral
  – cardiopathie cyanogène, S05-P03-C09-11
  – cocaïne et, S08-P01-C10-3
  – dissection aortique, S05-P03-C13-7
  – drépanocytose, S04-P03-C03-9
  – endocardite infectieuse, S05-P03-C08-6, S05-P03-C08-7
  – grossesse, S07-P06-C02-4
  – incidence, S05-P02-C01-1
  – maladie de Rendu-Osler, S03-P01-C40-4
  – syndrome des antiphospholipides et, S03-P01-C03-4
Acéruléoplasminémie, S04-P03-C01-5
  héréditaire, S03-P01-C32-7

Acétazolamide (mal aigu des montagnes), S08-P01-C01-9
N-Acétylcystéine (intoxication par le paracétamol), S08-P01-C17-8, S10-P01-C11-4
Acharnement thérapeutique, S07-P09-C03-1
Acide(s)
  δ-aminolévulinique (porphyrie), S03-P01-C34-1
  aminocaproïque (maladie de Rendu-Osler), S03-P01-C40-3
  folinique, S04-P03-C02-6
  folique, S04-P03-C02-1, S04-P03-C02-6
  hydrazinobenzoïque (artériopathie), S06-P01-C05-4
  5-hydroxy-indolacétique urinaire (cardiopathie carcinoïde), S05-P03-C07-41
  méthylmalonique (taux plasmatiques), S04-P03-C02-2
  mycophénolique (LES), S03-P01-C02-10
  ptéroylglutamique, S04-P03-C02-6
  tranexamique
  – angiœdème bradykinique, S03-P01-C35-4
  – choc hémorragique, S07-P02-C03-5
  – maladie de Rendu-Osler, S03-P01-C40-3
  valproïque (intoxication par l'), S08-P01-C17-7
Acidocétose, S07-P03-C02-2
  douleur abdominale, S08-P01-C12-1t
Acidose
  hyperchlorémique (syndrome de Gougerot-Sjögren), S03-P01-C06-6
  lactique, S07-P03-C02-3
  métabolique, S07-P03-C02-2, S08-P01-C17-4
  – diagnostic (algorithme), S07-P03-C02-2f
  – traitement, S07-P03-C02-3
  respiratoire, S07-P03-C02-4
  – traitement, S07-P03-C02-4
  tubulaire
  – distale, S07-P03-C02-3, S07-P03-C02-3t
  – hyperkaliémique, S07-P03-C02-4
  – proximale, S07-P03-C02-3t
Acidurie
  méthylmalonique, S04-P03-C02-4
  orotique, S04-P03-C02-5
Acné kystique (syndrome PAPA), S03-P01-C46-5
ACR (classification), cancer du sein, S09-P01-C02-1, S09-P01-C02-1t
Acrodermatite atrophiante (sclérodermie systémique versus), S03-P01-C05-9
Acrogérie (syndrome d'Ehlers-Danlos), S03-P01-C39-9
Acromégalie (cardiomyopathie dilatée), S05-P03-C03-5
Acrorrhigose, S06-P01-C05-1

Acrosyndrome, S06-P01-C10-1, S06-P01-C10-2t
Actine (syndrome de Marfan apparenté), S03-P01-C39-7
Activation
  lymphohistiocytaire (syndrome d'), S04-P03-C09-1
  – classification, S04-P03-C06-15
  – diagnostic, S04-P03-C06-18, S04-P03-C09-3, S04-P03-C09-3t
  – épidémiologie, S04-P03-C06-15, S04-P03-C09-2
  – examens, S04-P03-C06-17
  – infections potentiellement responsables, S04-P03-C09-2t
  – manifestations cliniques, S04-P03-C06-15, S04-P03-C09-2
  – physiopathologie, S04-P03-C09-1
  – primaire, S04-P03-C09-1
  – pronostic, S04-P03-C06-18, S04-P03-C09-4
  – secondaire, S04-P03-C09-1
  – traitement, S04-P03-C06-18, S04-P03-C09-4
  macrophagique (syndrome d'), S04-P03-C08-10, S04-P03-C09-1, S07-P08-C01-2
  – lupus érythémateux systémique, S03-P01-C02-6
  – maladie de Kawasaki, S03-P01-C11-2
  – maladie de Still de l'adulte, S03-P01-C20-2
  mastocytaire (syndrome d'), S03-P01-C30-1t, S03-P01-C30-3
Activité physique, S05-P03-C11-1
  cancer et, S09-P01-C01-3
  classification de Mitchell, S05-P03-C11-1
  cœur, S05-P03-C11-1
  – échocardiographie d'effort, S05-P03-C11-5
  – épreuve d'effort, S05-P03-C11-4
  – test de verticalisation, S05-P03-C11-5
  visite de non-contre-indication, S05-P03-C11-3
Activity of daily living (ADL), S08-P01-C19-2
Acupuncture (douleur neuropathique), S10-P01-C07-7
Acute lung injury, S07-P01-C02-1
Adalimumab
  maladie de Horton, S03-P01-C15-4
  sarcoïdose, S03-P01-C23-9
Adams-Stokes (syndrome d'), S08-P01-C14-1
ADAMTS 13 (protéine), S04-P03-C03-21, S07-P06-C02-1
Addiction aux urgences, S08-P01-C10-1
Addison (maladie d'), S07-P06-C01-6
Adénome hypophysaire, S07-P06-C01-7
Adénopathie
  associée aux IgG$_4$, S03-P01-C27-4
  médiastinale (maladie de Whipple), S03-P01-C25-4
  sarcoïdose, S03-P01-C23-2

I-1

Index

Adénosine désaminase (déficit en), lymphocytopénie, S04-P02-C05-1t
Adénosylcobalamine, S04-P03-C02-2
Adiastolie
   endocardite fibroblastique, S05-P03-C03-32
   péricardite constrictive, S05-P03-C06-16
ADN ligase IV (aplasie médullaire), S04-P03-C05-3t
Adrénaline
   arrêt cardiaque, S07-P02-C01-5, S08-P01-C09-3
   asthme aigu grave, S07-P01-C03-4
   choc anaphylactique, S07-P02-C03-7
Adson (manœuvre d'), phénomène de Raynaud, S06-P01-C10-2
Afatinib, S09-P01-C03-9
   complications, S09-P01-C03-9
   indications, S09-P01-C03-9
   mode d'action, S09-P01-C03-9
Afibrinogénémie congénitale, S04-P04-C01-2
Aflibercept, S09-P01-C03-8
   complications, S09-P01-C03-8
   indications, S09-P01-C03-8
   mode d'action, S09-P01-C03-8
Agammaglobulinémie
   déficit immunitaire héréditaire, S03-P01-C45-5
   lymphocytopénie, S04-P02-C05-1t
Agence de la biomédecine, S02-P01-C01-24
Agglutinines froides
   hémolyse par, S04-P03-C03-19
   maladie chronique par, S04-P03-C03-20
Agitation chez le sujet âgé, S08-P01-C19-2
Agranulocytose, S04-P03-C04-2t
   aiguë, S04-P03-C04-2
   – complications, S04-P03-C04-2
   – diagnostic, S04-P03-C04-2
   – évolution, S04-P03-C04-2
   – médicaments responsables, S04-P03-C04-2
   – traitement, S04-P03-C04-3
Agrégométrie photométrique, S04-P04-C01-1
Agression sexuelle, S08-P01-C18-3
Aicardi-Goutières (syndrome d'), S03-P01-C02-7
AIMS65 (score), hémorragie digestive, S07-P05-C01-3, S07-P05-C01-5t
Albinisme (syndrome de Griscelli), S03-P01-C45-8
Alcaloïdes de la pervenche, S09-P01-C03-5
Alcalose
   métabolique, S07-P03-C02-4
   – étiologie, S07-P03-C02-4t
   – traitement, S07-P03-C02-5
   respiratoire, S07-P03-C02-5
Alcool/alcoolisme
   amaigrissement, S01-P01-C02-2
   hépatite aiguë due à l', S08-P01-C10-5
   intoxication aiguë, S08-P01-C10-1
   score de sevrage de Cushman, S08-P01-C10-2, S08-P01-C10-2t
   aux urgences, S08-P01-C10-2
Alemtuzumab
   aplasie médullaire acquise, S04-P03-C05-6
   leucémie myéloïde chronique, S04-P03-C08-7
Algie
   dentaire, S10-P01-C06-1
   faciale, S10-P01-C06-1, S10-P01-C06-2, S10-P01-C06-8
   – neuropathique, S10-P01-C06-4
   – vasculaire, S10-P01-C09-2
   – – douleur, S08-P01-C16-7

Alimentation entérale (pneumonie nosocomiale), S07-P07-C05-3
Alkylants, S09-P01-C03-3
Allodynie, S10-P01-C01-3t, S10-P01-C07-2
Allo-immunisation fœtomaternelle, S04-P02-C03-1t
Allopurinol (hyperéosinophilie), S03-P01-C31-3
Almitrine (syndrome de détresse respiratoire aiguë), S07-P01-C02-5
Alopécie
   histiocytose à cellules de Langerhans, S03-P01-C28-4
   lupus érythémateux systémique, S03-P01-C02-4
Alport (syndrome d'), thrombopénie, S04-P02-C10-2t
ALPS (syndrome), S03-P01-C45-8
Alvéolite
   à éosinophiles, S07-P01-C01-4
   lymphocytaire (insuffisance respiratoire aiguë), S07-P01-C01-4
   à polynucléaires neutrophiles (insuffisance respiratoire aiguë), S07-P01-C01-4
Amaigrissement, S01-P01-C02-1
AMAN (syndrome), S07-P04-C03-3
Amégacaryocytose congénitale, S04-P02-C10-2t
   aplasie médullaire, S04-P03-C05-3t
Améthoptérine (inhibition des folates), S04-P03-C02-5
Amine(s)
   aliphatiques (artériopathie), S06-P01-C05-4
   vasopressives, voir Vasopresseurs
Amiodarone
   complications (hyperthyroïdie), S07-P06-C01-4
   indications
     arrêt cardiaque, S07-P02-C01-5, S08-P01-C09-3
     cardiomyopathie hypertrophique, S05-P03-C03-22
     fibrillation atriale, S05-P03-C05-4
     flutter atrial, S05-P03-C05-8
Amitriptyline
   crise migraineuse, S08-P01-C16-7, S10-P01-C11-8
   douleur neuropathique, S10-P01-C07-4, S10-P01-C07-5t
   – de l'adulte, S10-P01-C11-8
Amphétamines (artériopathie), S06-P01-C05-5
Amygdalite chronique, S10-P01-C06-3
Amyloïde (substance), S03-P01-C37-1
Amyloïdome, S03-P01-C37-5
Amylose, S03-P01-C37-1
   AA, S03-P01-C37-1, S03-P01-C37-8, S05-P03-C03-26
   – épidémiologie, S03-P01-C37-8
   – fièvre méditerranéenne familiale, S03-P01-C36-2
   – maladies associées, S03-P01-C37-8t
   – traitement, S03-P01-C37-9
   AApo AI, S03-P01-C37-2
   AApo AII, S03-P01-C37-2
   AApo AIV, S03-P01-C37-2
   Aβ_2-microglobuline, S03-P01-C37-1, S03-P01-C37-9
   AFib, S03-P01-C37-2
   AGel, S03-P01-C37-2, S03-P01-C37-9
   AH, S03-P01-C37-1

   AL, S03-P01-C37-1, S03-P01-C37-7, S05-P03-C03-26
   – diagnostic, S03-P01-C37-7
   – maladie de Gaucher, S03-P01-C26-6
   – manifestations cardiaques (IRM), S05-P01-C06-5, S05-P01-C06-8f
   – traitement, S03-P01-C37-7
   ALect2, S03-P01-C37-3
   ALys, S03-P01-C37-3
   amylogenèse, S03-P01-C37-3, S03-P01-C37-3f
   artérite de Takayasu, S03-P01-C14-5
   ATTR, S03-P01-C37-2, S03-P01-C37-9
   bilan d'extension, S03-P01-C37-7t
   cardiaque, S05-P03-C03-26
   – anatomopathologie, S05-P03-C03-27
   – échocardiographie, S05-P03-C03-27, S05-P03-C03-27f, S05-P03-C03-28f, S05-P03-C03-29f
   – électrocardiogramme, S05-P03-C03-27
   – examen isotopique, S05-P03-C03-29
   – manifestations cliniques, S05-P03-C03-27
   – pronostic, S05-P03-C03-29
   – traitement, S05-P03-C03-30
   cardiomyopathie, S05-P03-C03-3
   classification, S03-P01-C37-2t
   coloration au rouge Congo, S03-P01-C37-5, S03-P01-C37-6f
   diagnostic, S03-P01-C37-5
   familiale (AF), S05-P03-C03-27
   fibrillation ventriculaire, S05-P03-C05-15
   héréditaire, S03-P01-C37-9
   hyposplénisme, S04-P02-C12-4
   inflammatoire, S03-P01-C46-1
   localisée, S03-P01-C37-5
   maladie de Behçet, S03-P01-C17-4
   maladie de Still de l'adulte, S03-P01-C20-4
   maladie de Whipple, S03-P01-C25-4
   manifestations
   – cardiaques, S03-P01-C37-4
   – cutanées, S03-P01-C37-5
   – digestives, S03-P01-C37-4
   – endocriniennes, S03-P01-C37-5
   – hématologiques, S03-P01-C37-5
   – hépatiques, S03-P01-C37-4
   – neurologiques, S03-P01-C37-5
   – oculaires, S03-P01-C37-5
   – ostéo-articulaires, S03-P01-C37-5
   – pulmonaires, S03-P01-C37-4
   – rénales, S03-P01-C37-4, S03-P01-C37-6f
   – spléniques, S03-P01-C37-4
   pathogénie, S03-P01-C37-3
   sénile (SSA), S05-P03-C03-27
   sénile de la transthyrétine, S03-P01-C37-9
   troponine, S08-P01-C11-3t
Anagrélide (thrombocytémie essentielle), S04-P03-C06-22
Anakinra
   cryopyrinopathie, S03-P01-C46-5
   maladie d'Erdheim-Chester, S03-P01-C29-5
   maladie de Still de l'adulte, S03-P01-C20-5
Analgésie, S08-P01-C16-3, S10-P01-C01-3t
   autocontrôlée par le patient, S10-P01-C02-2
   – douleur en oncologie, S10-P01-C08-2
   discontinue, S10-P01-C02-2
   locorégionale (douleur chronique post-chirurgicale), S10-P01-C03-3
   péridurale post-opératoire, S10-P01-C02-4, S10-P01-C02-5t
Anaphylaxie
   angiœdème histaminique, S03-P01-C35-1
   au latex, S07-P02-C03-6
   mastocytose, S03-P01-C30-2

Anasarque fœtale (maladie de Gaucher), S03-P01-C26-7
Anastrozole (mode d'action), S09-P01-C03-8
Androgènes (aplasie médullaire acquise), S04-P03-C05-6
Anémie, S04-P02-C01-1
  asthénie, S01-P01-C01-4
  par carence en fer, S04-P03-C01-1
  de Fanconi, S04-P03-C05-1
  – cancer et, S04-P03-C05-1
  – diagnostic, S04-P03-C05-1
  – génétique, S04-P03-C05-1
  – manifestations cliniques, S04-P03-C05-1
  – syndrome myélodysplasique, S04-P03-C05-9
  – traitement, S04-P03-C05-2
  hémolytique, S04-P02-C01-2, S04-P03-C03-1
  – à auto-anticorps chauds, S04-P03-C03-17
  – – diagnostic, S04-P03-C03-17
  – – physiopathologie, S04-P03-C03-17
  – – traitement, S04-P03-C03-18
  – à auto-anticorps froids, S04-P03-C03-19
  – auto-immune, S04-P03-C03-15
  – – déficit immunitaire héréditaire, S03-P01-C45-1
  – – fasciite avec éosinophilie, S03-P01-C21-2
  – – leucémie lymphoïde chronique, S04-P03-C08-5
  – – syndrome des antiphospholipides, S03-P01-C03-5
  – par déficit enzymatique, S04-P03-C03-11
  – immuno-allergique, S04-P03-C03-4
  – lupus érythémateux systémique, S03-P01-C02-6
  – maladie de Wilson, S03-P01-C33-2
  – mécanique, S04-P03-C03-20
  – syndrome de détresse respiratoire aiguë, S07-P01-C02-3
  – toxique, S04-P03-C03-26
  hypochrome, S04-P02-C01-1
  – hyposidérémique, S04-P03-C01-1
  inflammatoire, S04-P03-C01-5t
  par insuffisance médullaire, S04-P02-C01-3
  macrocytaire, S04-P02-C01-2, S04-P03-C02-1
  microcytaire, S04-P02-C01-1
  – héréditaire, S04-P03-C01-5
  normocytaire, S04-P02-C01-2
  pernicieuse, voir Biermer (maladie de)
  sidéroblastique héréditaire, S04-P03-C01-5
  par spoliation sanguine, S04-P02-C01-2
Anesthésiques (état de mal épileptique), S08-P01-C07-3
Anévrysme, S06-P01-C01-1
  aortique, S05-P03-C13-1
  – anatomopathologie, S05-P03-C13-1
  – congénital, S05-P03-C13-1
  – dystrophique, S05-P03-C13-1
  – étiologie, S05-P03-C13-1
  – évolution, S05-P03-C13-3
  – examens complémentaires, S05-P03-C13-2
  – fissuré, S05-P03-C13-9
  – grossesse, S05-P03-C10-5
  – infectieux, S06-P01-C04-4
  – inflammatoire, S05-P03-C13-1
  – maladie de Horton, S03-P01-C15-5
  – physiopathologie, S05-P03-C13-1
  – syndrome de Cogan, S03-P01-C19-3
  – syphilitique, S05-P03-C13-1
  – traitement, S05-P03-C13-3
  – traumatique, S05-P03-C13-1
  athéromateux, S06-P01-C01-5
  congénital, S06-P01-C01-2
  coronaire (maladie de Kawasaki), S03-P01-C11-1
  étiologie, S06-P01-C01-2
  examens complémentaires, S06-P01-C01-3
  histoire naturelle, S06-P01-C01-2
  infectieux, S06-P01-C01-2
  – endocardite infectieuse, S05-P03-C08-7
  manifestations cliniques, S06-P01-C01-3
  « mycotique », S06-P01-C04-1
  physiopathologie, S06-P01-C01-1
  post-sténotique, S06-P01-C01-2
  de Rasmussen (hémoptysie), S07-P01-C05-4
  syphilitique, S06-P01-C04-2
  traitement, S06-P01-C01-5
  – chirurgical ouvert, S06-P01-C01-5
  – endovasculaire, S06-P01-C01-6
  – médical, S06-P01-C01-5
  ventriculaire (syndrome coronaire aigu), S05-P03-C01-24
Angine à monocytes, S04-P02-C08-1
Angiodermite nécrotique, S06-P01-C13-3
  ulcère de jambe, S06-P01-C13-3f
Angiodysplasie
  gastro-intestinale (maladie de Rendu-Osler), S03-P01-C40-7
  hémorragie digestive, S07-P05-C01-2, S08-P01-C05-1
  – traitement, S08-P01-C05-5
  maladie de von Willebrand et, S04-P04-C03-10
Angiœdème, S03-P01-C35-1
  acquis, S03-P01-C35-3
  – immunoglobulines monoclonales, S04-P03-C08-25
  aspect typique, S03-P01-C35-1f
  bradykinique, S03-P01-C35-2, S03-P01-C35-2f
  – diagnostic, S03-P01-C35-2f, S03-P01-C35-3t
  – traitement, S03-P01-C35-4
  cervicofacial, voir Œdème de Quincke
  étiologie, S03-P01-C35-2t
  héréditaire, S03-P01-C35-3, S03-P01-C35-4
  histaminique, S03-P01-C35-1
  non histaminique idiopathique, S03-P01-C35-4
  physiopathologie, S03-P01-C35-1
Angiofibrome (sclérose tubéreuse de Bourneville), S03-P01-C41-5
Angiogenèse (maladie de Rendu-Osler), S03-P01-C40-2, S03-P01-C40-2f
Angiokératome (maladie de Fabry), S03-P01-C43-1, S03-P01-C43-1f
Angiomatose
  caverneuse multiple familiale, S03-P01-C41-1t
  mésencéphalo-oculo-faciale de Bonnet-Dechaume-Blanc, S03-P01-C41-1t
  neurorétiniennne, S03-P01-C41-1t
Angiome (syndrome POEMS), S03-P01-C38-3
Angiomyolipome (sclérose tubéreuse de Bourneville), S03-P01-C41-4t
Angioplastie
  coronaire
  – angor d'effort chronique stable, S05-P03-C01-32
  – infarctus du myocarde, S05-P02-C01-3, S07-P02-C04-1, S07-P02-C04-4
  transluminale (syndrome coronaire aigu), S05-P03-C01-20
Angiosarcome, S09-P01-C05-4
  cardiaque, S05-P03-C12-6
  hémorragie intra-alvéolaire, S07-P01-C05-7
Angiotensine (enzyme de conversion de l')
  angiœdème bradykinique, S03-P01-C35-2
  sarcoïdose, S03-P01-C23-6
Angor
  artérite de Takayasu, S03-P01-C14-5
  d'effort, S05-P01-C01-1, S05-P03-C01-26
  – chronique stable, S05-P03-C01-27
  – – angioscanner, S05-P03-C01-28
  – – coronarographie, S05-P03-C01-29
  – – échocardiographie, S05-P03-C01-28
  – – électrocardiogramme, S05-P03-C01-27
  – – examens complémentaires, S05-P03-C01-27
  – – manifestations cliniques, S05-P03-C01-27
  – – traitement, S05-P03-C01-29
  – coronarographie, S05-P03-C01-4
  – physiopathologie, S05-P03-C01-4
  – rétrécissement aortique calcifié, S05-P03-C07-3
  instable, S05-P03-C01-2
  mésentérique (artérite de Takayasu), S03-P01-C14-4
  de novo, S05-P03-C01-2
  de Prinzmetal, S05-P03-C01-2
  – traitement, S05-P03-C01-16
  de repos, S05-P03-C01-2
  risque cardiovasculaire, S05-P02-C02-1
Anisocorie (coma), S07-P04-C01-3
Ankyrine, S04-P03-C03-1
Anneau
  de Kayser-Fleischer, S03-P01-C33-2, S03-P01-C33-3, S03-P01-C33-3f
  tricuspide (excursion systolique de l') (TAPSE), S05-P01-C03-6
Anorexie mentale, S01-P01-C02-2
Anorexigènes (artériopathie), S06-P01-C05-2
Anse borgne (syndrome de l'), S04-P03-C02-4
Antabuse (syndrome), S08-P01-C17-1
Antagonistes
  des récepteurs des minéralocorticoïdes (insuffisance cardiaque), S05-P03-C02-17
  des récepteurs de l'angiotensine II (insuffisance cardiaque), S05-P03-C02-16
Antéhypophyse (insuffisance), S07-P06-C01-7
  asthénie, S01-P01-C01-4
Anthracyclines, S09-P01-C03-5
  complications, S09-P01-C03-5
  – cardiomyopathie dilatée, S05-P03-C03-5
  – mucite aiguë, S10-P01-C08-1
  indications, S09-P01-C03-5
  mode d'action, S09-P01-C03-5
Anti-agrégants
  complications (hémorragie digestive), S07-P05-C01-6
  plaquettaires (syndrome coronaire aigu), S05-P03-C01-16, S05-P03-C01-17t, S05-P03-C01-25
Anti-angiogéniques, S09-P01-C01-2
Anti-arythmiques, S05-P03-C02-17
Antibiothérapie
  endocardite infectieuse, S05-P03-C08-8
  hémorragie digestive, S08-P01-C05-4
Anticéphaline, S04-P04-C01-3
Anticholinergiques (asthme), S07-P01-C03-4
Anticoagulants
  insuffisance cardiaque, S05-P03-C02-17
  maladie veineuse thrombo-embolique, S08-P01-C15-2t

Index

Anticorps
  ANCA
    – anti-MPO, S03-P01-C13-1
    – – granulomatose avec polyangéite (Wegener), S03-P01-C10-4
    – – granulomatose éosinophilique avec polyangéite (Churg-Strauss), S03-P01-C09-1, S03-P01-C09-3
    – – polyangéite microscopique, S03-P01-C13-1
    – anti-PR3 (granulomatose avec polyangéite [Wegener]), S03-P01-C10-1, S03-P01-C10-2, S03-P01-C10-4
    – maladie de Horton, S03-P01-C15-3
    – vascularite associée aux, S03-P01-C07-4
  anti-ADN (lupus érythémateux systémique), S03-P01-C02-1
  anti-ARN polymérase III
    – crise rénale sclérodermique, S03-P01-C05-6
    – sclérodermie systémique diffuse, S03-P01-C05-2
  anti-C1q (vascularite associée), S03-P01-C07-5
  anticardiolipine, S03-P01-C03-1
  anticentromère (sclérodermie systémique), S03-P01-C05-2
  anticoagulants circulants, S03-P01-C03-1, S04-P04-C01-3
    – sclérodermie systémique, S03-P01-C05-4
  anticochlée (syndrome de Cogan), S03-P01-C19-4
  anticollagène de type II, S03-P01-C18-3
  anti-EBNA (syndrome mononucléosique), S04-P02-C06-2
  anti-érythropoïétine, S04-P03-C05-7
  antigangliosides (polyradiculonévrite), S07-P04-C03-2
  antimatriline 1, S03-P01-C18-3
  antimembrane basale glomérulaire (vascularite à), S03-P01-C07-5
  antiphospholipides
    – lupus érythémateux systémique, S03-P01-C02-3, S03-P01-C02-5, S03-P01-C03-2
    – syndrome des antiphospholipides, S03-P01-C03-1
    – voir aussi Antiphospholipides (syndrome des)
  anti-RNP (sclérodermie systémique), S03-P01-C05-2
  anti-SS-A (Ro), S03-P01-C06-1, S03-P01-C06-6
  anti-SS-B (La), S03-P01-C06-1, S03-P01-C06-6
  anti-topo-isomérase I (sclérodermie systémique diffuse), S03-P01-C05-2
  anti-U1RNP (connectivite mixte), S03-P01-C04-1
  anti-VCA (syndrome mononucléosique), S04-P02-C06-2
  anti-β_2-lycoprotéine I (syndrome des antiphospholipides), S03-P01-C03-3
  circulants anticornée (syndrome de Cogan), S03-P01-C19-4
Antidépresseurs, S10-P01-C11-8
  complications, S10-P01-C11-9
    – dysarthrie, S10-P01-C11-9
    – effets atropiniques, S10-P01-C11-9
    – hypotension, S10-P01-C11-9
    – SIADH, S10-P01-C11-9
    – syndrome de sevrage, S10-P01-C11-9
    – tremblements, S10-P01-C11-9
    – troubles du rythme, S10-P01-C11-9
    – troubles sexuels, S10-P01-C11-9
  contre-indications, S10-P01-C11-9
    – glaucome par fermeture de l'angle, S10-P01-C11-9
  modalités d'action, S10-P01-C11-8
  tricycliques
    – contre-indications (insuffisance cardiaque), S05-P03-C02-21
    – indications
      – – douleur neuropathique, S10-P01-C07-4
      – – syndrome douloureux régional complexe, S10-P01-C10-5
    – intoxication par les, S08-P01-C17-6
Antidotes (intoxication médicamenteuse), S08-P01-C17-5
Anti-épileptiques, S10-P01-C11-9
  complications, S10-P01-C11-10
    – digestives, S10-P01-C11-10
    – hématologiques, S10-P01-C11-10
    – hyperéosinophilie, S03-P01-C31-3
    – toxidermie bulleuse, S10-P01-C11-10
  contre-indications, S10-P01-C11-10
  indications
    – douleur post-zostérienne, S10-P01-C11-9
    – état de mal épileptique, S08-P01-C07-3
    – migraine, S10-P01-C11-9
    – neuropathie diabétique, S10-P01-C11-9
    – névralgie du trijumeau, S10-P01-C11-9
  modalités d'action, S10-P01-C11-9
Antifibrinolytiques (choc hémorragique), S07-P02-C03-5
Antifoliques, S04-P03-C02-5
Antigène thymo-indépendant, S03-P01-C01-4
Antiglobuline (test à l'), voir Coombs (test de), direct
Anti-GPIIb/IIIa (syndrome coronaire aigu), S05-P03-C01-15, S05-P03-C01-18, S05-P03-C01-18t
Antihistaminiques
  angiœdème histaminique, S03-P01-C35-2
  mastocytose, S03-P01-C30-4
Antihyperalgésiques (douleur post-opératoire), S10-P01-C02-3
Anti-inflammatoires
  complications hémorragiques, S10-P01-C11-7
  non stéroïdiens, S10-P01-C11-6
    – complications, S10-P01-C11-6
    – – cardiovasculaires, S10-P01-C11-7
    – – gastro-intestinales, S10-P01-C11-6
    – – rénales, S10-P01-C11-7
    – contre-indications, S10-P01-C11-7
    – indications
      – – douleur aiguë, S08-P01-C16-6
      – – douleur post-opératoire, S10-P01-C02-3
      – – thrombophlébite superficielle, S06-P01-C12-3
    – interactions, S10-P01-C11-7
    – modalités d'action, S10-P01-C11-6
    – rétention hydrosodée, S10-P01-C11-7
Antileucotriènes (angiœdème histaminique), S03-P01-C35-2
Antipaludéens de synthèse, S03-P01-C23-9
Antiphospholipides (syndrome des), S03-P01-C03-1
  catastrophique, S03-P01-C03-6
    – critères de classification, S03-P01-C03-6t
    – insuffisance rénale aiguë, S07-P03-C01-4
    – manifestations cardiaques, S03-P01-C03-5
    – prise en charge obstétricale, S03-P01-C03-7
  connectivite mixte, S03-P01-C04-2
  critères
    – de classification, S03-P01-C03-1t
    – d'exclusion, S03-P01-C03-1t
  encéphalopathie postérieure réversible, S07-P06-C02-3
  épidémiologie, S03-P01-C03-6
  grossesse, S03-P01-C02-8
  insuffisance mitrale, S05-P03-C07-27
  lupus érythémateux systémique, S03-P01-C02-1
  maladie thrombo-embolique veineuse, S06-P01-C07-6
  manifestations
    – cardiaques, S03-P01-C03-5
    – dermatologiques, S03-P01-C03-5
    – hématologiques, S03-P01-C03-5
    – néphrologiques, S03-P01-C03-5
    – neurologiques, S03-P01-C03-5
    – obstétricales, S03-P01-C03-4
  physiopathologie, S03-P01-C03-3
  rétrécissement mitral, S05-P03-C07-18
  séronégatif, S03-P01-C03-6
  traitement, S03-P01-C03-6
    – pendant la grossesse, S03-P01-C03-4t
Antiprothrombinase, S04-P04-C01-3
Antithrombine
  coagulation intravasculaire disséminée, S04-P04-C03-15
  déficit en, S04-P04-C03-12
    – diagnostic, S04-P04-C03-12
    – physiopathologie, S04-P04-C03-12
    – traitement, S04-P04-C03-12
  III (déficit), accident cérébral ischémique, S05-P02-C04-4
Anti-TNF-α
  fièvre méditerranéenne familiale, S03-P01-C36-4
  maladie de Still de l'adulte, S03-P01-C20-5
  syndrome de Cogan, S03-P01-C19-5
α_1-Antitrypsine (déficit en), S03-P01-C10-1
Antitumoraux, S09-P01-C03-1
  métabolisme de l'ADN, S09-P01-C03-1
  réponse lymphocytaire cytotoxique, S09-P01-C03-1
  voie de signalisation cellulaire, S09-P01-C03-1
Antivitamine K (maladie thrombo-embolique veineuse), S06-P01-C07-8
Anus (fissure), hémorragie digestive, S08-P01-C05-2
Anxiété
  cancer et, S09-P01-C02-4
  douleur thoracique, S05-P01-C01-3
  syndrome post-réanimation, S07-P09-C02-1
Aorte
  abdominale (coarctation de l'), S06-P01-C02-2
    – étiologie, S06-P01-C02-3
    – manifestations cliniques, S06-P01-C02-3
    – traitement, S06-P01-C02-3
  anévrysme, S05-P03-C13-1
    – anatomopathologie, S05-P03-C13-1
    – congénital, S05-P03-C13-1
    – dystrophique, S05-P03-C13-1
    – étiologie, S05-P03-C13-1
    – évolution, S05-P03-C13-3
    – examens complémentaires, S05-P03-C13-2
    – fissuré, S05-P03-C13-9
    – grossesse, S05-P03-C10-5
    – infectieux aortique, S06-P01-C04-4
    – inflammatoire, S05-P03-C13-1
    – maladie de Horton, S03-P01-C15-5
    – physiopathologie, S05-P03-C13-1
    – syndrome de Cogan, S03-P01-C19-3
    – traitement, S05-P03-C13-3
    – traumatique, S05-P03-C13-1
  ascendante (dilatation de l'), syndrome d'Ehlers-Danlos, S03-P01-C39-9

Aorte (*suite*)
bicuspidie
– dissection et, S05-P03-C13-5
– grossesse, S05-P03-C10-5, S07-P06-C02-6
– sport, S05-P03-C11-10
bioprothèse (transcathéter), S05-P03-C07-8
coarctation, S06-P01-C02-1
– grossesse, S05-P03-C10-3
dissection, S05-P03-C07-11, S05-P03-C13-5
– coarctation isthmique et, S06-P01-C02-1
– diagnostic, S05-P03-C13-9
– – différentiel, S05-P03-C13-9
– douleur, S05-P01-C01-3, S08-P01-C11-2
– examens complémentaires, S05-P03-C13-7
– formes
– – atypiques, S05-P03-C13-7
– – typiques, S05-P03-C13-6
– grossesse, S07-P06-C02-5
– sport, S05-P03-C11-2
– syndrome de Cogan, S03-P01-C19-3
– syndrome de Marfan, S03-P01-C39-2
– traitement, S05-P03-C13-10
hématome intrapariétal, S05-P03-C13-9
insuffisance, S05-P03-C07-10
– aiguë, S05-P03-C07-11
– – choc cardiogénique, S07-P02-C04-1, S07-P02-C04-3
– artérite de Takayasu, S03-P01-C14-5
– chronique, S05-P03-C07-11, S05-P03-C07-15
– dissection, S05-P03-C13-6
– Doppler couleur, S05-P03-C07-13f
– dystrophique, S05-P03-C07-15
– échocardiographie, S05-P03-C07-13f
– électrocardiogramme, S05-P03-C07-12f
– étiologie, S05-P03-C07-10
– indications opératoires, S05-P03-C07-16t, S05-P03-C07-17t
– insuffisance cardiaque gauche, S05-P03-C02-6
– manifestations cliniques, S05-P03-C07-11
– physiopathologie, S05-P03-C07-10
– polychondrite chronique atrophiante, S03-P01-C18-3
– pronostic, S05-P03-C07-15
– syndrome de Cogan, S03-P01-C19-3
– syndrome de Marfan, S03-P01-C39-2
– traitement, S05-P03-C07-15
malformation congénitale, S05-P03-C13-5
remplacement valvulaire chirurgical, S05-P03-C07-8
rétrécissement
– calcifié, S05-P03-C07-1
– – bas débit/bas gradient avec FEVG altérée, S05-P03-C07-7
– – critères hémodynamiques, S05-P03-C07-6t
– – diagnostic différentiel, S05-P03-C07-2
– – échocardiographie-Doppler, S05-P03-C07-3
– – étiologie, S05-P03-C07-1
– – examens complémentaires, S05-P03-C07-4
– – histologie, S05-P03-C07-1
– – indications opératoires, S05-P03-C07-9t
– – manifestations cliniques, S05-P03-C07-2
– – physiopathologie, S05-P03-C07-2
– – pièce anatomique, S05-P03-C07-1f
– – traitement, S05-P03-C07-8
– grossesse, S05-P03-C10-3
– insuffisance cardiaque gauche, S05-P03-C02-6
– pronostic, S05-P03-C07-6
– rhumatismal, S05-P03-C07-2

sténose (artérite de Takayasu), S03-P01-C14-4
surface, S05-P03-C07-3
thoracique descendante (coarctation), S06-P01-C02-2
– étiologie, S06-P01-C02-3
– manifestations cliniques, S06-P01-C02-3
– traitement, S06-P01-C02-3
Aortite, S05-P03-C13-1
associée aux IgG$_4$, S03-P01-C27-1, S03-P01-C27-4
maladie d'Erdheim-Chester, S03-P01-C22-1
syndrome de Cogan, S03-P01-C19-3
APECED (syndrome), S03-P01-C45-9
asplénie, S04-P02-C12-4t
Aphte
buccal, S03-P01-C17-1
génital, S03-P01-C17-2
Apixaban (fibrillation atriale), S05-P03-C05-6
Aplasie
médullaire, S04-P03-C05-1
– acquise, S04-P03-C05-3
– – critères pronostiques, S04-P03-C05-4
– – diagnostic, S04-P03-C05-4
– – épidémiologie, S04-P03-C05-3
– – étiologie, S04-P03-C05-4, S04-P03-C05-4t
– – physiopathologie, S04-P03-C05-4
– – traitement, S04-P03-C05-5
– constitutionnelle, S04-P03-C05-1
– fasciite avec éosinophilie, S03-P01-C21-2
– hémoglobinurie paroxystique nocturne, S04-P03-C03-30
– lupus érythémateux systémique, S03-P01-C02-6
radiale (syndrome d'), thrombopénie, S04-P02-C10-2t
Apnées du sommeil (syndrome d), S05-P02-C03-6
asthénie, S01-P01-C01-5
central, S05-P02-C03-6
définition, S05-P02-C03-6
diagnostic, S05-P02-C03-10
insuffisance cardiaque, S05-P03-C02-13
manifestations cardiovasculaires, S05-P02-C03-9
obstructif, S05-P02-C03 6
physiopathologie, S05-P02-C03-7
prévalence, S05-P02-C03-8
traitement, S05-P02-C03-11
Apolipoprotéine
AI, S03-P01-C37-2
AII, S03-P01-C37-2
AIV, S03-P01-C37-2
Apoplexie hypophysaire, S07-P06-C01-7
Appareil manducateur (douleur), S10-P01-C06-2
Appendicite aiguë (douleur abdominale), S08-P01-C12-1t
ARC (syndrome), S04-P04-C02-11t
Arche aortique (syndrome de l'), S03-P01-C14-1, S03-P01-C19-3
Aréactivité psychogène (coma versus), S07-P04-C01-4
Arrêt cardiaque, S07-P02-C01-1, S08-P01-C09-1
algorithme universel, S07-P02-C01-4f
assistance circulatoire externe, S07-P02-C01-6
chaîne de survie, S07-P02-C01-2, S08-P01-C09-1
défibrillation, S07-P02-C01-2, S07-P02-C01-4, S08-P01-C09-2
définitions, S08-P01-C09-1

diagnostic, S08-P01-C09-2
épidémiologie, S07-P02-C01-1
étiologie, S07-P02-C01-1, S07-P02-C01-1t
grossesse, S07-P06-C02-6
massage cardiaque externe, S07-P02-C01-3, S08-P01-C09-2
médicaments, S07-P02-C01-5
réanimation cardiopulmonaire, S07-P02-C01-2, S08-P01-C09-1
– médicalisée, S07-P02-C01-4
réfractaire (ECMO veino-artérielle), S07-P10-C01-4
ventilation, S07-P02-C01-3, S07-P02-C01-5
Arsine (hémolyse aiguë), S04-P03-C03-27
Artère(s)
cervicale (dissection de l'), S08-P01-C13-3
coronaire(s)
– coronarographie, S05-P01-C05-1
– indications, S05-P01-C05-5
– IRM, S05-P01-C05-5
– pontage, S05-P01-C05-1
– spasme, S05-P01-C04-1
– sténose, S05-P01-C05-1, S05-P01-C05-2f
– tomodensitométrie, S05-P01-C05-3f, S05-P01-C05-4, S05-P01-C05-4f
– – contre-indications, S05-P01-C05-5
– – indications, S05-P01-C05-5t
temporale (biopsie de l'), maladie de Horton, S03-P01-C15-3
Artériopathie
iatrogène, S06-P01-C05-1
– non médicamenteuse, S06-P01-C05-3
oblitérante
– risque cardiovasculaire, S05-P02-C02-1
– souffle artériel, S05-P01-C01-14
toxique, S06-P01-C05-1
– non professionnelle, S06-P01-C05-5
– professionnelle, S06-P01-C05-4
Artérite
à cellules géantes, *voir* Horton (maladie de)
infectieuse, S06-P01-C04-1
– classification, S06-P01-C04-2
– diagnostic, S06-P01-C04-3
– étiologie, S06-P01-C04-1
– facteurs de risque, S06-P01-C04-3
– physiopathologie, S06-P01-C04-1
mésentérique (syndrome de Cogan), S03-P01-C19-3
de Takayasu, *voir* Takayasu (artérite de)
Arthrite
fièvre méditerranéenne familiale, S03-P01-C36-2
juvénile idiopathique (syndrome inflammatoire), S03-P01-C46-7
septique (maladie de Whipple), S03-P01-C25-3
Arthropathie hémophilique, S04-P04-C03-3
Arythmie
atriale, S05-P03-C05-21
cardiaque
– arrêt cardiaque, S07-P02-C01-4
– par fibrillation auriculaire, S05-P03-C05-25
– sport, S05-P03-C11-10
sinusale (bloc sino-auriculaire versus), S05-P03-C05-19
supraventriculaire, S05-P03-C05-1
Aschoff et Tawara (nœud d'), *voir* Nœud atrioventriculaire
Ascite (péricardite constrictive), S05-P03-C06-15
Asherson (syndrome d'), *voir* Antiphospholipides (syndrome des), catastrophique

Aspergillome (hémoptysie), S07-P01-C05-3
Aspergillose
  bronchopulmonaire allergique
      (hyperéosinophilie), S03-P01-C31-4
  pulmonaire
    – invasive
      – – allogreffe de cellules souches
          hématopoïétiques, S04-P05-C02-5
      – – réanimation, S07-P08-C01-3
      – – sarcoïdose, S03-P01-C23-3, S03-P01-
          C23-8
Asphyxie aiguë (noyade), S08-P01-C01-3
Aspirine, S10-P01-C11-6
  intoxication par l', S08-P01-C17-7
  syndrome coronaire aigu, S05-P03-C01-16,
      S05-P03-C01-25
Asplénie, S04-P02-C12-3
  congénitale, S04-P02-C12-4t
  déficit immunitaire héréditaire, S03-P01-
      C45-3, S03-P01-C45-7
Assistance
  circulatoire, S07-P10-C01-1
  – cœur pulmonaire aigu, S07-P02-C06-5
  – externe (arrêt cardiaque), S07-P02-C01-6
  – indication médicamenteuse, S08-P01-
      C17-6
  médicale à la procréation, S02-P01-C01-8
  respiratoire, S07-P10-C02-1
Asthénie, S01-P01-C01-1
  définition, S01-P01-C01-1
  post-infectieuse, S01-P01-C01-6
Asthme
  aigu
    – dyspnée, S08-P01-C08-3t
    – – cœur pulmonaire aigu, S07-P02-C06-4
    – – définition, S07-P01-C03-1
    – – éducation thérapeutique, S07-P01-C03-5
    – – épidémiologie, S07-P01-C03-1
    – – examen, S07-P01-C03-3
    – – facteurs favorisants, S07-P01-C03-1
    – – physiopathologie, S07-P01-C03-2
    – – prévention, S07-P01-C03-5, S07-P01-
        C03-5t
    – – pronostic, S07-P01-C03-5
    – – traitement, S07-P01-C03-3
    – – ventilation mécanique, S07-P10-C02-2
  granulomatose éosinophilique avec
      polyangéite (Churg-Strauss), S03-P01-
      C09-1
  insuffisance respiratoire aiguë, S07-P01-C01-5
Astrocytome
  neurofibromatose 1, S03-P01-C41-2
  neurofibromatose 2, S03-P01-C41-4
Ataxia-like syndrome, S03-P01-C45-9
Ataxie
  de Friedreich
    – cardiomyopathie dilatée, S05-P03-C03-5
    – hypertrophie ventriculaire, S05-P03-C03-20
  maladie de Wilson, S03-P01-C33-2
Ataxie-télangiectasie, S03-P01-C41-1t, S03-
    P01-C45-9
  cytopénie, S03-P01-C45-1
  lymphocytopénie, S04-P02-C05-1t
Atélectasie pulmonaire, S05-P03-C13-3
Athérome coronaire, S05-P03-C01-2
  angioscanner, S05-P03-C01-3
Athérosclérose
  infraclinique, S05-P02-C02-2
  intrusive, S05-P02-C04-4
  préclinique, S05-P02-C04-4
Athérothrombose (syndrome coronaire aigu),
    S05-P03-C01-8
Athlète (cœur d'), S05-P03-C11-5
  ECG, S05-P03-C11-6

échocardiographie, S05-P03-C11-7
physiologie, S05-P03-C11-5
signes cliniques, S05-P03-C11-6
Atransferrinémie, S04-P03-C01-5
  héréditaire, S03-P01-C32-7
Atrophie blanche
  insuffisance veineuse chronique, S06-P01-
      C08-4
  ulcère de jambe, S06-P01-C13-2, S06-P01-
      C13-2f, S06-P01-C13-4f
Auto-anticorps, S03-P01-C01-4
Auto-immunité anti-érythrocytaire, S04-P03-
    C03-15
Autonomie de la personne (éthique médicale),
    S02-P01-C01-2
Autopsie médico-légale, S08-P01-C18-5
Axitinib, S09-P01-C03-8
  complications, S09-P01-C03-8
  indications, S09-P01-C03-8
  mode d'action, S09-P01-C03-8
Azacytidine (syndrome myélodysplasique),
    S04-P03-C05-14
Azathioprine
  granulomatose avec polyangéite (Wegener),
      S03-P01-C10-5
  granulomatose éosinophilique avec
      polyangéite (Churg-Strauss), S03-P01-
      C09-4
  maladie de Horton, S03-P01-C15-4
  purpura rhumatoïde, S03-P01-C12-4
  sarcoïdose, S03-P01-C23-9

B

Babesia divergens, S04-P02-C12-5
Babésiose européenne (asplénie), S04-P02-
    C12-5
Baclofène (effets indésirables), S08-P01-C10-4
Bactéries multirésistante (pneumonie acquise
    sous ventilation mécanique), S07-P07-
    C05-2
Bactériémie primaire, S07-P07-C04-4
Bande 3, S04-P03-C03-1
Barbituriques (intoxication par les), S08-P01-
    C17-6
Barlow (maladie de), insuffisance mitrale,
    S05-P03-C07-26
Barotraumatisme
  accident de plongée, S08-P01-C01-7
  blast, S08-P01-C01-6
Bart (hémoglobine de), S04-P03-C03-4
Barth (syndrome de), S04-P02-C03-1t
Bartter (syndrome de), pathologie factice
    versus, S03-P01-C44-3
Basedow (maladie de), S07-P06-C01-2
Bassen-Kornzweig (maladie de), *voir*
    Abêtalipoprotéinémie
BCR-ABL (protéine de fusion), leucémie
    myéloïde chronique, S04-P03-C06-5
Behçet (maladie de), S03-P01-C07-5, S03-
    P01-C17-1, S07-P01-C05-4
  anévrysme de l'aorte, S05-P03-C13-1
  biologie, S03-P01-C17-4
  critères de classification, S03-P01-C17-1t
  diagnostic, S03-P01-C17-4
  épidémiologie, S03-P01-C17-1
  fièvre méditerranéenne familiale, S03-P01-
      C36-3
  forme pédiatrique, S03-P01-C17-4
  hémoptysie, S07-P01-C05-2, S07-P01-
      C05-3f
  manifestations cliniques, S03-P01-C17-1

physiopathologie, S03-P01-C17-4
thrombose veineuse profonde, S06-P01-
    C07-1, S06-P01-C07-6
traitement, S03-P01-C17-4, S03-P01-
    C17-5t
Belhassen (tachycardie ventriculaire
    fasciculaire de), S05-P01-C02-16
Bélimumab (lupus érythémateux systémique),
    S03-P01-C02-11
Bence-Jones (protéine de), S04-P03-C08-18
Bentall (intervention de), syndrome de
    Marfan, S03-P01-C39-3
Benzène (exposition au)
  leucémie myéloïde chronique due à l', S04-
      P03-C06-5
  syndrome myélodysplasique et, S04-P03-
      C05-9
Benzodiazépines
  état de mal épileptique, S07-P04-C02-5,
      S08-P01-C07-3
  intoxication par les, S08-P01-C17-6
Béribéri (cardiomyopathie dilatée), S05-P03-
    C03-5
Bernard-Soulier (maladie de), S04-P02-C10-
    2t, S04-P04-C02-10
Bérylliose
  endoscopie bronchique, S03-P01-C23-3
  sarcoïdose versus, S03-P01-C23-6, S03-
      P01-C23-7
Bêtabloquants
  complications, S06-P01-C05-2
  contre-indications, S05-P03-C01-30
  indications
  – angor d'effort chronique stable, S05-P03-
      C01-30
  – cardiomyopathie dilatée, S05-P03-C03-9
  – cardiomyopathie hypertrophique, S05-
      P03-C03-22
  – fibrillation atriale, S05-P03-C05-3
  – hémorragie digestive, S08-P01-C05-5
  – insuffisance cardiaque, S05-P03-C02-14
  – syndrome coronaire aigu, S05-P03-C01-15
  – syndrome de Marfan, S03-P01-C39-2
  intoxication par les, S08-P01-C17-9
Bévacizumab, S09-P01-C03-8
  complications, S09-P01-C03-8
  indications, S03-P01-C40-3, S09-P01-
      C03-8
Bicalutamide, S09-P01-C03-7
Bicuspidie, S05-P03-C07-1, S05-P03-C07-
    11
  aortique
  – dissection et, S05-P03-C13-5
  – grossesse, S05-P03-C10-5, S07-P06-
      C02-6
  – sport, S05-P03-C11-10
  calcifiée, S05-P03-C07-44f
Bienfaisance (éthique médicale), S02-P01-
    C01-2
Biermer (maladie de), S04-P03-C02-3
Big data, S02-P01-C01-16
Biobanque, S02-P01-C01-13
Bioéthique, S02-P01-C01-2
Biomarqueur(s)
  définition, S08-P01-C03-1
  en médecine d'urgence, S08-P01-C03-1
Biopsie médullaire, S04-P01-C02-1
Birmingham vasculitis activity score, S03-P01-
    C09-5
Bisoprolol
  fibrillation atriale, S05-P03-C05-3
  insuffisance cardiaque, S05-P03-C02-15

Bisphosphonates
  complications, S04-P03-C08-22
  indications
  – hypercalcémie, S07-P03-C02-7
  – myélome multiple, S04-P03-C08-22
  – ostéogenèse imparfaite, S03-P01-C39-11
  – syndrome douloureux régional complexe, S10-P01-C10-5
Bivalirudine (syndrome coronaire aigu), S05-P03-C01-19, S05-P03-C01-25
Blackfan-Diamond (maladie de), aplasie médullaire, S04-P03-C05-3t
Blast, S08-P01-C01-6
  étiologie, S08-P01-C01-6
  manifestations cliniques, S08-P01-C01-7
  traitement, S08-P01-C01-7
Blau (syndrome de), S03-P01-C46-1, S03-P01-C46-5
  sarcoïdose versus, S03-P01-C23-6, S03-P01-C23-7
Bléomycine, S09-P01-C03-6
  complications, S06-P01-C05-2, S09-P01-C03-6
  indications, S09-P01-C03-6
  mode d'action, S09-P01-C03-6
Bloc
  atrioventriculaire, S05-P03-C05-21
  – diagnostic, S05-P03-C05-23
  – du 1er degré, S05-P01-C02-11
  – du 2e degré, S05-P01-C02-11
  – ECG, S05-P01-C02-11
  – étiologie, S05-P03-C05-24
  – paroxystique, S05-P03-C05-23
  – recommandations de l'European Society of Cardiology, S05-P03-C05-25t
  – sport, S05-P03-C11-6
  – traitement, S05-P03-C05-25
  – type 1 de Mobitz, S05-P03-C05-21
  – type 2 de Mobitz, S05-P03-C05-21
  auriculoventriculaire
  – cardiomyopathie dilatée, S05-P03-C03-6
  – du 2e degré, S05-P01-C02-12f
  – du 3e degré, S05-P01-C02-12, S05-P01-C02-13f
  bifasciculaire (ECG), S05-P01-C02-5
  de branche
  – droit, S05-P01-C02-5, S05-P01-C02-5f, S05-P01-C02-6f
  – gauche, S05-P01-C02-5, S05-P01-C02-6f, S05-P03-C03-6
  interatrial, S05-P03-C05-21
  intra-atrial, S05-P03-C05-20
  paravertébral (douleur chronique post-chirurgicale), S10-P01-C03-3
  périphérique, S10-P01-C02-4
  sino-atrial, S05-P01-C02-10, S05-P01-C02-11f
  sino-auriculaire, S05-P03-C05-17
  – diagnostic différentiel, S05-P03-C05-19
  – étiologie, S05-P03-C05-19
  – recommandations internationales, S05-P03-C05-20t
  – traitement, S05-P03-C05-20
Blockpnée d'effort, S05-P03-C01-27
Bloom (syndrome de), S03-P01-C45-9
BNP (peptide), S08-P01-C03-3
  amylose, S03-P01-C37-7
  dyspnée aiguë, S08-P01-C08-6
  sujet âgé, S08-P01-C19-3
Bonnet-Dechaume-Blanc (angiomatose mésencéphalo-oculo-faciale de), S03-P01-C41-1t
Borréliose de Lyme, voir Lyme (maladie de)

Bortézomib (myélome multiple), S04-P03-C08-21
Bosentan (insuffisance cardiaque droite), S05-P03-C02-19
Bosutinib (leucémie myéloïde chronique), S04-P03-C06-8, S04-P03-C06-9
Bourneville (sclérose tubéreuse de), voir Sclérose tubéreuse de Bourneville
Bouveret (maladie de), S05-P01-C02-14, S05-P01-C07-7, S05-P03-C05-8
Bradycardie, S05-P01-C02-10
BRAF (mutation de), maladie d'Erdheim-Chester, S03-P01-C22-2
Break-up time (syndrome de Gougerot-Sjögren), S03-P01-C06-7
Brentuximab vedotin (lymphome de Hodgkin), S04-P03-C08-42
Bronches (obstruction des), asthme, S07-P01-C03-2
Bronchiectasies
  leucémie lymphoïde chronique, S04-P03-C08-5
  syndrome de Gougerot-Sjögren, S03-P01-C06-3
Bronchiolite oblitérante
  alvéolite à polynucléaires neutrophiles, S07-P01-C01-4
  lupus érythémateux systémique, S03-P01-C02-6
  réaction du greffon contre l'hôte, S04-P05-C02-7
Bronchodilatateurs, S07-P01-C03-3
Bronchopneumonie
  chronique obstructive
  – décompensation, S07-P01-C04-1, S08-P01-C08-7
  – – diagnostic, S07-P01-C04-2
  – – examens complémentaires, S07-P01-C04-3
  – – épidémiologie, S07-P01-C04-1
  – – étiologie, S07-P01-C04-3
  – – insuffisance respiratoire aiguë, S07-P01-C01-5
  – – physiopathologie, S07-P01-C04-2
  – – traitement, S07-P01-C04-3
  – – ventilation non invasive, S07-P01-C04-4
  – insuffisance respiratoire aiguë, S07-P01-C01-5
  – radiographie de thorax, S07-P01-C04-3f
  – ventilation mécanique, S07-P10-C02-1
  infectieuse (dyspnée aiguë), S08-P01-C08-3t
Bronchospasme
  choc anaphylactique, S07-P02-C03-6
  insuffisance respiratoire aiguë, S07-P01-C01-5
Brown-Séquard (syndrome de), après embolisation artérielle bronchique, S07-P01-C05-6
Brugada (syndrome de), S05-P03-C05-10
  ECG, S05-P01-C02-9, S05-P01-C02-9f
  syncope, S08-P01-C14-2
Brûlure, S08-P01-C01-5
  étiologie, S08-P01-C01-5
  manifestations cliniques, S08-P01-C01-5
  profondeur, S08-P01-C01-6t
  traitement, S08-P01-C01-5
Bruton (maladie de), S03-P01-C45-5
Buckley (syndrome de), S03-P01-C45-8
Budapest (critères de), syndrome douloureux régional complexe, S10-P01-C10-2t
Budd-Chiari (syndrome de)
  connectivite mixte, S03-P01-C04-2
  fulminant, S07-P05-C02-3

  hémoglobinurie paroxystique nocturne, S04-P03-C03-30
  léiomyosarcome et, S06-P01-C06-1
  lupus érythémateux systémique, S03-P01-C02-7
  maladie de Behçet, S03-P01-C17-4
  maladie de Vaquez, S04-P03-C06-2
  progéniteurs hématopoïétiques, S04-P01-C05-2
  thrombocytémie essentielle, S04-P03-C06-21
Buerger (maladie de), voir Thrombo-angéite oblitérante
Buprénorphine, S10-P01-C11-3
  intoxication par la, S08-P01-C17-2
Burkitt (lymphome de), S04-P03-C08-36
  classification, S04-P03-C08-37
  diagnostic, S04-P03-C08-36
  traitement, S04-P03-C08-37
Burn-out, S01-P01-C01-5
Buschke (sclérœdème de), sclérodermie systémique versus, S03-P01-C05-9

C

Cabazitaxel, S09-P01-C03-6
  complications, S09-P01-C03-6
  indications, S09-P01-C03-6
  mode d'action, S09-P01-C03-6
Cabrera (signe de), S05-P01-C02-18, S05-P01-C02-18f
Cadhérines, S05-P03-C03-38
Calcinose
  sclérodermie systémique, S03-P01-C05-2, S03-P01-C05-4f, S03-P01-C05-6
  sous-cutanée (connectivite mixte), S03-P01-C04-1
Calciphylaxie (ulcère de jambe), S06-P01-C13-4
Calcitonine (syndrome douloureux régional complexe), S10-P01-C10-5
Calréticuline (myélofibrose primaire), S04-P03-C06-11
Camitta (score de), S04-P03-C05-4
Campylobacter
  déficit immunitaire commun variable, S03-P01-C45-6
  syndrome de Guillain-Barré, S07-P04-C03-1
Canakinumab (cryopyrinopathie), S03-P01-C46-5
Canal(ux)
  artériel
  – fermeture, S06-P01-C02-1
  – persistance du, S05-P03-C09-6
  atrioventriculaire, S05-P03-C09-2
  – complet, S05-P03-C09-7
  carpien
  – amylose, S03-P01-C37-5
  – fasciite avec éosinophilie, S03-P01-C21-1
  – phénomène de Raynaud, S06-P01-C10-2
Canale-Smith (syndrome de), S03-P01-C45-8
Canalopathie
  syncope, S08-P01-C14-2
  tachycardie ventriculaire, S05-P03-C05-10
Cancer
  arrêt des traitements antitumoraux, S09-P01-C04-6
  chimiothérapie « compassionnelle », S09-P01-C04-3
  chimiothérapie palliative, S09-P01-C04-4
  colorectal (hémorragie digestive), S07-P05-C01-2, S08-P01-C05-1

Cancer (*suite*)
  douleur, S10-P01-C08-1
  – étiologie, S10-P01-C08-1
  – liée aux soins, S10-P01-C08-1
  – physiopathologie, S10-P01-C08-1
  – séquellaire, S10-P01-C08-2
  – traitement, S10-P01-C08-1
  état nutritionnel, S09-P01-C02-2
  médecine palliative, S09-P01-C04-4
  de la prostate (hormonothérapie), S09-P01-C03-7
  du sein
  – hormonothérapie, S09-P01-C03-8
  – lymphœdème secondaire, S06-P01-C09-2
  maladie thrombo-embolique veineuse, S06-P01-C07-2, S06-P01-C07-5
  obstination déraisonnable, S09-P01-C04-2
  ORL (douleur), S10-P01-C06-3
  scores, S09-P01-C02-1
  thrombose veineuse profonde, S06-P01-C07-1
Candésartan (insuffisance cardiaque), S05-P03-C02-16
CANDLE (syndrome), S03-P01-C46-1, S03-P01-C46-6
Cannabis aux urgences, S08-P01-C10-3
Capécitabine
  complications, S09-P01-C03-3
  indications, S09-P01-C03-3
  mode d'action, S09-P01-C03-3
Capillarite pulmonaire, S07-P01-C05-2
CAPS (syndrome), *voir* Cryopyrinopathie
Capsaïcine
  douleur neuropathique, S10-P01-C07-4, S10-P01-C07-5t
  syndrome douloureux régional complexe, S10-P01-C10-5
Carbamazépine
  indications
  – douleur neuropathique de l'adulte, S10-P01-C11-9
  – douleur orofaciale, S10-P01-C06-4
  – névralgie du glossopharyngien, S10-P01-C11-9
  – névralgie du trijumeau, S10-P01-C11-9
  intoxication par la, S08-P01-C17-7
Carbimazole (hyperthyroïdie), S07-P06-C01-3
Carbone
  disulfure de (artériopathie), S06-P01-C05-4
  monoxyde de
  – artériopathie, S06-P01-C05-4
  – intoxication au, S01-P01-C01-5
Carboplatine
  complications, S09-P01-C03-4
  indications, S09-P01-C03-4
  mode d'action, S09-P01-C03-3
Carcinome de cancer primitif inconnu, S09-P01-C04-8
Cardiomégalie, S05-P03-C07-12f
Cardiomyopathie, S05-P03-C03-1
  alcoolique, S05-P03-C03-5
  arythmogène du ventricule droit, *voir* Dysplasie arythmogène du ventricule droit
  classification, S05-P03-C03-1
  – américaine, S05-P03-C03-1f
  – européenne, S05-P03-C03-1f, S05-P03-C03-45f
  dilatée, S05-P03-C03-2, S05-P03-C03-3
  – accident cérébral ischémique, S05-P02-C04-4
  – échocardiographie, S05-P03-C03-6f, S05-P03-C03-7f
  – ECMO veino-artérielle, S07-P10-C01-4
  – étiologie, S05-P03-C03-4
  – évolution, S05-P03-C03-8
  – examens complémentaires, S05-P03-C03-6
  – fibrillation atriale, S05-P03-C05-2
  – fibrillation ventriculaire, S05-P03-C05-15
  – génétique, S05-P03-C03-7
  – grossesse, S05-P03-C10-6
  – histologie, S05-P03-C03-3
  – hypertrophie myocardique, S05-P03-C03-20
  – IRM, S05-P01-C06-9
  manifestations cliniques, S05-P03-C03-5
  – myocardite, S05-P03-C04-1
  – physiopathologie, S05-P03-C03-4
  – pronostic, S05-P03-C03-8
  – traitement, S05-P03-C03-8
  – transmission
  – – autosomique dominante, S05-P03-C03-5
  – – liée à l'X, S05-P03-C03-5
  génétique, S05-P03-C03-10, S05-P03-C03-45
  – diagnostic moléculaire, S05-P03-C03-50
  – diagnostic prénatal, S05-P03-C03-52
  – fréquence des formes familiales, S05-P03-C03-46
  – histoire naturelle, S05-P03-C03-46
  – information du patient, S05-P03-C03-49
  – mode de transmission, S05-P03-C03-45, S05-P03-C03-46f
  – pénétrance, S05-P03-C03-46
  – principaux gènes, S05-P03-C03-47t
  – relations phénotype-génotype, S05-P03-C03-49
  – variabilité d'expression, S05-P03-C03-49
  hypertrophique, S05-P03-C03-2, S05-P03-C03-10
  – anatomopathologie, S05-P03-C03-11
  – classification de Maron, S05-P03-C03-15f
  – diagnostic, S05-P03-C03-11
  – – différentiel, S05-P03-C03-19
  – ECG, S05-P03-C03-12, S05-P03-C03-13f
  – échocardiographie, S05-P03-C03-14f, S05-P03-C03-15f, S05-P03-C03-18f, S05-P03-C03-21f
  – – Doppler, S05-P03-C03-13
  enregistrement Holter, S05-P03-C03-13
  – – épidémiologie, S05-P03-C03-10
  – fibrillation atriale, S05-P03-C05-2
  – génétique, S05-P03-C03-11t
  – grossesse, S05-P03-C03-25, S05-P03-C10-6
  – IRM, S05-P01-C06-4, S05-P01-C06-7f
  – manifestations cliniques, S05-P03-C03-12
  – nomenclature, S05-P03-C03-10
  – risque d'endocardite, S05-P03-C03-26
  – risque de mort subite, S05-P03-C03-23
  – sport, S05-P03-C11-8
  – sujet asymptomatique, S05-P03-C03-26
  – traitement, S05-P03-C03-22
  – troponine, S08-P01-C11-3t
  inclassable, S05-P03-C03-3
  IRM, S05-P01-C06-4
  du péripartum, S05-P03-C03-5, S05-P03-C10-6, S07-P06-C02-5
  restrictive, S05-P03-C03-2, S05-P03-C03-26
  – amylose, S03-P01-C37-4, S05-P03-C03-26
  – cardiomyopathie restrictive, S05-P03-C06-21
  – endocardite fibroplastique, S05-P03-C03-31
  – hémochromatose, S05-P03-C03-30
  – hypertrophie ventriculaire, S05-P03-C03-19
  – péricardite constrictive versus, S05-P03-C06-18t, S05-P03-C06-19, S05-P03-C06-21t
  sport, S05-P03-C11-10
  de Tako-Tsubo, S05-P03-C03-3, S05-P03-C03-40
  – choc cardiogénique, S07-P02-C04-1
  – définition, S05-P03-C03-40
  – épidémiologie, S05-P03-C03-40
  – examens complémentaires, S05-P03-C03-41
  – IRM, S05-P01-C06-1, S05-P01-C06-6f, S05-P03-C03-43f
  – manifestations cliniques, S05-P03-C03-41
  – phéochromocytome, S07-P06-C01-6
  – physiopathologie, S05-P03-C03-41
  – syndrome coronarien aigu versus, S05-P03-C01-23
  – traitement, S05-P03-C03-43
  – troponine, S08-P01-C11-3t
  – ventriculographie, S05-P03-C03-42f
Cardiopathie
  carcinoïde, S05-P03-C03-34, S05-P03-C07-40
  – description, S05-P03-C07-41
  – échocardiographie, S05-P03-C07-41f, S05-P03-C07-42f
  – évolution, S05-P03-C07-42
  – manifestations cliniques, S05-P03-C07-41
  – physiopathologie, S05-P03-C07-41
  – pronostic, S05-P03-C07-42
  – traitement, S05-P03-C07-42
  congénitale, S05-P03-C09-1
  – avec artériolite pulmonaire (grossesse), S05-P03-C10-3
  – cyanogène, S05-P03-C09-7
  – – complications, S05-P03-C09-11
  – – grossesse, S05-P03-C09-11, S05-P03-C10-2
  – endocardite infectieuse, S05-P03-C08-8
  – grossesse, S05-P03-C10-1, S05-P03-C10-2, S07-P06-C02-6
  – IRM, S05-P01-C06-11
  – sport, S05-P03-C11-11
  – tachycardie ventriculaire non soutenue, S05-P03-C05-13
  dilatée primitive (fibrillation ventriculaire), S05-P03-C05-12
  grossesse, S05-P03-C10-1
  – mortalité maternelle, S05-P03-C10-1
  hypertensive, S05-P03-C02-18
  hypertrophique
  – amylose, S03-P01-C37-4
  – fibrillation ventriculaire, S05-P03-C05-12
  ischémique
  – avec dysfonction ventriculaire gauche, S05-P03-C03-3
  – maladie d'Erdheim-Chester, S03-P01-C29-3
  – tachycardie ventriculaire non soutenue, S05-P03-C05-13
  – traitement, S05-P03-C02-18
  recommadations pour le sport, S05-P03-C11-9
  valvulaire (grossesse), S05-P03-C10-1
Cardioversion (fibrillation atriale), S05-P03-C05-3
Carfilzomib (myélome multiple), S04-P03-C08-22
Carl-Smith (lymphocytose infectieuse aiguë de), S04-P02-C06-1
L-Carnitine (intoxication par l'acide valproïque), S08-P01-C17-7

Carotidodynie (artérite de Takayasu), S03-P01-C14-8
Carrington (maladie de), hyperéosinophilie, S03-P01-C31-4
Cartilage-hair hypoplasia, S03-P01-C45-9
  aplasie médullaire, S04-P03-C05-3t
Carvajal (maladie de), S05-P03-C03-39
Carvédilol
  fibrillation atriale, S05-P03-C05-3
  insuffisance cardiaque, S05-P03-C02-15
Caryotype, S04-P01-C04-2
Castleman (maladie de)
  amylose, S03-P01-C37-9
  lymphome non hodgkinien, S04-P03-C08-29
Catalepsie (perte de conscience versus), S08-P01-C14-1
Cataplexie (perte de conscience versus), S08-P01-C14-1
Cathéter
  infection, S07-P07-C04-4
  nutrition parentérale et, S07-P09-C01-6
  vasculaire, S07-P07-C04-5
Cathinones (addiction), S08-P01-C10-4
Cavernome (maladie de Rendu-Osler), S03-P01-C40-6
Céliprolol (syndrome d'Ehlers-Danlos), S03-P01-C39-10
Cellule(s)
  dendritiques, S03-P01-C01-3
  embryonnaires (éthique médicale), S02-P01-C01-13
  de Gaucher, S03-P01-C26-2f, S03-P01-C26-7
  hématopoïétiques (colonies de), S04-P01-C05-1
  de Langerhans, S03-P01-C28-1, S04-P02-C08-1
  de Lutzner, S04-P02-C06-2
  prolifération anormale, S09-P01-C01-1
  de Sézary, S04-P02-C06-2
  souches hématopoïétiques
   – allogreffe, S04-P05-C02-1
   – – complications, S04-P05-C02-3
   – – conditionnement à la greffe, S04-P05-C02-1
   – – irradiation corporelle totale, S04-P05-C02-1
   – – irradiation médullaire totale (tomothérapie), S04-P05-C02-1
   – – sélection du donneur, S04-P05-C02-2
   – – suivi après allogreffe, S04-P05-C02-3
   – – syndrome myélodysplasique, S04-P03-C05-13
   – – type de greffon, S04-P05-C02-2
   – autogreffe (amylose AL), S03-P01-C37-8
   – éthique médicale, S02-P01-C01-12
  souches périphériques, S04-P05-C02-2
  de Touton, S03-P01-C29-5
Cellulite
  anévrysme infectieux, S06-P01-C04-7
  péripharyngée, S10-P01-C06-3
Centre d'Éthique clinique, S02-P01-C01-23
Céphalée, S10-P01-C06-1
  par abus médicamenteux, S10-P01-C09-2, S10-P01-C09-3
  aiguë (démarche diagnostique aux urgences, S08-P01-C13-1, S08-P01-C13-1t, S08-P01-C13-4t
  chronique
   – de novo, S10-P01-C09-2, S10-P01-C09-2t
   – quotidienne, S10-P01-C09-1
   – – de courte durée, S10-P01-C09-1

– – diagnostic, S10-P01-C09-1, S10-P01-C09-2t
– – facteurs de risque, S10-P01-C09-3
– – de longue durée, S10-P01-C09-2
– – secondaire, S10-P01-C09-1
démarche diagnostique aux urgences, S08-P01-C13-2t
maladie de Horton, S03-P01-C15-2
nasosinusienne, S10-P01-C06-4
primaire, S08-P01-C13-1
– critères diagnostiques, S08-P01-C13-6t
– étiologie, S08-P01-C13-1t, S08-P01-C13-6
secondaire, S08-P01-C13-1
– étiologie, S08-P01-C13-1t, S08-P01-C13-3
de tension chronique, S10-P01-C09-2
trigémino-autonomique, S10-P01-C09-2
Céphaline + activateur (temps de), S04-P04-C01-1
Céritinib, S09-P01-C03-10
Certificat de décès, S08-P01-C18-5
Cerveau
  abcès
   – cardiopathie cyanogène, S05-P03-C09-11
   – endocardite infectieuse, S05-P03-C08-7
   – maladie de Rendu-Osler, S03-P01-C40-4
  accident vasculaire, S05-P02-C01-1
  dysplasie vasculaire (neurofibromatose 1), S03-P01-C41-3
  hémorragie (endocardite infectieuse), S05-P03-C08-7
  métastases
   – diagnostic, S09-P01-C04-13
   – traitement, S09-P01-C04-14
  métastases, S09-P01-C04-13
  œdème
   – de haute altitude, S08-P01-C01-8
   – hépatite fulminante et, S07-P05-C02-5
   – hyponatrémie, S07-P03-C02-14
  syndrome de vasoconstriction réversible (céphalée aiguë), S08-P01-C13-3
  thrombophlébite
   – grossesse, S07-P06-C02-4
   – maladie de Behçet, S03-P01-C17-3
Cétuximab, S09-P01-C03-9
  complications, S09-P01-C03-9
  indications, S09-P01-C03-9
  mode d'action, S09-P01-C03-9
CGH-array, S04-P01-C04-5
CHA_2 (score), risque thrombo-embolique, S05-P03-C05-5t
Chagas (maladie de)
  cardiomyopathie dilatée, S05-P03-C03-5
  myocardite, S05-P03-C04-8
Chaîne de survie (arrêt cardiaque), S07-P02-C01-2, S08-P01-C09-1
Chaînes lourdes (maladie des), S04-P03-C08-25
  α, S04-P03-C08-27
  – anatomopathologie, S04-P03-C08-28
  – épidémiologie, S04-P03-C08-27
  – manifestations cliniques, S04-P03-C08-27
  – physiopathologie, S04-P03-C08-27
  – traitement, S04-P03-C08-28
  diagnostic, S04-P03-C08-26
  γ, S04-P03-C08-26
  – manifestations auto-immunes, S04-P03-C08-26
  – manifestations cliniques et hématologiques, S04-P03-C08-26
  – traitement, S04-P03-C08-27
  μ, S04-P03-C08-27

Chaleur
  vague de, S08-P01-C02-1
  voir aussi Coup de chaleur
Charbon activé (intoxication médicamenteuse), S08-P01-C17-5
Charcot (œdème ecchymotique de), S03-P01-C44-3
Charcot-Marie-Tooth (neuropathie sensitivomotrice de), fatigabilité, S01-P01-C01-1
Charlson (score de), S07-P08-C01-2
Charte d'éthique de la recherche, S02-P01-C01-17
Chatterjee (syndrome de), S05-P01-C02-9, S05-P01-C02-10f
Chediak-Higashi (syndrome de), S03-P01-C45-8, S04-P01-C01-2, S04-P02-C03-1t, S04-P03-C09-1, S04-P04-C02-11t
  activation macrophagique, S03-P01-C46-8
Cheyne-Stokes (dyspnée de), S08-P01-C08-2
Chikungunya (virus), transfusion sanguine, S04-P05-C01-5
Chirurgie ablative
  nerf crânien, S10-P01-C11-12
  nerfs périphériques et racines spinales, S10-P01-C11-12
Chisholm et Mason (classification de), syndrome de Gougerot-Sjögren, S03-P01-C06-7, S03-P01-C06-7t
Chitotriosidase (maladie de Gaucher), S03-P01-C26-7
Chlorambucil
  endocardite fibroblastique, S05-P03-C03-34
  leucémie myéloïde chronique, S04-P03-C08-7
Chlorodéoxyadénosine
  leucémie à tricholeucocytes, S04-P03-C08-13
  mastocytose, S04-P03-C06-20
Chloroquine (intoxication par la), S08-P01-C17-9
Choc
  anaphylactique, S07-P02-C02-4, S07-P02-C03-1, S07-P02-C03-6
  – physiologie, S07-P02-C03-6
  – traitement, S07-P02-C02-7, S07-P02-C03-7
  cardiogénique, S07-P02-C02-3, S07-P02-C04-1
  – ECMO veino-artérielle, S07-P10-C01-4
  – étiologie, S07-P02-C02-3, S07-P02-C04-1, S07-P02-C04-1t
  – grossesse, S07-P06-C02-5
  – incidence, S07-P02-C04-1
  – manifestations cliniques, S07-P02-C04-2
  – manifestations hémodynamiques, S07-P02-C04-2
  – physiopathologie, S07-P02-C04-1
  – post-opératoire, S07-P10-C01-4
  – pronostic, S07-P02-C04-1
  – syndrome coronaire aigu, S05-P03-C01-24
  – toxique, S08-P01-C17-6
  – traitement, S07-P02-C02-7, S07-P02-C04-3, S07-P02-C04-3t
  état de (ventilation mécanique), S07-P10-C02-2
  hémorragique, S07-P02-C03-1
  – diagnostic, S07-P02-C03-2
  – étiologie, S07-P02-C03-2

Index

Choc (*suite*)
– d'origine traumatique, S07-P02-C03-3
– – algorithme de prise en charge, S07-P02-C03-6f
– physiologie, S07-P02-C03-1
– réanimation, S07-P02-C03-3
hypovolémique, S07-P02-C02-2, S07-P02-C03-1
– étiologie, S07-P02-C02-3
– traitement, S07-P02-C02-7
de pointe, S05-P01-C01-6
septique, S07-P02-C02-3, S07-P02-C05-1
– définition, S07-P02-C05-1
– ECMO veino-artérielle, S07-P10-C01-5
– épidémiologie, S07-P02-C05-1
– étiologie, S07-P02-C02-4, S07-P02-C05-2
– grossesse, S07-P06-C02-2
– mortalité, S07-P02-C05-1
– physiopathologie, S07-P02-C02-3, S07-P02-C05-2
– score SOFA, S07-P02-C05-1t
– susceptibilité génétique, S07-P07-C01-2
– traitement, S07-P02-C02-7, S07-P02-C05-2
Cholangite sclérosante
associée aux IgG$_4$, S03-P01-C27-3
fibrose rétropéritonéale, S03-P01-C22-2
histiocytose à cellules de Langerhans, S03-P01-C28-5
Cholécystite aiguë (douleur abdominale), S08-P01-C12-1t
Cholestase-lymphœdème (syndrome), S06-P01-C09-2
Chondrite, S03-P01-C18-1
auriculaire, S03-P01-C18-1, S03-P01-C18-1f
nasale, S03-P01-C18-2, S03-P01-C18-2f
Chorée (syndrome des antiphospholipides et), S03-P01-C03-4
Choréo-acanthocytose, S04-P03-C03-3
Choriocarcinome (hémorragie intra-alvéolaire), S07-P01-C05-7
Choriorétinite (syndrome de Cogan), S03-P01-C19-1
Choroïdite (maladie de Whipple), S03-P01-C25-4
Chromosome(s)
étude, S04-P01-C04-2
Philadelphie, S04-P01-C04-1
– leucémie aiguë lymphoblastique, S04-P03-C10-3
– leucémie myéloïde chronique, S04-P03-C06-4
Churg-Strauss (syndrome de), *voir* Granulomatose éosinophilique avec polyangéite (Churg-Stauss),
Chute inexpliquée (perte de conscience versus), S08-P01-C14-1
Cibenzoline
contre-indications, S05-P03-C02-21
indications, S05-P03-C03-22
Ciclosporine
aplasie médullaire acquise, S04-P03-C05-6
purpura rhumatoïde, S03-P01-C12-4
syndrome hyperéosinophilique, S03-P01-C31-6
CINCA (syndrome), S03-P01-C46-1, S03-P01-C46-4
Cirrhose
biliaire primitive
– sclérodermie systémique, S03-P01-C05-8
– syndrome de Gougerot-Sjögren, S03-P01-C06-1
hémorragie digestive, S07-P05-C01-3
hépatique (péricardite constrictive versus), S05-P03-C06-21
hypertension artérielle pulmonaire, S05-P03-C02-7
maladie de Gaucher, S03-P01-C26-3
maladie de Wilson, S03-P01-C33-2
sarcoïdose, S03-P01-C23-3
Cisplatine
complications, S09-P01-C03-4
indications, S09-P01-C03-4
mode d'action, S09-P01-C03-3
Cladribine
histiocytose à cellules de Langerhans, S03-P01-C28-6
leucémie myéloïde chronique, S04-P03-C08-7
mastocytose, S03-P01-C30-5, S04-P03-C06-20
Clarkson (syndrome de), immunoglobulines monoclonales, S04-P03-C08-25
Classification
ACR (cancer du sein), S09-P01-C02-1, S09-P01-C02-1t
FAB (leucémie aiguë), S04-P03-C10-1, S04-P03-C10-1t
de Forrest
– ulcère gastroduodénal, S08-P01-C05-2, S08-P01-C05-3t
– ulcère hémorragique, S07-P05-C01-6, S07-P05-C01-6t
de Gell et Coombs, S03-P01-C01-4
de Master (traumatisme crânien), S08-P01-C04-1, S08-P01-C04-2t
de Mitchell (activité physique), S05-P03-C11-1
NYHA (insuffisance cardiaque), S05-P03-C02-8t
Claudication
intermittente des mâchoires (maladie de Horton), S03-P01-C15-2
du membre supérieur (artérite de Takayasu), S03-P01-C14-3
Clignement à la menace (coma), S07-P04-C01-3
Clomipramine (douleur neuropathique), S10-P01-C07-5t, S10-P01-C11-8
Clonazépam (état de mal épileptique), S08-P01-C07-3
Clonazépine (hyperéosinophilie), S03-P01-C31-3
Clonidine (douleur post-opératoire), S10-P01-C02-4
Clopidogrel (syndrome coronaire aigu), S05-P03-C01-16, S05-P03-C01-16t, S05-P03-C01-25
Coagulation
intravasculaire disséminée, S04-P04-C03-14
– biologique (*non-overt*), S04-P04-C03-17
– choc septique, S07-P02-C02-5
– coup de chaleur, S08-P01-C02-1
– diagnostic, S04-P04-C03-16, S04-P04-C03-17, S04-P04-C03-17t
– embolie amniotique, S07-P06-C02-2
– étiologie, S04-P04-C03-15
– insuffisance rénale aiguë, S07-P03-C01-4
– maladie de Kawasaki, S03-P01-C11-2
– maladie de Still de l'adulte, S03-P01-C20-2
– manifeste (*overt*), S04-P04-C03-17
– physiopathologie, S04-P04-C03-14
– signes biologiques, S04-P04-C03-16
– traitement, S04-P04-C03-17, S07-P02-C02-7
sanguine, S04-P04-C01-1
– inhibiteurs de la, S04-P04-C01-3
Coagulopathie de consommation (dissection aortique), S05-P03-C13-7
Coarctation
de l'aorte, S06-P01-C02-1
– abdominale, S06-P01-C02-2
– – étiologie, S06-P01-C02-3
– – manifestations cliniques, S06-P01-C02-3
– – traitement, S06-P01-C02-3
– thoracique descendante, S06-P01-C02-2
– – étiologie, S06-P01-C02-3
– – manifestations cliniques, S06-P01-C02-3
– – traitement, S06-P01-C02-3
grossesse, S05-P03-C10-3
isthmique, S06-P01-C02-1
– étiologie, S06-P01-C02-1
– manifestations cliniques, S06-P01-C02-1
– traitement, S06-P01-C02-2
Cobimétinib (mode d'action), S09-P01-C03-10
Cocaïne
artériopathie, S06-P01-C05-5
élévation de la troponine, S08-P01-C11-3t
aux urgences, S08-P01-C10-3
Code de la santé publique, S02-P01-C01-25
Codéine (douleur aiguë), S08-P01-C16-7
Cœur
activité physique, S05-P03-C11-1
arrêt, *voir* Arrêt cardiaque
arythmie
– arrêt cardiaque, S07-P02-C01-4
– par fibrillation auriculaire, S05-P03-C03-25
assistance ventriculaire (cardiomyopathie dilatée), S05-P03-C03-10
d'athlète, S05-P03-C11-5
– ECG, S05-P03-C11-6
– échocardiographie, S05-P03-C11-7
– physiologie, S05-P03-C11-5
– signes cliniques, S05-P03-C11-6
axe électrique, S05-P01-C02-3, S05-P01-C02-3f
bruit, S05-P01-C01-7f
bruit de galop, S05-P01-C01-8
– auriculaire, S05-P01-C01-8
– de sommation, S05-P01-C01-8
– ventriculaire, S05-P01-C01-8
claquement, S05-P01-C01-10
clic, S05-P01-C01-10
conduction auriculoventriculaire, S05-P01-C07-4
contusion (troponine), S08-P01-C11-3t
cycle électrique, S05-P01-C02-1, S05-P01-C02-1f
deuxième bruit, S05-P01-C01-8
– dédoublement pathologique, S05-P01-C01-8
droit
– endocardite infectieuse, S05-P03-C08-8
– insuffisance, S07-P02-C06-2
– – choc cardiogénique, S07-P02-C02-7
fonction sinusale, S05-P01-C07-5
foyers d'auscultation, S05-P01-C01-6f, S05-P01-C01-7
fraction d'éjection, S05-P01-C06-1
grossesse, S05-P03-C10-1
insuffisance, S05-P03-C02-1
– aiguë
– – dyspnée, S08-P01-C08-3t
– – endocardite infectieuse, S05-P03-C08-6

I-10

Cœur (suite)
– – peptides natriurétiques, S08-P01-C03-3
– – traitement, S05-P03-C02-12
– amylose, S03-P01-C37-4
– aortique, S05-P01-C06-11
– artérite de Takayasu, S03-P01-C14-5
– asthénie, S01-P01-C01-4
– chronique avec altération de la fonction systolique, S05-P03-C02-19
– classification, S05-P03-C02-5
– congestive (sarcoïdose), S03-P01-C23-5
– crise aiguë thyrotoxique, S07-P06-C01-3
– définition, S05-P03-C02-1
– diagnostic, S05-P03-C02-7
– – différentiel, S05-P03-C02-12, S05-P03-C02-12t
– – de gravité, S05-P03-C02-11, S05-P03-C02-11t
– droite
– – endocardite fibroblastique, S05-P03-C03-32
– – étiologie, S05-P03-C02-7
– – tamponnade, S05-P03-C06-11
– – dysplasie arythmogène du ventricule droit, S05-P03-C03-35
– – étiologie, S05-P03-C02-5
– – examens complémentaires, S05-P03-C02-9
– – facteurs aggravants, S05-P03-C02-7t
– – à fonction systolique conservée, S05-P03-C02-18
– – gauche (étiologie), S05-P03-C02-5, S05-P03-C02-6t
– – granulomatose éosinophilique avec polyangéite (Churg-Strauss), S03-P01-C09-2
– – grossesse, S05-P03-C10-2
– – hémochromatose, S05-P03-C03-30
– – médicaments à éviter, S05-P03-C02-21
– – physiopathologie, S05-P03-C02-1, S05-P03-C02-1f
– – réfractaire, S07-P03-C02-5
– – restrictive (amylose), S05-P03-C03-27
– – signes fonctionnels, S05-P03-C02-7
– – signes physiques, S05-P03-C02-8
– – sujet âgé, S08-P01-C19-2
– – syndrome d'apnées du sommeil, S05-P02-C03-10
– – thrombose veineuse profonde, S06-P01-C07-1
– – traitement, S05-P03-C02-12
– tricuspide
– – cardiomyopathie dilatée, S05-P03-C03-7
– – cardiopathie carcinoïde, S05-P03-C03-34
– – sclérodermie systémique, S03-P01-C05-7
– – vascularite cryoglobulinémique, S03-P01-C16-3
IRM, S05-P01-C06-1
masse, S05-P01-C06-12, S05-P01-C06-14f
période réfractaire, S05-P01-C07-7
premier bruit, S05-P01-C01-7
pulmonaire
– aigu, S07-P02-C06-1
– – définition, S07-P02-C06-1
– – diagnostic, S07-P02-C06-2
– – échocardiographie, S07-P02-C06-3f, S07-P02-C06-4f
– – étiologie, S07-P02-C06-2, S07-P02-C06-2t
– – traitement, S07-P02-C06-5
– chronique, S05-P03-C03-3, S07-P02-C06-1
quatrième bruit, S05-P01-C01-8
repolarisation précoce, S05-P01-C02-9, S05-P01-C02-9f
resynchronisation (cardiomyopathie dilatée), S05-P03-C03-9

rupture (choc cardiogénique), S07-P02-C04-2
rythme (troubles du), syndrome d'apnées du sommeil, S05-P02-C03-9
souffle, S05-P01-C01-8
– classification, S05-P01-C01-9f
– continu, S05-P01-C01-10
– cotation de l'intensité, S05-P01-C01-10
– d'éjection, S05-P01-C01-9
– de remplissage (roulement), S05-P01-C01-9
stimulation
– biventriculaire (cardiomyopathie dilatée), S05-P03-C03-9
– séquentielle par un DDD (cardiomyopathie hypertrophique), S05-P03-C03-23
– triple chambre, S05-P03-C02-20
transplantation, S05-P03-C02-19
– complications (cœur pulmonaire aigu), S07-P02-C06-5
– contre-indications, S05-P03-C02-19
– – hypertension artérielle pulmonaire, S05-P03-C02-19
– – indications, S05-P03-C02-19
– – cardiomyopathie dilatée, S05-P03-C03-10
– – cardiopathie congénitale, S05-P03-C09-1
troisième bruit, S05-P01-C01-8
tumeur, S05-P03-C12-1
– bénigne, S05-P03-C12-1
– maligne, S05-P03-C12-5
Cogan (syndrome de), S03-P01-C07-5, S03-P01-C19-1
atypique, S03-P01-C19-1
diagnostic différentiel, S03-P01-C19-4
épidémiologie, S03-P01-C19-1
évolution, S03-P01-C19-4
manifestations
– audiovestibulaires, S03-P01-C19-1
– cardiovasculaires, S03-P01-C19-3
– cutanéomuqueuses, S03-P01-C19-3
– digestives, S03-P01-C19-3
– neurologiques, S03-P01-C19-3
– ophtalmologiques, S03-P01-C19-1
– rhumatologiques, S03-P01-C19-3
nosologie, S03-P01-C19-4
pathogénie, S03-P01-C19-4
pronostic, S03-P01-C19-4
sérologie syphilitique, S03-P01-C19-3
traitement, S03-P01-C19-5
Cognition (troubles de la)
lupus érythémateux systémique, S03-P01-C02-5
maladie de Whipple, S03-P01-C25-3
chez le sujet âgé, S08-P01-C19-2, S08-P01-C19-3
syndrome de Gougerot-Sjögren, S03-P01-C06-3
Colchicine
complications, S03-P01-C36-4
indications
– amylose cardiaque, S05-P03-C03-30
– fièvre méditerranéenne familiale, S03-P01-C36-4
– péricardite aiguë, S05-P03-C06-6
– purpura rhumatoïde, S03-P01-C12-5
– thrombophlébite superficielle, S06-P01-C12-3
Colique néphrétique (douleur), S08-P01-C12-1t, S08-P01-C16-6
Colite
hémorragie digestive, S08-P01-C05-1
inflammatoire (granulomatose systémique), S03-P01-C24-6

ischémique (hémorragie digestive), S07-P05-C01-2
Collapsus cardiovasculaire (choc anaphylactique), S07-P02-C03-6
Côlon (ischémie secondaire à l'embolisation artérielle), S07-P05-C01-8
Coma, S07-P04-C01-1
définitions, S07-P04-C01-1
démarche clinique, S07-P04-C01-2
dépassé, S07-P04-C01-5
diagnostic différentiel, S07-P04-C01-4
étiologie, S07-P04-C01-5, S07-P04-C01-6t
examen(s)
– complémentaires, S07-P04-C01-5
– général, S07-P04-C01-4
– neurologique, S07-P04-C01-2
myxœdémateux, S07-P06-C01-1
physiopathologie, S07-P04-C01-1
post-anoxique, S07-P04-C01-7
pronostic, S07-P04-C01-7
traitement, S07-P04-C01-6
Comel-Netherton (syndrome de), S03-P01-C45-9
Comité
de bioéthique (Conseil de l'Europe), S02-P01-C01-25
consultatif commun d'éthique pour la recherche agronomique, S02-P01-C01-23
consultatif de déontologie et d'éthique, S02-P01-C01-23
d'éthique de l'Inserm, S02-P01-C01-23
d'éthique pour les sciences du CNRS, S02-P01-C01-23
intergouvernemental de bioéthique (Unesco), S02-P01-C01-24
international de bioéthique (Unesco), S02-P01-C01-24
de protection des personnes, S02-P01-C01-15, S02-P01-C01-15
Comitialité (syndrome des antiphospholipides et), S03-P01-C03-4
Commission des usagers, S02-P01-C01-3
Commissurotomie mitrale percutanée, S05-P03-C07-23, S05-P03-C07-24f
Communication
interauriculaire, S05-P03-C09-2
– classification, S05-P03-C09-2
– examens complémentaires, S05-P03-C09-2
– manifestations cliniques, S05-P03-C09-2
– physiopathologie, S05-P03-C09-2
– suivi, S05-P03-C09-4
– traitement, S05-P03-C09-3
interventriculaire, S05-P03-C09-6
– diagnostic, S05-P03-C09-6
– insuffisance aortique, S05-P03-C07-11
– suivi, S05-P03-C09-7
– tétralogie de Fallot, S05-P03-C09-7
Comotio cordis, S05-P03-C11-2
Complément (système du), S03-P01-C01-2
Complexe(s)
immuns (vascularite associée aux), S03-P01-C07-5
QRS, S05-P01-C02-1
Composant amyloïde P, S03-P01-C37-1
Compression médiastinale (dissection aortique), S05-P03-C13-7
Conduction (troubles de la), S05-P03-C05-16
atrioventriculaire (syncope), S08-P01-C14-2
auriculoventriculaire (troubles de la), polychondrite chronique atrophiante, S03-P01-C18-3
intra-atriaux, S05-P03-C05-20

Index

Conduction (troubles de la) (*suite*)
  – étiologie, S05-P03-C05-21
  – traitement, S05-P03-C05-21
Confusion assessment method (CAM), S08-P01-C19-3
Confusion mentale, S07-P04-C01-1
  lupus érythémateux systémique, S03-P01-C02-5
  sujet âgé, S08-P01-C19-1, S08-P01-C19-2, S08-P01-C19-3
Connectivite mixte, S03-P01-C04-1
  biologie, S03-P01-C04-2
  diagnostic, S03-P01-C04-1
  manifestations
  – cardiaques, S03-P01-C04-1
  – cutanéomuqueuses, S03-P01-C04-1
  – digestives, S03-P01-C04-1
  – hématologiques, S03-P01-C04-2
  – musculaires, S03-P01-C04-1
  – neurologiques, S03-P01-C04-2
  – ostéo-articulaires, S03-P01-C04-1
  – pulmonaires, S03-P01-C04-1
  – rénales, S03-P01-C04-2
  sclérodermie systémique et, S03-P01-C05-8
  traitement, S03-P01-C04-2
Conscience
  évaluation du niveau de, S07-P04-C01-2
  perte brève de
  – critères d'hospitalisation, S08-P01-C14-3t
  – définitions, S08-P01-C14-1
  – démarche diagnostique aux urgences, S08-P01-C14-1
  – étiologie, S08-P01-C14-1
  troubles de la
  – aigus, S07-P04-C01-1
  – ventilation mécanique, S07-P10-C02-2
Conseil génétique, S02-P01-C01-11
Consentement, S02-P01-C01-6
Constant Spring (hémoglobine), S04-P03-C03-5
Constantes érythrocytaires, S04-P01-C01-1
Contracture musculaire, S10-P01-C05-1
Contre-pulsion
  diastolique (choc cardiogénique), S07-P02-C04-4
  intra-aortique (syndrome coronaire aigu), S05-P03-C01-25
Contusion cardiaque (troponine), S08-P01-C11-3t
Conversion hystérique, S03-P01-C44-1, S03-P01-C44-1t
Convulsion (coup de chaleur), S08-P01-C02-3
Cooley (maladie de), *voir* Thalassémie β majeure
Coombs (test de), direct, S04-P03-C03-16
Copeptine (infarctus du myocarde), S08-P01-C11-4
Coproporphyrie héréditaire, S03-P01-C34-3
Coqueluche (lymphocytose), S04-P02-C06-1
Cordage (rupture de), choc cardiogénique, S07-P02-C04-3
Cornée
  réflexe (coma), S07-P04-C01-3
  verticillée (maladie de Fabry), S03-P01-C43-1, S03-P01-C43-1f
Coronarite (syndrome de Cogan), S03-P01-C19-3
Coronarographie, S05-P01-C05-1
  complications, S05-P01-C05-1
  – dissection coronaire, S05-P01-C05-1
  – infarctus du myocarde, S05-P01-C05-1

  indications, S05-P01-C05-3, S05-P03-C01-20
  normale, S05-P01-C05-2f
Corps
  de Döhle, S04-P01-C01-2, S04-P02-C10-3
  de Heinz, S04-P03-C03-4, S04-P03-C03-13, S04-P03-C03-26
  de Howell-Jolly, S04-P02-C12-3
  de Lewy (démence à), *voir* Démence à corps de Lewy
Corrigan (pouls de), S05-P01-C01-13
Corticothérapie
  contre-indications, S05-P03-C02-21
  indications
  – asthme, S07-P01-C03-4
  – granulomatose éosinophilique avec polyangéite (Churg-Strauss), S03-P01-C09-4
  – granulomatose avec polyangéite (Wegener), S03-P01-C10-5
  – maladie de Horton, S03-P01-C15-4
  – périartérite noueuse, S03-P01-C08-5
  – purpura rhumatoïde, S03-P01-C12-4
  – sarcoïdose, S03-P01-C23-9
  – syndrome douloureux régional complexe, S10-P01-C10-5
  – syndrome hyperéosinophilique, S03-P01-C31-6
Cotrimoxazole, *voir* Triméthoprime-sulfaméthoxazole
Coup de chaleur, S08-P01-C02-1
  environnemental
  – biologie, S08-P01-C02-2
  – circonstances, S08-P01-C02-1
  – complications, S08-P01-C02-2
  – diagnostic différentiel, S08-P01-C02-2
  – manifestations cliniques, S08-P01-C02-2
  – prévention, S08-P01-C02-3
  – pronostic, S08-P01-C02-3
  – traitement, S08-P01-C02-2
  d'exercice, S08-P01-C02-4
  physiopathologie, S08-P01-C02-1
  sport, S05-P03-C11-2
Coups et blessures (victime de), S08-P01-C18-2
Crampe musculaire, S10-P01-C05-1
Créatine phosphokinase, fraction MB (syndrome coronaire aigu), S05-P03-C01-11
Creutzfeldt-Jakob (maladie de), transfusion sanguine, S04-P05-C01-4, S04-P05-C01-6
Crise
  aiguë thyrotoxique, S07-P06-C01-2
  – traitement (algorithme), S07-P06-C01-5f
  comitiale (lupus érythémateux systémique), S03-P01-C02-5
  psychogène (état de mal épileptique versus), S07-P04-C02-3
  rénale sclérodermique, S03-P01-C05-6
  vaso-occlusive (drépanocytose), S04-P03-C03-8
Cristallin (ectopie du), syndrome de Marfan, S03-P01-C39-6
Crizotinib (mode d'action), S09-P01-C03-10
Crohn (maladie de)
  artérite de Takayasu et, S03-P01-C14-8
  asthénie, S01-P01-C01-4
  fièvre méditerranéenne familiale, S03-P01-C36-3
  hémorragie digestive, S08-P01-C05-2
  hyperéosinophilie, S03-P01-C31-4
  syndrome des abcès aseptiques, S03-P01-C46-7

Cromoglycate disodique (mastocytose), S04-P03-C06-19
Crow-Fukase (syndrome), *voir* POEMS (syndrome)
CRUSADE (score de risque), syndrome coronaire aigu, S05-P03-C01-13, S05-P03-C01-14f
Cryofibrinogène, S03-P01-C16-1
Cryoglobulines, S03-P01-C16-1
Cryoglobulinémie, S03-P01-C16-1
  classification clinico-immunologique, S03-P01-C16-1
  étiologie, S03-P01-C16-3
  hémorragie intra-alvéolaire, S07-P01-C05-5
  mixte (type II/III), S03-P01-C16-3
  – immunoglobulines monoclonales, S04-P03-C08-24
  syndrome de Gougerot-Sjögren, S03-P01-C06-3, S03-P01-C06-6
  type I, S03-P01-C16-3
  vascularite associée, S03-P01-C07-1, S03-P01-C07-5, S03-P01-C16-4t
Cryohémolyse (test de), S04-P03-C03-2
Cryopyrinopathie, S03-P01-C46-1, S03-P01-C46-4
  clinique, S03-P01-C46-4
  génétique, S03-P01-C46-5
  maladie de Still de l'adulte versus, S03-P01-C20-3
  physiopathologie, S03-P01-C46-4
  syndrome de Schnitzler et, S03-P01-C46-7
  traitement, S03-P01-C46-5
Cubiline, S04-P03-C02-2
Cuivre
  bilan anormal, S03-P01-C33-4t
  chélateur (maladie de Wilson), S03-P01-C33-5
  hémolyse due au, S04-P03-C03-27
  métabolisme du (maladie de Wilson), S03-P01-C33-2
Cuprémie (maladie de Wilson), S03-P01-C33-3
Cuprurie (maladie de Wilson), S03-P01-C33-3
Curarisation
  complications, S07-P01-C02-5
  indications, S07-P01-C02-5
Cushman (score de sevrage alcoolique de), S08-P01-C10-2t
Cyanocobalamine, S04-P03-C02-2
Cyclophosphamide
  complications, S09-P01-C03-4
  – cancer vésical, S03-P01-C10-6
  – cystite hémorragique, S03-P01-C09-4
  indications, S09-P01-C03-4
  – granulomatose avec polyangéite (Wegener), S03-P01-C10-5
  – granulomatose éosinophilique avec polyangéite (Churg-Strauss), S03-P01-C09-4
  – lupus érythémateux systémique, S03-P01-C02-10
  – maladie de Horton, S03-P01-C15-4
  – purpura rhumatoïde, S03-P01-C12-4
  – sclérodermie systémique, S03-P01-C05-11
  mode d'action, S09-P01-C03-4
Cyprotérone (acétate de), S09-P01-C03-7
Cystite hémorragique, S04-P05-C02-6
Cytogénétique
  hématologique, S04-P01-C04-1
  moléculaire, S04-P01-C04-3
Cytokines, S04-P01-C05-1
  pro-inflammatoires, S03-P01-C01-2

Cytomégalovirus (transfusion sanguine), S04-P05-C01-5
Cytomètre trieur de cellules, S04-P01-C03-1
Cytométrie en flux, S04-P01-C03-1, S04-P01-C03-1f, S04-P01-C03-2f
Cytopathie mitochondriale, S01-P01-C01-1

D

Dabigatran (fibrillation atriale), S05-P03-C05-6
Dabrafénib (mode d'action), S09-P01-C03-10
Dacryo-adénite associée aux IgG₄, S03-P01-C27-1, S03-P01-C27-3
Dacryocytes (maladie de Vaquez), S04-P03-C06-4
Danazol (indications)
  angiœdème bradykinique, S03-P01-C35-4
  purpura thrombopénique auto-immun, S04-P04-C02-4
Danon (maladie de), hypertrophie ventriculaire, S05-P03-C03-20
Dapsone (indications)
  dermatose neutrophilique, S03-P01-C12-5
  polychondrite chronique atrophiante, S03-P01-C18-6
  purpura rhumatoïde, S03-P01-C12-5
  purpura thombopénique auto-immun, S04-P04-C02-4
  vascularite leucocytoclasique, S03-P01-C12-5
Darier
  nodule de, sarcoïdose, S03-P01-C23-3
  signe de, S04-P03-C06-16f
Dasatinib
  complications, S04-P03-C06-9
  indications, S04-P03-C06-8, S04-P03-C06-9
Davenport (diagramme de), S07-P03-C02-2f
DDAVP (indications)
  hémophilie, S04-P04-C03-4
  maladie de von Willebrand, S04-P04-C03-10
De Toni-Debré-Fanconi (syndrome de), S04-P03-C08-24
Décès (certificat de), S08-P01-C18-5
Décitabine (syndrome myélodysplasique), S04-P03-C05-14
Déclaration d'Helsinki, S02-P01-C01-15
Décompression (accident de), S08-P01-C01-7
Dé-efférentation motrice (syndrome de), *voir* Locked-in syndrome
Défaillance multiviscérale
  médiastinite aiguë, S07-P07-C03-3
  réanimation, S07-P08-C01-2
Défenseur des droits, S02-P01-C01-24
Déférasirox
  hémochromatose de type 1, S03-P01-C32-5
  thalassémie, S04-P03-C03-6
Défériprone (thalassémie), S04-P03-C03-6
Déféroxamine
  hémochromatose, S05-P03-C03-31
  thalassémie, S04-P03-C03-6
Défibrillateur/défibrillation
  algorithme, S07-P02-C01-3f
  arrêt cardiaque, S07-P02-C01-2, S07-P02-C01-4
  automatique
  – externe (arrêt cardiaque), S08-P01-C09-2
  – implantable, S05-P03-C02-20
  – – complications (endocardite infectieuse), S05-P03-C08-8
  – – grossesse, S05-P03-C10-7
  – – indications
  – – – cardiomyopathie dilatée, S05-P03-C03-8
  – – – cardiomyopathie hypertrophique, S05-P03-C03-23
  – – – dysplasie arythmogène du ventricule droit, S05-P03-C03-39
  – – – fibrillation ventriculaire, S05-P03-C05-12
  – – – troubles du rythme supraventriculaires, S05-P03-C05-16
  – – sport et, S05-P03-C11-9
Déficit
  en C1-inhibiteur (angiœdème), S03-P01-C35-2
  immunitaire
  – acquis (diagnostic par cytométrie en flux), S04-P01-C03-6
  – combiné sévère, S03-P01-C45-4
  – commun variable, S03-P01-C45-1
  – – purpura thrombopénique auto-immun, S04-P04-C02-6
  – granulomatose systémique, S03-P01-C24-5
  – – sarcoïdose versus, S03-P01-C23-6, S03-P01-C23-7
  – héréditaire, S03-P01-C45-1
  – – diagnostic par cytométrie en flux, S04-P01-C03-5
  – – infections opportunistes, S03-P01-C45-1
Delirium tremens, S08-P01-C10-2, S08-P01-C10-5
Démence
  maladie de Gaucher, S03-P01-C26-6
  maladie de Whipple, S03-P01-C25-3
Démyélinisation osmotique (syndrome de), hyponatrémie, S07-P03-C02-14
Dengue (transfusion sanguine), S04-P05-C01-5
Dénosumab (myélome multiple), S04-P03-C08-22
Dent(s), algie, S10-P01-C06-1
Dénutrition du sujet âgé, S08-P01-C19-1
Déontologie, S02-P01-C01-1
Déoxycoformycine (leucémie à tricholeucocytes), S04-P03-C08-13
Dépistage, S02-P01-C01-20
Dépression
  amaigrissement, S01-P01-C02-2
  asthénie, S01-P01-C01-5
  cancer et, S09-P01-C02-4
  sujet âgé, S08-P01-C19-2, S08-P01-C19-3
  syndrome post-réanimation, S07-P09-C02-1
Dérivation cavopulmonaire, S05-P03-C09-10
Dérivés nitrés
  indications
  – angor d'effort chronique stable, S05-P03-C01-29
  – artériopathie, S06-P01-C05-4
  – syndrome coronaire aigu, S05-P03-C01-15
  interactions (sildénafil), S05-P03-C01-30
Dermatose neutrophilique
  lupus érythémateux systémique, S03-P01-C02-4
  syndrome de Majeed, S03-P01-C46-6
  syndrome myélodysplasique, S04-P03-C05-11
Dermite ocre
  insuffisance veineuse chronique, S06-P01-C08-3, S06-P01-C08-4f
  ulcère de jambe, S06-P01-C13-1f, S06-P01-C13-2
Dermopathie
  fibrosante néphrogénique (sclérodermie systémique versus), S03-P01-C05-9
  provoquée, S03-P01-C44-3
Déshydratation
  coup de chaleur, S08-P01-C02-2
  insuffisance surrénale aiguë, S07-P06-C01-6
Desmocolline, S05-P03-C03-39
Desmogléine, S05-P03-C03-39
Desmoplakine, S05-P03-C03-39
Désoxyuridine (test de suppression par la), S04-P03-C02-3
Dessertenne (torsade de pointes de), S05-P01-C02-17
Détresse respiratoire
  aiguë (syndrome de), S07-P01-C02-1, S07-P09-C02-1, S08-P01-C08-1
  – almitrine, S07-P01-C02-5
  – cœur pulmonaire aigu, S07-P02-C06-4
  – critères de Berlin, S08-P01-C08-3t
  – curarisation, S07-P01-C02-5
  – définition, S07-P01-C02-1
  – ECMO, S07-P01-C02-7, S07-P10-C01-5
  – épidémiologie, S07-P01-C02-1
  – étiologie, S07-P01-C02-2, S07-P01-C02-2t
  – grossesse, S07-P06-C02-3
  – maladie auto-immune, S07-P01-C02-2
  – maladie de Still de l'adulte, S03-P01-C20-4
  – monoxyde d'azote inhalé, S07-P01-C02-5
  – physiopathologie, S07-P01-C02-2
  – pronostic, S07-P01-C02-1
  – rapport ventilation-perfusion, S07-P01-C01-2
  – séquelles respiratoires, S07-P09-C02-2
  – syndrome des antiphosphlipides, S03-P01-C03-5
  – troubles de la diffusion des gaz, S07-P01-C01-2
  – ventilation
  – – algorithme décisionnel, S07-P01-C02-4f
  – – mécanique, S07-P01-C02-3
  – – par oscillations à haute fréquence, S07-P01-C02-6
  péripartum, S07-P06-C02-4
Devic (syndrome de), S03-P01-C02-6
Dexaméthasone (syndrome POEMS), S03-P01-C38-5
Diabète de type 2
  amaigrissement, S01-P01-C02-2
  asthénie, S01-P01-C01-4
  douleur neuropathique, S10-P01-C07-4
  insipide
  – histiocytose à cellules de Langerhans, S03-P01-C28-4
  – maladie d'Erdheim-Chester, S03-P01-C29-3, S03-P01-C29-4
  – sarcoïdose, S03-P01-C23-5
  risque cardiovasculaire, S05-P02-C02-1, S05-P02-C04-2
  syndrome coronaire aigu, S05-P03-C01-21, S05-P03-C01-21t
  syndrome IPEX, S03-P01-C45-9
Diagnostic pré-implantatoire, S02-P01-C01-13
Diagramme de Davenport, S07-P03-C02-2f
Dialyse péritonéale, S07-P10-C03-1
voir aussi Épuration extrarénale
Diaphragme (paralysie du), insuffisance respiratoire aiguë, S07-P01-C01-2
Diarrhée chronique (maladie de Whipple), S03-P01-C25-2

Index

Diazépam (sevrage alcoolique), S08-P01-C10-2
DiGeorge (syndrome de), S03-P01-C45-9
  lymphocytopénie, S04-P02-C05-1t
  tétralogie de Fallot, S05-P03-C09-8
Digitaliques
  complications, S05-P01-C02-22, S05-P01-C02-22f
  indications, S05-P03-C05-3
  intoxication par les, S08-P01-C17-8
Digoxine
  complications, S05-P01-C02-22
  indications, S05-P03-C02-17
Dihydrofolate réductase, S04-P03-C02-1
  inhibiteurs, S04-P03-C02-5
Dihydropyridine (angor d'effort chronique stable), S05-P03-C01-31
Dilatation de l'aorte ascendante (syndrome d'Ehlers-Danlos), S03-P01-C39-9
Diltiazem
  contre-indications, S05-P03-C02-21
  indications, S05-P03-C01-31
D-Dimères, S04-P04-C01-3
  dyspnée aiguë, S08-P01-C08-5
  embolie pulmonaire, S08-P01-C11-4, S08-P01-C15-3
  maladie thrombo-embolique veineuse, S06-P01-C07-3, S08-P01-C03-1
  thrombose veineuse profonde, S08-P01-C15-1
Diphosphoglycérate mutase (déficit en), érythrocytose héréditaire, S04-P03-C07-1
Dip-plateau (péricardite constrictive), S05-P03-C06-16, S05-P03-C06-19
DIRA (syndrome), S03-P01-C46-1, S03-P01-C46-5
Directives anticipées, S02-P01-C01-6, S07-P09-C03-3
Disopyramide
  cardiomyopathie hypertrophique, S05-P03-C03-22
  insuffisance cardiaque, S05-P03-C02-21
Dissection
  aortique, S05-P03-C07-11, S05-P03-C13-5
  – coarctation isthmique et, S06-P01-C02-1
  – diagnostic, S05-P03-C13-9
  – – différentiel, S05-P03-C13-9
  – douleur, S05-P01-C01-3
  – – thoracique, S08-P01-C11-2
  – examens complémentaires, S05-P03-C13-7
  – formes
  – – atypiques, S05-P03-C13-7
  – – typiques, S05-P03-C13-6
  – grossesse, S07-P06-C02-5
  – sport, S05-P03-C11-2
  – syndrome de Cogan, S03-P01-C19-3
  – syndrome de Marfan, S03-P01-C39-2
  – traitement, S05-P03-C13-10
  coronaire (grossesse), S07-P06-C02-6
DITRA (syndrome), S03-P01-C46-1
Diurétiques (insuffisance cardiaque), S05-P03-C02-16, S05-P03-C02-16t
Divergence oculaire (coma), S07-P04-C01-3
Diverticule de Meckel
  carence martiale, S04-P03-C01-5
  hémorragie digestive, S08-P01-C05-2
Diverticulite (douleur abdominale), S08-P01-C12-1t
DN4 (douleur neuropathique en 4 questions), S10-P01-C01-2t, S10-P01-C07-2t, S10-P01-C07-3f
Dobutamine (état de choc), S07-P02-C02-6

Docétaxel, S09-P01-C03-6
  complications, S09-P01-C03-6
  indications, S09-P01-C03-6
  mode d'action, S09-P01-C03-6
Döhle (corps de), S04-P01-C01-2, S04-P02-C10-3
Doigts (ulcérations), sclérodermie systémique, S03-P01-C05-2, S03-P01-C05-3f
Don
  de gamètes, S02-P01-C01-9
  de sang, S02-P01-C01-14
Donath-Landsteiner (hémolysine biphasique de), S04-P03-C03-19
Douleur
  abdominale
  – démarche diagnostique aux urgences, S08-P01-C12-1
  – – algorithme, S08-P01-C12-2f
  – étiologie, S08-P01-C12-1t
  – physiopathologie, S08-P01-C12-1
  aiguë, S10-P01-C01-1
  – diagnostic, S08-P01-C16-1
  – aux urgences, S08-P01-C16-1
  aspects
  – cognitivo-émotionnels et comportementaux, S10-P01-C01-3
  – qualitatifs, S10-P01-C01-2
  – quantitatifs, S10-P01-C01-3
  auto-évaluation, S10-P01-C01-3
  chronique, S10-P01-C01-1
  – non pharmacologique, S10-P01-C11-10
  – post-chirurgicale, S10-P01-C03-1
  – – définition, S10-P01-C03-1
  – – épidémiologie, S10-P01-C03-1
  – – évolution naturelle, S10-P01-C03-1
  – – facteurs génétiques, S10-P01-C03-2
  – – facteurs psychologiques, S10-P01-C03-2
  – – facteurs de risque, S10-P01-C03-1, S10-P01-C03-1t
  – – incidence, S10-P01-C03-3f
  – – prévention, S10-P01-C03-2
  – – prise en charge, S10-P01-C03-3
  – – qualité de vie, S10-P01-C03-1
  contexte, S10-P01-C01-1
  définition, S10-P01-C01-1
  dysfonctionnelle (idiopathique), S10-P01-C01-1
  évolution, S10-P01-C01-1
  examen clinique, S10-P01-C01-3
  par excès de nociception, S10-P01-C01-1
  hétéro-évaluation, S10-P01-C01-3
  musculaire, S10-P01-C05-1
  – définition, S10-P01-C05-1
  – diagnostic, S10-P01-C05-2
  – diffuse, S10-P01-C05-2
  – focale, S10-P01-C05-2
  – handicap fonctionnel, S10-P01-C05-3
  – de repos, S10-P01-C05-2t
  myofasciale, S10-P01-C05-2
  neuropathique, S08-P01-C16-2, S10-P01-C01-1, S10-P01-C07-1
  – classification étiopathogénique, S10-P01-C07-1t
  – dépistage, S10-P01-C07-2t
  – épidémiologie, S10-P01-C07-1
  – évaluation clinique, S10-P01-C07-2
  – examens complémentaires, S10-P01-C07-3
  – mécanismes, S10-P01-C07-3
  – questionnaire DN4, S08-P01-C16-3t
  – syndrome douloureux régional complexe et, S10-P01-C10-3
  – traitement, S08-P01-C16-6, S10-P01-C07-4
  – – recommandations, S10-P01-C07-7

  en oncologie, S10-P01-C08-1
  – étiologie, S10-P01-C08-1
  – liée aux soins, S10-P01-C08-1
  – physiopathologie, S10-P01-C08-1
  – séquellaire, S10-P01-C08-2
  – traitement, S10-P01-C08-1
  orofaciale, S10-P01-C06-1, S10-P01-C06-2
  oropharyngée, S10-P01-C06-2
  péricardique, S05-P01-C01-3
  physiopathologie, S10-P01-C01-1
  pleurale, S05-P01-C01-3
  post-opératoire, S10-P01-C02-1
  – aiguë, S10-P01-C03-2
  – chirurgie ambulatoire, S10-P01-C02-7
  – combinaison analgésique, S10-P01-C02-5
  – démarche qualité, S10-P01-C02-1
  – tests nociceptifs, S10-P01-C02-6
  – traitement, S10-P01-C02-1
  pré-opératoire, S10-P01-C03-2
  recommandations de la Haute Autorité de santé, S10-P01-C01-1
  sémiologie, S10-P01-C01-1
  thoracique, S05-P01-C01-1
  – cardiomyopathie hypertrophique, S05-P03-C03-12
  – démarche diagnostique aux urgences, S08-P01-C11-1
  – électrocardiogramme, S08-P01-C11-2
  – épidémiologie, S08-P01-C11-1
  – radiographie thoracique, S08-P01-C11-5
  – sujet âgé, S08-P01-C19-2
  – syndrome coronaire aigu, S05-P03-C01-9f, S05-P03-C01-22, S08-P01-C11-1
  topographie, S10-P01-C01-2
  traitement pharmacologique, S10-P01-C11-1
Doxycycline (maladie de Whipple), S03-P01-C25-5
Drainage lymphatique (lymphœdème), S06-P01-C09-6
Drépanocytose, S04-P03-C03-7
  classification, S04-P03-C03-7
  cœur pulmonaire aigu, S07-P02-C06-4
  complications, S04-P03-C03-8, S04-P03-C03-10
  conseil génétique, S04-P03-C03-11
  crise vaso-occlusive, S08-P01-C16-5
  diagnostic, S04-P03-C03-8
  – prénatal et pré-implantatoire, S04-P03-C03-11
  grossesse, S04-P03-C03-10
  physiopathologie, S04-P03-C03-7
  rapport ventilation-perfusion, S07-P01-C01-2
  surveillance, S04-P03-C03-9
  traitement, S04-P03-C03-10
DRESS (syndrome), S03-P01-C31-3, S04-P02-C07-2, S06-P01-C05-3
Dressler (syndrome de), S05-P03-C06-4
  syndrome coronaire aigu, S05-P03-C01-24
Drop attack (perte de conscience versus), S08-P01-C14-1
Drumstick, S04-P01-C01-2
Duchenne (myopathie de), *voir* Myopathie de Duchenne
Duloxétine
  douleur neuropathique, S10-P01-C07-4, S10-P01-C07-5t
  fibromyalgie, S10-P01-C11-8
Duncan (maladie de), S03-P01-C45-8
Durozier (souffle double intermittent de), S05-P01-C01-14
Dysautonomie (perte de conscience), S08-P01-C14-2

Dysérythropoïèse (syndrome myélodysplasique), S04-P03-C05-10
Dysesthésie, S10-P01-C01-3t
Dysfibrogénémie congénitale, S04-P04-C01-2
Dysglobulinémie (angiœdème), S03-P01-C35-3
Dysgranulopoïèse (syndrome myélodysplasique), S04-P03-C05-10
Dyskaliémie, *voir* Hyperkaliémie, Hypokaliémie
Dyskératose congénitale, S04-P03-C05-2
   diagnostic, S04-P03-C05-2
   génétique, S04-P03-C05-2
   manifestations cliniques, S04-P03-C05-2
   physiopathologie, S04-P03-C05-2
   traitement, S04-P03-C05-3
Dysmégacaryocytopoïèse (syndrome myélodysplasique), S04-P03-C05-10
Dysmorphie faciale (syndrome CINCA), S03-P01-C46-4
Dysnatrémie, *voir* Hypernatrémie, Hyponatrémie
Dysphagie douleur oropharyngée, S10-P01-C06-2
Dysplasie
   arythmogène du ventricule droit, S05-P03-C03-3, S05-P03-C03-35
   – diagnostic, S05-P03-C03-35, S05-P03-C03-36t
   – ECG, S05-P03-C03-35f
   – évolution, S05-P03-C03-37
   – fibrillation ventriculaire, S05-P03-C05-12
   – génétique, S05-P03-C03-38, S05-P03-C03-39t
   – incidence, S05-P03-C03-35
   – insuffisance cardiaque droite, S05-P03-C02-7
   – IRM, S05-P01-C06-9, S05-P01-C06-9f
   – prévalence, S05-P03-C03-35
   – risque de mort subite, S05-P03-C03-37
   – sport, S05-P03-C03-40
   – syncope, S08-P01-C14-2
   – traitement, S05-P03-C03-39
   congénitale des os longs (neurofibromatose 1), S03-P01-C41-3
   fibromusculaire (artérite de Takayasu versus), S03-P01-C14-9
   osseuse (syndrome de Ghosal), S03-P01-C46-6
   vasculaire cérébrale (neurofibromatose 1), S03-P01-C41-3
Dyspnée, S05-P01-C01-4
   aiguë, S08-P01-C08-1
   – biomarqueurs, S08-P01-C08-5
   – définition, S08-P01-C08-1
   – diagnostic, S08-P01-C08-1
   – effet shunt, S08-P01-C08-4
   – électrocardiogramme, S08-P01-C08-4
   – étiologie, S08-P01-C08-2, S08-P01-C08-3t
   – gazométrie artérielle, S08-P01-C08-4
   – physiopathologie, S08-P01-C08-1
   – signes de gravité, S08-P01-C08-2t
   – traitement en urgence, S08-P01-C08-6
   cardiomyopathie hypertrophique, S05-P03-C03-12
   de Cheyne-Stokes, S08-P01-C08-2
   de décubitus, S05-P01-C01-4
   d'effort, S05-P01-C01-4
   – classification fonctionnelle de la NYHA, S05-P01-C01-4t
   inspiratoire, S08-P01-C08-2
   insuffisance cardiaque, S05-P03-C02-7
   insuffisance respiratoire aiguë, S07-P01-C01-1
   de Kussmaul, S08-P01-C08-2
   paroxystique, S05-P01-C01-4
   – nocturne, S05-P03-C02-8
Dystonie, S10-P01-C05-1
   maladie de Wilson, S03-P01-C33-2
   musculaire lisse, S04-P03-C03-29
Dystrophie musculaire
   asthénie, S01-P01-C01-5
   progressive d'Erb (cardiomyopathie dilatée), S05-P03-C03-5

E

Eau (intoxication par l'), S08-P01-C02-2
Ecchymose, S08-P01-C18-3
Échanges plasmatiques (indications)
   granulomatose éosinophilique avec polyangéite (Churg-Strauss), S03-P01-C09-4
   hémorragie alvéolaire, S03-P01-C02-11
   hyperthyroïdie, S07-P06-C01-4
   polyradiculonévrite, S07-P04-C03-5
   purpura rhumatoïde, S03-P01-C12-4
   purpura thrombotique thrombocytopénique, S07-P06-C02-1
Échelle
   comportementale Algoplus, S08-P01-C16-2, S08-P01-C16-2t
   numérique, S08-P01-C16-1
   verbale simple, S08-P01-C16-1
   visuelle analogique, S08-P01-C16-1, S08-P01-C16-1f
Échocardiographie
   Doppler, S05-P01-C03-1
   – valeurs normales chez l'adulte, S05-P01-C03-9t
   intracardiaque, S05-P01-C03-5
   transœsophagienne, S05-P01-C03-4
   transthoracique, S05-P01-C03-3
Éclampsie, S07-P06-C02-2
   syndrome des antiphospholipides et, S03-P01-C03-4
   traitement, S07-P04-C02-7
ECMO, S07-P10-C01-1
   complications, S07-P10-C01-2
   indications
   – choc cardiogénique, S07-P02-C04-3
   – cœur pulmonaire aigu, S07-P02-C06-5
   – SDRA, S07-P01-C02-7
   veino-artérielle, S07-P10-C01-2
   – indications, S07-P10-C01-2, S07-P02-C04-4
   veino-veineuse, S07-P10-C01-5
   – sevrage, S07-P10-C01-7
Ecstasy aux urgences, S08-P01-C10-3
Ectopie du cristallin (syndrome de Marfan), S03-P01-C39-6
Éculizumab
   hémoglobinurie paroxystique nocturne, S04-P03-C03-31
   syndrome hémolytique et urémique atypique, S07-P06-C02-1
Eczéma variqueux, S06-P01-C08-3
Édoxaban (fibrillation atriale), S05-P03-C05-6
Ehlers-Danlos (syndrome d'), S03-P01-C39-7
   anévrysme congénital, S06-P01-C01-2
   classification, S03-P01-C39-8t
   dissection aortique, S07-P06-C02-6
   forme classique, S03-P01-C39-9
   grossesse, S03-P01-C39-10
   insuffisance mitrale, S05-P03-C07-26
   manifestations cliniques, S03-P01-C39-8f
   sport, S05-P03-C11-10
   type hypermobile, S03-P01-C39-9
   type vasculaire, S03-P01-C39-9
Eisenmenger (syndrome d'), S05-P03-C09-12, S07-P06-C02-6
   contraception, S05-P03-C09-13
   grossesse, S05-P03-C10-3
Ektacytométrie, S04-P03-C03-2, S04-P03-C03-16
Élastopathie (anévrysme congénital), S06-P01-C01-2
Électrisation, S08-P01-C01-3
   étiologie, S08-P01-C01-4
   manifestations cliniques, S08-P01-C01-4
   traitement, S08-P01-C01-4
Électrocardiogramme, S05-P01-C02-1
   d'effort (contre-indications), S05-P01-C04-1
   dérivations, S05-P01-C02-2, S05-P01-C02-3f
   électrodes, S05-P01-C02-2, S05-P01-C02-2f
   de haute amplification, S05-P01-C07-8
   Holter, S05-P01-C07-1
   – indications, S05-P01-C07-1
   – technique, S05-P01-C07-1
   interprétation, S05-P01-C02-2
   normal, S05-P01-C02-4, S05-P01-C02-4f, S05-P01-C02-5f
Électrocution, S08-P01-C01-3
Éliglustat (maladie de Gaucher), S03-P01-C26-8
Elliptocytose héréditaire, S04-P03-C03-2
   diagnostic, S04-P03-C03-2
   traitement, S04-P03-C03-3
Elthrombopag (indications)
   aplasie médullaire acquise, S04-P03-C05-6
   purpura thrombopénique auto-immun, S04-P04-C02-3
   syndrome myélodysplasique, S04-P03-C05-13
Emberger (syndrome d'), S06-P01-C09-2
Embolectomie, S06-P01-C03-1
Emboles de cholestérol (maladie des), insuffisance rénale aiguë, S07-P03-C01-4
Embolie
   amniotique, S07-P06-C02-2
   artérielle, S06-P01-C03-1
   – aiguë sur lit embolique chronique, S06-P01-C03-5
   – sur artères pathologiques, S06-P01-C03-5
   – des axes de jambe, S06-P01-C03-3
   – de la bifurcation aortique, S06-P01-C03-3
   – de cholestérol, S06-P01-C03-5
   – par corps étrangers, S06-P01-C03-5
   – à destinée cérébrale, S06-P01-C03-3
   – digestive, S06-P01-C03-3
   – iliofémorale, S06-P01-C03-3
   – « marastique », S06-P01-C03-5
   – matériel athéromateux, S06-P01-C03-5
   – du membre supérieur, S06-P01-C03-3
   – multiple, S06-P01-C03-5
   – mycosique, S06-P01-C03-5
   – paradoxale, S06-P01-C03-4
   – poplitée, S06-P01-C03-3, S06-P01-C03-4f
   – récidivante, S06-P01-C03-5
   – rénale, S06-P01-C03-3
   – septique, S06-P01-C03-5
   – syndrome des antiphospholipides et, S03-P01-C03-5
   – thrombus blanc plaquettaire, S06-P01-C03-4

I-15

Index

Embolie (suite)
  – thrombus rouge cruorique, S06-P01-C03-5
  – traitement, S06-P01-C03-1
  – tumorale, S06-P01-C03-5
  – vue tardivement, S06-P01-C03-5
  coronaire (grossesse), S07-P06-C02-6
  gazeuse (accident de plongée), S08-P01-C01-7
  graisseuse (drépanocytose), S04-P03-C03-8
  pulmonaire, S06-P01-C07-1, S06-P01-C07-4, S08-P01-C15-3
  – cœur pulmonaire aigu, S07-P02-C06-4
  – diagnostic, S08-P01-C15-3
  – – algorithme, S06-P01-C07-5f, S08-P01-C15-4f
  – D-dimères, S08-P01-C11-4
  – douleur, S05-P01-C01-3
  – – abdominale, S08-P01-C12-1t
  – – thoracique, S08-P01-C11-3
  – dyspnée aiguë, S08-P01-C08-3t
  – ECG, S05-P01-C02-18, S05-P01-C02-19f
  – ECMO veino-artérielle, S07-P10-C01-5
  – grossesse, S05-P03-C10-7
  – insuffisance respiratoire aiguë, S07-P01-C01-6
  – maladie de Behçet, S03-P01-C17-4
  – manifestations cliniques, S06-P01-C07-4, S08-P01-C15-3, S08-P01-C15-3t
  – shunt intracardiaque, S07-P01-C01-2
  – traitement, S06-P01-C07-10, S08-P01-C15-5
  – – algorithme, S06-P01-C07-10f, S08-P01-C15-6f
  – troponine, S08-P01-C11-3t
  systémique (rétrécissement mitral), S05-P03-C07-19
Embryon
  conservation, S02-P01-C01-9
  statut de l', S02-P01-C01-13
Emergency department depression screening instrument (ED-DSI), S08-P01-C19-3
Emphysème
  médiastinal (accident de plongée), S08-P01-C01-7
  sous-cutané (médiastinite), S07-P07-C03-4
Encéphalite
  lupique, S03-P01-C02-5
  syndrome de Cogan, S03-P01-C19-3
Encéphalomyélite myalgique, S01-P01-C01-6
Encéphalopathie
  état de mal épileptique versus, S08-P01-C07-2
  hépatique, S07-P05-C02-1
  hypertensive (sclérodermie systémique), S03-P01-C05-6
  métabolique (myoclonie), S07-P04-C02-3
  postérieure réversible
  – céphalée aiguë, S08-P01-C13-3
  – éclampsie, S07-P06-C02-3
  – phéochromocytome, S07-P06-C01-5
Endobrachyœsophage (sclérodermie systémique), S03-P01-C05-6
Endocardite
  aiguë
  – choc cardiogénique, S07-P02-C04-3
  – insuffisance aortique, S05-P03-C07-10
  fibroblastique, S05-P03-C03-31
  – anatomopathologie, S05-P03-C03-31, S05-P03-C03-33
  – angiographie, S05-P03-C03-33f
  – échocardiographie, S05-P03-C03-32, S05-P03-C03-32f
  – électrocardiogramme, S05-P03-C03-32

  – étiopathogénie, S05-P03-C03-33
  – examens complémentaires, S05-P03-C03-32
  – hyperéosinophilie, S03-P01-C31-4
  – insuffisance cardiaque droite, S05-P03-C02-7
  – manifestations cliniques, S05-P03-C03-32
  – pièce opératoire, S05-P03-C03-34f
  – traitement, S05-P03-C03-33
  à hémocultures négatives (maladie de Whipple), S03-P01-C25-4
  infectieuse, S05-P03-C08-1
  – artérite, S06-P01-C04-2
  – bactériémie, S05-P03-C08-2
  – cardiopathie congénitale et, S05-P03-C09-1
  – classification, S05-P03-C08-1t
  – du cœur droit, S05-P03-C08-8
  – complications, S05-P03-C08-6
  – critères de Duke, S05-P03-C08-3, S05-P03-C08-3t
  – sur défibrillateur, S05-P03-C08-8
  – définition, S05-P03-C08-1, S05-P03-C08-1t
  – diagnostic, S05-P03-C08-2
  – – algorithme, S05-P03-C08-4f
  – microbiologique, S05-P03-C08-4
  – échocardiographie, S05-P03-C08-4, S05-P03-C08-5f
  – épidémiologie, S05-P03-C08-1
  – indications chirurgicales, S05-P03-C08-8, S05-P03-C08-9t
  – insuffisance mitrale, S05-P03-C07-26
  – manifestations cliniques, S05-P03-C08-3, S05-P03-C08-3t
  – physiopathologie, S05-P03-C08-2
  – prévention, S05-P03-C08-9
  – pronostic, S05-P03-C08-6, S05-P03-C08-6t
  – prophylaxie, S05-P03-C08-9
  – sur prothèse valvulaire, S05-P03-C08-7, S05-P03-C08-9
  – risque embolique, S05-P03-C08-6
  – subaiguë (asthénie), S01-P01-C01-4
  – TEP-TDM, S05-P03-C08-5f, S05-P03-C08-6
  – traitement, S05-P03-C08-8
  de Libman-Sacks (lupus érythémateux systémique), S03-P01-C02-6
  maladie de Whipple, S03-P01-C25-2
  d'Osler, S05-P03-C09-11
Endomyocardite fibreuse, S03-P01-C09-3, S05-P03-C03-31
Endoprothèse valvulaire, S05-P03-C07-43
Énolase neurone-spécifique (coma), S07-P04-C01-7
Entéropathie
  auto-immune (syndrome IPEX), S03-P01-C45-9
  exsudative
  – histiocytose à cellules de Langerhans, S03-P01-C28-5
  – maladie de Waldmann, S06-P01-C09-1
Environnement (impact sur la santé), S02-P01-C01-19
Enzalutamide
  complications, S09-P01-C03-7
  mode d'action, S09-P01-C03-7
Enzymothérapie (maladie de Gaucher), S03-P01-C26-8
Eosine 5-maléimide (test), S04-P03-C03-2
Éosinophilie, S04-P02-C07-1
  fasciite avec, S03-P01-C21-1

  granulomatose éosinophilique avec polyangéite (Churg-Strauss), S03-P01-C09-1, S03-P01-C09-3
Épaisseur intima-média (risque cardiovasculaire), S05-P02-C04-3
Épanchement péricardique, S05-P03-C06-1, S05-P03-C06-8, S05-P03-C06-9
  classification, S05-P03-C06-3f
  coma myxœdémateux, S07-P06-C01-1
  imagerie, S05-P03-C06-4t, S05-P03-C06-8
Épendymome (neurofibromatose 2), S03-P01-C41-4
Épidémiologie, S02-P01-C01-16
Épidurite (myélome multiple), S04-P03-C08-19
Épigénétique, S02-P01-C01-11
Épiglottite (dyspnée aiguë), S08-P01-C08-3t
Épilepsie
  crise, S08-P01-C07-1
  état de mal, S07-P04-C02-1, S08-P01-C07-1
  – absence, S07-P04-C02-4
  – classification, S08-P01-C07-1, S08-P01-C07-1t
  – coma, S07-P04-C01-5
  – convulsif, S08-P01-C07-1
  – – généralisé, S07-P04-C02-2, S07-P04-C02-3, S08-P01-C07-3, S08-P01-C07-4f
  – définition, S07-P04-C02-1
  – diagnostic, S07-P04-C02-2, S08-P01-C07-1
  – électro-encéphalogramme, S08-P01-C07-1, S08-P01-C07-2
  – épidémiologie, S07-P04-C02-2, S08-P01-C07-1
  – inaugural, S07-P04-C02-4
  – manifestations cliniques, S07-P04-C02-2
  – myoclonique, S07-P04-C02-3
  – non convulsif, S0-P04-C02-3, S08-P01-C07-2
  – – confusionnel, S08-P01-C07-2
  – – généralisé, S07-P04-C02-3
  – – partiel complexe, S07-P04-C02-4
  – – partiel simple sans signe moteur, S07-P04-C02-4, S08-P01-C07-2
  – partiel simple avec signes moteurs, S07-P04-C02-1
  – physiopathologie, S07-P04-C02-1
  – pseudo-crise versus, S08-P01-C07-2t
  – traitement, S07-P04-C02-5, S08-P01-C07-3
  neurofibromatose 1, S03-P01-C41-3
  partielle continue, S07-P04-C02-3
  perte de conscience versus, S08-P01-C14-1
  pseudo-crise versus, S08-P01-C07-2
Épisclérite, S03-P01-C18-2f
  granulomatose avec polyangéite (Wegener), S03-P01-C10-3
  syndrome de Cogan, S03-P01-C19-1
Épistaxis
  granulomatose avec polyangéite (Wegener), S03-P01-C10-2
  maladie de Rendu-Osler, S03-P01-C40-1, S03-P01-C40-2
Éplérénone (insuffisance cardiaque), S05-P03-C02-17
Epstein (syndrome d'), S04-P04-C02-7
  thrombopénie, S04-P02-C10-2t
Epstein-Barr (virus d')
  lymphome non hodgkinien, S04-P03-C08-29
  syndrome de Guillain-Barré, S07-P04-C03-1

Épuisement à la chaleur (syndrome d'), S08-P01-C02-2
Épuration extrarénale
  complications, S07-P10-C03-4, S07-P10-C03-4t
  critères, S07-P10-C03-3, S07-P10-C03-3t
  indications, S07-P03-C01-8
  modalités, S07-P10-C03-2, S07-P10-C03-3t
  pronostic, S07-P10-C03-4
  réanimation, S07-P10-C03-1
  techniques, S07-P10-C03-1
Erb (dystrophie musculaire progressive d'), voir Dystrophie musculaire progressive d'Erb
Erdheim-Chester (maladie d'), S03-P01-C29-1
  biologie, S03-P01-C29-4
  diagnostic, S03-P01-C29-4
  épidémiologie, S03-P01-C29-1
  fibrose rétropéritonéale, S03-P01-C22-1
  – secondaire, S03-P01-C22-1
  imagerie, S03-P01-C29-2f
  manifestations
  – cardiovasculaires, S03-P01-C29-3
  – cutanées, S03-P01-C29-1f, S03-P01-C29-3
  – endocriniennes, S03-P01-C29-3
  – neurologiques, S03-P01-C29-3
  – osseuses, S03-P01-C29-2
  – pleuropulmonaires, S03-P01-C29-4
  – rénales, S03-P01-C29-4
  physiopathologie, S03-P01-C29-4
  pronostic, S03-P01-C29-5
  suivi, S03-P01-C29-5
  traitement, S03-P01-C29-5
Ergot de seigle (fibrose rétropéritonéale secondaire), S03-P01-C22-1
Ergotisme, S06-P01-C05-1
Éribuline, S09-P01-C03-6
Erlotinib, S09-P01-C03-9
  complications, S09-P01-C03-9
  indications, S09-P01-C03-9
  mode d'action, S09-P01-C03-9
Érysipèle (lymphœdème), S06-P01-C09-4
Erythema elevatum diutinum (syndrome myélodysplasique et), S04-P03-C05-11
Érythème noueux
  artérite de Takayasu, S03-P01-C14-5
  maladie de Behçet, S03-P01-C17-2
  sarcoïdose, S03-P01-C23-2
Érythermalgie (lupus érythémateux systémique), S03-P01-C02-3
Érythraphérèse (drépanocytose), S04-P03-C03-10
Érythroblastopénie
  anémie arégénérative, S04-P03-C08-6
  auto-immune (lupus érythémateux systémique), S03-P01-C02-6
  chronique, S04-P03-C05-6
  – acquise, S04-P01-C05-2
  – diagnostic, S04-P03-C05-7
  – étiologie, S04-P03-C05-7
  – physiopathologie, S04-P03-C05-7
  – traitement, S04-P03-C05-8
  fasciite avec éosinophilie, S03-P01-C21-2
Érythrocytaphérèse (hémochromatose de type 1), S03-P01-C32-5
Érythrocytose
  familiale, S04-P03-C07-1
  héréditaire, S04-P03-C07-1
  – diagnostic, S04-P03-C07-3
  – – algorithme, S04-P03-C07-4f
  – primaire, S04-P03-C07-1
  – pronostic, S04-P03-C07-3
  maladie de Vaquez, S04-P03-C06-1
Érythromélalgie (maladie de Vaquez), S04-P03-C06-2
Érythromycine (préparation à l'endoscopie)), S08-P01-C05-2
Érythromyélémie (maladie de Vaquez), S04-P03-C06-4
Érythrophagocytose (syndrome d'activation lymphohistiocytaire), S04-P03-C09-2
Érythropoïèse sidéroprive, S04-P03-C01-2t
Érythropoïétine recombinante
  érythroblastopénie chronique due à l', S04-P03-C05-7
  syndrome myélodysplasique, S04-P03-C05-13
Érythrose (maladie de Vaquez), S04-P03-C06-2
Espace
  éthique de l'Assistance publique-Hôpitaux de Paris, S02-P01-C01-24
  éthique méditerranéen de l'Assistance publique des Hôpitaux de Marseille, S02-P01-C01-24
  de réflexion éthique, S02-P01-C01-24
État
  de choc, S07-P02-C02-1
  diagnostic, S07-P02-C02-5
  examens complémentaires, S07-P02-C02-5
  explorations hémodynamiques, S07-P02-C02-5
  signes cliniques, S07-P02-C02-5
  traitement, S07-P02-C02-6
  ventilation mécanique, S07-P10-C02-2
  encéphalopathie postérieure réversible, S07-P06-C02-3
  hépatite fulminante, S07-P05-C02-3
  de mal EEG du coma, S07-P04-C02-4
  de mal épileptique, voir Épilepsie
  végétatif (coma versus), S07-P04-C01-4
Éthique, S02-P01-C01-1
Étoposide, S09-P01-C03-5
  complications, S09-P01-C03-5
  indications, S09-P01-C03-5
  mode d'action, S09-P01-C03-5
Euglobulines (lyse des), S04-P04-C01-3
Euthanasie, S07-P09-C03-5
Evans (syndrome d'), S03-P01-C02-6, S04-P04-C02-5
Évérolimus, S09-P01-C03-8
  indications, S09-P01-C03-8
  mode d'action, S09-P01-C03-8
Exémestane (mode d'action), S09-P01-C03-8
Exercice physique
  dynamique, S05-P03-C11-1
  statique, S05-P03-C11-1
Exophtalmie
  granulomatose avec polyangéite (Wegener), S03-P01-C10-2
  histiocytose à cellules de Langerhans, S03-P01-C28-3
Expansion volémique (insuffisance rénale aiguë), S07-P03-C01-6
Extrasystole
  atriale, S05-P03-C05-1
  bloc sino-auriculaire versus, S05-P03-C05-19
  ECG, S05-P01-C02-12, S05-P01-C02-13f
  ventriculaire, S05-P03-C05-9, S05-P03-C05-12
  ECG, S05-P01-C02-14, S05-P01-C02-15f
  traitement, S05-P03-C05-10, S05-P03-C05-12
Éythème noueux (sarcoïdose), S03-P01-C23-3

F

Fabry (maladie de), S03-P01-C43-1, S05-P03-C07-18
  asthénie, S01-P01-C01-5
  complications, S03-P01-C43-2
  diagnostic, S03-P01-C43-2
  – algorithme, S03-P01-C43-2f
  hypertrophie myocardique, S05-P03-C03-19
  manifestations cliniques, S03-P01-C43-1, S05-P01-C06-9
  physiopathologie, S03-P01-C43-3
  traitement, S03-P01-C43-3
Fabulation, S03-P01-C44-1
Faciès mitral, S05-P03-C07-20
Facteur(s)
  antihémophilique, S04-P04-C03-5
  de la coagulation (déficit en), S04-P04-C03-6
  de croissance, S04-P01-C05-1
  déficit acquis (amylose AL), S03-P01-C37-5
  intrinsèque, S04-P03-C02-2
  – absence congénitale, S04-P03-C02-4
  – anticorps, S04-P03-C02-4
  IX (déficit en), S04-P04-C03-1
  rhumatoïde (cryoglobuline mixte), S03-P01-C16-1
  V Leiden, S04-P04-C03-13
  – déficit en (accident cérébral ischémique), S05-P02-C04-4
  VIII
  – augmentation de la, S04-P04-C03-13
  – déficit en, S04-P04-C03-1
  – – acquis, S04-P04-C03-3
  Willebrand, voir Willebrand (facteur)
  XI (augmentation du), S04-P04-C03-13
Faisceau
  de His, S05-P01-C02-1, S05-P03-C05-17
  de Kent, S05-P01-C02-7, S05-P03-C05-1, S05-P03-C05-8, S05-P03-C05-12
Falciformation, S04-P03-C03-7
Fallot (tétralogie de), S05-P03-C05-13, S05-P03-C09-7
  complications, S05-P03-C09-8
  examens, S05-P03-C09-8
  génétique, S05-P03-C09-8
  grossesse, S05-P03-C10-2
  suivi, S05-P03-C09-9
  valvulation pulmonaire, S05-P03-C09-9
Fanconi (anémie de), S04-P03-C05-1, S04-P02-C10-2t
  cancer et, S04-P03-C05-1
  diagnostic, S04-P03-C05-1
  génétique, S04-P03-C05-1
  manifestations cliniques, S04-P03-C05-1
  syndrome myélodysplasique et, S04-P03-C05-9
  traitement, S04-P03-C05-2
Fasciite avec éosinophilie, S03-P01-C21-1
  diagnostic différentiel, S03-P01-C21-3
  épidémiologie, S03-P01-C21-1
  évolution, S03-P01-C21-3
  examens complémentaires, S03-P01-C21-2
  forme de l'enfant, S03-P01-C21-2
  forme localisée, S03-P01-C21-1
  hyperéosinophilie, S03-P01-C31-5
  manifestations cliniques, S03-P01-C21-1

I-17

Fasciite avec éosinophilie (*suite*)
  sclérodermie systémique versus, S03-P01-C05-9
  traitement, S03-P01-C21-3
Fatigue
  chronique (syndrome de), S01-P01-C01-1
  – asthénie, S01-P01-C01-6
  – diagnostic différentiel, S01-P01-C01-3t
  – examens complémentaires, S01-P01-C01-3
  définition, S01-P01-C01-1
  insuffisance cardiaque, S05-P01-C01-5, S05-P03-C02-8
Faux anévrysme, S06-P01-C01-2
Favisme, S04-P03-C03-13
Fechtner (syndrome de), S04-P04-C02-7, S04-P02-C10-2t
Felty (syndrome de) (neutropénie), S04-P02-C03-2
Fentanyl (douleur chronique non cancéreuse), S10-P01-C11-1
Fer
  absorption, S04-P03-C01-1
  besoins, S04-P03-C01-2
  carence en, S04-P03-C01-1, S04-P03-C01-2
  chélation du (thalassémie), S04-P03-C03-6
  dépôt excessif de fer, S05-P03-C03-30
  distribution, S04-P03-C01-2
  métabolisme du, S03-P01-C32-1, S04-P03-C01-2
  sels de, S04-P03-C01-6t
  sérique, S04-P02-C01-1t, S04-P03-C01-2t
  stock, S04-P03-C01-1
  surcharge en, S03-P01-C32-1, S03-P01-C32-8
Ferritine, S04-P03-C01-2t
Ferritinémie, S04-P02-C01-1t
  hémochromatose, S05-P03-C03-31
  maladie de Still de l'adulte, S03-P01-C20-3
Ferroportine, S04-P03-C01-1
  hémochromatose, S03-P01-C32-2
  maladie de la, *voir* Hémochromatose de type 4
Fibrillation
  atriale, S05-P03-C05-1
  – ablation, S05-P03-C05-6
  – classification, S05-P03-C05-1
  – définition, S05-P03-C05-1
  – ECG, S05-P01-C02-12, S05-P01-C02-13f
  – épidémiologie, S05-P03-C05-2
  – grossesse, S05-P03-C10-6
  – hyperthyroïdie, S07-P06-C01-3
  – non valvulaire, S05-P03-C05-2
  – paroxystique, S05-P03-C05-1
  – physiopathologie, S05-P03-C05-2
  – pronostic, S05-P03-C05-2
  – sport, S05-P03-C11-8, S05-P03-C11-10
  – syndrome coronaire aigu, S05-P03-C01-23
  – traitement, S05-P03-C05-3
  auriculaire
  – choc cardiogénique, S07-P02-C04-1
  – communication interauriculaire, S05-P03-C09-2
  – non valvulaire (accident cérébral ischémique), S05-P02-C04-4
  – paroxystique (traitement), S05-P03-C02-18
  – rétrécissement mitral, S05-P03-C07-18, S05-P03-C07-19, S05-P03-C07-23
  ventriculaire, S05-P03-C05-9, S05-P03-C05-10, S05-P03-C05-12, S05-P03-C05-15

  – arrêt cardiaque, S07-P02-C01-1, S08-P01-C09-1
  – dysplasie arythmogène du ventricule droit, S05-P03-C03-35
  – ECG, S05-P01-C02-17, S05-P01-C02-17f
  – électrisation, S08-P01-C01-4
  – extrasystole ventriculaire, S05-P03-C05-9
  – idiopathique, S05-P03-C05-12
  – mort subite, S05-P03-C01-5
  – syndrome coronaire aigu, S05-P03-C01-23
Fibrilline (syndrome de Marfan), S03-P01-C39-1
Fibrillogenèse (amylose), S03-P01-C37-3
Fibrine, S04-P04-C01-3
Fibrinogène, S03-P01-C37-2, S04-P04-C01-2, S04-P04-C01-3
Fibrinogénolyse, S04-P04-C03-17
Fibrinogénopénie (coagulation intravasculaire disséminée), S04-P04-C03-16
Fibrinolyse, S04-P04-C01-3
  aiguë primitive, S04-P04-C03-17
  grossesse, S07-P06-C02-7
Fibro-élastome papillaire, S05-P03-C12-4
  anatomopathologie, S05-P03-C12-4
  examens complémentaires, S05-P03-C12-4
  manifestations cliniques, S05-P03-C12-4
  traitement, S05-P03-C12-4
Fibro-élastose endocardique (coarctation aortique), S06-P01-C02-3
Fibrome
  cardiaque, S05-P03-C12-5
  – anatomopathologie, S05-P03-C12-5
  – examens complémentaires, S05-P03-C12-5
  – manifestations cliniques, S05-P03-C12-5
  – traitement, S05-P03-C12-5
  péri-unguéal (sclérose tubéreuse de Bourneville), S03-P01-C41-5
Fibromyalgie en plaques (fièvre méditerranéenne familiale), S03-P01-C36-3
Fibrose
  cervicocéphalique, S03-P01-C22-5
  cutanée (fasciite avec éosinophilie), S03-P01-C21-2
  endomyocardique (granulomatose éosinophilique avec polyangéite [Churg-Strauss]), S03-P01-C09-3
  médiastinale, S03-P01-C22-4
  – épidémiologie, S03-P01-C22-4
  – étiologie, S03-P01-C22-4
  – examens complémentaires, S03-P01-C22-5
  – manifestations cliniques, S03-P01-C22-4
  – traitement, S03-P01-C22-5
  mésenterique, S03-P01-C22-3
  – épidémiologie, S03-P01-C22-3
  – étiologie, S03-P01-C22-3
  – imagerie, S03-P01-C22-4
  – manifestations cliniques, S03-P01-C22-4
  – traitement, S03-P01-C22-4
  myocardique (sclérodermie systémique), S03-P01-C05-6
  péri-orbitaire, S03-P01-C22-4
  pulmonaire
  – alvéolite à polynucléaires neutrophiles, S07-P01-C01-4
  – sarcoïdose, S03-P01-C23-2
  – sclérodermie systémique, S03-P01-C05-9
  – syndrome de détresse respiratoire aiguë, S07-P01-C02-2
  rétropéritonéale, S03-P01-C22-1
  – associée aux IgG$_4$, S03-P01-C27-1, S03-P01-C27-3

  – épidémiologie, S03-P01-C22-1
  – étiologie, S03-P01-C22-1
  – examens complémentaires, S03-P01-C22-2
  – idiopathique, S03-P01-C22-2
  – maladie d'Erdheim-Chester, S03-P01-C29-4
  – manifestations cliniques, S03-P01-C22-2
  – traitement, S03-P01-C22-3
  systémique, S03-P01-C22-1
  néphrogénique (sclérodermie systémique versus), S03-P01-C05-9
Fièvre
  factice, S01-P01-C03-3, S01-P01-C03-5, S03-P01-C44-3
  maladie de Still de l'adulte, S03-P01-C20-1
  méditerranéenne familiale, S03-P01-C36-1
  – complications chroniques, S03-P01-C36-2
  – diagnostic, S03-P01-C36-2
  – – différentiel, S03-P01-C36-3, S03-P01-C36-3t
  – épidémiologie, S03-P01-C36-1
  – fertilité, S03-P01-C36-4
  – génétique, S03-P01-C36-2, S03-P01-C36-5
  – grossesse, S03-P01-C36-4
  – maladies associées, S03-P01-C36-3
  – manifestations cliniques, S03-P01-C36-1
  – physiopathologie, S03-P01-C36-1
  – syndrome auto-inflammatoire, S03-P01-C46-1
  – traitement, S03-P01-C36-3
  périodique, S01-P01-C03-1
  japonaise, *voir* Nakajo-Nishimura (syndrome de)
  mutation de la protéine NLRP12, S03-P01-C46-1
  persistante, S01-P01-C03-1
  bilan diagnostique, S01-P01-C03-1t
  principales causes, S01-P01-C03-3t
  physiopathologie, S01-P01-C03-1, S01-P01-C03-2f
  prolongée, S01-P01-C03-1
  récurrente, S01-P01-C03-4, S03-P01-C36-1
  – héréditaire, S03-P01-C46-1
  – – clinique, S03-P01-C46-2t
  – syndrome auto-inflammatoire, S03-P01-C46-1
  sujet âgé, S08-P01-C19-2
Fin de vie, S02-P01-C01-7
FISH (technique), S04-P01-C04-3
Fissure anale (hémorragie digestive), S08-P01-C05-2
Fistule
  aorto-œsophagienne (anévrysme infectieux), S06-P01-C04-5
  artérioveineuse (auscultation), S05-P01-C01-14
  atrio-œsophagienne (médiastinite), S07-P07-C03-5
  coronaire, S05-P03-C09-7
Five factor score
  granulomatose éosinophilique avec polyangéite (Churg-Strauss), S03-P01-C09-5
  polyangéite microscopique, S03-P01-C13-3
Flécaïnide
  contre-indications, S05-P03-C02-21
  indications, S05-P03-C05-4
Fludarabine (leucémie myéloïde chronique), S04-P03-C08-7
Flumazénil (syndrome de myorelaxation), S08-P01-C17-2

5-Fluoro-uracile, S09-P01-C03-2
  complications, S09-P01-C03-3, S10-P01-C08-1
  indications, S09-P01-C03-3
  mode d'action, S09-P01-C03-2
Flush (mastocytose), S03-P01-C30-2
Flutter
  atrial, S05-P03-C05-1, S05-P03-C05-7
  – ablation par radiofréquence, S05-P03-C05-8
  – ECG, S05-P01-C02-13, S05-P01-C02-13f, S05-P01-C02-14f
  – grossesse, S05-P03-C10-6
  – mécanismes, S05-P03-C05-7
  – traitement, S05-P03-C05-7, S05-P03-C05-8
  ventriculaire, S05-P01-C02-17
Focus score (syndrome de Gougerot-Sjögren), S03-P01-C06-7, S03-P01-C06-7t
Fœtus (hypotrophie du), cardiopathie congénitale maternelle, S05-P03-C10-2
Fogarty (sonde de), S06-P01-C03-1
Foie
  expansion systolique du foie, S05-P01-C01-16
  infarctus, S04-P03-C03-7
  insuffisance
  – aiguë, S07-P05-C02-1
  – – étiologie, S07-P05-C02-2t
  – – paracétamol, S10-P01-C11-4
  – asthénie, S01-P01-C01-4
  – définition, S07-P05-C02-1
  – maladie de Wilson, S03-P01-C33-2
  métastases, S09-P01-C04-15
  – diagnostic, S09-P01-C04-15
  – traitement, S09-P01-C04-15
  stéatose aiguë gravidique, S07-P06-C02-1
  transplantation
  – hépatite fulminante, S07-P05-C02-3, S07-P05-C02-4t, S07-P05-C02-6
  – maladie de Rendu-Osler, S03-P01-C40-6
  – maladie de Wilson, S03-P01-C33-5
Folates
  carence, S04-P03-C02-4
  maladies héréditaires du métabolisme des, S04-P03-C02-5t
Folinate de calcium, S04-P03-C02-6
Fomépizole (acidose métabolique), S08-P01-C17-4
Fondaparinux
  contre-indications, S06-P01-C07-8
  indications
  – maladie thrombo-embolique veineuse, S06-P01-C07-8
  – syndrome coronaire aigu, S05-P03-C01-19
Fontan (intervention de), S05-P03-C09-10
Foramen ovale perméable (accident cérébral ischémique), S05-P02-C04-4
Formule leucocytaire, S04-P01-C01-1
Forrest (classification de)
  ulcère gastroduodénal, S08-P01-C05-2, S08-P01-C05-3t
  ulcère hémorragique, S07-P05-C01-6, S07-P05-C01-6t
Fosphénytoïne (état de mal épileptique), S07-P04-C02-5, S08-P01-C07-3
FOUR (score), S07-P04-C01-1, S07-P04-C01-3t
Fracture
  pathologique (maladie de Gaucher), S03-P01-C26-4
  syndrome douloureux régional complexe, S10-P01-C10-1

Framingham (score de), S05-P02-C04-1, S05-P02-C04-1t
  risque cardiovasculaire, S05-P02-C02-1
Friedreich (ataxie de), *voir* Ataxie de Friedreich
Frissons-hyperthermie (syndrome), transfusion sanguine, S04-P05-C01-6
Frottement péricardique, S05-P03-C06-1
Fuite capillaire (syndrome de), S04-P03-C08-25, S07-P02-C02-3, S07-P02-C02-4
Fulvestrant (mode d'action), S09-P01-C03-8
Furosémide
  cardiomyopathie hypertrophique, S05-P03-C03-22
  insuffisance cardiaque, S05-P03-C02-16

G

Gabapentine
  complications, S10-P01-C11-10
  douleur neuropathique, S10-P01-C07-4
  indications
  – douleur neuropathique, S10-P01-C07-5t, S10-P01-C11-9
  – douleur post-opératoire, S10-P01-C02-4
  – neuropathie diabétique, S10-P01-C11-9
  – névralgie post-zostérienne, S10-P01-C11-9
  – syndrome douloureux régional complexe, S10-P01-C10-5
α-Galactosidase A (maladie de Fabry), S03-P01-C43-1
Gallavardin (tachycardie ventriculaire infundibulaire de), S05-P01-C02-16, S05-P01-C02-16f
Gammaknife, *voir* Irradiation stéréotaxique
Gammapathie monoclonale
  de signification indéterminée, S03-P01-C26-6
  de signification rénale, S04-P03-C08-24
Ganglion de Gasser (thermocoagulation), S10-P01-C06-5
Ganser (syndrome de), S03-P01-C44-4
Garde à vue (intervention d'un médecin pendant la), S08-P01-C18-1
Gasser (ganglion de), thermocoagulation, S10-P01-C06-5
Gastrite
  auto-immune
  – carence martiale, S04-P03-C01-4
  – maladie de Biermer, S04-P03-C02-4
  à *Helicobacter pylori* (carence martiale), S04-P03-C01-4
Gastro-entérite à éosinophiles, S03-P01-C31-4
Gastrostomie (nutrition entérale), S07-P09-C01-4
GATA2 (syndrome), aplasie médullaire, S04-P03-C05-3t
Gaucher (maladie de), S03-P01-C26-1
  asthénie, S01-P01-C01-5
  biologie, S03-P01-C26-7
  diagnostic, S03-P01-C26-7
  épidémiologie, S03-P01-C26-1
  génétique, S03-P01-C26-1
  grossesse, S03-P01-C26-6
  manifestations
  – cardiaques, S03-P01-C26-6
  – cutanéomuqueuses, S03-P01-C26-5
  – neurologiques, S03-P01-C26-5
  – osseuses, S03-P01-C26-3
  – pulmonaires, S03-P01-C26-5
  – viscérales, S03-P01-C26-3

  physiopathologie, S03-P01-C26-2
  traitement, S03-P01-C26-8
  type 1, S03-P01-C26-6
  – chez l'enfant, S03-P01-C26-6
  type 2, S03-P01-C26-7
  type 3, S03-P01-C26-7
Géfitinib, S09-P01-C03-9
  complications, S09-P01-C03-9
  indications, S09-P01-C03-9
  mode d'action, S09-P01-C03-9
Gell et Coombs (classification de), S03-P01-C01-4
Gelsoline (amylose), S03-P01-C37-9
Gelure, S08-P01-C01-2
Gemcitabine, S09-P01-C03-3
  complications, S09-P01-C03-3
  indications, S09-P01-C03-3
  mode d'action, S09-P01-C03-3
Gène(s)
  BRAF, S04-P03-C08-11
  DMT1, S04-P03-C01-5
  EPOR, S04-P03-C07-1
  GATA-1, S04-P02-C10-2t
  JAK2, S04-P03-C05-12
  LMNA, S05-P03-C03-8
  MEFV, S03-P01-C36-1
  NOD2, S03-P01-C24-2
  SMAD3, S03-P01-C39-7
  TGFB2, S03-P01-C39-7
  TGFBR1, S03-P01-C39-6
  TGFBR2, S03-P01-C39-6
  VHL, S04-P03-C07-2
Génétique
  pillage, S02-P01-C01-14
  test, S02-P01-C01-12
Genève (score de), embolie pulmonaire, S08-P01-C11-4
Génome (séquençage du), S02-P01-C01-11
Géophagie, S04-P03-C01-3
Geriatric depression scale, S08-P01-C19-2
GHB (addiction), S08-P01-C10-4
Ghosal (syndrome de), S03-P01-C46-6, S04-P04-C02-11t
Giardia intestinalis (déficit immunitaire commun variable), S03-P01-C45-6
Gilbert (syndrome de), sphérocytose héréditaire et, S04-P03-C03-1
Gitelman (syndrome de), pathologie factice versus, S03-P01-C44-3
Glandes salivaires accessoires (biopsie), S03-P01-C37-5, S03-P01-C37-6f
Glanzmann (thrombasthénie de), S04-P04-C02-11t, S04-P04-C02-12
Glasgow (score de), S07-P04-C01-1, S07-P04-C01-2, S07-P04-C01-2t, S08-P01-C04-1, S08-P01-C04-1t
Glasgow-Blatchford (score de), hémorragie digestive, S07-P05-C01-3, S07-P05-C01-5t
Glasgow-Liège (score de), S08-P01-C04-1, S08-P01-C04-1t
Glaucome
  aigu (céphalée aiguë), S08-P01-C13-5
  maladie de Sturge-Weber-Krabbe, S03-P01-C41-6
Gleich (syndrome de), angiœdème, S03-P01-C35-5
Glioblastome (neurofibromatose 1), S03-P01-C41-2
Gliome, S03-P01-C41-2, S03-P01-C41-4t
Globules rouges (concentrés de), S04-P05-C01-1

Glomangiomatose, S06-P01-C11-8
Gloménulonéphrite
  aiguë, S07-P03-C01-4
  extracapillaire
  – anticorps ANCA anti-MPO, S03-P01-C13-1
  – insuffisance rénale aiguë, S07-P03-C01-4
  extramembraneuse
  – connectivite mixte, S03-P01-C04-2
  – sarcoïdose, S03-P01-C23-5
  lupique, S03-P01-C02-4
  – extramembraneuse, S03-P01-C02-4
  – proliférative, S03-P01-C02-5
  membranoproliférative
  – artérite de Takayasu, S03-P01-C14-5
  – syndrome de Cogan, S03-P01-C19-3
  – vascularite cryoglobulinémique, S03-P01-C16-2
  nécrosante
  – granulomatose avec polyangéite (Wegener), S03-P01-C10-2
  – polyangéite microscopique, S03-P01-C13-1
  proliférative
  – endocapillaire, S03-P01-C12-2
  – syndrome de Cogan, S03-P01-C19-3
  purpura rhumatoïde, S03-P01-C12-2
Glossite de Hunter, S04-P03-C02-3
Glossodynie, S10-P01-C06-2
Glucose 6-phosphate déshydrogénase (déficit en), S04-P03-C03-13
  classification, S04-P03-C03-13
  diagnostic, S04-P03-C03-13
  manifestations cliniques, S04-P03-C03-13
  traitement, S04-P03-C03-13
β-Glucosidase (maladie de Gaucher), S03-P01-C26-2, S03-P01-C26-7
Glucosylcéramide (maladie de Gaucher), S03-P01-C26-2
Gluten (intolérance au), carence martiale, S04-P03-C01-4
β$_2$-Glycoprotéine I (syndrome des antiphospholipides), S03-P01-C03-3
Glycosylphosphatidylinositol, S04-P03-C03-28
Goitre amyloïde, S03-P01-C37-5
Golde (score de), S03-P01-C10-4, S07-P01-C01-4
Good (syndrome de), S03-P01-C45-7
Goodpasture (syndrome de), *voir* Vascularite à anticorps antimembrane basale glomérulaire
Gorlin (nævomatose basocellulaire de), S03-P01-C41-1t
Gougerot-Sjögren (syndrome de), S03-P01-C06-1
  Anticorps anti-SS-A (Ro)/anti-SS-B (La), S03-P01-C02-7
  asthénie, S01-P01-C01-4
  biologie, S03-P01-C06-6
  biopsie des glandes salivaires accessoires, S03-P01-C06-7f
  connectivite mixte, S03-P01-C04-2
  critères de classification, S03-P01-C06-1, S03-P01-C06-1t
  diagnostic, S03-P01-C06-1
  – différentiel, S03-P01-C06-1
  épidémiologie, S03-P01-C06-1
  lymphome non hodgkinien, S04-P03-C08-29
  maladie associée aux IgG$_4$ versus, S03-P01-C27-1
  manifestations cliniques, S03-P01-C06-2
  phénomène de Raynaud, S06-P01-C10-2
  sclérodermie systémique et, S03-P01-C05-8
  traitement, S03-P01-C06-7
Goutte (maladie de Vaquez), S04-P03-C06-2
GRACE (score de), syndrome coronaire aigu, S05-P03-C01-12, S05-P03-C01-12t
Granulocytes (concentré de), S04-P05-C01-4
Granulomatose
  éosinophilique avec polyangéite (Churg-Strauss), S03-P01-C07-4, S03-P01-C09-1
  – classification, S03-P01-C09-1
  – critères de l'ACR, S03-P01-C07-4t
  – diagnostic, S03-P01-C09-3
  – épidémiologie, S03-P01-C09-1
  – fasciite avec éosinophilie versus, S03-P01-C21-3
  – hyperéosinophilie, S03-P01-C31-4
  – manifestations cliniques, S03-P01-C09-1, S03-P01-C09-2t
  – surveillance, S03-P01-C09-5
  – traitement, S03-P01-C09-4
  familiale à début infantile, *voir* Blau (syndrome de)
  méningée, S03-P01-C10-3
  nécrosante sarcoïdosique, S03-P01-C23-8
  avec polyangéite (Wegener), S03-P01-C07-4, S03-P01-C10-1
  – anatomopathologie, S03-P01-C10-1
  – biopsies, S03-P01-C10-5
  – critères de l'ACR, S03-P01-C07-5t
  – épidémiologie, S03-P01-C10-1
  – évolution, S03-P01-C10-5
  – examens complémentaires, S03-P01-C10-4
  – hyperéosinophilie, S03-P01-C31-4
  – manifestations cliniques, S03-P01-C10-2, S03-P01-C10-3t
  – pathogénie, S03-P01-C10-2
  – traitement, S03-P01-C10-5
  sarcoïde-*like* induite par les médicaments, S03-P01-C23-7
  septique chronique, S03-P01-C45-7
  – sarcoïdose versus, S03-P01-C23-7
  septique familiale, S03-P01-C24-4
  systémique, S03-P01-C24-1
  – anatomopathologie, S03-P01-C24-1
  – de cause inconnue, S03-P01-C24-7
  – étiologie, S03-P01-C24-1t, S03-P01-C24-2t, S03-P01-C24-3
  – iatrogène, S03-P01-C24-5
  – juvénile familiale, *voir* Blau (syndrome de), S03-P01-C46-5
  – paradoxale, S03-P01-C24-6
  – physiopathologie, S03-P01-C24-2
  – syndrome lymphoprolifératif, S03-P01-C24-4
  thyroïdienne (sarcoïdose), S03-P01-C23-5
Granulome
  éosinophilique osseux, S03-P01-C28-1
  épithélio-gigantocellulaire non caséeux (maladie de Whipple), S03-P01-C25-4
  épithélioïde, S03-P01-C24-1
  – histopathologie, S03-P01-C23-1
  malin centrofacial, S03-P01-C24-4, S04-P03-C08-38
  tuberculoïde, S03-P01-C24-1
Greffon
  contre l'hôte (réaction du), S04-P05-C02-1, S04-P05-C02-3, S07-P08-C01-3
  – aiguë, S04-P05-C02-3
  – chronique, S04-P05-C02-4
  – maternofœtale, S03-P01-C45-5
  – post-transfusionnelle, S04-P05-C01-6
  contre la tumeur (réaction du), S04-P05-C02-1

Griscelli (syndrome de), S03-P01-C45-8, S04-P03-C09-1
Grönblad-Strandberg (syndrome de), *voir* Pseudo-xanthome élastique
Grossesse
  cardiomyopathie, S05-P03-C10-6
  cardiopathie, S05-P03-C10-1
  – aortique, S05-P03-C10-5
  – congénitale, S05-P03-C10-1, S05-P03-C10-2
  – coronaire, S05-P03-C10-6
  – valvulaire, S05-P03-C10-1, S05-P03-C10-3
  dissection aortique, S05-P03-C13-5
  hypertension artérielle, S05-P03-C10-7
  maladie thrombo-embolique veineuse, S06-P01-C07-7
  risque thrombo-embolique, S05-P03-C10-7
  thrombose veineuse profonde, S06-P01-C07-1, S06-P01-C07-2
Guillain-Barré (syndrome de), S07-P04-C03-1
  critères diagnostiques, S07-P04-C03-2t
  insuffisance respiratoire aiguë, S07-P01-C01-2, S07-P01-C01-5
  traitement (algorithme), S07-P04-C03-5f
Gumprecht (ombre de), S04-P03-C08-3

H

Haïssaguerre (syndrome d'), S05-P01-C02-9f
Halichondrines, S09-P01-C03-6
Hamartome
  neurofibromatose 1, S03-P01-C41-2
  sclérose tubéreuse de Bourneville, S03-P01-C41-5
  sébacé (phacomatose pigmentokératosique), S03-P01-C41-6
Ham-Dacie (test de), S04-P03-C03-31
Hamman-Rich (syndrome d'), insuffisance respiratoire aiguë, S07-P01-C01-6
Hand-Schüller-Christian (maladie de), S03-P01-C28-1
Haptocorrine, S04-P03-C02-2
Harzer (signe de), S05-P01-C01-6
Hashimoto (thyroïdite de), *voir* Thyroïdite de Hashimoto
Hashimoto-Pritzker (maladie de), S03-P01-C28-3
HDL-cholestérol (risque cardiovasculaire), S05-P02-C02-1
Heerfordt (syndrome d'), sarcoïdose, S03-P01-C23-2, S03-P01-C23-3
Heinz (corps de), S04-P03-C03-4, S04-P03-C03-13, S04-P03-C03-26
Helicobacter pylori
  gastrite à (carence martiale), S04-P03-C01-4
  hémorragie digestive, S07-P05-C01-1, S07-P05-C01-7, S08-P01-C05-1
HELLP (syndrome), S07-P06-C02-1
  hémoglobinurie paroxystique nocturne, S04-P03-C03-30
  hépatite fulminante, S07-P05-C02-3
  micro-angiopathie thrombotique, S04-P03-C03-25
  syndrome des antiphospholipides et, S03-P01-C03-4, S03-P01-C03-7
  thrombopénie, S04-P02-C10-3
Helsinki (déclaration d'), S02-P01-C01-15
Hémangioblastome (maladie de von Hippel-Lindau), S03-P01-C41-5

Hémangiome
  choroïdien (maladie de Sturge-Weber-Krabbe), S03-P01-C41-6
  infantile, S06-P01-C11-1, S06-P01-C11-1f
Hémarthrose (hémophilie), S04-P04-C03-2
Hématémèse, S08-P01-C05-1
  hémorragie digestive, S07-P05-C01-1
Hématies en larmes (myélofibrose primaire), S04-P03-C06-11
Hématome
  hémophilie, S04-P04-C03-2
  maladie de Gaucher, S03-P01-C26-3
  de paroi aortique, S05-P03-C13-9
Hématomyélie (maladie de Rendu-Osler), S03-P01-C40-7
Hématopoïèse
  compartiments cellulaires, S04-P01-C05-1f
  inefficace, S04-P03-C05-9
Hématurie (purpura rhumatoïde), S03-P01-C12-2
Hémibloc
  antérieur gauche (ECG), S05-P01-C02-5, S05-P01-C02-6f
  postérieur gauche (ECG), S05-P01-C02-5, S05-P01-C02-6f
Hemicrania continua, S10-P01-C09-2, S10-P01-C09-2t
Hémiplégie (syndrome de Cogan), S03-P01-C19-3
Hémochromatose, S03-P01-C32-1, S05-P03-C03-30
  anatomopathologie, S05-P03-C03-30
  asthénie, S01-P01-C01-4
  cardiomyopathie, S05-P03-C03-3
  diagnostic, S05-P03-C03-31
  examens complémentaires, S05-P03-C03-30
  familiale idiopathique, S05-P03-C03-30
  par ferroportino-déficience, S03-P01-C32-2
  génétique, S03-P01-C32-2t
  par hepcidino-déficience, S03-P01-C32-2
  HFE, S03-P01-C32-3
  – diagnostic, S03-P01-C32-3
  – sans homozygotie C282Y, S03-P01-C32-6
  manifestations cardiaques, S05-P01-C06-10
  manifestations cliniques, S05-P03-C03-30
  non HFE, S03-P01-C32-6
  physiopathologie, S03-P01-C32-2, S03-P01-C32-2f
  secondaire, S05-P03-C03-30
  traitement, S05-P03-C03-31
  type 1, S03-P01-C32-3
  – diagnostic, S03-P01-C32-3, S03-P01-C32-4
  – épidémiologie, S03-P01-C32-3
  – hémochromatose de type 1, S03-P01-C32-6
  – traitement, S03-P01-C32-5
  type 2, S03-P01-C32-6
  type 3, S03-P01-C32-7
  type 4, S03-P01-C32-7
  – 4A, S03-P01-C32-7
  – 4B, S03-P01-C32-7
Hémofiltration, S07-P10-C03-1
  voir aussi Épuration extrarénale
Hémoglobine
  adulte, S04-P03-C03-3
  de Bart, S04-P03-C03-4
  Constant Spring, S04-P03-C03-5
  E, S04-P03-C03-3
  fœtale, S04-P03-C03-3
  H, S04-P03-C03-4
  hyperaffine (érythrocytose héréditaire) S04-P03-C07-1

  instable, S04-P03-C03-11
  S, S04-P03-C03-7
Hémoglobinose
  H, S04-P03-C03-5
  M, S04-P03-C03-11
  SC, S04-P03-C03-7
Hémoglobinurie paroxystique, S04-P03-C03-19
  nocturne, S04-P03-C03-28, S06-P01-C07-6
  – carence martiale, S04-P03-C01-4
  – complications, S04-P03-C03-29
  – diagnostic, S04-P01-C03-5, S04-P03-C03-31
  – maladie thrombo-embolique veineuse, S06-P01-C07-6
  – manifestations cliniques, S04-P03-C03-29
  – physiopathologie, S04-P03-C03-28
  – pronostic, S04-P03-C03-30
  – surveillance, S04-P03-C03-32
  – traitement, S04-P03-C03-31
Hémogramme, S04-P01-C01-1
Hémolyse
  corpusculaire, S04-P02-C01-2t
  extracorpusculaire, S04-P02-C01-2t
  hyperphosphorémie, S07-P03-C02-11
  mécanique (carence martiale), S04-P03-C01-4
  en milieu glycérolé et acidifié (test d'), S04-P03-C03-2
Hémolysine biphasique de Donath-Landsteiner, S04-P03-C03-19
Hémopathie
  hyperéosinophilie, S03-P01-C31-3
  maligne, S06-P01-C07-2
  syndrome POEMS, S03-P01-C38-2
Hémopéricarde, S05-P03-C06-9
  choc cardiogénique, S07-P02-C04-2
Hémophagocytose
  histiocytose à cellules de Langerhans, S03-P01-C28-5
  syndrome d'activation lymphohistiocytaire, S04-P03-C09-2
Hémophagocytose (syndrome d'), maladie de Still de l'adulte, S03-P01-C20-3
Hémophilie, S04-P04-C03-1
  A acquise, S04-P04-C03-3
  classification, S04-P04-C03-1
  complications, S04-P04-C03-3
  conseil génétique, S04-P04-C03-4
  diagnostic
  – biologique, S04-P04-C03-2
  – moléculaire, S04-P04-C03-3
  épidémiologie, S04-P04-C03-1
  femmes conductrices, S04-P04-C03-3, S04-P04-C03-4f
  manifestations cliniques, S04-P04-C03-2
  traitement, S04-P04-C03-4
  transmission, S04-P04-C03-1, S04-P04-C03-2f
Hémoptysie
  artérite de Takayasu, S03-P01-C14-5
  bronchique, S07-P01-C05-2
  diagnostic, S07-P01-C05-2
  embolisation artérielle bronchique, S07-P01-C05-6
  estimation du volume, S07-P01-C05-5f
  étiologie, S07-P01-C05-3, S07-P01-C05-3t
  grave, S07-P01-C05-1
  insuffisance respiratoire aiguë, S07-P01-C01-3, S07-P01-C01-6
  malformations artérioveineuses pulmonaires, S03-P01-C40-4
  polyangéite microscopique, S03-P01-C13-2
  rétrécissement mitral, S05-P03-C07-18

  traitement, S07-P01-C05-5
  vaso-occlusion artérielle pulmonaire, S07-P01-C05-7
Hémorragie
  alvéolaire
  – anticorps ANCA anti-MPO, S03-P01-C13-1
  – granulomatose éosinophilique avec polyangéite (Churg-Strauss), S03-P01-C09-1
  – granulomatose avec polyangéite (Wegener), S03-P01-C10-2, S03-P01-C10-4
  – polyangéite microscopique, S03-P01-C13-2
  – purpura rhumatoïde, S03-P01-C12-3
  cérébrale (endocardite infectieuse), S05-P03-C08-7
  digestive, S07-P05-C01-1, S08-P01-C05-1
  – angioscanner abdominopelvien, S07-P05-C01-5
  – basse, S07-P05-C01-3t, S08-P01-C05-1
  – – étiologie, S08-P01-C05-1
  – choc hypovolémique, S07-P02-C03-3
  – diagnostic, S08-P01-C05-1
  – – différentiel, S08-P01-C05-1
  – embolisation artérielle, S07-P05-C01-7
  – endoscopie œso-gastro-duodénale, S07-P05-C01-5
  – épidémiologie, S08-P01-C05-1
  – étiologie, S07-P05-C01-1, S08-P01-C05-1
  – haute, S07-P05-C01-2t, S08-P01-C05-1
  – purpura rhumatoïde, S03-P01-C12-2
  – stratification du risque, S07-P05-C01-2
  – traitement, S07-P05-C01-2, S08-P01-C05-2, S08-P01-C05-2t
  – – algorithme, S07-P05-C01-4f
  intra-alvéolaire, S07-P01-C05-1
  – connectivite mixte, S03-P01-C04-1
  – étiologie, S07-P01-C02-3t, S07-P01-C05-3, S07-P01-C05-4t
  – infectieuse, S07-P01-C05-6
  – insuffisance respiratoire aiguë, S07-P01-C01-6
  – score de Golde, S07-P01-C01-4
  – SDRA, S07-P01-C02-2
  – syndrome des antiphospholipides, S03-P01-C03-5
  – traitement, S07-P01-C05-5
  du post-partum, S07-P06-C02-1
  – choc hypovolémique, S07-P02-C03-2
  pulmonaire
  – maladie de Behçet, S03-P01-C17-4
  – purpura rhumatoïde, S03-P01-C12-2
  simulée, S03-P01-C44-3
  sous-arachnoïdienne
  – céphalée aiguë, S08-P01-C13-3
  – coma, S07-P04-C01-4
  – maladie de Rendu-Osler, S03-P01-C40-7
  sous-unguéale (syndrome des antiphospholipides), S03-P01-C03-5
Hémorroïdes (hémorragie digestive), S08-P01-C05-2
Hémosidérinurie chronique (carence martiale), S04-P03-C01-4
Hémosidérose, S04-P03-C03-4
  drépanocytose, S04-P03-C03-11
  post-transfusionnelle, S04-P05-C01-7
  pulmonaire idiopathique (carence martiale), S04-P03-C01-4
  syndrome myélodysplasique et, S04-P03-C05-13
Hémostase
  examens, S04-P04-C01-1

primaire, S04-P04-C01-1, S04-P04-C02-1
troubles de l' (grossesse), S07-P06-C02-7
Hennekam (syndrome de), S06-P01-C09-2
Héparine
de bas poids moléculaire, S05-P03-C01-18
complications, S06-P01-C07-8
contre-indications, S06-P01-C07-8
indications
– embolie artérielle, S06-P01-C03-1
– maladie thrombo-embolique veineuse, S06-P01-C07-8
non fractionnée, S05-P03-C01-18
thrombopénie induite par l', S04-P03-C04-3
Hépatite
A (virus de l'), hépatite fulminante, S07-P05-C02-2
aiguë auto-immune, S07-P05-C02-3
alcoolique aiguë, S08-P01-C10-5
B (virus de l')
– hépatite fulminante, S07-P05-C02-2
– périartérite noueuse due au, S03-P01-C08-2
– transfusion sanguine, S04-P05-C01-5
C (virus de l')
– cryoglobulines, S03-P01-C16-4
– purpura thrombopénique auto-immun, S04-P04-C02-5
– transfusion sanguine, S04-P05-C01-5
connectivite mixte, S03-P01-C04-2
cytolytique (maladie de Still de l'adulte), S03-P01-C20-3, S03-P01-C20-4
E (virus de l')
– hépatite fulminante, S07-P05-C02-2
– transfusion sanguine, S04-P05-C01-5
fulminante, S07-P05-C02-1
– maladie de Wilson, S03-P01-C33-2
– stéatose hépatique aiguë gravidique, S07-P06-C02-1
– traitement, S07-P05-C02-2
lupique, S03-P01-C02-7
médicamenteuse, S07-P05-C02-2
Hépatocarcinome (maladie de Wilson), S03-P01-C33-2
Hépatomégalie
amylose, S03-P01-C37-4
maladie de Gaucher, S03-P01-C26-3
maladie de Vaquez, S04-P03-C06-2
maladie de Wilson, S03-P01-C33-2
Hepcidine, S04-P03-C01-1
hémochromatose, S03-P01-C32-1
Hermansky-Pudlak (syndrome d'), S04-P04-C02-11t
Héroïne
overdose, S08-P01-C10-3
aux urgences, S08-P01-C10-3
Herpèsvirus, S04-P03-C08-29, S07-P05-C02-3
HIF (facteur de transcription), S04-P03-C07-2
Hippel-Lindau (maladie de von), S03-P01-C41-5, S04-P03-C07-3
Hippocratisme digital (maladie de Gaucher), S03-P01-C26-5
His (faisceau de), S05-P01-C02-1, S05-P03-C05-17
Histiocyte spumeux, S03-P01-C29-1
Histiocytose
à cellules de Langerhans, S03-P01-C28-1
– épidémiologie, S03-P01-C28-1
– histopathologie, S03-P01-C28-2
– manifestations
– – cutanées, S03-P01-C28-4
– – digestives, S03-P01-C28-5
– – endocriniennes, S03-P01-C28-4

– – évolution, S03-P01-C28-6
– – ganglionnaires, S03-P01-C28-5
– – hématologiques, S03-P01-C28-5
– – hépatiques, S03-P01-C28-5
– – neurologiques, S03-P01-C28-6
– – ORL, S03-P01-C28-5
– – osseuses, S03-P01-C28-3
– – pronostic, S03-P01-C28-6
– – pulmonaires, S03-P01-C28-3
– pathogénie, S03-P01-C28-1
– traitement, S03-P01-C28-6
à cellules de Langerhans versus, S03-P01-C29-1
non langerhansienne, S03-P01-C29-1
X, voir Histiocytose à cellules de Langerhans
Hodgkin (lymphome de), voir Lymphome de Hodgkin
Holter, S05-P01-C07-1
indications, S05-P01-C07-1
de longue durée, S05-P01-C07-2
technique, S05-P01-C07-1
Holt-Oram (syndrome de), communication interauriculaire, S05-P03-C09-2
Homans (signe de), S06-P01-C07-3
Homéothermie, S08-P01-C01-1
Homocystéine, S04-P04-C03-14
risque cardiovasculaire, S05-P02-C04-2
taux plasmatiques, S04-P03-C02-2
Homocystinurie, S04-P03-C02-4, S04-P04-C03-13
Hormonothérapie
cancer de la prostate, S09-P01-C03-7
cancer du sein, S09-P01-C03-8
Horton (maladie de), S03-P01-C15-1
anévrysme de l'aorte, S05-P03-C13-1
asthénie, S01-P01-C01-4
biologie, S03-P01-C15-3
biopsie d'artère temporale, S03-P01-C15-3
cellules géantes, S03-P01-C14-2
céphalée aiguë, S08-P01-C13-5
critères de classification ACR, S03-P01-C15-4t
diagnostic, S03-P01-C15-2
épidémiologie, S03-P01-C15-1
évolution, S03-P01-C15-5
imagerie, S03-P01-C15-4
manifestations cliniques, S03-P01-C15-2
physiopathologie, S03-P01-C15-1
surveillance, S03-P01-C15-5
traitement, S03-P01-C15-4
Howell-Jolly (corps de), S04-P02-C12-3
HPA (système), S04-P05-C01-2
HTLV (virus)
I, S04-P05-C01-5
II, S04-P05-C01-5
Hunter (glossite de), S04-P03-C02-3
Hybridation
génomique comparative, S04-P01-C04-5
in situ de sondes fluorescentes, voir FISH, S04-P01-C04-3
moléculaire, S04-P01-C04-5
Hydantoïne (syndrome induit par l'), S04-P02-C06-2
Hydrocarbure polycyclique (artériopathie), S06-P01-C05-4
Hydrocéphalie à pression normale (méningite chronique), S03-P01-C42-1
Hydrops fetalis, S04-P03-C03-4
Hydroxycarbamide
drépanocytose, S04-P03-C03-11
thalassémie, S04-P03-C03-7
Hydroxychloroquine

complications ophtalmologiques (surveillance), S03-P01-C02-10t
indications
– lupus érythémateux systémique, S03-P01-C02-9, S03-P01-C02-10
– maladie de Whipple, S03-P01-C25-5
– syndrome des antiphospholipides, S03-P01-C03-3
Hydroxycobalamine, S04-P03-C02-2
Hydroxyurée
complications, S06-P01-C13-4, S06-P01-C13-5f
drépanocytose, S04-P03-C03-11
indications
– maladie de Vaquez, S04-P03-C06-4
– syndrome hyperéosinophilique, S03-P01-C31-6
– thrombocytémie essentielle, S04-P03-C06-22
thalassémie, S04-P03-C03-7
Hydrures (hémolyse aiguë), S04-P03-C03-27
Hyperalgésie, S10-P01-C01-3t, S10-P01-C07-2
Hypercalcémie, S07-P03-C02-5
biologie, S07-P03-C02-6, S07-P03-C02-6t
coarctation aortique, S06-P01-C02-3
diagnostic (algorithme), S07-P03-C02-6f
ECG, S05-P01-C02-19, S05-P01-C02-21f
étiologie, S07-P03-C02-5
manifestations cliniques, S07-P03-C02-6, S07-P03-C02-6t
myélome multiple, S04-P03-C08-19
pathologie factice, S03-P01-C44-3
physiopathologie, S07-P03-C02-5
sarcoïdose, S03-P01-C23-6
traitement, S07-P03-C02-7
Hypercholestérolémie (risque cardiovasculaire), S05-P02-C02-1, S05-P02-C04-2
prévention, S05-P02-C02-4
Hypercoagulabilité (maladie thrombo-embolique veineuse), S06-P01-C07-2
Hyperéosinophilie, S03-P01-C31-1
diagnostic, S03-P01-C31-1, S03-P01-C31-2t
endocardite fibroblastique, S05-P03-C03-33
étiologie, S03-P01-C31-2, S03-P01-C31-2t
médicamenteuse, S03-P01-C31-3
parasitaire, S03-P01-C31-2, S03-P01-C31-3t
à présentation dermatologique, S03-P01-C31-4
à présentation digestive, S03-P01-C31-4
syndromes d', S04-P02-C07-2
Hyperesthésie, S10-P01-C01-3t
Hyperextensibilité cutanée (syndrome d'Ehlers-Danlos), S03-P01-C39-8
Hyperferritinémie (hémochromatose), S03-P01-C32-3
Hyperfolatémie provoquée (test d'), S04-P03-C02-2
Hypergammaglobulinémie
maladie de Gaucher, S03-P01-C26-7
polyclonale associée aux IgG$_4$, S03-P01-C27-1
Hyperglycémie (risque cardiovasculaire), prévention, S05-P02-C02-5
Hyperhomocystéinémie, S04-P03-C02-2, S04-P04-C03-13
Hyper-IgD (syndrome), maladie de Still de l'adulte versus, S03-P01-C20-3
Hyper-IgG$_4$ (syndrome d')
artérite de Takayasu versus, S03-P01-C14-9
syndrome de Gougerot-Sjögren versus, S03-P01-C06-2
Hyper-IgM (syndrome d'), S03-P01-C45-7

Hyperimmunoglobulinémie (syndrome d'), S03-P01-C46-3
Hyperkaliémie, S07-P03-C02-7
  biologie, S07-P03-C02-9
  ECG, S05-P01-C02-18, S05-P01-C02-20f
  étiologie, S07-P03-C02-8, S07-P03-C02-8t
  manifestations cliniques, S07-P03-C02-9, S07-P03-C02-9t
  physiopathologie, S07-P03-C02-8
  post-transfusionnelle, S04-P05-C01-7
  thrombocytémie essentielle, S04-P03-C06-21
  traitement, S07-P03-C02-10
Hyperlactatémie (état de choc), S07-P02-C02-5
Hyperlaxité ligamentaire (syndrome d'Ehlers-Danlos), S03-P01-C39-8
Hyperlymphocytose, S04-P02-C06-1
Hypernatrémie
  coup de chaleur, S08-P01-C02-2
  diagnostic, S07-P03-C02-13, S07-P03-C02-14t
  – algorithme, S07-P03-C02-15f
  étiologie, S07-P03-C02-14t
  manifestations cliniques, S07-P03-C02-14
  physiopathologie, S07-P03-C02-12
  traitement, S07-P03-C02-15
Hyperostose (syndrome CINCA), S03-P01-C46-4
Hyperparathyroïdie primaire (hypercalcémie), S07-P03-C02-5
Hyperphosphorémie, S07-P03-C02-11, S07-P03-C02-11f
Hyperpigmentation (fasciite avec éosinophilie), S03-P01-C21-1
Hyperplasie alvéolaire (sclérose tubéreuse de Bourneville), S03-P01-C41-5
Hypersensibilité systémique (syndrome d'), maladie de Still de l'adulte, S03-P01-C20-1
Hypersidérémie, S03-P01-C32-3
Hypersomnie chronique (coma versus), S07-P04-C01-4
Hypersplénisme, S04-P02-C03-2t
  maladie de Gaucher, S03-P01-C26-3
  maladie de Wilson, S03-P01-C33-3
Hypertension
  artérielle
  – artérite de Takayasu, S03-P01-C14-5
  – cardiopathie congénitale et, S05-P03-C09-1
  – grossesse, S05-P03-C10-7, S07-P06-C02-1
  – hypertrophie ventriculaire gauche secondaire, S05-P03-C03-19
  – insuffisance cardiaque gauche, S05-P03-C02-5
  – neurofibromatose 1, S03-P01-C41-3
  – pulmonaire
  – – anticorps antiphospholipides et, S03-P01-C03-5
  – – artérite de Takayasu, S03-P01-C14-5
  – – asplénie, S04-P02-C12-6
  – – cardiopathie congénitale, S05-P03-C09-12
  – – communication interauriculaire, S05-P03-C09-2
  – – connectivite mixte, S03-P01-C04-1
  – – drépanocytose, S04-P03-C03-10
  – – d'effort (insuffisance mitrale), S05-P03-C07-31
  – – grossesse, S05-P03-C10-3, S07-P06-C02-6
  – – insuffisance cardiaque droite, S05-P03-C02-7
  – – insuffisance tricuspide, S05-P03-C07-40

  – – lupus érythémateux systémique, S03-P01-C02-6
  – – rétrécissement aortique, S05-P03-C07-26
  – – rétrécissement mitral, S05-P03-C07-18
  – – sclérodermie systémique, S03-P01-C05-2, S03-P01-C05-5
  – rénovasculaire
  – – artérite de Takayasu, S03-P01-C14-4
  – – syndrome des antiphospholipides, S03-P01-C03-5
  – risque cardiovasculaire, S05-P02-C02-1, S05-P02-C02-2
  – – prévention, S05-P02-C02-3
  – sport, S05-P03-C11-11
  – syndrome d'apnées du sommeil, S05-P02-C03-9
  intracrânienne
  – céphalée aiguë, S08-P01-C13-2, S08-P01-C13-5
  – idiopathique, S08-P01-C13-5
  – méningite chronique, S03-P01-C42-1
  – ponction lombaire, S08-P01-C13-3
  portale
  – hémorragie digestive, S07-P05-C01-1
  – – traitement, S08-P01-C05-3
  – hémorragie digestive, S08-P01-C05-1
  – maladie de Rendu-Osler, S03-P01-C40-4, S03-P01-C40-5
  – maladie de Wilson, S03-P01-C33-2
  – sarcoïdose, S03-P01-C23-3
  pulmonaire
  – histiocytose à cellules de Langerhans, S03-P01-C28-3
  – maladie de Gaucher, S03-P01-C26-6
  – maladie de Rendu-Osler, S03-P01-C40-7
  – sarcoïdose, S03-P01-C23-2, S03-P01-C23-8
  – sclérodermie systémique, S03-P01-C05-7
  – SDRA, S07-P01-C02-6
  – shunt intracardiaque, S07-P01-C01-2
  – syndrome POEMS, S03-P01-C38-4
Hyperthyroïdie, S07-P06-C01-2
  amaigrissement, S01-P01-C02-2
  cardiomyopathie dilatée, S05-P03-C03-5
  fibrillation atriale, S05-P03-C05-3
Hypertrichose (neurofibromatose 1), S03-P01-C41-2
Hypertriglycéridémie (risque cardiovasculaire), S05-P02-C02-2
Hypertrophie
  atriale
  – droite, S05-P01-C02-4
  – gauche, S05-P01-C02-5
  ventriculaire
  – droite, S05-P01-C02-7, S05-P01-C02-8f
  – gauche, S05-P03-C03-10
  – – diagnostic différentiel, S05-P03-C03-14t
  – – ECG, S05-P01-C02-7, S05-P01-C02-8f, S05-P03-C03-12
  – – sport, S05-P03-C11-6
Hyperuricémie (maladie de Vaquez), S04-P03-C06-2
Hyperviscosité
  sanguine (hypothermie), S04-P03-C06-2, S08-P01-C01-2
  syndrome d' (immunoglobuline monoclonale), S04-P03-C08-19
Hypervitaminose D (hypercalcémie), S07-P03-C02-5
Hypnose
  douleur chronique, S10-P01-C11-13
  douleur neuropathique, S10-P01-C07-7

Hypo-acousie (histiocytose à cellules de Langerhans), S03-P01-C28-3
Hypo-algésie, S10-P01-C01-3t
Hypocalcémie (ECG), S05-P01-C02-19, S05-P01-C02-22f
Hypodermite scléreuse
  insuffisance veineuse chronique, S06-P01-C08-4
  ulcère de jambe, S06-P01-C13-2
Hypo-esthésie, S10-P01-C01-3t
Hypofibrinogénémie, S04-P04-C03-17t
Hypogammaglobulinémie, S04-P03-C08-4
  déficit immunitaire héréditaire, S03-P01-C45-5, S03-P01-C45-6
Hypoglycémiants (intoxication par les), S08-P01-C17-10
Hypoglycémie
  asthénie, S01-P01-C01-4
  factice, S03-P01-C44-3
Hypogonadisme
  hypogonadotrophique (surcharge en fer), S04-P03-C03-5
  syndrome POEMS, S03-P01-C38-3
Hypokaliémie, S07-P03-C02-7
  biologie, S07-P03-C02-9
  ECG, S05-P01-C02-18, S05-P01-C02-21f
  étiologie, S07-P03-C02-8, S07-P03-C02-8t
  extrasystolie atriale, S05-P03-C05-1
  manifestations cliniques, S07-P03-C02-9, S07-P03-C02-9t
  médicamenteuse (syncope), S08-P01-C14-2
  pathologie factice, S03-P01-C44-3
  physiopathologie, S07-P03-C02-8
  traitement, S07-P03-C02-9
Hypomélanose d'Ito, S03-P01-C41-1t
Hyponatrémie
  coma myxœdémateux, S07-P06-C01-1
  coup de chaleur, S08-P01-C02-2
  diagnostic, S07-P03-C02-12
  – algorithme, S07-P03-C02-14f
  manifestations cliniques, S07-P03-C02-14
  physiopathologie, S07-P03-C02-12
  traitement, S07-P03-C02-14
Hypophyse
  adénome, S07-P06-C01-7
  apoplexie, S07-P06-C01-7
  nécrose (céphalée aiguë), S08-P01-C13-3
Hypophysite, S07-P06-C01-7
Hypopnée, S05-P02-C03-6
Hyposplénisme, S03-P01-C37-4, S04-P02-C12-3
Hypotension
  artérielle orthostatique (amylose), S03-P01-C37-5
  intracrânienne (céphalée aiguë), S08-P01-C13-3, S08-P01-C13-5
  orthostatique
  – amylose cardiaque, S05-P03-C03-27
  – perte de conscience, S08-P01-C14-2, S08-P01-C14-3
  post-prandiale (perte de conscience), S08-P01-C14-2
Hypothermie, S08-P01-C01-1
  coma myxœdémateux, S07-P06-C01-1
  étiologie, S08-P01-C01-1
  manifestations cliniques, S08-P01-C01-1
  profonde (ECMO veino-artérielle), S07-P10-C01-5
  traitement, S08-P01-C01-2
Hypothyroïdie
  cardiomyopathie dilatée, S05-P03-C03-5
  coma myxœdémateux, S07-P06-C01-1
  myopathie, S07-P06-C01-1

Index

Hypoventilation alvéolaire, S07-P01-C01-2, S07-P01-C01-3
Hypoxanthine phosphoribosyl transférase (déficit en), S04-P03-C02-5
Hypoxémie
　asthme aigu grave, S07-P01-C03-2
　insuffisance respiratoire aiguë, S07-P01-C01-1
　malformations artérioveineuses pulmonaires, S03-P01-C40-4
Hypoxia inducible factor, S04-P03-C07-2
Hypoxie (mal aigu des montagnes), S08-P01-C01-8

I

IASP (critères de l'), syndrome douloureux régional complexe, S10-P01-C10-2t
Ibrutinib
　leucémie myéloïde chronique, S04-P03-C08-8
　lymphome folliculaire, S04-P03-C08-32
Icatibant (angiœdème bradykinique), S03-P01-C35-4
ICF (syndrome), S03-P01-C45-9
Ichtyose (maladie de Gaucher), S03-P01-C26-5
ICOS (déficit en), S03-P01-C45-6
ID pain (score), S10-P01-C07-2t
Idélalisib (leucémie myéloïde chronique), S04-P03-C08-8
Identité (troubles de l'), pathologie factice, S03-P01-C44-1
Idiosyncrasie cytopénie sanguine par, S04-P03-C04-1
Ifosfamide
　complications, S09-P01-C03-4
　mode d'action, S09-P01-C03-4
Iloprost (phénomène de Raynaud), S06-P01-C10-4
Imatinib
　indications
　– leucémie myéloïde chronique, S04-P03-C06-5, S04-P03-C06-8, S04-P03-C06-9, S09-P01-C01-2
　– maladie d'Erdheim-Chester, S03-P01-C29-5
　– syndrome hyperéosinophilique, S03-P01-C31-6
　mode d'action, S04-P03-C06-5f, S09-P01-C03-11
Imerslund-Najman-Gräsbeck (syndrome d'), S04-P03-C02-4
Imiglucérase (maladie de Gaucher), S03-P01-C26-8
Imipramine (douleurs neuropathique de l'adulte), S10-P01-C11-8
Immunité, S03-P01-C01-1
　adaptative, S03-P01-C01-2
　innée, S03-P01-C01-1
　– déficit de l', S03-P01-C45-8
Immunoglobuline(s)
　A
　– déficit sélectif, S03-P01-C45-6
　– néphropathie à (déficit immunitaire héréditaire), S03-P01-C45-6
　– vascularite à, S03-P01-C07-1, S03-P01-C07-5
　dosage pondéral, S03-P01-C45-3
　G₄ (maladie associée aux), S03-P01-C27-1
　– biologie, S03-P01-C27-5
　– critères diagnostiques, S03-P01-C27-2t
　– diagnostic, S03-P01-C27-2
　– – différentiel, S03-P01-C27-2
　– maladie associée aux, S03-P01-C22-1, S03-P01-C22-2
　– manifestations cliniques, S03-P01-C27-3
　– physiopathologie, S03-P01-C27-1
　– traitement, S03-P01-C27-5
　intraveineuses
　– granulomatose éosinophilique avec polyangéite (Churg-Strauss), S03-P01-C09-4
　– maladie de Kawasaki, S03-P01-C11-3
　– polyradiculonévrite, S07-P04-C03-5
　– purpura rhumatoïde, S03-P01-C12-4
　– purpura thrombopénique auto-immune, S04-P04-C02-3
　monoclonale
　– bénigne, S04-P03-C08-23
　– λ (syndrome POEMS), S03-P01-C38-1
　– de signification indéterminée, S04-P03-C08-17, S04-P03-C08-23
　– – complications, S04-P03-C08-24
　– – démarche diagnostique, S04-P03-C08-23
　– – diagnostic, S04-P03-C08-23
　– – prévalence, S04-P03-C08-23
　– – transitoire, S04-P03-C08-23
　polyvalentes (déficit immunitaire héréditaire), S03-P01-C45-10
Immunomodulateurs (myélome multiple), S04-P03-C08-20
Immuno-nutrition, S07-P09-C01-6
Immunophénotypage, S04-P01-C03-1
Implant cochléaire (syndrome de Cogan), S03-P01-C19-5
Incapacité de travail totale, S08-P01-C18-2
Inclinaison (test d'), S05-P01-C07-9
Indian Takayasu activity score, S03-P01-C14-8
Indice
　de Karnofsky, S09-P01-C02-2, S09-P01-C02-2t
　de masse corporelle, S01-P01-C02-1
　de Sokolow-Lyon, S05-P01-C02-7
Infarctus
　du myocarde, S05-P03-C01-6
　– accident cérébral ischémique, S05-P02-C04-4
　– antérieur, S05-P01-C02-18f
　– artérite de Takayasu, S03-P01-C14-5
　– choc cardiogénique, S07-P02-C02-3, S07-P02-C04-1
　– classification, S05-P03-C01-7, S05-P03-C01-8t
　– cocaïne et, S08-P01-C10-3
　– copeptine, S08-P01-C11-4
　– à coronaires saines, S05-P01-C06-1
　– définition, S05-P03-C01-8t, S05-P03-C01-22t
　– douleur thoracique, S05-P01-C01-2
　– ECG, S05-P01-C02-17, S05-P01-C02-17f
　– ECMO veino-artérielle, S07-P10-C01-4
　– épidémiologie, S05-P02-C01-2
　– facteurs de risque (obésité), S05-P02-C03-1t
　– grossesse, S07-P06-C02-5
　– IRM, S05-P01-C06-2, S05-P01-C06-3f, S05-P01-C06-4f
　– maladie de Kawasaki, S03-P01-C11-3
　– mortalité précoce, S05-P02-C01-3
　– occlusion coronaire aiguë, S05-P03-C01-5
　– syndrome des antiphospholipides et, S03-P01-C03-5
　– troponine, S08-P01-C03-2, S08-P01-C11-3
　– ventriculaire droit, S07-P02-C02-3, S07-P02-C04-2, S07-P02-C04-4
　– ventriculaire gauche, S07-P02-C04-2
　osseux (maladie de Gaucher), S03-P01-C26-5
　pulmonaire (rétrécissement mitral), S05-P03-C07-20
　rénal (syndrome des antiphospholipides), S03-P01-C03-5
　sous-unguéal (maladie de Behçet), S03-P01-C17-2
　splénique, S04-P03-C03-7
　– maladie de Gaucher, S03-P01-C26-3
　– syndrome des antiphospholipides, S03-P01-C03-6
　surrénalien hémorragique (syndrome des antiphospholipides), S03-P01-C03-5
Infection
　nosocomiale
　– endocardite infectieuse, S05-P03-C08-1
　– prévalence, S07-P07-C04-2t
　– réanimation, S07-P07-C04-1
　– définition, S07-P07-C04-1
　– épidémiologie, S07-P07-C04-2
　– facteurs de risque, S07-P07-C04-2
　– gastro-intestinale, S07-P07-C04-6
　– prévalence, S07-P07-C04-2
　– prévention, S07-P07-C04-6
　– respiratoire, S07-P07-C04-3
　– urinaire, S07-P07-C04-5
　du site opératoire (fréquence), S07-P07-C04-6t
　susceptibilité génétique, S07-P07-C01-1
Infiltration
　médullaire (mastocytose), S03-P01-C30-2
　rétropéritonéale (maladie d'Erdheim-Chester), S03-P01-C29-4
Inflammasome, S03-P01-C46-8
Inflammation (mécanismes), S03-P01-C01-1
Infliximab
　maladie d'Erdheim-Chester, S03-P01-C29-5
　maladie de Horton, S03-P01-C15-4
　sarcoïdose, S03-P01-C23-9
Inhibiteur(s)
　antifacteur VIII ou IX, S04-P04-C03-3
　calciques
　– complications, S06-P01-C05-2
　– indications
　– – angor d'effort chronique stable, S05-P03-C01-31
　– – cardiomyopathie hypertrophique, S05-P03-C03-22
　– – fibrillation atriale, S05-P03-C05-3
　– – phénomène de Raynaud, S06-P01-C10-4
　– – syndrome coronaire aigu, S05-P03-C01-15
　– intoxication par les, S08-P01-C17-9
　de l'enzyme de conversion
　– angiœdème, S03-P01-C35-3
　– cardiomyopathie dilatée, S05-P03-C03-9
　– granulomatose systémique, S03-P01-C24-3
　– insuffisance cardiaque, S05-P03-C02-14, S05-P03-C02-14t
　de la pompe à protons (hémorragie digestive haute), S08-P01-C05-2
　de la recapture de la sérotonine (intoxication par les), S08-P01-C17-6
　de la recapture de la sérotonine et de la noradrénaline
　– douleur neuropathique, S10-P01-C07-4
　– syndrome douloureux régional complexe, S10-P01-C10-5
　du TLR-4 choc septique, S07-P02-C05-4
　du TNF-α (complications), S06-P01-C05-2
　des topo-isomérases, S09-P01-C03-4

INR (*international normalized ratio*), S04-P04-C01-2
Insuffisance
  antéhypophysaire, S07-P06-C01-7
  – asthénie, S01-P01-C01-4
  aortique, S05-P03-C07-10
  – aiguë, S05-P03-C07-11
  – – choc cardiogénique, S07-P02-C04-1, S07-P02-C04-3
  – artérite de Takayasu, S03-P01-C14-5
  – chronique, S05-P03-C07-11, S05-P03-C07-15
  – dissection, S05-P03-C13-6
  – Doppler couleur, S05-P03-C07-13f
  – dystrophiques, S05-P03-C07-15
  – échocardiographie, S05-P03-C07-13f
  – électrocardiogramme, S05-P03-C07-12f
  – étiologie, S05-P03-C07-10
  – indications opératoires, S05-P03-C07-16t, S05-P03-C07-17t
  – insuffisance cardiaque gauche, S05-P03-C02-6
  – IRM, S05-P01-C06-11
  – manifestations cliniques, S05-P03-C07-11
  – physiopathologie, S05-P03-C07-10
  – polychondrite chronique atrophiante, S03-P01-C18-3
  – – pronostic, S05-P03-C07-15
  quantification, S05-P03-C07-13t
  – syndrome de Cogan, S03-P01-C19-3
  – syndrome de Marfan, S03-P01-C39-2
  – traitement, S05-P03-C07-15
  cardiaque, S05-P03-C02-1
  – aiguë
  – – dyspnée, S08-P01-C08-3t
  – – endocardite infectieuse, S05-P03-C08-6
  – – peptides natriurétiques, S08-P01-C03-3
  – – traitement, S05-P03-C02-12
  – amylose, S03-P01-C37-4
  – artérite de Takayasu, S03-P01-C14-5
  – asthénie, S01-P01-C01-4
  – chronique avec altération de la fonction systolique, S05-P03-C02-19
  – classification, S05-P03-C02-5
  – congestive (sarcoïdose), S03-P01-C23-5
  – crise aiguë thyrotoxique, S07-P06-C01-3
  – définition, S05-P03-C02-1
  – diagnostic, S05-P03-C02-7
  – – différentiel, S05-P03-C02-12, S05-P03-C02-12t
  – – de gravité, S05-P03-C02-11, S05-P03-C02-11t
  – – droite, S07-P02-C06-2
  – – choc cardiogénique, S07-P02-C02-7
  – – endocardite fibroblastique, S05-P03-C03-32
  – – étiologie, S05-P03-C02-7
  – – tamponnade, S05-P03-C06-11
  – – dysplasie arythmogène du ventricule droit, S05-P03-C03-35
  – étiologie, S05-P03-C02-5
  – examens complémentaires, S05-P03-C02-9
  – facteurs aggravants, S05-P03-C02-7t
  – à fonction systolique conservée, S05-P03-C02-18
  – gauche
  – – cardiomyopathie dilatée, S05-P03-C03-4
  – – étiologie, S05-P03-C02-5, S05-P03-C02-6t
  – – rétrécissement aortique calcifié, S05-P03-C07-3
  – granulomatose éosinophilique avec polyangéite (Churg-Strauss), S03-P01-C09-2
  – grossesse, S05-P03-C10-2

  – hémochromatose, S05-P03-C03-30
  – médicaments à éviter, S05-P03-C02-21
  – physiopathologie, S05-P03-C02-1, S05-P03-C02-1f
  – réfractaire, S07-P03-C02-5
  – restrictive (amylose), S05-P03-C03-27
  – signes fonctionnels, S05-P03-C02-7
  – signes physiques, S05-P03-C02-8
  – sujet âgé, S08-P01-C19-2
  – syndrome d'apnées du sommeil, S05-P02-C03-10
  – thrombose veineuse profonde, S06-P01-C07-1
  – traitement, S05-P03-C02-12
  – tricuspide (sclérodermie systémique), S03-P01-C05-7
  – vascularite cryoglobulinémique, S03-P01-C16-3
  circulatoire aiguë, S07-P02-C04-2
  coronaire
  – aiguë (douleur thoracique), S05-P01-C01-2
  – grossesse, S05-P03-C10-6
  – insuffisance cardiaque gauche, S05-P03-C02-5
  gonadique (sarcoïdose), S03-P01-C23-5
  hépatique
  – aiguë, S07-P05-C02-1
  – – définition, S07-P05-C02-1
  – – étiologie, S07-P05-C02-2t
  – – paracétamol, S10-P01-C11-4
  – asthénie, S01-P01-C01-4
  – maladie de Wilson, S03-P01-C33-2
  médullaire, S04-P03-C05-1
  mitrale, S05-P03-C07-26
  – aiguë, S07-P02-C04-3
  – choc cardiogénique, S07-P02-C02-3
  – classification des mécanismes, S05-P03-C07-26
  – insuffisance cardiaque gauche, S05-P03-C02-6
  – polychondrite chronique atrophiante, S03-P01-C18-3
  – primaire, S05-P03-C07-26
  – – classification, S05-P03-C07-31t
  – – étiologie, S05-P03-C07-26, S05-P03-C07-27f
  – – évolution, S05-P03-C07-33
  – – examens diagnostiques, S05-P03-C07-28
  – – indications opératoires, S05-P03-C07-34t
  – – manifestations cliniques, S05-P03-C07-28
  – – physiopathologie, S05-P03-C07-28
  – – traitement, S05-P03-C07-33
  – secondaire, S05-P03-C07-35
  – – échocardiographie, S05-P03-C07-35f
  – – étiologie, S05-P03-C07-35
  – – évolution, S05-P03-C07-37
  – – examens diagnostiques, S05-P03-C07-36
  – – indications opératoires, S05-P03-C07-38t
  – – manifestations cliniques, S05-P03-C07-36
  – – physiopathologie, S05-P03-C07-35
  – – traitement, S05-P03-C07-37
  pulmonaire (tétralogie de Fallot), S05-P03-C09-8
  rénale
  – aiguë, S07-P03-C01-1
  – – classification, S07-P03-C01-1t, S07-P03-C01-3
  – – coup de chaleur, S08-P01-C02-3

  – – définition, S07-P03-C01-1, S07-P03-C01-1t
  – – endocardite infectieuse, S05-P03-C08-7
  – – épidémiologie, S07-P03-C01-2
  – – examens complémentaires en réanimation, S07-P03-C01-4
  – – facteurs de risque, S07-P03-C01-2t, S07-P03-C01-5t
  – – fonctionnelle, S07-P03-C01-3
  – – grossesse, S07-P06-C02-4
  – – hyperphosphorémie, S07-P03-C02-11
  – – manifestations cliniques en réanimation, S07-P03-C01-4
  – – médicamenteuse, S07-P03-C01-5, S07-P03-C01-6t
  – – obstructive, S07-P03-C01-3
  – – parenchymateuse, S07-P03-C01-3
  – – persistante, S07-P03-C01-6
  – – phéochromocytome, S07-P06-C01-5
  – – toxique, S07-P03-C01-5
  – – traitement, S07-P03-C01-6
  – – transitoire, S07-P03-C01-6
  – amylose, S03-P01-C37-4
  – asthénie, S01-P01-C01-4
  – choc septique, S07-P02-C05-3
  – chronique
  – – acidose métabolique, S07-P03-C02-3
  – – risque cardiovasculaire, S05-P02-C02-2
  – – secondaire à une insuffisance aiguë, S07-P03-C01-3
  – – syndrome post-réanimation, S07-P09-C02-2
  – – terminale (épuration extrarénale), S07-P10-C03-1
  – fonctionnelle, S10-P01-C11-7
  – granulomatose avec polyangéite (Wegener), S03-P01-C10-2
  – lupus érythémateux systémique, S03-P01-C02-4
  – polyangéite microscopique, S03-P01-C13-2
  – purpura rhumatoïde, S03-P01-C12-2, S03-P01-C12-3
  – sclérodermie systémique, S03-P01-C05-6
  respiratoire
  – aiguë, S07-P01-C01-1
  – – définition, S07-P01-C01-1
  – – diagnostic, S07-P01-C01-3
  – – étiologie, S07-P01-C01-4
  – – hypercapnique, S07-P01-C01-2
  – – hypoxémique, S07-P01-C01-1, S07-P10-C02-1
  – – traitement, S07-P01-C01-4
  – asthénie, S01-P01-C01-4
  – chronique
  – – exacerbation, S08-P01-C08-3t
  – – maladie d'Erdheim-Chester, S03-P01-C29-4
  – – obstructive
  – – – décompensation aiguë, S07-P01-C04-1
  – – – étiologie, S07-P01-C04-1t
  – – restrictive
  – – – décompensation aiguë, S07-P01-C04-6
  – – – étiologie, S07-P01-C04-6t
  – hypercapnique, S07-P03-C02-4
  – restrictive, S07-P01-C01-5
  – thrombose veineuse profonde, S06-P01-C07-1
  surrénale
  – aiguë, S07-P06-C01-6
  – – traitement, S07-P06-C01-7
  – – – algorithme, S07-P06-C01-6f
  – amaigrissement, S01-P01-C02-3
  – amylose, S03-P01-C37-8
  – asthénie, S01-P01-C01-4
  – coma myxœdémateux, S07-P06-C01-2

I-25

Insuffisance (*suite*)
  tricuspide, S05-P03-C07-39
  – cardiomyopathie dilatée, S05-P03-C03-7
  – cardiopathie carcinoïde, S05-P03-C03-34
  – échocardiographie, S05-P03-C07-41f
  – étiologie, S05-P03-C07-39, S05-P03-C07-39t
  – examens complémentaires, S05-P03-C07-40
  – insuffisance cardiaque droite, S05-P03-C02-7
  – manifestations cliniques, S05-P03-C07-39
  – physiopathologie, S05-P03-C07-39
  – primitive, S05-P03-C07-39t
  – pronostic, S05-P03-C07-43
  – rétrécissement mitral, S05-P03-C07-20
  – tétralogie de Fallot, S05-P03-C09-8
  – traitement, S05-P03-C07-43
  veineuse chronique, S06-P01-C08-1
  – classification CEAP, S06-P01-C08-4, S06-P01-C08-4t
  – échographie-Doppler, S06-P01-C08-5, S06-P01-C08-6f
  – épidémiologie, S06-P01-C08-1
  – étiologie, S06-P01-C08-2, S06-P01-C08-3f
  – facteurs de risque, S06-P01-C08-1
  – fonctionnelle, S06-P01-08-3
  – lymphœdème secondaire, S06-P01-C09-3
  – manifestations cliniques, S06-P01-C08-3
  – physiopathologie, S06-P01-C08-1
  – traitement, S06-P01-C08-5
  vertébrobasilaire (artérite de Takayasu), S03-P01-C14-3
Interféron
  α (indications)
  – leucémie myéloïde chronique, S04-P03-C06-9
  – – leucémie à tricholeucocytes, S04-P03-C08-13
  – maladie d'Erdheim-Chester, S03-P01-C29-5
  – mastocytose, S03-P01-C30-5
  – syndrome hyperéosinophilique, S03-P01-C31-6
  α_{2a} pégylé (maladie de Vaquez), S04-P03-C06-4
  1β
  – fièvre méditerranéenne familiale, S03-P01-C36-1
  – inhibiteur (fièvre méditerranéenne familiale), S03-P01-C36-4
Internet (pathologie factice et), S03-P01-C44-4
Intertrigo (histiocytose à cellules de Langerhans), S03-P01-C28-4
Intervalle
  PR, S05-P01-C02-1
  QT, S05-P01-C02-2
  – court, S05-P01-C02-10, S05-P01-C02-11f
  – long, S05-P01-C02-10, S05-P01-C02-11f
  – – médicamenteux, S08-P01-C14-2
  – – syncope, S08-P01-C14-2
Intestin
  grêle (maladie immunoproliférative), S04-P03-C08-27
  irritable (syndrome de l'), syndrome de fatigue chronique et, S01-P01-C01-6
  occlusion (douleur abdominale), S08-P01-C12-1t
  pseudo-obstruction chronique (lupus érythémateux systémique), S03-P01-C02-7

Intolérance
  au gluten, S04-P03-C01-4
  aux protéines du lait de vache, S04-P03-C01-5
  systémique à l'effort, S01-P01-C01-6
Intoxication
  par l'eau, S08-P01-C02-2
  médicamenteuse, S08-P01-C17-1
  – démarche diagnostique, S08-P01-C17-1
  – ECMO veino-artérielle, S07-P10-C01-4
  – traitement, S08-P01-C17-5
  – – décontamination digestive, S08-P01-C17-5
  – – diurèse alcaline, S08-P01-C17-5
  – perte de conscience, S08-P01-C14-1
Iode (surcharge en), hyperthyroïdie, S07-P06-C01-3
IPEX (syndrome), S03-P01-C45-9
Ipilimumab, S09-P01-C01-3
  mode d'action, S09-P01-C03-12
IRIDA (*iron refractory iron deficiency anemia*), S04-P03-C01-5t
Iridocyclite (polyangéite microscopique), S03-P01-C13-2
Irinotécan, S09-P01-C03-4
  complications, S09-P01-C03-4
  indications, S09-P01-C03-5
  mode d'action, S09-P01-C03-4
Irradiation stéréotaxique, S10-P01-C06-7
ISAR (score), S08-P01-C19-4
Ischémie
  aiguë d'un membre (dissection aortique), S05-P03-C13-7
  colique secondaire à l'embolisation artérielle, S07-P05-C01-8
  digestive (hyperphosphorémie), S07-P03-C02-11
  mésentérique
  – dissection aortique, S05-P03-C13-7
  – état de choc, S07-P02-C02-5
  myocardique
  – aiguë (bloc atrioventriculaire), S05-P03-C05-24
  – douleur angineuse, S05-P01-C01-2
  – ECG, S05-P01-C02-8, S05-P01-C02-9f
  – – d'effort, S05-P01-C04-1
  – échocardiographie de stress, S05-P01-C04-3
  – grossesse, S07-P06-C02-6
  – imagerie de fusion, S05-P01-C04-5
  – imagerie non invasive, S05-P01-C04-1
  – IRM, S05-P01-C04-5, S05-P01-C06-4
  – phéochromocytome, S07-P06-C01-5
  – scintigraphie, S05-P01-C04-2
  – TEP, S05-P01-C04-3
  – tomodensitométrie, S05-P01-C04-5
  rénale (dissection aortique), S05-P03-C13-7
  silencieuse (électrocardiogramme d'effort), S05-P03-C01-28
Itano (test de solubilité d'), S04-P03-C03-8
Ito (hypomélanose d'), S03-P01-C41-1t
Ivabradine (indications)
  angor d'effort chronique stable, S05-P03-C01-31
  insuffisance cardiaque, S05-P03-C02-16
Ivemark (syndrome d'), asplénie, S04-P02-C12-4t

J

Jaccoud (rhumatisme de), lupus érythémateux systémique, S03-P01-C02-4
Jacobsen (syndrome de), thrombopénie, S04-P02-C10-2t

Janus kinase 2
  inhibiteurs de, S04-P03-C06-4
  maladie de Vaquez, S04-P03-C06-1
  myélofibrose primaire, S04-P03-C06-11
Jellinek (marque de), électrisation, S08-P01-C01-4
Job (syndrome de), S03-P01-C45-8
jugulogramme, S05-P01-C01-15
Justice (éthique médicale), S02-P01-C01-2

K

Kahler (maladie de), *voir* Myélome multiple
Kallicréine (angiœdème héréditaire), S03-P01-C35-4
Kaposi (sarcome de), S04-P03-C08-29
Karnofsky (indice de), S09-P01-C02-2, S09-P01-C02-2t
Kasabach-Merritt (syndrome de), S04-P04-C03-16t
  tumeur vasculaire, S06-P01-C11-2
Kaulla (test de von), S04-P04-C01-3
Kawasaki (maladie de), S03-P01-C07-3, S03-P01-C11-1
  de l'adulte, S03-P01-C11-3
  diagnostic, S03-P01-C11-2, S03-P01-C11-2t
  – différentiel, S03-P01-C11-2t
  étiologie, S03-P01-C11-1
  histologie, S03-P01-C11-1
  pathogénie, S03-P01-C11-1
  pronostic, S03-P01-C11-3
  surveillance, S03-P01-C11-5
  traitement, S03-P01-C11-3
  troponine, S08-P01-C11-3t
Kayser-Fleischer (anneau de), maladie de Wilson, S03-P01-C33-2, S03-P01-C33-3, S03-P01-C33-3f
Keith et Flack (nœud de), *voir* Nœud sinusal,
Kent (faisceau de), S05-P01-C02-7, S05-P03-C05-1, S05-P03-C05-8, S05-P03-C05-12
Kératite
  interstitielle
  – non syphilitique, S03-P01-C19-1
  – syndrome de Cogan, S03-P01-C07-5
  polychondrite chronique atrophiante, S03-P01-C18-3
  syndrome de Gougerot-Sjögren, S03-P01-C06-7
Kératoconjonctivite (syndrome de Gougerot-Sjögren), S03-P01-C06-3
Kétamine (indications)
  douleur aiguë, S08-P01-C16-8
  douleur chronique post-chirurgicale, S10-P01-C03-3
  douleur post-opératoire, S10-P01-C02-4, S10-P01-C02-4t
  état de mal épileptique, S07-P04-C02-6
  syndrome douloureux régional complexe, S10-P01-C10-5
Kikuchi (syndrome de), connectivite mixte, S03-P01-C04-2
Koënen (tumeur de), sclérose tubéreuse de Bourneville, S03-P01-C41-5
Koïlonychie, S04-P03-C01-3
Kostmann (syndrome de), S04-P02-C03-1t
Küssmaul
  dyspnée de, S08-P01-C08-2
  signe de, S05-P01-C01-15, S05-P03-C06-15
Küttner (tumeur de), S03-P01-C27-3

Kyste
  poplité (maladie de Behçet), S03-P01-C17-4
  synovial poplité (maladie thrombo-embolique veineuse versus), S06-P01-C07-4

L

Lacosamide (état de mal épileptique), S07-P04-C02-6
Lambert-Eaton (syndrome de)
  fatigabilité, S01-P01-C01-1
  insuffisance respiratoire aiguë, S07-P01-C01-2, S07-P01-C01-5
Langerhans (cellules de), S03-P01-C28-1, S04-P02-C08-1
LANSS (*leeds assessment of neuropathic symptoms and signs*), S10-P01-C07-2t
Lapatinib (mode d'action), S09-P01-C03-10
Laryngite aiguë (dyspnée), S08-P01-C08-3t
Lasthénie de Ferjol (syndrome de), S03-P01-C44-2, S04-P03-C01-4
Latex (anaphylaxie au), S07-P02-C03-6
Laubry-Pezzy (syndrome de), insuffisance aortique, S05-P03-C07-11
LDL-cholestérol (prévention), S05-P02-C02-4
Lectine, S03-P01-C01-2
Léflunomide (sarcoïdose), S03-P01-C23-9
Léiomyomatose de la veine cave inférieure (léiomyosarcome versus), S06-P01-C06-2
Léiomyosarcome, S09-P01-C05-3
  de la veine cave inférieure, S06-P01-C06-1
  – anatomopathologie, S06-P01-C06-1
  – épidémiologie, S06-P01-C06-1
  – manifestations cliniques, S06-P01-C06-1
  – pronostic, S06-P01-C06-2
  – traitement, S06-P01-C06-3
Lénalidomide (indications)
  myélome multiple, S04-P03-C08-20
  syndrome 5q-, S04-P03-C05-14
  syndrome POEMS, S03-P01-C38-5
Lennox-Gastaut (syndrome de), S07-P04-C02-3
Lentigines (neurofibromatose 1), S03-P01-C41-2
Lenvatinib, S09-P01-C03-8
  complications, S09-P01-C03-8
  indications, S09-P01-C03-8
  mode d'action, S09-P01-C03-8
Leonetti (loi), S07-P09-C03-1
Lèpre (amylose), S03-P01-C37-8
Lesch-Nyhan (maladie de), anémie mégaloblastique, S04-P03-C02-5
Létrozole (mode d'action), S09-P01-C03-8
Letterer-Siwe (maladie de), S03-P01-C28-1, S03-P01-C28-3
Leucémie
  aiguë, S04-P03-C10-1
  – asthénie, S01-P01-C01-4
  – biphénotypique, S04-P01-C03-4
  – classification, S04-P03-C10-1, S04-P03-C10-1t, S04-P03-C10-6t
  – chez l'enfant (traitement), S04-P03-C10-8
  – épidémiologie, S04-P03-C10-2
  – érythroblastique, S04-P03-C10-1
  – étiologie, S04-P03-C10-2
  – examens, S04-P03-C10-4
  – indifférenciée, S04-P01-C03-4
  – lymphoblastique, S04-P01-C03-3, S04-P03-C10-1, S04-P03-C10-7
  – manifestations, S04-P03-C10-4
  – mégacaryoblastique, S04-P03-C10-1
  – monoblastique, S04-P03-C10-1
  – myéloblastique, S04-P03-C10-1
  – – réanimation, S07-P08-C01-3
  – – traitement, S04-P03-C10-5
  – myéloïde, S04-P01-C03-2
  – – classification FAB, S04-P03-C10-3t
  – promyélocytaire, S04-P03-C10-1
  chronique
  – asthénie, S01-P01-C01-4
  – à éosinophiles, S03-P01-C31-5, S04-P02-C07-3
  à grands lymphocytes granuleux, S04-P03-C08-9
  – critères diagnostics, S04-P03-C08-9
  – physiopathologie, S04-P03-C08-9
  – symptomatologie, S04-P03-C08-10
  – traitement, S04-P03-C08-11
  lymphoïde chronique, S04-P03-C08-1
  – classification, S04-P03-C08-6t
  – complications, S04-P03-C08-5
  – cytométrie en flux, S04-P01-C03-4f
  – diagnostic, S04-P03-C08-3t, S04-P03-C08-4t, S04-P03-C08-5
  – génétique, S04-P03-C08-2t
  – manifestations cliniques et hématologiques, S04-P03-C08-2
  – physiopathologie, S04-P03-C08-1
  – pronostic, S04-P03-C08-6
  – traitement, S04-P03-C08-7
  à mastocytes, S03-P01-C30-1t
  myéloïde chronique, S04-P03-C06-4
  – diagnostic, S04-P03-C06-6
  – – différentiel, S04-P03-C06-7
  – épidémiologie, S04-P03-C06-5
  – manifestations cliniques, S04-P03-C06-6
  – physiopathologie, S04-P03-C06-5
  – pronostic, S04-P03-C06-7, S04-P03-C06-8f
  – traitement, S04-P03-C06-9
  à plasmocytes, S04-P03-C08-18
  prolymphocytaire, S04-P03-C08-8
  à tricholeucocytes, S04-P03-C08-11
  – complications, S04-P03-C08-12
  – diagnostic, S04-P03-C08-12
  – manifestations cliniques, S04-P03-C08-12
  – manifestations hématologiques, S04-P03-C08-12
  – physiopathologie, S04-P03-C08-11
  – pronostic, S04-P03-C08-13
  – traitement, S04-P03-C08-13
Leucocytes (formule), S04-P01-C01-1
Levée de corps médico-légale, S08-P01-C18-4
Lévétiracétam (état de mal épileptique), S07-P04-C02-6
Libman-Sacks (endocardite de), lupus érythémateux systémique, S03-P01-C02-6
Lidocaïne, S10-P01-C07-5t
  douleur neuropathique, S10-P01-C07-4
  douleur post-opératoire, S10-P01-C02-4
  syndrome douloureux régional complexe, S10-P01-C10-5
Ligament (hyperlaxité), syndrome d'Ehlers-Danlos, S03-P01-C39-8
Lipodermatosclérose
  insuffisance veineuse chronique, S06-P01-C08-4
  ulcère de jambe, S06-P01-C13-2
Lipœdème, S06-P01-C09-5
  diagnostic, S06-P01-C09-5, S06-P01-C09-5t
  traitement, S06-P01-C09-5
Lipome cardiaque, S05-P03-C12-3
Lipoprotéine(s)
  (a), risque cardiovasculaire, S05-P02-C03-4, S05-P02-C04-2
  associée à la phospholipase A_2, S05-P02-C03-4
Liposarcome, S09-P01-C05-3
Lipothymie, S08-P01-C14-1
Lisch (nodule de), neurofibromatose 1, S03-P01-C41-2
Lithium
  contre-indications (insuffisance cardiaque), S05-P03-C02-21
  intoxication par le, S08-P01-C17-7
Livedo
  reticularis
  – granulomatose éosinophilique avec polyangéite (Churg-Strauss), S03-P01-C09-2
  – iatrogène, S06-P01-C05-1
  syndrome des antiphospholipides, S03-P01-C03-4, S03-P01-C03-5
  thrombocytémie essentielle, S04-P03-C06-21
Locked-in syndrome (coma versus), S07-P04-C01-4
Locked-in-syndrome, S07-P04-C01-2
Loeys-Dietz (syndrome de), S03-P01-C39-7f
  dissection aortique, S07-P06-C02-6
Löffler (endocardite de), *voir* Endocardite fibroblastique
Löfgren (syndrome de)
  granulomatose systémique, S03-P01-C24-3
  sarcoïdose, S03-P01-C23-2, S03-P01-C23-5
Loges (syndrome des), S06-P01-C03-2
Lombalgie, S10-P01-C04-1
  aiguë, S10-P01-C04-3
  chronique, S10-P01-C04-3
  – facteurs favorisants, S10-P01-C04-3f
  prise en charge, S10-P01-C04-4
Losartan (insuffisance cardiaque), S05-P03-C02-16
Luebering-Rapoport (shunt de), S04-P03-C07-2
Luette (œdème de la), maladie des chaînes lourdes, S04-P03-C08-26
Lupus
  anticoagulant-hypoprothrombinemia syndrome, S03-P01-C02-6
  discoïde, S03-P01-C02-3
  engelure, S03-P01-C02-3
  érythémateux systémique, S03-P01-C02-1
  – aigu, S03-P01-C02-3f
  – anticorps
  – – anti-ADN natif, S03-P01-C02-7
  – – antinucléaires, S03-P01-C02-7
  – – antinucléosomes, S03-P01-C02-7
  – – antiplaquettes, S03-P01-C02-7
  – – anti-RNP, S03-P01-C02-7
  – – anti-Sm, S03-P01-C02-7
  – – anti-SS-A (Ro), S03-P01-C02-7
  – asthénie, S01-P01-C01-4
  – bulleux, S03-P01-C02-3
  – chronique, S03-P01-C02-3
  – contraception, S03-P01-C02-2, S03-P01-C02-8
  – critères de classification, S03-P01-C02-2
  – – ISN/RPS, S03-P01-C02-4t
  – – SLICC, S03-P01-C02-2t
  – éducation thérapeutique, S03-P01-C02-8
  – épidémiologie, S03-P01-C02-1
  – grossesse, S03-P01-C02-2, S03-P01-C02-8

Index

Lupus (*suite*)
  – hémorragie intra-alvéolaire, S07-P01-C05-2, S07-P01-C05-5
  – hypocomplémentémie, S03-P01-C02-7
  – insuffisance mitrale, S05-P03-C07-26
  – lymphome non hodgkinien, S04-P03-C08-29
  – manifestations
    – – articulaires, S03-P01-C02-4
    – – cardiovasculaires, S03-P01-C02-6
    – – cutanéomuqueuses, S03-P01-C02-2
    – – gastro-entérologiques, S03-P01-C02-7
    – – hématologiques, S03-P01-C02-6
    – – hépatiques, S03-P01-C02-7
    – – neuropsychiatriques, S03-P01-C02-5, S03-P01-C02-5t
    – – rénales, S03-P01-C02-4
    – – respiratoires, S03-P01-C02-6
  – médicaments inducteurs, S03-P01-C02-1t
  – neutrophilique, S03-P01-C02-3
  – pathogénie, S03-P01-C02-1
  – phénomène de Raynaud, S06-P01-C10-2
  – pronostic, S03-P01-C02-8
  – purpura thrombopénique auto-immun, S04-P04-C02-5
  – subaigu, S03-P01-C02-3, S03-P01-C02-3f
  – syndrome de Gougerot-Sjögren et, S03-P01-C06-3
  – syndrome inflammatoire, S03-P01-C02-7
  – traitement, S03-P01-C02-8, S03-P01-C02-11t
    – – antipaludéens de synthèse, S03-P01-C02-10
    – – biothérapie, S03-P01-C02-11
    – – corticoïdes, S03-P01-C02-10
    – – immunosuppresseurs, S03-P01-C02-10
    – – *treat to target*, S03-P01-C02-9t
  – troponine, S08-P01-C11-3t
  – vaccination, S03-P01-C02-9
  – vascularite cryoglobulinémique et, S03-P01-C16-3
  pernio, S03-P01-C23-3, S03-P01-C23-5
  profond, S03-P01-C02-3
  tumidus, S03-P01-C02-3
Lutzner (cellules de), S04-P02-C06-2
Lyme (maladie de)
  asthénie, S01-P01-C01-4
  myocardite, S05-P03-C04-8
  polyradiculonévrite versus, S07-P04-C03-3
Lymphadénopathie angio-immunoblastique (granulomatose systémique), S03-P01-C24-4
Lymphangiectasie (maladie de Waldmann), S06-P01-C09-1
Lymphangiome
  macrokystique, S06-P01-C11-7, S06-P01-C11-8f
  microkystique, S06-P01-C11-7
Lymphangiomyomatose
  histiocytose à cellules de Langerhans versus, S03-P01-C28-4
  sclérose tubéreuse de Bourneville, S03-P01-C41-5
Lymphangiosarcome (lymphœdème et), S06-P01-C09-5
Lymphocyte(s), S04-P01-C01-2
  B, S03-P01-C01-4
  granuleux, S04-P01-C01-2, S04-P02-C06-2, S04-P03-C08-9
  hyperbasophiles, S04-P02-C06-2
  T, S03-P01-C01-3
  villeux, S04-P02-C06-2
Lymphocytopénie, S04-P02-C05-1
  CD4 idiopathique, S04-P02-C05-1t

Lymphocytose, S04-P02-C06-1
  à grains réactionnelle, S04-P03-C08-10
  infectieuse aiguë de Carl-Smith, S04-P02-C06-1
  à lymphocytes « atypiques », S04-P02-C06-2
Lymphœdème, S06-P01-C09-1
  complications
    – infectieuses, S06-P01-C09-4
    – psychologiques, S06-P01-C09-5
  génétique, S06-P01-C09-1
  maladie thrombo-embolique veineuse versus, S06-P01-C07-4
  physiopathologie, S06-P01-C09-1
  primaire
    diagnostic, S06-P01-C09-5t
    isolé, S06-P01-C09-1
  du membre inférieur, S06-P01-C09-3
  du membre supérieur après cancer du sein, S06-P01-C09-2
  et syndrome malformatif complexe, S06-P01-C09-1
  traitement, S06-P01-C09-6
  tumeurs malignes, S06-P01-C09-5
Lymphohistiocytose
  familiale, S04-P04-C02-11t
  hémophagocytaire, S04-P03-C09-1
Lymphome
  anaplasique ALK-négatif, S04-P03-C08-37
  asthénie, S01-P01-C01-4
  B diffus à grandes cellules, S04-P03-C08-34, S04-P03-C08-36
  – examens, S04-P03-C08-34
  – facteurs pronostiques, S04-P03-C08-35
  – génétique, S04-P03-C08-34
  – physiopathologie, S04-P03-C08-34
  – traitement, S04-P03-C08-35
  de Burkitt, S04-P03-C08-36
  – classification, S04-P03-C08-37
  – diagnostic, S04-P03-C08-36
  – traitement, S04-P03-C08-37
  cutané (pseudo-angiœdème), S03-P01-C35-5
  extraganglionnaire, S04-P03-C08-38
  folliculaire, S04-P03-C08-29
  – classification, S04-P03-C08-30
  – manifestations cliniques, S04-P03-C08-30
  – physiopathologie, S04-P03-C08-29
  – traitement, S04-P03-C08-31
  de Hodgkin, S04-P03-C08-39
  – classification d'Ann Arbor, S04-P03-C08-40
  – diagnostic, S04-P03-C08-39
  – facteurs de risque, S04-P03-C08-40
  – granulamatose systémique, S03-P01-C024-4
  – physiopathologie, S04-P03-C08-39
  – traitement, S04-P03-C08-40
  immunosuppression, S04-P03-C08-38
  infection par le VIH, S04-P03-C08-38
  lymphoplasmocytaire, S04-P03-C08-28
  maladie thrombo-embolique veineuse, S06-P01-C07-2
  MALT, S03-P01-C27-3, S04-P03-C08-27, S04-P03-C08-33
  – manifestations cliniques, S04-P03-C08-33
  – physiopathologie, S04-P03-C08-33
  – syndrome de Gougerot-Sjögren, S03-P01-C06-6
  – traitement, S04-P03-C08-33
  du manteau, S04-P03-C08-32
  – manifestations cliniques, S04-P03-C08-32
  – physiopathologie, S04-P03-C08-32
  – traitement, S04-P03-C08-32

  méditerranéen, S04-P03-C08-27
  non hodgkinien, S04-P03-C08-28
  – classification, S04-P03-C08-28, S04-P03-C08-29t
  – épidémiologie, S04-P03-C08-29
  – étiologie, S04-P03-C08-29
  – maladie de Gaucher, S03-P01-C26-6
  à petits lymphocytes, S04-P03-C08-2, S04-P03-C08-28
  primitif extranodal, S04-P03-C08-29
  splénique à lymphocytes villeux, S04-P03-C08-34
  syndrome de Gougerot-Sjögren, S03-P01-C06-6
  – facteurs prédictifs, S03-P01-C06-6t
  T, S04-P03-C08-37
  – angio-immunoblastique, S03-P01-C24-4, S04-P03-C08-37
  – cutané épidermotrope, S03-P01-C31-4
  – diagnostic, S04-P03-C08-37
  – facteurs pronostiques, S04-P03-C08-37
  – périphérique, S04-P03-C08-38
  – sous-cutané (fasciite avec éosinophilie versus), S03-P01-C21-3
  – traitement, S04-P03-C08-38
  T/NK, S04-P03-C08-38
  transplantation, S04-P03-C08-38
  de la zone marginale, S04-P03-C08-33
  – ganglionnaire, S04-P03-C08-34
  – splénique, S04-P03-C08-33
  – – manifestations cliniques, S04-P03-C08-34
  – – traitement, S04-P03-C08-34
Lymphopénie T (déficit immunitaire héréditaire), S03-P01-C45-5
Lyse
  des euglobulines, S04-P04-C01-3
  tumorale (syndrome de), S07-P03-C02-11, S07-P08-C01-2
  – classification de Cairo-Bishop, S07-P03-C02-11t
  – hyperphosphorémie, S07-P03-C02-11
Lysozyme, S04-P02-C08-1
  amylose, S03-P01-C37-3

M

Mac Duffie (vascularite de), angiœdème, S03-P01-C35-5
Macroglobuline monoclonale, S04-P03-C08-24
Macroglobulinémie de Waldenström, S04-P03-C08-14
  asthénie, S01-P01-C01-4
  complications, S04-P03-C08-15
  diagnostic, S04-P03-C08-15
  – différentiel, S04-P03-C08-16
  épidémiologie, S04-P03-C08-14
  physiopathologie, S04-P03-C08-14
  traitement, S04-P03-C08-16
  vascularite cryoglobulinémique, S03-P01-C16-3
Macroglossie (amylose), S03-P01-C37-4, S03-P01-C37-6
Macrophages, S03-P01-C01-3
Macrothrombocytopénie, S04-P04-C02-7
  méditerranéenne, S04-P02-C10-2t
Majeed (syndrome de), S03-P01-C46-1, S03-P01-C46-6
Mal aigu des montagnes, S08-P01-C01-8
  étiologie, S08-P01-C01-8
  manifestations cliniques, S08-P01-C01-9
  traitement, S08-P01-C01-9

Maladie(s)
   athéromateuse, S06-P01-C01-5
   cardiovasculaires
   – épidémiologie, S05-P02-C01-1
   – mortalité, S05-P02-C01-1, S05-P02-C02-1
   – risque, S05-P02-C01-2, S05-P02-C02-1
   cœliaque
   – asthénie, S01-P01-C01-4
   – carence en folates, S04-P03-C02-4
   – carence martiale, S04-P03-C01-4
   – hyperéosinophilie, S03-P01-C31-4
   – lymphome non hodgkinien, S04-P03-C08-29
   coronaire, S05-P03-C01-1
   – cardiopathie congénitale et, S05-P03-C09-1
   – chronique, S05-P03-C01-26
   – classification, S05-P03-C01-6
   – incidence, S05-P02-C01-1
   – physiopathologie, S05-P03-C01-1
   – risque cardiovasculaire, S05-P02-C02-1
   – stable, S05-P03-C01-7, S05-P03-C01-7t
   – syndrome d'apnées du sommeil, S05-P02-C03-9
   épigénétique (cancer), S09-P01-C01-3
   immunoproliférative de l'intestin grêle, S04-P03-C08-27
   inflammatoires du tube digestif, S03-P01-C36-3
   lysosomiales, S03-P01-C26-1
   mitochondriale, S05-P03-C03-20
   périodique, *voir* Fièvre méditérranéenne familiale
   post-phlébitique (maladie thrombo-embolique veineuse versus), S06-P01-C07-4
   résiduelle minimale (détection par cytométrie en flux), S04-P01-C03-5
   rythmique atriale, S05-P03-C05-19
   thrombo-embolique
   – cœur pulmonaire aigu, S07-P02-C06-4
   – veineuse, S06-P01-C07-1, S08-P01-C03-1, S08-P01-C15-1
   – – diagnostic, S06-P01-C07-3
   – – – différentiel, S06-P01-C07-4
   – – – épidémiologie, S06-P01-C07-1
   – – – étiologie, S06-P01-C07-5
   – – – facteurs de risque, S06-P01-C07-1, S06-P01-C07-2t
   – – – manifestations cliniques, S06-P01-C07-3
   – – – physiopathologie, S06-P01-C07-1
   – – – prévention, S06-P01-C07-12
   – – – traitement, S06-P01-C07-8
   – – – – algorithme, S06-P01-C07-9f
   variqueuse, S06-P01-C08-2
   – traitement (algorithme), S06-P01-C08-6f
   veino-occlusive
   – allogreffe de cellules souches hématopoïétiques, S04-P05-C02-6
   – sclérodermie systémique, S03-P01-C05-5
Malformation(s)
   artérioveineuses, S06-P01-C11-2
   – cervicofaciales, S06-P01-C11-4
   – hépatiques (maladie de Rendu-Osler), S03-P01-C40-1, S03-P01-C40-4
   – des membres inférieurs, S06-P01-C11-4
   – du membre supérieur, S06-P01-C11-4
   – pulmonaires (maladie de Rendu-Osler), S03-P01-C40-3
   lymphatiques, S06-P01-C11-7
   vasculaires, S06-P01-C11-1
   – classification, S06-P01-C11-1
   – complexes, S06-P01-C11-7

– digestives (maladie de Rendu-Osler), S03-P01-C40-7
– neurologiques (maladie de Rendu-Osler), S03-P01-C40-6
veineuses, S06-P01-C11-5
Mallory-Weiss (syndrome de), hémorragie digestive, S08-P01-C05-1
MALT (lymphome de), S03-P01-C27-3, S04-P03-C08-27, S04-P03-C08-33
   manifestations cliniques, S04-P03-C08-33
   physiopathologie, S04-P03-C08-33
   syndrome de Gougerot-Sjögren, S03-P01-C06-6
   traitement, S04-P03-C08-33
Manœuvre
   d'Adson (phénomène de Raynaud), S06-P01-C10-2
   de Pierre Marie et Foix (coma), S07-P04-C01-3
Manométrie œsophagienne (sclérodermie systémique), S03-P01-C05-8
Marchiafava-Micheli (maladie de), *voir* Hémoglobinurie paroxystique nocturne
Marénostrine (fièvre méditerranéenne familiale), S03-P01-C36-1
Marfan (syndrome de), S03-P01-C39-1, S05-P03-C10-4
   anévrysme de l'aorte, S05-P03-C13-1, S06-P01-C01-2
   critères de Ghent, S03-P01-C39-1t
   diagnostic, S03-P01-C39-1
   ectopie du cristallin, S03-P01-C39-6
   dissection aortique, S07-P06-C02-5
   génétique, S03-P01-C39-1
   grossesse, S03-P01-C39-4, S05-P03-C10-5
   insuffisance aortique chronique, S05-P03-C07-11
   insuffisance mitrale, S05-P03-C07-26
   manifestations cardiovasculaires, S03-P01-C39-2
   manifestations ostéo-articulaires, S03-P01-C39-4
   néonatal, S03-P01-C39-6
   syndromes apparentés, S03-P01-C39-6
Maroteaux-Lamy (maladie de), S04-P01-C01-2
Marque de Jellinek (électrisation), S08-P01-C01-4
MARS® (système hépatique), S07-P05-C02-7
Massage cardiaque externe, S07-P02-C01-3, S08-P01-C09-2
Masse cardiaque (IRM), S05-P01-C06-12, S05-P01-C06-14f
Master (classification de), traumatisme crânien, S08-P01-C04-1, S08-P01-C04-2t
Mastocytome, S03-P01-C30-2, S04-P03-C06-15
   extracutané, S03-P01-C30-1t
Mastocytose, S03-P01-C30-1, S04-P03-C06-14
   classification, S03-P01-C30-1t, S03-P01-C30-3, S04-P03-C06-15t
   cutanée, S03-P01-C30-1t, S04-P03-C06-15
   – diffuse, S03-P01-C30-2, S04-P03-C06-16
   diagnostic, S03-P01-C30-3, S04-P03-C06-18t, S04-P03-C06-18f
   – différentiel, S03-P01-C30-1t, S04-P03-C06-18t
   épidémiologie, S03-P01-C30-1
   examens complémentaires, S03-P01-C30-3
   manifestations cliniques, S03-P01-C30-1
   multinodulaire, S03-P01-C30-2

papulonodulaire, S03-P01-C30-2, S04-P03-C06-16
pronostic, S03-P01-C30-3
systémique, S04-P03-C06-15
– angiœdème histaminique versus, S03-P01-C35-1
– hyperéosinophilie, S03-P01-C31-4
– myélofibrose primaire versus, S04-P03-C06-13
systémique
– agressive, S03-P01-C30-1t
– avec hémopathie maligne clonale non mastocytaire, S03-P01-C30-1t
– indolente, S03-P01-C30-1t
– *smoldering*, S03-P01-C30-1t
traitement, S03-P01-C30-4, S03-P01-C30-4t
xanthélasmoïde, S03-P01-C30-2
Maxicentan (insuffisance cardiaque droite), S05-P03-C02-19
May-Hegglin (anomalie de), S04-P04-C02-7
   thrombopénie, S04-P01-C01-2, S04-P02-C10-2t
   voir aussi MYH9 R-D (syndrome)
McArdle (maladie de), asthénie, S01-P01-C01-5
McLeod (syndrome de), acanthocytose, S04-P03-C03-3
Meadows (syndrome de), S03-P01-C44-2
Meckel (diverticule de)
   carence martiale, S04-P03-C01-5
   hémorragie digestive, S08-P01-C05-2
Médecine « de précision », S02-P01-C01-10
Médiastin
   compression (dissection aortique), S05-P03-C13-7
   emphysème (accident de plongée), S08-P01-C01-7
Médiastinite
   aiguë, S07-P07-C03-1
   après chirurgie cardiaque, S07-P07-C03-1
   – diagnostic, S07-P07-C03-2
   – facteurs de risque, S07-P07-C03-1
   – incidence, S07-P07-C03-1, S07-P07-C03-1t
   – microbiologie, S07-P07-C03-1
   – physiopathologie, S07-P07-C03-1
   – pronostic, S07-P07-C03-3
   – prophylaxie, S07-P07-C03-3
   – traitement, S07-P07-C03-2
   descendante nécrosante, S07-P07-C03-3
   – diagnostic, S07-P07-C03-4
   – incidence, S07-P07-C03-4
   – microbiologie, S07-P07-C03-4
   – physiopathologie, S07-P07-C03-4
   – traitement, S07-P07-C03-4
   par perforation œsophagienne, S07-P07-C03-4
   – diagnostic, S07-P07-C03-4
   – physiopathologie, S07-P07-C03-4
   – traitement, S07-P07-C03-5
Médicament(s)
   insuffisance rénale aiguë due aux, S07-P03-C01-5, S07-P03-C01-6t
   intoxication, S08-P01-C17-1
   – démarche diagnostique, S08-P01-C17-1
   – ECMO veino-artérielle, S07-P10-C01-4
   – traitement, S08-P01-C17-5
   – – décontamination digestive, S08-P01-C17-5
   – – diurèse alcaline, S08-P01-C17-5
   lupus induit, S03-P01-C02-1t

I-29

Médicament(s) (suite)
  pneumopathie (alvéolite lymphocytaire), S07-P01-C01-4
  syndrome sec induit par des, S03-P01-C06-2t
Mégacapillaires
  capillaroscopie, S03-P01-C05-4f
  sclérodermie systémique, S03-P01-C05-1, S03-P01-C05-6
Mégaloblastose, S04-P03-C02-1
Meige (syndrome de), lymphœdème, S06-P01-C09-1
Mélanodermie
  hémochromatose de type 1, S03-P01-C32-3
  maladie de Whipple, S03-P01-C25-4
  syndrome POEMS, S03-P01-C38-1
Mélanose
  encéphalotrigéminée d'Ota, S03-P01-C41-1t
  neurocutanée de Touraine, S03-P01-C41-1t
Méléna, S08-P01-C05-1
  traitement, S07-P05-C01-8
Melphalan (indications)
  amylose cardiaque, S05-P03-C03-30
  amylose AL, S03-P01-C37-7
  myélome multiple, S04-P03-C08-21
  syndrome POEMS, S03-P01-C38-4
Membrane(s)
  effet stabilisant de, S08-P01-C17-3
  érythrocytaire (anomalie), S04-P03-C03-1
Menace (syndrome de), S05-P03-C01-6
Ménière (syndrome de), syndrome de Cogan versus, S03-P01-C19-4
Méningiome (neurofibromatose 2), S03-P01-C41-4t
Méningite
  aseptique (connectivite mixte), S03-P01-C04-2
  carcinomateuse (méningite chronique), S03-P01-C42-1
  céphalée aiguë, S08-P01-C13-5
  chronique, S03-P01-C42-1, S03-P01-C42-3
  – clinique, S03-P01-C42-1
  – étiologie, S03-P01-C42-2, S03-P01-C42-3t
  – examens complémentaires, S03-P01-C42-1
  – IRM, S03-P01-C42-2f
  – physiopathologie, S03-P01-C42-1
  coma, S07-P04-C01-4
  endocardite infectieuse, S05-P03-C08-7
  fulminante à méningocoque, S07-P06-C01-7
  néoplasique, S03-P01-C42-2
Méningococcémie (susceptibilité génétique), S07-P07-C01-3
Méningo-encéphalite
  céphalée aiguë, S08-P01-C13-5
  maladie de Behçet, S03-P01-C17-3
Méningoradiculonévrite (polyradiculonévrite versus), S07-P04-C03-3
Mépolizumab (granulomatose éosinophilique avec polyangéite [Churg-Strauss]), S03-P01-C09-4
Mésentère
  angor (artérite de Takayasu), S03-P01-C14-4
  ischémie (état de choc), S07-P02-C02-5
Mésentérite rétractile, S03-P01-C22-3
Métaux lourds (artériopathie), S06-P01-C05-4

Métaplasie myéloïde
  myélofibrose primaire, S04-P03-C06-12
  thrombocytémie essentielle, S04-P03-C06-21
Métastase(s), S09-P01-C04-1
  asymptomatiques (diagnostic), S09-P01-C04-7
  cérébrales, S09-P01-C04-13
  – diagnostic, S09-P01-C04-13
  – traitement, S09-P01-C04-14
  douleur, S10-P01-C08-1
  hépatiques, S09-P01-C04-15
  – diagnostic, S09-P01-C04-15
  – traitement, S09-P01-C04-15
  leptoméningées, S09-P01-C04-13
  – diagnostic, S09-P01-C04-13
  – traitement, S09-P01-C04-13
  localisation, S09-P01-C04-7, S09-P01-C04-7t
  osseuses, S09-P01-C04-8
  – diagnostic, S09-P01-C04-9
  – pronostic, S09-P01-C04-10
  – risque fracturaire, S09-P01-C04-12
  – traitement, S09-P01-C04-10
  pulmonaires, S09-P01-C04-16
  – diagnostic, S09-P01-C04-16
  – traitement, S09-P01-C04-16
  révélatrices d'un cancer, S09-P01-C04-8
  voie hématogène, S09-P01-C04-7
  voie lymphatique, S09-P01-C04-7
Méthémoglobine, S04-P03-C03-28
Méthémoglobinémie, S04-P03-C03-26, S04-P03-C03-28
  intoxication médicamenteuse, S08-P01-C17-1
Méthergin® (test au), S05-P01-C05-2
Méthotrexate, S09-P01-C03-2
  complications, S09-P01-C03-2
  indications, S09-P01-C03-2
  – granulomatose avec polyangéite (Wegener), S03-P01-C10-5, S03-P01-C10-6
  – granulomatose éosinophilique avec polyangéite (Churg-Strauss), S03-P01-C09-4
  – maladie de Horton, S03-P01-C15-4
  – sarcoïdose, S03-P01-C23-9
  – sclérodermie systémique, S03-P01-C05-11
  inhibition des folates, S04-P03-C02-5
  mode d'action, S09-P01-C03-2
Méthoxétamine (addiction), S08-P01-C10-4
Méthylcobalamine, S04-P03-C02-2
Méthylome, S04-P01-C04-6
Méthylprednisolone (indications)
  granulomatose avec polyangéite (Wegener), S03-P01-C10-5
  lupus érythémateux systémique, S03-P01-C02-10
Métoprolol (indications)
  fibrillation atriale, S05-P03-C05-3
  insuffisance cardiaque, S05-P03-C02-15
Mévalonate kinase (déficit en), S03-P01-C46-3
  clinique, S03-P01-C46-3
  génétique, S03-P01-C46-3
  physiopathologie, S03-P01-C46-3
  syndrome auto-inflammatoire, S03-P01-C46-1
  traitement, S03-P01-C46-3
Mexilétine (contre-indications), S05-P03-C02-21
Micro-albuminurie (risque cardiovasculaire), S05-P02-C02-1

Micro-angiopathie thrombotique, S04-P03-C03-20, S07-P06-C02-1
  cancer, S04-P03-C03-25
  greffes de cellules souches hématopoïétiques, S04-P03-C03-25
  grossesse, S04-P03-C03-25
  infection par le VIH, S04-P03-C03-25
  insuffisance rénale aiguë, S07-P03-C01-4
  médicamenteuse ou toxique, S04-P03-C03-25
  sclérodermie systémique, S03-P01-C05-6
  syndrome POEMS, S03-P01-C38-4
Microcytose, S04-P02-C01-1
β_2-Microglobuline (amylose), S03-P01-C37-1, S03-P01-C37-9
Micromégacaryocytes (syndrome myélodysplasique), S04-P03-C05-10
Microstomie (sclérodermie systémique), S03-P01-C05-4
Microvoltage ventriculaire (ECG), S05-P01-C02-8
Midazolam (état de mal épileptique), S07-P04-C02-6
Miglustat (maladie de Gaucher), S03-P01-C26-8
Migraine
  chronique, S10-P01-C09-2, S10-P01-C09-2t, S10-P01-C09-3
  douleur, S08-P01-C16-7
Mikulicz (syndrome de), S03-P01-C27-1, S03-P01-C27-2, S03-P01-C27-3
Milian (atrophie de), voir Atrophie blanche
Miller-Fisher (syndrome de), S07-P04-C03-3
Milroy (maladie de), S06-P01-C09-1
β_2-Mimétiques (asthme), S07-P01-C03-3
Minalcipran (fibromyalgie), S10-P01-C11-8
Mini-mental status (MMS), S08-P01-C19-2
Minirin® (test au), hémophilie, S04-P04-C03-5
Minkowski-Chauffard (maladie de), voir Sphérocytose héréditaire
Minocycline (hyperéosinophilie), S03-P01-C31-3
Miroir (thérapie du), syndrome douloureux régional complexe, S10-P01-C10-6
Mitchell (classification), activité physique, S05-P03-C11-1
Mixed connective tissue disease, voir Connective mixte
Mobitz (bloc atrioventriculaire de type), S05-P01-C02-12, S05-P01-C02-12f
Moelle
  épinière (compression de la), myélome multiple, S04-P03-C08-19
  infiltration (mastocytose), S03-P01-C30-2
  osseuse
  – aplasie, S04-P03-C05-1
  – – acquise, S04-P03-C05-3
  – – – critères pronostiques, S04-P03-C05-4
  – – – diagnostic, S04-P03-C05-4
  – – – épidémiologie, S04-P03-C05-3
  – – – étiologie, S04-P03-C05-4, S04-P03-C05-4t
  – – – physiopathologie, S04-P03-C05-4
  – – – traitement, S04-P03-C05-5
  – – constitutionnelle, S04-P03-C05-1
  – biopsie, S04-P01-C02-1
  – examen, S04-P01-C02-1
  – insuffisances, S04-P03-C05-1
Monckeberg (maladie de), rétrécissement aortique calcifié, S05-P03-C07-1
Monocytes (angine à), S04-P02-C08-1

Monocytose, S04-P02-C08-1
 syndrome myélodysplasique versus, S04-P03-C05-12
Monométhyl auristatine E (lymphome de Hodgkin), S04-P03-C08-42
Mononévrite
 multiple
 – connectivite mixte, S03-P01-C04-2
 – granulomatose éosinophilique avec polyangéite (Churg-Strauss), S03-P01-C09-1
 – granulomatose avec polyangéite (Wegener), S03-P01-C10-3
 – polyangéite microscopique, S03-P01-C13-2
 – sarcoïdose, S03-P01-C23-4
 – syndrome de Gougerot-Sjögren, S03-P01-C06-3
 – vascularite cryoglobulinémique, S03-P01-C16-2
 périartérite noueuse, S03-P01-C08-1t
Montagne, voir Mal aigu des montagnes
Montélukast (mastocytose), S04-P03-C06-19
Morphée (fasciite avec éosinophilie), S03-P01-C21-1
Morphine, S10-P01-C11-1
 analgésie
 – autocontrôlée par le patient, S10-P01-C02-2
 – discontinue, S10-P01-C02-2
 complications, S10-P01-C11-3
 – altération de la vigilance, S10-P01-C11-2
 – bradycardie, S10-P01-C11-2
 – constipation, S10-P01-C11-3
 – dépression respiratoire, S10-P01-C11-2, S10-P01-C11-3
 – myosis, S10-P01-C11-2
 – nausées-vomissements, S10-P01-C11-3
 – pharmacodépendance, S10-P01-C11-3
 – prurit, S10-P01-C11-3
 – sédation, S10-P01-C11-3
 contre-indications, S10-P01-C11-3
 indications
 – crises hyperalgiques, S10-P01-C11-1
 – douleur chronique non cancéreuse, S10-P01-C11-1
 – douleur neuropathique, S10-P01-C07-5t
 – douleur post-opératoire, S10-P01-C02-1, S10-P01-C11-1
 modalités d'action, S10-P01-C11-1
 surveillance, S10-P01-C02-1
Mort
 cérébrale, S07-P04-C01-5
 naturelle, S08-P01-C18-4
 subite, S08-P01-C09-1
 – de l'adulte, S07-P02-C01-1
 – cardiomyopathie hypertrophique, S05-P03-C03-10
 – dysplasie arythmogène du ventricule droit, S05-P03-C03-35
 – extrasystole ventriculaire, S05-P03-C05-9
 – grossesse, S07-P06-C02-5
 – myocardite, S05-P03-C04-1
 – occlusion coronaire aiguë, S05-P03-C01-5
 – sport, S05-P03-C11-2
 suspecte, S08-P01-C18-4
Mortalité cardiovasculaire, S05-P02-C01-1
Moschcowitz (syndrome de), voir Purpura thrombotique thrombocytopénique
Mouvement paradoxal du septum interventriculaire, S05-P03-C06-16, S05-P03-C06-16f

Moya-moya (maladie de), S03-P01-C41-3, S04-P03-C03-9
MR-pro-ANP (peptide), S08-P01-C03-3
Muckle-Wells (syndrome de), S03-P01-C46-1
 manifestations cliniques, S03-P01-C46-4
Multinévrite (syndrome de Cogan), S03-P01-C19-3
Münchhausen (syndrome de), S03-P01-C44-1, S03-P01-C44-2
 par procuration, S03-P01-C44-2, S03-P01-C44-4
Muramidase, S04-P02-C08-1
Murphy (signe de), douleur abdominale, S08-P01-C12-2
Muscle(s)
 contracture, S10-P01-C05-1
 crampe, S10-P01-C05-1
 douleur, S10-P01-C05-1
 point gâchette, S10-P01-C05-3
 spasme, S10-P01-C05-1
 tonus (coma), S07-P04-C01-4
Myalgie(s)
 fièvre méditerranéenne familiale, S03-P01-C36-2
 granulomatose éosinophilique avec polyangéite (Churg-Strauss), S03-P01-C09-1
 granulomatose avec polyangéite (Wegener), S03-P01-C10-2
Myalgies-éosinophilie (syndrome), fasciite avec éosinophilie versus, S03-P01-C21-3
Myasthénie
 fatigabilité, S01-P01-C01-1
 insuffisance respiratoire aiguë, S07-P01-C01-2, S07-P01-C01-5
Mycophénolate mofétil (indications)
 aplasie médullaire acquise, S04-P03-C05-6
 granulomatose éosinophilique avec polyangéite (Churg-Strauss), S03-P01-C09-4
 sclérodermie systémique, S03-P01-C05-11
Mycoplasma pneumoniæ (syndrome de Guillain-Barré), S07-P04-C03-1
Mydriase (coma), S07-P04-C01-3
Myélémie, S04-P02-C09-1
Myélinolyse pontine (hyponatrémie), S07-P03-C02-14
Myélite aiguë
 connectivite mixte, S03-P01-C04-3
 lupus érythémateux systémique, S03-P01-C02-5
 transverse (polyradiculonévrite versus), S07-P04-C03-3
Myélofibrose
 lupus érythémateux systémique, S03-P01-C02-6
 maladie de Vaquez, S04-P03-C06-1
 primaire, S04-P03-C06-11
 – biopsie ostéomédullaire, S04-P03-C06-12f
 – critères de l'OMS, S04-P03-C06-13
 – – critères, S04-P03-C06-13t
 – diagnostic, S04-P03-C06-11
 – – différentiel, S04-P03-C06-13
 – physiopathologie, S04-P03-C06-11
 – pronostic, S04-P03-C06-13
 – scores pronostiques, S04-P03-C06-14t
 – traitement, S04-P03-C06-13
 syndrome myélodysplasique avec, S04-P03-C05-12
Myélogramme, S04-P01-C02-1
Myélokathexis, S04-P02-C03-1t
Myélome multiple, S04-P03-C08-17
 asthénie, S01-P01-C01-4

 complications, S04-P03-C08-19
 diagnostic, S04-P03-C08-18
 épidémiologie, S04-P03-C08-17
 maladie thrombo-embolique veineuse, S06-P01-C07-2
 ostéocondensant, S04-P03-C08-20
 physiopathologie, S04-P03-C08-17
 pronostic, S04-P03-C08-22
 traitement, S04-P03-C08-20
Myélopathie
 maladie de Rendu-Osler, S03-P01-C40-7
 syndrome de Cogan, S03-P01-C19-3
Myéloperoxydase, S04-P01-C01-1
MYH9 R-D (syndrome), S04-P04-C02-7
Myocarde
 fibrose (sclérodermie systémique), S03-P01-C05-6
 infarctus, S05-P03-C01-6
 – accident cérébral ischémique, S05-P02-C04-4
 – antérieur, S05-P01-C02-18f
 – artérite de Takayasu, S03-P01-C14-5
 – choc cardiogénique, S07-P02-C02-3, S07-P02-C04-1
 – classification, S05-P03-C01-7, S05-P03-C01-8t
 – cocaïne et, S08-P01-C10-3
 – copeptine, S08-P01-C11-4
 – à coronaires saines (IRM), S05-P01-C06-1
 – définition, S05-P03-C01-8t, S05-P03-C01-22t
 – douleur thoracique, S05-P01-C01-2
 – ECG, S05-P01-C02-17, S05-P01-C02-17f
 – ECMO veino-artérielle, S07-P10-C01-4
 – épidémiologie, S05-P02-C01-2
 – facteurs de risque (obésité), S05-P02-C03-1t
 – grossesse, S07-P06-C02-5
 – IRM, S05-P01-C06-2, S05-P01-C06-3f, S05-P01-C06-4f
 – maladie de Kawasaki, S03-P01-C11-3
 – mortalité précoce, S05-P02-C01-3
 – occlusion coronaire aiguë, S05-P03-C01-5
 – troponine, S08-P01-C03-2, S08-P01-C11-3
 – syndrome des antiphospholipides et, S03-P01-C03-5
 – ventriculaire droit, S07-P02-C04-2, S07-P02-C04-4
 – ventriculaire gauche, S07-P02-C04-2
 ischémie
 – aiguë (bloc atrioventriculaire), S05-P03-C05-24
 – douleur angineuse, S05-P01-C01-2
 – ECG, S05-P01-C02-8, S05-P01-C02-9f
 – – d'effort, S05-P01-C04-1
 – échocardiographie de stress, S05-P01-C04-3
 – grossesse, S07-P06-C02-6
 – imagerie de fusion, S05-P01-C04-5
 – imagerie non invasive, S05-P01-C04-1
 – IRM, S05-P01-C04-5, S05-P01-C06-4
 – phéochromocytome, S07-P06-C01-5
 – scintigraphie, S05-P01-C04-2
 – TEP, S05-P01-C04-3
 – tomodensitométrie, S05-P01-C04-5
 nécrose (insuffisance cardiaque gauche), S05-P03-C02-5
 œdème (IRM), S05-P01-C06-4
 revascularisation (angor d'effort chronique stable), S05-P03-C01-32
 viabilité (IRM), S05-P01-C06-6f

I-31

Index

Myocardiopathie
- classification, S05-P03-C02-5f
- insuffisance cardiaque gauche, S05-P03-C02-6
- maladie de Gaucher, S03-P01-C26-6

Myocardite, S05-P03-C04-1, S05-P03-C05-12
- aiguë
  - choc cardiogénique, S07-P02-C04-1, S07-P02-C04-3
  - ECMO veino-artérielle, S07-P10-C01-4
  - IRM, S05-P01-C06-1, S05-P01-C06-5f, S05-P03-C06-5f
  - péricardite associée, S05-P03-C06-4
  - tomodensitométrie, S05-P03-C06-5f
- bactérienne, S05-P03-C04-7
- à cellules géantes, S05-P03-C04-7
- classification, S05-P03-C04-2
- connectivite mixte, S03-P01-C04-1
- diagnostic, S05-P03-C04-4
- endocardite infectieuse, S05-P03-C08-7
- à éosinophiles, S05-P03-C04-3
- épidémiologie, S05-P03-C04-2
- fibrillation ventriculaire, S05-P03-C05-15
- fongique, S05-P03-C04-8
- fulminante, S05-P03-C04-3
- liée à l'infection par le VIH, S05-P03-C04-7
- lupus érythémateux systémique, S03-P01-C02-6
- maladie de Whipple, S03-P01-C25-4
- manifestations cliniques, S05-P03-C04-2, S05-P03-C04-3t
- physiopathologie, S05-P03-C04-1
- pronostic, S05-P03-C04-2
- purpura rhumatoïde, S03-P01-C12-2
- rhumatismale, S05-P03-C07-19
- secondaire aux protozoaires, S05-P03-C04-8
- toxique, S05-P03-C04-8
- traitement, S05-P03-C04-6
- troponine, S08-P01-C11-3t
- virale, S05-P03-C03-5

Myoclonie (état de mal épileptique versus), S07-P04-C02-2

Myoglobine (infarctus du myocarde), S08-P01-C11-4

Myopathie
- de Duchenne, S05-P03-C03-5
- hypothyroïdienne, S07-P06-C01-1
- inflammatoire (sclérodermie systémique), S03-P01-C05-6
- métabolique (asthénie), S01-P01-C01-5
- polyradiculonévrite versus, S07-P04-C03-3
- de réanimation, S07-P04-C03-4
- stéroïdienne (asthénie), S01-P01-C01-5
- syndrome post-réanimation, S07-P09-C02-2

Myopéricardite aiguë, S05-P01-C06-4

Myorelaxation (syndrome de), S08-P01-C17-2

Myorythmie oculomasticatrice (maladie de Whipple), S03-P01-C25-3

Myosine (syndrome de Marfan apparenté), S03-P01-C39-7

Myosite (asthénie), S01-P01-C01-4

Myxofibrosarcome, S09-P01-C05-4

Myxome cardiaque, S05-P03-C12-1
- anatomopathologie, S05-P03-C12-3
- examens complémentaires, S05-P03-C12-1
- manifestations cliniques, S05-P03-C12-1
- traitement, S05-P03-C12-3

N

Nævomatose basocellulaire de Gorlin, S03-P01-C41-1t

Nævus
- linéaire sébacé, S03-P01-C41-1t
- pigmenté (phacomatose pigmentovasculaire), S03-P01-C41-6
- spilus (phacomatose pigmentokératosique), S03-P01-C41-6

Nakajo-Nishimura (syndrome de), S03-P01-C46-6

Nalbuphine, S10-P01-C11-3

Naloxone (indications)
- intoxication par les opioïdes, S08-P01-C17-2, S08-P01-C17-7
- surdosage en opiacés, S08-P01-C16-5

Naxos (maladie de), S05-P03-C03-39

Nébivolol (indications)
- fibrillation atriale, S05-P03-C05-3
- insuffisance cardiaque, S05-P03-C02-15

Nécrose
- biliaire (maladie de Rendu-Osler), S03-P01-C40-5
- corticale (grossesse), S07-P06-C02-4
- hypophysaire (céphalée aiguë), S08-P01-C13-3
- médullaire (drépanocytose), S04-P03-C03-8
- myocardique (insuffisance cardiaque gauche), S05-P03-C02-5
- rénale papillaire, S04-P03-C03-7
- tubulaire aiguë, S07-P03-C01-3
  - état de choc, S07-P02-C02-4
  - stéatose hépatique aiguë gravidique, S07-P06-C02-2

Néfopam, S10-P01-C11-5
- complications, S10-P01-C11-6
- contre-indications, S10-P01-C11-6
- indications
  - douleur aiguë, S08-P01-C16-7
  - douleur post-opératoire, S10-P01-C02-3
- modalités d'action, S10-P01-C11-5

Néphrite
- interstitielle associée aux IgG$_4$, S03-P01-C27-1
- tubulo-interstitielle associée aux IgG$_4$, S03-P01-C27-2

Néphrocalcinose (sarcoïdose), S03-P01-C23-5

Néphropathie
- à cylindres myélomateux (myélome multiple), S04-P03-C08-19
- glomérulaire à dépôts d'IgA
  - maladie de Berger, S03-P01-C12-3
  - purpura rhumatoïde, S03-P01-C12-2
- à IgA, S03-P01-C12-1
  - déficit immunitaire héréditaire, S03-P01-C45-6
  - sarcoïdose, S03-P01-C23-5
- immunotactoïde, S04-P03-C08-24
- interstitielle
  - granulomateuse (sarcoïdose), S03-P01-C23-5
  - syndrome de Gougerot-Sjögren, S03-P01-C06-3
- lupique, S03-P01-C02-4
- aux produits de contraste, S07-P03-C01-5, S07-P03-C01-6t
- tubulo-interstitielle aiguë, S07-P03-C01-3
- vasculaire, S07-P03-C01-4

Nerf(s)
- crânien(s)
  - chirurgie ablative, S10-P01-C11-12
  - paralysie (granulomatose éosinophilique avec polyangéite [Churg-Strauss]), S03-P01-C09-3
- glossopharyngien (névralgie), S10-P01-C06-8
- périphériques (chirurgie ablative), S10-P01-C11-12
- trigéminal (névralgie), S10-P01-C06-4, S10-P01-C06-7
- VII bis (névralgie), S10-P01-C06-7

Neurasthénie, S01-P01-C01-1

Neurofibromatose, S03-P01-C41-1
- segmentaire, voir Neurofibromatose de type 5
- de type 1, S03-P01-C41-1
  - complications, S03-P01-C41-2
  - critères diagnostiques du NIH, S03-P01-C41-2t
  - diagnostic, S03-P01-C41-1
  - grossesse, S03-P01-C41-3
  - manifestations dermatologiques, S03-P01-C41-1
  - syndrome myélodysplasique et, S04-P03-C05-9
  - traitement, S03-P01-C41-3
- de type 2, S03-P01-C41-3
  - critères diagnostiques de Manchester, S03-P01-C41-4t
  - diagnostic, S03-P01-C41-3
  - manifestations
    - dermatologiques, S03-P01-C41-4
    - neurologiques, S03-P01-C41-4
    - ophtalmologiques, S03-P01-C41-4
  - traitement, S03-P01-C41-4
- de type 5, S03-P01-C41-3

Neurofibrome, S03-P01-C41-2

Neuroleptiques
- intoxication par les, S08-P01-C17-7
- syndrome malin, S08-P01-C17-3

Neuromyélite optique (myélite transverse versus), S03-P01-C02-6

Neuromyopathie
- acquise en réanimation, S07-P01-C02-5
- de réanimation, S07-P04-C03-1
  - diagnostic, S07-P04-C03-3
    - critères, S07-P04-C03-4t
  - différentiel, S07-P04-C03-4
  - épidémiologie, S07-P04-C03-1
  - physiopathologie, S07-P04-C03-2
  - traitement, S07-P04-C03-4

Neuropathie
- amyloïde, S03-P01-C37-5
- axonale (syndrome de Gougerot-Sjögren), S03-P01-C06-3
- carentielle (syndrome de Guillain-Barré versus), S07-P04-C03-3
- infectieuse (syndrome de Guillain-Barré versus), S07-P04-C03-3
- optique
  - granulomatose éosinophilique avec polyangéite (Churg-Strauss), S03-P01-C09-3
  - ischémique antérieure aiguë (maladie de Horton), S03-P01-C15-2
  - rétrobulbaire (maladie de Horton), S03-P01-C15-2
- périphérique
  - asthénie, S01-P01-C01-5
  - granulomatose avec polyangéite (Wegener), S03-P01-C10-3
  - immunoglobulines monoclonales, S04-P03-C08-24
  - neurofibromatose de type 2, S03-P01-C41-4
  - périartérite noueuse, S03-P01-C08-3
  - syndrome de Gougerot-Sjögren, S03-P01-C06-3
- de réanimation, S07-P04-C03-4

Neuropathie (suite)
sensitivomotrice
– de Charcot-Marie-Tooth (fatigabilité), S01-P01-C01-1
– syndrome POEMS, S03-P01-C38-3
syndrome post-réanimation, S07-P09-C02-2
toxique (syndrome de Guillain-Barré versus), S07-P04-C03-3
Neurosarcoïdose, S03-P01-C23-4
Neurostimulation médullaire (syndrome douloureux régional complexe), S10-P01-C10-5
Neutropénie, S04-P02-C03-1
de l'adulte, S04-P02-C03-2t
allo-immune, S04-P02-C03-2t
aplasie médullaire, S04-P03-C05-3t
auto-immune, S04-P02-C03-1t, S04-P02-C03-2t
– progéniteurs hématopoïétiques, S04-P01-C05-2
congénitale, S04-P02-C03-1t, S04-P02-C03-2t
– sévère, S04-P02-C03-1t
cyclique, S04-P02-C03-1t
fébrile, S04-P02-C03-2
Neutrophile extracellular trap (NET), S03-P01-C10-2
Neutrophilie (polynucléose), S04-P02-C04-1
Névralgie
faciale
– céphalée aiguë, S08-P01-C13-6
– essentielle, S10-P01-C06-4
– symptomatique, S10-P01-C06-4
post-zostérienne, S10-P01-C06-8
du trijumeau, S10-P01-C06-4
– douleur, S08-P01-C16-7
Névrite optique (maladie de Whipple), S03-P01-C25-4
New York Heart Association (classification), insuffisance cardiaque, S05-P03-C02-8t
Nicotine (artériopathie), S06-P01-C05-4
Nijmegen (syndrome de), S03-P01-C45-9, S04-P03-C05-3t
Nilotinib (leucémie myéloïde chronique), S04-P03-C06-8, S04-P03-C06-9
Nivolumab (mode d'action), S09-P01-C03-13
Nocebo (effet), S08-P01-C16-3
Nociception, S10-P01-C01-1
Nodule
de Darier (sarcoïdose), S03-P01-C23-3
de Lisch (neurofibromatose de type 1), S03-P01-C41-2
pulmonaire (granulomatose avec polyangéite [Wegener]), S03-P01-C10-2, S03-P01-C10-4, S03-P01-C10-4f
rhumatoïde (connectivte mixte), S03-P01-C04-1
Nœud
atrioventriculaire, S05-P01-C02-1, S05-P03-C05-17
sinusal, S05-P01-C02-1, S05-P03-C05-17
NOMID (syndrome), *voir* CINCA (syndrome)
Non allergic rhinitis with eosinophilia, S03-P01-C31-4
Non-compaction du ventricule gauche, S05-P03-C03-43
complications, S05-P03-C03-45
diagnostic, S05-P03-C03-44
échocardiographie, S05-P03-C03-43f
épidémiologie, S05-P03-C03-44

IRM, S05-P01-C06-9, S05-P01-C06-10f
isolée, S05-P03-C03-3
manifestations cliniques, S05-P03-C03-44
physiopathologie, S05-P03-C03-44
pronostic, S05-P03-C03-45
traitement, S05-P03-C03-45
Non-malfaisance (éthique médicale), S02-P01-C01-2
Noonan (syndrome de), hypertrophie ventriculaire, S05-P03-C03-20
Noradrénaline (choc septique), S07-P02-C05-3
Noyade, S08-P01-C01-3
étiologie, S08-P01-C01-3
manifestations cliniques, S08-P01-C01-3
traitement, S08-P01-C01-3
NT-pro-BNP (peptide), S08-P01-C03-3
sujet âgé, S08-P01-C19-5
5'-Nucléotidase (déficit en), S04-P03-C03-15
Nutrition
apports calorico-protéiques en réanimation, S07-P09-C01-3
artificielle, S07-P09-C01-1
entérale, S07-P09-C01-1, S07-P09-C01-3
– complications, S07-P09-C01-4
– – intolérance digestive, S07-P09-C01-4
– – pneumopathie, S07-P09-C01-4, S07-P09-C01-5
– – reflux gastro-œsophagien, S07-P09-C01-4
– sonde transpylorique, S07-P09-C01-5
immuno-nutrition, S07-P09-C01-6
parentérale, S07-P09-C01-1, S07-P09-C01-5
– complications, S07-P09-C01-6
– – hyponatrémie, S07-P09-C01-6
– – hypophosphorémie, S07-P09-C01-6
– – infection, S07-P09-C01-6
– précoce, S07-P09-C01-2
en réanimation, S07-P09-C01-1

O

Obésité
infarctus du myocarde, S05-P02-C03-1t
insuffisance respiratoire chronique secondaire, S07-P01-C04-6
risque cardiovasculaire, S05-P02-C03-1, S05-P02-C04-2
Obésité-hypoventilation (syndrome), S07-P01-C04-7
Obinutuzumab (lymphome folliculaire), S04-P03-C08-32
Obstruction
bronchique (asthme), S07-P01-C03-2
urétérale (grossesse), S07-P06-C02-5
Occlusion intestinale (douleur abdominale), S08-P01-C12-1t
Octréotide (hémorragie digestive haute), S08-P01-C05-3
Ocular staining score (syndrome de Gougerot-Sjögren), S03-P01-C06-7
Odynophagie (maladie de Still de l'adulte), S03-P01-C20-3
Œdème
aigu du poumon
– cardiomyopathie du péripartum, S07-P06-C02-5
– grossesse, S07-P06-C02-4
– post-transfusionnel, S04-P05-C01-6
angioneurotique, S03-P01-C35-1
cérébral
– de haute altitude, S08-P01-C01-8

– hépatite fulminante et, S07-P05-C02-5
– hyponatrémie, S07-P03-C02-14
ecchymotique de Charcot, S03-P01-C44-3
myocardique (IRM), S05-P01-C06-4
papillaire
– hypertension crânienne, S07-P04-C01-5
– maladie de Whipple, S03-P01-C25-4
– syndrome POEMS, S03-P01-C38-3
pulmonaire
– aigu, S05-P01-C01-5
– cardiogénique, S07-P01-C01-4, S07-P02-C02-3
– – choc cardiogénique, S07-P02-C04-2
– – ventilation mécanique, S07-P10-C02-1
– choc anaphylactique, S07-P02-C03-6
– de haute altitude, S08-P01-C01-8
– lésionnel, S07-P01-C01-4
– – cœur pulmonaire aigu, S07-P02-C06-4
– noyade, S08-P01-C01-3
– rétrécissement mitral, S05-P03-C07-18
– syndrome coronaire aigu, S05-P03-C01-24
de Quincke, S03-P01-C35-1
– mastocytose, S03-P01-C30-2
syndrome POEMS, S03-P01-C38-4
vasogénique (éclampsie), S07-P06-C02-3
Œsophage
perforation (médiastinite), S07-P07-C03-1, S07-P07-C03-4
varice (rupture de), S07-P05-C01-1, S08-P01-C05-3
– endoscopie, S08-P01-C05-4
– shunt portosystémique, S08-P01-C05-4
– traitement, S07-P05-C01-7
Œsophagite
à éosinophiles, S03-P01-C31-4
sclérodermie systémique, S03-P01-C05-6
Œstroprogestatifs (complications), S06-P01-C07-2
Olaparib (mode d'action), S09-P01-C03-11
Oligo-arthrite (maladie de Whipple), S03-P01-C25-2
Oligurie (insuffisance rénale aiguë), S07-P03-C01-2
Omenn (syndrome d'), S03-P01-C45-5
Onde
δ, S05-P01-C02-7
J d'Osborn, S05-P01-C02-10, S05-P01-C02-10f
de Pardee, S05-P01-C02-17
P, S05-P01-C02-1
T, S05-P01-C02-2
U, S05-P01-C02-2
Ongle(s)
blanc (syndrome POEMS), S03-P01-C38-3
infarctus sous-unguéal (maladie de Behçet), S03-P01-C17-2
Open data, S02-P01-C01-16
Opiacés, S10-P01-C11-1
complications, S10-P01-C11-3
contre-indications, S10-P01-C11-3
indications
– douleur aiguë, S08-P01-C16-4
– douleur neuropathique, S10-P01-C07-6
– douleur en oncologie, S10-P01-C08-1
– douleur post-opératoire, S10-P01-C02-1
intoxication par les, S08-P01-C17-7
mode d'action, S10-P01-C02-2t, S10-P01-C11-1
overdose, S08-P01-C17-1
syndrome de manque, S08-P01-C10-3
titration morphinique, S08-P01-C16-4
traitement de substitution, S08-P01-C10-3

Index

Orage
    adrénergique, S07-P06-C01-5
    rythmique, S05-P03-C05-15
Orchi-épidydimite (purpura rhumatoïde), S03-P01-C12-2
Orchite (périartéite noueuse), S03-P01-C08-1t
Oreille (pseudo-tumeur), maladie d'Erdheim-Chester, S03-P01-C29-6
Oreillette
    droite (myxome), S05-P03-C12-2
    gauche (myxome), S05-P03-C12-2
    – échocardiographie, S05-P03-C12-2f
    – tomodensitométrie, S05-P03-C12-3f
    maladie de l', S05-P03-C05-19
Organomégalie (syndrome POEMS), S03-P01-C38-3
Orthopnée, S05-P01-C01-4
    insuffisance cardiaque, S05-P03-C02-7
Osborn (onde J d'), *voir* Onde J d'Osborn
Osimertinib, S09-P01-C03-9
    complications, S09-P01-C03-9
    indications, S09-P01-C03-9
    mode d'action, S09-P01-C03-9
Osler (endocardite d'), S05-P03-C09-11
Osmolalité plasmatique, S07-P03-C02-12
Ostéo-arthropathie hypertrophiante (maladie de Whipple), S03-P01-C25-3
Ostéocondensation (syndrome POEMS), S03-P01-C38-1
Ostéogenèse imparfaite, S03-P01-C39-10
    génétique, S03-P01-C39-10
    manifestations cliniques, S03-P01-C39-11
    traitement, S03-P01-C39-11
Ostéomyélite
    aseptique multifocale (syndrome DIRA), S03-P01-C46-5
    récurrente multifocale aseptique, S03-P01-C46-6
Ostéomyélosclérose (myélofibrose primaire), S04-P03-C06-13
Ostéonécrose
    aseptique (drépanocytose), S04-P03-C03-10
    de la tête fémorale (maladie de Gaucher), S03-P01-C26-4
Ostéopénie (maladie de Gaucher), S03-P01-C26-4
Ostéoporose
    hémochromatose de type 1, S03-P01-C32-3
    maladie de Wilson, S03-P01-C33-3
    mastocytose, S03-P01-C30-2
Ostéosclérose (maladie d'Erdheim-Chester), S03-P01-C29-2
Ota (mélanose encéphalotrigéminée d'), S03-P01-C41-1t
Otite moyenne (granulomatose avec polyangéite [Wegener]), S03-P01-C10-2
Ovalocytose du Sud-Est asiatique, S04-P03-C03-3
Overdose, S08-P01-C10-3
Oxaliplatine
    complications, S09-P01-C03-4
    indications, S09-P01-C03-4
    mode d'action, S09-P01-C03-3
Oxycodone
    douleur chronique non cancéreuse, S10-P01-C11-1
    indications (douleur neuropathique), S10-P01-C07-5t, S10-P01-C07-6

P

Pachyméningite
    connectivite mixte, S03-P01-C04-2
    granulomatose avec polyangéite (Wegener), S03-P01-C10-3
    maladie d'Erdheim-Chester, S03-P01-C29-3
    méningite chronique, S03-P01-C42-1
Paclitaxel, S09-P01-C03-6
    complications, S09-P01-C03-6
    indications, S09-P01-C03-6
    mode d'action, S09-P01-C03-6
Pagophagie, S04-P03-C01-3
PainDETECT (score), S10-P01-C07-2t
Palbociclib (mode d'action), S09-P01-C03-8
Palpitations cardiaques, S05-P01-C01-5
    cardiomyopathie hypertrophique, S05-P03-C03-12
Paludisme post-transfusionnel, S04-P05-C01-5
Pamidronate (myélome multiple), S04-P03-C08-22
Pancréas (tumeur neuro-endocrine), maladie de von Hippel-Lindau, S03-P01-C41-5
Pancréatite
    aiguë
    – douleur abdominale, S08-P01-C12-1t
    – lupus érythémateux, S03-P01-C02-7
    – lipasémie, S08-P01-C12-3
    associée aux IgG$_4$, S03-P01-C06-2, S03-P01-C27-1, S03-P01-C27-2, S03-P01-C27-3
    purpura rhumatoïde, S03-P01-C12-2
Pancytopénie (lupus érythémateux systémique), S03-P01-C02-6
Panhypopituitarisme (maladie d'Erdheim-Chester), S03-P01-C29-3
Panitumumab, S09-P01-C03-9
    complications, S09-P01-C03-9
    indications, S09-P01-C03-9
    mode d'action, S09-P01-C03-9
Panniculite, S03-P01-C22-3
    lupique, S03-P01-C02-3
Pansinusite
    granulomatose avec polyangéite (Wegener), S03-P01-C10-4
    maladie d'Erdheim-Chester, S03-P01-C29-4
PAPA (syndrome), S03-P01-C46-1, S03-P01-C46-5
Paracétamol, S10-P01-C11-4
    codéine associée (indications), S10-P01-C02-1
    complications, S10-P01-C11-4
    – hépatite fulminante, S07-P05-C02-2
    contre-indications, S10-P01-C11-5
    indications
    – douleur aiguë, S08-P01-C16-7
    – douleur post-opératoire, S10-P01-C02-2
    intoxication par le, S08-P01-C17-8
    modalités d'action, S10-P01-C11-4
    toxicité, S10-P01-C11-4
Paragangliome (maladie de von Hippel-Lindau), S03-P01-C41-5
Paragranulome nodulaire de Poppema et Lennert, S04-P03-C08-39
Paralysie diaphragmatique (insuffisance respiratoire aiguë), S07-P01-C01-2
Paraplégie après embolisation artérielle bronchique, S07-P01-C05-6
Parasystolie, S05-P01-C02-15
PARC/CCL18 (maladie de Gaucher), S03-P01-C26-7
Pardee (onde de), *voir* Onde de Pardee
Paresthésie, S10-P01-C01-3t

Paris-Trousseau (thrombopénie de), S04-P02-C10-2t
Parkinson (maladie de), asthénie, S01-P01-C01-5
Parondopathie (maladie de Buerger), S06-P01-C12-1
Parotidite (sarcoïdose), S03-P01-C23-5
Parotidomégalie (étiologie), S03-P01-C06-2t
Parvovirus B19
    érythroblastopénie chronique et, S04-P03-C05-7
    sphérocytose héréditaire et, S04-P03-C03-1
PASH (syndrome), S03-P01-C46-5
Pathologie factice, S03-P01-C44-1
    définition, S03-P01-C44-1
    épidémiologie, S03-P01-C44-2
    historique, S03-P01-C44-1
    présentations cliniques, S03-P01-C44-3
Pathomimie, S03-P01-C44-1, S03-P01-C44-3
Pause sinusale, S05-P03-C05-18
Pazopanib, S09-P01-C03-8
    complications, S09-P01-C03-8
    indications, S09-P01-C03-8
    mode d'action, S09-P01-C03-8
Peau (hyperextensibillité), syndrome d'Ehlers-Danlos, S03-P01-C39-8
Pelger-Hüet (anomalie de), S04-P01-C01-2
Pembrolizumab (mode d'action), S09-P01-C03-13
Pémétrexed, S09-P01-C03-2
    complications, S09-P01-C03-2
    indications, S09-P01-C03-2
    mode d'action, S09-P01-C03-2
Pemphigoïde bulleuse (hyperéosinophilie), S03-P01-C31-4
Pendaison, S08-P01-C01-4
    étiologie, S08-P01-C01-4
    manifestations cliniques, S08-P01-C01-5
    traitement, S08-P01-C01-5
D-Pénicillamine (maladie de Wilson), S03-P01-C33-5
Peptide(s)
    Cogan, S03-P01-C19-4
    natriurétique
    – dyspnée aiguë, S08-P01-C08-6
    – insuffisance cardiaque, S05-P03-C02-3
    – – aiguë, S08-P01-C03-3
    – insuffisance mitrale, S05-P03-C07-33
    – insuffisance tricuspide, S05-P03-C07-40
    – rétrécissement aortique calcifié, S05-P03-C07-6
    – risque cardiovasculaire, S05-P02-C03-3
PERC (règle), embolie pulmonaire, S08-P01-C15-3
Performans status, S07-P08-C01-2, S09-P01-C02-2, S09-P01-C02-2t
Péri-aortite, *voir* Fibrose rétropéritonéale
Périartérite noueuse, S03-P01-C07-3, S03-P01-C08-1
    anatomopathologie, S03-P01-C08-2
    asthénie, S01-P01-C01-4
    citères de l'ACR, S03-P01-C07-4t
    classification, S03-P01-C08-1
    diagnostic, S03-P01-C08-1, S03-P01-C08-1t
    de l'enfant, S03-P01-C07-6, S03-P01-C08-4
    épidémiologie, S03-P01-C08-1
    évolution, S03-P01-C08-5
    examens complémentaires, S03-P01-C08-4

Périartérite noueuse (*suite*)
  fièvre méditerranéenne familiale, S03-P01-C36-3
  hyperéosinophilie, S03-P01-C31-5
  manifestations cliniques, S03-P01-C08-2
  manifestations vasculaires, S03-P01-C07-3f, S03-P01-C07-4f
  pathogénie, S03-P01-C08-1
  polyangéite microscopique versus, S03-P01-C13-1
  traitement, S03-P01-C08-5
  virus de l'hépatite B et, S03-P01-C08-2
Péricarde
  anatomie, S05-P03-C06-1, S05-P03-C06-1f, S05-P03-C06-15
  douleur, S05-P01-C01-3
  épanchement, S05-P03-C06-1, S05-P03-C06-8, S05-P03-C06-9
  – classification, S05-P03-C06-3f
  – coma myxœdémateux, S07-P06-C01-1
  – imagerie, S05-P03-C06-4t, S05-P03-C06-8
  frottement, S05-P03-C06-1
  vibrance, S05-P01-C01-8
Péricardectomie (indications), S05-P03-C06-21
Péricardite
  aiguë, S05-P03-C06-1
  – biologie, S05-P03-C06-2
  – connectivite mixte, S03-P01-C04-1
  – ECG, S05-P01-C02-18, S05-P01-C02-20f, S05-P03-C06-2
  – échocardiographie, S05-P03-C06-2
  – étiologie, S05-P03-C06-4, S05-P03-C06-6t
  – imagerie, S05-P03-C06-3
  – manifestations cliniques, S05-P03-C06-1
  – traitement, S05-P03-C06-6
  constrictive, S05-P03-C03-3, S05-P03-C06-15
  – avec atteinte myocardique, S05-P03-C06-21
  – chronique avec/sans épanchement, S05-P03-C06-21
  – diagnostic, S05-P03-C06-15
  – – algorithme, S05-P03-C06-20f
  – – différentiel, S05-P03-C06-19, S05-P03-C06-21
  – étiologie, S05-P03-C06-15
  – IRM, S05-P01-C06-13f, S05-P03-C06-19f,
  – tomodensitométrie, S05-P03-C06-19f
  – traitement, S05-P03-C06-21
  – – algorithme, S05-P03-C06-22f
  – transitoire, S05-P03-C06-21
  douleur thoracique, S08-P01-C11-3
  dyspnée aiguë, S08-P01-C08-3t
  lupus érythémateux systémique, S03-P01-C02-6
  maladie de Whipple, S03-P01-C25-4
  néoplasique, S05-P03-C06-4
  post-radique, S05-P03-C06-4
  purulente (péricardite infectieuse), S05-P03-C08-7
  récidivante, S05-P03-C06-6
  – imagerie, S05-P03-C06-7
  – traitement, S05-P03-C06-7
  sclérodermie systémique, S03-P01-C05-6
Période de Wenckebach, S05-P03-C05-21
Péritonite (fièvre méditerranéenne familiale), S03-P01-C36-1
Perle variqueuse, S06-P01-C08-2
Perlèche, S04-P03-C01-3
Permanence d'accès aux soins de santé (PASS), S02-P01-C01-19

Personne de confiance, S02-P01-C01-8, S07-P09-C03-3
Pertuzumab (mode d'action), S09-P01-C03-10
PESI (score), embolie pulmonaire, S08-P01-C15-5
Pétéchies (purpura rhumatoïde), S03-P01-C12-2
PFAPA (syndrome), S03-P01-C46-1, S03-P01-C46-7
Phacomatose, S03-P01-C41-1
  pigmentokératosique, S03-P01-C41-6
  pigmentovasculaire, S03-P01-C41-6
  vasculaire, S03-P01-C41-5
Phacome rétinien (sclérose tubéreuse de Bourneville), S03-P01-C41-5
Phagocytose, S03-P01-C01-2
  déficit de la, S03-P01-C45-1
Phagosome, S03-P01-C01-1
Pharyngite aiguë (douleur oropharyngée), S10-P01-C06-2
Phénéthylamines (addiction), S08-P01-C10-4
Phénobarbital (état de mal épileptique), S07-P04-C02-6, S08-P01-C07-3
Phénytoïne (indications)
  état de mal épileptique, S07-P04-C02-5
  névralgie du trijumeau, S10-P01-C11-9
Phéochromocytome, S07-P06-C01-5
  amaigrissement, S01-P01-C02-2
  cardiomyopathie dilatée, S05-P03-C03-5
Philadelphie (chromosome), S04-P01-C04-1
  leucémie myéloïde chronique, S04-P03-C06-4
Phlébite
  bleue, S06-P01-C07-3
  oblitérante associée aux IgG$_4$, S03-P01-C27-1
Phlébotomie (hémochromatose de type 1), S03-P01-C32-5
Phlegmatia cœrulea dolens, S06-P01-C07-3
Phosphofructose kinase (déficit en), S04-P03-C03-15
Phosphoglucose isomérase (déficit en), S04-P03-C03-15
Phosphoglycérate kinase (déficit en), S04-P03-C03-15
Pica, S04-P03-C01-3
Pierre Marie et Foix (manœuvre de), coma, S07-P04-C01-3
Pink-test, S04-P03-C03-2
Pipérazines (addiction), S08-P01-C10-4
Pipobroman (maladie de Vaquez), S04-P03-C06-4
Plakoglobine, S05-P03-C03-39
Plakophilines, S05-P03-C03-39
Plaquettes, S04-P01-C01-2
  concentrés de, S04-P05-C01-2
  grises (syndrome des), S04-P01-C01-2, S04-P02-C10-2t
  numération, S04-P04-C01-1
  satellitisme, S04-P01-C01-2
  techniques d'examen, S04-P04-C02-8f
  temps d'occlusion, S04-P04-C01-1
Plasma thérapeutique, S04-P05-C01-3
Plasminogène, S04-P04-C01-3
Plasmocytome solitaire, S04-P04-C08-20, S04-P03-C08-23
Pleurésie
  dyspnée aiguë, S08-P01-C08-3t
  fièvre méditerranéenne familiale, S03-P01-C36-1
  lupique, S03-P01-C02-6
  sarcoïdose, S03-P01-C23-2
Plèvre (douleur), S05-P01-C01-3

Plomb (anémie hémolytique due au), S04-P03-C03-27
Plongée, *voir* Accident de plongée
Plummer-Vinson (syndrome de), S04-P03-C01-3
Pneumococcie (susceptibilité génétique), S07-P07-C01-3
Pneumonie
  acquise sous ventilation mécanique, S07-P07-C05-1, S07-P10-C02-4
  – antibiothérapie, S07-P07-C05-5t
  – – algorithme, S07-P07-C05-5f
  – facteurs de risque, S07-P07-C05-4t
  – physiopathologie, S07-P07-C05-3f
  communautaire, S07-P07-C05-2, S08-P01-C03-3
  cryptogénique organisée
  – allogreffe de cellules souches hématopoïétiques, S04-P05-C02-7
  – alvéolite lymphocytaire, S07-P01-C01-4
  à éosinophiles (granulomatose éosinophilique avec polyangéite [Churg-Strauss]) versus, S03-P01-C09-3
  d'inhalation (nutrition entérale), S07-P09-C01-5
  infectieuse
  – insuffisance respiratoire aiguë, S07-P01-C01-3
  – syndrome de détresse respiratoire aiguë, S07-P01-C02-1
  interstitielle
  – connectivite mixte, S03-P01-C04-1
  – diffuse
  – – insuffisance respiratoire aiguë, S07-P01-C01-2, S07-P01-C01-6
  – – sclérodermie systémique, S07-P01-C05-2, S03-P01-C05-5
  – – tomodensitométrie, S03-P01-C05-7f
  – fibrosante (lupus érythémateux systémique), S03-P01-C02-6
  – maladie d'Erdheim-Chester, S03-P01-C29-4
  – maladie de Gaucher, S03-P01-C26-5
  – non spécifique (alvéolite lymphocytaire), S07-P01-C01-4
  – syndrome de détresse respiratoire aiguë, S07-P01-C02-2
  – syndrome de Gougerot-Sjögren, S03-P01-C06-4
  médicamenteuse (alvéolite lymphocytaire), S07-P01-C01-4
  nécrosante (hémoptysie), S07-P01-C05-4
  nosocomiale, S07-P07-C05-1
  – définition, S07-P07-C05-1
  – diagnostic, S07-P07-C05-3
  – épidémiologie, S07-P07-C05-1
  – facteurs de risque, S07-P07-C05-2
  – micro-organismes, S07-P07-C05-2
  – physiopathologie, S07-P07-C05-2
  – prévention, S07-P07-C05-6
  – traitement, S07-P07-C05-5
  post-opératoire, S07-P07-C04-4
Pneumothorax
  accident de plongée, S08-P01-C01-7
  choc cardiogénique, S07-P02-C02-3
  décompensation de BPCO, S07-P01-C04-3
  douleur, S05-P01-C01-3, S08-P01-C11-2
  dyspnée aiguë, S08-P01-C08-3t
POEMS (syndrome), S03-P01-C38-1
  biologie, S03-P01-C38-4
  critères diagnostiques, S03-P01-C38-2t
  diagnostic, S03-P01-C38-1
  – différentiel, S03-P01-C38-2

POEMS (syndrome) (*suite*)
   épidémiologie, S03-P01-C38-1
   immunoglobulines monoclonales, S04-P03-C08-25
   manifestations cliniques, S03-P01-C38-3
   physiopathologie, S03-P01-C38-1
   sclérodermie systémique versus, S03-P01-C05-9
   traitement, S03-P01-C38-4
   – algorithme, S03-P01-C38-4f
Poïkilocytose héréditaire, S04-P03-C03-2
Point
   gâchette (muscle), S10-P01-C05-3
   J, S05-P01-C02-1
Pollakiurie (mastocytose), S03-P01-C30-2
Polyadénopathie (maladie de Still de l'adulte), S03-P01-C20-3
Polyangéite microscopique, S03-P01-C07-4, S03-P01-C13-1
   classification, S03-P01-C13-1
   épidémiologie, S03-P01-C13-1
   évolution, S03-P01-C13-3
   examens complémentaires, S03-P01-C13-2
   manifestations cliniques, S03-P01-C13-1, S03-P01-C13-2t
   pathogénie, S03-P01-C13-1
   pronostic, S03-P01-C13-3
   traitement, S03-P01-C13-3
Polyarthrite
   maladie de Still de l'adulte, S03-P01-C20-2
   rhumatoïde
   – hyperéosinophilie, S03-P01-C31-5
   – séronégative (maladie de Whipple versus), S03-P01-C25-2, S03-P01-C25-3
Polychondrite
   atrophiante
   – syndrome des abcès aseptiques, S03-P01-C46-7
   – syndrome myélodysplasique et, S04-P03-C05-11
   chronique atrophiante, S03-P01-C18-1
   – biologie, S03-P01-C18-3
   – critères de classification, S03-P01-C18-5t
   – diagnostic, S03-P01-C18-4
   – – différentiel, S03-P01-C18-5
   – épidémiologie, S03-P01-C18-1
   – évolution, S03-P01-C18-5
   – maladies associées, S03-P01-C18-4t
   – manifestations cliniques, S03-P01-C18-1
   – physiopathologie, S03-P01-C18-5
   – pronostic, S03-P01-C18-5
   – score préliminaire d'activité, S03-P01-C18-6t
   – traitement, S03-P01-C18-6
Polycythæmia vera, *voir* Vaquez (maladie de)
Polyglobulie, S04-P02-C02-1
   de Chuvash, S04-P03-C07-3
   primaire congénitale, *voir* Érythrocytose héréditaire primaire
   primitive, *voir* Vaquez (maladie de)
Polygraphie ventilatoire (syndrome d'apnées du sommeil), S05-P02-C03-10
Polykystose rénale (sclérose tubéreuse de Bourneville), S03-P01-C41-5
Polymorphisme nucléosidique, S04-P01-C04-5
Polymyosite (polyradiculonévrite versus), S07-P04-C03-3
Polynévrite
   périartérite noueuse, S03-P01-C08-1t
   syndrome POEMS, S03-P01-C38-1
Polynucléaires
   éosinophiles, S03-P01-C31-1
   neutrophiles, S04-P03-C01-1

Polynucléose neutrophile, S04-P02-C04-1
Polypose
   lymphomateuse, S04-P03-C08-32
   nasale (granulomatose éosinophilique avec polyangéite [Churg-Strauss]), S03-P01-C09-1
Polyradiculonévrite, S07-P04-C03-1
   diagnostic, S07-P04-C03-2
   – différentiel, S07-P04-C03-3
   dissociation albuminocytologique, S07-P04-C03-3
   épidémiologie, S07-P04-C03-1
   formes cliniques, S07-P04-C03-3
   physiopathologie, S07-P04-C03-2
Polyradiculopathie (traitement), S07-P04-C03-4
Polysérite (fibrose mésentérique), S03-P01-C22-4
Polysomnographie ventilatoire (syndrome d'apnées du sommeil), S05-P02-C03-11
Pomalidomide (myélome multiple), S04-P03-C08-22
Pompe (maladie de)
   asthénie, S01-P01-C01-5
   hypertrophie ventriculaire, S05-P03-C03-20
Ponatinib (leucémie myéloïde chronique), S04-P03-C06-8, S04-P03-C06-9
Pontage
   aortocoronaire
   – angor d'effort chronique stable, S05-P03-C01-32
   – infarctus du myocarde, S07-P02-C04-4
   – syndrome coronaire aigu, S05-P03-C01-20
   coronaire, S05-P01-C05-1
Poppema et Lennert (paragranulome nodulaire de), S04-P03-C08-39
Porphobilinogène (porphyrie), S03-P01-C34-2
Porphyrie, S03-P01-C34-1
   aiguë
   – douleur abdominale, S08-P01-C12-1t
   – hépatique, S03-P01-C34-3
   – – diagnostic, S03-P01-C34-3
   – – manifestations cliniques, S03-P01-C34-3
   – – pathogénie, S03-P01-C34-4
   – – prévention, S03-P01-C34-5
   – – traitement, S03-P01-C34-4
   – intermittente, S03-P01-C34-3
   – syndrome de Guillain-Barré versus, S07-P04-C03-3
   bulleuse, S03-P01-C34-6, S03-P01-C34-6f
   – diagnostic, S03-P01-C34-6
   – manifestations cliniques, S03-P01-C34-6
   – pathogénie, S03-P01-C34-6
   – prévention, S03-P01-C34-7
   – traitement, S03-P01-C34-7
   classification, S03-P01-C34-1
   diagnostic familial, S03-P01-C34-4t
   douloureuse photosensible aiguë, S03-P01-C34-7
   érythropoïétique, S04-P03-C01-5
   – congénitale, S03-P01-C34-6f, S03-P01-C34-8
   hépato-érythropoïétique, S03-P01-C34-9
   photo-algique, S03-P01-C34-8f
   variegata, S03-P01-C34-3
Pouls
   artériel, S05-P01-C01-11
   – alternant, S05-P01-C01-13
   – bigéminé, S05-P01-C01-13
   – carotidien, S05-P01-C01-13

   – fémoral, S05-P01-C01-13
   – huméral, S05-P01-C01-11
   – incisure catacrote, S05-P01-C01-11
   – onde dicrote, S05-P01-C01-11
   – onde de percussion, S05-P01-C01-11
   – onde de ressac, S05-P01-C01-11
   – paradoxal, S05-P01-C01-13
   – pédieux, S05-P01-C01-13
   – périphérique, S05-P01-C01-13
   – radial, S05-P01-C01-11
   – tibial postérieur, S05-P01-C01-13
   de Corrigan, S05-P01-C01-13
   veineux cervical, S05-P01-C01-14
   – pulsation, S05-P01-C01-14
   – turgescence jugulaire, S05-P01-C01-14, S05-P01-C01-15
   – turgescence veineuse, S05-P01-C01-15
Poumon(s)
   aspergillose
   – invasive, S07-P08-C01-3
   – sarcoïdose, S03-P01-C23-3, S03-P01-C23-8
   atélectasie, S05-P03-C13-3
   capillarite, S07-P01-C05-2
   cardiaque, S05-P03-C02-4
   chronique drépanocytaire, S04-P03-C03-10
   embolie, S06-P01-C07-1, S06-P01-C07-4, S08-P01-C15-3
   – D-dimères, S08-P01-C11-4
   – diagnostic, S08-P01-C15-3
   – – algorithme, S06-P01-C07-5f, S08-P01-C15-4f
   – douleur, S05-P01-C01-3
   – – abdominale, S08-P01-C12-1t
   – – thoracique, S08-P01-C11-3
   – dyspnée aiguë, S08-P01-C08-3t
   – ECG, S05-P01-C02-18, S05-P01-C02-19f
   – ECMO veino-artérielle, S07-P10-C01-5
   – grossesse, S05-P03-C10-7
   – insuffisance respiratoire aiguë, S07-P01-C01-6
   – maladie de Behçet, S03-P01-C17-4
   – manifestations cliniques, S06-P01-C07-4, S08-P01-C15-3, S08-P01-C15-3t
   – shunt intracardiaque, S07-P01-C01-2
   – traitement, S06-P01-C07-10, S08-P01-C15-5
   – – algorithme, S06-P01-C07-10f, S08-P01-C15-6f
   – troponine, S08-P01-C11-3t
   fibrose
   – alvéolite à polynucléaires neutrophiles, S07-P01-C01-4
   – sarcoïdose, S03-P01-C23-2
   – sclérodermie systémique, S03-P01-C05-9
   – syndrome de détresse respiratoire aiguë, S07-P01-C02-2
   hémorragie
   – maladie de Behçet, S03-P01-C17-4
   – purpura rhumatoïde, S03-P01-C12-2
   infarctus (rétrécissement mitral), S05-P03-C07-20
   insuffisance (tétralogie de Fallot), S05-P03-C09-8
   lésions induites par la ventilation, S07-P10-C02-4
   malformations artérioveineuses (maladie de Rendu-Osler), S03-P01-C40-3
   métastases, S09-P01-C04-16
   – diagnostic, S09-P01-C04-16
   – traitement, S09-P01-C04-16
   nodule (granulomatose avec polyangéite [Wegener]), S03-P01-C10-2, S03-P01-C10-4, S03-P01-C10-4f

Poumon(s) (suite)
œdème
– aigu
– – cardiomyopathie du péripartum, S07-P06-C02-5
– – grossesse, S07-P06-C02-4
– cardiogénique, S07-P01-C01-4, S07-P02-C02-3
– – choc cardiogénique, S07-P02-C04-2
– – – ventilation mécanique, S07-P10-C02-1
– – choc anaphylactique, S07-P02-C03-6
– de haute altitude, S08-P01-C01-8
– lésionnel, S07-P01-C01-4
– – cœur pulmonaire aigu, S07-P02-C06-4
– noyade, S08-P01-C01-3
– pulmonaire, S05-P01-C01-5
– rétrécissement mitral, S05-P03-C07-18
– syndrome coronaire aigu, S05-P03-C01-24
sténose (grossesse), S05-P03-C10-3
transplantation (sclérodermie systémique), S03-P01-C05-10
Pranlukast (mastocytose), S04-P03-C06-19
Prasugrel (syndrome coronaire aigu), S05-P03-C01-16t, S05-P03-C01-17, S05-P03-C01-25
Prednisone (indications)
amylose AL, S03-P01-C37-7
endocardite fibroblastique, S05-P03-C03-33
purpura rhumatoïde, S03-P01-C12-4
Pré-éclampsie, S05-P03-C10-7, S07-P06-C02-1
embolie pulmonaire, S06-P01-C07-2
syndrome des antiphospholipides et, S03-P01-C03-4
Pré-excitation ventriculaire (ECG), S05-P01-C02-7, S05-P01-C02-7f
Prégabaline
complications, S10-P01-C11-10
indications
– douleur neuropathique, S10-P01-C07-4, S10-P01-C07-5t, S10-P01-C11-9
– douleur post-opératoire, S10-P01-C02-4
– syndrome douloureux régional complexe, S10-P01-C10-5
Prélèvement d'organes, S02-P01-C01-7, S02-P01-C01-8
PRES (syndrome), porphyrie, S03-P01-C34-5
Pression veineuse centrale, S05-P01-C01-14
mesure, S05-P01-C01-14, S05-P01-C01-15f
Pressothérapie pneumatique (lymphœdème), S06-P01-C09-7
Prévention, S02-P01-C01-20
Priapisme (drépanocytose), S04-P03-C03-8
Printzmetal (angor de), traitement, S05-P03-C01-16
Procalcitonine
dyspnée aiguë, S08-P01-C08-6
pneumonie aiguë communautaire, S08-P01-C03-3
sujet âgé, S08-P01-C19-3
Produits
de contraste (complications), S07-P03-C01-5, S07-P03-C01-6t, S07-P03-C01-7
sanguins, S04-P05-C01-1
Progéniteur(s)
érythroblastiques, S04-P03-C05-8
hématopoïétique, S04-P01-C05-1
Prolapsus valvulaire mitral
douleur, S05-P01-C01-3
fibrillation ventriculaire, S05-P03-C05-12, S05-P03-C05-15

syndrome d'Ehlers-Danlos, S03-P01-C39-9
Prolyl-hydroxylase, S04-P03-C07-2
Propafénone
contre-indications, S05-P03-C02-21
indications, S05-P03-C05-4
Propofol (état de mal épileptique), S07-P04-C02-6
Propranolol (cardiomyopathie hypertrophique), S05-P03-C03-22
Proptose
oculaire, S03-P01-C10-4f, S03-P01-C10-5
orbitaire, S03-P01-C10-4
Propylthiouracile
complications, S06-P01-C05-2
indications, S07-P06-C01-3
Prostate (cancer de la), hormonothérapie, S09-P01-C03-7
Protéasome, S03-P01-C01-3
inhibiteur du (myélome multiple), S04-P03-C08-20
Protéine(s)
4.2, S04-P03-C03-1
ADAMTS13, S04-P03-C03-21
amyloïdes, S03-P01-C37-1
BRAF (maladie d'Erdheim-Chester), S03-P01-C29-4, S03-P01-C29-5
C, S04-P04-C03-12
– activée (résistance à la), S04-P04-C03-13
– coagulation intravasculaire disséminée, S04-P04-C03-15
– déficit en, S04-P04-C03-12
– – accident cérébral ischémique, S05-P02-C04-4
– réactive
– – risque cardiovasculaire, S05-P02-C03-3, S05-P02-C04-2
– – sujet âgé, S08-P01-C19-3
de choc thermique, S08-P01-C02-2
DMT-1, S04-P03-C01-1
du lait de vache (intolérance aux), S04-P03-C01-5
R, S04-P03-C02-2
S, S04-P04-C03-12
– coagulation intravasculaire disséminée, S04-P04-C03-15
– déficit en, S04-P04-C03-12
SAA, S03-P01-C37-1
VHL, S04-P03-C07-2
Protéoglycanes (amylose), S03-P01-C37-1
Prothrombine
mutation de la, S04-P04-C03-13
taux de, S04-P04-C01-2
Protoporphyrie érythropoïétique, S03-P01-C34-7
diagnostic, S03-P01-C34-7
liée à l'X, S03-P01-C34-8
manifestations cliniques, S03-P01-C34-7
traitement, S03-P01-C34-8
Protoporphyrine, S03-P01-C34-7
Protoxyde d'azote (anémie mégaloblastique), S04-P03-C02-4
Prurit
aquagénique (maladie de Vaquez), S04-P03-C06-2
mastocytose, S03-P01-C30-2
Pseudo-angiœdème, S03-P01-C35-5
Pseudo-érysipèle (fièvre méditerranéenne familiale), S03-P01-C36-2, S03-P01-C36-2f
Pseudo-folliculite (maladie de Behçet), S03-P01-C17-2
Pseudo-obstruction intestinale chronique, S03-P01-C02-7, S03-P01-C05-6

Pseudo-polyarthrite rhizomélique, S03-P01-C15-1
critères de classification EULAR/ACR, S03-P01-C15-5t
diagnostic, S03-P01-C15-5
épidémiologie, S03-P01-C15-1
évolution, S03-P01-C15-6
manifestations cliniques, S03-P01-C15-5
physiopathologie, S03-P01-C15-1
surveillance, S03-P01-C15-6
traitement, S03-P01-C15-6
Pseudo-polyglobulie, S04-P02-C02-1
Pseudo-tumeur
inflammatoire associée aux IgG$_4$, S03-P01-C27-3
oculaire (maladie de Whipple), S03-P01-C25-4
Pseudo-xanthome élastique, S03-P01-C39-11
manifestations cliniques, S03-P01-C39-11
traitement, S03-P01-C39-11
Psoas (abcès du),artérite infectieuse et, S06-P01-C04-4
Psoïtis, S08-P01-C12-2
Psychasthénie, S01-P01-C01-1
Psychose
asthénie, S01-P01-C01-5
pathologie factice, S03-P01-C44-1
Psychotropes
symptômes de sevrage, S08-P01-C10-3
syndrome de sevrage des, S08-P01-C17-3
aux urgences, S08-P01-C10-3
Pupille (réaction), coma, S07-P04-C01-3
Purine nucléoside phosphorylase (déficit en), lymphocytopénie, S04-P02-C05-1t
Purkinje (réseau de), S05-P01-C02-1
Purpura
amylose, S03-P01-C37-5
maladie de Still de l'adulte, S03-P01-C20-2
nécrotique (granulomatose éosinophilique avec polyangéite [Churg-Strauss]), S03-P01-C09-1
post-transfusionnel, S04-P05-C01-6
rhumatoïde, S03-P01-C12-1
– diagnostic, S03-P01-C12-2
– – différentiel, S03-P01-C12-3
– épidémiologie, S03-P01-C12-1
– évolution, S03-P01-C12-3
– fièvre méditerranéenne familiale, S03-P01-C36-3
– IgA, S03-P01-C12-1, S03-P01-C12-2
– manifestations cliniques, S03-P01-C12-1
– néphroprotection, S03-P01-C12-4
– physiopathologie, S03-P01-C12-1
– pronostic, S03-P01-C12-3
– traitement, S03-P01-C12-4
– voir aussi Vascularite à IgA, S03-P01-C07-5
thrombopénique
– auto-immun, S04-P04-C02-1
– – diagnostic, S04-P04-C02-1
– – épidémiologie, S04-P04-C02-1
– – grossesse, S04-P04-C02-5
– – physiopathologie, S04-P04-C02-1
– – pronostic, S04-P04-C02-2
– – traitement, S04-P04-C02-3
– immunologique
– – déficit immunitaire héréditaire, S03-P01-C45-1
– – fasciite avec éosinophilie, S03-P01-C21-2
thrombotique thrombocytopénique, S07-P06-C02-1, S04-P03-C03-21
– diagnostic, S04-P03-C03-22
– maladie de Still de l'adulte, S03-P01-C20-2

Purpura (*suite*)
 – physiopathologie, S04-P03-C03-21
 – pronostic, S04-P03-C03-23
 – traitement, S04-P03-C03-22
 vasculaire, S03-P01-C12-2
 – polyangéite microscopique, S03-P01-C13-2
 – vascularite cryoglobulinémique, S03-P01-C16-2
Purtilo (syndrome de), S03-P01-C45-8, S04-P03-C09-1
Pustulose
 aseptique (lupus érythémateux systémique), S03-P01-C02-4
 chronique (syndrome de Majeed), S03-P01-C46-6
Pyoderma gangrenosum, S06-P01-C13-4, S06-P01-C13-4f
 artérite de Takayasu, S03-P01-C14-5
 syndrome PAPA, S03-P01-C46-5
Pyrine (fièvre méditerranéenne familiale), S03-P01-C36-1
Pyruvate kinase (déficit en), S04-P03-C03-14
 classification, S04-P03-C03-14
 diagnostic, S04-P03-C03-14
 manifestations cliniques, S04-P03-C03-14
 traitement, S04-P03-C03-14

Q

QT
 court (syndrome du), S05-P03-C05-10
 long (syndrome du), congénital, S05-P03-C05-10, S05-P03-C05-12
Québec (syndrome), S04-P04-C02-11t
Questionnaire DN4, S10-P01-C01-2t
Quick (temps de), S04-P04-C01-2
Quidine (insuffisance cardiaque), S05-P03-C02-21
Quincke (œdème de), S03-P01-C35-1
 mastocytose, S03-P01-C30-2

R

Rachi-analgésie, S10-P01-C02-4
Radiations ionisantes (leucémie myéloïde chronique due aux), S04-P03-C06-5
Radiochirurgie par irradiation stéréotaxique, S10-P01-C06-7
Radiothérapie (complications), S10-P01-C08-1
Ramucirumab, S09-P01-C03-8
 complications, S09-P01-C03-8
 indications, S09-P01-C03-8
 mode d'action, S09-P01-C03-8
Randall (maladie de), S04-P03-C08-24
Rapamycine (aplasie médullaire acquise), S04-P03-C09-1
Rasmussen (anévrysme de), hémoptysie, S07-P01-C05-4
Rate, S04-P02-C12-1
 abcès (endocardite infectieuse), S05-P03-C08-7
 débit sanguin, S04-P02-C12-1
 imagerie, S04-P02-C12-1
 infarctus
 – maladie de Gaucher, S03-P01-C26-3
 – syndrome des antiphospholipides, S03-P01-C03-6
 rupture spontanée, S04-P02-C12-1
 scintigraphie, S04-P02-C12-3
Raynaud (syndrome de), S03-P01-C05-3f, S06-P01-C10-1

artérite de Takayasu, S03-P01-C14-3
connectivite mixte, S03-P01-C04-1
diagnostic, S06-P01-C10-1
 – algorithme, S06-P01-C10-3f
 – différentiel, S06-P01-C10-1
étiologie, S06-P01-C10-1, S06-P01-C10-3t
lupus érythémateux systémique, S03-P01-C02-3
physiopathologie, S06-P01-C10-1
médicamenteux, S06-P01-C05-1
sclérodermie systémique, S03-P01-C05-2
secondaire, S06-P01-C10-2
syndrome des antiphospholipides négatif, S03-P01-C03-6
syndrome de Gougerot-Sjögren, S03-P01-C06-3
traitement, S06-P01-C10-3, S06-P01-C10-4t
vascularite cryoglobulinémique, S03-P01-C16-2
RDW (*red cell distribution width*), S04-P03-C01-3
Réaction pupillaire (coma), S07-P04-C01-3
Réactivité motrice (coma), S07-P04-C01-3
Réanimation
 cardiopulmonaire, S07-P02-C01-2, S08-P01-C09-1
 – algorithme, S07-P02-C01-2f
 – arrêt, S08-P01-C09-4
 – monitoring, S08-P01-C09-4
 – spécialisée, S08-P01-C09-2, S08-P01-C09-3
 limitation-arrêt thérapeutique, S07-P09-C03-1
 post-arrêt cardiaque, S07-P02-C01-6
 prise en charge après, S07-P09-C02-3
Récepteur
 c-KIT (mastocytose), S04-P03-C06-14
 Toll-*like* (choc hypovolémique), S07-P02-C03-2
Recklinghausen (maladie von), coarctation aortique, S06-P01-C02-3
Reconstitution immunitaire (syndrome de)
 granulomatose systémique, S03-P01-C24-6
 maladie de Whipple, S03-P01-C25-5
Rectocolite hémorragique
 fièvre méditerranéenne familiale, S03-P01-C36-3
 hyperéosinophilie, S03-P01-C31-4
Rectorragie, S08-P01-C05-1
 traitement, S07-P05-C01-8
Reed-Sternberg (cellules de), S04-P03-C08-39
Rééducation (syndrome douloureux régional complexe), S10-P01-C10-6
Réflexe
 de clignement (coma), S07-P04-C01-3
 cornéen (coma), S07-P04-C01-3
 oculocéphalique (coma), S07-P04-C01-3
 photomoteur (état de mal épileptique), S07-P04-C02-2
Reflux
 gastro-œsophagien
 – douleur thoracique, S05-P01-C01-3
 – sclérodermie systémique, S03-P01-C05-5
 hépatojugulaire, S05-P01-C01-15
Réfrigération (coup de chaleur), S08-P01-C02-2
Régorafénib, S09-P01-C03-8
 complications, S09-P01-C03-8
 indications, S09-P01-C03-8
 mode d'action, S09-P01-C03-8
Rein(s)
 chevelus (maladie d'Erdheim-Chester), S03-P01-C29-4

crise sclérodermique, S03-P01-C05-6
infarctus (syndrome des antiphospholipides), S03-P01-C03-5
insuffisance
 – aiguë, S07-P03-C01-1
 – – classification, S07-P03-C01-1t, S07-P03-C01-3
 – – coup de chaleur, S08-P01-C02-3
 – – définition, S07-P03-C01-1, S07-P03-C01-1t
 – – endocardite infectieuse, S05-P03-C08-7
 – – épidémiologie, S07-P03-C01-2
 – – examens complémentaires en réanimation, S07-P03-C01-4
 – – facteurs de risque, S07-P03-C01-2t, S07-P03-C01-5t
 – – fonctionnelle, S07-P03-C01-3
 – – grossesse, S07-P06-C02-4
 – – hyperphosphorémie, S07-P03-C02-11
 – – manifestations cliniques en réanimation, S07-P03-C01-4
 – – médicamenteuse, S07-P03-C01-5, S07-P03-C01-6t
 – – obstructive, S07-P03-C01-3
 – – parenchymateuse, S07-P03-C01-3
 – – persistante, S07-P03-C01-6
 – – phéochromocytome, S07-P06-C01-5
 – – toxique, S07-P03-C01-5
 – – traitement, S07-P03-C01-6
 – – transitoire, S07-P03-C01-6
 – amylose, S03-P01-C37-9
 – asthénie, S01-P01-C01-4
 – choc septique, S07-P02-C05-3
 – chronique
 – – acidose métabolique, S07-P03-C02-3
 – – risque cardiovasculaire, S05-P02-C02-2
 – – secondaire à une insuffisance aiguë, S07-P03-C01-2
 – – syndrome post-réanimation, S07-P09-C02-2
 – – terminale (épuration extrarénale), S07-P10-C03-1
 – fonctionnelle (AINS), S10-P01-C11-7
 – granulomatose avec polyangéite (Wegener), S03-P01-C10-2
 – lupus érythémateux systémique, S03-P01-C02-4
 – polyangéite microscopique, S03-P01-C13-2
 – purpura rhumatoïde, S03-P01-C12-2, S03-P01-C12-3
 – sclérodermie systémique, S03-P01-C05-6
ischémie (dissection aortique), S05-P03-C13-7
nécrose papillaire, S04-P03-C03-7
Relaxation (douleur neuropathique), S10-P01-C07-7
Remplissage vasculaire (choc septique), S07-P02-C05-3
Rendu-Osler (maladie de), S03-P01-C40-1, S03-P01-C41-6
 carence martiale, S04-P03-C01-5
 critères diagnostiques, S03-P01-C41-6t
 diagnostic, S03-P01-C40-1
 génétique, S03-P01-C40-1, S03-P01-C40-7
 histologie, S03-P01-C40-1
 physiopathologie, S03-P01-C40-1
 sport, S05-P03-C11-10
Renforcement isométrique (syndrome douloureux régional complexe), S10-P01-C10-6
Rénine-angiotensine-aldostérone (système), état de choc, S07-P02-C02-2
Repolarisation précoce (syndrome de), S05-P03-C05-10, S05-P03-C05-12

Réponse inflammatoire systémique (syndrome de), S07-P06-C02-2
Réquisition (d'un médecin)
  administrative, S08-P01-C18-1
  judiciaire, S08-P01-C18-1
Réseau de Purkinje, S05-P01-C02-1
Résistance osmotique (test de), S04-P03-C03-2
Resynchronisation cardiaque (cardiomyopathie) dilatée, S05-P03-C03-9
Réticulocytes, S04-P01-C01-1
Réticulo-endothéliose leucémique, S04-P03-C08-11
Rétine (phacome de la), sclérose tubéreuse de Bourneville, S03-P01-C41-5
Rétinopathie ischémique proliférative (drépanocytose), S04-P03-C03-10
Retour veineux pulmonaire anormal, S05-P03-C09-2, S05-P03-C09-5
  diagnostic, S05-P03-C09-5
  physiopathologie, S05-P03-C09-5
  suivi, S05-P03-C09-5
  traitement, S05-P03-C09-5
Rétrécissement
  aortique
    – calcifié, S05-P03-C07-1
    – – bas débit/bas gradient avec FEVG altérée, S05-P03-C07-7
    – – critères hémodynamiques, S05-P03-C07-6t
    – – diagnostic différentiel, S05-P03-C07-2
    – – échocardiographie-Doppler, S05-P03-C07-3
    – – étiologie, S05-P03-C07-1
    – – examens complémentaires, S05-P03-C07-4
    – – histologie, S05-P03-C07-1
    – – indications opératoires, S05-P03-C07-9t
    – – manifestations cliniques, S05-P03-C07-2
    – – physiopathologie, S05-P03-C07-2
    – – pièce anatomique, S05-P03-C07-1f
    – – pronostic, S05-P03-C07-6
    – – traitement, S05-P03-C07-8
    – grossesse, S05-P03-C10-3
    – insuffisance cardiaque gauche, S05-P03-C02-6
    – rhumatismal, S05-P03-C07-2
  mitral, S05-P03-C07-17
    – anatomopathologie, S05-P03-C07-17
    – complications thrombo-emboliques, S05-P03-C07-19
    – décompensé, S05-P03-C07-20
    – échocardiographie, S05-P03-C07-21f, S05-P03-C07-22f, S05-P03-C07-25f
    – fibrillation auriculaire, S05-P03-C07-19, S05-P03-C07-23
    – grossesse, S05-P03-C07-20, S05-P03-C07-25, S05-P03-C10-3, S07-P06-C02-7
    – HTA pulmonaire sévère, S05-P03-C07-26
    – insuffisance cardiaque gauche, S05-P03-C02-6
    – manifestations cliniques, S05-P03-C07-20
    – physiopathologie, S05-P03-C07-18
    – récidive après chirurgie, S05-P03-C07-25
    – rhumatismal (échocardiographie), S05-P03-C07-17f
    – sujet âgé, S05-P03-C07-25
    – tomodensitométrie, S05-P03-C07-23f
    – traitement, S05-P03-C07-23
  tricuspidien, S05-P03-C07-39

Rétropéritoine
  fibrose
    – associée aux IgG$_4$, S03-P01-C27-1, S03-P01-C27-3
    – maladie d'Erdheim-Chester, S03-P01-C29-4
  infiltration (maladie d'Erdheim-Chester), S03-P01-C29-4
  tumeur (léiomyosarcome de la veine cave inférieure versus), S06-P01-C06-2
Revascularisation
  coronaire (syndrome coronaire aigu), S05-P03-C01-15, S05-P03-C01-20
  myocardique (angor d'effort chronique stable), S05-P03-C01-32
Reynolds (syndrome de), S03-P01-C05-8
Rhabdomyolyse
  électrisation, S08-P01-C01-4
  hyperphosphorémie, S07-P03-C02-11
Rhabdomyome
  cardiaque, S05-P03-C12-4
    – anatomopathologie, S05-P03-C12-5
    – examens complémentaires, S05-P03-C12-4
    – manifestations cliniques, S05-P03-C12-4
    – traitement, S05-P03-C12-4
  sclérose tubéreuse de Bourneville, S03-P01-C41-5
Rhabdomyosarcome, S05-P03-C12-6
Rhagades, S04-P03-C01-3
Rhinite (granulomatose avec polyangéite [Wegener]), S03-P01-C10-2
Rhumatisme
  articulaire aigu
    – insuffisance mitrale, S05-P03-C07-26
    – rétrécissement mitral, S05-P03-C07-17
  inflammatoire chronique (amylose), S03-P01-C37-8
  de Jaccoud (lupus érythémateux systémique), S03-P01-C02-4
RICE (protocole), S08-P01-C16-1
Richter (syndrome de), S04-P03-C08-5
  maladie des chaînes lourdes γ, S04-P03-C08-26
Risdall (syndrome de), S04-P03-C09-1
Risque cardiovasculaire, S05-P02-C02-1, S05-P02-C03-1
  biomarqueurs, S05-P02-C03-2, S05-P02-C04-3t
  estimation, S05-P02-C04-1
  en France, S05-P02-C01-2
  lipoprotéine (a), S05-P02-C03-4
  Lp-PLA$_2$, S05-P02-C03-4
  obésité, S05-P02-C03-1
  peptides natriurétiques, S05-P02-C03-3
  prévention, S05-P02-C04-5f
  – secondaire, S05-P02-C04-2
  protéine C réactive, S05-P02-C03-3
  syndrome d'apnées du sommeil, S05-P02-C03-6
  troponine, S05-P02-C03-4
Rituximab (indications)
  angiœdème acquis, S03-P01-C35-3
  granulomatose éosinophilique avec polyangéite (Churg-Strauss), S03-P01-C09-4
  granulomatose avec polyangéite (Wegener), S03-P01-C10-5
  leucémie myéloïde chronique, S04-P03-C08-7
  leucémie à tricholeucocytes, S04-P03-C08-13
  purpura rhumatoïde, S03-P01-C12-5

  purpura thrombopénique auto-immun, S04-P04-C02-4
Rockall (score de), hémorragie digestive, S07-P05-C01-3, S07-P05-C01-5t
Rodnan (score de) (sclérodermie systémique), S03-P01-C05-4
Romiplostim (indications)
  purpura thrombopénique auto-immun, S04-P04-C02-3
  syndrome myélodysplasique, S04-P03-C05-13
Rosaï-Dorfman-Destombes (maladie de), S03-P01-C29-5
  marquage CD1a+, S03-P01-C28-2
Rosenthal-Melkersson (syndrome de), pseudo-angiœdème, S03-P01-C35-5
Ruxolitinib (indications)
  maladie de Vaquez, S04-P03-C06-4
  myélofibrose primaire, S04-P03-C06-14
Rythme
  cardiaque (troubles du), S05-P03-C05-1
    – supraventriculaires, S05-P03-C05-1, S05-P03-C10-6
    – syncope, S08-P01-C14-1
    – ventriculaires, S05-P03-C05-8, S05-P03-C10-7
  idioventriculaire accéléré, S05-P01-C02-15

S

Saignées (indications)
  hémochromatose, S05-P03-C03-31, S03-P01-C32-5
  maladie de Vaquez, S04-P03-C06-4
Saignement(s)
  provoqués, S04-P03-C01-4
  temps de, S04-P04-C01-1
Salbutamol (asthme), S07-P01-C03-3
Salmonella (artérite infectieuse), S06-P01-C04-2
Sang total, S04-P05-C01-1
Sarcoïdose, S03-P01-C23-1, S05-P03-C05-12
  biologie, S03-P01-C23-6
  biopsies, S03-P01-C23-6
  diagnostic, S03-P01-C23-6
  – différentiel, S03-P01-C23-6
  de l'enfant, S03-P01-C23-7
  épidémiologie, S03-P01-C23-1
  évolution, S03-P01-C23-8
  fibrillation ventriculaire, S05-P03-C05-15
  grossesse, S03-P01-C23-7
  histopathologie, S03-P01-C23-1
  avec hypertension pulmonaire, S03-P01-C23-8
  insuffisance respiratoire aiguë, S07-P01-C01-2
  manifestations
    – cardiaques, S03-P01-C23-4, S05-P01-C06-10, S05-P01-C06-11f
    – cutanées, S03-P01-C23-3
    – hépatiques et spléniques, S03-P01-C23-3
    – neurologiques et musculaires, S03-P01-C23-4
    – oculaires, S03-P01-C23-3
    – ORL, S03-P01-C23-5
    – rénales, S03-P01-C23-5
    – respiratoires, S03-P01-C23-2
  pathogénie, S03-P01-C23-1
  pronostic, S03-P01-C23-8
  traitement, S03-P01-C23-9
  troponine, S08-P01-C11-3t
  avec trouble ventilatoire obstructif, S03-P01-C23-7

Index

Sarcome
  cardiaque, S05-P03-C12-5
  de Kaposi (lymphome non hodgkinien), S04-P03-C08-29
  mastocytaire, S03-P01-C30-1t
  pléomorphe, S09-P01-C05-4
  des tissus mous, S09-P01-C05-1
  – anatomopathologie, S09-P01-C05-1
  – épidémiologie, S09-P01-C05-1
  – facteurs pronostiques, S09-P01-C05-3
  – traitement, S09-P01-C05-3
Sarcopénie, S08-P01-C19-1
Satellitisme plaquettaire, S04-P02-C10-1
Saturnisme
  anémie hémolytique due au, S04-P03-C03-28
  asthénie, S01-P01-C01-5
Schilling (test de), S04-P03-C02-2
Schirmer (test de), syndrome de Gougerot-Sjögren, S03-P01-C06-7
Schizocytes
  anémie hémolytique mécanique, S04-P03-C03-20
  coagulation intravasculaire disséminée, S04-P04-C03-16
Schizophrénie (asthénie), S01-P01-C01-5
Schmincke (syndrome de), S03-P01-C45-9
Schnitzler (syndrome de), S03-P01-C46-1, S03-P01-C46-7
  immunoglobuline monoclonale, S04-P03-C08-25
Schönlein-Henoch (purpura rhumatoïde de), *voir* Vascularite à IgA
Schwannome (neurofibromatose de type 2), S03-P01-C41-4, S03-P01-C41-4t
Scintigraphie myocardique à la MIBG (insuffisance cardiaque), S05-P03-C02-10
Sclérite
  granulomatose éosinophilique avec polyangéite (Churg-Strauss), S03-P01-C09-3
  granulomatose avec polyangéite (Wegener), S03-P01-C10-3
  nécrosante (polychondrite chronique atrophiante), S03-P01-C18-2
  polyangéite microscopique, S03-P01-C13-2
Sclérodactylie, S03-P01-C05-4f
  sclérodermie systémique, S03-P01-C05-2
Sclérodermie
  sine scleroderma, S03-P01-C05-2
  systémique, S03-P01-C05-1, S03-P01-C05-3f, S03-P01-C05-4f, S03-P01-C05-5f, S03-P01-C05-7f
  – capillaroscopie, S03-P01-C05-1, S03-P01-C05-4f, S03-P01-C05-6
  – classification, S03-P01-C05-2
  – – critères ACR/EULAR, S03-P01-C05-2t
  – diagnostic, S03-P01-C05-2
  – diffuse, S03-P01-C05-2
  – examens complémentaires, S03-P01-C05-6, S03-P01-C05-8t
  – fasciite avec éosinophilie versus, S03-P01-C21-3
  – fibrose, S03-P01-C05-1
  – grossesse, S03-P01-C05-9
  – limitée, S03-P01-C05-2
  – manifestations
  – – cardiaques, S03-P01-C05-6
  – – cutanées, S03-P01-C05-2
  – – digestives, S03-P01-C05-5
  – – neuromusculaires, S03-P01-C05-6
  – – ostéo-articulaires, S03-P01-C05-6
  – – pulmonaires, S03-P01-C05-5
  – – rénales, S03-P01-C05-6
  – phénomène de Raynaud, S06-P01-C10-2
  – physiopathologie, S03-P01-C05-1, S03-P01-C05-1f
  – pronostic, S03-P01-C05-9
  – traitement, S03-P01-C05-9, S03-P01-C05-10t
Sclérœdème de Buschke (sclérodermie systémique versus), S03-P01-C05-9
Scléromyosite, S03-P01-C05-8
Scléromyxœdème (sclérodermie systémique versus), S03-P01-C05-9
Sclérose
  combinée de la moelle épinière, S04-P03-C02-3
  latérale amyotrophique
  – fatigabilité, S01-P01-C01-1
  – insuffisance respiratoire aiguë, S07-P01-C01-2
  en plaques, S01-P01-C01-5
  – asthénie, S01-P01-C01-5
  – fièvre méditerranéenne familiale, S03-P01-C36-3
  tubéreuse de Bourneville, S03-P01-C41-4
  – critères diagnostiques, S03-P01-C41-4t
  – diagnostic, S03-P01-C41-4
  – manifestations
  – – cardiologiques, S03-P01-C41-5
  – – dermatologiques, S03-P01-C41-5
  – – néphrologiques, S03-P01-C41-5
  – – neurologiques, S03-P01-C41-5
Sclérotiques bleues (ostéogenèse imparfaite), S03-P01-C39-10f, S03-P01-C39-11
Scoliose (neurofibromatose de type 1), S03-P01-C41-3
Score
  AIMS65 (hémorragie digestive), S07-P05-C01-3, S07-P05-C01-5t
  CHA_2 (risque thrombo-embolique), S05-P03-C05-5t
  de Charlson, S07-P08-C01-2
  FOUR, S07-P04-C01-1, S07-P04-C01-3t
  de Framingham, S05-P02-C02-1, S05-P02-C04-1, S05-P02-C04-1t
  de Genève (embolie pulmonaire), S08-P01-C11-4
  de Glasgow, S07-P04-C01-1, S07-P04-C01-2, S07-P04-C01-2t, S08-P01-C04-1, S08-P01-C04-1t
  de Glasgow-Blatchford (hémorragie digestive), S07-P05-C01-3, S07-P05-C01-5t
  de Glasgow-Liège, S08-P01-C04-1, S08-P01-C04-1t
  de Golde, S03-P01-C10-4, S07-P01-C01-4
  de GRACE (syndrome coronaire aigu), S05-P03-C01-12, S05-P03-C01-12t
  OSS (syndrome de Gougerot-Sjögren), S03-P01-C06-7
  PESI (embolie pulmonaire), S08-P01-C15-5
  de risque CRUSADE (syndrome coronaire aigu), S05-P03-C01-13, S05-P03-C01-14f
  de risque TIMI (syndrome coronaire aigu), S05-P03-C01-12, S05-P03-C01-12t
  de Rockall (hémorragie digestive), S07-P05-C01-3, S07-P05-C01-5t
  de Rodnan (sclérodermie systémique), S03-P01-C05-4
  de sevrage alcoolique de Cushman, S08-P01-C10-2, S08-P01-C10-2t
  de Wells, S06-P01-C07-4t
  – embolie pulmonaire, S08-P01-C15-4t
  – thrombose veineuse profonde, S06-P01-C07-3t, S08-P01-C15-1, S08-P01-C15-1t
Scott (syndrome de), S04-P04-C02-11t
Sebastian (syndrome de), S04-P04-C02-7
  thrombopénie, S04-P02-C10-2t
  voir aussi MYH9 R-D (syndrome)
Seckel (syndrome de), aplasie médullaire, S04-P03-C05-3t
Secret médical, S02-P01-C01-9, S08-P01-C18-1
Sédation terminale, S07-P09-C03-5
Sédentarité (risque cardiovasculaire), S05-P02-C02-2
Segment ST, S05-P01-C02-2
Sein (cancer du)
  hormonothérapie, S09-P01-C03-8
  lymphœdème secondaire, S06-P01-C09-2
Sepsis
  insuffisance rénale aiguë, S07-P03-C01-2, S07-P03-C01-4
  sévère (susceptibilité génétique), S07-P07-C01-1
  syndrome post-réanimation et, S07-P09-C02-1
  voir aussi Choc septique
Septum
  interauriculaire
  – fibrillation atriale, S05-P03-C05-2
  – lipome, S05-P03-C12-3
  interventriculaire
  – mouvement paradoxal, S05-P03-C06-16, S05-P03-C06-16f
  – réduction par alcoolisation (cardiomyopathie hypertrophique), S05-P03-C03-23
  – rupture (choc cardiogénique), S07-P02-C02-3
Séquençage (technique), S04-P01-C04-6
Sérotonine (cardiopathie carcinoïde), S05-P03-C07-40
Sérum antilymphocytaire (aplasie médullaire acquise), S04-P03-C05-6
Sevrage
  syndrome de, S08-P01-C10-2
  en urgence, S08-P01-C10-5
Sézary (cellules de), S04-P02-C06-2
Sharp (syndrome de), sclérodermie systémique, S03-P01-C05-8
Sheehan (syndrome de), S04-P04-C03-16
Shigatoxines, S04-P03-C03-23
Shrinking lung syndrome, S03-P01-C02-6
Shulman (syndrome de), *voir* Fasciite avec éosinophilie
Shunt
  intracardiaque, S05-P03-C09-2
  – droite-gauche, S05-P03-C09-1
  – – complications, S05-P03-C09-11
  – – grossesse, S05-P03-C10-2
  – – insuffisance respiratoire aiguë, S07-P01-C01-2
  – gauche-droite (grossesse), S05-P03-C10-2
  intrapulmonaire, S07-P01-C01-2
  de Luebering-Rapoport, S04-P03-C07-2
  vasculaire (maladie de Rendu-Osler), S03-P01-C40-4
Shwachman (syndrome de), S04-P02-C03-1t
  aplasie médullaire, S04-P03-C05-3t
  syndrome myélodysplasique et, S04-P03-C05-9
Shwachman-Diamond (syndrome de), S03-P01-C45-8

Sialadénite
  associée aux IgG$_4$, S03-P01-C27-2, S03-P01-C27-3
  lymphocytaire (syndrome de Gougerot-Sjögren versus), S03-P01-C06-2
Sicca asthenia polyalgia syndrom, S03-P01-C06-2
Sidérémie (hémochromatose), S05-P03-C03-31
Sidéroblastes (anomalies des), syndrome myélodysplasique, S04-P03-C05-10
Signe
  de Cabrera, S05-P01-C02-18, S05-P01-C02-18f
  de Darier, S04-P03-C06-16f
  de Harzer, S05-P01-C01-6
  de Homans, S06-P01-C07-3
  de Küssmaul, S05-P01-C01-15, S05-P03-C06-15
  de Murphy (douleur abdominale), S08-P01-C12-2
  de Tinel (phénomène de Raynaud), S06-P01-C10-2
Sildénafil (contre-indications), S05-P03-C02-21
Silice (sclérodermie systémique), S03-P01-C05-1
Simulation, S03-P01-C44-1t
Sinus carotidien
  hypersensiblité du (syncope), S08-P01-C14-1
  massage du, S08-P01-C14-4t
Sinusite
  douleur faciale, S10-P01-C06-3
  ethmoïdale, S10-P01-C06-4
  frontale, S10-P01-C06-3
  granulomatose éosinophilique avec polyangéite (Churg-Strauss), S03-P01-C09-1
  maxillaire, S10-P01-C06-4
  sphénoïdale, S10-P01-C06-4
Sistichiasis-lymphœdème (syndrome), S06-P01-C09-2
Six item screener (SIS), S08-P01-C19-3
Sjögren (syndrome de), *voir* Gougerot-Sjögren (syndrome de)
SLICC (classification), lupus érythémateux systémique, S03-P01-C02-2t
Sly (maladie de), S04-P01-C01-2
Sneddon (syndrome de), syndrome des antiphospholipides, S03-P01-C03-4, S03-P01-C03-5
SNP-array, S04-P01-C04-5
Soif (hypernatrémie), S07-P03-C02-12
Soins palliatifs, S02-P01-C01-5, S07-P09-C03-5
Sokal (score de), leucémie myéloïde chronique, S04-P03-C06-7
Sokolow-Lyon (indice de), S05-P01-C02-7
Somatostatine (hémorragie digestive haute), S08-P01-C05-3
Sonde de Fogarty, S06-P01-C03-1
Sorafénib, S09-P01-C03-8
  complications, S09-P01-C03-8
  indications, S09-P01-C03-8
  mode d'action, S09-P01-C03-8
Souffle
  cardiaque, S05-P01-C01-8
  – classification, S05-P01-C01-9f
  – continu, S05-P01-C01-10
  – cotation de l'intensité, S05-P01-C01-10
  – d'éjection, S05-P01-C01-9

  – de remplissage (roulement), S05-P01-C01-9
  carotidien (auscultation), S05-P01-C01-14
  effet de, *voir* Blast
  intermittent de Durozier, S05-P01-C01-14
  mammaire (auscultation), S05-P01-C01-14
  systolique (cardiomyopathie hypertrophique), S05-P03-C03-12
Soumission chimique (victime de), S08-P01-C18-4
Spasme
  coronaire, S05-P01-C04-1
  – grossesse, S07-P06-C02-6
  musculaire, S10-P01-C05-1
Spasticité, S10-P01-C05-1
Spectrine, S04-P03-C03-1
Sphérocytose héréditaire, S04-P03-C03-1
Sphingolipides (maladie de Gaucher), S03-P01-C26-2
Spironolactone (insuffisance cardiaque), S05-P03-C02-17
Splénectomie (maladie de Gaucher), S03-P01-C26-9
Splénomégalie, S04-P02-C12-1
  étiologie, S04-P02-C12-2
  maladie de Gaucher, S03-P01-C26-3
  maladie de Still de l'adulte, S03-P01-C20-3
  maladie de Vaquez, S04-P03-C06-2
  maladie de Wilson, S03-P01-C33-2
Splénose, S04-P02-C12-3
Spondylodiscite
  artérite infectieuse et, S06-P01-C04-4
  endocardite infectieuse, S05-P03-C08-7
  maladie de Whipple, S03-P01-C25-2, S03-P01-C25-3
Sport, S05-P03-C11-1
  cœur et
  – échocardiographie d'effort, S05-P03-C11-5
  – épreuve d'effort, S05-P03-C11-4
  – test de verticalisation, S05-P03-C11-5
  hypertrophie ventriculaire physiologique, S05-P03-C03-19
  visite de non-contre-indication, S05-P03-C11-3
  voir aussi Activité physique
Staphylococcus aureus résistant à la méticilline, S07-P07-C04-2
Statines (indications)
  hypercholestérolémie, S05-P02-C02-5
  syndrome coronaire aigu, S05-P03-C01-19
Stéatose hépatique aiguë gravidique, S07-P05-C02-3, S07-P06-C02-1
Steinert (maladie de), cardiomyopathie dilatée, S05-P03-C03-5
Stem cell factor (mastocytose), S04-P03-C06-14
Sténose
  aortique (artérite de Takayasu), S03-P01-C14-4
  artérielle (souffle), S05-P01-C01-14
  coronaire, S05-P01-C05-1, S05-P01-C05-2f
  pulmonaire (grossesse), S05-P03-C10-3
  sous-glottique (granulomatose avec polyangéite [Wegener]), S03-P01-C10-2
  trachéale (granulomatose avec polyangéite [Wegener]), S03-P01-C10-4, S03-P01-C10-5
Stent (indications)
  infarctus du myocarde, S07-P02-C04-1
  syndrome coronaire aigu, S05-P03-C01-20
Stewart (granulome malin centrofacial de), S04-P03-C08-38
Still de l'adulte (maladie de), S03-P01-C20-1, S03-P01-C46-1

  critères de classification, S03-P01-C20-3, S03-P01-C20-4t
  diagnostic différentiel, S03-P01-C20-3
  épidémiologie, S03-P01-C20-1
  évolution, S03-P01-C20-4
  examens complémentaires, S03-P01-C20-3
  grossesse, S03-P01-C20-4
  manifestations cliniques, S03-P01-C20-1
  pathogénie, S03-P01-C20-1, S03-P01-C20-2f
  pronostic, S03-P01-C20-4
  traitement, S03-P01-C20-4, S03-P01-C20-5t
  – algorithme, S03-P01-C20-4f
Stimulation
  cardiaque
  – biventriculaire, S05-P03-C03-9
  – grossesse, S05-P03-C10-7
  – séquentielle par un DDD, S05-P03-C03-23
  – sport et (recommandations), S05-P03-C11-9
  – triple chambre, S05-P03-C02-20
  cérébrale profonde (douleur chronique), S10-P01-C11-12
  électrique du cortex moteur (douleur chronique), S10-P01-C11-12
  transcutanée (douleur neuropathique), S10-P01-C07-7
  magnétique transcrânienne répétitive
  – douleur chronique, S10-P01-C11-12
  – syndrome douloureux régional complexe, S10-P01-C10-6
  médullaire
  – chronique (douleur neuropathique), S10-P01-C07-7
  – cordonale postérieure (douleur chronique), S10-P01-C11-11
  périphérique électrique (douleur chronique), S10-P01-C11-10
Stomatocytose héréditaire
  avec hématies déshydratées, S04-P03-C03-3
  avec hématies hyperhydratées, S04-P03-C03-3
Stomatodynie, S10-P01-C06-2
Stormorken-Sjaastad-Langslet (syndrome de), asplénie, S04-P02-C12-4t
Stress
  post-traumatique (état de), syndrome post-réanimation, S07-P09-C02-1
  thermique (coup de chaleur), S08-P01-C02-1
Sturge-Weber-Krabbe (maladie de), S03-P01-C41-5
Substance
  psychoactives (soumission chimique par), S08-P01-C18-4
  réticulée activatrice ascendante, S07-P04-C01-1
Sucrose (test au), S04-P03-C03-31
Sujet âgé
  admission en réanimation, S07-P08-C01-3
  cancer, S09-P01-C02-3
  polypathologie, S08-P01-C19-1
  risque iatrogène, S08-P01-C19-2
  aux urgences, S08-P01-C19-1
Sulfadiazine (maladie de Whipple), S03-P01-C25-5
Sulfaméthoxazole-trimathoprime (indications)
  granulomatose avec polyangéite (Wegener), S03-P01-C10-5
  maladie de Whipple, S03-P01-C25-5
  pneumocystose pulmonaire, S03-P01-C13-3

Index

Sulfamides (complications), S03-P01-C31-3
Sulfhémoglobine, S04-P03-C03-26
Sumatriptan (complications), S06-P01-C05-2
Sunitinib, S09-P01-C03-8
    complications, S09-P01-C03-8
    indications, S09-P01-C03-8
    mode d'action, S09-P01-C03-8
Surcharge iodée (hyperthyroïdie), S07-P06-C01-3
Surdité
    de perception (polychondrite chronique atrophiante), S03-P01-C18-3
    syndrome de Cogan, S03-P01-C19-1
Surpoids (risque cardiovasculaire), S05-P02-C02-2
    prévention, S05-P02-C02-5
Surrénale(s)
    hémorragie bilatérale, S07-P06-C01-7
    infarctus hémorragique (syndrome des antiphospholipides), S03-P01-C03-5
    insuffisance
    – aiguë, S07-P06-C01-6
    – – traitement, S07-P06-C01-7
    – – – algorithme, S07-P06-C01-6f
    – amaigrissement, S01-P01-C02-3
    – amylose, S03-P01-C37-8
    – asthénie, S01-P01-C01-4
    – coma myxœdémateux, S07-P06-C01-2
    nécrose hémorragique, S07-P06-C01-7
Sweet (syndrome de), *voir* Dermatose neutrophilique
Swinging heart, S05-P03-C06-12
Syncope, S05-P01-C01-5
    d'Adams-Stokes, S08-P01-C14-1
    cardiomyopathie hypertrophique, S05-P03-C03-12
    d'effort, S05-P01-C01-6
    – rétrécissement aortique calcifié, S05-P03-C07-3
    définition, S05-P01-C01-5
    dysplasie arythmogène du ventricule droit, S05-P03-C03-38
    étiologie, S05-P01-C01-5
    extrasystole ventriculaire, S05-P03-C05-9
    par hypersensibilité du sinus carotidien, S08-P01-C14-1
    pause sinusale, S05-P03-C05-19
    réflexe, S08-P01-C14-1
    situationnelle, S08-P01-C14-1
    test d'inclinaison, S05-P01-C07-9
    vasovagale, S08-P01-C14-1
Syndrome(s)
    5q-, S04-P03-C05-10
    – traitement, S04-P03-C05-14
    acrodynique, S06-P01-C05-3
    adrénergique, S08-P01-C17-3
    algodysfonctionnel (temporomandibulaire), S10-P01-C06-2
    anticholinergique, S08-P01-C17-2
    auto-inflammatoire(s), S03-P01-C46-1
    – classification, S03-P01-C46-7
    – – Dinarello (2011), S03-P01-C46-7t
    – – Kastner (2010), S03-P01-C46-9t
    – – Masters (2009), S03-P01-C46-8t
    – – McDermott et McGonagle (2006), S03-P01-C46-10t
    – maladie de Still de l'adulte, S03-P01-C20-1
    – – définition, S03-P01-C46-1
    – – diagnostic, S03-P01-C46-9
    bradycardie-tachycardie, S05-P03-C05-19
    carcinoïde (insuffisance cardiaque droite), S05-P03-C02-7
    cardiorénal, S07-P03-C01-3
    cérébelleux (syndrome de Cogan), S03-P01-C19-3
    cholinergique, S08-P01-C17-2
    coronaire aigu, S05-P03-C01-4, S05-P03-C01-7
    – arrêt cardiaque, S07-P02-C01-6
    – avec sus-décalage du segment ST, S05-P03-C01-22
    – – complications, S05-P03-C01-23
    – – définition, S05-P03-C01-22
    – – diagnostic différentiel, S05-P03-C01-23
    – – épidémiologie, S05-P03-C01-22
    – – examens complémentaires, S05-P03-C01-22
    – – histoire naturelle, S05-P03-C01-23
    – – pronostic, S05-P03-C01-26
    – – traitement, S05-P03-C01-24
    – classification, S05-P03-C01-7f, S05-P03-C01-9f
    – décompensation de BPCO, S07-P01-C04-3
    – dissection aortique, S05-P03-C13-7
    – douleur abdominale, S08-P01-C12-1t
    – douleur thoracique, S08-P01-C11-1
    – ECG, S05-P01-C02-17
    – épidémiologie, S05-P02-C01-2
    – fibrillation ventriculaire, S05-P03-C05-12
    – grossesse, S05-P03-C10-6, S07-P06-C02-6
    – risque cardiovasculaire, S05-P02-C02-1
    – sans sus-décalage du segment ST, S05-P03-C01-6, S05-P03-C01-7
    – – diagnostic, S05-P03-C01-10, S05-P03-C01-20f
    – – diagnostic différentiel, S05-P03-C01-10t
    – – électrocardiogramme, S05-P03-C01-10
    – – épidémiologie, S05-P03-C01-7
    – – examen clinique, S05-P03-C01-10
    – – marqueurs biologiques, S05-P03-C01-10
    – – physiopathologie, S05-P03-C01-8
    – – risque hémorragique, S05-P03-C01-13, S05-P03-C01-13t
    – – risque ischémique, S05-P03-C01-11
    – – traitement, S05-P03-C01-11, S05-P03-C01-14
    – sport, S05-P03-C11-2
    douloureux régional complexe, S10-P01-C10-1
    – diagnostic
    – – critères de Budapest, S10-P01-C10-2t
    – – critères de l'IASP, S10-P01-C10-2t
    – épidémiologie, S10-P01-C10-1
    – examens complémentaires, S10-P01-C10-4
    – facteurs déclenchants, S10-P01-C10-1
    – facteurs psychosociaux, S10-P01-C10-4
    – manifestations cliniques, S10-P01-C10-1
    – physiopathologie, S10-P01-C10-2
    – prévention, S10-P01-C10-4
    – traitement, S10-P01-C10-4
    drépanocytaires majeurs, S04-P03-C03-7
    extrapyramidal (maladie de Wilson), S03-P01-C33-2
    fibromyalgique, S01-P01-C01-2
    – asthénie, S01-P01-C01-5
    hémolytique et urémique, S04-P03-C03-23
    – atypique, S07-P06-C02-1
    – diagnostic, S04-P03-C03-24
    – physiopathologie, S04-P03-C03-23
    – traitement, S04-P03-C03-24
    hémophagocytaire, S03-P01-C45-8, S04-P03-C09-1
    hépatopulmonaire (shunt intrapulmonaire), S07-P01-C01-2
    hépatorénal (stéatose hépatique aiguë gravidique), S07-P06-C02-2
    hyperéosinophilique, S03-P01-C31-5
    – endocardite fibroblastique et, S05-P03-C03-31
    – granulomatose éosinophilique avec polyangéite (Churg-Strauss) versus, S03-P01-C09-3
    – insuffisance mitrale, S05-P03-C07-27
    – lymphoïde, S03-P01-C31-6
    – myéloprolifératif, S03-P01-C31-5
    – non défini, S03-P01-C31-6
    – traitement, S03-P01-C31-6
    inflammatoire (maladie de Still de l'adulte), S03-P01-C20-3
    ischémique sensitivomoteur, S06-P01-C03-1
    lymphoprolifératif
    – angiœdème, S03-P01-C35-3
    – avec auto-immunité, S04-P03-C03-15
    – chronique
    – – B (cytométrie en flux), S04-P01-C03-4
    – – T et NK (cytométrie en flux), S04-P01-C03-5
    – déficit immunitaire héréditaire, S03-P01-C45-1
    – lié à l'X, S04-P03-C09-1
    métabolique (critères), S05-P02-C03-2t
    mononucléosique, S04-P02-C06-2
    myélodysplasique, S04-P03-C05-9
    – anomalies cytogénétiques, S04-P03-C05-10t
    – classification OMS 2008, S04-P03-C05-11, S04-P03-C05-11t
    – diagnostic, S04-P03-C05-9
    – – différentiel, S04-P03-C05-12
    – épidémiologie, S04-P03-C05-9
    – étiologie, S04-P03-C05-9
    – manifestations cliniques, S04-P03-C05-11
    – polychondrite chronique atrophiante, S03-P01-C18-3
    – score pronostique IPSS, S04-P03-C05-12, S04-P03-C05-12t
    – traitement, S04-P03-C05-12
    myéloprolifératif, S04-P03-C06-1
    – maladie thrombo-embolique veineuse, S06-P01-C07-2
    – thrombose veineuse profonde, S06-P01-C07-6
    néphrotique
    – amylose, S03-P01-C37-4
    – lupus érythémateux systémique, S03-P01-C02-4
    – vascularite cryoglobulinémique, S03-P01-C16-2
    neuro-anémique, S04-P03-C02-3
    opioïde, S08-P01-C17-2
    paranéoplasique
    – asthénie, S01-P01-C01-4
    – purpura rhumatoïde, S03-P01-C12-1
    parkinsonien (maladie de Gaucher), S03-P01-C26-6
    pneumorénal
    – étiologie, S07-P01-C02-3t
    – granulomatose éosinophilique avec polyangéite (Churg-Strauss), S03-P01-C09-1
    – granulomatose avec polyangéite (Wegener), S03-P01-C10-2
    – polyangéite microscopique, S03-P01-C13-2
    post-arrêt cardiaque, S07-P02-C01-6
    post-commotionnel, S08-P01-C04-3

Syndrome(s) (*suite*)
  post-réanimation, S07-P09-C02-1
  – dysfonctionnement d'organes persistant, S07-P09-C02-2
  – prévention, S07-P09-C02-3
  – qualité de vie, S07-P09-C02-2
  – séquelles
  – – cognitives, S07-P09-C02-1
  – – neuromusculaires, S07-P09-C02-2
  – – psychiatriques, S07-P09-C02-1
  post-thrombotique, S06-P01-C08-2
  restrictif (sarcoïdose), S03-P01-C23-3
  sec, S03-P01-C06-2
  – étiologie, S03-P01-C06-2t
  – syndrome de Gougerot-Sjögren, S03-P01-C06-3
  – vascularite cryoglobulinémique, S03-P01-C16-3
  sérotoninergique, S08-P01-C10-3, S08-P01-C17-3
  thoracique aigu (drépanocytose), S04-P03-C03-8
  tumoral, S09-P01-C04-7, S09-P01-C04-7t
  – mastocytose, S03-P01-C30-2
  vasovagal, S05-P03-C05-19
  vestibulaire (syndrome de Cogan), S03-P01-C19-1
  X coronaire, S05-P03-C01-4
Synovialosarcome, S09-P01-C05-4
Syphilis
  anévrysme de l'aorte, S05-P03-C13-1
  anévrysme infectieux, S06-P01-C01-2
  artérite infectieuse, S06-P01-C04-1
Système nerveux autonome (syndrome douloureux régional complexe), S10-P01-C10-3

T

T_3 (syndrome de basse), S07-P06-C01-1
Tabagisme
  bronchopneumopathie chronique obstructive, S07-P01-C04-2
  risque cardiovasculaire, S05-P02-C02-1, S05-P02-C04-1
  – prévention, S05-P02-C02-5
  aux urgences, S08-P01-C10-2
Tache café-au-lait (neurofibromatose de type 1), S03-P01-C41-1
Tachycardie
  atriale, S05-P01-C07-6, S05-P03-C05-7
  – ECG, S05-P01-C02-12, S05-P01-C02-14f
  – mécanismes, S05-P03-C05-8
  exploration endocavitaire, S05-P01-C07-6
  insuffisance cardiaque, S05-P03-C02-8
  intranodale, S05-P01-C07-7
  jonctionnelle, S05-P01-C07-6, S05-P03-C05-1, S05-P03-C05-8
  – ECG, S05-P01-C02-14, S05-P01-C02-15f
  par réentrée, S05-P03-C05-8
  – intrasinusale, S05-P03-C05-1
  sinusale, S05-P03-C05-1
  – inappropriée, S05-P03-C05-1
  ventriculaire, S05-P01-C07-6, S05-P03-C05-9, S05-P03-C05-10
  – dysplasie arythmogène du ventricule droit, S05-P03-C03-35
  – ECG, S05-P01-C02-15, S05-P01-C02-16f
  – fasciculaire, S05-P01-C02-16, S05-P01-C02-17f
  – infundibulaire, S05-P01-C02-16
  – monomorphe, S05-P03-C05-12
  – non soutenue, S05-P03-C05-13
  – polymorphe, S05-P03-C05-12
  – – catécholergique (syncope), S08-P01-C14-2
  – soutenue, S05-P03-C05-10
  – – monomorphe, S05-P03-C05-13
  – – polymorphes, S05-P03-C05-15
  – – traitement, S05-P03-C05-11
  – sport, S05-P03-C11-10
  – traitement, S05-P03-C05-10
Takatsuki (syndrome), *voir* POEMS (syndrome)
Takayasu (artérite de), S03-P01-C07-1, S03-P01-C14-1
  anatomopathologie, S03-P01-C14-1
  anévrysme de l'aorte, S05-P03-C13-1
  coarctation aortique, S06-P01-C02-3
  définition, S03-P01-C14-1
  diagnostic, S03-P01-C14-7
  – critères de l'ACR, S03-P01-C14-7t
  – critères de Fiessinger, S03-P01-C14-8t
  – critères d'Ishikawa, S03-P01-C14-8t
  – différentiel, S03-P01-C14-9
  épidémiologie, S03-P01-C14-2
  étiologie, S03-P01-C14-2
  examens complémentaires, S03-P01-C14-5
  génétique, S03-P01-C14-2
  grossesse, S03-P01-C14-8
  manifestations cliniques, S03-P01-C14-3
  manifestations vasculaires (topographie), S03-P01-C07-1f
  traitement, S03-P01-C14-9
Tako-Tsubo (cardiomyopathie de), *voir* Cardiomyopathie de Tako-Tsubo
Taliglucérase (maladie de Gaucher), S03-P01-C26-8
Tamm-Horsfall (protéine de), S04-P03-C08-19
Tamoxifène (cancer du sein), S09-P01-C03-8
Tamponnade cardiaque, S05-P03-C06-8, S05-P03-C06-9
  choc cardiogénique, S07-P02-C02-3
  diagnostic, S05-P03-C06-11
  dyspnée aiguë, S08-P01-C08-3t
  drainage péricardique, S05-P03-C06-14
  échocardiographie, S05-P03-C06-13f, S05-P03-C06-13t
  étiologie, S05-P03-C06-10t
  physiopathologie, S05-P03-C06-9
  traitement, S05-P03-C06-13
TAPSE (*tricuspid annular plane systolic excursion*), S05-P03-C03-8
Tawara (nœud de), *voir* Nœud atrioventriculaire
Taxanes, S09-P01-C03-6
Telangiectasia macularis eruptiva perstans (mastocytose), S03-P01-C30-2, S04-P03-C06-16
Télangiectasie(s)
  connectivite mixte, S03-P01-C04-1
  insuffisance veineuse chronique, S06-P01-C08-2, S06-P01-C08-2f
  maladie de Rendu-Osler, S03-P01-C40-1, S03-P01-C40-1f, S03-P01-C40-3
  sclérodermie systémique, S03-P01-C05-5
Température corporelle
  régulation (coup de chaleur), S08-P01-C02-1
  stress, S08-P01-C02-1
Temps
  de céphaline + activateur, S04-P04-C01-1
  d'occlusion plaquettaire, S04-P04-C01-1
  de Quick, S04-P04-C01-2
  de saignement, S04-P04-C01-1
Temsirolimus, S09-P01-C03-8
  indications, S09-P01-C03-8
  mode d'action, S09-P01-C03-8
Terbutaline (asthme), S07-P01-C03-3
Terlipressine (hémorragie digestive haute), S08-P01-C05-3
Terrorisme (garde à vue), intervention médicale et, S08-P01-C18-2
Testicules (vaginalite), fièvre méditerranéenne familiale, S03-P01-C36-2
Tétanisation (électrisation), S08-P01-C01-4
Tétralogie de Fallot, S05-P03-C05-13, S05-P03-C09-7
  complications, S05-P03-C09-8
  examens, S05-P03-C09-8
  génétique, S05-P03-C09-8
  grossesse, S05-P03-C10-2
  suivi, S05-P03-C09-9
  valvulation pulmonaire, S05-P03-C09-9
Thalassémie, S04-P03-C03-3
  α, S04-P03-C03-4
  β, S04-P03-C03-4
  – intermédiaire, S04-P03-C03-5
  – majeure, S04-P03-C03-4
  complications, S04-P03-C03-4
  conseil génétique, S04-P03-C03-11
  diagnostic, S04-P03-C03-4
  – prénatal et pré-implantatoire, S04-P03-C03-11
  HbE/β, S04-P03-C03-5
  physiopathologie, S04-P03-C03-4
  surveillance, S04-P03-C03-5
  Sβ, S04-P03-C03-7
  traitement, S04-P03-C03-6
Thalidomide (indications)
  mastocytose, S03-P01-C30-5
  myélome multiple, S04-P03-C08-20
Thérapie
  cognitivo-comportementale (indications)
  – douleur comportementale, S10-P01-C11-13
  – syndrome douloureux régional complexe, S10-P01-C10-6
  génique, S02-P01-C01-13
  – thalassémie, S04-P03-C03-6
Thermodilution transpulmonaire (état de choc), S07-P02-C02-6
Thermorégulation, S08-P01-C01-1
Thiopental (état de mal épileptique), S07-P04-C02-6
Thomsen-Friedenreich (antigène de), S04-P03-C03-24
Thorax
  douleur
  – syndrome coronaire, S05-P03-C01-22
  – – aigu, S05-P03-C01-9f
  traumatisme (comotio cordis), S05-P03-C11-2
Thrill, S05-P01-C01-6
Thrombasthénie de Glanzmann, S04-P04-C02-11t, S04-P04-C02-12
Thrombo-angéite oblitérante, S03-P01-C07-6, S06-P01-C10-2
  diagnostic, S06-P01-C12-2
  épidémiologie, S06-P01-C12-1
  manifestations cliniques, S06-P01-C12-2
  phénomène de Raynaud, S09-P01-C10-2
Thrombo-angéite oblitérante (*suite*)
  physiopathologie, S06-P01-C12-2
  thrombose veineuse superficielle, S06-P01-C07-7
  traitement, S06-P01-C12-3

Index

Thrombocytémie
  essentielle, S04-P03-C06-1, S04-P03-C06-20
  – critères de l'OMS, S04-P03-C06-21
  – diagnostic, S04-P03-C06-20
  – – algorithme, S04-P03-C06-22f
  – – différentiel, S04-P03-C06-21
  – physiopathologie, S04-P03-C06-20
  – pronostic, S04-P03-C06-21
  – thrombose veineuse profonde, S06-P01-C07-6
  – traitement, S04-P03-C06-21
  syndrome POEMS, S03-P01-C38-1
Thrombocytose, S04-P02-C11-1
  thrombocytémie essentielle, S04-P03-C06-20
Thrombo-encéphalite (maladie de Behçet), S03-P01-C17-3
Thrombolyse (syndrome coronaire aigu), S05-P03-C01-25
Thrombolytiques (arrêt cardiaque), S08-P01-C09-4
Thrombomoduline, S04-P04-C03-12
Thrombopathie
  acquise (maladie de Vaquez), S04-P03-C06-4
  constitutionnelle, S04-P04-C02-6
  – diagnostic, S04-P04-C02-7
  – manifestations cliniques, S04-P04-C02-6
  – physiopathologie, S04-P04-C02-6
  – traitement, S04-P04-C02-12
Thrombopénie, S04-P02-C10-1
  auto-immune (lupus érythémateux systémique), S03-P01-C02-6
  congénitale, S04-P02-C10-2t
  constitutionnelle, S04-P02-C10-2t, S04-P04-C02-6
  – diagnostic, S04-P04-C02-7
  – manifestations cliniques, S04-P04-C02-6
  – physiopathologie, S04-P04-C02-6
  – traitement, S04-P04-C02-12
  de consommation, S04-P03-C03-20
  immuno-allergique, S04-P03-C04-3
  – diagnostic, S04-P03-C04-3
  – traitement, S04-P03-C04-3
  incidentale, S04-P02-C10-3
  induite par l'héparine, S04-P03-C04-3, S06-P01-C07-8
  leucémie (syndrome), S04-P02-C10-2t
  néonatale, S04-P02-C10-2t, S04-P04-C02-5
  de Paris-Trousseau, S04-P02-C10-2t
  périphérique (syndrome des antiphospholipides), S03-P01-C03-5
Thrombophilie, S04-P04-C03-11
  acquise (syndrome des antiphospholipides), S03-P01-C03-1
  démarche diagnostique, S04-P04-C03-14
  grossesse, S05-P03-C10-7
  maladie thrombo-embolique veineuse, S06-P01-C07-2, S06-P01-C07-6
Thrombophlébite
  cérébrale
  – grossesse, S07-P06-C02-4
  – maladie de Behçet, S03-P01-C17-3
  superficielle (maladie de Buerger), S06-P01-C12-2
Thrombopoïétine
  récepteur de la (myélofibrose primaire), S04-P03-C06-11
  purpura thrombopénique auto-immun, S04-P04-C02-3
  syndrome myélodysplasique, S04-P03-C05-13
Thrombose
  cérébrale (idiopathique), S06-P01-C07-6

intracardiaque (cardiomyopathie dilatée), S05-P03-C03-7
porte, S06-P01-C07-6
récidivante (syndrome des antiphospholipides), S03-P01-C02-1
syndrome des antiphospholipides et, S03-P01-C03-3, S03-P01-C03-4
– placenta, S03-P01-C03-3
veineuse
– cave inférieure, S03-P01-C17-4, S06-P01-C07-7
– cérébrale, S06-P01-C07-7
– distale, S06-P01-C07-7
– maladie de Behçet, S03-P01-C17-2
– des membres supérieurs, S06-P01-C07-7
– pelvienne, S06-P01-C07-7
– profonde, S06-P01-C07-1, S08-P01-C15-1
– – diagnostic, S06-P01-C07-4f, S08-P01-C15-1
– – manifestations cliniques, S08-P01-C15-1
– – des membres inférieurs, S08-P01-C15-2
– – récidive, S06-P01-C07-8
– – traitement, S08-P01-C15-2
– splanchnique, S06-P01-C07-6, S06-P01-C07-7
– superficielle, S06-P01-C07-7
Thymome
  érythroblastopénie chronique et, S04-P03-C05-7
  syndrome de Good, S03-P01-C45-7
Thyroïdectomie (hyperthyroïdie), S07-P06-C01-4
Thyroïdite
  auto-immune
  – syndrome de Gougerot-Sjögren et, S03-P01-C06-1
  – syndrome d'hyper-IgG$_4$, S03-P01-C06-2
  chronique (lymphome non hodgkinien), S04-P03-C08-29
  d'Hashimoto
  – IgG$_4$, S03-P01-C27-5
  – connectivite mixte, S03-P01-C04-2
  – sclérodermie systémique, S03-P01-C05-8
  de Riedel
  – fibrose cervicocéphalique, S03-P01-C22-5
  – fibrose médiastinale, S03-P01-C22-4
  – fibrose rétropéritonéale, S03-P01-C22-2
Thyrotoxicose factice, S03-P01-C44-3
Ticagrélor (syndrome coronaire aigu), S05-P03-C01-16, S05-P03-C01-17t, S05-P03-C01-25
Tilt-test
  perte de conscience, S08-P01-C14-3
  sport, S05-P03-C11-5
TIMI (score de risque), syndrome coronaire aigu, S05-P03-C01-12, S05-P03-C01-12t
Timolol (contre-indications), S05-P03-C02-21
Tinel (signe de), phénomène de Raynaud, S06-P01-C10-2
TIPS (rupture de varice œsophagienne), S07-P05-C01-7
Tissue factor pathway inhibitor (TFPI), S04-P04-C03-15
Tocilizumab (maladie de Still de l'adulte), S03-P01-C20-5
Tonus musculaire (coma), S07-P04-C01-4
Topiramate
  complications, S10-P01-C11-10
  indications, S10-P01-C11-9
Topotécan, S09-P01-C03-4
  complications, S09-P01-C03-4
  indications, S09-P01-C03-5

mode d'action, S09-P01-C03-4
Torsade de pointes, S05-P01-C02-17, S05-P03-C05-9, S05-P03-C05-10, S05-P03-C05-12
  ECG, S05-P01-C02-17f
  syncope, S08-P01-C14-2
Touraine (mélanose neurocutanée de), S03-P01-C41-1t
Touton (cellules de), S03-P01-C29-5
Toux (insuffisance cardiaque), S05-P01-C01-5
Toxicomanie
  endocardite infectieuse, S05-P03-C08-8
  aux urgences, S08-P01-C10-1
Toxidrome, S08-P01-C17-2
Trachée (sténose de la), granulomatose avec polyangéite (Wegener), S03-P01-C10-4, S03-P01-C10-5
Trachéobronchite acquise sous ventilation mécanique, S07-P07-C05-3
Trachéotomie (insuffisance respiratoire chronique restrictive décompensée), S07-P01-C04-7
Trait thalassémique, S04-P03-C01-5
TRALI (*transfusion acute lung injury*), S04-P05-C01-6
Tramadol (indications)
  douleur aiguë, S08-P01-C16-8
  douleur neuropathique, S10-P01-C07-4, S10-P01-C07-5t
  douleur post-opératoire, S10-P01-C02-1
Tramatisme crânien (classification), S08-P01-C04-1
Tramétinib (mode d'action), S09-P01-C03-10
Transcobalamine, S04-P03-C02-2
  II (déficit en), S04-P03-C02-4
Transferrine, S04-P02-C01-1t, S04-P03-C01-2t
Transferrinurie, S04-P03-C01-4
Transfusion sanguine, S04-P05-C01-1
  autologue programmée, S04-P05-C01-2
  choc hémorragique, S07-P02-C03-4
  concentrés
  – de globules rouges, S04-P05-C01-1
  – de granulocytes, S04-P05-C01-4
  – de plaquettes, S04-P05-C01-2
  érythrocytaire (insuffisance rénale aiguë), S07-P03-C01-7
  incompatibilité érythrocytaire, S04-P05-C01-6
Transplantation
  cardiaque, S05-P03-C02-19
  complications, S07-P02-C06-5
  contre-indications, S05-P03-C02-19
  indications, S05-P03-C02-19
  – cardiomyopathie dilatée, S05-P03-C03-10
  – cardiopathie congénitale, S05-P03-C09-1
  hépatique (indications)
  – hépatite fulminante, S07-P05-C02-3, S07-P05-C02-4t, S07-P05-C02-6
  – maladie de Rendu-Osler, S03-P01-C40-6
  – maladie de Wilson, S03-P01-C33-5
  lymphome après, S04-P03-C08-38
  pulmonaire (sclérodermie systémique), S03-P01-C05-10
Transposition des gros vaisseaux, S05-P03-C09-9
  grossesse, S05-P03-C10-3
Transthyrétine (amylose), S03-P01-C37-2, S03-P01-C37-9
TRAPS (syndrome), S03-P01-C46-1, S03-P01-C46-3
  clinique, S03-P01-C46-3

I-44

TRAPS (syndrome) (*suite*)
  génétique, S03-P01-C46-4
  physiopathologie, S03-P01-C46-3
  traitement, S03-P01-C46-4
Trastuzumab emtansine (mode d'action), S09-P01-C03-10
Traumatisés crâniens (syndrome subjectif des), S08-P01-C04-3
Traumatisme
  crânien, S08-P01-C04-1
  – diagnostic, S08-P01-C04-2
  – examen complémentaire, S08-P01-C04-2
  – traitement, S08-P01-C04-3
  syndrome douloureux régional complexe, S10-P01-C10-1
  thoracique (comotio cordis), S05-P03-C11-2
Travail (incapacité totale de), S08-P01-C18-2
Trépopnée, S05-P01-C01-4
Trichinose (cardiomyopathie dilatée), S05-P03-C03-5
Tricholeucocyte(s), S04-P02-C06-2, S04-P03-C08-11
Trichophagie, S04-P03-C01-3
Triéthylène tétramine (maladie de Wilson), S03-P01-C33-5
Triose phosphate isomérase (déficit en), S04-P03-C03-15
Trisomie 21 (syndrome myélodysplasique et), S04-P03-C05-9
Tropheryma whipplei, S03-P01-C25-1
Troponine, S08-P01-C03-2
  amylose, S03-P01-C37-7
  coefficient de variation, S08-P01-C03-2
  dosage, S05-P02-C01-3
  élévation (étiologie), S05-P03-C01-11t
  I (péricardite aiguë), S05-P03-C06-2
  infarctus du myocarde, S08-P01-C11-3
  risque cardiovasculaire, S05-P02-C03-4
  sujet âgé, S08-P01-C19-3
  syndrome coronaire aigu, S05-P03-C01-10
  ultrasensible (syndrome coronaire aigu), S05-P03-C01-11, S05-P03-C01-15f
Trouble(s)
  acidobasiques, S07-P03-C02-1
  – biologie, S07-P03-C02-1
  – manifestations cliniques, S07-P03-C02-1
  – physiopathologie, S07-P03-C02-1
  factices, S03-P01-C44-1, S03-P01-C44-1t
  végétatifs (coma), S07-P04-C01-3
  ventilatoire obstructif, S07-P01-C01-5
Trypanosome (cardiomyopathie dilatée), S05-P03-C03-5
Tryptamines (addiction), S08-P01-C10-4
Tryptase
  angiœdème histaminique, S03-P01-C35-1
  sérique (mastocytose), S04-P03-C06-17
L-Tryptophane (intoxication par le), fasciite avec éosinophilie versus, S03-P01-C21-3
Tube neural (défaut de fermeture du), S04-P03-C02-3
Tuberculose
  amylose, S03-P01-C37-8
  artérite de Takayasu et, S03-P01-C14-2
  asthénie, S01-P01-C01-4
  hémoptysie, S07-P01-C05-2, S07-P01-C05-3
  péricardite constrictive, S05-P03-C06-15
Tumeur(s)
  biologie, S09-P01-C01-1, S09-P01-C02-5
  cardiaque, S05-P03-C12-1
  – bénigne, S05-P03-C12-1
  – maligne, S05-P03-C12-5
  endocrine digestive (cardiopathie carcinoïde), S05-P03-C03-34
  de Koënen (sclérose tubéreuse de Bourneville), S03-P01-C41-5
  de Küttner, S03-P01-C27-3
  maligne des gaines nerveuses (neurofibromatose de type 1), S03-P01-C41-2
  pancréatique neuro-endocrine (maladie de von Hippel-Lindau), S03-P01-C41-5
  rétropéritonéale (léiomyosarcome de la veine cave inférieure versus), S06-P01-C06-2
  stromale gastro-intestinale, S09-P01-C05-4
  vasculaire, S06-P01-C11-1
Turner (syndrome de), dissection aortique, S07-P06-C02-6
Tyrosine kinase (inhibiteurs de la), leucémie myéloïde chronique, S04-P03-C06-9

U

Ulcère
  athéromateux pénétrant, S05-P03-C13-10
  de jambe, S06-P01-C13-1
  – définition, S06-P01-C13-1
  – drépanocytose, S04-P03-C03-9
  – étiologie, S06-P01-C13-1
  – examens complémentaires, S06-P01-C13-5
  – insuffisance veineuse chronique, S06-P01-C08-4, S06-P01-C08-4f
  – traitement, S06-P01-C13-5
  digital (sclérodermie systémique), S03-P01-C05-2, S03-P01-C05-3
  gastrique (hémorragie digestive), S08-P01-C05-1
  gastroduodénal
  – hémorragique, S07-P05-C01-1
  – perforé (douleur abdominale), S08-P01-C12-1t
  – traitement, S08-P01-C05-2
Unverricht-Lundborg (maladie d'), S07-P04-C02-3
Upshaw-Schulman (syndrome d'), S04-P03-C03-21
Uretère (obstruction de l'), grossesse, S07-P06-C02-5
Urgences
  chirurgicales du sujet âgé, S08-P01-C19-2
  médico-judiciaires, S08-P01-C18-1
Urticaire
  angiœdème histaminique, S03-P01-C35-1
  familiale au froid, S03-P01-C46-1, S03-P01-C46-4
  au froid (vascularite cryoglobulinémique), S03-P01-C16-2
  pigmentaire (mastocytose), S03-P01-C30-2, S04-P03-C06-16, S04-P03-C06-16f
  syndrome de Schnitzler, S03-P01-C46-7
Uvéite
  antérieure
  – à hypopion (maladie de Behçet), S03-P01-C17-2
  – non granulomateuse (polychondrite chronique atrophiante), S03-P01-C18-3
  granulomatose avec polyangéite (Wegener), S03-P01-C10-4
  maladie de Whipple, S03-P01-C25-2, S03-P01-C25-4
  sarcoïdose, S03-P01-C23-3
  syndrome de Cogan, S03-P01-C19-1

V

Vaccination, S02-P01-C01-20
Vaginalite testiculaire (fièvre méditerranéenne familiale), S03-P01-C36-2
Valproate de sodium (état de mal épileptique), S07-P04-C02-6, S08-P01-C07-3
Valsartan (insuffisance cardiaque), S05-P03-C02-16
Valve
  aortique
  – chirurgie de remplacement, S05-P03-C07-43
  – insuffisance (quantification de l'), S05-P03-C07-13t
  mitrale
  – chirurgie de remplacement, S05-P03-C07-43
  – choc cardiogénique, S07-P02-C02-3
  – commissurotomie per cutanée, S05-P03-C07-23, S05-P03-C07-24f
  – douleur, S05-P01-C01-3
  – insuffisance, S05-P03-C02-6, S05-P03-C07-26, S07-P02-C04-3
  – – classification des mécanismes, S05-P03-C07-26
  – – primaire, S05-P03-C07-26
  – – étiologie, S05-P03-C07-27f
  – – évolution, S05-P03-C07-33
  – – examens diagnostiques, S05-P03-C07-28
  – – indications opératoires, S05-P03-C07-34t
  – – manifestations cliniques, S05-P03-C07-28
  – – physiopathologie, S05-P03-C07-28
  – – traitement, S05-P03-C07-33
  – – secondaire, S05-P03-C07-35
  – – – classification, S05-P03-C07-31t
  – – – échocardiographie, S05-P03-C07-35f
  – – – étiologie, S05-P03-C07-26, S05-P03-C07-35
  – – – évolution, S05-P03-C07-37
  – – – examens diagnostiques, S05-P03-C07-36
  – – – indications opératoires, S05-P03-C07-38t
  – – – manifestations cliniques, S05-P03-C07-36
  – – – physiopathologie, S05-P03-C07-35
  – – – traitement, S05-P03-C07-37
  – prolapsus, S05-P03-C07-26, S05-P03-C07-28
  – – fibrillation ventriculaire, S05-P03-C05-12, S05-P03-C05-15
  – – syndrome d'Ehlers-Danlos, S03-P01-C39-9
  – rétrécissement, S05-P03-C07-17
  – – anatomopathologie, S05-P03-C07-17
  – – complications thrombo-emboliques, S05-P03-C07-19
  – – décompensé, S05-P03-C07-20
  – – échocardiographie, S05-P03-C07-21f, S05-P03-C07-22f, S05-P03-C07-25f
  – – fibrillation auriculaire, S05-P03-C07-19, S05-P03-C07-23
  – – grossesse, S05-P03-C07-20, S05-P03-C07-25, S05-P03-C10-3
  – – HTA pulmonaire sévère, S05-P03-C07-26
  – – insuffisance cardiaque gauche, S05-P03-C02-6
  – – manifestations cliniques, S05-P03-C07-20
  – – physiopathologie, S05-P03-C07-18
  – – récidive après chirurgie, S05-P03-C07-25
  – – rhumatismal (échocardiographie), S05-P03-C07-17f
  – – sujet âgé, S05-P03-C07-25

Valve (suite)
- – – tomodensitométrie, S05-P03-C07-23f
- – – traitement, S05-P03-C07-23
- – rupture de pilier, S07-P02-C04-2
- – segmentation, S05-P03-C07-30f
- – soulèvement antérieur, S05-P03-C03-16f
- tricuspide
- – calcifiée (sénile), S05-P03-C07-45f
- – insuffisance, S05-P03-C07-39
- – – échocardiographie, S05-P03-C07-41f
- – – étiologie, S05-P03-C07-39, S05-P03-C07-39t
- – – examens complémentaires, S05-P03-C07-40
- – – manifestations cliniques, S05-P03-C07-39
- – – physiopathologie, S05-P03-C07-39
- – – primitive, S05-P03-C07-39t
- – – pronostic, S05-P03-C07-43
- – – tétralogie de Fallot, S05-P03-C09-8
- – – traitement, S05-P03-C07-43
- – rétrécissement, S05-P03-C07-39

Valvulopathie, S05-P03-C07-1
- accident cérébral ischémique, S05-P02-C04-4
- aortique, S05-P01-C06-11, S05-P01-C06-12f
- droite (cardiopathie carcinoïde), S05-P03-C03-34
- grossesse, S05-P03-C10-3
- insuffisance cardiaque gauche, S05-P03-C02-6
- maladie de von Willebrand et, S04-P04-C03-10
- obstructive, S05-P03-C11-2
- sport, S05-P03-C11-10
- syndrome des antiphospholipides et, S03-P01-C03-4, S03-P01-C03-5, S03-P01-C03-6
- tricuspide, S05-P03-C07-39

Vandétanib, S09-P01-C03-8
- complications, S09-P01-C03-8
- indications, S09-P01-C03-8
- mode d'action, S09-P01-C03-8

Vaquez (polyglobulie de), S04-P03-C06-1
- biopsie ostéomédullaire, S04-P03-C06-3
- complications, S04-P03-C06-3
- diagnostic, S04-P03-C06-2
- – algorithme, S04-P03-C06-3f
- – critères, S04-P03-C06-3
- manifestations cliniques, S04-P03-C06-2
- physiopathologie, S04-P03-C06-1, S04-P03-C06-1f
- progéniteurs hématopoïétiques, S04-P01-C05-1
- pronostic, S04-P03-C06-4
- traitement, S04-P03-C06-4
- thrombose veineuse profonde, S06-P01-C07-6

Varice(s), S06-P01-C08-2, S06-P01-C08-2f
- œsophagienne (rupture), S07-P05-C01-1, S08-P01-C05-3
- – endoscopie, S08-P01-C05-4
- – shunt portosystémique, S08-P01-C05-4
- – traitement, S07-P05-C01-7

Vascularite(s)
- à anticorps antimembrane basale glomérulaire, S03-P01-C07-5
- – carence martiale, S04-P03-C01-4
- – hémorragie intra-alvéolaire, S07-P01-C05-7
- anti-C1q, voir Vascularite urticarienne hypocomplémentémique
- associée aux ANCA, S03-P01-C07-4
- asthénie, S01-P01-C01-4
- cérébrale (lupus érythémateux systémique), S03-P01-C02-5
- classification, S03-P01-C07-1
- – American College of Rheumatology, S03-P01-C07-1
- – Chapel Hill, S03-P01-C07-1, S03-P01-C07-2t
- choroïdienne (polyangéite microscopique), S03-P01-C13-2
- cryoglobulinémique, S03-P01-C07-1, S03-P01-C07-5, S03-P01-C16-1
- – biologie, S03-P01-C16-3
- – évolution, S03-P01-C16-5
- – manifestations cliniques, S03-P01-C16-2
- – physiopathologie, S03-P01-C16-4
- – traitement, S03-P01-C16-5
- – VHC, S03-P01-C16-5
- définition, S03-P01-C07-1
- de l'enfant, S03-P01-C07-6
- – critères de l'EULAR/PRINTO/PReS, S03-P01-C07-6t
- à IgA, S03-P01-C07-1, S03-P01-C07-5, S03-P01-C12-1, S03-P01-C36-3
- de Mac Duffie (angiœdème), S03-P01-C35-5
- leucocytoclasique, S03-P01-C12-2
- – lupus érythémateux systémique, S03-P01-C02-3
- – polyangéite microscopique, S03-P01-C13-2
- mésentérique lupique, S03-P01-C02-7
- nécrosante, S03-P01-C13-1
- – hémorragie intra-alvéolaire, S07-P01-C05-6
- – maladie de Kawasaki, S03-P01-C11-1
- rétinienne (granulomatose avec polyangéite [Wegener]), S03-P01-C10-4
- syndrome de Cogan, S03-P01-C19-3
- syndrome myélodysplasique et, S04-P03-C05-11
- systémique
- – granulome, S03-P01-C24-6
- – lupus érythémateux systémique, S03-P01-C02-6
- – syndrome de Gougerot-Sjögren, S03-P01-C06-3
- thrombotique, S03-P01-C02-7
- – lupus érythémateux systémique, S03-P01-C02-3, S03-P01-C02-3f
- urticarienne
- – angiœdème, S03-P01-C35-5
- – hypocomplémentémique, S03-P01-C07-5
- – lupus érythémateux systémique, S03-P01-C02-3

Vasoconstriction cérébrale réversible (syndrome de), céphalée aiguë, S08-P01-C13-3

Vasopresseurs (indications)
- choc hémorragique, S07-P02-C03-4
- choc septique, S07-P02-C05-3
- état de choc, S07-P02-C02-6

Végétalisme (carence en vitamine B_{12}), S04-P03-C02-3

Végétation endocardique, S05-P03-C08-2, S05-P03-C08-6

VEGF
- maladie de Rendu-Osler, S03-P01-C40-2
- syndrome POEMS, S03-P01-C38-1

Veine(s)
- cave inférieure
- – léiomyomatose, S06-P01-C06-2
- – léiomyosarcome, S06-P01-C06-1
- – – anatomopathologie, S06-P01-C06-1
- – – épidémiologie, S06-P01-C06-1
- – – pronostic, S06-P01-C06-2
- – – traitement, S06-P01-C06-3
- – – manifestations cliniques, S06-P01-C06-1
- – thrombose, S06-P01-C07-7
- réticulaires, S06-P01-C08-2, S06-P01-C08-2f

Vélaglucérase (maladie de Gaucher), S03-P01-C26-8

Vémurafénib
- indications, S03-P01-C29-5
- mode d'action, S09-P01-C03-10

Venin (anémie hémolytique toxique), S04-P03-C03-27

Venlafaxine (douleur neuropathique), S10-P01-C07-4, S10-P01-C07-5t

Ventilation
- mécanique, S07-P10-C02-1
- – complications, S07-P10-C02-4
- – – infection noscomiale, S07-P07-C04-3
- – – pneumonie, S07-P07-C05-1
- – – pneumopathie, S07-P09-C01-4
- – – trachéobronchite, S07-P07-C05-3
- – extubation, S07-P09-C03-4
- – indications, S07-P10-C02-1
- – – asthme aigu grave, S07-P01-C03-5
- – – cancer, S07-P08-C01-4
- – – état de choc, S07-P02-C02-7
- – – syndrome de détresse respiratoire aiguë, S07-P01-C02-3
- – invasive, S07-P01-C01-7
- – modalités, S07-P10-C02-2
- – nutrition parentérale et, S07-P09-C01-2
- – sevrage, S07-P10-C02-5
- – – ultime, S07-P09-C03-4
- non invasive, S07-P10-C02-3
- – indications
- – – BPCO décompensée, S07-P01-C04-3t, S07-P01-C04-4
- – – cancer, S07-P08-C01-4
- – – dyspnée aiguë, S08-P01-C08-6
- – – insuffisance respiratoire aiguë, S07-P01-C01-7
- – – insuffisance respiratoire chronique restrictive décompensée, S07-P01-C04-7
- « ultraprotectrice », S07-P10-C01-7
- troubles obstructifs, S07-P01-C01-5

Ventricule(s)
- anévrysme (syndrome coronaire aigu), S05-P03-C01-24
- droit
- – choc cardiogénique, S07-P02-C02-3
- – dysplasie arythmogène du, S05-P03-C03-35
- – – critères diagnostiques, S05-P03-C03-36t
- – – diagnostic, S05-P03-C03-35
- – – ECG, S05-P03-C03-35f
- – – évolution, S05-P03-C03-37
- – – fibrillation ventriculaire, S05-P03-C05-12
- – – génétique, S05-P03-C03-38, S05-P03-C03-39t
- – – incidence, S05-P03-C03-35
- – – insuffisance cardiaque droite, S05-P03-C02-7
- – – IRM, S05-P01-C06-9, S05-P01-C06-9f
- – – prévalence, S05-P03-C03-35
- – – risque de mort subite, S05-P03-C03-37
- – – sport, S05-P03-C03-40
- – – syncope, S08-P01-C14-2
- – – traitement, S05-P03-C03-39
- – hypertrophie, S05-P01-C02-7, S05-P01-C02-8f
- – insuffisance (embolie pulmonaire), S06-P01-C07-4
- extrasystole, S05-P01-C02-14, S05-P01-C02-15f
- fibrillation, S05-P03-C01-23
- – dysplasie arythmogène du ventricule droit, S05-P03-C03-35

Ventricule(s) (suite)
– ECG, S05-P01-C02-17, S05-P01-C02-17f
– mort subite, S05-P03-C01-5
flutter, S05-P01-C02-17
gauche
– hypertrophie, S05-P03-C03-10
– – diagnostic différentiel, S05-P03-C03-14t
– – ECG, S05-P01-C02-7, S05-P01-C02-8f, S05-P03-C03-12
– – sport, S05-P03-C11-6
– insuffisance
– – cardiomyopathie dilatée, S05-P03-C03-4
– – rétrécissement aortique calcifié, S05-P03-C07-3
– non-compaction du, S05-P03-C03-43
– – complications, S05-P03-C03-45
– – diagnostic, S05-P03-C03-44
– – échocardiographie, S05-P03-C03-43f
– – épidémiologie, S05-P03-C03-44
– – IRM, S05-P01-C06-9, S05-P01-C06-10f
– – manifestations cliniques, S05-P03-C03-44
– – physiopathologie, S05-P03-C03-44
– – pronostic, S05-P03-C03-45
– – traitement, S05-P03-C03-45
microvoltage (ECG), S05-P01-C02-8
myxome, S05-P03-C12-2
période réfractaire, S05-P01-C07-7
pré-excitation (ECG), S05-P01-C02-7, S05-P01-C02-7f
stimulation, S05-P01-C07-7
tachycardie, S05-P01-C07-6
– dysplasie arythmogène du ventricule droit, S05-P03-C03-35
– ECG, S05-P01-C02-15, S05-P01-C02-16f
– fasciculaire, S05-P01-C02-16, S05-P01-C02-17f
– infundibulaire, S05-P01-C02-16
Vérapamil
contre-indications, S05-P03-C02-21
indications
– angor d'effort chronique stable, S05-P03-C01-31
– cardiomyopathie hypertrophique, S05-P03-C03-22
– flutter atrial, S05-P03-C05-8
Vert de lissamine (examen au), syndrome de Gougerot-Sjögren, S03-P01-C06-7
Vespertilio (lupus érythémateux systémique), S03-P01-C02-2
Vibrance péricardique, S05-P01-C01-8
Vieillissement, S08-P01-C19-1
Vigilance, S07-P04-C01-1
VIH (infection par le)
asthénie, S01-P01-C01-4
lymphome, S04-P03-C08-38
– de Hodgkin, S04-P03-C08-41
micro-angiopathie thrombotique, S04-P03-C03-25
myocardite, S05-P03-C04-7
purpura thrombopénique auto-immun, S04-P04-C02-5
traitement post-exposition, S08-P01-C06-1, S08-P01-C06-4
transfusion sanguine, S04-P05-C01-5
Vinblastine, S09-P01-C03-5
complications, S09-P01-C03-6
indications, S09-P01-C03-6
mode d'action, S09-P01-C03-5
Vincristine, S09-P01-C03-5
complications, S09-P01-C03-6
indications, S09-P01-C03-6
mode d'action, S09-P01-C03-5

Vinflumine
complications, S09-P01-C03-6
indications, S09-P01-C03-6
Vinflunine, S09-P01-C03-5
mode d'action, S09-P01-C03-5
Vinorelbine, S09-P01-C03-5
complications, S09-P01-C03-6
indications, S09-P01-C03-6
mode d'action, S09-P01-C03-5
Viol, S08-P01-C18-3
Vitamine B$_{12}$, S04-P03-C02-2
carence, S04-P03-C02-3
Vitiligo (fasciite avec éosinophilie), S03-P01-C21-1
Voies aériennes
corps étranger (dyspnée aiguë), S08-P01-C08-3t
obstruction aiguë, S07-P01-C01-3
Vol vasculaire vertébro-sous-clavier (syncope), S08-P01-C14-2

W

Waldenström (macroglobulinémie de), voir Macroglobulinémie de Waldenström
Waldmann (maladie de)
lymphocytopénie, S04-P02-C05-1t
lymphœdème, S06-P01-C09-1
Wallace (règle des 9 de), S08-P01-C01-6f
Waterhouse-Friderichsen (syndrome de), S07-P06-C01-7
Wegener (maladie de), voir Granulomatose avec polyangéite (Wegener)
Wells (score de), S06-P01-C07-4t
embolie pulmonaire, S08-P01-C15-4t
thrombose veineuse profonde, S06-P01-C07-3t, S08-P01-C15-1, S08-P01-C15-1t
Wenckebach
bloc atrioventriculaire de type, S05-P01-C02-11, S05-P01-C02-12f
période de, S05-P03-C05-21
Werner (syndrome de), sclérodermie systémique versus, S03-P01-C05-9
West (syndrome de), sclérose tubéreuse de Bourneville, S03-P01-C41-5
West Nile (virus), transfusion sanguine, S04-P05-C01-5
WHIM syndrome, S04-P02-C03-1t
Whipple (maladie de), S03-P01-C25-1
asthénie, S01-P01-C01-4
biologie, S03-P01-C25-4
diagnostic, S03-P01-C25-4
épidémiologie, S03-P01-C25-1
évolution, S03-P01-C25-5
manifestations
– articulaires, S03-P01-C25-2
– cardiaques, S03-P01-C25-4
– digestives, S03-P01-C25-3
– granulomateuses, S03-P01-C25-4
– neurologiques, S03-P01-C25-3
– oculaires, S03-P01-C25-4
– pulmonaires, S03-P01-C25-4
pathogénie, S03-P01-C25-2
traitement, S03-P01-C25-5
Willebrand
facteur, S04-P04-C01-1, S04-P04-C03-7
– déficit acquis en, S04-P04-C03-10
maladie de von, S04-P04-C03-7
– classification, S04-P04-C03-7, S04-P04-C03-7t, S04-P04-C03-9t

– diagnostic, S04-P04-C03-8
– épidémiologie, S04-P04-C03-7
– IIb (thrombopénie), S04-P02-C10-2t
– manifestations cliniques, S04-P04-C03-8
– traitement, S04-P04-C03-10
– type 1, S04-P04-C03-9
– type 2, S04-P04-C03-9
– type 3, S04-P04-C03-9
Williams-Beuren (syndrome de)
coarctation aortique, S06-P01-C02-3
obstacle paravalvulaire, S05-P03-C07-2
Wilson (maladie de), S03-P01-C33-1
asthénie, S01-P01-C01-5
biologie, S03-P01-C33-3
diagnostic, S03-P01-C33-3
– familial, S03-P01-C33-6
fulminante, S07-P05-C02-3
génétique, S03-P01-C33-1
grossesse, S03-P01-C33-6
IRM, S03-P01-C33-3, S03-P01-C33-4f
manifestations
– hématologiques, S03-P01-C33-3
– hépatiques, S03-P01-C33-2
– neurologiques, S03-P01-C33-2
– ophtalmologiques, S03-P01-C33-3
– psychiatriques, S03-P01-C33-2
physiopathologie, S03-P01-C33-1
prévalence, S03-P01-C33-1
traitement, S03-P01-C33-5
Wiskott-Aldrich (syndrome de), S03-P01-C45-9, S04-P01-C01-2, S04-P04-C02-10
cytopénie, S03-P01-C45-1
lymphocytopénie, S04-P02-C05-1t
plaquettes, S03-P01-C45-3
thrombopénie, S04-P02-C10-2t
Wolff-Parkinson-White (syndrome de), S05-P01-C07-7, S05-P03-C05-8
ECG, S05-P01-C02-7
fibrillation ventriculaire, S05-P03-C05-12
sport, S05-P03-C11-2
syncope, S08-P01-C14-2

X

Xanthélasma (maladie d'Erdheim-Chester), S03-P01-C29-3
Xanthogranulome
juvénile (neurofibromatose de type 1), S03-P01-C41-2
marquage CD1a+, S03-P01-C28-2
Xérophtalmie (syndrome de Gougerot-Sjögren), S03-P01-C06-1
Xérostomie (syndrome de Gougerot-Sjögren), S03-P01-C06-1

Z

Zafirlukast (mastocytose), S04-P03-C06-19
Zika (virus), transfusion sanguine, S04-P05-C01-5
Zinc (maladie de Wilson), S03-P01-C33-5
Zolédronate (myélome multiple), S04-P03-C08-22
Zona
douleur abdominale, S08-P01-C12-1t
douleur post-zostérienne, S10-P01-C07-4
névralgie consécutive, S10-P01-C06-8

Imprimé par L.E.G.O. S.p.A. (Italie)
Dépôt légal : Juin 2018